P. Reuter

Springer Großwörterbuch Medizin

Medical Dictionary

Deutsch–Englisch
English–German

2. vollständig überarbeitete und erweiterte Auflage

Mit 109 Abbildungen und 32 Tabellen

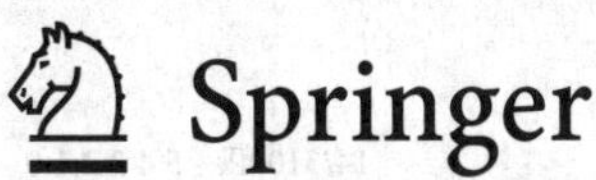

Peter Reuter, Dr. med.
Reuter medical
12721 Dresden Court
Fort Myers, FL 33912, USA
Reutermedical@comcast.net

ISBN 3-540-21352-X Springer Berlin Heidelberg New York

Bibliografische Information Der Deutschen Bibliothek

Die Deutsche Bibliothek verzeichnet diese Publikation in der Deutschen Nationalbibliografie; detaillierte bibliografische Daten sind im Internet unter *http://dnb.ddb.de* abrufbar

Springer ist ein Unternehmen von Springer Science+Business Media

springer.de

Printed in Italy

Planung: Thomas Mager, Heidelberg
Redaktion: Sylvia Blago, Heidelberg
Herstellung: Frank Krabbes, Heidelberg
Umschlaggestaltung: Künkel + Lopka Werbeagentur GmbH, Heidelberg
Reproduktion: AM-productions, Wiesloch
Satz: wiskom e.K., Friedrichshafen
Gedruckt auf säurefreiem Papier SPIN: 10828955 14/3109fk - 5 4 3 2 1 0

Springer Großwörterbuch Medizin
Medical Dictionary

Vorwort zur 2. Auflage

Auch wenn diese 2. Auflage in Inhalt und Struktur der ersten Auflage gleicht, wurden doch alle Einträge überarbeitet und Layout und Typografie weiterhin verbessert. Verweise und Hinweise sind damit noch besser erkennbar. Der deutsch-englische Lexikonteil basiert erneut auf dem **Springer Wörterbuch Medizin** 2. Auflage, d.h., er enthält mehr als 3.000 neue Termini, vor allem aus den Bereichen Anatomie und Klinik, sowie 127 Abbildungen und Tabellen.

Der englisch-deutsche Teil enthält ebenfalls mehr als 5.000 neue Stichwörter und Anwendungsbeispiele und bietet jetzt über 125.000 Übersetzungen. Der Anhang wurde um ein Verzeichnis von wichtigen Heilpflanzen und -kräutern mit Angaben zu Anwendungsbereichen erweitert. Die anderen Teile wurden überarbeitet und aktualisiert.

Trotz aller Bemühungen erhebt auch die 2. Auflage keinen Anspruch auf Vollständigkeit oder Fehlerfreiheit. Für Hinweise auf Versäumnisse oder notwendige Korrekturen sowie Ergänzungsvorschläge sind wir weiterhin dankbar.

Mein besonderer Dank gilt allen, die uns durch positives oder kritisches Feedback in unserer Arbeit unterstützt haben, sowie allen, die durch ihre Empfehlung die erste Auflage so erfolgreich machten.

Preface to the 2nd edition

Although this new edition resembles the first edition as far as content and structure are concerned, all entries have been revised and layout and page design have been further improved. References and cross-references are now even easier to spot. The German-English part is based on the **Springer Wörterbuch Medizin** 2. Auflage, i.e. it contains more than 3,000 new entries, most of which are anatomical or clinical terms, as well as 127 illustrations and tables.

The English-German vocabulary also contains more than 5,000 new entries, subentries, and illustrative phrases, bringing the total number of translations to more than 125,000. The appendix was further expanded by adding information on common medicinal plants and herbs and their usage. All other parts were revised and updated.

Despite all our efforts this second edition does not claim to be comprehensive and still contains inevitable errors. Therefore, we are looking forward to receiving comments as well as critical and positive feedback from our readers.

I would like to thank all readers who have provided us with feedback so far. Special thanks also to those who helped make the first book such a great success by recommending it to others.

Fort Myers, Florida
im Juni 2004

Peter Reuter

Vorwort zur 1. Auflage

Sowohl in der klinischen als auch der theoretischen Medizin ist Englisch die dominierende Sprache beim weltweiten Informationsaustausch. Übersetzer und Ärzte brauchen deshalb zweisprachige Wörterbücher, die mehr als nur Übersetzungen und Anwendungsbeispiele anbieten. Das **Springer Großwörterbuch Medizin/Medical Dictionary** gehört zu den ersten Fachwörterbüchern, die neben Übersetzungen auch Definitionen der deutschen Stichwörter aufführen. Diese Mischung aus Wörterbuch Medizin und Medical Dictionary bietet allen Benutzern, egal ob aus dem medizinischen oder linguistischen Bereich, eine bisher nicht erreichte Qualität der Information.

Wir haben das Werk in mehrere Teile mit unterschiedlichem Aufbau und unterschiedlicher Struktur untergliedert, damit alle Benutzer ein Maximum an Information und Nutzen erhalten. Der deutsch-englische Lexikonteil basiert auf dem **Springer Wörterbuch Medizin**, d.h., er enthält ca. 45.000 Stichwörter mit Definitionen und Synonymen sowie die Übersetzung des Stichwortes. Als Zielsprache für die Übersetzungen wurde amerikanisches Englisch gewählt. Die Rechtschreibreform wurde bei der Bearbeitung der deutschen Termini berücksichtigt und die anatomischen Termini basieren auf der neuesten 'Terminologia Anatomica'.

Der englisch-deutsche Teil besteht aus ca. 46.000 Stichwörtern, Untereinträgen und Anwendungsbeispielen mit mehr als 100.000 Übersetzungen. Neben der Aussprache englischer Termini und der Silbentrennung von Hauptstichwörtern werden unregelmäßige Pluralformen aufgeführt.

Der Anhang enthält Umrechnungstabellen für Maße, Gewichte und Temperaturen. Dazu kommt eine Tabelle mit Normalwerten klinisch wichtiger Parameter. Das Abkürzungsverzeichnis enthält mehr 5.000 Abkürzungen, Akronyme, Symbole und Zeichen. Abgerundet wird das Werk durch 14 anatomische Abbildungen.

Trotz aller Bemühungen sind wir uns bewusst, dass diese Erstauflage noch Fehler enthält und nicht alle Benutzer vollkommen zufrieden stellen kann. Wir möchten deshalb darum bitten, Fehler oder Versäumnisse nicht überzubewerten und uns mit konstruktiver Kritik und Hilfe bei der Verbesserung der Einträge zu unterstützen.

Die Zusammenarbeit mit dem Springer Verlag war wie immer ausgezeichnet. Mein besonderer Dank gilt deshalb Herrn Dr. Thomas Mager sowie allen anderen an der Umsetzung des Projektes beteiligten Verlagsmitarbeitern.

Preface to the 1st edition

English has become the primary language of the worldwide information transfer in clinical and theoretical medicine. Therefore, translators as well as doctors need bilingual medical dictionaries that offer more than just translations and illustrative phrases. The **Springer Großwörterbuch Medizin/Medical Dictionary** belongs to a new generation of dictionaries with translations and definitions of the German entries. The quality of the information these new dictionaries provide to users from the medical and the linguistic field is better than ever before.

In order to provide users with as much information as possible the book has been divided into subsections with different structure and content. The German-English part is based on the **Springer Wörterbuch Medizin**, i.e. it has some 45,000 entries with definitions and synonyms. American English was chosen as the working language for the translation of these entries. The German terms were checked for compliance with the new guidelines on spelling and syllabification and anatomical terms were based on the current 'International Anatomical Terminology'.

The English-German A-Z vocabulary consists of some 46,000 entries, subentries, and illustrative phrases with more than 100,000 translations. Most main entries give syllabification and irregular plural forms as well as the pronunciation.

The appendix contains conversion tables for weights, measures, and temperature. There is also a table with Laboratory Reference Range Values, a list of 'Abbreviations and Acronyms' with more than 5,000 entries, and, last but not least, 14 anatomical plates.

We know that despite all our efforts this first edition contains inevitable errors and that it will not fully satisfy all users. Thus we would very much appreciate if the users of this dictionary supported our quest for improvement by providing us with positive and helpful feedback.

As always the cooperation with Springer Verlag has been exceptionally good. Therefore, I would like to thank Dr. Thomas Mager as well as anybody else involved for their support and effort.

Fort Myers, Florida
im Juni 2001

PETER REUTER

Inhaltsverzeichnis
Table of Contents

Hinweise zur Benutzung des deutsch-englischen Teils
Notes on the Use of the German-English Part IX

Hinweise zur Benutzung des englisch-deutschen Teils
Notes on the Use of the English-German Part X

Hinweise zur Benutzung der Lautschrift
A Guide to Pronunciation XI

Abkürzungsverzeichnis
List of Abbreviations XIII

Lexikonteil
A–Z Vocabulary 1
Deutsch–Englisch 3
English–German 1013

Anhang
Appendix 1653

Wichtige Heilpflanzen und -kräuter
Common Medicinal Plants and Herbs 1655

Abkürzungen und Akronyme
Abbreviations and Acronyms 1682

Maße und Gewichte
Weights and Measures 1710

Umrechnungstabellen für Temperaturen
Conversion Tables for Temperatures 1713

Normalwerte wichtiger Laborparameter
Laboratory Reference Range Values 1714

Anatomische Tafeln
Anatomical Plates 1717

Hinweise zur Benutzung des deutsch-englischen Teils

Hauptstichwörter werden auf der Grundlage eines Buchstaben-für-Buchstaben-Systems eingeordnet. Bei mehrsilbigen Stichwörtern [Ausnahme: Komposita] wird die Silbentrennung angezeigt.

Haupteinträge erhalten eine Wortartangabe [siehe auch „Abkürzungsverzeichnis"].

Umlaute werden bei der Alphabetisierung nicht berücksichtigt, d.h., ä, ö, ü werden als a, o bzw. u eingeordnet. Kursiv geschriebene Vorsilben, numerische und chemische Präfixe, sowie griechische Buchstaben werden ebenfalls nicht beachtet.

Mehrworteinträge erscheinen in der Regel als Untereinträge zu einem logischen Überbegriff. Untereinträge werden genauso wie Hauptstichwörter alphabetisch eingeordnet. Die Pluralform wird bei der Einordnung nicht berücksichtigt. Das Gleiche gilt für Präpositionen, Konjunktionen und Artikel.

Folgende Schriftarten und Farben werden zur Gliederung der Einträge eingesetzt:

Halbfett für den Haupteintrag

Auszeichnungsschrift für Untereinträge und wichtige Termini im Eintragstext

Grundschrift für die Definition

Kursiv für bestimmende Zusätze, Sachgebietsangaben, Synonyme, Verweise und Hinweise

blau für die englische Übersetzung(en) und den Pfeil bei Verweisen

Bestimmende Zusätze (z.B. Sachgebietsangaben) werden dazu verwendet, Einträge zu kennzeichnen, die in ihrer Gesamtheit oder in Teilbedeutungen Einschränkungen unterliegen.

Verweise und Hinweise

Verweise innerhalb des Lexikonteils werden durch blaue Pfeile [→] gekennzeichnet.

Hinweise auf einen anderen Eintrag, unter dem das Stichwort aufgeführt und evtl. definiert ist, sind mit [s.u.] markiert.

[*] Hinweis auf ein Stichwort, das eine Definition inhaltlich ergänzt.

Notes on the Use of the German-English Part

Main entries are alphabetized using a letter-for-letter system. For entries of more than one syllable syllabification is given. However, this does not apply to compound entries.

Main entries are given a part-of-speech label [see also „List of Abbreviations"].

Umlauts are ignored in alphabetization and ä, ö, ü are treated as a, o, u, respectively. Italic and chemical prefixes, numbers, and Greek letters are ignored in alphabetization.

As a rule multiple-word terms are given as subentries under the appropriate main entry. They are alphabetized letter by letter just like the main entries. Plural forms, prepositions, conjunctions, and articles are always disregarded in alphabetization of subentries.

The following colors and styles of type are used for different categories of information:

boldface for the main entry

lightface for subentries and important entities within the definition

plainface for the definition

italic for restrictive labels, subspecialties, synonyms, references and cross-references

blue for the English translation(s) as well as the arrow in cross-references

Restrictive labels (e.g. subspecialty labels) are used to mark entries or part of entries that are limited (in whole or in part) to a particular meaning or level of usage.

References and Cross-references

Cross-references within the A-Z vocabulary are indicated by a blue arrow [→].

[s.u.] indicates a reference to another main entry under which the term is mentioned or defined.

[*] refers to a term with further information about the entry.

Hinweise zur Benutzung des englisch-deutschen Teils

Hauptstichwörter werden auf der Grundlage eines Buchstaben-für-Buchstaben-Systems eingeordnet. Bei mehrsilbigen Stichwörtern [Ausnahme: Komposita] wird die Silbentrennung angezeigt.

Umlaute werden bei der Alphabetisierung nicht berücksichtigt, d.h., ä, ö, ü werden als a, o bzw. u eingeordnet. Kursiv geschriebene Vorsilben, numerische und chemische Präfixe, sowie griechische Buchstaben werden ebenfalls nicht beachtet.

Mehrworteinträge erscheinen in der Regel als Untereinträge zu einem logischen Überbegriff. Untereinträge werden genauso wie Hauptstichwörter alphabetisch eingeordnet. Die Pluralform wird bei der Einordnung nicht berücksichtigt. Das Gleiche gilt für Präpositionen, Konjunktionen und Artikel.

Zur Gliederung der Einträge werden verschiedene Schriftarten und Farben verwendet:

Halbfett für Hauptstichwörter

Auszeichnungsschrift für Untereinträge und Anwendungsbeispiele

Auszeichnungsschrift für wichtige Termini im Eintragstext

Grundschrift für die Übersetzung

Kursiv für bestimmende Zusätze, Sachgebietsangaben und Verweise

Haupteinträge, mit Ausnahme von Komposita, erhalten eine Wortartangabe [siehe auch „Abkürzungsverzeichnis“]. Hat das Stichwort mehrere grammatische Bedeutungen, werden die einzelnen Wortarten durch römische Ziffern unterschieden. Die Wortartbezeichnung steht unmittelbar hinter der jeweiligen römischen Ziffer.

Verschiedene Bedeutungsfacetten eines Eintrags werden durch arabische Ziffern unterschieden. Diese fortlaufende Numerierung ist unabhängig von der oben genannten römischen Ziffern.

Bestimmende Zusätze (z.B. Sachgebietsangaben) werden dazu verwendet, Einträge oder Eintragsteile zu kennzeichnen, die in ihrer Gesamtheit oder in Teilbedeutungen Einschränkungen unterliegen.

Verweise innerhalb des Lexikonteils werden durch Pfeile [→] gekennzeichnet.

Notes on the Use of the English-German Part

Main entries are alphabetized using a letter-for-letter system. For entries of more than one syllable syllabification is given. However, this does not apply to compound entries.

Umlauts are ignored in alphabetization and ä, ö, ü are treated as a, o, u, respectively. Italic and chemical prefixes, numbers, and Greek letters are ignored in alphabetization, too.

As a rule multiple-word terms are given as subentries under the appropriate main entry. They are alphabetized letter by letter just like the main entries. Plural forms, prepositions, conjunctions, and articles are always disregarded in alphabetization of subentries.

Different colors and styles of type are used for different categories of information:

boldface for the main entry

lightface for subentries, illustrative phrases and idiomatic expressions

lightface for entities within the definition

plainface for the translation

italic for restrictive labels, subspecialties and references

Main entries, apart from compound entries, are given a part-of-speech label [see also „List of Abbreviations“]. For entry words that are used in more than one grammatical form the various parts of speech are distinguished by Roman numerals. The appropriate part-of-speech label is given immediately after the Roman numeral.

Various meanings of an entry are distinguished by use of Arabic numerals. This consecutive numbering is independent of the use of Roman numerals mentioned above.

Restrictive labels (e.g. subspecialty labels) are used to mark entries or part of entries that are limited (in whole or in part) to a particular meaning or level of usage.

Cross-references within the A-Z vocabulary are indicated by an arrow [→].

Hinweise zur Benutzung der Lautschrift

Lautschriftsymbole und Betonungsakzente

Die in diesem Wörterbuch angebenen Aussprachen benutzen die Zeichen der „International Phonetic Association (IPA)“.

['] zeigt den Hauptakzent an. Die auf das Zeichen folgende Silbe wird stärker betont als die anderen Silben des Wortes.

[ˌ] zeigt den Nebenakzent an. Eine Silbe, die mit diesem Symbol gekennzeichnet ist, wird stärker betont als nicht markierte Silben aber schwächer als mit einem Hauptakzent markierte Silben.

Vokale und Diphthonge

Die lange Betonung eines Vokals wird durch [ː] angezeigt

[æ]	hat	[hæt]
[e]	red	[red]
[eɪ]	rain	[reɪn]
[ɑ]	got	[gɑt]
[ɑː]	car	[cɑːr]
[eə]	chair	[tʃeər]
[iː]	key	[kiː]
[ɪ]	in	[ɪn]
[ɪə]	fear	[fɪər]
[aɪ]	eye	[aɪ]

Konsonanten

Die Verwendung der Konsonanten [b] [d] [g] [h] [k] [l] [m] [n] [p] [t] ist im Deutschen und Englischen gleich.

[r]	arm	[ɑːrm]
[s]	salt	[sɔːlt]
[v]	vein	[veɪn]
[w]	wave	[weɪv]
[z]	zoom	[zuːm]
[tʃ]	chief	[tʃiːf]
[j]	yoke	[jəʊk]

A Guide to Pronunciation

Phonetic Symbols and Stress Marks

The pronunciation of this dictionary is indicated by the alphabet of the „International Phonetic Association (IPA)“.

['] indicates primary stress. The syllable following it is pronounced with greater prominence than other syllables in the word.

[ˌ] indicates secondary stress. A syllable marked for secondary stress is pronounced with greater prominence than those bearing no stress mark at all but with less prominence than syllables marked for primary stress.

Vowels and Diphthongs

The long pronunciation of a vowel is indicated by [ː].

[ɔː]	raw	[rɔː]
[ʊ]	sugar	['ʃʊgər]
[uː]	super	['suːpər]
[ʊə]	crural	['krʊərəl]
[ʌ]	cut	[kʌt]
[aʊ]	out	[aʊt]
[ɜ]	hurt	[hɜrt]
[əʊ]	focus	['fəʊkəs]
[ɔɪ]	soil	[sɔɪl]
[ə]	hammer	['hæmər]

Consonants

The use of the consonants [b] [d] [g] [h] [k] [l] [m] [n] [p] [t] is the same in English and German pronunciation.

[dʒ]	bridge	[brɪdʒ]
[ŋ]	pink	[pɪŋk]
[ʃ]	shin	[ʃɪn]
[ʒ]	vision	['vɪʒn]
[θ]	throat	[θrəʊt]
[ð]	there	[ðeər]
[x]	loch	[lɑx]

Zusätzliche Symbole für Stichwörter aus anderen Sprachen / **Additional Symbols used for Entries from other Languages**

[a]	natif	[na'tɪf]	Backe	[bakə]
[ɛ]	lettre	['lɛtrə]	Bett	[bɛt]
[i]	iris	[i'ris]	Titan	[ti'taːn]
[o]	dos	[do]	Hotel	[ho'tel]
[y]	dureé	[dy're]	mürbe	['myrbə]
[ɔ]	note	[nɔt]	toll	[tɔl]
[u]	nourrir	[nu'riːr]	mutieren	[mu'tiːrən]
[œ]	neuf	[nœf]	Mörser	['mœrzər]
[ɥ]	cuisse	[kɥis]		
[ø]	feu	[fø]	Ödem	[ø'deːm]
[ɲ]	baigner	[bɛ'ɲe]		
[œj]	feuille	[fœj]		
[ɑːj]	tenailles	[tə'nɑːj]		
[ij]	cochenille	[koʃ'nij]		
[ɛj]	sommeil	[sɔ'mɛj]		
[aj]	maille	[maj]		
[ç]			Becher	['bɛçər]

Abkürzungsverzeichnis
List of Abbreviations

Adjektiv	adj	adjective
anatomisch	anatom.	anatomical
biochemisch	biochem.	biochemical
biologisch	biolog.	biological
beziehungsweise	bzw.	respectively, or
circa	ca.	approximately
chemisch	chem.	chemical
chirurgisch	chirurg.	surgical
dermatologisch	dermatol.	dermatologic
embryologisch	embryolog.	embryologic
eventuell	evtl.	possibly, perhaps
femininum, weiblich	f	feminine
genetisch	genet.	genetic
gynäkologisch	gynäkol.	gynecologic
hämatologisch	hämatolog.	hematologic
histologisch	histolog.	histologic
Hals-Nasen-Ohrenheilkunde	HNO	ear, nose and throat (ENT)
in der Regel	i.d.R.	as a rule
im eigentlichen Sinne	i.e.S.	in a narrower sense, in the true sense
immunologisch	immunolog.	immunologic
jemand, jemandem, jemanden, jemandes	jd., jdm., jdn., jds.	someone, to someone, someone, of someone
kardiologisch	kardiol.	cardiologic
masculinum, männlich	m	masculine
mathematisch	mathemat.	mathematical
mikrobiologisch	mikrobiolog.	microbiological
neurologisch	neurol.	neurologic
neutrum, sächlich	nt	neuter
augenheilkundlich, ophthalmologisch	ophthal.	ophthalmologic
kinderheilkundlich, pädiatrisch	pädiat.	pediatric
pathologisch	patholog.	pathologic
pharmakologisch	pharmakol.	pharmacologic
physikalisch	physik.	physical
physiologisch	physiolog.	physiologic
Plural, Mehrzahl	pl	plural
Präfix, Vorsilbe	präf.	prefix
psychiatrisch	psychiat.	psychiatric
psychologisch	psychol.	psychologic
radiologisch	radiolog.	radiologic
sich	s.	oneself
siehe unter	s.u.	see under
so genannt	sog.	so called
statistisch	statist.	statistical
Suffix, Nachsilbe	suf.	suffix
unter anderem; und andere	u.a.	among others; and others
und Ähnliche(s)	u.ä., u.Ä.	and similar
unter Umständen	u.U.	possibly, perhaps
urologisch	urolog.	urologic
und so weiter	usw.	and so forth
Verb	v	verb
vor allem	v.a.	especially
intransitives Verb	vi	intransitive verb
transitives Verb	vt	transitive verb
zum Beispiel	z.B.	for example
zum Teil	z.T.	partially

Deutsch–Englisch

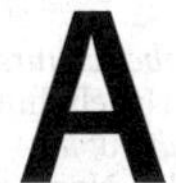

A-, a- *präf.*: Wortelement mit der Bedeutung **1.** „nicht" **2.** „weg von/entfernt von"; Ⓔ **1.** *not, without* **2.** *away from, distant, a-*

Aarskog-Syndrom *nt*: *Syn: fazio-genito-digitales Syndrom*; Fehlbildungssyndrom mit Kleinwuchs und Fehlbildungen im Gesichts-, Extremitäten- und Genitalbereich; Ⓔ *Aarskog's syndrome, Aarskog-Scott syndrome, faciodigitogenital syndrome, faciogenital dysplasia*

Aase-Syndrom *nt*: autosomal-rezessiv vererbte Blutbildungsstörung mit Skelettanomalien; Ⓔ *Aase syndrome*

Ab-, ab- *präf.*: Wortelement mit der Bedeutung „weg von/entfernt von"; Ⓔ *away from, distant, ab-*

albakltelrilell *adj*: frei von Bakterien, bakterienfrei; (*Krankheit*) nicht von Bakterien verursacht; Ⓔ *free from bacteria, abacterial, nonbacterial*

Albalrolgnolsis *f*: *Syn: Baragnosis*; Verlust des Gewichtssinns; Ⓔ *loss of weight sense, abarognosis, baragnosis, barognosis*

albalrolgnoltisch *adj*: Abarognosis betreffend; Ⓔ *relating to abarognosis, abarognotic*

ablarltig *adj*: von der Norm abweichend, nicht normal; Ⓔ *morbid, abnormal*

Albalsie *f*: *Syn: Abasia*; Gehunfähigkeit; Ⓔ *inability to walk, abasia*

albaltisch *adj*: Abasie betreffend, durch sie bedingt, gehunfähig; Ⓔ *relating to abasia, abasic, abatic*

Ablbaulinltolxilkaltilon *f*: Autointoxikation* durch Abbau körpereigener Substanzen; Ⓔ *endogenic toxicosis*

Abbé-Zählkammer *f*: *Syn: Thoma-Zeiss-Zählkammer*; Zählkammer für Blutkörperchen; Ⓔ *Abbé-Zeiss counting cell, Abbé-Zeiss counting chamber, Thoma-Zeiss counting chamber, Thoma-Zeiss counting cell*

Ablbruchlblultung *f*: Menstruationsblutung ohne vorhergehende Ovulation; Ⓔ *hormone-withdrawal bleeding, withdrawal bleeding*

Abderhalden-Fanconi-Lignac-Syndrom *nt*: → *Abderhalden-Fanconi-Syndrom*

Abderhalden-Fanconi-Syndrom *nt*: *Syn: Cystinspeicherkrankheit, Zystinose, Lignac-Fanconi-Krankheit, Abderhalden-Fanconi-Lignac-Syndrom, Cystinose, Lignac-Syndrom*; zu den lysosomalen Speicherkrankheiten* gehörende, autosomal-rezessiv vererbte Erkrankung mit Cystinspeicherung in u.a. Kornea, Konjunktiva, Knochenmark, Niere, Lymphozyten; Ⓔ *Lignac-Fanconi disease*

Abldolmen *nt*: Bauch, Unterleib; Ⓔ *belly, abdomen, venter*

akutes Abdomen: klinische Bezeichnung für ein akut einsetzendes, massives Krankheitsbild mit den Leitsymptomen Leibschmerzen, Erbrechen, Meteorismus, Bauchdeckenspannung und evtl. Kreislaufstörung und Schock; Ⓔ *acute abdomen*

abldolmilnal *adj*: *Syn: abdominell*; Abdomen/Bauch(höhle) betreffend; Ⓔ *relating to the abdomen, abdominal*

Abldolmilnallaorlta *f*: *Syn: Bauchschlagader, Aorta abdominalis, Pars abdominalis aortae*; unterhalb des Zwerchfells liegender Teil der Aorta; teilt sich in die rechte und linke Arteria* iliaca communis; Ⓔ *abdominal aorta, abdominal part of aorta*

Abldolmilnallatlmung *f*: Bauchatmung; Ⓔ *abdominal breathing*

Abldolmilnallgie *f*: Bauchschmerzen, Leibschmerzen, Abdominalschmerzen; Ⓔ *abdominal pain, celiodynia, celialgia, abdominalgia*

Abldolmilnallgralvildiltät *f*: *Syn: Abdominalschwangerschaft, abdominale Schwangerschaft, Bauchhöhlenschwangerschaft, Graviditas abdominalis*; Einnistung der Frucht in der Bauchhöhle; Ⓔ *abdominal pregnancy, intraperitoneal pregnancy*

Abldolmilnallholden *pl*: *Syn: Bauchhoden*; Form des Maldescensus testis, bei der die Hoden im Bauchraum bleiben; Ⓔ *abdominal testis*

Abldolmilnallavage *f*: *Syn: Bauchhöhlenspülung*; Spülung/Lavage der Bauchhöhle; Ⓔ *irrigation of the abdominal cavity, peritoneoclysis*

Abldolmilnallschwanlgerlschaft *f*: → *Abdominalgravidität*

Abldolmilnalltraulma *nt*: Bauchverletzung; Ⓔ *trauma to the abdomen, abdominal injury, abdominal trauma*

abldolmilnell *adj*: → *abdominal*

Abdomino-, abdomino- *präf.*: Wortelement mit der Bedeutung „Bauch(höhle)/Unterleib"; Ⓔ *abdomino-, abdominal*

Abldolmilnolhyslteirolto1mie *f*: *Syn: transabdominelle Hysterotomie, Laparohysterotomie, Zöliohysterotomie*; Gebärmuttereröffnung durch den Bauchraum; Ⓔ *abdominal hysterotomy, laparohysterotomy, laparouterotomy, abdominouterotomy, celiohysterotomy*

abldolmilnolinlgulilnal *adj*: Bauch und Leistenregion betreffend oder verbindend; Ⓔ *relating to both abdomen and inguinal region, ventroinguinal*

abldolmilnolkarldilal *adj*: Bauch und Herz betreffend; Ⓔ *abdominocardiac*

abldolmilnolpellvin *adj*: Bauchhöhle und Beckenhöhle/Cavitas pelvis betreffend oder verbindend; Ⓔ *relating to both abdomen and pelvis, abdominopelvic*

abldolmilnolpelrilnelal *adj*: Bauch und Damm/Perineum betreffend oder verbindend; Ⓔ *relating to both abdomen and perineum, abdominoperineal*

abldolmilnolthoralkal *adj*: *Syn: thorakoabdominal*; Bauch und Brust(korb)/Thorax betreffend oder verbindend; Ⓔ *relating to both abdomen and thorax, abdominothoracic*

abldolmilnolvalgilnal *adj*: Bauch und Scheide/Vagina betreffend oder verbindend; Ⓔ *relating to both abdomen and vagina, abdominovaginal*

abldolmilnolvelsilkal *adj*: *Syn: vesikoabdominal*; Bauch und Harnblase/Vesica urinaria betreffend oder verbindend; Ⓔ *relating to both abdomen and urinary bladder, vesicoabdominal, abdominovesical*

Abldolmilnolzenltelse *f*: *Syn: Zöliozentese*; Punktion der Bauchhöhle, Bauchpunktion, Bauchhöhlenpunktion; Ⓔ *paracentesis of the abdomen, abdominocentesis, peritoneocentesis, celiocentesis, celioparacentesis*

Abldulcens *m*: → *Abduzens*

Abldulcenslpalrelse *f*: *Syn: Abduzensparese, Abduzenslähmung*; Lähmung des Nervus* abducens; führt zum Sehen von Doppelbildern und Schielen des betroffenen Auges; Ⓔ *abducens paralysis*

Ablduktilon *f*: Wegbewegung von der Längsachse; Ⓔ *abduction*

Ablduktilonslmuskel *m*: → *Abduktor*

Abldukltor *m*: *Syn: Abduktionsmuskel, Musculus abductor*; Muskel, der eine Abduktion bewirkt; Ⓔ *abductor muscle, abductor*

Abldulzens *m*: *Syn: Abducens, VI. Hirnnerv, Nervus abducens*; den Musculus* rectus lateralis versorgender Hirnnerv; Ⓔ *abducent nerve, abducens, sixth cranial nerve, sixth nerve*

Abldulzensllählmung *f*: → *Abducensparese*

Abldulzenslpalrelse *f*: → *Abducensparese*

ab|du|zie|rend *adj*: von der Längsachse wegbewegend; Ⓔ *abducent*

ab|er|rant *adj*: **1.** an atypischer Stelle liegend, atypisch gebildet **2.** anomal, von der Norm abweichend; Ⓔ **1.** *aberrant, atypical* **2.** *aberrant, anomalous*

Ab|er|ra|ti|on *f*: **1.** Abweichung, Lageanomalie, Formanomalie **2.** Abbildungsfehler, durch den ein Bild verzerrt dargestellt wird [**sphärische Abberation**] oder von einem farbigem Randsaum [**chromatische Abberation**] umgeben ist; Ⓔ **1.** *aberration, anomaly* **2.** *aberration, aberratio*

A|be|ta|li|po|pro|te|in|ä|mie *f*: *Syn: A-Beta-Lipoproteinämie, Bassen-Kornzweig-Syndrom*; rezessiv vererbter Mangel an β-Lipoproteinen im Serum; Ⓔ *abetalipoproteinemia, Bassen-Kornzweig syndrome, β-lipoproteinemia*

A-Beta-Lipoproteinämie *f*: →*Abetalipoproteinämie*

Ab|führ|mit|tel|ab|u|sus *m*: *Syn: Abführmittelmissbrauch, Laxanzienabusus, Laxanzienmissbrauch*; zu häufige Einnahme von Abführmitteln; führt u.a. zu Störungen des Elektrolythaushaltes und dadurch bedingter Verstopfung; Ⓔ *laxative abuse*

Ab|führ|mit|tel|miss|brauch *m*: →*Abführmittelabusus*

A|bi|o|ge|ne|se *f*: *Syn: Urzeugung*; (*biolog.*) Entstehung von Leben aus toter Materie; Ⓔ *abiogenesis, spontaneous generation*

a|bi|o|ge|ne|tisch *adj*: Abiogenese betreffend; Ⓔ *relating to spontaneous generation or abiogenesis, abiogenetic, abiogenous*

A|bi|o|se *f*: Abwesenheit von Leben; auch gleichgesetzt mit Abiotrophie*; Ⓔ *absence of life, abiosis*

a|bi|o|tisch *adj*: Abiose betreffend, von ihr betroffen oder gekennzeichnet, ohne Leben; leblos; Ⓔ *relating to abiosis, abiotic*

a|bi|o|troph *adj*: *Syn: abiotrophisch*; Abiotrophie betreffend; Ⓔ *relating to abiotrophy, abiotrophic*

A|bi|o|tro|phie *f*: progressiver Vitalitätsverlust von Organen; Ⓔ *abionergy, abiosis, abiotrophia, abiotrophy*

a|bi|o|tro|phisch *adj*: →*abiotroph*

Ab|klatsch|me|tas|ta|se *f*: *Syn: Kontaktmetastase*; durch direkten Kontakt entstandene Metastase; Ⓔ *contact metastasis*

Ab|lac|ta|tio *f*: *Syn: Ablaktation*; Abstillen; Ⓔ *weaning, delactation, ablactation*

Ab|lak|ta|ti|on *f*: *Syn: Ablactatio*; Abstillen; Ⓔ *weaning, delactation, ablactation*

Ab|lak|ta|ti|ons|dys|pep|sie *f*: *Syn: Abstilldyspepsie*; Verdauungsstörung des Säuglings nach dem Abstillen; Ⓔ *weaning dyspepsia*

Ab|la|tio *f*: **1.** Ablösung, Abtrennung, Abhebung, Ablation **2.** (operative) Entfernung, Abtragung, Amputation; Ⓔ **1.** *ablation, ablatio, separation, detachment* **2.** *ablation, ablatio; amputation, removal, extirpation*

Ablatio chorioideae: *Syn: Aderhautabhebung, Amotio chorioideae*; Abhebung der Aderhaut durch Exsudat oder Einblutung; Ⓔ *detachment of the choroid*

Ablatio mammae: *Syn: Halsted-Operation, radikale Mastektomie, Mammaamputation*; klassische Brustentfernung mit Entfernung der Pektoralmuskeln und Achsellymphknoten; Ⓔ *Halsted's operation, Halsted's mastectomy, radical mastectomy, Meyer mastectomy*

Ablatio placentae: vorzeitige Lösung der Plazenta; Ⓔ *premature detachment of the placenta*

Ablatio retinae: *Syn: Netzhautablösung, Amotio retinae*; durch verschiedene Ursachen hervorgerufene Trennung von Netzhaut und Pigmentepithel; Ⓔ *detached retina, retinal detachment, detachment of retina*

ab|la|tiv *adj*: (*chirurg.*) entfernend, amputierend; Ⓔ *ablative*

Ab|lei|tung *f*: Registrierung der Aktionsströme des Herzens an bestimmten Oberflächenpunkten mittels Elektroden; Ⓔ *lead, recording*

A|ble|pha|rie *f*: angeborenes oder erworbenes Fehlen des Augenlids; Ⓔ *ablepharia, ablepharon, ablephary*

Ab|ma|ge|rung *f*: extremer Gewichtsverlust; Ⓔ *emaciation*

Ab|na|be|lung *f*: *Syn: Nabelschnurschnitt, Omphalotomie*; Durchtrennung der Nabelschnur; Ⓔ *cutting of the (umbilical) cord, omphalotomy*

ab|norm *adj*: **1.** von der Norm abweichend, anormal, ungewöhnlich **2.** ungewöhnlich hoch oder groß; Ⓔ **1.** *unnatural, anomalous, abnormal* **2.** *exceptional, unusual*

ab|nor|mal *adj*: →*abnorm*

ABNull-Blutgruppen *pl*: *Syn: ABO-Blutgruppen, ABO-System*; klassisches Blutgruppensystem, das vier Hauptgruppen [A, B, 0, AB] und mehrere Untergruppen hat; Ⓔ *ABO blood groups*

Tab. 1. Antigene und Antikörper der ABNull-Blutgruppen

Blutgruppe (Phänotyp)	Genotyp	Agglutinogene (an den Erythrozyten)	Agglutinine (im Serum)
0	00	H (praktisch unwirksam)	Anti-A Anti-B
A	0A oder AA	A	Anti-B
B	0B oder BB	B	Anti-A
AB	AB	A und B	–

ABNull-Inkompatibilität *f*: *Syn: ABO-Unverträglichkeit, ABO-Inkompatibilität*; Unverträglichkeit zwischen den verschiedenen ABNull-Blutgruppen*; Ⓔ *ABO incompatibility*

Ab|nut|zungs|pig|ment *nt*: *Syn: Lipofuszin*; bräunliches Pigmentgemisch, das beim Abbau von Zellbestandteilen anfällt und in der Zelle abgelagert wird; Ⓔ *lipofuscin, wear and tear pigment*

ABO-Blutgruppen *pl*: →*ABNull-Blutgruppen*

ABO-Inkompatibilität *f*: →*ABNull-Inkompatibilität*

ab|o|rad *adj*: vom Mund weg (führend); Ⓔ *away from the mouth, aborad*

ab|o|ral *adj*: vom Mund entfernt (liegend), mundfern; Ⓔ *away from the mouth, aboral*

A|bort *m*: →*Abortus*

artifizieller Abort: →*Abortus artificialis*

habitueller Abort: →*Abortus habitualis*

idiopathischer Abort: Fehlgeburt ohne erkennbare Ursache; Ⓔ *idiopathic abortion*

induzierter Abort: →*Abortus artificialis*

inkompletter Abort: →*Abortus incompletus*

kompletter Abort: →*Abortus completus*

septischer Abort: Fehlgeburt mit Infektion der Fruchthöhle und der Frucht, die zu einer septischen Aussaat und Gefährdung der Mutter führt; Ⓔ *septic abortion*

tubarer Abort: Ausstoßung einer Tubenschwangerschaft* in die Bauchhöhle; Ⓔ *tubal abortion*

unvollständiger Abort: →*Abortus incompletus*

vollständiger Abort: →*Abortus completus*

A|bor|ti|fa|ci|ens *nt, pl* **-en|zi|en, -en|ti|en**: →*Abortivum*

A|bort|in|duk|ti|on *f*: Einleitung eines Schwangerschaftsabbruches; Ⓔ *induction of an abortion*

a|bor|tiv *adj*: **1.** eine Fehlgeburt verursachend **2.** unfertig, unvollständig entwickelt, verkümmert, zurückgeblieben **3.** abgekürzt (verlaufend), vorzeitig, verfrüht, gemildert; Ⓔ **1.** *causing an abortion, abortifacient, abortive* **2.** *aborted, abortive; abortive, ecbolic* **3.** *aborted*

A|bor|tiv|ei *nt*: *Syn: Molenei, Windei*; Ei, das keine Keimanlage enthält oder sich nur für wenige Wochen weiterentwickelt; Ⓔ *blighted ovum*

A

A|bor|tiv|mit|tel *nt*: →*Abortivum*
A|bor|ti|vum *nt, pl* **-va**: *Syn: Abortivmittel, Abortifaciens, Abtreibemittel*; zur Einleitung eines Schwangerschaftsabbruches verwendete Substanz; Ⓔ *aborticide, abortifacient, abortive, ecbolic*
A|bor|tus *m, pl* **-tus**: *Syn: Abort*; Fehlgeburt, Abgang; Ⓔ *spontaneous abortion, miscarriage, abort, abortion*
Abortus artificialis: *Syn: induzierter/artifizieller Abort, Schwangerschaftsabbruch*; künstlich herbeigeführte Fehlgeburt; Ⓔ *artificial abortion, induced abortion*
Abortus completus: *Syn: kompletter/vollständiger Abort*; Abort mit vollständiger Ausstoßung der abgestorbenen Frucht; Ⓔ *complete abortion*
Abortus criminalis: illegaler/krimineller Schwangerschaftsabbruch; Ⓔ *criminal abortion*
Abortus febrilis: fieberhafter Abort; Ⓔ *febrile abortion*
Abortus habitualis: *Syn: habitueller Abort*; wiederholt auftretende Frühgeburten; Ⓔ *recurrent abortion, habitual abortion*
Abortus imminens: drohender Abort; Ⓔ *imminent abortion*
Abortus incipiens: beginnender Abort; Ⓔ *incipient abortion*
Abortus incompletus: *Syn: inkompletter/unvollständiger Abort*; Abort, bei dem die Frucht nur unvollständig ausgestoßen wird; Ⓔ *incomplete abortion*
Abortus spontaneus: Fehlgeburt, Spontanabort, Abgang; Ⓔ *spontaneous abortion, miscarriage, abort, abortion*
AB0-System *nt*: →*ABNull-Blutgruppen*
AB0-Unverträglichkeit *f*: →*ABNull-Inkompatibilität*
A|bra|chie *f*: angeborenes Fehlen der Arme; Ⓔ *absence of arms, abrachia, abrachiatism*
Ab|ra|sio *f, pl* **-si|o|nes**: (Haut-)Abschürfung, Ablederung; Ⓔ *abrasion*
Abrasio corneae: Abschabung des Hornhautepithels des Auges; Ⓔ *abrasion of the cornea*
Abrasio dentium: physiologischer Abrieb der Kauflächen der Zähne; Ⓔ *tooth abrasion*
Abrasio uteri: Gebärmutterausschabung; Ⓔ *uterine curettage, curettage*
Abrikossoff-Tumor *m*: *Syn: Abrikossoff-Geschwulst, Myoblastenmyom, Myoblastom, Granularzelltumor*; gutartiger Tumor der quergestreiften Muskulatur; Ⓔ *Abrikossoff's tumor, Abrikosov's tumor, myoblastoma, myoblastomyoma, granular-cell myoblastoma, granular-cell myoblastomyoma, granular-cell schwannoma, granular-cell tumor*
Abrikossoff-Geschwulst *f*: →*Abrikossoff-Tumor*
Ab|riss|frak|tur *f*: *Syn: Ausrissfraktur*; Abriss von Knochenteilen am Ansatz von Sehnen oder Bändern; Ⓔ *avulsion fracture, sprain fracture*
Ab|rup|tio *f, pl* **-ti|o|nes**: Lösung, Ablösung; Ⓔ *abruption, separation, detachment, abruptio*
Abruptio graviditatis: Schwangerschaftsunterbrechung; Ⓔ *induced abortion*
Abruptio placentae: vorzeitige Plazentalösung; Ⓔ *ablatio placentae, amotio placentae, accidental hemorrhage*
Abs-, abs- *präf.*: →*Ab-*
Abs|ces|sus *m, pl* **-sus**: →*Abszess*
Ab|schä|lungs|frak|tur *f*: →*Abscherfraktur*
Ab|schei|dungs|throm|bus *m, pl* **-ben**: *Syn: Konglutinationsthrombus, weißer/grauer Thrombus*; an der geschädigten Gefäßwand entstehender Thrombus*, der außen von einer weiß-grauen Leukozytenschicht umgeben ist; Ⓔ *washed clot, laminated thrombus, pale thrombus, plain thrombus, mixed thrombus, conglutination-agglutination thrombus, white thrombus, white clot*
Ab|scher|frak|tur *f*: *Syn: Abschälungsfraktur*; Absprengung eines schalenförmigen Fragments im Gelenkbereich; Ⓔ *cleavage fracture, shearing fracture, flake fracture*
Ab|sence *f*: plötzlich einsetzender, kurzzeitiger Bewusstseinsverlust mit Amnesie*; Ⓔ *absence, absence seizure, petit mal epilepsy, petit mal attacks, minor epilepsy, sphagiasmus*
Ab|sen|tia *f*: Geistesabwesenheit; Ⓔ *absence*
Ab|si|dia *f*: Pilzgattung, die Erreger von Mukormykosen sein kann; Ⓔ *Absidia*
Ab|sie|de|lung *f*: →*Metastase*
Ab|sinth *m*: →*Artemisia absinthium*
ab|so|lut *adj*: **1.** unumschränkt, uneingeschränkt **2.** rein, unvermischt; Ⓔ **1.** *absolute; total* **2.** *absolute, pure*
Ab|sor|bens *nt, pl* **-ben|zi|en, -ben|ti|en**: *Syn: Absorber*; saugfähiger Stoff, absorbierende Struktur/Substanz; Ⓔ *absorbent*
Ab|sor|ber *m*: →*Absorbens*
ab|sor|bie|rend *adj*: saugfähig, einsaugend, aufsaugend; Ⓔ *absorbefacient, absorbent, absorbing, bibulous, sorbefacient, absorptive*
Ab|sorp|ti|on *f*: **1.** Aufnahme, Aufsaugen von Gasen/Flüssigkeiten durch eine Grenzfläche **2.** Aufnahme von Substanzen über die Haut oder Schleimhaut **3.** Schwächung von Strahlung, Licht oder Wellen; Ⓔ **1.–3.** *absorption*
ab|sorp|tiv *adj*: Absorption betreffend, aufsaugend, absorbierend; Ⓔ *absorptive*
Ab|still|dys|pep|sie *f*: *Syn: Ablaktationsdyspepsie*; Verdauungsstörung des Säuglings nach dem Abstillen; Ⓔ *ablactation dyspepsia*
abs|ti|nent *adj*: enthaltsam; auf Geschlechtsverkehr verzichtend; Ⓔ *abstinent, abstemious*
Abs|ti|nenz *f*: Enthaltung, Enthaltsamkeit; Ⓔ *abstemiousness, abstinence (von from)*
Abs|ti|nenz|er|schei|nun|gen *pl*: →*Abstinenzsyndrom*
Abs|ti|nenz|syn|drom *nt*: *Syn: Entzugserscheinungen, Entzugssyndrom, Entziehungserscheinungen, Entziehungssyndrom, Abstinenzerscheinungen*; Bezeichnung für die beim Entzug eines Suchtmittels auftretende körperliche Symptomatik; Ⓔ *withdrawal syndrome, withdrawal symptoms*
Ab|sto|ßung *f*: →*Abstoßungsreaktion*
Ab|sto|ßungs|re|ak|ti|on *f*: *Syn: Abstoßung*; Abstoßung eines Transplantates durch den Wirt; in Abhängigkeit vom Zeitpunkt des Auftretens der Abstoßungsreaktion, spricht man von **hyperakuter, akuter, beschleunigter** oder **chronischer Abstoßung**; Ⓔ *rejection, rejection reaction, rejection response*
Ab|strich *m*: Entnahme von Probematerial von der Oberfläche von Haut oder Schleimhaut; Ⓔ *smear, swab, surface biopsy*
abs|ze|die|ren *v*: einen Abszess bilden, zu einer Abszessbildung führen; Ⓔ *form an abscess*
abs|ze|die|rend *adj*: einen Abszess bildend, zu einer Abszessbildung führend, abszessbildend; Ⓔ *abscess-forming*
Abs|ze|die|rung *f*: Abszessbildung; Ⓔ *abscess formation, metastasis*
Abs|zess *m*: *Syn: Abscessus*; abgekapselte Eiteransammlung [**Abszessmembran**] in einem durch Gewebeeinschmelzung entstandenen Hohlraum [**Abszesshöhle**]; Ⓔ *abscess, abscessus*
anorektaler Abszess: *Syn: After-Mastdarmabszess*; Abszess in der After-Mastdarmgegend; Ⓔ *anorectal abscess*
appendizealer Abszess: *Syn: periappendizealer Abszess*; Abszess in der Gegend der Appendix* vermiformis; Ⓔ *periappendiceal abscess, appendiceal abscess*
appendizitischer Abszess: Begleitabszess bei einer Entzündung der Appendix* vermiformis; Ⓔ *appendiceal abscess, appendicular abscess, typhloempyema*

A

biliärer Abszess: *Syn: cholangitischer/biliogener Abszess, cholangitischer/biliärer/biliogener Leberabszess*; meist durch aufsteigende Darmbakterien verursachter Leberabszess bei Cholangitis* oder Cholestase*; Ⓔ *biliary abscess, bile duct abcess, cholangitic abscess*
biliogener Abszess: → *biliärer Abszess*
cholangitischer Abszess: → *biliärer Abszess*
embolischer Abszess: durch einen septischen Embolus* verursachter Abszess; meist als Leberabszess; Ⓔ *embolic abscess*
epiduraler Abszess: *Syn: extraduraler Abszess, Epiduralabszess*; Abszess im Epiduralraum; meist kommt es zur Entwicklung einer Meningitis*; Ⓔ *extradural abscess, epidural abscess*
epinephritischer Abszess: → *paranephritischer Abszess*
epiploischer Abszess: Abszess des Bauchnetzes; Ⓔ *epiploic abscess*
extraduraler Abszess: → *epiduraler Abszess*
hämatogener Abszess: durch hämatogene Streuung von Erregern entstandener Abszess; Ⓔ *hematogenous abscess*
heißer Abszess: durch Eitererreger hervorgerufener akuter Abszess; Ⓔ *hot abscess, acute abscess*
intraduraler Abszess: zwischen den Durablättern liegender Abszess; Ⓔ *intraduraler abscess*
intrahepatischer Abszess: Abszess im Lebergewebe; Leberabszess; Ⓔ *liver abscess, hepatic abscess, puruhepatitis*
intrakranieller Abszess: Abszess innerhalb der Schädelhöhle; Ⓔ *intracranial abscess*
intramuraler Abszess: Abszess in einer Organwand; Ⓔ *intramural abscess*
intraperitonealer Abszess: in der Peritonealhöhle liegender Abszess; Ⓔ *intraperitoneal abscess*
intrarenaler Abszess: *Syn: Nierenabszess*; Abszess im Nierengewebe; Ⓔ *intrarenal abscess*
intrazerebraler Abszess: *Syn: Hirnabszess*; Abszess im Hirngewebe; Ⓔ *brain abscess, cerebral abscess, purulent encephalitis, pyogenic encephalitis, suppurative encephalitis*
ischiorektaler Abszess: tiefer Abszess zwischen Rektum und Sitzbein; Ⓔ *ischiorectal abscess*
kalter Abszess: meist durch Mycobacterium* tuberculosis verursachter chronischer Abszess; Ⓔ *chronic abscess, cold abscess*
metastatischer Abszess: bei Pyämie* entstehender Abszess durch i.d.R. hämatogene Streuung der Erreger; Ⓔ *metastatic abscess*
metastatisch-pyämischer Abszess: → *pyogener Abszess*
mykotischer Abszess: im Rahmen einer Pilzinfektion entstehender Abszess; Ⓔ *mycotic abscess*
otogener Abszess: vom Ohr [Otitis* media] ausgehender Abszess; tritt meist als Hirnabszess in Erscheinung; Ⓔ *otic abscess, otogenic abscess*
parametraner Abszess: meist durch eine Parametritis* ausgelöster Abszess im Parametrium; Ⓔ *parametrial abscess, parametric abscess, broad ligament abscess*
paranephritischer Abszess: *Syn: epinephritischer Abszess*; Abszess des Nierenlagers bzw. der Nierenkapsel; Ⓔ *paranephric abscess*
pelvirektaler Abszess: Abszess der Beckengewebe um das Rektum; Ⓔ *pelvirectal abscess*
perforierender Abszess: in das umliegende Gewebe infiltrierender Abszess oder Durchbruch in eine Körperhöhle; Ⓔ *perforating abscess*
perianaler Abszess: Abszess in unmittelbarer Nähe des Afters; Ⓔ *perianal abscess*
perianastomotischer Abszess: um eine Anastomose herum entstehender Abszess; Ⓔ *perianastomotic abscess*
periappendizealer Abszess: *Syn: appendizealer Abszess*; Abszess in der Gegend der Appendix* vermiformis; Ⓔ *periappendiceal abscess, appendiceal abscess*
periappendizitischer Abszess: Abszess in unmittelbarer Nähe einer entzündeten Appendix* vermiformis; Ⓔ *periappendicular abscess*
periareolarer Abszess: Abszess in unmittelbarer Nähe des Warzenvorhofs der Brust; Ⓔ *periareolar abscess*
pericholangiolärer Abszess: Abszess in unmittelbarer Nähe der Gallenwege; Ⓔ *pericholangiolar abscess*
pericholezystischer Abszess: Abszess in unmittelbarer Nähe der Gallenblase; Ⓔ *pericholecystic abscess*
periduktaler Abszess: Abszess in unmittelbarer Nähe eines Milchganges der Brustdrüse; Ⓔ *periductal abscess*
peripleuritischer Abszess: Abszess als Begleiterscheinung bei einer Pleuritis*; abszedierende Pleuritis; Ⓔ *peripleuritic abscess*
perirektaler Abszess: *Syn: Perirektalabszess*; Abszess in unmittelbarer Nähe des Rektums; Ⓔ *perirectal abscess*
perirenaler Abszess: Abszess in unmittelbarer Nähe der Niere; Ⓔ *perinephric abscess*
perisinuöser Abszess: Abszess in unmittelbarer Nähe eines Hirn- oder Lebersinus; Ⓔ *perisinuous abscess*
periurethraler Abszess: Abszess in unmittelbarer Nähe der Harnröhre, Abszess im Harnröhrenbereich; Ⓔ *periurethral abscess*
perivertebraler Abszess: Abszess in unmittelbarer Nähe eines Wirbelkörpers; meist als kalter Abszess [Senkungsabszess] bei Tuberkulose*; Ⓔ *perivertebral abscess*
pilonidaler Abszess: *Syn: Sinus pilonidalis, Pilonidalfistel, Kokzygealfistel, Haarnestfistel, Steißbeinfistel, Steißbeinzyste, Haarnestgrübchen, Pilonidalzyste, Sakraldermoid, Fistula coccygealis, Fistula pilonidalis*; epithelausgekleideter Fistelgang in der medianen Steißbeingegend/Analfalte; Ⓔ *pilonidal fistula*
pyämischer Abszess: Abszessbildung bei Pyämie*; Ⓔ *pyemic absess, septicemic abscess*
pyogener Abszess: *Syn: metastatisch-pyämischer Abszess*; durch Absiedlung aus einem Eiterherd entstandener Abszess; Ⓔ *pyogenic abscess*
rektaler Abszess: *Syn: Mastdarmabszess*; Abszess der Rektumwand; Ⓔ *rectal abscess*
retrobulbärer Abszess: Abszess im Gewebe hinter dem Augapfel; Ⓔ *retrobulbar abscess*
retroglandulärer Abszess: → *retromammärer Abszess*
retromammärer Abszess: *Syn: retroglandulärer Abszess*; hinter der Brustdrüse liegender Abszess; Ⓔ *retromammary abscess*
retroperitonealer Abszess: Abszess im Retroperitonealraum; Ⓔ *retroperitoneal abscess*
retropharyngealer Abszess: *Syn: Retropharyngealabszess*; Abszess zwischen Rachenhinterwand und Halswirbelsäule; Ⓔ *retropharyngeal abscess*
retrotonsillärer Abszess: *Syn: Retrotonsillarabszess*; durch eine Tonsillitis* ausgelöster Abszess im Retrotonsillargewebe; Ⓔ *retrotonsillar abscess*
retrozäkaler Abszess: hinter dem Zäkum* liegender Abszess; meist als periappendizitischer Abszess; Ⓔ *retrocecal abscess*
steriler Abszess: Abszess aus dem kein Erreger isoliert werden kann; Ⓔ *sterile abscess*
subareolärer Abszess: Abszess im Subkutangewebe des Warzenvorhofs der Brust; Ⓔ *subareolar abscess*
subduraler Abszess: Abszess im Subduralraum; Ⓔ *subdural abscess*
subepidermaler Abszess: unter der Epidermis liegender Abszess; Ⓔ *subepidermal abscess*
subfaszialer Abszess: unter einer Aponeurose/Faszie liegender Abszess; Ⓔ *subaponeurotic abscess, subfascial abscess*
subhepatischer Abszess: unterhalb der Leber liegender

Abszess; Ⓔ *subhepatic abscess*
subkutaner Abszess: Abszess des Unterhautgewebes; Ⓔ *subcutaneous abscess*
submammärer Abszess: unterhalb der Brustdrüse liegender Abszess; Ⓔ *submammary abscess*
subpektoraler Abszess: unter einem Pektoralmuskel liegender Abszess; Ⓔ *subpectoral abscess*
subperiostaler Abszess: Abszess unter der Knochenhaut; Ⓔ *subperiosteal abscess*
subphrenischer Abszess: Abszess unterhalb des Zwerchfells; häufigster Abszess des Bauchraums; Ⓔ *subphrenic abscess, subdiaphragmatic abscess*
subskapulärer Abszess: Abszess unterhalb des Schulterblattes; Ⓔ *subscapular abscess*
subungualer Abszess: Abszess unter einem Nagel; Ⓔ *subungual abscess*
suprahepatischer Abszess: oberhalb der Leber liegender Abszess; Ⓔ *suprahepatic abscess*
tuberkulöser Abszess: Abszessbildung im Rahmen einer Tuberkulose*; meist gleichgesetzt mit kaltem Abszess; Ⓔ *tuberculous abscess, scrofulous abscess, strumous abscess*
verkäsender Abszess: i.d.R. tuberkulöser Abszess mit Verkäsung des nekrotischen Gewebes; Ⓔ *caseous abscess, cheesy abscess*

Abs|zess|fis|tel *f*: von einem Abszess ausgehende Fistel; Ⓔ *abscess fistula*

Abs|zess|höh|le *f*: *s.u. Abszess*; Ⓔ *abscess cavity*

Abs|zess|mem|bran *f*: *s.u. Abszess*; Ⓔ *abscess membrane*

Abt-Letterer-Siwe-Krankheit *f*: ***Syn:*** *akute/maligne Säuglingsretikulose, maligne generalisierte Histiozytose, Morbus Letterer-Siwe, Letterer-Siwe-Krankheit*; bevorzugt Kleinkinder betreffende, generalisierte Variante der Histiozytose* mit Granulomen in Haut, Milz, Lymphknoten, Leber, Lunge und Knochen; akuter Verlauf mit hoher Sterberate [90 %]; Ⓔ *Letterer-Siwe disease, L-S disease, non-lipid histiocytosis, acute dissiminated histiocytosis X, acute histiocytosis of the newborn*

Ab|trei|be|mit|tel *nt*: → *Abortivum*

Ab|tre|ibung *f*: ***Syn:*** *Schwangerschaftsunterbrechung, Schwangerschaftsabbruch*; künstlich herbeigeführte Fehlgeburt; Ⓔ *abort, abortion, voluntary abortion*

Ab|trop|fungs|nä|vus *m, pl* **-vi:** ***Syn:*** *Grenznävus, Übergangsnävus, Junktionsnävus, junktionaler Nävus*; Nävuszellnävus* im Übergangsbereich von Dermis* und Epidermis*; Ⓔ *junction nevus, epidermic-dermic nevus, junctional nevus*

A|bu|lie *f*: krankhafte Willenlosigkeit oder Entschlusslosigkeit; Ⓔ *abulia, aboulia*

Ab|u|sus *m*: Missbrauch, missbräuchliche Anwendung; Ⓔ *abuse, misuse, wrong use, excessive use*

Ab|wehr *f*: Immunsystem, Immunabwehr; Ⓔ *defense, defense system*

Ab|wehr|re|fle|xe *pl*: Reflexe, die dem Schutz des Körpers dienen [z.B. Fluchtreflex]; Ⓔ *defense reflexes, withdrawal reflexes*

Ab|zie|her *m*: → *Abduktor*

Ab|zieh|mus|kel *m*: → *Abduktor*

Ac-, ac- *präf.*: Wortelement mit der Bedeutung „zu../hinzu../an"; Ⓔ *ac-, towards*

Acanth-, acanth- *präf.*: → *Acantho-*

A|can|tha|moe|ba *f*: ***Syn:*** *Akanthamöbe*; freilebende Amöben; können v.a. bei abwehrgeschwächten Patienten Infektionen [**Amöbenenzephalitis**] hervorrufen; Ⓔ *Acanthamoeba*

Acantho-, acantho- *präf.*: Wortelement mit der Bedeutung „Stachel/Dorn"; Ⓔ *acantho-, spine*

A|can|tho|ce|pha|la *pl*: ***Syn:*** *Kratzer, Kratzwürmer*; zu den Nemathelminthen gehörende Darmparasiten, die beim Menschen nur selten Erkrankungen auslösen; Ⓔ *spiny-headed worms, thorny-headed worms, acanthocephalans, Acanthocephala*

A|can|tho|ly|sis *f, pl* **-ses:** → *Akantholyse*

A|can|tho|ma *nt, pl* **-ma|ta:** ***Syn:*** *Akanthom*; gutartige Hyperplasie* der Epidermis* und Hautpapillen; Ⓔ *acanthoma*

A|can|tho|sis *f, pl* **-ses:** ***Syn:*** *Akanthose*; Verdickung der Stachelzellschicht der Haut; Ⓔ *acanthosis, hyperacanthosis*
Acanthosis circumporalis pruriens: ***Syn:*** *Fox-Fordyce-Krankheit, apokrine Miliaria, Hidradenoma eruptivum, Apocrinitis sudoripara pruriens*; zu Juckreiz und Papelbildung führender Verschluss der Ausführungsgänge apokriner Schweißdrüsen; Ⓔ *apocrine miliaria, Fox-Fordyce disease, Fordyce's disease, Fox's disease*
Acanthosis nigricans: ***Syn:*** *Schwarzwucherhaut, Akanthosis nigricans*; grau-braune, papillomatöse Wucherung der Haut der großen Gelenkbeugen; Ⓔ *acanthosis nigricans*

Acar-, acar- *präf.*: → *Acaro-*

A|car|di|cus *m*: → *Akardius*

A|car|di|us *m*: → *Akardius*

A|ca|ri *pl*: allgemeiner Begriff für Milben und Zecken; Ⓔ *acarids, acaridians*

A|ca|ri|a|sis *f, pl* **-ses:** → *Akariosis*

A|ca|ri|do|sis *f, pl* **-ses:** → *Akariosis*

A|ca|ri|no|sis *f, pl* **-ses:** → *Akariosis*

Acaro-, acaro- *präf.*: Wortelement mit der Bedeutung „Milbe"; Ⓔ *acaro-, mite*

A|ca|ro|der|ma|ti|tis *f, pl* **-ti|ti|den:** ***Syn:*** *Milbendermatitis, Akarodermatitis; Skabies*; durch Milben hervorgerufene Dermatitis*; Ⓔ *dermatitis caused by mites, acarodermatitis*
Acarodermatitis urticarioides: ***Syn:*** *Gerstenkrätze, Getreidekrätze*; Milbendermatitis durch Kontakt mit Stroh oder Getreide; Ⓔ *prairie itch, acarodermatitis urticarioides*

a|ca|ro|der|ma|ti|tisch *adj*: ***Syn:*** *akarodermatitisch*; Acarodermatitis betreffend; Ⓔ *relating to acarodermatitis*

Ac|ce|le|ra|tor|glo|bu|lin *nt*: → *Akzeleratorglobulin*

Ac|ce|le|rin *nt*: ***Syn:*** *Akzelerin, Faktor VI*; zur Blutgerinnungskaskade gehörender Faktor, der dort aus Faktor V gebildet wird; Ⓔ *accelerin, factor VI*

Ac|cre|tio *f, pl* **-ti|o|nes:** pathologische Verwachsung, Verklebung; Ⓔ *accretion*

ACE-Hemmer *pl*: ***Syn:*** *Angiotensin-Converting-Enzym-Hemmer*; zur Senkung des Blutdruckes verwendete Hemmer des Angiotensin-Converting-Enzyms; Ⓔ *ACE inhibitors, angiotensin converting enzyme inhibitors*

A|ce|pha|lie *f*: ***Syn:*** *Azephalie*; angeborenes Fehlen des Kopfes; Ⓔ *acephalia, acephalism, acephaly*

A|cer|vu|lus *m*: ***Syn:*** *Sandkörner, Psammomkörner, Hirnsand, Corpora arenacea*; im Zentralnervensystem vorkommende weißliche, sandartige Konkremente unbekannter Bedeutung; Ⓔ *acervulus*

A|ce|ta|bu|lum *nt, pl* **-la:** ***Syn:*** *Hüftpfanne, Hüftgelenkspfanne, Azetabulum*; Gelenkpfanne des Hüftgelenks; Ⓔ *acetabulum, acetabular cavity, cotyloid cavity, socket of hip (joint)*

A|ce|ta|bu|lum|dys|pla|sie *f*: ***Syn:*** *Pfannendysplasie, Azetabulumdysplasie*; mangelhafte Ausbildung der Hüftgelenkspfanne; Ⓔ *acetabular dysplasia*

A|ce|ta|bu|lum|frak|tur *f*: Hüftpfannenbruch, Hüftpfannenfraktur; Ⓔ *fractured acetabulum, acetabular fracture*

A|ce|tal|de|hyd *m*: ***Syn:*** *Azetaldehyd, Äthanal, Ethanal*; im Intermediärstoffwechsel entstehender Aldehyd mit stechendem Geruch; Ⓔ *acetaldehyde, acetic aldehyde, aldehyde, ethaldehyde, ethanal, ethylaldehyde, ethaldehyde*

A|ce|tat *nt*: ***Syn:*** *Azetat*; Salz der Essigsäure; Ⓔ *acetate, acetas*

A

A|cet|es|sig|säu|re *f*: *Syn:* *β-Ketobuttersäure, Azetessigsäure*; Zwischenprodukt beim Abbau von Fettsäuren und ketoplastischen Aminosäuren; wird bei gestörtem Kohlenhydratstoffwechsel [u.a. Diabetes* mellitus] vermehrt in der Leber gebildet; Ⓔ *diacetic acid, beta-ketobutyric acid, acetoacetic acid, β-ketobutyric acid*

A|ce|to|a|ce|tat *nt*: *Syn:* *Azetoazetat*; Salz der Acetessigsäure; Ⓔ *acetoacetate*

A|ce|ton *nt*: *Syn:* *Azeton, Dimethylketon, Propanon*; farblose, mit Wasser mischbare Flüssigkeit; einfachstes Keton; wird im Stoffwechsel aus Acetoacetat gebildet und über den Citratzyklus abgebaut; bei gestörtem Kohlenhydratstoffwechsel [u.a. Diabetes* mellitus] vermehrt in der Leber gebildet; Ⓔ *dimethylketone, acetone*

A|ce|ton|ä|mie *f*: *Syn:* *Azetonämie, Ketonämie*; erhöhter Ketonkörpergehalt des Blutes; Ⓔ *acetonemia, ketosis*

a|ce|ton|ä|misch *adj*: *Syn:* *azetonämisch, ketonämisch*; Acetonämie betreffend, durch sie bedingt; Ⓔ *relating to acetonemia, acetonemic*

A|ce|ton|kör|per *pl*: →*Ketonkörper*

A|ce|ton|u|rie *f*: *Syn:* *Ketonurie*; Ausscheidung von Aceton bzw. Ketonkörpern* im Urin; Ⓔ *acetonuria*

a|ce|ton|u|risch *adj*: *Syn:* *ketonurisch*; Acetonurie betreffend, durch sie bedingt; Ⓔ *relating to or marked by acetonuria*

A|ce|tum *nt*: Essig; Ⓔ *acetum, vinegar*

A|ce|tyl|a|mei|sen|säu|re *f*: *Syn:* *Brenztraubensäure, α-Ketopropionsäure*; Ketocarbonsäure; wichtiges Zwischenprodukt des Kohlenhydrat- und Aminosäurestoffwechsels; Ⓔ *pyruvic acid, α-ketopropionic acid*

A|ce|tyl|cho|lin *nt*: *Syn:* *Azetylcholin*; Cholinester der Essigsäure; Neurotransmitter im ZNS und in cholinergen Synapsen; Ⓔ *acetylcholine*

A|ce|tyl|cho|lin|es|te|ra|se *f*: *Syn:* *echte Cholinesterase*; die Spaltung von Acetylcholin in Cholin und Acetat katalysierendes Enzym; Ⓔ *acetylcholinesterase, true cholinesterase, specific cholinesterase, choline acetyltransferase I, choline esterase I*

A|ce|tyl|cho|lin|es|te|ra|se|hem|mer *m*: *Syn:* *Cholinesterasehemmer, Cholinesteraseinhibitor, Acetylcholinesteraseinhibitor*; Substanz, die die Aktivität der Acetylcholinesterase hemmt und eine (toxische) Anreicherung von Acetylcholin bewirkt; Ⓔ *acetylcholinesterase inhibitor, anticholinesterase*

A|ce|tyl|cho|lin|es|te|ra|se|in|hi|bi|tor *m*: →*Acetylcholinesterasehemmer*

Acetyl-CoA *nt*: →*Acetylcoenzym A*

A|ce|tyl|co|en|zym A *nt*: energiereiche Thioverbindung von Essigsäure und Coenzym A; zentraler Metabolit des Stoffwechsel der Zelle; Ⓔ *acetyl coenzyme A, acetyl-CoA*

Acetyl-Coenzym A *nt*: →*Acetylcoenzym A*

A|ce|ty|lie|rung *f*: *Syn:* *Azetylierung*; Einführung eine Acetylrests in eine Verbindung; Ⓔ *acetylation, acetylization*

A|ce|tyl|sa|li|cyl|säu|re *f*: *Syn:* *Azetylsalizylsäure; Aspirin*; Salicylsäureester mit antipyretischer, analgetischer, antiphlogistischer und thrombozytenaggregationshemmender Wirkung; Ⓔ *aspirin, acetosal, acetylsalicylic acid*

A|ce|tyl|trans|fe|ra|se *f*: die Acetylgruppe übertragendes Enzym; Ⓔ *acetyltransferase, acetylase*

A|cha|la|sie *f*: **1.** neuromuskuläre Störung der glatten Muskulatur von Hohlorganen **2.** *Syn:* *Ösophagusachalasie, Kardiospasmus*; Störung des unteren Speiseröhrensphinkters mit fehlender oder ungenügender Erschlaffung während des Schluckaktes; Ⓔ **1.** *achalasia* **2.** *esophageal achalasia*

Achard-Syndrom *nt*: genetisch bedingte umschriebene Vergrößerung der Akren; Ⓔ *Achard's syndrome*

Achard-Thiers-Syndrom *nt*: nur Frauen betreffende endokrine Störung mit Diabetes* mellitus, Fettsucht, Hirsutismus* und evtl. Hypertonie*, Amenorrhö* und Akne; Ⓔ *Achard-Thiers syndrome*

A|chei|lie *f*: *Syn:* *Achilie*; angeborenes Fehlen einer oder beider Lippen; Ⓔ *acheilia, achilia*

A|chei|rie *f*: *Syn:* *Achirie*; angeborenes Fehlen einer oder beider Hände; Ⓔ *acheiria, achiria*

A|chi|lie *f*: →*Acheilie*

A|chil|les|seh|ne *f*: *Syn:* *Tendo calcaneus*; die am Tuber* calcanei ansetzende Sehne des Musculus* triceps surae; Ⓔ *heel tendon, Achilles tendon, calcaneal tendon, tendo Achillis, tendon of Hector*

A|chil|les|seh|nen|re|flex *m*: *Syn:* *Triceps-surae-Reflex*; Dorsalflexion des Fußes bei Schlag auf die Achillessehne; Ⓔ *ankle jerk, Achilles jerk, Achilles reflex, Achilles tendon reflex, ankle reflex, triceps surae reflex, triceps surae jerk*

A|chil|lo|bur|si|tis *f, pl* **-ti|den**: *Syn:* *Bursitis achillea*; Entzündung der Bursa* tendinis calcanei; Ⓔ *inflammation of the bursae about the Achilles tendon, achillobursitis, achillodynia, Achilles bursitis, retrocalcaneal bursitis, retrocalcaneobursitis, superficial calcaneal bursitis*

a|chil|lo|bur|si|tisch *adj*: Achillobursitis betreffend; Ⓔ *relating to achillobursitis*

A|chil|lo|dy|nie *f*: Schmerzen in der Achillessehne; Ⓔ *pain in the Achilles tendon, achillodynia*

A|chil|lor|rha|phie *f*: **1.** Naht der Achillessehne, Achillessehnennaht **2.** (operative) Achillessehnenverkürzung, Achillessehnenraffung; Ⓔ **1.–2.** *achillorrhaphy*

A|chil|lo|te|no|to|mie *f*: Achillessehnendurchtrennung; Ⓔ *achillotenotomy, achillotomy*

A|chi|rie *f*: →*Acheirie*

A|chlor|hy|drie *f*: *Syn:* *Magensäuremangel, Magenanazidität*; absoluter Mangel an Magensäure; Ⓔ *achlorhydria*

a|chlor|hy|drisch *adj*: Achlorhydrie betreffend, durch sie bedingt; Ⓔ *characterized by achlorhydria, achlorhydric, anhydrochloric*

A|cho|lie *f*: *Syn:* *Gallenmangel*; mangelhafte oder fehlende Gallenausscheidung; Ⓔ *acholia*

a|cho|lisch *adj*: Acholie betreffend, frei von Galle; Ⓔ *relating to or caused by acholia, without bile, acholic*

A|chol|u|rie *f*: Fehlen von Gallenpigment im Harn; Ⓔ *acholuria*

a|chol|u|risch *adj*: Acholurie betreffend, ohne Ausscheidung von Gallenpigment im Harn; Ⓔ *relating to acholuria, acholuric*

A|chon|dro|ge|ne|sie *f*: Oberbegriff für Fehlbildungssyndrome mit Störung der Knorpelbildung; Ⓔ *achondrogenesis*

A|chon|dro|pla|sie *f*: *Syn:* *Parrot-Syndrom, Parrot-Kauffmann-Syndrom*; autosomal-dominantes Fehlbildungssyndrom mit großem Kopf, Sattelnase, Verkürzung der langen Röhrenknochen, kleinen Händen und Füßen; normale Intelligenzentwicklung; Ⓔ *achondroplasia, achondroplasty, Parrot's disease, fetal chondrodystrophia, fetal chondrodysplasia, fetal rickets*

a|chon|dro|plas|tisch *adj*: Achondroplasie betreffend, von ihr betroffen oder gekennzeichnet, durch sie bedingt; Ⓔ *relating to or affected with achondroplasia, achondroplastic*

A|chro|ma|sie *f*: Pigmentmangel; Ⓔ *achromia, achromasia*

A|chro|ma|tin *nt*: *Syn:* *Euchromatin*; im Ruhekern der Zelle nicht anfärbbares Chromatin; Ⓔ *achromatin, achromin, euchromatin*

a|chro|ma|tisch *adj*: **1.** unbunt, farblos **2.** nicht oder schwer anfärbbar; Ⓔ **1.** *achromatic, uncolored, colorless* **2.** *not staining*

a|chro|ma|to|phil *adj*: schwer anfärbend, achromatophil; Ⓔ *achromatophilic, achromatophil, achromophil, achromophilous*

A

A|chro|ma|to|pie *f*: → *Achromatopsie*
A|chro|ma|top|sie *f*: *Syn: Achromatopie, Monochromasie*; (totale) Farbenblindheit; Ⓔ *total color blindness, achromatic vision, achromatopsia, achromatopsy, achromatism, complete achromatopsy, complete monochromasy, monochromasy, monochromasia, monochromatism, typical monochromasy, acritochromacy*
A|chro|ma|to|sis *f, pl* **-ses**: fehlendes Färbevermögen von Zellen; Ⓔ *achromatosis*
A|chro|ma|tu|rie *f*: Ausscheidung eines farblosen Harns; Ⓔ *achromaturia*
A|chro|mo|bac|ter *m*: anaerobe, stäbchenförmige Bakterien; selten Erreger von Harnwegsinfekten; Ⓔ *Achromobacter*
A|chro|mo|re|ti|ku|lo|zyt *m*: → *achromozyt*
A|chro|mo|zyt *m*: *Syn: Achromoretikulozyt, Halbmondkörper, Schilling-Halbmond*; bei Anämien vorkommender, halbmondförmiger Zellschatten; Ⓔ *achromocyte, crescent body, shadow cell, shadow corpuscle, selenoid body*
Ach|sel|drü|sen|abs|zess *m*: → *Achselhöhlenabszess, apokriner*
Ach|sel|höh|len|ab|szess, a|po|kri|ner *m*: *Syn: Schweißdrüsenabszess, Achseldrüsenabszess, Hidradenitis suppurativa*; meist chronisch rezidivierende, eitrige Schweißdrüsenentzündung; Ⓔ *axillary sweat gland abscess*
Ach|sel|ve|ne *f*: *Syn: Vena axillaris*; aus den Oberarmvenen entstehende kräftige Vene; Ⓔ *axillary vein*
Ach|sen|hy|per|o|pie *f*: Weitsichtigkeit durch eine zu kurze Augenachse; Ⓔ *axial hyperopia*
Ach|sen|my|o|pie *f*: Kurzsichtigkeit durch eine zu lange Augenachse; Ⓔ *axial myopia*
Ach|sen|zy|lin|der *m*: → *Axon*
A|chy|lia *f*: Fehlen der Verdauungssekrete, z.B. **Achylia gastrica** [Fehlen der Magensekretion]; Ⓔ *achylia*
a|ci|do|phil *adj*: → *azidophil*
A|ci|do|se *f*: → *Azidose*
A|ci|dum *nt*: Säure; Ⓔ *acid, acidum*
A|ci|ne|to|bac|ter *m*: unbewegliche, aerobe, gramnegative, ubiquitär vorkommende Bakterien, die zunehmend als Erreger von nosokomialen Infekten [**Acinetobacter calcoaceticus**] auftreten; Ⓔ *Acinetobacter*
A|ci|nus *m, pl* **-ni**: *Syn: Azinus*; traubenförmiges Endstück von Drüsen; Ⓔ *acinus*
Ac|ne *f*: → *Akne*
Acne-rosacea-Keratitis *f*: *Syn: Akne-rosacea-Dermatitis, Rosazea-Keratitis*; Hornhautentzündung im Rahmen der Rosazea*; Ⓔ *rosacea keratitis, acne rosacea keratitis*
acquired immunodeficiency syndrome *nt*: → *AIDS*
Acr-, acr- *präf.*: → *Acro-*
A|cra|nia *f*: → *Akranie*
A|cre|mo|ni|o|se *f*: *Syn: Akremoniose, Cephalosporiose*; durch **Cephalosporium acremonium** hervorgerufene Pilzinfektion; Ⓔ *acremoniosis*
Acro-, acro- *präf.*: Wortelement mit der Bedeutung „Spitze/Extremität/Gipfel"; Ⓔ *acro-, acroteric*
A|cro|a|sphy|xia *f*: → *Akrozyanose*
A|cro|cy|a|no|sis *f, pl* **-ses**: → *Akrozyanose*
A|cro|der|ma|ti|tis *f, pl* **-ti|ti|den**: *Syn: Akrodermatitis*; Dermatitis* der Extremitäten; Ⓔ *inflammation of the skin of the extremities, acrodermatitis*
Acrodermatitis enteropathica: *Syn: Danbolt-Closs-Syndrom, Brandt-Syndrom*; seltene, autosomal-rezessiv vererbte Störung der Zinkabsorption mit Ekzemen an den Akren; Ⓔ *enteropathic acrodermatitis, Danbolt-Closs syndrome*
Acrodermatitis papulosa eruptiva infantilis: *Syn: infantile papulöse Akrodermatitis, Gianotti-Crosti-Syndrom*; papulöses Exanthem* bei Kleinkindern im Rahmen einer Hepatitis B; Ⓔ *papular acrodermatitis of childhood, Gianotti-Crosti syndrome, infantile acrodermatitis, infantile papular acrodermatitis*
Acrodermatitis perstans: → *Acrodermatitis continua suppurativa*
Acrodermatitis continua suppurativa: *Syn: Eiterflechte, Hallopeau-Krankheit, Acrodermatitis perstans*; ätiologisch ungeklärte, rezidivierende Erkrankung der Finger- und Zehenkuppen mit Pustelbildung und Mutilation*; Ⓔ *Hallopeau's disease, Hallopeau's acrodermatitis*
a|cro|der|ma|ti|tisch *adj*: *Syn: akrodermatitisch*; Acrodermatitis betreffend; Ⓔ *relating to acrodermatitis*
A|cro|dy|nia *f*: → *Akrodynie*
A|cro|ke|ra|to|sis *f, pl* **-ses**: → *Akrokeratose*
A|cro|mi|on *nt, pl* **-mia**: → *Akromion*
A|cro|scle|ro|sis *f*: *Syn: Akrosklerose, Akrosklerodermie*; Unterform der Sklerodermie* mit hauptsächlichem Befall der Akren* und des Nackens; oft gleichgesetzt mit Sklerodaktylie*; Ⓔ *acrosclerosis, acroscleroderma, sclerodactyly, sclerodactylia*
ACTH-Belastungstest *m*: → *ACTH-Test*
ACTH-Stimulationstest *m*: → *ACTH-Test*
ACTH-Test *m*: *Syn: ACTH-Belastungstest, ACTH-Stimulationstest*; Funktionstest für die Nebennierenrinde; Ⓔ *ACTH stimulation test, ACTH test*
Ac|tin *nt*: → *Aktin*
Actino-, actino- *präf.*: Wortelement mit der Bedeutung „Strahl/Strahlung"; Ⓔ *actino-, ray, radiation*
Ac|ti|no|ba|cil|lus *m, pl* **-li**: *Syn: Aktinobazillus*; Gattung gramnegativer Bakterien, die nur selten als Krankheitserreger in Erscheinung tritt; Ⓔ *Actinobacillus*
Actinobacillus mallei: → *Pseudomonas mallei*
Actinobacillus pseudomallei: → *Pseudomonas pseudomallei*
Ac|ti|no|my|ces *m*: *Syn: Aktinomyzet*; Gattung gramnegativer, unbeweglicher Fadenbakterien; Ⓔ *actinomycete, actinomyces*
Actinomyces israelii: *Syn: Strahlenpilz*; Erreger der Aktinomykose*; Ⓔ *Actinomyces israelii*
Ac|ti|no|my|ce|ta|ceae *pl*: Familie gramnegativer, unbeweglicher Fadenbakterien, die nur selten als Krankheitserreger in Erscheinung treten; Ⓔ *Actinomycetaceae*
Ac|ti|no|my|ce|ta|les *pl*: Ordnung grampositiver, unbeweglicher Fadenbakterien mit echten Verzweigungen; Ⓔ *Actinomycetales*
Ac|ti|no|my|co|sis *f, pl* **-ses**: → *Aktinomykose*
A|cyl|gly|ce|rin *nt*: → *Glycerid*
Ad-, ad- *präf.*: Wortelement mit der Bedeutung „zu../hinzu../an.."; Ⓔ *ad-, towards*
A|dak|ty|lie *f*: angeborenes Fehlen von Finger(n) oder Zehe(n); Ⓔ *adactyly, adactylia, adactylism*
A|da|man|tin *nt*: *Syn: Schmelz, Zahnschmelz, Substantia adamantina, Enamelum*; emailleartige, transparente, äußere Zahnschicht; härteste Substanz des menschlichen Körpers; Ⓔ *enamel, enamelum, dental enamel, adamantine substance of tooth, adamantine layer*
A|da|man|ti|nom *nt*: *Syn: Ameloblastom, Ganoblastom*; meist im Unterkiefer auftretende zystische Geschwulst, die von Epithelresten ausgeht; Ⓔ *ameloblastoma, adamantinoma, adamantoblastoma, adamantoma*
Adamanto-, adamanto- *präf.*: Wortelement mit Bezug auf „Zahnschmelz/Enamelum"; Ⓔ *adamanto-, enamel*
A|da|man|to|blast *m*: *Syn: Zahnschmelzbildner, Ameloblast, Ganoblast*; den Zahnschmelz bildende Zelle; Ⓔ *adamantoblast, ameloblast, ganoblast, enamel cell*
A|dams|ap|fel *m*: *Syn: Prominentia laryngea*; Vorwölbung des Schildknorpels; beim Mann stärker ausgeprägt als bei der Frau; Ⓔ *Adam's apple, thyroid eminence, laryngeal prominence*
Adams-Stokes-Anfall *m*: *Syn: Adams-Stokes-Synkope, Adams-Stokes-Morgagni-Syndrom, Morgagni-Adams-Stokes-Anfall*; durch Herzrhythmusstörungen hervor-

A

gerufene akute, lebensbedrohliche Bewusstlosigkeit mit Minderdurchblutung des Gehirns; Ⓔ *Adams-Stokes disease, Adams-Stokes syndrome, Morgagni-Adams-Stokes syndrome, Adams' disease, Stokes-Adams syncope, Stokes-Adams disease, Stokes-Adams syndrome, Spens' syndrome, Stokes' syndrome, Morgagni's disease, Morgagni's syndrome*

Adams-Stokes-Morgagni-Syndrom *nt*: →*Adams-Stokes-Anfall*

Adams-Stokes-Syndrom *nt*: →*Adams-Stokes-Anfall*

Adams-Stokes-Synkope *f*: →*Adams-Stokes-Anfall*

A|dap|ta|ti|on *f*: *Syn: Adaption*; Anpassung, Gewöhnung; Ⓔ *adaptation, adaption*

A|dap|ta|ti|ons|hy|per|pla|sie *f*: *Syn: Anpassungshyperplasie*; Hyperplasie* eines Organs oder Muskels als Anpassung an eine Belastung; Ⓔ *adaptation hyperplasia*

A|dap|ta|ti|ons|syn|drom *nt*: *Syn: allgemeines Anpassungssyndrom*; Bezeichnung für die Gesamtheit der Reaktionen des Körpers zur Anpassung an Umweltreize; Ⓔ *adaptation diseases, adaptation syndrome, adaptational syndrome, general-adaptation reaction, general-adaptation syndrome, Selye syndrome*

A|dap|ti|on *f*: →*Adaptation*

a|dap|tiv *adj*: auf Adaptation beruhend; anpassungsfähig; Ⓔ *adaptive, adaptative*

A|dap|to|me|ter *nt*: Gerät zur Messung der Dunkelanpassung des Auges; Ⓔ *adaptometer*

Addis-Count *nt*: *Syn: Addis-Hamburger-Count, Addis-Test*; Bestimmung, der über einen bestimmten Zeitraum im Harn ausgeschiedenen Zellen und Zylinder; Ⓔ *Addis count, Addis method, Addis test*

Addis-Hamburger-Count *nt*: →*Addis-Count*

Addison-Anämie *f*: *Syn: perniziöse Anämie, Biermer-Anämie, Morbus Biermer, Perniziosa, Perniciosa, Anaemia perniciosa, Vitamin B_{12}-Mangelanämie*; durch einen Vitamin B_{12}-Mangel hervorgerufene megaloblastäre Anämie*; Ⓔ *Addison's anemia, addisonian anemia, Addison-Biermer disease, Addison-Biermer anemia, Biermer's anemia, Biermer's disease, Biermer-Ehrlich anemia, cytogenic anemia, malignant anemia, pernicious anemia*

Addison-Krankheit *f*: *Syn: Morbus Addison, Bronzekrankheit, Bronzehautkrankheit, primäre chronische Nebenniereninsuffizienz, primäre chronische Nebennierenrindeninsuffizienz*; durch eine fehlende oder verminderte Hormonproduktion der Nebennierenrinde ausgelöstes Krankheitsbild mit u.a. Müdigkeit, Schwäche, Gewichtsverlust und Hyperpigmentierung der Haut; Ⓔ *Addison's disease, bronzed disease, chronic adrenocortical insufficiency*

Addison-Krise *f*: akute Nebenniereninsuffizienz; Ⓔ *acute adrenocortical insufficiency, addisonian crisis, adrenal crisis*

Addis-Test *m*: →*Addis-Count*

ad|di|tiv *adj*: zusätzlich, hinzukommend; Ⓔ *additive*

Ad|duk|ti|on *f*: Hinbewegung zur Längsachse; Ⓔ *adduction*

Ad|duk|tor *m*: *Syn: Adduktionsmuskel, Musculus adductor*; Muskel, der eine Adduktion bewirkt; Ⓔ *adductor, adductor muscle*

Ad|duk|to|ren|ka|nal *m*: *Syn: Schenkelkanal, Canalis adductorius*; Kanal an der medialen Seite des Oberschenkels in dem Arteria und Vena femoralis verlaufen; Ⓔ *canal of Henle, adductor canal, Hunter's canal, subarterial canal, subsartorial canal*

Ad|duk|to|ren|läh|mung *f*: Lähmung der Musculi arytenoideus obliquuus und transverus mit Weitstellung der Stimmritze; Ⓔ *adductor paresis*

Ad|duk|to|ren|re|flex *m*: Adduktion des Oberschenkels bei Schlag auf die mediale Femurkondyle; Ⓔ *adductor reflex, adductor jerk*

ad|du|zie|rend *adj*: zur Längsachse hinbewegend; Ⓔ *adducent, adductive*

Aden-, aden- *präf.*: →*Adeno-*

a|dend|ri|tisch *adj*: ohne Dendriten; Ⓔ *adendritic, adendric*

A|de|nek|to|mie *f*: Drüsenentfernung, Drüsenresektion; Ⓔ *adenectomy*

A|de|nin *nt*: *Syn: 6-Aminopurin*; Purinbase; Baustein von Nucleinsäuren und Coenzymen; Ⓔ *adenine*

Adenin-Arabinosid *f*: *Syn: Vidarabin, Ara-A*; gegen Herpesviren und Varicella-Zoster-Virus wirksames topisches Virostatikum; Ⓔ *adenine arabinoside, vidarabine, arabinoadenosine, arabinosyladenine*

A|de|nin|des|o|xy|ri|bo|sid *nt*: *Syn: Desoxyadenosin*; Purinnucleosid aus Adenin und Desoxyribose; Ⓔ *deoxyadenosine*

A|de|ni|tis *f, pl* **-ti|den**: **1.** Drüsenentzündung **2.** *Syn: Lymphadenitis*; Lymphknotenentzündung; Ⓔ **1.** *inflammation of a gland, adenitis* **2.** *inflammation of a lymph node, lymphadenitis*

a|de|ni|tisch *adj*: Adenitis betreffend; Ⓔ *relating to adenitis*

Adeno-, adeno- *präf.*: Wortelement mit der Bedeutung „Drüse"; Ⓔ *adeno-, gland*

A|de|no|car|ci|no|ma *nt, pl* **-ma|ta**: *Syn: Adenokarzinom, Adenocarcinom, Carcinoma adenomatosum*; von Drüsengewebe ausgehendes Karzinom*; Ⓔ *adenocarcinoma, glandular cancer, glandular carcinoma*

A|de|no|cel|lu|li|tis *f, pl* **-ti|den**: *Syn: Adenozellulitis*; Entzündung einer Drüse und des umliegenden Gewebes; Ⓔ *inflammation of a gland and the surrounding tissue, adenocellulitis*

A|de|no|dy|nie *f*: Drüsenschmerz(en); Ⓔ *pain in a gland, adenalgia, adenodynia*

A|de|no|e|pi|the|li|om *nt*: *Syn: Adenoepithelioma*; Mischtumor aus Drüsen- und Epithelgewebe; Ⓔ *adenoepithelioma*

A|de|no|fi|brom *nt*: *Syn: Fibroadenom, Adenofibroma*; Mischtumor aus Drüsen- und Bindegewebe; Ⓔ *adenofibroma, fibroadenoma, fibroid adenoma*

A|de|no|fi|bro|se *f*: zu Fibrosierung führende degenerative Drüsenerkrankung; Ⓔ *adenofibrosis*

a|de|no|fi|bro|tisch *adj*: Adenofibrose betreffend; Ⓔ *relating to adenofibrosis, adenofibrotic*

a|de|no|gen *adj*: von Drüsengewebe abstammend; Ⓔ *adenogenous*

A|de|no|gra|fie, -gra|phie *f*: Röntgendarstellung einer oder mehrerer Drüsen; Ⓔ *adenography*

a|de|no|gra|fisch *adj*: Adenografie betreffend, mittels Adenografie; Ⓔ *relating to adenography, adenographic*

a|de|no|hy|po|phy|sär *adj*: Adenohypophyse betreffend, aus ihr stammend; Ⓔ *relating to adenohypophysis, adenohypophysial, adenohypophyseal*

A|de|no|hy|po|phy|se *f*: *Syn: Adenohypophysis, Hypophysenvorderlappen, Lobus anterior hypophysis*; aus drei Teilen [**Pars distalis, Pars tuberalis, Pars intermedia**] bestehender vorderer Teil der Hypophyse*; bildet u.a. die Hypophysenhormone **Somatotropin**, **ACTH** und **follikelstimulierendes Hormon**; Ⓔ *adenohypophysis, anterior pituitary, anterior lobe of hypophysis, anterior lobe of pituitary (gland), glandular lobe of hypophysis, glandular lobe of pituitary (gland), glandular part of hypophysis*

A|de|no|hy|po|phy|sek|to|mie *f*: Entfernung/Resektion der Adenohypophyse*; Ⓔ *adenohypophysectomy*

A|de|no|hy|po|phy|sis *f, pl* **-ses**: →*Adenohypophyse*

a|de|no|id *adj*: drüsenähnlich, von drüsenähnlichem Aufbau; Ⓔ *adenoid, adenoidal*

A|de|no|ide *pl*: *Syn: Rachenmandelhyperplasie, adenoide Vegetationen*; im Kindesalter häufige Wucherung der Rachenmandel, die zu Atembeschwerden, krankhafter Mundatmung, Mundgeruch und Mittelohrbeschwerden führen kann; Ⓔ *adenoids, adenoid vegetation, Meyer's disease, adenoid disease*

Aldelnoildekltolmie *f*: → *Adenotomie*

Aldelnoildiltis *f, pl* **-tilden**: Entzündung des lymphatischen Gewebes des Nasopharynx*; Ⓔ *inflammation of the adenoids, adenoiditis*

aldelnoildiltisch *adj*: Adenoiditis betreffend; Ⓔ *relating to adenoiditis*

Aldelnolkarlzilnom *nt*: ***Syn:*** *Adenocarcinom, Carcinoma adenomatosum*; von Drüsengewebe ausgehendes Karzinom*; Ⓔ *adenocarcinoma, glandular cancer, glandular carcinoma*

Aldelnolkysltom *nt*: ***Syn:*** *Cystadenom, Kystadenom, Zystadenom, zystisches Adenom*; Adenom* mit zystischer Erweiterung der Drüsenlichtungen; Ⓔ *adenocystoma, cystic adenoma, adenocyst, cystadenoma, cystoadenoma, cystoma*

Aldelnollilpom *nt*: ***Syn:*** *Lipoadenom*; gutartiger Mischtumor aus Drüsen- und Fettgewebe; Ⓔ *adenolipoma*

Aldelnollilpolmaltolse *f*: Auftreten gehäufter Adenolipome; Ⓔ *adenolipomatosis*

symmetrische Adenolipomatose: → *multiple symmetrische Lipomatose*

Aldelnollymlphom *nt*: ***Syn:*** *Warthin-Albrecht-Arzt-Tumor, Warthin-Tumor, Cystadenoma lymphomatosum, Cystadenolymphoma papilliferum*; gutartiger Mischtumor der Ohrspeicheldrüse aus drüsigem und lymphatischem Gewebe; Ⓔ *adenolymphoma, Whartin's tumor, papillary adenocystoma lymphomatosum, papillary cystadenoma lymphomatosum*

Aldelnom *nt*: ***Syn:*** *Adenoma*; von Drüsengewebe ausgehender gutartiger Tumor; Ⓔ *adenoma, adenoid tumor*

zystisches Adenom: ***Syn:*** *Cystadenom, Kystadenom, Zystadenom, Adenokystom*; Adenom mit zystischer Erweiterung der Drüsenlichtungen; Ⓔ *cystadenoma, cystic adenoma, cystoadenoma, cystoma*

Aldelnolma *nt, pl* **-malta**: → *Adenom*

Adenoma insulocellulare: ***Syn:*** *Inselzelladenom, Nesidioblastom, Nesidiom*; von den Inselzellen der Bauchspeicheldrüse ausgehender gutartiger Tumor; Ⓔ *islet (cell) adenoma, langerhansian adenoma, nesidioblastoma*

Adenoma sudoriparum: ***Syn:*** *Schweißdrüsenadenom, Hidradenom, Syringom*; benignes Adenom der Schweißdrüsen; Ⓔ *hidradenoma, hidroadenoma, hydradenoma, spiradenoma, spiroma*

Aldelnolmaltoildltulmor *m*: gutartiger Tumor mit drüsenähnlichen Spalten; Ⓔ *angiomatoid tumor, adenomatoid tumor, Recklinghausen's tumor*

aldelnolmaltös *adj*: Adenomatose betreffend; Ⓔ *adenomatous, adenomatoid*

Aldelnolmaltolse *f*: ***Syn:*** *Adenomatosis*; durch die Entwicklung multipler Adenome* gekennzeichnete Erkrankung; Ⓔ *adenosis, adenomatosis*

multiple endokrine Adenomatose: → *multiple endokrine Adenopathie*

pluriglanduläre Adenomatose: → *multiple endokrine Adenopathie*

Aldelnolmaltolsis *f, pl* **-ses**: ***Syn:*** *Adenomatose*; durch die Entwicklung multipler Adenome* gekennzeichnete Erkrankung; Ⓔ *adenomatosis, adenosis*

Adenomatosis coli: ***Syn:*** *familiäre Polypose, Polyposis familiaris*; mit einem hohen Entartungsrisiko [70–100 %] behaftete, familiäre Adenomatose mit Ausbildung zahlreicher Dickdarmpolypen; Ⓔ *adenomatosis of the colon, adenomatous polyposis coli, familial polyposis syndrome, familial intestinal polyposis, familial polyposis, multiple familial polyposis*

Aldelnolmelgallie *f*: Drüsenvergrößerung, Drüsenschwellung; Ⓔ *adenomegaly*

Aldelnolmylolfilbrom *nt*: Fibrom* mit Drüsen- und Muskelgewebe; Ⓔ *adenomyofibroma*

Aldelnolmylom *nt*: gutartiger Mischtumor aus Drüsengewebe und glatter Muskulatur; Ⓔ *adenomyoma*

aldelnolmylolmaltisch *adj*: Adenomyomatose betreffend; Ⓔ *relating to adenomyomatosis, adenomyomatous*

aldelnolmylolmaltös *adj*: an ein Adenomyom erinnernd; Ⓔ *adenomyomatous*

Aldelnolmylolmaltolse *f*: durch multiple Adenomyome* in der Uteruswand hervorgerufene Erkrankung; Ⓔ *adenomyomatosis*

Adenomyomatose der Prostata: → *Prostataadenom*

Aldelnolmylolrhabldolsarlkom der Niere *nt*: ***Syn:*** *Wilms-Tumor, embryonales Adenosarkom, embryonales Adenomyosarkom, Nephroblastom*; bösartiger Tumor der Nieren, der drüsige und sarkomatöse Anteile enthält; tritt oft schon im Kindesalter auf; Ⓔ *adenomyosarcoma of kidney, nephroblastoma, renal carcinosarcoma, Wilms' tumor, embryonal nephroma, embryoma of kidney, embryonal adenomyosarcoma, embryonal adenosarcoma, embryonal carcinosarcoma, embryonal sarcoma, embryonal nephroma*

Aldelnolmylolsarlkom *nt*: bösartiger Mischtumor aus Drüsengewebe und quergestreifter Muskulatur; Ⓔ *adenomyosarcoma*

embryonales Adenomyosarkom: ***Syn:*** *Wilms-Tumor, Nephroblastom, Adenomyorhabdosarkom der Niere*; bösartiger Tumor der Nieren, der drüsige und sarkomatöse Anteile enthält; tritt oft schon im Kindesalter auf; Ⓔ *adenomyosarcoma of kidney, nephroblastoma, renal carcinosarcoma, Wilms' tumor, embryonal nephroma, embryoma of kidney, embryonal adenomyosarcoma, embryonal adenosarcoma, embryonal carcinosarcoma, embryonal nephroma, embryonal sarcoma*

Aldelnolmylolse *f*: ***Syn:*** *Adenomyosis interna, Endometriosis uteri interna*; Endometriosis* genitalis interna mit Sitz in der Gebärmuttermuskulatur; Ⓔ *adenomyosis*

Aldelnolmylolsis inlterna *f*: → *Adenomyose*

Aldelnolpalthie *f*: allgemeine Bezeichnung für eine Erkrankung endokriner oder exokriner Drüsen; meist gleichgesetzt mit Lymphadenopathie; Ⓔ *adenopathy, adenosis*

multiple endokrine Adenopathie: ***Syn:*** *multiple endokrine Neoplasie, pluriglanduläre Adenomatose, multiple endokrine Adenomatose*; durch eine Adenombildung in verschiedenen endokrinen Düsen gekennzeichnetes Syndrom; meist autosomal-dominant vererbt; Ⓔ *pluriglandular adenomatosis, polyendocrine adenomatosis, familial polyendocrine adenomatosis, endocrine adenomatosis, polyendocrinoma, multiple endocrine neoplasia, multiple endocrine adenomatosis, multiple endocrinomas, multiple endocrinopathy, endocrine polyglandular syndrome*

aldelnolpalthisch *adj*: Adenopathie betreffend, durch sie bedingt; Ⓔ *relating to adenopathy, adenopathic*

Aldelnolphalrynlgiltis *f, pl* **-tilden**: Entzündung der Adenoide* und des Pharynx*; Ⓔ *inflammation of the adenoids and the pharynx, adenopharyngitis*

aldelnolphalrynlgiltisch *adj*: Adenopharyngitis betreffend, durch sie bedingt; Ⓔ *relating to adenopharyngitis*

aldelnös *adj*: Drüse betreffend, drüsig, drüsenartig; Ⓔ *relating to a gland, adenous*

Aldelnolsarlkom *nt*: bösartiger Mischtumor aus drüsigen und sarkomatösen Anteilen; Ⓔ *adenosarcoma*

embryonales Adenosarkom: ***Syn:*** *Wilms-Tumor, Adenomyorhabdosarkom der Niere, embryonales Adenomyosarkom, Nephroblastom*; bösartiger Tumor der Nieren, der drüsige und sarkomatöse Anteile enthält; tritt oft schon im Kindesalter auf; Ⓔ *adenomyosarcoma of kidney, nephroblastoma, renal carcinosarcoma, Wilms' tumor, embryonal nephroma, embryoma of kidney, embryonal adenomyosarcoma, embryonal*

A

adenosarcoma, embryonal carcinosarcoma, embryonal sarcoma, embryonal nephroma

A|de|no|se *f*: *Syn:* *Adenosis*; degenerative Drüsenerkrankung; oft gleichgesetzt mit Adenopathie*; Ⓔ *adenosis*
sklerosierende Adenose: *Syn:* *Korbzellenhyperplasie, sklerosierende Adenosis*; mit Sklerosierung* der Drüsen einhergehende Form der Mastopathie*; Ⓔ *sclerosing adenosis*

A|de|no|sin *nt*: aus Adenin* und Ribose* aufgebautes Nucleosid*; Baustein der Nucleinsäuren; Ⓔ *adenosine*

A|de|no|sin|de|s|a|mi|na|se *f*: intrazelluläres Enzym, das Adenosin im Rahmen des Purinabbaus zu Inosit umwandelt; Ⓔ *adenosine deaminase*

A|de|no|sin|de|s|a|mi|na|se|man|gel *m*: autosomal-rezessive Enzymopathie mit Störung der zellulären und humoralen Immunabwehr; Ⓔ *adenosine deaminase deficiency, ADA deficiency*

A|de|no|sin|di|phos|phat *nt*: *Syn:* *Adenosin-5'-diphosphat, Adenosin-5'-pyrophosphat*; im Stoffwechsel aus Adenosinmonophosphat oder Adenosintriphosphat gebildet; stellt zusammen mit Adenosintriphosphat eine Schlüsselsubstanz des Energiestoffwechsels dar; Ⓔ *adenosine(-5'-)diphosphate*

Adenosin-5'-diphosphat *nt*: → *Adenosindiphosphat*

A|de|no|sin|mo|no|phos|phat *nt*: *Syn:* *Adenylsäure, Adenosin-5'-monophosphat*; Monophosphorsäureester des Adenosins; Ⓔ *adenosine monophosphate, adenylic acid*

Adenosin-5'-monophosphat *nt*: → *Adenosinmonophosphat*
zyklisches Adenosinmonophosphat: → *Adenosin-3',5'-Phosphat, zyklisches*

Adenosin-3',5'-Phosphat, zyklisches *nt*: *Syn:* *Zyklo-AMP, Cyclo-AMP, zyklisches Adenosinmonophosphat*; aus Adenosintriphosphat* gebildete Ringverbindung, die als extra- und intrazelluläre Botensubstanz von Bedeutung ist; Ⓔ *adenosine 3',5'-cyclic phosphate, cyclic adenosine monophosphate, cyclic AMP*

Adenosin-5'-pyrophosphat *nt*: → *Adenosindiphosphat*

A|de|no|sin|tri|phos|phat *nt*: wichtigster Energielieferant des Stoffwechsels; wird bei praktisch allen energieverbrauchenden Reaktionen der Zelle in Adenosindiphosphat umgewandelt; Ⓔ *adenosine(-5'-)triphosphate, adenylpyrophosphate*

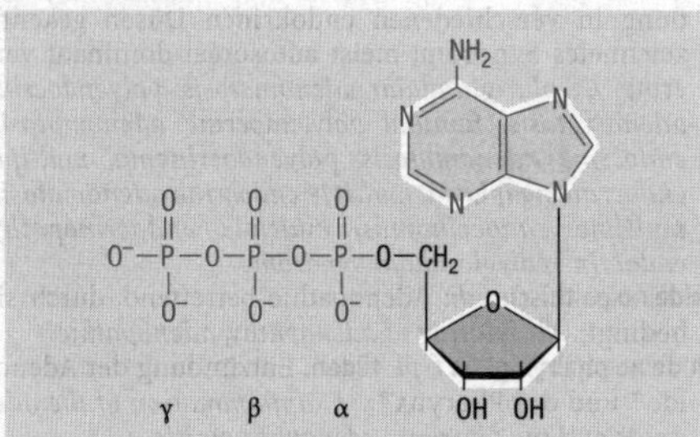

Abb. 1. Adenosintriphosphat

Adenosin-5'-triphosphat *nt*: → *Adenosintriphosphat*

A|de|no|sin|tri|phos|pha|ta|se *f*: Enzym, das die Spaltung von Adenosintriphosphat in Adenosindiphosphat katalysiert; Ⓔ *adenosine triphosphatase, ATPase*

A|de|no|sis *f, pl* **-ses**: → *Adenose*
sklerosierende Adenosis: *Syn:* *Korbzellenhyperplasie, sklerosierende Adenose*; mit Sklerosierung* der Drüsen einhergehende Form der Mastopathie*; Ⓔ *sclerosing adenosis*

A|de|no|skle|ro|se *f*: *Syn:* *Drüsensklerose*; zu Sklerosierung* führende degenerative Drüsenerkrankung; Ⓔ *adenosclerosis*

a|de|no|skle|ro|tisch *adj*: Adenosklerose betreffend, von ihr betroffen oder gekennzeichnet, durch sie bedingt; Ⓔ *relating to or marked by adenosclerosis, adenosclerotic*

a|de|no|tisch *adj*: Adenose betreffend, von ihr betroffen oder gekennzeichnet, durch sie bedingt; Ⓔ *relating to or marked by adenosis*

A|de|no|tom *nt*: ringförmiges Messer zur Adenotomie*; Ⓔ *adenotome*

A|de|no|to|mie *f*: *Syn:* *Adenoidektomie*; operative Entfernung der Rachenmandel; Ⓔ *adenoidectomy, adenotomy*

A|de|no|ton|sil|lek|to|mie *f*: operative Entfernung von Adenoiden und Rachenmandel; Ⓔ *adenotonsillectomy*

a|de|no|trop *adj*: aus Drüsen einwirkend; Ⓔ *adenotropic*

A|de|no|vi|ri|dae *pl*: Familie von DNA-Viren, die beim Menschen Infektionen der Atemwege hervorrufen kann; Ⓔ *Adenoviridеae*

A|de|no|zel|lu|li|tis *f, pl* **-ti|den**: *Syn:* *Adenocellulitis*; Entzündung einer Drüse und des umliegenden Gewebes; Ⓔ *inflammation of a gland and the surrounding tissue, adenocellulitis*

a|de|no|zel|lu|li|tisch *adj*: Adenozellulitis betreffend, von ihr betroffen oder gekennzeichnet, durch sie bedingt; Ⓔ *relating to or marked by adenocellulitis*

A|de|nyl|at|ki|na|se *f*: *Syn:* *Myokinase, AMP-Kinase, A-Kinase*; Enzym, das im Muskel die Reaktion ATP + AMP → 2 ADP katalysiert; Ⓔ *adenylate kinase, A-kinase, myokinase, AMP kinase*

A|de|nyl|säu|re *f*: → *Adenosinmonophosphat*

A|deps *m*: Fett; Ⓔ *lard*

A|der *f*: Blutgefäß; Ⓔ *vessel; artery, vein*

A|der|haut *f*: *Syn:* *Choroidea, Chorioidea*; gefäß- und pigmentreicher hinterer Abschnitt der mittleren Augenhaut; versorgt das Pigmentepithel und die Stäbchen-Zapfen-Schicht; Ⓔ *choroid, chorioid, chorioidea, choroidea*

A|der|haut|ab|he|bung *f*: *Syn:* *Amotio chorioideae, Ablatio chorioideae*; Abhebung der Aderhaut durch Exsudat oder Einblutung; Ⓔ *detachment of the choroid*

A|der|haut|ent|zün|dung *f*: → *Chorioiditis*

A|der|lass *m*: künstliche Eröffnung eines Blutgefäßes zur Blutentnahme; Ⓔ *bloodletting, bleeding*

A|der|mo|ge|ne|se *f*: unvollständige Hautentwicklung; Ⓔ *adermogenesis*

ad|hä|rent *adj*: (an-)klebend, (an-)haftend; verklebt, verwachsen; Ⓔ *adherent*

Ad|hä|si|o|ly|se *f*: → *Adhäsiotomie*

Ad|hä|si|on *f*: **1.** (An-)Kleben, (An-)Haften, Adhärenz **2.** Verklebung, Verwachsung; Ⓔ **1.** *adherence, attachment, adhesion* **2.** *adhesion (mit to), adhesiveness, conglutination*

Ad|hä|si|o|to|mie *f*: *Syn:* *Adhäsiolyse*; Durchtrennung von Verwachsungen; Ⓔ *adhesiotomy*

ad|hä|siv *adj*: (an-)haftend, klebend; Ⓔ *adhesive*

A|di|a|do|cho|ki|ne|se *f*: Unfähigkeit, koordinierte Bewegungen schnell abwechselnd auszuführen; Ⓔ *adiadochokinesia, adiadochocinesia, adiadochocinesis, adiadochokinesis*

A|di|a|spi|ro|my|ko|se *f*: *Syn:* *Lungenadiaspiromykose*; durch Emmonsia-Species hervorgerufene Pilzerkrankung der Lunge; Ⓔ *haplomycosis, adiaspiromycosis*

a|di|a|ther|man *adj*: *Syn:* *atherman*; wärmeundurchlässig; Ⓔ *adiathermal, athermanous*

Adie-Pupille *f*: *Syn:* *Pupillotonie*; fehlende Pupillenreaktion bei Änderung der einfallenden Lichtmenge; Ⓔ *pupillatonia, pupillotonia, Adie's pupil, tonic pupil*

Adie-Syndrom *nt*: *Syn:* *Adie-Pupillotonie, pupillotonischer Pseudotabes, Pseudotabes pupillotonica, Pseudo-Argyll Robertson-Syndrom, Pseudo-Robertson-Syndrom*; meist einseitige Pupillotonie mit Hypo- oder Areflexie*; Ⓔ

pupillotonic pseudotabes, Holmes-Adie syndrome, Adie's syndrome
Adipo-, adipo- *präf.*: Wortelement mit der Bedeutung „Fett"; Ⓔ *adipo-, fat*
A|di|po|ci|re *f*: *Syn: Fettwachs, Leichenwachs*; aus den Körperfetten entstehendes wachsähnliches Fett in Leichen, die im Wasser oder feuchten Boden liegen; Ⓔ *adipocere, corpse fat, grave fat, grave-wax, lipocere*
A|di|po|ki|ne|se *f*: Fettmobilisation im Gewebe; Ⓔ *adipokinesis*
a|di|po|ki|ne|tisch *adj*: Adipokinese betreffend oder fördernd; Ⓔ *relating to or characterized by adipokinesis, adipokinetic*
A|di|po|ne|cro|sis *f, pl* **-ses**: *Syn: Fettgewebsnekrose, Fettnekrose, Adiponekrose*; meist das Unterhautgewebe betreffende Nekrose* des Fettgewebes; Ⓔ *fat necrosis, necrosis of fat, adiponecrosis, adipose tissue necrosis*
Adiponecrosis subcutanea neonatorum: *Syn: symmetrische Fettsklerose, subkutane Fettnekrose der Neugeborenen*; durch eine geburtstraumatische Schädigung hervorgerufene Fettgewebsnekrose im Bereich von Schulter, Wange und Gesäß; Ⓔ *pseudosclerema*
a|di|pös *adj*: **1.** fetthaltig, fettig **2.** fett, fettleibig; Ⓔ **1.** *containing fat, fatty, fat* **2.** *adipic, adipose, fat, obese, fatty*
A|di|pos|al|gie *f*: *Syn: Lipalgie, Dercum-Krankheit, Adipositas dolorosa, Lipomatosis dolorosa*; ätiologisch ungeklärte, meist Frauen in der Menopause befallende, lokalisierte, schmerzhafte Fettgewebsvermehrung; Ⓔ *adiposalgia, Dercum's disease, panniculalgia*
A|di|po|si|tas *f*: *Syn: Fettleibigkeit, Fettsucht, Obesität, Obesitas*; übermäßige Vermehrung des Gesamtfettgewebes; i.d.R. durch zu hohe Kalorienzufuhr und zu geringen Energieverbrauch bedingt; krankheitsbedingte oder idiopathische Formen sind selten; Ⓔ *adiposity, pimelosis, adiposis, obesity, obeseness, fatness*
Adipositas cordis: *Syn: Fettherz, Cor adiposum*; subepikardiale Fetteinlagerung; Ⓔ *fat heart, fatty heart*
Adipositas dolorosa: *Syn: Dercum-Krankheit, Lipalgie, Adiposalgie, Lipomatosis dolorosa*; ätiologisch ungeklärte, meist Frauen in der Menopause befallende, lokalisierte, schmerzhafte Fettgewebsvermehrung; Ⓔ *adiposalgia, Dercum's disease, panniculalgia*
A|di|po|so|gi|gan|tis|mus *m*: *Syn: konstitutionelle Fettsucht*; Riesenwuchs kombiniert mit Pubertätsfettsucht; Ⓔ *adiposogenital puberal obesity*
A|di|pos|u|rie *f*: *Syn: Lipurie, Lipidurie*; Fett-/Lipidausscheidung im Harn; Ⓔ *adiposuria*
A|di|po|ze|le *f*: *Syn: Fettbruch, Liparozele, Lipozele*; Eingeweidebruch mit Fettgewebe im Bruchsack; Ⓔ *adipocele, liparocele, lipocele*
a|di|po|zel|lu|lär *adj*: aus Bindegewebe und Fett bestehend; Ⓔ *adipocellular*
A|di|po|zyt *m*: *Syn: Fettspeicherzelle, Fettzelle, Lipozyt*; fettspeichernde Zellen; **univakuoläre Fettzellen** des weißen Fettgewebes enthalten nur ein Fetttröpfchen, **plurivakuoläre Fettzellen** des braunen Fettgewebes mehrere Tröpfchen; Ⓔ *adipocyte, fat cell, lipocyte*
A|dip|sie *f*: Durstlosigkeit, mangelndes Durstgefühl; Ⓔ *adipsia, adipsy*
A|di|tus *m, pl* **-tus**: Zugang, Eingang; Ⓔ *aditus, opening, aperture*
Aditus ad antrum mastoideum: Eingang ins Antrum* mastoideum; Ⓔ *aditus ad antrum*
Aditus laryngis: Kehlkopfeingang; Ⓔ *aperture of larynx*
Aditus orbitalis: vordere Öffnung der Augenhöhle; Ⓔ *orbital opening, opening of orbital cavity, orbital aperture*
A|di|u|re|tin *nt*: *Syn: antidiuretisches Hormon, Vasopressin*; im Hypothalamus* gebildetes Hormon, das die Rückresorption von Wasser in der Niere reguliert; Ⓔ *vasopressin, antidiuretic hormone*
Ad|ju|vans *nt, pl* **-van|zi|en, -van|ti|en**: Stoff, der die Wirkung eines anderen verstärkt oder steigert; Hilfsmittel; Ⓔ *adjuvant*
ad|ju|vant *adj*: helfend, förderlich, unterstützend; Ⓔ *adjuvant*
Ad|mi|ni|cu|lum *nt, pl* **-la**: Sehnenverstärkung, Sehnenverbreiterung; Ⓔ *adminiculum*
Ad|nek|to|mie *f*: *Syn: Adnexektomie*; operative Entfernung einer Adnexe; Ⓔ *adnexectomy, annexectomy*
Ad|ne|xe *f*: *Syn: Adnexum*; Anhangsgebilde; Ⓔ *adnexa*
Ad|nex|ek|to|mie *f*: → *Adnektomie*
Ad|nex|tu|mor *m*: Tumor von Eierstock oder Eileiter; Ⓔ *adnexal tumor*
Ad|ne|xum *nt, pl* **-ne|xa**: *Syn: Adnexe*; Anhangsgebilde; Ⓔ *adnexa*
a|do|les|zent *adj*: Adoleszenz betreffend, in der Adoleszenz, heranwachsend, heranreifend, jugendlich; Ⓔ *relating to adolescence, adolescent*
A|do|les|zen|ten|al|bu|min|u|rie *f*: *Syn: Adoleszentenproteinurie, Pubertätsalbuminurie, Pubertätsproteinurie*; Eiweißausscheidung im Harn während der Pubertät; ohne pathologischen Wert; Ⓔ *adolescent albuminuria, adolescent proteinuria*
A|do|les|zen|ten|ky|pho|se *f*: *Syn: Osteochondritis deformans juvenilis, Morbus Scheuermann, Scheuermann-Krankheit, Osteochondrosis deformans juvenilis*; sich in der Adoleszenz [11.–18. Lebensjahr] manifestierende, zur Ausbildung eines Rundrückens führende Erkrankung der Wirbelsäule unklarer Ätiologie; Ⓔ *juvenile kyphosis, Scheuermann's disease, vertebral epiphysitis, Scheuermann's kyphosis*
A|do|les|zen|ten|pro|te|in|u|rie *f*: → *Adoleszentenalbuminurie*
A|do|les|zen|ten|skol|i|o|se *f*: sich in der Adoleszenz herausbildende skoliotische Veränderung der Wirbelsäule; Ⓔ *adolescent scoliosis*
A|do|les|zen|ten|stru|ma *f*: *Syn: Juvenilstruma, Struma adolescentium, Struma juvenilis*; in der Adoleszenz auftretende euthyreote Struma*; betrifft meist junge Frauen; Ⓔ *juvenile goiter*
A|do|les|zenz *f*: *Syn: Adolescens*; Jugendalter; Zeitraum zwischen Beginn der Pubertät und Erwachsenenalter [11.–18. Lebensjahr]; Ⓔ *adolescence*
A|don|tie *f*: völlige Zahnlosigkeit; Ⓔ *anodontia, anodontism*
ad|o|ral *adj*: in der Nähe des Mundes (liegend), zum Mund hin; Ⓔ *adoral, toward the mouth*
Adren-, adren- *präf.*: → *Adreno-*
ad|re|nal *adj*: die Nebenniere(n) betreffend; Ⓔ *relating to the adrenal gland, adrenal, adrenic*
Ad|re|nal|ek|to|mie *f*: *Syn: Epinephrektomie*; Nebennierenentfernung, Nebennierenresektion; Ⓔ *adrenalectomy, suprarenalectomy*
pharmakologische Adrenalektomie: Ausschaltung der Nebennieren durch pharmakologische Hemmung; Ⓔ *medical adrenalectomy*
Ad|re|na|lin *nt*: *Syn: Epinephrin*; im Nebennierenmark und den Paraganglien der Grenzstrangkette gebildetes Hormon; Ⓔ *adrenaline, adrenine, epinephrine*
Ad|re|na|lin|ä|mie *f*: *Syn: Hyperadrenalinämie*; erhöhter Adrenalingehalt des Blutes; Ⓔ *epinephrinemia, adrenalinemia*
Ad|re|na|lin|an|ta|go|nist *m*: → *Adrenorezeptorenblocker*
Ad|re|na|lin|di|a|be|tes *m*: *Syn: Adrenalinhyperglykämie*; Anstieg des Blutzuckerspiegels nach Adrenalininjektion; Ⓔ *epinephrine glycosuria*
Ad|re|na|lin|glu|kos|u|rie *f*: Zuckerausscheidung im Harn nach Adrenalininjektion; Ⓔ *epinephrine glycosuria*
Ad|re|na|lin|hy|per|gly|kä|mie *f*: → *Adrenalindiabetes*
Ad|re|na|lin|oxi|da|se *f*: *Syn: Monoaminooxidase, Monoaminoxidase, Tyraminoxidase, Tyraminase*; Enzym,

A

das die Oxidation von primären, sekundären und tertiären Aminen katalysiert; Ⓔ *monoamine oxidase, tyramine oxidase, amine oxidase (flavin-containing)*

Ad|re|na|lin|u|rie *f*: Adrenalinausscheidung im Harn; Ⓔ *adrenalinuria*

Ad|re|na|li|tis *f, pl* **-ti|den**: Entzündung der Nebenniere; Ⓔ *inflammation of the adrenal glands, adrenalitis, adrenitis*

ad|re|na|li|tisch *adj*: Adrenalitis betreffend, von ihr betroffen oder gekennzeichnet, durch sie bedingt; Ⓔ *relating to or marked by adrenalitis*

ad|re|na|lo|trop *adj*: auf die Nebenniere(n) einwirkend; Ⓔ *adrenalotropic*

Ad|ren|ar|che *f*: Beginn der erhöhten Androgenbildung in der Nebennierenrinde am Anfang der Pubertät; Ⓔ *adrenarche*

ad|ren|erg *adj*: ***Syn:*** *adrenergisch*; durch Adrenalin bewirkt, Adrenalin ausschüttend, auf Adrenalin ansprechend; Ⓔ *adrenergic*

ad|ren|er|gisch *adj*: → *adrenerg*

Adreno-, adreno- *präf.*: Wortelement mit der Bedeutung „Nebenniere"; Ⓔ *adreno-, adrenal, adrenic*

ad|re|no|cor|ti|cal *adj*: → *adrenokortikal*

ad|re|no|cor|ti|co|trop *adj*: ***Syn:*** *corticotrop, corticotroph, adrenocorticotroph, kortikotrop, kortikotroph, adrenokortikotrop, adrenokortikotroph*; auf die Nebennierenrinde einwirkend; Ⓔ *adrenocorticotropic, adrenocorticotrophic*

ad|re|no|cor|ti|co|troph *adj*: → *adrenocorticotrop*

ad|re|no|gen *adj*: durch die Nebenniere(n) verursacht, von ihr ausgelöst oder ausgehend; Ⓔ *adrenogenic, adrenogenous*

ad|re|no|ki|ne|tisch *adj*: die Nebenniere stimulierend; Ⓔ *adrenokinetic*

ad|re|no|kor|ti|kal *adj*: ***Syn:*** *adrenocortical*; Nebennierenrinde betreffend, von ihr ausgehend; Ⓔ *adrenocortical, corticoadrenal, cortiadrenal, adrenal-cortical*

ad|re|no|kor|ti|ko|mi|me|tisch *adj*: mit ähnlicher Wirkung wie Nebennierenrindenhormone; Ⓔ *adrenocorticomimetic*

ad|re|no|kor|ti|ko|trop *adj*: → *adrenocorticotrop*

ad|re|no|kor|ti|ko|troph *adj*: → *adrenocorticotrop*

Ad|re|no|kor|ti|ko|tro|pin *nt*: ***Syn:*** *Kortikotropin, Kortikotrophin, Corticotrophin, adrenocorticotropes Hormon, corticotropes Hormon*; in der Hypophyse* gebildetes, glandotropes Polypeptidhormon, das die Synthese und Freisetzung von Glucocorticoiden in der Nebennierenrinde anregt; Ⓔ *adrenocorticotropic hormone, adrenocorticotrophin, adrenocorticotropin, adrenotrophin, adrenotropin, corticotropin, corticotrophin, acortan*

Ad|re|no|leu|ko|dys|tro|phie *f*: ***Syn:*** *Schiller-Addison-Syndrom, Siemerling-Creutzfeld-Syndrom, Fanconi-Prader-Syndrom*; X-chromosomal-rezessive Erkrankung mit Atrophie der Nebennierenrinde und herdförmiger Entmarkung im Gehirn; Ⓔ *adrenoleukodystrophy*

Ad|re|no|ly|ti|kum *nt, pl* **-ka**: ***Syn:*** *Sympatholytikum*; die Wirkung von Adrenalin aufhebende Substanz; Ⓔ *adrenolytic*

ad|re|no|ly|tisch *adj*: ***Syn:*** *sympatholytisch*; die Wirkung von Adrenalin aufhebend; Ⓔ *adrenolytic*

ad|re|no|me|dul|lo|trop *adj*: das Nebennierenmark stimulierend; Ⓔ *adrenomedullotropic*

Ad|re|no|me|ga|lie *f*: Nebennierenvergrößerung; Ⓔ *adrenomegaly*

Ad|re|no|mi|me|ti|kum *nt, pl* **-ka**: ***Syn:*** *Sympathikomimetikum, Sympathikomimetikum, Adrenozeptoragonist, Adrenozeptorantagonist*; das sympathische System anregende Substanz; Ⓔ *adrenomimetic, sympathomimetic, sympatheticomimetic, sympathicomimetic*

ad|re|no|mi|me|tisch *adj*: ***Syn:*** *sympathomimetisch*; das sympathische System anregend, mit stimulierender Wirkung auf das sympathische System; Ⓔ *sympathomimetic, sympatheticomimetic, sympathicomimetic, adrenomimetic*

ad|re|no|priv *adj*: durch einen Mangel an Nebennierenhormonen bedingt; Ⓔ *adrenoprival*

ad|re|no|re|zep|tiv *adj*: ***Syn:*** *adrenozeptiv*; auf adrenerge Transmitter ansprechend; Ⓔ *adrenoceptive*

Ad|re|no|re|zep|to|ren|blo|cker *m*: ***Syn:*** *Adrenalinantagonist, Antiadrenergikum, Sympatholytikum*; Substanz, die die Wirkung von Adrenalin und Noradrenalin durch Blockade der Adrenorezeptoren hemmt; Ⓔ *antiadrenergic, sympatholytic*

α-Ad|re|no|re|zep|to|ren|blo|cker *m*: ***Syn:*** *Alpha-Adrenorezeptorenblocker, Alpharezeptorenblocker, Alphablocker*; die Alpharezeptoren blockierende Substanz; Ⓔ *alpha-blocker, alpha-adrenergic blocking agent, alpha-adrenergic receptor blocking agent, alpha-adrenergic receptor blocking drug, alpha blocking drug, alpha blocking agent, alphalytic*

β-Ad|re|no|re|zep|to|ren|blo|cker *m*: → *Betablocker*

Ad|re|no|sta|ti|kum *nt, pl* **-ka**: die Nebennierenfunktion hemmende Substanz; Ⓔ *adrenostatic*

ad|re|no|sta|tisch *adj*: die Nebennierenfunktion hemmend; Ⓔ *adrenostatic*

ad|re|no|trop *adj*: auf die Nebenniere(n) einwirkend, mit besonderer Affinität zur Nebenniere; Ⓔ *adrenotropic, adrenotrophic*

ad|re|no|zep|tiv *adj*: → *adrenorezeptiv*

Ad|re|no|zep|tor|a|go|nist *m*: → *Adrenomimetikum*

Ad|re|no|zep|tor|ant|a|go|nist *m*: → *Adrenomimetikum*

Ad|ri|a|my|cin *nt*: ***Syn:*** *Doxorubicin*; von **Streptomyces penceticus** gebildetes zytostatisches Antibiotikum; Ⓔ *doxorubicin*

Ad|sor|bens *nt, pl* **-ben|zi|en, -ben|ti|en**: ***Syn:*** *Adsorber*; adsorbierende Substanz; Ⓔ *adsorbent*

Ad|sor|ber *m*: → *Adsorbens*

ad|sor|bie|ren *v*: an der Oberfläche anreichern oder festhalten; Ⓔ *adsorb, sorb*

Ad|sorp|ti|on *f*: Bindung an die Oberfläche, Anreicherung auf der Oberfläche; Ⓔ *adsorption*

ad|sorp|tiv *adj*: → *adsorbierend*

Ad|strin|gens *nt, pl* **-gen|zi|en, -gen|ti|en**: ***Syn:*** *Styptikum, Hämostyptikum*; durch Zusammenziehung der Blutgefäße wirksames, blutstillendes Mittel; Ⓔ *astringent, staltic*

ad|strin|gie|rend *adj*: **1.** zusammenziehend **2.** blutstillend, hämostyptisch, styptisch; Ⓔ **1.** *astringent, staltic* **2.** *anthemorrhagic, hematostatic, hemostatic, hemostyptic, staltic, styptic, antihemorrhagic*

a|dult *adj*: erwachsen; Ⓔ *adult*

adult respiratory distress syndrome *nt*: ***Syn:*** *Schocklunge*; meist im Rahmen von Sepsis, Trauma oder Schock auftretendes akutes Lungenversagen mit alveolärer Hypoventilation* und Hypoxämie*; Ⓔ *adult respiratory distress syndrome*

Ad|ven|ti|tia *f*: ***Syn:*** *Tunica adventitia*; äußere Bindegewebsschicht von Gefäßen und Organen; Ⓔ *adventitia, adventitial coat*

Ad|ven|ti|ti|a|zel|len *pl*: Makrophagen der Gefäßwand; Ⓔ *perithelial cells, adventitial cells, pericapillary cells, pericytes*

ad|ven|ti|ti|ell *adj*: die Adventitia betreffend; Ⓔ *relating to the adventitia, adventitial*

A|dy|na|mia *f*: → *Adynamie*

Adynamia episodica hereditaria: ***Syn:*** *familiäre periodische hyperkaliämische Lähmung, Gamstorp-Syndrom*; autosomal-dominante Erkrankung mit anfallsweiser schlaffer Lähmung der Muskeln von Stamm und Extremitäten; Ⓔ *hyperkalemic periodic paralysis, type II periodic paralysis, Gamstorp's disease*

A|dy|na|mie *f*: ***Syn:*** *Asthenie, Adynamia*; Kraftlosigkeit, Schwäche, Muskelschwäche; Ⓔ *adynamia, asthenia*

A

a|dy|na|misch *adj*: kraftlos, schwach; ohne Schwung; Ⓔ *relating to adynamia, adynamic*
Ae|des *f*: weitverbreitete Wald- und Wiesenstechmücke, die Krankheiten übertagen kann; Ⓔ *Aedes*
Aedes aegypti: *Syn: Gelbfieberfliege*; in tropischen und subtropischen Gebieten Überträger des Gelbfiebers; Ⓔ *yellow-fever mosquito, tiger mosquito, Aedes aegypti*
-aemia *suf.*: →*-ämie*
Aequi-, aequi- *präf.*: →*Äqui-*
Aer-, aer- *präf.*: →*Aero-*
Ae|r|ä|mie *f*: Bildung von Gasbläschen im Blut bei plötzlicher Dekompression [Caissonkrankheit*]; Ⓔ *aeremia*
Aeri-, aeri- *präf.*: →*Aero-*
Aero-, aero- *präf.*: Wortelement mit der Bedeutung „Luft/Gas/Nebel"; Ⓔ *aero-, air*
ae|rob *adj*: (*biolog.*) mit Sauerstoff lebend, auf Sauerstoff angewiesen; (*chem.*) in Gegenwart von Sauerstoff ablaufend, auf Sauerstoff angewiesen; Ⓔ *aerobic, aerophilic, aerophilous*
Ae|ro|bi|er *m*: *Syn: aerober Mikroorganismus, Aerobiont, Oxybiont*; Mikroorganismus, der auf Sauerstoff angewiesen ist; Ⓔ *aerobe*
Ae|ro|bi|lie *f*: Vorkommen von Luft/Gas in der Galle; Ⓔ *aerobilia*
Ae|ro|bi|ont *m*: →*Aerobier*
Ae|ro|bi|o|se *f*: *Syn: Oxibiose*; sauerstoffabhängige Lebensweise; Ⓔ *aerobiosis, anoxydiosis*
ae|ro|bi|o|tisch *adj*: *Syn: oxibiotisch*; Aerobiose betreffend; Ⓔ *relating to aerobiosis, aerobiotic*
Ae|ro|ce|le *f*: →*Aerozele*
Ae|ro|em|bo|lis|mus *m*: *Syn: Ebullismus, Ebullation*; Freisetzung von Gasblasen in Blut und Körpergeweben bei Druckabfall; Ⓔ *aeroembolism, aeremia, ebullism*
ae|ro|gen *adj*: **1.** gasbildend, luftbildend **2.** (*Erreger*) durch die Luft übertragen; Ⓔ **1.** *aerogenic, aerogenous, gas-producing* **2.** *air-borne*
Ae|ro|mo|nas *f*: Gattung gramnegativer Stäbchenbakterien; Ⓔ *Aeromonas*
Ae|ro|o|ti|tis *f, pl* **-ti|ti|den**: *Syn: Fliegerotitis, Aerotitis, Barotitis, Barootitis, Otitis barotraumatica*; durch eine (plötzliche) Luftdruckänderung hervorgerufene Mittelohrentzündung; Ⓔ *aero-otitis, aerotitis, barotitis, baro-otitis, otitic barotrauma, aviation otitis*
ae|ro|o|ti|tisch *adj*: Aerootitis betreffend, von ihr betroffen oder gekennzeichnet, durch sie bedingt; Ⓔ *relating to or marked by aero-otitis*
Ae|ro|pa|thie *f*: durch eine Luftdruckänderung hervorgerufener pathologischer Zustand [z.B. Aerootitis*]; Ⓔ *aeropathy*
Ae|ro|pha|gie *f*: (krankhaftes) Luft(ver)schlucken; Ⓔ *aerophagia, aerophagy, pneumophagia*
ae|ro|phil *adj*: mit Sauerstoff lebend, auf Sauerstoff angewiesen; Ⓔ *aerophilic, aerophilous*
ae|ro|phob *adj*: Aerophobie betreffend; Ⓔ *relating to aerophobia*
Ae|ro|pho|bie *f*: **1.** *Syn: Luftscheu*; krankhafte Angst vor frischer Luft **2.** *Syn: Flugangst*; krankhafte Angst vor dem Fliegen; Ⓔ **1.** *irrational fear of drafts or (fresh) air, aerophobia* **2.** *irrational fear of flying*
Ae|ro|si|nu|si|tis *f, pl* **-ti|den**: *Syn: Fliegersinusitis, Barosinusitis*; durch eine (plötzliche) Luftdruckänderung hervorgerufene Entzündung der Nasennebenhöhlen; Ⓔ *sinus barotrauma, areosinusitis, barosinusitis*
ae|ro|si|nu|si|tisch *adj*: Aerosinusitis betreffend, von ihr betroffen oder gekennzeichnet, durch sie bedingt; Ⓔ *relating to or marked by areosinusitis*
Ae|ro|sol *nt*: in einem Gas schwebende feinverteilte feste [Staub] oder flüssige [Nebel] Teilchen; Ⓔ *aerosol*
Ae|ro|sol|ke|ra|ti|tis *f, pl* **-ti|ti|den**: durch Aerosol(e) hervorgerufene Hornhautentzündung; Ⓔ *aerosol keratitis*
ae|ro|sol|ke|ra|ti|tisch *adj*: Aerosolkeratitis betreffend, von ihr betroffen oder gekennzeichnet, durch sie bedingt; Ⓔ *relating to or marked by aerosol keratitis*
Ae|ro|sol|the|ra|pie *f*: Inhalationstherapie mit vernebelten Medikamenten; Ⓔ *nebulization, aerosol therapy*
Ae|ro|ti|tis *f, pl* **-ti|ti|den**: →*Aerootitis*
ae|ro|ti|tisch *adj*: →*aeroötitisch*
ae|ro|to|le|rant *adj*: in Anwesenheit von Sauerstoff wachsend; sauerstofftolerant; Ⓔ *aerotolerant*
Ae|ro|ze|le *f*: *Syn: Aerocele, Luftzyste*; lufthaltige Zyste; Ⓔ *aerocele, pneumatocele, pneumocele*
Aes|ti|vo|au|tum|nal|fie|ber *nt*: →*Malaria tropica*
Ae|ther *m*: →*Äther*
Af-, af- *präf.*: Wortelement mit der Bedeutung „zu../hinzu../an.."; Ⓔ *af-, additional*
A-Fa|sern *pl*: markhaltige Nervenfasern mit hoher Leitungsgeschwindigkeit; je nach Durchmesser und Leitungsgeschwindigkeit unterscheidet man Aα-Fasern, Aβ-Fasern, Aγ-Fasern und Aδ-Fasern; Ⓔ *A fibers*
a|fe|bril *adj*: *Syn: fieberfrei, fieberlos, apyretisch*; ohne Fieber verlaufend; Ⓔ *without fever, afebrile, apyretic, apyrexial, athermic*
Af|fekt *m*: Gemütsbewegung, Stimmung; Ⓔ *affection, affect, emotion, feeling, passion*
Af|fekt|ent|zugs|syn|drom *nt*: *Syn: Anlehnungsdepression, Säuglingsdepression, anaklitische Depression*; durch die Trennung von Bezugspersonen hervorgerufenes Depressionssyndrom bei Kindern; Ⓔ *anaclitic depression*
Af|fekt|hand|lung *f*: im Affekt begangene strafbare Handlung; Ⓔ *emotional act*
Af|fek|ti|on *f*: Befall, Erkrankung; Ⓔ *affection, affliction*
af|fek|tiv *adj*: Affekt betreffend, emotional, affektbetont, gefühlsbetont; Ⓔ *affective, emotive, emotional*
Af|fekt|la|bi|li|tät *f*: Unausgeglichenheit des Gefühlslebens; Ⓔ *labile affect*
Af|fekt|psy|cho|se *f*: *Syn: affektive Psychose*; Psychose* mit erheblicher und anhaltender Verstimmung; Ⓔ *affective psychosis*
Af|fen|hand *f*: meist durch eine Medianuslähmung ausgelöste Unfähigkeit den Daumen zu opponieren; Ⓔ *ape hand, monkey hand, monkey-paw*
Af|fen|kopf *m*: *Syn: Kebozephalie, Zebozephalie, Cebozephalie*; Entwicklungsanomalie mit affenähnlichem Schädel; Ⓔ *cebocephaly, kebocephaly*
Af|fen|lü|cke *f*: *Syn: Primatenlücke*; physiologische Lücke zwischen oberem Schneidezahn und Eckzahn im Milchgebiss; Ⓔ *true distema*
af|fe|rent *adj*: (*Nerv, Gefäß*) hinführend, zuführend; Ⓔ *toward a center, afferent*
Afferent-loop-Syndrom *nt*: *Syn: Syndrom der zuführenden Schlinge*; nach Magenresektion auftretender Beschwerdekomplex durch eine Abflussbehinderung der zuführenden Darmschlinge; Ⓔ *afferent loop syndrome, gastrojejunal loop obstruction syndrome*
Af|fi|ni|tät *f*: Neigung; Ⓔ *affinity (zu for, to)*
af|fi|ziert *adj*: befallen; betroffen, berührt; Ⓔ *affected*
A|fi|bri|no|gen|ä|mie *f*: *Syn: Faktor-I-Mangel, Fibrinogenmangel*; angeborener [autosomal-rezessiv] oder erworbener absoluter Mangel an Fibrinogen, der zu Gerinnungsstörungen führt; Ⓔ *factor I deficiency, deficiency of fibrinogen, afibrinogenemia*
Af|la|to|xi|ne *pl*: von Pilzen der Gattung Aspergillus* gebildete Toxine, die in hoher Konzentration tödlich sein können; wirken in niederiger Dosierung krebserregend; Ⓔ *aflatoxins*
a|fon *adj*: →*aphon*
a|fo|nisch *adj*: →*aphon*
After *m*: →*Anus*
After-Blasen-Fistel *f*: innere Analfistel mit Mündung in die Blase; Ⓔ *archocystosyrinx*

Af|ter|ent|zün|dung *f*: → *Anusitis*

Af|ter|ju|cken *nt*: ***Syn:*** *Pruritus ani*; durch verschiedene Ursachen [Ekzem, Hämorrhoiden] ausgelöster starker Juckreiz der Haut um den After; Ⓔ *anal pruritus*

Af|ter|ka|nal *m*: ***Syn:*** *Analkanal, Canalis analis*; unterer Abschnitt des Mastdarms; Ⓔ *anal canal*

Af|ter|load *nt*: ***Syn:*** *Nachlast, Nachbelastung*; Kraftaufwand der Herzmuskulatur zur Überwindung der Widerstände in der Ausstrombahn des linken Ventrikels und des peripheren Kreislaufs; Ⓔ *afterload*

After-Mastdarmabszess *m*: ***Syn:*** *anorektaler Abszess*; Abszess in der After-Mastdarmgegend; Ⓔ *anorectal abscess*

After-Mastdarm-Fistel *f*: ***Syn:*** *Anorektalfistel, Anus-Rektum-Fistel, Fistula anorectalis*; innere Analfistel mit Mündung in das Rektum; Ⓔ *anorectal fistula*

Af|ter|plas|tik *f*: → *Anoplastik*

Ag-, ag- *präf.*: Wortelement mit der Bedeutung „zu../hinzu../an..“; Ⓔ *ag-, to, towards*

A|ga|lak|tie *f*: fehlende Milchsekretion; Ⓔ *agalactia, agalactosis*

A|ga|lak|tos|u|rie *f*: Fehlen von Galaktose im Harn; Ⓔ *agalactosuria*

A|gam|ma|glo|bu|lin|ä|mie *f*: angeborener oder erworbener vollständiger Mangel an Gammaglobulin; Ⓔ *agammaglobulinemia*

Bruton-Typ der Agammaglobulinämie: → *kongenitale Agammaglobulinämie*

infantile X-chromosomale Agammaglobulinämie: → *kongenitale Agammaglobulinämie*

kongenitale Agammaglobulinämie: ***Syn:*** *Bruton-Typ der Agammaglobulinämie, infantile X-chromosomale Agammaglobulinämie, kongenitale geschlechtsgebundene Agammaglobulinämie*; X-chromosomal-rezessiv vererbtes Antikörpermangelsyndrom mit Fehlen aller Immunglobulinklassen; führt bereits im Säuglingsalter zu schweren (meist bakteriellen) Infektionen; Ⓔ *Bruton's agammaglobulinemia, Bruton's disease, X-linked agammaglobulinemia, X-linked hypogammaglobulinemia, X-linked infantile agammaglobulinemia, congenital agammaglobulinemia, congenital hypogammaglobulinemia*

kongenitale geschlechtsgebundene Agammaglobulinämie: → *kongenitale Agammaglobulinämie*

Schweizer-Typ der Agammaglobulinämie: ***Syn:*** *schwerer kombinierter Immundefekt*; autosomal-rezessiv vererbter schwerer Immundefekt mit Fehlen der Immunglobuline und hochgradiger Hypoplasie der lymphatischen Gewebe; ohne Knochenmarkstransplantation meist tödlicher Verlauf im 1. Lebensjahr; Ⓔ *thymic alymphoplasia, lymphopenic agammaglobulinemia, leukopenic agammaglobulinemia, severe combined immunodeficiency disease, thymic alymphoplasia, severe combined immunodeficiency, Swiss type agammaglobulinemia*

a|gan|gli|o|när *adj*: ohne Ganglien; Ⓔ *without ganglia, aganglionic*

A|gan|gli|o|no|se *f*: ***Syn:*** *Aganglionosis*; fehlende Entwicklung von (Nerven-)Ganglien; Ⓔ *aganglionosis*

A|gar *m/nt*: ***Syn:*** *Agar-Agar*; aus Rotalgen gewonnenes Polysaccharid, das als Geliermittel für Nährböden verwendet wird; Ⓔ *agar, gelose*

Agar-Agar *m/nt*: → *Agar*

A|gar|nähr|bo|den *m*: mit Agar* gelierter Nährboden, der spezifische Nährstoffe enthält; Ⓔ *agar medium, agar culture medium*

A|gas|trie *f*: Fehlen des Magens; Ⓔ *agastria*

a|gas|trisch *adj*: ohne Magen; Ⓔ *without stomach, agastric*

A|ge|ne|sia *f*: → *Agenesie*

Agenesia ovarii: ***Syn:*** *Ovarialagenesie*; angeborenes Fehlen eines oder beider Eierstöcke; Ⓔ *ovarian agenesis*

A|ge|ne|sie *f*: ***Syn:*** *Agenesia*; vollständiges Fehlen einer Organ- oder Gewebeanlage; Ⓔ *agenesis, agenesia*

sakrokokzygeale Agenesie: ***Syn:*** *Syndrom der kaudalen Regression, Symptom der kaudalen Regression, kaudale Regression*; Fehlbildungssyndrom mit Unterentwicklung von unterer Wirbelsäule und Becken, kombiniert mit anderen Fehlbildungen [Darm, Herz]; Ⓔ *sacral agenesis, caudal dysplasia syndrome, caudal regression syndrome*

A|gens *nt, pl* **-gen|zi|en, -gen|ti|en**: wirksames Mittel, wirksame Substanz; pathogener Faktor; Ⓔ *agent*

A|geu|sie *f*: Geschmacksverlust, Geschmackslähmung; Ⓔ *ageusia*

A|ger per|pen|di|cu|la|ris *m*: ***Syn:*** *Eminentia fossae triangularis*; dreieckiger Vorsprung an der Rückfläche der Ohrmuschel; Ⓔ *eminence of triangular fossa*

Ag|glo|me|rat *nt*: Anhäufung, (Zusammen-)Ballung von Zellen oder Molekülen; Ⓔ *agglomerate*

Ag|glo|me|ra|ti|on *f*: Zusammenballung, Anhäufung; Ⓔ *agglomeration, aggregation*

ag|glo|me|riert *adj*: zusammengeballt, angehäuft; Ⓔ *agglomerate, agglomerated*

ag|glu|ti|na|bel *adj*: agglutinierbar; Ⓔ *agglutinable*

Ag|glu|ti|na|ti|on *f*: Zusammenkleben, Verkleben, Zusammenballung, Verklumpen; Ⓔ *clumping, agglutination*

Ag|glu|ti|na|ti|ons|re|ak|ti|on *f*: ***Syn:*** *Agglutinationsprobe, Agglutinationstest*; auf einer Antigen-Antikörper-Reaktion und Agglutination der Komplexe beruhender Labortest; Ⓔ *agglutination assay, agglutination test*

ag|glu|ti|niert *adj*: zusammengeklebt, verbunden; Ⓔ *agglutinate, clumpy*

Ag|glu|ti|nin *nt*: ***Syn:*** *Immunagglutinin*; spezifische [Antikörper] oder unspezifische [Lektin] Substanz, die korpuskuläre Antigene agglutiniert; Ⓔ *agglutinin, agglutinator, immune agglutinin*

Ag|glu|ti|no|gen *nt*: agglutinable Substanz; Ⓔ *agglutinogen, agglutogen*

Ag|gra|va|ti|on *f*: Verschlimmerung, Erschwerung, Verschärfung; Ⓔ *aggravation*

ag|gra|vie|rend *adj*: verschlimmernd, erschwerend, verschärfend; Ⓔ *aggravating*

Ag|gre|ga|ti|on *f*: (An-)Häufung, Ansammlung; Ⓔ *aggregation*

Ag|gre|ga|ti|ons|hem|mer *pl*: ***Syn:*** *Thrombozytenaggregationshemmer*; Substanzen, die die Zusammenballung von Blutplättchen verhindern oder hemmen; Ⓔ *aggregation inhibitors*

ag|gre|giert *adj*: (an-)gehäuft, vereinigt; Ⓔ *aggregate*

Ag|gres|si|ne *pl*: von Bakterien gebildete Enzyme, die die Interzellulärsubstanz des Bindegewebes andauen; Ⓔ *aggressins*

A|gi|ta|tio *f, pl* **-ti|o|nes**: ***Syn:*** *Agitation, Agitiertheit*; Aufregung, Erregung, körperliche Unruhe; Ⓔ *agitation*

a|gi|tiert *adj*: aufgeregt, erregt, unruhig; Ⓔ *agitated*

A|gi|tiert|heit *f*: → *Agitatio*

a|glan|du|lär *adj*: ohne Drüsen, drüsenlos; Ⓔ *without glands, eglandulous, eglandular*

A|glos|sie *f*: angeborenes Fehlen der Zunge; Ⓔ *aglossia*

A|glu|kos|ä|mie *f*: → *Aglykämie*

a|glu|kos|u|risch *adj*: ohne Glukosurie (verlaufend); Ⓔ *relating to aglycosuria, aglycosuric*

A|gly|con *nt*: ***Syn:*** *Aglykon, Genin*; Nichtkohlenhydratanteil eines Glykosids*; Ⓔ *aglycon*

A|gly|kä|mie *f*: ***Syn:*** *Aglukosämie*; absoluter Zuckermangel des Blutes; Ⓔ *aglycemia*

A|gly|kon *nt*: ***Syn:*** *Aglycon, Genin*; Nichtkohlenhydratanteil eines Glykosids*; Ⓔ *aglycon*

a|gnath *adj*: Agnathie betreffend, von ihr betroffen oder gekennzeichnet, durch sie bedingt; Ⓔ *relating to agnathia, agnathous*

A|gna|thie *f*: angeborenes Fehlen von Ober- oder Unter-

kiefer; Ⓔ *absence of the lower jaw, agnathia*
A|gno|sie *f*: Nichterkennen von wahrgenommenen Sinnesreizen; Ⓔ *agnosia*
auditive Agnosie: *Syn: Seelentaubheit, Worttaubheit*; Nichterkennen von gehörten Tönen oder Geräuschen; Ⓔ *auditive agnosia*
optische Agnosie: *Syn: Seelenblindheit, visuelle Agnosie, visuelle Amnesie*; Nichterkennen von optisch wahrgenommenen Objekten; Ⓔ *visual agnosia, optical agnosia, optic agnosia*
taktile Agnosie: *Syn: Astereognosie, Tastlähmung, Stereoagnosie, Astereognosis*; Verlust der Fähigkeit, Formen durch Betasten zu Erkennen; Ⓔ *tactile agnosia, tactile amnesia, astereognosis, astereocognosy*
visuelle Agnosie: → *optische Agnosie*
a|gnos|tisch *adj*: Agnosie betreffend, von ihr betroffen oder gekennzeichnet, durch sie bedingt; Ⓔ *relating to agnosia, agnostic, agnostical*
A|gom|phi|a|sis *f, pl* **-ses**: *Syn: Anodontie, Anodontia*; völlige Zahnlosigkeit, Fehlen aller Zähne; Ⓔ *agomphiasis, agomphosis*
a|go|na|dal *adj*: ohne Keimdrüsen/Gonaden; Ⓔ *agonadal*
A|go|na|dis|mus *m*: angeborenes oder erworbenes Fehlen der Keimdrüsen; Ⓔ *agonadism*
a|go|nal *adj*: Agonie betreffend; Ⓔ *agonal*
A|go|nie *f*: Todeskampf; Ⓔ *agony*
A|go|nist *m*: **1.** Substanz mit gleicher Wirkung **2.** Muskel mit gleicher Funktion; Ⓔ **1.** *agonist* **2.** *agonist*
a|go|nis|tisch *adj*: Agonist oder Agonismus betreffend, auf Agonismus beruhend; Ⓔ *agonistic*
a|go|ra|phob *adj*: Platzangst/Agoraphobie betreffend, durch sie gekennzeichnet; Ⓔ *relating to or marked by agoraphobia*
A|go|ra|pho|bie *f*: *Syn: Platzangst*; krankhafte Angst vor öffentlichen Plätzen; Ⓔ *irrational fear of open places, agoraphobia*
A|gra|fie, -gra|phie *f*: *Syn: Schreibunfähigkeit*; Unfähigkeit zu schreiben; Ⓔ *agraphia, anorthography*
a|gra|fisch *adj*: Agrafie betreffend, durch sie bedingt, schreibunfähig; Ⓔ *relating to or affected with agraphia, agraphic*
A|gram|ma|tis|mus *m*: Sprachstörung mit ausgeprägten, grammatischen Fehlern; Ⓔ *agrammatism, agrammatica, agrammatologia*
a|gra|nu|lär *adj*: ohne Granula; glatt; Ⓔ *agranular*
A|gra|nu|lo|zy|to|se *f*: *Syn: maligne Neutropenie, perniziöse Neutropenie*; allergische oder toxische, hochgradige Verminderung der Granulozyten*; Ⓔ *agranulocytosis, agranulocytic angina, Schultz's disease, Schultz's syndrome, Schultz's angina, Werner-Schultz disease, malignant leukopenia, malignant neutropenia, granulocytopenia, granulopenia, idiopathic neutropenia, idiosyncratic neutropenia, pernicious leukopenia, neutropenic angina*
infantile hereditäre Agranulozytose: *Syn: Kostmann-Syndrom*; autosomal-rezessiv vererbte familiäre Granulozytopenie*; Ⓔ *Kostmann's syndrome, infantile genetic agranulocytosis*
a|gra|nu|lo|zy|to|tisch *adj*: Agranulozytose betreffend, von ihr betroffen oder durch sie bedingt; Ⓔ *relating to or marked by agranulocytosis, agranulocytic*
a|gy|ral *adj*: Agyrie betreffend, durch sie bedingt; Ⓔ *lissencephalic, agyral*
A|gy|rie *f*: *Syn: Agyrismus*; angeborenes Fehlen der Großhirnwindungen; Ⓔ *lissencephalia, lissencephaly, agyria*
A|gy|ris|mus *m*: → *Agyrie*
A|hap|to|glo|bin|ä|mie *f*: → *Ahaptoglobulinämie*
A|hap|to|glo|bu|lin|ä|mie *f*: *Syn: Ahaptoglobinämie*; Mangel an Haptoglobulin im Blut; Ⓔ *ahaptoglobinemia*
AHG-Test *m*: → *Antiglobulintest*
A|horn|rin|den|krank|heit *f*: *Syn: Koniosporose, Towey-Krankheit, Ahornrindenschälerkrankheit*; durch den Schimmelpilz **Coniosporium** verursachte exogen allergische Alveolitis* bei Holzarbeitern; Ⓔ *coniosporosis*
A|horn|rin|den|schä|ler|krank|heit *f*: → *Ahornrindenkrankheit*
Ahornsirup-Syndrom *nt*: *Syn: Ahornsirup-Krankheit, Valin-Leucin-Isoleucinurie, Verzweigtkettendecarboxylase-Mangel*; autosomal-rezessiv vererbte Störung des Stoffwechsels der verzweigtkettigen Aminosäuren Valin, Leucin und Isoleucin; führt zu Ernährungs- und Entwicklungsstörungen sowie geistiger Retardierung; charakteristisch ist der typische Uringeruch nach Ahornsirup; Ⓔ *maple syrup urine disease, maple sugar disease, maple syrup disease, keto acid decarboxylase deficiency, branched-chain ketoaciduria, ketoaminoacidemia, branched-chain ketoacidemia, branched-chain ketoaminoacidemia, branched-chain ketonuria*
Ahumada-Syndrom *nt*: *Syn: Argonz-Del Castillo-Syndrom, Argonz-Del Castillo-Ahumada-Syndrom*; idiopathische Form der Galaktorrhoe-Amenorrhoe bei Nullipara; Ⓔ *Argonz-Del Castillo syndrome, Ahumada-Del Castillo syndrome*
aich|mo|phob *adj*: Aichmophobie betreffend, durch sie gekennzeichnet; Ⓔ *relating to or marked by aichmophobia*
Aich|mo|pho|bie *f*: *Syn: Nagelangst, Nadelangst*; krankhafte Angst vor spitzen oder scharfen Gegenständen; Ⓔ *irrational fear of sharp-pointed objects, aichmophobia*
AIDS *nt*: *Syn: erworbenes Immundefektsyndrom, acquired immunodeficiency syndrome*; durch das HIV-Virus hervorgerufenes Immunmangelsyndrom [acquired immuno deficiency syndrome] mit rezidivierenden Infektionen durch opportunistische Erreger und Bildung spezifischer Tumoren [Kaposi-Sarkom]; Ⓔ *acquired immunodeficiency syndrome, acquired immune deficiency syndrome, AIDS*
AIDS-Demenz *f*: durch die AIDS-Enzephalopathie hervorgerufenes Nachlassen der geistigen Leistungsfähigkeit; Ⓔ *AIDS-related dementia*
AIDS-Enzephalopathie *f*: *Syn: HIV-Enzephalopathie*; subakut verlaufende Enzephalitis*, die im Spätstadium zu einer AIDS-Demenz führt; Ⓔ *AIDS-related encephalopathy*
AIDS-Phobie *f*: krankhafte Angst an AIDS zu erkranken; Ⓔ *AIDS phobia*
AIDS-Retinopathie *f*: Netzhauterkrankung im Rahmen einer HIV-Infektion; Ⓔ *AIDS-related retinopathy*
Aids-Virus *nt*: → *HIV-Virus*
ai|lu|ro|phob *adj*: Ailurophobie betreffend, durch sie gekennzeichnet; Ⓔ *relating to or marked by ailurophobia, ailurophobic*
Ai|lu|ro|pho|bie *f*: *Syn: Katzenangst*; krankhafte Angst vor Katzen; Ⓔ *irrational fear of cats, ailurophobia, aelurophobia*
Ainhum-Syndrom *nt*: *Syn: Ainhum, Dactylosis spontanea*; ätiologisch ungeklärte, primär in Afrika vorkommende, meist die Kleinzehen betreffende, zirkuläre Konstriktion mit folgender Spontanamputation; Ⓔ *ainhum*
Air-Block-Syndrom *nt*: Kombination von Atemnot und Zyanose bei Kompression der Vena cava durch Luftansammlung im Mediastinum und Lungengewebe; Ⓔ *air block*
Air-block-Technik *f*: Vorinjektion von Luft bei einer Varizenverödung; Ⓔ *air-block technique*
Ak-, ak- *präf.*: Wortelement mit der Bedeutung „zu../hinzu../an..“; Ⓔ *ak-, additional*
A|kal|ku|lie *f*: *Syn: Rechenunfähigkeit*; Unfähigkeit zu rechnen; Ⓔ *acalculia*
Akanth-, akanth- *präf.*: → *Akantho-*
A|kanth|a|mö|be *f*: → *Acanthamoeba*

Akantho-, akantho- *präf.*: Wortelement mit der Bedeutung „Stachel/Dorn"; Ⓔ *acanth(o)-*

A|kan|tho|ly|se *f*: *Syn: Acantholysis*; Auflösung des epidermalen Zellverbandes mit Spalt- und Blasenbildung; Ⓔ *acantholysis*

a|kan|tho|ly|tisch *adj*: Akantholyse betreffend, durch sie bedingt; Ⓔ *relating to acantholysis, acantholytic*

A|kan|thom *nt*: *Syn: Acanthoma*; gutartige Hyperplasie* von Epidermis* und Hautpapillen; Ⓔ *acanthoma*

A|kan|tho|se *f*: *Syn: Acanthosis*; Verdickung der Stachelzellschicht der Haut; Ⓔ *acanthosis, hyperacanthosis*

a|kan|tho|tisch *adj*: Akanthose betreffend, von ihr betroffen oder gekennzeichnet, durch sie bedingt; Ⓔ *relating to acanthosis, acanthotic*

A|kan|tho|ze|pha|li|a|sis *f, pl* **-ses**: durch Würmer der Gattung **Acanthocephala** hervorgerufene Infektionskrankheit; Ⓔ *acanthocephaliasis*

A|kan|tho|zyt *m*: *Syn: Stechapfelform*; stechapfelförmiger Erythrozyt; Ⓔ *acanthocyte, acanthrocyte*

A|kan|tho|zy|to|se *f*: (vermehrtes) Auftreten von Akanthozyten* im Blut; meist bei Abetalipoproteinämie*; Ⓔ *acanthocytosis, acanthrocytosis*

a|kan|tho|zy|to|tisch *adj*: Akanthozytose betreffend, von ihr betroffen oder gekennzeichnet, durch sie bedingt; Ⓔ *relating to or marked by acanthocytosis, acanthocytotic*

A|kap|nie *f*: verminderter Kohlendioxidgehalt des Blutes; Ⓔ *acapnia*

a|kap|no|isch *adj*: Akapnie betreffend, durch sie bedingt; Ⓔ *relating to acapnia, acapnic, acapnial*

Akar-, akar- *präf.*: → *Akaro-*

a|kar|di|al *adj*: Akardie betreffend, von Akardie betroffen, ohne Herz; Ⓔ *without heart, acardiac*

A|kar|die *f*: angeborenes Fehlen des Herzens; Ⓔ *congenital absence of heart, acardia*

A|kar|di|kus *m*: → *Akardius*

A|kar|di|us *m*: *Syn: Acardius, Akardikus, Acardicus*; Doppelfehlbildung mit nur einem Herz; Ⓔ *acardius, acardiacus*

A|ka|ri|a|sis *f, pl* **-ses**: → *Akariosis*

A|ka|ri|no|se *f*: → *Akariosis*

A|ka|ri|o|sis *f, pl* **-ses**: *Syn: Akarinose, Acariasis, Acarinosis, Acaridosis*; durch Milben* [meist Acarus] hervorgerufene Hauterkrankung; oft gleichgesetzt mit Skabies*; Ⓔ *acariasis, acaridiasis, acarinosis, acariosis*

a|ka|ri|o|tisch *adj*: Akariosis betreffend, durch sie bedingt; Ⓔ *relating to or marked by acariosis*

A|ka|ri|zid *nt*: milbenabtötendes Mittel; Ⓔ *acaricide*

a|ka|ri|zid *adj*: milbenabtötend; Ⓔ *acaricide*

Akaro-, akaro- *präf.*: Wortelement mit der Bedeutung „Milbe"; Ⓔ *acaro-, mite*

A|ka|ro|der|ma|ti|tis *f, pl* **-ti|ti|den**: *Syn: Acarodermatitis*; durch Milben hervorgerufene Dermatitis*; Ⓔ *acarodermatitis*

a|ka|ro|der|ma|ti|tisch *adj*: *Syn: acarodermatitisch*; Akarodermatitis betreffend, von ihr betroffen oder gekennzeichnet, durch sie bedingt; Ⓔ *relating to or marked by acarodermatitis*

A|ka|ta|la|s|ä|mie *f*: *Syn: Takahara-Krankheit, Akatalasie*; angeborene Enzymopathie* mit Fehlen von Katalase in Blut und Gewebe; Ⓔ *acatalasia, acatalasemia, Takahara's disease*

A|ka|ta|la|sie *f*: → *Akatalasämie*

A|ka|thi|sie *f*: Unvermögen ruhig zu sitzen; Ⓔ *akathisia, acathisia, cathisophobia, akatizia*

A-Ket|te *f*: *s.u. Proinsulin*; Ⓔ *A chain, glycyl chain*

A-Ki|na|se *f*: *Syn: Adenylatkinase, Myokinase, AMP-Kinase*; Enzym, das im Muskel die Reaktion ATP + AMP → 2 ADP katalysiert; Ⓔ *adenylate kinase, A-kinase, AMP kinase*

A|ki|ne|se *f*: → *Akinesie*

A|ki|ne|sie *f*: *Syn: Akinese*; Bewegungslosigkeit, Bewegungsarmut; Ⓔ *akinesia, akinesis, acinesia*

a|ki|ne|tisch *adj*: Akinese betreffend oder verursachend, bewegungslos, bewegungsarm; Ⓔ *relating to or affected with akinesis, akinetic, acinetic*

A|ki|no|sper|mie *f*: Unbeweglichkeit der Spermien; Ⓔ *necrozoospermia*

Ak|kli|ma|ti|sa|ti|on *f*: Eingewöhnung, Anpassung, Akklimatisierung; Ⓔ *acclimation, acclimatation, acclimatization*

Ak|kom|mo|da|ti|on *f*: Einstellung, Angleichung, Anpassung an die Anforderungen, z.B. des Auges an Fern- oder Nahsehen; Ⓔ *accommodation*

Ak|kom|mo|da|ti|ons|brei|te *f*: Bereich der Akkommodationsfähigkeit des Auges; Ⓔ *breadth of accommodation, amplitude of accommodation, range of accommodation*

Ak|kom|mo|da|ti|ons|krampf *m*: Krampf des Ziliarmuskels mit bleibender Naheinstellung und evtl. Schielen; Ⓔ *accommodation spasm, cyclospasm*

Ak|kom|mo|da|ti|ons|läh|mung *f*: *Syn: Zykloplegie*; Lähmung des Ziliarmuskels; Ⓔ *cycloplegia, paralysis of accommodation*

Ak|kom|mo|da|ti|ons|re|flex *m*: *Syn: Naheinstellungsreaktion, Naheinstellungsreflex*; automatische Veränderung der Pupillengröße beim Übergang von Fernsehen zu Nahsehen; Ⓔ *near-point reaction, near reflex, near reaction, near-vision response, accommodation reflex, pupillary accommodation reflex*

Ak|ku|mu|la|ti|on *f*: Ansammlung, Aufhäufung, Anhäufung; Speicherung; Ⓔ *accumulation, accretion*

ak|ku|mu|lie|rend *adj*: (an-)wachsend, anhäufend, aufhäufend; Ⓔ *accumulative*

A|kla|di|o|se *f*: durch **Acladium** hervorgerufene Dermatomykose*; Ⓔ *acladiosis*

Ak|me *f*: Höhepunkt, Kulminationspunkt; Ⓔ *acme, climax*

Ak|ne *f*: *Syn: Finnenausschlag, Acne*; Oberbegriff für Erkrankungen der Talgdrüsenfollikel mit Knötchen- und Pustelbildung; Ⓔ *acne*

Akne aestivalis: *Syn: Mallorca-Akne, Frühjahrsakne, Sommerakne*; meist Frauen betreffende Akne sonnenexponierter Hautareale; Ⓔ *Mallorca acne*

Akne chlorica: *Syn: Chlorakne, Chlorarylakne*; durch Kontakt mit chlorhaltigen Naphthalinen hervorgerufene akneartige Veränderungen der Haut von Gesicht und Extremitäten; Ⓔ *chloracne, chlorine acne*

Akne conglobata: schwerste Form der Akne vulgaris; Ⓔ *conglobate acne*

Akne cosmetica: *Syn: Kosmetikaakne*; durch Kosmetika verursachte Kontaktakne; Ⓔ *acne cosmetica*

Akne mechanica: durch mechanische Reizung verschlimmerte Akne vulgaris; Ⓔ *mechanical acne*

Akne neonatorum: *Syn: Neugeborenenakne*; bei Neugeborenen auftretende leichte Akneform, die spontan abheilt; Ⓔ *neonatal acne*

Akne occupationalis: *Syn: Berufsakne, Gewerbeakne*; berufsbedingte Kontaktakne; Ⓔ *occupational acne*

Akne picea: *Syn: Teerakne*; durch Hautkontakt mit Teer ausgelöste Akne*; Ⓔ *tar acne*

Akne rosacea: *Syn: Kupferfinnen, Rotfinnen, Rosazea, Rosacea*; bevorzugt die Haut von Stirn, Wange, Kinn und Nase befallende chronische Dermatose* unklarer Genese mit fleckiger Rötung und kleinlamellärer Schuppung; Ⓔ *rosacea*

Akne rosacea demodes: *Syn: Demodikose, Demodicidose, Pityriasis folliculorum*; durch Haarbalgmilben [Demodex*] hervorgerufene Entzündung der Talgdrüsenfollikel mit Erythembildung und Schuppung der Wangenhaut; Ⓔ *demodicidosis, demodicosis*

Akne vinenata: *Syn: Kontaktakne*; durch Kontakt mit chemischen Stoffen ausgelöste Akne; Ⓔ *contact acne*

Akne vulgaris: durch verschiedene Faktoren ausgelöste häufige Akne mit Seborrhoe*, Mitessern*, entzündlichen Pusteln und evtl. Abszessbildung; Ⓔ *common acne, simple acne*

Ak|ne|gen *nt*: Akne-verursachende Substanz; Ⓔ *acnegenic agent*

ak|ne|gen *adj*: Akne verursachend oder auslösend; Ⓔ *acnegenic, causing acne*

Ak|ne|pha|skopie *f*: Schwäche des Dämmerungssehens; Ⓔ *twilight blindness*

Akne-rosacea-Keratitis *f*: ***Syn:*** *Acne-rosacea-Dermatitis, Rosazea-Keratitis*; Hornhautentzündung im Rahmen der Rosazea*; Ⓔ *rosacea keratitis, acne rosacea keratitis*

ak|ni|form *adj*: Akne ähnlich, akneförmig; Ⓔ *resembling acne, acneiform, acneform*

A|ko|rie *f*: **1.** angeborenes oder erworbenes Fehlen der Pupille **2.** ***Syn:*** *Bulimie*; Heißhunger; Ⓔ **1.** *acorea* **2.** *acoria, akoria*

Akr-, akr- *präf.*: →*Akro-*

a|kral *adj*: die Akren betreffend; Ⓔ *relating to extremities, acral, acroteric*

a|kra|ni|al *adj*: ***Syn:*** *acranial*; Akranie betreffend, durch sie bedingt, ohne Schädel, schädellos; Ⓔ *relating to acrania, without a cranium, acranial*

A|kra|nie *f*: ***Syn:*** *Acrania*; angeborenes Fehlen des knöchernen Schädels; Ⓔ *acrania*

A|kre|mo|ni|o|se *f*: →*Acremoniose*

A|kren *pl*: hervorstehende Körperteile, z.B. Nase, Kinn, Finger(spitzen); Ⓔ *acral parts*

A|kri|nie *f*: Fehlen der Drüsensekretion; Ⓔ *acrinia*

Akro-, akro- *präf.*: Wortelement mit der Bedeutung „Spitze/Extremität/Gipfel"; Ⓔ *acroteric, acro-*

A|kro|an|äs|the|sie *f*: Empfindungslosigkeit in den Akren; Ⓔ *acroanesthesia*

A|kro|an|gi|o|der|ma|ti|tis *f, pl* **-ti|ti|den**: ***Syn:*** *Pseudo-Kaposi-Syndrom, Pseudosarcoma Kaposi*; an ein Kaposi*-Sarkom erinnernde, bräunlich-livide Flecken an Unterschenkel und Füßen; Ⓔ *pseudo-Kaposi sarcoma*

A|kro|bra|chy|ze|pha|lie *f*: kombinierter Kurzschädel [Brachyzephalie] und Spitzschädel [Akrozephalie]; Ⓔ *acrobrachycephaly*

A|kro|ce|pha|lie *f*: ***Syn:*** *Spitzschädel, Turmschädel, Akrozephalie, Oxyzephalie, Hypsizephalie, Turrizephalie*; anomale Schädelform mit turmartigem Wachstum; meist durch einen vorzeitigen Verschluss der Kranznaht bedingt; Ⓔ *tower head, tower skull, steeple head, oxycephaly, oxycephalia, hypsicephaly, hypsocephaly, turricephaly, acrocephalia, acrocephaly*

A|kro|chor|don *nt*: ***Syn:*** *Stielwarze, Acrochordom, weiches Fibrom, Fibroma molle*; harmlose, faden- oder stielförmige Hautfibrome, v.a. am Hals, in den Achselhöhlen und unter der Brust; Ⓔ *acrochordon, skin tag, cutaneous tag, soft tag, soft wart, senile fibroma, cutaneous papilloma*

A|kro|der|ma|ti|tis *f, pl* **-ti|ti|den**: ***Syn:*** *Acrodermatitis*; Dermatitis* der Extremitäten; Ⓔ *acrodermatitis*

infantile papulöse Akrodermatitis: ***Syn:*** *Gianotti-Crosti-Syndrom, Acrodermatitis papulosa eruptiva infantilis*; papulöses Exanthem* bei Kleinkindern im Rahmen einer Hepatitis B; Ⓔ *infantile acrodermatitis, infantile papular acrodermatitis, papular acrodermatitis of childhood, Gianotti-Crosti syndrome*

a|kro|der|ma|ti|tisch *adj*: ***Syn:*** *acrodermatitisch*; Akrodermatitis betreffend, durch sie bedingt; Ⓔ *relating to acrodermatitis*

A|kro|der|ma|to|se *f*: auf die Haut der Extremitäten begrenzte Dermatose*; Ⓔ *acrodermatosis*

A|kro|dy|nie *f*: ***Syn:*** *Feer-Krankheit, Rosakrankheit, vegetative Neurose der Kleinkinder, Swift-Syndrom, Acrodynia, Selter-Swift-Feer-Krankheit, Feer-Selter-Swift-Krankheit*; vermutlich durch eine Quecksilbervergiftung verursachte Schädigung des Stammhirns mit Haut- und Organsymptomen bei Kleinkindern; Ⓔ *acrodynia, Feer's disease, Bilderbeck's disease, Selter's disease, Swift's disease, Swift-Feer disease, dermatopolyneuritis, trophodermatoneurosis, acrodynic erythema, epidemic erythema, erythredema, erythredema polyneuropathy, pink disease*

A|kro|ke|ra|to|se *f*: ***Syn:*** *Acrokeratosis*; auf die Haut der Extremitäten begrenzte, zu Verhornung führende Erkrankung; Ⓔ *acrokeratosis*

Akrokeratose Bazex: ***Syn:*** *Bazex-Syndrom, Acrokeratosis paraneoplastica, paraneoplastische Akrokeratose*; im Rahmen einer Malignomerkrankung [meist Plattenepithelkarzinom*] auftretende, plattenförmige Hyperkeratose* der Akren; Ⓔ *paraneoplastic acrokeratosis, Bazex's syndrome*

paraneoplastische Akrokeratose: →*Akrokeratose Bazex*

a|kro|ke|ra|to|tisch *adj*: Akrokeratose betreffend, von ihr betroffen oder gekennzeichnet, durch sie bedingt; Ⓔ *relating to or marked by acrokeratosis, acrokeratotic*

a|kro|me|gal *adj*: Akromegalie betreffend, von ihr betroffen oder gekennzeichnet, durch sie bedingt; Ⓔ *relating to acromegaly, acromegalic*

A|kro|me|ga|lie *f*: ***Syn:*** *Marie-Krankheit, Marie-Syndrom*; durch einen erhöhten Wachstumshormonspiegel verursachte Vergrößerung der Akren nach dem Abschluss des Wachstumsalters; Ⓔ *acromegaly, acromegalia, Marie's disease*

a|kro|me|ga|lo|id *adj*: einer Akromegalie ähnlich; Ⓔ *acromegaloid*

A|kro|mel|al|gie *f*: ***Syn:*** *Gerhardt-Syndrom, Mitchell-Gerhardt-Syndrom, Weir-Mitchell-Krankheit, Erythromelalgie, Erythralgie, Erythermalgie*; ätiologisch ungeklärte, anfallsartige Hyperämie* der Akren nach Wärmeexposition; Ⓔ *acromelalgia, Gerhardt's disease, Mitchell's disease, Weir-Mitchell's disease, rodonalgia, red neuralgia*

a|kro|mi|al *adj*: Akromion betreffend; Ⓔ *relating to the acromion, acromial*

A|kro|mi|krie *f*: abnorme Kleinheit der Akren; Ⓔ *acromicria, acromikria*

a|kro|mi|o|hu|me|ral *adj*: Akromion und Oberarmknochen/Humerus betreffend oder verbindend; Ⓔ *relating to acromion and humerus, acromiohumeral*

a|kro|mi|o|kla|vi|ku|lar *adj*: Akromion und Schlüsselbein/Klavikula betreffend oder verbindend; Ⓔ *relating to acromion and clavicle, acromioclavicular*

A|kro|mi|o|kla|vi|ku|lar|ge|lenk *nt*: ***Syn:*** *äußeres Schlüsselbeingelenk, Schultereckgelenk, Articulatio acromioclavicularis*; Gelenk zwischen Acromion und Schlüsselbein; Ⓔ *acromioclavicular joint, acromioclavicular articulation, AC joint, scapuloclavicular joint, scapuloclavicular articulation*

A|kro|mi|on *nt, pl* **-mia**: ***Syn:*** *Acromion, Schulterhöhe*; äußeres Ende der Spina scapulae; Ⓔ *acromion, acromial process, acromion process, acromial bone*

A|kro|mi|on|ek|to|mie *f*: Akromionentfernung, Akromionresektion; Ⓔ *acromionectomy*

a|kro|mi|o|ska|pu|lar *adj*: Akromion und Schulterblatt betreffend oder verbindend; Ⓔ *relating to acromion and scapula, acromioscapular*

a|kro|mi|o|tho|ra|kal *adj*: Akromion und Brust(korb)/Thorax betreffend oder verbindend; Ⓔ *relating to acromion and thorax, acromiothoracic, thoracicoacromial, thoracoacromial*

A|kro|neu|ro|se *f*: durch Störung der Vasomotorik hervorgerufene Durchblutungsstörungen der Akren; Ⓔ *acroneurosis*

a|kro|neu|ro|tisch *adj*: Akroneurose betreffend, von ihr betroffen oder gekennzeichnet, durch sie bedingt; Ⓔ *relating to or marked by acroneurosis, acroneurotic*

A|kro|os|te|o|ly|se *f*: Osteolyse* von Mittel- und Endglie-

A

dern von Fingern und Zehen; Ⓔ *acro-osteolysis*

A|kro|pa|chie *f*: *Syn:* *Marie-Bamberger-Syndrom, Bamberger-Marie-Syndrom, Bamberger-Pierre-Marie-Syndrom, hypertrophische pulmonale Osteoarthropathie*; durch chronische Lungenerkrankungen ausgelöste schmerzhafte Schwellung von Gelenken [Knie, Ellenbogen, Füße, Handgelenke], hyperplastische Periostitis der Diaphyse langer Röhrenknochen, Trommelschlegelfinger und Weichteilschwellungen; Ⓔ *acropachy, Marie's syndrome, Marie's disease, Marie-Bamberger disease, Marie-Bamberger syndrome, Bamberger-Marie disease, Bamberger-Marie syndrome, pulmonary osteoarthropathy, hypertrophic pulmonary osteoarthropathy, hypertrophic pneumonic osteoarthropathy, hyperplastic osteoarthritis, hyperplastic pulmonary osteoarthritis, secondary hypertrophic osteoarthropathy*

A|kro|pa|chy|der|mie mit Pachydermoperiostose *f*: *Syn:* *Pachydermoperiostose, Touraine-Solente-Golé-Syndrom, idiopathische hypertrophische Osteoarthropathie, Hyperostosis generalisata mit Pachydermie*; unregelmäßig autosomal-dominant vererbtes Syndrom mit Hyperostosen [Periost der langen Röhrenknochen], Pachydermie* [Gesicht, Arme, Beine], Trommelschlegelfingern* und Akrozyanose*; Ⓔ *Touraine-Solente-Golé syndrome, pachydermoperiostosis, pachydermoperiostosis syndrome, primary hypertrophic osteoarthropathy, idiopathic hypertrophic osteoarthropathy, acropachyderma with pachyperiostitis*

A|kro|pa|ra|ly|se *f*: Extremitätenlähmung; Ⓔ *acroparalysis*

A|kro|par|äs|the|sie *f*: Empfindungsstörung [Kribbeln, Taubheitgefühl, Pelzigkeit] an Händen und Füßen bei peripherer Nervenschädigung oder vasomotorischer Störung; Ⓔ *acroparesthesia, acroparesthesia syndrome*

idiopathische Akroparästhesie: *Syn:* *Wartenberg-Syndrom, Brachialgia statica paraesthetica*; meist bei älteren Frauen auftretende nächtliche Akroparästhesie unbekannter Genese; Ⓔ *Wartenberg's symptom*

a|kro|phob *adj*: Akrophobie betreffend, durch sie gekennzeichnet; Ⓔ *relating to or marked by acrophobia*

A|kro|pho|bie *f*: Angst- oder Schwindelgefühl bei großen Höhenunterschieden; oft gleichgesetzt mit Höhenangst*; Ⓔ *irrational fear of heights, acrophobia*

A|kro|skle|ro|der|mie *f*: → *Akrosklerose*

A|kro|skle|ro|se *f*: *Syn:* *Acrosclerosis, Akrosklerodermie*; Unterform der Sklerodermie* mit hauptsächlichem Befall der Akren* und des Nackens; oft gleichgesetzt mit Sklerodaktylie*; Ⓔ *acrosclerosis, acroscleroderma*

a|kro|skle|ro|tisch *adj*: Akrosklerose betreffend, von ihr betroffen oder gekennzeichnet, durch sie bedingt; Ⓔ *relating to or marked by acrosclerosis, acrosclerotic*

A|kro|som *nt*: Kopfkappe des Spermiums; Ⓔ *acrosome, acrosomal cap, acrosomal head cap*

a|kro|so|mal *adj*: Akrosom betreffend; Ⓔ *relating to the acrosome, acrosomal*

a|krot *adj*: pulslos; Ⓔ *acrotic*

A|kro|tie *f*: *Syn:* *Akrotismus*; Pulslosigkeit; Ⓔ *acrotism*

A|kro|tis|mus *m*: → *Akrotie*

A|kro|tri|chom *nt*: *Syn:* *follikuläres Porom, invertierte follikuläre Keratose, Keratosis follicularis inversa*; gehäuft ältere Männer betreffende Keratose* mit nach innen wachsenden, gutartigen follikulären Tumoren; Ⓔ *inverted follicular keratosis*

A|kro|tro|pho|neu|ro|se *f*: durch Störung der Vasomotorik* hervorgerufene Durchblutungs- und Ernährungsstörungen der Akren; Ⓔ *acrotrophoneurosis*

a|kro|tro|pho|neu|ro|tisch *adj*: Akrotrophoneurose betreffend, von ihr betroffen oder gekennzeichnet, durch sie bedingt; Ⓔ *relating to or marked by acrotrophoneurosis, acrotrophoneurotic*

a|kro|ze|phal *adj*: *Syn:* *spitzschädelig, turmschädelig, oxyzephal, turrizephal, turricephal, hypsicephal, hypsizephal*; Akrozephalie betreffend, von ihr betroffen oder gekennzeichnet; Ⓔ *acrocephalic, acrocephalous, hypsicephalic, hypsicephalous, hypsocephalous, oxycephalic, oxycephalous*

A|kro|ze|pha|lie *f*: → *Akrocephalie*

Akrozephalopolysyndaktylie-Syndrom *nt*: Oberbegriff für Syndrome mit Schädelfehlbildung, überzähligen Fingern/Zehen und Verwachsung von Zehen oder Fingern; Ⓔ *acrocephalopolysyndactyly syndrome*

A|kro|ze|pha|lo|syn|dak|ty|lie *f*: *Syn:* *Apert-Syndrom, Akrozephalosyndaktylie Typ Ia*; Oberbegriff für Fehlbildungssyndrome mit den Leitsymptomen Akrozephalie* und Syn- oder Polydaktylie*; Ⓔ *Carpenter's syndrome, Apert syndrome, Apert's disease, acrocephalosyndactyly, acrocephalosyndactylia, acrocephalosyndactylism, acrosphenosyndactylia*

Akrozephalosyndaktylie II: *Syn:* *Carpenter-Syndrom, Akrozephalopolysyndaktylie II*; Fehlbildungssyndrom mit Akrozephalie* und Polydaktylie* von Händen und Füßen; Ⓔ *Carpenter syndrome, acrocephalopolysyndactyly II*

Akrozephalosyndaktylie Typ IIa: *Syn:* *Apert-Crouzon-Syndrom*; autosomal-dominantes Fehlbildungssyndrom mit Turmschädel, Gesichtsfehlbildungen, Hypertelorismus und Syndaktylie* von Händen und Füßen; Ⓔ *Apert-Crouzon disease, Vogt's cephalodactyly*

Akrozephalosyndaktylie III: *Syn:* *Chotzen-Syndrom, Chotzen-Saethre-Syndrom*; autosomal-dominante Form der Akrozephalosyndaktylie mit Fehlbildungen von Schädel, Gesicht und Fingern; Ⓔ *Chotzen syndrome, Saethre-Chotzen syndrome, acrocephalosyndactyly type III*

Akrozephalosyndaktylie-Syndrom *nt*: Oberbegriff für Syndrome mit Schädelfehlbildung und Verwachsung von Zehen oder Fingern; Ⓔ *acrocephalosyndactyly syndrome*

A|kro|zy|a|no|se *f*: *Syn:* *Akroasphyxie, Acroasphyxia, Acrocyanosis*; durch Störung der Mikrozirkulation hervorgerufene zyanotische Verfärbung der Akren; Ⓔ *acrocyanosis, acroasphyxia, Raynaud's sign, dead fingers, waxy fingers*

a|kro|zy|a|no|tisch *adj*: Akrozyanose betreffend, von ihr betroffen oder gekennzeichnet, durch sie bedingt; Ⓔ *relating to or marked by acrocyanosis*

Ak|tin *nt*: *Syn:* *Actin*; Muskelprotein, das für die Muskelkontraktion von Bedeutung ist; Ⓔ *actin*

ak|ti|nisch *adj*: Strahlen/Strahlung betreffend, durch Strahlen/Strahlung bedingt; Ⓔ *actinic*

Aktino-, aktino- *präf.*: Wortelement mit der Bedeutung „Strahl/Strahlung"; Ⓔ *actin(o)-*

Ak|ti|no|ba|zil|lus *m, pl* **-li**: → *Actinobacillus*

Ak|ti|no|der|ma|ti|tis *f, pl* **-ti|ti|den**: *Syn:* *aktinische Dermatitis, Dermatitis actinica, Aktinodermatosis*; durch (Sonnen-, Wärme-, Röntgen-)Strahlung hervorgerufene Dermatitis*; Ⓔ *inflammation of the skin caused by exposure to sunlight or x-rays, actinodermatitis*

ak|ti|no|der|ma|ti|tisch *adj*: Aktinodermatitis betreffend, von ihr betroffen oder gekennzeichnet, durch sie bedingt; Ⓔ *relating to or marked by actinodermatitis*

Ak|ti|no|der|ma|to|se *f*: → *Aktinodermatitis*

Ak|ti|no|kar|di|o|gra|fie, -gra|phie *f*: *Syn:* *Fluorokardiografie, Elektrokymografie*; Registrierung der Herzrandbewegung und der Bewegung der großen Gefäße bei der Röntgendurchleuchtung; Ⓔ *electrokymography*

Ak|ti|no|my|kom *nt*: hartes, schmerzloses Infiltrat der Haut bei Aktinomykose*; Ⓔ *actinomycoma*

Ak|ti|no|my|ko|se *f*: *Syn:* *Strahlenpilzkrankheit, Actinomycosis*; durch Infektion mit Actinomyces* hervorgerufene Erkrankung; Ⓔ *actinomycosis, actinophytosis*

ak|ti|no|my|ko|tisch *adj*: Aktinomykose betreffend, von ihr betroffen oder gekennzeichnet, durch sie bedingt; Ⓔ *relating to or affected with actinomycosis, actinomycotic*

Ak|ti|no|my|zet *m*: →*Actinomyces*

Ak|ti|no|my|ze|tom *nt*: Myzetom* durch Actinomycetes-Species; Ⓔ *actinomycetoma, actinomycotic mycetoma*

Ak|ti|no|re|ti|ku|lo|se *f*: *Syn: aktinisches Retikuloid, aktinische retikuläre Hyperplasie*; zu den Pseudolymphomen gerechnete, auf dem Boden einer Lichtdermatose* entstehende, chronische ekzematöse Hauterkrankung; Ⓔ *actinic reticuloid*

Ak|ti|ons|po|ten|zi|al *nt*: kurzzeitige Änderung des Membranpotenzials bei Erregung; Ⓔ *action potential*

Ak|ti|ons|strom *m*: durch Spannungsänderung der Nerven-/Muskelmembran erzeugter Strom; Ⓔ *nerve-action current, action current*

ak|tiv *adj*: tätig; rege, lebhaft; wirksam, wirkend; Ⓔ *active; energetic, energetical, vigorous, live*

Ak|ti|va|tor *m*: **1.** *Syn: Promotor*; (*chem.*) Stoff, der die Katalysatorwirkung verstärkt, ohne selbst als Katalysator zu wirken **2.** kieferorthopädisches Behandlungsgerät zur Kieferregulierung; Ⓔ **1.** *activator, promoter* **2.** *activator*

ak|ti|vie|ren *v*: anregen; (*physik.*) radioaktiv machen; Ⓔ *activate*

Ak|ti|vi|täts|hy|per|tro|phie *f*: *Syn: Arbeitshypertrophie*; durch eine Belastung ausgelöste Vergrößerung eines Organs oder Muskels; Ⓔ *work hypertrophy*

Ak|ti|vi|täts|in|dex *m*: *Syn: Karnofsky-Index, Karnofsky-Skala*; Index zur Bewertung des Allgemeinbefindens von Patienten; Ⓔ *Karnofsky performance index, Karnofsky performance scale*

Ak|tiv|koh|le *f*: *Syn: medizinische Kohle, Carbo medicinalis, Carbo activatus*; aus pflanzlichen Substanzen gewonnene Kohle, die gelöste Teilchen absorbiert; Ⓔ *activated charcoal*

Ak|to|my|o|sin *nt*: aus Aktin und Myosin bestehendes Muskelprotein, das für die Muskelkontraktion von Bedeutung ist; Ⓔ *actomyosin*

A|ku|pres|sur *f*: traditionelle chinesische Therapie, bei der Druck auf definierte Körperpunkte ausgeübt wird; Ⓔ *acupressure*

A|ku|punk|tur *f*: traditionelle chinesische Therapie, bei der Nadeln an definierten Körperpunkten eingestochen werden; Ⓔ *acupuncture*

A|kus|tik *f*: Lehre vom Schall; Ⓔ *acoustics*

A|kus|ti|kus|neu|ri|nom *nt*: vom Nervus* vestibulocochlearis ausgehendes Neurinom im Kleinhirn-Brücken-Winkel; Ⓔ *acoustic neurinoma, acoustic neuroma, acoustic neurilemoma, acoustic schwannoma, eighth nerve tumor, cerebellopontine angle tumor, pontine angle tumor*

a|kus|tisch *adj*: das Gehör betreffend, mit dem Gehör wahrnehmbar; den Schall betreffend; Ⓔ *relating to hearing or sound, acoustic, acoustical*

a|kut *adj*: plötzlich einsetzend; schnell/kurz verlaufend; Ⓔ *acute*

Akute-Phase-Proteine *pl*: *Syn: Akutphasenproteine*; Eiweiße, die bei akut entzündlichen Prozessen gebildet werden; Ⓔ *acute-phase proteins, acute-phase reactants*

Akute-Phase-Reaktion *f*: unspezifische Reaktion des Körpers bei akut entzündlichen Prozessen, z.B. Fieber, Appetitlosigkeit, Krankheitsgefühl; Ⓔ *acute-phase reaction*

A|ku|tes Ab|do|men *nt*: klinische Bezeichnung für ein akut einsetzendes, massives Krankheitsbild mit den Leitsymptomen Leibschmerzen, Erbrechen, Meteorismus, Bauchdeckenspannung und evtl. Kreislaufstörung und Schock; Ⓔ *acute abdomen, surgical abdomen*

Akut|pha|sen|pro|te|i|ne *pl*: →*Akute-Phase-Proteine*

Ak|ze|le|ra|ti|on *f*: **1.** Beschleunigung **2.** beschleunigtes

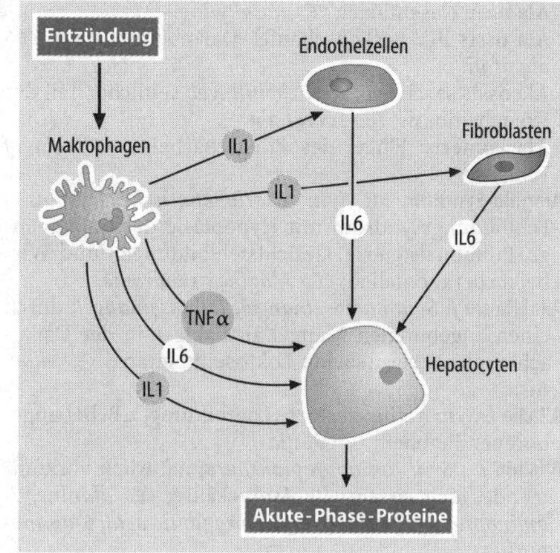

Abb. 2. Auslösung der Sekretion der Akute-Phase-Proteine

und vermehrtes Längenwachstum in den Entwicklungsländern; Ⓔ **1.** *acceleration* **2.** *acceleration*

Ak|ze|le|ra|tor *m*: *Syn: Beschleuniger; Katalysator*; Substanz, die den Ablauf einer chemischen Reaktion beschleunigt; Ⓔ *accelerant, accelerator; catalyst, catalyzator, catalyzer*

Ak|ze|le|ra|tor|glo|bu|lin *nt*: *Syn: Proakzelerin, Proaccelerin, Acceleratorglobulin, labiler Faktor, Faktor V, Plasmaakzeleratorglobulin*; thermolabiler Blutgerinnungsfaktor; ist an der Umwandlung von Prothrombin zu Thrombin beteiligt; Ⓔ *factor V, accelerator factor, accelerator globulin, proaccelerin, cofactor of thromboplastin, component A of prothrombin, labile factor, plasma labile factor, plasmin prothrombin conversion factor, thrombogene*

ak|ze|le|rie|rend *adj*: beschleunigend; Ⓔ *accelerant*

Ak|ze|le|rin *nt*: *Syn: Accelerin, Faktor VI*; zur Blutgerinnungskaskade gehörender Faktor, der dort aus Faktor V gebildet wird; Ⓔ *accelerin, factor VI*

Ak|zep|tor *m*: *Syn: Acceptor*; aufnehmende Substanz, z.B. Protonenakzeptor; Ⓔ *acceptor*

ak|zes|so|risch *adj*: zusätzlich, begleitend, ergänzend; Ⓔ *accessory*

Ak|zes|so|ri|us *m*: *Syn: XI. Hirnnerv, Nervus accessorius*; die Musculi sternocleidomastoideus und trapezius versorgender Hirnnerv; Ⓔ *accessory nerve, spinal accessory nerve, nerve of Willis, eleventh cranial nerve, eleventh nerve*

Ak|zes|so|ri|us|läh|mung *f*: Lähmung des Nervus* accessorius; einseitige Lähmung führt zu Kopfneigung und Schiefhals; Ⓔ *accessory nerve palsy, accessory palsy*

ak|zi|den|tell, ak|zi|den|ti|ell *adj*: zufällig (hinzukommend oder eintretend), versehentlich; Ⓔ *accidental, by chance, by accident*

Al-, al- *präf.*: Wortelement mit der Bedeutung „zu../hinzu../an..“; Ⓔ *al-, additional*

A|la *f, pl* **Alae**: Flügel, flügelförmige Struktur; Ⓔ *wing, ala*

Ala cristae galli: vorderer, flügelartiger Rand der Crista* galli; Ⓔ *wing of crista galli*

Ala lobuli centralis cerebelli: Verbindung von Lobulus centralis cerebelli und Kleinhirnhemisphären; Ⓔ *ala of central lobule of cerebellum*

Ala major ossis sphenoidalis: großer Keilbeinflügel; Ⓔ *greater wing of sphenoid bone*

Ala minor ossis sphenoidalis: kleiner Keilbeinflügel; Ⓔ *lesser wing of sphenoid bone*

A

Ala nasi: Nasenflügel; Ⓔ *nasal wing*
Ala ossis ilii: Beckenschaufel, Darmbeinschaufel; Ⓔ *ala of ilium*
Ala ossis sacri: ***Syn:*** *Kreuzbeinflügel*; seitlicher Teil der Kreuzbeinbasis; Ⓔ *sacral ala*
Ala vomeris: Flügel des Pflugscharbeins; Ⓔ *ala of vomer*

Alagille-Syndrom *nt*: ***Syn:*** *arteriohepatische Dysplasie*; Fehlbildungssyndrom mit Hypoplasie der Gallengänge, Pulmonalstenose, Gesichtsfehlbildungen und Wirbelkörperanomalien; Ⓔ *Alagille's syndrome*

Allakltalsie *f*: ***Syn:*** *Lactasemangel, Laktasemangel*; durch einen angeborenen Mangel an Laktase in der Darmschleimhaut verursachte Laktoseintoleranz; Ⓔ *alactasia*

Allallie *f*: ***Syn:*** *Alalia*; gestörte Lautbildung, z.B. bei angeborener Taubheit; Ⓔ *alalia*

Allalnin *nt*: ***Syn:*** *Aminopropionsäure*; natürlich vorkommende, nicht-essentielle Aminosäure; Ⓔ *alanine, 2-aminopropionic acid, α-aminopropionic acid, 6-aminopurine*

β-Allalninlälmie *f*: ***Syn:*** *Hyperbetaalaninämie*; erhöhter β-Alaningehalt des Blutes; Ⓔ *β-alaninemia, hyperbetaalaninemia*

Allalninlalmilnoltranslfelralse *f*: ***Syn:*** *Alanintransaminase, Glutamatpyruvattransaminase*; Aminotransferase*, die die Umwandlung von Glutamat und Pyruvat zu L-Alanin und Alphaketoglutarat katalysiert; Ⓔ *alanine aminotransferase, glutamic-pyruvic transaminase, serum glutamic pyruvate transaminase, alanine transaminase*

Allalninltranslalmilnalse *f*: → *Alaninaminotransferase*

Allarmlrelakltilon *f*: die erste Phase des allgemeinen Anpassungssyndroms; Ⓔ *alarm reaction, sympathetic stress reaction*

Allasltrim *nt*: ***Syn:*** *weiße Pocken, Variola minor*; meldepflichtige Pockenkrankheit durch das **Alastrimvirus**; der Verlauf ist mild und ohne Narbenbildung; Ⓔ *alastrim, variola minor, cottonpox, whitepox, Ribas-Torres disease, Cuban itch, milkpox, glasspox, pseudosmallpox*

Allasltrimlvilrus *nt, pl* **-ren**: *s.u. Alastrim*; Ⓔ *alastrim virus*

Allaun *m*: ***Syn:*** *Alumen, Kalium-Aluminium-Sulfat*; Doppelsalz mit blutstillender Wirkung; Ⓔ *alum, alumen*

Albers-Schönberg-Krankheit *f*: ***Syn:*** *Marmorknochenkrankheit, Osteopetrose, Osteopetrosis*; angeborene Störung der normalen Knochenbildung mit generalisierter Sklerose und Verhärtung der Knochen; Ⓔ *Albers-Schönberg marble bones, Albers-Schönberg disease, chalky bones, ivory bones, marble bone disease, osteopetrosis*

Allbidlulrie *f*: Ausscheidung von weißem Harn; Ⓔ *albiduria, albinuria*

Allbilnislmus *m*: ***Syn:*** *Weißsucht*; angeborener Pigmentmangel von Augen, Haut und Haaren; Ⓔ *congenital leukoderma, congenital leukopathia, albinism, albinismus*
Albinismus circumscriptus: ***Syn:*** *partieller/umschriebener Albinismus, Piebaldismus, Weißscheckenkrankheit, Albinismus partialis*; angeborene, umschriebene, pigmentlose Hautflecken; Ⓔ *circumscribed albinism, localized albinism, piebaldism, piebaldness, partial albinism*
kompletter Albinismus: → *Albinismus totalis*
okulokutaner Albinismus: → *Albinismus totalis*
Albinismus partialis: → *Albinismus circumscriptus*
partieller Albinismus: → *Albinismus circumscriptus*
Albinismus totalis: ***Syn:*** *kompletter Albinismus, okulokutaner Albinismus, Albinismus universalis*; Albinismus mit vollständigem Fehlen von Pigment; Ⓔ *complete albinism, oculocutaneous albinism*
Tyrosinase-negativer okulokutaner Albinismus: kompletter Albinismus mit autosomal-rezessivem Defekt der Tyrosinasebildung; Ⓔ *complete perfect albinism, ty-neg oculocutaneous albinism, tyrosinase-negative oculocutaneous albinism*
Tyrosinase-positiver okulokutaner Albinismus: ***Syn:*** *Albinoidismus*; inkompletter Albinismus mit verminderter Melaninsynthese; Ⓔ *complete imperfect albinism, ty-pos oculocutaneous albinism, tyrosinase-positive oculocutaneous albinism, albinism, albinismus, albinoidism*
umschriebener Albinismus: → *Albinismus circumscriptus*
Albinismus universalis: → *Albinismus totalis*

Allbilno *m/f*: Patient/in mit Albinismus*; Ⓔ *albino*

Allbilnolidislmus *m*: → *Tyrosinase-positiver okulokutaner Albinismus*

Albright-McCune-Syndrom *nt*: → *Albright-Syndrom*

Albright-Syndrom *nt*: ***Syn:*** *McCune-Albright-Syndrom, Albright-McCune-Syndrom, McCune-Syndrom, polyostotische fibröse Dysplasie*; ätiologisch ungeklärtes Syndrom mit polyostotischer fibröser Dysplasie langer Röhrenknochen, Hautpigmentierung [Café-au-lait-Flecken] und endokrinen Störungen; Ⓔ *Albright's syndrome, Albright's disease, Albright's dystrophy, Albright-McCune-Sternberg syndrome, McCune-Albright syndrome, polyostotic fibrous dysplasia*

Allbulgilnea *f*: ***Syn:*** *Tunica albuginea testis*; bindegewebige Hodenhülle; Ⓔ *albuginea*

Allbulgilneloltolmie *f*: Eröffnung der Tunica* albuginea; Ⓔ *albugineotomy*

Allbulgilniltis *f, pl* **-tilden**: Entzündung der bindegewebigen Hodenhülle; Ⓔ *inflammation of the albuginea, albuginitis*

allbulgilniltisch *adj*: Albuginitis betreffend, durch sie bedingt; Ⓔ *relating to or marked by albuginitis*

Allbulgo *f, pl* **-gilnes**: ***Syn:*** *Leukom, Leukoma, Leucoma*; weißer Hornhautfleck; Ⓔ *walleye, leukoma, albugo*

Allbulmen *nt*: Hühnereiweiß, Eiweiß; Ⓔ *white of the egg, egg white, egg albumin, albumen, ovalbumin*

Allbulmin *nt*: wasserlösliches, globuläres Eiweiß; wichtigstes Eiweiß des Blutplasmas; Ⓔ *albumin, albumen*

Allbulmilnat *nt*: basische Eiweißverbindung; Ⓔ *albuminate*

Allbulmilnatlulrie *f*: Albuminatausscheidung im Harn; Ⓔ *albuminaturia*

Allbulmilnolchollie *f*: Vorkommen von Albumin in der Galle; Ⓔ *albuminocholia*

Allbulmilnolid *nt*: Gerüsteiweiß, Skleroprotein; Ⓔ *albuminoid*

allbulmilnolid *adj*: eiweißähnlich, eiweißartig, albuminähnlich, albuminartig; Ⓔ *albuminoid*

Allbulmilnollylse *f*: Albuminspaltung; Ⓔ *albuminolysis*

Allbulmilnorlrhoe *f, pl* **-rholen**: übermäßige Albuminausscheidung im Harn; Ⓔ *albuminorrhea*

allbulmilnös *adj*: eiweißhaltig, albuminhaltig; serös; Ⓔ *albuminous*

allbulminlulreltisch *adj*: Albuminurie betreffend oder fördernd; Ⓔ *inducing or aggravating albuminuria, albuminuretic*

Allbulminlulrie *f*: Albuminausscheidung im Harn; meist gleichgesetzt mit Proteinurie; Ⓔ *albuminuria, serumuria, proteinuria, proteuria*

allbulminlulrisch *adj*: ***Syn:*** *proteinurisch*; Albuminurie betreffend, durch sie bedingt; Ⓔ *relating to or characterized by albuminuria, proteinuric, proteuric, albuminuric*

Allbulmolsen *pl*: Abbauprodukte des Albumins; Ⓔ *albuminoses*

Allcallilgelnes *f*: ***Syn:*** *Alkaligenes*; gramnegative, bewegliche Stäbchen- oder Kugelbakterien; obligate Erreger von Harnwegsinfektionen; Ⓔ *Alcaligenes, Alkaligenes*

A

Alcock-Kanal *m*: *Syn: Canalis pudendalis*; Duplikatur der Faszie des Musculus* obturatorius internus, durch den Arteria* und Vena* pudenda interna und Nervus* pudendus ziehen; Ⓔ *Alcock's canal*
Al|co|ho|lus *m*: → *Alkohol*
Alcoholus absolutus: *Syn: absoluter Alkohol*; wasserfreier Alkohol; Ⓔ *absolute alcohol, dehydrated alcohol*
Al|de|hyd *m*: chemische Verbindung, die die Aldehydgruppe [-CHO] enthält; Ⓔ *aldehyde*
Al|de|hyd|al|ko|hol *m*: Verbindung, die eine Aldehydgruppe und eine oder mehrere Alkoholgruppen enthält; Ⓔ *aldol*
Al|de|hyd|de|hy|dro|ge|na|se *f*: in der Leber vorkommendes Enzym, das Aldehyde zu Säuren oxidiert; Ⓔ *aldehyde dehydrogenase (NAD+), acetaldehyde dehydrogenase*
Al|de|hyd|grup|pe *f*: *s.u. Aldehyd*; Ⓔ *aldehyde group*
al|de|hy|disch *adj*: Aldehyd betreffend; Ⓔ *aldehydic*
Al|de|hyd|ly|a|se *f*: → *Aldolase*
Al|de|hyd|o|xi|da|se *f*: Molybdän-haltiges Enzym der Lebermitochondrien, das aliphatische Aldehyde zu Säure oxidiert; Ⓔ *aldehyde oxidase*
Al|de|hyd|zu|cker *m*: *Syn: Aldose*; Einfachzucker mit terminaler Aldehydgruppe; Ⓔ *aldose*
Alder-Granulationsanomalie *f*: → *Alder-Reilly-Granulationsanomalie*
Alder-Reilly-Granulationsanomalie *f*: *Syn: Alder-Körperchen, Alder-Reilly-Körperchen, Alder-Granulationsanomalie, Alder-Reilly-Anomalie*; azurophile Granula in Leukozyten bei Mukopolysaccharidosen*; Ⓔ *Reilly granulations*
Al|do|hep|to|se *f*: Aldose* mit sieben C-Atomen; Ⓔ *aldoheptose*
Al|do|he|xo|se *f*: Aldose* mit sechs C-Atomen; Ⓔ *aldohexose*
Al|do|la|se *f*: *Syn: Fructosediphosphataldolase, Fructosebisphosphataldolase, Aldehydlyase*; Schlüsselenzym des Embden-Meyerhof-Wegs*; katalysiert die Umwandlung von Fructose-1,6-diphosphat zu Dihydroxyacetonphosphat und D-Glycerinaldehyd-3-phosphat; Ⓔ *fructose diphosphate aldolase, fructose bisphosphate aldolase, aldehyde lyase, aldolase, phosphofructoaldolase*
Al|do|la|se|man|gel *m*: autosomal-rezessive Enzymopathie* mit Störung der Gluconeogenese*; Ⓔ *aldolase deficiency*
Al|do|se *f*: *Syn: Aldehydzucker*; Einfachzucker [Monosaccharid] mit terminaler Aldehydgruppe; Ⓔ *aldose*
Al|dos|te|ron *nt*: zu den Mineralocorticoiden zählendes Hormon der Nebennierenrinde; hat wesentlichen Einfluss auf den Wasser- und Elektrolythaushalt; Ⓔ *aldosterone*
Al|dos|te|ro|nis|mus *m*: *Syn: Hyperaldosteronismus*; übermäßige Aldosteronproduktion; Ⓔ *aldosteronism, hyperaldosteronism*
Al|dos|te|ro|nom *nt*: aldosteronbildender Tumor; Ⓔ *aldosteronoma*
Al|dos|te|ron|u|rie *f*: Aldosteronausscheidung im Harn; Ⓔ *aldosteronuria*
a|lek|tisch *adj*: Alexie betreffend, durch sie bedingt; Ⓔ *relating to alexia, alexic*
a|leu|kä|misch *adj*: ohne typische Leukämiezeichen (verlaufend); Ⓔ *relating to aleukemia, aleukemic*
A|leu|kie *f*: seltenes Krankheitsbild mit Fehlen der Granulozyten und Lymphozyten; Ⓔ *aleukia*
a|leu|ko|zy|tär *adj*: *Syn: aleukozytisch*; ohne Leukozyten; Ⓔ *aleukocytic*
a|leu|ko|zy|tisch *adj*: → *aleukozytär*
A|leu|ko|zy|to|se *f*: absoluter Leukozytenmangel; oft gleichgesetzt mit Leukopenie*; Ⓔ *aleukocytosis*
a|leu|ko|zy|to|tisch *adj*: Aleukozytose betreffend, von ihr betroffen oder gekennzeichnet, durch sie bedingt; Ⓔ *relating to or marked byaleukocytosis, aleukocytotic*
A|le|xie *f*: *Syn: Leseunfähigkeit, Leseunvermögen*; Unfähigkeit zu lesen; Ⓔ *word blindness, visual amnesia, visual aphasia, text blindness, alexia, aphemesthesia, typhlolexia*
A|le|xi|thy|mie *f*: Unvermögen, Gefühle wahrzunehmen oder zu beschreiben; Ⓔ *alexithymia*
a|le|zi|thal *adj*: ohne Dotter, dotterlos; Ⓔ *without yolk, alecithal*
Alg-, alg- *präf.*: Wortelement mit der Bedeutung „Schmerz"; Ⓔ *pain, algesi(o)-, alge-, algi(o)-, alg(o)-*
Al|gen|pil|ze *pl*: *Syn: niedere Pilze, Phykomyzeten, Phykomycetes*; zu den echten Pilze gehörende Pilze; u.a. Erreger von Mukormykose* und Phykomykose*; Ⓔ *algal fungi, Phycomycetes, Phycomycetae*
Al|gen|säu|re *f*: → *Alginsäure*
Algesi-, algesi- *präf.*: → *Algesio-*
Al|ge|sie *f*: *Syn: Algesia*; Schmerzempfindlichkeit, Schmerzhaftigkeit; Ⓔ *algesia*
Algesio-, algesio- *präf.*: Wortelement mit der Bedeutung „Schmerz"; Ⓔ *pain, algesi(o)-, alge-, algi(o)-, alg(o)-*
Al|ge|si|o|lo|gie *f*: Lehre von der Schmerzentstehung und Schmerztherapie; Ⓔ *algesiology*
al|ge|tisch *adj*: schmerzhaft, schmerzend; Ⓔ *painful, algesic, algetic*
Algi-, algi- *präf.*: → *Algio-*
-algia *suf.*: → *-algie*
-algie *suf.*: Wortelement mit der Bedeutung „Schmerz"; Ⓔ *-algia, -dynia*
Al|gin *nt*: *Syn: Natiumalginat*; Natriumsalz der Alginsäure; Ⓔ *algin, sodium alginate*
Al|gi|nat *nt*: Salz der Alginsäure; Ⓔ *alginate*
Al|gin|säu|re *f*: *Syn: Algensäure*; aus Algen gewonnene Säure, deren Salze als Verdickungsmittel und Gelbildner verwendet werden; Ⓔ *alginic acid*
Algio-, algio- *präf.*: Wortelement mit der Bedeutung „Schmerz"; Ⓔ *pain, algesi(o)-, alge-, algi(o)-, alg(o)-*
-algisch *suf.*: in Adjektiven verwendetes Wortelement mit der Bedeutung „schmerzhaft/schmerzend"; Ⓔ *-algic*
Algo-, algo- *präf.*: Wortelement mit der Bedeutung „Schmerz"; Ⓔ *pain, algesi(o)-, alge-, algi(o)-, alg(o)-*
Al|go|dys|tro|phie *f*: → *Algodystrophie-Syndrom*
Algodystrophie-Syndrom *nt*: *Syn: Algodystrophie*; schmerzhafte Funktionseinschränkung der oberen oder unteren Extremitäten durch vasomotorische oder trophische Störungen; Ⓔ *algodystrophy*
al|go|gen *adj*: Schmerz(en) verursachend; Ⓔ *causing pain, pain-producing, algogenic, algesiogenic*
Al|go|lag|nie *f*: *Syn: Schmerzwollust*; sexuelle Lust am Zufügen oder Erleiden von Schmerzen oder Demütigungen; Ⓔ *algolagnia, algophilia*
Al|go|par|eu|nie *f*: *Syn: Dyspareunie*; schmerzhafter Geschlechtsverkehr/Koitus; Ⓔ *dyspareunia*
al|go|phob *adj*: *Syn: odynophob*; Algophobie betreffend, durch sie gekennzeichnet; Ⓔ *relating to or marked by algophobia, algophobic*
Al|go|pho|bie *f*: *Syn: Odynophobie*; krankhafte Angst vor Schmerzen; Ⓔ *irrational fear of pain, algophobia*
Al|gor *m*: Kälte; Ⓔ *cold*
Algor mortis: Leichenkälte; Ⓔ *death chill*
Alg|u|rie *f*: *Syn: Alguria*; schmerzhaftes Wasserlassen; Ⓔ *painful urination, alginuresis*
alg|u|risch *adj*: Algurie betreffend, von ihr betroffen; Ⓔ *relating to or marked by alginuresis*
Alibert-Bazin-Krankheit *f*: *Syn: Alibert-Krankheit, (klassische) Mycosis fungoides, Mycosis fungoides Alibert-Bazin-Form*; zu den T-Zell-Lymphomen gehörende, chronisch-progrediente Erkrankung, die von der Haut ausgeht und meist auch darauf beschränkt bleibt; Ⓔ *Alibert's disease, mycosis fungoides*
Alibert-Krankheit *f*: → *Alibert-Bazin-Krankheit*
A|li|bi|di|nie *f*: chronisches Fehlen des Geschlechtstriebs; Ⓔ *chronic lack of sexual desire*

al|li|bi|di|nös *adj*: Alibidinie betreffend, ohne Geschlechtstrieb; Ⓔ *relating to alibidinia*
Alice-in-Wonderland-Syndrom *nt*: Depersonalisationssyndrom mit Störung der optischen Wahrnehmung und der Zeit- und Raumerkennung; Ⓔ *Alice-in-Wonderland syndrome*
Ali|e|na|ti|on *f*: Entfremdung; Ⓔ *alienation*
Ali|e|nie *f*: angeborenes Fehlen der Milz; Ⓔ *alienia*
al|li|men|tär *adj*: durch die Nahrung bedingt, mit der Nahrung aufgenommen, ernährungsbedingt; Ⓔ *relating to nutrition or food, alimentary*
Al|li|men|tär|psa|thy|ro|se *f*: durch eine Fehl- oder Mangelernährung verursachte Brüchigkeit der Knochen; Ⓔ *hunger osteopathy, alimentary osteopathy*
Al|li|men|ta|ti|on *f*: Ernährung; Ⓔ *nutrition, nourishment, alimentation*
al|li|pha|tisch *adj*: *Syn: azyklisch*; (*chem.*) offenkettig; Ⓔ *aliphatic, acyclic*
al|li|po|gen *adj*: nicht fettbildend; Ⓔ *not lipogenic, alipogenic*
al|li|po|trop *adj*: ohne Einfluss auf den Fettstoffwechsel; Ⓔ *alipotropic*
Al|li|quor|rhoe *f*, *pl* **-rho|en**: Fehlen des Liquor* cerebrospinalis; Ⓔ *aliquorrhea*
al|li|zy|klisch *adj*: (*chem.*) sowohl aliphatisch als auch zyklisch; Ⓔ *alicyclic*
Al|ka|lä|mie *f*: *Syn: Alkaliämie*; Erhöhung des pH-Wertes des Blutes; Alkalivermehrung im Blut; Ⓔ *alkalemia*
al|ka|les|zent *adj*: leicht alkalisch; Ⓔ *slightly alkaline, alkalescent*
Al|ka|li *nt*: Hydroxid* eines Alkalimetalls; Ⓔ *alkali*
Al|ka|li|ä|mie *f*: →*Alkalämie*
al|ka|li|gen *adj*: alkalibildend; Ⓔ *alkaligenous*
Al|ka|li|ge|nes *m*: →*Alcaligenes*
Al|ka|li|me|tall *nt*: (*chem.*) Element der ersten Hauptgruppe des Periodensystems; Ⓔ *alkali metal, alkaline metal*
Al|ka|li|me|trie *f*: quantitative Bestimmung des Basengehalts einer Lösung durch Titration* mit Säure; Ⓔ *alkalimetry*
al|ka|li|me|trisch *adj*: Alkalimetrie betreffend, mittels Alkalimetrie; Ⓔ *relating to alkalimetry, alkalimetric*
Al|ka|li|re|ser|ve *f*: Kohlendioxidbindungsvermögen des arteriellen Blutes; Ⓔ *alkali reserve*
al|ka|lisch *adj*: *Syn: basisch*; Alkali(en) enthaltend, basisch reagierend; Ⓔ *alkaline, alkali, basic*
Al|ka|li|tät *f*: *Syn: Basizität, Basität*; basischer Zustand; Ⓔ *alkalinity, basicity*
Al|ka|li|u|rie *f*: *Syn: Alkalurie*; Ausscheidung von alkalischem Harn; Ⓔ *alkalinuria, alkaluria*
al|ka|lo|id *adj*: alkaliähnlich; Ⓔ *alkaloid*
Al|ka|lo|i|de *pl*: stickstoffhaltige Pflanzenbasen, die als Genuss-, Rausch- und Heilmittel verwendet werden; Ⓔ *vegetable bases, alkaloids*
Al|ka|lo|se *f*: durch einen Anstieg des Blut-pH-Wertes auf mehr als 7,44 charakterisierte Störung des Säure-Basen-Haushalts; Ⓔ *alkalosis*
atmungsbedingte Alkalose: →*respiratorische Alkalose*
metabolische Alkalose: *Syn: stoffwechselbedingte Alkalose*; Alkalose durch Stoffwechselstörungen; Ⓔ *metabolic alkalosis, nonrespiratory alkalosis*
respiratorische Alkalose: *Syn: atmungsbedingte Alkalose*; Alkalose als Folge einer Hyperventilation* [willkürliche Hyperventilation, Sauerstoffmangel, Lungenerkrankungen]; Ⓔ *respiratory alkalosis, acapnial alkalosis, gaseous alkalosis*
stoffwechselbedingte Alkalose: →*metabolische Alkalose*
al|ka|lo|tisch *adj*: Alkalose betreffend, von ihr betroffen oder gekennzeichnet, durch sie bedingt; Ⓔ *relating to alkalosis, alkalotic*
Al|ka|lu|rie *f*: →*Alkaliurie*
Al|ka|nol *nt*: →*Alkohol*
Al|kap|ton *nt*: schwarz-braunes Abbauprodukt der Homogentisinsäure; Ⓔ *alkapton*
Al|kap|ton|u|rie *f*: Alkaptonausscheidung im Harn; Ⓔ *alkaptonuria, alcaptonuria*
al|kap|ton|u|risch *adj*: Alkaptonurie betreffend, durch sie bedingt; Ⓔ *relating to alkaptonuria, alkaptonuric, alcaptonuric*
Al|ko|hol *m*: *Syn: Alkanol, Hydroxyalkan, Alcoholus*; Kohlenwasserstoff mit einer oder mehreren Hydroxylgruppen; je nach Anzahl der OH-Gruppen unterscheidet man **ein-**, **zwei-**, **dreiwertige Alkohole** usw.; oft gleichgesetzt mit Äthylalkohol*; Ⓔ *alcohol*
absoluter Alkohol: *Syn: Alcoholus absolutus*; wasserfreier Alkohol; Ⓔ *dehydrated alcohol, absolute alcohol*
denaturierter Alkohol: *Syn: vergällter Alkohol*; durch Zusatz schlecht schmeckender oder riechender Substanzen ungenießbar gemachter Alkohol; Ⓔ *denatured alcohol, methylated alcohol*
vergällter Alkohol: →*denaturierter Alkohol*
Al|ko|hol|ab|hän|gig|keit *f*: →*Alkoholismus*
Al|ko|hol|ab|u|sus *m*: Alkoholmissbrauch; Ⓔ *alcohol abuse, alcoholic abuse*
Al|ko|hol|ä|mie *f*: erhöhter Alkoholspiegel im Blut; Ⓔ *alcoholemia*
Al|ko|hol|de|hy|dro|ge|na|se *f*: Dehydrogenase* in u.a. Leber und Hefe, die Alkohol oxidiert; Ⓔ *alcohol dehydrogenase, acetaldehyde reductase*
Al|ko|hol|de|lir *nt*: *Syn: Delirium tremens/alcoholicum*; Entzugssyndrom bei chronischem Alkoholkonsum; Ⓔ *alcoholic delirium, delirium alcoholicum, delirium tremens*
Al|ko|hol|em|bry|o|pa|thie *f*: →*Alkoholembryopathiesyndrom*
Al|ko|hol|em|bry|o|pa|thie|syn|drom *nt*: *Syn: embryofetales Alkoholsyndrom, Alkoholembryopathie, Embryopathia alcoholica, Embryofetopathia alcoholica*; durch chronischen Alkoholgenuss der Mutter hervorgerufene Schädigung mit Fruchttod [30–50 %], Minderwuchs, Mikrozephalus, Muskelhypotonie, Gesichtsfehlbildung und geistiger Retardierung; Ⓔ *fetal alcohol syndrome*
Al|ko|hol|hal|lu|zi|no|se *f*: *Syn: alkoholische Halluzinose, Alkoholwahnsinn*; bei langjährigem, chronischem Alkoholismus* auftretende Psychose* mit starken Halluzinationen, v.a. Dermatozoenwahn*; Ⓔ *alcoholic hallucinosis*
Al|ko|hol|he|pa|ti|tis *f*, *pl* **-ti|ti|den**: *Syn: chronische Alkoholhepatitis, alkoholische Hepatitis, alkoholtoxische Hepatitis*; durch Alkoholabusus* hervorgerufene (chronische) Leberentzündung; Ⓔ *alcoholic hepatitis, chronic alcoholic hepatitis*
Al|ko|hol|in|to|xi|ka|ti|on *f*: →*Alkoholvergiftung*
al|ko|ho|lisch *adj*: Alkohol betreffend, alkoholartig, alkoholhaltig; Ⓔ *relating to alcohol, containing alcohol, spirituous, alcoholic*
Al|ko|ho|lis|mus *m*: *Syn: Alkoholkrankheit, Alkoholabhängigkeit, Trunksucht, Äthylismus*; chronischer Alkoholmissbrauch mit oder ohne Suchterscheinungen; Ⓔ *alcoholism, alcohol addiction, alcohol dependence*
Al|ko|hol|krank|heit *f*: →*Alkoholismus*
Al|ko|hol|le|ber|syn|drom *nt*: durch chronischen Alkoholmissbrauch verursachte Leberschädigung; oft gleichgesetzt mit Alkoholhepatitis*; Ⓔ *alcoholic liver disease*
Al|ko|hol|my|o|pa|thie *f*: durch chronischen Alkoholmissbrauch verursachte Muskelschädigung; Ⓔ *alcoholic myopathy*
Al|ko|hol|pan|kre|a|ti|tis *f*, *pl* **-ti|ti|den**: *Syn: alkoholische Pankreatitis*; in ihrem Pathomechanismus noch ungeklärte Entzündung der Bauchspeicheldrüse bei langjährigem, schwerem Alkoholabusus; Ⓔ *alcoholic pancreatitis*

Tab. 2. Alkoholgehalt verschiedener Getränke

Spirituosen	Vol. %	g Alkohol in 20 ml	g Alkohol in 0,7 l
Kirsch und Whisky	30	5	167
Doppelkorn	38	6	210
Gin	40	6	224
Cognac	42	7	233
Whisky, Wodka	43	7	238
Magenbitter	49	8	271
Obstler	50	8	277
Rum	70	11	388
Alkoholhaltige Volksheilmittel	**Vol. %**	**g Alkohol**	**g Alkohol in 150 ml**
Melissengeist	70	2,5 (1 Teelöffel)	83
Medizinalweine	15	2,0 (1 Esslöffel)	20
Biere	**Vol. %**	**g Alkohol in 0,3 l**	**g Alkohol in 0,5 l**
Alkoholfreie Biere	0,5	1,1	2
Pils	4	9	16
Weizenbier	5	2	21
Diätbier	6	13	24
Starkbier	bis 8,5	20	34
Kölsch	3–4	8	14
Weine	**Vol. %**	**g Alkohol in 150 ml**	**g Alkohol in 0,7 l**
Wein	15	18	83
Süßweine	16	19	89
Sherry, Portwein	22	26	122
Sekt, Champagner	9–14	14	70
Wermut	22	26	122

Alkolholpsylcholse *f*: Psychose* bei chronischem Alkoholabusus*; häufigste Formen sind Delirium* tremens, Alkoholhalluzinose* und Alkoholparanoia; Ⓔ *alcoholic psychosis*

Allkolhollrausch *m*: → *Alkoholvergiftung*

Allkolhollschmerz *m*: bei Patienten mit Lymphogranulomatose* auftretende Schmerzen in Lymphknoten und anderen befallenen Geweben im Anschluss an Alkoholgenuss; Ⓔ *post-alcoholic pain, alcohol-induced pain*

Allkolhollsynldrom, emlbrylolfeltalles *nt*: → *Alkoholembryopathiesyndrom*

Allkolhollulrie *f*: Alkoholausscheidung im Harn; Ⓔ *alcoholuria*

Allkolhollverlgifltung *f*: *Syn: Betrunkenheit, Alkoholrausch, Alkoholintoxikation*; akute Vergiftung durch einen überhöhten Alkoholkonsum; Ⓔ *alcoholic poisoning, alcohol intoxication*

Allkolhollwahnlsinn *m*: → *Alkoholhalluzinose*

Allkolhollzirlrholse *f*: *Syn: Cirrhosis alcoholica*; durch einen chronischen Alkoholabusus* hervorgerufene (häufigste) Form der Leberzirrhose*; Ⓔ *alcoholic cirrhosis*

Allkyllanlzilen *pl*: *Syn: alkylierende Substanzen*; als Zytostatika und Immunsuppressiva verwendete Substanzgruppe mit hemmender Wirkung auf die Zellteilung; Ⓔ *alkylating agents, alkylators*

All-, all- *präf.*: → *Allo-*

Allachläslthelsie *f*: → *Allästhesie*

Allanltilalsis *f, pl* **-ses**: *Syn: Wurstvergiftung*; Lebensmittelvergiftung durch, in Fleisch- oder Wurstwaren enthaltene Botulinustoxine; Ⓔ *sausage poisoning, allantiasis*

Allanltolgelnelse *f*: Harnsackbildung; Ⓔ *allantogenesis*

Allanltolin *nt*: *Syn: Glyoxylsäurediureid*; Endprodukt des Purinabbaus bei verschiedenen Säugetieren; Ⓔ *allantoin, 5-ureidohydantoin*

Allanltolinlulrie *f*: Allantoinausscheidung im Harn; Ⓔ *allantoinuria*

Allanltolis *f*: embryonaler Harnsack; Ⓔ *allantois, allantoid membrane*

allanltolisch *adj*: Allantois betreffend; Ⓔ *relating to the allantois, allantoic*

Alläslthelsie *f*: *Syn: Allachästhesie*; Fehlwahrnehmung von taktilen Reizen; Ⓔ *allesthesia, allachesthesia, allochesthesia, alloesthesia*

Allel *nt*: *Syn: Allelomorph*; Zustandsform eines Gens; Ⓔ *allele, allel, allelomorph*

Allellie *f*: *Syn: Allelomorphismus*; Vorkommen verschiedener Allele bzw. die dadurch bedingten verschiedenen Zustandsformen; Ⓔ *allelism, allelomorphism*

Allellolmorph *nt*: → *Allel*

Allellolmorlphislmus *m*: → *Allelie*

Allen-Spitz-Nävus *m*: *Syn: Spitz-Tumor, Spitz-Nävus, Epitheloidzellnävus, Spindelzellnävus, benignes juveniles Melanom*; v.a. bei Kindern auftretender benigner Nävuszellnävus*, der histologisch an ein malignes Melanom* erinnert; Ⓔ *Spitz-Allen nevus, Spitz nevus, benign juvenile melanoma, juvenile melanoma, epithelioid cell nevus, spindle and epithelioid cell nevus, spindle cell nevus, epithelioid cell nevus*

Allerlgen *nt*: eine Allergie verursachende oder auslösende Substanz; Ⓔ *allergen, sensitizer*

allerlgen *adj*: eine Allergie verursachend, als Allergen wirkend; Ⓔ *inducing allergy, allergenic*

Allerlgie *f*: durch eine Überempfindlichkeit(sreaktion) gegen ein Allergen ausgelöstes Krankheitsbild; Ⓔ *allergy, acquired sensitivity, induced sensitivity*

Allerlgilker *m*: Patient mit Allergie; Ⓔ *allergic*

allerlgisch *adj*: Allergie betreffend, durch Allergie verursacht, von Allergie betroffen, überempfindlich; Ⓔ *allergic, hypersensitive (gegen to)*

Allerlgollolge *m*: Arzt für Allergologie*; Ⓔ *allergologist, allergist*

Allerlgollolgie *f*: Wissenschaft von den Allergien; Ⓔ *allergology, allergy*

Al|ler|go|lo|gin *f*: Ärztin für Allergologie*; Ⓔ *allergologist, allergist*

Al|ler|go|se *f*: *Syn: allergische Erkrankung*; durch eine allergische Überempfindlichkeit hervorgerufene Erkrankung; Ⓔ *allergosis, allergic disease*

Al|les|che|ri|o|se *f*: *Syn: Allescheriasis*; Hautpilzerkrankung durch **Pseudallescheria boydii**; Ⓔ *allescheriasis, allescheriosis*

All|ge|mein|an|äs|the|sie *f*: *Syn: Allgemeinnarkose, Vollnarkose, Narkose*; durch Narkotika herbeigeführte künstliche, reversible Bewusstlosigkeit und Schmerzlosigkeit; Ⓔ *general anesthesia, narcosis, narcotism*

All|ge|mein|in|fek|ti|on *f*: den ganzen Körper befallende Infektion; Ⓔ *systemic infection*

All|ge|mein|nar|ko|se *f*: →*Allgemeinanästhesie*

Allo-, allo- *präf.*: Wortelement mit der Bedeutung „anders/verschieden"; Ⓔ *all(o)-*

Al|lo|ag|glu|ti|nin *nt*: *Syn: Isoagglutinin*; Alloantikörper* gegen Antigene der ABNull-Blutgruppen; Ⓔ *isoagglutinin, isohemagglutinin*

Al|lo|an|ti|gen *nt*: *Syn: Isoantigen*; Antigen* von einem Individuum der gleichen Spezies; Ⓔ *alloantigen, isophile antigen, isogeneic antigen, isoantigen, allogeneic antigen*

Al|lo|an|ti|kör|per *m*: *Syn: Isoantikörper*; Antikörper* gegen ein Alloantigen*; Ⓔ *isoantibody, alloantibody*

Al|lo|an|ti|se|rum *nt, pl* **-se|ren**: Immunserum gegen Alloantigene; Ⓔ *alloantiserum*

Al|lo|chei|rie *f*: →*Allochirie*

Al|lo|che|zie *f*: *Syn: Allochezia*; Entleerung anderer Massen als Stuhl aus dem After; Stuhlentleerung durch eine pathologische oder künstlich angelegte Fistel; Ⓔ *allochezia, allochetia*

al|lo|chi|ral *adj*: Allochirie betreffend; Ⓔ *allochiral*

Al|lo|chi|rie *f*: *Syn: Allocheirie*; Sensibilitätsstörung mit Projektion von Reizen auf die andere Hand; Ⓔ *allochiria, allocheiria, Bamberger's sign*

Al|lo|cor|tex *m*: *Syn: Allokortex*; die stammesgeschichtlich alten Hirnrindenteile; Ⓔ *allocortex*

Al|lo|dy|nie *f*: Schmerzempfindung bei leichter Berührung; Ⓔ *allodynia*

Al|lo|en|do|pro|the|se *f*: Prothese* aus körperfremdem Material; Ⓔ *alloplasty*

al|lo|gen *adj*: *Syn: allogenetisch, allogenisch, homolog*; von derselben Species stammend; Ⓔ *allogeneic, allogenic, homogenous, homologous, homological*

al|lo|ge|ne|tisch *adj*: →*allogen*

al|lo|ge|nisch *adj*: →*allogen*

al|lo|im|mun *adj*: mit Immunität gegen ein Alloantigen*; Ⓔ *alloimmune*

Al|lo|im|mu|ni|sie|rung *f*: *Syn: Isoimmunisierung*; durch ein Alloantigen* ausgelöste Antikörperbildung; Ⓔ *isoimmunization*

Al|lo|ke|ra|to|plas|tik *f*: Keratoplastik* mit körperfremdem Material; Ⓔ *allokeratoplasty*

Al|lo|ki|ne|se *f*: unbeabsichtigte Bewegung eines Gliedes anstelle eines anderen; Ⓔ *allokinesis*

al|lo|ki|ne|tisch *adj*: Allokinese betreffend; Ⓔ *relating to allokinesis, allokinetic*

Al|lo|kor|tex *m*: →*Allocortex*

Al|lo|lak|to|se *f*: Disaccharid*; isomer mit Lactose*; Ⓔ *allolactose*

Al|lo|me|trie *f*: unharmonisches Wachstum von Körperteilen; Ⓔ *allometry*

al|lo|me|trisch *adj*: Allometrie betreffend; Ⓔ *relating to allometry, allometric*

al|lo|morph *adj*: in verschiedenen Formen vorkommend, mit verschiedenen Formen; Ⓔ *allomorphic*

Al|lo|mor|pho|se *f*: *Syn: Allometrie*; von der Norm abweichendes Wachstum von Organen; Ⓔ *allometry*

Al|lo|pa|thie *f*: Bezeichnung für die Verwendung von Heilmitteln, die den Krankheitssymptomen entgegenwirken; Gegenbegriff zu Homöopathie*; Ⓔ *allopathy, heteropathy*

al|lo|pa|thisch *adj*: Allopathie betreffend, von ihr betroffen oder gekennzeichnet, auf ihr beruhend; Ⓔ *relating to allopathy, allopathic*

Al|lo|pla|sie *f*: *Syn: Heteroplasie*; atypisches Gewebewachstum mit Umwandlung in ein anderes Gewebe; Ⓔ *heteroplasia, heteroplasty, alloplasia*

Al|lo|plas|ma *nt*: *Syn: Paraplasma*; von der Zelle gebildete Einschlusskörperchen; Ⓔ *paraplasm*

Al|lo|plas|tik *f*: **1.** Ersatz eines Körperteils durch körperfremdes Material [Prothese] **2.** Prothese* aus körperfremdem Material; Alloendoprothese; Ⓔ **1.** *alloplasty, enthesis* **2.** *alloplast, alloplasty*

al|lo|plas|tisch *adj*: aus körperfremdem Material bestehend; Ⓔ *relating to alloplasty or an alloplast, alloplastic*

al|lo|psy|chisch *adj*: sich auf die Vorstellung von der Außenwelt beziehend; Ⓔ *allopsychic*

Al|lo|psy|cho|se *f*: Psychose* mit Verfälschung der Auffassung von der Außenwelt; Ⓔ *allopsychosis*

Al|lo|rhyth|mie *f*: *Syn: Allorrhythmie*; Herzrhythmusstörung mit regelmäßigen Extrasystolen; Ⓔ *allorhythmia*

al|lo|rhyth|misch *adj*: *Syn: allorrhythmisch*; Allorhythmie betreffend; Ⓔ *relating to or affected with allorhythmia, allorhythmic*

Al|lor|rhyth|mie *f*: →*Allorhythmie*

al|lor|rhyth|misch *adj*: →*allorhythmisch*

Al|lo|sen|si|bi|li|sie|rung *f*: *Syn: Isosensibilisierung*; Sensibilisierung durch Alloantigene; Ⓔ *allosensitization, isosensitization*

Al|lo|ste|rie *f*: (*chem.*) Änderung der räumlichen Struktur eines Makromolekül durch Einfluss einer kleineren Verbindung; Ⓔ *allosterism, allostery*

al|los|te|risch *adj*: Allosterie betreffend; Ⓔ *relating to allosterism, allosteric*

al|lo|therm *adj*: *Syn: poikilotherm, heterotherm*; wechselwarm; Ⓔ *cold-blooded, allotherm, poikilotherm*

al|lo|top *adj*: *Syn: allotopisch, dystop, dystopisch*; Allotopie betreffend, von ihr betroffen oder durch sie bedingt; Ⓔ *allotopic, dystopic, misplaced*

Al|lo|to|pie *f*: *Syn: Dystopie*; Gewebeverlagerung; oft gleichgesetzt mit Ektopie; Ⓔ *allotopia, dystopia, dystopy, malposition*

al|lo|to|pisch *adj*: →*allotop*

Al|lo|trans|plan|ta|ti|on *f*: *Syn: homologe/allogene/allogenetische Transplantation, Homoplastik, Homotransplantation*; plastische Operation mit Übertragung von homologem Gewebe; Ⓔ *homologous transplantation, allograft, allogeneic transplantation, allotransplantation, homotransplantation*

Al|lo|tri|o|pha|gie *f*: Essen ungewöhnlicher Stoffe, z.B. Erde, Glas; Ⓔ *allotriophagy*

Al|lo|ty|pie *f*: durch allele Gene hervorgerufener Strukturunterschied von Proteinketten bei Individuen einer Species; Ⓔ *allotypy*

al|lo|ty|pisch *adj*: Allotypie betreffend; Ⓔ *relating to an allotype, allotypic*

Al|o|pe|cia *f, pl* **-ci|ae**: *Syn: Kahlheit, Haarausfall, Haarlosigkeit, Alopezie*; angeborener oder erworbener, nur Teile des Körpers oder den ganzen Körper betreffender Verlust der Behaarung; Ⓔ *alopecia, calvities, hair loss, loss of hair, baldness, pelade, acomia*

Alopecia androgenetica: *Syn: androgenetische Alopezie, Haarausfall vom männlichen Typ, männliche Glatzenbildung, androgenetisches Effluvium, Calvities hippocratica*; autosomal vererbte Neigung zur Glatzenbildung bei Männern, die durch Androgene ausgelöst wird; bei Frauen [**androgenetische Alopezie der Frau**] liegt meist ein erhöhter Androgenspiegel [adrenogenitales Syndrom*, Androgentherapie] oder eine erhöhte

Testosteronempfindlichkeit der Haarfollikel vor; Ⓔ *patternal alopecia, patterned alopecia, androgenetic effluvium, androgenetic male alopecia, male pattern baldness, male pattern alopecia, common male baldness*

Alopecia areata: *Syn: Pelade, Area celsi*; kreisrunder Haarausfall; Ⓔ *Jonston's arc, Jonston's area, Celsus' area, Celsus' vitiligo, Jonston's alopecia*

Alopecia areata atrophicans: *Syn: Pseudopelade Brocq, Alopecia atrophicans*; erworbene, vernarbende Alopezie mit kleinen, scharf begrenzten Herden; Ⓔ *pseudopelade*

Alopecia atrophicans: → *Alopecia areata atrophicans*

Alopecia cicatricans: *Syn: narbige Alopezie*; durch Narbenbildung bedingte Haarlosigkeit; Ⓔ *cicatricial alopecia, scarring alopecia*

Alopecia climacterica: endokrin bedingter Haarausfall bei Frauen im Klimakterium; Ⓔ *climacteric alopecia, climacteric hair loss*

Alopecia decubitalis: *Syn: Säuglingsglatze, Dekubitalalopezie*; mechanischer Haarausfall durch Liegen auf dem Rücken; Ⓔ *infantile pressure alopecia*

Alopecia hereditaria: autosomal-rezessiver Haarausfall, der oft schon in der Kindheit beginnt; Ⓔ *patternal alopecia, patterned alopecia, androgenetic effluvium, androgenetic male alopecia, male pattern baldness, male pattern alopecia, common male baldness*

Alopecia mechanica: *Syn: mechanische Alopezie, Alopecia traumatica*; durch Druck oder Zug verursachter Haarausfall; Ⓔ *pressure alopecia*

Alopecia medicamentosa: diffuser, meist reversibler Haarausfall durch z.B. Zytostatika; Ⓔ *drug alopecia, drug-induced alopecia*

Alopecia mucinosa: *Syn: Pinkus Alopezie, Mucinosis follicularis, Mucophanerosis intrafollicularis et seboglandularis*; v.a. den Kopf und die obere Körperhälfte betreffende, herdförmig auftretende follikuläre Papeln mit Rötung, Schuppung und Haarausfall; Ⓔ *follicular mucinosis*

Alopecia postpartualis: *Syn: postpartale Alopezie*; reversibler Haarausfall nach der Geburt; Ⓔ *postpartum alopecia*

Alopecia praematura: bereits in der Pubertät einsetzende, familiäre Alopezie; Ⓔ *premature alopecia*

Alopecia seborrhoica: Alopezie bei Seborrhoe*; Ⓔ *seborrheic alopecia*

Alopecia traumatica: → *Alopecia mechanica*

Allolpelzie *f*: → *Alopecia*

androgenetische Alopezie: → *Alopecia androgenetica*

mechanische Alopezie: → *Alopecia mechanica*

narbige Alopezie: → *Alopecia cicatricans*

postpartale Alopezie: → *Alopecia postpartualis*

Alpers-Syndrom *nt*: *Syn: Alpers-Krankheit, Poliodystrophia cerebri progressiva infantilis*; erbliche, im Kleinkindalter beginnende, fortschreitende diffuse Hirnatrophie; Ⓔ *Alpers' syndrome, Alpers' disease, progressive cerebral poliodystrophy*

Alpers-Krankheit *f*: → *Alpers-Syndrom*

Alpha-Adrenorezeptorenblocker *m*: → *Alphablocker*

alpha-Aminobenzylpenicillin *nt*: → *Ampicillin*

Allphalalmyllalse *f*: *Syn: α-Amylase, Endoamylase, Speicheldiastase, Ptyalin*; von Ohr- und Bauchspeicheldrüse gebildete Amylase*, die Polysaccharide innerhalb des Moleküls spaltet; Ⓔ *alpha-amylase, endo-amylase, diastase*

alpha$_1$-Antitrypsin *nt*: in der Leber gebildeter Proteinasehemmer; Ⓔ *α_1-antitrypsin, alpha$_1$-antitrypsin*

alpha$_1$-Antitrypsinmangel *m*: *Syn: alpha$_1$-Antitrypsinmangelkrankheit*; genetisch bedingter Mangel an alpha$_1$-Antitrypsin im Serum; führt zu Entwicklung einer Leberzirrhose oder eines Lungenemphysems; Ⓔ *α_1-antitrypsin disease, α_1-antitrypsin deficiency, alpha$_1$-antitrypsin deficiency*

alpha$_1$-Antitrypsinmangelkrankheit *f*: → *alpha$_1$-Antitrypsinmangel*

Allphalblolckalde *f*: *Syn: Alpharezeptorenblockade*; Blockade der Alpharezeptoren; Ⓔ *alpha blockade, alpha-adrenergic blockade*

Allphalblolcker *pl*: *Syn: Alpha-Adrenorezeptorenblocker, Alpharezeptorenblocker, α-Adrenorezeptorenblocker*; die Alpharezeptoren blockierende Substanzen; Ⓔ *alpha-adrenergic blocking agent, alpha-blocker, alpha-adrenergic blocking agent, alpha-adrenergic receptor blocking agent, alpha-adrenergic receptor blocking drug, alpha blocking drug, alpha blocking agent, alphalytic*

Allphalfeltolproltelin *nt*: *Syn: alpha$_1$-Fetoprotein, α_1-Fetoprotein*; Glykoproteid, das v.a. in fetalem Gewebe gebildet wird; erhöhte Blutspiegel werden bei gewissen Erkrankungen [Leberzirrhose] und Tumoren [Leber-, Hodenkarzinom] gefunden; Ⓔ *alpha-fetoprotein, α-fetoprotein*

alpha$_1$-Fetoprotein *nt*: → *Alphafetoprotein*

Allphalglolbullin *nt*: *Syn: α-Globulin*; erste Plasmaeiweißfraktion bei der Elektrophorese; Ⓔ *α-globulin, alpha globulin*

Allphalhälmollylse *f*: *Syn: α-Hämolyse*; durch Ausbildung einer grünen Zone um die Kolonie gekennzeichnetes Bakterienwachstum mit Hämolyse auf Blutagar; Ⓔ *α-hemolysis, alpha-hemolysis*

allphalhälmollyltisch *adj*: *Syn: α-hämolytisch*; Alphahämolyse betreffend, mittels Alphahämolyse; Ⓔ *α-hemolytic, alpha-hemolytic*

Alpha-Kettenkrankheit *f*: *Syn: α-Schwerkettenkrankheit, α-Kettenkrankheit, Alpha-Schwerkettenkrankheit*; multifaktorielle Form der Schwerkettenkrankheit mit H-Ketten vom Alphatyp im Serum; klinisch auffällig sind chronischer Durchfall, Gewichtsverlust und Malabsorption*; Ⓔ *alpha chain disease*

Allphalmilmeltilkum *nt, pl* **-ka**: *Syn: Alphasympathomimetikum*; alpharezeptoren-stimulierendes Mittel; Ⓔ *alphamimetic*

allphalmilmeltisch *adj*: alpharezeptoren-stimulierend; Ⓔ *alphamimetic*

Allphalrelzepltolren *pl*: *Syn: alphaadrenerge Rezeptoren, α-Rezeptoren*; auf Adrenalin und andere Catecholamine ansprechende Rezeptoren des sympathischen Nervensystems; Ⓔ *alpha receptors, α-receptors, α-adrenergic receptors*

Allphalrelzepltolrenlblolckalde *f*: *Syn: Alphablockade*; Blockade der Alpharezeptoren; Ⓔ *alpha blockade, alpha-adrenergic blockade*

Allphalrelzepltolrenlblolcker *pl*: → *Alphablocker*

Alpha-Rhythmus *m*: *Syn: α-Rhythmus, Berger-Rhythmus*; Bezeichnung für Alpha-Wellen im Elektroenzephalogramm; Ⓔ *Berger's rhythm, alpha rhythm*

Alpha-Schwerkettenkrankheit *f*: → *Alpha-Kettenkrankheit*

Allphalstrahllen *pl*: *Syn: α-Strahlen, Alphastrahlung, α-Strahlung*; aus Alphateilchen* bestehende Korpuskularstrahlung; Ⓔ *alpha rays, α rays*

Allphalstrahller *pl*: Radionuklide, die beim Zerfall Alphateilchen* emittieren; Ⓔ *alpha radiators*

Allphalstrahllung *f*: → *Alphastrahlen*

Allphalsymlpaltholmilmeltilkum *nt, pl* **-ka**: → *Alphamimetikum*

Allphalteillchen *pl*: *Syn: α-Teilchen*; aus zwei Protonen und zwei Neutronen bestehende zweifach positive Teilchen; entsprechen dem Heliumkern; Ⓔ *alpha particle, α-particle*

Allphalvilrus *nt, pl* **-ren**: Viren der Togaviridae* mit zahlreichen menschenpathogenen Arten; Ⓔ *alphavirus*

Allphalwellllen *pl*: *Syn: α-Wellen*; normale Wellenform im Elektroenzephalogramm; Ⓔ *α waves, alpha waves*

Alpha-Zelladenokarzinom *nt*: → *Alpha-Zelladenom*

A

Alpha-Zelladenom *nt*: *Syn:* *Alpha-Zelladenokarzinom, A-Zelladenom, A-Zelladenokarzinom*; von den A-Zellen der Langerhans*-Inseln ausgehender bösartiger Tumor der Bauchspeicheldrüse; Ⓔ *alpha cell adenocarcinoma, alpha cell adenoma*

Al|pha|zel|len *pl*: **1.** *Syn:* *A-Zellen, α-Zellen*; Glukagonbildende Zellen der Langerhans*-Inseln der Bauchspeicheldrüse **2.** *Syn:* *azidophile Zellen, α-Zellen*; azidophile Zellen des Hypophysenvorderlappens, in denen STH gebildet wird; Ⓔ **1.** *alpha cells, A cells* **2.** *alpha cells, A cells*

Al|pha|zer|fall *m*: *Syn:* *α-Zerfall*; radioaktiver Zerfall, bei dem Alphateilchen frei werden; Ⓔ *alpha decay*

Alport-Syndrom *nt*: *Syn:* *Nephropathie-Taubheits-Syndrom*; familiäre Nephropathie* mit Innenohrtaubheit und Augenfehlbildungen; Ⓔ *Alport's syndrome*

Al|pros|ta|dil *nt*: *Syn:* *Prostaglandin E_1*; Prostaglandin mit gefäßerweiternder Wirkung; Ⓔ *alprostadil, prostaglandin E_1*

Alström-Hallgren-Syndrom *nt*: *Syn:* *Alström-Syndrom*; autosomal-rezessive Netzhautdegeneration kombiniert mit Innenohrtaubheit, Nierenveränderungen und endokrinen Störungen; Ⓔ *Alström's syndrome*

Alström-Syndrom *nt*: →*Alström-Hallgren-Syndrom*

Al|te|ra|ti|on *f*: Änderung, Veränderung, Abänderung, Umänderung; Ⓔ *alteration, change*

al|te|ra|tiv *adj*: verändernd, veränderlich; Ⓔ *alterative, alterant*

al|ter|nie|rend *adj*: abwechselnd, wechselweise, wechselseitig; Ⓔ *alternate, alternating, springing*

Al|ters|a|my|lo|i|do|se *f*: *Syn:* *senile Amyloidose*; durch AS-Amyloid hervorgerufene Amyloidose* mit Schädigung von Herzmuskel und Gehirn; Ⓔ *amyloidosis of aging, senile amyloidosis*

Al|ters|a|tro|phie *f*: physiologischer Abbau von Organen und Geweben im Alter; Ⓔ *senile atrophy*

Al|ters|de|menz *f*: *Syn:* *senile Demenz, Presbyophrenie*; Abnahme der geistigen Leistungsfähigkeit im Alter; Ⓔ *presbyophrenia, presbyphrenia*

Al|ters|di|a|be|tes *m*: nicht-insulinabhängiger Diabetes* mellitus; Ⓔ *adult-onset diabetes*

Al|ters|fle|cke *pl*: *Syn:* *Lentigo senilis*; durch eine Pigmentvermehrung verursachte physiologische Fleckung der Haut; Ⓔ *senile lentigo*

Al|ters|haut *f*: physiologische Abnahme der Hautelastizität und Atrophie der Haut ab dem 4. Lebensjahrzehnt; Ⓔ *gerodermia, geroderma*

atrophische Altershaut: *Syn:* **Greisenhaut, Geroderma**; dünne Altershaut des Greisenalters; Ⓔ *gerodermia, geroderma*

Al|ters|herz *nt*: *Syn:* *Presbykardie*; senile Herzkrankheit; Ⓔ *presbycardia*

Al|ters|hy|per|thy|re|o|se *f*: Hyperthyreose* im höheren Lebensalter; Ⓔ *senile hyperthyroidism, masked hyperthyroidism*

Al|ters|hy|po|thy|re|o|se *f*: Hypothyreose* im höheren Lebensalter; Ⓔ *senile hypothyroidism*

Al|ters|os|te|o|po|ro|se *f*: *Syn:* *senile Osteoporose*; physiologische, im Rahmen der allgemeinen Altersatrophie* auftretende Osteoporose* des Skeletts; Ⓔ *senile osteoporosis*

Al|ters|pem|phi|gus *m*: *Syn:* *bullöses Pemphigoid, Parapemphigus*; wahrscheinlich durch Autoantikörper verursachtes Pemphigoid* mit großen prallen Blasen; Ⓔ *pemphigoid, bullous pemphigoid*

Al|ters|pig|men|tie|run|gen *pl*: im Alter vermehrt auftretende Pigmentflecke der Haut; Ⓔ *senile lentigo*

Al|ters|schwer|hö|rig|keit *f*: *Syn:* *Presbyakusis*; physiologische Abnahme des Hörvermögens im Alter; betrifft v.a. die höheren Frequenzen; Ⓔ *presbycusis, presbyacousia, presbyacusia, presbyacusis*

Al|ters|sich|tig|keit *f*: →*Presbyopie*

Al|ters|spei|se|röh|re *f*: *Syn:* *Presbyösophagus*; senile Abnahme von Tonus und Kontraktion der Speiseröhre; Ⓔ *presbyesophagus*

Al|ters|star *m*: *Syn:* *Cataracta senilis*; häufigste Form der Katarakt*; Ⓔ *senile cataract*

Al|ters|ul|kus des Magens *m*: *Syn:* *Riesenmagengeschwür der alten Menschen*; durch arteriosklerotische Veränderungen von Magengefäßen hervorgerufenes, ausgedehntes Magengeschwür, das relativ symptomlos verläuft; Ⓔ *senile gastric ulcer*

Al|ters|war|ze *f*: *Syn:* *seborrhoische Alterswarze, seborrhoische Warze, seborrhoische Keratose, Verruca seborrhoica, Verruca senilis, Verruca seborrhoica senilis*; im höheren Alter gehäuft auftretender gutartiger, verruköser Tumor mit schmutzig-grauer zerklüfteter Oberfläche; Ⓔ *senile wart, seborrheic verruca, seborrheic keratosis*

Al|ters|weit|sich|tig|keit *f*: →*Presbyopie*

Al|tru|is|mus *m*: Nächstenliebe, Selbstlosigkeit, Uneigennützigkeit; Ⓔ *altruism*

al|tru|is|tisch *adj*: selbstlos, uneigennützig; Ⓔ *altruistic, unselfish*

A|lu|men *nt*: →*Alaun*

A|lu|mi|ni|um *nt*: zu den Erdmetallen gehörendes Leichtmetall; Ⓔ *aluminum, aluminium*

A|lu|mi|ni|um|lun|ge *f*: *Syn:* *Bauxitfibrose, Aluminose, Aluminiumstaublunge*; durch langjähriges Einatmen von Aluminiumstaub [Kaolin, Bauxit] hervorgerufene Pneumokoniose*; Ⓔ *aluminosis*

A|lu|mi|ni|um|os|te|o|pa|thie *f*: durch Aluminium verursachte Mineralisationsstörung der Knochen; Ⓔ *aluminum osteopathy*

A|lu|mi|ni|um|staub|lun|ge *f*: →*Aluminiumlunge*

A|lu|mi|no|se *f*: →*Aluminiumlunge*

Al|ve|o|bron|chi|o|li|tis *f, pl* **-ti|den**: *Syn:* *Alveolobronchiolitis*; Entzündung von Lungenbläschen/Alveolen und Bronchien; Ⓔ *inflammation of the bronchioles and alveoli, alveobronchiolitis*

al|ve|o|bron|chi|o|li|tisch *adj*: *Syn:* *alveolobronchiolitisch*; Alveobronchiolitis betreffend, von ihr betroffen oder gekennzeichnet, durch sie bedingt; Ⓔ *relating to or marked by alveobronchiolitis, alveobronchiolitic*

al|ve|o|lär *adj*: **1.** mit Hohlräumen versehen **2.** Lungenalveolen betreffend **3.** Zahnalveolen betreffend; Ⓔ **1.** *alveolate, pitted* **2.** *relating to an alveolus, alveolar, faveolate* **3.** *relating to dental alveoli*

Al|ve|o|lar|druck *m*: Druck innerhalb der Lungenalveolen; Ⓔ *alveolar pressure, intra-alveolar pressure*

Al|ve|o|lar|epi|thel|zel|len *pl*: →*Alveolarzellen*

Al|ve|o|lar|gän|ge *pl*: *Syn:* *Ductus alveolares*; Endkanälchen des Lungengewebes, deren Wände Alveolensäckchen* aufweisen; Ⓔ *alveolar ducts*

Al|ve|o|lar|gas *nt*: →*Alveolarluft*

Al|ve|o|lar|luft *f*: *Syn:* *alveolares Gasgemisch, Alveolargas*; Gasgemisch der Lungenalveolen; enthält mehr Kohlendioxid als die eingeatmete Luft; Ⓔ *alveolar air, alveolar gas*

Al|ve|o|lar|ma|kro|pha|ge *m*: *Syn:* *Staubzelle, Körnchenzelle, Alveolarphagozyt, Rußzelle*; in den Septen der Lungenalveolen sitzende Monozyten, die Kohle- und Staubpartikel aufnehmen und Zellen phagozytieren; Ⓔ *alveolar macrophage, coniophage, dust cell, alveolar phagocyte*

Al|ve|o|lar|pha|go|zyt *m*: →*Alveolarmakrophage*

Al|ve|o|lar|pro|te|i|no|se *f*: *Syn:* *pulmonale alveoläre Proteinose, Lungenproteinose*; seltene, chronisch-verlaufende Lungenerkrankung durch eine übermäßige Produktion von Surfactant-Faktor*; Ⓔ *pulmonary alveolar proteinosis*

Al|ve|o|lar|säck|chen *pl*: *Syn:* *Alveolensäckchen, Sacculi alveolares*; blinde Enden der Alveolargänge, von denen die Lungenbläschen ausgehen; Ⓔ *air saccules, alveo-*

lar saccules, alveolar sacs, air sacs

Al|ve|o|lar|zel|len *pl*: ***Syn:*** *Alveolarepithelzellen, Pneumozyten*; Epithelzellen der Lungenbläschen; Ⓔ *pneumonocytes, pneumocytes, alveolar cells, alveolar epithelial cells*

Al|ve|o|lar|zel|len|kar|zi|nom *nt*: → *Alveolarzellkarzinom*

Al|ve|o|lar|zell|kar|zi|nom *nt*: ***Syn:*** *bronchiolo-alveoläres Lungenkarzinom, Alveolarzellenkarzinom, Lungenadenomatose, Carcinoma alveolocellulare/alveolare*; seltenes Adenokarzinom* der Lunge; trotz frühzeitiger hämatogener Metastasierung* ist die Prognose relativ gut; Ⓔ *alveolar cell tumor, alveolar cell carcinoma, bronchiolar adenocarcinoma, pulmonary adenomatosis, pulmonary carcinosis, bronchoalveolar pulmonary carcinoma, bronchioloalveolar carcinoma, bronchiolar carcinoma, bronchoalveolar carcinoma*

Al|ve|o|le *f*: → *Alveolus*

Al|ve|o|lek|to|mie *f*: operative (Teil-)Entfernung von Zahnalveolen; Ⓔ *alveolectomy*

Al|ve|o|len|säck|chen *pl*: → *Alveolarsäckchen*

Al|ve|o|li|tis *f, pl* **-ti|den: 1.** Entzündung der Lungenbläschen/Alveoli pulmones **2.** Entzündung der Zahnfächer/Alveoli dentales; Ⓔ **1.** *inflammation of alveoli, alveolitis* **2.** *inflammation of a tooth socket, alveolitis, odontobothritis*

exogen allergische Alveolitis: ***Syn:*** *Hypersensivitätspneumonitis*; durch organische Staubpartikel hervorgerufene allergische Reaktion der Lungenalveolen; Ⓔ *allergic alveolitis, extrinsic (allergic) alveolitis, hypersensitivity pneumonitis*

fibrosierende Alveolitis: ***Syn:*** *idiopathische Lungenfibrose*; Lungenfibrose* ohne nachweisbare Ursache; Ⓔ *fibrosing alveolitis*

al|ve|o|li|tisch *adj*: Alveolitis betreffend, von ihr betroffen oder gekennzeichnet, durch sie bedingt; Ⓔ *relating to or marked by alveolitis, alveolitic*

Al|ve|o|lo|bron|chi|o|li|tis *f, pl* **-ti|den:** ***Syn:*** *Alveobronchiolitis*; Entzündung von Lungenbläschen/Alveolen und Bronchien; Ⓔ *inflammation of the bronchioles and alveoli, alveobronchiolitis*

al|ve|o|lo|bron|chi|o|li|tisch *adj*: ***Syn:*** *alveobronchiolitisch*; Alveolobronchiolitis betreffend, von ihr betroffen oder gekennzeichnet, durch sie bedingt; Ⓔ *relating to or marked by alveobronchiolitis, alveobronchiolitic*

al|ve|o|lo|den|tal *adj*: ***Syn:*** *dentoalveolär*; Zahnfach und Zahn/Dens betreffend oder verbindend; Ⓔ *relating to both alveoli and teeth, alveolodental*

al|ve|o|lo|la|bi|al *adj*: Alveolarfortsatz und Lippen/Labia betreffend; Ⓔ *relating to both alveolar processes and lips, alveololabial*

al|ve|o|lo|pa|la|tal *adj*: Alveolarfortsatz und Gaumen/Palatum betreffend oder verbindend; Ⓔ *relating to both alveolar process and palate, alveolopalatal*

Al|ve|o|lo|to|mie *f*: Eröffnung von Zahnalveolen; Ⓔ *alveolotomy*

Al|ve|o|lus *m, pl* **-li: 1.** Alveole, kleine sackähnliche Ausbuchtung **2.** Lungenbläschen, Alveole; Ⓔ **1.** *alveolus* **2.** *alveolus, pulmonary alveolus*

Alveoli dentales: Zahnfächer der Alveolarfortsätze von Unter- und Oberkiefer; Ⓔ *alveolar cavities, dental alveoli, tooth sockets*

Alveoli dentales mandibulae: Zahnfächer des Unterkiefers; Ⓔ *dental alveoli of mandible*

Alveoli dentales maxillae: Zahnfächer des Oberkiefers; Ⓔ *dental alveoli of maxilla*

Alveoli pulmonis: Lungenbläschen; Ⓔ *Malpighi's vesicles, air vesicles, air cells, bronchic cells, pulmonary alveoli, pulmonary vesicles, alveoli*

Al|lym|pho|pla|sie *f*: ***Syn:*** *Alymphoplasia*; fehlende Lymphozytenbildung im Knochenmark; Ⓔ *alymphoplasia*

Al|lym|pho|zy|to|se *f*: absoluter Lymphozytenmangel im Blut; Ⓔ *alymphocytosis*

al|lym|pho|zy|to|tisch *adj*: Alymphozytose betreffend, von ihr betroffen oder gekennzeichnet, durch sie bedingt; Ⓔ *relating to or marked by alymphocytosis, alymphocytotic*

Alzheimer-Degenerationsfibrillen *pl*: Alzheimer-Fibrillen; *s.u. Alzheimer-Krankheit*; Ⓔ *Alzheimer's fibers*

Alzheimer-Demenz, präsenile *f*: → *Alzheimer-Krankheit*

Alzheimer-Fibrillen *pl*: *s.u. Alzheimer-Krankheit*; Ⓔ *Alzheimer's fibers*

Alzheimer-Krankheit *f*: ***Syn:*** *präsenile Alzheimer-Demenz, Demenz vom Alzheimer-Typ*; multifaktoriell bedingte, präsenile [meist 5.–6. Lebensjahrzehnt] Atrophie der Großhirnrinde mit typischem pathohistologischen Bild [**Alzheimer-Fibrillen, Alzheimer-Plaques**]; im Laufe der Krankheit kommt es zum fortschreitenden geistigen und körperlichen Verfall der Patienten; Ⓔ *presenile dementia, Alzheimer's disease, Alzheimer's sclerosis*

Alzheimer-Plaques *pl*: *s.u. Alzheimer-Krankheit*; Ⓔ *Alzheimer's glands, senile glands, senile plaques, Alzheimer's plaques*

Am-, am- *präf.*: → *Amb-*

A|mal|gam *nt*: ***Syn:*** *Quecksilberlegierung*; Legierung von Quecksilber mit anderen Metallen; in der Zahnmedizin als Füllungsmaterial verwendet; Ⓔ *amalgam*

A|ma|ni|ta *f*: Pilzgattung mit zahlreichen giftigen Arten; Ⓔ *Amanita*

A|ma|ni|ta|to|xin *nt*: in Amanita*-Arten enthaltene Lebergifte; Ⓔ *amanitotoxin, Amanita toxin*

A|ma|ni|tin *nt*: im **grünen Knollenblätterpilz** [Amanita phalloides] enthaltenes hochgiftiges Mykotoxin*, das zu Leberzellverfettung und -nekrose führt; Ⓔ *amanitine*

A|mas|tie *f*: ***Syn:*** *Mammaaplasie*; angeborenes, ein- oder beidseitiges Fehlen der Brustdrüse; Ⓔ *amastia, amazia*

a|ma|tho|phob *adj*: Amathophobie betreffend, durch sie gekennzeichnet; Ⓔ *relating to or marked by amathophobia*

A|ma|tho|pho|bie *f*: krankhafte Angst vor Staub oder Schmutz; Ⓔ *irrational fear of dust, amathophobia*

A|ma|to|xi|ne *pl*: in Amanita*-Arten enthaltene Lebergifte; Ⓔ *amatoxins*

A|mau|ro|se *f*: ***Syn:*** *(totale) Blindheit, Erblindung, Amaurosis*; vollständige, durch eine amaurotische Pupillenstarre* gekennzeichnete Erblindung bei Ausfall sämtlicher optischer Funktionen; Ⓔ *blindness, amaurosis, ablepsia, ablepsy*

kongenitale Amaurose (Leber): ***Syn:*** *Leber-Syndrom, Leber-Optikusatrophie*; rezessiv-geschlechtsgebundene, i.d.R. beidseitige Atrophie des Sehnervens mit Erblindung; Ⓔ *Leber's congenital amaurosis*

totale Amaurose: → *Amaurose*

zentrale Amaurose: → *zerebrale Amaurose*

zerebrale Amaurose: ***Syn:*** *zentrale Blindheit, zentrale Amaurose, Amaurosis centralis*; durch eine Störung der Sehbahn oder der Sehzentren [Rindenblindheit*] bedingte Erblindung; Ⓔ *cerebral amaurosis, central amaurosis*

A|mau|ro|sis *f, pl* **-ses:** → *Amaurose*

Amaurosis centralis: → *zerebrale Amaurose*

Amaurosis congenita: angeborene Blindheit, z.B. bei Netzhautaplasie; Ⓔ *hereditary retinal aplasia*

Amaurosis fugax: nur kurz andauernde, vollständig reversible Erblindung; Ⓔ *amaurosis fugax, visual blackout, flight blindness*

Amaurosis partialis fugax: plötzliche vorübergehende beidseitige Sehstörung [z.B. **Amaurosis fugax der Flieger**]; Ⓔ *scintillating scotoma, flittering scotoma*

a|mau|ro|tisch *adj*: Blindheit/Amaurose betreffend; Ⓔ *relating to or suffering from amaurosis, amaurotic*

A

Amb-, amb- *präf.*: Wortelement mit der Bedeutung **1.** „beide/beidseitig" **2.** „um...herum"; Ⓔ **1.** *amb-, both sides, both* **2.** *around*
Ambi-, ambi- *präf.*: →*Amb-*
am|bi|dex|ter *adj*: mit beiden Händen, beidhändig; Ⓔ *ambidextrous, ambidexter*
Am|bi|dex|trie *f*: weder Rechts- noch Linkshändig; Beidhändigkeit; Ⓔ *ambidexterity, ambidextrality, ambidextrism*
am|big *adj*: zweideutig, mehrdeutig, vieldeutig; doppelsinnig; unklar, unbestimmt; Ⓔ *ambiguous*
Am|bi|gu|i|tät *f*: Zweideutigkeit, Mehrdeutigkeit, Vieldeutigkeit; Doppelsinn, Doppelsinnigkeit; Unklarheit; Ⓔ *ambiguity*
am|bi|gu|os *adj*: (*anatom.*) (s.) nach zwei Seiten neigend; Ⓔ *ambiguous*
am|bi|la|te|ral *adj*: beide Seiten betreffend; Ⓔ *ambilateral*
Am|bi|se|xu|a|li|tät *f*: *Syn: Bisexualität*; sexuelle Neigung zu beiden Geschlechtern; Ⓔ *bisexuality*
am|bi|se|xu|ell *adj*: *Syn: bisexuell*; Ambisexualität betreffend; Ⓔ *bisexual*
Am|bi|ten|denz *f*: *Syn: Doppelwertigkeit*; Ambivalenz* des Wollens; gleichzeitiges Bestehen gegensätzlicher Wünsche und Triebe; Ⓔ *ambitendency*
am|bi|va|lent *adj*: zwiespältig, nach zwei Seiten neigend; Ⓔ *relating to or characterized by ambivalence, ambivalent*
Am|bi|va|lenz *f*: Doppelwertigkeit; gleichzeitiges Bestehen miteinander unvereinbarer, entgegengesetzter Gefühle; Ⓔ *ambivalence*
Am|bi|ver|si|on *f*: gleichzeitiges Vorkommen von Introversion und Extroversion in einer Person; Ⓔ *ambiversion*
am|bi|ver|tiert *adj*: sowohl intovertiert als auch extrovertiert; Ⓔ *ambiverted*
Ambly-, ambly- *präf.*: Wortelement mit der Bedeutung „stumpf/abgestumpft"; Ⓔ *ambly-, dull, blunt, dim*
Am|bly|om|ma *nt*: *Syn: Buntzecken*; Schildzeckengattung, die häufig Erreger überträgt; Ⓔ *Amblyomma*
am|bly|op *adj*: *Syn: amblyopisch, schwachsichtig*; Amblyopie betreffend, durch sie bedingt; Ⓔ *relating to or suffering from amblyopia, amblyopic*
Am|bly|o|pie *f*: *Syn: Amblyopia*; angeborene oder erworbene Schwachsichtigkeit ohne erkennbare organische Ursache; Ⓔ *weak-sightedness*
toxische Amblyopie: *Syn: Intoxikationsamblyopie*; durch chronischen Alkohol- oder Nikotingenuss verursachte Amblyopie; Ⓔ *intoxication amaurosis, toxic amblyopia, toxic amaurosis*
am|bly|o|pisch *adj*: →*amblyop*
Ambo-, ambo- *präf.*: →*Amb-*
Am|boss *m*: *Syn: Incus*; mittleres Gehörknöchelchen, das mit Hammer und Steigbügel verbunden ist; Ⓔ *incus, anvil*
Am|boss|fal|te *f*: *Syn: Plica incudalis*; Schleimhautfalte zwischen Amboss und Paukenhöhlenwand; Ⓔ *incudal fold*
Am|boss|kör|per *m*: *Syn: Ambosskrone, Corpus incudis*; Hauptteil des Amboss [Incus*], der mit dem Hammer [Malleus*] über das Hammer-Amboss-Gelenk* verbunden ist; Ⓔ *body of incus*
Am|boss|kro|ne *f*: →*Ambosskörper*
Amboss-Steigbügel-Gelenk *nt*: *Syn: Inkudostapedialgelenk, Articulatio incudostapedialis*; gelenkige Verbindung zwischen Amboss und Steigbügel im Mittelohr; Ⓔ *incudostapedial joint, incudostapedial articulation*
Am|bo|zep|tor *m*: zweiwertiger Antikörper, der über eine Komplementbildung zur Auflösung von Zellen führt; Ⓔ *amboceptor*
am|bu|lant *adj*: *Syn: ambulatorisch*; ohne stationäre Aufnahme, während einer Sprechstunde; Ⓔ *ambulatory, ambulant*
am|bu|la|to|risch *adj*: →*ambulant*
A|mei|sen|lau|fen *nt*: Hautkribbeln als Störung der normalen Empfindung; Ⓔ *formication*
A|mei|sen|säu|re *f*: einfachste Monocarbonsäure; Ⓔ *formic acid*
a|mel *adj*: Amelie betreffend, von ihr betroffen oder gekennzeichnet, durch sie bedingt; Ⓔ *without limbs, amelic*
A|me|la|no|se *f*: selten gebrauchte Bezeichnung für einen Melaninmangel der Haut oder anderer Gewebe; Ⓔ *amelanosis*
a|me|la|no|tisch *adj*: Amelanose betreffend; Ⓔ *lacking in melanin, without melanin, amelanotic*
A|me|lie *f*: *Syn: Amelia*; angeborenes Fehlen einer oder mehrerer Gliedmaße; Ⓔ *amelia*
Amelo-, amelo- *präf.*: Wortelement mit Bezug auf „Zahnschmelz/Enamelum"; Ⓔ *amel(o)-*
A|me|lo|blast *m*: *Syn: Adamantoblast, Ganoblast, Zahnschmelzbildner*; den Zahnschmelz bildende Zelle; Ⓔ *ameloblast, adamantoblast, ganoblast, enamel cell, enameloblast*
a|me|lo|blas|tisch *adj*: Ameloblasten betreffend; Ⓔ *ameloblastic*
A|me|lo|blas|tom *nt*: *Syn: Adamantinom, Ganoblastom*; meist im Unterkiefer auftretende zystische Geschwulst, die von Epithelresten ausgeht; Ⓔ *enameloblastoma, adamantinoma, ameloblastoma, adamantoblastoma, adamantoma*
A|me|lo|blas|to|sar|kom *nt*: bösartiges Ameloblastom*; Ⓔ *adamantinocarcinoma, ameloblastic sarcoma*
a|me|lo|gen *adj*: Amelogenese betreffend, zahnschmelzbildend; Ⓔ *relating to amelogenesis, forming enamel, amelogenic*
A|me|lo|ge|ne|se *f*: *Syn: Amelogenesis*; Zahnschmelzbildung; Ⓔ *amelogenesis, enamelogenesis*
A|me|lo|ge|ne|sis *f*: →*Amelogenese*
Amelogenesis imperfecta: angeborene Störung der Zahnschmelzbildung mit unterschiedlicher Ausprägung; Ⓔ *herditary brown enamel, amelogenesis imperfecta*
A|me|nor|rhö *f, pl* **-rhö|en**: →*Amenorrhoe*
A|me|nor|rhoe *f, pl* **-rho|en**: *Syn: Amenorrhö, Amenorrhoea*; Ausbleiben der Monatsblutung; Ⓔ *amenorrhea, abnormal cessation of menses, absence of menses, menostasia, menostasis*
ernährungsbedingte Amenorrhoe: →*nutritive Amenorrhoe*
nutritive Amenorrhoe: *Syn: Notstandsamenorrhoe, ernährungsbedingte Amenorrhoe*; durch eine Mangelernährung verursachte Amenorrhoe; Ⓔ *dietary amenorrhea, nutritional amenorrhea*
Amenorrhoe-Galaktorrhoe-Syndrom *nt*: *Syn: Galaktorrhoe-Amenorrhoe-Syndrom*; Erkrankung mit endokrin bedingter Erhöhung des Prolaktinspiegels [Hyperprolaktinämie] und dadurch verursachter Galaktorrhoe und Amenorrhoe; Ⓔ *amenorrhea-galactorrhea syndrome, galactorrhea-amenorrhea syndrome*
Amenorrhö-Galaktorrhö-Syndrom *nt*: →*Amenorrhoe-Galaktorrhoe-Syndrom*
A|men|tia *f*: *Syn: Amenz, amentielles Syndrom*; leichte Bewusstseinseinschränkung mit Zusammenhangslosigkeit des Denkens, Ratlosigkeit, Desorientiertheit und Halluzinationen; Ⓔ *amentia, mental retardation*
A|menz *f*: →*Amentia*
a|me|trop *adj*: *Syn: ametropisch*; Ametropie betreffend; Ⓔ *relating to or suffering from ametropia, ametropic*
A|me|tro|pie *f*: Fehlsichtigkeit [Hyperopie*, Myopie*] durch Brechungsanomalien des Auges; Ⓔ *ametropia*
a|me|tro|pisch *adj*: →*ametrop*
A|mid *nt*: Ammoniakverbindung, in der ein Wasserstoffatom durch ein Metallatom [**Metallamid**] oder einen

Säurerest [**Säureamid**] ersetzt ist; Ⓔ *amide*

A|mi|da|se *f*: Hydrolase*, die Säureamide spaltet; Ⓔ *amidase*

A|mi|do|hy|dro|la|se *f*: ***Syn:*** *Desamidase*; Hydrolase*, die die Spaltung der C-N-Bindung in nicht-zyklischen Amiden fördert; Ⓔ *amidohydrolase, deamidase*

-ämie *suf.*: Wortelement mit der Bedeutung „erhöhter (Blut-)Spiegel"; Ⓔ *-emia*

a|mi|kro|bi|ell *adj*: nicht von Mikroben verursacht; Ⓔ *not microbic, amicrobic*

A|mi|mie *f*: Verlust der Mimik, z.B. bei Parkinson*-Krankheit [Maskengesicht]; Ⓔ *amimia*

A|min *nt*: Ammoniakverbindung, in der ein oder mehrere Wasserstoffatome durch einen organischen Rest ersetzt sind; je nach der Anzahl der ersetzten H-Atome unterscheidet man **primäre**, **sekundäre** und **tertiäre Amine**; Ⓔ *amine*

biogenes Amin: ***Syn:*** *Bioamin*; natürliches, in Pflanzen oder Tieren vorkommendes Amin mit Bedeutung für den Stoffwechsel; Ⓔ *bioamine, biogenic amine*

A|min|kol|pi|tis *f, pl* **-ti|den**: ***Syn:*** *bakterielle Vaginose*; Besiedlung der Scheide mit **Gardnerella vaginalis** und anderen Bakterien [Staphylokokken, Streptokokken, Escherichia coli], die zu grau-weißem Ausfluss mit fischähnlichem Geruch führt; Ⓔ *bacterial vaginosis, nonspecific vaginosis*

A|mi|no|a|zid|ä|mie *f*: ***Syn:*** *Hyperaminoazidämie*; erhöhter Aminosäuregehalt des Blutes; Ⓔ *aminoacidemia*

A|mi|no|a|zid|u|rie *f*: ***Syn:*** *Hyperaminoazidurie*; gesteigerte Aminosäureausscheidung im Harn; Ⓔ *aminoaciduria, acidaminuria*

A|mi|no|ben|zol *nt*: → *Anilin*

A|mi|no|bern|stein|säu|re *f*: → *Asparaginsäure*

A|mi|no|es|sig|säu|re *f*: ***Syn:*** *Glyzin, Glykokoll, Glycin, Leimzucker*; einfachste Aminosäure; Bestandteil vieler Gerüsteiweiße; Ⓔ *aminoacetic acid, glycine, glycocine, glycocoll, collagen sugar, gelatine sugar*

A|mi|no|glu|co|se *f*: ***Syn:*** *Glukosamin, Aminoglukose, Glucosamin*; Aminozuckerderivat der Glucose*; Baustein komplexer Polysaccharide*; Ⓔ *glucosamine, chitosamine*

α-A|mi|no|glu|tar|säu|re *f*: ***Syn:*** *Glutaminsäure*; nicht-essentielle Aminosäure, die eine wichtige Rolle im Citratzyklus und Aminosäureabbau spielt; Ⓔ *glutamic acid*

Aminoglykosid-Antibiotikum *nt, pl* **-ka**: aus glykosidisch verknüpften Aminozuckern aufgebaute Antibiotikagruppe mit meist breitem Wirkungsspektrum; Ⓔ *aminoglycoside, aminoglycoside antibiotic*

A|mi|no|grup|pe *f*: die aus Ammoniak durch Substitution eines Wasserstoffatoms erhaltene NH_2-Gruppe; Ⓔ *amino radical*

A|mi|no|hy|dro|la|se *f*: ***Syn:*** *Desaminase*; Hydrolase*, die die Abspaltung von Ammoniak aus zyklischen Amiden katalysiert; Ⓔ *aminohydrolase, deaminase*

α-Amino-β-hydroxybuttersäure *f*: ***Syn:*** *Threonin*; essentielle Aminosäure; Ⓔ *threonine*

α-A|mi|no|i|so|cap|ron|säu|re *f*: ***Syn:*** *Leuzin, Leucin*; essentielle Aminosäure; Ⓔ *leucine*

α-A|mi|no|i|so|va|le|ri|an|säu|re *f*: ***Syn:*** *Valin*; essentielle Aminosäure; Ⓔ *valine, 2-aminoisovaleric acid*

δ-A|mi|no|lä|vu|lin|säu|re *f*: ***Syn:*** *Deltaaminolävulinsäure*; Zwischenprodukt der Porphyrinsynthese; wird bei Bleivergiftung und Porphyrie vermehrt im Harn ausgeschieden; Ⓔ *δ-aminolevulinic acid*

A|mi|no|pep|ti|da|se *f*: Hydrolase*, die die N-terminale Aminosäure von Proteinen abspaltet; Ⓔ *aminopeptidase*

A|mi|no|pro|pi|on|säu|re *f*: → *Alanin*

A|mi|no|pte|rin *nt*: ***Syn:*** *Methotrexat*; Folsäureantagonist, der als Zytostatikum* verwendet wird; Ⓔ *aminopterin, aminopteroylglutamic acid, 4-aminofolic acid*

6-A|mi|no|pu|rin *nt*: → *Adenin*

A|mi|no|säu|re|di|a|be|tes *m*: genetisch bedingte Ausscheidung von Aminosäuren und Zucker im Harn; Ⓔ *amino acid diabetes*

A|mi|no|säu|ren *pl*: Carbonsäuren, bei denen ein H-Atom durch eine Aminogruppe ersetzt wurde; einfachste Bausteine der Eiweiße; Ⓔ *amino acids*

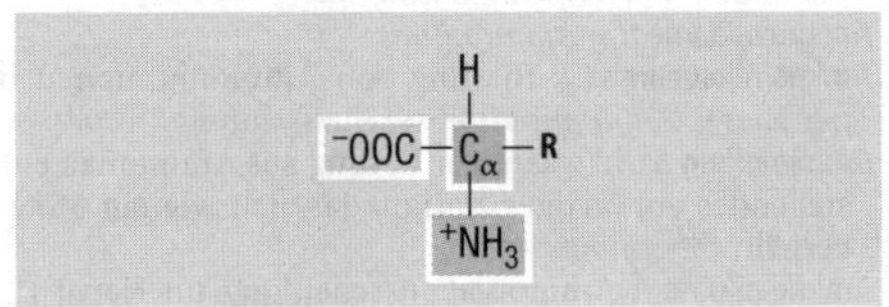

Abb. 3. Grundstruktur der α-Aminosäuren

essentielle Aminosäuren: Aminosäuren, die mit der Nahrung aufgenommen werden müssen; Ⓔ *essential amino acids, nutritionally indispensable amino acids*

glucogene Aminosäuren: → *glucoplastische Aminosäuren*

glucoplastische Aminosäuren: ***Syn:*** *glucogene Aminosäuren*; Aminosäuren, die in Zucker umgewandelt werden können; Ⓔ *glucogenic amino acids, glucoplastic amino acids*

ketogene Aminosäuren: → *ketoplastische Aminosäuren*

ketoplastische Aminosäuren: ***Syn:*** *ketogene Aminosäuren*; Aminosäuren, die Ketonkörper bilden; Ⓔ *ketoplastic amino acids*

nicht-essentielle Aminosäuren: Aminosäuren, die nicht mit der Nahrung aufgenommen werden müssen; Ⓔ *non-essential amino acids, dispensable amino acids, nutritionally dispensable amino acids*

A|mi|no|säu|re|o|xi|da|se *f*: Enzym, das die Bildung von Ketosäuren aus Aminosäuren katalysiert; Ⓔ *amino acid oxidase*

A|mi|no|säu|re|o|xi|da|ti|on *f*: oxidativer Aminosäureabbau; Ⓔ *amino acid oxidation*

A|mi|nos|u|rie *f*: → *Aminurie*

A|mi|no|trans|fe|ra|se *f*: ***Syn:*** *Transaminase*; Enzym, das die Aminogruppe von einer Substanz auf eine andere überträgt; Ⓔ *aminotransferase, transaminase, aminopherase*

A|mi|no|zu|cker *m*: Einfachzucker, in dem die OH-Gruppe durch die NH_2-Gruppe ersetzt ist; Ⓔ *glycosamine, aminosaccharide, amino sugar*

A|min|u|rie *f*: ***Syn:*** *Aminosurie*; gesteigerte Aminausscheidung im Harn; Ⓔ *aminosuria, aminuria*

-ämisch *suf.*: in Adjektiven verwendetes Wortelement mit der Bedeutung „mit erhöhtem (Blut-)spiegel"; Ⓔ *-emic*

A|mi|to|se *f*: ***Syn:*** *direkte Zellteilung, amitotische Zellteilung*; ohne Ausbildung einer Teilungsspindel verlaufende Zellteilung; Ⓔ *direct cell division, direct nuclear division, amitosis, holoschisis*

a|mi|to|tisch *adj*: Amitose betreffend, ohne Ausbildung einer Teilungsspindel verlaufend; Ⓔ *relating to or marked by amitosis, acinetic, amitotic, akinetic*

Am|men|phä|no|men *nt*: ***Syn:*** *Ammenwachstum, Satellitenphänomen, Satellitenwachstum*; stärkeres Wachstum von Bakterien [z.B. Haemophilus] im Hämolysehof von Staphylococcus* aureus; Ⓔ *satellite phenomenon, satellitism*

Am|men|wachs|tum *nt*: → *Ammenphänomen*

Am|men|zel|len *pl*: ***Syn:*** *Sertoli-Zellen, Stützzellen, Fußzellen*; pyramidenförmige Zellen des Hodens, die für die Ernährung der Samenzellen von Bedeutung sind; Ⓔ *Sertoli's cells, sustentacular cells, nurse cells, nursing cells, foot cells*

Am|mon|ä|mie *f*: ***Syn:*** *Hyperammonämie, Hyperammoni-*

A

ämie; erhöhter Ammoniakgehalt des Blutes; Ⓔ *ammonemia, ammoniemia*

Am|mo|ni|ak *nt*: farbloses, stechend riechendes Gas; löst sich leicht in Wasser [Salmiakgeist]; Ⓔ *ammonia, volatile alkali*

am|mo|ni|a|ka|lisch *adj*: Ammoniak enthaltend; (*Urin, Ausfluss*) nach Ammoniak riechend; Ⓔ *relating to ammonia, ammoniacal, ammoniac*

Am|mo|ni|ä|mie *f*: →*Ammonämie*

Am|mo|ni|o|ge|ne|se *f*: Bildung von Ammoniumionen in der Niere; Ⓔ *ammonium synthesis, ammonigenesis*

Am|mo|ni|um *nt*: in wässriger Lösung aus Ammoniak entstehendes einwertiges Kation, das sich wie ein Metall verhält; Ⓔ *ammonium*

Am|mo|ni|u|rie *f*: Ammoniakausscheidung im Harn; Ⓔ *ammoniuria, ammoniacal urine*

Am|mo|no|ly|se *f*: Ammoniakspaltung; Ⓔ *ammonolysis*

Am|mons|horn *nt*: *Syn: Hippokampus, Cornu ammonis*; Längswulst am Unterhorn des Seitenventrikels; Teil des limbischen Systems; Ⓔ *Ammon's horn, hippocampus, horn of Ammon, pes hippocampi (major)*

Am|mons|horn|skle|ro|se *f*: wahrscheinlich durch wiederholte Epilepsieanfälle verursachte Verhärtung des Ammonshorns; Ⓔ *hippocampal sclerosis*

Am|ne|sie *f*: *Syn: Amnesia*; Erinnerungsstörung, Gedächtnisstörung; Ⓔ *loss of memory, lack of memory, amnesia*

anterograde Amnesie: Amnesie für die Zeit nach dem auslösenden Ereigniss; Ⓔ *anterograde amnesia*

kongrade Amnesie: Amnesie für die Zeit einer Bewusstlosigkeit; Ⓔ *congrade amnesia*

psychogene Amnesie: Amnesie durch eine unbewusste Verdrängung unangenehmer Erinnerungen; Ⓔ *psychogenic amnesia, hysteric amnesia*

retrograde Amnesie: Amnesie für die Zeit vor dem auslösenden Ereigniss; Ⓔ *retrograde amnesia*

am|ne|sisch *adj*: →*amnestisch*

am|nes|tisch *adj*: Amnesie betreffend, von Amnesie betroffen; Ⓔ *relating to or suffering from amnesia, amnesic, amnesiac, amnestic*

Am|ni|o|fe|to|gra|fie, -gra|phie *f*: →*Amniografie*

Am|ni|o|ge|ne|se *f*: Amnionentwicklung; Ⓔ *amniogenesis*

Am|ni|o|gra|fie, -gra|phie *f*: *Syn: Amniofetografie*; bildgebendes Verfahren zur Darstellung von Plazenta und Fetus unter Verwendung von Kontrastmittel*; Ⓔ *amniography*

am|ni|o|gra|fisch *adj*: Amniografie betreffend, mittels Amniografie; Ⓔ *relating to amniography, amniographic*

Am|ni|on *nt*: *Syn: Schafshaut, innere Eihaut*; dünne innere Haut der Fruchtblase, deren Epithel das Fruchtwasser bildet; Ⓔ *amnion*

Am|ni|on|in|fek|ti|ons|syn|drom *nt*: bakterielle Infektion des Fruchtwassers im letzten Schwangerschaftsdrittel; meist nach vorzeitigem Blasensprung; Ⓔ *amniotic infection syndrome*

Am|ni|on|in|fu|si|ons|syn|drom *nt*: *Syn: Fruchtwasserembolie*; durch Eindringen von Fruchtwasser in den mütterlichen Kreislauf verursachte Embolie*; Ⓔ *amniotic fluid infusion*

Am|ni|o|ni|tis *f, pl* **-ti|den**: *Syn: Amnionentzündung*; Entzündung der Schafshaut/des Amnions; Ⓔ *inflammation of the amnion, amnionitis*

am|ni|o|ni|tisch *adj*: Amnionitis betreffend; Ⓔ *relating to amnionitis*

Am|ni|on|punk|ti|on *f*: *Syn: Amniozentese*; Fruchtblasenpunktion; Ⓔ *amniocentesis*

Am|ni|on|rup|tur *f*: →*Blasensprung*

Am|ni|on|strän|ge *pl*: *Syn: amniotische Stränge, Simonart-Bänder*; Verwachsungsstränge zwischen Amnion und Fetus; können zu intrauteriner Amputation führen; Ⓔ *Simonart's ligaments, Simonart's threads, Simonart's bands, Streeter's bands, amniotic bands, amniotic adhesions, annular bands*

Am|ni|or|rhoe *f, pl* **-rho|en**: Aussickern von Fruchtwasser; Ⓔ *amniorrhea*

Am|ni|o|skop *nt*: spezielles Endoskop* zur Fruchtwasserspiegelung; Ⓔ *amnioscope*

Am|ni|o|sko|pie *f*: *Syn: Fruchtwasserspiegelung*; direkte Betrachtung der Fruchtblase mit einem Amnioskop; Ⓔ *amnioscopy*

am|ni|o|sko|pisch *adj*: Amnioskopie betreffend, mittels Amnioskopie; Ⓔ *amnioscopic*

am|ni|o|tisch *adj*: Amnion betreffend, vom Amnion abstammend; Ⓔ *relating to the amnion, amniotic, amnic, amnionic*

Am|ni|o|tom *nt*: Messer zur Amniotomie*; Ⓔ *amniotome*

Am|ni|o|to|mie *f*: *Syn: Blasensprengung*; Eröffnung der Fruchtblase zur Geburtseinleitung; Ⓔ *amniotomy*

Am|ni|o|zen|te|se *f*: Fruchtblasenpunktion, Amnionpunktion; Ⓔ *amniocentesis*

A|mö|ben *pl*: *Syn: Wechseltierchen, Amoeba*; zu den Wurzelfüßern gehörende Einzeller, die sich durch Formveränderung und Ausbildung von Scheinfüßchen [Pseudopodien] fortbewegen; Ⓔ *amoebas, amebas*

A|mö|ben|abs|zess *m*: i.d.R. metastatischer Abszess der Leber, seltener auch von Gehirn oder Lungen bei Amöbeninfektion; Ⓔ *mebic abscess*

A|mö|ben|ap|pen|di|zi|tis *f, pl* **-ti|den**: Appendizitis* durch Entamoeba* histolytica; Ⓔ *amebic appendicitis*

A|mö|ben|dys|en|te|rie *f*: →*Amöbenruhr*

A|mö|ben|gra|nu|lom *nt*: →*Amöbom*

A|mö|ben|he|pa|ti|tis *f, pl* **-ti|ti|den**: *Syn: Leberamöbiasis*; Leberentzündung durch Entamoeba* histolytica; Ⓔ *hepatic amebiosis, hepatic amebiasis, amebic hepatitis*

Amöben-Meningoenzephalitis *f*: durch Amöben verursachte Meningoenzephalitis* mit akutem Verlauf; Ⓔ *primary amebic meningoencephalitis*

A|mö|ben|neu|ri|tis *f, pl* **-ti|den**: Nervenentzündung als Begleiterscheinung einer Amöbeninfektion; Ⓔ *neuroamebiasis*

A|mö|ben|pe|ri|kar|di|tis *f, pl* **-ti|den**: Herzbeutelentzündung im Rahmen einer Amöbeninfektion; Ⓔ *amebic pericarditis*

A|mö|ben|ruhr *f*: *Syn: Amöbendysenterie, intestinale Amöbiasis*; in den Tropen weitverbreitete, oft schwere Durchfallerkrankung durch Entamoeba* histolytica oder (selten) Dientamoeba* fragilis; Ⓔ *amebic dysentery, intestinal amebiasis, amebic colitis*

A|mö|bi|a|sis *f, pl* **-ses**: durch Entamoeba* histolytica hervorgerufene Infektionskrankheit der Tropen und Subtropen; meist gleichgesetzt mit intestinaler Amöbiasis; Ⓔ *amebiasis, amebiosis*

extraintestinale Amöbiasis: meist die Leber [Amöbenhepatitis*], Lunge oder Haut betreffende Form; Ⓔ *extraintestinal amebiasis*

intestinale Amöbiasis: *Syn: Amöbenruhr, Amöbendysenterie*; in den Tropen weitverbreitete, oft schwere Durchfallerkrankung durch Entamoeba* histolytica oder (selten) Dientamoeba* fragilis; Ⓔ *amebic dysentery, intestinal amebiasis, amebic colitis*

a|mö|bisch *adj*: Amöben betreffend, durch Amöben verursacht; Ⓔ *relating to or caused by an ameba, amebic*

A|mö|bi|zid *nt*: amöbenabtötende Substanz; Ⓔ *amebicide, antiamebic*

a|mö|bi|zid *adj*: amöbenabtötend; Ⓔ *amebicidal, antiamebic*

a|mö|bo|id *adj*: amöbenähnlich oder amöbenartig (*in Form oder Bewegung*); Ⓔ *resembling an ameba, ameboid, amebiform, amoebiform, amoeboid*

A|mö|bom *nt*: *Syn: Amöbengranulom*; gutartiges Granulom* des Dickdarms bei Amöbenbefall; Ⓔ *ameboma,*

amebic granuloma
A|möb|u|rie *f*: Amöbenausscheidung im Harn; Ⓔ *ameburia*
A|moe|ba *f*: → *Amöben*
A|mor|bo|gen *m*: ***Syn:*** *Kupidobogen*; der geschwungene Bogen des Oberlippenrots; Ⓔ *Cupid's bow*
a|morph *adj*: gestaltlos, formlos, strukturlos; (*chem.*) nicht kristallin; Ⓔ *amorphous, unformed, hyaline; amorphous*
A|mo|tio *f, pl* **-ti|o|nes**: Lösung, Ablösung; Ⓔ *amotio*
Amotio chorioideae: ***Syn:*** *Aderhautabhebung, Ablatio chorioideae*; Abhebung der Aderhaut durch Exsudat oder Einblutung; Ⓔ *detachment of the choroid*
Amotio retinae: ***Syn:*** *Netzhautablösung, Ablatio retinae*; durch verschiedene Ursachen hervorgerufene Trennung von Netzhaut und Pigmentepithel; Ⓔ *detached retina, retinal detachment, detachment of retina*
Am|ox|i|cil|lin *nt*: halbsynthetisches Penicillin* mit breitem Wirkspektrum; Ⓔ *amoxicillin*
Am|pere *nt*: SI-Einheit der elektrischen Stromstärke; Ⓔ *ampere*
Amph-, amph- *präf.*: → *Amphi-*
Am|phe|ta|min *nt*: ***Syn:*** *Benzedrin*; dem Adrenalin verwandtes Sympathomimetikum mit hohem Suchtpotenzial; Ⓔ *amphetamine*
Amphi-, amphi- *präf.*: Wortelement mit der Bedeutung „zweifach/doppelt/beide/um...herum"; Ⓔ *amph(i)-*
Am|phi|ar|thro|se *f*: ***Syn:*** *Wackelgelenk, straffes Gelenk, Amphiarthrosis*; von straffen Bändern zusammengehaltenes Gelenk mit nur geringer Beweglichkeit [z.B. Iliosakralgelenk*]; Ⓔ *amphiarthrodial articulation, amphiarthrodial joint, amphiarthrosis*
am|phi|bol *adj*: zweideutig, mehrdeutig, doppelsinnig, schwankend, amphibolisch; Ⓔ *amphibolic, uncertain, vacillating*
am|phi|trich *adj*: (*Bakterien*) mit Behaarrung an beiden Zellenden; Ⓔ *amphitrichous, amphitrichate*
Am|phi|zyt *m*: ***Syn:*** *Mantelzelle, Hüllzelle, Satellitenzelle, Lemnozyt*; zur Neuroglia* gehörende Zelle des peripheren Nervensystems; Ⓔ *amphicyte, satellite cell, capsule cell*
Ampho-, ampho- *präf.*: → *Amphi-*
am|pho|chro|ma|to|phil *adj*: ***Syn:*** *amphophil, amphochromophil*; mit sauren und basischen Farbstoffen färbend; Ⓔ *amphophil, amphochromophil, amphochromatophil, amphilous, amphophilic*
am|pho|chro|mo|phil *adj*: → *amphochromatophil*
Am|pho|lyt *m*: chemische Verbindung, die sowohl sauer als auch basisch reagieren kann; Ⓔ *ampholyte, amphoteric electrolyte*
am|pho|ly|tisch *adj*: sowohl sauer als auch basisch reagierend; Ⓔ *ampholytic*
am|pho|phil *adj*: → *amphochromatophil*
Am|pho|ren|at|men *nt*: → *Amphorophonie*
am|pho|risch *adj*: (*Schall*) hohl klingend; Ⓔ *amphoric*
Am|pho|ro|pho|nie *f*: ***Syn:*** *Amphorenatmen, amphorisches Atmen, Krugatmen, Höhlenatmen*; über großen Lungenkavernen hörbares, hohl-klingendes Atemgeräusch; Ⓔ *amphoric respiration, amphoric resonance, cavernous resonance, bottle sound, amphorophony*
am|pho|ter *adj*: ***Syn:*** *amphoterisch*; teils sauer, teils basisch reagierend; Ⓔ *amphoteric, amphoterous, ampholytic*
am|pho|te|risch *adj*: → *amphoter*
Am|pi|cil|lin *nt*: ***Syn:*** *alpha-Aminobenzylpenicillin*; säurestabiles, halbsynthetisches Penicillin* mit breitem Wirkspektrum; Ⓔ *ampicillin, α-aminobenzylpenicillin*
AMP-Kinase *f*: ***Syn:*** *Adenylatkinase, Myokinase, A-Kinase*; Enzym, das im Muskel die Reaktion ATP + AMP → 2 ADP katalysiert; Ⓔ *adenylate kinase, A-kinase, myokinase, AMP kinase*
Am|pli|fi|ka|ti|on *f*: Verstärkung, Vergrößerung; Ⓔ *amplification*
Am|pli|tu|de *f*: Schwingungsweite, Ausschlagsweite; Ⓔ *amplitude, largeness, extent*
Am|pul|la *f, pl* **-lae**: ***Syn:*** *Ampulle*; bauchige Aufweitung eines Hohlorgans; Ⓔ *ampulla*
Ampulla biliaropancreatica: → *Ampulla hepatopancreatica*
Ampulla canaliculi lacrimalis: ***Syn:*** *Tränengangsampulle*; Ausbuchtung des Tränengangs; Ⓔ *ampulla of lacrimal canaliculus, ampulla of lacrimal duct*
Ampulla ductus deferentis: ***Syn:*** *Samenleiterampulle*; ampullärer Endabschnitt des Samenleiters; Ⓔ *ampulla of deferent duct, ampulla of vas deferens, Henle's ampulla*
Ampulla duodeni: ***Syn:*** *Bulbus duodeni*; ampullärer Anfangsteil des Zwölffingerdarms; Ⓔ *duodenal ampulla*
Ampulla hepatopancreatica: ***Syn:*** *Vater-Ampulle, Ampulla biliaropancreatica*; Endstück des Ductus* choledochus; Ⓔ *hepatopancreatic ampulla, Vater's ampulla, ampulla of Vater, duodenal ampulla*
Ampulla membranacea: Bogengangsampulle; Ⓔ *membranaceous ampulla*
Ampulla ossea: knöcherne Bogengangsampulle; Ⓔ *osseous ampulla*
Ampulla recti: Mastdarmausbuchtung; Ⓔ *rectal ampulla, ampulla of rectum*
Ampulla tubae uterinae: ***Syn:*** *Tubenampulle*; Ampulle des Eileiters; Ⓔ *ampulla of (uterine) tube, ampullary part of (uterine) tube*
am|pul|lär *adj*: eine Ampulle betreffend; bauchig aufgetrieben oder erweitert; Ⓔ *relating to an ampulla, ampullary, ampullar*
Am|pul|le *f*: → *Ampulla*
Am|pul|len|ste|no|se *f*: Stenose* der Ampulla hepaticopancreatica; Ⓔ *ampullary stenosis*
Am|pul|li|tis *f, pl* **-ti|den**: ***Syn:*** *Ampullenentzündung*; Entzündung der Samenleiterampulle; Ⓔ *inflammation of an ampulla, ampullitis*
am|pul|li|tisch *adj*: Ampullitis betreffend; Ⓔ *relating to ampullitis, ampullitic*
Am|pu|ta|ti|on *f*: operative Abnahme eines Körperteils; Ⓔ *amputation, ablative surgery, removal, ablation, ablatio, apocope*
Am|pu|ta|ti|ons|neu|rom *nt*: *s.u. Stumpfneuralgie*; Ⓔ *amputation neuroma, false neuroma*
am|pu|tie|ren *v*: eine Amputation durchführen, abnehmen; Ⓔ *ablate, amputate, cut off, dismember, take off*
a|my|cho|phob *adj*: Amychophobie betreffend, durch sie gekennzeichnet; Ⓔ *relating to or marked by amychophobia, amychophobic*
A|my|cho|pho|bie *f*: ***Syn:*** *Kratzangst*; krankhafte Angst vor Krallen oder vor dem Gekratztwerden; Ⓔ *irrational fear of being scratched, amychophobia*
a|my|el *adj*: Amyelie betreffend, von ihr betroffen, rückenmarkslos, ohne Rückenmark; Ⓔ *without spinal cord, amyelic, amyelous, amyeloic*
A|my|e|len|ze|pha|lie *f*: angeborenes Fehlen von Hirn und Rückenmark; Ⓔ *amyelencephalia*
A|my|e|lie *f*: ***Syn:*** *Rückenmarksaplasie*; angeborenes Fehlen des Rückenmarks; Ⓔ *amyelia*
a|my|e|li|nisch *adj*: ohne Myelin, myelinlos, myelinfrei; Ⓔ *without myelin, amyelinic, unmyelinated*
A|my|e|lo|tro|phie *f*: Rückenmarkatrophie; Ⓔ *amyelotrophy, atrophy of the spinal cord*
Amyl-, amyl- *präf.*: → *Amylo-*
A|myl|as|ä|mie *f*: Amylasenerhöhung im Blut; Ⓔ *amylasemia*
A|myl|a|se *f*: ***Syn:*** *Diastase*; Enzym, das Stärke und Glykogen abbaut; Ⓔ *amylase*
α-Amylase: ***Syn:*** *Alphaamylase, Endoamylase, Speicheldiastase, Ptyalin*; von Ohr- und Bauchspeicheldrü-

se gebildete Amylase, die Polysaccharide innerhalb des Moleküls spaltet; Ⓔ *alpha-amylase, endo-amylase, diastase, ptyalin*
β-Amylase: ***Syn:*** *Betaamylase, Exoamylase, Saccharogenamylase, Glykogenase*; in Pflanzen und Mikroorganismen vorkommende Amylase, die schrittweise Maltose abspaltet; Ⓔ *beta-amylase, exo-amylase, diastase, glycogenase, saccharogen amylase*
γ-Amylase: ***Syn:*** *Gammaamylase, Glukan-1,4-α-Glucosidase, lysosomale α-Glucosidase*; in den Lysosomen von Leber und Niere vorkommende Amylase, die Betaglucose abspaltet; Ⓔ *gamma-amylase, glucan-1,4-α-glucosidase*

A|myl|as|u|rie *f*: gesteigerte Amylaseausscheidung im Harn; Ⓔ *amylasuria, diastasuria*

A|my|lin *nt*: →*Amylopektin*

Amylo-, amylo- *präf.*: Wortelement mit der Bedeutung „Stärke/Amylum"; Ⓔ *amyl, amyl(o)-*

a|my|lo|gen *adj*: ***Syn:*** *amyloplastisch*; stärkebildend; Ⓔ *producing starch, forming starch, amylogenic, amyloplastic*

Amylo-1,6-Glucosidase *f*: ***Syn:*** *Dextrin-1,6-Glucosidase*; u.a. in Leber und Muskel vorkommende Glykosidhydrolase; Mangel oder Fehlen verursacht hepatorenale Glykogenspeicherkrankheiten*; Ⓔ *amylo-1,6-glucosidase*

A|my|lo|hy|dro|ly|se *f*: ***Syn:*** *Amylolyse*; Stärkehydrolyse, Stärkespaltung; Ⓔ *amylohydrolysis, amylolysis, hydrolysis of starch*

a|my|lo|hy|dro|ly|tisch *adj*: →*amylolytisch*

A|my|lo|id *nt*: Gruppe von degenerativ veränderten Proteinen mit fibrillärer Faltblattstruktur, die bei Amyloidose* gefunden werden; Ⓔ *amyloid*

a|my|lo|id *adj*: stärkeähnlich; Ⓔ *resembling starch, amyloid, amyloidal*

A|my|lo|id|kör|per *pl*: ***Syn:*** *Corpora amylacea*; u.a. in Prostata, Gehirn und Gelenken auftretende, konzentrische Körperchen; Ⓔ *amylaceous bodies/corpuscles, amyloid bodies/corpuscles, colloid corpuscles*

A|my|lo|id|ne|phro|se *f*: durch Amyloidablagerung in den Glomeruli entstehende, sekundäre Nierenamyloidose; Ⓔ *amyloid nephrosis*

A|my|lo|i|do|se *f*: ***Syn:*** *amyloide Degeneration, Amyloidosis*; Oberbegriff für durch die Ablagerung von Amyloid hervorgerufene Krankheiten; Ⓔ *amyloidosis, amylosis, waxy degeneration, lardaceous degeneration, Abercombie's syndrome, Abercombie's degeneration, hyaloid degeneration, amyloid degeneration, amyloid thesaurismosis, bacony degeneration, cellulose degeneration, chitinous degeneration, Virchow's disease, Virchow's degeneration*
familiäre Amyloidose: →*hereditäre Amyloidose*
hereditäre Amyloidose: ***Syn:*** *familiäre Amyloidose, heredofamiliäre Amyloidose*; i.d.R. durch AA-Amyloid hervorgerufene Gruppe hereditärer Krankheiten; Ⓔ *hereditary amyloidosis*
heredofamiliäre Amyloidose: →*hereditäre Amyloidose*
idiopathische Amyloidose: ***Syn:*** *primäre Amyloidose, primäre/idiopathische Systemamyloidose, Paramyloidose, Paraamyloidose*; durch Einlagerung von AL-Amyloid hervorgerufene ätiologisch unklare Amyloidose mit Befall multipler Organe; Ⓔ *primary amyloidosis*
kardiopathische Amyloidose: hauptsächlich das kardiovaskuläre System betreffende senile Herzamyloidose*; Ⓔ *cardiopathic amyloidosis*
kutane Amyloidose: ***Syn:*** *Hautamyloidose*; durch primäre oder sekundäre Ablagerung von Amyloid in die Haut hervorgerufene Erkrankung; Ⓔ *utaneous amyloidosis*
primäre Amyloidose: →*idiopathische Amyloidose*
reaktiv-sekundäre Amyloidose: →*sekundäre Amyloidose*
sekundäre Amyloidose: ***Syn:*** *reaktiv-sekundäre Amyloidose*; im Rahmen chronisch entzündlicher Erkrankungen [z.B. Osteomyelitis*, Tuberkulose*] entstehende Amyloidose durch Ablagerung von AA-Amyloid; Ⓔ *secondary amyloidosis*
senile Amyloidose: ***Syn:*** *Altersamyloidose*; durch AS-Amyloid hervorgerufene Amyloidose mit Schädigung des Herzmuskels und des Gehirns; Ⓔ *senile amyloidosis*
systemische Amyloidose: primäre oder sekundäre Amyloidose mit Ablagerung von Amyloid in mehreren Organen oder Organsystemen; Ⓔ *systemic amyloidosis*

A|my|lo|i|do|sis *f, pl* **-ses:** →*Amyloidose*

a|my|lo|i|do|tisch *adj*: Amyloidose betreffend, von ihr betroffen oder gekennzeichnet, durch sie bedingt; Ⓔ *relating to or marked by amyloidosis, amyloidotic*

A|my|lo|ly|se *f*: →*Amylohydrolyse*

A|my|lo|pek|tin *nt*: ***Syn:*** *Amylin*; verzweigtkettiger, wasserunlöslicher Teil der Stärke; Ⓔ *amylopectin, amylin*

A|my|lo|pek|ti|no|se *f*: ***Syn:*** *leberzirrhotische retikuloendotheliale Glykogenose, Andersen-Krankheit Glykogenose Typ IV*; durch Fehlen der Amylo-1,6-Glucosidase* hervorgerufene Glykogenspeicherkrankheit mit schlechter Prognose; klinisch stehen Leberzirrhose*, Splenomegalie* und Minderwuchs im Vordergrund; Ⓔ *amylopectinosis, amylo-1:4,1:6-transglucosidase deficiency, Andersen's disease, brancher deficiency, brancher deficiency glycogenosis, brancher glycogen storage disease, type IV glycogen storage disease*

a|my|lo|plas|tisch *adj*: ***Syn:*** *amylogen*; stärkebildend; Ⓔ *producing starch, forming starch, amylogenic, amyloplastic*

A|my|lor|rhoe *f*: erhöhte Stärkeausscheidung im Stuhl; Ⓔ *amylorrhea*

A|my|lo|se *f*: aus Glucose* aufgebautes Polysaccharid*; Bestandteil der Stärke; Ⓔ *amylose, amylogen, amylocellulose, amidin*

A|my|los|u|rie *f*: ***Syn:*** *Amylurie*; Stärkeausscheidung im Harn; Ⓔ *amylosuria*

A|my|lo|syn|the|se *f*: Stärkeaufbau, Stärkesynthese; Ⓔ *amylosynthesis*

A|my|lum *nt*: ***Syn:*** *Stärke*; aus Amylose* und Amylopektin* aufgebautes Polysaccharid; wichtigstes Speicherkohlenhydrat; Ⓔ *amylum, starch*

A|myl|u|rie *f*: →*Amylosurie*

A|my|o|pla|sie *f*: ***Syn:*** *Muskelaplasie, Amyoplasia*; angeborene Fehlbildung oder Unterentwicklung eines Muskels; Ⓔ *amyoplasia*

A|my|os|ta|sis *f*: Störung der Muskelkoordination; Ⓔ *amyostasia*

a|my|os|ta|tisch *adj*: Amyostasis betreffend; Ⓔ *amyostatic*

A|my|o|to|nie *f*: ***Syn:*** *Myatonie*; verringerter oder fehlender Muskeltonus; Ⓔ *amyotonia, myatonia, myatony*

A|my|o|tro|phie *f*: ***Syn:*** *Myatrophie*; Muskelschwund, Muskelatrophie; Ⓔ *amyotrophy, amyotrophia, muscular atrophy, muscular wasting*

a|my|o|tro|phisch *adj*: ***Syn:*** *myatrophisch*; Amyotrophie betreffend, durch sie bedingt; Ⓔ *relating to amyotrophy, amyotrophic*

A|myx|or|rhoe *f*: Fehlen der normalen Schleimbildung; Ⓔ *amyxorrhea*

a|na|ba|tisch *adj*: (auf-)steigend, sich verstärkend; Ⓔ *anabatic*

a|na|bol *adj*: ***Syn:*** *anabolisch*; Anabolismus betreffend, aufbauend; Ⓔ *anabolic, constructive*

A|na|bo|li|kum *nt, pl* **-ka:** Substanz, die den Aufbaustoffwechsel anregt; wird heute meist auf synthetische Steroide angewendet, die die Eiweißsynthese fördern; Ⓔ *anabolic agent, anabolic*

A

a|na|bo|lisch *adj*: → *anabol*
A|na|bo|lis|mus *m*: Aufbaustoffwechsel des Körpers; Ⓔ *anabolism*
A|na|bo|lit *m*: Zwischenprodukt des Aufbaustoffwechsels; Ⓔ *anabolite*
A|na|cho|re|se *f*: **1.** (*psychiat.*) Abkapselung von der Außenwelt **2.** (*patholog.*) Absiedlung von Erregern an einem sanierten Fokus; Ⓔ **1.** *anachoresis, anachoretic effect* **2.** *anachoresis, anachoretic effect*
a|na|cho|re|tisch *adj*: **1.** (*psychiat.*) Anachorese betreffend, durch Anachorese gekennzeichnet oder bedingt **2.** (*patholog.*) Anachorese betreffend, durch Anachorese gekennzeichnet oder bedingt; Ⓔ **1.** *relating to anachoresis, anachoric* **2.** *relating to anachoresis, anachoretic*
An|ae|mia *f, pl* **-mi|ae**: → *Anämie*
Anaemia perniciosa: ***Syn:*** *perniziöse Anämie, Biermer-Anämie, Addison-Anämie, Morbus Biermer, Perniziosa, Perniciosa, Vitamin B_{12}-Mangelanämie*; durch Vitamin B_{12}-Mangel hervorgerufene megaloblastäre Anämie*; Ⓔ *Addison's anemia, addisonian anemia, Addison-Biermer disease, Addison-Biermer anemia, Biermer's anemia, Biermer's disease, Biermer-Ehrlich anemia, cytogenic anemia, malignant anemia, pernicious anemia*
an|ae|rob *adj*: ohne Sauerstoff lebend, nicht auf Sauerstoff angewiesen; Ⓔ *anaerobic, anaerobian, anaerobiotic*
An|ae|ro|bi|er *m*: ***Syn:*** *Anaerobiont, Anoxybiont*; Mikroorganismus, der ohne Sauerstoff oder nur bei Abwesenheit von Sauerstoff leben kann; Ⓔ *anaerobe, anaerobian*
An|ae|ro|bi|ont *m*: → *Anaerobier*
An|ae|ro|bi|o|se *f*: ***Syn:*** *Anoxybiose*; sauerstoffunabhängige Lebensweise; Ⓔ *anaerobiosis*
an|ae|ro|bi|o|tisch *adj*: Anaerobiose betreffend, sauerstoffunabhängig; Ⓔ *relating to anaerobiosis*
an|ae|ro|gen *adj*: wenig oder kein Gas bildend; die Gasbildung unterdrückend; Ⓔ *anaerogenic*
A|na|gen|haar *nt*: wachsendes Haar ohne Wurzelscheide; Ⓔ *anagen hair*
An|a|kli|se *f*: emotionale Abhängigkeit von einem Partner; Ⓔ *anaclisis*
an|a|kli|tisch *adj*: Anaklise betreffend; Ⓔ *relating to anaclisis, anaclitic*
An|a|ku|sis *f*: (vollständige) Taubheit; Ⓔ *anakusis, anacusis, anacousia, total deafness*
a|nal *adj*: After/Anus betreffend, zum After/Anus gehörend; Ⓔ *relating to the anus, anal*
A|nal|abs|zess *m*: Abszess in der Analregion; Ⓔ *anal abscess*
A|nal|a|tre|sie *f*: ***Syn:*** *Atresia ani*; angeborenes Fehlen der Afteröffnung; Ⓔ *anal atresia, imperforate anus, ectopic anus, proctatresia*
An|al|bu|min|ä|mie *f*: vollständiges Fehlen von Albuminen im Blut; Ⓔ *analbuminemia*
A|nal|ek|zem *nt*: meist juckendes, akutes oder chronisches Ekzem im Analbereich; Ⓔ *perianal eczema, perianal dermatitis*
A|na|lep|ti|kum *nt, pl* **-ka**: ***Syn:*** *Exzitans, Exzitantium*; Reizmittel, Stimulans; Ⓔ *excitant, excitant drug, analeptic*
a|na|lep|tisch *adj*: belebend, anregend, stärkend; mit analeptischer Wirkung; Ⓔ *analeptic, strengthening, stimulating, invigorating*
A|nal|fal|ten *pl*: ***Syn:*** *Marisken*; nach perianalen Thrombosen zurückbleibende Hautfalten am äußeren Anus; Ⓔ *anal tags*
A|nal|fis|sur *f*: ***Syn:*** *Fissura ani*; schmerzhafter Einriss im Bereich des Afters; Ⓔ *anal fissure*
A|nal|fis|tel *f*: ***Syn:*** *Fistula ani*; vom Anus ausgehende Fistel, die in andere Darmteile oder Organe mündet [**innere Analfistel**] oder nach außen führt [**äußere Analfistel**]; Ⓔ *anal fistula*
An|al|ge|sie *f*: ***Syn:*** *Schmerzunempfindlichkeit, Schmerzlosigkeit*; Aufhebung der Schmerzempfindlichkeit; Ⓔ *analgesia, alganesthesia*
patientengesteuerte Analgesie: ***Syn:*** *On-demand-Analgesie*; Form der Schmerztherapie, bei der der Patient die zugeführte Schmerzmittelmenge regulieren kann; Ⓔ *on-demand analgesia, patient controlled analgesia*
Analgetika-Asthma *f*: durch Schmerzmittel [z.B. Acetylsalicylsäure] ausgelöstes Asthma* bronchiale; Ⓔ *analgesic asthma*
An|al|ge|ti|ka|ne|phro|pa|thie *f*: ***Syn:*** *Phenacetinnephropathie, Analgetikaniere, Phenacetinniere*; durch chronische Einnahme des Schmerzmittels Phenacetin hervorgerufene interstitielle Nephritis* mit Ausbildung einer Niereninsuffizienz; Ⓔ *analgesic kidney, phenacetin kidney, analgesic nephropathia, analgesic nephropathy, analgesic nephritis*
An|al|ge|ti|ka|nie|re *f*: → *Analgetikanephropathie*
An|al|ge|ti|kum *nt, pl* **-ka**: ***Syn:*** *Schmerzmittel*; schmerzstillendes Medikament; Ⓔ *painkiller, analgesic, analgetic*
an|al|ge|tisch *adj*: schmerzstillend; schmerzunempfindlich; Ⓔ *relieving pain, analgesic, analgetic*
An|al|gie *f*: Schmerzlosigkeit; Ⓔ *absence of pain, analgia*
A|nal|kamm *m*: ***Syn:*** *Pecten analis*; Zone unter der Anokutangrenze; Ⓔ *anal pecten, pecten of anus*
A|nal|ka|nal *m*: ***Syn:*** *Afterkanal, Canalis analis*; unterer Abschnitt des Mastdarms; Ⓔ *anal canal*
A|nal|kar|zi|nom *nt*: ***Syn:*** *Afterkrebs*; bösartige Geschwulst des Afters; Ⓔ *anal carcinoma*
A|nal|kryp|ten *pl*: ***Syn:*** *Morgagni-Krypten, Sinus anales*; Krypten der Afterschleimhaut; Ⓔ *anal crypts, rectal sinuses, anal sinuses, semilunar valves of Morgagni, crypts of Morgagni, Morgagni's crypts, Morgagni's sinuses*
a|na|log *adj*: entsprechend, ähnlich; ähnlich, gleichartig; vergleichbar; Ⓔ *analog, analogous* (mit *to, with*)
A|na|lo|gon *nt*: analoges Organ; analoge Substanz; Ⓔ *analogue, analog*
A|nal|pa|pil|len *pl*: → *Analsäulen*
An|al|pha|li|po|pro|te|in|ä|mie *f*: ***Syn:*** *Tangier-Krankheit*; autosomal-rezessiv vererbtes Fehlen der $Alpha_1$-Lipoproteine; Ⓔ *analphalipoproteinemia, α-lipoproteinemia, Tangier disease, familial HDL deficiency, familial high density lipoprotein deficiency, familial high-density lipoprotein deficiency*
A|nal|po|lyp *m*: ***Syn:*** *hypertrophe Analpapille*; von den Analsäulen ausgehender Polyp; Ⓔ *anal polyp*
A|nal|pro|laps *m*: ***Syn:*** *Prolapsus ani*; Vorfall der Analschleimhaut [**inkompletter Analprolaps**] oder aller Wandschichten [**kompletter Analprolaps, Rektumprolaps**]; Ⓔ *prolapse of the anus, anal prolaps*
A|nal|pru|ri|tus *m*: ***Syn:*** *Pruritus ani*; Afterjucken; Ⓔ *anal itching, pruritus ani*
A|nal|re|flex *m*: Kontraktion des äußeren Afterschließmuskels bei Berührung; Ⓔ *anal reflex, perianal reflex*
A|nal|rha|ga|den *pl*: oberflächliche Defekte der Afterschleimhaut; Ⓔ *anal rhagades*
A|nal|säu|len *pl*: ***Syn:*** *Analpapillen, Columnae anales, Morgagni-Papillen*; Längsfalten der Mastdarmschleimhaut; Ⓔ *anal columns, columns of Morgagni, Morgagni's columns, rectal columns, mucous folds of rectum*
A|nal|ver|kehr *m*: Geschlechtsverkehr mit Einführen des Penis in den Anus; Ⓔ *sodomy, anal sex*
A|na|ly|se *f*: **1.** quantitative oder qualitative Bestimmung der Bestandteile einer Substanz **2.** Zerlegung, Zergliederung, Aufspaltung; Darlegung, Deutung; Untersuchung; Auswertung; Ⓔ **1.** *analysis, test, assay* **2.** *analysis*
a|na|ly|sie|ren *v*: eine Analyse durchführen, genau untersuchen; zergliedern, zerlegen, auswerten; Ⓔ *analyze, make an analysis*
A|na|lyt *m*: die mittels Analyse zu bestimmende Sub-

stanz; Ⓔ *analyte*

a|na|ly|tisch *adj*: Analyse betreffend, mittels Analyse; Ⓔ *relating to analysis, analytic, analytical*

An|ä|mie *f*: ***Syn:*** *Blutarmut, Anaemia*; Verminderung von Hämoglobinkonzentration, Erythrozytenzahl und/oder Hämatokrit unter die alters- und geschlechtsspezifischen Normwerte; Ⓔ *anemia, anaemia*

achrestische Anämie: an eine perniziöse Anämie erinnernde megaloblastäre Anämie, die aber nicht auf einem Vitamin B_{12}-Mangel beruht; Ⓔ *achrestic anemia*

achylische Anämie: →*idiopathische hypochrome Anämie*

akute hämorrhagische Anämie: ***Syn:*** *akute Blutungsanämie, akute post-hämorrhagische Anämie*; akute, durch einen massiven Blutverlust hervorgerufene Anämie; Ⓔ *acute posthemorrhagic anemia, hemorrhagic anemia*

akute post-hämorrhagische Anämie: →*akute hämorrhagische Anämie*

alimentäre Anämie: ***Syn:*** *Mangelanämie, nutritive/ernährungsbedingte Anämie*; Anämie durch unzureichende Zufuhr eines oder mehrerer essentieller Nährstoffe; Ⓔ *deficiency anemia, nutritional anemia*

angiopathische hämolytische Anämie: durch Gefäßveränderungen hervorgerufene hämolytische Anämie; Ⓔ *angiopathic hemolytic anemia*

aplastische Anämie: ***Syn:*** *aregenerative Anämie*; Anämie als Folge einer Blutbildungsstörung; Ⓔ *aplastic anemia, aregenerative anemia, panmyelophthisis, refractory anemia, Ehrlich's anemia*

aregenerative Anämie: →*aplastische Anämie*

autoimmunhämolytische Anämie: durch Autoimmunantikörper gegen Erythrozyten hervorgerufene Anämie; Ⓔ *autoimmune hemolytic anemia*

chronische kongenitale aregenerative Anämie: ***Syn:*** *kongenitale hypoplastische Anämie, Diamond-Blackfan-Syndrom, Blackfan-Diamond-Anämie, pure red cell aplasia*; autosomal-rezessive, hypo- oder aplastische, normochrome Anämie mit isolierter Störung der Erythropoese; Ⓔ *chronic congenital aregenerative anemia, Blackfan-Diamond anemia/syndrome, congenital hypoplastic anemia, pure red cell anemia/aplasia*

chronisch-refraktäre Anämie: →*sideroachrestische Anämie*

ernährungsbedingte Anämie: →*alimentäre Anämie*

erworbene sideroachrestische Anämie: Anämie durch eine erworbene Verwertungsstörung für Eisen; Ⓔ *acquired sideroachrestic anemia, refractory sideroblastic anemia*

essentielle Anämie: ***Syn:*** *idiopathische Anämie, primäre Anämie*; nicht durch eine äußere Ursache hervorgerufene Anämie; Ⓔ *idiopathic anemia, primary anemia*

hämolytische Anämie: Anämie durch einen pathologisch erhöhten Zerfall von Erythrozyten; Ⓔ *Abrami's disease, hemolytic anemia*

hämotoxische Anämie: ***Syn:*** *toxische Anämie*; durch toxische Substanzen hervorgerufene Anämie durch Störung der Blutbildung oder Schädigung der Erythrozyten; Ⓔ *hemotoxic anemia, toxic anemia, toxanemia*

hyperchrome Anämie: Anämie mit erhöhtem Hämoglobingehalt der Erythrozyten; Ⓔ *hyperchromic anemia, hyperchromatic anemia*

hypochrome Anämie: Anämie mit vermindertem Hämoglobingehalt der Erythrozyten; Ⓔ *hypochromic anemia, hypochromemia*

hypochrome mikrozytäre Anämie: Anämie mit hypochromen Mikrozyten; Ⓔ *hypochromic microcytic anemia*

hypoplastische Anämie: Anämie durch eine unzureichende Erythrozytenbildung; Ⓔ *hypoplastic anemia*

idiopathische Anämie: →*essentielle Anämie*

idiopathische hypochrome Anämie: ***Syn:*** *achylische Anämie*; Anämie in Folge gestörter oder fehlender Magensaftsekretion und dadurch bedingtem Eisenmangel; Ⓔ *idiopathic hypochromic anemia, achylic anemia*

immunhämolytische Anämie: ***Syn:*** *serogene hämolytische Anämie, immunotoxisch-bedingte hämolytische Anämie*; durch Antikörper gegen Erythrozyten hervorgerufene hämolytische Anämie; Ⓔ *immune hemolytic anemia*

immunotoxisch-bedingte hämolytische Anämie: →*immunhämolytische Anämie*

infektiös-bedingte hämolytische Anämie: →*infektiöse hämolytische Anämie*

infektiöse hämolytische Anämie: ***Syn:*** *infektiös-bedingte hämolytische Anämie*; durch Erreger [z.B. Plasmodien] verursachte hämolytische Anämie; Ⓔ *infectious hemolytic anemia*

kongenitale hypoplastische Anämie: →*chronische kongenitale aregenerative Anämie*

leukoerythroblastische Anämie: ***Syn:*** *idiopathische myeloische Metaplasie, primäre myeloische Metaplasie, Leukoerythroblastose*; bei Verdrängung und Zerstörung des Knochenmarks [z.B. Osteomyelofibrose*] auftretende Anämie mit unreifen Erythrozyten- und Leukozytenvorstufen; Ⓔ *leukoerythroblastic anemia, leukoerythroblastosis, myelophthisic anemia, myelopathic anemia, agnogenic myeloid metaplasia, nonleukemic myelosis, aleukemic myelosis, chronic nonleukemic myelosis*

makrozytäre Anämie: Anämie mit Makrozyten im Blutausstrich; Ⓔ *megalocytic anemia, macrocytic anemia*

megaloblastäre Anämie: hyperchrome Anämie mit Megaloblasten im Knochenmark und im peripheren Blut; Ⓔ *megaloblastic anemia*

mikrozytäre Anämie: Anämie mit Bildung von Mikrozyten; Ⓔ *microcytic anemia*

molekuläre Anämie: Anämie durch pathologisches Hämoglobin [z.B. Sichelzellenanämie*]; Ⓔ *molecular anemia*

nephrogene Anämie: ***Syn:*** *renale Anämie*; Anämie durch Erythropoetinmangel bei chronischer Niereninsuffizienz; Ⓔ *renal anemia*

normochrome Anämie: Anämie mit normalem Hämoglobingehalt der Erythrozyten; Ⓔ *isochromic anemia, normochromic anemia*

normozytäre Anämie: Anämie mit normal geformten und gefärbten Erythrozyten; Ⓔ *normocytic anemia*

nutritive Anämie: →*alimentäre Anämie*

perniziöse Anämie: ***Syn:*** *Biermer-Anämie, Addison-Anämie, Morbus Biermer, Perniziosa, Perniciosa, Anaemia perniciosa, Vitamin B_{12}-Mangelanämie*; durch Vitamin B_{12}-Mangel hervorgerufene megaloblastäre Anämie*; Ⓔ *Addison's anemia, addisonian anemia, Addison-Biermer disease, Addison-Biermer anemia, Biermer's anemia, Biermer's disease, Biermer-Ehrlich anemia, cytogenic anemia, malignant anemia, pernicious anemia*

physiologische Anämie: ***Syn:*** *Drei-Monats-Anämie, Trimenonanämie, Trimenonreduktion*; im dritten Monat nach der Geburt auftretende Anämie der Säuglinge, die ohne Behandlung wieder verschwindet; Ⓔ *physiological anemia*

posthämorrhagische Anämie: Anämie im Anschluss an einen akuten oder chronischen Blutverlust; Ⓔ *posthemorrhagic anemia*

primäre Anämie: →*essentielle Anämie*

renale Anämie: →*nephrogene Anämie*

sekundäre Anämie: erworbene Anämie; Ⓔ *acquired anemia, secondary anemia*

serogene hämolytische Anämie: →*immunhämolyti-*

sche Anämie
sideroachrestische Anämie: ***Syn:*** *sideroblastische Anämie, chronisch-refraktäre Anämie*; Anämie durch eine angeborene oder erworbene Eisenverwertungsstörung; Ⓔ *sideroachrestic anemia, sideroblastic anemia*
sideroblastische Anämie: → *sideroachrestische Anämie*
sideropenische Anämie: ***Syn:*** *Eisenmangelanämie*; hypochrome Anämie durch einen angeborenen oder erworbenen Eisenmangel; häufigste Anämieform; Ⓔ *sideropenic anemia, hypoferric anemia, iron deficiency anemia*
toxische Anämie: → *hämotoxische Anämie*
toxische hämolytische Anämie: → *hämotoxische Anämie*
Anämie Typ Lederer-Brill: ***Syn:*** *Lederer-Anämie*; akute Form der idiopathischen autoimmunhämolytischen Anämie; Ⓔ *Lederer's disease, Lederer's anemia*
Anämie Typ Widal: ***Syn:*** *Widal-Anämie*; idiopathische autoimmunhämolytische Anämie; Ⓔ *Widal's syndrome, Hayem-Widal syndrome, hemolytic icteroanemia, acquired hemolytic icterus, icteroanemia*

an|ä|misch *adj*: ***Syn:*** *blutarm*; Anämie betreffend, von ihr betroffen oder gekennzeichnet, durch sie bedingt; Ⓔ *relating to or characterized by anemia, anemic, exsanguine, exsanguinate*

A|na|mne|se *f*: (*Patient*) Vorgeschichte, Krankengeschichte; Ⓔ *anamnesis, history*

a|na|mnes|tisch *adj*: ***Syn:*** *anamnetisch*; Anamnese betreffend; Ⓔ *anamnestic*

a|na|mne|tisch *adj*: → *anamnestisch*

A|nan|kas|mus *m*: ***Syn:*** *anankastisches Syndrom, Zwangskrankheit, Zwangsneurose, obsessiv-kompulsive Reaktion*; Neurose*, die von Zwangserscheinungen [Zwangsgedanken, -handlungen, -impulsen] beherrscht wird; Ⓔ *anancasm, anancastia, obsessive-compulsive neurosis, compulsion neurosis, compulsive neurosis, obsessional neurosis*

a|nan|kas|tisch *adj*: mit den Symptomen von Anankasmus, zwanghaft, obsessiv-kompulsiv; Ⓔ *relating to to anancasm, obsessional, anancastic, obsessive-compulsive*

A|na|pha|se *f*: Phase der Kernteilung, in der die Tochterchromosomen gebildet werden; Ⓔ *anaphase*

a|na|phy|lak|tisch *adj*: Anaphylaxie betreffend, von ihr gekennzeichnet, durch sie bedingt; Ⓔ *relating to anaphylaxis, anaphylactic*

a|na|phy|lak|to|gen *adj*: eine Anaphylaxie verursachend; Ⓔ *producing anaphylaxis, anaphylactogenic*

A|na|phy|lak|to|ge|ne|se *f*: Herbeiführen von Anaphylaxie*; Ⓔ *anaphylactogenesis*

a|na|phy|lak|to|id *adj*: anaphylaxieähnlich, mit den Symptomen einer Anaphylaxie; Ⓔ *resembling anaphylaxis, anaphylactoid*

A|na|phy|la|to|xin *nt*: zum Komplementsystem gehörende Substanz, die u.a. eine Kontraktion der glatten Muskulatur bewirkt; Ⓔ *anaphylatoxin, anaphylotoxin*

A|na|phy|la|xie *f*: ***Syn:*** *anaphylaktische Reaktion*; Allergie* nach wiederholter Antigeninjektion; kann zur Ausbildung eines **allergischen** oder **anaphylaktischen Schocks** mit akuter Lebensgefahr führen; Ⓔ *anaphylaxis, generalized anaphylaxis, systemic anaphylaxis, allergic shock, anaphylactic shock*

A|na|pla|sie *f*: ***Syn:*** *Anaplasia*; rückläufige Zellentwicklung mit Verlust der Differenzierung; Ⓔ *anaplasia, anaplastia, dedifferentiation*

a|na|plas|tisch *adj*: Anaplasie betreffend, durch sie bedingt; Ⓔ *relating to anaplasia, anaplastic*

An|ar|thrie *f*: Störung der Lautbildung, die Buchstaben [**literale Anarthrie**], Silben [**syllabare Anarthrie**] oder ganze Wörter [**verbale Anarthrie**] betreffen kann; Ⓔ *anarthria*

A|na|sar|ka *f*: Flüssigkeitsansammlung im Gewebe; Ⓔ *anasarca*

A|na|spa|die *f*: Mündung der Harnröhre auf dem Penisrücken; Ⓔ *anaspadias*

An|äs|the|sie *f*: **1.** Zustand absoluter (Temperatur-, Schmerz-, Berührungs-)Unempfindlichkeit; entweder durch neurologische Erkrankungen oder im Rahmen einer Narkose **2.** medikamentöse Betäubung/Narkose; Ⓔ **1.–2.** *anesthesia*

an|äs|the|sie|ren *v*: eine Narkose durchführen, betäuben, narkotisieren; Ⓔ *anesthetize*

An|äs|the|si|o|lo|ge *m*: Arzt für Anästhesiologie; Ⓔ *anesthesiologist*

An|äs|the|si|o|lo|gie *f*: ***Syn:*** *Anästhesie*; Lehre von der Schmerzausschaltung; Ⓔ *anesthesiology*

An|äs|the|sist *m*: ***Syn:*** *Narkosearzt*; Arzt für Anästhesie; Ⓔ *anesthesiologist, anesthetist*

An|äs|the|ti|kum *nt, pl* **-ka**: ***Syn:*** *Narkotikum*; Betäubungsmittel, Narkosemittel; Ⓔ *anesthetic agent, anesthetic*

an|äs|the|tisch *adj*: Anästhesie betreffend oder auslösend, mittels Anästhesie, narkotisch, betäubend; Ⓔ *relating to or causing anesthesia, anesthetic*

an|as|tig|ma|tisch *adj*: nicht-astigmatisch; Ⓔ *anastigmatic, not astigmatic*

A|na|sto|mo|se *f*: **1.** ***Syn:*** *Anastomosis*; (*anatom.*) natürliche Verbindung zweier Hohlorgane, Gefäße oder Nerven **2.** (*chirurg.*) operativ hergestellte Verbindung von Hohlorganen, Gefäßen oder Nerven; Ⓔ **1.–2.** *anastomosis*
antiperistaltische Anastomose: ***Syn:*** *antiperistaltische Enteroanastomose, antiperistaltische Enterostomie*; (*chirurg.*) Darmanastomose mit Umkehr der Peristaltik zur Verlangsamung der Speisebreipassage; Ⓔ *antiperistaltic anastomosis*
arteriovenöse Anastomose: physiologische [Anastomosis* arteriovenosa] oder künstlich angelegte Verbindung zwischen Arterien und Venen; Ⓔ *arteriovenous anastomosis*
biliodigestive Anastomose: ***Syn:*** *biliodigestive Fistel, biliodigestiver Bypass, biliodigestiver Shunt, biliointestinaler Shunt*; operative Verbindung von Gallengang oder Gallenblase und Darm; Ⓔ *biliary-enteric bypass, biliary-intestinal bypass*
distale splenorenale Anastomose: Form der portokavalen Anastomose; Ⓔ *distal splenorenal shunt*
gastroduodenale Anastomose: ***Syn:*** *Gastroduodenostomie*; operative Verbindung von Magen und Zwölffingerdarm; Ⓔ *gastroduodenal anastomosis, gastroduodenostomy*
gastrointestinale Anastomose: ***Syn:*** *Magen-Darm-Anastomose, Gastroenteroanastomose, Gastroenterostomie*; operative Verbindung von Magen und Darm; Ⓔ *gastrointestinal anastomosis*
gastrojejunale Anastomose: → *Gastrojejunostomie*
glomusförmige Anastomose: → *Anastomosis arteriovenosa glomeriformis*
ileorektale Anastomose: operative Verbindung von Ileum und Rektum; Ⓔ *ileorectal anastomosis*
isoperistaltische Anastomose: ***Syn:*** *isoperistaltische Enteroanastomose, isoperistaltische Enterostomie*; Darmanastomose mit normaler Ausrichtung der Peristaltik; Ⓔ *isoperistaltic anastomosis*
mesoatriale Anastomose: ***Syn:*** *mesoatrialer Shunt*; operative Verbindung von Vena* mesenterica superior und rechtem Herzvorhof; Ⓔ *mesoatrial shunt*
mesokavale Anastomose: ***Syn:*** *mesokavaler Shunt*; operative Verbindung von Vena* mesenterica superior und Vena* cava inferior; Ⓔ *mesocaval shunt*
portokavale Anastomose: ***Syn:*** *portokavaler Shunt*; operative Verbindung von Pfortader/Vena portae und Vena* cava inferior; Ⓔ *portosystemic anastomosis, portacaval shunt, portosystemic shunt, postcaval shunt*
präkapilläre Anastomose: Anastomose von Arteriolen

vor dem Übergang in Kapillaren; (E) *precapillary anastomosis*

refluxverhindernde Anastomose: ***Syn:*** *Anti-Reflux-Anastomose*; bei vesikoureteralem Reflux* angewandte Technik; meist handelt es sich um eine submuköse Verlagerung des Harnleiters; (E) *nonrefluxing anastomosis*

splenorenale Anastomose: ***Syn:*** *splenorenaler Shunt*; operative Verbindung von Milzvene/Vena splenica und Nierenvene/Vena renalis; (E) *splenorenal shunt*

vesikointestinale Anastomose: ***Syn:*** *Blasen-Darm-Fistel, Blasen-Darm-Anastomose, zystoenterische Anastomose*; operative Verbindung von Blase und Darm; (E) *cystoenteric anastomosis*

zystoenterische Anastomose: → *vesikointestinale Anastomose*

A|na|sto|mo|sen|abs|zess *m*: sich im Bereich einer Anastomose bildender Abszess*; (E) *anastomotic abscess*

A|na|sto|mo|sen|fis|tel *f*: meist durch eine Nahtinsuffizienz hervorgerufene (äußere) Fistel*; (E) *anastomotic leak*

A|na|sto|mo|sen|ge|schwür *nt*: → *Anastomosenulkus*

A|na|sto|mo|sen|in|suf|fi|zienz *f*: meist von Fistel- [Anastomosenfistel*] oder Abszessbildung [Anastomosenabszess*] begleitete Nahtinsuffizienz einer Anastomose; (E) *anastomotic breakdown, anastomotic leak*

A|na|sto|mo|sen|kar|zi|nom *nt*: im Bereich der Anastomose entstehendes Karzinom des Magenstumpfes; (E) *anastomotic cancer*

A|na|sto|mo|sen|leck *nt*: → *Anastomoseninsuffizienz*

A|na|sto|mo|sen|re|zi|div *nt*: Tumor- oder Ulkusrezidiv im Bereich einer Anastomose; (E) *suture line recurrence*

A|na|sto|mo|sen|strik|tur *f*: durch Narbenbildung oder andere Prozesse [Anastomosenrezidiv*] bedingte Einengung oder Stenose einer Anastomose; (E) *anastomotic stricture*

A|na|sto|mo|sen|ul|kus *nt, pl* **-ul|ze|ra:** ***Syn:*** *Anastomosengeschwür*; Dünndarmgeschwür im Bereich einer gastrointestinalen Anastomose; (E) *anastomotic ulcer*

a|nas|to|mo|sie|ren *v*: eine Anastomose bilden; (E) *anastomose, inosculate*

A|na|sto|mo|sis *f, pl* **-ses:** ***Syn:*** *Anastomose*; natürliche Verbindung zweier Hohlorgane, Gefäße oder Nerven; (E) *inosculation, anastomosis*

Anastomosis arteriolovenularis: → *Anastomosis arteriovenosa*

Anastomosis arteriovenosa: ***Syn:*** *arteriovenöse Anastomose, AV-Anastomose, Anastomosis arteriolovenularis*; physiologische Verbindung von Arterien und Venen; (E) *arteriovenous anastomosis, arteriolovenular anastomosis, av anastomosis*

Anastomosis arteriovenosa glomeriformis: ***Syn:*** *Glomusorgan, Masson-Glomus, Hoyer-Grosser-Organ, Knäuelanastomose, Glomus neuromyoarteriale*; in die Unterhaut eingebettete kleine Gefäßknäuel; wahrscheinlich von Bedeutung für Hautdurchblutung und Wärmesteuerung; (E) *glomiform body*

a|nas|to|mo|tisch *adj*: Anastomose betreffend; (E) *relating to an anastomosis, anastomotic*

A|na|tom *m*: Lehrer der Anatomie; (E) *anatomist*

A|na|to|mie *f*: Wissenschaft von Bau des Körpers, seiner Organe und Gewebe; (E) *anatomy*

a|na|to|mie|ren *v*: ***Syn:*** *sezieren*; einen (toten) Körper zerlegen; (E) *anatomize, dissect*

a|na|to|misch *adj*: Anatomie betreffend, auf ihr beruhend; (E) *relating to anatomy, anatomical, anatomic*

A|na|to|xin *nt*: ***Syn:*** *Toxoid, Formoltoxoid*; durch Formaldehyd entgiftetes Toxin, das aber noch als Antigen wirkt; (E) *anatoxin, toxoid*

an|a|tro|phisch *adj*: Atrophie verhindernd, einer Atrophie vorbeugend; (E) *anatrophic*

an|a|zid *adj*: ohne Säure; (E) *anacid*

An|a|zi|di|tät *f*: ***Syn:*** *Inazidität*; Säuremangel des Magens, Magensäuremangel; (E) *anacidity, inacidity*

An|a|zi|do|ge|ne|se *f*: Unfähigkeit der Niere, freie Wasserstoffionen auszuscheiden; (E) *renal anacidogenesis*

An|crod *nt*: fibrinspaltendes Enzym der Grubenotter **Agkistrodon rhodostoma**; (E) *ancrod*

Ancyl-, ancyl- *präf.*: → *Ancylo-*

Ancylo-, ancylo- *präf.*: Wortelement mit der Bedeutung „gekrümmt"; (E) *ancyl(o)-*

An|cy|lo|sto|ma *nt, pl* **-ma|ta:** ***Syn:*** *Ankylostoma*; blutsaugende Hakenwürmer der Familie **Ancylostomatidae**; (E) *ancylostome, Ankylostoma, Ancylostoma, Ancylostomum*

Ancylostoma braziliense: selten auf den Menschen übertragener Hakenwurm von Hunden und Katzen; (E) *Ancylostoma braziliense*

Ancylostoma caninum: selten auf den Menschen übertragener Hakenwurm von Hunden; (E) *hookworm of the dog, Ancylostoma caninum*

Ancylostoma duodenale: ***Syn:*** *europäischer Hakenwurm, Grubenwurm*; in Europa und Asien vorkommender Hakenwurm; häufiger Erreger der Ankylostomiasis*; (E) *hookworm, Old World hookworm, European hookworm, Ancylostoma duodenale, Uncinaria duodenalis*

Andersen-Krankheit *f*: ***Syn:*** *Amylopektinose, leberzirrhotische retikuloendotheliale Glykogenose, Glykogenose Typ IV*; durch Fehlen der Amylo-1,6-Glucosidase* hervorgerufene Glykogenspeicherkrankheit mit schlechter Prognose; klinisch stehen Leberzirrhose*, Splenomegalie* und Minderwuchs im Vordergrund; (E) *Andersen's disease, brancher deficiency, brancher deficiency glycogenosis, brancher glycogen storage disease, type IV glycogen storage disease, amylopectinosis, amylo-1:4,1:6-transglucosidase deficiency*

Andr-, andr- *präf.*: → *Andro-*

Andro-, andro- *präf.*: Wortelement mit der Bedeutung „Mann/männlich"; (E) *andr(o)-*

An|dro|blas|tom *nt*: meist gutartiger Tumor der Keimdrüsen [Hoden, Eierstock]; (E) *androblastoma, testicular tubular adenoma, Pick's tubular adenoma*

An|dro|ga|met *m*: ***Syn:*** *Mikrogamet*; kleinerer, männlicher Gamet von Plasmodium*; (E) *microgamete, small anisogamete*

an|dro|gen *adj*: in der Art eines Androgens, mit androgener Wirkung; (E) *relating to an androgen, androgenic, testoid*

An|dro|ge|ne *pl*: allgemeine Bezeichnung für die männlichen Geschlechts-/Keimdrüsenhormone, von denen Testosteron* die größte Bedeutung hat; (E) *androgens*

an|dro|ge|ne|tisch *adj*: durch Androgene bedingt; (E) *androgenetic*

An|dro|gen|hem|mer *m*: ***Syn:*** *Antiandrogen*; Arzneimittel, das die Wirkung von Androgenen am Erfolgsorgan hemmt; (E) *antiandrogen*

An|dro|ge|ni|sa|ti|on *f*: → *Androgenisierung*

An|dro|ge|ni|sie|rung *f*: ***Syn:*** *Androgenisation*; Vermännlichung von Frauen durch eine vermehrte Androgenwirkung; (E) *androgenization*

An|dro|gen|re|sis|tenz *f*: ***Syn:*** *Testosteronresistenz*; fehlende oder abgeschwächte Wirkung von Androgenen durch einen Defekt der Rezeptoren; (E) *androgen insensitivity (syndrome)*

an|dro|gyn *adj*: Androgynie betreffend, zweigeschlechtlich, zwitterhaft; (E) *relating to androgyny, androgynous*

An|dro|gy|nie *f*: **1.** ***Syn:*** *Pseudohermaphroditismus masculinus*; chromosomal (XY) männliche Patienten mit äußeren weiblichen Geschlechtsorganen **2.** Zweigeschlechtlichkeit, Zwittertum; (E) **1.** *androgynism, androgyny* **2.** *androgynism, androgyny*

an|dro|id *adj*: einem Mann ähnlich, vermännlicht; (E) *resembling a man, manlike, android, androidal*

A

An|dro|lo|ge *m*: Arzt für Andrologie*; Ⓔ *andrologist*
An|dro|lo|gie *f*: *Syn: Männerheilkunde*; Lehre von Aufbau, Funktion und Erkrankung der männlichen Geschlechtsorgane; Ⓔ *andrology*
an|dro|lo|gisch *adj*: Andrologie betreffend; Ⓔ *relating to andrology*
An|dro|ma|nie *f*: *Syn: Nymphomanie, Hysteromanie*; Mannstollheit; Ⓔ *nymphomania, cytheromania*
an|dro|mi|me|tisch *adj*: mit androgenähnlicher Wirkung; Ⓔ *andromimetic*
an|dro|phob *adj*: Androphobie betreffend, durch sie gekennzeichnet; Ⓔ *relating to or marked by androphobia, androphobic*
An|dro|pho|bie *f*: krankhafte Angst vor Männern; Ⓔ *irrational fear of men, androphobia*
An|dro|sten|di|on *nt*: schwach androgenes Hormon der Nebennierenrinde und des Eierstocks; Ⓔ *androstenedione*
An|dro|ste|ron *nt*: im Harn ausgeschiedenes Stoffwechselprodukt von Testosteron*; Ⓔ *androsterone*
An|dro|tro|pie *f*: *Syn: Androtropismus*; gehäuftes Auftreten von Erkrankungen bei Männern; Ⓔ *androtropism*
An|dro|tro|pis|mus *m*: →*Androtropie*
An|dro|zyt *m*: männliche Geschlechts-/Keimzelle; Ⓔ *androcyte*
An|e|ja|ku|la|ti|on *f*: Fehlen des Samenergusses beim Höhepunkt; Ⓔ *aspermatism*
a|ne|mo|phob *adj*: Anemophobie betreffend, durch sie gekennzeichnet; Ⓔ *relating to or marked by anemophobia, anemophobic*
A|ne|mo|pho|bie *f*: krankhafte Angst vor Wind; Ⓔ *irrational fear of wind, anemophobia*
an|en|ze|phal *adj*: *Syn: hirnlos*; Anenzephalie betreffend; Ⓔ *relating to anencephaly, without a brain, anencephalic, anencephalous*
An|en|ze|pha|lie *f*: *Syn: Hirnlosigkeit, Anencephalia*; angeborenes Fehlen des Gehirns; Ⓔ *anencephaly, anencephalia*
An|e|o|si|no|phi|lie *f*: Fehlen der eosinophilen Granulozyten im peripheren Blut; Ⓔ *eosinopenia*
A|ne|phrie *f*: *Syn: Nierenagenesie*; angeborenes Fehlen der Nieren; Ⓔ *renal agenesis*
a|ne|phrisch *adj*: ohne Nieren; Ⓔ *without kidneys, anephric*
an|erg *adj*: **1.** *Syn: anergisch*; inaktiv; energielos, energiearm **2.** *Syn: anergisch*; mit verminderter Reaktionsbereitschaft; Ⓔ **1.** *anergic* **2.** *anergic; inactive*
An|er|gie *f*: **1.** Energielosigkeit, Energiemangel; Inaktivität **2.** verminderte Ansprechbarkeit des Serums auf Antigene; Ⓔ **1.** *lack of energy, anergy* **2.** *anergy, anergia*
an|er|gisch *adj*: →*anerg*
an|e|ro|id *adj*: keine Flüssigkeit enthaltend, ohne Flüssigkeit; Ⓔ *without fluid, aneroid*
An|e|ry|thro|pla|sie *f*: *Syn: Anerythropoese, Anerythropoiese*; fehlende Erythrozytenbildung; Ⓔ *anerythroplasia*
an|e|ry|thro|plas|tisch *adj*: *Syn: anerythropoetisch*; Anerythroplasie betreffend, von ihr betroffen oder gekennzeichnet, durch sie bedingt; Ⓔ *relating to anerythroplasia, anerythroplastic*
An|e|ry|thro|po|e|se *f*: →*Anerythroplasie*
an|e|ry|thro|po|e|tisch *adj*: →*anerythroplastisch*
An|e|ry|thro|po|i|e|se *f*: →*Anerythroplasie*
an|eu|plo|id *adj*: Aneuploidie betreffend, von ihr gekennzeichnet; Ⓔ *aneuploid*
An|eu|plo|i|die *f*: Abweichung von der normalen Chromosomenzahl durch Überzähligkeit oder Fehlen von Chromosomen; Ⓔ *aneuploidy*
A|neu|rin *nt*: →*Vitamin* B_1
An|eu|rys|ma *nt, pl* **-ma|ta**: umschriebene Wanderweiterung einer Arterie oder des Herzens; Ⓔ *aneurysm*
arteriosklerotisches Aneurysma: durch eine Atherosklerose* verursachtes Aneurysma, betrifft meist die

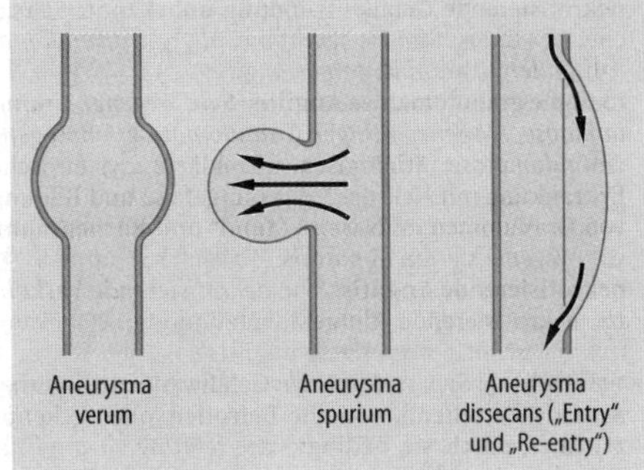

Abb. 4. Aneurysmaformen

Bauchaorta, Arteria femoralis oder Arteria poplitea; Ⓔ *arteriosclerotic aneurysm, atherosclerotic aneurysm*
arteriovenöses Aneurysma: →*Aneurysma arteriovenosum*
Aneurysma arteriovenosum: *Syn: arteriovenöses Aneurysma*; meist traumatische Fistel zwischen einer Arterie und einer Vene; Ⓔ *arteriovenous aneurysm*
Aneurysma dissecans: durch Spaltenbildung der Arterienwand entstehendes Aneurysma; Ⓔ *Shekelton's aneurysm, dissecting aneurysm*
echtes Aneurysma: *Syn: Aneurysma verum*; Aneurysma, das alle Wandschichten erfasst; Ⓔ *true aneurysm*
falsches Aneurysma: *Syn: Aneurysma spurium*; mit einem Gefäß verbundenes traumatisches Hämatom*, das ein Aneurysma vortäuscht; Ⓔ *false aneurysm, spurious aneurysm, aneurysmal hematoma*
Aneurysma spurium: →*falsches Aneurysma*
Aneurysma verum: →*echtes Aneurysma*
An|eu|rys|ma|ek|to|mie *f*: →*Aneurysmektomie*
an|eu|rys|ma|tisch *adj*: Aneurysma betreffend; Ⓔ *relating to an aneurysm, aneurysmal, aneurysmatic*
An|eu|rys|mek|to|mie *f*: Aneurysmaexstirpation, Aneurysmaresektion; Ⓔ *aneurysmectomy*
An|eu|rys|mor|rha|phie *f*: Naht eines Aneurysmas; meist kombiniert mit einer Aneurysmaplastik zur Rekonstruktion der Durchblutung; Ⓔ *aneurysmorrhaphy*
An|eu|rys|mo|to|mie *f*: Eröffnung eines Aneurysmas; Ⓔ *aneurysmotomy*
An|falls|lei|den *nt*: Krankheit, die durch das Auftreten von Anfällen gekennzeichnet ist; oft gleichgesetzt mit Epilepsie*; Ⓔ *seizure disorder*
an|ge|bo|ren *adj*: **1.** *Syn: konnatal*; bei der Geburt vorhanden **2.** *Syn: kongenital, hereditär*; durch Veranlagung, durch Vererbung; Ⓔ **1.** *connatal, connate* **2.** *hereditary, congenital*
Angi-, angi- *präf.*: →*Angio-*
An|gi|al|gie *f*: *Syn: Angiodynie*; Gefäßschmerz(en); Ⓔ *pain in a blood vessel, angialgia, angiodynia*
An|gi|ek|ta|sie *f*: *Syn: Angiectasia*; angeborene oder erworbene Gefäßerweiterung; Ⓔ *angiectasis, angiectasia*
an|gi|ek|ta|tisch *adj*: Angiektasie betreffend, von ihr betroffen oder gekennzeichnet, durch sie bedingt; Ⓔ *relating to angiectasis, angiectatic, angioectatic*
An|gi|ek|to|mie *f*: Gefäßentfernung; Ⓔ *angiectomy*
An|gi|i|tis *f, pl* **-ti|den**: *Syn: Gefäßwandentzündung, Gefäßentzündung, Vaskulitis, Vasculitis*; Entzündung der Gefäßwand; Ⓔ *inflammation of a blood vessel, angiitis, angitis, vasculitis*
allergische granulomatöse Angiitis: *Syn: allergische Granulomatose, Churg-Strauss-Syndrom*; systemische

A

nekrotisierende Gefäßentzündung unbekannter Ursache; Ⓔ *Churg-Strauss syndrome, allergic granulomatosis, allergic granulomatous angitis*
maligne granulomatöse Angiitis: ***Syn:*** *Wegener-Granulomatose, Wegener-Klinger-Granulomatose, rhinogene Granulomatose*; ätiologisch ungeklärte, systemische Erkrankung mit Nekrose* der Blutgefäße und Bildung von Granulomen im Nasen-, Mund- und Rachenraum; Ⓔ *Wegener's granulomatosis, Wegener's syndrome*
nekrotisierende Angiitis: ***Syn:*** *nekrotisierende Vaskulitis*; nekrotisierende Blutgefäßentzündung; Ⓔ *necrotizing vasculitis, necrotizing angiitis*

an|gi|i|tisch *adj*: ***Syn:*** *vaskulitisch*; Gefäßwandentzündung/Angiitis betreffend, von ihr betroffen oder gekennzeichnet, durch sie bedingt; Ⓔ *relating to angiitis/vasculitis, vasculitic*

An|gi|na *f, pl* **-gi|nen**: **1.** Enge, Beklemmung **2.** Halsentzündung, Mandelentzündung, Tonsillitis **3.** →*Angina pectoris*; Ⓔ **1.** *angina* **2.** *sore throat, tonsillitis* **3.** →*Angina pectoris*
Angina abdominalis: ***Syn:*** *Morbus Ortner, Angina intestinalis, Claudicatio intermittens abdominalis, Ortner-Syndrom II*; kolikartige Leibschmerzen mit Symptomen des akuten Abdomens bei Einschränkung der Darmdurchblutung durch eine Arteriosklerose der Mesenterialgefäße; Ⓔ *Ortner's disease, abdominal angina, intestinal angina*
Angina agranulocytotica: Tonsillitis* bei Agranulozytose*; Ⓔ *agranulocytosis, agranulocytic angina, Schultz's disease, Schultz's syndrome, Schultz's angina, Werner-Schultz disease, malignant leukopenia, malignant neutropenia, granulocytopenia, granulopenia, idiopathic neutropenia, idiosyncratic neutropenia, pernicious leukopenia, neutropenic angina*
Angina catarrhalis: ***Syn:*** *Tonsillitis catarrhalis, katarrhalische Tonsillitis*; katarrhalische Tonsillenentzündung; Ⓔ *acute pharyngitis, catarrhal pharyngitis, catarrhal tonsillitis*
Angina cruris: ***Syn:*** *intermittierendes Hinken, Charcot-Syndrom, Schaufensterkrankheit, Claudicatio intermittens, Dysbasia intermittens/angiospastica*; durch eine periphere arterielle Durchblutungsstörung verursachte heftige Wadenschmerzen, die zu vorübergehendem Hinken führen oder den Patienten zum Stehenbleiben zwingen; Ⓔ *angina cruris, intermittent claudication (of the leg), Charcot's syndrome*
Angina decubitus: instabile Angina pectoris, die v.a. im Liegen auftritt; Ⓔ *angina decubitis*
Angina follicularis: ***Syn:*** *Kryptentonsillitis, Tonsillitis lacunaris, Angina lacunaris*; akute Tonsillitis* mit Belägen in den Kryptenmündungen; Ⓔ *spotted sore throat, follicular tonsillitis*
Angina herpetica: ***Syn:*** *Zahorsky-Syndrom, Herpangina*; durch Coxsackievirus* A verursachte fieberhafte Entzündung des Rachens mit Bläschenbildung; Ⓔ *herpangina, benign croupous angina*
Angina intestinalis: →*Angina abdominalis*
Angina lacunaris: →*Angina follicularis*
Angina Ludovici: ***Syn:*** *Ludwig-Angina*; Phlegmone des Mundbodens; Ⓔ *Ludwig's angina*
Angina pectoris: ***Syn:*** *Herzbräune, Stenokardie, Brustenge*; durch eine akute Ischämie* der Herzmuskulatur hervorgerufene anfallsartige Schmerzen in der Herzgegend mit charakteristischem Beengungsgefühl; wird i.d.R. durch eine körperliche oder seelische Belastung ausgelöst; Ⓔ *angina, Heberden's angina, Heberden's disease, Heberden's asthma, Elsners asthma, Rougnon-Heberden disease, heart stroke, breast pang, angina pectoris, angor, cardiagra, coronarism, stenocardia, sternalgia, sternodynia*
Angina phlegmonosa: ***Syn:*** *Angina tonsillaris*; von der Tonsille ausgehende phlegmonöse Entzündung des Peritonsillargewebes; Ⓔ *circumtonsillar abscess, peritonsillar abscess, quinsy*
Angina Plaut-Vincent: →*ulzeromembranöse Angina*
Angina tonsillaris: →*Angina phlegmonosa*
Angina ulceromembranacea: →*ulzeromembranöse Angina*
Angina ulcerosa: →*ulzeromembranöse Angina*
ulzeromembranöse Angina: ***Syn:*** *Fusospirillose, Vincent-Angina, Plaut-Vincent-Angina, Angina ulcerosa/ulceromembranacea, Angina Plaut-Vincent*; Fusoborreliose* durch Fusobacterium* fusiforme und Borrelia* vincenti; meist einseitige ulzeröse Mandelentzündung mit Schluckbeschwerden und evtl. Zahnfleischbefall; i.d.R. kein Fieber und nur leichtes Krankheitsgefühl; Ⓔ *Vincent's disease, Vincent's angina, Vincent's stomatitis, Vincent's infection, Plaut's angina, fusospirillary gingivitis, fusospirillary stomatitis, fusospirillosis, fusospirochetal gingivitis, fusospirochetal stomatitis, ulcerative gingivitis, ulceromembranous gingivitis, necrotizing ulcerative gingivitis, necrotizing ulcerative gingivostomatitis, pseudomembranous angina, acute necrotizing ulcerative gingivitis, acute ulcerative gingivitis, acute ulceromembranous gingivitis, trench mouth, phagedenic gingivitis*
vasospastische Angina: ***Syn:*** *Prinzmetal-Angina*; Sonderform der Angina pectoris, bei der kurzdauernde Krämpfe der Koronararterien auftreten; Ⓔ *Prinzmetal's angina, variant angina pectoris*

an|gi|no|phob *adj*: Anginophobie betreffend, durch sie gekennzeichnet; Ⓔ *relating to or marked by anginophobia, anginophobic*

An|gi|no|pho|bie *f*: krankhafte Angst vor dem Ersticken oder einem Angina* pectoris-Anfall; Ⓔ *irrational fear of choking, anginophobia*

an|gi|nös *adj*: Angina pectoris betreffend, an ihr leidend, mit den Symptomen einer Angina pectoris; Ⓔ *relating to or suffering from angina, anginose, anginous*

Angio-, angio- *präf.*: Wortelement mit der Bedeutung „Gefäß"; Ⓔ *angi-, angio-, vasculo-*

An|gi|o|blast *m*: gefäßbildende Zelle; Ⓔ *angioblast, vasofactive cell, vasoformative cell*

an|gi|o|blas|tisch *adj*: Angioblast betreffend; Ⓔ *relating to angioblasts, angioblastic*

An|gi|o|blas|tom *nt*: ***Syn:*** *Lindau-Tumor, Hämangioblastom*; von der Gefäßwand ausgehender gutartiger Tumor; Ⓔ *angioblastoma, angioblastic meningioma, hemangioblastoma, Lindau's tumor*

An|gi|o|car|di|tis *f, pl* **-ti|den**: ***Syn:*** *Angiokarditis*; Entzündung des Herzens und der großen Blutgefäße; Ⓔ *inflammation of the heart and large blood vessels, angiocarditis*

an|gi|o|car|di|tisch *adj*: ***Syn:*** *angiokarditisch*; Angiokarditis betreffend, von ihr betroffen oder gekennzeichnet, durch sie bedingt; Ⓔ *relating to or caused by angiocarditis, angiocarditic*

An|gi|o|cho|li|tis *f, pl* **-ti|den**: ***Syn:*** *Gallengangsentzündung, Cholangiitis, Cholangitis*; Entzündung der Gallenwege/Gallengänge; Ⓔ *inflammation of a bile duct, cholangitis, cholangeitis, angiocholitis*

an|gi|o|cho|li|tisch *adj*: ***Syn:*** *cholangitisch*; Angiocholitis betreffend, von ihr betroffen oder gekennzeichnet, durch sie bedingt; Ⓔ *cholangitic*

An|gi|o|der|ma|ti|tis *f, pl* **-ti|ti|den**: Entzündung von Hautgefäßen; Ⓔ *inflammation of the blood vessels of the skin, angiodermatitis*

an|gi|o|der|ma|ti|tisch *adj*: Angiodermatitis betreffend, von ihr betroffen oder gekennzeichnet, durch sie bedingt; Ⓔ *relating to or marked by angiodermatitis, angiodermatitic*

An|gi|o|dy|nie *f*: →*Angialgie*

An|gi|o|dys|pla|sie *f*: fehlerhafte Gefäßbildung/Gefäßentwicklung; Ⓔ *angiodysplasia*

An|gi|o|dys|tro|phie *f*: mangelhafte Ernährung der Blutgefäße; Ⓔ *angiodystrophia, angiodystrophy*

An|gi|o|en|do|the|li|om *nt*: ***Syn:*** *Hämangioendotheliom*; vom Endothel der Blutgefäße ausgehender Tumor; Ⓔ *hemangioendothelioma, hemendothelioma, hypertrophic angioma, angioendothelioma*

An|gi|o|fi|brom *nt*: gutartiger Gefäßtumor mit Bindegewebsanteilen; Ⓔ *angiofibroma, telangiectatic fibroma*

an|gi|o|fol|li|ku|lar *adj*: ***Syn:*** *angiofollikulär*; Lymphfollikel und Blutgefäße betreffend; Ⓔ *angiofollicular*

An|gi|o|ge|ne|se *f*: Blutgefäßbildung; Ⓔ *angiogenesis*

an|gi|o|ge|ne|tisch *adj*: Angiogenese betreffend, Blut oder Blutgefäße bildend; Ⓔ *relating to angiogenesis, angiogenic*

An|gi|o|gra|fie, -gra|phie *f*: Kontrastmitteldarstellung von Gefäßen; Ⓔ *angiography, vasography*

renale Angiografie: Angiografie der Nierenarterien; Ⓔ *renal angiography*

selektive Angiografie: Angiografie spezifischer Gefäße über eine direkte Injektion; Ⓔ *selective angiography*

An|gi|o|gra|fie|ka|the|ter *m*: Katheter zur (selektiven) Angiografie; Ⓔ *angiographic catheter*

an|gi|o|gra|fie|ren *v*: eine Angiografie durchführen; Ⓔ *perform an angiography*

an|gi|o|gra|fisch *adj*: Angiografie betreffend, mittels Angiografie; Ⓔ *relating to angiography, angiographic*

An|gi|o|gramm *nt*: Kontrastmittelbild von Gefäßen; Ⓔ *angiogram, angiograph*

An|gi|o|gra|nu|lom *nt*: gutartiger Gefäßtumor mit Granulationsgewebe; Ⓔ *angiogranuloma*

An|gi|o|hä|mo|phi|lie *f*: ***Syn:*** *von Willebrand-Jürgens-Syndrom, konstitutionelle Thrombopathie, hereditäre/vaskuläre Pseudohämophilie*; durch einen Mangel oder Defekt an von Willebrand-Faktor* hervorgerufene Blutungsneigung; Ⓔ *angiohemophilia, von Willebrand's disease, Minot-von Willebrand syndrome, von Willebrand's syndrome, Willebrand's syndrome, constitutional thrombopathy, vascular hemophilia, hereditary pseudohemophilia, pseudohemophilia*

An|gi|o|hy|a|li|no|se *f*: ***Syn:*** *Gefäßhyalinose*; Hyalinose* mit vorwiegendem Befall der Gefäßwände; Ⓔ *angiohyalinosis*

An|gi|o|kar|di|o|gra|fie, -gra|phie *f*: Kontrastmitteldarstellung des Herzens und der großen Gefäße; Ⓔ *angiocardiography, cardioangiography, cardiovasology*

an|gi|o|kar|di|o|gra|fisch *adj*: Angiokardiografie betreffend, mittels Angiokardiografie; Ⓔ *relating to angiocardiography, angiocardiographic*

An|gi|o|kar|di|o|gramm *nt*: Kontrastmittelbild von Herz und großen Gefäßen; Ⓔ *angiocardiogram*

An|gi|o|kar|di|o|pa|thie *f*: Erkrankung oder Fehlbildung des Herzens und der großen Gefäße; Ⓔ *angiocardiopathy*

an|gi|o|kar|di|o|pa|thisch *adj*: Angiokardiopathie betreffend; Ⓔ *relating to angiocardiopathy, angiocardiopathic*

An|gi|o|kar|di|tis *f, pl* **-ti|den**: ***Syn:*** *Angiocarditis*; Entzündung des Herzens und der großen Blutgefäße; Ⓔ *inflammation of the heart and large blood vessels, angiocarditis*

an|gi|o|kar|di|tisch *adj*: ***Syn:*** *angiocarditisch*; Angiokarditis betreffend, von ihr betroffen oder gekennzeichnet, durch sie bedingt; Ⓔ *relating to or caused by angiocarditis, angiocarditic*

An|gi|o|ke|ra|tom *nt*: ***Syn:*** *Blutwarze, Angiokeratoma*; gutartiger Gefäßtumor mit warzenförmiger Hyperkeratose*; Ⓔ *angiokeratoma, angiokeratosis, keratoangioma, telangiectatic wart*

An|gi|o|ke|ra|to|ma *nt, pl* **-ma|ta**: →*Angiokeratom*

Angiokeratoma corporis diffusum (Fabry): ***Syn:*** *Fabry-Syndrom, Morbus Fabry, hereditäre Thesaurismose Ruiter-Pompen-Weyers, Ruiter-Pompen-Weyers-Syndrom, Thesaurismosis hereditaria lipoidica, Angiokeratoma universale*; X-chromosomal vererbte Sphingolipidose* mit multiplen Angiokeratomen und Befall innerer Organe [Nieren, Herz-Kreislaufsystem]; der Befall der Niere führt meist zu terminaler Niereninsuffizienz; Ⓔ *Fabry's disease, hereditary dystopic lipidosis, ceramide trihexosidase deficiency, α-(D)-galactosidase A deficiency, diffuse angiokeratoma, glycolipid lipidosis, glycosphingolipidosis*

Angiokeratoma Mibelli: dunkelrote, warzenartige Angiokeratome bei Jugendlichen mit Akrozyanose; Ⓔ *Mibelli's angiokeratoma*

Angiokeratoma scroti: ***Syn:*** *Fordyce-Krankheit*; im 4. Lebensjahrzehnt auftretende kleine Angiome des Skrotums; Ⓔ *angiokeratoma of Fordyce, angiokeratoma of scrotum*

Angiokeratoma universale: →*Angiokeratoma corporis diffusum (Fabry)*

An|gi|o|ky|mo|gra|fie, -gra|phie *f*: ***Syn:*** *Rasterverschiebungsangiokymografie*; kymografische Darstellung der Strömungsverhältnisse in den Arterien; Ⓔ *angiokymography*

An|gi|o|lei|o|my|o|li|pom *nt*: ***Syn:*** *Angioleiomyolipoma*; gutartiger Mischtumor mit Gefäßen, Fettgewebsanteil und glattem Muskelgewebe; Ⓔ *angioleiomyolipoma, vascular leiomyolipoma*

An|gi|o|li|pom *nt*: ***Syn:*** *Angiolipoma*; Lipom* mit zahlreichen Blutgefäßen; Ⓔ *angiolipoma, telangiectatic lipoma, nevoid lipoma*

An|gi|o|li|po|ma|to|sis *f, pl* **-ses**: Auftreten multipler Angiolipome; Ⓔ *angiolipomatosis*

An|gi|o|lo|gie *f*: Lehre von den Gefäßen und ihren Erkrankungen; Ⓔ *angiology, angiologia*

an|gi|o|lo|gisch *adj*: Angiologie betreffend; Ⓔ *relating to angiology*

An|gi|o|lo|pa|thi|en *pl*: Erkrankungen der terminalen Arterien; Ⓔ *angiolopathies*

An|gi|o|lu|poid *nt*: ***Syn:*** *Brocq-Pautrier-Syndrom*; gutartiger, blauroter Knoten am Nasenrücken; Hautmanifestation der Sarkoidose*; Ⓔ *angiolupoid*

An|gi|o|lymph|an|gi|om *nt*: ***Syn:*** *Angiolymphangioma*; Angiom* aus Blut- und Lymphgefäßen; Ⓔ *angiolymphangioma*

An|gi|om *nt*: tumorartige Gefäßneubildung oder Gefäßfehlbildung; Ⓔ *vascular tumor, angioma*

eruptives Angiom: ***Syn:*** *proliferierendes Angiom, Stielknollen, Botryomykose, Botryomykom, Botryomycosis, Granuloma pediculatum, Granuloma pyogenicum, Granuloma teleangiectaticum*; gutartige, chronisch-eitrige granulomatöse Erkrankung der Mundschleimhaut und der Haut von Gesicht, Händen und Zehen; tritt meist nach traumatischer Hautschädigung auf; Ⓔ *botryomycosis, actinophytosis*

proliferierendes Angiom: →*eruptives Angiom*

an|gi|o|ma|tös *adj*: Angiome betreffend, in der Art eines Angioms; Ⓔ *relating to or resembling an angioma, angiomatous*

An|gi|o|ma|to|se *f*: →*Angiomatosis*

enzephalofaziale Angiomatose: →*Angiomatosis encephalo-oculo-cutanea*

enzephalookuläre Angiomatose: →*Angiomatosis encephalo-cutanea*

okuloenzephalische Angiomatose: →*Angiomatosis encephalo-cutanea*

An|gi|o|ma|to|sis *f, pl* **-ses**: ***Syn:*** *Angiomatose*; Auftreten multipler Angiome*; Ⓔ *angiomatosis*

Angiomatosis cerebelli et retinae: →*Angiomatosis retinae cystica*

Angiomatosis encephalo-cutanea: ***Syn:*** *Krabbe-Syndrom, okuloenzephalische Angiomatose, enzephalookuläre Angiomatose*; ohne Augenbeteiligung verlaufende Angiomatosis* encephalo-oculo-cutanea; Ⓔ *Krabbe's*

disease, Krabbe's leukodystrophy, Krabbe's syndrome, oculoencephalic angiomatosis, galactosylceramide β-galactosidase deficiency, diffuse infantile familial sclerosis, galactosylceramide lipidosis, globoid (cell) leukodystrophy
Angiomatosis encephalofacialis: →*Angiomatosis encephalo-oculo-cutanea*
Angiomatosis encephalo-oculo-cutanea: ***Syn:*** *Sturge-Weber-Syndrom, Sturge-Weber-Krabbe-Syndrom, enzephalofaziale Angiomatose, Neuroangiomatosis encephalofacialis, Angiomatosis encephalotrigeminalis, Angiomatosis encephalofacialis*; ätiologisch ungeklärte, kongenitale neurokutane Phakomatose* mit Naevus* flammeus im Trigeminusbereich, Uveahämangiom und verkalkenden Angiomen der Hirnhäute und Hirnrinde; Ⓔ *cephalotrigeminal angiomatosis, Sturge-Weber syndrome, Sturge's syndrome, Sturge-Kalischer-Weber syndrome, Sturge's disease, Sturge-Weber disease, Weber's disease, encephalofacial angiomatosis, encephalotrigeminal angiomatosis*
Angiomatosis encephalotrigeminalis: →*Angiomatosis encephalo-oculo-cutanea*
Angiomatosis retinae cystica: ***Syn:*** *Netzhautangiomatose, Hippel-Lindau-Syndrom, von Hippel-Lindau-Syndrom, Angiomatosis cerebelli et retinae*; zu den Phakomatosen* gehörige, wahrscheinlich dominant vererbte Systemerkrankung mit Naevus* flammeus lateralis sowie retinaler und zerebellarer Angiomatose; Ⓔ *Hippel-Lindau disease, Hippel's disease, Lindau's disease, Lindau-von Hippel disease, von Hippel's disease, von Hippel-Lindau disease, retinocerebral angiomatosis, cerebroretinal angiomatosis*

An|gi|o|me|ga|lie *f*: Gefäßvergrößerung, Gefäßerweiterung; Ⓔ *angiomegaly*

An|gi|o|my|o|li|pom *nt*: ***Syn:*** *Angiomyolipoma*; gutartiger Nierentumor mit Gefäßen und Fett- und Muskelgewebsanteil; Ⓔ *angiomyolipoma, angiolipoleiomyoma*

An|gi|o|my|om *nt*: ***Syn:*** *Angiomyoma*; Myom* mit zahlreichen Blutgefäßen; Ⓔ *angiomyoma, angioleiomyoma, vascular leiomyoma*

An|gi|o|my|o|neu|rom *nt*: ***Syn:*** *Glomustumor, Glomangiom*; langsam wachsender, von einem Glomus* ausgehender bösartiger Tumor; Ⓔ *angiomyoneuroma, glomangioma, glomus tumor*

An|gi|o|my|o|sar|kom *nt*: ***Syn:*** *Angiomyosarcoma*; bösartiger Mischtumor mit angiomatösen und sarkomatösen Anteilen; Ⓔ *angiomyosarcoma*

An|gi|o|ne|kro|se *f*: ***Syn:*** *Gefäßnekrose, Gefäßwandnekrose*; Nekrose* der Wand von Blut- oder Lymphgefäßen; Ⓔ *angionecrosis*

an|gi|o|ne|kro|tisch *adj*: Angionekrose betreffend, von ihr betroffen oder gekennzeichnet, durch sie bedingt; Ⓔ *relating to or marked by angionecrosis, angionecrotic*

An|gi|o|neur|al|gie *f*: Gefäßneuralgie, neuralgischer Gefäßschmerz; Ⓔ *angioneuralgia*

An|gi|o|neu|rek|to|mie *f*: Gefäß- und Nervenexzision; Ⓔ *angioneurectomy*

An|gi|o|neu|ro|pa|thie *f*: durch nervale Dysregulation hervorgerufene Durchblutungsstörung; Ⓔ *angioneuropathy*

An|gi|o|neu|ro|se *f*: ***Syn:*** *Gefäßneurose, Vasoneurose*; selten gebrauchte Bezeichnung für Störungen der vegetativen Gefäßregulation; Ⓔ *vasoneurosis, angioneurosis*

an|gi|o|neu|ro|tisch *adj*: ***Syn:*** *vasoneurotisch*; Angioneurose betreffend, von ihr betroffen oder gekennzeichnet, durch sie bedingt; Ⓔ *relating to angioneurosis, angioneurotic*

An|gi|o|neu|ro|to|mie *f*: Durchtrennung eines Gefäß-Nervenbündels; Ⓔ *angioneurotomy*

An|gi|o|ö|dem *nt*: ***Syn:*** *Quincke-Ödem*; subkutane Schwellung von Haut und Schleimhaut durch eine allergische Reaktion; Ⓔ *angioedema, angioneurotic edema*

an|gi|o|ö|de|ma|tös *adj*: angioneurotisches Ödem betreffend, durch ein angioneurotisches Ödem bedingt; Ⓔ *relating to angioedema, angioedematous*

An|gi|o|pa|ra|ly|se *f*: →*Angioparese*

An|gi|o|pa|re|se *f*: ***Syn:*** *vasomotorische Lähmung, Angioparalyse*; Gefäßlähmung durch Störung der nervalen Versorgung; Ⓔ *angioparalysis, angioparesis, vasoparesis*

An|gi|o|pa|thia *f*: →*Angiopathie*
Angiopathia diabetica: →*diabetische Angiopathie*
Angiopathia retinae traumatica: ***Syn:*** *Purtscher-Syndrom, Purtscher-Netzhautschädigung*; Schädigung der Netzhaut, die nicht durch eine direkte Gewalteinwirkung hervorgerufen wird; typisch sind Netzhaut- und Glaskörperblutungen, Gefäßspasmus und Netzhautödem; Ⓔ *Purtscher's disease, Purtscher's angiopathic retinopathy, Purtscher's syndrome*

An|gi|o|pa|thie *f*: ***Syn:*** *Angiopathia*; Gefäßerkrankung; Ⓔ *angiopathy*
diabetische Angiopathie: ***Syn:*** *Angiopathia diabetica*; Langzeitschaden bei schlecht eingestelltem Diabetes* mellitus; die **diabetische Makroangiopathie** betrifft hauptsächlich Gehirn, Herz, Nieren und periphere Gefäße; die **diabetische Mikroangiopathie** ist die Ursache von u.a. Retinopathia* diabetica, diabetischer Glomerulosklerose* und diabetischer Neuropathie*; Ⓔ *diabetic angiopathy*

an|gi|o|pa|thisch *adj*: Angiopathie betreffend, durch sie bedingt, die Gefäße schädigend; Ⓔ *relating to or caused by angiopathy, angiopathic*

An|gi|o|pha|ko|ma|to|se *f*: Oberbegriff für die angiomatösen Phakomatosen* [Angiomatosis* encephalo-oculo-cutanea, Angiomatosis* retinae cystica]; Ⓔ *angiophakomatosis, angiophacomatosis*

An|gi|o|plas|tie *f*: Aufdehnung verengter Gefäßabschnitte mit einem Ballonkatheter; Ⓔ *angioplasty*

An|gi|o|plas|tik *f*: Gefäßplastik, plastische Gefäßoperation; Ⓔ *angioplasty*

An|gi|o|po|e|se *f*: ***Syn:*** *Angiopoiese*; Gefäßbildung, Gefäßneubildung; Ⓔ *angiopoiesis, vasifaction, vasoformation*

an|gi|o|po|e|tisch *adj*: Angiopoese betreffend oder auslösend; Ⓔ *relating to angiopoiesis, angiopoietic, vasoformative, vasifactive, vasofactive*

An|gi|o|po|i|e|se *f*: →*Angiopoese*

An|gi|o|re|ti|ku|lo|ma|to|se *f*: ***Syn:*** *Kaposi-Sarkom, Morbus Kaposi, Retikuloangiomatose, idiopathisches multiples Pigmentsarkom Kaposi, Sarcoma idiopathicum multiplex haemorrhagicum*; früher nur sporadisch auftretendes [**klassisches/sporadisches Kaposi-Sarkom**] Sarkom*, als Komplikation einer HIV-Infektion [**epidemisches Kaposi-Sarkom**] aber von zunehmender Bedeutung; initial braunrot-livide knotige Effloreszenzen der Haut und Schleimhaut mit Tendenz zur Ulzeration; im weiteren Verlauf Befall von Lymphknoten und Organen [Leber, Herz, Lunge]; Ⓔ *Kaposi's sarcoma, idiopathic multiple pigmented hemorrhagic sarcoma, multiple idiopathic hemorrhagic sarcoma, angioreticuloendothelioma, endotheliosarcoma*

An|gi|o|re|zep|to|ren *pl*: Gefäßrezeptoren, z.B. Chemorezeptoren; Ⓔ *vascular receptors*

An|gi|or|rha|phie *f*: Gefäßnaht; Ⓔ *angiorrhapy*

An|gi|o|sar|kom *nt*: von den Gefäßen ausgehender bösartiger Tumor; Ⓔ *angiosarcoma*

An|gi|o|skle|ro|se *f*: ***Syn:*** *Gefäßsklerose, Gefäßwandsklerose*; Verdickung und Verhärtung der Wand von Blut- oder Lymphgefäßen; Ⓔ *angiosclerosis*

an|gi|o|skle|ro|tisch *adj*: Angiosklerose betreffend, von ihr betroffen oder durch sie bedingt; Ⓔ *relating to angiosclerosis, angiosclerotic*

An|gi|o|skop *nt*: ***Syn:*** *Kapillarmikroskop*; Mikroskop zur direkten Betrachtung von Kapillaren; Ⓔ *angioscope*

A

An|gi|o|sko|pie *f*: *Syn:* *Kapillarmikroskopie, Kapillaroskopie*; direkte Betrachtung oberflächlicher Kapillaren mit einem Kapillarmikroskop; Ⓔ *angioscopy*

An|gi|o|spas|mus *m*: *Syn:* *Vasospasmus*; Gefäßkrampf; Ⓔ *angiospasm, vasospasm*

an|gi|o|spas|tisch *adj*: *Syn:* *vasospastisch*; Angiospasmus betreffend oder auslösend; Ⓔ *vasospastic, angiospastic*

An|gi|o|ste|no|se *f*: *Syn:* *Gefäßstenose*; Einengung (des Lumens) von Blut- oder Lymphgefäßen; Ⓔ *angiostenosis*

an|gi|o|ste|no|tisch *adj*: Angiostenose betreffend, von ihr betroffen oder durch sie bedingt; Ⓔ *relating to or caused by angiostenosis, angiostenotic*

An|gi|o|stron|gy|li|a|sis *f, pl* **-ses**: →*Angiostrongylose*

An|gi|o|stron|gy|lo|se *f*: *Syn:* *Angiostrongyliasis*; durch Angiostrongylus cantonensis hervorgerufene, häufig als eosinophile Meningitis* verlaufende Erkrankung; Ⓔ *angiostrongyliasis*

An|gi|o|stron|gy|lus can|to|nen|sis *m*: *Syn:* *Rattenlungenwurm*; Erreger der Angiostrongylose*; Ⓔ *rat lungworm, Angiostrongylus cantonensis*

An|gi|o|ten|si|na|se *f*: Enzym, das Angiotensin II spaltet; Ⓔ *angiotensinase, angiotonase*

Angiotensin-II-Blocker *pl*: *Syn:* *Angiotensin-II-Rezeptorantagonisten*; Substanzen, die mit Angiotensin II am Rezeptor konkurrieren und damit blutdrucksenkend wirken; Ⓔ *angiotensin II antagonists*

Angiotensin-Converting-Enzym *nt*: *Syn:* *Converting-Enzym, Konversionsenzym*; Peptidase*, die Angiotensin I in Angiotensin II umwandelt; Ⓔ *angiotensin converting enzyme, kininase II, dipeptidyl carboxypeptidase*

Angiotensin-Converting-Enzym-Hemmer *m*: *Syn:* *ACE-Hemmer*; zur Senkung des Blutdruckes verwendeter Hemmer des Angiotensin-Converting-Enzyms; Ⓔ *angiotensin converting enzyme inhibitor, ACE inhibitor*

An|gi|o|ten|si|ne *pl*: Gewebehormone mit Polypeptidstruktur; das inaktive **Angiotensin I** wird vom Angiotensin-Converting-Enzym in **Angiotensin II** umgewandelt, das eine starke vasokonstriktorische und blutdrucksteigernde Wirkung hat; **Angiotensin III** ist ein inaktives Abbauprodukt von Angiotensin II; Ⓔ *angiotensins, angiotonins*

Angiotensin-II-Rezeptorantagonisten *pl*: →*Angiotensin-II-Blocker*

An|gi|o|ten|si|no|gen *nt*: *Syn:* *Reninsubstrat, Hypertensinogen*; inaktive Muttersubstanz der Angiotensine*; Ⓔ *angiotensinogen, angiotensin precursor*

An|gi|o|to|mie *f*: Gefäßeröffnung; Ⓔ *angiotomy*

An|gi|o|to|nus *m*: *Syn:* *Vasotonus*; Gefäßtonus; Ⓔ *vasotonia, angiotonia*

an|gi|o|tro|phisch *adj*: gefäßernährend; Ⓔ *angiotrophic, vasotrophic*

Angst *f*: ursprünglich nicht auf bestimmte Objekte oder Situationen bezogenes, subjektives Bedrohungsgefühl mit auffälligen klinischen Symptomen [Schweißausbruch, Blässe, Zittern, Herzklopfen, Blutdruckanstieg]; im täglichen Gebrauch nicht von Furcht* abgegrenzt und oft auch als Synonym für Phobie* verwendet; Ⓔ *fear* (vor *of*; dass *that*)

Angst|er|war|tung *f*: *Syn:* *Phobophobie*; krankhafte Angst vor (der Entwicklung) einer Phobie; Ⓔ *irrational fear of developing a phobia, phobophobia*

Angst|neu|ro|se *f*: *Syn:* *hysterische Angst*; neurotisches Krankheitsbild mit Angst als führendem Symptom; nicht immer klar von phobischer Angst zu unterscheiden; Ⓔ *hysteria, anxiety hysteria, anxiety neurosis, anxiety reaction, anxiety state, anxiety disorder*

An|gu|il|lu|la ster|co|ra|lis *f*: *Syn:* *Zwergfadenwurm, Kotälchen, Strongyloides stercoralis*; häufiger Darmparasit in tropischen und subtropischen Ländern; Erreger der Strongyloidose*; Ⓔ *Strongyloides intestinalis/stercoralis, Anguillula intestinalis/stercoralis*

An|gu|lus *m*: Winkel; Ⓔ *angle, angulus*

Angulus acromii: Kante am dorsalen Rand des Akromions; Ⓔ *acromial angle*

Angulus costae: Rippenwinkel; Ⓔ *costal angle, angle of rib*

Angulus frontalis ossis parietalis: vorderer, oberer Winkel des Scheitelbeins [Os* parietale]; Ⓔ *frontal angle of parietal bone*

Angulus infectiosus candidamycetica: →*Angulus infectiosus oris*

Angulus infectiosus oris: *Syn:* *Perlèche, Faulecken, Mundwinkelcheilitis, Mundwinkelrhagaden, Angulus infectiosus candidamycetica, Cheilitis angularis, Stomatitis angularis*; schmerzhaftes, akutes oder chronisches Ekzem* des Mundwinkels; Ⓔ *migrating cheilosis, migrating cheilitis, commissural cheilitis, perlèche, angular stomatitis, angular cheilitis, angular cheilosis, bridou, angulus infectiosus*

Angulus inferior scapulae: untere Spitze des Schulterblattes; Ⓔ *inferior angle of scapula*

Angulus infrasternalis: *Syn:* *epigastrischer Winkel, Rippenbogenwinkel*; Winkel zwischen rechtem und linkem Rippenbogen; Ⓔ *infrasternal angle, subcostal angle, substernal angle*

Angulus iridocornealis: *Syn:* *Iridokornealwinkel, Kammerwinkel*; Winkel zwischen Hornhaut und Iris in der vorderen Augenkammer; Ⓔ *iridocorneal angle, angle of chamber, iridal angle, angle of iris, filtration angle*

Angulus lateralis scapulae: seitliche Spitze des Schulterblattes; Ⓔ *lateral angle of scapula*

Angulus Ludovici: →*Angulus sterni*

Angulus mandibulae: *Syn:* *Unterkieferwinkel*; Winkel zwischen Corpus und Arcus mandibulae; Ⓔ *mandibular angle, submaxillary angle, gonial angle, angle of mandible, angle of jaw*

Angulus mastoideus ossis parietalis: hinterer, unterer Winkel des Scheitelbeins [Os* parietale]; Ⓔ *mastoid angle*

Angulus occipitalis ossis parietalis: hinterer, oberer Winkel des Scheitelbeins [Os* parietale]; Ⓔ *occipital angle*

Angulus oculi lateralis: äußerer/seitlicher Augenwinkel; Ⓔ *lateral angle of eye, outer/temporal/external/lateral canthus*

Angulus oculi medialis: innerer/medialer Augenwinkel; Ⓔ *medial angle of eye, inner/nasal/internal/medial canthus*

Angulus oris: Mundwinkel; Ⓔ *angle of mouth*

Angulus pontocerebellaris: *Syn:* *Kleinhirn-Brückenwinkel*; Winkel zwischen Brücke [Pons] und Kleinhirn [Cerebellum]; Ⓔ *cerebellopontine angle*

Angulus sphenoidalis ossis parietalis: vorderer, unterer Winkel des Scheitelbeins [Os* parietale]; Ⓔ *sphenoid angle*

Angulus sterni: *Syn:* *Angulus Ludovici*; Winkel zwischen Manubrium und Corpus des Brustbeins; Ⓔ *Louis's angle, Ludwig's angle, sternal angle*

Angulus subpubicus: *Syn:* *Schambeinwinkel*; Winkel zwischen den beiden Schambeinen; Ⓔ *subpubic angle, pubic angle*

Angulus superior scapulae: oberer, innerer Winkel des Schulterblattes; Ⓔ *superior angle of scapula*

Angulus venosus: *Syn:* *Venenwinkel*; Winkel zwischen Vena jugularis interna und Vena subclavia; auf der linken Seite Mündungsort des Ductus* thoracicus; Ⓔ *venous angle, Pirogoff's angle*

Angulus ventriculi: *Syn:* *Magenknie*; Winkel zwischen Corpus und Antrum des Magens; Ⓔ *angle of stomach*

An|hid|ro|sis *f, pl* **-ses**: *Syn:* *Anidrose, Anhidrose*; generalisiertes oder lokalisiertes Fehlen oder starke Vermin-

derung der Schweißabsonderung; Ⓔ *absence of sweating, anhidrosis, anidrosis, hidroschesis, adiaphoresis, anaphoresis, ischidrosis*

Anhidrosis congenita: *Syn: Christ-Siemens-Syndrom, Christ-Siemens-Touraine-Syndrom, Guilford-Syndrom, Jacquet-Syndrom, anhidrotische ektodermale Dysplasie, ektodermale Dysplasie, ektodermale kongenitale Dysplasie, Anhidrosis hypotrichotica*; X-chromosomal-rezessiv vererbtes Syndrom, das durch Fehlbildung der Haut(anhangsgebilde) [Hypotrichie], der Zähne [Hypodontie*] und verschiedener Knorpel [Nase, Ohr] gekennzeichnet ist; Ⓔ *Christ-Siemens-Touraine syndrome, Christ-Siemens syndrome, anhidrotic ectodermal dysplasia, hereditary ectodermal polydysplasia, congenital ectodermal defect*

Anhidrosis hypotrichotica: → *Anhidrosis congenita*

Anhidrosis tropica: *Syn: thermogene Anhidrose, tropische Anhidrose*; durch trockene Hitze hervorgerufene Anhidrose mit Hitzeintoleranz; Ⓔ *thermogenic anhidrosis, sweat retention syndrome, tropical anhidrotic asthenia*

an|hid|ro|tisch *adj*: *Syn: anidrotisch*; Anhidrose betreffend, durch sie bedingt; Ⓔ *relating to or characterized by anhidrosis, anhidrotic, anidrotic*

An|hy|drä|mie *f*: Wassermangel im Blut, Bluteindickung; Ⓔ *anhydremia, anydremia*

An|id|ro|se *f*: → *Anhidrosis*

an|id|ro|tisch *adj*: → *anhidrotisch*

an|ik|te|risch *adj*: ohne Gelbsucht/Ikterus (verlaufend); Ⓔ *without icterus, not icteric, anicteric*

A|ni|lin *nt*: *Syn: Aminobenzol, Phenylamin*; einfachstes aromatisches Amin; Grundsubstanz für Farbstoffe und Medikamente; Ⓔ *aniline, amidobenzene, aminobenzene, phenylamine, benzeneamine*

A|ni|linc|tus *m*: → *Anilingus*

A|ni|lin|gus *m*: *Syn: Anilinctus*; orale Stimulation des Anus; Ⓔ *anilingus*

A|ni|li|nis|mus *m*: akute oder chronische Anilinvergiftung; Ⓔ *anilinism, anilism*

A|ni|lin|krebs *m*: Blasenkrebs bei Anilinarbeitern; Ⓔ *aniline cancer, aniline tumor*

A|ni|ma *f*: Seele; Ⓔ *anima*

a|ni|ma|lisch *adj*: von Tieren stammend, animalisch, tierisch; tierisch, triebhaft; Ⓔ *animal*

An|i|on *nt*: negatives Ion*; Ⓔ *anion*

an|i|o|nisch *adj*: Anion betreffend, Anione enthaltend; Ⓔ *relating to an anion, anionic*

An|i|ri|die *f*: Fehlen der Regenbogenhaut; Ⓔ *aniridia, iridermia*

Anis-, anis- *präf.*: → *Aniso-*

A|ni|sa|ki|a|sis *f, pl* **-ses**: *Syn: Heringswurmkrankheit*; durch den Heringswurm **Anisakis marina** hervorgerufene Darmerkrankung mit Ausbildung eosinophiler Granulome und Abszesse; Ⓔ *herring-worm disease, eosinophilic granuloma, anisakiasis*

A|ni|sa|kis ma|ri|na *f*: Heringswurm; *s.u. Anisakiasis*; Ⓔ *Anisakis marina*

An|is|ei|ko|nie *f*: ungleiche Größe der beiden Netzhautbilder; Ⓔ *aniseikonia, anisoiconia*

Aniso-, aniso- *präf.*: Wortelement mit der Bedeutung „ungleich/verschieden"; Ⓔ *anis(o)-*

an|i|so|chro|ma|tisch *adj*: von unterschiedlicher Farbe, uneinheitlich gefärbt; Ⓔ *anisochromatic*

An|i|so|chro|mie *f*: unterschiedliche Anfärbbarkeit von Erythrozyten; Ⓔ *anisochromia*

An|i|so|dak|ty|lie *f*: asymmetrisches Wachstum von Fingern oder Zehen; Ⓔ *anisodactyly*

an|i|so|dont *adj*: *Syn: heterodont*; Anisodontie betreffend; Ⓔ *heterodont*

An|i|so|don|tie *f*: *Syn: Heterodontie*; Gebiss mit unterschiedlich großen Zähnen; Ⓔ *heterodontia*

an|i|so|gam *adj*: *Syn: heterogam*; Anisogamie betreffend; Ⓔ *heterogamous, oogamous*

An|i|so|ga|met *m*: *Syn: Heterogamet*; ungleichgroße Gameten [z.B. Spermium und Eizelle]; Ⓔ *heterogamete, anisogamete*

an|i|so|ga|me|tisch *adj*: *Syn: heterogametisch*; Anisogameten betreffend; Ⓔ *anisogametic*

An|i|so|ga|mie *f*: Fortpflanzung durch Vereinigung ungleicher Gameten [z.B. Spermium und Eizelle]; Ⓔ *anisogamy, heterogamy*

An|i|so|ka|ry|o|se *f*: *Syn: Anisonukleose*; ungleiche Kerngröße gleichartiger Zellen (z.B. bei Malignomen); Ⓔ *anisokaryosis*

an|i|so|ka|ry|o|tisch *adj*: Anisokaryose betreffend, durch sie bedingt; Ⓔ *relating to or marked by anisokaryosis*

An|i|so|ko|rie *f*: *Syn: Pupillendifferenz*; unterschiedliche Pupillenweite; Ⓔ *anisocoria*

An|i|so|mas|tie *f*: unterschiedliche Größe der Brüste; Ⓔ *anisomastia, asymmetrical breasts*

An|i|so|me|lie *f*: asymmetrisches Wachstum von Armen oder Beinen; Ⓔ *anisomelia*

an|i|so|mer *adj*: nicht-isomer; Ⓔ *anisomeric*

an|i|so|me|trop *adj*: Anisometropie betreffend; Ⓔ *relating to anisometropia, anisometropic*

An|i|so|me|tro|pie *f*: ungleiche Brechkraft beider Augen; Ⓔ *anisometropia*

An|i|so|nu|kle|o|se *f*: → *Anisokaryose*

An|i|so|pie *f*: ungleiche Sehschärfe beider Augen; Ⓔ *anisopia*

An|i|so|poi|ki|lo|zy|to|se *f*: Vorhandensein unterschiedlich großer und unterschiedlich geformter Erythrozyten* im Blut(bild); Ⓔ *anisopoikilocytosis*

an|i|so|poi|ki|lo|zy|to|tisch *adj*: Anisopoikilozytose betreffend, von ihr betroffen oder gekennzeichnet, durch sie bedingt; Ⓔ *relating to or marked by anisopoikilocytosis*

an|i|so|ton *adj*: *Syn: anisotonisch*; nicht-isoton; Ⓔ *anisotonic*

an|i|so|trop *adj*: Doppelbrechung betreffend oder zeigend, doppelbrechend, doppelrefraktär; Ⓔ *anisotropic, anisotropal, anisotropous*

An|i|so|tro|pie *f*: optische Doppelbrechung; Ⓔ *anisotropy, anisotropism*

An|i|so|zy|to|se *f*: **1.** ungleiche Form gleichartiger Zellen **2.** Vorhandensein unterschiedlich geformter Erythrozyten* im Blut(bild); Ⓔ **1.–2.** *anisocytosis*

an|i|so|zy|to|tisch *adj*: Anisozytose betreffend, von ihr betroffen oder gekennzeichnet, durch sie bedingt; Ⓔ *relating to or marked by anisocytosis*

An|ko|ne|us *m*: *Syn: Musculus anconeus*; Fortsetzung des mittleren Trizepskopfes; Spanner der Ellenbogenkapsel; Ⓔ *anconeus muscle*

Ankyl-, ankyl- *präf.*: → *Ankylo-*

Ankylo-, ankylo- *präf.*: Wortelement mit der Bedeutung „gekrümmt"; Ⓔ *ankyl(o)-, ancyl(o)-*

An|ky|lo|ble|pha|ron *nt*: Lidverwachsung; Ⓔ *ankyloblepharon, blepharosynechia, pantankyloblepharon*

An|ky|lo|chei|lie *f*: *Syn: Ankylochilie*; Lippenverwachsung; Ⓔ *ankylocheilia*

An|ky|lo|chi|lie *f*: → *Ankylocheilie*

An|ky|lo|dak|ty|lie *f*: Verwachsung von Fingern oder Zehen; Ⓔ *ankylodactyly*

An|ky|lo|glos|sie *f*: → *Ankyloglosson*

An|ky|lo|glos|son *nt*: *Syn: Ankyloglossum, Ankyloglossie*; Zungenverwachsung; Ⓔ *ankyloglossia, tongue-tie, adherent tongue*

An|ky|lo|se *f*: *Syn: Gelenkversteifung, Ankylosis*; Einschränkung der Gelenkbeweglichkeit durch krankheits- oder unfallbedingte Veränderungen; Ⓔ *ankylosis, arthrokleisis, arthroclisis*

fibröse Ankylose: *Syn: Ankylosis fibrosa*; Ankylose durch Bindegewebszüge; Ⓔ *fibrous ankylosis*

knöcherne Ankylose: *Syn: Ankylosis ossea*; Versteifung

durch Verwachsung der gelenkbildenden Knochen; Ⓔ *bony ankylosis*

an|ky|lo|sie|rend *adj*: Ankylose verursachend, versteifend; Ⓔ *ankylopoietic, ankylosing*

An|ky|lo|sis *f, pl* **-ses**: →*Ankylose*

Ankylosis fibrosa: →*fibröse Ankylose*

Ankylosis intervertebralis: ***Syn:*** *Intervertebralankylose*; Versteifung der Intervertebralgelenke der Wirbelsäule, z.B. bei Spondylarthritis* ankylosans; Ⓔ *intervertebral ankylosis*

Ankylosis ossea: →*knöcherne Ankylose*

An|ky|lo|sto|ma *nt*: →*Ancylostoma*

An|ky|lo|sto|ma|ti|do|se *f*: →*Ankylostomiasis*

An|ky|lo|sto|ma|to|sis *f, pl* **-ses**: →*Ankylostomiasis*

An|ky|lo|sto|mi|a|sis *f, pl* **-ses**: ***Syn:*** *Hakenwurmbefall, Hakenwurminfektion, Tunnelanämie, Wurmkrankheit der Bergarbeiter, Ankylostomatosis, Ankylostomatidose*; meist durch Ancylostoma* duodenale oder Necator* americanus hervorgerufene Erkrankung mit Anämie*, Magen-Darm-Symptomen und evtl. Herzinsuffizienz*; Ⓔ *ancylostomiasis, ankylostomiasis, hookworm disease, miner's disease, tunnel disease, tropical hyphemia, intertropical hyphemia, uncinariasis, necatoriasis*

an|ky|lo|tisch *adj*: Ankylose betreffend, von ihr betroffen oder durch sie bedingt; Ⓔ *relating to or characterized by ankylosis, ankylotic*

An|ky|lo|to|mie *f*: **1.** Durchtrennung ankylotischer Verwachsungen eines Gelenks **2.** Durchtrennung eines angewachsenen Zungenbändchens; Ⓔ **1.** *ankylotomy* **2.** *lingual frenotomy, frenotomy*

An|leh|nungs|de|pres|si|on *f*: ***Syn:*** *Affektentzugssyndrom, Säuglingsdepression, anaklitische Depression*; durch die Trennung von Bezugspersonen verursachtes Depressionssyndrom bei Kindern; Ⓔ *anaclitic depression*

An|ne|li|da *pl*: ***Syn:*** *Gliederwürmer, Ringelwürmer, Anneliden*; Würmerstamm, zu dem u.a. die Blutegel gehören; Ⓔ *Annelida*

Ano-, ano- *präf.*: Wortelement mit der Bedeutung **1.** „After/Anus" **2.** „Ring"; Ⓔ **1.** *ano-, anus, anal* **2.** *ring*

An|o|de *f*: positive Elektrode, positiver Pol; Ⓔ *anode, positive pole, positive electrode*

an|o|disch *adj*: Anode betreffend; Ⓔ *relating to an anode, anodic, anodal, electropositive*

An|o|don|tie *f*: ***Syn:*** *Anodontia, Agomphiasis*; völlige Zahnlosigkeit, Fehlen aller Zähne; Ⓔ *agomphiasis, agomphosis, anodontia, anodontism*

An|o|dy|num *nt*: schmerzlinderndes Mittel, Schmerzmittel; Ⓔ *anodyne*

An|o|e|sia *f*: ***Syn:*** *Anoese*; herabgesetzte oder fehlende Verstandesfunktion; Ⓔ *anoesia, anoia*

an|o|e|tisch *adj*: Anoesia betreffend; Ⓔ *anoetic*

a|no|kok|zy|ge|al *adj*: After und Steißbein/Os coccygis betreffend oder verbindend; Ⓔ *relating to both anus and coccyx, anococcygeal*

a|no|mal *adj*: nicht der Regel entsprechend, nicht normal, regelwidrig, normwidrig, abnorm; ungewöhnlich; Ⓔ *aberrant, unnatural, anomalous; abnormal*

A|no|ma|lie *f*: Abweichung (von der Norm), Unregelmäßigkeit, Ungewöhnlichkeit; Fehlbildung; Ⓔ *anomaly, abnormality, abnormalcy, abnormity*

A|no|ma|lo|skop *nt*: Gerät zur Diagnostik von Farbsinnesstörungen; Ⓔ *anomaloscope*

An|o|ny|chie *f*: →*Anonychosis*

An|o|ny|cho|sis *f, pl* **-ses**: ***Syn:*** *Anonychie*; partielles oder vollständiges Fehlen der Finger- und/oder Zehennägel; Ⓔ *anonychia, anonychosis*

a|no|pe|ri|ne|al *adj*: After und Damm/Perineum betreffend oder verbindend; Ⓔ *relating to both anus and perineum, anoperineal*

An|o|phe|les *f*: ***Syn:*** *Malariamücke, Gabelmücke, Fiebermücke*; weltweit verbreitete Stechmückenart, die Malaria und andere Infektionskrankheiten überträgt; Ⓔ *Anopheles, Cellia*

An|oph|thal|mie *f*: →*Anophthalmus*

An|oph|thal|mus *m*: ***Syn:*** *Anophthalmie*; Fehlen des Augapfels; Ⓔ *anophthalmia, anophthalmus, anophthalmos*

An|o|pie *f*: ***Syn:*** *Anopsie*; Funktionsausfall der Augen; Ⓔ *anopia*

A|no|plas|tik *f*: ***Syn:*** *Afterplastik, Anusplastik*; Plastik des Afterschließmuskels; Ⓔ *anoplasty*

An|o|plu|ra *pl*: ***Syn:*** *Läuse*; flügellose blutsaugende Insekten; medizinisch wichtig sind die **Menschenläuse** [Pediculidae]; Ⓔ *sucking lice, Anoplura*

An|op|sie *f*: →*Anopie*

An|or|chi|die *f*: →*Anorchie*

An|or|chie *f*: ***Syn:*** *Anorchidie, Anorchismus*; Fehlen der Hoden; Ⓔ *anorchia, anorchidism, anorchism*

An|or|chis|mus *m*: →*Anorchie*

a|no|rek|tal *adj*: After und Mastdarm/Rektum betreffend oder verbindend; Ⓔ *relating to both anus and rectum, anorectal, rectoanal*

A|no|rek|tal|fis|tel *f*: ***Syn:*** *After-Mastdarm-Fistel, Anus-Rektum-Fistel, Fistula anorectalis*; innere Analfistel mit Mündung in das Rektum; Ⓔ *anorectal fistula*

An|o|rek|ti|kum *nt, pl* **-ka**: ***Syn:*** *Anorexikum*; Appetitzügler, Appetithemmer; Ⓔ *anorectic, anoretic, anorexic, anorexigenic, anorexiant*

an|o|rek|tisch *adj*: Anorexia betreffend; Appetitlosigkeit verursachend, appetithemmend; Ⓔ *anorectic, anoretic, anorexic*

A|no|rek|ti|tis *f, pl* **-ti|ti|den**: Entzündung von After und Mastdarm; Ⓔ *inflammation of the anorectum, anorectitis*

a|no|rek|ti|tisch *adj*: Anorektitis betreffend; Ⓔ *relating to anorectitis, anorectitic*

A|no|rek|to|plas|tik *f*: Anus-Rektum-Plastik; Ⓔ *anorectoplasty, anoproctoplasty*

An|o|re|xia *f*: ***Syn:*** *Anorexie*; Appetitlosigkeit; Ⓔ *anorexia, loss of appetite, diminished appetite*

Anorexia mentalis: →*Anorexia nervosa*

Anorexia nervosa: ***Syn:*** *Pubertätsmagersucht, Magersucht, Anorexia mentalis*; fast ausschließlich Mädchen im Alter von 12–21 Jahren betreffende, psychisch bedingte Essstörung mit extremer Abmagerung und Zeichen allgemeiner Körperschwäche und Fehlernährung; oft kombiniert mit periodischer Bulimie* [**Anorexie-Bulimie-Syndrom**]; Ⓔ *anorexia nervosa*

Anorexie-Bulimie-Syndrom *nt*: *s.u. Anorexia nervosa*; Ⓔ *anorexia-boulimia syndrome*

An|o|re|xi|kum *nt, pl* **-ka**: →*Anorektikum*

an|or|ga|nisch *adj*: (*chem.*) nicht organisch, mineralisch; unbelebt; Ⓔ *nonorganic, inorganic, mineral*

An|or|gas|mie *f*: Ausbleiben des Orgasmus beim Geschlechtsverkehr oder bei der Masturbation; Ⓔ *anorgasmy*

a|nor|mal *adj*: von der Norm abweichend, abnormal, ungewöhnlich; Ⓔ *morbid, abnormal*

A|no|sig|mo|i|de|o|skop *nt*: →*Anosigmoidoskop*

A|no|sig|mo|i|de|o|sko|pie *f*: →*Anosigmoidoskopie*

A|no|sig|mo|i|do|skop *nt*: ***Syn:*** *Anosigmoideoskop*; Endoskop* zur Anosigmoidoskopie; Ⓔ *anosigmoidoscope*

A|no|sig|mo|i|do|sko|pie *f*: ***Syn:*** *Anosigmoideoskopie*; endoskopische Untersuchung von Anus und Colon sigmoideum; Ⓔ *anosigmoidoscopy*

a|no|sig|mo|i|do|sko|pisch *adj*: →*anosigmoideoskopisch*

A|no|skop *nt*: kurzes starres Endoskop* zur direkten Betrachtung des Analkanals; Ⓔ *anoscope*

A|no|sko|pie *f*: endoskopische Untersuchung des Analkanals; Ⓔ *anoscopy*

An|os|mie *f*: Fehlen des Geruchsinnes; Ⓔ *smell blindness, anosmia, anosphrasia, anodmia, olfactory anesthesia*

A

an|os|misch *adj*: Anosmie betreffend oder von ihr betroffen; Ⓔ *relating to or characterized by anosmia, anosmatic, anosmic, aosmic*
An|o|so|gno|sie *f*: Unfähigkeit, die Erkrankung des eigenen Körpers zu erkennen; Ⓔ *anosognosia*
a|no|spi|nal *adj*: After und Rückenmark/Medulla spinalis betreffend; Ⓔ *relating to both anus and spinal cord, anospinal*
An|os|te|o|pla|sie *f*: fehlerhafte Knochenbildung; Ⓔ *anosteoplasia*
An|o|tie *f*: ein- oder beidseitiges Fehlen der Ohrmuschel; Ⓔ *anotia*
a|no|va|gi|nal *adj*: After und Scheide/Vagina betreffend oder verbindend; Ⓔ *relating to both anus and vagina, anovaginal*
An|o|va|rie *f*: ein- oder beidseitiges Fehlen der Eierstöcke; Ⓔ *anovarism, anovaria, anovarianism*
a|no|ve|si|kal *adj*: After und Harnblase/Vesica urinaria betreffend oder verbindend; Ⓔ *relating to both anus and bladder, anovesical*
an|o|vu|lär *adj*: → *anovulatorisch*
An|o|vu|la|ti|on *f*: fehlende Ovulation, fehlender Eisprung; Ⓔ *anovulation, anovulia*
an|o|vu|la|to|risch *adj*: ohne eine Ovulation/Eisprung; Ⓔ *anovular, anovulatory, nonovulational*
An|ox|ä|mie *f*: *Syn: Anoxyhämie*; Sauerstoffmangel des Blutes; Ⓔ *anoxemia*
an|ox|ä|misch *adj*: Anoxämie betreffend, von ihr betroffen oder gekennzeichnet, durch sie bedingt; Ⓔ *anoxemic*
An|o|xie *f*: (starker) Sauerstoffmangel; Ⓔ *anoxia*
anämische Anoxie: Anoxie bei Anämie; Ⓔ *anemic anoxia, anemic hypoxia*
ischämische Anoxie: *Syn: Stagnationsanoxie*; durch eine Minderdurchblutung hervorgerufene Anoxie; Ⓔ *stagnant hypoxia, stagnant anoxia, ischemic hypoxia*
an|o|xisch *adj*: Sauerstoffmangel/Anoxie betreffend, von ihr betroffen oder durch sie bedingt; Ⓔ *relating to anoxia, anoxic*
An|o|xy|bi|ont *m*: → *Anaerobier*
An|o|xy|bi|o|se *f*: *Syn: Anaerobiose*; sauerstoffunabhängige Lebensweise; Ⓔ *anaerobiosis*
an|o|xy|bi|o|tisch *adj*: *Syn: anaerobiotisch*; Anoxybiose betreffend, von ihr gekennzeichnet, sauerstoffunabhängig; Ⓔ *relating to or marked by anaerobiosis*
An|oxy|hä|mie *f*: → *Anoxämie*
An|pas|sungs|hy|per|pla|sie *f*: → *Adaptationshyperplasie*
An|pas|sungs|syn|drom, all|ge|mei|nes *nt*: → *Adaptationssyndrom*
An|rei|che|rungs|kul|tur *f*: Kultur zur selektiven Anreicherung von Mikroorganismen; Ⓔ *elective culture, enrichment culture, concentration culture*
An|rei|che|rungs|nähr|me|di|en *pl*: Nährmedien zur Anlage einer Anreicherungskultur*; Ⓔ *enrichment culture media, concentration culture media*
An|sa *f, pl* **-sae**: Schlinge, Schleife; Ⓔ *loop, ansa*
Ansa cervicalis: *Syn: Hypoglossusschlinge*; Schlinge von Fasern des Nervus* hypoglossus am Hals; Ⓔ *cervical ansa, loop of hypoglossal nerve*
Ansa subclavia: *Syn: Subklaviaschlinge*; Nervenschlinge um die Arteria* subclavia; Ⓔ *subclavian loop, loop of Vieussens, ansa subclavia, Vieussens' ansa, Vieussens' loop, ansa of Vieussen*
An|satz|a|po|neu|ro|se *f*: *Syn: Insertionsaponeurose*; Aponeurose* am Ansatzpunkt eines Muskels; Ⓔ *aponeurosis of insertion*
An|stren|gungs|al|bu|min|u|rie *f*: → *Anstrengungsproteinurie*
An|stren|gungs|asth|ma *nt*: durch eine körperliche Belastung ausgelöstes Asthma* bronchiale; Ⓔ *exercise-induced asthma*
An|stren|gungs|pro|te|in|u|rie *f*: *Syn: Marschalbuminurie, Marschproteinurie, Anstrengungsalbuminurie*; Form der orthostatischen Proteinurie nach längerer Anstrengung [z.B. Marschieren]; Ⓔ *athletic proteinuria, effort proteinuria*
An|streng|ungs|ur|ti|ka|ria *f*: *Syn: Schwitzurtikaria, cholinergische Urtikaria*; bei erhöhter Acetylcholinempfindlichkeit auftretende Urtikaria* nach körperlicher oder psychischer Belastung; Ⓔ *cholinergic urticaria*
An|ta|bus|syn|drom *nt*: *s.u. Disulfiram*; Ⓔ *Antabuse syndrome*
Ant|a|ci|dum *nt, pl* **-da**: → *Antazidum*
An|ta|go|nis|mus *m*: Gegensatz; gegeneinander gerichtete Wirkungsweise von Muskeln oder Stoffen; Ⓔ *antagonism (gegen against, to)*
bakterieller Antagonismus: *Syn: Bakterienantagonismus*; gegenseitige Wachstumshemmung von Bakterien; Ⓔ *bacterial antagonism*
An|ta|go|nist *m*: **1.** *Syn: Gegenmuskel*; Muskel, der mit einem entgegengesetzt wirkenden Muskel zusammenarbeitet **2.** durch Besetzung eines Membranrezeptors wirksame Substanz; Ⓔ **1.** *antagonistic muscle, agonistic muscle, agonist, antagonist (gegen against, to)* **2.** *antagonist (gegen against, to)*
an|ta|go|nis|tisch *adj*: Antagonismus betreffend, gegenwirkend, entgegengesetzt wirkend; Ⓔ *antergic, antagonistic, antagonistical (gegen to)*
ant|a|tro|phisch *adj*: *Syn: antiatrophisch*; Atrophie verhindernd, einer Atrophie vorbeugend; Ⓔ *antatrophic*
ant|a|zid *adj*: säureneutralisierend; Ⓔ *antacid*
Ant|a|zi|dum *nt, pl* **-da**: *Syn: Antiazidum, Antacidum*; (Magen-)Säure-neutralisierende Substanz; Ⓔ *antacid, antiacid*
Ante-, ante- *präf.*: Wortelement mit der Bedeutung „vor/voran/vorher“; Ⓔ *ante-*
an|te|bra|chi|al *adj*: Unterarm/Antebrachium betreffend; Ⓔ *relating to the forearm/antebrachium, antebrachial*
An|te|bra|chi|um *nt*: Unterarm, Vorderarm; Ⓔ *antebrachium, antibrachium, forearm*
an|te|flek|tiert *adj*: nach vorne gebeugt; Ⓔ *anteflexed, antexed*
An|te|fle|xio *f*: Vorwärtsbeugung, Anteflexion; Ⓔ *anteflexion, anteflexio*
Anteflexio uteri: physiologische Vorwärtsbeugung/Anteflexion der Gebärmutter; Ⓔ *anteflexion (of the uterus)*
an|te|he|pa|tisch *adj*: *Syn: prähepatisch*; vor der Leber/Hepar (liegend); Ⓔ *prehepatic*
an|te|ko|lisch *adj*: vor dem Kolon (liegend); Ⓔ *antecolic*
Ant|e|me|ti|kum *nt, pl* **-ka**: → *Antiemetikum*
an|te|na|tal *adj*: *Syn: pränatal*; vor der Geburt oder während der Schwangerschaft (auftretend oder entstehend); Ⓔ *before birth, antenatal*
an|te|par|tal *adj*: *Syn: vorgeburtlich, präpartal*; unmittelbar vor der Entbindung/Geburt (auftretend oder entstehend); Ⓔ *before birth, before labor, antepartal, antepartum*
An|te|po|si|tio *f, pl* **-ti|o|nes**: Vorwärtsverlagerung, Anteposition; Ⓔ *anteposition, forward position*
Antepositio uteri: Vorwärtsverlagerung der Gebärmutter; Ⓔ *forward displacement of the uterus*
an|te|ri|or *adj*: vorne liegend; nach vorne gelegen, vorderer; ventral; Ⓔ *anterior, ventral*
Antero-, antero- *präf.*: Wortelement mit der Bedeutung „vorderer/erster“; Ⓔ *anterior, antero-*
an|te|ro|grad *adj*: nach vorne oder vorwärts (gerichtet/verlaufend); Ⓔ *anterograde, antegrade*
an|te|ro|in|fe|ri|or *adj*: vorne und unten (liegend); Ⓔ *anteroinferior*
an|te|ro|la|te|ral *adj*: vorne und seitlich (liegend); Ⓔ *anterolateral, anteroexternal*
An|te|ro|la|te|ral|in|farkt *m*: Myokardinfarkt* der Vorder- und Seitenwand; Ⓔ *anterolateral myocardial infarction*

an|te|ro|me|di|al *adj*: vorne und zur Mitte hin (liegend); Ⓔ *anteromedial, anterointernal*

an|te|ro|me|di|an *adj*: vorne und zur Medianebene hin (liegend); Ⓔ *anteromedian*

an|te|ro|pos|te|ri|or *adj*: von vorne nach hinten (gerichtet oder verlaufend); Ⓔ *anteroposterior*

an|te|ro|sep|tal *adj*: vor dem Kammerseptum (liegend); Ⓔ *anteroseptal*

an|te|ro|su|pe|ri|or *adj*: vorne und oben (liegend); Ⓔ *anterosuperior*

An|te|sys|to|lie *f*: vorzeitige Erregung von Teilen der Herzkammermuskulatur; Ⓔ *antesystole*

An|te|ver|sio *f*: Vorwärtsneigung, Anteversion; Ⓔ *anteversion*

Anteversio uteri: physiologische Vorwärtsneigung der Gebärmutter; Ⓔ *anteversion of the uterus*

Anteversio-anteflexio uteri *f*: physiologische Vorwärtsbeugung und Vorwärtsneigung der Gebärmutter; Ⓔ *anteflexion of the uterus*

an|te|ver|tiert *adj*: nach vorne geneigt; Ⓔ *anteverted*

Ant|hel|min|ti|kum *nt, pl* **-ka**: Wurmmittel; Ⓔ *helminthagogue, helminthic, anthelmintic, anthelminthic, antihelmintic*

ant|hel|min|tisch *adj*: gegen Würmer wirkend, wurmtötend; Ⓔ *destructive to worms, anthelmintic, anthelminthic, antihelmintic, helminthic, helminthagogue*

Ant|he|lon *nt*: *Syn: Enterogastron*; in den EC-Zellen* des Magen-Darm-Traktes gebildetes Gewebshormon, das die Magensaftbildung hemmt; Ⓔ *enterogastrone, enteroanthelone*

Ant|hid|ro|ti|kum *nt, pl* **-ka**: →*Antiperspirant*

ant|hid|ro|tisch *adj*: *Syn: schweißhemmend, antihidrotisch*; die Schweißbildung/Schweißsekretion hemmend; Ⓔ *antiperspirant, antisudorific, antisudoral, antihidrotic, antihydriotic*

an|tho|phob *adj*: Anthophobie betreffend, durch sie gekennzeichnet; Ⓔ *relating to or marked by anthophobia, anthophobic*

An|tho|pho|bie *f*: krankhafte Angst vor Blumen; Ⓔ *irrational fear of flowers, anthophobia*

Anth|ra|co|sis *f, pl* **-ses**: *Syn: Anthrakose*; Gewebepigmentierung durch Einlagerung exogener Ruß- oder Kohlepartikel; meist gleichgesetzt mit Anthracosis pulmonum; Ⓔ *anthracosis, melanedema*

Anthracosis pulmonum: *Syn: Kohlenstaublunge, Kohlenstaubpneumokoniose, Lungenanthrakose, Anthrakose*; zu den Pneumokoniosen* zählende, durch langjährige Einatmung von Kohlenstaub hervorgerufene Erkrankung; die Ablagerung in den Alveolen führt zur Ausbildung eines Lungenemphysems*; Ⓔ *coal miner's lung, coal miner's phthisis, black lung, collier's lung, miner's lung, miner's phthisis, pneumoconiosis of coal workers, pulmonary anthracosis, anthracosis, melanedema*

anth|ra|ko|id *adj*: milzbrandähnlich, anthraxähnlich; Ⓔ *resembling anthrax, anthracoid*

Anth|ra|ko|ne|kro|se *f*: Nekrose* mit Schwarzfärbung des Gewebes; Ⓔ *anthraconecrosis*

Anth|ra|ko|se *f*: *Syn: Anthracosis*; Gewebepigmentierung durch Einlagerung exogener Ruß- oder Kohlepartikel; meist gleichgesetzt mit Anthracosis* pulmonum; Ⓔ *anthracosis, melanedema*

Anth|ra|ko|si|li|ko|se *f*: *Syn: Anthrasilikose, Silikoanthrakose*; zu den Berufskrankheiten* gerechnete Pneumokoniose* durch langjähriges Einatmen kieselsäurehaltigen Kohlenstaubs; Ⓔ *silicoanthracosis, anthracosilicosis*

anth|ra|ko|tisch *adj*: Anthrakose betreffend, von ihr betroffen oder gekennzeichnet, durch sie bedingt; Ⓔ *relating to anthracosis, anthracotic*

Anth|ra|si|li|ko|se *f*: →*Anthrakosilikose*

Anth|rax *m*: *Syn: Milzbrand*; meldepflichtige Infektionskrankheit durch Bacillus* anthracis, die vom Tier auf den Menschen übertragen wird; die drei Hauptformen sind **Darmmilzbrand, Lungenmilzbrand** und **Hautmilzbrand**; Ⓔ *anthrax, splenic fever, milzbrand*

Anthrax intestinalis: *Syn: Darmmilzbrand*; durch den Genuss infizierter Nahrungsmittel hervorgerufener Milzbrand von Dünn- und Dickdarm; Ⓔ *gastrointestinal anthrax*

An|thrax|pneu|mo|nie *f*: *Syn: Lungenmilzbrand, Wollsortiererkrankheit, Lumpensortiererkrankheit, Hadernkrankheit*; durch Einatmen von Bacillus* anthracis hervorgerufene Lungenform des Milzbrandes; Ⓔ *inhalational anthrax, pulmonary anthrax, anthrax pneumonia, ragsorter's disease, ragpicker's disease, woolsorter's disease, woolsorter's pneumonia*

An|thro|po|ge|ne|se *f*: Entwicklung der menschlichen Rasse; Ⓔ *anthropogenesis, anthropogeny*

anth|ro|po|id *adj*: menschenähnlich; Ⓔ *resembling man, anthropoid*

Anth|ro|po|iden *pl*: Menschenaffen; Ⓔ *anthropoid apes, anthropoids*

Anth|ro|po|lo|gie *f*: *Syn: Menschenkunde*; Wissenschaft vom Menschen und den Menschenrassen; Ⓔ *anthropology*

anth|ro|po|lo|gisch *adj*: Anthropologie betreffend; Ⓔ *relating to anthropology, anthropologic, anthropological*

Anth|ro|po|me|trie *f*: Lehre von den Maßen und Maßverhältnissen des menschlichen Körpers; Ⓔ *anthropometry*

anth|ro|po|me|trisch *adj*: Anthropometrie betreffend, mittels Anthropometrie; Ⓔ *relating to anthropometry, anthropometric*

An|thro|po|mor|phis|mus *m*: Menschwerdung, Vermenschlichung; Ⓔ *anthropomorphism*

An|thro|po|no|se *f*: nur bei Menschen vorkommende Erkrankung; Ⓔ *anthroponosis*

anth|ro|po|phil *adj*: (*Fliegen*) den Menschen bevorzugend; Ⓔ *man-seaking, man-preferring, anthropophilic, androphile, androphilous*

anth|ro|po|phob *adj*: Menschenscheu/Anthropophobie betreffend, durch sie gekennzeichnet; Ⓔ *relating to or marked by anthropophobia*

Anth|ro|po|pho|bie *f*: *Syn: Menschenscheu*; Angst vor bestimmten Menschen oder Menschengruppen; Ⓔ *irrational fear of human society, anthropophobia*

anth|ro|po|zen|trisch *adj*: den Menschen in den Mittelpunkt stellend; Ⓔ *anthropocentric*

An|thro|po|zo|o|no|se *f*: von Tieren auf Menschen übertragene Erkrankung; Ⓔ *zooanthroponosis, anthropozoonosis*

anth|ro|po|zo|o|phil *adj*: (*Fliegen*) sowohl Menschen als auch Tiere angreifend; Ⓔ *anthropozoophilic*

Anti-, anti- *präf.*: Wortelement mit der Bedeutung „gegen"; Ⓔ *anti-*

an|ti|ad|ren|erg *adj*: *Syn: sympatholytisch*; die Wirkung von Adrenalin aufhebend; das sympathische System hemmend; Ⓔ *antiadrenergic, sympatholytic, sympathicolytic, sympathoparalytic, antisympathetic*

An|ti|ad|ren|er|gi|kum *nt, pl* **-ka**: →*Adrenorezeptorenblocker*

An|ti|ag|glu|ti|nin *nt*: die Wirkung von Agglutinin hemmende Substanz; Ⓔ *antiagglutinin*

An|ti|al|bu|min *nt*: Antikörper gegen Albumin; Ⓔ *antialbumin*

An|ti|al|ler|gi|kum *nt, pl* **-ka**: Arzneimittel mit Wirkung gegen Allergie oder allergische Symptome; Ⓔ *antiallergic*

an|ti|al|ler|gisch *adj*: gegen Allergie gerichtet; Ⓔ *antiallergic*

an|ti|a|na|bol *adj*: den Anabolismus hemmend; Ⓔ *antianabolic*

an|ti|a|nä|misch *adj*: gegen Anämie gerichtet; Ⓔ *anti-*

anemic

an|ti|ana|phy|lak|tisch *adj*: gegen Anaphylaxie gerichtet; Ⓔ *antianaphylactic*

An|ti|an|dro|gen *nt*: *Syn: Androgenhemmer*; Arzneimittel, das die Wirkung von Androgenen am Erfolgsorgan hemmt; Ⓔ *antiandrogen*

Anti-Antikörper *m*: Antikörper* gegen einen anderen Antikörper; Ⓔ *antiantibody*

an|ti|apo|plek|tisch *adj*: Apoplexie verhindernd, die Symptome von Apoplexie mildernd; Ⓔ *antiapoplectic*

An|ti|ar|rhyth|mi|kum *nt, pl* **-ka**: Arzneimittel mit Wirkung gegen Herzrhythmusstörungen; Ⓔ *antiarrhythmic drug, antiarrhythmic agent, antidysrhythmic*

an|ti|ar|rhyth|misch *adj*: mit Wirkung gegen Arrhythmien, Arrhythmien verhindernd; Ⓔ *antiarrhythmic, antidysrhythmic*

An|ti|ate|lek|ta|se|fak|tor *f*: *Syn: Surfactant, Surfactant-Faktor*; in den Lungenalveolen vorhandene oberflächenaktive Substanz, die die Oberflächenspannung herabsetzt; Ⓔ *surfactant, surfactant factor*

an|ti|athe|ro|gen *adj*: Atherombildung hemmend; Ⓔ *antiatherogenic*

an|ti|atro|phisch *adj*: →*antatrophisch*

An|ti|au|to|ly|sin *nt*: Antikörper gegen Autolysin; Ⓔ *antiautolysin*

An|ti|azi|dum *nt, pl* **-da**: →*Antazidum*

An|ti|ba|by|pil|le *f*: oraler Ovulationshemmer zur hormonalen Empfängnisverhütung; Ⓔ *oral contraceptive, birth-control pill, the pill*

an|ti|bak|te|ri|ell *adj*: gegen Bakterien (wirkend); Ⓔ *antibacterial*

Antibasalmembran-Antikörper *m*: gegen die Basalmembran gerichtete Autoantikörper*; Ⓔ *anti-glomerular basement membrane antibody, anti-GBM antibody*

Antibasalmembran-Glomerulonephritis *f*: durch gegen die Basalmembran gerichtete Autoantikörper* hervorgerufene Glomerulonephritis*; Ⓔ *anti-basement membrane glomerulonephritis, anti-GBM glomerulonephritis, anti-basement membrane nephritis, anti-GBM antibody nephritis, anti-glomerular basement membrane antibody disease, anti-GBM antibody disease*

An|ti|bio|gramm *nt*: Testung der Antibiotikaresistenz von Bakterien oder Pilzen; Ⓔ *antibiogram*

An|ti|bio|se *f*: gegenseitige Wachstumshemmung oder Abtötung von Mikroorganismen durch die Ausscheidung von Antibiotika*; Ⓔ *antibiosis*

an|ti|bio|ti|ka|in|du|ziert *adj*: durch eine Antibiotikatherapie verursacht oder hervorgerufen; Ⓔ *antibiotic-induced*

An|ti|bio|ti|ka|pro|phy|la|xe *f*: Krankheitsverhütung durch frühzeitige Antibiotikagabe [z.B. präoperativ]; Ⓔ *antibiotic prophylaxis, prophylactic antibiotics*

an|ti|bio|ti|ka|re|sis|tent *adj*: nicht durch Antibiotika abtötbar oder im Wachstum hemmbar; Ⓔ *antibiotic-resistant*

An|ti|bio|ti|ka|re|sis|tenz *f*: natürliche oder erworbene Widerstandsfähigkeit von Mikroorganismen gegen Antibiotika; Ⓔ *antibiotic resistance*

An|ti|bio|ti|kum *nt, pl* **-ka**: Arzneimittel, das Mikroorganismen abtötet [Bakterizidie*] oder in ihrem Wachstum hemmt [Bakteriostase*]; Ⓔ *antibiotic, antimicrobial, antimicrobial agent, microbicide*

an|ti|bio|tisch *adj*: **1.** Antibiose betreffend, auf ihr beruhend **2.** Antibiose bewirkend, wachstumshemmend, keimhemmend oder -abtötend; Ⓔ **1.–2** *antibiotic*

an|ti|cho|lin|erg *adj*: *Syn: parasympatholytisch*; die Wirkung von Acetylcholin hemmend; das parasympathische System hemmend; Ⓔ *anticholinergic, parasympatholytic, parasympathoparalytic*

An|ti|cho|lin|er|gi|kum *nt, pl* **-ka**: *Syn: Parasympathikolytikum, Parasympatholytikum*; die Wirkung von Acetylcholin hemmendes Arzneimittel; Ⓔ *parasympatholytic, parasympathoparalytic, anticholinergic*

An|ti|con|vul|si|vum *nt, pl* **-va**: →*Antikonvulsivum*

an|ti|de|pres|siv *adj*: Depression(en) verhindernd oder lindernd; Ⓔ *counteracting depression, antidepressant*

An|ti|de|pres|si|vum *nt, pl* **-va**: Arzneimittel mit Wirkung gegen Depressionen; Ⓔ *antidepressant*

An|ti|dia|be|ti|kum *nt, pl* **-ka**: Arzneimittel mit Wirkung gegen Diabetes* mellitus; Ⓔ *antidiabetic, antidiabetic agent, antidiabetic drug*

an|ti|dia|be|tisch *adj*: gegen Diabetes* mellitus wirkend, den Blutzuckerspiegel senkend; Ⓔ *counteracting diabetes, antidiabetic*

an|ti|dia|be|to|gen *adj*: die Diabetesentwicklung verhindernd; Ⓔ *antidiabetogenic*

An|ti|diar|rho|i|kum *nt, pl* **-ka**: Arzneimittel mit Wirkung gegen Durchfall/Diarrhö; Ⓔ *antidiarrheal, antidiarrheic, antidiarrheal agent, antidiarrhetic*

an|ti|diar|rho|isch *adj*: gegen Durchfall/Diarrhö wirkend, Durchfallsymptome lindernd; Ⓔ *counteracting diarrhea, antidiarrhetic, antidiarrheal, antidiarrheic*

Anti-D-Immunglobulin *nt*: Antikörper* gegen das D-Antigen des Rhesussystems; wird in der Anti-D-Prophylaxe* eingesetzt; Ⓔ *anti-D immune globulin*

An|ti|di|u|re|se *f*: Einschränkung der Harnbildung in der Niere durch Hemmung der Wasserausscheidung oder Erhöhung der Reabsorption von Wasser; Ⓔ *antidiuresis*

an|ti|di|u|re|tisch *adj*: die Wasserausscheidung/Diurese in der Niere hemmend; Ⓔ *antidiuretic*

Anti-DNA-Antikörper *m*: Autoantikörper* gegen körpereigene DNA; Ⓔ *anti-DNA antibody*

An|ti|dot *nt*: *Syn: Antidoton*; Gegengift, Gegenmittel; Ⓔ *counterpoison, antidote(gegen against, to)*

Anti-D-Prophylaxe *f*: Prophylaxe der Rhesus-Sensibilisierung von rh-negativen Müttern durch Gabe von Anti-D-Immunglobulin*; Ⓔ *anti-D prophylaxis*

an|ti|drom *adj*: gegenläufig; Ⓔ *antidromic*

An|ti|dys|en|te|ri|kum *nt, pl* **-ka**: Arzneimittel mit Wirkung gegen Dysenterie*; Ⓔ *antidysenteric*

an|ti|dys|en|te|risch *adj*: Dysenterie verhütend oder lindernd oder heilend; Ⓔ *antidysenteric*

An|ti|elek|tron *nt*: *Syn: Positron*; positives Elektron; Ⓔ *positron, positive electron*

An|ti|eme|ti|kum *nt, pl* **-ka**: *Syn: Antemetikum*; Arzneimittel mit Wirkung gegen Übelkeit und Erbrechen; Ⓔ *antiemetic agent, antiemetic*

an|ti|eme|tisch *adj*: gegen Übelkeit und Erbrechen wirksam; Ⓔ *antiemetic*

An|ti|en|zym *nt*: *Syn: Antiferment*; Antikörper gegen ein spezifisches Enzym; Ⓔ *antienzyme, antizyme, enzyme antagonist, antiferment*

an|ti|en|zy|ma|tisch *adj*: gegen ein Enzym wirkend, ein Enzym hemmend; Ⓔ *antizymotic*

Antiepileptika-Embryofetopathie *f*: *Syn: embryopathisches Hydantoinsyndrom*; durch die Einnahme verschiedener Antiepileptika verursachtes Fehlbildungssyndrom mit Gesichtsanomalien, Herzfehler und Wachstumsstörungen; Ⓔ *antiepileptic fetopathy*

An|ti|epi|lep|ti|kum *nt, pl* **-ka**: *Syn: Antikonvulsivum*; Arzneimittel mit Wirkung gegen Epilepsie oder epileptische Anfälle; Ⓔ *antiepileptic*

an|ti|epi|lep|tisch *adj*: *Syn: antikonvulsiv*; mit Wirkung gegen Epilepsie, epileptische Anfälle verhindernd; Ⓔ *antiepileptic*

an|ti|feb|ril *adj*: *Syn: antipyretisch*; fiebersenkend; Ⓔ *antipyretic, antithermic, antifebrile*

An|ti|feb|ri|li|um *nt, pl* **-lia**: *Syn: Antipyretikum*; fiebersenkendes Mittel; Ⓔ *antifebrile, antipyretic, antithermic*

An|ti|fer|ment *nt*: *Syn: Antienzym*; Antikörper gegen ein spezifisches Enzym; Ⓔ *antienzyme, antizyme, enzyme antagonist, antiferment*

An|ti|fib|ril|lans *nt, pl* **-lan|zi|en, -lan|ti|en**: *Syn: Antifibril-*

lantium; Arzneimittel mit Wirkung gegen Vorhof- oder Kammerflimmern; Ⓔ *antifibrillatory*

an|ti|fi|bril|lant *adj*: gegen Herzflimmern wirksam; Ⓔ *antifibrillatory*

An|ti|fi|bril|lan|ti|um *nt, pl* **-lan|zi|en, -lan|ti|en**: → *Antifibrillans*

An|ti|fi|bri|no|ly|sin *nt*: *Syn: Antiplasmin*; körpereigener Fibrinolysinhemmer; Ⓔ *antifibrinolysin*

An|ti|fi|bri|no|ly|ti|kum *nt, pl* **-ka**: die Fibrinolyse hemmende Substanz; Ⓔ *antifibrinolytic, antifibrinolytic agent*

an|ti|fi|bri|no|ly|tisch *adj*: die Fibrinolyse hemmend; Ⓔ *antifibrinolytic*

an|ti|fun|gal *adj*: *Syn: antimykotisch*; gegen Pilze/Fungi wirkend; Ⓔ *antifungal, antimycotic*

An|ti|gen *nt*: körperfremde Substanz [meist Makromolekül], die eine Immunreaktion hervorruft und zur Bildung von spezifischen Antikörpern führt; Ⓔ *antigen*
Faktor VIII-assoziiertes Antigen: *Syn: von Willebrand-Faktor, Willebrand-Faktor*; Untereinheit von Faktor* VIII der Blutgerinnung; Mangel führt zu Willebrand-Jürgens-Syndrom*; Ⓔ *von Willebrand factor, factor VIII:vWF, factor VIII-associated antigen*
heterologes Antigen: *s.u. Kreuzimmunität*; Ⓔ *heterologous antigen*
homologes Antigen: *s.u. Kreuzimmunität*; Ⓔ *homologous antigen*
komplettes Antigen: *Syn: Vollantigen*; Antigen, das zur Immunisierung führen kann; Ⓔ *complete antigen*
kreuzreagierendes Antigen: eine Kreuzreaktion* auslösendes Antigen; Ⓔ *cross-reacting antigen*
private Antigene: *Syn: seltene Antigene, Privatantigene*; Antigene, die nur bei wenigen Menschen auftreten; Ⓔ *private antigens*
seltene Antigene: → *private Antigene*
unvollständiges Antigen: *Syn: Halbantigen, Hapten*; niedermolekulares Antigen, das erst nach Bindung an einen Carrier eine Antikörperbildung auslöst; Ⓔ *halfantigen, hapten, haptene*

an|ti|gen *adj*: Antigeneigenschaften besitzend, als Antigen wirkend; Ⓔ *antigenic, immunogenic*

Antigen-Antikörper-Komplex *m*: *Syn: Immunkomplex*; im Rahmen der **Antigen-Antikörper-Reaktion** entstehender Komplex; im Blut zirkulierende Antigen-Antikörper-Komplexe können Ursache diverser Krankheiten sein; Ⓔ *antigen-antibody complex, immune complex, immunocomplex*

Antigen-Antikörper-Reaktion *f*: *s.u. Antigen-Antikörper-Komplex*; Ⓔ *antigen-antibody-reaction*

An|ti|gen|drift *f*: partielle Veränderung der Antigenstruktur von Mikroorganismen [meist Viren]; führt evtl. zu einer Abschwächung der Wirksamkeit von Antikörpern; Ⓔ *antigenic drift*

An|ti|gen|shift *m*: plötzliche, starke Veränderung der Antigenstruktur von Mikroorganismen [meist Viren]; führt zur Bildung eines neuen Subtyps; Ⓔ *antigenic shift*

An|ti|gen|wech|sel *m*: Änderung der Antigenstruktur, z.B. von Bakterien und Viren; Ⓔ *antigenic variation*

An|ti|ges|ta|ge|ne *pl*: *Syn: Antiprogesterone, Progesteronrezeptor-Antagonisten*; Substanzen, die mit Progesteron am Rezeptor konkurrieren; Ⓔ *gestagen inhibitors*

An|ti|glo|bu|lin *nt*: Antikörper* gegen Serumglobuline; Ⓔ *antiglobulin*

An|ti|glo|bu|lin|test *m*: *Syn: Coombs-Test, Antihumanglobulintest, AHG-Test*; serologischer Nachweis inkompletter Erythrozytenantikörper mittels Antiglobulin; Ⓔ *Coombs test, antiglobulin test, anti-human globulin test*

an|ti|go|na|do|trop *adj*: gonadotrope Hormone hemmend; Ⓔ *antigonadotropic*

An|ti|gramm *nt*: grafische Darstellung eines Antikörpersuchtests; Ⓔ *antigram*

An|ti|häm|ag|glu|ti|nin *nt*: Antikörper gegen Hämagglutinin; Ⓔ *antihemagglutinin*

An|ti|hä|mo|ly|sin *nt*: Antikörper gegen Hämolysin; Ⓔ *antihemolysin*

an|ti|hä|mo|ly|tisch *adj*: gegen Hämolyse wirkend, eine Hämolyse verhindernd; Ⓔ *preventing hemolysis, antihemolytic*

an|ti|hä|mo|phil *adj*: gegen Hämophilie wirkend, Hämophilie verhindernd; Ⓔ *antihemophilic*

An|ti|hä|mo|phi|lie|fak|tor *m*: *Syn: antihämophiles Globulin, Faktor VIII*; in der Leber gebildeter Faktor der Blutgerinnung; Mangel oder Fehlen führt zu Hämophilie* A; Ⓔ *factor VIII, antihemophilic factor (A), antihemophilic globulin, plasma thromboplastin factor, platelet cofactor, plasmokinin, thromboplastic plasma component, thromboplastinogen*

An|ti|hä|mor|rha|gi|kum *nt, pl* **-ka**: *Syn: Hämostatikum, Hämostyptikum*; blutstillendes Mittel; Ⓔ *antihemorrhagic*

an|ti|hä|mor|rha|gisch *adj*: *Syn: hämostatisch, hämostyptisch*; blutstillend; Ⓔ *antihemorrhagic, hemostatic*

Anti-HB *nt*: Antikörper* gegen das Oberflächenantigen des Hepatitis B-Virus; Ⓔ *antibody to HBsAg, anti-HBS*

An|ti|he|pa|rin *nt*: *Syn: Plättchenfaktor 4*; in den Blutplättchen enthaltene Substanz, die die Wirkung von Heparin hemmt; Ⓔ *antiheparin, platelet factor 4*

An|ti|he|te|ro|ly|sin *nt*: Antikörper gegen Heterolysin; Ⓔ *antiheterolysin*

An|ti|hid|ro|ti|kum *nt, pl* **-ka**: → *Antiperspirant*

an|ti|hid|ro|tisch *adj*: *Syn: schweißhemmend, anthidrotisch*; die Schweißbildung/Schweißsekretion hemmend; Ⓔ *antihidrotic, antihydriotic, antiperspirant, antisudorific, antisudoral*

An|ti|his|ta|min *nt*: → *Antihistaminikum*

An|ti|his|ta|mi|ni|kum *nt, pl* **-ka**: *Syn: Antihistamin, Histaminantagonist, Histaminrezeptorenblocker*; Arzneimittel, die die Wirkung von Histamin durch Blockade der Histaminrezeptoren abschwächen oder aufheben; je nach Rezeptorart unterscheidet man **H_1-Antihistaminika** [H_1-Rezeptorenblocker, klassische Antihistaminika], die zur Allergietherapie und -prophylaxe eingesetzt werden, und **H_2-Antihistaminika** [H_2-Rezeptorenblocker], die die Magensäureproduktion hemmen und in der Ulkustherapie Verwendung finden; Ⓔ *hist antihistaminic, antihistamine, histamine blocker, histamine receptor-blocking agent*

an|ti|his|ta|mi|nisch *adj*: die Wirkung von Histamin abschwächend, Histaminrezeptoren blockend; Ⓔ *antihistaminic*

An|ti|hor|mon *nt*: *Syn: Hormonblocker, Hormonantagonist*; die Wirkung eines Hormons hemmende oder aufhebende Substanz; Ⓔ *antihormone, hormone blocker*

An|ti|hu|man|glo|bu|lin *nt*: Antikörper* gegen Humanglobulin; Ⓔ *anti-human globulin, anti globulin*

An|ti|hu|man|glo|bu|lin|test *m*: → *Antiglobulintest*

An|ti|hy|a|lu|ro|ni|da|se *f*: *Syn: Hyaluronidasehemmer, Hyaluronidaseantagonist*; Antikörper* gegen Hyaluronidase*; Ⓔ *antihyaluronidase*

An|ti|hy|a|lu|ro|ni|da|se|test *m*: serologischer Test zum Nachweis von Antikörpern gegen Hyaluronidase; Ⓔ *antihyaluronidase test*

An|ti|hy|per|li|pä|mi|kum *nt, pl* **-ka**: → *Antilipidämikum*

an|ti|hy|per|ten|siv *adj*: *Syn: antihypertonisch*; blutdrucksenkend; Ⓔ *antihypertensive*

An|ti|hy|per|ten|si|vum *nt, pl* **-va**: *Syn: Antihypertonikum*; Arzneimittel mit Wirkung gegen erhöhten Blutdruck, blutdrucksenkendes Mittel; Ⓔ *antihypertensive, antihypertensive agent*

An|ti|hy|per|to|ni|kum *nt, pl* **-ka**: → *Antihypertensivum*

an|ti|hy|per|to|nisch *adj*: → *antihypertensiv*

an|ti|ik|te|risch *adj*: Gelbsucht/Ikterus lindernd oder verhindernd; Ⓔ *anti-icteric*

an|ti|in|fek|ti|ös *adj*: infektionsverhindernd; Ⓔ *anti-infective, anti-infectious*

An|ti|in|fek|ti|o|sum *nt, pl* **-sa**: infektionsverhinderndes Mittel, Arzneimittel zur Behandlung von Infektionskrankheiten; Ⓔ *anti-infectious, anti-infective*

an|ti|ka|ri|ös *adj*: gegen Karies wirkend, Karies vorbeugend; Ⓔ *anticarious, anticariogenic*

An|ti|kar|zi|no|gen *nt*: die Tumorentstehung hemmende Substanz, antikarzinogene Substanz; Ⓔ *anticarcinogen*

an|ti|kar|zi|no|gen *adj*: die Tumorentstehung hemmend, einer Tumorentwicklung vorbeugend; Ⓔ *anticarcinogenic*

an|ti|ke|to|gen *adj*: die Ketonkörperbildung hemmend; Ⓔ *antiketogenic, antiketogenetic, antiketoplastic*

An|ti|ke|to|ge|ne|se *f*: Hemmung der Ketonkörperbildung; Ⓔ *inhibition of ketogenesis*

An|ti|ki|na|se *f*: Kinasehemmer, Kinaseantagonist; Ⓔ *antikinase*

An|ti|ko|a|gu|lans *nt, pl* **-lan|zi|en, -lan|ti|en**: *Syn: Antikoagulantium*; gerinnungshemmende Substanz; Ⓔ *anticoagulant*

An|ti|ko|a|gu|lan|ti|um *nt, pl* **-lan|zi|en, -lan|ti|en**: →*Antikoagulans*

an|ti|ko|a|gu|lie|rend *adj*: die Blutgerinnung hemmend, gerinnungshemmend; Ⓔ *anticoagulant, anticoagulative*

an|ti|ko|a|gu|liert *adj*: mit Antikoagulantien versetzt; Ⓔ *anticoagulated*

an|ti|kon|vul|siv *adj*: krampflösend, krampfverhindernd; Ⓔ *anticonvulsant, anticonvulsive*

An|ti|kon|vul|si|vum *nt, pl* **-va**: *Syn: Anticonvulsivum*; krampflösendes/krampfverhinderndes Mittel; Ⓔ *anticonvulsant, anticonvulsive*

An|ti|kon|zep|ti|on *f*: *Syn: Empfängnisverhütung, Konzeptionsverhütung, Kontrazeption*; Methoden zur Verhinderung der Konzeption oder der Einnistung der Frucht in der Gebärmutter; Ⓔ *contraception*

an|ti|kon|zep|ti|o|nell *adj*: *Syn: kontrazeptiv*; empfängnisverhütend; Ⓔ *anticonceptive, contraceptive*

An|ti|kör|per *m*: vom Immunsystem gebildete Eiweißkörper, die spezifisch gegen ein Antigen* gerichtet sind; oft gleichgesetzt mit Immunglobulin*; Ⓔ *antibody*

agglutinierender Antikörper: →*kompletter Antikörper*

anti-idiotypischer Antikörper: Antikörper gegen vom eigenen Körper gebildete Antikörper; Ⓔ *idiotypic antibody*

antimikrosomaler Antikörper: *Syn: mikrosomaler Antikörper*; Antikörper gegen Leber- oder Nierenmikrosomen; Ⓔ *antimicrosomal antibody*

antimitochondriale Antikörper: *Syn: Mitochondrienantikörper, Antimitochondrienantikörper*; Antikörper gegen Bestandteile der Mitochondrienmembran; Ⓔ *antimitochondrial antibodies, mitochondrial antibodies*

antinukleäre Antikörper: *Syn: antinukleäre Faktoren*; Antikörper gegen Zellkernbestandteile; Ⓔ *antinuclear antibodies, LE factors*

autologer Antikörper: →*Autoantikörper*

bivalenter Antikörper: Antikörper mit zwei Antigenbindungsstellen; Ⓔ *bivalent antibody*

blockierender Antikörper: →*inkompletter Antikörper*

hemmender Antikörper: →*univalenter Antikörper*

heterogener Antikörper: *Syn: Heteroantikörper, Xenoantikörper, heterogener/xenogener Antikörper*; Antikörper gegen ein artfremdes Antigen*; Ⓔ *heterologous antibody, heterogenetic antibody, heterophil antibody, heterophile antibody, heteroantibody*

heterozytotroper Antikörper: Antikörper, der sich an eine artfremde Zelle bindet; Ⓔ *heterocytotropic antibody*

homozytotroper Antikörper: Antikörper, der sich an eine Zelle derselben Species bindet; Ⓔ *homocytotropic antibody*

humoraler Antikörper: im Blut und anderen Körperflüssigkeiten frei vorkommender Antikörper; Ⓔ *humoral antibody*

inkompletter Antikörper: *Syn: blockierender Antikörper, nichtagglutinierender Antikörper, konglutinierender Antikörper*; Antikörper, der sich an ein Antigen bindet ohne Agglutination auszulösen; Ⓔ *incomplete antibody, blocking antibody, incomplete agglutinin, non-agglutinating antibody*

irregulärer Antikörper: *Syn: Immunantikörper*; durch nachweisbare Immunisierung induzierter Antikörper; Ⓔ *immune antibody*

isophiler Antikörper: Antikörper gegen Erythrozyten der eigenen Species; Ⓔ *isophil antibody*

komplementbindender Antikörper: Antikörper, der Komplement aktiviert und damit zur Zellauflösung führt; Ⓔ *complement-fixing antibody, CF antibody*

kompletter Antikörper: *Syn: Kochsalzantikörper, agglutinierender Antikörper*; Antikörper, der in Kochsalzlösung zu Agglutination führt; Ⓔ *agglutinating antibody, complete antibody, saline antibody, complete agglutinin, saline agglutinin*

konglutinierender Antikörper: →*inkompletter Antikörper*

kreuzreagierender Antikörper: Antikörper, der mit mehr als einem Antigen reagiert; Ⓔ *cross-reacting antibody*

lymphozytotoxischer Antikörper: zur Auflösung von Erythrozyten führender Antikörper; Ⓔ *lymphocytotoxic antibody*

maternale Antikörper: →*mütterliche Antikörper*

membrangebundener Antikörper: an die Zellmembran gebundener Antikörper; Ⓔ *membrane-bound antibody*

mikrosomaler Antikörper: *Syn: antimikrosomaler Antikörper*; Antikörper gegen Leber- oder Nierenmikrosomen; Ⓔ *antimicrosomal antibody*

monoklonaler Antikörper: von einem Zellklon gebildeter Antikörper; Ⓔ *monoclonal antibody, monoclonal protein, M protein*

mütterliche Antikörper: *Syn: maternale Antikörper*; Antikörper der Mutter, die in den kindlichen Kreislauf eingedrungen sind; Ⓔ *maternal antibodies*

natürlicher Antikörper: →*regulärer Antikörper*

nichtagglutinierender Antikörper: →*inkompletter Antikörper*

nichtpräzipitierender Antikörper: Antikörper, der nicht zur Präzipitation des Antigens führt; Ⓔ *nonprecipitable antibodies, nonprecipitating antibodies*

polyklonale Antikörper: von mehreren Zellklonen gebildete Antikörper; Ⓔ *polyclonal antibodies*

regulärer Antikörper: *Syn: Normalantikörper, natürlicher Antikörper*; ohne nachweisbare Immunisierung vorhandener Antikörper; Ⓔ *natural antibody, normal antibody*

univalenter Antikörper: *Syn: hemmender Antikörper*; Antikörper mit nur einer Antigenbindungsstelle; Ⓔ *inhibiting antibody, univalent antibody*

xenogener Antikörper: →*heterogener Antikörper*

zellgebundene Antikörper: *Syn: zellständige Antikörper*; Antikörper auf der Oberfläche von Lymphozyten; Ⓔ *cell-bound antibodies, cell-fixed antibodies*

zellständige Antikörper: →*zellgebundene Antikörper*

zytolytischer Antikörper: →*zytotoxischer Antikörper*

zytophiler Antikörper: Antikörper, der sich an Zellen bindet; Ⓔ *cytophilic antibody, cytotropic antibody*

zytotoxischer Antikörper: *Syn: zytolytischer Antikörper, Zytolysin*; Antikörper, der über eine Aktivierung

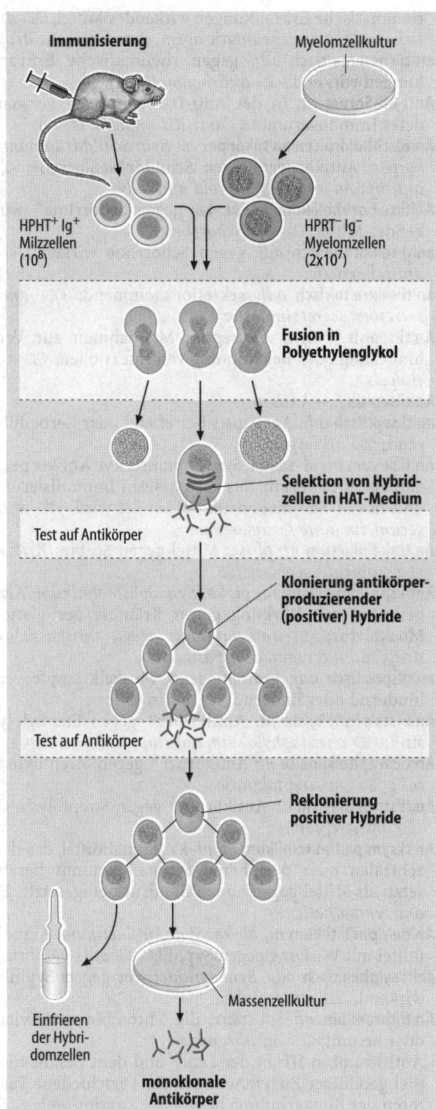

Abb. 5. Bildung monoklonaler Antikörper mit der Hybridomtechnik

des Komplementsystems zur Auflösung der Zelle führt; Ⓔ *cytotoxic antibody*

An|ti|kör|per|man|gel|syn|drom *nt*: angeborener oder erworbener Immundefekt* mit klinischer Symptomatik; Ⓔ *antibody deficiency syndrome, antibody deficiency disease*

An|ti|kör|per|such|test *m*: serologischer Test auf irreguläre Antikörper; Ⓔ *antibody screening test*

An|ti|lep|ro|ti|kum *nt, pl* **-ka**: Arzneimittel mit Wirkung gegen Lepra oder Leprabazillen; Ⓔ *antileprotic*

an|ti|leu|ko|zy|tär *adj*: gegen Leukozyten gerichtet oder wirkend; Ⓔ *antileukocytic*

An|ti|li|pi|dä|mi|kum *nt, pl* **-ka**: *Syn: Lipidsenker, Antihyperlipämikum*; Arzneimittel mit Wirkung gegen erhöhte Blutlipidspiegel; Ⓔ *antilipemic*

an|ti|li|pi|dä|misch *adj*: den Lipidspiegel senkend; Ⓔ *antilipemic*

An|ti|lu|e|ti|kum *nt, pl* **-ka**: *Syn: Antisyphilitikum*; Arzneimittel mit Wirkung gegen Syphilis; Ⓔ *antisyphilitic*

an|ti|lu|e|tisch *adj*: *Syn: antisyphilitisch*; gegen Syphilis wirkend; Ⓔ *antisyphilitic*

An|ti|lym|pho|zy|ten|glo|bu|lin *nt*: gegen Lymphozyten gerichtetes Immunglobulin; Ⓔ *antilymphocyte globulin*

An|ti|lym|pho|zy|ten|se|rum *nt, pl* **-se|ren**: Antiserum gegen Lymphzyten zur Unterdrückung der Transplantatabstoßung oder Behandlung von zellvermittelten Autoimmunerkrankungen; Ⓔ *antilymphocyte serum*

An|ti|me|ta|bo|lit *m*: Substanz, die einen Stoffwechselweg hemmt und damit zytostatisch oder zytotoxisch wirkt; Ⓔ *antimetabolite, competitive antagonist*

an|ti|mi|kro|bi|ell *adj*: gegen Mikroorganismen wirkend; Ⓔ *antimicrobial, antimicrobic*

An|ti|mi|to|chon|dri|en|an|ti|kör|per *pl*: *Syn: Mitochondrienantikörper, antimitochondriale Antikörper*; Antikörper gegen Bestandteile der Mitochondrienmembran; Ⓔ *antimitochondrial antibodies, mitochondrial antibodies*

An|ti|mi|to|ti|kum *nt, pl* **-ka**: *Syn: Mitosehemmer, Mitosehemmstoff, Chalon*; die Mitose hemmende Substanz; therapeutisch zur Chemotherapie maligner Tumoren verwendet; Ⓔ *antimitotic*

an|ti|mi|to|tisch *adj*: *Syn: mitosehemmend*; die Mitose hemmend; Ⓔ *antimitotic*

An|ti|mon *nt*: *Syn: Stibium*; zur Stickstoffgruppe gehörendes Metall; Ⓔ *antimony, antimonium, stibium*

An|ti|mu|ta|gen *nt*: *Syn: antimutagene Substanz*; Substanz, die die spontane oder induzierte Mutationsrate verringert; Ⓔ *antimutagen*

An|ti|my|ko|ti|kum *nt, pl* **-ka**: gegen Pilze/Fungi wirkende Substanz; Ⓔ *antifungal, antimycotic agent*

an|ti|my|ko|tisch *adj*: *Syn: antifugal*; gegen Pilze/Fungi wirkend; Ⓔ *antifungal, antimycotic*

An|ti|ne|o|plas|ti|kum *nt, pl* **-ka**: Arzneimittel mit Wirkung gegen Neoplasmen/Tumoren; Zytostatikum; Ⓔ *anticancer agent, antineoplastic, antineoplastic agent, antineoplastic drug*

an|ti|ne|o|plas|tisch *adj*: gegen (maligne) Neoplasmen wirksam; zytostatisch; Ⓔ *anticancer, antineoplastic*

an|ti|ne|phri|tisch *adj*: gegen Nephritis wirkend; Ⓔ *antinephritic*

An|ti|neur|al|gi|kum *nt, pl* **-ka**: Arzneimittel mit Wirkung gegen Neuralgie; Analgetikum; Ⓔ *antineuralgic agent, antineuralgic drug*

an|ti|neur|al|gisch *adj*: gegen Neuralgie wirksam; Ⓔ *antineuralgic*

an|ti|neu|ri|tisch *adj*: gegen Neuritis wirkend; Ⓔ *antineuritic*

an|ti|nu|kle|är *adj*: gegen den Zellkern oder Zellkernteile gerichtet; Ⓔ *antinuclear*

An|ti|ös|tro|gen *nt*: *Syn: Östrogenhemmer, Östrogenantagonist*; Substanz, die die Wirkung von Östrogen an den Erfolgsorganen hemmt; Ⓔ *antiestrogen*

an|ti|o|vu|la|to|risch *adj*: ovulationshemmend; Ⓔ *antiovulatory*

An|ti|o|xy|dans *nt, pl* **-dan|zi|en, -dan|ti|en**: Substanz, die die Oxidation oder Autooxidation anderer Substanzen verhindert; Ⓔ *antioxidant, antioxygen*

an|ti|pa|ra|ly|tisch *adj*: einer Lähmung/Paralyse vorbeugend, Paralyse lindernd; Ⓔ *antiparalytic*

An|ti|pa|ra|si|ti|kum *nt, pl* **-ka**: gegen Parasiten wirkendes Mittel; Ⓔ *antiparasitic*

an|ti|pa|ra|si|tisch *adj*: gegen Parasiten wirkend; Ⓔ *antiparasitic*

An|ti|par|kin|so|ni|kum *nt, pl* **-ka**: *Syn: Antiparkinsonmittel*; gegen die Symptome der Parkinson-Krankheit wirkendes Mittel; Ⓔ *antiparkinsonian agent, antiparkinsonian*

An|ti|pe|di|ku|lo|sum *nt, pl* **-sa**: *Syn: Läusemittel*; Arzneimittel mit Wirkung gegen Läuse; Ⓔ *antipediculotic*

An|ti|pe|ris|tal|tik *f*: rückläufige Peristaltik; chirurgisch mittels **antiperistaltischer Anastomose** zur Verlangsamung der Darmpassage; Ⓔ *antiperistalsis, reversed peristalsis*

an|ti|pe|ri|stal|tisch *adj*: **1.** die Peristaltik hemmend **2.** Antiperistaltik betreffend oder verursachend; Ⓔ **1.–2.** *antiperistaltic, antiperistaltic*

An|ti|pers|pi|rant *nt*: *Syn: Antitranspirant, Anthidrotikum, Antihidrotikum*; die Schweißsekretion hemmendes Mittel, schweißhemmende Substanz; Ⓔ *antiperspirant, antisudorific, antisudoral, antihidrotic, antihydriotic*

an|ti|pha|go|zy|tär *adj*: *Syn: antiphagozytisch*; gegen Phagozyten gerichtet; Ⓔ *antiphagocytic*

an|ti|pha|go|zy|tisch *adj*: →*antiphagozytär*

An|ti|phlo|gis|ti|kum *nt, pl* **-ka**: entzündungshemmendes Mittel, Entzündungshemmer; Ⓔ *antiphlogistic, anti-inflammatory*

an|ti|phlo|gis|tisch *adj*: entzündungshemmend; Ⓔ *antiphlogistic, anti-inflammatory*

An|ti|plas|min *nt*: *Syn: Antifibrinolysin*; körpereigener Fibrinolysinhemmer; Ⓔ *antiplasmin, antifibrinolysin*

An|ti|plas|mo|di|kum *nt, pl* **-ka**: gegen Plasmodien wirkendes Mittel; Ⓔ *antiplasmodial agent, antiplasmodial drug*

An|ti|port *m*: *Syn: Austauschtransport, Gegentransport, Countertransport*; Austauschvorgang durch die Zellmembran, bei dem Substanzen in entgegengesetzter Richtung transportiert werden; Ⓔ *antiport, countertransport, exchange transport*

An|ti|pro|ges|te|ro|ne *pl*: *Syn: Antigestagene, Progesteronrezeptor-Antagonisten*; Substanzen, die mit Progesteron am Rezeptor konkurrieren; Ⓔ *gestagen inhibitors*

An|ti|pro|to|zo|i|kum *nt, pl* **-ka**: *Syn: Antiprotozoenmittel*; gegen Protozoen wirkendes Mittel; Ⓔ *antiprotozoal, antiprotozoan*

an|ti|pru|ri|gi|nös *adj*: gegen Juckreiz wirkend; Ⓔ *antipruritic*

An|ti|pru|ri|gi|no|sum *nt, pl* **-sa**: Mittel gegen Juckreiz; Ⓔ *antipruritic*

An|ti|pso|ri|kum *nt, pl* **-ka**: Arzneimittel mit Wirkung bei Psoriasis; Ⓔ *antipsoriatic*

An|ti|psy|cho|ti|kum *nt, pl* **-ka**: *Syn: Neuroleptikum*; Substanz mit angstlösender, beruhigender und sedierender Wirkung; Ⓔ *major tranquilizer, neuroleptic, neuroleptic drug, neuroleptic agent, antipsychotic drug, antipsychotic agent*

an|ti|psy|cho|tisch *adj*: gegen Psychosen wirkend; Ⓔ *antipsychotic*

an|ti|py|o|gen *adj*: die Eiterbildung verhindernd; Ⓔ *antipyogenic*

An|ti|py|re|se *f*: Fieberbekämpfung; Ⓔ *antipyresis*

An|ti|py|re|ti|kum *nt, pl* **-ka**: *Syn: Antifebrilium*; fiebersenkendes Mittel; Ⓔ *antifebrile, antipyretic, antithermic, febricide, febrifuge, defervescent*

an|ti|py|re|tisch *adj*: *Syn: antifebril*; fiebersenkend; Ⓔ *antifebrile, antipyretic, antithermic, febricide, febrifugal, febrifuge, defervescent*

An|ti|py|ro|ti|kum *nt, pl* **-ka**: Mittel zur Behandlung von Brandwunden; Ⓔ *antipyrotic*

an|ti|ra|chi|tisch *adj*: gegen Rachitis wirksam, Rachitis vorbeugend oder verhindernd; Ⓔ *antirachitic*

An|ti|re|flux|a|na|sto|mo|se *f*: *Syn: refluxverhindernde Anastomose*; bei vesikoureteralem Reflux* angewandte Technik; meist handelt es sich um eine submuköse Verlagerung des Harnleiters; Ⓔ *nonrefluxing anastomosis*

An|ti|re|flux|plas|tik *f*: Operation zur Refluxverhinderung, z.B. am Magen oder der Blase; Ⓔ *antireflux operation, antireflux procedure, antireflux surgery*

An|ti|rheu|ma|ti|kum *nt, pl* **-ka**: *Syn: Rheumamittel*; gegen rheumatische Erkrankungen wirkendes Mittel; Ⓔ *antirheumatic, antirheumatic agent, antirheumatic drug*

an|ti|rheu|ma|tisch *adj*: gegen rheumatische Erkrankungen wirkend; Ⓔ *antirheumatic*

Anti-Rh-Serum *nt*: in der Anti-D-Prophylaxe* verwendetes Immunserum; Ⓔ *anti-RH immune serum*

An|ti|schild|drü|sen|an|ti|kör|per *m*: *Syn: Schilddrüsenantikörper*; Antikörper* gegen Schilddrüsengewebe; Ⓔ *antithyroid antibody, thyroid antibody*

An|ti|se|bor|rho|i|kum *nt, pl* **-ka**: gegen Seborrhoe* wirkendes Mittel; Ⓔ *antiseborrheic*

an|ti|se|bor|rho|isch *adj*: gegen Seborrhoe wirkend; Ⓔ *antiseborrheic*

an|ti|se|kre|to|risch *adj*: sekretionshemmend; Ⓔ *antisecretory, secretoinhibitory*

An|ti|sep|sis *f*: *Syn: Antiseptik*; Maßnahmen zur Verhinderung oder Bekämpfung von Infektionen; Ⓔ *antisepsis*

An|ti|sep|tik *f*: →*Antisepsis*

an|ti|sep|tisch *adj*: Antisepsis betreffend oder herbeiführend; Ⓔ *antiseptic*

An|ti|se|rum *nt, pl* **-se|ren**: *Syn: Immunserum*; Antikörper* enthaltendes Serum, das zur passiven Immunisierung und in der Serodiagnostik verwendet wird; Ⓔ *antiserum, immune serum, serum*

An|ti|ska|bi|o|sum *nt, pl* **-sa**: Mittel gegen Scabies/Krätze; Ⓔ *scabicide, scabieticide*

An|ti|spas|mo|di|kum *nt, pl* **-ka**: *Syn: Spasmolytikum*; Arzneimittel mit Wirkung gegen Krämpfe der glatten Muskulatur; Ⓔ *antispasmodic agent, antispasmodic drug, spasmolysant, antispasmodic*

an|ti|spas|tisch *adj*: krampflösend, Muskelkrämpfe verhindernd oder lindernd; Ⓔ *antispastic*

An|ti|sta|phyl|lo|ly|sin *nt*: Antikörper* gegen Staphylolysin*; Ⓔ *antistaphylolysin, antistaphylohemolysin*

An|ti|strep|to|ki|na|se *nt*: Antikörper* gegen Streptokinase*; Ⓔ *antistreptokinase*

An|ti|strep|to|ly|sin *nt*: Antikörper* gegen Streptolysin O; Ⓔ *antistreptolysin*

An|ti|sym|pa|tho|to|ni|kum *nt, pl* **-ka**: Arzneimittel, das den zentralen oder peripheren Sympathikotonus herabsetzt; als Mittel gegen hohen Blutdruck eingesetzt; Ⓔ *antisympathetic*

An|ti|sy|phi|li|ti|kum *nt, pl* **-ka**: *Syn: Antiluetikum*; Arzneimittel mit Wirkung gegen Syphilis; Ⓔ *antisyphilitic*

an|ti|sy|phi|li|tisch *adj*: *Syn: antiluetisch*; gegen Syphilis wirkend; Ⓔ *antisyphilitic*

An|ti|throm|bin *nt*: Substanz, die Thrombin inaktiviert oder hemmt; Ⓔ *antithrombin*

Antithrombin III: in der Leber und dem Gefäßendothel gebildeter Enzymhemmer, der verschiedene Faktoren der Blutgerinnung hemmt; Ⓔ *antithrombin III*

Antithrombin-III-Mangel *m*: *Syn: AT III-Mangel, hereditäre Thrombophilie*; zu Störungen der Blutgerinnung und erhöhter Thromboseneigung führender Mangel an AT III; Ⓔ *antithrombin III deficiency*

An|ti|throm|bin|zeit *f*: *Syn: Thrombinzeit, Plasmathrombinzeit*; Gerinnungstest zur Kontrolle der zweiten Phase der Blutgerinnung; Ⓔ *thrombin time, thrombin clotting time*

An|ti|throm|bo|ti|kum *nt, pl* **-ka**: gerinnungshemmende Substanz; Ⓔ *antithrombotic*

an|ti|throm|bo|tisch *adj*: eine Thrombose oder Thrombusbildung verhindernd oder erschwerend; auch im Sinne von gerinnungshemmend verwendet; Ⓔ *antithrombotic*

An|ti|thy|mo|zy|ten|glo|bu|lin *nt*: gegen Thymozyten gerichtetes Immunglobulin; Ⓔ *antithymocyte globulin*

An|ti|thy|re|o|glo|bu|lin|an|ti|kör|per *m*: *Syn: Thyreoglobulinantikörper*; Antikörper* gegen Thyreoglobulin; Ⓔ *antithyroglobulin antibodies*

an|ti|thy|re|o|id *adj*: *Syn: antithyroid, antithyreoidal, an-*

tithyroidal; gegen die Schilddrüse gerichtet oder wirkend; Ⓔ *antithyroid*

an|ti|thy|re|o|to|xisch *adj*: gegen Hyperthyreose wirksam; Ⓔ *antithyrotoxic*

an|ti|thy|ro|id *adj*: → *antithyreoid*

An|ti|to|xin *nt*: **1.** Gegengift, Antidot **2.** ***Syn:*** *Toxinantikörper, Anti-Toxinantikörper*; gegen ein Toxin gerichteter Antikörper*; Ⓔ **1.** *antitoxin, antitoxinum, counterpoison* **2.** *antitoxin, antitoxinum, antitoxic serum*

Anti-Toxinantikörper *m*: ***Syn:*** *Toxinantikörper, Antitoxin*; Antikörper* gegen ein Toxin; Ⓔ *antitoxin, antitoxinum, antiantitoxin*

an|ti|to|xisch *adj*: Antitoxin betreffend, mit antitoxischer Wirkung; Ⓔ *antitoxic, antivenomous*

An|ti|trans|pi|rant *nt*: → *Antiperspirant*

An|ti|tryp|sin *nt*: ***Syn:*** *Trypsininhibitor, Trypsinhemmer*; die Wirkung von Trypsin hemmende Substanz; Ⓔ *trypsin inhibitor*

an|ti|tu|ber|ku|lös *adj*: gegen Tuberkelbakterien wirkend; Ⓔ *antituberculotic, antituberculous*

An|ti|tu|ber|ku|lo|ti|kum *nt, pl* **-ka**: ***Syn:*** *Tuberkulostatikum*; Arzneimittel mit Wirkung gegen Tuberkelbakterien, antituberkulöse Substanz; Ⓔ *antituberculotic*

an|ti|tu|mo|ri|gen *adj*: die Tumorbildung hemmend; Ⓔ *antitumorigenic*

an|ti|tus|siv *adj*: hustenstillend; Ⓔ *antibechic, antitussive*

An|ti|tus|si|vum *nt, pl* **-va**: hustenstillendes Mittel, Hustenmittel; Ⓔ *antitussive, antibechic*

an|ti|ty|phös *adj*: Typhus verhindernd, gegen Typhus wirkend; Ⓔ *antityphoid*

An|ti|ve|ne|num *nt, pl* **-na**: ***Syn:*** *Antitoxin*; Gegengift gegen tierisches Gift; Ⓔ *antivenin, antivenene, antivenom*

an|ti|vi|ral *adj*: gegen Viren gerichtet, Viren abtötend [**viruzid**] oder im Wachstum hemmend [**virustatisch**]; Ⓔ *antiviral, antivirotic*

An|ti|vit|a|min *nt*: ***Syn:*** *Vitaminantagonist*; die Wirkung eines Vitamins aufhebende Substanz; meist eine strukturanaloge Substanz ohne Vitaminwirkung; Ⓔ *antivitamin*

an|ti|zi|pa|to|risch *adj*: vorgreifend, vorwegnehmend, erwartend; ahnungsvoll, vorausahnend; Ⓔ *anticipatory*

an|tral *adj*: Antrum betreffend; Ⓔ *relating to an antrum, antral*

An|trek|to|mie *f*: ***Syn:*** *Antrumresektion*; operative Entfernung des Antrum* pyloricum; Ⓔ *antrectomy*

An|trieb *m*: vitaler Impuls, der die Aktivität der psychischen Vorgänge bestimmt; Ⓔ *drive*

An|triebs|stö|rung *f*: Hemmung oder Steigerung des Antriebs; Ⓔ *lack of impulse*

An|tri|tis *f, pl* **-ti|den**: ***Syn:*** *Antrumentzündung*; Entzündung des Antrum* mastoideum; Ⓔ *inflammation of the maxillary antrum, antritis*

an|tri|tisch *adj*: Antritis betreffend; Ⓔ *relating to antritis*

An|tro|at|ti|ko|to|mie *f*: → *Attikoantrotomie*

an|tro|buk|kal *adj*: Kieferhöhle/Sinus maxillaris und Mundhöhle/Vestibulum oris betreffend oder verbindend; Ⓔ *relating to both maxillary antrum and buccal cavity, antrobuccal*

An|tro|du|o|de|nek|to|mie *f*: operative Entfernung von Antrum* pyloricum und Teilen des Duodenums; Ⓔ *antroduodenectomy*

An|tro|nal|gie *f*: Schmerzen in der Kieferhöhle; Ⓔ *pain in the maxillary antrum, antronalgia*

an|tro|na|sal *adj*: Kieferhöhle/Sinus maxillaris und Nase betreffend oder verbindend; Ⓔ *relating to both maxillary antrum and nose, antronasal*

an|tro|py|lo|risch *adj*: Antrum* pyloricum betreffend; Ⓔ *relating to the antrum pyloricum, antropyloric*

An|tro|sko|pie *f*: endoskopische Untersuchung der Kieferhöhle; Ⓔ *antroscopy*

An|tro|sto|mie *f*: ***Syn:*** *Kieferhöhlenfensterung*; operative Eröffnung der Kieferhöhle; Ⓔ *antrostomy*

An|tro|to|mie *f*: operative Eröffnung eines Antrums, z.B. des Antrum* mastoideum; Ⓔ *antrotomy*

an|tro|tym|pa|nisch *adj*: Antrum* mastoideum und Paukenhöhle/Tympanum betreffend oder verbindend; Ⓔ *relating to both mastoid antrum and tympanic cavity, antrotympanic*

An|tro|tym|pa|ni|tis *f, pl* **-ti|den**: Entzündung von Paukenhöhle und Antrum* mastoideum; Ⓔ *inflammation of the mastoid antrum and tympanic cavity, antrotympanitis*

an|tro|tym|pa|ni|tisch *adj*: Antrotympanitis betreffend; Ⓔ *relating to antrotympanitis*

An|tro|zel|le *f*: zystenartige Flüssigkeitsansammlung in der Kieferhöhle; Ⓔ *antrocele, antracele*

An|trum *nt, pl* **-tra, -tren**: Höhle, Hohlraum; Ⓔ *antrum*

Antrum mastoideum: ***Syn:*** *Warzenfortsatzhöhle*; größter Hohlraum des Warzenfortsatzes; Ⓔ *mastoid antrum, tympanic antrum, mastoid cavity, Valsalva's antrum*

Antrum pyloricum: präpylorischer Magenabschnitt, Antrum; Ⓔ *gastric antrum, antrum of Willis, pyloric antrum, lesser cul-de-sac*

An|trum|gas|tri|tis *f, pl* **-ti|den**: auf das Antrum* pyloricum begrenzte Magenschleimhautentzündung; Ⓔ *inflammation of the antrum of the stomach, antral gastritis, antrum gastritis*

An|trum|re|sek|ti|on *f*: → *Antrektomie*

a|nu|kle|är *adj*: kernlos, ohne Kern; Ⓔ *without nucleus, anuclear, anucleate, non-nucleated*

a|nu|lär *adj*: ringförmig, zirkulär; Ⓔ *annular, ring-shaped*

A|nu|lo|plas|tik *f*: plastische Herzklappenoperation mit Raffung des Anulus* fibrosus cordis; Ⓔ *annuloplasty, anuloplasty*

A|nu|lo|rha|phie *f*: ***Syn:*** *Anulorrhaphie*; Naht des Afterschließmuskels; Ⓔ *annulorrhaphy*

A|nu|lor|rha|phie *f*: → *Anulorhaphie*

A|nu|lus *m, pl* **-li**: Ring, ringförmige Struktur; Ⓔ *ring, annulus, anulus*

Anulus conjunctivae: Übergangszone von Hornhautepithel zum Epithel der Bindehaut des Augapfels; Ⓔ *annulus of conjunctiva*

Anulus femoralis: ***Syn:*** *Schenkelring*; Eingang in den Canalis* femoralis in der Lacuna* vasorum retroinguinalis; Ⓔ *femoral ring*

Anulus fibrocartilagineus membranae tympani: Randwulst des Trommelfells, der es im Sulcus* tympanicus verankert; Ⓔ *fibrocartilaginous ring of tympanic membrane*

Anulus fibrosus: Faserring der Bandscheiben; Ⓔ *fibrous ring, fibrous annulus, annulus fibrosus*

Anulus fibrosus dexter/sinister cordis: Faserring der Herzostien; Ⓔ *fibrous ring of heart, coronary tendon, Lower's ring*

Anulus inguinalis profundus: innerer Leistenring; Ⓔ *abdominal inguinal ring, deep abdominal ring, internal abdominal ring, deep inguinal ring, internal inguinal ring*

Anulus inguinalis superficialis: äußerer Leistenring; Ⓔ *superficial inguinal ring, external abdominal ring, superficial abdominal ring, external inguinal ring, subcutaneous inguinal ring*

Anulus iridis major: äußerer Irisring, Ziliarabschnitt der Iris; Ⓔ *greater ring of iris, greater circle of iris*

Anulus iridis minor: innerer Irisring, Pupillarabschnitt der Iris; Ⓔ *lesser ring of iris, lesser circle of iris*

Anulus lymphaticus cardiae: Lymphknotenring um die Kardia* des Magens; Ⓔ *lymphatic ring of the cardia*

Anulus lymphoideus pharyngis: ***Syn:*** *Waldeyer-Ra-*

A

chenring, lymphatischer Rachenring; Gesamtheit der lymphatischen Gewebe im Bereich der Pars oralis pharyngis; umfasst das lymphoretikuläre Gewebe der Schleimhaut und die Tonsillen [Tonsilla lingualis, palatina, pharyngea, tubaria]; Ⓔ *pharyngeal lymphoid ring*

Anulus tendineus communis: ***Syn:*** *Zinn-Sehnenring*; bindegewebiger Ring am Augenhöhlenausgang des Canalis* opticus; Ⓔ *common tendinous ring, Zinn's ligament, Zinn's tendon, Zinn's ring*

Anulus umbilicalis: ***Syn:*** *Nabelring*; Faserring um den Nabel; Ⓔ *umbilical ring, umbilical canal*

Anlulrelse *f*: ***Syn:*** *Harnverhalt*; fehlende Harnabsonderung durch eine Abflussbehinderung oder -störung der Blase; Ⓔ *anuresis*

anlulreltisch *adj*: Anurese betreffend; Ⓔ *relating to anuresis, anuretic*

Anlulrie *f*: fehlende oder nur minimale Urinausscheidung; Ⓔ *anuria, anuresis*

echte Anurie: ***Syn:*** *renale Anurie*; Anurie durch eine Nierenschädigung oder -insuffizienz; Ⓔ *true anuria*

falsche Anurie: ***Syn:*** *Harnsperre*; Anurie durch eine Harnabflussbehinderung; Ⓔ *false anuria*

renale Anurie: →*echte Anurie*

anlulrisch *adj*: Anurie betreffend, durch sie bedingt; Ⓔ *relating to anuria, anuric*

Alnus *m, pl* **Alni**: ***Syn:*** *After*; unteres, auf dem Damm mündendes Darmende; Ⓔ *anus, anal orifice, fundament*

Anus praeter: ***Syn:*** *Anus praeternaturalis, Kunstafter, Kotfistel*; künstlich angelegter Darmausgang; Ⓔ *preternatural anus*

Anus praeternaturalis: →*Anus praeter*

Alnuslalplalsie *f*: →*Aproktie*

Alnulsitis *f, pl* **-tilden**: ***Syn:*** *Afterentzündung, Anusentzündung*; Entzündung des Afters; Ⓔ *inflammation of the anus, anusitis*

Anus-Rektum-Fistel *f*: ***Syn:*** *After-Mastdarm-Fistel, Anorektalfistel, Fistula anorectalis*; innere Analfistel mit Mündung in das Rektum; Ⓔ *anorectal fistula*

Alnuslstelnolse *f*: ***Syn:*** *Rektumstenose, Mastdarmstenose, Proktostenose*; angeborene [Analatresie*] oder erworbene Einengung des Afters; Ⓔ *proctencleisis, proctenclisis, proctostenosis*

Anlxiollyltilkum *nt, pl* **-ka**: angstlösendes Mittel; Ⓔ *anxiolytic, antianxiety agent, anxiolyxtic agent*

anlxiollyltisch *adj*: angstlösend; Ⓔ *antianxious, anxiolytic*

Anlzapflsynldrom *nt*: ***Syn:*** *Steal-Effekt*; durch Umleitung oder Ableitung von Blut hervorgerufene Symptomatik; Ⓔ *steal phenomenon, steal*

Aort-, aort- *präf.*: →*Aorto-*

Alorlta *f, pl* **-tae, -ten**: die aus der linken Herzkammer entspringende große Körperschlagader; Ⓔ *aorta*

Aorta abdominalis: ***Syn:*** *Bauchschlagader, Abdominalaorta, Pars abdominalis aortae*; unterhalb des Zwerchfells liegender Teil der Aorta; teilt sich in die rechte und linke Arteria* iliaca communis; Ⓔ *abdominal aorta, abdominal part of aorta*

Aorta ascendens: ***Syn:*** *Pars ascendens aortae*; aufsteigende Aorta; Ⓔ *ascending part of aorta, ascending aorta*

aufsteigende Aorta: →*Aorta ascendens*

Aorta descendens: ***Syn:*** *Pars descendens aortae*; absteigende Aorta; Ⓔ *descending part of aorta, descending aorta*

Aorta thoracica: ***Syn:*** *Brustschlagader, Pars thoracica aortae*; Aortenabschnitt zwischen Aortenisthmus und Zwerchfell; Ⓔ *thoracic aorta, thoracic part of aorta*

alorltal *adj*: ***Syn:*** *aortisch*; Hauptschlagader/Aorta betreffend; Ⓔ *relating to the aorta, aortic, aortal*

Alortlallgie *f*: Aortenschmerz; Ⓔ *pain in the region of the aorta, aortalgia*

Alorltekltolmie *f*: Teilentfernung der Aorta, Aortenresektion; Ⓔ *aortectomy*

Alorltenlanleulrysima *nt*: angeborene oder erworbene Aussackung der Aorta; meist im Bereich des Aortenbogens oder der absteigenden Aorta; Ⓔ *aortic aneurysm*

Alorltenlarlkalde *f*: ***Syn:*** *Ligamentum arcuatum medianum*; von den Sehnenbögen des Zwerchfells gebildete Arkade über dem Hiatus* aorticus; Ⓔ *median arcuate ligament, aortic arcade*

Alorltenlbilfurlkaltilon *f*: →*Aortengabel*

Alorltenlbilfurlkaltilonslsynldrom *nt*: ***Syn:*** *Leriche-Syndrom*; durch einen Verschluss der Aortengabel hervorgerufene Minderdurchblutung der Beine und die damit entstehenden Symptome; Ⓔ *Leriche's syndrome, aorticoiliac occlusive disease*

Alorltenlbolgen *m*: ***Syn:*** *Arcus aortae*; zwischen aufsteigender und absteigender Aorta liegender Bogen, von dem der Truncus* brachiocephalicus und die Arteriae carotis communis und subclavia sinistra abgehen; Ⓔ *aortic arch, arch of aorta*

Alorltenlbolgenlanlgilolgralfie, -gralphie *f*: angiografische Darstellung des Aortenbogens und der abgehenden Gefäße; Ⓔ *aortic arch angiography*

Alorltenlbolgenlalnolmallilen *pl*: Fehlbildungen des Aortenbogens, z.B. **doppelter Aortenbogen** [Arcus aortae duplex], **rechter Aortenbogen** [Arcus aortae dexter]; Ⓔ *aortic arch anomalies*

Alorltenlbolgenlsynldrom *nt*: Oberbegriff für Erkrankungen, die von Stenose oder Verschluss von Gefäßen, die vom Aortenbogen abgehen, charakterisiert werden; Ⓔ *aortic arch syndrome*

Alorltenlbullbus *m*: ***Syn:*** *Bulbus aortae*; ausgebuchteter Anfangsteil der Aorta*; Ⓔ *aortic bulb, bulb of aorta, arterial bulb*

Alorltenldislsekltilon *f*: Aneurysma* dissecans der Aorta; Ⓔ *aortic dissection*

Alorltenlenlge *f*: →*Aortenisthmus*

Alorltenlgalbel *f*: ***Syn:*** *Aortenbifurkation, Bifurcatio aortae*; Teilung der Aorta* in rechte und linke Arteria* iliaca communis in Höhe des 4. Lendenwirbels; Ⓔ *bifurcation of aorta*

Alorltenlherz *nt*: ***Syn:*** *Aortenkonfiguration, Entenform, Schuhform*; typische Form des Herzens im Röntgenbild bei Erweiterung des linken Ventrikels [Aortenklappeninsuffizienz]; Ⓔ *boat shaped heart*

Alorltenlinlsuflfilzienz *f*: →*Aortenklappeninsuffizienz*

Alorltenlisthlmus *m*: ***Syn:*** *Aortenenge, Isthmus aortae*; Einengung der Aorta* zwischen Aortenbogen und absteigender Aorta; Ⓔ *aortic isthmus, isthmus of aorta*

Alorltenlisthlmuslstelnolse *f*: ***Syn:*** *Isthmusstenose, Coarctatio aortae*; relativ häufige [5 % der konnatalen Angiokardiopathien], angeborene Verengung des Isthmus* aortae oberhalb [**präduktale Aortenisthmusstenose***] oder unterhalb [**postduktale Aortenisthmusstenose***] der Einmündung des Ductus* arteriosus; Ⓔ *isthmus stenosis, aortic coarctation, coarctation of aorta, aortic isthmus stenosis*

Erwachsenenform der Aortenisthmusstenose: →*postduktale Aortenisthmusstenose*

infantile Aortenisthmusstenose: →*präduktale Aortenisthmusstenose*

infraduktale Aortenisthmusstenose: →*postduktale Aortenisthmusstenose*

postduktale Aortenisthmusstenose: ***Syn:*** *infraduktale Aortenisthmusstenose, Erwachsenenform der Aortenisthmusstenose*; durch die hinter der Einmündung des Ductus* arteriosus liegende Stenose kommt es, trotz Ausbildung eines Kollateralkreislaufs, zu Minderdurchblutung der unteren Körperhälfte und zu Blutdruckerhöhung vor der Stenose; langfristig kommt es zu Linksherzhypertrophie* und nachfolgender Herzinsuffizienz*; Ⓔ *adult type aortic coarctation*

präduktale Aortenisthmusstenose: ***Syn:*** *infantile Aortenisthmusstenose*; bereits im Säuglingsalter klinisch manifest werdende Form mit Stenose der Aorta vor Einmündung des Ductus* arteriosus; durch den offenen Ductus kommt es zum Rechts-Links-Shunt* mit Zyanose der unteren Körperhälfte und (meist) pulmonaler Hypertonie*; Ⓔ *infantile type aortic coarctation*

A|or|ten|klap|pe *f*: ***Syn:*** *Valva aortae*; aus drei Taschenklappen bestehende Klappe am Ausgang der linken Herzkammer in die Aorta; Ⓔ *aortic valve, valve of aorta*

A|or|ten|klap|pen|in|suf|fi|zienz *f*: ***Syn:*** *Aorteninsuffizienz*; Herzklappenfehler mit unvollständigem Verschluss der Aortenklappe*; führt zu Rückfluss von Blut in die linke Herzkammer während der Diastole*; Ⓔ *aortic regurgitation, aortic insufficiency, aortic incompetence*

A|or|ten|klap|pen|ste|no|se *f*: ***Syn:*** *valvuläre Aortenstenose*; angeborene oder erworbene [rheumatische oder bakterielle Endokarditis*] Verengung der Aortenklappenöffnung; die Druckbelastung des linken Ventrikels führt zu Linksherzhypertrophie* und Linksherzinsuffizienz*; Ⓔ *aortarctia, aortartia, aortic stenosis*

A|or|ten|kon|fi|gu|ra|ti|on *f*: → *Aortenherz*

A|or|ten|rup|tur *f*: akut lebensbedrohende Ruptur der meist vorgeschädigten Aorta [Aneurysma, Arteriosklerose] bei Unfällen; Ⓔ *aortic rupture*

A|or|ten|si|nus *m*: ***Syn:*** *Valsalva-Sinus, Sinus aortae*; taschenförmige Buchten zwischen den Semilunarklappen und der Aortenwand; Ⓔ *sinus of Valsalva, sinus of Morgagni, aortic sinus, Petit's sinus, Valsalva's sinus*

A|or|ten|skle|ro|se *f*: ***Syn:*** *Aortenverkalkung*; die Aorta betreffende, zu Verkalkung führende Arteriosklerose*; Ⓔ *aortosclerosis*

a|or|ten|skle|ro|tisch *adj*: Aortensklerose betreffend, von ihr betroffen oder durch sie bedingt; Ⓔ *relating to or caused by aortosclerosis, aortosclerotic*

A|or|ten|ste|no|se *f*: angeborene oder erworbene Verengung der Aorta oder der Aortenklappe [Aortenklappenstenose*]; Ⓔ *aortarctia, aortartia, aortostenosis, aortic stenosis*

infravalvuläre Aortenstenose: → *subvalvuläre Aortenstenose*

subvalvuläre Aortenstenose: ***Syn:*** *infravalvuläre Aortenstenose*; unterhalb der Aortenklappe liegende Einengung der Ausflussbahn des linken Ventrikels; Ⓔ *subvalvular aortic stenosis, subaortic stenosis, subvalvular stenosis, aortostenosis*

supravalvuläre Aortenstenose: angeborene [**Williams-Beuren-Syndrom**] oder erworbene Aortenstenose im eigentlichen Sinn; der klinische Verlauf gleicht dem der Aortenklappenstenose*; Ⓔ *supravalvular aortic stenosis*

valvuläre Aortenstenose: → *Aortenklappenstenose*

a|or|ti|ko|pul|mo|nal *adj*: ***Syn:*** *aortopulmonal*; Aorta und Lungenschlagader/Truncus pulmonalis betreffend oder verbindend; Ⓔ *relating to both aorta and pulmonary artery, pulmoaortic, aorticopulmonary*

a|or|ti|ko|re|nal *adj*: ***Syn:*** *aortorenal*; Aorta und Niere(n)/Ren betreffend; Ⓔ *relating to aorta and kidneys, aortorenal, aorticorenal*

a|or|tisch *adj*: → *aortal*

A|or|ti|tis *f, pl* **-ti|ti|den**: Entzündung der Aorta bzw. der Aortenwand; Ⓔ *inflammation of the aorta, aortitis*

a|or|ti|tisch *adj*: Aortitis betreffend; Ⓔ *relating to aortitis, aortitic*

Aorto-, aorto- *präf.*: Wortelement mit der Bedeutung „Hauptschlagader/Aorta"; Ⓔ *aortic, aortal, aort(o)-*

A|or|to|gra|fie, -gra|phie *f*: Röntgenkontrastdarstellung der Aorta und ihrer Äste; Ⓔ *aortography*

a|or|to|gra|fisch *adj*: Aortografie betreffend, mittels Aortografie; Ⓔ *relating to aortography, aortographic*

A|or|to|gramm *nt*: Röntgenkontrastaufnahme der Aorta und ihrer Äste; Ⓔ *aortogram*

a|or|to|kar|di|al *adj*: ***Syn:*** *kardioaortal*; Aorta und Herz/Cardia betreffend oder verbindend; Ⓔ *relating to both aorta and heart, cardioaortic*

a|or|to|ko|ro|nar *adj*: Aorta und Kranzarterien/Koronargefäße betreffend oder verbindend; Ⓔ *relating to both aorta and coronary arteries, aortocoronary*

A|or|to|pto|se *f*: Aortensenkung; Ⓔ *aortoptosis, aortoptosia*

a|or|to|pul|mo|nal *adj*: → *aortikopulmonal*

a|or|to|re|nal *adj*: → *aortikorenal*

A|or|tor|rha|phie *f*: Aortennaht; Ⓔ *aortorrhaphy*

A|or|to|to|mie *f*: Eröffnung der Aorta, Aortenschnitt; Ⓔ *aortotomy*

a|pal|lisch *adj*: durch einen Ausfall des Palliums bedingt oder gekennzeichnet; Ⓔ *apallic*

a|pan|kre|a|tisch *adj*: ohne Pankreas, durch ein Fehlen des Pankreas bedingt; Ⓔ *without pancreas, apancreatic*

a|pa|ra|ly|tisch *adj*: ohne Lähmung/Paralyse (verlaufend); Ⓔ *without paralysis, aparalytic, nonparalytic*

A|pa|ra|thy|re|o|se *f*: angeborenes oder postoperatives Fehlen der Nebenschilddrüsen; Ⓔ *aparathyreosis, aparathyroidism, aparathyrosis*

A|pa|thie *f*: Teilnahmslosigkeit, verminderte Gefühlserregbarkeit, Leidenschaftslosigkeit; Ⓔ *apathy, indifference (gegenüber to)*

a|pa|thisch *adj*: teilnahmslos, leidenschaftslos; Ⓔ *apathetic, apathetical, indifferent, torpid, torpent, comatose*

a|pa|tho|gen *adj*: (*Mikroorganismen*) nicht krankheitserregend; Ⓔ *nonpathogenic, nonpathogenetic*

A|pa|tit *nt*: fluorhaltiger Calciumphosphatkristall; mineralischer Baustein von Knochen und Zähnen; Ⓔ *apatite*

A|pe|ri|ens *nt, pl* **-en|zi|en, -en|ti|en**: ***Syn:*** *Aperientium*; mildes Abführmittel; Ⓔ *aperient, aperitive*

A|pe|ri|en|ti|um *nt, pl* **-en|zi|en, -en|ti|en**: → *Aperiens*

a|pe|ri|o|disch *adj*: nicht periodisch, ohne Periodizität; Ⓔ *aperiodic*

A|pe|ris|tal|sis *f*: → *Aperistaltik*

A|pe|ris|tal|tik *f*: ***Syn:*** *Aperistalsis*; Peristaltikmangel, Peristaltikschwäche; Ⓔ *aperistalsis*

a|pe|ris|tal|tisch *adj*: Aperistaltik betreffend, ohne Peristaltik; Ⓔ *aperistaltic*

Apert-Crouzon-Syndrom *nt*: ***Syn:*** *Akrozephalosyndaktylie Typ IIa*; autosomal-dominantes Fehlbildungssyndrom mit Turmschädel, Gesichtsfehlbildungen, Hypertelorismus und Syndaktylie* von Händen und Füßen; Ⓔ *Apert-Crouzon disease, Vogt's cephalodactyly*

Apert-Syndrom *nt*: ***Syn:*** *Akrozephalosyndaktylie, Akrozephalosyndaktylie Typ Ia*; Oberbegriff für Fehlbildungssyndrome mit den Leitsymptomen Akrozephalie* und Syn- oder Polydaktylie*; Ⓔ *Apert's disease, Apert's syndrome, acrocephalosyndactyly, acrocephalosyndactylia, acrocephalosyndactylism, acrosphenosyndactylia*

A|per|tu|ra *f, pl* **-rae**: Öffnung, Eingang, Spalt, Loch, Schlitz, Apertur; Ⓔ *aperture, opening, orifice, apertura*

Apertura aqueductus cerebri: ***Syn:*** *Apertura aqueductus mesencephali*; Öffnung vom III. Ventrikel in den Aqueductus cerebri; Ⓔ *opening of aqueduct of midbrain*

Apertura aqueductus mesencephali: → *Apertura aqueductus cerebri*

Apertura canaliculi cochleae: Öffnung des Aqueductus cochleae auf der Unterseite des Felsenbeins*; Ⓔ *aperture of cochlear canaliculus*

Apertura ductus nasolacrimalis: Öffnung des Tränennasenganges im unteren Nasengang; Ⓔ *opening of nasolacrimal duct*

Apertura lateralis ventriculi quarti: ***Syn:*** *Luschka-Foramen*; beidseitige seitliche Öffnung des IV. Ventrikels;

Ⓔ *lateral aperture of fourth ventricle, foramen of Luschka, foramen of Key and Retzius, Retzius' foramen*

Apertura mediana ventriculi quarti: *Syn: Magendie-Foramen*; Öffnung des IV. Ventrikels in die Cisterna* cerebellomedullaris; Ⓔ *median aperture of fourth ventricle, Magendie's foramen, arachnoid foramen*

Apertura nasalis anterior: → *Apertura piriformis*

Apertura pelvis inferior: Beckenausgang; Ⓔ *inferior aperture of minor pelvis, inferior pelvic aperture, inferior opening of pelvis, inferior strait, pelvic outlet, inferior pelvic strait, pelvic plane of outlet*

Apertura pelvis superior: Beckeneingang; Ⓔ *superior opening of pelvis, superior strait, superior pelvic aperture, brim, pelvic inlet, superior pelvic strait, pelvic brim, superior aperture of minor pelvis, pelvic plane of inlet*

Apertura piriformis: *Syn: Apertura nasalis anterior*; vordere Öffnung der (knöchernen) Nasenhöhle; Ⓔ *piriform aperture, anterior nasal aperture, piriform opening*

Apertura sinus frontalis: Stirnhöhlenmündung im mittleren Nasengang; Ⓔ *aperture of frontal sinus*

Apertura sinus sphenoidalis: Öffnung der Keilbeinhöhle; Ⓔ *aperture of sphenoid sinus, sphenoidal ostium*

Apertura thoracis inferior: untere Thoraxapertur, Brustkorbausgang; Ⓔ *lower thoracic aperture, inferior aperture of thorax, inferior thoracic aperture, thoracic outlet, inferior/lower thoracic opening*

Apertura thoracis superior: obere Thoraxapertur, Brustkorbeingang; Ⓔ *upper thoracic aperture, thoracic inlet, superior thoracic opening, upper thoracic opening, superior thoracic aperture, superior aperture of thorax*

Apertura tympanica canaliculi chordae tympani: Paukenhöhlenmündung des Chordakanals; Ⓔ *tympanic aperture of chorda tympani canal*

A|pex *m, pl* **A|pi|ces**: Spitze, Gipfel, Scheitel; Ⓔ *apex*

Apex auriculae: *Syn: Darwin-Ohrspitze*; inkonstante Ausziehung des Helixknorpels nach oben und hinten; Ⓔ *tip of the auricle*

Apex capitis fibulae: kleiner Fortsatz an der Oberseite des Wadenbeins; Ⓔ *apex of head of fibula*

Apex cartilaginis arytenoideae: Spitze des Aryknorpels; Ⓔ *apex of arytenoid cartilage*

Apex cordis: Herzspitze; Ⓔ *apex of heart*

Apex cornus posterioris medullae spinalis: Hinterhornspitze des Rückenmarks; Ⓔ *apex of dorsal horn of spinal cord, apex of posterior horn of spinal cord*

Apex cuspidis dentis: Spitze eines Zahnhöckers; Ⓔ *tip of cusp, apex of cusp*

Apex dentis: Spitze des Dens* axis; Ⓔ *apex of dens*

Apex linguae: Zungenspitze; Ⓔ *tip of tongue, apex of tongue*

Apex nasi: Nasenspitze; Ⓔ *nasal tip, tip of nose*

Apex ossis sacri: Kreuzbeinspitze; Ⓔ *apex of sacrum*

Apex partis petrosae ossis temporalis: Felsenbeinspitze; Ⓔ *apex of petrous portion of temporal bone*

Apex patellae: untere Patellaspitze, unterer Patellapol; Ⓔ *apex of patella*

Apex prostatae: Prostataspitze; Ⓔ *apex of prostate (gland)*

Apex pulmonis: Lungenspitze; Ⓔ *apex of lung*

Apex radicis dentis: Wurzelspitze eines Zahns; Ⓔ *tip of root, root apex/tip/end*

Apex vesicae: Harnblasenspitze, Blasenspitze; Ⓔ *apex of bladder, apex of urinary bladder, vortex of urinary bladder, vertex of urinary bladder, fundus of urinary bladder, fundus of bladder, summit of bladder*

A|pex|kar|di|o|gra|fie, -gra|phie *f*: Form der Mechanokardiografie* mit Messung über der Herzspitze; Ⓔ *apex cardiography, apexcardiography*

a|pex|kar|di|o|gra|fisch *adj*: Apexkardiografie betreffend, mittels Apexkardiografie; Ⓔ *relating to apexcardiography*

A|pex|kar|di|o|gramm *nt*: über der Herzspitze erfasstes Mechanokardiogramm*; Ⓔ *apexcardiogram, apex cardiogram*

Apex-orbitae-Syndrom *nt*: *Syn: Orbitaspitzensyndrom, Malatesta-Syndrom*; Lähmung von Sehnerv und Augenmuskelnerven bei entzündlichen oder tumorösen Prozessen im Orbitaspitzenbereich; Ⓔ *orbital apex syndrome, Malatesta's syndrome, orbital syndrome*

Ap|fel|säu|re *f*: *Syn: Äpfelsäure*; Dicarbonsäure*; Zwischenprodukt der Glykolyse; Ⓔ *malic acid*

Ap|fel|si|nen|haut *f*: → *Apfelsinenschalenhaut*

Ap|fel|si|nen|schal|len|haut *f*: *Syn: Orangenschalenhaut, Orangenhaut, Apfelsinenhaut, Peau d'orange*; v.a. Frauen betreffende Veränderung des Unterhautfettgewebes [Zellulitis*] mit typischem Erscheinungsbild; Ⓔ *orange skin, peau d'orange*

Apgar-Index *m*: *Syn: Apgar-Schema*; Punktsystem zur Beurteilung der Vitalität von Neugeborenen; Ⓔ *Apgar scale, Apgar score*

Aph-, aph- *präf.*: → *Apo-*

A|pha|gie *f*: *Syn: Aphagopraxie*; Unvermögen zu schlucken; Ⓔ *aphagia*

A|pha|go|pra|xie *f*: → *Aphagie*

a|phak *adj*: *Syn: aphakisch*; Aphakie betreffend, linsenlos, ohne Linse; Ⓔ *relating to aphakia, aphakic, aphacic*

A|pha|kie *f*: angeborenes oder erworbenes (Trauma, Lin-

Tab. 3. Apgar-Index

Benotung	0	1	2
Herzfrequenz	Keine	< 100/min	> 100/min
Atmung	Keine	Unregelmäßig	Regelmäßig
Hautfarbe	Blass/zyanotisch	Stamm rosig, Extremitäten zyanotisch	Komplett rosig
Muskeltonus	Schlaff	Leicht gebeugte Extremitäten	Aktive Bewegungen
Reflexerregbarkeit beim Absaugen	Keine Reflexe	Grimassieren	Niesen, Husten, Schreien
Apgar-Punktsumme			
Bewertung			
Punktsumme 10–9	optimal lebensfrisch		
Punktsumme 8–7	normal lebensfrisch		
Punktsumme 6–5	leichte Depression		
Punktsumme 4–3	mittelgradige Depression		
Punktsumme 2–0	schwere Depression		

senextraktion) Fehlen der Augenlinse; Ⓔ *aphakia, aphacia*

a|pha|kisch *adj*: → *aphak*

A|pha|nip|te|ra *pl*: ***Syn:*** *Siphonaptera, Flöhe*; kleine blutsaugende Insekten, die wichtige Krankheitsüberträger sind; Ⓔ *fleas, Aphaniptera*

A|pha|sie *f*: ***Syn:*** *Sprachversagen, Aphemie, Aphasia*; durch eine Hirnschädigung bedingte Sprachstörung bei intaktem Gehör und Sprachapparat; Ⓔ *aphasia, aphrasia, failure of speech*

amnestische Aphasie: ***Syn:*** *Wortvergessenheit*; Wortfindungsstörung mit normalem Sprachverständnis und intakter Spontansprache; Ⓔ *amnesic aphasia, amnestic aphasia*

assoziative Aphasie: ***Syn:*** *Leitungsaphasie*; Aphasie* durch Unterbrechung der assoziativen Leitungsbahnen; Ⓔ *associative aphasia, conduction aphasia*

motorische Aphasie: ***Syn:*** *Broca-Aphasie*; durch Schädigung des motorischen Sprachzentrums hervorgerufenes Sprachversagen; Ⓔ *motor aphasia, ataxic aphasia, Broca's aphasia, expressive aphasia, frontocortical aphasia, verbal aphasia, logaphasia*

sensorische Aphasie: ***Syn:*** *Wernicke-Aphasie*; Aphasie durch Ausfall des Sprachverständnisses; Ⓔ *sensory aphasia, impressive aphasia, psychosensory aphasia, receptive aphasia, temporoparietal aphasia, Wernicke's aphasia, impressive aphasia, logamnesia*

a|pha|sisch *adj*: Aphasie betreffend; Ⓔ *relating to or suffering from aphasia, aphasic, aphasiac*

A|phe|mie *f*: → *Aphasie*

A|phe|re|se *f*: ***Syn:*** *Pherese*; Entfernung von einzelnen Blutbestandteilen; Ⓔ *pheresis, apheresis*

a|phon *adj*: ***Syn:*** *aphonisch*; Aphonie betreffend, von ihr betroffen, stimmlos, tonlos; Ⓔ *relating to or suffering from aphonia, aphonic, aphonous*

A|pho|nie *f*: Stimmlosigkeit, Stimmverlust; Ⓔ *loss of the voice, aphonia, anaudia*

a|pho|nisch *adj*: → *aphon*

A|phot|äs|the|sie *f*: verminderte Empfindlichkeit der Netzhaut auf Lichtreize nach übermäßiger Sonneneinstrahlung; Ⓔ *aphotesthesia*

A|phra|sie *f*: Unfähigkeit, Sätze zu bilden oder zu verstehen; Ⓔ *aphrasia*

A|phro|di|si|a|kum *nt, pl* **-ka**: den Geschlechtstrieb anregendes oder steigerndes Mittel; Ⓔ *aphrodisiac*

A|phro|di|sie *f*: (übermäßige) sexuelle Erregung, (krankhaft) gesteigerter Sexualtrieb; Ⓔ *aphrodisia*

a|phro|di|sisch *adj*: ***Syn:*** *aphroditisch*; den Geschlechtstrieb anregend oder steigernd; Ⓔ *aphrodisiac*

Aph|then *pl*: rundliche Erosionen der Schleimhaut des Mundes und der Genitalregion, die von einem entzündlichen Randsaum umgeben sind; Ⓔ *aphthae*

habituelle Aphthen: ***Syn:*** *Mikulicz-Aphthen, chronisch rezidivierende Aphthen, rezidivierende benigne Aphthosis, Periadenitis mucosa necrotica recurrens*; solitär auftretende, rezidivierende Aphthen* der Mundschleimhaut; Ⓔ *recurrent benign aphthosis, recurrent scarring aphthae, Sutton's disease, Mikulicz's aphthae*

rezidivierende Aphthen: → *habituelle Aphthen*

tropische Aphthen: ***Syn:*** *Psilosis linguae*; bei Sprue* vorkommende glatte rote Zunge mit Aphthenbildung; Ⓔ *psilosis*

aph|tho|id *adj*: aphthenähnlich, aphthenförmig; Ⓔ *resembling aphthae, aphthoid*

aph|thös *adj*: Aphthen betreffend, aphthenartig; Ⓔ *relating to aphthae, aphthous*

Aph|tho|se *f*: ***Syn:*** *Aphthosis*; durch multiple Aphthen* gekennzeichnete Erkrankung der Mundschleimhaut; Ⓔ *aphthosis*

Aphthose Behçet: ***Syn:*** *Behçet-Syndrom, bipolare/große/maligne Aphthose, Gilbert-Syndrom, Aphthose Touraine*; durch Aphthen der Mund- und Genitalschleimhaut, Hypopyoniritis*, nodöse Erytheme und Gelenkschwellungen gekennzeichnetes Syndrom unbekannter Genese; Ⓔ *Behçet's syndrome, Behçet's disease, cutaneomucouveal syndrome, oculobuccogenital syndrome, uveo-encephalitic syndrome, triple symptom complex*

bipolare Aphthose: → *Aphthose Behçet*

große Aphthose: → *Aphthose Behçet*

maligne Aphthose: → *Aphthose Behçet*

Aphthose Touraine: → *Aphthose Behçet*

Aph|tho|sis *f, pl* **-ses:** ***Syn:*** *Aphthose*; durch multiple Aphthen* gekennzeichnete Erkrankung der Mundschleimhaut; Ⓔ *aphthosis*

Aphthosis epizootica: ***Syn:*** *(echte) Maul- und Klauenseuche, Febris aphthosa, Stomatitis epidemica*; relativ selten auf den Menschen übertragene Viruskrankheit von Wiederkäuern und Schweinen; oft schwer von einer Stomatitis aphthosa zu unterscheiden; Ⓔ *foot-and-mouth disease, hoof-and-mouth disease, epidemic stomatitis, epizootic stomatitis, epizootic aphthae, aphthobulbous stomatitis, malignant aphthae, aphthous fever*

rezidivierende benigne Aphthosis: ***Syn:*** *Mikulicz-Aphthen, habituelle Aphthen, chronisch rezidivierende Aphthen, Periadenitis mucosa necrotica recurrens*; solitär auftretende, rezidivierende Aphthen* der Mundschleimhaut; Ⓔ *recurrent benign aphthosis*

A|pi|ci|tis *f, pl* **-ti|den:** → *Apizitis*

a|pi|kal *adj*: Spitze/Apex betreffend, an der Spitze liegend; Ⓔ *relating to an apex, apical*

A|pi|kal|seg|ment *nt*: ***Syn:*** *Spitzensegment, Segmentum apicale pulmonis dextri*; oberstes Segment des Oberlappens der rechten Lunge; Ⓔ *apical segment*

A|pi|kek|to|mie *f*: ***Syn:*** *Apikoektomie, Apikotomie*; operative Entfernung einer Organspitze; Ⓔ *apicectomy*

Apiko-, apiko- *präf.*: Wortelement mit der Bedeutung „Gipfel/Spitze/Apex"; Ⓔ *apical, apic(o)-*

A|pi|ko|ek|to|mie *f*: **1.** ***Syn:*** *Apikektomie, Apikotomie*; operative Entfernung einer Organspitze **2.** → *Apikotomie*; Ⓔ **1.** *apicoectomy, root resection* **2.** *apicotomy*

A|pi|ko|ly|se *f*: operative Lösung der Lungenspitze; Ⓔ *apicolysis*

A|pi|ko|to|mie *f*: ***Syn:*** *Wurzelspitzenresektion, Apikoektomie*; Entfernung/Resektion der Zahnwurzelspitze; Ⓔ *apicoectomy, apicotomy*

A|pi|ne|a|lis|mus *m*: angeborenes oder erworbenes Fehlen der Zirbeldrüse; Ⓔ *apinealism*

a|pi|phob *adj*: Apiphobie betreffend, durch sie gekennzeichnet; Ⓔ *relating to or marked by apiphobia*

A|pi|pho|bie *f*: krankhafte Angst vor Bienen; Ⓔ *irrational fear of bees, apiphobia*

A|pi|zi|tis *f, pl* **-ti|den:** ***Syn:*** *Apicitis*; Entzündung einer (Organ-, Knochen-)Spitze; Ⓔ *inflammation of an apex, apicitis*

a|pi|zi|tisch *adj*: Apizitis betreffend; Ⓔ *relating to apicitis*

a|pla|na|tisch *adj*: (*Linse*) ohne sphärische Aberration oder Asymmetriefehler; Ⓔ *relating to aplanatism or an aplanatic lens, aplanatic*

A|pla|sia *f*: → *Aplasie*

Aplasia pilorum intermittens: ***Syn:*** *Spindelhaare, Monilethrichie, Monilethrix, Monilethrix-Syndrom*; angeborene Störung des Haarwachstums mit unregelmäßiger Verdickung und Verdünnung der Haare; Ⓔ *beaded hair, moniliform hair, monilethrix*

Aplasia unguinis congenita: angeborenes vollständiges [**Aplasia unguinis congenita totalis**] oder teilweises [**Aplasia unguinis congenita partialis**] Fehlen der Zehen- oder Fingernägel; Ⓔ *aplasia unguinis congenita*

A|pla|sie *f*: ***Syn:*** *Aplasia*; fehlende Entwicklung eines Organs oder Gewebes aus einer vorhandenen Anlage; Ⓔ

aplasia

a|plas|tisch *adj*: Aplasie betreffend, von ihr betroffen, durch sie bedingt; nicht gebildet, nicht bildend; Ⓔ *relating to or characterized by aplasia, aplastic*

A|pleu|rie *f*: ***Syn:*** *Rippenaplasie*; unvollständige Entwicklung einzelner oder mehrerer Rippen; Ⓔ *apleuria*

a|pneu|ma|tisch *adj*: luftfrei; unter Luftausschluss; Ⓔ *apneumatic*

A|pneu|ma|to|se *f*: angeborene Lungenatelektase*; Ⓔ *apneumatosis*

A|pneu|mie *f*: ***Syn:*** *Lungenaplasie*; unvollständige Entwicklung der Lunge; Ⓔ *apneumia*

A|pnoe *f, pl* **-o|en**: Atemstillstand; Ⓔ *cessation of breathing, apnea, respiratory arrest*

a|pno|isch *adj*: Apnoe betreffend, durch sie bedingt; Ⓔ *relating to apnea, apneic*

Apo-, apo- *präf.*: Wortelement mit der Bedeutung „weg/ab"; Ⓔ *apo-, separated from*

A|po|chro|mat *m*: ***Syn:*** *apochromatisches Objektiv*; Objektiv ohne chromatische Aberration; Ⓔ *apochromat, apochromatic objective*

a|po|chro|ma|tisch *adj*: frei von chromatischer Aberration, ohne chromatische Aberration; Ⓔ *apochromatic*

A|po|cri|ni|tis *f, pl* **-ti|den**: (eitrige) Schweißdrüsenentzündung; Ⓔ *apocrinitis*

Apocrinitis sudoripara pruriens: ***Syn:*** *Fox-Fordyce-Krankheit, Hidradenoma eruptivum, apokrine Miliaria, Acanthosis circumporalis pruriens*; zu Juckreiz und Papelbildung führender Verschluss der Ausführungsgänge apokriner Schweißdrüsen; Ⓔ *Fox-Fordyce disease, Fordyce's disease, Fox's disease, apocrine miliaria*

a|po|dal *adj*: ***Syn:*** *apodisch*; ohne Fuß/Füße, fußlos; Ⓔ *relating to apodia, without feet, apodal, apodous*

A|po|die *f*: angeborene Fußlosigkeit; Ⓔ *apodia, apody*

a|po|d|isch *adj*: →*apodal*

A|po|en|zym *nt*: Proteinanteil eines komplexen Enzyms; Ⓔ *apoenzyme*

A|po|fer|ri|tin *nt*: Eiweiß, das im Darm zusammen mit Eisen Ferritin* bildet; eisenfreier Teil des Ferritins; Ⓔ *apoferritin*

a|po|krin *adj*: (*Sekretion*) mit Ausscheidung des apikalen Teils der Drüse; Ⓔ *apocrine*

a|po|lar *adj*: (*Zelle*) ohne Pol; Ⓔ *having no poles, apolar, nonpolar*

A|po|li|po|pro|te|i|ne *pl*: Proteinanteil eines Lipoproteins; Ⓔ *apolipoproteins*

A|po|neu|rek|to|mie *f*: →*Aponeurosektomie*

A|po|neu|ror|rha|phie *f*: Aponeurosennaht; Ⓔ *aponeurorrhaphy*

A|po|neu|ro|se *f*: ***Syn:*** *Sehnenhaut, Sehenplatte, Aponeurosis*; breite, flächenhafte Sehne; Ⓔ *aponeurosis, aponeurotic membrane, tendinous membrane*

A|po|neu|ro|sek|to|mie *f*: ***Syn:*** *Aponeurosenresektion, Aponeurektomie*; operative (Teil-)Entfernung einer Aponeurose; Ⓔ *aponeurectomy*

A|po|neu|ro|sis *f, pl* **-ses**: ***Syn:*** *Sehnenhaut, Sehnenplatte, Aponeurose*; breite, flächenhafte Sehne; Ⓔ *aponeurosis, aponeurotic membrane, tendinous membrane*

Aponeurosis bicipitalis: ***Syn:*** *Bizepsaponeurose, Aponeurosis musculi bicipitis brachii*; Aponeurose des Bizepsmuskels; Ⓔ *bicipital aponeurosis*

Aponeurosis epicranialis: →*Galea aponeurotica*

Aponeurosis glutea: Aponeurose des Musculus* gluteus minimus; Ⓔ *aponeurosis of gluteus minimus muscle*

Aponeurosis linguae: Zungenaponeurose; Ⓔ *lingual aponeurosis*

Aponeurosis musculi bicipitis brachii: →*Aponeurosis bicipitalis*

Aponeurosis palatina: Gaumenaponeurose; Ⓔ *palatine aponeurosis*

Aponeurosis palmaris: Palmaraponeurose; Ⓔ *palmar aponeurosis, palmar fascia, Dupuytren's fascia, volar fascia*

Aponeurosis plantaris: Fußsohlenaponeurose, Plantaraponeurose; Ⓔ *plantar aponeurosis, plantar fascia*

A|po|neu|ro|si|tis *f, pl* **-ti|den**: Entzündung einer Aponeurose*; Ⓔ *inflammation of an aponeurosis, aponeurositis*

a|po|neu|ro|si|tisch *adj*: Aponeurositis betreffend; Ⓔ *relating to aponeurositis*

a|po|neu|ro|tisch *adj*: Aponeurose betreffend; Ⓔ *relating to an aponeurosis, aponeurotic*

A|po|neu|ro|to|mie *f*: Aponeurosenspaltung; Ⓔ *aponeurotomy*

a|po|phy|sär *adj*: Apophyse betreffend; Ⓔ *relating to an apophysis, apophyseal, apophysary, apophysial, apophysiary*

A|po|phy|se *f*: ***Syn:*** *Apophysis*; aus eigenständigen Knochenkernen entstehende Knochenvorsprünge; meist Ansatz von Muskelsehnen; Ⓔ *apophysis, protuberance, protuberantia*

A|po|phy|sen|ne|kro|se *f*: →*Apophyseonekrose*

A|po|phy|se|o|ly|se *f*: traumatische Apophysenlösung, Apophysenabriss; Ⓔ *apophyseal fracture*

A|po|phy|se|o|ne|kro|se *f*: ***Syn:*** *Apophysennekrose, Apophyseoosteonekrose*; zu den aseptischen Knochennekrosen* gehörende Apophysenerkrankung; Ⓔ *apophysitis, apophyseal necrosis*

A|po|phy|se|o|os|te|o|ne|kro|se *f*: →*Apophyseonekrose*

A|po|phy|se|o|se *f*: Verknöcherungsstörung der Apophyse; Ⓔ *apophyseopathy*

Apophyseose calcanei: →*Apophysitis calcanei*

A|po|phy|si|tis *f, pl* **-ti|den**: Entzündung einer Apophyse*; oft gleichgesetzt mit Apophyseonekrose; Ⓔ *inflammation of an apophysis, apophysitis*

Apophysitis calcanei: ***Syn:*** *Haglund-Syndrom, Sever-Krankheit, Apophyseose calcanei*; Entzündung der Fersenbeinapophyse; Ⓔ *Sever's disease, Haglund's disease, epiphysitis of calcaneus, apophysitis, calcaneal apophysitis, calcaneoapophysitis, calcaneal osteochondrosis*

Apophysitis tibialis adolescentium: ***Syn:*** *Schlatter-Osgood-Syndrom, Osgood-Schlatter-Syndrom*; ein- oder beidseitige aseptische Nekrose der Tibiaapophyse im Wachstumsalter; Ⓔ *Schlatter's sprain, apophyseopathy, Osgood-Schlatter disease, Schlatter's disease, Schlatter-Osgood disease, rugby knee*

a|po|phy|si|tisch *adj*: Apophysitis betreffend; Ⓔ *relating to apophysitis, apophysitic*

a|po|plek|ti|form *adj*: in der Art einer Apoplexie, apoplexieartig, apoplexieähnlich; Ⓔ *resembling apoplexy, apoplectiform, apoplectoid*

a|po|plek|tisch *adj*: Apoplexie betreffend, durch sie bedingt; Ⓔ *relating to apoplexy, apoplectic*

A|po|ple|xia *f*: →*Apoplexie*

Apoplexia cerebri: ***Syn:*** *Schlaganfall, Gehirnschlag, apoplektischer Insult, Apoplexie, Apoplexia, Hirnschlag*; durch eine akute Ischämie* oder Hirnblutung verursachte zentrale Ausfallssymptomatik; je nach Schwere und Dauer der Symptome unterscheidet man: **1. transitorische ischämische Attacke** [TIA] mit Rückbildung der Symptome innerhalb von 24 Stunden **2. prolongiertes reversibles ischämisches neurologisches Defizit** [PRIND] bzw. **reversibles ischämisches neurologisches Defizit** [RIND] mit vollständig reversibler Symptomatik, die länger als 24 Stunden anhält **3. partiell reversible ischämische neurologische Symptomatik** [PRINS], die sich langsam entwickelt und nicht oder nur teilweise reversibel ist **4. persistierender Hirninfarkt** mit bleibenden neurologischen Schäden; Ⓔ *cerebrovascular accident, cerebral apoplexy, encephalorrhagia, stroke syndrome, cerebral crisis,* *apoplexy, apoplexia, apoplectic fit, apoplectic stroke*

Apoplexia pancreatis: *Syn: Pankreasapoplexie*; perakute Form der Pankreatitis* mit Einblutung und Zerstörung des Pankreasparenchyms; Ⓔ *pancreatic apoplexy*

Apoplexia retinae: *Syn: Zentralarterienthrombose*; schlagartiger Verschluss der Arteria centralis retinae des Auges mit irreversibler Erblindung; Ⓔ *apoplectic retinitis*

Apoplexia spinalis: *Syn: Rückenmarkapoplexie, spinale Meningealapoplexie, Hämatorrhachis*; Rückenmarkeinblutung, die u.U. zu Querschnittslähmung führt; Ⓔ *spinal apoplexy, hematorrhachis, hemorrhachis*

Apoplexia uteri: auf die Gebärmutter beschränkte Form der Apoplexia uteroplacentaris; Ⓔ *apoplexia uteri*

Apoplexia uteroplacentaris: *Syn: Uterusapoplexie, uteroplazentare Apoplexie, Couvelaire-Uterus, Couvelaire-Syndrom*; schwere Form der vorzeitigen Plazentalösung mit Blutung in die Uteruswand und u.U. Schockentwicklung; Ⓔ *Couvelaire syndrome/uterus, uterine apoplexy, uteroplacental apoplexy*

A|po|ple|xie *f*: **1.** *Syn: Apoplexia*; pötzliche Durchblutungsstörung eines Organs **2.** → *Apoplexia cerebri*; Ⓔ **1.** *apoplexy, apoplexia, apoplectic fit, apoplectic stroke* **2.** *cerebrovascular accident, cerebral apoplexy, encephalorrhagia, stroke syndrome, cerebral crisis, apoplexy, apoplexia, apoplectic fit, apoplectic stroke*

thrombotische Apoplexie: *Syn: thrombotischer Hirninfarkt*; Apoplexie durch Thrombose eines Hirngefäßes; Ⓔ *thrombotic apoplexy*

uteroplazentare Apoplexie: → *Apoplexia uteroplacentaris*

A|po|pro|te|in *nt*: Eiweißanteil zusammengesetzter Proteine; Ⓔ *apoprotein*

A|po|pto|sis *f, pl* **-ses:** *Syn: Apoptose*; kontinuierliche Abstoßung und Phagozytose* einzelner Zellen eines Gewebeverbandes; vermutlich Teil eines programmierten Zelltods; Ⓔ *apoptosis*

a|po|pto|tisch *adj*: Apoptosis betreffend, durch sie bedingt; Ⓔ *relating to or caused by apoptosis, apoptotic*

Ap|pa|ra|tus *m*: System, Trakt, Apparat; Organsystem; Ⓔ *apparatus*

Apparatus digestorius: *Syn: Systema alimentarium*; Verdauungsapparat, Digestitionssystem; Ⓔ *digestive apparatus, digestive system, alimentary apparatus, alimentary system*

Apparatus lacrimalis: Tränenapparat; Ⓔ *lacrimal apparatus*

Apparatus respiratorius: *Syn: Systema respiratorium*; Atmungsorgane, Atemwege, Respirationstrakt; Ⓔ *respiratory apparatus, respiratory tract, respiratory system, respiratory passages*

Apparatus urogenitalis: *Syn: Systema urogenitale*; Urogenitalsystem, Urogenitaltrakt, Harn- und Geschlechtsorgane; Ⓔ *urogenital tract, genitourinary tract, genitourinary system, urogenital system, urogenital apparatus, genitourinary apparatus*

ap|pa|rent *adj*: sichtbar, manifest; offensichtlich, ersichtlich, klar; Ⓔ *apparent*

Append-, append- *präf.*: → *Appendico-*

Ap|pend|al|gie *f*: Schmerzen in der Blinddarmgegend; Ⓔ *pain in the vermiform appendix, appendalgia*

Ap|pen|dek|to|mie *f*: operative Entfernung des Wurmfortsatzes, Blinddarmoperation; Ⓔ *appendectomy, appendicectomy*

Appendic-, appendic- *präf.*: → *Appendico-*

Ap|pen|di|ces *pl*: *s.u. Appendix*; Ⓔ *appendix, appendage*

Ap|pen|di|ci|tis *f, pl* **-ti|den:** *Syn: Wurmfortsatzentzündung, Blinddarmentzündung, Appendizitis*; Entzündung des Wurmfortsatzes/der Appendix* vermiformis; Ⓔ *inflammation of the vermiform appendix, appendicitis, typhlitis, ecphyaditis, epityphlitis*

Appendicitis helminthica: *Syn: Appendicitis vermicularis*; durch Wurmbefall hervorgerufene Appendicitis; Ⓔ *verminous appendicitis, helminthic appendicitis*

Appendicitis obliterans: *Syn: obliterierende Appendizitis*; Appendicitis mit Verschluss des Lumens; Ⓔ *obstructive appendicitis*

Appendicitis perforans: *Syn: perforierende Appendizitis*; Appendicitis mit Perforation* in Nachbarorgane oder in die Bauchhöhle; Ⓔ *perforated appendicitis, perforating appendicitis, perforative appendicitis*

Appendicitis phlegmonosa: phlegmonöse Appendicitis; Ⓔ *phlegmonous appendicitis*

Appendicitis purulenta: *Syn: eitrige Appendizitis*; Appendicitis mit Eiterbildung und eitriger Infiltration der Appendixwand; Ⓔ *suppurative appendicitis, purulent appendicitis*

Appendicitis vermicularis: → *Appendicitis helminthica*

Appendico-, appendico- *präf.*: Wortelement mit der Bedeutung „Anhang/Appendix"; Ⓔ *appendicular, appendiceal, appendical, appendicial, appendic(o)-*

Ap|pen|di|co|pa|thia *f*: → *Appendikopathie*

Appendiko-, appendiko- *präf.*: Wortelement mit der Bedeutung **1.** „Anhang/Appendix" **2.** „Wurmfortsatz/Appendix"; Ⓔ **1.** *appendico-, appendix, appendage* **2.** *vermiform appendage*

Ap|pen|di|ko|en|te|ro|sto|mie *f*: operative Verbindung von Wurmfortsatz und Darm; Ⓔ *appendicoenterostomy*

Ap|pen|di|ko|li|thi|a|sis *f, pl* **-ses:** Vorkommen von Steinen/Kalkuli im Wurmfortsatz; Ⓔ *appendicolithiasis, appendolithiasis*

Ap|pen|di|ko|ly|se *f*: operative Lösung der Appendix* vermiformis; Ⓔ *appendicolysis*

Ap|pen|di|ko|pa|thie *f*: nicht-entzündliche Wurmfortsatzerkrankung; Ⓔ *appendicopathy*

Ap|pen|di|ko|sto|mie *f*: Anlegen einer äußeren Appendixfistel; Ⓔ *appendicostomy*

Ap|pen|di|ko|zä|ko|sto|mie *f*: operative Verbindung von Wurmfortsatz und Zäkum; Ⓔ *appendicocecostomy*

Ap|pen|di|ko|ze|le *f*: Eingeweidebruch mit dem Wurmfortsatz im Bruchsack; Ⓔ *appendicocele*

Ap|pen|dix *f, pl* **-di|ces:** Anhang, Anhängsel, Ansatz, Fortsatz; Ⓔ *appendix, appendage*

Appendix epididymidis: *Syn: Nebenhodenhydatide*; bläschenförmiger Rest des Urnierengangs [Wolff-Gang] am Nebenhodenkopf; Ⓔ *appendage of epididymis*

Appendix fibrosa hepatis: *Syn: Leberzipfel*; Bindegewebszug; hilft, die Leber am Zwerchfell zu befestigen; Ⓔ *fibrous appendage of liver*

Appendix testis: *Syn: Morgagni-Hydatide*; Rest des Müller*-Ganges neben dem Hoden; Ⓔ *testicular appendage*

Appendix ventriculi laryngis: *Syn: Kehlkopfblindsack, Sacculus laryngis*; kleiner, nach oben gerichteter Blindsack des Morgagni*-Ventrikels; Ⓔ *appendix of ventricle of larynx, Hilton's sac, laryngeal saccule, laryngeal sacculus, laryngeal pouch*

Appendix vermiformis: *Syn: Wurmfortsatz des Blinddarms, Wurm*; am unteren Blinddarmende liegender, wurmförmiger Fortsatz; wird oft als Blinddarm bezeichnet; Ⓔ *vermiform appendage, vermiform appendix, cecal appendage, cecal appendix*

Ap|pen|dix|tu|mo|ren *pl*: von der Appendix* vermiformis ausgehende Tumoren; Ⓔ *tumors of the appendix*

Ap|pen|di|zi|tis *f, pl* **-ti|den:** → *Appendicitis*

eitrige Appendizitis: → *Appendicitis purulenta*

fulminante Appendizitis: *Syn: perakute Appendizitis*; fulminant verlaufende akute Appendizitis; Ⓔ *fulminating appendicitis*

links-seitige Appendizitis: **1.** *Syn: Linksappendizitis*; Appendizitis bei Situs* inversus **2.** *Syn: Linksappendi-*

zitis; Divertikelentzündung; Ⓔ **1.–2.** *left-sided appendicitis*
obliterierende Appendizitis: →*Appendicitis obliterans*
perakute Appendizitis: →*fulminante Appendizitis*
perforierende Appendizitis: →*Appendicitis perforans*
rezidivierende Appendizitis: chronische Appendizitis mit wiederkehrenden akuten Attacken; Ⓔ *recurrent appendicitis*

ap|pen|di|zi|tisch *adj*: Appendizitis betreffend, bei Appendizitis vorkommend; Ⓔ *relating to or caused by appendicitis, appendicitic*

Ap|per|zep|ti|on *f*: bewusste Wahrnehmung äußerer und innerer Reize; Ⓔ *apperception, comprehension, conscious perception*

ap|per|zep|tiv *adj*: Apperzeption betreffend, auf ihr beruhend; Ⓔ *relating to apperception, apperceptive*

Ap|pe|tit *nt*: Bedürfnis nach Essen; komplexer Vorgang, der von äußeren und inneren Faktoren beeinflusst wird; Ⓔ *appetite (auf for)*

Ap|pe|tit|zügl|ler *m*: *Syn:* *Anorektikum*; Substanz, die das Hungergefühl unterdrückt; Ⓔ *appetite depressant, appetite suppressant, anorectic, anoretic, anorexic*

Ap|pla|na|ti|ons|to|no|me|ter *nt*: Gerät zur Messung des Augeninnendrucks; Ⓔ *applanation tonometer, applanometer*

Ap|pli|ka|ti|on *f*: Verabreichung eines Medikamentes; je nach der Art der Applikation unterscheidet man **orale** oder **perorale Applikation** [durch den Mund], **nasale Applikation** [in die Nase], **parenterale Applikation** [unter Umgehung des Darms], **intravenöse Applikation** [direkt in eine Vene], **subkutane Applikation** [in das Unterhautfettgewebe], **intramuskuläre Applikation** [in einen Muskel], **intrakutane Applikation** [in die Haut], **intraarterielle Applikation** [direkt in eine Arterie], **rektale Applikation** [in den Mastdarm], **sublinguale Applikation** [unter die Zunge], **bukkale Applikation** [auf die Wangenschleimhaut], **pulmonale Applikation** [über die Lunge], **kutane Applikation** [auf die Haut], **lokale Applikation** [am Ort der Erkrankung]; Ⓔ *application, administration*

Ap|pre|hen|si|on *f*: Erfassen, Begreifen; Besorgnis, Furcht; Ⓔ *apprehension, apprehensiveness*

ap|pre|hen|siv *adj*: empfindlich, empfindsam; besorgt, ängstlich; Ⓔ *apprehensive*

Ap|pro|ba|ti|on *f*: Zulassung als Arzt oder Zahnarzt; Ⓔ *license to practise medicine*

ap|pro|biert *adj*: als Arzt oder Zahnarzt zugelassen; Ⓔ *registered, qualified, licensed*

ap|pro|xi|mal *adj*: *Syn:* *approximativ*; annähernd, ungefähr; Ⓔ *approximate, approximal*

Ap|pro|xi|mal|flä|che *f*: *Syn:* *Kontaktfläche, Facies contactus dentis, Facies approximalis dentis*; Zahnfläche, die mit einem anderen Zahn in Berührung kommt oder steht; Ⓔ *approximal surface*

ap|pro|xi|ma|tiv *adj*: →*approximal*

a|prak|tisch *adj*: →*apraxisch*

A|pra|xie *f*: *Syn:* *Apraxia*; Störung des Handelns und von Bewegungsabläufen bei erhaltener Wahrnehmungs- und Bewegungsfähigkeit; Ⓔ *apraxia, parectropia; dyspraxia*

a|pra|xisch *adj*: *Syn:* *apraktisch*; Apraxie betreffend, durch sie bedingt; Ⓔ *relating to apraxia, apractic, apraxic*

A|prok|tie *f*: *Syn:* *Anusaplasie*; unvollständige oder fehlerhafte Anusentwicklung; oft gleichgesetzt mit Analatresie*; Ⓔ *aproctia*

A|pro|se|xie *f*: durch hirnorganische Schädigung, Erschöpfung oder psychische Faktoren bedingte Aufmerksamkeitsschwäche; Ⓔ *aprosexia*

A|pro|ti|nin *nt*: Proteinasehemmer, der verschiedene Komponenten der Gerinnungskaskade hemmt; Ⓔ *aprotinin*

Ap|sel|a|phe|sie *f*: *Syn:* *Apselhaphesie*; Verminderung oder Fehlen des Tastsinnes; Ⓔ *apselaphesia*

Ap|si|thy|rie *f*: psychogener Stimmverlust; Ⓔ *apsithyria*

A|pty|a|lis|mus *m*: →*Asialie*

A|pu|dom *nt*: von APUD-Zellen des neuroendokrinen Systems gebildeter Tumor; Ⓔ *apudoma*

APUD-System *nt*: *Syn:* *Helle-Zellen-System*; aus hellen Zellen bestehendes, diffuses neuroendokrines System; Ⓔ *APUD-system*

APUD-Zelle *f*: von der Neuralleiste abstammende helle Zellen, die Amine und deren Vorstufen aufnehmen und decarboxylieren können [**a**min **p**recursor **u**ptake and **d**ecarboxylation]; Ⓔ *APUD cell, Apud cell, amine precursor uptake and decarboxylation cell*

a|pu|trid *adj*: nicht-eitrig, ohne Eiter; Ⓔ *without pus, not suppurating, apyetous, apyous*

a|py|o|gen *adj*: nicht durch Eiter verursacht; Ⓔ *apyogenous*

a|py|re|tisch *adj*: *Syn:* *fieberfrei, fieberlos, afebril*; ohne Fieber verlaufend; Ⓔ *without fever, afebrile, apyretic, apyrexial, athermic*

a|py|ro|gen *adj*: nicht fiebererzeugend; Ⓔ *apyrogenic*

A|qua *f*: Wasser; Ⓔ *water, aqua*
Aqua destillata: destilliertes Wasser; Ⓔ *distilled water*

Aqua-, aqua- *präf.*: Wortelement mit der Bedeutung „Wasser/Feuchtigkeit"; Ⓔ *water, fluid, aqua-*

Aquä-, aquä- *präf.*: →*Aqua-*

A|quä|dukt|ste|no|se *f*: zur Entwicklung eines Hydrozephalus* führende Einengung des Aqueductus* cerebri; Ⓔ *aqueductal stenosis*

Aquae-, aquae- *präf.*: →*Aqua-*

a|qua|phob *adj*: Aquaphobie betreffend, durch sie gekennzeichnet; Ⓔ *relating to or marked by aquaphobia, aquaphobic*

A|qua|pho|bie *f*: krankhafte Angst vor Wasser; Ⓔ *irrational fear of water, aquaphobia*

A|que|duc|tus *m, pl* **-tus**: Aquädukt; Ⓔ *aqueduct, aqueductus; conduit, canal, channel*
Aqueductus cerebri/mesencephalici: Verbindungsgang zwischen III. und IV. Ventrikel; Ⓔ *aqueduct of mesencephalon, cerebral aqueduct, aqueduct of midbrain, aqueduct of Sylvius, ventricular aqueduct*

Äqui-, äqui- *präf.*: Wortelement mit der Bedeutung „gleich"; Ⓔ *equal, equi-*

ä|qui|an|äs|the|tisch *adj*: von gleicher anästhetischer Wirkung; Ⓔ *equianesthetic*

ä|qui|ka|lo|risch *adj*: *Syn:* *isokalorisch*; mit gleichem kalorischen Wert; Ⓔ *equicaloric, isocaloric*

Ä|qui|li|bri|e|ren *nt*: Aufrechterhaltung oder Herstellung eines Gleichgewichts; Ⓔ *equilibration*

Ä|qui|li|bri|um *nt*: Gleichgewicht, Equilibrium; Ⓔ *equilibrium, equilibration*

ä|qui|mo|lar *adj*: *Syn:* *äquimolekular*; von gleicher Molarität/Molekülzahl; Ⓔ *equimolar*

ä|qui|mo|le|ku|lar *adj*: →*äquimolar*

ä|qui|po|ten|zi|al *adj*: *Syn:* *äquipotenziell*; mit gleichem Potenzial; Ⓔ *equipotential*

ä|qui|po|ten|zi|ell *adj*: →*äquipotenzial*

Ä|qui|va|lent *nt*: Entsprechung, Gegenstück; Grammäquivalent; Ⓔ *equivalent (für of)*
kalorisches Äquivalent: *Syn:* *Energieäquivalent*; Energiemenge, die bei der Oxidation einer definierten Menge einer Substanz freigesetzt wird; Ⓔ *energy equivalent, caloric equivalent*

ä|qui|va|lent *adj*: gleichwertig, entsprechend; Ⓔ *equivalent (to)*

Ä|qui|va|lent|do|sis *f, pl* **-sen**: *Syn:* *Dosisäquivalent*; Maß für die biologische Wirksamkeit von ionisierenden Strahlen; Ⓔ *equivalent dose*

Ä|qui|va|lenz|zo|ne *f*: Zone der optimalen Konzentration von Antigen und Antikörper bei der Präzipitationsreaktion; wird umgeben von einer **Zone des Antigen-**

überschusses und einer **Zone des Antikörperüberschusses;** Ⓔ *equivalence zone*

Alquolcolballalmin *nt*: ***Syn:*** *Hydroxocobalamin, Vitamin B_{12b}*; Hydroxyderivat von Cobalamin [Vitamin B_{12}]; Ⓔ *vitamin B_{12b}, hydroxocobalamin, hydroxocobemine, aquacobalamin, aquocobalamin*

Ara-A *nt*: ***Syn:*** *Adenin-Arabinosid, Vidarabin*; gegen Herpesviren und Varicella-Zoster-Virus wirksames topisches Virostatikum*; Ⓔ *vidarabine, arabinoadenosine, arabinosyladenine, adenine arabinoside*

Alralbilnolse *f.* zu den Aldopentosen gehörender Zucker, der in Kulturmedien verwendet wird; Ⓔ *arabinose, arabopyranose, arapyranose, gum sugar, pectin sugar*

Alralbilnolselinltolxilkaltilon *f.* durch eine Störung des Arabinosestoffwechsels hervorgerufenes Krankheitsbild; Ⓔ *arabinosis*

Alralbilnoslulrie *f.* Arabinoseausscheidung im Harn; Ⓔ *arabinosuria*

Alralchildonlsäulre *f.* vierfach ungesättigte, essentielle C_{20}-Fettsäure; Ausgangssubstanz für Leukotriene und Prostaglandine; Ⓔ *arachidonic acid*

Alralchildonlsäulreldelrilvalte *pl*: ***Syn:*** *Eicosanoide, Eikosanoide*; von der Arachidonsäure [Eicosatetraensäure] abgeleitete Derivate, z.B. Prostaglandine und Prostazykline; Ⓔ *arachidonic acid derivatives, eicosanoids*

Alrachlnilda *pl*: Spinnentiere; Ⓔ *Arachnida*

Alrachlnildislmus *m*: Vergiftung durch den Biss giftiger Spinnen; Ⓔ *arachnidism, arachnoidism, araneism*

Alrachlnilitis *f, pl* **-tilden**: ***Syn:*** *Arachnoiditis*; Entzündung der Spinnengewebshaut/Arachnoidea; Ⓔ *inflammation of the arachnoidea, arachnoiditis, arachnitis*

alrachlniltisch *adj*: ***Syn:*** *arachnoiditisch*; Arachnitis betreffend; Ⓔ *relating to arachnitis*

Alrachlnoldakltyllie *f.* ***Syn:*** *Spinnenfingrigkeit, Dolichostenomelie*; grazil verlängerte Finger; Ⓔ *arachnodactyly, arachnodactylia, acromacria, spider fingers, dolichostenomelia; Marfan's syndrome, Marfan's disease*

kontrakturelle Arachnodaktylie: ***Syn:*** *Beals-Hecht-Syndrom*; autosomal-rezessives Syndrom mit Arachnodaktylie und Kontrakturen der Finger; Ⓔ *Beals' syndrome, congenital contractural arachnodactyly*

Arachnodaktylie-Syndrom *nt*: ***Syn:*** *Marfan-Syndrom*; autosomal-dominantes Syndrom mit skelettalen, okulären und kardiovaskulären Fehlbildungen; Ⓔ *Marfan's disease, Marfan's syndrome, arachnodactyly, acromacria, arachnodactylia*

Alrachlnolildaltralbelkel *pl*: ***Syn:*** *Trabeculae arachnoideae*; von der Arachnoidea ausgehende Gewebebälkchen, die den Subduralraum [Spatium* subdurale] durchziehen; Ⓔ *arachnoid trabeculae*

Alrachlnolildallzotlten *pl*: ***Syn:*** *Pacchioni-Granulationen, Granulationes arachnoideae*; bindegewebige Wucherungen der Arachnoidea unbekannter Funktion; Ⓔ *pacchionian bodies, arachnoidal villi, arachnoid villi, arachnoidal granulations, pacchionian granulations, pacchionian corpuscles, pacchionian glands, meningeal granules*

Alrachlnolildallzyslte *f.* zystenartige Flüssigkeitsansammlung in der Arachnoidea; Ⓔ *arachnoid cyst, leptomeningeal cyst*

Alrachlnolildea *f.* ***Syn:*** *Spinnwebenhaut, Spinnengewebshaut*; äußeres Blatt der weichen Hirn- und Rückenmarkhaut; Ⓔ *arachnoid, arachnoid membrane, arachnoidea*

Arachnoidea cranialis: → *Arachnoidea mater encephali*

Arachnoidea encephali: → *Arachnoidea mater encephali*

Arachnoidea mater cranialis: → *Arachnoidea mater encephali*

Arachnoidea mater encephali: ***Syn:*** *Arachnoidea cranialis, Arachnoidea encephali, Arachnoidea mater cranialis*; äußeres Blatt der weichen Hirnhaut; Ⓔ *cranial arachnoid, arachnoid of brain*

Arachnoidea mater spinalis: ***Syn:*** *Arachnoidea spinalis*; äußeres Blatt der weichen Rückenmarkhaut; Ⓔ *spinal arachnoid, arachnoid of spine, arachnoid of spinal cord*

Arachnoidea spinalis: → *Arachnoidea mater spinalis*

Alrachlnolildiltis *f, pl* **-tilden**: ***Syn:*** *Arachnitis*; Entzündung der Spinnengewebshaut/Arachnoidea; Ⓔ *inflammation of the arachnoidea, arachnoiditis, arachnitis*

alrachlnolildiltisch *adj*: ***Syn:*** *arachnitisch*; Arachnoiditis betreffend; Ⓔ *relating to arachnoiditis*

alrachlnolphob *adj*: Arachnophobie betreffend, durch sie gekennzeichnet; Ⓔ *relating to or marked by arachnophobia, arachnophobic*

Alrachlnolpholbie *f.* krankhafte Angst vor Spinnen; Ⓔ *irrational fear of spiders, arachnophobia, arachnephobia*

Aran-Duchenne-Krankheit *f.* ***Syn:*** *Aran-Duchenne-Muskelatrophie, Duchenne-Aran-Syndrom, adult-distale Form der spinalen Muskelatrophie, spinale progressive Muskelatrophie*; im Erwachsenenalter [20.–40. Lebensjahr] beginnende, langsam progrediente Atrophie der Handmuskeln und später der Schultergürtelmuskulatur; Ⓔ *Aran-Duchenne disease, Aran-Duchenne type, Aran-Duchenne muscular atrophy, Duchenne-Aran disease, Duchenne's disease, Duchenne-Aran type, Duchenne-Aran muscular atrophy*

Aran-Duchenne-Muskelatrophie *f.* → *Aran-Duchenne-Krankheit*

Alrälolmelter *nt*: ***Syn:*** *Senkwaage, Tauchwaage, Flüssigkeitswaage*; Messgerät zur Bestimmung der Flüssigkeitsdichte durch Messung der Eintauchtiefe; Ⓔ *areometer, hydrometer*

Alrälolmeltrie *f.* Bestimmung der Flüssigkeitsdichte durch Messung der Eintauchtiefe; Ⓔ *areometry, hydrometry*

alrälolmeltrisch *adj*: Aräometrie betreffend, mittels Aräometrie; Ⓔ *relating to hydrometry, areometric, hydrometric*

Arlbeit *m*: (*physik.*) Produkt aus Kraft und Weg; Ⓔ *work*

Arlbeitslhylperltrolphie *f.* ***Syn:*** *Aktivitätshypertrophie*; durch eine Belastung ausgelöste Vergrößerung eines Organs oder Muskels; Ⓔ *work hypertrophy*

Arlbeitslleulkolzyltolse *f.* durch körperliche Anstrengung hervorgerufene Erhöhung der Leukozytenzahl; Ⓔ *work leukocytosis*

arlbiltrār *adj*: willkürlich, nach Ermessen; Ⓔ *arbitrary*

Arlbor *f, pl* **Arlbolres**: Baum, baumartige Struktur; Ⓔ *tree, arbor*

Arbor bronchialis: ***Syn:*** *Bronchialbaum, Bronchialsystem*; Gesamtheit der sich verzweigenden Bronchialäste; Ⓔ *bronchial tree, bronchial system*

Arbor vitae: Markkörper des Kleinhirns; Ⓔ *arborescent white substance of cerebellum, arbor vitae of vermis, medullary body of vermis*

Arlbolrilsaltilon *f.* baumartige Verzweigung, Aufzweigung, Verästelung, dendritenartige Bildung; Ⓔ *arborization, ramification*

Arlbolrilsaltilonslblock *m*: ***Syn:*** *Astblock, Verzweigungsblock*; Herzblock durch eine Störung der Erregungsleitung in den Ästen der Tawara*-Schenkel; Ⓔ *arborization heart block, arborization block*

Arlbolrilsaltilonslphälnolmen *nt*: ***Syn:*** *Farnkrautphänomen, Farntest*; charakteristische Form des getrockneten Zervixschleims; am ausgeprägtesten kurz vor der Ovulation; Ⓔ *fern phenomenon, ferning*

Arlbolvilren *pl*: von blutsaugenden Zecken und Mücken [arthropode-borne] übertragene Viren; Ⓔ *arboviruses, arbor viruses, arthropod-borne viruses*

Arlbolvilrolse *f.* ***Syn:*** *Arbovireninfektion*; Oberbegriff für durch Arboviren* hervorgerufene Erkrankungen; Ⓔ *arboviral infection*

Arbovirus-Enzephalitis *f.* durch Arboviren* hervorgerufene Encephalitis*; Ⓔ *arbovirus encephalitis*

A

Arch-, arch- *präf.*: Wortelement mit der Bedeutung **1.** „ur../früher" **2.** „uralt/alt" **3.** „erster/haupt.."; Ⓔ **1.** *arch-, arche, primitive* **2.** *ancestral* **3.** *first*

Archä-, archä- *präf.*: →*Archäo-*

Ar|chä|bak|te|ri|en *pl*: →*Archaebacteria*

Ar|chae|bac|te|ria *pl*: *Syn: Archäobakterien, Archäbakterien*; stammesgeschichtlich alte Bakterien ohne Murein in der Wand; leben i.d.R. in extremen Ökosystemen; Ⓔ *Archaeobacteria, Archebacteria*

Archaeo-, archaeo- *präf.*: →*Archäo-*

Ar|chae|o|ce|re|bel|lum *nt*: →*Archicerebellum*

Ar|chae|o|cor|tex *m*: →*Archicortex*

ar|cha|isch *adj*: frühzeitlich, altertümlich, urtümlich; Ⓔ *very ancient, archaic*

Archäo-, archäo- *präf.*: Wortelement mit der Bedeutung „uralt/alt"; Ⓔ *archae(o)-, arche-, archeo-, archi-*

Ar|chä|o|bak|te|ri|en *pl*: →*Archaebacteria*

Arche-, arche- *präf.*: Wortelement mit der Bedeutung **1.** „ur../früher" **2.** „erster/haupt.."; Ⓔ **1.** *arch-, arche, primitive* **2.** *first*

Arch|en|ce|phal|on *nt*: Urhirn; Ⓔ *archencephalon*

Arch|en|te|ron *nt*: Urdarm; Ⓔ *primitive gut, archenteron, archigaster*

Archeo-, archeo- *präf.*: →*Archäo-*

Ar|che|o|ce|re|bel|lum *nt*: →*Archicerebellum*

Ar|che|o|cor|tex *m*: →*Archicortex*

Ar|che|typ *m*: *Syn: Archetypus*; (*psychiat.*) Urtyp, Urform, Urbild; Ⓔ *archetype*

Archi-, archi- *präf.*: →*Arche-*

Ar|chi|blast *m*: den Embryo bildender Teil des Ovums; Ⓔ *archiblast*

ar|chi|blas|tisch *adj*: Archiblast betreffend, vom Archiblast abstammend; Ⓔ *relating to the archiblast, archiblastic*

Ar|chi|ce|re|bel|lum *nt*: *Syn: Archeocerebellum, Archaeocerebellum*; stammesgeschichtlich ältester Teil des Kleinhirns; Ⓔ *archaeocerebellum*

Ar|chi|cor|tex *m*: *Syn: Cortex medialis pallii, Archeocortex, Archaeocortex*; stammesgeschichtlich alte Teile der Großhirnrinde; Ⓔ *archaeocortex, archicortex*

ar|chi|kor|ti|kal *adj*: Archicortex betreffend; Ⓔ *relating to archicortex/archipallium, archicortical, archipallial*

ar|chi|pal|li|al *adj*: Archipallium betreffend; Ⓔ *relating to archicortex/archipallium, archicortical, archipallial*

Ar|chi|pal|li|um *nt*: stammesgeschichtlich ältester Teil des Hirnmantels; Ⓔ *archaeocerebellum, archeocerebellum, archicerebellum, vestibulocerebellum*

Archo-, archo- *präf.*: →*Arche-*

Ar|cus *m, pl* **-cus**: Bogen, Wölbung, Gewölbe; Ⓔ *arch; bow*

Arcus alveolaris mandibulae: die bogenförmig angeordneten Zahnfächer des Unterkiefers; Ⓔ *alveolar margin of mandible*

Arcus alveolaris maxillae: der äußere Rand des bogenförmig verlaufenden Alveolarfortsatzes [Processus* alveolaris maxillae] des Oberkiefers; Ⓔ *alveolar margin of maxilla*

Arcus anterior atlantis: vorderer Atlasbogen; Ⓔ *anterior arch of atlas*

Arcus aortae: *Syn: Aortenbogen*; zwischen aufsteigender und absteigender Aorta liegender Bogen, von dem der Truncus* brachiocephalicus und die Arteriae carotis communis und subclavia sinistra abgehen; Ⓔ *aortic arch, arch of aorta*

Arcus aortae dexter: *s.u. Aortenbogenanomalien*; Ⓔ *right aortic arch*

Arcus aortae duplex: *s.u. Aortenbogenanomalien*; Ⓔ *double aortic arch*

Arcus cartilaginis cricoideae: Ringknorpelbogen; Ⓔ *arch of cricoid (cartilage)*

Arcus costalis: Rippenbogen; Ⓔ *costal arch, arch of ribs*

Arcus dentalis: *Syn: Zahnbogen*; Gesamtheit der Zähne des Ober- oder Unterkiefers; Ⓔ *dental arch*

Arcus dentalis inferior: Unterkieferzahnreihe, mandibuläre Zahnreihe; Ⓔ *inferior dental arch, mandibular alveolar arch, mandibular arch, mandibular dentition*

Arcus dentalis superior: Oberkieferzahnreihe, maxilläre Zahnreihe; Ⓔ *superior dental arch, maxillary alveolar arch, maxillary arch, maxillary dentition*

Arcus ductus thoracici: *Syn: Ductus thoracicus-Bogen*; bogenförmiger Verlauf des Ductus* thoracicus über der Pleurakuppel; Ⓔ *arch of thoracic duct*

Arcus inguinalis: *Syn: Arcus inguinale*; Leistenband; Ⓔ *inguinal ligament, inguinal arch, pubic ligament of Cowper, crural ligament, crural arch, fallopian ligament, superficial femoral arch, Poupart's ligament, ligament of Vesalius, ligament of Fallopius*

Arcus lipoides corneae: →*Arcus lipoides juvenilis*

Arcus lipoides juvenilis: *Syn: Embryotoxon, Arcus lipoides corneae*; weißliche, ringförmige Hornhauttrübung; angeboren bei Neugeborenen oder bei Jugendlichen im Zusammenhang mit Hyperlipoproteinämie; Ⓔ *embryotoxon, anterior embryotoxon, gerontoxon, gerontotoxon, lipoidosis corneae, arcus cornealis/adiposis/juvenilis/lipoides/senilis*

Arcus lipoides senilis: →*Arcus senilis*

Arcus marginalis coli: *Syn: Arteria marginalis coli, Arteria juxtacolica*; inkonstante Anastomose von Arteria* colica dextra und sinistra im Bereich des absteigenden Kolons; Ⓔ *marginal artery of colon*

Arcus palatoglossus: vorderer Gaumenbogen; Ⓔ *palatoglossal arch, glossopalatine arch, glossopalatine fold, anterior palatine arch, anterior column of fauces, anterior pillar of fauces*

Arcus palatopharyngeus: hinterer Gaumenbogen; Ⓔ *palatopharyngeal arch, posterior palatine arch, pharyngoepiglottic arch, pharyngopalatine arch, posterior column of fauces, posterior pillar of fauces*

Arcus palmaris profundus: tiefer Hohlhandbogen; Ⓔ *deep palmar arch, deep palmar arterial arch*

Arcus palmaris superficialis: oberflächlicher Hohlhandbogen; Ⓔ *superficial palmar arch, superficial palmar arterial arch*

Arcus palpebralis inferior: Anastomose der seitlichen Lidarterien [Arteriae* palpebrales laterales] und der medialen Lidarterien [Arteriae* palpebrales mediales] auf dem Unterlid; Ⓔ *inferior palpebral arch*

Arcus palpebralis superior: Anastomose der seitlichen Lidarterien [Arteriae* palpebrales laterales] und der medialen Lidarterien [Arteriae* palpebrales mediales] auf dem Oberlid; Ⓔ *superior palpebral arch*

Arcus pedis longitudinalis: Längsgewölbe des Fußes; Ⓔ *longitudinal arch of foot*

Arcus pedis transversus: Quergewölbe des Fußes; Ⓔ *transverse arch of foot*

Arcus plantaris profundus: *Syn: tiefer Fußsohlenbogen*; aus der Arteria* plantaris lateralis entspringender tiefer Arterienbogen der Fußsohle; Ⓔ *deep plantar arch*

Arcus plantaris superficialis: *Syn: oberflächlicher Fußsohlenbogen*; inkonstanter Ast der Arteria* plantaris lateralis; Ⓔ *superficial plantar arch*

Arcus posterior atlantis: hinterer Atlasbogen; Ⓔ *posterior arch of atlas*

Arcus pubicus: *Syn: Schambogen*; von den unteren Schambeinästen und der Symphyse gebildeter Bogen; Ⓔ *pubic arch*

Arcus senilis: *Syn: Gerontoxon, Greisenbogen, Arcus lipoides senilis*; weißliche, ringförmige Hornhauttrübung durch Lipoideinlagerung; Ⓔ *embryotoxon, anterior embryotoxon, gerontoxon, gerontotoxon, lipoidosis corneae*

Arcus superciliaris: *Syn: Augenbrauenbogen*; Kno-

chenwulst des Stirnbeins über der Augenhöhle; Ⓔ *superciliary arch*
Arcus tendineus: Sehnenbogen; Ⓔ *tendinous arch*
Arcus tendineus fasciae pelvis: Verstärkungszug der Beckenfaszie aus der Fascia* obturatoria; Ⓔ *tendinous arch of pelvic fascia*
Arcus tendineus musculi levatoris ani: Sehnenbogen des Musculus* levator ani vom Ursprung an der Symphyse zur Spina* ischiadica; Ⓔ *tendinous arch of levator ani muscle*
Arcus tendineus musculi solei: Sehnenbogen des Musculus* soleus zwischen seinen Ursprüngen an Schienbein und Wadenbein; Ⓔ *tendinous arch of soleus muscle*
Arcus venae azygos: Azygosbogen; Ⓔ *arch of azygos vein*
Arcus venosus: Venenbogen; Ⓔ *venous arch*
Arcus venosus dorsalis pedis: Venenbogen des Fußrückens; Ⓔ *dorsal venous arch of foot*
Arcus venosus jugularis: inkonstante Verbindung der rechten und linken Vena* jugularis anterior; Ⓔ *jugular venous arch*
Arcus venosus palmaris profundus: tiefer Venenbogen der Hohlhand; Ⓔ *deep palmar venous arch, deep volar venous arch*
Arcus venosus palmaris superficialis: oberflächlicher Venenbogen der Hohlhand; Ⓔ *superficial palmar venous arch, superficial volar venous arch*
Arcus venosus plantaris: Venenbogen der Fußsohle; Ⓔ *plantar venous arch*
Arcus vertebrae: Wirbelbogen; Ⓔ *neural arch, vertebral arch, arch of vertebra*
Arcus zygomaticus: Jochbogen; Ⓔ *zygomatic arch, malar arch, zygoma*

A|rea *f, pl* **A|rae**: Gebiet, Areal, Zone, Bereich, Gegend, Region; Ⓔ *area, field, region, zone*
Area cribrosa papillae renalis: siebartige Oberfläche der Nierenpapillen*; Ⓔ *cribriform area of renal papilla*
Areae gastricae: Magenschleimhautfelder; Ⓔ *gastric areas, gastric fields*
Area intercondylaris anterior: vorderes Grübchen des Schienbeinkopfes; Ansatz der Kreuzbänder; Ⓔ *anterior intercondylar area of tibia*
Area intercondylaris posterior: hinteres Grübchen des Schienbeinkopfes; Ansatz der Kreuzbänder; Ⓔ *posterior intercondylar area of tibia*
Area nuda faciei diaphragmaticae hepatis: *Syn: Pars affixa hepatis*; bauchfellfreie nackte Leberoberfläche; Ⓔ *bare area of liver*
Area paraolfactoria: → *Area subcallosa*
Area postrema: dopaminerge Zone des Mittelhirns unter dem Boden der Rautengrube; Ⓔ *postremal area*
Area preoptica: zum limbischen System gehörender Teil des zentralen Höhlengraus vor dem Hypothalamus*; Ⓔ *preoptic area*
Area pretectalis: Bereich des Epithalamus*, in dem die Nuclei pretectales liegen; Ⓔ *pretectal area*
Area striata: Gebiet um den Sulcus calcarinus, in dem die primäre Sehrinde* liegt; Ⓔ *striate area*
Area subcallosa: *Syn: Area paraolfactoria*; vor dem Balkenschnabel [Rostrum corporis callosi] liegendes Rindenfeld; Ⓔ *subcallosal area*
Area vestibularis: Feld seitlich der Rautengrube*, in der sensible Vestibulariskerne liegen; Ⓔ *vestibular area*
Area vestibularis inferior: Öffnung am Boden des inneren Gehörganges für den Nervus* saccularis; Ⓔ *inferior vestibular area*
Area vestibularis superior: Öffnung am Boden des inneren Gehörganges für den Nervus* utriculoampullaris; Ⓔ *superior vestibular area*

A|re|fle|xie *f*: Reflexlosigkeit, Fehlen normaler Reflexe; Ⓔ *areflexia*

a|re|ge|ne|ra|tiv *adj*: ohne Regeneration oder regenerative Prozesse ablaufend; in der Hämatologie gleichgesetzt mit aplastisch; Ⓔ *anerythroregenerative, aregenerative; aplastic*

A|re|na|vi|ri|dae *pl*: *Syn: Arenaviren*; Familie pleomorpher RNA-Viren, die beim Menschen u.a. Lassa-Fieber und lymphozytäre Choriomeningitis verursachen; Ⓔ *Arenaviridae*

A|re|o|la *f, pl* **-lae**: **1.** (kleiner) Hof, kleiner (Haut-)Bezirk **2.** Gewebespalte, Gewebsfissur; Ⓔ **1.–2.** *areola*
Areola mammae: Warzenvorhof der Brustwarze; Ⓔ *areola of mammary gland, areola of nipple, halo*

a|re|o|lar *adj*: **1.** Areola betreffend **2.** netzförmig, netzartig; Ⓔ **1.** *relating to an areola, areolar* **2.** *net-shaped*

A|re|o|li|tis *f, pl* **-ti|den**: *Syn: Warzenvorhofentzündung*; Entzündung des Warzenvorhofs; Ⓔ *inflammation of the areola of the breast, areolitis*

a|re|o|li|tisch *adj*: Areolitis betreffend; Ⓔ *relating to areolitis*

Ar|gas *f*: zu den Argasidae* gehörende Zeckenart, deren Hauptvertreter [**Argas persicus, Argas reflexus**] meist Geflügel befällt; Ⓔ *Argas*

Ar|ga|si|dae *pl*: *Syn: Lederzecken*; zu den Acari* gehörende Familie blutsaugender Zecken, die verschiedene Bakterien, Viren und Helminthen auf Tiere und Menschen übertragen können; Ⓔ *soft-bodied ticks, soft ticks, Argasidae*

ar|gen|taf|fin *adj*: durch ammoniakalische Silberlösung färbbar; Ⓔ *argentaffin, argentaffine, argentophil, argentophile, argentophilic*

Ar|gen|taf|fi|nom *nt*: meist maligner, aus argentaffinen Zellen bestehender Tumor des Magen-Darm-Taktes; Ⓔ *argentaffinoma, chromaffinoblastoma*

Ar|gen|tum *nt*: chemische Bezeichnung für Silber*; Ⓔ *silver, argentum*

Ar|gi|na|se *f*: vorwiegend in der Leber lokalisiertes Schlüsselenzym der Harnstoffsynthese; spaltet L-Arginin in Harnstoff und L-Ornithin; Ⓔ *arginase*

Ar|gi|na|se|man|gel *m*: *Syn: Argininämie, Hyperargininämie*; autosomal-rezessiver Mangel an Arginase* mit Block des Harnstoffzyklus; führt zu erhöhten Blutspiegeln von Arginin und Ammoniak, Argininurie*, epileptiformen Krämpfen und Hirnschäden; Ⓔ *argininemia, arginase deficiency, hyperargininemia*

Ar|gi|nin *nt*: natürliche, für den Erwachsenen nicht-essentielle Aminosäure; Zwischenprodukt der Harnstoffsynthese; Ⓔ *arginine, 2-amino-5-guanidinovaleric acid*

Ar|gi|nin|ä|mie *f*: → *Arginasemangel*

Argininbernsteinsäure-Krankheit *f*: *Syn: Argininosukzinoazidurie, Argininosukzinurie, Argininbernsteinsäure-Schwachsinn*; seltener, autosomal-rezessiver Enzymdefekt [**Argininosukzinasemangel**] mit Gedeihstörung, Krampfanfällen und Hirnentwicklungsstörung; Ⓔ *argininosuccinic aciduria, argininosuccinase deficiency, argininosuccinate lyase deficiency, ASAL deficiency, ASase deficiency, ASL deficiency*

Argininbernsteinsäure-Schwachsinn *m*: → *Argininbernsteinsäure-Krankheit*

Ar|gi|nin|bern|stein|säu|re|syn|the|ta|se|man|gel *m*: *Syn: Citrullinämie*; autosomal-rezessive Enzymopathie*, die zur Anhäufung von Ammoniak im Körper führt; gekennzeichnet durch Erbrechen, epileptiforme Anfälle, geistige Retardierung und Gedeihstörung; Ⓔ *citrullinemia, citrullinuria*

Ar|gi|ni|no|suk|zi|no|a|zid|u|rie *f*: → *Argininbernsteinsäure-Krankheit*

Ar|gi|ni|no|suk|zin|u|rie *f*: → *Argininbernsteinsäure-Krankheit*

Ar|gi|nin|u|rie *f*: Argininausscheidung im Harn; *s.u. Argi-*

nasemangel; Ⓔ *argininuria*

Ar|gon *nt*: zu den Edelgasen gehörendes Element; wird als inertes Schutzgas eingesetzt; Ⓔ *argon*

Ar|gon|la|ser *m*: Laser* mit Argonfüllung; Ⓔ *argon laser*

Argyll Robertson-Pupille *f*: *Syn: Argyll Robertson-Phänomen, Argyll Robertson-Zeichen*; Pupillenengstellung und Pupillenstarre bei zentralnervösen Erkrankungen [z.B. Neurosyphilis]; Ⓔ *Argyll Robertson pupil, Argyll Robertson sign, stiff pupil, Robertson pupil, Robertson sign*

Argyll Robertson-Zeichen *nt*: →*Argyll Robertson-Pupille*

Ar|gy|rie *f*: →*Argyrose*

ar|gy|ro|phil *adj*: mit besonderer Affinität zu Silber oder Silberverbindungen; Ⓔ *argyrophil, argyrophile, argyrophilic, argyrophilous*

Ar|gy|ro|phi|lie *f*: besondere Affinität zu Silber oder Silberverbindungen; Ⓔ *argyrophilia*

Ar|gy|ro|se *f*: *Syn: Silberintoxikation, Argyrie, Argyrosis*; Vergiftung durch Siber oder Silberverbindungen; Ⓔ *argyria, argyriasis, argyrism, argyrosis*

Ar|gy|ro|sis *f, pl* **-ses**: →*Argyrose*

A|rhin|en|ze|pha|lie *f*: →*Arhinenzephalie-Syndrom*

Arhinenzephalie-Syndrom *nt*: *Syn: Holoprosenzephalie-Syndrom, Arhinenzephalie, Arrhinenzephalie, Holoprosenzephalie*; angeborenes Fehlen des Riechhirns, meist zusammen mit einer Lippen-Kiefer-Gaumenspalte; Ⓔ *holoprosencephaly, arrhinencephaly, arrhinencephalia, arhinencephaly*

A|rhi|nie *f*: angeborenes Fehlen der Nase; Ⓔ *arhinia, arrhinia*

A|rhyth|mie *f*: →*Arrhythmie*

A|ri|bo|fla|vi|no|se *f*: *Syn: Riboflavinmangel, Vitamin-B_2-Mangel, Ariboflavinosesyndrom*; durch chronische Unterversorgung mit Riboflavin auftretende Avitaminose* mit ekzematösen Hautveränderungen und evtl. Sehstörungen; Ⓔ *ariboflavinosis, riboflavin deficiency, hyporiboflavinosis*

A|ri|bo|fla|vi|no|se|syn|drom *nt*: →*Ariboflavinose*

A|rith|mas|the|nie *f*: Rechenschwäche; Ⓔ *dyscalculia*

A|rith|mo|ma|nie *f*: *Syn: Zählzwang*; zwanghaftes Zählen oder Rechnen bei Zwangsneurose*; Ⓔ *arithmomania*

Arm|ge|flecht *nt*: →*Armplexus*

Arm|ple|xus *m*: *Syn: Armgeflecht, Plexus brachialis*; von den vorderen Ästen der Spinalnerven C_5-Th_1 gebildeter Plexus, aus dem u.a. die Nervi* musculocutaneus, medianus, radialis und ulnaris hervorgehen; Ⓔ *brachial plexus*

Arm|ple|xus|an|äs|the|sie *f*: Anästhesie* der oberen Extremität durch Blockade des Armplexus; Ⓔ *brachial plexus anesthesia*

Arm|ple|xus|läh|mung *f*: *Syn: Brachialislähmung*; Lähmung des Armplexus; Ⓔ *brachial paralysis, brachial palsy*

obere Armplexuslähmung: *Syn: Erb-Lähmung, Erb-Duchenne-Lähmung*; die oberen Anteile [C_{4-6}] des Armplexus betreffende Lähmung; Ⓔ *upper brachial paralysis, upper arm type of brachial palsy/paralysis, Erb's palsy, Erb's paralysis, Duchenne-Erb paralysis, Duchenne's paralysis, Erb-Duchenne paralysis, Duchenne-Erb syndrome*

untere Armplexuslähmung: *Syn: Klumpke-Déjérine-Lähmung, Klumpke-Lähmung*; die unteren Anteile [C_7–Th_1] des Armplexus betreffende Lähmung; Ⓔ *lower brachial paralysis, lower radicular syndrome, lower arm type of brachial palsy/paralysis, Klumpke's paralysis, Klumpke's palsy, Klumpke-Déjérine paralysis, Déjérine-Klumpke syndrome, Déjérine-Klumpke paralysis, Klumpke-Déjérine syndrome*

Armstrong-Krankheit *f*: *Syn: lymphozytäre Choriomeningitis*; virale Entzündung [LCM-Virus] von Hirnhaut und Plexus* choroideus mit meist guter Prognose; Ⓔ *lymphocytic choriomeningitis, Armstrong's disease*

Arm|vor|fall *m*: Vorfall eines Arms unter der Geburt; meist bei Schräg- oder Querlage; Ⓔ *prolapse of the arm*

Arm|vor|lie|gen *nt*: regelwidrige Armlage vor dem Blasensprung; u.U. Vorstufe des Armvorfalls; Ⓔ *low lying arm*

Arndt-Gottron-Syndrom *nt*: *Syn: Skleromyxödem*; ätiologisch ungeklärte Hauterkrankung mit lichenoiden Papeln und flächenhafter Verdickung und Verhärtung der Haut durch Einlagerung mukoider Substanzen; Ⓔ *scleromyxedema, Arndt-Gottron syndrome*

Arnold-Bündel *nt*: *Syn: frontopontine Fasern, Fibrae frontopontinae*; im Tractus corticopontinus verlaufende Fasern von der frontalen Großhirnrinde zur Brücke [Pons*]; Ⓔ *Arnold's bundle*

Arnold-Chiari-Syndrom *nt*: *Syn: Arnold-Chiari-Hemmungsmissbildung*; Hemmungsfehlbildung des Kleinhirns mit Verlagerung in den Spinalkanal; Ⓔ *Arnold-Chiari syndrome, Arnold-Chiari malformation, Arnold-Chiari syndrome, Chiari-Arnold syndrome, cerebellomedullary malformation syndrome*

Arnold-Ganglion *nt*: *Syn: Ganglion oticum*; autonomes Ganglion unter dem Foramen ovale; versorgt u.a. die Ohrspeicheldrüse; Ⓔ *otic ganglion, auricular ganglion, Arnold's ganglion, otoganglion*

A|ro|mat *m*: ringförmige, von Benzol abgeleitete Verbindung; aromatische Verbindung; Ⓔ *aromatic*

A|ro|ma|ta|se *f*: die Umwandlung von Androgenen in Östrogene katalysierendes Enzym; Ⓔ *aromatase*

A|ro|ma|ta|se|hem|mer *m*: zur Behandlung von Prostatahypertrophie und -tumoren eingesetzte Hemmstoffe der intraprostatischen Aromatase*; Ⓔ *aromatase inhibitor*

A|ro|ma|the|ra|pie *f*: therapeutische Anwendung natürlicher Aromastoffe, v.a. ätherischer Öle, zur Heilung und Linderung diverses Erkrankungen; Ⓔ *aromatherapy*

A|ro|ma|ti|kum *nt, pl* **-ka**: aromatisches Mittel, aromatische Substanz; Ⓔ *aromatic*

a|ro|ma|tisch *adj*: **1.** (*chem.*) von Benzol abgeleitet **2.** mit Aroma, wohlriechend, würzig, duftend; Ⓔ **1.–2.** *aromatic*

Ar|rhe|no|blas|tom *nt*: Androblastom* des Eierstocks; Ⓔ *arrhenoblastoma, arrhenoma, andreioma, andreoblastoma, androblastoma, androma, ovarian tubular adenoma*

Ar|rhin|en|ze|pha|lie *f*: →*Arhinenzephalie-Syndrom*

Ar|rhi|nie *f*: →*Arhinie*

Ar|rhyth|mia *f*: *Syn: Herzrhythmusstörung, Arrhythmie, Arhythmie*; Störung des normalen Herzrhythmus; Ⓔ *irregularity of pulse, arrhythmia, arhythmia*

Arrhythmia absoluta: *Syn: absolute Arrhythmie*; Arrhythmie des Herzschlags ohne erkennbare Grundfrequenz; Ⓔ *perpetual arrhythmia, continuous arrhythmia*

Ar|rhyth|mie *f*: **1.** *Syn: Arhythmie*; unregelmäßiger oder fehlender Rhythmus **2.** *Syn: Herzrhythmusstörung, Arrhythmia, Arhythmie*; Störung des normalen Herzrhythmus; Ⓔ **1.** *arrhythmia, arhythmia* **2.** *irregularity of pulse, arrhythmia, arhythmia*

absolute Arrhythmie: →*Arrhythmia absoluta*

ar|rhyth|misch *adj*: *Syn: arhythmisch*; ohne Rhythmus; Ⓔ *arrhythmic, rhythmless*

ar|rhyth|mo|gen *adj*: Arrhythmie verursachend oder fördernd; Ⓔ *arrhythmogenic*

Ar|rhyth|mo|ki|ne|se *f*: Bildung/Entstehung von Herzrhythmusstörungen; Ⓔ *arrhythmokinesis*

Ar|ro|si|on *f*: Annagen/Anfresssen von Organen [insbesondere Gefäße] und Knochen durch Entzündung oder Geschwürsbildung; Ⓔ *erosion*

Arroyo-Zeichen *nt*: *Syn: Asthenokorie*; Trägheit der Pupillenreaktion; Ⓔ *Arroyo's sign*

Ar|sen *nt*: zur Stickstoffgruppe gehörendes Halbmetall; bei beruflicher Exposition kann Arsen zu akuter oder chronischer Vergiftung führen; Ⓔ *arsenic, arsenium*

Ar|sen|ke|ra|to|se *f.* ***Syn:*** *Arsenwarzen*; typische punkt- oder warzenförmige Keratosen* an Händen und Füßen bei chronischer Arsenintoxikation; Ⓔ *arsenic keratosis, arsenical keratosis*

Ar|sen|me|la|no|se *f.* Braunfärbung der Haut durch Arsenverbindungen; Ⓔ *arsenic melanosis*

Ar|sen|po|ly|neu|ro|pa|thie *f.* Polyneuropathie* bei chronischer Arsenvergiftung; Ⓔ *arsenical polyneuropathy*

Ar|sen|was|ser|stoff *m:* ***Syn:*** *Arsin*; extrem giftiges, nach Koblauch riechendes Gas; Ⓔ *arsenous hydride, arsine*

Ar|sin *nt:* → *Arsenwasserstoff*

Ar|te|fakt *m:* Kunstprodukt, artifizielle Veränderung; Ⓔ *artefact, artifact*

Ar|te|mi|sia ab|sin|thi|um *f.* ***Syn:*** *Wermut, Absinth*; Bitter- und Gerbstoffe enthaltendes Kraut; Ⓔ *wormwood, Artemisia absinthum*

Arteri-, arteri- *präf.:* → *Arterio-*

Ar|te|ria *f, pl* **-ri|ae:** ***Syn:*** *Schlagader, Pulsader, Arterie*; Gefäß, das Blut vom Herzen wegführt; im großen Körperkreislauf führen Arterien sauerstoffreiches Blut, im kleinen Lungenkreislauf sauerstoffarmes Blut; Ⓔ *artery*

Arteria acetabuli: ***Syn:*** *Hüftkopfarterie, Ramus acetabularis arteriae obturatoriae*; Acetabulumast der Arteria obturatoria; Ⓔ *acetabular artery, acetabular branch of obturator artery*

Arteriae alveolares superiores anteriores: vordere Oberkieferschlagadern; Ⓔ *anterior superior alveolar arteries, anterior dental arteries*

Arteria alveolaris inferior: Unterkieferschlagader; Ⓔ *inferior alveolar artery, inferior dental artery, mandibular artery*

Arteria alveolaris superior posterior: hintere Oberkieferschlagader; Ⓔ *posterior superior alveolar artery, superior dental artery*

Arteria angularis: Augenwinkelarterie; Ⓔ *angular artery*

Arteria appendicularis: die Appendix* vermiformis versorgende Arterie, Appendixarterie; Ⓔ *appendicular artery, vermiform artery*

Arteria arcuata: Bogenarterie des Fußes; Ⓔ *arcuate artery of foot, metatarsal artery*

Arteriae arcuatae renis: Bogenarterien der Niere; Ⓔ *arterial arches of kidney, arcuate arteries of kidney, arciform arteries of kidney*

Arteria ascendens: erster aufsteigender Ast der Arteria mesenterica inferior; Ⓔ *ascending artery*

Arteria auricularis posterior: hintere Ohrschlagader; Ⓔ *posterior auricular artery*

Arteria auricularis profunda: tiefe Ohrschlagader; Ⓔ *deep auricular artery*

Arteria axillaris: Achselschlagader; Ⓔ *axillary artery*

Arteria azygos vaginae: Vaginaast der Arteria uterina; Ⓔ *azygous artery of vagina, vaginal branch of uterine artery*

Arteria basilaris: ***Syn:*** *Schädelbasisarterie, Basilaris*; Basisarterie des Hirnstamms; Ⓔ *basilar artery, basal artery, basilar trunk*

Arteria brachialis: Armschlagader, Oberarmschlagader; Ⓔ *brachial artery*

Arteria brachialis superficialis: embryonale oberflächliche Armschlagader, die sich i.d.R. zurückbildet, kann aber gelegentlich erhalten bleiben; Ⓔ *superficial brachial artery*

Arteriae bronchiales: ***Syn:*** *Bronchialarterien, Rami bronchiales aortae thoracicae*; Bronchialäste der Aorta thoracica; Ⓔ *bronchial arteries, bronchial branches of thoracic aorta*

Arteria buccalis: Backenschlagader; Ⓔ *buccal artery, buccinator artery*

Arteria bulbi penis: beim Mann Ast der Arteria pudenda interna zum Bulbus penis; Ⓔ *artery of bulb of penis*

Arteria bulbi vestibuli: bei der Frau Ast der Arteria pudenda interna zum Scheidenvorhof; Ⓔ *artery of bulb of vestibule of vagina*

Arteria caecalis anterior: aus der Arteria ileocolica entspringende vordere Blinddarmarterie; Ⓔ *anterior cecal artery*

Arteria caecalis posterior: aus der Arteria ileocolica entspringende hintere Blinddarmarterie; Ⓔ *posterior cecal artery*

Arteria callosomarginalis: Ast der Arteria cerebri anterior zur Oberfläche des Kleinhirns; Ⓔ *callosomarginal artery*

Arteria canalis pterygoidei: Ast der Arteria maxillaris zu den oberen Abschnitten des Pharynx; Ⓔ *artery of pterygoid canal*

Arteriae capsulares: ***Syn:*** *Arteriae perirenales, Rami capsularis*; Kapseläste der Nierenarterie; Ⓔ *capsular branches of renal artery, adipose arteries of kidney, nutrient arteries of kidney*

Arteriae caroticotympanicae: Paukenhöhlenäste der Arteria carotis interna; Ⓔ *caroticotympanic arteries*

Arteria carotis communis: Halsschlagader, gemeinsame Kopfschlagader, Karotis communis; Ⓔ *common carotid, common carotid artery, cephalic artery*

Arteria carotis externa: äußere Kopfschlagader, Karotis externa; Ⓔ *external carotid, external carotid artery*

Arteria carotis interna: innere Kopfschlagader, Karotis interna; Ⓔ *internal carotid, internal carotid artery*

Arteria caudae pancreatis: ***Syn:*** *Pankreasschwanzarterie*; Ast der Arteria splenica zum Pankreasschwanz; Ⓔ *caudal pancreatic artery*

Arteriae centrales anterolaterales: Äste der Arteria cerebri media zu Capsula* interna, Nucleus* caudatus, Putamen* und Globus* pallidus; Ⓔ *anterolateral central arteries*

Arteriae centrales anteromediales: Äste der Arteria cerebri anterior zu Capsula* interna, Globus* pallidus, Caput* nuclei caudati und Commissura* anterior; Ⓔ *anteromedial central arteries*

Arteriae centrales posterolaterales: Äste der Arteria cerebri posterior für Thalamus* und Metathalamus*; Ⓔ *posterolateral central arteries*

Arteriae centrales posteromediales: Äste der Arteria cerebri posterior für Thalamus* und Metathalamus*; Ⓔ *posteromedial central arteries*

Arteria centralis retinae: zentrale Netzhautschlagader; Ⓔ *central artery of retina, Zinn's artery*

Arteriae cerebri: ***Syn:*** *Arteriae encephali*; Hirnarterien; entspringen entweder aus der Arteria carotis interna oder aus dem Circulus* arteriosus cerebri; Ⓔ *cerebral arteries*

Arteria cerebri anterior: ***Syn:*** *vordere Gehirnarterie, Cerebri anterior*; Endast der Arteria carotis interna mit zwei Abschnitten, **Pars precommunicalis** vor der Anastomose mit der Arteria cerebri anterior der anderen Gehirnseite, und **Pars postcommunicalis** hinter der Anastomose; versorgt u.a. Balken und Teile des Stirn- und Scheitellappen; Ⓔ *anterior cerebral artery*

Arteria cerebri media: ***Syn:*** *mittlere Gehirnarterie, Cerebri media*; unmittelbare Fortsetzung der Arteria carotis interna; verläuft nach medial zum Sulcus* lateralis cerebri [**Pars sphenoidalis** oder **Pars horizontalis**] und breitet sich dann fächerförmig über die seitliche Großhirnoberfläche aus [**Pars insularis**]; versorgt Insel sowie die seitlichen Anteile von Stirn-, Scheitel- und Schläfenlappen; Ⓔ *middle cerebral artery*

Arteria cerebri posterior: ***Syn:*** *hintere Gehirnarterie, Cerebri posterior*; entspringt aus der Arteria basilaris; verläuft bogenförmig auf dem Tentorium* cerebelli um das Mittelhirn herum zum Hinterhauptslappen; kommuniziert über die Arteria communicans posterior mit der Arteria carotis interna [**Pars precommunicalis, Pars postcommunicalis**]; versorgt Teile von Schläfen- und Hinterhauptslappen; Ⓔ *posterior cerebral artery*

Arteria cervicalis ascendens: aufsteigende Halsschlagader; Ⓔ *ascending cervical artery*

Arteria cervicalis profunda: tiefe Halsschlagader; Ⓔ *deep cervical artery*

Arteria cervicalis superficialis: ***Syn:*** *Ramus superficialis arteriae transversae colli*; oberflächliche Halsarterie; Ⓔ *superficial cervical artery, superficial branch of transverse cervical artery*

Arteriae ciliares anteriores: ***Syn:*** *vordere Ziliararterien*; aus den Arteriae* musculares der Arteria ophthalmica hervorgehende Äste, die Sklera*, Conjunctiva* und Choroidea* versorgen; Ⓔ *anterior ciliary arteries*

Arteriae ciliares posteriores breves: ***Syn:*** *kurze hintere Ziliararterien*; ca. 20 kurze Äste der Arteria ophthalmica zum hinteren Teil der Aderhaut; Ⓔ *short posterior ciliary arteries*

Arteriae ciliares posteriores longae: ***Syn:*** *lange hintere Ziliararterien*; 2 lange Äste der Arteria ophthalmica für Aderhaut, Regenbogenhaut und Ziliarkörper; Ⓔ *long posterior ciliary arteries*

Arteria circumflexa femoris lateralis: ***Syn:*** *äußere Femurkranzarterie*; Ast der Arteria profunda femoris; teilt sich in **Ramus ascendens** für den Musculus* tensor fasciae latae und das Hüftgelenk, **Ramus transversus** zum Trochanter major und **Ramus descendens** zum Musculus* quadriceps femoris; Ⓔ *lateral circumflex femoral artery*

Arteria circumflexa femoris medialis: ***Syn:*** *innere Femurkranzarterie*; Ast der Arteria profunda femoris; hat vier Äste: **Ramus profundus** zu den Adduktoren und der ischiokruralen Muskulatur, **Ramus ascendens** zur Adduktorengruppe, **Ramus transversus** zur ischiokruralen Muskulatur und **Ramus acetabularis** zum Hüftgelenk; Ⓔ *medial circumflex femoral artery*

Arteria circumflexa humeri anterior: vordere Kranzarterie des Humerus; Ast der Arteria subclavia, der Schultergelenk und Musculus* deltoideus versorgt; Ⓔ *anterior humeral circumflex artery*

Arteria circumflexa humeri posterior: hintere Kranzarterie des Humerus; Ast der Arteria subclavia; versorgt die Gelenkkapsel des Schultergelenks, den Musculus* deltoideus und den langen Trizepskopf; Ⓔ *posterior humeral circumflex artery*

Arteria circumflexa ilium profunda: ***Syn:*** *tiefe Hüftkranzarterie*; Ast der Arteria iliaca externa; verläuft an der inneren Bauchwand zum Beckenkamm; Ⓔ *deep circumflex iliac artery*

Arteria circumflexa ilium superficialis: ***Syn:*** *oberflächliche Hüftkranzarterie*; Ast der Arteria femoralis; versorgt die Haut der Leistengegend; anastomosiert mit der Arteria circumflexa ilium profunda; Ⓔ *superficial circumflex iliac artery*

Arteria circumflexa scapulae: Kranzschlagader des Schulterblattes, die mit der Arteria suprascapularis anastomosiert; Ast der Arteria subscapularis; Ⓔ *circumflex artery of scapula*

Arteria colica dextra: ***Syn:*** *rechte Kolonschlagader*; Ast der Arteria mesenterica superior; versorgt aufsteigendes Kolon und Querkolon; Ⓔ *right colic artery*

Arteria colica media: ***Syn:*** *mittlere Kolonschlagader*; Ast der Arteria mesenterica superior; verläuft im Mesocolon* transversum zu aufsteigendem Kolon und Querkolon; anastomosiert mit Arteria colica dextra und sinistra; Ⓔ *middle colic artery*

Arteria colica sinistra: ***Syn:*** *linke Kolonschlagader*; Ast der Arteria mesenterica inferior; versorgt absteigendes Kolon und Sigma; Ⓔ *left colic artery*

Arteria collateralis media: mittlere Kollateralarterie; Ast der Arteria profunda brachii zum Rete* articulare cubiti; Ⓔ *middle collateral artery*

Arteria collateralis radialis: radiale Kollateralarterie; Endast der Arteria profunda brachii; Ⓔ *radial collateral artery*

Arteria collateralis ulnaris inferior: untere ulnare Kollateralarterie; Ast der Arteria brachialis; Ⓔ *inferior ulnar collateral artery*

Arteria collateralis ulnaris superior: obere ulnare Kollateralarterie; Ast der Arteria brachialis; begleitet den Nervus* ulnaris; Ⓔ *superior ulnar collateral artery*

Arteria comitans nervi ischiadici: Begleitarterie des Nervus* ischiadicus; Ast der Arteria glutea inferior; Ⓔ *accompanying artery of ischiadic nerve*

Arteria comitans nervi mediani: Begleitarterie des Nervus* medianus; Ast der Arteria interossea anterior; Ⓔ *accompanying artery of median nerve*

Arteria communicans anterior: vordere und hintere Verbindungsarterie; Teil des Circulus arteriosus cerebri; Ⓔ *anterior communicating artery (of cerebrum)*

Arteria communicans posterior: hintere Verbindungsarterie; Ast der Arteria carotis interna; Teil des Circulus* arteriosus cerebri; Ⓔ *posterior communicating artery*

Arteriae conjunctivales anteriores: vordere Bindehautarterien; Ⓔ *anterior conjunctival arteries*

Arteriae conjunctivales posteriores: hintere Bindehautarterien; Ⓔ *posterior conjunctival arteries*

Arteria coronaria: ***Syn:*** *Herzkranzarterie, Herzkranzgefäß, Koronararterie, Koronarie, Kranzarterie, Kranzgefäß*; die Herzmuskulatur versorgende Arterie; Ⓔ *coronary artery of heart, coronary, coronaria, coronary artery*

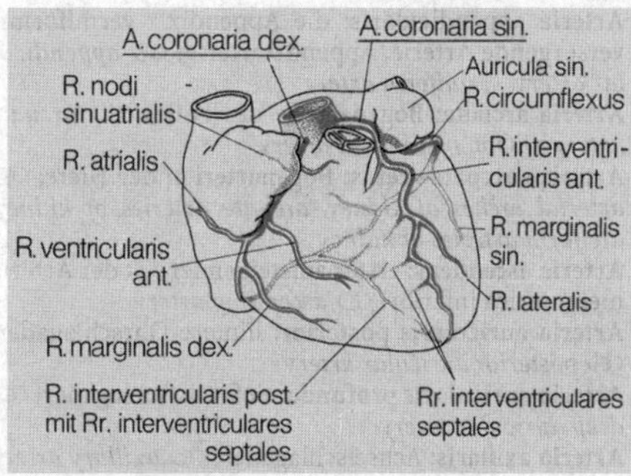

Abb. 6. Äste der Arteria coronaria dextra und sinistra

Arteria coronaria dextra: ***Syn:*** *rechte Kranzarterie, rechte Herzkranzarterie*; die rechte Kammer und Teile des Kammerseptums und der linken Kammer versorgende Koronararterie; Ⓔ *right coronary artery of heart*

Arteria coronaria sinistra: ***Syn:*** *linke Kranzarterie, linke Herzkranzarterie*; die linke Kammer und Teile des Kammerseptums und der rechten Kammer versorgende Koronararterie; Ⓔ *left coronary artery of heart*

Arteria cremasterica: ***Syn:*** *Kremasterarterie, Cremasterica*; Ast der Arteria epigastrica inferior; verläuft durch den Leistenkanal entlang des Samenstrangs in das Skrotum; Ⓔ *cremasteric artery*

Arteria cystica: Gallenblasenarterie, Zystika, Cystica; Ⓔ *cystic artery*

Arteria descendens genus: ***Syn:*** *absteigende Kniege-*

lenksarterie; Ast der Arteria femoralis zum Kniegelenk; teilt sich in einen **Ramus saphenus** und **Rami articulares**; Ⓔ *descending genicular artery*

Arteriae digitales: Finger- und Zehenarterien; Ⓔ *digital arteries*

Arteriae digitales dorsales manus: ***Syn:*** *dorsale Fingerarterien*; Äste zur Rückseite der Finger aus dem Ramus carpalis dorsalis der Arteria radialis oder dem Rete* carpale dorsale; Ⓔ *dorsal digital arteries of hand*

Arteriae digitales dorsales pedis: ***Syn:*** *Zehenrückenarterien, dorsale Zehenarterien*; Endäste der Arteriae metatarsales dorsales zur Rückseite der Zehen; Ⓔ *dorsal digital arteries of foot*

Arteriae digitales palmares communes: Fingeräste der Arteria ulnaris oder des Arcus* palmaris superficialis; Ⓔ *common palmar digital arteries*

Arteriae digitales palmares propriae: aus den Arteriae digitales palmares communes hervorgehende Fingeräste des Arcus* palmaris superficialis; Ⓔ *proper palmar digital arteries*

Arteriae digitales plantares communes: Zehenäste aus dem Arcus* plantaris profundus; Ⓔ *common plantar digital arteries*

Arteriae digitales plantares propriae: Endäste der Arteriae digitales plantares communes; Ⓔ *proper plantar digital arteries*

Arteria dorsalis clitoridis: Ast der Arteria pudenda interna zur Oberseite der Klitoris*; Ⓔ *dorsal artery of clitoris*

Arteria dorsalis nasi: Nasenrückenarterie; Ⓔ *dorsal nasal artery, external nasal artery, dorsal artery of nose*

Arteria dorsalis pedis: Fußrückenarterie, Fußrückenschlagader; Ⓔ *dorsal artery of foot*

Arteria dorsalis penis: dorsale Penisarterie; Ⓔ *dorsal artery of penis*

Arteria ductus deferentis: Samenleiterarterie; Ⓔ *deferential artery, artery of deferent duct, artery of ductus deferens*

Arteriae encephali: ***Syn:*** *Arteriae cerebri*; Hirnarterien; entspringen entweder aus der Arteria carotis interna oder aus dem Circulus arteriosus cerebri; Ⓔ *cerebral arteries*

Arteria epigastrica inferior: ***Syn:*** *Epigastrica inferior, untere Bauchdeckenarterie*; Ast der Arteria iliaca interna; zieht auf der Rückseite des Musculus rectus abdominis nach oben; Ⓔ *inferior epigastric artery*

Arteria epigastrica superficialis: ***Syn:*** *oberflächliche Bauchdeckenarterie, Epigastrica superficialis*; aus der Arteria femoralis entspringende Arterie; zieht über das Leistenband zum Beckenkamm und versorgt die Haut der Leistengegend; Ⓔ *superficial epigastric artery*

Arteria epigastrica superior: ***Syn:*** *obere Bauchdeckenarterie, Epigastrica superior*; Fortsetzung der Arteria thoracica interna; anastomosiert mit der Arteria epigastrica inferior; Ⓔ *superior epigastric artery*

Arteriae episclerales: Skleraäste der Arteriae ciliares anteriores; Ⓔ *episcleral arteries*

Arteria ethmoidalis anterior: vordere Siebbeinarterie; Ast der Arteria ophthalmica; Ⓔ *anterior ethmoidal artery*

Arteria ethmoidalis posterior: hintere Siebbeinarterie; Ast der Arteria ophthalmica; Ⓔ *posterior ethmoidal artery*

Arteria facialis: Gesichtsschlagader, Facialis; Ⓔ *facial artery, external maxillary artery*

Arteria femoralis: ***Syn:*** *Oberschenkelschlagader, Oberschenkelarterie, Femoralis*; Fortsetzung der Arteria iliaca externa; versorgt Bein-, Hüft-, Genitalregion und tiefe Schichten der Glutealregion; Ⓔ *femoral artery, crural artery*

Arteria fibularis: ***Syn:*** *Arteria peronea*; Wadenbeinschlagader, Wadenbeinarterie, Fibularis; Ⓔ *peroneal artery, fibular artery*

Arteria flexurae dextrae: Ast der Arteria mesenterica superior zur rechten Kolonflexur; Ⓔ *artery of right colic flexure*

Arteria frontobasalis lateralis: ***Syn:*** *Arteria orbitofrontalis lateralis*; Ast der Arteria cerebri media zur Unterseite des Frontallappens; Ⓔ *lateral frontobasal artery*

Arteria frontobasalis medialis: ***Syn:*** *Arteria orbitofrontalis medialis*; Ast der Arteria cerebri anterior zur Unterseite des Frontallappens; Ⓔ *medial frontobasal artery*

Arteria gastrica dextra: ***Syn:*** *rechte Magenkranzarterie*; rechte Magenkranzarterie aus der Arteria hepatica propria auf der Curvatura* minor; anastomosiert mit der Arteria gastrica sinistra; Ⓔ *right gastric artery*

Arteriae gastricae: Magenarterien; Ⓔ *gastric arteries*

Arteriae gastricae breves: ***Syn:*** *kurze Magenarterien*; Äste der Arteria splenica zum Magenfundus; Ⓔ *short gastric arteries*

Arteria gastrica posterior: ***Syn:*** *hintere Magenarterie*; Ast der Arteria splenica zur Rückseite des Magens; Ⓔ *posterior gastric artery*

Arteria gastrica sinistra: ***Syn:*** *linke Magenkranzarterie*; linke Magenkranzarterie aus dem Truncus* coeliacus; verläuft auf der kleinen Magenkurvatur und anastomosiert mit der Arteria gastrica dextra; Ⓔ *left gastric artery*

Arteria gastroduodenalis: ***Syn:*** *Magen-Duodenum-Arterie, Gastroduodenalis*; Ast der Arteria hepatica communis; aus ihr entspringen Äste zur großen Magenkurvatur, der Bauchspeicheldrüse und dem Zwölffingerdarm; Ⓔ *gastroduodenal artery*

Arteria gastroomentalis dextra: ***Syn:*** *rechte Magen-Netz-Arterie*; Ast der Arteria gastroduodenalis zur großen Magenkurvatur; anastomosiert mit der Arteria gastroomentalis sinistra; Ⓔ *right gastro-omental artery*

Arteria gastroomentalis sinistra: ***Syn:*** *linke Magen-Netz-Arterie*; Ast der Arteria splenica zur großen Magenkurvatur; anastomosiert mit der Arteria gastroomentalis dextra; Ⓔ *left gastro-omental artery*

Arteria glutea inferior: untere Gesäßarterie; Ast der Arteria iliaca interna; versorgt Musculus gluteus maximus und kleine Hüftmuskeln; Ⓔ *inferior gluteal artery*

Arteria glutea superior: obere Gesäßarterie; Ast der Arteria iliaca interna; versorgt mit seinen Ästen [**Ramus superficialis** und **profundus**] die Musculi glutei; Ⓔ *superior gluteal artery*

Arteriae helicinae penis: ***Syn:*** *Rankenarterien (des Penis)*; Äste der Arteria profunda penis zu den Schwellkörperkavernen; Ⓔ *helicine arteries of penis*

Arteria hepatica communis: gemeinsame Leberarterie; Ast des Truncus* coeliacus, aus dem die Arteria hepatica propria hervorgeht; Ⓔ *common hepatic artery*

Arteria hepatica propria: ***Syn:*** *Leberarterie, Hepatika, Hepatica propria*; Endast der Arteria hepatica communis; teilt sich in der Leber in einen **Ramus dexter** und **Ramus sinister** auf; der **Ramus dexter** schickt Äste zum rechten Leberlappen und zur Gallenblase, der **Ramus sinister** Äste zum linken Leberlappen; Ⓔ *proper hepatic artery, hepatic artery, hepatic funiculus of Rauber*

Arteria hyaloidea: Glaskörperschlagader; Ⓔ *hyaloid artery*

Arteria hypophysialis inferior: untere Hypophysenarterie; Ast der Arteria carotis interna zur Hypophyse*; Ⓔ *inferior hypophysial artery*

Arteria hypophysialis superior: obere Hypophysenarterie; Ast der Arteria carotis interna zur Hypophyse*

und zum unteren Hypothalamus*; Ⓔ *superior hypophysial artery*
Arteriae ileales: Ileumarterien, Ileumäste der Arteria mesenterica superior; Ⓔ *ileal arteries*
Arteria ileocolica: Ast der Arteria mesenterica superior, der das distale Ileum*, Zäkum* und Appendix* vermiformis versorgt; Ⓔ *ileocolic artery*
Arteria iliaca communis: *Syn: Iliaka communis*; Endast der Aorta*; teilt sich in Arteria iliaca externa und Arteria iliaca interna; Ⓔ *common iliac artery*
Arteria iliaca externa: *Syn: Iliaka externa*; Ast der Arteria iliaca communis; geht ab dem Leistenband in die Arteria femoralis über; Ⓔ *external iliac artery, anterior iliac artery*
Arteria iliaca interna: *Syn: Iliaka interna*; Ast der Arteria iliaca communis; versorgt die Organe des kleinen Beckens; Ⓔ *internal iliac artery, hypogastric artery, posterior pelvic artery*
Arteria iliolumbalis: Ast der Arteria iliaca interna; versorgt Musculus* psoas major und minor und Musculus* quadratus lumborum; Ⓔ *iliolumbar artery*
Arteria inferior anterior cerebelli: Ast der Arteria basilaris zum Hirnstamm; Ⓔ *anterior inferior cerebellar artery*
Arteria inferior lateralis genus: Ast der Arteria femoralis; verläuft oberhalb des Wadenbeinköpfchens zum Rete* articulare genus; Ⓔ *lateral inferior genicular artery*
Arteria inferior medialis genus: Ast der Arteria femoralis; verläuft um die mediale Femurkondyle herum zum Rete* articulare genus; Ⓔ *medial inferior genicular artery*
Arteria inferior posterior cerebelli: Ast der Arteria vertebralis zur Medulla* oblongata; Ⓔ *posterior inferior cerebellar artery*
Arteria infraorbitalis: *Syn: Augenhöhlenbodenschlagader*; Ast der Arteria maxillaris; Ⓔ *infraorbital artery*
Arteriae insulares: *Syn: Inselarterien*; Äste der Arteria cerebri media zur Insel*; Ⓔ *insular arteries*
Arteriae intercostales posteriores: *Syn: hintere Interkostalarterien*; Aorta* thoracica-Äste zur Versorgung der Rumpfwand; Ⓔ *posterior intercostal arteries*
Arteria intercostalis posterioris prima: Ast der Arteria intercostalis suprema zum 1. Interkostalraum; Ⓔ *first posterior intercostal artery*
Arteria intercostalis posterioris secunda: Ast der Arteria intercostalis suprema zum 2. Interkostalraum; Ⓔ *second posterior intercostal artery*
Arteria intercostalis suprema: *Syn: oberste Interkostalarterie*; Ast des Truncus* costocervicalis, aus dem die Arteria intercostalis posterioris prima und secunda hervorgehen; Ⓔ *highest intercostal artery*
Arteriae interlobares renis: Interlobararterien der Niere; Endäste der Arteria renalis; gehen an der Mark-Rindengrenze in die Arteriae* arcuatae renis über; Ⓔ *interlobar arteries of kidney*
Arteriae interlobulares hepatis: *Syn: Interlobulararterien der Leber*; in den Periportalfeldern der Leber verlaufende Arterien; Ⓔ *interlobular arteries of liver*
Arteriae interlobulares renis: *Syn: Interlobulararterien der Niere, Radialarterien*; radiär verlaufende Fortsetzung der Arteriae arcuatae renis; Ⓔ *interlobular arteries of kidney*
Arteria interossea anterior: vorderer Endast der Arteria interossea communis; versorgt Beugemuskeln des Unterarms und Handgelenks; Ⓔ *anterior interosseous artery*
Arteria interossea communis: kurzer Ast der Arteria ulnaris; teilt sich in Arteria interossea anterior und posterior; Ⓔ *common interosseous artery*
Arteria interossea posterior: hinterer Endast der Arteria interossea communis; versorgt oberflächliche und tiefe Streckmuskeln; Ⓔ *posterior interosseous artery*
Arteria interossea recurrens: Endast der Arteria interossea posterior; verläuft rückläufig zum Rete* articulare cubiti; Ⓔ *recurrent interosseous artery*
Arteriae intestinales: Darmarterien; Gesamtheit der den Dünn- und Dickdarm versorgenden Arterien; Ⓔ *intestinal arteries*
Arteriae jejunales: *Syn: Jejunalarterien, Jejunumarterien*; Äste der Arteria mesenterica superior zum Jejunum*; Ⓔ *jejunal arteries*
Arteria juxtacolica: → *Arteria marginalis coli*
Arteria labialis inferior: *Syn: Unterlippenschlagader*; Ast der Arteria facialis zur Unterlippe; Ⓔ *inferior labial artery*
Arteria labialis superior: *Syn: Oberlippenschlagader*; Ast der Arteria facialis zur Oberlippe; Ⓔ *superior labial artery, superior coronary artery*
Arteria labyrinthi: Ast der Arteria inferior anterior cerebelli zum Innenohrlabyrinth; Ⓔ *labyrinthine artery*
Arteria lacrimalis: *Syn: Tränendrüsenarterie*; Ast der Arteria ophthalmica zur Tränendrüse und seitlichem Augenwinkel; Ⓔ *lacrimal artery*
Arteria laryngea inferior: *Syn: untere Kehlkopfschlagader*; Ast der Arteria thyroidea inferior zum Kehlkopf und der Speiseröhre; Ⓔ *inferior laryngeal artery*
Arteria laryngea superior: *Syn: obere Kehlkopfschlagader*; Ast der Arteria thyroidea superior; versorgt den Kehlkopf bis zur Stimmritze; Ⓔ *superior laryngeal artery*
Arteria lienalis: → *Arteria splenica*
Arteria ligamenti teretis uteri: Ast der Arteria epigastrica inferior; verläuft im Ligamentum* teres uteri zu den großen Schamlippen; Ⓔ *artery of round ligament of uterus*
Arteria lingualis: *Syn: Zungenschlagader, Lingualis*; Ast der Arteria carotis externa; Ⓔ *lingual artery*
Arteria lobi caudati: Ast der Arteria hepatica propria zum Lobus* caudatus; Ⓔ *artery of caudate lobe*
Arteriae lumbales: *Syn: Lendenarterien, Lumbalarterien*; Äste der Bauchaorta, die die Rückenmuskulatur [**Ramus dorsalis**] und den Wirbelkanal [**Ramus spinalis**] versorgen; Ⓔ *lumbar arteries*
Arteriae lumbales imae: aus der Arteria sacralis mediana entspringende Äste zum Musculus* iliopsoas; Ⓔ *lowest lumbar arteries*
Arteria malleolaris anterior lateralis: vordere äußere Knöchelarterie; Ast der Arteria tibialis anterior zum Rete* malleolare laterale auf dem Außenknöchel; Ⓔ *lateral anterior malleolar artery*
Arteria malleolaris anterior medialis: vordere innere Knöchelarterie; Ast der Arteria tibialis anterior zum Rete* malleolare mediale auf dem Innenknöchel; Ⓔ *medial anterior malleolar artery*
Arteria marginalis coli: *Syn: Arteria juxtacolica, Arcus marginalis coli*; inkonstante Anastomose von Arteria colica dextra und sinistra im Bereich des absteigenden Kolons; Ⓔ *marginal artery of colon*
Arteria masseterica: Ast der Arteria maxillaris zum Musculus* masseter; Ⓔ *masseteric artery*
Arteria maxillaris: *Syn: Oberkieferschlagader, Maxillaris*; stärkerer Endast der Arteria carotis externa; Ⓔ *maxillary artery, internal maxillary artery, deep facial artery*
Arteria media genus: Ast der Arteria poplitea, zur Kniegelenkkapsel und den Kreuzbändern; Ⓔ *middle genicular artery*
Arteria medullaris segmentalis: Rückenmarksast der Arteria vertebralis, Arteriae lumbales und Arteriae intercostales posteriores; Ⓔ *segmental medullary artery*
Arteriae membri inferioris: Arterien der unteren Ex-

tremität; Ⓔ *arteries of the lower extremity*
Arteriae membri superioris: Arterien der oberen Extremität; Ⓔ *arteries of the upper extremity*
Arteria meningea anterior: ***Syn:*** *vordere Hirnhautarterie, Meningea anterior, Ramus meningeus anterior arteriae ethmoidalis anterioris*; Hirnhautast der Arteria ethmoidalis anterior; versorgt die Dura* mater der vorderen Schädelgrube; Ⓔ *anterior meningeal artery*
Arteria meningea media: ***Syn:*** *mittlere Hirnhautarterie, Meningea media*; Ast der Arteria maxillaris; versorgt die Dura mater der mittleren Schädelgrube; Ⓔ *middle meningeal artery*
Arteria meningea posterior: ***Syn:*** *hintere Hirnhautarterie, Meningea posterior*; Ast der Arteria pharyngea ascendens; versorgt die Dura mater der hinteren; Ⓔ *posterior meningeal artery*
Arteria mentalis: ***Syn:*** *Ramus mentalis arteriae alveolaris inferioris*; Kinnschlagader; Ⓔ *mental branch of inferior alveolar artery, mental artery*
Arteriae mesencephalicae: Mittelhirnarterien; Ⓔ *mesencephalic arteries*
Arteria mesenterica inferior: ***Syn:*** *untere Gekröseschlagader, Mesenterika inferior*; Ast der Bauchaorta; versorgt den linken Teil des Kolons, das Sigma und Teile des Rektums; Ⓔ *inferior mesenteric artery*
Arteria mesenterica superior: ***Syn:*** *obere Gekröseschlagader, Mesenterika superior*; Ast der Bauchaorta; versorgt den größten Teil von Dickdarm und Dünndarm; Ⓔ *superior mesenteric artery*
Arteriae metacarpales: Mittelhandarterien; Ⓔ *metacarpal arteries*
Arteriae metacarpales dorsales: ***Syn:*** *dorsale Mittelhandarterien*; Äste der Arteria radialis zur Rückseite der Mittelhand; Ⓔ *dorsal metacarpal arteries*
Arteriae metacarpales palmares: ***Syn:*** *palmare Mittelhandarterien*; Äste der Arteria radialis zur Palmarseite der Mittelhand; Ⓔ *palmar metacarpal arteries*
Arteriae metatarsales: Mittelfußarterien; Ⓔ *metatarsal arteries*
Arteriae metatarsales dorsales: ***Syn:*** *dorsale Mittelfußarterien*; Äste der Arteria dorsalis pedis zum dorsalen Mittelfuß; Ⓔ *dorsal metatarsal arteries*
Arteriae metatarsales plantares: ***Syn:*** *plantare Mittelfußarterien*; Mittelfußäste der Arteria plantaris lateralis; Ⓔ *plantar metatarsal arteries*
Arteriae musculares: Äste der Arteria ophthalmica zu den äußeren Augenmuskeln; Ⓔ *muscular branches of ophthalmic artery*
Arteria musculophrenica: seitlicher Endast der Arteria thoracica interna für das Zwerchfell und die Bauchmuskeln; Ⓔ *musculophrenic artery*
Arteriae nasales posteriores laterales: hintere seitliche Nasenarterien; Äste der Arteria sphenopalatina für die Schleimhaut von Nase und Nasennebenhöhlen; Ⓔ *posterior lateral nasal arteries*
Arteriae nutriciae/nutrientes femoris: Äste der Arteria profunda femoris zur Ernährung des Oberschenkelknochens; Ⓔ *nutrient arteries of femur*
Arteriae nutriciae/nutrientes humeri: Äste der Arteria profunda brachii zur Ernährung des Oberarmknochens; Ⓔ *nutrient arteries of humerus*
Arteria nutricia/nutriens: einen Knochen ernährende Arterie; Ⓔ *nutrient artery*
Arteria nutricia/nutriens fibulae: Ast der Arteria fibularis zur Ernährung des Wadenbeins; Ⓔ *nutrient artery of fibula*
Arteria nutricia/nutriens radii: Ast der Arteria radialis zur Ernährung des Radius; Ⓔ *nutrient artery of radius*
Arteria nutricia/nutriens tibiae: Ast der Arteria tibialis posterior zur Ernährung des Schienbeins; Ⓔ *nutrient artery of tibia*
Arteria nutricia/nutriens ulnae: Ast der Arteria ulnaris zur Ernährung der Ulna; Ⓔ *nutrient artery of ulna*
Arteria obturatoria: ***Syn:*** *Obturatoria*; Ast der Arteria iliaca interna; verlässt das Becken durch den Canalis* obturatorius; versorgt Musculus* obturatorius internus, Musculus* iliopsoas, Beckenkamm, Adduktoren, tiefe äußere Hüftmuskeln und den Oberschenkelkopf [**Ramus acetabularis**]; Ⓔ *obturator artery*
Arteria occipitalis: ***Syn:*** *Hinterhauptsschlagader, Occipitalis*; Ast der Arteria carotis externa zum Hinterhaupt; Ⓔ *occipital artery*
Arteria occipitalis lateralis: Ast der Arteria cerebri posterior zur Basalseite des Schläfenlappens; Ⓔ *lateral occipital artery*
Arteria occipitalis medialis: Ast der Arteria cerebri posterior zum oberen und hinteren Teil des Schläfenlappens; Ⓔ *medial occipital artery*
Arteria ophthalmica: ***Syn:*** *Augenschlagader, Ophthalmika*; Ast der Arteria carotis interna; versorgt die Strukturen der Orbita*, Tränendrüse, Stirn, Schleimhaut der Siebbeinzellen, Dura mater der vorderen Schädelgrube und Teile der Nasenschleimhaut; Ⓔ *ophthalmic artery*
Arteria orbitofrontalis lateralis: →*Arteria frontobasalis lateralis*
Arteria orbitofrontalis medialis: →*Arteria frontobasalis medialis*
Arteria ovarica: ***Syn:*** *Eierstockarterie, Ovarika*; Ast der Aorta abdominalis zum Eierstock; Ⓔ *ovarian artery, tubo-ovarian artery, aortic uterine artery*
Arteria palatina ascendens: ***Syn:*** *aufsteigende Gaumenschlagader, Palatina ascendens*; Ast der Arteria facialis; versorgt die oberen Teile des Rachens, Gaumenbögen und Gaumenmandel; Ⓔ *ascending palatine artery*
Arteria palatina descendens: ***Syn:*** *absteigende Gaumenschlagader, Palatina descendens*; Ast der Arteria maxillaris; teilt sich in Arteria palatina major und Arteriae palatinae minores; Ⓔ *descending palatine artery*
Arteriae palatinae minores: ***Syn:*** *kleine Gaumenarterien*; Äste der Arteria palatina descendens zum weichen Gaumen; Ⓔ *lesser palatine arteries*
Arteria palatina major: ***Syn:*** *große Gaumenschlagader, Palatina major*; Ast der Arteria palatina descendens zum harten Gaumen; Ⓔ *greater palatine artery*
Arteriae palpebrales laterales: laterale Lidarterien; Äste der Arteria lacrimalis zum äußeren Augenwinkel; Ⓔ *lateral palpebral arteries*
Arteriae palpebrales mediales: mediale Lidarterien; Äste der Arteria ophthalmica zum inneren Augenwinkel; Ⓔ *medial palpebral arteries*
Arteria pancreatica dorsalis: ***Syn:*** *Pancreatica dorsalis*; hintere Bauchspeicheldrüsenarterie; Ast der Arteria splenica zur Rückseite des Pankreas; Ⓔ *dorsal pancreatic artery*
Arteria pancreatica inferior: ***Syn:*** *Pancreatica inferior*; untere Bauchspeicheldrüsenarterie; Fortsetzung der Arteria pancreatica dorsalis auf der Rückseite des Pankreas; Ⓔ *inferior pancreatic artery*
Arteria pancreatica magna: ***Syn:*** *Pancreatica inferior*; große Bauchspeicheldrüsenarterie; kräftiger Ast der Arteria splenica zum Schwanz des Pankreas; Ⓔ *great pancreatic artery*
Arteriae pancreaticoduodenales: Pankreas und Duodenum versorgende Arterien; Ⓔ *pancreaticoduodenal arteries*
Arteria pancreaticoduodenalis inferior: Ast der Arteria mesenterica inferior; versorgt mit seinen beiden Ästen [**Ramus anterior** und **posterior**] Teile des Pankreaskopfes und des Zwölffingerdarms; Ⓔ *inferior pancreaticoduodenal artery*

Arteria pancreaticoduodenalis superior anterior: Ast der Arteria gastroduodenalis auf der Vorderseite des Pankreaskopfes; anastomosiert mit der Arteria pancreaticoduodenalis inferior und Arteria pancreatica dorsalis; Ⓔ *anterior superior pancreaticoduodenal artery*

Arteria pancreaticoduodenalis superior posterior: Ast der Arteria gastroduodenalis zur Rückseite des Pankreaskopfes; Ⓔ *posterior superior pancreaticoduodenal artery*

Arteria parietalis anterior: Ast der Arteria cerebri media zum vorderen Teil des Scheitellappens; Ⓔ *anterior parietal artery*

Arteria parietalis posterior: Ast der Arteria cerebri media zum hinteren Teil des Scheitellappens; Ⓔ *posterior parietal artery*

Arteriae perforantes: Äste der Arteria profunda femoris; durchbohren die Adduktoren und versorgen Haut und Muskeln der Oberschenkelrückseite; Ⓔ *perforating arteries*

Arteria pericallosa: Ast der Arteria cerebri anterior zum Frontallappen; Ⓔ *pericallosal artery*

Arteria pericardiacophrenica: Ast der Arteria thoracica interna; gibt Äste zu Herzbeutel, Zwerchfell und Pleura ab; Ⓔ *pericardicophrenic artery*

Arteria perinealis: ***Syn:*** *Dammschlagader*; Ast der Arteria pudenda interna zum Damm; Ⓔ *perineal artery*

Arteriae perirenales: → *Arteriae capsulares*

Arteria peronea: → *Arteria fibularis*

Arteria pharyngea ascendens: ***Syn:*** *Pharyngea ascendens*; Ast der Arteria carotis externa; versorgt mit ihren Ästen die Rachenmuskulatur, die Paukenhöhle und die Dura* mater der mittleren Schädelhöhle; Ⓔ *ascending pharyngeal artery*

Arteriae phrenicae superiores: ***Syn:*** *obere Zwerchfellarterien*; Äste der Aorta* thoracica zur Oberseite des Zwerchfells; Ⓔ *superior phrenic arteries*

Arteria phrenica inferior: ***Syn:*** *untere Zwerchfellarterie*; Ast der Aorta* abdominalis zur Unterseite des Zwerchfells; Ⓔ *inferior phrenic artery*

Arteria plantaris lateralis: laterale Fußsohlenarterie; Endast der Arteria tibialis posterior, der den Arcus* plantaris profundus bildet; Ⓔ *lateral plantar artery*

Arteria plantaris medialis: mediale Fußsohlenarterie; Endast der Arteria tibialis posterior zum medialen Fußrand; Ⓔ *medial plantar artery*

Arteria plantaris profunda: tiefe Fußsohlenarterie; kräftiger Ast der Arteria dorsalis pedis, der mit dem Arcus* plantaris profundus anastomosiert; Ⓔ *deep plantar artery*

Arteriae pontis: ***Syn:*** *Brückenarterien, Rami ad pontem arteriae basilaris*; Brückenäste der Arteria basilaris; Ⓔ *pontine arteries, arteries of pons, pontine branches of basilar artery*

Arteria poplitea: ***Syn:*** *Kniekehlenarterie, Poplitea*; Fortsetzung der Arteria femoralis in der Kniekehle; Ⓔ *popliteal artery*

Arteria prefrontalis: Ast der Arteria cerebri anterior zum Stirnhirnpol; Ⓔ *prefrontal artery*

Arteria prepancreatica: Ast der Arteria splenica zur Vorderseite des Pankreas; Ⓔ *prepancreatic artery*

Arteria princeps pollicis: Hauptschlagader des Daumens; kurzer Ast der Arteria radialis; Ⓔ *principal artery of thumb*

Arteria profunda brachii: ***Syn:*** *tiefe Armschlagader, Brachialis profunda*; Ast der Arteria brachialis; versorgt Humerus, Musculus* deltoideus, Ellenbeuge, Musculus* triceps brachii und Unterarmstecker; Ⓔ *deep brachial artery*

Arteria profunda clitoridis: tiefer Ast der Arteria pudenda interna zur Vulva*; Ⓔ *deep artery of clitoris*

Arteria profunda femoris: ***Syn:*** *tiefe Oberschenkelschlagader, Profunda femoris*; stärkster Ast der Arteria femoralis; versorgt die Oberschenkelmuskeln und das Hüftgelenk; Ⓔ *deep femoral artery, deep artery of thigh*

Arteria profunda linguae: ***Syn:*** *tiefe Zungenarterie*; Endast der Arteria lingualis; Ⓔ *deep lingual artery, deep artery of tongue, ranine artery*

Arteria profunda penis: ***Syn:*** *tiefe Penisarterie, Profunda penis*; tiefer Ast der Arteria pudenda interna zu Penis und Harnröhre; Ⓔ *deep artery of penis*

Arteria pudenda externa profunda: äußere tiefe Schamarterien; Äste der Arteria femoralis zu Skrotum [beim Mann], den großen Schamlippen [bei der Frau] und der Haut der Leistengegend; Ⓔ *deep external pudendal artery*

Arteria pudenda externa superficialis: äußere oberflächliche Schamarterien; Äste der Arteria femoralis zur Haut der Schamregion; Ⓔ *superficial external pudendal artery*

Arteria pudenda interna: ***Syn:*** *innere Schamarterie, Pudenda interna*; Ast der Arteria iliaca interna; versorgt den Analkanal, Damm und äußeres Genitale; Ⓔ *internal pudendal artery*

Arteria pulmonalis dextra: ***Syn:*** *rechte Lungenschlagader, Pulmonalis dextra*; aus dem Truncus* pulmonalis entspringende Arterie zur rechten Lunge; Ⓔ *right pulmonary artery*

Arteria pulmonalis sinistra: ***Syn:*** *linke Lungenschlagader, Pulmonalis sinistra*; aus dem Truncus* pulmonalis entspringende Arterie zur linken Lunge; Ⓔ *left pulmonary artery*

Arteria radialis: ***Syn:*** *Speichenschlagader, Radialis*; entsteht aus der Arteria brachialis unter der Bizepsaponeurose in der Ellenbeuge; am unteren Speichenende liegt sie so oberflächlich, dass der Puls gefühlt werden kann [**Radialispuls**]; Ⓔ *radial artery*

Arteria radialis indicis: Ast der Arteria princeps pollicis zur Daumenseite des Zeigefingers; Ⓔ *radial artery of index finger*

Arteria radicularis anterior: aus den hinteren Interkostalarterien hervorgehender vorderer Ast zur Wurzel der Spinalnerven; Ⓔ *anterior radicular artery*

Arteria radicularis posterior: aus den hinteren Interkostalarterien hervorgehender hinterer Ast zur Wurzel der Spinalnerven; Ⓔ *posterior radicular artery*

Arteria rectalis inferior: ***Syn:*** *untere Mastdarmarterie*; Ast der Arteria pudenda interna zum Canalis analis; Ⓔ *inferior rectal artery, inferior hemorrhoidal artery*

Arteria rectalis media: ***Syn:*** *mittlere Mastdarmarterie*; Ast der Arteria iliaca interna zum Rektum; gibt beim Mann Äste zur Prostata* und zu den Samenbläschen* ab, bei der Frau zum unteren Scheidenabschnitt; Ⓔ *middle rectal artery*

Arteria rectalis superior: ***Syn:*** *obere Mastdarmarterie*; Endast der Arteria mesenterica inferior, der die Schleimhaut des Rektums und die oberen Teile der Muskulatur versorgt; Ⓔ *superior rectal artery*

Arteria recurrens radialis: Ast der Arteria radialis, der nach oben verläuft und Muskeläste und Äste zum Rete* articulare cubiti abgibt; Ⓔ *radial recurrent artery*

Arteria recurrens tibialis anterior: Ast der Arteria tibialis anterior, der nach oben zum Rete* articulare genus zieht; Ⓔ *anterior tibial recurrent artery*

Arteria recurrens tibialis posterior: kleiner inkonstanter Ast der Arteria tibialis anterior, der nach hinten zur Kniekehle zieht; Ⓔ *posterior tibial recurrent artery*

Arteria recurrens ulnaris: Ast der Arteria ulnaris, der sich in einen vorderen [**Ramus anterior**] und hinteren Ast [**Ramus posterior**] aufteilt; Ⓔ *ulnar recurrent artery*

Arteria renalis: ***Syn:*** *Nierenarterie, Nierenschlagader,*

Renalis; kräftiger Ast der Aorta abdominalis; teilt sich noch vor dem Nierenhilus in einen vorderen [**Ramus anterior**] und hinteren Ast [**Ramus posterior**] zum vorderen und hinteren Teil der Niere; Ⓔ *renal artery, emulgent artery*

Arteriae retroduodenales: *Syn: Retroduodenalarterien*; Äste der Arteria gastroduodenalis zur Rückseite des Pankreaskopfes und des Duodenums; Ⓔ *retroduodenal arteries*

Arteriae sacrales laterales: Äste der Arteria iliaca interna zum Sakralkanal; Ⓔ *lateral sacral arteries*

Arteria sacralis mediana: kleiner Endast der Bauchaorta*, der in den Corpus coccygeum übergeht; Ⓔ *median sacral artery*

Arteriae segmentales pulmones: Segmentarterien des rechten und linken Lungenflügels; Ⓔ *segmental arteries of lung*

Arteria segmenti hepatici: Segmentarterien der Leber; Ⓔ *segmental arteries of liver*

Arteria segmenti renalis: Segmentarterien der Niere; Ⓔ *segmental arteries of kidney*

Arteriae sigmoideae: *Syn: Sigmaarterien*; Äste der Arteria mesenterica inferior zum Sigma; Ⓔ *sigmoid arteries*

Arteria sphenopalatina: *Syn: Sphenopalatina*; Ast der Arteria maxillaris; versorgt die Schleimhaut von Nasenhöhle und Nasennebenhöhlen; Ⓔ *sphenopalatine artery*

Arteria spinalis anterior: *Syn: vordere Rückenmarksarterie*; Ast der Arteria vertebralis, der die vorderen 2/3 des Rückenmarks versorgt; Ⓔ *anterior spinal artery*

Arteria spinalis posterior: *Syn: hintere Rückenmarksarterie*; Ast der Arteria vertebralis oder Arteria inferior posterior cerebelli, der das hintere Drittel des Rückenmarks versorgt; Ⓔ *posterior spinal artery*

Arteria splenica: *Syn: Milzschlagader, Milzarterie, Lienalis, Arteria lienalis*; kräftiger linker Ast des Truncus coeliacus; Ⓔ *splenic artery, lienal artery*

Arteria stylomastoidea: Ast der Arteria auricularis posterior zur Paukenhöhle; Ⓔ *stylomastoid artery*

Arteria subclavia: *Syn: Unterschlüsselbeinschlagader, Subklavia*; rechts aus dem Truncus* brachiocephalicus, links aus dem Aortenbogen entspringender Arterienstamm; geht in die Arteria axillaris über; Ⓔ *subclavian artery*

Arteria subcostalis: am Unterrand der 12. Rippe verlaufende Interkostalarterie aus der Aorta* thoracica; Ⓔ *subcostal artery*

Arteria sublingualis: *Syn: Unterzungenschlagader, Sublingualis*; Ast der Arteria lingualis; Ⓔ *sublingual artery*

Arteria submentalis: *Syn: Unterkinnschlagader, Submentalis*; Ast der Arteria facialis zur Unterzungendrüse und der suprahyalen Muskulatur; Ⓔ *submental artery*

Arteria subscapularis: *Syn: Subskapularis*; kurzer kräftiger Ast der Arteria axillaris; teilt sich in Arteria thoracodorsalis und Arteria circumflexa scapulae; Ⓔ *subscapular artery*

Arteria sulci centralis: im Sulcus* centralis cerebri verlaufender Ast der Arteria cerebri media; Ⓔ *artery of central sulcus*

Arteria sulci postcentralis: im Sulcus* postcentralis verlaufender Ast der Arteria cerebri media; Ⓔ *artery of postcentral sulcus*

Arteria sulci precentralis: im Sulcus* precentralis verlaufender Ast der Arteria cerebri media; Ⓔ *artery of precentral sulcus*

Arteria superior cerebelli: *Syn: obere Kleinhirnarterie, Cerebelli superior*; Ast der Arteria basilaris; versorgt Teile des Hirnstamms, den Kleinhirnstiel und obere Teile des Kleinhirns; Ⓔ *superior cerebellar artery*

Arteria superior lateralis genus: Ast der Arteria poplitea; zieht oberhalb des Condylus* lateralis femoris zum Rete* articulare genus; Ⓔ *lateral superior genicular artery*

Arteria superior medialis genus: Ast der Arteria poplitea; zieht oberhalb des Condylus* medialis femoris zum Rete* articulare genus; Ⓔ *medial superior genicular artery*

Arteria supraduodenalis: inkonstanter Ast der Arteria gastroduodenalis zum Duodenum*; Ⓔ *supraduodenal artery*

Arteria supraorbitalis: *Syn: Supraorbitalarterie, Supraorbitalis*; Ast der Arteria ophthalmica zur Stirnhaut; Ⓔ *supraorbital artery*

Arteriae suprarenales superiores: *Syn: obere Nebennierenarterien*; Nebennierenäste der Arteria phrenica inferior; Ⓔ *superior suprarenal arteries*

Arteria suprarenalis inferior: *Syn: untere Nebennierenarterie*; Nebennierenast der Arteria renalis; Ⓔ *inferior suprarenal artery*

Arteria suprarenalis media: *Syn: mittlere Nebennierenarterie*; Nebennierenast der Aorta* abdominalis; Ⓔ *middle suprarenal artery*

Arteria suprascapularis: Ast des Truncus* thyrocervicalis, der Äste zum Akromion* und der Rückseite des Scapula* schickt; Ⓔ *suprascapular artery*

Arteria supratrochlearis: *Syn: innere Stirnarterie, Supratrochlearis*; Endast der Arteria ophthalmica zur inneren Stirn; Ⓔ *supratrochlear artery*

Arteriae surales: *Syn: Wadenarterien*; Äste der Arteria poplitea zur Wadenmuskulatur; Ⓔ *sural arteries*

Arteriae tarsales mediales: kleine Äste der Arteria dorsalis pedis zum medialen Fußrand; Ⓔ *medial tarsal arteries*

Arteria tarsalis lateralis: Ast der Arteria dorsalis pedis; zieht zum Os* cuboideum, wo sie mit der Arteria arcuata anastomosiert; Ⓔ *lateral tarsal artery*

Arteria temporalis anterior: *Syn: vordere Schläfenlappenarterie*; Ast der Arteria cerebri media zum vorderen Teil des Schläfenlappens; Ⓔ *anterior temporal artery*

Arteria temporalis media: *Syn: mittlere Schläfenschlagader*; Ast der Arteria temporalis superficialis zum Musculus* temporalis; Ⓔ *middle temporal artery*

Arteria temporalis profunda anterior: *Syn: vordere tiefe Schläfenschlagader*; Ast der Arteria maxillaris zum Musculus* temporalis; Ⓔ *anterior deep temporal artery*

Arteria temporalis profunda posterior: *Syn: hintere tiefe Schläfenschlagader*; Ast der Arteria maxillaris zum Musculus* temporalis; Ⓔ *posterior deep temporal artery*

Arteria temporalis superficialis: *Syn: oberflächliche Schläfenschlagader*; Endast der Arteria carotis externa; gibt Äste zu Ohrmuschel, äußerem Gehörgang, Ohrspeicheldrüse, mimischer Gesichtsmuskulatur und Musculus* temporalis ab; Ⓔ *superficial temporal artery*

Arteria testicularis: *Syn: Hodenarterie, Testikularis*; Ast der Bauchaorto; verläuft im Samenstrang zum Hoden; Ⓔ *testicular artery, internal spermatic artery, funicular artery*

Arteria thoracica interna: *Syn: innere Brustwandarterie, Mammaria interna, Thoracica interna*; Ast der Arteria subclavia; geht in die Arteria epigastrica superior über; versorgt die vordere Bauchwand, Thymus, Bronchien und Brustdrüse; Ⓔ *internal thoracic artery, internal mammary artery*

Arteria thoracica lateralis: *Syn: seitliche Brustwandarterie, Thoracica lateralis*; Ast der Arteria axillaris; versorgt Musculus* pectoralis major und minor, Musculus* serratus anterior, die seitliche Brustwand und

Teile der Brustdrüse; Ⓔ *lateral thoracic artery*

Arteria thoracica superior: inkonstanter Ast der Arteria axillaris zur vorderen Brustwand; Ⓔ *superior thoracic artery*

Arteria thoracoacromialis: ***Syn:*** *Thorakoakromialis*; Ast der Arteria axillaris; teilt sich im Trigonum* clavipectorale in Äste zum Akromion [**Ramus acromialis**], dem Schlüsselbein und Musculus* subclavius [**Ramus clavicularis**], Musculus* deltoideus [**Ramus deltoideus**] und Musculus* pectoralis major und minor [**Rami pectorales**]; Ⓔ *thoracoacromial artery*

Arteria thoracodorsalis: ***Syn:*** *hintere Brustwandarterie, Thorakodorsalis*; Ast der Arteria subscapularis zu Musculus* latissimus dorsi, Musculus* teres major und Musculus* serratus anterior; Ⓔ *thoracodorsal artery*

Arteria thyroidea ima: ***Syn:*** *unterste Schilddrüsenarterie, Thyroidea ima*; inkonstante unterste Schilddrüsenarterie aus der Aorta oder dem Truncus* brachiocephalicus; Ⓔ *lowest thyroid artery*

Arteria thyroidea inferior: ***Syn:*** *Thyroidea inferior, untere Schilddrüsenarterie*; Ast des Truncus thyrocervicalis zum unteren Pol der Schilddrüse; Ⓔ *inferior thyroid artery*

Arteria thyroidea superior: ***Syn:*** *Thyroidea superior, obere Schilddrüsenarterie*; Ast der Arteria carotis externa zum oberen Pol der Schilddrüse; Ⓔ *superior thyroid artery*

Arteria tibialis anterior: ***Syn:*** *Tibialis anterior, vordere Schienbeinschlagader*; Fortsetzung der Arteria poplitea; versorgt Kniegelenk, Fußstrecker, Innen- und Außenknöchel; Ⓔ *anterior tibial artery*

Arteria tibialis posterior: ***Syn:*** *Tibialis posterior, hintere Schienbeinschlagader*; direkte Fortsetzung der Arteria poplitea in der tiefen Flexorenloge; versorgt Kniegelenk, Fußbeuger, Innen- und Außenknöchel; Ⓔ *posterior tibial artery*

Arteria transversa cervicis: → *Arteria transversa colli*

Arteria transversa colli: ***Syn:*** *quere Halsschlagader, Transversa colli, Arteria transversa cervicis*; Ast der Arteria subclavia oder des Truncus* thyrocervicalis; versorgt Musculus* scalenus medius und posterior, Musculus* rhomboideus major und minor und Musculus* latissimus dorsi; Ⓔ *transverse artery of neck*

Arteria transversa faciei: ***Syn:*** *quere Gesichtsschlagader, Transversa faciei*; Ast der Arteria temporalis superficialis; versorgt einen großen Teil der mimischen Gesichtsmuskulatur; Ⓔ *transverse artery of face*

Arteria tympanica anterior: Ast der Arteria maxillaris zur Paukenhöhle; Ⓔ *anterior tympanic artery*

Arteria tympanica inferior: Ast der Arteria pharyngea ascendens zur Paukenhöhle; Ⓔ *inferior tympanic artery*

Arteria tympanica posterior: Ast der Arteria auricularis posterior zur Paukenhöhle; Ⓔ *posterior tympanic artery*

Arteria tympanica superior: Ast der Arteria meningea media zur Paukenhöhle; Ⓔ *superior tympanic artery*

Arteria ulnaris: ***Syn:*** *Ellenschlagader, Ulnaris*; entspringt in der Ellenbeuge aus der Arteria brachialis; versorgt Ellenbogengelenk, oberflächliche Flexoren der Ulnarseite, Haut der Ulnarseite, Kleinfingerballen und Finger; Ⓔ *ulnar artery*

Arteria umbilicalis: ***Syn:*** *Nabelarterie, Umbilikalarterie*; während der Embryonalphase bringen die paarigen **Arteriae umbilicales** sauerstoffarmes Blut zur Plazenta; nach der Geburt verödet der hinter den Arteriae vesicales superiores liegende Abschnitt [**Pars occlusa**] und wird zum Ligamentum umbilicale mediale; der persistierende Teil [**Pars patens**] entspringt aus der Arteria iliaca interna und versorgt Ductus deferens, Harnleiter und Blase; Ⓔ *umbilical artery*

Arteria urethralis: ***Syn:*** *Harnröhrenarterie, Urethralis*; Ast der Arteria pudenda interna zur Harnröhre; Ⓔ *urethral artery*

Arteria uterina: ***Syn:*** *Gebärmutterschlagader, Uterina*; Ast der Arteria pudenda interna zur Gebärmutter; Ⓔ *uterine artery, fallopian artery*

Arteria vaginalis: ***Syn:*** *Scheidenarterie, Vaginalis*; Ast der Arteria pudenda interna zum oberen Scheidenabschnitt; Ⓔ *vaginal artery*

Arteria vertebralis: ***Syn:*** *Wirbelarterie, Vertebralis*; Ast der Arteria subclavia; man unterscheidet **Pars prevertebralis** [vor dem Eintritt in das Foramen transversarium des 6. Halswirbels], **Pars cervicalis** oder **transversaria** [in den Foramina transversaria der Halswirbel], **Pars atlantica** [auf dem hinteren Atlasbogen] und **Pars intracranialis** innerhalb des Schädels; versorgt mit seinen Ästen Halsmuskulatur, Wirbelkanal, Rückenmark, Dura mater und Teile des Kleinhirns; Ⓔ *vertebral artery*

Arteriae vesicales superiores: ***Syn:*** *obere Blasenarterien*; Äste der Arteria umbilicalis zum oberen und mittleren Teil der Harnblase; Ⓔ *superior vesical arteries*

Arteria vesicalis inferior: ***Syn:*** *untere Blasenarterie*; Ast der Arteria iliaca interna zum unteren Teil der Harnblase und der Prostata; Ⓔ *inferior vesical artery*

Arteria vestibularis anterior: → *Arteria vestibuli*

Arteria vestibuli: ***Syn:*** *Arteria vestibularis anterior*; Ast der Arteria labyrinthi zum Vestibulum* des Innenohrs; Ⓔ *vestibular artery*

Arteria zygomaticoorbitalis: Ast der Arteria temporalis superficialis zum äußeren Augenwinkel; Ⓔ *zygomatico-orbital artery*

Arteria-basilaris-Insuffizienz *f*: ***Syn:*** *Basilarisinsuffizienz*; Durchblutungsstörung im Versorgungsgebiet der Arteria* basilaris; bei partiellem Verschluss oder Anzapfsyndrom kommt es zu vertebrobasilärer Durchblutungsstörung mit Schwindel, Kopfschmerzen und evtl. Kleinhirn- und Hirnnervensymptomen; Ⓔ *basilar insufficiency*

Arteria-basilaris-Thrombose *f*: ***Syn:*** *Basilaristhrombose*; Thrombose der Arteria* basilaris; Ⓔ *basilar artery thrombosis*

Arteria-carotis-externa-Stenose *f*: Stenose der Arteria* carotis externa; das klinische Bild hängt vom Ausmaß der Stenose ab; Ⓔ *external carotid artery stenosis*

Arteria-carotis-interna-Stenose *f*: Stenose der Arteria* carotis externa; das klinische Bild [u.a. Sehstörungen, Gleichgewichtsstörungen, kontralaterale Halbseitenlähmung] hängt vom Ausmaß der Stenose ab; Ⓔ *internal carotid artery stenosis*

Arteria-mesenterica-superior-Kompressionssyndrom *nt*: ***Syn:*** *arteriomesenteriale Duodenalkompression, Wilkie-Syndrom, oberes Mesenterialarterien-Syndrom, Duodenalverschluss*; Kompression des horizontalen Teils des Duodenums durch die Arteria* mesenterica superior; kann zu zeitweiliger Passagebehinderung und evtl. Ileus* führen; Ⓔ *superior mesenteric artery syndrome*

Arteria-vertebralis-Insuffizienz *f*: ***Syn:*** *Vertebralisinsuffizienz*; einseitige Einengung bleibt i.d.R. symptomlos, erst beidseitige hochgradige Stenosierung kann zu vorübergehenden neurologischen Symptomen [TIA, Schwindel, Nystagmus, Doppelbilder, Tonusverlust] führen; Ⓔ *vertebrobasilar insufficiency*

Ar|te|rie *f*: → *Arteria*

Ar|te|ri|ek|ta|sie *f*: diffuse Arterienerweiterung; Ⓔ *arterial ectasia, arteriectasis, arteriectasia*

Ar|te|ri|ek|to|mie *f*: operative (Teil-)Entfernung einer Arterie, Arterienresektion; Ⓔ *arteriectomy, arterectomy*

ar|te|ri|ell *adj*: ***Syn:*** *arteriös*; Arterien betreffend; Ⓔ *relating to an artery, arterial, arterious*

Ar|te|ri|en|a|na|sto|mo|se *f*: operative Verbindung von Arterien; Ⓔ *arterial anastomosis*

Ar|te|ri|en|ent|zün|dung *f*: → *Arteriitis*

Ar|te|ri|en|ge|räusch *nt*: Strömungsgeräusch über einer Arterie; Ⓔ *arterial murmur*

Ar|te|ri|en|skle|ro|se *f*: → *Arteriosklerose*

zerebrale Arteriensklerose: ***Syn:*** *Zerebralarteriensklerose, zerebrale Gefäßsklerose, zerebrale Gefäßwandsklerose*; vorwiegend die Hirnarterien betreffende Arteriosklerose*; führt zu Schwindel, (geistiger) Leistungsminderung und evtl. Demenz*; mit einem erhöhten Risiko eines Schlaganfalls* verbunden; Ⓔ *cerebral arteriosclerosis*

ar|te|ri|en|skle|ro|tisch *adj*: → *arteriosklerotisch*

Ar|te|ri|en|ste|no|se *f*: ***Syn:*** *Arterienstriktur*; Lumenverengung einer Arterie; Ⓔ *arteriostenosis, hemadostenosis*

ar|te|ri|en|ste|no|tisch *adj*: Arterienstenose betreffend, durch sie bedingt; Ⓔ *relating to or caused by arteriostenosis, arteriostenotic*

Ar|te|ri|en|ver|kal|kung *f*: → *Arteriosklerose*

Ar|te|ri|i|tis *f, pl* **-ti|den**: ***Syn:*** *Arterienentzündung*; Entzündung einer Arterie; Ⓔ *inflammation of an artery, arteritis*

Arteriitis allergica cutis: ***Syn:*** *Immunkomplexvaskulitis, leukozytoklastische Vaskulitis, hyperergische Vaskulitis, Vasculitis hyperergica cutis, Vasculitis allergica*; zu den Immunkomplexkrankheiten* zählende Gefäßentzündung, die durch Medikamente, bakterielle und virale Infekte ausgelöst wird oder idiopathisch auftritt; Ⓔ *leukocytoclastic vasculitis, leukocytoclastic angiitis, hypersensitivity vasculitis, allergic vasculitis, localized visceral arteritis*

Arteriitis brachiocephalica: ***Syn:*** *Martorell-Syndrom, Takayasu-Syndrom, Pulslos-Krankheit*; Entzündung des Truncus* brachiocephalicus am Abgang aus der Aorta; Ⓔ *Martorell's syndrome, Takayasu's arteritis, Takayasu's syndrome, Takayasu's disease, pulseless disease, reversed coarctation, brachiocephalic arteritis*

Arteriitis cranialis: ***Syn:*** *(senile) Riesenzellarteriitis, Horton-Riesenzellarteriitis, Horton-Syndrom, Horton-Magath-Brown-Syndrom, Arteriitis cranialis/gigantocellularis/temporalis*; subakute granulomatöse Entzündung der Kopfschlagadern; Ⓔ *Horton's arteritis, Horton's disease, Horton's syndrome, giant-cell arteritis, granulomatous arteritis, cranial arteritis, temporal arteritis*

Arteriitis gigantocellularis: → *Arteriitis cranialis*

Arteriitis obliterans: → *Endarteriitis obliterans*

Arteriitis rheumatica: ***Syn:*** *rheumatische Arteriitis*; Entzündung meist kleiner Arterien und Arteriolen im Rahmen eines rheumatischen Fiebers; Ⓔ *rheumatic arteritis*

rheumatische Arteriitis: → *Arteriitis rheumatica*

Arteriitis temporalis: → *Arteriitis cranialis*

ar|te|ri|i|tisch *adj*: Arterienentzündung/Arteriitis betreffend, von ihr betroffen oder gekennzeichnet, durch sie bedingt; Ⓔ *relating to or caused by arteritis, arteritic*

Arterio-, arterio- *präf.*: Wortelement mit der Bedeutung „Schlagader/Arterie"; Ⓔ *arterial, arterious, arteri(o)-*

ar|te|ri|o|bi|li|är *adj*: Arterien und Gallengänge betreffend oder verbindende; Ⓔ *arteriobiliary*

Ar|te|ri|o|ge|ne|se *f*: Arterienbildung; Ⓔ *arteriogenesis*

Ar|te|ri|o|gra|fie, -gra|phie *f*: Röntgenkontrastdarstellung von Arterien und ihren Ästen; Ⓔ *arteriography*

selektive Arteriografie: Darstellung einer spezifischen Arterie unter Verwendung eines Katheters zur selektiven Injektion des Kontrastmittels; Ⓔ *selective arteriography*

ar|te|ri|o|gra|fisch *adj*: Arteriografie betreffend, mittels Arteriografie; Ⓔ *relating to arteriography, arteriographic*

Ar|te|ri|o|gramm *nt*: Röntgenkontrastaufnahme von Arterien und deren Ästen; Ⓔ *arteriogram*

ar|te|ri|o|ka|pil|lar *adj*: Arterien und Kapillaren betreffend oder verbindend; Ⓔ *relating to both arteries and capillaries, arteriocapillary*

Ar|te|ri|o|la *f, pl* **-lae**: ***Syn:*** *Arteriole*; kleine Arterie; Ⓔ *arteriole, arteriola, precapillary artery*

Arteriola glomerularis afferens: ***Syn:*** *zuführende/afferente Glomerulusarteriole, Vas afferens glomeruli*; aus den Interlobulararterien der Niere hervorgehendes Gefäß, das am Gefäßpol in den Glomerulus* eintritt; Ⓔ *afferent arteriole of glomerulus*

Arteriola glomerularis efferens: ***Syn:*** *abführende/efferente Glomerulusarteriole, Vas efferens glomeruli*; aus den Glomeruluskapillaren entstehendes Gefäß, das das noch sauerstoffreiche Blut zu den Interlobularvenen führt; Ⓔ *efferent arteriole of glomerulus*

Arteriola macularis inferior: ***Syn:*** *untere Makulaarteriole*; aus dem Gefäßring um den Sehnerven [Circulus vasculosus nervi optici] entspringende Arteriole zur Netzhaut unterhalb der Macula lutea; Ⓔ *inferior macular arteriole*

Arteriola macularis media: ***Syn:*** *mittlere Makulaarteriole*; aus dem Gefäßring um den Sehnerven [Circulus* vasculosus nervi optici] entspringende Arteriole zur Netzhaut neben der Macula* lutea; Ⓔ *middle macular arteriole*

Arteriola macularis superior: ***Syn:*** *obere Makulaarteriole*; aus dem Gefäßring um den Sehnerven [Circulus* vasculosus nervi optici] entspringende Arteriole zur Netzhaut oberhalb der Macula* lutea; Ⓔ *superior macular arteriole*

Arteriola nasalis retinae inferior: ***Syn:*** *untere nasale Netzhautarteriole*; aus dem Gefäßring um den Sehnerven [Circulus* vasculosus nervi optici] entspringende Arteriole zum unteren Teil der Netzhaut des medialen Augenwinkels; Ⓔ *inferior nasal arteriole of retina*

Arteriola nasalis retinae superior: ***Syn:*** *obere nasale Netzhautarteriole*; aus dem Gefäßring um den Sehnerven [Circulus* vasculosus nervi optici] entspringende Arteriole zum oberen Teil der Netzhaut des medialen Augenwinkels; Ⓔ *superior nasal arteriole of retina*

Arteriolae rectae renis: ***Syn:*** *Vasa recta renis*; aus den efferenten Arteriolen der marknahen Glomeruli hervorgehende Gefäße; Ⓔ *straight arterioles of kidney*

Arteriola temporalis retinae inferior: ***Syn:*** *untere temporale Netzhautarteriole*; aus dem Gefäßring um den Sehnerven [Circulus* vasculosus nervi optici] entspringende Arteriole zum unteren Teil der Netzhaut des lateralen Augenwinkels; Ⓔ *inferior temporal arteriole of retina*

Arteriola temporalis retinae superior: ***Syn:*** *obere temporale Netzhautarteriole*; aus dem Gefäßring um den Sehnerven [Circulus* vasculosus nervi optici] entspringende Arteriole zum oberen Teil der Netzhaut des lateralen Augenwinkels; Ⓔ *superior temporal arteriole of retina*

ar|te|ri|o|lär *adj*: Arteriole(n) betreffend; Ⓔ *relating to arterioles, arteriolar*

Ar|te|ri|o|le *f*: → *Arteriola*

Ar|te|ri|o|len|hy|a|li|no|se *f*: hyaline Degeneration von Arteriolen; Ⓔ *arteriolar hyalinosis*

Ar|te|ri|o|len|ne|kro|se *f*: → *Arteriolonekrose*

ar|te|ri|o|len|ne|kro|tisch *adj*: → *arteriolonekrotisch*

Ar|te|ri|o|len|skle|ro|se *f*: → *Arteriolosklerose*

ar|te|ri|o|len|skle|ro|tisch *adj*: → *arteriolosklerotisch*

Ar|te|ri|o|li|tis *f, pl* **-ti|den**: ***Syn:*** *Arteriolenentzündung*; Entzündung einer Arteriole bzw. der Arteriolenwand; Ⓔ *inflammation of the arterioles, arteriolitis*

ar|te|ri|o|li|tisch *adj*: Arteriolitis betreffend, von ihr betroffen oder gekennzeichnet, durch sie bedingt; Ⓔ *relating to or caused by arteriolitis, arteriolitic*

Ar|te|ri|o|lo|gie *f*: Lehre von Aufbau und Erkrankungen der Arterien; Ⓔ *arteriology*

Ar|te|ri|o|lo|ne|kro|se *f*: *Syn: Arteriolennekrose*; zu Nekrose* der Arteriolenwand führende Entzündung; Ⓔ *arteriolonecrosis, necrotizing arteriolitis, arteriolar necrosis*

ar|te|ri|o|lo|ne|kro|tisch *adj*: Arteriolonekrose betreffend, von ihr betroffen oder gekennzeichnet, durch sie bedingt; Ⓔ *relating to or caused by arteriolonecrosis, arteriolonecrotic*

Ar|te|ri|o|lo|skle|ro|se *f*: *Syn: Arteriolensklerose*; mit fibrösen Veränderungen und Sklerose* einhergehende Schädigung der Arteriolenwand; Ⓔ *arteriolosclerosis, arteriolar sclerosis*

ar|te|ri|o|lo|skle|ro|tisch *adj*: Arteriolosklerose betreffend, von ihr betroffen oder gekennzeichnet, durch sie bedingt; Ⓔ *relating to arteriolosclerosis, arteriolosclerotic*

Ar|te|ri|o|my|o|ma|to|se *f*: zu Wandverdickung führende Hyperplasie oder -trophie der Arterienmuskulatur; Ⓔ *arteriomyomatosis*

Ar|te|ri|o|ne|kro|se *f*: *Syn: Arteriennekrose*; Nekrose* der Arterienwand; Ⓔ *arterionecrosis*

ar|te|ri|o|ne|kro|tisch *adj*: Arterionekrose betreffend, von ihr betroffen oder gekennzeichnet, durch sie bedingt; Ⓔ *relating to or caused by arterionecrosis, arterionecrotic*

Ar|te|ri|o|ne|phro|skle|ro|se *f*: *Syn: senile Nephrosklerose*; altersbedingte, langsam progrediente Sklerose der Nierengefäße; Ⓔ *senile nephrosclerosis, arterial nephrosclerosis, arterionephrosclerosis*

Ar|te|ri|o|pa|thie *f*: *Syn: Arteriopathia*; Arterienerkrankung; Ⓔ *arteriopathy*

hypertensive Arteriopathie: Arteriopathie als Folge einer arteriellen Hypertonie*; Ⓔ *hypertensive arteriopathy*

ar|te|ri|o|re|nal *adj*: Arterie(n) und Niere betreffend oder verbindend; Ⓔ *relating to both arteries and kidney(s), arteriorenal*

Ar|te|ri|o|rha|phie *f*: *Syn: Arteriorrhaphie*; Arteriennaht; Ⓔ *suture of an artery, arteriorrhaphy*

Ar|te|ri|o|rhe|xis *f*: *Syn: Arteriorrhexis*; Arterienruptur, Arterienriss; Ⓔ *rupture of an artery, arteriorrhexis*

Ar|te|ri|or|rha|phie *f*: *Syn: Arteriorhaphie*; Arteriennaht; Ⓔ *suture of an artery, arteriorrhaphy*

Ar|te|ri|or|rhe|xis *f*: *Syn: Arteriorhexis*; Arterienruptur, Arterienriss; Ⓔ *rupture of an artery, arteriorrhexis*

Ar|te|ri|o|skle|ro|se *f*: *Syn: Arterienverkalkung, Arteriosclerosis*; häufigste systemische Arterienerkrankung mit fibrösen Veränderungen von Intima* und Media*, die zu Verhärtung, Verdickung, Elastizitätsverlust und Lumeneinengung führt; die wichtigsten Risikofaktoren sind Bluthochdruck, Nikotinabusus, Übergewicht, Bewegungsmangel, Stoffwechselerkrankungen [Diabetes* mellitus, Hyperlipoproteinämie]; Ⓔ *arteriosclerosis, hardening of the arteries, sclerosis of the arteries, arterial sclerosis, arteriocapillary sclerosis, vascular sclerosis*

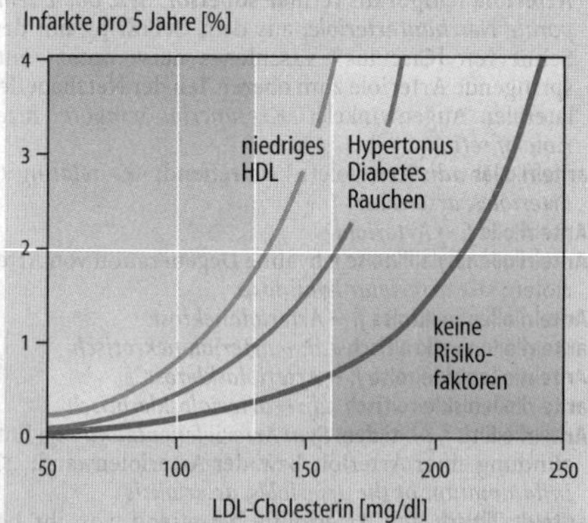

Abb. 7. Infarktrisiko in Abhängigkeit vom LDL-Cholesterin und anderen Risikofaktoren

hyaline Arteriosklerose: Arteriosklerose mit hyaliner Verdickung der Gefäßwände; Ⓔ *hyaline arteriosclerosis*

hyperplastische Arteriosklerose: Arteriosklerose mit Hyperplasie der Arterienwand; Ⓔ *hyperplastic arteriosclerosis*

hypertensive Arteriosklerose: Arteriosklerose bei bestehendem Bluthochdruck; Ⓔ *hypertensive arteriosclerosis*

infantile Arteriosklerose: seltene, schon im Kindesalter auftretende Form der Arteriosklerose auf dem Boden von Stoffwechselerkrankungen; Ⓔ *infantile arteriosclerosis*

noduläre Arteriosklerose: Arteriosklerose mit atherosklerotischen Knötchen der Gefäßwand; Ⓔ *nodose arteriosclerosis, nodular arteriosclerosis*

präsenile Arteriosklerose: frühzeitige, i.d.R. ätiologisch ungeklärte Arteriosklerose; Ⓔ *presenile arteriosclerosis*

senile Arteriosklerose: altersbedingte Arteriosklerose; wird durch die erwähnten Risikofaktoren begünstigt; Ⓔ *senile arteriosclerosis*

ar|te|ri|o|skle|ro|tisch *adj*: Arteriosklerose betreffend, von ihr betroffen oder gekennzeichnet, durch sie bedingt; Ⓔ *relating to arteriosclerosis, arteriosclerotic*

Ar|te|ri|o|spas|mus *m*: Arterienkrampf; Ⓔ *arteriospasm, spasm of an artery*

ar|te|ri|o|spas|tisch *adj*: Arteriospasmus betreffend oder verursachend; Ⓔ *relating to arteriospasm, arteriospastic*

Ar|te|ri|o|to|mie *f*: operative Arterieneröffnung; Ⓔ *arteriotomy*

ar|te|ri|o|ve|nös *adj*: Arterie(n) und Vene(n) betreffend oder verbindend; Ⓔ *relating to both an artery and a vein, arteriovenous*

Arthr-, arthr- *präf.*: → *Arthro-*

Ar|thra|gra *nt/f*: Gelenkgicht; Ⓔ *arthragra, arthrolithiasis, articular gout*

Ar|thral|gie *f*: *Syn: Arthrodynia, Arthralgia*; Gelenkschmerz(en); Ⓔ *pain in a joint, joint pain, arthrodynia, arthralgia*

ar|thral|gisch *adj*: Arthralgie betreffend; Ⓔ *relating to arthralgia, arthralgic*

Ar|thräs|the|sie *f*: Gelenkempfindung, Gelenksensibilität; Ⓔ *arthresthesia, joint sensation, articular sensation, joint sensibility, articular sensibility*

Ar|threk|to|mie *f*: Gelenkresektion, Gelenkentfernung; Ⓔ *arthrectomy, excision of a joint*

Ar|thri|tis *f, pl* **-tiden**: *Syn: Gelenkentzündung*; Entzündung eines oder mehrerer Gelenke; Ⓔ *inflammation of a joint, arthritis, articular rheumatism*

akut-eitrige Arthritis: → *Arthritis purulenta*

Arthritis allergica: *Syn: allergische Arthritis*; allergisch-bedingte Gelenkentzündung mit Ergussbildung; Ⓔ *allergic arthritis*

eitrige Arthritis: → *Arthritis purulenta*

Arthritis exsudativa: *Syn: exsudative Arthritis*; Arthritis mit Ergussbildung; Ⓔ *exudative arthritis*

Arthritis gonorrhoica: *Syn: Gonokokkenarthritis, gonorrhoische Arthritis*; bakterielle Infektarthritis* im Rahmen einer Gonorrhö*; Ⓔ *gonorrheal arthritis, blennorrhagic arthritis, gonococcal arthritis*

gonorrhoische Arthritis: → *Arthritis gonorrhoica*

hämophile Arthritis: *Syn: Blutergelenk, Arthropathia*

haemophilica; chronisches Gelenkleiden bei Hämophilie* mit fortschreitender Deformierung und Bewegungseinschränkung; Ⓔ *hemophilic arthropathy, hemophilic joint, hemophilic arthritis, bleeder's joint*
Arthritis obliterans: → *Endarteritis obliterans*
Arthritis psoriatica: → *Arthropathia psoriatica*
Arthritis purulenta: ***Syn:*** *akut-eitrige Gelenkentzündung, Gelenkeiterung, Gelenkempyem, Pyarthrose, akut-eitrige Arthritis, eitrige Arthritis*; (durch Bakterien verursachte) akute Entzündung mit eitrigem Gelenkerguss; Ⓔ *(acute) suppurative arthritis, purulent synovitis, bacterial arthritis, septic arthritis, suppurative arthritis/synovitis*
rheumatoide Arthritis: ***Syn:*** *primär chronische Polyarthritis, progrediente Polyarthritis, chronische Polyarthritis*; durch Immunreaktionen ausgelöste Polyarthritis* mit Befall großer und kleiner Gelenke und extraartikulärer Strukturen [Schleimbeutel, Sehnenscheiden]; Ⓔ *rheumatoid arthritis, atrophic arthritis, osseous rheumatism, chronic articular rheumatism, Beauvais' disease, chronic inflammatory arthritis, proliferative arthritis, rheumarthritis, rheumatic gout*
Arthritis tuberculosa: ***Syn:*** *Gelenktuberkulose*; tuberkulöse Gelenkentzündung; Ⓔ *tuberculous arthritis, tuberculous osteoarthritis*
Arthritis urica: ***Syn:*** *Gelenkgicht, Gichtarthritis*; anfallsweise, akute Gelenkentzündung im Rahmen der Gicht*; Ⓔ *gouty arthritis, uratic arthritis, urarthritis*
venerische Arthritis: ***Syn:*** *Morbus Reiter, Fiessinger-Leroy-Reiter-Syndrom, Reiter-Syndrom, Okulourethrosynovitis, urethro-okulo-synoviales Syndrom*; durch die Trias Arthritis, Urethritis* und Konjunktivitis* gekennzeichnete, reaktiv entzündliche Systemerkrankung, die wahrscheinlich durch Bakterien (Chlamydien) hervorgerufen wird; Ⓔ *Reiter's syndrome, Reiter's disease, venereal arthritis, Fiessinger-Leroy-Reiter syndrome*
Arthritis villonodularis pigmentosa: ***Syn:*** *benignes Synovialom, Riesenzelltumor der Sehnenscheide, Tendosynovitis nodosa, pigmentierte villonoduläre Synovitis*; lokalisierte knottig-zottige Synovialiswucherung, die im Endstadium einen gutartigen Riesenzelltumor der Sehnenscheide bildet; Ⓔ *pigmented villonodular synovitis, chronic hemorrhagic villous synovitis, tendinous xanthoma, pigmented villonodular arthritis*
ar|thri|tisch *adj*: Arthritis betreffend, von ihr betroffen oder gekennzeichnet, durch sie bedingt; Ⓔ *relating to arthritis, arthritic, arthritical*
Arthro-, arthro- *präf.*: Wortelement mit der Bedeutung **1.** „Gelenk" **2.** „Glied"; Ⓔ **1.** *arthro-, joint, articulation* **2.** *limb*
Ar|thro|chond|ri|tis *f, pl* **-ti|den**: Gelenkknorpelentzündung; Ⓔ *inflammation of an articular cartilage, arthrochondritis*
ar|thro|chond|ri|tisch *adj*: Arthrochondritis betreffend, von ihr betroffen oder gekennzeichnet, durch sie bedingt; Ⓔ *relating to or caused by arthrochondritis, arthrochondritic*
Ar|thro|de|se *f*: operative Gelenkversteifung; Ⓔ *arthrodesis, arthrodesia, artificial ankylosis, syndesis, arthrokleisis, arthroclisis*
ar|thro|di|al *adj*: Arthrodialgelenk betreffend, mit ebenen Gelenkflächen; Ⓔ *relating to arthrodia, arthrodial*
Ar|thro|di|al|ge|lenk *nt*: ***Syn:*** *Articulatio plana*; Gelenk mit ebenen Gelenkflächen; Ⓔ *arthrodial articulation, arthrodia, arthrodial joint*
Ar|thro|dy|nie *f*: → *Arthralgie*
Ar|thro|dys|pla|sie *f*: ***Syn:*** *Arthrodysplasia, Gelenkdysplasie*; angeborene Gelenkverformung; Ⓔ *arthrodysplasia*
ar|thro|gen *adj*: von einem Gelenk ausgehend, gelenkbedingt; Ⓔ *arthrogenic, arthrogenous*
Ar|thro|gra|fie, -gra|phie *f*: Röntgenkontrastdarstellung eines Gelenks; Ⓔ *arthrography*
ar|thro|gra|fisch *adj*: Arthrografie betreffend, mittels Arthrografie; Ⓔ *relating to arthrography, arthrographic*
Ar|thro|gramm *nt*: Röntgenkontrastaufnahme eines Gelenks; Ⓔ *arthrogram*
Ar|thro|gry|po|se *f*: ***Syn:*** *Arthrogryposis*; angeborene oder postoperative Gelenkkontraktur; Ⓔ *arthrogryposis*
Ar|thro|gry|po|sis *f, pl* **-ses**: → *Arthrogrypose*
Arthrogryposis multiplex congenita: ***Syn:*** *Guérin-Stern-Syndrom*; angeborene, ein- oder beidseitige Kontraktur* großer Gelenke; Ⓔ *congenital multiple arthrogryposis*
Ar|thro|lith *m*: Gelenkstein, Gelenkkörper; Ⓔ *arthrolith*
Ar|thro|lo|gie *f*: ***Syn:*** *Arthrologia*; Gelenklehre; Ⓔ *arthrology, arthrologia, syndesmology, syndesmologia*
Ar|thro|ly|se *f*: operative Gelenkmobilisierung; Ⓔ *arthroclasia, arthrolysis*
Ar|thro|me|trie *f*: Gelenkmessung, Bestimmung der Gelenkbeweglichkeit; Ⓔ *arthrometry*
Arthro-Ophthalmopathie *f*: kombinierte Erkrankung von Augen und Gelenken; Ⓔ *arthro-ophthalmopathy*
Ar|thro|pa|thia *f*: → *Arthropathie*
Arthropathia haemophilica: ***Syn:*** *Blutergelenk, hämophile Arthritis*; chronisches Gelenkleiden bei Hämophilie* mit fortschreitender Deformierung und Bewegungseinschränkung; Ⓔ *hemophilic arthritis, bleeder's joint, hemophilic arthropathy, hemophilic joint*
Arthropathia neuropathica: ***Syn:*** *neurogene Arthropathie, neuropathische Arthropathie*; durch einen Verlust der Nervenversorgung hervorgerufene progrediente Gelenkschädigung; Ⓔ *neuropathic arthritis, neuropathic joint, neurogenic joint, neurogenic arthritis, neurogenic arthropathy, neuropathic arthropathy*
Arthropathia ovaripriva: ***Syn:*** *klimakterische Arthropathie*; durch Hormonmangel bedingte Arthropathie der Menopause; Ⓔ *menopausal arthritis, climacteric arthritis*
Arthropathia psoriatica: ***Syn:*** *Arthritis psoriatica, Osteoarthropathia psoriatica, Psoriasisarthritis*; chronische Gelenkerkrankung mit Knochenbeteiligung im Rahmen einer Psoriasis*; Ⓔ *psoriatic arthritis, arthritic psoriasis, psoriatic arthropathy*
Arthropathia tabica: ***Syn:*** *tabische Arthropathie, Charcot-Gelenk, Charcot-Krankheit*; meist die Gelenke der unteren Extremitäten betreffende Erkrankung bei Tabes* dorsalis; auffällig sind Schlottergelenke, Frakturen und Periostbeteiligung; Ⓔ *Charcot's arthropathy, Charcot's joint, Charcot's disease, tabetic arthropathy*
Ar|thro|pa|thie *f*: ***Syn:*** *Gelenkerkrankung, Gelenkleiden, Arthropathia*; Oberbegriff für entzündliche und degenerative Gelenkerkrankungen; Ⓔ *arthropathy, joint disease, arthropathia, arthronosus*
destruierende Arthropathie: zur Zerstörung der Gelenkflächen führende Erkrankung; Ⓔ *destructive arthropathy*
diabetische Arthropathie: durch eine diabetische Angiopathie* verursachte Gelenkerkrankung; Ⓔ *diabetic arthropathy*
klimakterische Arthropathie: ***Syn:*** *Arthropathia ovaripriva*; durch Hormonmangel bedingte Arthropathie der Menopause; Ⓔ *climacteric arthritis, menopausal arthritis*
neurogene Arthropathie: → *Arthropathia neuropathica*
neuropathische Arthropathie: → *Arthropathia neuropathica*
tabische Arthropathie: → *Arthropathia tabica*
Ar|thro|plas|tik *f*: plastische Gelenkoperation, Gelenkplastik; Ⓔ *arthroplasty*
ar|thro|plas|tisch *adj*: Arthroplastik betreffend; Ⓔ *relating to arthroplasty, arthroplastic*
Ar|thro|po|da *pl*: → *Arthropoden*

A

Arthropode-borne disease *nt*: →*Arbovirose*
Ar|thro|po|den *pl*: *Syn: Gliederfüßer, Arthropoda*; formenreicher Tierstamm, zu dem u.a. die Spinnentiere [Arachnida] und Insekten [Insecta] gehören; z.T. als Krankheitsüberträger oder Parasiten von Bedeutung; Ⓔ *Arthropoda*
Ar|thro|ri|se *f*: operative Sperrung/Einschränkung der Gelenkbeweglichkeit; Ⓔ *arthroereisis, arthrorisis*
Ar|thro|se *f*: *Syn: degenerative Gelenkerkrankung, Arthrosis; Arthrosis deformans; Diarthrosis*; chronisch degenerative Gelenkveränderung ätiologisch unterschiedlicher Genese; oft gleichgesetzt mit Osteoarthrose*; Ⓔ *arthrosis, joint disease; osteoarthritis*
Ar|thro|sis *f, pl* **-ses**: →*Arthrose*
Arthrosis deformans: *Syn: degenerative Gelenkerkrankung, Osteoarthrose, Gelenkarthrose*; meist bei älteren Menschen auftretende, vorwiegend die Gelenke der unteren Extremität [Hüfte, Knie] betreffende, chronische Erkrankung, die zu Zerstörung der Gelenkflächen [Knorpel und Knochen] führt; Ⓔ *arthrosis, joint disease, osteoarthritis*
Arthrosis deformans coxae: *Syn: Koxarthrose, Coxarthrosis, Malum coxae senile*; Arthrosis deformans des Hüftgelenks; Ⓔ *senile coxitis, degenerative arthritis of hip joint, coxarthrosis, coxalgia, degenerative osteoarthritis of hip joint*
Arthrosis interspinosa: *Syn: Baastrup-Zeichen, Baastrup-Krankheit*; durch Hyperlordose* und Ausbildung von Nearthrosen entstehendes radiologisches Bild [**kissing spine**]; Ⓔ *Baastrup's disease/syndrome, kissing spine*
Ar|thro|skop *nt*: spezielles Endoskop* für die Arthroskopie; Ⓔ *arthroscope*
Ar|thro|sko|pie *f*: *Syn: Gelenkspiegelung*; endoskopische Untersuchung der Gelenkhöhle; Ⓔ *arthroscopy, arthroendoscopy*
ar|thro|sko|pisch *adj*: Arthroskopie betreffend, mittels Arthroskopie; Ⓔ *relating to arthroscopy, arthroscopic*
Ar|thro|spo|ren *pl*: *Syn: Gliedsporen, Gliedersporen*; durch Zerfall von Pilzhyphen entstehende Sporenform; Ⓔ *arthrospores*
Ar|thro|sto|mie *f*: Anlegen einer Gelenkfistel; Ⓔ *arthrostomy, synosteotomy*
ar|thro|tisch *adj*: Arthrose betreffend, von ihr betroffen oder gekennzeichnet, durch sie bedingt; Ⓔ *relating to or caused by arthrosis, arthrotic*
Ar|thro|to|mie *f*: operative Gelenkeröffnung; Ⓔ *arthrotomy*
ar|thro|trop *adj*: besonders die Gelenke betreffend, mit besonderer Affinität zu den Gelenken; Ⓔ *arthrotropic*
Ar|thro|zel|le *f*: Gelenkschwellung; Ⓔ *arthrocele*
Ar|thro|zen|te|se *f*: Gelenkpunktion; Ⓔ *arthrocentesis*
Arthus-Phänomen *nt*: *Syn: Arthus-Reaktion*; Immunkomplex-vermittelte Überempfindlichkeitsreaktion mit lokaler Entzündung nach intradermaler Applikation eines Antigens; Ⓔ *Arthus phenomenon, Arthus reaction*
Ar|ti|cu|la|tio *f, pl* **-tio|nes**: Gelenk, Verbindung, Artikulation; Ⓔ *articulation, joint, articulus, articulatio*
Articulatio acromioclavicularis: *Syn: äußeres Schlüsselbeingelenk, Akromioklavikulargelenk, Schultereckgelenk*; Gelenk zwischen Acromion und Schlüsselbein; Ⓔ *acromioclavicular articulation, scapuloclavicular articulation, acromioclavicular joint, AC joint, scapuloclavicular joint*
Articulatio atlantoaxialis lateralis: *Syn: unteres Kopfgelenk, laterales Atlantoaxialgelenk*; seitliches Gelenk zwischen 1. und 2. Halswirbel; Ⓔ *lateral atlantoaxial articulation, lateral atlantoaxial joint, lateral atlantoepistrophic joint*
Articulatio atlantoaxialis mediana: *Syn: mediales Atlantoaxialgelenk*; Gelenk zwischen Atlas und Dens* axis; Ⓔ *medial/median atlantoaxial articulation, middle atlantoepistrophic articulation, medial/median atlantoaxial joint, middle atlantoepistrophic joint*
Articulatio atlantooccipitalis: *Syn: oberes Kopfgelenk, Atlantookzipitalgelenk*; Gelenk zwischen Atlas und Hinterhauptsbein/Os occipitale; Ⓔ *atlanto-occipital articulation, craniovertebral articulation, Cruveilhier's articulation, occipital articulation, occipito-atlantal articulation, atlanto-occipital joint, craniovertebral joint, Cruveilhier's joint, occipital joint, occipito-atlantal joint*
Articulatio bicondylaris: Gelenk mit zwei Kondylen*; Ⓔ *bicondylar joint*
Articulatio calcaneocuboidea: *Syn: Kalkaneokuboidgelenk*; Fußwurzelgelenk zwischen Os calcaneus und Os cuboideum; Ⓔ *calcaneocuboid joint*
Articulatio capitis costae: *Syn: Rippenkopfgelenk*; von den Rippenköpfchen der 2.–10. Rippen gebildetes Gelenk mit der Fovea* costalis superior und der Fovea* costalis inferior des nächst höheren Wirbelkörpers; die Bandscheibe [Discus* intervertebralis] ist Teil des Gelenks; Ⓔ *capitular joint of rib*
Articulationes carpi: *Syn: Interkarpalgelenke, Articulationes intercarpales*; Gelenke zwischen den Handwurzelknochen; Ⓔ *carpal joints*
Articulationes carpometacarpales: *Syn: Karpometakarpalgelenke, CM-Gelenke*; Gelenke zwischen Handwurzel- und Mittelhandknochen; Ⓔ *carpometacarpal articulations, carpometacarpal joints, metacarpocarpal joints, CMC joints*
Articulatio carpometacarpalis pollicis: Sattelgelenk/Karpometakarpalgelenk des Daumens; Ⓔ *first carpometacarpal joint, carpometacarpal joint of thumb, CMC joint of thumb*
Articulatio cartilaginea: *Syn: Knorpelfuge, Knorpelhaft, Junctura cartilaginea*; starre Verbindung zweier Knochen durch Faserknorpel oder hyalinen Knorpel; Oberbegriff für Synchondrosis* und Symphysis*; Ⓔ *cartilaginous joint*
Articulationes cinguli pectoralis: Gelenke des Schultergürtels; Ⓔ *joints of the shoulder girdle, joints of superior limb girdle*
Articulationes cinguli pelvici: Gelenke des Beckengürtels; Ⓔ *joints of inferior limb girdle, joints of the pelvic girdle*
Articulationes columnae vertebralis: Gelenke der Wirbelsäule; Ⓔ *vertebral joints*
Articulatio composita: Gelenk, an dessen Bildung mehr als zwei Knochen beteiligt sind, z.B. Ellenbogengelenk; Ⓔ *composite joint*
Articulatio condylaris: →*Articulatio ellipsoidea*
Articulationes costochondrales: *Syn: Kostochondralgelenke*; knorpelige Verbindung am Übergang von knöchernem Abschnitt der Rippen zum Rippenknorpel; Ⓔ *costochondral joints*
Articulatio costotransversaria: *Syn: Kostotransversalgelenk*; gelenkige Verbindung zwischen Tuberculum* costae der 1.–10. Rippe und dem Querfortsatz des betreffenden Brustwirbels; Ⓔ *costotransverse joint*
Articulationes costovertebrales: *Syn: Rippenwirbelgelenke, Kostovertebralgelenke*; Gelenke zwischen Rippen und Wirbeln; Ⓔ *costovertebral joints*
Articulatio cotylica: *Syn: Nussgelenk*; Sonderform des Kugelgelenkes, bei dem mehr als die Hälfte des Gelenkkopfes von der Pfanne umgeben ist, z.B. Hüftgelenk [Articulatio* coxae]; Ⓔ *cotyloid joint*
Articulatio coxae: *Syn: Hüftgelenk, Articulatio coxofemoralis*; Gelenk zwischen Oberschenkelknochen/Femur und Hüftpfanne; Ⓔ *coxofemoral joint, femoral joint, articulation of hip, hip joint, thigh joint, hip*
Articulatio coxofemoralis: →*Articulatio coxae*
Articulatio cricoarytenoidea: Gelenk zwischen der Facies* articularis arytenoidea cricoideae der Aryknor-

pel und der Facies* articularis arytenoidea des Ringknorpels; Drehgelenk, das auch eine gewisse Verschiebung der Aryknorpel erlaubt; ermöglicht Erweiterung und Verengerung der Stimmritze; Ⓔ *cricoarytenoid joint*

Articulatio cricothyroidea: Gelenk zwischen der Innenseite der unteren Schilddrüsenhörner und den beiden Facies articularis thyroidea des Ringknorpels; spannt das Ligamentum* vocale; Ⓔ *cricothyroid joint*

Articulatio cubiti: ***Syn:*** *Ellenbogengelenk*; aus drei Teilen [Articulatio humeroradialis, Articulatio humeroulnaris, Articulatio radioulnaris proximalis] bestehendes Gelenk zwischen Oberarm und Unterarm; Ⓔ *cubital joint, articulation of elbow, cubitus, elbow joint, elbow*

Articulatio cuneonavicularis: straffes Gelenk zwischen den Gelenkflächen der drei Keilbeine und dem Kahnbein; Ⓔ *cuneonavicular joint*

Articulatio ellipsoidea: ***Syn:*** *Ellipsoidgelenk, Eigelenk, Articulatio condylaris*; Gelenk mit eiförmigen Gelenkflächen; Ⓔ *ellipsoidal joint, cochlear joint, condylar joint, condyloid joint, spiral joint, condylarthrosis*

Articulatio fibrosa: ***Syn:*** *kontinuierliche Knochenverbindung, Knochenfuge, Synarthrose, Synarthrosis, Junctura fibrosa*; ununterbrochene, starre Verbindung zweier Knochen; Oberbegriff für Synchondrose*, Syndesmose* und Synostose*; Ⓔ *synchondrodial joint, synarthrosis, synarthrodia, synarthrodial joint*

Articulatio genus: ***Syn:*** *Kniegelenk*; Gelenk zwischen Oberschenkelknochen/Femur und Schienbein/Tibia; Ⓔ *articulation of knee, knee joint, knee*

Articulatio glenohumeralis: ***Syn:*** *Schultergelenk, Articulatio humeri*; Gelenk zwischen Oberarmknochen/Humerus und Cavitas glenoidalis des Schulterblatts; Ⓔ *glenohumeral joint, joint (of head) of humerus, shoulder joint*

Articulatio humeri: → *Articulatio glenohumeralis*

Articulatio humeroradialis: ***Syn:*** *Humeroradialgelenk*; Gelenk zwischen Oberarmknochen/Humerus und Speiche/Radius; Teil des Ellenbogengelenks; Ⓔ *humeroradial joint, brachioradial joint, radial humeral joint*

Articulatio humeroulnaris: ***Syn:*** *Humeroulnargelenk*; Gelenk zwischen Oberarmknochen/Humerus und Elle/Ulna; Teil des Ellenbogengelenks; Ⓔ *humeroulnar joint, brachioulnar joint*

Articulatio incudomallearis: ***Syn:*** *Hammer-Amboss-Gelenk, Inkudomalleolargelenk*; gelenkige Verbindung zwischen Hammer und Amboss im Mittelohr; Ⓔ *incudomalleolar joint*

Articulatio incudostapedialis: ***Syn:*** *Amboss-Steigbügel-Gelenk, Inkudostapedialgelenk*; gelenkige Verbindung zwischen Amboss und Steigbügel im Mittelohr; Ⓔ *incudostapedial joint*

Articulationes intercarpales: ***Syn:*** *Interkarpalgelenke, Articulationes carpi*; Gelenke zwischen den Handwurzelknochen; Ⓔ *carpal joints, intercarpal joints*

Articulationes interchondrales: Gelenke zwischen den Knorpeln der 6.–9. Rippe; Ⓔ *interchondral joints*

Articulationes intercuneiformes: Mittelfußgelenke zwischen den Keilbeinen; Ⓔ *intercuneiform joints*

Articulationes intermetacarpales: ***Syn:*** *Intermetakarpalgelenke*; Gelenke zwischen den Mittelhandknochen; Ⓔ *intermetacarpal joints, articulations of metacarpal bones*

Articulationes intermetatarsales: ***Syn:*** *Intermetatarsalgelenke*; Gelenke zwischen den Mittelfußknochen; Ⓔ *intermetatarsal joints, articulations of metatarsal bones*

Articulationes interphalangeae: ***Syn:*** *Mittelgelenke, Endgelenke, Interphalangealgelenke, IP-Gelenke*; Gelenke zwischen den Finger- oder Zehengliedern; Ⓔ *interphalangeal articulations, phalangeal articulations, interphalangeal joints, digital joints, phalangeal joints*

Articulatio interphalangealis distalis: ***Syn:*** *DIP-Gelenk, distales Interphalangealgelenk*; Endgelenk von Finger oder Zehe; Ⓔ *distal interphalangeal articulation, distal interphalangeal joint, DIP joint*

Articulatio interphalangealis proximalis: ***Syn:*** *PIP-Gelenk, proximales Interphalangealgelenk*; Mittelgelenk von Finger oder Zehe; Ⓔ *proximal interphalangeal joint*

Articulatio lumbosacralis: ***Syn:*** *Lumbosakralgelenk*; Gelenk zwischen letztem Lendenwirbel und Kreuzbein; Ⓔ *lumbosacral joint*

Articulationes manus: Gelenke der Hand, Handgelenke; Ⓔ *joints of hands*

Articulatio mediocarpalis: Gelenk zwischen den beiden Reihen der Handwurzelknochen; Ⓔ *mediocarpal joint, midcarpal joint, middle carpal joint*

Articulationes metacarpophalangeae: ***Syn:*** *Fingergrundgelenke, Metakarpophalangealgelenke, MP-Gelenke*; Gelenke zwischen Mittelhand und Fingern; Ⓔ *knuckle joints, metacarpophalangeal joints, MCP joints, metacarpophalangeal articulations*

Articulationes metatarsophalangeae: ***Syn:*** *Zehengrundgelenke, Metatarsophalangealgelenke, MT-Gelenke*; Gelenke zwischen Mittelfuß und Zehen; Ⓔ *metatarsophalangeal joints, MTP joints, metatarsophalangeal articulations*

Articulationes ossiculorum auditus/auditorium: Gelenke zwischen den Gehörknöchelchen; Ⓔ *joints of ear bones*

Articulatio ossis pisiformis: Gelenk zwischen Erbsenbein/Os pisiforme und Dreiecksbein/Os triquetrum; Ⓔ *pisotriquetral joint*

Articulationes pedis: Gelenke des Fußes, Fußgelenke; Ⓔ *joints of foot*

Articulatio plana: ***Syn:*** *Arthrodialgelenk*; Gelenk mit ebenen Gelenkflächen; Ⓔ *arthrodial joint, arthrodia, plane joint, gliding joint*

Articulatio radiocarpalis: ***Syn:*** *proximales Handgelenk, Radiokarpalgelenk*; Gelenk zwischen Speiche/Radius und Handwurzel/Carpus; Ⓔ *radiocarpal joint, brachiocarpal joint, wrist joint, wrist*

Articulatio radioulnaris distalis: ***Syn:*** *unteres/distales Radioulnargelenk*; Drehgelenk zwischen unteren Ende von Speiche/Radius und Elle/Ulna; Ⓔ *distal radioulnar joint, inferior radioulnar joint, distal radial-ulnar joint*

Articulatio radioulnaris proximalis: ***Syn:*** *oberes/proximales Radioulnargelenk*; Drehgelenk zwischen oberem Ende von Speiche/Radius und Elle/Ulna; Teil des Ellenbogengelenks; Ⓔ *proximal radioulnar joint, superior radioulnar joint, cubitoradial joint, proximal radial-ulnar joint*

Articulatio sacrococcygea: ***Syn:*** *Kreuzbein-Steißbein-Gelenk, Sakrokokzygealgelenk*; Gelenk zwischen Kreuzbein und Steißbein; Ⓔ *sacrococcygeal joint/symphysis, coccygeal joint*

Articulatio sacroiliaca: ***Syn:*** *Kreuzbein-Darmbein-Gelenk, Iliosakralgelenk*; Gelenk zwischen Kreuzbein und Darmbein; Ⓔ *sacroiliac symphysis, iliosacral joint, sacroiliac joint*

Articulatio sellaris: ***Syn:*** *Sattelgelenk*; Gelenk mit zwei sattelförmigen Gelenkflächen; Ⓔ *saddle joint, ovoid joint, sellar joint*

Articulatio simplex: ***Syn:*** *einfaches Gelenk*; Gelenk, in dem zwei Knochen artikulieren, z.B. Kniegelenk; Ⓔ *simple joint*

Articulatio spheroidea: ***Syn:*** *Kugelgelenk, Enarthrose, Enarthrosis*; aus einem kugelförmigen Gelenkkopf und einer Pfanne bestehendes echtes Gelenk, das Bewegungen in drei Richtungen [Freiheitsgraden] erlaubt:

A

Innenrotation-Außenrotation, Beugung-Streckung, Abduktion-Adduktion; Ⓔ *spheroidal joint*
Articulatio sternoclavicularis: *Syn: inneres Schlüsselbeingelenk, Sternoklavikulargelenk*; Gelenk zwischen Schlüsselbein und Brustbein; Ⓔ *sternoclavicular joint*
Articulationes sternocostales: *Syn: Brustbein-Rippen-Gelenke, Sternokostalgelenke*; Gelenke zwischen Brustbein und Rippen; Ⓔ *costosternal joints, sternocostal joints, chondrosternal joints*
Articulatio subtalaris: *Syn: hintere Abteilung des unteren Sprunggelenks, Subtalargelenk, Articulatio talocalcanea*; Gelenk zwischen den hinteren Gelenkflächen von Talus und Kalkaneus; Ⓔ *subtalar joint, talocalcaneal joint*
Articulatio synovialis: *Syn: echtes Gelenk, Diarthrosis, Diarthrose, Junctura synovialis*; aus Gelenkkapsel, Gelenkhöhle, Gelenkflächen und Verstärkungsapparat (Bänder, Menisci) bestehendes Gelenk; Ⓔ *diarthrosis, diarthrodial articulation, diarthrodial joint, freely movable joint, synovial joint, synovial articulation, movable joint, through joint, perarticulation*
Articulatio talocalcanea: →*Articulatio subtalaris*
Articulatio talocalcaneonavicularis: *Syn: vordere Abteilung des unteren Sprunggelenks, Talokalkaneonavikulargelenk*; Gelenk zwischen Gelenkflächen von Talus, Kalkaneus und Kahnbein; Ⓔ *talocalcaneonavicular joint*
Articulatio talocruralis: *Syn: oberes Sprunggelenk, Talokruralgelenk*; Gelenk zwischen unterem Ende von Schienbein und Wadenbein und dem Sprungbein/Talus; Ⓔ *ankle joint, ankle, mortise joint, talocrural joint, talotibiofibular joint, articulation of ankle, crurotalar joint*
Articulatio tarsi transversa: *Syn: Chopart-Gelenklinie*; Gelenklinie innerhalb der Fußwurzelknochen; von Bedeutung für Fußamputationen; Ⓔ *Chopart's joint, transverse tarsal joint, midtarsal joint*
Articulationes tarsometatarsales: *Syn: Tarsometatarsalgelenke*; Gelenke zwischen Fußwurzel- und Mittelfußknochen; Ⓔ *Lisfranc's joints, tarsometatarsal joints*
Articulatio temporomandibularis: *Syn: Unterkiefergelenk, Kiefergelenk, Temporomandibulargelenk*; Gelenk zwischen dem Unterkieferköpfchen und der Gelenkgrube des Schläfenbeins; Ⓔ *mandibular joint, maxillary joint, temporomandibular joint, temporomaxillary joint*
Articulatio tibiofibularis: *Syn: Schienbein-Wadenbein-Gelenk, oberes Tibiofibulargelenk*; straffes Gelenk zwischen Wadenbein(köpfchen) und Schienbein; Ⓔ *tibiofibular joint, superior tibiofibular joint*
Articulatio trochoidea: *Syn: Drehgelenk, Zapfengelenk, Radgelenk*; sich um eine Achse drehendes Gelenk; Ⓔ *trochoidal joint, pivot joint, rotary joint, rotatory joint, trochoid joint, trochoid, trochoides*
Articulationes zygapophysiales: *Syn: Intervertebralgelenke, kleine Wirbelgelenke, Wirbelbogengelenke, Articulationes intervertebrales*; Gelenke zwischen dem oberen und unteren Gelenkfortsatz benachbarter Wirbel; Ⓔ *zygapophysial joints*

ar|ti|fi|zi|ell *adj*: künstlich, nicht natürlich; Ⓔ *not natural, factitious, synthetic, artificial*

ar|ti|ku|lär *adj*: ein Gelenk betreffend; Ⓔ *relating to a joint, articular, arthral*

Ar|ti|ku|la|ti|on *nt*: **1.** Gelenk, Verbindung, Articulatio **2.** Gleitbewegung der Zahnreihen aufeinander **3.** (deutliche) Aussprache; Artikulieren, Aussprechen; Ⓔ **1.** *joint, articulation* **2.** *articulation* **3.** *articulation, articulated speech*

Ar|ti|ku|la|tor *m*: *Syn: Gelenksimulator*; Gerät mit eingesetzten Zahn- und Kiefermodellen zur Simulation der Bewegung zueinander; Ⓔ *articulator*

ar|ti|ku|la|to|risch *adj*: Artikulation betreffend; Ⓔ *relating to articulation, articulatory*

ar|ti|ku|lie|ren *v*: **1.** ein Gelenk bilden, (durch ein Gelenk) verbinden **2.** (deutlich) aussprechen oder ausdrücken; Ⓔ **1.** *articulate* **2.** *articulate*

A|ry|e|pi|glot|ti|kus *m*: *Syn: Musculus aryepiglotticus*; den Kehlkopfeingang verengender Muskel; Ⓔ *aryepiglotticus (muscle), aryepiglottic muscle, Hilton's muscle*

a|ry|e|pi|glot|tisch *adj*: Aryknorpel und Kehldeckel/Epiglottis betreffend; Ⓔ *relating to both arytenoid cartilage and epiglottis, aryepiglottic, aryepiglottidean, arytenoepiglottic*

A|ry|knor|pel *m*: *Syn: Stellknorpel, Gießbeckenknorpel, Cartilago arytenoidea*; auf der Ringknorpelplatte sitzende Knorpel, die die Spannung der Stimmbänder regulieren; Ⓔ *arytenoid, arytenoid cartilage, guttural cartilage, pyramidal cartilage, triquetral cartilage, triquetrous cartilage*

a|ry|tä|no|id *adj*: Gießbecken-/Aryknorpel betreffend; Ⓔ *arytenoid, arytenoidal*

A|ry|tä|no|i|dek|to|mie *f*: Aryknorpelentfernung, Aryknorpelresektion; Ⓔ *arytenoidectomy*

A|ry|tä|no|i|di|tis *f, pl* **-ti|den**: *Syn: Aryknorpelentzündung*; Entzündung des/der Aryknorpel*; Ⓔ *inflammation of an arytenoid cartilage or muscle, arytenoiditis*

a|ry|tä|no|i|di|tisch *adj*: Arytänoiditis betreffend; Ⓔ *relating to arytenoiditis*

A|ry|tä|no|i|do|pe|xie *f*: *Syn: Kelly-Operation, Kelly-Arytänoidopexie*; operative Anheftung der Aryknorpel; Ⓔ *arytenoidopexy*

Arz|nei *f*: Heilmittel, Arzneimittel, Medikament; Ⓔ *medicine, drug, officinal*

Arz|nei|buch *nt*: *Syn: Pharmakopöe*; Verzeichnis der offizinellen Arzneimittel mit Vorschriften für ihre Beschaffenheit, Zubereitung, Aufbewahrung und Prüfung; Ⓔ *pharmacopeia, pharmacopoeia*

Arz|nei|ex|an|them *nt*: →*Arzneimittelallergie*

Arz|nei|kun|de *f*: *Syn: Arzneilehre, Pharmazeutik, Pharmazie*; Lehre von der Zubereitung und Anwendung von Arzneimitteln; Ⓔ *pharmaceutics, pharmacy*

arz|nei|kund|lich *adj*: *Syn: pharmazeutisch*; Pharmazeutik betreffend, auf ihr beruhend; Ⓔ *pharmaceutic, pharmacal, pharmaceutical, officinal*

Arz|nei|leh|re *f*: →*Arzneikunde*

Arz|nei|mit|tel *nt*: *Syn: Medikament, Pharmakon, Arzneistoff*; zu Diagnostik, Therapie und Prophylaxe verwendete natürliche oder synthetische Substanz oder Mischung von Substanzen; Ⓔ *medicine, drug, physic, remedy, preparation, medicant, medication* (gegen *for, against*)

Arz|nei|mit|tel|ab|hän|gig|keit *f*: →*Arzneimittelsucht*

Arz|nei|mit|tel|al|ler|gie *f*: *Syn: Arzneimittelüberempfindlichkeit*; durch Arzneimittel verursachte Allergie; Ⓔ *drug allergy, drug hypersensitivity*

Arz|nei|mit|tel|der|ma|ti|tis *f, pl* **-ti|ti|den**: →*Arzneimittelexanthem*

Arz|nei|mit|tel|ex|an|them *nt*: *Syn: Arzneimitteldermatitis, Arzneiexanthem, Dermatitis medicamentosa*; Hautausschlag, der durch ein Arzneimittel hervorgerufen wird; meist Ausdruck einer Arzneimittelallergie; Ⓔ *drug eruption, drug rash, medicinal eruption*

Arz|nei|mit|tel|ik|te|rus *m*: *Syn: Drogenikterus*; durch Arzneimittel oder Drogen verursachte Gelbsucht; Ⓔ *drug-induced jaundice*

Arz|nei|mit|tel|in|ter|ak|ti|on *pl*: *Syn: Arzneimittelwechselwirkungen*; Wechselwirkung von zwei oder mehreren Medikamenten; es kann sowohl zu einer Abschwächung als auch einer Verstärkung der Wirkung kommen; Ⓔ *drug interaction*

Arz|nei|mit|tel|in|ter|fe|renz *f*: gegenseitige Beeinflussung der Wirkung von zwei oder mehreren Medikamenten; es kann sowohl zu einer Abschwächung als auch einer

Verstärkung der Wirkung kommen; Ⓔ *drug interference*

Arz|nei|mit|tel|sucht *f*: *Syn*: *Medikamentenabhängigkeit, Arzneimittelabhängigkeit*; Abhängigkeit von freierhältlichen oder verschreibungspflichtigen Arzneimitteln; Ⓔ *drug addiction, pharmacomania*

Arz|nei|mit|tel|über|emp|find|lich|keit *f*: →*Arzneimittelallergie*

Arz|nei|mit|tel|wech|sel|wir|kun|gen *pl*: →*Arzneimittelinteraktion*

Arz|nei|mit|tel|wir|kung, un|er|wünsch|te *f*: *Syn*: *Nebenwirkung*; therapeutisch nicht erwünschte Wirkung eines Arzneimittels, die zu Änderung oder Absetzen der Therapie führen kann; Ⓔ *side effect, side-effect, by-effect, untoward effect, undesirable effect*

Arz|nei|stoff *m*: →*Arzneimittel*

As-, as- *präf.*: Wortelement mit der Bedeutung „zu../hinzu../an..“; Ⓔ *as-, additional*

A|sa|krie *f*: *Syn*: *Kreuzbeinaplasie*; mangelhafte Ausbildung des Kreuzbeins; Ⓔ *asacria*

As|best *m*: Sammelbegriff für faserförmige silikathaltige Mineralien, die u.a. wegen ihrer Temperaturbeständigkeit in vielen Industrieprodukten eingesetzt wurden; die Gefahr von Asbestose* und Krebsentwicklung führt zunehmend zu einem Ersatz durch andere Stoffe; Ⓔ *asbestos*

As|best|grind *m*: *Syn*: *Tinea amiantacea (Alibert), Tinea asbestina, Pityriasis amiantacea, Keratosis follicularis amiantacea, Impetigo scabida*; meist im Rahmen anderer Erkrankungen [Seborrhoe*, endogenes Ekzem*] auftretende asbestartige, weiß-schimmernde Schuppen; Ⓔ *tinea amiantacea, asbestos-like tinea*

As|bes|to|se *f*: *Syn*: *Asbeststaublunge, Bergflachslunge, Asbestosis pulmonum*; zur Gruppe der Silikatosen* gehörende Pneumokoniose* durch Asbeststaub; neben einer diffusen interstitiellen Lungenfibrose* treten gehäuft Adenokarzinome* der Lunge und Mesotheliome* der Pleura auf; Ⓔ *amianthosis, asbestosis*

As|bes|to|sis pul|mo|num *f*: →*Asbestose*

As|best|staub|lun|ge *f*: →*Asbestose*

As|ca|ri|a|sis *f, pl* **-ses**: →*Askariasis*

As|ca|ris *f*: Spulwurmgattung der Familie **Ascarididae** mit zahlreichen Dünndarmparasiten von Menschen und Tieren; Ⓔ *Ascaris, maw worm*

Ascaris lumbricoides: *Syn*: *Spulwurm*; im Dünndarm des Menschen parasitierender Erreger der Askariasis*; Ⓔ *eelworm, lumbricoid, common roundworm, Ascaris lumbricoides*

A|schel|min|thes *pl*: *Syn*: *Schlauchwürmer, Rundwürmer, Nemathelminthes*; zu den Fadenwürmern zählende Parasiten; zu ihnen gehören u.a. die Klassen Nematodes* und Acanthocephala*; Ⓔ *Aschelminthes, Nemathelminthes*

A|schen|bild *nt*: *Syn*: *Spodogramm*; nach Veraschung der organischen Substanz sichtbare Verteilung anorganischer Bestandteile in einem Gewebeschnitt; Ⓔ *ash picture, spodogram*

Aschner-Dagnigni-Bulbusreflex *m*: *Syn*: *okulokardialer Reflex, Bulbusdruckreflex, Aschner-Versuch, Aschner-Dagnini-Versuch, Bulbusdruckversuch*; Druck auf den Augapfel führt zu Bradykardie, Hautblässe und Brechreiz; Ⓔ *eyeball compression reflex, eyeball-heart reflex, oculocardiac reflex, Ashley's phenomenon, Aschner's reflex, Aschner's sign*

Aschner-Versuch *m*: →*Aschner-Dagnigni-Bulbusreflex*

Aschoff-Geipel-Knötchen *nt*: *Syn*: *Rheumaknötchen, Aschoff-Knötchen, rheumatisches Knötchen, rheumatisches Granulom*; bei rheumatischem Fieber auftretendes knötchenförmiges Granulom, v.a. im interstitiellen Herzmuskelgewebe; Ⓔ *Aschoff's bodies, Aschoff's nodules*

Aschoff-Knötchen *nt*: →*Aschoff-Geipel-Knötchen*

Aschoff-Tawara-Knoten *m*: →*Atrioventrikularknoten*

As|ci|tes *m*: →*Aszites*

Ascoli-Reaktion *f*: →*Ascoli-Test*

Ascoli-Test *m*: *Syn*: *Ascoli-Reaktion, Thermopräzipitationstest*; Ringtest zum Nachweis von Milzbrandantigen; Ⓔ *Ascoli's test*

As|co|my|ce|tes *pl*: *Syn*: *Schlauchpilze, Askomyzeten, Ascomycotina*; zu den echten Pilzen gehörende größte Klasse der Pilze; vermehrt sich sexuell [Askosporen*] und asexuell [Konidiosporen*]; Ⓔ *Ascomycetes, Ascomycetae, Ascomycotina, sac fungi*

As|co|my|co|ti|na *pl*: →*Ascomycetes*

As|cor|bin|säu|re *f*: *Syn*: *Askorbinsäure, Vitamin C*; wasserlösliches, leicht oxidierbares Vitamin, das in vielen Früchten und Gemüsen vorkommt; Vitamin C-Mangel betrifft v.a. Knochen, Knorpel und Zähne; Ⓔ *ascorbic acid, vitamin C, antiscorbutic vitamin, cevitamic acid*

-ase *suf.*: Wortelement mit der Bedeutung „Enzym“; Ⓔ *-ase*

a|se|kre|to|risch *adj*: ohne Sekretion; Ⓔ *without secretion, asecretory*

A|se|mia *f*: →*Asymbolie*

A|se|mie *f*: →*Asymbolie*

A|sep|sis *f*: **1.** Keimfreiheit **2.** *Syn*: *Aseptik; Sterilisation, Sterilisierung*; Herbeiführen von Keimfreiheit; Ⓔ **1.** *asepsis* **2.** *asepsis, sterilization*

A|sep|tik *f*: **1.** *Syn*: *Asepsis*; Sterilisation, Sterilisierung; Herbeiführen von Keimfreiheit **2.** keimfreie Wundbehandlung; Ⓔ **1.** *asepsis, sterilization* **2.** *asepsis, asepticism*

a|sep|tisch *adj*: **1.** Asepsis betreffend, keimfrei; steril **2.** (*Entzündung*) ohne Erregerbeteiligung; avaskulär; Ⓔ **1.** *relating to asepsis, marked by asepsis, antiseptic, aseptic, clean* **2.** *aseptic*

a|se|xu|al *adj*: →*asexuell*

A|se|xu|a|li|tät *f*: ohne sexuelles Verlangen, ohne Sextrieb; Ⓔ *asexuality*

a|se|xu|ell *adj*: **1.** (*biolog.*) geschlechtslos, ungeschlechtlich, nicht geschlechtlich **2.** (*Beziehung*) ohne Sexualverkehr, platonisch; Ⓔ **1.** *asexual, sexless* **2.** *not sexual, asexual*

Asherman-Fritsch-Syndrom *nt*: *Syn*: *Asherman-Syndrom*; partielle oder vollständige Verklebung der Gebärmutterhöhle durch Verwachsungsstränge; Ⓔ *Asherman's syndrome*

Asherman-Syndrom *nt*: →*Asherman-Fritsch-Syndrom*

A|si|a|lie *f*: *Syn*: *Aptyalismus, Xerostomie*; fehlende Speichelsekretion; Ⓔ *aptyalia, aptyalism, asialia, xerostomia*

A|si|de|ro|se *f*: *Syn*: *Sideropenie, Asiderosis*; Eisenmangel; Ⓔ *asiderosis*

As|ka|ri|a|sis *f, pl* **-ses**: *Syn*: *Spulwurminfektion, Askariose, Askaridose, Ascariasis*; durch Befall mit dem Spulwurm/Ascaris lumbricoides hervorgerufene Erkrankung; Ⓔ *lumbricosis, ascariasis, ascaridiasis, ascaridosis, ascariosis*

As|ka|ri|di|a|sis *f, pl* **-ses**: →*Askariasis*

As|ka|ri|do|se *f*: →*Askariasis*

As|ka|ri|o|se *f*: →*Askariasis*

as|ka|ri|zid *adj*: askariden(ab)tötend, spulwurmtötend; Ⓔ *ascaricidal, lumbricidal*

As|ko|my|ze|ten *pl*: →*Ascomycetes*

As|kor|bin|säu|re *f*: →*Ascorbinsäure*

As|kor|bin|u|rie *f*: *Syn*: *Askorburie*; Ascorbinsäureausscheidung im Harn; Ⓔ *ascorburia*

As|korb|u|rie *f*: →*Askorbinurie*

As|ko|spo|re *f*: im Askus* gebildete Hauptfruchtform der Schlauchpilze*; Ⓔ *ascospore*

As|kus *m*: *Syn*: *Sporenschlauch*; zylindrische Zelle im Fruchtkörper von Schlauchpilzen, in dem die Askosporen gebildet werden; Ⓔ *ascus*

A|som|nie *f*: Schlaflosigkeit; Ⓔ *sleeplessness, wakeful-*

A

ness, insomnia, vigilance

As|pa|ra|gin *nt*: nicht-essentielle Aminosäure; Monoamid der Asparaginsäure; Ⓔ *asparagine*

As|pa|ra|gin|a|mi|da|se *f*: → *Asparaginase*

As|pa|ra|gi|na|se *f*: *Syn: Asparaginamidase*; zur Behandlung von Lymphomen und Leukämien verwendetes Zytostatikum*; Ⓔ *asparaginase*

As|pa|ra|gin|säu|re *f*: *Syn: Aminobernsteinsäure*; nicht-essentielle Aminosäure; Ⓔ *aspartic acid, asparaginic acid, α-aminosuccinic acid*

As|par|tam *nt*: synthetischer Süßstoff, der wesentlich süßer schmeckt als Zucker [ca. 200mal]; Ⓔ *aspartame*

As|par|ta|se *f*: *Syn: Aspartatammoniaklyase*; Enzym, das die Desaminierung von Asparaginsäure* zu Fumarsäure* katalysiert; Ⓔ *aspartate ammonia-lyase, aspartase*

As|par|tat *nt*: Salz der Asparaginsäure*; Ⓔ *aspartate*

As|par|tat|a|mi|no|trans|fe|ra|se *f*: *Syn: Aspartattransaminase, Glutamatoxalacetattransaminase*; u.a. in der Leber vorkommendes Enzym, das die Umwandlung von L-Aspartat in Oxalacetat katalysiert; wichtig für Diagnose und Verlaufskontrolle von Leber- und Muskelerkrankungen sowie Herzinfarkt; Ⓔ *aspartate aminotransferase, aspartate transaminase, glutamic-oxaloacetic transaminase, serum glutamic oxaloacetic transaminase*

As|par|tat|am|mo|ni|ak|ly|a|se *f*: → *Aspartase*

As|par|tat|trans|a|mi|na|se *f*: → *Aspartataminotransferase*

As|per|gil|lom *nt*: bei Lungenaspergillose auftretendes Myzetom* in vorgebildeten Höhlen [Kaverne, Bronchiektase]; Ⓔ *aspergilloma, fungus ball*

As|per|gil|lo|se *f*: *Syn: Aspergillusmykose*; durch Aspergillus-Species hervorgerufene, durch typische Granulome [**Aspergillome**] gekennzeichnete Mykose* mit Befall von Haut, Schleimhäuten, Ohr und Lunge; Ⓔ *aspergillosis, aspergillomycosis*

allergische bronchopulmonale Aspergillose: *Syn: bronchopulmonale Aspergillose*; durch eine allergische Reaktion auf Aspergillus-Antigene hervorgerufene Kombination von Asthma* bronchiale und exogen allergischer Alveolitis* bei Asthmatikern; Ⓔ *bronchopneumonic aspergillosis, pulmonary aspergillosis, bronchopulmonary aspergillosis*

bronchopulmonale Aspergillose: → *allergische bronchopulmonale Aspergillose*

As|per|gil|lus *m, pl* **-li**: *Syn: Kolbenschimmel, Gießkannenschimmel*; Schimmelpilz mit kolbigen Konidien; z.T. Krankheitserreger [Aspergillose*], z.T. Toxinbildner [Aspergillustoxikose*]; Ⓔ *Aspergillus*

As|per|gil|lus|my|ko|se *f*: → *Aspergillose*

As|per|gil|lus|to|xi|ko|se *f*: durch Aspergillus-Species hervorgerufene Form der Mykotoxikose*; Ⓔ *aspergillustoxicosis, aspergillotoxicosis*

a|sperm *adj*: *Syn: aspermatisch*; Aspermie betreffend; Ⓔ *relating to aspermatism, aspermatic, aspermic*

A|sper|ma|tie *f*: *Syn: Aspermatismus*; fehlender Samenerguss beim Höhepunkt; Ⓔ *aspermatism, aspermia*

a|sper|ma|tisch *adj*: → *asperm*

A|sper|ma|tis|mus *m*: → *Aspermatie*

A|sper|ma|to|ge|ne|se *f*: Ausbleiben der Spermatogenese*; Ⓔ *aspermatogenesis*

A|sper|mie *f*: Fehlen von Samenzellen im Ejakulat; Ⓔ *aspermatism, aspermia*

A|sphyg|mie *f*: vorübergehende Pulslosigkeit; Ⓔ *asphygmia*

a|sphyk|tisch *adj*: Asphyxie betreffend, durch sie bedingt; Ⓔ *relating to asphyxia, asphyctic, asphyctous, asphyxial*

A|sphy|xia *f*: → *Asphyxie*

Asphyxia neonatorum: *Syn: Neugeborenenasphyxie, Depressionszustand des Neugeborenen, Atemdepressionszustand des Neugeborenen*; unmittelbar nach der Geburt einsetzende Atemdepression und Asphyxie durch Unreife der Gehirnzentren; Ⓔ *respiratory failure in the newborn, asphyxia of the newborn, neonatal asphyxia*

A|sphy|xie *f*: *Syn: Asphyxia*; durch Störung der Atmung oder Herzkreislauffunktion verursachte Atemdepression oder Atemstillstand mit Pulsschwäche oder Pulslosigkeit; Ⓔ *asphyxia*

A|spi|rat *nt*: durch Aspiration gewonnene Flüssigkeit; Ⓔ *aspirate*

A|spi|ra|ti|on *f*: **1.** Fremdstoffeinatmung in die Lunge **2.** Ansaugen, Absaugen, Aufsaugen; (*Gelenk*) Punktion; Ⓔ **1.–2.** *aspiration*

A|spi|ra|ti|ons|bi|op|sie *f*: *Syn: Saugbiopsie*; Biopsie* mit Aspiration von Flüssigkeit oder Gewebe; Ⓔ *aspiration biopsy*

A|spi|ra|ti|ons|pneu|mo|nie *f*: durch Einatmung von Fremdstoffen [Blut, Erbrochenes, Fremdkörper] hervorgerufene Lungenentzündung; Ⓔ *aspiration pneumonia, aspiration pneumonitis, deglutition pneumonia, inhalation pneumonia*

A|spi|ra|tor *m*: Gerät zur Absaugung von Flüssigkeit; Ⓔ *aspirator*

a|spi|rie|ren *v*: **1.** absaugen, ansaugen, aufsaugen; (*Gelenk*) punktieren **2.** durch Aspiration aufnehmen; Ⓔ **1.–2.** *aspirate*

a|spi|riert *adj*: **1.** mittels Aspiration gewonnen **2.** durch Aspiration aufgenommen; Ⓔ **1.** *aspirate* **2.** *aspirate*

A|sple|nie *f*: angeborenes oder erworbenes Fehlen der Milz; Ⓔ *asplenia, asplenism*

A|sple|nie|syn|drom *nt*: *Syn: Milzagenesiesyndrom, Ivemark-Syndrom*; angeborenes Fehlen der Milz in Kombination mit anderen Fehlbildungen [Situs inversus, Angiopathien]; Ⓔ *Ivemark's syndrome, Polhemus-Schafer-Ivemark syndrome, asplenia syndrome*

a|sple|nisch *adj*: Asplenie betreffend, durch sie bedingt; Ⓔ *relating to asplenia, having no spleen, asplenic*

a|spo|ro|gen *adj*: nicht-sporebildend; Ⓔ *not spore-forming*

As|say *m*: Analyse, Test, Probe, Nachweisverfahren, Bestimmung; Ⓔ *assay, test, analysis, trial*

As|si|mi|la|ti|on *f*: **1.** (*biochem.*) Aufnahme von Nahrungsstoffen und Einbau oder Umwandlung in körpereigene Stoffe **2.** (*psychol.*) Angleichung, Anpassung an die Umwelt; Ⓔ **1.–2.** *assimilation*

As|si|mi|la|ti|ons|be|cken *nt*: durch Einbeziehung des letzten Lendenwirbels [**hohes Assimilationsbecken**] oder ersten Steißbeinwirbels [**niedriges Assimilationsbecken**] entstandene Beckenanomalie; Ⓔ *assimilation pelvis*

As|si|mi|la|ti|ons|wir|bel *m*: *Syn: Übergangswirbel*; erster oder letzter Wirbel einer Wirbelgruppe der Merkmale der angrenzenden Wirbelgruppe aufweist; Ⓔ *transitional vertebra*

as|si|mi|la|to|risch *adj*: Assimilation betreffend, mittels Assimilation; Ⓔ *assimilatory*

as|si|mi|lier|bar *adj*: durch Assimilation in den Körper aufnehmbar; Ⓔ *assimilable, assimilatory*

as|sis|tiert *adj*: gestützt, unterstützt, mit Hilfe von; Ⓔ *assisted (von by)*

Assmann-Herd *m*: *Syn: Assmann-Frühinfiltrat*; bei der Tuberkulose* vorkommender Herd im Lungenoberlappen; Ⓔ *Assmann's focus, Assmann's tuberculous infiltrate*

As|so|zi|a|ti|on *f*: Verbindung, Verknüpfung, Vereinigung; Ideenverknüpfung, Gedankenverknüpfung; Ⓔ *association*

As|so|zi|a|ti|ons|fa|ser *f*: *Syn: Fibra associationis, Neurofibra associationis*; verschiedene Hirnrindengebiete miteinander verbindende Faser; Ⓔ *association fiber*

As|so|zi|a|ti|ons|fel|der *pl*: durch Assoziationsfasern verbundene Areale der Großhirnrinde; Ⓔ *association*

A

areas

As|so|zi|a|ti|ons|ver|such *m*: psychologisches Testverfahren, bei dem der Proband spontan auf ein Reizwort antwortet; ausgewertet werden Inhalt und Reaktionszeit; Ⓔ *association test*

as|so|zi|a|tiv *adj*: auf Assoziation beruhend, mittels Assoziation; Ⓔ *associative*

A|sta|sie *f*: Unfähigkeit zu stehen; Ⓔ *astasia*

Astasie-Abasie-Syndrom *nt*: kombinierte Geh- und Stehstörung bei Kleinhirn- oder Brückenhaubenschädigung; Ⓔ *Blocq's disease, astasia-abasia*

a|sta|tisch *adj*: Astasie betreffend; Ⓔ *relating to astasia, astatic*

Ast|block *m*: *Syn: Arborisationsblock, Verzweigungsblock*; Herzblock durch eine Störung der Erregungsleitung in den Ästen der Tawara*-Schenkel; Ⓔ *arborization (heart) block*

A|ste|a|to|se *f*: →*Asteatosis cutis*

A|ste|a|to|sis *f, pl* **-ses**: mangelnde oder fehlende Sekretion der Talgdrüsen; Ⓔ *asteatosis, asteatodes*

Asteatosis cutis: *Syn: Exsikkationsekzem, Exsikkationsdermatitis, asteatotisches Ekzem, xerotisches Ekzem, Austrocknungsekzem, Exsikkationsekzematid, Xerosis*; durch extrem trockene Haut hervorgerufenes chronisches Ekzem* durch Sebostase* bei älteren Menschen [**seniles/geriatrisches Ekzem**], bei übermäßiger Reinigung und Entfettung der Haut [**angewaschenes Ekzem**] oder durch Wettereinflüsse [Wind, Kälte]; **Therapie**: Verwendung ölhaltiger Badezusätze und rückfettender Salben; Harnstoffpräparate*; Ⓔ *winter eczema, winter itch, xerotic eczema, asteatosis, asteatotic eczema, asteatodes*

a|ste|a|to|tisch *adj*: Asteatose betreffend, durch sie bedingt; Ⓔ *relating to or caused by asteatosis, asteatotic*

As|ter *f*: *Syn: Astrosphäre*; strahlenförmige Mikrotubulianordnung um die beiden Zentriolen während der Mitose; Ⓔ *astrosphere, aster, kinosphere, attraction sphere, paranuclear body*

A|ste|re|o|gno|sis *f, pl* **-ses**: *Syn: taktile Agnosie, Astereognosie*; Unfähigkeit, Gegenstände durch Betasten zu erkennen; Ⓔ *stereoagnosis*

a|ste|re|o|gno|tisch *adj*: *Syn: stereoagnostisch*; Tastlähmung/Astereognosie betreffend; Ⓔ *relating to stereoagnosis, stereoagnostic*

As|te|ri|xis *f*: *Syn: Flattertremor, Flapping-Tremor*; grobschlägiger Tremor* im präkomatösen Zustand bei verschiedenen Erkrankungen; Ⓔ *flapping tremor, liver flap, asterixis*

A|ster|nie *f*: *Syn: Sternumaplasie*; mangelnde Ausbildung des Brustbeins/Sternums; Ⓔ *asternia*

as|te|ro|id *adj*: sternförmig; Ⓔ *asteroid, starshaped*

A|sthe|nie *f*: *Syn: Asthenia*; Kraftlosigkeit, Energielosigkeit, Schwäche; Ⓔ *adynamia, asthenia, weakness, lack of energy*

neurozirkulatorische Asthenie: *Syn: Effort-Syndrom, DaCosta-Syndrom, Soldatenherz, Phrenikokardie*; meist bei jüngeren Männern auftretende, belastungsunabhängige Symptomatik mit Hyperventilation*, Tachykardie*, Herzschmerzen und Engegefühl; neben einer psychosomatischen Komponente wird auch eine Übererregbarkeit des Atemzentrums als Ursache diskutiert; Ⓔ *neurocirculatory asthenia, phrenocardia, cardiophrenia, functional cardiovascular disease, irritable heart, soldier's heart, effort syndrome, DaCosta's syndrome, disordered action of the heart*

a|sthe|nisch *adj*: **1.** Asthenie betreffend, kraftlos **2.** von asthenischem Körperbau, schlankwüchsig; Ⓔ **1.** *relating to or characterized by asthenia, asthenic* **2.** *asthenic*

A|sthe|no|ko|rie *f*: *Syn: Arroyo-Zeichen*; Trägheit der Pupillenreaktion; Ⓔ *asthenocoria, Arroyo's sign*

a|sthe|no|phob *adj*: Asthenophobie betreffend, durch sie gekennzeichnet; Ⓔ *relating to or marked by asthenophobia, asthenophobic*

A|sthe|no|pho|bie *f*: krankhafte Angst vor körperlicher Schwäche; Ⓔ *irrational fear of being weak, asthenophobia*

A|sthe|no|pie *f*: Schwachsichtigkeit durch Überbeanspruchung des Auges; Ⓔ *asthenopia, eyestrain, ophthalmocopia*

a|sthe|no|pisch *adj*: Asthenopie betreffend, durch sie bedingt; Ⓔ *relating to or suffering from asthenopia, asthenopic*

a|sthe|no|sperm *adj*: Asthenospermie betreffend, durch sie bedingt; Ⓔ *asthenospermic*

A|sthe|no|sper|mie *f*: *Syn: Asthenozoospermie*; verminderte Beweglichkeit oder Bewegungslosigkeit der Spermien im Ejakulat; Ⓔ *asthenospermia*

a|sthe|no|zo|o|sperm *adj*: →*asthenosperm*

A|sthe|no|zo|o|sper|mie *f*: →*Asthenospermie*

A|sthen|u|rie *f*: Unvermögen der Niere den Harn zu konzentrieren; Ⓔ *asthenuria*

-ästhesie *suf.*: Wortelement mit der Bedeutung „Empfindung/Gefühl/Sensibilität"; Ⓔ *-esthesia*

Ästhesio-, ästhesio- *präf.*: Wortelement mit der Bedeutung „Empfindung/Wahrnehmung/Gefühl"; Ⓔ *esthesi(o)-, aesthesi(o)-*

Äs|the|si|o|neu|ro|se *f*: Erkrankung sensibler Nerven; Ⓔ *esthesioneurosis, esthesionosus, sensory neurosis*

-ästhetisch *suf.*: in Adjektiven verwendetes Wortelement mit der Bedeutung „empfindend/fühlend"; Ⓔ *-esthetic*

Asth|ma *nt*: anfallsweise Atemnot; meist gleichgesetzt mit Asthma bronchiale; Ⓔ *asthma, suffocative catarrh*

Asthma bronchiale: *Syn: Bronchialasthma*; durch exogene oder endogene Faktoren ausgelöste anfallsweise Atemnot mit Bronchialverengung und vorwiegend exspiratorischer Ventilationsbehinderung; Ⓔ *spasmodic asthma, bronchial asthma, bronchial allergy, asthma*

bronchitisches Asthma: →*Asthmabronchitis*

Asthma cardiale: *Syn: Herzasthma*; meist in der Nacht auftretende Atemnot durch eine Lungenstauung bei Linksherzinsuffizienz; Ⓔ *Rostan's asthma, cardial asthma, cardiasthma*

katarrhalisches Asthma: →*Asthmabronchitis*

Asth|ma|bron|chi|tis *f, pl* **-ti|den**: *Syn: bronchitisches Asthma, katarrhalisches Asthma*; durch eine Bronchitis ausgelöstes Asthma (bronchiale); Ⓔ *bronchitic asthma, catarrhal asthma*

Asth|ma|kris|tal|le *pl*: *Syn: Charcot-Leyden-Kristalle*; spitze Kristalle im Sputum bei Asthma* bronchiale; Ⓔ *asthma crystals, leukocytic crystals, Leyden's crystals, Charcot-Leyden crystals*

asth|ma|tisch *adj*: Asthma betreffend, kurzatmig; Ⓔ *relating to or affected with asthma, asthmatic, asthmatical*

asth|ma|to|id *adj*: asthmaähnlich, asthmaartig, mit den Symptomen von Asthma; Ⓔ *resembling asthma, asthmatiform*

asth|mo|gen *adj*: asthmaverursachend, asthmaauslösend; Ⓔ *causing asthma, asthmogenic*

a|stig|ma|tisch *adj*: *Syn: stabsichtig*; Astigmatismus betreffend, durch ihn bedingt; Ⓔ *relating to astigmatism, astigmatic, astigmatical, astigmic*

A|stig|ma|tis|mus *m*: *Syn: Brennpunktlosigkeit, Stabsichtigkeit*; Refraktionsanomalie, bei der das Licht nicht in einem Punkt, sondern nur als Linie fokussiert werden kann; Ⓔ *astigmia, astigmatism*

kornealer Astigmatismus: *Syn: Hornhautastigmatismus*; durch Unregelmäßigkeiten in der Hornhaut verursachte Stabsichtigkeit; Ⓔ *corneal astigmatism*

A|stig|ma|to|graf, -graph *m*: *Syn: Astigmograf*; Gerät zur Bestimmung des Astigmatismus; Ⓔ *astigmatograph, astigmagraph*

A|stig|ma|to|me|ter *nt*: *Syn: Astigmometer, Astigmatoskop*;

A

Gerät zur Messung des Astigmatismus; Ⓔ *astigmatometer, astigmometer*
A|stig|ma|to|me|trie *f*: *Syn:* ***Astigmometrie, Astigmatoskopie, Astigmoskopie***; Messung/Bestimmung des Astigmatismus; Ⓔ *astigmatometry, astigmometry*
A|stig|ma|to|skop *nt*: → *Astigmatometer*
A|stig|ma|to|skopie *f*: → *Astigmatometrie*
A|stig|mo|graf, -graph *m*: → *Astigmograf*
A|stig|mo|me|ter *nt*: → *Astigmatometer*
A|stig|mo|me|trie *f*: → *Astigmatometrie*
A|stig|mo|skop *nt*: → *Astigmatometer*
A|stig|mo|sko|pie *f*: → *Astigmatometrie*
Ä|sti|vo|au|tum|nal|fie|ber *nt*: → *Malaria tropica*
A|sto|mie *f*: angeborenes Fehlen des Mundes; Ⓔ *astomia*
As|tra|gal|us *m*: Sprungbein, Talus; Ⓔ *talus, astralagus, ankle bone*
as|tral *adj*: sternförmig, stellar; Ⓔ *relating to an aster, astral*
as|tra|phob *adj*: Gewitterangst/Astraphobie betreffend, durch sie gekennzeichnet; Ⓔ *relating to or caused by astraphobia*
As|tra|pho|bie *f*: *Syn:* ***Gewitterangst, Gewitterfurcht, Keraunophobie***; krankhafte Angst vor Gewittern; Ⓔ *irrational fear of thunder and lightning, astraphobia, astrapophobia*
A-Strep|to|kok|ken *pl*: *Syn:* ***Streptokokken der Gruppe A, Streptococcus pyogenes/haemolyticus/erysipelatis***; Streptokokken, die in der Kultur Betahämolyse* zeigen; u.a. Erreger von Atemwegserkrankungen, Scharlach* und Erysipel*; wichtig sind auch die im Anschluss an die Akuterkrankungen auftretenden Folgerkrankungen, wie z.B. rheumatisches Fieber*; Ⓔ *group A streptococci, Streptococcus pyogenes, Streptococcus erysipelatis, Streptococcus hemolyticus, Streptococcus scarlatinae*
Astro-, astro- *präf.*: Wortelement mit der Bedeutung „Stern"; Ⓔ *astro-, star*
As|tro|blast *m*: jugendlicher Astrozyt*; Ⓔ *astroblast*
As|tro|blas|tom *nt*: aus Astroblasten bestehendes malignes Astrozytom*; Ⓔ *astroblastoma*
As|tro|cy|to|ma *nt, pl* **-ma|ta**: → *Astrozytom*
As|tro|glia *f*: *Syn:* ***Makroglia***; aus Astrozyten bestehende großzellige Glia*; Ⓔ *astroglia, macroglia*
As|tro|vi|rus *nt, pl* **-ren**: selten auf den Menschen übertragenes Virus von Vögeln und Säugetieren; Ⓔ *astrovirus*
As|tro|zyt *m*: *Syn:* ***Sternzelle***; sternenförmige Zelle der Neuroglia*; Ⓔ *astrocyte, spider cell, macroglia cell*
As|tro|zy|tom *nt*: *Syn:* ***Astrocytoma***; primär gutartiger, aus Astrozyten aufgebauter Hirntumor, der zu Rezidiven und maligner Entartung neigt; Ⓔ *astrocytoma, astrocytic glioma, astroma*
As|tro|zy|to|se *f*: meist reaktive Proliferation von Astrozyten im Rahmen eines entzündlichen oder degenerativen Prozesses der Neuronen; Ⓔ *astrocytosis*
as|tro|zy|to|tisch *adj*: Astrozytose betreffend; Ⓔ *relating to astrocytosis*
Astrup-Methode *f*: indirekte Bestimmung des Kohlendioxidpartialdruckes im arteriellen Blut oder Kapillarblut; Ⓔ *Astrup procedure*
A|syl|la|bie *f*: Unvermögen zur Silbenerkennung oder -bildung; Ⓔ *asyllabia*
A|sym|bo|lie *f*: *Syn:* ***Asemia, Asemie***; Störung im Gebrauch und der Erkennung von Zeichen und Symbolen; Ⓔ *asemia, asymbolia, asymboly*
a|sym|me|trisch *adj*: ohne Symmetrie, ungleichmäßig, unsymmetrisch; Ⓔ *asymmetrical, asymmetric, dissymmetrical, dissymmetric*
a|symp|to|ma|tisch *adj*: ohne Symptome (verlaufend), symptomlos, symptomarm; Ⓔ *without symptoms, asymptomatic*
a|syn|chron *adj*: nicht gleichzeitig, nicht synchron; Ⓔ *not synchronous, asynchronous*
A|syn|er|gie *f*: meist durch Kleinhirnstörungen verursachte Ataxie* durch Störung der Koordination der Einzelbewegungen der verschiedenen Muskeln; Ⓔ *asynergy, asynergia*
a|syn|er|gisch *adj*: Asynergie betreffend, durch sie bedingt; Ⓔ *asynergic*
A|syn|kli|tis|mus *m*: Abweichung der Pfeilnaht des kindlichen Kopfes von der Beckenführungslinie bei der Geburt als Anpassungsvorgang an ein enges Becken; Ⓔ *asynclitism, obliquity*
A|sy|sto|lie *f*: *Syn:* ***Herzstillstand***; durch Ausbleiben der Herzmuskelkontraktion ausgelöster Herz-Kreislauf-Stillstand; Ⓔ *cardiac standstill, asystole, asystolia, Beau's syndrome*
a|sy|sto|lisch *adj*: Asystolie betreffend, durch sie bedingt; Ⓔ *relating to asystolia, asystolic*
as|zen|die|rend *adj*: (auf-, an-)steigend, nach oben strebend; Ⓔ *ascending*
As|zi|tes *m*: *Syn:* ***Bauchwassersucht, Ascites, Hydrops abdominis***; Ansammlung von Flüssigkeit in der freien Bauchhöhle; je nach Ursache bildet sich ein **entzündlicher Aszites** [durch Exsudat*], **nichtentzündlicher Aszites** [durch Transsudat], **chylöser Aszites** [durch Lymphflüssigkeit] oder **hämorrhagischer Aszites** [mit Blutbeimengung]; Ⓔ *ascites, abdominal dropsy, hydroperitoneum, hydroperitonia*
adipöser Aszites: → *fettiger Aszites*
blutiger Aszites: *Syn:* ***Hämaskos, hämorrhagischer Aszites***; Aszites mit Blutbeimengung; Ⓔ *hemorrhagic ascites, bloody ascites*
chylöser Aszites: *Syn:* ***Chylaskos, Chylaszites, Chyloperitoneum***; chylöser Erguss in der Bauchhöhle; Ⓔ *chyloperitoneum, chyliform ascites, chylous ascites*
fettiger Aszites: *Syn:* ***adipöser Aszites***; milchig-trüber Aszites mit Fetttröpfchen; Ⓔ *milky ascites, fatty ascites*
hämorrhagischer Aszites: → *blutiger Aszites*
as|zi|tisch *adj*: Aszites betreffend, durch ihn bedingt; Ⓔ *relating to ascites, ascitic*
At-, at- *präf.*: Wortelement mit der Bedeutung „zu../hinzu../an.."; Ⓔ *at-, additional*
a|tak|tisch *adj*: **1.** *Syn:* ***ataxisch***; Ataxie betreffend, durch Ataxie bedingt **2.** ungleichmäßig, unregelmäßig, ungeordnet, unkoordiniert; Ⓔ **1.** *relating to ataxia, atactic, ataxic* **2.** *atactic*
A|ta|rak|ti|kum *nt, pl* **-ka**: *Syn:* ***Ataraxikum, Tranquilizer, Psychosedativum, Sedativum***; Beruhigungsmittel; Ⓔ *ataractic, ataraxic, psychosedative, tranquilizer*
a|ta|rak|tisch *adj*: Ataraxie betreffend oder bewirkend, beruhigend; Ⓔ *ataractic, ataraxic*
A|ta|ra|xie *f*: Unerschütterlichkeit, (Seelen-)Ruhe; Ⓔ *ataraxia, ataraxy, tranquility*
A|ta|ra|xi|kum *nt, pl* **-ka**: *Syn:* ***Ataraktikum***; Beruhigungsmittel; Ⓔ *ataractic, ataraxic, tranquilizer*
A|ta|vis|mus *m*: Auftreten von entwicklungsgeschichtlich frühen Formbildungen; Ⓔ *atavism*
a|ta|vis|tisch *adj*: Atavismus betreffend; Ⓔ *relating to atavism, atavistic, atavic*
A|ta|xia *f*: → *Ataxie*
Ataxia teleangiectatica: → *Ataxia-Teleangiectasia*
Ataxia-Teleangiectasia *f*: *Syn:* ***progressive zerebelläre Ataxie, Louis-Bar-Syndrom, Teleangiektasie-Ataxie-Syndrom, Ataxia teleangiectatica***; autosomal-rezessive Erbkrankheit mit progredienten zerebellären und extrapyramidal motorischen Störungen; Ⓔ *ataxia-teleangiectasia (syndrome), Louis-Bar syndrome, ataxia telangiectasia*
A|ta|xie *f*: *Syn:* ***Ataxia***; gestörte Bewegungskoordination durch eine zentralnervöse Störung; Ⓔ *ataxia, ataxy, dyssynergia, amyotaxia, amyotaxy, incoordination*
lokomotorische Ataxie: *Syn:* ***Gangataxie***; Ataxie mit

ausgeprägter Gangstörung bei Beteiligung der Rumpf- und Gliedmaßenmuskulatur; Ⓔ *gait ataxia, locomotor ataxia, ataxia of gait*

motorische Ataxie: Ataxie bei Störung der motorischen Zentren oder Bahnen; Ⓔ *kinetic ataxia, motor ataxia*

progressive zerebelläre Ataxie: *Syn: Louis-Bar-Syndrom, Ataxia-Teleangiectasia, Teleangiektasie-Ataxie-Syndrom, Ataxia teleangiectatica*; autosomal-rezessive Erbkrankheit mit progredienten zerebellären und extrapyramidal motorischen Störungen; Ⓔ *ataxia-teleangiectasia (syndrome), Louis-Bar syndrome*

spinale Ataxie: *Syn: Hinterstrangataxie*; Ataxie bei Störung der sensiblen Hinterstrangbahnen des Rückenmarks; Ⓔ *spinal ataxia*

zerebelläre Ataxie: Ataxie durch Erkrankungen des Kleinhirns; Ⓔ *cerebellar ataxia*

a|ta|xisch *adj*: *Syn: ataktisch*; Ataxie betreffend, durch Ataxie bedingt; Ⓔ *relating to or suffering from ataxia, atactic, ataxic*

A|ta|xo|phe|mie *f*: Störung der Stimmmuskelkoordination; Ⓔ *ataxophemia, ataxiophemia*

a|ta|xo|phob *adj*: Ataxophobie betreffend, durch sie gekennzeichnet; Ⓔ *relating to or marked by ataxophobia*

A|ta|xo|pho|bie *f*: krankhafte Angst vor Unordnung; Ⓔ *irrational fear of order, ataxophobia, ataxiophobia*

A|tel|ek|ta|se *f*: *Syn: Lungenatelektase*; verminderter oder fehlender Luftgehalt der Lungenbläschen mit Kollaps der betroffenen Lungenteile; Ⓔ *atelectasis*

a|tel|ek|ta|tisch *adj*: Atelektase betreffend; Ⓔ *relating to atelectasis, atelectatic*

A|te|len|ke|pha|lie *f*: → *Ateloenzephalie*

A|te|len|ze|pha|lie *f*: → *Ateloenzephalie*

A|te|lie *f*: unvollständige Entwicklung eines Organs oder Gewebes; Ⓔ *imperfect development, incomplete development, atelia, ateliosis*

A|te|lo|car|die *f*: unvollständige Entwicklung des Herzens; Ⓔ *atelocardia*

a|te|lo|ce|phal *adj*: → *atelokephal*

A|te|lo|ce|pha|lie *f*: → *Atelokephalie*

A|te|lo|chei|lie *f*: *Syn: Atelochilie*; unvollständige Entwicklung der Lippe(n); Ⓔ *atelocheilia*

A|te|lo|chei|rie *f*: *Syn: Atelochirie*; unvollständige Entwicklung der Hände; Ⓔ *atelocheiria*

A|te|lo|chi|lie *f*: → *Atelocheilie*

A|te|lo|chi|rie *f*: → *Atelocheirie*

A|te|lo|en|ke|pha|lie *f*: → *Ateloenzephalie*

A|te|lo|en|ze|pha|lie *f*: *Syn: Atelenkephalie, Ateloenkephalie, Atelenzephalie*; unvollständige Entwicklung des Gehirns; Ⓔ *ateloencephalia*

A|te|lo|glos|sie *f*: unvollständige Entwicklung der Zunge; Ⓔ *ateloglossia*

A|te|lo|gna|thie *f*: unvollständige Entwicklung des Ober- oder Unterkiefers; Ⓔ *atelognathia*

a|te|lo|ke|phal *adj*: *Syn: atelocephal*; Atelokephalie betreffend; Ⓔ *atelocephalous*

A|te|lo|ke|pha|lie *f*: *Syn: Atelocephalie*; unvollständige Entwicklung des Schädels; Ⓔ *atelocephaly*

A|te|lo|mye|lie *f*: unvollständige Entwicklung des Rückenmarks; Ⓔ *atelomyelia*

A|te|lo|po|die *f*: unvollständige Entwicklung der Füße; Ⓔ *atelopodia*

A|te|lo|pro|so|pie *f*: unvollständige Entwicklung des Gesichts; Ⓔ *ateloprosopia*

A|te|lo|sto|mie *f*: unvollständige Entwicklung des Mundes; Ⓔ *atelostomia*

A|tem|ä|qui|va|lent *nt*: *Syn: spezifische Ventilation, Ventilationsäquivalent*; Verhältnis von Atemminutenvolumen zu Sauerstoffaufnahme; ist z.B. bei körperlicher Arbeit erhöht; Ⓔ *ventilation equivalent*

A|tem|ar|beit *f*: für die Atembewegungen notwendiger Energieaufwand; Ⓔ *respiratory work*

A|tem|beu|tel *m*: luftdichter, elastischer Gummibeutel zur Handbeatmung; Ⓔ *breathing bag*

A|tem|de|pres|si|on *f*: i.d.R. zentral-bedingte Abflachung der Atmung, z.B. durch Narkotika oder Schädelhirnverletzungen; Ⓔ *respiratory depression*

A|tem|de|pres|si|ons|zu|stand des Neugeborenen *m*: *Syn: Neugeborenenasphyxie, Depressionszustand des Neugeborenen, Asphyxia neonatorum*; unmittelbar nach der Geburt einsetzende Atemdepression und Asphyxie durch Unreife der Gehirnzentren; Ⓔ *asphyxia of the newborn, neonatal asphyxia, respiratory failure in the newborn*

A|tem|fre|quenz *f*: Anzahl der Atemzüge pro Minute; Ⓔ *respiratory frequency, respiration rate*

A|tem|gas|a|na|ly|se *f*: Messung der Sauerstoff- und Kohlendioxidkonzentration in der Atemluft; Ⓔ *analysis of respiratory gases*

A|tem|ge|räusch *nt*: *Syn: respiratorisches Geräusch*; durch die einströmende und ausströmende Luft verursachtes Geräusch über Lunge, Bronchien und Luftröhre; Ⓔ *respiratory sound, breath sound*

bronchiales Atemgeräusch: *Syn: bronchiales Atmen, Bronchialatmen*; normales Atemgeräusch über den Bronchien; Ⓔ *bronchial breathing, bronchial murmur, bronchial rales, bronchial breath sounds*

bronchovesikuläres Atemgeräusch: *Syn: bronchovesikuläres/vesikobronchiales Atmen, vesikobronchiales Atemgeräusch*; kombiniert bronchiales und vesikuläres Atemgeräusch; Ⓔ *bronchovesicular breathing, bronchovesicular respiration, rude respiration, harsh respiration, bronchovesicular breath sounds*

vesikobronchiales Atemgeräusch: → *bronchovesikuläres Atemgeräusch*

vesikuläres Atemgeräusch: *Syn: vesikuläres Atmen, Vesikuläratmen, Bläschenatmen*; normales Atemgeräusch, das durch die Ausdehnung der Lungenalveolen entsteht; Ⓔ *vesicular breathing, vesicular murmur, vesicular breath sounds*

A|tem|ge|ruch *m*: *Syn: Mundgeruch, Halitose, Halitosis, Kakostomie, Foetor ex ore*; Bezeichnung für schlechten Mundgeruch, unabhängig von der Genese; Ⓔ *offensive breath, bad breath, halitosis, ozostomia, bromopnea*

A|tem|grenz|wert *m*: maximales Atemminutenvolumen* bei willkürlicher Hyperventilation; Ⓔ *maximum voluntary ventilation, maximal breathing capacity*

A|tem|hilfs|mus|keln *pl*: → *Atemhilfsmuskulatur*

A|tem|hilfs|mus|ku|la|tur *f*: *Syn: Atemhilfsmuskeln, auxiläre Atemmuskeln, auxiläre Atemmuskulatur*; Muskeln, die willkürlich zur Steigerung der Ein- und/oder Ausatmung aktiviert werden können; Ⓔ *accessory respiratory musculature, accessory respiratory muscles*

A|tem|hub|vo|lu|men *nt*: → *Atemzugvolumen*

A|tem|läh|mung *f*: Ausfall der Atemtätigkeit; Ⓔ *respiratory paralysis*

periphere Atemlähmung: Atemlähmung durch einen Ausfall der Atemmuskeln, z.B. bei Myasthenia* gravis oder Polyneuropathie*; Ⓔ *apnea due to paralysis of respiratory muscles*

zentrale Atemlähmung: Atemlähmung durch Schädigung des Atemzentrums in der Medulla* oblongata; Ⓔ *central asphyxia*

A|tem|luft|mi|nu|ten|vo|lu|men *nt*: → *Atemminutenvolumen*

A|tem|mi|nu|ten|vo|lu|men *nt*: *Syn: Atemluftminutenvolumen*; das in einer Minute ein- und ausgeatmete Luftvolumen; Ⓔ *minute ventilation, respiratory volume per minute, minute volume*

A|tem|mus|keln *pl*: *Syn: Atemmuskulatur*; Muskeln, die aktiv an der äußeren Atmung durch eine Verkleinerung [Ausatmung] oder Vergrößerung [Einatmung] des Thoraxvolumens mitwirken; Ⓔ *respiratory mus-*

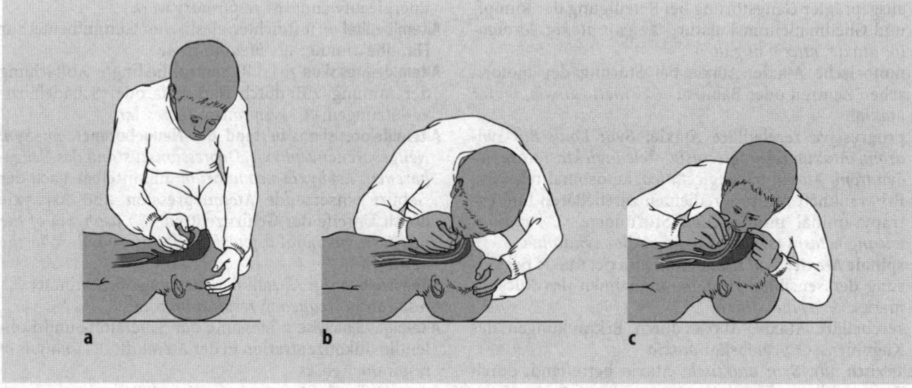

Abb. 8. Atemspende. Mund-zu-Nase-Beatmung [a-b], Mund-zu-Mund-Beatmung [c]

culature, accessory respiratory muscles

auxiläre Atemmuskeln: →*Atemhilfsmuskulatur*

A|tem|mus|ku|la|tur *f.*: →*Atemmuskeln*

Atem|not|syn|drom des Neugeborenen *nt*: *Syn: Respiratory-distress-Syndrom des Neugeborenen*; durch eine Lungenunreife oder Erkrankungen der Atemwege hervorgerufener Komplex von Zyanose* und Dyspnoe*; Ⓔ *congenital alveolar dysplasia, respiratory distress syndrome (of the newborn), idiopathic respiratory distress of the newborn*

A|tem|re|ser|ve *f.*: Differenz von Atemgrenzwert* und Atemminutenvolumen* in Ruhe; Ⓔ *breathing reserve*

A|tem|spen|de *f.*: direkte künstliche Beatmung, z.B. Mund-zu-Mund-Beatmung, Mund-zu-Nase-Beatmung; Ⓔ *mouth-to-mouth resuscitation, kiss of life*

A|tem|still|stand *m*: Apnoe*; Ⓔ *respiratory arrest, apnea*

A|tem|stoß|test *m*: *Syn: Ein-Sekundenkapazität, Tiffeneau-Test, Sekundenkapazität*; Bestimmung der Luftmenge, die nach tiefer Einatmung in einer Sekunde ausgeatmet werden kann; Ⓔ *Tiffeneau's test, forced expiratory volume*

A|tem|vo|lu|men *nt*: →*Atemzugvolumen*

A|tem|we|ge *pl*: die luftleitenden Abschnitte des Respirationstraktes [Mund, Nase, Rachen, Luftröhre und Bronchien]; Ⓔ *respiratory apparatus, air passages, respiratory tract, respiratory system, respiratory passages, airways*

A|tem|weg|wi|der|stand *m*: *Syn: Resistance*; Widerstand der Atemwege gegen den Luftstrom, der bei der Atmung überwunden werden muss; Ⓔ *resistance, airway resistance*

A|tem|zeit|vo|lu|men *nt*: das pro Zeiteinheit ein- und ausgeatmete Luftvolumen; Ⓔ *minute ventilation, minute volume*

A|tem|zen|trum *nt*: in der Medulla* oblongate liegendes Nervenzentrum, das Rhythmus und Automatie der Atmung beeinflusst; Ⓔ *respiratory center*

A|tem|zug|tie|fe *f.*: →*Atemzugvolumen*

A|tem|zug|vo|lu|men *nt*: *Syn: Atemvolumen, Atemhubvolumen, Atemzugtiefe*; die mit einem Atemzug eingeatmete Luftmenge; Ⓔ *tidal air, tidal volume*

Ä|tha|nol *m*: *Syn: Ethanol, Äthylalkohol, Ethylalkohol, Weingeist, Alkohol*; bei der Gärung von Kohlenhydraten entstehender Alkohol, der mit Wasser mischbar ist; Ⓔ *ethanol, ethyl alcohol, spirit, alcohol*

Ä|than|säu|re *f.*: Essigsäure*; Ⓔ *acetic acid, ethanoic acid*

A|the|lie *f.*: angeborenes Fehlen der Brustwarze(n); meist kombiniert mit Amastie*; Ⓔ *athelia*

Ä|then *nt*: Äthylen*; Ⓔ *ethylene, ethene*

Ä|ther *m*: **1.** *Syn: Ether*; chemische Verbindung mit der allgemeinen Formel R_1–O–R_2, wobei R für Alkylrest steht; meist leicht flüchtige Substanzen, die als Lösungsmittel verwendet werden **2.** *Syn: Ether, Diäthyläther, Diethylether*; durch Wasserabspaltung aus zwei Äthylalkoholmolekülen gewonnene klare, berauschende Flüssigkeit, die früher als Narkosemittel [**Aether pro narcosi**] verwendet wurde; Ⓔ **1.** *ether* **2.** *ethyl ether; diethyl ether; ether*

ä|the|risch *adj*: ätherhaltig, leicht flüchtig; Ⓔ *ethereal, ethereous, etherial, etheric, essential, volatile, aerial*

a|ther|man *adj*: *Syn: adiatherman*; wärmeundurchlässig, nicht durchlässig für Wärmestrahlen; Ⓔ *adiathermal, athermanous*

A|ther|ma|ni|tät *f.*: Wärmeundurchlässigkeit von Stoffen; Ⓔ *adiathermancy, adiathermance, athermancy*

A|the|ro|em|bo|lie *f.*: durch einen Atheroembolus* verursachte Embolie*; Ⓔ *atheroembolism, cholesterol embolism*

A|the|ro|em|bo|lus *m, pl* **-li**: durch Ablösung von atheromatösem Material gebildeter Embolus*; Ⓔ *atheroembolus, cholesterol embolus*

a|the|ro|gen *adj*: die Atherombildung fördernd, zur Atherombildung führend; Ⓔ *causing atherogenesis, atherogenic*

A|the|ro|ge|ne|se *f.*: Atherombildung; Ⓔ *atherogenesis*

A|the|rom *nt*: **1.** *Syn: Grützbeutel*; Haarbalgtumor der Haut **2.** *Syn: atherosklerotische Plaque*; in der Gefäßwand auftretende beetförmige atherosklerotische Veränderungen; Ⓔ **1.** *epidermoid, wen, atheromatous cyst, epidermal cyst, epidermoid cyst, epithelial cyst, sebaceous cyst* **2.** *atheroma, atheromatous degeneration*

echtes Atherom: *Syn: Epidermoid*; meist multiple, prall-elastische, gelbe Tumoren durch versprengtes Epithelgewebe ohne Ausführungsgang; Ⓔ *epidermoid, wen, atheromatous cyst, epidermal cyst, epidermoid cyst, epithelial cyst, sebaceous cyst*

falsches Atherom: *Syn: Follikelretentionszyste, Ölretentionszyste, Talgretentionszyste, Sebozystom, Steatom*; meist multipel auftretende Retentionszysten der Haut mit punktförmiger Follikelmündung; gleicht dem echten Atherom*; Ⓔ *steatocystoma, steatoma*

a|the|ro|ma|tös *adj*: Atheromatose betreffend, durch sie bedingt; Ⓔ *relating to atheroma, atheromatous*

A|the|ro|ma|to|se *f.*: *Syn: Atherosis*; Bezeichnung für die degenerativen Veränderungen an der Arterienintima bei Arteriosklerose*; Ⓔ *atheromatosis, atherosis*

A|the|ro|sis *f, pl* **-ses**: →*Atheromatose*

A|the|ro|skle|ro|se *f.*: Bezeichnung für die durch atheromatöse Plaques* und sklerotische Veränderungen gekennzeichnete Intimaverkalkung bei Arteriosklerose*; oft gleichgesetzt mit Arteriosklerose*; Ⓔ *atherosclerosis, atherosis, nodular sclerosis, arterial lipoidosis*

A

a|the|ro|skle|ro|tisch *adj*: Atherosklerose betreffend, durch sie bedingt; Ⓔ *relating to or caused by atherosclerosis, atherosclerotic*
a|the|to|id *adj*: athetosenähnlich, an eine Athetose erinnernd; Ⓔ *resembling athetosis, athetoid*
A|the|to|se *f*: *Syn: Athetosis*; durch Störung des extrapyramidal-motorischen Systems hervorgerufene Erkrankung mit typischen unwillkürlichen, unregelmäßigen, langsamen, verkrampft wirkenden Bewegungen mit Hyperflexion oder -extension von Gelenken; Ⓔ *athetosis, mobile spasm*
A|the|to|sis *f, pl* **-ses**: → *Athetose*
Athetosis duplex: *Syn: Hammond-Syndrom, Athétose double*; durch einen frühkindlichen Hirnschaden [Geburtstrauma, Asphyxie*, Icterus* gravis neonatorum] hervorgerufene beidseitige Athetose mit Zeichen anderer zerebraler Schädigungen; Ⓔ *Hammond's disease, double athetosis, double-congenital athetosis*
Athetosis pupillaris: *Syn: Pupillenzittern, Hippus (pupillae)*; durch eine zentralnervöse Schädigung hervorgerufenes Zittern der Pupille; Ⓔ *pupillary athetosis, hippus*
a|the|to|tisch *adj*: Athetose betreffend, durch sie bedingt; Ⓔ *relating to athetosis, athetotic, athetosic*
Ath|le|ten|fuß *m*: *Syn: Sportlerfuß, Fußpilz, Fußpilzerkrankung, Fußmykose, Tinea der Füße, Tinea pedis/pedum, Epidermophytia pedis/pedum*; durch Dermatophyten* hervorgerufene Pilzerkrankung der Füße; häufigste Pilzerkrankung überhaupt; je nach Form findet man Erosionen und Rhagaden der Zehenzwischenräume [**intertriginöser Typ**], schuppende Hyperkeratosen der Fußränder und Ferse [**squamös-hyperkeratotischer Typ**] oder Rötung der Zehenzwischenräume zusammen mit feinlamellärer Schuppung der Fußränder [**oligosymptomatischer Typ**]; Ⓔ *athlete's foot, ringworm of the feet, tinea pedis, tinea pedum, Hong Kong toe*
Ä|thyl|al|ko|hol *m*: → *Äthanol*
Ä|thy|len|di|a|min|te|tra|es|sig|säu|re *f*: *Syn: Ethylendiamintetraessigsäure, Edetinsäure*; organische Säure, die als Chelatbildner im Labor und bei Schwermetallvergiftungen verwendet wird; Ⓔ *ethylenediaminetetraacetic acid, edetic acid, edethamil*
Ä|thy|len|o|xid *nt*: *Syn: Ethylenoxid*; farbloses Gas, das zur Sterilization hitzeempfindlicher Produkte verwendet wird; Ⓔ *ethylene oxide*
Ä|thy|lis|mus *m*: → *Alkoholismus*
A|thy|mie *nt*: angeborenes Fehlen des Thymus; Ⓔ *athymia, athymism, athymismus*
A|thy|re|o|se *f*: *Syn: Athyrie*; angeborenes Fehlen der Schilddrüse; Ⓔ *athyreosis, athyrosis, athyroidosis, athyria, athyroidism*
a|thy|re|ot *adj*: Athyreose betreffend, von ihr betroffen, ohne Schilddrüse; Ⓔ *relating to or caused by athyreosis*
A|thy|rie *f*: angeborenes Fehlen der Schilddrüse; Ⓔ *athyrea, thyroaplasia*
Ä|ti|o|lo|gie *f*: **1.** Lehre von den Krankheitsursachen **2.** (Gesamtheit der) Ursachen einer spezifischen Erkrankung; Ⓔ **1.** *etiology, nosazontology, nosetiology* **2.** *etiology*
ä|ti|o|lo|gisch *adj*: Ätiologie betreffend; Ⓔ *relating to etiology, etiological, etiologic*
Atlanto-, atlanto- *präf.*: Wortelement mit der Bedeutung „erster Halswirbel/Atlas"; Ⓔ *atlas, atlanto-*
at|lan|to|a|xi|al *adj*: Atlas und Axis betreffend oder verbindend; Ⓔ *relating to both atlas and axis, atlantoaxial, atloaxoid*
At|lan|to|a|xi|al|ge|lenk *nt*: *Syn: Atlas-Axisgelenk*; Gelenk zwischen 1. und 2. Halswirbel; Ⓔ *atlantoaxial articulation, atlantoaxial joint, atlantoepistrophic joint*
laterales Atlantoaxialgelenk: *Syn: unteres Kopfgelenk, Articulatio atlantoaxialis lateralis*; seitliches Gelenk zwischen 1. und 2. Halswirbel; Ⓔ *lateral atlantoaxial articulation, lateral atlantoaxial joint, lateral atlantoepistrophic joint*
mediales Atlantoaxialgelenk: *Syn: Articulatio atlantoaxialis mediana*; Gelenk zwischen Atlas und Dens* axis; Ⓔ *medial atlantoaxial articulation, median atlantoaxial articulation, middle atlantoepistrophic articulation, medial atlantoaxial joint, median atlantoaxial joint, middle atlantoepistrophic joint*
atlanto-dental *adj*: → *atlanto-odontoid*
atlanto-occipital *adj*: → *atlanto-okzipital*
atlanto-odontoid *adj*: *Syn: atlanto-dental*; Atlas und Dens* axis betreffend oder verbindend; Ⓔ *relating to both atlas and odontoid process of the axis, atlanto-odontoid, atlooccipital*
atlanto-okzipital *adj*: *Syn: atlanto-occipital*; Atlas und Hinterhauptsbein/Os occipitale betreffend; Ⓔ *relating to both atlas and occiput, atlanto-occipital, atloido-occipital, occipito-atlantal, occipitoatloid, atlooccipital*
At|lan|to|ok|zi|pi|tal|ge|lenk *nt*: *Syn: oberes Kopfgelenk, Articulatio atlantooccipitalis*; Gelenk zwischen Atlas und Hinterhauptsbein/Os occipitale; Ⓔ *atlanto-occipital articulation, craniovertebral articulation, atlanto-occipital joint, craniovertebral joint, Cruveilhier's joint, occipital joint, occipito-atlantal joint*
At|las *m*: erster Halswirbel; Ⓔ *atlas*
At|las|as|si|mi|la|ti|on *f*: angeborene Verschmelzung des ersten Halswirbels [Atlas] mit dem Hinterhauptsbein; Ⓔ *atlanto-occipital fusion, occipitalization*
Atlas-Axisgelenk *nt*: → *Atlantoaxialgelenk*
At|las|dis|si|mi|la|ti|on *f*: → *Atlasdysplasie*
At|las|dys|pla|sie *f*: *Syn: Atlasdissimilation*; Fehlbildung des 1. Halswirbels/Atlas; Ⓔ *atlantal dysplasia*
At|las|frak|tur *f*: Fraktur des I. Halswirbels; Ⓔ *atlas fracture, fracture of C_1, Jefferson fracture*
At|men *nt*: **1.** Atmung **2.** Atemgeräusch; Ⓔ **1.** *breathing, respiration, external respiration, pulmonary respiration* **2.** *breathing sound*
amphorisches Atmen: *Syn: Amphorenatmen, Amphorophonie, Krugatmen, Höhlenatmen*; über großen Lungenkavernen hörbares, hohl-klingendes Atemgeräusch; Ⓔ *amphoric respiration*
bronchiales Atmen: *Syn: Bronchialatmen, bronchiales Atemgeräusch*; normales Atemgeräusch über den Bronchien; Ⓔ *bronchial respiration*
bronchovesikuläres Atmen: *Syn: vesikobronchiales Atmen, bronchovesikuläres/vesikobronchiales Atemgeräusch*; kombiniert bronchiales und vesikuläres Atemgeräusch; Ⓔ *rude respiration, transitional respiration, bronchovesicular breathing, bronchovesicular respiration, harsh respiration, bronchovesicular breath sounds*
vesikobronchiales Atmen: → *bronchovesikuläres Atmen*
vesikuläres Atmen: *Syn: Vesikuläratmen, Bläschenatmen, vesikuläres Atemgeräusch*; normales Atemgeräusch, das durch die Ausdehnung der Lungenalveolen entsteht; Ⓔ *vesicular respiration, vesicular breathing*
At|mi|do|me|ter *nt*: → *Atmometer*
At|mo|graf, -graph *m*: Gerät zur Registrierung der Atembewegungen; Ⓔ *atmograph*
At|mo|me|ter *nt*: *Syn: Atmidometer*; Verdunstungsmesser; Ⓔ *atmometer*
At|mung *f*: der aus **innerer** und **äußerer Atmung** bestehende Gasaustausch im Körper; Ⓔ *respiration, breathing, breath, external respiration, pulmonary respiration*
äußere Atmung: *Syn: Lungenatmung*; Gesamtheit von Gastransport in die Lunge [Inspiration], Diffusion der Atemgase durch die alveoläre Membran und Abtransport der Gase [Exspiration]; Ⓔ *respiration, external respiration, pulmonary respiration*
basale Atmung: *Syn: Zwerchfellatmung, Bauchatmung*;

Atmung, bei der sich das Zwerchfell bei der Einatmung anspannt und bei der Ausatmung entspannt und nach oben gedrückt wird; Ⓔ *diaphragmatic breathing, diaphragmatic respiration*

große Atmung: ***Syn:*** *Lufthunger, Kussmaul-Atmung, Kussmaul-Kien-Atmung, Kussmaul-Atmung*; rhythmische Atmung mit tiefen Atemzügen, z.B. bei metabolischer Azidose*; Ⓔ *Kussmaul breathing, Kussmaul-Kien breathing, Kussmaul's respiration, Kussmaul-Kien respiration, air hunger*

innere Atmung: ***Syn:*** *Zellatmung, Gewebeatmung*; Gasaustausch der Zellen mit der Umgebung und Oxidation von Brennstoffen zur Energiegewinnung; Ⓔ *respiration, cell respiration, internal respiration, tissue respiration*

intermittierende Atmung: ***Syn:*** *Biot-Atmung*; regelmäßige Atmung mit plötzlichen Atempausen, z.B. bei Meningitis* oder Hirnödem; Ⓔ *Biot's respiration, Biot's breathing*

paradoxe Atmung: ***Syn:*** *Brustwandflattern*; bei Instabilität der Brustwand [Rippenserienfraktur] auftretende Einziehung der Brustwand während der Einatmung; Ⓔ *paradoxical respiration, flail chest*

periodische Atmung: ***Syn:*** *Cheyne-Stokes-Atmung*; Atemrhythmus mit zu- und abnehmender Atemtiefe und evtl. Atempausen; Ⓔ *Cheyne-Stokes respiration, Cheyne-Stokes sign, Cheyne-Stokes breathing, periodic respiration, tidal respiration*

At|mungs|en|zy|me *pl*: →*Atmungsfermente*

At|mungs|fer|men|te *pl*: ***Syn:*** *Atmungsenzyme*; die Enzyme der Atmungskette*; Ⓔ *respiratory enzymes*

At|mungs|in|suf|fi|zi|enz *f*: ***Syn:*** *respiratorische Insuffizienz*; Störung des Gasaustauches, die zu einer mangelhaften Sauerstoffversorgung führt; Ⓔ *respiratory insufficiency*

At|mungs|ket|te *f*: in den Mitochondrien der Zelle lokalisiertes Multienzymsystem, das stufenweise Wasserstoff mit Sauerstoff zu Wasser oxidiert; die gewonnene Energie wird als Wärme freigesetzt oder in energiereichen Verbindungen gespeichert; Ⓔ *cytochrome system, respiratory chain*

A|tom *nt*: aus Kern [**Atomkern**] und Hülle [**Elektronenhülle**] bestehender kleinster Baustein eines Elements; Ⓔ *atom*

a|to|mar *adj*: Atom betreffend; Ⓔ *relating to an atom, atomic, atomical*

A|to|mi|sie|rung *f*: Zerstäubung, Zerstäuben; Ⓔ *atomization*

A|tom|mas|sen|ein|heit *f*: →*Dalton*

A|to|nia *f*: →*Atonie*

Atonia uteri: Tonusmangel der Gebärmutter nach der Geburt; führt zu mangelhafter Kontraktion und Nachblutungen; Ⓔ *uterine atony*

A|to|nie *f*: ***Syn:*** *Atonia*; Schwäche, Schlaffheit, Erschlaffung, Tonusmangel eines Gewebes oder Organs; Ⓔ *lack of tone, lack of tension, abirritation, atony, atonia, atonicity, flaccidity, relaxation*

a|to|nisch *adj*: ohne Tonus/Spannung, schlaff, kraftlos; Ⓔ *without normal tone/tension, atonic, relaxed, flaccid*

A|to|pen *nt*: eine atopische Erkrankung auslösendes Allergen*; Ⓔ *atopen*

A|to|pie *f*: Oberbegriff für anlagebedingte allergische Erkrankungen mit Überempfindlichkeit gegen Umweltstoffe; klassische Beispiele sind endogenes Ekzem* und Asthma* bronchiale; Ⓔ *atopy, atopic disorder, atopic disease*

a|to|pisch *adj*: **1.** Atopen oder Atopie betreffend **2.** ursprungsfern, an atypischer Stelle liegend oder entstehend, (nach außen) verlagert, heterotopisch, ektop, ektopisch; Ⓔ **1.** *relating to atopy, atopic* **2.** *atopic, ectopic*

A|to|po|gno|sie *f*: ***Syn:*** *Topagnosie*; Verlust des Ortssinns; Ⓔ *atopognosia, atopognosis*

a|to|xisch *adj*: ungiftig, nicht-giftig; nicht durch Gift verursacht; Ⓔ *not toxic, nontoxic, atoxic*

ATP|ase *f*: ***Syn:*** *Adenosintriphosphatase*; Enzym, das Adenosintriphosphat in Adenosindiphosphat und anorganisches Phosphat spaltet; Ⓔ *adenosine triphosphatase, ATPase*

A|trans|fer|rin|ä|mie *f*: ***Syn:*** *Transferrinmangel*; zu Eisenmangelanämie führender, angeborener Mangel an Transferrin*; Ⓔ *atransferrinemia*

a|trau|ma|tisch *adj*: (*Nadel, Technick*) nicht-gewebeschädigend; Ⓔ *atraumatic, noncrushing*

A|trep|sie *f*: ***Syn:*** *Säuglingsdystrophie*; chronische Gedeihstörung von Säuglingen durch z.B. Fehlernährung oder chronische Infekte; Ⓔ *infantile atrophy, marantic atrophy, pedatrophia, pedatrophy, athrepsia, athrepsy, atrepsy*

A|tre|sia *f*: →*Atresie*

Atresia ani: ***Syn:*** *Analatresie*; angeborenes Fehlen der Afteröffnung; Ⓔ *proctatresia, anal atresia, imperforate anus, ectopic anus*

Atresia auris: angeborener Verschluss des äußeren Gehörgangs; Ⓔ *aural atresia*

Atresia cervicalis: angeborener oder erworbener Verschluss des Gebärmutterhalses; Ⓔ *cervical atresia*

Atresia choanae: ***Syn:*** *Choanalatresie*; angeborener Verschluss der hinteren Nasenöffnung; Ⓔ *choanal atresia*

Atresia folliculi: ***Syn:*** *Follikelatresie*; Untergang eines Eifollikels vor Erreichung der Reifestufe; Ⓔ *follicular atresia, follicular degeneration*

Atresia hymenalis: ***Syn:*** *hymenale Atresie*; Verschluss der Vagina durch ein nicht-perforiertes Hymen; Ⓔ *hymenal atresia*

Atresia iridis: →*Atresia pupillae*

Atresia nasi: ***Syn:*** *Atretorrhinie, Nasenatresie, Nasengangsatresie*; angeborener Verschluss des Nasengangs; Ⓔ *atretorrhinia*

Atresia pupillae: ***Syn:*** *Pupillenatresie, Atresia iridis, Atretopsie*; angeborener Pupillenverschluss; Ⓔ *atretopsia*

Atresia recti: ***Syn:*** *Rektumatresie, Mastdarmatresie*; angeborener Mastdarmverschluss mit Fehlen der Verbindung zum After; Ⓔ *rectal atresia*

Atresia urethrae: ***Syn:*** *Harnröhrenatresie, Urethraatresie, Atreturethrie*; angeborener Verschluss der Harnröhre; Ⓔ *atreturethria*

Atresia uteri: ***Syn:*** *Gebärmutteratresie, Uterusatresie, Atretometrie*; angeborener Verschluss der Gebärmutterhöhle; Ⓔ *atretometria*

Atresia vaginalis: ***Syn:*** *Scheidenatresie, Vaginalatresie*; angeborener oder erworbener Verschluss der Scheidenlichtung; Ⓔ *colpatresia, vaginal atresia, ankylocolpos*

A|tre|sie *f*: **1.** angeborenes Fehlen oder Verschluss einer natürlichen Körperöffnung **2.** ***Syn:*** *Atresia*; Involution/Rückbildung eines Organs oder einer Organstruktur; Ⓔ **1.** *clausura, atresia, imperforation* **2.** *atresia, involution*

hymenale Atresie: ***Syn:*** *Hymenalatresie, Atresia hymenalis*; angeborenes Fehlen der Öffnung des Jungfernhäutchens; Ⓔ *hymenal atresia*

a|tre|tisch *adj*: Atresie betreffend, uneröffnet, ungeöffnet, geschlossen; Ⓔ *relating to or characterized by atresia, atretic, atresic, imperforate*

A|tre|to|gas|trie *f*: ***Syn:*** *Magenatresie*; angeborener Verschluss des Mageneingangs; Ⓔ *atretogastria*

A|tre|to|me|trie *f*: ***Syn:*** *Gebärmutteratresie, Uterusatresie, Atresia uteri*; angeborener Verschluss der Gebärmutterhöhle; Ⓔ *atretometria*

A|tre|top|sie *f*: ***Syn:*** *Pupillenatresie, Atresia iridis/pupillae*; angeborener Pupillenverschluss; Ⓔ *atretopsia*

A|tre|tor|rhi|nie *f*: ***Syn:*** *Atresia nasi, Nasenatresie, Nasen-*

gangsatresie; angeborener Verschluss des Nasengangs; Ⓔ *atretorrhinia*

A|tre|to|sto|mie *f*: angeborener Verschluss der Mundöffnung; Ⓔ *atretostomia*

A|tre|t|u|re|thrie *f*: ***Syn:*** *Harnröhrenatresie, Urethraatresie, Atresia urethrae*; angeborener Verschluss der Harnröhre; Ⓔ *atreturethria*

a|tri|al *adj*: ***Syn:*** *aurikulär*; Vorhof/Atrium betreffend; Ⓔ *relating to an atrium, atrial, auricular*

A|tri|al|ga|lopp *m*: ***Syn:*** *Vorhofgalopp, Aurikulargalopp, präsystolischer Galopp*; Galopprhythmus mit dumpfem Vorhofton [4. Herzton]; Ⓔ *presystolic gallop, atrial gallop*

a|trich *adj*: **1.** ohne Haare, haarlos **2.** (*biolog.*) ohne Geißel; Ⓔ **1.** *without hair, atrichous* **2.** *atrichous*

A|tri|chie *f*: ***Syn:*** *Atrichia, Atrichose*; vollständiges Fehlen der Haare; Ⓔ *atrichia, atrichosis*

A|tri|cho|se *f*: → *Atrichie*

Atrio-, atrio- *präf.*: Wortelement mit der Bedeutung „Vorhof/Atrium"; Ⓔ *atrial, auricular, atri(o)-*

A|tri|o|me|ga|lie *f*: ***Syn:*** *Vorhofdilatation*; Vergrößerung des Herzvorhofes; Ⓔ *atriomegaly*

A|tri|o|pep|tid *nt*: ***Syn:*** *atrialer natriuretischer Faktor, Atriopeptin, atriales natriuretisches Peptid, atriales natriuretisches Hormon*; in Myozyten des linken Vorhofs und anderen Geweben gebildetes Hormon mit Einfluss auf die Wasser- und Natriumdiurese; Ⓔ *atrial natriuretic factor, atrial natriuretic peptide, atrial natriuretic hormone, atriopeptide, atriopeptin, cardionatrin*

A|tri|o|pep|tin *nt*: → *Atriopeptid*

A|tri|o|sep|to|sto|mie *f*: operative Durchtrennung des Vorhofseptums; Ⓔ *atrioseptostomy*

A|tri|o|to|mie *f*: operative Vorhoferöffnung; Ⓔ *atriotomy*

a|tri|o|vent|ri|ku|lär *adj*: ***Syn:*** *atrioventrikular*; Vorhof und Herzkammer/Ventrikel betreffend oder verbindend; Ⓔ *atrioventricular, ventriculoatrial*

A|tri|o|vent|ri|ku|lar|ka|nal *m*: ***Syn:*** *AV-Kanal*; beim Embryo vorkommende Verbindung von Vorhof und Kammer; Ⓔ *atrioventricular canal*

A|tri|o|vent|ri|ku|lar|klap|pe *f*: ***Syn:*** *Segelklappe, Vorhof-Kammerklappe, Valva atrioventricularis*; segelförmige Herzklappe zwischen rechtem/linkem Vorhof und rechter/linker Kammer; Ⓔ *atrioventricular valve*

A|tri|o|vent|ri|ku|lar|kno|ten *m*: ***Syn:*** *AV-Knoten, Aschoff-Tawara-Knoten, Tawara-Knoten, Nodus atrioventricularis*; an der Vorhofkammergrenze liegender Knoten aus spezifischen Muskelfasern, der die Erregung vom Vorhof auf die Kammer überträgt; übernimmt bei Ausfall des Sinusknoten als sekundäres Erregungsbildungszentrum die Schrittmacherfunktion; Ⓔ *av-node, AV-node, Aschoff's node, Aschoff-Tawara's node, atrioventricular node, node of Tawara*

A|tri|o|vent|ri|ku|lar|rhyth|mus *m*: ***Syn:*** *Knotenrhythmus, AV-Rhythmus*; vom Atrioventrikularknoten* ausgehender Ersatzrhythmus; Ⓔ *AV rhythm, A-V nodal rhythm, atrioventricular rhythm, atrioventricular nodal rhythm, nodal rhythm*

A|tri|o|vent|ri|ku|lar|ve|nen *pl*: ***Syn:*** *Venae atrioventriculares*; Venen an der Vorhof-Kammer-Grenze; Ⓔ *atrioventricular veins*

A|tri|um *nt, pl* **-tria, -tri|en**: **1.** Vorhof **2.** Herzvorhof, Vorhof, Kammervorhof, Atrium cordis; Ⓔ **1.** *atrium, chamber* **2.** *atrium*

Atrium cordis: Herzvorhof, Vorhof, Kammervorhof; Ⓔ *atrium (of heart)*

Atrium cordis dextrum: ***Syn:*** *rechter Vorhof*; nimmt das aus dem Körperkreislauf kommende venöse Blut auf und pumpt es während der Diastole* durch die Trikuspidalklappe* in die rechte Herzkammer; Ⓔ *right atrium*

Atrium cordis sinistrum: ***Syn:*** *linker Vorhof*; nimmt das aus den Lungenvenen kommende sauerstoffreiche Blut auf und pumpt es während der Diastole* durch die Mitralklappe* in die linke Herzkammer; Ⓔ *left atrium*

A|tri|um|sep|tum|de|fekt *m*: ***Syn:*** *Vorhofseptumdefekt, Vorhofscheidewanddefekt*; angeborener Herzfehler mit Lückenbildung in der Scheidewand zwischen den beiden Vorhöfen; Ⓔ *atrial septal defect, atrioseptal defect*

A|tro|pa bel|la|don|na *f*: ***Syn:*** *Tollkirsche, Belladonna*; zu den Nachtschattengewächsen gehörende Pflanze; enthält zahlreiche Alkaloide [z.B. Atropin*]; Ⓔ *banewort, deadly nightshade, belladonna*

A|tro|phia *f*: → *Atrophie*

Atrophia bulborum hereditaria: ***Syn:*** *Norrie-Warburg-Syndrom*; X-chromosomal-rezessives Syndrom mit Blindheit und Schwerhörigkeit; Ⓔ *Norrie's disease*

Atrophia musculorum spinalis pseudomyopathica (Kugelberg-Welander): ***Syn:*** *juvenile Form der spinalen Muskelatrophie, Kugelberg-Welander-Syndrom*; meist autosomal-rezessive Form der spinalen Muskelatrophie; beginnt mit Atrophie und Lähmung der rumpfnahen Beinmuskulatur und betrifft später auch Schultergürtel-, Arm- und Handmuskulatur; Ⓔ *Kugelberg-Welander disease*

Atrophia nervi optici: ***Syn:*** *Optikusatrophie, Sehnervenatrophie*; zu Erblindung führende Degeneration der Sehnervenfasern; Ⓔ *Behr's disease, optic atrophy*

A|tro|phie *f*: ***Syn:*** *Atrophia*; Gewebs- oder Organschwund, Rückbildung, Verkümmerung; Ⓔ *atrophy, atrophia*

braune Atrophie: v.a. Herz und Leber betreffende braune Verfärbung bei Altersatrophie; Ⓔ *brown atrophy*

physiologische Atrophie: normale Atrophie von Organen oder Geweben im Rahmen der körperlichen Entwicklung; Ⓔ *physiologic atrophy*

postmenopausale Atrophie: ***Syn:*** *Postmenopausenatrophie*; durch das Fehlen von Hormonen verursachte Atrophie der Haut und anderer Organe nach der Menopause*; Ⓔ *postmenopausal atrophy*

senile Atrophie: ***Syn:*** *Altersatrophie*; physiologische Atrophie von Organen und Geweben im Alter; Ⓔ *senile atrophy*

vaskuläre Atrophie: Atrophie bei gestörter Gefäßversorgung; Ⓔ *vascular atrophy*

zyanotische Atrophie: ***Syn:*** *Sauerstoffmangelatrophie*; durch einen chronischen Sauerstoffmangel verursachte Atrophie; Ⓔ *cyanotic atrophy*

a|tro|phiert *adj*: geschrumpft, verkümmert; Ⓔ *atrophied, atrophic*

a|tro|phisch *adj*: Atrophie betreffend, durch sie bedingt; Ⓔ *relating to or characterized by atrophy, atrophic*

A|tro|pho|der|ma *f*: ***Syn:*** *Atrophodermia*; Hautatrophie; Ⓔ *atrophoderma, atrophodermia*

Atrophoderma neuroticum: ***Syn:*** *Lioderma, Leioderma, Glanzhaut*; papierdünne, glatte Haut bei neurotrophischer Atrophie*; Ⓔ *glossy skin, leiodermia*

A|tro|pho|der|ma|to|se *f*: chronische, zu Atrophie führende Hauterkrankung; Ⓔ *atrophodermatosis*

A|tro|pin *nt*: ***Syn:*** *Atropinum, D/L-Hyoscyamin*; in Nachtschattengewächsen wie **Tollkirsche** [Atropa belladonna], **Stechapfel** [Datura stramonium] und **Bilsenkraut** [Hyoscyamus niger] vorkommendes sehr giftiges Alkaloid mit parasympatholytischer Wirkung; Ⓔ *atropine, tropine tropate, d/l-hyoscyamine*

At|ta|cke *f*: Anfall; Ⓔ *attack, episode, ictus*

transitorische ischämische Attacke: *s.u. Apoplexia cerebri*; Ⓔ *transient ischemic attack*

at|te|nu|ie|ren *v*: (*Virulenz*) vermindern, abschwächen; Ⓔ *attenuate; weaken; dilute*

at|te|nu|iert *adj*: verdünnt, vermindert, (ab-)geschwächt; Ⓔ *attenuate, attenuated; weakened; diluted*

At|te|nu|ie|rung *f*: (*Viren, Bakterien*) Abschwächung, Verminderung der Virulenz; Ⓔ *attenuation; weakening; diluting*

A

At|tik|an|tro|to|mie *f.* →*Attikoantrotomie*

At|ti|ko|an|tro|to|mie *f.* *Syn: Attikantrotomie, Antroattikotomie*; operative Eröffnung von Attikus* und Antrum* mastoideum zur Sanierung einer chronischen Mittelohraffektion; Ⓔ *atticoantrotomy, antroatticotomy*

At|ti|ko|to|mie *f.* operative Kuppelraumeröffnung; Ⓔ *atticotomy*

At|ti|kus *m*: *Syn: Kuppelraum, Epitympanum, Recessus epitympanicus*; kuppelartige Ausbuchtung an der Decke der Paukenhöhle; Ⓔ *attic, attic of middle ear, epitympanum, tympanic attic, epitympanic recess, Hyrtl's recess*

At|ti|zi|tis *f, pl* **-ti|den**: *Syn: Kuppelraumentzündung*; Entzündung des Kuppelraums der Paukenhöhle; Ⓔ *inflammation of the attic, atticitis*

at|ti|zi|tisch *adj*: Kuppelraumentzündung/Attizitis betreffend; Ⓔ *relating to atticitis*

At|to|ni|tät *f.* völlige Bewegungslosigkeit, Starre; Ⓔ *catatonic immobility, attonity*

At|trak|tant *m*: Lockstoff; Ⓔ *attractive agent, attractant, attractive substance, chemical attractant*

At|tri|ti|on *f.* Abrieb, Reibung; (physiologische) Abnutzung, Abreibung, Verschleiß; Ⓔ *attrition*

A|ty|pie *f.* Strukturveränderung von Zellen oder Geweben; Ⓔ *atypia, atypism*

Ätz|gas|tri|tis *f, pl* **-ti|den**: *Syn: Gastritis corrosiva*; durch Säuren oder Laugen hervorgerufene Magenschleimhautentzündung; Ⓔ *chemical gastritis, corrosive gastritis*

Ätz|mit|tel *nt*: *Syn: Kaustikum*; Mittel mit gewebezerstörender Wirkung; Ⓔ *caustic, cauterant, caustic substance, cautery*

Ät|zung *f.* gezielte Anwendung von Ätzmitteln; Ⓔ *cauterization*

Audi-, audi- *präf.*: →*Audio-*

Au|di|mu|ti|tas *f.* *Syn: Hörstummheit*; fehlende oder verzögerte Sprachentwicklung; Ⓔ *delayed/absent development of speech, audimutism*

Audio-, audio- *präf.*: Wortelement mit der Bedeutung „Hören/Gehör"; Ⓔ *audi(o)-*

au|di|o|gen *adj*: durch Schall/Töne verursacht oder ausgelöst; Ⓔ *produced by sound, audiogenic*

Au|di|o|gramm *nt*: bei der Audiometrie* gewonnene grafische Darstellung; Ⓔ *audiogram*

Au|di|o|lo|gie *f.* Lehre vom Hören; Ⓔ *audiology*

Au|di|o|me|trie *f.* Prüfung der Hörfunktion durch elektroakustisch erzeugte Töne; Ⓔ *audiometry*

au|di|o|me|trisch *adj*: Audiometrie betreffend, mittels Audiometrie; Ⓔ *relating to audiometry, audiometric*

au|di|o|vi|su|ell *adj*: Hören und Sehen betreffend; Ⓔ *audiovisual, visuoauditory*

Au|di|tio *f, pl* **-ti|o|nes**: Hörvermögen, Hörkraft; Gehör; Hören; Ⓔ *hearing, audition*

au|di|tiv *adj*: Gehör oder Hören betreffend; Ⓔ *ear-minded, auditory, auditive, audile*

Auer-Stäbchen *nt*: bei verschiedenen hämatologischen Erkrankungen [v.a. akute myeloische Leukämie] vorkommende azurophile Granula im Zytoplasma, die durch Pappenheim-Färbung rotviolett gefärbt werden; Ⓔ *Auer bodies*

Auerbach-Plexus *m*: *Syn: Plexus myentericus*; vegetativer Plexus der Darmwand, der die Peristaltik* reguliert; Ⓔ *Auerbach's plexus, myenteric plexus*

Auf|fri|schungs|do|sis *f, pl* **-sen**: *Syn: Boosterdosis*; Antigenmenge zur Auffrischung der Immunreaktion bei einer Auffrischungsimpfung; Ⓔ *booster dose*

Auf|guss|tier|chen *pl*: *Syn: Infusoria, Infusorien*; im Wasser eines Heuaufgusses entstandene Einzeller; Ⓔ *infusorian, infusorium, Infusoria*

Auf|pfropf|ges|to|se *f.* *Syn: Pfropfgestose*; Gestose*, die sich auf eine vorbestehende Erkrankung [Diabetes* mellitus, Hypertonie*] aufpropft; Ⓔ *superimposed preeclampsia*

Auf|sät|ti|gungs|do|sis *f, pl* **-sen**: *Syn: Initialdosis*; erste, meist höhere Dosis zu Beginn eines Therapiezyklus; Ⓔ *loading dose, initial dose*

Auf|wach|epi|lep|sie *f.* meist in den Morgenstunden oder während des Aufwachens auftretende generalisierte Epilepsie*; Ⓔ *matutinal epilepsy*

Auf|wach|tem|pe|ra|tur *f.* *Syn: Morgentemperatur*; Körpertemperatur beim Aufwachen; oft gleichgesetzt mit Basaltemperatur; Ⓔ *basal body temperature*

Aug|ap|fel|in|zi|si|on *f.* *Syn: Bulbusinzision, Ophthalmotomie*; Eröffnung des Augapfels; Ⓔ *ophthalmotomy*

Aug|ap|fel|prel|lung *f.* *Syn: Contusio bulbi*; stumpfe Verletzung des Augapfels; kann zur Ausbildung eines Wundstars führen; Ⓔ *contusion of the eyeball*

Aug|ap|fel|rup|tur *f.* →*Bulbusruptur*

Aug|ap|fel|zer|rei|ßung *f.* →*Bulbusruptur*

Au|ge *nt*: *Syn: Oculus*; aus dem Augapfel und seinen Anhangsgebilden bestehender Teil des Sehorgans; Ⓔ *eye*

aphakes Auge: *Syn: linsenloses Auge*; Bezeichnung für ein Auge bei angeborener Aphakie* oder nach operativer Linsenentfernung; Ⓔ *aphakic eye*

linsenloses Auge: →*aphakes Auge*

verborgenes Auge: *Syn: Kryptophthalmus*; unvollständige Augenentwicklung bei Verschluss der Lidspalte; Ⓔ *cryptophthalmos, cryptophthalmia, cryptophthalmus*

Au|gen|ab|stand *m*: Abstand zwischen der Pupillenmitte der beiden Augen; Ⓔ *distance between the eyes, interocular distance*

Au|gen|ach|se, anatomische *f.* *Syn: äußere Augenachse, Axis externus bulbi*; äußere Verbindungslinie von vorderem und hinterem Augenpol; Ⓔ *external axis of bulb, external axis of eye*

Au|gen|ach|se, äußere *f.* →*Augenachse, anatomische*

Au|gen|ach|se, innere *f.* *Syn: Axis internus bulbi*; innere Verbindungslinie von vorderem und hinterem Augenpol; Ⓔ *internal axis of bulb, internal axis of eye*

Au|gen|ach|se, optische *f.* *Syn: Sehachse, Axis opticus*; Linie durch den Mittelpunkt der Hornhaut zur Fovea* centralis der Netzhaut; Ⓔ *optic axis (of eye), sagittal axis of eye*

Au|gen|bin|nen|druck *m*: →*Augeninnendruck*

Au|gen|brau|en|bo|gen *m*: *Syn: Arcus superciliaris*; Knochenwulst des Stirnbeins über der Augenhöhle; Ⓔ *superciliary arch*

Au|gen|di|a|gno|se *f.* Diagnose von Erkrankungen durch Veränderungen der Iris; nicht als Teil der Schulmedizin anerkannt; Ⓔ *iridodiagnosis, iridiagnosis*

Au|gen|ent|zün|dung *f.* →*Ophthalmie*

Au|gen|fun|dus *m*: →*Augenhintergrund*

Au|gen|hin|ter|grund *m*: *Syn: Augenfundus, Fundus (oculi)*; die durch die Pupille direkt betrachtbaren Teile der inneren Augapfeloberfläche; Ⓔ *fundus of eye, fundus, eyeground*

Au|gen|horn|haut *f.* *Syn: Hornhaut, Kornea, Cornea*; vorderer durchsichtiger Teil der Augapfelhülle [Tunica fibrosa bulbi], der am Limbus* corneae in die weiße Augenhaut [Sklera*] übergeht; Ⓔ *cornea, keratoderma of eye*

Au|gen|in|nen|druck *m*: *Syn: intraokulärer Druck, Augenbinnendruck*; Druck im Augeninneren; liegt beim Erwachsenen zwischen 10–21 mm Hg, beim Säugling etwas niedriger; bei Glaukom* erhöht; Ⓔ *intraocular pressure*

Au|gen|lid|ek|tro|pi|um *nt*: *Syn: Lidektropium, Ektropium, Ektropion*; Auswärtskehrung/Umstülpung des Augenlids nach außen; Ⓔ *ectropion, ectropium*

Au|gen|lid|ent|zün|dung *f.* →*Blepharitis*

Au|gen|lid|ste|no|se *f.* *Syn: Blepharophimose, Blepharostenose*; Verengung der Lidspalte; Ⓔ *blepharophimosis, blepharostenosis*

Au|gen|mi|grä|ne *f: Syn: Migraine ophthalmique*; heftige, meist einseitige Migräne mit visuellen Symptomen; Ⓔ *ophthalmic migraine, ocular migraine*

Au|gen|mus|kel|läh|mung *f:* → *Augenmuskelparese*

Au|gen|mus|kel|pa|re|se *f: Syn: Ophthalmoplegie, Augenmuskellähmung*; zu Sehstörungen [Doppelbilder, Schielen] führende Lähmung eines oder mehrerer äußerer Augenmuskeln; Ⓔ *eye-muscle paralysis*

Au|gen|schwin|del *m: Syn: Gesichtsschwindel, Vertigo ocularis*; durch eine Augenmuskellähmung* hervorgerufenes Schwindelgefühl; Ⓔ *ocular vertigo*

Au|gen|spie|gel *m: Syn: Ophthalmoskop, Funduskop*; Instrument zur direkten Untersuchung des Augenhintergrundes; Ⓔ *funduscope, ophthalmoscope*

Au|gen|spie|ge|lung *f: Syn: Funduskopie, Ophthalmoskopie, Augenspiegeln*; Betrachtung des Augenhintergrundes mit einem Augenspiegel; Ⓔ *ophthalmoscopy, funduscopy*

Au|gen|trip|per *m:* → *Gonoblennorrhö*

Au|gen|wim|pern *pl:* Cilia, Zilien; Ⓔ *eyelashes, cilia*

Au|gen|win|kel|ble|pha|ri|tis *f, pl* **-ti|den:** → *Blepharitis angularis*

Au|gen|win|kel|ent|zün|dung *f:* **1.** → *Blepharitis angularis* **2.** → *Canthitis*

Au|gen|wurm *m: Syn: Wanderfilarie, Taglarvenfilarie, Loa loa*; in Afrika vorkommender parasitärer Fadenwurm, der durch Bremsen übertragen wird; Ⓔ *eye worm, Loa loa*

Au|gen|zahn *m:* oberer Eckzahn; Ⓔ *canine tooth, canine, cuspid tooth, eye tooth, cuspid, eyetooth, cynodont*

Au|gen|zit|tern *nt:* → *Nystagmus*

Aug|men|ta|ti|ons|plas|tik *f:* operative Vergrößerung eines Organs oder Körperteils, z.B. Brustvergrößerung; Ⓔ *augmentation technique, augmentation*

Aujeszky-Krankheit *f: Syn: Pseudowut, Pseudolyssa, Pseudorabies*; selten auf den Menschen übertragene [Laborinfektion] Enzephalomyelitis von Haustieren durch das Pseudowutvirus **Herpesvirus suis;** Ⓔ *pseudorabies, Aujeszky's disease, Aujeszky's itch, infectious bulbar paralysis, mad itch*

Au|ra *f, pl* **-rae:** *Syn: epileptische Aura*; Bezeichnung für die einem epileptischen Anfall vorausgehenden sensorischen, vegetativen oder psychischen Wahrnehmungen; je nach der Art unterscheidet man u.a. **akustische Aura** [mit Geräuschwahrnehmung], **motorische Aura** [mit Zwangsbewegungen], **olfaktorische Aura** [mit Geruchswahrnehmung], **sensible Aura** [mit unangenehmen Hautempfindungen], **visuelle Aura** [mit optischer Wahrnehmung], **gustatorische Aura** [mit unangenehmer Geschmacksempfindung] und **viszerale Aura** [mit vom Magen aufsteigendem Übelkeitsgefühl]; Ⓔ *aura*

au|ral *adj:* Ohr(en) oder Gehör betreffend; Ⓔ *aural*

Aurantiasis cutis *f: Syn: Karotinikterus, Karotingelbsucht, Carotinosis, Carotingelbsucht, Carotinikterus, Karotinodermie, Carotinodermia, Carotinodermie, Xanthodermie*; durch eine Erhöhung der Carotine* hervorgerufene Gelbfärbung der Haut; relativ häufig bei Säuglingen durch Karotten verursacht; Ⓔ *aurantiasis, carotenoderma, carotenodermia*

Au|re|ol|säu|re *f: Syn: Plicamycin, Mitramycin, Mithramycin*; von verschiedenen **Streptomyces**-Species gebildetes zytostatisches Antibiotikum*; Ⓔ *plicamycin*

Au|ri|a|sis *f, pl* **-ses:** *Syn: Goldausschlag, Chrysoderma, Chrysiasis, Chrysosis, Pigmentatio aurosa*; meist durch therapeutische Goldapplikation hervorgerufene irreversible Einlagerung von Goldpartikeln in die Haut und Schleimhaut, aber auch Lederhaut und Bindehaut des Auges [**Chrysosis corneae**]; Ⓔ *chrysiasis, auriasis*

Au|ri|cu|la *f, pl* **-lae:** *Syn: Aurikel*; Ohrmuschel; Ⓔ *auricle, auricula, pinna (of ear)*

Auricula atrii dextra, sinistra: rechtes und linkes Herzohr; Ⓔ *right and left auricle, right and left auricula (of heart), right and left auricular appendage*

Au|ri|kel *f:* → *Auricula*

au|ri|ku|lar *adj:* → *aurikulär*

au|ri|ku|lär *adj: Syn: aurikular*; Ohr oder ohrförmige Struktur betreffend, ohrförmig; Ⓔ *relating to an auricle or to the ear, auricular*

Au|ri|ku|lar|fis|tel *f: Syn: kongenitale präaurikuläre Fistel, Fistula auris congenita, angeborene Ohrfistel*; meist blind endende Fistel, die aus Resten der 1. Kiemenfurche entsteht; Ⓔ *congenital preauricular fistula*

Au|ri|ku|lar|ga|lopp *m: Syn: Atrialgalopp, Vorhofgalopp, präsystolischer Galopp*; Galopprhythmus mit dumpfem Vorhofton [4. Herzton]; Ⓔ *presystolic gallop, atrial gallop*

au|ri|ku|lo|kra|ni|al *adj:* Ohrmuschel und Schädel/Kranium betreffend; Ⓔ *relating to both auricle and cranium, auriculocranial*

au|ri|ku|lo|na|sal *adj:* Ohr und Nase betreffend oder verbindend; Ⓔ *relating to both ear and nose, aurinasal*

au|ri|ku|lo|tem|po|ral *adj: Syn: temporoaurikulär*; Ohrmuschel und Schläfenregion/Regio temporalis betreffend; Ⓔ *relating to both auricle and temporal region, auriculotemporal, temporoauricular*

Au|ris *f:* Ohr; Ⓔ *auris, ear*

Auris externa: *Syn: äußeres Ohr*; besteht aus Ohrmuschel und äußerem Gehörgang; dient der Schallaufnahme und -weiterleitung zum Mittelohr; Ⓔ *external ear, outer ear*

Auris interna: *Syn: Innenohr*; wandelt die durch den Schall hervorgerufenen Schwingungen in elektrische Impulse um, die dann zum Hörzentrum des Gehirns geleitet werden; Ⓔ *inner ear, internal ear*

Auris media: *Syn: Mittelohr*; leitet den Schall vom Trommelfell weiter zum Innenohr; Ⓔ *middle ear*

Au|ri|skop *nt: Syn: Otoskop, Ohrenspekulum*; Ohrenspiegel; auch Endoskop für die Spiegelung des Gehörganges; Ⓔ *auriscope, otoscope*

Auro-, auro- *präf.:* Wortelement mit der Bedeutung „Gold/Aurum"; Ⓔ *chrys(o)-*

Au|ro|the|ra|pie *f: Syn: Goldtherapie, Chrysotherapie*; Behandlung mit goldhaltigen Substanzen; Ⓔ *aurotherapy, chrysotherapy*

Au|ro|thi|o|glu|co|se *f: Syn: Goldthioglucose*; zur Therapie der rheumatischen Arthritis verwendetes goldhaltiges Antiphlogistikum*; Ⓔ *aurothioglucose*

Au|rum *nt:* chemische Bezeichnung für Gold*; Ⓔ *gold, aurum*

Aus|guss|stein *m: Syn: Korallenstein, Hirschgeweihstein, Beckenausgussstein*; geweihförmiger, das Nierenbecken ausfüllender Nierenstein; Ⓔ *coral calculus, staghorn calculus*

Aus|kul|ta|ti|on *f:* Abhören/Abhorchen der im Körper entstehenden Geräusche mit dem Ohr, Hörrohr oder Stethoskop; Ⓔ *auscultation*

aus|kul|ta|to|risch *adj:* Auskultation betreffend, durch Auskultation feststellend oder feststellbar; Ⓔ *relating to auscultation, auscultatory*

aus|kul|tie|ren *v:* abhören, abhorchen; Ⓔ *auscultate, auscult*

Auspitz-Phänomen *nt: Syn: Phänomen des blutigen Taus*; charakteristische, punktförmige Blutung nach Entfernen des letzten Häutchens bei Psoriasis*; Ⓔ *Auspitz' sign*

Aus|riss|frak|tur *f:* → *Abrissfraktur*

Aus|saat *f:* Ausbreitung von Erregern oder Tumorzellen im Körper; Ⓔ *dissemination, spread*

bronchogene Aussaat: über die Bronchien erfolgende Aussaat von Erregern oder Tumorzellen; Ⓔ *bronchial dissimination, bronchogenic spread*

hämatogene Aussaat: Aussaat über den Blutweg; Ⓔ *hematogenous spread*

lymphogene Aussaat: Ausbreitung über die Lymphgefäße; Ⓔ *lymphatic spread*

Aus|satz *m*: →*Lepra*

Aus|schäl|plas|tik *f*: *Syn: Endarteriektomie, Intimektomie*; Eröffnung einer Arterie und Ausschälung eines alten Thrombus; Ⓔ *endarterectomy*

Aus|schei|der *m*: Person, die vorübergehend oder permanent Erreger ausscheidet, ohne selbst krank zu sein; Ⓔ *secretor; carrier*

Aus|schei|dungs|py|e|lo|gra|fie, -gra|phie *f*: *Syn: intravenöse Pyelografie, i.v. Pyelografie*; Röntgenkontrastdarstellung* der Nierenbecken; meist im Rahmen einer Urografie*; Ⓔ *pyelography by elimination, excretion pyelography, intravenous pyelography*

Aus|schei|dungs|u|ro|gra|fie, -gra|phie *f*: Röntgenkontrastdarstellung der ableitenden Harnwege; Ⓔ *intravenous urography, descending urography, excretion urography, excretory urography*

Aus|schei|dungs|u|ro|gramm *nt*: Röntgenkontrastaufnahme der ableitenden Harnwege; Ⓔ *intravenous urography, descending urography, excretion urography, excretory urography*

Aus|schei|dungs|zys|to|gra|fie, -gra|phie *f*: *Syn: Miktionszystografie*; Röntgenkontrastdarstellung* der Harnblase; Ⓔ *voiding cystography*

Aus|schei|dungs|zys|to|u|re|thro|gra|fie, -gra|phie *f*: *Syn: Miktionszystourethrografie*; Röntgenkontrastdarstellung* der Harnblase und Harnröhre; Ⓔ *voiding cystourethrography*

Aus|schluss|chro|ma|to|gra|fie, -gra|phie *f*: →*Gelchromatografie*

Aus|schluss|di|a|gno|se *f*: Krankheitsdiagnose durch Ausschluss anderer, mit den selben Symptomen einhergehender Erkrankungen; Ⓔ *diagnosis by exclusion*

Au|ßen|knö|chel|band *nt*: *Syn: Ligamentum collaterale laterale*; starkes Band über dem Außenknöchel aus drei Bändern: Ligamentum talofibulare anterius, Ligamentum talofibulare posterius und Ligamentum calcaneofibulare; Ⓔ *lateral ligament of ankle*

Aus|sprit|zungs|gang *m*: *Syn: Ejakulationsgang, Ductus ejaculatorius*; Endabschnitt des Samenleiters in der Prostata; Ⓔ *ejaculatory duct*

Aus|tausch|trans|fu|si|on *f*: *Syn: Blutaustauschtransfusion, Blutaustausch*; Bluttransfusion mit gleichzeitiger Entnahme von Empfängerblut; Ⓔ *total transfusion, exsanguinotransfusion, substitution transfusion, exsanguination transfusion, exchange transfusion, replacement transfusion*

Aus|tausch|trans|port *m*: *Syn: Gegentransport, Countertransport, Antiport*; Austauschvorgang durch die Zellmembran, bei dem Substanzen in entgegengesetzter Richtung transportiert werden; Ⓔ *exchange transport, countertransport, antiport*

Austin Flint-Geräusch *nt*: *Syn: Flint-Geräusch*; Herzgeräusch bei Aorteninsuffizienz* durch die begleitende funktionelle Mitralstenose*; Ⓔ *Austin Flint phenomenon, Flint's murmur, Austin Flint murmur*

Aus|tra|li|a|an|ti|gen *nt*: *Syn: Hepatitis B surface-Antigen, HB_s-Antigen, Hepatitis B-Oberflächenantigen*; auf der Oberfläche von Hepatitis B-Viren auftretendes Antigen mit Bedeutung für Diagnostik und Verlaufsbeobachtung; Ⓔ *Au antigen, Australia antigen, HB_s antigen, HB surface antigen, hepatitis B surface antigen, hepatitis antigen, hepatitis-associated antigen, serum hepatitis antigen, SH antigen*

Australian-X-Enzephalitis *f*: *Syn: Murray-Valley-Enzephalitis*; durch das Murray-Valley-Enzephalitis-Virus hervorgerufene Arbovirus-Enzephalitis* Australiens; Ⓔ *Murray Valley disease, Australian X disease, Murray Valley encephalitis, Australian X encephalitis*

Aus|trei|bungs|frak|ti|on *f*: *Syn: Auswurffraktion, Ejektionsfraktion*; Auswurfleistung des Herzens, d.h. der während der Systole ausgeworfene Anteil der Blutmenge im linken Ventrikel; Ⓔ *ejection fraction*

Aus|trei|bungs|ge|räu|sche *pl*: *Syn: Austreibungstöne*; über dem Herzen auskultierbare Geräusche während der Austreibungsphase [Systole]; Ⓔ *ejection clicks, ejection murmurs, ejection sounds*

Aus|trei|bungs|pe|ri|o|de *f*: **1.** *Syn: Austreibungsphase*; die Zeit vom Durchtritt des kindlichen Kopfes durch den Muttermund bis zur Geburt **2.** *Syn: Austreibungsphase, Austreibungszeit*; die zweite Hälte der Systole, während der das Blut aus dem Herzen in den großen und kleinen Kreislauf strömt; Ⓔ **1.** *expulsive stage, stage of expulsion, second stage (of labor)* **2.** *ejection period*

Aus|trei|bungs|pha|se *f*: →*Austreibungsperiode*

Aus|trei|bungs|tö|ne *pl*: →*Austreibungsgeräusche*

Aus|trei|bungs|zo|ne *f*: *Syn: Austreibungsperiode, Austreibungsphase*; die zweite Hälte der Systole, während der das Blut aus dem Herzen in den großen und kleinen Kreislauf strömt; Ⓔ *ejection period*

Aus|tritts|do|sis *f, pl* **-sen**: *Syn: Exitdosis*; Bezeichnung für die an der Austrittsseite des Körpers gemessene Ionendosis; Ⓔ *exit dose*

Aus|trock|nungs|ek|zem *nt*: *Syn: Exsikkationsdermatitis, Exsikkationsekzem, asteatotisches Ekzem, xerotisches Ekzem, Exsikkationsekzematid, Xerosis, Asteatosis cutis*; durch extrem trockene Haut hervorgerufenes chronisches Ekzem* durch Sebostase* bei älteren Menschen [**seniles/geriatrisches Ekzem**], bei übermäßiger Reinigung und Entfettung der Haut [**angewaschenes Ekzem**] oder durch Wettereinflüsse [Wind, Kälte]; **Therapie**: Verwendung ölhaltiger Badezusätze und rückfettender Salben; Harnstoffpräparate*; Ⓔ *winter eczema, winter itch, xerotic eczema, asteatosis, asteatotic eczema, asteatodes*

Aus|wurf|frak|ti|on *f*: *Syn: Austreibungsfraktion, Ejektionsfraktion*; Auswurfleistung des Herzens, d.h. der während der Systole ausgeworfene Anteil der Blutmenge im linken Ventrikel; Ⓔ *ejection fraction*

Aut-, aut- *präf.*: →*Auto-*

Au|tis|mus *m*: Rückzug von der Außenwelt durch Einkapselung in eine eigene Ideen- und Vorstellungswelt; Ⓔ *autism, autistic thinking*

frühkindlicher Autismus: *Syn: Kanner-Syndrom*; bereits im Säuglingsalter beginnende Kontaktstörung mit Sprachstörungen oder Sprachretardierung; Ⓔ *autism, Kanner's syndrome, autistic disorder, early infantile autism, infantile autism*

au|tis|tisch *adj*: Autismus betreffend; Ⓔ *relating to or characterized by autism, autistic*

Auto-, auto- *präf.*: Wortelement mit der Bedeutung „selbst/eigen"; Ⓔ *self-, aut(o)-*

Au|to|ag|glu|ti|na|ti|on *f*: Agglutination von Blutkörperchen durch das eigene Serum; Ⓔ *autoagglutination*

Au|to|ag|glu|ti|nin *nt*: gegen die eigenen Blutkörperchen gerichtetes Agglutinin*; Ⓔ *autoagglutinin*

Au|to|ag|gres|si|ons|krank|heit *f*: →*Autoimmunkrankheit*

au|to|ag|gres|siv *adj*: gegen den eigenen Körper oder eigene Organe oder Gewebe gerichtet; autoimmun; Ⓔ *autoaggressive*

Au|to|a|na|ly|sa|tor *m*: →*Autoanalyzer*

Au|to|a|na|ly|se *f*: →*Autopsychoanalyse*

Au|to|a|na|ly|zer *m*: *Syn: Autoanalysator*; Gerät zur automatischen Analyse von Blut-, Gewebe-, Urinproben etc.; Ⓔ *analyzer, analysor, autoanalyzer*

Au|to|a|nam|ne|se *f*: Eigenanamnese des Patienten; Ⓔ *autoanamnesis*

Au|to|an|ti|gen *nt*: die Bildung von Autoantikörpern anregendes körpereigenes Antigen; Ⓔ *autoantigen, self-antigen*

Au|to|an|ti|kör|per *pl*: Antikörper gegen körpereigene Antigene; Ⓔ *autoantibody, autologous antibody*

au|toch|thon *adj*: an Ort und Stelle entstanden, eingeboren, bodenständig; Ⓔ *autochthonous, autochthonal,* *autochthonic*

Au|to|de|struk|ti|on *f*: Selbstzerstörung; (E) *autodestruction, self-destruction*

Au|to|di|ges|ti|on *f*: Selbstverdauung; (E) *self-digestion, self-fermentation, isophagy, autodigestion, autolysis, autoproteolysis*

au|to|di|ges|tiv *adj*: Autodigestion betreffend, durch sie bedingt, selbstverdauend; (E) *relating to or causing autolysis, autodigestive, autolytic, autocytolytic*

Au|to|dup|li|ka|ti|on *f*: *Syn: Replikation*; identische Verdopplung von DNA- oder RNA-Strängen; (E) *replication*

Au|to|e|ro|tik *f*: Oberbegriff für Onanie* und Narzissmus*; oft gleichgesetzt mit Autoerotismus; (E) *autoeroticism, autoerotism*

au|to|e|ro|tisch *adj*: Autoerotik betreffend, von ihr gekennzeichnet; (E) *relating to autoeroticism, autoerotic*

Au|to|e|ro|tis|mus *m*: *Syn: Autoerastie*; sexuelle Erregung ohne direkte oder indirekte äußere Reize, (ausschließliches) sexuelles Interesse an der eigenen Person; (E) *autoeroticism, autoerotism*

Au|to|flu|o|res|zenz *f*: durch im Gewebe vorhandene Substanzen hervorgerufene Fluoreszenz*; (E) *autofluorescence*

Au|to|flu|o|ro|skop *nt*: spezielle Szintillationskamera zur Messung von Aktivitätsverteilungen; (E) *autofluoroscope*

au|to|gen *adj*: **1.** von selbst entstehend **2.** *Syn: endogen, autolog*; im Organismus selbst erzeugt **3.** → *autogenetisch*; (E) **1.** *autogenic, autogenous, autogeneic, autologous* **2.** *autogenic, autogenous, endogenous* **3.** *relating to autogenesis, autogenetic*

Au|to|ge|ne|se *f*: Selbstentstehung; (E) *autogenesis*

au|to|ge|ne|tisch *adj*: *Syn: autogenisch, autogen, autolog*; von der selben Person stammend; (E) *relating to autogenesis, autogenetic*

au|to|ge|nisch *adj*: → *autogenetisch*

Au|to|häm|ag|glu|ti|na|ti|on *f*: Agglutination von körpereigenen Blutkörperchen; (E) *autohemagglutination*

Au|to|häm|ag|glu|ti|nin *nt*: Agglutinin* gegen körpereigene Blutkörperchen; (E) *autohemagglutinin*

Au|to|hä|mo|ly|se *f*: Hämolyse der körpereigenen Blutkörperchen; (E) *autohemolysis*

Au|to|hä|mo|ly|sin *nt*: hämolysierender Autoantikörper; (E) *autohemolysin*

au|to|hä|mo|ly|tisch *adj*: Autohämolyse betreffend, von ihr betroffen oder durch sie bedingt; (E) *relating to autohemolysis, autohemolytic*

Au|to|hä|mo|the|ra|pie *f*: *Syn: Eigenblutbehandlung, Eigenbluttherapie*; unspezifische Reiztherapie, bei der kleine Mengen von patienteneigenem Blut intramuskulär injiziert werden; (E) *autohemotherapy*

Au|to|his|to|ra|di|o|gra|fie, -gra|phie *f*: → *Autoradiografie*

Au|to|hyp|no|se *f*: *Syn: Selbsthypnose, Idiohypnose*; durch Autosuggestion* erzeugte Hypnose*; (E) *self-hypnosis, idiohypnotism, autohypnosis*

au|to|hyp|no|tisch *adj*: Autohypnose betreffend, mittels Autohypnose; (E) *relating to autohypnosis, autohypnotic*

au|to|im|mun *adj*: Autoimmunität betreffend; (E) *relating to autoimmunity, autoimmune, autosensitized, autoallergic*

Au|to|im|mun|er|kran|kung *f*: → *Autoimmunkrankheit*

Au|to|im|mun|he|pa|ti|tis *f, pl* **-ti|ti|den**: *Syn: autoimmune Hepatitis*; durch Autoantikörper* hervorgerufene Leberentzündung; (E) *chronic aggressive hepatitis, chronic active hepatitis, autoimmune hepatitis, plasma cell hepatitis, subacute hepatitis*

Au|to|im|mu|ni|sie|rung *f*: *Syn: Autosensibilisierung*; Sensibilisierung gegen körpereigenes Gewebe; (E) *autoimmunization, autosensitization*

Au|to|im|mu|ni|tät *f*: Immunreaktion gegen körpereigene Zellen, Gewebe oder Stoffe; (E) *autoimmunity, autoallergy, autoanaphylaxis*

Au|to|im|mun|krank|heit *f*: *Syn: Autoaggressionskrankheit, Autoimmunerkrankung, Autoimmunopathie*; durch die Bildung von Antikörpern gegen körpereigene Gewebe oder Substanzen [Autoantikörper] hervorgerufene Erkrankung; (E) *autoimmune disease, autoaggressive disease*

Tab. 4. Autoimmunkrankheiten

Autoimmunkrankheiten
Organspezifisch
Hashimoto-Thyreoiditis
Morbus Basedow
Sympathische Ophthalmie
Morbus Addison
Perniziöse Anämie
Myasthenia gravis
Insulin-abhängiger Diabetes mellitus
Multiple Sklerose
Primär chronische Polyarthritis (Rheumatoide Arthritis)
Organunspezifisch
Systemischer Lupus erythematodes
Primär chronische Polyarthritis (Rheumatoide Arthritis)
Sklerodermie
Sjögren-Syndrom
Zwischenformen
Hämolytische Anämie
Idiopathisch-thrombozytopenische Purpura
Idiopathische Leukopenie

Au|to|im|mu|no|pa|thie *f*: → *Autoimmunkrankheit*

Autoimmun-Polyendokrinopathie *f*: *Syn: polyglanduläres Autoimmunsyndrom*; durch Autoantikörper* hervorgerufene Insuffizienz mehrerer endokriner Drüsen; (E) *polyendocrine autoimmune disease, autoimmune polyendocrine-candidiasis syndrome*

Au|to|im|mun|syn|drom, po|ly|glan|du|läres *nt*: → *Autoimmun-Polyendokrinopathie*

Au|to|im|mun|thy|re|o|i|di|tis *f, pl* **-ti|den**: *Syn: Autoimmunthyroiditis, Immunthyreoiditis, Immunthyreoiditis, Hashimoto-Thyreoiditis, Struma lymphomatosa*; Autoimmunkrankheit* der Schilddrüse mit organspezifischen Autoantikörpern*; (E) *autoimmune thyroiditis*

Au|to|im|mun|thy|ro|i|di|tis *f, pl* **-ti|den**: → *Autoimmunthyreoiditis*

Au|to|in|fek|ti|on *f*: Selbstinfizierung mit im Körper lebenden Keimen; (E) *self-infection, autoinfection, autoreinfection*

Au|to|in|fu|si|on *f*: relative Vermehrung der Blutmenge im großen Kreislauf durch Hochlegen und evtl. Bandagieren der Beine zur Schockbehandlung; (E) *autoinfusion*

Au|to|in|o|ku|la|ti|on *f*: spontane Verbreitung von Erregern oder Tumorzellen im Körper durch hämatogene oder lymphogene Verbreitung; (E) *autoinoculation*

au|to|in|o|ku|lier|bar *adj*: zur Autoinokulation befähigt; (E) *autoinoculable*

Au|to|in|to|xi|ka|ti|on *f*: *Syn: Selbstvergiftung, Autotoxikose*; durch Stoffwechselprodukte oder Autotoxine verursachte Vergiftung; (E) *autointoxication, autotoxicosis, autotoxemia, autotoxis, autoxemia, self-poisoning*

Au|to|ka|ta|ly|se *f*: Beschleunigung einer Reaktion durch eines oder mehrere Zwischenprodukte; (E) *autocatalysis*

au|to|ka|ta|ly|tisch *adj*: Autokatalyse betreffend, Autokatalyse auslösend; (E) *relating to autocatalysis, autocatalytic*

Au|to|ki|ne|se *f*: willkürliche Bewegung, Willkürmotorik; (E) *autokinesis, autocinesis*

au|to|ki|ne|tisch *adj*: Autokinese betreffend; (E) *relating to autokinesis, autokinetic*

A

Au|to|klav *m*: *Syn: Hochdrucksterilisator*; Druckkessel zur Sterilisation mit gespanntem und gesättigtem Wasserdampf; Ⓔ *autoclave*

Au|to|leu|ko|ag|glu|ti|nin *nt*: agglutinierender Leukozytenautoantikörper; Ⓔ *autoleukoagglutinin*

au|to|log *adj*: *Syn: autogenisch, autogen, autogenetisch*; von der selben Person stammend; Ⓔ *autogenous, autogeneic, autologous*

Au|to|ly|se *f*: Selbstauflösung; Selbstverdauung, Autodigestion; Ⓔ *autolysis, autoproteolysis, autocytolysis, isophagy, self-fermentation*

Au|to|ly|sin *nt*: *Syn: Autozytolysin*; gegen körpereigene Zellen gerichtetes Lysin*; Ⓔ *autolysin, autocytolysin*

au|to|ly|tisch *adj*: Autolyse betreffend oder auslösend, selbstauflösend; selbstverdauend, autodigestiv; Ⓔ *relating to or causing autolysis, autolytic, autocytolytic*

au|to|ma|tisch *adj*: spontan, unwillkürlich, zwangsläufig; selbsttätig, selbstgesteuert; Ⓔ *spontaneous, involuntary*

Au|to|ma|tis|mus *m*: automatische/unwillkürliche Handlung oder Reaktion; Ⓔ *automatism, automatic behavior, telergy*

spinaler Automatismus: bei partieller oder vollständiger Querschnittslähmung kommt es zur Ausbildung abnormer Verbindungen von Leitungsbahnen der beiden Seiten; externe Stimuli [z.B. Lagewechsel], aber auch interne Stimuli [Blasenfüllung] können zu automatischen Bewegungen führen, die leicht mit Willkürbewegungen verwechselt werden können; Ⓔ *spinal automatism*

Au|to|mu|ti|la|ti|on *f*: *Syn: Autotomie*; Selbstverstümmelung; Ⓔ *self-mutilation*

Au|to|mu|ti|la|ti|ons|syn|drom *nt*: *Syn: Lesch-Nyhan-Syndrom*; X-chromosomal-rezessive Störung des Purinstoffwechsels mit Intelligenzstörung und Selbstverstümmelung; Ⓔ *Lesch-Nyhan syndrome, HGPRT deficiency, HPRT deficiency, hypoxanthine guanine phosphoribosyltransferase deficiency, hypoxanthine phosphoribosyltransferase deficiency*

au|to|my|so|phob *adj*: Automysophobie betreffend; Ⓔ *relating to automysophobia*

Au|to|my|so|pho|bie *f*: krankhafte Überzeugung schlecht zu riechen oder unsauber zu sein; Ⓔ *irrational fear of personal uncleanliness, automysophobia*

au|to|nom *adj*: unabhängig, selbständig (funktionierend); selbstgesteuert; vegetativ; Ⓔ *autonomic, autonomical, autonomous; vegetative*

Au|to|no|mie *f*: Selbständigkeit, Unabhängigkeit; Ⓔ *autonomy*

Au|to|oph|thal|mo|skop *nt*: Ophthalmoskop* zur Autoophthalmoskopie*; Ⓔ *auto-ophthalmoscope*

Au|to|oph|thal|mo|sko|pie *f*: Untersuchung des eigenen Augenhintergrundes mittels Autoophthalmoskop*; Ⓔ *auto-ophthalmoscopy*

Au|to|pa|thie *f*: *Syn: idiopathische Erkrankung*; Erkrankung ohne erkennbare Krankheitsursache; Ⓔ *autopathy*

Au|to|pha|gie *f*: **1.** Auflösung von Zellteilen innerhalb der Zelle **2.** krankhaftes Verlangen Teile des eigenen Körpers zu verzehren; Ⓔ **1.** *autophagia, autophagy, self-eating* **2.** *autophagia, autophagy, self-eating*

au|to|pha|gisch *adj*: Autophagie betreffend; Ⓔ *relating to or characterized by autophagia, autophagic*

Au|to|pha|go|som *nt*: *Syn: autophagische Vakuole*; intrazelluläre Vakuole, in der Autophagie abläuft; Ⓔ *autophagosome, autophagic vesicle, autosome, cytolysosome*

au|to|phob *adj*: Autophobie betreffend, durch sie gekennzeichnet; Ⓔ *relating to or marked by autophobia*

Au|to|pho|bie *f*: krankhafte Angst vor dem Alleinsein; Ⓔ *irrational fear of solitude, autophobia*

Au|to|pho|nie *f*: Resonanz der eigenen Stimme, z.B. bei Mittelohrkatarrh; Ⓔ *tympanophonia, tympanophony, autophony*

Au|to|plas|tik *f*: plastische Operation unter Verwendung körpereigener Gewebe oder Organteile; Ⓔ *autoplasty*

au|to|plas|tisch *adj*: Autoplastik betreffend, mittels Autoplastik; Ⓔ *relating to autoplasty, autoplastic*

Au|to|pro|to|ly|se *f*: Selbstverdauung von Eiweißen; Ⓔ *autoprotolysis*

Au|top|sie *f*: *Syn: Obduktion, Nekropsie*; Leicheneröffnung; Ⓔ *autopsy, autopsia, necropsy, necroscopy, postmortem, postmortem examination, obduction, thanatopsy, thanatopsia, ptomatopsy, ptomatopsia*

au|to|psy|chisch *adj*: die eigene Psyche betreffend; Ⓔ *autopsychic*

Au|to|psy|cho|a|na|ly|se *f*: *Syn: Autoanalyse*; Psychoanalyse* der eigenen Person; Ⓔ *autoanalysis, autopsychoanalysis, self-analysis*

Au|to|psy|cho|se *f*: Psychose* mit einer verfälschten Vorstellung von der eigenen Person; Ⓔ *autopsychosis*

Au|to|ra|di|o|gra|fie, -gra|phie *f*: *Syn: Autohistoradiografie*; Radiografie* mit Hilfe von gespeicherten oder eingebauten radioaktiven Markern; Ⓔ *autoradiography, radioautography*

au|to|ra|di|o|gra|fisch *adj*: Autoradiografie betreffend, mittels Autoradiografie; Ⓔ *relating to autoradiography, autoradiographic*

Au|to|re|dup|li|ka|ti|on *f*: *Syn: identische Reduplikation*; Selbstvermehrung durch identische Verdoppelung; Ⓔ *autoreduplication, identical reduplication*

Au|to|re|gu|la|ti|on *f*: Selbstregulation/-steuerung von Körperprozessen; Ⓔ *autoregulation, self-regulation*

Au|to|rhyth|mie *f*: Fähigkeit, rhythmische Erregung oder Reize zu erzeugen; Ⓔ *autorhythmicity*

Au|to|sen|si|bi|li|sie|rung *f*: *Syn: Autoimmunisierung*; Sensibilisierung* gegen körpereigenes Gewebe; Grundprinzip der Autoimmunkrankheiten*; Ⓔ *autosensitization*

Au|to|sep|sis *f*: *Syn: Endosepsis*; Sepsis* durch im Körper lebende Erreger [z.B. Darmbakterien]; Ⓔ *autosepticemia*

au|to|se|rös *adj*: Autoserum betreffend; Ⓔ *relating to autoserum, autoserous*

Au|to|se|ro|the|ra|pie *f*: *Syn: Eigenserumbehandlung*; Behandlung mit aus dem eigenen Blut gewonnenem Serum; Ⓔ *autoserum therapy, autoserotherapy, autotherapy*

Au|to|se|rum *nt, pl* **-se|ren**: *Syn: Eigenserum*; aus dem eigenen Blut gewonnenes Serum; Ⓔ *autoserum*

Au|to|sit *m*: annähernd normal ausgebildeter Partner einer Doppelfehlbildung; Ⓔ *autosite*

Au|to|skop *nt*: Endoskop* zur direkten Kehlkopfspiegelung; Ⓔ *autoscope*

Au|to|sko|pie *f*: direkte Kehlkopfspiegelung; Ⓔ *autoscopy, direct laryngoscopy*

au|to|so|mal *adj*: Autosom(en) betreffend, auf den Autosomen (liegend), durch autosomale Gene bedingt; Ⓔ *relating to an autosome, autosomal*

Au|to|so|men *pl*: *Syn: Euchromosomen*; alle Chromosomen, außer den Geschlechtschromosomen; Ⓔ *euchromosomes, homologous chromosomes, autosomes*

Au|to|so|men|a|no|ma|lie *f*: *Syn: autosomale Chromosomenanomalie*; Chromosomenanomalie*, die ein oder mehrere Autosomen betrifft; Ⓔ *autosome abnormality*

Au|to|sug|ges|ti|on *f*: Selbstbeeinflussung; Ⓔ *self-suggestion, autosuggestion*

au|to|sug|ges|tiv *adj*: Autosuggestion betreffend, mittels Autosuggestion; Ⓔ *autosuggestive*

Au|to|the|ra|pie *f*: Selbstheilung; Ⓔ *self-treatment, autotherapy*

Au|to|thromb|bin *nt*: während der Thrombinbildung entstehende Prothrombinderivate; Ⓔ *autoprothrombin*

Autothrombin I: *Syn: Prokonvertin, Proconvertin, Fak-*

tor VII, Serum-Prothrombin-Conversion-Accelerator, stabiler Faktor; in der Leber gebildeter Faktor der Blutgerinnung; Mangel führt zu Hypoprokonvertinämie*; Ⓔ *proconvertin, factor VII, prothrombin conversion factor, prothrombin converting factor, stable factor, serum prothrombin conversion accelerator, prothrombokinase, cofactor V, convertin, cothromboplastin, autoprothrombin I*

Autothrombin II: ***Syn:*** *Faktor IX, Christmas-Faktor, antihämophiles Globulin B*; Vitamin K-abhängig in der Leber synthetisierter Faktor der Blutgerinnung; Mangel führt zu Hämophilie* B; Ⓔ *proconvertin, factor VII, prothrombin conversion factor, prothrombin converting factor, stable factor, serum prothrombin conversion accelerator, prothrombokinase, cofactor V, convertin, cothromboplastin, autoprothrombin I, Christmas factor, factor IX, antihemophilic factor B, plasma thromboplastin factor B, PTC factor, autoprothrombin II, plasma thromboplastin component, platelet cofactor*

Autothrombin III: ***Syn:*** *Faktor X, Stuart-Prower-Faktor*; in der Leber gebildeter Faktor der Blutgerinnung; ein Mangel führt zu erhöhter Blutungsneigung; Ⓔ *Stuart-Prower factor, Prower factor, Stuart factor, autoprothrombin C, factor X*

Au|to|throm|bo|ag|glu|ti|nin *nt*: ***Syn:*** *Plättchenautoagglutinin*; Autoagglutinin gegen Blutplättchen; Ⓔ *autothromboagglutinin*

Au|to|to|mie *f*: ***Syn:*** *Automutilation*; Selbstverstümmelung; Ⓔ *self-mutilation*

Au|to|top|a|gno|sie *f*: Unfähigkeit, Hautreize am eigenen Körper zu lokalisieren; Ⓔ *body-image agnosia, autotopagnosia*

Au|to|tox|ä|mie *f*: → *Autotoxikose*

Au|to|to|xi|ko|se *f*: ***Syn:*** *Autointoxikation, Endointoxikation, Selbstvergiftung, Autotoxämie*; durch körpereigene Stoffwechselprodukte entstandene Selbstvergiftung, z.B. bei verminderter Ausscheidung [Leberinsuffizienz*, Niereninsuffizienz*]; Ⓔ *autointoxication, autotoxicosis, autotoxemia, autotoxis, autoxemia, self-poisoning, intestinal intoxication, endointoxication, enterotoxism, enterotoxication, endogenic toxicosis*

Au|to|to|xin *nt*: **1.** ***Syn:*** *Endotoxin*; im Körper entstandenes Toxin **2.** ***Syn:*** *Autozytotoxin*; gegen körpereigene Zellen gerichtetes Toxin; Ⓔ **1.** *autotoxin, endotoxin* **2.** *autocytotoxin, autointoxicant, autotoxin*

au|to|to|xisch *adj*: Autointoxikation betreffend, zu Autointoxikation führend; Ⓔ *relating to autointoxication, autopoisonous, autotoxic*

Au|to|trans|fu|si|on *f*: **1.** Eigenbluttransfusion **2.** Vermehrung der Blutmenge im großen Kreislauf durch Hochlegen oder Bandagieren der Beine zur Schockbehandlung; Ⓔ **1.** *autohemotransfusion, autoreinfusion, autotransfusion, autologous transfusion* **2.** *autotransfusion*

Au|to|trans|plan|tat *nt*: ***Syn:*** *autogenes Transplantat, autologes Transplantat*; vom eigenen Körper stammendes Transplantat; Ⓔ *autograft, autoplast, autotransplant, autograft, autologous graft, autochthonous graft, autogenous graft, autoplastic graft*

Au|to|trans|plan|ta|ti|on *f*: ***Syn:*** *autogene Transplantation, autologe Transplantation*; Transplantation von körpereigenem Gewebe; Ⓔ *autografting, autotransplantation, autologous transplantation, autochthonous transplantation*

Au|to|vak|zi|ne *f*: Eigenimpfstoff, Eigenvakzine; Ⓔ *autovaccine, autogenous vaccine*

Aut|o|xi|da|ti|on *f*: direkte Oxidation von organischen Verbindungen durch Sauerstoff; Ⓔ *autoxidation, autooxidation*

Au|to|zy|to|ly|sin *nt*: ***Syn:*** *Autolysin*; gegen körpereigene Zellen gerichtetes Lysin*; Ⓔ *autolysin, autocytolysin*

Au|to|zy|to|to|xin *nt*: ***Syn:*** *Autotoxin*; gegen körpereigene Zellen gerichtetes Toxin; Ⓔ *autocytotoxin*

au|tum|nal *adj*: im Herbst vorkommend oder auftretend, herbstlich; Ⓔ *autumnal, autumn*

Au|xa|no|gra|fie, -gra|phie *f*: Erstellung eines Wachstumsbildes von Bakterien auf verschiedenen Nährböden; Ⓔ *auxanography, auxanographic method, diffusion method*

au|xa|no|gra|fisch *adj*: Auxanografie betreffend; Ⓔ *relating to auxanography, auxanographic*

Au|xi|li|ar|at|mung *f*: forcierte Atmung durch Einsatz der Atemhilfsmuskeln; Ⓔ *auxiliary breathing, auxiliary respiration*

Au|xo|me|trie *f*: Messung der Wachstumsgeschwindigkeit; Ⓔ *auxometry*

au|xo|me|trisch *adj*: Auxometrie betreffend, mittels Auxometrie; Ⓔ *relating to auxometry, auxometric*

Au|xo|troph *m*: Zelle, die bestimmte Substanzen nicht selbst synthetisieren kann, sondern von außen aufnehmen muss; Ⓔ *auxotrophic cell, auxotroph*

a|val|vu|lär *adj*: ohne Klappe(n), klappenlos; Ⓔ *avalvular, nonvalvular, without valves*

AV-Anastomose *f*: ***Syn:*** *arteriovenöse Anastomose, Anastomosis arteriolovenularis, Anastomosis arteriovenosa*; physiologische Verbindung von Arterien und Venen; Ⓔ *arteriovenous anastomosis, arteriolovenular anastomosis, av anastomosis*

a|vas|ku|lär *adj*: **1.** ohne Blutgefäße, gefäßlos **2.** ohne Erregerbeteiligung, aseptisch; Ⓔ **1.** *avascular, nonvascular, without vessels* **2.** *aseptic*

AV-Block *m*: ***Syn:*** *atrioventrikulärer Block*; Verlängerung der atrioventrikulären Überleitungszeit; Ⓔ *atrioventricular block, atrioventricular heart block, a-v block*

kompletter AV-Block: ***Syn:*** *totaler AV-Block*; vollständige Unterbrechung der Erregungsleitung mit atrioventrikulärer Dissoziation; Ⓔ *third degree heart block, complete heart block, complete atrioventricular block, third degree atrioventricular block*

totaler AV-Block: → *kompletter AV-Block*

AV-Dissoziation *f*: ***Syn:*** *atrioventrikuläre Dissoziation*; unabhängige Schlagfrequenz von Vorhöfen und Kammer; Ⓔ *atrioventricular dissociation, auriculoventricular dissociation*

A|ver|si|on *f*: Widerwille, Abneigung, Abscheu; Ⓔ *aversion (gegen to, for, from)*

AV-Fistel *f*: ***Syn:*** *arteriovenöse Fistel*; angeborene oder erworbene Verbindung einer Arterie mit einer Vene; Ⓔ *arteriovenous fistula*

A|vi|din *nt*: im Eiklar vorkommendes Protein, das Biotin* irreversibel bindet und damit der Verdauung und Aufnahme in den Körper entzieht; Ⓔ *antibiotin, avidin*

A|vi|di|tät *f*: Anziehungskraft, Bindungskraft; Ⓔ *avidity*

a|vi|ru|lent *adj*: nicht-virulent, nicht-ansteckungsfähig; Ⓔ *not virulent, avirulent*

A|vi|ru|lenz *f*: Mangel an Ansteckungsfähigkeit; Ⓔ *lack of virulence, avirulence*

A|vit|a|mi|no|se *f*: ***Syn:*** *Vitaminmangelkrankheit, Vitaminmangel*; durch einen absoluten Vitaminmangel hervorgerufene Erkrankung; Ⓔ *avitaminosis, vitamin-deficiency disease*

AV-Kanal *m*: → *Atrioventrikularkanal*

AV-Knoten *m*: → *Atrioventrikularknoten*

AV-Knotenrhythmus *m*: → *AV-Rhythmus*

AV-Knotentachykardie *f*: Tachykardie* mit Ursprung im Atrioventrikularknoten; Ⓔ *A-V nodal tachycardia*

Avogadro-Zahl *f*: Zahl der Moleküle in einem Mol* einer Substanz [$6{,}023 \times 10^{23}$]; Ⓔ *Avogadro's constant, Avogadro's number*

AV-Rhythmus *m*: ***Syn:*** *Atrioventrikularrhythmus, Knotenrhythmus*; vom Atrioventrikularknoten* ausgehender Ersatzrhythmus; Ⓔ *AV rhythm, A-V nodal rhythm, atrioventricular rhythm, atrioventricular nodal rhythm, nodal rhythm*

A|vul|sio *f, pl* **-si|o|nes**: Abreißen, Ausreißen; Ⓔ *avulsion, tearing away, (forcible) separation*
Avulsio bulbi: Ausriss des Augapfels; Ⓔ *avulsion of the eyeball*
Axi-, axi- *präf.*: → *Axo-*
a|xi|al *adj*: Achse betreffend, achsenförmig; Ⓔ *relating to the axis, axial*
a|xi|fu|gal *adj*: von der Achse weg (gerichtet); Ⓔ *away from an axon or axis, axifugal, axofugal*
A|xil|la *f, pl* **-lae**: Achsel; Achselhöhle; Ⓔ *underarm, axilla, axillary fossa, axillary space, arm pit*
a|xil|lar *adj*: Achsel(höhle) betreffend; Ⓔ *relating to the axilla, axillary*
A|xil|lar|an|äs|the|sie *f*: → *Axillarisblock*
A|xil|la|ris|block *m*: *Syn: Axillaranästhesie*; Block des Nervus* axillaris; Ⓔ *axillary anesthesia, axillary block, axillary block anesthesia*
A|xil|la|ris|läh|mung *f*: Lähmung des Nervus* axillaris; Ⓔ *axillary nerve paralysis*
a|xi|pe|tal *adj*: zur Achse hin; Ⓔ *toward(s) an axis, axipetal, axopetal*
A|xis *f, pl* **A|xes**: **1.** zweiter Halswirbel, Epistropheus **2.** (Körper-, Gelenk-, Organ-)Achse; Ⓔ **1.** *epistropheus, axis, odontoid vertebra, toothed vertebra* **2.** *axis*
Axis externus bulbi oculi: *Syn: äußere/anatomische Augenachse*; äußere Verbindungslinie von vorderem und hinterem Augenpol; Ⓔ *external axis of bulb*
Axis internus bulbi oculi: *Syn: innere Augenachse*; innere Verbindungslinie von vorderem und hinterem Augenpol; Ⓔ *internal axis of bulb*
Axis lentis: Linsenachse; Ⓔ *axis of lens*
Axis opticus: *Syn: optische Augenachse, Sehachse*; Linie durch den Mittelpunkt der Hornhaut zur Fovea* centralis der Netzhaut; Ⓔ *optic axis (of eye), sagittal axis of eye*
Axis pelvis: Beckenführungslinie, Beckenachse; Ⓔ *axis of pelvis, pelvic axis, plane of pelvic canal*
A|xis|frak|tur *f*: Fraktur des II. Halswirbels; Ⓔ *axis fracture, fracture of C_2*
Axo-, axo- *präf.*: Wortelement mit der Bedeutung „Achse"; Ⓔ *axonal, axonic, axon, neuraxial, axo-*
axo-axonal *adj*: *Syn: axo-axonisch*; zwei Axone verbindend, von Axon zu Axon; Ⓔ *axoaxonic*
axo-axonisch *adj*: → *axo-axonal*
a|xo|dend|ri|tisch *adj*: Axon und Dendrit verbindend; Ⓔ *axodendritic*
a|xo|dend|ro|so|ma|tisch *adj*: Axon, Dendrit und Körper der Nervenzelle verbindend; Ⓔ *axodendrosomatic*
A|xo|lemm *nt*: Zellmembran des Axons; Ⓔ *axolemma, axilemma, Mauthner's membrane, Mauthner's sheath*
A|xo|ly|se *f*: Degeneration und Zerfall eines Axons; Ⓔ *axolysis*
A|xon *nt*: *Syn: Achsenzylinder, Neuraxon*; am **Axonhügel** des Zellleibs der Nervenzelle entspringender, bis zu 1m langer Fortsatz, der die Nervenzelle mit anderen Zellen verbindet und Impulse weiterleitet; Ⓔ *axon, axone, axis cylinder, axial fiber, nerve fibril, neuraxon, neuraxis, neurite*
dendritisches Axon: *Syn: Dendrit*; kurzer Zellfortsatz der Nervenzelle; Ⓔ *dendritic axon*
a|xo|nal *adj*: Axon betreffend; Ⓔ *relating to an axon, axonal, axonic*
A|xo|nem *nt*: Achsenfaden des Spermiums; Ⓔ *axoneme, axial filament*
A|xon|hü|gel *m*: *s.u. Axon*; Ⓔ *axon hillock, implantation cone*
A|xo|not|me|sis *f*: Schädigung des Axons peripherer Nerven bei erhaltener Hüllstruktur; führt zu rückbildungsfähigen Ausfallserscheinungen; Ⓔ *axonotmesis*
A|xon|re|flex *m*: rückläufige Impulsübertragung in einem sensorischen Nerv; kein Reflex im klassischen Sinn, weil keine Synapse beteiligt ist; Ⓔ *axon reflex*
A|xo|plas|ma *nt*: Zytoplasma des Axons; Ⓔ *axoplasm, axioplasm*
a|xo|plas|ma|tisch *adj*: Axoplasma betreffend; Ⓔ *relating to the axoplasm, axoplasmic*
a|xo|so|ma|tisch *adj*: Axon und Körper der Nervenzelle verbindend; Ⓔ *axosomatic*
Ayerza-Syndrom *nt*: *Syn: primäre Pulmonalsklerose, Ayerza-Krankheit*; ätiologisch ungeklärte Arteriosklerose der Pulmonalgefäße mit Dyspnoe, Zyanose, Rechtsherzhypertrophie und Hepatosplenomegalie; Ⓔ *Ayerza's syndrome*
A|zan|fär|bung *f*: *Syn: Heidenhain-Azanfärbung*; histologische Färbung mit Azokarmin und Anilinblau-Goldorange; Ⓔ *azan stain, Heidenhain's azan stain*
A-Zell|a|de|no|kar|zi|nom *nt*: → *A-Zelladenom*
A-Zell|a|de|nom *nt*: *Syn: Alpha-Zelladenokarzinom, Alpha-Zelladenom, A-Zelladenokarzinom*; von den A-Zellen der Langerhans*-Inseln ausgehender bösartiger Tumor der Bauchspeicheldrüse; Ⓔ *alpha cell adenocarcinoma, alpha cell adenoma*
A-Zellen *pl*: *Syn: α-Zellen, Alphazellen*; Glucagon-bildende Zellen der Langerhans*-Inseln der Bauchspeicheldrüse; Ⓔ *alpha cells, A cells*
A-Zellen-Tumor *m*: *Syn: Glukagonom, Glucagonom, A-Zell-Tumor*; von den A-Zellen der Langerhans*-Inseln ausgehender Glucagon-bildender Tumor; Ⓔ *A cell tumor, alpha cell tumor, glucagonoma*
A-Zell-Tumor *m*: → *A-Zellen-Tumor*
a|zel|lu|lär *adj*: zellfrei, nicht aus Zellen bestehend, ohne Zellen; Ⓔ *without cells, acellular*
a|zen|trisch *adj*: nicht im Zentrum (liegend), nichtzentral; Ⓔ *acentric*
a|ze|phal *adj*: Azephalie betreffend, ohne Kopf, kopflos; Ⓔ *acephalous*
A|ze|pha|lie *f*: *Syn: Acephalie*; angeborenes Fehlen des Kopfes; Ⓔ *acephalia, acephalism, acephaly*
a|ze|ta|bu|lär *adj*: *Syn: azetabular*; Hüftgelenkspfanne/Azetabulum betreffend; Ⓔ *relating to the acetabulum, acetabular, cotyloid*
A|ze|ta|bu|lek|to|mie *f*: *Syn: Azetabulumexzision*; operative (Teil-)Entfernung der Hüftpfanne; Ⓔ *acetabulectomy*
A|ze|ta|bu|lo|plas|tik *f*: *Syn: Pfannenplastik, Azetabulumplastik*; plastische Operation der Hüftgelenkspfanne; Ⓔ *acetabuloplasty*
A|ze|ta|bu|lum *nt, pl* **-la**: *Syn: Hüftpfanne, Hüftgelenkspfanne, Acetabulum*; Gelenkpfanne des Hüftgelenks; Ⓔ *acetabulum, acetabular cavity, socket of hip (joint), cotyloid cavity*
A|ze|ta|bu|lum|dys|pla|sie *f*: → *Acetabulumdysplasie*
A|ze|ta|bu|lum|rand *m*: *Syn: Pfannenrand, Limbus acetabuli, Margo acetabuli*; Rand der Hüftgelenkspfanne; Ⓔ *acetabular edge, acetabular limbus, margin of acetabulum*
A|ze|tat *nt*: *Syn: Acetat*; Salz der Essigsäure; Ⓔ *acetate, acetas*
A|ze|tes|sig|säu|re *f*: *Syn: β-Ketobuttersäure, Acetessigsäure*; Zwischenprodukt beim Abbau von Fettsäuren und ketoplastischen Aminosäuren; wird bei gestörtem Kohlenhydratstoffwechsel [u.a. Diabetes* mellitus] vermehrt in der Leber gebildet; Ⓔ *diacetic acid, beta-ketobutyric acid, acetoacetic acid, β-ketobutyric acid*
A|ze|to|a|ze|tat *nt*: *Syn: Acetoacetat*; Salz der Azetessigsäure; Ⓔ *acetoacetate*
A|ze|to|ly|se *f*: kombinierte Hydrolyse und Acetylierung; Ⓔ *acetolysis*
A|ze|ton *nt*: *Syn: Aceton, Dimethylketon, Propanon*; farblose, mit Wasser mischbare Flüssigkeit; einfachstes Keton; wird im Stoffwechsel aus Acetoacetat gebildet und über den Citratzyklus abgebaut; wird bei gestörtem Kohlenhydratstoffwechsel [u.a. Diabetes* mellitus] vermehrt in der Leber gebildet; Ⓔ *acetone, di-*

methylketone
A|ze|ton|ä|mie *f*: *Syn:* *Acetonämie, Ketonämie*; erhöhter Ketonkörpergehalt des Blutes; Ⓔ *acetonemia, ketosis*
a|ze|ton|ä|misch *adj*: *Syn:* *acetonämisch, ketonämisch*; Azetonämie betreffend, von ihr betroffen oder gekennzeichnet, durch sie bedingt; Ⓔ *relating to acetonemia, acetonemic*
A|ze|tyl|cho|lin *nt*: *Syn:* *Acetylcholin*; Cholinester der Essigsäure; Neurotransmitter im ZNS und in cholinergen Synapsen; Ⓔ *acetylcholine*
A|ze|tyl|co|en|zym A *nt*: → *Acetylcoenzym A*
A|ze|tyl|sa|li|zyl|säu|re *f*: → *Acetylsalicylsäure*
A|zid *nt*: Salz der Stickstoffwasserstoffsäure; Ⓔ *azid, azide*
A|zid|ä|mie *f*: Blut-pH unter 7,36; Ⓔ *acidemia*
A|zi|di|tät *f*: Säuregrad, Säuregehalt; Ⓔ *acidity, acor*
a|zi|do|gen *adj*: säurebildend; Ⓔ *acidogenic*
A|zi|do|ge|ne|se *f*: Ausscheidung von Wasserstoffionen durch die Niere; Ⓔ *acidogenesis*
a|zi|do|phil *adj*: **1.** (*biolog.*) auf sauren Nährböden wachsend **2.** *Syn:* *oxyphil*; mit sauren Farbstoffen färbbar; Ⓔ **1.** *acidophil, acidophile, acidophilic* **2.** *acidophil, acidophile, acidophilic, oxychromatic, oxyphil, oxyphile, oxyphilic, oxyphilous*
A|zi|do|se *f*: *Syn:* *Acidose*; Störung des Säure-Basenhaushalts mit einem Abfall des Blut-pH-Werts unter 7,36; Ⓔ *acidosis*
atmungsbedingte Azidose: → *respiratorische Azidose*
dekompensierte Azidose: *Syn:* *Azidämie*; nach Ausschöpfung der Kompensationsmechanismen eintretende Azidose; Ⓔ *acidemia*
diabetische Azidose: *Syn:* *diabetogene Azidose*; metabolische Azidose bei schlecht eingestelltem und entgleistem Diabetes* mellitus; Ⓔ *diabetic acidosis*
diabetogene Azidose: → *diabetische Azidose*
kompensierte Azidose: Azidose mit normalem pH-Wert durch Kompensation [Abatmung von Kohlendioxid bzw. vermehrter Säureausscheidung über die Niere]; Ⓔ *compensated acidosis*
metabolische Azidose: *Syn:* *stoffwechselbedingte Azidose*; durch eine vermehrte Bildung von Säure [z.B. Ketoazidose*] oder erhöhte Bicarbonatverluste [Subtraktionsazidose*] hervorgerufene Azidose; Ⓔ *metabolic acidosis, nonrespiratory acidosis*
nutritive Azidose: *Syn:* *Hungerazidose, nutritive metabolische Azidose*; metabolische Azidose bei ungenügender Kohlenhydratzufuhr; Ⓔ *starvation acidosis*
nutritive metabolische Azidose: → *nutritive Azidose*
renal-tubuläre Azidose: durch Störung der Tubulusfunktion hervorgerufene Azidose mit begleitender Hyperchlorämie* und Hypokaliämie*; Ⓔ *renal tubular acidosis, renal hyperchloremia acidosis*
respiratorische Azidose: *Syn:* *atmungsbedingte Azidose*; Azidose mit Erhöhung des CO_2-Partialdrucks bei gestörtem alvolärem Gasaustausch oder Hypoventilation*; Ⓔ *carbon dioxide acidosis, respiratory acidosis, hypercapnic acidosis*
stoffwechselbedingte Azidose: → *metabolische Azidose*
A|zi|do|se|at|mung *f*: vertiefte und beschleunigte Atmung bei Azidose*; Ⓔ *Kussmaul breathing, Kussmaul-Kien breathing, Kussmaul's respiration, Kussmaul-Kien respiration, air hunger*
A|zi|do|thy|mi|din *nt*: → *Zidovudin*
a|zi|do|tisch *adj*: Azidose betreffend, von ihr betroffen oder gekennzeichnet, durch sie bedingt; Ⓔ *relating to or characterized by acidosis, acidotic, acidosic*
A|zid|u|rie *f*: Ausscheidung eines sauren Harns; Ⓔ *aciduria*
a|zi|när *adj*: *Syn:* *azinös*; Azinus betreffend; beerenförmig; Ⓔ *relating to or affecting an acinus, acinar, acinal, acinic, acinous, acinose, aciniform*
a|zi|nös *adj*: → *azinär*
A|zi|nus *m, pl* **-ni**: *Syn:* *Acinus*; traubenförmiges Endstück von Drüsen; Ⓔ *acinus*
a|zo|o|sperm *adj*: Azoospermie betreffend; Ⓔ *relating to azoospermia, azoospermic*
A|zo|o|sper|mie *f*: Fehlen von Spermien im Ejakulat; Ⓔ *azoospermia, azoospermatism*
A|zo|ren|krank|heit *f*: *Syn:* *Machado-Joseph-Syndrom*; autosomal-dominant vererbte Erkrankung mit Kleinhirnatrophie und neurologischen Ausfallserscheinungen; Ⓔ *Machado-Joseph disease, Joseph disease, Portuguese-Azorean disease, Azorean disease (of the nervous system)*
A|zot|ä|mie *f*: *Syn:* *Azothämie, Hyperazotämie*; Erhöhung der stickstoffhaltigen Stoffwechselprodukte im Blut; Ⓔ *azotemia, uremia, nitremia*
extrarenale Azotämie: *Syn:* *metabolische Azotämie*; durch Störung des Eiweißstoffwechsels hervorgerufene Azotämie; Ⓔ *extrarenal azotemia*
metabolische Azotämie: → *extrarenale Azotämie*
renale Azotämie: Azotämie bei Nierenfunktionsstörungen; Ⓔ *renal azotemia*
a|zot|ä|misch *adj*: Azotämie betreffend, von ihr betroffen oder gekennzeichnet, durch sie bedingt; Ⓔ *relating to or characterized by azotemia, azotemic*
A|zot|hä|mie *f*: → *Azotämie*
A|zo|tor|rhoe *f*: vermehrte Stickstoffausscheidung im Stuhl; Ⓔ *azotorrhea*
A|zot|u|rie *f*: übermäßige Stickstoffausscheidung im Harn; Ⓔ *azoturia*
a|zot|u|risch *adj*: Azoturie betreffend; Ⓔ *relating to azoturia, azoturic*
Az|tre|o|nam *nt*: von Chromobacterium* violaceum gebildetes Antibiotikum mit Betalactamring; Ⓔ *aztreonam*
A|zur|farb|stof|fe *pl*: methylierte, wasserunlösliche, leuchtend-blaue Thioninfarbstoffe; Ⓔ *azure dyes*
A|zur|gra|nu|la *pl*: *Syn:* *azurophile Granula*; durch Azur rotgefärbte Körnchen im Zytoplasma von Monozyten, Lymphozyten und Vorstufen der Granulozyten; Ⓔ *azurophil granules*
a|zu|ro|phil *adj*: durch Azurfarbstoffe färbbar; Ⓔ *azurophilic, azurophile*
A|zu|ro|phi|lie *f*: Anfärbbarkeit mit Azurfarbstoffen; Ⓔ *azurophilia*
A|zy|a|no|blep|sie *f*: *Syn:* *Tritanopie, Tritanopsie, Blaublindheit*; Farbenfehlsichtigkeit für Blau; Ⓔ *tritanopia, tritanopsia, blue blindness*
a|zy|a|no|tisch *adj*: ohne Zyanose (verlaufend); Ⓔ *without cyanosis, acyanotic*
A|zy|go|gra|fie, -gra|phie *f*: Röntgenkontrastdarstellung der Vena* azygos; Ⓔ *azygography*
A|zy|go|gramm *nt*: Röntgenkontrastaufnahme der Vena* azygos; Ⓔ *azygogram*
A|zy|gos *f*: *Syn:* *Vena azygos*; große Vene, die auf der rechten Seite der Wirbelkörper zur oberen Hohlvene zieht; Ⓔ *azygos, azygous, azygos vein*
a|zy|klisch *adj*: **1.** (*chem.*) offenkettig; aliphatisch **2.** nicht periodisch; Ⓔ **1.** *not cyclic, acyclic* **2.** *not cyclic, acyclic*
A|zy|mie *f*: Enzymmangel; Ⓔ *azymia, absence of an enzyme*
a|zy|misch *adj*: Azymie betreffend; nicht durch ein Enzym bewirkt; Ⓔ *relating to azymia; not caused by an enzyme*

B

B

Baastrup-Syndrom *nt*: →*Baastrup-Zeichen*
Baastrup-Zeichen *nt*: *Syn: Baastrup-Syndrom, Arthrosis interspinosa*; durch Hyperlordose* und Ausbildung von Nearthrosen entstehendes radiologisches Bild [**kissing spine**]; Ⓔ *Baastrup's disease, Baastrup's syndrome, kissing spine*
Babcock-Krampfaderoperation *f*: →*Babcock-Methode*
Babcock-Methode *f*: *Syn: Babcock-Krampfaderoperation, Babcock-Venenstripping*; Krampfaderextraktion mittels flexibler Metallsonden; Ⓔ *Babcock's operation, subcutaneous stripping*
Babcock-Venenstripping *nt*: →*Babcock-Methode*
Babès-Ernst-Körperchen *pl*: *Syn: metachromatische Granula*; intrazelluläre Polkörperchen bei verschiedenen Bakterien; Ⓔ *metachromatic granules, Babès-Ernst bodies, metachromatic bodies, Babès-Ernst granules*
Babès-Knötchen *pl*: *Syn: Wutknötchen*; bei Tollwut vorkommende lymphozytäre Knötchen in Gehirn und Rückenmark; Ⓔ *Babès' nodes, Babès' tubercles*
Ba|be|sia *f*: durch Schildzecken* übertragene Sporozoen, die als Parasiten in roten Blutkörperchen leben; Ⓔ *Babesia, Babesiella*
Ba|be|si|a|sis *f, pl* **-ses**: →*Babesiose*
Ba|be|si|o|se *f*: *Syn: Babesiasis, Piroplasmose*; selten auf den Menschen übertragene Zoonose* durch verschiedene Babesia-Species; Ⓔ *babesiosis, babesiasis, piroplasmosis*
Babinski-Nageotte-Syndrom *nt*: alternierende Lähmung bei Schädigung der Medulla* oblongata; Ⓔ *Babinski-Nageotte syndrome*
Babinski-Vaquez-Syndrom *nt*: Spätsyphilis* mit Argyll Robertson-Pupille, Meningoenzephalitis, neurologischen Ausfällen und Aortitis*; Ⓔ *Babinski's syndrome, Babinski-Vaquez syndrome*
Babinski-Fröhlich-Syndrom *nt*: *Syn: Dystrophia adiposogenitalis, Morbus Fröhlich, hypothalamischer Symptomenkomplex, hypothalamisches Syndrom*; bei Kindern auftretende plötzliche Fettsucht in Kombination mit Minderwuchs und Hypogonadismus*; Ⓔ *Babinski-Fröhlich syndrome*
Bac|am|pi|cil|lin *nt*: vom Ampicillin* abgeleitetes Breitbandpenicillin; Ⓔ *bacampicillin*
Bachmann-Bündel *nt*: *Syn: Bachmann-Interaurikularbündel*; akzessorisches Leitungsbündel zwischen den beiden Herzohren; Ⓔ *Bachmann's bundle*
Bachmann-Interaurikularbündel *nt*: →*Bachmann-Bündel*
Ba|cil|la|ceae *pl*: Familie grampositiver, stäbchenförmiger Sporenbildner; enthält u.a. die Gattungen Bacillus* und Clostridium*; Ⓔ *Bacillaceae*
Bacille-Calmette-Guérin *m*: →*Bacillus Calmette-Guérin*
Ba|cil|lus *m, pl* **-li**: grampositive, meist bewegliche, stäbchenförmige Bakteriengattung der Familie Bacillaceae*; Ⓔ *Bacillus*
Bacillus anthracis: *Syn: Milzbrandbazillus*; ubiquitär vorkommender Erreger von Milzbrand/Anthrax; bildet extrem haltbare Sporen; Ⓔ *anthrax bacillus, Bacillus anthracis*
Bacillus Calmette-Guérin: *Syn: Bacille-Calmette-Guérin*; attenuierte Variante von Mycobacterium* bovis; wird als Lebendimpfstoff für die Tuberkuloseschutzimpfung [**BCG-Impfung**] verwendet; Ⓔ *Bacillus Calmette-Guérin, Calmette-Guérin bacillus*
Bacillus cereus: aerober Bacillus, der Nahrungsmittelvergiftung und Hornhautinfektionen (nach Verletzung) hervorrufen kann; Ⓔ *Bacillus cereus*
Bacillus colistinus: bildet das Antibiotikum Colistin; Ⓔ *Bacillus colistinus*
Bacillus gigas Zeissler: *Syn: Clostridium novyi typ B*; tierpathogener Subtyp von Clostridium* novyi; Ⓔ *Clostridium novyi type B*
Bacillus polymyxa: bildet das Antibiotikum Colistin; Ⓔ *Bacillus polymyxa*
Bacillus subtilis: *Syn: Heubazillus*; aerober Bacillus, der Nahrungsmittelvergiftung und (nach Verletzung) Hornhautinfektionen hervorrufen kann; bildet das Antibiotikum Bacitracin*; Ⓔ *grass bacillus, hay bacillus, Bacillus subtilis*
Ba|ci|tra|cin *nt*: *Syn: Bazitrazin*; von Bacillus* subtilis gebildetes Antibiotikum mit Wirkung gegen grampositive Bakterien, Gono- und Meningokokken; Ⓔ *bacitracin*
Bä|cker|asth|ma *nt*: *Syn: Bäckerkrankheit*; allergisches Asthma* bronchiale durch Mehlstaub, Kleie oder Backzusatzstoffe; Ⓔ *miller's asthma*
Bä|cker|ek|zem *nt*: berufsbedingtes Kontaktekzem der Hände und Unterarme; Ⓔ *baker's itch*
Bä|cker|ka|ri|es *f*: atypischer Kariesbefall durch Einatmung kohlenhydrathaltiger Stäube; Ⓔ *bakers' decay*
Bä|cker|krank|heit *f*: →*Bäckerasthma*
Bac|te|ri|o|cin *nt*: *Syn: Bakteriozin*; Stoffwechselprodukt von Bakterien mit antibiotischer Wirkung gegen verwandte Bakterien; Ⓔ *bacteriocin*
Bac|te|ri|um *nt, pl* **-ria**: nicht mehr verwendeter Gattungsname für Bakterien, die anderen Gattungen zugeordnet wurden; *s.u. Bakterien*; Ⓔ *Bacterium*
Bacterium abortus Bang: →*Bang-Bazillus*
Bacterium diphtheriae: →*Corynebacterium diphtheriae*
Bacterium coli: →*Escherichia coli*
Bacterium pneumoniae Friedländer: →*Klebsiella pneumoniae*
Bac|te|ro|i|da|ceae *pl*: Familie gramnegativer, anaerober Stäbchenbakterien; enthält u.a. Bacteroides* und Fusobacterium*; Ⓔ *Bacteroidaceae*
Bac|te|ro|i|des *m*: Gattung unbeweglicher Stäbchen der Familie Bacteroidaceae*; nur wenige menschenpathogene Arten; Ⓔ *Bacteroides, bacteroides*
Bacteroides fragilis: physiologischer Bestandteil der Dickdarmflora; wird außerhalb des Dickdarms in eitrigen Abszessen und Entzündungen gefunden; Ⓔ *Bacteroides fragilis, Bacillus fragilis*
Bacteroides melaninogenicus: physiologisch in der Mundhöhle; bei Mischinfektionen der Mundhöhle, des Ohrs und der weiblichen Genitale gefunden; Ⓔ *Bacteroides melaninogenicus*
Bac|te|ro|i|des|in|fek|ti|on *f*: →*Bacteroidosis*
Bac|te|ro|i|do|sis *f, pl* **-ses**: *Syn: Bacteroidesinfektion, Bakteroidose*; durch Bacteroides*-Species hervorgerufene Erkrankung; Ⓔ *bacteroidosis*
Ba|de|der|ma|ti|tis *f, pl* **-ti|ti|den**: *Syn: Schwimmbadkrätze, Badekrätze, Weiherhippel, Schistosomendermatitis, Zerkariendermatitis*; durch Zerkarien hervorgerufene Dermatitis* mit Juckreiz und Quaddelbildung; Ⓔ *swimmer's itch, swimmer's dermatitis, cutaneous schistosomiasis, clam digger's itch, water itch, cercarial dermatitis, schistosome dermatitis*
Ba|de|ho|sen|nä|vus *m, pl* **-vi**: *Syn: Schwimmhosennävus*; mit der Gefahr einer malignen Entartung einhergehender Naevus* giganteus im Lenden- und Gesäßbereich; Ⓔ *bathing trunk nevus, giant hairy nevus, giant pigmented nevus*
Ba|de|krät|ze *f*: →*Badedermatitis*

Baerensprung-Krankheit *f*: *Syn: Erythrasma, Zwergflechte Baerensprung, Erythrasma intertriginosum*; durch **Corynebacterium minutissimum** verursachte intertriginöse braunrote Plaques mit feiner Schuppung; Ⓔ *erythrasma, Baerensprung's erythrasma*

Bäfverstedt-Syndrom *nt*: *Syn: multiples Sarkoid, benigne Lymphoplasie der Haut, Lymphozytom, Lymphocytoma cutis, Lymphadenosis benigna cutis*; polyätiologische [u.a. Lyme-Disease*], gutartige, tumoröse Proliferation der Haut von Gesicht [v.a. Ohrläppchen], Nacken, Achselhöhlen und Genitalbereich; Ⓔ *cutaneous lymphoplasia, Bäfverstedt's syndrome, Spiegler-Fendt pseudolymphoma, Spiegler-Fendt sarcoid*

Balgaslsolse *f*: → *Bagassosis*

Balgaslsolsis *f, pl* **-ses**: *Syn: Zuckerrohrlunge, Bagassose*; Bezeichnung für eine durch **Thermoactinomyces saccharii** hervorgerufene exogen allergische Alveolitis* bei Zuckerrohrarbeitern; Ⓔ *bagassosis, bagasscosis*

Bainbridge-Reflex *m*: Erhöhung der Herzfrequenz und Anstieg des Blutdrucks bei Druckerhöhung im rechten Vorhof; Ⓔ *Bainbridge reflex*

Baker-Zyste *f*: Ausstülpung der Kniegelenkssynovialis in die Kniekehle; Ⓔ *Baker's cyst, synovial cyst of popliteal space, popliteal bursitis*

Bakteri-, bakteri- *präf.*: → *Bakterio-*

Baklte|rilälmie *f*: Vorkommen von Bakterien im Blut; Ⓔ *bacteremia, bacteriemia*

Bakltelrilchollie *f*: Bakterienausscheidung in der Galle; Ⓔ *bacterobilia, bactericholia*

Bakltelrid *nt*: *Syn: Bakteriid*; durch Bakterien bzw. deren Produkte verursachte Hautreaktion; Ⓔ *bacterid*

bakltelrilell *adj*: Bakterien betreffend; durch Bakterien verursacht, bakteriogen; Ⓔ *relating to or caused by bacteria, bacterial, bacteriogenic, bacteriogenous, bacteritic*

Bakltelrilen *pl*: einzellige Mikroorganismen ohne echten Kern, die sich i.d.R. durch Spaltung vermehren; kommen in vielen verschiedenen Formen vor; nur eine kleiner Bruchteil der in der Natur vorkommenden Bakterien können beim Menschen Erkrankungen auslösen; Ⓔ *bacteria*

Bakltelrilenlanltalgolnislmus *m*: *Syn: bakterieller Antagonismus*; gegenseitige Wachstumshemmung von Bakterien; Ⓔ *bacterial antagonism*

Bakltelrilenlanltilgen *nt*: Bakteriensubstanz mit Antigeneigenschaften; Ⓔ *bacterial antigen*

Bakltelrilenlchrolmolsom *nt*: ringförmige, doppelsträngige DNS-Struktur; Ⓔ *bacterial chromosome, chromatinic body, chromosome*

Bakterien-DNA *f*: *Syn: Bakterien-DNS, bakterielle DNA, bakterielle DNS*; die das ringförmige Bakterienchromosom bildende DNA der Bakterien; Ⓔ *bacterial DNA, bacterial deoxyribonucleic acid*

Bakterien-DNS *f*: → *Bakterien-DNA*

Bakltelrilenlemlbollie *f*: Embolie* durch Bakterienhaufen in der Blutbahn; Ⓔ *bacterial embolism*

Bakltelrilenlfilllter *nt*: Mikrofilter zur Abtrennung von Bakterien aus Flüssigkeiten und Gasen; Ⓔ *bacterial filter*

Bakltelrilenlflolra *f*: Bezeichnung für die physiologisch vorhandenen Bakterien auf der Haut oder Schleimhaut; Ⓔ *flora*

Bakltelrilenlgift *nt*: → *Bakteriotoxin*

Bakltelrilenlkaplsel *f*: äußere Wandschicht bekapselter Bakterien; Ⓔ *bacterial capsule*

Bakltelrilenlratltenlbisslfielber *nt*: *Syn: Rattenbisskrankheit, Rattenbissfieber II, atypisches Rattenbissfieber, Haverhill-Fieber, Streptobazillenrattenbissfieber, Erythema arthriticum epidemicum*; durch Rattenbisse oder verdorbene Lebensmittel übertragene Infektionskrankheit durch **Streptobacillus moniliformis**; verläuft hochfieberhaft mit Befall mehrerer Gelenke; Ⓔ *Haverhill fever, rat-bite fever, rat-bite disease, epidemic arthritic erythema*

Bakltelrilenlruhr *f*: *Syn: bakterielle Ruhr, Dysenterie, Bazillenruhr*; durch von **Shigella**-Species produzierte Toxine verursachte schwere Infektionskrankheit des Dickdarms mit blutig-schleimigem Durchfall, Exsikkation und evtl. tödlichem Verlauf; Ⓔ *bacillary dysentery, shigellosis, Flexner's dysentery, Japanese dysentery*

Bakltelrilenltoxlälmie *f*: → *Bakteriotoxämie*

Bakltelrilenltolxin *nt*: → *Bakteriotoxin*

Bakltelrilenlzyllinlder *pl*: im Harn ausgeschiedene Pseudozylinder* aus Bakterienhaufen; Ⓔ *bacterial cast*

Bakltelrilid *nt*: → *Bakterid*

Bakterio-, bakterio- *präf.*: Wortelement mit der Bedeutung „Bakterium/Bakterien"; Ⓔ *bacterial, bacteriogenic, bacteriogenous, bacteri(o)-*

bakltelrilolgen *adj*: durch Bakterien verursacht, bakteriell; Ⓔ *caused by bacteria, bacteritic, bacteriogenic, bacteriogenous*

bakltelrilolid *adj*: *Syn: bakteroid*; bakterienähnlich, bakterienförmig; Ⓔ *resembling bacteria, bacterioid, bacteroid, bacteroidal*

Bakltelrilollolgie *f*: Bakterienkunde; Ⓔ *bacteriology*

bakltelrilollolgisch *adj*: Bakterien oder Bakteriologie betreffend; Ⓔ *relating to bacteriology, bacteriologic, bacteriological*

Bakltelrilollylse *f*: Auflösung von Bakterien(zellen); Ⓔ *bacteriolysis, bacterioclasis*

Bakltelrilollylsin *nt*: zu Bakteriolyse führender Antikörper; Ⓔ *bacteriolysin*

bakltelrilollyltisch *adj*: Bakteriolyse betreffend oder auslösend, bakterienauflösend; Ⓔ *relating to bacteriolysis, bacteriolytic*

Bakltelrilolpelxie *f*: Festhalten von in den Körper eingedrungenen Bakterien durch Abwehrzellen; Ⓔ *bacteriopexy, bacteriopexia*

Bakltelrilolphalge *m*: *Syn: Phage, bakterienpathogenes Virus*; sich auf Kosten von Bakterien vermehrendes Virus; Ⓔ *bacteriophage, bacterial virus, phage, lysogenic factor*

Bakltelrilolphalgie *f*: *Syn: d'Herelle-Phänomen, Twort-d'Herelle-Phänomen*; Zerstörung von Bakterien durch Bakteriophagen; Ⓔ *bacteriophagia, bacteriophagy, Twort-d'Herelle phenomenon, d'Herelle phenomenon, Twort phenomenon*

bakltelrilolphob *adj*: Bakteriophobie betreffend, durch sie gekennzeichnet; Ⓔ *relating to or marked by bacteriophobia, bacteriophobic*

Bakltelrilolpholbie *f*: *Syn: Bazillophobie*; krankhafte Angst vor Infektionserregern oder ansteckenden Krankheiten; Ⓔ *irrational fear of bacteria or microorganisms in general, bacteriophobia*

Bakltelrilolphyltom *nt*: bakteriogene Geschwulst(bildung); Ⓔ *bacteriophytoma*

Bakltelrilolse *f*: *Syn: bakterielle Erkrankung*; Bezeichnung für eine durch Bakterien hervorgerufene Erkrankung; Ⓔ *bacteriosis, bacterial disease*

Bakltelrilolsperlmie *f*: Bakterienausscheidung im Sperma; Ⓔ *bacteriospermia*

Bakltelrilolstalse *f*: Hemmung des Bakterienwachstums; Ⓔ *bacteriostasis*

Bakltelrilolstaltilkum *nt, pl* **-ka**: bakteriostatisches Mittel, Antibiotikum mit bakteriostatischer Wirkung; Ⓔ *bacteriostat, bacteriostatic*

bakltelrilolstaltisch *adj*: Bakteriostase betreffend oder bewirkend, durch sie bedingt; Ⓔ *bacteriostatic*

Bakltelrilotoxlälmie *f*: *Syn: Bakterientoxämie*; Vorkommen von Bakterientoxinen im Blut; Ⓔ *bacteriotoxemia*

Bakltelrilolto|xin *nt*: *Syn: Bakteriengift, Bakterientoxin*; von Bakterien gebildetes Endo- oder Ektotoxin*; Ⓔ *bacteriotoxin, bacterial toxin*

bak|te|ri|o|to|xisch *adj*: bakterienschädigend, bakterientoxisch; Ⓔ *toxic to bacteria, bacteriotoxic*
Bak|te|ri|o|tro|pin *nt*: Opsonin*, das die Phagozytose* von Bakterien fördert; Ⓔ *bacteriotropin*
Bak|te|ri|o|zin *nt*: →*Bacteriocin*
Bak|te|ri|um *nt, pl* **-ri|en**: →*Bakterien*
Bak|te|ri|u|rie *f*: Bakterienausscheidung im Harn; Ⓔ *bacteriuria, bacteruria*
bak|te|ri|u|risch *adj*: Bakteriurie betreffend; Ⓔ *relating to bacteriuria, bacteriuric*
Bak|te|ri|zid *nt*: bakterientötendes Mittel, Antibiotikum mit bakterizider Wirkung; Ⓔ *bactericide*
Bak|te|ri|zi|die *f*: bakterientötende Wirkung einer Substanz; Ⓔ *bactericidal action, bactericidity*
bak|te|ro|id *adj*: *Syn:* *bakterioid*; bakterienähnlich, bakterienförmig; Ⓔ *resembling bacteria, bacterioid, bacteroid, bacteroidal*
Bak|te|ro|i|do|se *f*: →*Bacteroidosis*
Balan-, balan- *präf.*: →*Balano-*
Ba|la|ni|tis *f, pl* **-ni|ti|den**: *Syn:* *Eichelentzündung*; Entzündung der Eichel/Glans* penis; Ⓔ *inflammation of the glans penis, balanitis*
ba|la|ni|tisch *adj*: Eichelentzündung/Balanitis betreffend, von ihr betroffen oder gekennzeichnet; Ⓔ *relating to or caused by balanitis*
Balano-, balano- *präf.*: Wortelement mit der Bedeutung „Eichel"; Ⓔ *balan(o)-*
Ba|la|no|blen|nor|rhoe *f, pl* **-rho|en**: Balanitis* mit eitrigem Ausfluss; meist bei Gonorrhoe*; Ⓔ *purulent balanitis, balanoblennorrhea*
Ba|la|no|plas|tik *f*: plastische Chirurgie der Eichel; Ⓔ *balanoplasty*
Ba|la|no|pos|thi|tis *f, pl* **-thi|ti|den**: *Syn:* *Eichel-Vorhaut-Katarrh*; Entzündung von Eichel und Vorhaut; Ⓔ *inflammation of glans penis and prepuce, balanoposthitis*
ba|la|no|pos|thi|tisch *adj*: Balanoposthitis betreffend, von ihr betroffen oder gekennzeichnet; Ⓔ *relating to balanoposthitis, balanoposthitic*
Ba|la|nor|rha|gie *f*: eitrige Balanitis*; Ⓔ *balanorrhagia*
Ba|la|nor|rhoe *f, pl* **-rho|en**: Balanitis* mit Eiterausfluss; eitrige Balanitis; Ⓔ *purulent balanitis, balanoblennorrhea*
Ba|la|nos *f*: *Syn:* *Glans penis*; Eichel; Ⓔ *glans, glans of penis*
Ba|la|no|ze|le *f*: Hervortreten der Eichel duch die Vorhaut bei einem Vorhautdefekt; Ⓔ *balanocele*
Ba|lan|ti|den|ko|li|tis *f, pl* **-li|ti|den**: *Syn:* *Balantidiasis, Balantidiosis, Balantidienruhr, Balantidiose*; durch Balantidium* coli hervorgerufene Dickdarmentzündung; Ⓔ *balantidiasis, balantidiosis, balantidosis, balantidial colitis, balantidial dysentery*
Ba|lan|ti|di|a|sis *f, pl* **-ses**: →*Balantidenkolitis*
Ba|lan|ti|di|en|ruhr *f*: →*Balantidenkolitis*
Ba|lan|ti|di|o|se *f*: →*Balantidenkolitis*
Ba|lan|ti|di|o|sis *f, pl* **-ses**: →*Balantidenkolitis*
Ba|lan|ti|di|um co|li *nt*: durch kontaminierte Nahrungsmittel vom Schwein auf den Menschen übertragenes, zilientragendes Protozoon; Erreger der Balantidienruhr; Ⓔ *Balantidium coli*
Bal|bu|ti|es *f*: Stottern; Ⓔ *stutter, stuttering*
Baldy-Franke-Operation *f*: →*Baldy-Operation*
Baldy-Operation *f*: *Syn:* *Baldy-Franke-Operation*; Korrektur einer fixierten Rückwärtsbeugung der Gebärmutter; Ⓔ *Baldy's operation, Baldy's hysteropexy*
Balint-Syndrom *nt*: durch eine Schädigung der Assoziationsfasern zwischen den Sehrinden hervorgerufene „Seelenlähmung des Schauens" mit Simultanagnosie, Blickapraxie und Ataxie; Ⓔ *Balint's syndrome, ocular motor apraxia*
Bal|kan|fie|ber *nt*: →*Balkangrippe*
Bal|kan|grip|pe *f*: *Syn:* *Balkanfieber, Schlachthausfieber, Krimfieber, Q-Fieber*; meldepflichtige, weltweit vorkommende Infektionskrankheit durch Coxiella* burnetii; die Übertragung erfolgt durch kontaminierte Staubpartikel; Ⓔ *Q fever, nine-mile fever, query fever, Australian Q fever*
Bal|kan|ne|phri|tis *f, pl* **-ti|den**: *Syn:* *Balkannephropathie, chronische endemische Nephropathie*; im Balkan auftretende endemisch chronische Nierenentzündung unbekannter Genese; Ⓔ *Balkan nephritis, Danubian endemic familial nephropathy*
Bal|kan|ne|phro|pa|thie *f*: →*Balkannephritis*
Bal|ken *m*: *Syn:* *Corpus callosum*; die beiden Großhirnhälften verbindende Nervenfasern; Ⓔ *callosum, corpus callosum*
Bal|ken|bla|se *f*: *Syn:* *Trabekelblase*; stark erweiterte Blase mit Hypertrophie der Blasenwandmuskulatur; Ⓔ *trabecular bladder, fasciculated bladder, trabeculated bladder*
Bal|ken|man|gel *m*: *Syn:* *Agenesis corporis callosi*; angeborenes Fehlen des Balkens/Corpus callosus; Ⓔ *callosal agenesis*
Ballantyne-Runge-Syndrom *nt*: *Syn:* *Übertragungssyndrom, Dysmaturitätssyndrom, Überreifesyndrom, Clifford-Syndrom*; durch eine Übertragung des Säuglings hervorgerufene Störungen [reduziertes Fettpolster, Fehlen der Käseschmiere, Grünfärbung der Haut]; Ⓔ *Ballantyne-Runge syndrome, Clifford's syndrome*
Bal|last|stof|fe *pl*: unverdauliche Nahrungsbestandteile, die dem Stuhl Volumen verleihen und damit die Darmperistaltik anregen; Ⓔ *fiber, fibre, bulk fiber, crude fiber, dietary fiber, roughage, bulk, bulkage*
Bal|len|groß|ze|he *f*: *Syn:* *X-Großzehe, Hallux valgus*; X-förmige Abknickung der Großzehe im Grundgelenk; durch zu enges Schuhwerk gefördert; Ⓔ *hallux valgus*
Bal|lis|mus *m*: *Syn:* *ballistisches Syndrom*; durch blitzartige Schleuderbewegungen charakterisierte, extrapyramidale, hyperkinetische Bewegungsstörung; Ⓔ *ballismus, ballism*
bal|lis|tisch *adj*: **1.** (*neurol.*) Ballismus betreffend, von ihm betroffen oder durch ihn bedingt **2.** (*physik.*) Ballistik betreffend; Ⓔ **1.–2.** *ballistic*
Bal|lis|to|kar|di|o|graf, -graph *m*: Gerät für die Ballistokardiografie; Ⓔ *ballistocardiograph*
Bal|lis|to|kar|di|o|gra|fie, -gra|phie *f*: Ableitung und Aufzeichnung der ballistischen Kräfte von Herz und Aorta; Ⓔ *ballistocardiography*
bal|lis|to|kar|di|o|gra|fisch *adj*: Ballistokardiografie betreffend, mittels Ballistokardiografie; Ⓔ *relating to ballistocardiography, ballistocardiographic*
Bal|lis|to|kar|di|o|gramm *nt*: bei der Ballistokardiografie gewonnene grafische Darstellung; Ⓔ *ballistocardiogram*
Bal|lon|an|gi|o|plas|tik *f*: Gefäßaufdehnung mittels Ballonkatheter; Ⓔ *balloon angioplasty*
Bal|lon|di|la|ta|ti|on *f*: Aufdehnung eines Gefäßes oder Hohlorgans mittels Ballonkatheter; Ⓔ *balloon dilatation*
bal|lo|niert *adj*: ballonförmig (aufgetrieben), aufgebläht; Ⓔ *balloon*
Bal|lo|nie|rung *f*: akute Blähung der Lungen, akutes Emphysem; Ⓔ *ballooning colliquation, ballooning degeneration, ballooning*
Bal|lon|ka|the|ter *m*: Gummi- oder Kunststoffkatheter mit, meist endständigem, aufblasbarem Ballon; Ⓔ *balloon-tipped catheter, balloon catheter*
Bal|lon|son|de *f*: Sonde mit endständigem, aufblasbarem Ballon; Ⓔ *balloon-tipped catheter, balloon catheter*
Bal|lon|val|vu|lo|plas|tie *f*: Sprengung einer Herzklappenstenose mittels Ballonkatheter*; Ⓔ *balloon valvuloplasty*
Bal|lon|zell|nä|vus *m, pl* **-vi**: Sonderform des Nävuszellnävus* mit ballonierten hellen Nävuszellen; Ⓔ *balloon cell nevus*

B

Ballungsreaktion *f*: *Syn: Trübungsreaktion, Klärungsreaktion, Flockungsreaktion*; Reaktion, die zur Ausflockung der Probe führt; Ⓔ *flocculation test, flocculation reaction*

Balneologie *f*: Bäderkunde, Heilquellenkunde; Ⓔ *balneology, balaneutics*

Balneotherapie *f*: Heilbäderbehandlung, Bäderbehandlung; Ⓔ *balneotherapy, balneotherapeutics*

Baló-Krankheit *f*: *Syn: Encephalitis periaxialis, konzentrische Sklerose, Leucoencephalitis periaxialis concentrica*; allmählich progrediente Enzephalitis mit sklerosierender Entmarkung; Ⓔ *Baló's disease, concentric sclerosis of Baló, concentric periaxial leukoencephalitis, concentric periaxial encephalitis*

Balsam *m*: **1.** →*Balsamum* **2.** heilendes oder linderndes Mittel; Ⓔ **1.** *balsam, balm* **2.** *balm*

balsamisch *adj*: heilend, lindernd, wohltuend; Ⓔ *balsamic, balmy*

Balsamum *nt*: *Syn: Balsam*; natürliche vorkommende, dickflüssige Mischung von Harzen und ätherischen Ölen; Ⓔ *balm, balsam*

Balser-Nekrose *f*: bei Pankreasnekrose* auftretende kalkspritzerartige Nekrose des Fettgewebes; Ⓔ *Balser's fatty necrosis*

Bamberger-Krankheit *f*: *Syn: saltatorischer Reflexkrampf*; bei verschiedenen neurologischen Erkrankungen auftretende hüpfend-tanzende Bewegungen durch Muskelkrämpfe beim Auftreten; Ⓔ *Bamberger's disease, palmus, dancing spasm, saltatory tic, saltatory spasm*

Bamberger-Marie-Syndrom *nt*: *Syn: Marie-Bamberger-Syndrom, Bamberger-Pierre-Marie-Syndrom, Akropachie, hypertrophische pulmonale Osteoarthropathie*; durch chronische Lungenerkrankungen ausgelöste schmerzhafte Schwellung von Gelenken [Knie, Ellenbogen, Füße, Handgelenke], hyperplastische Periostitis der Diaphyse langer Röhrenknochen, Trommelschlegelfinger und Weichteilschwellungen; Ⓔ *Bamberger-Marie syndrome, Bamberger-Marie disease, Marie-Bamberger disease, Marie-Bamberger syndrome, Marie's disease, Marie's syndrome, hypertrophic pulmonary osteoarthropathy, hyperplastic osteoarthritis, hyperplastic pulmonary osteoarthritis, hypertrophic pneumonic osteoarthropathy, secondary hypertrophic osteoarthropathy, pulmonary osteoarthropathy, acropachy*

Bamberger-Pierre-Marie-Syndrom *nt*: →*Bamberger-Marie-Syndrom*

Bambusform *f*: →*Bambusstabwirbelsäule*

Bambushaare *pl*: *Syn: Trichorrhexis-Syndrom, Trichorrhexis invaginata*; Verhornungsdefekt der Haare mit knotigen Auftreibungen; Ⓔ *bamboo hair*

Bambusstabwirbelsäule *f*: *Syn: Bambusform*; im Röntgenbild sichtbares Endstadium der Spondylitis* ankylosans mit knöcherner Überbrückung der Zwischenwirbelräume; Ⓔ *bamboo spine*

Bancroft-Filarie *f*: *Syn: Wuchereria bancrofti*; durch Mücken übertragener parasitärer Fadenwurm; Erreger der Bancroftose*; Ⓔ *Bancroft's filaria, Wuchereria bancrofti*

Bancroftose *f*: *Syn: Wuchereria bancrofti-Filariose, Wuchereriasis bancrofti, Filariasis bancrofti*; zu den Filariosen* gehörende Erkrankung durch die Bancroft-Filarie*; Ⓔ *infection with Wuchereria bancrofti, Bancroft's filariasis, bancroftosis, bancroftian filariasis*

Band *nt*: Ligament, Ligamentum; Ⓔ *band, cord, chord, chorda, fillet, ligament*

gelbe Bänder: *Syn: Ligamenta flava*; elastische Bänder zwischen den Wirbelbögen; Ⓔ *yellow ligaments*

intrakapsuläre Bänder: *Syn: Ligamenta intercapsularia*; innerhalb der Gelenkkapsel verlaufende Bänder; Ⓔ *intracapsular ligaments*

Bändelung *f*: *Syn: Banding, Bändelungsoperation*; operative Drosselung eines Gefäßes, i.d.R. der Arteria pulmonalis; Ⓔ *banding*

Bändelungsoperation *f*: →*Bändelung*

Bandhaft *f*: *Syn: Syndesmose, Syndesmosis*; bandartige Verbindung zweier Knochen durch kollagenes oder elastisches Bindegewebe; Ⓔ *syndesmodial joint, syndesmotic joint, syndesmosis, synneurosis, ligamentous joint, ligamentous articulation*

Banding *nt*: **1.** Darstellung der Chromosomenbänderung **2.** →*Bändelung*; Ⓔ **1.–2.** *banding*

Bandl-Furche *f*: →*Bandl-Kontraktionsring*

Bandl-Kontraktionsring *m*: *Syn: Bandl-Furche*; unter der Geburt tastbare starke Einziehung der Gebärmuttermuskulatur an der Isthmus-Korpus-Grenze; Ⓔ *Bandl's ring, Braun's ring, pathologic retraction ring*

Bandscheibe *f*: *Syn: Intervertebralscheibe, Zwischenwirbelscheibe, Discus intervertebralis*; aus einem gallertartigen Kern [**Nucleus pulposus**] und einem Faserknorpelring [**Anulus fibrosus**] aufgebaute Scheibe zwischen den Wirbelkörpern; die Bandscheiben machen 1/4 der Gesamtlänge der Wirbelsäule aus; da sie im Laufe des Tages unter der Belastung und durch Wasserverlust an Höhe verlieren, kann die Körpergröße um 2–3 cm abnehmen; Ⓔ *intervertebral ligament, intervertebral disk, intervertebral cartilage, intervertebral fibrocartilage, disk, disc*

Bandscheibenentzündung *f*: →*Discitis*

Bandscheibenerkrankung *f*: Diskopathie; Ⓔ *discopathy*

Bandscheibenhernie *f*: →*Bandscheibenprolaps*

Bandscheibenoperation *f*: operative (Teil-)Entfernung des Bandscheibenkerns [Nucleus* pulposus] bei Bandscheibenprolaps*; Ⓔ *disk surgery, diskotomy, diskectomy*

Bandscheibenprolaps *m*: *Syn: Hernia disci intervertebralis, Bandscheibenvorfall, Bandscheibenhernie, Nucleus-pulposus-Hernie, Diskushernie, Diskusprolaps*; hernienartiger Vorfall des Bandscheibenkerns [Nucleus* pulposus]; die klinische Symptomatik hängt von Größe und Lokalisation des Prolaps ab; Ⓔ *disk prolapse, herniated disk, protruded disk, ruptured disk, slipped disk, herniation of intervertebral disk*

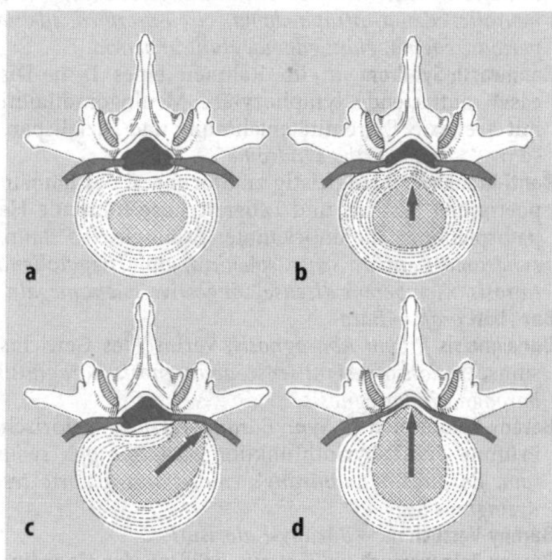

Abb. 9. Schematische Darstellung der Bandscheibendegeneration. **a** normal, **b** Protrusion, **b** lateraler Prolaps, **d** medialer Prolaps

Bandscheibensyndrom *nt*: Bezeichnung für die durch einen Bandscheibenprolaps* ausgelöste neurologische Symptomatik; Ⓔ *disk syndrome*

Bandscheibenvorfall *m*: →*Bandscheibenprolaps*

Bandverbindung *f*: *Syn: Articulationes fibrosae*; Verbindung von Knochen durch straffes Bindegewebe; Ⓔ

fibrous joint, immovable joint, synarthrodial joint, synarthrosis, synarthrodia, synchondrodial joint

Band|wurm|an|ä|mie *f*: Vitamin B_{12}-Mangelanämie bei Fischbandwurmbefall; Ⓔ *Diphyllobothrium anemia*

Band|wurm|be|fall *m*: durch Bandwürmer der Familie **Taeniidae** [Taenia*, Echinococcus*] hervorgerufene Wurmerkrankung; oft gleichgesetzt mit Taeniasis*; Ⓔ *cestodiasis, taeniasis, teniasis*

Band|wür|mer *pl*: ***Syn:*** *Zestoden, Cestoda, Cestodes*; aus dem Kopfteil [**Scolex**] und einer, aus einzelnen Gliedern [**Proglottiden**] bestehenden Körperkette [**Strobila**] aufgebaute, bis zu 15 m lange, ubiqitär verbreitete Parasiten von Tier und Mensch; Bandwürmer haben keinen Darm, sondern nehmen Nahrung mittels Osmose* auf; medizinisch wichtige Gattungen sind u.a. Taenia*, Echinococcus*, Diphyllobothrium*; Ⓔ *tapeworms, cestodes, Cestoda*

Band|wurm|mit|tel *nt*: ***Syn:*** *Taenizid, Taenicidum*; taeniaabtötendes Mittel; Ⓔ *taeniacide, teniacide, tenicide*

Bang-Bazillus *m*: ***Syn:*** *Brucella abortus, Bacterium abortus Bang*; Erreger der Rinderbrucellose* und von Brucellosen* des Menschen; Ⓔ *abortus bacillus, Bang's bacillus, Brucella abortus*

Bang-Krankheit *f*: **1.** ***Syn:*** *Febris undulans Bang, Morbus Bang*; durch **Brucella abortus**-Arten hervorgerufene Brucellose* des Menschen mit undulierendem Fieber **2.** ***Syn:*** *Rinderbrucellose*; auf den Menschen übertragbare, primär Rinder, Pferde und Schafe betreffende Infektionskrankheit durch **Brucella abortus**-Arten, die zu Fehlgeburten führt; Ⓔ **1.** *Bang's disease* **2.** *Bang's disease, bovine brucellosis*

Bannister-Krankheit *f*: ***Syn:*** *Quincke-Ödem, angioneurotisches Ödem, idiopathisches Quincke-Ödem, sporadisches Quincke-Ödem; Urticaria gigantea, Urticaria profunda, Riesenurtikaria Milton*; vorwiegend junge Frauen betreffende allergische Reaktion [Typ I] mit Schwellung der Haut und Schleimhaut [v.a. Kehlkopf] durch subkutane Ödembildung; das plötzlich einsetzende Glottisödem kann lebensbedrohlich sein; Ⓔ *Quincke's disease, Quincke's edema, Bannister's disease, Milton's disease, Milton's edema, angioedema, angioneurotic edema, atrophedema, circumscribed edema, periodic edema, giant edema, giant urticaria*

Bannwarth-Syndrom *nt*: im Rahmen eines Lyme-Disease* auftretende lymphozytäre Meningoradikulitis mit Areflexie, Extremitätenlähmung und Fazialisparese*; Ⓔ *Bannwarth's syndrome*

Banti-Krankheit *f*: langfristig zu Störungen des hämatopoetischen Systems und Leberzirrhose führende Hepatosplenomegalie unbekannter Ätiologie; Ⓔ *Banti's syndrome, Banti's disease, splenic anemia, hepatolienal fibrosis, Klemperer's disease, congestive splenomegaly*

Bar-, bar- *präf.*: →*Baro-*

Bar|a|gno|sis *f*: ***Syn:*** *Abarognosis*; Verlust des Gewichtssinns; Ⓔ *loss of weight sense, abarognosis, baragnosis, baroagnosis, barognosis*

Bárány-Kalorisation *f*: ***Syn:*** *Bárány-Versuch*; kalorische Prüfung der Labyrinthfunktion; Ⓔ *Bárány's symptom, Bárány's test, Bárány's caloric test, caloric test, nystagmus test*

Bárány-Versuch *m*: →*Bárány-Kalorisation*

Bárány-Zeigeversuch *m*: Test zur Prüfung der Koordination bei Verdacht auf Labyrinth- oder Kleinhirnschädigung; Ⓔ *Bárány's test, Bárány's pointing test*

Bar|äs|the|sie *f*: Drucksinn, Gewichtssinn; Ⓔ *sensibility for weight or pressure, baresthesia, baryesthesia, pressure sense*

Bar|äs|the|si|o|me|ter *nt*: Drucksinnmesser, Gewichtssinnmesser; Ⓔ *baresthesiometer*

Bar|ba *f*: Bart; Ⓔ *barba, beard*

Bar|bi|tal *nt*: ***Syn:*** *Diäthylbarbitursäure, Diethylbarbitursäure*; zuerst verwendetes Barbiturat* mit langanhaltender Wirkung; Ⓔ *diethylbarbituric acid, diethylmalonylurea, barbital*

Bar|bi|ta|lis|mus *m*: ***Syn:*** *Barbiturismus*; (chronische) Barbituratvergiftung; Ⓔ *barbituism, barbitalism, barbiturism*

Bar|bi|tu|ra|te *pl*: als Schlaf-, Beruhigungs- und Narkosemittel eingesetzte Derivate der Barbitursäure; Ⓔ *barbiturates*

Bar|bi|tu|ris|mus *m*: ***Syn:*** *Barbitalismus*; (chronische) Barbituratvergiftung; Ⓔ *barbituism, barbitalism, barbiturism*

Bar|bi|tur|säu|re *f*: ***Syn:*** *4-Hydroyuracil, Malonylharnstoff*; nicht hypnotisch wirkender, wasserlöslicher Grundbaustein der Barbiturate; Ⓔ *barbituric acid, malonylurea*

Bar|bo|ta|ge *f*: wiederholte Liquoransaugung bei Spinalanästhsie zur besseren Verteilung des Anästhetikums; Ⓔ *barbotage*

Bard-Pic-Syndrom *nt*: Pankreaskopfkarzinom mit Verschlussikterus, Gallenblasenhydrops, Dyspepsie und evtl. Diabetes* mellitus; Ⓔ *Bard-Pic syndrome*

Ba|ri|um *nt*: als Röntgenkontrastmittel verwendetes Erdalkalimetall; Ⓔ *barium*

Ba|ri|um|brei *m*: aus hochreinem Bariumsulfat [**Barium sulfuricum purissimum**] hergestellter Brei für die Kontrastmitteldarstellung des Magen-Darm-Trakts; Ⓔ *barium meal*

Ba|ri|um|kon|trast|ein|lauf *m*: Darmeinlauf mit bariumhaltiger Flüssigkeit zur Doppelkontrastdarstellung; Ⓔ *barium contrast enema, contrast enema*

Ba|ri|um|staub|lun|ge *f*: →*Barytose*

Ba|ri|um|sul|fat *nt*: ***Syn:*** *Barium sulfuricum*; unlösliches und damit ungiftiges Bariumsalz, das als Röntgenkontrastmittel eingesetzt wird; Ⓔ *barium sulfate*

Barlow-Syndrom *nt*: ***Syn:*** *Mitralklappenprolaps-Syndrom, Klick-Syndrom, Floppy-Valve-Syndrom*; ätiologisch unklare, meist Frauen betreffende, ballonartige Vorwölbung der Mitralklappensegel in den linken Vorhof; verläuft meist asymptomatisch; Ⓔ *Barlow syndrome, floppy mitral valve syndrome, mitral valve prolapse syndrome*

Baro-, baro- *präf.*: Wortelement mit der Bedeutung „Druck/Schwere/Gewicht"; Ⓔ *pressure, presso-, bar(o)-*

Ba|rock|en|gel *m*: *s.u. Cherubismus*; Ⓔ *cherubic appearance*

Ba|ro|gno|sis *f, pl* **-ses**: Gewichtssinn; Ⓔ *barognosis, perception of weight, weight knowledge*

Ba|ro|o|ti|tis *f, pl* **-ti|ti|den**: →*Barotitis*

Ba|ro|re|zep|tor *m*: ***Syn:*** *Druckrezeptor, Barosensor*; auf eine Druck- oder Volumenänderung ansprechender Rezeptor; Ⓔ *baroreceptor, baroceptor, barosensor, pressoreceptor*

Ba|ro|sen|sor *m*: →*Barorezeptor*

Ba|ro|si|nu|si|tis *f*: ***Syn:*** *Fliegersinusitis, Aerosinusitis*; durch eine (plötzliche) Luftdruckänderung hervorgerufene Entzündung der Nasennebenhöhlen; Ⓔ *sinus barotrauma, barosinusitis, areosinusitis*

ba|ro|si|nu|si|tisch *adj*: Barosinusitis betreffend, von ihr betroffen oder gekennzeichnet; Ⓔ *relating to or caused by barosinusitis*

Ba|ro|ti|tis *f*: ***Syn:*** *Fliegerotitis, Aerotitis, Aerootitis, Barootitis, Otitis barotraumatica*; durch eine (plötzliche) Luftdruckänderung hervorgerufene Mittelohrentzündung; Ⓔ *barotitis, baro-otitis, aero-otitis, aerotitis, otitic barotrauma, aviation otitis*

ba|ro|ti|tisch *adj*: Barotitis betreffend, von ihr betroffen oder gekennzeichnet; Ⓔ *relating to or caused by barotitis*

Ba|ro|trau|ma *nt*: ***Syn:*** *Druckverletzung*; durch eine plötzliche Druckänderung verursachte Schädigung; Ⓔ *barotrauma, pressure trauma, pressure injury*

Barr-Körper *m*: *Syn: Sexchromatin, Geschlechtschromatin, X-Chromatin*; bei Frauen in der Nähe der Kernmembran liegender Chromatinkörper, der vom inaktivierten X-Chromosom gebildet wird; Ⓔ *sex chromatin, Barr body*

Barrett-Ösophagus *m*: *Syn: Barrett-Syndrom, Endobrachyösophagus*; durch narbige Abheilung und Stenose von Geschwüren der unteren Ösophagusschleimhaut [**Barrett-Ulkus**] verursachte Schleimhautschrumpfung; Präkanzerose des Ösophaguskarzinoms; Ⓔ *Barrett's syndrome, Barrett's esophagus*

Barrett-Syndrom *nt*: → *Barrett-Ösophagus*

Barrett-Ulkus *m*: *s.u. Barrett-Ösophagus*; Ⓔ *Barrett's ulcer*

Bartholin-Abszess *m*: Pseudoabszess bei Bartholinitis*; Ⓔ *bartholinian abscess*

Bartholin-Drüse *f*: *Syn: Glandula vestibularis major*; muköse Drüse im unteren Drittel der kleinen Schamlippen; Ⓔ *Bartholin's gland, greater vestibular gland*

Bartholin-Zyste *f*: seröse Zyste des Ausführungsganges der Bartholin-Drüse; Ⓔ *Bartholin's cyst*

Bar|tho|li|ni|tis *f, pl* **-ti|den**: Entzündung der Bartholin*-Drüse; Ⓔ *bartholinitis*

bar|tho|li|ni|tisch *adj*: Bartholinitis betreffend, von ihr betroffen oder gekennzeichnet; Ⓔ *relating to or caused by bartholinitis*

Bar|to|nel|la *f*: gramnegative, aerobe, teilweiße begeißelte, polymorphe Bakterien der Familie **Bartonellaceae**; Ⓔ *Bartonella*

Bartonella bacilliformis: in Südamerika Erreger von Bartonellose* und Verruga* peruana; Ⓔ *Bartonella bacilliformis*

Bar|to|nel|lo|se *f*: *Syn: Carrión-Krankheit, Bartonellosis*; in Südamerika vorkommende Infektionskrankheit durch **Bartonella bacilliformis**; im Primärstadium Ausbildung einer fieberhaften hämolytischen Anämie [**Oroyafieber**] mit hoher Letalität [50 %]; später Entwicklung harmloser Hautwarzen [**Verruga* peruana**]; Ⓔ *infection with Bartonella bacilliformis, bartonelliasis, bartonellosis, Carrión's disease*

Bar|u|rie *f*: Ausscheidung eines konzentrierten Harns; Ⓔ *baruria*

Ba|ry|to|se *f*: *Syn: Barytstaublunge, Schwerspatstaublunge, Bariumstaublunge*; durch chronisches Einatmen von Bariumsulfatstaub entstehende gutartige, nicht zu Einschränkungen der Lungenfunktion führende Staublunge*; Ⓔ *baritosis, barytosis*

Ba|ryt|staub|lun|ge *f*: → *Barytose*

Bas-, bas- *präf*.: → *Baso-*

ba|sal *adj*: an der Basis liegend, Basis betreffend; fundamental, grundlegend; den Ausgangswert bezeichnend; Ⓔ *basal, basilar, basilary*

basal acid output *nt*: → *Basalsekretion*

Ba|sal|fi|bro|id *nt*: → *Basalfibrom*

Ba|sal|fi|brom *nt*: *Syn: juveniles Nasenrachenfibrom, Nasenrachenfibrom, Schädelbasisfibrom, Basalfibroid*; lokal wachsender Tumor des Nasenrachens, der meist zwischen dem 10. und 20. Lebensjahr auftritt; Ⓔ *juvenile angiofibroma, juvenile nasopharyngeal fibroma, nasopharyngeal angiofibroma, nasopharyngeal fibroangioma*

Ba|sal|fre|quenz *f*: *Syn: Basisfrequenz, Baseline*; Herzfrequenz des Feten in der Wehenpause; Ⓔ *baseline heart rate*

Ba|sal|gan|gli|en *pl*: *Syn: Stammganlien*; zum extrapyramidal-motorischen System gehörende Endhirn- und Zwischenhirnkerne mit Bedeutung für die Motorik; Ⓔ *basal ganglia, basal nuclei*

Ba|sa|li|om *nt*: *Syn: Basalioma, Basalzellkarzinom, Basalzellenkarzinom, Krompecher-Karzinom, Basalzellepitheliom, Epithelioma basocellulare, Carcinoma basocellulare*; von den Basalzellen der Epidermis ausgehender, häufigster bösartiger Hauttumor; wächst lokal infiltrierend und destruierend ohne Metastasenbildung; Ⓔ *basalioma, basal cell epithelioma, basaloma*

knotiges Basaliom: → *Basalioma exulcerans*

nävoide Basaliome: *Syn: Gorlin-Goltz-Syndrom, Basalzellnävus-Syndrom, nävoides Basalzellkarzinom-Syndrom, nävoides Basalzellenkarzinom-Syndrom, Naevobasaliome, Naevobasaliomatose*; autosomal-dominantes Syndrom mit multiplen Basaliomen und Fehlbildungen von Skelettsystem [u.a. Spina bifida, Skoliose] und ZNS; Ⓔ *Gorlin-Goltz syndrome, Gorlin's syndrome, basal cell nevus syndrome, nevoid basal cell carcinoma syndrome, nevoid basalioma syndrome*

noduläres Basaliom: → *Basalioma exulcerans*

nodulo-ulzeröses Basaliom: → *Basalioma exulcerans*

solides Basaliom: → *Basalioma exulcerans*

Ba|sa|li|o|ma *nt*: → *Basaliom*

Basalioma exulcerans: *Syn: knotiges/solides/noduläres/nodulo-ulzeröses Basaliom, Ulcus rodens*; flaches, langsam fortschreitendes Basaliom; Ⓔ *rodent ulcer, rodent cancer*

Ba|sa|lis *f*: *Syn: Basalisschicht, Lamina basalis, Stratum basale endometrii*; Basalschicht der Gebärmutterhaut, die nicht abgestoßen wird; Ⓔ *basal layer of endometrium*

Ba|sa|lis|schicht *f*: → *Basalis*

Ba|sal|la|mi|na *f*: → *Basalmembran*

Ba|sal|mem|bran *f*: *Syn: Basallamina*; Grenzschicht zwischen Epithel und Bindegewebe; Ⓔ *basal membrane, basal lamina, basement membrane, basement layer, basilar membrane, basilemma, subepithelial membrane*

hintere Basalmembran: *Syn: Descemet-Membran, Lamina elastica posterior Descemeti, Lamina limitans posterior corneae*; Basalmembran zwischen Hornhautsubstanz und hinterem Hornhautepithel; Ⓔ *Descemet's membrane, Duddell's membrane, posterior limiting layer, posterior elastic layer, posterior limiting membrane, Demours' membrane, posterior limiting lamina, entocornea*

vordere Basalmembran: *Syn: Bowman-Membran, Lamina limitans anterior corneae*; vordere Basalmembran der Hornhaut unter dem Hornhautepithel; Ⓔ *Bowman's layer, anterior limiting layer, anterior limiting lamina, Bowman's membrane, anterior limiting membrane*

Ba|sal|me|nin|gi|tis *f, pl* **-ti|den**: Hirnhautentzündung an der Hirnbasis; Ⓔ *meningitis of the base, basiarachnoiditis, basiarachnitis, basilar meningitis*

ba|sal|me|nin|gi|tisch *adj*: Basalmeningitis betreffend, von ihr betroffen oder gekennzeichnet; Ⓔ *relating to or caused by basilar meningitis*

basal metabolic rate *nt*: *Syn: Grundumsatz, Basalumsatz*; Stoffwechselumsatz unter Ruhebedingungen; Ⓔ *basal metabolic rate*

Ba|sal|schicht *f*: → *Basalzellschicht*

Ba|sal|seg|ment *nt*: *Syn: Segmentum basale pulmonis*; Lungensegment* der Basis der rechten oder linken Lunge*; Ⓔ *basal segment*

hinteres Basalsegment: hinteres Segment der Basis des Unterlappens der rechten [**Segmentum basale posterius pulmonis dextri**] oder linken [**Segmentum basale posterius pulmonis sinistri**] Lunge; Ⓔ *posterior basal segment*

mediales Basalsegment: *Syn: Segmentum cardiacum pulmonis*; mediales Segment der Basis des Unterlappens der rechten [**Segmentum basale mediale pulmonis dextri**] oder linken [**Segmentum basale mediale pulmonis sinistri**] Lunge; Ⓔ *medial basal segment*

seitliches Basalsegment: seitliches Segment der Basis des Unterlappens der rechten [**Segmentum basale laterale pulmonis dextri**] oder linken [**Segmentum basale laterale pulmonis sinistri**] Lunge; Ⓔ *lateral basal*

segment
vorderes Basalsegment: vorderes Segment der Basis des Unterlappens der rechten [**Segmentum basale anterius pulmonis dextri**] oder linken [**Segmentum basale anterius pulmonis sinistri**] Lunge; Ⓔ *anterior basal segment*

Ba|sal|se|kre|ti|on *f*: *Syn: basale Säuresekretion, basal acid output*; die pro Stunde sezernierte Menge an Magensäure bei Ausschaltung aller Reize [Nüchternsekretion]; Ⓔ *basal acid output*

Ba|sal|tem|pe|ra|tur *f*: *Syn: basale Körpertemperatur*; die morgens nach dem Aufwachen gemessene Körpertemperatur; Ⓔ *basal body temperature*

Ba|sal|um|satz *m*: *Syn: Grundumsatz, basal metabolic rate*; Stoffwechselumsatz unter Ruhebedingungen; Ⓔ *basal metabolic rate*

Ba|sal|zell|a|de|nom *nt*: *Syn: Basalzellenadenom*; gutartiger Tumor der Ohrspeicheldrüse bei älteren Patienten; Ⓔ *basal cell adenoma*

Ba|sal|zel|len *pl*: teilungsaktive, zylindrische Zellen der Basalzellschicht der Haut; Ⓔ *basal cells*

Ba|sal|zel|len|a|de|nom *nt*: → *Basalzelladenom*

Ba|sal|zel|len|kar|zi|nom *nt*: → *Basaliom*

Basalzellenkarzinom-Syndrom, nävoides *nt*: → *Basalzellnävus-Syndrom*

Ba|sal|zell|e|pi|the|li|om *nt*: → *Basaliom*

Ba|sal|zell|kar|zi|nom *nt*: → *Basaliom*

Basalzellkarzinom-Syndrom, nävoides *nt*: → *Basalzellnävus-Syndrom*

Basalzellnävus-Syndrom *nt*: *Syn: Gorlin-Goltz-Syndrom, nävoides Basalzellkarzinom-Syndrom, nävoides Basalzellenkarzinom-Syndrom, nävoide Basaliome, Naevobasaliome, Naevobasaliomatose*; autosomal-dominantes Syndrom mit multiplen Basaliomen und Fehlbildungen von Skelettsystem [u.a. Spina bifida, Skoliose] und ZNS; Ⓔ *Gorlin-Goltz syndrome, Gorlin's syndrome, basal cell nevus syndrome, nevoid basal cell carcinoma syndrome, nevoid basalioma syndrome*

Ba|sal|zell|schicht *f*: *Syn: Basalschicht, Stratum basale epidermidis*; Wachstumsschicht der Haut; Ⓔ *basal layer of epidermis, columnar layer, basal cell layer, palisade layer*

Ba|sal|zis|ter|ne *f*: *Syn: Cisterna basalis*; zusammenfassende Bezeichnung für die Zisternen zwischen Hirnbasis und Schädelbasis vom Foramen* magnum bis zum Vorderrand der vorderen Schädelgrube*; das Dorsum* sellae unterteilt sie in eine **vordere** und **hintere Basalzisterne**; Ⓔ *basal cistern*

Ba|se *f*: chemische Verbindung, die in Wasser alkalisch reagiert und mit Säuren unter Wasserabspaltung Salze bildet; Ⓔ *base*

Basedow-Koma *nt*: *Syn: thyreotoxisches Koma, Coma basedowicum*; sich aus einer thyreotoxischen Krise entwickelndes Koma; Ⓔ *thyrotoxic coma*

Basedow-Krankheit *f*: *Syn: Morbus Basedow*; Autoimmunerkrankung der Schilddrüse mit Hyperthyreose* und evtl. Struma* und Exophthalmus*; Ⓔ *Basedow's disease, diffuse goiter, exophthalmic goiter, Graves' disease, Flajani's disease, March's disease, Marsh's disease*

Basedow-Struma *f*: *Syn: Struma basedowiana, Struma basedowificata*; Bezeichnung für eine hyperthyreote Struma* bei Basedow-Krankheit; Ⓔ *Basedow's goiter*

ba|se|dow|ähn|lich *adj*: → *basedowartig*

ba|se|dow|ar|tig *adj*: an eine Basedow-Krankheit erinnernd, mit den Symptomen einer Basedow-Krankheit; Ⓔ *resembling Basedow's disease, basedowiform*

Base excess *nt*: → *Basenüberschuss*

Base|line *nt*: → *Basalfrequenz*

Ba|sen|de|fi|zit *nt*: negativer Basenüberschuss, d.h. Mangel an Pufferbase; Ⓔ *base deficit*

Ba|sen|ex|zess *m*: → *Basenüberschuss*

Ba|sen|paa|rung *f*: Paarung komplementärer Basen bei der DNA-Synthese; Ⓔ *base pairing*

Ba|sen|se|quenz *f*: die Reihenfolge der Basen Adenin*, Guanin*, Cytosin*, Thymin* und Uracil* in der DNA- und RNA-Kette; Ⓔ *base sequence*

Ba|sen|über|schuss *m*: *Syn: Basenexzess*; Basenkonzentration des Blutes in mmol/l unter Standardbedingungen; Ⓔ *base excess*
negativer Basenüberschuss: → *Basendefizit*

Basi-, basi- *präf.*: → *Baso-*

Ba|si|die *f*: *Syn: Sporenständer, Basidium*; keulenförmige Hyphenzelle der Ständerpilze, die durch Abschnürung Ständersporen bildet; Ⓔ *basidium*

Ba|si|di|o|bo|lo|se *f*: tropische Pilzinfektion durch **Basidiobolus**-Species; Ⓔ *basidiobolosis*

Ba|si|di|o|bo|lus *m*: Pilzgattung, deren Vertreter [**Basidiobolus haptosporus** oder **rananum**] Pilzinfektionen bei Tieren und Menschen verursachen können; Ⓔ *Basidiobolus*

Ba|si|di|o|my|ce|tes *pl*: *Syn: Ständerpilze, Basidiomyzeten*; zu den Eumycetes* gehörende Unterklasse der Pilze, die essbare und giftige Arten enthält; Ⓔ *Basidiomycetes, club fungi*

Ba|si|di|o|spo|re *f*: *Syn: Ständerspore*; auf der Basidie von Ständerpilzen gebildete sexuelle Spore; Ⓔ *basidiospore*

Ba|si|di|um *nt*: → *Basidie*

ba|si|fa|zi|al *adj*: die untere Gesichtshälfte betreffend; Ⓔ *relating to the lower part of the face, basifacial*

ba|si|lar *adj*: → *basilär*

ba|si|lär *adj*: *Syn: basilar*; die Schädelbasis betreffend, an der Schädelbasis (liegend); Ⓔ *relating to the base of the skull, basicranial, basilar, basilary*

Ba|si|la|ris *f*: *Syn: Schädelbasisarterie, Arteria basilaris*; Basisarterie des Hirnstamms; Ⓔ *basilar artery, basal artery*

Ba|si|la|ris|in|suf|fi|zi|enz *f*: Durchblutungsstörung im Versorgungsgebiet der Arteria basilaris; Ⓔ *vertebrobasilar insufficiency, basilar insufficiency*

Ba|si|la|ris|throm|bo|se *f*: *Syn: Arteria-basilaris-Thrombose*; Thrombose der Arteria basilaris; Ⓔ *basilar artery thrombosis*

Ba|si|lar|mem|bran *f*: *Syn: Lamina basilaris ductus cochlearis*; untere Wand des Ductus cochlearis, die das Corti*-Organ trägt; Ⓔ *basilar lamina, basilar membrane of cochlear duct*

ba|si|la|te|ral *adj*: Basis und Seite(n) betreffend; Ⓔ *both basilar and lateral, basilateral*

Ba|si|li|ka *f*: *Syn: Vena basilica*; Hautvene auf der Ulnarseite des Unterarms; Ⓔ *basilic vein, ulnar cutaneous vein*

ba|si|pe|tal *adj*: in Richtung zur Basis (gerichtet/verlaufend); Ⓔ *toward(s) the base, basipetal*

Ba|sis *f*: untere Fläche oder Grundfläche eines Organs; Sockel, Fuß; (*pharmakol.*) Grundbestandteil, Hauptbestandteil, Grundstoff; Ⓔ *base, basis*
Basis cartilaginis arytenoideae: Grundfläche des Aryknorpels*, die mit dem Ringknorpel artikuliert; Ⓔ *base of arytenoid cartilage*
Basis cochleae: *Syn: Schneckenbasis*; Basis der Innenohrschnecke; Ⓔ *base of cochlea*
Basis cordis: Herzbasis; Ⓔ *base of heart*
Basis cornus posterioris medullae spinalis: *Syn: Hinterhornbasis*; Basis des Hinterhorns der grauen Rückenmarkssubstanz; Ⓔ *base of posterior horn of spinal cord*
Basis cranii: äußere [**Basis cranii externa**] oder innere [**Basis cranii interna**] Schädelbasis; Ⓔ *base of skull, cranial base*
Basis mandibulae: unterer, kräftiger Teil des Unterkieferkörpers [Corpus mandibulae]; Ⓔ *base of mandible*
Basis modioli: *Syn: Spindelbasis*; Basis der Schnecken-

spindel [Modiolus*]; Ⓔ *base of modiolus*
Basis ossis metacarpi: Basis der Mittelhandknochen, die an der Bildung der Karpometakarpalgelenke* beteiligt ist; Ⓔ *base of metacarpal bone*
Basis ossis metatarsi: Basis der Mittelfußknochen, die an der Bildung der Tarsometatarsalgelenke* beteiligt ist; Ⓔ *base of metatarsal bone*
Basis ossis sacri: Anfangsteil des Kreuzbeins, das mit dem untersten Lendenwirbel das Lumbosakralgelenk* bildet; Ⓔ *base of sacrum*
Basis patellae: oberer Rand der Kniescheibe; Ⓔ *base of patella*
Basis pedunculi: Basis des Hirnstiels [Pedunculus* cerebri] im Mittelhirn [Mesencephalon*]; Ⓔ *base of cerebral peduncle*
Basis phalangis manus: Basis der Fingerglieder; Teil der Metakarpophalangealgelenke* und der Interphalangealgelenke* der Hand; Ⓔ *base of phalanx of hand*
Basis phalangis pedis: Basis der Zehenglieder; Teil der Metatarsophalangealgelenke* und der Interphalangealgelenke der Zehen; Ⓔ *base of phalanx of foot*
Basis prostatae: Prostatabasis; Ⓔ *base of prostate*
Basis pulmonis: Lungenbasis; Ⓔ *base of lung*
Basis stapedis: Steigbügelplatte; Ⓔ *base of stapes, footplate*

ba|sisch *adj*: *Syn: alkalisch*; Alkali(en) enthaltend, basisch reagierend; Ⓔ *basic, alkaline, alkali*

Ba|sis|fre|quenz *f*: → *Basalfrequenz*

Ba|sis|to|nus *m*: *Syn: basaler Tonus*; Grundspannung eines Gefäßes oder Hohlorgans; Ⓔ *basal tone*

Ba|si|tät *f*: → *Basizität*

Ba|si|zi|tät *f*: *Syn: Alkalität, Basität*; basischer Zustand; Ⓔ *basicity*

Bas|ket|ball|fer|se *f*: *Syn: Black heel, Tennisferse*; Blutergüsse über der Ferse bei wiederholter traumatischer Belastung; Ⓔ *black heel, calcaneal petechiae*

Baso-, baso- *präf.*: Wortelement mit der Bedeutung „Grund/Grundlage/Grundfläche"; Ⓔ *basement, basilar, basilary, basal, baso-*

Ba|so|pe|nie *f*: Verminderung der basophilen Leukozyten im peripheren Blut; Ⓔ *basophilic leukopenia, basophil leukopenia*

ba|so|phil *adj*: **1.** mit basischen Farbstoffen anfärbbar **2.** aus basophilen Zellen oder Strukturen bestehend; Ⓔ **1.–2.** *basiphilic, basophil, basophile, basophilic, basophilous*

Ba|so|phi|len|leuk|ä|mie *f*: *Syn: Blutmastzell-Leukämie, Mastzellenleukämie*; seltene Form der akuten myeloischen Leukämie* mit Erhöhung der basophilen Leukozyten; Ⓔ *basophilic leukemia, basophilocytic leukemia, mast cell leukemia*

Ba|so|phi|ler *m*: *Syn: basophiler Leukozyt, basophiler Granulozyt*; mit basischen Farbstoffen anfärbbarer granulozytärer Leukozyt; Ⓔ *basophil, basophile, basophilic granulocyte, basophilic leukocyte, basophilocyte, polymorphonuclear basophil leukocyte*

Ba|so|phi|lie *f*: **1.** Anfärbbarkeit mit basischen Farbstoffen **2.** *Syn: Basozytose, basophile Leukozytose*; Vermehrung der basophilen Leukozyten im Blut; Ⓔ **1.** *basophilia* **2.** *basocytosis, basophilia, basophilic leukocytosis*

Ba|so|zy|to|se *f*: *Syn: Basophilie, basophile Leukozytose*; Vermehrung der basophilen Leukozyten im Blut; Ⓔ *basocytosis, basophilia, basophilic leukocytosis*

ba|so|zy|to|tisch *adj*: Basozytose betreffend, von ihr betroffen oder gekennzeichnet; Ⓔ *relating to or marked by basocytosis, basocytotic*

Bassen-Kornzweig-Syndrom *nt*: *Syn: Abetalipoproteinämie, A-Beta-Lipoproteinämie*; rezessiv vererbter Mangel an β-Lipoproteinen im Serum; Ⓔ *Bassen-Kornzweig syndrome, abetalipoproteinemia*

Bassini-Operation *f*: *Syn: Herniotomie nach Bassini*; Leistenbruchoperation mit Verstärkung der Hinterwand des Leistenkanals; Ⓔ *Bassini's operation/procedure*

Bas|tard *m*: *Syn: Kreuzung, Mischling, Hybride*; durch Kreuzung zweier genetisch unterschiedlicher Eltern erhaltener Nachkömmling; Ⓔ *crossbred, crossbreed, hybrid, cross, intercross, mixture*

Ba|ta|vi|a|fie|ber *nt*: *Syn: Reisfeldfieber, Reisfeldleptospirose, Leptospirosis bataviae*; akut fieberhafte Leptospirose* mit oder ohne Ikterus; tritt hauptsächlich in Südostasien auf; Ⓔ *rice-field fever, field fever*

bath|mo|trop *adj*: die Reizschwelle des Herzmuskelgewebes verändernd; Ⓔ *bathmotropic*

ba|tho|phob *adj*: Höhenangst/Bathophobie betreffend, durch sie gekennzeichnet; Ⓔ *relating to or marked by bathophobia, bathophobic*

Ba|tho|pho|bie *f*: *Syn: Höhenangst, Höhenfurcht, Höhenschwindel, Tiefenangst*; durch große Höhenunterschiede ausgelöster Angstzustand; Ⓔ *irrational fear of a deep place, bathophobia, bathmophobia*

Ba|thy|an|äs|the|sie *f*: Verlust der Tiefensensibilität; Ⓔ *loss of deep sensibility, bathyanesthesia*

Ba|thy|äs|the|sie *f*: Tiefensensibilität; Ⓔ *deep sensibility, bathyesthesia, bathesthesia*

Ba|thy|hyp|äs|the|sie *f*: *Syn: Bathyhypoästhesie*; verminderte oder abgeschwächte Tiefensensibilität; Ⓔ *bathyhypesthesia*

Ba|thy|hy|per|äs|the|sie *f*: gesteigerte Tiefensensibilität; Ⓔ *bathyhyperesthesia*

Ba|thy|hy|po|äs|the|sie *f*: → *Bathyhypästhesie*

Ba|thy|kar|die *f*: *Syn: Herzsenkung, Wanderherz, Kardioptose*; Herztiefstand, meist in Verbindung mit einer Enteroptose*; Ⓔ *bathycardia*

Ba|thy|pnoe *f, pl* **-o|en**: vertiefte Atmung; Ⓔ *deep breathing, bathypnea*

ba|thy|pnoe|isch *adj*: Bathypnoe betreffend, mit vertiefter Atmung, tief atmend; Ⓔ *relating to bathypnea, bathypneic*

ba|tra|cho|phob *adj*: Batrachophobie betreffend, durch sie gekennzeichnet; Ⓔ *relating to or marked by batrachophobia, batrachophobic*

Ba|tra|cho|pho|bie *f*: krankhafte Angst vor Fröschen; Ⓔ *irrational fear of frogs, batrachophobia*

Bat|ta|ris|mus *m*: überstürzte, polternde Sprache; Ⓔ *tachyphemia*

Batten-Spielmeyer-Vogt-Syndrom *nt*: *Syn: juvenile Form der amaurotischen Idiotie, juvenile Ceroidlipofuscinose, juvenile Zeroidlipofuszinose, Stock-Vogt-Spielmeyer-Syndrom*; primär durch eine progrediente Visusabnahme mit Erblindung und der Entwicklung einer Demenz* gekennzeichnete Form der Zeroidlipofuszinose*; Ⓔ *Batten-Mayou disease, Batten disease, Spielmeyer-Vogt disease, Vogt-Spielmeyer disease, neuronal ceroid lipofuscinosis, juvenile type of amaurotic idiocy, late juvenile type of cerebral sphingolipidosis*

Battered-child-Syndrom *nt*: *Syn: Syndrom des geschlagenen Kindes*; Bezeichnung für die sichtbaren Verletzungszeichen bei körperlicher Kindesmisshandlung; Ⓔ *battered child syndrome*

Battered-parents-Syndrom *nt*: *Syn: Syndrom der geschlagenen Eltern*; Bezeichnung für die sichtbaren Verletzungszeichen bei körperlicher Misshandlung der Eltern durch ihre Kinder; Ⓔ *battered parents syndrome*

Battey-Krankheit *f*: nicht von Mensch zu Mensch übertragbare Lungenerkrankung durch **Mycobacterium intracellulare**; Ⓔ *Battey's disease*

Bauch|a|or|ta *f*: → *Bauchschlagader*

Bauch|at|mung *f*: *Syn: Zwerchfellatmung, basale Atmung*; Atmungstyp, bei dem sich das Zwerchfell bei der Einatmung anspannt und bei der Ausatmung entspannt und nach oben gedrückt wird; Ⓔ *abdominal breathing, abdominal respiration*

Bauch|bruch *m*: → *Bauchwandhernie*

Bauch|de|cken|a|pla|sie *f*: *Syn: ventrales Defektsyndrom,*

B

Pflaumenbauchsyndrom, kongenitaler Bauchwanddefekt, Bauchdeckenaplasie-Syndrom, prune-belly syndrome; Syndrom mit angeborenem Fehlen oder Unterentwicklung der Bauchwandmuskulatur; oft kombiniert mit anderen Fehlbildungen; Ⓔ *abdominal muscle deficiency syndrome, prune-belly syndrome*

Bauchdeckenaplasie-Syndrom *nt*: → *Bauchdeckenaplasie*

Bauch|de|cken|fis|tel *f*: *Syn: Bauchwandfistel*; auf der Bauchdecke mündende Fistel; meist eine äußere Darmfistel*; Ⓔ *abdominal fistula*

Bauch|fell|abs|zess *m*: *Syn: Peritonealabszess*; verkapselte Peritonitis* mit Abszessbildung; Ⓔ *encysted peritonitis, peritoneal abscess*

Bauch|fell|ent|zün|dung *f*: → *Peritonitis*

Bauch|fell|plas|tik *f*: *Syn: Peritoneoplastik*; operative Deckung von Darm- oder Organdefekten mit Bauchfell; Ⓔ *peritoneoplasty, peritonization*

Bauch|fell|ta|sche *f*: *Syn: Netzbeutel, Bursa omentalis*; von der restlichen Bauchhöhle abgegrenzter Raum zwischen Magen und Bauchspeicheldrüse; Ⓔ *omental sac, omental bursa, epiploic sac, lesser sac of peritoneal cavity, lesser peritoneal cavity*

Bauch|fis|tel *f*: auf der Bauchdecke mündende Fistel [**äußere Bauchfistel**] oder Fistel zwischen zwei Bauchorganen [**innere Bauchfistel**]; Ⓔ *abdominal fistula*

Bauch|her|nie *f*: → *Bauchwandhernie*

Bauch|hirn *nt*: → *Plexus coeliacus*

Bauch|ho|den *pl*: *Syn: Abdominalhoden*; Form des Maldescensus testis, bei der die Hoden im Bauchraum bleiben; Ⓔ *abdominal testis*

Bauch|höh|len|ge|flecht *nt*: → *Plexus coeliacus*

Bauch|höh|len|schwan|ger|schaft *f*: *Syn: Abdominalgravidität, Abdominalschwangerschaft, abdominale Schwangerschaft, Graviditas abdominalis*; Einnistung der Frucht in der Bauchhöhle; Ⓔ *intraperitoneal pregnancy, abdominal pregnancy*

Bauch|netz *nt*: *Syn: Netz, Omentum, Epiploon*; Bauchfellduplikatur, in der Blut-, Lymphgefäße und Nerven verlaufen; Ⓔ *epiploon, omentum*

Bauch|netz|ent|zün|dung *f*: *Syn: Omentitis, Epiploitis*; Entzündung des Bauchnetzes; Ⓔ *inflammation of the omentum, omentitis, epiploitis*

Bauch|pres|se *f*: Erhöhung des Drucks im Bauchraum durch Kontraktion der Bauchmuskeln bei festgestelltem Zwerchfell; Ⓔ *Heimlich maneuver*

Bauch|punk|ti|on *f*: Punktion der Bauchhöhle; Ⓔ *celiocentesis, abdominocentesis*

Bauch|schlag|ader *f*: *Syn: Bauchaorta, Abdominalaorta, Aorta abdominalis, Pars abdominalis aortae*; unterhalb des Zwerchfells liegender Teil der Aorta; teilt sich in rechte und linke Arteria* iliaca communis; Ⓔ *abdominal aorta, abdominal part of aorta*

Bauch|schnitt *m*: Laparotomie; Ⓔ *abdominal section, abdominal incision, celiotomy, laparotomy*

Bauch|so|no|gramm *nt*: Sonogramm* des Bauchraums; Ⓔ *abdominal sonogram*

Bauch|spal|te *f*: *Syn: Gastroschisis, Paromphalozele*; angeborener Vorfall von Darmschlingen bei unvollständigem Verschluss der Bauchwand; Ⓔ *abdominal fissure, gastroschisis, schistocoelia, schistocelia, celoschisis*

Bauch|spei|chel|drü|se *f*: → *Pancreas*

Bauch|spei|chel|drü|sen|ent|zün|dung *f*: → *Pankreatitis*

Bauch|spie|ge|lung *f*: *Syn: Laparoskopie*; endoskopische Untersuchung der Bauchhöhle; Ⓔ *celioscopy, celoscopy, abdominoscopy, laparoscopy*

Bauch|ty|phus *m*: *Syn: Unterleibstyphus, typhoides Fieber, Typhus (abdominalis), Febris typhoides*; durch Salmonella* typhi verursachte melde- und isolierpflichtige Infektionskrankheit; klinisch stehen Fieber, Milzschwellung, Bewusstseinseintrübung und massive Durchfälle [Erbsenbreistühle] im Vordergrund; Ⓔ *abdominal typhoid, typhoid fever, enteric fever, typhoid, typhia*

Bauch|wand|bruch *m*: → *Bauchwandhernie*

Bauch|wand|de|fekt, kon|ge|ni|ta|ler *m*: → *Bauchdeckenaplasie*

Bauch|wand|fis|tel *f*: → *Bauchdeckenfistel*

Bauch|wand|her|nie *f*: *Syn: Bauchwandbruch, Bauchhernie, Bauchbruch, Laparozele, Hernia abdominalis/ventralis*; Eingeweidebruch der Bauchwand; je nach Lokalisation unterscheidet man **mediane** oder **mittlere Bauchwandhernie** [Bruchpforte im Bereich der Linea alba] oder **seitliche Bauchwandhernie** [zwischen Linea semilunaris und Rektusscheide]; Ⓔ *abdominal hernia, laparocele, ventral hernia*

Bauch|was|ser|sucht *f*: → *Aszites*

Bauer-Probe *m*: *Syn: Galaktosetoleranztest*; Leberfunktionstest durch orale Galaktosegabe und Bestimmung der Spiegel in Blut oder Urin; Ⓔ *galactose tolerance test, galactose elimination test*

Bau|fett *nt*: *Syn: Strukturfett*; Fett, das am Aufbau von Zellen und Geweben beteiligt ist, z.B. Membranlipid; Ⓔ *structural fat*

Bauhin-Klappe *f*: *Syn: Ileozäkalklape, Ileozökalklappe, Valva ileocaecalis/ilealis*; Klappe an der Einmündung des Ileums in das Zäkum; Ⓔ *Bauhin's valve, ileocecal valve, ileocolic valve, ileocecal eminence, fallopian valve, valve of Macalister, Tulp's valve, Tulpius' valve, valve of Varolius*

Baum|woll|fie|ber *nt*: → *Baumwollstaubpneumokoniose*

Baum|woll|pneu|mo|ko|ni|o|se *f*: → *Baumwollstaubpneumokoniose*

Baum|woll|staub|pneu|mo|ko|ni|o|se *f*: *Syn: Baumwollfieber, Baumwollpneumokoniose, Byssinose*; zu den Berufskrankheiten* gehörende Pneumokoniose* durch Einatmen von Baumwollstaubpartikeln; Ⓔ *byssinosis, brown lung, Monday fever, mill fever, cotton-mill fever, cotton-dust asthma, stripper's asthma*

Bau|xit|fi|bro|se *f*: *Syn: Aluminose, Aluminiumlunge, Aluminiumstaublunge*; durch langjähriges Einatmen von Aluminiumstaub [Kaolin, Bauxit] hervorgerufene Pneumokoniose*; Ⓔ *aluminosis*

Bayard-Ekchymosen *pl*: kleinfleckige Einblutungen in seröse Häute und Organe bei Erstickung; Ⓔ *Bayard's ecchymosis*

Bayliss-Effekt *m*: reaktive Vasokonstriktion bei Druckerhöhung im Gefäß; Ⓔ *Bayliss effect*

Bazex-Syndrom *nt*: *Syn: Akrokeratose Bazex, Acrokeratosis paraneoplastica, paraneoplastische Akrokeratose*; im Rahmen einer Malignomerkrankung [meist Plattenepithelkarzinom*] auftretende, plattenförmige Hyperkeratose* der Akren; Ⓔ *Bazex's syndrome, paraneoplastic acrokeratosis*

Bazill-, bazill- *präf.*: → *Bazillo-*

Ba|zil|lä|mie *f*: *Syn: Bazillensepsis*; Vorkommen von Bazillen im Blut; Ⓔ *bacillemia*

ba|zil|lär *adj*: Bazillen betreffend; bazillenförmig, stäbchenförmig, bazilliform; Ⓔ *relating to bacilli, bacillary, bacillar, bacilliform*

Ba|zil|len *pl*: → *Bacillus*

Ba|zil|len|ruhr *f*: → *Bakterienruhr*

Ba|zil|len|sep|sis *f*: → *Bazillämie*

ba|zil|li|form *adj*: bazillenförmig, stäbchenförmig; bazillär; Ⓔ *rod-shaped, bacillary, bacillar, bacilliform*

Bazillo-, bazillo- *präf.*: Wortelement mit der Bedeutung „Bazillen"; Ⓔ *bacillary, bacillar, bacillo-*

ba|zil|lo|phob *adj*: Bazillophobie betreffend, durch sie gekennzeichnet; Ⓔ *relating to or marked by bacteriophobia, bacteriophobic*

Ba|zil|lo|pho|bie *f*: *Syn: Bakteriophobie*; krankhafte Angst vor Infektionserregern oder ansteckenden Krankheiten; Ⓔ *irrational fear of bacteria or microorganisms in general, bacteriophobia*

Ba|zill|u|rie *f*: Bazillenausscheidung im Harn; Ⓔ *ba-*

cilluria

Ba|zil|lus *m, pl* **-li**: Bacillus*; auch allgemeine Bezeichnung für ein stäbchenförmiges Bakterium; Ⓔ *bacillus*

Bazin-Krankheit *f*: *Syn: nodöses Tuberkulid, Erythema induratum*; meist jüngere Frauen betreffende Vaskulitis* der kleinen und mittleren Subkutangefäße mit knotigen Schwellungen; Ⓔ *Bazin's disease*

Ba|zi|tra|zin *nt*: →*Bacitracin*

BCG-Impfung *f*: *s.u. Bacillus Calmette-Guérin*; Ⓔ *BCG vaccination*

Beals-Hecht-Syndrom *nt*: *Syn: kontrakturelle Arachnodaktylie*; autosomal-rezessives Syndrom mit Arachnodaktylie* und Kontrakturen der Finger; Ⓔ *Beals' syndrome, congenital contractural arachnodactyly*

Beals-Syndrom *nt*: autosomal-dominante Oto-Osteodysplasie mit Fehlbildung von Ohrmuschel, Ellenbogen- und Hüftgelenk; Ⓔ *Beals' syndrome*

Bean-Syndrom *nt*: *Syn: Blaue-Gummiblasen-Nävus-Syndrom, blue rubber bleb nevus syndrome*; autosomal-dominant vererbte Erkrankung mit Bildung zahlreicher bläulicher Hämangiome; Ⓔ *blue rubber bleb nevus, blue rubber bleb nevus disease, Bean's syndrome, blue rubber bleb nevus syndrome*

Beard-Syndrom *nt*: *Syn: Nervenschwäche, nervöse Übererregbarkeit, Neurasthenie*; nervöses Erschöpfungssyndrom mit u.a. Kopfschmerzen, Schwitzen, Schlafstörungen, Schwindel, Durchfall oder Verstopfung; Ⓔ *neurasthenia, nervous exhaustion, nervous prostration, fatigue neurosis, Beard's disease, neurasthenic neurosis*

Bearn-Kunkel-Slater-Syndrom *nt*: *Syn: lupoide Hepatitis, Bearn-Kunkel-Syndrom*; zu den Autoimmunkrankheiten* gehörende Sonderform der chronisch-agressiven Hepatitis* mit positivem L.E.-Phänomen und plasmazellulärem Infiltrat; Ⓔ *Bearn-Kunkel syndrome, Bearn-Kunkel-Slater syndrome, Kunkel's syndrome, lupoid hepatitis*

Bearn-Kunkel-Syndrom *nt*: →*Bearn-Kunkel-Slater-Syndrom*

Be|at|mung *f*: künstliche Belüftung der Lunge; Ⓔ *artificial respiration, ventilation*

assistierte Beatmung: Beatmung, die eine noch vorhandene, aber unzureichende Spontanatmung ergänzt; Ⓔ *assisted respiration*

kontrollierte Beatmung: vollständige künstliche Beatmung; Ⓔ *controlled respiration, controlled ventilation*

Beau-Furchen *pl*: →*Beau-Reil-Querfurchen*

Beau-Linien *pl*: →*Beau-Reil-Querfurchen*

Beau-Reil-Linien *pl*: →*Beau-Reil-Querfurchen*

Beau-Reil-Querfurchen *pl*: *Syn: Beau-Furchen, Beau-Linien, Beau-Reil-Linien, Reil-Furchen*; Querfurchen der Fingernägel als Zeichen einer Wachstumsunterbrechung; Ⓔ *Beau's lines*

Be|cher|zel|len *pl*: schleimbildende, becherförmige Zellen intraepithelialer Drüsen; Ⓔ *beaker cells, caliciform cells, chalice cells, goblet cells*

Bechterew-Krankheit *f*: *Syn: Bechterew-Strümpell-Marie-Krankheit, Marie-Strümpell-Krankheit, Morbus Bechterew, Spondylarthritis ankylopoetica/ankylosans, Spondylitis ankylopoetica/ankylosans*; chronische degenerative Entzündung des Achsenskeletts und der Extremitäten; typisch ist eine Versteifung [Ankylosierung] des Iliosakralgelenkes und der Wirbelsäule; Ⓔ *Bekhterev's disease, Bekhterev's arthritis, Bechterew's disease, Marie's disease, Marie-Strümpell disease, Marie-Strümpell syndrome, Marie-Strümpell spondylitis, Strümpell's disease, Strümpell-Marie disease, rheumatoid spondylitis, rhizomelic spondylosis, ankylosing spondylitis, poker back*

Bechterew-Strümpell-Marie-Krankheit *f*: →*Bechterew-Krankheit*

Beck-Trias *f*: arterielle Hypotonie, venöse Hypertonie und verminderte Herzwandpulsation bei Herzbeuteltamponade; Ⓔ *acute compression triad, Beck's triad*

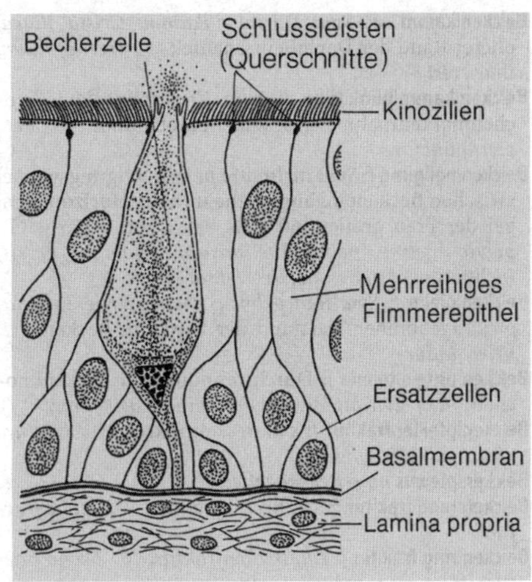

Abb. 10. Becherzelle

Be|cken *nt*: *Syn: Pelvis*; aus Kreuzbein, Steißbein und den beiden Hüftbeinen bestehendes knöchernes Gerüst; das weibliche Becken ist niedriger, breiter und weiter als das männliche Becken; Ⓔ *pelvis*

Be|cken|abs|zess *m*: Abszess im Beckenbereich; Ⓔ *pelvic abscess*

Be|cken|ak|ti|no|my|ko|se *f*: von Abszessbildung begleitete Aktinomykose* des Beckens; Ⓔ *pelvic actinomycosis*

Be|cken|aus|gang *m*: *Syn: Apertura pelvis inferior*; untere Öffnung des Beckens; Ⓔ *inferior aperture of minor pelvis, inferior pelvic aperture, inferior opening of pelvis, inferior strait, pelvic outlet, inferior pelvic strait, pelvic plane of outlet*

Be|cken|aus|guss|stein *m*: *Syn: Korallenstein, Hirschgeweihstein, Ausgussstein*; geweihförmiger, das Nierenbecken ausfüllender Nierenstein; Ⓔ *staghorn calculus, coral calculus, pelvic cast calculus*

Be|cken|bauch|fell|ent|zün|dung *f*: →*Pelvioperitonitis*

Be|cken|bo|den *m*: von Muskeln und Sehnen gebildeter Boden des kleinen Beckens, der den Beckenausgang verschließt; Ⓔ *pelvic diaphragm*

Be|cken|bo|den|fis|tel *f*: *Syn: Dammfistel, Fistula perinealis*; auf dem Damm mündende Fistel; Ⓔ *perineal fistula*

Be|cken|bruch *m*: →*Beckenfraktur*

Be|cken|ein|gang *m*: *Syn: Apertura pelvis superior*; obere Öffnung des Beckens; Ⓔ *superior opening of pelvis, superior strait, superior pelvic aperture, brim, pelvic inlet, superior pelvic strait, pelvic brim, superior aperture of minor pelvis, pelvic plane of inlet*

Be|cken|end|la|ge *f*: Längslage des Kindes, bei der das Beckenende vorausgeht; Ⓔ *breech presentation, pelvic presentation*

Be|cken|frak|tur *f*: *Syn: Beckenbruch*; Bruch des knöchernen Beckens; je nach Lage der Fraktur unterscheidet man **Beckenrandfraktur**, **Beckenpfeilerfraktur** und **Beckenringfraktur**; Ⓔ *pelvic fracture*

Be|cken|ge|flecht *nt*: *Syn: Beckenplexus, Plexus hypogastricus inferior, Plexus pelvicus*; vegetativer Plexus im kleinen Becken, der die Beckenorgane versorgt; Ⓔ *inferior hypogastric plexus, pelvic plexus*

Be|cken|her|nie *f*: *Syn: Ischiozele, Hernia ischiadica*; Eingeweidebruch mit Foramen ischiadicum majus oder minus als Bruchpforte; Ⓔ *ischiatic hernia, gluteal hernia, sciatic hernia, ischiocele*

Be|cken|kamm *m*: *Syn: Darmbeinkamm, Crista iliaca*; oberer Rand der Darmbeinschaufel; Ⓔ *crest of ilium, iliac crest*

Be|cken|kamm|punk|ti|on *f*: *Syn: Kristapunktion*; Knochenmarkentnahme aus dem Beckenkamm; Ⓔ *iliac crest puncture*

Be|cken|nei|gung *f*: *Syn: Inclinatio pelvis*; Neigungswinkel zwischen Beckeneingangsebene und der Horizontalen; bei der Frau größer [60°] als beim Mann [55°]; Ⓔ *pelvic incline, pelvic inclination, angle of pelvis, inclination of pelvis, pelvivertebral angle*

Be|cken|nie|re *f*: *Syn: Ren pelvicus, pelvine Nierendystopie*; angeborener Tiefstand der Niere im Becken; Ⓔ *pelvic kidney*

Be|cken|os|te|o|to|mie *f*: Durchtrennung von Beckenknochen; Ⓔ *pelvic osteotomy, innominate osteotomy*

Be|cken|pfei|ler|frak|tur *f*: *s.u. Beckenfraktur*; Ⓔ *fracture of the pelvic column*

Be|cken|ple|xus *m*: →*Beckengeflecht*

Be|cken|rand|frak|tur *f*: *s.u. Beckenfraktur*; Ⓔ *pelvic fracture*

Be|cken|ring|frak|tur *f*: *s.u. Beckenfraktur*; Ⓔ *pelvic fracture, fracture of the pelvic ring*

Be|cken|ring|lo|cke|rung *f*: physiologische Lockerung der Iliosakralgelenke und der Beckensymphyse während der Schwangerschaft; Ⓔ *pelvic ring relaxation, pelvic relaxation*

Be|cken|ring|os|te|o|to|mie *f*: *Syn: Pubeotomie, Pubiotomie, Hebetomie, Hebotomie*; Durchtrennung des Beckenrings, z.B. zur Geburtserleichterung; Ⓔ *pubiotomy; pelvic osteotomy*

Be|cken|schief|stand *m*: meist durch eine einseitige Beinverkürzung oder Wirbelsäulenskoliose bedingte Schiefstellung des Beckens; Ⓔ *pelvic obliquity*

Be|cken|so|no|gra|fie, -gra|phie *f*: Sonografie* der Beckenorgane; Ⓔ *pelvic sonography, pelvic ultrasonography*

Be|cken|ve|nen|throm|bo|se *f*: gehäuft postoperativ oder postpartal auftretende Thrombose* der großen Beckenvenen [Vena* iliaca externa, Vena* iliaca interna]; Ⓔ *pelvic venous thrombosis*

Becker-Melanose *f*: *Syn: Becker-Nävus, Melanosis naeviformis*; v.a. am Stamm auftretender pigmentierter, behaarter, epidermaler Naevus mit guter Prognose; Ⓔ *Becker's nevus, pigmented hairy epidermal nevus*

Becker-Muskeldystrophie *f*: *Syn: Becker-Kiener Typ der progressiven Muskeldystrophie, gutartige Beckengürtelform der progressiven Muskeldystrophie*; langsam progrediente Form der progressiven Muskeldystrophie* mit primärem Befall der Becken- und Beinmuskulatur; Ⓔ *Becker's (muscular) dystrophy, adult pseudohypertrophic muscular dystrophy*

Becker-Nävus *m*: →*Becker-Melanose*

Beckwith-Syndrom *nt*: *Syn: Thalidomidembryopathie, Contergan-Syndrom*; durch Einnahme des Schlafmittels Thalidomid hervorgerufene Embryopathie mit Extremitätenfehlbildungen oder Ohrmuschelfehlbildungen und Fazialisparese; Ⓔ *Beckwith's syndrome*

Beckwith-Wiedemann-Syndrom *nt*: *Syn: Exomphalos-Makroglossie-Gigantismus-Syndrom, Wiedemann-Beckwith-Syndrom, EMG-Syndrom*; familiäres Fehlbildungssyndrom mit charakteristischen Gesichtsdysmorphien [Makroglossie, Exophthalmus] und Riesenwuchs; Ⓔ *Beckwith-Wiedemann syndrome, EMG syndrome, exomphalos-macroglossia-gigantism syndrome*

Béclard-Hernie *f*: durch die Fossa ovalis hervortretende Schenkelhernie*; Ⓔ *Béclard's hernia*

Béclard-Knochenkern *m*: schon beim Neugeborenen vorhandener Verknöcherungskern in der distalen Femurepiphyse; Ⓔ *Béclard's nucleus*

Bec|que|rel *nt*: SI-Einheit der Radioaktivität; Ⓔ *becquerel*

Be|darfs|schritt|ma|cher *m*: *Syn: bedarfsgesteuerter Herzschrittmacher*; Herzschrittmacher, der über die Herzstromkurve gesteuert wird und nur bei Bedarf einspringt; man unterscheidet dabei **kammergesteuerte** und **vorhofgesteuerte** Herzschrittmacher; Ⓔ *demand pacemaker*

Bednar-Aphthen *pl*: Sauggeschwüre an der Wangen- und Gaumenschleimhaut von Säuglingen; Ⓔ *Bednar's aphthae*

Bednar-Parrot-Pseudoparalyse *f*: *Syn: Parrot-Lähmung*; Scheinlähmung von Armen oder Beinen bei angeborener Syphilis; Ⓔ *Parrot's pseudoparalysis, Parrot's disease, syphilitic pseudoparalysis*

Bee|ren|ge|schwulst *f*: →*Staphylom*

Be|fehls|au|to|ma|tie *f*: automatenhaftes Ausführen von Befehlen oder Anordnungen; Ⓔ *automatic obedience, command automatism*

Be|feuch|ter|lun|ge *f*: *Syn: Befeuchterfieber*; allergische Alveolitis* durch Inhalation von Bakterien- oder Schimmelallergenen aus Klimaanlagen; Ⓔ *humidifier lung*

Be|fruch|tung *f*: zusammenfassender Begriff für **Imprägnation** [Eindringen des Spermiums in das Ei] und **Konjugation** [Verschmelzung der beiden Zellkerne]; Ⓔ *insemination, semination*

Be|gat|tung *f*: Geschlechtsverkehr zum Zweck der Befruchtung; Ⓔ *mating, copulation*

Be|geh|rens|neu|ro|se *f*: *Syn: Begehrungsneurose, Tendenzneurose*; sich im Anschluss an eine Schädigung, Verletzung oder Krankheit halbbewusst oder unbewusst entwickelndes, übertriebenes Begehren nach (finanzieller) Entschädigung; Ⓔ *pension neurosis, compensation neurosis*

Be|geh|rungs|neu|ro|se *f*: →*Begehrensneurose*

Be|gleit|ar|thri|tis *f*, *pl* **-ti|den**: Gelenkentzündung im Rahmen einer Allgemeinerkrankung; Ⓔ *concomitant arthritis*

Be|gleit|o|ti|tis *f*, *pl* **-ti|ti|den**: im Kleinkindalter häufig auftretende Mittelohrentzündung als Begleiterscheinung bei anderen Erkrankungen; Ⓔ *symptomatic otitis*

Be|gleit|schie|len *nt*: *Syn: Strabismus concomitans*; Schielen, bei dem ein Auge das andere begleitet; Ⓔ *muscular strabismus, comitant squint, comitant strabismus, concomitant strabismus*

Be|gleit|schnup|fen *m*: *s.u. Rhinitis acuta*; Ⓔ *symptomatic cold*

Be|ha|vi|o|ris|mus *m*: Richtung der amerikanischen Psychologie, die die Rolle von Umweltfaktoren und die Anpassung an sie in den Vordergrund stellt; Ⓔ *behaviorism, behavioristic psychology*

be|ha|vi|o|ris|tisch *adj*: Behaviorismus betreffend, auf ihm beruhend; Ⓔ *behavioristic, behaviorist, behavioristical*

Behr-Krankheit *f*: erbliche, familiäre Sehnervenatrophie mit Erblindung; kombiniert mit anderen neurologischen Störungen; Ⓔ *Behr's disease*

be|hüllt *adj*: (*Virus*) von einer Hülle umgeben; Ⓔ *enveloped*

Bei|ei|er|stock *m*: *Syn: Paroophoron*; neben dem Eierstock liegender Rest der embryonalen Urniere; Ⓔ *paroophoron, parovarium*

Beigel-Krankheit *f*: *Syn: weiße Piedra, Trichomycosis nodosa, Piedra alba*; meist die Barthaare betreffende Pilzinfektion der Haarbälge mit Knötchenbildung; Ⓔ *Beigel's disease, white piedra*

Bei|kost *f*: *Syn: Beinahrung*; zur Deckung des Vitamin- und Mineralbedarfs des Säuglings zusätzlich verabreichte Kost; Ⓔ *beikost, supplementary food*

Be|impf|ung *f*: *Syn: Inokulation, Überimpfung, Impfung*; Einbringen eines Erregers in einen Nährboden oder Organismus; Ⓔ *inoculation*

Bei|nah|rung *f*: →*Beikost*

Bein|ge|schwür *nt*: →*Ulcus cruris*

Bein|pa|ra|ly|se *f*: Beinlähmung; Ⓔ *paralysis of the leg*
Bein|ve|nen|throm|bo|se *f*: meist die tiefen Beinvenen betreffende Thrombose*; Ⓔ *phlebothrombosis of the leg*
Be|jel *f*: *Syn:* *endemische Syphilis*; meist schon im Kindesalter auftretende, nicht-venerische Syphilis in Südeuropa, Afrika und Asien; Ⓔ *bejel, endemic syphilis, nonvenereal syphilis*
Belastungs-EKG *nt*: → *Belastungselektrokardiografie*
Be|las|tungs|e|lek|tro|kar|di|o|gra|fie, -gra|phie *f*: *Syn:* *Belastungs-EKG*; Aufzeichnung eines EKGs vor, während und nach einer definierten Belastung; Ⓔ *exercise electrocardiography, exercise ECG*
Be|las|tungs|in|kon|ti|nenz *f*: *Syn:* *Stressinkontinenz*; unwillkürlicher Harnabgang bei Erhöhung des intraabdominellen Drucks; Ⓔ *stress incontinence*
Be|las|tungs|in|suf|fi|zi|enz *f*: *s.u.* *Herzinsuffizienz*; Ⓔ *exertional insufficiency, exercise insufficiency*
Be|leg|kno|chen *pl*: *Syn:* *Deckknochen, Bindegewebsknochen*; Knochen, die aus Bindegewebe entstehen; Ⓔ *membrane bone*
Be|leg|zel|len *pl*: *Syn:* *Parietalzellen*; salzsäurebildende Zellen der Magenschleimhaut; Ⓔ *parietal cells, border cells, acid cells*
be|lem|no|phob *adj*: Belemnophobie betreffend, durch sie gekennzeichnet; Ⓔ *relating to or marked by belemnophobia, belemnophobic*
Be|lem|no|pho|bie *f*: krankhafte Angst vor spitzen Gegenständen; Ⓔ *belemnophobia*
Bell-Dally-Dislokation *f*: spontane, nicht-traumatische Atlasluxation; Ⓔ *Bell-Dally dislocation*
Bell-Lähmung *f*: einseitige, periphere Fazialisparese*; Ⓔ *Bell's palsy, Bell's paralysis, Bell's sign*
Bell-Phänomen *nt*: die bei Bell-Lähmung* sichtbare Rotation des Auges nach oben beim Augenschluss; Ⓔ *Bell's phenomenon*
Bell-Spasmus *m*: *Syn:* *Fazialiskrampf, Fazialis-Tic, Gesichtszucken, mimischer Gesichtskrampf, Tic convulsiv/facial*; unwillkürliches Zucken der vom Nervus* facialis versorgten Gesichtsmuskeln; Ⓔ *facial spasm, facial tic, Bell's spasm, histrionic spasm, mimic spasm, mimetic convulsion, mimic convulsion, mimic tic, convulsive tic, palmus, prosopospasm*
Bel|la|don|na *f*: *Syn:* *Tollkirsche, Atropa belladonna*; zu den Nachtschattengewächsen gehörende Pflanze; enthält zahlreiche Alkaloide [z.B. Atropin*]; Ⓔ *banewort, belladonna*
Bel|la|don|na|al|ka|lo|i|de *pl*: aus der Tollkirsche/Belladonna gewonnene Alkaloide [z.B. Atropin*]; Ⓔ *belladonna alkaloids, belladonna*
Bellocq-Tamponade *f*: *Syn:* *Choanaltamponade*; hintere Nasentamponade bei Nasenbluten mit Blutungsquelle im hinteren Teil der Nase; Ⓔ *Bellocq's technique, Bellocq's procedure*
Bel|o|ne|pho|bie *f*: *Syn:* *Nadelangst*; krankhafte Angst vor Nadeln; Ⓔ *irrational fear of pins and needles, belonephobia*
Bence-Jones-Eiweiß *nt*: *s.u.* *Bence-Jones-Eiweißkörper*; Ⓔ *Bence-Jones albumin, Bence-Jones albumose, Bence-Jones protein*
Bence-Jones-Eiweißkörper *pl*: aus Paraprotein der Leichtketten von Immunglobulinen [**Bence-Jones-Eiweiß, Bence-Jones-Protein**] bestehende Eiweißkörper im Urin von Patienten mit Plasmozytom*; Ⓔ *Bence-Jones bodies, Bence-Jones cylinders*
Bence-Jones-Krankheit *f*: *Syn:* *Bence-Jones-Plasmozytom, L-Ketten-Krankheit, Leichtketten-Krankheit*; Variante des Plasmozytoms mit ausschließlicher Bildung von Bence-Jones-Eiweiß*, Bence-Jones-Proteinurie* und Nierenschädigung; Ⓔ *L-chain disease, L-chain disease myeloma, Bence-Jones myeloma*
Bence-Jones-Plasmozytom *nt*: → *Bence-Jones-Krankheit*
Bence-Jones-Protein *nt*: *s.u.* *Bence-Jones-Eiweißkörper*; Ⓔ *Bence-Jones albumin, Bence-Jones albumose, Bence-Jones protein*
Bence-Jones-Proteinurie *f*: Ausscheidung von Bence-Jones-Eiweiß im Harn bei Bence-Jones-Krankheit; Ⓔ *Bence-Jones proteinuria*
Benedict-Glukoseprobe *f*: Zuckernachweis im Harn durch Benedict-Zuckerreagens; Ⓔ *Benedict's test*
Benedict-Zuckerreagenz *nt*: *s.u.* *Benedict-Glukoseprobe*; Ⓔ *Benedict's solution*
Benedikt-Syndrom *nt*: *Syn:* *unteres Ruber-Syndrom, unteres Nucleus ruber-Syndrom, Hirnschenkelhaubensyndrom*; homolaterale Okulomotoriusparese* mit kontralateralen Hyperkinesen [Hemiathetose*, Hemiataxie*, Hemichorea*] bei Schädigung des unteren Nucleus* ruber; Ⓔ *Benedikt's syndrome*
be|nig|ne *adj*: (*Tumor*) gutartig, nicht maligne; nicht rezidivierend; (*Verlauf*) günstig, vorteilhaft; Ⓔ *benign, benignant*
Be|nig|ni|tät *f*: Gutartigkeit eines Tumors oder des Krankheitsverlaufs; Ⓔ *benignancy, benignity*
Bennett-Luxationsfraktur *f*: Luxationsfraktur* des 1. Mittelhandknochens; Ⓔ *Bennett's fracture*
Benninghoff-Spannmuskeln *pl*: glatte Muskelfasern in der Wand elastischer Arterien; Ⓔ *Benninghoff fibers*
Benz|al|de|hyd *m*: einfachster aromatischer Aldehyd*; Zwischenprodukt beim Abbau aromatischer Verbindungen; Ⓔ *benzaldehyde, benzoic aldehyde*
Benz|al|ko|ni|um|chlo|rid *nt*: als Antiseptikum und Desinfektionsmittel verwendete Ammoniumverbindung; Ⓔ *benzalkonium chloride*
Benzathin-Benzylpenicillin *nt*: schwerlösliches Depotpenicillin zur intramuskulären Injektion; Ⓔ *penicillin G benzathine*
Benzathin-Penicillin G *nt*: schwerlösliches Depotpenicillin zur intramuskulären Injektion; Ⓔ *penicillin G benzathine*
Ben|ze|drin *nt*: *Syn:* *Amphetamin*; dem Adrenalin verwandtes Sympathomimetikum mit hohem Suchtpotenzial; Ⓔ *amphetamine*
Ben|zen *nt*: → *Benzol*
B-Enzephalitis, japanische *f*: *Syn:* *Encephalitis japonica B*; primär im ostasiatischen Raum auftretende Arbovirus-Enzephalitis*; Ⓔ *Japanese B encephalitis, Russian autumnal encephalitis, summer encephalitis, encephalitis B*
Ben|zi|din *nt*: *Syn:* *Diphenyldiamin*; kanzerogene organische Base; Ausgangssubstanz für wichtige Farbstoffe [z.B. Kongorot]; Ⓔ *benzidine, p-diaminodiphenyl*
Ben|zi|din|pro|be *f*: Blutnachweis in Harn, Stuhl und Liquor; Ⓔ *benzidine test, Adler's test*
Ben|zo|at *nt*: Salz der Benzoesäure; Ⓔ *benzoate*
Ben|zo|ca|in *nt*: *Syn:* *Ethyl-4-aminobenzoat*; Lokalanästhetikum*; Ⓔ *benzocaine, ethyl aminobenzoate*
Ben|zo|di|a|ze|pin|de|ri|va|te *pl*: → *Benzodiazepine*
Ben|zo|di|a|ze|pi|ne *pl*: *Syn:* *Benzodiazepinderivate*; zur Gruppe der Tranquilizer* gehörende Psychopharmaka mit angstlösender, sedativer, antikonvulsiver und muskelrelaxierender Wirkung; Ⓔ *benzodiazepines*
Ben|zo|e|säu|re *f*: *Syn:* *Acidum benzoicum*; fungizides und bakterizides Konservierungsmittel, Antiseptikum und Desinfektionsmittel; Ⓔ *benzoic acid*
Ben|zol *nt*: *Syn:* *Benzen*; einfachster aromatischer Alkohol; Grundkörper der aromatischen Verbindungen; Ⓔ *benzene, benzol, cyclohexatriene*
Ben|zo|l|gly|ko|koll *nt*: *Syn:* *Hippursäure, Benzoylaminoessigsäure, Benzoylglycin*; aus Glycin und Benzoesäure entstehende Verbindung, die nur in Spuren im Harn vorhanden ist; Ⓔ *hippuric acid, benzoylaminoacetic acid, benzoylglycine, urobenzoic acid*
Ben|zol|he|xa|chlo|rid *nt*: *Syn:* *Hexachlorcyclohexan, Lindan*; äußerlich gegen Hautparasiten [Läuse] angewandtes toxisches Insektizid*; Ⓔ *benzene hexa-*

chloride, gamma-benzene hexachloride, lindane, hexachlorocyclohexane

Ben|zol|in|to|xi|ka|ti|on *f*: → *Benzolismus*

Ben|zo|lis|mus *m*: *Syn: Benzolintoxikation, Benzolrausch*; akute Benzolvergiftung mit Übelkeit, Erbrechen, Rauschzustand, Bewusstlosigkeit und u.U. Tod durch Kreislaufschwäche; Ⓔ *benzolism*

Ben|zol|rausch *m*: → *Benzolismus*

Ben|zol|ring *m*: klassische Darstellung der Benzolstruktur als sechseckiger Ring; Ⓔ *benzene ring*

Benzothiadiazin-Derivate *pl*: → *Benzothiadiazine*

Ben|zo|thi|a|di|a|zi|ne *pl*: *Syn: Thiazide, Benzothiadiazin-Derivate*; Saluretika*, die durch Hemmung der Rückresorption von Na^+ und Cl^- zur Wasserausscheidung führen; Ⓔ *thiazides, thiadiazides, thiadiazines*

Ben|zo|yl|a|mi|no|es|sig|säu|re *f*: → *Benzolglykokoll*

Ben|zo|yl|gly|cin *nt*: → *Benzolglykokoll*

Ben|zo|yl|per|o|xid *nt*: *Syn: Benzoylsuperoxid, Dibenzoylperoxid*; zur Aknebehandlung verwendetes Keratolytikum und Antiseptikum*; Ⓔ *benzoyl peroxide*

Ben|zo|yl|su|per|o|xid *nt*: → *Benzoylperoxid*

Benz|py|ren *nt*: in Teer, Tabakrauch und Abgasen vorkommendes Karzinogen*; Ⓔ *3,4-benzpyrene, benzoapyrene, benzopyrene*

Ben|zyl|al|ko|hol *m*: *Syn: Phenylcarbinol, Phenylmethanol, α-Hydroxytoluol, Alcohol benzylicus*; zur Haut- und Händedesinfektion verwendetes Antiseptikum; Ⓔ *benzyl alcohol, phenylcarbinol, phenylmethanol*

Ben|zyl|pe|ni|cil|lin *nt*: *Syn: Penicillin G*; gegen grampositive Bakterien und Kokken wirksames penicillinaselabiles Penicillin*; Ⓔ *penicillin G, benzyl penicillin, benzylpenicillin, penicillin II, clemizole penicillin G*

Benzylpenicillin-Benzathin *nt*: Depotform von Benzylpenicillin*; Ⓔ *penicillin G benzathine, benzylpenicillin benzathine, benzathine benzylpenicillin*

Berger-Effekt *m*: Veränderung der Alphawellen im Elektroenzephalogramm beim Öffnen oder Schließen der Augen; Ⓔ *Berger's effect*

Berger-Rhythmus *m*: *Syn: α-Rhythmus, Alpha-Rhythmus*; Bezeichnung für Alpha-Wellen im Elektroenzephalogramm; Ⓔ *Berger's rhythm, alpha rhythm*

Berger-Zellentumor *m*: *Syn: Hiluszelltumor*; von den Bergerzellen des Eierstocks ausgehender Tumor; Ⓔ *hilar cell tumor, hilus cell tumor*

Berger-Zelltumor *m*: → *Berger-Zellentumor*

Bergey-Klassifikation *f*: weltweit anerkannte Einteilung der Bakterien; Ⓔ *Bergey's classification*

Berg|flachs|lun|ge *f*: *Syn: Asbeststaublunge, Asbestose, Asbestosis pulmonum*; zur Gruppe der Silikatosen* gehörende Pneumokoniose* durch Asbeststaub; neben einer diffusen interstitiellen Lungenfibrose* treten gehäuft Adenokarzinome* der Lunge und Mesotheliome* der Pleura auf; Ⓔ *amianthosis, asbestosis*

Berg|krank|heit *f*: *Syn: Höhenkrankheit*; durch Sauerstoffmangel hervorgerufene akute oder chronische, körperliche und geistige Leistungsminderung; Ⓔ *mountain sickness, Acosta's disease, d'Acosta's disease*

akute Bergkrankheit: *Syn: d'Acosta-Syndrom, Mal di Puna, akute Höhenkrankheit*; akutes Syndrom mit Kopfschmerzen, Übelkeit, Erbrechen, Schwindel und Atemnot; evtl. Entwicklung eines **Höhenlungenödems** und Bewusstlosigkeit [**Höhenkollaps**]; Ⓔ *Acosta's disease, d'Acosta's disease, altitude sickness, acute mountain sickness*

Bergstrand-Syndrom *nt*: *Syn: Kortikalisosteoid, Osteoidosteom*; schmerzhafte Knochenaufhellung im Röntgenbild und Weichteilschwellung bei Jugendlichen; Ⓔ *osteoid osteoma*

Be|ri|be|ri *f*: *Syn: Vitamin B_1-Mangel, Vitamin B_1-Mangelkrankheit, Thiaminmangel, Thiaminmangelkrankheit*; durch einen Mangel an Vitamin B_1 verursachte Vitaminmangelkrankheit mit Ödemen, neurologischen Störungen und Herzinsuffizienz; Ⓔ *beriberi, dietetic neuritis, endemic neuritis, endemic polyneuritis, rice disease, hinchazon, inchacao, loempe, kakke, asjike*

Berlin-Netzhautödem *nt*: *Syn: Commotio retinae, Berlin-Netzhauttrübung, Berlin-Ödem*; durch eine Augapfelprellung verursachte vorübergehende Netzhauttrübung; Ⓔ *Berlin's edema*

Berlin-Netzhauttrübung *f*: → *Berlin-Netzhautödem*

Berlin-Ödem *nt*: → *Berlin-Netzhautödem*

Berliner-Blau-Reaktion *f*: *Syn: Ferriferrocyanid-Reaktion*; Nachweis von Eisen in Zellen oder Geweben durch Behandlung mit Kaliumferrocyanid und Bildung eines blauen Komplexes; Ⓔ *Berlin blue reaction, Berlin blue test, Prussian blue stain, Prussian-blue reaction, Prussian blue test*

Berloque-Dermatitis *f*: *Syn: Kölnisch-Wasser-Dermatitis*; durch ätherische Öle [Bergamottöl] verursachtes phototoxisches Ekzem*; Ⓔ *berloque dermatitis, berlock dermatitis, perfume dermatitis*

Bernard-Soulier-Syndrom *nt*: autosomal-rezessive Bildungsstörung von Thrombozyten verbunden mit Purpura*; Ⓔ *Bernard-Soulier syndrome, Bernard-Soulier disease, giant platelet disease, giant platelet syndrome*

Bernhardt-Roth-Syndrom *nt*: *Syn: Meralgia paraesthetica*; Neuralgie* des Nervus* cutaneus femoris lateralis mit brennendem Schmerzen der Oberschenkelaußenseite; Ⓔ *Bernhardt's paresthesia, Bernhardt's disease, Bernhardt-Roth syndrome, Bernhardt-Roth disease, Roth's syndrome, Roth's disease, Roth-Bernhardt syndrome, Roth-Bernhardt disease, Rot's syndrome, Rot's disease, Rot-Bernhardt syndrome, Rot-Bernhardt disease*

Bern|stein|säu|re *f*: *Syn: Butandisäure*; Dicarbonsäure; Zwischenprodukt des Stoffwechsels; Ⓔ *succinic acid, 1,4-butanedioic acid*

Berry-Syndrom *nt*: *Syn: Franceschetti-Syndrom, Franceschetti-Zwahlen-Syndrom, Treacher-Collins-Syndrom, Dysostosis mandibulo-facialis*; autosomal-dominant vererbtes Syndrom mit Fehlbildungen des Unterkiefers und des Gesichtsschädels; typisch sind Unter- und Oberkieferhypoplasie, Ohrmuscheldysplasie und Gehörgangsatresie mit Taubheit; Ⓔ *Treacher-Collins-Franceschetti syndrome, Treacher-Collins syndrome, Franceschetti syndrome, mandibulofacial syndrome, mandibulofacial dysostosis, mandibulofacial dysplasia*

Bers|tungs|bruch *m*: *Syn: Berstungsfraktur*; Schädelbruch durch von zwei oder mehreren Seiten einwirkende Kräfte; Ⓔ *bursting fracture, tuft fracture*

Bers|tungs|frak|tur *f*: → *Berstungsbruch*

Ber|ti|el|li|a|sis *f, pl* **-ses**: *Syn: Bertiellainfektion*; tropische Wurmerkrankung durch den Bandwurm **Bertiella studeri**; Ⓔ *bertielliasis, infection with Bertiella*

Bertin-Säulen *pl*: *Syn: Columnae renales*; die Nierenpyramiden umschließende Rindensubstanz; Ⓔ *renal columns, columns of Bertin, Bertin's columns*

Be|rufs|ak|ne *f*: *Syn: Gewerbeakne, Akne occupationalis*; berufsbedingte Kontaktakne; Ⓔ *occupational acne*

Be|rufs|krank|heit *f*: meist chronische Krankheit, die durch schädigende (physikalische, chemische, usw.) Einwirkungen während der Arbeit hervorgerufen wird; Ⓔ *industrial disease, occupational disease*

Be|rüh|rungs|angst *f*: *Syn: Haphephobie, Haptephobie, Haptophobie*; krankhafte Angst vor dem Berührtwerden; Ⓔ *irrational fear of being touched, haphephobia, aphephobia*

Be|ryl|li|o|se *f*: *Syn: Berylliumvergiftung, Beryllose, Berylliosis*; durch Inhalation oder Kontakteinwirkung von Berylliumverbindungen hervorgerufene Erkrankung der Lunge [Berylliosis* pulmonum] oder Haut [**Beryllium-Geschwür, Beryllium-Granulom**]; Ⓔ *berylliosis, beryllium poisoning*

Be|ryl|li|o|sis *f, pl* **-ses**: → *Berylliose*

Berylliosis pulmonum: durch Inhalation von Berylliumsilikaten oder Berylliummetalldampf hervorgerufene Pneumokoniose*; Ⓔ *pulmonary berylliosis, beryllium pneumoconiosis*

Be|ryl|li|um *nt*: zu den Erdalkalimetallen gehörendes leichtes Metall; Ⓔ *beryllium*

Be|ryl|li|um|ge|schwür *nt*: *s.u. Berylliose*; Ⓔ *beryllium granuloma*

Be|ryl|li|um|gra|nu|lom *nt*: *s.u. Berylliose*; Ⓔ *beryllium granuloma*

Be|ryl|li|um|ver|gif|tung *f*: →*Berylliose*

Be|ryl|lo|se *f*: →*Berylliose*

Be|schäf|ti|gungs|neu|ri|tis *f, pl* **-ti|den**: berufsbedingte Nervenschädigung; Ⓔ *occupational neuropathy*

Be|schäf|ti|gungs|the|ra|pie *f*: *Syn: Ergotherapie*; therapeutischer Ansatz, der sinnvolle handwerkliche oder künstlerische Betätigungen umfasst; Ⓔ *ergotherapy, occupational therapy*

Be|schnei|dung *f*: *Syn: Zirkumzision*; operative Kürzung der Vorhaut; Ⓔ *circumcision, posthetomy, peritomy*

Be|sen|rei|ser *pl*: →*Besenreiservarizen*

Be|sen|rei|ser|va|ri|zen *pl*: *Syn: Besenreiser*; feinverzweigte kleinste Venen unter der Haut; Ⓔ *skyrocket capillary ectasis, spider-burst*

Be|sin|nungs|lo|sig|keit *f*: →*Bewusstlosigkeit*

Besnier-Boeck-Schaumann-Krankheit *f*: →*Boeck-Sarkoid*

Besnier-Flechte *f*: *Syn: Stachelflechte, Besnier-Krankheit, Pityriasis rubra pilaris*; chronische Dermatose* mit follikulären Keratosen und schuppendem Erythem*; Ⓔ *pityriasis rubra pilaris*

Besnier Prurigo *f*: →*endogenes Ekzem*

Best-Karminfärbung *f*: Färbemethode zur Darstellung von Glykogen; Ⓔ *Best's carmine stain*

Beta-Adrenorezeptorenblocker *m*: →*Betablocker*

Be|ta|a|myl|a|se *f*: *Syn: β-Amylase, Exoamylase, Saccharogenamylase, Glykogenase*; in Pflanzen und Mikroorganismen vorkommende Amylase*, die schrittweise Maltose abspaltet; Ⓔ *beta-amylase, exo-amylase, diastase, glycogenase, saccharogen amylase*

Be|ta|blo|cker *pl*: *Syn: Beta-Rezeptorenblocker, β-Adrenorezeptorenblocker, Beta-Adrenorezeptorenblocker*; die β-Rezeptoren blockierende Arzneimittel; Blockade der $β_1$-Rezeptoren reduziert Herzfrequenz, -kontraktilität und Erregungsleitungsgeschwindigkeit und verringert die Reninfreisetzung in der Niere; $β_2$-Blockade hemmt den Glykogenabbau in der Muskulatur und der Leber; gelten als Mittel der 1. Wahl bei Hypertonie; sie werden auch zur Prophylaxe von Angina pectoris, Reinfarkt und Migraine eingesetzt; Ⓔ *beta-blocker, beta-adrenergic blocking drug, beta-adrenergic blocking agent, beta-adrenergic receptor blocking agent, beta-blocking drug, beta-blocking agent*

Be|ta|ca|ro|tin *nt*: *Syn: β-Karotin, β-Carotin, Provitamin A*; zur Provitamin A-Gruppe gehörende Substanz, die als Dermatikum verwendet wird; Ⓔ *β-carotene, beta-carotene*

Be|ta|ga|lak|to|si|da|se *f*: *Syn: Laktase, Lactase, β-Galaktosidase*; Disaccharidase* der Dünndarmschleimhaut, die Milchzucker spaltet; Ⓔ *lactosyl ceramidase II, lactase, β-galactosidase*

Be|ta|glo|bu|lin *nt*: *Syn: β-Globulin*; Plasmaprotein, das in der Elektrophorese zwischen α- und γ-Globulin liegt; Ⓔ *beta globulin, β-globulin*

Be|ta|hä|mo|ly|se *f*: *Syn: β-Hämolyse, beta-Hämolyse*; vollständige Hämolyse der Erythrozyten bei Bakterienwachstum auf Blutagar; Ⓔ *β-hemolysis, beta-hemolysis*

beta-hämolytisch *adj*: *Syn: β-hämolytisch*; Betahämolyse betreffend, von ihr betroffen oder gekennzeichnet; Ⓔ *beta-hemolytic, β-hemolytic*

Betalactam-Antibiotika *pl*: *Syn: β-Lactamantibiotika*; Antibiotika, die einen β-Lactamring im Molekül haben, z.B. Penicilline*, Cephalosporine*; Ⓔ *β-lactam antibiotics*

Be|ta|lac|ta|ma|se *f*: →*β-Lactamase*

Be|ta|lac|ta|ma|se|hem|mer *pl*: →*Betalactamaseinhibitoren*

Be|ta|lac|ta|ma|se|in|hi|bi|to|ren *pl*: *Syn: Betalactamasehemmer, β-Lactamasehemmer, β-Lactamaseinhibitoren*; Substanzen, die β-Lactamase* hemmen; Ⓔ *β-lactamase inhibitors*

beta-Laktamase *f*: →*β-Lactamase*

Be|ta|li|po|pro|te|in *nt*: *Syn: Lipoprotein mit geringer Dichte, β-Lipoprotein, low-density lipoprotein*; Fraktion der Serumlipoproteine mit geringer Dichte; Ⓔ *β-lipoprotein, beta-lipoprotein, low-density lipoprotein*

Be|ta|mi|me|ti|ka *pl*: →*Betasympathomimetika*

Be|ta|oxi|dat|i|on *f*: oxidativer Fettsäureabbau mit Spaltung der Fettsäuren in C_2-Bruchstücke in den Mitochondrien; Ⓔ *beta oxidation, β-oxidation*

Be|ta|re|zep|to|ren *pl*: *Syn: β-adrenerge Rezeptoren, β-Rezeptoren*; Rezeptoren, die auf adrenerge Transmitter im sympathischen System ansprechen; werden unterteilt in **$β_1$-Rezeptoren** [Herz, Niere] und **$β_2$-Rezeptoren** [Bronchien, Gefäße, Fettgewebe]; Ⓔ *beta-adrenergic receptors, beta receptors*

Beta-Rezeptorenblocker *m*: →*Betablocker*

Be|ta|strah|lung *f*: *Syn: β-Strahlung*; aus Kernteilchen bestehende Strahlung [**Korpuskularstrahlung**], die beim Betazerfall von Radionukliden abgestrahlt wird; Ⓔ *beta radiation, β radiation, beta rays, β rays*

Be|ta|sym|pa|tho|ly|ti|ka *pl*: →*Betablocker*

Be|ta|sym|pa|tho|mi|me|ti|ka *pl*: *Syn: Betamimetika*; Substanzen, die die Betarezeptoren* anregen; Ⓔ *β-sympathomimetic, β-mimetics*

Be|ta|teil|chen *nt*: *Syn: β-Teilchen*; negativ oder positiv geladene Kernteilchen, die beim Kernzerfall emittiert werden; Ⓔ *β-particle, beta particle*

beta-Wellen *pl*: *Syn: β-Wellen*; im Elektroenzephalogramm auftretende relativ schnelle Wellen (14–30/Sek.); Ⓔ *beta waves, β waves*

Beta-Zelladenokarzinom *nt*: *Syn: B-Zelladenokarzinom*; von den B-Zellen der Langerhans*-Inseln ausgehender bösartiger Tumor; Ⓔ *beta cell adenocarcinoma*

Beta-Zelladenom *nt*: *Syn: B-Zelladenom*; von den B-Zellen der Langerhans*-Inseln ausgehender gutartiger Tumor; Ⓔ *beta cell adenoma*

Be|ta|zel|len *pl*: **1.** *Syn: β-Zellen, B-Zellen*; insulinbildende Zellen der Langerhans*-Inseln der Bauchspeicheldrüse **2.** *Syn: basophile Zellen, β-Zellen*; in der Adenohypophyse vorkommende Zellen, die TSH bilden; Ⓔ **1.** *beta cells (of pancreas), B cells* **2.** *beta cells (of adenohypophysis), B cells, basophilic cells, basophil cells, gonadotroph cells, gonadotropes, gonadotrophs*

Beta-Zelltumor *m*: *Syn: B-Zelltumor, Insulinom*; von den Betazellen* der Langerhans*-Inseln ausgehender Insulin-produzierender Tumor; Ⓔ *beta cell tumor, B cell tumor*

Beta-Zerfall *m*: *Syn: β-Zerfall*; radioaktiver Zerfall mit Emission von Betateilchen aus dem Kern; Ⓔ *beta decay*

Bett|näs|sen *nt*: *Syn: nächtliches Einnässen, Enuresis nocturna*; durch verschiedene Ursachen auslösbarer, unwillkürlicher Harnabgang im Schlaf; Ⓔ *nocturnal enuresis, bedwetting, enuresis*

Bett|wan|ze *f*: **1.** *Syn: Cimex*; zur Familie **Cimicidae** gehörende Gattung blutsaugender Wanzen **2.** *Syn: gemeine Bettwanze, Cimex lectularius*; in den gemäßigten Zonen heimische Wanze, deren Speichelsekret eine urtikarielle Reaktion [Cimicosis*] hervorruft; Ⓔ **1.** *bedbug, cimex, Cimex* **2.** *common bedbug, Acanthia lectularia, Cimex lectularius*

tropische Bettwanze: *Syn: Cimex hemipterus*; in den Tropen vorkommende Bettwanze; Ⓔ *Cimex hemipterus, Cimex rotundatus, tropical bedbug*

B

Beu|ge|kon|trak|tur *f*: Kontraktur* in Beugestellung; Ⓔ *flexion contracture*
Beu|ger *m*: →*Musculus flexor*
Beu|gung *f*: *Syn: Diffraktion*; durch ein in der Ausbreitungsrichtung liegendes Hindernis verursachte Ablenkung von Strahlen; Ⓔ *diffraction, (Licht) deflection*
Beu|len|my|i|a|sis *f, pl* **-ses**: *Syn: Dasselbeule, furunkuloide Myiasis, Dermatobiasis*; in Afrika und Südamerika vorkommende Fliegenmadenkrankheit durch **Dermatobia hominis** und andere Fliegenlarven; kennzeichnend sind furunkuloide Knoten der Subkutis; Ⓔ *dermatobiasis, dermatobial myiasis*
Beu|len|pest *f*: *Syn: Bubonenpest, Pestis bubonica/fulminans/major*; häufigste Form der Pest bei Aufnahme des Pesterregers [**Yersinia pestis**] durch die Haut; kennzeichnend sind die abszedierende Schwellung regionaler Lymphknoten und präfinale ausgedehnte Hautblutungen; Ⓔ *bubonic plague, glandular plague*
Be|we|gungs|krank|heit *f*: *Syn: Reisekrankheit, Kinetose*; Oberbegriff für durch Reizung des Vestibularapparats ausgelöste Erkrankungen; typisch sind Schwindel, Schweißausbrüche, Übelkeit, Erbrechen, Hypotonie und Kopfschmerzen; Ⓔ *kinetosis, kinesia, motion sickness, riders' vertigo*
Be|we|gungs|neu|ro|se *f*: *Syn: Motilitätsneurose, Kinesioneurose*; selten gebrauchtes Synonym für motorische Unruhe; Ⓔ *kinesioneurosis*
be|we|gungs|neu|ro|tisch *adj*: Bewegungsneurose betreffend, von ihr betroffen oder gekennzeichnet; Ⓔ *relating to or caused by kinesioneurosis, kinesioneurotic*
Be|we|gungs|schie|ne *f*: Schiene zur postoperativen Frühmobilisierung von Gelenken; Ⓔ *dynamic splint*
Be|we|gungs|the|ra|pie *f*: *Syn: Kinesitherapie*; Behandlung durch wiederholte aktive oder passive Bewegung; Ⓔ *kinesitherapy, kinesiatrics, kinesiotherapy, kinesipathy, kinetotherapy, exercise therapy, physical therapy, therapeutic training, therapeutic exercise, motion therapy, physicotherapeutics, physicotherapy, physiotherapy, physiatry*
be|wim|pert *adj*: mit Zilien/Wimpern(haaren) versehen, zilientragend; Ⓔ *ciliate, ciliated, ciliolate*
be|wusst|los *adj*: ohne Bewusstsein, besinnungslos; ohnmächtig; Ⓔ *unconscious, insensible, senseless, exanimate*
Be|wusst|lo|sig|keit *f*: *Syn: Besinnungslosigkeit*; Verlust des Bewusstsein; oft gleichgesetzt mit Ohnmacht; Ⓔ *unconsciousness, insensibility, senselessness, exanimation; blackout*
Be|wusst|sein *nt*: geistige Klarheit, Besinnung; Ⓔ *consciousness*
Be|zie|hungs|wahn *m*: Wahn*, bei dem alle Ereignisse auf die eigene Person bezogen werden; Ⓔ *delusion of reference*
Be|zo|ar *m*: *Syn: Magenbezoar*; sich im Magen bildender Klumpen aus Fasern und anderen unverdaulichen Substanzen; bei Verkrustung entsteht ein **Bezoarstein**; Ⓔ *bezoar*
Be|zo|ar|stein *m*: *s.u. Bezoar*; Ⓔ *bezoar stone*
Bezold-Abszess *m*: Abszessbildung über der Warzenfortsatzspitze bei Bezold-Mastoiditis; Ⓔ *Bezold's abscess*
Bezold-Jarisch-Reflex *m*: Verringerung der Herzfrequenz und Weitstellung der Blutgefäße bei Stimulation bestimmter Herzmuskelrezeptoren; wirkt als **Schonreflex** bei Herzinfarkt; Ⓔ *Bezold-Jarisch reflex*
Bezold-Mastoiditis *f*: eitrige Mastoiditis* mit Bildung eines Bezold-Abszesses; Ⓔ *Bezold's mastoiditis*
B-Fa|sern *pl*: markarme Nervenfasern, z.B. viszerale Nervenfasern; Ⓔ *B fibers*
Bi-, bi- *präf.*: Wortelement mit der Bedeutung „zwei/zweifach/doppelt"; Ⓔ *bi-, bis-, di-*
Bial-Pentoseprobe *f*: *Syn: Bial-Probe*; Pentose*-Nachweis im Harn mit **Biot-Reagens**; Ⓔ *orcinol test, Bial's test*
Bial-Probe *f*: →*Bial-Pentoseprobe*
bi|ar|ti|ku|lär *adj*: zwei Gelenke betreffend, mit zwei Gelenken versehen; Ⓔ *relating to two joints, having two joints, biarticulate, biarticular*
bi|au|ral *adj*: →*binaural*
bi|bli|o|phob *adj*: Bibliophobie betreffend, durch sie gekennzeichnet; Ⓔ *relating to or marked by bibliophobia, bibliophobic*
Bi|bli|o|pho|bie *f*: krankhafte Abneigung gegen Bücher; Ⓔ *irrational fear of books, bibliophobia*
Bi|car|bo|nat *nt*: *Syn: Bikarbonat, Hydrogencarbonat*; saures Salz der Kohlensäure; Ⓔ *bicarbonate, supercarbonate, dicarbonate*
Bi|car|bo|nat|ä|mie *f*: *Syn: Hyperbicarbonatämie*; Erhöhung der Bicarbonatkonzentration im Blut; Ⓔ *hyperbicarbonatemia, bicarbonatemia*
Bi|car|bo|nat|puf|fer *m*: →*Bicarbonatpuffersystem*
Bi|car|bo|nat|puf|fer|sys|tem *nt*: das im Blut vorhandene Puffersystem aus Bicarbonat und Kohlensäure; wichtig für die Erhaltung des Säure-Basen-Gleichgewichts; Ⓔ *bicarbonate buffer*
Bichat-Fettpfropf *m*: →*Bichat-Wangenfettpfropf*
Bichat-Wangenfettpfropf *m*: *Syn: Wangenfettpfropf, Bichat-Fettpfropf, Corpus adiposum buccae*; Fettkörper in der Wange von Säuglingen, der das Einfallen der Wangen beim Saugen verhindert; Ⓔ *fatty ball of Bichat, fat body of cheek, adipose body of cheek, sucking cushion, buccal fat pad, sucking pad, suctorial pad*
Bi|chro|ma|sie *f*: *Syn: Dichromasie, Zweifarbensehen, Dichromatopsie*; Farbenfehlsichtigkeit mit Ausfall einer Farbe; Ⓔ *dichromasy, dichromatism, dichromatopsia, dichromatic vision, parachromatopsia, parachromatism*
bi|cus|pi|dal *adj*: →*bikuspidal*
Bi|cus|pi|da|lis *f*: →*Mitralklappe*
Bi|dak|ty|lie *f*: angeborene Fehlbildung mit nur zwei Fingern oder Zehen; Ⓔ *bidactyly*
Bidder-Ganglien *pl*: →*Bidder-Haufen*
Bidder-Haufen *pl*: *Syn: Remak-Haufen, Bidder-Remak-Ganglien, Bidder-Ganglien, Remak-Ganglien*; Ganglienzellhaufen des Nervus* vagus im Vorhofseptum; Ⓔ *Bidder's ganglia, Remak's ganglia, sinoatrial ganglia*
Bidder-Remak-Ganglien *pl*: →*Bidder-Haufen*
bi|di|rek|ti|o|nal *adj*: in zwei Richtungen ablaufend oder verlaufend; Ⓔ *bidirectional*
Bie|gungs|bruch *m*: *Syn: Biegungsfraktur*; durch Biegungsbeanspruchung entstandener Bruch langer Röhrenknochen; Ⓔ *bending fracture*
Bie|gungs|frak|tur *f*: →*Biegungsbruch*
Bielschowsky-Syndrom *nt*: *Syn: Jansky-Bielschowsky-Krankheit, spätinfantile Form der amaurotischen Idiotie*; langsam progredient verlaufende, rezessiv vererbte Gangliosidose*, die zu Erblindung und Abbau bereits erlernter Fähigkeiten [Lesen, Sprechen] führt; Ⓔ *Jansky-Bielschowsky disease, Bielschowsky's disease, Bielschowsky-Jansky disease, late infantile type of amaurotic idiocy, early juvenile type of cerebral sphingolipidosis*
Biemond-Syndrom *nt*: *Syn: Biemond-van Bogaert-Syndrom*; erbliche Degeneration des Zwischenhirns mit Entwicklungsstörung und geistiger Retardierung; Ⓔ *Biemond's syndrome*
Biemond-van Bogaert-Syndrom *nt*: →*Biemond-Syndrom*
Bier|herz *nt*: Kardiomegalie* durch exzessiven Bierkonsum; Ⓔ *beer heart*
Biermer-Anämie *f*: *Syn: perniziöse Anämie, Addison-Anämie, Morbus Biermer, Perniziosa, Perniciosa, Anaemia perniciosa, Vitamin B_{12}-Mangelanämie*; durch Vitamin B_{12}-Mangel hervorgerufene megaloblastäre Anämie*; Ⓔ *Biermer's disease, Addison-Biermer disease, Addison's anemia, Addison-Biermer anemia, addisonian anemia, Biermer's anemia, Biermer-Ehrlich*

anemia, cytogenic anemia, malignant anemia, pernicious anemia

Biermer-Schallwechsel *m*: *Syn:* *Gerhardt-Schallwechsel*; Änderung des Perkussionsschalls über großen Lungenkavernen bei Lageänderung des Patienten; Ⓔ *Gerhardt's phenomenon, change of sound, Gerhardt's sign, Biermer's sign*

Bilfildolbacltelrilum *nt*: zur normalen Darmflora [**Bifidusflora**] gehörendes apathogenes Stäbchenbakterium; Ⓔ *bifidobacterium, Bifidobacterium*

Bifidobacterium bifidum: *Syn:* *Bifidus-Bakterium, Lactobacillus bifidus*; im Stuhl von gestillten Säuglingen nachweisbares Bakterium, das im Darm die überschüssige Milchsäure vergärt; Ⓔ *Bifidobacterium bifidum, Lactobacillus bifidus*

Bifidus-Bakterium *nt*: →*Bifidobacterium bifidum*

Bilfilduslflolra *f*: *s.u. Bifidobacterium*; Ⓔ *bifidobacteria*

bilfolkal *adj*: zwei Brennpunkte besitzend, mit zwei Brennpunkten; Ⓔ *having two foci, bifocal*

Bilfolkallgläser *pl*: *Syn:* *Zweistärkengläser, Bifokallinsen*; Brillengläser mit zwei verschiedenen Brennweiten; i.d.R. oben für Fernsehen, unten für Nahsehen; Ⓔ *bifocals, bifocal glasses*

Bilfolkallinlsen *pl*: →*Bifokalgläser*

Bilfurlcaltio *f*, *pl* **-tiolnes**: *Syn:* *Bifurkation*; Gabelung, Gabel, Zweiteilung; Ⓔ *bifurcation, forking, bifurcatio*

Bifurcatio aortae: Teilung der Aorta* in rechte und linke Arteria* iliaca communis in Höhe des 4. Lendenwirbels; Ⓔ *bifurcation of aorta*

Bifurcatio carotidis: *Syn:* *Karotisgabel*; Teilung der Arteria* carotis communis in Arteria* carotis interna und externa; Ⓔ *carotid bifurcation*

Bifurcatio tracheae: *Syn:* *Luftröhrengabelung, Trachealbifurkation*; Aufgabelung der Luftröhre in die beiden Hauptbronchien in Höhe des 4. Brustwirbels; Ⓔ *bifurcation of trachea*

Bifurcatio trunci pulmonalis: *Syn:* *Trunkusbifurkation*; Teilung des Truncus* pulmonalis in rechte und linke Arteria* pulmonalis; Ⓔ *bifurcation of pulmonary trunk*

Bilfurlkaltilon *f*: →*Bifurcatio*

Bilfurlkaltilonslprolthelse *f*: Gefäßprothese der Aortengabel; Ⓔ *bifurcated prosthesis, bifurcation prosthesis*

Bilfurlkaltilonslwinlkel *m*: Winkel zwischen den beiden Hauptbronchen an der Luftröhrengabelung; Ⓔ *angle of tracheal bifurcation*

Bigelow-Band *nt*: *Syn:* *Ligamentum iliofemorale*; Y-förmiges Verstärkungsband des Hüftgelenkes zwischen Spina iliaca anterior inferior und Crista femoris; Ⓔ *iliofemoral ligament, Bertin's ligament, Bigelow's ligament, superior coccygeal ligament, hypsiloid ligament, Y-shaped ligament*

Bilgelmilnie *f*: *Syn:* *Bigeminusrhythmus, Bigeminus, Doppelschlägigkeit*; Herzrhythmusstörung mit doppeltem Puls [**Bigeminuspuls**] durch Extrasystolen nach jedem Herzschlag; Ⓔ *bigeminy, bigemini, twinning, pairing*

Bilgelmilnus *m*: **1.** Zwilling **2.** *Syn:* *Bigeminusrhythmus, Doppelschlägigkeit, Bigeminie*; Herzrhythmusstörung mit doppeltem Puls [**Bigeminuspuls**] durch Extrasystolen nach jedem Herzschlag; Ⓔ **1.** *twin* **2.** *bigeminus, bigeminal pulse, coupled beat, paired beat, coupled pulse, coupled rhythm*

Bilgelmilnuslpuls *m*: *s.u. Bigeminus*; Ⓔ *bigeminus, bigeminal pulse, coupled beat, paired beat, coupled pulse, coupled rhythm*

Bilgelmilnuslrhythlmus *m*: →*Bigeminie*

bilkaplsullär *adj*: mit zwei Kapseln; Ⓔ *having two capsules, bicapsular*

Bilkarlbolnat *nt*: →*Bicarbonat*

Bilkarlbolnatlälmie *f*: *Syn:* *Hyperbikarbonatämie*; erhöhter Bicarbonatgehalt des Blutes; Ⓔ *bicarbonatemia, hyperbicarbonatemia*

bilklolnal *adj*: aus zwei Klonen stammend, mit zwei Klonen; Ⓔ *biclonal*

bilkonlkav *adj*: *Syn:* *konkavokonkav*; mit konkaver Krümmung der Vorder- und Hinterfläche; Ⓔ *biconcave, concavoconcave*

Bilkonlkavllinlse *f*: *Syn:* *bikonkave Linse, konkavokonkave Linse*; Linse mit konkaver Krümmung der Vorder- und Hinterfläche; Ⓔ *concavoconcave lens, biconcave lens*

Bilkonltrastlmelthode *f*: *Syn:* *Doppelkontrastverfahren, Doppelkontrastdarstellung, Doppelkontrastmethode*; Röntgenkontrastdarstellung von Hohlorganen, Körper- oder Gelenkhöhlen unter gleichzeitiger Anwendung von Kontrastmittel und Gas; Ⓔ *double-contrast radiography, double-contrast barium technique, air-contrast barium enema, mucosal relief radiography, double-contrast barium technique*

bilkonlvex *adj*: mit konvexer Krümmung der Vorder- und Hinterfläche; Ⓔ *lenticular, biconvex, convexoconvex*

Bilkonlvexllinlse *f*: *Syn:* *bikonvexe Linse*; Linse mit konvexer Krümmung der Vorder- und Hinterfläche; Ⓔ *biconvex lens*

bilkuslpildal *adj*: *Syn:* *bicuspidal*; (*Herzklappe*) zweizipf(e)lig; (*Zahn*) zweihöckerig; Ⓔ *bicuspid, bicuspidate*

Bilkuslpildallklaplpe *f*: →*Mitralklappe*

Bilanlzielrung *f*: Ausgleich des Wasser- und Elektrolythaushalts; Ⓔ *equilibration*

billaltelral *adj*: *Syn:* *beidseitig, zweiseitig*; zwei/beide Seiten betreffend oder besitzend, von zwei Seiten ausgehend; Ⓔ *relating to both sides, having two sides, bilateral*

Billayer *m*: bimolekulare Schicht; Ⓔ *bilayer*

Billhälmie *f*: Vorkommen von Galle im Blut; Ⓔ *cholemia*

Billharlzia *f*: *Syn:* *Pärchenegel, Schistosoma*; in den Tropen und Subtropen vorkommende Gattung von Saugwürmern; Erreger der Bilharziose*; Ⓔ *blood fluke, bilharzia worm, schistosome, Schistosoma, Schistosomum, Bilharzia*

Billharlzilolse *f*: *Syn:* *Schistosomiasis*; tropische Infektionskrankheit durch Pärchenegel [**Bilharzia**]; Ⓔ *bilharziasis, bilharziosis, schistosomiasis, hemic distomiasis, snail fever*

ägyptische Bilharziose: *Syn:* *Blasenbilharziose, Urogenitalschistosomiasis, ägyptische Hämaturie, Schistosomiasis urogenitalis*; durch Blasenpärchenegel hervorgerufene chronische Infektion der Blase und anderer Beckenorgane; Ⓔ *vesical schistosomiasis, endemic hematuria, urinary schistosomiasis, genitourinary schistosomiasis*

japanische Bilharziose: *Syn:* *japanische Schistosomiasis, Schistosomiasis japonica*; durch Schistosoma* japonicum verursachte Bilharziose, die vorwiegend Lunge, Leber, Darm, Milz oder Gehirn befällt; Ⓔ *Japanese schistosomiasis, Asiatic schistosomiasis, Eastern schistosomiasis, Kinkiang fever, Hankow fever, Schistosomiasis japonica, kabure, Oriental schistosomiasis, urticarial fever, Yangtze Valley fever*

Bili-, bili- *präf.*: →*Bilio-*

billilär *adj*: *Syn:* *gallig, biliös*; Galle oder Gallenblase oder Gallengänge betreffend; Ⓔ *relating to bile, biliary, bilious*

Billilärlfislel *f*: *Syn:* *Gallenfistel, Gallefistel, biliäre Fistel, Fistula biliaris*; von der Gallenblase oder den Gallengängen ausgehende innere oder äußere Fistel; Ⓔ *biliary fistula, bile fistula*

billilfer *adj*: galleleitend; Ⓔ *biliferous*

Billilfuslcin *nt*: *Syn:* *Bilifuszin*; zu den Gallenfarbstoffen gehörendes Abbauprodukt des Hämstoffwechsels; Hauptfarbstoff des Stuhls; Ⓔ *bilifuscin*

billilgen *adj*: Biligenese betreffend, gallenbildend; Ⓔ *bile-producing, biligenic, biligenetic*

Billilgelnelse *f*: Gallenbildung, Gallenproduktion; Ⓔ *bile production, biligenesis*

Bi|li|leu|kan *nt*: farbloses Zwischenprodukt des Hämstoffwechsels; Ⓔ *bilileukan*

Bi|li|neu|rin *nt*: *Syn: Cholin, Sinkalin*; über die Nahrung aufgenommener Baustein von Acetylcholin* und Lecithin*; Ⓔ *sinkaline, choline*

Bilio-, bilio- *präf.*: Wortelement mit der Bedeutung „Galle/Gallenflüssigkeit"; Ⓔ *bili(o)-*

bi|li|o|di|ges|tiv *adj*: *Syn: bilioenterisch, biliointestinal*; Gallenblase und Verdauungskanal/Canalis digestivus betreffend oder verbindend; Ⓔ *relating to both gallbladder and digestive tract, bilidigestive, biliary-enteric, biliary-intestinal*

bi|li|o|en|te|risch *adj*: → *biliodigestiv*

bi|li|o|in|tes|ti|nal *adj*: → *biliodigestiv*

bi|li|o|ku|tan *adj*: Gallenblase oder Gallengänge und Haut verbindend; Ⓔ *biliary-cutaneous*

bi|li|ös *adj*: → *biliär*

Bi|li|ra|chie *f*: → *Bilirhachie*

Bi|li|rha|chie *f*: *Syn: Biliracchie*; Bilirubin im Liquor* cerebrospinalis; Ⓔ *bilirachia, bilirhachia*

Bi|li|ru|bin *nt*: beim Hämoglobinabbau entstehender gelber Gallenfarbstoff; wird über die Galle in den Darm abgeben, wo es weiter abgebaut [Urobilin, Stercobilin] wird; zum Teil erfolgt auch Rückresorption [enterohepatischer Kreislauf]; bei Ausscheidungsstörung oder erhöhter Produktion kommt es zu Bilirubinämie und evtl. Ikterusbildung; Ⓔ *bilirubin*

direktes Bilirubin: *Syn: konjugiertes Bilirubin, gepaartes Bilirubin*; wasserlösliches und damit über die Niere ausscheidbares Bilirubin [**Bilirubinglucuronid, Bilirubinsulfat**]; Ⓔ *conjugated bilirubin, direct bilirubin*

freies Bilirubin: → *indirektes Bilirubin*

gepaartes Bilirubin: → *direktes Bilirubin*

indirektes Bilirubin: *Syn: freies Bilirubin, unkonjugiertes Bilirubin*; wasserunlösliches, in der Peripherie gebildetes Bilirubin, das an Albumin gebunden zur Leber transportiert wird; Ⓔ *free/indirect/unconjugated bilirubin*

konjugiertes Bilirubin: → *direktes Bilirubin*

unkonjugiertes Bilirubin: → *indirektes Bilirubin*

Bi|li|ru|bin|ä|mie *f*: Erhöhung der Bilirubinkonzentration im Blut; oft gleichgesetzt mit Hyperbilirubinämie*; Ⓔ *bilirubinemia*

Bi|li|ru|bi|nat *nt*: Bilirubinsalz; Ⓔ *bilirubinate, salt of bilirubin*

Bi|li|ru|bin|en|ze|pha|lo|pa|thie *f*: *Syn: Kernikterus, Bilirubinencephalopathie*; ZNS-Schädigung durch eine Hyperbilirubinämie*; Ⓔ *bilirubin encephalopathy, biliary encephalopathy, nuclear jaundice, nucleus icterus, Schmorl's jaundice*

Bi|li|ru|bin|glu|cu|ro|nid *nt*: *s.u. direktes Bilirubin*; Ⓔ *bilirubin glucuronide*

Bi|li|ru|bin|sul|fat *nt*: *s.u. direktes Bilirubin*; Ⓔ *bilirubin sulfate*

Bi|li|ru|bin|u|rie *f*: Bilirubinausscheidung im Harn; Ⓔ *bilirubinuria*

Bi|lis *f*: Galle; Ⓔ *bile*

Bi|li|ver|din *nt*: blau-grüner Gallenfarbstoff; Vorstufe des Bilirubins; Ⓔ *biliverdin, biliverdinic acid, verdine, dehydrobilirubin, choleverdin, biliverdine, uteroverdine*

Bi|li|xan|thin *nt*: *Syn: Choletelin*; durch Oxidation von Bilirubin entstehender gelber Farbstoff; Ⓔ *choletelin, bilixanthin, bilixanthine*

Billings-Ovulationsmethode *f*: *Syn: Zervixschleimmethode*; unzuverlässige natürliche Empfängnisverhütung durch Bestimmung der fruchtbaren Tage; Ⓔ *Billing's method*

Billroth-Magenresektion *f*: klassische Methode der Magenteilentfernung mit Bildung einer Anastomose von Magen und Duodenum [**Billroth I**] oder einer Seit-zu-Seit-Anastomose von Restmagen und hochgezogener Jejunumschlinge [**Billroth II**]; Ⓔ *Billroth's operation*

Billroth-Syndrom *nt*: idiopathische benigne Pylorushypertrophie; Ⓔ *Billroth hypertrophy, idiopathic benign hypertrophy of pylorus*

bi|lo|bär *adj*: *Syn: zweilappig, zweigelappt*; aus zwei Lappen bestehend; Ⓔ *having two lobes, bilobate, bilobed*

bi|lo|bu|lär *adj*: aus zwei Läppchen/Lobuli bestehend; Ⓔ *having two lobules, bilobular, bilobulate*

bi|mal|le|o|lär *adj*: zwei Knöchel betreffend; Ⓔ *bimalleolar*

bi|ma|nu|ell *adj*: *Syn: beidhändig*; beide Hände betreffend oder mit beiden Händen durchgeführt; Ⓔ *relating to both hands, with both hands, bimanual*

bi|ma|xil|lär *adj*: beide Hälften des Oberkiefers betreffend; oft auch Oberkiefer und Unterkiefer betreffend; Ⓔ *relating to both jaws, bimaxillary*

bi|me|tal|lisch *adj*: auf zwei Metalle bezogen, aus zwei Metallen bestehend; Ⓔ *bimetallic, bimetal*

bi|mo|le|ku|lar *adj*: aus zwei Molekülen bestehend; Ⓔ *bimolecular*

Bims|stein|lun|ge *f*: *Syn: Tuffsteinlunge, metastatische Lungenkalzinose, Pneumokalzinose, Lungenkalzinose*; bei Hyperkalzämie* auftretende metastatische Verkalkung des Lungengewebes; Ⓔ *pumice lung, metastatic pulmonary calcinosis, tuffa lung*

Bin-, bin- *präf.*: → *Bi-*

bi|när *adj*: aus zwei Teilen/Elementen bestehend; Ⓔ *binary*

bin|au|ral *adj*: *Syn: beidohrig, biaural, binotisch*; beide Ohren betreffend, mit beiden Ohren, für beide Ohren; Ⓔ *relating to both ears, binaural, binotic*

Bin|de|ge|we|be *nt*: aus dem mittleren Keimblatt hervorgehendes Gewebe, das Organe umhüllt, stützt oder voneinander trennt; je nach Aufbau und Stuktur unterscheidet man u.a. **elastisches, straffes, lockeres, retikuläres, gallertiges** und **kollagenfaseriges** Bindegewebe; Ⓔ *connective tissue, tela, phoroplast*

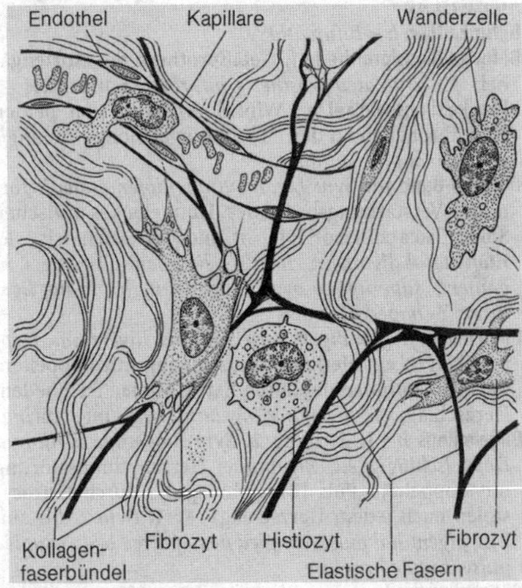

Abb. 11. Lockeres Bindegewebe

Bin|de|ge|webs|ge|schwulst *f*: → *Fibrom*

Bin|de|ge|webs|kno|chen *pl*: *Syn: Deckknochen, Belegknochen*; Knochen, die aus Bindegewebe entstehen; Ⓔ *fibrous bone*

Bin|de|ge|webs|knor|pel *m*: *Syn: fibröser Knorpel, Faserknorpel, Cartilago fibrosa/collagenosa*; Knorpel mit kollagenen Fasern; kommt u.a. in den Bandscheiben vor; Ⓔ *fibrocartilage*

Bin|de|ge|webs|nä|vus *m, pl* **-vi**: angeborene Fehlbildung des Bindegewebes der Haut mit überschießender Bildung kollagener und elastischer Fasern; Ⓔ *connective tissue nevus*

Bin|de|ge|webs|schä|del *m*: *Syn: Desmokranium, Desmocranium*; Teil des Schädels, der aus Belegknochen entsteht; Ⓔ *membranous neurocranium, desmocranium*

Bin|de|haut *f*: *Syn: Konjunktiva, Conjunctiva, Tunica conjunctiva*; Bindehaut des Auges; Ⓔ *conjunctiva*

Bin|de|haut|blu|tung *f*: *Syn: Hyposphagma*; Punktblutung in die Augenbindehaut, z.B. bei Strangulation [**Erstickungsblutung**]; Ⓔ *conjunctival bleeding, conjunctival hemorrhage*

Bin|de|haut|ent|zün|dung *f*: → *Konjunktivitis*

Bin|de|haut|ka|tarr *m*: → *Bindehautkatarrh*

Bin|de|haut|ka|tarrh *m*: *Syn: Conjunctivitis catarrhalis, Bindehautkatarr*; katarrhalische Bindehautentzündung; Ⓔ *catarrhal conjunctivitis*

Bin|de|haut|ö|dem *f*: *Syn: Chemosis, Konjunktivalödem, Chemose*; ödematöse Schwellung der Bindehaut des Auges; Ⓔ *conjunctival edema*

Binet-Simon-Methode *f*: → *Binet-Simon-Test*

Binet-Simon-Test *m*: *Syn: Binet-Simon-Methode*; Intelligenztest für Kinder und Jugendliche; Ⓔ *Binet's test, Binet-Simon test*

Bing-Horton-Neuralgie *f*: → *Bing-Horton-Syndrom*

Bing-Horton-Syndrom *nt*: *Syn: Bing-Horton-Neuralgie, Horton-Syndrom, Horton-Neuralgie, Histaminkopfschmerz, Kephalgie, Erythroprosopalgie, Cephalaea histaminica, cluster headache*; streng halbseitig auftretende Schmerzattacken im Augen-Stirn-Schläfen-Bereich mit Rötung des Auges, Tränenfluss und anderen Symptomen; Ⓔ *Horton's headache, Horton's disease, Horton's cephalgia, Horton's syndrome, Harris' migrainous neuralgia, erythroprosopalgia, histamine headache, histamine cephalalgia, migrainous neuralgia, cluster headache*

Bing-Neel-Syndrom *nt*: Sonderform der Makroglobulinämie* Waldenström mit neurologischen und psychiatrischen Veränderungen; Ⓔ *Bing-Neel syndrome*

Bin|nen|bün|del *pl*: *Syn: Elementarbündel, Grundbündel, Intersegmentalfaszikel, Fasciculi proprii*; benachbarte Rückenmarksegmente verbindende Faserbündel; Ⓔ *proper fasciculi, fundamental columns*

bin|o|ku|lar *adj*: **1.** *Syn: beidäugig, binokulär*; beide Augen betreffend **2.** *Syn: binokulär*; mit zwei Okularen versehen, zum Sehen für beide Augen geeignet; Ⓔ **1.** *relating to both eyes, with both eyes, binocular* **2.** *binocular*

Bin|o|ku|lar|mi|kro|skop *nt*: *Syn: binokulares Mikroskop, Doppelmikroskop*; Mikroskop mit zwei Binokularen zum beidäugigen Sehen; Ⓔ *binocular microscope, binocular, binoculars*

Bin|o|ku|lar|se|hen *nt*: *Syn: binokulares Sehen*; beidäugiges Einfachsehen; Ⓔ *binocular vision*

Bin|o|ku|lus|ver|band *m*: Verband über beide Augen; Ⓔ *binocular dressing, binocular bandage*

bi|no|mi|nal *adj*: *Syn: binomisch*; aus zwei Gliedern bestehend, zweigliedrig; Ⓔ *binomial, binominal*

bi|no|misch *adj*: → *binominal*

bin|o|tisch *adj*: → *binaural*

bin|o|vu|lär *adj*: zwei weibliche Eizellen/Ova betreffend; Ⓔ *relating to two ova, binovular, diovular*

Binswanger-Enzephalopathie *f*: *Syn: Binswanger-Krankheit, subkortikale progressive Enzephalopathie, Encephalopathia chronica progressiva subcorticalis*; arteriosklerotisch-ischämisch bedingter Hirnschaden mit multiplen Mikronekrosen; Ⓔ *Binswanger's encephalopathy, Binswanger's encephalitis, Binswanger's dementia, Binswanger's disease, chronic subcortical encephalitis, subcortical arteriosclerotic encephalopathy*

Binswanger-Krankheit *f*: → *Binswanger-Enzephalopathie*

Bio-, bio- *präf*.: Wortelement mit der Bedeutung „Leben"; Ⓔ *bi(o)-*

Bi|o|ak|ku|mu|la|ti|on *f*: Anreicherung von chemischen Stoffen in Zellen oder Geweben; wichtig ist die Bioakkumulation innerhalb der Nahrungskette; Ⓔ *bioaccumulation*

bi|o|ak|tiv *adj*: biologisch aktiv; Ⓔ *bioactive*

Bi|o|a|min *nt*: *Syn: biogenes Amin*; natürliches, in Pflanzen oder Tieren vorkommendes Amin mit Bedeutung für den Stoffwechsel; Ⓔ *bioamine, biogenic amine*

bi|o|ä|qui|va|lent *adj*: mit identischer Bioäquivalenz; Ⓔ *bioequivalent*

Bi|o|ä|qui|va|lenz *f*: Übereinstimmung der Bioverfügbarkeit zweier Präparate eines Wirkstoffs; Ⓔ *bioequivalence*

Bi|o|che|mie *f*: *Syn: physiologische Chemie, biologische Chemie*; Chemie der Stoffwechselvorgänge lebender Organismen; Ⓔ *biochemistry, physiochemistry, chemophysiology, biological chemistry, metabolic chemistry, physiological chemistry*

bi|o|che|misch *adj*: Biochemie betreffend; Ⓔ *relating to biochemistry, biochemical, biochemic, physiochemical, chemicobiological*

bi|o|e|lek|trisch *adj*: Bioelektrizität betreffend, durch sie bedingt; Ⓔ *relating to bioelectricity, bioelectric, bioelectrical*

Bi|o|e|lek|tri|zi|tät *f*: in lebenden Geweben erzeugte Elektrizität; Ⓔ *bioelectricity*

Bi|o|en|gi|nee|ring *nt*: *Syn: Biotechnik*; Technologie zur Nutzung oder Veränderung biologischer Vorgänge; Ⓔ *bioengineering, biological engineering*

Bi|o|feed|back *nt*: im Rahmen der Psychotherapie eingesetzte Sichtbarmachung von physiologischen Parametern, die dann bewusst durch Entspannung verändert werden; Ⓔ *biofeedback*

bi|o|gen *adj*: von organischer Substanz oder Lebewesen abstammend; mit Bedeutung für Entstehung und Entwicklung von Leben; Ⓔ *biogenic, biogenous*

Bi|o|ka|ta|ly|sa|to|ren *pl*: Oberbegriff für Enzyme*, Hormone* und Vitamine*; Ⓔ *biocatalysts*

Bi|o|kli|ma|to|lo|gie *f*: Wissenschaft, die sich mit dem Einfluss des Klimas auf Lebewesen beschäftigt; Ⓔ *bioclimatology, bioclimatics*

bi|o|kom|pa|ti|bel *adj*: mit Körpergewebe verträglich/kompatibel; nicht gewebeschädigend; Ⓔ *biocompatible*

Bi|o|kom|pa|ti|bi|li|tät *f*: *Syn: Gewebeverträglichkeit*; Verträglichkeit/Kompatibilität von körperfremdem Stoffen mit Körpergewebe; Ⓔ *biocompatibility*

Bi|o|lo|gie *f*: Lehre vom Leben und den Lebensvorgängen; Ⓔ *biology*

bi|o|lo|gisch *adj*: Biologie betreffend, auf ihr beruhend; Ⓔ *relating to biology, biological, biologic*

biologisch-medizinisch *adj*: → *biomedizinisch*

Bi|o|ly|se *f*: Auflösung von organischem Material durch Lebewesen; Ⓔ *biolysis*

bi|o|ly|tisch *adj*: Biolyse betreffend, von ihr betroffen oder durch sie bedingt; Ⓔ *relating to biolysis, biolytic*

Bi|o|me|cha|nik *f*: Anwendung von Methoden und Erkenntnissen der Mechanik auf den Körper und Körperbewegungen; Ⓔ *biomechanics*

bi|o|me|cha|nisch *adj*: Biomechanik betreffend; Ⓔ *relating to biomechanics, biomechanical*

Bi|o|me|di|zin *f*: Grenzbereich von Medizin und Biologie; Ⓔ *biomedicine*

bi|o|me|di|zi|nisch *adj*: *Syn: biologisch-medizinisch, medizinisch-biologisch*; Biomedizin betreffend; Ⓔ *biomedical*

Bi|o|mem|bran *f*: Grenzschicht eines biologischen Systems; Ⓔ *biomembrane*

bi|o|mem|bra|nös *adj*: Biomembran betreffend, als Bio-

B

membran wirkend; Ⓔ *relating to a biomembrane, biomembranous*

Bilolmilkrolskolpie *f*: mikroskopische Untersuchung lebender Gewebe in situ; insbesondere die Hornhautuntersuchung mittels Hornhautmikroskop; Ⓔ *biomicroscopy*

Bilolmolniltolring *nt*: systematische Messung von Schadstoffkonzentrationen im Körper von Einzelpersonen oder definierten Gruppen; Ⓔ *biomonitoring*

Bilomlphallalria *f*: Schneckengattung; Zwischenwirt von Schistosoma* mansoni; Ⓔ *Biomphalaria*

bilolphag *adj*: sich von lebendem organischen Material ernährend; Ⓔ *feeding on living matter, biophagous*

Bilolphalgie *f*: Ernährung durch Aufnahme lebender organischer Substanzen; Ⓔ *biophagy, biophagism*

Bilolphylsik *f*: Grenzbereich von Biologie und Physik; Ⓔ *biophysics*

bilolphylsilkallisch *adj*: Biophysik betreffend; Ⓔ *relating to biophysics, biophysical*

Bilolpollylmer *nt*: hochmolekulare, in Organismen vorkommende Substanz; Ⓔ *biopolymer*

Bilolprolthelse *f*: aus natürlichem Gewebe bestehende oder hergestellte Prothese; Ⓔ *bioprosthesis*

Bilolpsie *f*: Gewebeentnahme am Lebenden durch Punktion oder Exzision; Ⓔ *biopsy*

bilolpsielren *v*: eine Biopsie vornehmen; Ⓔ *biopsy*

bilolpltisch *adj*: Biopsie betreffend, mittels Biopsie; Ⓔ *relating to biopsy, bioptic*

bilorlbiltal *adj*: beide Augenhöhlen betreffend; Ⓔ *relating to both orbits, biorbital*

Biörck-Thorson-Syndrom *nt*: ***Syn:*** *Flushsyndrom, Karzinoidsyndrom*; durch ein Karzinoid* ausgelöste Symptome eines Hyperserotoninismus [Durchfälle, anfallsweise Blutwallungen]; Ⓔ *carcinoid syndrome, argentaffinoma syndrome, malignant carcinoid syndrome, metastatic carcinoid syndrome*

bilolrhythlmisch *adj*: Biorhythmus betreffend, durch ihn bedingt, einen Biorhythmus zeigend; Ⓔ *relating to biorhythm, biorhythmic*

Bilolrhythlmus *m*: ***Syn:*** *biologischer Rhythmus*; durch äußere [Tag-Nacht-Wechsel] oder innere Faktoren [biologische Uhr*] beeinflusste rhythmische Schwankung verschiedener Körperfunktionen; Ⓔ *biorhythm, biological rhythm, body rhythm*

Bilolskolpie *f*: intravitale Untersuchung oder Betrachtung von Organen oder Geweben (z.B. Endoskopie); Ⓔ *bioscopy*

bilolskolpisch *adj*: Bioskopie betreffend; Ⓔ *relating to bioscopy*

Bilolsynlthelse *f*: Bildung chemischer Substanzen im Körper oder künstlich durch Anwendung biochemischer Methoden; Ⓔ *biosynthesis*

bilolsynlthe ltisch *adj*: Biosynthese betreffend, mittels Biosynthese; Ⓔ *relating to biosynthesis, biosynthetic*

Biot-Atmung *f*: ***Syn:*** *intermittierende Atmung*; regelmäßige Atmung mit plötzlichen Atempausen, z.B. bei Meningitis* oder Hirnödem; Ⓔ *Biot's respiration, Biot's breathing*

Bilotechlnik *f*: ***Syn:*** *Bioengineering*; Technologie zur Nutzung oder Veränderung biologischer Vorgänge; Ⓔ *biological engineering, bioengineering*

Bilotin *nt*: ***Syn:*** *Vitamin H*; durch Darmbakterien gebildetes Vitamin, das als Coenzym von Bedeutung ist; kann durch Avidin* irreversibel gebunden und damit der Resorption entzogen werden; Ⓔ *biotin, bios, vitamin H, anti-egg white factor*

bilotisch *adj*: Leben oder lebende Materie betreffend; Ⓔ *biotic*

Bilotranslforlmaltilon *f*: Umwandlung eines Stoffes durch Stoffwechselvorgänge; Ⓔ *biotransformation, biodegradation*

Biot-Reagens *nt*: *s.u. Bial-Pentoseprobe*; Ⓔ *Biot's agent*

Bilolvar *nt*: sich durch biochemische Unterschiede auszeichnende Stämme derselben Bakterienart; Ⓔ *biotype, biovar*

Bilolverlfüglbarlkeit *f*: ***Syn:*** *biologische Verfügbarkeit*; Geschwindigkeit und Ausmaß, mit der der therapeutisch wirksame Anteil eines Medikamentes freigesetzt, resorbiert und am Wirkort zur Verfügung gestellt wird; Ⓔ *bioavailability*

Bilolzid *nt*: ***Syn:*** *Schädlingsbekämpfungsmittel*; Oberbegriff für alle Substanzen, die zur Abtötung von Pflanzen oder Tieren verwendet werden; Ⓔ *biocide*

bilolzid *adj*: Pflanzen oder Tieren abtötend, mit biozider Wirkung; Ⓔ *biocidal*

Bilolzölnolse *f*: (*biolog.*) Gemeinschaft aller Lebewesen eines bestimmten Lebensraums/Biotops; Ⓔ *biocenosis, biocoenosis*

Bilolzylklus *m*: ***Syn:*** *biologischer Zyklus*; der sich wiederholende Ablauf von Vorgängen im Körper (z.B. Menstrualzyklus); Ⓔ *biocycle*

bilpalrenltal *adj*: beide Elternteile betreffend; Ⓔ *relating to both parents, biparental*

bilpalrileltal *adj*: beide Teile des Scheitelbeins/Os parietale betreffend; Ⓔ *relating to both parietal bones, biparietal*

bilpeldisch *adj*: ***Syn:*** *zweifüßig*; beide Füße betreffend, mit zwei Füßen; Ⓔ *two-footed, biped, bipedal*

bilpollar *adj*: ***Syn:*** *zweipolig*; mit zwei Polen versehen; Ⓔ *bipolar, dipolar*

bilrelfrakltär *adj*: (*physik.*) doppelbrechend; Ⓔ *birefringent, birefractive*

Birkett-Hernie *f*: ***Syn:*** *Hernia synovialis*; Vorfall der Membrana* synovialis durch eine Lücke in der Gelenkkapsel; Ⓔ *Birkett's hernia, synovial hernia*

Bilselxulallität *f*: ***Syn:*** *Ambisexualität*; sexuelle Neigung zu beiden Geschlechtern; Ⓔ *bisexuality*

bilselxulell *adj*: ***Syn:*** *ambisexuell*; Bisexualität betreffend; Ⓔ *bisexual*

Bislmut *nt*: → *Bismutum*

Bislmultislmus *f*: → *Bismutose*

Bislmultolse *f*: ***Syn:*** *Wismutvergiftung, Bismutismus*; durch chronische Wismutaufnahme hervorgerufene Intoxikation, die meist das Zahnfleisch [Wismutstomatitis*] oder die Nieren [Wismutnephropathie] betrifft; Ⓔ *bismuthosis, bismuthism*

Bislmultum *nt*: ***Syn:*** *Wismut, Bismut*; zur Stickstoffgruppe gehörendes giftiges Halbmetall; Ⓔ *bismuth*

bilsphälrisch *adj*: mit sphärischer Krümmung beider Seiten; Ⓔ *bispherical*

Biss *m*: ***Syn:*** *Schlussbiss*; Zusammentreffen und Ineinandergreifen der Zahnreihen bei Okklusion*; Ⓔ *terminal occlusion*

gerader Biss: ***Syn:*** *Kantenbiss, Zangenbiss, Orthogenie, Labidodontie, Kopfbiss*; Bissform, bei der in Okklusionsstellung die Schneidekanten der Frontzähne aufeinanderbeißen; führt zu verstärkter Abnutzung; Ⓔ *edge-to-edge bite*

Bisslalnolmallie *f*: Abweichung von der normalen Verzahnung der Zahnreihen beim Schlussbiss; Ⓔ *malocclusion*

Bisslelbelne *f*: ***Syn:*** *Okklusionsebene*; Ebene, in der die Zahnreihen bei Schlussbiss aufeinander treffen; Ⓔ *bite plane, plane of occlusion, occlusal plane*

Bisslhöhe *f*: Abstand zwischen Ober- und Unterkiefer in Schlussbissstellung; Ⓔ *vertical dimension, vertical opening*

Bisslllalge *f*: Lagebeziehung des Unterkiefers zum Oberkiefer; Ⓔ *bite*

Bisslsperlre *f*: ***Syn:*** *Kiefersperre*; Unfähigkeit, die Zahnreihen in eine Schlussbissstellung zu bringen; Ⓔ *locked bite*

Bitot-Flecken *pl*: bei Vitamin A-Mangel auftretende weißliche Flecken der Augenbindehaut; Ⓔ *Bitot's patches/*

spots

bi|tro|chan|tär *adj*: beide Trochanter betreffend; Ⓔ *relating to two trochanters, bitrochanteric*

Bit|ter|salz *nt*: *Syn: Magnesiumsulfat, Magnesium sulfuricum*; als Abführmittel und Antikonvulsivum* verwendetes Salz; Ⓔ *magnesium sulfate, Epsom salt*

Bi|va|lent *nt*: *Syn: Geminus*; Chromosomenpaar während der Meiose; Ⓔ *bivalent*

bi|va|lent *adj*: zweiwertig, divalent; doppelchromosomig; Ⓔ *bivalent, divalent*

bi|vent|ri|ku|lär *adj*: zwei oder beide Kammern/Ventrikel betreffend; Ⓔ *relating to both ventricles, biventricular*

bi|zel|lu|lär *adj*: *Syn: zweizellig*; aus zwei Zellen bestehend; Ⓔ *bicellular*

Bi|zeps *m*: **1.** zweiköpfiger Muskel **2.** → *Bizeps brachii*; Ⓔ **1.** *biceps* **2.** *biceps brachii (muscle), biceps muscle of arm*

Bizeps brachii: *Syn: Musculus biceps brachii, Bizeps*; zweiköpfiger Oberarmmuskel, der den Unterarm im Ellenbogengelenk beugt; Ⓔ *biceps brachii (muscle), biceps muscle of arm*

Bizeps femoris: *Syn: Musculus biceps femoris*; zweiköpfiger Oberschenkelmuskel; bewirkt eine Beugung im Kniegelenk und eine Streckung im Hüftgelenk; Ⓔ *biceps femoris (muscle), biceps muscle of thigh*

Bi|zeps|a|po|neu|ro|se *f*: *Syn: Aponeurosis musculi bicipitis brachii, Aponeurosis bicipitalis*; Aponeurose* des Bizeps brachii; Ⓔ *bicipital aponeurosis, bicipital fascia, semilunar fascia*

Bi|zeps|re|flex *m*: → *Bizepssehnenreflex*

Bi|zeps|seh|nen|re|flex *m*: *Syn: Bizepsreflex*; Beugung des Unterarms bei Beklopfen der Sehne des Bizeps* brachii; Ⓔ *biceps jerk, biceps reflex*

Bjerrum-Skotom *nt*: *Syn: Bjerrum-Zeichen*; vom blinden Fleck ausgehendes bogenförmiges Skotom* als Frühzeichen eines Glaukoms; Ⓔ *Bjerrum's scotoma, Bjerrum's sign, sickle scotoma*

Bjerrum-Zeichen *nt*: → *Bjerrum-Skotom*

Björk-Shiley-Prothese *f*: *Syn: Björk-Shiley-Klappe*; künstliche Herzklappe mit beweglicher Verschlussklappe; Ⓔ *Björk-Schiley valve*

Björk-Shiley-Klappe *f*: → *Björk-Shiley-Prothese*

B-Ket|te *f*: *s.u. Proinsulin*; Ⓔ *B chain, phenylalanyl chain*

BK-mole-Syndrom *nt*: *Syn: BK-Naevussyndrom, FAMM-Syndrom, hereditäres dysplastisches Naevuszellnaevussyndrom, Nävusdysplasie-Syndrom*; autosomal-dominantes Auftreten dysplastischer Nävuszellnävi und maligner Melanome; Ⓔ *B-K mole syndrome*

BK-Naevussyndrom *nt*: → *BK-mole-Syndrom*

Blackfan-Diamond-Anämie *f*: *Syn: Diamond-Blackfan-Syndrom, chronische kongenitale aregenerative Anämie, kongenitale hypoplastische Anämie, pure red cell aplasia*; autosomal-rezessive, hypo- oder aplastische, normochrome Anämie mit isolierter Störung der Erythropoese; Ⓔ *Blackfan-Diamond anemia, Blackfan-Diamond syndrome, Diamond-Blackfan syndrome, congenital hypoplastic anemia, chronic congenital aregenerative anemia, pure red cell anemia, pure red cell aplasia*

Blackfan-Diamond-Syndrom *nt*: → *Blackfan-Diamond-Anämie*

Black heel *nt*: *Syn: Basketballferse, Tennisferse*; Blutergüsse über der Ferse bei wiederholter traumatischer Belastung; Ⓔ *black heel, calcaneal petechiae*

Black|out *nt*: kurzer plötzlicher Funktionsausfall; kurze Ohnmacht, Bewusstlosigkeit; vorübergehender Ausfall des Sehvermögens, z.B. **Amaurosis fugax der Flieger**; Ⓔ *blackout*

Bläh|sucht *f*: *Syn: Trommelbauch, Meteorismus, Tympania*; übermäßige Gasansammlung im Bauchraum; Ⓔ *meteorism, flatulence*

Blalock-Taussig-Anastomose *f*: *Syn: Blalock-Taussig-Operation*; operative Anastomosierung von Arteria subclavia und Arteria pulmonalis bei angeborenen Herzfehlern (z.B. Fallot*-Tetralogie); Ⓔ *Blalock-Taussig operation, Blalock-Taussig anastomosis*

Blalock-Taussig-Operation *f*: → *Blalock-Taussig-Anastomose*

Bland-White-Garland-Syndrom *nt*: Fehlbildungssyndrom mit Ursprung der Arteria coronaria sinistra aus der Arteria pulmonalis; Ⓔ *Bland-White-Garland syndome, BWG syndrome*

bland *adj*: ruhig verlaufend; nicht-entzündlich; (*Heilmittel*) beruhigend, mild; (*Kost*) leicht; Ⓔ *bland*

Blandin-Drüse *f*: *Syn: Blandin-Nuhn-Drüse, Zungenspitzendrüse, Glandula lingualis anterior*; Speicheldrüse der Zungenspitze; Ⓔ *anterior lingual gland, apical gland of tongue, Bauhin's gland, Blandin's gland, Blandin-Nuhn's gland, Nuhn's gland*

Blandin-Ganglion *nt*: *Syn: Faesebeck-Ganglion, Ganglion submandibulare*; parasympathisches Ganglion, das u.a. Unterkieferdrüse, Unterzungendrüse und Zungendrüsen versorgt; Ⓔ *Blandin's ganglion, submandibular ganglion, lesser ganglion of Meckel, submaxillary ganglion*

Blandin-Nuhn-Drüse *f*: → *Blandin-Drüse*

Bläs|chen|at|men *nt*: *Syn: Vesikuläratmen, vesikuläres Atemgeräusch, vesikuläres Atmen*; normales Atemgeräusch, das durch die Ausdehnung der Lungenalveolen entsteht; Ⓔ *vesicular breath sounds, vesicular breathing, vesicular murmur, vesicular respiration*

Bläs|chen|drü|se *f*: *Syn: Samenblase, Samenbläschen, Gonecystis, Spermatozystis, Vesicula seminalis*; zwischen Blasengrund und Rektum liegende blindendende Aussackung; bildet ein alkalisches, fructosereiches Sekret, das über den Ductus excretorius in den Samenleiter abgegeben wird; Ⓔ *seminal vesicle, spermatocyst, seminal gland, vesicular gland, gonecyst, gonecystis, seminal capsule*

Bla|se *f*: **1.** Hautblase, Bulla **2.** Harnblase, Vesica urinaria; Ⓔ **1.** *bladder, vesicle, vesication* **2.** *urinary bladder, bladder, urocyst, urocystis*

atonische Blase: *Syn: Harnblasenatonie, Blasenatonie*; angeborene oder erworbene Atonie der Blasenmuskulatur; Ⓔ *atonic bladder*

autonome Blase: *Syn: Blasenautonomie*; Störung der Blaseninnervation bei Ausfall des Blasenzentrums im Sakralmark; Ⓔ *autonomous bladder, autonomic bladder, denervated bladder, nonreflex bladder*

neurogene Blase: erworbene Harnblasenatonie bei Störung der motorischen Innervation; Ⓔ *neurogenic bladder*

Bla|sen|a|to|nie *f*: *Syn: atonische Blase, Harnblasenatonie*; angeborene oder erworbene Atonie der Blasenmuskulatur; Ⓔ *atonic bladder, bladder atony*

Bla|sen|a|tro|phie *f*: *Syn: Harnblasenatrophie, Zystatrophie*; Atrophie* der Blasenmuskulatur bei chronischer Überdehnung; Ⓔ *atrophy of the bladder, cystatrophia*

Bla|sen|au|to|ma|tie *f*: *Syn: Rückenmarksblase*; sich unwillkürlich entleerende Blase bei Störung der willkürlichen Entleerungsfunktion, z.B. **Querschnittsblase** bei Querschnittslähmung; Ⓔ *reflex neurogenic bladder*

Bla|sen|au|to|no|mie *f*: *Syn: autonome Blase*; Störung der Blaseninnervation bei Ausfall des Blasenzentrums im Sakralmark; Ⓔ *autonomic neurogenic bladder*

Bla|sen|band|wurm *m*: *Syn: Hundebandwurm, Echinococcus granulosus, Taenia echinococcus*; 3–6 mm langer Bandwurm, der bei Hunden und anderen Caniden vorkommt; beim Menschen [Fehlzwischenwirt] Erreger der Echinokokkose*; Ⓔ *hydatid tapeworm, dog tapeworm, Taenia echinococcus, Echinococcus granulosus*

Bla|sen|bil|har|zi|o|se *f*: *Syn: Urogenitalbilharziose, Harnblasenbilharziose, Urogenitalschistosomiasis, ägyptische Hämaturie/Bilharziose, urogenitale Schistosomi-*

B

asis, Schistosomiasis urogenitalis; durch Schistosoma* haematobium hervorgerufene Erkrankung der Blase und ableitenden Harnwege mit Zystitis* und terminaler Hämaturie*; selten Entwicklung eines Blasenkarzinoms; Ⓔ *vesical schistosomiasis, endemic hematuria, urinary schistosomiasis, genitourinary schistosomiasis*

Bla|sen|bruch *m*: → *Blasenhernie*

Blasen-Damm-Fistel *f*: ***Syn:*** *vesikoperineale Fistel, Fistula vesicoperinealis*; äußere Blasenfistel mit Mündung auf dem Damm; Ⓔ *vesicoperineal fistula*

Blasen-Darm-Anastomose *f*: ***Syn:*** *Harnblasen-Darm-Fistel, Blasen-Darm-Fistel, Harnblasen-Darm-Anastomose, zystoenterische/vesikointestinale Anastomose*; operative Verbindung von Blase und Darm; Ⓔ *cystoenteric anastomosis*

Blasen-Darm-Fistel *f*: **1.** ***Syn:*** *Harnblasen-Darm-Fistel, vesikointestinale Fistel*; innere Blasenfistel mit Mündung in den Darm **2.** ***Syn:*** *Harnblasen-Darm-Fistel, Harnblasen-Darm-Anastomose, Blasen-Darm-Anastomose, zystoenterische/vesikointestinale Anastomose*; operative Verbindung von Blase und Darm; Ⓔ **1.** *vesicointestinal fistula* **2.** *cystoenteric anastomosis*

Bla|sen|di|ver|ti|kel *nt*: ***Syn:*** *Harnblasendivertikel*; meist erworbene Wandschwäche der Blase mit sackartiger Ausstülpung; Ⓔ *bladder diverticulum, vesical diverticulum, cystodiverticulum*

Bla|sen|drai|na|ge *f*: künstliche Harnableitung aus der Blase; Ⓔ *bladder catheterization, bladder drainage*

Bla|sen|drei|eck *nt*: ***Syn:*** *Lieutaud-Dreieck, Harnblasendreieck, Trigonum vesicae*; von den beiden Harnleitermündungen und dem Harnröhrenabgang gebildetes Dreieck am Boden der Harnblase; Ⓔ *Lieutaud's body, Lieutaud's triangle, Lieutaud's trigone, trigone of bladder, vesical triangle, vesical trigone*

Bla|sen|ek|stro|phie *f*: ***Syn:*** *Spaltblase, Blasenexstrophie*; Blasenfehlbildung mit fehlendem Verschluss der Blasenvorderwand; Teilbild einer Bauchwandspalte; Ⓔ *bladder exstrophy, exstrophy of bladder*

Bla|sen|ek|to|pie *f*: ***Syn:*** *Ektopia vesicae*; angeborene Verlagerung der Blase; Ⓔ *bladder ectopia*

Blasen-Enddarm-Fistel *f*: ***Syn:*** *Blasen-Rektum-Fistel, Zystorektostomie, Vesikorektostomie*; operative Verbindung von Blase und Enddarm/Rektum; Ⓔ *cystoproctostomy, cystorectostomy, vesicorectostomy, vesicorectal fistula*

Bla|sen|ent|zün|dung *f*: → *Cystitis*

Bla|sen|ex|stro|phie *f*: → *Blasenekstrophie*

Bla|sen|fis|tel *f*: **1.** ***Syn:*** *Harnblasenfistel, Fistula vesicalis*; von der Blase ausgehende Fistel, die in andere Organe mündet [**innere Blasenfistel**] oder nach außen führt [**äußere Blasenfistel**] **2.** → *künstliche Blasenfistel*; Ⓔ **1.** *vesical fistula* **2.** *cystostomy*

äußere Blasenfistel: ***Syn:*** *vesikokutane Fistel, Fistula vesicocutanea*; auf der Haut mündende Blasenfistel; Ⓔ *vesicostomy, vesicocutaneous fistula*

künstliche Blasenfistel: ***Syn:*** *Vesikostomie, Zystostomie*; operativ angelegte äußere Blasenfistel, Blasenfistelung; Ⓔ *cystostomy*

Blasen-Gebärmutter-Fistel *f*: ***Syn:*** *Harnblasen-Gebärmutter-Fistel, vesikouterine Fistel, Fistula vesicouterina*; innere Blasenfistel mit Mündung in die Gebärmutter; Ⓔ *uterovesical fistula, vesicouterine fistula*

Bla|sen|ge|schwür *nt*: ***Syn:*** *Harnblasengeschwür, Ulcus vesicae*; Geschwür der Blasenschleimhaut; meist als kleines Geschwür bei Frauen [**Ulcus simplex vesicae**]; Ⓔ *bladder ulceration*

Bla|sen|grund *m*: ***Syn:*** *Harnblasengrund, Fundus vesicae*; unterer, breiter Teil der Blasenwand mit den Einmündungen der Harnleiter; Ⓔ *fundus of urinary bladder, fundus of bladder, base of bladder, base of urinary bladder, infundibulum of urinary bladder, vortex of urinary bladder*

Bla|sen|hals *m*: ***Syn:*** *Harnblasenhals, Cervix vesicae*; Übergang von der Blase in die Harnröhre; Ⓔ *bladder neck, neck of urinary bladder, neck of bladder*

Bla|sen|hals|a|de|nom *nt*: → *Prostatahypertrophie*

Bla|sen|hals|ent|zün|dung *f*: → *Cystitis colli*

Bla|sen|hals|kropf *m*: → *Prostatahypertrophie*

Bla|sen|hals|obs|truk|ti|on *f*: Oberbegriff für alle zu Einengung und Abflussbehinderung führende Prozesse am Blasenhals, z.B. **Blasenhalsstenose** (bei Verengung) und **Blasenhalssklerose** (bei chronisch entzündlicher Vernarbung); Ⓔ *bladder outlet obstruction*

Bla|sen|hals|skle|ro|se *f*: *s.u. Blasenhalsobstruktion*; Ⓔ *bladder neck sclerosis*

Bla|sen|hals|ste|no|se *f*: *s.u. Blasenhalsobstruktion*; Ⓔ *bladder neck stenosis*

Bla|sen|her|nie *f*: ***Syn:*** *Blasenbruch, Blasenvorfall, Zystozele, Cystocele*; Vorfall der Harnblasenwand durch eine Bruchpforte; Ⓔ *hernia of bladder, cystic hernia, vesical hernia, cystocele, vesicocele*

Bla|sen|hirn *nt*: → *Hydranzephalie*

Bla|sen|in|kon|ti|nenz *f*: ***Syn:*** *Harninkontinenz*; Unfähigkeit, Harn in der Blase zurückzuhalten; Ⓔ *urinary incontinence*

Bla|sen|in|stil|la|ti|on *f*: Einbringen von Medikamenten in die Blase; Ⓔ *bladder irrigation*

Bla|sen|kar|zi|nom *nt*: ***Syn:*** *Blasenkrebs, Harnblasenkrebs, Harnblasenkarzinom*; v.a. ältere Männer betreffender, vom Blasenepithel ausgehender, bösartiger Tumor; Ⓔ *bladder carcinoma, urinary bladder carcinoma*

Bla|sen|ka|tarr *m*: → *Blasenkatarrh*

Bla|sen|ka|tarrh *m*: ***Syn:*** *Desquamationskatarrh, Harnblasenkatarrh, Cystitis catarrhalis*; akute katarrhalische Blasenentzündung; Ⓔ *catarrhal cystitis*

Bla|sen|ka|the|ter *m*: Katheter zur Harnblasenkatheterisierung und Harnableitung; Ⓔ *urinary catheter*

Blasen-Kolon-Fistel *f*: **1.** ***Syn:*** *Fistula vesicocolica*; innere Kolonfistel mit Einmündung in die Harnblase **2.** ***Syn:*** *Zystokolostomie*; operative Verbindung von Blase und Kolon; Ⓔ **1.** *vesicocolic fistula, colovesical fistula* **2.** *cystocolostomy*

Bla|sen|krebs *m*: → *Blasenkarzinom*

Bla|sen|läh|mung *f*: ***Syn:*** *Harnblasenlähmung, Zystoplegie*; vollständige oder teilweise Lähmung der Blasenwandmuskulatur; Ⓔ *cystoplegia, cystoparalysis*

Bla|sen|ma|no|me|trie *f*: ***Syn:*** *Zystomanometrie, Zystometrie*; Messung des Blaseninnendrucks und des Miktionsdrucks beim Urinieren; Ⓔ *cystometrography, cystometry*

Bla|sen|mo|le *f*: ***Syn:*** *Traubenmole, Mola hydatidosa*; Entartung der Plazentazotten mit Bildung traubengroßer heller Bläschen; kann zu einem Chorionkarzinom entarten; Ⓔ *vesicular mole, cystic mole, hydatid mole, hydatidiform mole*

Blasen-Nabel-Fistel *f*: ***Syn:*** *Harnblasen-Nabel-Fistel, vesikoumbilikale Fistel, Fistula vesicoumbilicalis*; äußere Blasenfistel mit Mündung am Nabel; Ⓔ *vesicoumbilical fistula*

Bla|sen|pa|pil|lom *f*: ***Syn:*** *Harnblasenpapillom*; von der Blasenschleimhaut ausgehender gutartiger Tumor, der zu schmerzloser Hämaturie* führen kann; Ⓔ *urinary bladder papilloma, bladder papilloma*

Bla|sen|pär|chen|e|gel *m*: ***Syn:*** *Schistosoma haematobium*; Erreger der Blasenbilharziose* [Schistosomiasis urogenitalis]; Ⓔ *vesicular blood fluke, Distoma haematobium, Schistosoma haematobium*

Blasen-Rektum-Fistel *f*: **1.** ***Syn:*** *Harnblasen-Rektum-Fistel, vesikorektale Fistel, Fistula vesicorectalis*; innere Blasenfistel mit Mündung in das Rektum **2.** ***Syn:*** *Blasen-Enddarm-Fistel, Zystorektostomie, Vesikorektostomie*; operative Verbindung von Blase und Enddarm/Rektum; Ⓔ **1.** *vesicorectal fistula* **2.** *cystoproctostomy,*

cystorectostomy, vesicorectostomy
Bla|sen|re|sek|ti|on *f*: Teilentfernung der Blase; Ⓔ *cystectomy*
Bla|sen|rup|tur *f*: Zerreißung der Harnblase durch direkte oder indirekte Gewalteinwirkung; Ⓔ *bladder rupture*
Blasen-Scheiden-Fistel *f*: *Syn: Vesikovaginalfistel, Harnblasen-Scheiden-Fistel, vesikovaginale Fistel, Fistula vesicovaginalis*; innere Blasenfistel mit Mündung in die Scheide; Ⓔ *vaginovesical fistula, vesicovaginal fistula*
Bla|sen|schleim|haut|ent|zün|dung *f*: → *Endocystitis*
Blasen-Sigma-Fistel *f*: *Syn: Harnblasen-Sigma-Fistel, Vesikosigmoideostomie, Vesikosigmoidostomie*; operative Verbindung von Blase und Sigmoid zur Harnableitung; Ⓔ *vesicosigmoidostomy*
Bla|sen|spal|te *f*: *Syn: Zystoschisis*; Entwicklungsstörung der Blase mit Spaltbildung; Ⓔ *cystoschisis, schistocystis*
Bla|sen|spie|gel *m*: *Syn: Zystoskop*; Endoskop* für die Zystoskopie*; Ⓔ *cystoscope, lithoscope*
Bla|sen|spie|ge|lung *f*: *Syn: Harnblasenspiegelung, Zystoskopie*; endoskopische Untersuchung der Harnblase; Ⓔ *cystoscopy*
Bla|sen|spren|gung *f*: *Syn: Amniotomie*; Eröffnung der Fruchtblase zur Geburtseinleitung; Ⓔ *breaking of the waters, amniotomy*
Bla|sen|sprung *m*: *Syn: Amnionruptur*; spontane Ruptur der Fruchtblase mit Abgang von Fruchtwasser; je nach dem Zeitpunkt der Ruptur unterscheidet man **rechtzeitiger Blasensprung** [am Ende der Eröffnungsperiode], **vorzeitiger** oder **unzeitiger Blasensprung** [vor Wehenbeginn], **frühzeitiger Blasensprung** [während der Eröffnungsperiode] und **verspäteter Blasensprung** [nach Abschluss der Eröffnungsperiode]; Ⓔ *amniorrhexis*
Bla|sen|stein *m*: *Syn: Zystolith, Calculus vesicae*; Harnstein* in der Blase; kann in der Blase entstehen [**primärer Blasenstein**] oder aus den oberen Harnwegen stammen [**sekundärer Blasenstein**]; Ⓔ *bladder calculus, vesical calculus, cystolith*
Bla|sen|stein|schnitt *m*: *Syn: Lithozystotomie*; operative Blasensteinentfernung; Ⓔ *vesical lithotomy, lithotomy, lithectomy, lithocystotomy, cystolithectomy, cystolithotomy*
Bla|sen|stot|tern *nt*: *Syn: Harnstottern*; schmerzhafte Unterbrechungen des Harnflusses, z.B. durch kleine Harnsteine; Ⓔ *stuttering urination*
Bla|sen|sucht *f*: → *Pemphigus*
Bla|sen|tam|po|na|de *f*: vollständige Ausfüllung der Blase mit geronnenem Blut; Ⓔ *bladder tamponade*
Bla|sen|über|deh|nung *f*: Überdehnung der Blase bei Störung der Blasenentleerung (z.B. Postatahypertrophie, Blasensteine); Ⓔ *bladder dilatation, cystectasy, cystectasia*
Bla|sen|vor|fall *m*: **1.** *Syn: Blasenhernie, Blasenbruch, Zystozele, Cystocele*; Vorfall der Harnblasenwand durch eine Bruchpforte **2.** *Syn: Zystozele, Cystocele*; Vorfall der Harnblase in die Scheide bei Scheidensenkung; Ⓔ **1.** *vesicocele, hernia of bladder, cystic hernia, vesical hernia, cystocele* **2.** *cystocele*
Bla|sen|wurm *m*: *Syn: Zystizerkus, Cysticercus*; Bandwurmfinne [Blase mit Kopfteil/Scolex und Halszone], aus der im Endwirt der Bandwurm entsteht; Ⓔ *bladder worm, Cysticercus*
Blast *m*: unreife Zellvorstufe; Ⓔ *blast, blast cell*
Blast-, blast- *präf.*: → *Blasto-*
-blast *suf.*: Wortelement mit der Bedeutung „Keim/Urzelle"; Ⓔ *-blast*
Blas|tem *nt*: *Syn: Keimgewebe, Keimstoff*; durch Zusammenschluss von Stammzellen entstandenes undifferenziertes Gewebe, aus dem im Laufe der Entwicklung differenzierte Gewebe hervorgehen; Ⓔ *blastema*
Blas|te|ma|to|pa|thie *f*: → *Blastopathie*
Blas|te|ma|to|se *f*: → *Blastopathie*
Blas|ten|kri|se *f*: *Syn: Blastenschub, Blastenphase*; exzessive Vermehrung von Myeloblasten in der Endphase der Erkrankung bei chronisch myeloischer Leukämie*; Ⓔ *blast crisis*
Blas|ten|pha|se *f*: → *Blastenkrise*
Blas|ten|schub *m*: → *Blastenkrise*
-blastisch *suf.*: in Adjektiven verwendetes Wortelement mit der Bedeutung „keimend"; Ⓔ *-blastic*
Blasto-, blasto- *präf.*: Wortelement mit der Bedeutung „Keim/Spross"; Ⓔ *blast(o)-*
Blas|to|derm *nt*: *Syn: Keimhaut*; den Embryo bildender Teil des Ovums; Ⓔ *blastoderm, blastoderma, germinal membrane, germ membrane*
blas|to|der|mal *adj*: Blastoderm betreffend, vom Blastoderm abstammend; Ⓔ *relating to or derived from the blastoderm, blastodermal, blastodermatic, blastodermic*
Blas|to|dis|kus *m*: *Syn: Keimscheibe, Keimschild*; aus den Keimblättern bestehende Embryonalanlage; die **zweiblättrige Keimscheibe** besteht aus Ektoderm* und Entoderm*, bei der **dreiblättrigen Keimscheibe** kommt noch das Mesoderm* hinzu; Ⓔ *germ disk, germinal disk, embryonic shield, blastodisk, blastodisc, embryonic disk, embryonic area*
blas|to|gen *adj*: Keimzelle oder Keimentwicklung betreffend, keimgebunden; Ⓔ *relating to blastogenesis, blastogenic, blastogenetic*
Blas|to|ge|ne|se *f*: **1.** (*embryolog.*) Keimentwicklung **2.** (*biolog.*) asexuelle Vermehrung durch Knospung **3.** (*hämatolog.*) Blastenbildung; Ⓔ **1.–3.** *blastogenesis*
Blas|to|ly|se *f*: Auflösung der Keimsubstanz; Ⓔ *blastolysis*
blas|to|ly|tisch *adj*: Blastolyse betreffend, durch sie bedingt; Ⓔ *relating to blastolysis, blastolytic*
Blas|tom *nt*: *Syn: Neubildung, Tumor, Neoplasma, Blastozytom*; echte Geschwulst aus körpereigenen Zellen oder parasitärem Gewebe; Ⓔ *blastoma, blastocytoma*
blas|to|ma|tös *adj*: *Syn: blastomös*; Blastom betreffend, in der Art eines Blastoms, blastomähnlich; Ⓔ *resembling blastomas, blastomatoid, blastomatous*
Blas|to|ma|to|se *f*: durch das Auftreten multipler Blastome gekennzeichnete Erkrankung; Ⓔ *blastomatosis*
Blas|to|mer *nt*: *Syn: Furchungszelle*; durch Furchung der Zygote* entstehende Zelle; Ⓔ *cleavage cell, segmentation sphere, elementary cell, embryonic cell, blastomere*
blas|to|mo|gen *adj*: tumorbildend; Ⓔ *blastomogenic, blastomogenous*
blas|to|mös *adj*: → *blastomatös*
Blas|to|my|ces *m*: inhomogene Pilzgattung, die mehrere menschenpathogene Pilze enthält; Ⓔ *blastomycete, yeast fungus, yeast-like fungus, Blastomyces*
Blastomyces brasiliensis: → *Paracoccidioides brasiliensis*
Blastomyces coccidioides: → *Blastomycoides immitis*
Blastomyces dermatitidis: Erreger der nordamerikanischen Blastomykose*; Ⓔ *Cryptococcus gilchristi, Blastomyces dermatitidis*
Blas|to|my|co|i|des im|mi|tis *m*: *Syn: Coccidioides immitis, Blastomyces coccidioides*; in Mittel- und Nordamerika vorkommender Erreger der Coccidioidomycose*; Ⓔ *Coccidioides immitis*
Blas|to|my|co|sis *f, pl* **-ses**: → *Blastomykose*
Blastomycosis nigra: *Syn: Chromomykose, Chromoblastomykose, Fonsecas-Krankheit, Pedrosos-Krankheit, schwarze Blastomykose*; durch Schwärzepilze [Fonsecaea- und Phialophora-Species] hervorgerufene Mykose* der Haut und des Unterhautgewebes mit Befall von Hand, Unterschenkel und Fuß [**Moos-Fuß**]; Ⓔ *chromomycosis, chromoblastomycosis*
Blastomycosis queloidana: *Syn: Lobomykose, Lobo-*

Krankheit, Keloidblastomykose; durch Loboa* loboi hervorgerufene chronische Mykose* der Haut und Unterhaut mit keloid-ähnlichen Knoten; Ⓔ *keloidal blastomycosis, Lobo's disease, lobomycosis*

Blas|to|my|ko|se *f*: *Syn:* *Blastomycosis*; durch hefeartige Pilze [Blastomyces*-Species] hervorgerufene, i.d.R. systemische Mykose*; Ⓔ *blastomycosis*

brasilianische Blastomykose: *Syn: Lutz-Splendore-Almeida-Krankheit, südamerikanische Blastomykose, Parakokzidioidomykose, Paracoccidioidomycose, Granuloma paracoccidioides*; in Südamerika vorkommende systemische Mykose* mit hauptsächlichem Befall der Schleimhaut von Mund und Nase sowie der angrenzenden Gesichtshaut; Ⓔ *Brazilian blastomycosis*

europäische Blastomykose: *Syn: Kryptokokkose, Kryptokokkusmykose, Cryptococcose, Cryptococcus-Mykose, Busse-Buschke-Krankheit, Torulose*; durch Cryptococcus* neoformans hervorgerufene Mykose* der Lunge, Meningen, Leber und seltener der Haut; tritt meist bei Patienten mit geschwächter Abwehrlage [Frühgeborene, Tumoren, HIV-Infektion] auf; Ⓔ *Busse-Buschke disease, Buschke's disease, European blastomycosis, torulosis, cryptococcosis*

kutane Blastomykose: *Syn: Hautblastomykose*; Hautbefall durch Blastomyces* dermatitidis im Rahmen einer nordamerikanischen Blastomykose; Ⓔ *cutaneous blastomycosis*

nordamerikanische Blastomykose: *Syn: Gilchrist-Krankheit*; chronische Systemmykose* mit primärem Befall der Lunge; Ⓔ *North American blastomycosis*

schwarze Blastomykose: →*Blastomycosis nigra*

südamerikanische Blastomykose: →*brasilianische Blastomykose*

Blas|to|my|ze|ten|der|ma|ti|tis *f, pl* **-ti|ti|den**: *Syn: Dermatitis blastomycotica*; durch Blastomyces* hervorgerufene Dermatitis*; Ⓔ *blastomycetic dermatitis*

Blas|to|pa|thie *f*: *Syn: Blastematose, Blastematopathie*; angeborener Entwicklungsfehler durch Störung der Blastogenese; Ⓔ *blastopathy*

Blas|to|po|rus *m*: *Syn: Urdarmöffnung, Urmund*; äußere Öffnung des Urdarms; Ⓔ *protostoma, archistome, blastopore, Rusconi's anus*

Blas|to|spo|re *f*: *Syn: Sprosskonidie*; asexuell, durch Knospung aus Pilzhyphen entstehende Spore; Ⓔ *blastospore, blastoconidium*

Blas|to|zys|te *f*: *Syn: Keimbläschen*; sich am 4.Tag aus der Morula entwickelnder, von Trophoblasten umschlossener Hohlraum, der innen den Embryoblasten enthält; Ⓔ *blastocyst, blastodermic vesicle, embryonic sac*

Blas|to|zy|tom *nt*: →*Blastom*

Blat|tern *pl*: →*Pocken*

blau|blind *adj*: *Syn: tritanop*; Blaublindheit betreffend, von ihr betroffen; Ⓔ *tritanopic*

Blau|blind|heit *f*: *Syn: Tritanopie, Tritanopsie, Azyanoblepsie*; Farbenfehlsichtigkeit für Blau; Ⓔ *blue blindness, tritanopia, tritanopsia*

Blaue-Gummiblasen-Nävus-Syndrom *nt*: *Syn: Bean-Syndrom, blue rubber bleb nevus syndrome*; autosomal-dominant vererbte Erkrankung mit Bildung zahlreicher bläulicher Hämangiome; Ⓔ *blue rubber bleb nevus, blue rubber bleb nevus disease, blue rubber bleb nevus syndrome, Bean's syndrome*

Blau|säu|re *f*: *Syn: Cyanwasserstoffsäure, Zyanwasserstoffsäure*; extrem giftige, wässrige Lösung von Cyanwasserstoff; Ⓔ *cyanhydric acid, hydrogen cyanide, hydrocyanic acid, prussic acid*

Blau|säu|re|ver|gif|tung *f*: *Syn: Zyanidvergiftung, Cyanidvergiftung*; durch rosiges Aussehen, Bittermandelgeruch des Atems und Atemnot gekennzeichnete Vergiftung; evtl. Erstickung durch Hemmung der intrazellulären Atemenzyme; Ⓔ *hydrocyanism*

Blau|schwä|che *f*: *Syn: Tritanomalie*; Farbsehschwäche für Blau; Ⓔ *blue blindness*

Blau|se|hen *nt*: *Syn: Zyanopie, Zyanopsie*; erworbene Störung des Farbensehens mit Blautönung aller Farben; Ⓔ *blue vision, cyanopsia, cyanopia*

Blau|sucht *f*: *Syn: Zyanose, Cyanosis*; durch eine Abnahme der Sauerstoffsättigung des Blutes hervorgerufene bläulich-livide Verfärbung von Haut und Schleimhaut; Ⓔ *cyanosis, cyanoderma, cyanose*

Blei *nt*: *Syn: Plumbum*; blaugraues, weiches Schwermetall der Kohlenstoffgruppe; Ⓔ *lead, plumbum*

Blei|an|ä|mie *f*: normochrome Anämie* bei Bleivergiftung; Ⓔ *lead anemia*

Bleich|kalk *m*: *Syn: Chlorkalk, Calcaria chlorata, Calciumchloridhypochlorit*; zur Wasser- und Oberflächendesinfektion verwendetes weißes, nach Chlor riechendes Pulver; Ⓔ *chlorinated lime, bleaching powder*

Blei|en|ze|pha|lo|pa|thie *f*: *Syn: Encephalopathia saturnina*; Großhirnschädigung bei chronischer Bleivergiftung; Ⓔ *lead encephalopathy, saturnine encephalopathy, lead encephalitis*

Blei|läh|mung *f*: *s.u. Bleineuropathie*; Ⓔ *lead palsy, lead paralysis, Remak's paralysis, Remak's type*

Blei|neu|ro|pa|thie *f*: *Syn: Bleipolyneuropathie, Neuritis saturnina*; bei chronischer Bleivergiftung auftretende Schädigung peripherer motorischer Nerven; kann zur Entwicklung einer **Bleilähmung** führen; Ⓔ *lead neuritis, lead nephropathy*

Blei|nie|re *f*: →*Bleischrumpfniere*

Blei|po|ly|neu|ro|pa|thie *f*: →*Bleineuropathie*

Blei|saum *m*: blau-grauer Zahnfleischsaum bei Bleivergiftung; Ⓔ *lead line, Burton's sign, blue line, Burton's line*

Blei|schrumpf|nie|re *f*: *Syn: Bleiniere, Nephritis saturnina*; durch eine chronische Bleivergiftung hervorgerufene Nephrosklerose*, die zu Schrumpfniere* und Niereninsuffizienz* führt; Ⓔ *saturnine nephritis*

Blei|stift|kot *m*: dünner Stuhl bei Verengung [Stenose, Striktur] des Afters; Ⓔ *ribbon stool*

Blei|ver|gif|tung *f*: i.d.R. chronische Vergiftung durch Inhalation von bleihaltigem Staub oder Aufnahme über Haut und Schleimhaut; betrifft u.a. die blutbildenden Organe [Bleianämie*], innere Organe [Bleiniere*] und das periphere [Bleineuropathie*] und zentrale Nervensystem [Bleienzephalopathie*]; Ⓔ *lead poisoning, saturnine poisoning, saturnism, plumbism*

Blenn-, blenn- *präf.*: →*Blenno-*

Blen|na|de|ni|tis *f, pl* **-ti|den**: Entzündung schleimbildender Drüsen; Ⓔ *inflammation of mucous glands, blennadenitis*

blen|na|de|ni|tisch *adj*: Blennadenitis betreffend, von ihr betroffen oder gekennzeichnet; Ⓔ *relating to or caused by blennadenitis*

Blenno-, blenno- *präf.*: Wortelement mit der Bedeutung „Schleim"; Ⓔ *blenn(o)-*

Blen|nor|rha|gie *f*: starke Blennorrhö*; Ⓔ *blennorrhagia*

blen|nor|rha|gisch *adj*: Blennorrhagie betreffend, von ihr gekennzeichnet; Ⓔ *relating to blennorrhagia, blennorrhagic*

Blen|nor|rhö *f, pl* **-rhö|en**: **1.** *Syn: Blennorrhoea, Blennorrhoe*; eitrige Schleimhautentzündung **2.** *Syn: Ophthalmoblennorrhoe*; Bindehauteiterung, eitrige Bindehautentzündung; Ⓔ **1.** *blennorrhea* **2.** *blennorrhea, ophthalmoblennorrhea*

blen|nor|rho|isch *adj*: Blennorrhö betreffend, von ihr betroffen; Ⓔ *relating to blennorrhea, blennorrheal*

Blenn|u|rie *f*: Schleimabsonderung im Harn; Ⓔ *blennuria*

Blephar-, blephar- *präf.*: →*Blepharo-*

Ble|phar|a|de|ni|tis *f, pl* **-ti|den**: *Syn: Blepharoadenitis*; Entzündung der Lidranddrüsen; Ⓔ *inflammation of the meibomian glands, blepharadenitis, blepharoadenitis*

ble|phar|a|de|ni|tisch *adj*: *Syn: blepharoadenitisch*; Blepharadenitis betreffend, von ihr betroffen oder gekennzeichnet; Ⓔ *relating to or caused by blepharadenitis*

Ble|phar|a|de|nom *nt*: *Syn: Blepharoadenom*; Adenom* des Augenlid; Ⓔ *blepharoadenoma*

Ble|pha|rek|to|mie *f*: operative Lidknorpelentfernung; Ⓔ *blepharectomy*

Ble|pha|ris|mus *m*: *Syn: Blepharospasmus*; Lidkrampf; Ⓔ *spasm of the eyelids, blepharism*

Ble|pha|ri|tis *f, pl* **-ti|den**: *Syn: Lidentzündung, Augenlidentzündung*; Entzündung der Augenlider; Ⓔ *inflammation of the eyelids, blepharitis, tarsitis, palpebritis*

Blepharitis angularis: *Syn: Augenwinkelblepharitis, Lidwinkelblepharitis*; Augenwinkelentzündung, Lidwinkelentzündung; Ⓔ *Morax-Axenfeld conjunctivitis, angular blepharitis*

Blepharitis marginalis: *Syn: Triefauge, Lidrandentzündung, Lippitudo*; Entzündung des Lidrandes; Ⓔ *marginal blepharitis, lippitude, lippa, lippitudo, blear eye, ciliary blepharitis*

ble|pha|ri|tisch *adj*: Augenlidentzündung/Blepharitis betreffend, von ihr betroffen oder gekennzeichnet; Ⓔ *relating to or caused by blepharitis, blepharitic*

Blepharo-, blepharo- *präf.*: Wortelement mit der Bedeutung „Lid/Augenlid"; Ⓔ *blepharal, blephar(o)-*

Ble|pha|ro|a|de|ni|tis *f, pl* **-ti|den**: *Syn: Blepharadenitis*; Entzündung der Lidranddrüsen; Ⓔ *inflammation of the meibomian glands, blepharadenitis, blepharoadenitis*

ble|pha|ro|a|de|ni|tisch *adj*: *Syn: blepharadenitisch*; Blepharoadenitis betreffend, von ihr betroffen oder gekennzeichnet; Ⓔ *relating to or caused by blepharoadenitis*

Ble|pha|ro|a|de|nom *nt*: → *Blepharadenom*

Ble|pha|ro|a|the|rom *nt*: Atherom* des Augenlids; Ⓔ *blepharoatheroma*

Ble|pha|ro|cha|la|sis *f*: *Syn: Blepharochalase*; Atrophie* und Erschlaffung des Oberlids; Ⓔ *blepharochalasis*

Ble|pha|ro|chrom|hid|ro|sis *f, pl* **-ses**: *Syn: Blepharochromidrosis*; Absonderung einer gefärbten Tränenflüssigkeit; Ⓔ *chromidrosis of the eyelids, blepharochromidrosis*

Ble|pha|ro|chro|mid|ro|sis *f, pl* **-ses**: → *Blepharochromhidrosis*

Ble|pha|ro|con|junc|ti|vi|tis *f, pl* **-ti|den**: *Syn: Blepharokonjunktivitis*; Entzündung von Augenlid und Bindehaut; Ⓔ *inflammation of eyelids and conjunctiva, blepharoconjunctivitis*

Blepharoconjunctivitis angularis: *Syn: Diplobazillenkonjunktivitis, Conjunctivitis angularis*; durch Moraxella* lacunata verursachte Bindehautentzündung mit Beteiligung des Lidwinkels; Ⓔ *Morax-Axenfeld conjunctivitis, angular conjunctivitis*

Ble|pha|ro|ke|ra|to|kon|junk|ti|vi|tis *f, pl* **-ti|den**: Entzündung von Augenlid, Horn- und Bindehaut; Ⓔ *blepharokeratoconjunctivitis*

Ble|pha|ro|klo|nus *m*: Blinzelkrampf; Ⓔ *blepharoclonus*

Ble|pha|ro|kon|junk|ti|vi|tis *f, pl* **-ti|den**: *Syn: Blepharoconjunctivitis*; Entzündung von Augenlid und Bindehaut; Ⓔ *inflammation of eyelids and conjunctiva, blepharoconjunctivitis*

ble|pha|ro|kon|junk|ti|vi|tisch *adj*: Blepharokonjunktivitis betreffend, von ihr betroffen oder gekennzeichnet; Ⓔ *relating to or caused by blepharoconjunctivitis*

Ble|pha|ro|phi|mo|se *f*: → *Blepharostenose*

Ble|pha|ro|plast *m*: (*biolog.*) Basalkörperchen der Geißel; Ⓔ *basal corpuscle, basal granule, basal body, blepharoplast, blepharoblast*

Ble|pha|ro|plas|tik *f*: Lidplastik; Ⓔ *tarsoplasty, tarsoplasia, blepharoplasty*

Ble|pha|ro|ple|gie *f*: Lidlähmung; Ⓔ *paralysis of an eyelid, blepharoplegia*

Ble|pha|rop|to|se *f*: *Syn: Oberlidptose, Lidptose, Ptose, Ptosis (palpebrae)*; Herabhängen des Oberlids; Ⓔ *blepharoptosis, blepharoptosia, palpebral ptosis, ptosis*

Ble|pha|ro|py|or|rhoe *f, pl* **-rho|en**: eitrige Augenentzündung; Ⓔ *purulent ophthalmia, blepharopyorrhea*

Ble|pha|ro|rha|phie *f*: *Syn: Tarsorhaphie, Blepharorrhaphie, Tarsorrhaphie*; Vernähen von Ober- und Unterlid; Ⓔ *tarsorrhaphy, blepharorrhaphy*

Ble|pha|ror|rha|phie *f*: → *Blepharorhaphie*

Ble|pha|ro|spas|mus *m*: *Syn: Blepharismus*; Lidkrampf; Ⓔ *blepharospasm, blepharospasmus*

Ble|pha|ro|sphink|te|rek|to|mie *f*: Teilentfernung von Fasern des Musculus* orbitalis bei Blepharospasmus*; Ⓔ *blepharosphincterectomy*

Ble|pha|ro|stat *m*: Lidhalter; Ⓔ *blepharostat, eye speculum*

Ble|pha|ro|ste|no|se *f*: *Syn: Lidverengerung, Lidstenose, Augenlidstenose, Blepharophimose*; angeborene oder erworbene Verengung der Lidspalte; Ⓔ *blepharophimosis, blepharostenosis*

Ble|pha|ro|sym|phy|sis *f, pl* **-ses**: → *Blepharosynechie*

Ble|pha|ro|syn|e|chie *f*: *Syn: Blepharosymphysis, Symblepharon, Symblepharose, Lidverklebung*; Verwachsung/Verklebung von Lid und Bindehaut; Ⓔ *pantankyloblepharon, ankyloblepharon, blepharosynechia*

Ble|pha|ro|to|mie *f*: *Syn: Tarsotomie*; Durchtrennung der Lidplatte; Ⓔ *blepharotomy*

Blick|feld *nt*: maximal mit den Augen erfassbarer Raum; Ⓔ *field of gaze, visual field, field of vision*

Blick|krampf *m*: *Syn: Schauanfall*; Minuten bis Stunden anhaltende Verdrehung der Augen (meist) nach oben, z.B. nach Enzephalitis*; Ⓔ *oculogyric crisis*

Blick|läh|mung *f*: Störung oder Aufhebung der koordinierten Blickbewegungen der Augen; Ⓔ *paralysis of gaze*

Blick|läh|mungs|nys|tag|mus *m*: → *Blickrichtungsnystagmus*

Blick|rich|tungs|nys|tag|mus *m*: *Syn: Blicklähmungsnystagmus*; durch eine zentrale Vestibularisstörung verursachter Nystagmus beim Blick in eine bestimmte Richtung; Ⓔ *gaze nystagmus, gaze-evoked nystagmus, gaze-paretic nystagmus*

Blind|brem|se *f*: *Syn: Chrysops*; blutsaugende Bremsengattung; in den Tropen Krankheitserreger [Loiasis*, Tularämie*]; Ⓔ *Chrysops*

Blind|darm *m*: *Syn: Zäkum, Zökum, Caecum, Intestinum caecum*; sackförmiger Anfangsteil des Dickdarms im rechten Unterbauch; am blinden Ende liegt der Wurmfortsatz [Appendix* vermiformis]; Ⓔ *cecum, caecum, coecum, typhlon, blind gut, blind intestine*

Blind|darm|ent|zün|dung *f*: **1.** *Syn: Zäkumentzündung, Typhlitis*; Entzündung des Blinddarms/Zäkums; klinisch nicht von einer Appendizitis* zu unterscheiden **2.** *Syn: Wurmfortsatzentzündung, Appendicitis, Appendizitis*; Entzündung des Wurmfortsatzes/der Appendix* vermiformis; Ⓔ **1.** *typhlitis, typhloenteritis, typhloteritis, typhlenteritis, cecitis* **2.** *appendicitis, typhlitis, epityphlitis, ecphyaditis*

Blind|heit *f*: *Syn: Erblindung*; angeborene oder erworbene hochgradige Sehschwäche; i.e.S. die totale Blindheit [Amaurose*] beider Augen; Ⓔ *blindness, typhlosis*

Blind-loop-Syndrom *nt*: *Syn: Blindsack-Syndrom, Syndrom der blinden Schlinge, Blindschlingensyndrom*; durch chronische Stauung von Darminhalt in einer nebengeschlossenen Darmschlinge entstehende Beschwerden [u.a. Völlegefühl, Durchfall, Anämie]; Ⓔ *blind-loop syndrome*

Blindsack-Syndrom *nt*: → *Blind-loop-Syndrom*

Blind|schlin|gen|syn|drom *nt*: → *Blind-loop-Syndrom*

Blin|zel|re|flex *m*: *Syn: Kornealreflex, Hornhautreflex*; Lidschluss bei Berührung der Hornhaut; Ⓔ *blink reflex, lid reflex, eyelid closure reflex, corneal reflex, wink reflex, opticofacial reflex*

Blitz-Nick-Salaam-Krämpfe *pl*: *Syn: BNS-Krämpfe, Propulsiv-Petit-Mal*; Form der Petit-mal-Epilepsie* mit charakteristischem Anfallsmuster [Nachvorneschleudern von Armen und Beinen, Kopfnicken, Vorbeugen des Rumpfs]; Ⓔ *salaam spasms, salaam seizures, salaam convulsions, West's syndrome*

Blitz|star *m*: *Syn: Cataracta electrica*; Linsentrübung durch Blitzschlag oder Starkstromeinwirkung; Ⓔ *electric cataract*

Bloch-Sulzberger-Syndrom *nt*: *Syn: Melanoblastosis Bloch-Sulzberger, Bloch-Sulzberger-Krankheit, Incontinentia pigmenti Typ Bloch-Sulzberger, Pigmentdermatose Siemens-Bloch*; X-chromosomal dominante Dermatose* mit spritzerartigen Pigmentflecken und Anomalien der Augen, der Zähne und des ZNS sowie anderen Fehlbildungen [Herzfehler, Skelett]; Ⓔ *Bloch-Sulzberger syndrome, Bloch-Sulzberger disease, Bloch-Sulzberger incontinentia pigmenti*

Block *m*: **1.** *Syn: kardialer Block, Herzblock*; Störung oder Unterbrechung der normalen Erregungsleitung des Herzens **2.** *Syn: Nervenblock, Blockade, Nervenblockade*; Unterbrechung der Nervenleitung **3.** Blockierung, Verstopfung eines Gefäßes; Ⓔ **1.** *block, heart block* **2.** *nerve block, blockade* **3.** *block, blockade*

atrioventrikulärer Block: *Syn: AV-Block*; Verlängerung der atrioventrikulären Überleitungszeit; Ⓔ *atrioventricular (heart) block, a-v block*

fokaler Block: *Syn: Fokalblock*; auf einen kleineren Bezirk beschränkter Herzblock; Ⓔ *focal block*

intraatrialer Block: Block des Erregungsimpulses innerhalb des Vorhofs; Ⓔ *intra-atrial block*

intraventrikulärer Block: Block des Erregungsimpulses im Kammermyokard; Ⓔ *intraventricular (heart) block*

kardialer Block: →*Block 1.*

neuromuskulärer Block: Blockierung der Erregungsübertragung an der motorischen Endplatte; Ⓔ *neuromuscular blockade, neuromuscular block*

sinuatrialer Block: *Syn: SA-Block, sinuaurikulärer Block*; Unterbrechung der Erregungsleitung vom Sinusknoten* zum Vorhof; Ⓔ *sinuatrial block, S-A block, sinoatrial block, sinuauricular block, sinus block*

sinuaurikulärer Block: →*sinuatrialer Block*

Blo|cka|de *f*: **1.** *Syn: Nervenblock, Block, Nervenblockade*; Unterbrechung der Nervenleitung **2.** Blockierung, Verstopfung eines Gefäßes; Ⓔ **1.** *nerve block, blockade* **2.** *block, blockade*

Blo|cker *m*: die Wirkung einer anderen Substanz blockierender Stoff; blockierende Substanz; Ⓔ *blocker, blocking agent, blocking drug*

Block|wir|bel *pl*: angeborene oder erworbene Verschmelzung von zwei oder mehr Wirbeln; Ⓔ *fused vertebrae, block vertebrae*

Blount-Krankheit *f*: *Syn: Osteochondrosis deformans tibiae*; durch O-Bein-Bildung gekennzeichnete aseptische Entzündung des Schienbeins; Ⓔ *nonrachitic bowleg, Blount's disease, Blount-Barber disease*

Blow-out-Fraktur *f*: Bruch des Bodens der Augenhöhle durch Gewalteinwirkung auf Auge und Orbita; Ⓔ *blow-out fracture*

blue baby *nt*: *Syn: zyanotischer Säugling*; Bezeichnung für Säuglinge mit Blaufärbung bei angeborenen Herzfehlern mit Rechts-Links-Shunt* oder bei Methämoglobinämie*; Ⓔ *blue baby*

blue bloater *m*: durch Zyanose*, Dyspnoe* und Polyglobulie* gekennzeichneter Patient mit bronchitischem Lungenemphysem*; Ⓔ *blue bloater*

blue rubber bleb nevus syndrome *nt*: →*Blaue-Gummiblasen-Nävus-Syndrom*

Blumberg-Symptom *nt*: *Syn: Blumberg-Zeichen*; Loslassschmerz im rechten Unterbauch bei Appendizitis; Ⓔ *Blumberg's sign, rebound tenderness*

Blumberg-Zeichen *nt*: →*Blumberg-Symptom*

Blut *nt*: *Syn: Sanguis*; aus Zellen und Plasma bestehendes flüssiges Organ, das ungefähr 8 % der Körpermasse ausmacht; Ⓔ *blood*

arterielles Blut: in den Arterien fließendes Blut; im Körperkreislauf ist es sauerstoffreich, im Lungenkreislauf sauerstoffarm; Ⓔ *arterial blood, oxygenated blood*

defibriniertes Blut: fibrinfreies, nicht-gerinnbares Blut; Ⓔ *defibrinated blood*

gemischtes Blut: arterielles und venöses Mischblut; Ⓔ *mixed blood*

okkultes Blut: *s.u. Blutstuhl*; Ⓔ *occult blood*

sauerstoffarmes Blut: meist gleichgesetzt mit venösem Blut; Ⓔ *venous blood, deoxygenated blood*

sauerstoffreiches Blut: meist gleichgesetzt mit arteriellem Blut; Ⓔ *arterial blood, oxygenated blood*

venöses Blut: in den Venen fließendes Blut; im Lungenkreislauf ist es sauerstoffreich, im Körperkreislauf sauerstoffarm; Ⓔ *venous blood, deoxygenated blood*

Blut|agar *m/nt*: Nähragar mit Zusatz von tierischem oder menschlichem Blut; Ⓔ *blood agar*

Blut|ar|mut *f*: Anämie*; Ⓔ *anemia*

Blut|aus|tausch *m*: →*Blutaustauschtransfusion*

Blut|aus|tausch|trans|fu|si|on *f*: *Syn: Austauschtransfusion, Blutaustausch*; Bluttransfusion mit gleichzeitiger Entnahme von Empfängerblut; Ⓔ *total transfusion, substitution transfusion, exchange transfusion, exsanguination transfusion, replacement transfusion*

Blut|bild *nt*: *Syn: Blutstatus, Hämogramm*; quantitative Bestimmung der Blutbestandteile; Ⓔ *blood picture, blood count*

Tab. 5. **Blutbild. Auszählung von Knochenmarkzellen**

	Beobachteter Bereich	95%-Bereich	Durchschnitt
Blasten	0–3,2	0–3,0	1,4
Promyelozyten	3,6–13,2	3,2–12,4	7,8
Myelozyten	4,0–21,4	3,7–10,0	7,6
Metamyelozyten	1,0–7,0	2,3–5,9	4,1
Stab- und Segmentkernige			
Männer	21,0–45,6**	21,9–42,3	32,1
Frauen	29,6–46,6**	28,8–45,9	37,4
Eosinophile	0,9–7,4	0,7–6,3	3,5
Basophile	0–0,8	0–0,4	0,1
Erythroblasten			
Männer	18,0–39,4**	16,2–40,1	28,1
Frauen	14,0–31,8**	13,0–32,0	22,5
Lymphozyten[a]	4,6–22,6	6,0–20,0	13,1
Plasmazellen	0–1,4	0–1,2	0,6
Monozyten	0–3,2	0–2,6	1,3
Makrophagen	0–1,8	0–1,3	0,4
Verhältnis Myelop./Erythrop.			
Männer	1,1–4,0*	1,1–4,1	2,1
Frauen	1,6–5,4*	1,6–5,2	2,8

* p = 0,01, ** p = 0,001; [a] bei Kleinkindern kann der Lymphozytenanteil bis zu 35 % betragen

großes Blutbild: Auszählung der roten und der weißen Blutzellen, der Thrombozyten und Bestimmung des Hämoglobins; Ⓔ *full blood count, complete blood count*

rotes Blutbild: Auszählung der roten Blutzellen und Bestimmung des Hämoglobins; Ⓔ *red blood count,*

red cell count
weißes Blutbild: Auszählung der weißen Blutzellen; Ⓔ *differential white blood count, white blood count, white cell count*
zentrales Blutbild: *Syn: Myelogramm, Hämatomyelogramm*; quantitative Auswertung der Zellen im Knochenmarkausstrich; Ⓔ *myelogram*
Blut|bil|dung *f*: *Syn: Hämatopoese, Hämopoese, Hämatopoiese, Hämopoiese*; Bildung der zellulären Blutelemente; Ⓔ *blood formation, hemopoiesis, hemapoiesis, hematogenesis, hematopoiesis, hematosis, hemocytopoiesis, hemogenesis, sanguification*
extramedulläre Blutbildung: Blutbildung außerhalb des Knochenmarks; Ⓔ *extramedullary hemopoiesis*
medulläre Blutbildung: Blutbildung im Knochenmark; Ⓔ *medullary hemopoiesis, myelopoietic hemopoiesis*
Blut|bruch *m*: *Syn: Hämatozele, Haematocele*; Blutansammlung in einem physiologischen Hohlraum oder einer Gewebespalte; Ⓔ *hematocele, hemorrhagic cyst*
Blut|brust *f*: *Syn: Hämothorax, Hämatothorax*; Blutansammlung im Pleuraraum; Ⓔ *hemothorax, hemathorax, hematothorax, hemopleura*
Blut|druck *m*: der in den Gefäßen des großen und kleinen Kreislaufs herrschende Druck; durch die rhythmische Herztätigkeit schwankt der Wert für den Blutdruck zwischen hohen Werten für den **systolischen Blutdruck** und niedrigeren Werten für den **diastolischen Blutdruck**; der **arterielle Blutdruck** unterscheidet sich wesentlich vom **venösen Blutdruck**; Ⓔ *blood pressure, hematopiesis, arteriotony, piesis*
Blut|druck|kri|se *f*: *Syn: Hochdruckkrise, hypertensive Krise, hypertone Krise*; anfallsartiger Anstieg des systolischen und diastolischen Blutdrucks; Ⓔ *hypertensive crisis*
Blut|dys|kra|sie *f*: *Syn: Dysämie*; fehlerhafte Blutzusammensetzung; Ⓔ *dysemia*
Blut|e|gel *pl*: *Syn: Hirudinea*; zu den Ringelwürmer gehörende Saugwürmer, die meist als Ektoparasiten leben; Ⓔ *leeches, Hirudinea*
medizinischer Blutegel: *Syn: Hirudo medicinalis*; sowohl von der Schulmedizin als auch der Alternativmedizin verwendeter Blutegel; Ⓔ *Hirudo medicinalis*
Blut|er|bre|chen *nt*: *Syn: Hämatemesis, Vomitus cruentus*; Erbrechen von hellem oder dunkelbraunem [**Kaffeesatzerbrechen**] Blut; Ⓔ *hematemesis, blood vomiting, vomoting of blood*
Blu|ter|ge|lenk *nt*: *Syn: hämophile Arthritis, Arthropathia haemophilica*; chronisches Gelenkleiden bei Hämophilie* mit fortschreitender Deformierung und Bewegungseinschränkung; Ⓔ *hemophilic arthritis, bleeder's joint, hemophilic arthropathy, hemophilic joint*
Blut|er|guss *m*: *Syn: Hämatom, Haematoma*; traumatisch bedingte Blutansammlung im Gewebe oder einem Hohlraum; Ⓔ *blood tumor, bruise, hematoma*
Blu|ter|krank|heit *f*: *Syn: Hämophilie, Haemophilia*; X-chromosomal-rezessiv vererbte Blutgerinnungsstörung; Ⓔ *hemophilia, hematophilia*
Blut|er|satz *m*: *Syn: Blutersatzflüssigkeit*; wässrige Lösung von Salzen oder organischen Stoffen zur Volumenauffüllung bei Hypovolämie; Ⓔ *blood substitute*
Blut|er|satz|flüs|sig|keit *f*: → *Blutersatz*
Blut|farb|stoff *m*: Hämoglobin*; Ⓔ *blood pigment, hemoglobin, hematoglobin, hematoglobulin, hematocrystallin, hemachrome*
Blut|gas|a|na|ly|se *f*: quantitative Bestimmung der im arteriellen oder venösen Blut vorhandenen Gase; Ⓔ *blood gas analysis*
Blut|ga|se *pl*: gebundene oder in gelöster Form im Blut vorhandene Gase; Ⓔ *blood gases*
Blut|ge|fäß|er|kran|kung *f*: Angiopathie, Vasopathie; Ⓔ *vasculopathy*
Blut|ge|rinn|sel *nt*: *Syn: Blutkoagulum*; bei der Blutgerinnung entstehendes Fibrinnetz mit eingelagerten Erythrozyten; Ⓔ *blood clot, clot, coagulum, coagulation, cruor, crassamentum*
Blut|ge|rin|nung *f*: *Syn: Koagulation*; komplexer Reaktionsablauf, der den Körper vor Blutverlusten bei Schädigung der Blutgefäße schützt; Ⓔ *blood coagulation, blood clotting, clotting, coagulation*
Blut|ge|rin|nungs|fak|tor *m*: *Syn: Gerinnungsfaktor, Koagulationsfaktor*; die Blutgerinnungskaskade hat insgesamt 13 Faktoren [Faktor* I-XIII], die alle für einen regelrechten Ablauf nötig sind; Ⓔ *blood clotting factor, clotting factor, coagulation factor*
Blut|ge|rin|nungs|zeit *f*: Zeitspanne zwischen Blutentnahme und Bildung von festem Fibrin; Ⓔ *clotting time, coagulation time*
Blut|glu|co|se *f*: Blutzucker; Ⓔ *blood glucose; blood sugar*
Blut|grup|pe *f*: durch spezifische Antigene der Erythrozytenmembran bedingte Eigenschaften, die mit Hilfe spezifischer Antikörper nachgewiesen werden können; die wichtigsten Blutgruppen sind **ABNull-Blutgruppe** [Blutgruppen A, AB, B, O], **Rhesus-Blutgruppe** und **MNSs-Blutgruppe**; Ⓔ *blood group, blood type*
Blut|grup|pen|an|ti|ge|ne *pl*: *Syn: Blutgruppenmerkmale, Blutgruppensubstanzen*; auf den Erythrozyten und anderen Zellen lokalisierte, genetisch-determinierte Makromoleküle, die für die einzelnen Blutgrupen spezifisch sind; Ⓔ *blood-group antigens*
Blut|grup|pen|an|ti|kör|per *pl*: spezifische, gegen die Blutgruppenantigene gerichtete Antikörper, die eine Blutgruppeninkompatibilität hervorrufen; Ⓔ *blood-group antibody*
Blut|grup|pen|in|kom|pa|ti|bi|li|tät *f*: *Syn: Blutgruppenunverträglichkeit*; Unverträglichkeit von Blutgruppen; Ⓔ *blood group incompatibility*
Blut|grup|pen|merk|ma|le *pl*: → *Blutgruppenantigene*
Blut|grup|pen|sub|stan|zen *pl*: → *Blutgruppenantigene*
Blut|grup|pen|un|ver|träg|lich|keit *f*: → *Blutgruppeninkompatibilität*
Blut|har|nen *nt*: *Syn: Hämaturie, Haematuria*; Blutausscheidung im Harn; Ⓔ *hematuria, hematuresis*
Blut-Hirn-Schranke *f*: selektive Schranke zwischen Blutgefäßen und Gehirn, die nur bestimmte Substanzen durchlässt; Ⓔ *blood-brain barrier, blood-cerebral barrier, hematoencephalic barrier, Held's limitting membrane*
Blut|hoch|druck *m*: → *Hypertonie*
Blut|ka|pil|la|re *f*: *Syn: Haargefäß, Kapillare, Vas capillare*; kleinste Blutgefäße, die zwischen arteriellem und venösem Schenkel des Kreislaufs liegen; Ⓔ *capillary, capillary vessel*
Blut|ko|a|gu|lum *nt, pl* **-la**: → *Blutgerinnsel*
Blut|kon|ser|ve *f*: mit Stabilisatoren versetztes Spenderblut, das als **Vollblutkonserve** oder als spezielle Präparation [**Plasmakonserve, Blutkörperchenkonzentrat***] verwendet werden kann; Ⓔ *banked blood, banked human blood*
Blut|kör|per|chen *pl*: *Syn: Hämozyten, Blutzellen*; Sammelbegriff für die im Blut enthaltenen Zellen, d.h., **rote Blutkörperchen** [Erythrozyten], **weiße Blutkörperchen** [Leukozyten] und **Blutplättchen** [Thrombozyten] sowie ihre Vorstufen; Ⓔ *blood cells, blood corpuscles*
Blut|kör|per|chen|kon|zen|trat *nt*: aus Vollblut gewonnenes Konzentrat einzelner zellulärer Blutbestandteile, z.B. **Erythrozytenkonzentrat, Thrombozytenkonzentrat, Leukozytenkonzentrat**; Ⓔ *packed red cells*
Blut|kör|per|chen|sen|kung *f*: *Syn: Blutkörperchensenkungsgeschwindigkeit, Blutsenkung, Erythrozytensenkungsreaktion*; Bestimmung der Sedimentationsgeschwindigkeit von Erythrozyten in ungerinnbar gemachtem Blut; die Blutkörperchensenkung ist ein un-

B

spezifischer Parameter, der bei Entzündungen und Tumoren erhöht sein kann; Ⓔ *erythrocyte sedimentation reaction, erythrocyte sedimentation rate, sedimentation time, sedimentation reaction*

Blut|kör|per|chen|sen|kungs|ge|schwin|dig|keit *f*: →*Blutkörperchensenkung*

Blut|kreis|lauf *m*: *Syn: Kreislauf*; Blutzirkulation im Körper bzw. das kardiovaskuläre System als funktionelle Gesamtheit von Herz und Blutgefäßen; Ⓔ *circulation, cardiovascular system, blood stream*

Blut|kul|tur *f*: Methode zur direkten Anzüchtung von Bakterien aus Blut; Ⓔ *hemoculture, blood culture*

Blut-Liquor-Schranke *f*: selektive Schranke zwischen Blutgefäßen und Liquorraum, die nur bestimmte Substanzen durchlässt; Ⓔ *blood-cerebrospinal fluid barrier, blood-CSF barrier*

Blut|mast|zel|len *f*: basophile Granulozyten mit Heparin und Histamin in den Granula; Ⓔ *blood mast cells*

Blutmastzell-Leukämie *f*: →*Basophilenleukämie*

Blut|mo|le *f*: *Syn: Mola sanguinolenta*; verhaltener Abort*, bei dem es nach Absterben des Embryos zu einer Organisation des Abortiveis kommt; entwickelt sich weiter zur lachsfarbenen **Fleischmole** [Mola carnosa] oder (seltener) **Steinmole**; Ⓔ *blood mole, fleshy mole*

Blut|pfropf *m*: *Syn: Thrombus*; in einem Blutgefäß entstandenes Blutgerinnsel; Ⓔ *thrombus*

Blut|plas|ma *nt*: *Syn: Plasma*; zellfreie Blutflüssigkeit; Ⓔ *plasma, plasm, blood plasma*

Blut|plätt|chen *pl*: *Syn: Thrombozyten*; kleine, kernlose, scheibenförmige Blutkörperchen, die von Megakaryozyten im Knochenmark gebildet werden; Thrombozyten sind von wesentlicher Bedeutung für die Blutgerinnung; Ⓔ *platelets, blood platelets, blood disks, thrombocytes, thromboplastids*

Blut|schan|de *f*: →*Inzest*

Blut|scheu *f*: *Syn: Hämatophobie, Hämophobie*; krankhafte Angst vor Blut; Ⓔ *irrational fear of blood, hemophobia, hematophobia*

Blut|schwamm *m*: *Syn: blastomatöses Hämangiom, Haemangioma planotuberosum/simplex*; meist schon bei der Geburt vorhandenes flach-gewölbtes subkutanes Hämangiom*; Ⓔ *simple hemangioma, arterial hemangioma, capillary hemangioma, capillary angioma, strawberry nevus, strawberry hemangioma*

Blut|schweiß *nt*: *Syn: Blutschwitzen, Hämatidrosis, Hämathidrosis, Hämhidrose, Hämidrosis, Hämhidrosis*; Ausscheidung von bluthaltigem Schweiß; Ⓔ *hematidrosis, hemathidrosis, hematohidrosis, hemidrosis*

Blut|schwit|zen *nt*: →*Blutschweiß*

Blut|sen|kung *f*: →*Blutkörperchensenkung*

Blut|se|rum *nt, pl* **-se|ren**: *Syn: Serum*; fibrinfreies und damit nicht-gerinnbares Blutplasma; Ⓔ *serum, blood serum*

Blut|spie|gel *m*: Konzentration einer Substanz in Blut-(plasma); Ⓔ *blood level, blood concentration*

Blut|stamm|zel|len *pl*: *Syn: Stammzellen*; pluripotente Zellen im Knochenmark, aus denen sich die Blutzellen entwickeln; Ⓔ *hemopoietic stem cells, stem cells, hemocytoblasts, hematoblasts, hematocytoblasts, hemoblasts*

Blut|sta|tus *m*: →*Blutbild*

Blut|stil|lung *f*: **1.** *Syn: Hämostase*; vom Körper iniziierte Mechanismen zum Schutz vor Blutverlusten **2.** Maßnahmen zur Stillung einer traumatischen oder chirurgischen Blutung; Ⓔ **1.–2.** *hemostasis, hemostasia*

Blut|stuhl *m*: *Syn: blutiger Stuhl, Hämatochezie*; sichtbare Blutbeimengung zum Stuhl; färbt das Blut den Stuhl schwarz, spricht man von **Teerstuhl** [Melaena]; **okkultes Blut** im Stuhl ist nur durch Tests nachweisbar; Ⓔ *bloody stool, bloody diarrhea, hemafecia, hematochezia*

Blut|sturz *m*: →*Hämatorrhö*

Blut|the|ra|pie *f*: *Syn: Hämatotherapie, Hämotherapie, Transfusionstherapie*; therapeutische Transfusion von Blut oder Blutbestandteilen; Ⓔ *hemotherapy, hemahterapy, hematotherapy, hemotherapeutics*

Blut|trans|fu|si|on *f*: *Syn: Blutübertragung, Transfusion*; Übertragung von Blut oder Blutbestandteilen von einem Spender auf einen Empfänger; Ⓔ *blood transfusion, transfusion, metachysis*

Blut|über|tra|gung *f*: →*Bluttransfusion*

Blu|tung *f*: *Syn: Hämorrhagie, Haemorrhagia; Einblutung*; Blutaustritt aus einem Gefäß; Ⓔ *bleeding, hemorrhage, haemorrhagia*

arterielle Blutung: Blutung aus einer Arterie; helle, spritzende Blutung; Ⓔ *arterial bleeding, arterial hemorrhage*

äußere Blutung: Blutung auf die Körperoberfläche; Ⓔ *external hemorrhage*

epidurale Blutung: *Syn: Epiduralblutung, extradurale Blutung*; Blutung in den Epiduralraum*; Ⓔ *extradural hemorrhage, epidural hemorrhage, extradural bleeding, epidural bleeding*

extradurale Blutung: →*epidurale Blutung*

gastrointestinale Blutung: *Syn: Magen-Darm-Blutung*; Blutung im Magen-Darm-Trakt; Ⓔ *gastrointestinal bleeding, gastrointestinal hemorrhage, upper intestinal hemorrhage, upper intestinal bleeding*

innere Blutung: Blutung in eine Körperhöhle oder ein Organ; Ⓔ *concealed hemorrhage*

rektale Blutung: *Syn: Rektumblutung, Mastdarmblutung*; Blutung aus dem After; Ⓔ *rectal bleeding, rectal hemorrhage, hemoproctia*

vaginale Blutung: Blutung aus der Scheide; Ⓔ *colporrhagia*

venöse Blutung: Blutung aus einer Vene; schwallartige, dunkelrote Blutung; Ⓔ *venous bleeding, venous hemorrhage, phleborrhagia*

Blu|tungs|an|ä|mie *f*: durch einen akuten oder chronischen Blutverlust hervorgerufene Anämie; Ⓔ *posthemorrhagic anemia, hemorrhagic anemia*

Blu|tungs|schock *m*: *Syn: hämorrhagischer Schock*; durch einen massiven Blutverlust ausgelöster Schockzustand; Ⓔ *hemorrhagic shock*

Blu|tungs|zeit *f*: Zeit zwischen dem Setzen einer Stichinzision und der Blutstillung; Ⓔ *bleeding time*

Blut|ver|dün|nung *f*: *Syn: Hämodilution*; durch eine Erhöhung des Flüssigkeitsanteils oder eine Verringerung der roten Blutkörperchen verursachte Verdünnung des Blutes; Ⓔ *hemodilution*

Blut|ver|gif|tung *f*: *Syn: Hämatosepsis, Septikämie, Septikhämie*; generalisierte Erkrankung mit dem Auftreten von Krankheitserregern [Bakterien, Viren, Pilzen] oder ihren Toxinen im Blut; oft gleichgesetzt mit Sepsis*; Ⓔ *blood poisoning, septicemia, septemia, septic fever, septic intoxication*

Blut|vo|lu|men *nt*: Gesamtblutmenge des Körpers; beträgt ca. 4–6 l; Ⓔ *blood volume*

Blut|war|ze *f*: *Syn: Angiokeratom, Angiokeratoma*; gutartiger Gefäßtumor mit warzenförmiger Hyperkeratose*; Ⓔ *angiokeratoma, angiokeratosis, telangiectatic wart*

Blut|wä|sche *f*: →*Hämodialyse*

Blut|zel|len *pl*: →*Blutkörperchen*

Blut|zu|cker *m*: →*Blutzuckerspiegel*

Blut|zu|cker|spie|gel *m*: *Syn: Blutzucker, Blutzuckerwert, Glucosespiegel*; Glucosegehalt des Blutes; Ⓔ *glucose value, glucose level, blood glucose value, blood glucose level*

Blut|zu|cker|wert *m*: →*Blutzuckerspiegel*

B-Lym|pho|zy|ten *pl*: *Syn: B-Zellen*; zum Immunsystem gehörende Zellen, die zuerst im Knochenmark und später in lymphatischen Geweben gebildet werden; nach Antigenkontakt können sie in antikörperbildende Zellen [Plasmazellen*] oder Gedächtniszellen [Memory cells] vom B-Typ übergehen; Ⓔ *B cells, B-lymphocytes, thymus-independent lymphocytes*

BNS-Krämpfe *pl*: → *Blitz-Nick-Salaam-Krämpfe*

Bobath-Methode *f*: krankengymnastische Behandlungsmethode bei z.B. Hemiplegie, Zerebralparese; Ⓔ *Bobath method*

Bochdalek-Dreieck *nt*: ***Syn:*** *Trigonum lumbocostale*; Muskellücke zwischen 12. Rippe und den Partes costalis und lumbalis des Zwerchfells; Ⓔ *Bochdalek's triangle*

Bochdalek-Hernie *f*: häufig bei Neugeborenen gefundene Zwerchfellhernie durch das Bochdalek*-Foramen; Ⓔ *Bochdalek's hernia*

Bochdalek-Zyste *f*: von einem Rest des Ductus thyroglossalis ausgehende Zyste am Zungengrund; Ⓔ *Bochdalek's cyst*

body mass index *m/nt*: ***Syn:*** *Quetelet-Index, Körpermasseindex*; Quotient aus Körpergewicht und dem Quadrat der Körpergröße zur Bestimmung des Normalgewichts; Ⓔ *Quetelet index, body mass index*

Boeck-Krankheit *f*: → *Boeck-Sarkoid*

Boeck-Sarkoid *nt*: ***Syn:*** *Morbus Boeck, Boeck-Krankheit, Morbus Besnier-Boeck-Schaumann, Sarkoidose, Besnier-Boeck-Schaumann-Krankheit, benignes Miliarlupoid, benigne Lymphogranulomatose, Lymphogranulomatosa benigna*; ätiologisch ungeklärte, familiär gehäuft auftretende Systemerkrankung mit Granulomen der Haut, innerer Organe [Milz, Leber, Lunge] sowie mediastinaler und peripherer Lymphknoten; Ⓔ *Besnier-Boeck-Schaumann syndrome, Besnier-Boeck-Schaumann disease, Besnier-Boeck disease, Boeck's disease, Boeck's sarcoid, sarcoidosis, benign lymphogranulomatosis, sarcoid, Schaumann's syndrome, Schaumann's disease, Schaumann's sarcoid*

Boenninghaus-Syndrom *nt*: einseitige Schwerhörigkeit durch Durchblutungsstörungen und Lärmbelastung; Ⓔ *Boenninghaus syndrome*

Boerhaave-Syndrom *nt*: ***Syn:*** *spontane/postemetische/emetogene Ösophagusruptur*; oft durch heftiges Erbrechen verursachte Spontanzerreißung der Speiseröhre; Ⓔ *Boerhaave's syndrome, postemetic esophageal rupture, spontaneous esophageal rupture, spontaneous rupture of esophagus*

Bolgenlgangslaplpalrat *m*: aus den knöchernen und membranösen Bogengängen bestehender Teil des Gleichgewichtsorgans; Ⓔ *kinetic labyrinth*

Bogros-Raum *m*: ***Syn:*** *Retroinguinalraum*; Raum hinter dem Leistenband; Ⓔ *Bogros's space, retroinguinal space*

Bohn-Drüsen *pl*: ***Syn:*** *Bohn-Perlen, Epithelperlen*; Schleimretentionszysten beidseits der Gaumennaht bei Neugeborenen; Ⓔ *Bohn's epithelial pearls*

Bohlnenlkranklheit *f*: ***Syn:*** *Favismus, Fabismus*; nach Verzehr von Favabohnen auftretende hämolytische Krise bei vorbestehendem Glucose-6-Phosphatdehydrogenasemangel; Ⓔ *favism, fabism*

Bohn-Perlen *pl*: → *Bohn-Drüsen*

Bohr-Atommodell *nt*: ***Syn:*** *Bohr-Rutherford-Atommodell*; klassisches Atommodell mit Atomkern und Elektronenhülle; Ⓔ *Bohr atom*

Bohr-Effekt *m*: Abhängigkeit der Sauerstoffaufnahme und -abgabe des Blutes vom pH-Wert und der Kohlendioxidkonzentration; Ⓔ *Bohr effect*

Bohr-Rutherford-Atommodell *nt*: → *Bohr-Atommodell*

Bollus *m, pl* **-li**: **1.** Bissen **2.** große Pille; Ⓔ **1.** *bole, bolus, alimentary bolus* **2.** *bolus*

Bollusloblstrukltilon *f*: Verlegung von Kehlkopf und/oder Speiseröhre durch einen Fremdkörper; Ⓔ *bolus obstruction*

Bollusltod *m*: Erstickungstod bei Verlegung von Kehlkopf und/oder Speiseröhre durch einen Fremdkörper; Ⓔ *bolus death*

Bombay-Blutgruppe *f*: seltenen Variante des ABNull-Blutgruppensystems; Ⓔ *Bombay blood group*

Bomlbelsin *nt*: Peptid der APUD-Zellen und Duodenalschleimhaut mit hormonartiger Wirkung; Ⓔ *bombesin*

Bonnet-Dechaume-Blanc-Syndrom *nt*: angeborene Gefäßfehlbildungen von Mittelhirn und Netzhaut; Ⓔ *Bonnet-Dechaume-Blanc syndrome*

Bonnevie-Ullrich-Syndrom *nt*: ***Syn:*** *Pterygium-Syndrom*; Flügelfellbildung an Hals und Gelenken; Ⓔ *Bonnevie-Ullrich syndrome, pseudo-Turner's syndrome, pterygium colli syndrome*

Booslterldolsis *f, pl* **-sen**: ***Syn:*** *Auffrischungsdosis*; Antigenmenge zur Auffrischung der Immunreaktion bei einer Auffrischungsimpfung; Ⓔ *booster dose*

Booster-Effekt *m*: ***Syn:*** *Sekundärantwort, Erinnerungsreaktion, anamnestische Reaktion*; beschleunigte und vermehrte Antikörperbildung bei wiederholtem Antigenkontakt; Ⓔ *booster effect*

Bor *nt*: grau-schwarzes Halbmetall; zweithärteste Substanz nach Diamant; Ⓔ *boron*

Bolrat *nt*: Salz der Borsäure; Ⓔ *borate*

Bolrax *nt*: ***Syn:*** *Natriumtetraborat*; nur noch selten verwendetes Natriumsalz der Borsäure; Ⓔ *borax, sodium borate*

Borlbolryglmus *m*: durch die Darmperistaltik hervorgerufenes Bauchknurren; Ⓔ *borborygmus*

Borlderlline *nt*: Grenzlinie; Grenze; Ⓔ *borderline*

Borderline-Hypertonie *f*: ***Syn:*** *Grenzwerthypertonie*; klinische Bezeichnung für einen nur mäßig erhöhten Blutdruck; Ⓔ *borderline hypertension, labile hypertension*

Borderline-Läsion *f*: → *Borderline-Tumor*

Borderline-Lepra *f*: ***Syn:*** *dimorphe Lepra, Lepra dimorpha, Borderline-Typ*; Lepraform, die zwischen tuberkuloider und lepromatöser Lepra* liegt; Ⓔ *borderline leprosy, dimorphous leprosy*

Borderline-Psychose *f*: → *Borderline-Schizophrenie*

Borderline-Schizophrenie *f*: ***Syn:*** *latente Schizophrenie, Borderline-Psychose*; nicht eindeutig definierte Schizophrenieform mit sowohl psychotischer als auch neurotischer Symptomatik; Ⓔ *latent schizophrenia, prepsychotic schizophrenia*

Borderline-Syndrom *nt*: Persönlichkeitsstörung an der Grenze zwischen Neurose* und Psychose*; Ⓔ *borderline syndrome*

Borderline-Tumor *m*: ***Syn:*** *Borderline-Läsion, Grenzfallläsion*; Epithelveränderung, die an der Grenze zur Malignität liegt; Ⓔ *borderline tumor*

Borderline-Typ *m*: → *Borderline-Lepra*

Borldeltella *f*: gramnegative Bakteriengattung aus unbeweglichen kurzen Stäbchen; Ⓔ *Bordetella*

Bordetella bronchiseptica: beim Menschen eher selten; Erreger eine keuchhustenartigen Erkrankung; Ⓔ *Haemophilus bronchisepticus, Bordetella bronchiseptica, Brucella bronchiseptica, Bacillus bronchisepticus*

Bordetella parapertussis: Erreger eine keuchhustenartigen Erkrankung [**Parapertussis**]; Ⓔ *Bordetella parapertussis, Haemophilus parapertussis*

Bordetella pertussis: ***Syn:*** *Bordet-Gengou-Bakterium*; Erreger des Keuchhustens; Ⓔ *Bordet-Gengou bacillus, Bordetella pertussis*

Bordet-Gengou-Agar *m/nt*: ***Syn:*** *Kartoffel-Glycerin-Blut-Agar*; Spezialagar zur Züchtung von Bordetella pertussis; Ⓔ *Bordet-Gengou culture medium, Bordet-Gengou medium, Bordet-Gengou potato blood agar, Bordet-Gengou agar, B-G agar, potato blood agar*

Bordet-Gengou-Bakterium *nt*: → *Bordetella pertussis*

Bordet-Gengou-Phänomen *nt*: → *Bordet-Konglutinationsreaktion*

Bordet-Gengou-Reaktion *f*: → *Bordet-Konglutinationsreaktion*

Bordet-Konglutinationsreaktion *f*: ***Syn:*** *Bordet-Gengou-*

Reaktion, Bordet-Gengou-Phänomen; Bindung und Aktivierung von Komplement durch Bakterien; Ⓔ *Bordet-Gengou phenomenon, Bordet-Gengou reaction*

Bor|ken|krät|ze *f*: *Syn:* *norwegische Skabies, Scabies crustosa/norvegica*; v.a. Patienten mit geschwächter Immunabwehr [AIDS, Zytostatikatherapie] befallende seltene Form der Skabies* mit massivem Milbenbefall; Ⓔ *norwegian scabies, crusted scabies*

Born|hol|mer Krank|heit *f*: *Syn:* *epidemische Pleurodynie, Myalgia epidemica, Pleurodynia epidemica*; durch Coxsackieviren* verursachte schmerzhafte Muskelentzündung v.a. der Brustmuskeln; Ⓔ *Bornholm disease, Daae's disease, Sylvest's disease, devil's grip, epidemic pleurodynia, epidemic myalgia, benign dry pleurisy, epidemic benign dry pleurisy, epidemic transient diaphragmatic spasm, epidemic diaphragmatic pleurisy*

Bor|rel|lia *f*: große, schraubenförmige, bewegliche Bakterien der Familie Spirochaetaceae; enthält zahlreiche für Mensch oder Tier pathogene Arten; Ⓔ *borrelia, Borrelia*

Borrelia berbera: →*Borrelia recurrentis*

Borrelia burgdorferi: durch Zecken übertragener Erreger der Lyme-Borreliose*; Ⓔ *Borrelia burgdorferi*

Borrelia caucasica: durch Zecken [Ornithodoros verrucosus] übertragener Erreger eines Rückfallfiebers im Kaukasus; Ⓔ *Borrelia caucasica*

Borrelia duttonii: *Syn:* *Spirochaeta duttoni*; Erreger des endemischen Zeckenrückfallfiebers in Zentral- und Südafrika; Ⓔ *Dutton's spirochete, Borrelia duttonii*

Borrelia hispanica: Erreger eines endemischen Rückfallfiebers in Spanien und Nordafrika; Ⓔ *Borrelia hispanica*

Borrelia obermeieri: →*Borrelia recurrentis*

Borrelia recurrentis: *Syn:* *Borrelia obermeieri, Borrelia berbera, Spirochaeta obermeieri*; durch die Menschenlaus [Pediculus humanus] übertragener Erreger des Läuserückfallfiebers*; Ⓔ *Obermeier's spirillum, Borrelia recurrentis, Borrelia berbera, Borrelia obermeieri*

Borrelia vincentii: →*Treponema vincentii*

Bor|re|li|en|in|fek|ti|on *f*: →*Borreliose*

Bor|re|li|o|se *f*: *Syn:* *Borrelieninfektion*; Bezeichnung für eine durch Borrelia*-Species hervorgerufene Infektionskrankheit; Ⓔ *borreliosis*

Bor|säu|re *f*: schwache Säure, die als Antiseptikum* eingesetzt wird; Ⓔ *boric acid, boracic acid*

Boten-RNA *f*: *Syn:* *Matrizen-RNA, Boten-RNS, Matrizen-RNS, Messenger-RNA, Messenger-RNS*; Einzelstrang-RNA, die bei der Proteinsynthese als Vorlage dient; Ⓔ *messenger ribonucleic acid, informational ribonucleic acid, template ribonucleic acid, messenger RNA*

Boten-RNS *f*: →*Boten-RNA*

Bo|thri|o|ce|pha|lo|sis *f*: *Syn:* *Fischbandwurminfektion, Diphyllobothriose, Diphyllobothriasis, Bothriozephalose*; durch den Fischbandwurm Bothriocephalus* latus hervorgerufene Infektionskrankheit mit Befall des Dünndarms; langfristig kommt es zu Vitamin-B_{12}-Mangelerscheinungen; Ⓔ *diphyllobothriasis, dibothriocephaliasis, bothriocephaliasis*

Bo|thri|o|ce|pha|lus *m*: *Syn:* *Diphyllobothrium, Dibothriocephalus*; Bandwurmgattung, die als Parasiten im Darm von Menschen und Tieren lebt; Ⓔ *Diphyllobothrium, Dibothriocephalus, Bothriocephalus*

Bothriocephalus latus: *Syn:* *breiter Fischbandwurm, Diphyllobothrium latum, Grubenkopfbandwurm*; Darmparasit des Menschen, der bis zu 10 m lang werden kann; Erreger der Bothriocephalosis*; Ⓔ *fish tapeworm, broad tapeworm, broad fish tapeworm, Swiss tapeworm, Diphyllobothrium latum, Diphyllobothrium taenioides, Taenia lata*

Bo|thri|o|ze|pha|lo|se *f*: →*Bothriocephalosis*

Bo|try|o|my|co|sis *f, pl* **-ses**: →*Botryomykose*

Bo|try|o|my|kom *nt*: →*Botryomykose*

Bo|try|o|my|ko|se *f*: *Syn:* *eruptives Angiom, proliferierendes Angiom, Stielknollen, Botryomykom, Botryomycosis, Granuloma pediculatum, Granuloma pyogenicum, Granuloma teleangiectaticum*; gutartige, chronisch-eitrige, granulomatöse Erkrankung der Mundschleimhaut und der Haut von Gesicht, Händen und Zehen; tritt meist nach traumatischer Hautschädigung auf; Ⓔ *botryomycosis, actinophytosis*

bo|try|o|my|ko|tisch *adj*: Botryomykose betreffend, von ihr betroffen oder durch sie bedingt; Ⓔ *relating to botryomycosis, botryomycotic*

bo|tu|li|no|gen *adj*: Botulinustoxin bildend; Ⓔ *botulism-producing, botulinogenic, botulogenic*

Bo|tu|li|num|to|xin *nt*: →*Botulinustoxin*

Bo|tu|li|nus|an|ti|to|xin *nt*: *Syn:* *antitoxisches Botulinusserum, Botulismus-Serum*; zu Prophylaxe und Therapie des Botulismus verwendetes Antiserum; Ⓔ *botulinal antitoxin, botulinum antitoxin, botulinus antitoxin*

Bo|tu|li|nus|ba|zil|lus *m, pl* **-li**: *Syn:* *Clostridium botulinum, Bacillus botulinus*; peritrich begeißeltes Stäbchenbakterium, das ein extrem giftiges Ektotoxin [**Botulinustoxin**] bildet; Botulismus*-Erreger; Ⓔ *Bacillus botulinus, Clostridium botulinum*

Bo|tu|li|nus|se|rum, an|ti|to|xi|sches *nt*: →*Botulinusantitoxin*

Bo|tu|li|nus|to|xin *nt*: *Syn:* *Botulinumtoxin*; von Clostridium* botulinum unter anaeroben Bedingungen gebildetes Neurotoxin*; Ⓔ *botuline, botulin, botulinus toxin, botulismotoxin*

Bo|tu|lis|mus *m*: Nahrungsmittelvergiftung durch Botulinustoxin; Ⓔ *botulism*

Botulismus-Serum *nt*: →*Botulinusantitoxin*

Bouchard-Arthrose *f*: Arthrose* der Mittelgelenke der Finger mit spindelförmiger Auftreibung [**Bouchard-Knoten**]; Ⓔ *Bouchard's nodes*

Bouchard-Knoten *pl*: *s.u. Bouchard-Arthrose*; Ⓔ *Bouchard's nodes, Bouchard's nodules*

Bouchet-Gsell-Krankheit *f*: *Syn:* *Schweinehüterkrankheit, Leptospirosis pomona*; weltweit auftretende akute Infektionskrankheit durch Leptospira* pomona; der Verlauf ist klinisch durch Kopf- und Muskelschmerzen, Meningismus* (evtl. sogar Meningitis*) und Leberbeteiligung [Ikterus*] gekennzeichnet; Ⓔ *swineherd's disease, Bouchet-Gsell disease*

Bou|gie *f*: Dehnsonde; Ⓔ *bougie*

Bou|gie|ren *nt*: *Syn:* *Bougierung*; Aufdehnen mit Hilfe einer Dehnsonde; Ⓔ *bougienage, bouginage*

Bou|gie|rung *f*: →*Bougieren*

Bouillaud-Krankheit *f*: *Syn:* *rheumatische Endokarditis*; infektallergische Entzündung der Herzklappen nach einer Infektion mit beta-hämolysierenden A-Streptokokken*; Ⓔ *Bouillaud's disease, rheumatic endocarditis, rheumatic valvulitis*

Bouillaud-Syndrom *nt*: rheumatische Endo- und Perikarditis*; Ⓔ *Bouillaud's syndrome*

Bouil|lon *f*: *Syn:* *Nährbrühe, Nährbouillon*; flüssiger Nährboden für Bakterien oder Pilze; Ⓔ *bouillon, broth, nutrient bouillon, nutrient broth*

Bourneville-Pringle-Syndrom *nt*: →*Bourneville-Syndrom*

Bourneville-Syndrom *nt*: *Syn:* *Bourneville-Pringle-Syndrom, Morbus Bourneville, tuberöse Hirnsklerose, tuberöse Sklerose, Epiloia*; autosomal-dominant vererbte, zu den Phakomatosen* gehörende Erkrankung mit epileptischen Anfällen, psychomotorischer Retardierung*, intrakraniellen Verkalkungen, Adenoma* sebaceum und knotigen Tumoren verschiedener Organe [Herz, Niere, Retina]; Ⓔ *tuberous sclerosis (of brain), Bourneville's disease, epiloia*

Bou|ton|neu|se|fie|ber *nt*: *Syn:* *Fièvre boutonneuse*; durch **Rickettsia conorii** verursachte Infektionskrankheit mit Kopf- und Gliederschmerzen; Ⓔ *Indian tick typhus,*

B

Kenyan tick typhus, boutonneuse (fever), South African tick-bite fever, Marseilles fever, Mediterranean fever, Conor and Bruch's disease, fièvre boutonneuse

Bouveret-Syndrom *nt*: *Syn: paroxysmale Tachykardie*; vorübergehende Tachykardie* ohne Extrasystolen; Ⓔ *Bouveret's syndrome, Bouveret's disease, paroxysmal tachycardia*

bo|vin *adj*: das Rind betreffend, vom Rind stammend, Rinder-; Ⓔ *bovine*

Bowen-Dermatose *f*: → *Bowen-Krankheit*

Bowen-Karzinom *nt*: aus einer Bowen-Krankheit* entstehendes Karzinom; Ⓔ *Bowen's carcinoma*

Bowen-Krankheit *f*: *Syn: Bowen-Dermatose, Morbus Bowen, Dyskeratosis maligna*; intraepidermal wachsende Präkanzerose* der Haut lichtexponierter Areale [Gesicht, Hände, Nacken]; kann in ein Bowen-Karzinom* übergehen; Ⓔ *Bowen's disease, Bowen's precancerous dermatitis, Bowen's precancerous dermatosis*

Bowman-Drüsen *pl*: → *Bowman-Spüldrüsen*

Bowman-Kapsel *f*: *Syn: Capsula glomeruli*; becherförmige Einstülpung der Nierenkanälchen um die Glomeruluskapillaren; Ⓔ *Bowman's capsule, glomerular capsule, malpighian capsule, Müller's capsule, müllerian capsule*

Bowman-Membran *f*: *Syn: vordere Basalmembran, Lamina limitans anterior corneae*; vordere Basalmembran der Hornhaut unter dem Hornhautepithel; Ⓔ *Bowman's membrane, Bowman's layer, Bowman's lamina, anterior limiting membrane, anterior limiting lamina*

Bowman-Sonde *f*: geknöpfte Tränensacksonde; Ⓔ *Bowman's probe*

Bowman-Spüldrüsen *pl*: *Syn: Bowman-Drüsen, Glandulae olfactoriae*; seröse Drüsen unter der Riechschleimhaut; Ⓔ *Bowman's glands, olfactory glands*

Bo|xer|en|ze|phal|lo|pa|thie *f*: *Syn: Encephalopathia traumatica*; durch wiederholte Gehirnerschütterungen ausgelöste Schädigung des Gehirns; Ⓔ *boxer's encephalopathy, punch-drunk, punch-drunk encephalopathy, punch-drunk syndrome, dementia pugilista, traumatic encephalopathy*

Boyd-Venen *pl*: Perforansvenen am Unterschenkel; Ⓔ *Boyd's communicating perforating veins*

Brachi-, brachi- *präf.*: → *Brachio-*

bra|chi|al *adj*: (Ober-)Arm betreffend, zum Arm gehörend, Arm-; Ⓔ *relating to the arm, brachial*

Bra|chi|al|gia *f*: → *Brachialgie*

Brachialgia paraesthetica nocturna: Karpaltunnelsyndrom* mit Schmerzen und Parästhesien während der Nacht; Ⓔ *nocturnal burning pain*

Brachialgia statica paraesthetica: *Syn: idiopathische Akroparästhesie, Wartenberg-Syndrom*; meist bei älteren Frauen auftretende nächtliche Akroparästhesie* unbekannter Genese; Ⓔ *Wartenberg's disease, Wartenberg's symptom*

Bra|chi|al|gie *f*: *Syn: Brachialgia*; meist durch Irritation des Armplexus ausgelöster Armschmerz; Ⓔ *brachialgia*

Bra|chi|al|is|block *m*: Lokalanästhesie* des Plexus* brachialis; Ⓔ *brachial anesthesia*

Bra|chi|al|is|läh|mung *f*: *Syn: Armplexuslähmung*; Lähmung des Plexus* brachialis; Ⓔ *Duchenne-Erb paralysis, Duchenne's paralysis, Erb-Duchenne paralysis, Erb's palsy, Erb's paralysis, Duchenne-Erb syndrome, upper brachial paralysis, upper arm type of brachial paralysis*

Brachio-, brachio- *präf.*: Wortelement mit der Bedeutung „Arm"; Ⓔ *brachial, brachi(o)-*

bra|chi|o|ce|phal *adj*: → *brachiozephal*

bra|chi|o|cru|ral *adj*: → *brachiokrural*

bra|chi|o|kar|pal *adj*: Unterarm oder Radius und Handwurzel/Karpus betreffend oder verbindend; Ⓔ *brachiocarpal*

bra|chi|o|kru|ral *adj*: *Syn: brachiocrural*; Arm(e) und Bein(e) betreffend; Ⓔ *relating to both arm and leg, brachiocrural*

bra|chi|o|ku|bi|tal *adj*: Oberarm und Ell(en)bogen oder Oberarm und Unterarm betreffend oder verbindend; Ⓔ *relating to both upper arm and forearm or elbow, brachiocubital*

Bra|chi|o|ra|di|a|lis *m*: → *Musculus brachioradialis*

bra|chi|o|ze|phal *adj*: *Syn: brachiocephal*; Arm und Kopf betreffend oder verbindend; Ⓔ *relating to both arm and head, brachiocephalic*

Bra|chi|um *nt*: Arm; Oberarm; Ⓔ *brachium, arm, upper arm*

Brachmann-de-Lange-Syndrom *nt*: *Syn: Lange-Syndrom, Cornelia de Lange-Syndrom, Amsterdamer Degenerationstyp*; angeborenes Entwicklungsstörungssyndrom mit Störung der körperlichen und geistigen Entwicklung; Ⓔ *Brachmann-de Lange syndrome, Cornelia de Lange syndrome, de Lange syndrome*

Bracht-Handgriff *m*: Technik zur Entwicklung eines Kindes aus Beckenendlage; Ⓔ *Bracht's maneuver*

Brachy-, brachy- *präf.*: Wortelement mit der Bedeutung „kurz"; Ⓔ *short, brachy-*

Bra|chy|ba|sie *f*: kleinschrittiger Gang bei z.B. Parkinson-Syndrom; Ⓔ *brachybasia*

Bra|chy|chei|lie *f*: *Syn: Brachychilie*; abnormale Kurzheit der Lippen; Ⓔ *brachycheilia, brachychily*

Bra|chy|chei|rie *f*: *Syn: Brachychirie*; Kurzhändigkeit; Ⓔ *brachycheiria, brachychiria*

Bra|chy|chi|lie *f*: → *Brachycheilie*

Bra|chy|chi|rie *f*: → *Brachycheirie*

Bra|chy|dak|ty|lie *f*: *Syn: Kurzfingrigkeit; Kurzzehigkeit*; pathologische Kurzheit von Fingern oder Zehen; Ⓔ *brachydactyly, brachydactylia*

Bra|chy|ge|nie *f*: *Syn: Mikrogenie, Mandibulahypoplasie, Opisthogenie*; Unterentwicklung des Unterkiefers; Ⓔ *microgenia*

bra|chy|gnath *adj*: *Syn: mikrognath*; Brachygnathie betreffend, von ihr betroffen oder gekennzeichnet; Ⓔ *brachygnathous*

Bra|chy|gna|thie *f*: *Syn: Mikrognathie*; angeborene Kleinheit des Oberkiefers; Ⓔ *brachygnathia, bird face*

bra|chy|ke|phal *adj*: → *brachyzephal*

Bra|chy|ke|pha|lie *f*: → *Brachyzephalie*

Bra|chy|me|nor|rhoe *f, pl* **-rhoen**: verkürzte Monatsblutung; Ⓔ *brachymenorrhea*

Bra|chy|me|ta|kar|pie *f*: Verkürzung eines oder mehrerer Mittelhandknochen; Ⓔ *brachymetacarpia, brachymetacarpalism, brachymetacarpalia*

Bra|chy|me|ta|po|die *f*: angeborene Verkürzung der Mittelfußknochen; Ⓔ *brachymetatarsia*

Bra|chy|me|ta|tar|sie *f*: Verkürzung eines oder mehrerer Mittelfußknochen; Ⓔ *brachymetatarsia*

Bra|chy|ö|so|pha|gus *m*: angeborene oder erworbene [Barrett-Syndrom*] Kurzheit der Speiseröhre; Ⓔ *brachyesophagus*

Bra|chy|pha|lan|gie *f*: pathologische Kurzheit von Finger- oder Zehengliedern; Ⓔ *brachyphalangia*

Bra|chy|syn|dak|ty|lie *f*: kombinierte Brachydaktylie* und Syndaktylie*; Ⓔ *brachysyndactyly*

Bra|chy|te|le|pha|lan|gie *f*: pathologische Kurzheit der Endglieder von Fingern oder Zehen; Ⓔ *brachytelephalangia*

Bra|chy|the|ra|pie *f*: Strahlentherapie, bei der die Strahlenquelle in unmittelbarer Nähe des bestrahlten Feldes ist; Ⓔ *brachytherapy, short-distance radiotherapy, short distance radiation therapy*

bra|chy|ze|phal *adj*: *Syn: kurzköpfig, breitköpfig, rundköpfig, brachykephal*; Brachyzephalie betreffend, von ihr betroffen oder gekennzeichnet; Ⓔ *relating to brachycephaly, brachycephalic, brachycephalous*

Bra|chy|ze|pha|lie *f*: *Syn: Rundköpfigkeit, Breitköpfigkeit, Kurzköpfigkeit, Brachykephalie*; runde Kopfform mit

Abflachung des Hinterkopfs, z.B. bei Down-Syndrom; Ⓔ *brachycephaly, brachycephalia, brachycephalism*

Brady-, brady- *präf.*: Wortelement mit der Bedeutung „langsam/verlangsamt“; Ⓔ *slow, brady-*

Bra|dy|a|ku|sie *f*: *Syn: Bradyakusis*; vermindertes Hörvermögen; Schwerhörigkeit; Ⓔ *bradyacusia*

Bra|dy|a|ku|sis *f*: → *Bradyakusie*

Bra|dy|ar|rhyth|mie *f*: langsame, total Arrhythmie* des Herzens; Ⓔ *bradyarrhythmia*

Bra|dy|ar|thrie *f*: → *Bradylalie*

Bra|dy|di|a|do|cho|ki|ne|se *f*: verlangsamte Ausführung aufeinanderfolgender antagonistischer Bewegungen; Ⓔ *bradydiadochokinesia, bradydiadochokinesis*

Bra|dy|di|a|sto|lie *f*: verlangsamte Diastole*; Ⓔ *bradydiastole*

bra|dy|di|a|sto|lisch *adj*: Bradydiastolie betreffend, mit verlangsamter Diastole*; Ⓔ *relating to bradydiastole, bradydiastolic*

Bra|dy|ge|ne|se *f*: Entwicklungsverzögerung; Ⓔ *bradygenesis*

Bra|dy|glos|sie *f*: → *Bradylalie*

bra|dy|kard *adj*: *Syn: bradykardisch*; Bradykardie betreffend, von ihr betroffen oder gekennzeichnet; Ⓔ *relating to bradycardia, bradycardiac, bradycardic*

Bra|dy|kar|die *f*: zu langsamer Herzschlag [Pulsfrequenz unter 60/min]; Ⓔ *bradycardia, brachycardia, bradyrhythmia, oligocardia*

Bradykardie-Tachykardie-Syndrom *nt*: *Syn: Sinusknotensyndrom, Sick-Sinus-Syndrom*; durch eine Funktionsstörung des Sinusknotens ausgelöste Herzrhythmusstörung, die abwechselnd zu Bradykardie* und Tachykardie* führt; Ⓔ *bradytachycardia, bradycardia-tachycardia syndrome*

bra|dy|kar|disch *adj*: → *bradykard*

Bra|dy|ki|ne|sie *f*: Bewegungsverlangsamung; Ⓔ *bradykinesia, bradycinesia*

bra|dy|ki|ne|tisch *adj*: Bradykinesie betreffend, von ihr betroffen oder gekennzeichnet, durch sie bedingt; Ⓔ *relating to bradykinesia, bradykinetic*

Bra|dy|ki|nin *nt*: zu den Kininen gehörendes Gewebehormon, das zur Kontraktion der glatten Muskulatur führt, den Blutdruck senkt und die Kapillarpermeabilität steigert; Ⓔ *bradykinin*

bra|dy|krot *adj*: pulsreduzierend, pulsverlangsamend; Ⓔ *bradycrotic*

Bra|dy|la|lie *f*: *Syn: Bradyarthrie, Bradyglossie, Bradyphasie*; verlangsamtes Sprechtempo/Sprechen, Skandieren; Ⓔ *bradyphasia, bradylalia, bradyarthria, bradyglossia, bradylogia*

Bra|dy|le|xie *f*: verlangsamtes Lesen/Lesetempo; Ⓔ *bradylexia*

Bra|dy|me|nor|rhoe *f*, *pl* **-rho|en**: verlängerte Menstruation; Ⓔ *bradymenorrhea*

Bra|dy|me|ta|bo|lis|mus *m*: verlangsamter Stoffwechsel; Ⓔ *bradymetabolism*

Bra|dy|pha|gie *f*: verlangsamtes Essen; Ⓔ *bradyphagia*

Bra|dy|pha|sie *f*: **1.** → *Bradylalie* **2.** → *Bradyphemie*

Bra|dy|phe|mie *f*: *Syn: Bradyphasie*; verlangsamte Sprache; Ⓔ *bradyphemia, bradyphasia*

Bra|dy|phra|sie *f*: **1.** → *Bradylalie* **2.** → *Bradyphrenie*

Bra|dy|phre|nie *f*: Verlangsamung der Denkprozesse, schnelle geistige Ermüdbarkeit; Ⓔ *bradyphrenia*

Bra|dy|pnoe *f*, *pl* **-o|en**: verlangsamte Atmung, verminderte Atemfrequenz; Ⓔ *bradypnea*

bra|dy|pno|isch *adj*: Bradypnoe betreffend, von ihr betroffen oder gekennzeichnet; Ⓔ *relating to or marked by bradypnea, bradypneic*

Bra|dy|sphyg|mie *f*: Pulsverlangsamung, verminderte Pulsfrequenz; Ⓔ *slowness of the pulse, bradysphygmia*

Bra|dy|stal|tik *f*: verlangsamte Peristaltik*; Ⓔ *slow peristalsis*

Bra|dy|te|le|o|ki|ne|se *f*: Verlangsamung der Zielbewegung bei Kleinhirnerkrankungen; Ⓔ *bradyteleokinesis, bradyteleocinesia*

Bra|dy|to|kie *f*: Wehenschwäche; Ⓔ *bradytocia, tedious labor, slow delivery*

bra|dy|troph *adj*: Bradytrophie betreffend; Ⓔ *bradytrophic*

Bra|dy|tro|phie *f*: herabgesetzer Gewebestoffwechsel, z.B. in Knorpelgewebe, Augenhornhaut; Ⓔ *bradytrophia*

Bra|dy|u|rie *f*: verlangsamte Harnentleerung; Ⓔ *slow micturition, bradyuria*

bran|chi|al *adj*: *Syn: branchiogen*; Kiemen(bögen) betreffend, von den Kiemen(bögen) ausgehend; Ⓔ *relating to the branchia, branchial*

Bran|chi|al|bö|gen *pl*: *Syn: Kiemenbögen, Pharyngialbögen, Schlundbögen, Viszeralbögen*; während der Embryonalentwicklung auftretende Mesenchymwülste am Hals; Ⓔ *pharyngeal arches, branchial arches*

Bran|chi|al|spal|ten *pl*: *Syn: Kiemengänge, Viszeralspalten, Schlundtaschen, Kiemenspalten*; während der Embryonalentwicklung auftretende seitliche Ausbuchtungen am Vorderdarm des Embryos; Ⓔ *pharyngeal clefts, branchial clefts, branchial grooves, pharyngeal grooves, gill clefts*

Bran|ching|en|zym *nt*: *Syn: Glucan-verzweigende Glykosyltransferase, 1,4-α-Glucan-branching-Enzym*; an der Glykogensynthese beteiligtes Enzym; Ⓔ *branching enzyme, brancher enzyme, branching factor, 1,4-α-glucan branching enzyme, α-glucan-branching glycosyltransferase, amylo-1:4,1:6-transglucosidase, α-glucan glycosyl 4:6-transferase*

bran|chi|o|gen *adj*: → *branchial*

Bran|chi|om *nt*: branchiogene Geschwulst, branchiogener Tumor; Ⓔ *branchioma*

Bran|chi|o|ma *nt*, *pl* **-ma|ta**: branchiogene Geschwulst, branchiogener Tumor; Ⓔ *branchioma*

Brand *m*: *Syn: Gangrän, gangräne Nekrose, Gangraena*; Gewebsuntergang mit Nekrose, Autolyse und schwärzlicher Verfärbung; Ⓔ *gangrene, mortification*

Brand|bla|se *f*: bei einer Verbrennung II. Grades entstehende Blase; Ⓔ *blister*

bran|dig *adj*: nekrotisch; Ⓔ *necrotic*

Brand|nar|ben|kar|zi|nom *nt*: *Syn: Brandnarbenkrebs*; nach Jahren oder Jahrzehnten entstehendes Plattenepithelkarzinom von Verbrennungsnarben; Ⓔ *burn scar carcinoma*

Brand|nar|ben|krebs *m*: → *Brandnarbenkarzinom*

Brand|stif|tungs|trieb *m*: Pyromanie*; Ⓔ *incendiarism, pyromania*

Brandt-Syndrom *nt*: *Syn: Danbolt-Closs-Syndrom, Acrodermatitis enteropathica*; seltene, autosomal-rezessive Störung der Zinkabsorption mit Ekzemen an den Akren; Ⓔ *Danbolt-Closs syndrome, enteropathic acrodermatitis*

Brand|wun|de *f*: *Syn: Verbrennung, Combustio*; Gewebeschädigung durch externe oder interne Hitzeeinwirkung; Verlauf und Prognose hängen vom Grad der Verbrennung und der Größe der verbrannten Körperoberfläche ab; Ⓔ *burn, burn wound*

Braun-Anastomose *f*: *Syn: Braun-Enteroanastomose*; Anastomose von zuführender und abführender Darmschlinge zur Vermeidung eines **Syndroms der zuführenden Schlinge** bei Gastroenterostomie*; Ⓔ *Braun's anastomosis*

Braun-Schiene *f*: Schiene zur funktionsgerechten Lagerung von Bein und Fuß; Ⓔ *Braun's splint*

Brech|durch|fall *m*: *Syn: Brechruhr, einheimische/unechte Cholera, Cholera nostras*; durch Viren oder Bakterien verursachte choleraähnliche Erkrankung; Ⓔ *diarrhea and vomiting, cholera nostras, cholerine*

Brech|kraft *f*: *Syn: Brechungskraft*; Kehrwert der Brennweite in Luft; wird in Dioptrie angegeben; Ⓔ *refractivity, refringence, refractive power, refraction*

Brech|kraft|ein|heit *f*: *Syn: Dioptrie*; Maßeinheit für die Brechkraft optischer Systeme; Ⓔ *diopter, dioptric, dioptry*

Brech|ruhr *f*: → *Brechdurchfall*

Bre|chungs|feh|ler *m*: *Syn: Refraktionsfehler, Refraktionsanomalie*; Abweichung von der normalen Brechkraft des Auges; Ⓔ *refraction anomaly*

Bre|chungs|hy|per|o|pie *f*: Hyperopie* durch eine zu geringe Brechkraft des Auges; Ⓔ *index hyperopia*

Bre|chungs|kraft *f*: → *Brechkraft*

Bre|chungs|my|o|pie *f*: Myopie* durch eine zu starke Brechkraft des Auges; Ⓔ *index myopia*

Breg|ma *nt*: **1.** Schnittpunkt von Sagittal- und Koronarnaht **2.** Vorderkopf; Ⓔ **1.** *bregma* **2.** *bregma*

Breisky-Krankheit *f*: *Syn: Craurosis vulvae, Kraurosis vulvae*; durch Atrophie der Vulvahaut und Schwund von Schamlippen und Klitoris gekennzeichnete Form des Lichen* sclerosus et atrophicus; Ⓔ *leukokraurosis, Breisky's disease, kraurosis vulvae*

Breit|band|an|ti|bi|o|ti|ka *pl*: *Syn: Breitspektrumantibiotika*; Antibiotika mit Wirkung gegen eine Vielzahl von Erregern; Ⓔ *broad-spectrum antibiotics*

Brei|te, the|ra|peu|ti|sche *f*: *Syn: therapeutischer Index, chemotherapeutischer Index*; Verhältnis der für den Erreger schädlichen Konzentration eines Chemotherapeutikums, zu der für den Wirt verträglichen Konzentration; je größer der Wert, desto weniger Nebenwirkungen und Schäden können erwartet werden; Ⓔ *chemotherapeutic index, therapeutic index*

Breit|köp|fig|keit *f*: → *Brachyzephalie*

Breit|spekt|rum|an|ti|bi|o|ti|ka *pl*: → *Breitbandantibiotika*

Brenneman-Syndrom *nt*: *Syn: Pseudoappendizitis*; klinische Bezeichnung für eine pseudoappendizitische Symptomatik durch eine Entzündung und Schwellung mesenterialer Lymphknoten; Ⓔ *Brenneman's syndrome*

Brenner-Tumor *m*: meist einseitiger, gutartiger Eierstocktumor; Ⓔ *Brenner's tumor*

Brenn|fleck *m*: in einer Röntgenröhre die Stelle auf der Anode, die von den Kathodenstrahlen getroffen wird; Ⓔ *focus*

Brenn|punkt *m*: Vereinigungspunkt von Lichtstrahlen nach der Brechung durch eine Sammellinse; Ⓔ *focus, focal point*

Brenn|punkt|lo|sig|keit *f*: *Syn: Stabsichtigkeit, Astigmatismus*; Refraktionsanomalie des Auges, bei der das Licht nicht in einem Punkt, sondern nur als Linie fokussiert werden kann; Ⓔ *astigmia, astigmatism*

Brenn|wei|te *f*: *Syn: Fokaldistanz*; Abstand von Brennpunkt und Hauptebene eines optischen Systems; Ⓔ *focal distance, focal length*

Brenn|wert *m*: *Syn: Kalorienwert, kalorischer Wert, Energiewert*; der bei der Oxidation von 1 Gramm eines Nahrungsmittels im Körper freigesetzte Energiebetrag; Ⓔ *fuel value, caloric value*

Tab. 6. Physiologische Brennwerte

1 g Protein	= 17,2 kJ (4,1 kcal)
1 g Kohlenhydrat	= 17,2 kJ (4,1 kcal)
1 g Fett	= 39,1 kJ (9,3 kcal)
1 g Ethanol	= 29,8 kJ (7,1 kcal)

Brenz|ka|te|chin *nt*: *Syn: Brenzcatechin, o-Dihydroxybenzol*; bildet zusammen mit o-Chinon ein Redoxsystem, das mit der Atmungskette verbunden ist; Ⓔ *pyrocatechol, pyrocatechin, catechol*

Brenz|trau|ben|säu|re *f*: *Syn: Acetylameisensäure, α-Ketopropionsäure*; Ketocarbonsäure; wichtiges Zwischenprodukt des Kohlenhydrat- und Aminosäurestoffwechsels; Ⓔ *pyruvic acid, α-ketopropionic acid, 2-oxopropanoic acid, acetylformic acid, pyroacemic acid*

Brenz|trau|ben|säu|re|schwach|sinn *m*: *Syn: Morbus Fölling, Fölling-Krankheit, Phenylketonurie, Oligophrenia phenylpyruvica*; autosomal-rezessive Enzymopathie*, die unbehandelt zu geistiger Behinderung und Störung der körperlichen Entwicklung führt; Ⓔ *phenylketonuria, classical phenylketonuria, phenylpyruvicaciduria, Folling's disease, type I hyperphenylalaninemia, phenylalanine hydroxylase deficiency*

Breschet-Hiatus *m*: *Syn: Schneckenloch, Helicotrema*; Verbindung von Scala* tympani und vestibuli an der Schneckenspitze; Ⓔ *helicotrema, Breschet's hiatus, Scarpa's hiatus*

Breschet-Venen *pl*: *Syn: Venae diploicae*; Diploëvenen; Ⓔ *diploic veins, Breschet's veins*

Breschet-Kanäle *pl*: *Syn: Diploëkanäle, Canales diploici*; Schädeldachkanäle für die Diploëvenen; Ⓔ *diploic canals, Breschet's canals*

Brevi-, brevi- *präf.*: Wortelement mit der Bedeutung „kurz"; Ⓔ *brevi-*

Bricker-Blase *f*: *Syn: Bricker-Operation, Bricker-Plastik, Dünndarmblase, Ileumconduit, Ileumblase*; künstliche Blase aus einer Ileumschlinge mit Ausleitung des Harns über ein Ileostoma; Ⓔ *Bricker's operation, Bricker's ileal conduit, Bricker's ileouretostomy, Bricker's ureteroileostomy*

Bricker-Operation *f*: → *Bricker-Blase*

Bricker-Plastik *f*: → *Bricker-Blase*

Bri|de *f*: Verwachsungsstrang in der Bauchhöhle; Ⓔ *adhesive band*

Bri|den|ile|us *m*: durch Verwachsungsstränge verursachter Ileus*; Ⓔ *adhesive strangulation of intestines*

Brill-Krankheit *f*: → *Brill-Zinsser-Krankheit*

Brill-Symmers-Syndrom *nt*: *Syn: Morbus Brill-Symmers, großfollikuläres Lymphoblastom/Lymphom, zentroblastisch-zentrozytisches (malignes) Lymphom*; zu den Non-Hodgkin-Lymphomen* gerechnete Lymphknotenerkrankung mit Leber- und Milzschwellung, Aszites* und Schwellung im Bereich der Ohrspeicheldrüse; Ⓔ *nodular lymphoma, centroblastic-centrocytic malignant lymphoma, follicular lymphoma, giant follicular lymphoma, giant follicle lymphoma, nodular poorly-differentiated lymphoma, Brill-Symmers disease, Symmers' disease*

Brill-Zinsser-Krankheit *f*: *Syn: Brill-Krankheit*; Spätrezidiv des epidemischen Fleckfiebers; Ⓔ *Brill-Zinsser disease, Brill's disease, recrudescent typhus, recrudescent typhus fever, latent typhusr, latent typhus fever*

Bril|lant|grün *nt*: insbesondere das Wachstum von Kolibakterien* hemmender Farbstoff, der als Zusatz in Selektivnährböden verwendet wird; Ⓔ *brilliant green, ethyl green*

Bril|lant|kre|syl|blau *nt*: zur Intravitalfärbung von Erythrozyten verwendeter Farbstoff; Ⓔ *cresyl blue, brilliant cresyl blue*

Bril|len|hä|ma|tom *nt*: Bluterguss in die Ober- und Unterlider; Ⓔ *bilateral periorbital hematoma*

Brinton-Krankheit *f*: *Syn: Magenszirrhus, entzündlicher Schrumpfmagen, Linitis plastica*; diffus-infiltrierende, alle Magenwandschichten erfassende entzündliche Veränderung, die meist als Symptom eines szirrhös wachsenden Magenkarzinoms* zu sehen ist; Ⓔ *Brinton's disease, gastric sclerosis, gastric cirrhosis, leather bottle stomach, sclerotic stomach, cirrhotic gastritis, cirrhosis of stomach*

Bri|se|ment *nt*: operative Gelenkmobilisierung; Ⓔ *brisement*

Broad-Beta-Disease *nt*: → *Hyperlipoproteinämie Typ III*

Broca-Aphasie *f*: *Syn: motorische Aphasie*; Sprachversagen durch Schädigung des motorischen Sprachzentrums; Ⓔ *ataxic aphasia, Broca's aphasia, frontocorti-*

B

cal aphasia, expressive aphasia, motor aphasia, verbal aphasia

Broca-Feld *nt*: →*Broca-Zentrum*

Broca-Zentrum *nt*: *Syn: motorisches Sprachzentrum, Broca-Feld*; Zentrum in der unteren Stirnhirnwindung; Ⓔ *Broca's area, Broca's center, Broca's speech field, Broca's speech region, Broca's motor speech region, Broca's motor speech area*

Brocq-Krankheit *f*: *Syn: chronische superfizielle Dermatitis, Parapsoriasis en plaques*; chronische, an eine Psoriasis* erinnernde Erkrankung mit disseminierten, geröteten Herden und Schuppung; Ⓔ *Brocq's disease, parapsoriasis en plaques, chronic superficial dermatitis*

Brocq-Pautrier-Syndrom *nt*: *Syn: Angiolupoid*; gutartiger, blauroter Knoten am Nasenrücken; Hautmanifestation der Sarkoidose*; Ⓔ *angiolupoid*

Brodie-Knochenabszess *m*: *Syn: Brodie-Abszess*; Sonderform der Osteomyelitis* mit Abszessbildung in den Metaphysen von Röhrenknochen; Ⓔ *Brodie's abscess*

Brodmann-Areale *pl*: *Syn: Brodmann-Felder, Brodmann-Areae*; definierte Felder der Großhirnrinde; Ⓔ *Brodmann's areas*

Brodmann-Felder *pl*: →*Brodmann-Areale*

Broesike-Raum *m*: *Syn: Fossa parajejunalis*; Bauchfellausbuchtung unter dem ersten Jejunumabschnitt; Ⓔ *Broesike's fossa*

Brom *nt*: *Syn: Bromum*; zu den Halogenen* gehörendes flüssiges Element, das rotbraune giftige Dämpfe abgibt; Bromsalze wurden früher als Schlafmittel verwendet; Ⓔ *bromine, bromum*

Bro|ak|ne *f*: *Syn: Bromfinne*; durch Langzeitbehandlung mit Brompräparaten hervorgerufene Akne*; Ⓔ *bromide acne*

Bro|mat *nt*: Salz der Bromsäure; Ⓔ *bromate*

Bro|ma|tik *f*: →*Bromatologie*

Bro|ma|to|gra|fie, -gra|phie *f*: →*Bromatologie*

Bro|ma|to|gra|phie *f*: →*Bromatologie*

Bro|ma|to|lo|gie *f*: *Syn: Bromatik, Bromatografie*; Lehre von der Zubereitung von Nahrungsmitteln; Ⓔ *bromatology, bromatherapy*

Bro|ma|to|to|xin *nt*: *Syn: Lebensmitteltoxin*; in Lebensmittel enthaltenes oder entstandenes Toxin, z.B. Botulinustoxin*; Ⓔ *bromatotoxin*

Bro|me|la|in *nt*: aus Ananas gewonnenes Enzym mit antiphlogistischer Wirkung; Ⓔ *bromelain*

Bro|me|lin *nt*: aus Ananas gewonnenes Enzym mit antiphlogistischer Wirkung; Ⓔ *bromelin*

Brom|fin|ne *f*: →*Bromakne*

Brom|hid|ro|se *f*: →*Bromidrosis*

Brom|hid|ro|sis *f, pl* **-ses**: →*Bromidrosis*

Bro|mid *nt*: Salz der Bromwasserstoffsäure; Ⓔ *bromide, bromuret*

Bro|mid|ro|sis *f, pl* **-ses**: *Syn: Stinkschweiß, Bromhidrose, Bromhidrosis, Kakhidrosis, Osmihidrosis*; Ausscheidung eines übelriechenden Schweißes mit unangenehmem Körpergeruch; Ⓔ *bromhidrosis, bromidrosis, tragomaschalia, osmidrosis, ozochrotia*

bro|miert *adj*: bromhaltig; Ⓔ *brominated, bromated, brominized, bromurated*

Bro|mis|mus *m*: chronische Brom(id)vergiftung; Ⓔ *bromide intoxication, bromism, brominism*

Bro|mo|der|ma *nt*: →*Bromodermie*

Bro|mo|der|mie *f*: *Syn: Bromoderma*; Hautreaktion oder -erkrankung bei Therapie mit bromhaltigen Präparaten; Ⓔ *bromoderma*

Bro|mo|form *nt*: *Syn: Tribrommethan*; dem Chloroform* ähnliche, süßlich riechende, toxische Flüssigkeit; Ⓔ *bromoform*

Bro|mo|sul|fa|le|in *nt*: *Syn: Bromsulfalein, Bromosulphthalein, Bromosulfophthalein*; zur Leberfunktionsdiagnostik verwendete Substanz; wird in der Leber aus dem Blut entfernt und mit der Galle ausgeschieden; Ⓔ *sulfobromophthalein, bromsulphalein, bromosulfophthalein, bromsulfophthalein*

Bro|mo|sul|fa|le|in|test *m*: *Syn: Bromsulfaleintest, Bromosulphthaleintest, Bromosulfophthaleintest*; Lebefunktionstest unter Verwendung von Bromosulfalein; Ⓔ *bromosulfophthalein test, bromsulfophthalein test, bromsulphalein test, BSP test*

Bro|mo|sul|fo|phtha|le|in *nt*: →*Bromosulfalein*

Bro|mo|sul|foph|tha|le|in|test *m*: →*Bromosulfaleintest*

Bro|mo|sulph|tha|le|in *nt*: →*Bromosulfalein*

Bro|mo|sulph|tha|le|in|test *m*: →*Bromosulfaleintest*

Brom|sul|fa|le|in *nt*: →*Bromosulfalein*

Brom|sul|fa|le|in|test *m*: →*Bromosulfaleintest*

Bronch-, bronch- *präf.*: →*Broncho-*

Bronch|a|de|ni|tis *f, pl* **-ti|den**: *Syn: Bronchoadenitis*; Entzündung der Bronchialdrüsen; Ⓔ *inflammation of the bronchial glands, bronchadenitis, bronchoadenitis*

bronch|a|de|ni|tisch *adj*: *Syn: bronchoadenitisch*; Bronchadenitis betreffend, von ihr betroffen oder gekennzeichnet; Ⓔ *relating to or caused by bronchadenitis*

Bronch|al|ve|o|li|tis *f, pl* **-ti|den**: *Syn: Bronchoalveolitis*; Entzündung von Bronchien und Lungenalveolen; Ⓔ *inflammation of bronchi and alveoli, bronchoalveolitis, bronchopneumonia*

bronch|al|ve|o|li|tisch *adj*: *Syn: bronchoalveolitisch*; Bronchoalveolitis betreffend, von ihr betroffen oder gekennzeichnet; Ⓔ *relating to or caused by bronchoalveolitis, bronchoalveolitic*

Bronchi-, bronchi- *präf.*: →*Broncho-*

bron|chi|al *adj*: Bronchus/Bronchien oder Bronchialsystem betreffend; Ⓔ *relating to the bronchi, bronchial*

Bron|chi|al|a|de|nom *nt*: von der Bronchialwand ausgehendes Adenom; kann zum Bronchusverschluss führen; Ⓔ *bronchial adenoma*

Bron|chi|al|ar|te|ri|en *pl*: *Syn: Arteriae bronchiales, Rami bronchiales aortae thoracicae*; Bronchialäste der Aorta* thoracica; Ⓔ *bronchial branches of thoracic aorta*

Bron|chi|al|as|per|gil|lo|se *f*: →*Bronchoaspergillose*

Bron|chi|al|asth|ma *nt*: *Syn: Asthma bronchiale*; durch exogene oder endogene Faktoren ausgelöste anfallsweise Atemnot mit Bronchialverengung und vorwiegend exspiratorischer Ventilationsbehinderung; Ⓔ *bronchial asthma, bronchial allergy, spasmodic asthma*

Bron|chi|al|at|men *nt*: *Syn: bronchiales Atemgeräusch, bronchiales Atmen*; normales Atemgeräusch über den Bronchien; Ⓔ *bronchial breathing, bronchial murmur, bronchial rales, bronchial respiration, bronchial breath sounds*

Bron|chi|al|baum *m*: *Syn: Bronchialsystem, Arbor bronchialis*; Gesamtheit der sich verzweigenden Bronchialäste; Ⓔ *bronchial system, bronchial tree*

Bron|chi|al|can|di|do|se *f*: *Syn: Bronchialmoniliasis*; die Bronchien betreffende Candidose*; Ⓔ *bronchocandidiasis, bronchomoniliasis, broncho-oidiosis*

Bron|chi|al|drü|sen *pl*: *Syn: Glandulae bronchiales*; seromuköse Drüsen der Bronchialschleimhaut; Ⓔ *bronchial glands*

Bron|chi|al|fre|mi|tus *m*: *Syn: Fremitus bronchialis*; fühlbares Schwirren der Thoraxwand bei Rasselgeräuschen* der Lunge; Ⓔ *rhonchal fremitus, bronchial fremitus*

Bron|chi|al|kar|zi|nom *nt*: *Syn: Bronchialkrebs; Lungenkrebs, Lungenkarzinom*; vom Epithel der Bronchien ausgehender bösartiger Tumor, der v.a. durch Rauchen und Luftverunreinigungen ausgelöst wird; meist gleichgesetzt mit Lungenkrebs*; Ⓔ *bronchogenic carcinoma, bronchial carcinoma, bronchiogenic carcinoma*

Bron|chi|al|krebs *m*: →*Bronchialkarzinom*

Bron|chi|al|la|va|ge *f*: *Syn: Bronchuslavage*; therapeutische oder diagnostische Spülung der Bronchien; Ⓔ *bronchial lavage*

Bron|chi|al|lymph|kno|ten|tu|ber|ku|lo|se *f*: *Syn: Hilustuberkulose*; Tuberkulose* der Lymphknoten im Lungenhilus; Ⓔ *tuberculosis of the bronchial lymph nodes, hilar tuberculosis*

Bron|chi|al|mo|ni|li|a|sis *f, pl* **-ses:** → *Bronchialcandidose*

Bron|chi|al|ö|dem *nt:* Ödem der Bronchialschleimhaut; Ⓔ *bronchoedema*

Bron|chi|al|po|lyp *m:* von der Bronchialschleimhaut ausgehender Polyp; kann zum Bronchusverschluss führen; Ⓔ *bronchial polyp*

Bron|chi|al|spas|mus *m:* → *Bronchospasmus*

Bron|chi|al|stein *m:* → *Broncholith*

Bron|chi|al|stim|me *f:* → *Bronchophonie*

Bron|chi|al|sys|tem *nt:* → *Bronchialbaum*

Bron|chi|ek|ta|se *f: Syn: Bronchiektasie*; durch eine angeborene oder erworbene Wandschwäche hervorgerufene irreversible Erweiterung von Bronchien oder Bronchialästen; Ⓔ *bronchiectasis, bronchiectasia*

Bron|chi|ek|ta|sie *f:* → *Bronchiektase*

bron|chi|ek|ta|tisch *adj:* Bronchiektase betreffend, von ihr betroffen oder gekennzeichnet; Ⓔ *relating to bronchiectasis, bronchiectatic, bronchiectasic*

Bron|chi|en *pl:* → *Bronchus*

Bron|chi|en|ver|schluss *m:* → *Bronchusverschluss*

Bron|chi|o|lek|ta|se *f:* irreversible Bronchiolenerweiterung; Ⓔ *bronchiolectasis, bronchionectasia*

Bron|chi|o|len *pl:* → *Bronchioli*

Bron|chi|o|len|ent|zün|dung *f:* → *Bronchiolitis*

Bron|chi|o|li *pl: Syn: Bronchiolen*; kleinere Verzweigungen der Bronchien, **Bronchioli respiratorii** und **Bronchioli terminales**; Ⓔ *bronchioles, bronchioli*

Bron|chi|o|li|tis *f, pl* **-ti|den:** *Syn: Bronchiolenentzündung, Bronchitis capillaris*; Entzündung der Bronchiolen; Ⓔ *inflammation of the bronchioles, bronchiolitis, capillary bronchitis*

bron|chi|o|li|tisch *adj:* Bronchiolenentzündung/Bronchiolitis betreffend, von ihr betroffen oder gekennzeichnet; Ⓔ *relating to or caused by bronchiolitis, bronchiolitic*

bronchiolo-alveolär *adj:* → *bronchoalveolär*

Bron|chi|tis *f, pl* **-ti|den:** Entzündung der Bronchialschleimhaut; Ⓔ *inflammation of the bronchi, bronchitis*

Bronchitis capillaris: *Syn: Bronchiolitis, Bronchiolenentzündung*; Entzündung der Bronchiolen; Ⓔ *bronchiolitis, capillary bronchitis*

Bronchitis crouposa: *Syn: kruppöse/pseudomembranöse/membranöse Bronchitis, Bronchitis crouposa/fibrinosa/plastica/pseudomembranacea*; Bronchitis mit fibrinösem Exsudat und Auswurf; Ⓔ *croupous bronchitis, exudative bronchitis, fibrinous bronchitis, membranous bronchitis, plastic bronchitis, pseudomembranous bronchitis, fibrobronchitis*

eitrige Bronchitis: → *Bronchitis foetida*

Bronchitis fibrinosa: → *Bronchitis crouposa*

Bronchitis foetida: *Syn: eitrige/putride Bronchitis, Bronchitis putrida*; Bronchitis mit fötidem Auswurf; Ⓔ *putrid bronchitis*

Bronchitis haemorrhagica: *Syn: hämorrhagische Bronchitis, Bronchospirochaetosis Castellani*; Bronchitis mit blutigem Auswurf; Ⓔ *bronchospirochetosis, hemorrhagic bronchitis, Castellani's bronchitis, Castellani's disease, bronchopulmonary spirochetosis*

hämorrhagische Bronchitis: → *Bronchitis haemorrhagica*

Bronchitis hypertrophicans: chronische Bronchitis mit Hypertrophie der Bronchuswand; Ⓔ *chronic hypertrophic bronchitis*

kruppöse Bronchitis: → *Bronchitis crouposa*

membranöse Bronchitis: → *Bronchitis crouposa*

Bronchitis obliterans: Bronchitis mit Verlegung der Bronchien; Ⓔ *obliterative bronchitis*

Bronchitis plastica: → *Bronchitis crouposa*

Bronchitis productiva: *Syn: produktive Bronchitis*; Bronchitis mit Auswurf; Ⓔ *productive bronchitis*

produktive Bronchitis: → *Bronchitis productiva*

Bronchitis pseudomembranacea: → *Bronchitis crouposa*

pseudomembranöse Bronchitis: → *Bronchitis crouposa*

Bronchitis putrida: → *Bronchitis foetida*

putride Bronchitis: → *Bronchitis foetida*

Bronchitis sicca: *Syn: trockene Bronchitis*; Bronchitis mit nur spärlichem Auswurf; Ⓔ *dry bronchitis*

trockene Bronchitis: → *Bronchitis sicca*

bron|chi|tisch *adj:* Bronchitis betreffend, von ihr betroffen oder gekennzeichnet, mit Bronchitis verbunden; Ⓔ *relating to or affected with bronchitis, bronchitic, chesty*

Broncho-, broncho- *präf.:* Wortelement mit der Bedeutung „Bronchus/Bronchie"; Ⓔ *bronchial, bronch(o)-*

Bron|cho|a|de|ni|tis *f, pl* **-ti|den:** *Syn: Bronchadenitis*; Entzündung der Bronchialdrüsen; Ⓔ *inflammation of the bronchial glands, bronchadenitis, bronchoadenitis*

bron|cho|a|de|ni|tisch *adj: Syn: bronchadenitisch*; Bronchoadenitis betreffend, von ihr betroffen oder gekennzeichnet; Ⓔ *relating to or caused by bronchoadenitis*

bron|cho|al|ve|o|lär *adj: Syn: bronchiolo-alveolär, bronchovesikulär*; Bronchiole(n) und Lungenbläschen/Alveolen betreffend oder verbindend; Ⓔ *relating to both bronchi and alveoli, bronchoalveolar, bronchovesicular, vesiculobronchial*

Bron|cho|al|ve|o|li|tis *f, pl* **-ti|den:** Entzündung von Bronchien und Lungenalveolen; Ⓔ *inflammation of the bronchi and alveoli, bronchoalveolitis, bronchopneumonia*

bron|cho|al|ve|o|li|tisch *adj:* Bronchoalveolitis betreffend, von ihr betroffen oder gekennzeichnet; Ⓔ *relating to or caused by bronchoalveolitis, bronchoalveolitic*

Bron|cho|as|per|gil|lo|se *f: Syn: Bronchialaspergillose*; die Bronchien befallende Aspergillose*; nur schwer von der allergisch bronchopulmonalen Aspergillose* abzugrenzen; Ⓔ *bronchoaspergillosis*

Bron|cho|blas|to|my|ko|se *f:* Lungenform der nordamerikanischen Blastomykose*; Ⓔ *bronchoblastomycosis*

Bron|cho|blen|nor|rhoe *f, pl* **-rho|en:** Schleimabsonderung aus den Bronchien; Ⓔ *bronchoblennorrhea*

Bron|cho|di|la|ta|ti|on *f:* Erweiterung der Bronchien; Ⓔ *bronchodilatation*

Bron|cho|di|la|ta|tor *m:* → *Broncholytikum*

bron|cho|di|la|ta|to|risch *adj: Syn: bronchodilatorisch*; zur Erweiterung von (spastisch verengten) Bronchien und Bronchiolen führend, mit bronchuserweiternder Wirkung; Ⓔ *bronchodilator*

bron|cho|di|la|to|risch *adj:* → *bronchodilatatorisch*

Bron|cho|fi|ber|en|do|sko|pie *f:* Bronchoskopie* mit einem flexibles Bronchoskop; Ⓔ *bronchofiberscopy, bronchofibroscopy*

bron|cho|gen *adj:* von den Bronchien ausgehend; Ⓔ *bronchogenic, bronchiogenic*

Bron|cho|gra|fie, -gra|phie *f: Syn: Bronchoradiografie*; Röntgenkontrastdarstellung des Bronchialbaums; Ⓔ *bronchography*

bron|cho|gra|fisch *adj:* Bronchografie betreffend, mittels Bronchografie; Ⓔ *relating to bronchography, bronchographic*

Bron|cho|gramm *nt:* mittels Bronchografie gewonnenes Röntgenbild; Ⓔ *bronchogram*

bron|cho|ka|ver|nös *adj:* Bronchus und Kaverne betreffend oder verbindend; Ⓔ *bronchocavernous*

Bron|cho|kon|strik|ti|on *f: Syn: Bronchuskonstriktion*; Verengung der Bronchien; Ⓔ *bronchial constriction, bronchoconstriction*

bron|cho|kon|strik|tiv *adj:* die Bronchien zusammenziehend; Ⓔ *bronchoconstrictor*

Bron|cho|lith *m: Syn: Bronchialstein, Calculus bronchialis*; durch Verkalkung von Gewebe-, Schleim- oder Bakterienmassen entstandenes Konkrement in den Bron-

B

chien; Ⓔ *broncholith, bronchial calculus, lung stone, lung calculus*

Bron|cho|li|thi|a|sis *f, pl* **-ses**: durch Bronchialsteine verursachte Bronchienentzündung oder -obstruktion; Ⓔ *broncholithiasis*

Bron|cho|ly|ti|kum *nt, pl* **-ka**: *Syn: Bronchospasmolytikum, Bronchodilatator*; Arzneimittel, des den Tonus der Bronchialmuskulatur herabsetzt und damit zur Erweiterung von (spastisch verengten) Bronchien und Bronchiolen führt; Ⓔ *bronchodilator*

Bron|cho|ma|la|zie *f*: meist angeborene Schwäche der Bronchien- und Bronchiolenwand; Ⓔ *bronchomalacia*

Bron|cho|my|ko|se *f*: Pilzerkrankung [Mykose*] der Bronchien (meist unter Mitbeteiligung der Lunge); Ⓔ *bronchomycosis*

bron|cho|my|ko|tisch *adj*: Bronchomykose betreffend, von ihr betroffen oder gekennzeichnet, durch sie bedingt; Ⓔ *relating to or caused by bronchomycosis, bronchomycotic*

bron|cho|öl|so|pha|ge|al *adj*: *Syn: ösophagobronchial*; Bronchus/Bronchien und Speiseröhre/Ösophagus betreffend oder verbindend; Ⓔ *relating to both a bronchus and the esophagus, bronchoesophageal*

Bron|cho|öl|so|pha|go|sko|pie *f*: kombinierte Endoskopie von Bronchien und Speiseröhre; Ⓔ *bronchoesophagoscopy*

bron|cho|pan|kre|a|tisch *adj*: Bronchien und Bauchspeicheldrüse/Pankreas betreffend oder verbindend; Ⓔ *bronchopancreatic*

Bron|cho|pa|thie *f*: Bronchialerkrankung; Ⓔ *bronchopathy*

Bron|cho|pho|nie *f*: *Syn: Bronchialstimme*; bei der Auskultation hörbare Fortleitung der Stimme des Patienten über verdichtetem Lungengewebe; Ⓔ *bronchophony, bronchial voice, bronchiloquy, pectoriloquy, pectorophony*

Bron|cho|ple|gie *f*: Bronchuslähmung; Ⓔ *bronchoplegia*

bron|cho|pleu|ral *adj*: Bronchien und Brustfell/Pleura betreffend oder verbindend; Ⓔ *relating to both a bronchus and the pleura, bronchopleural*

Bron|cho|pleu|ro|pneu|mo|nie *f*: kombinierte Bronchopneumonie* und Pleuritis*; Ⓔ *bronchopleuropneumonia*

Bron|cho|pneu|mo|nie *f*: *Syn: lobuläre Pneumonie, Herdpneumonie*; sich nicht an anatomische Grenzen haltende herdförmige Lungenentzündung, die meist als **endobronchiale Bronchopneumonie** oder **peribronchiale Bronchopneumonie** aus einer Bronchitis* oder Tracheobronchitis* hervorgeht; Ⓔ *bronchopneumonia, bronchopneumonitis, bronchiolitis, vesicular bronchiolitis, focal pneumonia, lobular pneumonia, bronchial pneumonia, capillary bronchitis, catarrhal pneumonia*

bron|cho|pneu|mo|nisch *adj*: Bronchopneumonie betreffend, von ihr betroffen oder gekennzeichnet, durch sie bedingt; Ⓔ *relating to or affected with bronchopneumonia, bronchopneumonic*

Bron|cho|pneu|mo|pa|thie *f*: Erkrankung von Bronchien und Lunge(ngewebe); Ⓔ *bronchopneumopathy*

bron|cho|pul|mo|nal *adj*: Bronchien und Lunge(n)/Pulmones betreffend; Ⓔ *relating to both lungs and bronchi, bronchopulmonary*

Bron|cho|ra|di|o|gra|fie, -gra|phie *f*: →*Bronchografie*

Bron|chor|rha|gie *f*: Bronchialblutung, Bronchusblutung; Ⓔ *bronchorrhagia*

Bron|chor|rha|phie *f*: Bronchusnaht; Ⓔ *bronchorrhaphy, bronchial suture*

Bron|chor|rhoe *f, pl* **-rho|en**: Schleimabsonderung aus den Bronchien; Ⓔ *bronchorrhea*

Bron|cho|si|nu|si|tis *f, pl* **-ti|den**: *Syn: Sinobronchitis, Sinubronchitis, sinubronchiales/sinupulmonales Syndrom*; subakute oder chronische Sinusitis* mit nachfolgender Bronchitis* oder Bronchopneumonie*; Ⓔ *sinobronchial syndrome, sinopulmonary syndrome, bronchosinusitis, sinobronchitis*

Bron|cho|skop *nt*: starres oder flexibles [**Glasfaserbronchoskop**] Endoskop zur direkten Betrachtung des Bronchialbaums und zur Entnahme von Gewebeproben oder Entfernung von Fremdkörpern (Erdnüsse!) oder Tumoren; Ⓔ *bronchoscope*

Bron|cho|sko|pie *f*: direkte Betrachtung des Bronchialbaums mittels Bronchoskop*; Ⓔ *bronchoscopy*

bron|cho|sko|pisch *adj*: Bronchoskop oder Bronchoskopie betreffend, mittels Bronchoskop oder Bronchoskopie; Ⓔ *relating to bronchoscopy, bronchoscopic*

Bron|cho|spas|mo|ly|ti|kum *nt, pl* **-ka**: →*Broncholytikum*

Bron|cho|spas|mus *m*: *Syn: Bronchialspasmus*; u.U. zu lebensbedrohlicher Atemnot führender Krampf der Bronchialmuskulatur bei z.B. Bronchialasthma*; Ⓔ *bronchospasm, bronchiospasm, bronchismus, bronchial spasm*

Bron|cho|spi|ro|chae|to|sis Castellani *f*: durch Spirochäten* hervorgerufene hämorrhagische Bronchitis*; Ⓔ *bronchopulmonary spirochetosis, bronchospirochetosis, Castellani's bronchitis, hemorrhagic bronchitis, Castellani's disease*

Bron|cho|spi|ro|me|trie *f*: Spirometrie* mit getrennter Messung der beiden Lungenflügel; Ⓔ *bronchospirometry, bronchoscopic spirometry*

Bron|cho|sta|xis *f*: Blutung aus der Bronchuswand/Bronchialschleimhaut; Ⓔ *bronchostaxis*

Bron|cho|ste|no|sis *f, pl* **-ses**: →*Bronchusstenose*

bron|cho|ste|no|tisch *adj*: Bronchostenosis betreffend, von ihr betroffen oder gekennzeichnet, durch sie bedingt; Ⓔ *relating to or caused by bronchostenosis, bronchostenotic*

Bron|cho|sto|mie *f*: Anlage einer äußeren Bronchusfistel; Ⓔ *bronchostomy*

Bron|cho|to|mie *f*: operative Bronchuseröffnung; Ⓔ *bronchotomy*

bron|cho|tra|che|al *adj*: *Syn: tracheobronchial*; Bronchien und Luftröhre/Trachea betreffend oder verbindend; Ⓔ *relating to both bronchi and trachea, bronchotracheal, tracheobronchial*

Bron|cho|tra|che|o|sko|pie *f*: Spiegelung von Luftröhre und Bronchien; Ⓔ *bronchotracheoscopy*

bron|cho|ve|si|ku|lär *adj*: →*bronchoalveolär*

Bron|cho|ze|le *f*: (lokalisierte) Bronchuserweiterung; Ⓔ *bronchocele*

Bron|chus *m, pl* **-chi, -chi|en**: *Syn: Luftröhrenast*; aus der Luftröhre hervorgehende Äste, die sich immer weiter verteilen und verkleinern und in ihrer Gesamtheit den Bronchialbaum bilden; Ⓔ *bronchus*

Bronchus cardiacus: *Syn: Bronchus segmentalis basalis medialis*; Segmentbronchus für das mediale Basalsegment des rechten Unterlappens; Ⓔ *cardiac bronchus*

Bronchus lingularis inferior: Segmentbronchus zum Segmentum lingulare inferius der linken Lunge; Ⓔ *inferior lingular bronchus*

Bronchus lingularis superior: Segmentbronchus zum Segmentum lingulare superius der linken Lunge; Ⓔ *superior lingular bronchus*

Bronchus lobaris: *Syn: Lappenbronchus, Lobarbronchus*; aus den Stammbronchien entstehende Lappenbronchien für die drei Lappen des rechten Lungenflügels [**B. l. superior dexter, B. l. medius, B. l. inferior dexter**] und die beiden linken Lungenlappen [**B. l. superior sinister, B. l. inferior sinister**]; Ⓔ *lobar bronchus*

Bronchus principalis: *Syn: Primärbronchus, Hauptbronchus, Stammbronchus*; noch außerhalb der Lunge entstehender rechter [**Bronchus principalis dexter**] und linker [**Bronchus principalis sinster**] Stammbronchus; Ⓔ *primary bronchus, main bronchus, principal bronchus, stem bronchus*

Bronchus segmentalis: ***Syn:*** *Segmentbronchus*; aus den Lappenbronchien hervorgehende kleinere, die Lungensegment versorgende Bronchien; Ⓔ *segmental bronchus, segment bronchus*

Bronchus segmentalis anterior: Segmentbronchus des Segmentum anterius des Oberlappens der rechten und linken Lunge; Ⓔ *anterior segmental bronchus*

Bronchus segmentalis apicalis: Segmentbronchus des Segmentum apicale des Oberlappens der rechten Lunge; Ⓔ *apical segmental bronchus*

Bronchus segmentalis apicoposterior: Segmentbronchus des Segmentum apicoposterius des Oberlappens der linken Lunge; Ⓔ *apicoposterior segmental bronchus*

Bronchus segmentalis basalis anterior: Segmentbronchus des Segmentum basale anterius des Unterlappens der rechten und linken Lunge; Ⓔ *anterior basal segmental bronchus*

Bronchus segmentalis basalis lateralis: Segmentbronchus des Segmentum basale laterale des Unterlappens der rechten und linken Lunge; Ⓔ *lateral basal segmental bronchus*

Bronchus segmentalis basalis medialis: →*Bronchus cardiacus*

Bronchus segmentalis basalis posterior: Segmentbronchus des Segmentum basale posterius des Unterlappens der rechten und linken Lunge; Ⓔ *posterior basal segmental bronchus*

Bronchus segmentalis lateralis: Segmentbronchus zum Segmentum laterale des Mittellappens der rechten Lunge; Ⓔ *lateral segmental bronchus*

Bronchus segmentalis medialis: Segmentbronchus zum Segmentum mediale des Mittellappens der rechten Lunge; Ⓔ *medial segmental bronchus*

Bronchus segmentalis posterior: Segmentbronchus des Segmentum posterius des rechten Oberlappens; Ⓔ *posterior segmental bronchus*

Bronchus segmentalis superior: Segmentbronchus des Segmentum superius des linken Unterlappens; Ⓔ *superior segmental bronchus*

Bron|chus|ab|riss *m:* →*Bronchusriss*

Bron|chus|blo|cka|de *f:* ***Syn:*** *Bronchusblockierung*; Blockade eines (Haupt-, Lappen-)Bronchus mit einem Ballonkatheter; Ⓔ *bronchial blockage*

Bron|chus|blo|ckie|rung *f:* →*Bronchusblockade*

Bron|chus|ein|en|gung *f:* →*Bronchusstenose*

Bron|chus|fis|tel *f:* vom Bronchialbaum ausgehende Fistel, die in andere Organe mündet [**innere Bronchusfistel**] oder nach außen führt [**äußere Bronchusfistel**]; Ⓔ *bronchial fistula*

Bron|chus|kon|strik|ti|on *f:* →*Bronchokonstriktion*

Bron|chus|la|va|ge *f:* →*Bronchiallavage*

Bronchus-Ösophagus-Fistel *f:* ***Syn:*** *bronchoösophageale Fistel*; innere Bronchusfistel* mit Verbindung zur Speiseröhre; Ⓔ *bronchoesophageal fistula*

Bronchus-Pankreas-Fistel *f:* ***Syn:*** *bronchopankreatische Fistel*; innere Bronchusfistel* mit Verbindung zur Bauchspeicheldrüse; Ⓔ *bronchopancreatic fistula*

Bron|chus|riss *m:* ***Syn:*** *Bronchusabriss, Bronchusruptur*; v.a. im Kindesalter vorkommender Abriss eines Bronchus bei stumpfem Thoraxtraume; Ⓔ *bronchial rupture*

Bron|chus|rup|tur *f:* →*Bronchusriss*

Bron|chus|ste|no|se *f:* ***Syn:*** *Bronchuseinengung, Bronchostenosis*; Einengung der Bronchuslichtung von außen [Druck, Tumor] oder innen [Sekretpropf, Fremdkörper, Schleimhautschwellung]; Ⓔ *bronchostenosis, bronchiarctia, bronchiostenosis, bronchial stenosis*

Bron|chus|tu|ber|ku|lo|se *f:* hämatogene oder bronchogene Tuberkulose* der Bronchien; Ⓔ *bronchial tuberculosis*

Bron|chus|ver|schluss *m:* ***Syn:*** *Bronchienverschluss*; Verschluss der Bronchuslichtung durch z.B. Tumormassen oder Fremdkörper (Erdnüsse!); Ⓔ *bronchial occlusion*

bron|to|phob *adj:* Brontophobie betreffend, durch sie gekennzeichnet; Ⓔ *relating to or marked by brontophobia*

Bron|to|pho|bie *f:* krankhafte Angst vor Donner; oft gleichgesetzt mit Gewitterangst; Ⓔ *irrational fear of thunder, brontophobia*

Bronze-Baby-Syndrom *nt:* grau-braune Hautverfärbung bei Phototherapie des Neugeborenenikterus; Ⓔ *bronze baby syndrome*

Bron|ze|di|a|be|tes *m:* ***Syn:*** *Eisenspeicherkrankheit, Hämochromatose, Siderophilie*; chronische Speicherkrankheit* mit erhöhter Eisenresorption und Hämosiderinablagerung in verschiedenen Organen [Leber, Bauchspeicheldrüse]; klinisch auffällig sind Leberzirrhose*, Diabetes* mellitus und eine blau-braun-bronzefarbene Hautpigmentierung; Ⓔ *hemochromatosis, hemachromatosis, hematochromatosis, bronze diabetes, bronzed diabetes*

Bron|ze|haut|krank|heit *f:* ***Syn:*** *Addison-Krankheit, Morbus Addison, Bronzekrankheit, primäre chronische Nebenniereninsuffizienz/Nebennierenrindeninsuffizienz*; durch eine fehlende oder verminderte Hormonproduktion der Nebennierenrinde ausgelöstes Krankheitsbild mit u.a. Müdigkeit, Schwäche, Gewichtsverlust und Hyperpigmentierung der Haut; Ⓔ *chronic adrenocortical insufficiency, Addison's disease, bronzed disease*

Bron|ze|krank|heit *f:* →*Bronzehautkrankheit*

Brooke-Krankheit *f:* ***Syn:*** *Trichoepitheliom, multiple Trichoepitheliome, Trichoepithelioma papulosum multiplex, Epithelioma adenoides cysticum*; autosomal-dominantes Auftreten multipler Trichoepitheliome; Ⓔ *trichoepithelioma, Brooke's tumor, Brooke's disease, hereditary multiple trichoepithelioma*

Brot|ein|heit *f:* Maßeinheit zur Angabe des Kohlenhydratgehaltes von Lebensmitteln; 1 Broteinheit entspricht 12 Gramm Glucose; Ⓔ *bread exchange unit*

Browne-Operation *f:* Harnröhrenplastik bei Hypospadie*; Ⓔ *Denis Browne operation, Browne operation*

Brown-Séquard-Syndrom *nt:* ***Syn:*** *Brown-Séquard-Lähmung*; Bezeichnung für die klinische Symptomatik bei halbseitiger Verletzung des Rückenmarks; Ⓔ *Brown-Séquard's syndrome, Brown-Séquard's disease, Brown-Séquard's paralysis, Brown-Séquard's sign*

Bru|cel|la *f:* Gattung gramnegativer, unbeweglicher, ellipsoider Aerobier; Ⓔ *Brucella*

Brucella abortus: →*Bang-Bazillus*

Brucella bronchiseptica: →*Bordetella bronchiseptica*

Brucella canis: bei Hunden vorkommende Brucella-Species; wird nur selten auf den Menschen übertragen; Ⓔ *Brucella canis*

Brucella melitensis: ***Syn:*** *Maltafieber-Bakterium*; Erreger des Maltafiebers* und der Bang-Krankheit* bei Schafen und Ziegen; Ⓔ *Brucella melitensis*

Brucella suis: ***Syn:*** *Mittelmeerfieber*; Erreger der Brucellose* des Menschen und der Schweinebrucellose*; Ⓔ *Brucella suis*

Bru|cel|lo|se *f:* ***Syn:*** *Bruzellose, Brucellosis*; Oberbegriff für durch Brucella*-Species hervorgerufene Anthropozoonosen [Mittelmeerfieber*, Bang-Krankheit*, Schweinebrucellose*]; Ⓔ *brucellosis, Malta fever, Mediterranean fever, undulant fever*

Bru|cel|lo|sis *f, pl* **-ses:** →*Brucellose*

Bruce-Septikämie *f:* →*Maltafieber*

Bruch *m:* **1.** →*Knochenbruch* **2.** →*Hernie*

direkter Bruch: ***Syn:*** *direkte Fraktur*; durch direkte Gewalteinwirkung auf den Knochen entstandene

B

Fraktur; Ⓔ *direct fracture*

geschlossener Bruch: ***Syn:*** *geschlossene Fraktur*; Fraktur ohne Verbindung zur Körperoberfläche; Ⓔ *closed fracture*

indirekter Bruch: ***Syn:*** *indirekte Fraktur*; durch indirekte Gewalteinwirkung entstandene Fraktur; Ⓔ *indirect fracture*

kompletter Bruch: 1. ***Syn:*** *vollständiger Bruch, Hernia completa*; Hernie, bei der Bruchsack und Bruchinhalt vollständig durch die Bruchpforte getreten sind **2.** →*komplette Fraktur*; Ⓔ **1.** *complete hernia* **2.** *complete fracture*

komplizierter Bruch: →*komplizierte Fraktur*

offener Bruch: →*offene Fraktur*

unvollständiger Bruch: ***Syn:*** *Hernia incompleta*; Hernie, bei der Bruchsack und Bruchinhalt nicht vollständig durch die Bruchpforte getreten sind; Ⓔ *incomplete hernia*

vollständiger Bruch: →*kompletter Bruch*

Bruch-Membran *f*: ***Syn:*** *Lamina basalis choroideae*; innere Schicht der Aderhaut des Auges; Ⓔ *Bruch's layer, basal complex of choroid, basal lamina of choroid, vitreal lamina, vitreous lamina, Bruch's membrane*

Bruch|bil|dung *f*: ***Syn:*** *Hernienbildung, Herniation*; Ausbildung einer Hernie; Ⓔ *herniation*

Bruch|ein|klem|mung *f*: Einklemmung einer Hernie* in der Bruchpforte; kann zur Entwicklung eines akuten Abdomens führen; Ⓔ *hernia incarceration*

Bruch|kal|lus *m*: ***Syn:*** *Knochenkallus, Kallus, Frakturkallus, Callus*; nach einem Knochenbruch entstehende, den Knochen umgebende Scheide, von der der Heilungsprozess ausgeht; Ⓔ *fracture callus*

Bruch|ka|nal *m*: →*Bruchpforte*

Bruch|o|pe|ra|ti|on *f*: operative Beseitigung einer Hernie*; Ⓔ *herniotomy, kelotomy, celotomy*

Bruch|pfor|te *f*: ***Syn:*** *Bruchkanal*; angeborene oder erworbene Lücke oder Schwachstelle der Bauchwand, durch die der Bruch hervortritt; Ⓔ *hernial canal*

Bruch|sack *m*: den Bruch umgebende Bauchfellaussackung; Ⓔ *hernia sac, hernial sac*

Brücke-Fasern *pl*: →*Brücke-Muskel*

Brücke-Muskel *m*: ***Syn:*** *Brücke-Fasern, Fibrae meridionales musculi ciliaris*; meridionale Fasern des Ziliarmuskels; Ⓔ *Brücke's fibers, longitudinal fibers of ciliary muscle, meridional fibers of ciliary muscle*

Brü|cken|angst *f*: ***Syn:*** *Gephyrophobie*; krankhafte Angst vor Brücken oder davor einen Fluss zu überqueren; Ⓔ *irrational fear of crossing a bridge, gephyrophobia*

Brü|cken|ar|te|ri|en *pl*: ***Syn:*** *Arteriae pontis, Rami ad pontem arteriae basilaris*; Brückenäste der Arteria basilaris; Ⓔ *pontine arteries, pontine branches of basilar artery*

Brü|cken|hau|be *f*: ***Syn:*** *Tegmentum pontis*; der hintere Teil der Brücke [Pons*] besteht sowohl aus weißer als auch grauer Substanz [**Substantia alba tegmenti pontis, Substantia grisea tegmenti pontis**] und umschließt den IV. Ventrikel [Ventriculus* quartus]; Ⓔ *tegmentum of pons*

Brü|cken|kal|lus *m*: zwei Knochen verbindender Kallus; führt zu Bewegungseinschränkung; Ⓔ *bridging, bridging callus*

Brü|cken|lap|pen *m*: doppelseitig gestielter Hautlappen; Ⓔ *brigde flap*

Brücken-Mittelhirn-Syndrom *nt*: ***Syn:*** *Gubler-Lähmung, Millard-Gubler-Syndrom, Hemiplegia alternans inferior*; bei Schädigung im Brücken- und Mittelhirnbereich auftretende Lähmung des Nervus* facialis kombiniert mit spastischer Lähmung der Gliedmaße der anderen Körperseite; Ⓔ *Gubler's syndrome, Gubler's hemiplegia, Gubler's paralysis, Millard-Gubler paralysis, Millard-Gubler syndrome*

Bru|der|kom|plex *m*: ***Syn:*** *Kainkomplex*; neurotischer Komplex mit Rivalität, Neid und Abneigung gegen den eigenen Bruder oder die eigene Schwester; Ⓔ *brother complex, cain complex*

Bru|gia ma|la|yi *f*: ***Syn:*** *Malayenfilarie, Wuchereria malayi*; zu den Nematoden* gehörender Parasit des Menschen, der im Lymphgefäßsystem lebt und zu Elephantiasis* und Brugiose* führt; Ⓔ *Brug's filaria, Brugia malayi, Wuchereria malayi, Wuchereria brugi*

Brugia malayi-Filariose *f*: →*Brugiose*

Bru|gi|o|se *f*: ***Syn:*** *Brugia malayi-Filariose, malayische Filariose, Filariasis malayi*; durch Mücken übertragene tropische Infektionskrankheit mit Befall der Lymphgefäße; Ⓔ *Brug's filariasis, Malayan filariasis*

Bruit *m*: Geräusch; Ⓔ *pulmo. sound, murmur, bruit*

Bruit de diable: ***Syn:*** *Nonnensausen, Nonnengeräusch, Kreiselgeräusch, Jugularvenensausen, Rumor venosus*; Strömungsgeräusch über der Jugularvene, z.B. bei Anämie* oder Hyperthyreose*; Ⓔ *bruit de diable*

Brunhilde-Stamm *m*: →*Brunhilde-Virus*

Brunhilde-Virus *nt*: ***Syn:*** *Brunhilde-Stamm, Poliomyelitis-Virus Typ I*; häufigster Erreger von Poliomyelitis*-Epidemien und der paralytischen Form der Kinderlähmung; Ⓔ *Brunhilde virus*

Brunner-Drüsen *pl*: ***Syn:*** *Glandulae duodenales, Duodenaldrüsen*; in der Submukosa des Zwölffingerdarms liegende mukoide Drüsen; Ⓔ *Brunner's glands, duodenal glands, mucous glands of duodenum, mucous crypts of duodenum, Wepfer's glands, Galeati's glands*

Brun|ne|ri|om *nt*: Adenom* der Brunner-Drüsen; häufigster [90 %] benigner Tumor des Zwölffingerdarms; Ⓔ *brunneroma*

Brun|ne|ro|sis *f, pl* **-ses**: Hyperplasie der Brunner*-Drüsen; Ⓔ *brunnerosis*

Brushfield-Flecken *pl*: weiße Flecken der Regenbogenhaut bei Down-Syndrom; Ⓔ *Brushfield's spots*

Brust|at|mung *f*: ***Syn:*** *Thorakalatmung, Kostalatmung*; flacher Atmungstyp, bei dem nur die Brustmuskeln eingesetzt werden; Ⓔ *costal respiration, thoracic respiration*

Brust|bein|punk|ti|on *f*: ***Syn:*** *Sternalpunktion*; Knochenmarkentnahme aus dem Brustbein; Ⓔ *sternal puncture*

Brust|drü|sen|ent|zün|dung *f*: →*Mastitis*

Brust|drü|sen|kar|zi|nom *nt*: →*Brustkrebs*

Brust|drü|sen|krebs *m*: →*Brustkrebs*

Brust|en|ge *f*: →*Angina pectoris*

Brust|ent|zün|dung *f*: →*Mastitis*

Brust|fell *nt*: →*Pleura*

Brust|fell|ent|zün|dung *f*: →*Pleuritis*

Brust|kar|zi|nom *nt*: →*Brustkrebs*

Brust|korb|prel|lung *f*: →*Brustkorbquetschung*

Brust|korb|quet|schung *f*: ***Syn:*** *Thoraxquetschung, Brustkorbprellung, Contusio thoracis*; durch stumpfe Gewalteinwirkung [Verkehrsunfall] verursachte Prellung des knöchernen Thorax; kann von Rippenfrakturen und Schäden der Brustorgane begleitet sein; Ⓔ *chest bruise, bruised ribs*

Brust|krebs *m*: ***Syn:*** *Brustdrüsenkrebs, Brustdrüsenkarzinom, Brustkarzinom, Mammakarzinom, Carcinoma mammae*; häufigster bösartiger Tumor der Frau, der v.a. nach dem 40. Lebensjahr [75 % nach dem 50. Jahr] diagnostiziert wird; ca. 10 % aller Frauen erkranken an Brustkrebs, d.h., in Deutschland gibt es pro Jahr ca. 45.000 Neuerkrankungen; die Heilungsrate liegt bei 40–45 %; als **ätiologische Faktoren** werden Alter, genetische Belastung [ca. 5 % sind genetisch bedingt], Hormone [frühe Menarche, späte Menopause, Kinderlosigkeit und hohes Alter bei der ersten Schwangerschaft erhöhen das Risiko], soziokulturelle Faktoren [wesentlich seltener in Asien und bei fettarmer Ernährung] und Strahlenexposition angesehen; die häufigste **Lokalisation** ist der obere äußere Quadrant

[55 %], gefolgt von Brustwarze und oberem innerem Quadranten [jeweils 15 %], unterem äußerem Quadranten [10 %] und unterem innerem Quadranten [5 %]; nur 1 % aller Mammakarzinome sind primär doppelseitig; die **Metastasierung** erfolgt sowohl lymphogen als auch hämatogen; da es auch Verbindungen zwischen den Lymphgefäßen der beiden Brustdrüsen gibt, kann es zur Metastasierung eines Karzinoms zur anderen Brust kommen; das Mammakarzinom hat eine hohe Tumorverdopplungszeit, d.h., man geht davon aus, dass auch kleine Tumoren bereits Mikrometastasen gesetzt haben, die noch nach Jahren [10 Jahre and länger] als solitäre oder multiple Metastasen auffällig werden können; es gilt weiterhin die Regel, dass Karzinome ohne Fernmetastasen kurabel, Karzinome mit hämatogener Aussaat aber inkurabel sind; Grundlage der **Therapie** ist eine chirurgische Entfernung des Tumors, wobei das operative Vorgehen v.a. vom Tumor und dem Operateur abhängen; insgesamt lässt sich aber sagen, dass die meisten Chirurgen heute weniger radikal operieren und großen Wert auf eine brusterhaltende oder rekonstruktive Technik legen; die Frage der postoperativen Chemo-, Hormon- oder Strahlentherapie wird von verschiedenen Autoren verschieden beurteilt; die meisten sehen die postoperative Strahlentherapie heute als einen integralen Bestandteil der Therapie an; genauso wichtig ist aber eine Nachsorge zur Erkennung von Spätfolgen der Behandlung und zur Erkennung von Rezidiven und Spätmetastasen; Ⓔ *breast cancer, breast carcinoma, mammary carcinoma*

Brust|mark *nt*: ***Syn:*** *Brustsegmente, Thorakalsegmente, Thoracica, Pars thoracica medullae spinalis*; Brustabschnitt des Rückenmarks; Ⓔ *thoracic part of spinal cord, thoracic segments of spinal cord*

Brust|milch|gang *m*: ***Syn:*** *Ductus thoracicus, Milchbrustgang*; Hauptlymphstamm des Körpers, der die Lymphe der unteren Körperhälfte und der linken Seite von Kopf und Oberkörper aufnimmt; mündet in den linken Venenwinkel; Ⓔ *thoracic duct, alimentary duct, chyliferous duct, duct of Pecquet, van Horne's canal*

Brust|ner|ven *pl*: ***Syn:*** *thorakale Spinalnerven, Nervi thoracici*; Spinalnerven des Brustmarks; Ⓔ *thoracic nerves, thoracic spinal nerves*

Brust|schlag|a|der *f*: ***Syn:*** *Aorta thoracica, Pars thoracica aortae*; Aortenabschnitt zwischen Aortenisthmus und Zwerchfell; Ⓔ *thoracic part of aorta, thoracic aorta*

Brust|seg|men|te *pl*: →*Brustmark*

Brust|wand|ab|lei|tun|gen *pl*: EKG-Ableitung von der äußeren Brustwand; Ⓔ *chest leads, precordial leads*

Brust|wand|flat|tern *nt*: ***Syn:*** *paradoxe Atmung*; bei Instabilität der Brustwand [Rippenserienfraktur] auftretende Einziehung der Brustwand während der Einatmung; Ⓔ *flail chest*

Brust|war|zen|ent|zün|dung *f*: →*Mamillitis*

Brust|was|ser|sucht *f*: →*Hydrothorax*

Brust|wir|bel *pl*: ***Syn:*** *Thorakalwirbel, Vertebrae thoracicae*; die 12 Wirbel der Brustwirbelsäule; Ⓔ *thoracic vertebrae, dorsal vertebrae*

Bruton-Syndrom *nt*: ***Syn:*** *infantile X-chromosomale Agammaglobulinämie, kongenitale geschlechtsgebundene Agammaglobulinämie, kongenitale Agammaglobulinämie, Bruton-Typ der Agammaglobulinämie*; X-chromosomal-rezessiv vererbtes Antikörpermangelsyndrom mit Fehlen aller Immunglobulinklassen; führt bereits im Säuglingsalter zu schweren (meist bakteriellen) Infektionen; Ⓔ *Bruton's agammaglobulinemia, Bruton's disease, X-linked agammaglobulinemia, X-linked hypogammaglobulinemia, X-linked infantile agammaglobulinemia, congenital agammaglobulinemia*

Bru|xis|mus *m*: (unwillkürliches) Zähneknirschen; Ⓔ *teeth grinding, bruxism*

Bru|xo|ma|nie *f*: Pressen und Knirschen der Zähne während des Tages; Ⓔ *bruxomania*

Bru|zel|lo|se *f*: →*Brucellose*

B-Strep|to|kok|ken *pl*: ***Syn:*** *Streptococcus agalactiae, Streptococcus mastitidis, Streptokokken der Gruppe B*; meist Tiere, seltener auch den Menschen befallende Streptokokken, die Wundinfektionen, Meningitis [Neugeborene] und Entzündungen des Nasenrachenraums hervorrufen können; Ⓔ *Streptococcus agalactiae, Streptococcus mastitidis*

Bu|bo *m, pl* **Bu|bo|nes, Bu|bo|nen**: entzündlich-vergrößerter Lymphknoten (in der Leistenbeuge); Ⓔ *bubo*

Bubo indolens: ***Syn:*** *schmerzloser Bubo, indolenter Bubo*; schmerzlose Leistenlymphknotenschwellung bei verschiedenen Infektionskrankheiten [meist Syphilis*]; Ⓔ *indolent bubo*

indolenter Bubo: →*Bubo indolens*

klimatischer Bubo: ***Syn:*** *vierte Geschlechtskrankheit, Poradenitis inguinalis, Lymphogranuloma inguinale/venereum, Lymphopathia venerea, Morbus Durand-Nicolas-Favre*; durch Chlamydia* trachomatis hervorgerufene Geschlechtskrankheit*; kennzeichnend ist die ausgeprägte Schwellung der Leistenlymphknoten; Ⓔ *tropical bubo, lymphogranuloma venereum, lymphogranuloma inguinale, lymphopathia venereum, Durand-Nicolas-Favre disease, Favre-Durand-Nicolas disease, Favre-Nicolas-Durand disease, fifth venereal disease, fourth venereal disease, Frei's disease, Nicolas-Favre disease, sixth venereal disease, climatic bubo, poradenolymphitis, poradenitis nostras/venerea, donovanosis, pudendal ulcer*

schmerzloser Bubo: →*Bubo indolens*

Bu|bo|nen|pest *f*: →*Beulenpest*

Bu|bo|no|ze|le *f*: inkompletter Leistenbruch*; Ⓔ *bubonocele*

Bu|bo|nu|lus *m*: ***Syn:*** *Lymphangiitis dorsalis penis, Nisbet-Schanker*; im Rahmen des Ulcus* molle auftretende Lymphgefäßentzündung des Penis; Ⓔ *bubonulus, Nisbet's chancre*

Bucc-, bucc- *präf.*: →*Bukko-*

Buc|ca *f, pl* **-cae**: ***Syn:*** *Mala*; Wange; Ⓔ *bucca, cheek, mala, gena*

buc|cal *adj*: →*bukkal*

Bucci-, bucci- *präf.*: →*Bukko-*

Buck-Faszie *f*: ***Syn:*** *Fascia penis profunda*; tiefe Penisfaszie; Ⓔ *deep fascia of penis, Buck's fascia*

Bucky-Strahlen *pl*: ***Syn:*** *Grenzstrahlen*; ultraweiche Röntgenstrahlen; Ⓔ *grenz rays, borderline rays, Bucky's rays*

Buday-Krankheit *f*: durch Fusobacterium* necrophorum hervorgerufene Abszesse von Leber, Lunge, Milz und Muskeln; Ⓔ *Buday's syndrome*

Budd-Chiari-Syndrom *nt*: ***Syn:*** *Endophlebitis hepatica obliterans*; zu einem Verschluss der Lebervenen führende Entzündung; Ⓔ *Chiari-Budd syndrome, Budd-Chiari disease, Budd-Chiari syndrome, Chiari's disease, Chiari's syndrome, Budd's syndrome*

Budd-Zirrhose *f*: Leberzirrhose* bei Budd-Chiari-Syndrom*; Ⓔ *Budd's cirrhosis, Budd's disease*

Büdinger-Ludloff-Läwen-Syndrom *nt*: ***Syn:*** *Chondromalacia patellae*; oft beide Kniescheiben betreffende Knorpelerweichung bei Jugendlichen; Ⓔ *chondromalacia patellae, chondromalacia of the patella, retropatellar chondropathy, retropatellar osteoarthritis*

buffy coat *nt*: ***Syn:*** *Leukozytenmanschette*; Schicht aus Leukozyten und Thrombozyten an der Grenzschicht zwischen Plasma und Erythrozyten in Blutkonserven; Ⓔ *leukocyte cream, buffy coat*

Bu|kar|die *f*: ***Syn:*** *Ochsenherz, Cor bovinum*; extrem vergrößertes Herz; Ⓔ *bovine heart, ox heart, bucardia*

buk|kal *adj*: ***Syn:*** *buccal*; Wange/Bucca betreffend; Ⓔ *relating to the cheek, buccal, genal*

Buk|kal|drü|sen *pl*: ***Syn:*** *Glandulae buccales*; Speicheldrüsen der Wangenschleimhaut; Ⓔ *buccal glands*

Bukko-, bukko- *präf.*: Wortelement mit der Bedeutung „Backe/Wange"; Ⓔ *cheek, buccal, bucco-*

buk|ko|gin|gi|val *adj*: Wange und Zahnfleisch/Gingiva betreffend oder verbindend; Ⓔ *relating to both cheek and gum, buccogingival*

Buk|ko|glos|so|pha|ryn|gi|tis *f, pl* **-ti|den**: Entzündung von Wange, Zunge und Rachen; Ⓔ *inflammation of the cheek, tongue, and pharynx, buccoglossopharyngitis*

buk|ko|la|bi|al *adj*: Wange und Lippe/Labium betreffend oder verbindend; Ⓔ *relating to both cheek and lip, buccolabial*

buk|ko|lin|gu|al *adj*: Wange und Zunge/Lingua betreffend; Ⓔ *relating to both cheek and tongue, buccolingual*

buk|ko|ma|xil|lär *adj*: Wange und Oberkiefer/Maxilla betreffend oder verbindend; Ⓔ *relating to both cheek and maxilla, buccomaxillary*

buk|ko|pha|ryn|ge|al *adj*: Wange oder Mund und Rachen/Pharynx betreffend oder verbindend; Ⓔ *relating to both mouth and pharynx, buccopharyngeal*

buk|ko|zer|vi|kal *adj*: Wange und Hals/Zervix betreffend oder verbindend; Ⓔ *relating to both cheek and neck, buccocervical*

Bülau-Drainage *f*: Drainage zur Absaugung von Eiter aus der Pleurahöhle; Ⓔ *siphon drainage*

Bulb-, bulb- *präf.*: → *Bulbo-*

bul|bär *adj*: Bulbus betreffend; Medulla oblongata betreffend; Ⓔ *relating to a bulb, bulbar*

Bul|bär|pa|ra|ly|se *f*: Ausfall motorischer Hirnnervenkerne in der Medulla* oblongate; Ⓔ *bulbar paralysis, bulbar palsy, progressive bulbar paralysis, Duchenne's disease, Duchenne's paralysis, Duchenne's syndrome, glossolabial paralysis, glossopharyngolabial paralysis, labial paralysis, labioglossolaryngeal paralysis, labioglossopharyngeal paralysis, association paralysis*

progressive Bulbärparalyse: ***Syn:*** *Duchenne-Syndrom*; fortschreitende Bulbärparalyse mit Schluckbeschwerden, Atemstörungen und evtl. Kehlkopflähmung; Ⓔ *Duchenne's disease, Duchenne's paralysis, Duchenne's syndrome, bulbar paralysis, bulbar palsy, association paralysis, progressive bulbar paralysis, glossolabial paralysis, glossopharyngolabial paralysis, labial paralysis, labioglossolaryngeal paralysis, labioglossopharyngeal paralysis*

bul|bi|form *adj*: ***Syn:*** *bulboid, bulbös*; knollenförmig, zwiebelförmig; Ⓔ *bulbous, bulbiform, bulboid, bulb-shaped*

Bul|bi|tis *f, pl* **-ti|den**: Entzündung des Bulbus penis; Ⓔ *inflammation of the bulbus penis, bulbitis*

bul|bi|tisch *adj*: Bulbitis betreffend, von ihr betroffen oder gekennzeichnet; Ⓔ *relating to or caused by bulbitis*

Bulbo-, bulbo- *präf.*: Wortelement mit der Bedeutung „Bulbus"; Ⓔ *bulb, bulbo-*

bul|bo|a|tri|al *adj*: Bulbus* cordis und Herzvorhof/Atrium betreffend; Ⓔ *relating to both bulbus cordis and atrium, bulboatrial*

Bul|bo|ca|ver|no|sus|re|flex *m*: → *Bulbospongiosusreflex*

bul|bo|id *adj*: → *bulbiform*

bul|bös *adj*: → *bulbiform*

bul|bo|spi|nal *adj*: ***Syn:*** *spinobulbär*; Markhirn und Rückenmark/Medulla spinalis betreffend oder verbindend; Ⓔ *relating to both medulla oblongata and spinal chord, bulbospinal, spinobulbar*

Bul|bo|spon|gi|o|sus *m*: → *Musculus bulbospongiosus*

Bul|bo|spon|gi|o|sus|re|flex *m*: ***Syn:*** *Bulbocavernosusreflex*; Kontraktion des Musculus* bulbospongiosus bei Reizung der Penishaut; Ⓔ *bulbocavernous reflex, penile reflex, penis reflex*

bul|bo|u|re|thral *adj*: ***Syn:*** *urethrobulbär*; Bulbus* penis und Harnröhre/Urethra betreffend; Ⓔ *relating to both bulbus penis and urethra, bulbourethral, urethrobulbar*

Bul|bo|u|re|thral|drü|sen *pl*: ***Syn:*** *Cowper-Drüsen, Glandula bulbourethralis*; Gleitmittel für den Sexualverkehr produzierende paarige Drüse, die in den hinteren Teil der Harnröhre mündet; Ⓔ *bulbourethral glands, bulbocavernous glands, Cowper's glands*

Bul|bus *m, pl* **-ben, -bi**: zwiebel-/knollenförmige Stuktur; Ⓔ *bulb, bulbus*

Bulbus aortae: ***Syn:*** *Aortenbulbus*; ausgebuchteter Anfangsteil der Aorta*; Ⓔ *aortic bulb, arterial bulb, bulb of aorta*

Bulbus cornus posterioris: ampullärer Anfangsteil des Hinterhorns des Seitenventrikels; Ⓔ *bulb of posterior horn of lateral ventricle*

Bulbus duodeni: ***Syn:*** *Ampulla duodeni*; ampullärer Anfangsteil des Zwölffingerdarms; Ⓔ *duodenal bulb*

Bulbus inferior venae jugularis: Auftreibung der Vena* jugularis interna vor der Vereinigung mit der Vena* subclavia; Ⓔ *inferior bulb of jugular vein*

Bulbus medullae spinalis: ***Syn:*** *Markhirn, verlängertes Mark, Medulla oblongata, Myelencephalon*; zwischen Rückenmark und Mittelhirn liegender unterster Teil des Gehirns; Ⓔ *medulla oblongata, medulla, myelencephalon, bulbus*

Bulbus oculi: Augapfel; Ⓔ *ball of the eye, eyeball, bulb of eye, ocular bulb, globe of eye*

Bulbus olfactorius: ***Syn:*** *Riechkolben*; Anschwellung an der vorderen Hirnbasis, in die die Riechfäden einstrahlen; Ⓔ *olfactory bulb, olfactory knob, Morgagni's tubercle*

Bulbus penis: aufgetriebener Anfangsteil des Penisschwellkörpers [Corpus* spongiosum penis], der am Diaphragma* urogenitale befestigt ist; Ⓔ *bulb of penis*

Bulbus superior venae jugularis: in der Fossa* jugularis liegende Auftreibung der Vena* jugularis interna; Ⓔ *superior bulb of jugular vein*

Bulbus vestibuli: an der Basis der kleinen Schamlippen* liegendes Venengeflecht, das dem Bulbus* penis des Mannes entspricht; Ⓔ *bulb of vestibule of vagina*

Bul|bus|druck|re|flex *m*: ***Syn:*** *okulokardialer Reflex, Aschner-Dagnigni-Bulbusreflex, Aschner-Versuch, Aschner-Dagnini-Versuch, Bulbusdruckversuch*; Druck auf den Augapfel führt zu Bradykardie, Hautblässe und Brechreiz; Ⓔ *Aschner's sign, Aschner's reflex, Aschner test, Aschner-Dagnini test, oculocardiac reflex, Ashley's phenomenon, eyeball compression reflex, eyeball-heart reflex*

Bul|bus|druck|ver|such *m*: → *Bulbusdruckreflex*

Bul|bus|in|zi|si|on *f*: ***Syn:*** *Ophthalmotomie, Augapfelinzision*; Eröffnung des Augapfels; Ⓔ *ophthalmotomy*

Bul|bus|rup|tur *f*: ***Syn:*** *Augapfelzerreißung, Augapfelruptur, Bulbuszerreißung, Ophthalmorrhexis*; Sklerariptur* hinter dem Limbus* corneae bei schwerer Prellung [Stock-, Faustschlag]; bei der **gedeckten Bulbusruptur** ist die Bindehaut noch intakt; Ⓔ *ophthalmorrhexis*

Bul|bus|zer|rei|ßung *f*: → *Bulbusruptur*

Bu|li|ma|re|xie *f*: → *Bulimia nervosa*

Bu|li|mia *f*: → *Bulimie*

Bulimia nervosa: isoliert oder zusammen mit **Anorexia nervosa** auftretende Essstörung, die durch abwechselndes exzessives Essen [**Fressattacke**] und selbst herbeigeführtes Erbrechen charakterisiert ist; Ⓔ *boulimia, bulimia, hyperorexia, bulimia nervosa*

Bu|li|mie *f*: ***Syn:*** *Heißhunger, Esssucht, Fresssucht, Hyperorexie, Bulimia*; übermäßiges Essen, das nicht von einem Hungergefühl ausgelöst wird; Ⓔ *boulimia, bulimia, akoria, acoria, hyperorexia*

bu|li|misch *adj*: Bulimie betreffend, von ihr betroffen oder gekennzeichnet; Ⓔ *relating to or affected with bulimia, bulimic*

Bul|la *f, pl* **-lae**: **1.** (*anatom.*) blasenähnliche Struktur, Höhle **2.** Blase; Hautblase; Ⓔ **1.–2.** *vesica, bulla vesica, bulla, blister*

Bulla ethmoidalis: größte Siebbeinzelle; Ⓔ *ethmoidal bulla, ethmoid antrum*

Bulla repens: → *Bulla rodens*

Bulla rodens: *Syn: Bulla repens, Staphylodermia superficialis bullosa manuum, Streptodermia superficialis bullosa manuum*; meist durch Staphylococcus* aureus verursachte eitrige Hand- oder Fingerblase; Ⓔ *bulla repens, bulla rodens*

bul|lös *adj*: **1.** mit Blasen besetzt, mit Blasenbildung einhergehend **2.** durch Bullae gekennzeichnet, (groß-)blasig **3.** aufgebläht, aufgeblasen; Ⓔ **1.** *bullous, blistered* **2.** *relating to or characterized by bullae, bullate, bullous* **3.** *bloated*

Bul|lo|sis *f, pl* **-ses**: durch das Auftreten multipler Blasen gekennzeichnete Hauterkrankung; Ⓔ *bullosis*

Bullosis diabeticorum: intra- und subepidermale Blasenbildung an Unterschenkeln und Füßen bei schlecht eingestelltem Diabetes* mellitus; Ⓔ *diabetic bullosis*

Bunt|licht|the|ra|pie *f*: Bestrahlung mit Licht einer bestimmten Wellenlänge, z.B. Rotlichttherapie; Ⓔ *chromophototherapy*

Bunt|ze|cken *pl*: *Syn: Amblyomma*; Schildzeckengattung, die häufig Erreger überträgt; Ⓔ *Amblyomma*

Bun|ya|vi|ri|dae *pl*: *Syn: Bunyaviren*; weltweit vorkommende RNA-Viren, die durch Zecken und Mücken übertragen werden; Ⓔ *Bunyaviridae*

Buph|thal|mus *m*: *Syn: Ochsenauge, Glaukom der Kinder, Hydrophthalmus*; ein- oder beidseitige Vergrößerung des Augapfels durch Erhöhung des Augeninnendrucks; Ⓔ *infantile glaucoma, hydrophthalmos, hydrophthalmia, hydrophthalmus, buphthalmos, buphthalmia, buphthalmus, congenital glaucoma*

Burdach-Strang *m*: *Syn: Fasciculus cuneatus medullae spinalis*; im Hinterstrang des Rückenmarks verlaufende Fasern der Tast- und Tiefensensibilität des Oberkörpers; Ⓔ *Burdach's tract, Burdach's column, cuneate funiculus, column of Burdach, fasciculus of Burdach, cuneate fasciculus of spinal cord, wedge-shaped fasciculus*

Bürger-Grütz-Syndrom *nt*: *Syn: Bürger-Grütz-Krankheit, Hyperlipoproteinämie Typ I, fettinduzierte/exogene Hypertriglyceridämie/Hyperlipämie, familiärer C-II-Apoproteinmangel*; familiäre Lipidspeicherkrankheit mit Neigung zu Atherosklerose*, Hepatosplenomegalie* und zentralnervösen Störungen; Ⓔ *Bürger-Grütz syndrome, Bürger-Grütz disease, familial apolipoprotein C-II deficiency, familial hypertriglyceridemia, familial lipoprotein lipase deficiency, familial LPL deficiency, type I familial hyperlipoproteinemia, familial fat-induced hyperlipemia, familial hyperchylomicronemia, idiopathic hyperlipemia*

Bürker-Zählkammer *f*: Zählkammer zur Auszählung von Blutzellen; Ⓔ *Bürker's counting cell*

Burkitt-Lymphom *nt*: *Syn: Burkitt-Tumor, epidemisches Lymphom, B-lymphoblastisches Lymphom*; hoch-malignes Non-Hodgkin-Lymphom*, das wahrscheinlich durch das Epstein-Barr*-Virus ausgelöst wird; Ⓔ *Burkitt's tumor, Burkitt's lymphoma, African lymphoma*

Burkitt-Tumor *m*: → *Burkitt-Lymphom*

Burnett-Syndrom *nt*: *Syn: Milchalkalisyndrom*; durch übermäßige Alkalienzufuhr [Milch] hervorgerufene Stoffwechselstörung mit Kalkablagerung in Geweben; Ⓔ *milk-alkali syndrome, Burnett's syndrome, hypercalcemia syndrome*

Burning-feet-Syndrom *nt*: *Syn: Gopalan-Syndrom, Syndrom der brennenden Füße, heiße Greisenfüße*; durch verschiedene Ursachen [Vitaminmangel, Lebererkrankungen, Diabetes] hervorgerufenes, schmerzhaftes Brennen der Füße während der Nacht; Ⓔ *burning feet syndrome, Gopalan's syndrome*

Bur|sa *f, pl* **-sae**: Beutel, Tasche, Aussackung; Ⓔ *bursa*

Bursa anserina: Bursa zwischen Pes anserinus und Ligamentum collaterale tibiale; Ⓔ *anserine bursa*

Bursa bicipitoradialis: Bursa zwischen Bizepssehne und Radius; Ⓔ *bicipitoradial bursa*

Bursa cubitalis interossea: inkonstante Bursa zwischen Bizepssehne und Ulna; Ⓔ *interosseous cubital bursa*

Bursa Fabricii: bei Vögeln vorkommendes lymphoretikuläres Organ im Enddarm, in dem die B-Lymphozyten gebildet werden; Ⓔ *bursa of Fabricius*

Bursa iliopectinea: zwischen Musculus iliopsoas und Hüftgelenk liegender Schleimbeutel, der gelegentlich mit der Gelenkhöhle in Verbindung steht; Ⓔ *iliopectineal bursa*

Bursa infrahyoidea: inkonstante Bursa unterhalb des Zungenbeinkörpers zwischen Musculus sternothyroideus und Membrana thyrohyoidea; Ⓔ *infrahyoid bursa*

Bursa infrapatellaris profunda: tiefer Schleimbeutel zwischen Ligamentum patellae und Schienbein; Ⓔ *deep infrapatellar bursa, subligamentous bursa*

Bursa intratendinea olecrani: inkonstanter Schleimbeutel in der Ansatzsehne des Musculus biceps brachii; Ⓔ *intratendinous bursa of olecranon*

Bursa ischiadica musculi glutei maximi: Schleimbeutel zwischen Musculus gluteus maximus und Tuber* ischiadicum; Ⓔ *ischial bursa of gluteus maximus muscle*

Bursa ischiadica musculi obturatoris interni: Schleimbeutel zwischen Musculus obturatorius internus und der Kante des Foramen ischiadicum minus; Ⓔ *ischial bursa of internal obturator muscle*

Bursa musculi bicipitis femoris superior: Schleimbeutel zwischen dem langen Kopf [Caput longum] des Musculus biceps femoris und der Ursprungssehne des Musculus semimembranosus; Ⓔ *superior bursa of biceps femoris muscle*

Bursa musculi coracobrachialis: Schleimbeutel zwischen der Sehne des Musculus coracobrachialis und dem Musculus subscapularis; Ⓔ *coracobrachial bursa*

Bursa musculi piriformis: kleiner Schleimbeutel zwischen den Sehnen von Musculus piriformis und Musculus gemellus superior und dem Oberschenkelknochen; Ⓔ *piriform bursa*

Bursa musculi poplitei: Schleimbeutel unter dem Musculus popliteus; Ⓔ *popliteal bursa*

Bursa musculi semimembranosi: Schleimbeutel zwischen den Endsehnen des Musculus semimembranosus und dem Condylus medialis tibiae; Ⓔ *semimembranous bursa*

Bursa musculi tensoris veli palatini: kleiner Schleimbeutel zwischen Musculus tensor veli palatini und dem Hamulus pterygoideus; Ⓔ *bursa of tensor veli palatini muscle*

Bursa omentalis: *Syn: Netzbeutel, Bauchfelltasche*; von der restlichen Bauchhöhle abgegrenzter Raum zwischen Magen und Bauchspeicheldrüse; Ⓔ *omental bursa, omental sac, epiploic sac, lesser sac of peritoneal cavity, lesser peritoneal cavity*

Bursa pharyngealis: *Syn: Tornwaldt-Bursa*; inkonstant auftretender zystischer Rest der Chorda dorsalis in der Rachenwand unterhalb der Rachenmandel [Tonsilla pharyngea]; Ⓔ *pharyngeal bursa*

Bursa retrohyoidea: Schleimbeutel zwischen der Rückseite des Zungenbeins und der Membrana thyrohyoidea; Ⓔ *retrohyoid bursa*

Bursa subacromialis: Schleimbeutel unter dem Akromion; Ⓔ *subacromial bursa, deltoid bursa*

Bursa subcutanea: subkutaner Schleimbeutel; Ⓔ *subcutaneous (synovial) bursa*

Bursa subcutanea acromialis: Bursa zwischen Haut

und Akromion; Ⓔ *subcutaneous acromial bursa*
Bursa subcutanea calcanea: Bursa zwischen Haut und dorsaler Oberfläche des Tuber calcanei; Ⓔ *subcutaneous calcaneal bursa*
Bursa subcutanea infrapatellaris: Bursa zwischen Haut und Ligamentum patellae; Ⓔ *subcutaneous infrapatellar bursa*
Bursa subcutanea malleoli lateralis: Bursa zwischen Haut und Außenknöchel; Ⓔ *subcutaneous bursa of lateral malleolus*
Bursa subcutanea malleoli medialis: Bursa zwischen Haut und Innenknöchel; Ⓔ *subcutaneous bursa of medial malleolus*
Bursa subcutanea olecrani: *Syn: Ellenbogenschleimbeutel*; Schleimbeutel zwischen Olekranon und Sehne des Musculus* triceps; Ⓔ *olecranon bursa, anconeal bursa, subcutaneous bursa of olecranon, superficial bursa of olecranon*
Bursa subcutanea prepatellaris: vor der Kniescheibe liegender Schleimbeutel; Ⓔ *(subcutaneous) prepatellar bursa, subcutaneous patellar bursa*
Bursa subcutanea prominentiae laryngeae: Schleimbeutel in der Haut über dem Adamsapfel; Ⓔ *subcutaneous bursa of prominence of larynx*
Bursa subcutanea trochanterica: Schleimbeutel zwischen der Sehne des Musculus gluteus maximus und der Haut über dem Trochanter major; Ⓔ *subcutaneous trochanteric bursa*
Bursa subcutanea tuberositatis tibiae: Schleimbeutel in der Haut über der Tuberositas tibiae; Ⓔ *subcutaneous bursa of tuberosity of tibia*
Bursa subdeltoidea: Schleimbeutel zwischen Musculus deltoideus und Gelenkkapsel des Schultergelenks; Ⓔ *subdeltoid bursa*
Bursa subfascialis: *Syn: subfaszialer Schleimbeutel*; unter einer Faszie liegender Schleimbeutel; Ⓔ *subfascial (synovial) bursa*
Bursa subfascialis prepatellaris: Schleimbeutel vor der Kniescheibe [Patella]; Ⓔ *subfascial prepatellar bursa*
Bursa submuscularis: *Syn: submuskulärer Schleimbeutel*; unter einem Muskel liegender Schleimbeutel; Ⓔ *submuscular (synovial) bursa*
Bursa subtendinea: *Syn: subtendinöser Schleimbeutel*; unter einer Sehne liegender Schleimbeutel; Ⓔ *subtendinous (synovial) bursa*
Bursa subtendinea iliaca: Schleimbeutel unter der Ansatzsehne das Musculus iliopsoas am Trochanter minor; Ⓔ *subtendinous iliac bursa*
Bursa subtendinea musculi bicipitis femoris inferior: Schleimbeutel zwischen der Ansatzsehne des Musculus biceps femoris und dem Ligamentum collaterale fibulare; Ⓔ *inferior subtendinous bursa of biceps femoris muscle*
Bursa subtendinea musculi gastrocnemii lateralis: Schleimbeutel zwischen seitlichem Kopf des Musculus gastrocnemius und der Kniegelenkkapsel; Ⓔ *lateral bursa of gastrocnemius muscle*
Bursa subtendinea musculi gastrocnemii medialis: Schleimbeutel zwischen medialem Kopf des Musculus gastrocnemius und der Kniegelenkkapsel; Ⓔ *medial bursa of gastrocnemius muscle*
Bursa subtendinea musculi infraspinati: Schleimbeutel zwischen der Sehne des Musculus infraspinatus und der Schultergelenkkapsel; Ⓔ *subtendinous bursa of infraspinatus muscle*
Bursa subtendinea musculi latissimi dorsi: Schleimbeutel zwischen den Sehnen von Musculus latissimus dorsi und Musculus teres major; Ⓔ *bursa of latissimus dorsi muscle*
Bursa subtendinea musculi obturatorii interni: Schleimbeutel zwischen der Sehne des Musculus obturatorius internus und der Hüftgelenkkapsel; Ⓔ *subtendinous bursa of obturator internus muscle*
Bursa subtendinea musculi subscapularis: Schleimbeutel zwischen der Sehne des Musculus subscapularis und der Schultergelenkkapsel; Ⓔ *subtendinous bursa of subscapularis muscle*
Bursa subtendinea musculi teretis majoris: Schleimbeutel unter der Sehne das Musculus teres major am Humerusansatz; Ⓔ *subtendinous bursa of teres major muscle*
Bursa subtendinea musculi tibialis anterioris: kleiner Schleimbeutel zwischen der Sehne des Musculus tibialis anterior und dem Os cuneiforme mediale; Ⓔ *subtendinous bursa of tibialis anterior muscle*
Bursa subtendinea musculi trapezii: Schleimbeutel zwischen der Sehne des Musculus trapezius und dem inneren Ende der Spina scapulae; Ⓔ *subtendinous bursa of trapezius muscle*
Bursa subtendinea musculi tricipitis brachii: Schleimbeutel zwischen der Trizepssehne und dem Olekranon; Ⓔ *subtendinous bursa of triceps muscle*
Bursa subtendinea prepatellaris: inkonstanter Schleimbeutel zwischen Ligamentum patellae und Kniescheibe; Ⓔ *subtendinous prepatellar bursa*
Bursa suprapatellaris: oberhalb der Kniescheibe liegender Schleimbeutel, der mit dem Kniegelenk verbunden ist; Ⓔ *suprapatellar bursa, subcrural bursa*
Bursa synovialis: Schleimbeutel; Ⓔ *mucous bursa, synovial bursa, bursa*
Bursa tendinis calcanei: *Syn: Fersenschleimbeutel*; Schleimbeutel zwischen Achillessehne und Fersenbein; Ⓔ *bursa of Achilles (tendon), bursa of calcaneal tendon, subachilleal bursa, calcaneal bursa*
Bursa trochanterica musculi glutei maximi: Schleimbeutel zwischen der Sehne des Musculus gluteus maximus und dem Trochanter major; Ⓔ *trochanteric bursa of gluteus maximus muscle*
Bursa trochanterica musculi glutei minimi: Schleimbeutel zwischen der Sehne des Musculus gluteus minimus und dem Trochanter major; Ⓔ *trochanteric bursa of gluteus minimus muscle*

Bursa-Äquivalent *nt*: für den Menschen postuliertes Organ, in dem die Ausreifung der B-Lymphozyten erfolgen soll; Ⓔ *bursa-equivalent*

Bur|sek|to|mie *f*: operative Schleimbeutelentfernung, Schleimbeutelresektion; Ⓔ *bursectomy*

Bur|si|tis *f, pl* **-ti|den**: *Syn: Schleimbeutelentzündung*; akute oder chronische Entzündung eines Schleimbeutels; Ⓔ *inflammation of a bursa, bursitis, bursal synovitis*

bur|si|tisch *adj*: Schleimbeutelentzündung/Bursitis betreffend, von ihr betroffen oder gekennzeichnet; Ⓔ *relating to or caused by bursitis, bursitic*

Bur|so|pa|thie *f*: Schleimbeutelerkrankung; Ⓔ *bursopathy*

Bur|so|to|mie *f*: operative Schleimbeuteleröffnung; Ⓔ *bursotomy*

Bürs|ten|ab|strich *m*: *Syn: Bürstenbiopsie*; Gewinnung von Abstrichmaterial aus Hohlorganen mittels Kunststoff- oder Stahlbürste; Ⓔ *brush biopsy*

Bürs|ten|bi|op|sie *f*: → *Bürstenabstrich*

Buruli-Ulkus *nt*: chronisch-ulzerierende Hautkrankheit durch Mycobacterium* ulcerans in Ost- und Zentralafrika; Ⓔ *Buruli ulcer*

Busch|fleck|fie|ber *nt*: *Syn: japanisches Fleckfieber, Tsutsugamushi-Fieber, Milbenfleckfieber, Scrub-Typhus*; von Milben übertragene, hoch fieberhafte Infektionskrankheit durch Rickettsia* tsutsugamushi; Ⓔ *tsutsugamushi disease, tsutsugamushi fever, mite typhus, mite-borne typhus, scrub typhus, tropical typhus*

Busch|gelb|fie|ber *nt*: *s.u. Gelbfieber*; Ⓔ *jungle yellow fever, rural yellow fever, sylvan yellow fever*

Buschke-Löwenstein-Kondylom *nt*: → *Buschke-Löwenstein-*

Tumor
Buschke-Löwenstein-Tumor *m*: *Syn:* *Buschke-Löwenstein-Kondylom, Condylomata gigantea*; ausgedehnte Condylomata* acuminata mit destruierendem Wachstum (Perforation der Harnröhre, Fensterung der Vorhaut); Ⓔ *Buschke-Löwenstein tumor, giant condyloma (acuminatum)*

Buschke-Ollendorff-Syndrom *nt*: *Syn:* *Dermatofibrosis lenticularis disseminata mit Osteopoikilie*; autosomal-dominantes Syndrom von Osteopoikilie* und linsengroßen fibrösen Bindegewebsnävi; Ⓔ *Buschke-Ollendorff syndrome*

Bush yaws *nt*: *s.u. südamerikanische Hautleishmaniose*; Ⓔ *bush yaws*

Busse-Buschke-Krankheit *f*: *Syn:* *Kryptokokkose, Kryptokokkusmykose, Cryptococcose, Cryptococcus-Mykose, Torulose, europäische Blastomykose*; durch Cryptococcus* neoformans hervorgerufene Mykose* der Lunge, Meningen, Leber und seltener der Haut; tritt meist bei Patienten mit geschwächter Abwehrlage [Frühgeborene, Tumoren, HIV-Infektion] auf; Ⓔ *Busse-Buschke disease, Buschke's disease, European blastomycosis, cryptococcosis, torulosis*

Bu|tan *nt*: geruchloses, gasförmiges Alkan (C_4H_{10}); in höherer Konzentration narkotisierend; Ⓔ *butane*

Bu|tan|di|säure *f*: *Syn:* *Bernsteinsäure*; Dicarbonsäure; Zwischenprodukt des Stoffwechsels; Ⓔ *succinic acid, 1,4-butanedioic acid*

Bu|tan|säu|re *f*: →*Buttersäure*

But|ter|säu|re *f*: *Syn:* *Butansäure*; leicht ranzig riechende Monocarbonfettsäure, die v.a. im Milchfett vorkommt; Ⓔ *butyric acid, butanoic acid*

Bu|tyl|es|sig|säu|re *f*: *Syn:* *Hexansäure, Kapronsäure, Capronsäure*; in Fetten und Ölen vorkommende gesättigte Fettsäure; Ⓔ *hexanoic acid, caproic acid*

Bu|ty|rat *nt*: Salz der Buttersäure; Ⓔ *butyrate*

Bu|ty|ryl|cho|lin|es|te|ra|se *f*: *Syn:* *unspezifische/unechte Cholinesterase, Pseudocholinesterase, β-Cholinesterase, Typ II-Cholinesterasse*; in Serum, Darmschleimhaut und Pankreas vorkommendes Enzym, das außer Acetylcholin auch andere Cholinester spaltet; Ⓔ *butyrocholinesterase, butyrylcholine esterase, cholinesterase, nonspecific cholinesterase, pseudocholinesterase, acylcholine acylhydrolase, benzoylcholinesterase, serum cholinesterase, unspecific cholinesterase*

Byler-Krankheit *f*: *Syn:* *Byler-Syndrom*; autosomal-rezessive Cholestase* mit Entwicklung einer biliären Leberzirrhose*; Ⓔ *Byler's disease*

By|pass *m*: operativ angelegte Umgehung von Gefäßen oder Darmabschnitten; Ⓔ *shunt, bypass*
aortofemoraler Bypass: operative Verbindung von Aorta und Arteria femoralis; Ⓔ *aortofemoral bypass*
aortokoronarer Bypass: operative Verbindung von Aorta und Koronararterie(n) zur Umgehung einer Stenose; Ⓔ *aortocoronary bypass, coronary artery bypass, coronary bypass*
arteriovenöser Bypass: *Syn:* *arteriovenöser Shunt, arteriovenöse Fistel*; operative Verbindung einer Arterie und einer Vene; Ⓔ *arteriovenous shunt, arteriovenous fistula*

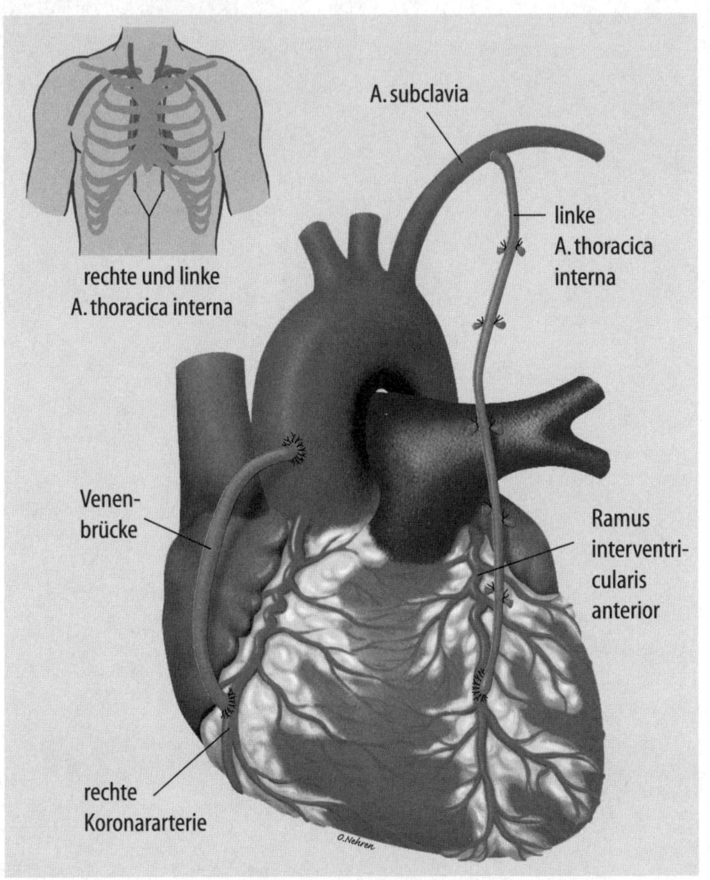

Abb. 12. Aortokoronarer Bypass. Venenbrücke zwischen Aorta und rechter Koronararterie und Anastomosierung der linken Arteria thoracica interna mit dem Ramus interventricularis anterior

biliodigestiver Bypass: *Syn: biliodigestive Anastomose/Fistel, biliodigestiver Shunt, biliointestinaler Shunt*; operative Verbindung von Gallenblase/Gallengängen und Darm; Ⓔ *biliary-enteric bypass, biliary-intestinal bypass, biliodigestive anastomosis, biliary-enteric anastomosis*
femoropoplitealer Bypass: operative Verbindung von Arteria femoralis und Arteria poplitea zur Umgehung einer Stenose; Ⓔ *femoropopliteal bypass*
ilealer Bypass: *Syn: Ileumausschaltung, jejunaler Bypass*; vorübergehende Ausschaltung des Ileums; Ⓔ *ileal bypass, ileal shunt, jejunal bypass, jejunal shunt, jejunoileal bypass, jejunolileal shunt*
jejunaler Bypass: →*ilealer Bypass*

Bys|si|no|se *f*: *Syn: Baumwollfieber, Baumwollstaubpneumokoniose, Baumwollpneumokoniose*; zu den Berufskrankheiten gehörende Pneumokoniose* durch Einatmen von Baumwollstaubpartikeln; Ⓔ *byssinosis, cotton-dust asthma, Monday fever, mill fever, cotton-mill fever, brown lung, stripper's asthma*

bys|si|no|tisch *adj*: Byssinose betreffend, von ihr betroffen oder gekennzeichnet, durch sie bedingt; Ⓔ *relating to or caused by byssinosis, byssinotic*

Bywaters-Krankheit *f*: *Syn: Crush-Syndrom, Crush-Niere, Quetschungssyndrom, Verschüttungssyndrom, Muskelzerfallssyndrom, myorenales/tubulovaskuläres Syndrom*; durch einen massiven Zerfall von Muskelgewebe verursachte akute Niereninsuffizienz; Ⓔ *crush syndrome, compression syndrome*

B-Zell|a|de|no|kar|zi|nom *nt*: *Syn: Beta-Zelladenokarzinom*; von den B-Zellen der Langerhans*-Inseln ausgehender bösartiger Tumor; Ⓔ *beta cell adenocarcinoma*

B-Zell|a|de|nom *nt*: *Syn: Beta-Zelladenom*; von den B-Zellen der Langerhans*-Inseln ausgehender gutartiger Tumor; Ⓔ *beta cell adenoma*

B-Zel|len *pl*: **1.** *Syn: B-Lymphozyten*; zum Immunsystem gehörende Zellen, die zuerst im Knochenmark und später in lymphatischen Gewebe gebildet werden; nach Antigenkontakt können sie in antikörperbildende Zellen [Plasmazellen*] oder Gedächtniszellen [Memory cells] vom B-Typ übergehen **2.** *Syn: β-Zellen, Betazellen*; insulinbildende Zellen der Langerhans*-Inseln der Bauchspeicheldrüse; Ⓔ **1.** *B cells, B-lymphocytes, thymus-independent lymphocytes* **2.** *beta cells (of pancreas), B cells*

B-Zel|len|lym|phom *nt*: *Syn: B-Zelllymphom, B-Zell-Lymphom*; von B-Lymphozyten ausgehendes Non-Hodgkin-Lymphom*; Ⓔ *B-cell lymphoma*

B-Zellen-Tumor *m*: →*B-Zelltumor*

B-Zell|lym|phom *nt*: →*B-Zellenlymphom*

B-Zell|tu|mor *m*: *Syn: Beta-Zelltumor, Insulinom, B-Zellen-Tumor*; von den B-Zellen der Langerhans*-Inseln ausgehender Insulin-produzierender Tumor; Ⓔ *beta cell tumor, B cell tumor, insulinoma, insuloma*

B-Zell-Wachstumsfaktoren *pl*: das Wachstum von B-Lymphozyten stimulierende Interleukine*; Ⓔ *B-cell growth factors*

C

Ca-Blocker *m*: → *Calciumkanalblocker*
Ca-Carrier *m*: *Syn: Calcium-Carrier*; Protein, das Calciumionen durch die Zellmembran transportiert; Ⓔ *Ca-carrier*
Cach|ec|tin *nt*: → *Tumor-Nekrose-Faktor*
Cach|e|xia *f*: *Syn: Kachexie*; Auszehrung, starke Abmagerung mit Kräftezerfall; Ⓔ *cachexia, cachexy*
Ca|da|ve|rin *nt*: *Syn: Kadaverin, Pentamethylendiamin, 1,5-Diaminopentan*; bei bakterieller Zersetzung von Eiweißen entstehendes Leichengift; Ⓔ *cadaverine, pentamethylenediamine*
Cad|mi|um *nt*: *Syn: Kadmium*; zur Zinkgruppe gehörendes weiches, silberweißes Spurenelement; Ⓔ *cadmium*
Ca|du|ca *f*: *Syn: Dezidua, Decidua membrana, Membrana deciduae*; Schwangerschaftsendometrium; Ⓔ *decidual membrane, decidua, caduca*
Cae|ci|tas *f*: Blindheit; Ⓔ *blindness*
Cae|cum *nt*: *Syn: Blinddarm, Zäkum, Zökum, Intestinum caecum*; sackförmiger Anfangsteil des Dickdarms im rechten Unterbauch; am blinden Ende liegt der Wurmfortsatz [Appendix* vermiformis]; Ⓔ *blind sac, coecum, cecum, caecum*
Caecum altum congenitum: angeborener Hochstand des Zäkums; Ⓔ *congenital high cecum*
Caecum mobile: abnorm bewegliches Zäkum; Ⓔ *mobile cecum*
Cae|rul|lo|plas|min *nt*: *Syn: Zöruloplasmin, Zäruloplasmin, Coeruloplasmin, Ferroxidase I*; kupferbindendes und -transportierendes Eiweiß, das als Oxidase wirkt; Ⓔ *ferroxidase, ceruloplasmin*
Cae|si|um *nt*: *Syn: Cäsium*; einwertiges Alkalimetall; Ⓔ *caesium, cesium*
Café-au-lait-Flecken *pl*: *Syn: Milchkaffeeflecken*; angeborene, gelb-braune, hyperpigmentierte Hautflecken, die u.U. auf eine generalisierte Erkrankung hinweisen können; Ⓔ *café au lait spots*
Caffey-de Toni-Syndrom *nt*: → *Caffey-Silverman-Syndrom*
Caffey-Silverman-Syndrom *nt*: *Syn: Morbus Caffey, Caffey-de Toni-Syndrom, Caffey-Syndrom, Caffey-Smith-Syndrom, Hyperostosis corticalis infantilis, infantile kortikale Hyperostose*; ätiologisch unklare Erkrankung des Kleinkindalters; typisch sind schmerzhafte Weichteilschwellung und asymmetrische kortikale Hyperostosen von Unterkiefer, Schlüsselbeinen und Ulna; heilt i.d.R. nach Ablauf mehrerer Schübe ohne bleibende Schäden ab; Ⓔ *Caffey's disease, Caffey's syndrome, Caffey-Silverman syndrome, infantile cortical hyperostosis*
Caffey-Smith-Syndrom *nt*: → *Caffey-Silverman-Syndrom*
Caffey-Syndrom *nt*: → *Caffey-Silverman-Syndrom*
Cais|son|krank|heit *f*: *Syn: Druckluftkrankheit, Taucherkrankheit, Druckfallkrankheit*; Krankheit durch die Entwicklung von Gasblasen im Blut bei zu schnellem Druckabfall; Ⓔ *caisson sickness, decompression sickness, caisson disease, compressed-air disease, compressed-air sickness, compressed-air illness, tunnel disease, diver's palsy, diver's paralysis, aeremia, courbature*
Ca-Kanal *m*: → *Calciumkanal*
Calabar-Beule *f*: *Syn: Loa-loa-Infektion, Loa-loa-Filariose, Filaria-loa-Infektion, Loaose, Calabar-Schwellung, Kalabar-Beule, Kamerunschwellung*; in Afrika vorkommende Filariose* durch Loa* loa; charakteristisch sind die ödematösen Hautschwellungen durch eine Überempfindlichkeitsreaktion auf die subkutan umherwandernden Filarien; Ⓔ *Calabar swelling, Kamerun swelling, Calabar edema, tropical swelling*
Ca|la|bar|boh|ne *f*: *s.u. Physostigmin*; Ⓔ *Calabar bean, ordeal bean*
Calabar-Schwellung *f*: → *Calabar-Beule*
Calc-, calc- *präf*.: → *Calci-*
Calcaneo-, calcaneo- *präf*.: Wortelement mit der Bedeutung „Ferse/Fersenbein/Calcaneus"; Ⓔ *heel bone, calcaneus, calcaneo-*
Cal|ca|ne|us *m*: *Syn: Kalkaneus*; Fersenbein; Ⓔ *heel bone, calcaneal bone, calcaneus, calcaneum, os calcis*
Cal|ca|ria chlorata *f*: → *Chlorkalk*
Calci-, calci- *präf*.: Wortelement mit der Bedeutung „Kalk/Kalkstein/Calcium"; Ⓔ *lime, calcium, calci-*
Cal|ci|di|ol *nt*: *Syn: 25-Hydroxycholecalciferol, Calcifediol*; in der Leber gebildeter aktiver Metabolit von Vitamin D_3; Ⓔ *25-hydroxycholecalciferol, calcidiol, calcifediol*
Cal|ci|fe|di|ol *nt*: → *Calcidiol*
Cal|ci|fe|rol *nt*: *Syn: Vitamin D, antirachitisches Vitamin*; Oberbegriff für eine Gruppe fettlöslicher Vitamine, die für die Regulation des Calciumspiegels bedeutend sind; Ⓔ *calciferol, vitamin D, antirachitic factor*
Cal|ci|fi|ca|tio *f, pl* **-tio|nes**: Verkalkung, Kalkeinlagerung, Kalzifikation, Kalzifizierung; Ⓔ *calcification*
Cal|ci|no|sis *f, pl* **-ses**: *Syn: Kalzinose*; durch Calciumablagerung in Geweben hervorgerufene Speicherkrankheit*; Ⓔ *calcinosis, calcium thesaurismosis, calcium gout, exudative calcifying fasciitis*
Calcinosis circumscripta: *Syn: Profichet-Krankheit, Kalkgicht, Hautsteine*; durch subkutane Ablagerung von Calciumphosphatsteinen gekennzeichnete Erkrankung unbekannter Genese; Ⓔ *Profichet's disease, Profichet's syndrome, calcium gout*
Calcinosis cutis: *Syn: Hautkalzinose*; lokalisierte oder diffuse Ablagerung von Calciumsalzen in der Haut im Rahmen einer Stoffwechselstörung für Calcium oder Phosphat [**Calcinosis metastatica**] oder ohne fassbare Stoffwechselstörung [**Calcinosis metabolica**]; Ⓔ *skin stones*
Calcinosis interstitialis: → *Calcinosis universalis interstitialis*
Calcinosis intervertebralis: Kalkablagerung im Nucleus* pulposus der Bandscheiben, seltener auch im Anulus* fibrosus; Ⓔ *Verse's disease*
Calcinosis metabolica: *s.u. Calcinosis cutis*; Ⓔ *metabolic calcinosis*
Calcinosis metabolica universalis: → *Calcinosis universalis interstitialis*
Calcinosis metastatica: *Syn: metastatische Verkalkung, metastatische Kalzinose*; durch Störung des Calcium und/oder Phosphatstoffwechsels hervorgerufene Ablagerung von Calciumsalzen in die Haut; Ⓔ *metastatic calcinosis, metastatic calcification*
Calcinosis universalis interstitialis: *Syn: Lipokalzinogranulomatose, Teutschländer-Syndrom, Lipocalcinosis progrediens, Lipoidkalzinose, Calcinosis metabolica universalis*; chronisch progrediente Erkrankung mit Ablagerung von Calciumsalzen in Haut, Muskeln, Schleimbeuteln und Sehnenscheiden; Ⓔ *lipocalcinogranulomatosis, Calcinosis universalis*
Cal|ci|to|nin *nt*: *Syn: Kalzitonin, Thyreocalcitonin*; in der Schilddrüse gebildetes Proteohormon, das den Calciumspiegel des Blutes senkt; Ⓔ *thyrocalcitonin, calcitonin*
Cal|ci|to|nin|ä|mie *f*: *Syn: Hyperkalzitoninämie, Kalzitoninämie, Hypercalcitoninämie*; erhöhter Calcitoningehalt des Blutes; Ⓔ *hypercalcitoninemia*

Cal|ci|tri|ol *nt*: *Syn: 1,25-Dihydroxycholecalciferol*; in der Niere aus Calcidiol gebildet; wirksamster Vitamin D-Metabolit; Ⓔ *calcitriol, 1,25-dihydroxycholecalciferol*
Cal|ci|um *nt*: *Syn: Kalzium*; weiches, hoch reaktives Erdalkalimetall; für den menschlichen Körper von essentieller Bedeutung; Ⓔ *calcium*
Cal|ci|um|an|ta|go|nist *m*: → *Calciumkanalblocker*
Calcium-ATPase *f*: *Syn: Calcium-ATPase-System*; Enzymaktivität in der Membran des sarkoplasmatischen Retikulums; Ⓔ *calcium-ATPase, calcium-ATPase system*
Cal|ci|um|bi|li|ru|bi|nat|stein *m*: *s.u. Gallenstein*; Ⓔ *calcium bilirubinate calculus*
Cal|ci|um|blo|cker *m*: → *Calciumkanalblocker*
Cal|ci|um|car|bo|nat|stein *m*: *Syn: Kalziumkarbonatstein*; röntgendichter, weicher Harnstein; Ⓔ *calcium carbonate calculus, calcium carbonate stone*
Calcium-Carrier *m*: → *Calcium-Carrier*
Cal|ci|um|chlo|rid|hy|po|chlo|rit *nt*: → *Chlorkalk*
Cal|ci|um|ka|nal *m*: *Syn: Kalziumkanal, Ca-Kanal*; von Proteinen gebildeter Kanal der Zellmembran, durch den Ca-Ionen in die Zelle einströmen; Ⓔ *calcium channel, Ca-channel*
Cal|ci|um|ka|nal|blo|cker *m*: *Syn: Kalziumantagonist, Calciumantagonist, Calciumblocker, Kalziumantagonist, Kalziumblocker, Ca-Blocker, Ca-Antagonist*; Arzneimittel, das den langsamen transmembranösen Calciumeinstrom in die Zelle hemmt; Ⓔ *calcium antagonist, calcium channel blocker, Ca anatagonist, calcium-blocking agent*
Cal|ci|um|o|xa|lat|stein *m*: *Syn: Kalziumoxalatstein*; harter, röntgendichter Harnstein aus Calciumoxalat; Ⓔ *calcium oxalate calculus, calcium oxalate stone*
Cal|ci|um|phos|phat *nt*: *Syn: Kalziumphosphat*; in drei verschiedenen Formen [**primäres, sekundäres** und **tertiäres Calciumphosphat**] vorkommendes Calciumsalz der Phosphorsäure; wichtiger Teil des Apatits*; Ⓔ *calcium phosphate*
Cal|ci|um|phos|phat|stein *m*: *Syn: Kalziumphosphatstein*; harter, röntgendichter Harnstein aus Calciumphosphat; Ⓔ *calcium phosphate calculus, calcium phosphate stone*
Calcium/Phosphor-Quotient *m*: Verhältnis der Plasmaspiegel von Calcium und Phosphor; bei Rachitis erhöht; Ⓔ *calcium/phosphorus ratio*
Cal|ci|um|pum|pe *f*: *Syn: Kalziumpumpe, Ca-Pumpe*; aktives Transportsystem für Ca-Ionen in der Wand des sarkoplasmatischen Retikulums der Muskelzelle; Ⓔ *calcium pump*
Cal|ci|um|py|ro|phos|phat|di|hy|drat|ab|la|ge|rung *f*: *Syn: Chondrokalzinose, Chondrokalzinose-Syndrom, Pseudogicht, Pyrophosphatarthropathie, CPPD-Ablagerung, Chondrocalcinosis*; durch Ablagerung von Calciumpyrophosphatdihydrat in einem [meist Kniegelenk] oder mehreren Gelenken hervorgerufene Arthropathie*; Ⓔ *CPPD disease, calcium pyrophosphate dihydrate disease, calcium pyrophosphate dihydrate crystal deposition disease, CPPD crystal deposition disease, chondrocalcinosis*
Cal|ci|um|u|rat *nt*: *Syn: Kalziumurat*; Calciumsalz der Harnsäure; Ⓔ *calcium urate*
Cal|ci|um|u|rat|stein *m*: *Syn: Kalziumuratstein*; harter röntgendichter Harnstein bei Übersättigung des Harns mit Harnsäure; Ⓔ *calcium urate calculus, calcium urate stone*
Cal|cu|lo|sis *f, pl* **-ses**: *Syn: Steinleiden, Lithiasis*; Oberbegriff für Erkrankungen durch eine Stein- oder Konkrementbildung; Ⓔ *calculosis*
Cal|cu|lus *m, pl* **-li**: *Syn: Konkrement, Kalkulus*; Steinchen, Stein; Ⓔ *calculus, stone*
Calculus biliaris: → *Gallenstein*
Calculus bronchialis: *Syn: Bronchialstein, Broncholith*; durch Verkalkung von Gewebe-, Schleim- oder Bakterienmassen entstandenes Konkrement in den Bronchien; Ⓔ *bronchial calculus, bronchial stone, lung stone, lung calculus, broncholith*
Calculus dentalis: → *Zahnstein*
Calculus felleus: → *Gallenstein*
Calculus renalis: → *Nierenstein*
Calculus vesicae: → *Blasenstein*
Caldwell-Luc-Operation *f*: Radikaloperation der Kieferhöhle bei chronischer Entzündung; Ⓔ *Luc's operation, Caldwell-Luc operation*
Ca|le|bas|sen|cu|ra|re *nt*: *s.u. Curare*; Ⓔ *calabash curare*
Ca|li|ci|vi|ri|dae *pl*: *s.u. Calicivirus*; Ⓔ *caliciviruses*
Ca|li|ci|vi|rus *nt, pl* **-ren**: zur Familie der **Caliciviridae** gehörende Gattung von RNA-Viren; zum Teil humanpathogen [Norwalk-Virus]; Ⓔ *Calicivirus*
Ca|li|cu|lus *m, pl* **-li**: kleiner Kelch; Ⓔ *caliculus, calycle, calyculus*
Caliculus gustatorius: *Syn: Gemma gustatoria, Geschmacksknospe*; auf der Zunge sitzendes epitheliales Sinnesorgan aus Geschmackszellen und Stützzellen; Ⓔ *taste bud, gustatory bud, taste bulb, gustatory bulb, taste corpuscle, Schwalbe's corpuscle*
California-Enzephalitis *f*: durch Bunyaviren [California-Enzephalitisvirus] hervorgerufene Arbovirus-Enzephalitis*; Ⓔ *California encephalitis, bunyavirus encephalitis*
California-Enzephalitis-Virus *nt*: *Syn: California-Virus*; durch Mücken übertragenes Arbovirus* der Bunja-Virus-Gruppe; Ⓔ *California encephalitis virus, California virus*
California-Virus *nt*: → *California-Enzephalitis-Virus*
Ca|lix *m, pl* **-li|ces**: Kelch, kelchförmige Struktur; Ⓔ *calix, calyx*
Calices renales: *Syn: Nierenkelche*; 8–10 kelchförmige Ausstülpungen des Nierenbeckens, in die die Nierenpyramiden den Harn abgeben; Ⓔ *renal calices, infundibula of kidney*
Cal|li|pho|ra *pl*: blaue Schmeißfliegen; ihre Larven können Erreger der Myiasis* sein; Ⓔ *Calliphora*
Cal|li|pho|ri|dae *pl*: *Syn: Schmeißfliegen, Goldfliegen*; metallisch glänzende große Fliegen, die als Myiasiserreger und Vektoren medizinische Bedeutung haben; Ⓔ *Calliphoridae*
Cal|lo|si|tas *f, pl* **-ta|tes**: → *Callus*
Cal|lus *m, pl* **-li**: **1.** *Syn: Callositas, Kallus*; Schwielenbildung, Schwiele, Hornschwiele **2.** *Syn: Knochenkallus, Kallus*; nach einem Knochenbruch entstehende, den Knochen umgebende Scheide, von der der Heilungsprozess ausgeht; Ⓔ **1.** *callus, callositas, callosity, keratoma, tyloma, tyle* **2.** *bony callus, callus*
Callus luxurians: übermäßige Kallusbildung bei mangelhafter Ruhigstellung der Frakturenden; Ⓔ *hypertrophic callus*
Calmette-Konjunktivaltest *m*: → *Calmette-Reaktion*
Calmette-Reaktion *f*: *Syn: Calmette-Konjunktivaltest*; Tuberkulintest*, bei dem Tuberkulin in den Bindehautsack eingeträufelt wird; Ⓔ *Calmette's conjunctival reaction, Calmette's ophthalmic reaction, Calmette's test*
Cal|mo|du|lin *nt*: *Syn: Kalmodulin*; Rezeptorprotein für Ca-Ionen im sarkoplasmatischen Retikulum; wichtig für die Muskelkontraktion; Ⓔ *calmodulin*
Ca|lo|mel *nt*: *Syn: Kalomel, Hydrargyrum chloratum, Quecksilber-I-Chlorid*; heute nicht mehr verwendetes Laxans* und Diuretikum*; Ⓔ *calomel, mercurous chloride, mercury monochloride*
Ca|lor *m*: Wärme; Hitze; [klassisches Entzündungszeichen]; Ⓔ *heat, calor*
Cal|va|ria *f, pl* **-ri|ae**: *Syn: Kalotte*; knöchernes Schädeldach; Ⓔ *roof of skull, skullcap, skullpan, calvarium, calvaria, concha of cranium*
Calvé-Krankheit *f*: *Syn: Calvé-Syndrom, Calvé-Wirbel, Vertebra plana osteonecrotica*; Plattwirbelbildung bei

aseptischer Knochennekrose; Ⓔ *Calvé's disease*
Calvé-Syndrom *nt*: → *Calvé-Krankheit*
Calvé-Wirbel *m*: → *Calvé-Krankheit*
Cal|vi|ties *f*. *Syn: Alopezie, Alopecia*; Kahlheit, Haarausfall, Haarlosigkeit; Ⓔ *alopecia, calvities, hair loss, loss of hair, baldness, pelade, acomia*
Calvities hippocratica: *Syn: androgenetische Alopezie, Haarausfall vom männlichen Typ, männliche Glatzenbildung, androgenetisches Effluvium, Alopecia androgenetica*; autosomal vererbte Neigung zur Glatzenbildung bei Männern, die durch Androgene ausgelöst wird; bei Frauen [**androgenetische Alopezie der Frau**] liegt meist ein erhöhter Androgenspiegel [adrenogenitales Syndrom*, Androgentherapie] oder eine erhöhte Testosteronempfindlichkeit der Haarfollikel vor; Ⓔ *androgenetic effluvium, androgenetic male alopecia, patternal alopecia, male pattern alopecia, male pattern baldness*
Calx *f*. *Syn: Regio calcanea*; Ferse, Fersenregion; Ⓔ *heel, calcaneal region, calx*
Ca|lym|ma|to|bac|te|ri|um gra|nu|lo|ma|tis *nt*: *Syn: Donovan-Körperchen*; gramnegativer, fakultativer Anaerobier; Erreger der tropischen Donovanosis*; Ⓔ *Donovan's body, Donovania granulomatis, Calymmatobacterium granulomatis*
Ca|me|ra *f*, *pl* **-rae**: Kammer; Ⓔ *chamber, camera*
Camera anterior bulbi oculi: *Syn: vordere Augenkammer*; Raum zwischen Hornhaut und Regenbogenhaut; Ⓔ *anterior chamber of eye*
Camera posterior bulbi oculi: *Syn: hintere Augenkammer*; Raum zwischen Rückfläche der Regenbogenhaut, Linse und Ziliarkörper; Ⓔ *posterior chamber of eye*
Camper-Kreuzung *f*. *Syn: Chiasma tendinum digitorum manus*; Überkreuzung der Beugersehnen über dem Fingergrundglied; Ⓔ *chiasm of digits of hand, Camper's chiasm, crossing of the tendons*
Camp|fer *m*: *Syn: Kampfer, Camphora, Campher*; aus dem Kampferbaum [Cinnamomum camphora] gewonnenes ätherisches Öl; Ⓔ *camphor, camphora*
Cam|pher *m*: → *Campfer*
Cam|pho|ra *f*: → *Campfer*
Cam|py|lo|bac|ter *m*: gramnegative, mikroaerophile Stäbchenbakterien der Familie Spirillaceae; Ⓔ *Campylobacter*
Campylobacter cinaedi: Erreger von Diarrhoe* oder Proctitis*, v.a. bei Homosexuellen; Ⓔ *Campylobacter cinaedi*
Campylobacter coli: Erreger von Durchfallerkrankungen; Ⓔ *Campylobacter coli*
Campylobacter fennelliae: Erreger von Diarrhoe* oder Proctitis*, v.a. bei Homosexuellen; Ⓔ *Campylobacter fennelliae*
Campylobacter fetus: *Syn: Vibrio fetus*; in mehreren Subspecies [**Campylobacter fetus fetus, Campylobacter fetus intestinalis**] vorkommender Erreger von Durchfallerkrankungen; Ⓔ *Campylobacter fetus, Vibrio fetus*
Campylobacter jejuni: *Syn: Vibrio jejuni*; häufige Ursache schwerer bakterieller Gastroenteriden bzw. Enterokolitiden; Ⓔ *Campylobacter jejuni, Vibrio coli, Vibrio jejuni*
Campylobacter-Enteritis *f*. durch Campylobacter* jejuni hervorgerufene Darmentzündung; Ⓔ *Campylobacter enteritis*
Cam|py|lo|bac|te|ri|o|se *f*. durch Campylobacter*-Species hervorgerufene Infektionskrankheit*; Ⓔ *campylobacteriosis*
Camurati-Engelmann-Syndrom *nt*: *Syn: Engelmann-Syndrom, Osteopathia hyperostotica multiplex infantilis, Camurati-Engelmann-Erkrankung*; autosomal-dominant vererbte generalisierte Osteosklerose* mit Myopathien; Ⓔ *Camurati-Engelmann disease, Engelmann's disease, diaphyseal dysplasia, diaphyseal sclerosis*
Ca|na|li|cu|lus *m*, *pl* **-li**: kleiner Kanal, Kanälchen; Ⓔ *canaliculus, canal*
Canaliculus chordae tympani: *Syn: Chordakanal*; Kanälchen für die Chorda* tympani vom Canalis* nervi facialis zur Paukenhöhle [Cavitas* tympani]; Ⓔ *canaliculus of chorda tympani*
Canaliculus cochleae: *Syn: Schneckenkanälchen*; Kanälchen zwischen Scala* tympani und Spatium* subarachnoideum; Ⓔ *canaliculus of cochlea*
Canaliculi dentinales: *Syn: Dentinkanälchen, Tubuli dentinales*; von der Pulpa zur Peripherie ziehende Kanälchen; Ⓔ *dentinal tubule*
Canaliculus lacrimalis: *Syn: Tränenkanälchen*; leitet die Tränenflüssigkeit vom Tränenpünktchen zum Tränensack; Ⓔ *lacrimal canaliculus, lacrimal duct, dacryagogue, dacryosyrinx*
Canaliculus mastoideus: Kanälchen von der Fossa jugularis zum äußeren Gehörgang; Ⓔ *mastoid canaliculus*
Canaliculus tympanicus: Kanälchen von der Fossula petrosa zur Paukenhöhle [Cavitas* tympani]; Ⓔ *tympanic canaliculus*
Ca|na|lis *m*: Gang, Röhre, Kanal; Ⓔ *canal, channel*
Canalis adductorius: *Syn: Schenkelkanal, Adduktorenkanal*; Kanal an der medialen Seite des Oberschenkels in dem Arteria und Vena femoralis verlaufen; Ⓔ *adductor canal, crural canal of Henle, Hunter's canal, subarterial canal, subsartorial canal*
Canalis alimentarius: *Syn: Verdauungskanal, Verdauungstrakt, Canalis digestivus, Tractus alimentarius*; aus Speiseröhre, Magen und Darm bestehender Teil des Verdauungsapparates; Ⓔ *alimentary tract*
Canalis analis: *Syn: Analkanal, Afterkanal*; unterer Abschnitt des Mastdarms; Ⓔ *anal canal*
Canalis atrioventricularis: *Syn: Atrioventrikularkanal, AV-Kanal, Canalis auricularis*; **1.** während der Embryonalentwicklung Verbindung von primitivem Vorhof [Atrium primitivum] und primitiver Kammer [Ventriculus primitivum]; aus ihm entstehen später die Atrioventrikularklappen* **2.** schließt sich der AV-Kanal nicht oder nur unvollständig, kommt es zur Ausbildung eines Endokardkissendefekts*; die klinische Symptomatik hängt von der Art der Störung [**partieller** oder **kompletter Atrioventrikularkanal**] und der assoziierten Defekte [Vorhofseptumdefekt*, Klappenfehlbildung] ab; Ⓔ **1.** *atrioventricular canal* **2.** *atrioventricular canal defect*
Canalis auricularis: → *Canalis atrioventricularis*
Canalis caroticus: *Syn: Karotiskanal*; Kanal für die Arteria carotis interna im Felsenbein; Ⓔ *carotid canal*
Canalis carpi: *Syn: Karpalkanal, Karpaltunnel, Handwurzelkanal, Handwurzeltunnel*; zwischen den Handwurzelknochen und dem Retinaculum flexorum liegender Kanal, durch den u.a. der Nervus* medianus zieht; Ⓔ *flexor canal, carpal tunnel, carpal canal, flexor tunnel*
Canalis centralis medullae spinalis: Zentralkanal des Rückenmarks; Ⓔ *central canal (of spinal cord)*
Canalis cervicis uteri: *Syn: Zervikalkanal, Gebärmutterhalskanal*; Kanal durch den Gebärmutterhals; Ⓔ *cervical canal (of uterus)*
Canalis condylaris: *Syn: Kondylenkanal*; Kanal hinter der Hinterhauptskondyle*; enthält die Vena* emissaria condylaris; Ⓔ *condylar canal*
Canalis digestivus: → *Canalis alimentarius*
Canales diploici: *Syn: Breschet-Kanäle, Diploëkanäle*; Schädeldachkanäle für die Diploëvenen; Ⓔ *diploic canals, Breschet's canals*
Canalis femoralis: *Syn: Schenkelkanal*; Kanal zwischen Anulus femoralis und Hiatus saphenus; Bruchpforte

C

der Schenkelhernien; Ⓔ *femoral canal, crural canal*
Canalis gastricus: Magenstraße; Ⓔ *gastric canal, canal of stomach, ventricular canal*
Canalis hyaloideus: ***Syn:*** *Cloquet-Kanal*; während der Embryonalperiode vorhandener kleiner Kanal für die Arteria* hyaloidea von der Papilla durch den Glaskörper zur Linse; Ⓔ *hyaloid canal*
Canalis infraorbitalis: ***Syn:*** *Infraorbitalkanal*; Kanal am unteren Rand der Augenhöhle für Arteria, Vena und Nervus infraorbitalis; Ⓔ *infraorbital canal*
Canalis inguinalis: ***Syn:*** *Leistenkanal*; Spaltraum in der vorderen Bauchwand, durch den der Samenstrang verläuft; Ⓔ *inguinal canal, abdominal canal, Galen's pore, Velpeau's canal*
Canalis malleolaris: ***Syn:*** *Malleolarkanal*; veraltete Bezeichnung für den Raum unter dem Retinaculum musculorum flexorum pedis; Ⓔ *malleolar canal*
Canalis mandibulae: ***Syn:*** *Unterkieferkanal*; Kanal im Unterkiefer für Arteria, Vena und Nervus alveolaris inferior; Ⓔ *mandibular canal, inferior dental canal*
Canalis musculotubarius: aus zwei Halbkanälen zusammengesetzter Kanal im Felsenbein*, durch den der Musculus* tensor tympani [im **Semicanalis musculi tensoris tympani**] und die Tuba* auditiva [im **Semicanalis tubae auditivae/auditoriae**] zum Mittelohr ziehen; Ⓔ *musculotubal canal*
Canalis nasolacrimalis: ***Syn:*** *Tränen-Nasenkanal*; Kanal für den Ductus nasolacrimalis; Ⓔ *nasolacrimal canal, lacrimal canal, nasal canal*
Canalis nervi facialis: ***Syn:*** *Fazialiskanal*; Kanal im Felsenbein für den Nervus facialis; Ⓔ *facial canal, canal for facial nerve, fallopian aqueduct, aqueduct of Fallopius, fallopian arch, spiroid canal, fallopian canal*
Canalis nervi hypoglossi: ***Syn:*** *Hypoglossuskanal*; Kanal in der Basis der Hinterhauptskondyle, durch die der Nervus* hypoglossus von der hinteren Schädelgrube zur äußeren Schädelbasis zieht; Ⓔ *hypoglossal canal*
Canalis neurentericus: Verbindung von Neuralrinne* und Dottersack während der Embryonalperiode; Ⓔ *neurenteric canal*
Canalis nutricius/nutriens: Knochenkanal, durch den die knochenernährenden Gefäße ziehen; Ⓔ *nutrient canal*
Canalis obturatorius: ***Syn:*** *Obturatorkanal*; 2–3 cm langer Kanal am oberen Rand der Membrana* obturatoria, durch den Arteria* obturatoria, Nervus* obturatorius und die Venae* obturatoriae ziehen; Ⓔ *obturator canal*
Canalis opticus: ***Syn:*** *Optikuskanal, Sehnervenkanal*; Kanal im kleinen Keilbeinflügel, durch den Nervus opticus und Arteria ophthalmica ziehen; Ⓔ *optic canal, optic foramen*
Canalis palatinus major: Kanal zwischen Gaumenbein* und Oberkiefer; enthält die Arteria* palatina ascendens und den Nervus* palatinus major; Ⓔ *great palatine canal*
Canalis palatovaginalis: Kanal an der Unterseite des Os* sphenoidale für den Ramus pharyngeus der Arteria maxillaris und den Nervus* pharyngeus; Ⓔ *palatovaginal canal*
Canalis pterygoideus: Kanal in der Wurzel des Processus* pterygoideus für Nervus* petrosus major und minor; Ⓔ *pterygoid canal*
Canalis pudendalis: ***Syn:*** *Alcock-Kanal*; Duplikatur der Faszie des Musculus* obturatorius internus, durch den Arteria* und Vena* pudenda interna und Nervus* pudendus ziehen; Ⓔ *pudendal canal*
Canalis pyloricus: ***Syn:*** *Pyloruskanal, Pförtnerkanal*; Fortsetzung der Magenstraße* in der Pars* pylorica; Ⓔ *pyloric canal*
Canalis radicis dentis: ***Syn:*** *Zahnwurzelkanal, Wurzelkanal*; Wurzelkanal des Zahns; Ⓔ *marrow canal, pulp canal, root canal*
Canalis sacralis: ***Syn:*** *Kreuzbeinkanal, Sakralkanal*; Kreuzbeinabschnitt des Wirbelkanals; Ⓔ *sacral canal*
Canales semicirculares: knöcherne Bogengänge des Felsenbeins; Ⓔ *bony semicircular canals, osseous semicircular canals*
Canalis spiralis cochleae: ***Syn:*** *Schneckengang, Schneckenkanal*; korkenzieherartig verlaufender Kanal, der sich gegen den Uhrzeigersinn am Modiolus* nach oben windet; Ⓔ *spiral canal of cochlea*
Canalis spiralis modioli: ***Syn:*** *Rosenthal-Kanal, Schneckenspindelkanal, Canalis ganglionaris*; spiraliger Gang im Inneren der Schneckenspindel; Ⓔ *spiral canal of modiolus, ganglionic canal, Rosenthal's canal*
Canalis ventricularis: → *Canalis gastricus*
Canalis vertebralis: ***Syn:*** *Wirbelkanal, Wirbelsäulenkanal, Spinalkanal, Vertebralkanal*; von den Wirbelkörpern und -bögen gebildeter Kanal, in dem das Rückenmark liegt; Ⓔ *vertebral canal, spinal canal, neural canal, neurocanal, medullary canal*
Canalis vomerorostralis: kleiner Kanal zwischen Vomer und Rostrum sphenoidale; Ⓔ *vomerorostral canal*
Canalis vomerovaginalis: kleiner Kanal zwischen Vomer und Processus vaginalis des Os sphenoidale; Ⓔ *vomerovaginal canal*

Canavan-Syndrom *nt*: ***Syn:*** *frühinfantile spongiöse Dystrophie, Canavan-van Bogaert-Bertrand-Syndrom, van Bogaert-Bertrand-Syndrom*; autosomal-rezessive Degeneration des ZNS, die bereits bei Säuglingen einsetzt; Ⓔ *Canavan's sclerosis, Canavan's disease, Canavan-van Bogaert-Bertrand disease, spongy degeneration (of central nervous system/ of white matter), spongiform leukodystrophy*

Canavan-van Bogaert-Bertrand-Syndrom *nt*: → *Canavan-Syndrom*

Can|cer *m*: Krebs, Karzinom; Ⓔ *French cancer*
Cancer aquaticus: ***Syn:*** *Noma, Wasserkrebs, Wangenbrand, infektiöse Gangrän des Mundes, Chancrum oris, Stomatitis gangraenosa*; vor allem bei Kleinkindern in Afrika, Asien und Südamerika auftretende gangränöse Entzündung der Mundschleimhaut; Ⓔ *gangrenous stomatitis, water canker, corrosive ulcer, noma*
Cancer en cuirasse: ***Syn:*** *Panzerkrebs*; panzerförmig den Brustkorb umgebendes Brustkrebsrezidiv; Ⓔ *corset cancer, jacket cancer, cancer en cuirasse*

Can|de|la *f*: SI-Einheit der Lichtstärke; Ⓔ *candela, candle, standard candle, new candle*

Can|di|da *f*: zu den imperfekten Pilzen gehörende Gattung von Sprosspilzen mit zahlreichen menschenpathogenen Arten; Ⓔ *Candida, Monilia, Pseudomonilia*
Candida albicans: ***Syn:*** *Soorpilz*; häufigster Erreger der Candidose*; Ⓔ *thrush fungus, Saccharomyces albicans, Saccharomyces anginae, Zymonema albicans, Candida albicans*

Can|di|da|ba|la|ni|tis *f, pl* **-ti|den**: ***Syn:*** *Balanitis candidamycetica*; durch Candida (albicans) hervorgerufene Entzündung von Eichel und Vorhaut; Ⓔ *candidal balanitis*

Can|di|da|en|do|kar|di|tis *f, pl* **-ti|den**: durch Candida (albicans) hervorgerufene Endokardentzündung; Ⓔ *endocardial candidiasis*

Can|di|da|gra|nu|lom *nt*: ***Syn:*** *Soorgranulom*; Granulom* bei Candidose der Mundschleimhaut; Ⓔ *candida granuloma, candidal granuloma, monilial granuloma*

Candida-Hämagglutinationstest *m*: Hämagglutinationstest zum Nachweis von Candida albicans-Antigen; Ⓔ *candida precipitin test*

Candida-Intertrigo *f*: → *Candidose der Körperfalten*

Can|di|da|kol|pi|tis *f, pl* **-ti|den**: → *Candidavulvovaginitis*

Can|di|d|ä|mie *f*: Vorkommen von Candida-Species im

Blut; Ⓔ *candidemia*

Candida-Mykid *nt*: →*Candidid*

Can|di|da|my|ko|se *f*: →*Candidose*

Can|di|da|ö|so|pha|gi|tis *f*, *pl* **-ti|den**: durch Candida (albicans) hervorgerufene Speiseröhrenentzündung; Ⓔ *candida esophagitis*

Can|di|da|vul|vi|tis *f*, *pl* **-ti|den**: →*Candidavulvovaginitis*

Can|di|da|vul|vo|va|gi|ni|tis *f*, *pl* **-ti|den**: *Syn: vulvovaginale Candidose, Candidavulvitis, Candidakolpitis, Soorkolpitis, Vaginalsoor, vaginaler Soor, Vulvovaginitis candidamycetica*; durch Candida (albicans) hervorgerufene Vulvovaginitis*; betrifft v.a. junge Frauen, Patientinnen mit Diabetes mellitus und Schwangere im letzten Trimenon; orale Kontrazeptiva begünstigen die Entwicklung; Ⓔ *candidal vulvovaginitis*

Can|di|did *nt*: *Syn: Candida-Mykid*; Mykid* bei Candidamykose; Ⓔ *moniliid, candidid*

Can|di|do|se *f*: *Syn: Kandidamykose, Soor, Soormykose, Candidamykose, Candidiasis, Moniliasis, Moniliose*; lokalisierte oder systemische Mykose* durch Candida*-Species [i.d.R. Candida albicans]; Ⓔ *candidiasis, candidosis, moniliasis, moniliosis*

Candidose der Haut: *Syn: kutane Kandidamykose, kutane Candidose, kutane Candidamykose*; meist scharf begrenzte, schuppende Erytheme mit besonderer Bevorzugung der Körperfalten; Ⓔ *cutaneous candidiasis, dermatocandidiasis*

Candidose der Körperfalten: *Syn: Candida-Intertrigo, Intertrigo candidamycetica*; insbesondere perianal, submammär, axillär und interdigital auftretende Mykose* der Körperfalten; häufig bei Diabetes* mellitus und Adipositas*; Ⓔ *candida intertrigo*

kutane Candidose: →*Candidose der Haut*

Candidose der Mundschleimhaut: *Syn: Mundsoor, Soormykose der Mundschleimhaut, Stomatitis candidamycetica*; v.a. die Zunge und Wangenschleimhaut betreffende Entzündung durch Candida* albicans; Ⓔ *oral candidiasis, mycotic stomatitis, thrush*

vulvovaginale Candidose: →*Candidavulvovaginitis*

Can|di|du|rie *f*: Candidaausscheidung im Harn; Ⓔ *candiduria*

Ca|ni|co|la|fie|ber *nt*: *Syn: Kanikolafieber, Leptospirosis canicola, Stuttgarter-Hundeseuche*; primär Hunde betreffende, selten auf den Menschen übertragene Leptospirose; verläuft milder als die Leptospirosis* icterohaemorrhagica; Ⓔ *canine typhus, canine leptospirosis, canicola fever*

Ca|ni|nus *m*, *pl* **-ni**: Eckzahn, Reißzahn, Dens caninus; Ⓔ *canine tooth, cuspid tooth, eye tooth*

Ca|ni|ties *f*: *Syn: Poliosis*; Grauhaarigkeit, Weißhaarigkeit; Ⓔ *canities*

Can|na|bi|no|i|de *pl*: *s.u. Cannabis sativa*; Ⓔ *cannabinoids*

Can|na|bi|o|se *f*: *Syn: Hanffieber, Hanfstaublunge*; durch Hanfstaub ausgelöste Form der Byssinose*; Ⓔ *hemp fever*

Can|na|bis in|di|ca *f*: →*Cannabis sativa*

Can|na|bis sa|ti|va *f*: *Syn: indischer Hanf, Cannabis indica*; Wild- und Kulturpflanze, deren weibliche Form zahlreiche Wirkstoffe [**Cannabinoide**] mit psychotroper Wirkung enthält; Ⓔ *cannabis sativa*

Can|thi|tis *f*, *pl* **-ti|den**: *Syn: Augenwinkelentzündung, Kanthitis*; Entzündung im Bereich des Lidwinkels; Ⓔ *inflammation of a canthus, canthitis*

Can|thus *m*, *pl* **-thi**: *Syn: Kanthus*; Augenwinkel; Ⓔ *canthus*

Capdepont-Syndrom *nt*: →*Capdepont-Zahndysplasie*

Capdepont-Zahndysplasie *f*: *Syn: Capdepont-Syndrom, Glaszähne, Stainton-Syndrom, Dentinogenesis imperfecta hereditaria*; autosomal-dominante Strukturanomalie des Dentins mit atypischem Dentin und leicht splitterndem Schmelz; Ⓔ *Capdepont's disease, hereditary opalescent dentin, dentinal dysplasia*

Capgras-Syndrom *nt*: Wahnvorstellung, dass eine Person durch einen Doppelgänger ersetzt wurde; Ⓔ *Capgras' syndrome, Capgras' phenomenon, illusion of doubles*

Ca|pil|la|ria *f*: *s.u. Capillariasis*; Ⓔ *Capillaria*

Capillaria-Infektion *f*: →*Capillariasis*

Ca|pil|la|ri|a|sis *f*, *pl* **-ses**: Wurminfektion durch **Capillaria**-Species; Ⓔ *capillariasis, hepaticoliasis*

intestinale Capillariasis: *Syn: Capillariasis philippinensis*; den Dünndarm betreffende Wurmerkrankung durch **Capillaria philippinensis**; Ⓔ *hepaticoliasis, capillariasis*

Ca|pil|la|ri|tis *f*, *pl* **-ti|den**: *Syn: Kapillarenentzündung, Kapillaritis*; Entzündung einer Kapillare; Ⓔ *inflammation of the capillaries, capillaritis*

Capillaritis alba: *Syn: Atrophie Blanche, weiße Atrophie, Atrophia albe*; schmerzhafte Kapillarentzündung bei venöser Insuffizienz*; Ⓔ *white atrophy*

Capillaritis haemorrhagica maculosa: *Syn: Schamberg-Krankheit, Morbus Schamberg, Schamberg-Syndrom, progressive Pigmentpurpura, progressive pigmentöse Dermatose, Karbamidpurpura, Purpura pigmentosa progressiva, Dermatosis pigmentaria progressiva, Purpura Schamberg*; durch eine allergische Reaktion vom Spättyp ausgelöste Entzündung mit braunroten Herden und Petechien*, primär an den Unterschenkeln und später auch am Stamm; zu den Auslösefaktoren gehören Medikamente [Karbamid*], Nahrungsmittelzusätze und Hausstaub; Ⓔ *progressive pigmentary dermatosis, Schamberg's disease, Schamberg's dermatitis, Schamberg's progressive pigmented purpuric dermatosis, Schamberg's dermatosis*

Ca|pil|li *pl*: Kopfhaare; Ⓔ *hairs of (the) head, scalp hairs, capilli*

Ca|pil|li|ti|um *nt*: die behaarte Kopfhaut; Ⓔ *capillitium, scalp*

Ca|pil|lus *m*, *pl* **-li**: Kopfhaar; Ⓔ *capillus*

Ca|pis|tra|tio *f*, *pl* **-ti|o|nes**: **1.** *Syn: Paraphimose, Spanischer Kragen*; Abschnürung der Eichel durch Einklemmung der zu engen Vorhaut hinter dem Eichelkranz **2.** *Syn: Phimose*; meist erworbene [Trauma, Entzündung] Verengung der Vorhaut, die nicht über die Eichel zurückgeschoben werden kann; Ⓔ **1.** *Spanish collar, paraphimosis* **2.** *phimosis*

Ca|pis|trum *nt*: *Syn: Halfterverband, Kopfbindenverband*; Verbandstechnik für Kopfverbände; Ⓔ *hammock bandage*

Ca|pi|tu|lum *nt*, *pl* **-la**: *Syn: Kapitulum*; Knochenkopf, Knochenköpfchen; Ⓔ *capitellum, capitulum*

Capitulum humeri: *Syn: Humerusköpfchen*; kleines Köpfchen am unteren Ende des Humerus; Ⓔ *capitellum, little head of humerus, radial head of humerus, capitate eminence, capitulum, capitulum of humerus*

Caplan-Colinet-Petry-Syndrom *nt*: →*Caplan-Syndrom*

Caplan-Syndrom *nt*: *Syn: Silikoarthrose, Silikoarthritis, Caplan-Colinet-Petry-Syndrom*; zu den Pneumokoniosen* gehörendes, meist bei Bergleuten auftretendes Syndrom von Silikose* und rheumatoider Arthritis*; Ⓔ *Caplan's nodules, rheumatoid pneumoconiosis, Caplan's syndrome*

C-II-Apoproteinmangel, familiärer *m*: *Syn: Bürger-Grütz-Syndrom, Hyperlipoproteinämie Typ I, fettinduzierte/exogene Hypertriglyceridämie, fettinduzierte/exogene Hyperlipämie*; familiäre Lipidspeicherkrankheit mit Neigung zu Atherosklerose*, Hepatosplenomegalie* und zentralnervösen Störungen; Ⓔ *Bürger-Grütz syndrome, Bürger-Grütz disease, familial apolipoprotein C-II deficiency, familial hypertriglyceridemia, familial lipoprotein lipase deficiency, familial LPL deficiency, type I familial hyperlipoproteinemia, familial fat-induced hyperlipemia, familial hyperchylomicronemia, idiopathic hyperlipemia*

Cap|re|o|my|cin *nt*: von **Streptomyces capreolus** gebildetes tuberkulostatisches Antibiotikum; Ⓔ *capreomycin*
Cap|ron|säu|re *f*: *Syn: Kapronsäure, Butylessigsäure, Hexansäure*; in Fetten und Ölen vorkommende gesättigte Fettsäure; Ⓔ *hexanoic acid, caproic acid*
Cap|ryl|säu|re *f*: *Syn: Kaprylsäure, Oktansäure*; in Fetten und Ölen vorkommende gesättigte Fettsäure; Ⓔ *octanoic acid, caprylic acid*
Cap|sa|i|cin *nt*: scharf schmeckende Substanz aus Paprikaarten [**Capsicum**]; Ⓔ *capsaicin*
Cap|sid *nt*: *Syn: Kapsid*; aus Untereinheiten [**Capsomeren**] aufgebaute Proteinhülle des Virions; Ⓔ *capsid*
Cap|sula *f, pl* **-lae**: Kapsel; Ⓔ *capsule, capsula*
Capsula adiposa perirenalis: Nierenfettkapsel, perirenale Fettkapsel; Ⓔ *adipose capsule of kidney, fatty capsule of kidney, perinephric fat, perirenal fat, renal capsule, perinephric capsule*
Capsula articularis: Gelenkkapsel; Ⓔ *joint capsule, articular capsule, capsular membrane, synovial capsule*
Capsula externa: *Syn: äußere Kapsel*; aus Projektionsfasern* bestehende weiße Substanz lateral vom Putamen*; Ⓔ *external capsule*
Capsula extrema: weiße Substanz zwischen Putamen* und Inselrinde*; Ⓔ *extreme capsule*
Capsula fibrosa glandulae thyroideae: Schilddrüsenkapsel; Ⓔ *fibrous capsule of thyroid (gland)*
Capsula fibrosa perivascularis hepatis: *Syn: Glisson-Kapsel*; Bindegewebskapsel der Leber; Ⓔ *Glisson's capsule, perivascular fibrous capsule, fibrous capsule of liver, hepatobiliary capsule*
Capsula fibrosa renis: (fibröse) Nierenkapsel; Ⓔ *fibrous capsule of kidney, fibrous tunic of kidney*
Capsula ganglii: *Syn: Ganglienkapsel*; Kapsel um ein Nervenganglion; Ⓔ *capsule of ganglion*
Capsula glomeruli: *Syn: Bowman-Kapsel*; becherförmige Einstülpung der Nierenkanälchen um die Glomeruluskapillaren; Ⓔ *Bowman's capsule, glomerular capsule, malpighian capsule, Müller's capsule, müllerian capsule*
Capsula interna: *Syn: innere Kapsel*; Bereich an der Basis des Endhirns, in dem sich Projektionsfasern zwischen Thalamus* und Corpus* callosum auf der Innenseite und Corpus* striatum und Globus* pallidus auf der anderen Seite durchzwängen; Ⓔ *internal capsule*
Capsula lentis: Linsenkapsel; Ⓔ *lens capsule, lenticular capsule, crystalline capsule, capsule of lens, phacocyst*
Capsula nodi lymphoidei: *Syn: Lymphknotenkapsel*; bindegewebige Kapsel, von der die Trabekel [Trabeculae nodi lymphoidei] ausgehen; Ⓔ *capsule of lymph node*
Capsula prostatica: Prostatakapsel; Ⓔ *capsule of prostate, prostatic capsule*
Capsula splenica: fibröse Milzkapsel; Ⓔ *fibrous capsule of spleen, fibrous tunic of spleen*
Capsula tonsillae/tonsillaris: Mandelkapsel; Ⓔ *tonsillar capsule*
Ca-Pumpe *f*: *Syn: Kalziumpumpe, Calciumpumpe*; aktives Transportsystem für Ca-Ionen in der Wand des sarkoplasmatischen Retikulums der Muskelzelle; Ⓔ *calcium pump*
Ca|put *nt*: Kopf; kopfförmige Struktur; Ⓔ *head, caput*
Caput breve musculi bicipitis brachii: kurzer Kopf des Musculus* biceps brachii; Ⓔ *short head of biceps brachii muscle*
Caput breve musculi bicipitis femoris: kurzer Kopf des Musculus* biceps femoris; Ⓔ *short head of biceps femoris muscle*
Caput cornus posterioris medullae spinalis: Kopf des Hinterhorns* des Rückenmarks; Ⓔ *head of dorsal horn of spinal cord*
Caput costae: Rippenköpfchen; Ⓔ *head of rib*
Caput epididymidis: Nebenhodenkopf; Ⓔ *head of epididymis*
Caput femoris: Femurkopf, Oberschenkelkopf, Hüftkopf; Ⓔ *head of femur, femoral head, head of thigh bone*
Caput fibulae: Wadenbeinköpfchen, Fibulaköpfchen; Ⓔ *head of fibula*
Caput galeatum: *Syn: Glückshaube*; Eihautreste, die den Kindskopf bei der Geburt bedecken; Ⓔ *caput galeatum*
Caput humerale musculi flexoris carpi ulnaris: am Humerus ansetzender Kopf des Musculus flexor carpi ulnaris; Ⓔ *humeral head of flexor carpi ulnaris muscle*
Caput humerale musculi pronatoris teretis: am Humerus ansetzender Kopf des Musculus pronator teres; Ⓔ *humeral head of pronator teres muscle*
Caput humeri: Humeruskopf, Oberarmkopf; Ⓔ *head of humerus*
Caput humeroulnare musculi flexoris digitorum superficiale: an Humerus und Ulna ansetzender Kopf des Musculus flexor digitorum superficialis; Ⓔ *humeroulnar head of flexor digitorum superficialis muscle*
Caput laterale musculi gastrocnemii: lateraler Kopf des Musculus gastrocnemius; Ⓔ *lateral head of gastrocnemius muscle*
Caput laterale musculi tricipitis brachii: *Syn: lateraler/äußerer Trizepskopf*; entspringt lateral vom langen Trizepskopf vom Tuberculum infraglenoidale; Ⓔ *lateral head of triceps brachii muscle*
Caput longum musculi bicipitis brachii: *Syn: langer Bizepskopf*; vom Tuberculum supraglenoidale des Schulterblattes entspringender langer Kopf des Musculus biceps brachii; Ⓔ *long head of biceps brachii muscle*
Caput longum musculi bicipitis femoris: vom Tuber ischiadicum entspringender langer Kopf des Musculus biceps femoris; Ⓔ *long head of biceps femoris muscle*
Caput longum musculi tricipitis brachii: *Syn: langer Trizepskopf*; entspringt vom Tuberculum infraglenoidale; Ⓔ *long head of triceps brachii muscle*
Caput mallei: Hammerkopf; Ⓔ *head of malleus*
Caput mandibulae: Gelenkkopf des Unterkiefers; Ⓔ *head of mandible, head of condyloid process of mandible, articular condyle of mandible*
Caput mediale musculi flexoris hallucis brevis: innerer Kopf des Musculus flexor hallucis brevis; Ⓔ *medial head of flexor hallucis brevis muscle*
Caput mediale musculi gastrocnemii: medialer Kopf des Musculus gastrocnemius; Ⓔ *medial head of gastrocnemius muscle*
Caput mediale musculi tricipitis brachii: *Syn: medialer/tiefer Trizepskopf, Caput profundum musculi tricipitis brachii*; entspringt auf der Rückfläche des Humerus distal und medial vom Sulcus nervi radialis und vom Septum intermusculare brachii mediale; Ⓔ *medial head of triceps brachii muscle*
Caput medusae: *Syn: Medusenhaupt, Cirsomphalus*; Erweiterung und Schlängelung der Bauchdeckenvenen bei Abflussstörung im Pfortaderbereich; Ⓔ *Medusa's head, cirsomphalos, Cruveilhier's sign, arachnogastria*
Caput membranaceum: *Syn: Kautschukschädel, Kautschukkopf*; durch Störung der Osteoblastenfunktion hervorgerufene Weichheit der Schädelknochen; Ⓔ *caoutchouc skull, caput membranaceum*
Caput musculi: Muskelkopf; Ⓔ *head of muscle*
Caput nuclei caudati: *Syn: Caudatuskopf, Kaudatuskopf*; Kopf des Nucleus caudatus; Ⓔ *head of caudate nucleus*
Caput obliquum musculi adductoris hallucis: langer, schräg verlaufender Kopf des Musculus adductor hallucis; Ⓔ *oblique head of adductor hallucis muscle*

Caput obliquum musculi adductoris pollicis: schräg verlaufender Kopf des Musculus adductor pollicis; Ⓔ *oblique head of adductor pollicis muscle*

Caput obstipum: *Syn:* *Torticollis, Schiefhals*; angeborene oder erworbene Schräghaltung des Kopfes mit Drehung zur Gegenseite; Ⓔ *torticollis, wryneck, stiff neck*

Caput ossis metacarpi: Metakarpalköpfchen; Ⓔ *metacarpal head, head of metacarpal bone*

Caput ossis metatarsi: Metatarsalköpfchen; Ⓔ *metatarsal head, head of metatarsal bone*

Caput pancreatis: Pankreaskopf; Ⓔ *head of pancreas*

Caput phalangis: Köpfchen der Finger- [**Caput phalangis manus**] oder Zehenglieder [**Caput phalangis pedis**]; Ⓔ *head of phalanx*

Caput profundum musculi flexoris pollicis brevis: tiefer Kopf des Musculus flexor pollicis brevis; Ⓔ *deep head of flexor pollicis brevis muscle*

Caput radiale musculi flexoris digitorum superficialis: vom Radius entspringender Kopf des Musculus flexor digitorum superficialis; Ⓔ *radial head of flexor digitorum superficialis muscle*

Caput radii: Speichenkopf, Radiuskopf; Ⓔ *head of radius*

Caput rectum musculi recti femoris: gerader Kopf des Musculus rectus femoris, der an der Spina* iliaca anterior inferior entspringt; Ⓔ *straight head of rectus femoris muscle*

Caput reflexum musculi recti femoris: oben am Acetabulum entspringender Kopf des Musculus rectus femoris; Ⓔ *reflected head of rectus femoris muscle*

Caput stapedis: Steigbügelkopf; Ⓔ *head of stapes*

Caput succedaneum: *Syn:* *Kopfgeschwulst*; Geburtsgeschwulst des Kopfes; Ⓔ *caput succedaneum*

Caput tali: Taluskopf; Ⓔ *head of talus*

Caput transversum musculi adductoris hallucis: querverlaufender Kopf des Musculus adductor hallucis; Ⓔ *transverse head of adductor hallucis muscle*

Caput transversum musculi adductoris pollicis: querverlaufender Kopf des Musculus adductor pollicis; Ⓔ *transverse head of adductor pollicis muscle*

Caput ulnae: Ellenköpfchen, Ulnaköpfchen; Ⓔ *head of ulna, capitulum ulnae*

Caput ulnare musculi flexoris carpi ulnaris: von der Ulna entspringender Kopf des Musculus flexor carpi ulnaris; Ⓔ *ulnar head of flexor carpi ulnaris muscle*

Caput ulnare musculi pronatoris teretis: von der Ulna entspringender Kopf des Musculus pronator teres; Ⓔ *ulnar head of pronator teres muscle*

Ca|ra|te *f:* *Syn:* *Pinta, Mal del Pinto*; in Süd- und Mittelamerika vorkommende, durch Treponema* carateum verursachte chronische Hauterkrankung; Ⓔ *carate, mal del pinto, pinta, spotted sickness*

Carb-, carb- *präf.:* → *Carbo-*

Car|ba|ma|te *pl:* als Insektizide verwendete Ester der Carbaminsäure; Ⓔ *carbamoates, carbamates*

Carb|a|mid *nt:* *Syn:* *Karbamid, Urea, Harnstoff*; im Harn ausgeschiedenes, stickstoffhaltiges Endprodukt des Eiweißstoffwechsels; Ⓔ *carbamide, urea*

Carb|a|mid|pur|pu|ra *f:* *Syn:* *Morbus Schamberg, Schamberg-Krankheit, Schamberg-Syndrom, progressive Pigmentpurpura, progressive pigmentöse Dermatose, Karbamidpurpura, Purpura pigmentosa progressiva, Purpura Schamberg, Dermatosis pigmentaria progressiva, Capillaritis haemorrhagica maculosa*; durch eine allergische Reaktion vom Spättyp ausgelöste Capillaritis* mit braunroten Herden und Petechien*, primär an den Unterschenkeln und später auch am Stamm; zu den Auslösefaktoren gehören Medikamente [Carbamid*], Nahrungsmittelzusätze und Hausstaub; Ⓔ *Schamberg's dermatosis, Schamberg's progressive pigmented purpuric dermatosis, Schamberg's disease, Schamberg's dermatitis, progressive pigmentary dermatosis*

Carb|a|mid|säu|re *f:* → *Carbaminsäure*

Carb|a|min|säu|re *f:* *Syn:* *Carbamidsäure*; Zwischenprodukt im Harnstoffzyklus; Ⓔ *carbamic acid*

Carb|a|mo|yl|phos|phat *nt:* → *Carbamylphosphat*

Carb|a|mo|yl|phos|phat|syn|the|ta|se *f:* → *Carbamylphosphatsynthetase*

Carb|a|mo|yl|phos|phat|syn|the|ta|se|man|gel *m:* → *Carbamylphosphatsynthetasemangel*

Carb|a|myl|phos|phat *nt:* *Syn:* *Carbamoylphosphat*; energiereiches Zwischenprodukt im Harnstoffzyklus; Ⓔ *carbamoyl phosphate*

Carb|a|myl|phos|phat|syn|the|ta|se *f:* *Syn:* *Carbamoylphosphatsynthetase*; Enzym, das die Bildung von Carbamylphosphat im Harnstoffzyklus katalysiert; Ⓔ *carbamoyl-phosphate synthetase*

Carb|a|myl|phos|phat|syn|the|ta|se|man|gel *m:* *Syn:* *Carbamoylphosphatsynthetasemangel*; zu Hyperammonämie* führender, angeborener Mangel an Carbamylphosphatsynthetase*; Ⓔ *carbamoyl phosphate synthetase deficiency, CAPS deficiency*

Car|bo *m:* Kohle; Ⓔ *charcoal, carbo*

Carbo activatus: → *Carbo medicinalis*

Carbo medicinalis: *Syn:* *medizinische Kohle, Aktivkohle, Carbo activatus*; aus pflanzlichen Substanzen gewonnene Kohle, die gelöste Teilchen absorbiert; Ⓔ *activated charcoal*

Carbo-, carbo- *präf.:* Wortelement mit der Bedeutung „Kohle/Kohlenstoff"; Ⓔ *coal, carbo-*

Car|bo|an|hy|dra|se *f:* *Syn:* *Kohlensäureanhydrase, Karbonatdehydratase*; zinkhaltiges Enzym, das in den Erythrozyten, der Magenschleimhaut und den Nierentubuli die Bildung von Kohlensäure aus Wasser und Kohlendioxid katalysiert; Ⓔ *carbonic anhydrase, carbonate dehydratase*

Car|bo|an|hy|dra|se|hem|mer *m:* *Syn:* *Carboanhydraseinhibitor*; Substanz, die die Carboanhydrase hemmt und damit die Wasser- und Kohlendioxidausscheidung steigert; Ⓔ *carbonic anhydrase inhibitor*

Car|bo|an|hy|dra|se|in|hi|bi|tor *m:* → *Carboanhydrasehemmer*

Car|bo|hä|mie *f:* *Syn:* *Karbohämie*; Kohlendioxidüberschuss des Blutes; Ⓔ *carbohemia, carbonemia*

Car|bo|hy|drat|u|rie *f:* *Syn:* *Karbohydraturie*; (erhöhte) Kohlenhydratausscheidung im Harn; Ⓔ *carbohydraturia*

Car|bo|nat *nt:* *Syn:* *Karbonat*; Salz der Kohlensäure; Ⓔ *carbonate*

Car|bo|ne|um *nt:* *Syn:* *Kohlenstoff*; Nichtmetall, das in zwei Formen [**Diamant, Graphit**] vorkommt; Ⓔ *carbon*

Car|bon|säu|re *f:* *Syn:* *Karbonsäure*; organische Säure, die eine oder mehrere Carboxylgruppen [-COOH] enthält; Ⓔ *carboxylic acid*

Carb|o|xi|la|se *f:* → *Carboxylase*

Carb|o|xy|hä|mo|glo|bin *nt:* *Syn:* *Kohlenmonoxidhämoglobin, CO-Hämoglobin*; durch Anlagerung von Kohlenmonoxid entstandenes hellrotes Hämoglobinderivat; Ⓔ *carboxyhemoglobin, carbon monoxide hemoglobin*

Carb|o|xy|la|se *f:* *Syn:* *Carboxilase*; Enzym, das die Einführung von Kohlendioxid in organische Verbindungen katalysiert; Ⓔ *carboxylase*

Carb|o|xyl|es|te|ra|se *f:* Esterase*, die Carbonsäureester spaltet; Ⓔ *carboxylesterase*

Carb|o|xyl|grup|pe *f:* *s.u.* *Carbonsäure*; Ⓔ *carboxyl radical*

Carb|o|xy|pep|ti|da|sen *pl:* Peptidasen, die die C-terminale Aminosäure von Eiweißen abspalten; Ⓔ *carboxypeptidases, carboxypolypeptidases*

6-Carb|o|xy|u|ra|cil *nt:* *Syn:* *Orotsäure*; Zwischenprodukt des Pyrimidinstoffwechsels; Ⓔ *6-carboxyuracil, orotic* *acid*

Car|bun|cu|lus *m, pl* **-li**: ***Syn:*** *Karbunkel*; durch Staphylokokken verursachte eitrige Entzündung mehrerer Haarfollikel; Ⓔ *carbuncle*

Carcassone-Band *nt*: ***Syn:*** *Waldeyer-Band, Ligamentum transversum perinei*; querverlaufende Faszienverdickung unterhalb des Ligamentum* pubicum inferius; Ⓔ *Carcassonne's perineal ligament*

Carcino-, carcino- *präf.*: Wortelement mit der Bedeutung „Krebs/Karzinom"; Ⓔ *carcinoma, cancer, carcino-*

Car|ci|no|ma *nt, pl* **-mal|ta**: ***Syn:*** *Karzinom, malignes Epitheliom, Krebs*; bösartiger, vom Epithel von Haut, Schleimhaut und Organen ausgehender Tumor; häufigste maligne Geschwulst [ca. 80 %]; Ⓔ *carcinoma, cancer, epithelial cancer, epithelial tumor, epithelioma, malignant epithelioma*

Carcinoma adenomatosum: ***Syn:*** *Adenokarzinom, Adenocarcinoma*; von Drüsengewebe ausgehendes Karzinom*; Ⓔ *glandular cancer, glandular carcinoma, adenocarcinoma*

Carcinoma alveolare: → *Carcinoma alveolocellulare*

Carcinoma alveolocellulare: ***Syn:*** *bronchioloalveoläres Lungenkarzinom, Alveolarzellkarzinom, Alveolarzellenkarzinom, Lungenadenomatose*; seltenes Adenokarzinom* der Lunge; trotz frühzeitiger hämatogener Metastasierung* ist die Prognose relativ gut; Ⓔ *alveolar cell carcinoma, bronchoalveolar pulmonary carcinoma, bronchiolar adenocarcinoma, bronchioloalveolar carcinoma, alveolar cell tumor, pulmonary adenomatosis, pulmonary carcinosis, bronchiolar carcinoma, bronchoalveolar carcinoma*

Carcinoma avenocellulare: ***Syn:*** *Haferzellkarzinom, oat-cell-Karzinom*; kleinzelliges/kleinzellig-anaplastisches Bronchialkarzinom* mit typischen Zellen; Ⓔ *oat cell carcinoma, small cell carcinoma*

Carcinoma basocellulare: ***Syn:*** *Basalzellkarzinom, Basalzellenkarzinom, Krompecher-Karzinom, Basalzellepitheliom, Basaliom, Epithelioma basocellulare*; von den Basalzellen der Epidermis ausgehender, häufigster bösartiger Hauttumor; wächst lokal infiltrierend und destruierend ohne Metastasenbildung; Ⓔ *basal cell carcinoma, basal cell epithelioma, hair-matrix carcinoma, basaloma, basalioma*

Carcinoma cervicis uteri: ***Syn:*** *Gebärmutterhalskrebs, Kollumkarzinom, Zervixkarzinom*; früher häufigstes Karzinom des Genitalbereichs, heute ebenso häufig wie das Korpuskarzinom*; Vorsorgeuntersuchungen [Abstrich, Kolposkopie] können einen Großteil der Tumoren schon in der Frühphase [epitheliale Dysplasie, Carcinoma in situ] entdecken; Ⓔ *cervical carcinoma (of uterus), carcinoma of uterine cervix*

Carcinoma cholangiocellulare: ***Syn:*** *Gallengangskarzinom, malignes Cholangiom, cholangiozelluläres Karzinom*; von den intrahepatischen Gallengängen ausgehender bösartiger Tumor; Ⓔ *cholangiocellular carcinoma, bile duct carcinoma, malignant cholangioma, cholangiocarcinoma*

Carcinoma clarocellulare: ***Syn:*** *hellzelliges Karzinom, Klarzellkarzinom, Klarzellenkarzinom*; Plattenepithelkarzinom mit großen hellen Zellen; Ⓔ *clear cell carcinoma, clear carcinoma*

Carcinoma colloides: ***Syn:*** *Gallertkrebs, Gallertkarzinom, Schleimkrebs, Schleimkarzinom, Kolloidkrebs, Kolloidkarzinom, Carcinoma gelatinosum/mucoides/mucosum*; schleimproduzierendes Adenokarzinom*, meist mit Siegelringzellen; Ⓔ *mucinous carcinoma, colloid carcinoma, colloid cancer, mucinous cancer, mucous cancer, gelatiniform carcinoma, gelatinous carcinoma, mucous carcinoma, mucinous adenocarcinoma, gelatiniform cancer, gelatinous cancer*

Carcinoma corporis uteri: ***Syn:*** *Korpuskarzinom, Gebärmutterkörperkrebs, Endometriumkarzinom*; vom Endometrium ausgehender, vorwiegend Frauen in der Menopause betreffender Krebs, der in den letzten Jahren an Bedeutung gewonnen hat; Ⓔ *corpus carcinoma, carcinoma of body of uterus*

Carcinoma gelatinosum: → *Carcinoma colloides*

Carcinoma hepatocellulare: ***Syn:*** *primäres Leberzellkarzinom, hepatozelluläres Karzinom, malignes Hepatom*; von den Leberzellen ausgehendes Karzinom; Ⓔ *hepatocellular carcinoma, malignant hepatoma, liver cell carcinoma, hepatocarcinoma, primary carcinoma of liver cells*

Carcinoma in situ: ***Syn:*** *Oberflächenkarzinom, präinvasives/intraepitheliales Karzinom*; Karzinom von Haut oder Schleimhaut, das die Basalmembran noch nicht durchbrochen hat; Ⓔ *cancer in situ, carcinoma in situ, intraepithelial carcinoma, preinvasive carcinoma*

Carcinoma mammae: → *Brustkrebs*

Carcinoma mucoides: → *Carcinoma colloides*

Carcinoma mucosum: → *Carcinoma colloides*

Carcinoma planocellulare: ***Syn:*** *Plattenepithelkarzinom, Carcinoma platycellulare*; verhornender oder nicht-verhornender bösartiger Tumor des Plattenepithels; Ⓔ *epidermoid cancer, epidermoid carcinoma, prickle cell carcinoma, squamous cell carcinoma, squamous carcinoma, squamous epithelial carcinoma*

Carcinoma platycellulare: → *Carcinoma planocellulare*

Carcinoma scirrhosum: ***Syn:*** *szirrhöses Karzinom, Faserkrebs, Szirrhus, Scirrhus, Skirrhus*; Karzinom mit harter Konsistenz durch ein Überwiegen von Stromaanteilen; Ⓔ *hard cancer, scirrhous cancer, scirrhous carcinoma, fibrocarcinoma, scirrhus, scirrhoma*

Car|ci|no|sar|co|ma *nt, pl* **-mal|ta**: ***Syn:*** *Karzinosarkom*; bösartiger Mischtumor mitkarzinomatösen und sarkomatösen Anteilen; Ⓔ *carcinosarcoma, sarcocarcinoma*

Car|ci|no|sis *f, pl* **-ses**: ***Syn:*** *Karzinomatose, Karzinose*; diffuser Befall des gesamten Körpers, eines Organs oder einer Körperhöhle mit Karzinommetastasen; Ⓔ *carcinosis, carcinomatosis*

Carcinosis pleurae: ***Syn:*** *Pleurakarzinose, Pleurakarzinomatose*; diffus metastatischer Pleurabefall bei verschiedenen Tumoren; Ⓔ *pleural carcinosis, pleural carcinomatosis*

Card-, card- *präf.*: → *Cardio-*

Car|dia *f*: ***Syn:*** *Kardia, Pars cardiaca gastricae*; Mageneingang, Magenmund; Ⓔ *cardiac part of stomach, cardia*

Cardia-, cardia- *präf.*: Wortelement mit der Bedeutung **1.** „Herz" **2.** „Magenmund/Kardia"; Ⓔ **1.** *cardia-, cardio-, heart* **2.** *cardia*

Car|di|ac in|dex *m*: ***Syn:*** *Herzindex*; Herzminutenvolumen pro Quadratmeter Körperoberfläche; Ⓔ *cardiac index*

Cardio-, cardio- *präf.*: Wortelement mit der Bedeutung **1.** „Herz" **2.** „Magenmund/Kardia"; Ⓔ **1.** *cardia-, cardio-, heart* **2.** *cardia*

Car|di|o|li|pin *nt*: ***Syn:*** *Diphosphatidylglycerin, Kardiolipin*; im Herzmuskel auftretendes Phospholipid*; Ⓔ *cardiolipin, diphosphatidylglycerol, acetone-insoluble antigen, heart antigen*

Car|di|o|my|o|pa|thie *f*: ***Syn:*** *Myokardiopathie, Kardiomyopathie*; Oberbegriff für Erkrankungen der Herzmuskulatur, die alle zu Hypertrophie* des Myokards führen; Ⓔ *myocardiopathy, cardiomyopathy*

Car|di|tis *f, pl* **-ti|den**: ***Syn:*** *Karditis*; Herzentzündung; Oberbegriff für Endocarditis*, Myocarditis*, Pericarditis* und Pancarditis*; Ⓔ *inflammation of the heart, carditis*

Ca|ri|es *f*: ***Syn:*** *Karies*; Knochenkaries, Knochenfraß, Knochenschwund; Ⓔ *caries*

Caries dentium: → *Karies*

Ca|ri|na *f, pl* **-nae**: Kiel, kielförmige Struktur; Ⓔ *carina*

Car|mi|na|ti|vum *nt, pl* **-va**: ***Syn:*** *Karminativum*; Mittel gegen Blähungen; Ⓔ *carminative*

Car|ni|tin *nt*: *Syn: Karnitin*; vitaminähnlicher Wirkstoff, der in der Mitochondrienmembran als Carrier für Acyl-Reste fungiert; Ⓔ *carnitine*
Car|ni|vo|ra *pl*: *Syn: Karnivoren*; (*biolog.*) Fleischfresser; Ⓔ *Carnivora*
Car|no|sin *nt*: *Syn: Karnosin, β-Alanin-L-Histidin*; im Muskel vorkommendes Protein; Ⓔ *carnosine, ignotine, inhibitine*
Car|no|sin|ä|mie *nt*: *Syn: Karnosinämie*; Erhöhung des Carnosinspiegels im Blut; Ⓔ *carnosinemia, hyperbeta carnosinemia*
Car|no|sin|u|rie *f*: *Syn: Karnosinurie*; erhöhte Carnosinausscheidung im Harn; Ⓔ *carnosinuria*
Caroli-Syndrom *nt*: angeborene Erweiterung der intrahepatischen Gallengänge; Ⓔ *Caroli's syndrome, Caroli's disease*
Ca|ro lu|xu|ri|ans *f*: *Syn: wildes Fleisch*; überschießendes Granulationsgewebe; Ⓔ *proud flesh*
Ca|ro|tin *nt*: *Syn: Karotin*; Gruppe von Pflanzenfarbstoffen, die im Körper in Vitamin* A umgewandelt werden; Ⓔ *carotene, carotin*
β-Carotin: *Syn: β-Karotin, Betacarotin, Provitamin A*; zur Provitamin A-Gruppe gehörende Substanz, die als Dermatikum verwendet wird; Ⓔ *β-carotene, betacarotene*
Ca|ro|tin|ä|mie *f*: *Syn: Karotinämie, Hyperkarotinämie*; erhöhter Carotingehalt des Blutes; Ⓔ *carotenemia, carotenosis, carotinemia, carotinosis, xanthemia*
Ca|ro|tin|gelb|sucht *f*: → *Carotinosis*
Ca|ro|tin|ik|te|rus *m*: → *Carotinosis*
Ca|ro|ti|no|der|mia *f*: → *Carotinosis*
Ca|ro|ti|no|der|mie *f*: → *Carotinosis*
Ca|ro|ti|no|i|de *pl*: *Syn: Karotinoide*; aus Isopreneinheiten aufgebaute Pflanzenfarbstoffe, zu denen u.a. Carotin gehört; Ⓔ *carotenoids*
Ca|ro|ti|no|sis *m, pl* **-ses**: *Syn: Karotingelbsucht, Karotinikterus, Carotingelbsucht, Carotinikterus, Karotinodermie, Carotinodermia, Carotinodermie, Xanthodermie, Aurantiasis cutis*; durch eine Erhöhung der Carotine* hervorgerufene Gelbfärbung der Haut; relativ häufig bei Säuglingen durch Karotten verursacht; Ⓔ *aurantiasis, carotenoderma, carotenodermia*
Ca|ro|tis|si|nus *m*: *Syn: Karotissinus, Sinus caroticus*; Erweiterung der Arteria carotis communis an der Karotisgabel; Ⓔ *carotid bulbus, carotid sinus*
Carotis-sinus-Syndrom *nt*: *Syn: Karotissinussyndrom, Charcot-Weiss-Baker-Syndrom, hyperaktiver Karotissinusreflex*; durch Schlag oder Druck auf den Carotissinus ausgelöste Bradykardie*; evtl. auch Hypotonie oder Bewusstlosigkeit; Ⓔ *Charcot-Weiss-Baker syndrome, carotid sinus reflex, carotid sinus syncope, carotid sinus syndrome, pressoreceptor reflex, pressoreceptive mechanism*
Car|pa|lia *pl*: *Syn: Karpalknochen, Ossa carpalia, Ossa carpi*; Handwurzelknochen; Ⓔ *carpal bones, bones of wrist, carpalia, carpals*
Carpenter-Syndrom *nt*: *Syn: Akrozephalopolysyndaktylie II, Akrozephalosyndaktylie II*; Fehlbildungssyndrom mit Akrozephalie* und Polydaktylie* von Händen und Füßen; Ⓔ *Carpenter syndrome, acrocephalopolysyndactyly II*
Car|pus *m, pl* **-pi**: Handwurzel; Ⓔ *wrist, carpus*
Car|ri|er *m*: **1.** Träger, Trägersubstanz **2.** Infektionsträger, Keimträger, Vektor; Ⓔ **1.** *carrier* **2.** *vector, carrier*
Carrión-Krankheit *f*: *Syn: Bartonellose, Bartonellosis*; in Südamerika vorkommende Infektionskrankheit durch **Bartonella bacilliformis**; im Primärstadium Ausbildung einer fieberhaften hämolytischen Anämie [**Oroyafieber**] mit hoher Letalität [50 %]; später Entwicklung harmloser Hautwarzen [Verruga* peruana]; Ⓔ *Carrión's disease, infection with Bartonella bacilliformis, bartonellosis, bartonelliasis*
Car|ti|la|go *f, pl* **-la|gi|nes**: Knorpel; Knorpelgewebe; Ⓔ *cartilage, cartilago*
Cartilagines alares minores: kleine Nasenflügelknorpel; Ⓔ *lesser alar cartilages*
Cartilago alaris major: großer Nasenflügelknorpel; Ⓔ *greater alar cartilage, inferior cartilage of nose*
Cartilago articularis: Gelenkknorpel, Gelenkflächenknorpel, gelenkflächenüberziehender Knorpel; Ⓔ *articular cartilage, arthrodial cartilage, diarthrodial cartilage, joint cartilage, investing cartilage, obducent cartilage*
Cartilago arytenoidea: *Syn: Stellknorpel, Gießbeckenknorpel, Aryknorpel*; auf der Ringknorpelplatte sitzende Knorpel, die die Spannung der Stimmbänder regulieren; Ⓔ *arytenoid, arytenoid cartilage, guttural cartilage, pyramidal cartilage, triquetral cartilage, triquetrous cartilage*
Cartilago auriculae: Ohrmuschelknorpel, Knorpelgerüst der Ohrmuschel; Ⓔ *auricular cartilage, cartilage of auricle, conchal cartilage*
Cartilago collagenosa: → *Cartilago fibrosa*
Cartilago corniculata: *Syn: Santorini-Knorpel*; elastische Knorpelstücke auf der Spitze der Aryknorpel; Ⓔ *Santorini's cartilage, corniculum, corniculate cartilage, supra-arytenoid cartilage*
Cartilago costalis: Rippenknorpel; Ⓔ *costicartilage, costal cartilage, rib cartilage*
Cartilago cricoidea: *Syn: Krikoidknorpel*; Ringknorpel des Kehlkopfs; Ⓔ *cricoid cartilage, annular cartilage, innominate cartilage, cricoid*
Cartilago cuneiformis: *Syn: Wrisberg-Knorpel*; neben der Cartilago corniculata liegende elastische Knorpel; Ⓔ *cuneiform cartilage, Wrisberg's cartilage, Morgagni's cartilage, Morgagni's tubercle*
Cartilago elastica: *Syn: elastischer Knorpel*; Knorpel mit elastischen Fasern; kommt u.a. in Kehldeckel und Ohrmuschel vor; Ⓔ *elastic cartilage, reticular cartilage, yellow cartilage*
Cartilago epiglottica: knorpeliges Kehldeckelskelett; Ⓔ *epiglottic cartilage*
Cartilago epiphysialis: Epiphysenknorpel, Epiphysenfugenknorpel, epiphysäre Knorpelzone; Ⓔ *cartilage plate, epiphysial plate, epiphyseal cartilage, epiphysial disk*
Cartilago fibrosa: *Syn: fibröser Knorpel, Faserknorpel, Bindegewebsknorpel, Cartilago collagenosa*; Knorpel mit kollagenen Fasern; kommt u.a. in den Bandscheiben vor; Ⓔ *fibrous cartilage, stratified cartilage, fibrocartilage*
Cartilago hyalina: *Syn: Hyalinknorpel, hyaliner Knorpel*; druckfester, durchsichtiger Knorpel; kommt v.a. als Gelenkknorpel und Rippenknorpel vor; Ⓔ *hyaline cartilage, glasslike cartilage*
Cartilagines laryngis: Kehlkopfknorpel; Ⓔ *laryngeal cartilages, cartilages of larynx*
Cartilago meatus acustici: Gehörgangsknorpel; Ⓔ *cartilage of acoustic meatus, meatal cartilage*
Cartilagines nasi: Nasenknorpel; Ⓔ *nasal cartilages*
Cartilagines nasi accessoriae: akzessorische Nasenknorpel; Ⓔ *accessory nasal cartilages, accessory cartilages of nose, epactal cartilages, sesamoid cartilages of nose, minor cartilages*
Cartilago septi nasi: Scheidewandknorpel, Septumknorpel, Knorpel des Nasenseptums; Ⓔ *cartilage of nasal septum, septal cartilage of nose, quadrangular cartilage*
Cartilago sesamoidea: Sesamknorpel des Stimmbandes; Ⓔ *sesamoid cartilage of vocal ligament, laryngeal cartilage of Luschka, Luschka's cartilage*
Cartilago thyroidea: Schildknorpel; Ⓔ *thyroid cartilage, scutiform cartilage*
Cartilagines tracheales: Knorpelspangen der Luftröh-

re, Trachealknorpel; Ⓔ *tracheal cartilages, tracheal rings*

Cartilago triticea: Weizenknorpel; Ⓔ *triticeal cartilage, sesamoid cartilage of larynx, triticeum*

Cartilago tubae auditivae/auditoriae: Tubenknorpel, Ohrtrompetenknorpel; Ⓔ *cartilage of auditory tube*

Cartilago vomeronasalis: *Syn: Jacobson-Knorpel*; Knorpelstück zwischen Vomer* und Nasenseptum; Ⓔ *vomeronasal cartilage, Jacobson's cartilage*

Ca|run|cu|la *f, pl* **-lae**: *Syn: Karunkel*; (warzenförmiges) Weichteilhöckerchen; Ⓔ *caruncle, caruncula*

Carunculae hymenales: *Syn: Fleischwärzchen (der Scheide), Hymenalkarunkeln*; Reste des Jungfernhäutchens am Scheideneingang; Ⓔ *myrtiform caruncles, hymenal caruncles*

Caruncula lacrimalis: *Syn: Tränenwärzchen, Karunkel*; Schleimhauthöcker im inneren Augenwinkel; Ⓔ *lacrimal caruncle*

Caruncula sublingualis: *Syn: Karunkel*; Schleimhauthöcker an der Mündung von Ductus* sublingualis major und Ductus* submandibularis unter der Zunge; Ⓔ *sublingual papilla, sublingual caruncle*

Ca|se|in *nt*: *Syn: Kasein*; inhomogene Gruppe von Eiweißen; Hauptbestandteil der Milch; Ⓔ *casein*

Cä|si|um *nt*: *Syn: Caesium*; einwertiges Alkalimetall; Ⓔ *caesium, cesium*

Castellani-Agglutinin-Absättigung *f*: Methode zum Vergleich der Antigenstruktur von Bakterienstämmen; Ⓔ *Castellani's test*

Castellani-Lösung *f*: Lösung zur äußerlichen Behandlung von mikrobiellen und ekzematösen Hauterkrankungen; Ⓔ *carbolfuchsin paint, Castellani's paint*

Castillo-Syndrom *nt*: *Syn: del Castillo-Syndrom, Sertoli-Zell-Syndrom, Germinalaplasie, Germinalzellaplasie, Sertoli-cell-only-Syndrom*; Aspermie* durch ein angeborenes Fehlen des Keimepithels der Hodenkanälchen; Ⓔ *Sertoli-cell-only syndrome, Del Castillo syndrome*

Castle-Faktor *m*: *Syn: Intrinsic-Faktor, intrinsic factor*; von den Belegzellen der Magenschleimhaut gebildetes Glykoprotein, das Vitamin B_{12} bindet und damit die Absorption im Darm ermöglicht; Ⓔ *intrinsic factor, gastric intrinsic factor, Castle's factor*

Castleman-Lymphozytom *nt*: *Syn: hyalinisierende plasmazelluläre Lymphknotenhyperplasie, Castleman-Tumor*; gutartige Lymphknotenvergrößerung mit Plasmazellvermehrung; Ⓔ *Castleman's lymphocytoma*

Castleman-Tumor *m*: → *Castleman-Lymphozytom*

Ca|ta|rac|ta *f, pl* **-tae**: → *grauer Star*

Cataracta brunescens: brauner Altersstar; Ⓔ *brown cataract, brunescent cataract*

Cataracta calcarea: *Syn: Kalkstar*; durch Kalksalzeinlagerung hervorgerufene Katarakt; Ⓔ *calcareous cataract*

Cataracta calorica: *Syn: Feuerstar, Glasbläserstar, Infrarotkatarakt, Infrarotstar, Wärmestar, Schmiedestar*; durch Infrarotstrahlen hervorgerufene Linsentrübung; Ⓔ *infrared cataract, furnacemen's cataract, glassblower's cataract, glassworker's cataract, heat cataract, thermal cataract*

Cataracta capsularis: *Syn: Kapselstar*; unter der Kapsel liegende Linsentrübungen; Ⓔ *capsular cataract*

Cataracta centralis: *Syn: Kernstar, Zentralstar, Cataracta nuclearis*; Katarakt des Linsenkerns; Ⓔ *central cataract*

Cataracta complicata: *Syn: komplizierter Star*; Katarakt als Folge einer anderen Augenerkrankung; Ⓔ *complicated cataract, secondary cataract*

Cataracta congenita: angeborener Star; Ⓔ *congenital cataract*

Cataracta coronaria: *Syn: Kranzstar*; Katarakt mit kranzförmiger Trübung der Linsenrinde; Ⓔ *coronary cataract*

Cataracta corticalis: *Syn: Rindenstar*; Katarakt der Linsenrinde; Ⓔ *cortical cataract*

Cataracta diabetica: *Syn: Zuckerstar*; Katarakt bei Diabetes* mellitus; Ⓔ *diabetic cataract*

Cataracta electrica: *Syn: Blitzstar*; Linsentrübung durch Blitzschlag oder Starkstromeinwirkung; Ⓔ *electric cataract*

Cataracta incipiens: beginnender Star; Ⓔ *incipient cataract, immature cataract*

Cataracta juvenilis: *Syn: juvenile Katarakt*; bereits im Jugendalter auftretende Katarakt, z.B. bei Diabetes* mellitus; Ⓔ *juvenile cataract*

Cataracta nuclearis: → *Cataracta centralis*

Cataracta polaris: *Syn: Polstar*; Katarakt am vorderen oder hinteren Linsenpol; Ⓔ *polar cataract*

Cataracta punctata: punktförmige Linsentrübung; Ⓔ *punctate cataract*

Cataracta secundaria: *Syn: Nachstar*; nach einer Linsenextraktion auftretender Star durch Wachstum verbliebener Linsenzellen; Ⓔ *secondary cataract*

Cataracta senilis: *Syn: Altersstar*; häufigste Form der Katarakt; Ⓔ *senile cataract*

Cataracta totalis: *Syn: kompletter/vollständiger Star, Totalstar*; vollständig ausgeprägte Katarakt mit Verlust der Sehkraft; Ⓔ *complete cataract, total cataract*

Cataracta traumatica: *Syn: post-traumatischer Star, traumatischer Star, Wundstar*; Katarakt im Anschluss an eine Augenverletzung; Ⓔ *traumatic cataract*

Cataracta zonularis: *Syn: Schichtstar*; Trübung der tiefen Linsenrinde; Ⓔ *lamellar cataract, zonular cataract*

Ca|te|chol|amin *nt*: *Syn: Katecholamin, Katechinamin*; von Brenzkatechin abgeleitetes biogenes Amin, z.B. Adrenalin, Noradrenalin; Ⓔ *catecholamine*

Cat|gut *nt*: *Syn: Katgut*; resorbierbares Nahtmateriel aus Rinder- oder Hammeldarm; Ⓔ *catgut, gut, catgut suture*

cat-scratch-disease *nt*: *Syn: Katzenkratzkrankheit, benigne Inokulationslymphoretikulose, Miyagawanellose*; durch Katzen übertragene, regionale Lymphknotenentzündung durch verschiedene Bakterien; Ⓔ *cat-scratch disease, cat-scratch fever, nonbacterial regional lymphadenitis, benign inoculation reticulosis, regional lymphadenitis, benign lymphoreticulosis*

Cau|da *f, pl* **-dae**: *Syn: Kauda*; Schwanz, Schweif; Ⓔ *cauda, tail*

Cauda epididymidis: Nebenhodenschwanz; Ⓔ *tail of epididymis*

Cauda equina: *Syn: Pferdeschweif*; aus den Wurzeln der unteren Lendennerven und der Kreuzbein- und Sakralnerven gebildetes Nervenbündel am Ende des Rückenmarks; Ⓔ *cauda equina, cauda*

Cauda helicis: unteres Ende der Helix der Ohrmuschel; Ⓔ *tail of helix*

Cauda nuclei caudati: *Syn: Caudatusschwanz, Kaudatusschwanz*; dünnes Ende des Nucleus caudatus; Ⓔ *tail of caudate nucleus*

Cauda pancreatis: Pankreasschwanz; Ⓔ *tail of pancreas*

Cauda-equina-Syndrom *nt*: → *Caudasyndrom*

cau|dal *adj*: *Syn: kaudal, inferior*; fußwärts/schwanzwärts (gelegen), zum Schwanz hin, nach dem unterem Körperende hin; Ⓔ *relating to a tail or cauda, caudal*

Cau|da|syn|drom *nt*: *Syn: Kauda-Syndrom, Cauda-equina-Syndrom*; durch eine Schädigung der Cauda* equina [Bandscheibenvorfall, Trauma] hervorgerufene neurologische Symptomatik; Ⓔ *cauda equina syndrome*

Cau|da|tus|kopf *m*: *Syn: Kaudatuskopf, Caput nuclei caudati*; Kopf des Nucleus caudatus; Ⓔ *head of caudate nucleus*

Cau|da|tus|kör|per *m*: *Syn: Kaudatuskörper, Corpus nuclei caudati*; mittlerer Abschnitt des Nucleus caudatus; Ⓔ

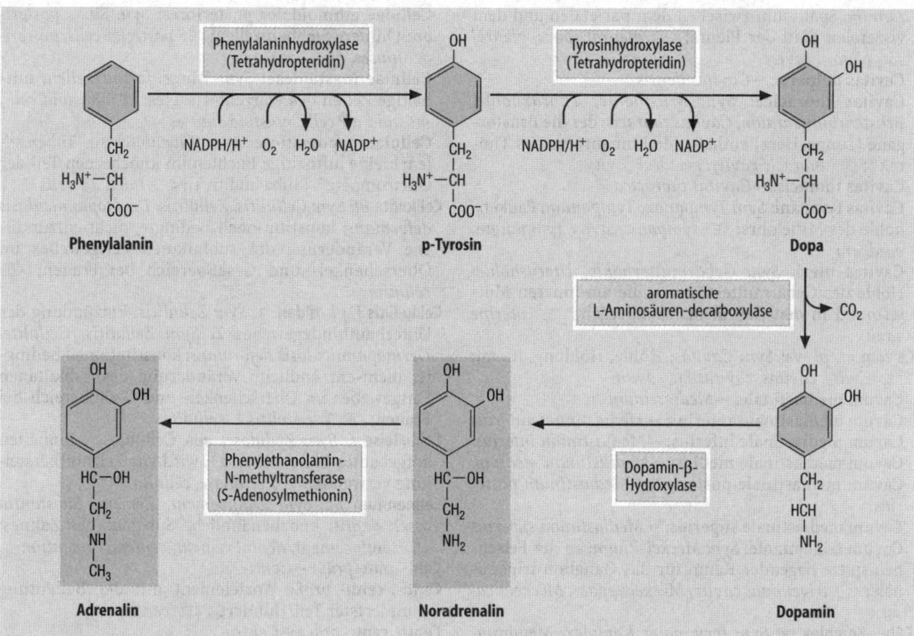

Abb. 13. Biosynthese der Catecholamine

body of caudate nucleus

Cau|da|tus|schwanz *m*: ***Syn:*** *Kaudatusschwanz, Cauda nuclei caudati*; dünnes Ende des Nucleus caudatus; Ⓔ *tail of caudate nucleus*

Ca|va|ka|the|ter *m*: ***Syn:*** *Kavakatheter, zentraler Venenkatheter*; meist über Arm- oder Jugularvenen eingeführter Katheter, der in der oberen oder unteren Hohlvene plaziert wird; Ⓔ *cava catheter*

Ca|ver|na *f, pl* **-nae**: ***Syn:*** *Kaverne*; Hohlraum, Höhle; Ⓔ *cavern, caverna*

Cavernae corporis spongiosi: Kavernen des Harnröhrenschwellkörpers; Ⓔ *caverns of spongy body, caverns of corpus spongiosum, cavities of corpus spongiosum*

Cavernae corporum cavernosorum: Schwellkörperkavernen; Ⓔ *caverns of cavernous bodies, caverns of corpora cavernosa, cavities of corpora cavernosa*

Ca|ver|ni|tis *f, pl* **-ti|den**: ***Syn:*** *Kavernitis*; Entzündung der Penisschwellkörper; Ⓔ *inflammation of the cavernous body of penis, cavernitis, cavernositis, serangitis*

Ca|vi|tas *f*: ***Syn:*** *Cavum*; Höhle, Höhlung, Raum; Ⓔ *cavity, cavitation*

Cavitas abdominis/abdominalis: Bauchraum, Bauchhöhle; Ⓔ *abdominal cavity*

Cavitas abdominis et pelvis: kombinierte Bauch- und Beckenhöhle, die den größten Teil des Verdauungstraktes und des Urogenitalapparates enthält; Ⓔ *abdominopelvic cavity*

Cavitas articularis: Gelenkhöhle, Gelenkraum, Gelenkspalt; Ⓔ *articular cavity, joint cavity, joint space*

Cavitas conchae: ***Syn:*** *Cavum conchae*; Höhlung der Ohrmuschel vor der Öffnung des äußeren Gehörganges; Ⓔ *cavity of concha*

Cavitas coronae: Kronenabschnitt der Zahnhöhle; Ⓔ *coronal pulp, coronal cavity, crown cavity, crown part of pulp, pulp chamber*

Cavitas cranii: Schädelhöhle, Hirnhöhle; Ⓔ *cranial cavity, intracranial cavity*

Cavitas dentis: ***Syn:*** *Cavitas pulparis*; Zahnhöhle, Pulpahöhle; Ⓔ *dental cavity, pulp cavity, nerve cavity, pulp chamber*

Cavitas glenoidalis scapulae: Gelenkpfanne des Schulterblattes; Ⓔ *glenoid cavity, glenoid fossa (of scapula)*

Cavitas infraglottica: infraglottischer Raum; Ⓔ *infraglottic cavity, infraglottic space*

Cavitas laryngis: Kehlkopfinnenraum; Ⓔ *laryngeal cavity*

Cavitas medullaris: ***Syn:*** *Knochenmarkhöhle, Markhöhle*; das Knochenmark enthaltender Hohlraum langer Knochen; Ⓔ *bone marrow cavity, marrow space, marrow cavity, medullary canal, medullary cavity, medullary space*

Cavitas nasalis ossea: knöcherne Nasenhöhle; Ⓔ *bony cavity of nose*

Cavitas nasi: Nasenhöhle; wird durch die Nasenscheidewand in zwei Nasenhöhlen unterteilt; Ⓔ *nasal cavity, nasal chamber*

Cavitas orbitalis: ***Syn:*** *Orbita*; Augenhöhle; Ⓔ *orbital cavity, orbit, orbita, eyepit, eye socket, eyehole*

Cavitas oris: Mundhöhle; besteht aus Mundvorhof und eigentlicher Mundhöhle; Ⓔ *oral cavity, mouth*

Cavitas oris propria: die durch die Zahnreihen vom Mundvorhof abgegrenzte eigentliche Mundhöhle; Ⓔ *proper oral cavity*

Cavitas pelvina: → *Cavitas pelvis*

Cavitas pelvis: ***Syn:*** *Beckenhöhle, Cavitas pelvina*; der das kleine Becken ausfüllende Teil der Bauch- und Beckenhöhle; Ⓔ *pelvic cavity*

Cavitas pericardiaca: ***Syn:*** *Perikardhöhle, Herzbeutelhöhle*; mit seröser Flüssigkeit [**Liquor pericardii**] gefüllter Spaltraum zwischen Epikard* und Perikard*; Ⓔ *pericardial cavity*

Cavitas pericardialis: → *Cavitas pericardiaca*

Cavitas peritonealis: ***Syn:*** *Peritonealhöhle, Bauchfellhöhle*; vom Bauchfell umschlossener Teil der Bauchhöhle; Ⓔ *peritoneal cavity, greater peritoneal cavity*

Cavitas pharyngis: Schlundhöhle, Rachenhöhle; Ⓔ *pharyngeal cavity, faucial cavity*

Cavitas pleuralis: ***Syn:*** *Pleurahöhle, Pleuraspalt, Pleu-*

raraum; Spaltraum zwischen dem parietalen und dem viszeralen Blatt der Pleura; Ⓔ *pleural space, pleural sac, pleural cavity*

Cavitas pulparis: →*Cavitas dentis*

Cavitas thoracica: ***Syn:*** *Brusthöhle, Thoraxhöhle, Brustkorbinnenraum, Cavitas thoracis*; der die Brustorgane [Lunge, Herz] enthaltende Binnenraum des Thorax*; Ⓔ *thoracic cavity, pectoral cavity*

Cavitas thoracis: →*Cavitas thoracica*

Cavitas tympani: ***Syn:*** *Tympanon, Tympanum*; Paukenhöhle des Mittelohrs; Ⓔ *tympanic cavity, tympanum, eardrum*

Cavitas uteri: ***Syn:*** *Gebärmutterhöhle, Uterushöhle*; Höhle des Gebärmutterkörpers, die am inneren Muttermund in den Zervikalkanal übergeht; Ⓔ *uterine cavity*

Ca|vum *nt, pl* **-va**: ***Syn:*** *Cavitas*; Höhle, Höhlung, Raum; Ⓔ *cavity, cavitas, cavitation, cavum*

Cavum mediastinale: →*Mediastinum*

Cavum mediastinale anterius: →*Mediastinum anterius*

Cavum mediastinale inferius: →*Mediastinum inferius*

Cavum mediastinale medius: →*Mediastinum medium*

Cavum mediastinale posterius: →*Mediastinum posterius*

Cavum mediastinale superius: →*Mediastinum superius*

Cavum trigeminale: ***Syn:*** *Meckel-Raum*; an der Felsenbeinspitze liegender Raum für das Ganglion trigeminale; Ⓔ *trigeminal cavity, Meckel's space, Meckel's cavity*

C5b-9-Komplex *m*: ***Syn:*** *terminaler Komplex, Membranangriffskomplex*; bei der Komplementaktivierung entstehender Enzymkomplex, der zur Auflösung der Membran von körperfremden Zellen führt; Ⓔ *membrane attack complex*

C-CHF-Virus *nt*: →*Krimfieber-Virus*

CC-Viren *pl*: →*Common-cold-Viren*

CD4-Lymphozyten *pl*: →*Helferzellen*

CD4-Zellen *pl*: →*Helferzellen*

Ce|bo|ze|pha|lie *f*: ***Syn:*** *Affenkopf, Kebozephalie, Zebozephalie*; Entwicklungsanomalie mit affenähnlichem Schädel; Ⓔ *kebocephaly, cebocephaly*

Ceelen-Gellerstedt-Syndrom *nt*: ***Syn:*** *primäre/idiopathische Lungenhämosiderose, idiopathische Lungensiderose, Morbus Ceelen, Ceelen-Krankheit*; Lungenerkrankung mit rezidivierenden Blutungen in die Alveolarsepten und Alveolen; dadurch kommt es zu Eisenablagerung und Entwicklung einer fortschreitenden Lungenfibrose*; Ⓔ *Ceelen's disease, Ceelen-Gellerstedt syndrome, primary pulmonary hemosiderosis, idiopathic pulmonary hemosiderosis*

Ceelen-Krankheit *f*: →*Ceelen-Gellerstedt-Syndrom*

CEE-Virus *nt*: ***Syn:*** *FSME-Virus*; Flavivirus*; Erreger der Frühsommer-Enzephalitis*; Ⓔ *CEE virus, Central European encephalitis virus*

-cele *suf.*: Wortelement mit der Bedeutung **1.** „Bruch/Hernie" **2.** „Geschwulst"; Ⓔ **1.** *-cele, hernia* **2.** *swelling*

Cel|la *f, pl* **-lae**: Hohlraum, Zelle; Ⓔ *cell, compartment*

Cel|lo|bi|o|se *f*: ***Syn:*** *Cellose, Zellose, Zellubiose*; aus zwei Glucosemolekülen bestehendes Disaccharid*; Ⓔ *cellobiose, cellose*

Cel|lo|he|xo|se *f*: →*Glucose*

Cel|lo|se *f*: →*Cellobiose*

Cel|lu|la *f, pl* **-lae**: Zelle; kleine Zelle; Ⓔ *cellula, cellule, cell*

Cellulae ethmoidales: ***Syn:*** *Siebbeinzellen*; lufthaltige Zellen des Siebbeins; Ⓔ *ethmoidal sinuses, ethmoidal cells, ethmoidal aircells*

Cellulae ethmoidales anteriores: ***Syn:*** *Sinus anteriores*; vordere Siebbeinzellen; Ⓔ *anterior cells, anterior sinuses*

Cellulae ethmoidales mediae: ***Syn:*** *Sinus medii*; mittlere Siebbeinzellen; Ⓔ *middle sinuses, middle cells*

Cellulae ethmoidales posteriores: ***Syn:*** *Sinus posteriores*; hintere Siebbeinzellen; Ⓔ *posterior cells, posterior sinuses*

Cellulae mastoideae: ***Syn:*** *Warzenfortsatzzellen*; lufthaltige Zellen des Warzenfortsatzes; Ⓔ *mastoid cells, mastoid air cells, mastoid sinuses*

Cellulae pneumaticae: ***Syn:*** *Tubenbuchten, Tubenzellen*; kleine lufthaltige Buchten im knöchernen Teil der Ohrtrompete* [Tuba auditiva]; Ⓔ *tubal air cells*

Cel|lu|lite *nt*: ***Syn:*** *Cellulitis, Zellulitis, Dermopanniculosis deformans*; konstitutionell bedingte, nicht-entzündliche Veränderung des subkutanen Fettgewebes im Oberschenkel- und Gesäßbereich bei Frauen; Ⓔ *cellulite*

Cel|lu|li|tis *f, pl* **-ti|den**: **1.** ***Syn:*** *Zellulitis*; Entzündung des Unterhautbindegewebes **2.** ***Syn:*** *Zellulitis, Cellulite, Dermopanniculosis deformans*; konstitutionell bedingte, nicht-entzündliche Veränderung des subkutanen Fettgewebes im Oberschenkel- und Gesäßbereich bei Frauen; Ⓔ **1.** *cellulitis* **2.** *cellulite*

Cel|lu|lo|se *f*: ***Syn:*** *Zellulose*; aus Cellobiose*-Einheiten aufgebautes Polysaccharid*; wird zur Zellstoffherstellung verwendet; Ⓔ *cellulose, cellulin*

Ce|men|tum *nt*: ***Syn:*** *Zahnzement, Zement, Substantia ossea dentis*; knochenähnliche Substanz des Zahnes; Ⓔ *tooth cement, dental cement, cement, cementum*

Cent-, cent- *präf.*: →*Centi-*

Centi-, centi- *präf.*: Wortelement mit der Bedeutung „hundertster Teil/Hundert"; Ⓔ *centi-*

Centr-, centr- *präf.*: →*Centro-*

Central European Encephalitis *f*: ***Syn:*** *Frühsommer-Enzephalitis, Frühsommer-Meningoenzephalitis, zentraleuropäische Zeckenenzephalitis*; durch das **FSME-Virus** verursachte Arbovirus-Enzephalitis* Mitteleuropas, die meist unter Mitbeteiligung der Hirnhaut verläuft; Ⓔ *Central European encephalitis, diphasic meningoencephalitis, diphasic milk fever, Far East Russian encephalitis, Central European tick-borne fever*

Centri-, centri- *präf.*: →*Centro-*

Centro-, centro- *präf.*: Wortelement mit der Bedeutung „Mittelpunkt/Zentrum"; Ⓔ *center, centrum, centro-*

Cen|trum *nt*: Zentrum; Ⓔ *center, centrum*

Centrum genitospinale: ***Syn:*** *genitospinales Zentrum*; gemischt parasympathisch-sympathisches Zentrum, das beim Mann Erektion und Ejakulation bewirkt [Erektions- bzw. Ejakulationszentrum], bei der Frau Blutfüllung der äußeren Genitale und die Kontraktionen beim Orgasmus reguliert; Ⓔ *genitospinal center*

Centrum ossificationis: ***Syn:*** *Verknöcherungskern, Ossifikationskern, Knochenkern*; Ossifikationszentrum im Knorpel, von dem die Verknöcherung ausgeht; Ⓔ *ossification center, ossification nucleus, ossification point*

Centrum perinei: Sehnenplatte des Damms; Ⓔ *tendinous center of perineum, perineal body, central tendon of perineum*

Centrum tendineum diaphragmatis: Zentralfläche des Zwerchfells; Ⓔ *tendinous center, trefoil tendon, central tendon of diaphragm, cordiform ligament of diaphragm, phrenic center, van Helmont's mirror*

Centrum vesicospinale: ***Syn:*** *vesikospinales Zentrum*; sympathisches [L_{1-2}] und parasympathisches [S_{1-2}] Zentrum, das die Blasenmuskulatur hemmt oder anregt; Ⓔ *vesicospinal center*

Cephal-, cephal- *präf.*: →*Cephalo-*

Ce|pha|lae|a *f*: Kopfschmerz(en), Kopfweh; Ⓔ *headache, pain in the head, cephalea, cephalalgia, cephalgia, cephalodynia, cerebralgia, encephalalgia, encephalodynia*

Cephalaea histaminica: ***Syn:*** *Bing-Horton-Syndrom, Bing-Horton-Neuralgie, Horton-Syndrom, Horton-Neuralgie, Histaminkopfschmerz, Erythroprosopalgie*;

streng halbseitig auftretende Schmerzattacken im Augen-Stirn-Schläfen-Bereich mit Rötung des Auges, Tränenfluss und anderen Symptomen; Ⓔ *Harris' migrainous neuralgia, Horton's cephalgia, Horton's headache, Horton's syndrome, Horton's disease, histamine headache, histamine cephalalgia, migrainous neuralgia, erythroprosopalgia*

Ce|phal|al|gia *f*: Kopfschmerz(en), Kopfweh; Ⓔ *headache, pain in the head, cephalea, cephalalgia, cephalgia, cephalodynia, cerebralgia, encephalalgia, encephalodynia*

Ce|phal|ea *f*: Kopfschmerz(en), Kopfweh; Ⓔ *headache, pain in the head, cephalea, cephalalgia, cephalgia, cephalodynia, cerebralgia, encephalalgia, encephalodynia*

Ce|phal|gia *f*: Kopfschmerz(en), Kopfweh; Ⓔ *headache, pain in the head, cephalea, cephalalgia, cephalgia, cephalodynia, cerebralgia, encephalalgia, encephalodynia*

Ce|phal|in *nt*: *Syn: Kephalin*; Phospholipid* mit Colamin oder Serin; Ⓔ *kephalin, cephalin*

Cephalo-, cephalo- *präf.*: Wortelement mit der Bedeutung „Kopf/Schädel"; Ⓔ *head, skull, cephalo-*

Ce|phal|lo|spo|rin *nt*: dem Penicillin* verwandtes β-Lactamantibiotikum mit bakterizider Wirkung gegen grampositive und gramnegative Bakterien in der Wachstumsphase; Ⓔ *cephalosporin*

Ce|phal|lo|spo|ri|na|se *f*: den β-Lactamring von Cephalosporinen spaltendes Enzym; Ⓔ *cephalosporinase*

Ce|phal|lo|spo|ri|o|se *f*: *Syn: Cephalosporium-Mykose, Acremonium-Infektion, Akremoniose, Acremoniose*; durch Cephalosporium acremonium hervorgerufene Mykose*; Ⓔ *acremoniosis, cephalosporiosis*

Cephalosporium-Mykose *f*: → *Cephalosporiose*

-ceps *suf.*: Wortelement mit der Bedeutung „Kopf"; Ⓔ *-ceps*

Cer *nt*: seltenes Erdmetall; Ⓔ *cerium*

Ce|ra|mid *nt*: *Syn: Zeramid*; einfachstes Sphingolipid; Vorstufe von Sphingomyelinen, Gangliosiden und Cerebrosiden; Ⓔ *ceramide, N-acylsphingosine*

Ce|ra|mi|da|se|man|gel *m*: *Syn: Farber-Krankheit, disseminierte Lipogranulomatose, familiäre Lipogranulomatose, Zeramidasemangel*; autosomal-rezessiv vererbte Enzymopathie* mit Ceramidablagerung in praktisch allen Körpergeweben; meist tödlicher Verlauf im Kindes- oder Jugendalter; Ⓔ *Farber's syndrome, Farber-Uzman syndrome, Farber's disease, Farber's lipogranulomatosis, disseminated lipogranulomatosis, ceramidase deficiency*

Cer|ca|ria *f, pl* **-riae**: *Syn: Schwanzlarve, Zerkarie*; infektiöses Entwicklungsstadium [1. Larvenstadium] von Trematoden; Ⓔ *cercaria*

Cer|cla|ge *f*: *Syn: Zerklage*; Kreisnaht, Umschlingung [z.B. des Muttermundes]; Ⓔ *cerclage*

Cerebell-, cerebell- *präf.*: → *Cerebello-*

ce|re|bel|lar *adj*: *Syn: zerebellar, zerebellär*; Kleinhirn/Cerebellum betreffend, zum Kleinhirn gehörend, aus dem Kleinhirn stammend; Ⓔ *relating to the cerebellum, cerebellar*

Ce|re|bel|li|tis *f, pl* **-ti|den**: *Syn: Zerebellitis*; Kleinhirnentzündung; Ⓔ *inflammation of the cerebellum, cerebellitis*

Cerebello-, cerebello- *präf.*: Wortelement mit der Bedeutung „Kleinhirn/Cerebellum"; Ⓔ *cerebellar, cerebell(o)-*

Ce|re|bel|lum *nt, pl* **-la**: *Syn: Kleinhirn, Zerebellum*; in der hinteren Schädelgrube liegender Hirnteil, der aus den beiden Kleinhirnhemisphären und dem Kleinhirnwurm besteht; fungiert als Zentrum für die Willkürmotorik, für Bewegungsautomatie und -koordination, Gleichgewicht und Tiefensensibilität; Ⓔ *cerebellum*

Cerebr-, cerebr- *präf.*: → *Cerebro-*

ce|re|bral *adj*: *Syn: zerebral*; Großhirn/Cerebrum betreffend, zum Großhirn gehörend, aus dem Großhirn stammend; Ⓔ *relating to the cerebrum, cerebral*

Ce|re|bri an|te|ri|or *f*: → *Arteria cerebri anterior*

ce|re|bri|fu|gal *adj*: vom Gehirn weg(führend); Ⓔ *cerebrifugal*

Ce|re|bri me|di|a *f*: → *Arteria cerebri media*

ce|re|bri|pe|tal *adj*: zum Gehirn hin(führend); Ⓔ *cerebripetal*

Ce|re|bri pos|te|ri|or *f*: → *Arteria cerebri posterior*

Ce|re|bri|tis *f, pl* **-ti|den**: *Syn: Zerebritis*; Großhirnentzündung; Ⓔ *inflammation of the cerebrum, cerebritis*

Cerebro-, cerebro- *präf.*: Wortelement mit der Bedeutung „Hirn/Gehirn/Großhirn/Zerebrum"; Ⓔ *cerebr(o)-*

Ce|re|bro|pa|thia *f*: *Syn: Enzephalopathie, Zerebropathie, Encephalopathia*; nicht-entzündliche Gehirnerkrankung; Ⓔ *cerebropathy, cerebropathia, encephalopathia, encephalopathy*

Ce|re|bro|se *f*: *Syn: Zerebrose, D-Galaktose, Galactose, Galaktose*; in Gangliosiden*, Cerebrosiden*, Glykolipiden*, Mukopolysacchariden* u.a. vorkommende Aldohexose*; Stereoisomer der D-Glucose; Ⓔ *brain sugar, cerebrose, D-galactose*

Ce|re|bro|sid *nt*: *Syn: Zerebrosid*; zu den Glykosphingolipiden gehörendes komplexes Lipid*, das u.a. im Myelin* enthalten ist; Ⓔ *cerebroside, cerebrogalactoside, galactocerebroside*

Ce|re|bro|sid|li|pi|do|se *f*: seltene, durch ein Fehlen der Glucocerebrosidase hervorgerufene Sphingolipidose* mit Einlagerung von Cerebrosiden in Zellen des retikulohistiozytären Systems; je nach Verlaufsform kommt es zu verschiedenen klinischen Bildern mit unterschiedlicher Prognose; Ⓔ *cerebrosidlipidosis*

Ce|re|bro|si|do|se *f*: **1.** *Syn: Zerebrosidspeicherkrankheit, Zerebrosidose*; durch eine Cerebrosidspeicherung hervorgerufene Sphingolipidose* **2.** → *Cerebrosidlipidose*; Ⓔ **1.** *cerebrosidosis* **2.** → *Cerebrosidlipidose*

ce|re|bro|spi|nal *adj*: *Syn: zerebrospinal, spinozerebral, enzephalospinal*; Gehirn und Rückenmark/Medulla spinalis betreffend oder verbindend; Ⓔ *relating to both cerebrum and spinal cord, cerebrospinal, cerebromedullary, cerebrorachidian, encephalorachidian, encephalospinal*

Ce|re|brum *nt*: *Syn: Großhirn, Zerebrum*; der aus den Großhirnhemisphären, Fornix cerebri und Kommissuren bestehende Teil des Gehirns; meist gleichgesetzt mit Gehirn/Encephalon oder Endhirn/Telencephalon; Ⓔ *cerebrum, brain*

Ce|ro|id *nt*: *Syn: Zeroid*; braune, wachsähnliche Substanz in Körpergeweben; Ⓔ *ceroid*

Ce|ro|id|li|po|fus|ci|no|se *f*: *Syn: Zeroidlipofuszinose, neuronale Ceroidlipofuscinose, neuronale Zeroidlipofuscinose*; zu den Lipidspeicherkrankheiten* zählende Erkrankung mit Einlagerung von Ceroid-Lipofuszin-Granula innerhalb und außerhalb des Zentralnervensystems; Ⓔ *ceroid lipofuscinosis*

juvenile Ceroidlipofuscinose: *Syn: juvenile Form der amaurotischen Idiotie, Batten-Spielmeyer-Vogt-Syndrom, Stock-Vogt-Spielmeyer-Syndrom, juvenile Zeroidlipofuszinose*; primär durch eine progrediente Visusabnahme mit Erblindung und der Entwicklung einer Demenz* gekennzeichnete Form; Ⓔ *neuronal ceroid lipofuscinosis*

Ce|ru|men *nt*: *Syn: Zerumen*; Ohrenschmalz; Ⓔ *earwax, wax, cerumen*

Cerumen obturans: *Syn: Zeruminalpfropf*; Ohrenschmalzpfropf im äußeren Gehörgang; Ⓔ *impacted cerumen, impacted earwax, ceruminal impaction*

Cervic-, cervic- *präf.*: Wortelement mit der Bedeutung „Nacken/Hals/Zervix"; Ⓔ *cervical, trachelian, cervic(o)-*

Cer|vi|ca|lia *pl*: *Syn: Halssegmente, Zervikalsegmente,*

Halsmark, Pars cervicalis medullae spinalis; Halsabschnitt des Rückenmarks; Ⓔ *cervical part of spinal cord, cervical segments of spinal cord*

Cer|vi|ci|tis *f, pl* **-ti|den**: *Syn: Zervixentzündung, Zervizitis, Endometritis cervicis uteri*; Entzündung (der Schleimhaut) der Cervix* uteri; Ⓔ *inflammation of the cervix of uterus, trachelitis, cervicitis*

Cervicitis gonorrhoica: *Syn: Gonokokkenzervitis*; durch Gonokokken hervorgerufene Entzündung der Cervix uteri; Ⓔ *gonococcal cervicitis*

Cer|vix *f, pl* **-vi|ces**: *Syn: Zervix, Kollum, Collum*; Hals, halsförmige Struktur; Ⓔ *collum, neck, cervix*

Cervix cornus posterioris medullae spinalis: *Syn: Hinterhornhals*; Hals des Hinterhorns* des Rückenmarks; Ⓔ *neck of posterior horn of spinal cord*

Cervix dentis: *Syn: Zahnhals*; Zahnabschnitt zwischen Krone und Wurzel; Ⓔ *neck of tooth, dental neck*

Cervix uteri: *Syn: Zervix, Collum, Kollum*; Gebärmutterhals, Uterushals; Ⓔ *cervix, cervix of uterus, neck of uterus, uterine neck, neck of womb*

Cervix vesicae: *Syn: Harnblasenhals, Blasenhals*; Übergang von der Blase in die Harnröhre; Ⓔ *bladder neck, neck of urinary bladder*

C1-Esterase-Inhibitor *m*: →*C1-Inaktivator*

Ces|to|cid *nt*: *Syn: Zestozid*; Bandwurmmittel; Ⓔ *cestocidal*

ces|to|cid *adj*: *Syn: zestozid*; gegen Bandwürmer wirkend, cestoden(ab)tötend; Ⓔ *cestocidal*

Ces|to|da *pl*: *Syn: Bandwürmer, Zestoden, Cestodes*; aus dem Kopfteil [**Scolex**] und einer aus einzelnen Gliedern [**Proglottiden**] bestehenden Körperkette [**Strobila**] aufgebaute, bis zu 15 m lange ubiqitär verbreitete Parasiten von Tier und Mensch; Bandwürmer haben keinen Darm, sondern nehmen Nahrung mittels Osmose* auf; medizinisch wichtige Gattungen sind u.a. Taenia*, Echinococcus*, Diphyllobothrium*; Ⓔ *true tapeworms, tapeworms, Cestoda*

Ces|to|des *pl*: →*Cestoda*

Ce|ta|ce|um *nt*: *Syn: Walrat*; aus der Kopfhöhle des Pottwals gewonnene Salbengrundlage; heute durch synthetischen Walrat ersetzt; Ⓔ *cetaceum, spermaceti*

Chagas-Krankheit *f*: *Syn: amerikanische Trypanosomiasis*; durch Raubwanzen [**Triatoma**] übertragene Infektionskrankheit durch **Trypanosoma cruzi**; anfangs stehen Hautsymptome [**Chagom**] im Vordergrund, langfristig kommt es aber zu Befall und Schädigung innerer Organe [Myokarditis*, Herzinsuffizienz, Achalasie*, Megakolon*]; Ⓔ *Chagas' disease, Chagas-Cruz disease, Cruz-Chagas disease, Cruz's trypanosomiasis, South American trypanosomiasis, American trypanosomiasis, schizotrypanosomiasis*

Cha|gom *nt*: lokaliserte Hautschwellung an der Eintrittspforte des Erregers bei Chagas*-Krankheit; Ⓔ *chagoma*

Cha|la|sie *f*: *Syn: Chalasia*; Sphinkterschlaffheit, Sphinkterentspannung; Ⓔ *chalasia, chalasis*

Cha|la|zi|on *nt, pl* **-zia, -zi|en**: *Syn: Hagelkorn*; Vergrößerung einer oder mehrerer Meibom*-Drüsen bei chronischer granulierender Entzündung; Ⓔ *meibomian cyst, tarsal cyst, chalazion, chalaza*

Cha|la|zo|der|mie *f*: *Syn: Fallhaut, Schlaffhaut, Cutis-laxa-Syndrom, generalisierte Elastolyse, Zuviel-Haut-Syndrom, Dermatochalasis, Dermatolysis, Dermatomegalie, Chalodermie*; inhomogene Krankheitsgruppe, die durch eine von der Unterlage abhebbare, schlaffe, in Falten hängende Haut gekennzeichnet ist; Ⓔ *chalazodermia, lax skin, loose skin, dermatochalasis, dermatochalazia, dermatolysis, dermatomegaly, dermolysis, generalized elastolysis, chalastodermia, pachydermatocele, cutis laxa*

Chal|co|sis *f, pl* **-ses**: *Syn: Chalkose*; durch Ablagerung von Kupfer(verbindungen) entstandene Speicherkrankheit*; Ⓔ *chalcosis*

Chalcosis lentis: *Syn: Kupferstar, Sonnenblumenkatarakt, Chalkosis*; durch Kupferablagerung entstandene Verfärbung der Linse; Ⓔ *copper cataract*

Cha|li|co|sis *f, pl* **-ses**: durch Ablagerung von Kalksalzen entstandene Speicherkrankheit*; Ⓔ *flint disease, chalicosis*

Chalicosis pulmonum: *Syn: Kalkstaublunge, Chalikose*; durch Einatmen von Kalkpartikeln hervorgerufene gutartige Pneumokoniose*; Ⓔ *flint disease, chalicosis*

Cha|li|ko|se *f*: →*Chalicosis pulmonum*

Chal|ki|tis *f, pl* **-ti|den**: durch Messingpartikel hervorgerufene Augenentzündung; Ⓔ *chalkitis, chalcitis, brass eye*

chal|ki|tisch *adj*: Chalkitis betreffend, von ihr betroffen oder gekennzeichnet; Ⓔ *relating to or marked by chalkitis*

Chal|ko|se *f*: →*Chalcosis*

Chal|ko|sis *f, pl* **-ses**: →*Chalcosis lentis*

Cha|lo|der|mie *f*: →*Chalazodermie*

Cha|lon *nt*: *Syn: Mitosehemmer, Statin, Antimitotikum*; die Mitose hemmendes Mitosegift; therapeutisch zur Chemotherapie maligner Tumoren verwendet; Ⓔ *chalone*

cha|mä|kra|ni|al *adj*: →*chamäzephal*

Cha|mä|kra|nie *f*: →*Chamäzephalie*

Cha|mä|pro|so|pie *f*: Breitgesichtigkeit; Ⓔ *chameprosopy, chamaeprosopy*

cha|mä|ze|phal *adj*: *Syn: chamäkranial*; Flachköpfigkeit betreffend, von ihr betroffen oder gekennzeichnet, flachköpfig; Ⓔ *chamecephalic, chamaecephalic, chamecephalous*

Cha|mä|ze|pha|lie *f*: *Syn: Chamäkranie*; Flachköpfigkeit; Ⓔ *chamecephaly, chamaecephaly*

Cha|mo|mil|la *f*: *Syn: Matricaria chamomilla/officinalis*; echte Kamille; Ⓔ *camomile, chamomile, English chamomile, Roman chamomile*

Chan|crum o|ris *nt*: *Syn: Noma, Wangenbrand, Wasserkrebs, infektiöse Gangrän des Mundes, Cancer aquaticus, Stomatitis gangraenosa*; v.a. bei Kleinkindern in Afrika, Asien und Südamerika auftretende, gangränöse Entzündung der Mundschleimhaut; Ⓔ *gangrenous stomatitis, corrosive ulcer, water canker, noma*

Chank|ro|id *nt*: *Syn: weicher Schanker, Ulcus molle*; v.a. in Afrika, Asien und Südamerika vorkommende Geschlechtskrankheit durch Haemophilus* ducrey; Ⓔ *chancroid ulcer, chancroid, chancroidal ulcer, soft chancre, soft sore, soft ulcer, venereal sore, venereal ulcer*

Cha|rak|ter *m*: Wesensart, Persönlichkeit; Ⓔ *personality, character*

neurotischer Charakter: →*Charakterneurose*

Cha|rak|ter|neu|ro|se *f*: *Syn: Charakterose, neurotischer Charakter*; durch eine Veränderung der Persönlichkeit [z.B. hysterisch, zwangsneurotisch] gekennzeichnete Persönlichkeitsstörung; oft gleichgesetzt mit Kernneurose*; Ⓔ *character neurosis, personality, personality disorder*

Cha|rak|te|ro|se *f*: →*Charakterneurose*

Charcot-Gelenk *nt*: *Syn: tabische Arthropathie, Arthropathia tabica, Charcot-Krankheit*; meist die Gelenke der unteren Extremitäten betreffende Erkrankung bei Tabes* dorsalis; auffällig sind Schlottergelenke, Frakturen und Periostbeteiligung; Ⓔ *Charcot's joint, Charcot's disease, Charcot's syndrome, Charcot's arthropathy, tabetic arthropathy*

Charcot-Krankheit *f*: →*Charcot-Gelenk*

Charcot-Leyden-Kristalle *pl*: *Syn: Asthmakristalle, Leyden-Kristalle*; spitze Kristalle im Sputum bei Asthma* bronchiale; Ⓔ *Charcot-Neumann crystals, Charcot-Rubin crystals, Charcot-Leyden crystals, asthma crystals, Leyden's crystals, leukocytic crystals*

C

Charcot-Marie-Krankheit *f*: *Syn: Charcot-Marie-Syndrom, Charcot-Marie-Tooth-Hoffmann-Syndrom*; erbliche bedingte, fortschreitende Muskeldystrophie der Bein- und Fußmuskeln; Ⓔ *Charcot-Marie type, Charcot-Marie-Tooth type, Tooth type, Charcot-Marie-Tooth disease, Tooth disease, Charcot-Marie atrophy, Charcot-Marie-Tooth atrophy, Tooth atrophy, progressive neuropathic muscular atrophy, peroneal muscular atrophy, progressive neural muscular atrophy, progressive neuromuscular atrophy, peroneal atrophy*

Charcot-Marie-Syndrom *nt*: → *Charcot-Marie-Krankheit*

Charcot-Marie-Tooth-Hoffmann-Krankheit *f*: → *Charcot-Marie-Krankheit*

Charcot-Syndrom *nt*: *Syn: Schaufensterkrankheit, intermittierendes Hinken, Claudicatio intermittens, Angina cruris, Dysbasia intermittens/angiospastica*; durch eine periphere arterielle Durchblutungsstörung verursachte heftige Wadenschmerzen, die zu vorübergehendem Hinken führen oder den Patienten zum Stehenbleiben zwingen; Ⓔ *Charcot's syndrome, intermittent claudication, intermittent claudication of the leg, angina cruris*

Charcot-Weiss-Baker-Syndrom *nt*: *Syn: Karotissinussyndrom, hyperaktiver Karotissinusreflex, Carotis-sinus-Syndrom*; durch Schlag oder Druck auf den Carotissinus ausgelöste Bradykardie*; evtl. auch Hypotonie oder Bewusstlosigkeit; Ⓔ *Charcot-Weiss-Baker syndrome, carotid sinus reflex, carotid sinus syndrome, carotid sinus syncope, pressoreceptive mechanism, pressoreceptor reflex*

Char|ri|ère *nt*: *Syn: French*; Maßeinheit für die Dicke von Kathetern und Dehnsonden; 1 Charrière = 1/3 mm; Ⓔ *Charrière, French*

Chassaignac-Lähmung *f*: *Syn: Pronatio dolorosa, Subluxatio radii peranularis*; durch eine Subluxation des Radiusköpfchens hervorgerufene schmerzhafte Scheinlähmung; meist durch plötzliches Hochreißen von Kleinkindern bedingt; Ⓔ *nursemaid's elbow, pulled elbow, Goyrand's trauma, Goyrand's injury, Malgaigne's luxation*

Chauffard-Ramon-Still-Syndrom *nt*: *Syn: Still-Syndrom, juvenile Form der chronischen Polyarthritis*; schon im Kindesalter einsetzende Form der chronischen Polyarthritis*; Ⓔ *Chauffard's syndrome, Chauffard-Still syndrome*

Cheil-, cheil- *präf.*: → *Cheilo-*

Cheil|al|gie *f*: *Syn: Chilalgie*; Lippenschmerz(en); Ⓔ *pain in the lip, chilalgia, cheilalgia*

Cheil|ek|to|mie *f*: **1.** operative Lippenentfernung, Lippenexzision **2.** operative Abtragung einer Gelenklippe; Ⓔ **1.** *cheilectomy, chilectomy* **2.** *removal of an articular lip*

Chei|li|on *nt*: *Syn: Mundwinkelpunkt*; am Übergang von Ober- und Unterlippe liegender Punkt; Ⓔ *cheilion*

Chei|li|tis *f, pl* **-ti|den**: *Syn: Lippenentzündung*; akute oder chronische Entzündung der Lippen; Ⓔ *inflammation of the lip(s), cheilitis, chilitis*

Cheilitis actinica: *Syn: Cheilitis photoactinica*; durch Lichteinwirkung hervorgerufene Lippenentzündung; Ⓔ *solar cheilitis, actinic cheilitis*

Cheilitis angularis: *Syn: Perlèche, Faulecken, Mundwinkelcheilitis, Mundwinkelrhagaden, Stomatitis angularis, Angulus infectiosus oris/candidamycetica*; schmerzhaftes, akutes oder chronisches Ekzem* des Mundwinkels; Ⓔ *angular stomatitis, angular cheilitis, angular cheilosis, perlèche, bridou, migrating cheilitis, migrating cheilosis*

Cheilitis glandularis apostematosa: *Syn: Volkmann-Cheilitis, Volkmann-Krankheit*; Lippenentzündung mit Ausbildung hyperplastischer Schleimdrüsen; Ⓔ *apostematous cheilitis, Volkmann's cheilitis*

Cheilitis glandularis purulenta superficialis: *Syn: Baelz-Krankheit, Myxadenitis labialis*; eitrige Form der Cheilitis glandularis apostematosa; Ⓔ *superficial suppurative type cheilitis glandularis, Baelz's disease, cheilitis glandularis*

Cheilitis granulomatosa: granulomatöse Lippenentzündung; Ⓔ *cheilitis exfoliativa*

Cheilitis photoactinica: → *Cheilitis actinica*

chei|li|tisch *adj*: Lippenentzündung/Cheilitis betreffend, von ihr betroffen oder gekennzeichnet; Ⓔ *relating to or marked by cheilitis*

Cheilo-, cheilo- *präf.*: Wortelement mit der Bedeutung „Lippe"; Ⓔ *cheil(o)-, chil(o)-*

Chei|lo|an|gi|o|sko|pie *f*: mikroskopische Betrachtung der Unterlippengefäße; Ⓔ *cheiloangioscopy*

Chei|lo|gna|tho|pa|la|to|schi|sis *f*: *Syn: Wolfsrachen, Lippen-Kiefer-Gaumen-Spalte*; angeborene Hemmungsfehlbildung mit Spalte der seitlichen Oberlippe, des Oberkiefers und des harten und weichen Gaumens; Ⓔ *cheilognathopalatoschisis, cheilognathoprosoposchisis, cheilognathouranoschisis, chilognathopalatoschisis, chilognathoprosoposchisis, chilognathouranoschisis*

Chei|lo|gna|tho|schi|sis *f*: *Syn: Lippen-Kiefer-Spalte*; häufigste angeborene Hemmungsfehlbildung mit Spalte der seitlichen Oberlippe und des Oberkiefers; Ⓔ *cheilognathoschisis, chilognathoschisis*

Chei|lo|pha|gie *f*: Lippenbeißen; Ⓔ *cheilophagia, chilophagia*

Chei|lo|plas|tik *f*: *Syn: Labioplastik*; Lippenplastik; Ⓔ *cheiloplasty, chiloplasty, labioplasty*

Chei|lor|rha|phie *f*: Lippennaht; Ⓔ *cheilorrhaphy, chilorrhaphy*

Chei|lo|schi|sis *f*: *Syn: Lippenspalte, Hasenscharte*; angeborene, ein- oder beidseitige Spaltenbildung der Oberlippe; meist zusammen mit Kieferspalte [Cheilognathoschisis*]; Ⓔ *cheiloschisis, chiloschisis, cleft lip, hare lip*

Chei|lo|sis *f, pl* **-ses**: Rötung und Schwellung der Lippe mit Rhagadenbildung, z.B. bei Ariboflavinose*; oft gleichgesetzt mit Cheilitis* angularis; Ⓔ *cheilosis, chilosis*

Chei|lo|sto|ma|to|plas|tik *f*: Lippen-Mund-Plastik; Ⓔ *cheilostomatoplasty, chilostomatoplasty*

Chei|lo|to|mie *f*: Lippeninzision; Ⓔ *cheilotomy, chilotomy*

Cheir-, cheir- *präf.*: → *Cheiro-*

Cheir|a|gra *nt/f*: *Syn: Chiragra*; Gicht in den Handgelenken; Ⓔ *cheiragra, chiragra*

Cheir|al|gia *f*: → *Cheiralgie*

Cheiralgia paraesthetica: *Syn: Chiralgia paraesthetica*; schmerzhafte Parästhesie* des Daumens und der Radialseite des Handrückens bei Schädigung oder Reizung [Armbanduhr] des Nervus radialis; Ⓔ *Wartenberg's disease, partial thenar atrophy*

Cheir|al|gie *f*: *Syn: Cheiralgia, Chiralgie, Chiralgia*; Handschmerz(en); Ⓔ *pain in the hand, cheiralgia*

Chei|ris|mus *m*: → *Chirospasmus*

Cheiro-, cheiro- *präf.*: Wortelement mit der Bedeutung „Hand"; Ⓔ *cheir(o)-, chir(o)-*

Chei|ro|bra|chi|al|gie *f*: *Syn: Chirobrachialgie*; Schmerzen im Arm und in der Hand; Ⓔ *pain and paresthesia in the arm, hand and fingers, cheirobrachialgia, chirobrachialgia*

Chei|ro|me|ga|lie *f*: *Syn: Tatzenhand, Chiromegalie*; pathologische Vergrößerung der Hand, z.B. bei Akromegalie*; Ⓔ *cheiromegaly, chiromegaly*

Chei|ro|plas|tik *f*: *Syn: Chiroplastik*; (plastische) Handchirurgie; Ⓔ *cheiroplasty, chiroplasty*

Chei|ro|pod|al|gia *f*: → *Cheiropodalgie*

Chei|ro|pod|al|gie *f*: *Syn: Cheiropodalgia, Chiropodalgie, Chiropodalgia*; Schmerzen in Händen und Füßen; Ⓔ *pain in the hands and feet, cheiropodalgia, chiropodalgia*

Chei|ro|po|do|pom|pho|lyx *f*: *Syn: Chiropodopompholyx*;

großblasiges Ekzem* an Händen und Füßen bei gestörter Schweißbildung [Dyshidrose]; Ⓔ *cheiropodopompholyx*

Chei|ro|pom|pho|lyx *f*: →*Chiropompholyx*

Chei|ro|skop *nt*: Gerät zum Training der Augen-Hand-Koordination bei Schielamblyopie; Ⓔ *cheiroscope, chiroscope*

Che|lat *m*: *Syn: Chelatkomplex*; komplexe Ringverbindung, bei der ein Metall mit zwei oder mehreren Liganden einer anderen Substanz **[Chelatbildner]** verbunden ist; Ⓔ *chelate*

Che|lat|bild|ner *pl*: *Syn: Komplexbildner, Komplexone, Chelone*; Verbindungen, die mit Metallen Chelatkomplexe bilden; werden zur Dekontamination von Metallionen eingesetzt; Ⓔ *chelating agent, metal complexing agent*

Che|lat|kom|plex *m*: →*Chelat*

Che|lo|ne *pl*: →*Chelatbildner*

Chem-, chem- *präf.*: →*Chemo-*

Chemi-, chemi- *präf.*: →*Chemo-*

Che|mie *f*: Wissenschaft von den chemischen Elementen und Verbindungen und ihren Reaktionen; Ⓔ *chemistry*

biologische Chemie: →*physiologische Chemie*

physiologische Chemie: *Syn: Biochemie, biologische Chemie*; Chemie der Stoffwechselvorgänge lebender Organismen; Ⓔ *biological chemistry, metabolic chemistry, physiological chemistry, biochemistry, physiochemistry, chemophysiology*

Che|mi|ka|lie *f*: chemische Substanz, chemisches Produkt; Ⓔ *chemical*

Che|mi|lu|mi|nes|zenz *f*: →*Chemolumineszenz*

Che|mi|os|mo|se *f*: *Syn: Chemosmose*; chemische Reaktion durch eine Trennmembran hindurch; Ⓔ *chemiosmosis, chemosmosis*

che|mi|os|mo|tisch *adj*: *Syn: chemosmotisch*; Chemosmose betreffend; Ⓔ *relating to chemosmosis, chemiosmotic, chemosmotic*

che|misch *adj*: Chemie betreffend; Ⓔ *relating to chemistry, chemical*

chemisch-physikalisch *adj*: *Syn: physikochemisch*; Chemie und Physik betreffend, physikalische Chemie betreffend; Ⓔ *relating to both chemistry and physics or physical chemistry, chemicophysical*

Chemo-, chemo- *präf.*: Wortelement mit der Bedeutung „Chemie“; Ⓔ *chemical, chem-, chemi-, chemico-, chemic-, chemo-*

Che|mo|ab|ra|die|rung *f*: →*Chemoabrasion*

Che|mo|ab|ra|si|on *f*: *Syn: Chemoabradierung*; Entfernung der oberflächlichen Haut (z.B. Narbengewebe) durch Chemikalien [Ätzmittel]; Ⓔ *chemabrasion, chemexfoliation*

Che|mo|chi|rur|gie *f*: therapeutische Gewebeauflösung durch Chemikalien, z.B. Chemonukleolyse; Ⓔ *chemosurgery*

Che|mo|dek|tom *nt*: *Syn: nicht-chromaffines Paragangliom*; nicht von den chromaffinen Zellen ausgehender Glomustumor; Ⓔ *chemodectoma, chemoreceptor tumor, nonchromaffin paraganglioma*

Che|mo|em|bo|li|sa|ti|on *f*: Embolisation* durch Chemikalien; Ⓔ *chemoembolization*

Che|mo|ki|ne *pl*: Zytokine* mit chemotaktischer Wirkung; Ⓔ *chemokines*

Che|mo|ko|a|gu|la|ti|on *f*: durch Chemikalien [Ätzmittel] verursachte Koagulation; Ⓔ *chemocoagulation*

Che|mo|li|tho|ly|se *f*: Auflösung von Steinen oder Konkrementen durch Chemikalien oder Medikamente; Ⓔ *chemical litholysis, chemolitholysis*

Che|mo|lu|mi|nes|zenz *f*: *Syn: Chemilumineszenz*; durch eine chemische Reaktion hervorgerufene Lumineszenz*; Ⓔ *chemiluminescence, chemoluminescence*

Che|mo|ly|se *f*: Auflösung durch chemische Substanzen; Ⓔ *chemical decomposition, chemolysis*

Che|mo|mor|pho|se *f*: Formänderung durch chemische Einflüsse; Ⓔ *chemomorphosis*

Che|mo|nu|kle|o|ly|se *f*: *Syn: Nukleolyse*; chemisch-enzymatische Auflösung [Chymopapain, Kollagenasen] des prolabierten Bandscheibenkerns bei Bandscheibenschäden; Ⓔ *chemonucleolysis*

Che|mo|pro|phy|la|xe *f*: Infektionsprophylaxe durch Chemotherapeutika; Ⓔ *chemical prophylaxis, chemoprophylaxis*

Che|mo|re|flex *m*: durch Erregung eines Chemorezeptors ausgelöster Reflex, z.B. Atemreflex; Ⓔ *chemoreflex*

Che|mo|re|sis|tenz *f*: Resistenz von Bakterien gegen Chemotherapeutika; Ⓔ *chemoresistance*

Che|mo|re|zep|ti|on *f*: *Syn: Chemozeption*; Aufnahme chemischer Stimuli durch spezifische Rezeptoren; Ⓔ *chemoreception*

che|mo|re|zep|tiv *adj*: Chemorezeption oder Chemorezeptor betreffend, chemische Reize aufnehmend; Ⓔ *chemoreceptive*

Che|mo|re|zep|tor *m*: *Syn: Chemozeptor*; auf chemische Reize spezialisierter Rezeptor; Ⓔ *chemoreceptor, chemoceptor*

Che|mo|se *f*: *Syn: Bindehautödem, Konjunktivalödem, Chemosis*; ödematöse Schwellung der Bindehaut des Auges; Ⓔ *conjunctival edema*

che|mo|sen|si|bel *adj*: *Syn: chemosensitiv*; anfällig für Änderungen der chemischen Zusammensetzung; Ⓔ *chemosensitive*

Che|mo|sen|si|bi|li|tät *f*: Anfälligkeit für Änderungen der chemischen Zusammensetzung; Ⓔ *chemosensitivity*

che|mo|sen|si|tiv *adj*: →*chemosensibel*

Che|mo|sen|sor *m*: Sensor mit Anfälligkeit für chemische Reize; Ⓔ *chemosensor*

Che|mo|sis *f, pl* **-ses**: →*Chemose*

Chem|os|mo|se *f*: →*Chemiosmose*

chem|os|mo|tisch *adj*: →*chemiosmotisch*

Che|mo|sup|pres|si|on *f*: prophylaktische Gabe von Antibiotika während der Inkubationsphase zur Unterdrückung des Krankheitsausbruchs oder Abschwächung des Verlaufs; Ⓔ *chemosuppression*

Che|mo|tak|tin *nt*: *Syn: chemotaktischer Faktor, Chemotaxin*; Chemotaxis bewirkende biologische Substanz; Ⓔ *chemotactin, chemotaxin, chemoattractant, chemotactic factor*

che|mo|tak|tisch *adj*: Chemotaxis betreffend, durch sie bedingt, auf ihr beruhend; Ⓔ *relating to chemotaxis, chemotactic*

Che|mo|ta|xin *nt*: →*Chemotaktin*

Che|mo|ta|xis *f*: durch chemische Substanzen ausgelöste Bewegung einer Zelle; Ⓔ *chemiotaxis, chemotaxis*

Che|mo|the|ra|peu|ti|kum *nt, pl* **-ka**: natürliche oder synthetische Substanzen, die weitgehend selektiv Krankheitserreger oder Tumorzellen abtöten oder das Wachstum hemmen; Ⓔ *chemotherapeutic agent*

che|mo|the|ra|peu|tisch *adj*: Chemotherapie betreffend, mittels Chemotherapie; Ⓔ *relating to chemotherapy, chemotherapeutic, chemotherapeutical*

Che|mo|the|ra|pie *f*: Verwendung von Chemotherapeutika zur Bekämpfung von Erregern oder Tumoren; heute i.d.R. gleichgesetzt mit Zytostatikatherapie; Ⓔ *chemotherapy, chemo, chemotherapeutics, chemiotherapy*

neoadjuvante Chemotherapie: präoperative Chemotherapie zur Verkleinerung der Tumormasse oder Verhütung von Metastasenbildung; Ⓔ *neoadjuvant chemotherapy*

palliative Chemotherapie: Chemotherapie zur Milderung von Symptomen und Verbesserung der Lebensqualität bei fortgeschrittenen Tumorerkrankungen; Ⓔ *palliative chemotherapy*

regionale Chemotherapie: *Syn: regionäre Chemotherapie*; selektive Chemotherapie durch Einbringung der

Zytostatika in die Blutgefäße des Tumors oder der Metastase; Ⓔ *regional chemotherapy*
regionäre Chemotherapie: → *regionale Chemotherapie*
che|mo|tisch *adj*: Chemosis betreffend, von ihr betroffen oder gekennzeichnet; Ⓔ *relating to or affected with chemosis, chemotic*
Che|mo|trans|mit|ter *m*: chemischer Bote, chemische Botensubstanz; Ⓔ *chemotransmitter*
Che|mo|zep|tion *f*: → *Chemorezeption*
Che|mo|zep|tor *m*: → *Chemorezeptor*
Che|no|des|o|xy|cho|lat *nt*: Salz der Chenodesoxycholsäure; Ⓔ *chenodeoxycholate*
Che|no|des|o|xy|chol|säu|re *f*: natürliche Gallensäure, die die Cholesterinbildung in der Leber hemmt; Ⓔ *chenodeoxycholic acid, chenic acid, chenodiol*
Che|ru|bi|nis|mus *m*: → *Cherubismus*
Che|ru|bis|mus *m*: *Syn: Cherubinismus*; wahrscheinlich autosomal-dominant vererbte, im Kindesalter beginnende, beidseitige, symmetrische Vergrößerung der Unter- und Oberkiefer mit Wangenverdickung [**Barockengel**]; Ⓔ *familial bilateral giant cell tumor, cherubism, familial fibrous dysplasia of jaw*
Chester-Erdheim-Erkrankung *f*: *Syn: Chester-Erkrankung, Chester-Syndrom, Chester-Erdheim-Syndrom, Knochenxanthomatose*; Xanthomatose* langer Röhrenknochen mit Spontanfrakturen; Ⓔ *Chester-Erdheim disease (of bone), Chester's disease (of bone), xanthomatosis of bone*
Chester-Erkrankung *f*: → *Chester-Erdheim-Erkrankung*
Cheyne-Stokes-Atmung *f*: *Syn: periodische Atmung*; Atemrhythmus mit zu- und abnehmender Atemtiefe und evtl. Atempausen; Ⓔ *Cheyne-Stokes breathing, Cheyne-Stokes respiration, Cheyne-Stokes sign, periodic breathing, tidal respiration, periodic respiration*
Chiari-Arnold-Syndrom *nt*: *Syn: Arnold-Chiari-Hemmungsmissbildung, Arnold-Chiari-Syndrom*; Hemmungsfehlbildung des Kleinhirns mit Verlagerung in den Spinalkanal; Ⓔ *Arnold-Chiari syndrome, Arnold-Chiari malformation, Chiari-Arnold syndrome, cerebellomedullary malformation syndrome*
Chiari-Frommel-Syndrom *nt*: *Syn: Laktationsatrophiedes Genitals*; anhaltender Milchfluss mit Uterusatrophie und Amenorrhoe*; Ⓔ *Frommel-Chiari syndrome, Chiari-Frommel syndrome, Chiari-Frommel disease, Frommel's disease*
Chi|as|ma *nt*: **1.** X-förmige (Über-)Kreuzung **2.** Überkreuzung von Chromosomen während der Reifeteilung; Ⓔ **1.** *chiasma, chiasm* **2.** *chiasma, chiasm*
Chiasma opticum: *Syn: Sehnervenkreuzung*; Überkreuzung der beiden Sehnerven; die nasalen Fasern kreuzen über zur anderen Seite, während die temporalen Fasern ungekreuzt verlaufen; Ⓔ *optic chiasm, optic decussation, decussation of optic nerve*
Chiasma tendinum digitorum manus: *Syn: Camper-Kreuzung*; Überkreuzung der Beugersehnen über dem Fingergrundglied; Ⓔ *Camper's chiasm, chiasm of digits of hand, crossing of the tendons*
Chi|as|ma|bil|dung *f*: *Syn: Faktorenaustausch, Crossing-over*; partieller Chromosomenaustausch zwischen gepaarten Chromosomen während der Meiose*; Ⓔ *crossing-over, crossover*
Chiclero-Geschwür *nt*: → *Chiclero-Ulkus*
Chiclero-Ulkus *nt*: *Syn: kutane Leishmaniose Südamerikas, südamerikanische Hautleishmaniose, amerikanische Hautleishmaniose, Chiclero-Geschwür*; durch verschiedene Leishmania*-Species [L. mexicana, L. braziliensis] hervorgerufene Hauterkrankung; je nach Erreger kommt es zu unterschiedlichen kutanen Läsionen mit unterschiedlicher Heilungstendenz; je nach Region gibt es lokale Synonyme [**Pian bois, Bush yaws, Forest yaws**]; Ⓔ *bush yaws, bosch yaws, forest yaws, pian bois, South American cutaneous leishmaniasis, chiclero ulcer, chicle ulcer, uta*
Chikungunya-Fieber *nt*: durch das Chikungunya-Virus hervorgerufene tropische Infektionskrankheit, die dem Dengue-Fieber* ähnelt; Ⓔ *chikungunya*
Chikungunya-Virus *nt*: *s.u. Chikungunya-Fieber*; Ⓔ *chikungunya virus*
Chil-, chil- *präf.*: → *Chil-*
Chilaiditi-Syndrom *nt*: *Syn: Interpositio coli/hepatodiaphragmatica*; Verlagerung des Kolons zwischen Leber und Zwerchfell; Ⓔ *hepatoptosis, Chilaiditi's sign, Chilaiditi's syndrome*
Chil|al|gie *f*: *Syn: Cheilalgie*; Lippenschmerz(en); Ⓔ *pain in the lip, chilalgia, cheilalgia*
Chilblain-Lupus *m*: *Syn: Lupus pernio*; Form des Lupus* erythematodes mit bläulichen Knoten an den kälteexponierten Akren; Ⓔ *chilblain lupus*
Chilo-, chilo- *präf.*: Wortelement mit der Bedeutung „Lippe"; Ⓔ *lip, cheil(o)-, chil(o)-*
Chi|lo|mas|ti|gi|a|sis *f, pl* **-ses**: → *Chilomastosis*
Chi|lo|mas|tix *f*: birnenförmiges Geißeltierchen, das im Darm vieler Tiere und des Menschen gefunden wird; **Chilomastix mesnili** [auch **Cercomonas intestinalis**] ist der Erreger einer Durchfallerkrankung mit wässrigen Stühlen; Ⓔ *Chilomastix*
Chi|lo|mas|tix|in|fek|ti|on *f*: → *Chilomastosis*
Chi|lo|mas|tix mes|ni|li *f*: *s.u. Chilomastosis*; Ⓔ *Chilomastix mesnili*
Chi|lo|mas|to|sis *f, pl* **-ses**: *Syn: Chilomastixinfektion, Chilomastigiasis*; seltene, durch **Chilomastix mesnili** hervorgerufene Enteritis* mit wässrigen Durchfällen; Ⓔ *chilomastigiasis, chilomastixiasis*
Chi|mä|re *f*: **1.** Organismus mit Immuntoleranz für genetisch unterschiedliche Zellen und Gewebe **2.** aus der DNA verschiedener Species rekombinierte DNA **3.** *Syn: chimärer Vektor*; viraler Vektor*, der durch die Verwendung zweier oder mehrerer Viren konstruiert wird; Ⓔ **1.–3.** *chimera, chimaera*
Chi|na|al|ka|lo|i|de *pl*: *s.u. Chinarinde*; Ⓔ *cinchona alkaloids*
Chinarestaurant-Syndrom *nt*: durch Natrium-L-glutamat (als Geschmacksverstärker verwendet) ausgelöstes Hitze- und Engegefühl, das von alleine nachlässt; Ⓔ *Chinese restaurant syndrome*
Chi|na|rin|de *f*: *Syn: Fieberrinde*; getrocknete Rinde von Cinchona-Arten [**Chinarindenbäume**] die zahlreiche Chinaalkaloide [z.B. Chinin, Chinidin] enthält; Ⓔ *quina, quinaquina, quinquina, cinchona, cinchona bark, Jesuit bark, Peruvian bark*
Chin|cho|nis|mus *m*: *Syn: Cinchonismus*; Chininvergiftung; Ⓔ *quininism, cinchonism*
Chi|ni|din *nt*: *Syn: Quinidine*; aus der Chinarinde gewonnenes Alkaloid; zur Therapie von Herzarrhythmien verwendet; Ⓔ *quinidine, betaquinine, conquinine*
Chi|nin *nt*: *Syn: Quinine*; aus der Chinarinde gewonnenes Alkaloid; zur Malariatherapie verwendet; Ⓔ *quinine*
Chi|nis|mus *m*: *Syn: Cinchonismus*; Chininvergiftung; Ⓔ *quininism, cinchonism*
Chi|no|li|ne *pl*: vom Chinolin abgeleitete Malariamittel [Chloroquin, Primaquin]; Ⓔ *quinolines, chinoleines*
Chi|no|lon|an|ti|bi|o|ti|ka *pl*: → *Chinolone*
Chi|no|lo|ne *pl*: *Syn: Gyrasehemmer, Quinolone, Chinolonantibiotika*; das Enzym Gyrase* hemmende Antibiotika mit breitem Wirkungsspektrum; Ⓔ *quinolones, quinolone antibiotics*
Chi|non *nt*: durch Oxidation aus Hydrochinon entstehendes ringförmiges Diketon; Ⓔ *quinone*
o-Chinon: bildet zusammen mit Brenzkatechin ein Redoxsystem, das mit der Atmungskette verbunden ist; Ⓔ *o-quinone*
Chir-, chir- *präf.*: → *Chiro-*
Chir|a|gra *nt/f*: *Syn: Cheiragra*; Gicht in den Handgelenken; Ⓔ *cheiragra, chiragra*

Chir|al|gie *f.*: →*Cheiralgie*
Chiro-, chiro- *präf.*: Wortelement mit der Bedeutung „Hand"; Ⓔ *cheir(o)-, chir(o)-*
Chi|ro|bra|chi|al|gie *f.*: →*Cheirobrachialgie*
Chi|ro|me|ga|lie *f.*: →*Cheiromegalie*
Chi|ro|plas|tik *f.*: →*Cheiroplastik*
Chi|ro|pod|al|gia *f.*: →*Cheiropodalgie*
Chi|ro|pod|al|gie *f.*: →*Cheiropodalgie*
Chi|ro|po|do|pom|phol|yx *f.*: →*Cheiropodopompholyx*
Chi|ro|pom|phol|yx *f.*: →*Cheiropompholyx*
Chi|ro|prak|tik *f.*: →*Chirotherapie*
Chi|ro|spas|mus *m*: *Syn: Cheirismus*; Schreibkrampf, Handmuskelkrampf; Ⓔ *cheirospasm, chirospasm*
Chi|ro|the|ra|pie *f.*: *Syn: Chiropraktik, Manipulationstherapie, manuelle Medizin, Manualtherapie, Osteopathie*; Diagnostik und Therapie reversibler Funktionsstörungen des Stütz- und Bewegungsapparates; Ⓔ *osteopathy*
Chi|rurg *m*: Facharzt für Chirurgie; Operateur; Ⓔ *surgeon*
Chi|rur|gie *f.*: Teigebiet der Medizin, das sich mit der operativen Therapie von angeborenen und erworbenen Erkrankungen, Fehlbildungen und Veränderungen beschäftigt; auch Bezeichnung für einen chirurgischen Eingriff; Ⓔ *surgery*
ästhetische Chirurgie: Chirurgie zur Behebung oder Verbesserung angeborener oder erworbener Beeinträchtigungen der äußeren Erscheinung; Ⓔ *esthetic surgery*
kosmetische Chirurgie: *Syn: Schönheitschirurgie*; operativer Eingriff zur Verbesserung der äußeren Erscheinung; Ⓔ *cosmetic surgery, esthetic surgery*
minimal invasive Chirurgie: chirurgische Technik, bei der möglichst schonend und mit kleiner Inzision gearbeitet wird, z.B. endoskopische Chirurgie; Ⓔ *minimal invasive surgery*
plastische Chirurgie: wiederherstellende Chirurgie, die versucht Strukturen wieder aufzubauen oder durch künstliche Strukturen oder Plastiken zu ersetzen; Ⓔ *plastic surgery, reconstructive surgery, plastic operation*

Tab. 7. Gebiete der plastischen Chirurgie

Angeborene Missbildungen
- Kraniofaziale Dysostosen
- Lippen Kiefer-Gaumen-Spalten
- Ohr-, Unterkiefer- und Halsmissbildungen
- Rumpf: Angeborene Veränderungen im Thoraxgebiet, Muskelaplasien, Mammamissbildungen, Asymmetrie, Aplasie (Poland-Syndrom)
- Urogenitalsystem: Hypo- und Epispadien, Transsexualismus
- Extremitäten: angeborene Missbildungen von Hand und Fingern
- Gefäß- und Lymphsystem: Hämangiome, Lymphangiome, primäres Lymphödem

Erworbene Veränderungen bzw. Missbildungen durch Trauma oder Tumorbefall bzw. operative Eingriffe
- Verbrennungen und ihre Spätfolgen
- Haut- und Weichteildefekte und ihre Spätfolgen
- Verletzungen der Extremitäten, insbesondere der Hand und Finger
- Zustand nach ablativer Tumorchirurgie, z.B. Mammaresektion nach Weichteilsarkom, Folgen von Strahlenbehandlung
- Verletzung des peripheren Nervensystems, Plexuschirurgie

Ästhetisch-plastische Eingriffe
- Formveränderte Eingriffe bei angeborenen oder meist durch Alter erworbenen Veränderungen an:
  - Augenlidern, abstehenden Ohren
  - Nasendeformitäten, Faltenbildung im Gesichtbereich (Face-Lift-Operation)
  - Mammae bei Hyper- und Hypoplasien oder Ptosis bzw. Asymmetrien, überschüssigen Fettgewebe (Fettschürze, Hängebauch oder überschüssiges Fettgewebe an den Extremitäten)

chi|rur|gisch *adj*: Chirurgie betreffend; durch einen chirurgischen Eingriff/eine Operation bedingt, operativ; Ⓔ *relating to surgery, surgical; relating to operation, operative*
chirurgisch-anatomisch *adj*: Chirurgie und Anatomie betreffend; Ⓔ *relating to anatomy and surgery, anatomicosurgical*
Chla|myd|ä|mie *f.*: Vorkommen von Chlamydien im Blut; Ⓔ *chlamydemia*
Chla|my|dia *f.*: *Syn: Chlamydie, PLT-Gruppe*; zur Bakterienfamilie **Chlamydiaceae** gehörende kleine, obligate Zellparasiten; Ⓔ *Chlamydia, Chlamydozoon, Miyagawanella, PLT group*
Chlamydia ornithosis: →*Chlamydia psittaci*
Chlamydia pneumoniae: Erreger der **Chlamydienpneumonie**, einer akuten Pneumonie des Erwachsenalters; Ⓔ *TWAR chlamydiae, TWAR strains, Chlamydia pneumoniae*
Chlamydia psittaci: *Syn: Chlamydia ornithosis*; Erreger der Psittakose*; Ⓔ *ornithosis virus, Chlamydia psittaci*
Chlamydia trachomatis: *Syn: TRIC-Gruppe*; in zahlreichen Serotypen vorkommender Erreger von Trachom*, Einschlusskonjunktivitis* und Lymphogranuloma* inguinale; Ⓔ *inclusion conjunctivitis virus, Chlamydia trachomatis, TRIC agent, TRIC group*
Chla|my|di|a|ceae *pl*: *s.u. Chlamydia*; Ⓔ *Chlamydiaceae, Chlamydozoaceae*
Chla|my|dien|er|kran|kung *f.*: →*Chlamydiose*
Chla|my|di|en|in|fek|ti|on *f.*: →*Chlamydiose*
Chla|my|dien|pneu|mo|nie *f.*: *s.u. Chlamydia pneumoniae*; Ⓔ *chlamydial pneumonitis, chlamydial pneumonia*
Chla|my|di|o|se *f.*: *Syn: Chlamydieninfektion*; Oberbegriff für durch Chlamydia*-Species hervorgerufene Infektionskrankheiten; klinisch wichtig sind Ornithose*, Trachom*, Lymphogranuloma* venereum; Ⓔ *chlamydiosis, chlamydial disease, chlamydial infection*
Chla|my|do|spo|re *f.*: asexuelle Dauerspore von Pilzen; Ⓔ *chlamydospore*
Chlo|as|ma *nt*: *Syn: Melasma*; erworbene, umschriebene Hypermelanose von sonnenlichtexponierten Hautbezirken; neben idiopathischen Formen [**Chloasma gravidarum**], gibt es auch durch Medikamente [**Chloasma medicamentosum**], Kosmetika [**Chloasma cosmeticum**], Hormone [**Chloasma hormonale**] oder physikalische Reizung [**Chloasma traumaticum**] hervorgerufene Formen; Ⓔ *chloasma, mask of pregnancy, melasma, moth patch*
Chlor *nt*: i.d.R. als gelbgrünes, molekulares Gas (Cl_2) vorliegendes Element der Halogengruppe; extrem reaktionsfähig; wird zur Wasserentkeimung verwendet; Ⓔ *chlorine, chlorum*
Chlor-, chlor- *präf.*: →*Chloro-*
Chlor|ak|ne *f.*: *Syn: Chlorarylakne, Akne chlorica*; akneartige Veränderungen der Haut von Gesicht und Extremitäten durch Kontakt mit chlorhaltigen Naphthalinen; Ⓔ *chloracne, chlorine acne*
Chlo|ral|hy|drat *nt*: *Syn: Chloralum hydratum, Trichloracetaldehydmonohydrat*; als Schlaf- und Beruhigungsmittel verwendetes Kristallpulver; Ⓔ *chloral hydrate, chloral*
Chlo|ra|lis|mus *m*: Chloralvergiftung durch Chloralhydrateinnahme; Ⓔ *chloralism, chloralization*
Chlo|ra|lum hy|dra|tum *nt*: →*Chloralhydrat*
Chlor|am|bu|cil *nt*: alkylierendes Zytostatikum*; Ⓔ *chlorambucil, chloroambucil, chloraminophene*
Chlor|am|phe|ni|col *nt*: gegen grampositive und gramnegative Bakterien, Rickettsien, Chlamydien und Mykoplasmen wirksames Breitbandantibiotikum; Ⓔ *chlor-*

amphenicol

Chlor|an|ä|mie *f*: ***Syn:** Faber-Anämie*; schwere Eisenmangelanämie bei Achlorhydrie*; Ⓔ *Faber's anemia, Faber's syndrome, achlorhydric anemia*

Chlor|a|ry|l|ak|ne *f*: → *Chlorakne*

Chlor|he|xi|din *nt*: Antiseptikum und Desinfektionsmittel mit breitem Wirkspektrum; Ⓔ *chlorhexidine*

Chlo|rid *nt*: Salz der Salzsäure; Ⓔ *chloride*

Chlo|rid|be|stim|mung *f*: → *Chloridimetrie*

Chlorid-Diarrhoe *f*: ***Syn:** Chlorverlustdiarrhoe*; autosomal-rezessive Chloridabsorptionsstörung, die zu osmotisch-bedingten Durchfällen und Gedeihstörung führt; Ⓔ *chloridorrhea*

Chlorid-Diarrhö-Syndrom *nt*: ***Syn:** familiäre Chlorverlustdiarrhö, Chloridverlust-Syndrom*; autosomal-rezessive Störung der Chloridresorption im Darm mit Durchfällen und Gedeihstörung der Säuglinge; Ⓔ *familial chloridorrhea, familial chloride diarrhea, congenital chloride diarrhea*

Chlo|ri|di|me|trie *f*: ***Syn:** Chloridbestimmung, Chloridometrie*; quantitative Bestimmung von Chlorid in Flüssigkeiten; Ⓔ *chloridimetry*

Chlo|ri|do|me|trie *f*: → *Chloridimetrie*

chlo|rid|u|re|tisch *adj*: ***Syn:** chloruretisch*; Chloridurie betreffend, von ihr betroffen oder gekennzeichnet; Ⓔ *chloruretic*

Chlo|rid|u|rie *f*: ***Syn:** Chlorurese*; übermäßige Chloridausscheidung im Harn; Ⓔ *chloriduria, chloruresis, chloruria*

Chloridverlust-Syndrom *nt*: → *Chlorid-Diarrhö-Syndrom*

chlo|rig *adj*: dreiwertiges Chlor enthaltend, z.B. **chlorige Säure**; Ⓔ *chlorous*

Chlor|ka|li|um *nt*: ***Syn:** Kaliumchlorid, Kalium chloratum*; therapeutisch verwendetes Kaliumsalz der Salzsäure; Ⓔ *potassium chloride*

Chlor|kalk *f*: ***Syn:** Calcaria chlorata, Calciumchloridhypochlorit, Bleichkalk*; zur Wasser- und Oberflächendesinfektion verwendetes weißes, nach Chlor riechendes Pulver; Ⓔ *chlorinated lime, bleaching powder*

Chloro-, chloro- *präf.*: Wortelement mit der Bedeutung „grün/grünlich"; Ⓔ *chlor(o)-*

Chlo|ro|don|tie *f*: Grünfärbung von Milchzähnen als Folge von Ikterus* gravis neonatorum; Ⓔ *green teeth*

Chlo|ro|form *nt*: ***Syn:** Trichlormethan*; Halogenwasserstoff mit narkotisierender Wirkung; heute nicht mehr verwendet; Ⓔ *chloroform, trichloromethane, methylene trichloride*

Chlo|ro|for|mis|mus *m*: akute oder chronische Chloroformvergiftung; Ⓔ *chloroformism*

Chlo|ro|form|nar|ko|se *f*: heute nicht mehr gebräuchliche Inhalationsnarkose* durch Chloroformdämpfe; Ⓔ *chloroformism*

Chlo|ro|leuk|ä|mie *f*: **1.** ***Syn:** Chloroleukose, Chloromyelose*; durch eine grünliche Färbung der Infiltrate gekennzeichnete akute Form der myeloischen Leukämie* **2.** → *Chlorom*; Ⓔ **1.** *chloroleukemia, chloromyeloma, granulocytic sarcoma, green cancer, chloromatous sarcoma* **2.** *chloroma*

Chlo|ro|leu|ko|se *f*: → *Chloroleukämie*

Chlo|ro|lym|phom *nt*: ***Syn:** Chlorolymphosarkom*; von Lymphoblasten gebildetes Chlorom*; Ⓔ *chlorolymphosarcoma*

Chlo|ro|lym|pho|sar|kom *nt*: → *Chlorolymphom*

Chlo|rom *nt*: ***Syn:** Chloroleukämie, Chlorosarkom*; bei akuter Leukämie* auftretende seltene, grün gefärbte Infiltrate aus Myeloblasten; Ⓔ *chloroleukemia, chloromyeloma, granulocytic sarcoma, green cancer, chloromatous sarcoma*

Chlo|ro|my|e|lo|blas|tom *nt*: → *Chloromyelom*

Chlo|ro|my|e|lom *nt*: ***Syn:** Chloromyelose, Chloromyeloblastom*; meist im Rahmen einer Chloroleukämie auftretende Sonderform des Chloroms mit Überwiegen der Myeloblasten; Ⓔ *chloromyeloma*

Chlo|ro|my|e|lo|se *f*: **1.** → *Chloromyelom* **2.** → *Chloroleukämie*

Chlo|ro|pe|nie *f*: ***Syn:** Hypochlorämie, Hypochloridämie*; Chloridmangel des Körpers; Ⓔ *chloropenia*

Chlo|ro|pe|xie *f*: Chlorbindung/-fixierung im Gewebe; Ⓔ *chloropexia*

Chlo|ro|pie *f*: → *Chloropsie*

chlo|ro|priv *adj*: durch Chlor- oder Chloridmangel bedingt; Ⓔ *chloroprivic*

Chlor|op|sie *f*: ***Syn:** Grünsehen, Chloropie*; erworbene Störung des Farbensehens [z.B. Digitalisvergiftung] mit Grüntönung aller Farben; Ⓔ *chloropsia, chloropia, green vision*

Chlo|ro|quin *nt*: wichtiges Mittel der Malariaprophylaxe und -therapie; auch bei systemischem Lupus* erythematodes und rheumatoider Arthritis* wirksam; führt u.U. zu irreversiblen Netzhautschädigungen; Ⓔ *chloroquine*

Chlo|ro|sar|kom *nt*: → *Chlorom*

Chlo|ro|se *f*: ***Syn:** Bleichsucht, Chlorosis*; früher häufige, meist Mädchen betreffende, schwere Eisenmangelanämie; Ⓔ *chloranemia, chlorosis, chloremia, chloroanemia, chlorotic anemia, asiderotic anemia, green sickness*

chlo|ro|tisch *adj*: Chlorose betreffend, von ihr betroffen oder gekennzeichnet, durch sie bedingt; Ⓔ *relating to or suffering from chlorosis, chlorotic*

Chlo|ro|zyt *m*: blasser, hämoglobinarmer Erythrozyt; Ⓔ *chlorocyte*

Chlor|u|re|se *f*: → *Chloridurie*

chlor|u|re|tisch *adj*: → *chloriduretisch*

Chlor|ver|lust|di|ar|rhoe *f, pl* **-rho|en**: → *Chlorid-Diarrhoe*

Chlor|ver|lust|di|ar|rhö, familiäre *f*: → *Chlorid-Diarrhö-Syndrom*

Chlor|was|ser *nt*: ***Syn:** Aqua chlorata*; Desinfektionsmittel für Wunden, Schleimhaut und Hände; Ⓔ *chlorine water*

Cho|a|na *f, pl* **-nae**: ***Syn:** Choane*; hintere Öffnung der Nasenhöhle; Ⓔ *choana*

Cho|a|nal|a|tre|sie *f*: ***Syn:** Atresia choanae*; angeborener Verschluss der hinteren Nasenöffnung; Ⓔ *choanal atresia*

Cho|a|nal|po|lyp *m*: von der Nasenschleimhaut ausgehender Polyp, der die Choane vollständig verschließen und bis in den Epipharynx reichen kann; Ⓔ *choanal polyp*

Cho|a|nal|tam|po|na|de *f*: ***Syn:** Bellocq-Tamponade*; hintere Nasentamponade bei Nasenbluten mit Blutungsquelle im hinteren Teil der Nase; Ⓔ *Bellocq's technique, Bellocq's procedure*

Cho|a|ne *f*: → *Choana*

Chol-, chol- *präf.*: → *Chole-*

chol|a|gog *adj*: den Gallenfluss anregend, galletreibend; Ⓔ *cholagogic, cholagogue*

Chol|a|go|gum *nt, pl* **-ga**: galletreibendes Mittel, den Gallenfluss anregendes Mittel; Ⓔ *cholagogue*

Chol|ä|mie *f*: Vorkommen von Galle oder Gallenpigmenten im Blut; Ⓔ *cholemia, cholehemia*

chol|ä|misch *adj*: Cholämie betreffend, von ihr betroffen oder durch sie bedingt; Ⓔ *relating to cholemia, cholemic*

Cho|lan *nt*: zu den Steroiden gehörende Verbindung; Grundgerüst der Gallensäuren; Ⓔ *cholane*

Chol|an|e|re|se *f*: erhöhte Gallensäureausscheidung; Ⓔ *cholaneresis*

Cholangi-, cholangi- *präf.*: → *Cholangio-*

Chol|an|gi|i|tis *f, pl* **-ti|den**: ***Syn:** Gallengangsentzündung, Cholangitis, Angiocholitis*; Entzündung der Gallenwege/Gallengänge; Ⓔ *inflammation of a bile duct, cholangitis, cholangeitis, angiocholitis*

chol|an|gi|i|tisch *adj*: ***Syn:** cholangitisch, angiocholangi-*

tisch; Gallengangsentzündung/Cholangiitis betreffend, von ihr betroffen oder gekennzeichnet; Ⓔ *cholangitic*
Cholangio-, cholangio- *präf.*: Wortelement mit der Bedeutung „Gallengang"; Ⓔ *bile duct, cholangi(o)-*
Cholanlgilolchollelzysltolchollelochlekltolmie *f*: operative Entfernung von Gallenblase, Gallenblasengang und Choledochus*; Ⓔ *cholangiocholecystocholedochectomy*
Chollanlgilolduloldelnolstolmie *f*: *Syn: Gallengang-Duodenum-Fistel*; operative Verbindung von Gallengang und Zwölffingerdarm; Ⓔ *cholangioduodenostomy*
Chollanlgilolekltalsie *f*: Gallengangserweiterung, Gallengangsdilatation; Ⓔ *cholangiectasis*
Chollanlgilolenltelrolstolmie *f*: *Syn: Gallengang-Darm-Fistel*; operative Verbindung von Gallengang und (Dünn-) Darm; Ⓔ *cholangioenterostomy*
Chollanlgilolfilbrolse *f*: Gallengangsfibrose; Ⓔ *cholangiofibrosis*
Chollanlgilolgasltrolstolmie *f*: *Syn: Gallen-Magen-Fistel*; operative Verbindung von Gallenwegen und Magen; Ⓔ *cholangiogastrostomy*
chollanlgilolgen *adj*: *Syn: cholangogen*; von den Gallengängen ausgehend; Ⓔ *cholangiogenous*
Chollanlgilolgralfie, -gralphie *f*: Kontrastmitteldarstellung der Gallengänge; Ⓔ *cholangiography*
endoskopische retrograde Cholangiografie: Cholangiografie mit direkter endoskopischer Kontrastmittelfüllung; Ⓔ *endoscopic retrograde cholangiography*
perkutane transhepatische Cholangiografie: Cholangiografie mit Leberpunktion und direkter Kontrastmittelfüllung; Ⓔ *percutaneous transhepatic cholangiography*
perkutane transjugulare Cholangiografie: Cholangiografie durch Zugang über die Vena jugularis externa; Ⓔ *percutaneous transjugular cholangiography*
chollanlgilolgralfisch *adj*: Cholangiografie betreffend, mittels Cholangiografie; Ⓔ *relating to cholangiography, cholangiographic*
Chollanlgilolgramm *nt*: Röntgenkontrastaufnahme der Gallengänge; Ⓔ *cholangiogram*
Chollanlgilolhelpaltiltis *f, pl* **-tiltilden**: Entzündung der intrahepatischen Gallengänge; Ⓔ *cholangiohepatitis*
chollanlgilolhelpaltiltisch *adj*: Cholangiohepatitis betreffend, von ihr betroffen oder gekennzeichnet; Ⓔ *relating to or marked by cholangiohepatitis*
Chollanlgilolhelpaltom *nt*: *Syn: Hepatocholangiokarzinom*; von den Leberzellen und den Gallengängen ausgehendes Karzinom; Ⓔ *cholangiohepatoma, hepatocholangiocarcinoma*
Chollanlgiloljeljulnolstolmie *f*: *Syn: Gallengang-Jejunum-Fistel*; operative Verbindung von Gallengang und Jejunum; Ⓔ *cholangiojejunostomy*
Chollanlgilollen *pl*: kleinste Gallengänge der Leber; Ⓔ *cholangioles, bile ductules, bile capillaries, biliary ductules*
Chollanlgilollenlentlzünldung *f*: →*Cholangiolitis*
Chollanlgilolliltis *f, pl* **-tilden**: *Syn: Cholangiolenentzündung, Angiocholitis*; Entzündung der Gallenkapillaren und intrahepatischen Gallengänge; Ⓔ *inflammation of the cholangioles, cholangiolitis*
chollanlgilolliltisch *adj*: *Syn: angiocholitisch*; Cholangiolitis betreffend, von ihr betroffen oder gekennzeichnet; Ⓔ *relating to or marked by cholangiolitis*
Chollanlgilom *nt*: *Syn: Gallengangstumor*; vom Epithel der Gallengänge ausgehende Geschwulst; Ⓔ *cholangioma*
benignes Cholangiom: *Syn: Gallengangsadenom*; von den Gallengängen ausgehender benigner Tumor; Ⓔ *cholangioadenoma, benign cholangioma, bile duct adenoma*
malignes Cholangiom: *Syn: Gallengangskarzinom, cholangiozelluläres Karzinom, Carcinoma cholangiocellulare*; von den intrahepatischen Gallengängen ausgehender bösartiger Tumor; Ⓔ *cholangiocarcinoma, malignant cholangioma, cholangiocellular carcinoma, bile duct carcinoma*
Chollanlgilolmalnolmeltrie *f*: Druckmessung in den Gallenwegen; Ⓔ *biliary manometry*
Chollanlgilolpanlkrelaltilkolgralfie, -gralphie *f*: *Syn: Cholangiopankreatografie*; Kontrastmitteldarstellung der Gallenwege und der Bauchspeicheldrüse/des Pankreas; Ⓔ *cholangiopancreatography*
endoskopische retrograde Cholangiopankreatikografie: Cholangiopankreatikografie mit direkter endoskopischer Kontrastmittelfüllung; Ⓔ *endoscopic retrograde cholangiopancreatography*
chollanlgilolpanlkrelaltilkolgralfisch *adj*: Cholangiopankreatikografie betreffend, mittels Cholangiopankreatikografie; Ⓔ *relating to cholangiopancreatography, cholangiopancreatographic*
Chollanlgilolpanlkrelaltolgralfie, -gralphie *f*: →*Cholangiopankreatikografie*
Chollanlgilolpanlkrelaltolgramm *nt*: Röntgenkontrastaufnahme von Gallenwegen und Bauchspeicheldrüse/ Pankreas; Ⓔ *cholangiopancreatogram*
Chollanlgilolpalthie *f*: Erkrankung der Gallenwege; Ⓔ *cholangiopathy*
Chollanlgilolskolpie *f*: *Syn: Gallenwegsendoskopie*; endoskopische Betrachtung der Gallenwege; entweder als **intraoperative** oder als **endoskopische retrograde Cholangioskopie**; Ⓔ *cholangioscopy, choloscopy*
chollanlgilolskolpisch *adj*: Cholangioskopie betreffend, mittels Cholangioskopie; Ⓔ *relating to cholangioscopy, cholangioscopic*
Chollanlgilolstolmie *f*: **1.** Anlegen einer äußeren Gallengangsfistel, Gallengangsfistelung **2.** operativ angelegte äußere Gallengangsfistel; Ⓔ **1.** *cholangiostomy* **2.** *cholangiostomy*
Chollanlgiloltolmie *f*: operative Gallengangseröffnung; Ⓔ *cholangiotomy*
Chollanlgiltis *f, pl* **-tilden**: *Syn: Gallengangsentzündung, Cholangiitis, Angiocholitis*; Entzündung der Gallenwege/Gallengänge; Ⓔ *inflammation of a bile duct, cholangitis, cholangeitis, angiocholitis*
primär-sklerosierende Cholangitis: *Syn: sklerosierende Cholangitis*; chronische Cholangitis mit progredienter Fibrosierung; Ⓔ *sclerosing cholangitis*
sklerosierende Cholangitis: →*primär-sklerosierende Cholangitis*
chollanlgiltisch *adj*: *Syn: angiocholangitisch, cholangiitisch*; Gallengangsentzündung/Cholangitis betreffend, von ihr betroffen oder gekennzeichnet; Ⓔ *cholangitic*
chollanlgolgen *adj*: →*cholangiogen*
Chollanlsäulre *f*: aus Cholsäure hergestellte synthetische Gallensäure; Ⓔ *cholanic acid*
Chollaslkos *nt*: *Syn: Choleperitoneum*; Austritt von Galle in die Bauchhöhle; biliärer Aszites*; Ⓔ *choleperitoneum, cholascos*
Chollat *nt*: Salz der Cholsäure; Ⓔ *cholate*
Chole-, chole- *präf.*: Wortelement mit der Bedeutung „Galle/Gallenflüssigkeit"; Ⓔ *bile, cholalic, choleic, chole-, chol(o)-*
Chollelbililrulbin *nt*: vom Bilirubin abweichender Gallenfarbstoff; Ⓔ *cholebilirubin*
Chollelcalcilferol *nt*: *Syn: Cholekalziferol, Colecalciferol, Vitamin D_3*; mit der Nahrung [Butter, Milch, Eier, Fischöle] aufgenommenes Vitamin D; Ⓔ *cholecalciferol, vitamin D_3, calciol*
Chollelcysltiltis *f, pl* **-tiltilden**: *Syn: Gallenblasenentzündung, Gallenentzündung, Cholezystitis*; Entzündung der Gallenblase; Ⓔ *inflammation of the gallbladder, cholecystitis*
chollelcysltiltisch *adj*: *Syn: cholezystitisch*; Gallenblasenentzündung/Cholecystitis betreffend, von ihr betroffen oder gekennzeichnet; Ⓔ *relating to or marked by*

cholecystitis

Cholecysto-, cholecysto- *präf.*: Wortelement mit der Bedeutung „Gallenblase"; Ⓔ *cholecystic, cholecyst-, cholecysto-*

Cholle|cys|to|du|o|de|no|sto|mie *f.*: *Syn:* *Gallenblasen-Duodenum-Fistel*; operative Verbindung von Gallenblase und Duodenum; Ⓔ *cholecystoduodenal fistula, cholecystoduodenostomy*

Cholle|cys|to|en|te|ro|sto|mie *f.*: *Syn:* *Gallenblasen-Darm-Fistel*; operative Verbindung von Gallenblase und Darm; Ⓔ *cholecystointestinal fistula, cholecystoenteric fistula, cholecystenterostomy, cholecystenteroanastomosis, cholecystoenterostomy*

Cholle|cys|to|gas|tro|sto|mie *f.*: *Syn:* *Gallenblasen-Magen-Fistel*; operative Verbindung von Gallenblase und Magen; Ⓔ *cholecystogastric fistula, cholecystogastrostomy, cholecystgastrostomy*

Cholle|cys|to|ki|nin *nt*: → *Cholezystokinin*

Cholle|cys|to|ko|lo|sto|mie *f.*: *Syn:* *Gallenblasen-Kolon-Fistel*; operative Verbindung von Gallenblase und Kolon; Ⓔ *cholecystocolonic fistula, cholecystocolostomy, cystocolostomy, colocholecystostomy*

Choledoch-, choledoch- *präf.*: → *Choledocho-*

Cholle|doch|ek|to|mie *f.*: Choledochusentfernung, Choledochusresektion; Ⓔ *choledochectomy*

Cholle|do|chi|tis *f, pl* **-tiden**: *Syn:* *Choledochusentzündung*; Entzündung des Ductus* choledochus; Ⓔ *inflammation of the common bile duct, choledochitis*

cholle|do|chi|tisch *adj*: Choledochitis betreffend, von ihr betroffen oder gekennzeichnet; Ⓔ *relating to or marked by choledochitis*

Choledocho-, choledocho- *präf.*: Wortelement mit der Bedeutung „Hauptgallengang/Choledochus"; Ⓔ *choledochal, choledoch, choledochus, choledoch(o)-*

Cholle|do|cho|cholle|do|cho|a|na|sto|mo|se *f.*: → *Choledochocholedochostomie*

Cholle|do|cho|cholle|do|cho|sto|mie *f.*: *Syn:* *Choledochocholedochoanastomose*; Vereinigung zweier Choledochusabschnitte nach Resektion eines Zwischenstücks; Ⓔ *choledochocholedochostomy*

Cholle|do|cho|du|o|de|no|sto|mie *f.*: *Syn:* *Choledochus-Duodenum-Fistel*; operative Verbindung von Choledochus und Zwölffingerdarm; Ⓔ *choledochoduodenostomy*

Cholle|do|cho|en|te|ro|a|na|sto|mo|se *f.*: → *Choledochoenterostomie*

Cholle|do|cho|en|te|ro|sto|mie *f.*: *Syn:* *Choledochus-Darm-Fistel, Choledochoenteroanastomose*; operative Verbindung von Choledochus und (Dünn-)Darm; Ⓔ *choledochoenterostomy*

Cholle|do|cho|gas|tro|sto|mie *f.*: *Syn:* *Choledochus-Magen-Fistel*; operative Verbindung von Choledochus und Magen; Ⓔ *choledochogastrostomy*

Cholle|do|cho|gra|fie, -gra|phie *f.*: Kontrastmitteldarstellung des Gallengangs/Ductus choledochus; Ⓔ *choledochography*

cholle|do|cho|gra|fisch *adj*: Choledochografie betreffend, mittels Choledochografie; Ⓔ *relating to choledochography, choledochographic*

Cholle|do|cho|gramm *nt*: Röntgenkontrastaufnahme des Gallengangs/Ductus choledochus; Ⓔ *choledochogram*

Cholle|do|cho|he|pa|to|sto|mie *f.*: *Syn:* *Choledochus-Leber-Fistel*; operative Verbindung von Choledochus und Leber; Ⓔ *choledochohepatostomy*

Cholle|do|cho|i|le|o|sto|mie *f.*: *Syn:* *Choledochus-Ileum-Fistel*; operative Verbindung von Choledochus und Ileum; Ⓔ *choledochoileostomy*

Cholle|do|cho|je|ju|no|sto|mie *f.*: *Syn:* *Choledochus-Jejunum-Fistel*; operative Verbindung von Choledochus und Jejunum; Ⓔ *choledochojejunostomy*

Cholle|do|cho|lith *m*: *Syn:* *Choledochusstein*; im Choledochus liegender Gallenstein; kann zu Choledochusverlegung führen; Ⓔ *choledochal stone, choledochal calculus, choledocholith*

Cholle|do|cho|li|thi|a|sis *f, pl* **-ses**: Cholelithiasis* mit Steinen im Ductus* choledochus; Ⓔ *common duct stones, choledocholithiasis*

Cholle|do|cho|li|tho|to|mie *f.*: Choledochussteinentfernung; Ⓔ *choledocholithotomy*

Cholle|do|cho|li|tho|trip|sie *f.*: Zerstörung von Choledochussteinen; Ⓔ *choledocholithotripsy, choledocholithotrity*

Cholle|do|cho|rha|phie *f.*: → *Choledochorrhaphie*

Cholle|do|chor|rha|phie *f.*: *Syn:* *Choledochorhaphie*; Choledochusnaht; Ⓔ *choledochorrhaphy*

Cholle|do|cho|skop *nt*: Endoskop* zur Choledochoskopie; Ⓔ *choledochoscope*

Cholle|do|cho|sko|pie *f.*: endoskopische Untersuchung des Choledochus; meist intraoperativ [**intraoperative Choledochoskopie**] oder als **endoskopische retrograde Choledochoskopie** durch den Darm; Ⓔ *choledochoscopy*

cholle|do|cho|sko|pisch *adj*: Choledochoskopie betreffend, mittels Choledochoskopie; Ⓔ *relating to choledochoscopy, choledochoscopic*

Cholle|do|cho|sto|mie *f.*: Anlegen einer äußeren Choledochusfistel zur Gallendrainage; Ⓔ *choledochostomy*

Cholle|do|cho|to|mie *f.*: Choledochuseröffnung; Ⓔ *choledochotomy, choledochendysis*

Cholle|do|cho|zele *f.*: *Syn:* *intraduodenale Papillenzyste*; angeborene Erweiterung des Endteils des Choledochus mit Vorwölbung in das Duodenum; Ⓔ *type III choledochal cyst, choledochocele*

Cholle|do|chus *m*: *Syn:* *Hauptgallengang, Ductus choledochus/biliaris*; durch die Vereinigung von Ductus* cysticus und Ductus* hepaticus entstehender Gang, der an der Papilla* duodeni major in den Zwölffingerdarm mündet; Ⓔ *choledochus, choledochal duct, choledoch, common bile duct, choledochous duct, common duct, common gall duct*

Choledochus-Darm-Fistel *f.*: *Syn:* *Choledochoenterostomie, Choledochoenteroanastomose*; operative Verbindung von Choledochus und (Dünn-)Darm; Ⓔ *choledochoenterostomy*

Choledochus-Duodenum-Fistel *f.*: *Syn:* *Choledochoduodenostomie*; operative Verbindung von Choledochus und Zwölffingerdarm; Ⓔ *choledochoduodenostomy*

Cholle|do|chus|ent|zün|dung *f.*: → *Choledochitis*

Choledochus-Ileum-Fistel *f.*: *Syn:* *Choledochoileostomie*; operative Verbindung von Choledochus und Ileum; Ⓔ *choledochoileostomy*

Choledochus-Jejunum-Fistel *f.*: *Syn:* *Choledochojejunostomie*; operative Verbindung von Choledochus und Jejunum; Ⓔ *choledochojejunostomy*

Cholle|do|chus|kar|zi|nom *nt*: vom Ductus choledochus ausgehendes Karzinom; häufigster maligner Tumor der Gallenwege; Ⓔ *carcinoma of the choledochal duct, carcinoma of common bile duct*

Choledochus-Leber-Fistel *f.*: *Syn:* *Choledochohepatostomie*; operative Verbindung von Choledochus und Leber; Ⓔ *choledochohepatostomy*

Choledochus-Magen-Fistel *f.*: *Syn:* *Choledochogastrostomie*; operative Verbindung von Choledochus und Magen; Ⓔ *choledochogastrostomy*

Cholle|do|chus|plas|tik *f.*: plastische Operation des Ductus* choledochus; Ⓔ *choledochoplasty*

Cholle|do|chus|stein *m*: → *Choledocholith*

Cholle|do|chus|ste|no|se *f.*: erworbene Einengung des Ductus* choledochus; meist im Bereich der Papilla* duodeni major [Papillenstenose*]; Ⓔ *stenosis of the choledochus, choledochiarctia*

Cholle|do|chus|zys|te *f.*: angeborene zystische Erweiterung des Choledochus; führt oft zu rezidivierenden Entzündungen von Gallenblase und Pankreas; Ⓔ *choledochal cyst, choledochus cyst*

Cholle|glo|bin *nt*: *Syn: Verdohämoglobin, Verdoglobin*; im ersten Schritt des Hämoglobinabbaus entstehendes grünes Pigment; Ⓔ *choleglobin, verdohemoglobin, green hemoglobin, bile pigment hemoglobin, biliverdoglobin*

Cholle|gra|fie, -gra|phie *f*: Oberbegriff für alle Methoden zur Röntgenkontrastdarstellung der Gallenwege und der Gallenblase; Ⓔ *cholangiography*

Cholle|kal|zi|fe|rol *nt*: → *Cholecalciferol*

Cholle|ki|ne|ti|kum *nt, pl* **-ka**: *Syn: Cholezystagogum*; die Gallenentleerung förderndes Mittel; Ⓔ *cholecystagogue, cholagogue, cholecystokinetic agent*

cholle|ki|ne|tisch *adj*: die Gallenentleerung fördernd, Gallenblase und Gallenwege anregend; Ⓔ *cholecystagogic, cholecystogogic, cholecystokinetic*

Cholle|lith *m*: → *Gallenstein*

Cholelith-, cholelith- *präf.*: → *Cholelitho-*

Cholle|li|thi|a|sis *f, pl* **-ses**: *Syn: Gallensteinleiden, Gallensteinkrankheit*; Vorhandensein eines oder mehrerer Gallensteine im Gallengangsystem; betrifft ca. 15 % aller Erwachsenen [Frauen, Übergewichtige, Diabetiker], wobei die Häufigkeit mit dem Alter zunimmt [70 % über 70 Jahre]; die Prädisposition zu Gallensteinen wird im angloamerikanischen Raum durch die **6-F-Regel** [female, fair, fat, forty, fertile, flatulent dyspepsia] zusammengefasst; **Klinik**: 75–80 % aller Gallensteine bleiben klinisch stumm oder sind Zufallsbefund; der Rest kann zu Cholezystolithiasis*, Choledocholithiasis*, akuter und chronischer Cholezystitis oder Cholangitis, Gallenkolik, Gallensteinileus usw. führen; **Therapie**: Methode der Wahl ist weiterhin die [laparoskopische oder offene] Gallensteinentfernung; die extrakorporale Stoßwellenlithotripsie kommt nur für röntgennegative Solitärsteine infrage; Ⓔ *cholelithiasis, gallstone disease*

Cholelitho-, cholelitho- *präf.*: Wortelement mit der Bedeutung „Gallenstein/Cholelith"; Ⓔ *gallstone, cholelithic, chololithic*

Cholle|li|tho|ly|se *nt*: medikamentöse Auflösung von Gallensteinen; Ⓔ *cholelitholysis*

Cholle|li|tho|to|mie *f*: Gallensteinentfernung; Ⓔ *cholelithotomy*

Cholle|li|tho|trip|sie *f*: Gallensteinzertrümmerung; heute meist durch **extrakorporale Stoßwellenlithotripsie**; Ⓔ *cholelithotripsy, cholelithotrity*

Cholle|me|sis *f*: *Syn: Vomitus biliosus*; Galleerbrechen; Ⓔ *cholemesis*

Cholle|pa|thie *f*: Gallenwegserkrankung, Gallenwegsleiden; Ⓔ *cholepathia*

Cholle|pe|ri|to|ne|um *nt*: *Syn: Cholaskos*; Austritt von Galle in die Bauchhöhle; Ⓔ *choleperitoneum, cholascos, bile ascites*

Cholle|pe|ri|to|ni|tis *f, pl* **-ti|den**: *Syn: gallige Peritonitis*; durch Gallenaustritt in die Bauchhöhle hervorgerufene Bauchfellentzündung; Ⓔ *choleperitonitis, biliary peritonitis, bile peritonitis*

cholle|pe|ri|to|ni|tisch *adj*: Choleperitonitis betreffend, von ihr betroffen oder gekennzeichnet; Ⓔ *relating to or marked by choleperitonitis*

Cholle|po|e|se *f*: die in der Leber ablaufende Gallenbildung; Ⓔ *formation of bile, cholepoiesis, cholopoiesis*

cholle|po|e|tisch *adj*: Cholepoese betreffend oder fördernd; Ⓔ *relating to cholepoiesis, cholepoietic, chologenic, chologenetic*

Chole|ra *f*: schwere, mit Durchfällen und Erbrechen einhergehende Darmerkrankung; meist gleichgesetzt mit klassischer Cholera; Ⓔ *cholera*

Cholera aestiva: in den Sommermonaten auftretende Cholera* nostras durch Viren oder Bakterien; Ⓔ *summer cholera*

Cholera asiatica: → *klassische Cholera*

einheimische Cholera: → *Cholera nostras*

Cholera epidemica: → *klassische Cholera*

Cholera fulminans: → *Cholera sicca*

Cholera gravis: perakut verlaufende Cholera mit meist tödlichem Ausgang; Ⓔ *cholera gravis*

Cholera indica: → *klassische Cholera*

Cholera infantum: Brechdurchfall der Säuglinge; Ⓔ *cholera infantum, epidemic diarrhea of newborn, neonatal diarrhea*

klassische Cholera: *Syn: Cholera asiatica/indica/orientalis/epidemica*; durch das kommaförmige Bakterium Vibrio* cholera hervorgerufene Infektionskrankheit mit profusen wässrigen Durchfällen [**Reiswasserstühle**], Erbrechen, Exsikkose und Elektrolytverlust und hoher Letalität; Ⓔ *classic cholera, Asiatic cholera*

Cholera nostras: *Syn: Brechdurchfall, Brechruhr, einheimische/unechte Cholera*; durch Viren oder Bakterien verursachte choleraähnliche Erkrankung; Ⓔ *cholera nostras*

Cholera orientalis: → *klassische Cholera*

pankreatische Cholera: *Syn: Verner-Morrison-Syndrom, WDHA-Syndrom*; durch einen endokrinaktiven Tumor der Bauchspeicheldrüse verursachtes Syndrom mit wässrigen Durchfällen, Hypokaliämie* und Achlorhydrie*; Ⓔ *Verner-Morrison syndrome, pancreatic cholera, WDHA syndrome*

Cholera sicca: *Syn: Cholera fulminans, Cholera siderans*; ohne Durchfälle oder Erbrechen verlaufende Form, die innerhalb weniger Stunden zum Tode führt; Ⓔ *dry cholera*

Cholera siderans: → *Cholera sicca*

unechte Cholera: → *Cholera nostras*

Chole|ra|di|ar|rhö *f, pl* **-rhö|en**: *Syn: Cholerine*; milde Verlaufsform der Cholera; Ⓔ *cholerine*

Chole|ra|ty|pho|id *nt*: typhusähnliches Stadium der Cholera; Ⓔ *typhoid cholera*

Chole|ra|vi|bri|o|nen *pl*: → *Vibrio cholerae*

Cholle|re|se *f*: Gallenbildung und -sekretion durch die Leberzellen; Ⓔ *choleresis*

Cholle|re|ti|kum *nt, pl* **-ka**: die Cholerese anregendes Mittel; Ⓔ *choleretic, choleretic agent*

cholle|re|tisch *adj*: die Cholerese betreffend oder anregend; Ⓔ *relating to choleresis, choleretic*

chole|ri|form *adj*: choleraähnlich, choleraartig, an eine Cholera erinnernd; Ⓔ *choleriform, choleroid*

Chole|ri|ker *m*: Person mit heftigem, leicht aufbrausendem Temperament; Ⓔ *choleric person*

Chole|ri|ne *f*: → *Choleradiarrhö*

Cholle|rrha|gie *f*: (übermäßiger) Gallenfluss; Ⓔ *cholerrhagia*

Cholle|stan *nt*: aus Cholesterin entstehende Stammverbindung der Sterine*; Ⓔ *cholestane*

Cholle|sta|se *f*: *Syn: Cholostase, Gallestauung, Cholestasesyndrom*; durch intrahepatische oder extrahepatische Störung des Gallenabflusses aus der Leber hervorgerufenes Krankheitsbild mit Retention von Gallensäuren, Bilirubin [Ikterus*] und anderen Bestandteilen der Galle; Ⓔ *cholestasis, cholestasia*

Cholle|sta|se|syn|drom *nt*: → *Cholestase*

cholle|sta|tisch *adj*: Cholestase betreffend, von ihr betroffen oder gekennzeichnet, durch sie bedingt; Ⓔ *relating to cholestasis, cholestatic*

Cholle|ste|a|tom *nt*: **1.** *Syn: Perlgeschwulst*; chronische Epithelproliferation im Bereich des Trommelfells mit destruktivem Wachstum **2.** *Syn: Perlgeschwulst*; durch embryonal versprengte Epidermis verursachter benigner Tumor im Kleinhirnbrückenwinkel; Ⓔ **1.–2.** *cholesteatoma, pearl tumor, pearly tumor*

cholle|ste|a|to|ma|tös *adj*: Cholesteatom betreffend, von ihr betroffen, in der Art eines Cholesteatoms; Ⓔ *relating to cholesteatoma, cholesteatomatous*

Cholle|ste|a|to|se *f*: → *Cholesteatosis*

Cholle|ste|a|to|sis *f, pl* **-ses**: *Syn: Cholesteatose*; Ablagerung von Cholesterinestern im Gewebe [**Lipoidflecken**]; Ⓔ *cholesteatosis*

Cholesteatosis vesicae: ***Syn:*** *Stippchengallenblase, Gallenblasencholesteatose, Cholesteatosis vesicularis*; Cholesteatose der Gallenblase mit stippchenförmigen Lipoidflecken; Ⓔ *gallbladder cholesteatosis, gallbladder colesterolosis, gallbladder lipoidosis*

Cholesteatosis vesicularis: → *Cholesteatosis vesicae*

Chollesltelralse *f*: → *Cholesterinesterase*

Chollesltelrin *nt*: ***Syn:*** *Cholesterol*; in freier und veresterter Form im Körper vorkommender Steroidalkohol; Grundsubstanz der Steroidhormone und Gallensäuren; wird über die Galle ausgeschieden und zum großen Teil resorbiert [**enterohepatischer Kreislauf**]; Ⓔ *cholesterol, cholesterin*

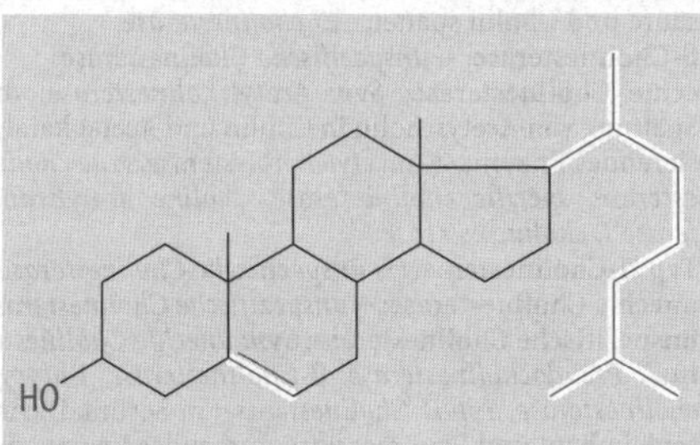

Abb. 14. Cholesterin

Chollesltelrilnalse *f*: → *Cholesterinesterase*

Chollesltelrinlemlbollie *f*: → *Cholesterinkristallembolie*

Chollesltelrinlesltер *pl*: im Körper vorkommende Ester von Cholesterin und höheren Fettsäuren; Ⓔ *cholesterol ester*

Chollesltelrinlesltelralse *f*: ***Syn:*** *Cholesterinase, Cholesterase, Cholesterinesterhydrolase*; im Pankreas gebildetes Enzym, das Cholesterinester spaltet und damit resorbierbar macht; Ⓔ *cholesterol esterase, cholesterolase*

Chollesltelrinlesterlhyldrollalse *f*: → *Cholesterinesterase*

Chollesltelrinlkrisltalllemlbollie *f*: ***Syn:*** *Cholesterinembolie*; kleinere Arterien und Kapillaren betreffende Embolie* durch Cholesterinkristalle; Ⓔ *cholesterol embolism*

Chollesltelrilnolse *f*: Ablagerung von Cholesterin in Geweben; Ⓔ *cholesterosis, cholesterinosis, cholesterolosis*

Chollesltelrinlpiglmentlkalklstein *m*: häufigste Gallensteinform, die neben einem Cholesterinkern auch Gallenfarbstoffe und Kalk enthält; Ⓔ *cholesterol-pigment-calcium stone, cholesterol-pigment-calcium calculus*

Chollesltelrinlstein *m*: fast ausschließlich aus Cholesterin bestehender Gallenstein; Ⓔ *cholesterol calculus, metabolic calculus, cholesterol stone*

Chollesltelrinlsynlthelse *f*: Cholesterinbildung; Ⓔ *cholesterogenesis*

Cholesterin-Synthese-Enzym-Hemmer *pl*: ***Syn:*** *HMG-CoA-Reduktase-Hemmer, CSE-Hemmer*; als Lipidsenker verwendeter Hemmer der HMG-CoA-reduktase; Ⓔ *HMG-CoA reductase inhibitor*

Chollesltelrinlulrie *f*: Cholesterinausscheidung im Harn; Ⓔ *cholesteroluria, cholesterinuria*

Chollesltelrol *nt*: → *Cholesterin*

Chollesltylralmin *nt*: ***Syn:*** *Colestyramin*; Anionenaustauscherharz, das im Darm Gallensäuren bindet; Ⓔ *cholestyramine*

Chollelszinltilgralfie, -gralphie *f*: ***Syn:*** *Gallenwegsszintigrafie*; Szintigrafie* der Gallenwege; Ⓔ *cholescintigraphy*

chollelszinltilgralfisch *adj*: Choleszintigrafie betreffend, mittels Choleszintigrafie; Ⓔ *relating to cholescintigraphy, cholescintigraphic*

Chollelszinltilgramm *nt*: ***Syn:*** *Gallenwegsszintigramm*; Szintigramm* der Gallenwege; Ⓔ *cholescintigram*

Chollelltellin *nt*: ***Syn:*** *Bilixanthin*; durch Oxidation von Bilirubin entstehender gelber Farbstoff; Ⓔ *choletelin, bilixanthin, bilixanthine*

Chollelltholrax *m*: gallenhaltiger Pleuraerguss*; Ⓔ *cholothorax*

Cholezyst-, cholezyst- *präf.*: → *Cholezysto-*

Chollelzysltalgolgum *nt, pl* **-ga:** → *Cholekinetikum*

Chollelzystlallgie *f*: Gallenblasenschmerz; Ⓔ *cholecystalgia*

Chollelzystlaltolnie *f*: Gallenblasenatonie; Ⓔ *cholecystatony*

Chollelzystlchollanlgilolgralfie, -gralphie *f*: → *Cholezystcholangiografie*

Chollelzystlchollanlgilolgramm *nt*: → *Cholezystocholangiogramm*

Chollelzystlekltalsie *f*: Gallenblasenausweitung, Gallenblasenektasie, z.B. bei Abflussbehinderung; Ⓔ *cholecystectasia*

Chollelzysltekltolmie *f*: Gallenblasenentfernung; Ⓔ *cholecystectomy*

Chollelzystlenltelrolalnalstolmolse *f*: → *Cholezystoenteroanastomose*

Chollelzystlenltelrolenltelrolstolmie *f*: → *Cholezystoenteroanastomose*

Chollelzystlenltelrolrhalphie *f*: → *Cholezystoenterorrhaphie*

Chollelzystlenltelrorlrhalphie *f*: → *Cholezystoenterorrhaphie*

Chollelzysltenltelrolstolmie *f*: → *Cholezystoenterostomie*

Chollelzysltiltis *f, pl* **-tiltilden:** ***Syn:*** *Gallenblasenentzündung, Gallenentzündung, Cholecystitis*; Entzündung der Gallenblase; Ⓔ *inflammation of the gallbladder, cholecystitis*

chollelzysltiltisch *adj*: ***Syn:*** *cholecystitisch*; Gallenblasenentzündung/Cholezystitis betreffend, von ihr betroffen oder gekennzeichnet; Ⓔ *relating to or marked by cholecystitis*

Cholezysto-, cholezysto- *präf.*: Wortelement mit der Bedeutung „Gallenblase"; Ⓔ *cholecystic, cholecyst-, cholecysto-*

Chollelzysltolchollanlgilolgralfie, -gralphie *f*: ***Syn:*** *Cholezystcholangiografie*; Kontrastmitteldarstellung der Gallenblase und der Gallenwege; Ⓔ *cholecystocholangiography*

Chollelzysltolchollanlgilolgramm *nt*: ***Syn:*** *Cholezystcholangiogramm*; Röntgenkontrastaufnahme von Gallenblase und Gallenwege; Ⓔ *cholecystocholangiogram*

Chollelzysltolchollanlgilolpalthie *f*: Erkrankung der Gallenblase und der Gallenwege; Ⓔ *cholecystocholangiopathy*

Chollelzysltolduloldelnolstolmie *f*: ***Syn:*** *Gallenblasen-Duodenum-Fistel*; operative Verbindung von Gallenblase und Zwölffingerdarm; Ⓔ *cholecystoduodenostomy, duodenocholecystostomy, cholecystoduodenal fistula*

Chollelzysltolenltelrolalnalstolmolse *f*: ***Syn:*** *Cholezystoenteroenterostomie, Cholezystenteroanastomose, Cholezystenteroenterostomie, Gallenblasen-Darm-Anastomose, Gallenblasen-Darm-Fistel*; operative Verbindung von Gallenblase und Darm; Ⓔ *cholecystointestinal fistula, cholecystoenteric fistula, cholecystenterostomy, cholecystenteroanastomosis, cholecystoenterostomy*

Chollelzysltolenltelrolenltelrolstolmie *f*: → *Cholezystoenteroanastomose*

Chollelzysltolenltelrolrhalphie *f*: → *Cholezystoenterorrhaphie*

Chollelzysltolenltelrorlrhalphie *f*: ***Syn:*** *Cholezystenterorhaphie, Cholezystoenterorhaphie, Cholezystenterorrhaphie*; Gallenblasenfistelung durch direkte Vernähung von Gallenblase und Darm; Ⓔ *cholecystenterorrha-*

phy

Cholle|zys|to|en|te|ro|sto|mie *f*: *Syn: Gallenblasen-Darm-Anastomose, Gallenblasen-Darm-Fistel, Cholezystoenteroanastomose, Cholezystenteroanastomose, Cholezystenterostomie*; operative Verbindung von Gallenblase und Darm; Ⓔ *cholecystointestinal fistula, cholecystoenteric fistula, cholecystenterostomy, cholecystenteroanastomosis, cholecystoenterostomy*

Cholle|zys|to|gas|tro|ana|sto|mo|se *f*: →*Cholezystogastrostomie*

Cholle|zys|to|gas|tro|sto|mie *f*: *Syn: Gallenblasen-Magen-Fistel, Cholezystogastroanastomose*; operative Verbindung von Gallenblase und Magen; Ⓔ *cholecystogastric fistula, cholecystogastrostomy, cholecystgastrostomy*

Cholle|zys|to|gra|fie, -gra|phie *f*: Kontrastmitteldarstellung der Gallenblase; Ⓔ *cholecystography*

cholle|zys|to|gra|fisch *adj*: Cholezystografie betreffend, mittels Cholezystografie; Ⓔ *relating to cholecystography, cholecystographic*

Cholle|zys|to|gramm *nt*: Röntgenkontrastaufnahme der Gallenblase; Ⓔ *cholecystogram*

intravenöses Cholezystogramm: Cholezystogramm mit intravenöser Kontrastmittelapplikation; Ⓔ *intravenous cholecystogram*

orales Cholezystogramm: Cholezystogramm mit oraler Kontrastmittelgabe; Ⓔ *oral cholecystogram*

Cholle|zys|to|ille|o|sto|mie *f*: *Syn: Gallenblasen-Ileum-Fistel*; operative Verbindung von Gallenblase und Ileum; Ⓔ *cholecystoileostomy*

cholle|zys|to|in|tes|ti|nal *adj*: Gallenblase und Darm/Intestinum betreffend oder verbindend; Ⓔ *relating to both gallbladder and intestine, cholecystointestinal, cholecystenteric, cholecystoenteric*

Cholle|zys|to|je|ju|no|sto|mie *f*: *Syn: Gallenblasen-Jejunum-Fistel*; operative Verbindung von Gallenblase und Jejunum; Ⓔ *cholecystojejunostomy*

Cholle|zys|to|ki|nin *nt*: *Syn: Pankreozymin, Cholecystokinin*; vom APUD-System der Darmschleimhaut gebildetes Hormon, das die Sekretion von Galle und Pankreasspeichel anregt und die Darmmotilität erhöht; Ⓔ *cholecystokinin, pancreozymin*

Cholle|zys|to|kollo|sto|mie *f*: *Syn: Gallenblasen-Kolon-Fistel*; operative Verbindung von Gallenblase und Kolon; Ⓔ *cholecystocolonic fistula, colocholecystostomy, cholecystocolostomy, cystocolostomy*

Cholle|zys|to|li|thi|a|sis *f, pl* **-ses**: auf die Gallenblase beschränkte Cholelithiasis*; Ⓔ *cholecystolithiasis*

Cholle|zys|to|li|tho|trip|sie *f*: Zerstörung von Gallensteinen in der Gallenblase; Ⓔ *cholecystolithotripsy*

Cholle|zys|to|ne|phro|sto|mie *f*: →*Cholezystopyelostomie*

Cholle|zys|to|pa|thie *f*: Gallenblasenerkrankung; Ⓔ *cholecystopathy*

Cholle|zys|to|pe|xie *f*: Gallenblasenanheftung bei mobiler Gallenblase; Ⓔ *cholecystopexy*

Cholle|zys|top|to|se *f*: →*Choloptose*

Cholle|zys|to|py|e|lo|sto|mie *f*: *Syn: Gallenblasen-Nierenbecken-Fistel, Cholezystonephrostomie*; operative Verbindung von Gallenblase und Nierenbecken; Ⓔ *cholecystopyelostomy, cholecystnephrostomy, cholecystonephrostomy*

Cholle|zys|to|rha|phie *f*: →*Cholezystorrhaphie*

Cholle|zys|tor|rha|phie *f*: *Syn: Cholezystorhaphie*; Gallenblasennaht; Ⓔ *cholecystorrhaphy*

Cholle|zys|to|so|no|gra|fie, -gra|phie *f*: Sonografie* der Gallenblase; Ⓔ *gallbladder sonography, cholecystosonography*

Cholle|zys|to|sto|mie *f*: *Syn: Gallenblasenfistel*; Anlegen einer Gallenblasenfistel, Gallenblasenfistelung; Ⓔ *cholecystostomy, cholecystendysis*

Cholle|zys|to|to|mie *f*: Gallenblaseneröffnung; Ⓔ *cystifelleotomy, laparocholecystotomy, cholecystomy, cholecystotomy*

Chollin *nt*: *Syn: Bilineurin, Sinkalin*; über die Nahrung aufgenommener Baustein von Acetylcholin* und Lecithin*; Ⓔ *choline, sinkaline*

Chollin|a|ce|ty|la|se *f*: *Syn: Cholinacetyltransferase*; die Synthese von Acetylcholin katalysierendes Enzym; Ⓔ *choline acetyltransferase, choline acetylase*

Chollin|a|ce|tyl|trans|fe|ra|se *f*: →*Cholinacetylase*

chollin|erg *adj*: *Syn: cholinergisch*; durch Acetylcholin wirkend, auf Acetylcholin ansprechend; Ⓔ *cholinergic*

Chollin|er|gi|kum *nt, pl* **-ka**: *Syn: Parasympathikomimetikum*; Arzneimittel mit aktivierender Wirkung auf das parasympathische Nervensystem; Ⓔ *cholinergic*

chollin|er|gisch *adj*: →*cholinerg*

Chollin|es|te|ra|se *f*: Enzym, das Acetylcholin in Essigsäure und Cholin spaltet; Ⓔ *cholinesterase*

β-Cholinesterase: →*unspezifische Cholinesterase*

echte Cholinesterase: *Syn: Acetylcholinesterase*; die Spaltung von Acetylcholin in Cholin und Acetat katalysierendes Enzym; Ⓔ *acetylcholinesterase, true cholinesterase, specific cholinesterase, choline acetyltransferase I, choline esterase I*

Typ II-Cholinesterase: →*unspezifische Cholinesterase*

unechte Cholinesterase: →*unspezifische Cholinesterase*

unspezifische Cholinesterase: *Syn: unechte Cholinesterase, Pseudocholinesterase, β-Cholinesterase, Butyrylcholinesterase, Typ II-Cholinesterase*; in Serum, Darmschleimhaut und Pankreas vorkommendes Enzym, das außer Acetylcholin auch andere Cholinester spaltet; Ⓔ *benzoylcholinesterase, butyrocholinesterase, butyrylcholine esterase, pseudocholinesterase, nonspecific cholinesterase, acylcholine acylhydrolase, serum cholinesterase, unspecific cholinesterase*

Chollin|es|te|ra|se|hem|mer *m*: *Syn: Cholinesteraseinhibitor, Acetylcholinesterasehemmer, Acetylcholinesteraseinhibitor*; Pharmakon, das die Aktivität der Acetylcholinesterase hemmt und eine (toxische) Anreicherung von Acetylcholin bewirkt; Ⓔ *cholinesterase inhibitor, acetylcholinesterase inhibitor, anticholinesterase*

Chollin|es|te|ra|se|in|hi|bi|tor *m*: →*Cholinesterasehemmer*

Chollilnolly|ti|kum *nt, pl* **-ka**: die Wirkung von Acetylcholin* aufhebendes Mittel; Ⓔ *cholinolytic*

chollilnolly|tisch *adj*: die Wirkung von Acetylcholin* aufhebend; Ⓔ *cholinolytic*

Chollilno|re|zep|tor *m*: *Syn: Cholinozeptor, cholinerger Rezeptor*; Rezeptor für Acetylcholin* oder Substanzen mit cholinerger Wirkung; Ⓔ *cholinoceptor, cholinergic receptor, cholinoreceptor*

Chollilno|re|zep|to|ren|blo|cker *pl*: cholinerge Rezeptoren hemmende Mittel; Ⓔ *cholinergic blocker, cholinergic blocking agent*

Chollilno|zep|tor *m*: →*Cholinorezeptor*

Chollin|phos|pho|gly|ce|rid *nt*: *Syn: Phosphatidylcholin, Lecithin, Lezithin*; aus Cholin, Glycerin, Phosphorsäure und Fettsäuren bestehender Grundbaustein der Zellmembran; Ⓔ *choline phosphatidyl, choline phosphoglyceride, phosphatidylcholine*

Cholo-, cholo- *präf*.: →*Chole-*

Chollo|pto|se *f*: *Syn: Cholezystoptose, Gallenblasensenkung*; Absenkung der Gallenblase; meist im Rahmen einer Enteroptose*; Ⓔ *cholecystoptosis*

Chollor|rhoe *f, pl* **-rholen**: übermäßiger Gallenfluss; Ⓔ *cholorrhea, hepatorrhea*

Chollo|sta|se *f*: →*Cholestase*

Chol|säu|re *f*: eine Gallensäure, die als Laxans, Choleretikum und Cholagogum verwendet wird; Ⓔ *cholic acid*

Chollu|rie *f*: Ausscheidung von Gallenfarbstoffen im Harn; Ⓔ *choluria, choleuria, biliuria*

chollu|risch *adj*: Cholurie betreffend, von ihr betroffen oder gekennzeichnet; Ⓔ *choluric*

Chondr-, chondr- *präf.*: → *Chondro-*

chon|dral *adj*: *Syn: kartilaginär*; Knorpel betreffend, aus Knorpel bestehend, knorpelig, knorplig; Ⓔ *relating to cartilage, cartilaginous, chondral, chondric*

Chon|dral|gie *f*: → *Chondrodynie*

Chon|dral|lo|pla|sie *f*: → *Chondrodystrophie*

Chon|drek|to|mie *f*: Knorpelentfernung, Knorpelresektion; Ⓔ *chondrectomy*

Chondri-, chondri- *präf.*: → *Chondro-*

Chon|dri|o|som *nt*: *Syn: Mitochondrie, Mitochondrion, Mitochondrium*; im Zellplasma aller Körperzellen [außer Erythrozyten] liegende Organelle, die der Hauptort des Energiestoffwechsel aller aeroben Zellen ist; Ⓔ *chondriosome, chondrosome, mitochondrion, plasmosome, bioblast*

Chon|dri|tis *f, pl* **-ti|den**: Knorpelentzündung; Ⓔ *inflammation of cartilage, chondritis*

chon|dri|tisch *adj*: Knorpelentzündung/Chondritis betreffend, von ihr betroffen oder gekennzeichnet; Ⓔ *relating to or marked by chondritis, chondritic*

Chondro-, chondro- *präf.*: Wortelement mit der Bedeutung „Knorpel/Knorpelgewebe"; Ⓔ *chondral, chondric, cartilaginous, chondr(o)-*

Chon|dro|a|de|nom *nt*: Chondrom* mit drüsigen Strukturen; Ⓔ *adenochondroma, chondroadenoma*

Chon|dro|al|lo|pla|sie *f*: → *Chondrodystrophie*

Chon|dro|an|gi|om *nt*: gutartiger Bindegewebstumor mit chondromatösen und angiomatösen Anteilen; Ⓔ *chondroangioma*

Chon|dro|blast *m*: *Syn: Chondroplast*; knorpelbildende Zelle; Ⓔ *chondroblast, chondroplast*

Chon|dro|blas|tom *nt*: *Syn: Codman-Tumor*; gutartige Geschwulst des Epiphysenknopels; Ⓔ *chondroblastoma, Codman's tumor, benign chondroblastoma*

Chon|dro|cal|ci|no|sis *f, pl* **-ses**: → *Chondrokalzinose*

Chon|dro|cra|ni|um *nt*: → *Chondrokranium*

Chon|dro|der|ma|ti|tis *f, pl* **-ti|ti|den**: *Syn: Dermatochondritis*; Entzündung von Haut und Knorpel; Ⓔ *inflammation of cartilage and skin, chondrodermatitis*

Chondrodermatitis nodularis circumscripta helicis: *Syn: Winkler-Krankheit*; schmerzhafte Ohrknötchen am freien Ohrmuschelrand; Ⓔ *Winkler's disease*

chon|dro|der|ma|ti|tisch *adj*: Chondrodermatitis betreffend, von ihr betroffen oder gekennzeichnet; Ⓔ *relating to or marked by chondrodermatitis, chondrodermatitic*

Chon|dro|dy|nie *f*: *Syn: Chondrodynia, Chondralgie*; Knorpelschmerz; Ⓔ *pain in a cartilage, chondrodynia, chondralgia*

Chon|dro|dys|pla|sia *f*: → *Chondrodysplasie*

Chondrodysplasia calcificans congenita: → *Chondrodystrophia calcificans congenita*

Chondrodysplasia ectodermica: *Syn: Ellis-van Creveld-Syndrom, Chondroektodermaldysplasie, chondroektodermale Dysplasie*; Syndrom mit Mikromelie*, Polydaktylie*, Hypodontie und anderen Fehlbildungen; Ⓔ *chondroectodermal dysplasia, Ellis-van Creveld syndrome*

Chondrodysplasia-punctata-Syndrome *pl*: Gruppe von Erkrankungen mit Störungen der Knochen- und Knorpelentwicklung und spritzerartigen Verkalkungen der Epiphyse; Ⓔ *stippled epiphysis syndromes*

Chon|dro|dys|pla|sie *f*: *Syn: Chondrodysplasia*; Knorpelbildungsstörung; Ⓔ *chondrodysplasia*

chon|dro|dys|troph *adj*: *Syn: chondrodystrophisch*; Chondrodystrophie betreffend, von ihr betroffen oder gekennzeichnet, durch sie bedingt; Ⓔ *chondrodystrophic*

Chon|dro|dys|tro|phia *f*: → *Chondrodystrophie*

Chondrodystrophia calcificans congenita: *Syn: Conradi-Hünermann-Syndrom, Conradi-Syndrom, Conradi-Hünermann-Raap-Syndrom, Chondrodysplasia calcificans congenita*; Oberbegriff für Entwicklungsstörungen von Knochen und Knorpel, die alle durch eine punktförmige Verkalkung von Knorpel gekennzeichnet sind; Ⓔ *Conradi's syndrome, Conradi's disease, stippled epiphysis, hypoplastic fetal chondrodystrophia, hypoplastic fetal chondrodystrophy*

Chon|dro|dys|tro|phie *f*: *Syn: Chondralloplasie, Chondroalloplasie, Chondrodystrophia*; Störung der enchondralen Ossifikation* mit Beeinträchtigung des Längenwachstums der Knochen; Ⓔ *chondrodystrophy, chondrodystrophia*

chon|dro|dys|tro|phisch *adj*: → *chondrodystroph*

Chon|dro|ek|to|der|mal|dys|pla|sie *f*: *Syn: Ellis-van Creveld-Syndrom, Ellis-Creveld-Syndrom, chondroektodermale Dysplasie, Chondrodysplasia ectodermica*; Syndrom mit Mikromelie*, Polydaktylie*, Hypodontie und anderen Fehlbildungen; Ⓔ *chondroectodermal dysplasia, Ellis-van Creveld syndrome*

Chon|dro|en|do|the|li|om *nt*: gutartiger Bindegewebstumor mit chondromatösen und endotheliomatösen Anteilen; Ⓔ *chondroendothelioma*

chon|dro|e|pi|phy|sär *adj*: Epiphysen(fugen)knorpel/Cartilago epiphysialis betreffend; Ⓔ *relating to epiphyseal cartilages, chondroepiphyseal*

Chon|dro|e|pi|phy|si|tis *f, pl* **-ti|den**: Entzündung des Epiphysenknorpels; Ⓔ *inflammation of the epiphyseal cartilages, chondroepiphysitis*

chon|dro|e|pi|phy|si|tisch *adj*: Chondroepiphysitis betreffend, von ihr betroffen oder gekennzeichnet; Ⓔ *relating to or marked by chondroepiphysitis, chondroepiphysitic*

Chon|dro|fi|brom *nt*: *Syn: chondromyxoides Fibrom, Fibrochondrom*; Chondrom* mit fibrösen Anteilen; Ⓔ *chondrofibroma, chondromyxoid fibroma*

chon|dro|gen *adj*: Chondrogenese betreffend, knorpelbildend, knorpelformend; Ⓔ *chondrogenic, chondrogenous*

Chon|dro|ge|ne|se *f*: Knorpelbildung; Ⓔ *chondrification, chondrogenesis, chondrogeny*

Chon|dro|hy|po|pla|sie *f*: abortive Form der Chondrodysplasie*; Ⓔ *chondrohypoplasia*

Chon|dro|id *nt*: Knorpelgrundsubstanz; Ⓔ *chondroid, cartilage ground substance*

chon|dro|id *adj*: wie Knorpel, knorpelartig, knorpelähnlich, knorpelförmig, knorpelig, knorplig; Ⓔ *resembling cartilage, chondroid, chondroitic, cartilaginiform, cartilaginoid*

Chon|dro|i|tin|sul|fa|te *pl*: zu den Mukopolysacchariden gehörende Sulfate der Chondroitinschwefelsäure; ihre drei Formen [**Chondroitinsulfat A, B und C**] sind die Hauptbestandteile des Knorpels und kommen auch in Haut, Sehnen und Herzklappen vor; Ⓔ *chondroitin sulfates*

Chon|dro|kal|zi|no|se *f*: *Syn: Chondrokalzinose-Syndrom, Pseudogicht, Chondrokalzinose-Arthropathie, Pyrophosphatarthropathie, CPPD-Ablagerung, Calciumpyrophosphatdihydratablagerung, Chondrocalcinosis*; durch Ablagerung von Calciumpyrophosphatdihydrat in einem [meist Kniegelenk] oder mehreren Gelenken hervorgerufene Arthropathie*; Ⓔ *pseudogout, articular chondrocalcinosis, chondrocalcinosis, CPPD disease, CPPD crystal deposition disease, calcium pyrophosphate dihydrate disease, calcium pyrophosphate dihydrate crystal deposition disease*

Chondrokalzinose-Arthropathie *f*: → *Chondrokalzinose*

Chondrokalzinose-Syndrom *nt*: → *Chondrokalzinose*

Chon|dro|kar|zi|nom *nt*: Karzinom* mit Knorpelanteil; Ⓔ *chondrocarcinoma*

Chon|dro|klast *m*: *Syn: Knorpelfresszelle*; im Rahmen der Ossifikation* den Knorpel abbauende Zelle; Ⓔ *chondroclast*

chon|dro|kos|tal *adj*: *Syn: kostochondral*; Rippenknorpel/Cartilago costalis betreffend; Ⓔ *relating to both costal* *cartilages and ribs, chondrocostal*

Chon|dro|kra|ni|um *nt*: *Syn: Knorpelschädel, Primordialkranium, Chondrocranium*; knorpelig vorgebildete Teile des Schädels [v.a. Schädelbasis], die später durch Knochen ersetzt werden; Ⓔ *cartilaginous neurocranium, chondrocranium*

C

Chon|dro|li|pom *nt*: aus Knorpel- und Fettgewebe bestehender Mischtumor; Ⓔ *chondrolipoma*

Chon|dro|ly|se *f*: Knorpelauflösung; Ⓔ *chondrolysis*

Chon|drom *nt*: *Syn: Knorpelgeschwulst, Knorpeltumor, Chondroma*; von Knorpelgewebe ausgehender Tumor; Ⓔ *chondroma*

peripheres Chondrom: *Syn: Ekchondrom*; dem Knochen aufsitzender, gutartiger Knorpeltumor; Ⓔ *peripheral chondroma, ecchondroma, ecchondrosis*

Chon|dro|ma *nt, pl* **-ma|ta**: → *Chondrom*

Chondroma sarcomatosum: *Syn: Knorpelsarkom, Chondrosarkom, Enchondroma malignum*; bösartiger Tumor des Knorpelgewebes; Ⓔ *chondrosarcoma, malignant enchondroma*

Chon|dro|ma|la|cia *f*: → *Chondromalazie*

Chondromalacia patellae: *Syn: Büdinger-Ludloff-Läwen-Syndrom*; oft beide Kniescheiben betreffende Knorpelerweichung bei Jugendlichen; Ⓔ *chondromalacia patellae, chondromalacia of the patella, retropatellar chondropathy, retropatellar osteoarthritis*

Chon|dro|ma|la|zie *f*: *Syn: Chondromalacia*; Knorpelerweichung; Ⓔ *chondromalacia*

systematisierte Chondromalazie: *Syn: rezidivierende Polychondritis, Polychondritis chronica atrophicans, von Meyenburg-Altherr-Uehlinger-Syndrom, Meyenburg-Altherr-Uehlinger-Syndrom, Polychondritis recidivans et atrophicans*; ätiologisch ungeklärte, seltene Entzündung von knorpeligen Teilen der Nase [Sattelnase], des Ohrs [Blumenkohlohr], der oberen Luftwege und der Augen; Ⓔ *Meyenburg's disease, von Meyenburg's disease, Meyenburg-Altherr-Uehlinger syndrome, polychondropathy, polychondropathia, generalized chondromalacia, systemic chondromalacia, relapsing polychondritis, relapsing perichondritis*

chon|drom|ar|tig *adj*: → *chondromatös*

chon|dro|ma|tös *adj*: *Syn: chondromartig*; Knorpelgeschwulst/Chondrom betreffend, in der Art eines Chondroms (wachsend); Ⓔ *relating to cartilage, chondromatous*

Chon|dro|ma|to|se *f*: *Syn: multiple Chondrome*; durch multiple, gutartige Knorpelgeschwulste [Chondrome*] gekennzeichnete Arthropathie*; Ⓔ *chondromatosis, multiple chondromas*

Chon|dro|me|ta|pla|sie *f*: metaplastische Knorpelumwandlung; Ⓔ *chondrometaplasia*

Chon|dro|mu|ko|id *nt*: Grundsubstanz des hyalinen Knorpels; Ⓔ *chondromucoid, chondromucin*

Chon|dro|my|om *nt*: gutartiger Bindegewebstumor mit chondromatösen und myomatösen Anteilen; Ⓔ *chondromyoma*

Chon|dro|my|xom *nt*: *Syn: Myxochondrom*; verschleimtes Chondrom; Ⓔ *chondromyxoma, chondromyxoid fibroma*

Chon|dron *nt*: *Syn: Knorpelterritorium*; aus Knorpelzellen und dem sie umschließenden Hof bestehende Grundeinheit des Knorpels; Ⓔ *chondrone*

Chon|dro|ne|kro|se *f*: *Syn: Knorpelnekrose*; Nekrose* von Knorpel(gewebe); Ⓔ *chondronecrosis*

chondro-ossär *adj*: *Syn: osteochondral, osteokartilaginär*; aus Knorpel- und Knochengewebe bestehend; Ⓔ *relating to both cartilage and bone, chondro-osseous*

Chondro-osteoarthritis *f*: kombinierte Chondritis* und Osteoarthritis*; Ⓔ *chondro-osteoarthritis*

Chon|dro|os|te|o|dys|tro|phie *f*: *Syn: Osteochondrodystrophie*; Störung der Knochen- und Knorpelbildung; Ⓔ *chondro-osteodystrophy, osteochondrodystrophy*

Chon|dro|os|te|om *nt*: *Syn: knorpelige Exostose, kartilaginäre Exostose, osteo-kartilaginäre Exostose, Osteochondrom*; aus Knochen- und Knorpelgewebe bestehende Exostose*; Ⓔ *osteochondroma, osteocartilaginous exostosis, osteochondrophyte, osteoenchondroma*

Chon|dro|os|te|o|ne|kro|se *f*: *Syn: aseptische Epiphysennekrose, aseptische Epiphyseonekrose, Knorpelknochennekrose, Osteochondrose, Osteochondrosis*; zur Gruppe der aseptischen Knochennekrosen* zählende, spontan auftretende unspezifische Erkrankung der Epiphyse*; Ⓔ *epiphyseal ischemic bone necrosis, epiphyseal ischemic necrosis, aseptic osteochondrosis*

Chon|dro|pa|thia *f*: → *Chondropathie*

Chondropathia patellae: degenerative Veränderung des Gelenkknorpels der Kniescheibe; Ⓔ *chondropathia patellae*

Chondropathia tuberosa: *Syn: Tietze-Syndrom*; ätiologisch ungeklärte, schmerzhafte Anschwellung von Rippenknorpeln; Ⓔ *Tietze's disease, Tietze's syndrome, peristernal perichondritis, costal chondritis*

Chon|dro|pa|thie *f*: (degenerative) Knorpelerkrankung; Ⓔ *chondropathy, chondropathia*

Chon|dro|pla|sie *f*: Knorpelbildung; Ⓔ *chondroplasia*

Chond|ro|plast *m*: → *Chondroblast*

Chon|dro|plas|tik *f*: Knorpelplastik; Ⓔ *chondroplasty*

Chon|dro|po|ro|se *f*: physiologische oder pathologische Hohlraumbildung im Knorpel; Ⓔ *chondroporosis*

Chon|dros|a|min *nt*: *Syn: D-Galaktosamin*; Amin der Galaktose*; Ⓔ *chondrosamine, galactosamine*

Chon|dro|sar|co|ma *nt, pl* **-ma|ta**: → *Chondrosarkom*

Chon|dro|sar|kom *nt*: *Syn: Chondroma sarcomatosum, Knorpelsarkom, Chondrosarcoma, Enchondroma malignum*; bösartiger Tumor des Knorpelgewebes; Ⓔ *sarcoenchondroma, chondrosarcoma, malignant enchondroma*

chon|dro|sar|ko|ma|tös *adj*: Chondrosarkom betreffend; Ⓔ *relating to chondrosarcoma, chondrosarcomatous*

Chon|dro|sar|ko|ma|to|se *f*: durch muliple maligne Knorpelgeschwulste [Chondrosarkome*] und Zerstörung der Knochenstruktur gekennzeichnete Erkrankung; Ⓔ *chondrosarcomatosis*

Chon|dro|se *f*: *Syn: Chondrosis*; degenerative Knorpelerkrankung; Ⓔ *chondrosis*

Chon|dro|tom *nt*: Knorpelmesser; Ⓔ *cartilage knife, chondrotome, ecchondrotome*

Chon|dro|to|mie *f*: Knorpeldurchtrennung; Ⓔ *chondrotomy*

chon|dro|xi|pho|id *adj*: Schwertfortsatz/Processus xiphoideus betreffend; Ⓔ *relating to the xiphoid process, chondroxiphoid*

Chon|dro|zyt *m*: aus Chondroblasten hervorgehende reife Knorpelzelle; Ⓔ *chondrocyte, cartilage cell, cartilage corpuscle*

Chopart-Amputation *f*: *Syn: Chopart-Exartikulation, Chopart-Operation*; Fußamputation in der Chopart-Gelenklinie; Ⓔ *Chopart's amputation, Chopart's mediotarsal amputation, Chopart's operation, mediotarsal amputation*

Chopart-Exartikulation *f*: → *Chopart-Amputation*

Chopart-Gelenklinie *f*: *Syn: Articulatio tarsi transversa*; Gelenklinie innerhalb der Fußwurzelknochen; von Bedeutung für Fußamputationen; Ⓔ *Chopart's articulation/joint, transverse tarsal articulation/joint, midtarsal joint*

Chopart-Operation *f*: → *Chopart-Amputation*

Chor-, chor- *präf.*: → *Chorio-*

Chor|da *f, pl* **-dae**: (*anatom.*) Schnur, Strang, Band; Ⓔ *cord, chorda*

Chorda dorsalis: *Syn: Rückensaite*; axiales Stützorgan während der Embryonalentwicklung; Ⓔ *chorda dorsalis, notochord, definitive notochord*

Chorda obliqua membranae interossei antebrachii:

strangförmiges Band von der Tuberositas ulnae zum Radius; limitiert Supination des Unterarms; Ⓔ *oblique cord of interosseous membrane of forearm*
Chordae tendineae cordis: Sehnenfäden der Papillarmuskeln; Ⓔ *tendinous cords of heart*
Chorda tympani: ***Syn:*** *Paukensaite*; Fasern des Nervus facialis, die durch die Paukenhöhle zur Zunge ziehen; Ⓔ *cord of tympanum, tympanichord, chorda tympani, chorda tympani nerve*
Chorda umbilicalis: ***Syn:*** *Funiculus umbilicalis*; Nabelstrang, Nabelschnur; Ⓔ *navel string, umbilical cord*
Chorda urachi: ***Syn:*** *Urachusstrang, Ligamentum umbilicale medianum*; bindegewebiger Rest des verödeten Urachus; Ⓔ *median umbilical ligament*

Chor|da|fa|den|ab|riss *m*: ***Syn:*** *Sehnenfädenabriss*; Riss der Chordae* tendinae der Mitral- oder Trikuspidalklappe; führt zur Ausbildung einer Klappeninsuffizienz; Ⓔ *chorda tendinae rupture*

Chor|da|fal|te *f*: ***Syn:*** *Plica chordae tympani*; durch die Chorda* tympani hervorgerufene Schleimhautfalte der seitlichen Paukenhöhlenwand; Ⓔ *fold of chorda tympani*

Chor|da|ka|nal *m*: ***Syn:*** *Canaliculus chordae tympani*; Kanälchen für die Chorda* tympani vom Canalis* nervi facialis zur Paukenhöhle [Cavitas* tympani]; Ⓔ *chorda tympani canal*

chor|dal *adj*: Chorda betreffend; Ⓔ *relating to chorda, chordal*

Chor|dek|to|mie *f*: Stimmbandteilresektion, Stimmbandausschneidung; Ⓔ *chordectomy, cordectomy*

Chor|di|tis *f, pl* **-ti|den**: ***Syn:*** *Stimmbandentzündung, Chorditis vocalis*; Entzündung eines oder beider Stimmbänder; Ⓔ *inflammation of a (vocal) cord, chorditis*

chor|di|tisch *adj*: Stimmbandentzündung/Chorditis betreffend, von ihr betroffen oder gekennzeichnet; Ⓔ *relating to or marked by chorditis, chorditic*

Chor|dom *nt*: ***Syn:*** *Notochordom*; seltener, gallertartiger Tumor an der Schädelbasis; Ⓔ *chordoma, chordocarcinoma, chordoepithelioma, chordosarcoma, notochordoma*

Chor|do|pe|xie *f*: Stimmbandfixierung; Ⓔ *chordopexy, cordopexy*

Chor|do|to|mie *f*: **1.** Stimmlippendurchtrennung **2.** Durchschneidung/Durchtrennung der Schmerzbahn im Rückenmark; Ⓔ **1.** *chordotomy, cordotomy* **2.** *chordotomy, cordotomy*

Chor|do|zen|te|se *f*: Punktion der Nabelschnurgefäße; Ⓔ *chordocentesis*

Cho|rea *f*: Oberbegriff für extrapyramidale Bewegungsstörungen mit unwillkürlichen, nicht unterdrückbaren Bewegungen [Hyperkinesen] und allgemeiner Muskelhypotonie; Ⓔ *chorea*
Chorea chronica progressiva hereditaria: → *Chorea Huntington*
Chorea gravidarum: ***Syn:*** *Schwangerschaftschorea*; in der Schwangerschaft auftretende Chorea; Ⓔ *chorea in pregnancy*
Chorea Huntington: ***Syn:*** *Erbchorea, Chorea chronica progressiva hereditaria, Chorea major, Veitstanz*; autosomal-dominante Form, die meist im 4. Lebensjahrzehnt einsetzt; neben choreatischen Symptomen imponiert der progressive geistige Verfall; Ⓔ *Huntington's chorea, Huntington's disease, hereditary chorea, chronic chorea, chronic progressive hereditary chorea, degenerative chorea*
Chorea infectiosa: → *Chorea minor*
Chorea juvenilis: → *Chorea minor*
Chorea major: → *Chorea Huntington*
Chorea minor: ***Syn:*** *Sydenham-Chorea, Chorea minor Sydenham, Chorea juvenilis/rheumatica/infectiosa/simplex*; v.a. Mädchen betreffende Choreaform, die im Anschluss an Streptokokkenerkrankungen zusammen mit rheumatischem Fieber auftritt; Ⓔ *Sydenham's chorea, acute chorea, simple chorea, rheumatic chorea, juvenile chorea, St. Guy's dance, St. Anthony's dance, St. Vitus' dance*
Chorea minor Sydenham: → *Chorea minor*
Chorea rheumatica: → *Chorea minor*
Chorea simplex: → *Chorea minor*

cho|re|a|ti|form *adj*: ***Syn:*** *choreiform*; choreaähnlich, in der Art einer Chorea; Ⓔ *resembling chorea, choreiform, choreoid*

cho|re|a|tisch *adj*: Chorea betreffend, von Chorea betroffen, choreaartig; Ⓔ *relating to chorea, choreic, choreal, choreatic*

cho|rei|form *adj*: → *choreatiform*

cho|re|o|a|the|to|id *nt*: Choreoathetose betreffend, von ihr betroffen oder gekennzeichnet; Ⓔ *relating to choreoathetosis, choreoathetoid*

Cho|re|o|a|the|to|se *f*: angeborene oder erworbene Bewegungsunruhe [Hyperkinese*] mit kombiniert choreatischer und athetotischer Symptomatik; Ⓔ *choreoathetosis*

Cho|res|tom *nt*: → *Choristom*

cho|ri|al *adj*: ***Syn:*** *chorional*; die mittlere Eihaut/Chorion betreffend; Ⓔ *relating to the chorion, chorial, chorionic*

Chorio-, chorio- *präf.*: Wortelement mit der Bedeutung „Zottenhaut/Chorion"; Ⓔ *chorial, chorionic, chorio-*

Cho|ri|o|am|ni|o|ni|tis *f, pl* **-ti|den**: Entzündung von Chorion* und Amnion*; Ⓔ *inflammation of the fetal membranes, chorioamnionitis*

cho|ri|o|am|ni|o|ni|tisch *adj*: Chorioamnionitis betreffend, von ihr betroffen oder gekennzeichnet; Ⓔ *relating to or marked by chorioamnionitis, chorioamnionitic*

Cho|ri|o|blas|tom *nt*: → *Chorionepitheliom*

Cho|ri|o|blas|to|se *f*: Chorionwucherung; Ⓔ *chorioblastosis*

Cho|ri|o|ca|pil|la|ris *f*: ***Syn:*** *Lamina choroidocapillaris*; aus einem dichten Gefäßnetz bestehende Aderhautschicht; Ⓔ *choriocapillaris, Ruysch's membrane, choriocapillary lamina, choriocapillary layer, entochoroidea*

Cho|ri|o|e|pi|the|li|om *nt*: → *Chorionepitheliom*

Cho|ri|o|ge|ne|se *f*: Chorionentwicklung; Ⓔ *choriogenesis*

Cho|ri|o|i|dea *f*: → *Choroidea*

Cho|ri|o|i|dea|skle|ro|se *f*: ***Syn:*** *Aderhautsklerose*; altersbedingte, primäre [ohne erkennbare Ursache] oder sekundäre [nach Entzündung oder Verletzung] Sklerose der Aderhaut; Ⓔ *choroidal sclerosis*

Cho|ri|o|i|d|epi|the|li|om *nt*: ***Syn:*** *Choroidpapillom, Chorioidpapillom, Plexuspapilllom, Choroidepitheliom*; vom Plexus* choroideus ausgehender gutartiger Tumor; Ⓔ *plexus papilloma*

Cho|ri|o|i|de|re|mie *f*: ***Syn:*** *Degeneratio chorioretinalis progressiva*; zu Erblindung führende X-chromosomale Degeneration von Aderhaut und Netzhaut; Ⓔ *choroideremia, tapetochoroidal dystrophy, progressive choroidal atrophy, progressive tapetochoroidal dystrophy*

Cho|ri|o|i|di|tis *f, pl* **-ti|den**: ***Syn:*** *Aderhautentzündung, Choroiditis*; Entzündung der Aderhaut; Ⓔ *inflammation of the choroid, choroiditis*
Chorioiditis anterior: vordere Chorioiditis; Ⓔ *anterior choroiditis*
Chorioiditis centralis: zentrale Chorioiditis in Nähe der Macula* lutea; Ⓔ *central choroiditis*
Chorioiditis disseminata: ***Syn:*** *hintere Chorioiditis*; disseminierte exsudative Chorioiditis; Ⓔ *disseminated choroiditis*
exsudative Chorioiditis: Chorioiditis mit Ergussbildung; Ⓔ *exudative choroiditis*
hintere Chorioiditis: → *Chorioiditis disseminata*
juxtapapilläre Chorioiditis: → *Chorioiditis juxtapapillaris*

Chorioiditis juxtapapillaris: *Syn: juxtapapilläre Chorioiditis*; Chorioiditis in der Nähe der Sehnervenpapille; Ⓔ *juxtapapillary choroiditis*
Chorioiditis macularis: Chorioiditis mit Beteiligung der Macula* lutea; Ⓔ *macular choroiditis*
Chorioiditis metastatica: metastatische Chorioiditis; Ⓔ *metastatic choroiditis*
Chorioiditis purulenta: *Syn: Chorioiditis suppurativa*; Chorioiditis mit eitrigem Erguss; Ⓔ *suppurative choroiditis*
Chorioiditis suppurativa: → *Chorioiditis purulenta*
vordere Chorioiditis: → *Chorioiditis anterior*

cholriloliditisch *adj*: Aderhautentzündung/Chorioiditis betreffend, von Chorioiditis betroffen; Ⓔ *relating to or marked by choroiditis*

Cholriloliidolcyclilitis *f, pl* **-tilden**: → *Chorioidozyklitis*

Cholriloliidolilritis *f, pl* **-tilden**: *Syn: Chorioiritis*; Entzündung von Aderhaut und Regenbogenhaut; Ⓔ *inflammation of choroid and iris, choroidoiritis*

cholriloliidolilritisch *adj*: *Syn: chorioiritisch*; Chorioidoiritis betreffend, von ihr betroffen oder gekennzeichnet; Ⓔ *relating to or marked by choroidoiritis*

Cholriloliidolse *f*: *Syn: (degenerative) Aderhauterkrankung*; Bezeichnung für degenerative, evtl. auch entzündliche Veränderungen der Aderhaut; oft gleichgesetzt mit Chorioiditis*; Ⓔ *choroidosis, choroidopathy*

Cholriloliidolzylklilitis *f, pl* **-tilden**: *Syn: Choroidocyclitis, Chorioidocyclitis*; Entzündung von Aderhaut und Ziliarkörper; Ⓔ *inflammation of choroid and ciliary body, choroidocyclitis*

cholriloliidolzylklilitisch *adj*: Chorioidozyklitis betreffend, von ihr betroffen oder gekennzeichnet; Ⓔ *relating to or marked by choroidocyclitis*

Cholriloliidlepilthellilom *nt*: → *Chorioidepitheliom*

Cholrilolilritis *f, pl* **-tilden**: *Syn: Chorioidoiritis*; Entzündung von Aderhaut und Regenbogenhaut; Ⓔ *inflammation of choroid and iris, choroidoiritis*

cholrilolilritisch *adj*: *Syn: chorioidoiritisch*; Choriodoiritis betreffend, von ihr betroffen oder gekennzeichnet; Ⓔ *relating to or marked by choroidoiritis*

Cholrilolmelninlgiltis *f, pl* **-tilden**: Entzündung von Hirnhaut und Plexus* choroideus; Ⓔ *choriomeningitis*
lymphozytäre Choriomeningitis: *Syn: Armstrong-Krankheit*; virale Entzündung [LCM-Virus] mit meist guter Prognose; Ⓔ *lymphocytic choriomeningitis*

cholrilolmelninlgiltisch *adj*: Choriomeningitis betreffend, von ihr betroffen oder gekennzeichnet; Ⓔ *relating to or marked by choriomeningitis*

Cholrilon *nt*: **1.** *Syn: Zottenhaut*; mittlere Eihaut **2.** (*biolog.*) äußere Eihaut/Membran; Ⓔ **1.** *chorionic sac, chorion sac, chorion* **2.** *chorion, chorionic membrane*

Cholrilonlaldelnolma desltrulens *nt*: → *Chorionepitheliom*

cholrilolnal *adj*: → *chorial*

Cholrilonlbilopisie *f*: → *Chorionzottenbiopsie*

Cholrilonlentlzünldung *f*: → *Chorionitis*

Cholrilonlelpilthel *nt*: Epithel der Zottenhaut/Chorion; bildet u.a. Choriongonadotropin; Ⓔ *chorionic epithelium*

Cholrilonlelpilthellilom *nt*: *Syn: Chorioblastom, malignes Chorionepitheliom, malignes Chorioepitheliom, Chorionkarzinom, fetaler Zottenkrebs, Chorionadenoma destruens*; aus einer Blasenmole* hervorgehender maligner Tumor des Chorionepithels; Ⓔ *choriocarcinoma, chorioblastoma, chorionepithelioma, trophoblastoma, chorionic carcinoma, deciduocellular carcinoma*

Cholrilonlgolnaldoltrolphin *nt*: → *Choriongonadotropin*

Cholrilonlgolnaldoltrolpin *nt*: *Syn: Choriongonadotrophin, humanes Choriongonadotropin, Humanchoriongonadotropin*; von den Trophoblasten der Plazenta gebildetes Hormon, das den Gelbkörper erhält und seine Umwandlung in den Schwangerschaftsgelbkörper bewirkt; Ⓔ *choriogonadotropin, chorionic gonadotropin, anterior pituitary-like substance*

Cholrilolniltis *f, pl* **-tilden**: *Syn: Chorionentzündung*; Entzündung des Chorions*; Ⓔ *inflammation of the chorion, chorionitis*

cholrilolniltisch *adj*: Chorionitis betreffend, von ihr betroffen oder gekennzeichnet; Ⓔ *relating to or marked by chorionitis*

Cholrilonlkarlzilnom *nt*: → *Chorionepitheliom*

Cholrilonlsolmaltolmamlmoltrolpin *nt*: *Syn: humanes Plazentalaktogen, humanes Chorionsomatomammotropin, Plazentalaktogen*; in den Chorionzellen der Plazenta gebildetes Hormon unklarer Funktion; Ⓔ *human placental lactogen, choriomammotropin, chorionic somatomammotropin, placental growth hormone, galactagogin, somatomammotropine*

Cholrilonlzotltenlbilopisie *f*: *Syn: Chorionbiopsie*; Probeentnahme aus dem Chorion in der Frühschwangerschaft zur Diagnose genetischer Erkrankungen; Ⓔ *chorionic villus biopsy*

cholrilolreltilnal *adj*: Aderhaut und Netzhaut/Retina betreffend oder verbindend; Ⓔ *relating to both choroid and retina, chorioretinal, retinochoroid*

Cholrilolreltilniltis *f, pl* **-tilden**: *Syn: Retinochorioiditis*; Entzündung von Aderhaut und Netzhaut; Ⓔ *inflammation of choroid and retina, retinochoroiditis, chorioretinitis, choroidoretinitis*

cholrilolreltilniltisch *adj*: Chorioretinitis betreffend, von ihr betroffen oder gekennzeichnet; Ⓔ *relating to or marked by chorioretinitis*

Cholrilolreltilnolpalthie *f*: Erkrankung von Aderhaut und Netzhaut; Ⓔ *chorioretinopathy*

Cholrisltie *f*: Versprengung von Gewebe in der Embryonalphase; Ⓔ *chorista*

Cholrisltom *nt*: *Syn: Chorestom*; von versprengtem Embryonalgewebe ausgehender Tumor; Ⓔ *choristoma, choristoblastoma*

Cholrolildea *f*: *Syn: Chorioidea, Aderhaut*; gefäß- und pigmentreicher hinterer Abschnitt der mittleren Augenhaut; versorgt das Pigmentepithel und die Stäbchen-Zapfen-Schicht; Ⓔ *choroid, chorioid, chorioidea, choroidea*

Cholrolildekltolmie *f*: operative Entfernung des Plexus* choroideus der Seitenventrikel; Ⓔ *choroidectomy*

Cholrolidlepilthellilom *nt*: → *Chorioidepitheliom*

Cholroliditis *f, pl* **-tilden**: → *Chorioiditis*

cholroliditisch *adj*: → *chorioiditisch*

Cholrolidolcyclilitis *f, pl* **-tilden**: → *Chorioidozyklitis*

Cholrolidolzylklilitis *f, pl* **-tilden**: → *Chorioidozyklitis*

cholrolidolzylklilitisch *adj*: → *chorioidozyklitisch*

Cholrolidlpalpillom *nt*: → *Chorioidepitheliom*

Chotzen-Saethre-Syndrom *nt*: → *Chotzen-Syndrom*

Chotzen-Syndrom *nt*: *Syn: Chotzen-Saethre-Syndrom, Akrozephalosyndaktylie Typ III*; autosomal-dominante Form der Akrozephalosyndaktylie* mit Fehlbildungen von Schädel, Gesicht und Fingern; Ⓔ *Chotzen syndrome, Saethre-Chotzen syndrome, acrocephalosyndactyly type III*

Christmas-Faktor *m*: *Syn: Faktor IX, Autothrombin II, antihämophiles Globulin B*; Vitamin K-abhängig in der Leber synthetisierter Faktor der Blutgerinnung; Mangel führt zu Hämophilie* B; Ⓔ *Christmas factor, factor IX, antihemophilic factor B, plasma thromboplastin factor B, PTC factor, autoprothrombin II, plasma thromboplastin component, platelet cofactor*

Christmas-Krankheit *f*: *Syn: Hämophilie B, Faktor IX-Mangel, Faktor IX-Mangelkrankheit*; durch einen angeborenen Mangel an Christmas-Faktor bedingte Blutgerinnungsstörung; Ⓔ *Christmas disease, factor IX deficiency, hemophilia B*

Christ-Siemens-Touraine-Syndrom *nt*: *Syn: anhidrotische ektodermale Dysplasie, ektodermale Dysplasie, ektodermale kongenitale Dysplasie, Anhidrosis hypotricho-*

tica/congenita, Christ-Siemens-Syndrom, Guilford-Syndrom, Jacquet-Syndrom; X-chromosomal-rezessiv vererbtes Syndrom, das durch Fehlbildung der Haut(anhangsgebilde) [Hypotrichie, Anhidrose*], der Zähne [Hypodontie*] und verschiedener Knorpel [Nase, Ohr] gekennzeichnet ist; Ⓔ *Christ-Siemens syndrome, Christ-Siemens-Touraine syndrome, anhidrotic ectodermal dysplasia, congenital ectodermal defect*

Christ-Siemens-Syndrom *nt*: → *Christ-Siemens-Touraine-Syndrom*

Chrom *nt*: hartes, beständiges Metall; essentielles Spurenelement; berufliche Exposition kann zu Allergien und Lungenerkrankungen führen; Ⓔ *chrome, chromium*

Chrom-, chrom- *präf.*: → *Chromo-*

-chrom *suf.*: Wortelement mit der Bedeutung „Farbe/Farbstoff"; Ⓔ *-chrom*

chrom|af|fin *adj*: ***Syn:*** *chromaphil, phäochrom*; leicht mit Chromsalzen färbbar; Ⓔ *chromaffin, chromaffine, chromaphil, chromophil, pheochrome*

Chrom|af|fi|ni|tät *f*: leichte Anfärbbarkeit mit Chromsalzen; Ⓔ *chromaffinity*

Chrom|af|fi|nom *nt*: ***Syn:*** *chromaffiner Tumor*; vom chromaffinen System ausgehender Tumor; Ⓔ *chromaffin tumor, chromaffinoma*

Chrom|af|fi|no|pa|thie *f*: Erkrankung des chromaffinen Systems; Ⓔ *chromaffinopathy*

chro|ma|phil *adj*: → *chromaffin*

chrom|ar|gen|taf|fin *adj*: mit Chrom- und Silbersalzen färbbar; Ⓔ *chromargentaffin*

Chrom|äs|the|sie *f*: durch andere Sinnesreize ausgelöstes Farbensehen; Ⓔ *color hearing, chromesthesia*

Chro|mat *nt*: Salz der Chromsäure; Ⓔ *chromate*

Chromat-, chromat- *präf.*: → *Chromat-*

Chro|ma|ti|de *f*: ***Syn:*** *Halbchromosom*; Längshälfte eines Chromosoms; Ⓔ *chromatid*

Chro|ma|tin *nt*: im wesentlichen aus DNA*, Protein [Histone*, Nichthistone] und RNA* bestehende spezifisch anfärbbare Kernsubstanz; in der Teilungsphase entstehen aus ihm die sichtbaren Chromosomen; Ⓔ *chromatin, chromoplasm, karyotin*

chro|ma|tin|ne|ga|tiv *adj*: ohne Geschlechtschromatin; Ⓔ *chromatin-negative*

Chro|ma|ti|no|ly|se *f*: ***Syn:*** *Chromatolyse, Tigrolyse*; Auflösung der Nissl-Substanz von Nervenzellen; Ⓔ *chromatolysis, chromatinolysis, chromolysis, tigrolysis*

Chro|ma|ti|nor|rhe|xis *f*: → *Chromatorrhexis*

chro|ma|tin|po|si|tiv *adj*: mit Geschlechtschromatin; Ⓔ *chromatin-positive*

chro|ma|tisch *adj*: Farbe betreffend, farbig, anfärbbar; Ⓔ *chromatic*

Chromato-, chromato- *präf.*: Wortelement mit der Bedeutung „Farbe/Farbstoff"; Ⓔ *chromat(o)-*

Chro|ma|to|blast *m*: ***Syn:*** *Chromoblast*; Vorläuferzelle von Pigmentzellen; Ⓔ *chromatoblast*

Chro|ma|to|der|ma|to|se *f*: ***Syn:*** *Chromatodermatosis, Chromatose, Pigmentdermatose, Pigmentanomalie*; durch eine Vermehrung oder Verminderung der Pigmentierung gekennzeichnete Hauterkrankung; Ⓔ *chromatodermatosis, chromatosis*

Chro|ma|to|dys|o|pie *f*: ***Syn:*** *Farbensinnstörung, Farbenfehlsichtigkeit, Farbenanomalie, Dyschromatopsie, Dyschromatopie*; angeborene oder erworbene Störung des normalen Farbensehens, z.B. Rotschwäche, Grünschwäche; Ⓔ *color anomaly, dyschromatopsia, dyschromasia*

Chro|ma|to|dys|op|sie *f*: → *Chromatodysopie*

chro|ma|to|gen *adj*: ***Syn:*** *chromogen*; farbstoffbildend; Ⓔ *producing color, chromatogenous*

Chro|ma|to|gra|fie, -gra|phie *f*: Analysenmethode zur Auftrennung von Lösungen oder Gasen durch Ausnutzung der unterschiedlichen Wanderungsgeschwindigkeit; Ⓔ *chromatographic analysis, chromatography, stratographic analysis*

chro|ma|to|gra|fie|ren *v*: mittels Chromatografie analysieren; Ⓔ *chromatograph*

chro|ma|to|gra|fisch *adj*: Chromatografie betreffend, mittels Chromatografie; Ⓔ *relating to chromatography, chromatographic*

chro|ma|to|id *adj*: sich wie Chromatin färbend, chromatinartig; Ⓔ *chromatoidal, chromatoid*

Chro|ma|to|ki|ne|se *f*: Veränderung der Chromatinstruktur während des Zellzyklus; Ⓔ *chromatokinesis, chromatocinesis*

Chro|ma|to|ly|se *f*: → *Chromatinolyse*

chro|ma|to|ly|tisch *adj*: Chromatolyse betreffend, chromatolytisch; Ⓔ *relating to chromatolysis, chromatolytic*

Chro|ma|to|me|ter *nt*: → *Chromometer*

chro|ma|to|phil *adj*: ***Syn:*** *chromophil*; leicht färbbar; Ⓔ *chromatophilic, chromatophilous, chromatophil, chromatophile, chromophil, chromophile, chromophilic, chromophilous*

Chro|ma|to|phi|lie *f*: leichte Anfärbbarkeit mit Farbstoffen; Ⓔ *chromatophilia, chromophilia*

Chro|ma|to|phor *nt*: Pigmentzelle von Haut, Iris oder Choroidea; Ⓔ *chromatophore, chromophore*

Chro|ma|to|pie *f*: → *Chromatopsie*

Chro|ma|top|sie *f*: **1.** ***Syn:*** *Chromopsie, Chromatopie*; (Fähigkeit zum) Farbensehen, Farbsinn **2.** ***Syn:*** *Farbensehen, Chromatopie, Chromopsie*; Sehstörung, bei der alle Gegenstände in einem Farbton erscheinen, z.B. Gelbsehen [Xanthopsie]; Ⓔ **1.** *chromatic vision, color vision, colored vision, chromatopsia* **2.** *chromatopsia*

Chro|ma|top|to|me|ter *nt*: ***Syn:*** *Chromoptometer*; Gerät zur Messung des Farbensehens; Ⓔ *chromatometer, chromatoptometer*

Chro|ma|top|to|me|trie *f*: ***Syn:*** *Chromoptometrie*; Messung des Farbensehens; Ⓔ *chromatoptometry*

Chro|ma|tor|rhe|xis *f*: ***Syn:*** *Chromatinorrhexis*; Chromatinauflösung, Chromatinfragmentation; Ⓔ *chromatinorrhexis*

Chro|ma|to|se *f*: → *Chromatodermatose*

Chro|ma|to|sko|pie *f*: → *Chromodiagnostik*

Chro|mat|u|rie *f*: ***Syn:*** *Harnverfärbung*; Ausscheidung eines pathologisch gefärbten Harns; Ⓔ *chromaturia*

Chrom|cat|gut *nt*: ***Syn:*** *Chromkatgut*; mit Chromsalzen behandeltes Catgut*; wird langsamer resorbiert als normales Catgut; Ⓔ *chromic catgut, chromicized catgut*

Chrom|hid|ro|se *f*: ***Syn:*** *Chromhidrosis, Chromidrosis, Farbschweiß, gefärbter Schweiß*; unabhängig von der Genese verwendeter Oberbegriff für die Ausscheidung eines gefärbten Schweißes; Ⓔ *chromhidrosis*

falsche Chromhidrose: ***Syn:*** *Pseudochromhidrose, Pseudochromidrose*; durch Farbstoffe hervorgerufene Färbung des Schweißes; Ⓔ *pseudochromhidrosis, pseudochromidrosis*

Chrom|hid|ro|sis *f, pl* **-ses**: → *Chromhidrose*

chrom|hid|ro|tisch *adj*: Chromhidrose betreffend, von ihr betroffen oder gekennzeichnet; Ⓔ *relating to or marked by chromhidrosis, chromhidrotic*

Chrom|i|dro|sis *f, pl* **-ses**: → *Chromhidrose*

chro|mie|ren *v*: mit Chromsalzlösung behandeln; Ⓔ *chromate, chrome*

Chrom|kat|gut *nt*: → *Chromcatgut*

Chromo-, chromo- *präf.*: Wortelement mit der Bedeutung „Farbe/Farbstoff"; Ⓔ *chrom(o)-*

Chro|mo|bac|te|ri|um *nt*: fakultativ anaerobe, gramnegative Pigmentbilder mit peritricher Begeißelung; Ⓔ *Chromobacterium*

Chromobacterium violaceum: Erreger von Abszessen, Durchfallerkrankungen und Harnwegsinfekten; bildet das Antibiotikum **Aztreonam**; Ⓔ *Chromobacterium violaceum*

Chro|mo|blast *m*: *Syn:* *Chromatoblast*; Vorläuferzelle von Pigmentzellen; Ⓔ *chromoblast*
Chro|mo|blas|to|my|ko|se *f*: → *Chromomykose*
Chro|mo|cho|lo|sko|pie *f*: Chromodiagnostik* der Gallenfunktion unter Verwendung gallengängiger Farbstoffe; Ⓔ *chromocholoscopy*
Chro|mo|di|a|gnos|tik *f*: *Syn:* *Chromatoskopie, Chromoskopie*; Funktionsprüfung innerer Organe [z.B. Niere] unter Verwendung von Farbstoffen; Ⓔ *chromatoscopy, chromoscopy, chromodiagnosis*
chro|mo|gen *adj*: → *chromatogen*
Chro|mo|ge|ne|se *f*: Farbstoffbildung; Ⓔ *chromogenesis*
Chro|mo|mer *nt*: Knotenbildung von Chromatiden mit erhöhtem DNA-Gehalt; Ⓔ *chromomere, idiomere*
Chro|mo|me|ter *nt*: *Syn:* *Kolorimeter, Chromatometer, Farbenmesser*; Messgerät für die Kolorimetrie*; Ⓔ *chromometer, chromatometer*
Chro|mo|my|ko|se *f*: *Syn:* *Chromoblastomykose, schwarze Blastomykose, Blastomycosis nigra, Fonsecas-Krankheit, Pedrosos-Krankheit*; durch Schwärzepilze [**Fonsecaea-** und **Phialophora**-Species] hervorgerufene Mykose* der Haut und des Unterhautgewebes mit Befall von Hand, Unterschenkel und Fuß [**Moos-Fuß**]; Ⓔ *chromomycosis, chromoblastomycosis*
Chro|mo|per|tu|ba|tion *f*: Füllung der Eileiter mit Farbstoff zur Testung der Durchgängigkeit; Ⓔ *chromopertubation*
Chro|mo|pe|xie *f*: Pigmentfixierung, Pigmentbindung; Ⓔ *chromopexy, chromatopexis, chromopexis*
chro|mo|phil *adj*: *Syn:* *chromatophil*; leicht färbbar; Ⓔ *chromatophilic, chromatophilous, chromatophil, chromatophile, chromophil, chromophile, chromophilic, chromophilous*
chro|mo|phob *adj*: schwer anfärbbar; Ⓔ *chromophobe, chromophobic*
Chro|mo|phor *nt*: *Syn:* *Farbradikal*; farbgebende Gruppe einer Verbindung; Ⓔ *color radical, chromophore, chromatophore*
chro|mo|phor *adj*: farbgebend; farbtragend; Ⓔ *chromophoric, chromophorous*
Chro|mo|pho|to|the|ra|pie *f*: *Syn:* *Buntlichttherapie*; Bestrahlung mit Licht einer bestimmten Wellenlänge, z.B. Rotlichttherapie; Ⓔ *chromotherapy, chromophototherapy*
Chro|mo|pro|te|id *nt*: → *Chromoprotein*
Chro|mo|pro|te|in *nt*: *Syn:* *Chromoproteid*; eine farbgebende Gruppe enthaltendes, komplexes Protein; Ⓔ *chromoprotein*
Chro|mo|pro|te|in|nie|re *f*: *Syn:* *chromoproteinurische Nephrose*; durch Auftreten von **Chromoproteinzylindern** charakterisierte Schockniere im Anschluss an eine massive Hämolyse* und Myolyse*; Ⓔ *chromoproteinuric nephrosis, lower nephron nephrosis, crush kidney*
Chro|mo|pro|te|in|u|rie *f*: Ausscheidung von pigmentierten Eiweißzylindern im Harn; Ⓔ *chromoproteinuria*
chro|mo|pro|te|in|u|risch *adj*: Chromoproteinurie betreffend, von ihr betroffen oder gekennzeichnet, durch sie bedingt; Ⓔ *chromoproteinuric*
Chrom|op|sie *f*: → *Chromatopsie*
Chrom|op|to|me|ter *nt*: → *Chromatoptometer*
Chrom|op|to|me|trie *f*: → *Chromatoptometrie*
Chro|mo|re|ti|no|gra|fie, -gra|phie *f*: Farbfotografie der Netzhaut; Ⓔ *chromoretinography*
Chro|mo|sko|pie *f*: → *Chromodiagnostik*
Chro|mo|som *nt*: während der Mitose* sichtbare Träger der Erbinformation; der Mensch hat insgesamt 46 Chromosomen, 44 Autosomen* und 2 Geschlechtschromosomen (XX bei der Frau, XY beim Mann); Ⓔ *chromosome*
chro|mo|so|mal *adj*: Chromosom(en) betreffend, durch die Chromosomen bedingt; Ⓔ *relating to chromosomes, chromosomal*
Chro|mo|so|men|ab|er|ra|ti|on *f*: Abweichung von der normalen Chromosomenzahl [**numerische Chromosomenaberration**] oder der Struktur der Chromosomen [**strukturelle Chromosomenaberration**]; Ⓔ *chromosome aberration, chromosome abnormality*
Chro|mo|so|men|a|no|ma|lie *f*: Abweichung von der normalen Chromosomenzahl oder -form; Ⓔ *chromosomal anomaly, chromosome anomaly, chromosome aberration, chromosome abnormality*
autosomale Chromosomenanomalie: *Syn:* *Autosomenanomalie*; Anomalie, die ein oder mehrere Autosomen betrifft; Ⓔ *autosome (chromosome) aberration, autosome (chromosome) abnormality, autosome abnormality*
Chro|mo|so|men|ar|me *pl*: durch das Zentromer getrennte Chromosomenschenkel; je nach Lage des Zentromers und damit der Länge der Chromosomenarme unterscheidet man **metazentrische Chromosomen** [Zentromer in der Mitte], **akrozentrische Chromosomen** [Zentromer am Ende], **submediozentrische Chromosomen** [Zentromer fast in der Mitte], **subakrozephale Chromosomen** [Zentromer fast am Ende] und **telozentrische Chromosomen** [mit endständigem Zentromer]; Ⓔ *chromosome arms*
Chro|mo|so|men|ban|de *f*: mit Hilfe von Spezialfärbungen [**Chromosomenbanding**] erzeugte Querstreifung von Chromosomen; Ⓔ *chromosome band*
Chro|mo|so|men|de|le|ti|on *f*: *Syn:* *Deletion*; Verlust eines Chromosomenabschnitts; Ⓔ *chromosome deletion, deletion*
Chro|mo|so|men|dis|junk|ti|on *f*: *Syn:* *Disjunktion*; Auseinanderweichen der Chromosomen während der Anaphase; Ⓔ *disjunction, dysjunction*
Chro|mo|so|men|in|ver|si|on *f*: *Syn:* *Inversion*; Umkehrung von Chromosomenteilen; Ⓔ *inversion, inversion of chromosome*
Chro|mo|so|men|mu|ta|ti|on *f*: bleibende Strukturveränderung von Chromosomen; Ⓔ *chromosomal mutation*
Chro|mo|so|men|satz *m*: Gesamtzahl der Chromosomen; Ⓔ *chromosome complement*
Chro|mo|so|men|trans|lo|ka|ti|on *f*: *Syn:* *Translokation*; Verlagerung eines Chromosomenteils auf ein anderes Chromosom; Ⓔ *translocation*
chro|mo|to|xisch *adj*: Hämoglobin zerstörend; durch Hämoglobinzerstörung hervorgerufen; Ⓔ *chromotoxic*
Chro|mo|tri|chia *f*: → *Chromotrichie*
Chro|mo|tri|chie *f*: *Syn:* *Chromotrichia*; Haarfarbe, Haarfärbung, pigmentiertes Haar; Ⓔ *chromotrichia*
Chro|mo|zen|tren *pl*: stark anfärbbare Chromatinverdichtungen im Ruhekern; Ⓔ *chromocenters, karyosomes*
Chro|mo|zys|to|sko|pie *f*: Chromodiagnostik* der Blasenfunktion unter Verwendung nierengängiger Farbstoffe; Ⓔ *chromocystoscopy, chromoureteroscopy, cystochromoscopy*
Chro|mo|zyt *m*: pigmenthaltige/pigmentierte Zelle; Ⓔ *chromocyte, color cell*
Chrom|u|rie *f*: Ausscheidung von endogenen [Bilirubin, Hämoglobin] oder exogenen [rote Beete] Farbstoffen im Harn; Ⓔ *chromaturia*
Chron-, chron- *präf.*: → *Chrono-*
chronic fatigue syndrome *nt*: *Syn:* *chronisches Erschöpfungssyndrom, chronisches Ermüdungssyndrom, chronisches Müdigkeitssyndrom*; ätiologisch ungeklärtes Syndrom, das durch anhaltende oder rezidivierende Müdigkeit, Konzentrationsschwäche, Depressionen, Nachtschweiß u.ä. gekennzeichnet ist; Ⓔ *chronic fatigue syndrome*
chro|nisch *adj*: sich langsam entwickelnd, langsam verlaufend, (an-)dauernd, anhaltend, langwierig; Ⓔ *chronic, chronical*
Chro|ni|zi|tät *f*: langsam schleichender Verlauf; chroni-

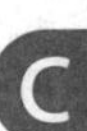

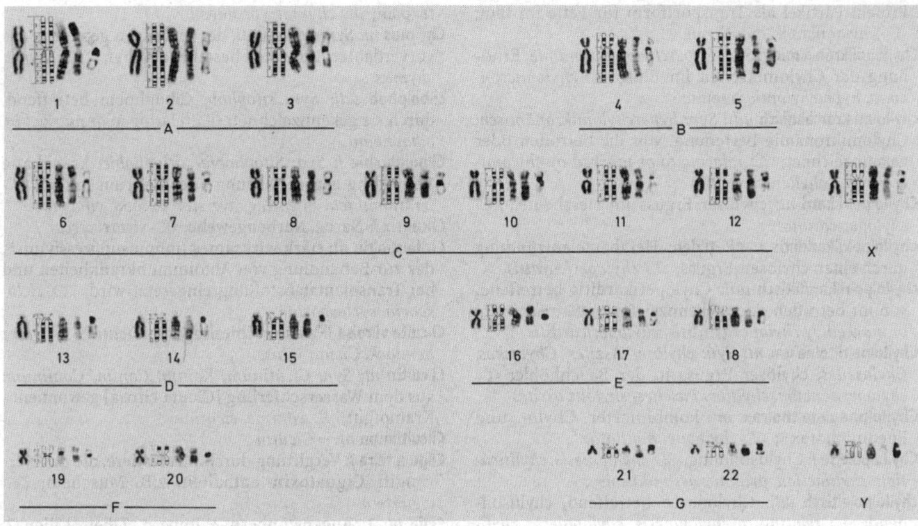

Abb. 15. Menschlicher Chromosomensatz [Karyogramm]

scher Zustand; Ⓔ *chronicity*

Chrono-, chrono- *präf.*: Wortelement mit der Bedeutung „Zeit"; Ⓔ *chron(o)-*

Chro|no|bi|o|lo|gie *f*: Wissenschaft vom Einfluss der Zeit auf Lebensabläufe; Ⓔ *chronobiology*

chro|no|bi|o|lo|gisch *adj*: Chronobiologie betreffend, von ihr betroffen oder gekennzeichnet; Ⓔ *relating to chronobiology, chronobiologic, chronobiological*

Chro|no|gno|sie *f*: Zeitgefühl; Ⓔ *chronognosis*

Chro|no|me|trie *f*: Zeitmessung; Ⓔ *chronometry*

chro|no|me|trisch *adj*: Chronometrie betreffend; Ⓔ *chronometric, chronometrical*

Chro|no|phar|ma|ko|lo|gie *f*: Anwendung chronobiologischer Erkenntnisse auf Dosierung und Verabreichungsrhythmus von Arzneimitteln; Ⓔ *chronopharmacology*

Chro|no|phy|si|o|lo|gie *f*: Lehre vom zeitlichen Ablauf physiologischer Vorgänge; Ⓔ *chronophysiology*

chro|no|trop *adj*: den zeitlichen Ablauf beeinflussend; (*Herz*) die Schlagfrequenz beeinflussend; Ⓔ *chronotropic*

Chro|no|tro|pie *f*. *Syn: Chronotropismus*; chronotrope Wirkung; Ⓔ *chronotropism*

Chro|no|tro|pis|mus *m*: → *Chronotropie*

Chrys-, chrys- *präf.*: → *Chryso-*

Chry|si|a|sis *f, pl* **-ses**: → *Chrysosis*

Chryso-, chryso- *präf.*: Wortelement mit der Bedeutung „Gold"; Ⓔ *chrys(o)-*

Chry|so|der|ma *nt*: → *Chrysosis*

Chry|so|i|din *nt*: in der Neisser-Färbung verwendeter Azofarbstoff; Ⓔ *chrysoidin, 2,4-diaminoazobenzene hydrochloride*

Chry|so|mia *f*: → *Chrysomyia*

Chry|so|myia *f*. *Syn: Chrysomia*; Schmeißfliegengattung der Familie Calliphoridae*; ihre Larven sind obligate Erreger der Myiasis*; Ⓔ *Chrysomyia*

Chry|sops *m*: *Syn: Blindbremse*; blutsaugende Bremsengattung; in den Tropen Krankheitsüberträger [Loiasis*, Tularämie*]; Ⓔ *Chrysops*

Chrysops dimidiata: Mangrovefliege; Überträger von Loa* loa; Ⓔ *mango fly, mangrove fly, Chrysops dimidiata*

Chrysops discalis: amerikanische Pferdebremse; Überträger von Francisella* tularensis; Ⓔ *deer fly, Chrysops discalis*

Chry|so|sis *f, pl* **-ses**: *Syn: Goldausschlag, Chrysoderma, Chrysiasis, Auriasis, Pigmentatio aurosa*; meist durch therapeutische Goldapplikation hervorgerufene irreversible Einlagerung von Goldpartikeln in die Haut und Schleimhaut, aber auch Lederhaut und Bindehaut des Auges [**Chrysosis corneae**]; Ⓔ *chrysoderma, chrysiasis, auriasis*

Chry|so|spo|ri|um *nt*: Schimmelpilzgattung, die Hautpilzerkrankungen verursachen kann; Ⓔ *Chrysosporium*

Chry|so|the|ra|pie *f*. *Syn: Goldtherapie, Aurotherapie*; Behandlung mit goldhaltigen Substanzen; Ⓔ *chrysotherapy, aurotherapy*

Churg-Strauss-Syndrom *nt*: *Syn: allergische Granulomatose, allergische granulomatöse Angiitis*; systemische, nekrotisierende Gefäßentzündung unbekannter Ursache; Ⓔ *Churg-Strauss syndrome, allergic granulomatosis, allergic granulomatous angitis*

Chvostek-Fazialisphänomen *nt*: → *Chvostek-Zeichen*

Chvostek-Zeichen *nt*: *Syn: Chvostek-Fazialisphänomen*; mechanische Übererregbarkeit des Nervus* facialis bei Tetanie*; Ⓔ *face phenomenon, facialis phenomenon, facial sign, Chvostek's symptom, Chvostek's sign, Chvostek's test, Chvostek-Weiss sign, Weiss's sign, Schultze's sign, Schultze-Chvostek sign*

Chyl-, chyl- *präf.*: → *Chylo-*

Chy|lä|mie *f*. Vorkommen von Chylus* im Blut; auch gleichgesetzt mit Chylomikronämie*; Ⓔ *chylemia*

Chy|lan|gi|ek|ta|sie *f*. *Syn: Chyluszyste, Chylektasie*; zystische Erweiterung von Lymphgefäßen des Darms; Ⓔ *chylectasia, chylangiectasia, chyle cyst*

Chy|lan|gi|om *nt*: mit chylöser Flüssigkeit gefülltes Angiom von Darm oder Mesenterium*; Ⓔ *chylangioma*

Chy|las|kos *m*: → *Chyloperitoneum*

Chy|las|zi|tes *m*: → *Chyloperitoneum*

Chy|lek|ta|sie *f*: → *Chylangiektasie*

Chylo-, chylo- *präf.*: Wortelement mit der Bedeutung „Saft/milchige Flüssigkeit"; Ⓔ *chylous, chyl-, chylo-*

Chy|lo|ce|le *f*: → *Chylozele*

Chy|lo|lip|u|rie *f*: → *Chylurie*

Chy|lo|me|di|as|ti|num *nt*: chylöser Erguss im Mediastinalraum; Ⓔ *chylomediastinum*

Chy|lo|mi|kron *nt*: *Syn: Lipomikron, Chylusträpfchen, Chyluskorn*; in der Darmschleimhaut gebildete Lipoid-

Protein-Partikel als Transportform für Fette im Blut; Ⓔ *chylomicron, lipomicron*

Chy|lo|mi|kron|ä|mie *f*: *Syn: Hyperchylomikronämie*; Erhöhung der Chylomikronen im Blut; Ⓔ *chylomicronemia, hyperchylomicronemia*

chy|lo|mi|kron|ä|misch *adj*: *Syn: hyperchylomikronämisch*; Chylomikronämie betreffend, von ihr betroffen oder gekennzeichnet; Ⓔ *relating to or marked by chylomicronemia, chylomicronemic*

Chy|lo|pe|ri|kard *nt*: chylöser Erguss im Herzbeutel; Ⓔ *chylopericardium*

Chy|lo|pe|ri|kar|di|tis *f, pl* **-ti|den**: Herzbeutelentzündung durch einen chylösen Erguss; Ⓔ *chylopericarditis*

chy|lo|pe|ri|kar|di|tisch *adj*: Chyloperikarditis betreffend, von ihr betroffen oder gekennzeichnet; Ⓔ *relating to or marked by chylopericarditis, chylopericarditic*

Chy|lo|pe|ri|to|ne|um *nt*: *Syn: chylöser Aszites, Chylaskos, Chylaszites*; chylöser Erguss in der Bauchhöhle; Ⓔ *chyloperitoneum, chyliform ascites, chylous ascites*

Chy|lo|pneu|mo|tho|rax *m*: kombinierter Chylo- und Pneumothorax*; Ⓔ *chylopneumothorax*

Chy|lo|po|e|se *f*: Chylusbildung; Ⓔ *chylopoiesis, chylification, chylifaction, primary assimilation*

chy|lo|po|e|tisch *adj*: Chylopoese betreffend, chylusbildend; Ⓔ *relating to chylopoiesis, chylopoietic, chylifactive, chylifacient*

Chy|lor|rhö *f, pl* **-rhö|en**: → *Chylorrhoe*

Chy|lor|rhoe *f, pl* **-rho|en**: **1.** *Syn: Chylorrhö*; Austritt von chylöser Flüssigkeit aus geschädigten Lymphgefäßen **2.** *Syn: Chylorrhö*; chylöser Durchfall; Ⓔ **1.** *chylorrhea* **2.** *chylous diarrhea*

chy|lös *adj*: Chylus betreffend, aus Chylus bestehend; chylusähnlich, chylusartig; Ⓔ *resembling chyle, chyliform, chyloid, chylous*

Chy|lo|tho|rax *m*: chylöser Erguss in der Pleurahöhle; Ⓔ *chylothorax, chylopleura, chylous hydrothorax*

Chy|lo|zele *f*: *Syn: Chyluszele, Chyluscele, Chylocele, Hydrocele chylosa*; Hydrozele* durch Chylusstauung, z.B. bei Elephantiasis* scroti; Ⓔ *chylocele, chylous hydrocele*

Chy|lu|rie *f*: *Syn: Chylolipurie, Galakturie*; Chylusausscheidung im Harn; chylöser Urin; Ⓔ *chyluria, milky urine, galacturia, chylous urine*

Chy|lus *m*: *Syn: Milchsaft*; von den Dünndarmzotten kommende milchig-trübe Darmlymphe, die via Truncus* lymphaticus und Ductus* lymphaticus in die venöse Blutbahn geleitet wird; Ⓔ *chyle, chylus*

Chy|lus|cel|e *f*: → *Chylozele*

Chy|lus|korn *nt*: → *Chylomikron*

Chy|lus|tröpf|chen *pl*: → *Chylomikron*

Chy|lus|zel|le *f*: → *Chylozele*

Chy|lus|zys|te *f*: → *Chylangiektasie*

Chy|ma|se *f*: Peptidbindungen hydrolysierendes Enzym der Mastzellen; Ⓔ *chymase*

Chy|mi|fi|ka|ti|on *f*: *Syn: Chymopoese*; Chymusbildung im Magen; Ⓔ *chymification, chymopoiesis*

Chy|mo|pa|pa|in *nt*: *s.u. Chemonukleolyse*; Ⓔ *chymopapain*

Chy|mo|po|e|se *f*: *Syn: Chymifikation*; Chymusbildung im Magen; Ⓔ *chymopoiesis, chymification*

chy|mo|po|e|tisch *adj*: Chymopoese betreffend, chymusbildend; Ⓔ *relating to chymopoiesis, chymopoietic*

chy|mös *adj*: Chymus betreffend, chymusartig; Ⓔ *relating to chyme, chymous*

Chy|mo|sin *nt*: *Syn: Labferment, Rennin*; eiweißspaltendes und die Milch gerinnendes Enzym im Labmagen der Wiederkäuer und im Säuglingsmagen; Ⓔ *chymosin, rennin, rennet, pexin*

Chy|mo|tryp|sin *nt*: für die Eiweißverdauung im Darm wichtiges Enzym; wird im Darmlumen aus der Vorstufe **Chymotrypsinogen** aktiviert; Ⓔ *chymotrypsin*

Chy|mo|tryp|si|no|gen *nt*: inaktive Vorstufe von Chymotrypsin; Ⓔ *chymotrypsinogen*

Chy|mus *m*: *Syn: Speisebrei*; der im Magen gebildete, aus vorverdauter Nahrung bestehende Brei; Ⓔ *chyme, chymus*

ci|bo|phob *adj*: *Syn: sitophob*; Cibophobie betreffend, durch sie gekennzeichnet; Ⓔ *relating to or marked by cibophobia*

Ci|bo|pho|bie *f*: *Syn: Sitophobie, Sitiophobie*; krankhafte Abneigung gegen Nahrung oder Nahrungsmittel; Ⓔ *irrational fear of eating, aversion to food, cibophobia*

Ci|ca|trix *f*: Narbe, Narbengewebe; Ⓔ *cicatrix, scar*

Ci|clo|spo|rin *nt*: stark wirksames Immunsuppressivum*, das zur Behandlung von Autoimmunkrankheiten und bei Transplantatabstoßung eingesetzt wird; Ⓔ *ciclosporin, cyclosporine*

Ci|cu|ta vi|ro|sa *f*: Wasserschierling; *s.u. Cicutin*; Ⓔ *water hemlock, Cicuta virosa*

Ci|cu|tin *nt*: *Syn: Cicutinum, Koniin, Coniin, Coniinum*; aus dem **Wasserschierling** [Cicuta virosa] gewonnenes Krampfgift; Ⓔ *coniine, cicutine*

Ci|cu|ti|num *nt*: → *Cicutin*

Ci|gu|a|te|ra *f*: Vergiftung durch Meerestiere, die das Nervengift **Ciguatoxin** enthalten, z.B. Muscheln; Ⓔ *ciguatera*

Ci|lia *pl*: **1.** Augenwimpern, Wimpern, Zilien, Cilien **2.** → *Cilium*; Ⓔ **1.** *cilia* **2.** → *Cilium*

ci|li|ar *adj*: *Syn: ziliar*; Wimpernhaare/Cilia oder Ziliarkörper betreffend; Ⓔ *ciliary*

Ci|li|a|ta *pl*: → *Ciliophora*

Ci|li|en *pl*: → *Cilia*

Cilio-, cilio- *präf.*: Wortelement mit der Bedeutung „Wimper/Zilie/Cilium"; Ⓔ *ciliary*

Ci|li|o|pho|ra *pl*: *Syn: Ziliaten, Wimpertierchen*; teilweise oder vollständig bewimperte Einzeller, die in Süß- und Salzwasser vorkommen; zum Teil Parasiten oder Krankheitserreger des Menschen [z.B. Balantidium* coli]; Ⓔ *Ciliophora*

Ci|li|um *nt, pl* **-lia, -li|en**: **1.** *Syn: Flimmerhärchen, Zilie, Cilie*; feines Haar des Flimmerepithels **2.** Flimmerhaar der Wimpertierchen/Ciliophora*; Ⓔ **1.** *cilium* **2.** *cilium*

Cil|lo|sis *f, pl* **-ses**: spastisches Oberlidzittern; Ⓔ *cillosis, cillo*

Ci|mex *m, pl* **-mi|ces**: *Syn: Bettwanze*; zur Familie **Cimicidae** gehörende Gattung blutsaugender Wanzen; Ⓔ *cimex, Cimex*

Cimex hemipterus: *Syn: tropische Bettwanze*; in den Tropen vorkommende Bettwanze; Ⓔ *tropical bedbug, Cimex hemipterus, Cimex rotundatus*

Cimex lectularius: *Syn: (gemeine) Bettwanze*; in den gemäßigten Zonen heimische Wanze, deren Speichelsekret eine urtikarielle Reaktion [Cimicose*] hervorruft; Ⓔ *bedbug, common bedbug, Cimex lectularius, Acanthia lectularia*

Ci|mi|ci|a|sis *f, pl* **-ses**: → *Cimicosis*

Ci|mi|ci|dae *pl*: Familie flügelloser, blutsaugender Insekten, die die Bettwanzen und verwandte Gattungen enthält; Ⓔ *Cimicidae*

Ci|mi|co|sis *f, pl* **-ses**: *Syn: Cimiciasis, Cimikose*; in Mitteleuropa selten gewordene Hautreaktion [**Urticaria cimicina**] auf Bettwanzenbisse; Ⓔ *cimicosis*

Ci|mi|ko|se *f*: → *Cimicosis*

C1-Inaktivator *m*: *Syn: C1-Esterase-Inhibitor*; Hemmer der Komplementkomponente C1; Ⓔ *C1 inactivator, C1 esterase inhibitor, C1 inhibitor*

Cin|cho|nis|mus *m*: *Syn: Chinismus*; Chininvergiftung; Ⓔ *cinchonism, quininism*

Ci|ne|ol *nt*: *Syn: Eukalyptol, Eucalyptol, Zineol*; als Sekretolytikum* verwendetes ätherisches Öl; Hauptbestandteil des Eukalyptusöls und anderer ätherischer Öle; Ⓔ *eucalyptol, cajeputol, cajoputol, cineol, cineole*

Cin|gu|lum *nt, pl* **-la**: Gürtel, gürtelförmige Struktur; Ⓔ

girdle, cingulum

Cingulum dentis: Schmelzwulst am Zahnhals; Ⓔ *lingual lobe, basal ridge, linguocervical ridge, linguogingival ridge, cingulum, cingule*

Cingulum membri inferioris: → *Cingulum pelvicum*

Cingulum membri superioris: → *Cingulum pectorale*

Cingulum pectorale: *Syn: Cingulum membri superioris*; Schultergürtel; Ⓔ *thoracic girdle, pectoral girdle, shoulder girdle, girdle of superior member*

Cingulum pelvicum: *Syn: Cingulum membri inferioris*; Beckengürtel; Ⓔ *girdle of inferior member, pelvic girdle*

Cin|na|mo|mum cam|pho|ra *nt*: Kampferbaum; *s.u. Kampfer*; Ⓔ *Cinnamomum camphora*

Ci|o|ni|tis *f, pl* **-ti|den:** *Syn: Zäpfchenentzündung, Uvulitis, Staphylitis, Kionitis*; Entzündung des Gaumenzäpfchens; Ⓔ *inflammation of the uvula, uvulitis, staphylitis, cionitis*

ci|o|ni|tisch *adj*: *Syn: uvulitisch, staphylitisch*; Zäpfchenentzündung/Cionitis betreffend, von ihr betroffen oder gekennzeichnet; Ⓔ *relating to or marked by staphylitis, staphylitic, uvulitic*

cir|ca|di|an *adj*: *Syn: zirkadian*; über den ganzen Tag (verteilt), ungefähr 24 Stunden dauernd oder umfassend, tagesrhythmisch; Ⓔ *relating to a cycle of 24 hours, circadian*

Cir|cu|lus *m*: Kreis, Ring, kreis- oder ringförmige Formation; Ⓔ *circle, ring, circulus*

Circulus arteriosus: arterieller Anastomosenring; Ⓔ *arterial circle*

Circulus arteriosus cerebri: an der Gehirnbasis liegende Anastomose* von Arteria basilaris und Arteria carotis interna; Ⓔ *circle of Willis, arterial circle of cerebrum*

Circulus arteriosus iridis major: äußeres/ziliares Arteriengeflecht der Iris; Ⓔ *greater arterial circle of iris, major arterial circle of iris*

Circulus arteriosus iridis minor: inneres/pupilläres Arteriengeflecht der Iris; Ⓔ *lesser arterial circle of iris, minor arterial circle of iris*

Circulus vasculosus: Gefäßkranz; Ⓔ *vascular circle*

Circulus vasculosus nervi optici: *Syn: Haller-Gefäßkranz, Zinn-Gefäßkranz*; Arterienkranz an der Eintrittsstelle des Sehnervs in die Sklera; Ⓔ *circle of Zinn, circle of Haller, vascular circle of optic nerve*

Circum-, circum- *präf.*: Wortelement mit der Bedeutung „um...herum"; Ⓔ *around, circum-*

Cir|cum|fe|ren|tia *f*: Umkreis, (Kreis-)Umfang; Ausdehnung, Peripherie, Zirkumferenz; Ⓔ *circumference*

Cir|rho|no|sis *f, pl* **-ses:** ätiologisch ungeklärte, gold-gelbe Färbung von Pleura* und Peritoneum* bei Feten; Ⓔ *cirrhonosus*

Cirrhose cardiaque *f*. *Syn: Stauungsinduration der Leber*; durch eine Rechtsherzinsuffizienz* hervorgerufene Leberstauung mit Verbreiterung der Periportalsepten; keine Zirrhose im pathologisch-anatomischen Sinn; Ⓔ *cardiac liver, cardiac cirrhosis, congestive cirrhosis (of liver), cyanotic atrophy of liver, stasis cirrhosis (of liver), cardiocirrhosis, pseudocirrhosis*

Cir|rho|sis *f, pl* **-ses:** *Syn: Zirrhose*; chronisch-entzündliche, evtl. von Nekrose* begleitete Organerkrankung mit fortschreitender Verhärtung und Schrumpfung des Gewebes; Ⓔ *cirrhosis, fibroid induration, granular induration*

Cirrhosis alcoholica: *Syn: Alkoholzirrhose*; durch chronischen Alkoholabusus* hervorgerufene häufigste Form der Leberzirrhose*; Ⓔ *alcoholic cirrhosis*

Cirrhosis biliaris: *Syn: biliäre Zirrhose, biliäre Leberzirrhose*; von den Gallengängen ausgehende Leberzirrhose*; Ⓔ *biliary cirrhosis, Hanot's syndrome, Hanot's cirrhosis*

Cirrhosis hepatis: *Syn: Leberzirrhose; Zirrhose*; Oberbegriff für alle chronischen Lebererkrankungen, die durch Entzündung, Parenchymuntergang, Regeneration und Ausbildung von Bindegewebssepten zu einer Veränderung der Leberarchitektur und damit zu einer Beeinträchtigung von Durchblutung und Leberfunktion führen; Ⓔ *cirrhosis of liver, hepatic cirrhosis, liver cirrhosis, chronic interstitial hepatitis, hepatocirrhosis, cirrhosis*

Cirrhosis pigmentosa: *Syn: Pigmentzirrhose*; durch Einlagerung von Hämosiderin* hervorgerufene Leberzirrhose* bei Hämochromatose*; Ⓔ *pigment cirrhosis, pigmentary cirrhosis*

Cir|sek|to|mie *f*. Teilentfernung von Krampfadern; Ⓔ *cirsectomy*

Cir|so|ce|le *f*: → *Cirsozele*

Cir|som|phal|us *m*: *Syn: Medusenhaupt, Caput medusae*; Erweiterung und Schlängelung der Bauchdeckenvenen bei Abflussstörung im Pfortaderbereich; Ⓔ *Medusa's head, cirsomphalos, Cruveilhier's sign*

Cir|so|zel|le *f*. *Syn: Krampfaderbruch, Cirsocele, Varikozele, Hernia varicosa*; hochgradige Erweiterung und Schlängelung des Plexus* pampiniformis; Ⓔ *cirsocele, varicocele*

cis-Form *f*. *s.u. cis-trans Isomerie*; Ⓔ *cis configuration*

cis-Konfiguration *f*. **1.** Lage auf dem gleichen Chromosom **2.** cis-Form; *s.u. cis-trans Isomerie*; Ⓔ **1.** *cis configuration* **2.** *cis configuration*

Cis|pla|tin *nt*: Platinkomplex mit zytostatischer Wirkung; Ⓔ *cisplatin, cis-platinum, cis-diamminedichloroplatinum*

Cis|ter|na *f, pl* **-nae:** Flüssigkeitsreservoir, Zisterne; Ⓔ *cistern, cisterna*

Cisterna ambiens: liegt an der Seitenfläche des Hirnstiels [Pedunculus* cerebri]; bildet zusammen mit der Cisterna* pontocerebellaris und der Cisterna* interpeduncularis die sog. **hintere Basalzisterne**; Ⓔ *ambient cistern*

Cisterna basalis: *Syn: Basalzisterne*; zusammenfassende Bezeichnung für die Zisternen zwischen Hirnbasis und Schädelbasis vom Foramen* magnum bis zum Vorderrand der vorderen Schädelgrube*; das Dorsum* sellae unterteilt sie in eine **vordere** und **hintere Basalzisterne**; Ⓔ *basal cistern*

Cisterna caryothecae: → *Cisterna nucleolemmae*

Cisterna cerebellomedullaris posterior: *Syn: Cisterna magna*; größte Erweiterung des Subarachnoidalraums zwischen Kleinhirn* und verlängertem Mark*; typischer Ort für die Subokzipitalpunktion; Ⓔ *posterior cerebellomedullary cistern*

Cisterna cerebromedullaris lateralis: Zisterne zwischen Kleinhirn* und seitlichem Teil des verlängerten Marks*; Ⓔ *lateral cerebellomedullary cistern*

Cisterna chiasmatica: Zisterne im Bereich der Sehnervenkreuzung; Ⓔ *chiasmatic cistern, cistern of chiasma*

Cisterna chyli: Erweiterung am Zusammenfluss von Truncus* intestinalis und Trunci* lumbales; Ⓔ *chyle cistern, chylocyst, chyle bladder, Pecquet's cistern, Pecquet's reservoir*

Cisterna fossae lateralis cerebri: *Syn: Inselzisterne*; Zisterne im Raum zwischen Inselrinde* und operkularem Teil von Frontal-, Parietal- und Temporallappen; Ⓔ *cistern of lateral cerebral fossa*

Cisterna interpeduncularis: Zisterne im Bereich der Fossa interpeduncularis; Ⓔ *interpeduncular cistern*

Cisterna laminae terminalis: Zisterne oberhalb der Lamina terminalis; Ⓔ *cistern of lamina terminalis*

Cisterna lumbalis: Ausweitung des Subarachnoidalraums des Rückenmarks unterhalb des Conus* medullaris; enthält die Cauda* equina; bei der **Lumbalpunktion** wird eine Nadel zwischen den Dornfortsätzen der 3.–5. Lendenwirbel eingeführt und Liquor* cerebrospinalis aus der Cisterna lumbalis entnommen; Ⓔ *lumbal cistern*

Cisterna magna: → *Cisterna cerebellomedullaris posterior*

Cisterna nucleolemmae: *Syn: perinukleäre Zisterne, perinukleärer Spaltraum, Cisterna caryothecae*; Flüssigkeitsraum um den Zellkern; Ⓔ *cistern of nuclear envelope, perinuclear cistern/space*

Cisterna pericallosa: Zisterne neben dem Corpus* callosum; Ⓔ *pericallosal cistern*

Cisterna pontocerebellaris: Zisterne im Kleinhirn-Brückenwinkel; Ⓔ *pontocerebellar cistern*

Cisterna quadrigeminalis: *Syn: Cisterna venae magnae cerebri*; Zisterne zwischen Corpus* callosum und Thalamus*; umschließt die Venae* internae cerebri und die Vena* magna cerebri; Ⓔ *quadrigeminal cistern*

Cisternae subarachnoideae: *Syn: Subarachnoidalzisternen*; liquorhaltige Erweiterungen des Subarachnoidalraums; Ⓔ *subarachnoidal cisterns, subarachnoid cisterns, subarachnoidal sinuses*

Cisterna venae magnae cerebri: → *Cisterna quadrigeminalis*

cis-trans Isomerie *f*: *Syn: geometrische Isomerie*; Isomerie, bei der durch eine Doppelbindung getrennte Substituenten entweder auf derselben Seite des Moleküls [cis-Form] oder auf entgegengesetzten Seiten stehen [trans-Form]; Ⓔ *geometrical isomerism, cis-trans isomerism*

Cis|tron *nt*: Genabschnitt, der die Bildung eines Produktes [Protein, RNA] kodiert; Ⓔ *cistron*

Citr-, citr- *präf.*: → *Citro-*

Ci|trat *nt*: *Syn: Zitrat*; Salz der Citronensäure; Ⓔ *citrate*

Ci|trat|al|do|la|se *f*: → *Citratlyase*

Ci|trat|blut *nt*: *Syn: Zitratblut*; durch Citratzusatz ungerinnbar gemachtes Blut; Ⓔ *citrated blood*

Ci|trat|ly|a|se *f*: *Syn: Zitrataldolase, Zitratlyase, Citrataldolase*; die Spaltung von Citrat in Oxalacetat und Acetyl-CoA katalysierendes Enzym; wichtig für die Fettsäuresynthese; Ⓔ *citrate lyase, citrate aldolase, citridesmolase, citratase, citrase*

Ci|trat|plas|ma *nt*: *Syn: Zitratplasma*; durch Citratzusatz ungerinnbar gemachtes Plasma; Ⓔ *citrated plasma*

Citrat-Pyruvat-Zyklus *m*: *Syn: Zitrat-Pyruvat-Zyklus*; Mechanismus zum transmembranösen Transport von Acetyl-Resten und Elektronen während der Fettsäuresynthese; Ⓔ *citrate-pyruvate cycle*

Ci|trat|zy|klus *m*: *Syn: Krebs-Zyklus, Zitratzyklus, Zitronensäurezyklus, Tricarbonsäurezyklus, Citronensäurezyklus*; in den Mitochondrien der Zelle ablaufender Reaktionszyklus des Intermediärstoffwechsels; aus Kohlenhydraten, Eiweißen und Fettsäuren stammendes Acetyl-CoA wird oxidativ zur Energiegewinnung der Zelle abgebaut; Ⓔ *citric acid cycle*

Citro-, citro- *präf.*: Wortelement mit der Bedeutung „Zitrone"; Ⓔ *citrus, citro-*

Ci|tro|bac|ter *m*: gramnegatives Stäbchenbakterium; selten Erreger von Infektionen der Harn- oder der Atemwege und einer Säuglingsmeningitis; Ⓔ *Citrobacter*

Ci|tro|nen|säu|re *f*: *Syn: Zitronensäure, Acidum citricum*; Tricarbonsäure, wichtiges Zwischenprodukt des Intermediärstoffwechsels; Ⓔ *citric acid*

Citronensäurezyklus *m*: → *Citratzyklus*

Citrovorum-Faktor *m*: *Syn: N_{10}-Formyl-Tetrahydrofolsäure, Leukovorin, Leucovorin*; von Leuconostoc citrovorum gebildete aktive Form der Folsäure*; Ⓔ *citrovorum factor, leucovorin, folinic acid*

Ci|trul|lin *nt*: *Syn: Zitrullin*; in Tieren und Pflanzen [**Wassermelone, Citrullus vulgaris**] vorkommende Aminosäure, die im Harnstoffzyklus anfällt; Ⓔ *citrulline*

Ci|trul|lin|ä|mie *f*: *Syn: Argininbernsteinsäure-synthetasemangel*; autosomal-rezessive Enzymopathie*, die zur Anhäufung von Ammoniak im Körper führt; gekennzeichnet durch Erbrechen, epileptiforme Anfälle, geistige Retardierung und Gedeihstörung; Ⓔ *citrullinemia, citrullinuria*

Ci|trul|lin|u|rie *f*: erhöhte Citrullinausscheidung im Harn; oft gleichgesetzt mit Citrullinämie*; Ⓔ *citrullinuria*

Civatte-Krankheit *f*: *Syn: Kriegsmelanose, Riehl-Melanose, Riehl-Syndrom, Civatte-Poikilodermie, Melanosis toxica lichenoides*; ätiologisch ungeklärte, aus einer entzündlichen Fleckenbildung hervorgehende, grau-braune, flächenhafte Pigmentierung der Gesichtshaut; Ⓔ *Civatte's disease, poikiloderma of Civatte, Riehl's melanosis*

Civatte-Poikilodermie *f*: → *Civatte-Krankheit*

CK-BB *nt*: *s.u. Creatinkinase*; Ⓔ *CK-BB*

C-Ket|te *f*: *s.u. Proinsulin*; Ⓔ *C chain*

CK-MB *nt*: *s.u. Creatinkinase*; Ⓔ *CK-MB*

CK-MM *nt*: *s.u. Creatinkinase*; Ⓔ *CK-MM*

C3-Kon|ver|ta|se *f*: *Syn: 4-2-Enzym*; Schlüsselenzym der Komplementaktivierung, das sowohl bei der klassischen als auch der alternativen Aktivierung die Umwandlung von C3 in C3b katalysiert; Ⓔ *C3 convertase*

Cla|di|o|sis *f, pl* **-ses**: *Syn: Kladiose*; meist tiefe Mykose* durch Scopulariopsis; Ⓔ *cladiosis*

Cla|do|spo|ri|o|se *f*: *Syn: Cladosporiumerkrankung, Cladosporiosis*; durch Cladosporium*-Species hervorgerufene meist oberflächliche Mykose*; Ⓔ *cladosporiosis*

Cla|do|spo|ri|o|sis *f, pl* **-ses**: → *Cladosporiose*

Cla|do|spo|ri|um *nt*: Schimmelpilzgattung mit verschiedenen Erregern [**C. carrionii, C. mansoni, C. werneckii**] von Hautpilzerkrankungen; Ⓔ *Cladosporium*

Cla|do|spo|ri|um|er|kran|kung *f*: → *Cladosporiose*

Cla|pote|ment *nt*: Plätschergeräusch des Magens; Ⓔ *clapotage, clapotement*

Clarke-Säule *f*: *Syn: Clarke-Stilling-Säule, Stilling-Kern, Nucleus thoracicus, Columna thoracica*; Ganglienzellgruppe in der Hintersäule des Rückenmarks; Ⓔ *dorsal nucleus, thoracic column, thoracic nucleus, Clarke's column, Stilling column, Clarke's nucleus, dorsal nucleus of Clarke, Stilling's nucleus*

Clarke-Stilling-Säule *f*: → *Clarke-Säule*

Clauberg-Nährboden *m*: Nährboden zur Züchtung des Diphtherieerregers **Corynebacterium diphtheriae**; Ⓔ *Clauberg's medium, Clauberg's culture medium*

Clau|di|ca|tio *f, pl* **-ti|o|nes**: *Syn: Claudikation*; Hinken; Ⓔ *claudication, limping, lameness*

Claudicatio intermittens: *Syn: intermittierendes Hinken, Charcot-Syndrom, Schaufensterkrankheit, Angina cruris, Dysbasia intermittens/angiospastica*; durch eine periphere arterielle Durchblutungsstörung verursachte heftige Wadenschmerzen, die zu vorübergehendem Hinken führen oder den Patienten zum Stehenbleiben zwingen; Ⓔ *Charcot's syndrome, intermittent claudication (of the leg), angina cruris*

Claudicatio intermittens abdominalis: *Syn: Morbus Ortner, Ortner-Syndrom II, Angina abdominalis, Angina intestinalis*; kolikartige Leibschmerzen mit Symptomen des akuten Abdomens bei Einschränkung der Darmdurchblutung durch eine Arteriosklerose der Mesenterialgefäße; Ⓔ *abdominal angina, intestinal angina, Ortner's disease*

Claudicatio intermittens der Cauda equina: → *Claudicatio intermittens spinalis*

Claudicatio intermittens des Rückenmarks: → *Claudicatio intermittens spinalis*

Claudicatio intermittens spinalis: *Syn: Claudicatio intermittens des Rückenmarks, Claudicatio intermittens der Cauda equina*; durch Einengung des Spinalkanals hervorgerufene Symptomatik, die an eine Claudicatio intermittens erinnert; Ⓔ *intermittent claudication of the cauda equina, intermittent claudication of the spinal cord, pseudoclaudication*

Clau|di|ka|ti|on *f*: →*Claudicatio*

Claudius-Grube *f*: ***Syn:*** *Fossa ovarica*; flache Mulde in der Rückseite des breiten Mutterbandes [Ligamentum latum uteri], in der der Eierstock* liegt; Ⓔ *Claudius' fossa*

Claus|tro|pho|bie *f*: ***Syn:*** *Klaustrophobie*; Angst vor geschlossenen Räumen; oft gleichgesetzt mit Platzangst*; Ⓔ *irrational fear of being in a closed place, claustrophobia*

Cla|vi|ceps pur|pu|rea *f*: ***Syn:*** *Mutterkornpilz*; auf Gräsern, v.a. Roggen, wachsender Pilz, dessen sporenbildende Dauerform [**Mutterkorn, Secale cornutum**] zahlreiche Alkaloide [**Mutterkornalkaloide**] enthält; Ⓔ *Claviceps purpurea*

Cla|vi|cu|la *f, pl* **-lae**: ***Syn:*** *Schlüsselbein, Klavikel, Klavikula*; S-förmiger Knochen, der Schulterblatt und Brustbein verbindet; Ⓔ *clavicle, collar bone, clavicula*

Cla|vi|ko|to|mie *f*: ***Syn:*** *Kleidotomie*; Schlüsselbeindurchtrennung; Ⓔ *cleidorrhexis, cleidotomy, clavicotomy*

Cla|vu|lan|säu|re *f*: von **Streptomyces clavuligerus** gebildete Substanz, die die Empfindlichkeit von Bakterien gegen verschiedene Antibiotika erhöht; Ⓔ *clavulanic acid*

Cla|vus *m, pl* **-vi**: ***Syn:*** *Hühnerauge, Leichdorn, Klavus*; durch chronischen Druck hervorgerufene Hornverdickung mit zentralem Zapfen; Ⓔ *clavus, corn*

Clea|rance *f*: Bezeichnung für die Plasmamenge, die pro Zeiteinheit von einer bestimmten Substanzmenge gereinigt wird; Ⓔ *clearance*

renale Clearance: ***Syn:*** *Nierenclearance*; Klärleistung der Niere; Ⓔ *renal clearance*

Cleid-, cleid- *präf.*: Wortelement mit der Bedeutung „Schlüsselbein/Klavikula"; Ⓔ *clavicula, cleid-*

Click *m*: ***Syn:*** *Klick*; hochfrequenter Extraton des Herzens, z.B. zwischen I. und II. Herzton; Ⓔ *click*

Clifford-Syndrom *nt*: ***Syn:*** *Dysmaturitätssyndrom, Übertragungssyndrom, Überreifesyndrom, Ballantyne-Runge-Syndrom*; durch eine Übertragung des Säuglings hervorgerufene Störungen [reduziertes Fettpolster, Fehlen der Käseschmiere, Grünfärbung der Haut]; Ⓔ *Ballantyne-Runge syndrome, Clifford's syndrome*

Cli|mac|ter *m*: →*Climacterium*

Cli|mac|te|ri|um *nt*: ***Syn:*** *Klimakterium, Klimax, Wechseljahre der Frau, Climacter, Climax*; Übergangsphase von der vollen Geschlechtsreife zum Senium, die von Hitzewallungen, unregelmäßiger Menstruation, Stimmungsschwankungen, Schlafstörungen, Kreislaufbeschwerden u.ä. gekennzeichnet ist; Ⓔ *change of life, turn of life, climacteric, climacterium*

Climacterium praecox: ***Syn:*** *vorzeitiges Klimakterium*; vor dem 40. Lebensjahr einsetzendes Klimakterium; Ⓔ *precocious menopause, precocious climacteric*

Climacterium tardum: ***Syn:*** *verzögertes Klimakterium*; nach dem 58. Lebensjahr einsetzendes Klimakterium; Ⓔ *delayed menopause, delayed climacteric*

Climacterium virile: ***Syn:*** *Wechseljahre des Mannes*; durch das Absinken der Androgenbildung hervorgerufener Symptomenkomplex, der dem Klimakterium der Frau ähnelt; Ⓔ *male climacteric*

Cli|max *m, pl* **-ma|ces**: **1.** →*Climacterium* **2.** ***Syn:*** *Orgasmus, Klimax*; sexueller Höhepunkt **3.** Höhepunkt einer Krankheit; Ⓔ **1.** *change of life, turn of life, climacteric, climacterium* **2.** *orgasm, climax* **3.** *climax, crisis, acme*

Cli|to|ris *f, pl* **Cli|to|ri|des**: ***Syn:*** *Kitzler, Klitoris*; erektiles weibliches Sexualorgan am vorderen Ende der kleinen Schamlippen; Ⓔ *clitoris, nympha of Krause*

Cli|to|ri|tis *f, pl* **-ti|den**: ***Syn:*** *Klitorisentzündung, Klitoritis*; Entzündung der Clitoris; Ⓔ *clitoritis, clitoriditis*

cli|to|ri|tisch *adj*: Klitorisentzündung/Clitoritis betreffend, von ihr betroffen oder gekennzeichnet; Ⓔ *relating to or marked by clitoriditis*

Clo|a|ca *f*: ***Syn:*** *Kloake*; gemeinsame Endung von Darm- und Urogenitalkanal während der Embryonalentwicklung; Ⓔ *cloaca*

Clon *m*: **1.** genetisch identische Nachkommen einer Mutterzelle oder eines Organismus **2.** ***Syn:*** *Klon*; multiple Kopien eines Moleküls; Ⓔ **1.** *clone* **2.** *clone*

Clon|or|chi|a|sis *f, pl* **-ses**: ***Syn:*** *Klonorchiasis, Clonorchiose, Opisthorchiasis*; durch Leberegel [Clonorchis*, Opisthorchis*] hervorgerufene Erkrankung der Gallengänge, der Gallenblase und evtl. des Pankreasgangs; Ⓔ *clonorchiasis, clonorchiosis*

Clon|or|chi|o|se *f*: →*Clonorchiasis*

Clon|or|chis *m*: ***Syn:*** *Opisthorchis*; zu den Trematoden gehörige Gattung von Leberegeln; Ⓔ *Opisthorchis, Clonorchis*

Clonorchis sinensis: ***Syn:*** *Opisthorchis sinensis, chinesischer Leberegel*; in Ostasien vorkommender Saugwurm; Erreger der Clonorchiasis*; Ⓔ *Chinese liver fluke, Opisthorchis sinensis, Distoma sinensis, Clonorchis sinensis*

Clo|nus *m, pl* **-ni**: ***Syn:*** *Klonus*; rhythmisch krampfende Muskelkontraktion; Ⓔ *clonus, clonic spasm, clonospasm*

Clonus uteri: ***Syn:*** *Gebärmutterkrampf*; dicht aufeinanderfolgende krampfartige Wehen, die in einen Wehensturm übergehen können; Ⓔ *uterine clonus*

Cloquet-Drüse *f*: ***Syn:*** *Rosenmüller-Cloquet-Drüse, Rosenmüller-Drüse*; zu den tiefen Leistenlymphknoten gehöriger kleiner Lymphknoten unter dem Leistenband in der Lacuna vasorum; Ⓔ *Cloquet's node, Rosenmüller's (lymph) node*

Cloquet-Hernie *f*: ***Syn:*** *Hernia femoralis pectinea*; Schenkelhernie* mit dem Canalis* femoralis als Bruchpforte; Ⓔ *Cloquet's hernia, pectinal hernia*

Cloquet-Kanal *m*: ***Syn:*** *Canalis hyaloideus*; während der Embryonalperiode vorhandener kleiner Kanal für die Arteria* hyaloidea von der Papilla durch den Glaskörper zur Linse; Ⓔ *Cloquet's canal*

Clos|tri|die *f*: →*Clostridium*

Clostridien-Cellulitis *f*: durch Clostridien hervorgerufene Entzündung des Unterhautgewebes; Ⓔ *clostridial cellulitis*

Clos|tri|di|um *nt*: ***Syn:*** *Klostridie, Clostridie*; ubiquitär vorkommende, anaerobe, gramnegative Sporenbildner; Ⓔ *Clostridium*

Clostridium botulinum: ***Syn:*** *Botulinusbazillus, Bacillus botulinus*; peritrich begeißeltes Stäbchenbakterium, das ein extrem giftiges Ektotoxin [**Botulinustoxin**] bildet; Botulismus*-Erreger; Ⓔ *Clostridium botulinum, Bacillus botulinus*

Clostridium bubalorum Prévot: →*Clostridium novyi typ C*

Clostridium difficile: exotoxinbildendes Stäbchen [stabiles Enterotoxin **Toxin A** und hitzelabiles Zytotoxin **Toxin B**]; Erreger der Antibiotika-assoziierten Kolitis*; Ⓔ *Clostridium difficile*

Clostridium histolyticum: seltener, aber gefährlicher Gasbrand*-Erreger, der 9 verschiedene Toxine bilden kann; Ⓔ *Clostridium histolyticum*

Clostridium novyi: ***Syn:*** *Clostridium oedematiens*; in verschiedenen Subtypen vorkommender Gasbrand*-Erreger; Ⓔ *Clostridium novyi, Clostridium oedematiens*

Clostridium novyi typ C: ***Syn:*** *Clostridium bubalorum Prévot*; tierpathogener Subtyp von Clostridium* novyi; Ⓔ *Clostridium novyi type C*

Clostridium novyi typ B: ***Syn:*** *Bacillus gigas Zeissler*; tierpathogener Subtyp von Clostridium novyi; Ⓔ *Clostridium novyi type B*

Clostridium oedematiens: →*Clostridium novyi*

Clostridium perfringens: ***Syn:*** *Welch-Fränkel-Bazillus, Welch-Fränkel-Gasbrandbazillus, Fraenkel-Gasbazillus*; unbewegliches Stäbchen, das thermoresistente

Sporen bildet; häufigster Gasbrand*-Erreger; Ⓔ *Welch's bacillus, gas bacillus, Clostridium perfringens*

Clostridium septicum: *Syn: Pararauschbrandbazillus*; Gasbrand*-Erreger bei Tier und Mensch; Ⓔ *Ghon-Sachs bacillus, Sachs' bacillus, Clostridium septicum, Vibrio septicus*

Clostridium tetani: *Syn: Wundstarrkrampfbazillus, Wundstarrkrampferreger, Tetanusbazillus, Tetanuserreger, Plectridium tetani*; extrem widerstandsfähige [bis zu 100° feuchte Hitze] Sporen bildendes, bewegliches Stäbchen mit typischer **Trommelschlegelform**; bildet zwei Toxine, das neurotoxische **Tetanospasmin** und das hämolytische **Tetanolysin**; Ⓔ *Nicolaier's bacillus, tetanus bacillus, Clostridium tetani, Bacillus tetani*

Clot-observation-Test *m*: Globaltest zur Beurteilung der Gerinnungsfunktion des Blutes; Ⓔ *clot observation test*

Clo|tri|ma|zol *nt*: Antimykotikum* mit breiter Wirkung gegen Dermatophyten, Hefen und Schimmelpilze; Ⓔ *clotrimazole*

Clough-Richter-Syndrom *nt*: *Syn: Clough-Syndrom, Kältehämagglutinationskrankheit*; erworbene Bildung von Kältehämagglutininen mit Hämolyse* bei Temperaturerniedrigung; Ⓔ *Clough-Richter's syndrome*

Clough-Syndrom *nt*: →*Clough-Richter-Syndrom*

Clouston-Syndrom *nt*: *Syn: hidrotisch ektodermale Dysplasie*; autosomal-dominant vererbte Dermatose* ohne Schweißdrüsendysplasie; Ⓔ *hidrotic ectodermal dysplasia, Clouston's syndrome*

Clo|xa|cil|lin *nt*: gegen grampositive und gramnegative Keime wirkendes bakterizides Antibiotikum; Ⓔ *cloxacillin*

Clu|nes *pl*: *Syn: Nates*; Gesäß, Hinterbacken; Ⓔ *clunes, buttocks, nates*

cluster headache *nt*: *Syn: Cluster-Kopfschmerz, Bing-Horton-Syndrom, Bing-Horton-Neuralgie, Histaminkopfschmerz, Kephalgie, Erythroprosopalgie, Horton-Syndrom, Horton-Neuralgie, Cephalaea histaminica*; streng halbseitig auftretende Schmerzattacken im Augen-Stirn-Schläfen-Bereich mit Rötung des Auges, Tränenfluss und anderen Symptomen; Ⓔ *Horton's headache, Horton's disease, Horton's cephalgia, Horton's syndrome, Harris' migrainous neuralgia, erythroprosopalgia, histamine headache, histamine cephalalgia, migrainous neuralgia, cluster headache*

Cluster-Kopfschmerz *m*: →*cluster headache*

Clys|ma *nt*: *Syn: Klistier, Klysma*; Einlauf, Darmeinlauf; Ⓔ *clysma, clyster, enema*

CM-Gelenke *pl*: *Syn: Karpometakarpalgelenke, Articulationes carpometacarpales*; Gelenke zwischen Handwurzel- und Mittelhandknochen; Ⓔ *carpometacarpal articulations, carpometacarpal joints, metacarpocarpal joints, CMC joints*

CMV-Hepatitis *f*: durch das Cytomegalievirus* hervorgerufene Leberentzündung/Hepatitis*; Ⓔ *cytomegalovirus hepatitis*

CMV-Mononukleose *f*: *Syn: Zytomegalievirusmononukleose, Paul-Bunnel-negative infektiöse Mononukleose*; zum Zytomegalie-Syndrom* gehörende Speicheldrüsenentzündung, die nur schwer von der klassischen infektiösen Mononukleose* abgrenzbar ist; Ⓔ *cytomegalovirus mononucleosis*

Co-, co- *präf.*: Wortelement mit der Bedeutung „zusammen/verbunden"; Ⓔ *with, together, co-, con-, com-*

Co|a|gu|la|se *f*: *Syn: Koagulase*; eine Gerinnung bewirkendes Enzym; Ⓔ *coagulase*

Co|a|li|tio *f, pl* **-ti|o|nes**: angeborene Verschmelzung benachbarter Knochen; Ⓔ *fusion*

Co|arc|ta|tio *f, pl* **-ti|o|nes**: Verengung, Verengerung, Striktur, Koarktation; Ⓔ *coarctation*

Coarctatio aortae: →*Aortenisthmusstenose*

Coats-Syndrom *nt*: *Syn: Morbus Coats, Retinitis haemorrhagica externa, Retinitis exsudativa (externa)*; seltene, von angeborenen Gefäßanomalien begünstigte Netzhautschädigung mit grauweißem Exsudat; Ⓔ *Coats' disease, Coats' retinitis, external exudative retinopathy, exudative retinitis, exudative retinopathy*

Co|ba|la|min *nt*: *Syn: Kobalamin, Vitamin B_{12}*; Cobalthaltiges, in der Leber gespeichertes wasserlösliches Vitamin; ein Mangel führt langfristig zur Entwicklung einer perniziösen Anämie*; Ⓔ *cobalamin, extrinsic factor*

Co|balt *nt*: *Syn: Kobalt*; Schwermetall der Eisengruppe; essentielles Spurenelement; Zentralatom in Vitamin B_{12} [Cobalamin*]; **radioaktive Cobaltisotope** werden in der Strahlentherapie [**Cobaltbestrahlung**] eingesetzt; Ⓔ *cobalt*

Co|ca|blät|ter *pl*: das Rauchgift Cocain* enthaltende Blätter des südamerikanischen Cocastrauchs [**Erythroxylum coca**]; Ⓔ *coca, coca leaves*

Co|ca|in *nt*: *Syn: Kokain, Erythroxylin*; unter das Betäubungsmittelgesetz fallendes, in Cocablättern enthaltenes Alkaloid, das nur noch als Lokalanästhetikum verwendet wird; Ⓔ *cocain, cocaine, benzoylmethylecgonine*

Co|ca|i|ni|sie|rung *f*: *Syn: Kokainisierung*; lokale Anwendung einer Kokainlösung zur Schleimhautanästhesie; Ⓔ *cocainization*

Co|ca|i|nis|mus *m*: *Syn: Kokainismus*; chronische Kokainvergiftung; Kokainmissbrauch, Kokainabusus, Kokainabhängigkeit; Ⓔ *cocaine abusus, cocaine intoxication, cocainism*

Coc|ci|dia *pl*: *Syn: Kokzidien*; parasitäre Protozoen mit Generationswechsel und meist auch Wirtswechsel; leben zum Teil im Gewebe [Toxoplasma*], zum Teil im Blut [Plasmodium*] der Wirte; Ⓔ *Coccidia*

Coc|ci|di|o|i|des *m*: *Syn: Kokzidioidespilz*; Gattung dimorpher Pilze mit tier- und menschenpathogenen Arten; Ⓔ *Coccidioides*

Coccidioides immitis: *Syn: Blastomycoides immitis*; in Mittel- und Nordamerika vorkommender Erreger der Coccidioidomycose*; Ⓔ *Blastomycoides immitis, Coccidioides immitis, Blastomyces coccidioides*

Coccidioides-Mykose *f*: →*Coccidioidomycose*

Coc|ci|di|o|i|din *nt*: *Syn: Kokzidioidin*; für Intrakutantests verwendetes Vollantigen von Coccidioides* immitis; Ⓔ *coccidioidin*

Coc|ci|di|o|i|do|my|co|se *f*: *Syn: Wüstenfieber, Wüstenrheumatismus, Talfieber, Posadas-Mykose, kokzidioidales Granulom, Coccidioides-Mykose, Kokzidioidomykose, Granuloma coccidioides*; in den USA vorkommende, akut oder chronisch verlaufende, systemische Mykose* durch Coccidioides* immitis mit Lungenbefall und hämatogener Streuung in verschiedene Organe; Ⓔ *Posadas' mycosis, Posadas' disease, Posadas-Wernicke disease, California disease, coccidioidal granuloma, desert fever, coccidioidomycosis, coccidioidosis*

Coc|ci|di|o|sis *f, pl* **-ses**: *Syn: Kokzidienbefall, Kokzidiose*; durch Kokzidien* hervorgerufene meist mild verlaufende Erkrankung des Darmepithels; Ⓔ *coccidial disease, coccidiosis*

Coc|co|ba|cil|lus ducreyi *m*: *Syn: Ducrey-Streptobakterium, Haemophilus ducreyi, Streptobazillus des weichen Schankers*; Erreger des Ulcus* molle; Ⓔ *Ducrey's bacillus, Haemophilus ducreyi*

Coc|cus *m, pl* **-coc|ci**: *Syn: Kokke, Kokkus*; Bezeichnung für kugelförmige Bakterien, z.B. Staphylococcus*, Streptococcus*; Ⓔ *coccus*

Coccyg-, coccyg- *präf.*: →*Coccygo-*

Coc|cy|gea *pl*: *Syn: Steißbeinsegmente, Kokzygealsegmente, Pars coccygea medullae spinalis*; Steißbeinabschnitt des Rückenmarks; Ⓔ *coccygeal part of spinal cord, coccygeal segments of spinal cord*

coc|cy|ge|al *adj*: *Syn: kokzygeal*; Steißbein/Os coccygis betreffend; Ⓔ *relating to the coccyx, coccygeal*

Coccygo-, coccygo- *präf.*: Wortelement mit der Bedeutung „Steißbein/Coccyx"; Ⓔ *coccyx, coccygo-*

Coc|cy|go|dy|nie *f*: *Syn: Kokzygodynie*; Steißbeinschmerz; Ⓔ *pain in and around the coccyx, coccygodynia, coccyodynia, coccygalgia, coccydynia, coccyalgia*

Coc|cyx *f*: *Syn: Os coccygis*; Steißbein; Ⓔ *coccyx, tailbone, coccygeal bone*

Cochle-, cochle- *präf.*: Wortelement mit der Bedeutung „Schnecke/Cochlea"; Ⓔ *cochlea, cochle-*

Coch|lea *f*: *Syn: Gehörgangsschnecke, Schnecke, Kochlea*; die aus Schneckenspindel und Schneckenkanal bestehende Innenohrschnecke; Teil des Hörorgans; Ⓔ *cochlea*

Coch|le|ar im|plant *nt*: *Syn: Cochlearimplantat*; elektronisches Gerät zur Verbesserung der Innenohrschwerhörigkeit; Ⓔ *cochlear implant*

Coch|le|ar|im|plan|tat *nt*: →*Cochlear implant*

Coch|le|i|tis *f, pl* **-ti|den**: →*Cochlitis*

Coch|li|tis *f, pl* **-ti|den**: *Syn: Kochleitis, Cochleitis*; Entzündung der Innenohrschnecke; Ⓔ *inflammation of the cochlea, cochleitis, cochlitis*

coch|li|tisch *adj*: Cochlitis betreffend, von ihr betroffen oder gekennzeichnet; Ⓔ *relating to or marked by cochlitis, cochlitic*

Cockayne-Syndrom *nt*: autosomal-rezessive Entwicklungsstörung mit u.a. Kleinwuchs, Progenie*, Taubheit, Mikrozephalie*; Ⓔ *Cockayne's disease, Cockayne's syndrome*

Cockayne-Touraine-Syndrom *nt*: *Syn: Epidermolysis bullosa (hereditaria) dystrophica dominans, Epidermolysis bullosa hyperplastica*; autosomal-dominante Blasenbildung von Haut und Schleimhaut mit Narbenbildung; Ⓔ *Cockayne-Touraine syndrome, dominant epidermolysis bullosa dystrophica, hyperplastic epidermolysis bullosa dystrophica*

Cockett-Venen *pl*: Perforansvenen an der Wade; Ⓔ *Cockett's veins*

Code, ge|ne|ti|scher *m*: *Syn: genetischer Kode*; auf Basentripletts [**Codons**] beruhende Verschlüsselung der Erbinformation; Ⓔ *genetic code*

Co|de|in *nt*: *Syn: Kodein, Methylmorphin*; in Opium vorkommendes Morphinderivat mit antitussiver und analgetischer Wirkung; Ⓔ *codeine, methylmorphine, monomethylmorphine*

Codman-Tumor *m*: *Syn: Chondroblastom*; gutartige Geschwulst des Epiphysenknopels; Ⓔ *Codman's tumor, chondroblastoma, benign chondroblastoma*

Co|don *nt*: *s.u. Code, genetischer*; Ⓔ *codon*

Coe|li|o|to|mia *f*: operative Eröffnung der Bauchhöhle; Ⓔ *celiotomy*

Coeliotomia vaginalis: *Syn: Kolpozöliotomie*; transvaginale Eröffnung der Bauchhöhle; Ⓔ *colpoceliotomy, celiocolpotomy, vaginal celiotomy*

Coe|lo|ma *nt, pl* **-ma|ta**: *Syn: Zölom, Zölomhöhle, Coelom*; primäre Leibeshöhle des Embryos; Ⓔ *coelom, coeloma, celom, celoma, eucoelom*

Co|en|zym *nt*: *Syn: Koenzym*; niedermolekulare, organische Substanzen, die für die Wirkung eines Enzyms essentiell sind; locker gebundene Coenzyme werden als **Cosubstrate** bezeichnet, fest gebundene als **prosthetische Gruppe**; Ⓔ *coferment, coenzyme*

Coenzym A: in allen lebenden Zellen vorkommendes Coenzym der Acylierungsreaktion; Ⓔ *coenzyme A*

Coenzym Q: *Syn: Ubichinon*; in den Mitochondrien vorkommender Elektronenüberträger der Atmungskette; Ⓔ *ubiquinone, coenzym Q*

Coe|ru|lo|plas|min *nt*: *Syn: Zöruloplasmin, Zäruloplasmin, Caeruloplasmin, Ferroxidase I*; kupferbindendes und -transportierendes Eiweiß, das als Oxidase wirkt; Ⓔ *ceruloplasmin, ferroxidase*

Co|fak|tor *m*: *Syn: Kofaktor*; für die Wirkung eines Enzyms wichtige Substanz, die aber im Gegensatz zu Koenzymen nicht an das Enzym gebunden wird; Ⓔ *cofactor*

Cof|fe|in *nt*: *Syn: Koffein, Thein, Methyltheobromin, 1,3,7-Trimethylxanthin*; in verschiedenen Kaffee- und Teearten enthaltene Purinbase mit zentralstimulierender Wirkung; Ⓔ *methyltheobromine, trimethylxanthine, caffeine, caffein, guaranine*

Coffey-Mayo-Operation *f*: Umgehung der Blase durch Einpflanzung der Harnleiter in Sigma oder Rektum; Ⓔ *Coffey operation, Coffey ureterointestinal anastomosis*

CO-Hämoglobin *nt*: *Syn: Kohlenmonoxidhämoglobin, Carboxyhämoglobin*; durch Anlagerung von Kohlenmonoxid entstandenes hellrotes Hämoglobinderivat; Ⓔ *carbon monoxide hemoglobin, carboxyhemoglobin*

Cohn-Fraktionierung *f*: Aufteilung der Plasmaproteine in verschiedene Fraktionen; Ⓔ *Cohn's technique*

Co|hy|dra|se I *f*: →*Nicotinamid-adenin-dinucleotid*

CO-Intoxikation *f*: →*Kohlenmonoxidvergiftung*

Co|i|tus *m*: *Syn: Koitus*; Geschlechtsverkehr, Beischlaf; Ⓔ *copulation, sexual intercourse, sex act, sexual act, coitus, coition, venery*

Coitus condomatus: Geschlechtsverkehr unter Verwendung eines Kondoms; Ⓔ *intercourse with a condom*

Coitus interruptus: Unterbrechung des Geschlechtsverkehrs vor dem Samenerguss; Ⓔ *coitus interruptus, onanism, withdrawal*

Coitus oralis: *Syn: Fellatio*; Oralverkehr; Ⓔ *fellatio, fellation, fellatorism, oral coitus, oral intercourse*

Col|chi|cin *nt*: *Syn: Kolchizin, Colchicinum*; aus **Colchicum autumnale** [Herbstzeitlose] gewonnenes starkes Mitosegift; wird zur Gichtbehandlung und als Zytostatikum* verwendet; Ⓔ *colchicine*

Cold-pressure-Test *m*: *Syn: Hines-Brown-Test, CP-Test*; klinischer Test zur Beurteilung der Kreislaufregulation bei Kältebelastung; Ⓔ *Hines and Brown test, cold pressure test*

Co|le|cal|ci|fe|rol *nt*: →*Cholecalciferol*

Co|les|ty|ra|min *nt*: *Syn: Cholestyramin*; Anionenaustauscherharz, das im Darm Gallensäuren bindet; Ⓔ *colestyramine, cholestyramine*

Col-Faktor *m*: →*Colicinogen*

Coli-, coli- *präf.*: →*Colo-*

Co|li|bak|te|ri|en *pl*: *Syn: coliforme Bakterien, Kolibakterien*; Bezeichnung für physiologisch im Darm vorkommende gramnegative, stäbchenförmige Bakterien der Familie **Enterobacteriaceae**; Ⓔ *coliform bacteria, coliform, coliform bacilli*

Co|li|bak|te|ri|um *nt*: →*Escherichia coli*

Co|li|ba|zil|len|in|fek|ti|on *f*: →*Colibazillose*

Co|li|ba|zil|lo|se *f*: *Syn: Kolibazillose, Kolibazilleninfektion, Colibazilleninfektion*; Infektion mit Escherichia* coli; Ⓔ *colibacillosis*

Co|li|ba|zil|lus *m*: →*Escherichia coli*

Co|li|ca *f*: *Syn: Kolik*; intermittierende, krampfartige Schmerzen; Ⓔ *colic*

Colica hepatica: *Syn: Gallenkolik*; meist durch Gallensteine oder Gallenblasenentzündung hervorgerufene akute Symptomatik mit heftigen Schmerzen im rechten Oberbauch; Ⓔ *hepatic colic, gallstone colic*

Colica mucomembranacea: →*Colica mucosa*

Colica mucosa: *Syn: Colitis mucosa, Colica mucomembranacea*; von kolikartigen Anfällen und schleimhaltigen Stühlen gekennzeichnete, funktionelle Dickdarmstörung; oft gleichgesetzt mit Reizkolon*; Ⓔ *mucous colitis, myxomembranous colitis, mucocolitis*

Colica renalis: *Syn: Nierenkolik*; meist durch Nierensteine hervorgerufene Kolik; Ⓔ *nephric colic, nephrocolic, renal colic*

Co|li|cin *nt*: *Syn: Kolizin*; von Escherichia* coli und ähnlichen Bakterien gebildetes Bacteriocin*; Ⓔ *colicin*

Co|li|ci|no|gen *nt*: *Syn: Kolizinogen, Col-Faktor, kolizinogener/colicinogener Faktor*; Plasmide, die die Geninformation für die Bildung von Colicin durch Escherichia* coli übertragen; Ⓔ *colicinogen, colicin factor, colicinogenic factor*

Co|li|ci|no|ge|nie *f*: *Syn: Kolizinogenie*; (Fähigkeit zur) Colicinbildung; Ⓔ *colicinogeny*

co|li|form *adj*: an Escherichia* coli erinnernd, koliähnlich, koliform; Ⓔ *coliform*

Co|li|pha|ge *m*: *Syn: Koliphage*; Escherichia* coli befallender Bakteriophage*; Ⓔ *coliphage*

Co|lis|tin *nt*: *Syn: Polymyxin E*; von **Bacillus colistinus** und **Bacillus polymyxa** gebildetes Antibiotikum mit Wirkung gegen gramnegative Bakterien; Ⓔ *colistin, colimycin, polymyxin E*

Co|li|tis *f, pl* **-ti|den**: *Syn: Dickdarmentzündung, Kolonentzündung, Kolitis*; Schleimhautentzündung des Dickdarms; Ⓔ *inflammation of the colon, colonic inflammation, colonitis, colitis*

Antibiotika-assoziierte Colitis: *Syn: Antibiotika-assoziierte Kolitis, postantibiotische Enterokolitis*; nach Antibiotikaeinnahme auftretende oft pseudomembranöse (Dick-)Darmentzündung; Ⓔ *antibiotic-associated colitis, antibiotic-associated diarrhea, antibiotic-associated enterocolitis*

Colitis granulomatosa: *Syn: granulomatöse Kolitis*; granulomatöse Dickdarmentzündung; i.d.R. mit einer Enteritis* regionalis Crohn assoziiert; Ⓔ *granulomatous colitis*

Colitis gravis: → *Colitis ulcerosa*

Colitis haemorrhagica: *Syn: hämorrhagische Kolitis*; Dickdarmentzündung mit Blutentleerung; Ⓔ *hemorrhagic colitis*

Colitis ischaemica: *Syn: ischämische Kolitis*; durch eine Ischämie der Schleimhaut ausgelöste örtlich begrenzte Kolitis; Ⓔ *ischemic colitis*

Colitis mucosa: → *Colica mucosa*

Colitis pseudomembranacea: *Syn: pseudomembranöse Kolitis*; Antibiotika-assoziierte Colitis mit Bildung von Pseudomembranen; Ⓔ *necrotizing enterocolitis, pseudomembranous colitis, pseudomembranous enteritis, pseudomembranous enterocolitis*

Colitis regionalis: Enteritis* regionalis Crohn des Dickdarms; Ⓔ *transmural inflammatory disease of the colon, segmental colitis, regional colitis, granulomatous inflammatory disease of the colon*

Colitis ulcerosa: *Syn: Colitis gravis*; ätiologisch ungeklärte, chronisch rezidivierende Dickdarmentzündung mit Ulzerationen und pseudopolypösen Schleimhautinseln; Ⓔ *ulcerative colitis*

co|li|tisch *adj*: *Syn: kolitisch*; Dickdarmentzündung/Colitis betreffend, von ihr betroffen oder gekennzeichnet; Ⓔ *relating to or marked by colitis, colitic*

Co|li|to|xä|mie *f*: *Syn: Kolitoxämie*; durch enterotoxische Escherichia* coli-Arten verursachte Toxämie*; Ⓔ *colitoxemia*

Co|li|to|xi|ko|se *f*: *Syn: Kolitoxikose*; durch enterotoxische Escherichia* coli-Arten verursachte Toxikose*; Ⓔ *colitoxicosis*

Co|li|to|xin *nt*: *Syn: Kolitoxin*; von enterotoxischen Escherichia* coli-Arten gebildetes Toxin*; Ⓔ *colitoxin*

Colles-Band *nt*: *Syn: Ligamentum reflexum*; Abspaltung des Leistenbandes zum vorderen Blatt der Rektusscheide; Ⓔ *reflected ligament, reflex ligament of Gimbernat*

Colles-Fraktur *f*: typische Radiusfraktur 1–3 cm über dem Handgelenk; Ⓔ *Colles' fracture*

Col|li|cu|li|tis *f, pl* **-ti|den**: *Syn: Samenhügelentzündung, Kollikulitis*; Entzündung des Samenhügels/Colliculus seminalis; Ⓔ *inflammation around the colliculus seminalis, colliculitis, verumontanitis*

Col|li|cu|lus *m, pl* **-li**: kleiner Hügel oder Vorsprung; Ⓔ *colliculus*

Colliculus seminalis: *Syn: Samenhügel*; Vorwölbung der Harnröhre durch die Mündung von rechtem und linkem Ductus* ejaculatorius in den Prostataabschnittt; Ⓔ *seminal crest, seminal hillock, seminal colliculus, verumontanum*

Col|lo|di|um *nt*: *Syn: Kollodium*; leicht brennbare Lösung von Zellulosedinitrat in einer Äther-Alkohol-Mischung; hinterlässt beim Verdampfen ein festes Häutchen; Ⓔ *collodion, collodium*

Col|lum *nt, pl* **-la**: **1.** Hals, halsförmige Struktur; Zervix, Cervix, Kollum **2.** *Syn: Cervix uteri, Zervix, Collum*; Gebärmutterhals, Uterushals; Ⓔ **1.** *neck, collum; cervix* **2.** *cervix, cervix of uterus, neck of uterus, uterine neck, neck of womb*

Collum anatomicum humeri: *Syn: anatomischer Humerushals*; enge Stelle des Oberarmknochens direkt unter dem Kopf; Ⓔ *anatomical neck of humerus, true neck of humerus*

Collum chirurgicum humeri: *Syn: chirurgischer Humerushals*; unter dem anatomischer Humerushals liegender Bereich, der häufig Sitz einer Fraktur ist; Ⓔ *false neck of humerus, surgical neck of humerus*

Collum costae: Rippenhals; Ⓔ *neck of rib*

Collum femoris: Oberschenkelhals, Schenkelhals; Ⓔ *neck of femur, femoral neck, neck of thigh bone*

Collum fibulae: Wadenbeinhals; Ⓔ *neck of fibula*

Collum glandis penis: Ringfurche der Eichel; Ⓔ *neck of glans (penis)*

Collum mallei: *Syn: Hammerhals*; schmales Segment zwischen Hammergriff [Manubrium mallei] und Hammerkopf [Caput mallei]; Ⓔ *neck of malleus*

Collum mandibulae: Hals des Unterkieferköpfchens* [Processus condylaris mandibulae], auf dem oben der Gelenkkopf [Caput mandibulae] sitzt; Ⓔ *neck of mandible*

Collum pancreatis: *Syn: Pankreashals*; selten verwendeter Begriff für die Übergangszone von Kopf und Körper der Bauchspeicheldrüse; Ⓔ *neck of pancreas*

Collum radii: Radiushals; Ⓔ *neck of radius*

Collum scapulae: Schulterblatthals; Ⓔ *neck of scapula*

Collum tali: Talushals; Ⓔ *neck of talus, neck of ankle bone*

Collum vesicae: Blasenhals, Harnblasenhals; Ⓔ *neck of bladder*

Collum vesicae biliaris/felleae: Gallenblasenhals; Ⓔ *neck of gallbladder*

Col|lu|na|ri|um *nt*: Nasendusche, Nasenspülung; Ⓔ *nose wash, nasal douche, collunarium*

Col|lu|to|ri|um *nt*: Mundwasser; Ⓔ *collutory, collutorium, mouth wash*

Col|ly|ri|um *nt*: Augenwasser; Ⓔ *collyrium, eyewash, eye lotion*

Colo-, colo- *präf.*: Wortelement mit der Bedeutung „Dickdarm/Kolon"; Ⓔ *colic, colonic, colo-*

Co|lo|bom *nt*: *Syn: Kolobom*; angeborene oder erworbene Spaltbildung; Ⓔ *coloboma*

Co|lo|fi|xa|ti|on *f*: *Syn: Kolofixation*; Kolonanheftung, Kolonfixation; Ⓔ *colofixation*

Co|lon *nt*: *Syn: Grimmdarm, Kolon, Intestinum colon*; Hauptteil des Dickdarms, mit dem es oft gleichgesetzt wird; besteht aus 4 Abschnitten **Colon ascendens** [aufsteigendes Kolon], **Colon transversum** [Querkolon], **Colon descendens** [absteigendes Kolon] und **Colon sigmoideum** [Sigma]; Ⓔ *colon, segmented intestine*

Colon irritabile: *Syn: Kolonneurose, Reizkolon, irritables/spastisches Kolon, Colon spasticum*; durch ein Reihe von Faktoren [postinfektös, allergisch, psychogen] hervorgerufene Stuhlregulationsstörung; auffällig sind krampfartige Leibschmerzen, Durchfälle (meist abwechselnd mit Verstopfung), Völlegefühl und Blähungen; Ⓔ *irritable bowel, irritable bowel syndrome, irritable colon, irritable colon syndrome, spastic colon*

Colon spasticum: → *Colon irritabile*

Colony-stimulating-Faktor *m*: *Syn: kolonie-stimulierender Faktor*; Oberbegriff für von verschiedenen Zellen gebildete hämopoetische Wachstumsfaktoren, die für die Proliferation von Vorläuferzellen unabdingbar sind; Ⓔ *colony-stimulating factor*

Collolpelxia *f*: *Syn: Kolopexie*; operative Kolonanheftung; Ⓔ *colopexy, colopexia*

Collolptolsis *f, pl* **-ses**: *Syn: Dickdarmsenkung, Kolonsenkung, Koloptose*; v.a. das Colon* transversum betreffende Senkung des Dickdarms; meist im Rahmen einer Enteroptose*; Ⓔ *coloptosis, coloptosia, coleoptosis*

Colorado tick fever-Virus *nt*: → *Colorado-Zeckenfiebervirus*

Colorado-Zeckenfieber *nt*: *Syn: amerikanisches Gebirgszeckenfieber*; meist mild verlaufende, durch Zecken übertragene Erkrankung durch das Colorado-Zeckenfiebervirus*; Ⓔ *Colorado tick fever, mountain tick fever, tick fever*

Colorado-Zeckenfiebervirus *nt*: *Syn: Colorado tick fever-Virus, CTF-Virus*; durch die Schildzecke **Dermacentor andersoni** übertragenes Arbovirus; Erreger des Colorado-Zeckenfiebers*; Ⓔ *Colorado tick fever virus, CTF virus*

Collolrilmeltrie *f*: *Syn: Kolorimetrie, kolorimetrische Analyse*; quantitative Bestimmung gelöster Substanzen durch Messung der Farbstärke gegen Vergleichslösungen; Ⓔ *colorimetric analysis, colorimetry*

color index *nt*: → *Färbeindex*

Collosltrum *nt*: *Syn: Vormilch, Kolostrum*; schon während der Schwangerschaft gebildete Milch, die nach der Geburt durch reife Muttermilch ersetzt wird; Ⓔ *foremilk, colostrum*

Colp-, colp- *präf.*: → *Kolpo-*

Collpiltis *f, pl* **-tilden**: *Syn: Scheidenentzündung, Kolpitis, Vaginitis*; Entzündung der Scheide/Vagina; Ⓔ *vaginitis, colpitis, coleitis*

Collporlrhalphia *f*: **1.** Scheidennaht, Vaginalnaht **2.** *Syn: Kolporrhaphie*; Scheidenraffung; Ⓔ **1.** *colporrhaphy* **2.** *colporrhaphy*

Collumlna *f, pl* **-nae**: Säule, Pfeiler; säulenförmige Struktur; Ⓔ *column, columna*

Columnae anales: *Syn: Analsäulen, Morgagni-Papillen, Analpapillen*; Längsfalten der Mastdarmschleimhaut; Ⓔ *mucous folds of rectum, anal columns, rectal columns, columns of Morgagni*

Columna anterior: *Syn: Vordersäule*; im Rückenmarksquerschnitt als **Vorderhorn** [Cornu anterius] imponierender, zipfelförmiger Teil der grauen Rückenmarkssubstanz*; enthält motorische Vorderhornzellen; Ⓔ *anterior column (of spinal cord), ventral column (of spinal cord), anterior gray column (of spinal cord)*

Columna fornicis: *Syn: Gewölbesäule, Gewölbepfeiler, Fornixsäule, Fornixpfeiler*; paarige Teile des Fornix*, deren Fasern vor [**Fibrae precommissurales**] oder hinter [**Fibrae postcommissurales**] der Fornixkommissur [Commissura* fornicis] verlaufen; Ⓔ *fornix column*

Columnae griseae medullae spinalis: Säulen der grauen (Rückenmarks-)Substanz; Ⓔ *gray columns*

Columna intermedia: *Syn: Seitensäule*; von C_8–L_{1-2} reichendes kleines Horn der grauen Rückenmarkssubstanz [Substantia* grisea]; enthält vorwiegend vegetative Kerngebiete; Ⓔ *intermediate column*

Columna posterior: *Syn: Hintersäule*; von den Hinterhörnern der grauen Rückenmarkssubstanz [Substantia* grisea] gebildete Säule, die sensible Nervenzellen enthält; Ⓔ *posterior column of spinal cord*

Columnae renales: *Syn: Bertin-Säulen*; die Nierenpyramiden umschließende Rindensubstanz; Ⓔ *renal columns, columns of Bertin*

Columnae rugarum: Längswülste der Scheidenwand; Ⓔ *vaginal columns, columns of vaginal rugae*

Columna thoracica: *Syn: Clarke-Säule, Clarke-Stilling-Säule, Stilling-Kern, Nucleus thoracicus*; Ganglienzellgruppe in der Hintersäule des Rückenmarks; Ⓔ *dorsal nucleus, thoracic column, thoracic nucleus, Clarke's column, Stilling column, Clarke's nucleus, dorsal nucleus of Clarke, Stilling's nucleus*

Columna vertebralis: *Syn: Rückgrat, Wirbelsäule*; die aus Hals-, Brust-, Lendenwirbel, Kreuz- und Steißbein bestehende Wirbelsäule; Ⓔ *vertebral column, spine, dorsal spine, spinal column, vertebrarium, rachis, backbone, back bone*

Com-, com- *präf.*: Wortelement mit der Bedeutung „zusammen/verbunden"; Ⓔ *with, together, co-, con-, com-*

Colma *nt, pl* **-malta**: **1.** *Syn: Koma*; tiefe Bewusstlosigkeit **2.** *Syn: Koma*; Asymmetriefehler, Linsenfehler; Ⓔ **1.** *coma* **2.** *coma*

Coma alcoholicum: Koma bei Alkoholvergiftung; Ⓔ *alcoholic coma*

Coma apoplecticum: Koma nach einem Schlaganfall; Ⓔ *apoplectic coma*

Coma basedowicum: *Syn: thyreotoxisches Koma, Basedow-Koma*; sich aus einer thyreotoxischen Krise entwickelndes Koma; Ⓔ *thyrotoxic coma*

Coma cerebrale: *Syn: zerebrales Koma*; durch einen Prozess im Großhirn ausgelöstes Koma, z.B. Coma apoplecticum; Ⓔ *cerebral coma*

Coma diabeticum: *Syn: diabetisches/hyperglykämisches Koma, Kussmaul-Koma, Coma hyperglycaemicum*; durch einen entgleisten Diabetes* mellitus verursachtes Koma mit Hyperglykämie*, Hyperketonämie* und Kussmaul-Atmung*; Ⓔ *Kussmaul's coma, diabetic coma*

Coma hepaticum: *Syn: Leberkoma, hepatisches Koma*; durch eine Störung der Leberfunktion hervorgerufenes Koma; Ⓔ *hepatic coma*

Coma hyperglycaemicum: → *Coma diabeticum*

Coma hyperosmolare: *Syn: hyperosmolares Koma*; durch eine Hyperosmolarität* des Blutes verursachtes Koma, z.B. bei diabetischem Koma; Ⓔ *hyperosmolar nonketotic coma*

Coma hypoglycaemicum: *Syn: hypoglykämisches Koma, hypoglykämischer Schock*; komatöser Zustand bei Hypoglykämie*; Ⓔ *hypoglycemic coma*

Coma uraemicum: *Syn: urämisches Koma*; komatöser Zustand bei Urämie*; Ⓔ *uremic coma*

Comlbuslltio *f, pl* **-tiolnes**: *Syn: Brandwunde, Verbrennung*; Gewebeschädigung durch externe oder interne Hitzeeinwirkung; Verlauf und Prognose hängen vom Grad der Verbrennung und der Größe der verbrannten Körperoberfläche ab; Ⓔ *burn, burn wound*

Comleldo *m, pl* **-dolnes**: *Syn: Komedo, Mitesser*; mit Talg und Keratin gefüllter, erweiterter Haarfollikel; Ⓔ *comedo, blackhead*

Comlmislsulra *f, pl* **-rae**: Naht, Verbindung(sstelle), Kommissur; Ⓔ *commissure, commissura*

Commissura alba: dünner Streifen weißer Rückenmarkssubstanz [Substantia* alba], der vor bzw. hinter der Commissura* grisea verläuft; Ⓔ *white commissure of spinal cord*

Commissura anterior: *Syn: vordere Kommissur*; von Kommissurenfasern gebildeter Strang, der vordere und mittlere Teile der Schläfenlappen und kleinere Bereiche der Stirnlappen miteinander verbindet; Ⓔ *anterior commissure*

Commissura bulborum vestibuli: Hautbogen über dem Bulbus vestibuli; Ⓔ *commissure of vestibular bulb*

Commissura cerebelli: Kommissur zwischen den

C

Kleinhirnstielen; Ⓔ *commissure of cerebellum*
Commissura colliculi inferioris: Kommissur zwischen rechtem und linkem Colliculus inferior; Ⓔ *commissure of inferior colliculi*
Commissura colliculi superioris: Kommissur zwischen rechtem und linkem Colliculus superior; Ⓔ *commissure of superior colliculi*
Commissura epithalamica: *Syn: hintere Kommissur, Commissura posterior*; die Kerne des Mittelhirns verbindende Kommissur; enthält u.a. die Bahnen für die Lichtreflexe der Pupille; Ⓔ *epithalamic commissure*
Commissura fornicis: *Syn: Fornixkommissur*; linken und rechten Fornix* verbindende Kommissur; Ⓔ *commissure of fornix*
Commissura grisea: die linke und rechte Hälfte der grauen Rückenmarkssubstanz [Substantia* grisea] verbindende Kommissur; in ihrer Mitte liegt der Zentralkanal des Rückenmarks [Canalis* centralis]; Ⓔ *gray commissure*
Commissura grisea anterior medullae spinalis: dünne Schicht von grauer Rückenmarkssubstanz [Substantia* grisea] vor dem Zentralkanal des Rückenmarks [Canalis* centralis]; Ⓔ *anterior gray commissure*
Commissura grisea posterior medullae spinalis: dünne Schicht von grauer Rückenmarkssubstanz [Substantia* grisea] hinter dem Zentralkanal des Rückenmarks [Canalis* centralis]; Ⓔ *posterior gray commissure*
Commissura habenularum: Kommissur, die im Epithalamus* die beiden Habenulae verbindet; Ⓔ *habenular commissure*
Commissura hippocampi: *Syn: Hippocampuskommissur*; hippokampale Kommissurenfasern, die die beiden Hemisphären verbinden; Ⓔ *hippocampal commissure*
Commissura labiorum anterior: vordere Verbindung der großen Schamlippen; Ⓔ *anterior commissure of labia*
Commissura labiorum oris: Verbindung von Ober- und Unterlippe im Mundwinkel; Ⓔ *commissure of lips*
Commissura labiorum posterior: hintere Verbindung der großen Schamlippen; Ⓔ *posterior commissure of labia*
Commissura lateralis palpebrarum: äußere/seitliche Augenlidkommissur; Ⓔ *lateral commissure of eyelid, temporal commissure of eyelid, lateral palpebral commissure*
Commissura medialis palpebrarum: innere/mediale Augenlidkommissur; Ⓔ *medial palpebral commissure, medial commissure of eyelid, nasal commissure of eyelid*
Commissura posterior: → *Commissura epithalamica*
Commissura prostatae: *Syn: Prostataisthmus, Isthmus prostatae*; die beiden Seitenlappen [Lobi* prostatae dexter et sinister] verbindender Mittelteil der Vorsteherdrüse [Prostata*]; Ⓔ *isthmus of prostate*
Commissura supraoptica dorsalis: weiße Kommissurenfasern hinter der Sehnervenkreuzung [Chiasma* opticum] im Hypothalamus*; Ⓔ *superior supraoptic commissure*
Commissura supraoptica ventralis: weiße Kommissurenfasern vor der Sehnervenkreuzung [Chiasma* opticum] im Hypothalamus*; Ⓔ *ventral supraoptic commissure*
Commissura valvularum semilunarium valvae aortae: *Syn: Klappenkommissur der Aortenklappe*; Kommissur am Übergang der Seitenränder der Taschenklappen der Aortenklappe; Ⓔ *commissure of semilunar valves of aortic valve*
Commissura valvularum semilunarium valvae trunci pulmonalis: *Syn: Klappenkommissur der Pulmonalklappe*; Kommissur am Übergang der Seitenränder der Taschenklappen der Pulmonalklappe; Ⓔ *commissure of semilunar valves of pulmonary valve*

Common-cold-Viren *pl*: *Syn: Schnupfenviren, CC-Viren, Rhinoviren*; Schnupfen-verursachende RNA-Viren; Ⓔ *cold viruses, common cold viruses*

Com|mo|tio *f, pl* **-ti|o|nes:** *Syn: Kommotion*; Organerschütterung durch eine stumpfe Gewalteinwirkung; Ⓔ *concussion, commotio*
Commotio cerebri: *Syn: Gehirnerschütterung, Kommotionssyndrom*; vollständig reversible, vorübergehende Einschränkung der Hirnfunktion nach einem Trauma; Ⓔ *cerebral concussion, brain concussion, commotion*
Commotio medullae spinalis: *Syn: Commotio spinalis, Rückenmarkserschütterung*; vorübergehende, komplette oder inkomplette Querschnittssymptomatik bei stumpfer Gewalteinwirkung auf das Rückenmark; Ⓔ *spinal concussion, concussion of the spinal cord*
Commotio retinae: *Syn: Berlin-Netzhautödem, Berlin-Netzhauttrübung*; durch eine Augapfelprellung verursachte vorübergehende Netzhauttrübung; Ⓔ *concussion of the retina, Berlin's disease*
Commotio spinalis: → *Commotio medullae spinalis*

Com|pac|ta *f*: *Syn: Kompakta, Lamina compacta, Pars compacta, Stratum compactum endometrii*; oberflächliche kompakte Schicht des Stratum* functionale endometrii; Ⓔ *compact layer of endometrium, compacta*

Com|pli|ance *f*: **1.** Bereitschaft des Patienten zur Mit- und Zusammenarbeit **2.** Weitbarkeit, Dehnbarkeit von Hohlorganen oder Hohlräumen **3.** → *pulmonale Compliance*; Ⓔ **1.–3.** *compliance*
pulmonale Compliance: *Syn: Compliance*; Dehnbarkeit von Lunge und Thorax; je nach Art der Messung unterscheidet man **dynamische, statische** und **spezifische** Compliance; Ⓔ *pulmonary compliance*

composite graft *nt*: → *Mehrorgantransplantat*

Com|po|si|tum *nt, pl* **-ta:** → *Kombinationspräparat*

Com|pres|sio *f, pl* **-si|o|nes:** Zusammenpressen, Zusammendrücken, Kompression; Ⓔ *compression*
Compressio cerebri: *Syn: Hirnkompression, Hirnquetschung*; durch intra- oder extrakranielle Prozesse hervorgerufene Kompression und Schädigung von Hirngewebe; Ⓔ *cerebral compression, compression of the brain*

Com|pu|ter|to|mo|gra|fie, -gra|phie *f*: *Syn: CT-Technik*; computergesteuertes, bildgebendes Schichtaufnahmeverfahren* mit oder ohne Verwendung von Kontrastmittel; Ⓔ *computed tomography, computerized axial tomography, computer-assisted tomography, computerized tomography*

com|pu|ter|to|mo|gra|fisch *adj*: Computertomografie betreffend, mittels Computertomografie; Ⓔ *computed tomographic*

Com|pu|ter|to|mo|gramm *nt*: bei der Computertomografie gewonnenes Bild; Ⓔ *CT image*

Con-, con- *präf.*: Wortelement mit der Bedeutung „zusammen/verbunden"; Ⓔ *with, together, co-, con-, com-*

Con|cep|tio *f, pl* **-ti|o|nes:** *Syn: Konzeption*; Empfängnis, Befruchtung; Ⓔ *conception*

Con|cha *f, pl* **-chae:** Muschel, muschelförmige Struktur; Ⓔ *concha, shell*
Concha auriculae: Ohrmuschel; Ⓔ *concha of auricle, concha of ear, ear concha*
Concha nasalis: *Syn: Nasenmuschel*; muschelförmiger mit Schleimhaut überzogener Fortsatz der Nasenwand; Ⓔ *turbinate bone, nasal concha, turbinate*
Concha nasalis inferior: *Syn: untere Nasenmuschel, Concha nasi inferior*; eigenständiger, von Schleimhaut überzogener Knochen, der mittleren und unteren Nasengang* trennt; Ⓔ *inferior nasal concha*
Concha nasalis media: *Syn: mittlere Nasenmuschel, Concha nasi medius*; vom Siebbein [Os* ethmoidale] ausgehende Nasenmuschel, die den mittleren Nasen-

Tab. 8. Typische Anwendungen der Computertomographie

Trauma	Unfalldiagnostik im gesamten Körper
Kopf-Hals	akutes nicht-traumatisches neurologisches Defizit (Blutung, Infarkt), akutes kraniozerebrales Trauma mit neurologischen Symptomen, Trauma der Schädelbasis, akuter Kopfschmerz mit Meningismus, akute Bewusstseinsstörung
Spinalkanal	spinales Trauma
Hals-Nasen-Ohren	kraniofaziales Skelett, Tumorverdacht im Rachen oder Kehlkopf
Augenheilkunde	intraokulärer Fremdkörper, Tränennasengang
Thoraxorgane	Thoraxwand: Verdacht auf Tumor Pleura: Verdacht auf Tumor oder Entzündung Lunge: Verletzungen, Gewebeveränderungen, Verkalkungen, Tumor, Metastasen, Lungenentzündung, Erweiterung der Bronchialäste zentrales tracheobronchiales System: Gefäßanomalien
Herz-Kreislauf-System	Aorta: Dissektion, Aneurysma
Bewegungsapparat	Knochen: CT-geführte Biopsie Hüftgelenk: Frakturen, Operationsplanung
Gastroenterologie	Pankreas: Entzündungen Verdauungstrakt: Tumordiagnostik und Staging

gang* nach oben abgrenzt; Ⓔ *middle nasal concha*

Concha nasalis superior: ***Syn:*** *obere Nasenmuschel, Concha nasi superior*; vom Siebbein [Os* ethmoidale] entspringende Nasenmuschel, unter der der obere Nasengang* verläuft; Ⓔ *superior nasal concha*

Concha nasalis suprema: ***Syn:*** *oberste Nasenmuschel, Concha nasi suprema*; inkonstante Nasenmuschel, die hinten oben über der oberen Nasenmuschel vom Siebbein [Os* ethmoidale] entspringt; Ⓔ *supreme nasal concha*

Concha nasi inferior: → *Concha nasalis inferior*

Concha nasi media: → *Concha nasalis media*

Concha nasi superior: → *Concha nasalis superior*

Concha nasi suprema: → *Concha nasalis suprema*

Concha sphenoidalis: dünne, dreieckige Knochenlamelle, die die Rückseite des Sinus* sphenoidalis fast vollständig bedeckt; Ⓔ *sphenoidal concha*

Con|chi|tis *f, pl* **-ti|den:** ***Syn:*** *Conchaentzündung, Konchitis*; Entzündung einer Nasenmuschel oder der Ohrmuschel; Ⓔ *inflammation of a concha, conchitis*

Con|cre|tio *f, pl* **-ti|o|nes:** Zusammenwachsen, Verwachsung von Organen oder Organteilen; Ⓔ *concretion, concretio*

Concretio pericardii: Verwachsung der Herzbeutelblätter bei chronischer Perikarditis*; Ⓔ *pericardial concretion*

Con|cus|sio *f, pl* **-si|o|nes:** Erschütterung; Ⓔ *concussion*

Con|duit *m/nt*: künstlich angelegter, kanalförmiger Ausgang; Ⓔ *conduit*

Condyl-, condyl- *präf.:* → *Condylo-*

Condylo-, condylo- *präf.:* Wortelement mit der Bedeutung „Knöchel/Kondylus"; Ⓔ *condyle, condylo-*

Con|dy|lo|ma *nt, pl* **-ma|ta:** ***Syn:*** *Kondylom*; warzen- oder papillenförmige Hyperplasie von Plattenepithel; Ⓔ *condyloma*

Condyloma acuminatum: ***Syn:*** *Feigwarze, Feuchtwarze, spitzes Kondylom, Papilloma acuminatum/venereum*; meist durch Geschlechtsverkehr übertragene Viruserkrankung mit Ausbildung spitzer, warzenartiger Papillome im Genitalbereich; Ⓔ *acuminate wart, fig wart, genital wart, moist wart, venereal wart, moist papule, acuminate condyloma, pointed condyloma, pointed wart*

Condylomata gigantea: ***Syn:*** *Buschke-Löwenstein-Tumor, Buschke-Löwenstein-Kondylom*; ausgedehnte Condylomata acuminata mit destruierendem Wachstum (Perforation der Urethra, Fensterung der Vorhaut); Ⓔ *Buschke-Löwenstein tumor, giant condyloma (acuminatum)*

Condyloma latum: ***Syn:*** *breites Kondylom, Condyloma syphiliticum*; im Sekundärstadium der Syphilis* auftretende, breite Papeln in den Hautfalten und im Anogenitalbereich; Ⓔ *flat condyloma, broad condyloma, moist papule, mucous papule, syphilitic condyloma*

Condyloma syphiliticum: → *Condyloma latum*

Con|dy|lus *m, pl* **-li:** ***Syn:*** *Kondyle*; Gelenkkopf, Knochenende; Ⓔ *condyle, condylus*

Condylus humeri: ***Syn:*** *Humeruskondyle*; Gelenkkopf am unteren Ende des Oberarmknochens für das Ellenbogengelenk; Ⓔ *condyle of humerus*

Condylus lateralis femoris: äußere/laterale/fibulare Kondyle am unteren Femurende für das Kniegelenk; Ⓔ *lateral condyle of femur, external condyle of femur, fibular condyle of femur*

Condylus lateralis tibiae: äußere/laterale Kondyle am oberen Tibiakopf für das Kniegelenk; Ⓔ *lateral condyle of tibia, external condyle of tibia*

Condylus mandibulae: → *Caput mandibulae*

Condylus medialis femoris: innere/mediale/tibiale Kondyle am unteren Femurende für das Kniegelenk; Ⓔ *medial condyle of femur, internal condyle of femur, tibial condyle of femur*

Condylus medialis tibiae: innere/mediale/tibiale am oberen Tibiakopf für das Kniegelenk; Ⓔ *medial condyle of tibia, internal condyle of tibia*

Condylus occipitalis: ***Syn:*** *Hinterhauptskondyle*; Gelenkkopf des Hinterhauptsbeines für das Atlantookzipitalgelenk; Ⓔ *occipital condyle*

Con|fa|bu|la|tio *f, pl* **-ti|o|nes:** ***Syn:*** *Konfabulation*; Ausfüllung von Gedächtnislücken durch erfundene Vorgänge; Ⓔ *confabulation*

Con|flu|ens *f:* ***Syn:*** *Konflux, Konfluenz*; Zusammenfließen, Zusammenfluss; Ⓔ *confluence, confluens*

Confluens sinuum: Zusammenfluss der Hirnsinus am Hinterhaupt; Ⓔ *confluence of sinuses, torcular herophili*

Con|ge|la|tio *f, pl* **-ti|o|nes:** ***Syn:*** *Erfrierung, Kongelation*; lokale Gewebeschädigung durch Kälteeinwirkung; Ⓔ *congelation, frostbite, pagoplexia, perfrigeration*

Con|ges|tio *f, pl* **-ti|o|nes:** ***Syn:*** *Kongestion*; Stauung, Blutstauung; Ⓔ *congestion*

Con|glu|ti|na|tio *f, pl* **-ti|o|nes:** ***Syn:*** *Konglutination*; durch Konglutinine* verursachte Zusammenballung von roten Blutkörperchen; Ⓔ *conglutination*

Coni-, coni- *präf.:* → *Conio-*

Co|ni|di|um *nt, pl* **-dia:** ***Syn:*** *Konidie, Konidiospore*; asexuelle Spore als Nebenfruchtform bei Pilzen; Ⓔ *conidium*

Co|ni|in *nt*: →*Cicutin*

Co|ni|i|num *nt*: →*Cicutin*

Conio-, conio- *präf.*: Wortelement mit der Bedeutung „Staub"; Ⓔ *dust, conio-*

Co|ni|o|fi|bro|sis *f, pl* **-ses**: *Syn: Koniofibrose*; Bezeichnung für Pneumokoniosen* mit überwiegender Fibrosierung des interstitiellen Lungengewebes; Ⓔ *coniofibrosis*

Co|ni|o|spo|ri|um *nt*: *s.u. Koniosporose*; Ⓔ *Coniosporium*

Con|ju|ga|ta *f*: *Syn: Diameter conjugata*; Beckenlängsdurchmesser; Ⓔ *conjugate diameter, conjugate, conjugate of pelvis, conjugate diameter of pelvis*

Con|junc|ti|va *f*: *Syn: Bindehaut, Konjunktiva, Tunica conjunctiva*; Bindehaut des Auges; Ⓔ *conjunctiva*

Con|junc|ti|vi|tis *f, pl* **-ti|den**: *Syn: Bindehautentzündung, Konjunktivitis*; Entzündung der Augenbindehaut; Ⓔ *inflammation of conjunctiva, conjunctivitis, blennophthalmia*

Conjunctivitis actinica: *Syn: Conjunctivitis photoelectrica, Keratoconjunctivitis photoelectrica, Ophthalmia photoelectrica*; Bindehautentzündung (mit Beteiligung der Hornhaut) durch energiereiche Strahlung; Ⓔ *actinic conjunctivitis, arc-flash conjunctivitis, electric ophthalmia, flash ophthalmia, flash keratoconjunctivitis, ultraviolet keratoconjunctivitis, ultraviolet ray ophthalmia, welder's conjunctivitis, snow conjunctivitis*

Conjunctivitis allergica: *Syn: allergische Konjunktivitis*; meist im Rahmen einer Atopie* auftretende allergische Bindehautentzündung; Ⓔ *allergic conjunctivitis, anaphylactic conjunctivitis, atopic conjunctivitis*

Conjunctivitis angularis: *Syn: Diplobazillenkonjunktivitis, Blepharoconjunctivitis angularis*; durch Moraxella* lacunata verursachte Bindehautentzündung mit Beteiligung des Lidwinkels; Ⓔ *angular conjunctivitis, Morax-Axenfeld conjunctivitis, diplobacillary conjunctivitis*

Conjunctivitis catarrhalis: *Syn: Bindehautkatarrh*; katarrhalische Bindehautentzündung; Ⓔ *catarrhal conjunctivitis*

Conjunctivitis catarrhalis chronica: chronischer Bindehautkatarrh; Ⓔ *chronic catarrhal conjunctivitis*

Conjunctivitis diphtherica: pseudomembranöse Bindehautentzündung durch Corynebacterium* diphtheriae; Ⓔ *diphtheritic conjunctivitis, membranous conjunctivitis*

Conjunctivitis eccematosa: *Syn: Conjunctivitis scrofulosa/phlyctaenulosa, Keratoconjunctivitis eccematosa/scrofulosa/phlyctaenulosa*; durch eine allergische Reaktion gegen Mikrobenproteine ausgelöste Entzündung von Bindehaut und Hornhaut; Ⓔ *strumous ophthalmia*

Conjunctivitis gonorrhoica: *Syn: Gonokokkenkonjunktivitis, gonorrhoische Bindehautentzündung, Gonoblennorrhoe*; durch Gonokokken* hervorgerufene eitrige Bindehautentzündung; Ⓔ *gonoblennorrhea, gonococcal conjunctivitis, gonorrheal conjunctivitis, blennorrheal conjunctivitis, ophthalmoblennorrhea, blennophthalmia*

Conjunctivitis granulosa: →*Conjunctivitis trachomatosa*

Conjunctivitis meibomiana: Conjunctivitis mit Beteiligung der Lidränder und der Meibom-Drüsen; Ⓔ *meibomian conjunctivitis*

Conjunctivitis necroticans infectiosa: *Syn: Pascheff-Konjunktivitis*; eitrig-nekrotisierende Bindehautentzündung; Ⓔ *Pascheff's conjunctivitis, necrotic infectious conjunctivitis*

Conjunctivitis nivalis: *Syn: Schneeophthalmie, Schneeblindheit*; Conjunctivitis photoelectrica durch vom Schnee reflektierte UV-Strahlung; Ⓔ *snow blindness, chionablepsia*

Conjunctivitis nodosa: *Syn: Raupenhaarkonjunktivitis, Raupenkonjunktivitis, Ophthalmia nodosa*; durch Haare verschiedener Lepidopteren [**Brombeerspinner, Prozessionsspinner**] hervorgerufene mit Knötchenbildung einhergehende, toxische Bindehautentzündung; Ⓔ *nodular conjunctivitis*

Conjunctivitis phlyctaenulosa: →*Conjunctivitis eccematosa*

Conjunctivitis photoelectrica: →*Conjunctivitis actinica*

Conjunctivitis purulenta: eitrige Bindehautentzündung; Ⓔ *purulent conjunctivitis*

Conjunctivitis scrufulosa: →*Conjunctivitis eccematosa*

Conjunctivitis trachomatosa: *Syn: Trachom(a), ägyptische Körnerkrankheit, trachomatöse Einschlusskonjunktivitis, Conjunctivitis granulosa*; durch Chlamydia* trachomatis hervorgerufene Bindehautentzündung mit Trachombildung und Vernarbung; Ⓔ *Arlt's trachoma, granular conjunctivitis, Egyptian ophthalmia, trachoma, trachomatous conjunctivitis*

Conjunctivitis vernalis: *Syn: Frühjahrskatarrh, Frühjahrskonjunktivitis*; allergische Bindehautentzündung mit Häufung im Frühjahr/Frühsommer; Ⓔ *spring ophthalmia, spring conjunctivitis, vernal catarrh, vernal conjunctivitis, vernal keratoconjunctivitis*

con|junc|ti|vi|tisch *adj*: *Syn: konjunktivitisch*; Bindehautentzündung/Conjunctivitis betreffend, von ihr betroffen oder gekennzeichnet; Ⓔ *relating to or marked by conjunctivitis, conjunctivitic*

Con|junc|ti|vo|ma *nt, pl* **-ma|ta**: Bindehauttumor, Konjunktivaltumor; Ⓔ *conjunctivoma*

Conn-Syndrom *nt*: *Syn: primärer Hyperaldosteronismus*; durch einen Aldosteron-produzierenden Tumor der Nebennierenrinde ausgelöster Hyperaldosteronismus*; Ⓔ *Conn's syndrome, primary hyperaldosteronism*

Conradi-Hünermann-Raap-Syndrom *nt*: →*Conradi-Hünermann-Syndrom*

Conradi-Hünermann-Syndrom *nt*: *Syn: Conradi-Hünermann-Raap-Syndrom, Chondrodysplasia calcificans congenita, Chondrodystrophia calcificans congenita, Conradi-Syndrom*; Oberbegriff für Entwicklungsstörungen von Knochen und Knorpel, die alle durch eine punktförmige Verkalkung von Knorpel gekennzeichnet sind; Ⓔ *Conradi's syndrome, Conradi's disease, Conradi-Hünermann syndrome, hypoplastic fetal chondrodystrophia, stippled epiphysis, hypoplastic fetal chondrodystrophy*

Conradi-Syndrom *nt*: →*Conradi-Hünermann-Syndrom*

Contergan-Syndrom *nt*: *Syn: Thalidomidembryopathie, Beckwith-Syndrom*; durch Einnahme des Schlafmittels Thalidomid hervorgerufene Embryopathie mit Extremitätenfehlbildungen oder Ohrmuschelfehlbildungen und Fazialisparese; Ⓔ *dysmelia syndrome, thalidomide embryopathy*

Con|ti|nen|tia *f*: →*Kontinenz*

Con|ti|nua *f*: *Syn: Kontinua, Febris continua*; gleichbleibend hohes Fieber; Ⓔ *continued fever, continuous fever*

Con|ti|nu|i|tas *f*: Stetigkeit, ununterbrochenes Fortdauern oder Fortbestehen, ununterbrochener Zusammenhang, Kontinuität; Ⓔ *continuity*

Contra-, contra- *präf.*: →*Kontra-*

Con|tu|sio *f, pl* **-si|o|nes**: *Syn: Kontusion*; Prellung, Quetschung; Ⓔ *contusion*

Contusio bulbi: *Syn: Augapfelprellung*; stumpfe Verletzung des Augapfels; kann zur Ausbildung eines Wundstars führen; Ⓔ *contusion of the eyeball*

Contusio cerebri: *Syn: Hirnprellung, Hirnkontusion, Gehirnprellung, Gehirnkontusion*; gedeckte Hirnverletzung bei stumpfem Schädeltrauma; die Symptomatik hängt von der Schwere der Gewebequetschung ab; Ⓔ *brain contusion, cerebral contusion*

Contusio cordis: *Syn:* *Herzprellung, Herzkontusion*; durch stumpfe Gewalteinwirkung auf die Brustwand verursachte Herzschädigung; Ⓔ *cardiac contusion*

Contusio medullae spinalis: → *Contusio spinalis*

Contusio spinalis: *Syn:* *Rückenmarkprellung, Rückenmarkquetschung, Contusio medullae spinalis*; Zerstörung von Rückenmarkgewebe durch direkte oder indirekte Gewalteinwirkung; Ⓔ *contusion of the spinal cord*

Contusio thoracis: *Syn:* *Thoraxquetschung, Brustkorbquetschung, Brustkorbprellung*; durch stumpfe Gewalteinwirkung [Verkehrsunfall] verursachte Prellung des knöchernen Thorax; kann von Rippenfrakturen und Schäden der Brustorgane begleitet sein; Ⓔ *chest bruise, bruised ribs*

Co|nus *m, pl* **-ni**: kegelförmiges/zapfenförmiges Gebilde, Zapfen, Konus; Ⓔ *cone, conus*

Conus arteriosus: *Syn:* *Infundibulum*; Übergang von rechter Herzkammer in den Truncus* pulmonalis; Ⓔ *arterial cone, pulmonary cone, infundibulum, infundibulum of heart*

Conus elasticus: *Syn:* *Membrana cricovocalis*; Membran zwischen Ringknorpel und Stimmbändern; Ⓔ *elastic cone (of larynx), cricovocal membrane, cricothyroid membrane, cricothyroarytenoid ligament*

Coni epididymidis: *Syn:* *Lobuli epididymidis*; Läppchen des Nebenhodenkopfes; Ⓔ *Haller's cones, lobules of epididymis, vascular cones*

Conus medullaris: kegelförmiges Ende des Rückenmarks in Höhe des 2. Lendenwirbels; Ⓔ *medullary cone, terminal cone of spinal cord*

Conus myopicus: von der Sehnervenpapille ausgehende, konische Atrophie von Aderhaut und Netzhaut bei Myopie*; Ⓔ *myopic conus, myopic crescent*

Conus-medullaris-Syndrom *nt:* → *Conussyndrom*

Co|nus|syn|drom *nt:* *Syn:* *Conus-medullaris-Syndrom, Konussyndrom*; durch Schädigung des Conus* medullaris verursachte neurologische Symptomatik mit Urin- und Stuhlinkontinenz und Ausfall der Sensibilität in den Segmenten S_{3-5}; Ⓔ *medullary conus syndrome*

Converting-Enzym *nt:* *Syn:* *Konversionsenzym, Angiotensin-Converting-Enzym*; Peptidase*, die Angiotensin I in Angiotensin II umwandelt; Ⓔ *angiotensin converting enzyme, kininase II, dipeptidyl carboxypeptidase*

Con|vul|sio *f, pl* **-si|o|nes**: Krampf, Zuckung, Konvulsion; Ⓔ *convulsion, seizure*

Cooley-Anämie *f:* *Syn:* *homozygote β-Thalassämie, Thalassaemia major*; Thalassämieform mit hohem Hämoglobin F-Gehalt bei Erwachsenen, Erythroblastose*, hämolytischem Ikterus*, Leber- und Milzvergrößerung; Ⓔ *Cooley's anemia, Cooley's disease, thalassemia major, homozygous β-thalassemia, homozygous form of β-thalassemia, erythroblastic anemia of childhood, primary erythroblastic anemia, Mediterranean anemia*

Coombs-Test *m:* *Syn:* *Antiglobulintest, Antihumanglobulintest, AHG-Test*; serologischer Nachweis inkompletter Erythrozytenantikörper mittels Antiglobulin; Ⓔ *Coombs test, antiglobulin test, anti-human globulin test*

Cooper-Band *nt:* → *Cooper-Ligament*

Cooper-Hernie *f:* *Syn:* *Hesselbach-Hernie*; seitliche Schenkelhernie* durch die Lacuna* musculorum; Ⓔ *Hesselbach's hernia, Cooper's hernia*

Cooper-Hodenneuralgie *f:* Hodenschmerzen ohne organische Ursache; Ⓔ *Cooper's irritable testis*

Cooper-Ligament *nt:* *Syn:* *Cooper-Band, Ligamentum pectineum*; Fortsetzung des Ligamentum* lacunare zum Pecten ossis pubis; Ⓔ *pectineal ligament, Cooper's ligament, inguinal ligament of Cooper*

Cooper-Mastodynie *f:* → *Cooper-Neuralgie*

Cooper-Neuralgie *f:* *Syn:* *Cooper-Syndrom, Cooper-Mastodynie, Neuralgia mammalis*; v.a. jüngere Frauen, aber auch Männer betreffende Schmerzen in der Brust ohne organische Ursache; Ⓔ *Cooper's irritable breast*

Cooper-Syndrom *nt:* → *Cooper-Neuralgie*

CO_2-Partialdruck *m:* *Syn:* *Kohlendioxidpartialdruck*; Partialdruck des Kohlendioxids in einem Gasgemisch; Ⓔ *carbon dioxide partial pressure, pCO_2 partial pressure*

Co|pol|y|mer *nt:* *Syn:* *Kopolymer*; aus zwei oder mehreren Stoffen zusammengesetztes Polymer; Ⓔ *copolymer*

Copro-, copro- *präf.*: Wortelement mit der Bedeutung „Kot/Schmutz"; Ⓔ *dirt, feces, copr(o)-*

Cor *nt:* Herz; Ⓔ *heart*

Cor adiposum: *Syn:* *Fettherz, Adipositas cordis*; subepikardiale Fetteinlagerung; Ⓔ *fat heart, fatty heart*

Cor biloculare: Herzfehlbildung mit nur zwei Herzkammern durch das Fehlen von Vorhof- und Kammerseptum; Ⓔ *cor biloculare*

Cor bovinum: *Syn:* *Ochsenherz, Bukardie*; extrem vergrößertes Herz; Ⓔ *bovine heart, ox heart, bucardia*

Cor pendulum: *Syn:* *Tropfenherz*; Tropfenform des Herzens bei Zwerchfelltiefstand; Ⓔ *pendulous heart*

Cor pulmonale: akute [**Cor pulmonale acutum**] oder chronische [**Cor pulmonale chronicum**] Druckbelastung des rechten Ventrikels; Ⓔ *cor pulmonale*

Cor villosum: *Syn:* *Zottenherz*; bei Fibrinablagerung im Herzbeutel [Pericarditis* fibrinosa] entstehende raue Herzoberfläche; Ⓔ *hairy heart, trichocardia, cor villosum*

Cor-, cor- *präf.*: Wortelement mit der Bedeutung „zusammen/verbunden"; Ⓔ *together, linked, cor-*

Co|ra|ci|di|um *nt, pl* **-dia**: *Syn:* *Wimperlarve, Flimmerlarve, Korazidium*; bewimpertes erstes Larvenstadium verschiedener Bandwürmer; Ⓔ *coracidium*

Core *nt:* Innenkern von Viren; Ⓔ *core, nucleic acid core*

Cori-Ester *m:* → *Glucose-1-phosphat*

Cori-Krankheit *f:* *Syn:* *Forbes-Syndrom, hepatomuskuläre benigne Glykogenose, Glykogenose Typ III*; autosomal-rezessiver Mangel an Amylo-1,6-Glucosidase; dadurch kommt es zur Ablagerung eines pathologischen Glykogens in Leber, Herz und Skelettmuskulatur; klinisch auffällig sind Muskelschwäche, Hypotonie* und Kardiohepatomegalie*; Ⓔ *Cori's disease, Forbes' disease, limit dextrinosis, type III glycogen storage disease, amylo-1,6-glucosidase deficiency, debrancher deficiency, debrancher glycogen storage disease*

Cori-Zyklus *m:* *Syn:* *Glucose-Lactat-Zyklus*; Abbau von Glykogen zu Lactat im Muskel und Glykogensynthese aus Lactat in der Leber; Ⓔ *Cori cycle, glucose-lactate cycle*

Co|ri|um *nt:* *s.u. Cutis*; Ⓔ *corium, derma, dermis*

Cor|nea *f, pl* **-ne|ae**: *Syn:* *Augenhornhaut, Hornhaut, Kornea*; vorderer durchsichtiger Teil der Augapfelhülle [Tunica fibrosa bulbi], der am Limbus* corneae in die weiße Augenhaut [Sklera*] übergeht; Ⓔ *cornea, keratoderma of eye*

Cornelia de Lange-Syndrom *nt:* *Syn:* *Lange-Syndrom, Brachmann-de-Lange-Syndrom, Amsterdamer Degenerationstyp*; angeborenes Entwicklungsstörungssyndrom mit Störung der körperlichen und geistigen Entwicklung; Ⓔ *Brachmann-de Lange syndrome, Cornelia de Lange syndrome, de Lange syndrome*

Cor|nu *nt, pl* **-nu|a**: Horn, hornförmige Struktur; Ⓔ *horn, cornu*

Cornu ammonis: *Syn:* *Ammonshorn, Hippokampus*; Längswulst am Unterhorn des Seitenventrikels; Teil des limbischen Systems; Ⓔ *Ammon's horn, horn of Ammon, pes hippocampi (major)*

Cornu anterius medullae spinalis: Vorderhorn des Rückenmarks; Ⓔ *anterior horn of spinal cord, ventral horn of spinal cord, ventricornu*

Cornu anterius ventriculi lateralis: *Syn:* *Cornu frontale* *ventriculi lateralis*; Vorderhorn des Seitenventrikels; Ⓔ *anterior horn of lateral ventricle, frontal horn of lateral ventricle, precornu*

Cornu coccygeum: paariger Gelenkfortsatz am obersten Steißbeinwirbel; Ⓔ *coccygeal horn*

Cornu cutaneum: ***Syn:*** *Hauthorn, Keratoma giganteum*; hornförmige, verhornende Hautwucherung; Ⓔ *cutaneous horn, warty horn*

Cornu frontale ventriculi lateralis: →*Cornu anterius ventriculi lateralis*

Cornu inferius ventriculi lateralis: →*Cornu temporale ventriculi lateralis*

Cornu laterale medullae spinalis: ***Syn:*** *Seitenhorn des Rückenmarks*; von der **Lamina spinalis VII** gebildetes seitliches Horn der grauen Rückenmarkssubstanz [Substantia* grisea medullae spinalis] im Bereich von C_7–L_2; Ⓔ *lateral horn of spinal cord*

Cornu occipitale ventriculi lateralis: →*Cornu posterius ventriculi lateralis*

Cornu posterius medullae spinalis: ***Syn:*** *Hinterhorn des Rückenmarks*; hinteres Horn der grauen Rückenmarkssubstanz; Ⓔ *dorsal horn of spinal cord, posterior horn of spinal cord*

Cornu posterius ventriculi lateralis: ***Syn:*** *Cornu occipitale ventriculi lateralis*; Hinterhorn des Seitenventrikels; Ⓔ *occipital horn of lateral ventricle, posterior horn of lateral ventricle, postcornu*

Cornu sacrale: paariger Knochenvorsprung zu beiden Seiten des Hiatus sacralis; Fortsetzung der Crista sacralis medialis; Ⓔ *cornu of sacrum*

Cornu temporale ventriculi lateralis: ***Syn:*** *Cornu inferius ventriculi lateralis*; Unterhorn des Seitenventrikels; Ⓔ *inferior horn of lateral ventricle, temporal horn of lateral ventricle, underhorn*

Cornu uteri: ***Syn:*** *Gebärmutterzipfel*; zipfelförmige Ausziehung der Gebärmutter* um die Einmündung der Eileiter im oberen Teil des Corpus* uteri; Ⓔ *uterine horn*

Co|ro|na *f, pl* **-nae**: kranzförmiges Gebilde; Scheitel, Wirbel (des Kopfes); Ⓔ *corona, crown*

Corona ciliaris: Strahlenkranz des Ziliarkörpers; Ⓔ *ciliary crown*

Corona clinica dentis: klinische Zahnkrone; Ⓔ *clinical crown, clinical dental crown*

Corona dentis: anatomische Zahnkrone; Ⓔ *crown of tooth, anatomical crown, anatomical dental crown, dental crown, dental corona*

Corona dentis anatomica: →*Corona dentis*

Corona glandis penis: ***Syn:*** *Peniskorona*; Randwulst der Eichel*, der die Grenze zum Collum* glandis penis bildet; Ⓔ *corona of glans*

Corona mortis: kräftige Anastomose des Ramus obturatorius der Arteria* epigastrica inferior mit dem Ramus pubicus der Arteria* obturatoria; früher kam es bei Eingriffen in der Leistengegend u.U. zu tödlich verlaufenden Blutungen nach Verletzung der Anastomose; Ⓔ *corona mortis*

Corona phlebectatica paraplantaris: variköser Venenkranz am Fußrand [**Cockpit-Varizen**] bei Abflussstörung der tiefen Unterschenkelvenen mit Zyanose* und anderen Zeichen einer chronisch venösen Insuffizienz; Ⓔ *paraplantar varicose veins*

Corona radiata: ***Syn:*** *Stabkranz*; fächerförmige Anordnung der Projektionsbahnen zwischen Hirnrinde und Capsula* interna; Ⓔ *radiate crown*

Co|ro|na|vi|ri|dae *pl*: RNA-Viren, die nur selten milde Atemwegsinfekte verursachen; Ⓔ *Coronaviridae*

Cor|pus *nt, pl* **-po|ra**: Körper; Ⓔ *body, corpus*

Corpus adiposum: Fettkörper; Ⓔ *fatty body, fat body*

Corpus adiposum buccae: ***Syn:*** *Wangenfettpfropf, Bichat-Fettpropf, Bichat-Wangenfettpfropf*; Fettkörper in der Wange von Säuglingen, der das Einfallen der Wangen beim Saugen verhindert; Ⓔ *fatty ball of Bichat, fat body of cheek, buccal fat pad, sucking pad, suctorial pad, adipose body of cheek, sucking cushion*

Corpus adiposum fossae ischioanalis: die Fossa ischioanalis ausfüllender Fettkörper; Ⓔ *adipose body of ischiorectal fossa*

Corpus adiposum infrapatellare: ***Syn:*** *Hoffa-Fettkörper*; Fettkörper unterhalb der Kniescheibe; Ⓔ *infrapatellar fat body, infrapatellar fatty body*

Corpus adiposum orbitae: Fettkörper der Augenhöhle/Orbita; Ⓔ *adipose body of orbit, fat body of orbit*

Corpus adiposum pararenale: pararenales Fettpolster, pararenaler Fettkörper; Ⓔ *paranephric fat pad, pararenal fat pad, paranephric fat body, pararenal fat body, pararenal body, paranephric body, paranephric fat, pararenal fat*

Corpus adiposum preepiglotticum: Fettpolster vor der Epiglottis*; Ⓔ *preepiglottic fat pad*

Corpus albicans: ***Syn:*** *Weißkörper*; weißliche Bindegewebsnarbe im Eierstock als Rest eines Gelbkörpers; Ⓔ *white body of ovary, corpus albicans, corpus fibrosum*

Corpus alienum: ***Syn:*** *Fremdkörper*; Bezeichnung für alle körperfremde Substanzen oder Strukturen, lebend oder unbelebt, die in auf natürlichem [Verschlucken] oder künstlichem Weg [Verletzung, Insertion] in den Körper eingebracht wurden; können vom Körper toleriert werden oder zu einer Reaktion [Fremdkörpergranulom, allergische Reaktion] führen; Ⓔ *foreign body*

Corpus amygdaloideum: ***Syn:*** *Mandelkern, Mandelkernkomplex, Mandelkörper, Nucleus amygdalae*; Kernkomplex vor dem Unterhorn des Seitenventrikels, Teil des limbischen Systems; Ⓔ *amygdaloid body, amygdala, amygdaloid complex, amygdaloid nucleus*

Corpora amylacea: ***Syn:*** *Amyloidkörper*; u.a. in Prostata, Gehirn und Gelenken auftretende konzentrische Körperchen; Ⓔ *amylaceous bodies/corpuscles, amyloid bodies/corpuscles, colloid corpuscles*

Corpora arenacea: ***Syn:*** *Sandkörner, Psammomkörner, Hirnsand, Acervulus*; im Zentralnervensystem vorkommende weißliche, sandartige Konkremente unbekannter Bedeutung; Ⓔ *psammoma bodies*

Corpus atreticum: ***Syn:*** *atretischer Follikel*; Bezeichnung für die Reste von Tertiärfollikeln*, die nicht zum sprungreifen Follikel heranreifen, sondern absterben und langsam abgebaut werden; Ⓔ *pseudolutein body*

Corpus callosum: ***Syn:*** *Balken*; die beiden Großhirnhälften verbindende Nervenfasern; Ⓔ *callosum, corpus callosum*

Corpus cavernosum clitoridis: Klitorisschwellkörper; Ⓔ *cavernous body of clitoris*

Corpus cavernosum penis: Penisschwellkörper; Ⓔ *cavernous body of penis, spongy body of penis*

Corpus cerebelli: der aus drei Lappen [Lobus cerebelli anterior und posterior, Lobus flocculonodularis] bestehende Kleinhirnkörper; Ⓔ *body of cerebellum*

Corpus ciliare: ***Syn:*** *Strahlenkörper, Strahlenapparat, Ziliarkörper, Ziliarapparat*; Abschnitt der mittleren Augenhaut, der den Ziliarmuskel enthält und das Kammerwasser bildet; Ⓔ *ciliary body, ciliary apparatus*

Corpus claviculae: S-förmiger Schaft des Schlüsselbeins; Ⓔ *body of clavicle*

Corpus coccygeum: ***Syn:*** *Steißknötchen*; Endstück der Arteria sacralis mediana; Ⓔ *coccygeal body*

Corpus costae: Rippenkörper; Ⓔ *body of rib*

Corpus epididymidis: ***Syn:*** *Nebenhodenkörper*; langgezogener Körper des Nebenhodens; enthält den **Nebenhodengang** [Ductus epididymidis]; Ⓔ *body of epididymis*

Corpus femoris: Oberschenkelschaft, Femurschaft, Femurdiaphyse; Ⓔ *body of femur, shaft of femur*

C

Corpus fibulae: Wadenbeinschaft, Fibulaschaft, Fibuladiaphyse; Ⓔ *shaft of fibula, body of fibula*
Corpus fornicis: *Syn: Fornixkörper, Fornixstamm*; unter dem Corpus* callosum liegender Teil des Fornix*; Ⓔ *body of fornix*
Corpus gastricum: *Syn: Magenkörper*; Hauptteil des Magens zwischen Fundus und Pylorus; Ⓔ *gastric body, body of stomach*
Corpus geniculatum laterale: *Syn: lateraler Kniehöcker*; im Metathalamus* liegende Relaisstation, die Signale aus dem Tractus opticus auf Neurone der Sehstrahlung umschaltet; Ⓔ *lateral geniculate body*
Corpus geniculatum mediale: *Syn: medialer Kniehöcker*; Kerngebiet im Metathalamus*, das z.T. Neurone der Hörbahn* umschaltet; Ⓔ *medial geniculate body*
Corpus humeri: Oberarmschaft, Humerusschaft, Humerusdiaphyse; Ⓔ *body of humerus, shaft of humerus*
Corpus incudis: *Syn: Ambosskörper, Ambosskrone*; Hauptteil des Amboss [Incus*], der mit dem Hammer [Malleus*] über das Hammer-Amboss-Gelenk* verbunden ist; Ⓔ *body of incus*
Corpus juxtarestiforme: Teil des unteren Kleinhirnstiels [Pedunculus* cerebellaris inferior]; Ⓔ *juxtarestiforme body*
Corpus liberum: freier Gelenkkörper; Ⓔ *loose body, joint mouse*
Corpus linguae: *Syn: Zungenkörper*; vorderer Hauptteil der Zunge; Ⓔ *body of tongue*
Corpus luteum: *Syn: Gelbkörper*; nach dem Eisprung aus dem Follikel entstehender hormonproduzierender [Progesteron, Östrogen] Körper, der durch Fetttröpfchen gelb gefärbt ist; Ⓔ *yellow body (of ovary), corpus luteum*
Corpus Luys: *Syn: Luys-Körper, Luys-Kern, Nucleus subthalamicus*; grauer Kern am Boden des III. Ventrikels*; Ⓔ *Luys' body*
Corpus mammae: Brustdrüsenkörper, Drüsenkörper; Ⓔ *body of breast, body of mammary gland*
Corpus mammillare: *Syn: Mammillarkörper*; hinten unter dem Hypothalamus* liegender paariger, rundlicher Körper; Ⓔ *mamillary body*
Corpus mandibulae: *Syn: Unterkieferkörper*; aus der Basis* mandibulae und der Pars* alveolaris bestehender Körper des Unterkiefers; Ⓔ *body of mandible*
Corpus maxillae: *Syn: Oberkieferkörper*; zentraler Teil des Oberkieferknochens, der die **Kieferhöhle** [Sinus* maxillaris] enthält; Ⓔ *body of maxilla*
Corpus medullare cerebelli: Kleinhirnmark; Ⓔ *central white substance of cerebellum, central white matter of cerebellum, center of cerebellum, medullary center of cerebellum, medullary body of cerebellum*
Corpus nuclei caudati: *Syn: Caudatuskörper, Kaudatuskörper*; mittlerer Abschnitt des Nucleus caudatus; Ⓔ *body of caudate nucleus*
Corpora oryzoidea: *Syn: Reiskörper, Reiskörperchen*; von den Synovialzotten gebildete Firbrinkörperchen in Gelenken und Sehnenscheiden; Ⓔ *rice bodies, oryzoid bodies*
Corpus ossis ilii: Darmbeinkörper; Ⓔ *body of ilium*
Corpus ossis ischii: Sitzbeinkörper; Ⓔ *body of ischium*
Corpus ossis metacarpi: Körper der Mittelhandknochen [Ossa metacarpi]; Ⓔ *body of metacarpal bones*
Corpus ossis metatarsi: Körper der Mittelfußknochen [Ossa metatarsi]; Ⓔ *body of metatarsal bones*
Corpus ossis pubis: Schambeinkörper; Ⓔ *pubic body, body of pubis, body of pubic bone*
Corpus ossis sphenoidalis: *Syn: Keilbeinkörper*; würfelförmiger Körper des Keilbeins [Os* sphenoidale], der die **Keilbeinhöhle** [Sinus* sphenoidalis] enthält; Ⓔ *body of sphenoid bone*
Corpus pancreatis: Pankreaskörper; Ⓔ *body of pancreas*
Corpora paraaortica: *Syn: Glomera aortica*; Paraganglien* entlang der Aorta* abdominalis; Ⓔ *paraaortic bodies*
Corpus penis: Penisschaft; Ⓔ *shaft of penis, body of penis*
Corpus perineale: *Syn: Centrum perinei*; Sehnenplatte des Damms; Ⓔ *tendinous center of perineum*
Corpus phalangis: Körper der Finger- [**Corpus phalangis manus**] oder Zehenglieder [**Corpus phalangis pedis**]; Ⓔ *body of phalanx*
Corpus pineale: *Syn: Zirbeldrüse, Pinealdrüse, Pinea, Glandula pinealis, Epiphyse, Epiphysis cerebri*; hormonproduzierende Drüse an der Hinterwand des III. Ventrikels; Ⓔ *pineal gland, pineal body, pineal, pinus, cerebral apophysis, epiphysis, conarium*
Corpus radii: Radiusschaft, Radiusdiaphyse; Ⓔ *body of radius, shaft of radius*
Corpus restiforme: Teil des unteren Kleinhirnstiels [Pedunculus* cerebellaris inferior]; Ⓔ *restifrome body*
Corpus rubrum: *Syn: Corpus haemorrhagicum*; Vorstufe des Gelbkörpers [Corpus* luteum] nach dem Eisprung durch Einblutung in die leere Follikelhöhle; Ⓔ *red body of ovary*
Corpus spongiosum penis: Harnröhrenschwellkörper; Ⓔ *spongy body of penis, spongy body of (male) urethra, bulbar colliculus*
Corpus sterni: Brustbeinkörper; Ⓔ *body of sternum, gladiolus, mesosternum, midsternum*
Corpus striatum: *Syn: Streifenkörper, Streifenhügel, Striatum*; Basalganglion neben dem Thalamus*; Ⓔ *striate body*
Corpus tali: *Syn: Taluskörper*; hinterer Hauptteil des Sprungbeins [Talus*], der oben die Trochlea* tali für das Talokruralgelenk* trägt; Ⓔ *body of talus*
Corpus tibiae: Schienbein, Tibiaschaft, Tibiadiaphyse; Ⓔ *shaft of tibia, body of tibia*
Corpus trapezoideum: *Syn: Trapezkörper*; im Tegmentum pontis liegende Hauptkeuzung der Hörbahn*; Ⓔ *trapezoid body*
Corpus ulnae: Ulnaschaft, Ulnadiaphyse; Ⓔ *body of ulna, shaft of ulna*
Corpus uteri: Gebärmutterkörper, Uteruskörper, Korpus; Ⓔ *body of uterus, corpus of uterus*
Corpus vertebrae: Wirbelkörper; Ⓔ *intravertebral body, vertebral body, body of vertebra*
Corpus vesicae: Harnblasenkörper, Blasenkörper; Ⓔ *body of (urinary) bladder*
Corpus vesicae biliaris: → *Corpus vesicae felleae*
Corpus vesicae felleae: *Syn: Gallenblasenkörper, Corpus vesicae biliaris*; Hauptteil der Gallenblase* zwischen Gallenblasenfundus und Gallenblasenhals; Ⓔ *body of gallbladder*
Corpus vitreum: Glaskörper des Auges; Ⓔ *hyaloid body, vitreous body, vitreous humor, vitreous, vitreum, crystalline humor*

Corpus-callosum-Demyelinisierung *f*: *Syn: progressive alkoholische Demenz, Marchiafava-Bignami-Krankheit*; durch einen chronischen Alkoholismus [v.a. bei Rotweinkonsum] verursachte Degeneration des Balkens [Corpus* callosum]; verläuft i.d.R. schubartig mit Abbau von Persönlichkeit und Sprachvermögen; Ⓔ *Marchiafava-Bignami syndrome*

Cor|pus|cu|lum *nt, pl* **-la**: Körperchen, Korpuskel; Ⓔ *corpuscle, small body, corpusculum*
Corpuscula articularia: *Syn: Corpuscula nervosa articularia*; verkapselte Nervenendkörperchen der Gelenkkapsel; Ⓔ *articular corpuscles*
Corpuscula bulboidea: *Syn: Krause-Endkolben*; kolbenförmige Mechanorezeptoren in der Schleimhaut von v.a. Mund, Zunge und Mastdarm; Ⓔ *bulboid cor-*

puscles

Corpuscula genitalia: ***Syn:*** *Dogiel-Körperchen, Corpuscula nervosa genitalis*; Nervenendkörperchen der Genitalregion; Ⓔ *genital corpuscles*

Corpuscula lamellosa: ***Syn:*** *Vater-Pacini- Körperchen, Vater-Pacini-Lamellenkörperchen, Lamellenkörperchen*; Hautrezeptoren für Vibrationen; Ⓔ *Vater-Pacini corpuscles, Pacini's corpuscles, pacinian corpuscles, Vater's corpuscles, lamellar corpuscles, lamellated corpuscles*

Corpuscula nervosa articularia: →*Corpuscula articularia*

Corpuscula nervosa genitalis: →*Corpuscula genitalia*

Corpuscula nervosa terminalia: ***Syn:*** *sensible Endorgane, Terminalkörperchen, Nervenendkörperchen, Endkörperchen*; in vielen Formen vorkommende Rezeptoren [meist Mechanorezeptoren], die aus einer Nervenendigung [Neurit*] und einem nicht-neuronalen Anteil [Bindegewebe, Kapsel] bestehen; Ⓔ *terminal nerve corpuscles*

Corpuscula tactus: ***Syn:*** *Meissner-Tastkörperchen, Meissner-Körperchen*; Mechanorezeptoren in den Hautpapillen; Ⓔ *Meissner's tactile corpuscles, Meissner's oval corpuscles, Meissner's touch corpuscles, tactile corpuscles, tactile cells, touch bodies, touch cells, Wagner's corpuscles, thymus corpuscles*

Corpus-luteum-Hormon *nt*: ***Syn:*** *Gelbkörperhormon, Progesteron*; vom Gelbkörper des Eierstocks während des Genitalzyklus und der Plazenta während der Schwangerschaft gebildetes Hormon, das u.a. die Uterusschleimhaut für die Einnistung vorbereitet und die Schwangerschaft erhält; Ⓔ *luteohormone, corpus luteum hormone, progestational hormone, progesterone*

Corpus-luteum-Insuffizienz *f*: Funktionsschwäche des Gelbkörpers mit verminderter Progesteronproduktion; häufigste Ursache weiblicher Unfruchtbarkeit; Ⓔ *corpus luteum deficiency syndrome*

Corpus-luteum-Zyste *f*: nach dem Eisprung kann es zu Einblutung und zystischer Erweiterung des Gelbkörpers [Corpus* luteum] kommen; die Zysten können bis zu 8 cm groß werden [v.a. bei einer Schwangerschaft] und monatelang bestehen bleiben; durch die verzögerte Rückbildung kann es zur Verzögerung der Menstruation* kommen; eine rupturierte Corpus-luteum-Zyste kann eine Extrauteringravidität* vortäuschen; Ⓔ *corpus luteum cyst*

Cor|ri|gens *nt, pl* **-gen|zi|en, -gen|ti|en:** →*Corrigentium*

Cor|ri|gen|ti|um *nt, pl* **-gen|zi|en, -gen|ti|en:** ***Syn:*** *Korrigens, Corrigens*; Arzneimitteln zugesetzter Stoff zur Geschmacksverbesserung, Geschmacksverbesserer; Ⓔ *corrective, corrigent*

Cort-, cort- *präf.*: →*Cortico-*

Cor|tex *m, pl* **-ti|ces:** ***Syn:*** *Kortex*; Rinde, äußerste Schicht; Ⓔ *cortex*

Cortex cerebelli: Kleinhirnrinde; Ⓔ *cerebellar cortex, cortical substance of cerebellum*

Cortex cerebri: ***Syn:*** *Kortex*; Großhirnrinde, Hirnrinde; Ⓔ *cerebral cortex*

Cortex glandulae suprarenalis: Nebennierenrinde; Ⓔ *suprarenal cortex, cortex of suprarenal gland, adrenal cortex, cortical substance of suprarenal gland, external substance of suprarenal gland, interrenal system*

Cortex lentis: Linsenrinde; Ⓔ *cortex of lens, cortical substance of lens*

Cortex medialis pallii: ***Syn:*** *Archeocortex, Archaeocortex*; stammesgeschichtlich alte Teile der Großhirnrinde; Ⓔ *archaeocortex, archicortex, archipallium*

Cortex nodi lymphoidei: Lymphknotenrinde; Ⓔ *cortex of lymph node, cortical substance of lymph node*

Cortex ovarii: Eierstockrinde; Ⓔ *cortex of ovari*

Cortex renalis: Nierenrinde; Ⓔ *renal cortex, cortical substance of kidney*

Cortex thymi: ***Syn:*** *Thymusrinde*; Rindenschicht des Thymus*, in der im jugendlichen Thymus die Vermehrung der T-Lymphozyten* stattfindet; Ⓔ *thymic cortex*

Cor|te|xo|lon *nt*: Vorstufe des Cortisons; Ⓔ *cortexolone*

Cor|te|xon *nt*: ***Syn:*** *Desoxycorticosteron*; in der Nebenniere gebildetes Mineralocorticoid*; Ⓔ *11-deoxycorticosterone, desoxycorticosterone, desoxycortone, cortexone, Reichstein's substance Q*

Corti-Ganglion *nt*: ***Syn:*** *Ganglion cochleare, Ganglion spirale cochlearis*; Ganglion im Spindelkanal der Ohrschnecke; Ⓔ *cochlear ganglion, Corti's ganglion, spiral ganglion, spiral ganglion of cochlear nerve*

Corti-Membran *f*: ***Syn:*** *Membrana tectoria ductus cochlearis*; zellfreie Gallertmembran, die das Organum* spirale bedeckt; Ⓔ *tectorial membrane of cochlear duct, Corti's membrane, tectorium*

Corti-Organ *nt*: ***Syn:*** *Organum spirale*; auf der Lamina basalis der Innenohrschnecke sitzendes Sinnesepithel, das aus Hör- und Stützzellen besteht; Ⓔ *Corti's organ, acoustic organ, spiral organ*

Corti-, corti- *präf.*: →*Cortico-*

Cortico-, cortico- *präf.*: Wortelement mit der Bedeutung „Rinde/Schale/Kortex"; Ⓔ *cortical, cortico-*

Cor|ti|co|li|be|rin *nt*: ***Syn:*** *Kortikoliberin, corticotropin releasing hormone*; im Hypothalamus gebildetes Peptid, das die Freisetzung von Corticotropin bewirkt; Ⓔ *corticoliberin, corticotropin releasing hormone, corticotropin releasing factor, adrenocorticotropic hormone releasing factor*

Cor|ti|co|ste|ro|id *nt*: ***Syn:*** *Kortikosteroid, Kortikoid*; Sammelbezeichnung für in der Nebennierenrinde gebildete Steroidhormone; Ⓔ *corticosteroid*

Cor|ti|co|ste|ron *nt*: in der Nebennierenrinde gebildetes Hormon; Ⓔ *corticosterone, Kendall's compound B, compound B, Reichstein's substance H*

cor|ti|co|trop *adj*: ***Syn:*** *corticotroph, adrenocorticotrop, adrenocorticotroph, kortikotrop, kortikotroph, adrenokortikotrop, adrenokortikotroph*; auf die Nebennierenrinde einwirkend; Ⓔ *adrenocorticotropic, adrenocorticotrophic*

cor|ti|co|troph *adj*: →*corticotrop*

Cor|ti|co|tro|phin *nt*: ***Syn:*** *Corticotropin, Kortikotropin, Kortikotrophin, Corticotrophinum, adrenocorticotropes Hormon, corticotropes Hormon, Adrenokortikotropin*; in der Hypophyse* gebildetes, glandotropes Polypeptidhormon, das die Synthese und Freisetzung von Glucocorticoiden in der Nebennierenrinde anregt; Ⓔ *corticotropin, corticotrophin, acortan*

Cor|ti|co|tro|phi|num *nt*: →*Corticotrophin*

Cor|ti|co|tro|pin *nt*: →*Corticotrophin*

corticotropin releasing hormone *nt*: →*Corticoliberin*

Cor|ti|sol *nt*: ***Syn:*** *Kortisol, Hydrocortison*; in der Nebennierenrinde aus Cholesterin gebildetes wichtigstes Glucocorticoid*; Ⓔ *cortisol, hydrocortisone, 17-hydroxycorticosterone, compound F, Kendall's compound F, Reichstein's substance M*

Cor|ti|son *nt*: ***Syn:*** *Kortison*; im Blut nicht nachweisbares Oxidationsprodukt des Cortisols; Ⓔ *cortisone, Kendall's compound E, compound E, Reichstein's substance Fa, Wintersteiner's F compound*

Cor|ti|son|glau|kom *nt*: ***Syn:*** *Kortisonglaukom*; Augendrucksteigerung bei Cortisonanwendung; Ⓔ *corticosteroid-induced glaucoma*

Co|ry|ne|bac|te|ri|um *nt*: ***Syn:*** *Korynebakterium*; Gattung grampositiver, nichtsporenbildender, unbeweglicher Stäbchenbakterien, die zahlreiche pathogene Arten enthält; Ⓔ *corynebacterium, Corynebacterium*

Corynebacterium acnes: ***Syn:*** *Propionibacterium acnes*; häufig in Aknepusteln gefundenes Bakterium; Ⓔ *acne bacillus, Propionibacterium acnes, Corynebacterium acnes*

Corynebacterium diphtheriae: ***Syn:*** *Diphtheriebazillus, Diphtheriebakterium, Klebs-Löffler-Bazillus, Löffler-Bazillus, Bacterium diphtheriae*; fakultativ anaerobes Stäbchenbakterium, das in vielen verschiedenen Formen vorkommt [Polymorphie]; Erreger der Diphtherie*; Ⓔ *diphtheria bacillus, Klebs-Löffler bacillus, Löffler's bacillus, Corynebacterium diphtheriae*

Corynebacterium infantisepticum: → *Listeria monocytogenes*

Corynebacterium minutissimum: Erreger des Erythrasmas*; Ⓔ *Corynebacterium minutissimum*

Corynebacterium pseudodiphtheriticum: ***Syn:*** *Löffler-Pseudodiphtheriebazillus*; apathogenes, leicht mit Corynebacterium* diphtheriae zu verwechselndes Stäbchenbakterium; Ⓔ *Hofmann's bacillus, Corynebacterium pseudodiphtheriticum, Corynebacterium hofmannii*

Corynebacterium pseudotuberculosis: ***Syn:*** *Preisz-Nocard-Bazillus*; selten auf den Menschen übertragenes Bakterium; befällt meist Schafe, Ziegen oder Pferde; Ⓔ *Preisz-Nocard bacillus, Corynebacterium pseudotuberculosis*

Corynebacterium xerosis: apathogenes Bakterium; häufig auf Haut, Schleimhaut und Bindehaut des Menschen; Ⓔ *Corynebacterium xerosis*

Co|ry|za *f*: *s.u. Rhinitis*; Ⓔ *coryza, cold in the head, acute rhinitis, acute catarrhal rhinitis*

Cos|ta *f, pl* **-tae**: Rippe; Ⓔ *rib, costa*

Costa cervicalis: ***Syn:*** *Halsrippe, Costa colli*; stummelartige Rippe im Halsbereich; kann zu Skoliose der Halswirbelsäule und Einengung des Brustkorbausgangs führen; Ⓔ *cervical rib*

Costa colli: → *Costa cervicalis*

Costae fluctuantes: Lendenrippen, die nicht mit dem Brustbein verbunden sind; Ⓔ *floating ribs, vertebral ribs*

Costa lumbalis: ***Syn:*** *Lendenrippe*; manchmal vorkommende stummelartige Rippe am ersten Lendenwirbel; Ⓔ *lumbar rib*

Costae spuriae: nur indirekt mit dem Brustbein verbundene Rippen; Ⓔ *false ribs, abdominal ribs, asternal ribs, spurious ribs, vertebrochondral ribs*

Costae verae: direkt mit dem Brustbein verbundene Rippen; Ⓔ *true ribs, sternal ribs, vertebrosternal ribs*

Costen-Syndrom *nt*: ***Syn:*** *temporomandibuläres Syndrom*; vom Kiefergelenk ausgehende neuralgiforme Beschwerden; Ⓔ *Costen's syndrome, temporomandibular joint syndrome, temporomandibular dysfunction syndrome, myofacial pain dysfunction, myofacial pain dysfunction syndrome, pain dysfunction syndrome*

Co|sub|strat *nt*: → *Coenzym*

Co|trans|mit|ter *m*: ***Syn:*** *Kotransmitter*; in synaptischen Vesikeln enthaltener Transmitter außer dem Haupttransmitter; die funktionelle Bedeutung ist ungeklärt; Ⓔ *cotransmitter*

Co|trans|port *m*: ***Syn:*** *gekoppelter Transport, Symport*; gleichzeitiger Transport zweier Substanzen durch die Zellmembran, wobei eine Substanz mit und die andere gegen ein Konzentrazionsgefälle transportiert wird; Ⓔ *cotransport, symport, coupled transport*

Co|trim|o|xa|zol *nt*: Kombination der Antibiotika Trimethoprim und Sulfamethoxazol; Ⓔ *co-trimoxazole*

Cotton-wool-Herde *pl*: kleine helle Exsudatherde im Augenhintergrund bei verschiedenen Augenerkrankungen; Ⓔ *cotton wool spots, cotton wool exudates, cotton wool patches*

Cotunnius-Flüssigkeit *f*: ***Syn:*** *Perilymphe, Perilympha, Liquor cotunnii*; Lymphe des Innenohrlabyrinths; Ⓔ *labyrinthine fluid, Cotunnius's liquid, perilymph, perilympha*

Co|ty|le|do *f, pl* **-do|nes**: ***Syn:*** *Kotyledo, Kotyledone*; Zottenbüschel des Chorions, Plazentalappen; Ⓔ *cotyledon*

Cou|lomb *nt*: SI-Einheit der elektrischen Ladung; Ⓔ *coulomb*

Councilman-Körperchen *pl*: hyaline Körperchen bei Leberzellnekrose; Ⓔ *Councilman's bodies, Councilman's lesions, hyaline bodies*

Coun|ter|trans|port *m*: ***Syn:*** *Austauschtransport, Gegentransport, Antiport*; Austauschvorgang durch die Zellmembran, bei dem Substanzen in entgegengesetzter Richtung transportiert werden; Ⓔ *antiport, countertransport, exchange transport*

Couvelaire-Syndrom *nt*: ***Syn:*** *Couvelaire-Uterus, Uterusapoplexie, uteroplazentare Apoplexie, Apoplexia uteroplacentaris*; schwere Form der vorzeitigen Plazentalösung mit Blutung in die Uteruswand und u.U. Schockentwicklung; Ⓔ *Couvelaire uterus, Couvelaire syndrome, uterine apoplexy, uteroplacental apoplexy*

Couvelaire-Uterus *m*: → *Couvelaire-Syndrom*

CO-Vergiftung *f*: → *Kohlenmonoxidvergiftung*

Cowper-Drüse *f*: ***Syn:*** *Bulbourethraldrüse, Glandula bulbourethralis*; Gleitmittel für den Sexualverkehr produzierende paarige Drüse, die in den hinteren Teil der Harnröhre mündet; Ⓔ *bulbourethral gland, bulbocavernous gland, Cowper's gland, Duverney's gland, Méry's gland*

Cowper-Zyste *f*: Retentionszyste der Cowper-Drüse*; Ⓔ *Cowper's cyst*

Cow|per|i|tis *f, pl* **-ti|den**: Entzündung der Cowper-Drüse*; Ⓔ *inflammation of bulbourethral gland, cowperitis*

Cox-, cox- *präf.*: Wortelement mit der Bedeutung „Hüfte/Hüftgelenk/Coxa"; Ⓔ *hip, hip joint, cox-*

Co|xa *f, pl* **-xae**: Hüfte, Hüftregion; Ⓔ *coxa, hip*

Coxa plana: → *Coxa plana idiopathica*

Coxa plana idiopathica: ***Syn:*** *Perthes-Krankheit, Morbus Perthes, Perthes-Legg-Calvé-Krankheit, Legg-Calvé-Perthes-Krankheit, Legg-Calvé-Perthes-Waldenström-Krankheit, Osteochondropathia deformans coxae juvenilis, Coxa plana*; im Kindesalter auftretende aseptische Osteonekrose* des Hüftkopfs, die häufig zur Verformung des Kopfes und damit langfristig zu Koxarthrose* führt; Ⓔ *Perthes' disease, Legg-Calvé-Perthes disease, Legg's disease, Legg-Calvé disease, Legg-Calvé-Perthes syndrome, Calvé-Perthes disease, Legg-Calvé-Waldenström disease, Waldenström's disease, quiet hip disease, osteochondrosis of the capital femoral epiphysis, coxa plana, pseudocoxalgia*

Cox|al|gia *f*: ***Syn:*** *Koxalgie*; Hüftschmerz, Hüftgelenkschmerz; Ⓔ *hip pain, coxalgia, coxodynia*

Cox|ar|thri|tis *f, pl* **-ti|den**: → *Coxitis*

Cox|ar|thro|sis *f, pl* **-ses**: ***Syn:*** *Koxarthrose, Hüftarthrose, Hüftgelenkarthrose, Arthrosis deformans coxae, Malum coxae senile*; Arthrosis* deformans des Hüftgelenks; Ⓔ *coxarthrosis, degenerative arthritis of (the) hip joint, senile coxitis, coxalgia, hip-joint disease, degenerative osteoarthritis of hip joint*

Co|xi|el|la *f*: sich nur intrazellulär vermehrende, kleine gramnegative Stäbchenbakterien; Ⓔ *Coxiella*

Coxiella burnetii: Erreger des Q-Fiebers*; Ⓔ *Coxiella burnetii, Rickettsia burnetii, Rickettsia diaporica*

Co|xi|tis *f, pl* **-ti|den**: ***Syn:*** *Hüftgelenksentzündung, Koxitis, Koxarthritis, Coxarthritis*; Entzündung des Hüftgelenks; Ⓔ *inflammation of the hip joint, coxitis, coxarthria, coxarthritis, osphyarthrosis*

Coxitis gonorrhoica: ***Syn:*** *gonorrhoische Koxitis*; Coxitis als Begleitentzündung einer Gonorrhö*; Ⓔ *gonorrheal coxitis*

Coxitis purulenta: eitirige Coxitis; Empyem* des Hüftgelenks; Ⓔ *suppurative coxitis*

Coxitis syphilitica: syphilitische Hüftgelenksentzündung; Ⓔ *syphilitic coxitis*

Coxitis tuberculosa: ***Syn:*** *tuberkulöse Koxitis, Hüftgelenktuberkulose*; Gelenktuberkulose* des Hüftgelenks;

C

Ⓔ *tuberculous coxitis, coxotuberculosis*

Coxsackie-Enzephalitis *f*: durch Coxsackieviren hervorgerufene Virusenzephalitis*; Ⓔ *Coxsackie encephalitis*

Cox|sa|ckie|vi|rus *nt, pl* **-ren**: in zwei Subgruppen [A und B] unterteilte, weltweit vorkommende Picornaviren*, die u.a. Herpangina*, Atemwegsinfektionen, Virusmeningitis* und Virusenzephalitis* verursachen können; Ⓔ *Coxsackie virus, coxsackievirus, C virus*

CPPD-Ablagerung *f*: →*Calciumpyrophosphatdihydratablagerung*

CP-Test *m*: →*Cold-pressure-Test*

Cram|pus *m, pl* **-pi**: *Syn: Krampus*; Muskelkrampf; Ⓔ *cramp*

Cra|ni|a|lia *pl*: *Syn: Ossa cranii*; Schädelknochen; Ⓔ *cranial bones*

Cra|ni|um *nt, pl* **-nia**: *Syn: Kranium*; der von den Schädelknochen gebildete knöcherne Schädel; Ⓔ *skull, cranium*

Cranium bifidum: *Syn: Kranioschisis*; angeborene Schädelspalte, Spaltschädel; Ⓔ *cranioschisis*

Cranium viscerale: *Syn: Splanchnokranium, Splanchnocranium, Viszerokranium, Viscerocranium*; Gesichts- und Eingeweideschädel; Ⓔ *viscerocranium, visceral cranium, splanchnocranium*

Crau|ro|sis *f, pl* **-ses**: *Syn: Kraurose, Kraurosis*; zu Atrophie und Schrumpfung führende Erkrankung der Halbschleimhaut der Genitalregion; Ⓔ *kraurosis*

Craurosis penis: *Syn: Kraurosis penis*; Craurosis von Vorhaut und Eichel; Ⓔ *kraurosis penis, balanitis sclerotica obliterans*

Craurosis vulvae: *Syn: Breisky-Krankheit, Kraurosis vulvae*; durch Atrophie der Vulvahaut und Schwund von Schamlippen und Klitoris gekennzeichnete Form des Lichen* sclerosus et atrophicus; Ⓔ *kraurosis vulvae, Breisky's disease, leukokraurosis*

Cre|a|tin *nt*: *Syn: Kreatin, α-Methylguanidinoessigsäure*; in der Leber gebildeter Metabolit des Stoffwechsels, der als Creatinphosphat* ein Energiespeicher der Muskelzelle ist; Ⓔ *creatine, kreatin, N-methyl-guanidinoacetic acid*

Cre|a|tin|ä|mie *f*: *Syn: Kreatinämie*; vermehrter Kreatingehalt des Blutes; Ⓔ *creatinemia*

Cre|a|ti|nin *nt*: *Syn: Kreatinin*; harngängige Ausscheidungsform des Creatins; Ⓔ *creatinine*

Cre|a|ti|nin|clea|rance *f*: *Syn: Kreatininclearance*; in der Nierenfunktionsdiagnostik verwendetes Maß für die Ausscheidung von Creatinin durch die Niere; Ⓔ *creatinine clearance*

Cre|a|tin|ki|na|se *f*: *Syn: Kreatinkinase, Kreatinphosphokinase, Creatinphosphokinase*; intrazelluläres Enzym, das die reversible Reaktion von Kreatin und ATP zu Kreatinphosphat und ADP katalysiert; kommt in drei Isoformen vor: CK-BB [**Hirntyp**], CK-MM [**Skelettmuskeltyp**] und CK-MB [**Herzmuskeltyp**]; CK-MB wird zur Diagnose und Verlaufsbeobachtung des Herzinfarkts verwendet; Ⓔ *creatine kinase, creatine phosphokinase, creatine phosphotransferase*

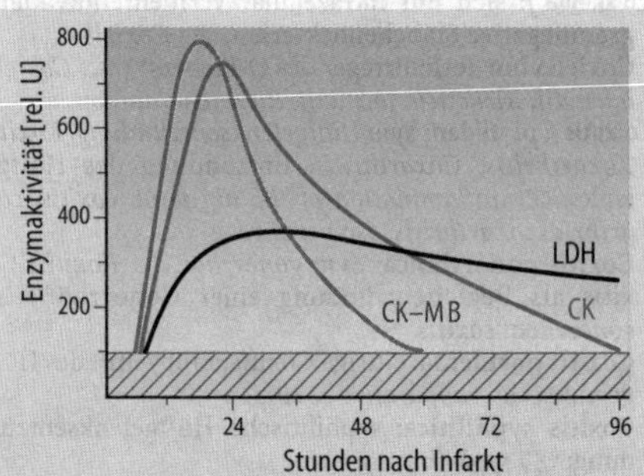

Abb. 16. LDH-, CK- und CK-MB-Spiegel im Serum nach Myokardinfarkt

Cre|a|tin|phos|phat *nt*: *Syn: Kreatinphosphat, Phosphokreatin*; energiereiche Phosphatverbindung, die im Muskel als Energiespeicher dient; Ⓔ *creatine phosphate, phosphocreatine, phosphagen*

Cre|a|tin|phos|pho|ki|na|se *f*: →*Creatinkinase*

Cre|a|tin|u|rie *f*: *Syn: Kreatinurie*; vermehrte Kreatinausscheidung im Harn; Ⓔ *creatinuria*

Credé-Handgriff *m*: Methode zur manuellen Plazentalösung; Ⓔ *Credé's method, Credé's maneuver*

Credé-Prophylaxe *f*: *Syn: Credéisieren*; vorbeugende Behandlung gegen Gonoblennorrhö* des Neugeborenen durch Eintröpfeln von Silbernitratlösung in den Bindehautsack; heute werden meist Erythromycintropfen verwendet; Ⓔ *Credé's method, Credé's maneuver*

Cre|dé|i|sie|ren *nt*: →*Credé-Prophylaxe*

creeping disease *nt*: *Syn: Hautmaulwurf, Larva migrans, Myiasis linearis migrans, Kriechkrankheit*; durch Larven hervorgerufene, stark juckende Dermatitis* mit typischen geröteten Gangstrukturen in der Haut; Ⓔ *larva migrans, creeping disease, creeping eruption, creeping myiasis, sandworm disease, water dermatitis, plumber's itch*

Cre|mas|ter *m*: →*Musculus cremaster*

Cre|mas|ter|re|flex *m*: *Syn: Hodenreflex, Kremasterreflex*; Hochheben des Hodens durch Kremasterkontraktion bei Berührung der Innenseite des Oberschenkels; Ⓔ *cremasteric reflex*

Cre|na *f, pl* **-nae**: Furche, Spalte, Rinne; Ⓔ *crena*

Crena analis: →*Crena ani*

Crena ani: *Syn: Crena interglutealis, Rima ani, Crena analis*; Gesäßspalte, Afterfurche; Ⓔ *gluteal cleft, natal cleft, anal cleft, cluneal cleft*

Crena interglutealis: →*Crena ani*

Cre|pi|ta|tio *f, pl* **-ti|o|nes**: **1.** *Syn: Krepitation, Crepitus*; (*Lunge*) Knistern, Knisterrasseln **2.** *Syn: Krepitation, Crepitus*; (*Fraktur*) Reiben, Reibegeräusch; Ⓔ **1.** *crepitation, crepitus* **2.** *crepitation, crepitus, bony crepitus*

Cre|pi|tus *m*: →*Crepitatio*

Creutzfeldt-Jakob-Erkrankung *f*: *Syn: subakute spongiforme Enzephalopathie, Creutzfeldt-Jakob-Syndrom, Jakob-Creutzfeldt-Erkrankung, Jakob-Creutzfeldt-Syndrom*; durch Prionen* verursachte seltene Erkrankung des ZNS mit fortschreitender Degeneration und tödlichem Ausgang; in den letzten Jahren gab es eine neue Variante mit kürzerer Inkubationszeit, die durch Übertragung der bovinen spongiformen Enzephalopathie der Rinder auf den Menschen entstand; Ⓔ *Creutzfeldt-Jakob disease, Creutzfeldt-Jakob syndrome, C-J disease, Jakob-Creutzfeldt disease, Jakob's disease, spastic pseudoparalysis, spastic pseudosclerosis, corticostriatal-spinal degeneration, corticostriatospinal atrophy*

Creutzfeldt-Jakob-Syndrom *nt*: →*Creutzfeldt-Jakob-Erkrankung*

cri|co|id *adj*: *Syn: krikoid*; ringförmig; Ⓔ *resembling a ring, cricoid, ring-shaped*

Cri-du-chat-Syndrom *nt*: *Syn: Katzenschreisyndrom, Lejeune-Syndrom*; durch Verlust des kurzen Armes von Chromosom 5 verursachtes Fehlbildungssyndrom mit Gesichts- und Schädelfehlbildungen und charakteristischem katzenähnlichen Schreien der Kinder; Ⓔ *cri-du-chat syndrome, cat's cry syndrome*

Crigler-Najjar-Syndrom *nt*: *Syn: idiopathische Hyperbilirubinämie*; familiärer, nicht-hämolytischer Ikterus* des Neugeborenen durch einen Mangel an Glucuronyltransferase; Ⓔ *Crigler-Najjar syndrome, Crigler-Najjar disease, Crigler-Najjar jaundice, congenital nonhemolytic jaundice*

Cri|nis *m*: Haar; Ⓔ *hair, pilus*

Cri|sis *f*: →*Krise*

Cris|ta *f, pl* **-tae:** (Knochen-)Leiste, Kamm; Ⓔ *ridge, crest, crista*

Crista ampullaris: Crista der Bogengangsampulle; trägt das Sinnesepithel des Vestibularapparates und den Gallertkörper; Ⓔ *ampullary crest, acoustic crest, ampullar crest*

Crista arcuata: gebogene Leiste an der Facies anterolateralis der Aryknorpel; Ⓔ *arcuate crest of arytenoid cartilage*

Crista basilaris ductus cochlearis: → *Crista spiralis ductus cochlearis*

Crista capitis costae: kleine Leiste, die die Gelenkfläche des Rippenköpfchens [Facies* articularis capitis costae] der 2.–10. Rippe in zwei Flächen unterteilt; Ⓔ *crest of (little) head of rib*

Crista colli costae: Leiste am Oberrand des Rippenhalses [Collum costae]; Ⓔ *crest of neck of rib*

Crista conchalis corporis maxillae: Ansatzleiste der Nasenmuschel an Oberkiefer und Gaumenbein; Ⓔ *conchal crest*

Crista conchalis corporis ossis palatini: Ansatzleiste der unteren Nasenmuschel am Gaumenbein; Ⓔ *conchal crest of palatine bone*

Cristae cutis: ***Syn:*** *Hautleisten, Tastleisten, Papillarleisten*; genetisch determiniertes Leistenmuster der Haut; Ⓔ *epidermal ridges, skin ridges, dermal ridges*

Crista ethmoidalis maxillae: Ansatzleiste der mittleren Nasenmuschel an Oberkiefer und Gaumenbein; Ⓔ *ethmoid crest*

Crista ethmoidalis ossis palatini: Ansatzleiste der mittleren Nasenmuschel am Gaumenbein; Ⓔ *ethmoid crest of palatine bone*

Crista fenestrae cochleae: Randleiste des runden Fensters; Ⓔ *crest of cochlear window*

Crista frontalis: Knochenleiste auf der Rückfläche des Stirnbeins [Os* frontale]; Fortsetzung der Crista* galli; Ⓔ *frontal crest*

Crista galli: ***Syn:*** *Hahnenkamm*; vom Siebbein ausgehende Ansatzleiste der Falx* cerebri; Ⓔ *crista galli, cock's comb*

Crista iliaca: ***Syn:*** *Beckenkamm, Darmbeinkamm*; oberer Rand der Darmbeinschaufel; Ⓔ *crest of ilium, iliac crest*

Crista infratemporalis: Leiste an der Außenseite der Facies temporalis des Keilbeins [Os* sphenoidale]; Ⓔ *infratemporal crest*

Crista lacrimalis anterior: Leiste am lateralen Rand des Processus* frontalis der Maxilla*; Teil des Augenhöhlenrandes; Ⓔ *anterior lacrimal crest*

Crista lacrimalis posterior: Leisten des Tränenbeins [Os* lacrimale], die hinten den Sulcus* lacrimalis begrenzt; Ⓔ *posterior lacrimal crest*

Crista marginalis dentis: Randleiste von Schneide- und Eckzähnen; Ⓔ *marginal crest (of tooth), marginal ridge (of tooth)*

Cristae matricis unguis: längsverlaufende Papillarleisten des Nagelbetts; Ⓔ *crests of nail matrix*

Crista musculi supinatoris: Knochenleiste auf der Rückseite der Ulna* für den Ansatz des Musculus supinator; Ⓔ *supinator crest*

Crista nasalis laminae horizontalis ossis palatini: Fortsetzung der Crista* nasalis maxillae; Ⓔ *nasal crest of horizontal plate of palatine bone*

Crista nasalis maxillae: Knochenleiste des Processus palatinus der Maxilla*, an der das Nasenseptum ansetzt; Ⓔ *nasal crest of maxilla*

Crista obturatoria: zum Acetabulum* ziehende Leiste auf der Vorderseite des oberen Schambeinastes [Ramus superior ossis pubis]; Ⓔ *obturator crest*

Crista occipitalis externa: vertikal verlaufende Leiste in der Mitte der Außenfläche des Hinterhauptsbeins [Os occipitale]; Ⓔ *external occipital crest*

Crista occipitalis interna: vertikal verlaufende Leiste an der Innenseite des Hinterhauptsbeins [Os occipitale], an der die Falx* cerebelli angeheftet ist; Ⓔ *internal occipital crest*

Crista palatina laminae horizontalis ossis palatini: inkonstante Leiste auf der Mundseite der Lamina horizontalis des Gaumenbeins [Os* palatinum]; Ⓔ *palatine crest of horizontal plate of palatine bone*

Crista pubica: Leiste am Oberrand des Schambeins [Os* pubis]; Ⓔ *pubic crest*

Crista sacralis intermedia, lateralis, mediana: durch die Verschmelzung von Gelenk-, Quer- und Dornfortsätzen entstandene vertikale Knochenleisten auf der Rückfläche des Kreuzbeins; Ⓔ *intermediate, lateral and median sacral crest*

Crista sphenoidalis: Leiste an der Seitenfläche des Türkensattels [Sella* turcica]; Ⓔ *sphenoid crest*

Crista spiralis ductus cochlearis: ***Syn:*** *Crista basilaris ductus cochlearis*; Spitze des Ligamentum* spirale ductus cochlearis; Ⓔ *spiral crest of cochlea*

Crista supracondylaris lateralis: ***Syn:*** *Crista supraepicondylaris lateralis*; Fortsetzung des Margo* lateralis humeri, die unten in den Epicondylus lateralis humeri ausläuft; Ⓔ *lateral supracondylar crest*

Crista supracondylaris medialis: ***Syn:*** *Crista supraepicondylaris medialis*; Fortsetzung des Margo* medialis humeri, die unten in den Epicondylus medialis humeri ausläuft; Ⓔ *medial supracondylar crest*

Crista supraepicondylaris lateralis: → *Crista supracondylaris lateralis*

Crista supraepicondylaris medialis: → *Crista supracondylaris medialis*

Crista supramastoidea: Leiste auf dem Processus zygomaticus des Schläfenbeins [Os* temporale]; Ⓔ *supramastoid crest*

Crista supravalvularis: supravalvuläre Leiste über der Pulmonalklappe [Valva* trunci pulmonalis] bzw. der Aortenklappe [Valva* aortae]; Ⓔ *supravalvular crest*

Crista supraventricularis: supraventrikuläre Muskelleiste der rechten Herzkammer, die Einflussbahn und Ausflussbahn trennt; Ⓔ *supraventricular crest, infundibuloventricular crest*

Crista terminalis atrii dextri: Leiste an der Innenseite des rechten Vorhofs [Atrium* cordis dextrum], an der die Herzmuskulatur beginnt; Ⓔ *terminal crest of right atrium*

Crista transversalis dentis: transverse Leiste auf der Zahnkrone [Corona* dentis]; Ⓔ *transverse crest*

Crista transversa meati acustici interni: teilt den Fundus meatus acustici interni in zwei Hälften; Ⓔ *transverse crest of internal acoustic meatus*

Crista triangularis dentis: dreieckige Leiste auf der Zahnkrone [Corona* dentis]; Ⓔ *triangular crest*

Crista urethralis: Schleimhautfalte an der Hinterwand der Harnröhre; Ⓔ *urethral crest*

Crista verticalis meati acustici interni: vertikal verlaufende Leiste auf dem Fundus* meatus acustici interni; Ⓔ *vertical crest of internal acoustic meatus*

Crista vestibuli: Leiste an der medialen Wand des Vestibulum* labyrinthi, die Recessus* ellipticus und Recessus* sphericus trennt; Ⓔ *vestibular crest*

Cris|ta|punk|ti|on *f*: ***Syn:*** *Kristapunktion, Beckenkammpunktion*; Knochenmarkentnahme aus dem Beckenkamm [Crista* iliaca]; Ⓔ *iliac crest puncture*

Crohn-Krankheit *f*: ***Syn:*** *Morbus Crohn, Enteritis regionalis Crohn, Enteritis regionalis, Ileitis regionalis/terminalis, Ileocolitis regionalis/terminalis*; multifaktoriell bedingte (u.a. immunologisch, genetisch) alle Wandschichten betreffende granulomatöse Entzündung, die meist die unteren Ileumabschnitte (evtl. auch höhere Darmbezirke und auch das Kolon) befällt; Ⓔ *Crohn's disease, regional enteritis, regional enterocolitis, granu-*

lomatous ileocolitis, granulomatous enteritis, chronic cicatrizing enteritis, distal ileitis, terminal enteritis, terminal ileitis, transmural granulomatous enteritis, transmural granulomatous ileocolitis, segmental enteritis, regional ileitis

Cro|mo|gli|cin|säu|re *f*: →*Cromoglycinsäure*

Cro|mo|gly|cin|säu|re *f. Syn: Cromoglicinsäure, Cromolyn*; zur Behandlung allergischer Reaktionen und zur Asthmaprophylaxe verwendetes Antiallergikum; Ⓔ *cromolyn, cromoglycic acid*

Cro|mo|lyn *nt*: →*Cromoglycinsäure*

Cronkhite-Canada-Syndrom *nt*: ätiologisch ungeklärte diffuse Magen-Darm-Polypose mit Malabsorption; Ⓔ *Cronkhite-Canada syndrome, Canada-Cronkhite syndrome*

Crossing-over *nt*: ***Syn:*** *Chiasmabildung, Faktorenaustausch*; partieller Chromosomenaustausch zwischen gepaarten Chromosomen während der Meiose; Ⓔ *crossing-over, crossover, chiasmatypy*

Cross-match *nt*: ***Syn:*** *Kreuzprobe*; Test auf das Vorhandensein von Antikörpern im Serum des Empfängers gegen Lymphozyten des Spenders; Ⓔ *cross-matching, crossmatch*

Croup *m*: →*Krupp*

Crouzon-Syndrom *nt*: ***Syn:*** *Dysostosis cranio-facialis*; autosomal-dominantes Syndrom mit Fehlbildungen im Bereich des Schädels [Kraniosynostose* mit Turmschädel] und des Gesichts [Mittelgesichtshypoplasie, kurze Oberlippe]; klinisch wichtig sind auch die Augensymptome [Exophthalmus*, Hypertelorismus*] und die progrediente Innenohrschwerhörigkeit; evtl. geistige Retardierung; Ⓔ *Crouzon's syndrome, Crouzon's disease, craniofacial dysostosis*

Cru|or san|gu|i|nis *m*: ***Syn:*** *Kruor, Kruorgerinnsel*; Blutgerinnsel, Blutkuchen, Blutklumpen; Ⓔ *blood clot, coagulated blood, cruor*

Crus *nt, pl* **Cru|ra**: Schenkel; Ⓔ *leg, limb, crus*

Crus anterius capsulae internae: ***Syn:*** *vorderer Kapselschenkel*; vorderer Schenkel der inneren Kapsel [Capsula* interna]; Ⓔ *anterior crus of internal capsule*

Crus anterius stapedis: ***Syn:*** *vorderer Steigbügelschenkel*; vordere Verbindung von Körper und Steigbügelplatte; Ⓔ *anterior crus of stapes*

Crus breve incudis: ***Syn:*** *kurzer/hinterer Ambossschenkel*; kurzer hinterer Fortsatz des Amboss [Incus*]; Ⓔ *short crus of incus*

Crus cerebri: Hirnschenkel; Ⓔ *base of cerebral peduncle*

Crus clitoridis: Klitorisschenkel, Clitorisschenkel; Ⓔ *crus of clitoris*

Crus dextrum diaphragmatis: rechter Zwerchfellschenkel; Ⓔ *right crus of diaphragm*

Crus dextrum fasciculi atrioventricularis: rechter Tawara-Schenkel, rechter Schenkel des Reiz-/Erregungsleitungssystems; Ⓔ *right bundle branch, right branch of av bundle, right leg of av-bundle*

Crus fornicis: Fornixschenkel; Ⓔ *crus of fornix*

Crus helicis: ***Syn:*** *Helixschenkel*; Anfangsteil der Helix; Ⓔ *crus of helix*

Crus inferius marginis falciformis hiatus saphenus: ***Syn:*** *Cornu inferius marginis falciformis hiatus saphenus*; Faserzug der Oberschenkelfaszie, der den unteren Rand des Hiatus* saphenus bildet; Ⓔ *inferior limb of saphenous opening*

Crus laterale anuli inguinalis superficialis: Faserzug der Externusaponeurose*, die den seitlichen Rand des äußeren Leistenrings [Anulus* inguinalis superficialis] bildet; Ⓔ *lateral crus of superficial inguinal ring*

Crus laterale cartilaginis alaris majoris nasi: äußerer Schenkel des großen Nasenknorpels [Cartilago* alaris major]; Ⓔ *lateral crus of greater alar cartilage*

Crus longum incudis: ***Syn:*** *langer Ambossschenkel*; langer Fortsatz des Amboss [Incus*], der am Amboss-Steigbügel-Gelenk* beteiligt ist; Ⓔ *long crus of incus*

Crus mediale anuli inguinalis superficialis: Faserzug der Externusaponeurose*, die den medialen Rand des äußeren Leistenrings [Anulus* inguinalis superficialis] bildet; Ⓔ *medial crus of superficial inguinal ring*

Crus mediale cartilaginis alaris majoris nasi: medialer Schenkel des großen Nasenknorpels [Cartilago* alaris major]; Ⓔ *medial crus of greater alar cartilage*

Crura membranacea ampullaria ductus semicircularis: kolbig erweiterte Schenkel der Bogengänge [Ductus* semicirculares] vor der Einmündung in den Utriculus* vestibularis; Ⓔ *ampullary membranous crura of semicircular ducts*

Crus membranaceum: Schenkel der Bogengänge; Ⓔ *membranous crus (of semicircular ducts), membranous limb of semicircular ducts*

Crus membranaceum commune ductus semicircularis: gemeinsame Mündung des vorderen und hinteren Bogenganges [Ductus* semicircularis anterior et posterior]; Ⓔ *common membranous crus of semicircular ducts*

Crus membranaceum simplex ductus semicircularis: hinterer Schenkel des seitlichen Bogenganges [Ductus* semicircularis lateralis]; Ⓔ *simple membranous crus of semicircular duct*

Crura ossea ampullaria canalis semicircularis: knöcherne Bogengangschenkel, die die Crura* membranacea ampullaria ductus semicircularis enthalten; Ⓔ *ampullary osseous crura*

Crus osseum: knöcherner Bogengangsschenkel; Ⓔ *osseous crus, osseous limb of semicircular ducts, limb of bony semicircular canales*

Crus osseum commune canalis semicircularis: hinterer knöcherner Bogengangsschenkel; enthält das Crus* membranaceum commune ductus semicircularis; Ⓔ *common osseous crus*

Crus osseum simplex canalis semicircularis: knöcherner Bogengangsschenkel des seitlichen Bogenganges; enthält das Crus membranaceum simplex ductus semicircularis; Ⓔ *simple osseous crus*

Crus penis: Schwellkörperschenkel des Penis; Ⓔ *crus of penis*

Crus posterius capsulae internae: ***Syn:*** *hinterer Kapselschenkel*; hinterer Schenkel der inneren Kapsel [Capsula* interna]; Ⓔ *posterior crus of internal capsule*

Crus posterius stapedis: ***Syn:*** *hinterer Steigbügelschenkel*; hintere Verbindung von Körper und Steigbügelplatte; Ⓔ *posterior crus of stapes*

Crus sinistrum diaphragmatis: linker Zwerchfellschenkel; Ⓔ *left crus of diaphragm*

Crus sinistrum fasciculi atrioventricularis: linker Tawara-Schenkel, linker Schenkel des Reiz-/Erregungsleitungssystems; Ⓔ *left leg of av-bundle, left bundle branch, left branch of av-bundle*

Crus superius marginis falciformis hiatus saphenus: ***Syn:*** *Cornu superius marginis falciformis hiatus saphenus*; Faserzug der Oberschenkelfaszie, der den oberen Rand des Hiatus* saphenus bildet; Ⓔ *superior limb of saphenous opening*

Crush fracture *nt*: Kompressionsfraktur eines Wirbelkörpers; Ⓔ *compression fracture, crush fracture*

Crush-Niere *f*: →*Crush-Syndrom*

Crush-Syndrom *nt*: ***Syn:*** *Crush-Niere, Bywaters-Krankheit, Quetschungssyndrom, Verschüttungssyndrom, Muskelzerfallssyndrom, myorenales/tubulovaskuläres Syndrom*; durch einen massiven Zerfall von Muskelgewebe verursachte akute Niereninsuffizienz; Ⓔ *crush syndrome, compression syndrome, Bywaters' syndrome*

Crus|ta *f, pl* **-tae**: Kruste, Borke, Grind, Schorf; Ⓔ *crust, crusta; scab*

Crusta lactea: ***Syn:*** *Milchschorf, frühexsudatives Ekze-*

matoid, konstitutionelles Säuglingsekzem, Eccema infantum; Frühform des seborrhoischen Ekzems*, die u.a. durch Allergene [Milcheiweiß] ausgelöst wird; beginnt meist im 1. oder 2. Monat an den Wangen und breitet sich langsam auf Gesicht, Kopfhaut und Hals aus; aus den ursprünglich kleinen Papeln und Papulovesikeln entwickeln sich nässende, verkrustende Herde, die oft Sekundärinfektionen zeigen; die Therapie besteht aus einer Vermeidung auslösender Ursachen und der symptomatischen Behandlung des Ekzems [Ölbäder]; das Ekzem kann abheilen oder in ein endogenes Ekzem übergehen; Ⓔ *milk crust, milk scall, milk tetter, milky tetter*

Crying-face-Syndrom *nt*: *Syn: schiefes Schreigesicht*; angeborene Hypoplasie* oder Aplasie* des Musculus* depressor anguli oris; Ⓔ *crying face, crying face syndrome*

Crypt-, crypt- *präf.*: → *Crypto-*

Cryp|ta *f, pl* **-tae**: *Syn: Krypte*; seichte (Epithel-)Grube; Ⓔ *crypt, pit, crypta*

Cryptae tonsillares: Tonsillenkrypten, Mandelkrypten; Ⓔ *tonsillar crypts, tonsillar pits*

Cryptae tonsillares tonsillae lingualis: Krypten der Zungengrundmandel [Tonsilla* lingualis]; Ⓔ *tonsillar crypts of lingual tonsil*

Cryptae tonsillares tonsillae palatinae: *Syn: Gaumenmandelkrypten*; Krypten der Gaumenmandel [Tonsilla* palatina]; Ⓔ *tonsillar crypts of palatine tonsil*

Cryptae tonsillares tonsillae pharyngeae: *Syn: Rachenmandelkrypten*; Krypten der Rachenmandel [Tonsilla* pharyngea]; Ⓔ *tonsillar crypts of pharyngeal tonsil*

Cryptae tonsillares tonsillae tubariae: *Syn: Tubenmandelkrypten*; Krypten der Tubenmandel [Tonsilla* tubaria]; Ⓔ *tonsillar crypts of tubal tonsil*

Crypto-, crypto- *präf.*: Wortelement mit der Bedeutung „verborgen/versteckt"; Ⓔ *hidden, occult, crypto-*

Cryp|to|coc|ca|ceae *pl*: Familie imperfekter Hefen, zu der u.a. die Gattungen Cryptococcus*, Torulopsis*, Pityrosporum* und Candida* gehören; Ⓔ *Cryptococcaceae*

Cryp|to|coc|co|se *f*: *Syn: europäische Blastomykose, Kryptokokkose, Kryptokokkusmykose, Cryptococcus-Mykose, Busse-Buschke-Krankheit, Torulose*; durch Cryptococcus* neoformans hervorgerufene Mykose* der Lunge, Meningen, Leber und seltener der Haut; tritt meist bei Patienten mit geschwächter Abwehrlage [Frühgeborene, Tumoren, HIV-Infektion] auf; Ⓔ *cryptococcosis, Busse-Buschke disease, Buschke's disease, European blastomycosis, torulosis*

Cryp|to|coc|cus *m, pl* **-coc|ci**: *Syn: Kryptokokkus*; Gattung imperfekter Hefen der Familie Cryptococcaceae*; Ⓔ *cryptococcus*

Cryptococcus neoformans: Erreger der Cryptococcose*; Ⓔ *Busse's saccharomyces, Torula histolytica, Cryptococcus neoformans*

Cryptococcus-Meningitis *f*: *Syn: Kryptokokkenmeningitis*; durch Cryptococcus-Arten hervorgerufene Hirnhautentzündung; Ⓔ *torula meningitis, torular meningitis, cryptococcal meningitis*

Cryptococcus-Mykose *f*: → *Cryptococcose*

Cryp|to|spo|ri|di|o|sis *f, pl* **-ses**: *Syn: Kryptosporidiose*; durch **Cryptosporidium** verursachte mild verlaufende tropische Diarrhoe*; bei Immunsuppression* oder AIDS* Entwicklung einer chronischen, schwer verlaufenden Durchfallerkrankung mit Allgemeinsymptomen; Ⓔ *cryptosporidiosis*

Cryp|to|spo|ri|di|um *nt*: ubiquitäre, opportunistische Parasiten, die Cryptosporidiosis* verursachen können; Ⓔ *Cryptosporidium*

CTF-Virus *nt*: → *Colorado-Zeckenfiebervirus*

CT-Technik *f*: → *Computertomografie*

Cu|bi|tus *m*: Ellenbogen; Ⓔ *elbow, cubitus*

Cu|lex *m, pl* **-li|ces**: *Syn: Kulexmücke*; Krankheitsüberträger enthaltende Mückenart, die in Europa kaum eine Rolle spielt; Ⓔ *Culex*

Cu|li|ci|dae *pl*: *Syn: Stechmücken, Moskitos*; Mückenfamilie, deren Weibchen Blutsauger sind und damit Krankheitserreger übertragen können; wichtige Gattungen sind Anopheles*, Aedes* und Culex*; Ⓔ *Culicidae*

Cu|li|co|i|des *pl*: *Syn: Bartmücken*; zu den **Gnitzen** gehörende Mückengattung, Überträger verschiedener Filarien; Ⓔ *Culicoides*

Cullen-Phänomen *nt*: Blaufärbung der Haut um den Nabel bei Blutung in die Bauchhöhle; Ⓔ *Cullen's sign, Hellendall's sign, blue navel*

Cul|men ce|re|bel|li *nt*: Gipfel des Kleinhirnwurms; Ⓔ *culmen of cerebellum*

Cu|ma|rin *nt*: *Syn: Kumarin*; zur Synthese von Antikoagulanzien [Cumarinderivate*] und Antibiotika verwendetes Glykosid, das in vielen Pflanzen vorkommt; Ⓔ *cumarin, coumarin, chromone*

Cu|ma|rin|de|ri|va|te *pl*: *Syn: Kumarinderivate*; vom Kumarin abgeleitete Hemmstoffe der Blutgerinnung [Antikoagulanzien]; durch ihre Strukturähnlichkeit mit Vitamin K hemmen sie die Bildung Vitamin K-abhängiger Gerinnungsfaktoren; Ⓔ *coumarin derivatives*

Cumarin-Embryopathie *f*: *Syn: Warfarin-Embryopathie*; Schädigung des Embryos bei Warfarin*-Therapie während der Schwangerschaft; Ⓔ *warfarin embryopathy*

Cu|mu|lus o|o|pho|rus *m*: *Syn: Eihügel*; in den Bläschenfollikel vorspringende Verdickung des Follikelepithels, die die Eizelle enthält; Ⓔ *proligerous disk, ovarian cumulus, proligerous membrane, germ-bearing hillock, germ hillock*

Cun|ni|lin|gus *m*: *Syn: Kunnilingus*; orale Stimulation der weiblichen Scham; Ⓔ *cunnilingus, cunnilinction, cunnilinctus*

Cun|nus *m*: Vulva*; Ⓔ *cunnus, vulva*

Cu|prum *nt*: *Syn: Kupfer*; weiches, rotgoldenes Metall; essentielles Spurenelement des menschlichen Körpers; Ⓔ *copper, cuprum*

Cu|pu|la *f, pl* **-lae**: Kuppel; Ⓔ *cupula, cupola*

Cupula pleurae: Pleurakuppel; Ⓔ *cupula of pleura, cervical pleura*

Cu|ra|re *nt*: *Syn: Kurare*; Oberbegriff für Pfeilgifte südamerikanischer Indianer, die eine muskelrelaxierende Wirkung haben; je nach Herkunft unterscheidet man **Tubocurare** [aus Strychnos-Arten] und **Calebassencurare** [aus Chondrodendron-Arten]; Ⓔ *curare, curari*

cu|ra|re|mi|me|tisch *adj*: curareähnlich wirkend, mit curareähnlicher Wirkung; Ⓔ *curaremimetic*

Cu|ret|ta|ge *f*: *Syn: Kürettage, Kürettement*; Ausschabung oder Auskratzung mit einer Kürette*; Ⓔ *curettage, curetment, curettement*

Cu|rie *nt*: veraltete Einheit der Aktivität; durch Becquerel ersetzt; Ⓔ *curie*

Curschmann-Spiralen *pl*: gedrillte Schleimfäden im Sputum bei Asthma* bronchiale; Ⓔ *Curschmann's spirals*

Curschmann-Steinert-Batten-Syndrom *nt*: *Syn: Curschmann-Steinert-Syndrom, myotonische Dystrophie, Dystrophia myotonica*; autosomal-dominante Muskeldystrophie, die in vier Formen [kongenitale, kindliche, juvenile und Erwachsenenform] vorkommt; Ⓔ *Steinert's disease, myotonic atrophy, myotonic dystrophy*

Curschmann-Steinert-Syndrom *nt*: → *Curschmann-Steinert-Batten-Syndrom*

Curtius-Syndrom *nt*: *Syn: Hemihypertrophie*; halbseitige/einseitige Hypertrophie*; Ⓔ *Curtius' syndrome, Steiner's syndrome, hemihypertrophy*

Cur|va|tu|ra *f*: *Syn: Kurvatur*; Krümmung, Wölbung; Ⓔ *curvature, bend, bending, flexure, curvatura*

C

Curvatura major gastricae: *Syn: große Kurvatur, große Magenkurvatur*; vom linken Magenrand gebildeter vorderer, großer Bogen; Ⓔ *greater curvature of stomach*

Curvatura minor gastricae: *Syn: kleine Kurvatur, kleine Magenkurvatur*; vom rechten oberen Magenrand gebildeter kürzerer Bogen, der an der Incisura* angularis gastricae endet; Ⓔ *lesser curvature of stomach*

Cushing-Syndrom *nt*: **1.** durch eine Erhöhung der Glucocorticoide im Körper verursachtes Syndrom mit u.a. Vollmondgesicht, Stammfettsucht, Büffelhöcker des Nackens, Osteoporose*, Muskelschwäche, Steroiddiabetes; je nach Ursache unterscheidet man **zentrales Cushing-Syndrom** [Morbus Cushing] bei vermehrter ACTH-Bildung in der Hypophyse; **paraneoplastisches Cushing-Syndrom** bei ACTH-Bildung in malignen Tumoren und **exogenes** oder **iatrogenes Cushing-Syndrom** bei Überdosierung von Glucocorticoiden **2.** *Syn: Kleinhirnbrückenwinkel-Syndrom*; durch einen Tumor im Kleinhirn-Brückenbereich verursachte neurologische Ausfallerscheinungen; Ⓔ **1.** *Cushing's syndrome, Cushing's basophilism, pituitary basophilism* **2.** *Cushing's syndrome, cerebellopontine angle syndrome*

cu|shin|go|id *adj*: Cushing-ähnlich, mit Cushing-ähnlicher Symptomatik; Ⓔ *cushingoid*

Cus|pis *f, pl* **-pi|des**: Spitze, Zipfel; Ⓔ *cusp, cuspis*

Cuspis anterior valvae atrioventricularis dextrae: vorderes Segel der Trikuspidalklappe*; Ⓔ *anterior cusp of right atrioventricular valve*

Cuspis anterior valvae atrioventricularis sinistri: vorderes Segel der Mitralklappe*; Ⓔ *anterior cusp of left atrioventricular valve*

Cuspides commissurales valvae atrioventricularis sinistri: zwei kleinere Zipfel, die den seitlichen Teil des hinteren Segels der Mitralklappe* bilden; Ⓔ *cusps of commissures*

Cuspis dentis: Zahnhöcker; Ⓔ *dental cusp, cusp*

Cuspis posterior valvae atrioventricularis: hinteres Segel einer Atrioventrikularklappe; Ⓔ *posterior cusp*

Cuspis posterior valvae atrioventricularis dextrae: hinteres Segel der Trikuspidalklappe*; Ⓔ *posterior cusp of right atrioventricular valve*

Cuspis septalis valvae atrioventricularis dextrae: septales Segel der Trikuspidalklappe*; Ⓔ *medial cusp, septal cusp*

Cu|ti|cu|la *f, pl* **-lae**: *Syn: Kutikula*; Häutchen, hauchdünner Überzug von Epithelzellen; Ⓔ *cuticle, cuticula*

Cu|tis *f*: *Syn: Kutis, Haut*; aus **Oberhaut** [Epidermis] und **Lederhaut** [Dermis, Corium, Korium] bestehende äußere Schicht der Haut; oft gleichgesetzt mit Haut; Ⓔ *skin, cutis, derma*

Cutis anserina: Gänsehaut; Ⓔ *goose flesh*

Cutis hyperelastica: *Syn: Kautschukhaut, Gummihaut*; überdehnbare, in Falten abhebbare Haut, z.B. bei Ehlers-Danlos-Syndrom; Ⓔ *cutis hyperelastica*

Cutis laxa: →*Cutis-laxa-Syndrom*

Cutis marmorata: *Syn: Kältemarmorierung, Livedo reticularis*; blaurote, netzförmige Hautzeichnung bei Abkühlung der Haut; Ⓔ *marble skin*

Cutis vagantium: *Syn: Vagantenhaut, Vagabundenhaut*; schmutzig-braune Haut mit Ekzematisation und Impetiginisation bei mangelnder Hygiene; Ⓔ *Greenhow's disease, vagabond's disease, vagrant's disease, parasitic melanoderma*

Cutis-laxa-Syndrom *nt*: *Syn: Fallhaut, Schlaffhaut, generalisierte Elastolyse, Zuviel-Haut-Syndrom, Dermatochalasis, Dermatolysis, Dermatomegalie, Chalazodermie, Chalodermie, Cutis laxa*; inhomogene Krankheitsgruppe, die durch von der Unterlage abhebbare, schlaffe, in Falten hängende Haut gekennzeichnet ist; Ⓔ *lax skin, loose skin, chalastodermia, chalazodermia, cutis laxa, dermatochalasis, dermatochalazia, dermatolysis, dermatomegaly, dermolysis, pachydermatocele, generalized elastolysis*

Cyan-, cyan- *präf.*: →*Cyano-*

Cy|an|hä|mo|glo|bin|me|tho|de *f*: *Syn: Zyanhämoglobinmethode, Methämoglobincyanidmethode*; Bestimmung der Hämoglobinkonzentration nach Umwandlung in Cyanmethämoglobin; Ⓔ *cyanmethemoglobin method*

Cy|an|hid|ro|sis *f, pl* **-ses**: *Syn: Zyanhidrose*; Blaufärbung des Schweißes; Ⓔ *cyanhidrosis, cyanephidrosis*

Cy|a|nid *nt*: *Syn: Zyanid*; Salz der Blausäure; Ⓔ *cyanide, cyanid, prussiate*

Cy|a|nid|ver|gif|tung *f*: *Syn: Zyanidvergiftung, Blausäurevergiftung*; durch rosiges Aussehen, Bittermandelgeruch des Atems und Atemnot gekennzeichnete Vergiftung; evtl. Erstickung durch Hemmung der intrazellulären Atemenzyme; Ⓔ *cyanide poisoning*

Cy|an|ka|li|um *nt*: *Syn: Zyankalium, Kaliumzyanid*; Kaliumsalz der Blausäure; Ⓔ *potassium cyanide*

Cy|an|met|hä|mo|glo|bin *nt*: *s.u. Cyanhämoglobinmethode*; Ⓔ *cyanide methemoglobin, cyanmethemoglobin*

Cyano-, cyano- *präf.*: Wortelement mit der Bedeutung „blau/schwarzblau/blau gefärbt"; Ⓔ *cyan(o)-*

Cy|a|no|co|bal|a|min *nt*: *Syn: Zyanocobalamin*; eine Cyano-Gruppe enthaltende Form des Cobalamins* [Vitamin B_{12}]; Ⓔ *cyanocobalamin, vitamin B_{12}, antianemic factor, anti-pernicious anemia factor, Castle's factor, extrinsic factor, LLD factor*

Cy|a|no|sis *f, pl* **-ses**: *Syn: Blausucht, Zyanose*; durch eine Abnahme der Sauerstoffsättigung des Blutes hervorgerufene bläulich-livide Verfärbung von Haut und Schleimhaut; Ⓔ *cyanosis, cyanoderma, cyanose*

Cy|an|was|ser|stoff *m*: farblose Flüssigkeit mit niedrigem Siedepunkt; Ⓔ *hydrogen cyanide, hydrocyanic acid, prussic acid*

Cy|an|was|ser|stoff|säu|re *f*: *Syn: Zyanwasserstoffsäure, Blausäure*; extrem giftige, wässrige Lösung von Cyanwasserstoff*; Ⓔ *cyanhydric acid, hydrogen cyanide, hydrocyanic acid, prussic acid*

Cycl-, cycl- *präf.*: →*Cyclo-*

Cyc|la|mat *nt*: *Syn: Zyklamat*; als Ersatz für Kohlenhydrate verwendeter kalorienfreier Süßstoff; Ⓔ *cyclamate*

Cyc|li|tis *f, pl* **-ti|den**: *Syn: Ziliarkörperentzündung, Zyklitis*; Entzündung des Ziliarkörpers; Ⓔ *inflammation of the ciliary body, cyclitis*

Cyclo-, cyclo- *präf.*: Wortelement mit der Bedeutung „Ring/Kreis/Zyklus"; Ⓔ *cycl(o)-*

Cyclo-AMP *nt*: *Syn: zyklisches Adenosin-3',5'-Phosphat, Zyklo-AMP, zyklisches Adenosinmonophosphat*; aus Adenosintriphosphat* gebildete Ringverbindung, die als extra- und intrazelluläre Botensubstanz von Bedeutung für den Stoffwechsel ist; Ⓔ *adenosine 3',5'-cyclic phosphate, cyclic adenosine monophosphate, cyclic AMP*

Cyclo-GMP *nt*: *Syn: zyklisches Guanosinmonophosphat, zyklisches Guanosin-3',5'-Phosphat, Zyklo-GMP*; als Neurotransmitter und Mediator der Histaminfreisetzung vorkommende Ringform von Guanosinmonophosphat; Ⓔ *cyclic guanosine monophosphate, guanosine 3',5'-cyclic phosphate, cyclic GMP*

Cyc|lo|o|xi|ge|na|se *f*: *Syn: Zyklooxigenase*; Schlüsselenzym der Prostaglandin- und Prostazyklinsynthese; wird von Acetylsalicylsäure gehemmt; Ⓔ *cyclooxygenase*

Cyc|lo|phos|pha|mid *nt*: zu den Alkylanzien zählendes Zytostatikum*; Ⓔ *cyclophosphamide*

Cyc|lo|pro|pan *nt*: farbloses Gas mit narkotischer Wirkung; Ⓔ *cyclopropane, trimethylene*

Cyc|lo|se|rin *nt*: aus Streptomyces*-Species gewonnenes Antibiotikum* und Tuberkulostatikum*; Ⓔ *cycloserine, orientomycin*

Cyc|lo|spo|rin *nt*: *Syn: Ciclosporin A*; Antibiotikum mit immunsuppressiver Wirkung; Ⓔ *cyclosporine, cyclosporin A*

Cy|lin|dro|ma *nt, pl* **-ma|ta:** ***Syn:*** *Zylindrom, Spiegler-Tumor, Endothelioma cutis, Naevus epithelioma-cylindromatosus*; familiär gehäuft auftretender benigner Tumor, v.a. der Kopfhaut [**Turbantumor**]; Ⓔ *cylindroma, cylindroadenoma, turban tumor*

Cyst-, Cyst- *präf.*: → *Cysto-*

Cyst|a|de|no|car|ci|no|ma *nt, pl* **-ma|ta:** → *Cystadenokarzinom*

Cyst|a|de|no|fi|brom *nt*: ***Syn:*** *Kystadenofibrom, Zystadenofibrom*; Adenofibrom* mit Zystenbildung; Ⓔ *cystadenofibroma*

Cyst|a|de|no|kar|zi|nom *nt*: ***Syn:*** *Kystadenokarzinom, Zystadenokarzinom, Cystadenocarcinoma*; Adenokarzinom* mit Zystenbildung; häufiger Tumor des Eierstocks; Ⓔ *cystadenocarcinoma*

Cyst|a|de|no|lym|pho|ma pa|pil|li|fe|rum *nt*: → *Cystadenoma lymphomatosum*

Cyst|a|de|no|ma *nt, pl* **-ma|ta:** ***Syn:*** *Kystadenom, Zystadenom, Adenokystom, zystisches Adenom*; Adenom* mit zystischer Erweiterung der Drüsenlichtungen; Ⓔ *adenocystoma, adenocyst, cystadenoma, cystoadenoma, cystoma, cystic adenoma*

Cystadenoma lymphomatosum: ***Syn:*** *Warthin-Tumor, Warthin-Albrecht-Arzt-Tumor, Adenolymphom, Cystadenolymphoma papilliferum*; gutartiger Mischtumor der Ohrspeicheldrüse aus drüsigem und lymphatischem Gewebe; Ⓔ *Whartin's tumor, papillary cystadenoma lymphomatosum, papillary adenocystoma lymphomatosum, adenolymphoma*

Cystadenoma ovarii: ***Syn:*** *Ovarialkystom*; zystischer Eierstocktumor, der maligne entarten kann [**verkrebstes Ovarialkystom, Cystadenocarcinoma ovarii**]; Ⓔ *ovarian cystadenoma, ovarian cystoma*

Cyst|a|de|no|sar|kom *nt*: ***Syn:*** *Kystadenosarkom, Zystadenosarkom*; Adenosarkom* mit Zystenbildung; Ⓔ *cystadenosarcoma*

Cys|ta|thi|o|nin *nt*: ***Syn:*** *Zystathionin*; Zwischenprodukt beim Abbau von Homocystein; Ⓔ *cystathionine*

Cys|ta|thi|o|nin|u|rie *f.* ***Syn:*** *Zystathioninurie*; erhöhte Cystathioninausscheidung im Harn; Ⓔ *cystathioninuria*

Cys|te *f.* ***Syn:*** *Zyste, Kyste, Kystom*; sackartige Geschwulst mit Kapsel und flüssigkeitsgefülltem, ein- oder mehrkammerigem Hohlraum; Ⓔ *cyst*

Cys|te|a|min *nt*: aus Cystein* entstehendes biogenes Amin; Bestandteil von Coenzym* A; Ⓔ *cysteamine*

Cys|te|in *nt*: ***Syn:*** *Zystein*; schwefelhaltige Aminosäure; Ⓔ *cysteine, thioaminopropionic acid, 2-amino-3-mercaptopropionic acid*

Cysti-, cysti- *präf.*: → *Cysto-*

Cys|ti|cer|co|se *f.* ***Syn:*** *Finnenkrankheit, Zystizerkose*; durch Finnen* des Schweinebandwurms* und evtl. auch des Rinderbandwurms* hervorgerufene Erkrankung mit Befall verschiedener Organe; Ⓔ *cysticercus disease, cysticercosis*

Cys|ti|cer|cus *m*: ***Syn:*** *Blasenwurm, Zystizerkus*; Bandwurmfinne [Blase mit Kopfteil/Scolex und Halszone], aus der im Endwirt der Bandwurm entsteht; Ⓔ *bladder worm, Cysticercus*

Cysticercus bovis: ***Syn:*** *Rinderfinne*; Finne des Rinderbandwurms (Taenia* saginata); Ⓔ *Cysticercus bovis*

Cysticercus cellulosae: ***Syn:*** *Schweinefinne*; Finne des Schweinebandwurms (Taenia* solium); Ⓔ *Cysticercus cellulosae*

Cys|ti|cus *m*: ***Syn:*** *Gallenblasengang, Zystikus, Ductus cysticus*; Ausführungsgang der Gallenblase; vereinigt sich mit dem Ductus* hepaticus zum Ductus* choledochus; Ⓔ *cystic duct, (excretory) duct of gallbladder*

Cys|tin *nt*: ***Syn:*** *Zystin, Dicystein*; aus zwei Molekülen Cystein* entstandene schwefelhaltige Aminosäure, deren Disulfidbrücken die Tertiärstruktur von Eiweißen stabilisieren; Ⓔ *cystine, dicysteine*

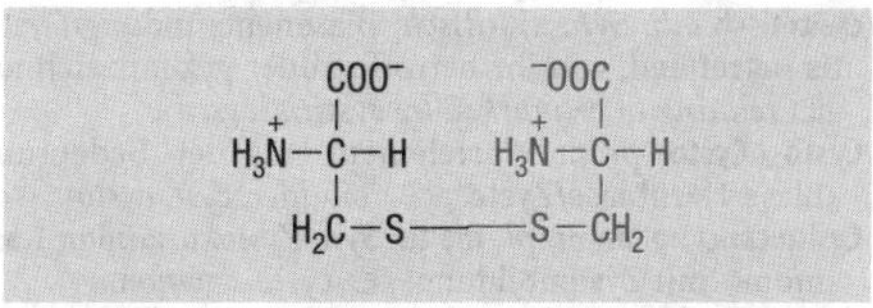

Abb. 17. Cystin

Cys|tin|ä|mie *f.* ***Syn:*** *Zystinämie*; Vorkommen von Cystin im Blut; Ⓔ *cystinemia*

Cys|ti|no|se *f.* ***Syn:*** *Lignac-Syndrom, Lignac-Fanconi-Krankheit, Zystinose, Cystinspeicherkrankheit, Abderhalden-Fanconi-Syndrom, Abderhalden-Fanconi-Lignac-Syndrom*; zu den lysosomalen Speicherkrankheiten* gehörende, autosomal-rezessive Erkrankung mit Cystinspeicherung in u.a. Kornea, Konjunktiva, Knochenmark, Niere, Lymphozyten; Ⓔ *cystinosis, Lignac-Fanconi disease, Lignac's disease, Lignac-Fanconi syndrome, Lignac's syndrome, cystine disease, cystine storage disease*

Cys|tin|u|rie *f.* ***Syn:*** *Zystinurie*; Cystinausscheidung im Harn; Ⓔ *cystinuria*

Cys|tis *f.* Blase; Harnblase; Ⓔ *bladder, urinary bladder*

Cys|ti|tis *f, pl* **-ti|ti|den:** ***Syn:*** *Harnblasenentzündung, Blasenentzündung, Zystitis*; Entzündung der Harnblase, die auf die Schleimhaut beschränkt sein kann oder auch tiefere Wandschichten befällt; kann asymptomatisch verlaufen, meist finden sich aber erhebliche Blasensymptome, wie z.B. Pollakisurie [häufiges Wasserlassen], Algurie [Schmerzen beim Wasserlassen], Dysurie [erschwertes Wasserlassen], Strangurie [schmerzhafter Harndrang], Urgeinkontinenz* oder Hämaturie*; Fieber und Flankenschmerz treten nur selten auf; Ⓔ *inflammation of the (urinary) bladder, bladder inflammation, cystitis, urocystitis*

Cystitis catarrhalis: ***Syn:*** *Desquamationskatarrh, Blasenkatarrh, Harnblasenkatarrh*; akute katarrhalische Blasenentzündung; Ⓔ *catarrhal cystitis, desquamative catarrhal cystitis*

Cystitis colli: ***Syn:*** *Zystokollitis, Trachelozystitis, Trachelocystitis*; Blasenhalsentzündung; Ⓔ *cystauchenitis*

Cystitis cystica: ***Syn:*** *zystische Zystitis*; chronische Blasenentzündung mit Zystenbildung der Schleimhaut; Ⓔ *cystic cystitis*

Cystitis desquamativa: Blasenentzündung mit Abstoßung von Schleimhaut; Ⓔ *cystitis desquamativa*

Cystitis fibrinosa: ***Syn:*** *fibrinöse Zystitis*; Blasenentzündung mit membranähnlichen Fibrinauflagerungen; Ⓔ *fibrinous cystitis*

Cystitis gangraenosa: ***Syn:*** *gangränöse Zystitis*; gangränöse Blasenentzündung mit Ablösung nekrotischer Schleimhautbezirke; Ⓔ *gangrenous cystitis*

Cystitis gravidarum: Blasenentzündung in der Schwangerschaft; Ⓔ *cystitis of pregnancy*

Cystitis haemorrhagica: hämorrhagische Blasenentzündung; Ⓔ *hemorrhagic cystitis*

Cystitis intermuralis: → *Cystitis interstitialis*

Cystitis interstitialis: ***Syn:*** *Cystitis intermuralis*; chronisch interstitielle Blasenentzündung mit Infiltration der Blasenwand; Ⓔ *submucous cystitis, chronic interstitial cystitis, panmural cystitis, panmural fibrosis of the bladder*

Cystitis necroticans: ***Syn:*** *nekrotisierende Zystitis*; Cystitis mit Nekrose der Blasenwand; Ⓔ *necrotizing cystitis*

Cystitis tuberculosa: ***Syn:*** *Blasentuberkulose*; tuberkulöse Blasenentzündung; Ⓔ *tuberculous cystitis*

C

cys|ti|tisch *adj*: *Syn: zystitisch*; Blasenentzündung/Cystitis betreffend, von ihr betroffen oder gekennzeichnet; Ⓔ *relating to or marked by cystitis, cystitic*

Cysto-, Cysto- *präf.*: Wortelement mit der Bedeutung „Blase/Harnblase/Zyste“; Ⓔ *bladder, cyst, cysto-*

Cys|to|car|ci|no|ma *nt, pl* **-ma|ta**: *Syn: Zystokarzinom*; Karzinom* mit Zystenbildung; Ⓔ *cystocarcinoma*

Cys|to|cel|e *f*: **1.** *Syn: Blasenhernie, Blasenbruch, Zystozele, Blasenvorfall*; Vorfall der Harnblasenwand durch eine Bruchpforte **2.** *Syn: Zystozele, Blasenvorfall*; Vorfall der Harnblase in die Scheide bei Scheidensenkung; Ⓔ **1.** *cystocele, hernia of bladder, cystic hernia, vesical hernia, vesicocele* **2.** *cystocele*

Cys|to|e|pi|the|li|o|ma *nt, pl* **-ma|ta**: *Syn: Zystoepitheliom*; Epitheliom* mit Zystenbildung; Ⓔ *cystoepithelioma*

Cys|to|fi|bro|ma *nt, pl* **-ma|ta**: *Syn: Zystofibrom*; Fibrom* mit Zystenbildung; Ⓔ *cystofibroma*

Cys|to|sar|co|ma phyl|lo|i|des *nt*: *Syn: Phylloidestumor*; langsam wachsendes Sarkom* der Brustdrüse, das extrem groß werden kann; Ⓔ *phyllodes tumor, cystosarcoma, cystosarcoma phyllo(i)des, telangiectatic cystosarcoma*

Cyt-, cyt- *präf.*: → *Cyto-*

Cyt|a|ra|bin *nt*: *Syn: Zytosinarabinosid, Cytosinarabinosid*; zu den Antimetaboliten gehörendes Zytostatikum*; Ⓔ *cytosine arabinoside, cytarabine, arabinosylcytosine, arabinocytidine*

Cy|ti|din *nt*: *Syn: Zytidin*; Ribonucleosid* aus Cytosin* und Ribose*; bildet mit Phosphorsäure Nucleotide [**Cytidinmonophosphat, Cytidindiphosphat, Cytidintriphosphat**], die für die Biosynthese von Phosphatiden* von Bedeutung sind; Ⓔ *cytidine, cytosine ribonucleoside*

Cy|ti|din|di|phos|phat *nt*: *s.u. Cytidin*; Ⓔ *cytidine(-5'-)diphosphate*

Cy|ti|din|mo|no|phos|phat *nt*: *s.u. Cytidin*; Ⓔ *cytidine monophosphate, cytidylic acid*

Cy|ti|din|tri|phos|phat *nt*: *s.u. Cytidin*; Ⓔ *cytidine(-5'-)triphosphate*

Cy|ti|dyl|säu|re *f*: Cytidinmonophosphat; *s.u. Cytidin*; Ⓔ *cytidine monophosphate, cytidylic acid*

-zytisch *suf.*: in Adjektiven verwendetes Wortelement mit Bezug auf „Zelle“; Ⓔ *-cytic*

Cy|ti|sin *nt*: *Syn: Zytisin*; giftiges Alkaloid im **Goldregen** [Laburnum anagyroides]; Vergiftungsursache bei Kindern; Ⓔ *cytisine, ulexine, laburinine, sophorine*

Cyto-, cyto- *präf.*: Wortelement mit der Bedeutung „Zelle“; Ⓔ *cellular, cyt(o)-, kyt(o)-*

Cytochrom c-oxidase *f*: → *Cytochrom* a_3

Cy|to|chro|me *pl*: *Syn: Zytochrome*; zu den Hämoproteinen gehörende Oxidoreduktasen, die eine zentrale Rolle in der Atmungskette spielen; Ⓔ *cytochromes*

Cytochrom a_3: *Syn: Cytochrom(-c-)oxidase, Warburg-Atmungsferment, Ferrocytochrom-c-Sauerstoff-Oxidoreduktase*; kupferhaltiges Cytochrom, das als letztes Glied der Atemkette eine Schlüsselposition bei der Sauerstoffverwertung einnimmt; Ⓔ *respiratory enzyme, ferrocytochrome c-oxygen oxyreductase, cytochrome oxidase, cytochrome c oxidase, cytochrome* a_3, *cytochrome* aa_3, *indophenolase, indophenol oxidase*

Cy|to|me|ga|lie|vi|rus *nt, pl* **-ren**: → *Zytomegalievirus*

Cy|to|sin *nt*: *Syn: Zytosin*; Pyrimidinbase*, Baustein der Nucleinsäuren; Ⓔ *cytosine*

Cy|to|sin|a|ra|bin|o|sid *nt*: → *Cytarabin*

Cy|to|ske|le|ton *nt*: *Syn: Zellskelett, Zytoskelett*; intrazelluläre Eiweißstrukturen, die die Zellform aufrechterhalten; Ⓔ *cytoskeleton*

Czapek-Dox-Nährlösung *f*: *Syn: Czapek-Dox-Nährmedium*; halbsynthetisches Medium für Pilze, insbesondere Schimmelpilze; Ⓔ *Czapek-Dox (culture) medium, Czapek solution agar, Czapek-Dox agar*

C-Zel|len *pl*: **1.** blasse Zellen der Langerhans*-Inseln der Bauchspeicheldrüse, in denen Somatostatin gebildet wird **2.** *Syn: parafollikuläre Zellen*; Calcitonin-produzierende Zellen der Schilddrüse; Ⓔ **1.** *C cells* **2.** *parafollicular cells, C cells, light cells, ultimobranchial cells*

C-Zellen-Karzinom *nt*: *Syn: medulläres Schilddrüsenkarzinom*; von den C-Zellen der Schilddrüse ausgehender bösartiger Tumor; Ⓔ *medullary thyroid carcinoma*

Czermak-Räume *pl*: *Syn: Interglobularräume, Spatia interglobularia*; nicht mineralisierte Räume im Zahndentin; Ⓔ *Czermak's lines/spaces, globular spaces of Czermak, interglobular spaces of Owen*

D

Da|carb|a|zin *nt*: Zytostatikum* der Alkylanziengruppe; Ⓔ *dacarbazine*

DaCosta-Syndrom *nt*: *Syn: Effort-Syndrom, neurozirkulatorische Asthenie, Phrenikokardie, Soldatenherz*; meist bei jüngeren Männern auftretende, belastungsunabhängige Symptomatik mit Hyperventilation*, Tachykardie*, Herzschmerzen und Engegefühl; neben einer psychosomatischen Komponente wird auch eine Übererregbarkeit des Atemzentrums als Ursache diskutiert; Ⓔ *DaCosta's syndrome, neurocirculatory asthenia, phrenocardia, cardiophrenia, disordered action of the heart, functional cardiovascular disease, irritable heart, soldier's heart, effort syndrome*

d'Acosta-Syndrom *nt*: *Syn: akute Bergkrankheit, Mal di Puna, akute Höhenkrankheit*; akutes Syndrom mit Kopfschmerzen, Übelkeit, Erbrechen, Schwindel und Atemnot; evtl. Entwicklung eines **Höhenlungenödems** und Bewusstlosigkeit [**Höhenkollaps**]; Ⓔ *altitude sickness, acute mountain sickness, Acosta's disease, d'Acosta's disease*

Dacry-, dacry- *präf.*: →*Dacryo-*

Dacryo-, dacryo- *präf.*: Wortelement mit der Bedeutung „Träne"; Ⓔ *lacrimal, tear, dacry(o)-*

Dac|ti|no|my|cin *nt*: *Syn: Actinomycin D*; zytostatisches Antibiotikum von Streptomyces*-Species; Ⓔ *dactinomycin, actinomycin D*

Dactyl-, dactyl- *präf.*: →*Dactylo-*

Dac|tyl|li|tis *f, pl* **-ti|den**: →*Daktylitis*

Dactylo-, dactylo- *präf.*: Wortelement mit der Bedeutung „Finger/Zehe"; Ⓔ *finger, toe, dactyl(o)-*

Dac|tyl|lo|sis spon|ta|nea *f*: *Syn: Ainhum, Ainhum-Syndrom*; ätiologisch ungeklärte, primär in Afrika vorkommende, meist die Kleinzehen betreffende zirkuläre Konstriktion mit folgender Spontanamputation; Ⓔ *ainhum*

Dakry-, dakry- *präf.*: →*Dakryo-*

Da|kry|a|de|nek|to|mie *f*: *Syn: Dakryoadenektomie*; operative Tränendrüsenentfernung; Ⓔ *dacryoadenectomy*

Da|kry|a|go|gum *nt, pl* **-ga**: tränentreibende Substanz; Ⓔ *dacryagogue*

Dakryo-, dakryo- *präf.*: Wortelement mit der Bedeutung „Träne"; Ⓔ *lacrimal, tear, dacry(o)-*

Da|kry|o|a|de|nal|gie *f*: Schmerzen in einer Tränendrüse, Tränendrüsenschmerz; Ⓔ *pain in a lacrimal gland, dacryoadenalgia, dacryadenalgia*

Da|kry|o|a|de|nek|to|mie *f*: →*Dakryadenektomie*

Da|kry|o|a|de|ni|tis *f, pl* **-ti|den**: *Syn: Tränendrüsenentzündung*; Entzündung der Tränendrüse(n); Ⓔ *inflammation of a lacrimal gland, dacryoadenitis, dacryadenitis*

da|kry|o|a|de|ni|tisch *adj*: Tränendrüsenentzündung/Dakryoadenitis betreffend, von ihr betroffen oder gekennzeichnet; Ⓔ *relating to or marked by dacryoadenitis, dacryoadenitic*

Da|kry|o|blen|nor|rhoe *f, pl* **-rhoen**: chronischer Tränenfluss bei Tränendrüsenentzündung; Ⓔ *dacryoblennorrhea*

Da|kry|o|ca|na|li|cu|li|tis *f, pl* **-ti|den**: →*Dakryokanalikulitis*

Da|kry|o|cys|ti|tis *f, pl* **-ti|ti|den**: →*Dakryozystitis*

Da|kry|o|el|ko|se *f*: →*Dakryohelkose*

Da|kry|o|gra|fie, -gra|phie *f*: Röntgenkontrastdarstellung der Tränenwege; Ⓔ *dacryography*

Da|kry|o|hä|mor|rhoe *f, pl* **-rho|en**: Absonderung blutiger/bluthaltiger Tränen, blutiger Tränenfluss; Ⓔ *dacryohemorrhea*

Da|kry|o|hel|ko|se *f*: *Syn: Dakryoelkose*; Geschwür des Tränensacks oder des Tränenröhrchens; Ⓔ *dacryohelcosis, dacryelcosis*

Da|kry|o|ka|na|li|ku|li|tis *f, pl* **-ti|den**: *Syn: Tränenröhrchenentzündung, Dakryocanaliculitis*; Entzündung der Tränenröhrchen; Ⓔ *dacryocanaliculitis*

da|kry|o|ka|na|li|ku|li|tisch *adj*: Tränenröhrchenentzündung/Dakryokanalikulitis betreffend, von ihr betroffen oder gekennzeichnet; Ⓔ *relating to or marked by dacryocanaliculitis, dacryocanaliculitic*

Da|kry|o|lith *m*: Stein in den Tränenwegen; Ⓔ *dacryolith, tear stone, lacrimal calculus, ophthalmolith*

Da|kry|o|li|thi|a|sis *f, pl* **-ses**: Steinbildung in den Tränenwegen; Ⓔ *dacryolithiasis*

Da|kry|om *nt*: **1.** Stauung und Schwellung des Tränenkanals **2.** →*Dakryops*; Ⓔ **1.** *dacryoma* **2.** *dacryoma, dacryops*

Da|kry|ops *m*: *Syn: Dakryom*; Retentionszyste der Tränendrüse; Ⓔ *dacryoma, dacryops*

Da|kry|o|py|or|rhoe *f, pl* **-rho|en**: eitriger Tränenfluss; Ⓔ *dacryopyorrhea*

Da|kry|o|py|o|sis *f, pl* **-ses**: eitrige Entzündung der Tränenwege; Ⓔ *dacryopyosis*

Da|kry|o|rhi|no|sto|mie *f*: *Syn: Dakryozystorhinostomie, Toti-Operation*; operative Anastomosierung von Tränensack und mittlerem Nasengang bei Verlegung der Tränenwege; Ⓔ *dacryocystorhinostomy, dacryorhinocystotomy, Toti's operation*

Da|kry|or|rhoe *f, pl* **-rho|en**: *Syn: Tränenträufeln, Epiphora*; übermäßiger Tränenfluss; Ⓔ *watery eye, tearing, dacryorrhea, epiphora, illacrimation*

Da|kry|o|si|nu|si|tis *f, pl* **-ti|den**: Entzündung von Tränenröhrchen und Sinus* ethmoidalis; Ⓔ *inflammation of the lacrimal duct and ethmoid sinus, dacryosinusitis*

da|kry|o|si|nu|si|tisch *adj*: Dakryosinusitis betreffend, von ihr betroffen oder gekennzeichnet; Ⓔ *relating to or marked by dacryosinusitis*

Da|kry|o|so|le|ni|tis *f, pl* **-ti|den**: *Syn: Tränenröhrchenentzündung*; Entzündung eines Tränenröhrchens; Ⓔ *inflammation of the lacrimal duct or nasal duct, dacryosolenitis*

da|kry|o|so|le|ni|tisch *adj*: Tränenröhrchenentzündung/Dakryosolenitis betreffend, von ihr betroffen oder gekennzeichnet; Ⓔ *relating to or marked by dacryosolenitis*

Da|kry|o|ste|no|se *f*: *Syn: Tränengangsstenose*; zu Störung des Tränenabflusses führende Einengung des Tränenganges durch entzündliche Prozesse, Verwachsungen oder Fremdkörper; Ⓔ *dacryostenosis*

Da|kry|o|szin|ti|gra|fie, -gra|phie *f*: Szintigrafie* der Tränenwege; Ⓔ *dacryoscintigraphy*

da|kry|o|szin|ti|gra|fisch *adj*: Dakryoszintigrafie betreffend, mittels Dakryoszintigrafie; Ⓔ *relating to dacryoscintigraphy, dacryoscintigraphic*

Da|kry|o|ze|le *f*: *Syn: Dakryozystozele*; Tränensackbruch; Ⓔ *dacryocystocele, dacryocele*

Da|kry|o|zyst|al|gie *f*: Tränensackschmerz; Ⓔ *pain in a lacrimal sac, dacryocystalgia, dacrycystalgia*

Da|kry|o|zyst|ek|ta|sie *f*: Tränensackdilatation, Tränensackerweiterung; Ⓔ *dacryocystectasia*

Da|kry|o|zys|tek|to|mie *f*: Tränensackentfernung, Tränensackresektion; Ⓔ *dacryocystectomy*

Da|kry|o|zys|ti|tis *f, pl* **-ti|ti|den**: *Syn: Tränensackentzündung, Dakryocystitis*; Entzündung des Tränensacks; Ⓔ *inflammation of the lacrimal sac, dacryocystitis, dacrycystitis*

da|kry|o|zys|ti|tisch *adj*: Tränensackentzündung/Dakryozystitis betreffend, von ihr betroffen oder gekennzeichnet; Ⓔ *relating to or marked by dacryocystitis*

Da|kry|o|zys|ti|tom *nt*: Messer zur Tränenröhrcheninzision; Ⓔ *dacryocystitome*

Da|kry|o|zys|ti|to|mie *f*: Tränenröhrcheninzision, Tränenröhrchenschnitt; Ⓔ *dacryocystitomy*

Da|kry|o|zys|to|blen|nor|rhoe *f, pl* **-rho|en**: chronisch exsudative/eitrige Tränensackentzündung, Tränensackeiterung; Ⓔ *dacryocystoblennorrhea*

Da|kry|o|zys|to|gra|fie, -gra|phie *f*: Röntgenkontrastdarstellung der Tränenwege; Ⓔ *dacryocystography*

da|kry|o|zys|to|gra|fisch *adj*: Dakryozystografie betreffend, mittels Dakryozystografie; Ⓔ *relating to dacryocystography, dacryocystographic*

Da|kry|o|zys|to|gramm *nt*: Röntgenkontrastaufnahme der Tränenwege; Ⓔ *dacryocystogram*

Da|kry|o|zys|to|pto|se *f*: ***Syn:*** *Tränensacksenkung*; Senkung des Tränensacks; Ⓔ *dacryocystoptosis, dacryocystoptosia*

Da|kry|o|zys|to|rhi|no|ste|no|se *f*: Verlegung des Tränennasenganges/Ductus nasolacrimalis; Ⓔ *dacryocystorhinostenosis*

Da|kry|o|zys|to|rhi|no|sto|mie *f*: →*Dakryorhinostomie*

Da|kry|o|zys|to|ste|no|se *f*: ***Syn:*** *Tränensackstenose*; meist durch eine Schrumpfung hervorgerufene Stenose des Tränensacks; Ⓔ *dacryocystostenosis*

Da|kry|o|zys|to|sto|mie *f*: Tränensackeröffnung, Tränensackinzision; Ⓔ *dacryocystostomy*

Da|kry|o|zys|to|tom *nt*: Messer zur Tränensackeröffnung; Ⓔ *dacryocystotome*

Da|kry|o|zys|to|to|mie *f*: Tränensackeröffnung, Tränensackinzision; Ⓔ *dacryocystotomy, Ammon's operation, Mosher-Toti operation, Toti's operation*

Da|kry|o|zys|to|zele *f*: →*Dakryozele*

Daktyl-, daktyl- *präf.*: →*Daktylo-*

Dak|tyl|al|gie *f*: ***Syn:*** *Daktylodynie*; Fingerschmerz; Ⓔ *pain in the fingers, dactylalgia, dactylodynia*

Dak|ty|li|tis *f, pl* **-ti|den**: ***Syn:*** *Dactylitis; Fingerentzündung; Zehenentzündung*; Entzündung eines Fingers oder einer Zehe; Ⓔ *inflammation of a finger or fingers, dactylitis*

dak|ty|li|tisch *adj*: Daktylitis betreffend, von ihr betroffen oder gekennzeichnet; Ⓔ *relating to or marked by dactylitis*

Daktylo-, daktylo- *präf.*: Wortelement mit der Bedeutung „Finger/Zehe"; Ⓔ *finger, toe, dactyl(o)-*

Dak|ty|lo|dy|nie *f*: ***Syn:*** *Daktylalgie*; Fingerschmerz; Ⓔ *dactylalgia, dactylodynia*

Dak|ty|lo|gramm *nt*: Fingerabdruck; Ⓔ *fingerprint, dactylogram*

Dak|ty|lo|gry|po|se *f*: ***Syn:*** *Fingerverkrümmung, Zehenverkrümmung*; angeborene oder erworbene permanente Verkrümmung von Fingern oder Zehen; Ⓔ *dactylogryposis*

Dak|ty|lo|kamps|o|dy|nie *f*: schmerzhafte Finger- oder Zehenverkrümmung; Ⓔ *painful contraction of fingers or toes, dactylocampsodynia*

Dak|ty|lo|lo|gie *f*: Zeichen- und Gebärdensprache der Taubstummen; Ⓔ *dactylology, dactylophasia, maniloquism, cheirology, chirology*

Dak|ty|lo|me|ga|lie *f*: ***Syn:*** *Makrodaktylie, Megalodaktylie*; übermäßige Größe von Fingern oder Zehen; Ⓔ *dactylomegaly, megadactyly*

Dak|ty|lo|spas|mus *m*: Finger- oder Zehenkrampf; Ⓔ *dactylospasm*

Dal|ton *nt*: ***Syn:*** *Atommasseneinheit*; Einheit der relativen Atommasse; 1 Dalton ist ein Zwölftel der Masse des Kohlenstoffatoms C^{12}; Ⓔ *dalton*

Dal|to|nis|mus *m*: ***Syn:*** *Rot-Grün-Blindheit*; angeborene Farbsinnesstörung, bei der Rot und Grün als Grautöne gesehen werden; Ⓔ *daltonism*

Damm *m*: ***Syn:*** *Perineum*; Körperregion zwischen Steißbein und äußeren Genitalien; wird unterteilt in **Vorderdamm** [zwischen äußerem Genitale und After] und **Hinterdamm** [zwischen After und Steißbein]; Ⓔ *perineum, perineal region*

Damm|bruch *m*: ***Syn:*** *Perineozele, Hernia perinealis/ischiorectalis*; angeborener oder erworbener Bruch von Baucheingeweide durch den Damm; Ⓔ *perineal hernia, ischiorectal hernia, perineocele*

Däm|me|rungs|se|hen *nt*: ***Syn:*** *Nachtsehen, skotopes Sehen, Skotopie, Skotopsie*; durch die Stäbchenzellen der Netzhaut ermöglichtes Sehen bei niedriger Lichtintensität; Ⓔ *scotopic vision, night vision, twilight vision, rod vision, scotopia*

Däm|mer|zu|stand *m*: nach Anfällen auftretender Zustand mit eingeengtem Bewusstsein; Ⓔ *twilight state, wane state*

Damm|fis|tel *f*: ***Syn:*** *Beckenbodenfistel, Fistula perinealis*; auf dem Damm mündende Fistel; Ⓔ *perineal fistula*

Damm|ge|gend *f*: →*Dammregion*

Damm|naht *f*: ***Syn:*** *Perineorrhaphie*; Vernähung eines Dammrisses oder eines Dammschnitts; Ⓔ *perineorrhaphy*

Damm|ner|ven *pl*: ***Syn:*** *Nervi perineales*; gemischte Äste des Nervus* pudendus zur Dammhaut und den Musculi ischiocavernosus, bulbospongiosus, transversus perinei superficialis und sphincter ani externus; Ⓔ *perineal nerves*

Damm|re|gi|on *f*: ***Syn:*** *Dammgegend, Regio perinealis*; Körperregion zwischen Steißbein und äußeren Genitalien; Ⓔ *perineal region*

Damm|riss *m*: Riss des Damms unter der Geburt; je nach Ausdehnung und Tiefe unterscheidet man **Dammriss 1°** [nur die Dammhaut], **Dammriss 2°** [Riss von Haut und Dammmuskulatur] oder **Dammriss 3°** [Mitbeteiligung des Afterschließmuskels]; Ⓔ *perineal laceration*

Damm|schnitt *m*: **1.** →*Episiotomie* **2.** ***Syn:*** *Peritoneotomie*; Dammdurchtrennung; Ⓔ **1.** *episiotomy* **2.** *perineotomy*

Damm|schutz *m*: Handgriffe zur Verhinderung eines Dammrisses; Ⓔ *perineal support*

Dampf|re|sis|tenz *f*: Widerstandsfähigkeit von Erregern gegen Wasserdampfsterilisation; Ⓔ *steam heat resistance, steam resistance*

Dampf|ste|ri|li|sa|ti|on *f*: Sterilisation in einem Autoklaven mit gespanntem und gesättigtem Wasserdampf; Ⓔ *steam sterilization*

Dämp|fung *f*: verkürzter Klopfschall über Hohlräumen; Ⓔ *damping*

Dana-Lichtheim-Krankheit *f*: ***Syn:*** *Lichtheim-Syndrom, Dana-Syndrom, Dana-Lichtheim-Putman-Syndrom, funikuläre Spinalerkrankung, funikuläre Myelose*; bevorzugt das Hinterstrangsystem und die Pyramidenbahn befallende Entmarkungskrankheit mit neurologischen Ausfällen, Muskelhypotonie, Ataxie, Depression und evtl. Psychose; Ⓔ *Lichtheim's syndrome, Putnam-Dana syndrome, combined sclerosis, posterolateral sclerosis, funicular myelitis, funicular myelosis*

Dana-Lichtheim-Putman-Syndrom *nt*: →*Dana-Lichtheim-Krankheit*

Dana-Operation *f*: Durchtrennung der hinteren Spinalnervenwurzel zur Behandlung unstillbarer Schmerzen; Ⓔ *Dana's operation, posterior rhizotomy*

Dana-Syndrom *nt*: →*Dana-Lichtheim-Krankheit*

Danbolt-Closs-Syndrom *nt*: ***Syn:*** *Brandt-Syndrom, Acrodermatitis enteropathica*; seltene, autosomal-rezessiv vererbte Störung der Zinkabsorption mit Ekzemen an den Akren; Ⓔ *Danbolt-Closs syndrome*

Dandy-Fieber *nt*: ***Syn:*** *Dengue, Dengue-Fieber*; relativ gutartiges hämorrhagisches Fieber der Tropen und Subtropen; Ⓔ *dengue, dengue fever, solar fever, stiff-neck fever, Aden fever, bouquet fever, breakbone fever, dandy fever, date fever, polka fever*

Danlos-Syndrom *nt*: ***Syn:*** *Ehlers-Danlos-Syndrom, Fibro-*

dysplasia elastica generalisata; Oberbegriff für insgesamt neun Syndrome mit angeborener [autosomal-rezessiv oder dominant] Kollagendysplasie; auffällig sind Hyperelastizität der Haut [Cutis* hyperelastica], Überstreckbarkeit der Gelenke sowie eine Anfälligkeit für Hautverletzungen mit schlechter Heilungstendenz; Ⓔ *Ehlers-Danlos disease, Ehlers-Danlos syndrome, Danlos' disease, Danlos' syndrome, elastic skin*

Daph|nis|mus *m*: Vergiftung durch Glykoside aus **Seidelbast** [Daphne mezereum]; Ⓔ *daphnism*

Dap|son *nt*: *Syn: Diaminodiphenylsulfon*; Antibiotikum mit Wirksamkeit gegen den Lepraerreger Mycobacterium* leprae; Ⓔ *dapsone, diaminodiphenylsulfone, 4,4'-sulfonylbisbenzeneamine*

Darier-Grönblad-Strandberg-Syndrom *nt*: *Syn: Grönblad-Strandberg-Syndrom, systemische Elastorrhexis, Pseudoxanthoma elasticum*; generalisierte, degenerative Erkrankung des elastischen Bindegewebes mit gelblichen Papeln und Hautflecken; Ⓔ *Grönblad-Strandberg syndrome, pseudoxanthoma elasticum*

Darier-Krankheit *f*: *Syn: Dyskeratosis follicularis vegetans, Porospermosis follicularis vegetans, Porospermosis cutanea, Keratosis vegetans, Dyskeratosis follicularis*; durch typische Verhornungsstörungen im Bereich von Kopf, Handflächen, Fußsohlen und Nägeln gekennzeichnete, autosomal-dominant vererbte Keratose*; Ⓔ *Darier's disease, Darier-White disease*

Darling-Krankheit *f*: *Syn: Histoplasmose, retikuloendotheliale Zytomykose*; Befall und Infektion mit Histoplasma* capsulatum; nach Einatmen von sporenhaltigem Staub kommt es primär zu einer Infektion der Atemwege und der Lunge, die klinisch kaum von Tuberkulose zu unterscheiden ist; später evtl. lymphogene Aussaat und Entwicklung einer Systemmykose*; Ⓔ *Darling's disease, histoplasmosis*

Darm *m*: der aus Dünndarm und Dickdarm bestehende Abschnitt des Magen-Darm-Trakts zwischen Magenausgang und After; Ⓔ *gut(s), bowel(s), intestine(s), intestinum, enteron*

Darm|a|na|sto|mo|se *f*: *Syn: Enteroanastomose, Enteroenterostomie*; operative Verbindung von Darmabschnitten; Ⓔ *bowel anastomosis, intestinal anastomosis, intestinal bypass, enteroanastomosis, enteroenterostomy, enterostomy*

Darm|a|to|nie *f*: Tonusmangel der Darmmuskulatur mit herabgesetzter Peristaltik*; kann zur Entwicklung eines paralytischen Ileus* führen; Ⓔ *intestinal atonia*

Darm|a|tre|sie *f*: angeborener Verschluss der Darmlichtung; Ⓔ *intestinal atresia*

Darm|bak|te|ri|en *pl*: *Syn: Enterobakterien*; Bezeichnung für alle physiologisch im Darm vorkommende Bakterien; Ⓔ *enterics, enteric bacteria, intestinal bacteria*

Darm|bein *nt*: *Syn: Ilium, Os ilium*; Teil des Hüftbeins; bildet den oberen Teil der Hüftpfanne; Ⓔ *iliac bone, flank bone, ilium*

Darm|bein|kamm *m*: *Syn: Beckenkamm, Crista iliaca*; oberer Rand der Darmbeinschaufel; Ⓔ *crest of ilium, iliac crest*

Darm|bein|mus|kel *m*: →*Musculus iliacus*

Darm-Blasen-Fistel *f*: *Syn: enterovesikale Fistel*; innere Darmfistel* mit Einmündung in die Blase; Ⓔ *enterovesical fistula, vesicointestinal fistula*

Darm|blu|tung *f*: *Syn: Enterorrhagie*; Blutung in das Darmlumen; Ⓔ *intestinal bleeding, intestinal hemorrhage, enterorrhagia*

Darm|brand *m*: *Syn: Enteritis necroticans*; nekrotisierende Enteritis* durch Clostridium* perfringens; Ⓔ *necrotizing enteritis, enteritis necroticans, pigbel*

Darm|bruch *m*: *Syn: Enterozele*; Hernie* mit Darmteilen im Bruchsack; Ⓔ *enterocele*

Darm|di|ver|ti|kel *pl*: meist den Dickdarm betreffende, i.d.R. asymptomatische Divertikel* der Darmwand; Ⓔ *bowel diverticulum, intestinal diverticulum*

Darm|drü|sen *pl*: *Syn: Lieberkühn-Drüsen, Lieberkühn-Krypten, Glandulae intestini/intestinales*; tubulöse Drüsen der Dünn- und Dickdarmschleimhaut; Ⓔ *Lieberkühn's glands, intestinal follicles, intestinal glands*

Darm|e|gel *m*: im Darm schmarotzender Wurm; Ⓔ *intestinal fluke*

großer Darmegel: *Syn: Riesendarmegel, Fasciolopsis buski*; v.a. in Südostasien vorkommender Erreger der Fasciolopsiasis*; Ⓔ *giant intestinal fluke, Fasciolopsis buski*

kleiner Darmegel: *Syn: Zwergdarmegel, Heterophyes heterophyes*; in Afrika und Asien vorkommender Dünndarmparasit; Ⓔ *Egyptian intestinal fluke, small intestinal fluke, Heterophyes heterophyes*

Darm|e|gel|krank|heit *f*: *Syn: Fasciolopsiasis, Fasciolopsiasis*; durch Fasciolopsis buski hervorgerufene tropische Durchfallerkrankung; Ⓔ *fasciolopsiasis*

Darm|em|phy|sem *nt*: →*Darmwandemphysem*

Darm|en|do|skop *nt*: *Syn: Enteroskop*; spezielles Endoskop* zur Darmspiegelung; Ⓔ *enteroscope*

Darm|ent|zün|dung *f*: →*Enteritis*

Darm|fis|tel *f*: vom Darm ausgehende Fistel, die entweder in einen anderen Teil des Darms oder ein anderes Organ einmündet [**innere Darmfistel**] oder nach außen führt [**äußere Darmfistel**]; Ⓔ *intestinal fistula*

Darm|flo|ra *f*: Gesamtheit der physiologisch im Darm vorkommenden Mikroorganismen; Ⓔ *intestinal flora, bowel flora*

Darm|gas *nt*: *Syn: Darmluft*; aus verschluckter Luft und von Darmbakterien gebildetem Gas bestehende Gasmischung; pro Tag werden zwischen 400 und 1200 ml Gas gebildet; Ⓔ *flatus*

Darm|ge|räu|sche *pl*: durch die Verdauungstätigkeit des Darms bedingte physiologische Geräusche; Ⓔ *bowel sounds*

Darm|gif|te *pl*: *Syn: Enterotoxine*; auf den Darm einwirkende Bakteriengifte; Ⓔ *enterotoxins, intestinotoxins*

Darm|grip|pe *f*: *Syn: Magen-Darmgrippe*; Magen-Darm-Beteiligung bei einer Grippe*; oft auch als Bezeichnung für Virusinfekte des Magen-Darms mit grippeähnlicher Symptomatik verwendet; Ⓔ *intestinal influenza, gastroenteric influenza, gastrointestinal influenza, abdominal influenza*

Darm|hor|mo|ne *pl*: *Syn: gastrointestinale Hormone*; im Magen-Darm-Trakt gebildete Hormone, z.B. Gastrin, Cholezystokinin; Ⓔ *gastrointestinal hormones*

Darm|in|farkt *m*: durch akute Unterbrechung der Durchblutung hervorgerufene Infarzierung von Darmabschnitten; Ⓔ *intestinal infarction*

Darm|ka|tarr *m*: →*Darmkatarrh*

Darm|ka|tarrh *m*: →*Enteritis*

Darm|klem|me *f*: Klemmzange zum Abklemmen von Darmteilen; Ⓔ *intestinal clamp*

Darm-Kolon-Fistel *f*: *Syn: Dünndarm-Kolon-Fistel, enterokolische Fistel, Fistula enterocolica*; innere Darmfistel zwischen Dünndarm und Kolon; Ⓔ *enterocolic fistula*

Darm|kon|kre|ment *nt*: →*Darmstein*

Darm|kon|ti|nenz *f*: *Syn: Stuhlkontinenz*; Fähigkeit, den Stuhl zurückzuhalten; Ⓔ *fecal continence, rectal continence*

Darm|krampf *m*: *Syn: Enterospasmus*; Krampf der Darmmuskulatur; Ⓔ *spasm of the intestine, enterospasm*

Darm|läh|mung *f*: *Syn: Enteroparese, Enteroparalyse*; völliger Verlust des Darmtonus und der Peristaltik; führt zur Entwicklung eines paralytischen Ileus*; Ⓔ *enteroparesis*

Darm|lö|sung *f*: *Syn: Enterolyse*; Lösung von Darmverwachsungen; Ⓔ *enterolysis*

Darm|luft *f*: →*Darmgas*

Darm|milz|brand *m*: *Syn: Anthrax intestinalis*; durch den Genuss infizierter Nahrungsmittel hervorgerufener

Milzbrand* von Dünn- und Dickdarm; Ⓔ *gastrointestinal anthrax, intestinal anthrax*

Darm|my|ko|se *f*: *Syn: Enteromykose*; Pilzerkrankung der Darmschleimhaut; Ⓔ *enteromycosis*

Darm|ner|ven|sys|tem *nt*: Gesamtheit der sympathischen und parasympathischen Nerven des Darms; Ⓔ *enteric nervous system*

Darm|ob|struk|ti|on *f*: Einengung der Darmlichtung durch Prozesse im Darm [**Darmverlegung**] oder Druck von außen; kann zum Darmverschluss* führen; Ⓔ *intestinal obstruction, splanchnemphraxis, bowel obstruction*

Darm|pa|ra|sit *m*: im Darm schmarotzender Einzeller oder Wurm; Ⓔ *intestinal parasite*

Darm|pär|chen|e|gel *m*: *Syn: Schistosoma intercalatum*; Erreger einer Darm- und Leberschistosomiasis in Afrika; Ⓔ *Schistosoma intercalatum*

Darm|per|fo|ra|ti|on *f*: *Syn: Darmwandperforation*; Durchbruch der Darmwand durch entzündliche oder nekrotische Prozesse, v.a. bei Gangrän oder Geschwür; Ⓔ *bowel perforation, enterobrosia, enterobrosis*

Darm|po|lyp *m*: von der Darmschleimhaut ausgehender gutartiger Tumor; Ⓔ *intestinal polyp*

Darm|rei|ni|gung *f*: präoperative Darmvorbereitung zur Vermeidung von Komplikationen und Infekten; Ⓔ *bowel cleansing, purgation, purge*

Darm|re|sek|ti|on *f*: operative Teilentfernung von Dünn- oder Dickdarm; Ⓔ *intestinal resection, enterectomy*

Darm|rohr *nt*: weiches Gummirohr zum Einführen in den Mastdarm; Ⓔ *intestinal canal*

Darm-Scheiden-Fistel *f*: *Syn: enterovaginale Fistel*; innere Darmfistel mit Einmündung in die Scheide/Vagina; Ⓔ *enterovaginal fistula*

Darm|schleim|haut|ent|zün|dung *f*: Endoenteritis*; Ⓔ *inflammation of the intestinal mucous membrane, endoenteritis*

Darm|sen|kung *f*: *Syn: Eingeweidesenkung, Enteroptose, Splanchnoptose*; angeborene oder erworbene Senkung der Baucheingeweide; klinisch auffällig sind eine chronische Obstipation* und Rücken- oder Kreuzschmerzen beim Stehen; Ⓔ *enteroptosis, enteroptosia*

Darm|spie|ge|lung *f*: *Syn: Enteroskopie*; endoskopische Untersuchung des Darms; Ⓔ *enteroscopy*

Darm|stei|fung *f*: durch die Bauchwand tastbare Versteifung einzelner Darmschlingen oberhalb eines Darmverschlusses; Ⓔ *bowel rigidity*

Darm|stein *m*: *Syn: Darmkonkrement, Enterolith*; durch Verkrustung von Kotsteinen* entstandes Konkrement im Darm; Ⓔ *intestinal stone, intestinal calculus, splanchnolith, enterolith*

Darm|ste|no|se *f*: *Syn: Darmverengung, Enterostenose*; angeborene [Darmatresie*] oder erworbene [Tumoren, Verwachsungsstränge, Fremdkörper] Einengung der Darmlichtung mit Behinderung der Darmpassage und evtl. Entwicklung eines Ileus*; Ⓔ *intestinal stenosis, enterostenosis*

Darm|stiel *m*: *Syn: Dottergang, Dottersackgang, Ductus omphaloentericus, Ductus omphalomesentericus*; embryonaler Gang, der Darm und Dottersack verbindet; Ⓔ *omphalomesenteric duct, omphalomesenteric canal, yolk stalk, yolk sac stalk, umbilical duct, vitelline duct, vitello-intestinal duct*

Darm|tri|chi|ne *f*: → *Trichinella spiralis*

Darm|tu|ber|ku|lo|se *f*: *Syn: Intestinaltuberkulose*; meist sekundärer Befall des Darms bei hämatogener Streuung oder kanalikulärer Ausbreitung durch Verschlucken im Rahmen einer Lungentuberkulose; nur selten als Primärerkrankung durch verseuchte Kuhmilch; Ⓔ *intestinal tuberculosis, tuberculosis of the intestines*

Darm|ver|dau|ung *f*: Aufspaltung und Resorption der Nahrung im Darm; Ⓔ *intestinal digestion*

Darm|ver|le|gung *f*: Verlegung der Darmlichtung; komplette Verlegung führt zum Darmverschluss*; Ⓔ *bowel obstruction, intestinal obstruction*

Darm|ver|schlin|gung *f*: *Syn: Volvulus intestini*; meist Säuglinge betreffende Verdrehung und Verschlingung von Dünndarmteilen; kann zur Ausbildung eines Ileus führen; Ⓔ *intestinal volvulus, volvulus*

Darm|ver|schluss *m*: *Syn: Ileus*; vollständige Unterbrechung der Darmpassage durch Verschluss der Darmlichtung oder Darmlähmung; Ⓔ *bowel obstruction, intestinal obstruction, enterocleisis, ileus*

Darm|vi|rus *nt, pl* **-ren**: → *Enterovirus*

Darm|vor|fall *m*: Vorfall von Anus oder Rektum; Ⓔ *bowel prolapse, intestinal prolapse*

Darm|wand|bruch *m*: *Syn: Darmwandhernie, Littré-Hernie*; Hernie* mit Einklemmung der Darmwand in der Bruchpforte; Ⓔ *Littre's hernia, parietal hernia, Richter's hernia*

Darm|wand|em|phy|sem *nt*: *Syn: Darmemphysem, Pneumatosis cystoides intestini*; ätiologisch ungeklärte Emphysembildung der Darmwand, die i.d.R. asymptomatisch verläuft; Ⓔ *intestinal pneumatosis, intestinal emphysema*

Darm|wand|ent|zün|dung *f*: → *Enteritis*

Darm|wand|her|nie *f*: → *Darmwandbruch*

Darm|wand|per|fo|ra|ti|on *f*: → *Darmperforation*

Darm|zot|ten *pl*: *Syn: Villi intestinales*; fingerförmige Ausstülpungen der Dünndarmschleimhaut, die die Nahrung resorbieren; Ⓔ *intestinal villi, villi of small intestine*

Darwin-Höcker *m*: *Syn: Darwin-Höckerchen, Tuberculum auriculare*; Höcker am oberen Rand der Ohrmuschelhelix; Ⓔ *auricular tubercle, Darwin tubercle, darwinian tubercle*

Darwin-Ohrspitze *f*: *Syn: Apex auriculae*; inkonstante Ausziehung des Helixknorpels nach oben und hinten; Ⓔ *apex of auricle*

Das|sel|beu|le *f*: *Syn: furunkuloide Myiasis, Beulenmyiasis, Dermatobiasis*; in Afrika und Südamerika vorkommende Fliegenmadenkrankheit durch **Dermatobia hominis** und andere Fliegenlarven; kennzeichnend sind furunkuloide Knoten der Subkutis; Ⓔ *dermatobiasis, dermatobial myiasis*

Das|sel|flie|ge *f*: *Syn: Dermatobia hominis*; in Mittel- und Südamerika vorkommende Fliege, deren Larven eine furunkulöse Myiasis* verursachen können; Ⓔ *warble botfly, skin botfly, human botfly, Dermatobia hominis*

Da|tu|ra stra|mo|ni|um *f*: Stechapfel; *s.u. Atropin*; Ⓔ *datura*

Dau|er|aus|schei|der *m*: klinisch gesunder Träger eines Erregers, der nach Überstehen der Krankheit das Agens vorübergehend [**temporärer Dauerausscheider**] oder langfristig [**permanenter** oder **chronischer Dauerausscheider**] ausscheidet; Ⓔ *chronic carrier, permanent carrier*

Dau|er|be|at|mung *f*: *Syn: Langzeitbeatmung*; künstliche Beatmung von mehr als 48 Stunden; Ⓔ *long-term ventilation*

Dau|er|ge|biss *nt*: *Syn: bleibende/zweite Zähne, Dentes permanentes*; Gesamtheit der permanenten Zähne; Ⓔ *secondary dentition, permanent dentition, succedaneous dentition, succedaneous teeth, second teeth, permanent teeth*

Dau|er|ka|the|ter *m*: *Syn: Verweilkatheter*; über längere Zeit belassener Blasen- oder Nierenkatheter bei Harnabflussstörung; Ⓔ *indwelling catheter*

Dau|er|kau|dal|an|äs|the|sie *f*: Kaudalanästhesie* mit liegendem Katheter; Ⓔ *continuous caudal anesthesia*

Dau|er|kul|tu|ren *pl*: Fortzüchtung von Reinkulturen über einen längeren Zeitraum; Ⓔ *long-term culture*

Dau|er|spi|nal|an|äs|the|sie *f*: *Syn: kontinuierliche Spinalanästhesie*; fortlaufende Spinalanästhesie über einen liegenden Katheter; Ⓔ *continuous spinal anesthesia, fractional spinal anesthesia*

Dau|er|trä|ger *m*: klinisch asymptomatischer chronischer Träger eines Erregers; kann als Dauerausscheider* fungieren; Ⓔ *chronic carrier*
Dau|er|tropf *m*: ***Syn:*** *Dauertropfinfusion*; kontinuierliche Tropfinfusion von Flüssigkeit, Elektrolyten und energieliefernden Substanzen; Ⓔ *drip, continuous drip, continuous instillation*
Dau|er|tropf|in|fu|si|on *f*: → *Dauertropf*
Dau|men|bal|len|a|tro|phie *f*: Atrophie der Daumenballen bei Schädigung der nervalen Versorgung; Ⓔ *thenar atrophy*
Dau|no|my|cin *nt*: → *Daunorubicin*
Dau|no|ru|bi|cin *nt*: ***Syn:*** *Daunomycin*; zytostatisch wirkendes Antibiotikum verschiedener Streptomyces*-Species; Ⓔ *daunorubicin, daunomycin, rubidomycin*
Davidoff-Zellen *pl*: ***Syn:*** *Paneth-Körnerzellen, Paneth-Zellen*; gekörnte Epithelzellen der Dünndarmkrypten; Ⓔ *Davidoff's cells, Paneth's granular cells, Paneth's cells*
De-, de- *präf.*: Wortelement mit der Bedeutung „weg/von...weg/herab"; Ⓔ *away from, without, de-*
De|a|cy|la|se *f*: Hydrolase*, die die Abspaltung der Acylgruppe katalysiert; Ⓔ *deacylase*
De|a|cy|lie|rung *f*: Abspaltung der Acylgruppe; Ⓔ *deacylation*
Dead-fetus-Syndrom *nt*: Verbrauchskoagulopathie* durch Retention eines abgestorbenen Fetus; Ⓔ *dead fetus syndrome*
DEAE-Cellulose *f*: ***Syn:*** *Diethylaminoethylcellulose, Diäthylaminoäthylcellulose*; in der Dünnschichtchromatografie und als Kationenaustauscher verwendetes Cellulosederivat; Ⓔ *DEAE-cellulose, diethylaminoethylcellulose*
De|af|fe|ren|zie|rung *f*: Ausschaltung der afferenten Impulse durch Krankheiten, Operation oder Arzneimittel; Ⓔ *deafferentation*
De|al|ko|ho|li|sie|rung *f*: Alkoholentzug, Alkoholentfernung; Ⓔ *dealcoholization*
De|al|ler|gi|sie|rung *f*: ***Syn:*** *Hyposensibilisierung*; Herabsetzung der Allergiebereitschaft durch Injektion oder Inhalation ansteigender Allergendosen; Ⓔ *deallergization, desensitization*
De|ar|te|ri|a|li|sa|ti|on *f*: Umwandlung von arteriellem Blut in venöses Blut durch Sauerstoffverbrauch; Ⓔ *dearterialization*
De|ba|ry|o|my|ces *m*: Hefepilzgattung mit fraglicher Pathogenität für den Menschen; Ⓔ *Debaryomyces*
De Beurmann-Gougerot-Krankheit *f*: ***Syn:*** *Sporotrichose*; subakute oder chronische, durch **Sporothrix schenkii** hervorgerufene Pilzinfektion, die i.d.R. auf Haut und Unterhaut beschränkt bleibt; Ⓔ *sporotrichosis, Schenck's disease*
De|bi|li|tas *f*: → *Debilität*
De|bi|li|tät *f*: **1.** Schwäche, Kraftlosigkeit; Schwächezustand, Erschöpfungszustand **2.** ***Syn:*** *Debilitas mentalis*; leichte geistige Behinderung; Ⓔ **1.** *debility* **2.** *moderate mental retardation, debility*
Dé|bri|de|ment *nt*: Wundtoilette, Wundreinigung; Ⓔ *débridement, wound toilet, surgical débridement, surgical toilet*
De|bul|king *nt*: partielle Geschwulstverkleinerung; i.d.R. vor einer Chemo- oder Strahlentherapie; Ⓔ *debulking*
Dec-, dec- *präf.*: → *Deca-*
Deca-, deca- *präf.*: Wortelement mit der Bedeutung „zehn"; Ⓔ *deca-, deka-*
Dé|ca|nu|le|ment *nt*: Kanülenentfernung, Dekanülierung; Ⓔ *decannulation*
De|ca|pep|tid *nt*: ***Syn:*** *Dekapeptid*; aus zehn Aminosäuren bestehendes Peptid*; Ⓔ *decapeptide*
De|carb|o|xy|la|se *f*: ***Syn:*** *Dekarboxylase*; Lyase*, die Kohlendioxid aus der Carboxylgruppe von Carbonsäuren abspaltet; Ⓔ *decarboxylase*
De|carb|o|xy|lie|rung *f*: ***Syn:*** *Dekarboxylierung*; Abspaltung von Kohlendioxid aus der Carboxylgruppe von Carbonsäuren; Ⓔ *decarboxylation*
De|ce|re|bra|ti|on *f*: ***Syn:*** *Dezerebration, Dezerebrierung, Enthirnung*; Ausfall des Großhirns durch Trauma oder Tumor; führt zu **Dezerebrierungsstarre**; Ⓔ *decerebration*
De|chlo|ri|da|ti|on *f*: ***Syn:*** *Dechlorination*; Chloridentzug, Salzentzug; Ⓔ *dechloridation, dechlorination, dechloruration*
De|chlo|ri|na|ti|on *f*: → *Dechloridation*
Deci-, deci- *präf.*: Wortelement mit der Bedeutung „Zehntel"; Ⓔ *deci-*
De|ci|dua *f*: ***Syn:*** *Dezidua, Caduca, Decidua membrana, Membrana deciduae*; Schwangerschaftsendometrium; Ⓔ *decidual membrane, decidua, caduca*
de|ci|du|al *adj*: ***Syn:*** *dezidual*; Dezidua betreffend; Ⓔ *relating to the decidual membrane, decidual*
De|ci|du|a|li|tis *f*, *pl* **-ti|den**: → *Deciduitis*
de|ci|du|a|li|tisch *adj*: → *deciduitisch*
De|ci|du|i|tis *f*, *pl* **-ti|den**: ***Syn:*** *Deziduaentzündung, Deziduitis, Decidualitis, Endometritis decidualis*; Entzündung der Decidua* während der Schwangerschaft; Ⓔ *inflammation of the decidual membrane, decidual endometritis, deciduitis*
de|ci|du|i|tisch *adj*: ***Syn:*** *decidualitisch, deziduitisch*; Deziduaentzündung/Deciduitis betreffend, von ihr betroffen oder gekennzeichnet; Ⓔ *relating to or marked by deciduitis*
Deck|biss *m*: Kieferfehlbildung mit steilgestellten und verlängerten oberen Schneidezähnen, die die unteren Schneidezähne überdecken; Ⓔ *overbite, vertical overlap*
Deck|ge|we|be *nt*: ***Syn:*** *Epithelgewebe, Epithelialgewebe, Epithel, Epithelium*; die äußere Oberfläche von Organen oder Strukturen bedeckende Zellschicht, die auch Hohlorgane und Körperhöhlen auskleidet; Ⓔ *epithelial tissue, epithelium*
Deck|glas *nt*: Glasplättchen zum Abdecken (nicht fixierter) Präparate auf dem Objektträger; Ⓔ *coverglass, coverslip, object plate, object slide*
Deck|kno|chen *pl*: ***Syn:*** *Bindegewebsknochen, Belegknochen*; Knochen, die aus Bindegewebe entstehen; Ⓔ *membrane bone*
Deck|plat|te *f*: den Wirbelkörper bedeckende Abschlussplatte; Ⓔ *roof plate, deckplatte, deck plate, dorsal plate*
Deck|zel|len *pl*: flache Epithelzellen an der Oberfläche seröser Häute; Ⓔ *cover cells, covering cells*
Dé|col|le|ment *nt*: flächenhafte Hautablederung; Ⓔ *décollement*
De|cre|men|tum *nt*: Abnahme, Verringerung; Ⓔ *decrement*
De|cu|bi|tus *m*: ***Syn:*** *Wundliegen, Dekubitalulkus, Dekubitalgeschwür, Dekubitus*; (meist superinfizierte) Nekrose- und Geschwürbildung bei längerer Bettlägrigkeit durch chronische Druckeinwirkung und die dadurch bedingte lokale Minderdurchblutung; Ⓔ *decubital gangrene, decubitus, decubital ulcer, decubitus ulcer, pressure sore, hospital gangrene, pressure gangrene*
De|cus|sa|tio *f*, *pl* **-ti|o|nes**: Kreuzung, Überkreuzung; Ⓔ *decussation, crossing, decussatio*
Decussatio fibrarum nervorum trochlearium: Überkreuzung der Fasern des Nervus* trochlearis im Mittelhirn; Ⓔ *decussation of trochlear nerves*
Decussatio lemnisci medialis: ***Syn:*** *mediale Schleifenkreuzung*; Kreuzung des Lemniscus* medialis in der Medulla* oblongata; Ⓔ *decussation of medial lemnisci*
Decussatio motoria: → *Decussatio pyramidum*
Decussatio pedunculorum cerebellarium superiorum: ***Syn:*** *große Haubenkreuzung, Wernekinck-Kreuzung*;

Kreuzung der oberen Kleinhirnstiele in Höhe der Vierhügelplatte [Lamina tecti]; Ⓔ *decussation of cranial cerebellar peduncles*

Decussatio pyramidum: *Syn: Pyramidenbahnkreuzung, Pyramidenkreuzung, Decussatio motoria*; Kreuzung der Pyramidenbahn* in der Medulla* oblongata; Ⓔ *pyramidal decussation, motor decussation, decussation of pyramids*

Decussatio tegmentalis anterior: *Syn: vordere Haubenkreuzung, Forel-Haubenkreuzung*; Kreuzung von Fasern des Tractus rubrospinalis im vorderen Teil der Mittelhirnhaube [Tegmentum* mesencephali]; Ⓔ *anterior tegmental decussation*

Decussatio tegmentalis posterior: *Syn: Meynert-Haubenkreuzung, hintere Haubenkreuzung*; Kreuzung von Fasern des Tractus tectospinalis im hinteren Teil der Mittelhirnhaube [Tegmentum* mesencephali]; Ⓔ *posterior tegmental decussation*

De|fä|ka|ti|on *f*: Darmentleerung, Stuhlgang; Ⓔ *bowel movement, bowel evacuation, defecation, dejection, diachoresis, laxation, cacation, purgation, purge, passage, movement, motion*

De|fa|ti|ga|tio *f, pl* **-ti|o|nes:** (extreme) Ermüdung, Übermüdung, Erschöpfung; Ⓔ *weariness, exhaustion, defatigation*

De|fekt *m*: Fehler, Schaden; Mangel, Schwäche; (körperliches) Gebrechen; Ⓔ *defect*

konnataler Defekt: bei der Geburt vorhandener Defekt; Ⓔ *birth defect*

De|fekt|dys|pro|te|in|ämie *f*: → *Defektproteinämie*

De|fekt|hei|lung *f*: Abheilung mit Fortbestehen eines organischen oder funktionellen Restschadens; Ⓔ *incomplete healing*

De|fekt|im|mu|no|pa|thie *f*: *Syn: Immundefekt, Immunmangelkrankheit*; Oberbegriff für angeborene oder erworbene Störungen der normalen Immunreaktion des Körpers; Ⓔ *immunodeficiency, immune deficiency, immunodeficiency disease, immunodeficiency disorder, immunodeficiency syndrome, immunological deficiency, immunological deficiency syndrome, immunity deficiency*

De|fekt|pa|tho|pro|te|in|ämie *f*: → *Defektproteinämie*

De|fekt|pro|te|in|ämie *f*: *Syn: Plasmaproteindefekt, Defektdysproteinämie, Defektpathoproteinämie*; Störung der Eiweißzusammensetzung des Plasmas durch vollständiges oder teilweises Fehlen von Eiweißen; Ⓔ *dysproteinemia*

De|fekt|syn|drom, ven|tra|les *nt*: *Syn: Bauchdeckenaplasie, kongenitaler Bauchwanddefekt, Pflaumenbauchsyndrom, prune-belly syndrome*; Syndrom mit angeborenem Fehlen oder Unterentwicklung der Bauchwandmuskulatur; oft kombiniert mit anderen Fehlbildungen; Ⓔ *abdominal muscle deficiency syndrome, prune-belly syndrome*

De|fe|mi|ni|sie|rung *f*: *Syn: Entweiblichung*; Verlust der weiblichen Merkmale und Entwicklung körperlicher und seelischer Merkmale des männlichen Geschlechts; Ⓔ *defeminization*

De|fe|ren|tek|to|mie *f*: *Syn: Vasektomie, Vasoresektion*; (Teil-)Entfernung oder Unterbrechung des Samenleiters; Ⓔ *deferentectomy, vasectomy*

De|fe|ren|ti|tis *f, pl* **-ti|ti|den:** *Syn: Samenleiterentzündung, Spermatitis, Funiculitis*; Entzündung des Samenleiters/Ductus* deferens; Ⓔ *inflammation of the ductus deferens, deferentitis, vasitis*

de|fe|ren|ti|tisch *adj*: *Syn: spermatitisch*; Samenleiterentzündung/Deferentitis betreffend, von ihr betroffen oder gekennzeichnet; Ⓔ *relating to or marked by deferentitis, deferentitic*

De|fe|ren|to|gra|fie, -gra|phie *f*: Röntgenkontrastdarstellung der Samenwege; Ⓔ *vasography*

De|fer|o|xa|min *nt*: *Syn: Desferrioxamin*; bei akuter oder chronischer Eisenüberladung des Körpers verwendeter Chelatbildner aus **Streptomyces pilosus**; Ⓔ *deferoxamine, desferrioxamine*

De|fer|ves|zenz *f*: Entfieberung; Ⓔ *defervescence*

De|fi|bril|la|ti|on *f*: pharmazeutische, mechanische oder elektrische Behandlung von Kammerflimmern; Ⓔ *defibrillation*

De|fi|bril|la|tor *m*: Gerät zur elektrischen Defibrillation; Ⓔ *defibrillator, cardioverter*

De|fi|bri|na|ti|on *nt*: *Syn: Defibrinieren*; Fibrinentfernung aus dem Blut; Ⓔ *defibrination*

De|fi|bri|na|ti|ons|syn|drom *nt*: *Syn: Defibrinisierungssyndrom*; verstärkte Blutungsneigung bei Fibrinmangel [Fibrinogenopenie*] oder übermäßigem Fibrinabbau [Hyperfibrinolyse*]; Ⓔ *defibrination syndrome*

De|fi|bri|nie|ren *nt*: → *Defibrination*

de|fi|bri|niert *adj*: fibrinfrei, ohne Fibrin; Ⓔ *defibrinated*

De|fi|bri|ni|sie|rungs|syn|drom *nt*: → *Defibrinationssyndrom*

De|fi|ni|tiv|wirt *m*: *Syn: Endwirt*; Wirt, der die geschlechtsreife Form eines Parasiten beherbergt; Ⓔ *definitive host, final host, primary host*

De|fi|zit *nt*: Mangel, Fehlen; (funktionelle) Unzulänglichkeit, Mangelhaftigkeit; Ⓔ *deficiency, deficit, shortage, shortfall (an of)*

prolongiertes reversibles ischämisches neurologisches Defizit: *s.u. Apoplexia cerebri*; Ⓔ *prolonged reversible ischemic deficit*

reversibles ischämisches neurologisches Defizit: *s.u. Apoplexia cerebri*; Ⓔ *reversible ischemic neurologic deficit*

De|flek|ti|on *f*: *Syn: Deflexion*; Auslenkung, Ablenkung, Abweichung, (*Zeiger*) Ausschlag; (*Licht*) Beugung; Ⓔ *deflection*

De|fle|xi|on *f*: → *Deflektion*

De|fle|xi|ons|la|gen *pl*: Kindslagen, bei denen der Kopf von der normalen Beugehaltung abweicht [Vorderhauptlage, Stirnlage, Gesichtslage]; Ⓔ *deflexion abnormalities*

De|flo|ra|ti|on *f*: Entjungferung; Ⓔ *defloration, deflowering*

de|flo|rie|ren *v*: entjungfern; Ⓔ *deflorate, deflower*

De|for|ma|ti|on *f*: *Syn: Deformität*; Verunstaltung, Fehlbildung, Entstellung, Deformierung; Ⓔ *deformation, malformation, deformity, disfigurement*

de|for|miert *adj*: verunstaltet, entstellt, missgestaltet, verformt; Ⓔ *deformed, disfigured*

De|for|mie|rung *f*: → *Deformation*

De|for|mi|tät *f*: → *Deformation*

De|ge|ne|ra|tio *f, pl* **-ti|o|nes:** *Syn: Degeneration*; Entartung von Zellen, Geweben oder Funktionen; Verfall, Verkümmerung, Rückbildung; Ⓔ *degeneration*

Degeneratio adiposa: *Syn: Steatosis, fettige Degeneration*; degenerative Verfettung von Zellen, Geweben oder Organen; Ⓔ *adipose degeneration, pimelosis, fatty change, fatty degeneration, fatty metamorphosis*

Degeneratio chorioretinalis progressiva: *Syn: Chorioideremie*; zu Erblindung führende X-chromosomale Degeneration von Aderhaut und Netzhaut; Ⓔ *progressive choroidal atrophy, choroideremia, tapetochoroidal dystrophy, progressive tapetochoroidal dystrophy*

De|ge|ne|ra|ti|on *f*: → *Degeneratio*

amyloide Degeneration: *Syn: Amyloidose*; Oberbegriff für durch die Ablagerung von Amyloid* hervorgerufene Krankheiten; Ⓔ *amyloidosis, amylosis, amyloid degeneration, amyloid thesaurismosis, waxy degeneration, lardaceous degeneration, Abercombie's syndrome, Abercombie's degeneration, Virchow's disease, Virchow's degeneration, hyaloid degeneration, bacony degeneration, cellulose degeneration, chitinous degeneration*

dienzephaloretinale Degeneration: *Syn: Laurence-Moon-Syndrom, Laurence-Moon-Biedl-Syndrom, Laurence-Moon-Bardet-Biedl-Syndrom, Laurence-Moon-*

Biedl-Bardet-Syndrom; autosomal-rezessives Fehlbildungssyndrom mit Retinopathie*, Adipositas*, Innenohrschwerhörigkeit und leichter Intelligenzminderung; Ⓔ *Laurence-Moon syndrome, Biedl's syndrome*

fettige Degeneration: 1. *Syn: fettige Metamorphose*; Degeneration mit anfangs reversibler Einlagerung von Fetttröpfchen in die Zelle **2.** *Syn: Steatosis, degenerative Verfettung, Degeneratio adiposa*; degenerative Verfettung von Zellen, Geweben oder Organen; Ⓔ **1.** *adipose degeneration, pimelosis, fatty change, fatty degeneration, fatty metamorphosis* **2.** *adipose degeneration, steatosis*

fettige Degeneration der Leber: *Syn: Leberepithelverfettung, fettige Metamorphose der Leber, Leberverfettung*; reversible fettige Degeneration von Leberzellen bei gesteigerter Fettsynthese, Fettverwertungsstörung oder Störung des Fetttransports aus der Zelle; Ⓔ *fatty degeneration of liver*

hepatolentikuläre Degeneration: *Syn: Wilson-Krankheit, Wilson-Syndrom, Morbus Wilson, hepatozerebrale Degeneration*; autosomal-rezessive Störung des Kupferstoffwechsels mit Ablagerung von Kupfer in den Geweben und erhöhter Ausscheidung im Harn; führt zu Leberzirrhose* und Hirnschäden; Ⓔ *hepatolenticular disease, hepatolenticular degeneration, Wilson's disease, Wilson's degeneration, Wilson's syndrome, Kayser's disease, lenticular progressive degeneration, familial hepatitis, amyostatic syndrome*

hepatozerebrale Degeneration: →*hepatolentikuläre Degeneration*

orthograde Degeneration: *Syn: Waller-Degeneration, sekundäre Degeneration*; absteigende Degeneration nach Durchtrennung einer Nervenfaser; Ⓔ *secondary degeneration, orthograde degeneration, Türck's degeneration, wallerian degeneration*

sekundäre Degeneration: →*orthograde Degeneration*

verkäsende Degeneration: *Syn: Verkäsung, verkäsende Nekrose*; Koagulationsnekrose* mit Bildung käseartiger Massen von zäher, gelblicher Konsistenz; häufig bei Tuberkulose*; Ⓔ *caseous degeneration, cheesy degeneration, tyromatosis*

de|ge|ne|riert *adj*: zurückgebildet, verfallen; entartet; Ⓔ *degenerate, degenerated*

De|glu|ti|ti|on *f*: Schluckakt, Schlucken, Hinunterschlucken; Ⓔ *deglutition*

De|glu|ti|ti|ons|ap|noe *f, pl* **-o|en**: Apnoe* während des Schluckaktes; Ⓔ *deglutition apnea*

Degos-Delort-Tricot-Syndrom *nt*: *Syn: Degos-Syndrom, Köhlmeier-Degos-Syndrom, tödliches kutaneointestinales Syndrom, Papulosis maligna atrophicans (Degos), Papulosis atrophicans maligna, Thrombangiitis cutaneaintestinalis disseminata*; ätiologisch ungeklärte, durch eine Thrombosierung kleiner Arterien und Papelbildung gekennzeichnete Erkrankung mit schlechter Prognose; Ⓔ *Degos' disease, Degos' syndrome, Köhlmeier-Degos disease, malignant atrophic papulosis*

Degos-Syndrom *nt*: →*Degos-Delort-Tricot-Syndrom*

De|gra|da|ti|on *f*: (*chem.*) Abbau, Zerlegung, Degradierung; Ⓔ *degradation*

De|gra|nu|la|ti|on *f*: *Syn: Degranulierung*; Verlust der natürlichen Granulierung; Ⓔ *degranulation*

De|ha|lo|ge|na|se *f*: Hydrolase*, die Halogenwasserstoff aus halogenidhaltigen Stoffen abspaltet; Ⓔ *dehalogenase*

De|his|zenz *f*: Klaffen, Auseinanderweichen (einer Naht, Wunde etc.); Ⓔ *dehiscence, wound dehiscence*

Deh|nungs|läh|mung *f*: durch Dehnung eines Nervens verursachte Lähmung, z.B. Geburtslähmung; Ⓔ *hyperextension palsy, hyperextension paralysis*

Deh|nungs|re|flex *m*: Reflex als Reaktion auf einen Dehnungsreiz; Ⓔ *stretch reflex*

De|hy|dra|ta|se *f*: *Syn: Hydratase*; wasserabspaltende Lyase*; Ⓔ *dehydratase, anhydrase, hydro-lyase*

De|hy|dra|ta|ti|on *f*: **1.** (*chem.*) Wasserabspaltung aus einem Molekül **2.** Wasserentzug; Entwässerung, Entwässerungstherapie **3.** →*Dehydration*; Ⓔ **1.** *dehydration* **2.** *dehydration* **3.** *dehydration, hypohydration, anhydration*

De|hy|dra|ti|on *f*: *Syn: Dehydratation, Hypohydratation*; Wassermangel der Körpers; Ⓔ *dehydration, hypohydration, anhydration*

de|hy|drie|ren *v*: Wasser entfernen oder entziehen, entwässern; (vollständig) trocknen; Ⓔ *dehydrate; (chem.) anhydrate, dehydrogenate, dehydrogenize*

De|hy|drie|rung *f*: Wasserstoffabspaltung aus einem Molekül; Ⓔ *dehydration, dehydrogenation, deaquation*

De|hy|dro|chol|lat *nt*: Salz der Dehydrocholsäure; Ⓔ *dehydrocholate*

7-De|hy|dro|cho|les|te|rin *nt*: *Syn: Provitamin D_3*; im Körper aus Cholesterin gebildetes Provitamin, das in der Haut von UV-Strahlen in Vitamin D_3 umgewandelt wird; Ⓔ *7-dehydrocholesterol, provitamin D_3*

De|hy|dro|chol|säu|re *f*: halbsynthetische Gallensäure*; Ⓔ *dehydrocholic acid*

11-De|hy|dro|cor|ti|co|ste|ron *nt*: *Syn: Kendall-Substanz A*; in der Nebenniere gebildetes Glucocorticoid*; Ⓔ *11-dehydrocorticosterone, Kendall's compound A, compound A*

De|hy|dro|e|pi|an|dros|te|ron *nt*: *Syn: Dehydroisoandrosteron*; Androgen* aus Nebennierenrinde, Ovar und Testis; Ⓔ *dehydroepiandrosterone, dehydroisoandrosterone, androstenolone*

De|hy|dro|ge|na|se *f*: Oxidoreduktase*, die den Transfer von Wasserstoff katalysiert; Ⓔ *dehydrogenase*

De|hy|dro|i|so|an|dros|te|ron *nt*: →*Dehydroepiandrosteron*

3-De|hy|dro|re|ti|nol *nt*: Vitamin A_2; *s.u. Vitamin A*; Ⓔ *retinol$_2$, vitamin A_2, (3-)dehydroretinol*

De|i|o|ni|sie|rung *f*: *Syn: Entionisierung*; Entfernung von Ionen; Ⓔ *deionization*

Deiters-Stützzellen *pl*: *Syn: Deiters-Zellen*; Stützzellen im Corti-Organ* des Innenohrs; Ⓔ *Deiters' cells, Deiters' supporting cells, outer phalangeal cells*

Deiters-Zellen *pl*: →*Deiters-Stützzellen*

Déjà-entendu-Erlebnis *nt*: Eindruck, etwas gerade Gehörtes schon einmal gehört zu haben; Ⓔ *déjà entendue*

Déjà-pensé-Erlebnis *nt*: Eindruck, etwas gerade Gedachtes schon einmal gedacht zu haben; Ⓔ *déjà pensé*

Déjà-vécu-Erlebnis *nt*: Eindruck, etwas gerade Erlebtes schon einmal erlebt zu haben; Ⓔ *déjà vécu*

Déjà-vu-Erlebnis *nt*: Eindruck, etwas gerade Gesehenes schon einmal gesehen zu haben; Ⓔ *déjà vu*

De|jo|da|se *f*: *Syn: Dejodinase*; Dehalogenase*, die Jod aus einer Verbindung abspaltet; Ⓔ *deiodase*

De|jo|die|rung *f*: *Syn: Dejodinierung*; Jodentfernung, Jodabspaltung; Ⓔ *deiodination*

De|jo|di|na|se *f*: →*Dejodase*

De|jo|di|nie|rung *f*: →*Dejodierung*

Dek-, dek- *präf.*: →*Deka-*

Deka-, deka- *präf.*: Wortelement mit der Bedeutung „zehn"; Ⓔ *deca-, deka-*

De|kal|zi|fi|ka|ti|on *f*: *Syn: Dekalzifizierung*; Entkalkung, Entkalken von Gewebe; Ⓔ *decalcification*

De|kal|zi|fi|zie|rung *f*: →*Dekalzifikation*

De|kal|zi|fi|zie|rungs|syn|drom *nt*: *Syn: Milkman-Syndrom, Looser-Milkman-Syndrom, Looser-Syndrom*; multiple Spontanfrakturen durch eine Entkalkung der Knochen bei Störungen des Calciumstoffwechsel oder als idiopathische Form; Ⓔ *Milkman's syndrome, Looser-Milkman syndrome*

De|ka|nül|ie|rung *f*: Kanülenentfernung, Décanulement; Ⓔ *decannulation*

De|ka|pep|tid *nt*: →*Decapeptid*

De|ka|pi|ta|ti|on *f*: *Syn: Dekapitierung*; Entfernung des

Kopfes bei einer Embryotomie*; Ⓔ *decapitation, detruncation, decollation*

De|ka|pi|tie|rung *f*: → *Dekapitation*

De|kap|su|la|ti|on *f*: Entfernung einer Organkapsel, Kapselentfernung; Ⓔ *decapsulation, renal decortication*

De|kar|bo|xy|la|se *f*: → *Decarboxylase*

De|kar|bo|xy|lie|rung *f*: → *Decarboxylierung*

De|kom|pen|sa|ti|on *f*: nicht mehr ausreichende Kompensation, Entgleisung; Ⓔ *decompensation*

de|kom|pen|siert *adj*: nicht ausgeglichen, entgleist; Ⓔ *decompensated*

De|kom|pres|sion *f*: Druckentlastung; Ⓔ *decompression*

De|kom|pres|si|ons|kam|mer *f*: Druckentlastungskammer zur kontrollierten Drucksenkung; Ⓔ *decompression chamber, hyperbaric chamber*

de|kom|pri|mie|ren *v*: von (hohem) Druck entlasten; Ⓔ *decompress*

De|kon|ges|ti|ons|mit|tel *nt*: abschwellendes Mittel; Ⓔ *decongestant*

De|kon|ta|mi|na|ti|on *f*: ***Syn:*** *Dekontaminierung*; Entgiftung, Entgasung, Entseuchung, Entstrahlung; Ⓔ *decontamination*

de|kon|ta|mi|nie|ren *v*: entgiften, entgasen, entseuchen, entstrahlen; Ⓔ *decontaminate*

De|kon|ta|mi|nie|rung *f*: → *Dekontamination*

De|kor|ti|ka|ti|on *f*: operative Entrindung, Rindenentfernung; Ⓔ *decortication*

de|kre|pit *adj*: (alters-)schwach, (körperlich) heruntergekommen, hinfällig; Ⓔ *decrepit*

De|kru|des|zenz *f*: Abnahme eines Symptoms; Ⓔ *decrudescence*

De|krus|tie|ren *nt*: chirurgische Krustenentfernung, Krustenbeseitigung; Ⓔ *decrustation*

de|ku|bi|tal *adj*: Dekubitus betreffend; Ⓔ *decubital*

De|ku|bi|tal|alo|pe|zie *f*: ***Syn:*** *Säuglingsglatze, Alopecia decubitalis*; durch Liegen auf dem Rücken hervorgerufener mechanischer Haarausfall; Ⓔ *infantile pressure alopecia*

De|ku|bi|tal|ge|schwür *nt*: → *Dekubitus*

De|ku|bi|tal|ul|kus *nt, pl* **-ul|ze|ra**: → *Dekubitus*

De|ku|bi|tus *m*: ***Syn:*** *Wundliegen, Dekubitalulkus, Dekubitalgeschwür, Decubitus*; (meist superinfizierte) Nekrose- und Geschwürbildung bei längerer Bettlägrigkeit durch chronische Druckeinwirkung und die dadurch bedingte lokale Minderdurchblutung; Ⓔ *pressure sore, pressure gangrene, hospital gangrene, decubital gangrene, decubital ulcer, decubitus ulcer, decubitus, bedsore*

De|ku|bi|tus|pro|phy|la|xe *f*: Maßnahmen zur Vorbeugung eines Dekubitus*; Ⓔ *decubitus prophylaxis*

Tab. 9. Fehler bei der Dekubitusprophylaxe

Zu lange Umlagerungsintervalle
Fehlerhafte Lagerungstechnik
Verwendung nicht atmungsaktiver Lagerungsmaterialien (z.B. Gummiring)
Einsatz druckbelastender Lagerungshilfen (z.B. Luftring)
Falsche Körperpflege (z.B. austrocknender Franzbranntwein)
Zu lange verordnete Bettruhe
Fehlende Physikotherapie

De|la|mi|na|ti|on *f*: Abspaltung von Gewebeschichten oder -verbänden; Ⓔ *delamination*

del Castillo-Syndrom *nt*: ***Syn:*** *Castillo-Syndrom, Sertoli-Zell-Syndrom, Sertoli-cell-only-Syndrom, Germinalaplasie, Germinalzellaplasie*; Aspermie* durch ein angeborenes Fehlen des Keimepithels der Hodenkanälchen; Ⓔ *Del Castillo syndrome, Sertoli-cell-only syndrome*

de|le|tär *adj*: (gesundheits-)schädlich, schädigend, zerstörend; Ⓔ *deleterious, harmful, hurtful, injurious, noxious*

De|le|ti|on *f*. ***Syn:*** *Chromosomendeletion*; Verlust eines Chromosomenabschnitts; Ⓔ *deletion*

De|lir *nt*: → *Delirium*

de|li|rant *adj*: ***Syn:*** *delirös*; an Delirium leidend, mit Symptomen des Delirs; Ⓔ *delirious*

De|li|ri|um *nt*: ***Syn:*** *delirantes Syndrom, Delir*; rückbildungsfähiges akutes Psychosyndrom mit Desorientiertheit, Verwirrtheit, (optischen) Halluzinationen, ängstlicher Erregung und motorischer Unruhe; Ⓔ *delirium, acute brain syndrome, acute neuropsychologic disorder, acute confusional state*

Delirium acutum: akut auftretendes Delir, z.B. bei Vergiftungen oder Fieber; Ⓔ *acute delirium, Bell's mania*

Delirium alcoholicum: ***Syn:*** *Alkoholdelir, Delirium tremens*; Entzugssyndrom bei chronischem Alkoholkonsum; Ⓔ *alcoholic delirium, delirium alcoholicum, delirium tremens, potomania, tromomania*

Delirium tremens: **1.** ***Syn:*** *Entzugssyndrom, Entzugsdelir*; durch Entzug eines Suchtmittels hervorgerufene delirante Entzugssymptomatik **2.** → *Delirium alcoholicum*; Ⓔ **1.** *withdrawl syndrome, delirium tremens* **2.** *alcoholic delirium, delirium alcoholicum, delirium tremens*

de|li|rös *adj*: → *delirant*

Dell|war|ze *f*. ***Syn:*** *Molluscum contagiosum, Epithelioma contagiosum/molluscum*; durch Viren [**Molluscum contagiosum-Virus**] verursachte gutartige Hauterkrankung mit typischen zentral eingedellten Knötchen; Ⓔ *molluscum contagiosum, molluscum*

Del|ta|a|gens *nt*: ***Syn:*** *Hepatitis-Delta-Virus*; defektes RNA-Virus, das ein Helfervirus [Hepatitis B-Virus] benötigt; Erreger der Hepatitis* D; Ⓔ *hepatitis delta virus, delta virus/agent*

Del|ta|a|mi|no|lä|vu|lin|säu|re *f*: ***Syn:*** *δ-Aminolävulinsäure*; Zwischenprodukt der Porphyrinsynthese; wird bei Bleivergiftung und Porphyrie vermehrt im Harn ausgeschieden; Ⓔ *5-aminolevulinic acid, δ-aminolevulinic acid*

Del|ta|band *nt*: ***Syn:*** *Innenknöchelband, Ligamentum deltoideum*; deltaförmiges Band des Innenknöchels; Ⓔ *deltoid ligament, deltoid ligament of ankle (joint), medial ligament of ankle (joint)*

Del|ta|he|pa|ti|tis *f, pl* **-ti|den**: ***Syn:*** *Hepatitis D*; durch das Hepatitis-D-Virus* hervorgerufene Virushepatitis*; Ⓔ *delta hepatitis, hepatitis D*

Del|ta|mus|kel *m*: → *Musculus deltoideus*

Del|ta|wel|len *pl*: ***Syn:*** *δ-Wellen*; niederfrequente Wellen im Elektroenzephalogramm; Ⓔ *delta waves, δ waves*

Delta-Zelladenokarzinom *nt*: ***Syn:*** *D-Zelladenokarzinom*; von den D-Zellen ausgehendes Adenokarzinom* des Pankreas; Ⓔ *delta cell adenocarcinoma*

Delta-Zelladenom *nt*: ***Syn:*** *D-Zelladenom*; von den D-Zellen ausgehendes Adenom* des Pankreas; Ⓔ *delta cell adenoma*

Delta-Zelle *f*: ***Syn:*** *D-Zelle, δ-Zelle*; Somatostatin*-bildende Zelle der Langerhans*-Inseln der Bauchspeicheldrüse; Ⓔ *delta cell, D cell*

Demand-Herzschrittmacher *m*: → *Demand-Pacemaker*

Demand-Pacemaker *m*: ***Syn:*** *Demand-Herzschrittmacher, Demand-Schrittmacher*; ein EKG-gekoppelter Herzschrittmacher, der nur bei Bedarf einspringt; Ⓔ *demand pacemaker*

Demand-Schrittmacher *m*: → *Demand-Pacemaker*

De|mar|ka|ti|on *f*: Abgrenzung eines Prozesses oder eines Gewebes; Ⓔ *demarcation, demarkation; sequestration*

de|mar|kiert *adj*: (klar) abgegrenzt; Ⓔ *demarcated*

De|mas|ku|li|ni|sa|ti|on *f*: Rückbildung männlicher Geschlechtsmerkmale und Entwicklung weiblicher Ge-

schlechtsmerkmale; Ⓔ *demasculinization*
de|ment *adj*: an Demenz leidend; Ⓔ *demented*
De|men|tia *f*: →*Demenz*
Dementia infantilis: *Syn: Heller-Syndrom*; ätiologisch unklarer, im 3.–4. Lebensjahr beginnender geistiger Verfall nach zunächst normaler Entwicklung; Ⓔ *infantile dementia, Heller's syndrome*
Dementia senilis: →*senile Demenz*
De|menz *f*: *Syn: Dementia*; geistiger Verfall, der zum Abbau der geistigen und körperlichen Leistungsfähigkeit führt; Ⓔ *dementia*
Demenz vom Alzheimer-Typ: *Syn: Alzheimer-Krankheit, präsenile Alzheimer-Demenz*; multifaktoriell bedingte, präsenile [meist 5.–6. Lebensjahrzehnt], fortschreitende Atrophie der Großhirnrinde mit typischem pathohistologischen Bild [Alzheimer-Fibrillen, Alzheimer-Plaques]; im Laufe der Krankheit kommt es zum geistigen und körperlichen Verfall der Patienten; Ⓔ *presenile dementia, Alzheimer's disease, Alzheimer's sclerosis*
progressive alkoholische Demenz: *Syn: Corpus-callosum-Demyelinisierung, Marchiafava-Bignami-Krankheit*; durch einen chronischen Alkoholismus [v.a. bei Rotweinkonsum] verursachte Degeneration des Balkens [Corpus* callosum]; verläuft i.d.R. schubartig mit Abbau von Persönlichkeit und Sprachvermögen; Ⓔ *Marchiafava-Bignami syndrome*
senile Demenz: *Syn: Altersdemenz, Presbyophrenie, Dementia senilis*; Abnahme der geistigen Leistungsfähigkeit im Alter; oft als Altersschwachsinn bezeichnet; Ⓔ *senile dementia, presbyophrenia, presbyphrenia*
vaskuläre Demenz: kann auf zerebralen Mikroangiopathien oder multiplen Hirninfarkten durch Embolien oder Vaskulitis beruhen; die häufigste Form ist die Binswanger-Enzephalopathie; Ⓔ *vascular dementia*
Demi-, demi- *präf.*: Wortelement mit der Bedeutung „halb/teilweise"; Ⓔ *half, demi-*
De|mi|ne|ra|li|sa|ti|on *f*: Verarmung an Mineralien, z.B. Kalkverlust der Knochen oder Zähne; Ⓔ *deossification, demineralization*
De|mo|dex *m, pl* **-di|ces**: Gattung der **Haarbalgmilben** [Demodicidae]; nur selten für den Menschen pathogen; Ⓔ *Demodex*
Demodex folliculorum: *Syn: Haarbalgmilbe*; Erreger der Demodikose*; Ⓔ *follicular mite, mange mite, hair follicle mite, face mite, follicle mite, Demodex folliculorum*
De|mo|di|ci|do|se *f*: *Syn: Demodikose, Pityriasis folliculorum, Akne rosacea demodes*; durch Haarbalgmilben [Demodex*] hervorgerufene Entzündung der Talgdrüsenfollikel mit Erythembildung und Schuppung der Wangenhaut; Ⓔ *demodicidosis, demodicosis*
De|mo|di|ko|se *f*: →*Demodicidose*
de|mo|phob *adj*: *Syn: ochlophob*; Demophobie betreffend, durch sie gekennzeichnet; Ⓔ *relating to or marked by demophobia, demophobic*
De|mo|pho|bie *f*: *Syn: Ochlophobie*; krankhafte Angst vor Menschenansammlungen; Ⓔ *demophobia*
De|my|e|li|ni|sa|ti|on *f*: *Syn: Entmarkung, Demyelinisierung*; Myelinverlust der Nervenscheide; Ⓔ *demyelination, demyelinization*
De|na|tu|rie|ren *nt*: **1.** *Syn: Denaturierung*; meist irreversible Änderung der Struktur einer Verbindung **2.** *Syn: Vergällen*; durch schlecht schmeckende oder riechende Zusätze ungenießbar machen; Ⓔ **1.** *denaturation* **2.** *denaturation*
Den|drit *m*: *Syn: dendritisches Axon*; kurzer Zellfortsatz der Nervenzelle; Ⓔ *dendrite, dendron, dendritic axon, neurodendrite, neurodendron, dendritic process, cytodendrite*
den|dri|tisch *adj*: Dendriten betreffend, verästelt, verzweigt; Ⓔ *dendriform, dendroid, dendritic, dendric, dendritical, arborescent, tree-shaped, branching*
De|ner|va|ti|on *f*: *Syn: Denervierung, Enervation, Enervierung*; Ausfall/Unterbrechung der nervalen Versorgung; Ⓔ *denervation, enervation*
De|ner|va|ti|ons|a|tro|phie *f*: durch Ausfall der nervalen Versorgung bedingte Atrophie; Ⓔ *trophoneurotic atrophy*
de|ner|viert *adj*: *Syn: enerviert*; ohne Nervenversorgung; Ⓔ *denervated enervated, enervate*
De|ner|vie|rung *f*: →*Denervation*
Dengue *nt*: →*Dengue-Fieber*
Dengue-Fieber *nt*: *Syn: Dengue, Dandy-Fieber*; relativ gutartiges hämorrhagisches Fieber der Tropen und Subtropen; Ⓔ *dengue, dengue fever, solar fever, Aden fever, breakbone fever, dandy fever*
Den|gue|vi|rus *nt*: in vier Serotypen vorkommendes Flavivirus*; Erreger des Dengue-Fiebers*; Ⓔ *dengue virus*
De|ni|tro|ge|ni|sa|ti|on *f*: *Syn: Denitrogenisierung*; Erniedrigung des Stickstoffgehalts im Blut durch Einatmung von reinem Sauerstoff; Ⓔ *denitrogenation*
De|ni|tro|ge|ni|sie|rung *f*: →*Denitrogenisation*
Denk|stö|run|gen *pl*: Denkstörungen kommen in zwei Formen vor: **formale Denkstörungen**, bei denen Geschwindigkeit, Struktur oder Ablauf der Denkvorgänge gestört sind und **inhaltliche Denkstörungen**, z.B. Wahn- oder Zwangsgedanken; Ⓔ *thought disorders*
Denman-Selbstentwicklung *f*: Methode zur Entwicklung der Frucht bei Querlage; Ⓔ *Denman's method, Denman's spontaneous evolution, Denman's version*
Dens *m*: Zahn; zahnähnlicher Teil/Fortsatz; Ⓔ **1.** *tooth, dens* **2.** →*Dens axis*
Dentes acustici: zahnartige Vorsprünge des Labium limbi vestibulare der Innenohrschnecke; Ⓔ *auditory teeth*
Dens angularis: →*Dens caninus*
Dens axis: *Syn: Zahn des II. Halswirbels*; zapfenförmiger Fortsatz des II. Halswirbels [Axis*], der sich oben zum Apex dentis zuspitzt; Ⓔ *dens axis, dens, odontoid apophysis, odontoid bone, dentoid process of axis, odontoid process of axis*
Dens bicuspidatus: Zahn mit zweihöckriger Zahnkrone, z.B. Dens premolaris; Ⓔ *bicuspid tooth*
Dentes canini: →*Dens caninus*
Dens caninus: *Syn: Eckzahn, Reißzahn, Dens angularis, Caninus*; an der Ecke der vorderen Zahnreihe sitzender Zahn mit nur einer Wurzel; Ⓔ *eyetooth, canine, canine tooth, cuspid tooth, cuspidate tooth, cuspid, cynodont*
Dentes connatales: →*Dentes natales*
Dens cuspidatus: Zahn mit einem Höcker; Dens* caninus; Ⓔ *cuspid tooth*
Dentes decidui: *Syn: Dentes lactales, Milchzähne*; die ab dem 6.–7. Lebensmonat durchbrechenden 20 Zähne des Milchgebisses; Ⓔ *primary dentition, deciduous dentition, deciduous teeth, baby teeth, primary teeth*
Dens emboliformis: *Syn: Zapfenzahn, Griffelzahn, Kegelzahn*; ätiologisch ungeklärte, meist die oberen seitlichen Schneidezähne betreffende Zahnverkümmerung; Ⓔ *peg-shaped tooth*
Dentes incisivi: →*Dens incisivus*
Dens incisivus: *Syn: Schneidezahn, Incisivus*; die beiden mittleren Zähne der vorderen Zahnreihe, deren Krone meißel- oder schaufelförmig ist; Ⓔ *incisor tooth, incisive tooth, incisor, foretooth*
Dentes lactales: →*Dentes decidui*
Dentes molares: →*Dens molaris*
Dens molaris: *Syn: Molar, Mahlzahn, großer Backenzahn*; größter Zahn im menschlichen Gebiss; das Milchgebiss hat zwei Molaren [**Milchmolaren**], das

bleibende Gebiss drei; die Molaren haben 4 oder 5 Höcker; der erste Molar bricht im 6. Lebensjahr durch [**Sechsjahrmolar**], der zweite meist im 12. Lebensjahr [**Zwölfjahrmolar**]; der dritte Molar wird als **Weisheitszahn** [Dens molaris tertius] bezeichnet; Ⓔ *molar tooth, molar, multicuspid tooth, cheek tooth*

Dens molaris tertius: *Syn: Weisheitszahn, dritter Molar, Dens serotinus, Dens sapientiae*; meist zwischen dem 16. und 35. Lebensjahr durchbrechender letzter Backenzahn, der oft nicht angelegt ist oder Komplikationen beim Durchbruch verursacht; Ⓔ *wisdom tooth, third molar (tooth)*

Dentes natales: bereits bei der Geburt durchgebrochene Zähne; Ⓔ *premature dentition*

Dentes neonatales: Milchzähne, die während der Neonatalperiode durchbrechen; Ⓔ *neonatal teeth*

Dens permanens: → *Dentes permanentes*

Dentes permanentes: *Syn: bleibende Zähne, zweite Zähne*; die 32 Zähne des bleibenden Gebisses; Ⓔ *secondary dentition, permanent dentition, succedaneous dentition, succedaneous teeth, second teeth, permanent teeth*

Dentes premolares: → *Dens premolaris*

Dens premolaris: *Syn: Prämolar, Prämolarzahn*; vorderer/kleiner Backenzahn; Ⓔ *bicuspid, premolar, premolar tooth, bicuspid tooth*

Dens sapientiae: → *Dens molaris tertius*

Dens serotinus: → *Dens molaris tertius*

Dens|a|pla|sie *f*: angeborenes Fehlen des Dens* axis; Ⓔ *odontoid aplasia*

Dens|frak|tur *f*: Fraktur des Dens* axis; Ⓔ *dens axis fracture*

Densi-, densi- *präf.*: Wortelement mit der Bedeutung „dicht/Dichte"; Ⓔ *density, densi-*

Den|si|me|ter *nt*: *Syn: Densitometer*; Dichtemesser; Ⓔ *densimeter, densitometer*

Den|si|me|trie *f*: *Syn: Densitometrie*; Dichtemessung, Dichtebestimmung; Ⓔ *densimetric analysis, densitometry*

Densito-, densito- *präf.*: → *Densi-*

Den|si|to|me|ter *nt*: → *Densimeter*

Den|si|to|me|trie *f*: → *Densimetrie*

Denso-, denso- *präf.*: → *Densi-*

Dent-, dent- *präf.*: → *Dento-*

Dent|ag|ra *f*: → *Dentalgie*

den|tal *adj*: Zahn oder Zähne betreffend; zahnärztlich, zahnheilkundlich; Ⓔ *relating to a tooth or the teeth, dental, odontic*

Den|tal|fluo|ro|se *f*: *Syn: Schmelzfleckenkrankheit*; durch eine langfristig erhöhte Fluorzufuhr hervorgerufene fleckige Störung der Zahnschmelzbildung; Ⓔ *dental fluorosis*

Dent|al|gia *f*: → *Dentalgie*

Dent|al|gie *f*: *Syn: Dentalgia, Dentagra*; Zahnschmerz, Zahnschmerzen; Ⓔ *dentalgia, toothache*

Den|ta|tum *nt*: *Syn: Nucleus dentatus*; größter Kleinhirnkern; Ⓔ *dentatum, dentate nucleus*

Denti-, denti- *präf.*: → *Dento-*

Den|ti|cu|lus *m, pl* **-li**: → *Dentikel*

den|ti|form *adj*: zahnförmig; Ⓔ *tooth-shaped, dentiform*

Den|ti|fri|ci|um *nt*: Zahnreinigungsmittel, Zahnreinigungspulver; Zahnsteinentfernungsmittel; Ⓔ *dentifrice*

Den|ti|kel *m*: *Syn: Dentinkörnchen, Denticulus*; Hartgewebekörper in der Zahnpulpa; Ⓔ *denticle, pulp stone, pulp calculus, pulp calcification, endolith*

Den|ti|me|ter *nt*: Instrument zur Messung des Zahnumfangs; Ⓔ *dentimeter*

Den|tin *nt*: *Syn: Zahnbein, Dentinum, Substantia eburna*; zwischen Zahnpulpa und Schmelz liegende Hauptmasse des Zahns; Ⓔ *dentin, dentine, dentinum*

den|ti|nal *adj*: Dentin betreffend; Ⓔ *relating to dentin, dentinal*

Den|tin|ka|näl|chen *pl*: *Syn: Tubuli dentinales, Canaliculi dentinales*; von der Pulpa zur Peripherie ziehende Kanälchen; Ⓔ *dentinal tubule*

Den|tin|körn|chen *nt*: → *Dentikel*

Den|ti|no|blast *m*: *Syn: Odontoblast, Zahnbeinbildner*; das Dentin bildende Zahnzelle; Ⓔ *odontoblast, dentin cell, denture cell, dentinoblast, fibrilloblast*

den|ti|no|gen *adj*: Dentinogenese betreffend, Dentin bildend; Ⓔ *dentinogenic*

Den|ti|no|ge|ne|se *f*: *Syn: Dentinogenesis*; Dentinbildung, Zahnbeinbildung; Ⓔ *dentinogenesis, dentification, dentinification*

Den|ti|no|ge|ne|sis *f*: → *Dentinogenese*

Dentinogenesis imperfecta hereditaria: *Syn: Capdepont-Zahndysplasie, Capdepont-Syndrom, Glaszähne, Stainton-Syndrom*; autosomal-dominante Strukturanomalie des Dentins mit atypischem Dentin und leicht splitterndem Schmelz; Ⓔ *dentinal dysplasia, Capdepont's disease, hereditary opalescent dentin*

Den|ti|no|id *nt*: *Syn: Prädentin*; unverkalkte Dentinmatrix; Ⓔ *dentinoid*

den|ti|no|id *adj*: dentinähnlich, dentinförmig; Ⓔ *resembling dentin, dentinoid*

Den|ti|nom *nt*: aus dentinartigem Gewebe bestehender Tumor; Ⓔ *dentinoma, dentinoblastoma, dentoma, dentinoid*

Den|ti|no|os|te|om *nt*: benigner Dentin-Osteoid-Mischtumor; Ⓔ *dentinosteoid*

Den|ti|num *nt*: → *Dentin*

Den|ti|ti|o *f, pl* **-ti|o|nes**: *Syn: Dentition*; Zahnen, Zahndurchbruch; Ⓔ *dentition*

Dentitio difficilis: erschwerter Zahndurchbruch; Ⓔ *difficult dentition*

Dentitio praecox: vorzeitiger Zahndurchbruch; Ⓔ *precocious dentition, premature dentition, premature teeth, premature eruption*

Dentitio tarda: verzögerter Zahndurchbruch; Ⓔ *delayed dentition, retarded dentition*

Den|ti|ti|on *f*: → *Dentitio*

Den|ti|ti|ons|ge|schwür *nt*: während der Zahnung auftretende Geschwüre oder Aphthen* der Mundschleimhaut; Ⓔ *eruption ulcer, dentition ulcer*

Den|ti|ti|ons|zys|te *f*: *Syn: Eruptionszyste*; Zyste über dem noch nicht durchgebrochenen Zahn; Ⓔ *eruption cyst*

Dento-, dento- *präf.*: Wortelement mit der Bedeutung „Zahn"; Ⓔ *dental, odontic, dent(o)-, denti-, odont(o)-*

den|to|al|ve|o|lär *adj*: *Syn: alveolodental*; Zahn und Zahnfach/Alveolus betreffend oder verbindend; Ⓔ *relating to the alveolus of a tooth, dentoalveolar, alveolodental*

den|to|buk|kal *adj*: *Syn: odontobukkal*; Zähne und Wange/Bucca betreffend oder verbindend; Ⓔ *relating to both teeth and cheek, dentibuccal*

den|to|gen *adj*: **1.** *Syn: odontogen*; von den Zähnen ausgehend **2.** zahnbildend; Ⓔ **1.** *dental, odontogenic* **2.** *odontogenic*

den|to|id *adj*: *Syn: odontoid*; zahnförmig, zahnähnlich; Ⓔ *dentoid, odontoid*

den|to|la|bi|al *adj*: *Syn: odontolabial*; Zähne und Lippen/Labia betreffend; Ⓔ *relating to both teeth and lip(s), dentilabial*

den|to|lin|gu|al *adj*: *Syn: odontolingual*; Zähne und Zunge/Lingua betreffend; Ⓔ *relating to both teeth and tongue, dentilingual*

Den|to|lo|gie *f*: *Syn: Odontologie*; Zahnkunde, Zahnheilkunde, Zahnmedizin; Ⓔ *dentistry, odontology, oral medicine*

De|nu|da|ti|on *f*: *Syn: Denudierung*; operative Freilegung von Strukturen; Ⓔ *denudation*

de|nu|kle|iert *adj*: entkernt, kernlos; Ⓔ *denucleated, anucleated*

Denver-Klassifikation *f*: *Syn: Denver-System*; internationale Einteilung der Chromosomen; Ⓔ *Denver classification*

De|pen|den|ce *f*: *Syn:* *Dependenz*; Abhängigkeit; Substanzabhängigkeit, Sucht; Ⓔ *dependence, dependance*

De|pen|denz *f*: → *Dependence*

De|pen|do|vi|ren *pl*: auf das Vorhandensein von Helferviren angewiesene Viren; Ⓔ *dependoviruses*

De|per|so|na|li|sa|ti|on *f*: Gefühl der Fremdheit der eigenen Person oder des eigenen Körpers; Ⓔ *depersonalization, dispersonalization*

De|per|so|na|li|sa|ti|ons|syn|drom *nt*: *Syn:* *neurotisches Depersonalisationssyndrom*; psychisches Krankheitsbild mit Vorherrschen von Depersonalisationserscheinungen und Illusionen; Ⓔ *depersonalization disorder, depersonalization neurosis, depersonalization syndrome*

De|phos|pho|ry|lie|rung *f*: Entfernung der Phosphatgruppe aus einem Molekül; Ⓔ *dephosphorylation*

De|pig|men|tie|rung *f*: Pigmentverlust, Pigmentmangel, Pigmentschwund; Ⓔ *depigmentation*

De|pi|la|ti|on *f*: Enthaarung; Ⓔ *depilation, epilation*

De|pi|la|to|ri|um *nt*: Enthaarungsmittel; Ⓔ *depilatory, depilatory agent*

de|pi|lie|ren *v*: enthaaren; Ⓔ *depilate, epilate*

De|ple|ti|on *f*: Entleerung, Verbrauch; Flüssigkeitsentzug; Ⓔ *depletion*

De|po|la|ri|sa|ti|on *f*: *Syn:* *Depolarisierung*; Abnahme oder Umkehr der Polarisation einer Membran; Ⓔ *depolarization*

De|po|la|ri|sa|ti|ons|block *m*: Muskelrelaxation durch Depolarisationsblocker*; Ⓔ *depolarization block*

De|po|la|ri|sa|ti|ons|blo|cker *pl*: *Syn:* *depolarisierende Muskelrelaxanzien*; Substanzen, die eine anhaltende Depolarisierung der Muskelmembran verursachen; Ⓔ *depolarizing muscle relaxants, depolarizers*

De|po|la|ri|sie|rung *f*: → *Depolarisation*

De|po|ly|me|ra|se *f*: Polymere spaltendes Enzym; Ⓔ *depolymerase*

De|po|ly|me|ri|sa|ti|on *f*: *Syn:* *Depolymerisieren*; Aufspaltung eines Polymers in kleinere Einheiten; Ⓔ *depolymerization*

De|po|ly|me|ri|sie|ren *nt*: → *Depolymerisation*

De|pot|fett *nt*: *Syn:* *Reservefett, Speicherfett*; vom Körper angelegte Speicher im Fettgewebe; Ⓔ *depot fat, depot lipid, storage fat, storage lipid*

De|pot|in|su|lin *nt*: Depotpräparat von Insulin* mit einer Wirkungsdauer von 12–24 Stunden; Ⓔ *depot insulin*

De|pot|pe|ni|cil|li|ne *pl*: Penicilline, deren Resorption durch Bildung schwerlöslicher Salze verzögert wird; Ⓔ *depot penicillins*

De|pot|prä|pa|ra|te *pl*: Arzneimittelformen mit verlängerter Wirkung durch eine Verzögerung der Resorption oder Verwendung inaktiver Vorstufen, die im Körper aktiviert werden müssen; je nach Applikationsart unterscheidet man **Depotinjektion, Depottabletten, Depotkapseln** usw.; Ⓔ *depot preparations*

De|pra|va|ti|on *f*: (*Zustand*) Verschlechterung; (*psychiat.*) (sittlicher und moralischer) Verfall; Ⓔ *depravation, depravity*

De|pres|si|on *f*: **1.** (*anatom.*) Vertiefung, Mulde, Einsenkung **2.** Schwächung, Herabsetzung; (*Funktion*) Dämpfung **3.** *Syn:* *Niedergeschlagenheit, Schwermut*; unspezifische Bezeichnung für depressive Verstimmungszustände; Ⓔ **1.** *depression, hollow, pit* **2.** *depression* **3.** *depression, dejection, melancholia, melancholy, down*

agitierte Depression: von Angst und Unruhe gekennzeichnete Depression; Ⓔ *agitated depression*

anaklitische Depression: *Syn:* *Anlehnungsdepression, Affektentzugssyndrom, Säuglingsdepression*; durch die Trennung von Bezugspersonen ausgelöstes Depressionssyndrom bei Kindern; Ⓔ *anaclitic depression*

endogene Depression: *Syn:* *zyklothyme Depression, vitale Depression, Melancholie*; depressive Verstimmung aus endogener Ursache; Ⓔ *endogenous depression, endogenomorphic depression, melancholia, melancholy*

exogene Depression: *Syn:* *organische Depression, symptomatische Depression, somatogene Depression*; Depression als Folge einer körperlichen Erkrankung; Ⓔ *exogenous depression*

hypochondrische Depression: Depression mit Hypochondrie im Vordergrund des Symptomatik; Ⓔ *hypochondriacal melancholia, hypochondriacal depression*

hysterische Depression: Depression mit überwiegend hysterischen Symptomen; Ⓔ *hysterical depression*

larvierte Depression: Depression, bei der körperliche Beschwerden im Vordergrund stehen und die depressive Symptomatik nur schwer erkennbar ist; Ⓔ *larvate depression, masked depression*

motivierte Depression: → *reaktive Depression*

neurotische Depression: *Syn:* *depressive Neurose*; i.d.R. durch einen verdrängten neurotischen Konflikt hervorgerufene ängstlich-traurige Verstimmung; Ⓔ *neurotic depression, depressive neurosis*

organische Depression: → *exogene Depression*

pharmakogene Depression: durch Arzneimittel, v.a. Neuroleptika, hervorgerufene Depression; Ⓔ *drug-induced depression*

postpartale Depression: *Syn:* *Wochenbettdepression*; depressives Zustandsbild bei Wochenbettpsychose*; Ⓔ *postpartum depression*

psychogene Depression: → *reaktive Depression*

psychoreaktive Depression: → *reaktive Depression*

reaktive Depression: *Syn:* *psychogene Depression, psychoreaktive Depression, motivierte Depression, depressive Reaktion*; durch äußere Ereignisse ausgelöste Depression, die nach Verschwinden der Ursache wieder abklingt; Ⓔ *situational depression, reactive depression*

somatogene Depression: → *exogene Depression*

symptomatische Depression: → *exogene Depression*

vitale Depression: → *endogene Depression*

zyklothyme Depression: → *endogene Depression*

De|pres|sions|zu|stand des Neugeborenen *m*: *Syn:* *Neugeborenenasphyxie, Atemdepressionszustand des Neugeborenen, Asphyxia neonatorum*; unmittelbar nach der Geburt einsetzende Atemdepression und Asphyxie durch Unreife der Gehirnzentren; Ⓔ *asphyxia of the newborn, neonatal asphyxia, respiratory failure in the newborn*

de|pres|siv *adj*: an Depression(en) leidend, schwermütig; Ⓔ *relating to depression, causing depression, depressive, dysthymic, melancholic*

De|pres|sor *m*: **1.** Depressor, Depressorsubstanz; depressorischer Nerv **2.** Herabdrücker, Herunterdrücker, Musculus depressor; Ⓔ **1.** *depressor* **2.** *depressor, depressor muscle*

De|pres|sor|re|flex *m*: von den Pressorezeptoren ausgehender Reflex, der über eine Herabsetzung des Arterientonus den Blutdruck reguliert; Ⓔ *aortic reflex, depressor reflex*

de|pri|miert *adj*: niedergeschlagen, bedrückt; Ⓔ *depressed, dejected, downhearted, low-spirited, down, broken-hearted*

De|pri|miert|heit *f*: Niedergeschlagenheit; Ⓔ *lowness, low-spiritedness*

De|pri|va|ti|on *f*: Entzug, Entziehung; Mangel; Ⓔ *deprivation, deprival*

De|pri|va|ti|ons|syn|drom *nt*: Bezeichnung für die psychischen Störungen bei Kindern, die ohne Bezugspersonen [z.B. in Waisenhäusern] aufwachsen; Ⓔ *deprivation syndrome*

de|pro|te|i|nie|ren *v*: Eiweiß entfernen; Ⓔ *deproteinize*

De|pro|te|i|nie|rung *f*: Eiweißentfernung; Ⓔ *deproteini-*

zation

De|pu|rans *nt, pl* **-ran|zi|en, -ran|ti|en:** *Syn: Depurantium*; Abführmittel; Ⓔ *depurant*

De|pu|ran|ti|um *nt, pl* **-ran|zi|en, -ran|ti|en:** *Syn: Depurans*; Abführmittel; Ⓔ *depurant*

de Quervain-Krankheit *f: Syn: Quervain-Krankheit, Tendovaginitis sclerosans (de Quervain), Tendovaginitis stenosans (de Quervain)*; chronisch entzündliche Reizung der gemeinsam verlaufenden Sehnen von Musculus* abductor pollicis longus und Musculus* extensor pollicis brevis; Ⓔ *de Quervain's disease, radial styloid tendovaginitis, stenosing tenosynovitis*

Dercum-Krankheit *f: Syn: Lipalgie, Adiposalgie, Adipositas dolorosa, Lipomatosis dolorosa*; ätiologisch ungeklärte, meist Frauen in der Menopause befallende lokalisierte schmerzhafte Fettgewebsvermehrung; Ⓔ *Dercum's disease*

De|re|al|li|sa|ti|on *f:* Zustand, bei dem die Umwelt als fremd und unwirklich empfunden wird; Ⓔ *derealization*

De|re|is|mus *m: Syn: dereistisches/autistisches Denken*; unlogisches, realitätsfernes Denken, das keine Rücksicht auf Fakten nimmt; Ⓔ *dereism, dereistic thinking*

de|re|is|tisch *adj:* Dereismus betreffend, von ihm betroffen oder gekennzeichnet; Ⓔ *relating to or characterized by dereism, dereistic*

De|re|pres|si|on *f:* Aufhebeung einer Repression*; Ⓔ *derepression*

De|ri|van|ti|um *nt, pl* **-van|zi|en, -van|ti|en:** →*Derivat*

De|ri|vat *nt: Syn: Abkömmling, Derivantium*; von einer anderen Substanz abgeleitete Verbindung; Ⓔ *derivative, derivant*

Derm-, derm- *präf.:* Wortelement mit der Bedeutung „Haut/Dermis"; Ⓔ *dermal, dermatic, dermic, cutaneous, derma-, derm(o)-*

-derm *suf.:* →*-dermie*

Derma-, derma- *präf.:* →*Derm-*

-derma *suf.:* →*-dermie*

Derm|ab|ra|sio *f, pl* **-si|o|nes:** →*Dermabrasion*

Derm|ab|ra|si|on *f: Syn: Dermabrasio*; Abschleifen der obersten Hautschichten; Ⓔ *dermabrasion, planing*

Der|ma|cen|tor *m:* zu den Schildzecken* gehörende Zeckenart, die als Krankheitsüberträger eine Rolle spielt; Ⓔ *Dermacentor*

der|mal *adj: Syn: kutan*; Haut/Derma betreffend, zur Haut gehörend; Ⓔ *dermal, dermatic, dermic, cutaneous*

Der|ma|nys|si|dae *pl:* Milbenfamilie, deren Arten, v.a. Dermanyssus gallinae [Vogelmilbe], stark juckende Exantheme hervorrufen können; Ⓔ *Dermanyssidae*

Der|ma|nys|sus gal|li|nae *m: s.u. Dermanyssidae*; Ⓔ *chicken mite, bird mite, poultry mite, fowl mite, chicken louse*

Dermat-, dermat- *präf.:* →*Dermato-*

Der|mat|al|gie *f: Syn: Dermatodynie*; Schmerzhaftigkeit der Haut, Hautschmerz; Ⓔ *pain of the skin, dermatalgia, dermalgia, dermatodynia*

Der|ma|tan|sul|fat *nt: s.u. Chondroitinsulfate*; Ⓔ *dermatan sulfate, chondroitin sulfate B*

Der|ma|ti|tis *f, pl* **-ti|ti|den:** *Syn: Hautentzündung*; akute oder chronische Entzündung der Haut; im angloamerikanischen Bereich oft mit Ekzem* gleichgesetzt; Ⓔ *inflammation of the skin, dermatitis, dermitis*

Dermatitis actinica: *Syn: aktinische Dermatitis, Aktinodermatitis Aktinodermatosis*; durch (Sonnen-, Wärme-, Röntgen-)Strahlung hervorgerufene Dermatitis*; Ⓔ *actinic dermatitis, actinocutitis*

aktinische Dermatitis: →*Dermatitis actinica*

Dermatitis ammoniacalis: *Syn: Windeldermatitis, Dermatitis pseudosyphilitica papulosa, Dermatitis glutaealis infantum, Erythema papulosum posterosivum, Erythema glutaeale*; flächenhafte irritative Hautentzündung im Windelbereich; Ⓔ *diaper dermatitis, ammonia dermatitis, Jacquet's dermatitis, napkin dermatitis, diaper erythema, diaper rash, Jacquet's erythema, nappy rash*

atopische Dermatitis: →*Neurodermitis disseminata*

Dermatitis blastomycotica: *Syn: Blastomyzetendermatitis*; durch Blastomyces*-Species hervorgerufene Dermatitis; Ⓔ *blastomycetic dermatitis*

Dermatitis bullosa pratensis: →*Dermatitis pratensis*

chronische superfizielle Dermatitis: *Syn: Brocq-Krankheit, Parapsoriasis en plaques*; chronische, an eine Psoriasis* erinnernde Erkrankung mit disseminierten, geröteten Herden und Schuppung; Ⓔ *chronic superficial dermatitis, Brocq's disease, parapsoriasis en plaques*

Dermatitis contusiformis: *Syn: Knotenrose, Erythema nodosum, Erythema contusiforme*; infekt- oder medikamentenallergische Erkrankung mit Ausbildung schmerzhafter subkutaner Knoten an den Streckseiten der Unterschenkel und evtl. der Arme; Ⓔ *nodal fever, nodular tuberculid, erythema nodosum*

Dermatitis cosmetica: durch Kosmetika hervorgerufene Dermatitis; Ⓔ *cosmetic dermatitis*

dysseborrhoische Dermatitis: →*seborrhoisches Ekzem*

Dermatitis exfoliativa: Dermatitis mit lamellärer Schuppung; auch Bezeichnung für Pityriasis* rubra Hebra-Jadassohn; Ⓔ *Wilson's disease, exfoliative dermatitis, erythroderma*

Dermatitis exfoliativa neonatorum: *Syn: Ritter-Dermatitis, Morbus Ritter von Rittershain, Pemphigoid der Säuglinge, Syndrom der verbrühten Haut, staphylogenes Lyell-Syndrom, Epidermolysis toxica acuta*; durch Bakterientoxine von Staphylococcus* aureus hervorgerufene flächenhafte Hautablösung; Ⓔ *Ritter's disease, staphylococcal scalded skin syndrome*

Dermatitis glutaealis infantum: →*Dermatitis ammoniacalis*

Dermatitis haemostatica: →*Dermatitis hypostatica*

Dermatitis herpetiformis Duhring: *Syn: Duhring-Krankheit, Morbus Duhring-Brocq, Hidroa bullosa/herpetiformis/pruriginosa, Hidroa mitis et gravis*; chronisch-rezidivierende Autoimmunerkrankung* mit herpetiformer Anordnung der Effloreszenzen*; Ⓔ *Duhring's disease, dermatitis herpetiformis*

Dermatitis hypostatica: *Syn: Dermatitis statica/varicosa/haemostatica, Stauungsdermatitis, Stauungsdermatose, Stauungsekzem*; ekzematisierte Dermatitis bei venöser Insuffizienz; Ⓔ *stasis eczema*

Dermatitis intertriginosa: *Syn: Wundsein, Hautwolf, Wolf, Intertrigo*; rote, meist juckende Hautveränderung der Körperfalten; Ⓔ *eczema intertrigo, intertrigo*

Dermatitis medicamentosa: →*Arzneimittelexanthem*

papulöse Dermatitis in der Schwangerschaft: mit juckenden Papeln einhergehende Dermatitis der Schwangeren; Ⓔ *papular dermatitis of pregnancy, papular dermatosis of pregnancy*

Dermatitis pemphigoides mucocutanea chronica: *Syn: vernarbendes Pemphigoid, benignes Schleimhautpemphigoid, okulärer Pemphigus*; chronisches, vernarbendes Pemphigoid* der Haut und Schleimhaut; Ⓔ *ocular pemphigoid, benign mucosal pemphigoid, benign mucous membrane pemphigoid, cicatricial pemphigoid*

Dermatitis perioralis: *Syn: perorale Dermatitis, Rosazea-artige Dermatitis, Stewardessen-Krankheit*; papulöse Dermatitis der perioralen Haut; Ⓔ *perioral dermatitis*

perorale Dermatitis: →*Dermatitis perioralis*

Dermatitis photoelectrica: →*Dermatitis solaris*

phototoxische Dermatitis: *Syn: Photokontaktdermatitis, Fotokontaktdermatitis, fototoxische Dermatitis, phototoxisches/fototoxisches Ekzem*; durch photochemische Reaktionen ausgelöste nicht-allergische Kontaktdermatitis*; Ⓔ *phototoxic dermatitis*

phytophototoxische Dermatitis: →*Dermatitis pratensis*

Dermatitis pratensis: ***Syn:*** *Wiesengräserdermatitis, Wiesengrasdermatitis, Pflanzendermatitis, Phyto-Photodermatitis, phytophototoxische Dermatitis, Dermatitis bullosa pratensis, Photodermatitis phytogenica*; durch Kontakt mit Pflanzen erworbene phototoxische Kontaktdermatitis*; Ⓔ *grass dermatitis, meadow dermatitis, meadow-grass dermatitis, phytophototoxic dermatitis, phytophotodermatitis*

Dermatitis pseudosyphilitica papulosa: →*Dermatitis ammoniacalis*

Rosazea-artige Dermatitis: →*Dermatitis perioralis*

Dermatitis seborrhoides: →*seborrhoisches Ekzem*

seborrhoische Dermatitis: →*seborrhoisches Ekzem*

Dermatitis solaris: ***Syn:*** *Erythema solaris, Dermatitis photoelectrica*; Sonnenbrand; Ⓔ *sunburn, solar dermatitis*

Dermatitis statica: →*Dermatitis hypostatica*

Dermatitis varicosa: →*Dermatitis hypostatica*

der|ma|ti|tisch *adj*: Hautentzündung/Dermatitis betreffend, von ihr betroffen oder gekennzeichnet; Ⓔ *relating to or marked by dermatitis, dermatitic*

Dermato-, dermato- *präf.*: Wortelement mit der Bedeutung „Haut/Dermis"; Ⓔ *dermal, dermatic, dermic, cutaneous, derma-, derm(o)-*

Der|ma|to|au|to|plas|tik *f*: autologe Haut(lappen)plastik, Hautautoplastik, Hautautotransplantation; Ⓔ *dermatoautoplasty*

Der|ma|to|bia ho|mi|nis *f*: ***Syn:*** *Dasselfliege*; in Mittel- und Südamerika vorkommende Fliege, deren Larven eine furunkulöse Myiasis* verursachen können; Ⓔ *warble botfly, skin botfly, human botfly, Dermatobia hominis*

Der|ma|to|bi|a|sis *f, pl* **-ses:** ***Syn:*** *Dasselbeule, furunkuloide Myiasis, Beulenmyiasis*; in Afrika und Südamerika vorkommende Fliegenmadenkrankheit durch **Dermatobia hominis** und andere Fliegenlarven; kennzeichnend sind furunkuloide Knoten der Subkutis; Ⓔ *dermatobiasis, dermatobial myiasis*

Der|ma|to|cel|lu|li|tis *f, pl* **-ti|den:** ***Syn:*** *Dermatozellulitis*; Entzündung der Haut und des Unterhautbindegewebes; Ⓔ *dermatocellulitis*

Der|ma|to|cha|la|sis *f*: ***Syn:*** *Fallhaut, Schlaffhaut, generalisierte Elastolyse, Zuviel-Haut-Syndrom, Cutis-laxa-Syndrom, Dermatolysis, Dermatomegalie, Chalazodermie, Chalodermie*; inhomogene Krankheitsgruppe, die durch von der Unterlage abhebbare, schlaffe, in Falten hängende Haut gekennzeichnet ist; Ⓔ *lax skin, loose skin, dermatochalasis, dermatochalazia, dermatolysis, dermatomegaly, dermolysis, generalized elastolysis, chalastodermia, chalazodermia, cutis laxa, pachydermatocele*

Der|ma|to|chon|dri|tis *f, pl* **-ti|den:** ***Syn:*** *Chondrodermatitis*; Entzündung von Haut und Knorpel; Ⓔ *chondrodermatitis*

der|ma|to|chon|dri|tisch *adj*: Dermatochondritis betreffend, von ihr betroffen oder gekennzeichnet; Ⓔ *relating to or marked by chondrodermatitis*

Der|ma|to|dy|nie *f*: →*Dermatalgie*

Der|ma|to|fi|brom *nt*: ***Syn:*** *Hautfibrom, Histiozytom*; derber gutartiger Hauttumor; oft gleichgesetzt mit Histiozytom*; Ⓔ *dermatofibroma, fibrous histiocytoma*

Der|ma|to|fi|bro|sar|co|ma *nt, pl* **-ma|ta:** ***Syn:*** *Dermatofibrosarkom*; seltener, langsam wachsender Hauttumor, der nur selten metastasiert; Ⓔ *dermatofibrosarcoma*

Der|ma|to|fi|bro|sis *f, pl* **-ses:** durch eine Fibrosierung gekennzeichnete Hautkrankheit; Ⓔ *dermatofibrosis*

Dermatofibrosis lenticularis disseminata mit Osteopoikilie: ***Syn:*** *Buschke-Ollendorff-Syndrom*; autosomal-dominantes Syndrom von Osteopoikilie* und linsengroßen fibrösen Bindegewebsnävi; Ⓔ *Buschke-Ollendorff syndrome*

der|ma|to|fi|bro|tisch *adj*: Dermatofibrosis betreffend, von ihr betroffen oder gekennzeichnet; Ⓔ *relating to or marked by dermatofibrosis, dermatofibrotic*

der|ma|to|gen *adj*: von der Haut ausgehend; Ⓔ *dermatogenic*

Der|ma|to|gly|phen *pl*: Tastleisten der Haut; Ⓔ *dermatoglyphics*

Der|ma|to|he|te|ro|plas|tik *f*: heterologe Haut(lappen)plastik; Ⓔ *dermatoheteroplasty, dermatoxenoplasty*

Der|ma|to|ho|mo|plas|tik *f*: homologe Haut(lappen)plastik; Ⓔ *dermatoalloplasty, dermatohomoplasty*

der|ma|to|id *adj*: ***Syn:*** *dermoid*; hautähnlich, hautartig; Ⓔ *resembling skin, dermatid, dermoid*

Der|ma|to|ko|ni|o|se *f*: ***Syn:*** *Staubdermatose*; durch Staubexposition hervorgerufene Dermatitis* oder Dermatose*; Ⓔ *dermatoconiosis*

Der|ma|to|kon|junk|ti|vi|tis *f, pl* **-ti|den:** Entzündung der Bindehaut und der periokulären Haut; Ⓔ *dermatoconjunctivitis*

der|ma|to|kon|junk|ti|vi|tisch *adj*: Dermatokonjunktivitis betreffend, von ihr betroffen oder gekennzeichnet; Ⓔ *relating to or marked by dermatoconjunctivitis*

Der|ma|to|lei|o|my|om *nt*: Leiomyom* der Haut; Ⓔ *dermatomyoma*

Der|ma|to|lo|ge *m*: Hautarzt; Ⓔ *dermatologist*

Der|ma|to|lo|gie *f*: Teilgebiet der Medizin, das sich mit Diagnostik und Therapie von Hauterkrankungen befasst; Ⓔ *dermatology*

Der|ma|to|lo|gin *f*: Hautärztin; Ⓔ *dermatologist*

der|ma|to|lo|gisch *adj*: Dermatologie betreffend; Ⓔ *relating to dermatology, dermatologic, dermatological*

Der|ma|to|ly|sis *f, pl* **-ses:** →*Dermatochalasis*

Der|ma|tom *nt*: **1.** Hautsegment eines Spinalnerven **2.** Instrument zur Entnahme von Hautlappen für freie Hauttransplantation; Ⓔ **1.** *dermatome, cutis plate, dermatomic area* **2.** *dermatome*

Der|ma|to|me|ga|lie *f*: →*Dermatochalasis*

Der|ma|to|mu|ko|my|o|si|tis *f, pl* **-ti|den:** →*Dermatomyositis*

Der|ma|to|my|co|sis *f, pl* **-ses:** ***Syn:*** *kutane Mykose, Hautpilz, Hautpilzerkrankung, Dermatomykose*; oberflächliche oder tiefe Pilzerkrankung der Haut durch Dermatophyten*, Hefepilze oder Schimmelpilze; Ⓔ *dermatomycosis, superficial mycosis*

Dermatomycosis favosa: ***Syn:*** *Flechtengrind, Erbgrind, Kopfgrind, Pilzgrind, Favus, Tinea favosa, Tinea capitis favosa*; Dermatomykose durch Trichophyton* schoenleinii; typisch sind die Bildung von schildförmigen Schuppen [**Scutula**] und ein penetranter, an Mäuseurin erinnernder Geruch; evtl. Abheilung mit Favusalopezie; Ⓔ *honeycomb ringworm, crusted ringworm, tinea favosa, favus*

Der|ma|to|my|i|a|sis *f, pl* **-ses:** durch Maden hervorgerufene Hauterkrankung; Ⓔ *dermamyiasis, dermatomyiasis*

Der|ma|to|my|ko|se *f*: →*Dermatomycosis*

der|ma|to|my|ko|tisch *adj*: Dermatomykose betreffend, von ihr betroffen oder gekennzeichnet, durch sie bedingt; Ⓔ *relating to or marked by dermatomycosis, dermatomycotic*

Der|ma|to|my|o|si|tis *f, pl* **-ti|den:** ***Syn:*** *Lilakrankheit, Dermatomukomyositis*; durch typische lilafarbene ödematöse Erytheme* gekennzeichnete Autoimmunkrankheit* mit Beteiligung von Haut und Muskulatur; Ⓔ *dermatomyositis*

der|ma|to|my|o|si|tisch *adj*: Dermatomyositis betreffend, von ihr betroffen oder gekennzeichnet; Ⓔ *relating to or marked by dermatomyositis, dermatomyositic*

Der|ma|to|pa|thia *f*: ***Syn:*** *Dermatopathie*; Hauterkrankung, Hautleiden; Ⓔ *dermatopathy, dermatopathia, dermopathy, skin disease*

Dermatopathia photoelectrica: ***Syn:*** *polymorphe Lichtdermatose (Haxthausen), Lichtekzem, polymorpher*

Lichtausschlag, Sommerprurigo, Lupus erythematodes-artige Lichtdermatose, Eccema solare, Prurigo aestivalis; ätiologisch ungeklärte, durch Sonnenlicht hervorgerufene Lichtdermatose*; die Art der Hautveränderung ist extrem variabel [ekzem-artig, plaque-artig, urtikariell, erythematös] und wechselt oft von Mal zu Mal; Ⓔ *polymorphic light eruption, Hutchinson's syndrome, Hutchinson's disease, summer eruption, summer prurigo, summer prurigo of Hutchinson, light sensitive eruption*

D

Der|ma|to|pa|thie *f*: *Syn: Dermatopathia*; Hauterkrankung, Hautleiden; Ⓔ *skin disease, skin disorder, dermatopathy, dermatopathia, dermopathy*

der|ma|to|pa|thisch *adj*: Dermatopathie betreffend, von ihr betroffen oder gekennzeichnet, durch sie bedingt; Ⓔ *relating to dermatopathy, dermatopathic, dermopathic*

Der|ma|to|pha|go|i|des *m*: Gattung der Hausstaubmilben*; Ⓔ *dermatophagoides*

Dermatophagoides farinae: *Syn: amerikanische Hausstaubmilbe*; bildet Allergene, die eine Hausstauballergie auslösen; Ⓔ *Dermatophagoides farinae*

Dermatophagoides pteronyssinus: *Syn: europäische Hausstaubmilbe*; erzeugt Allergene, die Hausstauballergie und Asthma* bronchiale auslösen können; Ⓔ *house dust mite, Dermatophagoides pteronyssinus*

Der|ma|to|phi|lus pe|ne|trans *m*: *Syn: Sandfloh, Tunga penetrans*; weltweit verbreiteter Floh; Befall verursacht Tungiasis*; Ⓔ *sand flea, chigoe, chigo, jigger, chigoe flea, chegre flea, Sarcopsylla penetrans, Tunga penetrans, Pulex penetrans*

der|ma|to|phob *adj*: Dermatophobie betreffend, durch sie gekennzeichnet; Ⓔ *relating to or marked by dermatophobia, dermatophobic*

Der|ma|to|pho|bie *f*: krankhafte Angst vor Hautkrankheiten; Ⓔ *irrational fear of contracting a skin disease, dermatophobia*

Der|ma|to|phy|ten *pl*: *Syn: Hautpilze*; Sammelbegriff für Pilze, die Hautpilzerkrankungen hervorrufen können; Ⓔ *cutaneous fungi*

Der|ma|to|phy|tid *nt*: durch Dermatophyteninfektion hervorgerufenes Mykid*; Ⓔ *dermatophytid, epidermophytid*

Der|ma|to|phy|tie *f*: *Syn: Dermatophytose, Dermatophytosis, Dermatophyteninfektion, Epidermomykose*; durch Dermatophyten* hervorgerufene Hautpilzerkrankung; oft gleichgesetzt mit Tinea*; Ⓔ *epidermophytosis, epidermomycosis, dermatophytosis*

Der|ma|to|phy|to|se *f*: →*Dermatophytie*

Der|ma|to|phy|to|sis *f, pl* **-ses**: →*Dermatophytie*

Der|ma|to|plas|tik *f*: Hautplastik, Hautlappenplastik; Ⓔ *dermatoplasty, dermoplasty*

der|ma|to|plas|tisch *adj*: Dermatoplastik betreffend, mittels Dermatoplastik; Ⓔ *relating to dermatoplasty, dermatoplastic*

Der|ma|tor|rha|gie *f*: *Syn: Dermorrhagie*; Hautblutung, Hauteinblutung; Ⓔ *dermatorrhagia*

Der|ma|tor|rhe|xis *f*: Ruptur der Hautkapillaren; Ⓔ *dermatorrhexis*

Der|ma|to|se *f*: *Syn: Hauterkrankung, Hautkrankheit, Dermatosis*; Oberbegriff für entzündliche und nichtentzündliche Erkrankungen der Haut unabhängig von der Genese; oft gleichgesetzt mit Dermatitis*; Ⓔ *skin disease, skin disorder, dermatopathy, dermatopathia, dermopathy, dermatosis*

akute febrile neutrophile Dermatose: *Syn: Sweet-Syndrom*; durch Neutrophilie*, Fieber, schwere Allgemeinsymptome und schmerzhafte, dunkelrote, plaqueförmige Hautveränderungen gekennzeichnete Erkrankung unbekannter Genese; Ⓔ *Sweet's disease, Sweet's syndrome, acute neutrophilic dermatosis, acute febrile neutrophilic dermatosis*

benigne papulöse akantholytische Dermatose: →*transitorische akantholytische Dermatose*

neurogene Dermatose: →*endogenes Ekzem*

progressive pigmentöse Dermatose: *Syn: Schamberg-Krankheit, Schamberg-Syndrom, Morbus Schamberg, progressive Pigmentpurpura, Capillaritis haemorrhagica maculosa, Carbamidpurpura, Karbamidpurpura, Purpura pigmentosa progressiva, Dermatosis pigmentaria progressiva, Purpura Schamberg*; durch eine allergische Reaktion vom Spättyp ausgelöste Entzündung mit braunroten Herden und Petechien*; primär an den Unterschenkeln und später auch am Stamm; zu den Auslösefaktoren gehören Medikamente [Karbamid*], Nahrungsmittelzusätze und Hausstaub; Ⓔ *progressive pigmentary dermatosis, Schamberg's dermatitis, Schamberg's disease, Schamberg's dermatosis, Schamberg's progressive pigmented purpuric dermatosis*

Pseudoainhum-artige Dermatose: *Syn: Vohwinkel-Syndrom, Keratoma hereditarium mutilans, Keratosis palmoplantaris mutilans*; vermutlich autosomal-dominant vererbte, polysymptomatische Erkrankung mit Hyperkeratose* der Handfläche und Fußsohle, Kontrakturen* und ringförmigen Schnürfurchen der Finger; Ⓔ *Vohwinkel's syndrome, progressive dystrophic hyperkeratosis*

subkorneale pustulöse Dermatose: *Syn: Snedden-Wilkinson-Syndrom, subkorneale Pustulose, Pustulosis subcornealis*; chronisch rezidivierende Hauterkrankung mit Bildung steriler subkutaner Eiterbläschen; Ⓔ *Sneddon-Wilkinson disease, subcorneal pustular dermatosis, subcorneal pustular dermatitis*

transiente akantholytische Dermatose: →*transitorische akantholytische Dermatose*

transitorische akantholytische Dermatose: *Syn: Morbus Grover, Grover-Krankheit, transiente akantholytische Dermatose, benigne papulöse akantholytische Dermatose*; ätiologisch ungeklärte transiente Hauterkrankung mit papulovesikulösen, juckenden Effloreszenzen* und Akantholyse*; Ⓔ *Grover's disease, persistent acantholytic dermatosis*

Der|ma|to|sis *f, pl* **-ses**: →*Dermatose*

Dermatosis pigmentaria progressiva: →*progressive pigmentöse Dermatose*

Der|ma|to|skle|ro|se *f*: Hautatrophie mit Straffung und Verhärtung; Ⓔ *dermatosclerosis*

Der|ma|to|sto|ma|ti|tis Baader *f*: →*Erythema exsudativum multiforme majus*

Der|ma|to|the|ra|pie *f*: Behandlung/Therapie von Hautkrankheiten; Ⓔ *dermatotherapy*

der|ma|to|trop *adj*: *Syn: dermotrop*; mit besonderer Affinität zur Haut, mit Wirkung auf die Haut; Ⓔ *dermatotropic, dermotropic*

Der|ma|to|zel|lu|li|tis *f, pl* **-ti|den**: *Syn: Dermatocellulitis*; Entzündung der Haut und des Unterhautbindegewebes; Ⓔ *dermatocellulitis*

der|ma|to|zel|lu|li|tisch *adj*: Dermatozellulitis betreffend, von ihr betroffen oder gekennzeichnet; Ⓔ *relating to or marked by dermatocellulitis*

Der|ma|to|zo|en *pl*: Hautschmarotzer, Hautparasiten; Ⓔ *dermatozoons*

Der|ma|to|zo|en|wahn *m*: *Syn: Ungezieferwahn, Epidermozoophobie, chronisch taktile Halluzinose*; wahnhafte Vorstellung an einer parasitären Hautkrankheit zu leiden; häufig bei senilen und präsenilen Patienten und bei chronischem Alkoholismus*; Ⓔ *dermatozoic delusion*

Der|ma|to|zo|o|no|se *f*: durch Dermatozoen* hervorgerufene Hautkrankheit; auch verwendet für Anthropozoonosen* der Haut; Ⓔ *dermatozoonosis, dermatozoiasis*

Derm|a|tro|phie *f*: Hautatrophie; Ⓔ *dermatrophy, dermatrophia*

D

der|ma|tro|fisch *adj*: Dermatrophie betreffend, von ihr betroffen oder gekennzeichnet, zu Dermatrophie führend; Ⓔ *relating to or marked by dermatrophy, dermatrophic*
-dermia *suf.*: → *-dermie*
-dermie *suf.*: Wortelement mit der Bedeutung „Haut"; Ⓔ *-derma, -dermia*
Der|mis *f. s.u. Cutis*; Ⓔ *derma, dermis, corium*
Dermo-, dermo- *präf.*: Wortelement mit der Bedeutung „Haut/Dermis"; Ⓔ *dermal, dermatic, dermic, cutaneous, derma-, derm(o)-*
Der|mo|graf, -graph *m*: Instrument zur Hautschrifttestung; Ⓔ *dermatograph*
Der|mo|gra|fie, -gra|phie *f*: → *Dermographismus*
der|mo|gra|fisch *adj*: → *dermographisch*
Der|mo|gra|fis|mus *m*: → *Dermographismus*
Der|mo|gra|phia *f*: → *Dermographismus*
Der|mo|gra|phie *f*: → *Dermographismus*
der|mo|gra|phisch *adj*: Dermographismus betreffend, Dermographismus zeigend; Ⓔ *dermatographic*
Der|mo|gra|phis|mus *m*: ***Syn:*** *Hautschrift, Dermografie, Dermografismus*; nach mechanischer Reizung sichtbare Reaktion der Haut; Ⓔ *dermatographism, dermatography, dermographia, dermographism, dermography, factitious urticaria, skin writing, Ebbecke's reaction, autography, autographism*
Dermographismus albus: ***Syn:*** *weißer Dermographismus*; Ablassung der Haut beim Bestreichen; u.a. bei endogenem Ekzem* und Hypothyreose*; Ⓔ *white dermatographism*
Dermographismus niger: ***Syn:*** *schwarzer Dermographismus*; dunkle Färbung durch Metallpartikel auf der Haut; Ⓔ *black dermographism*
roter Dermographismus: → *Dermographismus ruber*
Dermographismus ruber: ***Syn:*** *roter Dermographismus*; physiologische Rötung der Haut nach mechanischer Reizung; Ⓔ *red dermatographism*
schwarzer Dermographismus: → *Dermographismus niger*
urtikarieller Dermographismus: ***Syn:*** *Urticaria factitia*; durch mechanische Reizung der Haut ausgelöste Urtikaria*; Ⓔ *urticarial dermatographism*
weißer Dermographismus: → *Dermographismus albus*
Der|mo|id *nt*: **1.** ***Syn:*** *Dermoidzyste*; mit Epithel ausgekleidete Hautzyste, die Hautanhangsgebilde und evtl. Zähne enthalten kann **2.** ***Syn:*** *Dermoidzyste, Teratom, zystisches Teratom*; zystischer Keimzelltumor, der neben Hautanhangsgebilden auch andere Strukturen enthalten kann; Ⓔ **1.** *dermoid cyst, dermoid tumor, dermoid* **2.** *dermoid cyst, dermoid tumor, dermoid, cystic teratoma, mature teratoma*
der|mo|id *adj*: → *dermatoid*
Der|mo|id|ek|to|mie *f*: Dermoidexzision, Dermoidentfernung; Ⓔ *dermoidectomy*
Der|mo|id|zys|te *f*: → *Dermoid*
Der|mo|me|ter *nt*: Gerät zur Dermometrie*; Ⓔ *dermometer*
Der|mo|me|trie *f*: Messung des Hautwiderstandes gegen Gleichstrom; Ⓔ *dermometry*
der|mo|neu|ro|trop *adj*: mit besonderer Affinität zu Haut und Nervengewebe; Ⓔ *dermoneurotropic*
Der|mo|pan|ni|cu|lo|sis de|for|mans *f*: ***Syn:*** *Cellulitis, Cellulite, Zellulitis*; konstitutionell bedingte, nicht-entzündliche Veränderung des subkutanen Fettgewebes im Oberschenkel- und Gesäßbereich bei Frauen; Ⓔ *cellulite*
Der|mo|re|ak|ti|on *f*: Testung der Hautreaktion auf Allergene; Ⓔ *dermoreaction, cutaneous reaction, cutireaction*
Der|mor|rha|gie *f*: → *Dermatorrhagie*
Der|mo|to|xin *nt*: die Haut schädigendes Agens; Ⓔ *dermotoxin*
der|mo|trop *adj*: ***Syn:*** *dermatotrop*; mit besonderer Affinität zur Haut, mit Wirkung auf die Haut; Ⓔ *dermatotropic, dermotropic*
der|mo|vas|ku|lär *adj*: Haut(blut)gefäße betreffend; Ⓔ *relating to the blood vessels of the skin, dermovascular*
De|ro|di|dy|mus *m*: → *Dicephalus*
De|ro|ta|ti|on *f*: ***Syn:*** *Derotationsosteotomie*; operative Beseitigung der Rotationsfehlstellung eines Knochen; Ⓔ *detorsion, derotation*
De|ro|ta|ti|ons|os|te|o|to|mie *f*: → *Derotation*
Des-, des- *präf.*: Wortelement mit der Bedeutung „weg/von...weg/herab"; Ⓔ *away from, des-*
De|sa|li|na|ti|on *f*: Salzentzug, Entsalzung; Ⓔ *desalination, desalinization*
Des|al|ler|gi|sie|rung *f*: → *Desensibilisierung*
Des|a|mi|da|se *f*: ***Syn:*** *Amidohydrolase*; Hydrolase*, die die Spaltung der C-N-Bindung in nicht-zyklischen Amiden fördert; Ⓔ *deamidase, amidohydrolase*
Des|a|mi|die|rung *f*: Abspaltung von Ammoniak aus Amiden; Ⓔ *deamidization, deamidation*
Des|a|mi|na|se *f*: ***Syn:*** *Aminohydrolase*; Hydrolase*, die die Abspaltung von Ammoniak aus zyklischen Amiden katalysiert; Ⓔ *deaminase, deaminating enzyme, aminohydrolase*
Des|a|mi|nie|rung *f*: Abspaltung von Ammoniak aus einer Verbindung; Ⓔ *deamination, deaminization*
Des|an|ti|ge|ni|sie|rung *f*: Abschwächung der Antigenität eines Eiweißes durch Denaturierung; Ⓔ *de-antigenation*
Desault-Verband *m*: Bindenverband zur Ruhigstellung von Oberarm und Schultergelenk; Ⓔ *Desault's apparatus, Desault's bandage, Desault's dressing*
Descemet-Membran *f*: ***Syn:*** *hintere Basalmembran, Lamina elastica posterior Descemeti, Lamina limitans posterior corneae*; Basalmembran zwischen Hornhautsubstanz und hinterem Hornhautepithel; Ⓔ *Descemet's membrane, posterior limiting lamina, posterior limiting membrane, entocornea, Demours' membrane, Duddell's membrane*
Des|ce|me|ti|tis *f, pl* **-ti|ti|den**: Entzündung der Descemet*-Membran; Ⓔ *inflammation of the Descemet's membrane, descemetitis*
des|ce|me|ti|tisch *adj*: Descemetitis betreffend, von ihr betroffen oder gekennzeichnet; Ⓔ *relating to or marked by descemetitis*
Des|ce|me|to|zel|e *f*: ***Syn:*** *Keratozele*; Vorwölbung der Descemet-Membran; Ⓔ *descemetocele, keratocele, keratodermatocele*
Des|cen|sus *m, pl* **-sus**: ***Syn:*** *Deszensus*; Senkung oder Vorfall eines Organs oder von Organteilen; Ⓔ *descent, descensus*
Descensus testis: physiologische Verlagerung des Hodens aus dem Bauchraum in den Hodensack; Ⓔ *descent of testis, descent of testicle, orchiocatabasis*
Descensus uteri: ***Syn:*** *Gebärmuttersenkung, Metroptose, Hysteroptose*; Absenkung der Gebärmutter, meist unter Beteiligung der Nachbarorgane [Blase, Rektum] und -strukturen [Vagina]; durch Beckenbodenschwäche bzw. Schwäche des Aufhängeapparates nach Geburten und im Alter begünstigt; häufig Übergang zu einem Gebärmuttervorfall; Ⓔ *falling of the womb, prolapse of the uterus, metroptosis, hysteroptosis, hysteroptosia*
Descensus uteri et vaginae: Senkung von Gebärmutter und Scheide; Ⓔ *prolapse of the uterus*
Descensus vaginae: ***Syn:*** *Scheidensenkung*; Tiefertreten der Scheide; Ⓔ *falling of the vagina*
Deschamps-Nadel *f*: speziell gebogene Nadel zur Ligatur tieferer Gefäße; Ⓔ *Deschamps' needle*
De|sen|si|bi|li|sie|rung *f*: **1.** psychotherapeutisches Verfahren zum Abbau von Phobien **2.** ***Syn:*** *Hyposensibilisierung, Desallergisierung*; Abbau der Sensibilität

gegen spezifische Allergene durch stufenweise Applikation in die Haut; Ⓔ **1.** *desensitization* **2.** *desensitization, deallergization, hyposensitization*

Des|fer|ri|o|xa|min *nt*: →*Deferoxamin*

De|sik|kans *nt, pl* **-kan|zi|en, -kan|ti|en**: *Syn: Exsikkans*; Trockenmittel; Ⓔ *desiccant, desiccator, exsiccant*

De|sik|ka|ti|on *f*: Wasserentzug; Austrocknen, Austrocknung; Ⓔ *desiccation, dehydration, exsiccation*

De|sik|ka|tor *m*: *Syn: Exsikkator*; Trockenapparat; Ⓔ *desiccator*

Des|in|fek|tans *nt, pl* **-tan|zi|en, -tan|ti|en**: *Syn: Desinfiziens*; Desinfektionsmittel; Ⓔ *disinfectant*

Des|in|fek|ti|on *f*: *Syn: Entseuchung, Entkeimung, Desinfizierung*; Abtötung oder Inaktivierung aller Keime; Ⓔ *disinfection*

Des|in|fek|tor *m*: Desinfektionsapparat; Ⓔ *disinfector*

Des|in|fes|ta|ti|on *f*: *Syn: Entwesung*; Abtötung oder Inaktivierung von Parasiten; Ⓔ *disinfestation*

Des|in|fi|zi|ens *nt, pl* **-en|zi|en, -en|ti|en**: *Syn: Desinfektans*; Desinfektionsmittel; Ⓔ *disinfectant*

des|in|fi|zie|rend *adj*: keim(ab)tötend, mit keimabtötender Wirkung; Ⓔ *disinfectant*

Des|in|fi|zie|rung *f*: →*Desinfektion*

Des|in|sek|ti|on *f*: *Syn: Disinsektion*; Ungezieferbekämpfung; Ⓔ *disinsectization, disinsection*

Des|in|to|xi|ka|ti|on *f*: *Syn: Detoxikation*; Entgiftung; meist im Sinne von Entgiftung des Körpers von Suchtmitteln, d.h. Entzug, verwendet; Ⓔ *detoxification, detoxication*

Des|in|va|gi|na|ti|on *f*: *Syn: Devagination*; operative oder konservative [Einlauf] Beseitigung einer Invagination; Ⓔ *disinvagination*

Desjardins-Punkt *m*: Druckschmerzpunkt über der Mündung des Ductus* pancreaticus bei Pankreatitis*; Ⓔ *Desjardins' point*

des|krip|tiv *adj*: beschreibend, schildernd, darstellend, erläuternd; Ⓔ *descriptive*

Desm-, desm- *präf.*: →*Desmo-*

des|mal *adj*: Band/Ligament betreffend, von einem Band ausgehend; Ⓔ *ligamental*

Des|mal|gie *f*: *Syn: Desmodynie*; Schmerzen in einem Band/Ligament, Bandschmerzen; Ⓔ *pain in a ligament, desmalgia, desmodynia*

Des|mek|ta|sie *f*: traumatische Bänderdehnung; Ⓔ *desmectasis, desmectasia*

Des|mi|tis *f, pl* **-ti|den**: *Syn: Bänderentzündung; Sehnenentzündung*; Entzündung von Bändern oder Sehnen; Ⓔ *inflammation of a ligament, desmitis*

des|mi|tisch *adj*: Desmitis betreffend, von ihr betroffen oder gekennzeichnet; Ⓔ *relating to or marked by desmitis*

Desmo-, desmo- *präf.*: Wortelement mit der Bedeutung „Band/Ligament/Bindegewebe"; Ⓔ *desm(o)-*

Des|mo|cra|ni|um *nt*: *Syn: Bindegewebsschädel, Desmokranium*; Teil des Schädels, der aus Belegknochen entsteht; Ⓔ *desmocranium, membranous neurocranium*

Des|mo|dont *nt*: →*Desmodontium*

Des|mo|don|ti|um *nt*: *Syn: Wurzelhaut, Desmodont, Periodontium*; Periost* der Zahnwurzel; Ⓔ *alveolodental membrane, alveolodental ligament, periosteal lining of alveolar socket, alveolar periosteum, pericementum, periodontium, desmodontium, peridental membrane, periodontal ligament, periodontal membrane, gingivodental ligament*

Des|mo|dy|nie *f*: →*Desmalgie*

Des|mo|fi|brom *nt*: →*Desmoid*

des|mo|gen *adj*: von einem Band ausgehend; auf bindegewebiger Grundlage (entstanden); Ⓔ *desmogenous*

Des|mo|id *nt*: *Syn: Desmofibrom*; gutartige, oft in der Bauchdecke von Frauen auftretende Geschwulst; Ⓔ *desmoid*

abdominales Desmoid: *Syn: abdominelle Fibromatose*; meist bei Frauen in der Schwangerschaft vorkommende Fibromatose* der Bauchwand; Ⓔ *abdominal desmoid*

extraabdominales Desmoid: *Syn: extraabdominelle Fibromatose*; Fibromatose* außerhalb der Bauchhöhle, meist am Stamm oder den Extremitäten; Ⓔ *extraabdominal desmoid, extra-abdominal fibromatosis*

des|mo|id *adj*: bindegewebsartig, bandartig, sehnenartig; Ⓔ *desmoid, fibrous, fibroid, ligamentous*

Des|mo|kra|ni|um *nt*: →*Desmocranium*

Des|mo|la|se *f*: die Spaltung der C-C-Bindung katalysierendes Enzym; Ⓔ *desmolase*

Des|mo|pa|thie *f*: Sehnenerkrankung, Bändererkrankung; Ⓔ *desmopathy*

Des|mo|pla|sie *f*: Bildung von fibrösem Gewebe; Ⓔ *desmoplasia*

des|mo|plas|tisch *adj*: Desmoplasie betreffend, fibröses Gewebe bildend; Ⓔ *desmoplastic*

Des|mor|rhe|xis *f*: Sehnenruptur, Bandruptur, Bänderriss; Ⓔ *desmorrhexis*

Des|mo|sin *nt*: aus vier Lysinmolekülen bestehender Teil von Elastin*; Ⓔ *desmosine*

Des|mo|som *nt*: *Syn: Haftplatte, Macula adhaerens*; elektronenmikroskopisch dichte Zellverbindung; Ⓔ *desmosome, macula adherens, bridge corpuscle*

Des|mo|to|mie *f*: Sehnendurchtrennung, Banddurchtrennung, Bänderdurchtrennung; Ⓔ *desmotomy*

Des|ob|li|te|ra|ti|on *f*: Wiederherstellung der Durchgängigkeit von verschlossenen Gefäßen, z.B. durch eine Ausschälplastik; Ⓔ *desobliteration*

des|o|ri|en|tiert *adj*: verwirrt, orientierungslos; Ⓔ *disorientated; confused*

Des|o|ri|en|tiert|heit *f*: Störung der räumlichen oder zeitlichen Orientierung; Ⓔ *disorientation, confusion*

De|sorp|ti|on *f*: Lösung physikalischer Bindungen, z.B. von Adsorption; Ⓔ *desorption*

Des|o|xy|a|de|no|sin *nt*: *Syn: Adenindesoxyribosid*; Purinnucleosid aus Adenin* und Desoxyribose*; Ⓔ *deoxyadenosine, 2'-deoxyribosyladenine*

Des|o|xy|a|de|no|sin|di|phos|phat *nt*: Diphosphat von Desoxyadenosin*; Ⓔ *deoxyadenosine diphosphate*

Des|o|xy|a|de|no|sin|mo|no|phos|phat *nt*: *Syn: Desoxyadenylsäure*; in DNA vorkommendes Monophosphat von Desoxyadenosin; Ⓔ *deoxyadenosine monophosphate, deoxyadenylic acid*

Des|o|xy|a|de|no|sin|tri|phos|phat *nt*: Triphosphat von Desoxyadenosin*; Ⓔ *deoxyadenosine triphosphate*

5'-Des|o|xy|a|de|no|syl|co|ba|la|min *nt*: Coenzymform von Vitamin B_{12}; Ⓔ *coenzyme B_{12}, 5'-deoxyadenosylcobalamin*

Des|o|xy|a|de|ny|lat *nt*: Salzform der Desoxyadenylsäure; Ⓔ *deoxyadenylate*

Des|o|xy|a|de|nyl|säu|re *f*: →*Desoxyadenosinmonophosphat*

Des|o|xy|cho|lat *nt*: Salz der Desoxycholsäure; Ⓔ *deoxycholate*

Des|o|xy|chol|säu|re *f*: natürliche Gallensäure*; Ⓔ *deoxycholic acid*

Des|o|xy|cor|ti|co|ste|ron *nt*: *Syn: Cortexon*; in der Nebenniere gebildetes Mineralocorticoid*; Ⓔ *11-deoxycorticosterone, desoxycorticosterone, desoxycortone, cortexone, deoxycortone, 21-hydroxyprogesterone, Reichstein's substance Q*

Des|o|xy|cor|ton *nt*: in der Nebenniere gebildetes Mineralocorticoid*; Ⓔ *deoxycorticosterone, desoxycorticosterone, cortexone, deoxycortone, 21-hydroxyprogesterone*

Des|o|xy|cy|ti|din *nt*: Purinnucleosid aus Cytosin* und Desoxyribose*; Ⓔ *deoxycytidine, 2'-deoxyribosylcytosine*

Des|o|xy|cy|ti|din|di|phos|phat *nt*: Diphosphat von Desoxycytidin*; Ⓔ *deoxycytidine diphosphate*

Des|o|xy|cy|ti|din|mo|no|phos|phat *nt*: *Syn: Desoxycytidylsäure*; in DNA vorkommendes Monophosphat von Desoxycytidin*; Ⓔ *deoxycytidine monophosphate, deoxycytidylic acid*

Des|o|xy|cy|ti|din|tri|phos|phat *nt*: Triphosphat von Desoxycytidin*; Ⓔ *deoxycytidine triphosphate*

Des|o|xy|cy|ti|dy|lat *nt*: Salzform der Desoxycytidylsäure; Ⓔ *deoxycytidylate*

Des|o|xy|cy|ti|dyl|säu|re *f*: → *Desoxycytidinmonophosphat*

6-Desoxy-L-Galaktose *f*: *Syn: Fucose, Fukose*; beim Menschen in den Blutgruppensubstanzen A, B und O sowie in der Muttermilch vorkommender Desoxyzucker*; auch Bestandteil verschiedener Glykoside* und Antibiotika*; Ⓔ *fucose*

Des|o|xy|ge|na|ti|on *f*: *Syn: Desoxygenierung*; Sauerstoffentzug; Ⓔ *deoxygenation*

des|o|xy|ge|nie|ren *v*: Sauerstoff entziehen; (*Blut*) in venöses/sauerstoffarmes Blut umwandeln; Ⓔ *deoxygenate*

Des|o|xy|ge|nie|rung *f*: → *Desoxygenation*

Des|o|xy|gu|a|no|sin *nt*: Purinnucleosid aus Guanin* und Desoxyribose*; Ⓔ *deoxyguanosine, 2'-deoxyribosylguanine*

Des|o|xy|gu|a|no|sin|di|phos|phat *nt*: Diphosphat von Desoxyguanosin*; Ⓔ *deoxyguanosine diphosphate*

Des|o|xy|gu|a|no|sin|mo|no|phos|phat *nt*: *Syn: Desoxyguanylsäure*; in DNA vorkommendes Monophosphat von Desoxyguanosin*; Ⓔ *deoxyguanosine monophosphate, deoxyguanylic acid*

Des|o|xy|gu|a|no|sin|tri|phos|phat *nt*: Triphosphat von Desoxyguanosin*; Ⓔ *deoxyguanosine triphosphate*

Des|o|xy|gu|a|ny|lat *nt*: Salzform der Desoxyguanylsäure; Ⓔ *deoxyguanylate*

Des|o|xy|gu|a|nyl|säu|re *f*: → *Desoxyguanosinmonophosphat*

Des|o|xy|hä|mo|glo|bin *nt*: *Syn: reduziertes/desoxygeniertes Hämoglobin*; in der Peripherie durch Desoxygenation* aus Oxyhämoglobin* gebildetes sauerstoffarmes Hämoglobin; Ⓔ *deoxyhemoglobin, reduced hemoglobin, deoxygenated hemoglobin*

Des|o|xy|he|xo|se *f*: Desoxyzucker* mit sechs C-Atomen; Ⓔ *deoxyhexose*

6-Desoxy-L-mannose *f*: *Syn: Isodulcit, Rhamnose*; in verschiedenen Glykosiden* vorkommende Desoxyhexose*; Ⓔ *(L-)rhamnose, 6-deoxy-L-mannose*

Des|o|xy|myo|glo|bin *nt*: sauerstoffarmes Myoglobin; Ⓔ *deoxymyoglobin*

Des|oxy|nu|cle|o|ti|dyl|trans|fe|ra|se *f*: *Syn: DNS-Nucleotidylexotransferase, DNA-Nucleotidylexotransferase*; die endständige Anlagerung von Desoxyribonucleotiden an DNA-Sequenzen katalysierendes Enzym; Ⓔ *DNA nucleotidylexotransferase, terminal deoxynucleotidyl transferase, terminal deoxyribonucleotidyl transferase, terminal addition enzyme, deoxynucleotidyl transferase (terminal)*

Des|o|xy|pen|to|se *f*: Desoxyzucker* mit fünf C-Atomen; Ⓔ *deoxypentose*

Des|o|xy|ri|bo|nu|cle|a|se *f*: *Syn: Desoxyribonuklease, DNase, DNSase, DNAase*; Nuclease*, die spezifisch die Phosphatesterbindung in DNA spaltet; Ⓔ *deoxyribonuclease, desoxyribonuclease, DNAse, DNase*

Des|o|xy|ri|bo|nu|cle|in|säu|re *f*: Makromoleküle, in denen Desoxyribonucleoside* über 3'-5'-Phosphodiesterbrücken miteinander verknüpft sind; die Reihenfolge der Basen Adenin*, Cytosin*, Guanin* und Thymin* kodiert die Geninformation aller Lebewesen mit Ausnahme der RNA-Viren; Ⓔ *deoxyribonucleic acid, deoxypentosenucleic acid, desoxyribonucleic acid, chromonucleic acid*

Des|o|xy|ri|bo|nu|cle|o|sid *nt*: *Syn: Desoxyribonukleosid, Desoxyribosid*; aus einer Base (Adenin*, Cytosin*, Guanin* oder Thymin*) und 2-Desoxyribose gebildetes Nucleosid; Vorstufe der Desoxyribonucleinsäure; Ⓔ *deoxyribonucleoside*

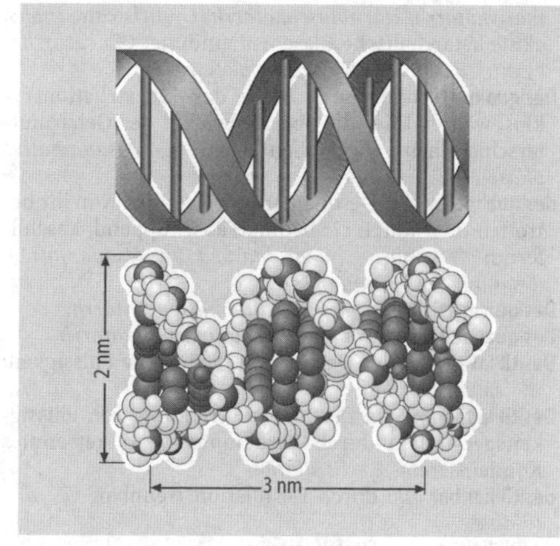

Abb. 18. Struktur der DNA-Doppelhelix Typ B

Des|o|xy|ri|bo|nu|cle|o|sid|di|phos|phat *nt*: Diphosphosphat eines Desoxyribonucleosids*; Ⓔ *deoxyribonucleoside diphosphate*

Des|o|xy|ri|bo|nu|cle|o|sid|mo|no|phos|phat *nt*: Monophosphat eines Desoxyribonucleosids*; Ⓔ *deoxyribonucleoside monophosphate*

Des|o|xy|ri|bo|nu|cle|o|sid|tri|phos|phat *nt*: Triphosphosphat eines Desoxyribonucleosids*; Ⓔ *deoxyribonucleoside triphosphate*

Des|o|xy|ri|bo|nu|cle|o|tid *nt*: *Syn: Desoxyribonukleotid*; Phosphorsäureester der Desoxyribonucleoside*; Ⓔ *deoxyribonucleotide*

Des|o|xy|ri|bo|nu|kle|a|se *f*: → *Desoxyribonuclease*

Des|o|xy|ri|bo|nu|kle|in|säu|re *f*: → *Desoxyribonucleinsäure*

Des|o|xy|ri|bo|nu|kle|o|sid *nt*: → *Desoxyribonucleosid*

Des|o|xy|ri|bo|nu|kle|o|tid *nt*: → *Desoxyribonucleotid*

Des|o|xy|ri|bo|se *f*: Desoxypentose*; Kohlenhydratkomponente der Desoxyribonucleinsäure*; Ⓔ *deoxyribose, desoxyribose*

Des|o|xy|ri|bo|sid *nt*: → *Desoxyribonucleosid*

Des|o|xy|thy|mi|din *nt*: Pyrimidinnucleosid aus Thymin* und Desoxyribose*; Ⓔ *deoxythymidine, thymidine*

Des|o|xy|thy|mi|din|di|phos|phat *nt*: Diphosphat von Desoxythymidin*; Ⓔ *deoxythymidine diphosphate*

Des|o|xy|thy|mi|din|mo|no|phos|phat *nt*: *Syn: Desoxythymidylsäure*; in DNA vorkommendes Monophosphat von Desoxythymidin*; Ⓔ *deoxythymidine monophosphate, deoxythymidylic acid*

Des|o|xy|thy|mi|din|tri|phos|phat *nt*: Triphosphat von Desoxythymidin*; Ⓔ *deoxythymidine triphosphate*

Des|o|xy|thy|mi|dy|lat *nt*: Salzform der Desoxythymidylsäure; Ⓔ *deoxythymidylate*

Des|o|xy|thy|mi|dyl|säu|re *f*: → *Desoxythymidinmonophosphat*

Des|o|xy|zu|cker *m*: Zucker, bei dem eine oder mehrere Hydroxylgruppen durch Wasserstoff ersetzt sind; Ⓔ *desoxy-sugar, deoxy sugar*

Des|qua|ma|ti|on *f*: *Syn: Desquamatio*; Abschuppung der obersten Schichten von Haut oder Schleimhaut; Ⓔ *desquamation*

lamelläre Desquamation bei Neugeborenen: *Syn: lamelläre Ichthyosis, Ichthyosis lamellosa*; bei der Geburt vorhandene Verhornungsstörung mit lamellärer Schuppung und diffuser Rötung [Kollodiumbaby]; Ⓔ *lamellar ichthyosis*

Des|qua|ma|ti|ons|ka|tarr *m*: → *Desquamationskatarrh*

Des|qua|ma|ti|ons|ka|tarrh *m*: *Syn: Blasenkatarrh, Desqua-*

mativkatarrh, Harnblasenkatarrh, Cystitis catarrhalis; akute katarrhalische Blasenentzündung; Ⓔ *catarrhal cystitis, desquamative catarrhal cystitis*

Des|qua|ma|ti|ons|pha|se *f*: Phase des Menstruationszyklus, während der die oberste Schicht der Gebärmutterschleimhaut abgestoßen wird; Ⓔ *desquamative phase*

des|qua|ma|tiv *adj*: Desquamation betreffend, von ihr betroffen oder durch sie bedingt, abschuppend, abschilfernd; Ⓔ *relating to or marked by desquamation, desquamative, desquamatory*

Des|qua|ma|tiv|ka|tarr *m*: → *Desquamationskatarrh*

Des|qua|ma|tiv|ka|tarrh *m*: → *Desquamationskatarrh*

Des|til|lat *nt*: bei der Destillation* erhaltene Flüssigkeit; Ⓔ *spirit, distillate*

Des|til|la|ti|on *f*. *Syn: Destillieren*; Trennung von Flüssigkeitsgemischen durch Verdampfen und getrenntes Kondensieren; Ⓔ *distillation*

des|til|lier|bar *adj*: durch Destillation trennbar; Ⓔ *distillable*

Des|til|lie|ren *nt*: → *Destillation*

des|til|liert *adj*: durch Destillation gereinigt, mittels Destillation gewonnen; Ⓔ *distilled*

des|tru|ie|rend *adj*: → *destruktiv*

Des|truk|ti|ons|lu|xa|ti|on *f*. Luxation* durch eine nichttraumatische Schädigung des Gelenks; Ⓔ *pathologic dislocation*

des|truk|tiv *adj*: zerstörend, zerstörerisch, destruierend, schädlich; Ⓔ *destructive*

Des|zen|dent *m*: Nachkomme, Abkömmling; Ⓔ *descendant, offspring*

Des|zen|denz *f*. Nachkommenschaft, Abkömmlinge; Ⓔ *descendants*

des|zen|die|rend *adj*: absteigend, nach unten führend; Ⓔ *descending, descendent*

Des|zen|sus *m, pl* **-sus**: → *Descensus*

De|ter|gens *nt, pl* **-gen|zi|en, -gen|ti|en**: oberflächenaktives/grenzflächenaktives Mittel, Netzmittel; Reinigungsmittel, Waschmittel; Ⓔ *detergent; surface-active agent*

De|te|ri|o|ra|ti|on *f*. *Syn: Deteriorisierung*; (*Zustand*) Verschlechterung, Verschlimmerung; Ⓔ *deterioration*

De|te|ri|o|ri|sie|rung *f*: → *Deterioration*

Determann-Syndrom *nt*: *Syn: Dyskinesia intermittens angiosclerotica*; intermittierendes Versagen von Muskelgruppen bei angiosklerotischen Durchblutungsstörungen; Ⓔ *Determann's syndrome, intermittent dyskinesia*

de|ter|mi|nant *adj*: *Syn: determinierend*; entscheidend, bestimmend; Ⓔ *determinant*

De|ter|mi|nan|te *f*: **1.** kleinste Teile des Keimplasmas, die die weitere Entwicklung während der Embryogenese bestimmen **2.** *Syn: antigene Determinante, Epitop*; Teil des Antigens, der mit dem Antikörper reagiert und damit die Spezifität des Antikörpers bestimmt; Ⓔ **1.** *determinant* **2.** *determinant, epitope, antigenic determinant*

De|ter|mi|na|ti|on *f*. *Syn: Determinierung*; Bestimmung/Festlegung der weiteren Entwicklung durch Determinanten*; Ⓔ *determination*

de|ter|mi|na|tiv *adj*: bestimmend, eingrenzend, festlegend; Ⓔ *determinative*

de|ter|mi|nie|rend *adj*: → *determinant*

de|ter|mi|niert *adj*: fest(gelegt), bestimmt; Ⓔ *determinate, determined*

De|ter|mi|nie|rung *f*: → *Determination*

De|to|na|ti|on *f*. Explosion; Ⓔ *detonation, blast, explosion*

De|to|na|ti|ons|trau|ma *nt*: *Syn: Knalltrauma, Explosionstrauma*; durch eine explosionsartige Druckerhöhung hervorgerufene Schädigung; Ⓔ *blast injury, explosion injury, blast trauma, explosion trauma*

De|tor|si|on *f*: → *Derotation*

De|to|xi|ka|ti|on *f*. *Syn: Desintoxikation*; Entgiftung; meist im Sinne von Entgiftung des Körpers von Suchtmitteln, d.h. Entzug verwendet; Ⓔ *detoxification, detoxication*

De|tri|tus *m*: (Gewebe-, Zell-)Trümmer, Geröll, Schutt; Ⓔ *detritus*

De|tri|tus|zys|te *f*. *Syn: Geröllzyste, Trümmerzyste*; gelenknahe Knochenzyste mit Knochenresten und proliferierendem Bindegewebe; Ⓔ *ganglionic cyst, subchondral cyst, subchondral bone cyst*

Detrusor-Sphinkter-Dyssynergie *f*. Blasenentleerungsstörung durch eine fehlende Koordination von Blasenmuskel und -sphinkter; Ⓔ *detrusor sphincter dyssynergia*

De|tru|sor (ve|si|cae) *m*: *Syn: Musculus detrusor vesicae*; Blasenwandmuskulatur; Ⓔ *detrusor vesicae (muscle), detrusor urinae (muscle), bladder wall muscle, detrusor muscle of bladder*

De|tu|mes|zenz *f*: Abschwellen; Ⓔ *detumescence*

Deut-, deut- *präf.*: Wortelement mit der Bedeutung „zweiter/später/nächster"; Ⓔ *deuter(o)-, deut(o)-*

Deuter-, deuter- *präf.*: → *Deutero-*

deu|ter|a|no|mal *adj*: Grünschwäche betreffend, von ihr betroffen; Ⓔ *relating to or marked by deuteranomaly, deuteranomalous*

Deu|ter|a|no|ma|lie *f*. *Syn: Grünschwäche*; Farbsehschwäche für Grün; Ⓔ *deuteranomaly*

deu|ter|an|op *adj*: *Syn: grünblind*; Grünblindheit betreffend, von ihr betroffen; Ⓔ *relating to or marked by deuteranopia, deuteranopic, photerythrous*

Deu|ter|an|o|pie *f*: → *Deuteranopsie*

Deu|ter|an|op|sie *f*. *Syn: Grünblindheit, Rot-Grün-Dichromasie, Deuteranopie*; Farbenfehlsichtigkeit für Grün; Ⓔ *deuteranopia, deuteranopsia, green blindness*

Deu|te|ri|um *nt*: *Syn: Deutohydrogen, schwerer Wasserstoff*; natürlich vorkommendes Wasserstoffisotop, das ein Deuteron* anstatt eines Protons im Kern hat; Ⓔ *heavy hydrogen, deuterium*

Deu|te|ri|um|kern *m*: → *Deuteron*

Deu|te|ri|um|o|xid *nt*: *Syn: schweres Wasser*; natürlich vorkommendes Wassermolekül, das Deuterium anstatt Wasserstoff im Molekül hat; Ⓔ *deuterium oxide, heavy water*

Deutero-, deutero- *präf.*: Wortelement mit der Bedeutung „zweiter/später/nächster"; Ⓔ *deuter(o)-, deut(o)-*

Deu|te|ro|my|cet *m*: unvollständiger Pilz; *s.u. Deuteromycetes*; Ⓔ *deuteromycete*

Deu|te|ro|my|ce|tes *pl*: *Syn: unvollständige Pilze, Deuteromyzeten, Deuteromycotina, Fungi imperfecti*; Pilze, die keine sexuellen Sporen, sondern nur sog. **Nebenfruchtformen** [asexuelle Sporen] bilden; die Einteilung erfolgt nach der Form der Sporen; Ⓔ *imperfect fungi, Deuteromycetes, Deuteromyces, Deuteromycetae, Deuteromycotina*

Deu|te|ro|my|co|ti|na *pl*: → *Deuteromycetes*

Deu|te|ro|my|ze|ten *pl*: → *Deuteromycetes*

Deu|te|ron *nt*: *Syn: Deuteriumkern, Deuton*; aus je einem Proton und Neutron bestehender Atomkern von Deuterium; ist doppelt so schwer, wie der normale Kern mit nur einem Proton; Ⓔ *deuteron, deuterion, deuton, diplon*

Deu|te|ro|pa|thie *f*. Sekundärleiden, Sekundärerkrankung; zusätzliches/sekundäres Symptom; Ⓔ *deuteropathy*

deu|te|ro|pa|thisch *adj*: Deuteropathie betreffend; (*Krankheit, Symptom*) sekundär, zusätzlich; Ⓔ *relating to deuteropathy, deuteropathic*

Deu|te|ro|por|phy|rin *nt*: von Bakterien im Darm aus Protoporphyrin gebildetes Porphyrin; Ⓔ *deuteroporphyrin*

Deuto-, deuto- *präf.*: Wortelement mit der Bedeutung „zweiter/später/nächster"; Ⓔ *deuter(o)-, deut(o)-*

Deu|to|hy|dro|gen *nt*: → *Deuterium*
Deu|ton *nt*: → *Deuteron*
Deutsche Horizontale *f*: ***Syn:*** *Frankfurter Horizontale, Ohr-Augen-Ebene*; Bezugsebene für Röntgenaufnahmen und die Planung neurochirurgischer Eingriffe; Ⓔ *auriculo-infraorbital plane, Frankfort horizontal, Frankfort horizontal plane, Frankfort plane, ear plane*
Deutsches Arzneibuch *nt*: amtliche Vorschriften für die Herstellung von und den Umgang mit Azneimitteln; Ⓔ *German Pharmacopoeia*
Deutschländer-Fraktur *f*: ***Syn:*** *Marschfraktur*; Spontanfraktur von Mittelfußknochen durch Überbelastung; Ⓔ *Deutschländer's disease, march fracture, march foot*
De|va|gi|na|ti|on *f*: → *Desinvagination*
De|vas|ku|la|ri|sa|ti|on *f*: ***Syn:*** *Devaskularisierung*; durch operative Eingriffe oder traumatisch/pathologische Prozesse verursachte Unterbindung der Blutzufuhr; Ⓔ *devascularization*
De|vas|ku|la|ri|sie|rung *f*: → *Devaskularisation*
de|vi|ant *adj*: vom normalen Verhalten abweichend; Ⓔ *deviant, deviate*
De|vi|anz *f*: von der Norm abweichendes Verhalten; Ⓔ *deviance*
De|vi|a|ti|on *f*: Abweichung, Abweichen von der Norm; Ⓔ *deviation*
De|vi|a|ti|ons|win|kel *m*: ***Syn:*** *Schielwinkel*; Winkel zwischen den Sehlinien von gesundem und schielendem Auge bei Fernblick; Ⓔ *angle of deviation*
Devic-Syndrom *nt*: ***Syn:*** *Devic-Krankheit, Neuromyelitis optica*; akute disseminierte Rückenmarksschädigung mit begleitender Sehnervenentzündung und Erblindung; wahrscheinlich eine Sonderform der multiplen Sklerose*; Ⓔ *optic neuromyelitis, optic neuroencephalomyelopathy, ophthalmoneuromyelitis, Devic's disease, neuro-optic myelitis*
De|vi|o|me|ter *nt*: ***Syn:*** *Schielmesser*; Gerät zur Bestimmung des Schielwinkels; Ⓔ *deviometer*
De|vis|ze|ra|ti|on *f*: Eingeweideentfernung; Ⓔ *devisceration*
de|vi|tal *adj*: leblos, ohne Zeichen von Leben; Ⓔ *devitalized, devoid of life*
De|vi|ta|li|sa|ti|on *f*: **1.** ***Syn:*** *Devitalisierung*; Schädigung von Zellen mit Verlust der Teilungsfähigkeit; Abtöten **2.** ***Syn:*** *Devitalisierung*; Abtötung der Zahnpulpa; Ⓔ **1.** *devitalization* **2.** *devitalization*
De|vi|ta|li|sie|rung *f*: → *Devitalisation*
De|vo|lu|ti|on *f*: Rückwärtsentwicklung, Umkehr der Evolution; Ⓔ *devolution*
De|xa|me|tha|son *nt*: stark wirksames, synthetisches Glucocorticoid*; Ⓔ *dexamethasone*
Dexamethason-Kurztest *m*: ***Syn:*** *Dexamethason-Test*; Screeningtest zur Diagnose des Cushing*-Syndroms; Ⓔ *dexamethasone suppression test*
Dex|pan|the|nol *nt*: zur Vitamin B-Gruppe gehörender Alkohol der Pantothensäure; regt die Epithelialisierung der Haut an; Ⓔ *dexpanthenol, panthenol, pantothenyl alcohol*
de|xter *adj*: rechts; Ⓔ *dextral, dexter, right*
Dex|te|ra|li|tät *f*: Rechtshändigkeit; Ⓔ *right-handedness, dextrality, dexterity*
Dextr-, dextr- *präf.*: Wortelement mit der Bedeutung „rechts"; Ⓔ *dextr(o)-*
Dex|tra|li|tät *f*: Rechtshändigkeit; Ⓔ *right-handedness, dextrality, dexterity*
Dex|tran *nt*: wasserlösliches Polysaccharid*; wird als Plasmaexpander* eingesetzt; Ⓔ *dextran, dextrane*
Dex|tra|na|se *f*: dextranspaltendes Enzym; Ⓔ *dextranase*
Dextri-, dextri- *präf.*: → *Dextro-*
Dex|trin *nt*: ***Syn:*** *Dextrinum, Stärkegummi*; bei Stärkehydrolyse entstehende, chemisch nicht definierte Polysaccharide; Ⓔ *dextrin, starch sugar, starch gum, British gum*
Dex|tri|na|se *f*: dextrinabbauendes Enzym; Ⓔ *dextrinase*
Dextrin-1,6-Glucosidase *f*: ***Syn:*** *Amylo-1,6-Glucosidase*; u.a. in Leber und Muskel vorkommende Glykosidhydrolase; Mangel oder Fehlen verursacht hepatorenale Glykogenspeicherkrankheiten*; Ⓔ *dextrin-1,6-glucosidase*
Dex|tri|no|se *f*: ***Syn:*** *Isomaltose*; aus zwei Glucose-Einheiten aufgebautes Disaccharid*; Bestandteil von Stärke*, Amylopektin* und Glykogen*; Ⓔ *brachiose, dextrinose, isomaltose*
Dex|tri|num *nt*: → *Dextrin*
Dex|tri|nu|rie *f*: Dextrinausscheidung im Harn; Ⓔ *dextrinuria*
Dextro-, dextro- *präf.*: Wortelement mit der Bedeutung „rechts"; Ⓔ *dextr(o)-*
Dex|tro|duk|ti|on *f*: Augapfelwendung nach rechts; Ⓔ *dextroduction*
Dex|tro|gas|trie *f*: Rechtsverlagerung des Magens; Ⓔ *dextrogastria*
Dex|tro|gramm *nt*: ***Syn:*** *Dextrokardiogramm*; Röntgenkontrastbild der rechten Herzhöhlen; Ⓔ *dextrogram*
dex|tro|gy|ral *adj*: → *dextrorotatorisch*
Dex|tro|kar|die *f*: Rechtsverlagerung des Herzens; Ⓔ *dextrocardia, dexiocardia*
Dex|tro|kar|di|o|gra|fie, -gra|phie *f*: Elektrokardiografie* der rechten Herzhälfte; Ⓔ *dextrocardiography*
Dex|tro|kar|di|o|gramm *nt*: **1.** Elektrokardiogramm der rechten Herzhälfte **2.** → *Dextrogramm*; Ⓔ **1.** *dextrocardiogram* **2.** *dextrogram*
Dex|tro|po|si|tio *f, pl* **-ti|o|nes**: → *Dextroposition*
Dex|tro|po|si|ti|on *f*: ***Syn:*** *Dextropositio*; Rechtsverlagerung von Organen, die normalerweise auf der linken Körperseite sind; Ⓔ *dextroposition*
Dex|tro|ro|ta|ti|on *f*: (*chem.*) Rechtsdrehung; Ⓔ *dextrorotation, dextrogyration*
dex|tro|ro|ta|to|risch *adj*: ***Syn:*** *dextrogyral*; (*chem.*) rechtsdrehend; Ⓔ *dextrorotatory, dextrogyral, dextrorotary*
Dex|tro|se *f*: → *Glucose*
Dex|tro|tor|si|on *f*: Verdrehung/Torsion nach rechts; meist gleichgesetzt mit Dextroversion*; Ⓔ *dextrotorsion*
Dex|tro|ver|sio *f*: → *Dextroversion*
Dextroversio cordis: angeborene Rechtsverlagerung des Herzens; Ⓔ *dextroversion*
Dextroversio uteri: Neigung der Gebärmutter zur rechten Seite; Ⓔ *dextroversion of uterus*
Dex|tro|ver|si|on *f*: Rechtsdrehung, z.B. Blickwendung nach rechts, Rechtsrehung des Herzens [**Dextroversio cordis**]; Ⓔ *dextroversion*
dex|tro|ver|tiert *adj*: nach rechts gedreht; Ⓔ *dextroverted*
De|ze|le|ra|ti|on *f*: Verlangsamung, Verzögerung, Geschwindigkeitsabnahme; (*gynäkol.*) Verlangsamung der Herzschlagfrequenz des Kindes unter der Geburt; Ⓔ *deceleration*
De|ze|le|ra|ti|ons|trau|ma *nt*: durch plötzliches Abbremsen des Körpers [z.B. Autounfall] hervorgerufene Verletzung; Ⓔ *deceleration injury, deceleration trauma*
De|ze|re|bra|ti|on *f*: → *Decerebration*
De|ze|re|brie|rung *f*: → *Decerebration*
De|ze|re|brie|rungs|star|re *f*: *s.u. Decerebration*; Ⓔ *decerebration rigidity*
Dezi-, dezi- *präf.*: Wortelement mit der Bedeutung „Zehntel"; Ⓔ *deci-*
De|zi|bel *nt*: dimensionslose Maßeinheit für den Schallpegel; Ⓔ *decibel*
De|zi|dua *f*: → *Decidua*
De|zi|du|a|ent|zün|dung *f*: → *Deciduitis*
de|zi|du|al *adj*: ***Syn:*** *decidual*; Dezidua betreffend; Ⓔ *relating to the decidua, decidual*
De|zi|du|i|tis *f, pl* **-ti|den**: → *Deciduitis*
de|zi|du|i|tisch *adj*: → *deciduitisch*
De|zi|du|om *nt*: Deziduazellen enthaltender Tumor der

Gebärmutter; Ⓔ *deciduoma, placentoma*
D-Fruc|to|se *f.*: →*Fructose*
D-Fruktose *f.*: →*Fruktose*
D-Ga|lak|tos|a|min *nt*: ***Syn:*** *Chondrosamin*; Amin der Galaktose*; Ⓔ *chondrosamine, galactosamine*
D-Ga|lak|to|se *f.*: →*Galaktose*
D-Glu|co|se *f.*: →*Glucose*
D-Glukose *f.*: →*Dextrose*
d'Herelle-Phänomen *nt*: ***Syn:*** *Twort-d'Herelle-Phänomen, Bakteriophagie*; Zerstörung von Bakterien durch Bakteriophagen; Ⓔ *Twort-d'Herelle phenomenon, d'Herelle phenomenon, Twort phenomenon*
DHFR-Mangel *m*: ***Syn:*** *Dihydrofolatreduktasemangel*; zur Ausbildung einer megaloblastären Anämie führender Mangel an Dihydrofolatreduktase; Ⓔ *HFR deficiency, dihydrofolate reductase deficiency*
DHPR-Mangel *m*: ***Syn:*** *Dihydropteridinreduktasemangel*; zu Hyperphenylalaninämie führender Mangel an Dihydropteridinreduktase; Ⓔ *phenylketonuria II, dihydropteridine reductase deficiency, malignant hyperphenylalaninemia, type IV hyperphenylalaninemia*
Dia-, dia- *präf.*: Wortelement mit der Bedeutung „hindurch/auseinander/zwischen"; Ⓔ *dia-*
Dila|be|tes *m*: Oberbegriff für Erkrankungen mit verstärkter Harnausscheidung; meist gleichgesetzt mit Diabetes* mellitus; Ⓔ *diabetes*
Diabetes insipidus: ***Syn:*** *Diabetes spurius, Wasserharnruhr*; Störung des Wasserstoffwechsels mit Polyurie*, Polydipsie* und Dehydratation*; Ⓔ *diabetes insipidus*
Diabetes insipidus centralis: →*zentraler Diabetes insipidus*
Diabetes insipidus neurohormonalis: →*zentraler Diabetes insipidus*
renaler Diabetes insipidus: Diabetes insipidus bei angeborener oder erworbener Resistenz der Nierentubuli auf antidiuretisches Hormon*; Ⓔ *nephrogenic diabetes insipidus*
zentraler Diabetes insipidus: ***Syn:*** *Diabetes insipidus centralis, Diabetes insipidus neurohormonalis*; Diabetes insipidus durch eine Störung von Bildung oder Ausschüttung von antidiuretischem Hormon*; Ⓔ *central diabetes insipidus*
juveniler Diabetes: →*insulinabhängiger Diabetes mellitus*
maturity-onset diabetes of youth: autosomal-dominant vererbter, nicht-insulinabhängiger Diabetes mellitus, der schon im Jugendalter einsetzt; Ⓔ *maturity-onset diabetes of youth*
Diabetes mellitus: ***Syn:*** *Zuckerkrankheit, Zuckerharnruhr*; chronische Störung der Verwertung von Glucose im Stoffwechsel, der auf einem relativen oder absoluten Insulinmangel oder einer Insulinverwertungsstörung beruht; die dadurch ausgelösten Veränderungen im Kohlenhydrat-, Eiweiß- und Fettstoffwechsel führen u.a. zu Glukosurie*, Polydipsie*, Polyurie*, Leistungsminderung, Gewichtsabnahme; langfristig kommt es v.a. zu Veränderungen an den Gefäßen [Arteriosklerose] und dadurch bedingte Schäden von Organen und Geweben; Ⓔ *diabetes mellitus, diabetes*
asymptomatischer Diabetes mellitus: →*subklinischer Diabetes mellitus*
endokriner Diabetes mellitus: sekundärer Diabetes mellitus durch Störungen der endokrinen Sekretion von u.a. Pankreas und Nebenniere; Ⓔ *endocrine diabetes mellitus*
insulinabhängiger Diabetes mellitus: ***Syn:*** *juveniler Diabetes, Typ-I-Diabetes*; primärer Insulinmangeldiabetes, der wahrscheinlich durch Autoantikörper verursacht wird; führt zum Teil schon im Kindesalter zur Diabetesmanifestation; Ⓔ *insulin-dependent diabetes, insulin-dependent diabetes mellitus, brittle diabetes, growth-onset diabetes (mellitus), juvenile-onset diabetes, juvenile diabetes, ketosis-prone diabetes, type I diabetes*
latenter Diabetes mellitus: →*subklinischer Diabetes mellitus*
medikamentöser Diabetes mellitus: sekundärer Diabetes mellitus durch Anwendung verschiedener Arzneimittel [Corticoide, Diuretika]; Ⓔ *drug-induced diabetes mellitus*
nicht-insulinabhängiger Diabetes mellitus: ***Syn:*** *Altersdiabetes, Typ-II-Diabetes*; durch eine Insulinresistenz verschiedener Gewebe [Muskel, Leber] und eine verminderte Insulinbildung hervorgerufener Diabetes, dessen Entwicklung auch durch Übergewicht begünstigt wird; Ⓔ *adult-onset diabetes*
pankreatopriver Diabetes mellitus: sekundärer Diabetes mellitus bei Ausfall der endokrinen Pankreasfunktion; Ⓔ *pancreoprivic diabetes mellitus*
primärer Diabetes mellitus: genetisch bedingter, familiär gehäuft auftretender Diabetes mellitus; Ⓔ *primary diabetes mellitus*
sekundärer Diabetes mellitus: nicht-essentieller/erworbener Diabetes mellitus; Ⓔ *secondary diabetes mellitus*
subklinischer Diabetes mellitus: ***Syn:*** *asymptomatischer Diabetes mellitus, latenter Diabetes mellitus*; Bezeichnung für einen Zustand mit normalem Glucosestoffwechsel, aber pathologischer Glukosetoleranz*; 30–60 % der Patienten entwickeln innerhalb von 10 Jahren einen klinisch manifesten Diabetes; Ⓔ *latent diabetes mellitus*
Diabetes renalis: ***Syn:*** *renale Glukosurie, Nierendiabetes*; autosomal-rezessiv vererbte Störung der Glucoserückresorption mit konstanter Glukosurie; Ⓔ *orthoglycemic glycosuria, benign glycosuria, renal glycosuria, nondiabetic glycosuria, normoglycemic glycosuria, nonhyperglycemic glycosuria*
Diabetes spurius: →*Diabetes insipidus*
Typ-I-Diabetes: →*insulinabhängiger Diabetes mellitus*
Typ-II-Diabetes: →*nicht-insulinabhängiger Diabetes mellitus*
Dila|be|ti|ker *m*: Patient mit Diabetes mellitus, Zuckerpatient, Zuckerkranker; Ⓔ *diabetic*
Dila|be|ti|ke|rin *f.*: Patientin mit Diabetes mellitus, Zuckerpatientin, Zuckerkranke; Ⓔ *diabetic*
dila|be|tisch *adj*: Diabetes betreffend, an Diabetes leidend, zuckerkrank; durch Diabetes bedingt oder ausgelöst oder verursacht; diabetogen; Ⓔ *relating to or suffering from diabetes, diabetic*
dila|be|to|gen *adj*: **1.** durch Diabetes bedingt oder ausgelöst oder verursacht; diabetisch **2.** Diabetes verursachend oder auslösend; Ⓔ **1.** *caused by diabetes, diabetic, diabetogenous* **2.** *causing diabetes, diabetogenic*
Dila|bro|se *f.*: ***Syn:*** *perforierende Ulzeration, Diabrosis*; Bezeichnung für eine Arrosion* von Gewebe durch einen ulzerativen Prozess; Ⓔ *diabrosis*
Dila|ce|tyl|mor|phin *nt*: ***Syn:*** *Heroin, Diamorphin*; halbsynthetisches Morphinderivat mit starker Wirkung und großem Abhängigkeitspotenzial; Ⓔ *diacetylmorphine, diamorphine, heroin*
Dila|cyl|gly|ce|rin *nt*: ***Syn:*** *Diglycerid, Diacylglyzerin*; mit 2 Fettsäuremolekülen verestertes Glycerin; Ⓔ *diacylglycerine, diacylglycerol, diglyceride*
Dila|cyl|gly|ze|rin *nt*: →*Diacylglycerin*
Dila|do|cho|ki|ne|se *f.*: geordneter, rhythmischer Ablauf antogonistischer Bewegungen; Ⓔ *diadochokinesia, diadochocinesia, diadochokinesis*
dila|do|cho|ki|ne|tisch *adj*: Diadochokinese betreffend; Ⓔ *relating to diadochokinesia, diadochokinetic, diadochocinetic*
Dila|gno|se *f.*: Erkennung und Benennung einer gesundheitlichen Störung; Ⓔ *diagnosis, diacrisis, diagnostic*

klinische Diagnose: auf körperlicher Untersuchung und der Interpretation von Laborwerten beruhende Diagnose; Ⓔ *clinical diagnosis*

Dilalgnoslitik *f*: Gesamtheit der Maßnahmen zur Erkennung von krankhaften Veränderungen; Ⓔ *diagnosis, diacrisis, diagnostics*

dilalgnosltisch *adj*: Diagnose oder Diagnostik betreffend; Ⓔ *relating to diagnosis, aiding in diagnosis, diacritic, diagnostic*

Dilalgramm *nt*: grafische Darstellung, Schema; Schaubild, Kurvenbild; Ⓔ *diagram, graph, plot, figure, chart, profile*

Dilalkilnelse *f*: Auseinanderwanderung der Chromosomenhälften in der Anaphase; Ⓔ *diakinesis*

dilakltin *adj*: *Syn: diaktinisch*; aktinische Strahlen durchlassend; Ⓔ *diactinic*

dilallylsalbel *adj*: dialysierbar; Ⓔ *dialyzable*

Dilallylsance *f*: Dialysierfähigkeit; Ⓔ *dialysance*

Dilallylsat *nt*: durch Dialyse abgetrennte Flüssigkeit; Ⓔ *dialysate, dialyzate, diffusate*

Dilallylsaltor *m*: Gerät für die Dialyse; Ⓔ *dialyzer*

Dilallylse *f*: Trennung löslicher Stoffe durch Diffusion durch semipermeable Membranen; Ⓔ *dialysis, diffusion*

extrakorporale Dialyse: → *Hämodialyse*

intrakorporale Dialyse: Hämodialyse* im Körper, z.B. Peritonealdialyse*; Ⓔ *intracorporeal dialysis*

Dilallylselarlthriltis *f, pl* **-tilden**: → *Dialysearthropathie*

Dilallylselarlthrolpalthie *f*: *Syn: Dialysearthritis*; bei Langzeitdialyse auftretende, meist progressive Gelenkschäden; Ⓔ *dialysis arthropathy*

Dilallylselosltelolpalthie *f*: bei Langzeitdialyse auftretende Osteopathie* mit Osteomalazie*, Hyperphosphatämie* und Hyperkalzämie*; Ⓔ *dialysis osteopathy*

Dilalmelter *m*: Durchmesser; Ⓔ *diameter*

Diameter obliqua pelvis: schräger Beckendurchmesser; Ⓔ *oblique diameter of pelvis*

Diameter transversa pelvis: Beckenquerdurchmesser, querer/transverser Beckendurchmesser; Ⓔ *transverse diameter of pelvis*

dilalmetlral *adj*: genau entgegengesetzt; Ⓔ *diametral, diametric, diametrical*

dilalmeltrisch *adj*: Diameter betreffend; Ⓔ *diametral, diametric, diametrical*

Dilalmid *nt*: Verbindung mit zwei Amidgruppen; Ⓔ *hydrazine, diamide*

Dilalmin *nt*: Verbindung mit zwei Amingruppen; Ⓔ *diamine*

1,4-Dilalmilnolbultan *nt*: *Syn: Putreszin, Tetramethylendiamin, Putrescin*; bei der Eiweißzersetzung entstehendes Leichengift; Ⓔ *putrescine, tetramethylenediamine*

2,6-Dilalmilnolcaplronlsäulre *f*: *Syn: Lysin*; essentielle Aminosäure; Ⓔ *lysine*

Dilalmilnoldilphelnyllsullfon *nt*: → *Dapson*

Dilalmilnoloxildalse *f*: → *Diaminoxidase*

1,5-Dilalmilnolpenltan *nt*: *Syn: Kadaverin, Cadaverin, Pentamethylendiamin*; bei bakterieller Zersetzung von Eiweißen entstehendes Leichengift; Ⓔ *cadaverine, pentamethylenediamine*

Dilalmilnolsäulre *f*: basische Aminosäure mit zwei Aminogruppen; Ⓔ *diamino acid*

Dilalminloxildalse *f*: *Syn: Diaminooxidase, Histaminase*; Enzym, das eine Aminogruppe aus Diaminen abspaltet; Ⓔ *histaminase*

Dilalminlulrie *f*: Diaminausscheidung im Harn; Ⓔ *diaminuria*

Diamond-Blackfan-Anämie *f*: → *Diamond-Blackfan-Syndrom*

Diamond-Blackfan-Syndrom *nt*: *Syn: Blackfan-Diamond-Anämie, chronische kongenitale aregenerative Anämie, kongenitale hypoplastische Anämie, pure red cell aplasia, Diamond-Blackfan-Anämie*; autosomal-rezessive, hypo- oder aplastische, normochrome Anämie mit isolierter Störung der Erythropoese*; Ⓔ *Blackfan-Diamond anemia, Blackfan-Diamond syndrome, Diamond-Blackfan syndrome, congenital hypoplastic anemia, chronic congenital aregenerative anemia, pure red cell anemia, pure red cell aplasia*

Dilalmorlphin *nt*: → *Diacetylmorphin*

Dilalpeldelse *f*: Wanderung/Emigration von Zellen durch die Kapillarwand; Ⓔ *diapedesis, diapiresis, emigration, migration*

Dilalphalnie *f*: **1.** (Strahlen-, Licht-)Durchlässigkeit, Transparenz **2.** → *Diaphanoskopie*; Ⓔ **1.** *diaphaneity* **2.** *electrodiaphanoscopy, diaphaneity, diaphanoscopy, transillumination*

Dilalphalnolskop *nt*: Gerät zur Diaphanoskopie*; Ⓔ *diaphanoscope, electrodiaphane, electrodiaphanoscope, polyscope*

Dilalphalnolskolpie *f*: *Syn: Diaphanie, Transillumination*; Durchleuchten eines Körperteils oder Organs mit einer starken Lichtquelle; Ⓔ *electrodiaphanoscopy, diaphaneity, diaphanoscopy, transillumination*

Dilalpholralse *f*: *Syn: Lipoamiddehydrogenase*; Flavoenzym, das Wasserstoff im Citratzyklus auf NAD überträgt; Ⓔ *diaphorase, dihydrolipoamide dehydrogenase*

Dilalpholrelse *f*: Schweißsekretion, Schwitzen; Ⓔ *diaphoresis, sudoresis, transpiration, perspiration*

Dilalpholreltilkum *nt, pl* **-ka**: *Syn: Diaphoreticum, Sudoriferum*; schweißtreibendes Mittel; Ⓔ *diaphoretic, hidrotic, sudorific*

dilalpholreltisch *adj*: die Schweißsekretion fördernd oder anregend, schweißtreibend; Ⓔ *relating to or marked by diaphoresis, causing perspiration, sudorific, diaphoretic, hidrotic*

Dilalphraglma *nt, pl* **-malta, -men**: **1.** (halbdurchlässige) Scheidewand oder Membran, Blende **2.** Zwerchfell **3.** → *Diaphragmapessar*; Ⓔ **1.** *diaphragm* **2.** *diaphragmatic muscle, diaphragm, diaphragma, midriff, midsection, phren, muscular diaphragm, interseptum, diazoma* **3.** *diaphragm, diaphragm pessary, contraceptive diaphragm, vaginal diaphragm*

Diaphragma oris: Mundboden; Ⓔ *floor of mouth*

Diaphragma pelvis: muskulärer Beckenboden; Ⓔ *pelvic diaphragm*

dilalphraglmal *adj*: → *diaphragmatisch*

Dilalphraglmallgie *f*: *Syn: Diaphragmodynie*; Schmerz im Zwerchfell, Zwerchfellschmerz; Ⓔ *pain in the diaphragm, diaphragmalgia, diaphragmodynia*

Dilalphraglmalpeslsar *nt*: *Syn: Scheidendiaphragma, Diaphragma*; Gummikappe, die als mechanisches Verhütungsmittel den Muttermund bedeckt; Ⓔ *diaphragm, diaphragm pessary, contraceptive diaphragm, vaginal diaphragm*

dilalphraglmaltisch *adj*: *Syn: diaphragmal*; Diaphragma oder Zwerchfell betreffend; Ⓔ *relating to a diaphragm, diaphragmatic*

Dilalphraglmaltiltis *f, pl* **-tiltilden**: *Syn: Diaphragmitis*; Zwerchfellentzündung; Ⓔ *inflammation of the diaphragm, diaphragmitis, diaphragmatitis, phrenitis*

dilalphraglmaltiltisch *adj*: *Syn: diaphragmitisch*; Zwerchfellentzündung/Diaphragmatitis betreffend, von ihr betroffen oder gekennzeichnet; Ⓔ *relating to or marked by diaphragmitis*

Dilalphraglmiltis *f, pl* **-tilden**: → *Diaphragmatitis*

Dilalphraglmoldylnie *f*: → *Diaphragmalgie*

dilalphylsär *adj*: Knochenschaft/Diaphyse betreffend; Ⓔ *relating to a diaphysis, diaphyseal, diaphysary, diaphysial*

Dilalphylse *f*: → *Diaphysis*

Dilalphylsekltolmie *f*: Diaphysenentfernung, Diaphysenresektion; Ⓔ *diaphysectomy*

Dilalphylsenlentlzünldung *f*: Diaphysitis; Ⓔ *diaphysitis*

Dilalphylsenlfrakltur *f*: Schaftbruch eines langen Knochens; Ⓔ *diaphyseal fracture*

Dilalphylsis *f, pl* **-ses**: *Syn: Diaphyse*; Knochenschaft, Knochenmittelstück; Ⓔ *shaft (of bone), diaphysis*

Dilalphylsiltis *f, pl* **-tilden**: *Syn: Diaphysenentzündung*; Entzündung der Diaphyse; Ⓔ *inflammation of a diaphysis, diaphysitis*

dilalphylsiltisch *adj*: Diaphysitis betreffend, von ihr betroffen oder gekennzeichnet; Ⓔ *relating to or marked by diaphysitis*

dilalplalzenltar *adj*: *Syn: diaplazentär*; durch die Plazenta hindurch; Ⓔ *diaplacental, transplacental*

dilalplalzenltär *adj*: →*diaplazentar*

Dilarlrhö *f, pl* **-rhölen**: *Syn: Durchfall, Durchfallkrankheit, Diarrhoe, Diarrhoea, Diarrhöe*; häufige Ausscheidung wässriger oder breiiger Stühle; Ⓔ *diarrhea*

chologene Diarrhö: durch Gallensäuren verursachte Diarrhö; Ⓔ *bile acid malabsorption*

enteritische Diarrhö: Diarrhö bei Enteritis*; Ⓔ *enteral diarrhea*

osmotische Diarrhö: durch osmotisch wirksame Substanzen im Darm verursachte Diarrhö; Ⓔ *osmotic diarrhea*

Dilarlrhoe *f, pl* **-rholen**: →*Diarrhö*

Dilarlrhöe *f*: →*Diarrhö*

Dilarlrholea *f, pl* **-rholelae**: →*Diarrhö*

Diarrhoea paradoxa: *Syn: uneigentlicher Durchfall, Verstopfungsdurchfall, Diarrhoea stercoralis*; Entleerung von festem und dünnflüssigem Stuhl; Ⓔ *stercoral diarrhea, paradoxical diarrhea*

Diarrhoea stercoralis: →*Diarrhoea paradoxa*

dilarlrholisch *adj*: Diarrhö betreffend, von ihr betroffen oder gekennzeichnet; Ⓔ *relating to diarrhea, diarrheal, diarrheic*

dilarlthrisch *adj*: zwei Gelenke betreffend; Ⓔ *relating to two joints, diarthric, diarticular, biarticular*

Dilarlthrolse *f*: **1.** *Syn: echtes Gelenk, Diarthrosis, Articulatio synovialis, Junctura synovialis*; aus Gelenkkapsel, Gelenkhöhle, Gelenkflächen und Verstärkungsapparat (Bänder, Menisci) bestehendes Gelenk **2.** →*Arthrose*; Ⓔ **1.** *diarthrosis, diarthrodial articulation, diarthrodial joint, freely movable joint, synovial joint, synovial articulation, movable joint, through joint, perarticulation* **2.** →*Arthrose*

Dilarlthrolsis *f, pl* **-ses**: →*Diarthrose*

dilarltilkullär *adj*: →*diarthrisch*

Dilalschilsis *f*: plötzlich einsetzendes, reversibles Querschnittssyndrom; oft als spinaler Schock bezeichnet; Ⓔ *diaschisis*

Dilalskop *nt*: Glasplättchen, Glasspatel zur Diaskopie*; Ⓔ *diascope*

Dilalskolpie *f*: **1.** Untersuchung entzündlicher Hautinfiltrate durch Wegdrücken mit einem Glasspatel **2.** Röntgendurchleuchtung; Ⓔ **1.** *diascopy* **2.** *electrodiaphanoscopy, diaphaneity, diaphanoscopy, transillumination*

Dilalstalse *f*: **1.** aus Malz gewonnene Enzymmischung, die Stärke zu Einfachzuckern abbaut **2.** *Syn: Diastasis*; Auseinanderklaffen, Auseinanderweichen von Muskeln, Knochen etc. **3.** *Syn: Diastasis cordis*; langsame Füllungsphase des Herzens am Ende der Diastole*; Ⓔ **1.** *diastase* **2.** *diastasis, devarication* **3.** *diastasis*

Dilalstalsis *f*: *Syn: Diastase*; Auseinanderklaffen, Auseinanderweichen von Muskeln, Knochen etc.; Ⓔ *diastasis, devarication*

Diastasis cordis: *Syn: Diastase*; langsame Füllungsphase des Herzens am Ende der Diastole*; Ⓔ *diastasis*

dilalstaltisch *adj*: Diastasis betreffend; Ⓔ *relating to diastasis, diastatic, diastasic*

Dilalstelma *nt, pl* **-stelmalta**: **1.** Lücke, Spalte **2.** (angeborene) Zahnlücke; Ⓔ **1.** *diastema, diastem* **2.** *diastema, diastem*

Dilalstelmaltolcralnia *f*: *Syn: Diastematokranie*; angeborene Schädelspalten; Ⓔ *diastematocrania*

Dilalstelmaltolkralnie *f*: →*Diastematocrania*

Dilalstelmaltolmylellie *f*: →*Diastomyelie*

Dilalslter *m*: *Syn: Doppelstern*; doppelte, sternförmige Anordnung der Chromosomen in der Anaphase; Ⓔ *amphiaster, diaster, dyaster*

Dilalstelrelolilsolmer *nt*: *Syn: Diastereomer, Diastomer*; diastereoisomeres Molekül; Ⓔ *diastereomer, diastereoisomer, allo form*

Dilalstelrelolilsolmelrie *f*: *Syn: Diastereomerie, Diastomerie, Spiegelbildisomerie*; Isomerie*, bei der sich die Moleküle wie Bild und Spiegelbild unterscheiden; Ⓔ *diastereoisomerism*

Dilalstelrelolmer *nt*: →*Diastereoisomer*

dilalstelrelolmer *adj*: →*diastereoisomer*

Dilalstelrelolmelrie *f*: →*Diastereoisomerie*

Dilalstolle *f*: die auf die Herzkontraktion [Systole*] folgende Erschlaffungsphase, während der das Blut aus den Vorhöfen in die Kammern fließt [**Füllungsphase**]; Ⓔ *diastole, cardiac diastole*

Dilalstollilkum *nt, pl* **-ka**: diastolisches Herzgeräusch; Ⓔ *diastolic murmur*

dilalstollisch *adj*: Diastole betreffend, während der Diastole; Ⓔ *relating to diastole, diastolic*

Dilalstolmer *nt*: →*Diastereoisomer*

Dilalstolmelrie *f*: →*Diastereoisomerie*

Dilalstolmylellie *f*: *Syn: Diastematomyelie*; angeborene Aufspaltung des Rückenmarks in zwei Stränge; Ⓔ *diastomyelia*

dilalstrolphisch *adj*: (*Knochen*) verkrümmt, gebogen; Ⓔ *diastrophic*

Dilät *f*: Bezeichnung für jede, von der normalen Ernährung abweichende Kostform, z.B. Schonkost, Astronautenkost; Ⓔ *diet*

Dilaltalxie *f*: beide Körperseiten betreffende Ataxie*; Ⓔ *diataxia*

Dilälteltik *f*: *Syn: Diätlehre, Ernährungslehre*; Lehre von der gesunden Lebensweise; Lehre von der Zusammensetzung der Nahrung; Ⓔ *dietetics, bromatotherapy*

dilälteltisch *adj*: Diät betreffend, auf einer Diät aufbauend; Ⓔ *dietary, dietetic, dietetical*

dilaltherm *adj*: Diathermie betreffend; Ⓔ *relating to or marked by diathermy, diathermic, diathermal*

dilaltherlman *adj*: wärmedurchlässig; Ⓔ *diathermanous, transcalent*

Dilalthermie *f*: *Syn: Hochfrequenzwärmetherapie*; Gewebeanwärmung durch hochfrequente elektromagnetische Schwingungen; Ⓔ *diathermy, high-frequency treatment, thermopenetration, transthermia*

chirurgische Diathermie: *Syn: Elektrokoagulation, Kaltkaustik*; punktförmige Gewebekoagulation durch Hochfrequenzstrom; Ⓔ *surgical diathermy, diathermocoagulation*

Dilalthelse *f*: *Syn: Diathesis*; angeborene oder erworbene Neigung/Bereitschaft/Disposition; Ⓔ *diathesis*

allergische Diathese: angeborene Bereitschaft zur Entwicklung von Allergien; Ⓔ *allergic diathesis*

exsudative Diathese: angeborene Disposition zu Entzündungen der Haut und Schleimhaut; Ⓔ *exudative diathesis*

hämorrhagische Diathese: erhöhte Blutungsneigung; Ⓔ *hemorrhagic diathesis, bleeding diathesis*

hämorrhagische Diathese der Neugeborenen: *Syn: Morbus haemorrhagicus neonatorum, Melaena neonatorum vera*; Blutungsneigung von Neugeborenen bei Mangel an Vitamin K-abhängigen Gerinnungsfaktoren; Ⓔ *hemorrhagic disease of the newborn*

harnsaure Diathese: →*uratische Diathese*

spasmophile Diathese: *Syn: Spasmophilie*; Neigung zu Krämpfen; Ⓔ *spasmophilia, spasmophilic diathesis*

thrombophile Diathese: *Syn: Thromboseneigung, Thrombophilie*; angeborene oder erworbene Neigung

zur Thrombosebildung durch Störungen der Blutgerinnung oder Veränderungen der Blutzellen oder Gefäßwände; Ⓔ *thrombotic tendency, thrombophilia*
uratische Diathese: ***Syn:*** *harnsaure Diathese*; angeborene Disposition zur Entwicklung einer Gicht*; Ⓔ *uric acid diathesis, gouty diathesis*

Dilälthyllälther *m*: → *Diethylether*

Dilälthyllbarlbilturlsäulre *f*: ***Syn:*** *Barbital, Diethylbarbitursäure*; zuerst verwendetes Barbiturat* mit langanhaltender Wirkung; Ⓔ *diethylbarbituric acid, barbital*

Dilälthyllenlglylkol *nt*: ***Syn:*** *Diethylenglykol, Diglykol, Digol*; glycerinähnliche, süßliche Flüssigkeit mit karzinogener Potenz; Ⓔ *diethylene glycol*

Dilälthyllstilblösltrol *nt*: ***Syn:*** *Diethylstilbestrol, Stilböstrol*; synthetisches Östrogen* mit karzinogener Wirkung; Ⓔ *estrostilben, diethylstilbestrol*

Dilätllehlre *f*: → *Diätetik*

dilaltolmar *adj*: aus zwei Atomen bestehend; Ⓔ *diatomic*

Dilältolthelralpie *f*: ***Syn:*** *Ernährungstherapie*; Krankheitsbehandlung durch eine spezifisch zusammengestellte Ernährung; Ⓔ *dietotherapy*

Dilalzelpam *nt*: unter dem Handelsnamen Valium bekanntes Benzodiazepinderivat; Ⓔ *diazepam*

Dilalzetlälmie *f*: Vorkommen von Acetessigsäure im Blut; Ⓔ *diacetemia*

Dilalzeltat *nt*: Salz der Acetessigsäure; Ⓔ *diacetate*

Dilalzetlulrie *f*: Acetessigsäureausscheidung im Harn; Ⓔ *acetoacetic aciduria, diaceturia, diaceticaciduria, diacetonuria*

Dilbenlzolyllperloxid *nt*: ***Syn:*** *Benzoylperoxid, Benzoylsuperoxid*; zur Aknebehandlung verwendetes Keratolytikum und Antiseptikum*; Ⓔ *benzoyl peroxide*

Dilbolthrilolcelphallus *m*: → *Diphyllobothrium*

Dilbralchie *f*: Fehlbildung mit Verdopplung der Arme; Ⓔ *dibrachia*

Dilcarlbonlsäulre *f*: ***Syn:*** *Dikarbonsäure*; Carbonsäure mit zwei Carboxylgruppen; Ⓔ *dicarboxylic acid*

Dilcelphallie *f*: ***Syn:*** *Dizephalie, Dikephalie*; Fehlbildungssyndrom mit Ausbildung von zwei Köpfen; Ⓔ *dicephaly, diplocephaly*

Dilcelphallus *m*: ***Syn:*** *Dizephalus, Dikephalus*; Doppelfehlbildung mit zwei Köpfen; Ⓔ *dicephalus, diplocephalus, bicephalus*

Dilcheillie *f*: ***Syn:*** *Dichilie*; Fehlbildung mit Verdopplung einer Lippe; Ⓔ *dicheilia, dichilia*

Dilcheilrie *f*: ***Syn:*** *Dichirie*; Fehlbildung mit Verdopplung einer Hand; Ⓔ *dicheiria, dichiria, diplocheiria, diplochiria*

Dilchillie *f*: → *Dicheilie*

Dilchilrie *f*: → *Dicheirie*

dilcholtom *adj*: ***Syn:*** *dichotomisch*; zweiteilig, zweigeteilt; Ⓔ *dichotomous, dichotic*

Dilcholtolmie *f*: (Auf-)Spaltung, (Zwei-)Teilung, gabelartige Verzweigung; Ⓔ *dichotomy, dichotomization*

dilcholtolmisch *adj*: → *dichotom*

Dilchrolislmus *m*: Eigenschaft von Stoffen, im auffallenden Licht eine andere Farbe zu zeigen als im durchfallenden Licht; Ⓔ *dichroism*

dilchrom *adj*: ***Syn:*** *dichromisch*; zwei Farben betreffend; Ⓔ *relating to two colors, dichromic*

Dilchrolmalsie *f*: **1.** ***Syn:*** *Dichromie*; Zweifarbigkeit **2.** → *Dichromatopsie*; Ⓔ **1.** *dichromatism* **2.** *dichromasy, dichromatism, dichromatopsia, dyschromatopsia, parachromatopsia, parachromatism, dichromatic vision*

Dilchrolmat *nt*: Patient mit Dichromatopsie; Ⓔ *dichromate, bichromate*

dilchrolmat *adj*: → *dichromatisch*

dilchrolmaltisch *adj*: ***Syn:*** *dichromat*; zweifarbig; Ⓔ *relating to dichromatism, having two colors, dichromatic, dichroic*

Dilchrolmaltoplsie *f*: ***Syn:*** *Dichromasie, Bichromasie, Zweifarbensehen*; Farbenfehlsichtigkeit mit Ausfall einer Farbe; Ⓔ *dichromasy, dichromatism, dichromatopsia, dyschromatopsia, parachromatopsia, parachromatism, dichromatic vision*

Dilchrolmie *f*: ***Syn:*** *Dichromasie*; Zweifarbigkeit; Ⓔ *dichromatism*

dilchrolmisch *adj*: → *dichrom*

dilchrolmolphil *adj*: mit zwei Farbstoffen färbbar; Ⓔ *dichromophil*

Dichlte *f*: Verhältnis von Masse zu Volumen eines Stoffes; Ⓔ *density*

Dichltelhemlmung *f*: ***Syn:*** *Kontakthemmung*; Wachstumshemmung von Zellen bei Kontakt mit Nachbarzellen; bei Tumorzellen aufgehoben; Ⓔ *density inhibition, contact inhibition*

Dickldarm *m*: ***Syn:*** *Intestinum crassum*; ca. 1,5 m langer Darmabschnitt von der Ileozäkalklappe bis zur Aftermündung; besteht aus Caecum*, Colon* und Rektum*; meist gleichgesetzt mit Kolon; Ⓔ *large bowel, large intestine, colon*

Dickldarmlafter *m*: Dickdarmfistelung; Ⓔ *colostomy*

Dickdarm-Darm-Fistel *f*: innere Dickdarmfistel, innere Kolonfistel; Ⓔ *coloenteric fistula*

Dickldarmldilverltikel *pl*: ***Syn:*** *Kolondivertikel*; echte oder falsche Divertikel* der Dickdarmwand, die meist asymptomatisch sind, aber auch Ursache einer Divertikulitis* sein können; Ⓔ *colonic diverticulum, large bowel diverticulum*

Dickldarmldilverltilkullolse *f*: ***Syn:*** *Kolondivertikulose*; Vorhandensein multipler Dickdarmdivertikel*; meist symptomlos; Ⓔ *colonic diverticulosis, diverticulosis of the colon*

Dickldarmlentlzünldung *f*: → *Kolitis*

Dickldarmlfisltel *f*: **1.** ***Syn:*** *Kolonfistel*; vom Dickdarm ausgehende Fistel, die in andere Darmteile oder Organe mündet [**innere Dickdarmfistel**] oder nach außen führt [**äußere Dickdarmfistel**] **2.** ***Syn:*** *Kolostoma*; operativ angelegte Dickdarmfistel; Ⓔ **1.** *colonic fistula* **2.** *colostomy*

Dickldarmlfisltellung *f*: ***Syn:*** *Kolonfistelung, Kolostomie*; Anlegen einer äußeren Dickdarmfistel mit Bildung eines Dickdarmafters [**Kolostoma**]; Ⓔ *colostomy*

Dickldarmlhausltren *pl*: ***Syn:*** *Kolonhaustren, Haustra/Sacculationes coli*; halbkugelige Ausbuchtungen der Dickdarmwand; Ⓔ *haustra of colon, sacculations of colon*

Dickldarmlkarlzilnom *nt*: ***Syn:*** *Kolonkarzinom, Kolonkrebs, Dickdarmkrebs*; meist im unteren Kolonbereich [**kolorektales Karzinom**] lokalisiertes dritthäufigstes Karzinom; verläuft anfangs symptomlos, kann aber bei der Krebsvorsorge [digitale Rektumexploration, Test auf okkultes Blut, Koloskopie] entdeckt werden; Ⓔ *colon carcinoma, large bowel cancer, large bowel carcinoma*

Dickldarmlkrebs *m*: → *Dickdarmkarzinom*

Dickldarmlmellalnolse *f*: ***Syn:*** *Zottenmelanose, braunes Kolon, Melanosis coli*; meist durch Laxantienabusus hervorgerufene Braunfärbung der Dickdarmschleimhaut; Ⓔ *brown colon, melanosis of the colon*

Dickldarmlpollyp *m*: ***Syn:*** *Kolonpolyp*; meist von der Kolonschleimhaut ausgehender Polyp; evtl. multiples Auftreten bei Dickdarmpolypose; Ⓔ *colonic polyp*

Dickldarmlpollylpolse *f*: ***Syn:*** *familiäre Polypose, Polyposis familiaris, Adenomatosis coli*; autosomal-dominant vererbte Erkrankung des Dickdarms mit Ausbildung multipler Adenome; Ⓔ *colonic polyposis*

Dickdarm-Scheiden-Fistel *f*: ***Syn:*** *kolovaginale Fistel*; Kolonfistel mit Mündung in die Scheide; Ⓔ *colovaginal fistula*

Dickldarmlsenlkung *f*: ***Syn:*** *Kolonsenkung, Koloptose, Coloptosis*; v.a. das Colon* transversum betreffende Senkung des Dickdarms; meist im Rahmen einer Enteroptose*; Ⓔ *coloptosis, coloptosia, coleoptosis, coloptosis*

Di|clo|xa|cil|lin *nt*: Penicillinase-festes Penicillin*; Ⓔ *dicloxacillin*

Di|cou|ma|rol *nt*: *Syn: Dicumarol*; als Rattengift verwendetes Cumarin*-Derivat; Ⓔ *dicumarol, dicoumarin, bishydroxycoumarin*

Di|cro|coe|li|a|sis *f, pl* **-ses**: *Syn: Dicrocoeliuminfektion*; Wurmerkrankung durch **Dicrocoelium**-Species; Ⓔ *dicroceliasis, dicrocoeliosis*

Di|cro|coe|li|um *nt*: zu dem Trematoden* gehörende Wurmgattung; Ⓔ *Dicrocoelium*

Dicrocoelium dendriticum: →*Dicrocoelium lanceolatum*

Dicrocoelium lanceolatum: *Syn: kleiner Leberegel, Lanzettegel, Dicrocoelium dendriticum*; selten den Menschen befallender Saugwurm, der die Gallen- und Pankreasgänge befällt; Ⓔ *Dicrocoelium lanceolatum*

Di|cro|coe|li|um|in|fek|ti|on *f*: →*Dicrocoeliasis*

Di|cu|ma|rol *nt*: →*Dicoumarol*

Di|cys|te|in *nt*: *Syn: Zystin, Cystin*; aus zwei Molekülen Cystein* entstandene schwefelhaltige Aminosäure, deren Disulfidbrücken die Tertiärstruktur von Eiweißen stabilisieren; Ⓔ *dicysteine, cystine*

di|dak|tyl *adj*: Didaktylie betreffend, von ihr betroffen, mit nur zwei Zehen oder Fingern; Ⓔ *didactylous*

Di|dak|ty|lie *f*: Fehlbildung mit nur zwei Zehen oder Fingern; Ⓔ *didactylism*

Di|da|no|sin *nt*: *Syn: Dideoxyinosin*; zur Behandlung von HIV-Infektionen verwendeter Hemmer der reversen Transkriptase; Ⓔ *didanosine*

Di|de|o|xy|cy|ti|din *nt*: *Syn: Zalcitabin*; zur Behandlung von HIV-Infektionen verwendeter Hemmer der reversen Transkriptase; Ⓔ *dideoxycytidine*

Di|de|o|xy|i|no|sin *nt*: →*Didanosin*

Di|dy|mi|tis *f, pl* **-ti|den**: *Syn: Hodenentzündung, Orchitis*; Entzündung eines oder beider Hoden; Ⓔ *inflammation of a testis, testitis, orchitis, orchiditis, didymitis*

di|dy|mi|tisch *adj*: *Syn: orchitisch*; Hodenentzündung/Didymitis betreffend, von ihr betroffen oder gekennzeichnet; Ⓔ *relating to or suffering from orchitis, orchitic*

Di|dy|mus *m*: **1.** *Syn: Testis*; Hoden **2.** Zwilling, Zwillingsfehlbildung; Ⓔ **1.** *orchis, testis, testicle, testiculus, male gonad, didymus, genital gland* **2.** *twin*

Dieffenbach-Methode *f*: *Syn: Dieffenbach-Verfahren, Dieffenbach-Verschiebeplastik*; Verschiebeplastik zur Deckung von Hautdefekten im Gesichtsbereich; Ⓔ *Dieffenbach's method, Dieffenbach's operation*

Diego-Blutgruppe *f*: Blutgruppe, die nur bei Indianern, Chinesen und Japanern vorkommt; Ⓔ *Diego blood group*

Di|e|lek|tri|kum *nt, pl* **-ka**: nichtleitendes Material, Isolator; Ⓔ *dielectric*

di|e|lek|trisch *adj*: nichtleitend, isolierend; Ⓔ *dielectric*

Di|en|ce|pha|lon *nt*: *Syn: Zwischenhirn, Dienzephalon*; zwischen Endhirn und Mittelhirn liegender Abschnitt, umfasst u.a. Hypothalamus* und III. Ventrikel; Ⓔ *diencephalon, betweenbrain, interbrain, 'tween brain*

Di|ent|a|moe|ba *f*: i.d.R. apathogene Protozoengattung; Ⓔ *Dientamoeba*

Dientamoeba fragilis: Darmparasit, der gelegentlich eine milde Amöbenruhr* verursachen kann; Ⓔ *Dientamoeba fragilis*

Dientamoeba fragilis-Diarrhö *f*: mild verlaufende Amöbenruhr* durch den Darmparasiten Dientamoeba* fragilis; Ⓔ *dientameba diarrhea*

di|en|ze|phal *adj*: Zwischenhirn/Diencephalon betreffend; Ⓔ *relating to the diencephalon, diencephalic*

di|en|ze|pha|lo|hy|po|phy|si|al *adj*: Zwischenhirn und Hirnanhangsdrüse/Hypophyse betreffend; Ⓔ *relating to both diencephalon and hypophysis, diencephalohypophysial*

Di|en|ze|pha|lon *nt*: →*Diencephalon*

Di|e|thyl|a|mi|no|e|thyl|cel|lu|lo|se *f*: *Syn: Diäthylaminoäthylcellulose, DEAE-Cellulose*; in der Dünnschichtchromatografie und als Kationenaustauscher verwendetes Cellulosederivat; Ⓔ *diethylaminoethylcellulose, DEAE-cellulose*

Di|e|thyl|bar|bi|tur|säu|re *f*: →*Diäthylbarbitursäure*

Di|e|thy|len|gly|kol *nt*: →*Diäthylenglykol*

Di|e|thyl|ether *m*: *Syn: Ether, Äther, Diäthyläther*; durch Wasserabspaltung aus zwei Äthylalkoholmolekülen gewonnene, klare, berauschende Flüssigkeit, die früher als Narkosemittel [**Aether pro narcosi**] verwendet wurde; Ⓔ *diethyl ether, ether, ethyl ether*

Di|e|thyl|stil|bes|trol *nt*: →*Diäthylstilböstrol*

Dieudonné-Agar *m/nt*: Blut-Alkakiagar zur Züchtung von Vibrio* cholerae; Ⓔ *Dieudonné medium*

Dieulafoy-Ulkus *nt*: *Syn: Dieulafoy-Erosion, Exulceratio simplex*; Magenschleimhautgeschwür mit massiver Blutung aus einer Arterienanomalie; Ⓔ *Dieulafoy's erosion*

Dif-, dif- *präf.*: →*Dis-*

Dif|fe|ren|zi|al|blut|bild *nt*: Blutbild mit Auszählung der verschiedenen Leukozytenformen; Ⓔ *differential count, differential blood count, hemogram*

Dif|fe|ren|zi|al|di|a|gno|se *f*: Bezeichnung für alle im Rahmen einer diagnostischen Abklärung in Frage kommenden Krankheiten; Ⓔ *differential diagnosis*

Dif|fe|ren|zi|al|di|a|gnos|tik *f*: Diagnostik zur Abgrenzung und Identifizierung klinisch ähnlicher Krankheiten; Ⓔ *differential diagnosis*

Dif|fe|ren|zi|al|fär|bung *f*: Färbung mit mehreren Farbstoffen zur besseren Differenzierung unterschiedlicher Strukturen; Ⓔ *differential stain*

Dif|fe|ren|zi|al|me|di|um *nt*: *Syn: Differenzialnährboden*; Spezialnährboden zur Differenzierung unterschiedlicher Keime; Ⓔ *differential medium, differential culture medium*

Dif|fe|ren|zi|al|nähr|bo|den *m*: →*Differenzialmedium*

Dif|fe|ren|zi|al|zen|tri|fu|ga|ti|on *f*: Methode zur Trennung verschiedener Bestandteile einer zerstörten Zelle; Ⓔ *differential centrifugation*

Dif|fe|ren|zie|ren *nt*: →*Differenzierung*

Dif|fe|ren|zie|rung *f*: **1.** Herausbildung einer bestimmten Funktion oder Struktur **2.** Entwicklung eines Gewebes in Richtung einer geordneten Struktur **3.** Sichtbarmachung verschiedener Strukturen oder Zellen durch Differenzialfärbung; Ⓔ **1.** *differentiation* **2.** *differentiation* **3.** *differentiation*

Dif|fe|ren|zie|rungs|an|ti|gen *nt*: membranständiges Antigen, das für die weitere Entwicklung der Zelle von Bedeutung ist; Ⓔ *differentiation antigen*

Dif|fe|ren|zie|rungs|nähr|bo|den *m*: Nährboden zur Unterscheidung von Bakterien durch Zusatz von biochemischen Indikatoren; Ⓔ *differential media, differential culture media*

Dif|frak|ti|on *f*: *Syn: Beugung*; Ablenkung von Strahlen durch ein in der Ausbreitungsrichtung liegendes Hindernis; Ⓔ *diffraction*

dif|fus *adj*: verstreut, zerstreut, unscharf, ungeordnet, verschwommen; Ⓔ *diffuse*

Dif|fu|si|on *f*: durch die molekuläre Wärmebewegung versuchte Bewegung von Molekülen; meist auf die Molekülwanderung entlang eines Konzentrationsgefälles bezogen; Ⓔ *diffusion*

Dif|fu|si|ons|at|mung *f*: Sauerstoffaustausch zwischen Lungenalveolen und Blut durch Diffusion; Ⓔ *apneic oxygenation, diffusion respiration*

Dif|fu|si|ons|hy|po|xie *f*: Hypoxie durch Abfall der Sauerstoffkonzentration bei Ausleitung einer Lachgasnarkose; Ⓔ *diffusion hypoxia*

Dif|fu|si|ons|ka|pa|zi|tät *f*: Maß für die pro Zeiteinheit aus den Lungenalveolen ins Blut diffundierende Sauerstoffmenge; Ⓔ *diffusing capacity*

Dif|fu|si|ons|stö|rung *f*: Störung der Gasdiffusion in den Lungenalveolen; Ⓔ *disturbance of diffusion*
Dif|fu|si|ons|test *m*: Test zur Bestimmung der bakteriostatischen oder bakterioziden Wirksamkeit von Antibiotika auf einen bestimmten Erreger; Ⓔ *agar diffusion test*
Di|gas|tri|kus *m*: → *Musculus digastricus*
di|gas|trisch *adj*: Musculus* digastricus betreffend; zweibäuchig; Ⓔ *digastric, biventral*
di|gen *adj*: Digenese betreffend; Ⓔ *digenetic, heteroxenous*
Di|ge|ne|se *f*: ***Syn:*** *Digenesis*; (*biolog.*) Generationswechsel; Ⓔ *digenesis*
DiGeorge-Syndrom *nt*: ***Syn:*** *Schlundtaschensyndrom, Thymusaplasie, Thymusagenesie*; angeborenes Fehlen oder starke Unterentwicklung des Thymus*; meist kombiniert mit anderen Fehlbildungen; Ⓔ *DiGeorge syndrome, pharyngeal pouch syndrome, thymic hypoplasia, thymic-parathyroid aplasia, third and fourth pharyngeal pouch syndrome*
di|ges|tier|bar *adj*: durch Verdauung abbaubar, verdaulich, verdaubar; Ⓔ *digestible*
Di|ges|ti|on *f*: Verdauung; Ⓔ *digestion*
Di|ges|ti|ons|mit|tel *nt*: → *Digestivum*
Di|ges|ti|ons|sys|tem *nt*: ***Syn:*** *Verdauungsapparat, Systema digestorium*; aus Mundhöhle, Speiseröhre, Magen, Darm und Anhangsdrüsen bestehender Komplex, der die Nahrung aufnimmt und verdaut; Ⓔ *digestive apparatus, digestive system, alimentary apparatus, alimentary system*
di|ges|tiv *adj*: die Verdauung betreffend oder fördernd, verdauungsfördernd; Ⓔ *relating to digestion, digestive*
Di|ges|ti|vum *nt, pl* **-va**: ***Syn:*** *Digestionsmittel*; die Verdauung förderndes oder anregendes Mittel; Ⓔ *digestant, digester, digestive*
Di|git *nt*: Finger, Zehe, Digitus*; Ⓔ *digit*
di|gi|tal *adj*: **1.** Zehe/Finger betreffend, mit dem Finger, fingerähnlich **2.** in Ziffern dargestellt, mittels Ziffern, diskret; Ⓔ **1.** *digital* **2.** *digital*
Di|gi|tal|fi|bro|ma|to|se des Kindesalters, rezidivierende *f*: → *Digitalfibrom, rezidivierendes*
Di|gi|tal|fi|brom, re|zi|di|vie|ren|des *nt*: ***Syn:*** *infantile Digitale Fibromatose, juvenile Fibromatose, rezidivierende Digitalfibromatose des Kindesalters*; meist schon im Kleinkindalter auftretender solitärer, seltener multipler, fibromatöser Tumor der Zehen oder Finger; Ⓔ *recurring digital fibrous tumors of childhood, recurrent digital fibroma of childhood, infantile digital fibromatosis*
Di|gi|ta|lis *f*: ***Syn:*** *Fingerhut*; Pflanzengattung, deren Arten zum Teil [wolliger Fingerhut, **Digitalis lanata**; purpurroter Fingerhut, **Digitalis purpurea**] herzwirksame Glykoside bilden; Ⓔ *digitalis, foxglove, fairy gloves*
Di|gi|ta|lis|gly|ko|si|de *pl*: ***Syn:*** *Herzglykoside*; aus Digitalis*-Arten und anderen Pflanzen gewonnene Glykoside, die die Kontraktionskraft des Herzens erhöhen; Ⓔ *digitalis glycosides*
Di|gi|ta|li|sie|rung *f*: Behandlung mit Digitalis, Digitalistherapie; Ⓔ *digitalis therapy, digitalization*
Di|gi|ta|lis|in|to|xi|ka|ti|on *f*: Digitalismus, Digitalisvergiftung; Ⓔ *digitalis poisoning, digitalism*
Di|gi|ta|lis|mus *m*: Digitalisvergiftung, Digitalisintoxikation; Ⓔ *digitalism*
di|gi|ta|lo|id *adj*: digitalisähnlich, mit digitalisähnlicher Wirkung; Ⓔ *resembling digitalis, digitaloid*
Di|gi|ta|lo|i|de *pl*: Bezeichnung für herzwirksame Glykoside II. Ordnung, die chemisch den Digitalisglykosiden* ähneln; finden sich u.a. in Adonisröschen, Maiglöckchen, Meerzwiebel und Oleander; Ⓔ *digitaloids*
Di|gi|ta|lo|se *f*: in Digitalisglykosiden vorkommender Zucker; Ⓔ *digitalose*

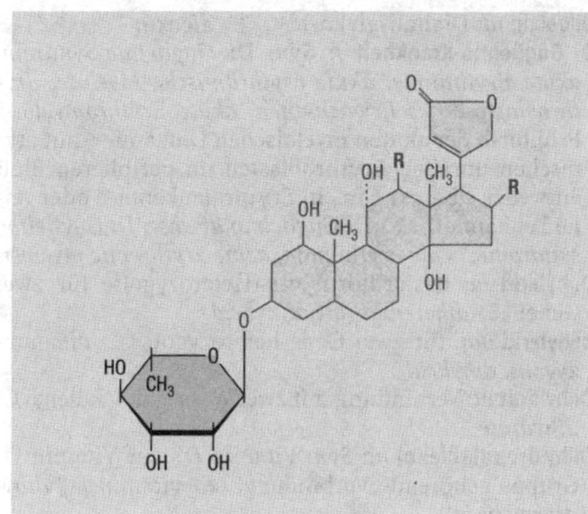

Abb. 19. Struktur der Digitalisglykoside

Di|gi|ta|tio *f, pl* **-ti|o|nes**: ***Syn:*** *Digitation*; fingerförmiger Fortsatz; Ⓔ *digitation, digitatio*
Di|gi|ta|ti|on *f*: ***Syn:*** *Digitatio*; fingerförmiger Fortsatz; Ⓔ *digitation*
Di|gi|to|ge|nin *nt*: Digitalisglykosid*; Ⓔ *digitogenin*
Di|gi|to|nin *nt*: Digitalisglykosid*; Ⓔ *digitonin, digitin*
Di|gi|to|xi|ge|nin *nt*: Digitalisglykosid*; Ⓔ *digitoxigenin*
Di|gi|to|xin *nt*: Digitalisglykosid*; Ⓔ *digitoxin, crystalline digitalin*
Di|gi|to|xo|se *f*: in Digitalisglykosiden vorkommende Hexose*; Ⓔ *digitoxose*
Di|gi|tus *m*: Finger, Zehe; Ⓔ *digit, dactyl, dactylus; finger, toe*
Digitus anularis: ***Syn:*** *Digitus quartus*; Ringfinger; Ⓔ *ring finger, fourth finger*
Digiti hippocratici: ***Syn:*** *Trommelschlegelfinger*; bei verschiedenen Erkrankungen vorkommende rundliche Auftreibung der Endglieder der Finger; oft zusammen mit Uhrglasnägeln*; Ⓔ *drumstick fingers, clubbed fingers, clubbed digits, hippocratic fingers*
Digitus malleus: ***Syn:*** *Hammerzehe, Krallenzehe*; meist erworbene Beugekontraktur der End- und Mittelgelenke der Zehen mit Überstreckung im Grundgelenk; Ⓔ *hammer toe, mallet toe*
Digiti manus: Finger; Ⓔ *fingers*
Digitus medius: ***Syn:*** *Digitus tertius*; Mittelfinger; Ⓔ *middle finger, third finger*
Digitus minimus manus: ***Syn:*** *Digitus quintus manus*; Kleinfinger; Ⓔ *fifth finger, little finger*
Digitus minimus pedis: ***Syn:*** *Digitus quintus pedis*; Kleinzehe; Ⓔ *little toe*
Digiti pedis: Zehen; Ⓔ *toes*
Digitus primus manus: ***Syn:*** *Pollex*; Daumen; Ⓔ *thumb, first finger, pollex*
Digitus primus pedis: ***Syn:*** *Hallux*; Großzehe; Ⓔ *big toe, great toe, hallux, hallex*
Digitus quartus: → *Digitus anularis*
Digitus quintus manus: → *Digitus minimus manus*
Digitus quintus pedis: → *Digitus minimus pedis*
Digitus secundus: ***Syn:*** *Index*; Zeigefinger; Ⓔ *index finger, second finger, index*
Digitus tertius: → *Digitus medius*
Di|gly|ce|rid *nt*: ***Syn:*** *Diacylglycerin, Diglyzerid*; mit zwei Fettsäuremolekülen verestertes Glycerin; Ⓔ *diacylglycerine, diacylglycerol, diglyceride*
Di|gly|kol *nt*: → *Diäthylenglykol*
Di|gly|ze|rid *nt*: → *Diglycerid*
Dig|ni|tät *f*: Bedeutung, Wertigkeit [z.B. Benignität, Malignität]; Ⓔ *dignitiy*
Di|gol *nt*: → *Diäthylenglykol*
Di|go|xi|ge|nin *nt*: Digitalisglykosid*; Ⓔ *digoxigenin*

Di|go|xin *nt*: Digitalisglykosid*; Ⓔ *digoxin*

Di Guglielmo-Krankheit *f*: ***Syn:*** *Di Guglielmo-Syndrom, akute Erythrämie, akute erythrämische Myelose, Erythroblastose des Erwachsenen, akute Erythromyelose*; Frühform der akuten myeloischen Leukämie* mit atypischen unreifen Erythroblasten im peripheren Blut; entweder Übergang in ein Erythroleukämie* oder reine Leukämie*; Ⓔ *Di Guglielmo disease, Di Guglielmo syndrome, acute erythremia, acute erythremic myelosis*

Di|hy|brid *m*: Bastardform mit Heterozygotie für zwei Gene; Ⓔ *diheterozygote, dihybrid*

di|hy|brid *adj*: für zwei Gene heterozygot; Ⓔ *diheterozygous, dihybrid*

Di|hy|drat *nt*: Verbindung mit zwei Wassermolekülen; Ⓔ *dihydrate*

Di|hy|dro|cal|ci|fe|rol *nt*: ***Syn:*** *Vitamin D_4*; zur Vitamin D-Gruppe gehörende Verbindung; Ⓔ *vitamin D_4, dihydrocalciferol*

Di|hy|dro|co|de|in *nt*: halbsynthetisches Morphinderivat mit antitussiver Wirkung; Ⓔ *dihydrocodeine, drocode*

Di|hy|dro|er|go|cor|nin *nt*: vasodilatorisches Mutterkornalkaloid; Ⓔ *dihydroergocornine*

Di|hy|dro|er|go|cris|tin *nt*: vasodilatorisches Mutterkornalkaloid; Ⓔ *dihydroergocristine*

Di|hy|dro|er|go|ta|min *nt*: halbsynthetisches vasokonstriktorisches Mutterkornalkaloid; Ⓔ *dihydroergotamine*

Di|hy|dro|er|go|to|xin *nt*: als Sympatholytikum* und Vasokonstriktor* verwendetes Gemisch verschiedener Mutterkornalkaloide* [Dihydroergocristin, Dihydroergocryptin, Dihydroergocornin]; Ⓔ *dihydroergotoxine*

Di|hy|dro|fo|la|tre|duk|ta|se *f*: Enzym des Folsäurestoffwechsels, das Dihydrofolat zu Tetrahydrofolat reduziert; Ⓔ *dihydrofolate reductase, dihydrofolic acid reductase, tetrahydrofolate dehydrogenase*

Di|hy|dro|fo|la|tre|duk|ta|se|man|gel *m*: ***Syn:*** *DHFR-Mangel*; zur Ausbildung einer megaloblastären Anämie führender Mangel an Dihydrofolatreduktase*; Ⓔ *dihydrofolate reductase deficiency, HFR deficiency*

Di|hy|dro|fol|säu|re *f*: aus Tetrahydrofolsäure entstehend; bildet mit ihr ein Redoxsystem; Ⓔ *dihydrofolic acid*

Di|hy|dro|o|rot|säu|re *f*: bei der Biosynthese von Pyrimidinbasen auftretende Zwischenstufe; Ⓔ *dihydroorotic acid*

Di|hy|dro|pte|ri|din|re|duk|ta|se|man|gel *m*: ***Syn:*** *DHPR-Mangel*; zu Hyperphenylalaninämie* führender Mangel an Dihydropteridinreduktase; Ⓔ *phenylketonuria II, dihydropteridine reductase deficiency, malignant hyperphenylalaninemia, type IV hyperphenylalaninemia*

Di|hy|dro|ta|chy|ste|rin *nt*: →*Dihydrotachysterol*

Di|hy|dro|ta|chy|ste|rol *nt*: ***Syn:*** *Dihydrotachysterin*; durch UV-Strahlung aus Ergosterin entstehendes Vitamin D-Derivat mit Bedeutung für den Calciumstoffwechsel; Ⓔ *dihydrotachysterol, antitetanic factor 10*

Di|hy|dro|tes|to|ste|ron *nt*: biologisch wirksame Form des Testosterons*; Ⓔ *dihydrotestosterone, stanolone*

Di|hy|dro|thy|min *nt*: Zwischenprodukt beim Thyminabbau; Ⓔ *dihydrothymine*

5,6-Di|hy|dro|u|ra|cil *nt*: Metabolit beim Abbau von Cytosin* und Uracil*; Ⓔ *5,6-dihydrouracil*

Di|hy|dro|xy|a|ce|ton *nt*: ***Syn:*** *Dihydroxyazeton*; beim enzymatischen Abbau von Kohlenhydraten entstehende Triose*; Ⓔ *dihydroxyacetone, glycerone, glyceroketone, glycerulose*

Di|hy|dro|xy|a|ce|ton|phos|phat *nt*: ***Syn:*** *Phosphodihydroxyaceton*; Zwischenprodukt der Gluconeogenese* und der Glykolyse*; Ⓔ *glycerone phosphate, dihydroxyacetone phosphate*

Di|hy|dro|xy|a|ze|ton *nt*: →*Dihydroxyaceton*

2,5-Di|hy|dro|xy|ben|zo|e|säu|re *f*: ***Syn:*** *Gentisinsäure*; Salicylsäurederivat mit antipyretischer, analgetischer und antiphlogistischer Wirkung; Ⓔ *2,5-dihydroxybenzoic acid, gentisic acid*

o-Di|hy|dro|xy|ben|zol *nt*: ***Syn:*** *Brenzcatechin, Brenzkatechin*; bildet zusammen mit o-Chinon ein Redoxsystem, das mit der Atmungskette verbunden ist; Ⓔ *pyrocatechol, pyrocatechin, catechol*

Di|hy|dro|xy|chol|an|säu|re *f*: Gallensäure mit zwei Hydroxylgruppen; Ⓔ *dihydoxycholnaic acid*

1,25-Di|hy|dro|xy|cho|le|cal|ci|fe|rol *nt*: ***Syn:*** *Calcitriol*; in der Niere aus Calcidiol gebildeter wirksamster Vitamin D-Metabolit; Ⓔ *1,25-dihydroxycholecalciferol, calcitriol*

2,5-Di|hy|dro|xy|phe|nyl|es|sig|säu|re *f*: →*Homogentisinsäure*

2,6-Di|hy|dro|xy|pu|rin *nt*: →*Xanthin*

Di|iod|thy|ro|nin *nt*: →*Dijodthyronin*

Di|iod|ty|ro|sin *nt*: →*Dijodtyrosin*

Di|jod|thy|ro|nin *nt*: ***Syn:*** *Diiodthyronin*; Zwischenprodukt der Thyroxinsynthese in der Schilddrüse; Ⓔ *3,5-diiodothyronine*

Di|jod|ty|ro|sin *nt*: ***Syn:*** *Diiodtyrosin*; Vorstufe von Triiodthyronin* und Thyroxin*; Ⓔ *3,5-diiodotyrosine, iodogorgoric acid*

Di|kar|bon|säu|re *f*: →*Dicarbonsäure*

Di|ka|ry|ont *m*: ***Syn:*** *Dikaryot*; Zelle mit zwei haploiden Kernen; Ⓔ *dikaryote*

Di|ka|ry|ot *m*: →*Dikaryont*

di|ke|phal *adj*: ***Syn:*** *dizephal*; Dikephalie betreffend, mit zwei Köpfen; Ⓔ *dicephalous*

Di|ke|pha|lie *f*: ***Syn:*** *Dizephalie, Dicephalie*; Fehlbildungssyndrom mit Ausbildung von zwei Köpfen; Ⓔ *dicephaly, diplocephaly*

Di|ke|pha|lus *m*: ***Syn:*** *Dicephalus, Dizephalus*; Doppelfehlbildung mit zwei Köpfen; Ⓔ *dicephalus, diplocephalus, bicephalus*

Di|ke|ton *nt*: Verbindung mit zwei Ketogruppen; Ⓔ *diketone*

di|krot *adj*: Dikrotie betreffend, mit zwei Gipfeln; Ⓔ *relating to dicrotism, dicrotic*

Di|kro|tie *f*: ***Syn:*** *dikroter Puls, Pulsus dicrotus*; Doppelgipfligkeit der peripheren Pulswelle; Ⓔ *dicrotism*

Dik|ty|o|ki|ne|se *f*: Wanderung der Diktyosomen während der Zellteilung; Ⓔ *dictyokinesis, golgiokinesis*

Dik|ty|o|som *nt*: Membranstapel des Golgi-Apparats*; Ⓔ *dictyosome, golgiosome*

di|la|ta|bel *adj*: (aus-)dehnbar, dilatierbar; Ⓔ *dilatable*

Di|la|ta|ti|on *f*: (pathologische oder künstliche) Erweiterung, Dehnung, Aufdehnung; Ⓔ *dilatation, dilation*

linksventrikuläre Dilatation: ***Syn:*** *Linksherzerweiterung, Linksherzdilatation*; Erweiterung der linken Herzkammer als Zeichen einer Linksherzinsuffizienz*; Ⓔ *left heart dilatation, left-ventricular dilatation, dilatation of the left ventricle*

rechtsventrikuläre Dilatation: ***Syn:*** *Rechtsherzdilatation, Rechtsherzerweiterung*; Erweiterung der rechten Herzkammer als Zeichen einer Rechtsherzinsuffizienz*; Ⓔ *dilatation of right ventricle, right heart dilatation, right-ventricular dilatation*

Di|la|ta|ti|ons|ka|the|ter *m*: Katheter zur Aufdehnung von Stenosen; Ⓔ *dilatation catheter, dilating catheter, dilation catheter*

Di|la|ta|tor *m*: **1.** (*anatom.*) erweiternder Muskel, Musculus dilatator **2.** ***Syn:*** *Dilatorium*; Instrument zur Aufdehnung/Erweiterung von Eingängen oder Lichtungen; Ⓔ **1.** *dilatator, dilator, dilater, dilatator muscle, dilator muscle* **2.** *dilatator, dilator, dilater*

Dilatator naris: ***Syn:*** *Pars alaris musculi nasalis, Musculus dilatator naris*; Teil des Musculus* nasalis, der das Nasenloch erweitert; Ⓔ *dilatator naris muscle*

Di|la|to|ri|um *nt*: ***Syn:*** *Dilatator*; Instrument zur Aufdehnung/Erweiterung von Eingängen oder Lichtungen; Ⓔ *dilatator, dilator, dilater*

Di|la|ze|ra|ti|on *f*: Zerreißung; Ⓔ *dilaceration*

Di|lu|ens *nt, pl* **-en|zi|en, -en|ti|en**: *Syn: Diluent*; Verdünner, Verdünnungsmittel; Ⓔ *diluent*

Di|lu|ent *m*: → *Diluens*

di|lu|ie|ren *v*: verdünnen, verwässern; Ⓔ *water down, thin down, weaken, dilute*

Di|lu|ti|on *f*: Verdünnung einer Lösung; verdünnte Lösung; Ⓔ *dilution*

Di|me|lie *f*: Fehlbildung mit Verdoppelung einer Extremität; Ⓔ *dimelia*

Di|mer *nt*: aus zwei Molekülen bestehendes Polymer; Ⓔ *dimer*

Di|mer|cap|rol *nt*: *Syn: British antilewisit, 2,3-Dimercaptopropanol*; zur Behandlung von Schwermetallvergiftungen verwendeter Komplexbildner; Ⓔ *dimercaprol, dimercaptopropanol, antilewisite, British anti-Lewisite*

2,3-Di|mer|cap|to|pro|pa|nol *nt*: → *Dimercaprol*

Di|mer|cap|to|pro|pan|sul|fon|säu|re *f*: zur Behandlung von Schwermetallvergiftungen verwendeter Komplexbildner; Ⓔ *dimercaptopropanoyl sulfonic acid*

D-β, β-Di|me|thyl|cys|te|in *nt*: *Syn: Penizillamin, Penicillamin*; zur Behandlung von Metallvergiftungen verwendeter Chelatbildner; Ⓔ β, β*-dimethylcysteine, penicillamine,* β*-thiovaline*

Di|me|thyl|ke|ton *nt*: *Syn: Azeton, Aceton, Propanon*; farblose, mit Wasser mischbare Flüssigkeit; einfachstes Keton; wird im Stoffwechsel aus Acetoacetat gebildet und über den Citratzyklus abgebaut; wird bei gestörtem Kohlenhydratstoffwechsel [u.a. Diabetes* mellitus] vermehrt in der Leber gebildet; Ⓔ *dimethylketone, acetone*

3,4-Di|me|thyl|o|xy|phe|nyl|es|sig|säu|re *f*: beim Parkinson*-Syndrom im Harn ausgeschiedenes Stoffwechselprodukt; Ⓔ *3,4-dimethoxyphenylethylamine*

Di|me|thyl|sulf|o|xid *nt*: lokal angewendetes Antiphlogistikum* und Antiseptikum*; Ⓔ *dimethyl sulfoxide, methyl sulfoxide*

di|morph *adj*: in zwei verschiedenen Formen auftretend, zweigestaltig; Ⓔ *dimorphous, dimorphic*

Di|mor|phie *f*: → *Dimorphismus*

Di|mor|phis|mus *m*: *Syn: Dimorphie*; Fähigkeit, in zwei verschiedenen Formen vorzukommen; Ⓔ *dimorphism*

Di|no|prost *nt*: *Syn: Prostaglandin $F_{2\alpha}$*; als Wehenmittel verwendetes Prostaglandin*; Ⓔ *dinoprost, prostaglandin $F_{2\alpha}$*

Di|no|pros|ton *nt*: *Syn: Prostaglandin E_2*; als Wehenmittel verwendetes Prostaglandin*; Ⓔ *dinoprostone, prostaglandin E_2*

Di|nu|cle|o|tid *nt*: Molekül aus zwei Nucleotiden; Ⓔ *dinucleotide*

Di|op|to|me|ter *nt*: *Syn: Refraktionsmesser, Optometer*; Gerät zur Messung der Brechkraft der Augen; Ⓔ *dioptometer, dioptrometer*

Di|op|to|me|trie *f*: *Syn: Refraktionsmessung, Optometrie*; Bestimmung der Brechkraft der Augen; Ⓔ *dioptometry, dioptrometry*

Di|op|trie *f*: *Syn: Brechkrafteinheit*; Maßeinheit für die Brechkraft optischer Systeme; Ⓔ *diopter, dioptric, dioptry*

Di|op|trik *f*: *Syn: Brechungslehre, Refraktionslehre*; Lehre von der Lichtbrechung; Ⓔ *dioptrics*

di|op|trisch *adj*: Dioptrie betreffend; (licht-)brechend; Ⓔ *dioptric, dioptrical*

Di|o|se *f*: Glykolaldehyd; Ⓔ *diose, glycolic aldehyde, glycolaldehyde*

Di|o|xid *nt*: Verbindung von zwei Sauerstoffatomen mit einem Atom eines anderen Elements; Ⓔ *dioxide*

Di|o|xi|ne *pl*: hochgifte Substanzen, die bei der Herstellung und Verbrennung polychlorierter aromatischer Verbindungen anfallen; Ⓔ *dioxins*

Di|o|xy|ge|na|se *f*: *Syn: Sauerstofftransferase*; sauerstoffübertragendes Enzym; Ⓔ *dioxygenase, oxygen transferase*

Dip *m*: Absinken der Herzfrequenz bei gleichzeitiger Änderung des Wehentyps im Cardiotokogramm; Ⓔ *dip*

Di|pa|re|se *f*: beidseitige Parese*; Ⓔ *bilateral paresis*

Di|pep|tid *nt*: Peptid* aus zwei Aminosäuren; Ⓔ *dipeptide*

Di|pep|ti|da|se *f*: Dipeptide spaltendes Enzym; Ⓔ *dipeptidase*

DIP-Gelenk *nt*: *Syn: distales Interphalangealgelenk, Articulatio interphalangealis distalis*; Endgelenk von Finger oder Zehe; Ⓔ *distal interphalangeal articulation, distal interphalangeal joint, DIP joint*

Di|phal|lie *f*: Doppelbildung des Penis; Ⓔ *diphallia*

di|pha|sisch *adj*: mit zwei Phasen, aus zwei Phasen bestehend, zweiphasisch; Ⓔ *diphase, diphasic*

Di|phe|nyl|di|a|min *nt*: *Syn: Benzidin*; kanzerogene organische Base; Ausgangssubstanz für wichtige Farbstoffe [z.B. Kongorot]; Ⓔ *p-diaminodiphenyl, benzidine*

Di|phe|nyl|hy|dan|to|in *nt*: *Syn: Phenytoin*; Antiepileptikum* mit antikonvulsiver Wirkung; Ⓔ *diphenylhydantoin, phenytoin*

Di|phos|pha|ti|dyl|gly|ce|rin *nt*: *Syn: Cardiolipin*; im Herzmuskel auftretendes Phospholipid*; Ⓔ *diphosphatidylglycerol, cardiolipin*

1,3-Di|phos|pho|gly|ce|rat *nt*: *Syn: Negelein-Ester*; energiereiches Zwischenprodukt der Glykolyse; Ⓔ *1,3-diphosphoglycerate*

2,3-Di|phos|pho|gly|ce|rat *nt*: *Syn: Greenwald-Ester*; in hoher Konzentration in Erythrozyten vorkommender energiereicher Ester; bei Mangel kommt es zu hämolytischer Anämie*; Ⓔ *2,3-diphosphoglycerate, 2,3-bisphosphoglycerate*

Di|phos|pho|py|ri|din|nu|cle|o|tid *nt*: *Syn: Nicotinamid-adenin-dinucleotid, Cohydrase I, Coenzym I, Nikotinsäureamid-adenin-dinucleotid*; in allen Zellen vorkommendes Coenzym zahlreicher Oxidoreduktasen*, das reversibel Wasserstoff anlagern kann; liegt abwechselnd in oxidierter [Grundzustand, NAD] und reduzierter Form [NADH] vor; Ⓔ *nicotinamide-adenine dinucleotide, cozymase*

Diph|the|rie *f*: *Syn: Diphtheria*; durch Corynebacterium* diphtheriae verursachte akute, meldepflichtige Infektionskrankheit; verläuft meist primär als Rachendiphtherie*, kann aber durch Toxinausschüttung zu systemischen Symptomen [Myokarditis*, Lähmungen, Herz-Kreislaufversagen] führen; Ⓔ *diphtheria, diphtheritis, Bretonneau's angina, Bretonneau's disease*

Diph|the|rie|a|na|to|xin *nt*: → *Diphtherietoxoid*

Diph|the|rie|an|ti|to|xin *nt*: Antikörper gegen Diphtherietoxin*; Ⓔ *diphtheria antitoxin*

Diph|the|rie|bak|te|ri|um *nt, pl* **-ri|en**: → *Diphtheriebazillus*

Diph|the|rie|ba|zil|lus *m, pl* **-li**: *Syn: Diphtheriebakterium, Klebs-Löffler-Bazillus, Löffler-Bazillus, Corynebacterium diphtheriae, Bacterium diphtheriae*; fakultativ anaerobes Stäbchenbakterium, das in vielen verschiedenen Formen vorkommt [Polymorphie]; Erreger der Diphtherie*; Ⓔ *diphtheria bacillus, Klebs-Löffler bacillus, Löffler's bacillus, Corynebacterium diphtheriae*

Diph|the|rie|for|mol|to|xo|id *nt*: → *Diphtherietoxoid*

Diph|the|rie|se|rum *nt, pl* **-se|ren**: Serum mit Antikörpern gegen Diphtherietoxix; Ⓔ *diphtheria immune serum*

Diph|the|rie|to|xin *nt*: von Diphtheriebakterien gebildetes Ektotoxin; wirkt auf Herz, Leber, Niere, Nebenniere und periphere Nerven; Ⓔ *diphtheria toxin, diphtherotoxin*

Diph|the|rie|to|xo|id *nt*: *Syn: Diphtherieanatoxin, Diphtherieformoltoxoid*; durch Einwirkung von Formalin auf Diphtherietoxin* hergestellter Impfstoff zur aktiven Immunisierung gegen Diphtherie; Ⓔ *diphtheria anatoxin, diphtheria toxoid*

diph|the|risch *adj*: Diphtherie betreffend, von ihr betroffen oder durch sie bedingt; Ⓔ *relating to diphtheria, diphtheric, diphtherial, diphtheritic*

D

Diph|the|ro|id *nt*: *Syn: Pseudodiphtherie*; diphtherieähnlich Erkrankung; Ⓔ *diphtheroid, false diphtheria, Epstein's disease, pseudodiphtheria*

diph|the|ro|id *adj*: diphtherieähnlich; Ⓔ *diphtheria-like, diphtheroid*

Diph|thon|gie *f*: *Syn: Diphthonie, Diplophonie, Diplofonie*; Doppeltönigkeit der Stimme, z.B. beim Stimmbruch; Ⓔ *diphthongia, diplophonia*

Diph|tho|nie *f*: →*Diphthongie*

Di|phyl|lo|bo|thri|a|sis *f, pl* **-ses**: →*Diphyllobothriose*

Di|phyl|lo|bo|thri|i|dae *pl*: Bandwurmfamilie, zu der u.a. die Gattung Diphyllobothrium* gehört; Ⓔ *Diphyllobothriidae*

Di|phyl|lo|bo|thri|o|se *f*: *Syn: Fischbandwurminfektion, Diphyllobothriasis, Bothriozephalose, Bothriocephalosis*; durch den Fischbandwurm Diphyllobothrium* latum hervorgerufene Infektionskrankheit mit Befall des Dünndarms; langfristig kommt es zu Vitamin-B_{12}-Mangelerscheinungen; Ⓔ *diphyllobothriasis, dibothriocephaliasis, bothriocephaliasis*

Di|phyl|lo|bo|thri|um *nt*: *Syn: Bothriocephalus, Dibothriocephalus*; Bandwurmgattung, die als Parasit im Darm von Menschen und Tieren lebt; Ⓔ *Diphyllobothrium, Dibothriocephalus, Bothriocephalus*

Diphyllobothrium cordatum: selten auf den Menschen übertragener Parasit von Hunden und Seehunden; Ⓔ *Diphyllobothrium cordatum*

Diphyllobothrium latum: *Syn: breiter Fischbandwurm, Grubenkopfbandwurm, Bothriocephalus latus*; Darmparasit des Menschen, der bis zu 10 m lang werden kann; Erreger der Diphyllobothriose*; Ⓔ *fish tapeworm, broad tapeworm, broad fish tapeworm, Swiss tapeworm, Diphyllobothrium latum, Taenia lata*

di|phy|o|dont *adj*: Diphyodontie betreffend, doppelzahnend; Ⓔ *diphyodont*

Di|phy|o|don|tie *f*: doppelte Zahnung, Zahnwechsel; Ⓔ *diphyodontia*

Dipl-, dipl- *präf.*: →*Diplo-*

Dip|la|cu|sis *f*: *Syn: Diplakusis*; Doppelhören; Ⓔ *diplacusis, diplacusia, double disharmonic hearing*

Dip|la|ku|sis *f*: →*Diplacusis*

Di|ple|gia *f*: →*Diplegie*

Diplegia facialis: Lähmung beider Gesichtshälften; Ⓔ *facial diplegia*

Diplegia spastica infantilis: *Syn: Little-Krankheit*; doppelseitige Form der spastischen Zerebralparese; Ⓔ *Little's disease, spastic diplegia*

Diplegia spastica progressiva: *Syn: Erb-Charcot-Syndrom, Erb-Charcot-Krankheit, spastische Spinalparalyse*; Systemerkrankung des Rückenmarks mit fortschreitender Degeneration von motorischen Neuronen; Ⓔ *spastic spinal paralysis, spastic diplegia, Erb-Charcot disease, Erb's sclerosis, primary lateral spinal sclerosis*

Di|ple|gie *f*: *Syn: Diplegia*; doppelseitige Lähmung, Lähmung gleicher Körperteile auf beiden Seiten; Ⓔ *diplegia, double hemiplegia, bilateral paralysis*

di|ple|gisch *adj*: Diplegie betreffend, von ihr betroffen oder gekennzeichnet; Ⓔ *relating to or characterized by diplegia, diplegic*

Diplo-, diplo- *präf.*: Wortelement mit der Bedeutung „zweifach/doppelt"; Ⓔ *dipl(o)-*

Dip|lo|bak|te|ri|en|kon|junk|ti|vi|tis *f, pl* **-ti|den**: →*Diplobazillenkonjunktivitis*

Dip|lo|bak|te|ri|um *nt, pl* **-ri|en**: *Syn: Diplobazillus*; als verbundenes Paar auftretendes Bakterium; Ⓔ *diplobacillus, diplobacterium*

Diplobakterium Morax-Axenfeld: *Syn: Moraxella lacunata*; paarig auftretendes Stäbchenbakterium; Erreger der Diplobazillenkonjunktivitis*; Ⓔ *Morax-Axenfeld bacillus, diplococcus of Morax-Axenfeld, diplobacillus of Morax-Axenfeld, Haemophilus duplex, Moraxella lacunata*

Dip|lo|ba|zil|len|kon|junk|ti|vi|tis *f, pl* **-ti|den**: *Syn: Diplobakterienkonjunktivitis, Blepharoconjunctivitis angularis, Conjunctivitis angularis*; durch Moraxella* lacunata verursachte Bindehautentzündung mit Beteiligung des Lidwinkels; Ⓔ *angular conjunctivitis, Morax-Axenfeld conjunctivitis, diplobacillary conjunctivitis*

Dip|lo|ba|zil|lus *m, pl* **-li**: →*Diplobakterium*

Dip|lo|coc|cus *m, pl* **-coc|ci**: *Syn: Diplokokkus*; veraltete Gattungsbezeichnung für kokkenförmige Diplobakterien; Ⓔ *Diplococcus*

Diplococcus pneumoniae: *Syn: Pneumokokkus, Fränkel-Pneumokokkus, Streptococcus pneumoniae, Pneumococcus*; von einer Polysaccharidkapsel umgebene, lanzettförmige Diplokokke; klassischer Erreger der Pneumonie*; Ⓔ *pneumococcus, pneumonococcus, Diplococcus pneumoniae, Diplococcus lanceolatus, Streptococcus pneumoniae*

Dip|loë *f*: Spongiosa* des Schädeldaches; Ⓔ *diploe*

Di|plo|ë|ka|nä|le *pl*: *Syn: Breschet-Kanäle, Canales diploici*; Schädeldachkanäle für die Diploëvenen; Ⓔ *diploic canals, Breschet's canals*

Dip|lo|fo|nie *f*: →*Diphthongie*

Dip|lo|ge|ne|se *f*: Entwicklung siamesischer Zwillinge; Ⓔ *diplogenesis*

dip|lo|id *adj*: mit doppeltem Chromosomensatz; Ⓔ *diploid*

Dip|lo|i|die *f*: Vorhandensein von zwei vollständigen Chromosomensätzen; Ⓔ *diploidy*

Dip|lo|kok|kus *m, pl* **-ken**: →*Diplococcus*

Dip|lo|my|e|lie *f*: angeborene Verdopplung des Rückenmarks; Ⓔ *diplomyelia*

dip|lo|neu|ral *adj*: (*Muskel*) zweifach innerviert; Ⓔ *diploneural*

Dip|lo|pho|nie *f*: →*Diphthongie*

Dip|lo|pie *f*: *Syn: Diplopia*; Doppelsehen, Doppeltsehen; Ⓔ *diplopia, double vision, binocular polyopia, ambiopia*

binokuläre Diplopie: durch Abbildung des Objektes auf verschiedene Stellen der beiden Netzhäute entstehendes Doppelbild; Ⓔ *binocular diplopia*

monokuläre Diplopie: Diplopie durch doppelte Abbildung desselben Objektes auf zwei Punkten der Netzhaut; Ⓔ *monodiplopia, monocular diplopia*

Dip|lo|po|die *f*: angeborene Doppelbildung eines Fußes; Ⓔ *diplopodia, dipodia*

Dip|lo|so|mie *f*: Doppelfehlbildung mit vollständiger Entwicklung zweier Körper; Ⓔ *diplosomatia, diplosomia*

Dip|lo|tän *nt*: erste Phase der Meiose*; Ⓔ *diplotene*

Di|pro|pyl|es|sig|säu|re *f*: *Syn: Valproinsäure*; Antiepileptikum*; Ⓔ *valproic acid, 2-propyl-pentanoic acid*

Di|pro|so|pus *m*: Doppelfehlbildung mit teilweiser oder vollständiger Verdoppelung des Gesichts; Ⓔ *diprosopus*

Dip|so|ma|nie *f*: *Syn: Quartalsaufen*; periodisch auftretende Trunksucht; Ⓔ *dipsomania, epsilon alcoholism, spree-drinking*

Dip|te|ra *pl*: *Syn: Zweiflügler*; Ordnung der Insekten, zu der u.a. Fliegen und Mücken gehören; Ⓔ *Diptera*

Di|py|gus *m*: Doppelfehlbildung mit Verdoppelung des Beckens und der Beine; Ⓔ *dipygus*

Di|py|li|di|a|sis *f, pl* **-ses**: Infektion durch den Gurkenkernbandwurm [Dipylidium caninum]; Ⓔ *dipylidiasis*

Di|py|li|di|um *nt*: selten den Menschen befallende Bandwurmgattung; Ⓔ *Dipylidium*

Dipylidium caninum: *Syn: Gurkenkernbandwurm*; v.a. Hunde, seltener auch den Menschen befallender Bandwurm; Ⓔ *double-pored dog tapeworm, dog tapeworm, Dipylidium caninum*

Di|ro|fi|la|ria *nt*: Gattung parasitäre Fadenwürmer; Ⓔ *Dirofilaria*

Dirofilaria immitis: *Syn: Herzwurm*; bei Hunden, Katzen und Füchsen in der Herzmuskulatur gefundener Parasit, der selten auf den Menschen übertragen wird; Ⓔ *heartworm, Filaria immitis, Dirofilaria immitis*

Di|ro|fi|la|ri|a|sis *f, pl* **-ses**: *Syn: Dirofilarieninfektion*; durch Fadenwürmer der Gattung **Dirofilaria** hervorgerufene Hauterkrankung; Ⓔ *dirofilariasis*

Dis-, dis- *präf.*: Wortelement mit der Bedeutung „auseinander/zwischen/gegensätzlich"; Ⓔ *in two, apart, dis-*

Di|sac|cha|rid *nt*: *Syn: Zweifachzucker*; aus zwei Einfachzuckern bestehendes Molekül; Ⓔ *disaccharide, disaccharose, biose, bioside*

Di|sac|cha|ri|da|se *f*: Disaccharide spaltendes Enzym; Ⓔ *disaccharidase*

Di|sac|cha|ri|da|se|man|gel *m*: *s.u. Disaccharidintoleranz*; Ⓔ *disaccharidase deficiency*

Di|sac|cha|rid|in|to|le|ranz *f*: Unverträglichkeit von Disacchariden bei Mangel an spezifischer Disaccharidase [**Disaccharidasemangel**]; führt i.d.R. zu **Disaccharidmalabsorption** und Diarrhoe durch Vergärung der Disaccharide im Dickdarm; Ⓔ *intestinal disaccharidase deficiency, disaccharide intolerance, small-intestinal disaccharidase deficiency*

Di|sac|cha|rid|mal|ab|sorp|ti|on *f*: *s.u. Disaccharidintoleranz*; Ⓔ *disaccharide malabsorption*

Di|sac|cha|rid|u|rie *f*: Disaccharidausscheidung im Harn; Ⓔ *disacchariduria*

Disc-, disc- *präf.*: → *Disco-*

Disci-, disci- *präf.*: → *Disco-*

Dis|ci|sio *f, pl* **-si|o|nes**: → *Diszision*

Discisio cataractae: *Syn: Diszision*; Eröffnung der Linsenkapsel; Ⓔ *discission of cataract, discission*

Discisio cervicis: *Syn: Stomatotomie, Muttermundschnitt, Stomatomie*; Inzision des Muttermundes; Ⓔ *discission of cervix*

Dis|ci|tis *f, pl* **-ti|den**: **1.** *Syn: Diskusentzündung, Diszitis*; Entzündung eines Discus* **2.** *Syn: Bandscheibenentzündung, Diszitis*; Entzündung einer Bandscheibe; Ⓔ **1.** *inflammation of a disk, discitis, diskitis* **2.** *inflammation of a interarticular disk, discitis, diskitis*

Disco-, disco- *präf.*: Wortelement mit der Bedeutung „Scheibe/Diskus/Bandscheibe"; Ⓔ *disc(o)-, disk(o)-*

Discoid-Lupus erythematosus *m*: *Syn: Lupus erythematodes chronicus discoides*; häufigste Form des Lupus erythematodes der Haut mit scharf begrenzten schuppenden Erythemen des Gesichts, selten auch von Rumpf und Extremitäten; Ⓔ *discoid lupus erythematosus, chronic discoid lupus erythematosus*

Disconnection syndromes *pl*: durch Unterbrechung der Assoziationsfasern oder Kommissurenfasern verursachte neurologische Schäden; Ⓔ *disconnection syndromes*

Dis|cus *m, pl* **-ci**: *Syn: Diskus*; Scheibe; Ⓔ *disk, disc, discus*

Discus articularis: *Syn: Discus articulationis*; Gelenkzwischenscheibe, Gelenkscheibe; Ⓔ *articular disk, articular discus, intra-articular cartilage, intra-articular disk, interarticular disk, fibroplate, interarticular cartilage, interarticular fibrocartilage*

Discus articularis articulationis acromioclavicularis: Gelenkzwischenscheibe des äußeren Schlüsselbeingelenks*; Ⓔ *articular disk of acromioclavicular joint*

Discus articularis articulationis radioulnaris distalis: dreieckige Gelenkzwischenscheibe des distalen Radioulnargelenks*; Ⓔ *articular disk of distal radioulnar joint*

Discus articularis articulationis sternoclavicularis: Gelenkzwischenscheibe des inneren Schlüsselbeingelenks*; Ⓔ *articular disk of sternoclavicular joint*

Discus intercalaris: *Syn: Ebner-Glanzstreifen*; gerade oder stufenförmig verlaufender Glanzstreifen der Herzmuskulatur*; Ⓔ *intercalated disk*

Discus interpubicus: Gelenkscheibe des Beckensymphyse; Ⓔ *interpubic disk, interpubic ligament, fibrocartilaginous interpubic lamina*

Discus intervertebralis: *Syn: Intervertebralscheibe, Zwischenwirbelscheibe, Bandscheibe*; aus einem gallertartigen Kern [**Nucleus pulposus**] und einem Faserknorpelring [**Anulus fibrosus**] aufgebaute Scheibe zwischen den Wirbelkörpern; die Bandscheiben machen 1/4 der Gesamtlänge der Wirbelsäule aus; da sie im Laufe des Tages unter der Belastung und durch Wasserverlust an Höhe verlieren, kann die Körpergröße um 2–3 cm abnehmen; Ⓔ *intervertebral disk, intervertebral cartilage, intervertebral ligament, intervertebral fibrocartilage, disk, disc*

Discus nervi optici: *Syn: Sehnervenpapille, Papilla nervi optici*; Erhebung an der Austrittsstelle der Sehnervenfasern aus der Netzhaut; Ⓔ *blind spot, Mariotte's blind spot, optic disk, optic nerve head, optic nerve disk, optic nerve papilla, optic papilla*

Dis|in|hi|bi|ti|on *f*: Enthemmung; Ⓔ *disinhibition*

Dis|in|sek|ti|on *f*: → *Desinsektion*

Dis|in|te|gra|ti|on *f*: Auflösung, Aufspaltung, Zerfall; Ⓔ *disintegration*

Dis|junk|ti|on *f*: **1.** *Syn: Chromosomendisjunktion*; Auseinanderweichen der Chromosomen während der Anaphase **2.** Disjunktion der Blickkoordination; Ⓔ **1.** *disjunction, dysjunction* **2.** *disjunction, dysjunction*

Disk-, disk- *präf.*: → *Disko-*

Dis|kek|to|mie *f*: Bandscheibenentfernung, Bandscheibenresektion; Ⓔ *diskectomy, disk removal, discectomy, discoidectomy*

Disk|e|lek|tro|pho|re|se *f*: Elektrophorese* in einem diskontinuierlichen Gel; Ⓔ *disc electrophoresis, disk electrophoresis*

Dis|klu|si|on *f*: gestörte Okklusion*; Ⓔ *disclusion*

Disko-, disko- *präf.*: Wortelement mit der Bedeutung „Scheibe/Diskus/Bandscheibe"; Ⓔ *disc(o)-, disk(o)-*

dis|ko|gen *adj*: von den Bandscheiben ausgehend, durch sie verursacht; Ⓔ *discogenic, discogenetic*

Dis|ko|gra|fie, -gra|phie *f*: Röntgenkontrastdarstellung der Bandscheiben; Ⓔ *diskography, discography*

dis|ko|gra|fisch *adj*: Diskografie betreffend, mittels Diskografie; Ⓔ *relating to diskography, diskographic*

Dis|ko|gramm *nt*: Röntgenkontrastaufnahme einer Bandscheibe; Ⓔ *diskogram, discogram*

dis|ko|id *adj*: *Syn: diskoidal, disziform*; scheibenförmig; Ⓔ *discoid, discoidal*

dis|ko|i|dal *adj*: → *diskoid*

dis|kon|ti|nu|ier|lich *adj*: unzusammenhängend; unterbrochen, mit Unterbrechungen; Ⓔ *discontinuous, intermittent, interrupted*

Dis|kon|ti|nu|i|tät *f*: Zusammenhang(s)losigkeit; Unterbrechung; Ⓔ *discontinuity*

Dis|kon|ti|nu|i|täts|zo|nen *pl*: durch das schubweise Wachstum des Linsenkerns entstandene sichtbare Schichten; Ⓔ *zones of discontinuity*

Dis|ko|pa|thie *f*: Bandscheibenerkrankung, Bandscheibenschaden; Ⓔ *discopathy*

dis|kor|dant *adj*: gegenteilig, gegensinnig, unterschiedlich, nicht übereinstimmend; Ⓔ *discordant*

Dis|kor|danz *f*: Nichtübereinstimmung; Ⓔ *discordance*

Dis|kre|panz *f*: Widerspruch, Unstimmigkeit; Ⓔ *discrepancy, discrepance*

dis|kret *adj*: getrennt, einzeln; aus einzelnen Teilen bestehend; unstetig; Ⓔ *discrete*

Dis|kri|mi|na|ti|on *f*: **1.** getrennte Wahrnehmung zweier simultan verabreichter Hautreize **2.** Unterscheidung von Wörtern in der Sprachaudiometrie; Ⓔ **1.** *discrimination* **2.** *discrimination*

Dis|kus *m*: → *Discus*

Dis|kus|ent|zün|dung *f*: *Syn: Discitis, Diszitis*; Entzündung eines Discus*; Ⓔ *inflammation of a (interarticular) disk, discitis, diskitis*

Dis|kus|her|nie *f*: →*Bandscheibenprolaps*
Dis|kus|pro|laps *m*: →*Bandscheibenprolaps*
Dis|lo|ca|tio *f, pl* **-ti|o|nes:** ***Syn:*** *Dislokation*; Verschiebung von Bruchfragmenten, Fragmentverschiebung; Ⓔ *dislocation, dislocatio, luxation, luxatio, displacement*
Dis|lo|ka|ti|on *f*: **1.** Verlagerung, Lageanomalie, Lageatypie **2.** ***Syn:*** *Chromosomendislokation*; Verlust oder Verlagerung von Chromosomensegmenten **3.** ***Syn:*** *Dislocatio*; Verschiebung von Bruchfragmenten, Fragmentverschiebung; Ⓔ **1.** *dislocation* **2.** *dislocation, dislocatio* **3.** *dislocation, dislocatio, luxation, luxatio, displacement*

D

Dis|mu|ta|ti|on *f*: Reaktion, bei der zwei identische Moleküle in entgegengesetzter Art verändert werden; Ⓔ *dismutation*
di|som *adj*: Disomie betreffend; Ⓔ *relating to disomy, disomic*
Di|so|mie *f*: Vorhandensein von zwei homologen Chromosomen; Ⓔ *disomy*
dis|par *adj*: →*disparat*
dis|pa|rat *adj*: ***Syn:*** *dispar*; ungleich(artig), grundverschieden, unvereinbar; Ⓔ *disparate, dispar*
Dis|pa|ra|ti|on *f*: Unterschiede in der Abbildung von Objekten auf der Netzhaut; führt zu räumlichem Sehen; Ⓔ *disparity, disparateness*
Dis|per|gens *nt, pl* **-gen|zi|en, -gen|ti|en:** *s.u. Dispersion*; Ⓔ *dispersion medium, external medium, disperse medium, dispersive medium, external phase, continous phase, dispersion phase, dispersant*
Di|sper|mie *f*: ***Syn:*** *Doppelbefruchtung*; Befruchtung des Ovums durch zwei Spermien; Ⓔ *dispermy*
Dis|per|si|on *f*: **1.** (Zer-, Ver-)Streuung, Zerlegung, Verteilung **2.** feinste Verteilung einer Substanz [**Dispersum, disperse Phase**] in einer anderen Substanz [**Dispergens, Dispersionsmittel**]; Ⓔ **1.** *dispersion* **2.** *dispersion, dispersion system, disperse system*
Dis|per|si|ons|mit|tel *nt*: *s.u. Dispersion*; Ⓔ *dispersion medium, external medium, disperse medium, dispersive medium, external phase, continous phase, dispersion phase, dispersant*
Dis|per|sum *nt*: *s.u. Dispersion*; Ⓔ *disperse phase, dispersed phase, discontinuous phase, internal phase*
Di|spi|rem *nt*: ***Syn:*** *Doppelknäuel*; Knäuelbildung der Chromosomen in den Tochterkernen während der Telophase; Ⓔ *dispirem, dispireme, dispira*
Dis|po|si|ti|on *f*: Veranlagung, angeborene Anfälligkeit; Ⓔ *disposition, predisposition, inclination, proneness (zu to)*
dis|pro|por|ti|o|niert *adj*: unverhältnismäßig (groß oder klein), in keinem Verhältnis stehend; Ⓔ *disproportionate*
Dis|rup|ti|on *f*: embryonale Fehlentwicklung durch exogene Schädigung; Ⓔ *disruption*
Disse-Raum *m*: ***Syn:*** *perisinusoidaler Raum*; Raum zwischen den Leberepithelzellen und der Wand der intralobulären Kapillaren; Ⓔ *Disse's space, perisinusoidal space*
Dis|sec|tio *f, pl* **-ti|o|nes:** →*Dissektion*
Dissectio fetus: ***Syn:*** *Embryotomie, Embryotomia*; Zerstückelung des abgestorbenen Embryos; Ⓔ *embryotomy*
Dis|sek|ti|on *f*: ***Syn:*** *Dissectio*; Zerschneidung, Zergliederung, Zerlegung; Präparieren, Darstellen; Ausräumung, Resektion; Ⓔ *dissection*
Dis|se|mi|na|ti|on *f*: Streuung/Aussaat von Tumorzellen oder Erregern; Ⓔ *dissemination*
dis|se|mi|niert *adj*: verbreitet, verstreut; Ⓔ *disseminated*
dis|se|zie|rend *adj*: trennend, spaltend; Ⓔ *dissecting*
dis|si|mi|lär *adj*: ungleich(artig), unähnlich; verschieden; Ⓔ *binovular*
Dis|si|mi|la|ti|on *f*: **1.** Verlust oder Beseitigung der Ähnlichkeit, Entähnlichung **2.** veraltet für →*Katabolismus*; Ⓔ **1.** *dissimilation, disassimilation* **2.** *veraltet für* →Katabolismus
Dis|si|mu|la|ti|on *f*: Verbergen oder Verheimlichen von Krankheitssymptomen; Ⓔ *dissimulation*
Dis|sol|vens *nt, pl* **-ven|zi|en, -ven|ti|en:** ***Syn:*** *Solvens*; Lösungsmittel; Ⓔ *dissolvent, solvent, solvent medium*
dis|so|nant *adj*: gegenteilig, gegensinnig, unterschiedlich, nicht übereinstimmend; Ⓔ *dissonant, discordant*
Dis|so|nanz *f*: Missklang; Ⓔ *discord, dissonance, disagreement*
Dis|so|zi|a|ti|on *f*: **1.** (Ab-)Trennung, Auflösung, Loslösung **2.** Spaltung von Molekülen durch Lösungsmittel oder elektrischen Strom **3.** Aufhebung koordinierter Bewegungen; Ⓔ **1.–3.** *dissociation*
albuminozytologische Dissoziation: starke Erhöhung der Eiweißkonzentration im Liquor* cerebrospinalis bei normaler oder kaum erhöhter Zellzahl, z.B. bei Guillain-Barré-Syndrom; Ⓔ *albiminocytologic dissociation*
atrioventrikuläre Dissoziation: ***Syn:*** *AV-Dissoziation*; unabhängige Schlagfrequenz von Vorhöfen und Kammer; Ⓔ *atrioventricular dissociation, auriculoventricular dissociation*
Dis|so|zi|a|ti|ons|grad *m*: Verhältnis der dissoziierten Moleküle zur Gesamtmolekülzahl; Ⓔ *degree of dissociation*
Dis|so|zi|a|ti|ons|kon|stan|te *f*: Quotient aus dem Produkt der, durch Dissoziation entstandenen Ionen und der Konzentration der nichtdissoziierten Moleküle; Ⓔ *dissociation constant*
dis|so|zi|ier|bar *adj*: durch Dissoziation aufspaltbar; Ⓔ *dissociable*
dis|so|zi|iert *adj*: (in Ionen) zerfallen, aufgespalten; Ⓔ *dissociated*
dis|tal *adj*: vom Mittelpunkt/von der Körpermitte entfernt (liegend); Ⓔ *distal*
Dis|tal|biss *m*: ***Syn:*** *Rückbiss, Distalokklusion*; durch eine Rückverlagerung des Unterkiefers verursachte Okklusionsanomalie; Ⓔ *distoclusion, disto-occlusion*
Dis|tal|ok|klu|si|on *f*: →*Distalbiss*
Dis|tanz|ge|räusch *nt*: lautes Herzgeräusch, das ohne Aufsetzen des Stethoskops gehört werden kann; Ⓔ *distant murmur*
Dis|ten|si|on *f*: (Aus-, Über-)Dehnung, (Auf-)Blähung; Ⓔ *distention*
Dis|ten|si|ons|lu|xa|ti|on *f*: Luxation* durch Überdehnung des Bandapparates; Ⓔ *hyperdistention dislocation*
Di|sti|chi|a|sis *f, pl* **-ses:** angeborene Fehlbildung der Lidränder mit doppelter Wimpernreihe; Gefahr einer Hornhautläsion durch mechanische Reizung; Ⓔ *distichiasis, distichia*
Di|stick|stoff|mon|o|xid *nt*: ***Syn:*** *Lachgas, Distickstoffoxid, Stickoxydul*; farbloses Gas mit narkotisierender und berauschender Wirkung; Ⓔ *nitrous oxide, nitrogen monoxide, dinitrogen monoxide, laughing gas, gas*
Di|stick|stoff|o|xid *nt*: →*Distickstoffmonoxid*
Di|sto|ma *nt, pl* **-ma|ta:** früher verwendeter Gattungsname für Bandwürmer; Ⓔ *Distoma, Distomum*
Di|sto|ma|to|se *f*: →*Distomiasis*
Di|sto|mi|a|sis *f, pl* **-ses:** ***Syn:*** *Distomatose*; Befall mit Saugwürmern; Ⓔ *distomiasis, distomatosis*
Di|sto|mie *f*: Fehlbildung mit Verdopplung des Mundes; Ⓔ *distomia*
Dis|to|mo|lar *m*: ***Syn:*** *Retromolar*; überzähliger Backenzahn am Ende der Zahnreihe; Ⓔ *fourth molar, distomolar, retromolar*
Di|sto|mum *nt*: früher verwendeter Gattungsname für Bandwürmer; Ⓔ *Distoma, Distomum*
Di|sto|mus *m*: Fehlbildung mit Distomie*; Ⓔ *distomus*
Dis|tor|sio *f, pl* **-si|o|nes:** *s.u. Distorsion*; Ⓔ *distortion*
Dis|tor|si|on *f*: **1.** (*physik.*) Verzerrung, Verzeichnung **2.** ***Syn:*** *Distorsio*; Gelenkverstauchung, Verstauchung,

Verrenkung; Ⓔ **1.** *distortion* **2.** *distortion*

Dis|trak|ti|on *f*: Streckung einer gebrochenen Gliedmaße zum Auseinanderziehen und Wiedereinrichtung der frakturierten Knochenteile; Ⓔ *distraction*

Dis|tri|chi|a|sis *f, pl* **-ses**: Wachstum von zwei Haaren aus einem Haarfollikel; Ⓔ *districhiasis*

Di|sul|fat *nt*: zwei Sulfatgruppen enthaltendes Molekül; Ⓔ *disulfate*

Di|sul|fid|bin|dung *f*: Bindung zwischen zwei Schwefelatomen; Disulfidbindungen zwischen zwei Molekülen führt zur Bildung von **Disulfidbrücken**, die u.a. die Tertiärstruktur von Proteinen stabilisieren; Ⓔ *disulfide bond*

Di|sul|fid|brü|cke *f*: *s.u. Disulfidbindung*; Ⓔ *disulfide bridge*

Di|sul|fi|ram *nt*: ***Syn:*** *Tetraäthylthiuramidsulfid*; in der Alkoholentzugstherapie verwendetes Mittel, das bei Alkoholgenuss zu schweren Unverträglichkeitserscheinungen [**Antabussyndrom** mit Übelkeit, Kopfschmerz, Erbrechen, Hypotonie] führt; Ⓔ *disulfiram, tetraethylthiuram disulfide, tetraethylthioperoxydicarbonic diamide*

di|sy|nap|tisch *adj*: zwei Synapsen betreffend; Ⓔ *disynaptic*

Diszi-, diszi- *präf.*: → *Disko-*

dis|zi|form *adj*: ***Syn:*** *diskoid, diskoidal*; scheibenförmig; Ⓔ *disk-shaped, disciform, diskiform, discoid, discoidal*

Dis|zi|si|on *f*: **1.** ***Syn:*** *Discisio*; operative Spaltung/Eröffnung/Durchtrennung **2.** ***Syn:*** *Discisio cataractae*; Eröffnung der Linsenkapsel; Ⓔ **1.** *discission* **2.** *discission of cataract, discission*

Dis|zi|tis *f, pl* **-ti|den**: **1.** ***Syn:*** *Diskusentzündung, Discitis*; Entzündung eines Discus* **2.** ***Syn:*** *Bandscheibenentzündung, Discitis*; Entzündung einer Bandscheibe; Ⓔ **1.** *inflammation of a disk, discitis, diskitis* **2.** *inflammation of a interarticular disk, discitis, diskitis*

dis|zi|tisch *adj*: Diszitis betreffend, von ihr betroffen oder gekennzeichnet; Ⓔ *relating to or marked by discitis, discitic*

Di|thi|ol *nt*: zwei Thiolgruppen enthaltendes Molekül; Ⓔ *dithiol*

Di|u|re|se *f*: Harnausscheidung; Ⓔ *excretion of urine, diuresis*

forcierte Diurese: willkürlich gesteigerte Harnausscheidung, z.B. bei Vergiftung mit harnpflichtigen Substanzen oder bei Lungenödem; Ⓔ *forced diuresis*

osmotische Diurese: ***Syn:*** *Molekulardiurese*; durch osmotisch wirksame Substanzen verursachte Diurese; Ⓔ *osmotic diuresis*

Di|u|re|ti|kum *nt, pl* **-ka**: harntreibendes Mittel; Ⓔ *diuretic, evacuant, urinative, water pill*

kaliumsparendes Diuretikum: Diuretikum, das zur Steigerung der Natrium-, Chlorid- und Bicarbonatausscheidung führt, ohne die Kaliumausscheidung zu erhöhen; Ⓔ *potassium-sparing diuretic*

nicht-osmotisches Diuretikum: Oberbegriff für alle Substanzen, die nicht durch osmotische Diurese wirksam sind; Ⓔ *non-osmotic diuretic*

osmotisches Diuretikum: Substanzen, die nicht aus dem Glomerulumfiltrat reabsorbiert werden und damit zur Flüssigkeitsausscheidung führen; Ⓔ *osmotic diuretic*

di|u|re|tisch *adj*: die Diurese betreffend oder anregend, harntreibend, diuresefördernd, diureseanregend; Ⓔ *diuretic, urinative*

Di|u|rie *f*: tägliche Harnfrequenz; Ⓔ *diuria*

di|ur|nal *adj*: am Tage, tagsüber, täglich; tageszyklisch; Ⓔ *diurnal*

Di|va|ga|ti|on *f*: Weitschweifigkeit von Gedanken oder Sprache; Ⓔ *divagation*

di|va|lent *adj*: ***Syn:*** *bivalent*; zweiwertig; Ⓔ *divalent, bivalent*

di|ver|gent *adj*: ***Syn:*** *divergierend*; auseinanderstrebend, auseinanderlaufend, auseinandergehend; Ⓔ *divergent*

Di|ver|genz *f*: Auseinanderstreben, Auseinanderlaufen, Auseinandergehen; Ⓔ *divergence, divergency*

di|ver|gie|rend *adj*: → *divergent*

Di|ver|ti|cu|lum *nt, pl* **-la**: → *Divertikel*

Di|ver|ti|kel *nt*: ***Syn:*** *Diverticulum*; umschriebene, i.d.R. sackförmige Ausstülpung einer Organwand; beim **echten Divertikel** sind alle Wandschichten betroffen, beim **falschen Divertikel** nur die Schleimhaut; Ⓔ *diverticulum*

pharyngoösophageales Divertikel: ***Syn:*** *Zenker-Divertikel*; Pulsionsdivertikel am Übergang von Rachen/Pharynx und Speiseröhre/Ösophagus; Ⓔ *hypopharyngeal diverticulum, Zenker's diverticulum, Zenker's pouch, pharyngoesophageal diverticulum*

Di|ver|ti|kel|ent|zün|dung *f*: → *Divertikulitis*

Di|ver|ti|kel|kar|zi|nom *nt*: von einem Divertikel ausgehendes Karzinom; Ⓔ *diverticular carcinoma*

Di|ver|ti|kel|re|sek|ti|on *f*: → *Divertikulektomie*

Di|ver|ti|kul|ek|to|mie *f*: ***Syn:*** *Divertikelresektion*; Divertikelentfernung, Divertikelabtragung; Ⓔ *diverticulectomy*

Di|ver|ti|ku|li|tis *f, pl* **-ti|den**: ***Syn:*** *Divertikelentzündung*; Entzündung eines Divertikels; Ⓔ *inflammation of a diverticulum, diverticulitis, acute diverticular inflammation, diverticular inflammation*

di|ver|ti|ku|li|tisch *adj*: Divertikelentzündung/Divertikulitis betreffend, von ihr betroffen oder gekennzeichnet; Ⓔ *relating to or marked by diverticulitis, diverticulitic*

Di|ver|ti|ku|lo|pe|xie *f*: Divertikelanheftung, Divertikelfixierung; Ⓔ *diverticulopexy*

Di|ver|ti|ku|lo|se *f*: Bezeichnung für das Auftreten multipler Divertikel; meist als symptomarme Dickdarmdivertikulose*; Ⓔ *diverticulosis*

Di|vi|sio *f, pl* **Di|vi|si|o|nes**: Teilung; Ⓔ *division*

Divisio autonomica: ***Syn:*** *autonomes/vegetatives Nervensystem, Systema nervosum autonomicum, Pars autonomica systematis nervosi peripherici*; nicht dem Einfluss von Willen und Bewusstsein unterworfener Teil des Nervensystems; besteht aus sympathischem Nervensystem [Pars sympathica], parasympathischem Nervensystem [Pars parasympathica], dem Bauchabschnitt des vegetativen Nervensystems [Pars abdominalis plexus visceralis et ganglia visceralia] und intramuralen Nervenfasern; Ⓔ *autonomic division*

Divisio lateralis dextra hepatis: seitlicher Teil des rechten Leberlappens [Pars hepatis dextra]; Ⓔ *lateral part of right lobe of liver*

Divisio lateralis musculi erectoris spinae lumborum: ***Syn:*** *Pars lumbalis musculi iliocostalis lumborum*; Abschnitt des Musculus iliocostalis lumborum; Ⓔ *lumbar part of ilocostalis lumborum muscle*

Divisio lateralis sinistra hepatis: seitlicher Teil des linken Leberlappens [Pars hepatis sinistra]; Ⓔ *lateral part of left lobe of liver*

Divisio medialis dextra hepatis: medialer Teil des rechten Leberlappens [Pars hepatis dextra]; Ⓔ *medial part of right lobe of liver*

Divisio medialis musculi erectoris spinae lumborum: ***Syn:*** *Pars lumbalis musculi longissimus thoracis*; Abschnitt des Musculus iliocostalis lumborum; Ⓔ *lumbar part of longissimus thoracis muscle*

Divisio medialis sinistra hepatis: medialer Teil des linken Leberlappens [Pars hepatis sinistra]; Ⓔ *medial part of left lobe of liver*

di|zen|trisch *adj*: mit zwei Zentren, zwei Zentren betreffend; Ⓔ *dicentric*

di|ze|phal *adj*: ***Syn:*** *dikephal*; Dikephalie betreffend, mit zwei Köpfen; Ⓔ *dicephalous*

Di|ze|pha|lie *f*: ***Syn:*** *Dikephalie, Dicephalie*; Doppelfehlbildung mit zwei Köpfen; Ⓔ *dicephaly, diplocephaly*

D

Di|ze|pha|lus *m*: *Syn: Dicephalus, Dikephalus*; Doppelfehlbildung mit zwei Köpfen; Ⓔ *dicephalus, diplocephalus, bicephalus*

di|zy|got *adj*: (*Zwillinge*) binovulär, dissimilär, erbungleich, heteroovulär, zweieiig; Ⓔ *dizygotic, dizygous, hetero-ovular, binovular*

di|zy|klisch *adj*: aus zwei Ringstrukturen bestehend; Ⓔ *dicyclic*

DMF-Index *m*: Index, der die Summe der kariösen [decayed], fehlenden [missing] und gefüllten [filled] Zähne [DMF-T-Index] oder Zahnflächen [DMF-S-Index] angibt; Ⓔ *DMF caries index, DMF rate*

DNA *f*: [engl. deoxyribonucleic acid] →*Desoxyribonucleinsäure*

DNAase *f*: →*Desoxyribonuclease*

DNA-Fingerprint-Methode *f*: *Syn: genetischer Fingerabdruck, DNA-Typing, DNA-Profiling*; Untersuchung von DNA-Bereichen zur Feststellung genetischer Unterschiedlichkeit oder Identität; Ⓔ *DNA typing, DNA fingerprinting, DNA profiling*

DNA-Gyrase *f*: *Syn: DNS-Gyrase*; DNA-Topoisomerase, die ATP-abhängig Teile aus DNA-Strängen herausschneidet und an anderer Stelle wieder einfügt; Ⓔ *DNA gyrase*

DNA-Klonierung *f*: Übertragung von DNA auf Zellen und anschließende Klonierung; Ⓔ *DNA cloning*

DNA-Ligase *f*: *Syn: DNS-Ligase, Polynucleotidligase, Polydesoxyribonucleotidsynthase (ATP)*; Enzym, das die Bildung der Phosphodiesterbindung bei der DNA-Synthese katalysiert; Ⓔ *DNA ligase, polydeoxyribonucleotide synthase (ATP), polydeoxyribonucleotide ligase, polynucleotide ligase*

DNA-Nucleotidylexotransferase *f*: *Syn: DNS-Nucleotidylexotransferase, DNA-Nukleotidylexotransferase, terminale Desoxynucleotidyltransferase*; die endständige Anlagerung von Desoxyribonucleotiden an DNA-Sequenzen katalysierendes Enzym; Ⓔ *DNA nucleotidylexotransferase*

DNA-Nucleotidyltransferase *f*: *Syn: DNA-abhängige DNA-Polymerase, DNS-abhängige DNS-Polymerase, DNS-Nucleotidyltransferase, DNS-Polymerase I, Kornberg-Enzym*; Polymerase, die an einer DNA-Matrize DNA-Stränge aus Desoxyribonucleotiden synthetisiert; Ⓔ *DNA nucleotidyltransferase*

DNA-Polymerase *f*: *Syn: DNS-Polymerase*; Polymerase, die DNA-Stränge aus Desoxyribonucleotiden synthetisiert; Ⓔ *DNA polymerase*

DNA-abhängige DNA-Polymerase: →*DNA-Nucleotidyltransferase*

RNA-abhängige DNA-Polymerase: *Syn: RNS-abhängige DNS-Polymerase, reverse Transkriptase*; Enzym, das in RNA-Viren die Transkription von RNA zu DNA katalysiert; Ⓔ *RNA-directed DNA polymerase, reverse transcriptase, DNA polymerase II*

DNA-Profiling *nt*: →*DNA-Fingerprint-Methode*

DNase *f*: →*Desoxyribonuclease*

DNA-Topoisomerase *f*: Isomerase*, die die Abspaltung und Wiedereinfügung von DNA-Abschnitten katalysiert; Ⓔ *DNA topoisomerase*

DNA-Typing *nt*: →*DNA-Fingerprint-Methode*

DNA-Viren *pl*: *Syn: DNS-Viren*; Viren mit DNA als Genmaterial; Ⓔ *DNA viruses, DNA-containing viruses, deoxyvirus*

DNSase *f*: →*Desoxyribonuclease*

DNS-Gyrase *f*: →*DNA-Gyrase*

DNS-Ligase *f*: →*DNA-Ligase*

DNS-Nukleotidylexotransferase *f*: →*DNA-Nucleotidylexotransferase*

DNS-Nukleotidyltransferase *f*: →*DNA-Nucleotidyltransferase*

DNS-Polymerase *f*: →*DNA-Polymerase*

DNS-Polymerase I: →*DNA-Nucleotidyltransferase*

DNS-abhängige DNS-Polymerase: →*DNA-Nucleotidyltransferase*

RNS-abhängige DNS-Polymerase: *Syn: reverse Transkriptase, RNA-abhängige DNA-Polymerase*; Enzym, das in RNA-Viren die Transkription von RNA zu DNA katalysiert; Ⓔ *reverse transcriptase, RNA-directed DNA polymerase, DNA polymerase II*

DNS-Viren *pl*: →*DNA-Viren*

Dodd-Venen *pl*: Perforansvenen am Oberschenkel; Ⓔ *Dodd's perforating veins*

Döderlein-Stäbchen *pl*: *Syn: Döderlein-Bakterien*; grampositive, unbewegliche Milchsäurebakterien, die physiologisch in der Scheide vorkommen; Ⓔ *Döderlein's bacillus*

Dogiel-Körperchen *pl*: *Syn: Corpuscula nervosa genitalis, Corpuscula genitalia*; Nervenendkörperchen der Genitalregion; Ⓔ *Dogiel's cells*

Döhle-Körperchen *pl*: *Syn: Döhle-Einschlusskörperchen*; wahrscheinlich durch eine Reifestörung entstehende basophile Einschlusskörperchen in neutrophilen Leukozyten; Ⓔ *leukocyte inclusions, Döhle's bodies, Döhle's inclusion bodies*

dollent *adj*: schmerzhaft; Ⓔ *painful*

Dolich-, dolich- *präf.*: →*Dolicho-*

Dolicho-, dolicho- *präf.*: Wortelement mit der Bedeutung „lang/länglich"; Ⓔ *long, dolicho-*

do|li|cho|fa|zi|al *adj*: langgesichtig; Ⓔ *dolichofacial, dolichoprosopic, dolichoprosopous*

do|li|cho|ke|phal *adj*: Dolichokephalie betreffend, von ihr betroffen oder gekennzeichnet, langköpfig; Ⓔ *dolichocephalic, dolichocephalous, dolichocranial, long-headed*

Do|li|cho|ke|pha|lie *f*: *Syn: Dolichozephalie*; Langköpfigkeit, Langschädel; Ⓔ *long-headedness, dolichocephaly, dolichocephalia, dolichocephalism*

Do|li|cho|ko|lie *f*: *Syn: Dolichokolon*; abnorm langes Kolon; Ⓔ *dolichocolon*

Do|li|cho|ko|lon *nt*: →*Dolichokolie*

Do|li|cho|ö|so|pha|gus *m*: verlängerte und geschlängelte Speiseröhre; Ⓔ *abnormally long esophagus, dolichoesophagus*

Do|li|cho|ste|no|me|lie *f*: *Syn: Spinnenfingrigkeit, Arachnodaktylie*; grazil verlängerte Finger; Ⓔ *arachnodactyly, arachnodactylia, acromacria, spider fingers, dolichostenomelia*

do|li|cho|ze|phal *adj*: →*dolichokephal*

Do|li|cho|ze|pha|lie *f*: →*Dolichokephalie*

Do|lor *m*: Schmerz; klassisches Entzündungszeichen; Ⓔ *dolor, pain*

do|lo|rös *adj*: *Syn: doloros*; schmerzhaft, schmerzend; Ⓔ *painful, tender*

Do|mä|ne *f*: abgegrenzter Bereich auf Makromolekülen, z.B. Immunglobulinen; Ⓔ *domain*

do|mi|nant *adj*: **1.** (vor-)herrschen; überwiegend, dominierend **2.** Dominanz betreffend, (im Erbgang) dominierend; Ⓔ **1.** *dominant* **2.** *dominant*

Do|mi|nan|te *f*: dominantes Allel oder Gen; Ⓔ *dominant*

Do|mi|nanz *f*: **1.** (Vor-)Herrschaft, (Vor-)Herrschen **2.** Vorherrschen eines Merkmals/Gens über ein anderes Merkmal/Gen; Ⓔ **1.** *dominance* **2.** *dominance*

Donath-Landsteiner-Antikörper *m*: biphasische Kälteantikörper*, die in der kühlen Körperperipherie Komplement bilden und bei Erwärmung im Kernbereich zu Hämolyse führen; Ⓔ *cold hemolysin, Donath-Landsteiner cold autoantibody*

Donath-Landsteiner-Reaktion *f*: Test zum Nachweis von Donath-Landsteiner-Antikörpern; Ⓔ *Donath-Landsteiner test, Landsteiner-Donath test*

Donders-Druck *m*: Differenz zwischen Luftdruck und dem Druck im Pleuraspalt; Ⓔ *Donders' pressure*

Donné-Körperchen *pl*: *Syn: Kolostrumkörperchen*; fettbeladene Leukozyten in der Vormilch; Ⓔ *colostrum* *corpuscles, Donné's corpuscles, colostrum bodies, Donné's bodies*

Do|nor *m*: **1.** *Syn: Donator*; (Blut-, Organ-)Spender **2.** *Syn: Donator*; (*chem.*) Substanz, die einen Teil von sich an eine andere Substanz abgibt; Ⓔ **1.** *donor, donator* **2.** *donor, donator*

Do|no|va|nia gra|nu|lo|ma|tis *f*: *Syn: Donovan-Körperchen, Calymmatobacterium granulomatosis*; gramnegativer, fakultativer Anaerobier; Erreger der Donovaniosis*; Ⓔ *Calymmatobacterium granulomatis, Donovania granulomatis, Donovan's body*

Do|no|va|ni|o|sis *f, pl* **-ses**: *Syn: Donovanosis, Granuloma venereum, Granuloma inguinale, Granuloma pudendum chronicum*; in den Tropen und Subtropen endemisch auftretende, sexuell übertragene [keine Geschlechtskrankheit!], chronisch granulomatöse Erkrankung der Genitalregion durch Calymmatobacterium* granulomatosis; Ⓔ *donovanosis, pudendal ulcer, ulcerating granuloma of the pudenda, groin ulcer*

Donovan-Körperchen *nt*: → *Donovania granulomatis*

Do|no|va|no|sis *f, pl* **-ses**: → *Donovaniosis*

L-Dopa *nt*: *Syn: Levodopa*; bei Parkinson*-Krankheit verwendetes Dopaminergikum; Ⓔ *levodopa, L-dopa*

Do|pa|de|carb|o|xy|la|se *nt*: Enzym, das DOPA in Dopamin* und 5-Hydroxytryptophan in Serotonin* umwandelt; Ⓔ *dopa decarboxylase*

Do|pa|min *nt*: *Syn: Hydroxytyramin*; als Neurotransmitter* verwendetes Katecholamin*; Zwischenprodukt der Adrenalin- und Noradrenalinsynthese; Ⓔ *dopamine, 3-hydroxytyramine, decarboxylated dopa*

do|pa|min|erg *adj*: von Dopamin aktiviert oder übertragen, durch Dopaminfreisetzung wirkend; Ⓔ *dopaminergic*

Do|ping *nt*: Versuch der Leistungssteigerung mit nicht zugelassenen Substanzen oder Methoden; Ⓔ *doping*

Dop|pel|bal|lon|son|de *f*: dreiläufige Sonde mit zwei getrennt aufblasbaren Ballons; Ⓔ *double balloon-tipped tube*

Dop|pel|be|fruch|tung *f*: *Syn: Dispermie*; Befruchtung des Ovums durch zwei Spermien; Ⓔ *dispermy*

Dop|pel|bin|dung *f*: ungesättigte Bindung in Molekülen, die zwei Valenzen enthält; Ⓔ *double bond*

Dop|pel|blind|ex|pe|ri|ment *nt*: → *Doppelblindversuch*

Dop|pel|blind|stu|die *f*: → *Doppelblindversuch*

Dop|pel|blind|ver|such *m*: *Syn: Doppelblindexperiment, Doppelblindstudie*; Studie, bei der weder Proband noch Untersucher wissen, welches Präparat die aktive Substanz enthält; Ⓔ *double-blind test, double-blind trial, double-blind experiment*

Dop|pel|fehl|bil|dung *f*: → *Doppelmissbildung*

Dop|pel|he|lix *f*: *Syn: Doppelhelixstruktur*; von Watson und Crick beschriebene, doppelt wendelförmige Struktur der Desoxyribonucleinsäure; Ⓔ *double helix, twin helix, Watson-Crick helix, Watson-Crick model, DNA helix*

Doppelhelix-DNA *f*: *Syn: Duplex-DNA, Doppelstrang-DNA, Doppelhelix-DNS, Duplex-DNS, Doppelstrang-DNS*; als Doppelhelixstruktur vorliegende DNA; Ⓔ *double-stranded deoxyribonucleic acid, duplex DNA, double-stranded DNA, double-helical deoxyribonucleic acid, duplex deoxyribonucleic acid*

Doppelhelix-DNS *f*: → *Doppelhelix-DNA*

Dop|pel|he|lix|struk|tur *f*: → *Doppelhelix*

Dop|pel|knäu|el *m/nt*: *Syn: Dispirem*; Knäuelbildung der Chromosomen in den Tochterkernen während der Telophase; Ⓔ *dispireme, dispira, dispirem*

Dop|pel|kon|trast|ar|thro|gra|fie, -gra|phie *f*: Röntgendarstellung eines Gelenks in der Doppelkontrastmethode*; Ⓔ *double-contrast arthrography*

Dop|pel|kon|trast|dar|stel|lung *f*: → *Doppelkontrastmethode*

Dop|pel|kon|trast|me|tho|de *f*: *Syn: Doppelkontrastverfahren, Doppelkontrastdarstellung, Bikontrastmethode*; Röntgenkontrastdarstellung von Hohlorganen, Körper- oder Gelenkhöhlen unter gleichzeitiger Anwendung von Kontrastmittel und Gas; Ⓔ *double-contrast radiography, double-contrast barium technique, mucosal relief radiography, air-contrast barium enema*

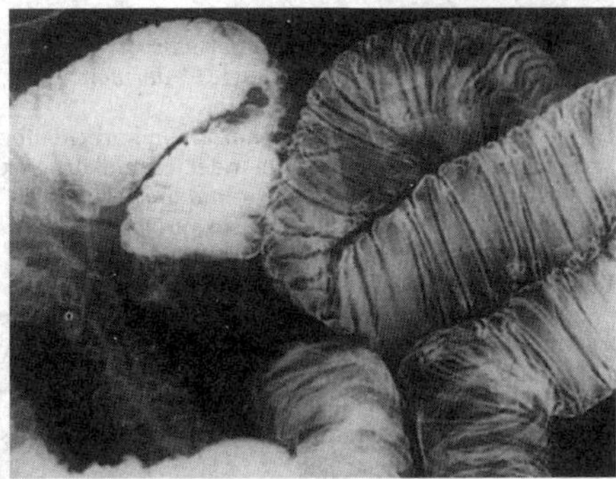

Abb. 20. Doppelkontrastdarstellung des Dünndarms

Dop|pel|kon|trast|ver|fah|ren *nt*: → *Doppelkontrastmethode*

Dop|pel|lip|pe *f*: angeborene Schleimhautfalte der Oberlippe, die den Anschein einer Lippenverdopplung gibt; Ⓔ *labium duplex*

Dop|pel|lu|men|tu|bus *m*: Spezialtubus zur unabhängigen Beatmung der beiden Lungenflügel; Ⓔ *double-lumen tube*

Dop|pel|mi|kro|skop *nt*: *Syn: binokulares Mikroskop, Binokularmikroskop*; Mikroskop mit zwei Binokularen zum beidäugigen Sehen; Ⓔ *binocular microscope*

Dop|pel|miss|bil|dung *f*: *Syn: Doppelfehlbildung, Duplicitas, Monstrum duplex*; durch eine Verdopplung und unvollständige Trennung von Embryonalanlagen entstandenes Individuum; Ⓔ *double malformation, double monster, twin monster, conjoined twins, duplicitas*

Dop|pel|nie|re *f*: ein- oder beidseitige Nierenfehlbildung mit doppeltem Nierenbecken; Ⓔ *kidney duplication*

Dop|pel|pa|ra|pro|te|in|ä|mie *f*: *Syn: biklonale Gammopathie*; Vorkommen von zwei Paraproteinen im Serum; Ⓔ *biclonal gamopathy*

Dop|pel|schlä|gig|keit *f*: *Syn: Bigeminusrhythmus, Bigeminus, Bigeminie*; Herzrhythmusstörung mit doppeltem Puls [**Bigeminuspuls**] durch Extrasystolen nach jedem Herzschlag; Ⓔ *bigeminy*

Dop|pel|se|hen *nt*: → *Diplopie*

Doppelstrang-DNA *f*: → *Doppelhelix-DNA*

Doppelstrang-DNS *f*: → *Doppelhelix-DNA*

dop|pel|strän|gig *adj*: (*DNA*) aus zwei Strängen bestehend; Ⓔ *double-stranded*

Dop|pelt|se|hen *nt*: → *Diplopie*

Dop|pel|wer|tig|keit *f*: *Syn: Ambitendenz*; Ambivalenz* des Wollens; gleichzeitiges Bestehen gegensätzlicher Wünsche und Triebe; Ⓔ *ambivalence, ambitendency*

Dop|pel|zel|len *pl*: *Syn: Zwillingszellen, Hybridzellen*; durch Kreuzung von genetisch unterschiedlichen Zellen erhaltene Zellen; Ⓔ *hybrid cells*

Doppler-Effekt *m*: *Syn: Doppler-Prinzip, Doppler-Verschiebung*; Änderung der Wellenfrequenz in Abhängigkeit von der Bewegung von Sender und Empfänger; bewegen sie sich aufeinander zu, nimmt die Frequenz zu, entfernen sie sich voneinander, nimmt die Frequenz ab; Ⓔ *Doppler effect, Doppler phenomenon, Dopplerprinciple*

Doppler-Prinzip *nt*: → *Doppler-Effekt*

Doppler-Sonografie *f*: auf dem Doppler-Effekt* beruhende Ultraschalldiagnostik der Gefäße und des Herzens; Ⓔ *Doppler ultrasonography*

Doppler-Verschiebung *f*: →*Doppler-Effekt*
dor|mant *adj*: (*Zelle*) ruhend; Ⓔ *dormant*
Dor|manz *f*: (*Zelle*) Wachstumsruhe; Ⓔ *dormancy*
Dormia-Körbchen *nt*: →*Dormia-Schlinge*
Dormia-Schlinge *f*: ***Syn:*** *Dormia-Körbchen*; körbchenförmige Drahtschlinge zur Stein- oder Fremdkörperextraktion; Ⓔ *Dormia basket, Dormia ureteral basket*
Dorn|fort|satz *m*: →*Processus spinosus vertebrae*
Dorn|fort|satz|mus|kel *m*: →*Musculus spinalis*
Dorn|war|ze *f*: ***Syn:*** *Sohlenwarze, Plantarwarze, Fußsohlenwarze, Verruca plantaris*; nach innen wachsende, gewöhnliche Warze [Verruca vulgaris] der Fußsohle; Ⓔ *plantar wart, plantar verruca*
Dors-, dors- *präf.*: →*Dorso-*
dor|sad *adj*: zum Rücken hin, rückenwärts; Ⓔ *toward(s) the back, dorsad*
dor|sal *adj*: ***Syn:*** *rückseitig, notal; posterior*; zum Rücken/zur Rückseite hin (liegend), zum Rücken gehörig, am Rücken; Ⓔ *relating to the back, dorsal; notal*
Dor|sal|fle|xi|on *f*: Beugung nach rückwärts/in Richtung der Rückseite; Ⓔ *dorsiflexion*
Dor|sal|gie *f*: ***Syn:*** *Dorsodynie*; Rückenschmerz(en); Ⓔ *pain in the back, dorsalgia, dorsodynia*
Dor|sal|zys|ten *pl*: durch eine Dauerreizung [z.B. enge Schuhe] verursachte gallertige Pseudozysten auf der Streckseite der Finger und Zehen; Ⓔ *mucoid dorsal cyst*
Dorso-, dorso- *präf.*: Wortelement mit der Bedeutung „Rücken/Rückseite/Dorsum"; Ⓔ *dors(o)-, dorsi-*
dor|so|an|te|ri|or *adj*: mit dem Rücken nach vorne (liegend); Ⓔ *dorsoanterior*
Dor|so|dy|nie *f*: →*Dorsalgie*
dor|so|la|te|ral *adj*: Rücken und Seite betreffend, hinten und auf der Seite (liegend); Ⓔ *relating to both back and side, dorsolateral, dorsilateral*
dor|so|lum|bal *adj*: Rücken und Lendengegend/Regio lumbalis betreffend oder verbindend; Ⓔ *relating to both back and loins, dorsolumbar, dorsilumbar*
dor|so|me|di|al *adj*: hinten und in der Mitte (liegend); Ⓔ *dorsomedial, dorsimedian, dorsomedian*
dor|so|pos|te|ri|or *adj*: mit dem Rücken nach hinten (liegend); Ⓔ *dorsoposterior*
dor|so|spi|nal *adj*: Rücken und Wirbelsäule/Columna vertebralis betreffend oder verbindend; Ⓔ *relating to both back and vertebral column, dorsispinal*
dor|so|vent|ral *adj*: vom Rücken zum Bauch (gerichtet oder verlaufend); Ⓔ *dorsiventral, dorsoventral*
Dor|sum *nt*: Rücken, Rückseite; Ⓔ *dorsum, back*
Dorsum linguae: Zungenrücken; Ⓔ *dorsum of tongue*
Dorsum manus: Handrücken; Ⓔ *dorsum of hand, back of hand*
Dorsum nasi: Nasenrücken; Ⓔ *dorsum of nose*
Dorsum pedis: Fußrücken; Ⓔ *dorsum of foot, back of foot*
Dorsum penis: Penisrücken; Ⓔ *dorsum of penis*
Do|si|me|ter *nt*: ***Syn:*** *Dosismesser*; Instrument zur Dosimetrie*; Ⓔ *dosimeter, dosage-meter*
Do|si|me|trie *f*: ***Syn:*** *Strahlendosismessung*; quantitative Messung ionisierender Strahlung in Luft oder in bestrahlten Objekten mit Hilfe von Dosimetern; Ⓔ *dosimetry*
do|si|me|trisch *adj*: Dosimetrie betreffend, mittels Dosimetrie; Ⓔ *relating to dosimetry, dosimetric*
Do|sis *f, pl* **-ses, -sen: 1.** verabreichte oder verordnete Menge eines Arzneimittels; oft verwendet im Sinne von Arzneigabe **2.** Menge der verabreichten (ionisierenden) Strahlung; Ⓔ **1.** *dosage, dose, dosis, unit* **2.** *dose*
Dosis curativa: erfahrungsgemäß zur Heilung führende Dosis; Ⓔ *curative dose*
Dosis effectiva: ***Syn:*** *Effektivdosis, Dosis efficax, Wirkdosis*; Bezeichnung für die effektiv wirksame Arzneimittelmenge; Ⓔ *effective dose*
Dosis effectiva media: ***Syn:*** *mittlere effektive Dosis, mittlere wirksame Dosis*; Bezeichnung für die Dosis, bei der innerhalb einer vorgegebenen Zeit bei 50 % der Patienten eine Wirkung eintritt; Ⓔ *median effective dose*
Dosis efficax: →*Dosis effectiva*
fraktionierte Dosis: →*Dosis refracta*
Dosis infectiosa: ***Syn:*** *infektiöse Dosis, Infektionsdosis*; Menge pathogener Organismen, die bei Probanden oder in Testsystemen einen Effekt hervorruft; Ⓔ *infective dose*
Dosis infectiosa media: ***Syn:*** *mittlere infektiöse Dosis*; infektiöse Dosis, die bei 50 % der Probanden oder Testsysteme einen Effekt erzielt; Ⓔ *median infective dose*
infektiöse Dosis: →*Dosis infectiosa*
kumulierte Dosis: ***Syn:*** *kumulierte Strahlendosis*; Bezeichnung für die durch wiederholte Strahlenbelastung erzielte Gesamtdosis; Ⓔ *cumulative dose, cumulative radiation dose*
letale Dosis: →*Dosis letalis*
Dosis letalis: ***Syn:*** *tödliche Dosis, letale Dosis, Letaldosis*; tödliche Menge eines Arzneimittels oder einer Strahlendosis; Ⓔ *lethal dose, fatal dose*
Dosis letalis media: ***Syn:*** *mittlere letale Dosis*; für 50 % der Patienten oder Versuchstiere tödliche Dosis; Ⓔ *median lethal dose*
Dosis letalis minima: ***Syn:*** *minimale letale Dosis*; kleinste tödliche Dosis; Ⓔ *minimal lethal dose*
Dosis maximalis: ***Syn:*** *Maximaldosis*; im Deutschen Arzneibuch festgelegte Höchstmenge; Ⓔ *maximum dose*
minimale letale Dosis: →*Dosis letalis minima*
mittlere effektive Dosis: →*Dosis effectiva media*
mittlere infektiöse Dosis: →*Dosis infectiosa media*
mittlere letale Dosis: →*Dosis letalis media*
mittlere wirksame Dosis: →*Dosis effectiva media*
Dosis refracta: ***Syn:*** *fraktionierte Dosis*; Einzeldosis bei fraktionierter Dosierung; Ⓔ *refractive dose, broken dose, divided dose, fractional dose*
Dosis therapeutica: ***Syn:*** *therapeutische Dosis*; zur Erzielung eines therapeutischen Effekts notwendige Dosis; Ⓔ *therapeutic dose*
therapeutische Dosis: →*Dosis therapeutica*
tödliche Dosis: →*Dosis letalis*
Dosis tolerata: ***Syn:*** *Toleranzdosis*; maximal zulässige (Gesamt-)Dosis, die ohne Schädigung vertragen wird; Ⓔ *tolerance dose*
Dosis toxica: ***Syn:*** *toxische Dosis*; mit erheblichen Nebenwirkungen belastete (Gesamt-)Dosis; Ⓔ *toxic dose*
toxische Dosis: →*Dosis toxica*
Do|sis|ä|qui|va|lent *f*: ***Syn:*** *Äquivalentdosis*; Maß für die biologische Wirksamkeit von ionisierenden Strahlen; Ⓔ *equivalent dose*
Do|sis|leis|tung *f*: Dosis pro Zeiteinheit; Ⓔ *dose rate*
Do|sis|mes|ser *m*: ***Syn:*** *Dosimeter*; Instrument zur Dosimetrie*; Ⓔ *dosimeter, dosage-meter*
Dosis-Wirkungs-Kurve *f*: grafische Darstellung der Beziehung zwischen Dosis und Wirkung eines Arzneimittels oder anderen Wirkstoffs; Ⓔ *dose-effect curve, dose-response curve*
Dot|ter *m*: ***Syn:*** *Vitellus, Eidotter, Eigelb*; Nährsubstanz der Eizelle für den Embryo; Ⓔ *vitellus, yolk*
Dot|ter|gang *m*: ***Syn:*** *Darmstiel, Dottersackgang, Ductus omphaloentericus, Ductus omphalomesentericus*; embryonaler Gang, der Darm und Dottersack verbindet; Ⓔ *omphalomesenteric duct, omphalomesenteric canal, umbilical duct, vitelline duct, vitello-intestinal duct, yolk stalk, yolk sac stalk*
Dot|ter|gangs|fis|tel *f*: ***Syn:*** *Fistula omphaloenterica*; am Nabel mündende, von einem fortbestehenden Dottergang ausgehende Fistel; Ⓔ *omphalomesenteric fistula,*

umbilical fistula, umbilical-ileal fistula, vitelline fistula

Dot|ter|gangs|zys|te *f*: *Syn:* *enterogene Zyste, Enterozyste, Enterozystom, Enterokystom*; angeborene Zyste als Rest des Dottergangs/Ductus omphaloentericus; Ⓔ *enteric cyst, enterogenous cyst, vitelline cyst, enterocystoma, enterocyst*

Dot|ter|sack|gang *m*: →*Dottergang*

Douglas-Abszess *m*: Eiteransammlung im Douglas*-Raum; Ⓔ *Douglas' abscess*

Douglas-Hernie *f*: *Syn:* *Douglasozele, Enterocele vaginalis posterior*; Eingeweidebruch in den Douglas*-Raum; Ⓔ *douglascele, posterior vaginal hernia*

Douglas-Punktion *f*: Punktion des Douglas*-Raums; Ⓔ *culdocentesis, puncture of the rectouterine pouch*

Douglas-Raum *m*: *Syn:* *Excavatio rectouterina*; zwischen Uterus und Rektum liegender Raum; tiefster Punkt der Bauchhöhle bei der Frau; Ⓔ *Douglas's space, Douglas's cul-de-sac, pouch of Douglas, rectouterine pouch, rectovaginal pouch, rectouterine excavation*

Douglas-Selbstentwicklung *f*: Selbstentwicklung bei Querlage des Frucht; Ⓔ *Douglas' method, Douglas' mechanism, Douglas' spontaneous evolution*

vorderer Douglas-Raum *m*: *Syn:* *Excavatio vesicouterina*; spaltförmige Bauchfelltasche zwischen Gebärmutter und Blase; Ⓔ *vesicouterine excavation, vesicouterine pouch, uterovesical pouch*

Dou|gla|si|tis *f*, *pl* **-ti|den**: Entzündung des Douglas*-Raums; Ⓔ *inflammation of Douglas's space, douglasitis*

Dou|gla|so|ze|le *f*: →*Douglas-Hernie*

Doug|las|sko|pie *f*: *Syn:* *Kuldoskopie*; Endoskopie des Douglas*-Raums mit einem **Kuldoskop**; Ⓔ *culdoscopy*

Down-Syndrom *nt*: *Syn:* *Trisomie 21, Trisomie 21-Syndrom, Mongolismus*; durch eine Trisomie* von Chromosom 21 verursachtes Syndrom mit variabler geistiger Behinderung und körperlichen Fehlbildungen [Minderwuchs, Brachyzephalie*, tiefsitzende Ohren, Epikanthus*]; häufigste Chromosomenaberration, die mit dem Alter der Mutter bei der Geburt korreliert; Ⓔ *Down's syndrome, Down's disease, trisomy 21 syndrome, Kalmuk type, Kalmuck type*

Downey-Zellen *pl*: *Syn:* *monozytoide Zellen, Pfeiffer-Drüsenfieber-Zellen*; beim Pfeiffer*-Drüsenfieber im Blut auftretende mononukleäre, lymphomonozytäre Blutzellen; Ⓔ *Downey's cells*

Do|xo|ru|bi|cin *nt*: *Syn:* *Adriamycin*; von **Streptomyces penceticus** gebildetes zytostatisches Antibiotikum; Ⓔ *doxorubicin, adriamycin*

Dra|chen|wurm *m*: →*Dracunculus medinensis*

Dra|con|ti|a|sis *f*, *pl* **-ses**: →*Drakontiase*

Dra|cun|cu|lo|sis *f*, *pl* **-ses**: *Syn:* *Medinawurminfektion, Medinawurmbefall, Guineawurminfektion, Guineawurmbefall, Drakunkulose, Drakontiase, Dracontiasis*; durch Befall mit Dracunculus* medinensis hervorgerufene Erkrankung; Ⓔ *Guinea worm disease, dracunculiasis, dracontiasis, dracunculosis*

Dra|cun|cu|lus *m*: Fadenwurmgattung mit nur einer humanpathogenen Art [Dracunculus* medinensis]; Ⓔ *Dracunculus*

Dracunculus medinensis: *Syn:* *Medinawurm, Guineawurm, Drachenwurm, Filaria medinensis*; im Unterhautbindegewebe parasitierender Fadenwurm; Erreger der Dracunculosis*; Ⓔ *Medina worm, Guinea worm, dragon worm, serpent worm, Filaria dracunculus, Filaria medinensis, Dracunculus medinensis*

Draht|ex|ten|si|on *f*: Form der Extension* mit einem Draht oder Nagel im Knochen; Ⓔ *wire extension*

Draht|os|te|o|syn|the|se *f*: Fixierung von Knochenfragmenten mit chirurgischem Draht; Ⓔ *wire fixation*

Drain *m*: *Syn:* *Drän*; Hilfsmittel [Röhrchen, dünner Schlauch] zur Ableitung von Flüssigkeit aus dem Körper; Ⓔ *drain, drain tube, drainage tube*

Drai|na|ge *f*: *Syn:* *Drainieren, Dränage*; Ableitung von Flüssigkeit aus dem Körper; Ⓔ *drain, drainage*

Drai|nie|ren *nt*: →*Drainage*

Dra|kon|ti|a|se *f*: *Syn:* *Medinawurminfektion, Medinawurmbefall, Guineawurminfektion, Guineawurmbefall, Drakunkulose, Dracontiasis, Dracunculosis*; durch Befall mit Dracunculus* medinensis hervorgerufene Erkrankung; Ⓔ *Guinea worm disease, dracunculiasis, dracontiasis, dracunculosis*

Dra|kun|ku|lo|se *f*: →*Dracunculosis*

Drän *m*: →*Drain*

Drä|na|ge *f*: →*Drainage*

Drang|in|kon|ti|nenz *f*: *Syn:* *imperative Miktion, imperativer Harndrang*; zwanghafter, nicht-unterdrückbarer Harndrang; Ⓔ *urge incontinence*

Drä|nie|ren *nt*: →*Drainage*

Dras|ti|kum *nt*, *pl* **-ka**: starkes Abführmittel; Ⓔ *drastic*

Dreh|bruch *m*: *Syn:* *Torsionsbruch, Torsionsfraktur, Drehfraktur, Spiralbruch, Spiralfraktur*; durch Drehkräfte verursachte Fraktur langer Röhrenknochen; Ⓔ *spiral fracture, helical fracture, torsion fracture*

Dreh|frak|tur *f*: →*Drehbruch*

Dreh|ge|lenk *nt*: *Syn:* *Zapfengelenk, Radgelenk, Articulatio trochoidea*; sich um eine Achse drehendes Gelenk; Ⓔ *trochoidal joint, pivot joint, rotary joint, rotatory joint, trochoid joint, trochoid, trochoides*

Dreh|krampf *m*: *Syn:* *Spasmus rotatorius*; unwillkürliche Kopfdrehung mit Krampf der Halsmuskulatur; Ⓔ *rotatory spasm, rotatory tic*

Dreh|nys|tag|mus *m*: *Syn:* *rotatorischer Nystagmus*; Nystagmus* bei schneller Drehung des Körpers; Ⓔ *rotatory nystagmus*

Dreh|os|te|o|to|mie *f*: Osteotomie* mit Drehung eines oder beider Fragmente zur Korrektur von Fehlstellungen; Ⓔ *rotation osteotomy*

Dreh|schwin|del *m*: *Syn:* *Vertigo rotatoria*; Schwindelgefühl, bei dem sich alles zu drehen scheint; Ⓔ *rotary vertigo, rotatory vertigo, systematic vertigo*

Drei|ecks|bein *nt*: *Syn:* *Os triquetrum*; dreieckiger Handwurzelknochen; Ⓔ *triquetrum, triquetral bone, ulnar carpal bone, pyramidal bone, pyramidale*

Drei|eck|schä|del *m*: *s.u.* *Trigonozephalie*; Ⓔ *trigonocephaly, trigonocephalia*

Drei|fach|bin|dung *f*: ungesättigte Bindung, die drei Valenzen enthält; Ⓔ *triple bond*

Drei|fach|se|hen *nt*: Triplopie; Ⓔ *triple vision, triplopia*

Drei|fach|zu|cker *m*: Trisaccharid; Ⓔ *trisaccharide*

Drei|far|ben|the|o|rie *f*: →*Young-Helmholtz-Dreifarbentheorie*

Drei|glä|ser|pro|be *f*: Auffangen von Harn in drei getrennten Fraktionen; das erste Glas enthält Urin aus der Harnröhre, das zweite [**Mittelstrahlurin**] aus der Blase und das dritte aus der Prostata [nach Prostatamassage]; Ⓔ *three-glass test, Valentine's test*

Drei-Monats-Anämie *f*: *Syn:* *physiologische Anämie, Trimenonanämie, Trimenonreduktion*; im dritten Monat nach der Geburt auftretende Anämie der Säuglinge, die ohne Behandlung wieder verschwindet; Ⓔ *physiological anemia*

Drei|mo|nats|ko|lik *f*: Bauchkolik bei Säuglingen beim Umstieg von Milch auf feste Nahrung; Ⓔ *three month colics*

Drei|mo|nats|sprit|ze *f*: hormonale Kontrazeption durch Depotinjektion von Gestagen; Ⓔ *every-three-month injection*

Drei|stär|ken|glas *nt*: →*Dreistärkenlinse*

Drei|stär|ken|lin|se *f*: *Syn:* *Dreistärkenglas, Trifokallinse, Trifokalglas*; Linse mit drei verschiedenen Zonen mit verschiedenen optischen Eigenschaften; Ⓔ *trifocal lens, trifocal glass*

Drei|stu|fen|pil|le *f*: Antibabypille, die den normalen Hormonrhythmus imitiert; Ⓔ *phased oral contraceptive*

Drei|ta|ge|fie|ber *nt*: **1.** ***Syn:*** *sechste Krankheit, Exanthema subitum, Roseola infantum, Pseudorubella*; wahrscheinlich virusbedingte Kleinkinderkrankheit [4 Monate–2 Jahre], die durch ein plötzlich einsetzendes hohes Fieber [40°] gekennzeichnet ist; nach drei Tagen kommt es zu Entfieberung und Auftreten eines flüchtigen hellroten Ausschlages [Exanthem*] **2.** ***Syn:*** *Phlebotomusfieber, Pappatacifieber, Moskitofieber*; hochfieberhafte Arbovirusinfektionskrankheit; Ⓔ **1.** *exanthema subitum, roseola infantum, Zahorsky's disease, roseola, pseudorubella, sixth disease* **2.** *phlebotomus fever, pappataci fever, Pym's fever, sandfly fever, three-day fever*

Drei-X-Syndrom *nt*: ***Syn:*** *Triplo-X-Syndrom, XXX-Syndrom*; Trisomie* mit drei X-Chromosomen; klinisch meist unauffällig; Ⓔ *triple-X, metafemale*

Drei|zack|hand *f*: Verformung der Hand mit vergrößertem Abstand zwischen dem 3. und 4. Finger; Ⓔ *trident hand*

Dre|pa|no|zy|to|se *f*: ***Syn:*** *Sichelzellenanämie, Sichelzellenanämie, Herrick-Syndrom*; autosomal-rezessiv vererbte Hämoglobinopathie* mit schwerer hämolytischer Anämie*; das abnorm geformte **Sichelzellenhämoglobin** führt bei sinkender Sauerstoffsättigung zur sichelförmigen Verformung der Erythrozyten [**Drepanozyten**]; die meist schwarzafrikanischen und afroamerikanischen heterozygoten Träger haben eine erhöhte Malariaresistenz; Ⓔ *sickle cell anemia, crescent cell anemia, drepanocytosis*

dre|pa|no|zy|to|tisch *adj*: Drepanozytose betreffend, von ihr betroffen oder gekennzeichnet; Ⓔ *relating to or marked by drepanocytosis, drepanocytotic*

Dresbach-Syndrom *nt*: ***Syn:*** *(hereditäre) Elliptozytose, Ovalozytose, Kamelozytose, Elliptozytenanämie*; autosomal-dominant vererbte Erythrozytenanomalie mit Bildung ovaler oder elliptischer Formen; i.d.R. leichter Verlauf ohne klinische Symptome; Ⓔ *Dresbach's syndrome, Dresbach's anemia, elliptocytary anemia, elliptocytic anemia, elliptocytosis, elliptocytotic anemia, ovalocytic anemia, ovalocytosis*

Dre|scher|krank|heit *f*: ***Syn:*** *Dreschfieber, Farmerlunge*; exogen allergische Alveolitis* durch Inhalation von Pilzsporen in Heustaub; Ⓔ *farmer's lung, thresher's lung, harvester's lung*

Dresch|fie|ber *nt*: → *Drescherkrankheit*

Dressler-Myokarditis *f*: → *Dressler-Syndrom*

Dressler-Syndrom *nt*: ***Syn:*** *Dressler-Myokarditis, Postmyokardinfarktsyndrom*; Tage bis Wochen nach einem Herzinfarkt auftretender Komplex von Brustschmerzen, Fieber, Perikarditis* und Pleuritis*; Ⓔ *Dressler's syndrome, postmyocardial infarction syndrome*

Drift *f*: langsame, allmähliche Änderung; Ⓔ *drift*

Dril|lings|nerv *m*: → *Nervus trigeminus*

Dritter-Ton-Galopp *m*: ***Syn:*** *protodiastolischer Galopp, diastolischer Galopp, Ventrikelgalopp, 3. Herztongalopp*; Galopprhythmus mit kräftigem 3. Herzton am Anfang der Diastole*; Ⓔ *protodiastolic gallop*

Dro|ge *f*: **1.** ursprünglich Bezeichnung für getrocknete Pflanzen oder Pflanzenteile, aus denen Arzneimittel gewonnen oder hergestellt werden **2.** heute meist für zu Abhängigkeit führende Suchtmittel und Alkohol gebraucht; Ⓔ **1.** *drug, therapeutic agent* **2.** *drug, narcotic, addiction-producing drug, addiction-forming drug*

Dro|gen|ab|hän|gig|keit *f*: ***Syn:*** *Drogensucht*; durch regelmäßigen Konsum eines Suchtmittels hervorgerufene physische und/oder psychische Abhängigkeit; Ⓔ *drug dependence, chemical dependency, drug addiction*

Dro|gen|ik|te|rus *m*: ***Syn:*** *Arzneimittelikterus*; durch Arzneimittel oder Drogen verursachte Gelbsucht; Ⓔ *drug-induced jaundice*

Dro|gen|miss|brauch *m*: Gebrauch von Drogen ohne ärztliche Anordnung und i.d.R. in übermäßiger Dosierung; chronischer Drogenmissbrauch kann zu Drogenabhängigkeit führen; Ⓔ *drug abuse*

Dro|gen|psy|cho|se *f*: durch Medikamente oder Drogen hervorgerufene Intoxikationspsychose*; Ⓔ *drug psychosis*

Dro|gen|sucht *f*: → *Drogenabhängigkeit*

Dro|me|dar|kur|ve *f*: ***Syn:*** *Dromedartypus*; zweigipflige Fieberkurve; Ⓔ *dromedary curve*

Dro|me|dar|ty|pus *m*: → *Dromedarkurve*

Dro|mo|graf, -graph *m*: Gerät zur Flussmessung, z.B. des Blutstroms; Ⓔ *dromograph*

Dro|mo|gramm *nt*: Aufzeichnung der Blutstromgeschwindigkeit mit einem Dromografen; Ⓔ *dromogram*

Dro|mo|lep|sie *f*: ***Syn:*** *Epilepsia cursiva*; Epilepsie* mit Bewusstseinseinschränkung und Bewegungsautomatismen; Ⓔ *cursive epilepsy, progressive epilepsy*

Dro|mo|ma|nie *f*: krankhafter Lauftrieb; Ⓔ *dromomania*

dro|mo|trop *adj*: die Erregungsleitungsgeschwindigkeit im Herzen beeinflussend; Ⓔ *dromotropic*

Dro|mo|tro|pie *f*: dromotrope Wirkung; Ⓔ *dromotropism, dromotropy*

Drop-Anfall *m*: bei Basilaris-Insuffizienz auftretender plötzlicher Kollaps mit oder ohne Bewusstseinsverlust; Ⓔ *drop attack*

Dros|sel|gru|be *f*: → *Fossa jugularis*

Dros|sel|loch *nt*: ***Syn:*** *Foramen jugulare*; Öffnung in der hinteren Schädelgrube; Durchtrittsstelle für Vena jugularis interna, Nervus glossopharyngeus, Nervus vagus und Nervus accessorius; Ⓔ *jugular foramen, posterior lacerate foramen*

Dros|se|lungs|hoch|druck *m*: Bluthochdruck bei Drosselung der Nierenarterie; Ⓔ *Goldblatt hypertension*

Dros|sel|ve|ne *f*: Jugularvene, Jugularis, Vena jugularis; Ⓔ *jugular, jugular vein*

Druck *m*: Kraft pro Flächeneinheit; Ⓔ *pressure*

hydrostatischer Druck: allseitig ausgeübter Druck innerhalb einer Flüssigkeit; Ⓔ *hydrostatic pressure*

intraabdomineller Druck: Druck in der Bauchhöhle; Ⓔ *intraabdominal pressure*

intraalveolärer Druck: ***Syn:*** *intrapulmonaler Druck*; Druck in den Lungenalveolen; Ⓔ *intra-alveolar pressure, intrapulmonary pressure, pressure of the respiratory system*

intrakranieller Druck: ***Syn:*** *Hirndruck*; Druck im Schädelinneren; Ⓔ *intracranial pressure*

intraokulärer Druck: ***Syn:*** *Augeninnendruck, Augenbinnendruck*; Druck im Augeninneren; bei Glaukom* erhöht; Ⓔ *intraocular pressure, intraocular tension*

intrapleuraler Druck: ***Syn:*** *Pleuradruck*; der physiologisch negative Druck im Pleuraspalt; Ⓔ *intrapleural pressure, pleural surface pressure*

intrapulmonaler Druck: → *intraalveolärer Druck*

intrathorakaler Druck: Druck im Brustkorb; Ⓔ *intrathoracic pressure*

intravesikaler Druck: Blasendruck; Ⓔ *intravesical pressure*

kolloidosmotischer Druck: ***Syn:*** *onkotischer Druck*; durch Makromoleküle bedingter osmotischer Druck kolloidaler Lösungen; ist wegen der Größe der Moleküle relativ klein; Ⓔ *oncotic pressure, colloid osmotic pressure, colloid osmotic pressure*

onkotischer Druck: → *kolloidosmotischer Druck*

osmotischer Druck: durch Osmose bedingter hydrostatischer Druck; Ⓔ *osmotic pressure*

zentralvenöser Druck: ***Syn:*** *zentraler Venendruck*; Druck im rechten Vorhof oder der oberen Hohlvene; Ⓔ *central venous pressure*

Druck|at|mung *f*: → *Druckbeatmung*

Druck|a|tro|phie *f*: Atrophie* durch eine chronische Druckbelastung; Ⓔ *compression atrophy, pressure atrophy*

Druck|be|at|mung *f*: *Syn: Druckatmung*; künstliche Beatmung mit Lufteinblasung über einen Tubus; Ⓔ *pressure breathing, pressure ventilation, pressure respiration*
positive-negative Druckbeatmung: *Syn: Wechseldruckbeatmung*; Druckbeatmung, bei der die Einatmung durch einen Überdruck und die Ausatmung durch einen Sog erleichtert wird; Ⓔ *positive-negative pressure breathing, positive-negative pressure ventilation*
Druck|do|lenz *f*: Druckschmerzhaftigkeit; Ⓔ *pain on palpation*
Druck|fall|krank|heit *f*: → *Druckluftkrankheit*
Druck|ge|schwür *nt*: → *Dekubitus*
Druck|kam|mer *f*: Kammer zur Behandlung mit Luft oder Sauerstoff unter Überdruck; Ⓔ *pressure chamber*
Druck|läh|mung *f*: *Syn: Kompressionslähmung*; durch Druckschädigung eines Nerven verursachte Lähmung; Ⓔ *pressure paralysis, compression paralysis*
Druck|luft|krank|heit *f*: *Syn: Taucherkrankheit, Druckfallkrankheit, Caissonkrankheit*; durch die Entwicklung von Gasblasen im Blut entstehende Krankheit bei zu schnellem Druckabfall; Ⓔ *compressed-air disease, compressed-air illness, compressed-air sickness, courbature, caisson disease, caisson sickness, decompression sickness, diver's palsy, diver's paralysis, aeremia, tunnel disease*
Druck|ne|kro|se *f*: durch Druckeinwirkung hervorgerufene Nekrose*; Ⓔ *pressure necrosis*
Druck|os|te|o|syn|the|se *f*: *Syn: Kompressionsosteosynthese*; stabile Osteosynthese* durch Aufeinanderpressen der Bruchenden mit Schrauben, Druckplatten usw.; Ⓔ *compression osteosynthesis*
Druck|phos|phen *nt*: durch mechanischen Druck auf das Auge ausgelöste Lichterscheinung; Ⓔ *pressure phosphene*
Druck|puls *m*: langsamer, gespannter Puls bei intrakranieller Druckerhöhung; Ⓔ *pressure pulse*
Druck|punk|te *pl*: für bestimmte Erkrankungen typische Körperpunkte mit erhöhter Druckempfindlichkeit; Ⓔ *pressure points*
Druck|ur|ti|ka|ria *f*: *Syn: Urticaria mechanica*; durch Druck ausgelöste Urtikaria*; Ⓔ *pressure urticaria*
Druck|ver|band *m*: *Syn: Kompressionsverband*; festsitzender Verband zur Blutstillung; Ⓔ *pressure bandage, pressure dressing, pressure pack, compression bandage*
Druck|ver|let|zung *f*: Barotrauma*; Ⓔ *barotrauma, pressure injury, pressure trauma*
Drum|stick *nt*: *Syn: Trommelschlegel*; trommelschlegelförmiger Chromatinanhang des Kerns von neutrophilen Granulozyten; bei Frauen häufiger vor als bei Männern; Ⓔ *drumstick*
Drü|se *f*: *Syn: Glandula*; Zelle oder mehrzelliges Organ, das eine spezifische Flüssigkeit absondert; Ⓔ *gland, glandule, glandula*
endokrine Drüsen: *Syn: Glandulae endocrinae, unechte Drüsen, Drüsen mit innerer Sekretion*; Drüsen, die ihr Sekret direkt in das Blut abgeben; Ⓔ *endocrine glands, aporic glands, ductless glands, incretory glands*
exokrine Drüse: Drüse, die ihr Sekret auf eine freie Oberfläche [Haut, Schleimhaut] abgibt; Ⓔ *exocrine gland, exocrine*
gemischte Drüse: *Syn: seromuköse Drüse*; Drüse mit wässrig-schleimigem Sekret; Ⓔ *mixed gland, seromucous gland, heterocrine gland*
Drüsen mit innerer Sekretion: → *endokrine Drüsen*
interstitielle Drüsen: *Syn: Leydig-Zwischenzellen, Interstitialzellen, Leydig-Zellen*; testosteronbildende Zellen im interstitiellen Gewebe der Hoden; Ⓔ *interstitial glands*
muköse Drüse: *Syn: Schleimdrüse, muzinöse Drüse*; Drüse mit schleimigem Sekret; Ⓔ *mucous gland, muciparous gland*
muzinöse Drüse: → *muköse Drüse*
präputiale Drüsen: *Syn: Vorhautdrüsen, Präputialdrüsen, Tyson-Drüsen, Glandulae preputiales*; talgproduzierende Drüsen der Penisvorhaut; Ⓔ *preputial glands, crypts of Littre, crypts of Haller, crypts of Tyson, glands of Haller, glands of Tyson*
seromuköse Drüse: → *gemischte Drüse*
seröse Drüse: *Syn: Eiweißdrüse*; Drüse mit dünnflüssigem Sekret; Ⓔ *serous gland*
unechte Drüsen: → *endokrine Drüsen*
Dru|sen *pl*: **1.** (*biolog.*) aus Fäden bestehende Vegetationsform bestimmter Pilze und Bakterien, z.B. Strahlenpilzdrusen **2.** bei verschiedenen Hirnerkrankungen auftretende Eiweißplaques im Hirngewebe; Ⓔ **1.** *drusen, sulfur granules* **2.** *drusen*
Drü|sen|ent|zün|dung *f*: → *Adenitis*
Drü|sen|fie|ber *nt*: → *Mononucleosis infectiosa*
Drü|sen|skle|ro|se *f*: *Syn: Adenosklerose*; zu Sklerosierung* führende degenerative Drüsenerkrankung; Ⓔ *adenosclerosis*
Dschun|gel|gelb|fie|ber *nt*: *s.u. Gelbfieber*; Ⓔ *jungle yellow fever, rural yellow fever, sylvan yellow fever*
D_1-Trisomiesyndrom *nt*: *Syn: Patau-Syndrom, Trisomie 13-Syndrom*; Trisomie* mit Fehlbildungen des Skeletts, des Auges und innerer Organe; Ⓔ *trisomy D syndrome, trisomy 13 syndrome, Patau's syndrome*
D_1-Tumor *m*: *Syn: Vipom, VIPom, VIP-produzierendes Inselzelladenom*; gutartiger Tumor der Bauchspeicheldrüse, der vasoaktive intestinale Peptide bildet; Ⓔ *D_1 tumor, vipoma, VIPoma*
Dual-, dual- *präf.*: Wortelement mit der Bedeutung „zweifach/doppelt"; Ⓔ *dual*
DuBois-Formel *f*: Formel zur Berechnung der Körperoberfläche; Ⓔ *DuBois's formula*
Dubreuilh-Erkrankung *f*: → *Dubreuilh-Krankheit*
Dubreuilh-Hutchinson-Erkrankung *f*: → *Dubreuilh-Krankheit*
Dubreuilh-Hutchinson-Krankheit *f*: → *Dubreuilh-Krankheit*
Dubreuilh-Krankheit *f*: *Syn: prämaligne Melanose, melanotische Präkanzerose, Lentigo maligna, Melanosis circumscripta praeblastomatosa (Dubreuilh), Melanosis circumscripta praecancerosa (Dubreuilh), Dubreuilh-Erkrankung, Dubreuilh-Hutchinson-Krankheit*; aus einem Altersfleck entstehendes, langsam wachsendes malignes Melanom*; unbehandelt Übergang in ein Lentigo-maligna Melanom; Ⓔ *circumscribed precancerous melanosis of Dubreuilh, Hutchinson's freckle, lentigo maligna, circumscribed precancerous melanosis of Dubreuilh, precancerous melanosis of Dubreuilh, malignant lentigo, melanotic freckle (of Hutchinson)*
Duchenne-Aran-Krankheit *f*: → *Duchenne-Aran-Syndrom*
Duchenne-Aran-Syndrom *nt*: *Syn: Aran-Duchenne-Krankheit, Duchenne-Aran-Krankheit, Aran-Duchenne-Syndrom, spinale progressive Muskelatrophie, adult-distale Form der spinalen Muskelatrophie*; im Erwachsenenalter [20.–40. Lebensjahr] beginnende, langsam progrediente Atrophie der Handmuskeln und später der Schultergürtelmuskulatur; Ⓔ *Duchenne-Aran disease, Duchenne's disease, Aran-Duchenne disease, Aran-Duchenne type, Duchenne-Aran type, Aran-Duchenne muscular atrophy, Duchenne-Aran muscular atrophy*
Duchenne-Form der progressiven Muskelatrophie/Muskeldystrophie *f*: → *Duchenne-Muskeldystrophie*
Duchenne-Krankheit *f*: → *Duchenne-Muskeldystrophie*
Duchenne-Landouzy-Atrophie *f*: *Syn: fazioskapulohumerale Form der Dystrophia musculorum progressiva*; leichte Form der progressiven Muskeldystrophie, die Gesichts- und Schultergürtelmuskulatur befällt; Ⓔ *Duchenne-Landouzy dystrophy, Duchenne-Landouzy type*
Duchenne-Muskeldystrophie *f*: *Syn: Duchenne-Krankheit, Duchenne-Typ der progressiven Muskeldystrophie,*

pseudohypertrophe pelvifemorale Form, Dystrophia musculorum progressiva Duchenne; häufigste und bösartigste Form der progressiven Muskeldystrophie; X-chromosomal-rezessiv vererbt; Ⓔ *Duchenne atrophy, Duchenne's disease, Duchenne's type, Duchenne muscular dystrophy, Duchenne type muscular dystrophy, Duchenne's paralysis, pseudohypertrophic muscular paralysis, pseudohypertrophic muscular atrophy, pseudomuscular hypertrophy, childhood muscular dystrophy, pseudohypertrophic muscular dystrophy*

D

Duchenne-Syndrom *nt*: **1.** *Syn: progressive Bulbärparalyse*; fortschreitende Bulbärparalyse mit Schluckbeschwerden, Atemstörungen und evtl. Kehlkopflähmung **2.** *Syn: Rückenmarkschwindsucht, Rückenmarkdarre, Tabes dorsalis*; zur Neurosyphilis* gehörende Schädigung des Rückenmarks mit Degeneration der Hinterstränge; führt u.a. zu Pupillen- und Blasenstörungen [**Tabikerblase**] und schmerzhaften tabischen Krisen* innerer Organe; Ⓔ **1.** *Duchenne's syndrome, Duchenne's disease, bulbar paralysis, progressive bulbar paralysis, glossolabial paralysis, glossopharyngolabial paralysis, labial paralysis, labioglossolaryngeal paralysis, labioglossopharyngeal paralysis, bulbar palsy* **2.** *Duchenne's paralysis, Duchenne's syndrome, Duchenne's disease, tabes, tabes dorsalis, tabetic neurosyphilis, posterior sclerosis, association paralysis, posterior spinal sclerosis*

Duchenne-Typ der progressiven Muskelatrophie/Muskeldystrophie *m*: → *Duchenne-Muskeldystrophie*

Ducrey-Streptobakterium *nt*: *Syn: Streptobazillus des weichen Schankers, Haemophilus ducreyi, Coccobacillus ducreyi*; Erreger des Ulcus* molle; Ⓔ *Ducrey's bacillus, Haemophilus ducreyi*

Duc|tu|lus *m, pl* **-li**: kleiner Gang, Kanälchen; Ⓔ *ductule, ductulus*

Ductuli aberrantes epidydidymi: blind endende Abzweigungen des Nebenhodengangs [Ductus epididymidis] oder der Ausführungsgänge der Hoden im Nebenhodenkopf [Ductuli efferentes testis]; Ⓔ *aberrant ductules*

Ductuli biliferi: → *Ductus biliferi interlobulares*

Ductuli efferentes testis: Ausführungsgänge der Hoden im Nebenhodenkopf; Ⓔ *efferent ductules of testis, efferent ducts of testis*

Ductuli excretorii glandulae lacrimalis: Ausführungsgänge der Tränendrüse; Ⓔ *excretory ductules of lacrimal gland*

Ductuli interlobulares biliferi: → *Ductus biliferi interlobulares*

Ductuli prostatici: Ausführungsgänge der Prostatadrüsen; Ⓔ *prostatic ducts, prostatic ductules*

Ductuli transversi epoophori: vom Gartner-Gang [Ductus longitudinalis epoophori] ausgehende, querverlaufende Reste der Urnierenkanälchen; Ⓔ *transverse ductules of epoophoron*

Duc|tus *m*: Gang, Kanal; Ⓔ *duct, canal, ductus*

Ductus alveolares: *Syn: Alveolargänge*; Endkanälchen des Lungengewebes, deren Wände Alveolensäckchen* aufweisen; Ⓔ *alveolar ducts*

Ductus arteriosus: *Syn: Ductus Botalli, Ductus arteriosus Botalli*; im fetalen Kreislauf die Verbindung zwischen Truncus pulmonalis und Aortenbogen; schließt sich nach der Geburt; Ⓔ *Botallo's duct, arterial duct, arterial canal, pulmoaortic canal, ductus arteriosus*

Ductus arteriosus apertus: *Syn: offener Ductus Botalli, persistierender Ductus arteriosus*; Offenbleiben des Ductus arteriosus nach der Geburt; häufigste angeborene Angiokardiopathie*; Ⓔ *patent ductus arteriosus*

Ductus arteriosus Botalli: → *Ductus arteriosus*

persistierender Ductus arteriosus: → *Ductus arteriosus apertus*

Ductus biliaris: → *Ductus choledochus*

Ductus biliferi interlobulares: *Syn: interlobuläre Gallengänge, Ductuli biliferi, Ductuli interlobulares biliferi*; zwischen den Leberläppchen verlaufende Gallengänge; Ⓔ *interlobular ducts*

Ductus Botalli: → *Ductus arteriosus*

offener Ductus Botalli: → *Ductus arteriosus apertus*

Ductus choledochus: *Syn: Hauptgallengang, Choledochus, Ductus biliaris*; durch die Vereinigung von Ductus cysticus und Ductus hepaticus entstehender Gang, der an der Papilla* duodeni major in den Zwölffingerdarm mündet; Ⓔ *choledochus, choledochal duct, common bile duct, common gall duct, choledochous duct, common duct, choledoch*

Ductus cochlearis: mit Endolymphe gefüllter häutiger Schneckengang; Ⓔ *scala of Löwenberg, Löwenberg's scala, Löwenberg's canal, cochlear duct, cochlear canal, membranous cochlea*

Ductus cysticus: *Syn: Gallenblasengang, Zystikus, Cysticus*; Ausführungsgang der Gallenblase; vereinigt sich mit dem Ductus hepaticus zum Ductus choledochus; Ⓔ *cystic duct, cystic gall duct, duct of gallbladder, excretory duct of gallbladder*

Ductus deferens: *Syn: Samenleiter*; Fortsetzung des Nebenhodengangs; zieht im Samenstrang zur Prostata; Ⓔ *deferent duct, deferent canal, excretory duct of testis, spermatic duct, testicular duct, vas deferens, deferens canal*

Ductus deferens vestigialis: rudimentärer Gang im Paroophoron*; Ⓔ *vestigial deferent duct*

Ductus ejaculatorius: *Syn: Ausspritzungsgang, Ejakulationsgang*; Endabschnitt des Samenleiters in der Prostata; Ⓔ *ejaculatory duct, spermiduct*

Ductus endolymphaticus: Endolymphgang des Labyrinths; Ⓔ *endolymphatic duct, aqueduct of vestibule*

Ductus epididymidis: *Syn: Nebenhodengang*; 4–5 m langer Epithelschlauch, der zusammengeknäuelt Kopfteil, Körper und Schwanz des Nebenhodens bildet; geht in den Samenleiter über; Ⓔ *duct of epididymis, canal of epididymis*

Ductus excretorius glandulae vesiculosae: Ausführungsgang des Samenbläschens [Glandula* vesiculosa]; mündet innerhalb der Prostata* in den Ductus* ejaculatorius; Ⓔ *excretory duct of seminal vesicle*

Ductus glandulae bulbourethralis: Ausführungsgang der Cowper-Drüse [Glandula bulbourethralis]; Ⓔ *duct of bulbourethral gland*

Ductus hepaticus communis: *Syn: Hepatikus*; gemeinsamer Gallengang der Leberlappen; vereinigt sich mit dem Ductus cysticus zum Ductus choledochus; Ⓔ *common hepatic duct, hepatocystic duct*

Ductus hepaticus dexter, sinister: rechter und linker Gallengang; vereinigen sich zum Ductus hepaticus communis; Ⓔ *right and lefthepatic duct*

Ductus incisivus: embryonaler Gang von den Foramina* incisiva zur Nase; Ⓔ *incisor duct*

Ductus lactiferi: Milchgänge der Brustdrüse; Ⓔ *galactophorous canals, galactophorous ducts, galactophorous tubules, lactiferous tubules, lactiferous ducts, mammary ducts, mamillary ducts, milk ducts, canalicular ducts, galactophores*

Ductus lobi caudati dexter, sinister: Gallengänge, die die Galle aus dem Lobus caudatus in den rechten und linken Gallengang [Ductus hepaticus dexter, sinister] leiten; Ⓔ *right duct of caudate lobe*

Ductus longitudinalis epoophori: *Syn: Gartner-Gang*; Längsgang des Epoophorons*; Rest des Wolff*-Gangs der Urniere; Ⓔ *longitudinal duct of epoophoron*

Ductus lymphaticus dexter: *Syn: rechter Hauptlymphgang, Ductus thoracicus dexter*; durch Vereinigung der Lymphstämme des rechten Oberkörpers entstehender Lymphgang, der im rechten Venenwinkel mündet; Ⓔ *right lymphatic duct, right thoracic duct*

Ductus nasolacrimalis: ***Syn:*** *Tränen-Nasen-Gang*; Abflussgang der Tränen aus dem Tränensack in den unteren Nasengang; Ⓔ *nasolacrimal duct, lacrimonasal duct, nasal duct, tear duct*

Ductus omphaloentericus: → *Ductus omphalomesentericus*

Ductus omphalomesentericus: ***Syn:*** *Darmstiel, Dottergang, Dottersackgang, Ductus omphaloentericus, Ductus vitellinus*; embryonaler Gang, der Darm und Dottersack verbindet; Ⓔ *omphalomesenteric duct, umbilical duct, vitelline duct, vitello-intestinal duct, yolk stalk, yolk sac stalk, omphalomesenteric canal*

Ductus pancreaticus: ***Syn:*** *Wirsung-Gang, Wirsung-Kanal, Pankreasgang*; Ausführungsgang der Bauchspeicheldrüse, der zusammen mit dem Ductus choledochus auf der Papilla* duodeni major in den Zwölffingerdarm mündet; Ⓔ *Wirsung's canal, Wirsung's duct, hepatopancreatic duct, hepaticopancreatic duct, pancreatic duct*

Ductus pancreaticus accessorius: ***Syn:*** *Santorini-Gang*; manchmal vorhandener zusätzlicher Ausführungsgang der Bauchspeicheldrüse; mündet auf der Papilla* duodeni minor in den Zwölffingerdarm; Ⓔ *Santorini's canal, Santorini's duct, Bernard's canal, Bernard's duct, accessory pancreatic duct, minor pancreatic duct, accessory hepatopancreatic duct*

Ductus paraurethrales urethrae femininae: ***Syn:*** *Skene-Gänge*; Ausführungsgänge der Harnröhrendrüsen in der Umgebung der Harnröhrenmündung der Frau; Ⓔ *Skene's ducts, Schüller's ducts, Skene's tubules, Skene's glands, Schüller's glands, paraurethral glands of female urethra, paraurethral ducts of female urethra*

Ductus paraurethrales urethrae masculinae: Ausführungsgänge der Harnröhrendrüsen des Mannes; Ⓔ *paraurethral ducts of male urethra*

Ductus parotideus: ***Syn:*** *Parotisgang, Stensen-Gang, Stenon-Gang*; Ausführungsgang der Ohrspeicheldrüse; Ⓔ *canal of Stenon, Stensen's canal, parotid duct, Blasius' duct, duct of Stenon, Stensen's duct*

Ductus reuniens: Verbindung von basalem Ende des Ductus* cochlearis und Sacculus* vestibuli; Ⓔ *uniting duct*

Ductus semicircularis anterior: ***Syn:*** *vorderer Bogengang*; der am weitesten nach oben reichende Bogengang; mündet zusammen mit dem hinteren Bogengang im Crus* membranaceum commune; Ⓔ *anterior semicircular duct*

Ductus semicircularis lateralis: ***Syn:*** *seitlicher Bogengang*; sich nach hinten neigender Bogengang; mündet mit dem Crus* membranaceum simplex im Utriculus* vestibularis; Ⓔ *lateral semicircular duct*

Ductus semicircularis posterior: ***Syn:*** *hinterer Bogengang*; nach unten gerichteter Bogengang; bildet mit dem vorderen Bogengang einen rechten Winkel; Ⓔ *posterior semicircular duct*

Ductus sublinguales minores: Ausführungsgänge der kleinen Unterzungendrüsen; Ⓔ *lesser sublingual ducts, minor sublingual ducts, Walther's ducts, Revinus' ducts, canals of Rivinus, Walther's canals*

Ductus sublingualis major: Ausführungsgang der großen Unterzungendrüse; Ⓔ *major sublingual duct, greater sublingual duct, Bartholin's duct*

Ductus submandibularis: ***Syn:*** *Wharton-Gang*; Ausführungsgang der Unterkieferdrüse; Ⓔ *submandibular duct, submaxillar duct, Wharton's duct*

Ductus sudoriferus: Ausführungsgang einer Schweißdrüse [Glandula* sudorifera]; mündet frei auf der Haut oder in einen Haarbalg; Ⓔ *sudoriferous duct*

Ductus thoracicus: ***Syn:*** *Brustmilchgang, Milchbrustgang*; Hauptlymphstamm des Körpers, der die Lymphe der unteren Körperhälfte und der linken Seite von Kopf und Oberkörper aufnimmt; mündet in den linken Venenwinkel; Ⓔ *thoracic duct, alimentary duct, chyliferous duct, duct of Pecquet*

Ductus thoracicus dexter: → *Ductus lymphaticus dexter*

Ductus thyroglossalis: während der Embryonalentwicklung bestehender Gang, der vom Foramen* caecum der Zunge nach unten zieht und von dessen unterem Ende die Schilddrüsenentwicklung ausgeht; kann in seltenen Fällen noch als Rudiment oder in Form eines Lobus* pyramidalis vorhanden sein; Ⓔ *thyroglossal duct*

Ductus utriculosaccularis: Utriculus* und Sacculus* vestibuli verbindender Kanal des Vestibularapparates; der Abschnitt zwischen Utriculus vestibuli und dem Abgang des Ductus* endolymphaticus wird als **Ductus utricularis** bezeichnet, der Teil zwischen dem Abgang des Ductus* endolymphaticus und dem Sacculus* vestibuli als **Ductus saccularis;** Ⓔ *utriculosaccular duct*

Ductus venosus: im Fetalkreislauf Anastomose von Nabelvene und unterer Hohlvene; verödet nach der Geburt; Ⓔ *duct of Arantius, ductus venosus, canal of Arantius, canal of Cuvier*

Ductus vitellinus: → *Ductus omphalomesentericus*

Ductus thoracicus-Bogen *m*: ***Syn:*** *Arcus ductus thoracici*; bogenförmiger Verlauf des Ductus* thoracicus über der Pleurakuppel; Ⓔ *arch of thoracic duct*

Duffy-Blutgruppe *f*: ***Syn:*** *Duffy-Blutgruppensystem*; Blutgruppensystem, dessen Antigene Auslöser eines schweren Morbus* haemolyticus neonatorum oder Ursache eines Transfusionszwischenfalles sein können; Ⓔ *Duffy blood group, Duffy blood group system*

Duhring-Brocq-Krankheit *f*: → *Duhring-Krankheit*

Duhring-Krankheit *f*: ***Syn:*** *Dermatitis herpetiformis Duhring, Duhring-Brocq-Krankheit, Morbus Duhring-Brocq, Hidroa bullosa/herpetiformis/pruriginosa, Hidroa mitis et gravis*; chronisch-rezidivierende Autoimmunerkrankung* mit herpetiformer Anordnung der Effloreszenzen*; Ⓔ *Duhring's disease, dermatitis herpetiformis*

Duke-Methode *f*: Bestimmung der Blutungszeit durch Einstich ins Ohrläppchen und Abwischen des austretenden Blutes mit Fließpapier bis zur Blutstillung; Ⓔ *Duke's method, Duke's test*

Dukes-Einteilung *f*: ***Syn:*** *Dukes-Klassifikation*; klassische Einteilung der Dickdarmkarzinome; Ⓔ *Dukes' classification, Dukes' system*

Dukt-, dukt- *präf.*: → *Dukto-*

dukltal *adj*: Gang/Ductus betreffend; Ⓔ *relating to a duct, ductal, ductular*

Duktlekltalsie *f*: Gangaufweitung, Gangektasie; Ⓔ *ductal ectasia*

duktil *adj*: dehnbar, streckbar; biegsam; Ⓔ *ductile*

Dukto-, dukto- *präf.*: Wortelement mit der Bedeutung „Gang/Duktus"; Ⓔ *ductal, ductular, ducto-*

Duk|to|gra|fie, -gra|phie *f*: ***Syn:*** *Galaktografie*; Röntgenkontrastdarstellung der Milchgänge der Brust; Ⓔ *ductography*

Dul|cit *nt*: ***Syn:*** *Galactit, Galaktit*; sechswertiger Alkohol [Hexit], der bei Diabetes und Galaktoseintoleranz im Harn auftritt; Ⓔ *dulcite, dulcitol, dulcose, galactitol*

Dum-Dum-Fieber *nt*: ***Syn:*** *viszerale Leishmaniase, Kala-Azar, Splenomegalia tropica*; chronische Erkrankung der Haut und des retikuloendothelialen Systems von Leber, Milz und Knochenmark durch Leishmania* donovani in subtropischen und tropischen Ländern sowie im Mittelmeerraum; Ⓔ *kala-azar, cachectic fever, cachexial fever, visceral leishmaniasis, Burdwan fever, black fever, Assam fever, Dumdum fever*

Dum|ping|syn|drom *nt*: nach Magenresektion und Vagotomie auftretende intestinale Beschwerden mit Hypoglykämie*, Tachykardie* und Schwächegefühl; Ⓔ

dumping (syndrome), jejunal syndrome, postgastrectomy syndrome

Dun|kel|ad|ap|ta|ti|on *f*: mit dem Verlust des Farbensehens einhergehende Anpassung des Auges an die Dunkelheit; Ⓔ *dark adaptation, scotopic adaptation*

Dun|kel|angst *f*: *Syn: Nachtangst, Nyktophobie, Nyktalophobie, Skotophobie*; krankhafte Angst vor der Dunkelheit; Ⓔ *irrational fear of darkness, nyctophobia, scotophobia*

Dun|kel|an|pas|sung *f*: → *Dunkeladaptation*

Dun|kel|feld|mi|kro|skop *nt*: Mikroskop für die Dunkelfeldmikroskopie*; Ⓔ *dark-field microscope*

Dun|kel|feld|mi|kro|sko|pie *f*: mikroskopische Technik, die die Untersuchungsobjekte hell vor dunklem Hintergrund darstellt; Ⓔ *dark-field microscopy*

Dünn|darm *m*: *Syn: Intestinum tenue, Enteron*; 3–4 m langer Abschnitt des Darms zwischen Magenausgang und Dickdarm; besteht aus Zwölffingerdarm [Duodenum*], Leerdarm [Jejunum*] und Krummdarm [Ileum*]; im Dünndarm wird die aufgenommene Nahrung verdaut und resorbiert; Ⓔ *small bowel, small intestine, enteron*

Dünn|darm|bla|se *f*: *Syn: Bricker-Operation, Bricker-Blase, Ileumblase, Ileumconduit*; künstliche Blase aus einer Ileumschlinge mit Ausleitung des Harns über ein Ileostoma; Ⓔ *Bricker's operation, Bricker's ileal conduit, Bricker's ileouretostomy, Bricker's ureteroileostomy*

Dünndarm-Dickdarm-Anastomose *f*: *Syn: Dünndarm-Dickdarm-Fistel, Enterokolostomie*; operative Verbindung von Dünn- und Dickdarm; Ⓔ *enterocolostomy*

Dünndarm-Dickdarm-Fistel *f*: → *Dünndarm-Dickdarm-Anastomose*

Dünn|darm|di|ver|ti|kel *pl*: meist asymptomatische, falsche Divertikel der Dünndarmschleimhaut; Ⓔ *small bowel diverticulum*

Dünn|darm|di|ver|ti|ku|lo|se *f*: das Vorhandensein multipler Dünndarmdivertikel; meist symptomlos; Ⓔ *diverticulosis of the small intestine*

Dünn|darm|ein|lauf *m*: *Syn: Enteroklysma*; hoher Einlauf; Ⓔ *enteroclysis, high enema, small bowel enema*

Dünn|darm|ent|zün|dung *f*: → *Enteritis*

Dünn|darm|er|satz|ma|gen *m*: Ersatzmagen aus Dünndarm, meist Jejunum; Ⓔ *small bowel interposition*

Dünn|darm|fis|tel *f*: vom Dünndarm ausgehende Fistel, die in andere Darmteile oder Organe einmündet [**innere Dünndarmfistel**] oder nach außen führt [**äußere Dünndarmfistel**]; Ⓔ *small intestinal fistula*

Dünndarm-Gallenblasen-Fistel *f*: innere Dünndarmfistel mit Einmündung in die Gallenblase; Ⓔ *enterocholecystostomy*

Dünndarm-Gallenblasen-Fistelung *f*: operative Verbindung von Dünndarm und Gallenblase; Ⓔ *enterocholecystostomy*

Dünn|darm|ge|krö|se *nt*: *Syn: Gekröse, Mesenterium*; Verdoppelung des Bauchfells [Peritoneum*], die Jejunum* und Ileum* an der hinteren Bauchwand befestigt; Ⓔ *mesentery, mesenterium, mesostenium*

Dünn|darm|ge|schwür *nt*: → *Dünndarmulkus*

Dünn|darm|il|e|us *m*: → *Dünndarmverschluss*

Dünndarm-Kolon-Fistel *f*: → *Darm-Kolon-Fistel*

Dünn|darm|ne|o|plas|ma *nt*: → *Dünndarmtumor*

Dünn|darm|re|sek|ti|on *f*: operative Entfernung eines Dünndarmabschnitts; Ⓔ *small bowel resection, intestinal resection*

Dünn|darm|tu|mor *m*: *Syn: Dünndarmneoplasma*; Dünndarmtumoren sind selten [5 % der Tumoren des Verdauungstraktes]; meist handelt es sich um gutartige Polypen der Dünndarmschleimhaut; Ⓔ *small bowel tumor, small bowel neoplasm*

Dünn|darm|ul|kus *nt, pl* **-ul|ze|ra**: *Syn: Dünndarmgeschwür*; Geschwür der Dünndarmschleimhaut; meist ein peptisches Zwölffingerdarmgeschwür; Ⓔ *duodenal ulcer*

Dünn|darm|ver|schluss *m*: *Syn: Dünndarmileus*; meist akut verlaufender Verschluss mit Schmerzen, Erbrechen, Meteorismus, Kollaps und Fieber; Ⓔ *small bowel obstruction*

Dünn|schicht|chro|ma|to|gra|fie, -gra|phie *f*: Chromatografie* unter Verwendung dünner, auf Glas oder Kunststoff aufgebrachter Schichten von Sorptionsmittel; Ⓔ *thin-layer chromatography*

Dünn|schicht|e|lek|tro|pho|re|se *f*: Elektrophorese* in einer dünnen Schicht von Trägermedium; Ⓔ *thin-layer electrophoresis*

Duoden-, duoden- *präf.*: → *Duodeno-*

du|o|de|nal *adj*: Zwölffingerdarm/Duodenum betreffend, vom Duodenum stammend; Ⓔ *relating to the duodenum, duodenal*

Du|o|de|nal|a|tre|sie *f*: *Syn: Duodenumatresie*; angeborener Verschluss des Zwölffingerdarms; Ⓔ *duodenal atresia*

Du|o|de|nal|di|ver|ti|kel *nt*: *Syn: Duodenumdivertikel*; meist asymptomatisches Divertikel*; i.d.R. auf der Konkavseite des absteigenden Teils leigend; Ⓔ *duodenal diverticulum*

Du|o|de|nal|drü|sen *pl*: *Syn: Brunner-Drüsen, Glandulae duodenales*; in der Submukosa des Zwölffingerdarms liegende mukoide Drüsen; Ⓔ *duodenal glands, Brunner's glands, mucous glands of duodenum, Wepfer's glands, mucous crypts of duodenum, Galeati's glands*

Du|o|de|nal|fis|tel *f*: → *Duodenumfistel*

Du|o|de|nal|fle|xur *f*: *Syn: Zwölffingerdarmkrümmung, Flexura duodeni*; obere [**Flexura duodeni superior**] und untere [**Flexura duodeni inferior**] Krümmung des Zwölffingerdarms; Ⓔ *duodenal flexure, flexure of duodenum*

Du|o|de|nal|kar|zi|nom *nt*: seltener maligner Tumor des Zwölffingerdarms; Ⓔ *duodenal carcinoma*

Du|o|de|nal|pa|pil|le, gro|ße *f*: *Syn: Vater-Papille, Papilla duodeni major, Papilla Vateri*; Schleimhautpapille an der Mündung von Ductus* choledochus und Ductus* pancreaticus in den Zwölffingerdarm; Ⓔ *Vater's papilla, Santorini's major caruncle, Santorini's papilla, major duodenal papilla, bile papilla, major caruncle of Santorini*

Du|o|de|nal|pa|pil|le, klei|ne *f*: *Syn: Papilla duodeni minor*; Schleimhautpapille an der Mündung des Ductus* pancreaticus minor in den Zwölffingerdarm; Ⓔ *Santorini's minor caruncle, minor duodenal papilla*

Du|o|de|nal|plas|tik *f*: *Syn: Duodenumplastik*; plastische Operation des Zwölffingerdarms; Ⓔ *duodenoplasty*

Du|o|de|nal|saft *m*: Gemisch aus Galle, Pankreassekret und Magenspeichel; i.e.S. das Sekret der Duodenaldrüsen*; Ⓔ *duodenal juice*

Du|o|de|nal|son|de *f*: langer, dünner Gummischlauch zur Gewinnung von Duodenalsaft; Ⓔ *duodenal tube*

Du|o|de|nal|ste|no|se *f*: Einengung der Lichtung des Zwölffingerdarms; meist durch Druckeinwirkung von außen [Pankreastumor, Pankreaszysten]; Ⓔ *duodenal stenosis*

Du|o|de|nal|ul|kus *nt, pl* **-ul|ze|ra**: *Syn: Zwölffingerdarmgeschwür, Ulcus duodeni*; häufigstes Geschwür des Magen-Darm-Traktes; meist mit Überproduktion von Magensäure und Helicobacter-pylori-Infektion des Magens; typisch sind Nüchternschmerz und Druckschmerz im Oberbauch; Ⓔ *duodenal ulcer*

Du|o|de|nal|ver|schluss *m*: *Syn: Arteria-mesenterica-superior-Kompressionssyndrom*; Kompression und evtl. Verschluss des Duodenums durch die Arteria mesenterica superior; Ⓔ *superior mesenteric artery syndrome*

Du|o|de|nek|to|mie *f*: Zwölffingerdarmentfernung, Duodenum(teil)entfernung, Duodenumresektion; Ⓔ *duodenectomy*

Du|o|de|ni|tis *f, pl* **-ti|den**: Entzündung der Duodenalschleimhaut; Ⓔ *inflammation of the duodenum, duodenitis, dodecadactylitis*

du|o|de|ni|tisch *adj*: Duodenitis betreffend, von ihr betroffen oder gekennzeichnet; Ⓔ *relating to or marked by duodenitis, duodenitic*

Duodeno-, duodeno- *präf.*: Wortelement mit der Bedeutung „Zwölffingerdarm/Duodenum"; Ⓔ *duodenal, duoden(o)-*

Du|o|de|no|chol|an|gi|tis *f, pl* **-ti|den**: Entzündung von Duodenum und Ductus* choledochus; Ⓔ *inflammation of duodenum and common bile duct, duodenocholangeitis, duodenocholangitis*

du|o|de|no|chol|an|gi|tisch *adj*: Duodenocholangitis betreffend, von ihr betroffen oder gekennzeichnet; Ⓔ *relating to or marked by duodenocholangitis, duodenocholangitic*

Du|o|de|no|cho|le|do|cho|to|mie *f*: Eröffnung von Duodenum und Ductus* choledochus; Ⓔ *duodenocholedochotomy*

Du|o|de|no|cho|le|zys|to|sto|mie *f*: *Syn:* *Duodenum-Gallenblasen-Fistel, Duodenozystostomie, Duodenum-Gallenblasen-Fistelung*; operative Verbindung von Zwölffingerdarm und Gallenblase; Ⓔ *duodenocholecystostomy, duodenocystostomy, cholecystoduodenostomy, cholecystoduodenal fistula*

Du|o|de|no|du|o|de|no|sto|mie *f*: Anastomose* von zwei Duodenumabschnitten; Ⓔ *duodenoduodenostomy*

Du|o|de|no|en|te|ro|chol|an|gi|tis *f, pl* **-ti|den**: →*Duodenocholangitis*

du|o|de|no|en|te|ro|chol|an|gi|tisch *adj*: →*duodenocholangitisch*

Du|o|de|no|en|te|ro|sto|mie *f*: operative Verbindung von Zwölffingerdarm und anderen Darmabschnitten; Ⓔ *duodenoenterostomy*

Du|o|de|no|gra|fie, -gra|phie *f*: Röntgenkontrastdarstellung des Zwölffingerdarms; Ⓔ *duodenography*

du|o|de|no|gra|fisch *adj*: Duodenografie betreffend, mittels Duodenografie; Ⓔ *relating to duodenography, duodenographic*

Du|o|de|no|gramm *nt*: Röntgenkontrastaufnahme des Zwölffingerdarms; Ⓔ *duodenogram*

Du|o|de|no|i|le|o|sto|mie *f*: operative Verbindung von Zwölffingerdarm und Ileum; Ⓔ *duodenoileostomy*

du|o|de|no|je|ju|nal *adj*: Zwölffingerdarm und Leerdarm/Jejunum betreffend oder verbindend; Ⓔ *relating to both duodenum and jejunum, duodenojejunal*

Du|o|de|no|je|ju|nal|fal|te *f*: *Syn:* *Plica duodenojejunalis, Plica duodenalis superior*; Bauchfellfalte am Übergang von Duodenum und Jejunum; Ⓔ *superior duodenal fold, duodenojejunal fold*

Du|o|de|no|je|ju|nal|fle|xur *f*: *Syn:* *Flexura duodenojejunalis*; Flexur am Übergang von Duodenum und Jejunum; Ⓔ *duodenojejunal flexure, duodenojejunal angle*

Du|o|de|no|je|ju|no|sko|pie *f*: Endoskopie* von Zwölffingerdarm und Jejunum; Ⓔ *duodenojejunoscopy*

Du|o|de|no|je|ju|no|sto|mie *f*: operative Verbindung von Zwölffingerdarm und Jejunum; Ⓔ *duodenojejunostomy*

Du|o|de|no|ly|se *f*: operative Duodenummobilisation; Ⓔ *duodenolysis*

Du|o|de|no|pan|kre|a|tek|to|mie *f*: *Syn:* *Pankreatikoduodenektomie, Pankreatoduodenektomie*; operative Entfernung von Duodenum, Teilen des Magens und des Pankreaskopfes bei Tumoren des Duodenums oder der Bauchspeicheldrüse; Ⓔ *duodenopancreatectomy, Brunschwig's operation, Brunschwig's pancreatoduodenectomy, pancreaticoduodenectomy, pancreatoduodenectomy*

Du|o|de|nor|rha|phie *f*: Duodenalnaht, Duodenumnaht; Ⓔ *duodenorrhaphy*

Du|o|de|no|skop *nt*: Endoskop* zur Duodenoskopie; Ⓔ *duodenoscope*

Du|o|de|no|sko|pie *f*: *Syn:* *Zwölffingerdarmendoskopie*; Endoskopie* des Zwölffingerdarms; Ⓔ *duodenoscopy*

du|o|de|no|sko|pisch *adj*: Duodenoskopie betreffend, mittels Duodenoskopie; Ⓔ *relating to duodenoscopy, duodenoscopic*

Du|o|de|no|sto|mie *f*: operative Anlage einer äußeren Duodenalfistel; Ⓔ *duodenostomy*

Du|o|de|no|to|mie *f*: Zwölffingerdarmeröffnung, Duodenaleröffnung, Duodenumeröffnung; Ⓔ *duodenotomy*

Du|o|de|no|zys|to|sto|mie *f*: →*Duodenocholezystostomie*

Du|o|de|num *nt*: *Syn:* *Zwölffingerdarm*; etwa 30 cm langer, hufeisenförmiger Dünndarmabschnitt zwischen Magenausgang und Jejunum; die Ausführungsgänge von Galle und Bauchspeicheldrüse münden ins Duodenum; Ⓔ *duodenum, dodecadactylon*

Du|o|de|num|a|tre|sie *f*: →*Duodenalatresie*

Du|o|de|num|di|ver|ti|kel *nt*: →*Duodenaldivertikel*

Du|o|de|num|fis|tel *f*: **1.** vom Duodenum ausgehende Fistel mit Mündung in andere Darmabschnitte oder Organe [**innere Duodenumfistel**] oder auf der Haut [**äußere Duodenumfistel**] **2.** *Syn:* *Duodenalfistel*; operativ angelegte Duodenumfistel; Ⓔ **1.** *duodenal fistula* **2.** *duodenal fistula*

Duodenum-Gallenblasen-Fistel *f*: →*Duodenocholezystostomie*

Duodenum-Gallenblasen-Fistelung *f*: →*Duodenocholezystostomie*

Du|o|de|num|plas|tik *f*: →*Duodenalplastik*

Duplex-DNA *f*: →*Doppelhelix-DNA*

Duplex-DNS *f*: →*Doppelhelix-DNA*

Dup|li|ci|tas *f*: *Syn:* *Doppelfehlbildung, Doppelmissbildung, Monstrum duplex*; durch eine Verdopplung und unvollständige Trennung von Embryonalanlagen entstandenes Individuum; Ⓔ *double malformation, double monster, twin monster, conjoined twins, duplicitas*

Dup|li|ka|tur *f*: Verdoppelung/Doppelbildung einer anatomischen Struktur; Ⓔ *reflection, reflexion, duplicitas, duplication, duplicature*

Dupuytren-Kontraktur *f*: *Syn:* *Palmarfibromatose, palmare Fibromatose, Dupuytren-Erkrankung*; ätiologisch ungeklärte, häufig beidseitige, lokalisierte, bindegewebige Verhärtung der Palmaraponeurose mit Beugekontraktur eines oder mehrerer Finger; Ⓔ *Dupuytren's contraction, Dupuytren's contracture, Dupuytren's disease, palmar contraction*

Dupuytren-Kontraktur der Plantarfaszie *f*: *Syn:* *Ledderhose-Syndrom I, Morbus Ledderhose, plantare Fibromatose, Fußsohlenfaszienkontraktur, Plantaraponeurosenkontraktur, Fibromatosis plantae*; der palmaren Fibromatose entsprechende, manchmal auch gleichzeitig auftretende, bindegewebige Verhärtung der Palmaraponeurose mit Beugekontraktur von Zehen; Ⓔ *Ledderhose's disease, Dupuytren's disease of the foot, plantar fibromatosis*

Dupuytren-Erkrankung *f*: →*Dupuytren-Kontraktur*

Du|ra *f, pl* **-rae**: →*Dura mater*

Dura mater: *Syn:* *Dura*; äußere harte Haut von Gehirn und Rückenmark; Ⓔ *dura mater, dura, scleromeninx, pachymeninx*

Dura mater cranialis: *Syn:* *Dura mater encephali, Pachymeninx*; harte Hirnhaut; Ⓔ *dura mater of brain, endocranium, entocranium*

Dura mater encephali: →*Dura mater cranialis*

Dura mater spinalis: harte Rückenmarkshaut; Ⓔ *dura mater of spinal cord*

Dura-Entzündung *f*: *Syn:* *Dura mater-Entzündung, Pachymeningitis*; Entzündung der harten Hirn- oder Rückenmarkhaut/Dura mater; Ⓔ *inflammation of the dura mater, pachymeningitis, perimeningitis*

du|ral *adj*: Dura mater betreffend; Ⓔ *relating to the dura mater, dural, duramatral*

D

D

Dura mater-Entzündung *f*: → *Dura-Entzündung*

Du|ra|me|tas|ta|se *f*: Tumorabsiedlung in der harten Hirn- oder Rückenmarkshaut; Ⓔ *dural metastasis*

Du|ra|plas|tik *f*: Verschluss einer Duralücke; Ⓔ *duraplasty*

Du|ra|si|nus *pl*: *Syn:* *Hirnsinus, Sinus venosi durales, Sinus durae matris*; venöse Sinus der Dura mater encephali, die Blut aus Gehirn und Hirnhäuten zur Vena jugularis interna führen; Ⓔ *sinuses of dura mater, cranial sinuses, cerebal sinuses, dural sinuses, venous sinuses of dura mater*

Du|ra|ve|nen *pl*: *Syn:* *Hirnhautvenen, Venae meningeae*; Begleitvenen der Meningealarterien, die in die Hirnsinus [Sinus durae matris] oder die Vena jugularis interna münden; Ⓔ *meningeal veins*

Durch|blu|tung *f*: *Syn:* *Perfusion*; Blutfluss durch ein Organ oder Gewebe; Ⓔ *circulation, blood supply, blood flow, perfusion*

Durch|blu|tungs|stö|rung *f*: verminderte Durchblutung eines Organs oder Gewebes; Ⓔ *impaired perfusion, disturbance of perfusion*

zerebrale Durchblutungsstörung: *Syn:* *zerebrovaskuläre Insuffizienz, Hirndurchblutungsstörung*; meist durch eine Arteriosklerose der Hirngefäße verursachte Minderdurchblutung des Gehirns; Ⓔ *impaired cerebral blood flow*

Durch|fall *m*: → *Diarrhö*

uneigentlicher Durchfall: *Syn:* *Verstopfungsdurchfall, Diarrhoea stercoralis, Diarrhoea paradoxa*; Entleerung von festem und dünnflüssigem Stuhl; Ⓔ *stercoral diarrhea, paradoxical diarrhea*

Durch|fall|krank|heit *f*: → *Diarrhö*

Durch|gangs|syn|drom *nt*: unspezifisches, körperlich begündbares psychotisches Syndrom ohne Bewusstseinseinschränkung; die Rückbildung erfolgt innerhalb von Stunden oder Tagen; Ⓔ *transitory syndrome, transitory psychosis*

Durch|leuch|tung *f*: **1.** *Syn:* *Röntgendurchleuchtung, Fluoroskopie*; direkte Beurteilung von Röntgenaufnahmen auf einem Bildschirm **2.** → *Diaphanoskopie*; Ⓔ **1.** *fluoroscopy, x-ray fluoroscopy, diascopy, screening, photoscopy, cryptoscopy* **2.** → *Diaphanoskopie*

Durch|schlaf|mit|tel *m*: Schlafmittel mit verlängerter Wirkung; Ⓔ *long-acting sleeping medicine*

Durch|schlaf|stö|rung *f*: Unfähigkeit, die ganze Nacht durchzuschlafen; Ⓔ *dysphylaxia*

Durch|wan|de|rungs|pe|ri|to|ni|tis *f, pl* **-ti|den**: durch Erregereinwanderung aus benachbarten Organen hervorgerufene Bauchfellentzündung; Ⓔ *permeation peritonitis*

Duret-Berner-Blutungen *pl*: kleine Blutungen in das Mittelhirn und in den IV. Ventrikel bei stumpfem Schädeltrauma; Ⓔ *Duret's hemorrhage, Duret's lesions*

Du|ro|a|rach|ni|tis *f, pl* **-ti|den**: Entzündung von Dura* mater und Arachnoidea*; Ⓔ *inflammation of the dura mater and arachnoid mater, duroarachnitis*

du|ro|a|rach|ni|tisch *adj*: Duroarachnitis betreffend, von ihr betroffen oder gekennzeichnet; Ⓔ *relating to or marked by duroarachnitis, duroarachnitic*

Duroziez-Syndrom *nt*: *Syn:* *Duroziez-Erkrankung*; angeborene Mitralklappenstenose* mit Anämie, Enteroptose* und Hämorrhoiden; Ⓔ *Duroziez's disease, congenital mitral stenosis, congenital stenosis of mitral valve*

Durst *m*: durch Veränderung im Wasserhaushalt und Reizung der Osmorezeptoren ausgelöstes Trinkbedürfnis; Ⓔ *thirst, thirstiness, dipsia*

Durst|fie|ber *nt*: *Syn:* *Salzfieber*; meist Säuglinge betreffende Hyperthermie* bei Wasserverlust oder Salzüberschuss im Körper; Ⓔ *thirst fever, dehydration fever, exsiccation fever, inanition fever*

Durst|lo|sig|keit *f*: Adipsie*; Ⓔ *adipsia, adipsy*

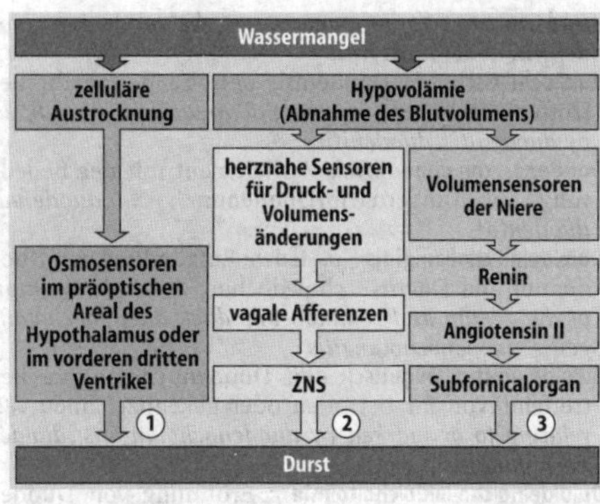

Abb. 21. Durstentstehung

Durst|man|gel *m*: Oligodipsie*; Ⓔ *oligodipsia*

Dutton-Fieber *nt*: *Syn:* *Dutton-Rückfallfieber*; durch Borrelia* duttoni verursachtes Rückfallfieber*; Ⓔ *Dutton's relapsing fever, Dutton's disease*

Duverney-Fraktur *f*: Form der Beckenringfraktur; Ⓔ *Duverney's fracture*

D-Xylosetoleranztest *m*: → *D-Xyloseabsorptionstest*

Dyggve-Melchior-Clausen-Syndrom *nt*: autosomal-rezessives Syndrom mit Minderwuchs, Beckenfehlbildungen und geistiger Retardierung; Ⓔ *Dyggve-Melchior-Clausen syndrome*

-dymus *suf.*: Wortelement mit der Bedeutung „Doppel-/Zwillingsfehlbildung"; Ⓔ *-dymus*

Dynam-, dynam- *präf.*: → *Dynamo-*

Dy|na|mik *f*: **1.** Kraftlehre **2.** Schwung, Elan, Triebkraft, Energie; Ⓔ **1.** *dynamics* **2.** *drive, dynamics*

dy|na|misch *adj*: Dynamik betreffend; energisch, energiegeladen, schwunghaft; Ⓔ *dynamic, dynamical*

Dynamo-, dynamo- *präf.*: Wortelement mit der Bedeutung „Kraft"; Ⓔ *dynam(o)-*

dy|na|mo|gen *adj*: kraftentwickelnd; Ⓔ *dynamogenic, dynamogenous*

Dy|na|mo|ge|ne|se *f*: Kraftentwicklung; Ⓔ *dynamogenesis, dynamogeny*

Dy|na|mo|graf, -graph *m*: Gerät zur Registrierung der Kraftentwicklung von Muskeln; Ⓔ *dynamograph*

Dy|na|mo|gra|fie, -gra|phie *f*: Messung der Kraftentwicklung von Muskeln; Ⓔ *dynamography*

Dy|na|mo|me|ter *nt*: Gerät zur Messung der Muskelkraft; Ⓔ *dynamometer, auxiometer*

Dy|na|mo|skop *nt*: Gerät zur Dynamoskopie*; Ⓔ *dynamoscope*

Dy|na|mo|sko|pie *f*: direkte Beobachtung der Funktion eines Organs oder Muskels; Ⓔ *dynamoscopy*

Dy|ne|in *nt*: mit den Mikrotubuli assoziiertes Motorprotein; Ⓔ *dynein*

-dynia *suf.*: → *-dynie*

-dynie *suf.*: Wortelement mit der Bedeutung „Schmerz"; Ⓔ *-algia, -dynia*

Dys-, dys- *präf.*: Wortelement mit der Bedeutung „schwierig/mangelhaft/schlecht"; Ⓔ *dys-*

Dys|a|dap|ta|ti|on *f*: mangelhafte/ungenügende Adaptation; Ⓔ *dysaptation, dysadaptation*

Dys|ad|re|na|lis|mus *m*: Fehlfunktion der Nebenniere; Ⓔ *dysadrenalism, dysadrenocorticism*

Dys|a|ku|sis *f*: **1.** Störung der Gehörempfindung, Gehörabnahme **2.** *Syn:* *auditorische/akustische Dysästhesie*; akustische Überempfindlichkeit; Ⓔ **1.** *dysacusis, dysacousia, dysacousis, dysacousma* **2.** *acoustic dysesthesia, auditory dysesthesia, dysacusis, dysacousia, dysacousis, dysacousma, dysecoia*

Dys|ä|mie *f*: *Syn:* *Blutdyskrasie*; fehlerhafte Blutzusammensetzung; Ⓔ *dysemia*

Dyslanlalgnolsie *f*: Dyslexie*, bei der bestimmte Worte nicht erkannt werden; Ⓔ *dysanagnosia*

Dyslanltilgralfie, -gralphie *f*: Unfähigkeit, einen Text abzuschreiben; Ⓔ *dysantigraphia*

Dyslalphie *f*: Tastsinnstörung; Ⓔ *dysaphia*

Dysläquillilbrilum *nt*: Ungleichgewicht; Ⓔ *dysequilibrium*

Dysläquillilbrilumlsynldrom *nt*: ***Syn:*** *Hämolysedysäquilibrium*; während oder nach Hämodialyse* auftretende Hirnsymptome; Ⓔ *dialysis disequilibrium syndrome*

Dyslarlthrie *f*: Störung der klaren Aussprache, Artikulationsstörung; Ⓔ *dysarthria, dysarthrosis*

Dyslarlthrolse *f*: ***Syn:*** *Dysarthrosis*; Fehlbildung oder Fehlstellung eines Gelenks; Ⓔ *dysarthrosis*

Dyslarlthrolsis *f, pl* **-ses**: →*Dysarthrose*

Dysläslthelsie *f*: veränderte Wahrnehmung von äußeren Reizen; meist werden normale Reize als unangenehm oder schmerzhaft empfunden; Ⓔ *dysesthesia, disesthesia*

dysläsltheltisch *adj*: Dysästhesie betreffend, von ihr betroffen oder gekennzeichnet, durch sie bedingt; Ⓔ *relating to dysesthesia, dysesthetic*

Dyslaultolnolmie *f*: ***Syn:*** *Riley-Day-Syndrom, familiäre Dysautonomie*; autosomal-rezessives Syndrom mit Störung des vegetativen Nervensystems; Ⓔ *dysautonomia, familial autonomic dysfunction, familial dysautonomia, Riley-Day syndrome*

Dyslbalrislmus *m*: durch Änderung des Umgebungsdruckes hervorgerufenes Krankheitsbild; Ⓔ *dysbarism*

Dyslbalsia *f*: ***Syn:*** *Dysbasie*; Gehstörung; Ⓔ *dysbasia*

Dysbasia lordotica: ***Syn:*** *Ziehen-Oppenheim-Syndrom, Torsionsneurose, Torsionsdystonie*; Erbkrankheit mit wechselndem Bild von Muskelhypotonie und Muskelhypertonie mit tonisch-klonischen Zwangsbewegungen; Ⓔ *Ziehen-Oppenheim disease, torsion dystonia, torsion neurosis, progressive torsion spasm of childhood*

Dyslbalsie *f*: ***Syn:*** *Dysbasia*; Gehstörung; Ⓔ *dysbasia*

Dyslbollislmus *m*: abnormer Stoffwechsel; Ⓔ *dysbolism*

Dyslbullie *f*: ***Syn:*** *Dysbulia*; Störung der Willensbildung, Willenshemmung; Ⓔ *dysbulia*

Dyslchelzie *f*: erschwerte/gestörte Defäkation; Ⓔ *dyschezia, dyschesia*

Dyslchollie *f*: Störung der Gallenzusammensetzung; Ⓔ *dyscholia*

Dyslchonldrolplalsie *f*: ***Syn:*** *Dyschondroplasia*; Knorpelbildungsstörung; Ⓔ *dyschondroplasia*

Dyslchrolmaltolpie *f*: ***Syn:*** *Farbensinnstörung, Farbenfehlsichtigkeit, Farbenanomalie, Dyschromatopsie, Chromatodysopsie, Chromatodysopie*; angeborene oder erworbene Störung des normalen Farbensehens, z.B. Rotschwäche, Grünschwäche; Ⓔ *color anomaly, color blindness, dyschromatopsia, dyschromasia*

Dyslchrolmaltoplsie *f*: →*Dyschromatopie*

Dyslchrolmie *f*: ***Syn:*** *Dyschromia*; Pigmentstörung der Haut; Ⓔ *dyschromia*

Dyslchyllie *f*: gestörte Funktion von Speichel- und Schleimdrüsen; Ⓔ *dyschylia*

Dysldilaldolcholkilnelse *f*: gestörte Diadochokinese*; Ⓔ *dysdiadochokinesia, dysdiadochocinesia, disdiadochokinesia*

dysldilaldolcholkilneltisch *adj*: Dysdiadochokinese betreffend, von ihr betroffen oder gekennzeichnet; Ⓔ *relating to dysdiadochokinesia, dysdiadochokinetic, dysdiadochocinetic*

Dysldiplsie *f*: Durststörung, Störung der normalen Durstempfindung; Ⓔ *dysdipsia*

Dyslemlbrylom *nt*: ***Syn:*** *embryonales Teratom*; embryonales Gewebe enthaltendes Teratom*; Ⓔ *dysembryoma*

Dyslemlbrylolplalsie *f*: embryonale/pränatale Fehlbildung/Malformation; Ⓔ *dysembryoplasia, prenatal malformation*

Dyslenlcelphallia *f*: ***Syn:*** *Dysenzephalie*; fehlerhafte Gehirnentwicklung; Ⓔ *dysencephalia*

Dyslenltelrie *f*: ***Syn:*** *Bakterienruhr, bakterielle Ruhr*; schwere Infektionskrankheit des Dickdarms mit blutig-schleimigem Durchfall, Exsikkation und evtl. tödlichem Verlauf durch von **Shigella**-Species produzierte Toxine; Ⓔ *bacillary dysentery, shigellosis, Flexner's dysentery, Japanese dysentery*

dyslenltelrilform *adj*: dysenterieähnlich, dysenterieartig; Ⓔ *dysenteriform*

dyslenltelrisch *adj*: Dysenterie betreffend; Ⓔ *relating to dysentery, dysenteric*

Dyslenlzelphallie *f*: →*Dysencephalia*

Dyslelrälthelsie *f*: Beeinträchtigung der Reizempfindlichkeit; Ⓔ *dyserethesia, dyserethism*

Dyslfilbrilnolgen *nt*: nicht-gerinnbares Fibrinogen; Ⓔ *nonclottable fibrinogen, dysfibrinogen*

Dyslfilbrilnolgenlälmie *f*: Auftreten von Dysfibrinogen* im Blut; Ⓔ *dysfibrinogenemia*

dyslfilbrilnolgenlälmisch *adj*: Dysfibrinogenämie betreffend; Ⓔ *dysfibrinogenemic*

dyslfon *adj*: →*dysphon*

Dyslfolnie *f*: →*Dysphonie*

Dyslfunkltilon *f*: ***Syn:*** *Parafunktion*; Funktionsstörung, Fehlfunktion; Ⓔ *abnormal function, malfunction, dysfunction, parafunction*

erektile Dysfunktion: ***Syn:*** *Erektionsstörung, erektile Impotenz*; fehlende oder unzureichende Erektion des Penis; kann psychisch oder organisch bedingt sein; Ⓔ *male erectile disorder, erectile dysfunction*

Dyslgamlmalglolbullinlälmie *f*: Störung der Gammaglobulinzusammensetzung des Plasmas; Ⓔ *dysgammaglobulinemia*

Dyslgelnelsie *f*: ***Syn:*** *Dysgenesia*; Fehlentwicklung, fehlerhafte Entwicklung; Ⓔ *dysgenesis, dysgenesia*

retikuläre Dysgenesie: ***Syn:*** *Vaal-Seynhaeve-Syndrom*; seltene, autosomal-rezessive Variante des schweren kombinierten Immundefektes*; Ⓔ *reticular dysgenesis*

dyslgelneltisch *adj*: Dysgenesie betreffend, von ihr betroffen oder durch sie bedingt; Ⓔ *relating to or marked by dysgenesis, dysgenetic*

Dyslgelniltallislmus *m*: Fehlentwicklung der Geschlechtsorgane; Ⓔ *dysgenitalism*

Dyslgerlmilnom *nt*: ***Syn:*** *Seminom des Ovars*; niedrig maligner Keimzelltumor des Eierstocks; Ⓔ *dysgerminoma, disgerminoma, ovarian seminoma*

Dyslgeulsie *f*: Störung des Geschmacksempfindens; Ⓔ *dysgeusia*

nervale Dysgeusie: Dysgeusie bei Schädigung von Chorda* tympani, Nervus* lingualis, Nervus* facialis oder Nervus* glossopharyngeus; Ⓔ *nervous dysgeusia*

Dyslglolbullinlälmie *f*: Störung der Globulinzusammensetzung des Plasmas; Ⓔ *dysglobulinemia*

Dyslglosslsie *f*: Sprachstörung durch eine anatomische Anomalität von Zunge [**linguale Dysglossie**], Lippe(n) [**labiale Dysglossie**], Gaumen [**palatale Dysglossie**] oder Zähnen [**dentale Dysglossie**]; Ⓔ *dyslalia*

dyslgnath *adj*: Dysgnathie betreffend, von ihr betroffen oder gekennzeichnet; Ⓔ *relating to or characterized by dysgnathia, dysgnathic*

Dyslgnalthie *f*: Kieferfehlentwicklung; Ⓔ *dysgnathia*

Dyslgnolsie *f*: Intelligenzdefekt, Störung der geistigen Leistungsfähigkeit; Ⓔ *dysgnosia*

dyslgolnisch *adj*: (*biolog.*) nur schwer auf Nährboden wachsend; Ⓔ *dysgonic*

Dyslgralfie, -gralphie *f*: Schreibstörung; Ⓔ *dysgraphia*

Dyslgramlmaltislmus *m*: Sprachstörung mit Fehlern in Grammatik und Syntax; Ⓔ *dysgrammatism*

Dyslhälmolpolelse *f*: fehlerhafte Blutbildung/Hämopoese; Ⓔ *dyshematopoiesis, dyshematopoiesia, dyshemo-*

poiesis

dys|hä|mo|po|e|tisch *adj*: Dyshämopoese betreffend, von ihr betroffen oder gekennzeichnet; Ⓔ *relating to or characterized by dyshematopoiesis, dyshematopoietic, dyshemopoietic*

Dys|hid|rie *f*: → *Dyshidrose*

Dys|hid|ro|se *f*: **1.** *Syn: Dyshidrosis, Dysidrosis, Dysidrose, Dyshidrie*; Störung der Schweißdrüsentätigkeit **2.** *Syn: Dysidrose, Dyshidrosis, Dysidrosis, Dyshidrose-Syndrom, dyshidrotisches Ekzem, Pompholyx*; mit klaren, intraepidermalen Bläschen an Händen und Fußsohlen einhergehende Dermatose* unterschiedlicher Ätiologie [u.a. endogenes Ekzem*, Kontaktekzem*]; Ⓔ **1.** *dyshidrosis, dyshidria, dyshydrosis, dysidria, dysidrosis* **2.** *dyshidrosis, dyshidria, dyshydrosis, dysidria, dysidrosis, pompholyx*

Dyshidrose-Syndrom *nt*: → *Dyshidrose 2.*

Dys|hid|ro|sis *f, pl* **-ses**: → *Dyshidrose*

dys|hid|ro|tisch *adj*: Dyshidrose betreffend, von ihr betroffen oder gekennzeichnet; Ⓔ *relating to dyshidrosis, dyshidrotic*

Dys|ho|rie *f*: → *Dysorose*

Dys|hor|mo|no|ge|ne|se *f*: fehlerhafte Hormonbildung/Hormonsynthese; Ⓔ *dyshormonogenesis*

Dys|i|dro|se *f*: → *Dyshidrose*

Dys|i|dro|sis *f, pl* **-ses**: → *Dyshidrose*

Dys|kal|ku|lie *f*: Rechenstörung; Ⓔ *dyscalculia*

Dys|ka|ry|o|se *f*: Bezeichnung für Kernatypien mit Formveränderungen; Ⓔ *dyskaryosis*

dys|ka|ry|o|tisch *adj*: Dyskaryose betreffend, von ihr betroffen oder gekennzeichnet; Ⓔ *relating to or characterized, dyskaryosis, dyskaryotic*

Dys|ke|pha|lie *f*: *Syn: Dyszephalie*; Fehlentwicklung des Schädels, Schädelfehlbildung; Ⓔ *dyscephaly, dyscephalia*

Dys|ke|pha|lie|syn|drom von François *nt*: *Syn: Hallermann-Streiff-Syndrom, Hallermann-Streiff-François-Syndrom, Dysmorphia mandibulo-oculo-facialis*; autosomal-rezessives Syndrom mit Fehlbildungen von Schädel, Gesicht und Augen; Ⓔ *Hallermann-Streiff-Francois syndrome, Hallermann-Streiff syndrome, Francois' syndrome, oculomandibulodyscephaly, mandibulo-oculofacial dyscephaly, mandibulo-oculofacial dysmorphia, mandibulo-oculofacial syndrome, oculomandibulofacial syndrome, progeria with cataract, progeria with microphthalmia, congenital sutural alopecia*

Dys|ke|ra|tom *nt*: *Syn: Dyskeratoma*; dyskeratotischer Tumor; Ⓔ *dyskeratoma*

warziges Dyskeratom: → *Dyskeratoma segregans*

Dys|ke|ra|to|ma *nt, pl* **-ma|ta**: *Syn: Dyskeratom*; dyskeratotischer Tumor; Ⓔ *dyskeratoma*

Dyskeratoma lymphadenoides: → *Dyskeratoma segregans*

Dyskeratoma segregans: *Syn: warziges Dyskeratom, Dyskeratoma verrucosum, Dyskeratoma lymphadenoides, Dyskeratosis segregans, Dyskeratosis follicularis isolata*; meist isolierte Dyskeratose* des Kopfes oder Gesichts, seltener der Mundschleimhaut; Ⓔ *warty dyskeratoma, isolated dyskeratosis follicularis*

Dyskeratoma verrucosum: → *Dyskeratoma segregans*

Dys|ke|ra|to|se *f*: *Syn: Dyskeratosis*; Oberbegriff für Verhornungsstörungen der Haut; Ⓔ *dyskeratosis*

kongenitale Dyskeratose: → *Dyskeratosis congenita*

Dys|ke|ra|to|sis *f, pl* **-ses**: → *Dyskeratose*

Dyskeratosis bullosa: → *Dyskeratosis bullosa hereditaria*

Dyskeratosis bullosa hereditaria: *Syn: Hailey-Hailey-Syndrom, Morbus Hailey-Hailey, familiärer gutartiger Pemphigus, Gougerot-Hailey-Hailey-Krankheit, Pemphigus chronicus benignus familiaris (Hailey-Hailey), Pemphigus Gougerot-Hailey-Hailey, Pemphigus chronicus, Dyskeratosis bullosa*; chronisch verlaufende, rezidivierende Dermatose* mit typischen nässenden Erosionen und Schuppenkrusten der großen Körperfalten; Ⓔ *Hailey-Hailey disease, familial benign chronic pemphigus, benign familial pemphigus*

Dyskeratosis congenita: *Syn: Zinsser-Cole-Engman-Syndrom, kongenitale Dyskeratose, Polydysplasia ectodermica Typ Cole-Rauschkolb-Toomey*; ausschließlich Männer betreffende, zu den Poikilodermien* gehörende Erkrankung von Schleimhäuten [Mund, Anus, Urethra], Nägeln [Paronychie*] und Haut; Ⓔ *Zinsser-Cole-Engman syndrome, congenital dyskeratosis*

Dyskeratosis follicularis: *Syn: Dyskeratosis follicularis vegetans, Porospermosis follicularis vegetans, Darier-Krankheit, Porospermosis cutanea, Keratosis vegetans*; durch typische Verhornungsstörungen im Bereich von Kopf, Handflächen, Fußsohlen und Nägeln gekennzeichnete, autosomal-dominant vererbte Keratose*; Ⓔ *Darier's disease, Darier-White disease*

Dyskeratosis follicularis isolata: *Syn: warziges Dyskeratom, dyskeratotischer Tumor, Dyskeratoma segregans, Dyskeratoma verrucosum, Dyskeratoma lymphadenoides, Dyskeratosis segregans*; meist isolierte Dyskeratose des Kopfes oder Gesichts, seltener der Mundschleimhaut; Ⓔ *isolated dyskeratosis follicularis, warty dyskeratoma*

Dyskeratosis follicularis vegetans: → *Dyskeratosis follicularis*

Dyskeratosis maligna: *Syn: Bowen-Krankheit, Bowen-Dermatose, Morbus Bowen*; intraepidermal wachsende Präkanzerose* der Haut lichtexponierter Areale [Gesicht, Hände, Nacken]; kann in ein Bowen-Karzinom* übergehen; Ⓔ *Bowen's disease, Bowen's precancerous dermatosis, precancerous dermatitis*

Dyskeratosis segregans: → *Dyskeratosis follicularis isolata*

dys|ke|ra|to|tisch *adj*: Dyskeratose betreffend, von ihr betroffen oder gekennzeichnet, durch sie bedingt; Ⓔ *relating to or characterized by dyskeratosis, dyskeratotic*

Dys|ki|ne|se *f*: → *Dyskinesie*

biliäre Dyskinese: *Syn: Gallenblasendyskinesie, Gallendyssynergie, biliäre Dystonie, Dyskinesie des Gallensystems*; Störung der Gallenblasenentleerung; kann zur Entwicklung einer Gallenkolik* führen; Ⓔ *biliary dyskinesia, biliary dyssynergia*

Dys|ki|ne|sia *f*: → *Dyskinesie*

Dyskinesia intermittens angiosclerotica: *Syn: Determann-Syndrom*; intermittierendes Versagen von Muskelgruppen bei angiosklerotischen Durchblutungsstörungen; Ⓔ *Determann's syndrome, intermittent dyskinesia*

Dyskinesia tarda: *Syn: tardive Dyskinesie, Spätdyskinesie*; bei Langzeittherapie mit Neuroleptika* auftretendes extrapyramidales Syndrom mit Hyperkinesien; Ⓔ *tardive dyskinesia, lingual-facial-buccal dyskinesia*

Dys|ki|ne|sie *f*: *Syn: Dyskinesia, Dyskinese*; motorische Fehlfunktion, Störung der motorischen Funktion; Ⓔ *dyskinesia, dyscinesia*

Dyskinesie des Gallensystems: → *biliäre Dyskinese*

tardive Dyskinesie: → *Dyskinesia tarda*

dys|ki|ne|tisch *adj*: Dyskinesie betreffend, von ihr betroffen oder durch sie bedingt; Ⓔ *relating to or marked by dyskinesia, dyskinetic*

Dys|ko|i|me|sis *f*: Einschlafstörung; Ⓔ *dyskoimesis, dyscoimesis*

Dys|ko|rie *f*: **1.** Entrundung und Verlagerung der Pupille **2.** abnorme Pupillenreaktion; Ⓔ **1.** *dyscoria, discoria* **2.** *dyscoria, discoria*

Dys|kor|ti|zis|mus *m*: Störung der Nebennierenrindenfunktion; Ⓔ *dyscorticism*

Dys|kra|nie *f*: Fehlbildung des knöchernen Schädels; Ⓔ *dyscrania*

Dys|kra|sie *f*: fehlerhafte Zusammensetzung von Blut und

Körpersäften; Ⓔ *dyscrasia*

dys|kra|sisch *adj*: → *dyskratisch*

dys|kra|tisch *adj*: Dyskrasie betreffend; Ⓔ *relating to or marked by dyscrasia, dyscratic, dyscrasic*

Dys|kri|nie *f*: Störung der Bildung und/oder Absonderung von Sekreten; Ⓔ *dyscrinia, dyscrinism*

Dys|la|lie *f*: ***Syn:*** *Stammeln*; Unfähigkeit, Vokale und/oder Konsonanten deutlich auszusprechen; Ⓔ *dyslalia, stammer, stammering*

Dys|le|xie *f*: ***Syn:*** *Legasthenie*; Lesestörung, Leseschwäche; Ⓔ *dyslexia*

Dys|li|pi|do|se *f*: ***Syn:*** *Fettstoffwechselstörung*; lokalisierte oder generalisierte Störung des Fettstoffwechsels; Ⓔ *dyslipidosis, dyslipoidosis*

Dys|li|po|pro|te|in|ä|mie *f*: Auftreten abnormaler Lipoproteine im Blut; Ⓔ *dyslipoproteinemia*

Dys|lo|gie *f*: ***Syn:*** *Dyslogia*; Einschränkung der Logik bei beeinträchtigter Hirnfunktion; Ⓔ *dyslogia*

dys|ma|tur *adj*: (*Gewebe*) unreif; (*Säugling*) unreif, hypotroph, hypoplastisch; Ⓔ *dysmature*

Dys|ma|tu|ri|tät *f*: (*Gewebe*) Reifestörung; (*Säugling*) pränatale Dystrophie*; Ⓔ *dysmaturity*

Dys|ma|tu|ri|täts|syn|drom *nt*: ***Syn:*** *Ballantyne-Runge-Syndrom, Clifford-Syndrom, Übertragungssyndrom, Überreifesyndrom*; durch eine Übertragung des Säuglings hervorgerufene Störungen [reduziertes Fettpolster, Fehlen der Käseschmiere, Grünfärbung der Haut]; Ⓔ *Ballantyne-Runge syndrome, Clifford's syndrome*

Dys|me|ga|lop|sie *f*: Sehstörung mit Vergrößerung der Objekte; Ⓔ *dysmegalopsia*

Dys|me|lie *f*: Gliedmaßenfehlbildung; Ⓔ *dysmelia*

atriodigitale Dysmelie: ***Syn:*** *atriodigitale Dysplasie, Holt-Oram-Syndrom*; autosomal-dominante Fehlbildung des Daumens kombiniert mit einem Vorhofseptumdefekt*; Ⓔ *Holt-Oram syndrome, heart-hand syndrome, atriodigital dysplasia*

Dys|me|nor|rhö *f, pl* **-rhö|en**: ***Syn:*** *Menorrhalgie, Dysmenorrhoe, Dysmenorrhoea*; schmerzhafte Regelblutung/Menorrhoe; Ⓔ *dysmenorrhea, menorrhalgia, menstrual colic, difficult menstruation, painful menstruation*

Dys|me|nor|rhoe *f, pl* **-rho|en**: → *Dysmenorrhö*

Dys|me|nor|rho|ea *f, pl* **-rho|e|ae**: → *Dysmenorrhö*

Dysmenorrhoea membranacea: schmerzhafte Ausscheidung von Gebärmutterschleimhaut während der Monatsblutung; Ⓔ *membranous dysmenorrhea*

dys|me|nor|rho|isch *adj*: Dysmenorrhö betreffend, von ihr betroffen oder gekennzeichnet; Ⓔ *relating to dysmenorrhea, dysmenorrheal*

dys|me|ta|bo|lisch *adj*: Dysmetabolismus betreffend, stoffwechselgestört; Ⓔ *dysmetabolic*

Dys|me|ta|bo|lis|mus *m*: Stoffwechselstörung, fehlerhafter Stoffwechsel; Ⓔ *defective metabolism, dysmetabolism*

Dys|me|trie *f*: Zielunsicherheit bei Bewegungen; Ⓔ *dysmetria*

Dys|me|trop|sie *f*: Sehstörung mit Fehleinschätzung der Objektgröße; Ⓔ *dysmetropsia*

Dys|mi|mie *f*: Störung der Mimik/Gestik; Ⓔ *dysmimia*

Dys|mne|sie *f*: Gedächtnisstörung; Ⓔ *dysmnesia*

dys|mnes|tisch *adj*: Dysmnesie betreffend, von ihr betroffen oder gekennzeichnet; Ⓔ *relating to or characterized by dysmnesia, dysmnesic*

Dys|mor|phia *f*: → *Dysmorphie*

Dysmorphia mandibulo-oculo-facialis: ***Syn:*** *Dyskephaliesyndrom von François, Hallermann-Streiff-Syndrom, Hallermann-Streiff-François-Syndrom*; autosomal-rezessives Fehlbildungssyndrom mit Fehlbildungen von Schädel, Gesicht und Augen; Ⓔ *Francois' syndrome, Hallermann-Streiff-Francois syndrome, Hallermann-Streiff syndrome, progeria with microphthalmia, progeria with cataract, mandibulo-oculofacial syndrome, congenital sutural alopecia, oculomandibulodyscephaly, mandibulo-oculofacial dyscephaly, mandibulo-oculofacial dysmorphia, oculomandibulofacial syndrome*

Dys|mor|phie *f*: ***Syn:*** *Dysmorphia*; Gestaltanomalie, Deformität, Fehlbildung; Ⓔ *dysmorphism, dysmorphia*

dys|mor|pho|phob *adj*: Dysmorphophobie betreffend, durch sie gekennzeichnet; Ⓔ *relating to dysmorphophobia, dysmorphophobic*

Dys|mor|pho|pho|bie *f*: krankhafte Angst vor körperlichen Fehlbildungen; auch die wahnhafte Überzeugung durch reale oder vermeintliche Körperfehler aufzufallen; Ⓔ *irrational fear of being/becoming deformed, dysmorphophobia*

D

Dys|morph|op|sie *f*: Verzerrtsehen; Ⓔ *dysmorphopsia*

Dys|mye|li|no|ge|ne|se *f*: Störung der Myelinscheidenbildung; Ⓔ *dysmyelination*

Dys|o|don|tie *f*: **1.** Fehlentwicklung der Zahnanlage **2.** verzögerte/erschwerte/fehlerhafte Zahnung; Ⓔ **1.** *dysodontiasis* **2.** *dysodontiasis*

Dys|on|to|ge|ne|se *f*: ***Syn:*** *Dysontogenie*; Störung der Fruchtentwicklung; Ⓔ *dysontogenesis*

dys|on|to|ge|ne|tisch *adj*: Dysontogenese betreffend, durch sie bedingt; Ⓔ *relating to or characterized by dysontogenesis, dysontogenetic*

Dys|on|to|ge|nie *f*: → *Dysontogenese*

Dys|o|pie *f*: → *Dysopsie*

Dys|op|sie *f*: ***Syn:*** *Dysopia, Dysopie, Dysopsia*; Sehstörung; Ⓔ *defective vision, dysopia, dysopsia*

Dys|o|re|xie *f*: Appetitstörung; Ⓔ *dysorexia*

Dys|or|ga|no|pla|sie *f*: Organfehlentwicklung; Ⓔ *dysorganoplasia*

Dys|o|rie *f*: → *Dysorose*

dys|o|risch *adj*: Dysorie betreffend, mit gestörter Gefäßpermeabilität; Ⓔ *relating to or suffering from dysoria, dysoric*

Dys|o|ro|se *f*: ***Syn:*** *Dyshorie, Dysorie*; Störung der Permeabilität des Gefäßendothels; Ⓔ *dysoria*

Dys|os|mie *f*: ***Syn:*** *Dysosphresie*; Störung des Geruchssinns; Ⓔ *dysosmia*

Dys|os|phre|sie *f*: → *Dysosmie*

Dys|os|te|o|ge|ne|se *f*: → *Dysostose*

Dys|os|to|se *f*: ***Syn:*** *Dysostosis*; durch eine fehlerhafte Knochenentwicklung oder Knochenbildung gekennzeichnete Erkrankung; Ⓔ *defective bone formation, dysosteogenesis, dysostosis*

orodigitofaziale Dysostose: ***Syn:*** *orofaziodigitales Syndrom, OFD-Syndrom, Papillon-Léage-Psaume-Syndrom*; X-chromosomal vererbtes Syndrom mit oralen [Lappenzunge, Gaumenspalte], digitalen [Brachydaktylie*, Syndaktylie*] und fazialen [Lippenspalte, Nasenknorpelhypoplasie] Fehlbildungen; evtl. geistige Retardierung; Ⓔ *Papillon-Léage and Psaume syndrome, orodigitofacial syndrome, orodigitofacial dysostosis*

Dys|os|to|sis *f, pl* **-ses**: ***Syn:*** *Dysostose*; durch eine fehlerhafte Knochenentwicklung oder Knochenbildung gekennzeichnete Erkrankung; Ⓔ *defective bone formation, dysosteogenesis, dysostosis*

Dysostosis acrofacialis: ***Syn:*** *Weyers-Syndrom*; autosomal-dominant vererbtes Syndrom mit Fehlbildungen der Akren [Polydaktylie*, Synostose* der Mittelhandknochen] und des Unterkiefers [Unterkieferspalte, Diastema*]; Ⓔ *acrofacial dysostosis, acrofacial syndrome, Nager's acrofacial dysostosis*

Dysostosis cleidocranialis: ***Syn:*** *kleidokraniale Dysplasie, Dysplasia cleidocranialis, Scheuthauer-Marie-Syndrom, Scheuthauer-Marie-Sainton-Syndrom*; autosomal-dominant vererbtes Syndrom mit Fehlbildung des Schlüsselbeins [Hypoplasie* oder Aplasie*] und des Schädels [vorspringender Stirnhöcker, Sattelnase, kleiner Unterkiefer], kombiniert mit sonstigen Skelettfehlbildungen [Hypoplasie* von Beckenschaufel, Sitzbein und Schambein]; Ⓔ *cleidocranial dysostosis, cleidocranial dysplasia, clidocranial dysostosis, craniocleidodysostosis*

Dysostosis cranio-facialis: ***Syn:*** *Crouzon-Syndrom*; autosomal-dominant vererbtes Syndrom mit Fehlbildung im Bereich des Schädels [Kraniosynostose* mit Ausbildung eines Turmschädels] und des Gesichts [Mittelgesichtshypoplasie, kurze Oberlippe]; klinisch wichtig sind auch die Augensymptome [Exophthalmus*, Hypertelorismus*] und die progrediente Innenohrschwerhörigkeit; evtl. geistige Retardierung; Ⓔ *Crouzon's disease, Crouzon's syndrome, craniofacial dysostosis*

Dysostosis enchondralis metaphysaria: ***Syn:*** *Jansen-Syndrom*; zur Gruppe der metaphysären Chondrodysplasien* gehörende, autosomal-dominant vererbte Dysostose mit disproportioniertem Zwergwuchs* [mittlere Endgröße 125 cm]; Ⓔ *Jansen's disease, metaphyseal dysostosis, metaphyseal chondrodysplasia*

Dysostosis mandibularis: ***Syn:*** *Nager-Syndrom, Nager-Reynier-Syndrom, Reynier-Nager-Syndrom*; autosomal vererbtes Syndrom mit Gesichts-, Kiefer- und Ohrmuschelfehlbildungen; Ⓔ *Nager's acrofacial dysostosis*

Dysostosis mandibulo-facialis: ***Syn:*** *Treacher-Collins-Syndrom, Franceschetti-Syndrom, Franceschetti-Zwahlen-Syndrom, Berry-Syndrom*; autosomal-dominantes Syndrom mit Fehlbildungen des Unterkiefers und des Gesichtsschädels; typisch sind Unter- und Oberkieferhypoplasie, Ohrmuscheldysplasie und Gehörgangsatresie mit Taubheit; Ⓔ *mandibulofacial dysostosis, mandibulofacial dysplasia, mandibulofacial syndrome, Franceschetti syndrome, Treacher-Collins syndrome, Treacher-Collins-Franceschetti syndrome*

Dysostosis multiplex: ***Syn:*** *Hurler-Syndrom, Lipochondrodystrophie, (von) Pfaundler-Hurler-Krankheit, (von) Pfaundler-Hurler-Syndrom, Mukopolysaccharidose I-H*; autosomal-rezessive Speicherkrankheit durch einen Mangel an α-L-Iduronidase; typisch sind Knochenwachstumsstörungen [disproportionierter Zwergwuchs*, Lendenkyphose], Deformität des Gesichtsschädels [Wasserspeiergesicht*], Hepatosplenomegalie* sowie Hornhauttrübungen und evtl. eine geistige Retardierung; Ⓔ *Hurler's disease, Hurler's syndrome, Pfaundler-Hurler syndrome, Hurler's type, α-L-iduronidase deficiency, (autosomal recessive type) gargoylism, lipochondrodystrophy, mucopolysaccharidosis I H*

dys|os|to|tisch *adj*: Dysostose betreffend, von ihr betroffen oder gekennzeichnet, durch sie bedingt; Ⓔ *relating to or marked by dysostosis, dysostotic*

Dys|par|eu|nie *f*: ***Syn:*** *Algopareunie*; schmerzhafter Geschlechtsverkehr/Koitus; Ⓔ *dyspareunia*

Dys|pep|sia *f*: → *Dyspepsie*

Dys|pep|sie *f*: **1.** Verdauungsstörung **2.** unspezifische Bezeichnung für Oberbauchbeschwerden unterschiedlicher Genese **3.** → *Säuglingsdyspepsie*; Ⓔ **1.** *dyspepsia* **2.** *dyspepsia, gastric indigestion* **3.** → *Säuglingsdyspepsie*

dys|pep|tisch *adj*: Dyspepsie betreffend, von ihr betroffen oder gekennzeichnet, durch sie bedingt; Ⓔ *relating to or suffering from dyspepsia, dyspeptic*

Dys|pha|gia *f*: ***Syn:*** *Dysphagie*; Schluckstörung; Ⓔ *dysphagia, dysphagy*

Dysphagia amyotactica: Dysphagie durch Störung der Schlundmuskulatur; Ⓔ *dysphagia paralytica*

Dysphagia lusoria: Schluckstörung bei Druck auf die Speiseröhre durch Gefäßfehlbildungen; Ⓔ *dysphagia lusoria*

Dys|pha|gie *f*: ***Syn:*** *Dysphagia*; Schluckstörung; Ⓔ *dysphagia, dysphagy*

sideropenische Dysphagie: ***Syn:*** *Plummer-Vinson-Syndrom, Paterson-Brown-Syndrom, Kelly-Paterson-Syndrom, Paterson-Kelly-Syndrom*; durch Vitamin- und Eisenmangel hervorgerufene Schluckbeschwerden, Zungenbrennen, Speiseröhrenkrämpfe und hypochrome Anämie*; Ⓔ *Vinson's syndrome, Plummer-Vinson syndrome, Paterson's syndrome, Paterson-Brown-Kelly syndrome, Paterson-Kelly syndrome, sideropenic dysphagia*

Dys|pha|go|zy|to|se *f*: angeborener oder erworbener Defekt der Phagozytose*; Ⓔ *dysphagocytosis*

kongenitale Dysphagozytose: ***Syn:*** *progressive septische Granulomatose, septische Granulomatose*; angeborener [X-chromosomaler oder autosomal-rezessiver] Phagozytosedefekt mit chronisch rezidivierenden bakteriellen Infektionen; Ⓔ *chronic granulomatous disease (of childhood), granulomatous disease, congenital dysphagocytosis*

dys|pha|go|zy|to|tisch *adj*: Dysphagozytose betreffend, von ihr betroffen oder durch sie bedingt; Ⓔ *relating to or marked by dysphagocytosis, dysphagocytotic*

Dys|pha|sie *f*: ***Syn:*** *Dysphasia*; Sprachstörung, Störung der normalen Sprache; Ⓔ *dysphasia*

Dys|phe|mie *f*: Stottern; Ⓔ *stutter, stuttering, dysphemia*

dys|phon *adj*: Dysphonie betreffend; Ⓔ *relating to or characterized by dysphonia. dysphonic*

Dys|pho|nie *f*: ***Syn:*** *Dysphonia*; Stimmstörung, Stimmbildungsstörung; Ⓔ *dysphonia*

Dys|pho|rie *f*: Verstimmung, Missstimmung, Übellaunigkeit, Gereiztheit; Ⓔ *dysphoria*

dys|pho|risch *adj*: Dysphorie betreffend, übellaunig, gereizt, verstimmt, dysphorisch; Ⓔ *relating to or characterized by dysphoria, dysphoric, dysphoretic*

Dys|phy|la|xie *f*: Durchschlafstörung; Ⓔ *dysphylaxia*

Dys|pla|sia *f*: → *Dysplasie*

Dysplasia cleidocranialis: ***Syn:*** *kleidokraniale Dysplasie, Dysostosis cleidocranialis, Scheuthauer-Marie-Syndrom, Scheuthauer-Marie-Sainton-Syndrom*; autosomal-dominant vererbtes Syndrom mit Fehlbildung des Schlüsselbeins [Hypoplasie* oder Aplasie*] und des Schädels [vorspringender Stirnhöcker, Sattelnase, kleiner Unterkiefer], kombiniert mit sonstigen Skelettfehlbildungen [Hypoplasie* von Beckenschaufel, Sitzbein und Schambein]; Ⓔ *cleidocranial dysplasia, cleidocranial dysostosis, clidocranial dysostosis, craniocleidodysostosis*

Dysplasia coxae congenita: ***Syn:*** *kongenitale Hüftdysplasie, kongenitale Hüftgelenkdysplasie*; angeborene, unvollständige Entwicklung des Hüftgelenks; Ⓔ *congenital dysplasia of the hip*

Dysplasia cranio-carpo-tarsalis: ***Syn:*** *Freeman-Sheldon-Syndrom, kranio-karpo-tarsales Dysplasie-Syndrom*; autosomal-dominantes Fehlbildungssyndrom mit charakteristischer Gesichtsdysmorphie [**whistling face**], kleinem Schädel und kleinen Händen und Füßen; Ⓔ *Freeman-Sheldon syndrome, whistling face syndrome, craniocarpotarsal dysplasia, craniocarpotarsal dystrophy*

Dysplasia ectodermalis: ***Syn:*** *Ektodermaldysplasie*; angeborene Entwicklungsstörung von Organen und Geweben, die vom Ektoderm* abstammen; Ⓔ *ectodermal dysplasia*

Dysplasia epiphysealis capitis femoris: meist asymptomatische, ein- oder beidseitige Dysplasie der oberen Femurepiphysen; Ⓔ *dysplasia of upper femoral epiphysis*

Dysplasia epiphysealis hemimelica: ***Syn:*** *Trevor-Erkrankung, Trevor-Syndrom*; meist einseitige Knochen-Knorpelwucherung eines Gelenks; Ⓔ *Trevor's disease, osteochondroma of the epiphysis, tarsoepiphyseal aclasis*

Dysplasia fibrosa: → *fibröse Dysplasie*

Dys|pla|sie *f*: ***Syn:*** *Dysplasia*; Fehlbildung, Fehlentwicklung eines Gewebes oder Organs; Ⓔ *dysplasia*

anhidrotische ektodermale Dysplasie: ***Syn:*** *ektoder-*

male Dysplasie, ektodermale kongenitale Dysplasie, Christ-Siemens-Syndrom, Christ-Siemens-Touraine-Syndrom, Guilford-Syndrom, Jacquet-Syndrom, Anhidrosis hypotrichotica/congenita; X-chromosomal-rezessiv vererbtes Syndrom, das durch Fehlbildung der Haut(anhangsgebilde) [Hypotrichie, Anhidrose*], der Zähne [Hypodontie*] und verschiedener Knorpel [Nase, Ohr] gekennzeichnet ist; Ⓔ *Christ-Siemens syndrome, Christ-Siemens-Touraine syndrome, anhidrotic ectodermal dysplasia, congenital ectodermal defect*

arteriohepatische Dysplasie: ***Syn:*** *Alagille-Syndrom*; Fehlbildungssyndrom mit Hypoplasie der Gallengänge, Pulmonalstenose, Gesichtsfehlbildungen und Wirbelkörperanomalien; Ⓔ *Alagille's syndrome*

atriodigitale Dysplasie: ***Syn:*** *Holt-Oram-Syndrom, atriodigitale Dysmelie*; autosomal-dominante Fehlbildung des Daumens kombiniert mit einem Vorhofseptumdefekt*; Ⓔ *Holt-Oram syndrome, heart-hand syndrome, atriodigital dysplasia*

bronchopulmonale Dysplasie: ***Syn:*** *Wilson-Mikity-Syndrom*; v.a. bei Frühgeborenen auftretendes Syndrom mit Verdickung der Alveolarsepten, Emphysembildung und Atelektasen; Ⓔ *Wilson-Mikity syndrome, pulmonary dysmaturity, pulmonary dysmaturity syndrome, bronchopulmonary dysplasia*

chondroektodermale Dysplasie: ***Syn:*** *Ellis-van Creveld-Syndrom, Ellis-Creveld-Syndrom, Chondroektodermaldysplasie, Chondrodysplasia ectodermica*; Syndrom mit Mikromelie*, Polydaktylie*, Hypodontie und anderen Fehlbildungen; Ⓔ *Ellis-van Creveld syndrome, chondroectodermal dysplasia*

chorioidoretinale Dysplasie: ***Syn:*** *Aicardi-Syndrom*; X-chromosomal-dominantes Syndrom mit Agenesie* des Corpus callosum, Chorioretinopathie* und tonisch-konischen Krampfanfällen; Ⓔ *Aicardi's syndrome*

ektodermale Dysplasie: →*anhidrotische ektodermale Dysplasie*

ektodermale kongenitale Dysplasie: →*anhidrotische ektodermale Dysplasie*

epiphysäre Dysplasie: ***Syn:*** *Epiphysendysplasie*; Fehlentwicklung der Knochenepiphyse; Ⓔ *epiphyseal dysplasia*

familiäre metaphysäre Dysplasie: ***Syn:*** *Pyle-Syndrom*; autosomal-rezessive Dysplasie der Metaphysen langer Knochen; Ⓔ *Pyle's disease, familial metaphyseal dysplasia, metaphyseal dysplasia*

fibröse Dysplasie: ***Syn:*** *Jaffé-Lichtenstein-Krankheit, Jaffé-Lichtenstein-Uehlinger-Syndrom, fibröse Knochendysplasie, nicht-ossifizierendes juveniles Osteofibrom, halbseitige von Recklinghausen-Krankheit, Osteodystrophia fibrosa unilateralis, Osteofibrosis deformans juvenilis*; in der Kindheit (5.–15. Jahr) beginnende systemische Skeletterkrankung, die einen oder mehrere Knochen befallen kann; kommt i.d.R. nach Abschluss des Wachstums zum Stillstand; Ⓔ *Jaffé-Lichtenstein disease, Jaffé-Lichtenstein syndrome, cystic osteofibromatosis, fibrodysplasia, fibrous dysplasia (of bone)*

hidrotisch-ektodermale Dysplasie: ***Syn:*** *Clouston-Syndrom*; autosomal-dominante Dermatose* ohne Schweißdrüsendysplasie; Ⓔ *Clouston's syndrome, hidrotic ectodermal dysplasia*

kleidokraniale Dysplasie: ***Syn:*** *Scheuthauer-Marie-Sainton-Syndrom, Scheuthauer-Marie-Syndrom, Dysplasia cleidocranialis, Dysostosis cleidocranialis*; autosomal-dominantes Syndrom mit Fehlbildung des Schlüsselbeins [Hypoplasie* oder Aplasie*] und des Schädels [vorspringender Stirnhöcker, Sattelnase, kleiner Unterkiefer], kombiniert mit sonstigen Skelettfehlbildungen [Hypoplasie* von Beckenschaufel, Sitzbein und Schambein]; Ⓔ *craniocleidodysostosis, cleidocranial dysostosis, cleidocranial dysplasia, clidocranial dysostosis*

kongenitale ektodermale und mesodermale Dysplasie: ***Syn:*** *fokale dermale Hypoplasie, FDH-Syndrom, Goltz-Gorlin-Syndrom, Goltz-Peterson-Gorlin-Ravits-Syndrom, Jessner-Cole-Syndrom, Liebermann-Cole-Syndrom*; erbliches Fehlbildungssyndrom mit Hautatrophie, Pigmentanomalie sowie Augen-, Zahn- und Skelettfehlbildungen; Ⓔ *Goltz' syndrome, Goltz-Gorlin syndrome, focal dermal hypoplasia*

mesomele Dysplasie Typ Nievergelt: ***Syn:*** *Nievergelt-Syndrom*; seltene, autosomal-dominante Dysplasie des Extremitätenskeletts; typisch sind radioulnare Synostosen und Minderwuchs durch Verkürzung von Tibia und Fibula; Ⓔ *mesomelic dwarfism*

polyostotische fibröse Dysplasie: ***Syn:*** *Albright-Syndrom, McCune-Albright-Syndrom, McCune-Syndrom*; ätiologisch ungeklärtes Syndrom mit polyostotischer fibröser Dysplasie langer Röhrenknochen, Hautpigmentierung [Café-au-lait-Flecken] und endokrinen Störungen; Ⓔ *McCune-Albright syndrome, Albright's disease, Albright's syndrome, polyostotic fibrous dysplasia*

spondyloepiphysäre Dysplasie: ***Syn:*** *Morquio-Syndrom, Morquio-Ullrich-Syndrom, Morquio-Brailsford-Syndrom, MukopolysaccharidoseTyp IV*; im Kleinkindesalter auftretende, auf das Bindegewebe beschränkte Speicherkrankheit mit relativ leichter Symptomatik [Minderwuchs, Kielbrust, Hornhauttrübung] bei normaler Intelligenz; Ⓔ *spondyloepiphyseal dysplasia, Morquio's syndrome, Morquio-Ullrich syndrome, mucopolysaccharidosis IV, osteochondrodysplasia, osteochondrodystrophy*

kranio-karpo-tarsales Dysplasie-Syndrom: →*Dysplasia cranio-carpo-tarsalis*

dys|plas|tisch *adj*: Dysplasie betreffend, von ihr betroffen oder gekennzeichnet, durch sie bedingt; Ⓔ *relating to or characterized by dysplasia, dysplastic*

Dys|pnoe *f, pl* **-oen**: erschwerte Atmung, Atemnot, Kurzatmigkeit; Ⓔ *dyspnea, dyspnoea, shortness of breath, difficult breathing, labored breathing, breathlessness, difficult respiration, labored respiration*

exspiratorische Dyspnoe: Dyspnoe bei Verengung der Atemwege während der Ausatmung, z.B. bei Asthma; Ⓔ *expiratory dyspnea*

inspiratorische Dyspnoe: erschwerte Einatmung bei Verlegung oder Einengung der Atemwege; Ⓔ *inspiratory dyspnea*

kardiale Dyspnoe: Dyspnoe bei Linksherzinsuffizienz*; Ⓔ *cardiac dyspnea*

pulmonale Dyspnoe: durch Veränderungen oder Erkrankungen der Lunge verursachte Dyspnoe; Ⓔ *pulmonary dyspnea*

dys|pno|isch *adj*: Dyspnoe betreffend, von ihr betroffen oder gekennzeichnet, kurzatmig; Ⓔ *relating to or suffering from dyspnea, dyspneic, short of breath, breathless*

Dys|po|e|se *f*: ***Syn:*** *Dyspoiese*; Bildungsstörung; Ⓔ *dyspoiesis*

Dys|po|i|e|se *f*: →*Dyspoese*

Dys|pon|de|ro|sis *f, pl* **-ses**: Oberbegriff für extreme Störungen des Körpergewichts; Ⓔ *dysponderosis*

Dys|pra|xie *f*: leichte Apraxie*; Ⓔ *dyspraxia*

Dys|pro|te|in|ä|mie *f*: abweichende Zusammensetzung der Plasmaeiweiße; Ⓔ *dysproteinemia*

dys|pro|te|in|ä|misch *adj*: Dysproteinämie betreffend; Ⓔ *relating to dysproteinemia, dysproteinemic*

Dys|pro|thromb|bin|ä|mie *f*: autosomal-rezessive Bildungsstörung von Prothrombin*, die zu unterschiedlich ausgeprägter Blutungsneigung führt; Ⓔ *dysprothrombinemia*

Dys|re|fle|xie *f*: Reflexstörung; Ⓔ *dysreflexia*

Dys|rha|phie *f*: Fehlbildung durch einen unvollständigen Schluss des Neuralrohrs während der Embryonalperiode; Ⓔ *dysraphia, dysraphism, dysrhaphia, dysrhaphism, araphia*

Dys|rha|phie|syn|dro|me *pl*: *Syn: dysrhaphische Störungen*; durch einen unvollständigen Schluss des Neuralrohrs während der Embryonalperiode hervorgerufene Störungen; Ⓔ *dysraphia syndromes*

dys|rha|phisch *adj*: Dysrhaphie betreffend, durch sie bedingt; Ⓔ *relating to or marked by dysrhaphia, dysrhaphic*

Dys|rhyth|mie *f*: Rhythmusstörung; Ⓔ *dysrhythmia, defective rhythm*

Dys|se|ba|cea *f*: *Syn: Dyssteatosis*; Störung der Talgdrüsensekretion; Ⓔ *dyssebacia, dyssebacea*

Dys|som|nie *f*: Schlafstörung; Ⓔ *dyssomnia*

Dys|sper|ma|tis|mus *m*: fehlerhafte Entwicklung der Spermien; auch Störung der Ejakulation; Ⓔ *dysspermatism, dysspermia, dyspermatism*

dys|sper|ma|to|gen *adj*: durch Störung der Spermatogenese* bedingt; Ⓔ *dysspermatogenic*

Dys|sta|sia *f*: → *Dysstasie*

Dys|sta|sie *f*: *Syn: Dysstasia*; Störung des Stehens; Beschwerden beim Stehen; Ⓔ *dysstasia, dystasia*

Dys|ste|a|to|sis *f, pl* **-ses**: *Syn: Dyssebacea*; Störung der Talgdrüsensekretion; Ⓔ *dyssebacia, dyssebacea*

dys|ste|a|to|tisch *adj*: Dyssteatosis betreffend, von ihr betroffen oder durch sie bedingt; Ⓔ *relating to or marked by dyssebacia*

Dys|syl|la|bie *f*: Silbenstottern; Ⓔ *dyssyllabia*

Dys|sym|bo|lie *f*: Störung der Konzeptbildung mit Unfähigkeit, Gedanken oder Ideen klar auszudrücken; Ⓔ *dyssymbolia, dyssymboly*

Dys|sy|ner|gie *f*: *Syn: Dyssynergia*; Störung des Zusammenwirkens synergistischer Funktionen, Synergiestörung; Ⓔ *dyssynergia*

Dys|ta|xia *f*: leichte/partielle Ataxie*; Ⓔ *dystaxia*

Dys|te|lek|ta|se *f*: vermindert Belüftung oder Entfaltung eines Lungenabschnitts; Ⓔ *dystelectasis*

Dys|ther|mie *f*: Fehlregulation der Körpertemperatur; Ⓔ *dysthermia*

dys|thym *adj*: Dysthymie betreffend, von ihr betroffen oder gekennzeichnet; Ⓔ *relating to dysthymia, dysthymic*

Dys|thy|mie *f*: Beeinträchtigung der Stimmung im Sinne einer Depression; Ⓔ *dysthymic disorder, dysthymia, depressive neurosis*

Dys|thy|re|o|se *f*: Bezeichnung für Störungen der Schilddrüsenfunktion; Ⓔ *dysthyreosis, dysthyroidism*

dys|thy|re|ot *adj*: Dysthyreose betreffend, von ihr betroffen oder gekennzeichnet, durch sie bedingt; Ⓔ *relating to or marked by dysthyreosis, dysthyreotic*

Dys|to|kie *f*: abnormaler/gestörter/erschwerter Geburtsverlauf; Ⓔ *difficult labor, difficult childbirth, dystocia*

dys|ton *adj*: *Syn: dystonisch*; Dystonie betreffend, von ihr betroffen oder gekennzeichnet, durch sie bedingt; Ⓔ *relating to dystonia, dystonic*

Dys|to|nie *f*: mangelhafter/fehlerhafter Spannungszustand/Tonus; Ⓔ *dystonia*

biliäre Dystonie: *Syn: Gallenblasendyskinesie, Gallendyssynergie, biliäre Dyskinese*; Störung der Gallenblasenentleerung; kann zur Entwicklung einer Gallenkolik* führen; Ⓔ *biliary dyskinesia, biliary dyssynergia*

dys|to|nisch *adj*: → *dyston*

dys|top *adj*: *Syn: allotop, allotopisch, dystopisch*; Dystopie betreffend, von ihr betroffen oder durch sie bedingt; Ⓔ *relating to or characterized by dystopia, dystopic, heterotopic, allotopic*

Dys|to|pie *f*: Gewebeverlagerung; oft gleichgesetzt mit Ektopie; Ⓔ *dystopia, dystopy*

dys|to|pisch *adj*: → *dystop*

dys|troph *adj*: *Syn: dystrophisch*; Dystrophie betreffend, von ihr betroffen oder gekennzeichnet, durch sie bedingt; Ⓔ *relating to dystrophy, dystrophic*

Dys|tro|phia *f*: → *Dystrophie*

Dystrophia adiposogenitalis: *Syn: Babinski-Fröhlich-Syndrom, Morbus Fröhlich, hypothalamisches Syndrom, hypothalamischer Symptomenkomplex, Fröhlich-Syndrom*; bei Kindern auftretende plötzliche Fettsucht in Kombination mit Minderwuchs und Hypogonadismus*; Ⓔ *Fröhlich's syndrome, Launois-Cléret syndrome, Babinski-Fröhlich syndrome, adiposogenital degeneration, adiposogenital dystrophy, adiposogenital syndrome*

Dystrophia epithelialis corneae: *Syn: Fuchs-Hornhautdystrophie*; ätiologisch ungeklärte Degeneration von Hornhautepithel und -endothel; Ⓔ *Fuchs' dystrophy, Fuchs' epithelial dystrophy*

Dystrophia musculorum progressiva: *Syn: progressive Muskeldystrophie*; Oberbegriff für Erkrankungen, die zu einem fortschreitenden Abbau von Muskeln führen; Ⓔ *progressive muscular dystrophy, idiopathic muscular atrophy*

Dystrophia musculorum progressiva Duchenne: *Syn: Duchenne-Muskeldystrophie, Duchenne-Typ der progressiven Muskeldystrophie, Duchenne-Krankheit, pseudohypertrophe pelvifemorale Form*; häufigste und bösartigste Form der progressiven Muskeldystrophie; X-chromosomal-rezessiv vererbt; Ⓔ *Duchenne atrophy, Duchenne's disease, Duchenne's type, Duchenne muscular dystrophy, Duchenne type muscular dystrophy, Duchenne's paralysis, pseudohypertrophic muscular paralysis, pseudohypertrophic muscular atrophy, pseudomuscular hypertrophy, childhood muscular dystrophy, pseudohypertrophic muscular dystrophy*

Dystrophia musculorum progressiva Erb: *Syn: Erb-Muskelatrophie, Erb-Muskeldystrophie, Erb-Syndrom*; autosomal-dominante, gutartige Verlaufsform der progressiven Muskeldystrophie mit fast normaler Lebenserwartung; Ⓔ *Erb's atrophy, Erb's disease, Erb's palsy, Erb's paralysis*

fazioskapulohumerale Form der Dystrophia musculorum progressiva: *Syn: Duchenne-Landouzy-Atrophie*; leichte Form der progressiven Muskeldystrophie, die Gesichts- und Schultergürtelmuskulatur befällt; Ⓔ *Duchenne-Landouzy dystrophy, Duchenne-Landouzy type*

Dystrophia myotonica: *Syn: Curschmann-Steinert-Syndrom, Curschmann-Steinert-Batten-Syndrom, myotonische Dystrophie*; autosomal-dominante Muskeldystrophie, die in vier Formen [kongenitale, kindliche, juvenile und Erwachsenenform] vorkommt; Ⓔ *Steinert's disease, myotonic dystrophy, myotonic atrophy*

Dystrophia unguium: *Syn: Nageldystrophie, Onychodystrophie*; erworbene Entwicklungsstörung der Nägel; Ⓔ *onychodystrophy*

Dys|tro|phie *f*: *Syn: Dystrophia*; durch Mangel- oder Fehlernährung hervorgerufene Störung des gesamten Körpers, einzelner Organe oder Gewebe; Ⓔ *dystrophy, dystrophia*

frühinfantile spongiöse Dystrophie: *Syn: Canavan-Syndrom, van Bogaert-Bertrand-Syndrom, Canavan-van Bogaert-Bertrand-Syndrom*; autosomal-rezessive Degeneration des ZNS, die bereits bei Säuglingen einsetzt; Ⓔ *Canavan's disease, Canavan's sclerosis, Canavan-van Bogaert-Bertrand disease, spongy degeneration (of central nervous system/ of white matter), spongiform leukodystrophy*

myotonische Dystrophie: → *Dystrophia myotonica*

dys|tro|phisch *adj*: → *dystroph*

Dys|u|ria *f*: → *Dysurie*

Dysuria psychica: Unfähigkeit, in Gegenwart anderer

Harn zu lassen; Ⓔ *psychic dysuria*

Dys|u|rie *f.*: *Syn:* *Fehlharnen, Schwerharnen, Dysuria*; schmerzhafte Miktion, schmerzhaftes Wasserlassen; Ⓔ *dysuria, dysuresia, dysury*

dys|u|risch *adj*: Dysurie betreffend, von ihr betroffen oder gekennzeichnet; Ⓔ *relating to or suffering from dysuria, dysuric*

Dys|vit|a|mi|no|se *f.*: Bezeichnung für Erkrankungen, die durch einen Vitaminmangel [Hypovitaminose*, Avitaminose*] oder Vitaminüberschuss [Hypervitaminose*] verursacht werden; Ⓔ *dysvitaminosis*

Dys|ze|pha|lie *f.*: *Syn:* *Dyskephalie*; Fehlentwicklung des Schädels, Schädelfehlbildung; Ⓔ *dyscephaly, dyscephalia*

Dys|ze|pha|lo|syn|dak|ty|lie *f.*: *Syn:* *Vogt-Waardenburg-Syndrom, Waardenburg-Syndrom*; Fehlbildungssyndrom mit Beteiligung von Schädel, Gesicht, Skelett und inneren Organen; Ⓔ *Waardenburg's syndrome*

Dys|zo|o|sper|mie *f.*: Störung der Spermatozoenbildung; Ⓔ *dyszoospermia*

D-Zell|a|de|no|kar|zi|nom *nt*: *Syn:* *Delta-Zelladenokarzinom*; von den D-Zellen ausgehendes Adenokarzinom* des Pankreas; Ⓔ *delta cell adenocarcinoma*

D-Zell|a|de|nom *nt*: *Syn:* *Delta-Zelladenom*; von den D-Zellen ausgehendes Adenom* des Pankreas; Ⓔ *delta cell adenoma*

D-Zel|le *f.*: *Syn:* *δ-Zelle, Delta-Zelle*; Somatostatin*-bildende Zelle der Langerhans*-Inseln der Bauchspeicheldrüse; Ⓔ *delta cell, D cell*

D-Zellen-Tumor *m*: →*D-Zell-Tumor*

D-Zell-Tumor *m*: *Syn:* *D-Zellen-Tumor, Somatostatinom*; von den D-Zellen* des Pankreas ausgehender, Somatostatin*-bildender Tumor; Ⓔ *delta cell tumor, D-cell tumor, somatostatinoma*

E

E-, e- *präf.*: Wortelement mit der Bedeutung „aus/heraus“; Ⓔ *out of, away from, e-, ec-*

EAC-Rosettentest *m*: immunologische Technik zur Darstellung von B-Lymphozyten unter Verwendung von Erythrozyten, Antikörperserum und Komplement*; Ⓔ *EAC rosette assay, erythrocyte antibody complement rosette assay*

Eales-Krankheit *f.* ***Syn:*** *Eales-Erkrankung, Periphlebitis retinae*; ätiologisch ungeklärte, vorwiegend jüngere Männer betreffende, rezidivierende Blutungen in Netzhaut und Glaskörper; Ⓔ *Eales' disease*

early cancer *nt*: ***Syn:*** *Frühkarzinom*; in die Submukosa eingewachsenes Karzinom*; Ⓔ *early cancer*

East-Coast-Fieber *nt*: ***Syn:*** *bovine Piroplasmose, bovine Theileriose*; in Ostafrika vorkommende, selten auf den Menschen übertragene Piroplasmose*; Ⓔ *East Coast fever, African Coast fever, Rhodesian fever, Rhodesian redwater fever, Rhodesian tick fever, bovine theileriasis, bovine theileriosis*

Eastern equine encephalitis *f.*: → *Eastern equine encephalomyelitis*

Eastern equine encephalomyelitis *f.* ***Syn:*** *östliche Pferdeenzephalitis, Eastern equine encephalitis*; in Nord- und Mittelamerika auftretende, schwer verlaufende Arbovirus-Enzephalitis* durch das **Eastern equine encephalomyelitis-Virus**; Ⓔ *Eastern equine encephalitis, Eastern equine encephalomyelitis*

Ebner-Drüsen *pl*: ***Syn:*** *von Ebner-Drüsen, von Ebner-Spüldrüsen, Ebner-Spüldrüsen*; seröse Drüsen der Papillae vallate der Zunge; Ⓔ *Ebner's glands, gustatory glands*

Ebner-Glanzstreifen *m*: → *Discus intercalaris*

Ebner-Halbmond *m*: ***Syn:*** *von Ebner-Halbmond, seröser Halbmond, Giannuzzi-Halbmond, Heidenhain-Halbmond*; halbmondförmiges Endstück der gemischten Mundspeicheldrüsen; Ⓔ *Giannuzzi's body, Giannuzzi's cell, Giannuzzi's demilune, crescent of Giannuzzi, demilune of Giannuzzi, demilune of Heidenhain, serous crescent, marginal cell, crescent cell, demilune body, crescent body, demilune cell, semilunar body, semilunar cell*

Ebner-Spüldrüsen *pl*: → *Ebner-Drüsen*

Ebola-Fieber *nt*: → *Ebolaviruskrankheit*

E|bo|la|vi|rus|krank|heit *nt*: ***Syn:*** *Ebola-Fieber, Ebola hämorrhagisches Fieber*; durch das **Ebola-Virus** verursachte tropische Infektionskrankheit mit hoher Letalität [mehr als 50 %]; Ⓔ *Ebola fever, Ebola hemorrhagic fever, Ebola virus fever, viral hemorrhagic fever, Ebola virus disease, Ebola disease*

E|bri|e|tas *f.*: Trunkenheit; Ⓔ *drunkenness, ebriety*

Ebstein-Anomalie *f.* ***Syn:*** *Ebstein-Syndrom*; angeborener Herzfehler mit Verlagerung der fehlgebildeten Trikuspidalklappe* in den rechten Ventrikel; Ⓔ *Ebstein's anomaly, Ebstein's disease*

E|bul|lis|mus *m*: ***Syn:*** *Aeroembolismus*; Freisetzung von Gasblasen in Blut und Körpergeweben bei Druckabfall; Ⓔ *ebullism*

E|bur|ne|a|ti|on *f.* ***Syn:*** *Eburnisation, Eburnifikation*; übermäßige Knochenbildung mit elfenbeinartiger Verdichtung; Ⓔ *bone sclerosis, eburnation, osteosclerosis*

E|bur|ni|fi|ka|ti|on *f.*: → *Eburneation*

E|bur|ni|sa|ti|on *f.*: → *Eburneation*

EB-Virus *nt*: → *Epstein-Barr-Virus*

Ec-, ec- *präf.*: Wortelement mit der Bedeutung „aus/heraus“; Ⓔ *out of, away from, e-, ec-*

Ec|ce|ma *nt, pl* **-ma|ta**: → *Ekzem*

Eccema herpeticatum: ***Syn:*** *Kaposi-Dermatitis, Eczema herpeticatum, Eccema herpetiformis, varizelliforme Eruption Kaposi, Pustulosis acuta varicelliformis, Pustulosis acuta varioliformis*; meist bei Patienten mit endogenem Ekzem* auftretende disseminierte Aussaat von Herpes-simplex-Bläschen; Ⓔ *Kaposi's varicelliform eruption, eczema herpeticum*

Eccema herpetiformis: → *Eccema herpeticatum*

Eccema infantum: ***Syn:*** *Milchschorf, frühexsudatives Ekzematoid, konstitutionelles Säuglingsekzem, Crusta lactea*; an den Wangen beginnende Frühform des seborrhoischen Ekzems, die abheilen oder in ein endogenes Ekzem übergehen kann; Ⓔ *milk crust, milk scall, milk tetter, milky tetter*

Eccema solare: ***Syn:*** *polymorphe Lichtdermatose (Haxthausen), Lichtekzem, polymorpher Lichtausschlag, Sommerprurigo, Lupus erythematodes-artige Lichtdermatose, Dermatopathia photoelectrica, Prurigo aestivalis*; ätiologisch ungeklärte, durch Sonnenlicht hervorgerufene Lichtdermatose*; die Art der Hautveränderung ist extrem variabel [ekzem-artig, plaque-artig, urtikariell, erythematös] und wechselt oft von Mal zu Mal; Ⓔ *Hutchinson's disease, Hutchinson's syndrome, summer eruption, summer prurigo, summer prurigo of Hutchinson, light sensitive eruption, polymorphic light eruption*

Ec|chon|dro|sis os|si|fi|cans *f.* ***Syn:*** *multiple kartilaginäre Exostosen, hereditäre multiple Exostosen, Exostosenkrankheit, multiple Osteochondrome, Ekchondrosis ossificans*; autosomal-dominante Skeletterkrankung mit multiplen Exostosen* im Bereich der Metaphysen* von Röhrenknochen, Rippen, Schulterblatt und Becken; i.d.R. benigner Verlauf, bei ca. 10 % der Patienten maligne Entartung; Ⓔ *hereditary multiple exostoses, hereditary deforming chondrodystrophy, diaphyseal aclasis, osteochondromatosis*

Ec|chy|mo|sis *f, pl* **-ses**: ***Syn:*** *Ekchymose*; kleinflächige Hautblutung; Ⓔ *ecchymosis*

-echie *suf.*: Wortelement mit der Bedeutung „Halten/Zusammenhalten/Zurückhalten“; Ⓔ *-echia*

E|chi|no|coc|co|sis *f, pl* **-ses**: → *Echinokokkose*

E|chi|no|coc|cus *m, pl* **-coc|ci**: **1.** Gattung der Bandwürmer **2.** ***Syn:*** *Echinokokkus*; Bandwurmfinne; Ⓔ **1.** *Echinococcus* **2.** *caseworm, Echinococcus*

Echinococcus alveolaris: Finne von Echinococcus* multilocularis; Ⓔ *Echinococcus alveolaris*

Echinococcus cysticus: Finne von Echinococcus* granulosus; Ⓔ *caseworm, Echinococcus cysticus*

Echinococcus granulosus: ***Syn:*** *Blasenbandwurm, Hundebandwurm, Taenia echinococcus*; 3–6 mm langer Bandwurm, der bei Hunden und anderen Caniden vorkommt; beim Menschen [Fehlzwischenwirt] Erreger der Echinokokkose*; Ⓔ *hydatid tapeworm, dog tapeworm, Echinococcus granulosus, Taenia echinococcus*

Echinococcus multilocularis: ***Syn:*** *Fuchsbandwurm*; 1–4 mm langer Bandwurm des Rotfuchses; beim Menschen [Fehlzwischenwirt] Erreger der Echinokokkose*; Ⓔ *Echinococcus multilocularis*

E|chi|no|kok|ken|bla|se *f.*: → *Echinokokkenzyste*

E|chi|no|kok|ken|in|fek|ti|on *f.*: → *Echinokokkose*

E|chi|no|kok|ken|krank|heit *f.*: → *Echinokokkose*

E|chi|no|kok|ken|zys|te *f.* ***Syn:*** *Echinokokkenblase, Echinokokkuszyste, Hydatide*; von Echinococcus* cysticus im Körper gebildete flüssigkeitsgefüllte Blase; Ⓔ *hydatid cyst, echinococcus cyst, hydatid*

E|chi|no|kok|ko|se *f.* ***Syn:*** *Echinokokkenkrankheit, Echino-*

kokkeninfektion, Echinococcosis, Hydatidenkrankheit, Hydatidose, Hundebandwurmkrankheit; nach peroraler Aufnahme der Eier des Hundebandwurms [Echinococcus* granulosus oder multilocularis] entstehende Erkrankung; je nach Verlauf unterscheidet man eine alveoläre und eine zystische Form; Ⓔ *echinococcosis, echinococciasis, hydatid disease, echinococcal cystic disease, echinococcus disease, hydatidosis*

alveoläre Echinokokkose: durch Echinococcus* alveolaris hervorgerufene Erkrankung mit Bildung multipler traubenartiger Zysten in Leber, Milz und Lunge; Ⓔ *alveolar hydatid disease*

zystische Echinokokkose: durch die Bildung solitärer, zum Teil kindskopfgroßer Zysten in Leber [60 %] und Lunge [40 %] gekennzeichnete Erkrankung durch Echinococcus* cysticus; Ⓔ *unilocular hydatid disease*

E|chi|no|kok|kus|zys|te *f.*: → *Echinokokkenzyste*

E|chi|no|sto|ma *nt, pl* **-malta**: zu den Trematoden gehörender Saugwurm; Ⓔ *Echinostoma*

E|chi|no|sto|mi|a|sis *f, pl* **-ses**: *Syn: Echinostomainfektion*; durch Saugwürmer [**Echinostoma**-Species] hervorgerufene Tropenkrankheit mit meist asymptomatischem Verlauf; Ⓔ *echinostomiasis*

E|chi|no|zyt *m*: *Syn: Stechapfelform*; in hyperosmolarer Lösung entstehende stechapfelförmige Erythrozytenform; Ⓔ *echinocyte, burr cell, crenated erythrocyte, crenation, crenocyte, burr erythrocyte*

Echo-, echo- *präf.*: Wortelement mit der Bedeutung „Schall/Widerhall/Ton“; Ⓔ *echolike, echoic*

E|cho|en|ze|phal|lo|graf, -graph *m*: Ultraschallgerät zur Echoenzephalografie; Ⓔ *echoencephalograph*

E|cho|en|ze|phal|lo|gra|fie, -gra|phie *f.*: Ultraschalluntersuchung des Schädelinneren, insbesondere des Gehirns; Ⓔ *echoencephalography*

e|cho|en|ze|phal|lo|gra|fisch *adj*: Echoenzephalografie betreffend, mittels Echoenzephalografie; Ⓔ *relating to echoencephalography, echoencephalographic*

E|cho|en|ze|phal|lo|gramm *nt*: bei der Echoenzephalografie gewonnene Aufnahme; Ⓔ *echoencephalogram*

E|cho|er|schei|nun|gen *pl*: *Syn: Echomatismus*; zwangshafte Nachahmung der Handlungen anderer Personen; Ⓔ *echomatism, echopathy*

E|cho|fo|no|kar|di|o|gra|fie, -gra|phie *f.*: → *Echophonokardiografie*

E|cho|graf, -graph *m*: *Syn: Sonograf*; Ultraschallgerät; Ⓔ *echograph, sonograph*

E|cho|gra|fie, -gra|phie *f.*: **1.** Ultraschalluntersuchung, Sonografie* **2.** Wiederholung von Worten beim Abschreiben; Ⓔ **1.** *echography* **2.** *echographia*

E|cho|gramm *nt*: Sonogramm*; Ⓔ *echogram*

E|cho|kar|di|o|gra|fie, -gra|phie *f.*: *Syn: Ultraschallechokardiografie, Ultraschallkardiografie*; Ultraschalluntersuchung des Herzens; Ⓔ *echocardiography, ultrasonic cardiography, ultrasound cardiography*

e|cho|kar|di|o|gra|fisch *adj*: *Syn: ultraschallkardiografisch, ultraschallechokardiografisch*; Echokardiografie betreffend, mittels Echokardiografie; Ⓔ *relating to echocardiography, echocardiographic*

E|cho|kar|di|o|gramm *nt*: *Syn: Ultraschallechokardiogramm, Ultraschallkardiogramm*; bei der Echokardiografie gewonnene Aufnahme; Ⓔ *echocardiogram*

E|cho|ki|ne|se *f.*: *Syn: Echopraxie*; zwangshaftes Nachahmen von Bewegungen anderer Personen; Ⓔ *echokinesia, echokinesis, echomotism, echopraxia, echopraxis*

E|cho|la|lie *f.*: *Syn: Echophrasie*; zwangshaftes Nachsprechen von Wörtern oder Sätzen; Ⓔ *echolalia, echophrasia, echo speech*

E|cho|ma|tis|mus *m*: → *Echoerscheinungen*

E|cho|pho|no|kar|di|o|gra|fie, -gra|phie *f.*: *Syn: Echofonokardiografie*; kombinierte Echokardiografie* und Phonokardiografie*; Ⓔ *echophonocardiography*

E|cho|phra|sie *f.*: → *Echolalie*

E|cho|pra|xie *f.*: → *Echokinese*

E|cho|vi|ren *pl*: kleine RNA-Viren [enteric, cytopathic, human, orphan], die Infektionen der Atemwege, des Magen-Darm-Traktes und des ZNS hervorrufen können; Ⓔ *ECHO viruses, echoviruses*

Echt-Zeit-Verfahren *nt*: *Syn: Real-time-Technik*; Ultraschalltechnik, bei der Vorgänge direkt am Monitor beobachtet werden können; Ⓔ *real-time sonographic examination*

Eck|zahn|gru|be *f.*: *Syn: Fossa canina*; kleine Grube in der Mitte des Oberkiefers [Maxilla*] unterhalb des Foramen* infraorbitale; Ⓔ *canine fossa*

E|klamp|sia *f.*: → *Eklampsie*

Economo-Enzephalitis *f.*: *Syn: von Economo-Krankheit, Economo-Krankheit, von Economo-Enzephalitis, europäische Schlafkrankheit, Encephalitis epidemica/lethargica*; epidemische Enzephalitis* vermutlich viraler Genese, die primär zwischen 1915 und 1925 in Europa auftrat; Ⓔ *Economo's disease, Economo's encephalitis, von Economo's encephalitis, von Economo's disease, epidemic encephalitis, lethargic encephalitis, Vienna encephalitis*

Ect-, ect- *präf.*: → *Ekto-*

-ectasia *suf.*: → *-ektasie*

Ec|thy|ma *nt, pl* **-malta**: *Syn: Ekthym, Ekthyma*; durch Streptokokken oder Staphylokokken verursachtes eitriges Hautgeschwür; Ⓔ *ecthyma*

Ecthyma cachectirocum: → *Ecthyma gangraenosum terebrans*

Ecthyma contagiosum: *Syn: Orf, atypische Schafpocken, Steinpocken, Stomatitis pustulosa contagiosa*; von Schafen oder Ziegen auf den Menschen [Melker] übertragene Hautkrankheit, die durch rötliche, nässende Knoten charakterisiert ist; Ⓔ *contagious ecthyma, contagious pustular dermatitis, sore mouth, orf*

Ecthyma gangraenosum: → *Ecthyma gangraenosum terebrans*

Ecthyma gangraenosum terebrans: *Syn: Ecthyma gangraenosum, Ecthyma cachectoricum, Ecthyma terebrans infantum*; v.a. Kleinkinder und ältere Patienten befallende eitrig-ulzeröse Hauterkrankung durch Pseudomonas* aeruginosa, Escherichia* coli u.a.; Ⓔ *ecthyma gangrenosum*

Ecthyma terebrans infantum: → *Ecthyma gangraenosum terebrans*

Ecto-, ecto- *präf.*: → *Ekto-*

-ectomia *suf.*: → *-ektomie*

Ec|to|pia *f.*: → *Ektopie*

EC-Zellen *pl*: *Syn: enterochromaffine/argentaffine/gelbe/enteroendokrine Zellen, Kultschitzky-Zellen*; u.a. Serotonin* enthaltende, basalgekörnte Zellen des Magen-Darm-Traktes, die sich mit Silber anfärben; Ⓔ *enterochromaffin cells, EC cells*

Ec|ze|ma *nt, pl* **-malta**: → *Ekzema*

E|del|ga|se *pl*: die gasförmigen, reaktionsträgen Elemente der VIII. Hauptgruppe des Periodensystems; Ⓔ *inert gases, noble gases, rare gases*

E|de|tin|säu|re *f.*: → *Ethylendiamintetraessigsäure*

Edinger-Westphal-Kern *m*: *Syn: Nucleus oculomotorius accessorius*; autonomer Okulomotoriuskern für die inneren Augenmuskeln; Ⓔ *Edinger-Westphal nucleus, Edinger's nucleus, autonomic nucleus, accessory oculomotor nucleus, accessory nucleus*

Edwards-Syndrom *nt*: *Syn: Trisomie 18-Syndrom, Trisomie 18*; durch eine Trisomie* von Chromosom 18 verursachtes Fehlbildungssyndrom mit Schädel- und Knochenfehlbildungen, Skoliose und körperlicher und geistiger Unterentwicklung; Ⓔ *Edwards' syndrome, trisomy E syndrome, trisomy 18 syndrome*

Ed|wards|si|el|la *f.*: gramnegative Gattung der Enterobacteriaceae*; Ⓔ *Edwardsiella*

E

Ef-, ef- *präf.*: Wortelement mit der Bedeutung „aus/heraus"; Ⓔ *out of, away from, ef-*

Ef|fek|tiv|do|sis *f, pl* **-sen**: *Syn: Dosis effectiva, Dosis efficax, Wirkdosis*; Bezeichnung für die effektiv wirksame Arzneimittelmenge; Ⓔ *effective dose*

ef|fe|rent *adj*: zentrifugal; wegführend, herausführend, herausleitend, ableitend; Ⓔ *efferent, efferential, centrifugal, excurrent*

Ef|fi|zi|enz *f*: Wirkungsgrad, Nutzleistung; (Leistungs-) Fähigkeit; Ⓔ *efficiency*

Ef|fla|ti|on *f*: Aufstoßen; Ⓔ *eructation, ructus, belch, belching, burp*

Ef|flo|res|zenz *f*: *Syn: Hautblüte*; sichtbare Hautveränderung, z.B. Knötchen, Quaddel; Ⓔ *efflorescence; rash, eruption*

Ef|flu|vi|um *nt*: **1.** Ausfall, Entleerung, Erguss **2.** Haarausfall; Ⓔ **1.** *effluvium* **2.** *effluvium, alopecia*

androgenetisches Effluvium: *Syn: androgenetische Alopezie, Alopecia androgenetica, Calvities hippocratica*; Haarausfall vom männlichen Typ, männliche Glatzenbildung; Ⓔ *androgenetic effluvium, androgenetic male alopecia, patternal alopecia, male pattern alopecia, male pattern baldness*

Effluvium capillorum: Haarausfall; Ⓔ *effluvium*

Effluvium seminis: Samenerguss, Ejakulation; Ⓔ *ejaculation, ejaculatio, emission*

telogenes Effluvium: diffuser, nicht vernarbender Haarausfall, z.B. bei Säuglingen oder im Alter; Ⓔ *telogen alopecia, telogen effluvium, telogen hair loss, alopecia of the late type*

Effort-Syndrom *nt*: *Syn: neurozirkulatorische Asthenie, DaCosta-Syndrom, Soldatenherz, Phrenikokardie*; belastungsunabhängig auftretende Symptomatik mit Hyperventilation*, Tachykardie*, Herzschmerzen und Engegefühl; Ⓔ *effort syndrome, DaCosta's syndrome, functional cardiovascular disease, irritable heart, soldier's heart, neurocirculatory asthenia, phrenocardia, cardiophrenia, disordered action of the heart*

Ef|fu|sion *f*: Erguss, Flüssigkeitsansammlung; Ⓔ *effusion*

E|gel *m*: Sammelbezeichnung für Würmer der Gattung Hirudinea* und verschiedene Trematodengattungen; Ⓔ *fluke*

E|gres|si|on *f*: *Syn: Elongation, Extrusion*; (*Zahn*) Verlängerung; Ⓔ *extrusion of a tooth, tooth elongation, extrusion, tooth elevation*

Ehlers-Danlos-Syndrom *nt*: *Syn: Danlos-Syndrom*; Oberbegriff für Syndrome mit angeborener Kollagendysplasie; auffällig ist die Hyperelastizität der Haut [Cutis* hyperelastica]; Ⓔ *Ehlers-Danlos disease, Ehlers-Danlos syndrome, Danlos' disease, Danlos' syndrome, elastic skin*

Ei|chel|ent|zün|dung *f*: → *Balanitis*

Eichel-Vorhaut-Katarr *m*: → *Eichel-Vorhaut-Katarrh*

Eichel-Vorhaut-Katarrh *m*: *Syn: Balanoposthitis*; Entzündung von Eichel und Vorhaut; Ⓔ *inflammation of the glans penis and prepuce, balanoposthitis*

Eichstedt-Krankheit *f*: *Syn: Kleienpilzflechte, Willan-Krankheit, Pityriasis versicolor, Tinea versicolor*; häufige, oberflächliche Hautmykose durch **Malassezia furfur** mit variablem Krankheitsbild; Ⓔ *pityriasis versicolor, tinea versicolor, tinea furfuracea*

Ei|co|sa|no|i|de *pl*: → *Eikosanoide*

Ei|dot|ter *m*: *Syn: Vitellus, Eigelb, Dotter*; Nährsubstanz der Eizelle für den Embryo; Ⓔ *vitellus, yolk*

Ei|er|stock|band *nt*: *Syn: Ligamentum ovarii proprium*; Band zwischen Tubenwinkel und Eierstock; Ⓔ *ovarian ligament, proper ligament of ovary, uteroovarian ligament*

Ei|er|stock|en|do|me|tri|o|se *f*: *Syn: Ovarialendometriose, Endometriosis ovarii*; Form der Endometriosis* genitalis externa mit einseitigem (seltener beidseitigem) Eierstockbefall; evtl. Ausbildung einer Schokoladenzyste*; Ⓔ *endosalpingosis, endosalpingiosis*

Ei|er|stock|ent|zün|dung *f*: → *Oophoritis*

Ei|er|stock|fi|brom *nt*: *Syn: Ovarialfibrom*; gutartiger Bindegewebstumor des Eierstocks; Ⓔ *ovarian fibroma*

Ei|er|stock|gra|vi|di|tät *f*: → *Eierstockschwangerschaft*

Ei|er|stock|schwan|ger|schaft *f*: *Syn: Eierstockgravidität, Ovarialschwangerschaft, Ovarialgravidität, Graviditas ovarica*; Einnistung der Frucht im Eierstock; Ⓔ *ovariocyesis, oocyesis, ovarian pregnancy*

Ei|er|stock|zys|te *f*: *Syn: Ovarialzyste*; Flüssigkeitsansammlung in einem erweiterten Follikel oder Gelbkörper; Ⓔ *ovarian cyst, oophoritic cyst*

Ei|gelb *nt*: → *Eidotter*

Ei|ge|lenk *nt*: *Syn: Ellipsoidgelenk, Articulatio ellipsoidea/condylaris*; Gelenk mit eiförmigen Gelenkflächen; Ⓔ *ellipsoidal joint, condylar joint, condyloid joint, spiral joint, condylarthrosis*

Ei|gen|blut|trans|fu|si|on *f*: Transfusion von patienteneigenem Blut; Ⓔ *autohemotransfusion, autotransfusion, autologous transfusion*

Ei|gen|re|flex *m*: *Syn: Muskeleigenreflex, propriozeptiver Reflex, monosynaptischer Reflex*; Reflex, bei dem Reizort und Erfolgsorgan identisch sind; Ⓔ *proprioceptive reflex, idioreflex, intrinsic reflex, monosynaptic stretch reflex*

Ei|gen|se|rum *nt, pl* **-se|ren**: *Syn: Autoserum*; aus dem eigenen Blut gewonnenes Serum; Ⓔ *autoserum*

Ei|gen|se|rum|be|hand|lung *f*: *Syn: Autoserotherapie*; Behandlung mit aus dem eigenen Blut gewonnenem Serum; Ⓔ *autoserum therapy, autoserotherapy, autotherapy*

Ei|häu|te *pl*: die Fetus und Fruchtwasser umhüllenden drei Häute: Schafshaut [Amnion], Zottenhaut [Chorion] und Siebhaut [Dezidua]; Ⓔ *fetal membranes, extraembryonic membranes*

Ei|hü|gel *m*: *Syn: Cumulus oophorus*; in den Bläschenfollikel vorspringende Verdickung des Follikelepithels, die die Eizelle enthält; Ⓔ *proligerous disk, ovarian cumulus, proligerous membrane, germ-bearing hillock, germ hillock*

Ei|hül|le *f*: *Syn: Oolemma, Zona/Membrana pellucida*; von den Follikelzellen gebildete Umhüllung der Eizelle; Ⓔ *oolemma, striated membrane, pellucid zone*

Ei|ko|sa|no|i|de *pl*: *Syn: Arachidonsäurederivate, Eicosanoide*; von der Arachidonsäure abgeleitete Derivate, z.B. Prostaglandine; Ⓔ *eicosanoids, arachidonic acid derivatives*

Ei|lei|ter *m*: *Syn: Salpinx, Tube, Tuba uterina*; Eierstock und Gebärmutter verbindender muskulöser Schlauch; Ⓔ *salpinx, tube, fallopian tube, uterine tube, oviduct, ovarian canal*

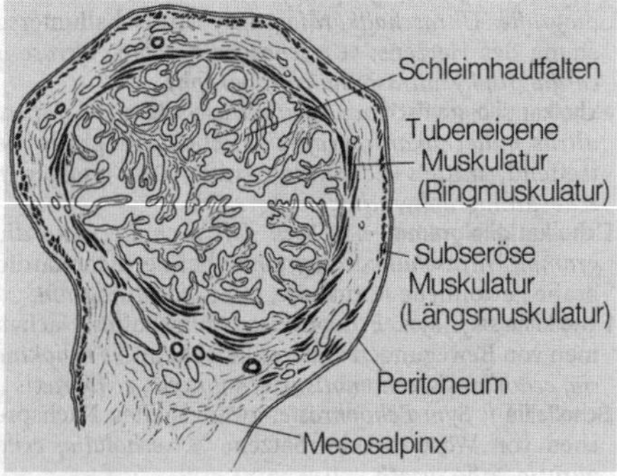

Abb. 22. Schnitt durch den Eileiter

Ei|lei|ter|ent|zün|dung *f*: → *Salpingitis*

Ei|lei|ter|fran|sen *pl*: *Syn: Tubenfimbrien, Fimbriae tubae* *uterinae*; fransenförmige Fortsätze des trichterförmigen Endes des Eileiters* [Infundibulum* tubae uterinae]; Ⓔ *fimbriae of uterine tube*

Ei|lei|ter|schwan|ger|schaft *f*: *Syn:* *Tubenschwangerschaft, Tubarschwangerschaft, Tubargravidität, Graviditas tubaria*; häufigste Form der Extrauteringravidität* mit Einnistung der Frucht im Eileiter; meist liegt eine Störung der Eileiterdurchgängigkeit vor [Verklebungen] oder die Tubenperistaltik ist gestört; das Ei kann sich im Anfangsteil des Eileiters [**ampulläre Eileiterschwangerschaft**], im mittleren Eileiterabschnitt [**isthmische Eileiterschwangerschaft**] oder im uterinen Eileiterabschnitt [**interstitielle Eileiterschwangerschaft**] einnisten; **Klinik**: der klinische Verlauf ist variabel; die meisten Eileiterschwangerschaften gehen früh zu Grunde und bleiben klinisch unentdeckt; **ampulläre Eileiterschwangerschaften** führen meist zu einem Tubarabort*; selten kommt es zum Wachstum des Trophoblasten über das Fimbrienende hinaus und damit zur Entwicklung einer sekundären Abdominalgravidität; bei **isthmischen** und **interstitiellen Eileiterschwangerschaften** penetrieren die Plazentazotten zunehmend die Tubenwand, bis es in der 6.–8. Woche zur Ruptur kommt [Tubarruptur]; die Ruptur führt zu einer starken intraabdominellen Blutung, Unterleibsschmerzen und der Entwicklung eines Akuten Abdomens*; Ⓔ *salpingocyesis, oviductal pregnancy, fallopian pregnancy, tubal pregnancy*

ein|ei|ig *adj*: (*Zwilling*) monovular, monovulär; Ⓔ *monovular, monozygotic, monozygous, enzygotic*

Ein|fach|zu|cker *m*: *Syn:* *Monose, Monosaccharid*; einfacher, aus nur einem Molekül bestehender Grundkörper der Kohlenhydrate; Ⓔ *monosaccharide, monosaccharose, monose, simple sugar*

Ein|fall|do|sis *f, pl* **-sen**: Strahlendosis in der Eingangsebene in den Körper; Ⓔ *entry dose*

Ein|fluss|stau|ung *f*: **1.** venöse Einflussstauung mit Behinderung des Blutstroms in die rechte Herzhälfte **2.** Harnstauung bei Einflussbehinderung in die Harnblase; Ⓔ **1.** *venous congestion* **2.** *urinary obstruction*

Ein|ge|wei|de|bruch *m*: *Syn:* *Splanchnozele*; Verlagerung von Baucheingeweiden in eine angeborene oder erworbene Ausstülpung des Bauchfells; Ⓔ *splanchnocele; hernia*

Ein|ge|wei|de|sen|kung *f*: *Syn:* *Darmsenkung, Enteroptose, Splanchnoptose, Viszeroptose*; angeborene oder erworbene Senkung der Baucheingeweide; klinisch auffällig sind eine chronische Obstipation* und Rücken- oder Kreuzschmerzen beim Stehen; Ⓔ *visceroptosis, visceroptosia, enteroptosis, enteroptosia, splanchnoptosis, splanchnoptosia*

Ein|ge|wei|de|wür|mer *pl*: → *Helminthes*

Ein|näs|sen *nt*: *Syn:* *Enuresis*; unwillkürlicher Harnabgang; Ⓔ *enuresis*

nächtliches Einnässen: *Syn:* *Bettnässen, Enuresis nocturna*; durch verschiedene Ursachen auslösbarer unwillkürlicher Harnabgang im Schlaf; Ⓔ *nocturnal enuresis, bedwetting, enuresis*

Ein|schluss|kon|junk|ti|vi|tis *f, pl* **-tiden**: *Syn:* *Schwimmbadkonjunktivitis*; durch Chlamydia*-Species hervorgerufene Bindehautentzündung mit Einschlusskörperchen; Ⓔ *inclusion conjunctivitis, swimming pool conjunctivitis, swimming pool blennorrhea*

trachomatöse Einschlusskonjunktivitis: → *Conjunctivitis trachomatosa*

Ein|schluss|kör|per|chen *pl*: *Syn:* *Elementarkörperchen*; bei Virusinfektionen in der Zelle nachweisbare Körperchen; Ⓔ *inclusion body, intranuclear inclusion, elementary body*

Ein|schluss|kör|per|en|ze|pha|li|tis Dawson *f*: *Syn:* *subakute sklerosierende Leukenzephalitis van Bogaert, subakute sklerosierende Panenzephalitis*; chronisch-progrediente, alle Hirnteile [Panenzephalitis*] betreffende Slow-virus-Infektion*, die mehrere (bis zu 30) Jahre nach akuter Maserninfektion auftritt; Ⓔ *Dawson's encephalitis, van Bogaert's sclerosing leukoencephalitis, van Bogaert's disease, van Bogaert's encephalitis, subacute inclusion body encephalitis, inclusion body encephalitis, subacute sclerosing leukoencephalitis, subacute sclerosing leukoencephalopathy, subacute sclerosing panencephalitis*

Ein|schluss|kör|per|krank|heit, zy|to|me|ga|le *f*: → *Zytomegalie*

Ein|schwemm|ka|the|ter *m*: Katheter, der nach Einführen in die Vene mit dem Blutstrom zum Herzen geführt wird; Ⓔ *flow-directed catheter*

Ein-Sekundenkapazität *f*: *Syn:* *Sekundenkapazität, Atemstoßtest, Tiffeneau-Test*; Bestimmung der Luftmenge, die nach tiefer Einatmung in einer Sekunde ausgeatmet werden kann; Ⓔ *Tiffeneau's test, forced exspiratory volume*

Ein|stel|lungs|a|no|ma|li|en *pl*: von der normalen Kindslage abweichende Lagen, z.B. tiefer Querstand; Ⓔ *fetal postural abnormalities*

Ein|stel|lungs|nys|tag|mus *m*: *Syn:* *Fixationsnystagmus*; feiner Nystagmus* beim Fixieren des Auges auf einen Punkt; Ⓔ *adjustment nystagmus*

Ein|tags|fie|ber *nt*: *Syn:* *Ephemera, Febricula, Febris herpetica/ephemera*; virales Erkältungsfieber im Herbst und Winter; Ⓔ *ephemeral fever, ephemera*

Einthoven-Ableitungen *pl*: EKG-Ableitungen nach Einthoven; Ⓔ *Einthoven's method*

Ein|zel|do|sis *f, pl* **-sen**: Arzneimitteldosis für eine Gabe; Ⓔ *single dose*

Ein|zel|ma|xi|mal|do|sis *f, pl* **-sen**: maximal zulässige Einzeldosis*; Ⓔ *maximum single dose*

Ei|sen *nt*: *Syn:* *Ferrum*; für den Menschen unentbehrliches Spurenelement; Bestandteil von Enzymen, Hämoglobin* und Myoglobin*; Ⓔ *iron; ferrum*

Ei|sen|bahn|nys|tag|mus *m*: optokinetischer Nystagmus* beim Blick aus einem fahrenden Zug; Ⓔ *railroad nystagmus*

Ei|sen|bin|dungs|ka|pa|zi|tät *f*: Bindungsvermögen des Transferrins* für Eisen; Ⓔ *iron-binding capacity*

freie/latente Eisenbindungskapazität: Eisenbindungskapazität von freiem noch nicht mit Eisen beladenen Transferrin; Ⓔ *latent iron-binding capacity*

totale Eisenbindungskapazität: Gesamteisenbindungskapazität des Transferrins im Serum; Ⓔ *total iron-binding capacity*

Ei|sen|lun|ge *f*: *Syn:* *Eisenstaublunge, Schweißerlunge, Lungensiderose, Eisenoxidstaublunge, Siderosis pulmonum*; benigne, rückbildungsfähige Pneumokoniose* durch Ablagerung von Eisenstaub; Ⓔ *siderosis, pulmonary siderosis*

Ei|sen|man|gel|an|ä|mie *f*: *Syn:* *sideropenische Anämie*; hypochrome Anämie* durch einen angeborenen oder erworbenen Eisenmangel; häufigste Anämieform; Ⓔ *hypoferric anemia, iron deficiency anemia, sideropenic anemia*

Eisenmenger-Komplex *m*: → *Eisenmenger-Tetralogie*

Eisenmenger-Syndrom *nt*: → *Eisenmenger-Tetralogie*

Eisenmenger-Tetralogie *f*: *Syn:* *Eisenmenger-Komplex, Eisenmenger-Syndrom*; angeborener Herzfehler mit Ventrikelseptumdefekt, überreitender Aorta, pulmonaler Hypertonie und Rechtsherzvergrößerung; Ⓔ *Eisenmenger's complex, Eisenmenger's disease, Eisenmenger's syndrome, Eisenmenger's tetralogy*

Ei|sen|o|xid|staub|lun|ge *f*: → *Eisenlunge*

Ei|sen|spei|cher|krank|heit *f*: *Syn:* *Hämochromatose, Siderophilie, Bronzediabetes*; chronische Speicherkrankheit* mit erhöhter Eisenresorption und Hämosiderinablagerung in verschiedenen Organen [Leber, Bauchspeicheldrüse]; klinisch auffällig sind Leberzirrhose*,

Diabetes* mellitus und eine blau-braun-bronzefarbene Hautpigmentierung; auch als Synonym für Siderose* verwendet; Ⓔ *iron storage disease, hemochromatosis, hemachromatosis, hematochromatosis, bronzed diabetes, bronze diabete*s

Eilsenlstaubllunlge *f*: →*Eisenlunge*

Eislesslig *m*: hochkonzentrierte [95 %] Essigsäurelösung; Ⓔ *glacial acetic acid*

Eilsprung *m*: ***Syn:*** *Ovulation, Follikelsprung*; Ruptur des reifen Follikels um den 14. Tag des Zyklus; die Eizelle wird vom Eileiter aufgefangen und in Richtung Gebärmutter transportiert; Ⓔ *ovulation, follicular rupture*

E

Eilter *m*: aus weißen Blutkörperchen, Zelltrümmern und Serum bestehendes entzündliches Exsudat; Ⓔ *pus, matter*

Eilterlauslschlag *m*: ***Syn:*** *Grindausschlag, Pyodermie, Pyodermitis, Pyodermia*; durch Eitererreger [Staphylokokken, Streptokokken] verursachte Hautkrankheit; Ⓔ *pyoderma, pyodermatitis, pyodermatosis, pyodermia*

Eilterlbeulle *f*: →*Furunkel*

Eilterlflechlte *f*: **1.** →*Acrodermatitis continua suppurativa* **2.** →*Impetigo*

Eilterlharn *m*: ***Syn:*** *Pyurie*; Ausscheidung von eitrigem Harn; Ⓔ *pyuria*

Eilterlkoklken *pl*: ***Syn:*** *Pyokokken*; eitererregende Kokken; Ⓔ *pyococci*

eilternd *adj*: purulent; Ⓔ *running, suppurative, purulent, festering*

eitlrig *adj*: purulent; Ⓔ *puriform, purulent, puruloid, pyic, suppurative*

eitrig-serös *adj*: seropurulent; Ⓔ *seropurulent, ichoroid, ichorous*

Eilweißldrülse *f*: ***Syn:*** *seröse Drüse, Glandula serosa*; Drüse mit dünnflüssigem Sekret; Ⓔ *serous gland*

Eilweilße *pl*: ***Syn:*** *Eiweißkörper, Proteine*; aus Aminosäuren aufgebaute Naturstoffe, die neben Fetten und Kohlenhydraten zu den wichtigsten Bausteinen lebender Organismen gehören; Ⓔ *proteins*

Eilweißlfäullnis *f*: ***Syn:*** *Eiweißgärung*; im Dickdarm stattfindende Vergärung von Eiweißen; Ⓔ *protein fermentation*

Eilweißlgälrung *f*: →*Eiweißfäulnis*

Eilweißlkörlper *pl*: →*Eiweiße*

Eilweißlmanlgellanlälmie *f*: ***Syn:*** *Proteinmangelanämie*; Anämie* bei schwerem Eiweißmangel und dadurch verursachter Störung der Hämoglobinbildung; Ⓔ *protein deficiency anemia*

Eilweißlmanlgelldysltrolphie *f*: ***Syn:*** *Eiweißmangelsyndrom*; Entwicklungsstörung durch ungenügende Eiweißzufuhr mit der Nahrung; Ⓔ *protein-calorie malnutrition*

Eilweißlmanlgellsynldrom *nt*: →*Eiweißmangeldystrophie*

Eilweißlmilnilmum *nt*: Eiweißmenge, die täglich dem Körper zugeführt werden muss, um die Stickstoffverluste durch den Harn auszugleichen; Ⓔ *minimal protein intake*

Eilweißlquoltilent *m*: ***Syn:*** *Globulin/Albumin-Quotient*; Verhältnis von Albumin zu Globulin im Serum; Ⓔ *A-G ratio, albumin-globulin ratio*

Eilweißlstofflwechlsel *m*: ***Syn:*** *Proteinstoffwechsel*; Gesamtheit von Resorption, Verdauung und Synthese von Eiweißen im Körper; Ⓔ *proteometabolism, protein metabolism*

Eilweißlverllustlsynldrom *nt*: ***Syn:*** *exsudative Enteropathie/Gastroenteropathie, eiweißverlierende Enteropathie/Gastroenteropathie, Gordon-Syndrom*; ätiologisch ungeklärte Erkrankung mit Eiweißausscheidung in den Magen-Darm-Trakt; Ⓔ *protein-losing syndrome*

Eljalcullatio *f, pl* **-tiolnes**: ***Syn:*** *Ejakulation*; Samenerguss; Ⓔ *ejaculation*

Ejaculatio praecox: vorzeitiger Samenerguss; Ⓔ *premature ejaculation*

Ejaculatio retardata: verspäteter Samenerguss; Ⓔ *delayed ejaculation*

Eljalkullat *nt*: bei der Ejakulation ausgespritzte Samenflüssigkeit; Ⓔ *ejaculate, ejaculum*

Eljalkullaltilon *f*: ***Syn:*** *Ejaculatio*; Samenerguss; Ⓔ *ejaculation, elaculatio, emission*

Eljalkullaltilonslgang *m*: ***Syn:*** *Ausspritzungsgang, Ductus ejaculatorius*; Endabschnitt des Samenleiters in der Prostata; Ⓔ *ejaculatory duct*

Eljalkullaltilonslstölrung *f*: sexuelle Funktionsstörung durch anomale Ejakulation, z.B. vorzeitiger oder verzögerter Samenerguss; Ⓔ *deficient ejaculation*

Eljekltilonslfrakltilon *f*: ***Syn:*** *Auswurffraktion, Austreibungsfraktion*; Auswurfleistung des Herzens, d.h., der während der Systole ausgeworfene Anteil der Blutmenge im linken Ventrikel; Ⓔ *ejection fraction*

Eljekltilonslklick *m*: ***Syn:*** *Austreibungsgeräusch, Austreibungston*; Herzton am Anfang der Austreibungsphase; Ⓔ *ejection click*

Ek-, ek- *präf.*: Wortelement mit der Bedeutung „aus/heraus"; Ⓔ *out of, away from, ek-, ec-*

Eklchonldrom *nt*: ***Syn:*** *peripheres Chondrom*; dem Knochen aufsitzender, gutartiger Knorpeltumor; Ⓔ *peripheral chondroma, ecchondroma, ecchondrosis*

Eklchonldrolsis oslsilfilcans *f*: ***Syn:*** *multiple kartilaginäre Exostosen, hereditäre multiple Exostosen, Exostosenkrankheit, multiple Osteochondrome, Ecchondrosis ossificans*; autosomal-dominante Skeletterkrankung mit multiplen Exostosen* im Bereich der Metaphysen* von Röhrenknochen, Rippen, Schulterblatt und Becken; i.d.R. benigner Verlauf, bei ca. 10 % der Patienten maligne Entartung; Ⓔ *multiple exostoses, multiple cartilaginous exostoses, multiple osteocartilaginous exostoses*

Eklchylmolse *f*: ***Syn:*** *Ecchymosis*; kleinflächige Hautblutung; Ⓔ *ecchymosis*

Ekchymosen-Syndrom, schmerzhafte *nt*: ***Syn:*** *Erythrozytenautosensibilisierung, autoerythrozytäre Purpura, Syndrom der blauen Flecken, painful bruising syndrome*; fast ausschließlich bei Frauen auftretendes Syndrom mit rezidivierenden schmerzhaften Hautblutungen; neben einer allergischen Genese [Autoantikörper gegen Erythrozyten] wird auch eine psychogene Auslösung [Konversionsneurose*] diskutiert; Ⓔ *Gardner-Diamond syndrome, autoerythrocyte sensitization syndrome, erythrocyte autosensitization syndrome, painful bruising syndrome*

eklchylmoltisch *adj*: Ekchymose betreffend, von ihr betroffen oder gekennzeichnet; Ⓔ *relating to or marked by ecchymosis, ecchymotic*

eklkrin *adj*: (Drüse) nach außen absondernd; Ⓔ *eccrine, exocrine*

Ekllamplsie *f*: ***Syn:*** *Eclampsia*; stärkste Form der Spätgestose* kurz vor der Geburt; i.d.R. kommt es nach Prodromalsymptomen [**drohende Eklampsie, Eclampsia imminens**] zu Krampfanfällen [**Eclampsia convulsiva**] mit darauffolgendem komatösem Schlaf; Ⓔ *eclampsia*

ekllamptisch *adj*: Eklampsie betreffend, von ihr betroffen oder gekennzeichnet; Ⓔ *relating to eclampsia, eclamptic*

ekllampltolgen *adj*: Eklampsie verursachend; Ⓔ *causing eclampsia, eclamptogenic, eclamptogenous*

Eksltase *f*: extremer, rauschhafter Glückszustand; Ⓔ *ecstasy, furor, frenzy, rapture*

ekstaltisch *adj*: Ekstase betreffend, von ihr betroffen oder gekennzeichnet; Ⓔ *relating to or marked by ecstasy, ecstatic*

Ekstrolphie *f*: ***Syn:*** *Ekstrophia, Exstrophie, Extrophie, Extrophia*; angeborene Fehlbildung, bei der ein inneres Organ nach außen verlagert und die Schleimhaut (zum Teil) nach außen gestülpt ist; Ⓔ *exstrophy, extrophia,* *ecstrophy, ecstrophe*

Ekt-, ekt- *präf.*: →*Ekto-*

-ektase *suf.*: →*-ektasie*

-ektasie *suf.*: Wortelement mit der Bedeutung „Erweiterung/Ausdehnung"; Ⓔ *-ectasia*

-ektatisch *suf.*: in Adjektiven verwendetes Wortelement mit der Bedeutung „erweiternd/streckend"; Ⓔ *-ectatic*

Ek|thy|ma *nt, pl* **-ma|ta**: *Syn: Ekthym, Ecthyma*; durch Streptokokken oder Staphylokokken verursachtes eitriges Hautgeschwür; Ⓔ *ecthyma*

ek|thy|ma|tös *adj*: ekthymähnlich, ekthymartig; Ⓔ *ecthymatiform, ecthymiform*

Ekto-, ekto- *präf.*: Wortelement mit der Bedeutung „außerhalb/außen"; Ⓔ *ecto-, ect-, exo-*

Ek|to|blast *m*: →*Ektoderm*

Ek|to|car|dia *f*: *Syn: Ektokardie, Kardiozele, Hernia cordis*; angeborene Verlagerung des Herzens aus dem Brustkorb, z.B. in den Bauchraum [**Ektocardia abdominalis/subthoracica**]; Ⓔ *ectocardia, exocardia, cardiocele*

Ek|to|derm *nt*: *Syn: Ektoblast*; äußeres Keimblatt, aus dem sich Haut, Hautanhangsgebilde, Nervensystem und Sinnesepithelien bilden; Ⓔ *ectoderm, ectoblast, epiblast, ectodermal germ layer*

ek|to|der|mal *adj*: Ektoderm betreffend, vom Ektoderm abstammend; Ⓔ *relating to the ectoderm, ectodermal, ectodermic, epiblastic*

Ek|to|der|mal|dys|pla|sie *f*: *Syn: Dysplasia ectodermalis*; angeborene Entwicklungsstörung von Organen und Geweben, die vom Ektoderm* abstammen; Ⓔ *ectodermal dysplasia*

Ektodermaldysplasie-Syndrome *pl*: Oberbegriff für Syndrome, die mit Fehlbildungen von Organen oder Geweben ektodermaler Herkunft einhergehen; Ⓔ *ectodermal dysplasia*

Ek|to|der|ma|to|se *f*: →*Ektodermose*

Ek|to|der|mo|se *f*: *Syn: Ektodermatose*; Erkrankung eines vom Ektoderm* abstammenden Organs oder Gewebes; Ⓔ *ectodermosis, ectodermatosis*

Ek|to|en|zym *nt*: *Syn: extrazelluläres Enzym, Exoenzym*; von der Zelle nach außen abgegebenes Enzym; Ⓔ *ectoenzyme, exoenzyme, extracellular enzyme*

Ek|to|kar|die *f*: →*Ektocardia*

-ektomie *suf.*: Wortelement mit der Bedeutung „Ausschneidung/Entfernung"; Ⓔ *-ectomy*

-ektomieren *suf.*: in Verben verwendetes Wortelement mit der Bedeutung „herausschneiden/entfernen"; Ⓔ *-ectomize*

ek|to|nu|kle|är *adj*: *Syn: exonukleär*; außerhalb des Zellkerns (liegend); Ⓔ *ectonuclear*

ek|top *adj*: **1.** *Syn: heterotopisch, heterotop, ektopisch*; ursprungsfern, an atypischer Stelle liegend oder entstehend, (nach außen) verlagert **2.** *Syn: ektopisch*; Ektopie betreffend, von ihr betroffen oder gekennzeichnet; Ⓔ **1.** *ectopic, heterotopic, atopic, aberrant* **2.** *relating to ectopia, ectopic*

Ek|to|pa|ra|sit *m*: *s.u. Parasit*; Ⓔ *ectoparasite, ectosite, ecoparasite*

Ek|to|pia *f*: →*Ektopie*

Ektopia lentis congenita: *Syn: Linsenektopie*; angeborene Verlagerung der Augenlinse; Ⓔ *congenital dislocation of lense*

Ektopia portionis: *Syn: Ektropium*; Ausstülpung der Zervixschleimhaut; Ⓔ *cervical ectropion, ectropion, ectropium*

Ektopia pupillae: *Syn: Korektopie*; Pupillenverlagerung, Pupillenektopie; Ⓔ *corectopia*

Ektopia renis: *Syn: Nierenektopie, Nierendysplasie*; angeborene Verlagerung der Niere; Ⓔ *ectopic kidney, renal ectopia*

Ektopia testis: *Syn: Hodenektopie*; angeborene Verlagerung des Hodens; Ⓔ *testis ectopia*

Ektopia vesicae: angeborene Verlagerung der Blase; Ⓔ *bladder ectopia*

Ek|to|pie *f*: *Syn: Ektopia, Ectopia, Extraversion, Eversion*; angeborene Gewebs- oder Organverlagerung; Ⓔ *ectopia, ectopy, heterotopia, heterotopy*

ek|to|pisch *adj*: →*ektop*

Ek|to|plas|ma *nt*: äußere, helle Protoplasmaschicht; Ⓔ *ectoplasm, exoplasm*

ek|to|plas|ma|tisch *adj*: Ektoplasma betreffend; Ⓔ *relating to the ectoplasm, ectoplasmatic, ectoplasmic, ectoplastic*

Ek|to|to|xin *nt*: *Syn: Exotoxin*; von der Zelle nach außen abgegebenes Toxin*; Ⓔ *ectotoxin, exotoxin, extracellular toxin*

Ek|to|zo|on *nt, pl* **-zoa, -zo|en**: tierischer Ektoparasit*; Ⓔ *ectozoon*

ek|to|zy|tär *adj*: *Syn: exozytär*; außerhalb der Zelle (liegend); Ⓔ *ectocytic*

Ek|tro|dak|ty|lie *f*: angeborene Fehlbildung des Handskeletts; Ⓔ *ectrodactyly, ectrodactylia, ectrodactylism*

ek|tro|mel *adj*: Ektromelie betreffend, von ihr betroffen; Ⓔ *relating to or marked by ectromelia, ectromelic*

Ek|tro|me|lie *f*: angeborene Fehlbildung der Gliedmaßen; Ⓔ *ectromelia*

Ek|tro|pi|on *nt*: →*Ektropium*

Ek|tro|pi|o|nie|rung *f*: Umstülpen des Augenlids; Ⓔ *ectropionization*

Ek|tro|pi|um *nt*: **1.** *Syn: Augenlidektropium, Lidektropium, Ektropion*; Auswärtskehrung, Umstülpung des Augenlids nach außen **2.** *Syn: Ektopia portionis*; Ausstülpung der Zervixschleimhaut; Ⓔ **1.** *ectropion, ectropium* **2.** *ectropion, ectropium*

Ektropium cicatriceum: Augenlidektropium durch Narbenzug; Ⓔ *cicatricial ectropion*

Ektropium paralyticum: Augenlidektropium bei Fazialislähmung*; Ⓔ *atonic ectropion, flaccid ectropion, paralytic ectropion*

Ektropium senile: Augenlidektropium durch Muskelerschlaffung im Alter; Ⓔ *senile ectropion*

Ektropium spasticum: Augenlidektropium durch eine Schließmuskelkrampf; Ⓔ *spastic ectropion*

Ek|zem *nt*: *Syn: Ekzema, Eczema, Eccema*; nicht-infektiöse, entzündliche Hautkrankheit mit Juckreiz, die durch endogene oder exogene Faktoren ausgelöst werden kann; Ⓔ *eczema, tetter*

angewaschenes Ekzem: *s.u. asteatotisches Ekzem*; Ⓔ *dry ekzema*

asteatotisches Ekzem: *Syn: xerotisches Ekzem, Exsikkationsdermatitis, Exsikkationsekzem, Austrocknungsekzem, Exsikkationsekzematid, Xerosis, Asteatosis cutis*; durch extrem trockene Haut hervorgerufenes Ekzem* bei älteren Menschen [meist durch Sebostase*], bei übermäßiger Reinigung und Entfettung der Haut [**angewaschenes Ekzem**] oder durch Wettereinflüsse; Ⓔ *winter eczema, winter itch, xerotic eczema, asteatosis, asteatotic eczema, asteatodes*

atopisches Ekzem: →*endogenes Ekzem*

dyshidrotisches Ekzem: *Syn: Dysidrose, Dyshidrosis, Dysidrosis, Dyshidrose, Dyshidrose-Syndrom, Pompholyx*; mit klaren, intraepidermalen Bläschen an Händen und Fußsohlen einhergehende Dermatose* unterschiedlicher Ätiologie [u.a. endogenes Ekzem*, Kontaktekzem*]; Ⓔ *dyshidrosis, dyshidria, dyshydrosis, dysidria, dysidrosis, dyshidrotic eczema, pompholyx*

endogenes Ekzem: *Syn: Neurodermitis disseminata, atopisches/exsudatives/neuropathisches/konstitutionelles Ekzem, atopische Dermatitis, neurogene Dermatose, Neurodermitis diffusa/constitutionalis/atopica, Morbus Besnier, Prurigo Besnier, Besnier Prurigo*; chronisch-rezidivierende, entzündliche Erkrankung mit trockener, stark juckender Haut; die verschiedenen Manifestationsformen [**ekzematoide Form, lichenifizierte Form, pruriginöse Form**] treten nebeneinander und/ oder nacheinander auf; ätiologisch spielen erbliche Disposition, Allergien und Stressreaktionen eine Rolle; beginnt meist bereits im Säuglingsalter [2.–3. Monat] mit einem Befall von Gesicht, Kopfhaut und Windelbereich; im Kindesalter sind die Gelenkbeugen und das Gesäß betroffen, bei Jugendlichen und Erwachsenen i.d.R. Gelenkbeugen [Ellenbeuge, Kniekehle], Gesicht, Nacken, Schulter- und Brustbereich; die Erkrankung zeigt einen chronisch-schubweisen Verlauf; akute Schübe können sowohl durch äußere [Allergene, Klima] als auch innere Faktoren [psychische Belastung, Stress] ausgelöst werden; **Therapie**: wichtig ist die Vermeidung oder Ausschaltung auslösender Faktoren, wie z.B. nachgewiesener Allergene, Wolle oder anderer tierischer Produkte; im trockenen Stadium werden Teersalben und die Verwendung von Badeölen und fetten oder halbfetten Salben empfohlen; der Juckreiz kann kurzfristig mit corticoidhaltigen Externa oder systemisch mit Antihistaminika gemildert werden; in vielen Fällen ist eine Klimatherapie [Meeresklima, Gebirgsklima über 1500 m] erfolgreich; UV-Bestrahlung [UVA oder UVB] zeigt ebenfalls gute Erfolge; **Prognose**: die Hauterscheinungen bessern sich oft im Laufe der späten Kindheit oder im Jugendalter; ein Großteil der Erkrankungen heilt nach dem 30. Lebensjahr ab; (E) *endogenous eczema*

exsudatives Ekzem: → *endogenes Ekzem*

konstitutionelles Ekzem: → *endogenes Ekzem*

kontaktallergisches Ekzem: ***Syn:*** *allergische Kontaktdermatitis, allergisches Kontaktekzem*; durch ein Kontaktallergen* ausgelöstes, akut oder chronisch verlaufendes Ekzem; (E) *allergic contact dermatitis, allergic dermatitis, contact dermatitis*

neuropathisches Ekzem: → *endogenes Ekzem*

phototoxisches Ekzem: ***Syn:*** *Photokontaktdermatitis, Fotokontaktdermatitis, fototoxische/phototoxische Dermatitis*; durch fotochemische Reaktionen ausgelöste nicht-allergische Kontaktdermatitis*; (E) *phototoxic dermatitis*

seborrhoisches Ekzem: ***Syn:*** *Unna-Krankheit, Morbus Unna, seborrhoische/dysseborrhoische Dermatitis, Dermatitis seborrhoides*; ätiologisch ungeklärtes Ekzem mit unscharf begrenzten Erythemen, v.a. am behaarten Kopf, im Gesicht und auf der Brust; (E) *seborrheic dermatitis, Unna's disease, seborrhea, seborrheic dermatosis, seborrheic eczema*

xerotisches Ekzem: → *asteatotisches Ekzem*

Ek|ze|ma *nt, pl* **-ma|ta**: → *Ekzem*

ek|ze|ma|to|gen *adj*: ekzemverursachend, ekzemauslösend; (E) *causing eczema, eczematogenic*

Ek|ze|ma|to|id *nt*: ekzemartige Erkrankung; (E) *eczematoid disorder*

frühexsudatives Ekzematoid: ***Syn:*** *Milchschorf, konstitutionelles Säuglingsekzem, Eccema infantum, Crusta lactea*; an den Wangen beginnende Frühform des seborrhoischen Ekzems*, die abheilen oder in ein endogenes Ekzem* übergehen kann; (E) *milk crust, milk scall, milk tetter, milky tetter*

ek|ze|ma|to|id *adj*: → *ekzematös*

ek|ze|ma|tös *adj*: ***Syn:*** *ekzematoid*; ekzemähnlich, ekzemartig; (E) *resembling eczema, eczematoid*

E|la|in|säu|re *f*: ***Syn:*** *Oleinsäure, Ölsäure*; einfach ungesättigte C_{18}-Fettsäure; (E) *oleic acid*

E|las|tance *f*: Dehnbarkeit von Lunge und Brustkorb; (E) *elastance*

E|las|ta|se *f*: ***Syn:*** *Elastinase, Pankreaselastase, Pankreopeptidase E*; Elastin und andere Proteine spaltendes Enzym; (E) *elastase, elastinase*

E|las|ti|ca *f*: ***Syn:*** *Elastika, Tunica elastica*; aus elastischen Fasern bestehende Schicht der Arterienwand; (E) *elastica, elastic tunic*

E|las|ti|ka *f*: → *Elastica*

E|las|tin *nt*: Gerüsteiweiß der elastischen Fasern; (E) *elastin, elasticin*

E|las|ti|na|se *f*: → *Elastase*

e|las|tisch *adj*: dehnbar, biegsam, nachgebend; verformbar, ausdehnungsfähig, expansionsfähig; (E) *elastic, resilient*

E|las|to|i|do|se *f*: ***Syn:*** *Elastoidosis*; an eine Elastose* erinnernde Hautveränderungen; (E) *elastoidosis*

E|las|to|i|do|sis *f, pl* **-ses**: → *Elastoidose*

Elastoidosis cutanea nodularis et cystica: ***Syn:*** *Favre-Racouchot-Krankheit*; fast ausschließlich bei älteren Männern vorkommende aktinische Elastose* mit Komedonen* und gelblichen Follikelzysten; (E) *nodular elastoidosis, nodular elastoidosis of Favre-Racouchot, Favre-Racouchot syndrome*

E|las|to|ly|se *f*: ***Syn:*** *Elastolysis*; Abnahme oder Verlust der Elastizität des elastischen Bindegewebes; (E) *elastolysis*

generalisierte Elastolyse: ***Syn:*** *Fallhaut, Cutis-laxa-Syndrom, Schlaffhaut, Zuviel-Haut-Syndrom, Dermatochalasis, Dermatolysis, Dermatomegalie, Chalazodermie, Chalodermie*; inhomogene Krankheitsgruppe, die durch von der Unterlage abhebbare, schlaffe, in Falten hängende Haut gekennzeichnet ist; (E) *generalized elastolysis, dermatochalasis, dermatochalazia, dermatolysis, dermatomegaly, dermolysis, chalastodermia, chalazodermia, cutis laxa, pachydermatocele*

E|las|to|ma in|tra|pa|pil|la|re per|fo|rans ver|ru|ci|for|me *nt*: ***Syn:*** *perforierendes Elastom, Keratosis follicularis serpiginosa, Elastosis perforans serpiginosa*; seltene, ätiologisch ungeklärte Hautkrankheit durch eine transepidermale Ablagerung degenerierter elastischer Fasern; typisch sind die ringförmig oder serpiginös angeordneten verrukösen Papeln am Nacken und im Ellenbogenbereich; (E) *perforating elastosis*

E|las|tom, per|fo|rie|ren|des *nt*: → *Elastoma intrapapillare perforans verruciforme*

E|las|tor|rhe|xis *f*: Zerfall elastischer Fasern; (E) *elastorrhexis*

systemische Elastorrhexis: ***Syn:*** *Pseudoxanthoma elasticum, Grönblad-Strandberg-Syndrom, Darier-Grönblad-Strandberg-Syndrom*; generalisierte, degenerative Erkrankung des elastischen Bindegewebes mit gelblichen Papeln und Hautflecken; (E) *systemic elastorrhexis*

E|las|to|se *f*: **1.** ***Syn:*** *Gefäßelastose*; durch Einlagerung veränderter elastischer Fasern in die Gefäßwand verursachte Angiopathie* **2.** ***Syn:*** *Hautelastose, Elastosis*; durch eine Veränderung der elastischen Fasern hervorgerufene Änderung der Hautstruktur; (E) **1.** *elastose* **2.** *elastoid degeneration, elastosis*

aktinische Elastose: ***Syn:*** *senile Elastose, basophile Kollagendegeneration, Elastosis actinica/solaris/senilis*; durch eine Degeneration der elastischen und kollagenen Fasern hervorgerufene Verdickung und Vergröberung der Haut lichtexponierter Areale [Gesicht, Nacken]; Teilaspekt der Altershaut*; (E) *actinic elastosis*

senile Elastose: → *aktinische Elastose*

E|las|to|sis *f, pl* **-ses**: ***Syn:*** *Hautelastose, Elastose*; durch eine Veränderung der elastischen Fasern hervorgerufene Änderung der Hautstruktur; (E) *elastosis, elastoid degeneration*

Elastosis actinica: → *aktinische Elastose*

Elastosis perforans serpiginosa: ***Syn:*** *perforierendes Elastom, Elastoma intrapapillare perforans verruciforme, Keratosis follicularis serpiginosa*; seltene, ätiologisch ungeklärte Hautkrankheit durch eine transepidermale Ablagerung degenerierter elastischer Fasern; typisch sind die ringförmig oder serpiginös angeordneten verrukösen Papeln am Nacken und im Ellenbo-

genbereich; Ⓔ *perforating elastosis*
Elastosis senilis: → *aktinische Elastose*
Elastosis solaris: → *aktinische Elastose*
Elleildinlkörnlchen *pl*: *Syn: Keratohyalin*; weiche Vorstufe von Keratin*; Ⓔ *keratohyalin granules, keratohyalin, keratohyaline*
Elek-Ouchterlony-Test *m*: Methode zum quantitativen Nachweis von bakteriellen Ektotoxinen; Ⓔ *Elek-Ouchterlony test*
Ellekltroldelfilbrilllaltion *f*: *Syn: elektrische Defibrillation*; Notfallmaßnahme zur Behandlung von Kammerflimmern oder -flattern; bei der **externen Elektrodefibrillation** werden zwei großflächige Elektroden auf die Brustwand aufgesetzt und ein Gleichstromimpuls [1–4 ms, 50–400 Joule] appliziert; Ziel ist es, alle nichtrefraktären Herzmuskelfasern zur gleichen Zeit zu depolarisieren und damit zu synchronisieren; nach kurzer Pause setzt dann wieder der normale Herzrhythmus ein; bei der **direkten** oder **internen Elektrodefibrillation** werden die Elektroden direkt auf das Herz aufgesetzt; die Feldstärke beträgt dann 10–50 Joule; Ⓔ *electric defibrillation*
ellekltiv *adj*: wahlweise, Wahl-; Ⓔ *elective*
Ellekltivlnährlbölden *pl*: Nährböden zur Anreicherung spezifischer Keime; Ⓔ *elective culture medium*
Elektr-, elektr- *präf.*: → *Elektro-*
Elektra-Komplex *m*: übermäßige Bindung der Tochter an den Vater; Ⓔ *Electra complex, father complex*
Elektro-, elektro- *präf.*: Wortelement mit der Bedeutung „elektrischer Strom/Elektrizität"; Ⓔ *electric, electrical, electronic, electro-*
Ellekltrolalkulpunkltur *f*: Akupunktur* mit Verwendung von Elektroden; Ⓔ *electroacupuncture*
Ellekltrolaltrilolgramm *nt*: Aufzeichnung der Erregungsausbreitung in den Vorhöfen; Ⓔ *electroatriogram*
Ellekltrolchilrurlgie *f*: operativer Eingriff mit Hochfrequenzstrom; Ⓔ *electrosurgery*
ellekltrolchilrurlgisch *adj*: Elektrochirurgie betreffend, mittels Elektrochirurgie; Ⓔ *relating to electrosurgery, electrosurgical*
Ellekltrolcholelzysltekltolmie *f*: elektrochirurgische Gallenblasenentfernung; Ⓔ *electrocholecystectomy*
Ellekltroldilalgnosltik *f*: Prüfung von Muskeln und Nerven mit elektrischem Strom; Ⓔ *electrodiagnosis, electrodiagnostics, electrodiagnostic studies*
ellekltroldilalgnosltisch *adj*: Elektrodiagnostik betreffend; Ⓔ *electrodiagnostic*
Ellekltrolendlosmolse *f*: Endosmose* in einem elektrischen Feld; Ⓔ *electroendosmosis*
Ellekltrolenlzelphallolgraf, -graph *m*: Gerät zur Elektroenzephalografie*; Ⓔ *electroencephalograph*
Ellekltrolenlzelphallolgralfie, -gralphie *f*: Registrierung und grafische Darstellung der hirnelektrischen Aktivität; Ⓔ *electroencephalography*
ellekltrolenlzelphallolgralfisch *adj*: Elektroenzephalografie betreffend, mittels Elektroenzephalografie; Ⓔ *relating to electroencephalography, electroencephalographic*
Ellekltrolenlzelphallolgramm *nt*: die bei Elektroenzephalografie* gewonnene Aufzeichnung; Ⓔ *electroencephalogram*
isoelektrisches Elektroenzephalogramm: *Syn: Null-Linien-EEG*; Elektroenzephalogramm ohne jede Aktivität bei Hirntod; Ⓔ *isoelectric electroencephalogram, isoelectric EEG, isoelectroencephalogram, flat EEG, flat electroencephalogram, electrocerebral silence*
Ellekltrolgasltrolgralfie, -gralphie *f*: Registrierung und grafische Darstellung der Potenziale der Magenmuskulatur; Ⓔ *electrogastrography*
Ellekltrolgasltrolgramm *nt*: die bei Elektrogastrografie* gewonnene Aufzeichnung; Ⓔ *electrogastrogram*
ellekltrolgen *adj*: eine elektrische Spannung erzeugend; Ⓔ *electrogenic*
Ellekltrolgusltolmeltrie *f*: elektrische Untersuchung des Geschmacksinnes; Ⓔ *electrogustometry*
Ellekltrolgymlnasltik *f*: *Syn: Schwellstrombehandlung*; Anregung gelähmter Muskeln mit elektrischem Strom; Ⓔ *electrogymnastics*
Ellekltrolhysltelrolgraf, -graph *m*: Gerät zur Elektrohysterografie*; Ⓔ *electrohysterograph*
Ellekltrolhysltelrolgralfie, -gralphie *f*: Aufzeichnung der Aktionspotenziale der Gebärmuttermuskulatur; Ⓔ *electrohysterography*
ellekltrolhysltelrolgralfisch *adj*: Elektrohysterografie betreffend, mittels Elektrohysterografie; Ⓔ *relating to or marked by electrohysterography, electrohysterographic*
Ellekltrolhysltelrolgramm *nt*: bei der Elektrohysterografie* gewonnene Aufzeichnung; Ⓔ *electrohysterogram*
Ellekltrolkarldilolgraf, -graph *m*: Gerät zur Elektrokardiografie*; Ⓔ *electrocardiograph*
Ellekltrolkarldilolgralfie, -gralphie *f*: Aufzeichnung der Aktionspotenziale der Herzmuskulatur; Ⓔ *electrocardiography*
telemetrische Elektrokardiografie: *Syn: Teleelektrokardiografie, Telekardiografie, Radioelektrokardiografie*; drahtlose Elektrokardiografie mit Übermittlung der Messwerte durch einen Sender; Ⓔ *telelectrocardiography*
ellekltrolkarldilolgralfisch *adj*: Elektrokardiografie betreffend, mittels Elektrokardiografie; Ⓔ *relating to electrocardiography, electrocardiographic*
Ellekltrolkarldilolgramm *nt*: *Syn: Herzstromkurve*; bei der Elektrokardiografie* gewonnene Aufzeichnung; Ⓔ *electrocardiogram, EKG*
Ellekltrolkarldilolpholnolgralfie, -gralphie *f*: kombinierte Elektrokardiografie* und Phonokardiografie; Ⓔ *electrocardiophonography*
Ellekltrolkarldilolskop *nt*: *Syn: Kardioskop, Oszillokardioskop*; Gerät zur direkten Betrachtung der EKG-Kurve; Ⓔ *electrocardioscope*
Ellekltrolkarldilolskolpie *f*: *Syn: Kardioskopie, Oszillokardioskopie*; direkte Darstellung der EKG-Kurve auf einem Sichtgerät; Ⓔ *electrocardioscopy*
Ellekltrolkarldilolverlsilon *f*: *Syn: Elektrokonversion, elektrische Kardioversion, Elektroversion, Elektroreduktion, Synchrondefibrillation*; der Elektrodefibrillation* verwandtes Verfahren zur Therapie von Vorhofflimmern* und Vorhofflattern*; der Gleichstromstoß wird von der P-Welle des EKGs ausgelöst und stellt den normalen Sinusrhythmus wieder her; wird meist intraoperativ oder auf der Intensivstation eingesetzt; Ⓔ *electric cardioversion*
Ellekltrolkaulter *m*: *Syn: Thermokauter, Galvanokauter*; elektrisches Brenneisen zur Durchtrennung oder Verschorfung von Gewebe; Ⓔ *electrocautery, electric cautery, galvanocautery, galvanic cautery*
Ellekltrolkaultelrilsaltilon *f*: → *Elektrokoagulation*
Ellekltrolkolalgullaltilon *f*: *Syn: chirurgische Diathermie, Kaltkaustik, Elektrokauterisation*; punktförmige Gewebekoagulation durch Hochfrequenzstrom; Ⓔ *electrocoagulation, electric coagulation, diathermocoagulation, surgical diathermy*
Ellekltrolkochllelolgraf, -graph *m*: Gerät zur Elektrokochleografie*; Ⓔ *electrocochleograph*
Ellekltrolkochllelolgralfie, -gralphie *f*: Aufzeichnung der Aktionspotenziale in der Innenohrschnecke; Ⓔ *electrocochleography, electrocochleographic audiometry*
ellekltrolkochllelolgralfisch *adj*: Elektrokochleografie betreffend, mittels Elektrokochleografie; Ⓔ *relating to electrocochleography, electrocochleographic*
Ellekltrolkochllelolgramm *nt*: bei der Elektrokochleografie* gewonnene Aufzeichnung; Ⓔ *electrocochleogram*
Ellekltrolkonlverlsilon *f*: → *Elektrokardioversion*
Ellekltrolkorltilkolgralfie, -gralphie *f*: Aufzeichnung der Aktionspotenziale der Hirnrinde; Ⓔ *electrocorticogra-*

E

phy

e|lek|tro|kor|ti|ko|gra|fisch *adj*: Elektrokortikografie betreffend, mittels Elektrokortikografie; Ⓔ *electrocorticographic*

E|lek|tro|kor|ti|ko|gramm *nt*: bei der Elektrokortikografie* gewonnene Aufzeichnung; Ⓔ *electrocorticogram*

E|lek|tro|ky|mo|gra|fie, -gra|phie *f*: *Syn: Fluorokardiografie, Aktinokardiografie*; Registrierung der Herzrandbewegung und der Bewegung der großen Gefäße bei der Röntgendurchleuchtung; Ⓔ *electrokymography*

e|lek|tro|ky|mo|gra|fisch *adj*: Elektrokymografie betreffend, mittels Elektrokymografie; Ⓔ *relating to electrokymography, electrokymographic*

E|lek|tro|ky|mo|gramm *nt*: bei der Elektrokymografie* gewonnene Aufzeichnung; Ⓔ *electrokymogram*

E|lek|tro|li|tho|ly|se *f*: elektrische Steinauflösung; Ⓔ *electrolithotrity*

E|lek|tro|lun|ge *f*: kaum noch verwendetes Gerät zur Reizung der Atemhilfsmuskulatur; Ⓔ *electrophrenic respirator*

E|lek|tro|ly|se *f*: **1.** Auflösung einer Substanz durch elektrischen Strom **2.** *Syn: therapeutische Elektrolyse, Elektropunktur, Galvanopunktur, Elektrostixis*; Entfernung von Warzen, Haaren u.ä. durch eine Elektronadel; Ⓔ **1.** *electrolysis* **2.** *electrolysis*

e|lek|tro|ly|sier|bar *adj*: mittels Elektrolyse zersetzbar; Ⓔ *electrolyzable*

e|lek|tro|ly|sie|ren *v*: mittels Elektrolyse zersetzen; Ⓔ *electrolyze*

E|lek|tro|ly|te *pl*: Stoffe, die in wässriger Lösung in Anionen und Kationen zerfallen und damit den elektrischen Strom leiten; Ⓔ *electrolytes*

e|lek|tro|ly|tisch *adj*: Elektrolyse betreffend, mittels Elektrolyse; Ⓔ *relating to or caused by electrolysis, electrolytic, electrolytical*

E|lek|tro|lyt|ko|ma *nt, pl* **-mata**: *Syn: Pseudokoma*; komatöser Zustand bei Störungen des Elektrolythaushaltes; Ⓔ *electrolyte coma*

E|lek|tro|my|o|graf, -graph *m*: Gerät zur Elektromyografie*; Ⓔ *electromyograph*

E|lek|tro|my|o|gra|fie, -gra|phie *f*: Aufzeichnung der Aktionspotenziale von Muskeln; Ⓔ *electromyography*

e|lek|tro|my|og|ra|fisch *adj*: Elektromyografie betreffend, mittels Elektromyografie; Ⓔ *electromyographic*

E|lek|tro|my|o|gramm *nt*: bei der Elektromyografie* gewonnene Aufzeichnung; Ⓔ *electromyogram*

E|lek|tron *nt*: negativ geladenes Elementarteilchen; Ⓔ *electron*

E|lek|tro|nar|ko|se *f*: in Deutschland nur selten praktiziertes Verfahren der Betäubung mittels elektrischem Strom; Ⓔ *electronarcosis*

e|lek|tro|nar|ko|tisch *adj*: Elektronarkose betreffend, mittels Elektronarkose; Ⓔ *relating to electronarcosis, electronarcotic*

e|lek|tro|ne|ga|tiv *adj*: negativ elektrisch; Ⓔ *electronegative*

E|lek|tro|nen|hül|le *f*: den Atomkern umgebende Hülle von Elektronen; Ⓔ *electron shell*

E|lek|tro|nen|lin|se *f*: elektromagnetisches Feld, das Elektronenstrahlen ablenkt; Ⓔ *electronic lense*

E|lek|tro|nen|mi|kro|skop *nt*: Mikroskop, das Elektronenstrahlen durch ultradünne Schnitte schickt und damit ein hohes Auflösungsvermögen erreicht; Ⓔ *electron microscope*

E|lek|tro|nen|mi|kro|sko|pie *f*: Untersuchung kleinster Strukturen mit dem Elektronenmikroskop*; Ⓔ *electron microscopy*

e|lek|tro|nen|mi|kro|sko|pisch *adj*: Elektronenmikroskop oder Elektronenmikroskopie betreffend, mit Hilfe eines Elektronenmikroskops; Ⓔ *electron-microscopic, electron-microscopical*

E|lek|tro|nen|ras|ter|mi|kro|skop *nt*: *Syn: Rasterelektronenmikroskop*; Elektronenmikroskop, bei dem die Probe von oben mit einem Elektronenstrahl abgetastet wird, dadurch entsteht eine große Plastizität der Bilder; Ⓔ *scanning electron microscope, scanning microscope*

E|lek|tro|nen|spin|re|so|nanz|spek|tro|sko|pie *f*: *Syn: ESR-Spektroskopie, paramagnetische Resonanzspektroskopie*; Spektroskopie*, die künstlich erzeugte paramagnetische Resonanz misst; Ⓔ *electron spin resonance spectroscopy, electron paramagnetic resonance spectroscopy, EPR spectroscopy, ESR spectroscopy*

E|lek|tro|nen|the|ra|pie *f*: Strahlentherapie mit schnellen Elektronen; Ⓔ *electron irradiation*

E|lek|tro|neu|ro|gra|fie, -gra|phie *f*: Messung der Nervenleitgeschwindigkeit peripherer Nerven; Ⓔ *electroneuronography, electroneurography*

E|lek|tro|neu|ro|ly|se *f*: Zerstörung von Nervengewebe mittels elektrischem Strom; Ⓔ *electroneurolysis*

E|lek|tro|neu|ro|my|o|gra|fie, -gra|phie *f*: Aufzeichnung der Aktionspotenziale eines Muskels bei gleichzeitiger Stimulation des versorgenden Nervens; Ⓔ *electroneuromyography*

e|lek|tro|nisch *adj*: Elektron(en) oder Elektronik betreffend; Ⓔ *relating to electrons, electronic*

E|lek|tro|nys|tag|mo|graf, -graph *m*: Gerät zur Elektronystagmografie*; Ⓔ *electronystagmograph*

E|lek|tro|nys|tag|mo|gra|fie, -gra|phie *f*: Nystagmusregistrierung durch Messung der korneoretinalen Potenziale; Ⓔ *electronystagmography*

e|lek|tro|nys|tag|mo|gra|fisch *adj*: Elektronystagmografie betreffend, mittels Elektronystagmografie; Ⓔ *electronystagmographic*

E|lek|tro|nys|tag|mo|gramm *nt*: durch Elektronystagmografie* erhaltene Aufzeichnung; Ⓔ *electronystagmogram*

E|lek|tro|o|kul|lo|gra|fie, -gra|phie *f*: Registrierung der Augapfelbewegungen durch Messung der korneoretinalen Potenziale; Ⓔ *electro-oculography*

e|lek|tro|o|kul|lo|gra|fisch *adj*: Elektrookulografie betreffend, mittels Elektrookulografie; Ⓔ *electro-oculographic*

E|lek|tro|o|kul|lo|gramm *nt*: durch Elektrookulografie* erhaltene Aufzeichnung; Ⓔ *electro-oculogram*

E|lek|tro|ol|fak|to|gra|fie, -gra|phie *f*: Registrierung der Aktionspotenziale von Riechfasern; Ⓔ *electro-olfactography*

e|lek|tro|ol|fak|to|gra|fisch *adj*: Elektroolfaktografie betreffend, mittels Elektroolfaktografie; Ⓔ *electro-olfactographic*

E|lek|tro|ol|fak|to|gramm *nt*: durch Elektroolfaktografie* erhaltene Aufzeichnung; Ⓔ *electro-olfactogram, Ottoson potential, osmogram*

E|lek|tro|os|mo|se *f*: Osmose* in einem elektrischen Feld; Ⓔ *electro-osmosis, electro-osmose, electrosmosis*

e|lek|tro|os|mo|tisch *adj*: Elektroosmose betreffend, mittels Elektroosmose; Ⓔ *electro-osmotic*

E|lek|tro|phe|ro|gramm *nt*: *Syn: Pherogramm*; bei der Elektrophorese erhaltenes Diagramm; Ⓔ *electropherogram, electrophoregram, electrophoretogram, ionogram*

e|lek|tro|phil *adj*: Elektronen suchend, mit besonderer Affinität zu Elektronen; Ⓔ *electrophilic, electrophil, electrophile*

E|lek|tro|pho|re|se *f*: zur Analyse und Auftrennung von Substanzgemischen eingesetzte Wanderung elektrisch geladener Teilchen in flüssigen Medien im elektrischen Feld; Ⓔ *electrophoresis, electrochromatography, ionophoresis, ionization, phoresis*

e|lek|tro|pho|re|tisch *adj*: Elektrophorese betreffend, mittels Elektrophorese; Ⓔ *relating to electrophoresis, electrophoretic*

E|lek|tro|phy|si|o|lo|gie *f*: Physiologie* der Erregungsvorgänge von Zellen; Ⓔ *electrophysiology*

e|lek|tro|po|si|tiv *adj*: positiv elektrisch; Ⓔ *electro-*

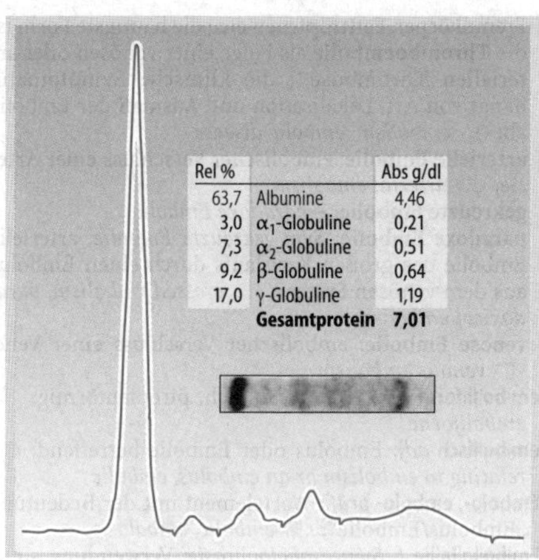

Abb. 23. Serumelektrophorese

positive

E|lek|tro|punk|tur *f*: *Syn: (therapeutische) Elektrolyse, Galvanopunktur, Elektrostixis*; Entfernung von Warzen, Haaren u.ä. durch eine Elektronadel; Ⓔ *electropuncture*

E|lek|tro|re|duk|ti|on *f*: → *Elektrokardioversion*

E|lek|tro|re|sek|ti|on *f*: operative Entfernung mittels elektrochirurgischer Methoden; Ⓔ *electroresection*

E|lek|tro|re|ti|no|graf, -graph *m*: Gerät zur Elektroretinografie*; Ⓔ *electroretinograph*

E|lek|tro|re|ti|no|gra|fie, -gra|phie *f*: Aufzeichnung der bei Lichteinfall auftretenden Potenzialschwankungen der Netzhaut; Ⓔ *electroretinography*

e|lek|tro|re|ti|no|gra|fisch *adj*: Elektroretinografie betreffend, mittels Elektroretinografie; Ⓔ *electroretinographic*

E|lek|tro|re|ti|no|gramm *nt*: bei der Elektroretinografie* erhaltene Kurve; Ⓔ *electroretinogram*

E|lek|tro|schock *nt*: durch einen elektrischen Strom ausgelöster Schock; Ⓔ *electroplexy, electroshock, electric shock*

E|lek|tro|spi|no|gra|fie, -gra|phie *f*: Aufzeichnung der Aktionspotenziale des Rückenmarks; Ⓔ *electrospinography*

E|lek|tro|sti|mu|la|ti|ons|an|al|ge|sie *f*: *Syn: Neurostimulation*; Hemmung der Schmerzempfindung durch elektrische Reizung von Nervenfasern; Ⓔ *electrical nerve stimulation*

E|lek|tro|sti|xis *f*: → *Elektropunktur*

E|lek|tro|the|ra|pie *f*: therapeutische Anwendung von elektrischen Strömen und elektromagnetischen Feldern; Ⓔ *electrotherapeutics, electrotherapy*

E|lek|tro|to|mie *f*: Gewebedurchtrennung mit einem elektrischen Skalpell [**Elektrotom**]; Ⓔ *electrotomy*

e|lek|tro|to|nisch *adj*: Elektrotonus betreffend; Ⓔ *relating to electrotonus, electrotonic*

E|lek|tro|to|nus *m*: die Veränderung von Gewebestrukturen beim Durchfluss von elektrischem Gleichstrom; Ⓔ *electrotonus, galvanotonus*

E|lek|tro|un|fall *m*: Unfall, bei dem elektrischer Strom durch den Körper fließt; Ⓔ *electrical accident*

E|lek|tro|u|re|te|ro|gra|fie, -gra|phie *f*: Aufzeichnung der Aktionspotenziale der Harnleiter; Ⓔ *electroureterography*

E|lek|tro|u|re|te|ro|gramm *nt*: bei der Elektroureterografie* erhaltene Aufzeichnung; Ⓔ *electroureterogram*

E|lek|tro|u|ro|gra|fie, -gra|phie *f*: Aufzeichnung der Aktionspotenziale der Harnblasenmuskulatur; Ⓔ *electrocystography*

E|lek|tro|va|go|gramm *nt*: *Syn: Vagogramm*; Aufzeichnung der Aktivität des Nervus* vagus; Ⓔ *electrovagogram, vagogram*

E|lek|tro|ven|tri|ku|lo|gramm *nt*: Abschnitt des Elektrokardiogramms, der sich auf die Erregungsausbreitung in den Kammern bezieht; Ⓔ *electroventriculogram*

E|lek|tro|ver|si|on *f*: → *Elektrokardioversion*

E|lek|tro|zys|to|gra|fie, -gra|phie *f*: Aufzeichnung der Aktionspotenziale der Harnblasenmuskulatur; Ⓔ *electrocystography*

E|le|ment *nt*: Grundstoff, chemisches Element; Ⓔ *element*

E|le|men|tar|bün|del *pl*: *Syn: Binnenbündel, Grundbündel, Intersegmentalfaszikel, Fasciculi proprii*; benachbarte Rückenmarkssegmente verbindende Faserbündel; Ⓔ *proper fasciculi, fundamental columns*

E|le|men|tar|kör|per|chen *pl*: *Syn: Einschlusskörperchen*; bei Virusinfektionen in der Zelle nachweisbare Körperchen; Ⓔ *inclusion body, elementary body; intranuclear inclusion*

E|le|men|tar|teil|chen *pl*: kleinste Bausteine der Materie, z.B. Elektron, Proton, Neutron; Ⓔ *elementary particle, fundamental particle*

E|le|phan|ti|a|sis *f, pl* **-ses**: durch eine Lymphabflussstörung hervorgerufene monströse Schwellung eines Körperabschnitts; meist gleichgesetzt mit Elephantiasis tropica; Ⓔ *elephantiasis*

Elephantiasis congenita hereditaria: *Syn: chronisch hereditäres Trophödem, chronisch kongenitales Lymphödem, Nonne-Milroy-Meige-Syndrom*; genetisch bedingtes Lymphödem, das v.a. die Füße und Unterschenkel, seltener auch die Hände und Unterarme betrifft; Ⓔ *Nonne-Milroy-Meige syndrome*

Elephantiasis filarica: → *Elephantiasis tropica*

Elephantiasis genitoanorectalis: *Syn: Elephantiasis venera*; mit hochgradiger Schwellung von Skrotum und Penis bzw. Vulva einhergehende Elephantiasis des Anogenitalbereiches; Ⓔ *genitoanorectal elephantiasis*

Elephantiasis gingivae: *Syn: Fibromatosis gingivae*; sowohl hereditäre als auch durch exogene Faktoren [Hydantoin] hervorgerufene bindegewebige Wucherung des Zahnfleischs; Ⓔ *gingival fibromatosis, macrogingivae, keloid of gums*

Elephantiasis neuromatosis: *Syn: Lappenelephantiasis, Wammen*; im Rahmen einer Neurofibromatosis* generalista auftretende, primär die Bauchdecke betreffende Schwellung der Haut; Ⓔ *pachydermatocele*

Elephantiasis penis: → *Elephantiasis scroti*

Elephantiasis scroti: *Syn: Skrotalelephantiasis, Elephantiasis penis*; mit hochgradiger Schwellung von Skrotum und Penis einhergehende Elephantiasis des Anogenitalbereiches; Ⓔ *oschelephantiasis, parasitic chylocele, chylocele, lymph scrotum*

Elephantiasis tropica: *Syn: Elephantiasis filarica*; durch Filarien [Wuchereria* bancrofti, Brugia* malayi] verursachtes Lymphödem mit zum Teil monströser Schwellung der Beine und Genitalien; Ⓔ *Malabar leprosy, Barbardos leg, mal de Cayenne, mal de San Lazaro, elephant leg, elephantiasis*

Elephantiasis vulvae: mit hochgradiger Schwellung der Vulva einhergehende Elephantiasis des Anogenitalbereiches; Ⓔ *elephantiasis vulvae*

E|le|va|ti|on *f*: (Auf-, Hoch-)Heben, Anhebung; Ⓔ *elevation*

E|le|va|to|ri|um *nt*: stumpfes Instrument zum Abheben der Knochenhaut usw.; Ⓔ *elevator, levator*

E|fen|bein|wir|bel *m*: *Syn: Marmorwirbel*; Wirbel mit diffus verdichteter Struktur; Ⓔ *eburnated vertebra, ivory vertebra*

E|li|mi|na|ti|on *f*: **1.** Beseitigung, Entfernung, Ausmerzung, Eliminierung **2.** Ausscheidung; Ⓔ **1.** *elimination* **2.**

elimination, expulsion

e|li|mi|nier|bar *adj*: ausscheidbar; Ⓔ *eliminable*

El|len|beu|gen|gru|be *f*: *Syn: Fossa cubitalis*; Grube auf der Beugeseite des Ellenbogengelenks, durch die Muskeln, Gefäße und Nerven vom Oberarm zum Unterarm ziehen; Ⓔ *cubital fossa*

El|len|bo|gen|ge|lenk *nt*: *Syn: Articulatio cubiti*; aus drei Teilen [Articulatio humeroradialis, Articulatio humeroulnaris, Articulatio radioulnaris proximalis] bestehendes Gelenk zwischen Oberarm und Unterarm; Ⓔ *elbow, cubital articulation, cubital joint, articulation of elbow, elbow joint, cubitus*

El|len|bo|gen|schleim|beu|tel *m*: *Syn: Bursa subcutanea olecrani*; Schleimbeutel zwischen Olekranon und Sehne des Musculus* triceps; Ⓔ *olecranon bursa, anconeal bursa, subcutaneous bursa of olecranon, superficial bursa of olecranon*

El|len|nerv *m*: →*Nervus ulnaris*

Elliot-Trepanation *f*: Druckentlastung bei Glaukom* durch Trepanation* der Lederhaut; Ⓔ *Elliot's operation*

el|lip|so|id *adj*: *Syn: elliptisch*; ellipsenförmig, ellipsenähnlich; Ⓔ *ellipsoidal, ellipsoid, oval*

El|lip|so|id|ge|lenk *nt*: *Syn: Eigelenk, Articulatio ellipsoidea/condylaris*; Gelenk mit eiförmigen Gelenkflächen; Ⓔ *ellipsoidal joint, cochlear joint, condylar joint, condyloid joint, spiral joint, condylarthrosis*

El|lip|to|zy|ten|an|ä|mie *f*: →*Elliptozytose*

el|lip|to|zy|tisch *adj*: Elliptozytose betreffend, von ihr betroffen oder gekennzeichnet; Ⓔ *relating to or marked by elliptocytosis, elliptocytotic*

El|lip|to|zy|to|se *f*: *Syn: Dresbach-Syndrom, hereditäre Elliptozytose, Ovalozytose, Kamelozytose, Elliptozytenanämie*; autosomal-dominante Erythrozytenanomalie mit Bildung ovaler oder elliptischer Formen; i.d.R. leichter Verlauf ohne klinische Symptome; Ⓔ *Dresbach's anemia, Dresbach's syndrome, elliptocytosis, elliptocytotic anemia, elliptocytic anemia, elliptocytary anemia, ovalocytic anemia, ovalocytosis, hereditary elliptocytosis, cameloid anemia*

Ellis-Creveld-Syndrom *nt*: *Syn: Ellis-van Creveld-Syndrom, Chondroektodermaldysplasie, chondroektodermale Dysplasie, Chondrodysplasia ectodermica*; Syndrom mit Mikromelie*, Polydaktylie*, Hypodontie und anderen Fehlbildungen; Ⓔ *Ellis-van Creveld syndrome, chondroectodermal dysplasia*

Ellis-van Creveld-Syndrom *nt*: →*Ellis-Creveld-Syndrom*

E|lon|ga|tio *f, pl* **-ti|o|nes**: Verlängerung; Dehnung, Streckung, Elongation; Ⓔ *elongation*

E|lon|ga|ti|on *f*: *Syn: Egression, Extrusion*; (Zahn) Verlängerung; Ⓔ *elongation*

Elsberg-Syndrom *nt*: *Syn: Radiculitis sacralis*; Entzündung der sakralen Spinalnervenwurzeln bei Guillain*-Barré-Syndrom oder bei Infektion mit Herpes-simplex-Virus Typ II oder Zytomegalievirus; Ⓔ *Elsberg's syndrome*

E|lu|at *nt*: durch Elution* gewonnene Lösung; Ⓔ *eluate*

E|lu|ti|on *f*: Auswaschen, (Her-)Ausspülen von Stoffen aus einem Stoffgemisch; Ⓔ *elution, elutriation*

Em-, em- *präf*.: Wortelement mit der Bedeutung „innerhalb/hinein"; Ⓔ *in, em-, en-*

E|ma|na|ti|on *f*: beim radioaktiven Zerfall freiwerdendes gasförmiges Isotop; Ⓔ *emanation*

Embden-Meyerhof-Weg *m*: *Syn: Glykolyse, Glycolyse*; Abbauweg für Glucose in den Körperzellen; Ⓔ *Embden-Meyerhoff pathway, Embden-Meyerhoff-Parnas pathway, glycolysis, glucolysis*

Embol-, embol- *präf*.: →*Embolo-*

Em|bo|lek|to|mie *f*: operative Embolusentfernung; Ⓔ *embolectomy*

Em|bo|lie *f*: *Syn: Embolia*; plötzlicher Verschluss eines Gefäßes durch einen Embolus*, Luft- oder Gasblasen, Fremdkörper, Fetttröpfchen etc.; die häufigste Form ist die **Thromboembolie** als Folge einer venösen oder arteriellen Thrombose*; die klinische Symptomatik hängt von Art, Lokalisation und Ausmaß der Embolie ab; Ⓔ *embolism, embolic disease*

arterielle Embolie: embolischer Verschluss einer Arterie; Ⓔ *arterial embolism*

gekreuzte Embolie: →*paradoxe Embolie*

paradoxe Embolie: *Syn: gekreuzte Embolie*; arterielle Embolie des großen Kreislaufs durch einen Embolus aus dem venösen System; Ⓔ *crossed embolism, paradoxical embolism*

venöse Embolie: embolischer Verschluss einer Vene; Ⓔ *venous embolism*

em|bo|li|form *adj*: embolusähnlich, pfropfenförmig; Ⓔ *emboliform*

em|bo|lisch *adj*: Embolus oder Embolie betreffend; Ⓔ *relating to embolism or an embolus, embolic*

Embolo-, embolo- *präf*.: Wortelement mit der Bedeutung „Embolus/Embolie"; Ⓔ *embolic, embolo-*

Em|bo|lo|la|lie *f*: *Syn: Embolophrasie*; Verwendung sinnloser Wörter oder Sätze; Ⓔ *embololalia, embolalia, embolophasia, embolophrasia*

Em|bo|lo|my|ko|se *f*: Embolie* durch einen Pilzpropf bei Pilzsepsis* oder massivem Pilzeinbruch in die Blutbahn; Ⓔ *embolomycosis*

em|bo|lo|my|ko|tisch *adj*: Embolomykose betreffend, von ihr betroffen oder gekennzeichnet, durch sie bedingt; Ⓔ *embolomycotic*

Em|bo|lo|phra|sie *f*: →*Embololalie*

Em|bo|lus *m, pl* **-li**: im Blutkreislauf auftretender, nicht löslicher Körper, der bei Verschluss des Gefäßes eine Embolie auslöst; Ⓔ *embolus*

Embry-, embry- *präf*.: →*Embryo-*

Em|bry|ek|to|mie *f*: Entfernung eines Embryos bei Extrauteringravidität; Ⓔ *embryectomy*

Em|bryo *m, pl* **-bry|os, -bry|o|nen**: Keimling bis zum Ende des dritten Monats; Ⓔ *embryo*

Embryo-, embryo- *präf*.: Wortelement mit der Bedeutung „Leibesfrucht/Embryo"; Ⓔ *embryonic, embryo, embryonal, embryonary, embryous, embry(o)-*

Em|bry|o|blast *m*: *Syn: Embryonalknoten*; Zellgruppe, aus der sich der Embryo entwickelt; Ⓔ *embryoblast, inner cell mass*

Em|bry|o|fe|to|pa|thia *f*: *Syn: Embryofetopathie*; Schädigung des ungeborenen Kindes während der Embryonal- oder Fetalperiode; Ⓔ *embryopathy, embryopathia, fetopathy*

Embryofetopathia alcoholica: →*Alkoholembryopathiesyndrom*

Embryofetopathia diabetica: *Syn: diabetische Embryopathie, diabetische Fetopathie, Embryopathia diabetica*; bei Diabetes* mellitus der Mutter auftretende Schädigung des Kindes, z.B. Herzfehler, Polydaktylie*, Syndaktylie*, Klumpfüße; Ⓔ *diabetic fetopathy*

em|bry|o|gen *adj*: **1.** Embryogenese betreffend **2.** einen Embryo bildend; Ⓔ **1.** *embryogenetic* **2.** *embryogenic*

Em|bry|o|ge|ne|se *f*: *Syn: Embryogenie*; Entwicklung des Embryos während der Embryonalperiode; Ⓔ *embryogenesis, embryogeny*

em|bry|o|id *adj*: einem Embryo ähnlich, embryoähnlich; Ⓔ *resembling an embryo, embryoid, embryoniform, embryonoid*

Em|bry|o|lo|gie *f*: Lehre von der Entwicklung des Embryos von der Befruchtung bis zur Geburt; Ⓔ *embryology, physiogenesis*

em|bry|o|lo|gisch *adj*: Embryologie betreffend; Ⓔ *relating to embryology, embryological, embryologic*

em|bry|o|nal *adj*: *Syn: embryonisch*; Embryo oder Embryonalstadien betreffend, vom Embryonalstadium stammend; Ⓔ *relating to an embryo, embryonic, embryonal, embryonary, embryous*

Em|bry|o|nal|kern *m*: zentraler Teil der Augenlinse; Ⓔ *embryonic nucleus of lens*

Em|bry|o|nal|kno|ten *m*: → *Embryoblast*

Em|bry|o|nal|pe|ri|o|de *f*: *Syn: Embryonalzeit*; Zeitraum von der Befruchtung bis zum Abschluss der Organogenese am Ende des dritten Schwangerschaftsmonats; Ⓔ *embryonic period, embryonal period*

Em|bry|o|nal|zeit *f*: → *Embryonalperiode*

Em|bry|o|nen|im|plan|ta|ti|on *f*: → *Embryonentransfer*

Em|bry|o|nen|trans|fer *m*: *Syn: Embryonenimplantation, Embryonenübertragung*; Übertragung eines durch In-vitro-Fertilisation erzeugten Embryos in die Gebärmutter; Ⓔ *embryo transfer, embryo transplant*

Em|bry|o|nen|ü|ber|tra|gung *f*: → *Embryonentransfer*

em|bry|o|niert *adj*: Embryo(nen) enthaltend; befruchtet; bebrütet, angebrütet; Ⓔ *embryonated, embryonate*

em|bry|o|nisch *adj*: → *embryonal*

Em|bry|o|pa|thia *f*: → *Embryopathie*

Embryopathia alcoholica: *Syn: embryofetales Alkoholsyndrom, Alkoholembryopathie, Alkoholembryopathiesyndrom*; durch chronischen Alkoholgenuss der Mutter hervorgerufene Schädigung mit Fruchttod [30–50 %], Minderwuchs, Mikrozephalus, Muskelhypotonie, Gesichtsfehlbildung; Ⓔ *fetal alcohol syndrome*

Embryopathia diabetica: → *diabetische Embryopathie*

Embryopathia rubeolosa: *Syn: Rötelnembryopathie, Rubeolaembryopathie, Gregg-Syndrom*; Schädigung des Embryos durch eine intrauterine Rötelninfektion; die Art der Schädigung hängt vom Zeitpunkt der Infektion ab; Ⓔ *rubella embryopathy*

Em|bry|o|pa|thie *f*: *Syn: Embryopathia*; Schädigung der Leibesfrucht während der ersten drei Schwangerschaftsmonate; Ⓔ *embryopathy, embryopathia, fetopathy*

diabetische Embryopathie: *Syn: diabetische Fetopathie, Embryopathia diabetica, Embryofetopathia diabetica*; bei Diabetes* mellitus der Mutter auftretende Schädigung des Kindes, z.B. Herzfehler, Polydaktylie*, Syndaktylie*, Klumpfüße; Ⓔ *diabetic fetopathy*

Em|bry|o|to|mia *f*: → *Embryotomie*

Em|bry|o|to|mie *f*: *Syn: Embryotomia, Dissectio fetus*; Zerstückelung des abgestorbenen Embryos; Ⓔ *embryotomy*

em|bry|o|to|xisch *adj*: den Embryo schädigend; Ⓔ *embryotoxic*

Em|bry|o|to|xi|zi|tät *f*: den Embryo schädigende Wirkung; Ⓔ *embryotoxicity*

Em|bry|o|to|xon *nt*: *Syn: Arcus lipoides corneae, Arcus lipoides juvenilis*; weißliche, ringförmige Hornhauttrübung; angeboren bei Neugeborenen oder bei Jugendlichen im Zusammenhang mit Hyperlipoproteinämie; Ⓔ *embryotoxon, anterior embryotoxon, gerontoxon, gerontotoxon, lipoidosis corneae, arcus cornealis/adiposis/juvenilis/lipoides/senilis*

Em|bry|o|tro|phie *f*: Keimernährung, Embryoernährung; Ⓔ *embryotrophy*

em|bry|o|tro|phisch *adj*: den Embryo ernährend; Ⓔ *embryotrophic*

E|mei|o|zy|to|se *f*: *Syn: Emeozytose*; aktive Ausscheidung von Substanzen aus der Zelle; Umkehrung der Pinozytose*; Ⓔ *emiocytosis, emeiocytosis*

E|me|sis *f*: *Syn: Vomitus, Erbrechen*; vom Brechzentrum gesteuerte rückläufige Entleerung des Magens; Ⓔ *emesis, vomiting, emesia, vomit, vomition, vomitus*

Emesis gravidarum: *Syn: Schwangerschaftserbrechen, Vomitus gravidarum*; meist frühmorgens auftretendes Erbrechen in der Frühphase der Schwangerschaft; Ⓔ *vomiting of pregnancy*

E|me|ti|kum *nt, pl* **-ka**: Brechmittel; Ⓔ *emetic, vomitive, vomitory, vomitorium, evacuant*

e|me|tisch *adj*: Brechreiz oder Erbrechen auslösend; Ⓔ *relating to or causing vomiting, emetic, vomitive, vomitory, vomitous*

e|me|to|gen *adj*: durch Erbrechen bedingt oder ausgelöst; Ⓔ *emetogenic*

E|me|to|ka|thar|ti|kum *nt, pl* **-ka**: kombiniertes Abführ- und Brechmittel; Ⓔ *emetocathartic*

EMG-Syndrom *nt*: → *Exomphalos-Makroglossie-Gigantismus-Syndrom*

E|mi|gra|ti|on *f*: Zellwanderung; Diapedese*; Ⓔ *emigration, diapedesis, diapiresis*

E|mi|nen|tia *f, pl* **-tiae**: Vorsprung, Erhöhung, Höcker; Ⓔ *eminence, eminentia*

Eminentia arcuata: durch den oberen Bogengang hervorgerufene Vorwölbung auf der Vorderseite des Felsenbeins; Ⓔ *arcuate eminence*

Eminentia carpalis radialis: durch Tuberculum ossis scaphoidei und Tuberculum ossis trapezii gebildeter Vorsprung auf der lateralen Seite des Sulcus carpi; Ⓔ *radial carpal eminence*

Eminentia carpalis ulnaris: durch Os pisiforme und Hamulus ossis hamati gebildeter Vorsprung auf der medialen Seite des Sulcus carpi; Ⓔ *ulnar carpal eminence*

Eminentia collateralis ventriculi lateralis: durch den Sulcus collateralis hervorgerufene Vorwölbung des Bodens des Vorderhorns des Seitenventrikels; Ⓔ *collateral eminence of lateral ventricle*

Eminentia conchae: Erhöhung des Ohrmuschelrandes auf der Rückfläche der Concha auriculae; Ⓔ *eminence of concha*

Eminentia cruciformis: kreuzförmiger Knochenvorsprung auf der Innenseite der Schläfenbeinschuppe; Ⓔ *cruciform eminence*

Eminentia fossae triangularis: *Syn: Agger perpendicularis*; dreieckiger Vorsprung an der Rückfläche der Ohrmuschel; Ⓔ *eminence of triangular fossa*

Eminentia frontalis: *Syn: Stirnhöcker, Tuber frontale*; Höcker oberhalb des Augenbrauenbogens; Ⓔ *frontal eminence, frontal tuber, frontal prominence*

Eminentia hypothenaris: *Syn: Hypothenar*; Kleinfingerballen; Ⓔ *hypothenar eminence, antithenar eminence, hypothenar*

Eminentia iliopubica: Knochenvorsprung an der Vereinigung des oberen Schambeinasts mit dem Darmbein [Os ilium]; Ⓔ *iliopubic eminence*

Eminentia intercondylaris: zwischen den beiden Teilflächen der Gelenkfläche des Tibiakopfes liegende Erhebung, die vom **Tuberculum intercondylare laterale** und **mediale** gebildet wird; Ⓔ *intercondylar eminence*

Eminentia maxillae: *Syn: Tuber maxillae*; dünnwandige Erhebung der hinteren Wand der Kieferhöhle [Sinus frontalis], die die Foramina alveolaria enthält; Ⓔ *eminence of maxilla*

Eminentia medialis fossae rhomboideae: medialer Längswulst der Rautengrube [Fossa rhomboidea]; Ⓔ *medial eminence of rhomboid fossa*

Eminentia parietale: *Syn: Tuber parietale*; kleiner Vorsprung oberhalb der Linea temporalis superior; Ⓔ *parietal eminence*

Eminentia pyramidalis: kleiner Vorsprung an der Hinterwand der Paukenhöhle [Cavitas tympani]; Ⓔ *pyramidal eminence*

Eminentia scaphae: Vorsprung des Ohrmuschelrandes auf der Rückseite der Scapha; Ⓔ *eminence of scapha*

Eminentia thenaris: *Syn: Thenar*; Daumenballen; Ⓔ *thenar, ball of thumb, thenar eminence, thenar prominence*

E|mis|sa|ri|um *nt*: *Syn: Vena emissaria*; innere und äußere Schädelvenen verbindende Vene; Ⓔ *emissarium, emissary, emissary vein*

E|mis|si|on *f*: Ausstoß; Ausstrahlung, Abstrahlung; Absonderung, Ausscheidung; Ⓔ *emission*

E|mis|sions|com|pu|ter|to|mo|gra|fie, -gra|phie *f*: *Syn: Schichtszintigrafie*; computergesteuerte Szintigrafie* zur Gewinnung von Schichtaufnahmen; Ⓔ *emission computed tomography*

Emmet-Riss *m*: narbig verheilter Riss des Gebärmutterhalses; Ⓔ *Emmet' scar*

em|me|trop *adj*: Emmetropie betreffend, normalsichtig; Ⓔ *relating to or marked by emmetropia, emmetropic*

Em|me|tro|pie *f*: Normalsichtigkeit; Ⓔ *emmetropia*

E|mol|li|ens *nt, pl* **-en|zi|en, -en|ti|en**: *Syn: Emollientium*; erweichendes Mittel; Ⓔ *emollient, malactic*

E|mo|ti|on *f*: Gefühl, Gefühlsregung, Gemütsbewegung; Ⓔ *emotion, feeling, affect, mood*

e|mo|ti|o|nal *adj*: Gefühl oder Gemüt betreffend, emotionell, gefühlmäßig, gefühlsbetont; Ⓔ *relating to emotion(s), emotional*

e|mo|ti|o|nell *adj*: → *emotional*

e|mo|tiv *adj*: gefühlsbedingt; gefühlsbetont; gefühlvoll; Ⓔ *emotive*

Em|pa|thie *f*: Einfühlungsvermögen; Ⓔ *empathy*

Em|pe|ri|po|le|sis *f*: Eindringen von Zellen [Plasmazellen, Lymphozyten] in andere Zellen; Ⓔ *emperipolesis*

Emp|fäng|nis *f*: *Syn: Konzeption*; Verschmelzung von Eizelle und Spermium; Ⓔ *conception*

Emp|fäng|nis|ver|hü|tung *f*: *Syn: Konzeptionsverhütung, Antikonzeption, Kontrazeption*; Methoden zur Verhinderung der Konzeption oder der Einnistung der Frucht in der Gebärmutter; Ⓔ *birth control, contraception*

Em|phy|sem *nt*: Emphysema; **1.** Luft-/Gasansammlung in Geweben, die normalerweise luft-/gasfrei sind [z.B. Hautemphysem] **2.** übermäßige Luft-/Gasansammlung in einem lufthaltigen Gewebe oder Organ [z.B. Lungenemphysem]; Ⓔ **1.** *emphysema* **2.** *emphysema*

subkutanes Emphysem: → *Emphysema subcutaneum*

Em|phy|se|ma *nt, pl* **-ma|ta**: → *Emphysem*

Emphysema intestini: *Syn: Darmemphysem*; Emphysem der Darmwand; Ⓔ *interstitial emphysema*

Emphysema malignum: *Syn: Gasgangrän, Gasödem, Gasbrand, Gasphlegmone, malignes Ödem, Emphysema septicum, Oedema malignum*; durch Clostridium* perfringens und andere Clostridienarten verursachte, meldepflichtige schwere Wundinfektion, die durch hochgradige Toxämie und ausgedehnte Ödem- und/oder Gasbildung gekennzeichnet ist; Ⓔ *gas gangrene, gaseous gangrene, gangrenous emphysema, emphysematous gangrene, clostridial myonecrosis*

Emphysema mediastinale: *Syn: Mediastinalemphysem*; Emphysem des Mediastinalraums; Ⓔ *mediastinal emphysema, pneumomediastinum*

Emphysema pulmonum: *Syn: Lungenemphysem, Lungenblähung*; meist erworbene [Raucher], irreversible Überblähung der Lungenalveolen mit Veränderung oder Zerstörung des Lungengewebes; Ⓔ *pulmonary emphysema, emphysema, emphysema of lung*

Emphysema septicum: → *Emphysema malignum*

Emphysema subcutaneum: *Syn: Hautemphysem, subkutanes Emphysem*; Luft- oder Gasansammlung im subkutanen Gewebe; Ⓔ *subcutaneous emphysema, cutaneous emphysema*

em|phy|se|ma|tös *adj*: emphysemartig; Ⓔ *emphysematous*

em|pi|risch *adj*: auf Erfahrung beruhend; Ⓔ *empiric, empirical*

Em|plas|trum *nt*: Pflaster; Ⓔ *emplastrum, plaster*

Em|py|em *nt*: *Syn: Empyema*; Eiteransammlung in einer natürlichen Körperhöhle; Ⓔ *empyema*

em|py|e|ma|tös *adj*: Empyem betreffend, empyemartig; Ⓔ *empyemic*

Em|py|o|ze|le *f*: eitrige Nabelzyste; Ⓔ *empyocele*

E|mul|ga|tor *m*: Stoff, der die Löslichkeit eines anderen Stoffes erhöht; Ⓔ *emulsifier, emulsifying agent*

e|mul|gie|ren *v*: eine Emulsion herstellen; Ⓔ *emulsify*

E|mul|si|on *f*: feinste Verteilung eines Stoffes in einem anderern Stoff, in dem er nicht löslich ist, z.B. Öl-in-Wasser-Emulsion; Ⓔ *emulsion, emulsum*

En-, En- *präf.*: Wortelement mit der Bedeutung „innerhalb/hinein"; Ⓔ *in, em-, en-*

E|na|me|lum *nt*: *Syn: Adamantin, Schmelz, Zahnschmelz, Substantia adamantina*; emailleartige, transparente äußere Zahnschicht; härteste Substanz des menschlichen Körpers; Ⓔ *enamel, enamelum, dental enamel, adamantine substance of tooth, adamantine layer*

E|nan|them *nt*: Schleimhautausschlag; Ⓔ *enanthema, enanthem*

e|nan|the|ma|tös *adj*: Enanthem betreffend; Ⓔ *relating to an enanthema, enanthematous*

En|ar|thron *nt*: Fremdkörper in einem Gelenk; Ⓔ *joint body*

En|ar|thro|se *f*: *Syn: Nussgelenk, Napfgelenk, Enarthrosis spheroidea*; Variante des Kugelgelenks*, bei dem die Gelenkpfanne den Kopf zu mehr als der Hälfte umfasst; trifft beim Menschen nur auf das Hüftgelenk* zu; Ⓔ *cotyloid joint, ball-and-socket joint, enarthrodial joint, multiaxial joint, spheroidal joint, polyaxial joint, socket joint, enarthrosis*

En|ar|thro|sis sphe|ro|i|dea *f*: → *Enarthrose*

en|ar|thro|tisch *adj*: Enarthrose betreffend; Ⓔ *relating to an enarthrodial joint/articulation, enarthrodial*

En-Bloc-Exstirpation *f*: → *En-Bloc-Resektion*

En-bloc-Resektion *f*: *Syn: En-Bloc-Exstirpation*; radikale Resektion eines befallenen Organs zusammen mit Nachbarstrukturen; Ⓔ *en bloc resection*

Encephal-, encephal- *präf.*: → *Encephalo-*

En|ce|pha|li|tis *f, pl* **-ti|den**: *Syn: Enzephalitis*; Gehirnentzündung; Ⓔ *inflammation of the brain, encephalitis, cephalitis*

Encephalitis epidemica: **1.** *Syn: epidemische Enzephalitis*; epidemisch auftretende Encephalitis **2.** → *Encephalitis lethargica*; Ⓔ **1.** *epidemic encephalitis* **2.** → *Encephalitis lethargica*

Encephalitis equina: → *Encephalomyelitis equina*

Encephalitis haemorrhagica: hämorrhagische Enzephalitis; Ⓔ *Leichtenstern's encephalitis, Leichtenstern's type, Strümpell-Leichtenstern type of encephalitis, Strümpell-Leichtenstern disease, hemorrhagic encephalitis*

Encephalitis japonica B: *Syn: japanische B-Enzephalitis*; primär im ostasiatischen Raum auftretende Arbovirus-Enzephalitis*; Ⓔ *Japanese B encephalitis, Russian autumnal encephalitis, summer encephalitis, encephalitis B*

Encephalitis lethargica: *Syn: (von) Economo-Krankheit, (von) Economo-Enzephalitis, europäische Schlafkrankheit, Encephalitis epidemica*; epidemische Encephalitis vermutlich viraler Genese, die primär zwischen 1915 und 1925 in Europa auftrat; Ⓔ *Economo's disease, Economo's encephalitis, von Economo's encephalitis, von Economo's disease, epidemic encephalitis, lethargic encephalitis, Vienna encephalitis*

Encephalitis periaxialis: *Syn: Baló-Krankheit, konzentrische Sklerose, Leucoencephalitis periaxialis concentrica*; allmählich progrediente Encephalitis mit sklerosierender Entmarkung; Ⓔ *Baló's disease, concentric sclerosis of Baló, concentric periaxial leukoencephalitis, concentric periaxial encephalitis*

Encephalitis periaxialis diffusa: *Syn: Schilder-Krankheit, diffuse Zerebralsklerose Schilder*; im Kindes- oder Jugendalter auftretende, chronisch-progrediente Encephalitis mit Demyelinisation* und Sklerose; Ⓔ *Schilder's encephalitis, Schilder's disease, diffuse inflammatory sclerosis of Schilder, Flatau-Schilder disease, diffuse periaxial encephalitis, progressive subcortical encephalopathy, diffuse sclerosis*

Encephalitis purulenta: eitrige Enzephalitis; Hirnabszess; Ⓔ *purulent encephalitis, pyogenic encephalitis, suppurative encephalitis*

Encephalitis toxoplasmatica: *Syn: Toxoplasmose-Enzephalitis*; durch Toxoplasma* gondii hervorgerufene Encephalitis; Ⓔ *toxoplasmic encephalitis*

en|ce|pha|li|tisch *adj*: *Syn: enzephalitisch*; Gehirnentzündung/Encephalitis betreffend, von ihr betroffen oder gekennzeichnet; Ⓔ *relating to encephalitis, encephalitic*

En|ce|pha|li|to|zo|on *nt, pl* **-zo|a, -zo|en**: Toxoplasma-ähnlicher Parasit; Erreger von Zoonosen, die selten auf den Menschen übertragen werden; Ⓔ *Encephalitozoon*

Encephalitozoon cuniculi: *s.u. Encephalitozoonose*; Ⓔ *Encephalitozoon cuniculi*

En|ce|pha|li|to|zo|o|no|se *f*: *Syn: Encephalitozoonosis*; durch das Protozoon **Encephalitozoon cuniculi** hervorgerufene Erkrankung von Säugetieren, die nur selten auf den Menschen übertragen wird; Ⓔ *encephalitozoonosis*

Encephalo-, encephalo- *präf.*: Wortelement mit der Bedeutung „Hirn/Gehirn/Enzephalon"; Ⓔ *brain, encephal(o)-*

En|ce|pha|lo|en|te|ri|tis a|cu|ta *f*: *Syn: Enzephaloenteritis, Säuglingstoxikose*; schwere durch toxische Symptome gekennzeichnete Form der Dyspepsie*; Ⓔ *infantile gastroenteritis, endemic nonbacteriel infantile gastroenteritis*

En|ce|pha|lo|ma|la|cia *f*: *Syn: Enzephalomalazie*; Hirnerweichung; Ⓔ *softening of the brain, encephalomalacia*

En|ce|pha|lo|me|nin|gi|tis *f, pl* **-ti|den**: *Syn: Enzephalomeningitis, Meningoenzephalitis, Meningoencephalitis*; Entzündung von Gehirn und Hirnhäuten; Ⓔ *inflammation of brain and meninges, encephalomeningitis, meningoencephalitis, meningocephalitis, meningocerebritis, cerebromeningitis*

en|ce|pha|lo|me|nin|gi|tisch *adj*: *Syn: enzephalomeningitisch, meningoenzephalitisch*; Encephalomeningitis betreffend, von ihr betroffen oder gekennzeichnet; Ⓔ *relating to or marked by encephalomeningitis, encephalomeningitic*

En|ce|pha|lo|my|e|li|tis *f, pl* **-ti|den**: *Syn: Enzephalomyelitis, Myeloenzephalitis, Myeloencephalitis*; Entzündung von Gehirn und Rückenmark; Ⓔ *inflammation of brain and spinal cord, encephalomyelitis, myeloencephalitis, myelencephalitis*

Encephalomyelitis benigna myalgica: → *Encephalomyelitis myalgica epidemica*

Encephalomyelitis disseminata: *Syn: multiple Sklerose, Polysklerose, Sclerosis multiplex*; chronisch-progrediente, in Schüben verlaufende demyelinisierende Erkrankung unklarer Genese (Slow-virus-Infektion*, Autoimmunkrankheit*?); Ⓔ *multiple sclerosis, disseminated sclerosis, focal sclerosis, insular sclerosis*

Encephalomyelitis equina: *Syn: Pferdeenzephalitis, Encephalitis equina*; in Nord- und Südamerika auftretende Arbovirus-Enzephalitis*, die in seltenen Fällen auf Menschen übertragen wird; Ⓔ *equine encephalitis, equine encephalomyelitis*

Encephalomyelitis myalgica epidemica: *Syn: epidemische myalgische Enzephalomyelopathie, epidemische Neuromyasthenie, Encephalomyelitis benigna myalgica*; ätiologisch unklare (Virusgenese?) Erkrankung, die durch Muskel-, Kopf- und Gliederschmerzen sowie Abgeschlagenheit und Muskelschwäche gekennzeichnet ist; Ⓔ *Akureyri disease, Iceland disease, Icelandic disease, epidemic neuromyasthenia, epidemic myalgic encephalomyelitis, benign myalgic encephalomyelitis, benign myalgic encephalitis*

Encephalomyelitis postvaccinalis: *Syn: Impfenzephalitis, Impfenzephalomyelitis, Impfenzephalopathie, Vakzinationsenzephalitis*; nach einer Impfung (Masern, Röteln) auftretende akute oder subakute Entzündung, die auf einer Immunreaktion beruht; Ⓔ *acute disseminated encephalitis, postinfectious encephalitis, postvaccinal encephalitis, acute disseminated encephalomyelitis, postinfectious encephalomyelitis, postvaccinal encephalomyelitis*

en|ce|pha|lo|my|e|li|tisch *adj*: *Syn: enzephalomyelitisch, myeloenzephalitisch*; Encephalomyelitis betreffend, von ihr betroffen oder gekennzeichnet; Ⓔ *relating to or marked by encephalomyelitis, encephalomyelitic*

En|ce|pha|lo|my|e|lo|ra|di|cu|li|tis *f, pl* **-ti|den**: *Syn: Enzephalomyeloradikulitis*; Entzündung von Gehirn, Rückenmark und Spinalnervenwurzeln; Ⓔ *encephalomyeloradiculitis*

En|ce|pha|lo|my|o|car|di|tis *f, pl* **-ti|den**: *Syn: EMC-Syndrom, Enzephalomyokarditis*; durch das **EMC-Virus** hervorgerufene Entzündung von Gehirn und Herzmuskel; Ⓔ *encephalomyocarditis, EMC syndrome*

En|ce|pha|lon *nt, pl* **-la**: *Syn: Enzephalon*; Gehirn; Ⓔ *brain, encephalon*

En|ce|pha|lo|pa|thia *f*: *Syn: Enzephalopathie, Zerebropathie, Cerebropathia*; nicht-entzündliche Gehirnerkrankung; Ⓔ *encephalopathy, encephalopathia, cephalopathy, cerebropathy, cerebropathia*

Encephalopathia chronica progressiva subcorticalis: *Syn: Binswanger-Enzephalopathie, subkortikale progressive Enzephalopathie*; arteriosklerotisch-ischämisch bedingter Hirnschaden mit multiplen Mikronekrosen; Ⓔ *Binswanger's encephalopathy, Binswanger's encephalitis, Binswanger's disease, Binswanger's dementia, subcortical arteriosclerotic encephalopathy, chronic subcortical encephalitis*

Encephalopathia saturnina: *Syn: Bleienzephalopathie*; Großhirnschädigung bei chronischer Bleivergiftung; Ⓔ *lead encephalopathy, saturnine encephalopathy*

Encephalopathia traumatica: *Syn: Boxerenzephalopathie*; durch wiederholte Gehirnerschütterungen und -traumen verursachte Hirnschädigung; Ⓔ *traumatic encephalopathy, boxer's encephalopathy, punch-drunk encephalopathy, boxer's encephalopathy, punch-drunk syndrome, dementia pugilista, punch-drunk*

En|ce|pha|lo|ra|di|cu|li|tis *f, pl* **-ti|den**: *Syn: Enzephaloradikulitis*; Entzündung von Gehirn und Spinalnervenwurzeln; Ⓔ *encephaloradiculitis*

En|chei|re|sis *f*: Handgriff, Methode, Operation; Ⓔ *manipulation, maneuver; operation*

en|chon|dral *adj*: → *endochondral*

En|chon|drom *nt*: *Syn: Enchondroma*; von Knorpelgewebe ausgehender Tumor; Chondrom* innerhalb eines Knochens; Ⓔ *enchondroma, enchondrosis, central chondroma, true chondroma*

multiple kongenitale Enchondrome: → *Enchondromatose*

En|chon|dro|ma *nt, pl* **-ma|ta**: → *Enchondrom*

Enchondroma malignum: *Syn: Knorpelsarkom, Chondrosarkom, Chondroma sarcomatosum*; bösartiger Tumor des Knorpelgewebes; Ⓔ *malignant enchondroma, chondrosarcoma*

en|chon|dro|ma|tös *adj*: Enchondrom betreffend, enchondromartig; Ⓔ *enchondromatous*

En|chon|dro|ma|to|se *f*: *Syn: Ollier-Erkrankung, Ollier-Syndrom, multiple kongenitale Enchondrome, Hemichondrodystrophie*; angeborene, sich meist nach dem 2. Lebensjahr manifestierende Wucherung von Knorpelzellen der Epiphysenfugen und später auch der Metaphysen; tritt oft halbseitig mit bevorzugtem Befall von Unterarmen und Unterschenkeln auf; Ⓔ *enchondromatosis, Ollier's disease, hereditary deforming chondrodysplasia, multiple enchondromatosis, multiple congenital enchondroma, skeletal enchondromatosis, asymmetrical chondrodystrophy, dyschondroplasia*

En|chon|dro|se *f*: *Syn: Enchondrosis*; Vorkommen multipler Enchondrome; Ⓔ *enchondrosis*

E

End-, end- *präf.*: → *Endo-*
End|an|gi|i|tis *f, pl* **-ti|den**: *Syn: Endangitis, Endoangitis, Endoangiitis*; Entzündung der Gefäßinnenwand; Ⓔ *inflammation of the endangium, endangiitis, endangeitis, endoangiitis, endovasculitis*
Endangiitis obliterans: *Syn: Morbus Winiwarter-Buerger, Winiwarter-Buerger-Krankheit, Thrombangiitis/Thrombendangiitis/Endarteritis obliterans*; meist bei Rauchern (Männer, 20–40 Jahre) auftretende arterielle Verschlusskrankheit mit Befall kleiner und mittelgroßer Arterien der Extremitäten; oft mit begleitender Phlebitis* oder Thrombophlebitis*; Ⓔ *Winiwarter-Buerger disease, Buerger's disease, thromboangiitis obliterans*
end|an|gi|i|tisch *adj*: *Syn: endangitisch*; Endangiitis betreffend, von ihr betroffen oder gekennzeichnet; Ⓔ *relating to or marked by endangiitis, endangiitic*
End|an|gi|tis *f, pl* **-ti|den**: → *Endangiitis*
end|an|gi|tisch *adj*: → *endangiitisch*
End|a|or|ti|tis *f, pl* **-ti|ti|den**: Entzündung der Aortenintima; Ⓔ *endaortitis, endo-aortitis*
end|a|or|ti|tisch *adj*: Endaortitis betreffend, von ihr betroffen oder gekennzeichnet; Ⓔ *relating to or marked by endaortitis, endaortitic*
End|ar|te|ri|ek|to|mie *f*: *Syn: Ausschälplastik, Intimektomie*; Eröffnung einer Arterie und Ausschälung eines alten Thrombus; Ⓔ *endarterectomy*
end|ar|te|ri|ell *adj*: *Syn: intraarteriell*; in einer Arterie (liegend); Ⓔ *endarterial*
End|ar|te|ri|en *pl*: Endäste einer Arterie, die nicht mit anderen Arterien kommunizieren; Ⓔ *end arteries, terminal arteries, Cohnheim's arteries*
End|ar|te|ri|i|tis *f, pl* **-ti|den**: → *Endarteritis*
Endarteriitis obliterans: → *Endangiitis obliterans*
end|ar|te|ri|i|tisch *adj*: → *endarteritisch*
End|ar|te|ri|tis *f, pl* **-ti|den**: *Syn: Endarteriitis, Endoarteritis, Endoarteriitis*; Entzündung der Arterienintima; Ⓔ *endarteritis, endoarteritis*
Endarteritis obliterans: → *Endangiitis obliterans*
end|ar|te|ri|tisch *adj*: *Syn: endarteriitisch*; Endarteritis betreffend, von ihr betroffen oder gekennzeichnet; Ⓔ *relating to or marked by endarteritic*
end|au|ral *adj*: im Ohr (liegend); Ⓔ *endaural*
End|bäum|chen *nt*: *Syn: Telodendrion, Telodendron*; feinste Endverzweigungen des Achsenzylinders; Ⓔ *end-brush, dendraxon, telodendron, telodendrion, teledendrite, teledendron*
End|darm *m*: *Syn: Mastdarm, Rektum, Rectum, Intestinum rectum*; letzter Abschnitt des Dickdarms vor dem After; Ⓔ *rectum, straight intestine*
end|di|a|sto|lisch *adj*: am Ende der Diastole (auftretend); Ⓔ *end-diastolic, telediastolic*
En|de|mie *f*: *Syn: endemische Krankheit*; regional begrenzt auftretende Krankheit; Ⓔ *endemic disease, endemia, endemic, endemicity, endemism*
en|de|misch *adj*: Endemie betreffend, als Endemie auftretend; Ⓔ *endemial, endemic, endemical*
En|de|mo|e|pi|de|mie *f*: primär endemische Krankheit, die gelegentlich als Epidemie* auftreten kann; Ⓔ *endemoepidemic*
en|de|mo|e|pi|de|misch *adj*: Endemoepidemie betreffend, sowohl endemisch, als auch epidemisch; Ⓔ *endemoepidemic*
en|der|mal *adj*: *Syn: intrakutan*; in der Haut (befindlich), in die Haut (eingeführt); Ⓔ *in the skin, through the skin, endermic, endermatic*
En|der|mo|se *f*: Schleimhautausschlag; Ⓔ *endermosis*
end|ex|spi|ra|to|risch *adj*: am Ende der Ausatmung/Exspiration; Ⓔ *endexpiratory, end-tidal*
End|ge|lenk *nt*: Gelenk zwischen mittlerem Finger- oder Zehenglied und dem Endglied; Ⓔ *distal interphalangeal articulation, distal interphalangeal joint, DIP joint*
End|hirn *nt*: *Syn: Telenzephalon, Telencephalon*; aus den beiden Großhirnhälten und ihren Verbindungen bestehender Teil des Gehirns; Ⓔ *endbrain, telencephalon, telencephal*
End|kör|per|chen *nt*: *Syn: sensible Endorgane, Terminalkörperchen, Nervenendkörperchen, Corpuscula nervosa terminalia*; in vielen Formen vorkommende Rezeptoren [meist Mechanorezeptoren], die aus einer Nervenendigung [Neurit*] und einem nicht neuronalen Anteil [Bindegewebe, Kapsel] bestehen; Ⓔ *end bulb*
Endo-, endo- *präf.*: Wortelement mit der Bedeutung „innen/innerhalb"; Ⓔ *inner, end(o)-, ent(o)-*
en|do|ab|do|mi|nal *adj*: *Syn: intraabdominal, intraabdominell*; im Bauch(raum)/Abdomen auftretend oder liegend, in den Bauchraum hinein; Ⓔ *endoabdominal*
En|do|a|myl|a|se *f*: *Syn: Alphaamylase, α-Amylase, Speicheldiastase, Ptyalin*; von Ohr- und Bauchspeicheldrüse gebildete Amylase, die Polysaccharide innerhalb des Moleküls spaltet; Ⓔ *alpha-amylase, endo-amylase, diastase, glycogenase, ptyalin*
En|do|an|eu|rys|mor|rha|phie *f*: Spaltung und Ausräumung eines Aneurysmas mit abschließender Vernähung; Ⓔ *endoaneurysmorrhaphy, endoaneurysmoplasty*
En|do|an|gi|i|tis *f, pl* **-ti|den**: → *Endangiitis*
en|do|an|gi|i|tisch *adj*: → *endangiitisch*
En|do|an|gi|tis *f, pl* **-ti|den**: → *Endangiitis*
En|do|ap|pen|di|zi|tis *f, pl* **-ti|den**: Entzündung der Schleimhaut der Appendix* vermiformis; Ⓔ *endoappendicitis*
en|do|ap|pen|di|zi|tisch *adj*: Endoappendizitis betreffend, von ihr betroffen oder gekennzeichnet; Ⓔ *relating to or marked by endoappendicitis, endoappendicitic*
En|do|ar|te|ri|i|tis *f, pl* **-ti|den**: → *Endarteritis*
En|do|ar|te|ri|tis *f, pl* **-ti|den**: → *Endarteritis*
En|do|blast|tu|mor *m*: → *Endotheliom*
En|do|bra|chy|ö|so|pha|gus *m*: *Syn: Barrett-Syndrom, Barrett-Ösophagus*; durch narbige Abheilung und Stenose von Geschwüren der unteren Ösophagusschleimhaut [Barrett-Ulkus] verursachte Schleimhautschrumpfung; Präkanzerose des Ösophaguskarzinoms; Ⓔ *Barrett's syndrome, Barrett's esophagus*
en|do|bron|chi|al *adj*: *Syn: intrabronchial*; in den Bronchien auftretend oder ablaufend; Ⓔ *intrabronchial, endobronchial*
En|do|bron|chi|al|an|äs|the|sie *f*: → *Endobronchialnarkose*
En|do|bron|chi|al|nar|ko|se *f*: *Syn: Endobronchialanästhesie*; Vollnarkose* unter Verwendung eines Endobronchialtubus; Ⓔ *endobronchial anesthesia*
En|do|bron|chi|al|tu|bus *m*: doppellumiger Tubus zur selektiven Intubation und Belüftung eines Lungenflügels; Ⓔ *endobronchial tube*
En|do|bron|chi|tis *f, pl* **-ti|den**: Entzündung der Bronchialschleimhaut; Ⓔ *endobronchitis*
en|do|bron|chi|tisch *adj*: Endobronchitis betreffend, von ihr betroffen oder gekennzeichnet; Ⓔ *relating to or marked by endobronchitis, endobronchitic*
En|do|car|di|tis *f, pl* **-ti|den**: *Syn: Endokardentzündung, Endokarditis*; Entzündung der Herzinnenhaut (Endokard); in der Regel mit Beteiligung der Herzklappen; Ⓔ *inflammation of the endocardium, endocarditis, encarditis*
Endocarditis lenta: *Syn: subakute-bakterielle Endokarditis*; protrahiert verlaufende, symptomarme Endocarditis mit Schädigung der Herzklappen; Ⓔ *bacterial endocarditis, infectious endocarditis, subacute bacterial endocarditis*
Endocarditis mycotica: *Syn: Pilzendokarditis*; durch Pilzbefall hervorgerufene Endocarditis; Ⓔ *fungal endocarditis, mycotic endocarditis*
Endocarditis parietalis: Entzündung des Endokards der Herzkammern; Ⓔ *parietal endocarditis, mural endocarditis*

Endocarditis parietalis fibroplastica: *Syn: Löffler-Endokarditis, Löffler-Syndrom*; akut verlaufende Endocarditis mit vorwiegendem Befall der rechten Herzkammer; histologisch durch Eosinophilie* gekennzeichnet; Ⓔ *Löffler's endocarditis, Löffler's fibroplastic endocarditis, Löffler's parietal fibroplastic endocarditis, Löffler's disease, Löffler's syndrome, constrictive endocarditis, eosinophilic endomyocardial disease*

Endocarditis septica: *Syn: septische Endokarditis*; akute bakterielle Endokarditis im Rahmen einer Septikämie*; Ⓔ *septic endocarditis*

Endocarditis thrombotica: *Syn: Libman-Sacks-Syndrom, Endokarditis Libman-Sacks, atypische verruköse Endokarditis*; abakterielle Endocarditis bei Lupus* erythematodes visceralis mit Befall der Atrioventrikularklappen; Ⓔ *Libman-Sacks endocarditis, Libman-Sacks syndrome, Libman-Sacks disease, atypical verrucous endocarditis, marantic endocarditis, nonbacterial thrombotic endocarditis, nonbacterial verrucous endocarditis*

Endocarditis thromboulcerosa: *Syn: thromboulzeröse Endokarditis*; perakute Endocarditis mit Ulzeration* der Herzklappen und Thrombusbildung; Ⓔ *thromboulcerative endocarditis*

Endocarditis ulcerosa: *Syn: ulzeröse Endokarditis*; perakute Endocarditis mit Ulzeration* der Herzklappen; Ⓔ *ulcerative endocarditis*

Endocarditis valvularis: Entzündung des Endokards* der Herzklappen; oft gleichgesetzt mit Herzklappenentzündung; Ⓔ *valvular endocarditis*

Endocarditis verrucosa: *Syn: verruköse Endokarditis*; Endocarditis mit Bildung wärzchenförmiger Thromben auf den geschädigten Herzklappen; Ⓔ *verrucous endocarditis, vegetative endocarditis, verrucous carditis*

En|do|car|di|um *nt*: *Syn: Endokard*; innerste Herzwandschicht; Ⓔ *endocardium*

En|do|cer|vi|ci|tis *f, pl* **-ti|den:** *Syn: Endozervixentzündung, Endozervizitis, Endometritis cervicis*; Entzündung der Schleimhaut der Cervix* uteri; Ⓔ *inflammation of the endocervix, endocervicitis, endotrachelitis*

en|do|chon|dral *adj*: *Syn: enchondral, intrakartilaginär*; in Knorpel/Cartilago entstehend oder liegend oder auftretend; Ⓔ *intracartilaginous, intrachondral, intrachondrial, endochondral, enchondral, endchondral*

En|do|co|li|tis *f, pl* **-ti|den:** → *Endokolitis*

En|do|cra|ni|um *nt*: → *Endokranium*

En|do|cys|ti|tis *f, pl* **-ti|ti|den:** *Syn: Endozystitis*; Entzündung der Blasenschleimhaut; Ⓔ *endocystitis*

En|do|des|o|xy|ri|bo|nu|cle|a|se *f*: *s.u. Endonuclease*; Ⓔ *endodeoxyribonuclease*

En|do|en|te|ri|tis *f, pl* **-ti|den:** Entzündung der Darmschleimhaut; Ⓔ *endoenteritis, enteromycodermitis*

en|do|en|te|ri|tisch *adj*: Darmschleimhautentzündung/Endoenteritis betreffend, von ihr betroffen oder gekennzeichnet; Ⓔ *relating to or marked by endoenteritis, endoenteritic*

en|do|e|pi|der|mal *adj*: *Syn: intraepidermal*; in der Oberhaut/Epidermis (liegend); Ⓔ *endoepidermal*

en|do|e|pi|the|li|al *adj*: *Syn: intraepithalial*; im Deckgewebe/Epithel (liegend); Ⓔ *endoepithelial*

en|do|gan|gli|o|när *adj*: *Syn: intraganglionär*; innerhalb eines Nervenknotens/Ganglions (liegend); Ⓔ *endoganglionic*

en|do|gas|tral *adj*: *Syn: intragastral*; im Magen/Gaster (liegend); Ⓔ *endogastric*

En|do|gas|trek|to|mie *f*: operative Entfernung der Magenschleimhaut; Ⓔ *endogastrectomy*

En|do|gas|tri|tis *f, pl* **-ti|den:** *Syn: Gastritis*; Entzündung der Magenschleimhaut; Ⓔ *endogastritis*

en|do|gas|tri|tisch *adj*: Endogastritis betreffend, von ihr betroffen oder gekennzeichnet; Ⓔ *relating to or marked by endogastritis, endogastritic*

en|do|gen *adj*: **1.** im Innern entstehend oder liegend, nicht von außen zugeführt **2.** aus innerer Ursache, von innen kommend, anlagebedingt; Ⓔ **1.** *endogenous, endogenetic, endogenic* **2.** *endogenous, endogenetic, endogenic*

en|do|glo|bu|lär *adj*: *Syn: intraglobulär, intrakorpuskulär, endokorpuskulär; intraerythrozytär*; in den Blutkörperchen liegend oder ablaufend; Ⓔ *endoglobular, endoglobar*

En|do|in|to|xi|ka|ti|on *f*: *Syn: Autointoxikation, Autotoxikose, Selbstvergiftung*; durch körpereigene Stoffwechselprodukte entstandene Selbstvergiftung, z.B. bei verminderter Ausscheidung [Leberinsuffizienz*, Niereninsuffizienz*]; Ⓔ *endointoxication*

en|do|ka|pil|lär *adj*: in einer Kapillare (liegend); Ⓔ *endocapillary*

En|do|kard *f*: *Syn: Endocardium*; innerste Herzwandschicht; Ⓔ *endocardium*

En|do|kard|fi|bro|e|las|to|se *f*: *Syn: Endomyokardfibrose, Endomyokardose, Fibroelastosis endocardii*; ätiologisch ungeklärte, massive Verdickung des Endokards insbesondere des linken Ventrikels; häufig Mitbeteiligung von Mitral- und Aortenklappe; Ⓔ *endomyocardial fibrosis, endocardial fibroelastosis, African endomyocardial fibrosis, endocardial sclerosis*

En|do|kard|fi|bro|se *f*: zu fibrotischer Verdickung des Endokards führende Erkrankung; Ⓔ *endocardial fibrosis*

en|do|kar|di|al *adj*: **1.** *Syn: intrakardial*; innerhalb des Herzens (liegend), ins Herz hinein **2.** Endokard betreffend; Ⓔ **1.** *endocardiac, endocardial, intracardiac, intracordal, intracordial* **2.** *relating to endocard, endocardiac, endocardial*

En|do|kar|di|tis *f, pl* **-ti|den:** *Syn: Endokardentzündung, Endocarditis*; Entzündung der Herzinnenhaut (Endokard); i.d.R. mit Beteiligung der Herzklappen; Ⓔ *inflammation of the endocardium, endocarditis, encarditis*

atypische verruköse Endokarditis: → *Endocarditis thrombotica*

Endokarditis der Herzklappen: → *Endocarditis valvularis*

infektiöse Endokarditis: durch Mikroorganismen (i.d.R. Bakterien oder Pilze) hervorgerufene Endokarditis; Ⓔ *infective endocarditis, infectious endocarditis, infectious endocarditis, infective endocarditis*

Endokarditis Libman-Sacks: → *Endocarditis thrombotica*

rheumatische Endokarditis: *Syn: Bouillaud-Krankheit*; infektallergische Entzündung der Herzklappen nach einer Infektion mit beta-hämolysierenden A-Streptokokken*; Ⓔ *rheumatic endocarditis*

septische Endokarditis: → *Endocarditis septica*

subakute-bakterielle Endokarditis: → *Endocarditis lenta*

thromboulzeröse Endokarditis: → *Endocarditis thromboulcerosa*

ulzeröse Endokarditis: → *Endocarditis ulcerosa*

verruköse Endokarditis: → *Endocarditis verrucosa*

en|do|kar|di|tisch *adj*: Endokarditis betreffend, von ihr betroffen oder gekennzeichnet; Ⓔ *relating to endocarditis, endocarditic*

En|do|kar|do|pa|thie *f*: Endokarderkrankung; Ⓔ *endocardiopathy*

En|do|ko|a|gu|la|ti|on *f*: endoskopische Blutstillung durch Elektrokoakulation; Ⓔ *endoscopic coagulation*

En|do|ko|li|tis *f, pl* **-ti|den:** *Syn: katarrhalische Kolitis, Endocolitis*; Entzündung der Kolonschleimhaut; Ⓔ *endocolitis*

en|do|ko|li|tisch *adj*: Endokolitis betreffend, von ihr betroffen oder gekennzeichnet; Ⓔ *relating to or marked by endocolitis, endocolitic*

En|do|kol|pi|tis *f, pl* **-ti|den**: Entzündung der Scheidenschleimhaut; Ⓔ *endocolpitis*

en|do|kol|pi|tisch *adj*: Endokolpitis betreffend, von ihr betroffen oder gekennzeichnet; Ⓔ *relating to or marked by endocolpitis*

en|do|kor|pus|ku|lär *adj*: in den Blutkörperchen liegend oder ablaufend; Ⓔ *endocorpuscular*

en|do|kra|ni|al *adj*: **1.** *Syn: endokraniell, intrakranial, intrakraniell*; im Schädel/Cranium (liegend) **2.** Endokranium betreffend; Ⓔ **1.** *endocranial, entocranial, encranial* **2.** *relating to endocranium, endocranial*

en|do|kra|ni|ell *adj*: →*endokranial*

E

En|do|kra|ni|tis *f, pl* **-ti|den**: *Syn: Pachymeningitis externa*; Entzündung des Endokraniums; Ⓔ *inflammation of the endocranium, endocranitis*

en|do|kra|ni|tisch *adj*: Endokranitis betreffend, von ihr betroffen oder gekennzeichnet; Ⓔ *relating to or marked by endocranitis*

En|do|kra|ni|um *nt*: *Syn: Endocranium; Dura mater encephali*; Periost* der Schädelinnenseite; Ⓔ *endocranium, entocranium*

en|do|krin *adj*: **1.** mit innerer Sekretion **2.** endokrines System/Endokrinum betreffend; Ⓔ **1.** *endocrinal, endocrine, endocrinic, endocrinous, endosecretory, incretory* **2.** *endocrinal, endocrine, endocrinic, endocrinous, endosecretory, incretory*

En|do|kri|no|lo|gie *f*: Lehre von Funktion und Erkrankungen des endokrinen Systems; Ⓔ *endocrinology*

en|do|kri|no|lo|gisch *adj*: Endokrinologie betreffend; Ⓔ *relating to endocrinology, endocrinologic*

En|do|kri|no|pa|thie *f*: Erkrankung endokriner Drüsen mit Störungen des Hormonhaushaltes; Ⓔ *endocrinopathy*

en|do|kri|no|trop *adj*: mit besonderer Affinität zu endokrinen Drüsen; Ⓔ *endocrinotropic*

En|do|la|by|rin|thi|tis *f, pl* **-ti|den**: Entzündung des häutigen Labyrinths*; Ⓔ *endolabyrinthitis*

en|do|la|by|rin|thi|tisch *adj*: Endolabyrinthitis betreffend, von ihr betroffen oder gekennzeichnet; Ⓔ *relating to or marked by endolabyrinthitis*

en|do|la|ryn|ge|al *adj*: *Syn: intralaryngeal*; innerhalb des Kehlkopfes/Larynx (liegend); Ⓔ *intralaryngeal, endolaryngeal*

En|do|li|max na|na *f*: nicht krankheitserregende Amöbe im Darm des Menschen; Ⓔ *Endolimax nana*

en|do|lu|mi|nal *adj*: *Syn: intraluminal*; im Lumen (liegend); Ⓔ *endoluminal*

en|do|lym|pha|tisch *adj*: Endolymphe betreffend; Ⓔ *relating to the endolymph, endolymphatic, endolymphic*

En|do|lym|phe *f*: *Syn: Endolympha*; lymphartige Flüssigkeit im häutigen Labyrinth des Innenohrs; Ⓔ *endolymph, endolympha, liquor of Scarpa, Scarpa's fluid*

En|do|mas|to|i|di|tis *f, pl* **-ti|den**: Entzündung der Schleimhaut der Warzenfortsatzhöhle* und -zellen; Ⓔ *endomastoiditis*

en|do|mas|to|i|di|tisch *adj*: Endomastoiditis betreffend, von ihr betroffen oder gekennzeichnet; Ⓔ *relating to or marked by endomastoiditis*

en|do|me|tri|al *adj*: Gebärmutterschleimhaut/Endometrium betreffend, vom Endometrium ausgehend; Ⓔ *relating to the endometrium, endometrial*

en|do|me|tri|o|id *adj*: endometriumähnlich; Ⓔ *endometrioid*

En|do|me|tri|o|se *f*: →*Endometriosis*

primäre Endometriose: →*Endometriosis genitalis interna*

En|do|me|tri|o|sis *f, pl* **-ses**: *Syn: Endometriose*; Vorkommen von Gebärmutterschleimhaut außerhalb der Schleimhautschicht der Gebärmutterhöhle; Ⓔ *endometriosis*

Endometriosis externa: →*Endometriosis genitalis externa*

Endometriosis extragenitalis: Endometriose mit Sitz außerhalb der Genitalorgane [z.B. Lunge (50 %), Bauchdecke, Harnblase]; Ⓔ *extragenital endometriosis*

Endometriosis genitalis externa: Endometriose mit Sitz außerhalb der Gebärmutter [z.B. im Eierstock]; Ⓔ *external endometriosis*

Endometriosis genitalis interna: *Syn: primäre Endometriose, Endometriosis interna*; häufigste Form [40 %] der Endometriose; Sitz in der Gebärmutter [Endometriosis uteri interna] oder im Eileiter [Endometriosis tubae]; Ⓔ *internal endometriosis*

Endometriosis interna: →*Endometriosis genitalis interna*

Endometriosis ovarii: *Syn: Eierstockendometriose, Ovarialendometriose*; Form der Endometriosis genitalis externa mit einseitigem (selten beidseitigem) Eierstockbefall; evtl. Ausbildung einer Schokoladenzyste*; Ⓔ *endosalpingosis, endosalpingiosis, ovarian endometriosis*

Endometriosis tubae: *Syn: Tubenendometriose*; Endometriosis genitalis interna mit Sitz im Eileiter; Ⓔ *endosalpingosis, endosalpingiosis, ovarian endometriosis*

Endometriosis uteri interna: *Syn: Adenomyose, Adenomyosis interna*; Endometriosis genitalis interna mit Sitz in der Gebärmuttermuskulatur; Ⓔ *internal endometriosis, adenomyosis, adenomyometritis*

En|do|me|tri|tis *f, pl* **-ti|den**: *Syn: Endometriumentzündung*; Entzündung der Gebärmutterschleimhaut; Ⓔ *inflammation of the endometrium, endometritis*

Endometritis cervicis uteri: *Syn: Endozervizitis, Endocervicitis; Zervixentzündung, Zervizitis, Cervicitis*; Entzündung (der Schleimhaut) der Cervix* uteri; Ⓔ *cervicitis, trachelitis*

Endometritis corporis uteri: Entzündung (der Schleimhaut) der Gebärmutterhöhle; Ⓔ *inflammation of the endometrium, endometritis*

Endometritis decidualis: *Syn: Deziduaentzündung, Deziduitis, Decidualitis, Deciduitis*; Entzündung der Decidua* während der Schwangerschaft; Ⓔ *decidual endometritis, deciduitis*

Endometritis gonorrhoica: gonorrhoische Endometritis mit Befall der Zervix und evtl. aszendierender Adnexitis*; Ⓔ *gonococcal endometritis*

Endometritis puerperalis: Endometritis im Wochenbett; Ⓔ *puerperal endometritis*

Endometritis tuberculosa: tuberkulöse Endometritis; Ⓔ *tuberculous endometritis*

en|do|me|tri|tisch *adj*: Endometriumentzündung/Endometritis betreffend, von ihr betroffen oder gekennzeichnet; Ⓔ *relating to or marked by endometritis, endometritic*

En|do|me|tri|um *nt*: *Syn: Tunica mucosa uteri*; Gebärmutterschleimhaut, Uterusschleimhaut; Ⓔ *endometrium, uterine mucosa, mucosa of uterus*

En|do|me|tri|um|ent|zün|dung *f*: →*Endometritis*

En|do|me|tri|um|hy|per|pla|sie *f*: *Syn: Hyperplasia endometrii*; Hyperplasie* der Gebärmutterschleimhaut; Ⓔ *endometrial hyperplasia*

En|do|me|tri|um|kar|zi|nom *nt*: *Syn: Korpuskarzinom, Gebärmutterkörperkrebs, Carcinoma corporis uteri*; vom Endometrium ausgehender, vorwiegend Frauen in der Menopause betreffender Krebs, der in den letzten Jahren an Bedeutung gewonnen hat; Ⓔ *endometrial carcinoma, metrocarcinoma, hysterocarcinoma*

En|do|me|tri|um|sar|kom *nt*: von der Gebärmutterschleimhaut ausgehendes Sarkom*; Ⓔ *endometrial sarcoma*

En|do|mi|to|se *f*: Chromosomenvermehrung ohne Zellvermehrung; führt zu Riesenkernen und Endopolyploidie*; Ⓔ *endomitosis, endopolyploidy*

en|do|mi|to|tisch *adj*: Endomitose betreffend, von ihr betroffen oder gekennzeichnet, durch sie bedingt; Ⓔ *endomitotic, endopolyploid*

En|do|mor|phi|ne *pl*: *Syn:* *Endorphine, endogene Morphine, endogene Opioide*; vom Körper gebildete Peptide, die an Opiatrezeptoren angreifen und als endogene Schmerzmittel wirken; Ⓔ *endorphins*

En|do|my|ko|se *f*: *Syn:* *tiefe Mykose, Systemmykose, viszerale Mykose*; Pilzerkrankung mit hauptsächlichem Befall innerer Organe; Ⓔ *deep mycosis, systemic mycosis*

En|do|my|o|kard|fi|bro|se *f*: *Syn:* *Endokardfibroelastose, Endomyokardose, Fibroelastosis endocardii*; ätiologisch ungeklärte, massive Verdickung des Endokards insbesondere des linken Ventrikels; häufig Mitbeteiligung von Mitral- und Aortenklappe; Ⓔ *endomyocardial fibrosis, endocardial fibroelastosis, African endomyocardial fibrosis, endocardial sclerosis*

en|do|my|o|kar|di|al *adj*: Endokard und Herzmuskulatur/Myokard betreffend; Ⓔ *relating to the endocardium and myocardium, endomyocardial*

En|do|my|o|kar|di|tis *f, pl* **-ti|den**: Entzündung von Endokard* und Myokard*; Ⓔ *inflammation of endocardium and myocardium, endomyocarditis*

en|do|my|o|kar|di|tisch *adj*: Endomyokarditis betreffend, von ihr betroffen oder gekennzeichnet; Ⓔ *relating to or marked by endomyocarditis*

En|do|my|o|kar|do|se *f*: →*Endomyokardfibrose*

En|do|my|o|me|tri|tis *f, pl* **-ti|den**: auf die Gebärmuttermuskulatur übergreifende Entzündung der Gebärmutterschleimhaut; Ⓔ *endomyometritis*

En|do|my|o|pe|ri|kar|di|tis *f, pl* **-ti|den**: *Syn:* *Pankarditis, Endoperimyokarditis*; Entzündung aller Herzwandschichten (Endokard*, Myokard*, Perikard*); Ⓔ *endoperimyocarditis, perimyoendocarditis*

en|do|my|o|pe|ri|kar|di|tisch *adj*: *Syn:* *pankarditisch*; Endomyoperikarditis betreffend, von ihr betroffen oder gekennzeichnet; Ⓔ *relating to or marked by endoperimyocarditis*

En|do|my|si|um *nt*: Hüllgewebe der Muskelfaser; Ⓔ *endomysium*

en|do|na|sal *adj*: *Syn:* *intranasal*; in der Nasenhöhle (liegend); Ⓔ *endonasal*

en|do|neu|ral *adj*: *Syn:* *intraneural*; in einem Nerv (liegend), in einen Nerv hinein; Ⓔ *intraneural, endoneural*

En|do|neu|ri|tis *f, pl* **-ti|den**: Entzündung des Endoneuriums*; Ⓔ *inflammation of the endoneurium, endoneuritis*

en|do|neu|ri|tisch *adj*: Endoneuritis betreffend, von ihr betroffen oder gekennzeichnet; Ⓔ *relating to or marked by endoneuritis, endoneuritic*

En|do|neu|ri|um *nt*: bindegewebige Hülle der Nervenfasern; Ⓔ *connective tissue sheath of Key and Retzius, Henle's sheath, sheath of Key and Retzius, endoneurium, epilemma*

En|do|neu|ri|um|ent|zün|dung *f*: →*Endoneuritis*

En|do|nu|cle|a|se *f*: Enzym, das DNA [**Endodesoxyribonuclease**] oder RNA [**Endoribonuclease**] im Molekül spaltet; Ⓔ *endonuclease*

en|do|nu|kle|ar *adj*: *Syn:* *intranukleär, endonukleär*; im Zellkern/Nukleus (liegend); Ⓔ *endonuclear*

en|do|nu|kle|är *adj*: →*endonuklear*

En|do|ö|so|pha|gi|tis *f, pl* **-ti|den**: Entzündung der Ösophagusschleimhaut; Ⓔ *endoesophagitis*

en|do|ö|so|pha|gi|tisch *adj*: Endoösophagitis betreffend, von ihr betroffen oder gekennzeichnet; Ⓔ *relating to or marked by endoesophagitis*

En|do|pa|ra|sit *m*: *s.u.* *Parasit*; Ⓔ *endoparasite, endosite, entoparasite, internal parasite, entorganism*

en|do|pel|vin *adj*: *Syn:* *intrapelvin*; im Becken/in der Pelvis (liegend); Ⓔ *endopelvic*

En|do|pep|ti|da|se *f*: *Syn:* *Endoprotease*; Enzym, das im Molekül liegende Peptidbindungen spaltet; Ⓔ *endopeptidase*

en|do|pe|ri|kar|di|al *adj*: **1.** Endokard und Perikard betreffend **2.** *Syn:* *intraperikardial*; in der Perikardhöhle (liegend); Ⓔ **1.** *relating to both endocardium and pericardium, endopericardiac, endopericardial* **2.** *within the pericardial cavity, endopericardiac, endopericardial, intrapericardiac*

En|do|pe|ri|kar|di|tis *f, pl* **-ti|den**: Entzündung von Endokard* und Perikard*; Ⓔ *inflammation of endocardium and pericardium, endopericarditis*

en|do|pe|ri|kar|di|tisch *adj*: Endoperikarditis betreffend, von ihr betroffen oder gekennzeichnet; Ⓔ *relating to or marked by endopericarditis, endopericarditic*

En|do|pe|ri|my|o|kar|di|tis *f, pl* **-ti|den**: →*Endomyoperikarditis*

En|do|pe|ri|neu|ri|tis *f, pl* **-ti|den**: Entzündung von Endoneurium* und Perineurium*; Ⓔ *inflammation of endoneurium and perineurium, endoperineuritis*

en|do|pe|ri|neu|ri|tisch *adj*: Endoperineuritis betreffend, von ihr betroffen oder gekennzeichnet; Ⓔ *relating to or marked by endoperineuritis, endoperineuritic*

en|do|pe|ri|to|ne|al *adj*: *Syn:* *intraperitoneal, intraperitonäal*; innerhalb des Bauchfells/Peritoneums (liegend); Ⓔ *endoperitoneal, intraperitoneal*

En|do|phle|bi|tis *f, pl* **-ti|den**: Entzündung der Veneninnenwand; Ⓔ *endophlebitis, endovenitis*

Endophlebitis hepatica obliterans: *Syn:* *Budd-Chiari-Syndrom*; zu einem Verschluss der Lebervenen führende Entzündung; Ⓔ *Chiari's syndrome, Chiari's disease, Chiari-Budd syndrome, Budd-Chiari disease, Budd-Chiari syndrome, Budd's syndrome*

Endophlebitis portalis: *Syn:* *Pylephlebitis*; Pfortaderentzündung; Ⓔ *pylephlebitis*

en|do|phle|bi|tisch *adj*: Endophlebitis betreffend, von ihr betroffen oder gekennzeichnet; Ⓔ *relating to or marked by endophlebitis, endophlebitic*

En|do|pho|rie *f*: *Syn:* *Esophorie, Strabismus convergens latens*; latentes Einwärtsschielen; Ⓔ *esophoria, esodeviation*

End|oph|thal|mi|tis *f, pl* **-ti|den**: *Syn:* *Endophthalmie, Endophthalmia*; Entzündung der Augeninnenräume; Ⓔ *endophthalmitis, entophthalmia*

end|oph|thal|mi|tisch *adj*: Endophthalmitis betreffend, von ihr betroffen oder gekennzeichnet; Ⓔ *relating to or marked by endophthalmitis*

en|do|phy|tisch *adj*: nach innen wachsend; Ⓔ *endophytic*

en|do|poly|ploid *adj*: Endopolyploidie betreffend, von ihr betroffen; Ⓔ *endomitotic, endopolyploid*

En|do|poly|ploi|die *f*: durch Endomitose* verursachtes Vorkommen von mehr als zwei vollständigen Chromosomensätzen in einer Zelle; Ⓔ *endomitosis, endopolyploidy*

En|do|pro|te|a|se *f*: *Syn:* *Endopeptidase*; Enzym, das im Molekül liegende Peptidbindungen spaltet; Ⓔ *endopeptidase*

En|do|pro|the|se *f*: Prothese* zur Einpflanzung im Körper, z.B. Hüftgelenksprothese; Ⓔ *endoprosthesis*

En|do|rha|chis *f*: Periost* des Wirbelkanals; Ⓔ *dura mater of spinal cord, endorrhachis*

En|do|rhi|ni|tis *f, pl* **-ti|den**: Entzündung der Nasenschleimhaut; Ⓔ *endorhinitis*

en|do|rhi|ni|tisch *adj*: Nasenschleimhautentzündung/Endorhinitis betreffend, von ihr betroffen oder gekennzeichnet; Ⓔ *relating to or marked by endorhinitis*

En|do|ri|bo|nu|cle|a|se *f*: *s.u.* *Endonuclease*; Ⓔ *endoribonuclease*

En|dor|phi|ne *pl*: *Syn:* *Endomorphine, endogene Morphine, endogene Opioide*; vom Körper gebildete Peptide, die an Opiatrezeptoren angreifen und als endogene Schmerzmittel wirken; Ⓔ *endorphins*

En|do|sal|pin|gi|tis *f, pl* **-ti|den**: Entzündung der Tubenschleimhaut; Ⓔ *inflammation of the endosalpinx, endosalpingitis*

en|do|sal|pin|gi|tisch *adj*: Tubenschleimhautentzündung/

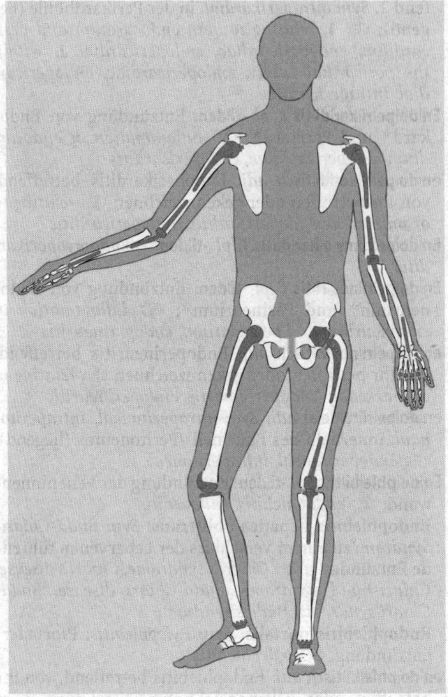

Abb. 24. Endoprothesen

Endosalpingitis betreffend, von ihr betroffen oder gekennzeichnet; Ⓔ *relating to or marked by endosalpingitis*

En|do|sal|pinx *f*: *Syn: Tubenmukosa, Tubenschleimhaut, Tunica mucosa tubae uterinae*; Eileiterschleimhaut; Ⓔ *endosalpinx*

en|do|se|kre|to|risch *adj*: innere/endokrine Sekretion betreffend; Ⓔ *endosecretory; endocrine*

En|do|sep|sis *f*: *Syn: Autosepsis*; Sepsis* durch im Körper lebende Erreger [z.B. Darmbakterien]; Ⓔ *endosepsis, autosepticemia*

en|do|sep|tisch *adj*: *Syn: autoseptisch*; Endosepsis betreffend, von ihr betroffen oder gekennzeichnet, durch sie bedingt; Ⓔ *relating to or caused by endosepsis, endoseptic*

En|do|skop *nt*: mit Lichtquelle und optischem System ausgestattetes, starres oder flexibles Rohr zur Endoskopie*; Ⓔ *endoscope*

En|do|sko|pie *f*: direkte Betrachtung von Hohlorganen, Körperhöhlen oder Gelenken mit einem Endoskop*; Ⓔ *endoscopy*

en|do|sko|pisch *adj*: Endoskop oder Endoskopie betreffend, mittels Endoskop oder Endoskopie; Ⓔ *relating to endoscopy, endoscopic*

End|os|mo|se *f*: Osmose* aus einem Außenmedium in ein von einer semipermeablen Membran umgebenes System; Ⓔ *endosmosis*

end|os|mo|tisch *adj*: Endosmose betrefend, mittels Endosmose, auf ihr beruhend; Ⓔ *endosmotic*

En|do|so|no|gra|fie, -gra|phie *f*: Kombination von Endoskopie* und Sonografie*; Ⓔ *endosonography*

End|ost *nt*: *Syn: Endosteum*; innere Knochenhaut; Ⓔ *endosteum, inner periosteum, medullary membrane, perimyelis*

end|os|tal *adj*: **1.** innere Knochenhaut/Endost betreffend **2.** *Syn: intraossär, intraossal*; im Knochen liegend oder auftretend; Ⓔ **1.** *relating to the endosteum, intraosseous, intraosteal, endosteal* **2.** *within a bone, intraosseous, intraosteal, endosteal*

End|os|te|um *nt*: *Syn: Endost*; innere Knochenhaut; Ⓔ *endosteum, inner periosteum, medullary membrane, perimyelis*

End|os|ti|tis *f, pl* **-ti|den**: Endostentzündung; Ⓔ *inflammation of the endosteum, endosteitis, endostitis, central osteitis, perimyelitis*

end|os|ti|tisch *adj*: Endostitis betreffend, von ihr betroffen oder gekennzeichnet; Ⓔ *relating to or marked by endostitis*

End|os|to|se *nt*: nach innen gerichtete, überschießende Knochenbildung; Ⓔ *entostosis, enostosis*

En|do|thel *nt*: *Syn: Endothelium*; einschichtige Auskleidung von Gefäßen und Hohlorganen; Ⓔ *endothelial tissue, endothelium*

en|do|the|li|al *adj*: Endothel betreffend, aus Endothel bestehend; Ⓔ *relating to the endothelium, endothelial*

En|do|the|li|i|tis *f, pl* **-ti|den**: →*Endothelitis*

en|do|the|li|i|tisch *adj*: →*endothelitisch*

En|do|the|li|ne *pl*: v.a. vom Endothel* gebildete vasoaktive Polypeptide; Ⓔ *endothelins*

en|do|the|li|o|id *adj*: endothelähnlich; Ⓔ *resembling endothelium, endothelioid*

en|do|the|li|o|ly|tisch *adj*: endothelzerstörend, endothelauflösend; Ⓔ *endotheliolytic*

En|do|the|li|om *nt*: *Syn: Endothelioma*; vom Endothel ausgehender Tumor; Ⓔ *endothelial cancer, endothelioma*

En|do|the|li|o|ma *nt, pl* **-ma|ta**: *Syn: Endotheliom*; vom Endothel ausgehender Tumor; Ⓔ *endothelial cancer, endothelioma*

Endothelioma cutis: *Syn: Zylindrom, Spiegler-Tumor, Cylindroma, Naevus epithelioma-cylindromatosus*; familiär gehäuft auftretender benigner Tumor, v.a. der Kopfhaut [**Turbantumor**]; Ⓔ *cylindroma, cylindroadenoma*

En|do|the|li|o|ma|to|se *f*: Vorkommen multipler Endotheliome; Ⓔ *endotheliomatosis*

En|do|the|li|o|se *f*: *Syn: Retikuloendotheliose*; Oberbegriff für Erkrankungen des retikuloendothelialen Systems; Ⓔ *endotheliosis*

en|do|the|li|o|trop *adj*: mit besonderer Affinität zum Endothel; Ⓔ *endotheliotropic*

En|do|the|li|tis *f, pl* **-ti|den**: *Syn: Endotheliitis*; Endothelentzündung; Ⓔ *endotheliitis*

en|do|the|li|tisch *adj*: *Syn: endotheliitisch*; Endothelentzündung/Endothelitis betreffend, von ihr betroffen oder gekennzeichnet; Ⓔ *relating to or marked by endotheliitis*

En|do|the|li|um *nt*: →*Endothel*

Endothelium corneae: *Syn: Korneaendothel, Epithelium posterius corneae*; inneres Korneaepithel, Epithel der Hornhauthinterfläche; Ⓔ *anterior endothelium of cornea, posterior epithelium of cornea, corneal endothelium*

en|do|therm *adj*: *Syn: wärmebindend*; Wärme von außen aufnehmend; Ⓔ *endothermic, endothermal*

en|do|tho|ra|kal *adj*: *Syn: intrathorakal*; im Brustkorb/Thorax (liegend); Ⓔ *endothoracic, intrathoracic*

En|do|tox|ä|mie *f*: *Syn: endogene Toxämie*; Vorkommen von Endotoxinen im Blut; Ⓔ *endotoxemia*

En|do|to|xi|ko|se *f*: durch Endotoxine* hervorgerufene Erkrankung; oft gleichgesetzt mit Autointoxikation; Ⓔ *endotoxicosis*

En|do|to|xin *nt*: **1.** in der Zelle enthaltenes Toxin*, das erst bei Zellzerstörung frei wird **2.** *Syn: Autotoxin*; im Körper entstandenes Toxin; Ⓔ **1.** *endotoxin, intracellular toxin* **2.** *endotoxin, autointoxicant*

En|do|to|xin|schock *nt*: durch massives Auftreten von Endotoxinen verursachter septischer Schock*; Ⓔ *endotoxic shock, endotoxin shock*

en|do|tra|che|al *adj*: *Syn: intratracheal*; in der Luftröhre/Trachea (liegend), in die Luftröhre hinein; Ⓔ *endotracheal, intratracheal*
En|do|tra|che|al|an|äs|the|sie *f*: → *Endotrachealnarkose*
En|do|tra|che|al|nar|ko|se *f*: *Syn: Endotrachealanästhesie*; Vollnarkose* mit endotrachealer Intubation; Ⓔ *endotracheal anesthesia*
En|do|tra|che|al|tu|bus *m*: *Syn: Trachealtubus*; Tubus zur Einführung in die Luftröhre; Ⓔ *endotracheal tube*
En|do|tra|che|i|tis *f, pl* **-ti|den**: Entzündung der Luftröhrenschleimhaut; Ⓔ *endotracheitis*
en|do|tra|che|i|tisch *adj*: Endotracheitis betreffend, von ihr betroffen oder gekennzeichnet; Ⓔ *relating to or marked by endotracheitis*
en|do|u|re|thral *adj*: *Syn: intraurethral*; in der Harnröhre/Urethra (liegend); Ⓔ *endourethral*
en|do|u|te|rin *adj*: *Syn: intrauterin*; in der Gebärmutter/im Uterus liegend oder ablaufend, in die Gebärmutter hinein; Ⓔ *endouterine, intrauterine*
en|do|zer|vi|kal *adj*: **1.** Zervikalkanal/Endozervix betreffend **2.** *Syn: intrazervikal*; im Zervikalkanal (liegend); Ⓔ **1.** *endocervical* **2.** *endocervical, intracervical*
En|do|zer|vix *f*: **1.** Halskanal der Zervix, Zervikalkanal **2.** Schleimhaut des Zervikalkanals; Ⓔ **1.** *endocervix* **2.** *endocervix*
En|do|zer|vi|zi|tis *f, pl* **-ti|den**: *Syn: Endozervixentzündung, Endocervicitis, Endometritis cervicis*; Entzündung der Schleimhaut der Cervix* uteri; Ⓔ *inflammation of the endocervix, endocervicitis, endotrachelitis*
en|do|zer|vi|zi|tisch *adj*: Endozervizitis betreffend, von ihr betroffen oder gekennzeichnet; Ⓔ *relating to or marked by endocervicitis*
En|do|zys|ti|tis *f, pl* **-ti|den**: *Syn: Blasenschleimhautentzündung, Endocystitis*; Entzündung der Blasenschleimhaut; Ⓔ *endocystitis*
en|do|zys|ti|tisch *adj*: Blasenschleimhautentzündung/Endozystitis betreffend, von ihr betroffen oder gekennzeichnet; Ⓔ *relating to or marked by endocystitis*
En|do|zy|to|se *f*: Stoffaufnahme in die Zelle durch aktiven Transport in Membranvesikeln; Ⓔ *endocytosis*
en|do|zy|to|tisch *adj*: Endozytose betreffend, mittels Endozytose; Ⓔ *relating to or marked by endocytosis*
End|plat|te, mo|to|ri|sche *f*: *Syn: Muskelendplatte*; Endorgan für die Übertragung der Erregung der motorischen Nervenfasern auf die Muskelfasern; Ⓔ *motor end-plate, myoceptor, neuromuscular end-plate, end-organ, end organ*
End|pro|dukt|hem|mung *f*: *Syn: Rückkopplungshemmung, Feedback-Hemmung*; Hemmung einer biochemischen Reaktion(skette) durch das Endprodukt; Ⓔ *retroinhibition, end-product inhibition*
End|strom|bahn *f*: *Syn: terminale Strombahn*; Gesamtheit der Arteriolen, Kapillaren und postkapillaren Venen, die die Mikrozirkulation der Gewebe bewirken; Ⓔ *terminal vascular bed*
end|sy|sto|lisch *adj*: am Ende der Systole (auftretend); Ⓔ *telesystolic, end-systolic*
End|wirt *m*: *Syn: Definitivwirt*; Wirt, der die geschlechtsreife Form eines Parasiten beherbergt; Ⓔ *definitive host, final host, primary host*
E|ner|gie *f*: (*physik.*) Fähigkeit eines Systems, Arbeit zur verrichten; Ⓔ *energy*
E|ner|gie|ä|qui|va|lent *nt*: *Syn: kalorisches Äquivalent*; Energiemenge, die bei der Oxidation einer definierten Menge einer Substanz freigesetzt wird; Ⓔ *energy equivalent, caloric equivalent*
E|ner|gie|do|sis *f, pl* **-sen**: von Strahlung übertragener Energiebetrag pro Masseneinheit des bestrahlten Stoffes oder Körpers; Ⓔ *absorbed dose*
E|ner|gie|quo|ti|ent *m*: Quotient von Energiezufuhr und Körpergewicht; Ⓔ *energy ratio*
E|ner|gie|stoff|wech|sel *m*: Gesamtheit aller energieliefernden und -verbrauchenden Reaktionen des Körpers; Ⓔ *energy metabolism*
E|ner|gie|um|satz *m*: Energieproduktion pro Zeiteinheit; Ⓔ *energy turnover*
E|ner|gie|wert *m*: *Syn: Kalorienwert, kalorischer Wert, Brennwert*; der bei der Oxidation von 1 Gramm eines Nahrungsmittels im Körper freigesetzte Energiebetrag; Ⓔ *caloric value*
E|ner|va|ti|on *f*: → *Denervation*
E|ner|vie|rung *f*: → *Denervation*
En-face-Nische *f*: Abbildung eines Magen- oder Darmgeschwürs als runder Fleck in der Kontrastmittelaufnahme; Ⓔ *en face niche*
Engel-Recklinghausen-Syndrom *nt*: *Syn: Recklinghausen-Krankheit, von Recklinghausen-Krankheit, Engel-von Recklinghausen-Syndrom, Osteodystrophia fibrosa cystica generalisata, Ostitis fibrosa cystica, Ostitis fibrosa cystica generalisata*; Knochendystrophie mit Zystenbildung durch eine Störung des Calcium-Phosphat-Stoffwechsels im Rahmen eines primären Hyperparathyreoidismus*; Ⓔ *Recklinghausen's disease of bone, Engel-Recklinghausen disease, von Recklinghausen's disease of bone*
Engelmann-Syndrom *nt*: *Syn: Camurati-Engelmann-Syndrom, Osteopathia hyperostotica multiplex infantilis*; autosomal-dominante, generalisierte Osteosklerose* mit Myopathien; Ⓔ *Camurati-Engelmann disease, Engelmann's disease, diaphyseal dysplasia, diaphyseal sclerosis*
Engel-von Recklinghausen-Syndrom *nt*: → *Engel-Recklinghausen-Syndrom*
Eng|li|sche Krank|heit *f*: *Syn: Glisson-Krankheit, Vitamin-D-Mangel-Rachitis*; von markanten Skelettveränderungen [Kraniotabes*, rachitischer Rosenkranz*] und Muskelhypotonie [**Froschbauch**] begleitete, meist bei Kleinkindern auftretende Hypovitaminose*; Ⓔ *rickets, English disease, Glisson's disease, rachitis*
En|gramm *nt*: im Gehirn hinterlassene Gedächtnisspur, die die Wiedererinnerung ermöglicht; Ⓔ *engram, memory trace, memory pattern*
Eng|win|kel|glau|kom, akutes *m*: *Syn: akutes Winkelblockglaukom, Glaukomanfall, Glaucoma acutum congestivum*; anfallsartige starke Erhöhung des Augeninnendrucks durch Verlegung des Kammerwinkels; Ⓔ *obstructive glaucoma, closed-angle glaucoma, congestive glaucoma, acute congestive glaucoma, acute glaucoma, angle-closure glaucoma, narrow-angle glaucoma, pupillary block glaucoma*
En|hance|ment *nt*: Steigerung, Erhöhung, Vergrößerung, Verstärkung; Ⓔ *enhancement*
En|kel|ge|ne|ra|ti|on *f*: *Syn: F_2-Generation*; durch Kreuzung der Tochtergeneration erhaltene zweite Filialgeneration; Ⓔ *second filial generation, filial generation 2*
En|ke|pha|li|ne *pl*: Polypeptide, die wie Endorphine* an Opiatrezeptoren wirken; Ⓔ *encephalins, enkephalins*
En|ko|pre|sis *nt*: Einkoten; Ⓔ *encopresis*
E|no|la|se *f*: Dehydratase* der Glykolyse*; Ⓔ *enolase*
En|oph|thal|mie *f*: → *Enophthalmus*
En|oph|thal|mus *m*: *Syn: Enophthalmie*; Zurücksinken des Augapfels; Ⓔ *enophthalmos, enophthalmia, enophthalmus*
En|os|to|se *f*: im Innern eines Knochens liegende Hyperostose*; **solitäre Enostosen** werden als **Knocheninseln** bezeichnet; Ⓔ *entostosis, enostosis*
Ent-, ent- *präf.*: → *Ento-*
Ent|a|mö|bo|se *f*: *Syn: Entamoebainfektion*; Befall und Erkrankung durch Entamoeba-Species; Ⓔ *entamebiasis*
Ent|a|moe|ba *f*: Amöbengattung, die kommensal oder parasitisch lebt; Ⓔ *Entamoeba, Paramoeba*
Entamoeba coli: im Dickdarm vorkommende apathogene Amöbe; Ⓔ *Entamoeba coli*

Entamoeba dysenteriae: → *Entamoeba histolytica*

Entamoeba gingivalis: in der Mundhöhle vorkommende apathogene Amöbe; Ⓔ *Entamoeba gingivalis, Entamoeba buccalis*

Entamoeba hartmanni: apathogene Amöbe, die Entamoeba histolytica ähnelt; Ⓔ *Entamoeba hartmanni*

Entamoeba histolytica: *Syn: Ruhramöbe, Entamoeba dysenteriae*; Erreger der Amöbenruhr*; kommt in zwei Formen vor, **Magnaform** [pathogene Gewebeform] und **Minutaform** [apathogene Darmlumenform]; Ⓔ *Entamoeba histolytica*

Entlarltungslrelakltilon *f*: Veränderung der normalen Erregbarkeit von Nerv und Muskel bei Schädigung des motorischen Neurons; Ⓔ *reaction of degeneration*

Entlbinldung *f*: Leitung einer Geburt; Geburt; Ⓔ *birth, childbirth, delivery*

Entldiflfelrenlzielrung *f*: Umwandlung normaler Zellen in atypische Zellen; Ⓔ *undifferentiation, dedifferentiation*

Enltenlform *f*: *Syn: Aortenkonfiguration, Aortenherz, Schuhform*; typische Form des Herzens im Röntgenbild bei Erweiterung des linken Ventrikels; Ⓔ *boat shaped heart*

Enltenlgang *m*: *Syn: Watschelgang*; typischer Gang bei Lähmung des großen Gesäßmuskels; Ⓔ *waddling gait*

Enltenlschnalbellbruch *f*: Form der Fersenbeinfraktur; Ⓔ *duckbill deformity*

Enter-, enter- *präf.*: → *Entero-*

enltelral *adj*: *Syn: intestinal*; Darm betreffend, im Darm (liegend), durch den Darm; Ⓔ *enteral*

Enlterlallgie *f*: Darmschmerz(en), Darmneuralgie; Ⓔ *pain in the intestinal tract, enteralgia, enterodynia*

Enltelrekltolmie *f*: Darmresektion, Darm(teil)entfernung; Ⓔ *enterectomy*

Enlterlelpilplolzelle *f*: → *Enteroepiplozele*

enltelrisch *adj*: *Syn: intestinal*; Dünndarm betreffend; Ⓔ *relating to the (small) intestine, enteric, intestinal*

Enltelriltis *f, pl* **-tilden:** *Syn: Darmentzündung, Darmkatarrh, Darmwandentzündung*; Entzündung der Darmwand; meist gleichgesetzt mit Dünndarmentzündung; Ⓔ *inflammation of the (small) intestine, enteritis, enteronitis*

Enteritis necroticans: *Syn: Darmbrand*; nekrotisierende Enteritis durch Clostridium* perfringens; Ⓔ *enteritis necroticans, necrotizing enteritis, pigbel*

pseudomembranöse Enteritis: *Syn: pseudomembranöse Kolitis/Enterokolitis*; schwerste Form der Antibiotika-assoziierten Kolitis* mit Nekrose* und Bildung von Pseudomembranen*; Ⓔ *necrotizing enterocolitis, pseudomembranous colitis, pseudomembranous enteritis, pseudomembranous enterocolitis*

Enteritis regionalis: → *Enteritis regionalis Crohn*

Enteritis regionalis Crohn: *Syn: Morbus Crohn, Crohn-Krankheit, Enteritis regionalis, Ileitis regionalis/terminalis, Ileocolitis regionalis/terminalis*; multifaktoriell bedingte (u.a. immunologisch, genetisch), alle Wandschichten betreffende granulomatöse Entzündung, die meist die unteren Ileumabschnitte (evtl. auch höhere Darmbezirke und das Kolon) befällt; Ⓔ *Crohn's disease, terminal enteritis, terminal ileitis, transmural granulomatous enteritis, transmural granulomatous ileocolitis, segmental enteritis, regional enteritis, regional enterocolitis, regional ileitis, granulomatous ileocolitis, granulomatous enteritis, chronic cicatrizing enteritis, distal ileitis*

enltelriltisch *adj*: Darmentzündung/Enteritis betreffend, von ihr betroffen oder gekennzeichnet; Ⓔ *relating to or marked by enteritis, enteritic*

Entero-, entero- *präf.*: Wortelement mit der Bedeutung „Darm/Eingeweide"; Ⓔ *enteral, intestinal, enteric, enter(o)-, intestin(o)-*

Enltelrolalnalstolmolse *f*: *Syn: Darmanastomose, Enterostomie*; operative Verbindung von Darmabschnitten; Ⓔ *enteroanastomosis, enteroenterostomy, enterostomy, bowel anastomosis, intestinal anastomosis, intestinal bypass*

antiperistaltische Enteroanastomose: *Syn: antiperistaltische Anastomose, antiperistaltische Enterostomie*; Anastomose mit Umkehr der Peristaltik zur Verlangsamung der Speisebreipassage; Ⓔ *antiperistaltic anastomosis*

isoperistaltische Enteroanastomose: *Syn: isoperistaltische Anastomose, isoperistaltische Enterostomie*; Darmanastomose mit normaler Ausrichtung der Peristaltik; Ⓔ *isoperistaltic anastomosis*

Enltelrolbaclter *m*: gramnegative, peritrich begeißelte Bakterien; selten Erreger von Harnwegsinfekten oder Meningitis*; Ⓔ *Enterobacter*

Enltelrolbacltelrilalceae *pl*: gramnegative, fakultativ anaerobe Familie von Darmbakterien, zu der u.a. Salmonella*, Shigella* und Enterobacter* gehören; Ⓔ *Enterobacteriaceae*

Enltelrolbakltelrilen *pl*: *Syn: Darmbakterien*; Bezeichnung für alle physiologisch im Darm vorkommende Bakterien; Ⓔ *enterics, enteric bacteria, intestinal bacteria*

Enltelrolbilalsis *f, pl* **-ses:** *Syn: Enterobiusinfektion, Madenwurminfektion, Madenwurmbefall, Enterobiose, Oxyuriasis*; Befall und Erkrankung durch Enterobius* vermicularis; klinische Symptome sind Stuhldrang, Afterjucken, nervöse Störungen; selten Entwicklung einer Appendicitis* helminthica; Ⓔ *oxyuriasis, oxyuria, oxyuriosis, enterobiasis*

enltelrolbilliär *adj*: Dünndarm/Enteron und Gallenwege betreffend; Ⓔ *enterobiliary, bilidigestive, biliary-enteric, biliary-intestinal*

Enltelrolbilolse *f*: → *Enterobiasis*

Enltelrolbiuslinlfekltilon *f*: → *Enterobiasis*

Enltelrolbilus verlmilculalris *m*: *Syn: Madenwurm, Oxyuris vermicularis*; im unteren Dünndarm und Dickdarm vorkommender parasitischer Wurm; Erreger der Enterobiasis*; Ⓔ *threadworm, seatworm, pinworm, Enterobius vermicularis, Oxyuris vermicularis, Ascaris vermicularis*

Enltelrolchollelzysltoltolmie *f*: Eröffnung von Darm und Gallenblase; Ⓔ *enterocholecystotomy, cholecystenterostomy, cholecystenteroanastomosis, cholecystoenterostomy*

Enltelrolcoclcus *m, pl* **-coclci:** *Syn: Enterokokkus, Enterokokke*; Gattung kokkenförmiger Darmbakterien, die u.a. Harnwegserkrankungen und Perikarditis* verursachen können; Ⓔ *enterococcus*

Enltelrolcolliltis *f, pl* **-tilden:** → *Enterokolitis*

enltelrolenltelrisch *adj*: zwei Darmabschnitte miteinander verbindend; Ⓔ *enteroenteric*

Enltelrolenltelrolstolmie *f*: *Syn: Darmanastomose, Enteroanastomose, Enterostomie*; operative Verbindung von Darmabschnitten; Ⓔ *enteroanastomosis, enteroenterostomy, enterostomy, bowel anastomosis, intestinal anastomosis, intestinal bypass*

Enltelrolelpilplolzelle *f*: *Syn: Darmnetzbruch, Enterepiplozele*; Hernie* mit Darmnetz im Bruchsack; Ⓔ *enteroepiplocele, enterepiplocele*

enltelrolgasltral *adj*: *Syn: enterogastrisch*; Darm und Magen/Gaster betreffend; Ⓔ *relating to both intestine and stomach, enterogastric*

enltelrolgasltrisch *adj*: → *enterogastral*

Enltelrolgasltron *nt*: *Syn: Anthelon*; in den EC-Zellen* des Magen-Darm-Traktes gebildetes Gewebehormon, das die Magensaftbildung hemmt; Ⓔ *enterogastrone, enteroanthelone*

enltelrolgen *adj*: im (Dünn-)Darm entstehend oder entstanden; Ⓔ *enterogenous*

Enltelrolglulcalgon *nt*: in den EC-Zellen* des Magen-Darm-Traktes gebildetes Gewebehormon, das ähnlich wie Glucagon* wirkt; Ⓔ *enteroglucagon, intestinal glucagon, gut glucagon*

En|te|ro|gra|fie, -gra|phie *f*: Aufzeichnung der Darmbewegungen; Ⓔ *enterography*

en|te|ro|he|pa|tisch *adj*: Darm/Intestinum und Leber/Hepar betreffend; Ⓔ *relating to both intestine and liver, enterohepatic*

En|te|ro|he|pa|ti|tis *f, pl* **-ti|ti|den**: Entzündung von Leber und Darm; Ⓔ *inflammation of intestine(s) and liver, enterohepatitis*

en|te|ro|he|pa|ti|tisch *adj*: Enterohepatitis betreffend, von ihr betroffen oder gekennzeichnet; Ⓔ *relating to or marked by enterohepatitis*

En|te|ro|he|pa|to|ze|le *f*: Nabelbruch* mit Leber und Darmteilen im Bruchsack; Ⓔ *enterohepatocele*

En|te|ro|hor|mo|ne *pl*: in der Darmschleimhaut gebildete Gewebshormone; Ⓔ *gastrointestinal hormones*

En|te|ro|hy|dro|ze|le *f*: kombinierte Enterozele* und Hydrozele*; Ⓔ *enterohydrocele*

En|te|ro|ki|na|se *f*: → *Enteropeptidase*

En|te|ro|ki|ne|se *f*: → *Peristaltik*

En|te|ro|klys|ma *nt*: Dünndarmeinlauf, hoher Einlauf; Ⓔ *enteroclysis, high enema, small bowel enema*

En|te|ro|kok|kus *m, pl* **-ken**: → *Enterococcus*

En|te|ro|kol|ek|to|mie *f*: Teilentfernung von Dünndarm und Kolon; Ⓔ *enterocolectomy*

en|te|ro|ko|lisch *adj*: Dünndarm und Kolon bzw. Dickdarm betreffend; Ⓔ *relating to the small intestine and colon, enterocolic*

En|te|ro|ko|li|tis *f, pl* **-ti|den**: *Syn: Enterocolitis*; Schleimhautentzündung von Dünn- und Dickdarm; Ⓔ *inflammation of the small intestine and the colon, enterocolitis, coloenteritis*

postantibiotische Enterokolitis: *Syn: Antibiotika-assoziierte Colitis, Antibiotika-assoziierte Kolitis*; nach Antibiotikaeinnahme auftretende, oft pseudomembranöse (Dick-)Darmentzündung; Ⓔ *antibiotic-associated enterocolitis*

pseudomembranöse Enterokolitis: *Syn: pseudomembranöse Kolitis/Enteritis*; schwerste Form der postantibiotischen Enterokolitis mit Nekrose* und Bildung von Pseudomembranen*; Ⓔ *necrotizing enterocolitis, pseudomembranous colitis, pseudomembranous enteritis, pseudomembranous enterocolitis*

en|te|ro|ko|li|tisch *adj*: Enterokolitis betreffend, von ihr betroffen oder gekennzeichnet; Ⓔ *relating to or marked by enterocolitis*

En|te|ro|ko|lo|sto|mie *f*: *Syn: Dünndarm-Dickdarm-Fistel, Dünndarm-Dickdarm-Anastomose*; operative Verbindung von Dünndarm und Dickdarm; Ⓔ *enterocolostomy*

en|te|ro|ku|tan *adj*: Darm und Haut betreffend oder verbindend; Ⓔ *enterocutaneous*

En|te|ro|kys|tom *nt*: → *Enterozyste*

En|te|ro|lith *m*: *Syn: Darmstein, Darmkonkrement*; durch Verkrustung von Kotsteinen* entstandes Konkrement im Darm; Ⓔ *enterolith, intestinal stone, intestinal calculus*

En|te|ro|li|thi|a|sis *f, pl* **-ses**: meist asymptomatisches Vorkommen von Kotsteinen; Ⓔ *enterolithiasis*

En|te|ro|ly|se *f*: *Syn: Darmlösung*; Lösung von Darmverwachsungen; Ⓔ *enterolysis*

En|te|ro|me|ga|lie *f*: *Syn: Megaenteron*; Darmvergrößerung; Ⓔ *enteromegaly, enteromegalia, megaloenteron*

En|te|ro|my|ko|se *f*: *Syn: Darmmykose*; Pilzerkrankung der Darmschleimhaut; Ⓔ *enteromycosis*

En|te|ron *nt*: Darm; v.a. Dünndarm; Ⓔ *enteron, gut, alimentary canal; small bowel, small intestine*

En|te|ro|pa|ra|ly|se *f*: → *Enteroparese*

En|te|ro|pa|re|se *f*: *Syn: Darmlähmung, Enteroparalyse*; völliger Verlust von Darmtonus und Peristaltik; führt zur Entwicklung eines paralytischen Ileus*; Ⓔ *enteroparesis*

En|te|ro|pa|thie *f*: *Syn: Enteropathia*; Darmerkrankung; Ⓔ *enteropathy*

eiweißverlierende Enteropathie: → *exsudative Enteropathie*

exsudative Enteropathie: *Syn: exsudative/eiweißverlierende Gastroenteropathie, eiweißverlierende Enteropathie, Gordon-Syndrom, Eiweißverlustsyndrom*; ätiologisch ungeklärte Erkrankung mit Eiweißausscheidung in den Magen-Darm-Trakt; Ⓔ *exudative enteropathy, protein-losing enteropathy*

En|te|ro|pep|ti|da|se *f*: *Syn: Enterokinase*; Protease*, die Trypsinogen* in Trypsin* umwandelt; Ⓔ *enterokinase, enteropeptidase*

En|te|ro|pe|xie *f*: operative Darmanheftung; Ⓔ *enteropexy*

En|te|ro|plas|tik *f*: Darmplastik; Ⓔ *enteroplasty*

En|te|ro|pto|se *f*: *Syn: Darmsenkung, Eingeweidesenkung, Splanchnoptose, Viszeroptose*; angeborene oder erworbene Senkung der Baucheingeweide; klinisch auffällig sind eine chronische Obstipation* und Rücken- oder Kreuzschmerzen beim Stehen; Ⓔ *enteroptosis, enteroptosia, visceroptosis, visceroptosia, splanchnoptosis, splanchnoptosia*

en|te|ro|re|nal *adj*: *Syn: intestinorenal*; Darm und Niere(n)/Ren(es) betreffend oder verbindend; Ⓔ *relating to both intestine(s) and kidney(s), enterorenal, renointestinal*

en|te|ro|re|zep|tiv *adj*: → *enterozeptiv*

En|te|ror|rha|gie *f*: *Syn: Darmblutung*; Blutung in das Darmlumen; Ⓔ *intestinal hemorrhage, enterorrhagia*

En|te|ror|rha|phie *f*: Darmnaht; Ⓔ *enterorrhaphy*

En|te|ror|rhe|xis *f*: Darmriss, Darmruptur; Ⓔ *enterorrhexis*

En|te|ro|sep|sis *f*: den Darmkanal betreffende oder aus dem Darmkanal entstehende Sepsis*; Ⓔ *enterosepsis*

en|te|ro|sep|tisch *adj*: Enterosepsis betreffend, von ihr betroffen oder gekennzeichnet, durch sie bedingt; Ⓔ *relating to or caused by enterosepsis, enteroseptic*

En|te|ro|skop *nt*: *Syn: Darmendoskop*; spezielles Endoskop* zur Darmspiegelung; Ⓔ *enteroscope*

En|te|ro|sko|pie *f*: *Syn: Darmspiegelung*; endoskopische Untersuchung des Darms; Ⓔ *enteroscopy*

En|te|ro|spas|mus *m*: *Syn: Darmkrampf*; Krampf der Darmmuskulatur; Ⓔ *enterospasm*

En|te|ro|ste|no|se *f*: *Syn: Darmstenose, Darmverengung*; angeborene [Darmatresie*] oder erworbene [Tumoren, Verwachsungsstränge, Fremdkörper] Einengung der Darmlichtung mit Behinderung der Darmpassage und evtl. Entwicklung eines Darmverschlusses [Ileus*]; Ⓔ *enterostenosis*

En|te|ro|sto|mie *f*: **1.** operative (Dünn-)Darmausleitung, Anlegen einer äußeren Darmfistel **2.** *Syn: Darmanastomose, Enteroanastomose, Enteroenterostomie*; operative Verbindung von zwei Darmabschnitten; Ⓔ **1.** *enterostomy* **2.** *enteroanastomosis, enteroenterostomy, enterostomy, bowel anastomosis, intestinal anastomosis, intestinal bypass*

antiperistaltische Enterostomie: *Syn: antiperistaltische Anastomose/Enteroanastomose*; Anastomose mit Umkehr der Peristaltik zur Verlangsamung der Speisebreipassage; Ⓔ *antiperistaltic anastomosis*

isoperistaltische Enterostomie: *Syn: isoperistaltische Anastomose/Enteroanastomose*; Darmanastomose mit normaler Ausrichtung der Peristaltik; Ⓔ *isoperistaltic anastomosis*

En|te|ro|to|mie *f*: Darmschnitt, Darmeröffnung; Ⓔ *enterotomy*

En|te|ro|tox|ä|mie *f*: → *Enterotoxinämie*

en|te|ro|to|xi|gen *adj*: enterotoxinbildend; Ⓔ *enterotoxigenic*

En|te|ro|to|xin|ä|mie *f*: *Syn: Enterotoxämie*; Vorkommen von Enterotoxinen im Blut; Ⓔ *enterotoxemia*

En|te|ro|to|xi|ne *pl*: *Syn: Darmgifte*; auf den Darm einwirkende Bakteriengifte; Ⓔ *enterotoxins, intestinotoxins*

en|te|ro|to|xisch *adj*: Enterotoxin betreffend oder enthaltend; Ⓔ *enterotoxic*

en|te|ro|trop *adj*: mit besonderer Affinität zum Darm; Ⓔ *enterotropic*

en|te|ro|va|gi|nal *adj*: Darm und Scheide/Vagina betreffend oder verbindend; Ⓔ *relating to both intestine and vagina, enterovaginal*

en|te|ro|ve|si|kal *adj*: Darm und Harnblase/Vesica urinaria betreffend oder verbindend; Ⓔ *relating to both intestine and (urinary) bladder, enterovesical*

en|te|ro|vi|ral *adj*: Enteroviren betreffend, durch Enteroviren verursacht; Ⓔ *relating to or caused by enteric viruses, enteroviral*

En|te|ro|vi|rus *nt, pl* **-ren**: *Syn: Darmvirus*; Gattung säurestabiler RNA-Viren, die v.a. Infektionen des Darms verursachen, aber auch Bronchitis*, Lungenentzündung und Meningoenzephalitis* hervorrufen können; Ⓔ *enteric virus, enterovirus*

En|te|ro|ze|le *f*: *Syn: Darmbruch*; Hernie* mit Darmteilen im Bruchsack; Ⓔ *enterocele*

En|te|ro|zen|te|se *f*: Darmpunktion; Ⓔ *enterocentesis*

en|te|ro|zep|tiv *adj*: *Syn: interozeptiv, interorezeptiv, enterorezeptiv*; innere/körpereigene Reize aufnehmend; Ⓔ *interoceptive*

En|te|ro|zo|on *nt, pl* **-zo|a, -zo|en**: tierischer Darmparasit; Ⓔ *enterozoon*

En|te|ro|zys|te *f*: *Syn: enterogene Zyste, Dottergangszyste, Enterozystom, Enterokystom*; angeborene Zyste als Rest des Dottergangs/Ductus omphaloentericus; Ⓔ *enterocystoma, enterocyst, vitelline cyst, enterogenous cyst, enteric cyst*

En|te|ro|zys|tom *nt*: → *Enterozyste*

En|te|ro|zys|to|ze|le *f*: Eingeweidebruch mit Blasenteilen im Bruchsack; Ⓔ *enterocystocele*

Ent|frem|dungs|psy|cho|se *f*: zu den zykloiden Psychosen* gehörende Erkrankung mit (zahlreichen) Entfremdungserlebnissen; Ⓔ *mental alienation*

En|the|si|o|pa|thie *f*: *Syn: Insertionstendopathie, Enthesopathie*; Erkrankung der Muskelansatzsehne; Ⓔ *enthesopathy*

Ent|hir|nung *f*: *Syn: Dezerebration, Decerebration, Dezerebrierung*; Ausfall des Großhirns durch Trauma oder Tumor; führt zu **Enthirnungsstarre**; Ⓔ *decerebration*

Ent|i|o|ni|sie|rung *f*: *Syn: Deionisierung*; Entfernung von Ionen; Ⓔ *deionization*

Ent|kei|mung *f*: *Syn: Desinfektion, Entseuchung, Desinfizierung*; Abtötung oder Inaktivierung aller Keime; Ⓔ *disinfection; sterilization*

Ent|las|tungs|hy|per|ä|mie *f*: reaktive Hyperämie* nach Wegfall einer örtlichen Zirkulationsbehinderung; Ⓔ *decompression hyperemia*

Ent|las|tungs|syn|drom *nt*: Kreislaufstörungen bei plötzlicher körperlicher Entlastung; Ⓔ *post-stress disorder*

Ent|mar|kung *f*: *Syn: Demyelinisation, Demyelinisierung*; Myelinverlust der Nervenscheide; Ⓔ *demyelination, demyelinization*

Ent|mar|kungs|krank|heiten *pl*: Oberbegriff für Erkrankungen des ZNS mit Zerstörung von Markscheiden; Ⓔ *demyelinating diseases*

Ento-, ento- *präf.*: Wortelement mit der Bedeutung „innen/innerhalb"; Ⓔ *ent(o)-, end(o)-*

En|to|blast *m*: → *Entoderm*

En|to|derm *nt*: *Syn: Entoblast*; inneres Keimblatt, von dem sich u.a. die Epithelien des Verdauungs- und Respirationstraktes ableiten; Ⓔ *entoderm, entoblast, endoblast, endoderm, hypoblast, entodermal germ layer*

en|to|der|mal *adj*: inneres Keimblatt/Entoderm betreffend, vom Entoderm abstammend; Ⓔ *relating to the entoderm, entodermal, entodermic, endoblastic, endodermal, endodermic, hypoblastic*

En|to|mo|lo|gie *f*: Insektenkunde; Ⓔ *entomology, insectology*

en|to|mo|phob *adj*: Insektenangst/Entomophobie betreffend, durch sie gekennzeichnet; Ⓔ *relating to or marked by entomophobia, entomophobic*

En|to|mo|pho|bie *f*: *Syn: Insektenangst*; krankhafte Angst vor Insekten; Ⓔ *irrational fear of insects, entomophobia*

Entomophthora-Mykose *f*: → *Entomophthorose*

Entomophthora-Phykomykose *f*: → *Entomophthorose*

En|to|moph|tho|ro|se *f*: *Syn: Entomophthora-Mykose, Entomophthora-Phykomykose*; in den Tropen [Zentralafrika, Indonesien] vorkommende Mykose* durch verschiedene Schimmelpilze [Basidiobolus*, Conodiobolus]; i.d.R. Ausbildung subkutaner, nasaler oder pulmonaler Granulome; Ⓔ *phycomycosis entomophthorae, rhinophycomycosis, rhinoentomophthoromycosis, rhinomucormycosis, entomophthoromycosis*

En|to|plas|ma *nt*: vom Ektoplasma* umgebener innerer Teil des Protoplasmas; Ⓔ *endoplasm, entoplasm*

ent|op|tisch *adj*: im Augeninnern (entstanden oder liegend); Ⓔ *entoptic*

Ent|op|to|skop *nt*: Gerat zur Entoptoskopie*; Ⓔ *entoptoscope*

Ent|op|to|sko|pie *f*: Untersuchung der brechenden Medien des Auges; Ⓔ *entoptoscopy*

ent|o|tisch *adj*: im Ohr (entstanden oder liegend); Ⓔ *entotic*

En|to|zo|on *nt, pl* **-zo|a, -zo|en**: tierischer Endoparasit*; Ⓔ *entozoon*

En|tro|pi|on *nt, pl* **-pia, -pi|en**: → *Entropium*

En|tro|pi|um *nt*: *Syn: Entropion*; Einwärtsstülpung des freien Lidrandes; Ⓔ *isentropium, entropion, enstrophe, blepharelos*

Ent|schä|di|gungs|neu|ro|se *f*: *Syn: Unfallneurose, Rentenbegehren, Rentensucht, Rententendenz, tendenziöse Unfallreaktion*; Begehrensneurose* mit hartnäckigem Streben nach einer Rente als Entschädigung für eine Krankheit oder eine Verletzung nach einem Unfall; Ⓔ *compensation neurosis, pension neurosis*

Ent|seu|chung *f*: *Syn: Entkeimung, Desinfektion, Desinfizierung*; Abtötung oder Inaktivierung aller Keime; Ⓔ *disinfection*

Ent|weib|li|chung *f*: *Syn: Defeminisierung*; Verlust der weiblichen Merkmale und Entwicklung körperlicher und seelischer Merkmale des männlichen Geschlechts; Ⓔ *defeminization*

Ent|we|sung *f*: *Syn: Desinfestation*; Abtötung oder Inaktivierung von Parasiten; Ⓔ *disinfestation*

Ent|wur|ze|lungs|de|pres|sion *f*: reaktive Depression bei einschneidenden Veränderungen, wie z.B. Deportation; Ⓔ *uprooting depression*

Ent|zie|hung *f*: kontrollierter Entzug von Suchtmitteln mit dem Ziel der Entwöhnung; Ⓔ *withdrawal, withdrawing*

Ent|zie|hungs|er|schei|nun|gen *pl*: → *Entziehungssyndrom*

Ent|zie|hungs|syn|drom *nt*: *Syn: Entzugserscheinungen, Entziehungserscheinungen, Entzugssyndrom, Abstinenzerscheinungen, Abstinenzsyndrom*; Bezeichnung für die beim Entzug eines Suchtmittels auftretende körperliche Symptomatik; Ⓔ *withdrawal symptoms, withdrawal syndrome, abstinence syndrome*

Ent|zü|ge|lungs|hoch|druck *m*: *Syn: neurogene Hypertonie, neurogener Hochdruck*; Bluthochdruck und Tachykardie* bei Ausfall der nervalen Regulationsmechanismen; Ⓔ *neurogenic hypertension*

Ent|zugs|blu|tung *f*: *Syn: Hormonentzugsblutung*; nach Absetzen von Hormonen [Östrogene] einsetzende Blutung aus der Gebärmutterschleimhaut; Ⓔ *hormone-withdrawal bleeding, withdrawal bleeding*

Ent|zugs|de|lir *nt*: →*Entzugssyndrom*
Ent|zugs|ef|fekt *m*: →*Entzugssyndrom*
Ent|zugs|er|schei|nun|gen *pl*: →*Entzugssyndrom*
Ent|zugs|syn|drom *nt*: ***Syn:*** *Entzugsdelir, Delirium tremens*; durch Entzug eines Suchtmittels hervorgerufene delirante Entzugssymptomatik; Ⓔ *withdrawal syndrome, withdrawal symptoms, tromomania, delirium tremens*
Ent|zug|syn|drom *nt*: ***Syn:*** *Anzapfsyndrom, Entzugseffekt, Steal-Effekt, Steal-Phänomen*; durch Umleitung oder Ableitung von Blut hervorgerufene Symptomatik; Ⓔ *steal phenomenon, steal*
Ent|zün|dung *f*: durch die klassischen Entzündungszeichen Rötung [Rubor], Schwellung [Tumor], Wärme [Calor] und Schmerz [Dolor] charakterisierte Reaktion des Körpers auf schädigende Reize; Ⓔ *inflammation*
Ent|zün|dungs|hem|mer *m*: Antiphlogistikum*; Ⓔ *anti-inflammatory, antiphlogistic*
E|nu|kle|a|ti|on *f*: operative Ausschälung einer Struktur, z.B. des Auges; Ⓔ *enucleation*
En|u|re|sis *f*: ***Syn:*** *Enurese*; unwillkürlicher Harnabgang; Ⓔ *enuresis; urorrhea*
Enuresis diurna: meist psychisch bedingtes Einnässen im wachen Zustand; Ⓔ *diurnal enuresis*
Enuresis nocturna: ***Syn:*** *Bettnässen, nächtliches Einnässen*; durch verschiedene Ursachen auslösbarer unwillkürlicher Harnabgang im Schlaf; Ⓔ *bedwetting, nocturnal enuresis*
En|vel|ope *nt*: äußere Hülle des Virions; Ⓔ *envelope, envelop*
Enzephal-, enzephal- *präf.*: →*Enzephalo-*
En|ze|pha|li|tis *f, pl* **-ti|den**: ***Syn:*** *Encephalitis*; Gehirnentzündung; Ⓔ *inflammation of the brain, encephalitis, cephalitis*
epidemische Enzephalitis: epidemisch auftretende Enzephalitis; meist gleichgesetzt mit Encephalitis* lethargica; Ⓔ *epidemic encephalitis*
en|ze|pha|li|tisch *adj*: Gehirnentzündung/Enzephalitis betreffend, von ihr betroffen oder gekennzeichnet; Ⓔ *relating to encephalitis, encephalitic*
Enzephalo-, enzephalo- *präf.*: Wortelement mit der Bedeutung „Hirn/Gehirn/Enzephalon"; Ⓔ *brain, encephal(o)-*
En|ze|pha|lo|ar|te|ri|o|gra|fie, -gra|phie *f*: ***Syn:*** *Hirnangiografie*; Röntgenkontrastdarstellung der Hirngefäße; Ⓔ *encephalo-arteriography*
En|ze|pha|lo|en|te|ri|tis *f, pl* **-ti|den**: ***Syn:*** *Säuglingstoxikose, Encephaloenteritis acuta*; schwere, durch toxische Symptome gekennzeichnete Form der Dyspepsie*; Ⓔ *infantile gastroenteritis, endemic nonbacteriel infantile gastroenteritis*
en|ze|pha|lo|en|te|ri|tisch *adj*: Enzephaloenteritis betreffend, von ihr betroffen oder gekennzeichnet; Ⓔ *relating to or marked by infantile gastroenteritis*
En|ze|pha|lo|gra|fie, -gra|phie *f*: Oberbegriff für die verschiedenen Verfahren zur Darstellung der Hirnstruktur und -funktion; Ⓔ *encephalography*
en|ze|pha|lo|id *adj*: gehirnähnlich, gehirnsubstanzähnelnd; Ⓔ *encephaloid*
En|ze|pha|lo|ma|la|zie *f*: ***Syn:*** *Encephalomalacia*; Hirnerweichung; Ⓔ *softening of the brain, encephalomalacia, cerebromalacia*
En|ze|pha|lo|me|ga|lie *f*: ***Syn:*** *Makroenzephalie, Makrenzephalie, Kephalonie*; Gehirnvergrößerung; Ⓔ *megalencephaly, megaloencephaly*
En|ze|pha|lo|me|nin|gi|tis *f, pl* **-ti|den**: ***Syn:*** *Encephalomeningitis, Meningoenzephalitis, Meningoencephalitis*; Entzündung von Gehirn und Hirnhäuten; Ⓔ *inflammation of brain and meninges, meningoencephalitis, meningocephalitis, meningocerebritis, encephalomeningitis, cerebromeningitis*
en|ze|pha|lo|me|nin|gi|tisch *adj*: ***Syn:*** *meningoenzephalitisch*; Enzephalomeningitis betreffend, von ihr betroffen oder gekennzeichnet; Ⓔ *relating to or marked by encephalomeningitis, encephalomeningitic, meningoencephalitic*
En|ze|pha|lo|me|nin|go|pa|thie *f*: ***Syn:*** *Meningoenzephalopathie*; Erkrankung von Gehirn und Hirnhäuten; Ⓔ *meningoencephalopathy, encephalomeningopathy*
En|ze|pha|lo|me|nin|go|ze|le *f*: ***Syn:*** *Meningoenzephalozele*; Vorfall von Hirnhaut und Hirnsubstanz durch eine Lücke im Schädel; Ⓔ *encephalomeningocele, meningoencephalocele, hydrencephalomeningocele*
En|ze|pha|lo|my|e|li|tis *f, pl* **-ti|den**: ***Syn:*** *Encephalomyelitis, Myeloenzephalitis, Myeloencephalitis*; Entzündung von Gehirn und Rückenmark; Ⓔ *inflammation of brain and spinal cord, encephalomyelitis, myeloencephalitis, myelencephalitis*
en|ze|pha|lo|my|e|li|tisch *adj*: ***Syn:*** *myeloenzephalitisch*; Enzephalomyelitis betreffend, von ihr betroffen oder gekennzeichnet; Ⓔ *relating to or marked by encephalomyelitis, encephalomyelitic*
En|ze|pha|lo|my|e|lo|neu|ro|pa|thie *f*: Erkrankung von Gehirn, Rückenmark und peripheren Nerven; Ⓔ *encephalomyeloneuropathy*
En|ze|pha|lo|my|e|lo|pa|thie *f*: Erkrankung von Gehirn und Rückenmark; Ⓔ *encephalomyelopathy*
En|ze|pha|lo|my|e|lo|ra|di|ku|li|tis *f, pl* **-ti|den**: ***Syn:*** *Encephalomyeloradiculitis*; Entzündung von Gehirn, Rückenmark und Spinalnervenwurzeln; Ⓔ *encephalomyeloradiculitis*
en|ze|pha|lo|my|e|lo|ra|di|ku|li|tisch *adj*: Enzephalomyeloradikulitis betreffend, von ihr betroffen oder gekennzeichnet; Ⓔ *relating to or marked by encephalomyeloradiculitis*
En|ze|pha|lo|my|e|lo|ra|di|ku|lo|pa|thie *f*: Erkrankung von Gehirn, Rückenmark und Spinalnervenwurzeln; Ⓔ *encephalomyeloradiculopathy*
En|ze|pha|lo|my|e|lo|ze|le *f*: Vorfall von Hirnhaut, Hirnsubstanz und Rückenmark durch eine Fehlbildung von Schädel und Halswirbelsäule; Ⓔ *encephalomyelocele*
En|ze|pha|lo|my|o|kar|di|tis *f, pl* **-ti|den**: ***Syn:*** *EMC-Syndrom, Encephalomyocarditis*; durch das EMC-Virus hervorgerufene Entzündung von Gehirn und Herzmuskel; Ⓔ *encephalomyocarditis, EMC syndrome*
en|ze|pha|lo|my|o|kar|di|tisch *adj*: Enzephalomyokarditis betreffend, von ihr betroffen oder gekennzeichnet; Ⓔ *relating to or marked by encephalomyocarditis*
En|ze|pha|lon *nt, pl* **-la**: ***Syn:*** *Encephalon*; Gehirn; Ⓔ *encephalon, brain*
En|ze|pha|lo|pa|thie *f*: ***Syn:*** *Encephalopathia, Zerebropathie, Cerebropathia*; nicht-entzündliche Gehirnerkrankung; Ⓔ *encephalopathy, encephalopathia, cerebropathy, cerebropathia, brain damage*
bovine spongiforme Enzephalopathie: *s.u. subakute spongiforme Enzephalopathie*; Ⓔ *mad cow disease, bovine spongiform encephalopathy*
subakute spongiforme Enzephalopathie: ***Syn:*** *Creutzfeldt-Jakob-Syndrom, Creutzfeldt-Jakob-Erkrankung, Jakob-Creutzfeldt-Erkrankung, Jakob-Creutzfeldt-Syndrom*; durch Prionen* verursachte seltene Erkrankung des ZNS mit fortschreitender Degeneration und tödlichem Ausgang; in den letzten Jahren gab es eine neue Variante mit kürzerer Inkubationszeit, die durch Übertragung der bovinen spongiformen Enzephalopathie der Rinder auf den Menschen entstand; Ⓔ *subacute spongiform encephalopathy, subacute spongiform virus encephalopathy, transmissible spongiform encephalopathy, transmissible spongiform virus encephalopathy*
subkortikale progressive Enzephalopathie: ***Syn:*** *Binswanger-Enzephalopathie, Encephalopathia chronica progressiva subcorticalis*; arteriosklerotisch-ischämischer Hirnschaden mit multiplen Mikronekrosen; Ⓔ

Binswanger's encephalopathy, Binswanger's encephalitis, Binswanger's disease, Binswanger's dementia, subcortical arteriosclerotic encephalopathy, chronic subcortical encephalitis

en|ze|pha|lo|pa|thisch *adj*: Enzephalopathie betreffend, von ihr betroffen oder gekennzeichnet; Ⓔ *relating to encephalopathy, encephalopathic*

En|ze|pha|lo|ra|di|ku|li|tis *f, pl* **-ti|den**: *Syn: Encephaloradiculitis*; Entzündung von Gehirn und Spinalnervenwurzeln; Ⓔ *encephaloradiculitis*

en|ze|pha|lo|ra|di|ku|li|tisch *adj*: Enzephaloradikulitis betreffend, von ihr betroffen oder gekennzeichnet; Ⓔ *relating to or marked by encephaloradiculitis*

En|ze|pha|lor|rha|gie *f*: Hirnblutung, Hirneinblutung; Ⓔ *cerebral hemorrhage, encephalorrhagia*

En|ze|pha|lo|se *f*: Oberbegriff für alle nicht-entzündlichen Hirnschädigungen bzw. degenerativen Hirnerkrankungen; Ⓔ *encephalosis, cerebrosis*

En|ze|pha|lo|skle|ro|se *f*: *Syn: Hirnsklerose*; Oberbegriff für Erkrankungen, die zu Verhärtung und evtl. Entmarkung des Gehirns führen; Ⓔ *encephalosclerosis*

en|ze|pha|lo|skle|ro|tisch *adj*: *Syn: hirnsklerotisch*; Enzephalosklerose betreffend, von ihr betroffen oder gekennzeichnet, durch sie bedingt; Ⓔ *relating to or marked by encephalosclerosis, encephalosclerotic*

en|ze|pha|lo|spi|nal *adj*: *Syn: cerebrospinal, zerebrospinal, spinozerebral*; Gehirn und Rückenmark/Medulla spinalis betreffend oder verbindend; Ⓔ *relating to both brain and spinal column, encephalorachidian, encephalospinal*

en|ze|pha|lo|tisch *adj*: Enzephalose betreffend, von ihr betroffen oder gekennzeichnet, durch sie bedingt; Ⓔ *relating to or caused by encephalosis, encephalotic*

En|ze|pha|lo|to|mie *f*: **1.** operativer Hirnschnitt **2.** *Syn: Kraniotomie*; Zerstückelung des Schädels eines abgestorbenen Embryos; Ⓔ **1.** *encephalotomy* **2.** *encephalotomy, cranioclasis, cranioclasty, craniotomy*

En|ze|pha|lo|ze|le *f*: *Syn: Kraniozele, äußerer Hirnprolaps, Hirnbruch, Hernia cerebri*; angeborener oder erworbener Vorfall von Hirngewebe durch eine Lücke im Schädel; Ⓔ *craniocele, encephalocele, cephalocele*

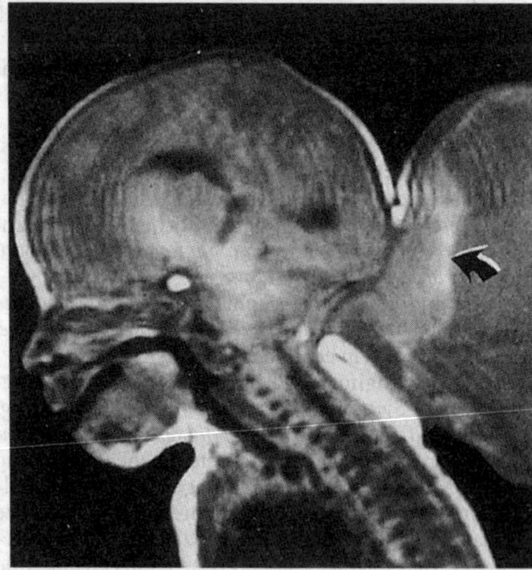

Abb. 25. Enzephalozele im MRT

En|ze|pha|lo|zys|to|me|nin|go|ze|le *f*: Enzephalomeningozele* mit Beteiligung der Liquorräume; Ⓔ *hydrencephalomeningocele, encephalocystomeningocele*

En|ze|pha|lo|zys|to|ze|le *f*: *Syn: Hydroenzephalozele*; Enzephalozele* mit Beteiligung der Liquorräume; Ⓔ *hydrencephalocele, hydrocephalocele, hydroencephalocele, encephalocystocele*

En|zo|o|no|se *f*: bei Tieren endemisch auftretende Erkrankung; Ⓔ *enzootic disease*

en|zy|ma|tisch *adj*: Enzym(e) betreffend, durch Enzyme bewirkt; Ⓔ *relating to an enzyme, enzymatic, enzymic, fermentative, fermentive*

En|zym|de|fekt *m*: angeborene oder erworbene, verminderte oder fehlende Aktivität eines Enzyms; Ⓔ *enzyme defect, enzymatic defect*

En|zym|di|a|gnos|tik *f*: Bestimmung der Enzymaktivität in Probenmaterial; Ⓔ *enzyme diagnostics*

En|zy|me *pl*: *Syn: Fermente, Biokatalysatoren*; Proteine, die biochemische Reaktionen katalysieren, ohne das Gleichgewicht zu verschieben; Ⓔ *enzymes*

extrazelluläres Enzym: *Syn: Ektoenzym, Exoenzym*; von der Zelle nach außen abgegebenes Enzym; Ⓔ *extracellular enzyme, exoenzyme*

gelbe Enzyme: *Syn: Flavinenzyme, Flavinenzyme*; Enzyme, die Flavinnucleotide* enthalten; Ⓔ *flavin enzyme*

4-2-Enzym: *Syn: C3-Konvertase*; Schlüsselenzym der Komplementaktivierung, das sowohl bei der klassischen als auch der alternativen Aktivierung die Umwandlung von C3 in C3b katalysiert; Ⓔ *C3 convertase*

En|zym|ein|heit *f*: die Enzymmenge, die die Umwandlung von einem Millimol Substrat pro Minute katalysiert; Ⓔ *enzyme unit, international unit of enzyme activity*

En|zym|hem|mung *f*: → *Enzyminhibition*

Enzym-Immunassay *m*: → *Enzymimmunoassay*

En|zym|im|mu|no|as|say *m*: *Syn: Enzym-Immunassay*; Immunoassay mit Verwendung von mit Enzymen markierten Antigenen; Ⓔ *enzyme immunoassay*

En|zym|in|hi|bi|ti|on *f*: *Syn: Enzymhemmung*; reversible oder irreversible Hemmung der Wirkung eines Enzyms; Ⓔ *enzyme inhibition*

En|zym|man|gel|krank|heit *f*: → *Enzymopathie*

En|zym|mus|ter *nt*: → *Enzymprofil*

En|zy|mo|pa|thie *f*: *Syn: Enzymmangelkrankheit*; angeborener, genetisch bedingter Mangel oder Fehlen eines spezifischen Enzyms; Ⓔ *enzymopathy*

En|zym|pro|fil *nt*: *Syn: Enzymmuster*; für Zellen oder Gewebe typische Zusammensetzung der Enzyme; Ⓔ *enzyme profile*

en|zys|tiert *adj*: verkapselt; Ⓔ *encysted*

E|o|sin *nt*: zur Kontrastfärnung verwendeter roter Farbstoff; Ⓔ *eosin, tetrabromofluorescein*

E|o|si|no|pe|nie *f*: Verminderung der eosinophilen Leukozyten im peripheren Blut; Ⓔ *eosinopenia, eosinophilic leukopenia, hypoeosinophilia*

e|o|si|no|phil *adj*: **1.** mit Eosin färbend **2.** eosinophile Leukozyten oder Eosinophilie betreffend; Ⓔ **1.** *eosinophilic, eosinophil, eosinophile, eosinophilous* **2.** *eosinophilic, eosinophil, eosinophile, eosinophilous*

E|o|si|no|phil|ä|mie *f*: *Syn: Eosinophilie*; Erhöhung der eosinophilen Leukozyten im peripheren Blut; Ⓔ *eosinophilia, acidophilia, eosinophilosis*

E|o|si|no|phi|len|leuk|ä|mie *f*: Form der akuten oder chronischen myeloischen Leukämie* mit Erhöhung der eosinophilen Leukozyten; Ⓔ *eosinophilic leukemia, eosinophilocytic leukemia*

E|o|si|no|phi|ler *m*: *Syn: eosinophiler Granulozyt*; mit Eosin anfärbbarer granulozytärer Leukozyt; Ⓔ *eosinophilic leukocyte, eosinophil, eosinophile, eosinophilic granulocyte, eosinocyte, polymorphonuclear eosinophil leukocyte*

E|o|si|no|phi|lie *f*: **1.** Neigung zu eosinophilen Farbstoffen, eosinophile Beschaffenheit **2.** *Syn: Eosinophilämie*; Erhöhung der eosinophilen Leukozyten im peripheren Blut; Ⓔ **1.** *eosinophilia, eosinophilia, eosinophilosis, acidophilia* **2.** *eosinophilia, acidophilia, eosinophilosis*

Eosinophilie-Myalgie-Syndrom *nt*: durch die Einnahme

von L-Tryptophan ausgelöstes Syndrom mit Eosinophilie sowie Gelenk- und Muskelschmerzen; Ⓔ *eosinophilia-myalgia syndrome*

e|o|si|no|tak|tisch *adj*: Eosinotaxis betreffend; Ⓔ *eosinotactic, eosinophilotactic*

E|o|si|no|ta|xis *f*: Leukotaxis* eosinophiler Leukozyten; Ⓔ *eosinotaxis*

Ep-, ep- *präf.*: → *Epi-*

E|par|sal|gie *f*: ***Syn:*** *Eparsalgia*; Schmerzen bei Überbelastung; Ⓔ *eparsalgia, epersalgia*

ep|a|xi|al *adj*: hinter oder über einer Achse; Ⓔ *above an axis, epaxial*

Ep|en|dym *nt*: Epithel der Hirnventrikel und des Zentralkanals des Rückenmarks; Ⓔ *ependyma, endyma*

ep|en|dy|mal *adj*: Ependym betreffend, aus Ependym bestehend; Ⓔ *relating to the ependyma, ependymal, ependymary*

Ep|en|dy|mi|tis *f, pl* **-tiden**: Ependymentzündung; Ⓔ *inflammation of the ependyma, ependymitis*

ep|en|dy|mi|tisch *adj*: Ependymentzündung/Ependymitis betreffend, von ihr betroffen oder gekennzeichnet; Ⓔ *relating to or marked by ependymitis*

Ep|en|dy|mo|e|pi|the|li|om *nt*: → *Ependymom*

Ep|en|dy|mom *nt*: ***Syn:*** *Ependymoepitheliom, Ependymozytom*; vom Ependym* ausgehender Hirntumor; Ⓔ *ependymoma, ependymocytoma*

Ep|en|dy|mo|pa|thie *f*: Ependymerkrankung; Ⓔ *ependymopathy, ependopathy*

Ep|en|dy|mo|zy|tom *nt*: → *Ependymom*

Ep|en|dym|zys|te *f*: ***Syn:*** *ependymale Zyste*; vom Ependym der Hirnventrikel gebildete Zyste; Ⓔ *ependymal cyst*

Eph-, eph- *präf.*: → *Epi-*

Eph|ap|se *f*: elektrische Synapse; Ⓔ *ephapse*

Ep|har|mo|nie *f*: → *Epharmose*

Ep|har|mo|se *f*: ***Syn:*** *Epharmonie*; Entwicklung in Harmonie mit der Umwelt; Ⓔ *epharmony*

e|phe|bisch *adj*: Jugend oder Pubertät(speriode) betreffend; Ⓔ *ephebic*

E|phe|bo|ge|ne|se *f*: körperliche Veränderung von Männern während der Pubertät; Ⓔ *ephebogenesis*

E|phe|li|den *pl*: → *Ephelides*

E|phe|li|des *pl*: ***Syn:*** *Epheliden, Lentigo aestiva*; Sommersprossen; Ⓔ *freckles, ephelides*

E|phe|me|ra *f*: ***Syn:*** *Eintagsfieber, Febricula, Febris herpetica/ephemera*; virales Erkältungsfieber im Herbst und Winter; Ⓔ *ephemera, ephemeral fever*

EPH-Gestose *f*: ***Syn:*** *Spätgestose*; im letzten Schwangerschaftsdrittel auftretende Gestose* mit Ödemen (engl. edemas), Proteinurie und Hypertonie; Ⓔ *preeclampsia, preeclamptic toxemia*

Epi-, epi- *präf.*: Wortelement mit der Bedeutung „auf/darüber/darauf"; Ⓔ *epi-*

E|pi|ble|pha|ron *nt*: angeborene Hautfalte am Lidrand, die ein Entropium* verursachen kann; Ⓔ *epiblepharon*

e|pi|bul|bär *adj*: auf dem Augapfel/Bulbus oculi (liegend); Ⓔ *epibulbar*

E|pi|can|thus *m*: → *Epikanthus*

E|pi|car|di|um *nt*: → *Epikard*

E|pi|con|dy|li|tis *f, pl* **-tiden**: ***Syn:*** *Epikondylenentzündung, Epikondylitis*; Entzündung einer Epikondyle; Ⓔ *inflammation of the epicondyle, epicondylitis*

Epicondylitis humeri radialis: ***Syn:*** *Tennisellenbogen*; Entzündung des Epicondylus* lateralis humeri; Ⓔ *radiohumeral epicondylitis*

Epicondylitis humeri ulnaris: ***Syn:*** *Golfspielerellenbogen*; Entzündung des Epicondylus* medialis humeri; Ⓔ *medial humeral epicondylitis*

E|pi|con|dy|lus *m, pl* **-li**: ***Syn:*** *Epikondyle*; Gelenkhöcker; Ⓔ *epicondyle, epicondylus*

Epicondylus lateralis femoris: seitliche/äußere Femurepikondyle; Ⓔ *lateral epicondyle of femur, external epicondyle of femur, external tuberosity of femur, lateral tuberosity of femur*

Epicondylus lateralis humeri: seitliche/äußere Humerusepikondyle; Ⓔ *lateral epicondyle of humerus, lateral condyle of humerus, external epicondyle of humerus, extensor condyle of humerus, external condyle of humerus, radial condyle of humerus*

Epicondylus medialis femoris: innere/mediale Femurepikondyle; Ⓔ *medial epicondyle of femur, internal epicondyle of femur, internal tuberosity of femur, medial tuberosity of femur*

Epicondylus medialis humeri: innere/mediale Humerusepikondyle; Ⓔ *medial epicondyle of humerus, medial condyle of humerus, internal epicondyle of humerus, flexor condyle of humerus, internal condyle of humerus, ulnar condyle of humerus, entepicondyle, epitrochlea*

E|pi|de|mie *f*: ***Syn:*** *epidemische Krankheit*; räumlich und zeitlich begrenztes, massenhaftes Auftreten einer Krankheit; Ⓔ *epidemic, epidemic disease*

E|pi|de|mi|o|lo|gie *f*: Lehre von Häufigkeit und Verteilung von Krankheiten; Ⓔ *epidemiology*

e|pi|de|misch *adj*: epidemieartig auftretend; Ⓔ *epidemic*

e|pi|der|mal *adj*: Oberhaut/Epidermis betreffend; Ⓔ *relating to the epidermis, epidermal, epidermatic, epidermic*

epidermal growth factor *m*: → *Epidermiswachstumsfaktor*

E|pi|der|mal|zys|te *f*: → *Epidermoid*

E|pi|der|ma|ti|tis *f, pl* **-ti|ti|den**: → *Epidermitis*

e|pi|der|ma|ti|tisch *adj*: → *epidermitisch*

E|pi|der|mis *f*: *s.u. Cutis*; Ⓔ *epidermis, epiderm, epiderma, outer skin, cuticle, cuticula, ecderon*

E|pi|der|mis|ent|zün|dung *f*: → *Epidermitis*

E|pi|der|mis|läpp|chen *nt*: → *Epidermislappen*

E|pi|der|mis|lap|pen *m*: ***Syn:*** *Epidermisläppchen*; aus Oberhaut/Epidermis bestehender Hautlappen zur freien Hauttransplantation; Ⓔ *epidermic graft*

E|pi|der|mis|plas|tik *f*: plastische Operation unter Verwendung von Epidermislappen; Ⓔ *epidermatoplasty*

E|pi|der|mis|wachs|tums|fak|tor *m*: ***Syn:*** *epidermaler Wachstumsfaktor, epidermal growth factor*; Faktor, der zu einer Proliferation von epithelialen und epidermalen Zellen führt; Ⓔ *epidermal growth factor*

E|pi|der|mis|zys|te *f*: → *Epidermoid*

E|pi|der|mi|tis *f, pl* **-tiden**: ***Syn:*** *Epidermisentzündung, Epidermatitis*; Entzündung der Oberhaut/Epidermis; Ⓔ *inflammation of the epidermis, epidermatitis, epidermitis*

e|pi|der|mi|tisch *adj*: ***Syn:*** *epidermatitisch*; Epidermitis betreffend, von ihr betroffen oder gekennzeichnet; Ⓔ *relating to or marked by epidermitis, epidermitic, epidermatitic*

E|pi|der|mo|dys|pla|sia ver|ru|ci|for|mis *f*: ***Syn:*** *Lewandowsky-Lutz-Krankheit, Lewandowsky-Lutz-Syndrom, Verrucosis generalisata (Lewandowsky-Lutz)*; meist schon im Säuglings- oder Kindesalter beginnende, z.T. durch Viren [HP-Viren] hervorgerufene, z.T. familiär gehäuft auftretende generalisierte Warzenerkrankung mit hoher Wahrscheinlichkeit einer malignen Entartung; Ⓔ *Lewandowsky-Lutz disease, epidermodysplasia verruciformis*

E|pi|der|mo|id *nt*: ***Syn:*** *Epidermoidzyste, Epidermalzyste, Epidermiszyste*; meist multiple, prall-elastische, gelbe Tumoren durch versprengtes Epithelgewebe ohne Ausführungsgang; Ⓔ *epidermoid, implantation dermoid, sequestration dermoid, atheromatous cyst, epidermal cyst, epidermoid cyst, epithelial cyst, sebaceous cyst, wen*

E|pi|der|mo|id|zys|te *f*: → *Epidermoid*

E|pi|der|mo|ly|sis *f, pl* **-ses**: Ablösung der Oberhaut unter Blasenbildung; Ⓔ *epidermolysis*

Epidermolysis acuta toxica: ***Syn:*** *medikamentöses Lyell-Syndrom, Syndrom der verbrühten Haut, Epidermolysis necroticans combustiformis*; durch Medikamente

[Barbiturate, Sulfonamide] verursachte flächenhafte Nekrolyse der Epidermis mit subepidermaler Blasenbildung; Ⓔ *Lyell's syndrome, Lyell's disease, Ritter's disease, scalded skin syndrome, non-staphylococcal scalded skin syndrome, toxic epidermal necrolysis, toxic bullous epidermolysis*

Epidermolysis bullosa hereditaria dystrophica dominans: →*Epidermolysis bullosa hyperplastica*

Epidermolysis bullosa hyperplastica: ***Syn:*** *Cockayne-Touraine-Syndrom, Epidermolysis bullosa (hereditaria) dystrophica dominans*; autosomal-dominante Blasenbildung von Haut und Schleimhaut mit Narbenbildung; Ⓔ *Cockayne-Touraine syndrome, dominant epidermolysis bullosa dystrophica, hyperplastic epidermolysis bullosa dystrophica*

Epidermolysis bullosa dystrophica dominans: →*Epidermolysis bullosa hyperplastica*

Epidermolysis necroticans combustiformis: →*Epidermolysis acuta toxica*

Epidermolysis toxica acuta: ***Syn:*** *Ritter-Krankheit, Ritter-Dermatitis, Morbus Ritter von Rittershain, Pemphigoid der Säuglinge, Syndrom der verbrühten Haut, staphylogenes Lyell-Syndrom, Dermatitis exfoliativa neonatorum*; durch Bakterientoxine von Staphylococcus* aureus hervorgerufene flächenhafte Hautablösung; Ⓔ *Ritter's disease, staphylococcal scalded skin syndrome*

e|pi|der|mo|ly|tisch *adj*: Epidermolysis betreffend, von ihr betroffen oder durch sie bedingt; Ⓔ *relating to epidermolysis, epidermolytic*

E|pi|der|mo|my|ko|se *f*: ***Syn:*** *Dermatophytose, Dermatophytosis, Dermatophytie, Dermatophyteninfektion*; Hautpilzerkrankung durch Dermatophyten; oft gleichgesetzt mit Tinea*; Ⓔ *epidermophytosis, epidermomycosis, dermatophytosis*

e|pi|der|mo|my|ko|tisch *adj*: Epidermomykose betreffend, von ihr betroffen oder gekennzeichnet; Ⓔ *relating to or marked by epidermomycosis, epidermomycotic*

E|pi|der|mo|phyt *m*: ***Syn:*** *Hautschmarotzer, Epiphyt*; auf der Haut lebender Parasit; Ⓔ *epiphyte*

E|pi|der|mo|phy|tia *f*: →*Epidermophytie*

Epidermophytia corporis: ***Syn:*** *Tinea corporis, Trichophytia corporis*; oberflächliche Trichophytie* des Körpers; Ⓔ *ringworm of the body, tinea corporis, tinea circinata*

Epidermophytia pedis: ***Syn:*** *Fußpilz, Fußpilzerkrankung, Sportlerfuß, Athletenfuß, Tinea der Füße, Tinea pedis/pedum, Epidermophytia pedum*; durch Dermatophyten* hervorgerufene Pilzerkrankung der Füße; häufigste Pilzerkrankung überhaupt; je nach Form findet man Erosionen und Rhagaden der Zehenzwischenräume [**intertriginöser Typ**], schuppende Hyperkeratosen der Fußränder und Ferse [**squamös-hyperkeratotischer Typ**] oder Rötung der Zehenzwischenräume zusammen mit feinlamellärer Schuppung der Fußränder [**oligosymptomatischer Typ**]; Ⓔ *athlete's foot, Hong Kong toe, ringworm of the feet, tinea pedis, tinea pedum*

Epidermophytia pedum: →*Epidermophytia pedis*

E|pi|der|mo|phy|tie *f*: ***Syn:*** *Dermatophytose, Dermatophytosis, Dermatophytie, Epidermomykose, Epidermophytia*; Hautpilzerkrankung durch Dermatophyten*; oft gleichgesetzt mit Tinea*; Ⓔ *epidermophytosis, tinea*

E|pi|der|mo|phy|ton floc|co|sum *nt*: zu den Dermatophyten* gehörender Erreger der Fußpilzerkrankung [Epidermophytia* pedis]; Ⓔ *epidermolysis bullosa*

E|pi|der|mo|zo|o|pho|bie *f*: ***Syn:*** *Dermatozoenwahn, Ungezieferwahn, chronisch taktile Halluzinose*; wahnhafte Vorstellung an einer parasitären Hautkrankheit zu leiden; häufig bei senilen und präsenilen Patienten und bei chronischem Alkoholismus*; Ⓔ *dermatozoic delusion*

e|pi|di|dy|mal *adj*: Epididymis/Nebenhoden betreffend; Ⓔ *relating to the epididymis, epididymal*

E|pi|di|dy|mek|to|mie *f*: Nebenhodenentfernung; Ⓔ *epididymectomy, epididymidectomy*

E|pi|di|dy|mis *f, pl* **-dy|mi|des**: ***Syn:*** *Nebenhoden*; Abschnitt der ableitenden Samenwege, in dem die Spermien ausreifen; Ⓔ *epididymis, parorchis*

E|pi|di|dy|mi|tis *f, pl* **-ti|den**: Nebenhodenentzündung; Ⓔ *inflammation of the epididymis, epididymitis*

e|pi|di|dy|mi|tisch *adj*: Nebenhodenentzündung/Epididymitis betreffend, von ihr betroffen oder gekennzeichnet; Ⓔ *relating to or marked by epididymitis, epididymitic*

E|pi|di|dy|mo|de|fe|ren|ti|tis *f, pl* **-ti|ti|den**: ***Syn:*** *Epididymofunikulitis*; Entzündung von Nebenhoden und Samenstrang; Ⓔ *epididymodeferentitis*

E|pi|di|dy|mo|fu|ni|ku|li|tis *f, pl* **-ti|den**: →*Epididymodeferentitis*

E|pi|di|dy|mo|or|chi|tis *f, pl* **-ti|den**: Entzündung von Nebenhoden und Hoden; Ⓔ *inflammation of epididymis and testis, epididymo-orchitis*

e|pi|di|dy|mo|or|chi|tisch *adj*: Epididymoorchitis betreffend, von ihr betroffen oder gekennzeichnet; Ⓔ *relating to or marked by epididymo-orchitis*

E|pi|di|dy|mo|to|mie *f*: Nebenhodeneröffnung; Ⓔ *epididymotomy*

E|pi|di|dy|mo|va|sek|to|mie *f*: Nebenhodenentfernung mit (teilweiser) Samenstrangresektion; Ⓔ *epididymovasectomy, epididymodeferentectomy*

E|pi|di|dy|mo|va|so|sto|mie *f*: operative Verbindung von Nebenhoden und Samenleiter; Ⓔ *epididymovasostomy*

e|pi|du|ral *adj*: ***Syn:*** *supradural*; auf der Dura mater (liegend); Ⓔ *peridural, epidural*

E|pi|du|ral|abs|zess *m*: ***Syn:*** *epiduraler Abszess, extraduraler Abszess*; Abszess im Epiduralraum; meist kommt es zur Entwicklung einer Meningitis*; Ⓔ *extradural abscess, epidural abscess*

spinaler Epiduralabszess: durch den Druck auf das Rückenmark und die Behinderung der Zirkulation kommt es zu Schmerzen, Fieber und leichter Nackensteifigkeit; im Verlauf der nächsten Tage [bis zu 2 Wochen] kommt es zur Ausbildung eines subakuten Querschnittssyndroms*; Ⓔ *spinal epidural abscess*

E|pi|du|ral|an|äs|the|sie *f*: ***Syn:*** *Periduralanästhesie, Epidurale, Peridurale*; Anästhesie* durch Injektion von Anästhetikum in den Periduralraum; Ⓔ *epidural anesthesia, epidural, epidural block, peridural anesthesia*

E|pi|du|ral|blu|tung *f*: ***Syn:*** *epidurale Blutung, extradurale Blutung*; Blutung in den Epiduralraum*; Ⓔ *extradural hemorrhage, epidural hemorrhage, epidural bleeding, extradural bleeding*

E|pi|du|ra|le *f*: →*Epiduralanästhesie*

E|pi|du|ral|raum *m*: ***Syn:*** *Epiduralspalt, Spatium extradurale, Spatium epidurale*; Raum zwischen dem äußeren und dem inneren Blatt der Dura* mater des Rückenmarks; Ⓔ *epidural cavity, epidural space, extradural space*

E|pi|du|ral|spalt *m*: →*Epiduralraum*

E|pi|du|ro|gra|fie, -gra|phie *f*: Röntgenkontrastdarstellung des Epiduralraums; Ⓔ *epidurography*

e|pi|fas|zi|al *adj*: auf einer Faszie (liegend); Ⓔ *epifascial*

E|pi|gas|tral|gie *f*: Schmerzen im Epigastrium, Oberbauchschmerz(en); Ⓔ *pain in the epigastrium, epigastralgia, epigastric pain*

e|pi|gas|trisch *adj*: Oberbauch(gegend)/Epigastrium betreffend, im Epigastrium (liegend); Ⓔ *relating to the epigastrium, epigastric*

E|pi|gas|tri|um *nt*: ***Syn:*** *Regio epigastrica*; Oberbauch, Oberbauchgegend; Ⓔ *epigastrium, epigastric region, epigastric zone, antecardium, anticardium*

E|pi|gas|tro|ze|le *f*: ***Syn:*** *epigastrische Hernie, Hernia epi-*

gastrica; über dem Nabel liegende mittlere Bauchwandhernie; Ⓔ *epigastrocele, epigastric hernia*
e|pi|ge|ne|tisch *adj*: durch die Gene und die Umwelt beeinflusst oder bedingt; Ⓔ *relating to epigenesis, epigenetic*
E|pi|glot|tek|to|mie *f*: *Syn: Epiglottidektomie*; Kehldeckelentfernung, Epiglottisentfernung; Ⓔ *epiglottidectomy, epiglottectomy*
E|pi|glot|ti|dek|to|mie *f*: →*Epiglottektomie*
E|pi|glot|ti|di|tis *f, pl* **-ti|den**: →*Epiglottitis*
e|pi|glot|ti|di|tisch *adj*: →*epiglottitisch*
E|pi|glot|tis *f*: *Syn: Kehldeckel*; aus weichem Knorpel bestehende Platte, die beim Schlucken den Kehlkopfeingang verschließt; Ⓔ *epiglottis, epiglottic cartilage*
e|pi|glot|tisch *adj*: Kehldeckel/Epiglottis betreffend; Ⓔ *relating to the epiglottis, epiglottic, epiglottal, epiglottidean*
E|pi|glot|tis|ent|zün|dung *f*: →*Epiglottitis*
E|pi|glot|tis|hö|cker|chen *nt*: *Syn: Tuberculum epiglotticum*; Schleimhauthöckerchen über dem Epiglottisstiel im Vestibulum* laryngis; Ⓔ *epiglottic tubercle*
E|pi|glot|ti|tis *f, pl* **-ti|ti|den**: *Syn: Kehldeckelentzündung, Epiglottisentzündung, Epiglottiditis*; Entzündung des Kehldeckels; Ⓔ *inflammation of the epiglottis, epiglottiditis, epiglottitis*
e|pi|glot|ti|tisch *adj*: *Syn: epiglottiditisch*; Kehldeckelentzündung/Epiglottitis betreffend, von ihr betroffen oder gekennzeichnet; Ⓔ *relating to or marked by epiglottitis, epiglottitic*
e|pi|hy|al *adj*: *Syn: epihyoid*; auf oder über dem Zungenbein/Os hyoideum (liegend); Ⓔ *epihyoid, epihyal*
e|pi|hy|o|id *adj*: →*epihyal*
e|pi|kan|thal *adj*: Lidfalte/Epikanthus betreffend; Ⓔ *relating to the epicanthus, epicanthal, epicanthic, epicanthine*
E|pi|kan|thus *m*: *Syn: Epicanthus*; sichelförmige Hautfalte am inneren Rand des Oberlids; Ⓔ *epicanthus, palpebronasal fold, epicanthal fold, mongolian fold*
E|pi|kard *nt*: *Syn: Lamina visceralis pericardii, Epicardium*; viszerales Perikard; Ⓔ *epicardium, visceral layer of pericardium, visceral pericardium, cardiac pericardium*
E|pi|kar|dek|to|mie *f*: Epikardresektion; Ⓔ *epicardiectomy*
e|pi|kar|di|al *adj*: Epikard betreffend; Ⓔ *relating to the epicardium or epicardia, epicardial, epicardiac*
E|pi|kon|dyl|al|gie *f*: Epikondylenschmerz; Ⓔ *pain in the vicinity of an epicondyle, epicondylalgia*
e|pi|kon|dy|lär *adj*: Epikondyle betreffend; Ⓔ *relating to an epicondyle, epicondylian, epicondylar, epicondylic*
E|pi|kon|dy|le *f*: *Syn: Epicondylus*; Gelenkhöcker; Ⓔ *epicondyle, epicondylus*
E|pi|kon|dy|li|tis *f, pl* **-ti|den**: →*Epicondylitis*
e|pi|ko|ra|ko|id *adj*: auf oder über dem Processus coracoideus (liegend); Ⓔ *epicoracoid*
E|pi|kor|ne|a|skle|ri|tis *f, pl* **-ti|den**: oberflächliche Entzündung von Hornhaut/Kornea und Lederhaut/Sklera; Ⓔ *epicorneascleritis*
e|pi|kos|tal *adj*: auf oder über einer Rippe/Costa (liegend); Ⓔ *situated above or on a rib, epicostal*
e|pi|kra|ni|al *adj*: **1.** auf dem Schädel/Kranium (liegend) **2.** Epikranium betreffend; Ⓔ **1.** *epicranial* **2.** *relating to the epicranium, epicranial*
E|pi|kri|se *f*: zusammenfassender, kritischer Abschlussbericht des Arztes; Ⓔ *epicrisis*
e|pi|kri|tisch *adj*: Epikrise betreffend; Ⓔ *epicritic*
E|pi|ku|tan|test *m*: *s.u. Hauttest*; Ⓔ *patch test*
e|pi|la|mel|lär *adj*: auf oder über der Basalmembran (liegend); Ⓔ *epilamellar*
E|pi|la|ti|on *f*: *Syn: Depilation*; Enthaarung, Haarentfernung; Ⓔ *epilation, depilation*
E|pi|lep|sia *f*: →*Epilepsie*
Epilepsia corticalis: *Syn: Rindenepilepsie*; von einem bestimmten Bezirk der Hirnrinde ausgehende fokale Epilepsie; Ⓔ *cortical epilepsy*
Epilepsia cursiva: *Syn: Dromolepsie*; Epilepsie* mit Bewusstseinseinschränkung und Bewegungsautomatismen; Ⓔ *cursive epilepsy, progressive epilepsy*
Epilepsia diurna: nur im Wachszustand auftretende Epilepsie; Ⓔ *diurnal epilepsy*
Epilepsia nocturna: *Syn: Schlafepilepsie*; nur im Schlaf auftretende Epilepsieform; Ⓔ *nocturnal epilepsy*
Epilepsia tarda: *Syn: Spätepilepsie, Epilepsia tardiva*; erstmalig nach dem 30. Lebensjahr auftretende Epilepsie; Ⓔ *tardy epilepsy, delayed epilepsy, late epilepsy*
Epilepsia tardiva: →*Epilepsia tarda*
E|pi|lep|sie *f*: *Syn: Epilepsia*; Oberbegriff für Erkrankungen, die durch wiederholtes Auftreten von vom Großhirn ausgehenden Anfällen gekennzeichnet sind; Ⓔ *epilepsy, epilepsia, convulsive state, falling sickness, seizure, fit*
bioelektrische Epilepsie: →*latente Epilepsie*
fokale Epilepsie: von einem Rindenbezirk ausgehende Epilepsie mit Beschränkung auf eine Muskelgruppe; Ⓔ *focal epilepsy, localized epilepsy, partial epilepsy*
fotogene Epilepsie: →*photogene Epilepsie*
fotosensible Epilepsie: →*photogene Epilepsie*
generalisierte Epilepsie: Epilepsie mit von beiden Gehirnhälften ausgehenden Anfällen, die beide Körperseiten betreffen; Ⓔ *generalized epilepsy, major epilepsy, primary generalized epilepsy*
genuine Epilepsie: →*kryptogenetische Epilepsie*
halbseitige Epilepsie: Epilepsie mit auf eine Körperseite beschränkten Anfällen; Ⓔ *one-sided epilepsy, hemiepilepsy*
idiopathische Epilepsie: →*kryptogenetische Epilepsie*
juvenile myoklonische Epilepsie: *Syn: Herpin-Janz-Syndrom, Impulsiv-petit-mal*; v.a. bei Jugendlichen vorkommende Petit-mal-Form mit plötzlich einschießenden Muskelzuckungen; Ⓔ *impulsive petit mal*
kryptogenetische Epilepsie: *Syn: idiopathische/genuine/endogene/essentielle Epilepsie*; Epilepsie unbekannter Ursache; Ⓔ *idiopathic epilepsy, cryptogenic epilepsy*
larvierte Epilepsie: →*latente Epilepsie*
latente Epilepsie: *Syn: larvierte/bioelektrische Epilepsie, Präepilepsie*; Zustand mit Epilepsie-typischen EEG-Veränderungen ohne Anfall in der Vorgeschichte; Ⓔ *latent epilepsy, larval epilepsy*
myoklonische Epilepsie: *Syn: Lafora-Syndrom, Unverricht-Syndrom, Myoklonusepilepsie*; autosomal-rezessive Epilepsie* mit ausgeprägten Muskelzuckungen; Ⓔ *myoclonus epilepsy, progressive familial myoclonic epilepsy, Lafora's disease, Unverricht's disease, Unverricht's syndrome*
organische Epilepsie: →*symptomatische Epilepsie*
photogene Epilepsie: *Syn: photosensible/fotogene/fotosensible Epilepsie*; durch Lichtreize ausgelöste Reflexepilepsie; Ⓔ *photogenic epilepsy*
photosensible Epilepsie: →*photogene Epilepsie*
psychomotorische Epilepsie: Epilepsie mit psychischen Störungen und motorischen Bewegungsautomatismen; Ⓔ *psychomotor epilepsy, automatic epilepsy, temporal lobe epilepsy*
symptomatische Epilepsie: *Syn: organische Epilepsie*; auf einer nachweisbaren Gehirnerkrankung oder -schädigung beruhende Epilepsie; Ⓔ *symptomatic epilepsy, organic epilepsy*
traumatische Epilepsie: symptomatische Epilepsie nach einer Hirnschädigung; Ⓔ *post-traumatic epilepsy, traumatic epilepsy*
zerebellare Epilepsie: Epilepsie durch Schädigungen im Kleinhirn; Ⓔ *cerebellar epilepsy*
e|pi|lep|ti|form *adj*: *Syn: epilepsieartig, epileptoid*; in der

E

Art eines epileptischen Anfalls; Ⓔ *resembling epilepsy, epileptiform, epileptoid*

e|pi|lep|tisch *adj*: Epilepsie betreffend, durch Epilepsie hervorgerufen, an Epilepsie leidend; Ⓔ *relating to or suffering from epilepsy, epileptic*

e|pi|lep|to|gen *adj*: einen epileptischen Anfall auslösend; Ⓔ *causing epilepsy, epileptogenic, epileptogenous*

e|pi|lep|to|id *adj*: →*epileptiform*

E|pi|lep|to|lo|ge *m*: Arzt für Epileptologie*; Ⓔ *epileptologist*

E|pi|lep|to|lo|gie *f*: Teilgebiet der Neurologie, das sich mit Diagnose und Therapie von Epilepsien beschäftigt; Ⓔ *epileptology*

E|pi|lep|to|lo|gin *f*: Ärztin für Epileptologie*; Ⓔ *epileptologist*

E|pi|lo|ia *f*: ***Syn:*** *Bourneville-Syndrom, Morbus Bourneville, tuberöse Hirnsklerose, tuberöse Sklerose, Bourneville-Pringle-Syndrom*; autosomal-dominant vererbte, zu den Phakomatosen* gehörende Erkrankung mit epileptischen Anfällen, psychomotorischer Retardierung*, intrakraniellen Verkalkungen, Adenoma* sebaceum und knotigen Tumoren verschiedener Organe [Herz, Niere, Retina]; Ⓔ *epiloia, Bourneville's disease, tuberous sclerosis (of brain)*

e|pi|man|di|bu|lär *adj*: auf oder über dem Unterkiefer(knochen) (liegend); Ⓔ *epimandibular*

E|pi|me|nor|rha|gie *f*: zu häufige und zu starke Regelblutung; Ⓔ *epimenorrhagia*

E|pi|me|nor|rhoe *f, pl* **-rhoe|en**: zu häufige Regelblutung; Ⓔ *epimenorrhea*

E|pi|my|si|o|to|mie *f*: Durchtrennung der Muskelscheide; Ⓔ *epimysiotomy*

E|pi|my|si|um *nt*: ***Syn:*** *Perimysium externum*; Muskelscheide; Ⓔ *epimysium, external perimysium*

E|pi|ne|phrek|to|mie *f*: ***Syn:*** *Adrenalektomie*; Nebennierenentfernung, Nebennierenresektion; Ⓔ *suprarenalectomy, adrenalectomy*

E|pi|ne|phrin *nt*: ***Syn:*** *Adrenalin*; im Nebennierenmark und den Paraganglien der Grenzstrangkette gebildetes Hormon; Ⓔ *adrenaline, adrenin, adrenine, epinephrine*

E|pi|ne|phri|tis *f, pl* **-ti|den**: ***Syn:*** *Paranephritis*; (meist hämatogene) Entzündung der Nierenkapsel und umliegender Strukturen; Ⓔ *paranephritis*

e|pi|ne|phri|tisch *adj*: ***Syn:*** *paranephritisch*; Epinephritis betreffend, von ihr betroffen oder gekennzeichnet; Ⓔ *relating to the paranephros, paranephric*

E|pi|ne|phron *nt*: Nebenniere*; Ⓔ *suprarenal capsule, suprarenal, adrenal gland, suprarenal gland, suprarenal, adrenal body, adrenal capsule, paranephros, suprarene, epinephros, adrenal*

e|pi|neu|ral *adj*: auf einem Wirbelbogen/Arcus vertebralis (liegend); Ⓔ *epineural*

e|pi|neu|ri|al *adj*: das Epineurium betreffend; Ⓔ *relating to the epineurium, epineurial*

E|pi|neu|ri|um *nt*: Bindegewebshülle der Nerven; Ⓔ *epineurium*

e|pi|o|tisch *adj*: auf oder über dem Ohr (liegend); Ⓔ *epiotic*

e|pi|pe|ri|kar|di|al *adj*: auf dem Herzbeutel/Perikard (liegend), um das Perikard herum; Ⓔ *epipericardial*

e|pi|pha|ryn|ge|al *adj*: ***Syn:*** *nasopharyngeal, rhinopharyngeal, pharyngonasal*; Nasenrachen(raum)/Epipharynx betreffend; Ⓔ *relating to the epipharynx/nasopharynx, epipharyngeal, nasopharyngeal*

E|pi|pha|ryn|gi|tis *f, pl* **-ti|den**: ***Syn:*** *Nasopharynxentzündung, Epipharynxentzündung, Nasopharyngitis, Rhinopharyngitis*; Entzündung des Epipharynx; Ⓔ *inflammation of the epipharynx/nasopharynx, epipharyngitis, nasopharyngitis*

e|pi|pha|ryn|gi|tisch *adj*: ***Syn:*** *nasopharyngitisch, rhinopharyngitisch*; Epipharyngitis betreffend, von ihr betroffen oder gekennzeichnet; Ⓔ *relating to or marked by epipharyngitis, epipharyngitic*

E|pi|pha|ryn|go|sko|pie *f*: ***Syn:*** *Postrhinoskopie, Rhinoscopia posterior*; Nasenhöhlenspiegelung vom Nasenrachen aus; Ⓔ *posterior rhinoscopy*

E|pi|pha|rynx *m*: ***Syn:*** *Nasenrachenraum, Nasopharynx, Rhinopharynx, Pars nasalis pharyngis*; Raum zwischen Nasenhöhle und Rachen; Ⓔ *nasal part of pharynx, nasal pharynx, rhinopharynx, nasopharyngeal space, epipharynx, pharyngonasal cavity, nasopharynx*

E|pi|pho|ra *f*: ***Syn:*** *Tränenträufeln, Dakryorrhoe*; übermäßiger Tränenfluss; Ⓔ *epiphora, watery eye, dacryorrhea, tearing, illacrimation*

e|pi|phre|nal *adj*: ***Syn:*** *epiphrenisch*; auf oder über dem Zwerchfell (liegend); Ⓔ *epiphrenic, epiphrenal*

e|pi|phre|nisch *adj*: →*epiphrenal*

e|pi|phy|sär *adj*: Epiphyse betreffend, zur Epiphyse gehörend; Ⓔ *relating to an epiphysis, epiphyseal, epiphysial*

E|pi|phy|se *f*: **1.** →*Epiphysis* **2.** →*Epiphysis cerebri*; Ⓔ **1.** *epiphysis* **2.** *epiphysis, pineal body, pineal gland, cerebral apophysis, pineal, pinus*

E|pi|phy|sen|dys|pla|sie *f*: ***Syn:*** *epiphysäre Dysplasie*; Fehlentwicklung der Knochenepiphyse; Ⓔ *epiphyseal dysplasia*

E|pi|phy|sen|ent|zün|dung *f*: →*Epiphysitis*

E|pi|phy|sen|fu|ge *f*: ***Syn:*** *Epiphysenlinie, Linea epiphysialis*; knorpelige Schicht zwischen Epiphyse* und Diaphyse* der langen Röhrenknochen; Wachstumsschicht der Knochen, die nach Abschluss des Wachstums nur noch schwer erkennbar ist; Ⓔ *epiphysial disk, cartilage plate, epiphysial plate, growth plate, growth disk*

E|pi|phy|sen|kern *m*: Knochenkern in der Epiphyse; Ⓔ *epiphysial ossification nucleus*

E|pi|phy|sen|li|nie *f*: →*Epiphysenfuge*

e|pi|phy|sen|nah *adj*: juxtaepiphysär; Ⓔ *juxtaepiphyseal*

E|pi|phy|sen|ne|kro|se *f*: ***Syn:*** *Epiphyseonekrose*; zu Nekrose von Knorpel und Knochen führende Erkrankung der Epiphyse; evtl. Ursache einer Epiphysenlösung*; Ⓔ *epiphyseal necrosis*

aseptisch Epiphysennekrose: ***Syn:*** *aseptische Epiphyseonekrose, Knorpelknochennekrose, Osteochondrose, Osteochondrosis*; zur Gruppe der aseptischen Knochennekrosen* zählende, spontan auftretende unspezifische Erkrankung der Epiphyse; Ⓔ *spontaneous osteonecrosis, aseptic necrosis of bone, avascular necrosis of bone, aseptic bone necrosis*

E|pi|phy|sen|schluss *m*: das Ende des Knochenlängenwachstums darstellende Verknöcherung der Epiphysenfuge; Ⓔ *epiphysial closure, closure of epiphysial growth plate*

E|pi|phy|se|o|de|se *f*: operative Fixierung der Epiphysenfuge bei Abrutschen der Epiphyse oder zur Wachstumshemmung; Ⓔ *epiphysiodesis, epiphyseodesis*

E|pi|phy|se|o|ly|se *f*: →*Epiphyseolysis*

E|pi|phy|se|o|ly|sis *f, pl* **-ses**: ***Syn:*** *Epiphysiolyse, Epiphysiolysis, Epiphyseolyse*; Lösung der Wachstumsfuge, Epiphysenlösung; Ⓔ *epiphysiolysis*

Epiphyseolysis capitis femoris: meist in der Vorpubertät auftretende Lösung der Epiphyse des Femurkopfes; Ⓔ *adolescent coxa vara, slipped capital femoral epiphysis, slipping of the upper femoral epiphysis, slipped upper femoral epiphysis*

E|pi|phy|se|o|ne|kro|se *f*: →*Epiphysennekrose*

E|pi|phy|si|o|ly|se *f*: →*Epiphyseolysis*

E|pi|phy|si|o|ly|sis *f, pl* **-ses**: →*Epiphyseolysis*

E|pi|phy|si|o|pa|thie *f*: **1.** Erkrankung der Knochenepiphyse, Epiphysenerkrankung **2.** Erkrankung der Hirnanhangsdrüse, Epiphysenerkrankung; Ⓔ **1.** *epiphysiopathy* **2.** *epiphysiopathy*

E|pi|phy|sis *f, pl* **-ses**: ***Syn:*** *Epiphyse*; das Gelenkende eines Röhrenknochens; ist über die Epiphysenfuge mit dem

Mittelstück verbunden; Ⓔ *epiphysis*

Epiphysis cerebri: *Syn: Zirbeldrüse, Pinealdrüse, Pinea, Corpus pineale, Glandula pinealis, Epiphyse*; hormonproduzierende Drüse an der Hinterwand des III. Ventrikels; Ⓔ *epiphysis, pineal body, pineal gland, cerebral apophysis, pineal, pinus*

E|pi|phy|si|tis *f, pl* **-ti|den**: *Syn: Epiphysenentzündung*; Entzündung der Knochenepiphyse oder der Epiphysenfuge; Ⓔ *inflammation of an epiphysis, epiphysitis*

e|pi|phy|si|tisch *adj*: Epiphysitis betreffend, von ihr betroffen oder gekennzeichnet; Ⓔ *relating to or marked by epiphysitis, epiphysitic*

E|pi|phyt *m*: *Syn: Hautschmarotzer, Epidermophyt*; auf der Haut lebender Parasit; Ⓔ *epiphyte*

e|pi|phy|tisch *adj*: Epiphyt(en) betreffend, durch Epiphyten hervorgerufen; Ⓔ *relating to or caused by epiphytes, epiphytic*

e|pi|pi|al *adj*: auf der Pia mater (liegend); Ⓔ *epipial*

Epiplo-, epiplo- *präf.*: Wortelement mit der Bedeutung „Netz/Bauchnetz/Omentum"; Ⓔ *epipl(o)-*

E|pi|plo|ek|to|mie *f*: *Syn: Omentektomie*; Omentumresektion, Bauchnetzentfernung; Ⓔ *epiploectomy, omentectomy*

E|pi|plo|en|te|ro|ze|le *f*: *Syn: Omentoenterozele*; Eingeweidebruch mit Bauchnetz und Darmteilen im Bruchsack; Ⓔ *epiploenterocele*

e|pi|plo|isch *adj*: *Syn: omental*; Bauchnetz/Epiploon betreffend; Ⓔ *relating to the omentum, epiploic, omental*

E|pi|plo|i|tis *f, pl* **-ti|den**: *Syn: Omentitis, Netzentzündung*; Entzündung des Bauchnetzes; Ⓔ *inflammation of the omentum, epiploitis, omentitis*

e|pi|plo|i|tisch *adj*: *Syn: omentitisch*; Netzentzündung/Epiploitis betreffend, von ihr betroffen oder gekennzeichnet; Ⓔ *relating to or marked by epiploitis, epiploitic, omentitic*

E|pi|plo|me|ro|ze|le *f*: Schenkelbruch* mit Bauchnetz im Bruchsack; Ⓔ *epiplomerocele*

E|pi|plom|phal|o|ze|le *f*: Nabelbruch* mit Bauchnetz im Bruchsack; Ⓔ *epiplomphalocele*

E|pi|plo|on *nt*: *Syn: Bauchnetz, Netz, Omentum*; Bauchfellduplikatur, in der Lymph-, Blutgefäße und Nerven verlaufen; Ⓔ *epiploon, omentum*

E|pi|plo|pe|xie *f*: *Syn: Omentopexie*; operative Anheftung des Bauchnetzes; Ⓔ *epiplopexy, omentopexy, omentofixation*

E|pi|plo|ze|le *f*: *Syn: Netzbruch*; Eingeweidebruch mit Bauchnetz im Bruchsack; Ⓔ *epiplocele*

Episio-, episio- *präf.*: Wortelement mit der Bedeutung „Scham/Schamgegend/Vulva"; Ⓔ *episi(o)-*

E|pi|si|o|pe|ri|ne|o|plas|tik *f*: Vulva-Damm-Plastik, z.B. nach Dammriss; Ⓔ *episioperineoplasty*

E|pi|si|o|pe|ri|ne|or|rha|phie *f*: Vulva-Damm-Naht, z.B. nach Dammriss; Ⓔ *episioperineorrhaphy*

E|pi|si|o|plas|tik *f*: Vulvaplastik; Ⓔ *episioplasty*

E|pi|si|or|rha|phie *f*: Vulvaplastik; Naht einer Episiotomie*; Ⓔ *episiorrhaphy*

E|pi|si|o|ste|no|se *f*: Verengung des Scheideneingangs; Ⓔ *episiostenosis*

E|pi|si|o|to|mie *f*: *Syn: Scheidendammschnitt, Dammschnitt*; zur Verhütung eines Dammrisses oder zur Erleichterung der Geburt durchgeführte Durchtrennung des Damms mit einer Schere; je nach Lage des Schnittes unterscheidet man **mediane, laterale** und **mediolaterale Episiotomie**; Ⓔ *episiotomy*

E|pi|skle|ra *f*: *Syn: Lamina episcleralis*; auf der Sklera* aufliegende gefäßreiche Schicht; Ⓔ *episclera, episcleral lamina*

e|pi|skle|ral *adj*: **1.** Episklera betreffend **2.** auf der Lederhaut/Sclera (liegend); Ⓔ **1.** *relating to the episclera, on the episclera, episcleral* **2.** *episcleral*

E|pi|skle|ral|ve|nen *pl*: *Syn: Venae episclerales*; Venen an der Oberfläche der Sklera; Ⓔ *episcleral veins*

E|pi|skle|ri|tis *f, pl* **-ti|den**: *Syn: Episkleraentzündung*; Entzündung der Episklera oder oberflächliche Entzündung der Lederhaut/Sklera; Ⓔ *episcleritis, episclerotitis*

e|pi|skle|ri|tisch *adj*: Episkleritis betreffend, von ihr betroffen oder gekennzeichnet; Ⓔ *relating to or marked by episcleritis, episcleritic*

E|pi|so|de *f*: vorübergehende, vollständig rückbildbare psychische Störung; Ⓔ *episode, incident*

e|pi|spa|di|al *adj*: *Syn: epispadisch*; obere Harnröhrenspalte/Epispadie betreffend; Ⓔ *relating to epispadias, epispadial, epispadiac*

E|pi|spa|die *f*: *Syn: Fissura urethrae superior*; obere Harnröhrenspalte; Ⓔ *epispadias, epispadia*

e|pi|spa|disch *adj*: →*epispadial*

E|pi|spas|ti|kum *nt, pl* **-ka**: Zugmittel, Hautreizmittel; Ⓔ *epispastic, vesicant*

e|pi|spi|nal *adj*: auf oder über der Wirbelsäule oder dem Rückenmark (liegend); Ⓔ *epispinal*

E|pi|sple|ni|tis *f, pl* **-ti|den**: *Syn: Milzkapselentzündung, Perisplenitis*; Entzündung der Milzkapsel; Ⓔ *inflammation of the splenic capsule, episplenitis*

e|pi|sple|ni|tisch *adj*: Milzkapselentzündung/Episplenitis betreffend, von ihr betroffen oder gekennzeichnet; Ⓔ *relating to or marked by episplenitis*

E|pi|sta|se *f*: *Syn: Epistasis, Epistasie*; Unterdrückung der phänotypischen Ausbildung eines Gens durch ein anderes; Ⓔ *epistasis, epistasy*

e|pi|sta|tisch *adj*: Epistase betreffend; Ⓔ *relating to epistasis, epistatic*

E|pi|sta|xis *f*: *Syn: Rhinorrhagie*; (starkes) Nasenbluten; Ⓔ *nasal bleeding, bleeding of the nose, nosebleed, nasal hemorrhage, rhinorrhagia, epistaxis*

e|pi|ster|nal *adj*: *Syn: suprasternal*; auf oder über dem Brustbein/Sternum (liegend); Ⓔ *relating to the episternum, on the episternum, episternal*

E|pi|stro|phe|us *m*: *Syn: Axis*; zweiter Halswirbel; Ⓔ *dens axis, dens, odontoid apophysis, odontoid bone, dentoid process of axis, odontoid process of axis, epistropheus*

e|pi|tha|la|misch *adj*: **1.** oberhalb des Thalamus (liegend) **2.** Epithalamus betreffend; Ⓔ **1.** *epithalamic* **2.** *relating to the epithalamus, on the epithalamus, epithalamic*

E|pi|tha|la|mus *m*: auf dem Thalamus* liegender Hirnabschnitt; Ⓔ *epithalamus*

E|pi|thel *nt*: *Syn: Deckgewebe, Epithelgewebe, Epithelialgewebe, Epithelium*; die äußere Oberfläche von Organen oder Strukturen bedeckende Zellschicht, die auch Hohlorgane und Körperhöhlen auskleidet; Ⓔ *epithelial tissue, epithelium*

Epithel-, epithel- *präf.*: →*Epithelio-*

E|pi|thel|ge|we|be *nt*: →*Epithel*

Epitheli-, epitheli- *präf.*: →*Epithelio-*

e|pi|the|li|al *adj*: Epithel betreffend, aus Epithel bestehend; Ⓔ *relating to epithelium, epithelial*

E|pi|the|li|al|ge|we|be *nt*: →*Epithel*

E|pi|the|li|a|li|sie|rung *f*: →*Epithelisierung*

E|pi|the|li|i|tis *f, pl* **-ti|den**: →*Epithelitis*

e|pi|the|li|i|tisch *adj*: →*epithelitisch*

Epithelio-, epithelio- *präf.*: Wortelement mit der Bedeutung „Deckgewebe/Epithel"; Ⓔ *epithelial, epitheli(o)-*

E|pi|the|li|o|ly|se *f*: Ablösung des Epithel, Epithelabhebung; Ⓔ *epitheliolysis*

e|pi|the|li|o|ly|tisch *adj*: Epitheliolyse betreffend oder verursachend, Epithelgewebe zerstörend; Ⓔ *relating to epitheliolysis, destructive to epithelium, epitheliolytic*

E|pi|the|li|om *nt*: *Syn: Epithelioma*; vom Epithel ausgehender Tumor; Ⓔ *epithelial tumor, epithelioma*

malignes Epitheliom: →*Karzinom*

verkalkendes Epitheliom Malherbe: *Syn: Pilomatrikom, Pilomatrixom, Epithelioma calcificans Malherbe*; von der Haarmatrix ausgehender verkalkender Tumor; Ⓔ *calcifying epithelioma of Malherbe, Malherbe's disease, Malherbe's calcifying epithelioma, calcified epi-*

E

thelioma, pilomatrixoma, pilomatricoma, benign calcified epithelioma

E|pi|the|li|o|ma *nt, pl* **-ma|ta**: *Syn: Epitheliom*; vom Epithel ausgehender Tumor; Ⓔ *epithelial tumor, epithelioma*

Epithelioma adenoides cysticum: *Syn: Trichoepitheliom, Brooke-Krankheit, multiple Trichoepitheliome, Trichoepithelioma papulosum multiplex*; autosomal-dominantes Auftreten multipler Trichoepitheliome; Ⓔ *Brooke's disease, hereditary multiple trichoepithelioma, trichoepithelioma, Brooke's tumor*

Epithelioma basocellulare: *Syn: Basalzellenkarzinom, Basalzellkarzinom, Krompecher-Karzinom, Basalzellepitheliom, Basaliom, Carcinoma basocellulare*; von den Basalzellen der Epidermis ausgehender, häufigster bösartiger Hauttumor; wächst lokal infiltrierend und destruierend ohne Metastasenbildung; Ⓔ *basal cell epithelioma, basaloma, basalioma*

Epithelioma calcificans Malherbe: *Syn: Pilomatrikom, Pilomatrixom, verkalkendes Epitheliom Malherbe*; von der Haarmatrix ausgehender verkalkender Tumor; Ⓔ *calcifying epithelioma of Malherbe, Malherbe's disease, Malherbe's calcifying epithelioma, calcified epithelioma, pilomatrixoma, pilomatricoma, benign calcified epithelioma*

Epithelioma molluscum: → *Epithelioma contagiosum*

Epithelioma contagiosum: *Syn: Dellwarze, Molluscum contagiosum, Epithelioma molluscum*; durch Viren [**Molluscum contagiosum-Virus**] verursachte gutartige Hauterkrankung mit typischen zentral eingedellten Knötchen; Ⓔ *molluscum contagiosum, molluscum*

e|pi|the|li|o|ma|tös *adj*: *Syn: epitheliomartig*; Epitheliom betreffend, einem Epitheliom ähnlich; Ⓔ *relating to epithelioma, epitheliomatous*

E|pi|the|li|o|sis *f, pl* **-ses**: **1.** Proliferation des Bindehautepithels des Auges bei Conjunctivitis* trachomatosa **2.** Proliferation des Gangepithels der Brustdrüse bei Mastopathie* **3.** Vorkommen multipler Epitheliome*; Ⓔ **1.–3.** *epitheliosis*

E|pi|the|li|sa|ti|on *f*: → *Epithelisierung*

E|pi|the|li|sie|rung *f*: *Syn: Epithelialisierung, Epithelisation*; Epithelbildung über einer Wunde; Ⓔ *epithelialization, epithelization*

E|pi|the|li|tis *f, pl* **-ti|den**: *Syn: Epitheliitis*; Epithelentzündung; Ⓔ *epitheliitis*

e|pi|the|li|tisch *adj*: *Syn: epitheliitisch*; Epithelentzündung/Epithelitis betreffend, von ihr betroffen oder gekennzeichnet; Ⓔ *relating to or marked by epitheliitis, epitheliitic*

E|pi|the|li|um *nt*: → *Epithel*

Epithelium anterius corneae: äußeres Hornhautepithel, Epithel der Hornhautvorderfläche; Ⓔ *corneal epithelium, anterior epithelium of cornea*

Epithelium lentis: Linsenepithel; Ⓔ *epithelium of lens, subcapsular epithelium*

Epithelium pigmentosum iridis: pigmenthaltiges Irisepithel; Ⓔ *pigmented epithelium of iris*

Epithelium posterius corneae: *Syn: Korneaendothel, Endothelium corneae*; inneres Hornhautepithel, Epithel der Hornhauthinterfläche; Ⓔ *posterior epithelium of cornea, corneal endothelium, anterior endothelium of cornea*

Epithelium squamosum: *Syn: Schuppenepithel, Plattenepithel*; aus flachen Zellen bestehendes Epithel* der äußeren Haut und Schleimhaut; kann einschichtig oder mehrschichtig, verhornt oder unverhornt sein; Ⓔ *squamous epithelium*

E|pi|thel|kör|per|chen *nt*: *Syn: Nebenschilddrüse, Parathyroidea, Parathyreoidea, Glandula parathyroidea*; etwa erbsengroße, hinter der Schilddrüse liegende endokrine Drüsen [**Glandula parathyroidea inferior, superior**], die über das Parathormon* den Calcium- und Phosphathaushalt regulieren; Ⓔ *epithelial body, parathyroid, parathyroid gland, Gley's gland, Sandström's body, Sandström's gland*

Epithelo-, epithelo- *präf.*: → *Epithelio-*

e|pi|the|lo|id *adj*: epithelähnlich; Ⓔ *epithelioid, myoepithelioid*

E|pi|the|lo|id|zel|len *pl*: *Syn: epitheloide Zellen*; epithelartige Zellen; Ⓔ *myoepithelioid cells, epithelioid cells*

E|pi|the|lo|id|zell|nä|vus *m*: *Syn: Spindelzellnävus, Spitz-Tumor, Allen-Spitz-Nävus, Spitz-Nävus, Nävus Spitz, benignes juveniles Melanom*; v.a. bei Kindern auftretender benigner Nävuszellnävus*, der histologisch an ein malignes Melanom erinnert; Ⓔ *Spitz nevus, Spitz-Allen nevus, epithelioid cell nevus, spindle and epithelioid cell nevus, spindle cell nevus, benign juvenile melanoma, juvenile melanoma*

E|pi|thel|per|len *pl*: *Syn: Bohn-Perlen, Bohn-Drüsen*; Schleimretentionszysten beidseits der Gaumennaht bei Neugeborenen; Ⓔ *pearly bodies, onion bodies*

E|pi|the|se *f*: Prothese* zur Deckung äußerer Organdefekte; Ⓔ *epithesis*

E|pi|top *nt*: *Syn: antigene Determinante, Determinante*; Teil des Antigens, der mit dem Antikörper reagiert und damit die Spezifität des Antikörpers bestimmt; Ⓔ *epitope, antigenic determinant*

E|pi|tu|ber|ku|lo|se *f*: veraltete Bezeichnung für eine meist bei Kindern vorkommende Form der Primärtuberkulose* mit ausgedehnter Verschattung großer Lungenbezirke; Ⓔ *epituberculosis*

e|pi|tym|pa|nal *adj*: epitympanisch; **1.** Kuppelraum/Epitympanum betreffend **2.** oberhalb der Paukenhöhle/des Tympanums liegend; Ⓔ **1.** *epitympanic* **2.** *epitympanic*

e|pi|tym|pa|nisch *adj*: → *epitympanal*

E|pi|tym|pa|num *nt*: *Syn: Kuppelraum, Attikus, Recessus epitympanicus*; kuppelartige Ausbuchtung an der Decke der Paukenhöhle; Ⓔ *attic, attic of middle ear, epitympanum, tympanic attic, epitympanic recess, Hyrtl's recess*

E|pi|ty|phli|tis *f, pl* **-ti|den**: *Syn: Paratyphlitis*; Entzündung des den Blinddarm umgebenden Bindegewebes; Ⓔ *paratyphlitis, epityphlitis*

e|pi|ty|phli|tisch *adj*: *Syn: paratyphlitisch*; Epityphlitis betreffend, von ihr betroffen oder gekennzeichnet; Ⓔ *relating to or marked by epityphlitis, epityphlitic, paratyphlitic*

e|pi|zo|isch *adj*: Hautschmarotzer/Epizoon betreffend; Ⓔ *epizoic*

E|pi|zo|on *nt*: Hautschmarotzer, Hautparasit; Ⓔ *epizoon*

E|pi|zo|o|no|se *f*: *Syn: Epizootie*; durch einen Hautschmarotzer hervorgerufene Hautkrankheit; Ⓔ *epizootic disease*

E|pi|zo|o|tie *f*: → *Epizoonose*

e|pi|zo|o|tisch *adj*: durch Hautschmarotzer verursacht; Ⓔ *epizootic*

E|pi|zys|to|to|mie *f*: *Syn: suprapubische Zystotomie*; suprapubischer Blasenschnitt; Ⓔ *epicystotomy, suprapubic cystotomy*

E|po|e|tin *nt*: → *Erythropoetin*

e|po|ny|chi|al *adj*: Eponychium betreffend; Ⓔ *eponychial*

E|po|ny|chi|um *nt*: **1.** Nagelhäutchen **2.** *Syn: Cuticula, Perionychium, Perionyx*; Nagelhaut; Ⓔ **1.** *eponychium, cuticle, quick, epionychium* **2.** *eponychium, cuticle, quick, epionychium*

E|po|o|pho|rek|to|mie *f*: Nebeneierstockentfernung; Ⓔ *epoophorectomy*

E|po|o|pho|ron *nt*: *Syn: Nebeneierstock, Parovarium, Rosenmüller-Organ*; entwicklungsgeschichtlich dem Nebenhoden des Mannes entsprechender kranialer Rest der Urniere; liegt unter der Tube zwischen den Blättern des Ligamentum* latum uteri; Ⓔ *epoophoron, ovarian appendage, Rosenmüller's body, Rosenmüller's organ, parovarium, pampiniform body*

Epstein-Barr-Virus *nt*: *Syn:* *EB-Virus, humanes Herpesvirus Typ 4*; zu den Herpesviridae* gehörendes DNA-Virus; Erreger der Mononucleosis* infectiosa und lymphoproliferativer Erkrankungen; Kofaktor bei der Entstehung des Burkitt*-Lymphoms; Ⓔ *EB virus, Epstein-Barr virus, human herpesvirus 4*

Eplullis *f, pl* **Eplullilden**: Granulationsgeschwulst auf dem Zahnfleisch; Ⓔ *epulis*

eplullolid *adj*: epulisähnlich, epulisartig; Ⓔ *epuloid*

Elqualtor *m*: Äquator; Ⓔ *equator*

Equator bulbi oculi: Augapfeläquator; Ⓔ *equator of eyeball*

Equator lentis: Linsenrand; Ⓔ *equator of lens*

Elquillilbrilum *nt*: Gleichgewicht, Äquilibrium; Ⓔ *equilibrium, equilibration*

elquilnolphob *adj*: Equinophobie betreffend, durch sie gekennzeichnet; Ⓔ *relating to or marked by equinophobia, equinophobic*

Elquilnolpholbie *f*: krankhafte Angst vor Pferden; Ⓔ *irrational fear of horses, equinophobia*

Elraldilkaltilon *f*: Vernichtung/Ausrottung eines Erregers; Ⓔ *eradication*

Elraldilkaltilonsltheiralpie *f*: Eradikation* von Helicobacter* pylori durch eine Kombination von Antibiotika, H_2-Blocker und Säurehemmer; Ⓔ *eradication therapy*

Erblanllalge *f*: Gen*; Ⓔ *gene; anlage*

Erblbild *nt*: *Syn:* *Genotypus, Genotyp*; Gesamtheit der Erbanlagen eines Organismus; Ⓔ *genotype*

Erb-Charcot-Krankheit *f*: *Syn:* *spastische Spinalparalyse, Erb-Charcot-Syndrom, Diplegia spastica progressiva*; Systemerkrankung des Rückenmarks mit fortschreitender Degeneration von motorischen Neuronen; Ⓔ *spastic spinal paralysis, spastic diplegia, Erb-Charcot disease, Erb's sclerosis, primary lateral spinal sclerosis*

Erblcholrea *f*: *Syn:* *Chorea Huntington, Chorea chronica progressiva hereditaria, Chorea major, Veitstanz*; autosomal-dominante Form der Chorea*, die meist im 4. Lebensjahrzehnt einsetzt; neben choreatischen Symptomen imponiert der progressive geistige Verfall; Ⓔ *Huntington's disease, Huntington's chorea, hereditary chorea, chronic chorea, chronic progressive hereditary chorea, degenerative chorea*

Erb-Duchenne-Lähmung *f*: *Syn:* *obere Armplexuslähmung, Erb-Lähmung*; die oberen Anteile $[C_{4-6}]$ des Armplexus betreffende Lähmung; Ⓔ *Duchenne-Erb paralysis, Duchenne's paralysis, Erb-Duchenne paralysis, Erb's palsy, Erb's paralysis, Duchenne-Erb syndrome, upper brachial paralysis, upper arm type of brachial paralysis*

Erbleinlheit *f*: Gen*; Ⓔ *gene*

Erblfakltor *m*: Gen*; Ⓔ *factor, gene*

Erblgang *m*: Vererbung eines genetischen Merkmals von den Eltern auf die Kinder; die Übertragung kann über Autosomen* [**autosomaler Erbgang**] oder Gonosomen* [**gonosomaler Erbgang**] erfolgen; je nach dem, ob das Gen auf beiden Chromosomen vorhanden sein muss oder nur auf einem, spricht man von **autosomal-rezessivem** [auf beiden Genen] oder **autosomal-dominantem** [nur auf einem Gen] Erbgang; Ⓔ *hereditary transmission, heredity*

Erb-Goldflam-Krankheit *f*: *Syn:* *Erb-Goldflam-Syndrom, Hoppe-Goldflam-Syndrom, Erb-Oppenheim-Goldflam-Syndrom, Myasthenia gravis pseudoparalytica*; Autoimmunkrankheit mit einer Blockierung der Acetylcholinrezeptoren an der motorischen Endplatte durch Autoantikörper; führt zu schneller Ermüdbarkeit der Muskulatur; Ⓔ *myasthenia gravis, myasthenia gravis syndrome, Erb's syndrome, Erb-Goldflam disease, Goldflam's disease, Goldflam-Erb disease, Hoppe-Goldflam disease, asthenobulbospinal paralysis, bulbospinal paralysis*

Erblgrind *m*: *Syn:* *Flechtengrind, Kopfgrind, Pilzgrind, Favus, Tinea favosa, Tinea capitis favosa, Dermatomycosis favosa*; Dermatomykose* durch Trichophyton* schoenleinii; typisch sind die Bildung von schildförmigen Schuppen [Scutula*] und ein penetranter, an Mäuseurin erinnernder Geruch; evtl. Abheilung mit Favusalopezie; Ⓔ *tinea favosa, favus, crusted ringworm, honeycomb ringworm*

Erblkranklheit *nt*: *Syn:* *Erbleiden, Heredopathie*; familiär gehäuft auftretende Krankheit; ein Teil der Erkrankungen wird erst manifest, wenn ein Umweltfaktor oder Reiz zur Auslösung führt; Ⓔ *hereditary disease, hereditary disorder, heredopathia*

Erb-Lähmung *f*: *Syn:* *obere Armplexuslähmung, Erb-Duchenne-Lähmung*; die oberen Anteile $[C_{4-6}]$ des Armplexus betreffende Lähmung; Ⓔ *Erb's palsy, Erb's paralysis, Duchenne-Erb paralysis, Duchenne's paralysis,*

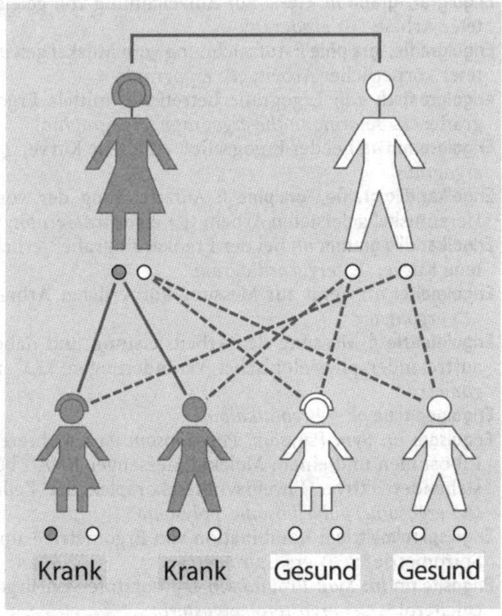

Abb. 26. Autosomal-dominanter Erbgang

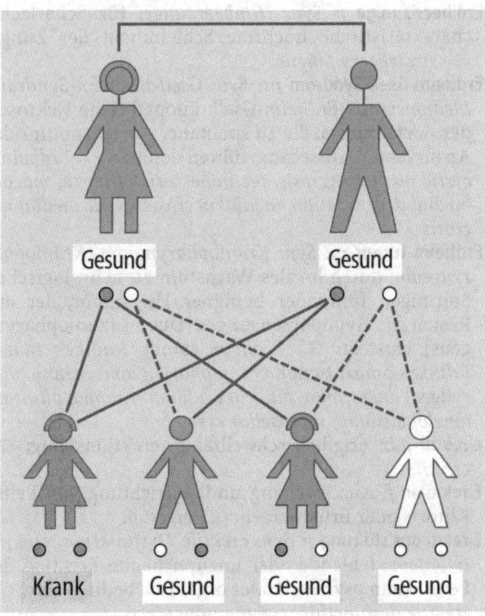

Abb. 27. Autosomal-rezessiver Erbgang

Erb-Duchenne paralysis, Duchenne-Erb syndrome, upper brachial paralysis, upper arm type of brachial paralysis

Erb|lei|den *nt*: → *Erbkrankheit*

Er|blin|dung *f*: *Syn: Blindheit*; angeborene oder erworbene, hochgradige Sehschwäche; i.e.S. die totale Blindheit [Amaurose*] beider Augen; Ⓔ *loss of eyesight, blindness, ablepsia, ablepsy, typhlosis; amaurosis*

Erb-Muskelatrophie *f*: → *Erb-Muskeldystrophie*

Erb-Muskeldystrophie *f*: *Syn: Erb-Muskelatrophie, Erb-Syndrom, Dystrophia musculorum progressiva Erb*; autosomal-dominante, gutartige Verlaufsform der progressiven Muskeldystrophie mit fast normaler Lebenserwartung; Ⓔ *Erb's atrophy, Erb's disease, Erb's palsy, Erb's paralysis*

Erb-Oppenheim-Goldflam-Krankheit *f*: → *Erb-Goldflam-Krankheit*

Erb-Oppenheim-Goldflam-Syndrom *nt*: → *Erb-Goldflam-Krankheit*

Erb|plas|ma *nt*: *Syn: Idioplasma, Keimplasma*; Erbsubstanz; Ⓔ *idioplasm, germ plasma*

Er|bre|chen *nt*: *Syn: Vomitus, Emesis*; vom Brechzentrum gesteuerte rückläufige Entleerung des Magens; Ⓔ *vomiting, bringing up, vomit, vomition, vomitus, emesis, emesia, sickness*

kaffeesatzartiges Erbrechen: *Syn: Kaffeesatzerbrechen*; durch Hämatin* dunkelbraun gefärbtes Erbrochenes; Ⓔ *coffee-ground vomit*

Erb|sen|bein *nt*: *Syn: Os pisiforme*; erbsenförmiger Handwurzelknochen; Ⓔ *pisiform, pisiform bone*

Erb|sen|pflü|cker|krank|heit *f*: *Syn: Feldfieber, Erntefieber, Schlammfieber, Sumpffieber, Leptospirosis grippotyphosa*; epidemisch auftretende anikterische Leptospirose*; verläuft meist als hochfieberhafte grippeähnliche Erkrankung; am häufigsten ist die durch Leptospira* grippotyphosa hervorgerufene Form; Ⓔ *seven-day fever, mud fever, marsh fever, autumn fever, field fever, swamp fever, slime fever*

Erb-Syndrom *nt*: → *Erb-Muskeldystrophie*

Erd|al|ka|li|me|tal|le *pl*: Bezeichnung für die Elemente der II. Hauptgruppe des Periodensystems; Ⓔ *alkaline earth metals*

Erd|beer|gal|len|bla|se *f*: *Syn: Stippchengallenblase*; bei Cholesteatose* auftretende gelbe Flecken der Gallenblasenschleimhaut; Ⓔ *strawberry gallbladder*

Erd|beer|zun|ge *f*: *Syn: Himbeerzunge*; für Scharlach* charakteristische hochrote Schleimhaut der Zunge; Ⓔ *strawberry tongue*

Erdheim-Gsell-Syndrom *nt*: *Syn: Gsell-Erdheim-Syndrom, Medionecrosis Erdheim-Gsell*; idiopathische Nekrose* der Aortenmedia, die zu spontaner Aortenruptur oder Aneurysma* dissecans führen kann; Ⓔ *Erdheim's cystic medial necrosis, medionecrosis of aorta, mucoid medial degeneration, medial necrosis, cystic medial necrosis*

Erdheim-Tumor *m*: *Syn: Kraniopharyngiom, Kraniopharyngeom*; durch lokales Wachstum zu neurologischen Störungen führender benigner Hirntumor, der aus Resten des Hypophysenganges [Ductus craniopharyngeus] entsteht; Ⓔ *Erdheim tumor, Rathke's tumor, Rathke's pouch tumor, craniopharyngioma, craniopharyngeal duct tumor, pituitary adamantinoma, pituitary ameloblastoma, suprasellar cyst*

e|rek|til *adj*: erigibel, schwellfähig, erektionsfähig; Ⓔ *erectile*

E|rek|ti|on *f*: Anschwellung und Aufrichtung von Penis, Klitoris oder Brustwarzen; Ⓔ *erection*

E|rek|ti|ons|stö|rung *f*: *Syn: erektile Dysfunktion, erektile Impotenz*; fehlende oder unzureichende Erektion des Penis; kann psychisch oder organisch bedingt sein; Ⓔ *erectile dysfunction, erectile impotence*

E|rek|tor spi|nae *m*: → *Musculus erector spinae*

e|re|mo|phob *adj*: Eremophobie betreffend, durch sie gekennzeichnet; Ⓔ *relating to or marked by eremophobia, eremophobic*

E|re|mo|pho|bie *f*: krankhafte Angst vor einsamen Plätzen oder vor dem Alleinsein; Ⓔ *irrational fear of being alone, eremophobia*

E|re|thie *f*: → *Erethismus*

e|re|thisch *adj*: (über-)erregt, (über-)erregbar, reizbar, gereizt; Ⓔ *erethistic, erethismic, erethitic*

E|re|this|mus *m*: *Syn: Erethie*; (krankhaft) gesteigerte Erregbarkeit, Übererregbarkeit; Ⓔ *erethism*

e|reu|tho|phob *adj*: Errötungsfurcht/Ereuthophobie betreffend, durch sie gekennzeichnet; Ⓔ *relating to or marked by ereuthophobia*

E|reu|tho|pho|bie *f*: *Syn: Errötungsfurcht, Erythrophobie*; krankhafte Angst vor dem Erröten; Ⓔ *irrational fear of blushing, erythrophobia, ereuthophobia*

Er|frie|rung *f*: *Syn: Congelatio*; lokale Gewebeschädigung durch Kälteeinwirkung; Ⓔ *frostbite, freezing, congelation, pagoplexia, perfrigeration*

Erg-, erg- *präf.*: → *Ergo-*

-erg *suf.*: → *-ergisch*

er|ga|si|o|phob *adj*: Arbeitsscheu/Ergasiophobie betreffend, durch sie gekennzeichnet; Ⓔ *relating to or marked by ergasiophobia, ergasiophobic*

Er|ga|si|o|pho|bie *f*: *Syn: Arbeitsscheu*; krankhafte Angst vor Arbeit oder körperlicher Bewegung; Ⓔ *irrational fear of doing work, ergasiophobia*

Er|gas|to|plas|ma *nt*: raues endoplasmatisches Retikulum*; Ⓔ *rough endoplasmic reticulum, granular endoplasmic reticulum, ergastoplasm, ergoplasm*

-ergie *suf.*: Wortelement mit der Bedeutung „Arbeit/Leistung"; Ⓔ *-ergy, -ergia*

-ergisch *suf.*: in Adjektiven verwendetes Wortelement mit der Bedeutung „wirkend/tätig/arbeitend"; Ⓔ *-ergic*

Ergo-, ergo- *präf.*: Wortelement mit der Bedeutung „Arbeit/Leistung"; Ⓔ *erg(o)-*

Er|go|cal|ci|fe|rol *nt*: *Syn: Vitamin D_2*; durch UV-Lichteinwirkung aus 7-Dehydrocholesterin in der Haut entstehendes aktives Vitamin D; Ⓔ *ergocalciferol, irradiated ergosterol, vitamin D_2, viosterol, activated ergosterol, calciferol*

Er|go|dy|na|mo|graf, -graph *m*: Gerät zur Aufzeichnung von Muskelkraft und geleisteter Arbeit; Ⓔ *ergodynamograph*

Er|go|graf, -graph *m*: Gerät zur Aufzeichnung von geleisteter Arbeit; Ⓔ *ergograph*

Er|go|gra|fie, -gra|phie *f*: Aufzeichnung vom Muskel geleisteter körperlicher Arbeit; Ⓔ *ergography*

er|go|gra|fisch *adj*: Ergografie betreffend, mittels Ergografie; Ⓔ *relating to the ergograph, ergographic*

Er|go|gramm *nt*: bei der Ergografie* erhaltene Kurve; Ⓔ *ergogram*

Er|go|kar|di|o|gra|fie, -gra|phie *f*: Aufzeichnung der vom Herzmuskel geleisteten Arbeit; Ⓔ *ergocardiography*

Er|go|kar|di|o|gramm *nt*: bei der Ergokardiografie* erhaltene Kurve; Ⓔ *ergocardiogram*

Er|go|me|ter *nt*: Gerät zur Messung körperlicher Arbeit; Ⓔ *ergometer*

Er|go|me|trie *f*: Messung der Arbeitsleistung und dabei auftretender physiologischer Veränderungen; Ⓔ *ergometry*

Er|go|pep|ti|ne *pl*: → *Ergotalkaloide*

Er|go|som *nt*: *Syn: Polysom, Polyribosom*; aus mehreren Ribosomen und einem Molekül Messenger-RNA* bestehender aktiver Eiweißsynthesekomplex der Zelle; Ⓔ *ergosome, polyribosome, polysome*

Er|go|spi|ro|me|trie *f*: Kombination von Ergometrie* und Spirometrie*; Ⓔ *ergospirometry*

Er|gos|te|rin *nt*: *Syn: Provitamin D_2*; Vorstufe von Ergocalciferol*; Ⓔ *ergosterol, ergosterin*

Er|got|al|ka|lo|ide *pl*: *Syn: Mutterkornalkaloide, Secaleal-*

kaloide, Ergotamine, Ergopeptine; aus Mutterkorn [Secale cornutum] gewonnene Alkaloide, die sich chemisch von der Lysergsäure ableiten; Ⓔ *ergot alkaloids*

Er|go|ta|mi|ne *pl*: → *Ergotalkaloide*

Er|go|the|ra|pie *f*: ***Syn:*** *Beschäftigungstherapie*; therapeutischer Ansatz, der sinnvolle handwerkliche oder künstlerische Betätigungen umfasst; Ⓔ *ergotherapy*

Er|go|tis|mus *m*: Vergiftung durch Mutterkornalkaloide; Ⓔ *ergotism, ergot poisoning, epidemic gangrene, St. Anthony's fire*

er|go|trop *adj*: leistungssteigernd, kraftentfaltend; Ⓔ *ergotropic*

Er|guss *m*: Flüssigkeitsansammlung in einer Körperhöhle oder dem Gewebe; Ⓔ *effusion*

Er|hal|tungs|do|sis *f, pl* **-sen**: zur Aufrechterhaltung eines angestrebten (Blut-, Gewebe-)Spiegels notwendige Arzneimitteldosis; Ⓔ *maintenance dose*

e|ri|gi|bel *adj*: schwellfähig, erektionsfähig, erektil; Ⓔ *erectile*

Er|in|ne|rungs|fäl|schung *f*: → *Erinnerungsverfälschung*

Er|in|ne|rungs|re|ak|ti|on *f*: ***Syn:*** *Sekundärantwort, anamnestische Reaktion, Booster-Effekt*; beschleunigte und vermehrte Antikörperbildung bei wiederholtem Antigenkontakt; Ⓔ *booster effect*

Er|in|ne|rungs|täu|schung *f*: → *Erinnerungsverfälschung*

Er|in|ne|rungs|ver|fäl|schung *f*: ***Syn:*** *Erinnerungsfälschung, Erinnerungstäuschung*; bewusstes oder unbewusstes Verfälschen von Erinnerungen; Ⓔ *paramnesia*

Er|käl|tung *f*: → *Erkältungskrankheiten*

Er|käl|tungs|krank|hei|ten *pl*: ***Syn:*** *Erkältung*; meist nach Kälteexposition auftretende katarrhalische Erkrankung der oberen Luftwege; i.d.R. durch Viren [Schnupfenviren] verursacht; Ⓔ *cold, common cold*

Er|kran|kung *f*: ***Syn:*** *Krankheit, Morbus*; durch subjektive oder objektive Symptome gekennzeichnete körperliche, geistige oder seelische Veränderung oder Störung; Ⓔ *disease, complaint, illness, ill, sickness, ailment, affection, disorder*

manisch-depressive Erkrankung: ***Syn:*** *manisch-depressive Psychose, manisch-depressive Krankheit*; endogene Psychose* mit abwechselnd manischen und depressiven Phasen; Ⓔ *manic-depressive disorder*

rheumatische Erkrankung: ***Syn:*** *Erkrankung des rheumatischen Formenkreises, Rheumatismus, Rheuma*; Oberbegriff für ätiologisch unterschiedliche Erkrankungen des Bewegungsapparates mit fließenden, ziehenden Schmerzen; Ⓔ *rheumatic disease, rheumatism*

Erkrankung des rheumatischen Formenkreises: → *rheumatische Erkrankung*

Er|mü|dungs|bruch *m*: ***Syn:*** *Ermüdungsfraktur, Stressfraktur, Stressbruch*; Knochenbruch durch Langzeitbelastung; Ⓔ *fatigue fracture, stress fracture*

Er|mü|dungs|frak|tur *f*: → *Ermüdungsbruch*

Er|mü|dungs|syn|drom, chro|ni|sches *nt*: → *Erschöpfungssyndrom, chronisches*

Er|näh|rung *f*: durch die Zufuhr von Nahrungsmitteln gewährleistete Versorgung des Körpers mit den benötigten Nähr- und Wirkstoffen; Ⓔ *feeding, nutrition, alimentation*

enterale Ernährung: künstliche Ernährung durch direktes Einbringen in den Darm, z.B. über eine Darmsonde; Ⓔ *enteral alimentation, enteral feeding, enteral nutrition, enteric alimentation*

parenterale Ernährung: künstliche Ernährung unter Umgehung des Darms, z.B. als intravenöse Infusion; Ⓔ *parenteral alimentation, parenteral feeding, parenteral nutrition, dripfeeding, dripfeed*

Er|näh|rungs|leh|re *f*: ***Syn:*** *Diätlehre, Diätetik*; Lehre von der gesunden Lebensweise; Lehre von der Zusammensetzung der Nahrung; Ⓔ *alimentology, trophology, dietetics*

Er|näh|rungs|the|ra|pie *f*: ***Syn:*** *Diätotherapie*; Krankheitsbehandlung durch eine spezifisch zusammengestellte Ernährung; Ⓔ *dietotherapy*

Ern|te|fie|ber *nt*: ***Syn:*** *Feldfieber, Schlammfieber, Sumpffieber, Erbsenpflückerkrankheit, Leptospirosis grippotyphosa*; epidemisch auftretende, anikterische Leptospirose*; verläuft meist als hochfieberhafte grippeähnliche Erkrankung; am häufigsten ist die durch Leptospira* grippotyphosa hervorgerufene Form; Ⓔ *mud fever, marsh fever, autumn fever, field fever, swamp fever, slime fever, seven-day fever*

Ern|te|krät|ze *f*: ***Syn:*** *Heukrätze, Sendlinger Beiß, Giesinger Beiß, Herbstbeiße, Herbstkrätze, Gardnerbeiß, Trombidiose, Trombidiosis, Erythema autumnale*; durch Milben der Gattung Trombicula verursachte heftig juckende Dermatose* mit Quaddelbildung; Ⓔ *trombiculiasis, trombidiiasis, trombidiosis*

Ern|te|mil|be *f*: Erreger der Erntekrätze*; Ⓔ *harvest mite, Trombicula autumnalis*

Er|öff|nungs|pe|ri|o|de *f*: Zeitraum vom Wehenbeginn bis zur vollständigen Eröffnung des Muttermundes; Ⓔ *stage of dilatation, first stage (of labor)*

Er|öff|nungs|we|hen *pl*: sich langsam steigernde Wehen während der Eröffnungsperiode*; Ⓔ *dilating pains*

E-Ro|set|ten|test *m*: immunologische Technik zur Darstellung von T-Lymphozyten mit Schaferythrozyten; Ⓔ *E rosette assay, erythrocyte rosette assay*

E|ro|sio *f, pl* **-si|o|nes**: → *Erosion*

Erosio corneae: ***Syn:*** *Hornhauterosion*; Epitheldefekt der Augenhornhaut; Ⓔ *corneal erosion*

Erosio portionis: ***Syn:*** *Portioerosion, Erosio vera, Erosio simplex*; oberflächlicher Epitheldefekt des Muttermundes; Ⓔ *exocervical erosion*

Erosio simplex: → *Erosio portionis*

Erosio vera: → *Erosio portionis*

E|ro|si|on *f*: ***Syn:*** *Erosio*; oberflächlicher Haut- oder Schleimhautdefekt; Ⓔ *erosion*

E|ro|to|ma|nie *f*: ***Syn:*** *Liebestollheit, Hypererosie*; übermäßig gesteigerter Sexualtrieb; Ⓔ *erotomania, eroticomania*

e|ro|to|phob *adj*: Erotophobie betreffend, durch sie gekennzeichnet; Ⓔ *relating to or marked by erotophobia, erotophobic*

E|ro|to|pho|bie *f*: krankhafte Angst vor körperlicher Liebe oder Sexualität; Ⓔ *irrational fear of sexual feelings and their physical expression, erotophobia*

er|ra|tisch *adj*: (im Körper) umherwandernd; Ⓔ *erratic*

Er|re|ger|wech|sel *m*: Auftreten eines anderen Erregers im Verlauf einer Infektionskrankheit; Ⓔ *change of pathogens*

Er|re|gungs|bil|dungs|stö|rung *f*: Störung der normalen Erregungsbildung im Sinusknoten*; Ⓔ *excitation disturbance*

Er|re|gungs|lei|tungs|stö|rung *f*: ***Syn:*** *Leitungsstörung*; den Herzrhythmus beeinträchtigende Störung des Erregungsleitungssystems des Herzens; Ⓔ *disturbance in conduction*

Er|re|gungs|lei|tungs|sys|tem *nt*: ***Syn:*** *Reizleitungssystem*; spezifisches Gewebe der Herzmuskulatur, in dem die Erregung entsteht und auf die anderen Teile des Herzmuskels übertragen wird; Ⓔ *conducting system, conduction system*

Er|rö|tungs|furcht *f*: ***Syn:*** *Erythrophobie, Ereuthophobie*; krankhafte Angst vor dem Erröten; Ⓔ *irrational fear of blushing, erythrophobia, ereuthophobia*

Er|satz|kno|chen *pl*: Knochen, die durch Verknöcherung von knorpeligen Vorläufern entstehen; Ⓔ *cartilage bone, endochondral bone, replacement bone, substitution bone*

Er|satz|kno|chen|bil|dung *f*: ***Syn:*** *chondrale Ossifikation*; Ersatz von Knorpelgewebe durch Knochengewebe; Ⓔ *cartilaginous ossification*

Er|satz|mut|ter *f*: *Syn: Leihmutter, Surrogatmutter*; Frau, die ein künstlich befruchtetes Ei einer anderen Frau austrägt; Ⓔ *surrogate mother*

Er|satz|rhyth|mus *m*: Herzrhythmus bei Ausfall des Sinusknotens; Ⓔ *escape rhythm*

Er|satz|sy|sto|le *f*: bei Ausfall des Sinusrhythmus auftretende Extrasystole*; Ⓔ *escaped beat, escape beat, escape contraction, escaped contraction*

Er|schöp|fungs|de|li|ri|um *nt*: →*Erschöpfungspsychose*

Er|schöp|fungs|de|pres|si|on *nt*: depressive Reaktion bei extremer körperlicher oder psychischer Erschöpfung; Ⓔ *exhaustion depression*

Er|schöp|fungs|ir|re|sein *nt*: →*Erschöpfungspsychose*

Er|schöp|fungs|psy|cho|se *f*: *Syn: Erschöpfungsirresein, Erschöpfungsdelirium*; nur noch selten gebrauchte Bezeichnung für ein Erschöpfungssyndrom* nach extremer körperlicher oder geistiger Überanstrengung; Ⓔ *exhaustion psychosis*

Er|schöp|fungs|syn|drom, chro|ni|sches *nt*: *Syn: chronic fatigue syndrome, chronisches Müdigkeitssyndrom, chronisches Ermüdungssyndrom*; ätiologisch ungeklärtes Syndrom, das durch anhaltende oder rezidivierende Müdigkeit, Konzentrationsschwäche, Depressionen, Nachtschweiß u.ä. gekennzeichnet ist; ein Teil der Autoren vermutet einen Zusammenhang mit Virusinfekten [deshalb oft auch als **postvirale Müdigkeit** oder **myalgische Enzephalomyelitis** bezeichnet], während andere Autoren auf psychodynamische Faktoren verweisen [Stress, Zeitdruck, Erfolgszwang, oft bei selbstunsicheren, sensiblen, abhängigen Menschen]; Ⓔ *chronic fatigue syndrome*

Er|sti|ckung *f*: *Syn: Suffocatio*; Tod durch Unterbrechung der Sauerstoffzufuhr; je nach Ursache unterscheidet man **äußere Erstickung** [Verlegung der Atemwege, Sauerstoffmangel] und **innere Erstickung** [Blockade der Atmungskette bei Vergiftung]; Ⓔ *asphyxiation, asphyxia, suffocation*

Er|sti|ckungs|blu|tung *f*: *s.u. Bindehautblutung*; Ⓔ *suffocation bleeding, suffocation hemorrhage*

E-Ruhr|bak|te|ri|um *nt*: *Syn: Kruse-Sonne-Ruhrbakterium, Kruse-Sonne-Bakterium, Shigella sonnei*; nicht-toxinbildender Erreger der Sommerdiarrhö*; Ⓔ *Shigella sonnei, Shigella ceylonsis, Sonne bacillus, Sonne-Duval bacillus, Bacterium sonnei*

E|ruk|ta|ti|on *f*: *Syn: Ruktation*; Aufstoßen, Rülpsen; Ⓔ *belch, eructation, belching, ructus*

E|rup|tio *f, pl* **-ti|o|nes**: *Syn:* **Eruption**; Ausschlag, Hautausschlag; Ⓔ *eruption*

E|rup|ti|on *f*: **1.** Ausbruch, Hervortreten, Hervorbrechen **2.** Zahndurchbruch **3.** *Syn: Eruptio*; Ausschlag, Hautausschlag; Ⓔ **1.–3.** *eruption*

varizelliforme Eruption Kaposi: *Syn: Kaposi-Dermatitis, Eczema herpeticatum, Eccema herpeticatum, Eccema herpetiformis, Pustulosis acuta varicelliformis, Pustulosis acuta varioliformis*; meist bei Patienten mit endogenem Ekzem* auftretende disseminierte Aussaat von Herpes-simplex-Bläschen; Ⓔ *Kaposi's varicelliform eruption, eczema herpeticum*

E|rup|ti|ons|zys|te *f*: *Syn: Dentitionszyste*; Zyste über dem noch nicht durchgebrochenen Zahn; Ⓔ *eruption cyst*

e|rup|tiv *adj*: ausbrechend; von einem Ausschlag begleitet; Ⓔ *eruptive*

Er|wach|se|nen|hä|mo|glo|bin *nt*: *Syn: Hämoglobin A*; normales Hämoglobin* des Erwachsenen; besteht aus zwei Unterformen [Hämoglobin A_1, Hämoglobin A_2]; Ⓔ *hemoglobin A*

Er|war|tungs|angst *f*: Angst vor einem bestimmten Ereignis in der Zukunft; Ⓔ *anticipatory anxiety, expectation neurosis*

Er|war|tungs|wel|le *f*: *Syn: Bereitschaftspotenzial*; vor einer Willkürbewegung auftretendes Potenzial, das mit der Entwicklung eines Bewegungsprogramm assoziert wird; Ⓔ *readiness potential*

Er|wei|chungs|ne|kro|se *f*: *Syn: Kolliquationsnekrose*; Nekrose* mit Verflüssigung des Gewebes; Ⓔ *colliquative necrosis, liquefaction necrosis, liquefaction degeneration, colliquative degeneration*

Er|wei|chungs|zys|te *f*: Zystenbildung nach Erweichung und Nekrose des Gewebes; Ⓔ *colliquative cyst, liquefaction cyst*

E|ry|si|pel *f*: *Syn: Wundrose, Rose, Erysipelas, Streptodermia cutanea lymphatica*; durch β-hämolytische Streptokokken* verursachte akute Infektion der oberen Hautschichten mit Rötung und evtl. Blasenbildung [**Erysipelas vesiculosum; Erysipelas bullosum**]; manchmal Entwicklung einer Phlegmone* [**Erysipelas phlegmonosum**] oder Gangrän* [**Erysipelas gangraenosum**]; Ⓔ *rose, rose disease, fire, erysipelas, St. Anthony's fire*

E|ry|si|pe|las *f*: →*Erysipel*

E|ry|si|pe|lo|id *nt*: *Syn: Rosenbach-Krankheit, falsche Rose, Fischrose, Fischhändlerrotlauf, Rotlauf, Schweinerotlauf, Pseudoerysipel, Erythema migrans*; durch **Erysipelothrix rhusiopathiae** verursachte, meist die Finger/Hände betreffende schmerzlose, livide Entzündung; Ⓔ *Rosenbach's disease, erysipeloid, crab hand, pseudoerysipelas, rose disease, swine rotlauf, swine erysipelas, rotlauf*

e|ry|si|pe|lo|id *adj*: erysipelähnlich, in der Art einer Erysipel; Ⓔ *erysipelas-like, erysipelatous, erysipeloid*

E|ry|si|pe|lo|thrix *f*: Gattung gramnegativer, unbeweglicher Stäbchenbakterien; Ⓔ *Erysipelothrix*

E|ry|them *nt*: →*Erythema*

E|ry|the|ma *nt, pl* **-ma|ta**: *Syn: Erythem*; (entzündliche) Hautrötung; Ⓔ *erythema*

Erythema arthriticum epidemicum: *Syn: Rattenbisskrankheit, Rattenbissfieber II, atypisches Rattenbissfieber, Bakterienrattenbissfieber, Streptobazillenrattenbissfieberr, Haverhill-Fieber*; durch Rattenbisse oder verdorbene Lebensmittel übertragene Infektionskrankheit durch **Streptobacillus moniliformis**; verläuft hochfieberhaft mit Befall mehrerer Gelenke; Ⓔ *rat-bite disease, Haverhill fever, rat-bite fever, epidemic arthritic erythema*

Erythema autumnale: *Syn: Heukrätze, Erntekrätze, Sendlinger Beiß, Giesinger Beiß, Herbstbeiße, Herbstkrätze, Gardnerbeiß, Trombidiose, Trombidiosis*; durch Milben der Gattung Trombicula verursachte heftig juckende Dermatose* mit Quaddelbildung; Ⓔ *trombiculiasis, trombidiiasis, trombidiosis*

Erythema bullosum vegetans: *Syn: Neumann-Krankheit, Pemphigus vegetans, Pyostomatitis vegetans*; Mund und Naseneingang betreffende, schmerzhafte Entzündung mit Eiterbläschen und Geschwürsbildung; Ⓔ *Neumann's disease*

Erythema caloricum: *Syn: Hitzeerythem*; durch Wärmeeinwirkung verursachtes Erythem; Ⓔ *toasted shins, erythema caloricum*

Erythema chronicum migrans: *Syn: Wanderröte*; nach Zeckenbiss entstehendes, sich langsam ausbreitendes Erythem; Ⓔ *erythema chronicum migrans*

Erythema contusiforme: →*Erythema nodosum*

Erythema elevatum diutinum: ätiologisch ungeklärte, chronische Erkrankung mit entzündlichen Papeln, Knoten und Knötchen; Ⓔ *Bury's disease, extracellular cholesterolosis, extracellular cholesterosis*

Erythema exsudativum multiforme: *Syn: Erythema multiforme, Kokardenerythem, Scheibenrose*; akut auftretendes Exanthem* mit kokardenförmigen Effloreszenzen; Ⓔ *Hebra's disease, Hebra's prurigo*

Erythema exsudativum multiforme majus: *Syn: Stevens-Johnson-Syndrom, Fiesinger-Rendu-Syndrom, Stevens-Johnson-Fuchs-Syndrom, Dermatostomatitis Baader, Ectodermose érosive pluriorificielle*; akut auftretendes, durch verschiedene Faktoren [Arzneimittel, Infektionen] hervorgerufenes Exanthem mit scheibenförmigen, rötlich-lividen Effloreszenzen und schwerer Störung des Allgemeinbefindens; Ⓔ *Johnson-Stevens disease, Stevens-Johnson syndrome*

Erythema glutaeale: → *Erythema papulosum posterosivum*

Erythema induratum: ***Syn:*** *Bazin-Krankheit, nodöses Tuberkulid*; i.d.R. jüngere Frauen betreffende Vaskulitis* der kleinen und mittleren Subkutangefäße mit knotigen Schwellungen; Ⓔ *Bazin's disease, nodular tuberculid*

Erythema induratum Bazin: ***Syn:*** *Bazin-Syndrom, nodöses Tuberkulid*; besonders im Winter auftretende blau-rote Infiltrate der Wadenhaut; Ⓔ *Bazin's disease, nodular tuberculid*

Erythema infectiosum: ***Syn:*** *Ringelröteln, fünfte Krankheit, Morbus quintus, Sticker-Krankheit, Megalerythem, Megalerythema epidemicum/infectiosum*; meist Kinder unter 14 Jahren betreffende Viruskrankheit [Parvovirus B 19] mit Krankheitsgefühl, Fieber und gitter- oder girlandenförmigen Erythemen der Extremitätenstreckseiten; Ⓔ *erythema infectiosum, Sticker's disease, fifth disease*

Erythema migrans: → *Erysipeloid*

Erythema multiforme: → *Erythema exsudativum multiforme*

Erythema nodosum: ***Syn:*** *Knotenrose, Dermatitis contusiformis, Erythema contusiforme*; infekt- oder medikamentenallergische Erkrankung mit Ausbildung schmerzhafter subkutaner Knoten an den Streckseiten der Unterschenkel und evtl. der Arme; Ⓔ *nodal fever, nodular tuberculid, erythema nodosum*

Erythema palmare: ***Syn:*** *Palmarerythem*; Rötung des Handtellers; Ⓔ *palmar erythema*

Erythema papulosum posterosivum: ***Syn:*** *Windeldermatitis, Dermatitis pseudosyphilitica papulosa, Dermatitis ammoniacalis, Dermatitis glutaealis infantum, Erythema glutaeale*; flächenhafte irritative Hautentzündung im Windelbereich; Ⓔ *diaper dermatitis, diaper erythema, diaper rash, nappy rash, napkin dermatitis, ammonia dermatitis, Jacquet's dermatitis, Jacquet's erythema*

Erythema solaris: ***Syn:*** *Dermatitis solaris, Dermatitis photoelectrica*; Sonnenbrand; Ⓔ *solar dermatitis, sunburn*

Erythema-migrans-Krankheit *f*: ***Syn:*** *Zeckenborreliose, Lyme-Krankheit, Lyme-Borreliose, Lyme-Disease*; meist durch Zecken, selten auch durch Stechmücken, übertragene Infektionskrankheit durch Borrelia* burgdorferi; i.d.R. kommt es zu unspezifischen Symptomen [Kopf-, Gliederschmerzen, Fieber, gastrointestinale Beschwerden], gefolgt von dermatologischen [Erythema* chronicum migrans], orthopädischen [Arthritis*, Arthralgie*] oder neurologischen Krankheitsbildern [Bannwarth-Syndrom*]; Ⓔ *Lyme disease, Lyme arthritis*

E|ry|the|ma|to|des *m*: → *Lupus erythematodes*

e|ry|the|ma|tös *adj*: Erythem betreffend, durch ein Erythem gekennzeichnet; Ⓔ *relating to or marked by erythema, erythematous*

E|ry|therm|al|gie *f*: → *Erythromelalgie*

Erythr-, erythr- *präf.*: → *Erythro-*

E|ry|thral|gie *f*: → *Erythromelalgie*

E|ry|thrä|mie *f*: ***Syn:*** *Osler-Krankheit, Osler-Vaquez-Krankheit, Vaquez-Osler-Syndrom, Morbus Vaquez-Osler, Polycythaemia rubra vera, Polycythaemia vera*; myeloproliferative Erkrankung mit Vermehrung der roten Blutkörperchen [Erythrozyten] im peripheren Blut; Ⓔ *Osler-Vaquez disease, Osler's disease, Vaquez's disease, Vaquez-Osler disease, erythremia, erythrocythemia, myelopathic polycythemia, leukemic erythrocytosis, primary polycythemia, splenomegalic polycythemia*

akute Erythrämie: ***Syn:*** *Di Guglielmo-Krankheit, Di Guglielmo-Syndrom, akute erythrämische Myelose, Erythroblastose des Erwachsenen, akute Erythromyelose*; Frühform der akuten myeloischen Leukämie* mit atypischen unreifen Erythroblasten im peripheren Blut; entweder Übergang in ein Erythroleukämie* oder reine Leukämie*; Ⓔ *Di Guglielmo syndrome, Di Guglielmo disease, acute erythremia, acute erythremic myelosis*

e|ry|thrä|misch *adj*: Erythrämie betreffend, von ihr betroffen oder gekennzeichnet, durch sie bedingt; Ⓔ *erythremic*

E|ry|thras|ma *nt*: ***Syn:*** *Zwergflechte Baerensprung, Baerensprung-Krankheit, Erythrasma intertriginosum*; durch **Corynebacterium minutissimum** verursachte intertriginöse, braunrote Plaques mit feiner Schuppung; Ⓔ *erythrasma, Baerensprung's erythrasma*

Erythro-, erythro- *präf.*: Wortelement mit der Bedeutung „rot/rötlich"; Ⓔ *erythrocytic, erythr(o)-*

E|ry|thro|blast *m*: ***Syn:*** *Erythrozytoblast*; kernhaltige Vorstufe der Erythrozyten; Ⓔ *chloroblast, erythroblast, erythrocytoblast, hemonormoblast*

E|ry|thro|blast|ä|mie *f*: ***Syn:*** *Erythroblastose*; Auftreten von Erythroblasten im peripheren Blut; Ⓔ *erythroblastemia, erythroblastosis*

e|ry|thro|blast|ä|misch *adj*: Erythroblastämie betreffend, von ihr betroffen oder durch sie bedingt; Ⓔ *relating to or marked byerythroblastemia, erythroblastemic*

E|ry|thro|blas|ten|an|ä|mie *f*: ***Syn:*** *Thalassaemia minor, familiäre Erythroblastenanämie*; mild verlaufende heterozygote Form der β-Thalassämie* mit Überproduktion von Hb A_2; Ⓔ *familial erythroblastic anemia*

E|ry|thro|blas|to|pe|nie *f*: ***Syn:*** *Erythroblastophthise*; Verminderung der Erythroblasten im Knochenmark; Ⓔ *erythroblastopenia*

E|ry|thro|blas|to|phthi|se *f*: → *Erythroblastopenie*

E|ry|thro|blas|to|se *f*: ***Syn:*** *Erythroblastämie*; Auftreten von Erythroblasten im peripheren Blut; Ⓔ *erythroblastemia, erythroblastosis*

Erythroblastose des Erwachsenen: ***Syn:*** *Di Guglielmo-Syndrom, akute Erythrämie, akute erythrämische Myelose, akute Erythromyelose*; Frühform der akuten myeloischen Leukämie* mit atypischen unreifen Erythroblasten im peripheren Blut; entweder Übergang in ein Erythroleukämie* oder reine Leukämie*; Ⓔ *Di Guglielmo disease, Di Guglielmo syndrome, acute erythremia, acute erythremic myelosis*

fetale Erythroblastose: ***Syn:*** *Neugeborenenerythroblastose, Morbus haemolyticus fetalis, Morbus haemolyticus neonatorum, Erythroblastosis fetalis*; immunhämolytische Anämie* von Feten oder Neugeborenen durch mütterliche Antikörper gegen die kindlichen Erythrozyten; meist [85 %] besteht eine ABO- oder Rhesusinkompatibilität; Ⓔ *fetal erythroblastosis, hemolytic anemia of the newborn, hemolytic disease of the newborn*

E|ry|thro|blas|to|sis *f, pl* **-ses:** → *Erythroblastose*

Erythroblastosis fetalis: → *fetale Erythroblastose*

E|ry|thro|cu|pre|in *nt*: ***Syn:*** *Hyperoxiddismutase, Superoxiddismutase, Hämocuprein*; in Erythrozyten vorhandenes Enzym, das Superoxid-Ionen abbaut; Ⓔ *erythrocuprein, hemocuprein, hepatocuprein, superoxide dismutase, cytocuprein*

E|ry|thro|cy|a|no|sis *f, pl* **-ses:** ***Syn:*** *Erythrozyanose*; flächenhafte, rötlich-bläuliche Erytheme mit teigigem Infiltrat; als **Erythrocyanosis crurum puellarum (Klingmüller)** Befall v.a. der Unterschenkel adipöser Mädchen; Ⓔ *erythrocyanosis*

E|ry|thro|der|ma *f*: → *Erythrodermie*

E|ry|thro|der|ma|ti|tis *f, pl* **-ti|ti|den:** → *Erythrodermie*

E|ry|thro|der|mia *f*: → *Erythrodermie*

Erythrodermia desquamativa Leiner: ***Syn:*** *Leiner-Dermatitis, Säuglingsschälflechte, Leiner-Erythrodermie*; Säuglinge und Kleinkinder betreffende schwerste Form des seborrhoischen Ekzems*; Ⓔ *Leiner's disease*

Erythrodermia psoriatica: ***Syn:*** *psoriatische Erythrodermie, Psoriasis erythrodermica*; durch eine große Körperflächen umfassende Erythrodermie gekennzeichnete Form der Psoriasis* vulgaris; Ⓔ *exfoliative psoriasis, erythrodermic psoriasis*

E|ry|thro|der|mie *f*: ***Syn:*** *Erythroderma, Erythrodermia, Erythrodermatitis*; großflächige entzündliche Rötung der Haut; Ⓔ *erythroderma, erythrodermatitis, erythrodermia*

psoriatische Erythrodermie: ***Syn:*** *Erythrodermia psoriatica, Psoriasis erythrodermica*; durch eine große Körperflächen umfassende Erythrodermie gekennzeichnete Form der Psoriasis* vulgaris; Ⓔ *exfoliative psoriasis, erythrodermic psoriasis*

E|ry|thro|don|tie *f*: rot-braune Färbung der Zähne bei Porphyrie*; Ⓔ *erythrodontia*

e|ry|thro|gen *adj*: **1.** ein Erythem verursachend **2.** ***Syn:*** *erythrozytogen*; erythrozytenbildend; Ⓔ **1.** *erythemogenic* **2.** *erythrogenic, erythrocytopoietic*

E|ry|thro|ge|ne|se *f*: →*Erythropoese*

E|ry|thro|ka|ta|ly|se *f*: Erythrozytenabbau; Ⓔ *erythrokatalysis, erythrocatalysis*

E|ry|thro|ki|ne|tik *f*: Erfassung des Erythrozytenumsatzes im Körper; Ⓔ *erythrokinetics*

E|ry|thro|kla|sie *f*: Erythrozytenfragmentierung; Ⓔ *hemoclasia, hemoclasis, erythroclasis*

e|ry|thro|klas|tisch *adj*: Erythroklasie betreffend; Ⓔ *relating to or marked by hemoclasia/erythroclasis, erythroclastic*

E|ry|thro|leuk|ä|mie *f*: akute Leukämie* mit starker Vermehrung der erythrozytopoetischen Zellen im Knochenmark; Ⓔ *erythrocytic leukemia, erythroleukemia, Blumenthal's disease*

E|ry|thro|leu|ko|blas|to|se *f*: →*Erythroleukose*

E|ry|thro|leu|ko|se *f*: ***Syn:*** *Erythroleukoblastose*; durch das Auftreten unreifer Vorstufen, sowohl der erythrozytären als auch der leukozytären Reihe gekennzeichnete Erkrankung; oft gleichgesetzt mit Erythroleukämie*; Ⓔ *erythroleukosis*

E|ry|thro|ly|se *f*: ***Syn:*** *Erythrozytolyse*; Auflösung der roten Blutkörperchen, Erythrozytenauflösung; Ⓔ *erythrocytolysis, erythrolysis*

E|ry|thro|mel|al|gie *f*: ***Syn:*** *Gerhardt-Syndrom, Mitchell-Gerhardt-Syndrom, Weir-Mitchell-Krankheit, Akromelalgie, Erythralgie, Erythermalgie*; ätiologisch ungeklärte, anfallsartige Hyperämie* der Akren nach Wärmeexposition; Ⓔ *erythralgia, erythromelalgia, erythremomelalgia, Gerhardt's disease, Mitchell's disease, Weir-Mitchell's disease, red neuralgia*

E|ry|thro|me|lie *f*: blau-scharze Färbung der Haut der Akren bei atrophischer Dermatitis*; Ⓔ *erythromelia*

E|ry|thro|my|cin *nt*: von **Streptomyces erythreus** gebildetes Makrolid-Antibiotikum mit begrenztem Wirkungsspektrum; Ⓔ *erythromycin*

E|ry|thro|my|e|lo|se *f*: durch das Auftreten von Erythroblasten und Myeloblasten im peripheren Blut gekennzeichnete Erkrankung; Ⓔ *erythremic myelosis*

akute Erythromyelose: ***Syn:*** *akute Erythrämie, akute erythrämische Myelose, Erythroblastose des Erwachsenen, Di Guglielmo-Krankheit, Di Guglielmo-Syndrom*; Frühform der akuten myeloischen Leukämie* mit atypischen unreifen Erythroblasten im peripheren Blut; entweder Übergang in ein Erythroleukämie* oder reine Leukämie*; Ⓔ *Di Guglielmo syndrome, Di Guglielmo disease, acute erythremia, acute erythremic myelosis*

E|ry|thro|ne|o|zy|to|se *f*: Auftreten unreifer Erythrozytenvorstufen im peripheren Blut; Linksverschiebung* des roten Blutbildes; Ⓔ *erythroneocytosis*

E|ry|thro|pa|thie *f*: ***Syn:*** *Erythrozytopathie*; Erkrankung mit Auftreten pathologischer Erythrozytenformen; Ⓔ *erythropathy*

E|ry|thro|pe|nie *f*: ***Syn:*** *Erythrozytopenie*; Verminderung der Erythrozyten im peripheren Blut, Erythrozytenmangel; Ⓔ *erythropenia, erythrocytopenia*

E|ry|thro|pha|gen *pl*: ***Syn:*** *Erythrozytophagen*; Erythrozyten abbauende Makrophagen; Ⓔ *erythrophages*

E|ry|thro|pha|gie *f*: →*Erythrophagozytose*

e|ry|thro|pha|gisch *adj*: Erythrophagozytose betreffend; Ⓔ *erythrocytophagous, erythrophagous*

E|ry|thro|pha|go|zy|to|se *f*: ***Syn:*** *Erythrophagie*; Erythrozytenabbau durch spezialisierte Makrophagen [Erythrophagen]; physiologisch im Rahmen der Erythrozytenmauserung, aber auch verstärkt bei z.B. immunhämolytischer Anämie*; Ⓔ *erythrocytophagy, erythrophagia, erythrophagocytosis*

e|ry|thro|pha|go|zy|to|tisch *adj*: Erythrophagozytose betreffend, mittels Erythrophagozytose; Ⓔ *relating to or marked byerythrophagocytosis, erythrophagocytotic*

e|ry|thro|phil *adj*: mit besonderer Affinität zu roten Farbstoffen; Ⓔ *erythrophilic, erythrophil, erythrophilous*

e|ry|thro|phob *adj*: **1.** Errötungsfurcht/Erythrophobie betreffend, durch sie gekennzeichnet **2.** Rotangst/Erythrophobie betreffend, durch sie gekennzeichnet; Ⓔ **1.** *erythrophobic* **2.** *erythrophobic*

E|ry|thro|pho|bie *f*: **1.** ***Syn:*** *Errötungsfurcht, Ereuthophobie*; krankhafte Angst vor dem Erröten **2.** ***Syn:*** *Rotangst*; krankhafte Angst vor roter Farbe; Ⓔ **1.** *irrational fear of blushing, erythrophobia, ereuthophobia* **2.** *irrational fear of red colors, erythrophobia, ereuthophobia*

E|ry|thro|pie *m*: →*Erythropsie*

E|ry|thro|pla|kia por|ti|o|nis *f*: →*Erythroplakie*

E|ry|thro|pla|kie *f*: ***Syn:*** *Erythroplakia portionis*; roter Schleimhautfleck am Muttermund; Ⓔ *erythroplakia*

E|ry|thro|pla|sie Queyrat *f*: ***Syn:*** *Queyrat-Syndrom*; als Präkanzerose* aufgefasste Veränderung der Mund- oder Lippenschleimhaut oder der Haut von Penis und Vulva; Ⓔ *erythroplasia of Queyrat*

E|ry|thro|po|e|se *f*: ***Syn:*** *Erythrogenese, Erythrozytogenese, Erythropoiese, Erythrozytopoese*; Bildung der roten Blutkörperchen, Erythrozytenbildung; Ⓔ *erythropoiesis, erythrocytopoiesis*

E|ry|thro|po|e|tin *nt*: ***Syn:*** *Epoetin, Erythropoietin, erythropoetischer Faktor, Hämatopoietin, Hämopoietin*; in der Niere gebildetes Zytokin*, das die Bildung der roten Blutkörperchen anregt; Ⓔ *hemopoietin, hematopoietin, erythropoietin, erythropoietic stimulating factor*

e|ry|thro|po|e|tisch *adj*: →*erythropoietisch*

E|ry|thro|po|i|e|se *f*: →*Erythropoese*

E|ry|thro|po|i|e|tin *nt*: →*Erythropoetin*

E|ry|thro|pros|op|al|gie *f*: ***Syn:*** *Bing-Horton-Syndrom, Bing-Horton-Neuralgie, Horton-Neuralgie, Cephalaea histaminica, Histaminkopfschmerz, cluster headache, Horton-Syndrom*; streng halbseitig auftretende Schmerzattacken im Augen-Stirn-Schläfen-Bereich mit Rötung des Auges, Tränenfluss und anderen Symptomen; Ⓔ *erythroprosopalgia, cluster headache, histamine headache, histamine cephalalgia, migrainous neuralgia, Horton's headache, Horton's cephalgia, Harris' migrainous neuralgia, Horton's disease, Horton's syndrome*

E|ry|throp|sie *f*: ***Syn:*** *Rotsehen, Erythropie*; Form der Chromatopsie*, bei der alle Objekte rot erscheinen; Ⓔ *erythropsia, erythropia, red vision*

E|ry|thro|pyk|no|se *f*: Pyknose* bei kernhaltigen Erythrozyten; Ⓔ *erythropyknosis*

E|ry|thror|rhe|xis *f*: ***Syn:*** *Erythrozytorrhexis*; Ruptur von Erythrozyten; Ⓔ *erythrocytorrhexis, erythrorrhexis*

E|ry|thro|se *f*: Aldotetrose*, deren Phosphatderivat [**Erythrose-4-phosphat**] als Zwischenprodukt im Pentosephosphatzyklus* auftritt; Ⓔ *erythrose*

E|ry|thro|sis *f, pl* **-ses**: flächenhafte, rötliche Hautverfärbung; Ⓔ *erythrosis*

Erythrosis interfollicularis colli: Rötung der interfollikulären Haut der lichtexponierten Areale im Hals- und Nackenbereich; Ⓔ *stippled skin, erythrosis interfollicularis colli*

E|ry|thro|xy|lin *nt*: *Syn: Cocain, Kokain*; unter das Betäubungsmittelgesetz fallendes, in Cocablättern enthaltenes Alkaloid, das nur noch als Lokalanästhetikum verwendet wird; Ⓔ *cocain, cocaine, benzoylmethylecgonine*

E|ry|thro|xy|lum co|ca *nt*: *s.u. Cocablätter*; Ⓔ *coca leaves, Erythroxylum coca*

E|ry|thro|zy|a|no|se *f*: → *Erythrocyanosis*

e|ry|thro|zy|a|no|tisch *adj*: Erythrozyanose betreffend, von ihr betroffen oder gekennzeichnet, durch sie bedingt; Ⓔ *relating to or caused by erythrocyanosis, erythrocyanotic*

e|ry|thro|zy|tär *adj*: Erythrozyten betreffend; Ⓔ *relating to erythrocyte(s), erythrocytic*

E|ry|thro|zy|ten *pl*: *Syn: rote Blutzellen, rote Blutkörperchen*; scheibenförmige kernlose Blutzellen, die Hämoglobin enthalten und den Sauerstoff von der Lunge zu den Geweben transportieren; Ⓔ *erythrocytes, normocytes, normoerythrocytes, colored corpuscles, red blood cells, red blood corpuscles*

E|ry|thro|zy|ten|au|to|sen|si|bi|li|sie|rung *f*: *Syn: autoerythrozytäre Purpura, Syndrom der blauen Flecken, schmerzhafte Ekchymosen-Syndrom, painful bruising syndrome*; fast ausschließlich bei Frauen auftretendes Syndrom mit rezidivierenden schmerzhaften Hautblutungen; neben einer allergischen Genese [Autoantikörper gegen Erythrozyten] wird auch eine psychogene Auslösung [Konversionsneurose*] diskutiert; Ⓔ *Gardner-Diamond syndrome, autoerythrocyte sensitization syndrome, erythrocyte autosensitization syndrome, painful bruising syndrome*

E|ry|thro|zy|ten|kon|zen|trat *nt*: *s.u. Blutkörperchenkonzentrat*; Ⓔ *packed blood cells, packed red cells, packed human blood cells, packed human red cells*

E|ry|thro|zy|ten|re|sis|tenz *f*: Widerstandsfähigkeit der Erythrozyten, z.B. gegen mechanische Belastung; Ⓔ *erythrocyte fragility, erythrocyte resistance, fragility of blood*

osmotische Erythrozytenresistenz: Widerstandsfähigkeit der Erythrozyten gegen Osmose; wird in hypotonen Kochsalzlösungen bestimmt; vermindert bei verschiedenen hämatologischen Krankheitsbildern [Kugelzellanämie, perniziöse Anämie]; Ⓔ *osmotic erythrocyte fragility, osmotic fragility*

E|ry|thro|zy|ten|sen|kungs|re|ak|tion *f*: *Syn: Blutkörperchensenkungsgeschwindigkeit, Blutsenkung, Blutkörperchensenkung*; Bestimmung der Sedimentationsgeschwindigkeit von Erythrozyten in ungerinnbar gemachtem Blut; die Blutkörperchensenkung ist ein unspezifischer Parameter, der bei Entzündungen und Tumoren erhöht sein kann; Ⓔ *erythrocyte sedimentation reaction, erythrocyte sedimentation rate, sedimentation time, sedimentation reaction*

E|ry|thro|zy|ten|vo|lu|men *nt*: Gesamtvolumen der Erythrozyten im zirkulierenden Blut; Ⓔ *red cell volume*

E|ry|thro|zy|ten|zahl *f*: *Syn: Erythrozytenzählung*; Bestimmung der Anzahl von Erythrozyten in einem bestimmten Blutvolumen; Ⓔ *red blood count, erythrocyte count, red cell count, erythrocyte number*

E|ry|thro|zy|ten|zäh|lung *f*: → *Erythrozytenzahl*

E|ry|thro|zyt|hä|mie *f*: *Syn: Erythrozytose*; Anstieg der Erythrozytenzahl auf Werte außerhalb des Normalbereichs; Ⓔ *erythrocythemia, erythrocytosis, hypercythemia, hypererythrocythemia*

e|ry|thro|zyt|hä|misch *adj*: Erythrozythämie betreffend, durch sie gekennzeichnet; Ⓔ *relating to or marked by erythrocythemia, erythrocythemic*

E|ry|thro|zy|to|blast *m*: *Syn: Erythroblast*; kernhaltige Vorstufe der Erythrozyten; Ⓔ *erythroblast, erythrocytoblast, chloroblast*

e|ry|thro|zy|to|gen *adj*: *Syn: erythrogen*; erythrozytenbildend; Ⓔ *erythrogenic, erythrocytopoietic*

E|ry|thro|zy|to|ge|ne|se *f*: → *Erythropoese*

E|ry|thro|zy|to|ly|se *f*: → *Erythrolyse*

E|ry|thro|zy|to|pa|thie *f*: *Syn: Erythropathie*; Erkrankung mit Auftreten pathologischer Erythrozytenformen; Ⓔ *erythropathy*

E|ry|thro|zy|to|pe|nie *f*: *Syn: Erythropenie*; Verminderung der Erythrozyten im peripheren Blut, Erythrozytenmangel; Ⓔ *erythropenia, erythrocytopenia*

E|ry|thro|zy|to|pha|gen *pl*: *Syn: Erythrophagen*; Erythrozyten abbauende Makrophagen; Ⓔ *erythrophages*

E|ry|thro|zy|to|po|e|se *f*: → *Erythropoese*

E|ry|thro|zy|tor|rhe|xis *f*: *Syn: Erythrorrhexis*; Ruptur von Erythrozyten; Ⓔ *erythrocytorrhexis, erythrorrhexis*

E|ry|thro|zy|to|se *f*: *Syn: Erythrozythämie*; Anstieg der Erythrozytenzahl auf Werte außerhalb des Normalbereichs; Ⓔ *erythrocythemia, erythrocytosis, hypercythemia, hypererythrocythemia*

E|ry|thro|zyt|u|rie *f*: Erythrozytenausscheidung im Harn; Ⓔ *erythrocyturia, hematocyturia*

E|ryth|ru|rie *f*: Ausscheidung von rötlichem Harn; Ⓔ *erythruria*

Es|cha|ro|to|mie *f*: Inzision von Verbrennungsschorf; Ⓔ *escharotomy*

Escherich-Bakterium *nt*: → *Escherichia coli*

E|sche|ri|chia *f*: Gattung gramnegativer Stäbchenbakterien der Familie Enterobacteriaceae*; Ⓔ *Escherichia*

Escherichia coli: *Syn: Escherich-Bakterium, Colibakterium, Colibazillus, Kolibazillus, Bacterium coli*; plumpe, peritrich begeißelte Stäbchen, die zur normalen Darmflora gehören; Erreger einer Reihe intestinaler [Säuglingsenteritis, Reisediarrhö] und extraintestinaler [Harnwegsinfekte, Meningitis] Infektionskrankheiten; serologisch lassen sich vier Stämme unterscheiden: **enterohämorrhagische, enteroinvasive, enteropathogene** und **enterotoxische Escherichia coli**; Ⓔ *colon bacillus, colibacillus, coli bacillus, Escherich's bacillus, Bacterium coli, Escherichia coli*

E|se|rin *nt*: *Syn: Physostigmin*; in der Calabarbohne [**Physostigma venenosum**] vorkommendes Alkaloid; Ursache der Physostigminvergiftung; Ⓔ *eserine, physostigmine*

E|se|ris|mus *m*: *Syn: Physostigminismus*; Physostigminvergiftung durch Verzehr von Calabarbohnen; Ⓔ *physostigminism*

Esmarch-Blutleere *f*: Ausstreichen des Blutes und Abbindung der Blutzufuhr einer Extremität zur Erzielung von Blutleere; Ⓔ *Esmarch's method*

Esmarch-Handgriff *m*: → *Esmarch-Heiberg-Handgriff*

Esmarch-Heiberg-Handgriff *m*: *Syn: Esmarch-Handgriff*; Anheben und und Vorschieben des Unterkiefers zur Freimachung der Atemwege; Ⓔ *Heiberg-Esmarch maneuver*

Eso-, eso- *präf.*: Wortelement mit der Bedeutung „nach innen/hinein"; Ⓔ *into, towards the inside, eso-*

E|so|pho|rie *f*: *Syn: Endophorie, Strabismus convergens latens*; latentes Einwärtsschielen; Ⓔ *esophoria, esodeviation*

e|so|trop *adj*: Esotropie betreffend, von ihr gekennzeichnet, nach innen schielend; Ⓔ *relating to or marked by esotropia, esotropic*

E|so|tro|pie *f*: *Syn: Strabismus convergens/internus*; Einwärtsschielen; Ⓔ *esotropia, esodeviation, internal squint, internal strabismus, convergent squint, convergent strabismus, cross-eye, crossed eyes*

Es|pun|dia *f*: *Syn: südamerikanische Haut-Schleimhaut-*

leishmaniase, mukokutane Leishmaniase Südamerikas; durch Leishmania* brasiliensis hervorgerufene Hautleishmaniose* mit späterem Übergreifen auf die Schleimhaut von Mund, Nase, Rachen und Kehlkopf; Ⓔ *mucocutaneous leishmaniasis, naso-oral leishmaniasis, espundia*

ESR-Spektroskopie *f*: →*Elektronenspinresonanzspektroskopie*

Ess-Brechsucht *f*: ***Syn:*** *Bulimia nervosa, Bulimarexie, Fress-Kotzsucht*; isoliert oder zusammen mit **Anorexia nervosa** auftretende Essstörung, die durch abwechselndes exzessives Essen [**Fressattacke**] und folgendes selbst herbeigeführtes Erbrechen charakterisiert ist; Ⓔ *hyperorexia, bulimia, boulimia*

es|sen|ti|ell *adj*: →*essenziell*

es|sen|zi|ell *adj*: **1.** wesentlich, lebensnotwendig **2.** ***Syn:*** *idiopathisch, primär*; ohne erkennbare Ursache (entstanden), unabhängig von anderen Krankheiten; Ⓔ **1.** *essential* **2.** *essential, idiopathic, primary*

Es|sig|bak|te|ri|en *pl*: →*Essigsäurebakterien*

Es|sig|säu|re *f*: ***Syn:*** *Äthansäure, Ethansäure, Acidum aceticum*; organische Säure; wichtiges Zwischenprodukt des Kohlenhydrat- und Fettstoffwechsels; Ⓔ *acetic acid, ethanoic acid*

aktivierte Essigsäure: →*Acetylcoenzym A*

Es|sig|säu|re|bak|te|ri|en *pl*: ***Syn:*** *Essigbakterien, Acetobacter*; essigsäurebildende Bakterien ohne medizinische Bedeutung; Ⓔ *vinegar bacteria, Acetobacter*

Ess|sucht *f*: ***Syn:*** *Heißhunger, Fresssucht, Hyperorexie, Bulimie, Bulimia*; übermäßiges Essen, das nicht von einem Hungergefühl ausgelöst wird; Ⓔ *boulimia, bulimia, hyperorexia, hyperphagia*

Es|ter *m*: organische Vernindung, die durch Wasserabspaltung aus Alkohol und Säure gebildet wird; Ⓔ *ester*

Es|te|ra|se *f*: ***Syn:*** *Esterhydrolase*; Hydrolase*, die die Esterbindung spaltet; Ⓔ *esterase*

Es|te|ra|se|hem|mer *m*: →*Esteraseinhibitor*

Es|te|ra|se|in|hi|bi|tor *m*: ***Syn:*** *Esterasehemmer*; die Aktivität einer Esterase* hemmende Substanz; Ⓔ *esterase inhibitor*

Es|ter|hy|dro|la|se *f*: →*Esterase*

Es|ter|hy|dro|ly|se *f*: hydrolytische Esterspaltung; Ⓔ *esterolysis*

Estlander-Lippenplastik *f*: ***Syn:*** *Estlander-Plastik*; Vergrößerung der Unterlippe; Ⓔ *Estlander flap*

Estlander-Operation *f*: Teilentfernung von Rippen zur Beseitung von Empyemhöhlen im Pleuraraum; Ⓔ *Estlander's operation*

Es|tra|di|ol *nt*: ***Syn:*** *Östradiol*; im Eierstock gebildetes, stärkstes natürliches Östrogen; Ⓔ *estradiol, agofollin, dihydrofolliculin, dihydrotheelin*

Es|tri|ol *nt*: ***Syn:*** *Östriol*; nur schwach wirksames Zwischen- und Ausscheidungsprodukt von Estradiol* und Estron*; Ⓔ *estriol, trihydroxyesterin*

Es|tron *nt*: ***Syn:*** *Östron, Follikulin, Folliculin*; neben Estradiol* zweitwichtigtes, natürliches Östrogen; Ⓔ *estrone, oestrone, ketohydroxyestrin*

E|ta|gen|naht *f*: schichtweises Vernähen einer Operationswunde; Ⓔ *closure in (anatomic) layers*

E|tham|bu|tol *nt*: wichtiges Tuberkulostatikum*; Ⓔ *ethambutol*

E|tha|nal *nt*: ***Syn:*** *Azetaldehyd, Acetaldehyd, Äthanal*; im Intermediärstoffwechsel entstehender Aldhyd mit stechendem Geruch; Ⓔ *acetaldehyde, acetic aldehyde, ethaldehyde, ethanal, ethylaldehyde, aldehyde*

E|tha|nol *m*: ***Syn:*** *Äthanol, Äthylalkohol, Ethylalkohol, Weingeist, Alkohol*; bei der Gärung von Kohlenhydraten entstehender Alkohol, der mit Wasser mischbar ist; Ⓔ *ethyl alcohol, ethanol, alcohol, spirit*

E|than|säu|re *f*: →*Essigsäure*

E|ther *m*: **1.** ***Syn:*** *Äther*; chemische Verbindung mit der allgemeinen Formel R_1–O–R_2, wobei R für Alkylrest steht; meist leicht flüchtige Substanzen, die als Lösungsmittel verwendet werden **2.** ***Syn:*** *Äther, Diäthyläther, Diethylether*; durch Wasserabspaltung aus zwei Ethylalkoholmolekülen gewonnene, klare, berauschende Flüssigkeit, die früher als Narkosemittel [**Aether pro narcosi**] verwendet wurde; Ⓔ **1.** *ether* **2.** *diethyl ether, ether*

Tab. 10. Ethanol. Zu erwartende Blutalkoholkonzentration

Körpergewicht [kg]	Reduktionsgewicht [kg]	Zugeführte Alkoholmenge [g]				Stündlicher Alkoholabbau
50	35	3,5	10,5	14	28	5,5
55	38,5	3,8	11,4	15	30	6
60	42	4,2	12,6	17	34	6,6
65	45,5	4,5	13,5	18	36	7,1
70	49	4,9	14,1	19,5	40	7,7
75	52,5	5,2	15,6	21	42	8,2
80	56	5,6	16,8	22,5	45	9,8
85	59,5	5,9	17,9	23,5	47	9,3
90	63	6,3	18,6	25	50	9,9
95	66,5	6,6	20	26,6	53	10,5
100	70	7,0	21	28	56	11
Resultierende Blutalkoholkonzentration [‰]		0,1	0,3	0,4	0,8	

E|thi|nyl|es|tra|di|ol *nt*: ***Syn:*** *Äthinylöstradiol*; hochwirksames synthetisches Östrogen; Ⓔ *ethinyl estradiol*

eth|mo|fron|tal *adj*: Siebbein und Stirnbein/Os frontale betreffend oder verbindend; Ⓔ *relating to both ethmoid and frontal bones, ethmofrontal*

Eth|moid *nt*: ***Syn:*** *Siebbein, Os ethmoidale*; zwischen den beiden Augenhöhlen liegender Schädelbasisknochen; Ⓔ *ethmoid*

eth|mo|i|dal *adj*: Siebbein/Os ethmoidale betreffend; Ⓔ *relating to the ethmoid bone, ethmoidal, ethmoid*

Eth|mo|i|dek|to|mie *f*: Siebbeinausräumung; Ⓔ *ethmoidectomy*

Eth|mo|i|di|tis *f, pl* **-ti|den**: **1.** ***Syn:*** *Siebbeinentzündung*; Entzündung des Siebbeins/Os ethmoidale **2.** ***Syn:*** *Siebbeinzellenentzündung, Sinusitis ethmoidalis*; Entzündung der Siebbeinzellen/Cellulae ethmoidales; Ⓔ **1.** *inflammation of the ethmoid bone, ethmoidal sinusitis, ethmoiditis* **2.** *inflammation of the ethmoid sinuses, ethmoidal sinusitis, ethmoiditis*

eth|mo|i|di|tisch *adj*: Ethmoiditis betreffend, von ihr betroffen oder gekennzeichnet; Ⓔ *relating to or marked by ethmoiditis, ethmoiditic*

Eth|mo|i|do|to|mie *f*: operative Eröffnung der Siebbeinzellen; Ⓔ *ethmoidotomy*

Ethno-, ethno- *präf.*: Wortelement mit der Bedeutung „Volk"; Ⓔ *ethnic, ethno-*

Eth|no|lo|gie *f*: Völkerkunde; Ⓔ *ethnology, ethnics*

E|tho|lo|gie *f*: (vergleichende) Verhaltensforschung; Ⓔ *ethology*

e|tho|lo|gisch *adj*: Ethologie betreffend; Ⓔ *relating to ethology, ethological*

E|thyl|al|ko|hol *m*: →*Ethanol*

Ethyl-4-aminobenzoat *nt*: ***Syn:*** *Benzocain*; Lokalanästhetikum*; Ⓔ *benzocaine, ethyl aminobenzoate*

E|thyl|en|di|a|min|te|tra|es|sig|säu|re *f*: ***Syn:*** *Äthylendiamintetraessigsäure, Edetinsäure*; organische Säure, die als Chelatbildner im Labor und bei Schwermetallvergiftungen verwendet wird; Ⓔ *ethylenediaminetetraace-*

tic acid, edetic acid, edethamil

E|thyl|en|i|mi|ne *pl*: *Syn: Äthylenimine*; zu den alkylierenden Substanzen gehörende Zytostatika; Ⓔ *ethylene-imines*

E|thyl|en|o|xid *nt*: *Syn: Äthylenoxid*; farbloses Gas, das zur Sterilization hitzeempfindlicher Produkte verwendet wird; Ⓔ *ethylene oxide*

E|to|po|sid *nt*: zu den Mitosegiften gehörendes Zytostatikum; Ⓔ *etoposide*

Eu-, eu- *präf.*: Wortelement mit der Bedeutung „gut/gesund/normal/regelrecht"; Ⓔ *eu-*

Eu|bac|te|ri|a|les *pl*: nicht mehr übliche Bezeichnung für echte Bakterien; Ⓔ *Eubacteriales*

Eu|cal|yp|tol *nt*: →*Eukalyptol*

Eu|chlor|hy|drie *f*: normale Säurebildung im Magen; Ⓔ *euchlorhydria*

Eu|cho|lie *f*: normale Zusammensetzung der Galle; Ⓔ *eucholia*

Eu|chro|ma|sie *f*: *Syn: Trichromasie*; normales Farbensehen, trichromatisches Sehen; Ⓔ *euchromatopsy, trichromasy, trichromatism, trichromatopsia, trichromatic vision*

Eu|chro|ma|tin *nt*: *Syn: Achromatin*; im Ruhekern der Zelle nicht anfärbbares Chromatin; Ⓔ *euchromatin, achromatin, achromin*

eu|chro|ma|tisch *adj*: *Syn: achromatisch*; Euchromatin betreffend, aus Euchromatin bestehend; Ⓔ *relating to euchromatism, euchromatic*

Eu|chro|ma|to|pie *f*: →*Euchromatopsie*

Eu|chro|ma|top|sie *f*: *Syn: Euchromatopie*; normales Farbensehen; Ⓔ *euchromatopsy, trichromasy, trichromatism, trichromatopsia, trichromatic vision*

Eu|chro|mo|so|men *pl*: *Syn: Autosomen*; alle Chromosomen, außer Geschlechtschromosomen; Ⓔ *euchromosomes, homologous chromosomes, autosomes*

Eu|chy|lie *f*: normale Zusammensetzung des Chylus; Ⓔ *euchylia*

Eu|ge|ne|tik *f*: →*Eugenik*

Eu|ge|nik *f*: *Syn: Eugenetik*; Erbhygiene; Ⓔ *eugenics, orthogenics*

eu|ge|nisch *adj*: Eugenik betreffend; Ⓔ *relating to eugenics, eugenic*

Eu|glo|bu|line *pl*: Plasmaglobulinfraktion, die im sauren Bereich [pH <5,5] ausfällt; Ⓔ *euglobulins*

Eu|glyk|ä|mie *f*: *Syn: Normoglykämie*; normaler Blutzuckerspiegel; Ⓔ *euglycemia, normoglycemia*

eu|glyk|ä|misch *adj*: *Syn: normoglykämisch*; Euglykämie betreffend, mit normalem Blutzuckerspiegel; Ⓔ *euglycemic, normoglycemic*

Eu|gna|thie *f*: *Syn: Neutrogenie, Neutralbiss, Regelbiss*; normaler Schlussbiss der Zahnreihen; Ⓔ *eugnathia*

Eu|gno|sie *f*: normale sensorische Aufnahmefähigkeit; Ⓔ *eugnosia*

eu|gnos|tisch *adj*: Eugnosie betreffend; Ⓔ *relating to eugnosia, eugnostic*

eu|go|na|do|trop *adj*: mit normaler Keimdrüsenfunktion; Ⓔ *eugonadotropic*

eu|go|nisch *adj*: üppig wachsend, mit üppigem Wachstum; Ⓔ *eugonic*

Eu|hy|dra|ta|ti|on *m*: normaler Wassergehalt des Körpers; Ⓔ *euhydration*

Eu|ka|lyp|tol *nt*: *Syn: Zineol, Cineol, Eucalyptol*; als Sekretolytikum* verwendetes ätherisches Öl; Hauptbestandteil des Eukalyptusöls und anderer ätherischer Öle; Ⓔ *eucalyptol, cineol, cajeputol, cajoputol*

Eu|ka|ry|on *nt*: von einer Kernmembran umgebener Zellkern; Ⓔ *eukaryon, eucaryon*

Eu|ka|ry|ont *m*: →*Eukaryot*

eu|ka|ry|ont *adj*: →*eukaryot*

eu|ka|ry|on|tisch *adj*: →*eukaryot*

Eu|ka|ry|o|se *f*: Vorhandensein eines echten Kerns; kennzeichnend für Eukaryoten*; Ⓔ *eukaryosis, eucaryosis*

Eu|ka|ry|ot *m*: *Syn: Eukaryont*; ein- oder mehrzelliger Organismus mit echtem Zellkern und Zellorganellen; Ⓔ *eukaryon, eukaryote, eucaryote, eucaryon, eukaryotic protist, higher protist*

Eu|ki|ne|sie *f*: normale Beweglichkeit, Normalität der Bewegungsabläufe; Ⓔ *eukinesia, eukinesis*

eu|ki|ne|tisch *adj*: Eukinesie betreffend, mit normalem Bewegungsablauf; Ⓔ *relating to eukinesia, eukinetic*

Eulenburg-Syndrom *nt*: *Syn: Eulenburg-Krankheit, Paramyotonie, Paramyotonia congenita*; autosomal-dominante Erkrankung mit Muskelstarre bei Kälteexposition und nachfolgender Erschlaffung; Ⓔ *congenital paramyotonia, Eulenburg's disease*

Euler-Liljestrand-Reflex *m*: *Syn: von Euler-Liljestrand-Reflex*; Druckanstieg in der Arteria* pulmonalis bei einem Abfall des alveolären Sauerstoffpartialdruckes; Ⓔ *Euler-Liljestrand reflex, Euler-Liljestrand mechanism*

Eu|me|nor|rhoe *f, pl* **-rho|en**: normale/regelrechte Monatsblutung; Ⓔ *normal menstruation, eumenorrhea*

Eu|my|ce|tes *pl*: echte Pilze; *s.u. Fungi*; Ⓔ *true fungi, proper fungi, Eumycetes, Eumycophyta*

Eu|my|co|phy|ta *pl*: echte Pilze; *s.u. Fungi*; Ⓔ *true fungi, proper fungi, Eumycetes, Eumycophyta*

Eu|my|ze|ten *pl*: echte Pilze; *s.u. Fungi*; Ⓔ *true fungi, proper fungi, Eumycetes, Eumycophyta*

Eu|nuch *m*: vor der Pubertät kastrierter Mann; Ⓔ *eunuch*

Eu|nu|chis|mus *m*: Bezeichnung für die Veränderungen nach Kastration; Ⓔ *eunuchism*

eu|nu|cho|id *adj*: einem Eunuchen ähnlich; Ⓔ *eunuchoid*

Eu|nu|cho|i|dis|mus *m*: charakteristische, an einen Eunuchismus erinnernde Veränderung des Körperbaus bei Hypogonadismus*; Ⓔ *eunuchoidism, male hypogonadism*

Eu|os|mie *f*: normaler Geruchssinn; Ⓔ *normal olfaction, euosmia*

Eu|pep|sie *f*: normale Verdauung; Ⓔ *good digestion, eupepsia, eupepsy*

eu|pep|tisch *adj*: Eupepsie betreffend oder fördernd; Ⓔ *relating to eupepsia, having a good digestion, eupeptic*

Eu|pho|rie *f*: **1.** Hochgefühl, Hochstimmung, Glücksgefühl **2.** krankhaft gehobene Stimmung, motivloses Glücksgefühl, motivlose Heiterkeit; Ⓔ **1.** *euphoria, euphory* **2.** *euphoria, euphory*

eu|pho|risch *adj*: Euphorie betreffend; Ⓔ *relating to or marked by euphoria, euphoric*

eu|pho|ri|sie|rend *adj*: euphorieauslösend, in Euphorie versetzend; Ⓔ *euphoriant, euphoretic, euphoristic*

eu|plo|id *adj*: Euploidie betreffend, mit einem vollständigen Chromosomensatz; Ⓔ *relating to euploidy, euploid*

Eu|plo|i|die *f*: Vorhandensein eines vollständigen Chromosomensatzes; Ⓔ *euploidy*

Eu|pnoe *f, pl* **-o|en**: normale/freie/ungestörte Atmung, normale Ruheatmung; Ⓔ *eupnea, eupnoea, normal breathing, normal respiration, easy breathing, easy respiration*

eu|pno|isch *adj*: Eupnoe betreffend, von ihr gekennzeichnet; Ⓔ *relating to or marked by eupnea, eupneic*

Eu|pro|te|in|ä|mie *f*: normaler Proteingehalt des Blutes; Ⓔ *euproteinemia*

Eury-, eury- *präf.*: Wortelement mit der Bedeutung „breit/weit"; Ⓔ *eury-*

eu|ry|som *adj*: (*Konstitution*) breitwüchsig; Ⓔ *eurysomatic*

Eustachio-Klappe *f*: *Syn: Sylvius-Klappe, Valvula venae cavae inferioris*; Falte an der Einmündung der unteren Hohlvene in den rechten Vorhof; Ⓔ *caval valve, eustachian valve, valve of inferior vena cava, valve of Sylvius*

Eustachio-Röhre *f*: →*Eustach-Röhre*

Eustach-Kanal *m*: →*Eustach-Röhre*

Eustach-Röhre *f*: *Syn: Ohrtrompete, Eustachio-Röhre, Eustach-Kanal, Tuba auditiva/auditoria*; Verbindung zwischen Paukenhöhle und Rachen; Ⓔ *auditory tube, eustachian tube, eustachian canal, eustachium, otopharyngeal tube, guttural duct, otosalpinx, pharyngotympanic tube, salpinx, syrinx*

Eu|tha|na|sie *f*: **1.** leichter/schmerzloser Tod **2.** Sterbehilfe; Ⓔ **1.** *euthanasia, easy death* **2.** *euthanasia, painless death, mercy killing, easy death*

eu|therm *adj*: bei optimaler Temperatur; Ⓔ *euthermic*

Eu|thy|re|o|se *f*: normale Schilddrüsenfunktion; Ⓔ *euthyroidism*

eu|thy|re|ot *adj*: Euthyreose betreffend, von ihr betroffen oder gekennzeichnet, mit normaler Schilddrüsenfunktion; Ⓔ *euthyroid*

Eu|thy|skop *nt*: lichtstarker Augenspiegel zur Behandlung der Schielamblyopie; Ⓔ *euthyscope*

Eu|thy|sko|pie *f*: Behandlung der Schielamblyopie mit einem Euthyskop; Ⓔ *euthyscopy*

Eu|to|kie *f*: normale Entbindung; Ⓔ *eutocia*

eu|ton *adj*: *Syn: normotonisch*; mit Normaltonus; Ⓔ *eutonic, normotonic*

eu|top *adj*: *Syn: eutopisch, normotop, orthotop*; am regelrechten Ort (liegend oder entstanden); Ⓔ *eutopic*

Eu|to|pie *f*: normale/regelrechte Lage von Organen; Ⓔ *eutopia*

eu|to|pisch *adj*: →*eutop*

eu|troph *adj*: Eutrophie betreffend; nährstoffreich; Ⓔ *relating to or promoting eutrophy, eutrophic*

Eu|tro|phie *f*: guter Ernährungszustand; gute/ausreichende Ernährung; Ⓔ *eutrophy, eutrophia*

E|va|can|ti|um *nt, pl* **-can|zi|en, -can|ti|en**: Abführmittel; Ⓔ *evacuant*

E|va|cu|a|tio u|te|ri *f*: →*Evakuation*

E|va|gi|na|ti|on *f*: **1.** Ausstülpung eines Organs **2.** →*Devagination*; Ⓔ **1.** *evagination, outpocketing, outpouching* **2.** →*Devagination*

E|va|ku|a|tio|n *f*: *Syn: Evacuatio uteri*; (Vakuum-)Kürettage, Gebärmutterausräumung; Ⓔ *evacuation*

E|va|po|ra|ti|on *f*: Verdampfung, Verdunstung; Verdampfen; Eindampfen; Ⓔ *evaporation*

e|va|po|ra|tiv *adj*: durch Verdampfung; Ⓔ *evaporative*

E|ven|te|ra|ti|on *f*: *Syn: Eventratio, Eventration*; (Bauch-) Eingeweidevorfall; Ⓔ *eventration, evisceration*

E|ven|tra|tio *f, pl* **-ti|o|nes**: →*Eventeration*

E|ven|tra|ti|on *f*: →*Eventeration*

E|ver|si|on *f*: **1.** Auswärtsdrehung, Auswärtskehrung, Auswärtswendung; Ausstülpung, Verlagerung nach außen **2.** *Syn: Ektopie*; angeborene Gewebs- oder Organverlagerung; Ⓔ **1.** *eversion* **2.** *eversion, ectopia, ectopy*

E|ver|si|ons|frak|tur *f*: Knöchelfraktur durch Auswärtsdrehung des Fußes; Ⓔ *eversion fracture*

E|vi|de|ment *nt*: Ausräumung, Ausschabung, Auskratzung, Kürettage; Ⓔ *evidement, excochleation*

E|vis|ze|ra|ti|on *f*: **1.** *Syn: Exenteration*; Eingeweideentfernung **2.** Ausweidung des Augapfels; Ⓔ **1.** *evisceration, exenteration, disembowelment* **2.** *evisceration*

E|vo|lu|ti|on *f*: **1.** (schrittweise) Entwicklung **2.** Selbstentwicklung/Drehung der Frucht im Mutterleib; Ⓔ **1.** *evolution* **2.** *evolution*

e|vo|ziert *adj*: durch einen Reiz ausgelöst; Ⓔ *evoked*

Ewing-Knochensarkom *nt*: *Syn: Ewing-Sarkom, endotheliales Myelom*; vom Knochenmark ausgehender extrem bösartiger Tumor, der v.a. bei Kindern auftritt; Ⓔ *Ewing's sarcoma, Ewing's tumor, endothelial myeloma, reticular sarcoma of bone*

Ex-, ex- *präf.*: Wortelement mit der Bedeutung „aus/heraus"; Ⓔ *ex-, exo-*

Ex|a|cer|ba|tio *f, pl* **-ti|o|nes**: *Syn: Exazerbation*; Verschlimmerung, Verschärfung, Steigerung; Ⓔ *exacerbation*

Ex|ag|ge|ra|tio *f, pl* **-ti|o|nes**: Übertreibung, Übersteigerung; Ⓔ *exaggeration*

Ex|al|ta|ti|on *f*: hysterische Aufregung, übertriebene Begeisterung, Überspanntheit; Ⓔ *exaltation*

ex|al|tiert *adj*: hysterisch aufgeregt, überschwenglich begeistert, überspannt; Ⓔ *exalted*

Ex|a|nie *f*: Mastdarmvorfall, Rektumprolaps; Ⓔ *exania*

Ex|an|them *nt*: *Syn: Exanthema*; Hautausschlag; Erkrankung mit Exanthem als Hauptsymptom; Ⓔ *exanthema, exanthem, skin eruption, skin rash, rash*

Ex|an|the|ma *nt, pl* **-ma|ta**: →*Exanthem*

Exanthema subitum: *Syn: sechste Krankheit, Dreitagefieber, Roseola infantum, Pseudorubella*; wahrscheinlich virusbedingte Kleinkinderkrankheit [4 Monate – 2 Jahre], die durch ein plötzlich einsetzendes hohes Fieber [40°] gekennzeichnet ist; nach drei Tagen kommt es zu Entfieberung und Auftreten eines flüchtigen hellroten Ausschlages; Ⓔ *erythema infectiosum, Sticker's disease, fifth disease, roseola, exanthema subitum, sixth disease, Zahorsky's disease*

ex|an|the|ma|tisch *adj*: →*exanthematös*

ex|an|the|ma|tös *adj*: Exanthem betreffend, durch ein Exanthem gekennzeichnet, exanthemartig, exanthematisch; Ⓔ *relating to or marked by an exanthema, exanthematous*

Ex|ar|ti|ku|la|ti|on *f*: Amputation/Absetzung einer Gliedmaße im Gelenk; Ⓔ *exarticulation, disarticulation*

Ex|a|zer|ba|ti|on *f*: →*Exacerbatio*

Ex|ca|va|tio *f, pl* **-ti|o|nes**: Aushöhlung, Ausbuchtung, Höhle, Vertiefung, Exkavation; Ⓔ *excavatio, excavation, pouch, recess*

Excavatio disci: *Syn: Pupillenexkavation, Excavatio pupillae*; Vertiefung der Sehnervenpapille; Eintrittsstelle von Arteria und Vena centralis retinae; Ⓔ *depression of optic disk, physiologic cup, physiological cup, optic cup*

Excavatio pupillae: →*Excavatio disci*

Excavatio rectouterina: *Syn: Douglas-Raum*; zwischen Uterus und Rektum liegender Raum; tiefster Punkt der Bauchhöhle bei der Frau; Ⓔ *rectouterine excavation, Douglas's space, Douglas's cul-de-sac, pouch of Douglas, rectouterine pouch, rectovaginal pouch*

Excavatio rectovesicalis: *Syn: Proust-Raum*; Bauchfelltasche zwischen Blase und Rektum; beim Mann tiefste Stelle der Peritonealhöhle; Ⓔ *Proust's space, rectovesical pouch, rectovesical excavation*

Excavatio vesicouterina: *Syn: vorderer Douglas-Raum*; spaltförmige Bauchfelltasche zwischen Gebärmutter und Blase; Ⓔ *vesicouterine excavation, vesicouterine pouch, uterovesical pouch*

Excimer-Laser *m*: Laser mit einem Edelgas-Halogen-Gemisch, das präzises Ätzen kleinster Strukturen ermöglicht; Ⓔ *Excimer laser, Excimer cool laser*

Ex|coch|le|a|tio *f, pl* **-ti|o|nes**: *Syn: Exkochleation*; Auslöffeln, Auskratzen; Ⓔ *excochleation*

Ex|co|ri|a|tio *f, pl* **-ti|o|nes**: *Syn: Exkoriation*; Hautabschürfung; Ⓔ *excoriation*

Ex|cre|men|tum *nt, pl* **-ta**: *Syn: Exkrement*; Ausscheidung; Stuhl, Kot; Ⓔ *fecal matter, excrement, eccrisis, diachorema, ordure*

Ex|cre|tum *nt, pl* **-ta**: →*Exkret*

ex|en|ke|phal *adj*: →*exenzephal*

Ex|en|ke|pha|lie *f*: →*Exenzephalie*

Ex|en|te|ra|tio *f, pl* **-ti|o|nes**: →*Exenteration*

Exenteratio bulbi: Ausweidung des Augapfels; Ⓔ *evisceration*

Exenteratio orbitae: operative Entfernung aller Strukturen in der Augenhöhle; Ⓔ *orbital exenteration*

Ex|en|te|ra|ti|on *f*: *Syn: Exenteratio*; Ausweidung, Eingeweideentfernung, Organentfernung; Ⓔ *exenteration, evisceration*

ex|en|ze|phal *adj*: *Syn: exenkephal*; Exenzephalie betreffend, von ihr betroffen oder gekennzeichnet; Ⓔ *exen-*

cephalous, exencephalic
Ex|en|ze|pha|lie *f*: *Syn: Exenkephalie*; angeborene Fehlbildung mit Lage des Gehirns außerhalb des Schädels; Ⓔ *exencephaly, exencephalia*
ex|er|gon *adj*: (*chem.*) energiefreisetzend; Ⓔ *exergonic*
Ex|fo|li|a|tio *f, pl* **-ti|o|nes**: → *Exfoliation*
Exfoliatio areata linguae: flächenhafte Abstoßung der Schleimhaut bei Landkartenzunge*; Ⓔ *benign migratory glossitis, geographic tongue, mappy tongue, wandering rash*
Ex|fo|li|a|ti|on *f*: *Syn: Exfoliatio*; Abblättern, Abschälen; Abblätterung, Abschälung, Abstoßung; Ⓔ *exfoliation, exfoliatio*
ex|fo|li|a|tiv *adj*: schuppend, abblätternd; Ⓔ *exfoliative*
Ex|fo|li|a|tiv|zy|to|lo|gie *f*: *Syn: exfoliative Zytodiagnostik*; Entnahme und Untersuchung oberflächlicher Zellen; Ⓔ *exfoliative cytodiagnosis, exfoliative cytology*
Ex|hai|re|se *f*: *Syn: Exhärese*; (Teil-)Entfernung, Herausziehen, z.B. von Nerven; Ⓔ *exeresis*
Ex|ha|la|tio *f, pl* **-ti|o|nes**: Ausatmen; Ausatmung; Ⓔ *exhalation*
Ex|hi|bi|ti|o|nis|mus *m*: fast nur bei Männern vorkommende Störung des Sexualverhaltens, die durch einen unwiderstehlichen Drang zur Entblößung der Genitale vor dem anderen Geschlecht charakterisiert ist; Ⓔ *exhibitionism, passive scopophilia*
Ex|hu|mie|rung *f*: *Syn: Exhumieren*; Wiederausgrabung einer Leiche; Ⓔ *exhumation, disinterment*
E|xit|do|sis *f, pl* **-sen**: *Syn: Austrittsdosis*; Bezeichnung für die an der Austrittsseite des Körpers gemessene Ionendosis; Ⓔ *exit dose*
E|xi|tus *m*: Tod, Exitus letalis; Ⓔ *exit, death*
Ex|ka|va|ti|on *f*: → *Excavatio*
Ex|koch|le|a|ti|on *f*: *Syn: Excochleatio*; Auslöffeln, Auskratzen; Ⓔ *evidement, excochleation*
Ex|ko|ri|a|ti|on *f*: *Syn: Excoriatio*; Hautabschürfung; Ⓔ *excoriation*
Ex|kre|ment *nt*: *Syn: Excrementum*; Ausscheidung; Stuhl, Kot; Ⓔ *fecal matter, excrement, eccrisis, diachorema, ordure*
Ex|kret *f*: *Syn: Excretum*; ausgeschiedene Substanz, Ausscheidung; Ⓔ *excretion*
Ex|kre|ti|on *f*: Ausscheidung, Absonderung; Ⓔ *excretion*
ex|kre|to|risch *adj*: Exkretion betreffend, sezernierend, ausscheidend, absondernd; Ⓔ *relating to excretion, excretory, excurrent*
Exo-, exo- *präf.*: Wortelement mit der Bedeutung „außen/außerhalb"; Ⓔ *exo-, ecto-, ect-*
E|xo|a|my|la|se *f*: *Syn: Betaamylase, β-Amylase, Saccharogenamylase, Glykogenase*; in Pflanzen und Mikroorganismen vorkommende Amylase*, die schrittweise Maltose abspaltet; Ⓔ *beta-amylase, exo-amylase, diastase, glycogenase, saccharogen amylase*
E|xo|en|zym *nt*: **1.** Enzym, das das endständige Monomer eines Polymers abspaltet **2.** *Syn: extrazelluläres Enzym, Ektoenzym*; von der Zelle nach außen abgegebenes Enzym; Ⓔ **1.** *exoenzyme* **2.** *exoenzyme, ectoenzyme, extracellular enzyme*
e|xo|e|ry|thro|zy|tär *adj*: (*Parasitenzyklus*) außerhalb der Erythrozyten; Ⓔ *exoerythrocytic*
e|xo|gen *adj*: **1.** von außen zugeführt oder stammend oder wirkend, durch äußere Ursachen entstehend **2.** an der Außenfläche/Oberfläche ablaufend; Ⓔ **1.** *exogenous, exogenetic, exogenic, exoteric, extrinsic, ectogenic, ectogenous* **2.** *on the outside, exogenous*
E|xo|ka|renz *f*: mangelhafte Nährstoffzufuhr; Ⓔ *diminished food consumption*
e|xo|krin *adj*: (*Drüse*) nach außen absondernd oder ausscheidend; Ⓔ *exocrine*
Ex|om|phal|os *m*: → *Exomphalozele*
Exomphalos-Makroglossie-Gigantismus-Syndrom *nt*: *Syn: Beckwith-Wiedemann-Syndrom, EMG-Syndrom, Wiedemann-Beckwith-Syndrom*; familiäres Fehlbildungssyndrom mit charakteristischen Gesichtsdysmorphien [Makroglossie, Exophthalmus] und Riesenwuchs; Ⓔ *Beckwith-Wiedemann syndrome, exomphalos-macroglossia-gigantism syndrome, EMG syndrome*
Ex|om|pha|lo|ze|le *f*: **1.** *Syn: Nabelbruch, Exomphalos, Umbilikalhernie, Hernia umbilicalis*; angeborener oder erworbener Bauchwandbruch durch den Nabelring **2.** *Syn: Omphalozele, Nabelschnurbruch, Exomphalos, Hernia funiculi umbilicalis*; durch eine Verschlussstörung der Bauchwand verursachter Bruch, der Darmteile und Leber in einer Hülle von Amnionepithel enthält; evtl. kombiniert mit anderen Fehlbildungen; Ⓔ **1.** *exomphalos, congenital umbilical hernia, umbilical hernia, umbilical eventration* **2.** *omphalocele, exomphalos, amniocele*
E|xon *nt*: DNA-Segment, das Information für die RNA-Synthese kodiert; Ⓔ *exon*
E|xo|nu|cle|a|se *f*: Enzym, das DNA und RNA von Ende her abbaut; Ⓔ *exonuclease*
e|xo|nu|kle|är *adj*: *Syn: ektonukleär*; außerhalb des Zellkerns (liegend); Ⓔ *ectonuclear*
E|xo|pa|thie *f*: durch äußere Ursachen hervorgerufene Krankheit; exogene Krankheit; Ⓔ *exopathy, exogenous disease*
E|xo|pep|ti|da|se *f*: Enzym, das Peptide vom Ende her abbaut; Ⓔ *exopeptidase*
E|xo|pho|rie *f*: latentes Auswärtsschielen; Ⓔ *exophoria*
Ex|oph|thal|mie *f*: → *Exophthalmus*
ex|oph|thal|misch *adj*: Exophthalmus betreffend, durch Exophthalmus gekennzeichnet; Ⓔ *relating to or marked by exophthalmos, exophthalmic*
ex|oph|thal|mo|gen *adj*: einen Exophthalmus verursachend oder auslösend; Ⓔ *exophthalmogenic*
Ex|oph|thal|mo|me|ter *m*: Gerät zur Messung des Exophthalmus*; Ⓔ *exophthalmometer, ophthalmostatometer, proptometer, protometer*
Ex|oph|thal|mos *m*: → *Exophthalmus*
Ex|oph|thal|mus *m*: *Syn: Exophthalmos, Exophthalmie, Ophthalmoptose, Protrusio bulbi, Protopsis bulbi*; ein- oder beidseitiges Hervortreten des Augapfels aus der Augenhöhle; kann durch Tumoren der Augenhöhle oder andere raumfordernde Prozesse verursacht werden; klassisch bei Basedow*-Krankheit; Ⓔ *protrusion of the bulb, protrusion of the eyeball, exophthalmos, exophthalmus, ophthalmoptosis, proptosis, exorbitism*
e|xo|phy|tisch *adj*: nach außen wachsend; Ⓔ *exophytic*
E|xo|sep|sis *f*: durch eine äußere Infektion hervorgerufene Sepsis*; Ⓔ *exosepsis*
e|xo|sep|tisch *adj*: Exosepsis betreffend, von ihr betroffen durch sie bedingt; Ⓔ *relating to or caused by exosepsis, exoseptic*
Ex|os|mo|se *f*: von innen nach außen gerichtete Osmose*; Ⓔ *exosmosis*
ex|os|mo|tisch *adj*: Exosmose betreffend, mittels Exosmose; Ⓔ *relating to exosmosis*
Ex|os|to|se *f*: *Syn: Exostosis*; nach außen wachsende benigne Hyperplasie* von Knochengewebe; Ⓔ *exostosis, hyperostosis, poroma*
hereditäre multiple Exostosen: *Syn: multiple kartilaginäre Exostosen, Exostosenkrankheit, multiple Osteochondrome, Ecchondrosis/Ekchondrosis ossificans*; autosomal-dominante Skeletterkrankung mit multiplen Exostosen im Bereich der Metaphysen* von Röhrenknochen, Rippen, Schulterblatt und Becken; i.d.R. benigner Verlauf, bei ca. 10 % der Patienten maligne Entartung; Ⓔ *hereditary multiple exostoses, hereditary deforming chondrodystrophydiaphyseal aclasis; multiple exostoses, multiple cartilaginous exostoses, multiple osteocartilaginous exostoses, osteochondromatosis*
kartilaginäre Exostose: *Syn: knorpelige Exostose, Osteochondrom, osteo-kartilaginäre Exostose, Chondroos-*

E

teom; aus Knochen- und Knorpelgewebe bestehende Exostose; Ⓔ *osteochondroma, osteocartilaginous exostosis, osteochondrophyte, osteoenchondroma, chondro-osteoma, chondrosteoma*
knorpelige Exostose: → *kartilaginäre Exostose*
multiple kartilaginäre Exostosen: → *hereditäre multiple Exostosen*
osteo-kartilaginäre Exostose: → *kartilaginäre Exostose*
Exlos|to|sen|krank|heit *f*: → *hereditäre multiple Exostosen*
Ex|os|to|sis *f, pl* **-ses:** → *Exostose*
ex|os|to|tisch *adj*: Exostose(n) betreffend, exostosenartig, exostosenähnlich; Ⓔ *relating to exostosis, exostotic*
E

e|xo|therm *adj*: (*Reaktion*) Wärme abgebend; Ⓔ *exothermic, exothermal*
E|xo|to|xin *nt*: *Syn: Ektotoxin*; von der Zelle nach außen abgegebenes Toxin*; Ⓔ *exotoxin, ectotoxin, extracellular toxin*
e|xo|trop *adj*: Exotropie betreffend, nach außen schielend; Ⓔ *relating to or marked by exotropia, exotropic*
E|xo|tro|pie *f*: *Syn: Strabismus divergens*; Auswärtsschielen; Ⓔ *exotropia, external strabismus, divergent strabismus, divergent squint, external squint, walleye*
e|xo|zel|lu|lär *adj*: außerhalb der Zelle (liegend); Ⓔ *exocellular*
e|xo|zy|tär *adj*: *Syn: ektozytär*; außerhalb der Zelle (liegend); Ⓔ *ectocytic*
E|xo|zy|to|se *f*: aktive Stoffausscheidung aus der Zelle mittels Vesikelbildung; Ⓔ *exocytosis, emiocytosis, emeiocytosis*
e|xo|zy|to|tisch *adj*: Exozytose betreffend, mittels Exosmose; Ⓔ *exocytotic*
ex|pan|siv *adj*: (*Wachstum*) verdrängend; Ⓔ *expansive*
Ex|pek|to|rans *nt, pl* **-ran|zi|en, -ran|ti|en:** schleimlösendes/auswurfförderndes Mittel; Ⓔ *expectorant*
Ex|pek|to|ra|ti|on *f*: *Syn: Sputum*; Auswurf; Ⓔ *expectoration*
Ex|phal|la|tio *f*: *Syn: Phallektomie, Penektomie*; Penisentfernung, Penisamputation; Ⓔ *penectomy, peotomy, phallectomy*
Ex|plan|ta|ti|on *f*: Entnahme von Geweben oder Organen zur Züchtung oder Transplantation; Ⓔ *explantation*
Ex|plo|ra|ti|on *f*: Untersuchung, Erkundung, Ausforschung; Anamneseerhebung; Ⓔ *exploration*
ex|plo|ra|tiv *adj*: untersuchend, Probe-; Ⓔ *explorative, exploratory*
Ex|plo|ra|tiv|la|pa|ro|to|mie *f*: *Syn: Probelaparotomie, explorative Laparotomie*; Eröffnung der Bauchhöhle zur Abklärung eines Zustandes; Ⓔ *explorative laparotomy*
Ex|plo|si|ons|trau|ma *nt*: *Syn: Detonationstrauma, Knalltrauma*; durch eine explosionsartige Druckerhöhung hervorgerufene Schädigung; Ⓔ *blast injury, explosion injury, blast trauma, explosion trauma*
Ex|po|si|ti|on *f*: das Ausgesetztsein der Wirkung von Umwelteinflüssen, Strahlen, Erregern usw.; Ⓔ *exposure*
Ex|pres|si|on *f*: *Syn: Exprimieren*; Herausdrücken der Frucht aus der Gebärmutter; Ⓔ *expression*
ex|pres|siv *adj*: ausdrucksvoll, ausdrucksstark; ausdrucksfähig; Ⓔ *expressive*
Ex|pres|si|vi|tät *f*: Grad der Ausprägung einer Erbanlage; Ⓔ *expressivity*
Ex|pri|mie|ren *nt*: → *Expression*
Ex|pul|si|on *f*: Austreibung; Ⓔ *expulsion*
ex|pul|siv *adj*: austreibend; Ⓔ *expulsive*
Ex|sik|kans *nt, pl* **-kan|zi|en, -kan|ti|en:** *Syn: Desikkans*; Trockenmittel; Ⓔ *desiccant, desiccative, exsiccant, exsiccative*
Ex|sik|ka|ti|on *f*: → *Exsikkose*
Ex|sik|ka|ti|ons|der|ma|ti|tis *f, pl* **-ti|ti|den:** → *Exsikkationsekzem*
Ex|sik|ka|ti|ons|ek|zem *nt*: *Syn: Exsikkationsdermatitis, asteatotisches Ekzem, xerotisches Ekzem, Austrocknungsekzem, Exsikkationsekzematid, Xerosis, Asteatosis cutis*; durch extrem trockene Haut hervorgerufenes Ekzem* bei älteren Menschen [meist durch Sebostase*], bei übermäßiger Reinigung und Entfettung der Haut [**angewaschenes Ekzem**] oder durch Wettereinflüsse; Ⓔ *winter eczema, winter itch, xerotic eczema, asteatotic eczema, asteatosis, asteatodes*
Ex|sik|ka|ti|ons|ek|ze|ma|tid *nt*: → *Exsikkationsekzem*
ex|sik|ka|tiv *adj*: austrocknend; Ⓔ *desiccant, desiccative*
Ex|sik|ka|tor *m*: *Syn: Desikkator*; Trockenapparat; Ⓔ *desiccator, exsiccator*
Ex|sik|ko|se *f*: *Syn: Exsikkation*; Austrocknung des Körpers durch Abnahme des Gesamtkörperwassers; Ⓔ *exsiccation, desiccation*
ex|spek|ta|tiv *adj*: (*Behandlung*) abwartend; Ⓔ *expectant*
Ex|spi|ra|tio *f, pl* **-ti|o|nes:** → *Exspiration*
Ex|spi|ra|ti|on *f*: *Syn: Exspiratio, Exspirium*; Ausatmen, Ausatmung; Ⓔ *expiration, breathing out, exhalation*
ex|spi|ra|to|risch *adj*: Exspiration betreffend; Ⓔ *relating to expiration, expiratory*
Ex|spi|ri|um *nt*: → *Exspiration*
Ex|stir|pa|ti|on *f*: (vollständige) Entfernung; Ⓔ *extirpation*
ex|stir|pie|ren *v*: (vollständig) entfernen; eine Exstirpation durchführen; Ⓔ *extirpate*
Ex|stro|phie *f*: → *Ekstrophie*
Ex|su|dat *nt*: bei einer Entzündung ausgeschwitzte Flüssigkeit, die je nach Zusammensetzung als **seröses, hämorrhagisches, fibrinöses, eitriges Exsudat** usw. bezeichnet wird; Ⓔ *exudate, exudation*
Ex|su|da|ti|on *f*: Exsudatbildung, Ausschwitzung eines Exsudats; Ⓔ *exudation*
ex|su|da|tiv *adj*: Exsudat oder Exsudation betreffend; Ⓔ *exudative*
Ex|ten|si|on *f*: **1.** aktive oder passive Streckung in einem Gelenk **2.** *Syn: Zug, Streckung*; mechanische Streckung einer Extremität zur Fraktureinrenkung oder Entlastung; Ⓔ **1.** *extension* **2.** *traction*
Ex|ten|si|ons|ver|band *m*: *Syn: Streckverband*; Verband, z.B. Pflasterzugverband, zur Dauerextension von Extremitäten; Ⓔ *extension bandage*
Ex|ten|sor *m*: Strecker, Streckmuskel, Musculus* extensor; Ⓔ *extensor, extensor muscle*
ex|te|ri|or *adj*: auf der Außenseite (liegend), äußerlich, äußere(r, s); Ⓔ *exterior*
ex|tern *adj*: außen (liegend), äußere(r, s), äußerlich; Ⓔ *external, exterior, outside*
Ex|ter|nus|a|po|neu|ro|se *f*: Aponeurose des Musculus* obliquus externus abdominis; Ⓔ *external oblique aponeurosis*
ex|te|ro|fek|tiv *adj*: auf äußere Reize reagierend; Ⓔ *exterofective*
ex|te|ro|re|zep|tiv *adj*: *Syn: exterozeptiv*; äußere Reize aufnehmend; Ⓔ *exteroceptive*
ex|te|ro|zep|tiv *adj*: → *exterorezeptiv*
Ex|tink|ti|on *f*: Abschwächung von Strahlen beim Durchgang durch ein Medium; Ⓔ *extinction, absorbance, absorbency*
Extra-, extra- *präf.*: Wortelement mit der Bedeutung „außen/außerhalb"; Ⓔ *extra-*
ex|tra|ad|re|nal *adj*: außerhalb der Nebenniere/Glandula adrenalis (liegend); Ⓔ *extra-adrenal, extrasuprarenal*
ex|tra|ar|ti|ku|lär *adj*: außerhalb eines Gelenks (liegend); Ⓔ *extra-articular, abarticular*
ex|tra|au|ral *adj*: außerhalb des Ohres (liegend); Ⓔ *extra-aural*
ex|tra|bi|li|är *adj*: außerhalb der Gallenblase/Vesica biliaris (liegend); Ⓔ *extracystic*
ex|tra|bron|chi|al *adj*: außerhalb der Bronchien (liegend); Ⓔ *extrabronchial*
ex|tra|bul|bär *adj*: außerhalb eines Bulbus (liegend); Ⓔ

extrabulbar

ex|tra|chro|mo|so|mal *adj*: außerhalb eines Chromosoms/der Chromosomen (liegend); Ⓔ *extrachromosomal*

Ex|trac|tum *nt, pl* **-ta**: Extrakt, Auszug; Ⓔ *extract*

ex|tra|du|ral *adj*: *Syn: peridural*; außerhalb der Dura mater (liegend); Ⓔ *extradural, epidural*

ex|tra|em|bry|o|nal *adj*: außerhalb des Embryos (liegend); Ⓔ *extraembryonic*

ex|tra|e|pi|phy|sär *adj*: *Syn: extraepiphyseal*; außerhalb der Epiphyse (liegend), nicht mit der Epiphyse verbunden; Ⓔ *extraepiphyseal, extraepiphysial*

ex|tra|e|pi|phy|se|al *adj*: → *extraepiphysär*

ex|tra|fu|sal *adj*: außerhalb einer Muskelspindel (liegend); Ⓔ *extrafusal*

ex|tra|ge|ni|tal *adj*: außerhalb der Geschlechtsorgane (liegend), nicht von den Geschlechtsorganen stammend, unabhängig von den Geschlechtsorganen; Ⓔ *extragenital*

ex|tra|glan|du|lär *adj*: außerhalb einer Drüse (liegend); Ⓔ *extraglandular*

ex|tra|glo|bu|lär *adj*: außerhalb einer roten Blutzelle/eines Erythrozyten; Ⓔ *ectoglobular*

ex|tra|he|pa|tisch *adj*: nicht in der Leber (liegend oder ablaufend); Ⓔ *extrahepatic*

Ex|tra|hie|ren *nt*: **1.** *Syn: Extraktion*; Herstellung eines Extrakts **2.** *Syn: Extraktion*; (*Zahn*) Ziehen **3.** *Syn: Extraktion*; (*chirurg.*) Herausziehen, Entfernen; Ⓔ **1.–3.** *extraction*

ex|tra|hy|po|tha|la|misch *adj*: außerhalb des Hypothalamus (liegend); Ⓔ *extrahypothalamic*

ex|tra|in|tes|ti|nal *adj*: außerhalb des Darms/Darmtrakts (liegend); Ⓔ *extraintestinal*

ex|tra|ka|pil|lär *adj*: außerhalb einer Kapillare (liegend); Ⓔ *extracapillary*

ex|tra|kap|su|lär *adj*: außerhalb der (Gelenk-, Organ-) Kapsel (liegend); Ⓔ *extracapsular*

ex|tra|kar|di|al *adj*: außerhalb des Herzens (liegend); Ⓔ *extracardial, exocardial*

ex|tra|kor|po|ral *adj*: *Syn: extrasomatisch*; außerhalb des Körpers (liegend oder ablaufend), nicht mit dem Körper verbunden; Ⓔ *extracorporeal, extracorporal, extrasomatic*

ex|tra|kor|pus|ku|lär *adj*: außerhalb der Blutkörperchen (ablaufend); Ⓔ *extracorpuscular*

ex|tra|kra|ni|al *adj*: *Syn: extrakraniell*; außerhalb der Schädelhöhle (liegend); Ⓔ *extracranial*

ex|tra|kra|ni|ell *adj*: → *extrakranial*

Ex|trakt *m*: *Syn: Extractum*; aus Pflanzen oder Tieren gewonnener, wässriger oder alkoholischer Auszug; Ⓔ *extract, extraction, extractive (aus from)*

Ex|trak|ti|on *f*: **1.** *Syn: Extrahieren*; Herstellung eines Extrakts **2.** *Syn: Extrahieren*; (*Zahn*) Ziehen **3.** *Syn: Extrahieren*; (*chirurg.*) Herausziehen, Entfernen **4.** Herausziehen des Kindes; Ⓔ **1.–4.** *extraction*

ex|trak|tiv *adj*: *Syn: auslaugend, ausziehend*; durch Extraktion (erfolgend); Ⓔ *extractive*

ex|tra|li|ga|men|tär *adj*: außerhalb eines Bandes/Ligaments (liegend), nicht mit einem Band/Ligament verbunden; Ⓔ *extraligamentous*

ex|tra|me|dul|lär *adj*: **1.** außerhalb des (Knochen-, Rücken-)Marks (liegend), nicht mit dem Mark verbunden **2.** außerhalb des Markhirns/Medulla oblongata (liegend); Ⓔ **1.** *extramedullary* **2.** *extramedullary*

ex|tra|me|nin|ge|al *adj*: außerhalb der Meningen (liegend oder ablaufend); Ⓔ *extrameningeal*

ex|tra|mi|to|chon|dri|al *adj*: außerhalb der Mitochondrien (liegend); Ⓔ *extramitochondrial*

ex|tra|mu|ral *adj*: außerhalb der (Organ-)Wand (liegend oder ablaufend); Ⓔ *extramural*

ex|tra|nu|kle|är *adj*: außerhalb des (Zell-)Kerns (liegend); Ⓔ *extranuclear*

ex|tra|o|ral *adj*: außerhalb der Mundhöhle (liegend); Ⓔ *extraoral*

ex|tra|os|sär *adj*: außerhalb des Knochens (liegend); Ⓔ *extraosseous*

ex|tra|pa|ren|chy|mal *adj*: außerhalb des Parenchyms liegend oder gebildet, unabhängig vom Parenchym; Ⓔ *extraparenchymal*

ex|tra|pel|vin *adj*: außerhalb des Beckens/Pelvis (liegend); Ⓔ *extrapelvic*

ex|tra|pe|ri|kar|di|al *adj*: außerhalb des Herzbeutels/Pericardium (liegend); Ⓔ *extrapericardial*

ex|tra|pe|ri|ne|al *adj*: nicht am Damm/Perineum (liegend); Ⓔ *extraperineal*

ex|tra|pe|ri|os|tal *adj*: außerhalb der Knochenhaut/des Periosteums (liegend); Ⓔ *extraperiosteal*

ex|tra|pe|ri|to|ne|al *adj*: außerhalb der Bauchfellhöhle/Peritonealhöhle (liegend); Ⓔ *extraperitoneal*

Ex|tra|pe|ri|to|ne|al|raum *m*: *Syn: Spatium extraperitoneale*; Raum außerhalb der Peritonealhöhle; Ⓔ *extraperitoneal space*

ex|tra|plan|tar *adj*: an oder auf der Außenseite der Fußsohle (liegend); Ⓔ *extraplantar*

ex|tra|pla|zen|tar *adj*: außerhalb der Plazenta (liegend), nicht mit der Plazenta verbunden; Ⓔ *extraplacental*

ex|tra|pleu|ral *adj*: außerhalb des Brustfells/der Pleura oder der Pleurahöhle (liegend); Ⓔ *extrapleural*

ex|tra|pro|sta|tisch *adj*: außerhalb der Vorsteherdrüse/Prostata (liegend), unabhängig von der Prostata; Ⓔ *extraprostatic*

ex|tra|pul|mo|nal *adj*: außerhalb der Lunge(n)/Pulmo (liegend), nicht mit der Lunge verbunden; Ⓔ *extrapulmonary*

ex|tra|py|ra|mi|dal *adj*: außerhalb der Pyramidenbahn (liegend); Ⓔ *extrapyramidal, non-pyramidal*

ex|tra|re|nal *adj*: außerhalb der Niere (liegend), nicht von der Niere ausgehend; Ⓔ *extrarenal*

Ex|tra|schlag *m*: → *Extrasystole*

ex|tra|so|ma|tisch *adj*: *Syn: extrakorporal*; außerhalb des Körpers (liegend oder ablaufend), nicht mit dem Körper verbunden; Ⓔ *extrasomatic*

Ex|tra|sy|sto|le *f*: *Syn: Extraschlag*; außerhalb des normalen Rhythmus vorkommende, vorzeitige Herzmuskelkontraktion; nach dem Ursprungsort unterscheidet man **supraventrikuläre Extrasystolen** [vom Vorhof ausgehend] und **ventrikuläre Extrasystolen** [mit Ursprung in der Kammermuskulatur]; Ⓔ *extrasystole, extra systole, premature contraction, premature beat, premature systole*

atriale Extrasystole: *Syn: Vorhofextrasystole*; von einem Reizbildungszentrum im Vorhof ausgehende Extrasystole; Ⓔ *premature atrial systole, premature atrial beat, premature atrial contraction, atrial premature contraction, atrial extrasystole, auricular extrasystole*

ventrikuläre Extrasystole: *Syn: Kammerextrasystole*; man kann zwischen monotopen und polytopen Extrasystolen, ventrikulärem Bigeminus, Paaren und Triplets [Salven] sowie R-auf-T-Phänomen unterscheiden; handelt es sich um **Ersatzsystolen** bei Ausfall des Sinusknotens, unterscheidet man **junktionale Extrasystolen** [schmaler QRS-Komplex] und **idioventrikuläre Extrasystolen** [breiter QRS-Komplex]; Ⓔ *ventricular extrasystole*

Ex|tra|sy|sto|lie *f*: gehäuftes Auftreten von Extrasystolen; Ⓔ *multiple extrasystoles*

ex|tra|tho|ra|kal *adj*: außerhalb des Brustkorbs/Thorax (liegend); Ⓔ *extrathoracic*

Ex|tra|tö|ne *pl*: zusätzlich zu den normalen Herztönen auftretende Töne, z.B. 3. Herzton; Ⓔ *additional heart sounds*

ex|tra|tra|che|al *adj*: außerhalb der Luftröhre/Trachea (liegend); Ⓔ *extratracheal*

E

ex|tra|tu|bal *adj*: **1.** außerhalb einer Tube (liegend) **2.** außerhalb des Eileiters/Tuba uterina (liegend) **3.** außerhalb der Ohrtrompete/Tuba auditiva (liegend); Ⓔ **1.–3.** *extratubal*

ex|tra|tym|pa|nal *adj*: ***Syn:*** *extratympanisch*; außerhalb der Paukenhöhle/Tympanum (liegend); Ⓔ *extratympanic*

ex|tra|tym|pa|nisch *adj*: →*extratympanal*

ex|tra|u|te|rin *adj*: außerhalb der Gebärmutter/Uterus (liegend); Ⓔ *extrauterine*

Ex|tra|u|te|rin|gra|vi|di|tät *f*: →*Extrauterinschwangerschaft*

Ex|tra|u|te|rin|schwan|ger|schaft *f*: ***Syn:*** *Extrauteringravidität, ektopische Schwangerschaft, Graviditas extrauterina, Parakyese*; Einnistung der Frucht außerhalb der Gebärmutter; die mit Abstand häufigste Form ist die Eileiterschwangerschaft [95–98 %], gefolgt von Eierstockschwangerschaft und Bauchhöhlenschwangerschaft*; **Zervikalgravidität** [Einnistung im Zervikalkanal], **intramurale Gravidität** [Einnistung in der Tiefe des Myometriums] und **heterotope Schwangerschaft** [Zwillingsschwangerschaft mit gleichzeitiger intra- und extrauteriner Einnistung] sind sehr selten; der Verlauf ist variabel; die meisten Extrauterinschwangerschaften gehen frühzeitig zu Grunde und bleiben klinisch stumm, es kann aber auch zur Ausbildung eines Akuten Abdomens kommen; Ⓔ *extrauterine pregnancy, ectopic pregnancy, heterotopic pregnancy, paracyesis, eccyesis, metacyesis*

ex|tra|va|gi|nal *adj*: außerhalb der Scheide/Vagina (liegend); Ⓔ *extravaginal*

ex|tra|va|sal *adj*: außerhalb der (Blut-)Gefäße (liegend oder erfolgend); Ⓔ *extravascular*

Ex|tra|va|sat *nt*: aus einem Gefäß ausgetretene Flüssigkeit; Ⓔ *extravasate, extravasation*

ex|tra|ven|tri|ku|lär *adj*: außerhalb einer Kammer/eines Ventrikels (liegend oder ablaufend), insbesondere außerhalb der Herzkammer; Ⓔ *extraventricular*

Ex|tra|ver|si|on *f*: **1.** ***Syn:*** *Extroversion*; Auswärtsdrehung, Auswärtswendung **2.** ***Syn:*** *Extravertiertheit, Extroversion*; Öffnung zu Außenwelt; offenes, entgegenkommendes Verhalten; Ⓔ **1.** *extroversion, extraversion* **2.** *extroversion, extraversion*

ex|tra|ver|tiert *adj*: **1.** ***Syn:*** *extrovertiert*; (*anatom.*) nach außen gedreht **2.** ***Syn:*** *extrovertiert*; (*psychol.*) nach außen gewandt, welt-offen, aufgeschlossen; Ⓔ **1.** *extrovert, extravert* **2.** *extrovert, extravert*

ex|tra|ve|si|kal *adj*: außerhalb der (Harn-)Blase (liegend); Ⓔ *extracystic*

ex|tra|zel|lu|lär *adj*: außerhalb der Zelle (liegend); Ⓔ *extracellular*

Ex|tra|zel|lu|lär|flüs|sig|keit *f*: außerhalb der Zelle befindliche Flüssigkeit; Ⓔ *extracellular fluid*

Ex|tra|zel|lu|lär|raum *m*: ***Syn:*** *extrazellulärer Raum*; Gesamtheit der Extrazellulärflüssigkeit enthaltenden Räume des Körpers; Ⓔ *extracellular space*

ex|tra|ze|re|bel|lar *adj*: ***Syn:*** *extrazerebellär*; außerhalb des Kleinhirns/Zerebellum (liegend); Ⓔ *extracerebellar*

ex|tra|ze|re|bel|lär *adj*: →*extrazerebellar*

ex|tra|ze|re|bral *adj*: außerhalb des Gehirns/Zerebrum (liegend); Ⓔ *extracerebral*

Ex|tre|mi|tas *f, pl* **-ta|tes**: äußeres Ende, Endstück, das Äußerste, Spitze; Gliedmaße, Glied; Ⓔ *extremity, limb*

Extremitas tubaria ovarii: oberer Eierstockpol; Ⓔ *tubal extremity of ovary, lateral pole of ovary*

Extremitas uterina ovarii: unterer Eierstockpol, Uteruspol des Eierstocks; Ⓔ *pelvic extremity of ovary, uterine extremity, medial pole of ovary*

Ex|tre|mi|tä|ten *pl*: Gliedmaße, Arme und Beine; Ⓔ *extremities, limbs*

Ex|tre|mi|tä|ten|ab|lei|tung *f*: EKG-Ableitung von den Extremitäten nach Einthoven oder Goldberger; Ⓔ *limb lead, limb recording*

Ex|tre|mi|tä|ten|pa|re|se *f*: Gliedmaßenlähmung; Ⓔ *extremity paralysis*

ex|trin|sic *adj*: →*extrinsisch*

extrinsic factor *m*: selten verwendete Bezeichnung für →*Vitamin* B_{12}; Ⓔ *cobalamin, extrinsic factor*

ex|trin|sisch *adj*: ***Syn:*** *extrinsic, exogen*; von außen (kommend oder wirkend), äußerlich, äußere(r, s); Ⓔ *extrinsic*

Extro-, extro- *präf.*: →*Extra-*

Ex|tro|phia *f*: →*Ekstrophie*

Ex|tro|phie *f*: →*Ekstrophie*

Ex|tro|ver|si|on *nt*: →*Extraversion*

ex|tro|ver|tiert *adj*: →*extravertiert*

Ex|tru|si|on *f*: **1.** (*Sekret*) Ausschleusung **2.** ***Syn:*** *Elongation, Egression*; (*Zahn*) Verlängerung; Ⓔ **1.** *extrusion* **2.** *extrusion, elongation*

ekkrine Extrusion: ***Syn:*** *Krinozytose*; aktive Sekretabgabe nach außen; Ⓔ *eccrine extrusion*

Ex|tu|ba|ti|on *f*: Tubusentfernung, Extubieren; Ⓔ *detubation, extubation*

Ex|ul|ce|ra|tio *f, pl* **-ti|o|nes**: →*Exulzeration*

Exulceratio simplex: ***Syn:*** *Dieulafoy-Erosion, Dieulafoy-Ulkus*; Magenschleimhautgeschwür mit massiver Blutung aus einer Arterienanomalie; Ⓔ *Dieulafoy's erosion*

Ex|ul|ze|ra|ti|on *f*: ***Syn:*** *Exulceratio*; Geschwürbildung, Ulzeration; Ⓔ *ulceration*

Ex|zi|si|on *f*: Ausschneidung, Entfernung; Ⓔ *excision, exsection*

ex|zi|ta|bel *adj*: erregbar, reizbar; Ⓔ *excitable*

Ex|zi|tans *nt, pl* **-tan|zi|en, -tan|ti|en**: ***Syn:*** *Exzitantium, Analeptikum*; Reizmittel, Stimulans; Ⓔ *excitant, excitant drug, stimulant*

Ex|zi|tan|ti|um *nt, pl* **-tan|zi|en, -tan|ti|en**: →*Exzitans*

Ex|zi|ta|ti|on *f*: Anregung, Reizung; Reiz; Erregung; Ⓔ *excitation*

ex|zi|ta|tiv *adj*: →*exzitatorisch*

ex|zi|ta|to|risch *adj*: ***Syn:*** *exzitativ*; anregend oder erregend (wirkend); Ⓔ *excitatory, excitative*

ex|zi|to|mo|to|risch *adj*: Bewegung oder Motorik anregend; Ⓔ *excitomotor, excitomotory*

F

Fa|bel|la *nt*: Sesambein auf der Rückseite des Kniegelenks; Ⓔ *fabella*

Faber-Anämie *f*: *Syn: Chloranämie*; schwere Eisenmangelanämie bei Achlorhydrie*; Ⓔ *Faber's anemia, Faber's syndrome, achlorhydric anemia*

Fab-Fragment *nt*: antigen-bindender Teil der Immunglobuline; Ⓔ *Fab fragment, antigen-binding fragment*

Fa|bis|mus *m*: *Syn: Bohnenkrankheit, Favismus*; nach Verzehr von Favabohnen auftretende hämolytische Krise bei vorbestehendem Glucose-6-Phosphatdehydrogenasemangel; Ⓔ *favism, fabism*

Fabry-Syndrom *nt*: *Syn: Morbus Fabry, Ruiter-Pompen-Weyers-Syndrom, hereditäre Thesaurismose Ruiter-Pompen-Weyers, Thesaurismosis hereditaria lipoidica, Angiokeratoma corporis diffusum (Fabry), Angiokeratoma universale*; X-chromosomal vererbte Sphingolipidose* mit multiplen Angiokeratomen und Befall innerer Organe [Nieren, Herz-Kreislaufsystem]; der Befall der Niere führt meist zu terminaler Niereninsuffizienz; Ⓔ *Fabry's disease, diffuse angiokeratoma, hereditary dystopic lipidosis, ceramide trihexosidase deficiency, glycolipid lipidosis, glycosphingolipidosis, α-(D)-galactosidase A deficiency*

Face-Lifting *nt*: Straffung der Gesichtshaut zur Glättung von Falten, Doppelkinn u.ä.; Ⓔ *face-lift, face lifting, rhytidectomy, rhytidoplasty*

Fa|cet|te *f*: (kleine) Gelenkfläche, Gelenkfacette; Ⓔ *facet, facette*

Fa|ci|es *f*: **1.** Gesicht **2.** Außenfläche, Vorderseite; Ⓔ **1.** *face, facies* **2.** *surface, facies*

Facies abdominalis: *Syn: Facies peritonealis*; klinische Bezeichnung für den ängstlich verfallenen, blassen Gesichtsausdruck bei Erkrankungen im Bauchraum; Ⓔ *abdominal facies*

Facies adenoidea: typischer Gesichtsausdruck bei adenoiden Vegetationen; Ⓔ *adenoid facies, adenoid face*

Facies anterior cordis: *Syn: Facies sternocostalis cordis*; Herzvorderfläche, Sternokostalfläche; Ⓔ *sternocostal surface of heart*

Facies anterior corneae: Hornhautvorderfläche; Ⓔ *anterior surface of cornea*

Facies anterior glandulae suprarenalis: die Vorderfläche der Nebenniere*; Ⓔ *anterior surface of suprarenal gland*

Facies anterior iridis: Irisvorderfläche; Ⓔ *anterior surface of iris*

Facies anterior lentis: Linsenvorderfläche; Ⓔ *anterior surface of lens*

Facies anterior palpebraris: äußere/vordere Lidfläche; Ⓔ *anterior surface of eye lid, external surface of eye lid*

Facies anterior patellae: Oberfläche der Kniescheibe; Ⓔ *anterior surface of patella, articular surface of patella*

Facies anterior radii: Vorderfläche des Radius*; Ⓔ *anterior surface of radius*

Facies anterior renis: Vorderfläche der Niere*; Ⓔ *anterior surface of kidney*

Facies anterior scapulae: *Syn: Facies costalis scapulae*; Rippenfläche des Schulterblattes; Ⓔ *anterior surface of scapula, costal surface of scapula*

Facies anterior ulnae: Vorderfläche der Ulna*; Ⓔ *anterior surface of ulna*

Facies anterior uteri: *Syn: Facies vesicalis uteri*; Blasenfläche des Uterus; Ⓔ *vesical surface of uterus, anterior surface of uterus*

Facies antonina: typische Gesichtsveränderung bei tuberkuloider Lepra*; Ⓔ *facies antonina*

Facies approximalis dentis: *Syn: Approximalfläche, Kontaktfläche, Facies contactus dentis*; Zahnfläche, die mit einem anderen Zahn in Berührung kommt oder steht; Ⓔ *approximal surface*

Facies articularis: Gelenkfläche von Knorpel oder Knochen; Ⓔ *articular surface*

Facies articularis calcanea anterior tali: Gelenkfläche des Caput tali für das Talokalkanealgelenk*; Ⓔ *anterior calcaneal articular surface of talus*

Facies articularis calcanea media tali: Gelenkfläche des Collum tali für das Talokalkanealgelenk*; Ⓔ *middle calcaneal articular surface of talus*

Facies articularis capitis costae: Gelenkfläche des Rippenköpfchens [Caput costae]; Ⓔ *articular surface of head of rib*

Facies articularis capitis fibulae: Gelenkfläche des Wadenbeinköpfchens [Caput fibulae]; Ⓔ *articular surface of head of fibula*

Facies articularis fibularis tibiae: Gelenkfläche oben an der Außenseite des Schienbeins; bildet, die zusammen mit der Gelenkfläche des Wadenbeinköpfchens das obere Tibiofibulargelenk*; Ⓔ *fibular articular surface of tibia*

Facies articularis inferior tibiae: Gelenkfläche am unteren Ende des Schienbeins [Tibia*], die mit dem Sprungbein [Talus*] im Talokruralgelenk* artikuliert; Ⓔ *inferior articular surface of tibia*

Facies articularis inferior vertebrae: Gelenkfläche des Processus* articularis inferior vertebrae; Ⓔ *inferior articular facet of vertebra*

Facies articularis navicularis tali: Gelenkfläche des Caput tali, die mit dem Kahnbein [Os* naviculare] einen Teil des unteren Sprunggelenkes* bildet; Ⓔ *navicular articular surface of talus*

Facies articularis patellae: Gelenkfläche der Kniescheibe; Ⓔ *anterior surface of of patella, articular surface of of patella*

Facies articularis superior tibiae: die das Tibiaplateau bildende Gelenkfläche des Schienbeinkopfes [Caput tibiae]; Ⓔ *superior articular surface of tibia*

Facies articularis superior vertebrae: Gelenkfläche des Processus articularis superior vertebrae; Ⓔ *superior articular facet of vertebra*

Facies auricularis ossis ilii: Gelenkfläche des Darmbeins für das Iliosakralgelenk; Ⓔ *auricular surface of ilium*

Facies auricularis ossis sacri: Gelenkfläche des Kreuzbeins für das Iliosakralgelenk; Ⓔ *auricular surface of sacrum, auricular plane of sacral bone*

Facies buccalis dentis: die der Wange zugewandte Fläche der Zähne; Ⓔ *buccal surface*

Facies colica splenica: der dem Kolon anliegende Teil der Facies visceralis der Milz; Ⓔ *colic surface of spleen*

Facies contactus dentis: →*Facies approximalis dentis*

Facies costalis pulmonis: Rippenfläche der Lunge; Ⓔ *costal surface of lung*

Facies costalis scapulae: *Syn: Facies anterior scapulae*; Rippenfläche des Schulterblattes; Ⓔ *anterior surface of scapula, costal surface of scapula*

Facies diaphragmatica cordis: *Syn: Facies inferior cordis*; Zwerchfellfläche des Herzens; Ⓔ *diaphragmatic surface of heart*

Facies diaphragmatica hepatis: Zwerchfellfläche der

Leber; Ⓔ *diaphragmatic surface of liver*
Facies diaphragmatica pulmonis: Zwerchfellfläche der Lunge; Ⓔ *diaphragmatic surface of lung*
Facies diaphragmatica splenica: Zwerchfellfläche der Milz; Ⓔ *diaphragmatic surface of spleen*
Facies distalis dentis: der Mittellinie abgewandte Zahnfläche; Ⓔ *distal surface of tooth*
Facies dorsales digitorum: *Syn: Fingerrücken; Zehenrücken*; Rückfläche von Fingern oder Zehen; Ⓔ *dorsal surface of fingers/toes*
Facies dorsalis ossis sacri: Rückfläche des Kreuzbeins [Os sacrum]; Ⓔ *posterior surface of sacral bone*
Facies externa ossis frontalis: Außen-/Vorderfläche des Stirnbeins [Os frontale]; Ⓔ *external surface of frontal bone*
Facies gastrica: typischer Gesichtsausdruck mit tiefer Nasolabialfalte bei Magenkrankheiten; Ⓔ *gastric surface of spleen*
Facies gastrica splenica: dem Magen anliegender Teil der Facies visceralis der Milz; Ⓔ *gastric surface of spleen*
Facies hippocratica: spitzes, blasses Gesicht mit eingefallenen Augen und Wangen des Sterbenden; Ⓔ *hippocratic facies, hippocratic face*
Facies inferior cordis: → *Facies diaphragmatica cordis*
Facies inferior linguae: Zungenunterfläche; Ⓔ *inferior surface of tongue*
Facies interlobaris pulmonis: Lungenoberfläche in der Fissura horizontalis und obliqua; Ⓔ *interlobar surface of lung*
Facies interna ossis frontalis: Innen-/Rückfläche des Stirnbeins [Os frontale]; Ⓔ *internal surface of frontal bone*
Facies intestinalis uteri: *Syn: Facies posterior uteri*; Darmfläche der Gebärmutter; Ⓔ *intestinal surface of uterus, posterior surface of uterus*
Facies labialis dentis: die vordere, den Lippen zugewandte Fläche der Schneide- und Eckzähne; Ⓔ *labial surface of tooth*
Facies lateralis: Seitenfläche; Ⓔ *lateral surface*
Facies lateralis ovarii: der Bauchwand anliegende Seitenfläche des Eierstocks; Ⓔ *lateral surface of ovary*
Facies leontina: *Syn: Leontiasis, Löwengesicht*; durch eine Verdickung der Schädelknochen hervorgerufenes löwenartiges Gesicht; Ⓔ *leonine facies*
Facies lingualis dentis: *Syn: Facies oralis dentis*; der Zunge zugewandte Innenseite der Zähne; Ⓔ *lingual surface of tooth*
Facies lunata: *Syn: Mondgesicht*; volles, rundes Gesicht; Ⓔ *moon-shaped face, moon face, moon facies*
Facies masticatoria dentis: → *Facies occlusalis dentis*
Facies medialis ovarii: mediale, dem Infundibulum des Eileiters zugewandte Seite des Eierstocks; Ⓔ *medial surface of ovary*
Facies mediastinalis pulmonis: Mediastinalfläche der Lunge; Ⓔ *mediastinal surface of lung*
Facies mesialis dentis: die der Mittellinie zugewandte Fläche der Zähne; Ⓔ *mesial surface of tooth*
Facies mitralis: blasses Gesicht mit bläulichen Lippen bei schwerer Mitralstenose; Ⓔ *mitral facies, mitrotricuspid facies*
Facies myopathica: *Syn: Sphinxgesicht*; typischer Gesichtsausdruck bei Muskeldystrophie; Ⓔ *myopathic facies*
Facies occlusalis dentis: Kaufläche des Zahns; Ⓔ *occlusal surface, chewing surface (of tooth), grinding surface (of tooth), masticatory surface*
Facies oralis dentis: → *Facies lingualis dentis*
Facies palatinalis dentis: Gaumenfläche des Zahns; Ⓔ *palatal surface of tooth*
Facies palmaris digitorum: Handflächenseite der Finger; Ⓔ *palmar surface*
Facies pancreatica splenica: der Bauchspeicheldrüse anliegender Teil der Facies visceralis der Milz; Ⓔ *pancreatic surface of spleen*
Facies paralytica: fehlende Mimik bei Fazialislähmung; Ⓔ *facies paralytica*
Facies patellaris femoris: knorpelüberzogene Gleitfläche für die Kniescheibe [Patella] am unteren Femurende; Ⓔ *patellar surface of femur*
Facies pelvica ossis sacri: dem kleinen Becken zugewandte Vorderfläche des Kreuzbeins [Os sacrum]; Ⓔ *pelvic surface of sacrum*
Facies peritonealis: → *Facies abdominalis*
Facies plantaris digitorum: Unterseite der Zehen; Ⓔ *plantar surface*
Facies poplitea femoris: dreieckige Fläche auf der Rückseite des distalen Femurschaftes; Ⓔ *popliteal surface of femur*
Facies posterior: Rückfläche, Hinterfläche; Ⓔ *posterior surface*
Facies posterior corneae: Hornhauthinterfläche; Ⓔ *posterior surface of cornea*
Facies posterior glandulae suprarenalis: Rückfläche der Nebenniere; Ⓔ *posterior surface of suprarenal gland*
Facies posterior iridis: Irisrückfläche; Ⓔ *posterior surface of iris*
Facies posterior lentis: Linsenrückfläche; Ⓔ *posterior surface of lens*
Facies posterior palpebrae: innere/hintere Lidfläche; Ⓔ *inner surface of eyelid, internal surface of eyelid, posterior surface of eyelid*
Facies posterior scapulae: Rückfläche des Schulterblattes; Ⓔ *posterior surface of scapula*
Facies posterior uteri: → *Facies intestinalis uteri*
Facies pulmonalis cordis: Lungenfläche des Herzens; Ⓔ *pulmonary surface of heart*
Facies renalis glandulae suprarenalis: Unterfläche der Nebenniere, mit der sie auf der Niere aufsitzt; Ⓔ *renal surface of suprarenal gland*
Facies renalis splenica: der Niere anliegender Teil der Facies visceralis der Milz; Ⓔ *renal surface of spleen*
Facies scarlatinosa: für Scharlach typische gleichmäßige Rötung der Wangen, die in starkem Kontrast zum blassen Kinn-Mund-Dreieck [**zirkumorale Blässe**] steht; Ⓔ *facies scarlatinosa*
Facies sternocostalis cordis: → *Facies anterior cordis*
Facies superior tali: obere Gelenkfläche der Trochlea tali; Ⓔ *superior surface of talus*
Facies tetanica: das durch einen Risus* sardonicus gekennzeichnet Gesicht bei Wundstarrkrampf [Tetanus*]; Ⓔ *facies tetanica*
Facies urethralis: Penisunterseite; Ⓔ *urethral surface of penis*
Facies vesicalis uteri: *Syn: Facies anterior uteri*; Blasenfläche des Uterus; Ⓔ *vesical surface of uterus, anterior surface of uterus*
Facies vestibularis dentis: Außenfläche der Zähne; Ⓔ *vestibular surface of tooth*
Facies visceralis hepatis: untere, den Baucheingeweiden zugewandte Fläche der Leber; Ⓔ *visceral surface of liver*
Facies visceralis splenica: konkave Medialfläche der Milz; Ⓔ *visceral surface of spleen*

Fa|den|ei|te|rung *nt*: Eiterung im Stichkanal einer Naht; Ⓔ *suture abscess, stitch abscess*

Fa|den|gra|nu|lom *nt*: Fremdkörpergranulom* als Reaktion auf Nahtmaterial; Ⓔ *suture granuloma*

Fa|den|pil|ze *pl*: *Syn: Hyphomyzeten, Hyphomycetes*; hyphenbildende Pilze; Ⓔ *hyphal fungi, hyphomycetes, mycelial fungi, Hyphomycetes*

Fa|den|wür|mer *pl*: *Syn: Nematoden, Nematoda, Nematodes*; fadenförmige, runde Würmer, die sich i.d.R. durch

Eier vermehren, zum Teil auch lebendgebährend; wichtige Gattungen sind u.a. Ankylostoma*, Ascaris*, Dracunculus*, Trichinella*, Onchocerca*; Ⓔ *Nematoda*

Fae|ces *pl*: → *Fäzes*

Faesebeck-Ganglion *nt*: ***Syn:*** *Blandin-Ganglion, Ganglion submandibulare*; parasympathisches Ganglion, das u.a. Unterkieferdrüse, Unterzungendrüse und Zungendrüsen versorgt; Ⓔ *Blandin's ganglion, lesser ganglion of Meckel, submandibular ganglion, submaxillary ganglion*

Faex *f*: Hefe; Ⓔ *yeast*

Faex medicinalis: gereinigte Bierhefe [Saccharomyces cerevisiae]; Ⓔ *medicinal yeast*

Fahr-Krankheit *f*: ***Syn:*** *Fahr-Syndrom*; idiopathische Gefäßsklerose im Bereich der Stammganglien; Ⓔ *Fahr's disease, Fahr's syndrome*

Fahr-Volhard-Nephrosklerose *f*: ***Syn:*** *maligne Nephrosklerose*; zu Niereninsuffizienz führende, rasch progrediente Nephrosklerose*; Ⓔ *Fahr-Volhard disease, hyperplastic arteriolar nephrosclerosis, malignant nephrosclerosis*

fä|kal *adj*: ***Syn:*** *fäkulent, sterkoral*; Kot/Fäzes betreffend, aus Fäkalien bestehend, von Fäkalien stammend, kotig; Ⓔ *fecal, excrementitious, excremental, stercoral, stercoraceous, stercorous*

Fä|kal|ap|pen|di|zi|tis *f, pl* **-ti|den**: ***Syn:*** *Sterkoralappendizitis*; durch Kotsteine hervorgerufene Appendizitis*; Ⓔ *stercoral appendicitis*

Fä|ka|li|en *pl*: → *Fäzes*

Fä|kal|sta|se *f*: ***Syn:*** *Koprostase*; Kotstauung, Kotverhaltung; Ⓔ *fecal impaction, coprostasis*

Fä|kal|u|rie *f*: Kotausscheidung im Harn; Ⓔ *fecaluria*

Fa|ktor *m*: (maßgebender) Umstand, bestimmendes Element; Ⓔ *factor*

Faktor I: ***Syn:*** *Fibrinogen*; in der Leber gebildeter, Vitamin K-abhängiger Blutgerinnungsfaktor; Vorstufe des Fibrins; Ⓔ *fibrinogen, factor I*

Faktor II: ***Syn:*** *Prothrombin*; in der Leber gebildeter, Vitamin K-abhängiger Blutgerinnungsfaktor; inaktive Vorstufe des Thrombins; Ⓔ *prothrombin, plasmozyme, factor II, thrombogen, serozyme*

Faktor IIa: ***Syn:*** *Thrombin*; proteolytischer Faktor der Blutgerinnung; wird aus Prothrombin [Faktor II] gebildet; Ⓔ *thrombin, thrombase, thrombosin, fibrinogenase*

Faktor III: ***Syn:*** *Gewebethromboplastin, Gewebethrombokinase, Prothrombinase*; aus verschiedenen Komponenten [u.a. aktivierter Faktor V, Faktor X] bestehender Komplex, der Prothrombin [Faktor II] in Thrombin umwandelt; Ⓔ *tissue thromboplastin, factor III, tissue factor*

Faktor V: ***Syn:*** *Proakzelerin, Proaccelerin, Acceleratorglobulin, Akzeleratorglobulin, labiler Faktor, Plasmaakzeleratorglobulin*; thermolabiler Blutgerinnungsfaktor; ist an der Umwandlung von Prothrombin zu Thrombin* beteiligt; Ⓔ *proaccelerin, factor V, labile factor, accelerator globulin, plasma labile factor, plasmin prothrombin conversion factor, thrombogene, accelerator factor, cofactor of thromboplastin, component A of prothrombin*

Faktor VI: ***Syn:*** *Akzelerin, Accelerin*; zur Blutgerinnungskaskade gehörender Faktor, der dort aus Faktor V gebildet wird; Ⓔ *accelerin, factor VI*

Faktor VII: ***Syn:*** *Prokonvertin, Proconvertin, Serum-Prothrombin-Conversion-Accelerator, Autothrombin I, stabiler Faktor*; in der Leber gebildeter Faktor der Blutgerinnung; Mangel führt zu Hypoprokonvertinämie*; Ⓔ *proconvertin, factor VII, prothrombin conversion factor, prothrombin converting factor, stable factor, serum prothrombin conversion accelerator, prothrombokinase, cofactor V, convertin, cothromboplastin, autoprothrombin I*

Faktor VIII: ***Syn:*** *antihämophiles Globulin, Antihämophiliefaktor*; in der Leber gebildeter Faktor der Blutgerinnung; Mangel oder Fehlen führt zu Hämophilie* A; Ⓔ *antihemophilic globulin, factor VIII, thromboplastic plasma component, thromboplastinogen, antihemophilic factor (A), plasma thromboplastin factor, platelet cofactor, plasmokinin*

Faktor IX: ***Syn:*** *Christmas-Faktor, Autothrombin II, antihämophiles Globulin B*; Vitamin K-abhängig in der Leber synthetisierter Faktor der Blutgerinnung; Mangel führt zu Hämophilie* B; Ⓔ *Christmas factor, factor IX, antihemophilic factor B, plasma thromboplastin factor B, PTC factor, autoprothrombin II, plasma thromboplastin component, platelet cofactor*

Faktor X: ***Syn:*** *Stuart-Prower-Faktor, Autothrombin III*; in der Leber gebildeter Faktor der Blutgerinnung; ein Mangel führt zu erhöhter Blutungsneigung; Ⓔ *Stuart-Prower factor, Prower factor, Stuart factor, autoprothrombin C, factor X*

Faktor XI: ***Syn:*** *Plasmathromboplastinantecedent, antihämophiler Faktor C, Rosenthal-Faktor*; Faktor der Blutgerinnungskaskade; ein angeborener Mangel führt zu Hämophilie* C; Ⓔ *plasma thromboplastin antecedent, factor XI, antihemophilic factor C, PTA factor*

Faktor XII: ***Syn:*** *Hageman-Faktor*; im retikulohistiozytären System gebildeter Blutgerinnungsfaktor; Ⓔ *factor XII, activation factor, glass factor, contact factor, Hageman factor*

Faktor XIII: ***Syn:*** *fibrinstabilisierender Faktor, Laki-Lorand-Faktor*; in Thrombozyten und Leber gebildeter Blutgerinnungsfaktor; Ⓔ *factor XIII, fibrin stabilizing factor, Laki-Lorand factor, fibrinase*

antihämophiler Faktor C: → *Faktor XI*

antinukleäre Faktoren: ***Syn:*** *antinukleäre Antikörper*; Antikörper* gegen Zellkernbestandteile; Ⓔ *antinuclear antibodies, LE factors*

atrialer natriuretischer Faktor: ***Syn:*** *Atriopeptid, Atriopeptin, atriales natriuretisches Peptid, atriales natriuretisches Hormon*; in Myozyten des linken Vorhofs und anderen Geweben gebildetes Hormon mit Einfluss auf die Wasser- und Natriumdiurese; Ⓔ *atrial natriuretic factor, atrial natriuretic peptide, atrial natriuretic hormone, atriopeptin, cardionatrin*

chemotaktischer Faktor: ***Syn:*** *Chemotaxin, Chemotaktin*; Chemotaxis* bewirkende biologische Substanz; Ⓔ *chemotactin, chemotaxin, chemotactic factor, chemoattractant*

colicinogener Faktor: → *kolizinogener Faktor*

erythropoetischer Faktor: ***Syn:*** *Epoetin, Erythropoetin, Erythropoietin, Hämatopoietin, Hämopoietin*; in der Niere gebildetes Zytokin*, das die Bildung der roten Blutkörperchen anregt; Ⓔ *hemopoietin, hematopoietin, erythropoietin, erythropoietic stimulating factor*

fibrinstabilisierender Faktor: → *Faktor XIII*

kolizinogener Faktor: ***Syn:*** *Kolizinogen, Colicinogen, Col-Faktor, colicinogener Faktor*; Plasmide, die die Geninformation für die Bildung von Colicin* durch Escherichia* coli übertragen; Ⓔ *colicinogenic factor, colicinogen*

kolonie-stimulierender Faktor: ***Syn:*** *Colony-stimulating-Faktor*; Oberbegriff für von verschiedenen Zellen gebildete hämopoetische Wachstumsfaktoren, die für die Proliferation von Vorläuferzellen unabdingbar sind; Ⓔ *colony-stimulating factor*

labiler Faktor: → *Faktor V*

stabiler Faktor: → *Faktor VII*

thrombozytopoesestimulierender Faktor: ***Syn:*** *Thrombopoetin, Thrombopoietin*; Substanz, die die Thrombozytenbildung im Knochenmark anregt; Ⓔ *thrombopoietin*

Fak|to|ren|aus|tausch *m*: ***Syn:*** *Chiasmabildung, Crossing-*

over; partieller Chromosomenaustausch zwischen gepaarten Chromosomen während der Meiose; Ⓔ *crossing-over, crossover*

Fak|to|ren|se|rum *nt, pl* **-se|ren**: Testserum, das Antikörper gegen einen Antigenfaktor enthält; Ⓔ *monovalent antiserum*

Faktor-I-Mangel *m*: *Syn: Hypofibrinogenämie, Fibrinogenmangel, Fibrinogenopenie, Fibrinopenie*; verminderter Fibrinogengehalt des Blutes; Ⓔ *fibrinogen deficiency, hypofibrinogenemia, factor I deficiency, fibrinogenopenia, fibrinopenia*

Faktor-II-Mangel *m*: *Syn: Hypoprothrombinämie*; erblicher Mangel an Blutgerinnungsfaktor II; führt zu erhöhter Blutungsneigung; Ⓔ *factor II deficiency, hypoprothrombinemia, prothrombinopenia*

Faktor-V-Mangel *m*: *Syn: Parahämophilie (A), Hypoproakzelerinämie, Hypoproaccelerinämie, Owren-Syndrom*; autosomal-rezessiver Mangel an Blutgerinnungsfaktor V; führt zu erhöhter Blutungsneigung; Ⓔ *factor V deficiency, Owren's disease, hypoproaccelerinemia, parahemophilia*

Faktor-VII-Mangel *m*: *Syn: Parahämophilie B, Hypoprokonvertinämie, Hypoproconvertinämie*; erblicher Mangel an Blutgerinnungsfaktor VII; führt zu erhöhter Blutungsneigung ähnlich der Hämophilie*; Ⓔ *factor VII deficiency, hypoproconvertinemia*

Faktor-VIII-Mangel *m*: *Syn: klassische Hämophilie, Hämophilie A, Haemophilia vera*; durch einen Mangel an Blutgerinnungsfaktor VIII verursachte klassische Blutgerinnungsstörung mit mikrotraumatischen Blutungen in Gelenke und Muskeln; Ⓔ *classical hemophilia, hemophilia A*

Faktor-IX-Mangel *m*: → *Faktor IX-Mangelkrankheit*

Faktor IX-Mangelkrankheit *f*: *Syn: Hämophilie B, Christmas-Krankheit, Faktor IX-Mangel*; durch einen angeborenen Mangel an Faktor IX bedingte Blutgerinnungsstörung; Ⓔ *factor IX deficiency, Christmas disease, hemophilia B*

Faktor-XI-Mangel *m*: *Syn: PTA-Mangel, PTA-Mangelsyndrom, Hämophilie C, Rosenthal-Krankheit*; durch einen autosomal-rezessiv vererbten Mangel an Faktor XI bedingte erbliche Blutungsneigung; Ⓔ *factor XI deficiency, PTA deficiency, hemophilia C*

Faktor-XII-Mangel *m*: *Syn: Hageman-Syndrom*; autosomal-rezessiver Mangel an Faktor XIII der Blutgerinnung; klinisch unauffällig; Ⓔ *factor XII deficiency, Hageman factor deficiency, Hageman syndrome*

Faktor-XIII-Mangel *m*: autosomal-rezessiver Mangel an Faktor XII der Blutgerinnung; kann zu Wundheilungsstörungen und Nachblutungen führen; Ⓔ *factor XIII deficiency*

fä|ku|lent *adj*: *Syn: sterkoral*; kotig, kotartig, stuhlartig, stuhlähnlich; Ⓔ *fecaloid, feculent, fecal, excrementitious*

Fä|ku|lom *nt*: *Syn: Kotgeschwulst, Koprom, Sterkorom*; durch die Bauchdecke tastbare Masse aus verhärtetem Stuhl im Dickdarm; Ⓔ *fecal tumor, fecaloma, scatoma, coproma, stercoroma*

fa|kul|ta|tiv *adj*: freigestellt, wahlweise; Ⓔ *facultative*

fal|ci|form *adj*: sichelförmig; Ⓔ *sickle-shaped, falciform, falcate, falcular*

Falciparum-Malaria *f*: → *Malaria tropica*

Fall|hand *nt*: *Syn: Kusshand*; Herabhängen der Hand bei Radialislähmung*; Ⓔ *drop hand, wristdrop, carpoptosis*

Fall|haut *f*: *Syn: Schlaffhaut, Faltenhaut, Cutis-laxa-Syndrom, generalisierte Elastolyse, Zuviel-Haut-Syndrom, Dermatochalasis, Dermatomegalie, Chalazodermie, Dermatolysis, Chalodermie*; inhomogene Krankheitsgruppe, die durch von der Unterlage abhebbare, schlaffe, in Falten hängende Haut gekennzeichnet ist; Ⓔ *lax skin, loose skin, chalastodermia, chalazodermia, cutis laxa, dermatochalasis, dermatochalazia, dermatolysis, dermatomegaly, dermolysis, pachydermatocele, generalized elastolysis*

Fallot-Pentalogie *f*: Fallot-Tetralogie* mit zusätzlichem Vorhoseptumdefekt; Ⓔ *pentalogy of Fallot*

Fallot-Tetralogie *f*: *Syn: Fallot-Tetrade*; angeborener Herzfehler mit hochsitzendem Ventrikelseptumdefekt, Pulmonalstenose, überreitender Aorta und Hypertrophie des rechten Ventrikels; Ⓔ *Fallot's tetrad, Fallot's syndrome, tetralogy of Fallot, Fallot's disease*

Fallot-Trilogie *f*: angeborener Herzfehler mit hochsitzendem Ventrikelseptumdefekt, Pulmonalstenose und Hypertrophie des rechten Ventrikels; Ⓔ *trilogy of Fallot*

Fall|sucht *f*: veraltete Bezeichnung für → *Epilepsie*; Ⓔ *falling sickness*

Falsch|ge|lenk *nt*: *Syn: Scheingelenk, Pseudogelenk, Pseudarthrose, Pseudoarthrose*; bei fehlender Ausheilung einer Fraktur entstehendes echtes Gelenk [Nearthrose] oder bindegewebig-fibröse Knochenverbindung; Ⓔ *false joint, false articulation, pseudarthrosis, pseudoarthrosis*

Fal|te *f*: Plica; Ⓔ *wrinkle, crease, line; ruga, rugosity, frenum, plication, plicature, plica, fold*

aryepiglottische Falte: *Syn: Plica aryepiglottica*; Falte von der Epiglottis zum Aryknorpel; Ⓔ *aryepiglottic fold, arytenoepiglottidean fold*

epigastrische Falte: *Syn: Plica umbilicalis lateralis*; Bauchfellfalte an der Innenseite der Bauchwand; enthält Arteria und Vena epigastrica inferior; Ⓔ *lateral umbilical fold, epigastric fold*

Fal|ten|haut *f*: → *Fallhaut*

Fal|ten|zun|ge *f*: *Syn: Lingua plicata/scrotalis*; angeborene oder erworbene tiefe Furchung der Zunge; Ⓔ *fissured tongue, cerebriform tongue, crocodile tongue, furrowed tongue, grooved tongue, plicated tongue, scrotal tongue, sulcated tongue, wrinkled tongue*

Falx *f*: Sichel, sichelförmige Struktur; Ⓔ *falx*

Falx cerebelli: *Syn: Kleinhirnsichel*; schmaler Fortsatz der Dura* mater zwischen den beiden Kleinhirnhemisphären; Ⓔ *falx of cerebellum, falciform process of cerebellum, falcula*

Falx cerebri: *Syn: Großhirnsichel, Hirnsichel*; sichelförmiger, bindegewebiger Fortsatz der Dura* mater zwischen den beiden Großhirnhemisphären; Ⓔ *falciform process of cerebrum, falx of cerebrum*

Falx inguinalis: *Syn: Leistensichel, Tendo conjunctivus*; dünne, sehnenartige Platte an der Leistenkanalhinterwand; Ⓔ *Henle's ligament, conjoined tendon, inguinal falx*

Fa|mi|li|en|an|ti|ge|ne *pl*: seltene, nur in einer oder wenigen Familien gefundene Antigene; Ⓔ *private antigens*

FAMM-Syndrom *nt*: *Syn: BK-mole-Syndrom, BK-Naevussyndrom, hereditäres dysplastisches Naevuszellnaevussyndrom, Nävusdysplasie-Syndrom*; autosomal-dominantes Auftreten dysplastischer Nävuszellnävi und maligner Melanome; Ⓔ *B-K mole syndrome*

Fanconi-Anämie *f*: *Syn: konstitutionelle infantile Panmyelopathie*; vererbte Blutbildungsstörung, die alle Zellreihen des Knochenmarks betrifft; Ⓔ *Fanconi's anemia, Fanconi's pancytopenia, Fanconi's syndrome, congenital aplastic anemia, congenital pancytopenia, constitutional infantile panmyelopathy, pancytopenia-dysmelia syndrome, congenital hypoplastic anemia*

Fanconi-Prader-Syndrom *nt*: *Syn: Siemerling-Creutzfeld-Syndrom, Schiller-Addison-Syndrom, Adrenoleukodystrophie*; X-chromosomal-rezessive Erkrankung mit Atrophie der Nebennierenrinde und herdförmiger Entmarkung im Gehirn; Ⓔ *adrenoleukodystrophy*

Fan|go *m*: Mineralschlamm aus heißen Quellen, der u.a. für Bäder und Packungen verwendet wird; Ⓔ *fango, volcanic mud*

Fa|rad *nt*: abgeleitete SI-Einheit der elektrischen Kapazität; Ⓔ *farad*

Fa|ra|di|sa|ti|on *f.*: *Syn:* *Faradotherapie*; Behandlung mit faradischem Strom; Ⓔ *faradization, faradotherapy*

Fa|ra|do|the|ra|pie *f.*: → *Faradisation*

Fär|be|in|dex *m.*: *Syn:* *Hämoglobinquotient, color index*; aus Hämoglobin und Erythrozytenzahl bestimmter Quotient; heute ersetzt durch Färbekoeffizient*; Ⓔ *color index, globular value, blood quotient, erythrocyte color index*

Fär|be|ko|ef|fi|zi|ent *m.*: *Syn:* *mean corpuscular hemoglobin*; Hämoglobingehalt des einzelnen Erythrozyten; Ⓔ *mean cell hemoglobin, mean corpuscular hemoglobin, erythrocyte color coefficient*

Far|ben|am|bly|o|pie *f.*: vermindertes Farbenunterscheidungsvermögen; Ⓔ *color amblyopia*

Far|ben|a|no|ma|lie *f.*: → *Farbensinnstörung*

Far|ben|a|sthe|no|pie *f.*: vermindertes Farbenunterscheidungsvermögen bei Ermüdung der Augen; Ⓔ *color asthenopia*

Far|ben|blind|heit *f.*: Achromatopsie*; Ⓔ *achromatic vision, (total) color blindness, achromatism, achromatopsia, achromatopsy, acritochromacy, complete achromatopsy, complete monochromasy, typical achromatopsy, typical monochromasy, daltonism, monochromasy, monochromasia, monochromatism*

Far|ben|fehl|sich|tig|keit *f.*: → *Farbensinnstörung*

Far|ben|he|mi|a|nop|sie *f.*: *Syn:* *Hemiachromatopsie, Hemichromatopsia*; nur das Farbensehen betreffende Hemianopsie*; Ⓔ *color hemianopsia, hemiachromatopsia, hemichromatopsia*

Far|ben|mes|ser *m.*: → *Chromometer*

Far|ben|schwä|che *f.*: → *Farbensinnstörung*

Far|ben|se|hen *nt*: *Syn:* *Chromatopie, Chromatopsie, Chromopsie*; Sehstörung, bei der alle Gegenstände in einem Farbton erscheinen, z.B. Gelbsehen [Xanthopsie]; Ⓔ *color vision, colored vision, chromatic vision, chromatopsia*

Far|ben|sinn|stö|rung *f.*: *Syn:* *Farbenfehlsichtigkeit, Farbenanomalie, Farbenschwäche, Chromatodysopsie, Dyschromatopsie, Chromatodysopie, Dyschromatopie*; angeborene oder erworbene Störung des normalen Farbensehens, z.B. Rotschwäche, Grünschwäche; Ⓔ *color anomaly, dyschromatopsia, dyschromasia*

Farber-Krankheit *f.*: *Syn:* *disseminierte/familiäre Lipogranulomatose, Ceramidasemangel, Zeramidasemangel*; autosomal-rezessive Enzymopathie* mit Ceramidablagerung in praktisch allen Körpergeweben; meist tödlicher Verlauf im Kindes- oder Jugendalter; Ⓔ *Farber's syndrome, Farber-Uzman syndrome, Farber's disease, Farber's lipogranulomatosis, disseminated lipogranulomatosis, ceramidase deficiency*

Farb|ra|di|kal *nt*: *Syn:* *Chromophor*; farbgebende Gruppe einer Verbindung; Ⓔ *chromophore, chromatophore*

Farb|schweiß *f.*: *Syn:* *Chromhidrose, Chromhidrosis, Chromidrosis, gefärbter Schweiß*; unabhängig von der Genese verwendeter Oberbegriff für die Ausscheidung eines gefärbten Schweißes; Ⓔ *chromhidrosis*

Farb|sko|tom *nt*: umschriebener Gesichtsfeldausfall für Farben; Ⓔ *color scotoma*

Farb|stoff|ver|dün|nungs|me|tho|de *f.*: Methode zur Bestimmung von Blutvolumina, z.B. Herzzeitvolumen; Ⓔ *dye dilution method, indicator-dilution method, indicator-dilution technique*

Far|mer|haut *f.*: *Syn:* *Landmannshaut, Seemannshaut*; durch Wettereinflüsse hervorgerufene Hautalterung, die z.T. als Präkanzerose betrachtet wird; Ⓔ *farmer's skin, sailor's skin*

Far|mer|lun|ge *f.*: *Syn:* *Dreschfieber, Drescherkrankheit*; exogen allergische Alveolitis* durch Inhalation von Pilzsporen in Heustaub; Ⓔ *farmer's lung, thresher's lung, harvester's lung*

Farn|kraut|phä|no|men *nt*: *Syn:* *Farntest, Arborisations-*

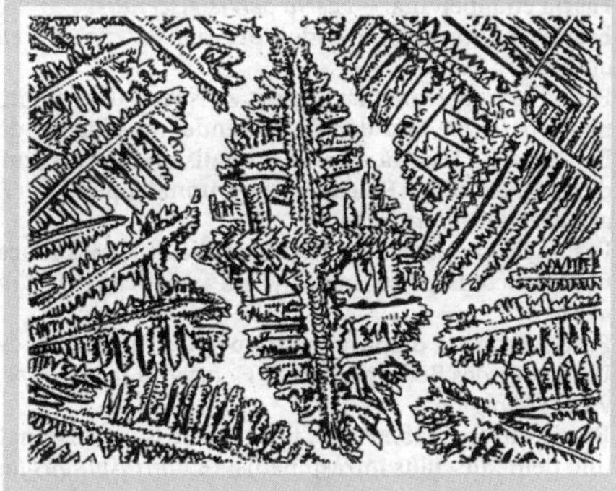

Abb. 28. Farnkrautphänomen

phänomen; charakteristische Form des getrockneten Zervixschleims; am ausgeprägtesten kurz vor der Ovulation; Ⓔ *fern phenomenon, ferning, fern test*

Farn|test *m.*: → *Farnkrautphänomen*

Fasci-, fasci- *präf.*: → *Fascio-*

Fas|cia *f, pl* **-ci|ae**: *Syn:* *Faszie*; bindegewebige Hülle um Muskeln oder Muskelgruppen; Ⓔ *fascia*

Fascia abdominis: Bauchfaszie; Ⓔ *abdominal fascia*

Fascia abdominis parietalis: parietale Bauchfaszie; Ⓔ *parietal abdominal fascia*

Fascia abdominis visceralis: *Syn:* *Fascia endoabdominalis*; viszerale Bauchfaszie; Ⓔ *visceral abdominal fascia*

Fascia antebrachii: Unterarmfaszie; Ⓔ *antebrachial fascia, deep fascia of forearm, fascia of forearm*

Fascia axillaris: begrenzt die Achselhöhle unten; hat zahlreiche Öffnungen für den Durchtritt von Nerven und Gefäßen; Ⓔ *axillary fascia*

Fascia brachii: Oberarmfaszie; Ⓔ *brachial fascia, fascia of arm, deep fascia of arm*

Fascia buccopharyngea: überzieht die Rachenmuskeln und geht nach vorne in den Musculus* buccinator über; Ⓔ *buccopharyngeal fascia*

Fascia cervicalis: *Syn:* *Fascia colli*; Halsfaszie; Ⓔ *cervical fascia, fascia of neck*

Fascia clavipectoralis: Bindegewebshülle um Musculus pectoralis minor und Musculus subclavius; Ⓔ *clavipectoral fascia*

Fascia clitoridis: bindegewebige Hülle des Corpus clitoridis; Ⓔ *fascia of clitoris*

Fascia colli: → *Fascia cervicalis*

Fascia colli media: *Syn:* *Lamina pretrachealis fasciae cervicalis*; mittlere Halsfaszie; Ⓔ *petracheal fascia, pretracheal layer of fascia, pretracheal lamina of fascia*

Fascia colli profunda: *Syn:* *Lamina prevertebralis fasciae cervicalis*; tiefe Halsfaszie; Ⓔ *prevertebral lamina of fascia, prevertebral layer of fascia, prevertebral fascia*

Fascia cremasterica: Bindegewebshülle des Musculus cremaster; Ⓔ *cremasteric fascia*

Fascia cribrosa: dünne Bindegewebsplatte, die den Hiatus saphenus verschließt; Ⓔ *cribriform fascia*

Fascia cruris: oberflächliche Unterschenkelfaszie; Ⓔ *crural fascia, fascia of leg, crural aponeurosis*

Fascia deltoidea: Faszie des Musculus deltoideus; Ⓔ *deltoid fascia*

Fascia diaphragmatica: Faszie des Zwerchfells; Ⓔ *diaphragmatic fascia*

Fascia dorsalis manus: Handrückenfaszie; Ⓔ *dorsal fascia of hand*

Fascia dorsalis pedis: Fußrückenfaszie; Ⓔ *dorsal fascia of foot*

Fascia endoabdominalis: → *Fascia abdominis visceralis*

Fascia endopelvina: →*Fascia pelvis visceralis*
Fascia endothoracica: endothorakale Faszie; Ⓔ *endothoracic fascia*
Fascia extraperitonalis: Schicht zwischen dem Peritoneum parietale und der tiefen Lendenmuskulatur des Bauchraums [**Fascia extraperitonalis abdominis**] und der Beckenhöhle [**Fascia extraperitonalis pelvis**]; Ⓔ *extraperitoneal fascia*
Fascia iliaca: überzieht Musculus iliacus [**Pars iliaca**] und Musculus psoas major [**Pars psoatica**]; Ⓔ *iliac fascia*
Fascia inferior diaphragmatis pelvis: Faszie auf der Unterseite des Beckenbodens; Ⓔ *inferior fascia of pelvic diaphragm*
Fascia infraspinata: Faszie über der Fossa infraspinata und dem Musculus infraspinatus; Ⓔ *infraspinous fascia*
Fascia investiens: einen Muskel oder eine Muskelgruppe direkt umhüllende Bindegewebsschicht; Ⓔ *investing fascia*
Fascia investiens perinei superficialis: →*Fascia perinei*
Fascia lata: Oberschenkelfaszie; Ⓔ *broad fascia, femoral aponeurosis, deep fascia of thigh, femoral fascia, facia of thigh, fascia lata*
Fascia masseterica: ***Syn:*** *Masseterfaszie*; den Musculus* masseter umfassende Faszie, die ein oberflächliches und tiefes Blatt [Lamina superficialis und profunda] erkennen lässt; Ⓔ *masseteric fascia*
Fasciae musculares bulbi: Faszienhülle der äußeren Augenmuskeln in der Orbita*; Ⓔ *muscular fasciae of eye*
Fascia nuchae: Nackenfaszie; Ⓔ *nuchal fascia, deep cervical fascia, fascia of nape*
Fascia obturatoria: ***Syn:*** *Obturatorfaszie*; Faszie für den Musculus* obturatorius internus im kleinen Becken; Ⓔ *obturator fascia*
Fascia parotidea: Faszienhülle der Ohrspeicheldrüse; Ⓔ *parotid fascia*
Fascia pectoralis: Pektoralisfaszie; Ⓔ *pectoral fascia, pectoralis major fascia*
Fascia pelvis: Beckenfaszie; Ⓔ *pelvic fascia, hypogastric fascia*
Fascia pelvis parietalis: parietale Beckenfaszie; Ⓔ *parietal pelvic fascia*
Fascia pelvis visceralis: ***Syn:*** *Fascia endopelvina*; viszerale Beckenfaszie; Ⓔ *visceral pelvic fascia, endopelvic fascia, visceral layer of pelvic fascia*
Fascia penis: ***Syn:*** *Penisfaszie*; wird eine **oberflächliche Penisfaszie** [Fascia penis superficialis] und eine **tiefe Penisfaszie** [Fascia penis profunda] unterteilt; Ⓔ *fascia of penis*
Fascia penis profunda: ***Syn:*** *Buck-Faszie*; tiefe Penisfaszie; Ⓔ *deep fascia of penis, Buck's fascia*
Fascia perinei: Dammfaszie; Ⓔ *perineal fascia, anoscrotal fascia, Cruveilhier's fascia*
Fascia pharyngobasilaris: liegt zwischen Schleimhaut und Muskelschicht des Rachens; Ⓔ *pharyngobasilar fascia*
Fascia precaecocolica: inkonstante Faszie vor dem Caecum; Ⓔ *prececocolic fascia*
Fascia presacralis: Teil der Fascia pelvis parietalis zwischen Kreuzbein [Os sacrum] und Rektum; Ⓔ *presacral fascia*
Fascia rectoprostatica: ***Syn:*** *Septum rectovesicale*; Teil der Fascia pelvis visceralis zwischen Rektum und Prostata; Ⓔ *rectoprostatic fascia*
Fascia rectosacralis: Teil der Fascia pelvis parietalis hinter dem Rektum; Ⓔ *rectosacral fascia*
Fascia rectovaginalis: ***Syn:*** *Septum rectovaginale*; Teil der Fascia pelvis visceralis zwischen Rektum und Vagina; Ⓔ *rectovaginal fascia*
Fascia renalis: Nierenfaszie; Ⓔ *renal fascia, Gerota's fascia*
Fascia spermatica externa: äußere Samenstrangfaszie; Ⓔ *external spermatic fascia*
Fascia spermatica interna: innere Samenstrangfaszie; Ⓔ *internal spermatic fascia, common sheath of testis and spermatic cord*
Fascia superior diaphragmatis pelvis: auf dem Musculus levator ani liegende obere Beckenfaszie; Ⓔ *superior fascia of pelvic diaphragm*
Fascia temporalis: derbe Faszie über der Fossa supraspinata; Ⓔ *temporal fascia*
Fascia thoracica: vom Epimysium der Binnenmuskeln des Thorax gebildete Faszie; Ⓔ *thoracic fascia*
Fascia thoracolumbalis: Rückenfaszie; Ⓔ *thoracolumbar fascia, deep fascia of back, deep dorsal fascia, lumbodorsal fascia, thoracolumbar aponeurosis, vertebral aponeurosis*
Fascia transversalis: liegt auf der Innenseite des Musculus transversus abdominis; Ⓔ *transverse fascia*
Fascia trunci: unter dem Unterhautbindegewebe verlaufende Körperfaszie, die den Stamm und die Extremitäten bedeckt; Ⓔ *fascia of trunk*

Fas|ci|cu|lus *m, pl* **-li:** ***Syn:*** *Faszikel*; Faserbündel, Faserstrang, Strang; Ⓔ *fascicle, fasciculus; band, cord, bundle, tract*
Fasciculus arcuatus: →*Fasciculus longitudinalis superior*
Fasciculus atrioventricularis: ***Syn:*** *His-Bündel*; vom Atrioventrikulaknoten ausgehendes Faserbündel des Erregungsleitungssystems; spaltet sich im Kammerseptum in die Tawara-Schenkel; Ⓔ *His' band, bundle of His, atrioventricular band, auriculoventricular band, atrioventricular bundle, av-bundle, atrioventricular trunk, Kent-His bundle, bundle of Stanley Kent, ventriculonector, Gaskell's bridge*
Fasciculus cuneatus medullae spinalis: ***Syn:*** *Burdach-Strang*; im Hinterstrang des Rückenmarks verlaufende Fasern der Tast- und Tiefensensibilität des Oberkörpers; Ⓔ *fasciculus of Burdach, cuneate fasciculus of spinal cord, wedge-shaped fasciculus, column of Burdach, Burdach's tract, cuneate funiculus*
Fasciculus gracilis medullae spinalis: ***Syn:*** *Goll-Strang*; im Hinterstrang des Rückenmarks verlaufende Fasern der Tast- und Tiefensensibilität der unteren Körperhälfte; Ⓔ *fasciculus of Goll, fasciculus gracilis of spinal cord, Goll's column, Goll's tract, Goll's fasciculus, posteromedian column of spinal cord*
Fasciculus interfascicularis: ***Syn:*** *Schultze-Komma, Fasciculus semilunaris*; kommaförmiges Faserbündel zwischen den langen Bahnen des Hinterstrangs des Rückenmarks; Ⓔ *interfascicular fasciculus, Schultze's fasciculus, semilunar fasciculus, comma tract of Schultze, comma bundle of Schultze, Schultze's bundle, Schultze's tract, semilunar tract*
Fasciculus lenticularis: ***Syn:*** *Linsenkernbündel*; efferente Fasern aus dem Pallidum, die durch den Linsenkern [Nucleus lentiformis] ziehen; Ⓔ *lenticular fasciculus*
Fasciculus longitudinalis dorsalis: ***Syn:*** *Schütz-Bündel, Schütz-Längsbündel, dorsales Längsbündel, Fasciculus longitudinalis posterior*; vom Zwischenhirn [Mesencephalon] bis in die Medulla oblongata reichendes Bündel markarmer Fasern; Ⓔ *dorsal longitudinal fasciculus*
Fasciculus longitudinalis inferior: ***Syn:*** *unteres Längsbündel*; dickes Bündel von Assoziationsfasern zwischen Schläfen- und Hinterhauptslappen; Ⓔ *inferior longitudinal fasciculus*
Fasciculus longitudinalis medialis: ***Syn:*** *mediales Längsbündel*; vom oberen Mittelhirn [Mesencephalon] bis in das Brustmark reichende größte Assoziationsbahn des Hirnstamms; Ⓔ *medial longitudinal fas-*

ciculus
Fasciculus longitudinalis posterior: →*Fasciculus longitudinalis dorsalis*
Fasciculus longitudinalis superior: *Syn: oberes Längsbündel, Fasciculus arcuatus*; dickes Bündel von Assoziationsfasern zwischen Scheitel- und Schläfenlappen; Ⓔ *superior longitudinal fasciculus*
Fasciculus mammillotegmentalis: *Syn: Gudden-Haubenbündel*; zur weißen Hypothalamussubstanz gehörendes Bündel, das Corpus mammillare und Nuclei anteriores thalami verbindet; Ⓔ *mamillotegmental fasciculus*
Fasciculus mammillothalamicus: *Syn: Vicq d'Azyr-Bündel*; Faserbündel der weißen Hypothalamussubstanz, das den Hypothalamus mit der Mittelhirnhaube [Tegmentum mesencephali] und der Formatio reticularis des Hirnstamms verbindet; Ⓔ *mamillothalamic fasciculus*
Fasciculus medialis telencephali: *Syn: mediales Vorderhirnbündel*; in der weißen Substanz des Hypothalamus verlaufende Fasern u.a. aus den Basalganglien und dem Mandelkörper [Corpus amygdaloideum]; Ⓔ *medial fascicle of forebrain*
Fasciculi occipitales horizontales: horizontal verlaufende Assoziationsfasern des Hinterhauptslappens, die in zwei Gruppen [**Fibrae cuneatae, Fibrae linguales**] eingeteilt werden; Ⓔ *horizontal occipital fasciculi*
Fasciculi occipitales verticales: vertikal verlaufende Assoziationsfasern des Hinterhauptslappens, die in zwei Gruppen [**Fibrae caudales, Fibrae laterales**] eingeteilt werden; Ⓔ *vertical occipital fasciculi*
Fasciculus occipitofrontalis inferior: unteres Assoziationsfaserbündel vom Hinterhauptslappen zum Stirnlappen; Ⓔ *inferior occipitofrontal fasciculus*
Fasciculus occipitofrontalis superior: *Syn: Fasciculus subcallosus*; oberes Assoziationsfaserbündel vom Hinterhauptslappen zum Stirnlappen; Ⓔ *superior occipitofrontal fasciculus*
Fasciculi plexus brachialis: Faserbündel des Plexus* brachialis, aus denen die verschiedenen Nerven entstehen; Ⓔ *secondary cords of cervical plexus*
Fasciculi proprii: *Syn: Binnenbündel, Elementarbündel, Grundbündel, Intersegmentalfaszikel*; benachbarte Rückenmarkssegmente verbindende Faserbündel; Ⓔ *Flechsig's fasciculi, Flechsig's bundles, proper fasciculi of spinal cord, intersegmental fasciculi of spinal cord, intersegmental tracts of spinal cord, fundamental bundles of spinal cord, basic bundles of spinal cord, ground bundles of spinal cord*
Fasciculus retroflexus: *Syn: Meynert-Bündel, Tractus habenulointerpeduncularis*; Faserbündel vom Nucleus habenulae zum Nucleus interpeduncularis; Teil der Riechbahn; Ⓔ *habenulopeduncular tract, habenulointerpeduncular tract, Meynert's fasciculus, Meynert's bundle*
Fasciculus semilunaris: →*Fasciculus interfascicularis*
Fasciculus septomarginalis: *Syn: ovales Bündel*; am Septum medianum posterius liegendes Bündel von Assoziationsfasern; Ⓔ *septomarginal fasciculus*
Fasciculus subcallosus: →*Fasciculus occipitofrontalis superior*
Fasciculus subthalamicus: Faserbündel, das zwischen Nucleus subthalamicus und Globus pallidus durch die innere Kapsel zieht; Ⓔ *subthalamic fasciculus*
Fasciculus thalamicus: *Syn: Forel-Bündel*; Faserbündel vom Forel-Feld H1 zum Thalamus; Ⓔ *thalamic fasciculus*
Fasciculi transversi aponeurosis plantaris: querverlaufende Fasern der Plantaraponeurose; Ⓔ *transverse fasciculi of plantar aponeurosis*
Fasciculus uncinatus cerebelli: hakenförmiges Bündel langer Assoziationsfasern des Kleinhirns; Ⓔ *uncinate fasciculus of cerebellum*
Fasciculus uncinatus cerebri: hakenförmiges Bündel langer Assoziationsfasern zwischen Stirn- und Schläfenlappen; Ⓔ *uncinate fasciculus of cerebrum*

Fas|ci|i|tis *f, pl* **-ti|den:** *Syn: Fasziitis*; Faszienentzündung; Ⓔ *inflammation of fascia, fasciitis, fascitis*

Fascio-, fascio- *präf.*: Wortelement mit der Bedeutung „Band/Faszie"; Ⓔ *fascial, fascio-*

Fas|ci|o|la *f*: **1.** (*anatom.*) Bändchen **2.** (*biolog.*) Gattung der Saugwürmer; Ⓔ **1.** *fasciola* **2.** *fasciola*
Fasciola gigantea: gleicht Fasciola* hepatica; ebenfalls Erreger der Fascioliasis*; Ⓔ *Fasciola gigantea*
Fasciola hepatica: *Syn: großer Leberegel*; blutsaugender Parasit der Gallengänge; Erreger der Fascioliasis*; Ⓔ *liver fluke, sheep liver fluke, Fasciola hepatica, Distoma hepaticum*

Fasciola-hepatica-Infektion *f*: →*Fascioliasis*

Fas|ci|o|li|a|sis *f, pl* **-ses:** *Syn: Leberegelkrankheit, Fasciola-hepatica-Infektion, Faszioliasis, Fasziolose, Fasciolosis*; Befall durch Fasciola hepatica mit Entwicklung einer Gallengangsobstruktion [evtl. Ikterus*] und schmerzhafter Hepatomegalie; Ⓔ *fascioliasis*

Fas|ci|o|lop|si|a|sis *f, pl* **-ses:** durch Fasciolopsis* buski hervorgerufene tropische Durchfallerkrankung; Ⓔ *fasciolopsiasis*

Fas|ci|o|lop|sis bus|ki *f*: *Syn: großer Darmegel, Riesendarmegel*; v.a. in Südostasien vorkommender Erreger der Fasciolopsiasis; Ⓔ *giant intestinal fluke, Fasciolopsis buski*

Fas|ci|o|lo|sis *f, pl* **-ses:** →*Fascioliasis*

Fa|ser *f*: *Syn: Fibra*; fadenförmige Bindegewebsstruktur, Bindegewebsfaser; Nervenfaser; Ⓔ *fiber, fibre, hair, thread, filament*
dentatorubrale Fasern: *Syn: Fibrae dentatorubrales*; Projektionsfasern vom Nucleus dentatus zum Nucleus ruber; Ⓔ *dentatorubral fibers*
elastische Fasern: aus Elastin und Kohlenhydraten aufgebaute Bindegewebsfaser; Ⓔ *elastic fiber, yellow fiber*
frontopontine Fasern: *Syn: Fibrae frontopontinae*; im Tractus corticopontinus verlaufende Fasern von der frontalen Großhirnrinde zur Brücke [Pons]; Ⓔ *frontopontine fibers*
kollagene Fasern: *Syn: Kollagenfasern*; hauptsächlich aus Kollagen bestehende Stützfasern faseriger Bindegewebe; Ⓔ *collagen fibers, collagenic fibers, collagenous fibers, white fibers*
kortikobulbäre Fasern: →*kortikonukleäre Fasern*
kortikomesenzephale Fasern: *Syn: Fibrae corticomesencephalicae*; Faserzug von der Großhirnrinde zum Mittelhirn [Mesencephalon]; Ⓔ *corticomesencephalic fibers*
kortikonukleäre Fasern: *Syn: kortikobulbäre Fasern, Fibrae corticonucleares*; Fasern von der Großhirnrinde zu den Hirnnervenkernen in der Medulla oblongata [**Fibrae corticonucleares bulbi**], der Brücke [**Fibrae corticonucleares pontis**] und dem Mittelhirn [**Fibrae corticonucleares mesencephali**]; Ⓔ *corticonuclear fibers*
kortikopontine Fasern: *Syn: Großhirn-Brückenfasern, Fibrae corticopontinae*; zu den Fibrae* pontis longitudinales gehörende, von der Großhirnrinde kommende Fasern; Ⓔ *corticopontine fibers*
kortikoretikuläre Fasern: *Syn: Fibrae corticoreticulares*; Projektionsbahnen von der Großhirnrinde zur Formatio reticularis von Mittelhirn, Medulla oblongata und Rautenhirn; Ⓔ *corticoreticular fibers*
kortikorubrale Fasern: *Syn: Fibrae corticorubrales*; Projektionsbahnen von der Großhirnrinde zum Nucleus ruber; Ⓔ *corticorubral fibers*
kortikotektale Fasern: *Syn: Fibrae corticotectales*; durch die innere Kapsel [Capsula interna] ziehende

F

Projektionsfasern von der Hirnrinde zum Tectum mesencephali; Ⓔ *corticotectal fibers*

kortikothalamische Fasern: ***Syn:*** *Fibrae corticothalamicae*; Projektionsfasern von der Großhirnrinde zum Thalamus; Ⓔ *corticothalamic fibers*

markhaltige Fasern: ***Syn:*** *markhaltige Nervenfasern*; von einer Myelinscheide* umgebene Nervenfasern; Ⓔ *myelinated fibers, medullated fibers, medullated nerve fibers, myelinated nerve fibers*

marklose Fasern: ***Syn:*** *marklose Nervenfasern, Remak-Fasern*; nicht von einer Myelinscheide* umgebene Nervenfasern; Ⓔ *nonmedullated fibers, nonmyelinated fibers, nonmyelinated nerve fibers, unmyelinated fibers, unmyelinated nerve fibers, Remak's fibers, gray fibers*

okzipitopontine Fasern: ***Syn:*** *Fibrae occipitopontinae*; Fasern vom Hinterhauptslappen zum Stirnlappen; Ⓔ *occipitopontine fibers*

okzipitotektale Fasern: ***Syn:*** *Fibrae occipitotectales*; Fasern vom Hinterhauptslappen zum Tectum mesencephali; Ⓔ *occipitotectal fibers*

periventrikuläre Fasern: ***Syn:*** *Fibrae periventriculares*; dünne Nervenfasern im zentralen Höhlengrau des Hypothalamus; Ⓔ *periventricular fibers*

retikuläre Fasern: ***Syn:*** *Gitterfasern*; argyrophile Fasern, die an der Grenzfläche von Geweben gitterförmige Netze bilden; Ⓔ *reticular fibers, lattice fibers, argentaffin fibers, argentophilic fibers*

retikulospinale Fasern: ***Syn:*** *Fibrae reticulospinales*; im Vorderstrang des Rückenmarks [Funiculus anterior] verlaufende Fasern aus der Formatio reticularis des Hirnstamms; Ⓔ *reticulospinal fibers*

rubro-oliväre Fasern: vom Nucleus ruber zur Olive ziehende Fasern; Ⓔ *rubro-olivary fibers*

spinobulbäre Fasern: ***Syn:*** *Fibrae spinobulbares*; im Lemniscus spinalis nach oben zum Hirnstamm ziehende Fasern aus den Rückenmarkskernen; Ⓔ *spinobulbar fibers*

thalamoparietale Fasern: ***Syn:*** *Fibrae thalamoparietales*; Projektionsfasern vom Scheitellappen [Lobus parietalis] zum Thalamus; Ⓔ *thalamoparietal fibers*

Fa|ser|en|do|skop *nt*: →*Fiberendoskop*

Fa|ser|knor|pel *m*: ***Syn:*** *fibröser Knorpel, Bindegewebsknorpel, Cartilago fibrosa/collagenosa, Fibrocartilago*; Knorpel mit kollagenen Fasern; kommt u.a. in den Bandscheiben vor; Ⓔ *fibrous cartilage, stratified cartilage, fibrocartilage*

Fa|ser|krebs *m*: ***Syn:*** *szirrhöses Karzinom, Szirrhus, Scirrhus, Skirrhus, Carcinoma scirrhosum*; Karzinom* mit harter Konsistenz durch ein Überwiegen von Stromaanteilen; Ⓔ *hard cancer, scirrhous carcinoma, scirrhous cancer, fibrocarcinoma, scirrhus, scirrhoma*

Fass|tho|rax *m*: ***Syn:*** *fassförmiger Thorax*; typische Thoraxform bei Lungenemphysem*; Ⓔ *barrel chest, barrel-shaped thorax*

Fas|ti|di|um *nt*: Ekel, Abscheu; Ⓔ *fastidium, loathing, disgust*

Faszi-, faszi- *präf.*: →*Faszio-*

Fas|zie *f*: ***Syn:*** *Fascia*; bindegewebige Hülle um Muskeln oder Muskelgruppen; Ⓔ *fascia*

Fas|zi|ek|to|mie *f*: Faszienentfernung, Faszienexzision, Faszienresektion; Ⓔ *fasciectomy*

Fas|zi|i|tis *f, pl* **-ti|den:** ***Syn:*** *Fasciitis*; Faszienentzündung; Ⓔ *inflammation in/of fascia, fasciitis, fascitis*

noduläre Fasziitis: rasch wachsende, gutartige, knotige Läsion der tiefen Faszien, Muskulatur und evtl. der Subkutis; tritt v.a. an der oberen Extremität junger Erwachsener auf, die **proliferative Fasziitis** dagegen bei älteren Patienten; es gibt auch noch Sonderformen, wie z.B. die **kraniale Fasziitis** [am Kopf von Kindern; führt zu Knochendefekten], **parosteale, ossifizierende** und **intravaskuläre Fasziitis**, die alle bevorzugt Kinder und junge Erwachsene betreffen; meist kommt es zum Stillstand des Wachstums bei Erreichen einer gewissen Größe [mehrere Zentimeter], selten auch zu Spontanregression; Ⓔ *nodular fasciitis*

fas|zi|i|tisch *adj*: Fasziitis betreffend, von ihr betroffen oder gekennzeichnet; Ⓔ *relating to or marked by fasciitis*

Fas|zi|kel *m*: →*Fasciculus*

fas|zi|ku|lär *adj*: Faszikel betreffend; büschelförmig; Ⓔ *relating to a fasciculus, fascicular, fasciculate, fasciculated*

Fas|zi|ku|la|ti|on *f*: ***Syn:*** *faszikuläre Zuckungen*; regellose, blitzartige Muskelzuckungen; Ⓔ *fasciculation*

Faszio-, faszio- *präf.*: Wortelement mit der Bedeutung „Band/Faszie"; Ⓔ *fascial*

Fas|zi|o|de|se *f*: Verstärkung einer Kapsel durch Aufnähen eines Faszientransplantats; Ⓔ *fasciodesis*

fas|zi|o|gen *adj*: von einer Faszie ausgehend, durch eine Faszie bedingt; Ⓔ *fasciogen*

Fas|zi|o|li|a|sis *f, pl* **-ses:** →*Fascioliasis*

Fas|zi|o|lop|si|a|sis *f, pl* **-ses:** →*Fasciolopsiasis*

Fas|zi|o|lo|se *f*: →*Fascioliasis*

Fas|zi|or|rha|phie *f*: Fasziennaht; Ⓔ *fasciorrhaphy*

Fas|zi|o|to|mie *f*: Faszienschnitt, Faszienspaltung; Ⓔ *incision of fascia, transection of fascia, fasciotomy*

Fa|ti|ga|tio *f, pl* **-ti|o|nes:** Ermüdung; Ermattung, Erschöpfung; Ⓔ *exhaustion, tiredness, weariness*

Fau|ces *pl*: Schlund, Schlundenge; Ⓔ *fauces; throat*

Fau|ci|tis *f, pl* **-ti|den:** Entzündung der Rachenenge/des Isthmus faucium; Ⓔ *inflammation of the fauces, faucitis*

Faul|e|cken *pl*: ***Syn:*** *Mundwinkelcheilitis, Mundwinkelrhagaden, Perlèche, Angulus infectiosus oris/candidamycetica, Cheilitis/Stomatitis angularis*; akutes oder chronisches schmerzhaftes Ekzem* des Mundwinkels; Ⓔ *angular stomatitis, angular cheilitis, angular cheilosis, migrating cheilitis, migrating cheilosis, perlèche, bridou*

Fa|vis|mus *m*: ***Syn:*** *Bohnenkrankheit, Fabismus*; nach Verzehr von Favabohnen auftretende hämolytische Krise bei vorbestehendem Glucose-6-Phosphatdehydrogenasemangel; Ⓔ *favism, fabism*

Favre-Racouchot-Krankheit *f*: ***Syn:*** *Elastoidosis cutanea nodularis et cystica*; fast ausschließlich bei älteren Männern vorkommende aktinische Elastose* mit Komedonen* und gelblichen Follikelzysten; Ⓔ *nodular elastoidosis, nodular elastoidosis of Favre-Racouchot, Favre-Racouchot syndrome*

Fa|vus *m, pl* **-vi:** ***Syn:*** *Erbgrind, Flechtengrind, Kopfgrind, Pilzgrind, Tinea favosa, Tinea capitis favosa, Dermatomycosis favosa*; Dermatomykose durch Trichophyton* schoenleinii; typisch sind die Bildung von schildförmigen Schuppen [Scutula*] und ein penetranter, an Mäuseurin erinnernder Geruch; evtl. Abheilung mit Favusalopezie; Ⓔ *crusted ringworm, honeycomb ringworm, favus, tinea favosa*

Fa|vus|schild|chen *nt*: →*Favusskutulum*

Fa|vus|sku|tu|lum *nt, pl* **-la:** ***Syn:*** *Skutulum, Scutulum, Favusschildchen*; bei Favus* vorkommende schildartige Effloreszenzen aus Pilzgeflecht und Hautdetritus; Ⓔ *scutulum*

Fä|zes *pl*: ***Syn:*** *Stuhl, Kot, Faeces, Fäkalien*; aus unverdauten Nahrungsresten, Abfallprodukten des Stoffwechsels, Wasser und Mikroorganismen bestehende meist breiige oder feste Masse; die durchschnittliche tägliche Menge beträgt ca. 200–250 Gramm; Ⓔ *feces, fecal matter, excrement, bowel movement, ordure, diachorema, eccrisis*

Fazi-, fazi- *präf.*: →*Fazio-*

fa|zi|al *adj*: Gesicht betreffend, zum Gesicht gehörend; Ⓔ *relating to the face, facial*

Fa|zi|a|lis *m*: ***Syn:*** *VII. Hirnnerv, Nervus facialis*; gemischter Hirnnerv, der die mimischen Gesichtsmuskeln innerviert; die sekretorischen Fasern versorgen Tränen-, Nasen-, Gaumen- und Speicheldrüsen; führt Geschmacksfasern für die vorderen 2/3 der Zunge; Ⓔ *facial nerve, seventh cranial nerve, seventh nerve, intermediofacial nerve*

Fa|zi|a|lis|de|kom|pres|si|on *f*: Freilegung des Nervus* facialis im Fazialiskanal; Ⓔ *facial nerve decompression*

Fa|zi|a|lis|ka|nal *m*: ***Syn:** Canalis nervi facialis*; Kanal im Felsenbein für den Nervus* facialis; Ⓔ *fallopian aqueduct, aqueduct of Fallopius, fallopian arch, fallopian canal, facial canal, canal for facial nerve, spiroid canal*

Fa|zi|a|lis|läh|mung *f*: →*Fazialisparese*

Fa|zi|a|lis|pa|re|se *f*: ***Syn:** Fazialislähmung, Gesichtslähmung, Fazioplegie, Prosopoplegie*; angeborene oder erworbene Lähmung des Nervus* facialis und der von ihm versorgten Gesichtsmuskeln; Ⓔ *facial palsy, facial paralysis, facial nerve paralysis, facial nerve palsy, fallopian neuritis, facioplegia, prosopoplegia*

Fazialis-Tic *m*: ***Syn:** Bell-Spasmus, Fazialiskrampf, Gesichtszucken, mimischer Gesichtskrampf, Tic convulsiv/facial*; unwillkürliches Zucken der vom Nervus* facialis versorgten Gesichtsmuskeln; Ⓔ *facial spasm, Bell's spasm, mimetic convulsion, mimic convulsion, mimic tic, histrionic spasm, mimic spasm, facial tic, convulsive tic, palmus, prosopospasm*

Fazio-, fazio- *präf.*: Wortelement mit der Bedeutung „Gesicht/Facies"; Ⓔ *faci(o)-*

fa|zi|o|bra|chi|al *adj*: Gesicht und Arm/Brachium betreffend; Ⓔ *relating to both face and arm, faciobrachial*

fa|zi|o|lin|gu|al *adj*: Gesicht und Zunge/Lingua betreffend; Ⓔ *relating to both face and tongue, faciolingual*

Fa|zi|o|ple|gie *f*: →*Fazialisparese*

fazio-skapulo-humeral *adj*: Gesicht, Schulterblatt/Scapula und Arm betreffend; Ⓔ *relating to face, scapula, and arm, facioscapulohumeral*

Fa|zi|o|ste|no|se *f*: Entwicklungsstörung des Gesichts mit Fehlbildung; Ⓔ *faciostenosis*

fa|zi|o|zer|vi|kal *adj*: Gesicht und Hals/Zervix betreffend oder verbindend; Ⓔ *relating to both face and neck, faciocervical*

Fc-Fragment *nt*: Teil der Immunglobuline [fragment crystalline], das die Bindung an Komplement oder Gewebe vermittelt; Ⓔ *Fc fragment, crystallizable fragment*

FDH-Syndrom *nt*: ***Syn:** fokale dermale Hypoplasie, kongenitale ektodermale und mesodermale Dysplasie, Goltz-Gorlin-Syndrom, Goltz-Peterson-Gorlin-Ravits-Syndrom, Jessner-Cole-Syndrom, Liebermann-Cole-Syndrom*; erbliches Fehlbildungssyndrom mit Hautatrophie, Pigmentanomalie sowie Augen-, Zahn- und Skelettfehlbildungen; Ⓔ *Goltz' syndrome, Goltz-Gorlin syndrome, focal dermal hypoplasia*

Feb|ri|cu|la *f*: ***Syn:** Eintagsfieber, Ephemera, Febris herpetica/ephemera*; virales Erkältungsfieber im Herbst und Winter; Ⓔ *febricula, ephemera*

feb|ril *adj*: mit Fieber (verbunden), fieberhaft, fiebernd, fiebrig, fieberig, fieberkrank; Ⓔ *relating to fever, febrile, feverish, pyretic*

Feb|ris *f*: Fieber; fieberhafte Erkrankung; Ⓔ *fever, febris*

Febris aphthosa: ***Syn:** (echte) Maul- und Klauenseuche, Aphthosis epizootica, Stomatitis epidemica*; relativ selten auf den Menschen übertragene Viruskrankheit von Wiederkäuern und Schweinen; oft schwer von einer Stomatitis aphthosa zu unterscheiden; Ⓔ *foot-and-mouth disease, hoof-and-mouth disease, epidemic stomatitis, epizootic stomatitis, epizootic aphthae, aphthous fever, malignant aphthae, aphthobulbous stomatitis, contagious aphtha*

Febris biliosa: Fieber mit Gelbsucht; Ⓔ *bilious fever*

Febris biliosa et haemoglobinurica: ***Syn:** Schwarzwasserfieber*; bei Malaria* topica auftretendes Fieber mit massiver Hämolyse* und dunkelbraunem Harn; Ⓔ *blackwater fever, hematuric bilious fever, hemoglobinuric fever, West African fever, hemolytic malaria, malarial hemoglobinuria*

Febris continua: ***Syn:** Continua, Kontinua*; gleichbleibend hohes Fieber; Ⓔ *continued fever, continuous fever*

Febris ephemera: ***Syn:** Eintagsfieber, Ephemera, Febricula, Febris herpetica*; virales Erkältungsfieber im Herbst und Winter; Ⓔ *ephemeral fever, ephemera*

Febris herpetica: →*Febris ephemera*

Febris intermittens: ***Syn:** intermittierendes Fieber*; Fieber mit Temperaturschwankungen; Ⓔ *intermittent malaria, intermittent fever, intermittent malarial fever*

Febris mediterranea: →*Mittelmeerfieber*

Febris puerperalis: ***Syn:** Wochenbettfieber, Kindbettfieber, Puerperalfieber, Puerperalsepsis*; durch Eindringen von Erregern [Streptokokken, Staphylokokken, Escherichia coli] in die Gebärmutter verursachte hochfieberhafte Erkrankung mit septischen Symptomen; Ⓔ *childbed fever, puerperal sepsis, puerperal fever, puerperal septicemia, lochiopyra, lechopyra*

Febris quartana: ***Syn:** Viertagefieber*; jeden vierten Tag auftretendes Fieber bei Malaria* quartana; Ⓔ *quartan fever*

Febris quintana: ***Syn:** Fünftagefieber, Wolhyn-Fieber, Wolhynienfieber, Quintana*; heute seltenes Fieber durch **Rickettsia quintana**; Ⓔ *trench fever, shin-bone fever, Wolhynia fever, Meuse fever, quintan fever, five-day fever, His' disease, His-Werner disease, Werner-His disease*

Febris quotidiana: ***Syn:** Quotidiana*; tägliche Fieberschübe bei Malaria* tropica; Ⓔ *quotidian, quotidian fever*

Febris recurrens: ***Syn:** Rückfallfieber*; Fieber mit regelmäßigen Fieberanfällen und fieberfreien Intervallen; Ⓔ *recurrent fever, relapsing fever, spirillum fever, famine fever*

Febris remittens: Fieber mit Temperaturschwankungen; Ⓔ *remittent fever*

Febris rheumatica: ***Syn:** rheumatisches Fieber, akuter Gelenkrheumatismus, Polyarthritis rheumatica acuta*; zu den Poststreptokokkenerkrankungen gehörende akute Entzündung der großen Gelenke; charakteristisch sind u.a. Fieber, Herzbeteiligung und Weichteilschwellungen; Ⓔ *rheumatic fever, inflammatory rheumatism, acute rheumatic polyarthritis, acute articular rheumatism, rheumapyra, rheumatopyra*

Febris tertiana: ***Syn:** Dreitagefieber*; jeden dritten Tag auftretendes Fieber bei Malaria* tertiana; Ⓔ *tertian fever*

Febris traumatica: ***Syn:** Wundfieber, zentrales Fieber*; bei Infektion von Verletzungen auftretendes Fieber; Ⓔ *traumatic fever, symptomatic fever, wound fever, traumatopyra*

Febris typhoides: ***Syn:** Bauchtyphus, Unterleibstyphus, typhoides Fieber, Typhus (abdominalis)*; durch Salmonella* typhi verursachte melde- und isolierpflichtige Infektionskrankheit; klinisch stehen Fieber, Milzschwellung, Bewusstseinseintrübung und massive Durchfälle [Erbsenbreistühle] im Vordergrund; Ⓔ *typhoid fever, enteric fever, abdominal typhoid, typhoid, typhia*

Febris undulans: ***Syn:** undulierendes Fieber*; Fieber mit wellenförmigem Verlauf; Ⓔ *undulant fever*

Febris undulans Bang: ***Syn:** Bang-Krankheit, Morbus Bang*; durch **Brucella abortus**-Arten hervorgerufene Brucellose* des Menschen mit undulierendem Fieber; Ⓔ *Bang's disease*

Febris urethralis: ***Syn:** Urethralfieber, Harnfieber, Katheterfieber*; akutes Fieber bei Keimverschleppung

F

beim Katheterisieren oder Eingriffen an der Harnröhre; Ⓔ *urinary fever, urethral fever, catheter fever*

Febris uveoparotidea: *Syn:* *Heerfordt-Syndrom, Uveoparotitis*; von Iridozyklitis* und chronischer Parotitis* gekennzeichnete Sonderform der Sarkoidose*; Ⓔ *Heerfordt's disease, Heerfordt's syndrome, uveoparotid fever*

Fe|cun|da|tio *f, pl* **-ti|o|nes**: Befruchtung; Ⓔ *fecundation*

Fede-Riga-Geschwür *nt*: *Syn:* *Riga-Geschwür, Keuchhustengeschwür*; Aphthe am Zungenbändchen bei Keuchhusten; Ⓔ *Riga-Fede disease*

Feedback-Hemmung *f*: *Syn:* *Endprodukthemmung, Rückkopplungshemmung*; Hemmung einer biochemischen Reaktion(skette) durch das Endprodukt; Ⓔ *feedback inhibition, feedback mechanism, retroinhibition, end-product inhibition*

Feer-Krankheit *f*: *Syn:* *Rosakrankheit, vegetative Neurose der Kleinkinder, Swift-Syndrom, Selter-Swift-Feer-Krankheit, Feer-Selter-Swift-Krankheit, Akrodynie, Acrodynia*; vermutlich durch eine Quecksilbervergiftung verursachte Schädigung des Stammhirns mit Haut- und Organsymptomen bei Kleinkindern; Ⓔ *Feer's disease, Bilderbeck's disease, Selter's disease, Swift's disease, Swift-Feer disease, acrodynia, acrodynic erythema, epidemic erythema, erythredema, erythredema polyneuropathy, dermatopolyneuritis, trophodermatoneurosis, pink disease*

Feer-Selter-Swift-Krankheit *f*: →*Feer-Krankheit*

Fehl|bil|dung *f*: angeborene Fehlgestaltung eines Organs oder Organteils; Ⓔ *malformation, dysmorphism, dysmorphia, abnormity, dysplasia*

Fehl|bil|dungs|syn|drom *nt*: *Syn:* *Missbildungssyndrom*; durch angeborene Fehlbildungen gekennzeichnetes Syndrom; Ⓔ *malformation syndrome*

Fehl|di|a|gno|se *f*: fehlerhafte Diagnose, die zu falscher Therapie oder zum Verzicht auf eine Therapie und zum Stellen einer Fehlprognose führen kann; Ⓔ *misdiagnosis, wrong diagnosis*

Fehl|ge|burt *f*: Abort*; Ⓔ *spontaneous abortion, miscarriage, abort, abortion, abortus*

Fehl|har|nen *nt*: *Syn:* *Schwerharnen, Dysurie, Dysuria*; schmerzhafte Miktion, schmerzhaftes Wasserlassen; Ⓔ *dysuria, dysuresia, dysury*

Fehl|prog|no|se *f*: *s.u. Fehldiagnose*; Ⓔ *false prognosis*

Fehl|wirt *m*: Wirt, in dem die Entwicklung eines Parasiten nicht zum Abschluss gelangen kann; Ⓔ *accidental host*

Feig|war|ze *f*: *Syn:* *Feuchtwarze, spitzes Kondylom, Condyloma acuminatum, Papilloma acuminatum/venereum*; durch Geschlechtsverkehr übertragene Viruserkrankung mit Ausbildung spitzer, warzenartiger Papillome im Genitalbereich; Ⓔ *acuminate wart, fig wart, genital wart, moist wart, venereal wart, moist papule, condyloma, acuminate condyloma, pointed condyloma, pointed wart*

Fein|na|del|chol|an|gi|o|gra|fie, -gra|phie *f*: Cholangiografie* mit transhepatischer Injektion von Kontrastmittel mittels einer dünnen Hohlnadel; Ⓔ *fine-needle cholangiography*

Fei|ung *f*: aktive Immunisierung*; Ⓔ *active immunization*

stille Feiung: Immunisierung durch eine asymptomatische Erkrankung; Ⓔ *occult immunization*

Fel *nt*: Galle; Ⓔ *bile, gall, fel*

Feld|block *m*: Infiltrationsanästhesie des Operationsgebietes; Ⓔ *field block, field block anesthesia, field blocking*

Feld|fie|ber *nt*: *Syn:* *Erntefieber, Schlammfieber, Sumpffieber, Erbsenpflückerkrankheit, Leptospirosis grippotyphosa*; epidemisch auftretende anikterische Leptospirose*; verläuft meist als hochfieberhafte grippeähnliche Erkrankung; am häufigsten ist die durch Leptospira* grippotyphosa hervorgerufene Form; Ⓔ *mud fever, marsh fever, autumn fever, field fever, swamp fever, slime fever, seven-day fever*

Fe|li|no|se *f*: *Syn:* *Katzenkratzkrankheit, cat-scratch-disease, benigne Inokulationslymphoretikulose, Miyagawanellose*; vermutlich durch Bakterien [Chlamydia?] hervorgerufene, durch Katzen übertragene regionale Lymphknotenentzündung; Ⓔ *cat-scratch fever, cat-scratch disease, nonbacterial regional lymphadenitis, benign inoculation reticulosis, regional lymphadenitis, benign lymphoreticulosis*

Fel|la|tio *f, pl* **-ti|o|nes**: *Syn:* *Coitus oralis*; Oralverkehr; Ⓔ *oral coitus, oral intercourse, fellatio, fellation, fellatorism*

Fel|sen|bein *nt*: das Innenohr enthaltender Teil des Schläfenbeins; Ⓔ *petrosal bone, petrous pyramid, petrous part of temporal bone, petrous bone*

Fel|sen|bein|ent|zün|dung *f*: Petrositis*; Ⓔ *inflammation of the petrous part of the temporal bone, petrositis, petrousitis*

Fel|sen|ge|birgs|fie|ber *nt*: *Syn:* *Felsengebirgsfleckfieber, amerikanisches Zeckenbissfieber, Rocky Mountain spotted fever*; von Schildzecken [Dermacentor* andersoni] übertragene Infektionskrankheit durch Rickettsia* rickettsii; Ⓔ *Rocky Mountain spotted fever, tick fever, Tobia fever, blue fever, Brazilian spotted fever*

fe|mi|nin *adj*: weiblich; Ⓔ *feminine*

fe|mo|ral *adj*: Femur/Oberschenkel(knochen) betreffend; Ⓔ *relating to femur or thigh, femoral*

Fe|mo|ra|lis|läh|mung *f*: Lähmung des Nervus* femoralis; Ⓔ *femoral palsy, femoral nerve paralysis*

Femoro-, femoro- *präf.*: Wortelement mit der Bedeutung „Oberschenkel/Femur"; Ⓔ *femoral, femur, femoro-*

fe|mo|ro|ab|do|mi|nal *adj*: Oberschenkel(knochen) und Bauch/Abdomen betreffend oder verbindend; Ⓔ *relating to both femur and abdomen, femoroabdominal*

fe|mo|ro|i|li|a|kal *adj*: Oberschenkel(knochen) und Darmbein/Ilium betreffend oder verbindend; Ⓔ *relating to both femur and ilium, femoroiliac*

fe|mo|ro|pa|tel|lar *adj*: Oberschenkel(knochen) und Kniescheibe/Patella betreffend oder verbindend; Ⓔ *relating to both femur and patella, femoropatellar*

fe|mo|ro|pop|li|te|al *adj*: **1.** Oberschenkel und Kniekehle betreffend oder verbindend **2.** Arteria femoralis und Arteria poplitea verbindend; Ⓔ **1.** *relating to both femur and popliteal space, femoropopliteal* **2.** *relating to both femoral and popliteal arteries, femoropopliteal*

fe|mo|ro|ti|bi|al *adj*: Oberschenkel(knochen) und Schienbein/Tibia betreffend oder verbindend; Ⓔ *relating to both femur and tibia, femorotibial, tibiofemoral*

Fe|mur *nt*: **1.** *Syn:* *Oberschenkel*; Region zwischen Hüfte und Knie **2.** *Syn:* *Oberschenkelknochen, Os femoris*; längster Knochen des menschlichen Körpers, der oben mit dem Becken das Hüftgelenk bildet und unten zusammen mit dem Schienbein das Kniegelenk*; Ⓔ **1.** *femur, thigh* **2.** *femur, thigh bone, femoral bone*

Fe|mur|frak|tur *f*: *Syn:* *Oberschenkelbruch, Oberschenkelfraktur, Fractura femoris*; Bruch des Oberschenkelknochens; je nach Lokalisation unterscheidet man **distale Femurfraktur** [im unteren Oberschenkel], **proximale** bzw. **hüftgelenksnahe Femurfraktur** [in der Nähe des Hüftgelenks], **Femurschaftfraktur** und **Femurhalsfraktur**; Ⓔ *femoral fracture, fracture of the femur, fractured femur*

Fe|mur|hals *m*: *Syn:* *Oberschenkelhals, Schenkelhals, Collum femoris*; Hals des Oberschenkelknochens; trägt den Femurkopf, der mit dem Acetabulum* artikuliert; Ⓔ *neck of femur*

Fe|mur|hals|frak|tur *f*: *Syn:* *Schenkelhalsfraktur*; Femurfraktur* im Bereich der Oberschenkelhalses; je nach Lage unterscheidet man **intertrochantäre, mediale** bzw. **subkapitale** und **laterale Femurhalsfraktur**; Ⓔ

fractured neck of femur, fracture of femoral neck, fracture of the neck of femur

Fe|mur|kopf *m*: *Syn: Oberschenkelkopf, Hüftkopf, Caput femoris*; kugelförmiger Kopf des Femurs*; bildet zusammen mit der Hüftpfanne des Beckens das Hüftgelenk; Ⓔ *head of femur, femoral head*

Fe|mur|kopf|ne|kro|se *f*: *Syn: Hüftkopfnekrose*; Osteochondrose* des Hüftkopfs; führt i.d.R. zu Deformierung; Ⓔ *necrosis of the femoral head*

avaskuläre Femurkopfnekrose: *Syn: idiopathische Hüftkopfnekrose des Erwachsenen, ischämische Femurkopfnekrose*; einseitig oder beidseitig [50 %] auftretende, meist Männer zwischen 20 und 50 Jahren betreffende aseptische Knochennekrose des Hüftkopfes; Ⓔ *idiopathic avascular necrosis of the femoral head*

ischämische Femurkopfnekrose: → *avaskuläre Femurkopfnekrose*

Fe|mur|schaft|frak|tur *f*: *Syn: Oberschenkelschaftfraktur*; Fraktur des Oberschenkelschaftes; Ⓔ *femoral shaft fracture*

Fe|nes|tra *f, pl* **-rae**: (*anatom.*) Fenster; Ⓔ *window, fenestra*

Fenestra cochleae: *Syn: rundes Fenster, Schneckenfenster*; durch die Membrana* tympanica secundaria verschlossene Öffnung zwischen Mittelohr und Innenohr; Ⓔ *cochlear window, round window, fenestra of cochlea*

Fenestra vestibuli: *Syn: Vorhoffenster, ovales Fenster*; durch die Steigbügelplatte verschlossene Öffnung zwischen Mittelohr und Innenohr; Ort der Schwingungsübertragung auf die Innenohrschnecke; Ⓔ *oval window, vestibular window*

fe|nes|tral *adj*: Fenster betreffend, fensterartig; Ⓔ *fenestral*

Fe|nes|tra|ti|on *f*: Fensterung, Fensterungsoperation; Ⓔ *fenestration, fenestration operation*

fe|nes|triert *adj*: mit Fenster(n)/Löchern (versehen), gefenstert; Ⓔ *fenestrate, fenestrated*

Fens|ter *nt*: (*anatom.*) Fenestra; Ⓔ *window, fenestra*

ovales Fenster: → *Fenestra vestibuli*

rundes Fenster: → *Fenestra cochleae*

Fer|ment *nt*: nur noch selten verwendeter Begriff für Enzym*; Ⓔ *ferment, enzyme*

fer|men|ta|tiv *adj*: Gärung betreffend oder bewirkend, gärend, enzymatisch; Ⓔ *fermentative, fermentive*

fer|men|tier|bar *adj*: gärfähig, gärungsfähig; Ⓔ *fermentable, fermentative, fermentive*

Fer|mo|se|rum *nt, pl* **-se|ren**: enzymatisch angedautes Immunserum; Ⓔ *fermoserum*

Fern|be|strah|lung *f*: Bestrahlung mit großem Fokus-Haut-Abstand; Ⓔ *teleradiotherapy*

Fern|di|a|gno|se *f*: *Syn: Telediagnose*; Diagnose* einer Erkrankung ohne direkten Patientenkontakt auf der Basis übermittelter Daten und Informationen; Ⓔ *telediagnosis*

Fern|lap|pen|plas|tik *f*: → *Fernplastik*

Fern|me|tas|ta|sen *pl*: fern des Primärtumors wachsende Metastasen*; Ⓔ *distant metastases*

Fern|plas|tik *f*: *Syn: Fernlappenplastik*; Hauttransplantation, bei der das Transplantat in einem [**direkte Fernplastik**] oder mehreren Schritten [**indirekte Fernplastik**] an den Zielort verpflanzt wird; Ⓔ *distant flap, Italian flap*

Fern|punkt *m*: *Syn: Punctum remotum*; Punkt, auf den das Auge bei voller Erschlaffung des Akkommodationsapparates eingestellt ist; Ⓔ *far point*

Ferri-, ferri- *präf.*: → *Ferro-*

Ferriferrocyanid-Reaktion *f*: *Syn: Berliner-Blau-Reaktion*; Nachweis von Eisen in Zellen oder Geweben durch Behandlung mit Kaliumferrocyanid und Bildung eines blauen Komplexes; Ⓔ *Berlin blue reaction, Prussian-blue reaction, Prussian blue stain*

Fer|ri|hä|mo|glo|bin *nt*: *Syn: Hämiglobin*; oxidierte Form von Hämoglobin* mit dreiwertigem Eisen; Ⓔ *methemoglobin, metahemoglobin, ferrihemoglobin*

Fer|ri|tin *nt*: aus einer Proteinkomponente [**Apoferritin**] und Eisen bestehendes Eisenspeicherprotein; Ⓔ *ferritin*

Ferro-, ferro- *präf.*: Wortelement mit der Bedeutung „Eisen/Ferrum"; Ⓔ *ferrous, ferro-*

Fer|ro|che|la|ta|se *f*: *Syn: Goldberg-Enzym*; mitochondriales Enzym der Hämsynthese, das den Einbau von Eisen in Protoporphyrin katalysiert; Ⓔ *ferrochelatase, heme synthetase*

Ferrocytochrom-c-Sauerstoff-Oxidoreduktase *f*: → *Cytochrom* a_3

Fer|ro|ki|ne|tik *f*: Eisenstoffwechsel; Ⓔ *ferrokinetics*

fer|ro|ki|ne|tisch *adj*: Ferrokinetik betreffend; Ⓔ *ferrokinetic*

Fer|ro|xi|da|se I *f*: *Syn: Zöruloplasmin, Zäruloplasmin, Coeruloplasmin, Caeruloplasmin*; kupferbindendes und -transportierendes Eiweiß, das als Oxidase wirkt; Ⓔ *ceruloplasmin, ferroxidase*

Fer|ro|zyt *m*: *Syn: Siderozyt*; Erythrozyt oder Retikulozyt mit Eisengranula; Ⓔ *siderocyte*

Fer|rum *nt*: → *Eisen*

Fer|sen|bein *nt*: *Syn: Calcaneus, Kalkaneus*; größter Fußknochen, der zusammen mit dem Talus* die hintere Fußwurzel bildet; Ⓔ *heel bone*

Fer|sen|bein|ent|zün|dung *f*: → *Kalkaneitis*

Fer|sen|bein|hö|cker *m*: *Syn: Tuber calcanei*; hinterer Teil des Fersenbeins; Ⓔ *tuberosity of calcaneus, calcaneal tuber, calcaneal tuberosity*

Fer|sen|schleim|beu|tel *m*: *Syn: Bursa tendinis calcanei*; Schleimbeutel zwischen Achillessehne und Fersenbein; Ⓔ *bursa of Achilles (tendon), bursa of calcaneal tendon, subachilleal bursa, calcaneal bursa*

fer|til *adj*: fruchtbar, zeugungsfähig, fortpflanzungsfähig; Ⓔ *fertile, fecund, fruitful*

Fer|ti|li|tät *f*: Fruchtbarkeit; Ⓔ *fertility, fecundity*

Fest|fre|quenz|schritt|ma|cher *m*: *Syn: frequenzstabiler/festfrequenter/starrfrequenter Herzschrittmacher*; kaum noch verwendeter Schrittmachertyp mit konstanter Frequenz; Ⓔ *fixed-rate pacemaker*

Fet *m*: → *Fetus*

Fet-, fet- *präf.*: → *Feto-*

fe|tal *adj*: *Syn: fötal*; Fetus oder Fetalperiode betreffend; Ⓔ *relating to a fetus, fetal, foetal*

Fe|tal|blut|a|na|ly|se *f*: Mikroblutanalyse des Feten unter der Geburt; Ⓔ *fetal blood assay*

fetal distress *nt*: *Syn: fetaler Gefahrenzustand, fetale Notsituation*; Oberbegriff für alle Gefahren, die dem Fetus während der letzten Schwangerschaftsmonate, unter der Geburt und unmittelbar nach der Geburt drohen; Ⓔ *fetal distress*

Fe|tal|pe|ri|o|de *f*: *Syn: Fötalperiode*; Zeitraum vom Beginn des vierten Schwangerschaftsmonats bis zur Geburt; Ⓔ *fetal life, fetal period*

fe|tid *adj*: *Syn: fötid*; übelriechend, stinkend; Ⓔ *foul-smelling, fetid*

Fe|ti|schis|mus *m*: abweichendes Sexualverhalten, bei dem sexuelle Erregung beim Anblick oder Berühren von Gegenständen einer anderen Person empfunden wird; Ⓔ *fetishism*

Fe|ti|zid *nt*: *Syn: Foetizid*; Fetusschädigung, Fetusabtötung; Ⓔ *feticide*

fe|ti|zid *adj*: den Fetus schädigend oder abtötend; Ⓔ *feticide*

Feto-, feto- *präf.*: Wortelement mit der Bedeutung „Leibesfrucht/Fetus"; Ⓔ *fetal, foetal*

Fe|to|ge|ne|se *f*: *Syn: Fötogenese*; Entwicklung des Feuts vom Ende der Embryonalperiode bis zur Geburt; Ⓔ *fetogenesis*

Fe|to|gra|fie, -gra|phie *f*: kaum noch durchgeführte Röntgenkontrastdarstellung des Feten nach Injektion von Kontrastmittel in die Amnionhöhle; Ⓔ *fetography*

fe|to|ma|ter|nal *adj*: Fetus und Mutter betreffend oder verbindend; Ⓔ *relating to both fetus and mother, fetomaternal*

Fe|to|pa|thia *f*: → *Fetopathie*

Fetopathia diabetica: → *diabetische Fetopathie*

Fetopathia toxoplasmotica: *Syn: konnatale Toxoplasmose*; durch diaplazentare Übertragung auf den Feten in der 2. Schwangerschaftshälfte ausgelöste Toxoplasmose*; kann zu Früh- oder Totgeburt führen; oft erst nach Monaten auftretende Vergrößerung von Leber und Milz, Herzmuskelentzündung, Chorioretinitis* und Meningoenzephalitis*; Ⓔ *fetal toxoplasmosis*

Fe|to|pa|thie *f*: *Syn: Fetopathia*; Schädigung der Leibesfrucht zwischen dem Anfang des 4. Monats und der Geburt; Ⓔ *fetopathy*

diabetische Fetopathie: *Syn: diabetische Embryopathie, Fetopathia/Embryopathia/Embryofetopathia diabetica*; bei Diabetes* mellitus der Mutter auftretende Schädigung des Kindes, z.B. Herzfehler, Polydaktylie*, Syndaktylie*, Klumpfüße; Ⓔ *diabetic fetopathy*

fe|to|pla|zen|tar *adj*: Fetus und Mutterkuchen/Plazenta betreffend oder verbindend; Ⓔ *relating to both fetus and placenta, fetoplacental*

α_1-Fe|to|pro|te|in *nt*: *Syn: alpha$_1$-Fetoprotein, Alphafetoprotein*; Glykoproteid, das v.a. in fetalem Gewebe gebildet wird; erhöhte Blutspiegel werden bei gewissen Erkrankungen [Leberzirrhose] und Tumoren [Leber-, Hodenkarzinom] gefunden; Ⓔ *α-fetoprotein, alphafetoprotein*

Fe|to|skop *nt*: Endoskop* für die Fetoskopie; Ⓔ *fetoscope*

Fe|to|sko|pie *f*: direkte Betrachtung des Fetus mit einem speziellen Endoskop*; Ⓔ *fetoscopy*

fe|to|sko|pisch *adj*: Fetoskopie betreffend, mittels Fetoskopie; Ⓔ *relating to fetoscopy, fetoscopic*

Fe|to|to|xi|zi|tät *nt*: Schädlichkeit für den Fetus; Ⓔ *fetotoxicity*

Fett *nt*: Ester* von Glycerin und gesättigten oder ungesättigten Fettsäuren; oft gleichgesetzt mit Lipid*; Ⓔ *fat; lipid*

Fett|as|pi|ra|ti|ons|pneu|mo|nie *f*: *Syn: Lipidpneumonie, Ölaspirationspneumonie*; durch Inhalation öl- oder fetthaltiger Substanzen verursachte Pneumonie*; Ⓔ *oil pneumonia, oil-aspiration pneumonia, lipid pneumonia, lipoid pneumonia, pneumolipoidosis, pneumonolipoidosis*

Fett|bruch *m*: *Syn: Liparozele, Lipozele, Adipozele*; Eingeweidebruch mit Fettgewebe im Bruchsack; Ⓔ *fat hernia, fatty hernia, pannicular hernia, lipocele, liparocele*

Fett|dar|re *f*: → *Fettsklerem (der Neugeborenen)*

Fett|di|ar|rhoe *f, pl* **-rho|en:** → *Fettdurchfall*

Fett|durch|fall *f*: *Syn: Steatorrhoe, Steatorrhö, Stearrhoe, Steatorrhoea*; erhöhte Fettausscheidung im Stuhl bei mangelhafter Verdauung oder Aufnahme durch den Darm; Ⓔ *fatty diarrhea, pimelorrhea, steatorrhea, stearrhea*

Fett|em|bo|lie *f*: Embolie* durch Fetttröpfchen in der Blutbahn, z.B. nach Knochenbruch und Ausschwemmung von Fett aus dem Knochenmark; Ⓔ *fat embolism, oil embolism*

Fett|fär|bung *f*: Färbetechnik zur Darstellung von Fett; Ⓔ *fat stain*

Fett|ge|schwulst *nt*: *Syn: Lipom, Fettgewebsgeschwulst, Fettgewebstumor*; vom Fettgewebe ausgehender Tumor; Ⓔ *adipose tumor, fatty tumor, pimeloma, lipoma, steatoma*

Fett|ge|we|be *nt*: aus Gitterfasern und Fettzellen bestehendes lockeres Bindegewebe; Ⓔ *fat, adipose tissue, fat tissue, fatty tissue*

braunes Fettgewebe: beim Menschen nur spärlich vorhandenes Fettgewebe mit Lipochromeinlagerung; Ⓔ *brown adipose tissue, brown fat, fetal fat, moruloid fat, mulberry fat*

weißes Fettgewebe: Speicher- und Baugewebe mit fettspeichernder Zellen; Ⓔ *white fat, white adipose tissue, yellow adipose tissue*

Fett|ge|webs|bruch *m*: *Syn: Steatozele, Fetthernie, Hernia adiposa*; Vorfall von Fettgewebe oder eines Fetttumors in das Unterhautgewebe; Ⓔ *fat hernia, fatty hernia, pannicular hernia, lipocele, liparocele*

Fett|ge|webs|ent|zün|dung *f*: → *Panniculitis*

Fett|ge|webs|ge|schwulst *f*: → *Fettgeschwulst*

Fett|ge|webs|ne|kro|se *f*: *Syn: Fettnekrose, Adiponecrosis*; meist das Unterhautfettgewebe betreffende Nekrose* des Fettgewebes; Ⓔ *adipose tissue necrosis, fat necrosis, fat tissue necrosis, adiponecrosis, steatonecrosis*

Fett|ge|webs|tu|mor *m*: → *Fettgeschwulst*

Fett|herz *nt*: *Syn: Adipositas cordis, Cor adiposum, Lipomatosis cordis*; subepikardiale Fetteinlagerung; Ⓔ *fat heart, fatty heart*

Fett|le|ber *m*: *Syn: Hepar adiposum, Steatosis hepatis*; übermäßiger Fettgehalt der Leberzellen bei vermehrtem Fettangebot aus der Nahrung oder Störungen des Fettabbaus; Ⓔ *fatty liver*

Fett|le|ber|he|pa|ti|tis *f, pl* **-ti|ti|den:** klinisch unauffällige, chronisch entzündliche Leberschädigung; Ⓔ *fatty (liver) hepatitis*

Fett|lei|big|keit *f*: → *Fettsucht*

Fett|mark *nt*: *Syn: gelbes Knochenmark, Medulla ossium flava*; nicht-blutbildendes, fetthaltiges Knochenmark; Ⓔ *yellow bone marrow, fatty bone marrow, fat marrow, fatty marrow, yellow marrow*

Fett|ne|kro|se *f*: → *Fettgewebsnekrose*

subkutane Fettnekrose der Neugeborenen: *Syn: symmetrische Fettsklerose, Adiponecrosis subcutanea neonatorum*; durch eine geburtstraumatische Schädigung hervorgerufene Fettgewebsnekrose im Bereich von Schulter, Wange und Gesäß; Ⓔ *pseudosclerema*

Fett|pha|ne|ro|se *f*: *Syn: Lipophanerose*; Sichtbarwerden intrazellulärer Fetteinlagerungen; Ⓔ *fat phanerosis, lipophanerosis*

Fett|säu|ren *pl*: in Fetten vorkommende organische Säuren; nach der Kettenlänge unterscheidet man **kurzkettige, mittelkettige** und **langkettige Fettsäuren;** Fettsäuren mit Doppelbindungen im Molekül werden als **ungesättigte Fettsäuren**, Säuren ohne Doppelbindung als **gesättigte Fettsäuren** bezeichnet; Ⓔ *fatty acids*

essentielle Fettsäuren: *Syn: Vitamin F*; Fettsäuren mit zwei oder mehr Doppelbindungen, die nicht im Körper synthetisiert werden können, z.B. Linolsäure, Linolensäure; Ⓔ *essential fatty acids*

freie Fettsäuren: *Syn: nichtveresterte Fettsäuren, unveresterte Fettsäuren*; im Serum vorhandene, an Albumin gebundene Fettsäuren; Ⓔ *free fatty acids*

nichtveresterte Fettsäuren: → *freie Fettsäuren*

unveresterte Fettsäuren: → *freie Fettsäuren*

Fett|säu|re|syn|tha|se *f*: im Zytosol der Zelle vorhandener Enzymkomplex, der Teilschritte der Fettsäuresynthese katalysieret; Ⓔ *fatty acid synthase, fatty acid synthase complex*

Fett|skle|rem (der Neugeborenen) *nt*: *Syn: Underwood-Krankheit, Sklerem, Fettdarre, Sclerema adiposum neonatorum*; bei Säuglingen auftretende teigig-ödematöse Verhärtung der Haut; Ⓔ *Underwood's disease, sclerema, subcutaneous fat necrosis of the newborn*

Fett|skle|ro|se *f*: zu Sklerosierung* führende entzündliche Fettgewebserkrankung; Ⓔ *fat tissue sclerosis*

symmetrische Fettsklerose: *Syn: subkutane Fettnekrose der Neugeborenen, Adiponecrosis subcutanea neonatorum*; durch eine geburtstraumatische Schädigung hervorgerufene Fettgewebsnekrose* im Bereich von

Schulter, Wange und Gesäß; Ⓔ *pseudosclerema*

Fett|spei|cher|zel|le *f.*: →*Fettzelle*

Fett|stuhl *m*: lehmartiger Stuhl mit hohem Fettgehalt; Ⓔ *fatty stool*

Fett|sucht *f.*: ***Syn:*** *Fettleibigkeit, Obesität, Adipositas, Obesitas*; übermäßige Vermehrung des Gesamtfettgewebes; i.d.R. durch zu hohe Kalorienzufuhr und zu geringen Energieverbrauch bedingt; krankheitsbedingte oder idiopathische Formen sind selten; Ⓔ *adiposity, pimelosis, adiposis, fatness, fat, obesity, obeseness, corpulence, corpulency, steatosis*

konstitutionelle Fettsucht: ***Syn:*** *Adiposogigantismus*; Riesenwuchs kombiniert mit Pubertätsfettsucht; Ⓔ *adiposogenital puberal obesity*

Fett|tu|mor *m*: →*Lipom*

Fett|wachs *nt*: ***Syn:*** *Leichenwachs, Adipocire*; aus den Körperfetten entstehendes wachsähnliches Fett in Leichen, die im Wasser oder feuchten Boden liegen; Ⓔ *lipocere, corpse fat, grave fat, grave-wax, adipocere*

Fett|zel|le *f.*: ***Syn:*** *Fettspeicherzelle, Adipozyt, Lipozyt*; fettspeichernde Zellen; **univakuoläre Fettzellen** des weißen Fettgewebes enthalten nur ein Fetttröpfchen, **plurivakuoläre Fettzellen** des braunen Fettgewebes mehrere Tröpfchen; Ⓔ *adipose cell, fat cell, adipocyte, lipocyte*

Fett|zir|rho|se *f.*: ***Syn:*** *Steatocirrhosis*; sich auf dem Boden einer Fettleber* entwickelnde Leberzirrhose*; Ⓔ *fatty cirrhosis*

Fe|tus *m, pl* **Fe|tus, Fe|ten, Fe|tus|se:** ***Syn:*** *Foetus, Foet, Fet*; das Ungeborene vom Beginn des 4. Schwangerschaftsmonats bis zur Geburt; Ⓔ *fetus, foetus*

Feucht|war|ze *f.*: →*Feigwarze*

Feu|er|mal *nt*: ***Syn:*** *Gefäßmal, Portweinfleck, Weinfleck, Naevus flammeus*; großer tiefroter Gefäßnävus, der oft mit anderen Gefäßneubildungen oder -fehlbildungen assoziiert ist; Ⓔ *salmon patch, flammeous nevus, port-wine nevus, port-wine stain, port-wine mark*

Feu|er|star *m*: ***Syn:*** *Glasbläserstar, Infrarotkatarakt, Infrarotstar, Wärmestar, Schmiedestar, Cataracta calorica*; durch Infrarotstrahlen hervorgerufene Linsentrübung; Ⓔ *infrared cataract, furnacemen's cataract, glassblower's cataract, glassworker's cataract, heat cataract, thermal cataract*

Feu|er|stein|le|ber *f.*: bräunlich-grau, vergrößerte Leber mit fester Schnittfläche, z.B. bei Syphilis; Ⓔ *brimstone liver, flinty liver*

F_1-Generation *f.*: ***Syn:*** *Tochtergeneration*; erste Generation von Nachkommen; Ⓔ *first filial generation, filial generation 1*

F_2-Generation *f.*: ***Syn:*** *Enkelgeneration*; durch Kreuzung der Tochtergeneration erhaltene zweite Filialgeneration; Ⓔ *second filial generation, filial generation 2*

Fi|ber|bron|cho|skop *nt*: ***Syn:*** *Glasfaserbronchoskop*; flexibles Bronchoskop* mit Kaltlichtfaseroptik; Ⓔ *fiberoptic bronchoscope*

Fi|ber|en|do|skop *nt*: ***Syn:*** *Fibroskop, Faserendoskop*; flexibles Endoskop* mit Kaltlichtfaseroptik; Ⓔ *fiberscope, fiberoptic endoscope*

Fi|ber|gas|tro|skop *nt*: ***Syn:*** *Glasfasergastroskop*; flexibles Gastroskop* mit Kaltlichtfaseroptik; Ⓔ *fibergastroscope*

Fibr-, fibr- *präf.*: Wortelement mit der Bedeutung „Faser/Fibra/Fiber"; Ⓔ *fiber, fibre, fibr(o)-*

Fi|bra *f, pl* **-brae**: Faser, faserähnliche Struktur; Nervenfaser; Ⓔ *fiber, fibra, fibre*

Fibrae anuloolivares: Teil des Tractus tegmentalis centralis; Ⓔ *anulo-olivary fibers*

Fibrae arcuatae: ***Syn:*** *Bogenfasern*; bogenförmige Verbindungsfasern; Ⓔ *arcuate fibers*

Fibrae arcuatae cerebri: bogenförmige Assoziationsfasern der Großhirnrinde; Ⓔ *arcuate fibers of cerebrum*

Fibrae arcuatae externae anteriores, posteriores: im unteren Kleinhirnstil [Pedunculus cerebellaris inferior] verlaufende bogenförmige afferente Fasern; Ⓔ *anterior and posterior external arcuate fibers*

Fibrae arcuatae internae: sensible Fasern des Tractus bulbothalamicus; kreuzen in der Decussatio lemnisci medialis zur anderen Seite; Ⓔ *internal arcuate fibers*

Fibrae associationis: ***Syn:*** *Assoziationsfaser*; verschiedene Hirnrindengebiete miteinander verbindende Faser; Ⓔ *association fiber*

Fibrae cerebelloolivares: Teil des Tractus tegmentalis centralis; Ⓔ *cerebello-olivary fibers*

Fibrae circulares musculi ciliaris: ***Syn:*** *Müller-Muskel*; vordere, zirkulär-verlaufende Fasern des Ziliarmuskels; Ⓔ *Müller's muscle, Rouget's muscle, circular fibers of ciliary muscle, sphincteric fibers of ciliary muscle*

Fibrae commissurales: ***Syn:*** *Kommissurenfasern*; markhaltige Nervenfasern, die die beiden Großhirnhälften miteinander verbinden; Ⓔ *commissural fibers*

Fibrae corporis callosi: im Balken [Corpus callosum] verlaufende Kommissurenfasern; Ⓔ *corpus callosus fibers*

Fibrae corticomesencephalicae: ***Syn:*** *kortikomesenzephale Fasern*; Faserzug von der Großhirnrinde zum Mittelhirn [Mesencephalon]; Ⓔ *corticomesencephalic fibers*

Fibrae corticonucleares: ***Syn:*** *kortikonukleäre/kortikobulbäre Fasern*; Fasern von der Großhirnrinde zu den Hirnnervenkernen in der Medulla oblongata [**Fibrae corticonucleares bulbi**], der Brücke [**Fibrae corticonucleares pontis**] und dem Mittelhirn [**Fibrae corticonucleares mesencephali**]; Ⓔ *corticonuclear fibers*

Fibrae corticopontinae: ***Syn:*** *Großhirn-Brückenfasern, kortikopontine Fasern*; zu den Fibrae pontis longitudinales gehörende, von der Großhirnrinde kommende Fasern; Ⓔ *corticopontine fibers*

Fibrae corticoreticulares: ***Syn:*** *kortikoretikuläre Fasern*; Projektionsbahnen von der Großhirnrinde zur Formatio reticularis von Mittelhirn, Medulla oblongata und Rautenhirn; Ⓔ *corticoreticular fibers*

Fibrae corticorubrales: ***Syn:*** *kortikorubrale Fasern*; Projektionsbahnen von der Großhirnrinde zum Nucleus ruber; Ⓔ *corticorubral fibers*

Fibrae corticospinales: ***Syn:*** *kortikospinale Fasern, Pyramidenbahnfasern*; Nervenfasern der Pyramidenbahn [Tractus corticospinalis]; Ⓔ *corticospinal fibers*

Fibrae corticotectales: ***Syn:*** *kortikotektale Fasern*; Projektionsfasern von der Hirnrinde zum Tectum mesencephali; Ⓔ *corticotectal fibers*

Fibrae corticothalamicae: ***Syn:*** *kortikothalamische Fasern*; Projektionsfasern von der Großhirnrinde zum Thalamus; Ⓔ *corticothalamic fibers*

Fibrae corticothalamici: Projektionsfasern von der Hirnrinde zum Thalamus; Ⓔ *corticothalamic fibers*

Fibrae dentatorubrales: ***Syn:*** *dentatorubrale Fasern*; Projektionsfasern vom Nucleus dentatus zum Nucleus ruber; Ⓔ *dentatorubral fibers*

Fibrae frontopontinae: ***Syn:*** *frontopontine Fasern, Arnold-Bündel*; Fasern von der frontalen Großhirnrinde zur Brücke [Pons]; Ⓔ *frontopontine fibers*

Fibrae geniculocalcarinae: ***Syn:*** *Gratiolet-Sehstrahlung, Radiatio optica*; Fasern vom Corpus geniculatum laterale zur primären und sekundären Sehrinde; Ⓔ *geniculocalcarine fibers*

Fibrae geniculotemporales: ***Syn:*** *Hörstrahlung, Radiatio acustica*; vom Corpus geniculatum mediale zur primären Hörrinde ziehende Fasern der Hörbahn; Ⓔ *geniculotemporal fibers*

Fibrae intercrurales anuli inguinalis superficialis: Fasern der Externusaponeurose, die den lateralen und medialen Schenkel [Crus laterale und mediale anuli inguinalis superficialis] verbinden und den äußeren Leistenring [Anulus inguinalis superficialis] oben be-

grenzen; Ⓔ *intercrural fibers of superficial inguinal anulus*
Fibrae intrathalamicae: intrathalamische Verbindungsfasern; Ⓔ *intrathalamic fibers*
Fibrae lentis: Linsenfasern; Ⓔ *lens fibers, fibers of lens*
Fibrae longitudinales musculi ciliaris: längs verlaufende Fasern des Ziliarmuskels; Ⓔ *Brücke's fibers, longitudinal fibers of ciliary muscle*
Fibrae medulloreticulospinales: Fasern aus der Formatio reticularis der Medulla oblongata zum Rückenmark; Ⓔ *medulloreticulospinal fibers*
Fibrae meridionales musculi ciliaris: *Syn: Brücke-Fasern, Brücke-Muskel*; meridionale Fasern des Ziliarmuskels; Ⓔ *meridional fibers of ciliary muscle*
Fibrae obliquae: schräge Muskel(faser)züge der Magenwand; Ⓔ *oblique fibers of stomach, oblique gastric fibers*
Fibrae occipitopontinae: *Syn: okzipitopontine Fasern*; Fasern vom Hinterhauptslappen [Lobus occipitalis] zum Stirnlappen [Lobus frontalis]; Ⓔ *occipitopontine fibers*
Fibrae occipitotectales: *Syn: okzipitotektale Fasern*; Hinterhauptslappen [Lobus occipitalis] zum Tectum mesencephali; Ⓔ *occipitotectal fibers*
Fibrae olivospinales: *Syn: Helweg-Dreikantenbahn, Tractus olivospinalis*; an der Oberfläche des Seitenstranges des Rückenmarks verlaufende Fasern aus den Nuclei* olivares inferiores; Ⓔ *olivospinal fibers*
Fibrae paraventriculohypophysiales: vom Nucleus paraventricularis stammende Axone, die im Tractus hypothalamohypophysialis zum Hypophysenhinterlappen* ziehen; Ⓔ *paraventriculohypophysial fibers*
Fibrae parietopontinae: *Syn: parietale Großhirn-Brückenfasern*; Fasern, die motorische Signale vom Kortex zum Kleinhirn führen; Ⓔ *parietopontine fibers*
Fibrae periventriculares: *Syn: periventrikuläre Fasern*; dünne Nervenfasern im zentralen Höhlengrau des Hypothalamus; Ⓔ *periventricular fibers*
Fibrae pontis longitudinales: *Syn: longitudinale Brückenfasern*; von der Großhirnrinde stammende Fasern, die z.T. in der Brücke [Pons] enden, z.T. abwärts ins Rückenmark ziehen; Ⓔ *longitudinal pontine fibers*
Fibrae pontis transversae: *Syn: transverse Brückenfasern*; Axone der Brückenkerne [Nuclei pontis], die nach hinten zu den Kleinhirnhemisphären ziehen [**Fibrae pontocerebellares**]; Ⓔ *transverse pontine fibers*
Fibra projectionis: *Syn: Projektionsfaser*; Großhirnrinde und Hirnstamm [**kurze Projektionsfaser**] oder Rückenmark [**lange Projektionsfaser**] verbindende Nervenfaser; Ⓔ *projecting fiber*
Fibrae radiales musculi ciliaris: radiäre Ziliarmuskelfasern; Ⓔ *radial fibers of ciliary muscle, oblique fibers of ciliary muscle*
Fibrae reticulospinales: *Syn: retikulospinale Fasern*; Fasern aus der Formatio reticularis des Hirnstamms; Ⓔ *reticulospinal fibers*
Fibrae rubroolivares: *Syn: rubro-oliväre Fasern*; vom Nucleus ruber zur Olive ziehende Fasern; Ⓔ *rubroolivary fibers*
Fibrae spinobulbares: *Syn: spinobulbäre Fasern*; im Lemniscus spinalis nach oben zum Hirnstamm ziehende Fasern aus den Rückenmarkskernen; Ⓔ *spinobulbar fibers*
Fibrae spinocuneatae: aufsteigende Fasern aus Hinterhornzellen des Rückenmarks, die im Fasciculus cuneatus nach oben ziehen; Ⓔ *spinocuneate fibers*
Fibrae spinogracilis: aufsteigende Fasern aus Hinterhornzellen des Rückenmarks, die im Fasciculus gracilis nach oben ziehen; Ⓔ *spinogracile fibers*
Fibrae spinohypothalamicae: im Vorderseitenstrang verlaufende aufsteigende Fasern vom Rückenmark zum Hypothalamus*; Ⓔ *spinohypothalamic fibers*
Fibrae spinomesencephalicae: im Vorderseitenstrang verlaufende aufsteigende Fasern vom Rückenmark zum Mittelhirn [Mesencephalon*]; bestehen aus den **Fibrae spinotectales** zum Tectum mesencephali und den **Fibrae spinoperiaqueductales** zum zentralen Höhlengrau; Ⓔ *spinomesencephalic fibers*
Fibrae spinoreticulares: aufsteigende Fasern vom Rückenmark zur Formatio reticularis des Hirnstamms; Ⓔ *spinoreticular fibers*
Fibrae spinothalamicae: im Vorderseitenstrang verlaufende aufsteigende Fasern vom Rückenmark zum Thalamus; Ⓔ *spinothalamic fibers*
Fibrae striae terminalis: Nervenfasern der Stria terminalis; Ⓔ *fibers of stria terminalis*
Fibrae supraopticohypophysiales: vom Nucleus supraopticus stammende Axone, die im Tractus hypothalamohypophysialis zum Hypophysenhinterlappen ziehen; Ⓔ *supraopticohypophysial fibers*
Fibrae tectoolivares: Fasern vom Tectum mesencephali zur Olive; Ⓔ *tecto-olivary fibers*
Fibrae tectopontinae: zu den longitudinalen Brückenfasern gehörende Nervenfasern vom Tectum mesencephali zur Brücke [Pons]; Ⓔ *tectopontine fibers*
Fibrae tectoreticulares: Projektionsfasern vom Tectum mesencephali zur Formatio reticularis; Ⓔ *tectoreticular fibers*
Fibrae temporopontinae: *Syn: temporale Großhirn-Brückenfasern*; absteigende Fasern von der motorischen Großhirnrinde zum Kleinhirn; Ⓔ *temporopontine fibers*
Fibrae thalamoparietales: *Syn: thalamoparietale Fasern*; Projektionsfasern vom Scheitellappen [Lobus parietalis] zum Thalamus; Ⓔ *thalamoparietal fibers*
Fibrae zonulares: *Syn: Zonularfasern*; Aufhängefasern der Linse; Ⓔ *zonular fibers, aponeurosis of Zinn*

Fi|bra|te *pl*: Oberbegriff für Clofibrinsäure* und verwandte Stoffe, die als Lipidsenker* eingesetzt werden; Ⓔ *fibrates*

fi|bril|lär *adj*: Fibrille(n) betreffend, aus Fibrillen bestehend, (fein-)faserig; Ⓔ *relating to fibril(s), fibrillar, fibrillary, fibrillate, fibrillated, fibrilled, filar*

Fi|bril|la|ti|on *f*: *Syn: Fibrillieren, Flimmern*; ungeordnete, schnell aufeinander folgende Muskelkontraktionen; Ⓔ *fibrillation*

Fi|bril|le *f*: kleine oder dünne Faser; Ⓔ *fibril, fiber, fibrilla*

Fi|bril|lie|ren *nt*: → *Fibrillation*

Fi|bril|lo|ly|se *f*: Fibrillenauflösung, Fibrillenzerstörung; Ⓔ *fibrillolysis*

fi|bril|lo|ly|tisch *adj*: Fibrillolyse betreffend, fibrillenzerstörend, fibrillenauflösend; Ⓔ *fibrillolytic*

Fi|brin *nt*: hochmolekulares, wasserunlösliches Protein; entsteht bei der Blutgerinnung aus Fibrinogen; Ⓔ *fibrin, antithrombin I*

Fi|brin|ä|mie *f*: Vorkommen von Fibrin im Blut; Ⓔ *fibrinemia, fibremia, inosemia*

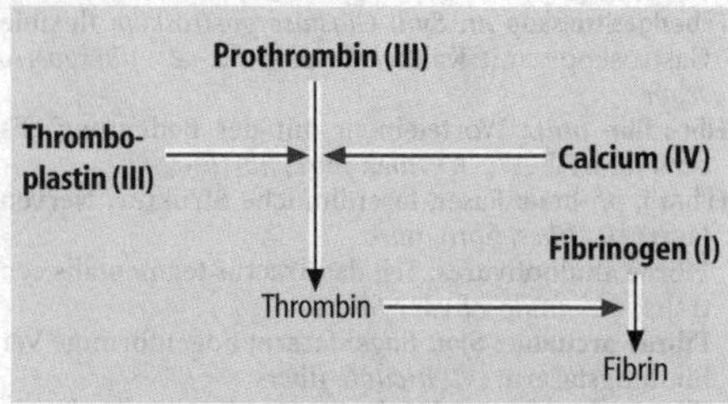

Abb. 29. Klassisches Schema der Blutgerinnung. Thrombin wandelt Fibrinogen in Fibrin um

Fi|brin|de|gra|da|ti|ons|pro|duk|te *pl*: →*Fibrinspaltprodukte*

Fi|brin|ge|rinn|sel *nt*: bei der Blutgerinnung entstehendes netzförmiges Gerinnsel; Ⓔ *fibrin clot, fibrin coagulum*

Fi|brin|kle|ber *m*: in der Chirurgie eingesetzter Gewebekleber aus einem Fibrinogenpräzipitat, aus dem Fibrin freigesetzt wird; Ⓔ *fibrin glue*

Fi|bri|no|gen *nt*: *Syn: Faktor I*; in der Leber gebildeter Vitamin K-abhängiger Blutgerinnungsfaktor; Vorstufe des Fibrins; Ⓔ *fibrinogen, factor I*

fi|bri|no|gen *adj*: fibrinbildend; Ⓔ *fibrinogenic, fibrinogenous*

Fi|bri|no|gen|ä|mie *f*: *Syn: Hyperfibrinogenämie*; erhöhter Fibrinogengehalt des Blutes; Ⓔ *fibrinogenemia, hyperfibrinogenemia*

Fi|bri|no|gen|de|gra|da|ti|ons|pro|duk|te *pl*: →*Fibrinspaltprodukte*

Fi|bri|no|ge|ne|se *f*: Fibrinbildung; Ⓔ *fibrinogenesis*

Fi|bri|no|gen|man|gel *m*: →*Faktor-I-Mangel*

Fi|bri|no|ge|no|ly|se *f*: Fibrinogenauflösung, Fibrinogenspaltung, Fibrinogeninaktivierung; Ⓔ *fibrinogenolysis*

fi|bri|no|ge|no|ly|tisch *adj*: Fibrinogenolyse betreffend, fibrinogenauflösend, fibrinogenspaltend, fibrinogeninaktivierend; Ⓔ *relating to fibrinogenolysis, fibrinogenolytic*

Fi|bri|no|ge|no|pe|nie *f*: →*Faktor-I-Mangel*

Fi|bri|no|gen|spalt|pro|duk|te *pl*: →*Fibrinspaltprodukte*

fi|bri|no|id *adj*: fibrinähnlich, fibrinartig; Ⓔ *resembling fibrin, fibrinoid*

Fi|bri|no|ly|se *f*: *Syn: Fibrinspaltung*; enzymatische Aufspaltung von Fibrin oder Fibringerinnsel; Ⓔ *fibrinolysis*

Fi|bri|no|ly|se|hem|mer *m*: *Syn: Fibrinolyseinhibitor, Antifibrinolytikum*; die Fibrinolyse* hemmende Substanz; Ⓔ *fibrinolytic*

Fi|bri|no|ly|se|in|hi|bi|tor *m*: →*Fibrinolysehemmer*

Fi|bri|no|ly|sin *nt*: →*Plasmin*

Fi|bri|no|ly|ti|kum *nt, pl* **-ka**: *Syn: Thrombolytikum*; Substanz, die direkt oder über eine Aktivierung des körpereigenen Fibrinolysesystems intravasale Thromben auflöst; Ⓔ *fibrinolytic agent*

fi|bri|no|ly|tisch *adj*: Fibrinolyse betreffend oder verursachend, fibrinspaltend; Ⓔ *relating to or causing fibrinolysis, fibrinolytic*

Fi|bri|no|pe|nie *f*: →*Faktor-I-Mangel*

fi|bri|nös *adj*: Fibrin betreffend oder enthaltend, fibrinartig, fibrinhaltig, fibrinreich; Ⓔ *fibrinous*

fi|bri|no|zel|lu|lär *adj*: aus Fibrin und Zellen bestehend; Ⓔ *fibrinocellular*

Fi|brin|spalt|pro|duk|te *pl*: *Syn: Fibrindegradationsprodukte, Fibrinogenspaltprodukte, Fibrinogendegradationsprodukte*; Abbauprodukte von Fibrin und Fibrinogen, die z.T. eine hemmende Wirkung auf die Blutgerinnung ausüben; Ⓔ *fibrinolytic split products, fibrin degradation products, fibrinogen degradation products*

Fi|brin|spal|tung *f*: →*Fibrinolyse*

Fi|brin|u|rie *f*: Fibrinausscheidung im Harn; Ⓔ *fibrinuria, inosuria*

Fibro-, fibro- *präf.*: Wortelement mit der Bedeutung „Faser/Fibra/Fiber"; Ⓔ *fibr(o)-*

Fi|bro|a|de|nom *nt*: *Syn: Adenofibrom, Adenofibroma, Fibroadenoma, Adenoma fibrosum*; Mischtumor aus Drüsen- und Bindegewebe; Ⓔ *fibroadenoma, adenofibroma, fibroid adenoma*

Fi|bro|a|de|no|ma *nt, pl* **-ma|ta**: →*Fibroadenom*

Fibroadenoma intracanaliculare: intrakanalikulär-wachsendes Fibroadenom der Brustdrüse; Ⓔ *intracanalicular fibroadenoma, intracanalicular fibroma*

Fibroadenoma pericanaliculare: perikanalikulär-wachsendes Fibroadenom der Brustdrüse; Ⓔ *pericanalicular fibroadenoma*

Fi|bro|a|de|no|ma|to|sis *f, pl* **-ses**: *Syn: Fibroadenose*; durch die Bildung multipler Fibroadenome* gekennzeichnete Mastopathie*; Ⓔ *fibroadenosis*

Fi|bro|a|de|no|se *f*: →*Fibroadenomatosis*

Fi|bro|blast *m*: juvenile Bindegewebszelle; Ⓔ *fibroblast, desmocyte, phoroblast*

fi|bro|blas|tisch *adj*: Fibroblasten betreffend; Ⓔ *relating to fibroblasts, fibroblastic*

Fi|bro|car|ti|la|go *m, pl* **-la|gi|nes**: →*Faserknorpel*

Fibrocartilago interpubica: *Syn: Discus interpubicus*; Faserknorpelscheibe der Schambeinfuge, die beim Erwachsenen oft einen mit Synovia* gefüllten Spaltraum enthält; Ⓔ *interpubic fibrocartilage*

fi|bro|chon|dral *adj*: *Syn: fibrokartilaginär, faserknorpelig*; Faserknorpel betreffend, aus Faserknorpel bestehend; Ⓔ *relating to fibrocartilage, made up of fibrocartilage, fibrocartilaginous*

Fi|bro|chon|dri|tis *f, pl* **-ti|den**: Faserknorpelentzündung; Ⓔ *inflammation of a firbrocartilage, fibrochondritis*

fi|bro|chon|dri|tisch *adj*: Faserknorpelentzündung/Fibrochondritis betreffend, von ihr betroffen oder gekennzeichnet; Ⓔ *relating to or marked byfibrochondritis, fibrochondritic*

Fi|bro|chon|drom *nt*: *Syn: Chondrofibrom, chondromyxoides Fibrom*; Chondrom* mit fibrösen Anteilen; Ⓔ *fibrochondroma*

Fi|bro|dys|pla|sia *f*: *Syn: fibröse Dysplasie, Fibrodysplasie, Dysplasia fibrosa*; Gewebeveränderung durch Proliferation von Fasergewebe; Ⓔ *fibrous dysplasia, fibrodysplasia*

Fibrodysplasia elastica generalisata: →*Ehlers-Danlos-Syndrom*

Fi|bro|dys|pla|sie *f*: →*Fibrodysplasia*

fi|bro|e|las|tisch *adj*: aus Kollagen und elastischen Fasern bestehend; Ⓔ *fibroelastic*

Fi|bro|e|las|to|se *f*: →*Fibroelastosis*

Fi|bro|e|las|to|sis *f, pl* **-ses**: *Syn: Fibroelastose*; durch eine übermäßige Bildung fibrös-elastischen Bindegewebes gekennzeichnete Erkrankung; Ⓔ *fibroelastosis*

Fibroelastosis endocardii: →*Endokardfibroelastose*

Fi|bro|e|pi|the|li|om *nt*: Mischtumor aus Binde- und Epithelgewebe; Ⓔ *fibroepithelioma*

prämalignes Fibroepitheliom: →*Fibroepithelioma Pinkus*

Fi|bro|e|pi|the|li|o|ma Pinkus *nt*: *Syn: Pinkus-Tumor, fibroepithelialer Tumor (Pinkus), prämalignes Fibroepitheliom*; semimaligner Hauttumor; nicht-invasive Form des Basalzellkarzinoms*; Ⓔ *Pinkus tumor, premalignant fibroepithelial tumor, premalignant fibroepithelioma*

fi|bro|gen *adj*: die Faserbildung induzierend; Ⓔ *fibrogenic*

Fi|bro|ge|ne|se *f*: Fasersynthese, Faserbildung; Ⓔ *fibrogenesis*

fi|bro|his|tio|zy|tär *adj*: sowohl faserig/fibrös als auch histiozytär; Ⓔ *fibrohistiocytic*

fi|bro|id *adj*: aus Fasern oder fibrösem Bindegewebe bestehend; Ⓔ *fibroid, desmoid*

Fi|bro|i|dek|to|mie *f*: →*Fibromektomie*

fi|bro|kar|ti|la|gi|när *adj*: →*fibrochondral*

Fi|bro|ke|ra|tom, er|wor|be|nes al|kra|les *nt*: →*Fibrokeratom, erworbenes digitales*

Fi|bro|ke|ra|tom, er|wor|be|nes di|gi|ta|les *nt*: *Syn: erworbenes akrales Fibrokeratom*; an den Fingern und [selten] Zehen auftretender, langsam wachsender Tumor; Ⓔ *digital fibrokeratoma*

Fi|bro|li|pom *nt*: *Syn: Lipoma fibrosum*; Mischtumor aus Binde- und Fettgewebe; Ⓔ *fibrolipoma*

fi|bro|li|po|ma|tös *adj*: Fibrolipom betreffend, in der Art eines Fibrolipoms; Ⓔ *relating to fibrolipoma, fibrolipomatous*

Fi|brom *nt*: *Syn: Bindegewebsgeschwulst, Fibroma*; vom

Bindegewebe ausgehender Tumor; Ⓔ *fibroma, fibroid tumor, fibroid, fibroblastoma, fibroplastic tumor, desmocytoma*

Filbrolma *nt, pl* **-malta**: → *Fibrom*

Fibroma cavernosum: *Syn: Fibroma lymphangiectaticum, Fibroma teleangiectaticum*; Fibrom mit zahlreichen erweiterten Blut- oder Lymphgefäßen; Ⓔ *telangiectatic fibroma, angiofibroma*

Fibroma cysticum: zystisches Fibrom; Ⓔ *cystic fibroma, fibrocyst, fibrocystoma*

Fibroma durum: hartes, faserreiches Fibrom; Ⓔ *hard fibroma*

Fibroma lymphangiectaticum: → *Fibroma cavernosum*

Fibroma molle: *Syn: Stielwarze, Akrochordon, Acrochordom, weiches Fibrom*; harmlose faden- oder stielförmige Hautfibrome, v.a. am Hals, in den Achselhöhlen und unter der Brust; Ⓔ *soft fibroma*

Fibroma teleangiectaticum: → *Fibroma cavernosum*

Fibroma thecacellulare xanthomatodes: *Syn: Thekazelltumor, Thekom, Priesel-Tumor, Loeffler-Priesel-Tumor*; von den Thekazellen* des Eierstocks ausgehendes Fibrom mit lipidhaltigen Zellen; Ⓔ *thecoma, Priesel tumor, theca tumor, theca cell tumor*

filbrolmaltös *adj*: Fibrom betreffend, fibromähnlich, fibromartig; Ⓔ *fibroma-like, fibromatoid, fibromatous*

Filbrolmaltolse *f*: *Syn: Fibromatosis*; lokalisierte oder diffuse, i.d.R. benigne Bindegewebsproliferation; auch Bezeichnung für das Auftreten multipler Fibrome; Ⓔ *fibromatosis*

abdominelle Fibromatose: *Syn: abdominales Desmoid*; meist bei Frauen in der Schwangerschaft vorkommende Fibromatose der Bauchwand; Ⓔ *abdominal desmoid*

extraabdominelle Fibromatose: *Syn: extraabdominales Desmoid*; außerhalb der Bauchhöhle, meist am Stamm oder den Extremitäten auftretende Fibromatose; Ⓔ *extra-abdominal fibromatosis*

infantile digitale Fibromatose: → *juvenile Fibromatose*

juvenile Fibromatose: *Syn: infantile digitale Fibromatose, rezidivierendes Digitalfibrom, rezidivierende Digitalfibromatose des Kindesalters*; meist schon im Kleinkindalter auftretender solitärer, seltener multipler, fibromatöser Tumor der Zehen oder Finger; Ⓔ *infantile digital fibromatosis*

kongenitale generalisierte Fibromatose: autosomal-rezessive Fibromatose mit multiplen Bindegewebsknoten; Ⓔ *congenital generalized fibromatosis*

palmare Fibromatose: *Syn: Palmarfibromatose, Dupuytren-Kontraktur, Dupuytren-Erkrankung*; ätiologisch ungeklärte, häufig beidseitige, lokalisierte bindegewebige Verhärtung der Palmaraponeurose mit Beugekontraktur eines oder mehrerer Finger; Ⓔ *palmar fibromatosis*

plantare Fibromatose: *Syn: Ledderhose-Syndrom I, Fußsohlenfaszienkontraktur, Morbus Ledderhose, Plantaraponeurosenkontraktur, Dupuytren-Kontraktur der Plantarfaszie, Fibromatosis plantae*; der palmaren Fibromatose entsprechende, manchmal auch gleichzeitig auftretende, bindegewebige Verhärtung der Palmaraponeurose mit Beugekontraktur von Zehen; Ⓔ *plantar fibromatosis*

Filbrolmaltolsis *f, pl* **-ses**: → *Fibromatose*

Fibromatosis colli: muskulärer Schiefhals durch Fibrosierung des Musculus sternocleidomastoideus; Ⓔ *fibromatosis colli*

Fibromatosis gingivae: *Syn: Elephantiasis gingivae*; sowohl hereditäre als auch durch exogene Faktoren [Hydantoin] hervorgerufene bindegewebige Wucherung des Zahnfleischs; Ⓔ *keloid of gums, macrogingivae, gingival fibromatosis*

Fibromatosis plantae: → *plantare Fibromatose*

Filbrolmekltolmie *f*: *Syn: Fibroidektomie*; Fibromentfernung, Fibromexzision; Ⓔ *fibroidectomy, fibromectomy*

filbrolmemlbralnös *adj*: fibrös und membranös, fibrösmembranös; Ⓔ *fibromembranous*

filbrolmuslkullär *adj*: sowohl faserig/fibrös als auch muskulär; fibröses Bindegewebe und Muskelgewebe betreffend; Ⓔ *fibromuscular*

Filbrolmylallgie *f*: → *Fibrositis-Syndrom*

Filbrolmylom *nt*: Myom* mit hohem Bindegewebsanteil; Ⓔ *fibromyoma, myofibroma*

Filbrolmylolmekltolmie *f*: Fibromyomentfernung, Fibromyomexzision; Ⓔ *fibromyomectomy, fibromyectomy*

Filbrolmylolsiltis *f, pl* **-tilden**: chronisch fibrosierende Muskelentzündung; Ⓔ *inflammation of (fibro-)muscular tissue, fibromyositis, inomyositis*

filbrolmylolsiltisch *adj*: Fibromyositis betreffend, von ihr betroffen oder gekennzeichnet; Ⓔ *relating to or marked byfibromyositis*

Filbrolnecltin *nt*: → *Fibronektin*

Filbrolnekltin *nt*: *Syn: Fibronectin*; Plasmaprotein mit opsonierender Wirkung; Ⓔ *fibronectin, large external transformation-sensitive factor*

Filbrolplalsie *f*: *Syn: Fibroplasia*; vermehrte Bildung von Bindegewebsfasern; Ⓔ *fibroplasia*

retrolentale Fibroplasie: *Syn: Frühgeborenenretinopathie, Terry-Syndrom, Retinopathia praematurorum*; Netzhauterkrankung von untergewichtigen Frühgeborenen, die vermutlich durch die toxische Wirkung von Sauerstoff im Brutkasten verursacht wird; in schweren Fällen kommt es zur Erblindung; Ⓔ *retinopathy of prematurity, retinopapillitis of premature infants, retrolental fibroplasia, Terry's syndrome*

filbrolplasltisch *adj*: fibröses Bindegewebe bildend; Ⓔ *fibroplastic, fibroblastic*

filbrös *adj*: faserig, faserreich; Ⓔ *fibrous, fibrose, desmoid*

Filbrolsa *f*: *Syn: Membrana fibrosa, Stratum fibrosum*; fibröse Außenschicht der Gelenkkapsel; Ⓔ *fibrous membrane of articular capsule, fibrous layer of articular capsule, fibrous articular capsule*

Filbrolsarlcolma *nt, pl* **-malta**: → *Fibrosarkom*

Filbrolsarlkom *nt*: *Syn: Fibrosarcoma*; Sarkom* mit reichlich Kollagenfasern; Ⓔ *fibrosarcoma, fibroblastoma, fibroplastic tumor*

filbrolsarlkolmaltös *adj*: Fibrosarkom betreffend, in der Art eines Fibrosarkoms; Ⓔ *relating to fibrosarcoma, fibrosarcomatous*

Filbrolse *f*: *Syn: Fibrosis*; krankhafte Vermehrung des Bindegewebes; oft gleichgesetzt mit Sklerose; Ⓔ *fibrosis, fibrous degeneration, fibroid degeneration*

idiopathische retroperitoneale Fibrose: *Syn: Ormond-Syndrom, retroperitoneale Fibrose*; ätiologisch ungeklärte fortschreitende Fibrose des peritonealen Bindegewebes; führt i.d.R. zu einer externen Harnleiterstenose; Ⓔ *retroperitoneal fibrosis*

proliferative Fibrose: fortschreitende Fibrose; Ⓔ *proliferative fibrosis*

retroperitoneale Fibrose: **1.** → *idiopathische retroperitoneale Fibrose* **2.** → *symptomatische retroperitoneale Fibrose*

symptomatische retroperitoneale Fibrose: *Syn: retroperitoneale Fibrose*; durch verschiedene Ursachen [Tumoren, Entzündungen] ausgelöstete, progrediente Fibrose des retroperitonealen Bindegewebes mit Bildung einer externen Harnleiterstenose; Ⓔ *retroperitoneal fibrosis*

zystische Fibrose: *Syn: Mukoviszidose, zystische Pankreasfibrose, Fibrosis pancreatica cystica*; autosomal-rezessives Syndrom mit generalisierter Dysfunktion exokriner Drüsen und fortschreitender zystischer Fibrose von Lunge und Bauchspeicheldrüse; führt zu Elektrolytverlusten über die Schweißdrüsen und zu Eindickung des Sekretes aller exokrinen Drüsen; als Folge davon kommt es zu chronischer Entzündung mit zystisch-fibröser Umwandlung und progredientem Funktionsverlust der betroffenen Drüsen bzw. Organe [Lunge, Gastrointestinaltrakt, Pankreas, Leber, Nasennebenhöhlen, Vas deferens, Schweißdrüsen]; Ⓔ *cystic fibrosis*

fi|bro|se|rös *adj*: ***Syn:*** *fibrös-serös, serofibrös*; sowohl faserig/fibrös als auch serös; Ⓔ *fibroserous*

Fi|bro|sis *f, pl* **-ses:** → *Fibrose*

Fibrosis pancreatica cystica: → *zystische Fibrose*

Fi|bro|si|tis *f*: → *Fibrositis-Syndrom*

fi|bro|si|tisch *adj*: Fibrositis betreffend, von ihr betroffen oder gekennzeichnet; Ⓔ *relating to or marked by fibrositis, fibrositic*

Fibrositis-Syndrom *nt*: ***Syn:*** *Muskelrheumatismus, Weichteilrheumatismus, Fibrositis, Fibromyalgie, fibromyalgisches Syndrom*; Oberbegriff für chronische, nichtrheumatische Erkrankungen mit typischen extraartikulären Schmerzen [Muskulatur, Skelettweichteile]; Ⓔ *muscular rheumatism, fibrositis, fibrofascitis*

Fi|bro|skop *nt*: → *Fiberendoskop*

fibrös-serös *adj*: → *fibroserös*

fi|bro|tisch *adj*: Fibrose betreffend, von ihr betroffen oder gekennzeichnet, durch sie bedingt; Ⓔ *relating to or marked by fibrosis, fibrotic*

Fi|bro|zyt *m*: Bindegewebszelle; Ⓔ *fibrocyte, phorocyte*

Fi|bu|la *f, pl* **-lae:** ***Syn:*** *Wadenbein*; aus Kopf [Caput fibulae], Hals [Collum fibulae], Schaft [Corpus fibulae] und Außenknöchel [Malleolus lateralis] bestehender äußerer Unterschenkelknochen; Ⓔ *calf bone, fibular bone, peroneal bone, splint bone, fibula*

Fi|bu|la|frak|tur *f*: ***Syn:*** *Wadenbeinfraktur, Wadenbeinbruch*; kann isoliert, zusammen mit Schienbeinfrakturen [**Unterschenkelschaftfraktur**] oder als Fraktur des Außenknöchels [distale Fibula] vorkommen; wird i.d.R. konservativ behandelt; Ⓔ *fibula fracture, fracture of the fibula, fractured fibula*

fi|bu|lar *adj*: ***Syn:*** *peronäal, peroneal*; Wadenbein/Fibula betreffend; Ⓔ *relating to the fibula, fibular*

Fi|bu|la|ris|grup|pe *f*: ***Syn:*** *Peroneusgruppe, Musculi peronei*; seitlich an der Wade liegende Muskeln [Musculus peroneus brevis und longus], die den Fuß plantarflektieren und pronieren; Ⓔ *perineal muscles*

Fi|bu|la|ris|läh|mung *f*: ***Syn:*** *Peronäuslähmung*; Lähmung des Nervus* peroneus profundus; Ⓔ *peroneal paralysis*

fi|bu|lo|kal|ka|ne|al *adj*: Wadenbein und Fersenbein/Kalkaneus betreffend oder verbindend; Ⓔ *relating to both fibula and calcaneus, fibulocalcaneal*

fi|bu|lo|ti|bi|al *adj*: ***Syn:*** *peroneotibial, tibiofibular*; Wadenbein und Schienbein/Tibia betreffend; Ⓔ *relating to both fibula and tibia, tibiofibular, tibioperoneal*

Fie|ber *nt*: **1.** Erhöhung der Körpertemperatur über den Normalwert **2.** fieberhafte Erkrankung; Erkrankung mit Fieber als Leitsymptom; Ⓔ **1.** *fever* **2.** *fever*

argentinisches hämorrhagisches Fieber: ***Syn:*** *Juninfieber*; durch das **Juninfiebervirus** verursachtes Fieber mit Blutungen und Erbrechen; Ⓔ *Junin fever, Argentine hemorrhagic fever, Argentinean hemorrhagic fever*

aseptisches Fieber: Fieber ohne nachweisbare Infektion, z.B. nach Operationen; Ⓔ *aseptic fever*

bolivianisches hämorrhagisches Fieber: ***Syn:*** *Madungofieber*; in Südamerika vorkommendes hämorrhagisches Fieber durch das **Madungofiebervirus**; Ⓔ *Bolivian hemorrhagic fever, Madungo fever*

Ebola hämorrhagisches Fieber: ***Syn:*** *Ebolaviruskrankheit, Ebola-Fieber*; erstmals 1976 in Zentralafrika aufgetretenes hämorrhagisches Fieber durch das **Ebola-Virus**; die Übertragung erfolgt durch Kontakt mit Körperflüssigkeiten erkrankter Patienten [Schmierinfektion]; nach einer Inkubationszeit von 4–16 Tagen beginnt das klinische Stadium mit hohem Fieber, Myalgien, Pharyngitis* mit Ulzeration von Gaumen und Zahnfleisch sowie gastrointestinalen Symptomen; ab dem 5. Tag kommt es zur Ausbildung eines hämorrhagischen Exanthems; bisher ist keine kausale Therapie bekannt, intravenöse Flüssigkeitszufuhr verbessert aber die Prognose; die Letalität beträgt mehr als 50 %; Ⓔ *Ebola hemorrhagic fever, Ebola fever, Ebola virus fever, viral hemorrhagic fever, Ebola virus disease, Ebola disease*

hämorrhagisches Fieber: fieberhafte Erkrankung mit ausgeprägter Blutungsneigung; Ⓔ *viral hemorrhagic fever, hemorrhagic fever*

hämorrhagisches Fieber mit renalem Syndrom: ***Syn:*** *akute hämorrhagische Nephrosonephritis, koreanisches hämorrhagisches Fieber, Nephropathia epidemica*; hauptsächlich in Ostasien auftretende, durch das **Hantaan-Virus** verursachte schwerverlaufende Erkrankung; Ⓔ *hemorrhagic fever with renal syndrome, epidemic hemorrhagic fever, Far Eastern hemorrhagic fever, Manchurian hemorrhagic fever, Korin fever, Songo fever, Korean hemorrhagic nephrosonephritis, Korean hemorrhagic fever*

intermittierendes Fieber: ***Syn:*** *Febris intermittens*; Fieber mit Temperaturschwankungen; Ⓔ *intermittent malaria, intermittent fever, intermittent malarial fever*

koreanisches hämorrhagisches Fieber: → *hämorrhagisches Fieber mit renalem Syndrom*

rheumatisches Fieber: ***Syn:*** *Febris rheumatica, akuter Gelenkrheumatismus, Polyarthritis rheumatica acuta*; zu den Poststreptokokkenerkrankungen gehörende, akute Entzündung der großen Gelenke; charakteristisch sind u.a. Fieber, Herzbeteiligung und Weichteilschwellungen; Ⓔ *rheumatic fever, acute rheumatic arthritis, acute rheumatic polyarthritis, acute articular rheumatism, inflammatory rheumatism, rheumapyra, rheumatopyra*

typhoides Fieber: ***Syn:*** *Bauchtyphus, Unterleibstyphus, Typhus (abdominalis), Febris typhoides*; durch Salmonella* typhi verursachte melde- und isolierpflichtige Infektionskrankheit; klinisch stehen Fieber, Milzschwellung, Bewusstseinseintrübung und massive Durchfälle [Erbsenbreistühle] im Vordergrund; Ⓔ *abdominal typhoid, typhoid fever, enteric fever, typhoid, typhia*

undulierendes Fieber: ***Syn:*** *Febris undulans*; Fieber mit wellenförmigem Verlauf; Ⓔ *undulant fever*

zentrales Fieber: ***Syn:*** *Wundfieber, Febris traumatica*; bei Infektion von Verletzungen auftretendes Fieber; Ⓔ *central fever*

Fie|ber|al|bu|min|u|rie *f*: → *Fieberproteinurie*

Fie|ber|bläs|chen *pl*: ***Syn:*** *Herpes febrilis/labialis*; Herpes* simplex der Lippen; Ⓔ *cold sore, herpes febrilis, herpes labialis, fever blister, oral herpes*

Fie|ber|krampf *m*: ***Syn:*** *Infektkrampf*; Krampfanfall bei Kleinkindern bei Fieber oder infektiösen Erkrankungen; Ⓔ *febrile convulsion*

Fie|ber|mü|cke *f*: ***Syn:*** *Malariamücke, Gabelmücke, Anopheles*; weltweit verbreitete Stechmückenart, die Malaria und andere Infektionskrankheiten überträgt; Ⓔ *Anopheles, Cellia*

Fie|ber|pro|te|in|u|rie *f*: ***Syn:*** *Fieberalbuminurie, febrile Proteinurie, febrile Albuminurie*; Eiweißausscheidung im Harn bei fieberhaften Erkrankungen; Ⓔ *febrile albuminuria, febrile proteinuria*

Fie|ber|rin|de *f*: ***Syn:*** *Chinarinde*; getrocknete Rinde von Cinchona-Arten [**Chinarindenbäume**] die zahlreiche Chinaalkaloide [z.B. Chinin, Chinidin] enthält; Ⓔ *cinchona, cinchona bark*

Fiesinger-Rendu-Syndrom *nt*: ***Syn:*** *Stevens-Johnson-Syndrom, Stevens-Johnson-Fuchs-Syndrom, Dermatostomatitis Baader, Ectodermose érosive pluriorificielle,*

Erythema exsudativum multiforme majus; akut auftretendes, durch verschiedene Faktoren [Arzneimittel, Infektionen] hervorgerufenes Exanthem mit scheibenförmigen, rötlich-lividen Effloreszenzen und schwerer Störung des Allgemeinbefindens; Ⓔ *Johnson-Stevens disease, Stevens-Johnson syndrome*

Fiessinger-Leroy-Reiter-Syndrom *nt*: ***Syn:*** *Morbus Reiter, Reiter-Krankheit, Reiter-Syndrom, venerische Arthritis, Okulourethrosynovitis, urethro-okulo-synoviales Syndrom*; durch die Trias Arthritis*, Urethritis* und Konjunktivitis* gekennzeichnete, reaktiv entzündliche Systemerkrankung, die wahrscheinlich durch Bakterien (Chlamydien) hervorgerufen wird; Ⓔ *Reiter's disease, Fiessinger-Leroy-Reiter syndrome, Reiter's syndrome, venereal arthritis*

F

Fièvre boutonneuse *f*: ***Syn:*** *Boutonneusefieber*; durch **Rickettsia conorii** verursachte Infektionskrankheit mit Kopf- und Gliederschmerzen; Ⓔ *Indian tick typhus, Kenyan tick typhus, boutonneuse (fever), South African tick-bite fever, Marseilles fever, Mediterranean fever, Conor and Bruch's disease, fièvre boutonneuse*

Fila|men|tum *nt, pl* **-ta**: fadenförmiger Fortsatz, Filament; Ⓔ *filament, filamentum*

Fila|ria *f*: zu den Nermatoden gehörende Fadenwurmgattung; Ⓔ *filaria, filarial worm, filariid worm, Filaria*

Filaria bancrofti: → *Wuchereria bancrofti*

Filaria loa: → *Loa loa*

Filaria medinensis: ***Syn:*** *Medinawurm, Guineawurm, Drachenwurm, Dracunculus medinensis*; im Unterhautbindegewebe parasitierender Fadenwurm; Erreger der Dracunculosis*; Ⓔ *Medina worm, Guinea worm, dragon worm, serpent worm, Filaria medinensis, Filaria dracunculus, Dracunculus medinensis*

Fila|ri|a|sis *f, pl* **-ses**: ***Syn:*** *Filarieninfektion, Filariose*; in den Tropen häufige Erkrankung durch Filarien; meist steht der Befall des lymphatischen Systems im Vordergrund [Elephantiasis*]; Ⓔ *filariasis*

Filariasis bancrofti: ***Syn:*** *Wuchereria bancrofti-Filariose, Wuchereriasis bancrofti, Bancroftose*; Filariose durch Wuchereria* bancrofti; Ⓔ *Bancroft's filariasis, bancroftosis, bancroftian filariasis*

Filariasis malayi: ***Syn:*** *Brugia malayi-Filariose, malayische Filariose, Brugiose*; durch Mücken übertragene tropische Infektionskrankheit mit Befall der Lymphgefäße; Ⓔ *Brug's filariasis, Malayan filariasis*

Fila|ri|en *pl*: meist in den Tropen und Subtropen vorkommende Fadenwürmer; wichtige Gattungen sind u.a. Wuchereria, Onchocerca, Brugia; Ⓔ *filariae, filarial worms*

Fila|ri|en|ar|thri|tis *f, pl* **-ti|den**: durch Filarien* hervorgerufene Gelenkentzündung; Ⓔ *chylous arthritis, filarial arthritis*

Fila|ri|en|in|fek|ti|on *f*: → *Filariasis*

fila|ri|form *adj*: filarienähnlich, filarienartig; Ⓔ *filariform*

Fila|ri|o|se *f*: → *Filariasis*

malayische Filariose: → *Filariasis malayi*

fila|ri|zid *adj*: filarien(ab)tötent; Ⓔ *antifilarial, filaricidal*

Fili|al|ge|ne|ra|ti|on *f*: auf eine Elterngeneration folgende Generation, z.B. Tochtergeneration, Enkelgeneration; Ⓔ *filial generation*

Fili|al|i|sie|rung *f*: ***Syn:*** *Metastasierung*; Absiedlung von Tumorzellen aus dem Ausgangstumor; Ⓔ *metastatic disease, metastasis*

fili|form *adj*: fadenförmig, faserig, faserartig; Ⓔ *thread-like, filaceous, filamentous, filar, filiform, filariform, thready*

Filo|vi|ri|dae *pl*: fadenförmige RNA-Viren, zu denen u.a. das Ebola-Virus gehört; Ⓔ *Filoviridae*

Fi|lum *nt, pl* **-la**: Faden, fadenförmige Struktur; Ⓔ *filum, filament, thread*

Fila olfactoria: ***Syn:*** *Riechfäden*; marklose Nervenfasern, die zusammen den Riechnerv [Nervus olfactorius] bilden; Ⓔ *olfactory fibers, olfactory nerves, first nerves, first cranial nerves, nerves of smell*

Fila radicularia: Wurzelfasern der Spinalnerven; Ⓔ *root filaments of spinal nerves*

Filum terminale: Endfaden des Rückenmarks; Ⓔ *terminal filament, meningeal filament, filament of meninges, filament of meninges, terminal meningeal thread, terminal thread of spinal cord*

Filz|laus *f*: ***Syn:*** *Schamlaus, Phthirus pubis, Pediculus pubis*; v.a. die Schamhaare, aber auch Bart und u.U. Kopfhaare befallender Blutsauger, der durch direkten Kontakt [Geschlechtsverkehr] übertragen wird; Ⓔ *crab louse, pubic louse, Phthirus pubis*

Filz|laus|be|fall *m*: → *Phthiriasis*

Fim|bria *f, pl* **-bri|ae, -bri|en**: ***Syn:*** *Fimbrie*; Franse, fransenartige Struktur; Ⓔ *fimbria, fringe, border, edge*

Fimbria hippocampi: Markbündel des Hippocampus, das in die Fornix übergeht; Ⓔ *fimbria of hippocampus*

Fimbria ovarica: längste Tubenfimbrie, Ovarialfimbrie; Ⓔ *ovarian fimbria*

Fimbriae tubae uterinae: ***Syn:*** *Tubenfimbrien, Eileiterfransen*; fransenförmige Fortsätze des trichterförmigen Endes des Eileiters [Infundibulum tubae uterinae]; Ⓔ *fimbriae of uterine tube, Richard's fringes*

Fim|bri|ek|to|mie *f*: Fimbrienentfernung; Ⓔ *fimbriectomy*

Fim|bri|en|plas|tik *f*: plastische Operation der Eileiterfransen; Ⓔ *fimbrioplasty*

Fim|bri|o|ly|se *f*: Lösung der Eileiterfransen, Fimbrienlösung; Ⓔ *fimbriolysis*

Fim|bri|o|plas|tik *f*: ***Syn:*** *Fimbrienplastik*; plastische Operation der Eileiterfransen; oft gleichgesetzt mit Salpingostomatotomie; Ⓔ *fimbrioplasty*

Fim|bri|o|zel|e *f*: Eingeweidebruch mit Tubenfimbrien im Bruchsack; Ⓔ *fimbriocele*

Fin|ger|ab|druck, ge|ne|ti|scher *m*: ***Syn:*** *DNA-Fingerprint-Methode, DNA-Typing, DNA-Profiling*; Untersuchung von DNA-Bereichen zur Feststellung genetischer Unterschiedlichkeit oder Identität; Ⓔ *DNA typing, DNA fingerprinting, DNA profiling*

Fin|ger|a|gno|sie *f*: Unfähigkeit, die Finger der Hand zu unterscheiden, zu benennen oder vorzuzeigen; Ⓔ *finger agnosia*

Finger-Finger-Versuch *m*: Test zur Prüfung der Koordination; Ⓔ *finger-to-finger test*

Fin|ger|grund|ge|len|ke *pl*: ***Syn:*** *Metakarpophalangealgelenke, MP-Gelenke, Articulationes metacarpophalangeae*; Gelenke zwischen Mittelhand und Fingern; Ⓔ *knuckle joints, metacarpophalangeal joints, MCP joints, metacarpophalangeal articulations*

Fin|ger|hut *m*: *s.u. Digitalis*; Ⓔ *foxglove, digitalis*

Fin|ger|knö|chel|pols|ter *pl*: Verdickung der Haut über den Mittel- und Endgelenken der Finger; Ⓔ *knuckle pads, dorsal knuckle pads, Garrod's nodes*

Finger-Nase-Versuch *m*: Test zur Prüfung der Koordination; Ⓔ *finger-nose test, finger-to-finger test*

Fin|ger|streck|seh|nen|ab|riss *m*: Abriss der Strecksehen vom Endglied [**Hammerfinger**] oder Mittelglied [**Knopflochdeformität**]; Ⓔ *rupture of the extensor tendon*

Fin|ne *f*: Larvenstadium von Bandwürmern*; Ⓔ *bladder worm, cysticercus*

Fin|nen|aus|schlag *m*: → *Akne*

Fin|nen|krank|heit *f*: ***Syn:*** *Zystizerkose, Cysticercose*; durch Finnen* des Schweinebandwurms* und evtl. auch des Rinderbandwurms* hervorgerufene Erkrankung mit Befall verschiedener Organe; Ⓔ *cysticercus disease, cysticercosis*

First-pass-Effekt *m*: Abbau von oralen Medikamenten in der Leber vor dem Erreichen des Wirkungsortes; Ⓔ

first pass effect

Fisch|band|wurm, brei|ter *m*: *Syn:* *Grubenkopfbandwurm, Bothriocephalus latus, Diphyllobothrium latum*; Darmparasit des Menschen, der bis zu 10 m lang werden kann; Ⓔ *fish tapeworm, broad tapeworm, broad fish tapeworm, Swiss tapeworm, Diphyllobothrium latum, Diphyllobothrium taenioides, Taenia lata*

Fisch|band|wurm|in|fek|ti|on *f*: *Syn:* *Diphyllobothriose, Diphyllobothriasis, Bothriozephalose, Bothriocephalosis*; durch den breiten Fischbandwurm* hervorgerufene Infektionskrankheit mit Befall des Dünndarms; langfristig kommt es zu Vitamin-B_{12}-Mangelerscheinungen; Ⓔ *diphyllobothriasis, dibothriocephaliasis, bothriocephaliasis*

Fisch|händ|ler|rot|lauf *f*: → *Fischrose*

Fisch|maul|ste|no|se *f*: *Syn:* *Knopflochstenose*; i.d.R. erworbene, meist postendokarditische Verengung einer Herzklappe; am häufigsten betroffen sind Aorten- und Mitralklappe; Ⓔ *buttonhole mitral stenosis, buttonhole deformity, mitral buttonhole, fishmouth mitral stenosis*

Fisch|ro|se *f*: *Syn:* *Rosenbach-Krankheit, falsche Rose, Fischhändlerrotlauf, Schweinerotlauf, Rotlauf, Erysipeloid, Pseudoerysipel, Erythema migrans*; durch **Erysipelothrix rhusiopathiae** verursachte, meist die Finger/Hände betreffende schmerzlose, livide Entzündung; Ⓔ *Rosenbach's disease, erysipeloid, crab hand, pseudoerysipelas, rose disease, swine rotlauf, swine erysipelas, rotlauf*

Fisch|schup|pen|krank|heit *f*: *Syn:* *Ichthyosis simplex, Ichthyosis vulgaris*; autosomal-dominante Retentionshyperkeratose* mit symmetrischem Befall der Streckseiten der Extremitäten unter Aussparung der Handteller, Fußsohlen und Gelenkbeugen; auffällig oft [50 %] ist eine Kombination mit Atopien*; Ⓔ *ichthyosis, alligator skin, crocodile skin, fish skin, vulgar ichthyosis, simple ichthyosis, sauriderma, sauriasis, sauriosis, sauroderma*

Fisch|ver|gif|tung *f*: *Syn:* *Ichthyismus, Ichthysmus*; durch Fische oder Fischprodukte verursachte Lebensmittelvergiftung; Ⓔ *ichthyotoxism, ichthyism, ichthyismus*

Fisch|wir|bel|bil|dung *f*: bei Osteoporose* häufige zentral Wirbeleindellung; Ⓔ *cod fish vertebra*

fis|si|par *adj*: (*biolog.*) sich durch Teilung vermehrend; Ⓔ *fissiparous*

Fis|su|ra *f*, *pl* **-rae**: Spalt, Spalte, Furche, Rinne, Fissur; Ⓔ *fissure, notch, cleft, slit, fissura*

Fissura ani: *Syn:* *Analfissur*; schmerzhafter Einriss im Bereich des Afters; Ⓔ *anal fissure*

Fissura antitragohelicina: Antitragus und Helix trennende Furche der Ohrmuschel; Ⓔ *antitragohelicine fissure*

Fissura calcarina: *Syn:* *Spornfurche, Kalkarina, Sulcus calcarinus*; Furche an der Innenfläche des Hinterhauptlappens; Ⓔ *calcarine fissure, calcarine sulcus*

Fissurae cerebelli: Kleinhirnfurchen; Ⓔ *cerebellar fissures*

Fissura choroidea ventriculi lateralis: längliche Vertiefung am Ansatz des Plexus choroideus des Seitenventrikels; Ⓔ *choroid fissure*

Fissura facialis: *Syn:* *Prosoposchisis*; angeborene Gesichtsspalte; Ⓔ *facial cleft, prosoposchisis*

Fissura horizontalis cerebelli: horizontale Kleinhirnfurche; Ⓔ *horizontal fissure of cerebellum, great horizontal fissure*

Fissura horizontalis pulmonis dextri: horizontaler Interlobärspalt; Ⓔ *horizontal fissure of right lung, secondary fissure of lung*

Fissura ligamenti teretis: Leberfurche für das Ligamentum teres hepatis; Ⓔ *fissure for ligamentum teres, umbilical fissure, fissure of round ligament*

Fissura ligamenti venosi: Leberfurche für das Ligamentum venosum; Ⓔ *fissure for ligamentum venosum*

Fissura longitudinalis cerebri: mediale Längsspalte des Großhirns; Ⓔ *longitudinal fissure of cerebrum*

Fissura mediana anterior medullae oblongatae: vordere Mittelfurche der Medulla oblongata; Ⓔ *anterior median fissure of medulla oblongata, posterior median fissure of medulla oblongata, anteromedian groove of medulla oblongata, Haller's line*

Fissura mediana anterior medullae spinalis: vordere Rückenmarksfissur; Ⓔ *anteromedian groove of spinal cord, anterior median fissure of spinal cord, ventral median fissure of spinal cord*

Fissura obliqua pulmonis: schräger Interlobärspalt; Ⓔ *oblique fissure of lung, primary fissure of lung*

Fissura orbitalis inferior: Augenhöhlenbodenspalte, untere Orbitaspalte; Ⓔ *inferior orbital fissure, inferior sphenoidal fissure*

Fissura orbitalis superior: Augenhöhlendachspalte, obere Orbitaspalte; Ⓔ *superior orbital fissure, sphenoidal fissure, superior sphenoidal fissure, anterior lacerate foramen*

Fissura petrooccipitalis: schmale Fissur zwischen Foramen lacerum und Foramen jugulare; Ⓔ *petrooccipital fissure*

Fissura petrosquamosa: kleine Fissur am Boden der mittleren Schädelgrube [Fossa cranii media]; Ⓔ *petrosquamous fissure*

Fissura petrotympanica: *Syn:* *Glaser-Spalte*; Austrittsstelle der Chorda tympani aus dem Schädel; Ⓔ *petrotympanic fissure, glaserian fissure, pterygotympanic fissure, tympanic fissure*

Fissura posterolateralis cerebelli: Kleinhirnfissur, die den Lobus flocculonodularis vom Lobus cerebelli posterior abgrenzt; Ⓔ *posterolateral fissure of cerebellum*

Fissura prima cerebelli: über Kleinhirnwurm [Vermis] und Kleinhirnhemisphären ziehende Furche, die das Kleinhirn in Lobus cerebelli anterior und posterior unterteilt; Ⓔ *primary fissure*

Fissura pterygomaxillaris: Spalte zwischen Processus pterygoideus und Tuber maxillae; Ⓔ *pterygomaxillary fissure*

Fissura secunda cerebelli: Kleinhirnfissur zwischen Lobulus quadrangularis posterior und Lobulus semilunaris superior; Ⓔ *secondary fissure*

Fissura sphenopetrosa: seitliche Fortsetzung der Fissura petrosquamosa am hinteren Rand des Foramen lacerum in der mittleren Schädelgrube [Fossa cranii media]; Ⓔ *sphenopetrosal fissure*

Fissura thoracica: *Syn:* *Thorakoschisis*; angeborene Brustkorbspalte; Ⓔ *thoracoschisis*

Fissura transversa cerebri: tiefe Querspalte zwischen Großhirn und Kleinhirn; Ⓔ *transverse fissure of cerebrum, fissure of Bichat, great fissure of cerebrum*

Fissura tympanomastoidea: kleine Fissur zwischen Pars tympanica und Processus mastoideus des Schläfenbeins; Ⓔ *tympanomastoid fissure*

Fissura tympanosquamosa: seitliche Fortsetzung der Fissura tympanomastoidea; Ⓔ *tympanosquamous fissure*

Fissura urethrae inferior: *Syn:* *Hypospadie*; untere Harnröhrenspalte; Ⓔ *hypospadias, hypospadia*

Fissura urethrae superior: *Syn:* *Epispadie*; obere Harnröhrenspalte; Ⓔ *epispadias, epispadia*

Fissura-orbitalis-superior-Syndrom *nt*: *Syn:* *Keilbeinflügel-Syndrom*; durch Meningeome* oder Orbitatumoren verursachte Lähmung der Hirnnerven III [Nervus oculomotorius], IV [Nervus trochlearis] und VI [Nervus abducens] zusammen mit Sensibilitätsstörungen des Nervus ophthalmicus, Schmerzen und Exophthalmus [Pseudotumor orbitae]; Ⓔ *superior orbital fissure syndrome*

Fis|su|rek|to|mie *f*: Entfernung einer Fissur; Ⓔ *fissurecto-*

my

Fis|tel *f*: **1.** *Syn: Fistula*; spontan entstandene gangförmige Verbindung eines Organs mit der Körperoberfläche [**äußere Fistel**] oder einem anderen Organ [**innere Fistel**] **2.** *Syn: Anastomose, Fistelung*; operativ angelegte Verbindung eines Organs mit der Körperoberfläche oder einem anderen Organ; Ⓔ **1.** *fistula* **2.** *fistula, anastomosis*

arteriovenöse Fistel: **1.** angeborene oder erworbene Verbindung einer Arterie mit einer Vene **2.** *Syn: arteriovenöser Shunt/Bypass*; operative Verbindung einer Arterie und einer Vene; Ⓔ **1.** *arteriovenous fistula* **2.** *arteriovenous shunt*

biliäre Fistel: *Syn: Gallenfistel, Biliärfistel, Gallefistel, Fistula biliaris*; von der Gallenblase oder den Gallengängen ausgehende innere oder äußere Fistel; Ⓔ *biliary fistula, bile fistula*

biliodigestive Fistel: **1.** *Syn: Gallen-Darm-Fistel, bilioenterische/biliointestinale Fistel, Fistula biliodigestiva*; Gallenblase/Gallengänge und (Dünn-)Darm verbindende Fistel **2.** operative Verbindung von Gallenblase/Gallengängen und Darm; Ⓔ **1.** *biliary-enteric fistula, biliary-intestinal fistula* **2.** *biliary-enteric bypass, biliary-intestinal bypass*

bilioenterische Fistel: →*biliodigestive Fistel 1.*

biliogastrische Fistel: Gallenblase/Gallengänge und Magen verbindende Fistel; Ⓔ *biliary-gastric fistula*

biliointestinale Fistel: →*biliodigestive Fistel 1.*

biliokutane Fistel: *Syn: Fistula biliocutanea*; auf der Haut mündende Gallenfistel, äußere Gallenfistel; Ⓔ *biliary-cutaneous fistula, external biliary fistula*

blinde Fistel: →*inkomplette Fistel*

branchiogene Fistel: *Syn: Kiemengangsfistel*; von Kiemengangsresten ausgehende Fistel; Ⓔ *branchial fistula, cervical fistula*

bronchoösophageale Fistel: innere Bronchusfistel* mit Verbindung zur Speiseröhre; Ⓔ *bronchoesophageal fistula*

bronchopankreatische Fistel: *Syn: Bronchus-Pankreas-Fistel*; innere Bronchusfistel* mit Verbindung zur Bauchspeicheldrüse; Ⓔ *bronchopancreatic fistula*

bronchopleurale Fistel: *Syn: Fistula bronchopleuralis*; Bronchialfistel mit Mündung in den Pleuraspalt; Ⓔ *bronchopleural fistula*

cholezystointestinale Fistel: *Syn: Gallenblasen-Darm-Fistel, Fistula cholecystointestinalis*; innere Gallenblasenfistel mit Mündung in den Darm; Ⓔ *cholecystointestinal fistula, cholecystoenteric fistula*

enteroenterische Fistel: innere Darmfistel mit Mündung in den Darm; Ⓔ *enteroenteric fistula*

enterokolische Fistel: *Syn: Darm-Kolon-Fistel, Dünndarm-Kolon-Fistel, Fistula enterocolica*; innere Darmfistel zwischen Dünndarm und Kolon; Ⓔ *enterocolic fistula*

enterokutane Fistel: äußere Darmfistel; Ⓔ *enterocutaneous fistula*

enterovaginale Fistel: *Syn: Darm-Scheiden-Fistel*; innere Darmfistel mit Einmündung in die Scheide/Vagina; Ⓔ *enterovaginal fistula*

enterovesikale Fistel: *Syn: Darm-Blasen-Fistel*; innere Darmfistel mit Einmündung in die Blase; Ⓔ *enterovesical fistula*

gastroduodenale Fistel: *Syn: Magen-Duodenum-Fistel*; innere Magenfistel mit Mündung in den Zwölffingerdarm; Ⓔ *gastroduodenal fistula*

gastrointestinale Fistel: *Syn: Magen-Darm-Fistel*; innere Magenfistel mit Mündung in den Darm; Ⓔ *gastrointestinal fistula*

gastrokolische Fistel: *Syn: Magen-Kolon-Fistel, Fistula gastrocolica*; innere Magenfistel mit Mündung in das Kolon; Ⓔ *gastrocolic fistula*

gastrokutane Fistel: äußere Magenfistel; Ⓔ *gastrocutaneous fistula*

hepatobronchiale Fistel: *Syn: Leber-Bronchus-Fistel*; Fistel zwischen Bronchialbaum und Leber; Ⓔ *hepatobronchial fistula*

hepatopleurale Fistel: *Syn: Leber-Pleurahöhlen-Fistel*; Fistel zwischen Pleurahöhle und Leber; Ⓔ *hepatopleural fistula*

ileoileale Fistel: innere Ileumfistel mit Mündung in das Ileum; Ⓔ *ileoileal fistula*

ileokolische Fistel: *Syn: Kolon-Ileum-Fistel*; innere Kolonfistel mit Mündung in das Ileum; Ⓔ *coloileal fistula*

ileorektale Fistel: *Syn: Ileum-Rektum-Fistel*; innere Ileumfistel mit Mündung in das Rektum; Ⓔ *ileorectal fistula*

ileozäkale Fistel: *Syn: Ileozäkalfistel*; innere Ileumfistel mit Mündung in das Zäkum; Ⓔ *ileocecal fistula*

inkomplette Fistel: *Syn: blinde Fistel, Fistula incompleta*; unvollkommene, blind endende Fistel; Ⓔ *blind fistula, incomplete fistula*

koloileale Fistel: *Syn: Kolon-Ileum-Fistel*; innere Kolonfistel mit Mündung in das Ileum; Ⓔ *coloileal fistula*

kolokutane Fistel: äußere Dickdarmfistel, äußere Kolonfistel; Ⓔ *colocutaneous fistula*

kolovaginale Fistel: *Syn: Dickdarm-Scheiden-Fistel*; Kolonfistel mit Mündung in die Scheide; Ⓔ *colovaginal fistula*

komplette Fistel: *Syn: Fistula completa*; Fistel mit zwei Mündungen; Ⓔ *complete fistula*

kongenitale präaurikuläre Fistel: *Syn: Fistula auris congenita, angeborene Ohrfistel, Aurikularfistel*; meist blind endende Fistel, die aus Resten der 1. Kiemenfurche entsteht; Ⓔ *congenital preauricular fistula*

metroperitoneale Fistel: *Syn: uteroperitoneale Fistel*; Gebärmutter und Peritonealhöhle verbindende Fistel; Ⓔ *uteroperitoneal fistula, metroperitoneal fistula*

oronasale Fistel: Mund- und Nasenhöhle verbindende Fistel; Ⓔ *oronasal fistula*

perianale Fistel: *Syn: Perianalfistel*; in der Umgebung des Anus mündende Fistel; Ⓔ *perianal fistula*

perineovaginale Fistel: *Syn: Scheiden-Damm-Fistel*; Scheiden und Damm verbindende Fistel; Ⓔ *perineovaginal fistula*

rektolabiale Fistel: Rektum und Schamlippen verbindende Fistel; Ⓔ *rectolabial fistula*

rektouterine Fistel: →*uterorektale Fistel*

rektovulväre Fistel: *Syn: Rektum-Vulva-Fistel*; Rektum und Vulva verbindende Fistel; Ⓔ *rectovulvar fistula*

sigmoideovesikale Fistel: →*sigmoidovesikale Fistel*

sigmoidovesikale Fistel: *Syn: Sigma-Blasen-Fistel*; innere Sigmafistel mit Mündung in die Blase; Ⓔ *sigmoidovesical fistula*

ureteroduodenale Fistel: *Syn: Harnleiter-Duodenum-Fistel*; Harnleiter und Duodenum verbindende Fistel; Ⓔ *ureteroduodenal fistula*

ureterointestinale Fistel: *Syn: Harnleiter-Darm-Fistel*; Harnleiter und Darm verbindende Fistel; Ⓔ *ureterointestinal fistula*

ureterokutane Fistel: *Syn: Fistula ureterocutanea*; äußere Harnleiterfistel; Ⓔ *ureterocutaneous fistula*

ureterorektale Fistel: *Syn: Harnleiter-Rektum-Fistel*; Harnleiter und Rektum verbindende Fistel; Ⓔ *ureterorectal fistula*

ureterouterine Fistel: *Syn: Harnleiter-Gebärmutter-Fistel*; Harnleiter und Gebärmutter verbindende Fistel; Ⓔ *ureterouterine fistula*

ureterovaginale Fistel: *Syn: Harnleiter-Scheiden-Fistel, Fistula ureterovaginalis*; Harnleiter und Scheide verbindende Fistel; Ⓔ *ureterovaginal fistula*

ureterovesikale Fistel: *Syn: Harnleiter-Blasen-Fistel*; Harnleiter und Blase verbindende Fistel; Ⓔ *ureterovesical fistula*

urethroskrotale Fistel: ***Syn:*** *Harnröhren-Skrotum-Fistel*; Harnröhre und Skrotum verbindende Fistel; Ⓔ *urethroscrotal fistula*
urethrovaginale Fistel: ***Syn:*** *Harnröhren-Scheiden-Fistel*; Harnröhre und Scheide verbindende Fistel; Ⓔ *urethrovaginal fistula*
uteroperitoneale Fistel: → *metroperitoneale Fistel*
uterorektale Fistel: ***Syn:*** *Gebärmutter-Rektum-Fistel*; Gebärmutter und Rektum verbindende Fistel; Ⓔ *uterorectal fistula*
uterovaginale Fistel: ***Syn:*** *Gebärmutter-Scheiden-Fistel, Fistula uterovaginalis*; Gebärmutter und Scheide verbindende Fistel; Ⓔ *uterovaginal fistula*
uterovesikale Fistel: ***Syn:*** *Gebärmutter-Blasen-Fistel*; Gebärmutter und Blase verbindende Fistel; Ⓔ *uterovesical fistula, vesicouterine fistula*
vaginokutane Fistel: äußere Scheidenfistel; Ⓔ *vaginocutaneous fistula*
vaginovesikale Fistel: ***Syn:*** *Scheiden-Blasen-Fistel*; Scheide und Blase verbindende Fistel; Ⓔ *vaginovesical fistula*
vesikointestinale Fistel: ***Syn:*** *Harnblasen-Darm-Fistel, Blasen-Darm-Fistel*; innere Blasenfistel mit Mündung in den Darm; Ⓔ *vesicointestinal fistula*
vesikokutane Fistel: ***Syn:*** *äußere Blasenfistel, Fistula vesicocutanea*; auf der Haut mündende Blasenfistel; Ⓔ *vesicocutaneous fistula*
vesikoperineale Fistel: ***Syn:*** *Blasen-Damm-Fistel, Fistula vesicoperinealis*; äußere Blasenfistel mit Mündung auf dem Damm; Ⓔ *vesicoperineal fistula*
vesikorektale Fistel: ***Syn:*** *Harnblasen-Rektum-Fistel, Blasen-Rektum-Fistel, Fistula vesicorectalis*; innere Blasenfistel mit Mündung in das Rektum; Ⓔ *vesicorectal fistula*
vesikoumbilikale Fistel: ***Syn:*** *Harnblasen-Nabel-Fistel, Blasen-Nabel-Fistel, Fistula vesicoumbilicalis*; äußere Blasenfistel mit Mündung am Nabel; Ⓔ *vesicoumbilical fistula*
vesikouterine Fistel: ***Syn:*** *Blasen-Gebärmutter-Fistel, Harnblasen-Gebärmutter-Fistel, Fistula vesicouterina*; innere Blasenfistel mit Mündung in die Gebärmutter; Ⓔ *uterovesical fistula, vesicouterine fistula*
vesikovaginale Fistel: ***Syn:*** *Blasen-Scheiden-Fistel, Harnblasen-Scheiden-Fistel, Vesikovaginalfistel, Fistula vesicovaginalis*; innere Blasenfistel mit Mündung in die Scheide; Ⓔ *vaginovesical fistula, vesicovaginal fistula*
vesikozervikale Fistel: innere Blasenfistel mit Mündung in die Zervix uteri; Ⓔ *vesicocervical fistula*
vulvorektale Fistel: ***Syn:*** *Vulva-Rektum-Fistel*; Vulva und Rektum verbindende Fistel; Ⓔ *vulvorectal fistula*

Fis|tel|fül|lung *f*: → *Fistulografie*

Fis|tel|kar|zi|nom *f*: vom Epithel einer Fistel ausgehendes Karzinom*; Ⓔ *fistula cancer*

Fis|tel|spal|tung *f*: → *Fistulotomie*

Fis|te|lung *f*: **1.** Anlegen einer künstlichen Verbindung eines Organs mit der Körperoberfläche oder einem anderen Organ **2.** → *Fistel*; Ⓔ **1.** *fistulation* **2.** *fistula*

Fis|tu|la *f, pl* **-lae**: ***Syn:*** *Fistel*; spontan entstandene gangförmige Verbindung eines Organs mit der Körperoberfläche [**äußere Fistel**] oder einem anderen Organ [**innere Fistel**]; Ⓔ *fistula, burrow*
Fistula ani: ***Syn:*** *Analfistel*; vom Anus ausgehende Fistel, die in andere Darmteile oder Organe [**innere Analfistel**] mündet oder nach außen führt [**äußere Analfistel**]; Ⓔ *anal fistula*
Fistula anorectalis: ***Syn:*** *After-Mastdarm-Fistel, Anorektalfistel, Anus-Rektum-Fistel*; innere Analfistel mit Mündung in das Rektum; Ⓔ *anorectal fistula*
Fistula auris congenita: ***Syn:*** *kongenitale präaurikuläre Fistel, angeborene Ohrfistel, Aurikularfistel*; meist blind endende Fistel, die aus Resten der 1. Kiemenfurche entsteht; Ⓔ *congenital preauricular fistula*
Fistula biliaris: ***Syn:*** *Gallenfistel, Biliärfistel, Gallefistel, biliäre Fistel*; von der Gallenblase oder den Gallengängen ausgehende innere oder äußere Fistel; Ⓔ *biliary fistula, bile fistula*
Fistula biliocutanea: → *biliokutane Fistel*
Fistula biliodigestiva: → *biliodigestive Fistel 1.*
Fistula bronchopleuralis: → *bronchopleurale Fistel*
Fistula cholecystocolica: ***Syn:*** *Gallenblasen-Kolon-Fistel*; innere Gallenblasenfistel mit Mündung in das Kolon; Ⓔ *cholecystocolonic fistula*
Fistula cholecystoduodenalis: ***Syn:*** *Gallenblasen-Duodenum-Fistel*; innere Gallenblasenfistel mit Mündung in das Duodenum; Ⓔ *cholecystoduodenal fistula*
Fistula cholecystogastrica: ***Syn:*** *Gallenblasen-Magen-Fistel*; innere Gallenblasenfistel mit Mündung in den Magen; Ⓔ *cholecystogastric fistula*
Fistula cholecystointestinalis: → *cholezystointestinale Fistel*
Fistula coccygealis: Steißbeinfistel; Ⓔ *coccygeal fistula*
Fistula completa: → *komplette Fistel*
Fistula enterocolica: → *enterokolische Fistel*
Fistula externa: ***Syn:*** *äußere Fistel*; an der Körperoberfläche mündende Fistel; Ⓔ *external fistula*
Fistula gastrica: ***Syn:*** *Magenfistel*; vom Magen ausgehende Fistel, die in ein anderes Organ mündet [**innere Magenfistel**] oder nach außen führt [**äußere Magenfistel**]; Ⓔ *gastric fistula*
Fistula gastrocolica: ***Syn:*** *Magen-Kolon-Fistel, gastrokolische Fistel*; innere Magenfistel mit Mündung in das Kolon; Ⓔ *gastrocolic fistula*
Fistula incompleta: ***Syn:*** *inkomplette/blinde Fistel*; unvollkommene, blind endende Fistel; Ⓔ *blind fistula, incomplete fistula*
Fistula interna: ***Syn:*** *innere Fistel*; zwei Organe verbindende Fistel im Körper; Ⓔ *internal fistula*
Fistula lymphatica: ***Syn:*** *Lymphfistel*; meist innere, lymphabsondernde Fistel eines Lymphgefäßes; Ⓔ *lymphatic fistula*
Fistula omphaloenterica: ***Syn:*** *Dottergangsfistel*; am Nabel mündende, von einem fortbestehenden Dottergang ausgehende Fistel; Ⓔ *omphalomesenteric fistula, umbilical fistula, umbilical-ileal fistula, vitelline fistula*
Fistula perinealis: ***Syn:*** *Dammfistel, Beckenbodenfistel*; auf dem Damm mündende Fistel; Ⓔ *perineal fistula*
Fistula pilonidalis: ***Syn:*** *Pilonidalsinus, Pilonidalfistel, Steißbeinfistel, Steißbeinzyste, Haarnestgrübchen*; durch Eindringen von Haaren in die Subkutis oder als Hemmungsfehlbildung entstandene Taschenbildung über der Steißbeinspitze; Ⓔ *pilonidal fistula, sacrococcygeal sinus*
Fistula rectalis: ***Syn:*** *Mastdarmfistel, Rektalfistel*; vom Rektum ausgehende Fistel, die in andere Organen mündet [**innere Mastdarmfistel**] oder nach außen führt [**äußere Mastdarmfistel**]; Ⓔ *rectal fistula*
Fistula rectourethralis: ***Syn:*** *Mastdarm-Harnröhren-Fistel, Rektourethralfistel*; innere Rektumfistel mit Mündung in die Harnröhre; Ⓔ *rectourethral fistula*
Fistula rectovaginalis: ***Syn:*** *Rektovaginalfistel, Mastdarm-Scheiden-Fistel*; innere Mastdarmfistel mit Mündung in die Scheide; Ⓔ *rectovaginal fistula*
Fistula rectovesicalis: ***Syn:*** *Rektovesikalfistel, Mastdarm-Blasen-Fistel*; innere Mastdarmfistel mit Mündung in die Blase; Ⓔ *rectovesical fistula*
Fistula rectovestibularis: ***Syn:*** *Mastdarm-Scheidenvorhof-Fistel, Rektovestibulärfistel*; innere Mastdarmfistel mit Mündung in den Scheidenvorhof; Ⓔ *rectovestibular fistula, rectofourchette fistula*
Fistula stercoralis: ***Syn:*** *Kotfistel*; angeborene oder nach Darmverletzung entstehende kotführende äußere Darmfistel; Ⓔ *fecal fistula, stercoral fistula*
Fistula umbilicalis: ***Syn:*** *Nabelfistel*; angeborene Fistel

F

zwischen Nabel und Ileum [Kotfistel] oder Nabel und Blase [Urinfistel]; meist eine Dottergangsfistel*; Ⓔ *umbilical fistula, umbilical sinus*

Fistula ureterica: ***Syn:*** *Harnleiterfistel, Ureterfistel*; vom Harnleiter ausgehende Fistel, die in andere Organe mündet [**innere Harnfistel**] oder nach außen führt [**äußere Harnfistel**]; Ⓔ *ureteral fistula*

Fistula ureterocutanea: ***Syn:*** *ureterokutane Fistel*; äußere Harnleiterfistel; Ⓔ *ureterocutaneous fistula*

Fistula ureterovaginalis: ***Syn:*** *ureterovaginale Fistel, Harnleiter-Scheiden-Fistel*; Harnleiter und Scheide verbindende Fistel; Ⓔ *ureterovaginal fistula*

Fistula uterovaginalis: ***Syn:*** *Gebärmutter-Scheiden-Fistel, uterovaginale Fistel*; Gebärmutter und Scheide verbindende Fistel; Ⓔ *uterovaginal fistula*

F

Fistula vesicalis: ***Syn:*** *Blasenfistel, Harnblasenfistel*; von der Blase ausgehende Fistel, die in andere Organe mündet [**innere Blasenfistel**] oder nach außen führt [**äußere Blasenfistel**]; Ⓔ *vesical fistula*

Fistula vesicocolica: ***Syn:*** *Blasen-Kolon-Fistel, Harnblasen-Kolon-Fistel*; innere Kolonfistel mit Einmündung in die Harnblase; Ⓔ *vesicocolic fistula, colovesical fistula*

Fistula vesicocutanea: ***Syn:*** *äußere Blasenfistel, vesikokutane Fistel*; auf der Haut mündende Blasenfistel; Ⓔ *vesicocutaneous fistula*

Fistula vesicoperinealis: ***Syn:*** *Blasen-Damm-Fistel, vesikoperineale Fistel*; äußere Blasenfistel mit Mündung auf dem Damm; Ⓔ *vesicoperineal fistula*

Fistula vesicorectalis: ***Syn:*** *Harnblasen-Rektum-Fistel, Blasen-Rektum-Fistel, vesikorektale Fistel*; innere Blasenfistel mit Mündung in das Rektum; Ⓔ *vesicorectal fistula*

Fistula vesicoumbilicalis: ***Syn:*** *Harnblasen-Nabel-Fistel, Blasen-Nabel-Fistel, vesikoumbilikale Fistel*; äußere Blasenfistel mit Mündung am Nabel; Ⓔ *vesicoumbilical fistula*

Fistula vesicouterina: ***Syn:*** *Blasen-Gebärmutter-Fistel, Harnblasen-Gebärmutter-Fistel, vesikouterine Fistel*; innere Blasenfistel mit Mündung in der Gebärmutter; Ⓔ *vesicouterine fistula, uterovesical fistula*

Fistula vesicovaginalis: ***Syn:*** *Harnblasen-Scheiden-Fistel, Blasen-Scheiden-Fistel, Vesikovaginalfistel, vesikovaginale Fistel*; innere Blasenfistel mit Mündung in die Scheide; Ⓔ *vaginovesical fistula, vesicovaginal fistula*

Fis|tul|ek|to|mie *f*: ***Syn:*** *Syringektomie*; komplette operative Entfernung eines Fistelgangs; Ⓔ *fistulectomy, syringectomy*

Fis|tu|lo|en|te|ro|sto|mie *f*: Ableitung einer Fistel in den Darm; Ⓔ *fistuloenterostomy*

Fis|tu|lo|gra|fie, -gra|phie *f*: Röntgenkontrastdarstellung einer Fistel*; Ⓔ *fistulography*

Fis|tu|lo|sto|mie *f*: ***Syn:*** *Syringostomie*; operative Eröffnung einer Fistel und Bildung einer äußeren Fistel zur Ableitung; Ⓔ *fistulostomy*

Fis|tu|lo|to|mie *f*: ***Syn:*** *Fistelspaltung, Syringotomie*; operative Eröffnung einer Fistel und Umwandlung in ein Geschwür; Ⓔ *syringotomy, fistulotomy*

Fitz-Hugh-Curtis-Syndrom *nt*: ***Syn:*** *Perihepatitis acuta gonorrhoica*; im Rahmen einer Gonorrhoe* auftretende, seltene Entzündung der Leberkapsel; Ⓔ *Fitz-Hugh and Curtis syndrome*

Fi|xa|teur ex|terne *m*: Apparat zur äußeren Fixierung von Knochenfragmenten; Ⓔ *external fixator, fixator*

Fi|xa|teur in|terne *m*: Apparat zur inneren Fixierung von Knochenfragmenten; Ⓔ *internal fixator*

Fi|xa|ti|on *f*: → *Fixierung*

Fi|xa|ti|ons|nys|tag|mus *m*: ***Syn:*** *Einstellungsnystagmus*; feiner Nystagmus* beim Fixieren des Auges auf einen Punkt; Ⓔ *fixation nystagmus, congenital pendular nystagmus, hereditary pendular nystagmus*

Fi|xie|rung *f*: **1.** (*chirurg.*) Befestigung **2.** Einstellung des Auges auf einen Punkt **3.** Konservierung von Zellen oder Geweben und Aufbringen auf einen Objektträger **4.** (*psychiat.*) Festlegung auf bestimmte Personen oder Objekte; Ⓔ **1.** *fixation* **2.** *fixation* **3.** *fixation, mounting* **4.** *fixation*

Flac|ci|da *f*: ***Syn:*** *Shrapnell-Membran, Pars flaccida membranae tympanicae*; schlaffer oberer Abschnitt des Trommelfells; Ⓔ *flaccida, pars flaccida, Shrapnell's membrane, flaccid membrane, Rivinus' membrane, flaccid part of tympanic membrane*

Flach|rü|cken *m*: meist durch angeborene oder erworbene Schäden der Wirbelsäule verursachte Fehlhaltung; Ⓔ *flat back*

Flach|wir|bel *m*: ***Syn:*** *Platyspondylie, Vertebra plana*; angeborene oder erworbene Abflachung eines oder mehrerer Wirbel; Ⓔ *platyspondylisis, platyspondylia*

Fla|gel|la|ta *pl*: ***Syn:*** *Geißeltierchen, Geißelinfusorien, Flagellaten, Mastigophoren, Mastigophora*; beim Menschen als Parasiten auftretende Einzeller mit einer oder mehreren Geißeln; Ⓔ *Flagellata, Mastigophora*

Fla|gel|la|ten *pl*: → *Flagellata*

Fla|gel|la|ti|on *f*: Geißelung als Mittel der sexuellen Erregung; Ⓔ *flagellation*

Fla|gel|lum *nt, pl* **-la**: ***Syn:*** *Geißel*; peitschenförmiges Fortbewegungsorgan von Zellen; Ⓔ *flagellum*

Flapping-Tremor *m*: → *Flattertremor*

Flat|ter|tre|mor *m*: ***Syn:*** *Flapping-Tremor, Asterixis*; grobschlägiger Tremor* im präkomatösen Zustand bei verschiedenen Erkrankungen; Ⓔ *liver flap, flapping tremor, asterixis*

Fla|tu|lenz *f*: Geblähtsein, Blähung, Blähungen; Ⓔ *flatulence, flatulency*

Fla|tus *m*: Wind, Blähung; Darmluft, Darmgas; Ⓔ *flatus, gas, air*

Flatus vaginalis: ***Syn:*** *Garrulitas vulvae*; hörbares Entweichen von Luft aus der Scheide; Ⓔ *flatus vaginalis*

Flaum|haar *nt*: → *Lanugo*

Flav-, flav- *präf.*: → *Flavo-*

Fla|vek|to|mie *f*: Teilentfernung des Ligamentum* flavum; Ⓔ *flavectomy*

Fla|vin|a|de|nin|di|nu|cle|o|tid *nt*: Dinucleotid aus Flavinmononucleotid* und Adenosinmonophosphat; prosthetische Gruppe vieler Flavinenzyme; Ⓔ *flavin adenine dinucleotide*

Fla|vi|ne *pl*: ***Syn:*** *Lyochrome*; Derivate des Isoalloxazins, z.B. Riboflavin, Lactoflavin; Ⓔ *flavins, riboflavins*

Fla|vin|en|zy|me *pl*: ***Syn:*** *Flavoproteine, gelbe Enzyme*; Enzyme, die Flavinnucleotide* enthalten; Ⓔ *flavin enzyme*

Fla|vin|mo|no|nu|cle|o|tid *nt*: ***Syn:*** *Riboflavin-5'-phosphat*; aus Isoalloxazin, Ribitol und Phosphat aufgebaute prosthetische Gruppe vieler Flavinenzyme; Ⓔ *flavin mononucleotide*

Fla|vin|nu|cle|o|ti|de *pl*: Oberbegriff für Flavinmononucleotid* und Flavinadenindinucleotid*; Ⓔ *flavin nucleotides*

Fla|vi|vi|ri|dae *pl*: RNA-Viren, zu denen Flavivirus* und das Hepatitis C-Virus gehören; Ⓔ *Flaviviridae*

Fla|vi|vi|rus *nt, pl* **-ren**: Gattung der Flaviviridae* mit mehr als 20 menschenpathogenen Arten, die meist durch Mücken oder Zecken übertragen werden; Ⓔ *flavivirus*

Flavo-, flavo- *präf.*: Wortelement mit der Bedeutung „gelb/gelblich"; Ⓔ *yellow, flavo-*

Fla|vo|bac|te|ri|um *nt*: gramnegative Stäbchenbakterien mit gelbem Farbstoff [**Gelbkeime**]; nur selten als Krankheitserreger gefunden; Ⓔ *Flavobacterium*

Fla|vo|pro|te|i|ne *pl*: → *Flavinenzyme*

Flechsig-Bündel *nt*: ***Syn:*** *Tractus spinocerebellaris posterior*; hintere Kleinhirn-Seitenstrang-Bahn; Ⓔ *Flechsig's tract, posterior spinocerebellar tract, dorsal spinocerebellar tract, direct spinocerebellar tract*

Flech|te *f.*: unspezifische Bezeichnung für eine Reihe chronischer Hautkrankheiten; Ⓔ *lichen*
chinesische Flechte: → *orientalische Flechte*
indische Flechte: → *orientalische Flechte*
nagende Flechte: → *Lupus erythematodes chronicus discoides*
orientalische Flechte: ***Syn:*** *indische/chinesische Flechte, Tinea imbricata (Tokelau), Trichophytia corporis superficialis*; v.a. in Afrika, Asien und Südamerika vorkommende oberflächliche Tinea* mit typischen kokardenförmigen Herden; Ⓔ *tinea imbricata, tokelau, Tokelau ringworm, Oriental ringworm, scaly ringworm*

Flech|ten|grind *m*: ***Syn:*** *Erbgrind, Kopfgrind, Pilzgrind, Favus, Tinea favosa, Tinea capitis favosa, Dermatomycosis favosa*; Dermatomykose* durch Trichophyton* schoenleinii; typisch sind die Bildung von schildförmigen Schuppen [Scutula*] und ein penetranter, an Mäuseurin erinnernder Geruch; evtl. Abheilung mit Favusalopezie; Ⓔ *crusted ringworm, honeycomb ringworm, favus, tinea favosa*

Fleck *m*: Makula, Macula; Ⓔ *macula*
blinder Fleck: ***Syn:*** *Discus nervi optici*; Eintrittsstelle des Sehnervs in die Netzhaut; Ⓔ *blind spot, Mariotte's spot*
gelber Fleck: ***Syn:*** *Makula, Macula lutea*; gelblicher Netzhautfleck neben der Sehnervenpapille; Stelle des schärfsten Sehens; Ⓔ *Soemmering's spot, yellow spot, macula lutea, macula*

Fleck|fie|ber *nt*: durch **Rickettsia**-Species hervorgerufene fieberhafte Erkrankung mit fleckigem Hautausschlag; oft gleichgesetzt mit epidemischem Fleckfieber; Ⓔ *spotted fever; typhus*
endemisches Fleckfieber: ***Syn:*** *murines Fleckfieber, Rattenfleckfieber, Flohfleckfieber*; durch Flöhe [Pestfloh, Katzenfloh] übertragenes Fleckfieber durch **Rickettsia typhi;** Ⓔ *flea-borne typhus, murine typhus, endemic typhus, Congo red fever*
epidemisches Fleckfieber: ***Syn:*** *klassisches Fleckfieber, Läusefleckfieber, Flecktyphus, Hungertyphus, Kriegstyphus, Typhus exanthematicus*; weltweit verbreitete, durch schlechte hygienische Bedingungen geförderte Infektionskrankheit; der Erreger **Rickettsia prowazeki** wird v.a. durch die Kleiderlaus* von Mensch zu Mensch übertragen; neben hohem Fieber und einem charakteristischen fleckförmigen Hautausschlag imponiert die Erkrankung durch Bewusstseinseintrübung und neurologische Schäden; Ⓔ *epidemic typhus, classic typhus, exanthematous typhus, louse-borne typhus, fleckfieber, war fever, jail fever, camp fever, hospital fever, prison fever, ship fever, European typhus*
japanisches Fleckfieber: ***Syn:*** *Tsutsugamushi-Fieber, Milbenfleckfieber, Scrub-Typhus, Buschfleckfieber*; von Milben übertragene, hoch fieberhafte Infektionskrankheit durch **Rickettsia tsutsugamushi;** Ⓔ *mite typhus, mite-borne typhus, scrub typhus, tsutsugamushi disease, tsutsugamushi fever, tropical typhus, flood fever, inundation fever, island fever, Japanese river fever, Japanese flood fever, Kedani fever, Mossman fever, akamushi disease, island disease, shimamushi disease*
klassisches Fleckfieber: → *epidemisches Fleckfieber*
murines Fleckfieber: → *endemisches Fleckfieber*

Fleck|ty|phus *m*: → *epidemisches Fleckfieber*

Fleisch|flie|ge *f.*: ***Syn:*** *Sarcophaga*; Fliegengattung, deren Larven Erreger der Myiasis* sind; Ⓔ *Sarcophaga*

Fleisch|mol|le *f.*: *s.u. Blutmole*; Ⓔ *blood mole, carneous mole, fleshy mole*

Fleisch|ver|gif|tung *f.*: Lebensmittelvergiftung durch verdorbenes Fleisch; Ⓔ *meat poisoning, creatotoxism*

Fleisch|wärz|chen (der Scheide) *pl*: ***Syn:*** *Hymenalkarunkeln, Caruncula hymenales*; Reste des Jungfernhäutchens am Scheideneingang; Ⓔ *myrtiform caruncles, hymenal caruncles*

Fletscher-Faktor *m*: ***Syn:*** *Kallikreinogen, Präkallikrein*; inaktive Vorstufe von Kallikrein*; Ⓔ *kallikreinogen, Fletscher's factor, prekallikrein, prokallikrein*

Fle|xi|bi|li|tas *f.*: Biegsamkeit, Flexibilität; Ⓔ *flexibility, flexibleness*
Flexibilitas cerea: bei verschiedenen psychischen Erkrankungen auftretende wachsartige Biegsamkeit der Extremitäten; Ⓔ *waxy flexibility*

Fle|xio *f.*: Beugung, Biegung, Krümmung, Flexion; Ⓔ *flexion, flection; bending, flexing*
Flexio uteri: Abwinkelung des Gebärmutterkörpers gegen den Hals; Ⓔ *flexion of uterus*

Fle|xi|ons|hal|tung *f.*: → *Flexionslage*

Fle|xi|ons|la|ge *f.*: ***Syn:*** *Flexionshaltung*; Beugung des Kindskopfes auf die Brust; Ⓔ *flexion, flection*

Flexner-Bacillus *m*: ***Syn:*** *Shigella flexneri*; weltweit verbreitete Gruppe B der Shigellen; die Infektionen verlaufen relativ leicht, da keine Enterotoxine gebildet werden; Ⓔ *Flexner's bacillus, Strong's bacillus, paradysentery bacillus, Shigella flexneri*

Fle|xor *m*: → *Musculus flexor*

Fle|xur *f.*: → *Flexura*

Fle|xu|ra *f, pl* **-rae**: ***Syn:*** *Flexur*; Biegung, Beugung, Krümmung; Ⓔ *flexure, bend, bending, flexura*
Flexura anorectalis: → *Flexura perinealis*
Flexura coli dextra: ***Syn:*** *rechte Kolonflexur, Flexura coli hepatica*; Kolonkrümmung am Übergang von aufsteigendem Kolon [Colon ascendens] zu Querkolon [Colon transversum] im rechten Oberbauch; Ⓔ *right colic flexure*
Flexura coli hepatica: → *Flexura coli dextra*
Flexura coli sinistra: ***Syn:*** *linke Kolonflexur, Flexura coli splenica*; Kolonkrümmung am Übergang von Querkolon [Colon transversum] zu absteigendem Kolon [Colon descendens] im linken Oberbauch; Ⓔ *left colic flexure*
Flexura coli splenica: → *Flexura coli sinistra*
Flexura duodeni: ***Syn:*** *Zwölffingerdarmkrümmung, Duodenalflexur*; obere [**Flexura duodeni superior**] und untere [**Flexura duodeni inferior**] Krümmung des Zwölffingerdarms; Ⓔ *duodenal flexure, flexure of duodenum*
Flexura duodenojejunalis: ***Syn:*** *Duodenojejunalflexur*; Flexur am Übergang von Duodenum und Jejunum; Ⓔ *duodenojejunal flexure, duodenojejunal angle*
Flexurae laterales: drei sachte Krümmungen der Ampulla recti zwischen Flexura sacralis recti und Flexura perinealis; die erste geht nach rechts [**Flexura superodextra lateralis**], die zweite nach links [**Flexura intermediosinistra lateralis**] und die dritte wieder nach rechts [**Flexura inferodextra lateralis**]; Ⓔ *lateral flexures*
Flexura perinealis: ***Syn:*** *Flexura anorectalis, Perinealflexur des Rektums*; nach vorne gerichtete Krümmung des Analkanals [Canalis analis] beim Durchtritt durch das Diaphragma pelvis; Ⓔ *perineal flexure of rectum*
Flexura sacralis recti: ***Syn:*** *Sakralflexur des Rektums*; nach hinten gerichtete Krümmung der Ampulla recti oberhalb des Diaphragma pelvis; Ⓔ *sacral flexure of rectum*

Flie|ger|o|ti|tis *f, pl* **-ti|ti|den**: ***Syn:*** *Aerotitis, Aerootitis, Barootitis, Barotitis, Otitis barotraumatica*; durch eine (plötzliche) Luftdruckänderung hervorgerufene Mittelohrentzündung; Ⓔ *aero-otitis, aerotitis, barotitis, baro-otitis, otitic barotrauma, aviation otitis*

Flie|ger|si|nu|si|tis *f, pl* **-ti|ti|den**: ***Syn:*** *Aerosinusitis, Barosinusitis*; durch eine (plötzliche) Luftdruckänderung hervorgerufene Entzündung der Nasennebenhöhlen; Ⓔ *sinus barotrauma, areosinusitis, barosinusitis*

Fließ|gleich|ge|wicht *nt*: ***Syn:*** *dynamisches Gleichgewicht*; Gleichgewichtszustand eines offenen Systems; Ⓔ *dynamic equilibrium, correlated state, steady state*

Flim|mer|e|pi|thel *nt*: Epithel mit Flimmerhärchen an der Oberfläche; (E) *ciliated epithelium*

Flim|mer|fre|quenz, kri|ti|sche *f*: →*Flimmerfusionsfrequenz*

Flim|mer|fu|si|ons|fre|quenz *f*: *Syn: kritische Flimmerfrequenz*; Bildfrequenz, bei der Einzelbilder zu einem flimmerfreien Bild verschmelzen; (E) *critical flicker frequency, flicker-fusion frequency, flicker-fusion threshold*

Flim|mer|haa|re *pl*: *Syn: Zilien, Kinozilien*; kleinste, haarähnliche Zellfortsätze, die aktiv bewegt werden; (E) *kinocilia*

Flim|mer|lar|ve *f*: *Syn: Wimperlarve, Korazidium, Coracidium*; bewimpertes erstes Larvenstadium verschiedener Bandwürmer; (E) *coracidium*

Flim|mern *nt*: *Syn: Fibrillieren, Fibrillation*; ungeordnete, schnell aufeinander folgende Muskelkontraktionen; (E) *fibrillation*

Flim|mer|sko|tom *nt*: anfallsweises Augenflimmern bei Durchblutungsstörungen des Gehirns; (E) *scintillating scotoma, flittering scotoma*

Flint-Geräusch *nt*: *Syn: Austin Flint-Geräusch*; Herzgeräusch bei Aorteninsuffizienz* durch die begleitende funktionelle Mitralstenose*; (E) *Austin Flint phenomenon, Flint's murmur, Austin Flint murmur*

Flo|ckungs|re|ak|tion *f*: *Syn: Ballungsreaktion, Trübungsreaktion, Klärungsreaktion*; Reaktion, die zur Ausflockung der Probe führt; (E) *flocculation test, flocculation reaction*

Flö|he *pl*: *Syn: Siphonaptera, Aphaniptera*; kleine blutsaugende Insekten, die wichtige Krankheitsüberträger sind; (E) *fleas, Aphaniptera*

Floh|fleck|fie|ber *nt*: *Syn: endemisches/murines Fleckfieber, Rattenfleckfieber*; durch Flöhe [Pestfloh, Katzenfloh] übertragenes Fleckfieber durch **Rickettsia typhi**; (E) *flea-borne typhus, murine typhus, endemic typhus, Congolian red fever, Congo red fever, tabardillo, tarbadillo, Manchurian typhus, Mexican typhus, Moscow typhus, red fever (of the Congo)*

Floppy-Valve-Syndrom *nt*: *Syn: Barlow-Syndrom, Mitralklappenprolaps-Syndrom, Klick-Syndrom*; ätiologisch unklare, meist Frauen betreffende, ballonartige Vorwölbung der Mitralklappensegel in den linken Vorhof; verläuft meist asymptomatisch; (E) *mitral valve prolapse syndrome, Barlow syndrome, floppy mitral valve syndrome*

Flo|ra *f*: Gesamtheit der Bakterien in einem Organ oder Körperbereich, z.B. **Flora intestinalis** [Darmflora]; (E) *flora*

flo|ri|de *adj*: *Syn: florid*; blühend, stark entwickelt oder ausgeprägt; (E) *florid*

flot|tie|ren *v*: sich hin- und herbewegen; (E) *float*

flot|tie|rend *adj*: frei beweglich, wandernd, fluktuierend; (E) *floating*

Flow *m*: Fluss, Strom, Strömung von Flüssigkeiten oder Gasen; (E) *flow*

Flow|me|ter *nt*: Durchflussmesser, Strömungsmesser; (E) *flowmeter*

Flucht|re|flex *m*: angeborener Reflex, der Gliedmaßen vom schädigenden Reiz wegbewegt; (E) *escape reflex, withdrawal reflex*

Flu|clo|xa|cil|lin *nt*: halbsynthetisches, penicillinase-festes Penicillin; (E) *flucloxacillin*

Flu|co|na|zol *nt*: Antimykotikum zur systemischen Behandlung von Candidainfektionen; (E) *fluconazole*

Flug|angst *f*: *Syn: Aerophobie*; krankhafte Angst vor dem Fliegen; (E) *irrational fear of flying*

Flü|gel|bein *nt*: *Syn: Keilbein, Wespenbein, Os sphenoidale*; in der Mitte der Schädelbasis liegender Knochen; (E) *sphenoid, alar bone, sphenoid bone, suprapharyngeal bone*

Flü|gel|fal|ten *pl*: *Syn: Plicae alares*; Falten vom Hoffa*-Fettkörper zur Kniescheibe; (E) *alar ligaments of knee, alar folds*

Flü|gel|fell *nt*: →*Pterygium*

Flü|gel|gau|men|gru|be *f*: *Syn: Fossa pterygopalatina*; hinter dem Jochbogen [Arcus zygomaticus] liegende Mulde, in der das Ganglion pterygopalatinum und die Endäste von Arteria maxillaris und Venae maxillares liegen; steht über eine Reihe von Öffnungen mit dem Schädelinneren in Verbindung; (E) *pterygopalatine fossa*

Flü|gel|plat|te *f*: *Syn: Lamina alaris*; während der Embryonalentwicklung auftretende Struktur, aus der später im Rückenmark Hinterhorn und die hinteren Abschnitte des Seitenhorns und im Gehirn somatoafferente und viszeroafferente Kerne im Boden des IV. Ventrikels hervorgehen; (E) *alar plate*

flu|id *adj*: flüssig, fließend; (E) *fluid, liquid, flowing*

Flu|i|di|tät *f*: Fließeigenschaft einer Flüssigkeit; (E) *fluidity, fluidness*

fluid lung *nt*: subakutes Lungenödem*; (E) *fluid lung*

Fluk|tu|a|ti|on *f*: Schwankung, Wellenbewegung; (E) *turnover, fluctuation*

fluk|tu|ie|rend *adj*: frei beweglich, wandernd, flottierend; (E) *fluctuant, floating*

Flu|or *m*: **1.** (*chem.*) Element der Halogengruppe; wichtiger Bestandteil des Zahnschmelzes **2.** (*patholog.*) Ausfluss; (E) **1.** *fluorine* **2.** *discharge*

Fluor albus: *Syn: Leukorrhoe*; weißlicher Ausfluss aus der Scheide; (E) *leukorrhea*

Fluor genitalis: →*Fluor vaginalis*

Fluor vaginalis: *Syn: Fluor genitalis*; Scheidenausfluss ist ein häufiges Symptom bei entzündlichen und nichtentzündlichen Erkrankungen von Scheide und Gebärmutter; Farbe, Konsistenz und Geruch des Fluors geben oft schon Hinweise auf die Art der Erkrankung oder den Erreger; bei Infektion mit Gardnerella vaginalis ist der Ausfluss dünnflüssig, reichlich und hat einen fauligen, fischartigen Geruch [**Aminkolpitis**]; bei **Soorkolpitis** ist der Ausfluss weißlich-krümmelig, bei Trichomonas* vaginalis gelblich, reichlich, dünnflüssig, schaumig und scharf riechend; (E) *vaginal discharge*

Tab. 11. Differentialdiagnose bei Fluor vaginalis

Diagnostik der Zervizitis	▸ Klinische Inspektion der Zervix ▸ Swab-Test vom Zervikalkanal ▸ Abstrichpräparat vom Zervikalkanal
Diagnostik einer Kolpitis oder bakteriellen Vaginose	▸ Klinische Beurteilung des Vaginalsekrets ▸ Amintest (Vaginalsekret: fischiger Geruch?) ▸ pH-Wert-Bestimmung (Vaginalsekret >4,7) ▸ Nativpräparat (clue cells? Trichomonaden? Sproßzellen?) ▸ Färbepräparat (clue cells? Laktobazillen? Leukozyten? Sprosszellen?)
Spezifischer Erregernachweis	▸ Neisseria gonorrhoeae (Zervix, Urethra) ▸ Chlamydia trachomatis (Zervix, Urethra) ▸ Sprosspilze (Vagina) ▸ Trichomonas vaginalis (Vagina) ▸ Genitale Mykoplasmen (Vagina, Urethra) ▸ Anaerobe Bakterien (Vagina)

Flu|o|res|ze|in *nt*: *Syn: Fluorescein, Resorcinphthalein*; fluoreszierender Xanthinfarbstoff; (E) *fluorescein, resorcinolphthalein, dihydroxyfluorane*

Flu|o|res|ze|in|u|rie *f*: Fluoreszeinausscheidung im Harn; (E) *fluoresceinuria*

Flu|o|res|zenz *f*: direkte Lichtabstrahlung nach Anregung durch energiereiche Strahlen; Ⓔ *fluorescence*

Flu|o|res|zenz|an|gi|o|gra|fie, -gra|phie *f*: Angiografie* des Augenhintergrundes nach Fluoreszeininjektion; Ⓔ *fluorescence angiography*

Flu|o|res|zenz|fär|bung *f*: → *Fluorochromisierung*

Flu|o|res|zenz|mi|kro|skop *nt*: Mikroskop* zur Fluoreszenzmikroskopie; Ⓔ *fluorescent microscope, fluorescence microscope*

Flu|o|res|zenz|mi|kro|sko|pie *f*: mikroskopische Untersuchung mit UV-Licht zur Untersuchung von Primärfluoreszenz oder Sekundärfluoreszenz durch fluoreszierende Farbstoffe; Ⓔ *fluorescence microscopy*

Flu|o|res|zenz|pho|to|me|trie *f*: → *Fluorometrie*

Fluoreszenz-Treponemen-Antikörpertest *m*: *Syn: FTA-Test*; Syphilistest durch indirekte Immunofluoreszenz; Ⓔ *fluorescent treponemal antibody absorption test, FTA-Abs test*

Flu|o|rid *nt*: Salz der Fluorwasserstoffsäure; Ⓔ *fluoride*

Flu|o|ri|me|trie *f*: → *Fluorometrie*

Flu|o|ro|chro|me *f*: fluoreszierende Farbstoffe; Ⓔ *fluorochromes, fluorescent dyes*

Flu|o|ro|chro|mi|sie|rung *f*: *Syn: Floureszenzfärbung*; Färbung mit fluoreszierenden Farbstoffen; Ⓔ *fluorochroming*

Flu|o|ro|kar|di|o|gra|fie, -gra|phie *f*: *Syn: Aktinokardiografie, Elektrokymografie*; Registrierung der Herzrandbewegung und der Bewegung der großen Gefäße bei der Röntgendurchleuchtung; Ⓔ *electrokymography*

Flu|o|ro|me|trie *f*: *Syn: Fluorimetrie, Fluorophotometrie, Fluoreszenzphotometrie*; quantitative oder qualitative Analyse fluoreszierender Stoffe; Ⓔ *fluorometry, fluorimetry*

flu|o|ro|me|trisch *adj*: Fluorometrie betreffend, mittels Fluorometrie; Ⓔ *fluorometric*

Flu|o|ro|pho|to|me|trie *f*: → *Fluorometrie*

Flu|o|ro|se *f*: *Syn: chronische Fluorvergiftung*; durch eine erhöhte Zufuhr von Fluor oder Fluorverbindungen verursachte chronische Vergiftung; Ⓔ *fluorosis, chronic endemic fluorosis, chronic fluoride poisoning, chronic fluorine poisoning*

Flu|o|ro|skop *nt*: Gerät zur Fluoroskopie*; Ⓔ *fluoroscope, cryptoscope, photoscope, roentgenoscope*

Flu|o|ro|sko|pie *f*: *Syn: Röntgendurchleuchtung, Durchleuchtung*; Sichtbarmachung von Strahlen auf einem Leuchtschirm; Ⓔ *fluoroscopy, skiascopy, scotoscopy, roentgenoscopy, x-ray fluoroscopy, cryptoscopy, photoscopy*

flu|o|ro|sko|pisch *adj*: Fluoroskopie betreffend, mittels Fluoroskopie; Ⓔ *relating to fluoroscopy, fluoroscopic, fluoroscopical*

Flu|or|u|ra|cil *nt*: zu den Antimetaboliten gehörendes Zytostatikum*; Ⓔ *fluorouracil*

Flu|or|was|ser|stoff|säu|re *f*: *Syn: Flusssäure*; stark ätzende Säure; Ⓔ *hydrofluoric acid*

Flush *m*: anfallsartige Wallung, Hitze; Ⓔ *flush*

Flush|syn|drom *nt*: *Syn: Karzinoidsyndrom, Biörck-Thorson-Syndrom*; durch ein Karzinoid* ausgelöste Symptome eines Hyperserotoninismus [Durchfälle, anfallsweise Blutwallungen]; Ⓔ *carcinoid syndrome, argentaffinoma syndrome, malignant carcinoid syndrome, metastatic carcinoid syndrome*

Fluss|blind|heit *f*: *Syn: Onchozerkose, Onchocercose, Onchocerciasis, Knotenfilariose, Onchocerca-volvulus-Infektion*; durch Onchocerca* volvulus hervorgerufene Erkrankung mit Befall der Haut [Juckreiz, Dermatitis*, urtikarielle Eruptionen an Kopf und Rumpf] und der Augen [Iritis*, Keratitis*, Retinitis*]; häufigste Erblindungsursache in Zentralafrika und Mittelamerika; Ⓔ *blinding filarial disease, coast erysipelas, onchocerciasis, onchocercosis, volvulosis, river blindness, Robles' disease*

Flüs|sig|keits|ho|mö|o|sta|se *f*: *Syn: Isorrhoe*; Konstanz des Flüssigkeitshaushaltes/der Wasserbilanz; Ⓔ *isorrhea*

Flüs|sig|keits|waa|ge *f*: *Syn: Senkwaage, Tauchwaage, Aräometer*; Messgerät zur Bestimmung der Flüssigkeitsdichte durch Messung der Eintauchtiefe; Ⓔ *areometer*

Fluss|säu|re *f*: *Syn: Fluorwasserstoffsäure*; stark ätzende Säure; Ⓔ *hydrofluoric acid*

Fo|cus *m, pl* **-ci**: **1.** Brennpunkt **2.** Herd; Ⓔ **1.** *focus, focal point* **2.** *focus, source of infection, nidus*

Foet *m*: → *Fetus*

Foe|ti|zid *nt*: *Syn: Fetizid*; Fetusschädigung, Fetusabtötung; Ⓔ *feticide*

Foe|tor *m*: schlechter Geruch; Ⓔ *fetor*

Foetor ex ore: Mundgeruch; Ⓔ *offensive breath, bad breath, halitosis, ozostomia, bromopnea*

Foetor hepaticus: charakteristischer Mundgeruch bei Lebererkrankungen; Ⓔ *liver breath*

Foetor uraemicus: urinöser Mundgeruch bei Urämie*; Ⓔ *uremic breath, uremic fetor*

Foe|tus *m*: → *Fetus*

Foix-Alajouanine-Syndrom *nt*: *Syn: subakute nekrotisierende Myelitis, angiodysplastische Myelomalazie, Varicosis spinalis, Myelitis necroticans*; i.d.R. zu einer Querschnittslähmung* führende Rückenmarksschädigung durch (extra-/intra-)medulläre Gefäßfehlbildungen; Ⓔ *Foix-Alajouanine myelitis*

fo|kal *adj*: **1.** Brennpunkt/Fokus betreffend, im Brennpunkt **2.** von einem Herd/Fokus ausgehend; Ⓔ **1.** *focal* **2.** *focal*

Fo|kal|block *m*: *Syn: fokaler Block*; auf einen kleineren Bezirk beschränkter Herzblock; Ⓔ *focal block*

Fo|kal|dis|tanz *f*: *Syn: Brennweite*; Abstand von Brennpunkt und Hauptebene eines optischen Systems; Ⓔ *focal distance, focal length*

Fo|kal|in|fek|ti|on *f*: *Syn: Herdinfektion*; von einem Herd/Fokus ausgehende Infektion; Ⓔ *focal infection*

Fo|kal|ne|kro|se *f*: auf einen umschriebenen Bereich beschränkte Nekrose*; Ⓔ *focal necrosis*

Fo|kus *m, pl* **-kus|se**: **1.** Brennpunkt **2.** Herd; Ⓔ **1.** *focus, focal point* **2.** *focus, source of infection, nidus*

Fo|li|um *nt, pl* **-lia**: Blatt, blattartige Struktur; Ⓔ *folium*

Folia cerebelli: Kleinhirnwindungen; Ⓔ *convolutions of cerebellum, gyri of cerebellum, cerebellar folia*

Fol|li|cu|lin *nt*: → *Follikulin*

Fol|li|cu|li|tis *f, pl* **-ti|den**: *Syn: Haarfollikelentzündung, Follikelentzündung, Follikulitis*; Entzündung des Haarfollikels; Ⓔ *inflammation of a hair follicle, folliculitis*

Folliculitis barbae: → *Folliculitis simplex barbae*

Folliculitis decalvans: *Syn: Quinquaud-Krankheit, Folliculitis depilans*; seltene, bei Männern auftretende Folliculitis der Kopfhaare, die zur Zerstörung der Haarbälge führt; Ⓔ *Quinquaud's disease*

Folliculitis depilans: → *Folliculitis decalvans*

Folliculitis picea: → *Teerakne*

Folliculitis pustulosa: *Syn: Staphyloderma follicularis, Ostiofollikulitis/Ostiofolliculitis/Impetigo Bockhart, Impetigo follicularis Bockhart, Folliculitis staphylogenes superficialis, Staphylodermia Bockhart*; (rezidivierende) superfizielle Staphylokokkeninfektion der Haarfollikel mit Restitutio* ad integrum; Ⓔ *superficial pustular perifolliculitis, Bockhart's impetigo, follicular impetigo*

Folliculitis simplex: → *Folliculitis simplex barbae*

Folliculitis simplex barbae: *Syn: Bartflechte, Sycosis barbae/simplex/vulgaris, Folliculitis barbae/simplex*; meist durch Staphylococcus* aureus hervorgerufene oberflächliche Bartflechte; Ⓔ *barber's itch, barber's rash*

Folliculitis staphylogenes superficialis: → *Folliculitis pustulosa*

Fol|li|cu|lo|sis *f, pl* **-ses**: *Syn: Follikulose*; Bezeichnung für Erkrankungen mit Bildung multipler kleiner Lymphfollikel; Ⓔ *folliculosis*

F

Fol|li|cu|lus *m, pl* **-li**: bläschenförmiges Gebilde, Follikel; Ⓔ *follicle, folliculus*

Folliculi glandulae thyroideae: ***Syn:*** *Schilddrüsenfollikel*; Speicherfollikel der Schilddrüse; Ⓔ *thyroid follicles, follicles of thyroid gland*

Folliculi ovarici: Eierstockfollikel, Ovarialfollikel; Ⓔ *ovarian follicles*

Folliculi ovarici primarii: Primärfollikel; Ⓔ *primary ovarian follicles, primary follicle*

Folliculi ovarici secundarii: Sekundärfollikel, wachsende Follikel; Ⓔ *secondary ovarian follicles, enlarging follicles, secondary follicle*

Folliculi ovarici vesiculosi: ***Syn:*** *Graaf-Follikel, Tertiärfollikel, reife Follikel*; ausgereifte Eifollikel vor der Ovulation; Ⓔ *graafian follicles, graafian vesicles, tertiary ovarian follicles, vesicular ovarian follicles, tertiary follicles, vesicular follicles*

Folliculus pili: ***Syn:*** *Haarfollikel, Haarbalg*; sackförmige, bindegewebige Haarwurzelscheide; Ⓔ *hair follicle*

Fol|li|kel *m*: →*Folliculus*

atretischer Follikel: ***Syn:*** *Corpus atreticum*; Bezeichnung für die Reste von Tertiärfollikeln, die nicht zum sprungreifen Follikel heranreifen, sondern absterben und langsam abgebaut werden; Ⓔ *pseudolutein body*

reife Follikel: ***Syn:*** *Graaf-Follikel, Tertiärfollikel, Folliculi ovarici vesiculosi*; ausgereifte Eifollikel vor der Ovulation; Ⓔ *tertiary ovarian follicles, vesicular ovarian follicles, tertiary follicles, vesicular follicles, graafian vesicles, Baer's vesicles*

Fol|li|kel|a|my|lo|i|do|se *f*: sekundäre Amyloidose* mit Ablagerung von AA-Amyloid in den Milzfollikeln*; Ⓔ *follicular amyloidosis*

Fol|li|kel|a|tre|sie *f*: ***Syn:*** *Atresia folliculi*; Untergang eines Eifollikels ohne Erreichung der Reifestufe; Ⓔ *follicular atresia, follicular degeneration*

Fol|li|kel|per|sis|tenz *f*: Bestehenbleiben des Follikels über den Zeitpunkt der Ovulation hinaus; Ⓔ *persistency of follicle*

Fol|li|kel|rei|fung *f*: Entwicklung eines Follikels bis zum Eisprung; Ⓔ *maturation of follicle, follicle maturation, follicular maturation*

Fol|li|kel|rei|fungs|hor|mon *nt*: →*Follitropin*

Fol|li|kel|rei|fungs|pha|se *f*: ***Syn:*** *östrogene/proliferative Phase, Proliferationsphase*; Phase des Menstrualzyklus [5.–15. Tag], während der die Gebärmutterschleimhaut unter dem Einfluss von Östrogen proliferiert; Ⓔ *proliferative phase, alpha phase, follicular phase, follicle-maturation phase, proliferative stage, estrogenic stage, estrin phase, estrogenic phase, follicle-maturation stage, follicular stage*

Fol|li|kel|re|ten|ti|ons|zys|te *f*: ***Syn:*** *falsches Atherom, Ölretentionszyste, Talgretentionszyste, Sebozystom, Steatom*; meist multipel auftretende Retentionszysten der Haut mit punktförmiger Follikelmündung; gleicht dem echten Atherom*; Ⓔ *steatocystoma, steatoma*

Fol|li|kel|sprung *m*: ***Syn:*** *Ovulation, Eisprung*; Ruptur des reifen Follikels um den 14. Tag des Zyklus; die Eizelle wird vom Eileiter aufgefangen und in Richtung Gebärmutter transportiert; Ⓔ *follicular rupture, ovulation*

Fol|li|kel|zys|te *f*: ***Syn:*** *Retentionsatherom, falsches Atherom, Sebozystom*; Retentionszyste* einer Talgdrüse durch Verlegung des Ausführungsgangs; Ⓔ *follicular cyst*

Fol|li|ku|lin *nt*: ***Syn:*** *Estron, Östron, Folliculin*; neben Östradiol* zweitwichtigtes, natürliches Östrogen; Ⓔ *folliculin, ketohydroxyestrin, estrone, oestrone*

Fol|li|ku|li|tis *f, pl* **-ti|den**: →*Folliculitis*

Fol|li|ku|lo|se *f*: →*Folliculosis*

Fölling-Krankheit *f*: ***Syn:*** *Morbus Fölling, Phenylketonurie, Brenztraubensäureschwachsinn, Oligophrenia phenylpyruvica*; autosomal-rezessive Enzymopathie*, die unbehandelt zu geistiger Behinderung und Störung der körperlichen Entwicklung führt; Ⓔ *phenylketonuria, Folling's disease, phenylpyruvicaciduria, classical phenylketonuria, phenylalanine hydroxylase deficiency, type I hyperphenylalaninemia*

Fol|li|tro|pin *nt*: ***Syn:*** *follikelstimulierendes Hormon, Follikelreifungshormon*; im Hypophysenvorderlappen gebildetes Hormon, das die Follikelreifung fördert; Ⓔ *follicle-stimulating principle, follitropin, follicle stimulating hormone*

Fol|säu|re *f*: ***Syn:*** *Pteroylglutaminsäure, Vitamin B_c*; essentieller, zum Vitamin B-Komplex gehörender Nahrungsbestandteil; Mangel führt zu neurologischen Störungen und Anämie*; Ⓔ *folic acid, folacin, pteroylglutamic acid, pteropterin, Day's factor, Lactobacillus casei factor, liver Lactobacillus casei factor, Wills' factor*

Fol|säu|re|an|ta|go|nis|ten *pl*: zur Behandlung von akuten Leukämien und maligner Tumoren verwendete Antimetaboliten; Ⓔ *folic acid antagonists, antifolates*

Fol|säu|re|man|gel|an|ä|mie *f*: megaloblastäre Anämie* bei ungenügender Folsäurezufuhr, Resorptionsstörung im Darm oder erhöhtem Bedarf [Schwangerschaft]; Ⓔ *folic acid deficiency anemia*

Fo|no|an|gi|o|gra|fie, -gra|phie *f*: →*Phonoangiografie*

Fo|no|kar|di|o|graf, -graph *m*: →*Phonokardiograf*

Fo|no|kar|di|o|gra|fie, -gra|phie *f*: →*phonokardiografie*

Fo|no|my|o|gra|fie, -gra|phie *f*: →*phonomyografie*

Fonsecas-Krankheit *f*: ***Syn:*** *Chromomykose, Chromoblastomykose, schwarze Blastomykose, Blastomycosis nigra, Pedrosos-Krankheit*; durch Schwärzepilze [Fonsecaea- und Phialophora-Species] hervorgerufene Mykose* der Haut und des Unterhautgewebes mit Befall von Hand, Unterschenkel und Fuß [**Moos-Fuß**]; Ⓔ *chromomycosis, chromoblastomycosis*

Fontan-Operation *f*: bei Trikuspidalatresie* durchgeführte Operation; der Truncus* pulmonalis wird durchtrennt und mit dem rechten Vorhof oder der rechten Pulmonalarterie anastomosiert; Ⓔ *Fontan's operation*

Fontana-Räume *pl*: Lücken zwischen den Faserbündeln des Hueck-Bandes; Ⓔ *spaces of Fontana, spaces of iridocorneal angle, ciliary canals*

Fon|ta|nel|le *f*: →*Fonticulus*

Fon|ti|cu|lus *m, pl* **-li**: ***Syn:*** *Fontanelle*; angeborene, physiologische Schädellücke, die sich im Laufe der Entwicklung schließt; Ⓔ *fontanelle, fontanel, fonticulus*

Fonticulus anterior: ***Syn:*** *vordere/große Fontanelle, Stirnfontanelle*; rautenförmige Fontanelle am vorderen Ende der Pfeilnaht; Ⓔ *anterior fontanelle, bregmatic fontanelle, frontal fontanelle, quadrangular fontanelle*

Fonticulus anterolateralis: →*Fonticulus sphenoidalis*

Fonticulus mastoideus: ***Syn:*** *hintere Seitenfontanelle, Warzenfontanelle, Fonticulus posterolateralis*; Fontanelle hinter dem Warzenfortsatz; Ⓔ *mastoid fontanelle, Casser's fontanelle, Casserius fontanelle, casserian fontanelle, Casserio's fontanelle, posterolateral fontanelle, posterotemporal fontanelle*

Fonticulus posterior: ***Syn:*** *kleine/hintere Fontanelle, Hinterhauptsfontanelle*; dreieckige Fontanelle am hinteren Ende der Pfeilnaht; Ⓔ *posterior fontanelle, occipital fontanelle, triangular fontanelle*

Fonticulus posterolateralis: →*Fonticulus mastoideus*

Fonticulus sphenoidalis: ***Syn:*** *Keilbeinfontanelle, vordere Seitenfontanelle, Fonticulus anterolateralis*; zwischen Stirn- und Scheitelbein liegende Fontanelle; Ⓔ *anterolateral fontanelle, sphenoidal fontanelle*

Fo|ra|men *nt*: Öffnung, Loch; Ⓔ *foramen, trema, meatus, aperture*

Foramina alveolaria corporis maxillae: äußere Öffnungen der Canales alveolares auf dem Tuber maxillae; Ⓔ *alveolar foramina of maxilla*

Foramen apicis dentis: Wurzelspitzenöffnung; Ⓔ *apical foramen (of tooth)*

Foramen caecum: Foramen am Übergang von Crista

galli und Crista frontalis; Ⓔ *cecal foramen of frontal bone*

Foramen caecum linguae: kleine Einsenkung an der Grenze von Zungenkörper und Zungengrund; Ⓔ *cecal foramen of the tongue*

Foramen caecum medullae oblongatae: dreieckige Einsenkung am unteren Ende der Brücke [Pons]; Ⓔ *cecal foramen of medulla oblongata*

Foramen costotransversarium: Spaltraum zwischen dem Rippenhals [Collum costae] und dem Querfortsatz [Processus transversus vertebrae] des korrespondierenden Wirbels; Ⓔ *costotransverse foramen*

Foramina cribrosa: kleine Öffnungen der Siebbeinplatte [Lamina cribrosa ossis ethmoidalis], durch die u.a. die Riechfäden [Fil* olfactoria] zur vorderen Schädelgrube [Fossa cranii anterior] ziehen; Ⓔ *cribriform foramina*

Foramen epiploicum: → *Foramen omentale*

Foramen ethmoidale anterius: Foramen an der Grenze von Pars orbitalis des Stirnbeins [Os frontale] und Siebbein [Os ethmoidale]; Ⓔ *anterior ethmoidal foramen*

Foramen ethmoidale posterius: Foramen an der Grenze von Pars orbitalis des Stirnbeins [Os frontale] und Siebbein [Os ethmoidale]; Ⓔ *posterior ethmoidal foramen*

Foramen frontale: ***Syn:*** *Incisura frontalis*; Foramen am medialen Ende des oberen Augenhöhlenrandes [Margo supraorbitalis orbitae]; Ⓔ *frontal foramen*

Foramina incisiva: Mündungen der Canales incisivi hinter den oberen Schneidezähnen; Ⓔ *incisive foramina*

Foramen infraorbitale: äußere Öffnung des Canalis infraorbitalis am unteren Rand der Augenhöhle; Ⓔ *infraorbital foramen*

Foramen interventriculare: ***Syn:*** *Monro-Foramen, Foramen Monroi*; Öffnung zwischen III. Ventrikel und Seitenventrikel; Ⓔ *interventricular foramen, Monro's foramen*

Foramen intervertebrale: ***Syn:*** *Zwischenwirbelloch*; Öffnung zwischen zwei übereinander liegenden Wirbeln; Austrittsstelle der Spinalnerven aus dem Spinalkanal; Ⓔ *intervertebral foramen*

Foramina intervertebralia: nur auf Querschnitten erkennbare Austrittsstellen der sakralen Spinalnerven auf der Rückfläche des Kreuzbeins; Ⓔ *intervertebral foramina of sacrum*

Foramen ischiadicum majus: großes Sitzbeinloch; Ⓔ *greater sciatic foramen, greater ischiadic foramen, greater sacrosciatic foramen*

Foramen ischiadicum minus: kleines Sitzbeinloch; Ⓔ *lesser sciatic foramen, lesser ischiadic foramen, lesser sacrosciatic foramen*

Foramen jugulare: ***Syn:*** *Drosselloch*; Öffnung in der hinteren Schädelgrube; Durchtrittsstelle für Vena jugularis interna, Nervus glossopharyngeus, Nervus vagus und Nervus accessorius; Ⓔ *jugular foramen, posterior lacerate foramen*

Foramen lacerum: Spalte zwischen dem großen Keilbeinflügel [Ala major ossis sphenoidalis] und der Felsenbeinspitze [Apex partis petrosae ossis temporalis]; Ⓔ *lacerated foramen*

Foramen magnum: ***Syn:*** *großes Hinterhauptsloch*; Übergang der Schädelgrube in den Wirbelkanal; Ⓔ *foramen magnum, great foramen, great occipital foramen*

Foramen mandibulae: Eingang in den Unterkieferkanal an der Innenseite des Kiefers; Ⓔ *mandibular foramen*

Foramen mastoideum: kleines Loch hinter dem Warzenfortsatz [Processus mastoideus]; Ⓔ *mastoid foramen*

Foramen mentale: Öffnung auf der Vorderseite des Unterkieferkörpers unterhalb des 1. oder 2. Prämolaren; Ⓔ *mental foramen*

Foramen Monroi: → *Foramen interventriculare*

Foramina nasalia: kleine Öffnungen auf der Außenseite des Nasenbeins [Os nasale] für den Durchtritt von Blutgefäßen; Ⓔ *nasal foramina*

Foramen nutricium: Eintrittstelle der Arteria nutritia in den Knochen; Ⓔ *nutrient foramen*

Foramen obturatum: großes Foramen im unteren Bereich des Hüftbeins [Os coxae], das von Schambein [Os pubis] und Sitzbein [Os ischii] gebildet wird; Ⓔ *obturator foramen*

Foramen omentale: ***Syn:*** *Winslow-Foramen, Winslow-Loch, Foramen epiploicum*; Eingang in die Bursa omentalis; Ⓔ *epiploic foramen, omental foramen, Winslow's foramen, foramen of Winslow, hiatus of Winslow, Duverney's foramen*

Foramen ovale: ovale Öffnung im großen Keilbeinflügel [Ala major ossis sphenoidalis], die die mittlere Schädelgrube [Fossa cranii media] mit der Flügelgaumengrube [Fossa pterygopalatina] verbindet; Ⓔ *oval foramen of sphenoid bone*

Foramen ovale cordis: beim Fetus physiologisch vorkommende Verbindung von rechtem und linkem Vorhof; Ⓔ *oval foramen of fetus, Botallo's foramen, oval foramen, oval foramen of heart, foramen ovale*

Foramina palatina minora: Öffnungen der Canales palatini minore; Ⓔ *lesser palatine foramina*

Foramen palatinum majus: Öffnung des Canalis palatinus major am Gaumen; Ⓔ *greater palatine foramen*

Foramina papillaria renalis: kleine Öffnungen an der Spitze der Nierenpapillen, durch die der Harn in die Nierenkelche tropft; Ⓔ *papillary foramina of kidney*

Foramen parietale: kleine Öffnung am Oberrand des Scheitelbeins [Os parietale]; Ⓔ *parietal foramen*

Foramen petrosum: inkonstante kleine Öffnung hinter dem Foramen ovale; Ⓔ *petrous foramen*

Foramen rotundum: Öffnung im großen Keilbeinflügel [Ala major ossis sphenoidalis], die die mittlere Schädelgrube [Fossa cranii media] und die Fossa infratemporalis verbindet; Ⓔ *round foramen*

Foramina sacralia anteriora: Öffnungen auf der Vorderseite des Kreuzbeins [Os sacrum]; Ⓔ *anterior sacral foramina*

Foramina sacralia posteriora: Öffnungen auf der Rückseite des Kreuzbeins [Os* sacrum]; Ⓔ *posterior sacral foramina*

Foramen singulare: Öffnung am Boden des inneren Gehörganges für den Nervus ampullaris posterior; Ⓔ *solitary foramen*

Foramen sphenopalatinum: Lücke zwischen der Lamina perpendicularis des Gaumenbeins [Os palatinum] und dem Keilbein [Os sphenoidale], das die Flügelgaumengrube [Fossa pterygopalatina] mit der Nasenhöhle verbindet; Ⓔ *sphenopalatine foramen*

Foramen spinosum: laterodorsal vom Foramen ovale liegende Öffnung im großen Keilbeinflügel [Ala major ossis sphenoidalis]; Ⓔ *spinous foramen*

Foramen stylomastoideum: Austrittstelle des Nervus* facialis an der Schädelbasis; Ⓔ *stylomastoid foramen*

Foramen supraorbitale: ***Syn:*** *Incisura supraorbitalis*; lateral vom Foramen frontale liegende kleinere Öffnung; Ⓔ *supraorbital foramen*

Foramen thyroideum: inkonstante Öffnung im oberen Teil des Schildknorpels [Cartilago thyroidea]; Ⓔ *thyroid foramen*

Foramen transversarium: Loch im Querfortsatz der Halswirbel für die Arteria vertebralis; Ⓔ *transverse foramen, vertebroarterial foramen*

Foramen transversarium vertebrae cervicales: Loch im Querfortsatz [Processus transversus vertebrae] der

Halswirbel 1–6 für die Arteria vertebralis; Ⓔ *transverse foramen*

Foramen venae cavae: Öffnung für den Durchtritt der unteren Hohlvene durch das Zwerchfell; Ⓔ *vena caval foramen, venous foramen*

Foramina venarum minimarum: Mündungen der kleinen Herzvenen [Venae cordis minimae] im rechten Vorhof*; Ⓔ *foramina of smallest veins of heart*

Foramen venosum: inkonstante Öffnung medial vom Foramen ovale; Ⓔ *venous foramen*

Foramen vertebrale: *Syn: Wirbelloch*; von Wirbelkörper und Wirbelbogen begrenztes Loch für das Rückenmark und seine Häute; Ⓔ *vertebral foramen, spinal foramen, foramen of spinal cord*

Foramen zygomaticofaciale: kleine Öffnung im Jochbein für den Ramus zygomaticofacialis des Nervus zygomaticus; Ⓔ *zygomaticofacial foramen*

Foramen zygomaticoorbitale: kleine Öffnung im Jochbein für den Nervus zygomaticus; Ⓔ *zygomaticoorbital foramen*

Foramen zygomaticotemporale: kleine Öffnung im Jochbein für den Ramus zygomaticotemporalis des Nervus zygomaticus; Ⓔ *zygomaticotemporal foramen*

Fo|ra|mi|no|to|mie *f*: operative Erweiterung eines Foramen* intervertebrale; Ⓔ *foraminotomy*

Forbes-Syndrom *nt*: *Syn: Cori-Krankheit, hepatomuskuläre benigne Glykogenose, Glykogenose Typ III*; autosomal-rezessiver Mangel an Amylo-1,6-Glucosidase; dadurch kommt es zur Ablagerung eines pathologischen Glykogens in Leber, Herz und Skelettmuskulatur; klinisch auffällig sind Muskelschwäche, Hypotonie* und Kardiohepatomegalie*; Ⓔ *Cori's disease, Forbes' disease, amylo-1,6-glucosidase deficiency, debrancher deficiency, debrancher glycogen storage disease, type III glycogen storage disease, limit dextrinosis*

Fordyce-Drüsen *pl*: *Syn: Fordyce-Zustand, freie/ektopische Talgdrüsen*; vereinzelt oder multipel vorkommende Talgdrüsen, v.a. an der Mundschleimhaut; Ⓔ *Fordyce's granules, Fordyce's spots, Fordyce's disease*

Fordyce-Krankheit *f*: *Syn: Angiokeratoma scroti*; im 4. Lebensjahrzehnt auftretende, kleine Angiome des Skrotums; Ⓔ *angiokeratoma of Fordyce, angiokeratoma of scrotum*

Fordyce-Zustand *m*: →*Fordyce-Drüsen*

Forel-Bündel *nt*: *Syn: Fasciculus thalamicus*; vom Forel-Feld H1 zum Thalamus ziehendes Faserbündel; Ⓔ *thalamic fasciculus*

Forel-Haubenkreuzung *f*: *Syn: vordere Haubenkreuzung, Decussatio tegmentalis anterior*; Kreuzung von Fasern des Tractus rubrospinalis im vorderen Teil der Mittelhirnhaube [Tegmentum mesencephali]; Ⓔ *Forel's decussation*

fo|ren|sisch *adj*: gerichtlich, Gerichts-, Rechts-; Ⓔ *forensic, legal*

Forestier-Krankheit *f*: *Syn: Forestier-Syndrom, Morbus Forestier, hyperostotische Spondylose, Spondylosis hyperostotica*; meist ältere Patienten betreffende Hyperostose der (Brust-)Wirbelsäule mit ausgeprägter Spangenbildung; vermutlich durch Stoffwechselstörungen [Diabetes* mellitus, Hyperurikämie] ausgelöst; Ⓔ *Forestier's disease, senile ankylosing hyperostosis of spine*

Forest yaws *nt*: *s.u. südamerikanische Hautleishmaniose*; Ⓔ *forest yaws*

Form|al|de|hyd *m*: *Syn: Methanal*; vom Methan abgeleitetes, stechend riechendes, farbloses Gas; Ⓔ *formaldehyde, formic aldehyde, methyl aldehyde*

Form|al|de|hyd|gas|ste|ri|li|sa|ti|on *f*: chemische Sterilisation* mit Formaldehydgas; kann auch Keime der Resistenzstufe 3 abtöten; Ⓔ *formaldehyde sterilization*

Form|al|de|hy|di so|lu|ti|o a|quo|sa *nt*: →*Formalin*

Form|al|de|hyd|lö|sung *f*: →*Formalin*

For|ma|lin *nt*: *Syn: Formaldehydlösung, Solutio Formaldehydii, Formaldehydi solutio aquosa*; wässrige Formaldehydlösung; Desinfektionsmittel, Konservierungsmittel für Präparate; Ⓔ *formaldehyde solution, formol, formalin*

For|ma|tio *f, pl* **-ti|o|nes**: Bildung, Gebilde, Formation; Ⓔ *formation, structure*

Formatio reticularis: vom Rückenmark [**Formatio reticularis spinalis**] bis zu Brücke [**Formatio reticularis tegmentum pontis**] und Zwischenhirn [**Formatio reticularis tegmentum mesencephali**] reichende Formation, die ein lebenswichtiges Koordinationszentrum des Zentralnervensystems darstellt; sie ist Knotenpunkt und Schaltstelle von **aufsteigendem** und **absteigendem Retikularissystem**; die Formatio reticularis ist eine Schaltstation wichtiger Reflexe [Schluckreflex, Saugreflex, Speichelsekretionsreflex, Kornealreflex, Vestibularisreflex, Okulomotoriusreflex] und Nervenzentren [Kreislaufzentrum, Atemzentrum, Brechzentrum]; sie wirkt mit bei der Kontrolle des Herz-Kreislauf-Systems und ist Teil der Schmerzkontrolle; sie beeinflusst mit dem extrapyramidal-motorischen System den Tonus der Muskulatur und koordiniert Bewegungen; Ⓔ *reticular formation*

For|ma|ti|on *f*: *anatom.* Formatio; Ⓔ *formation*

for|ma|tiv *adj*: gestaltend, bildend, formend; Ⓔ *formative*

For|mi|at *nt*: Salz der Ameisensäure; Ⓔ *formate*

For|mi|ca|tio *f, pl* **-ti|o|nes**: Ameisenlaufen, Hautkribbeln; Ⓔ *formication*

For|mi|ci|a|sis *f, pl* **-ses**: Bezeichnung für die Hautveränderungen nach Ameisenbiss; Ⓔ *formiciasis*

For|mol|to|xo|id *nt*: *Syn: Toxoid, Anatoxin*; durch Formaldehyd entgiftetes Toxin, das aber noch als Antigen wirkt; Ⓔ *formol toxoid, anatoxin*

For|nix *m, pl* **-ni|ces**: Gewölbe, Kuppel, Dach, Bogen; Ⓔ *fornix*

Fornix cerebri: Hirngewölbe; Ⓔ *fornix, fornix of cerebrum*

Fornix conjunctivae inferior: untere Umschlagsfalte der Konjunktiva; Ⓔ *inferior conjunctival fornix, inferior conjunctival cul-de-sac*

Fornix conjunctivae superior: obere Umschlagsfalte der Konjunktiva; Ⓔ *superior conjunctival fornix, superior conjunctival cul-de-sac*

Fornix gastricus: Magenkuppel; Ⓔ *gastric fornix, fornix of stomach*

Fornix pharyngis: Pharynxkuppel; Ⓔ *vault of pharynx, fornix of pharynx*

Fornix renalis: von den kleinen Nierenkelchen gebildetes Gewölbe um die Nierenpapillen; Ⓔ *renal fornix*

Fornix sacci lacrimalis: Tränensackkuppel; Ⓔ *fornix of lacrimal sac*

Fornix vaginae: Scheidengewölbe; Ⓔ *fornix of vagina, fundus of vagina*

For|nix|kom|mis|sur *f*: *Syn: Commissura fornicis*; linken und rechten Fornix cerebri verbindende Kommissur; Ⓔ *commissure of fornix*

For|nix|kör|per *m*: *Syn: Fornixstamm, Corpus fornicis*; unter dem Corpus callosum liegender Teil des Fornix cerebri; Ⓔ *body of fornix*

For|nix|pfei|ler *m*: *Syn: Gewölbesäule, Gewölbepfeiler, Fornixsäule, Columna fornicis*; paarige Teile des Fornix cerebri, deren Fasern vor [**Fibrae precommissurales**] oder hinter [**Fibrae postcommissurales**] der Fornixkommissur [Commissura* fornicis] verlaufen; Ⓔ *column of fornix*

For|nix|rup|tur *f*: spontane Ruptur des Nierenbeckens am Übergang zum Nierenparenchym bei plötzlicher Druckerhöhung, z.B forcierte Diurese* bei Harnabflussstörung; Ⓔ *rupture of the fornix*

For|nix|säu|le *f*: →*Fornixpfeiler*

For|nix|schen|kel *pl*: *Syn:* *Crus fornicis*; nach hinten gebogener Anfangsteil des Fornix*; Ⓔ *crura of fornix*
For|nix|stamm *m*: → *Fornixkörper*
For|zeps *f*: Zange, Klemme, Forceps; Ⓔ *forceps*
Fos|sa *f, pl* **Fos|sae**: Grube, Höhle, Mulde, Nische; Ⓔ *fossa, fovea, pit, space, hollow, depression*
Fossa acetabuli: knorpelfreier Teil der Hüftpfanne; Ⓔ *acetabular fossa*
Fossa antihelica: durch die Antihelix bedingte Einziehung der Rückfläche der Ohrmuschel; Ⓔ *fossa of anthelix*
Fossa axillaris: Achselhöhle, Achselhöhlengrube; Ⓔ *axillary fossa, axillary space, axilla, axillary cavity, armpit*
Fossa canina: *Syn:* *Eckzahngrube*; kleine Grube in der Mitte des Oberkiefers [Maxilla*] unterhalb des Foramen* infraorbitale; Ⓔ *canine fossa*
Fossa cerebellaris: beidseitige Vertiefung des Hinterhauptsbeins [Os occipitale], in der die Kleinhirnhemisphären liegen; Ⓔ *cerebellar fossa*
Fossa cerebralis: beidseitige Vertiefung des Hinterhauptsbeins [Os occipitale], in der der Hinterhauptslappen [Lobus occipitalis] liegt; Ⓔ *cerebral fossa*
Fossa condylaris: kleine Vertiefung hinter der Hinterhauptskondyle [Condylus occipitalis], in die der Canalis condylaris mündet; Ⓔ *condylar fossa*
Fossa coronoidea: Vertiefung oberhalb der Trochlea humeri, die bei Beugung im Ellenbogengelenk den Processus coronoideus der Ulna aufnimmt; Ⓔ *coronoid fossa*
Fossa cranii anterior: vordere Schädelgrube; Ⓔ *anterior cranial fossa*
Fossa cranii media: mittlere Schädelgrube; Ⓔ *middle cranial fossa*
Fossa cranii posterior: hintere Schädelgrube; Ⓔ *posterior cranial fossa*
Fossa cubitalis: *Syn:* *Ellenbeugengrube*; Grube auf der Beugeseite des Ellenbogengelenks, durch die Muskeln, Gefäße und Nerven vom Oberarm zum Unterarm ziehen; Ⓔ *cubital fossa*
Fossa digastrica: beidseitige Vertiefung an der Innenseite des Unterkiefers [Mandibula] seitlich der Spina mentalis superior; Ⓔ *digastric fossa*
Fossa epigastrica: Magengrube; Ⓔ *epigastric fossa*
Fossa glandulae lacrimalis: seichte Mulde der Pars orbitalis des Stirnbeins [Os frontale]; Ⓔ *fossa of lacrimal gland*
Fossa hyaloidea: *Syn:* *Glaskörpermulde*; durch die Augenlinse [Lens] verursachte Mulde auf der Vorderseite des Glaskörpers [Corpus vitreum]; Ⓔ *hyaloid fossa*
Fossa hypophysialis: *Syn:* *Hypophysengrube*; tiefe Grube in der Sella turcica, die die Hypophyse* aufnimmt; Ⓔ *hypophysial fossa*
Fossa iliaca: die Innenfläche der Darmbeinschaufel [Ala ossis ilii]; Ⓔ *iliac fossa*
Fossa incisiva: kleine Grube am harten Gaumen [Palatum durum], in die sich die Canales incisivi öffnen; Ⓔ *incisive fossa*
Fossa incudis: Furche in der Hinterwand der Paukenhöhle für den hinteren Ambossschenkel; Ⓔ *incudal fossa*
Fossa infraclavicularis: *Syn:* *Trigonum deltopectorale*; Mohrenheim-Grube; Ⓔ *Mohrenheim's fossa, Mohrenheim's triangle, Mohrenheim's space, infraclavicular triangle, infraclavicular fossa, infraclavicular region*
Fossa infraspinata: *Syn:* *Untergrätengrube*; große Mulde auf der Rückseite des Schulterblattes unterhalb der Schulterblattgräte [Spina scapulae]; Ⓔ *infraspinous fossa*
Fossa infratemporalis: *Syn:* *Unterschläfengrube*; Fortsetzung der Fossa temporalis nach unten; wird zum größten Teil durch den Musculus pterygoideus lateralis ausgefüllt; Ⓔ *infratemporal fossa*
Fossa inguinalis lateralis: äußere/seitliche Leistengrube; Ⓔ *external inguinal fossa, external inguinal fovea, lateral inguinal fossa, lateral inguinal fovea*
Fossa inguinalis medialis: innere/mittlere Leistengrube; Ⓔ *internal inguinal fossa, internal inguinal fovea, medial inguinal fossa, medial inguinal fovea*
Fossa ischioanalis: Bindegewebsraum zu beiden Seiten des Anus; Ⓔ *ischioanal fossa*
Fossa jugularis: *Syn:* *Drosselgrube, Jugulum*; große Grube an der Unterfläche des Felsenbeins [Pars petrosa ossis temporalis]; Ⓔ *jugular fossa*
Fossa malleoli lateralis: Grube am unteren Ende des Wadenbeins [Fibula*]; Ⓔ *fossa of lateral malleolus*
Fossa mandibularis: Grube an der Unterseite des Processus zygomaticus des Schläfenbeins [Os* temporale]; Ⓔ *mandibular fossa*
Fossa navicularis urethrae: kahnförmiger Endabschnitt der männlichen Harnröhre; Ⓔ *navicular fossa of (male) urethra, fossa of Morgagni, fovea of Morgagni, terminal fossa of (male) urethra, great lacuna of urethra*
Fossa olecrani: Mulde auf der Rückseite des Humerus oberhalb der Trochlea humeri, die bei Streckung des Ellenbogengelenks das Olecranon aufnimmt; Ⓔ *olecranon fossa*
Fossa ovalis: Vertiefung des Vorhofseptums als Rest des Foramen* ovale cordis; Ⓔ *oval fossa (of heart)*
Fossa ovarica: *Syn:* *Claudius-Grube*; flache Mulde in der Rückseite des breiten Mutterbandes [Ligamentum latum uteri], in der der Eierstock* liegt; Ⓔ *ovarian fossa*
Fossa parajejunalis: *Syn:* *Broesike-Raum*; Bauchfellausbuchtung unter dem ersten Jejunumabschnitt; Ⓔ *parajejunal fossa*
Fossa pararectalis: flache Mulde des Peritoneum urogenitale zu beiden Seiten des Rektums*; Ⓔ *pararectal fossa*
Fossa paravesicalis: Vertiefung des Peritoneum urogenitale zu beiden Seiten der Blase bei Frauen; Ⓔ *paravesical fossa*
Fossa poplitea: Kniekehle; Ⓔ *popliteal cavity, popliteal fossa, popliteal space*
Fossa pterygopalatina: → *Flügelgaumengrube*
Fossa radialis: Mulde auf der Vorderseite des Humerus über dem Capitulum humeri, die bei Beugung des Ellenbogengelenks das Radiusköpfchen [Caput radii] aufnimmt; Ⓔ *radial fossa*
Fossa retromolaris: flache Mulde des Unterkiefers [Mandibula] hinter dem letzten Backenzahn; Ⓔ *retromolar fossa*
Fossa rhomboidea: *Syn:* *Rautengrube*; rautenförmiger Boden des IV. Ventrikels; Ⓔ *rhomboid fossa, ventricle of Arantius*
Fossa sacci lacrimalis: flache Mulde an der Medialseite der Orbita; Ⓔ *fossa of lacrimal sac*
Fossa subscapularis: seichte Vertiefung der Vorderfläche des Schulterblattes [Scapula]; Ⓔ *subscapular fossa*
Fossa supraclavicularis major: *Syn:* *große Schlüsselbeingrube, Trigonum omoclaviculare*; oberhalb des Schlüsselbeins liegende seichte Grube; Ⓔ *greater supraclavicular fossa*
Fossa supraclavicularis minor: kleine Schlüsselbeingrube; Ⓔ *lesser supraclavicular fossa, minor supraclavicular fossa, Zang's space*
Fossa supraspinata: *Syn:* *Obergrätengrube*; Grube auf der Rückseite des Schulterblattes oberhalb der Schulterblattgräte [Spina scapulae]; Ⓔ *supraspinous fossa*
Fossa supratonsillaris: kleine Nische oberhalb der Gaumenmandel [Tonsilla* palatina] zwischen den Gaumenbögen; Ⓔ *supratonsillar fossa*
Fossa supravesicalis: Fläche auf der Innenseite der

F

Bauchwand oberhalb der Harnblase zwischen Plica umbilicalis mediana und medialis; Ⓔ *supravesical fossa*

Fossa temporalis: Schläfengrube; Ⓔ *temporal fossa*

Fossa tonsillaris: zwischen den Gaumenbögen liegende Vertiefung, in der die Gaumenmandel [Tonsilla palatina] liegt; Ⓔ *tonsillar fossa*

Fossa triangularis auriculae: dreieckige Vertiefung der Ohrmuschel zwischen den Schenkeln der Antihelix; Ⓔ *triangular fossa*

Fossa trochanterica: medial vom Trochanter major liegende Mulde; Ⓔ *trochanteric fossa*

Fossa vesicae biliaris: ***Syn:*** *Gallenblasengrube, Gallenblasenbett, Leberbett, Fossa vesicae felleae*; bauchfellfreie Fläche an der Unterseite des rechten Leberlappens; Ⓔ *gallbladder fossa, fossa of gallbladder, gallbladder bed, hepatic bed of gallbladder*

Fossa vesicae felleae: → *Fossa vesicae biliaris*

Fos|su|la *f, pl* **-lae**: Grübchen; Ⓔ *little fossa, fossette, fossula*

Fossula fenestrae cochleae: kleine Vertiefung in der medialen Wand der Paukenhöhle [Cavitas tympani], in der die Fenestra* cochleae liegt; Ⓔ *fossula of cochlear window*

Fossula fenestrae vestibuli: kleine Vertiefung in der medialen Wand der Paukenhöhle [Cavitas tympani], in der die Fenestra* vestibuli liegt; Ⓔ *fossula of vestibular window*

Fossula petrosa: kleine Grube an der Unterseite des Felsenbeins [Pars* petrosa ossis sphenoidalis]; Ⓔ *petrosal fossula*

Fossulae tonsillares tonsillae pharyngealis: Öffnungen der Mandelkrypten der Rachenmandel*; Ⓔ *tonsillar fossulae of pharyngeal tonsil*

Fossulae tonsillares tonsillae palatini: Öffnungen der Mandelkrypten der Gaumenmandel*; Ⓔ *tonsillar fossulae of palatine tonsil*

Fot-, fot- *präf.*: → *Foto-*

Föt-, föt- *präf.*: → *Föto-*

Föltal|pe|ri|o|de *f*: ***Syn:*** *Fetalperiode*; Zeitraum vom Beginn des vierten Schwangerschaftsmonats bis zur Geburt; Ⓔ *fetal life, fetal period*

föltid *adj*: ***Syn:*** *fetid*; übelriechend, stinkend; Ⓔ *foul-smelling, fetid*

Foto-, foto- *präf.*: Wortelement mit der Bedeutung „Licht"; Ⓔ *photic, phot(o)-*

Föto-, föto- *präf.*: Wortelement mit der Bedeutung „Leibesfrucht/Fetus"; Ⓔ *fetal, foetal, feto-*

Folto|der|ma|to|se *f*: → *Photodermatose*

Folto|e|lek|tro|nys|tag|mo|gra|fie, -gra|phie *f*: → *Photoelektronystagmografie*

Föltolgelnelse *f*: → *Fetogenese*

Folto|ko|a|gu|la|ti|on *f*: ***Syn:*** *Photokoagulation, Lichtkoagulation*; Koagulation* von Netzhautteilen durch konzentrierte Lichtbündel [Laser]; Ⓔ *photocoagulation*

Folto|me|trie *f*: ***Syn:*** *Photometrie*; Messung der Lichtdurchlässigkeit oder -absorption von Lösungen zur Konzentrationsbestimmung von Stoffen; Ⓔ *photometry*

folto|me|trisch *adj*: ***Syn:*** *photometrisch*; Fotometrie betreffend, mittels Fotometrie; Ⓔ *photometric*

Folto|the|ra|pie *f*: ***Syn:*** *Lichttherapie, Phototherapie, Lichtbehandlung*; Behandlung mit natürlichem oder künstlichem Licht; Ⓔ *phototherapy, light therapy, light treatment*

Föltus *m*: → *Fetus*

fou|dro|yant *adj*: schlagartig einsetzend, fulminant; Ⓔ *foudroyant, fulminant*

Fournier-Gangrän *f*: ***Syn:*** *Fournier-Krankheit, Skrotalgangrän*; fiebrige, nekrotische Gangrän des Skrotums; Ⓔ *Fournier's disease, Fournier's gangrene, syphiloma of Fournier*

Fournier-Zähne *pl*: fehlgebildete Mahlzähne bei angeborener Syphilis; Ⓔ *screwdriver teeth*

Fo|vea *f, pl* **-ve|ae**: kleine Grube oder Vertiefung; Ⓔ *fovea, depression, pit, fossa*

Fovea capitis femoris: Grube im kugelförmigen Femurkopf [Caput* femoris]; Ⓔ *fovea of head of femur*

Fovea centralis: ***Syn:*** *Sehgrube*; zentrale Grube im gelben Fleck [Macula lutea] der Netzhaut; Stelle des schärfsten Sehens; Ⓔ *central fovea of retina, Soemmering's foramen, central pit*

Fovea costalis inferior: Fläche an der Unterkante des Wirbelkörpers des 2.–9. Brustwirbels, die Teil der Gelenkpfanne des Rippenkopfgelenks ist; Ⓔ *inferior costal fovea*

Fovea costalis processus transversi: Gelenkfläche des Querfortsatzes [Processus* transversus vertebrae] der Brustwirbel; Ⓔ *transverse costal fovea*

Fovea costalis superior: Fläche an der Oberkante des Wirbelkörpers des 2.–9. Brustwirbels, die Teil der Gelenkpfanne des Rippenkopfgelenks ist; Ⓔ *superior costal fovea*

Fovea oblonga cartilaginis arytenoideae: kleine Grube auf der Vorderseite der Aryknorpel*; Ⓔ *oblong fovea of arytenoid cartilage*

Fovea pterygoidea: kleine Grube auf der medialen Seite des Collum* mandibulae; Ⓔ *pterygoid fovea*

Fovea radialis: ***Syn:*** *Tabatière*; Hautgrube zwischen den Sehnen des Musculus* extensor pollicis brevis [radial] und Musculus* extensor pollicis longus [ulnar] über dem 1. Mittelhandknochen; in der Tiefe der Fovea liegt die Arteria* radialis; Ⓔ *snuff box*

Fovea sublingualis: Mulde an der Innenseite des Unterkieferkörpers [Corpus mandibulae] für die Unterzungendrüse [Glandula sublingualis]; Ⓔ *sublingual fovea*

Fovea submandibularis: Mulde an der Innenseite des Unterkieferkörpers [Corpus mandibulae] für die Glandula submandibularis; Ⓔ *submandibular fovea*

Fovea triangularis cartilaginis arytenoideae: dreieckige Mulde auf der Vorderfläche der Aryknorpel*; Ⓔ *triangular fovea of arytenoid cartilage*

Fovea trochlearis: kleine Furche in der Pars orbitalis des Stirnbeins [Os* frontale]; Ⓔ *trochlear fovea*

Fo|ve|o|la *f, pl* **-lae**: Grübchen, winzige Vertiefung; Ⓔ *foveola, (small) pit, faveolus*

Foveola coccygea: ***Syn:*** *Steißbeingrübchen*; Hautgrube über der Steißbeinspitze; Ⓔ *coccygeal foveola*

Foveolae gastricae: ***Syn:*** *Magengrübchen*; Grübchen in der Magenschleimhaut; Mündungsort der Magendrüsen; Ⓔ *gastric foveolae, gastric pits*

Foveolae granulares: ***Syn:*** *Pacchioni-Fossae*; durch die Pacchioni*-Granulationen verursachte Grübchen der Lamina interna der Calvaria*; Ⓔ *granular foveolae*

Foveola suprameatalis/suprameatica: kleine dreieckige Grube über der Öffnung des Meatus* acusticus externus; Ⓔ *suprameatal fossa*

fo|ve|o|lär *adj*: Foveola betreffend; eingedellt, eingedrückt; Ⓔ *relating to a foveola, foveolar, foveate, faveolar*

Fox-Fordyce-Krankheit *f*: ***Syn:*** *apokrine Miliaria, Hidradenoma eruptivum, Apocrinitis sudoripara pruriens, Acanthosis circumporalis pruriens*; zu Juckreiz und Papelbildung führender Verschluss der Ausführungsgänge apokriner Schweißdrüsen; Ⓔ *apocrine miliaria, Fox-Fordyce disease, Fordyce's disease, Fox's disease*

Frac|tu|ra *f, pl* **-rae**: → *Fraktur*

Fractura communitiva: Trümmerbruch, Splitterbruch; Ⓔ *comminuted fracture*

Fraenkel-Gasbazillus *m*: → *Clostridium perfringens*

fra|gil *adj*: zerbrechlich, brüchig, gebrechlich; Ⓔ *fragile, brittle, frail*

Fragiles-X-Syndrom *nt*: ***Syn:*** *Marker-X-Syndrom, Martin-*

Bell-Syndrom, Syndrom des fragilen X-Chromosoms; v.a. das männliche Geschlecht betreffendes Syndrom mit Gesichtsfehlbildungen, Hyperaktivität und verzögerter körperlicher und geistiger Entwicklung; (E) *fragile X syndrome*

Fra|gi|li|tät *f*: *Syn: Fragilitas*; Zerbrechlichkeit, Brüchigkeit, Sprödigkeit; (E) *fragility, fragileness, fragilitas*

Fra|gi|lo|zy|to|se *f*: Vorkommen von **Fragilozyten**, d.h. Erythrozyten* mit verminderter osmotischer Resistenz, im Blut; (E) *fragilocytosis*

Frag|ment *nt*: Bruchstück, Bruchteil; (E) *fragment*

frag|men|tär *adj*: bruchstückhaft, unvollendet, lückenhaft, fragmentarisch; (E) *fragmentary, fragmental*

Frag|men|to|zyt *m*: *Syn: Schistozyt, Schizozyt*; kleiner, fehlgebildeter Erythrozyt; (E) *helmet cell, schistocyte, schizocyte*

Frak|tur *f*: *Syn: Bruch, Knochenbruch, Knochenfraktur, Fractura*; durch äußere Gewalteinwirkung entstandene Unterbrechung der Gewebekontinuität des Knochens mit oder ohne Verschiebung der Knochenfragmente; (E) *bone fracture, fracture, break*

bimalleoläre Fraktur: Fraktur von Innen- und Außenknöchel; (E) *bimalleolar fracture, second degree Pott's fracture*

direkte Fraktur: *Syn: direkter Bruch*; durch direkte Gewalteinwirkung auf den Knochen entstandene Fraktur; (E) *direct fracture*

dislozierte Fraktur: Fraktur mit Verschiebung/Dislokation der Bruchenden; (E) *displaced fracture*

extraartikuläre Fraktur: Fraktur ohne Gelenkbeteiligung; (E) *extra-articular fracture*

extrakapsuläre Fraktur: Fraktur außerhalb der Gelenkkapsel; (E) *extracapsular fracture*

geschlossene Fraktur: *Syn: geschlossener Bruch*; Fraktur ohne Verbindung zur Körperoberfläche; (E) *closed fracture*

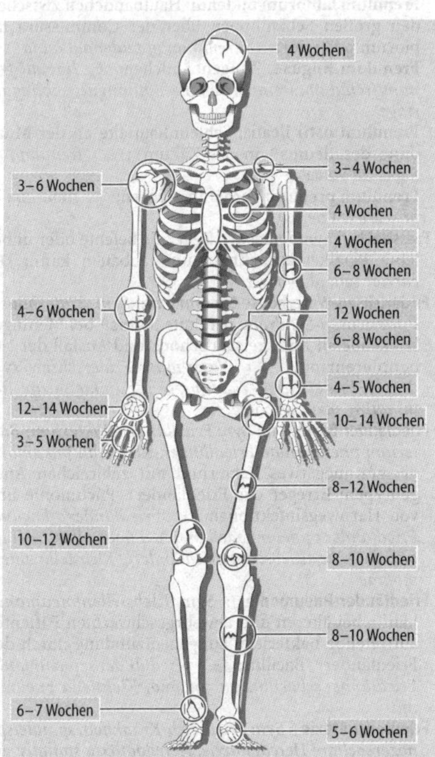

Abb. 30. Mittlere Heilungsdauer bei konservativer Frakturbehandlung

indirekte Fraktur: *Syn: indirekter Bruch*; durch indirekte Gewalteinwirkung entstandene Fraktur; (E) *indirect fracture*

inkomplette Fraktur: *Syn: unvollständige Fraktur*; Fraktur ohne vollständige Durchtrennung des Knochens (z.B. Grünholzfraktur*); (E) *incomplete fracture*

intraartikuläre Fraktur: Knochenbruch innerhalb eines Gelenks; (E) *intra-articular fracture*

intrakapsuläre Fraktur: Fraktur innerhalb der Gelenkkapsel; (E) *intracapsular fracture*

komplette Fraktur: *Syn: vollständige Fraktur*; Fraktur mit vollständiger Durchtrennung des Knochens; (E) *complete fracture*

komplizierte Fraktur: *Syn: Wundfraktur*; Knochenbruch mit Weichteilverletzung; (E) *compound fracture, open fracture*

kongenitale Fraktur: bei der Geburt vorhandene Fraktur, intrauterin erworbene Fraktur; (E) *congenital fracture, fetal fracture, intrauterine fracture*

neurogene Fraktur: pathologische Fraktur bei Vorschädigung durch neurologische Ausfälle; (E) *neurogenic fracture*

nicht-dislozierte Fraktur: Fraktur ohne Verschiebung/Dislokation der Bruchenden; (E) *nondisplaced fracture, undisplaced fracture*

offene Fraktur: *Syn: Wundfraktur*; Knochenbruch mit Weichteilverletzung und offener Verbindung zur Körperoberfläche; (E) *compound fracture, open fracture*

pathologische Fraktur: *Syn: Spontanfraktur*; nicht durch traumatische Schädigung hervorgerufene Fraktur eines bereits krankhaft veränderten Knochens; (E) *pathologic fracture, secondary fracture, spontaneous fracture*

subkapitale Fraktur: Fraktur unterhalb eines Gelenkkopfes; (E) *subcapital fracture, neck fracture*

traumatische Fraktur: durch Einwirkung auf einen gesunden Knochen entstandene Fraktur (Gegensatz: pathologische Fraktur); (E) *traumatic fracture*

unkomplizierte Fraktur: Fraktur ohne Weichteilverletzung oder Verbindung zur Körperoberfläche; (E) *closed fracture, simple fracture, subcutaneous fracture*

unvollständige Fraktur: → *inkomplette Fraktur*

vollständige Fraktur: → *komplette Fraktur*

Frak|tur|dis|lo|ka|ti|on *f*: *Syn: Luxationsfraktur, Verrenkungsbruch*; Fraktur mit Luxation* der Fragmente oder eines angrenzenden Knochens; (E) *fracture-dislocation*

Frak|tur|kal|lus *m*: *Syn: Knochenkallus, Kallus, Bruchkallus, Callus*; nach einem Knochenbruch entstehende, den Knochen umgebende Scheide, von der der Heilungsprozess ausgeht; (E) *fracture callus*

Fram|boe|sia tropica *f*: → *Frambösie*

Fram|bö|sie *f*: *Syn: Pian, Parangi, Yaws, Framboesia tropica, Polypapilloma tropicum*; chronische tropische Infektionskrankheit durch **Treponema pertenue**; im Endstadium kommt es zu schweren Schädigungen von Haut, Weichteilen und Knochen; (E) *yaws, frambesia, framboesia, parangi, pian, bouba, tonga, thymiosis, Breda's disease, Charlouis' disease, zymotic papilloma, granula tropicum, polypapilloma tropicum*

Franceschetti-Erosion *f*: angeborene Erkrankung mit wiederkehrenden Geschwüren der Augenhornhaut; (E) *Franceschetti's disease, Franceschetti's syndrome*

Franceschetti-Syndrom *nt*: *Syn: Treacher-Collins-Syndrom, Franceschetti-Zwahlen-Syndrom, Berry-Syndrom, Dysostosis mandibulo-facialis*; autosomal-dominantes Syndrom mit Fehlbildungen des Unterkiefers und des Gesichtsschädels; typisch sind Unter- und Oberkieferhypoplasie, Ohrmuscheldysplasie und Gehörgangsatresie mit Taubheit; (E) *Franceschetti syn-*

drome, Treacher-Collins syndrome, Treacher-Collins-Franceschetti syndrome, mandibulofacial syndrome, mandibulofacial dysostosis, mandibulofacial dysplasia

Franceschetti-Zwahlen-Syndrom *nt*: →*Franceschetti-Syndrom*

Fran|ci|sel|la *f*: Gattung gramnegativer, unbeweglicher Bakterien; Ⓔ *Francisella*

Francis-Krankheit *f*: →*Tularämie*

Fränkel-Pneumokokkus *m*: ***Syn:*** *Pneumokokkus, Pneumococcus, Streptococcus pneumoniae, Diplococcus pneumoniae*; von einer Polysaccharidkapsel umgebene, lanzettförmige Diplokokke; klassischer Erreger der Pneumonie*; Ⓔ *pneumococcus, pneumonococcus, Diplococcus pneumoniae/lanceolatus, Streptococcus pneumoniae*

F

Frankenhäuser-Plexus *m*: ***Syn:*** *Frankenhäuser-Geflecht, Plexus uterovaginalis*; vegetativer Plexus* neben Gebärmutter und Scheide; Ⓔ *uterovaginal plexus*

Frankenhäuser-Geflecht *nt*: →*Frankenhäuser-Plexus*

Frank|fur|ter Ho|ri|zon|ta|le *f*: ***Syn:*** *Deutsche Horizontale, Ohr-Augen-Ebene*; Bezugsebene für Röntgenaufnahmen und die Planung neurochirurgischer Eingriffe; Ⓔ *auriculo-infraorbital plane, Frankfort horizontal, Frankfort horizontal plane, Frankfort plane, ear plane*

Franklin-Syndrom *nt*: ***Syn:*** *Schwerekettenkrankheit, H-Krankheit*; monoklonale Paraproteinämie* mit Bildung schwerer Ketten der Immunglobuline G [**Gamma-Ketten-Krankheit, γ-Typ**], M [**M-Ketten-Krankheit, μ-Typ**], oder A [**Alpha-Ketten-Krankheit, α-Typ**]; Ⓔ *heavy-chain disease, Franklin's disease*

Fraser-Syndrom *nt*: ***Syn:*** *Kryptophthalmus-Syndrom*; autosomal-rezessives Syndrom mit Kryptophthalmus*, Syndaktylie*, Unterentwicklung der Genitale und Nierenagenesie*; Ⓔ *Fraser syndrome, cryptophthalmus syndrome*

Frazier-Spiller-Operation *f*: ***Syn:*** *Neurotomia retrogasseriana, retroganglionäre Neurotomie*; Durchtrennung der sensiblen Trigeminusfasern bei Trigeminusneuralgie*; Ⓔ *Frazier-Spiller operation*

Freeman-Sheldon-Syndrom *nt*: ***Syn:*** *kranio-karpo-tarsales Dysplasie-Syndrom, Dysplasia cranio-carpo-tarsalis*; autosomal-dominantes Fehlbildungssyndrom mit charakteristischer Gesichtsdysmorphie [**whistling face**], kleinem Schädel und kleinen Händen und Füßen; Ⓔ *Freeman-Sheldon syndrome, whistling face syndrome, craniocarpotarsal dysplasia, craniocarpotarsal dystrophy*

Fremd|an|am|ne|se *f*: Anamnese* durch Befragung von Familie und Freunden des Patienten; Ⓔ *foreign anamnesis*

Fremd|kör|per *m*: ***Syn:*** *Corpus alienum*; Bezeichnung für alle körperfremde Substanzen oder Strukturen, lebend oder unbelebt, die in auf natürlichem [Verschlucken] oder künstlichem Weg [Verletzung, Insertion] in den Körper eingebracht wurden; können vom Körper toleriert werden oder zu einer Reaktion [Fremdkörpergranulom, allergische Reaktion] führen; Ⓔ *foreign body, foreign substance, foreign matter*

Fremd|kör|per|as|pi|ra|ti|on *m*: Einatmung eines Fremdkörpers in die Atemwege [Erdnüsse!], kann zur Verlegung eines Bronchus führen; Ⓔ *foreign-body aspiration*

Fremd|kör|per|em|bo|lie *f*: durch einen in den Blutkreislauf eingedrungenen Fremdkörper [Kanüle, Katheterteile] ausgelöste Embolie*; Ⓔ *foreign-body embolism*

Fremd|kör|per|gra|nu|lom *nt*: Granulationsgewebe um einen Fremdkörper; Ⓔ *foreign-body granuloma*

Fremd|kör|per|rie|sen|zel|len *pl*: sich um Fremdsubstanzen bildende vielkernige Riesenzellen; Ⓔ *foreign body giant cells*

Fremd|re|flex *m*: ***Syn:*** *polysynaptischer Reflex, heterozeptiver Reflex*; Reflex, bei dem Reizort und Erfolgsorgan nicht identisch sind; Ⓔ *extrinsic reflex, polysynaptic reflex*

Fre|mi|tus *m*: tastbares oder hörbares Vibrieren, Vibration, Schwirren; Ⓔ *fremitus*

Fremitus bronchialis: ***Syn:*** *Bronchialfremitus*; fühlbares Schwirren der Thoraxwand bei Rasselgeräuschen* der Lunge; Ⓔ *bronchial fremitus, rhonchal fremitus, vocal fremitus, bronchiloquy*

Fremitus pectoralis: ***Syn:*** *Stimmfremitus, Pektoralfremitus*; Übertragung von Stimmlauten auf die Thoraxwand; Ⓔ *pectoral fremitus, pectoriloquy*

French *nt*: ***Syn:*** *Charrière*; Maßeinheit für die Dicke von Kathetern und Dehnsonden; 1 French = 1/3 mm; Ⓔ *Charrière, French*

Fren|ek|to|mie *f*: ***Syn:*** *Frenulektomie*; operative Entfernung des Zungenbändchens; Ⓔ *frenectomy*

Frenkel-Test *m*: *s.u.* *Toxoplasmin*; Ⓔ *Frenkel's intracutaneous test*

Fre|no|plas|tik *f*: ***Syn:*** *Frenuloplastik*; Zungenbändchenplastik; Ⓔ *frenoplasty*

Fre|no|to|mie *f*: ***Syn:*** *Frenulotomie*; Zungenbändchendurchtrennung; Ⓔ *lingual frenotomy, frenotomy*

Fre|nu|lek|to|mie *f*: →*Frenektomie*

Fre|nu|lo|plas|tik *f*: →*Frenoplastik*

Fre|nu|lo|to|mie *f*: →*Frenotomie*

Fre|nu|lum *nt, pl* **-la**: Bändchen; Ⓔ *frenulum, small bridle, small frenum*

Frenulum clitoridis: ***Syn:*** *Klitorisbändchen*; Bändchen am dorsalen Ansatz der kleinen Schamlippen* an der Klitoris*; Ⓔ *frenulum of clitoris*

Frenulum labii inferioris: Unterlippenbändchen; Ⓔ *inferior labial frenulum, frenulum of lower lip*

Frenulum labii superioris: Oberlippenbändchen; Ⓔ *superior labial frenulum, frenulum of upper lip*

Frenulum labiorum pudendi: Hautbändchen zwischen den großen Schamlippen über der Commissura labiorum posterior; Ⓔ *frenulum of pudendal labia*

Frenulum linguae: Zungenbändchen; Ⓔ *lingual frenum/frenulum, frenum/frenulum of tongue, sublingual ridge*

Frenulum ostii ilealis: Schleimhautfalte an der Mündung des Ileums* in das Zäkum*; Ⓔ *frenulum of ileocecal valve*

Frenulum preputii: Vorhautbändchen; Ⓔ *frenulum of prepuce (of penis)*

Fress|zel|le *f*: ***Syn:*** *Phagozyt*; Zelle, die belebte oder unbelebte Partikel aufnehmen und abbauen kann; Ⓔ *carrier cell, phagocyte*

Friderichsen-Waterhouse-Syndrom *nt*: ***Syn:*** *Waterhouse-Friderichsen-Syndrom*; perakute Sepsis* bei Meningokokkenbefall mit Kreislaufschock und Ausfall der Nebennierenrinde; Ⓔ *Waterhouse-Friderichsen syndrome, Friderichsen-Waterhouse syndrome, acute fulminating meningococcemia*

Friedländer-Bacillus *m*: ***Syn:*** *Friedländer-Bakterium, Bacterium pneumoniae Friedländer, Klebsiella pneumoniae*; gramnegatives Bakterium mit zahlreichen Antigentypen; Erreger der Friedländer*-Pneumonie und von Harnwegsinfektionen; Ⓔ *Friedländer's bacillus, Friedländer's pneumobacillus, pneumobacillus, Bacillus pneumoniae, Klebsiella friedländeri, Klebsiella pneumoniae*

Friedländer-Pneumonie *f*: ***Syn:*** *Klebsiellenpneumonie*; häufig bei älteren und abwehrgeschwächten Patienten auftretende bakterielle Lungenentzündung durch den Friedländer*-Bacillus; Ⓔ *Friedländer's pneumonia, Friedländer's bacillus pneumonia, Klebsiella pneumonia*

Friedreich-Ataxie *f*: ***Syn:*** *Friedreich-Krankheit, spinale/spinozerebellare Heredoataxie, Heredoataxia spinalis*; autosomal-rezessive Kleinhirn-Rückenmarkerkrankung mit u.a. Sensibilitätsstörungen, Sprachstörungen, Ataxie*, Spastik; Ⓔ *Friedreich's ataxia, Friedreich's heredoataxia, Friedreich's disease, Friedreich's tabes, family ataxia, familial ataxia, hereditary family ataxia, hereditary familial ataxia*

Friedreich-Krankheit *f*: → *Friedreich-Ataxie*

Frisch|blut|kon|ser|ve *f*: Vollblutkonserve, die nicht älter als drei Tage ist; Ⓔ *fresh blood*

Fröhlich-Syndrom *nt*: → *Dystrophia adiposogenitalis*

Frons *f*: Stirn; Ⓔ *forehead, brow, frons*

fron|tal *adj*: stirnwärts, stirnseitig; Stirn oder Stirnbein/Os frontale betreffend; Ⓔ *frontal, metopic*

Fron|tal|e|be|ne *f*: *Syn: Planum frontale, Planum coronale*; in der Vertikalachse verlaufende Körperebene, die parallel zur Stirn [Frons] liegt; Ⓔ *frontal plane*

Fron|tal|hirn|e|pi|lep|sie *f*: durch einen Herd im Frontalhirn ausgelöste Epilepsie*; Ⓔ *frontal-lobe epilepsy*

Fron|tal|pol *m*: *Syn: Polus frontalis*; Vorderende einer Großhirnhemisphäre; Ⓔ *frontal pole of a cerebral hemisphere*

Fronto-, fronto- *präf.*: Wortelement mit der Bedeutung „Stirn/Stirnbein/Frons"; Ⓔ *fronto-*

fron|to|ma|xil|lar *adj*: → *frontomaxillär*

fron|to|ma|xil|lär *adj*: *Syn: frontomaxillar*; Stirn oder Stirnbein und Oberkiefer/Maxilla betreffend oder verbindend; Ⓔ *relating to both frontal bone and maxilla, frontomaxillary*

fron|to|na|sal *adj*: Stirn oder Stirnhöhle und Nase betreffend oder verbindend; Ⓔ *relating to both frontal and nasal bones, frontonasal*

fron|to|ok|zi|pi|tal *adj*: *Syn: okzipitofrontal*; Stirn und Hinterhaupt/Okziput betreffend; Ⓔ *relating to both forehead and occiput, frontooccipital, occipitofrontal*

fron|to|tem|po|ral *adj*: Stirnbein und Schläfenbein/Os temporale betreffend oder verbindend; Ⓔ *relating to both frontal and temporal bones, frontotemporal*

Front|zäh|ne *f*: Schneide- und Eckzähne; Ⓔ *anterior teeth, labial teeth*

Frosch|ge|schwulst *f*: → *Ranula*

Frost|beu|len *pl*: Pernio*; Ⓔ *chilblains, perniones*

Frost, u|rä|mi|scher *m*: *Syn: Urhidrosis, Uridrosis, Sudor urinosus*; Ausscheidung von Harnstoff und Harnsäure im Schweiß bei Urämie*; Ⓔ *urhidrosis, uridrosis, urinidrosis*

Frucht *f*: Embryo*, Fetus*; Ⓔ *embryo, fetus*

Frucht|bla|se *f*: von den Eihäuten gebildeter Sack, in dem die Frucht heranwächst; Ⓔ *amniotic sac, bag of waters*

Frucht|schmie|re *f*: *Syn: Käseschmiere, Vernix caseosa*; aus Epidermiszellen und Talgdrüsensekret bestehende Schmiere auf der Haut von Säuglingen, die das Herausgleiten bei der Geburt erleichtert; Ⓔ *vernix caseosa*

Frucht|was|ser *nt*: in der Fruchtblase enthaltene Amnionflüssigkeit; Ⓔ *amniotic fluid, the waters*

Frucht|was|ser|as|pi|ra|ti|on *nt*: Aspiration von Fruchtwasser durch den Säugling unter der Geburt; Ⓔ *amniotic fluid aspiration*

Frucht|was|ser|di|a|gnos|tik *f*: Untersuchung des Fruchtwassers; Ⓔ *amniotic fluid diagnosis*

Frucht|was|ser|em|bo|lie *f*: *Syn: Amnioninfusionssyndrom*; durch Eindringen von Fruchtwasser in den mütterlichen Kreislauf verursachte Embolie; Ⓔ *amniotic fluid embolism, amniotic fluid syndrome*

Frucht|was|ser|spie|ge|lung *f*: *Syn: Amnioskopie*; direkte Betrachtung der Fruchtblase mit einem Amnioskop; Ⓔ *amnioscopy*

Frucht|zu|cker *m*: → *Fructose*

Fruc|to|fu|ra|no|se *f*: *Syn: Fruktofuranose*; Ringform [Furanose*] der Fructose mit 5 C-Atomen; Ⓔ *fructofuranose*

Fruc|to|ki|na|se *f*: *Syn: Fruktokinase, Ketohexokinase, Ketokinase*; Kinase, die Fructose in Fructose-6-phosphat umwandelt; Ⓔ *fructokinase, ketohexokinase*

Fruc|to|py|ra|no|se *f*: *Syn: Fruktopyranose*; Ringform [Pyranose*] der Fructose mit 6 C-Atomen; Ⓔ *fructopyranose*

Fruc|tos|ä|mie *f*: → *Fruktosämie*

Fruc|to|se *f*: *Syn: Fruchtzucker, D-Fructose, D-Fruktose, Levulose, Lävulose, Laevulose*; in Früchten, Honig u.ä. vorkommender, süßester natürlicher Zucker; Bestandteil der Saccharose*; bei Diabetes* mellitus wird Fructose als Süßmittel eingesetzt; kann im Körper erst nach Umwandlung in Glucose abgebaut werden; Ⓔ *fructose*

Fructose-1,6-bisphosphat *nt*: → *Fructose-1,6-diphosphat*

Fructose-2,6-bisphosphat *nt*: → *Fructose-2,6-diphosphat*

Fruc|to|se|bis|phos|phat|al|do|la|se *f*: → *Fructosediphosphataldolase*

Fructose-1,6-bisphosphatase *f*: → *Fructose-1,6-diphosphatase*

Fructose-1,6-diphosphat *nt*: *Syn: Fruktose-1,6-diphosphat, Fruktose-1,6-bisphosphat, Fructose-1,6-bisphosphat, Harden-Young-Ester*; Zwischenprodukt bei der Glykolyse* und Gluconeogenese; Ⓔ *fructose-1,6-diphosphate*

Fructose-2,6-diphosphat *nt*: *Syn: Fruktose-2,6-bisphosphat, Fructose-2,6-bisphosphat, Fruktose-2,6-diphosphat*; wichtiger allosterischer Regulator von Phosphofructokinase* und Fructose-1,6-diphosphatase; Ⓔ *fructose-2,6-diphosphate*

Fruc|to|se|di|phos|phat|al|do|la|se *f*: *Syn: Fruktosebisphosphataldolase, Aldehydlyase, Aldolase, Fructosebisphosphataldolase, Fruktosediphosphataldolase*; Schlüsselenzym des Embden-Meyerhof-Wegs*; katalysiert die Umwandlung von Fructose-1,6-diphosphat zu Dihydroxyacetonphosphat und D-Glycerinaldehyd-3-phosphat; Ⓔ *fructose bisphosphate aldolase*

Fructose-1,6-diphosphatase *f*: *Syn: Hexosediphosphatase, Fruktose-1,6-bisphosphatase, Fructose-1,6-bisphosphatase, Fruktose-1,6-diphosphatase*; Hydrolase*, die die Spaltung von Fructose-1,6-diphosphat im Rahmen der Gluconeogenese* katalysiert; Ⓔ *fructose-1,6-diphosphatase*

Fructose-1-phosphat *nt*: *Syn: Fruktose-1-phosphat*; Zwischenprodukt des Fructosestoffwechsels; Ⓔ *fructose-1-phosphate*

Fructose-6-phosphat *nt*: *Syn: Neuberg-Ester, Fruktose-6-phosphat*; Zwischenprodukt von Glykolyse* und Gluconeogenese; Ⓔ *fructose-6-phosphate*

Fruc|tos|u|rie *f*: → *Fruktosurie*

Früh|a|bort *m*: Abort* vor der 16. Schwangerschaftswoche; Ⓔ *early abortion*

Früh|di|a|gno|se *f*: die für Therapie und Prognose, aber auch für die Erkennung und Eindämmung von Epidemien wichtige, möglichst frühzeitige Diagnose* einer Erkrankung; Ⓔ *early diagnosis*

Früh|ge|bo|re|nen|re|ti|no|pa|thie *f*: *Syn: retrolentale Fibroplasie, Terry-Syndrom, Retinopathia praematurorum*; Netzhauterkrankung von untergewichtigen Frühgeborenen, die vermutlich durch die toxische Wirkung von Sauerstoff im Brutkasten verursacht wird; in schweren Fällen kommt es zur Erblindung; Ⓔ *Terry's syndrome, retinopathy of prematurity, retinopapillitis of premature infants, retrolental fibroplasia*

Früh|ge|bo|re|nes *nt*: vor der 37. Schwangerschaftswoche geborener Säugling; Ⓔ *premature, immature infant, premature child, premature infant, preterm infant*

Früh|ge|burt *f*: Geburt zwischen der 28. und der 37. Schwangerschaftswoche; Ⓔ *premature, premature birth, immature labor, premature labor, premature delivery*

Früh|ges|to|se *f*: in der Frühphase der Schwangerschaft (1. Drittel) auftretende, schwangerschaftstypische Erkrankung mit Übelkeit und Brechreiz; schwerste Form ist die Hyperemesis* gravidarum; Ⓔ *pre-eclampsia*

Früh|jahrs|ak|ne *f*: *Syn: Mallorca-Akne, Sommerakne; Ak-*

F

ne aestivalis; meist Frauen betreffende Akne sonnenexponierter Hautareale; Ⓔ *Mallorca acne*

Frühljahrslkaltarr *m*: → *Frühjahrskatarrh*

Frühljahrslkaltarrh *m*: → *Frühjahrskonjunktivitis*

Frühljahrslkonljunkltilviltis *f, pl* **-tilden**: *Syn: Frühjahrskatarrh, Conjunctivitis vernalis*; allergische Bindehautentzündung/Konjunktivitis mit Häufung im Frühjahr/Frühsommer; Ⓔ *spring conjunctivitis, spring ophthalmia, vernal catarrh, vernal conjunctivitis*

Frühjahr-Sommer-Enzephalitis *f*: → *Frühsommer-Enzephalitis*

Frühlkarlzilnom *nt*: *Syn: early cancer*; echtes Karzinom*, das durch die Basalmembran in die Submukosa* eingewachsen ist; Ⓔ *early cancer*

Frühsommer-Enzephalitis *f*: *Syn: zentraleuropäische Zeckenenzephalitis, Frühsommer-Meningoenzephalitis, Central European encephalitis*; durch das **FSME-Virus** verursachte Arbovirus-Enzephalitis* Mitteleuropas, die meist unter Mitbeteiligung der Hirnhaut verläuft; Ⓔ *Central European encephalitis, diphasic meningoencephalitis, diphasic milk fever, Far East Russian encephalitis, Central European tick-borne fever*

russische Frühsommer-Enzephalitis: *Syn: russische Zeckenenzephalitis, russische Frühjahr-Sommer-Enzephalitis*; durch Zecken übertragene Virusenzephalitis [**RSSE-Virus, RFSE-Virus**] mit endemischen Herden in Mittel- und Osteuropa; Ⓔ *Russian spring-summer encephalitis, forest-spring encephalitis, Russian endemic encephalitis, Russian forest-spring encephalitis, Russian tick-borne encephalitis, Russian vernal encephalitis, vernal encephalitis, vernoestival encephalitis, woodcutter's encephalitis, woodcutter's encephalitis*

Frühsommerenzephalitis-Virus, russische *nt*: *Syn: RFSE-Virus, RSSE-Virus*; durch Zecken übertragenes Arbovirus*, Erreger der russischen Frühsommer-Enzephalitis*; Ⓔ *RSSE virus, Russian spring-summer encephalitis virus*

Frühsommer-Meningoenzephalitis *f*: → *Frühsommer-Enzephalitis*

Frühlsterblllichlkeit *f*: Säuglingssterblichkeit bis zum 7. Tag nach der Geburt; Ⓔ *early infant mortality, infant mortality in the first week*

Frühlsylphillis *f*: Sammelbegriff für das Primär- und Sekundärstadium der Syphilis*; Ⓔ *early syphilis*

Fruklltalne *pl*: aus Fructose* aufgebaute Polysaccharide*; Ⓔ *fructans*

Frukltolfuralnolse *f*: → *Fructofuranose*

β-Fruktofuranosidase *f*: → *Invertase*

Frukltolkilnalse *f*: → *Fructokinase*

Frukltolpylralnolse *f*: → *Fructopyranose*

Frukltoslälmie *f*: *Syn: Fructosämie*; Vorkommen von Fructose im Blut; Ⓔ *fructosemia, levulosemia*

Frukltolse *f*: → *Fructose*

Fruktose-1,6-bisphosphat *nt*: → *Fructose-1,6-diphosphat*

Fruktose-2,6-bisphosphat *nt*: → *Fructose-2,6-diphosphat*

Frukltolselbislphoslphatlalldollalse *f*: → *Fructosediphosphaaldolase*

Fruktose-1,6-bisphosphatase *f*: → *Fructose-1,6-diphosphatase*

Fruktose-1,6-diphosphat *nt*: → *Fructose-1,6-diphosphat*

Fruktose-2,6-diphosphat *nt*: → *Fructose-2,6-diphosphat*

Frukltolseldilphoslphatlalldollalse *f*: → *Fructosediphosphataldolase*

Fruktose-1,6-diphosphatase *f*: → *Fructose-1,6-diphosphatase*

Frukltolselinltollelranz *f*: → *Fruktoseintoleranzsyndrom*

Frukltolselinltollelranzlsynldrom *nt*: *Syn: (erbliche/hereditäre) Fruktoseintoleranz*; autosomal-rezessiv vererbter komplexer Enzymdefekt, der bei Fructosezufuhr zu Fruktosämie*, Hypoglykämie, Erbrechen und Leberschäden führt; Ⓔ *fructose intolerance*

Fruktose-1-phosphat *nt*: → *Fructose-1-phosphat*

Fruktose-6-phosphat *nt*: → *Fructose-6-phosphat*

Frukltoslulrie *f*: *Syn: Fructosurie*; Fructoseausscheidung im Harn; Ⓔ *fructosuria, levulosuria*

FSME-Virus *nt*: *Syn: CEE-Virus*; Flavivirus*; Erreger der Frühsommer-Enzephalitis*; Ⓔ *CEE virus, Central European encephalitis virus*

FTA-Test *m*: → *Fluoreszenz-Treponemen-Antikörpertest*

Fuchs-Hornhautdystrophie *f*: *Syn: Dystrophia epithelialis corneae*; ätiologisch ungeklärte Degeneration von Hornhautepithel und -endothel; Ⓔ *Fuchs' dystrophy, Fuchs' epithelial dystrophy*

Fuchslbandlwurm *m*: *Syn: Echinococcus multilocularis*; 1–4 mm langer Bandwurm des Rotfuchses; beim Menschen [Fehlzwischenwirt] Erreger der Echinokokkose*; Ⓔ *Echinococcus multilocularis*

Fuchlsin *nt*: in der Histologie verwendeter roter Farbstoff; Ⓔ *rubin, fuchsin*

fuchlsilnolphil *adj*: mit Fuchsin färbend; Ⓔ *fuchsinophil, fuchsinophilic, fuchsinophilous*

Fuchlsilnolphillie *f*: leichte Anfärbbarkeit mit Fuchsin; Ⓔ *fuchsinophilia*

Fulcolse *f*: *Syn: Fukose, 6-Desoxy-L-Galaktose*; beim Menschen in den Blutgruppensubstanzen A, B und O sowie in der Muttermilch vorkommender Desoxyzucker*; auch Bestandteil verschiedener Glykoside* und Antibiotika*; Ⓔ *fucose*

α-L-Fucosidase *f*: *s.u. Fucosidose-Syndrom*; Ⓔ *α-L-fucosidase*

Fulcolsildolse *f*: → *Fucosidose-Syndrom*

Fucosidose-Syndrom *nt*: *Syn: Fucosidose, Fukosidose*; durch einen autosomal-rezessiv vererbten Mangel an **α-L-Fucosidase** hervorgerufene lysosomale Speicherkrankheit*; klinisch stehen Hepatosplenomegalie*, Kardiomegalie*, Wachstumsverzögerung und geistige Retardierung* im Vordergrund; Ⓔ *fucosidosis*

fulgax *adj*: flüchtig, vergänglich, kurzlebig, vorübergehend; Ⓔ *fugitive, fleeting*

Fulkolse *f*: → *Fucose*

Fulkolsildolse *f*: → *Fucosidose-Syndrom*

Fullgulraltilon *f*: Blitzeinschlag, Blitzeinwirkung; Ⓔ *fulguration*

Fülllungslphalse *f*: *s.u. Diastole*; Ⓔ *filling period*

fullmilnant *adj*: plötzlich oder schlagartig (auftretend), foudroyant; Ⓔ *fulminant, foudroyant, fulminating*

Fulmalrat *nt*: Salz der Fumarsäure; Ⓔ *fumarate*

Fulmarlsäulre *f*: Zwischenprodukt des Citratzyklus; Ⓔ *fumaric acid*

Funcltio *f, pl* **-tiolnes**: Funktion, Tätigkeit, Wirksamkeit; Ⓔ *function*

Functio laesa: gestörte Funktion; Ⓔ *loss of function, functio laesa*

Funldekltolmie *f*: operative Entfernung eines Fundus, z.B. Magenfundus, Fundusresektion; Ⓔ *fundusectomy, fundectomy*

Fundo-, fundo- *präf.*: Wortelement mit der Bedeutung „Grund/Boden/Fundus"; Ⓔ *fundal, fundic, fund(o)-*

Funldolpelxie *f*: operative Anheftung eines Organfundus, z.B. des Magenfundus an die Speiseröhre; Ⓔ *fundopexy*

Funldolplasltik *f*: Deckung der Myotomie* der terminalen Ösophagusmuskulatur bei Achalasie*; Ⓔ *fundoplasty*

Funldolplilcaltio *f, pl* **-tiolnes**: *Syn: Fundoplikation nach Nissen*; manschettenartige Umnähung des Magenfundus um die untere Speiseröhre; Ⓔ *fundoplication, Nissen operation, Nissen fundoplication, Nissen total fundoplication*

Funldolplilkaltilon nach Nissen *f*: → *Fundoplicatio*

Funldolskolpie *f*: → *Funduskopie*

Funldus *m, pl* **-di**: **1.** (Hinter-)Grund, Boden, Bodenteil **2.** → *Fundus oculi*; Ⓔ **1.** *fundus, base, bottom* **2.** → Fundus oculi

Fundus albinoticus: → *albinotischer Fundus*

albinotischer Fundus: *Syn: Fundus albinoticus*; Pigmentarmut des Augenfundus bei Albinismus; Ⓔ *albinotic fundus*

Fundus arteriosclerotius: Veränderung des Augenhintergrundes bei Arteriosklerose; Ⓔ *fundus arteriosclerotius*

Fundus flavimaculatus: *Syn: Morbus Stargardt, Stargardt-Krankheit, juvenile Makuladegeneration*; meist autosomal-rezessive Makuladegeneration, die im 1. oder 2. Lebensjahrzehnt beginnt; die Sehschärfe ist stark herabgesetzt, wird aber selten schlechter als 0,05; Ⓔ *fundus flavimaculatus*

Fundus gastricus: *Syn: Magenfundus, Magengrund, Fundus ventricularis*; oberster Teil des Magens; Ⓔ *fundus of stomach, fundus, gastric fundus, greater cul-de-sac*

Fundus hypertonicus: Veränderung des Augenhintergrundes bei benigner Hypertonie*; Ⓔ *fundus hypertonicus*

Fundus meatus acustici interni: stumpfes Ende des inneren Gehörganges [Meatus acusticus internus]; Ⓔ *fundus of internal acoustic meatus*

Fundus oculi: *Syn: Augenfundus, Augenhintergrund, Fundus*; die durch die Pupille direkt betrachtbaren Teile der inneren Augapfeloberfläche; Ⓔ *fundus of eye*

Fundus uteri: *Syn: Gebärmutterfundus, Uterusfundus*; oberster Teil der Gebärmutter; Ⓔ *fundus of uterus*

Fundus ventricularis: →*Fundus gastricus*

Fundus vesicae: *Syn: Harnblasengrund, Blasengrund*; unterer, breiter Teil der Blasenwand mit den Einmündungen der Harnleiter; Ⓔ *fundus of urinary bladder, fundus of bladder, infundibulum of urinary bladder, bas-fond, vortex of urinary bladder*

Fundus vesicae biliaris: *Syn: Gallenblasenkuppel, Fundus vesicae felleae*; abgerundetes Ende der Gallenblase; Ⓔ *fundus of gallbladder*

Fundus vesicae felleae: →*Fundus vesicae biliaris*

Fun|dus|drü|sen *pl*: →*Glandulae gastricae propriae*

Fun|dus|ka|me|ra *f*: *Syn: Retinograf*; Kamera zur Fotografie der Netzhaut/des Augenhintergrundes; Ⓔ *retinograph*

Fun|du|skop *nt*: *Syn: Ophthalmoskop, Augenspiegel*; Instrument zur direkten Untersuchung des Augenhintergrundes; Ⓔ *ophthalmoscope, funduscope*

Fun|du|sko|pie *f*: *Syn: Augenspiegelung, Ophthalmoskopie, Fundoskopie*; Betrachtung des Augenhintergrundes mit einem Augenspiegel; Ⓔ *funduscopy, ophthalmoscopy*

Fünf|ta|ge|fie|ber *nt*: *Syn: Wolhyn-Fieber, Wolhynienfieber, Febris quintana*; heute seltenes Fieber durch **Rickettsia quintana**; Ⓔ *quintan fever, five-day fever, trench fever, shin-bone fever, Wolhynia fever, Meuse fever, His' disease, His-Werner disease, Werner-His disease*

fun|gal *adj*: Pilz/Fungus betreffend; Ⓔ *relating to a fungus, fungal, fungous*

Fung|ä|mie *f*: *Syn: Pilzsepsis, Mykämie, Myzetämie, Myzethämie*; Vorkommen von Pilzen im Blut; Ⓔ *fungemia, mycethemia*

Fun|gi *pl*: die mehr als 100.000 Arten umfassenden echten Pilze, die sexuelle Sporen bilden; Erreger von Mykosen bei Tieren und Menschen; Ⓔ *fungi, mycetes, mycota, Mycophyta, Fungi*

Fungi imperfecti: *Syn: unvollständige Pilze, Deuteromyzeten, Deuteromycetes, Deuteromycotina*; Pilze, die keine sexuellen Sporen, sondern nur sog. **Nebenfruchtformen** [asexuelle Sporen] bilden; die Einteilung erfolgt nach der Form der Sporen; Ⓔ *imperfect fungi, Deuteromycetes, Deuteromyces, Deuteromycetae, Deuteromycotina*

fun|gi|form *adj*: pilzförmig, schwammförmig; Ⓔ *mushroom-shaped, fungus-shaped, fungiform, fungilliform*

Fun|gi|sta|ti|kum *nt, pl* **-ka**: das Pilzwachstum hemmendes Mittel, fungistatisches Mittel; Ⓔ *fungistat, mycostat*

fun|gi|sta|tisch *adj*: das Pilzwachstum hemmend; Ⓔ *mycostatic, fungistatic*

fun|gi|to|xisch *adj*: →*fungizid*

Fun|gi|zid *nt*: fungizides Mittel; Ⓔ *fungicide, mycocide*

fun|gi|zid *adj*: *Syn: fungitoxisch*; Pilze abtötend; Ⓔ *fungicidal*

fun|go|id *adj*: *Syn: fungös*; pilzartig, schwammartig; Ⓔ *fungoid, fungous*

fun|gös *adj*: →*fungoid*

Fun|gus *m, pl* **-gi**: **1.** *s.u. Pilze* **2.** schwammige/pilzartige Geschwulst; Ⓔ **1.** *fungus* **2.** *fungus*

Fungus articuli: *Syn: Gelenkfungus*; Gelenkauftreibung bei Gelenktuberkulose; Ⓔ *fungous synovitis, fungal arthritis, mycotic arthritis*

Fu|ni|cu|li|tis *f, pl* **-ti|den**: →*Funikulitis*

Funiculitis vertebralis: *Syn: Funikulitis*; Entzündung der Spinalnervenwurzel; Ⓔ *funiculitis*

Fu|ni|cu|lus *m, pl* **-li**: kleiner (Gewebe-)Strang, strangartiges Gebilde; Ⓔ *funiculus, funicle, cord*

Funiculus anterior medullae spinalis: Vorderstrang (des Rückenmarks); Ⓔ *anterior funiculus of spinal cord, ventral funiculus of spinal cord*

Funiculus lateralis medullae oblongatae: Seitenstrang des Markhirns; Ⓔ *lateral funiculus of medulla oblongata*

Funiculus lateralis medullae spinalis: Seitenstrang (des Rückenmarks); Ⓔ *lateral white commissure of spinal cord, anterolateral column of spinal cord, lateral funiculus of spinal cord*

Funiculi medullae spinalis: Markstänge des Rückenmarks; Ⓔ *funiculi of spinal cord*

Funiculus posterior medullae spinalis: Hinterstrang (des Rückenmarks); Ⓔ *dorsal funiculus of spinal cord, posterior funiculus of spinal cord*

Funiculus separans: schmale Ependymbrücke am Boden des IV. Ventrikels, die Trigonum nervi vagi und Area postrema trennt; Ⓔ *separating funiculus*

Funiculus spermaticus: *Syn: Samenstrang*; aus dem Samenleiter und Blut- und Lymphgefäßen bestehender Strang, der vom oberen Hodenpol zum inneren Leistenring zieht; Ⓔ *spermatic cord, testicular cord*

Funiculus umbilicalis: *Syn: Chorda umbilicalis*; Nabelstrang, Nabelschnur; Ⓔ *umbilical cord, navel string, funis*

fu|ni|ku|lär *adj*: bandartig, strangartig; Ⓔ *funicular, funic*

Fu|ni|ku|li|tis *f, pl* **-ti|den**: **1.** *Syn: Samenstrangentzündung, Funiculitis, Spermatitis, Deferentitis*; Entzündung des Samenstrangs/Funiculus spermaticus **2.** *Syn: Funiculitis vertebralis*; Entzündung der Spinalnervenwurzel; Ⓔ **1.** *spermatitis, funiculitis, chorditis* **2.** *funiculitis, chorditis, corditis*

fu|ni|ku|li|tisch *adj*: Funikulitis betreffend, von ihr betroffen oder gekennzeichnet; Ⓔ *relating to or marked by funiculitis, funiculitic*

Fu|ni|ku|lo|e|pi|di|dy|mi|tis *f, pl* **-ti|den**: Entzündung von Samenstrang/Funiculus spermaticus und Nebenhoden/Epididymis; Ⓔ *inflammation of the spermatic cord and epididymis, funiculoepididymitis*

Fu|ni|ku|lo|pe|xie *f*: operative Anheftung des Samenstranges; Ⓔ *funiculopexy*

Funk|ti|o|na|lis *f*: *Syn: Lamina functionalis, Pars functionalis, Stratum functionale endometrii*; oberflächliche Schicht der Gebärmutterschleimhaut, die während der Proliferationsphase* an Dicke zunimmt und in der Menstruation abgestoßen wird; in der Schwangerschaft dient sie der Einnistung des befruchteten Eis; Ⓔ *functional layer of endometrium, functionalis*

Fu|ra|no|se *f*: durch eine Halbacetalbildung und Verknüpfung der C-Atome 1 und 4 entstehende Ringform von

Monosacchariden* mit 5 C-Atomen; Ⓔ *furanose*

Fur|chen|ke|ra|ti|tis *f, pl* **-ti|ti|den**: →*Herpes-simplex-Keratitis*

Furcht *f*: sich auf ein bestimmtes Objekt oder eine bestimmte Situation beziehende Angst*; wird heute meist mit Angst* gleichgesetzt; Ⓔ *fear (vor of; dass that)*

Fur|chung *f*: *Syn: Furchungsteilung*; mitotische Teilung der Zygote*; Ⓔ *segmentation, cleavage, cleavage division*

Fur|chungs|zel|le *f*: *Syn: Blastomer*; durch Furchung der Zygote* entstehende Zelle; Ⓔ *cleavage cell, segmentation sphere, elementary cell, embryonic cell, blastomere*

fu|ri|bund *adj*: wütend, rasend, tobsüchtig; Ⓔ *raging*

Fu|ror *m*: Wut, Raserei, Tobsucht; Ⓔ *furor, rage, madness, fury*

Fu|ro|se|mid *nt*: Schleifendiuretikum* mit starker Wirkung; zur Therapie von (Hirn-, Lungen-)Ödemen und zur forcierten Diurese* bei Vergiftungen eingesetzt; Ⓔ *furosemide, frusemide*

Fu|run|cu|lo|sis *f, pl* **-ses**: →*Furunkulose*

Fu|run|cu|lus *m, pl* **-li**: →*Furunkel*

Fu|run|kel *m*: *Syn: Eiterbeule, Furunculus*; eitrige Haarbalgentzündung durch Staphylococcus* aureus oder andere Staphylokokken; Ⓔ *furuncle, furunculus, boil*

fu|run|ku|lös *adj*: Furunkel betreffend; Ⓔ *relating to a furuncle, furuncular*

Fu|run|ku|lo|se *f*: *Syn: Furunculosis*; wiederholtes Auftreten multipler Furunkel an zum Teil unterschiedlichen Körperteilen; Ⓔ *furunculosis*

fu|si|form *adj*: spindelförmig; Ⓔ *spindle-shaped, fusiform*

Fu|si|on *f*: **1.** Zell-, Chromosomenverschmelzung **2.** Verschmelzung der beiden Bildeindrücke zu einem Bild; Grundlage des binokulären Sehens; Ⓔ **1.–2.** *fusion*

Fu|si|ons|nie|re *f*: *Syn: Verschmelzungsniere*; angeborene Verschmelzung der beiden Nieren; Ⓔ *fused kidney*

Fu|so|bac|te|ri|um *nt*: *Syn: Fusobakterium*; gramnegative, anaerobe Stäbchenbakterien; Ⓔ *fusiform bacillus, Fusobacterium*

Fusobacterium fusiforme: *Syn: Fusobacterium Plaut-Vincenti, Fusobacterium nucleatum*; zusammen mit Borrelia* vincenti Erreger der Fusospirillose*; Ⓔ *Bacillus fusiformis, Leptotrichia buccalis, Fusibacterium nucleatum, Fusobacterium fusiforme, Fusobacterium plauti-vincenti*

Fusobacterium nucleatum: →*Fusobacterium fusiforme*

Fusobacterium Plaut-Vincenti: →*Fusobacterium fusiforme*

Fu|so|bor|re|li|o|se *f*: *Syn: Fusospirochätose*; durch eine gemeinsames Vorkommen von Fusobacterium*-Species und Spirochäten [**fusospirilläre Symbiose**] auf der Haut oder Schleimhaut hervorgerufene Erkrankung; Ⓔ *fusospirochetosis, fusospirochetal disease*

Fu|so|spi|ril|lo|se *f*: *Syn: Plaut-Vincent-Angina, Vincent-Angina, ulzeromembranöse Angina, Angina ulcerosa/ulceromembranacea, Angina Plaut-Vincent*; Fusoborreliose* durch Fusobacterium* fusiforme und Borrelia* vincenti; meist einseitige ulzeröse Mandelentzündung mit Schluckbeschwerden und evtl. Zahnfleischbefall; i.d.R. kein Fieber und nur leichtes Krankheitsgefühl; Ⓔ *Vincent's disease, Vincent's angina, Vincent's stomatitis, Vincent's infection, Plaut's angina, fusospirillary gingivitis, fusospirillary stomatitis, fusospirillosis, fusospirochetal gingivitis, fusospirochetal stomatitis, ulcerative gingivitis, ulceromembranous gingivitis, necrotizing ulcerative gingivitis, necrotizing ulcerative gingivostomatitis, pseudomembranous angina, acute necrotizing ulcerative gingivitis, acute ulcerative gingivitis, acute ulceromembranous gingivitis, trench mouth, phagedenic gingivitis*

Fu|so|spi|ro|chä|to|se *f*: →*Fusoborreliose*

Fuß|la|ge *f*: Beckenendlage* mit Vorliegen eines [**unvollkommene Fußlage**] oder beider Füße [**vollkommene Fußlage**]; Ⓔ *foot presentation, footling presentation*

Fuß|my|ko|se *f*: →*Fußpilz*

Fuß|pilz *m*: *Syn: Athletenfuß, Sportlerfuß, Fußpilzerkrankung, Fußmykose, Tinea der Füße, Tinea pedis/pedum, Epidermophytia pedis/pedum*; durch Dermatophyten* hervorgerufene Pilzerkrankung der Füße; häufigste Pilzerkrankung überhaupt; je nach Form findet man Erosionen und Rhagaden der Zehenzwischenräume [**intertriginöser Typ**], schuppende Hyperkeratosen der Fußränder und Ferse [**squamös-hyperkeratotischer Typ**] oder Rötung der Zehenzwischenräume zusammen mit feinlamellärer Schuppung der Fußränder [**oligosymptomatischer Typ**]; Ⓔ *athlete's foot, Hong Kong toe, ringworm of the feet, tinea pedis, tinea pedum*

Fuß|pilz|er|kran|kung *f*: →*Fußpilz*

Fuß|re|gi|on *f*: *Syn: Regio pedis*; umfasst den gesamten Fuß mit Ausnahme der Region über dem oberen Sprunggelenk [Regio talocruralis anterior und posterior]; Ⓔ *foot region*

Fuß|soh|len|a|po|neu|ro|se *f*: *Syn: Fußsohlenfaszie, Aponeurosis plantaris*; Plantaraponeurose; Ⓔ *plantar aponeurosis, plantar fascia*

Fuß|soh|len|fas|zie *f*: →*Fußsohlenaponeurose*

Fuß|soh|len|fas|zi|en|kon|trak|tur *f*: *Syn: Ledderhose-Syndrom I, plantare Fibromatose, Morbus Ledderhose, Plantaraponeurosenkontraktur, Dupuytren-Kontraktur der Plantarfaszie, Fibromatosis plantae*; der palmaren Fibromatose* entsprechende, manchmal auch gleichzeitig auftretende, bindegewebige Verhärtung der Palmaraponeurose mit Beugekontraktur von Zehen; Ⓔ *Ledderhose's disease, Dupuytren's disease of the foot, plantar fibromatosis*

Fuß|soh|len|war|ze *f*: *Syn: Sohlenwarze, Plantarwarze, Dornwarze, Verruca plantaris*; nach innen wachsende gewöhnliche Warze [Verruca vulgaris] der Fußsohle; Ⓔ *plantar wart, plantar verruca*

Fuß|zel|len *pl*: *Syn: Sertoli-Zellen, Stützzellen, Ammenzellen*; pyramidenförmige Zellen des Hodens, die für die Ernährung der Samenzellen von Bedeutung sind; Ⓔ *Sertoli's cells, sustentacular cells, nurse cells, nursing cells, foot cells*

Fus|zin *nt*: **1.** gelb-brauner Farbstoff im Pigmentepithel der Choroidea **2.** *Syn: Fuscin*; beim Hämoglobinabbau entstehendes braunes Pigment; Ⓔ **1.** *fuscin* **2.** *fuscin*

fu|til *adj*: sinnlos, zwecklos, nutzlos, wirkungslos; Ⓔ *futile*

F-Wel|len *pl*: Flatter- oder Flimmerwellen im EKG; Ⓔ *f waves, F waves, fibrillary waves*

G

GABAerg *adj*: auf Gammaaminobuttersäure ansprechend; Ⓔ *GABAergic*

Ga|bel|mü|cke *f*: *Syn:* *Malariamücke, Fiebermücke, Anopheles*; weltweit verbreitete Stechmückenart, die Malaria und andere Infektionskrankheiten überträgt; Ⓔ *Anopheles, Cellia*

Gaisböck-Syndrom *nt*: *Syn:* *Polycythaemia hypertonica, Polycythaemia rubra hypertonica*; Polyzythämie* kombiniert mit Hypertonie*; Ⓔ *Gaisböck's disease, Gaisböck's syndrome, benign polycythemia*

Galact-, galact- *präf.*: → *Galacto-*

Ga|lac|tit *nt*: → *Galaktit*

Galacto-, galacto- *präf.*: Wortelement mit der Bedeutung „Milch"; Ⓔ *milk, lactic, galactic, galact(o)-, lact(o)-*

Ga|lac|to|se *f*: → *Galaktose*

Galakt-, galakt- *präf.*: → *Galakto-*

Ga|lak|ta|go|gum *nt, pl* **-ga**: *Syn:* *Laktagogum*; den Milchfluss förderndes Mittel; Ⓔ *galactagogue, galactic, galactogogue, lactagogue*

Ga|lakt|ä|mie *f*: Lipidämie* mit milchig-trübem Plasma; Ⓔ *galactemia*

Ga|lak|ta|ne *pl*: aus Galaktose* bestehende Polysaccharide*; Ⓔ *galactans*

Ga|lakt|hid|ro|se *f*: Milchschwitzen; Ⓔ *galactidrosis*

Ga|lak|tit *nt*: *Syn:* *Galactit, Dulcit*; sechswertiger Alkohol [Hexit], der bei Diabetes und Galaktoseintoleranz im Harn auftritt; Ⓔ *dulcite, dulcitol, dulcose, galactitol*

Galakto-, galakto- *präf.*: Wortelement mit der Bedeutung „Milch"; Ⓔ *milk, lactic, galactic, galact(o)-, lact(o)-*

ga|lak|to|bol *adj*: die Milchsekretion fördernd; Ⓔ *galactobolic*

ga|lak|to|gen *adj*: die Milchbildung fördernd, milchbildend; Ⓔ *galactogenous*

Ga|lak|to|gra|fie, -gra|phie *f*: *Syn:* *Duktografie*; Röntgenkontrastdarstellung der Milchgänge der Brust; Ⓔ *galactography, ductography*

Ga|lak|to|ki|na|se *f*: Kinase, die Galaktose in Galaktose-1-phosphat umwandelt; Ⓔ *galactokinase*

Ga|lak|to|ki|na|se|man|gel *m*: → *Galaktosediabetes*

ga|lak|to|phag *adj*: von Milch lebend; Ⓔ *galactophagous*

Ga|lak|to|pho|ri|tis *f, pl* **-ti|den**: *Syn:* *Milchgangentzündung*; Entzündung der Milchgänge; Ⓔ *inflammation of the milk ducts, galactophoritis*

ga|lak|to|pho|ri|tisch *adj*: Galaktophoritis betreffend, von ihr betroffen oder gekennzeichnet; Ⓔ *relating to or marked by galactophoritis*

Ga|lak|to|po|e|se *f*: Milchbildung; Ⓔ *milk production, galactopoiesis*

ga|lak|to|po|e|tisch *adj*: Galaktopoese betreffend oder anregend; Ⓔ *relating to galactopoiesis, galactopoietic*

Ga|lak|to|py|ra|no|se *f*: Pyranose*-Form der Galaktose*; Ⓔ *galactopyranose*

Ga|lak|tor|rhö *f, pl* **-rhö|en**: → *Galaktorrhoe*

Ga|lak|tor|rhoe *f, pl* **-rho|en**: *Syn:* *Milchfluss, Galaktorrhö, Galaktorrhoea*; unwillkürlicher Milchabgang während der Stillphase; Ⓔ *incontinence of milk, galactorrhea, lactorrhea*

Galaktorrhoe-Amenorrhoe-Syndrom *nt*: *Syn:* *Amenorrhoe-Galaktorrhoe-Syndrom*; Erkrankung mit endokrin bedingter Erhöhung des Prolaktinspiegels [Hyperprolaktinämie] und dadurch bedingter Galaktorrhoe und Amenorrhoe; Ⓔ *amenorrhea-galactorrhea syndrome, galactorrhea-amenorrhea syndrome*

Ga|lak|tos|ä|mie *f*: **1.** erhöhter Galaktosegehalt des Blutes **2.** → *hereditäre Galaktosämie*; Ⓔ **1.** *galactosemia* **2.** → *hereditäre Galaktosämie*

hereditäre Galaktosämie: *Syn:* *(kongenitale) Galaktosämie, Galaktoseintoleranz, Galaktoseunverträglichkeit, Galaktosediabetes, Galaktokinasemangel*; autosomal-rezessive Enzymopathie* durch Mangel an Galaktosekinase; führt zu Galaktosämie, Galaktosurie und Glaukomentwicklung; Ⓔ *classic galactosemia, galactose diabetes, galactosemia*

klassische Galaktosämie: *Syn:* *Galaktoseintoleranz, Galaktoseunverträglichkeit, Galaktose-1-phosphat-uridyltransferasemangel*; autosomal-rezessiv vererbter Mangel an **Galaktose-1-phosphat-uridyltransferase**, der schon bei Säuglingen zu Hypoglykämie*, Krampfanfällen, Gedeihstörung und Hepatosplenomegalie* führt; später Ausbildung einer Katarakt* und auffällige psychomotorische Retardierung*; Ⓔ *classic galactosemia, galactose diabetes, galactosemia*

kongenitale Galaktosämie: → *hereditäre Galaktosämie*

Ga|lak|to|se *f*: *Syn:* *Cerebrose, Zerebrose, D-Galaktose, Galactose*; in Gangliosiden*, Cerebrosiden*, Glykolipiden*, Mukopolysacchariden* u.a. vorkommende Aldohexose*; Stereoisomer der D-Glucose; Ⓔ *galactose*

aktive Galaktose: *Syn:* *Uridindiphosphat-D-Galaktose, UDP-Galaktose*; an Uridindiphosphat* gebundene aktivierte Galaktose; Ⓔ *UDPgalactose, uridine diphosphate D-galactose*

Ga|lak|to|se|di|a|be|tes *m*: → *hereditäre Galaktosämie*

Ga|lak|to|se|in|to|le|ranz *f*: **1.** → *hereditäre Galaktosämie* **2.** → *klassische Galaktosämie*

Galaktose-1-phosphat *nt*: Zwischenprodukt des Kohlenhydratstoffwechsels; Ⓔ *galactose-1-phosphate*

Ga|lak|to|se|to|le|ranz|test *m*: *Syn:* *Bauer-Probe*; Leberfunktionstest durch orale Galaktosegabe und Bestimmung der Spiegel in Blut oder Urin; Ⓔ *galactose tolerance test, galactose elimination test*

Ga|lak|to|se|un|ver|träg|lich|keit *f*: **1.** → *hereditäre Galaktosämie* **2.** → *klassische Galaktosämie*

β-Ga|lak|to|si|da|se *f*: *Syn:* *Laktase, Lactase, Betagalaktosidase*; Disaccharidase* der Dünndarmschleimhaut, die Milchzucker spaltet; Ⓔ *β-galactosidase, lactase, lactosyl ceramidase II*

Ga|lak|to|sta|se *f*: Milchstauung; Ⓔ *galactostasis, galactostasia*

Ga|lak|tos|u|rie *f*: Galaktoseausscheidung im Harn; Ⓔ *galactosuria*

Ga|lak|to|syl|ce|ra|mi|da|se *f*: *s.u.* *Galaktozerebrosidose*; Ⓔ *galactosylceramidase*

Ga|lak|to|wal|de|na|se *f*: *Syn:* *UDP-Glucose-4-Epimerase, UDP-Galaktose-4-Epimerase*; die sog. Walden-Umkehr katalysierendes Enzym; Ⓔ *galactowaldenase, UDP-glucose-4-epimerase, UDPgalactose-4-epimerase, uridine diphosphogalactose-4-epimerase, galactose epimerase*

Ga|lak|to|ze|le *f*: **1.** *Syn:* *Milchzyste, Laktationszyste*; durch Milchstau hervorgerufene Zyste der Brustdrüse **2.** Hydrozele* mit milchigem Inhalt; Ⓔ **1.** *lacteal tumor, galactocele, galactoma, lactocele* **2.** *galactocele*

Ga|lak|to|ze|re|bro|sid|li|pi|do|se *f*: → *Galaktozerebrosidose*

Ga|lak|to|ze|re|bro|si|do|se *f*: *Syn:* *Globoidzellen-Leukodystrophie, Galaktozerebrosidlipidose, Leukodystrophia cerebri progressiva hereditaria*; autosomal-rezessiv vererbter Defekt der **Galaktosylceramidase** mit Entmarkungsarealen und Ablagerung von Cerebrosiden in Riesenzellen [**Globoidzellen**]; Ⓔ *Krabbe's disease, Krabbe's leukodystrophy, globoid cell leukodystrophy, globoid leukodystrophy, galactosylceramide lipidosis, diffuse infantile familial sclerosis, galactosylceramide*

G

β-*galactosidase deficiency*

Gallaktlulrie *f*: *Syn: Chylurie, Chylolipurie*; Chylusausscheidung im Harn; chylöser Urin; Ⓔ *chyluria, galacturia*

Gallea *f*: Helm, Haube, haubenartiges Gebilde; Ⓔ *galea*

Galea aponeurotica: *Syn: Kopfschwarte, Aponeurosis epicranialis*; mit der Kopfhaut fest verbundene Sehnenplatte des Kopfes; Ⓔ *galea, epicranial aponeurosis, galea aponeurotica*

Galeazzi-Fraktur *f*: *Syn: Galeazzi-Luxationsfraktur*; distale Radiusfraktur* mit (Sub-)Luxation des Ellenköpfchens; Ⓔ *Galeazzi's fracture, Galeazzi's injury, Galeazzi's trauma, Dupuytren's fracture, Galeazzi's fracture-dislocation*

Galen-Tasche *f*: → *Galen-Ventrikel*

Galen-Vene *f*: *Syn: Vena magna cerebri*; in den Sinus* rectus mündende größte Hirnvene; Ⓔ *Galen's vein, great cerebral vein*

Galen-Ventrikel *m*: *Syn: Morgagni-Ventrikel, Morgagni-Tasche, Galen-Tasche, Kehlkopftasche, Ventriculus laryngis*; seitliche Ausbuchtung des Kehlkopfinnenraumes zwischen Taschen- und Stimmfalte; Ⓔ *ventricle of Galen, Morgagni's ventricle, sinus of Morgagni, laryngeal ventricle*

Gallle *f*: **1.** *Syn: Bilis, Fel*; in der Leber gebildetes Sekret, das direkt in den Darm abgegeben [**Lebergalle**] oder erst in der Gallenblase gespeichert und eingedickt wird [**Blasengalle**]; enthält außer Gallensäuren* auch Cholesterin*, Farbstoffe und Elektrolyte **2.** Kurzbezeichnung für → *Gallenblase*; Ⓔ **1.** *bile, gall, bilis, fel* **2.** → *Gallenblase*

Gallelfisltel *f*: → *Gallenfistel*

Galllenlblalse *f*: *Syn: Galle, Vesica fellea/biliaris*; an der Leberunterfläche liegende birnenförmige Struktur, die die in der Leber gebildete Gallenflüssigkeit speichert und bei Bedarf in den Darm abgibt; Ⓔ *gall bladder, gallbladder, bile cystcholecyst, cholecystis*

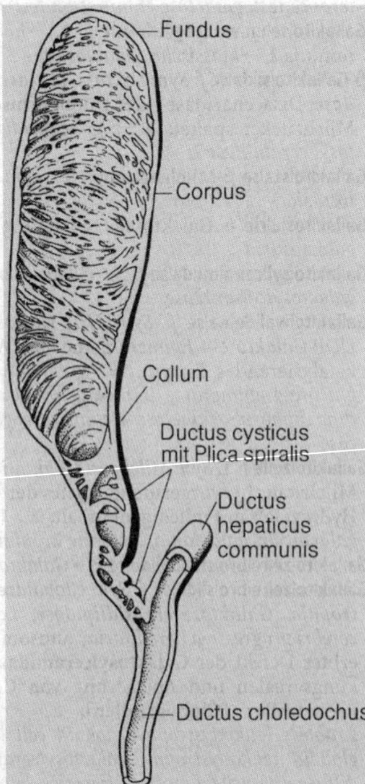

Abb. 31. Längsschnitt durch Gallenblase und Gallengänge

Galllenlblalsenlalplalsie *f*: unvollständige Entwicklung der Gallenblase; Ⓔ *gallbladder aplasia*

Galllenlblalsenlbett *nt*: *Syn: Gallenblasengrube, Leberbett, Fossa vesicae felleae/biliaris*; bauchfellfreie Fläche an der Unterseite des rechten Leberlappens; Ⓔ *gallbladder fossa, fossa of gallbladder, gallbladder bed, hepatic bed of gallbladder*

Galllenlblalsenlcholleslteltalotolse *f*: *Syn: Stippchengallenblase, Cholesteatosis vesicae/vesicularis*; Cholesteatose* der Gallenblase mit stippchenförmigen Lipoidflecken; Ⓔ *gallbladder cholesteatosis, gallbladder cholesterolosis, gallbladder lipoidosis*

Gallenblasen-Darm-Anastomose *f*: *Syn: Gallenblasen-Darm-Fistel, Cholezystoenteroanastomose, Cholezystenteroanastomose, Cholezystoenterostomie, Cholezystenterostomie*; operative Verbindung von Gallenblase und Darm; Ⓔ *cholecystointestinal fistula, cholecystoenteric fistula, cholecystenterostomy, cholecystenteroanastomosis, cholecystoenterostomy*

Gallenblasen-Darm-Fistel *f*: **1.** *Syn: Gallenblasen-Darm-Anastomose, Cholezystoenterostomie, Cholezystenteroanastomose, Cholezystoenteroanastomose, Cholezystenterostomie*; operative Verbindung von Gallenblase und Darm **2.** *Syn: cholezystointestinale Fistel, Fistula cholecystointestinalis*; innere Gallenblasenfistel mit Mündung in den Darm; Ⓔ **1.** *cholecystointestinal fistula, cholecystoenteric fistula, cholecystenterostomy, cholecystenteroanastomosis, cholecystoenterostomy* **2.** *cholecystointestinal fistula, cholecystoenteric fistula*

Gallenblasen-Duodenum-Fistel *f*: **1.** *Syn: Cholecystoduodenostomie*; operative Verbindung von Gallenblase und Duodenum **2.** *Syn: Fistula cholecystoduodenalis*; innere Gallenblasenfistel mit Mündung in das Duodenum; Ⓔ **1.** *cholecystoduodenal fistula, cholecystoduodenostomy* **2.** *cholecystoduodenal fistula*

Galllenlblalsenldyslkilnelsie *f*: *Syn: Gallendyssynergie, biliäre Dyskinese/Dystonie*; Störung der Gallenblasenentleerung; kann zur Entwicklung einer Gallenkolik* führen; Ⓔ *biliary dyskinesia, biliary dyssynergia*

Galllenlblalsenlemlpylem *nt*: Eiteransammlung in der Gallenblase; Ⓔ *gallbladder empyema*

Galllenlblalsenlentlzünldung *f*: → *Cholecystitis*

Galllenlblalsenlfisltel *f*: Cholezystostomie*; Ⓔ *cholecystostomy, cholecystendysis*

Galllenlblalsenlgang *m*: *Syn: Zystikus, Cysticus, Ductus cysticus*; Ausführungsgang der Gallenblase; vereinigt sich mit dem Ductus* hepaticus zum Ductus* choledochus; Ⓔ *cystic duct, duct of gallbladder, excretory duct of gallbladder*

Galllenlblalsenlgrulbe *f*: → *Gallenblasenbett*

Galllenlblalsenlhyldrops *m*: *Syn: Stauungsgallenblase*; Vergrößerung der Gallenblase bei einem Verschluss des Ductus* cysticus; Ⓔ *hydrops of gallbladder, hydrocholecystis*

Galllenlblalsenlhylpolplalsie *f*: angeborene Kleinheit der Gallenblase; Ⓔ *gallbladder hypoplasia*

Gallenblasen-Ileum-Fistel *f*: *Syn: Cholezystoileostomie*; operative Verbindung von Gallenblase und Ileum; Ⓔ *cholecystoileostomy*

Gallenblasen-Jejunum-Fistel *f*: *Syn: Cholezystojejunostomie*; operative Verbindung von Gallenblase und Jejunum; Ⓔ *cholecystojejunostomy*

Galllenlblalsenlkarlzilnom *nt*: vom Epithel der Gallenblase ausgehender bösartiger Tumor; Ⓔ *gallbladder carcinoma*

Gallenblasen-Kolon-Fistel *f*: **1.** *Syn: Cholecystokolostomie*; operative Verbindung von Gallenblase und Kolon **2.** innere Gallenblasenfistel mit Mündung in das Kolon; Ⓔ **1.** *cholecystocolonic fistula, cholecystocolostomy, cystocolostomy, colocholecystostomy* **2.** *cholecystocolonic fistula*

Galllenlblalsenlkörlper *m*: *Syn: Corpus vesicae biliaris/fel-*

leae; Hauptteil der Gallenblase* zwischen Gallenblasenkuppel und Gallenblasenhals; Ⓔ *body of gallbladder*

Gal|len|bla|sen|kup|pel *f*: *Syn: Fundus vesicae biliaris/felleae*; abgerundetes Ende der Gallenblase; Ⓔ *fundus of gallbladder*

Gallenblasen-Magen-Fistel *f*: **1.** *Syn: Cholecystogastrostomie, Cholezystogastroanastomose*; operative Verbindung von Gallenblase und Magen **2.** *Syn: Fistula cholecystogastrica*; innere Gallenblasenfistel mit Mündung in den Magen; Ⓔ **1.** *cholecystogastric fistula, cholecystogastrostomy, cholecystgastrostomy* **2.** *cholecystogastric fistula*

Gallenblasen-Nierenbecken-Fistel *f*: *Syn: Cholezystopyelostomie, Cholezystonephrostomie*; operative Verbindung von Gallenblase und Nierenbecken; Ⓔ *cholecystopyelostomy, cholecystnephrostomy, cholecystonephrostomy*

Gal|len|bla|sen|per|fo|ra|ti|on *f*: → *Gallenblasenruptur*

Gal|len|bla|sen|rup|tur *f*: *Syn: Gallenblasenperforation*; Perforation der Gallenblase bei Gallenblasenempyem* oder Gallensteinen; Ⓔ *gallbladder rupture*

Gal|len|bla|sen|sen|kung *f*: *Syn: Cholezystoptose, Choloptose*; Absenkung der Gallenblase; meist im Rahmen einer Enteroptose; Ⓔ *cholecystoptosis*

Gallen-Darm-Fistel *f*: *Syn: biliodigestive/bilioenterische/biliointestinale Fistel, Fistula biliodigestiva*; Gallenblase/Gallengänge und (Dünn-)Darm verbindende Fistel; Ⓔ *biliary-enteric fistula, biliary-intestinal fistula*

Gal|len|dys|sy|ner|gie *f*: → *Gallenblasendyskinesie*

Gal|len|ent|zün|dung *f*: → *Cholecystitis*

Gal|len|farb|stof|fe *f*: beim Abbau von Hämoglobin entstehende farbige Verbindungen (z.B. Bilirubin, Biliverdin), die mit der Galle ausgeschieden werden; Ⓔ *bile pigments*

Gal|len|fis|tel *f*: *Syn: Biliärfistel, Gallefistel, biliäre Fistel, Fistula biliaris*; von der Gallenblase oder den Gallengängen ausgehende innere oder äußere Fistel; Ⓔ *biliary fistula, bile fistula*

äußere Gallenfistel: *Syn: biliokutane Fistel, Fistula biliocutanea*; auf der Haut mündende Gallenfistel; Ⓔ *biliary-cutaneous bistula, external biliary fistula*

Gallengang-Darm-Fistel *f*: *Syn: Cholangioenterostomie*; operative Verbindung von Gallengang und (Dünn-)Darm; Ⓔ *cholangioenterostomy*

Gallengang-Duodenum-Fistel *f*: *Syn: Cholangioduodenostomie*; operative Verbindung von Gallengang und Zwölffingerdarm; Ⓔ *cholangioduodenostomy*

Gallengang-Jejunum-Fistel *f*: *Syn: Cholangiojejunostomie*; operative Verbindung von Gallengang und Jejunum; Ⓔ *cholangiojejunostomy*

Gal|len|gangs|a|de|nom *nt*: *Syn: benignes Cholangiom*; von den Gallengängen ausgehender benigner Tumor; Ⓔ *bile duct adenoma, benign cholangioma, cholangioadenoma*

Gal|len|gangs|a|na|sto|mo|se *f*: operative Verbindung von Gallengängen; Ⓔ *biliary anastomosis, biliary duct anastomosis*

Gal|len|gangs|a|pla|sie *f*: unvollständige Entwicklung der Gallengänge; Ⓔ *biliary aplasia*

Gal|len|gangs|a|tre|sie *f*: angeborener Verschluss der intra- und/oder extrahepatischen Gallengänge; Ⓔ *biliary atresia*

Gal|len|gangs|ent|zün|dung *f*: → *Cholangitis*

Gal|len|gangs|fis|tel *f*: → *Cholangiostomie*

Gal|len|gangs|fis|tel|lung *f*: → *Cholangiostomie*

Gal|len|gangs|hy|po|pla|sie *f*: unvollständige Entwicklung der Gallengänge; Ⓔ *biliary hypoplasia*

Gal|len|gangs|kar|zi|nom *nt*: *Syn: cholangiozelluläres Karzinom, malignes Cholangiom, Carcinoma cholangiocellulare*; von den intrahepatischen Gallengängen ausgehender bösartiger Tumor; Ⓔ *cholangiocellular carcinoma, bile duct carcinoma, cholangiocarcinoma, malignant cholangioma*

Gal|len|gangs|tu|mor *m*: → *Cholangiom*

Gal|len|grieß *m*: kleinste Gallensteine*; Ⓔ *biliary calculi*

Gal|len|ko|lik *f*: *Syn: Colica hepatica*; meist durch Gallensteine oder Gallenblasenentzündung hervorgerufene akute Symptomatik mit heftigen Schmerzen im rechten Oberbauch; Ⓔ *biliary colic, bilious attack, hepatic colic, gallstone colic*

Gallen-Magen-Fistel *f*: **1.** *Syn: Cholangiogastrostomie*; operative Verbindung von Gallenwegen und Magen **2.** *Syn: biliogastrische Fistel*; Gallenblase/Gallengänge und Magen verbindende Fistel; Ⓔ **1.** *cholangiogastrostomy, biliary-gastric fistula* **2.** *biliary-gastric fistula*

Gal|len|säu|ren *pl*: in der Leber aus Cholesterin gebildete Stoffwechselprodukte, die in der Gallenblase gespeichert und bei Bedarf in den Darm abgegeben werden; im Darm wichtig für die Fettverdauung und -resorption; Ⓔ *bile acids*

Gal|len|säu|re|pool *m*: Gesamtmenge der Gallensäuren; Ⓔ *bile acid pool*

Gal|len|stein *m*: *Syn: Cholelith, Calculus biliaris/felleus*; einzelne [**Solitärstein**] oder multiple Konkremente in der Gallenblase oder den Gallengängen; je nach Zusammensetzung unterscheidet man **Cholesterinsteine** (90 % aller Steine), **Pigmentsteine** und **Calciumbilirubinatsteine** (meist postoperativ); Ⓔ *biliary calculus, biliary stones, cholelith, gallstone*

Gal|len|stein|ile|us *m*: Darmverschluss durch einen Gallenstein; Ⓔ *gallstone ileus*

Gal|len|stein|krank|heit *f*: → *Gallensteinleiden*

Gal|len|stein|lei|den *nt*: → *Cholelithiasis*

Gal|len|stein|pan|kre|a|ti|tis *f*, *pl* **-ti|ti|den**: *Syn: biliäre Pankreatitis*; meist durch zahlreiche, kleine Gallensteine begünstigte, akute Pankreatitis*; Ⓔ *gallstone pancreatitis*

Gal|len|wegs|en|do|sko|pie *f*: → *Cholangioskopie*

Gal|len|wegs|szin|ti|gra|fie, -gra|phie *f*: → *Choleszintigrafie*

Gal|len|wegs|szin|ti|gramm *nt*: → *Choleszintigramm*

Gal|len|zy|lin|der *pl*: → *Gallethromben*

Gal|le|pe|ri|to|ni|tis *f*, *pl* **-ti|den**: *Syn: gallige Peritonitis, Choleperitonitis*; durch Gallenaustritt in die Bauchhöhle hervorgerufene Peritonitis*; Ⓔ *bile peritonitis, choleperitonitis*

Gal|lert|bauch *m*: *Syn: Pseudomyxoma peritonei, Hydrops spurius*; Ansammlung gallertartiger Massen in der Bauchhöhle bei Ruptur von gallertartigen Kystomen von Eierstock oder Appendix; Ⓔ *gelatinous ascites, peritoneal pseudomyxoma, pseudomyxoma peritonei*

Gal|lert|kar|zi|nom *nt*: → *Gallertkrebs*

Gal|lert|kern *m*: *Syn: Nucleus pulposus*; gallertartiger Kern der Bandscheibe*; Ⓔ *gelatinous nucleus, vertrebral pulp*

Gal|lert|krebs *m*: *Syn: Carcinoma colloides/gelatinosum/mucoides/mucosum, Gallertkarzinom, Kolloidkrebs, Kolloidkarzinom, Schleimkrebs, Schleimkarzinom*; schleimproduzierendes Adenokarzinom*, meist mit Siegelringzellen; Ⓔ *gelatiniform cancer, gelatinous cancer, mucinous carcinoma, colloid carcinoma, gelatiniform carcinoma, gelatinous carcinoma, mucous carcinoma, colloid carcinoma*

Gal|lert|stru|ma *f*: *Syn: Kolloidstruma, Struma colloides*; Struma* mit Einlagerung von Kolloid in große [**Struma colloides macrofolliculares**] oder kleine [**Struma colloides microfolliculares**] Follikel; Ⓔ *colloid goiter*

Gal|le|stau|ung *f*: → *Cholestase*

Gal|le|throm|ben *pl*: *Syn: Gallezylinder, Gallenzylinder*; durch Eiweiße eingedickte Galle in den Gallenkapillaren bei Cholestase*; Ⓔ *bile thrombi*

Gal|le|zy|lin|der *pl*: → *Gallethromben*

Ga|lopp *m*: *Syn: Galopprhythmus*; durch einen zusätzlichen Ton hervorgerufener auskultatorischer Dreierrhythmus; Ⓔ *gallop, gallop rhythm, Traube's bruit, Traube's murmur, cantering rhythm*

diastolischer Galopp: → *protodiastolischer Galopp*

präsystolischer Galopp: *Syn: Atrialgalopp, Vorhofgalopp, Aurikulargalopp*; Galopprhythmus mit dumpfem Vorhofton [4. Herzton]; Ⓔ *presystolic gallop, atrial gallop*

protodiastolischer Galopp: *Syn: diastolischer Galopp, Ventrikelgalopp, Dritter-Ton-Galopp, 3. Herztongalopp*; Galopprhythmus mit kräftigem 3. Herzton am Anfang der Diastole*; Ⓔ *protodiastolic gallop*

Gallopplrhythlmus *m:* → *Galopp*

Gallvalnolkaulter *m: Syn: Elektrokauter, Thermokauter*; elektrisches Brenneisen zur Durchtrennung oder Verschorfung von Gewebe; Ⓔ *galvanocautery, galvanic cautery*

Gallvalnolpunkltur *f: Syn: (therapeutische) Elektrolyse, Elektropunktur, Elektrostixis*; Entfernung von Warzen, Haaren u.ä. durch eine Elektronadel; Ⓔ *electrolysis*

-gam *suf.*: in Adjektiven verwendetes Wortelement mit Bezug auf „Verschmelzung/Fortpflanzung"; Ⓔ *-gam*

Galmalsildilolsis *f, pl* **-ses**: *Syn: Vogelmilbenkrätze*; durch blutsaugende Milben [**Dermanyssus avium, Dermanyssus gallinae**] hervorgerufene flüchtige Urtikaria mit heftigem Juckreiz; Ⓔ *gamasoidosis*

Galmet *m: Syn: Gamozyt*; reife Keimzelle, Geschlechtszelle; Ⓔ *gamete, generative cell, mature germ cell*

Gamet-, gamet- *präf.*: → *Gameto-*

Galmeltenverlschmellzung *f:* → *Syngamie*

Gameto-, gameto- *präf.*: Wortelement mit Bezug auf „Geschlechtszelle/Gamet"; Ⓔ *gametic, gamet(o)-*

galmeltolgen *adj*: Gametogenese betreffend; Ⓔ *gametogenic, gametogenous*

Galmeltolgelnelse *f:* Gametenbildung, Gametenentwicklung; Ⓔ *gametogenesis, gametogeny*

Galmeltolpalthie *f:* endogene oder exogene Schädigung der Keimzellen; Ⓔ *gametopathy*

-gamie *suf.*: Wortelement mit Bezug auf „Verschmelzung/Fortpflanzung"; Ⓔ *-gamia, -gamy*

Gamlmalamyllalse *f: Syn: γ-Amylase, Glukan-1,4-α-Glucosidase, lysosomale α-Glucosidase*; in den Lysosomen von Leber und Niere vorkommende Amylase*, die Betaglucose abspaltet; Ⓔ *gamma-amylase, glucan-1,4-α-glucosidase*

Gamlmalglolbullilne *pl: Syn: γ-Globuline*; überwiegend aus Immunglobulinen bestehende Fraktion der Plasmaglobuline; Ⓔ *gamma globulins, γglobulins*

Gamlmalglolbullinlmanlgel *m: Syn: Hypogammaglobulinämie*; verminderter Gammaglobulingehalt des Blutes; kann angeboren oder erworben sein; Säuglinge durchlaufen eines physiologische Hypogammaglobulinämie zwischen dem 2. und 6. Monat; Ⓔ *hypogammaglobulinemia, hypogammaglobinemia*

Gamlmalglultalmylltranslfelralse *f: Syn: γ-Glutamyltransferase, Gammaglutamyltranspeptidase*; membranständiges Enzym, dessen Blutspiegel bei Leber- und Gallenerkrankungen ansteigt; Ⓔ *γ-glutamylcyclotransferase*

Gamlmalglultalmylltranslpepltildalse *f:* → *Gammaglutamyltransferase*

Gamlmalhälmollylse *f: Syn: γ-Hämolyse*; (*Bakterien*) nicht-hämolytisches/nicht-hämolysierendes Wachstum, Wachstum ohne Hämolyse; Ⓔ *γ-hemolysis, gamma hemolysis*

gamma-hämolytisch *adj: Syn: γ-hämolytisch*; (*Bakterien*) nicht-hämolytisch, nicht-hämolysierend; Ⓔ *γ-hemolytic, gamma-hemolytic, nonhemolytic*

Gamlmalstrahllung *f: Syn: γ-Strahlung*; energiereiche Strahlung, die beim radioaktiven Zerfall freigesetzt wird; Ⓔ *gamma radiation, γ radiation*

Gamlmolpalthie *f:* Erkrankung mit monoklonaler [**monoklonale Gammopathie**] oder polyklonaler [**polyklonale Gammopathie**] Immunglobulinvermehrung; Ⓔ *gammaglobulinopathy, gammopathy, immunoglobulinopathy*

biklonale Gammopathie: *Syn: Doppelparaproteinämie*; Vorkommen von zwei Paraproteinen im Serum; Ⓔ *biclonal gammopathy*

Galmolgelnelse *f: Syn: Gamogenesis, Gamogonie*; geschlechtliche Fortpflanzung; Ⓔ *sexual reproduction, gamogenesis, gametogony, gametogonia, gamogony*

Galmolgelnelsis *f:* → *Gamogenese*

Galmolgolnie *f:* → *Gamogenese*

galmolphob *adj*: Ehefeindlichkeit/Gamophobie betreffend, durch sie gekennzeichnet; Ⓔ *relating to or marked by gamophobia, gamophobic*

Galmolpholbie *f: Syn: Ehefeindlichkeit*; krankhafte Abneigung gegen die Ehe oder das Heiraten; Ⓔ *irrational fear of marriage, gamophobia*

Galmolzyt *m:* → *Gamet*

Gamstorp-Syndrom *nt: Syn: Adynamia episodica hereditaria, familiäre periodische hyperkaliämische Lähmung*; autosomal-dominante Erkrankung mit anfallsweiser schlaffer Lähmung der Muskeln von Stamm und Extremitäten; Ⓔ *Gamstorp's disease, hyperkalemic periodic paralysis, type II periodic paralysis*

Ganlcilclolvir *nt*: gegen das Zytomegalievirus* wirksames Virustatikum*; Ⓔ *ganciclovir*

Ganglaltalxie *f: Syn: lokomotorische Ataxie*; Ataxie mit ausgeprägter Gangstörung bei Beteiligung der Rumpf- und Gliedmaßenmuskulatur; Ⓔ *ataxia of gait, gait ataxia, locomotor ataxia*

Ganglauflweiltung *f:* → *Gangektasie*

Ganglekltalsie *f: Syn: Gangaufweitung, Duktektasie*; Erweiterung/Dilatation eines Ausführungsganges, z.B. des Ductus* choledochus; Ⓔ *ductal ectasia*

Gangli-, gangli- *präf.*: → *Ganglio-*

Ganlglilekltolmie *f:* → *Ganglionektomie*

Ganlglilenlblolckalde *f:* pharmakologische Unterbrechung der Erregungsübertragung in den vegetativen Ganglien; Ⓔ *ganglionic blockade*

Ganlglilenlblolcker *m: Syn: Ganglioplegikum*; Substanz, die die Erregungsübertragung in den vegetativen Ganglien unterbricht; Ⓔ *ganglion-blocking agent, ganglionic blocking agent, ganglioplegic, gangliolytic, ganglionoplegic*

Ganlglilenlentlzünldung *f:* → *Ganglionitis*

Ganlglilenlkaplsel *f: Syn: Capsula ganglii*; Kapsel um ein Nervenganglion; Ⓔ *capsule of ganglion*

Ganlglilenlzellle *nt*: Nervenzelle im Ganglion; Ⓔ *ganglion cell, gangliocyte*

Ganlglilitis *f, pl* **-tilden:** → *Ganglionitis*

ganlglilitisch *adj*: → *ganglionitisch*

Ganglio-, ganglio- *präf.*: Wortelement mit der Bedeutung „Knoten/Nervenknoten/Ganglion"; Ⓔ *ganglionic, ganglial, gangli(o)-*

Ganlglilolblast *m:* Vorläuferzelle der Ganglienzelle; Ⓔ *ganglioblast*

Ganlglilollylse *f:* Auflösung/Zerfall von Ganglien; Ⓔ *gangliolysis*

Ganlglilon *nt, pl* **-glia, -glilen: 1.** *Syn: Synovialzyste, Überbein*; mukoide Zystenbildung einer Gelenkkapsel oder des Sehnengleitgewebes **2.** *Syn: Nervenknoten*; Ansammlung von Nervenzellen im peripheren Nervensystem; Ⓔ **1.** *ganglion, myxoid cyst* **2.** *neural ganglion, ganglion, neuroganglion, nerve ganglion*

Ganglia aorticorenalia: vegetative Ganglien beidseits der Aorta* abdominalis am Abgang der Nierenarterie [Arteria* renalis]; Ⓔ *aorticorenal ganglia*

Ganglien der Auerbach-Plexus: Nervenzellgruppen der Auerbach*-Plexus; Ⓔ *Auerbach's ganglia*

Ganglion autonomicum: vegetatives/autonomes Grenzstrangganglion; Ⓔ *autonomic ganglion, visceral ganglion*

Ganglia cardiaca: *Syn:* *Wrisberg-Ganglien*; Ganglien des Herzgeflechtes [Plexus cardiacus]; Ⓔ *cardiac ganglia, Wrisberg's ganglia*
Ganglion cervicale inferioris: unteres Halsganglion des Grenzstranges*; Ⓔ *inferior cervical ganglion*
Ganglion cervicale medium: mittleres Halsganglion des Grenzstranges*; Ⓔ *middle cervical ganglion*
Ganglion cervicale superius: oberes Halsganglion des Grenzstranges*; Ⓔ *superior cervical ganglion*
Ganglion cervicothoracicum: *Syn:* *Sternganglion, Ganglion stellatum*; durch Verschmelzung von unterem Halsganglion und 1. Brustganglion des Grenzstranges entstandenes Ganglion; Ⓔ *cervicothoracic ganglion, stellate ganglion*
Ganglion ciliare: *Syn:* *Schacher-Ganglion, Ziliarganglion*; parasympathisches Ganglion hinter dem Augapfel; enthält Fasern für Ziliarmuskel und Pupillensphinkter; Ⓔ *ciliary ganglion, Schacher's ganglion*
Ganglion cochleare: *Syn:* *Corti-Ganglion, Ganglion spirale cochlearis*; Ganglion im Spindelkanal der Ohrschnecke; Ⓔ *cochlear ganglion, Corti's ganglion, spiral ganglion (of cochlea), spiral ganglion of cochlear nerve, auditory ganglion*
Ganglia coeliaca: vegetative Ganglien des Plexus* coeliacus; Ⓔ *celiac ganglia*
Ganglion craniospinale sensorium: Spinalganglion der Hirn- und Rückenmarksnerven; Ⓔ *craniospinal ganglion, encephalospinal ganglion, sensory ganglion*
Ganglion geniculatum: *Syn:* *Ganglion geniculi*; Fazialis(knie)ganglion; Ⓔ *geniculate ganglion, ganglion of facial nerve, ganglion of intermediate nerve*
Ganglion geniculi: → *Ganglion geniculatum*
Ganglion impar: unterstes, unpaares Grenzstrangganglion; Ⓔ *ganglion impar*
Ganglion inferius nervi glossopharyngei: unteres Glossopharyngeusganglion; Ⓔ *Andersch's ganglion, caudal ganglion of glossopharyngeal nerve, inferior ganglion of glossopharyngeal nerve, lower ganglion of glossopharyngeal nerve, petrosal ganglion, inferior petrosal ganglion, petrous ganglion*
Ganglion inferius nervi vagi: unteres Vagusganglion; Ⓔ *caudal ganglion of vagus nerve, inferior ganglion of vagus nerve, lower ganglion of vagus nerve, nodose ganglion, inferior vagal ganglion, lower vagal ganglion, caudal vagal ganglion*
Ganglia intermedia: kleine Nervenzellansammlungen in den Rami communicantes grisei; Ⓔ *intermediate ganglia*
Ganglia lumbalia: Lumbalganglien des Grenzstranges; Ⓔ *lumbar ganglia*
Ganglion mesentericum inferius: prävertebrales vegetatives Ganglion am Anfang der Arteria* mesenterica inferior; Ⓔ *inferior mesenteric ganglion*
Ganglion mesentericum superius: prävertebrales vegetatives Ganglion am Anfang der Arteria* mesenterica superior; Ⓔ *superior mesenteric ganglion*
Ganglion oticum: *Syn:* *Arnold-Ganglion*; autonomes Ganglion unter dem Foramen ovale; versorgt u.a. die Ohrspeicheldrüse; Ⓔ *otoganglion, auricular ganglion, Arnold's ganglion, otic ganglion*
Ganglion parasympathicum: parasympathisches Ganglion, Parasympathikusganglion; Ⓔ *parasympathetic ganglion*
Ganglia pelvica: Beckenganglien; Ⓔ *pelvic ganglia*
Ganglia phrenica: vegetative Ganglien zu beiden Seiten der Aorta* abdominalis direkt unter dem Durchtritt durch das Zwerchfell; Ⓔ *phrenic ganglia*
Ganglion pterygopalatinum: *Syn:* *Meckel-Ganglion*; parasympathisches Ganglion, das u.a. die Tränendrüse und die Drüsen der Nasen- und Gaumenschleimhaut versorgt; Ⓔ *pterygopalatine ganglion, Meckel's ganglion, sphenomaxillary ganglion, sphenopalatine ganglion*
Ganglia renalia: vegetative Ganglien des Plexus renalis; Ⓔ *renal ganglia*
Ganglion semilunare Gasseri: → *Ganglion trigeminale*
Ganglion sensorium nervi cranialis: Hirnnervenganglion; Ⓔ *sensory ganglion of cranial nerve, sensory ganglion of encephalic nerv*
Ganglion sensorium nervi spinalis: Spinalganglion; Ⓔ *spinal ganglion, dorsal root ganglion, intervertebral ganglion*
Ganglion spirale cochleae: → *Ganglion cochleare*
Ganglion stellatum: → *Ganglion cervicothoracicum*
Ganglion sublinguale: parasympathisches Ganglion; versorgt u.a. die Unterzungendrüse; Ⓔ *sublingual ganglion*
Ganglion submandibulare: *Syn:* *Faesebeck-Ganglion, Blandin-Ganglion*; parasympathisches Ganglion, das u.a. Unterkieferdrüse, Unterzungendrüse und Zungendrüsen versorgt; Ⓔ *submandibular ganglion, submaxillary ganglion*
Ganglion superius nervi glossopharyngei: *Syn:* *Müller-Ganglion, Ehrenritter-Ganglion*; oberes Glossopharyngeusganglion; Ⓔ *Ehrenritter's ganglion, superior ganglion of glossopharyngeal nerve, rostral ganglion of glossopharyngeal nerve, jugular ganglion of glossopharyngeal nerve, ganglion of Müller, upper ganglion*
Ganglion superius nervi vagi: oberes Vagusganglion; Ⓔ *superior ganglion of vagus nerve, jugular ganglion of vagus nerve, rostral ganglion of vagus nerve, superior vagal ganglion, jugular vagal ganglion, rostral vagal ganglion*
Ganglion sympathicum: sympathisches Ganglion, Sympathikusganglion; Ⓔ *sympathetic ganglion*
Ganglion terminale: *Syn:* *terminales Ganglion*; Ganglienzellgruppen im Verlauf des Nervus* terminalis; Ⓔ *terminal ganglion*
terminales Ganglion: → *Ganglion terminale*
Ganglia thoracica: thorakale Grenzstrangganglien, Brustganglien des Grenzstranges; Ⓔ *thoracic ganglia*
Ganglion thoracicum splanchnicum: kleines Ganglion auf dem Nervus* splanchnicus major in Höhe des 12. Brustwirbels; Ⓔ *splanchnic thoracic ganglion*
Ganglion trigeminale: *Syn:* *Gasser-Ganglion*; am Felsenbein liegendes sensibles Ganglion des Nervus* trigeminus; Ⓔ *Gasser's ganglion, gasserian ganglion, trigeminal ganglion, semilunar ganglion, ganglion of trigeminal nerve*
Ganglia trunci sympathetici: *Syn:* *Grenzstrangganglien*; Kette sympathischer Ganglien, die durch Verbindungsäste [Rami interganglionares] zum Grenzstrang verbunden werden; Ⓔ *ganglia of sympathetic trunk, sympathetic trunk ganglia*
Ganglion tympanicum: *Syn:* *Intumescentia tympanica*; Verdickung [Pseudoganglion] des Nervus* tympanicus; Ⓔ *tympanic ganglion*
Ganglion vertebrale: vor der Arteria* vertebralis liegendes kleines Ganglion zwischen Ganglion cervicale medium und inferioris; Ⓔ *vertebral ganglion*
Ganglion vestibulare: *Syn:* *Scarpa-Ganglion, Rosenthal-Ferré-Ganglion*; im Boden des inneren Gehörgangs liegendes Ganglion des vestibulären Teils des VIII. Hirnnerven; Ⓔ *vestibular ganglion, Scarpa's ganglion*

gan|gli|o|när *adj*: Ganglion betreffend; Ⓔ *relating to a ganglion, ganglionic, ganglial*

Gan|gli|o|nek|to|mie *f*: **1.** *Syn:* *Ganglionexzision, Gangliektomie*; Entfernung eines Überbeins/Ganglion **2.** *Syn:* *Gangliektomie*; Entfernung eines Nervenganglions; Ⓔ **1.** *ganglionectomy, gangliectomy* **2.** *ganglionectomy, gangliectomy*

Gan|gli|on|ent|zün|dung *f*: → *Ganglionitis*

Gan|gli|o|neu|rom *nt*: *Syn:* *Gangliozytom*; von den Ganglienzellen ausgehender gutartiger Tumor; Ⓔ *neurocy-*

toma, ganglioneuroma, gangliocytoma, ganglioneurofibroma, ganglioglioneuroma, ganglioma, true neuroma

Ganlglilonlexlzilsilon *f*: *Syn: Gangliektomie, Ganglionektomie*; Entfernung eines Überbeins/Ganglion; Ⓔ *ganglionectomy*

Ganlglilolniltis *f, pl* **-tilden**: *Syn: Ganglionentzündung, Ganglienentzündung, Gangliitis*; Entzündung eines Nervenganglions; Ⓔ *neurogangliitis, ganglionitis, gangliitis*

ganlglilolniltisch *adj*: *Syn: gangliitisch*; Ganglionitis betreffend, von ihr betroffen oder gekennzeichnet; Ⓔ *relating to or marked by ganglionitis*

Ganlglilolplelgilkum *nt, pl* **-ka**: → *Ganglienblocker*

ganlglilolplelgisch *adj*: ganglienblockend; Ⓔ *ganglioplegic, gangliolytic, ganglionoplegic*

Ganlglilolsilde *pl*: in der weißen und grauen Hirnsubstanz vorkommende Sphingolipide* mit Aminozuckern und Sialinsäure; Ⓔ *gangliosides, acidic glycosphingolipids*

G

Ganlglilolsildolse *f*: genetisch determinierte, zu den Sphingolipidosen* gehörende Speicherkrankheit* mit Einlagerung von Gangliosiden in das Zentralnervensystem und andere Organe; Ⓔ *gangliosidosis, ganglioside lipidosis*

Erwachsenenform der GM_1-Gangliosidose: → *GM_1-Gangliosidose Typ III*

generalisierte GM_1-Gangliosidose: → *GM_1-Gangliosidose Typ I*

GM_1-Gangliosidose: Speicherkrankheit durch einen angeborenen Defekt der lysosomalen β-Galaktosidase, der zur Einlagerung von GM_1-Gangliosid in ein oder mehrere Organe führt; Ⓔ *GM_1-gangliosidosis, infantile GM_1-gangliosidosis, generalized gangliosidosis*

GM_2-Gangliosidose: durch einen Defekt der Hexosaminidase A und/oder B hervorgerufene Speicherkrankheit* mit Ablagerung von GM_2-Gangliosid im ZNS und anderen Organen; Ⓔ *Tay-Sachs disease, Sachs' disease, GM_2-gangliosidosis, infantile amaurotic (familial) idiocy*

GM_1-Gangliosidose Typ I: *Syn: generalisierte GM_1-Gangliosidose, infantile GM_1-Gangliosidose*; bereits bei Neugeborenen zu Muskelhypotonie und Ödemen führende Variante; im weiteren Verlauf kommt es zu Hepatosplenomegalie*, Krampfanfällen, psychomotorischer Retardierung*, Dysostose*; auffällig oft findet man einen kirschroten Fleck [**cherry-red spot**] der Makula; Ⓔ *GM_1-gangliosidosis, infantile GM_1-gangliosidosis, generalized gangliosidosis*

GM_1-Gangliosidose Typ II: *Syn: juvenile GM_1-Gangliosidose, spätinfantile GM_1-Gangliosidose*; nach anfänglich unauffälliger Entwicklung, kommt es nach 6–20 Monaten zu Krampfanfällen, Spastik*, Erblindung und Ataxie*; die Patienten versterben meist zwischen dem 3. und 10. Lebensjahr; Ⓔ *juvenile GM_1-gangliosidosis*

GM_1-Gangliosidose Typ III: *Syn: Erwachsenenform der GM_1-Gangliosidose*; tritt erst bei Jugendlichen oder jungen Erwachsenen auf; langsam progredienter Verlauf mit eingeschränkter Lebenserwartung; Ⓔ *adult GM_1-gangliosidosis*

GM_2-Gangliosidose Typ I: *Syn: Tay-Sachs-Erkrankung, Tay-Sachs-Syndrom, infantile amaurotische Idiotie*; Hexosaminidase-A-Mangel mit geistiger Retardierung*, Krampfanfällen, Spastik und Hepatosplenomegalie*; auffällig oft findet man einen kirschroten Fleck [**cherry-red spot**] der Makula; Ⓔ *Tay-Sachs disease, Sachs' disease, infantile amaurotic (familial) idiocy, GM_2-gangliosidosis*

GM_2-Gangliosidose Typ II: *Syn: Sandhoff-Krankheit, Sandhoff-Jatzekewitz-Syndrom, Sandhoff-Jatzekewitz-Variante*; kombinierter Hexosaminidase A und B-Mangel; klinischer Verlauf wie GM_2-Gangliosidose Typ I; zusätzlich noch Kardiomyopathie*; Ⓔ *Sandhoff's disease*

GM_2-Gangliosidose Typ III: *Syn: juvenile GM_2-Gangliosidose*; verläuft klinisch bis auf die Abwesenheit des kirschroten Makulaflecks wie die GM_2-Gangliosidose Typ I; tödlicher Verlauf innerhalb der ersten 10. Lebensjahre; Ⓔ *juvenile GM_2-gangliosidosis*

infantile GM_1-Gangliosidose: → *GM_1-Gangliosidose Typ I*

juvenile GM_1-Gangliosidose: → *GM_1-Gangliosidose Typ II*

juvenile GM_2-Gangliosidose: → *GM_2-Gangliosidose Typ III*

spätinfantile GM_1-Gangliosidose: → *GM_1-Gangliosidose Typ II*

Ganlglilolzyt *m*: → *Ganglienzelle*

Ganlglilolzyltom *nt*: *Syn: Ganglioneurom*; von den Ganglienzellen ausgehender gutartiger Tumor; Ⓔ *neurocytoma, ganglioneuroma, gangliocytoma, ganglioneurofibroma, ganglioglioneuroma, ganglioma, true neuroma*

Ganlgolsa *f*: *Syn: Rhinopharyngitis mutilans*; im Verlauf der Frambösie* auftretende Zerstörung von Knochen- und Knorpelgewebe mit Mutilation von Nase und Oberlippe; Ⓔ *gangosa*

Ganlgraelna *f*: → *Gangrän*

Gangraena arteriosclerotica: *Syn: arteriosklerotische Gangrän*; durch arteriosklerotische Veränderungen hervorgerufene Gangrän; Ⓔ *angiosclerotic gangrene, arteriosclerotic gangrene*

Gangraena emphysematosa: → *Gasbrand*

Gangraena pulmonis: *Syn: Lungenbrand, Lungengangrän*; herdförmige oder diffuse Gangrän des Lungengewebes, die als Sekundärinfektion von Bronchiektasen oder aus einem Abszess entsteht; Ⓔ *pulmonary gangrene*

Ganlgrän *f*: *Syn: Brand, gangräne Nekrose, Gangraena*; Gewebsuntergang mit Nekrose, Autolyse und schwärzlicher Verfärbung; Ⓔ *gangrene, mortification, thanatosis, sphacelus, sphacelation*

arteriosklerotische Gangrän: *Syn: Gangraena arteriosclerotica*; durch arteriosklerotische Veränderungen hervorgerufene Gangrän; Ⓔ *angiosclerotic gangrene, arteriosclerotic gangrene*

infektiöse Gangrän des Mundes: *Syn: Noma, Wangenbrand, Wasserkrebs, Cancer aquaticus, Chancrum oris, Stomatitis gangraenosa*; vor allem bei Kleinkindern in Afrika, Asien und Südamerika auftretende, gangränöse Entzündung der Mundschleimhaut; Ⓔ *gangrenous stomatitis, corrosive ulcer, water canker, noma*

postthrombotische Gangrän: im Anschluss an eine Thrombose auftretende Gangrän; Ⓔ *thrombotic gangrene*

trockene Gangrän: *Syn: Mumifizierung, Mumifikation*; Gangrän mit Eintrocknung und Schrumpfung des Gewebes; Ⓔ *dry gangrene, mummification, mummification necrosis*

ganlgrälnös *adj*: Gangrän betreffend, mit einer Gangrän, in Form einer Gangrän; Ⓔ *sphacelated, sphacelous, mortified, gangrenous*

Galnolblast *m*: *Syn: Zahnschmelzbildner, Adamantoblast, Ameloblast*; den Zahnschmelz bildende Zelle; Ⓔ *ganoblast, adamantoblast, ameloblast, enamel cell, enameloblast*

Galnolblasltom *nt*: *Syn: Ameloblastom, Adamantinom*; meist im Unterkiefer auftretende zystische Geschwulst, die von Epithelresten ausgeht; Ⓔ *enameloblastoma, adamantinoma, ameloblastoma, adamantoblastoma, adamantoma*

Gänlselgurlgellarltelrilen *pl*: *s.u. Mönckeberg-Mediasklerose*; Ⓔ *trachea-like arteries*

Ganser-Syndrom *nt*: *Syn: Scheinblödsinn, Pseudodemenz, Zweckpsychose*; schwer von Simulation zu unterscheidendes Vorkommen von Vorbeireden, Vorbeihandeln und Nichtwissenwollen; wurde ursprünglich bei Häftlingen beschrieben, kann aber auch organische Ursachen haben; Ⓔ *Ganser's syndrome, syndrome of approximate relevant answers, syndrome of deviously relevant answers, nonsense syndrome, pseudopsychosis*

Ganz|kör|per|szin|ti|gra|fie, -gra|phie *f*: Szintigrafie* des gesamten Körpers, z.B. bei der Tumordiagnostik; Ⓔ *total body scintigraphy*

Ganz|kör|per|to|mo|gra|fie, -gra|phie *f*: Computertomografie* des gesamten Körpers; Ⓔ *whole body tomography*

Gard|ner|beiß *m*: *Syn: Erntekrätze, Sendlinger Beiß, Giesinger Beiß, Herbstbeiße, Herbstkrätze, Trombidiose, Trombidiosis, Erythema autumnale*; durch Milben der Gattung Trombicula verursachte heftig juckende Dermatose* mit Quaddelbildung; Ⓔ *trombiculiasis, trombidiiasis, trombidiosis*

Gard|ne|rel|la va|gi|na|lis *f*: gramnegatives oder gramlabiles Stäbchenbakterium, das bei Entzündungen der Scheide und Harnröhre gefunden wird; Ⓔ *Gardnerella vaginalis*

Gar|goy|lis|mus *m*: *Syn: Wasserspeiergesicht*; typische Gesichtsveränderung, z.B. beim Pfaundler-Hurler-Syndrom; Ⓔ *gargoylism*

Gar|ru|li|tas vul|vae *f*: *Syn: Flatus vaginalis*; hörbares Entweichen von Luft aus der Scheide; Ⓔ *flatus vaginalis*

Gartner-Gang *m*: *Syn: Ductus longitudinalis epoophori*; Längsgang des Epoophorons*; Rest des Wolff*-Gangs der Urniere; Ⓔ *Gartner's canal*

Gärtner-Bazillus *m*: *Syn: Salmonella enteritidis*; Erreger einer akuten Gastroenteritis; Ⓔ *Gärtner's bacillus, Salmonella enteritidis*

Gas-Adsorptionschromatografie *f*: *s.u. Gaschromatografie*; Ⓔ *gas-solid chromatography*

Gas|brand *m*: *Syn: Gasgangrän, Gasödem, Gasphlegmone, malignes Ödem, Emphysema malignum/septicum, Oedema malignum, Gangraena emphysematosa*; durch Clostridium* perfringens und andere Clostridienarten verursachte, meldepflichtige schwere Wundinfektion, die durch hochgradige Toxämie und ausgedehnte Ödem- und/oder Gasbildung gekennzeichnet ist; Ⓔ *gas gangrene, gaseous gangrene, gangrenous emphysema, emphysematous gangrene, clostridial myonecrosis*

Gas|brand|ba|zil|len *pl*: *Syn: Gasödembazillen*; Clostridium* perfringens und andere Clostridienarten, die Gasbrand verursachen können; Ⓔ *Welch's bacillus, gas bacillus, Bacillus aerogenes capsulatus, Bacillus welchii, Clostridium perfringens, Clostridium welchii*

Gas|brust *f*: veraltet für →*Pneumothorax*

Gas|chro|ma|to|gra|fie, -gra|phie *f*: Form der Chromatografie* bei der Gase oder leicht flüchtige Flüssigkeiten mit Hilfe eines inerten Trägergases über die Trennsäule geleitet werden; je nach Sorptionsmittel unterscheidet man **Gas-Adsorptionschromatografie** [festes Adsorptionsmittel] und **Gas-Flüssigkeitschromatografie** [flüssiges Sorptionsmittel]; Ⓔ *gas chromatography*

Gas|em|bo|lie *f*: *Syn: Luftembolie*; durch Luft-/Gasbläschen hervorgerufene Embolie*; Ⓔ *gas embolism, aeroembolism, aeremia, ebullism*

Gas-Flüssigkeitschromatografie *f*: *s.u. Gaschromatografie*; Ⓔ *gas-liquid chromatography*

Gas|gan|grän *f*: →*Gasbrand*

Gas|ö|dem *nt*: →*Gasbrand*

Gas|ö|dem|ba|zil|len *pl*: →*Gasbrandbazillen*

Gas|phleg|mo|ne *f*: →*Gasbrand*

Gasser-Ganglion *nt*: *Syn: Ganglion trigeminale*; am Felsenbein liegendes sensibles Ganglion des Nervus* trigeminus; Ⓔ *Gasser's ganglion, gasserian ganglion, trigeminal ganglion, semilunar ganglion, ganglion of trigeminal nerve*

Gasser-Syndrom *nt*: *Syn: hämolytisch-urämisches Syndrom*; vorwiegen im Kindesalter auftretende Mikroangiopathie* der Nierengefäße mit Niereninsuffizienz; Ⓔ *Gasser's syndrome, hemolytic-uremic syndrome*

Gas|ter *f*: Magen*; Ⓔ *stomach, ventricle, gaster*

Gastr-, gastr- *präf.*: →*Gastro-*

Gas|tra|de|ni|tis *f, pl* **-ti|den**: *Syn: Magendrüsenentzündung, Gastroadenitis*; Entzündung der Magendrüsen; Ⓔ *inflammation of the gastric glands, gastradenitis, gastroadenitis*

gas|tra|de|ni|tisch *adj*: *Syn: gastroadenitisch*; Magendrüsenentzündung/Gastradenitis betreffend, von ihr betroffen oder gekennzeichnet; Ⓔ *relating to or marked by gastradenitis, gastradenitic, gastroadenitic*

gas|tral *adj*: *Syn: gastrisch*; Magen betreffend; Ⓔ *relating to the stomach, gastric*

Gas|tral|gie *f*: *Syn: Gastrodynie*; Magenschmerz(en); Ⓔ *pain in the stomach, stomach ache, gastralgia, gasteralgia, gastrodynia, stomachodynia, stomachalgia*

Gas|trek|ta|sie *f*: Magenerweiterung; Ⓔ *gastrectasia, gastrectasis*

Gas|trek|to|mie *f*: Magenentfernung, totale Magenresektion; Ⓔ *gastrectomy*

partielle Gastrektomie: Magenteilentfernung, Magenteilresektion; Ⓔ *gastric resection, partial gastrectomy*

Gas|trin *nt*: in der Antrumschleimhaut gebildetes Gewebehormon, das die Salzsäuresekretion des Magens reguliert; Ⓔ *gastrin*

Gas|tri|nom *nt*: Gastrin bildender Tumor des Magen-Darm-Traktes; Ⓔ *Zollinger-Ellison tumor, Z-E tumor, gastrinoma*

gas|trisch *adj*: →*gastral*

Gas|tri|tis *f, pl* **-ti|den**: *Syn: Magenkatarrh, Magenentzündung*; Entzündung der Magenschleimhaut; am gebräuchlichsten ist heute eine Unterteilung der chronischen Gastritis in: **Gastritis Typ A** [Autoimmungastritis, die die Korpusschleimhaut gefällt], **Gastritis Typ B** [Helicobacter-pylori-Gastritis der Antrumschleimhaut], **Gastritis Typ A/B** [Mischform von A und B mit Befall von Antrum- und Korpusschleimhaut] und **Gastritis Typ C** [chemisch bedingte Gastritis, v.a. bei Gallereflux]; Ⓔ *mucosal inflammation of the stomach, gastritis, endogastritis*

akute Gastritis: auf die Schleimhautoberfläche begrenzte akute Entzündung unterschiedlicher Genese (Alkohol, Medikamente, Viren, Bakterien); Ⓔ *acute gastritis*

atrophische Gastritis: →*chronisch-atrophische Gastritis*

atrophisch-hyperplastische Gastritis: Variante der chronisch-atrophischen Gastritis mit Verdickung der Schleimhaut; Ⓔ *atrophic-hyperplastic gastritis*

chronisch-atrophische Gastritis: meist im Antrum beginnende, chronische Magenentzündung mit Atrophie der Schleimhaut; Helicobacter* pylori-Eradikation soll die Prognose verbessern; Ⓔ *chronic atrophic gastritis*

chronisch-follikuläre Gastritis: Variante der chronisch-atrophischen Gastritis mit Proliferation der mukösen und submukösen Lymphfollikel; Ⓔ *chronic follicular gastritis*

Gastritis corrosiva: *Syn: Ätzgastritis*; durch Säuren oder Laugen hervorgerufene Magenschleimhautentzündung; Ⓔ *chemical gastritis, corrosive gastritis*

Gastritis erosiva: *Syn: erosive Gastritis*; Gastritis mit Erosion der Schleimhaut; Ⓔ *erosive gastritis, exfoliative gastritis*

erosive Gastritis: →*Gastritis erosiva*

follikuläre Gastritis: chronische Gastritis, deren Erscheinungsbild von einer Hyperplasie der submukösen Lymphfollikel geprägt wird; Ⓔ *follicular gastritis*

Gastritis haemorrhagica: *Syn: hämorrhagische Gastritis*; erosive Gastritis mit Schleimhautblutungen; Ⓔ

hemorrhagic gastritis; gastrostaxis
hämorrhagische Gastritis: → *Gastritis haemorrhagica*
Gastritis phlegmonosa: *Syn: phlegmonöse Gastritis*; Gastritis mit flächenhafter eitriger Infiltration von Magenschleimhaut und Magenwand; Ⓔ *phlegmonous gastritis*
phlegmonöse Gastritis: → *Gastritis phlegmonosa*
Gastritis polyposa: hypertrophische Gastritis mit polypoider Wucherung der Schleimhaut; Ⓔ *Ménétrier's syndrome, Ménétrier's disease, hypertrophic gastritis, giant hypertrophic gastritis, giant hypertrophy of gastric mucosa*
pseudomembranöse Gastritis: akute Gastritis mit Ausbildung fibrinöser Pseudomembranen; Ⓔ *pseudomembranous gastritis*
urämische Gastritis: Magenschleimhautentzündung im Rahmen einer Urämie*; Ⓔ *uremic gastritis*

gas|tri|tisch *adj*: Magenschleimhautentzündung/Gastritis betreffend, von ihr betroffen oder gekennzeichnet; Ⓔ *relating to or suffering from gastritis, gastritic*

Gastro-, gastro- *präf.*: Wortelement mit der Bedeutung „Bauch/Magen/Gaster"; Ⓔ *stomach, gastric, gastr(o)-*

Gas|tro|a|de|ni|tis *f, pl* **-ti|den:** → *Gastradenitis*

gas|tro|a|de|ni|tisch *adj*: → *gastradenitisch*

Gas|tro|a|na|sto|mo|se *f*: → *Gastrogastrostomie*

Gas|tro|a|to|nie *f*: *Syn: Magenatonie*; Tonusverlust der Magenmuskulatur; Ⓔ *gastric atonia, gastroparalysis, gastroatonia*

gas|tro|di|a|phrag|mal *adj*: *Syn: gastrophrenisch, phrenikogastral*; Magen und Zwerchfell/Diaphragma betreffend oder verbindend; Ⓔ *relating to both stomach and diaphragm, gastrophrenic, phrenicogastric, phrenogastric*

Gas|tro|dis|ci|a|sis *f, pl* **-ses:** *Syn: Gastrodiscoidiasis*; in Asien vorkommende Darmerkrankung durch den Saugwurm **Gastrodiscoides hominis**; Ⓔ *gastrodisciasis*

Gas|tro|dis|co|i|des ho|mi|nis *f*: *s.u. Gastrodisciasis*; Ⓔ *Gastrodiscoides hominis, Amphistomum hominis*

Gas|tro|dis|co|i|di|a|sis *f, pl* **-ses:** → *Gastrodisciasis*

gas|tro|du|o|de|nal *adj*: Magen und Zwölffingerdarm/Duodenum betreffend oder verbindend; Ⓔ *relating to both stomach and duodenum, gastroduodenal*

Gas|tro|du|o|de|nek|to|mie *f*: (Teil-)Entfernung von Magen und Zwölffingerdarm; Ⓔ *gastroduodenectomy*

Gas|tro|du|o|de|ni|tis *f, pl* **-ti|den:** Entzündung (der Schleimhaut) von Magen und Zwölffingerdarm; Ⓔ *inflammation of stomach and duodenum, gastroduodenitis*

Gas|tro|du|o|de|no|sko|pie *f*: endoskopische Untersuchung von Magen und Zwölffingerdarm; Ⓔ *gastroduodenoscopy*

Gas|tro|du|o|de|no|sto|mie *f*: *Syn: gastroduodenale Anastomose*; operative Verbindung von Magen und Zwölffingerdarm; Ⓔ *gastroduodenostomy*

Gas|tro|dy|nie *f*: → *Gastralgie*

gas|tro|en|te|ral *adj*: *Syn: gastrointestinal*; Magen und Darm/Intestinum betreffend; Ⓔ *relating to both stomach and intestines, gastrointestinal, gastroenteric*

Gas|tro|en|te|ri|tis *f, pl* **-ti|den:** *Syn: Magen-Darm-Entzündung, Magen-Darm-Katarrh*; Entzündung (der Schleimhaut) von Magen und Dünndarm; verläuft i.d.R. als akuter Brechdurchfall ohne wesentliche Dehydratation; v.a. bei Kindern und älteren Patienten kann es aber zu mittelschwerer oder schwerer Dehydratation und Entwicklung einer Schocksymptomatik kommen; die weitaus häufigste Form ist die **infektiöse Gastroenteritis** durch Bakterien, Viren [Magen-Darm-Grippe], Pilze oder Protozoen, die oft Folge einer Nahrungsmittelvergiftung ist; v.a. bei Kindern in den unterentwickelnden Ländern dominiert Rotavirus* als Erreger und verursacht jährlich mehr als 1 Million Todesfälle; Ⓔ *inflammation of the mucosa of both stomach and intestines, gastroenteritis, enterogastritis*
eosinophile Gastroenteritis: seltene Erkrankung mit typischer Eosinophilie* des Blutbildes und eosinophiler Infiltration von Mukosa* und Wand des Gastrointestinaltrakts; Ⓔ *eosinophilic gastroenteritis*

gas|tro|en|te|ri|tisch *adj*: Magen-Darm-Entzündung/Gastroenteritis betreffend, von ihr betroffen oder gekennzeichnet; Ⓔ *relating to or marked by gastroenteritis, gastroenteritic*

Gas|tro|en|te|ro|a|na|sto|mo|se *f*: → *Gastroenterostomie*

Gas|tro|en|te|ro|ko|li|tis *f, pl* **-ti|den:** *Syn: Magen-Darm-Kolon-Entzündung, Magen-Darm-Kolon-Katarrh*; Entzündung (der Schleimhaut) von Magen, Dünndarm und Dickdarm; Ⓔ *inflammation of stomach, small intestine, and colon, gastroenterocolitis*

gas|tro|en|te|ro|ko|li|tisch *adj*: Gastroenterokolitis betreffend, von ihr betroffen oder gekennzeichnet; Ⓔ *relating to or marked by gastroenterocolitis, gastroenterocolitic*

Gas|tro|en|te|ro|ko|lo|sto|mie *f*: operative Verbindung von Magen, Dünndarm und Kolon; Ⓔ *gastroenterocolostomy*

Gas|tro|en|te|ro|lo|ge *m*: Arzt für Gastroenterologie*; Ⓔ *gastroenterologist*

Gas|tro|en|te|ro|lo|gie *f*: Teilgebiet der Medizin, das sich mit den Erkrankungen des Verdauungsapparates beschäftigt; Ⓔ *gastroenterology*

Gas|tro|en|te|ro|lo|gin *f*: Ärztin für Gastroenterologie*; Ⓔ *gastroenterologist*

Gas|tro|en|te|ro|pa|thie *f*: Erkrankung des Magen-Darm-Traktes; Ⓔ *gastroenteropathy*

Gas|tro|en|te|ro|plas|tik *f*: plastische Operation von Magen und Darm, Magen-Darm-Plastik; Ⓔ *gastroenteroplasty*

Gas|tro|en|te|ro|pto|se *f*: *Syn: Magen-Darm-Senkung*; Senkung von Magen und Darm; meist im Rahmen einer allgemeinen Baucheingeweidesenkung [Enteroptose*]; Ⓔ *gastroenteroptosis*

Gas|tro|en|te|ro|sto|mie *f*: *Syn: Magen-Darm-Anastomose, Gastroenteroanastomose, gastrointestinale Anastomose*; operative Verbindung von Magen und Darm; Ⓔ *gastroenterostomy, gastroenteroanastomosis, gastroenteric anastomosis, gastrointestinal anastomosis*

Gas|tro|en|te|ro|to|mie *f*: operative Eröffnung von Magen und Dünndarm; Ⓔ *gastroenterotomy*

gas|tro|e|pi|plo|isch *adj*: *Syn: gastroomental*; Magen und Bauchnetz/Epiploon betreffend oder verbindend; Ⓔ *relating to both stomach and epiploon, gastroepiploic, gastro-omental*

Gas|tro|gas|tro|sto|mie *f*: *Syn: Gastroanastomose*; operative Verbindung zweier Magenabschnitte (z.B. Kardia und Pylorusregion); Ⓔ *gastrogastrostomy, gastroanastomosis*

gas|tro|gen *adj*: vom Magen ausgehend, aus dem Magen stammend; Ⓔ *gastrogenic*

gas|tro|he|pa|tisch *adj*: Magen und Leber/Hepar betreffend oder verbindend; Ⓔ *relating to both stomach and liver, gastrohepatic*

gas|tro|i|le|al *adj*: Magen und Ileum betreffend oder verbindend; Ⓔ *relating to both stomach and ileum, gastroileal, gastroileac*

Gas|tro|i|le|i|tis *f, pl* **-ti|den:** Entzündung (der Schleimhaut) von Magen und Ileum*; Ⓔ *inflammation of stomach and ileum, gastroileitis*

gas|tro|i|le|i|tisch *adj*: Gastroileitis betreffend, von ihr betroffen oder gekennzeichnet; Ⓔ *relating to or marked by gastroileitis, gastroileitic*

Gas|tro|i|le|o|sto|mie *f*: *Syn: Magen-Ileum-Anastomose*; operative Verbindung von Magen und Ileum; Ⓔ *gastroileostomy*

gas|tro|in|tes|ti|nal *adj*: → *gastroenteral*

Gas|tro|in|tes|ti|nal|trakt *m*: *Syn:* *Magen-Darm-Trakt*; Gesamtheit des Verdauungstraktes vom Mageneingang bis zum After; Ⓔ *gastrointestinal canal, gastrointestinal tract*

gas|tro|je|ju|nal *adj*: Magen und Jejunum betreffend oder verbindend; Ⓔ *gastrojejunal*

Gas|tro|je|ju|no|sto|mie *f*: *Syn:* *Magen-Jejunum-Anastomose*; operative Verbindung von Magen und Jejunum; Ⓔ *gastrojejunostomy, gastronesteostomy, gastrojejunal anastomosis*

gas|tro|kar|di|al *adj*: Magen und Herz betreffend; Ⓔ *relating to both stomach and heart, gastrocardiac*

Gas|tro|ki|ne|to|graf, -graph *m*: Gerät zur Aufzeichnung der Magenmotilität; Ⓔ *gastrograph, gastrokinetograph*

gas|tro|ko|lisch *adj*: Magen und Kolon betreffend oder verbindend; Ⓔ *relating to both stomach and colon, gastrocolic*

Gas|tro|ko|li|tis *f, pl* **-ti|den**: *Syn:* *Magen-Kolon-Entzündung, Magen-Kolon-Katarrh*; Entzündung (der Schleimhaut) von Magen und Dickdarm/Kolon; Ⓔ *inflammation of stomach and colon, gastrocolitis*

gas|tro|ko|li|tisch *adj*: Gastrokolitis betreffend, von ihr betroffen oder gekennzeichnet; Ⓔ *relating to or marked by gastrocolitis*

Gas|tro|ko|lon|fis|tel *f*: innere Magenfistel mit Mündung ins Kolon; Ⓔ *gastrocolic fistula*

Gas|tro|ko|lo|pto|se *f*: Senkung von Magen und Dickdarm/Kolon; meist im Rahmen einer allgemeinen Baucheingeweidesenkung [Enteroptose*]; Ⓔ *gastrocoloptosis*

Gas|tro|ko|lo|sto|mie *f*: *Syn:* *Magen-Kolon-Anastomose*; operative Verbindung von Magen und Kolon; Ⓔ *gastrocolostomy*

Gas|tro|ko|lo|to|mie *f*: operative Eröffnung von Magen und Kolon; Ⓔ *gastrocolotomy*

gas|tro|ku|tan *adj*: Magen und Haut/Cutis betreffend oder verbindend; Ⓔ *relating to both stomach and skin, gastrocutaneous*

gas|tro|li|e|nal *adj*: Magen und Milz/Lien betreffend oder verbindend; Ⓔ *relating to both stomach and spleen, gastrolienal, gastrosplenic*

Gas|tro|lith *m*: *Syn:* *Magenstein*; aus unverdauten Nahrungsresten [Haare, Fasern] gebildetes Konkrement im Magen; Ⓔ *gastric calculus, stomach calculus, gastrolith*

Gas|tro|li|thi|a|sis *f, pl* **-ses**: Vorkommen von Magensteinen; Ⓔ *gastrolithiasis*

Gas|tro|lo|ge *m*: Arzt für Gastrologie*; Ⓔ *gastrologist*

Gas|tro|lo|gie *f*: Teilgebiet der Medizin, das sich mit den Erkrankungen des Magens beschäftigt; Ⓔ *gastrology*

Gas|tro|lo|gin *f*: Ärztin für Gastrologie*; Ⓔ *gastrologist*

Gas|tro|ly|se *f*: operative Magenlösung, Magenmobilisierung; Ⓔ *gastrolysis*

Gas|tro|ma|la|zie *f*: saure Magenerweichung durch Selbstandauung nach dem Tod; Ⓔ *gastromalacia*

Gas|tro|me|ga|lie *f*: Magenvergrößerung; Ⓔ *gastromegaly*

Gas|tro|my|ko|se *f*: Pilzerkrankung des Magens; Ⓔ *gastromycosis*

Gas|tro|my|o|to|mie *f*: operative Durchtrennung der Magenwandmuskulatur; Ⓔ *gastromyotomy*

gas|tro|o|men|tal *adj*: → *gastroepiploisch*

gas|tro|ö|so|pha|ge|al *adj*: *Syn:* *ösophagogastral*; Magen und Speiseröhre/Ösophagus betreffend oder verbindend; Ⓔ *relating to both stomach and esophagus, gastroesophageal, esophagogastric*

Gas|tro|ö|so|pha|gi|tis *f, pl* **-ti|den**: Entzündung (der Schleimhaut) von Magen und Speiseröhre; Ⓔ *inflammation of stomach and esophagus, gastroesophagitis*

gas|tro|ö|so|pha|gi|tisch *adj*: Gastroösophagitis betreffend, von ihr betroffen oder gekennzeichnet; Ⓔ *relating to or marked by gastroesophagitis, gastroesophagitic*

Gas|tro|pan|kre|a|ti|tis *f, pl* **-ti|ti|den**: Entzündung von Magen und Bauchspeicheldrüse/Pankreas; Ⓔ *inflammation of stomach and pancreas, gastropancreatitis*

Gas|tro|pa|ra|ly|se *f*: → *Gastroplegie*

Gas|tro|pa|re|se *f*: → *Gastroplegie*

Gas|tro|pa|thia *f*: *Syn:* *Gastropathie*; Magenerkrankung, Magenleiden; Ⓔ *gastropathy*

Gastropathia hypertrophica gigantea: *Syn:* *Riesenfaltengastritis, Ménétrier-Syndrom, Morbus Ménétrier, Riesenfaltenmagen, Riesenfaltengastropathie*; zu Vergröberung des Faltenreliefs führende, chronische Entzündung der Magenschleimhaut unbekannter Genese; Ⓔ *Ménétrier's disease, Ménétrier's syndrome, hypertrophic gastritis, giant hypertrophic gastritis, giant hypertrophy of gastric mucosa*

Gastropathia nervosa: nervöse Magenbeschwerden; Ⓔ *nervous stomach complaint*

Gas|tro|pa|thie *f*: *Syn:* *Gastropathia*; Magenerkrankung, Magenleiden; Ⓔ *gastropathy*

Gas|tro|pe|ri|to|ni|tis *f, pl* **-ti|den**: Entzündung von Magen und Bauchfell/Peritoneum; Ⓔ *inflammation of stomach and peritoneum, gastroperitonitis*

gas|tro|pe|ri|to|ni|tisch *adj*: Gastroperitonitis betreffend, von ihr betroffen oder gekennzeichnet; Ⓔ *relating to or marked by gastroperitonitis*

Gas|tro|pe|xie *f*: operative Magenanheftung; Ⓔ *gastropexy*

gas|tro|phre|nisch *adj*: → *gastrodiaphragmal*

Gas|tro|plas|tik *f*: Magenplastik; Ⓔ *gastroplasty*

Gas|tro|ple|gie *f*: *Syn:* *Magenlähmung, Gastroparese, Gastroparalyse*; zu Magenatonie* und -überdehnung führende Lähmung der Magenwandmuskulatur; Ⓔ *gastroparesis, gastroparalysis, gastroplegia*

Gas|tro|pli|ka|ti|on *f*: operative Magenverengerung durch Raffnähte; Ⓔ *gastroplication, gastroptyxis, gastrorrhaphy*

Gas|tro|pto|se *f*: *Syn:* *Magensenkung*; meist angeborene, seltener erworbene Senkung des Magens; meist zusammen mit einer Senkung des Darms [Gastoenteroptose*] im Rahmen einer allgemeinen Baucheingeweidesenkung [Enteroptose*]; Ⓔ *gastroptosis, ventroptosis, ventroptosia, bathygastry*

gas|tro|pul|mo|nal *adj*: *Syn:* *pneumogastral*; Magen und Lunge(n)/Pulmo betreffend; Ⓔ *relating to both stomach and lung(s), gastropneumonic, gastropulmonary, pneumogastric*

Gas|tro|py|lo|rek|to|mie *f*: operative Entfernung der Pars pyloria des Magens; Ⓔ *pylorogastrectomy, gastropylorectomy*

gas|tro|py|lo|risch *adj*: Magen und Magenpförtner/Pylorus betreffend; Ⓔ *relating to both stomach and pylorus, gastropyloric*

gas|tro|re|nal *adj*: *Syn:* *renogastral*; Magen und Niere(n) betreffend; Ⓔ *relating to both stomach and kidneys, renogastric, nephrogastric*

Gas|tror|rha|gie *f*: Magenblutung, Blutung aus dem Magen; Ⓔ *hemorrhage from the stomach, gastrorrhagia*

Gas|tror|rha|phie *f*: Magennaht, Naht der Magenwand; Ⓔ *gastrorrhaphy*

Gas|tror|rhe|xis *f*: Magenruptur; Ⓔ *gastrorrhexis*

Gas|tror|rhoe *f, pl* **-rhoen**: *Syn:* *Magenfluss*; Hypersekretion des Magens; Ⓔ *gastric hypersecretion, gastrorrhea*

Gas|tro|schi|sis *f*: *Syn:* *Paromphalozele, Bauchspalte*; angeborener Vorfall von Darmschlingen bei unvollständigem Verschluss der Bauchwand; Ⓔ *gastroschisis, celoschisis*

gas|tro|se|lek|tiv *adj*: nur auf den Magen wirkend; Ⓔ *gastroselective*

Gas|tro|skop *nt*: Endoskop* für die Gastroskopie*; Ⓔ

gastroscope

Gas|tro|sko|pie *f*: *Syn: Magenspiegelung*; endoskopische Untersuchung des Magens; Ⓔ *gastroscopy*

gas|tro|sko|pisch *adj*: Gastroskopie betreffend, mittels Gastroskopie; Ⓔ *relating to gastroscopy, gastroscopic*

Gas|tro|spas|mus *m*: Magenkrampf; Ⓔ *gastralgia, gasteralgia, gastrospasm, gastric spasm, gastric colic*

Gas|tro|sta|xis *f*: Sickerblutung aus der Magenschleimhaut; Ⓔ *gastrostaxis*

Gas|tro|ste|no|se *f*: *Syn: Magenverengung, Magenstenose*; meist durch eine entzündliche Schrumpfung hervorgerufene Einengung des Magenlumens; Ⓔ *gastrostenosis*

Gas|tro|sto|ma *nt, pl* **-ma|ta**: *Syn: Magenfistel*; operativ angelegte äußere Magenfistel; Ⓔ *gastric fistula, gastrostoma*

Gas|tro|sto|mie *f*: Anlegen einer äußeren Magenfistel, Magenfistelung; Ⓔ *gastrostomy*

G

Gas|tro|to|mie *f*: operative Eröffnung des Magens; Ⓔ *gastrotomy*

gas|tro|trop *adj*: mit besonderer Affinität zum Magen; Ⓔ *gastrotropic*

Gas|tro|ze|le *f*: **1.** *Syn: Magenhernie*; Eingeweidebruch mit Magenteilen im Bruchsack **2.** *Syn: Magendivertikel*; meist asymptomatisches echtes oder falsches Divertikel* der Magenwand; Ⓔ **1.** *gastrocele* **2.** *gastrocele*

Gas|trul|la|ti|on *f*: Bildung der Keimblätter; Ⓔ *gastrulation*

Gas|zys|te *f*: gashaltige Zyste; Ⓔ *gas cyst*

Gaucher-Erkrankung *f*: *Syn: Gaucher-Krankheit, Gaucher-Syndrom, Morbus Gaucher, Cerebrosidose, Glucozerebrosidose, Cerebrosidlipidose, Zerebrosidlipidose, Glykosylceramidlipidose, Lipoidhistiozytose vom Kerasintyp*; seltene, durch ein Fehlen der Glucocerebrosidase hervorgerufene Sphingolipidose* mit Einlagerung von Cerebrosiden in Zellen des retikulohistiozytären Systems; je nach Verlaufsform kommt es zu verschiedenen klinischen Bildern mit unterschiedlicher Prognose; Ⓔ *Gaucher's splenomegaly, Gaucher's disease, glucosylceramide lipidosis, cerebrosidosis, cerebroside lipidosis, cerebroside lipoidosis, glycosylceramide lipidosis, kerasin histiocytosis, familial splenic anemia*

Gau|men *m*: *Syn: Palatum*; trennt Mund- und Nasenhöhle; man unterscheidet einen vorderen **harten Gaumen** [Palatum durum] und einen hinteren beweglichen Teil [**weicher Gaumen**], der in das **Gaumenzäpfchen** ausläuft; Ⓔ *palate, roof of mouth*

Gau|men|bein *nt*: Os* palatinum; Ⓔ *palate bone, palatine bone*

Gau|men|ent|zün|dung *f*: → *Uranitis*

Gau|men|leis|te *f*: *Syn: Raphe palati*; mediane, längsverlaufende Schleimhautleiste über der Verwachsungslinie der beiden Gaumenfortsätze; Ⓔ *raphe of palate, palatine raphe*

Gau|men|man|del *f*: *Syn: Tonsilla palatina*; zwischen den Gaumenbögen liegende Tonsille; Ⓔ *tonsil, faucial tonsil, palatine tonsil*

Gau|men|man|del|kryp|ten *pl*: *Syn: Cryptae tonsillares tonsillae palatinae*; Mandelkrypten* der Gaumenmandel [Tonsilla palatina]; Ⓔ *tonsillar crypts of palatine tonsil*

Gau|men|re|flex *m*: Anheben des Gaumensegels bei Berührung des Zäpfchens; Ⓔ *palatal reflex, palatine reflex*

Gau|men|se|gel *nt*: *Syn: Palatum molle, Velum palatinum*; weicher Gaumen; Ⓔ *soft palate*

Gau|men|spal|te *f*: *Syn: Palatoschisis, Uranoschisis, Palatum fissum*; angeborene Spaltbildung des Gaumens; Ⓔ *cleft palate, uranoschisis, uraniscochasm, uraniscochasma, uranoschism, palatoschisis*

Gau|men|wulst *m*: *Syn: Torus palatinus*; beidseitiger Knochenwulst am Gaumen; Ⓔ *palatal torus, palatine torus*

Gau|men|zäpf|chen|ent|zün|dung *f*: → *Staphylitis*

Galze *f*: für Verbände verwendetes weitmaschiges Baumwollgewebe; Ⓔ *gauze*

Ge|bär|mut|ter *f*: → *Uterus*

Ge|bär|mut|ter|a|pla|sie *f*: *Syn: Uterusaplasie*; unvollständige Gebärmutterentwicklung; Ⓔ *uterine aplasia*

Ge|bär|mut|ter|a|tre|sie *f*: *Syn: Uterusatresie, Atresia uteri, Atretometrie*; angeborener Verschluss der Gebärmutterhöhle; Ⓔ *hysteratresia, atretometria*

Ge|bär|mut|ter|a|tro|phie *f*: Atrophie* der Gebärmutter nach der Menopause; Ⓔ *uterine atrophy, metratrophy, metratrophia*

Gebärmutter-Blasen-Fistel *f*: *Syn: uterovesikale Fistel*; Gebärmutter und Blase verbindende Fistel; Ⓔ *uterovesical fistula*

Ge|bär|mut|ter|ent|zün|dung *f*: → *Metritis*

Ge|bär|mut|ter|fun|dus *m*: *Syn: Uterusfundus, Fundus uteri*; oberster Teil der Gebärmutter; Ⓔ *fundus of uterus*

Ge|bär|mut|ter|hals|ka|nal *m*: *Syn: Zervikalkanal, Canalis cervicis uteri*; Kanal durch den Gebärmutterhals; Ⓔ *cervical canal (of uterus), endocervix*

Ge|bär|mut|ter|hals|kar|zi|nom *nt*: → *Gebärmutterhalskrebs*

Ge|bär|mut|ter|hals|krebs *m*: → *Zervixkarzinom*

Ge|bär|mut|ter|hy|po|pla|sie *f*: *Syn: Uterushypoplasie*; angeborene Kleinheit der Gebärmutter; Ⓔ *uterine hypoplasia*

Ge|bär|mut|ter|isth|mus *m*: *Syn: Uterusisthmus, Isthmus uteri*; zwischen Gebärmutterhals und -körper liegender enger Abschnitt; Ⓔ *isthmus of uterus*

Ge|bär|mut|ter|kör|per|krebs *m*: → *Korpuskarzinom*

Ge|bär|mut|ter|krampf *m*: *Syn: Clonus uteri*; dicht aufeinanderfolgende krampfartige Wehen, die in einen Wehensturm übergehen können; Ⓔ *hysterospasm*

Ge|bär|mut|ter|krebs *m*: *Syn: Uteruskarzinom*; von der Gebärmutter ausgehender bösartiger Tumor; je nach der Lage unterscheidet man Zervixkarzinom* und Korpuskarzinom*; Ⓔ *uterine carcinoma*

Gebärmutter-Rektum-Fistel *f*: *Syn: uterorektale Fistel*; Gebärmutter und Rektum verbindende Fistel; Ⓔ

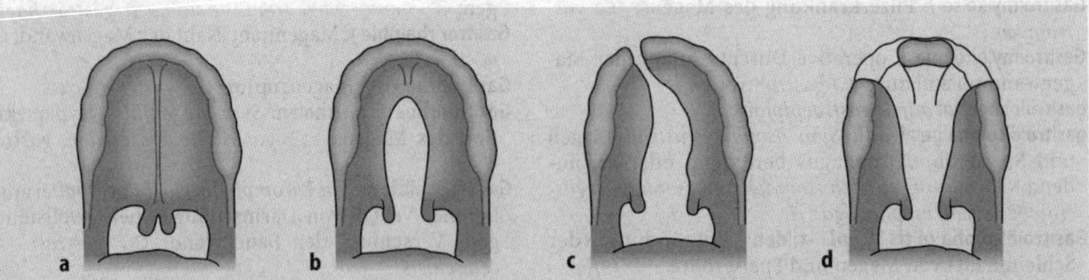

Abb. 32. Gaumenspalte. **a** Uvula bifida, **b** Spalte von weichem und hartem Gaumen, **c** Lippen-Kiefer-Gaumen-Spalte, **d** doppelseitige Lippen-Kiefer-Gaumen-Spalte

uterorectal fistula

Gebärmutter-Scheiden-Fistel *f*: ***Syn:*** *uterovaginale Fistel, Fistula uterovaginalis*; Gebärmutter und Scheide verbindende Fistel; Ⓔ *uterovaginal fistula*

Gelbärlmutlterlsenlkung *f*: ***Syn:*** *Metroptose, Hysteroptose, Descensus uteri*; Absenkung der Gebärmutter, meist unter Beteiligung der Nachbarorgane [Blase, Rektum] und -strukturen [Vagina]; durch Beckenbodenschwäche bzw. Schwäche des Aufhängeapparates nach Geburten und im Alter begünstigt; häufig Übergang zu einem Gebärmuttervorfall; Ⓔ *falling of the womb, metroptosis, hysteroptosis, hysteroptosia*

Gelbärlmutlterlsklelrolse *f*: meist durch entzündliche Prozesse ausgelöste Verhärtung der Gebärmutterwand; Ⓔ *uterosclerosis*

Gelbärlmutlterlspielgellung *f*: ***Syn:*** *Hysteroskopie*; endoskopische Untersuchung der Gebärmutter; Ⓔ *uteroscopy, hysteroscopy*

Gelbärlmutlterlziplfel *m*: ***Syn:*** *Cornu uteri*; zipfelförmige Ausziehung der Gebärmutter* um die Einmündung der Eileiter im oberen Teil des Corpus uteri; Ⓔ *uterine horn*

Gelbirgslzelckenlfielber, almelrilkalnilsches *nt*: ***Syn:*** *Colorado-Zeckenfieber*; meist mild verlaufende, durch Zecken übertragene Viruserkrankung durch das Colorado-Zeckenfiebervirus*; Ⓔ *Colorado tick fever, mountain tick fever, tick fever*

Gelbiss *nt*: Zähne des Ober- und Unterkiefers; Ⓔ *dentition, natural dentition, set of teeth*

Gelbisslalnolmallilen *pl*: Abweichungen von der normalen Gebissform; Ⓔ *dental anomaly, dental abnormality*

Gelburt *f*: Ausstoßung der Frucht aus der Gebärmutter; Ⓔ *childbirth, labor, birth; (Vorgang) delivery, birth, childbirth*

Gelburtslgelschwulst *f*: blutig-seröse Schwellung des bei der Geburt vorangehenden Teils; Ⓔ *cephalhematoma, cephalematoma, cephalohematoma*

Gelburtslhellferlstellung *f*: *s.u. Karpopedalspasmen*; Ⓔ *Trousseau's sign, Trousseau's phenomenon*

Gelburtslhinlderlnis *nt*: alle Faktoren, die einem normalem Geburtsablauf im Wege stehen; Ⓔ *obstructed labor*

Gelburtsllählmung *f*: ***Syn:*** *geburtstraumatische Lähmung*; durch eine Verletzung während der Geburt hervorgerufene Lähmung des Kindes; Ⓔ *birth paralysis, birth palsy, obstetrical paralysis, obstetric paralysis, infantile diplegia*

Gelburtslschälden *pl*: ***Syn:*** *Geburtstrauma*; unter der Geburt erworbene Schäden; Ⓔ *birth traumas*

Gelburtslterlmin *m*: errechneter, wahrscheinlicher Termin der Geburt; Ⓔ *expected date of delivery*

Gelburtsltraulma *nt*: →*Geburtsschäden*

Gelburtslzanlge *f*: Instrument zur Zangenextraktion des Säuglings; Ⓔ *obstetrical forceps, extractor, gynecological forceps, forceps*

Geldächtlnis *f*: die Fähigkeit, Gesehenes, Gehörtes, Gelesenes usw. zu speichern und sich später wieder daran zu erinnern; Erinnerungsvermögen; Ⓔ *memory*

Geldächtlnislspur *f*: Engramm*; Ⓔ *memory trace, memory pattern, engram*

Geldächtlnislzellen *pl*: ***Syn:*** *memory cells, Memory-Zellen*; nach dem Erstkontakt mit einem Antigen entstehende Zellen, die beim Zweitkontakt eine Beschleunigung der Immunantwort bewirken; Ⓔ *memory cells*

Gee-Herter-Heubner-Syndrom *nt*: →*Heubner-Herter-Krankheit*

Gelfahlrenlzulstand, feltaller *m*: ***Syn:*** *fetale Notsituation, fetal distress*; Oberbegriff für alle Gefahren, die dem Fetus während der letzten Schwangerschaftsmonate, unter der Geburt und unmittelbar nach der Geburt drohen; Ⓔ *fetal distress*

Gelfäßlbändlchen *nt*: ***Syn:*** *Keratitis fascicularis, Wanderphlyktäne*; Keratitis* mit Bildung eines zur Hornhautmitte wandernden Infiltrats [Wanderphlyktäne], das Gefäße bandförmig mit sich zieht [Gefäßbändchen]; Ⓔ *fascicular keratitis*

Gelfäßldarlstellung *f*: →*Angiografie*

Gelfäßlellasltolse *f*: ***Syn:*** *Elastose*; durch Einlagerung veränderter elastischer Fasern in die Gefäßwand verursachte Angiopathie*; Ⓔ *elastosis*

Gelfäßlentlzünldung *f*: →*Angiitis*

Gelfäßlgelräusch *nt*: auskultatorisch hörbares Strömungsgeräusch über Gefäßen; Ⓔ *vascular murmur*

Gelfäßlhylallilnolse *f*: ***Syn:*** *Angiohyalinose*; Hyalinose* mit vorwiegendem Befall der Gefäßwände; Ⓔ *angiohyalinosis*

Gelfäßlinljekltilon *f*: ***Syn:*** *Injektion*; Sichtbarwerden von Gefäßen, z.B. bei Blutüberfüllung; Ⓔ *injection, injectio*

Gelfäßlmal *nt*: ***Syn:*** *Feuermal, Portweinfleck, Weinfleck, Naevus flammeus*; großer tiefroter Gefäßnävus, der oft mit anderen Gefäßneubildungen oder -fehlbildungen assoziiert ist; Ⓔ *salmon patch, flammeous nevus, portwine nevus, port-wine stain, port-wine mark*

Gelfäßlnelkrolse *f*: →*Gefäßwandnekrose*

Gelfäßlneulrolse *f*: ***Syn:*** *Angioneurose, Vasoneurose*; selten gebrauchte Bezeichnung für Störungen der vegetativen Gefäßregulation; Ⓔ *vasoneurosis, angioneurosis*

Gelfäßlprolthelse *f*: aus Kunststoff gefertiger Gefäßersatz; Ⓔ *vascular prosthesis*

Gelfäßlsklelrolse *f*: →*Gefäßwandsklerose*

Gelfäßlspinlne *f*: ***Syn:*** *Sternnävus, Spinnennävus, Spider naevus, Naevus araneus*; v.a. im Gesicht auftretende, stecknadelkopfgroße Papel mit radiären feinen Gefäßreisern; Ⓔ *spider nevus, stellar nevus, vascular spider, spider angioma, spider, spider mole, spider telangiectasia*

Gelfäßlstelnolse *f*: ***Syn:*** *Angiostenose*; Einengung (des Lumens) von Blut- oder Lymphgefäßen; Ⓔ *angiostenosis*

Gelfäßltulmor *m*: →*Angiom*

Gelfäßlwandlentlzünldung *f*: **1.** →*Angiitis* **2.** →*Thrombangiitis*

Gelfäßlwandlnelkrolse *f*: ***Syn:*** *Gefäßnekrose, Angionekrose*; Nekrose* der Wand von Blut- oder Lymphgefäßen; Ⓔ *angionecrosis*

Gelfäßlwandlsklelrolse *f*: ***Syn:*** *Gefäßsklerose, Angiosklerose*; Verdickung und Verhärtung der Wand von Blut- oder Lymphgefäßen; Ⓔ *angiosclerosis*

zerebrale Gefäßwandsklerose: ***Syn:*** *Zerebralarteriensklerose, zerebrale Arteriensklerose, zerebrale Gefäßsklerose*; vorwiegend die Hirnarterien betreffende Arteriosklerose*; führt zu Schwindel, (geistiger) Leistungsminderung und evtl. Demenz*; mit einem erhöhten Risiko eines Schlaganfalls* verbunden; Ⓔ *cerebral arteriosclerosis*

Gelflülgellzüchlterllunlge *f*: ***Syn:*** *Vogelzüchterlunge, Taubenzüchterlunge, Wellensittichhalterlunge*; exogen allergische Alveolitis* durch Inhalation von Kot- oder Federstaub von Vögeln; Ⓔ *bird-breeder's lung, bird-fancier's lung, pigeon-breeder's lung*

Gelfrierlschnitt *m*: Schnitt von tiefgefrorenem Gewebe; Ⓔ *frozen section*

Gelfrierltrocklnung *f*: ***Syn:*** *Lyophilisation, Lyophilisierung*; schonendes Trocknungsverfahren, bei dem Proben tiefgefroren und dann im Vakuum getrocknet werden; Ⓔ *freeze-drying, lyophilization*

Gelgenlanlzeilge *f*: →*Gegenindikation*

Gelgenlfarlben *pl*: ***Syn:*** *Komplementärfarben*; Bezeichnung für Farben bestimmter Wellenlänge, die bei additiver Mischung Weiß ergeben; Ⓔ *complementary colors*

Gelgenlgift *nt*: Antidot*; Ⓔ *antidote, antitoxin, antitoxinum, counterpoison (gegen to, against)*

Ge|gen|in|di|ka|ti|on *f*: *Syn:* *Gegenanzeige, Kontraindikation*; Umstände, die die Anwendung eines Arzneimittels oder einer diagnostischen oder therapeutischen Maßnahme verbieten; Ⓔ *contraindication*

Ge|gen|strom|e|lek|tro|pho|re|se *f*: *Syn:* *Gegenstromimmunoelektrophorese, Überwanderungselektrophorese*; Elektrophorese* mit entgegengesetzter Wanderungsrichtung von Antigen und Antikörper; Ⓔ *counterimmunoelectrophoresis, counterelectrophoresis, countercurrent immunoelectrophoresis*

Ge|gen|strom|im|mu|no|e|lek|tro|pho|re|se *f*: → *Gegenstromelektrophorese*

Ge|gen|trans|port *m*: *Syn:* *Austauschtransport, Countertransport, Antiport*; Austauschvorgang durch die Zellmembran, bei dem Substanzen in entgegengesetzter Richtung transportiert werden; Ⓔ *exchange transport, countertransport, antiport*

G

Ge|gen|ü|ber|tra|gung *f*: *s.u. Übertragung*; Ⓔ *countertransference*

Ge|hirn *nt*: *Syn:* *Encephalon, Enzephalon, Hirn*; der im Schädel liegende Teil des zentralen Nervensystems; besteht aus **Endhirn** [Telencephalon], **Zwischenhirn** [Diencephalon], **Mittelhirn** [Mesencephalon], **Hinterhirn** [Metencephalon] und **Nachhirn** [Myelencephalon]; Ⓔ *brain, encephalon*

Ge|hirn|blu|tung *f*: *Syn:* *Hirnblutung*; Einblutung in das Gehirn; Ⓔ *cerebrovascular accident, cerebral apoplexy, encephalorrhagia, stroke syndrome, cerebral crisis, apoplexy, apoplexia, apoplectic fit, apoplectic stroke*

Ge|hirn|ent|zün|dung *f*: → *Encephalitis*

Ge|hirn|er|schüt|te|rung *f*: *Syn:* *Kommotionssyndrom, Commotio cerebri, Hirnerschütterung*; vollständig reversible, vorübergehende Einschränkung der Hirnfunktion nach einem Trauma; Ⓔ *commotion, cerebral concussion, brain concussion, concussion of/on the brain*

Ge|hirn|kon|tu|si|on *f*: → *Hirnprellung*

Ge|hirn|prel|lung *f*: → *Hirnprellung*

Ge|hirn|schlag *m*: *Syn:* *Schlaganfall, apoplektischer Insult, Apoplexie, Apoplexia cerebri*; durch eine akute Ischämie* oder Hirnblutung verursachte zentrale Ausfallssymptomatik; je nach Schwere und Dauer der Symptome unterscheidet man: **1. transitorische ischämische Attacke** [TIA] mit Rückbildung der Symptome innerhalb von 24 Stunden **2. prolongiertes reversibles ischämisches neurologisches Defizit** [PRIND] bzw. **reversibles ischämisches neurologisches Defizit** [RIND] mit vollständig reversibler Symptomatik, die länger als 24 Stunden anhält **3. partiell reversible ischämische neurologische Symptomatik** [PRINS], die sich langsam entwickelt und nicht oder nur teilweise reversibel ist **4. persistierender Hirninfarkt** mit bleibenden neurologischen Schäden; Ⓔ *cerebrovascular accident, cerebral apoplexy, encephalorrhagia, stroke syndrome, cerebral crisis, apoplexy, apoplexia, apoplectic fit, apoplectic stroke*

Ge|hör|gang, äu|ße|rer *m*: *Syn:* *Meatus acusticus externus*; Gang von der äußeren Ohröffnung bis zum Trommelfell; Ⓔ *external auditory canal, acoustic duct, external auditory foramen, external acoustic meatus, external auditory meatus*

Ge|hör|gang|ent|zün|dung *f*: → *Otitis externa*

Ge|hör|gang, in|ne|rer *m*: *Syn:* *Meatus acusticus internus*; im Felsenbein liegender Kanal, durch den Nervus facialis, Nervus vestibulocochlearis und Arteria und Vena labyrinthi verlaufen; Ⓔ *internal auditory canal, internal acoustic meatus, internal auditory meatus, internal auditory foramen*

Ge|hör|gangs|fu|run|kel *m*: *Syn:* *Ohrfurunkel, Otitis externa diffusa, Otitis externa furunculosa*; umschriebene, schmerzhafte Schwellung des knorpeligen Gehörgangs; Ⓔ *furuncular otitis, meatal furuncle, circumscribed otitis externa*

Ge|hör|gangs|my|ko|se *f*: *Syn:* *Ohrmykose, Otomykose*; oft chronisch rezidivierende, auf den äußeren Gehörgang beschränkte Pilzinfektion; i.d.R. mit Juckreiz verbunden, meist aber schmerzlos; Ⓔ *otomycosis*

Ge|hör|gangs|schne|cke *f*: *Syn:* *Schnecke, Kochlea, Cochlea*; die aus Schneckenspindel und Schneckenkanal bestehende Innenohrschnecke; Teil des Hörorgans; Ⓔ *cochlea*

Ge|hör|knö|chel|chen *pl*: *Syn:* *Ossicula auditus/auditoria*; die drei Knöchelchen des Mittelohrs [Hammer, Amboss, Steigbügel]; Ⓔ *auditory ossicles, ear ossicles, middle ear bones, ear bones*

Ge|hör|lo|sig|keit *f*: *Syn:* *Taubheit, Surditas, Kophosis*; angeborener [Rötelnembryopathie*] oder erworbener [Innenohrschaden nach Entzündung oder Trauma], einseitiger oder beidseitiger Verlust der Hörempfindung; in der täglichen Praxis nicht immer klar von Schwerhörigkeit abgegrenzt; Ⓔ *deafness*

Gei|ßel *f*: *Syn:* *Flagellum*; peitschenförmiges Fortbewegungsorgan von Zellen; Ⓔ *flagellum*

Gei|ßel|an|ti|gen *nt*: *Syn:* *H-Antigen*; Antigen* der Geißel von Mikroorganismen; Ⓔ *flagellar antigen, H antigen*

Gei|ßel|in|fu|so|ri|en *pl*: → *Geißeltierchen*

Gei|ßel|tier|chen *pl*: *Syn:* *Geißelinfusorien, Flagellaten, Flagellata, Mastigophoren, Mastigophora*; beim Menschen als Parasiten auftretende Einzeller mit einer oder mehreren Geißeln; Ⓔ *Mastigophora, Flagellata*

Ge|krö|se *nt*: *Syn:* *Dünndarmgekröse, Mesenterium*; Verdoppelung des Bauchfells [Peritoneum*], die Jejunum* und Ileum* an der hinteren Bauchwand befestigt; Ⓔ *mesentery, mesenterium*

Gel *nt*: halbfeste, formelastische Dispersion; Ⓔ *gel, jelly*

Ge|las|ma *nt*: zwanghaftes/hysterisches Lachen, Lachkrampf; Ⓔ *gelasmus*

ge|la|ti|nös *adj*: gelartig, gallertartig, gelatineartig; Ⓔ *gelatinous, gelatinoid*

Gelb|fie|ber *nt*: *Syn:* *Ochropyra*; in den Tropen und Subtropen auftretendes Virusfieber [Gelbfiebervirus] mit Leberschwellung, Gelbsucht und Hämaturie; die beiden Formen [**klassisches/urbanes Gelbfieber** und **sylvatisches Gelbfieber**] sind klinisch nicht zu unterscheiden; Ⓔ *yellow fever, yellow jack*

Gelb|fie|ber|flie|ge *f*: *Syn:* *Aedes aegypti*; in tropischen und subtropischen Gebieten Überträger des Gelbfiebers; Ⓔ *tiger mosquito, Aedes aegypti*

Gelb|fie|ber|vi|rus *nt, pl* **-ren**: durch Mücken [Aedes aegypti] übertragener Erreger des Gelbfiebers*; Ⓔ *yellow fever virus*

Gelb|kei|me *pl*: *s.u. Flavobacterium*; Ⓔ *flavobacteria*

Gelb|kör|per *m*: *Syn:* *Corpus luteum*; nach dem Eisprung aus dem Follikel entstehender hormonproduzierender [Progesteron, Östrogen] Körper, der durch Fetttröpfchen gelb gefärbt ist; Ⓔ *corpus luteum, yellow body of ovary, yellow body*

Gelb|kör|per|hor|mon *nt*: *Syn:* *Corpus-luteum-Hormon, Progesteron*; vom Gelbkörper des Eierstocks während des Genitalzyklus und von der Plazenta während der Schwangerschaft gebildetes Hormon, das u.a. die Uterusschleimhaut für die Einnistung vorbereitet und die Schwangerschaft erhält; Ⓔ *luteohormone, corpus luteum hormone, progestational hormone, progesterone*

Gelb|kör|per|pha|se *f*: *Syn:* *gestagene Phase, Sekretionsphase, Lutealphase, Transformationsphase*; zweite Phase des Menstruationszyklus; die Zeit vom Eisprung bis zur Monatsblutung; Ⓔ *gestagenic phase, gestagenic stage, beta phase, luteal phase, luteal stage, progestional phase, progestional stage, secretory phase, secretory stage*

Gelb|se|hen *nt*: *Syn:* *Xanthop(s)ie*; Chromatopsie* mit Gelbfärbung aller Farben; Ⓔ *yellow vision, xanthopsia, xanthopia*

Gelb|sucht *f*: →*Ikterus*

gelb|süch|tig *adj*: →*ikterisch*

Gel|chro|ma|to|gra|fie, -gra|phie *f*: *Syn: Gelfiltrationschromatografie, Gelfiltration, Ausschlusschromatografie*; Chromatografie* mit Gel als stationärer Phase; Ⓔ *gel-filtration chromatography, gel-permeation chromatography*

Geld|rol|len|bil|dung *f*: *Syn: Pseudohämagglutination, Pseudoagglutination*; Aggregation von Erythrozyten in Form geldrollenförmiger Ketten bei Änderung der Plasmaproteinzusammensetzung; Ⓔ *sludging (of blood), rouleaux formation, impilation, pseudoagglutination, pseudohemagglutination*

Ge|le|gen|heits|kräm|pfe *pl*: einmalig auftretende Krämpfe, z.B. Fieberkrämpfe; Ⓔ *incidental convulsion, induced convulsion*

Gel|e|lek|tro|pho|re|se *f*: Elektrophorese* mit Gel als stationärer Phase; Ⓔ *gel electrophoresis*

Ge|lenk *nt*: *Syn: Articulatio*; bewegliche oder unbewegliche Verbindung von zwei oder mehreren Knochen; Ⓔ *articulation, joint*

echtes Gelenk: *Syn: Diarthrosis, Diarthrose, Articulatio synovialis, Junctura synovialis*; aus Gelenkkapsel, Gelenkhöhle, Gelenkflächen und Verstärkungsapparat (Bänder, Menisci) bestehendes Gelenk; Ⓔ *diarthrosis, diarthrodial articulation, diarthrodial joint, freely movable joint, synovial joint, synovial articulation, movable joint, through joint, perarticulation*

einfaches Gelenk: *Syn: Articulatio simplex*; Gelenk, in dem zwei Knochen artikulieren, z.B. Kniegelenk; Ⓔ *simple joint*

straffes Gelenk: *Syn: Amphiarthrose, Wackelgelenk*; von straffen Bändern zusammengehaltenes Gelenk mit nur geringer Beweglichkeit [z.B. Iliosakralgelenk*]; Ⓔ *amphiarthrodial joint, amphiarthrosis, amphiarthrodial articulation*

Ge|lenk|ar|thro|se *f*: *Syn: degenerative Gelenkerkrankung, Osteoarthrose, Arthrosis deformans*; meist bei älteren Menschen auftretende, vorwiegend die Gelenke der unteren Extremität [Hüfte, Knie] betreffende chronische Erkrankung, die zu Zerstörung der Gelenkflächen [Gelenkknorpel und -knochen] führt; Ⓔ *osteoarthritis, degenerative arthritis, degenerative joint disease, hypertrophic arthritis, ostarthritis, osteoarthrosis, ostearthritis, arthroxerosis*

Ge|lenk|chon|dro|ma|to|se *f*: *Syn: artikuläre Chondromatose, synoviale Chondromatose*; meist das Knie-, Hüft- oder Ellenbogengelenk betreffende Chondromatose* der Synovialis; Ⓔ *articular chondromatosis, joint chondromatosis, synovial osteochondromatosis, synovial chondromatosis, synovial chondrometaplasia*

polytope Gelenkchondromatose: *Syn: Reichel-Syndrom, Henderson-Jones-Syndrom*; Chondromatose* mit multiplen gestielten Knorpelknoten; führt zu Ergussbildung und Bildung freier Gelenkkörper; Ⓔ *Henderson-Jones syndrome*

Ge|lenk|ei|te|rung *f*: →*Gelenkempyem*

Ge|lenk|em|py|em *nt*: *Syn: Gelenkeiterung, Pyarthrose, Pyarthros*; durch Bakterien und selten auch Pilze hervorgerufene eitrige Gelenkentzündung; Ⓔ *suppurative synovitis, acute suppurative arthritis, purulent synovitis, arthropyosis, arthroempyesis, pyarthrosis, pyoarthrosis*

Ge|lenk|ent|zün|dung *f*: →*Arthritis*

Ge|lenk|er|guss *m*: *Syn: Gelenkhydrops, Hydarthrose, Hydrops articularis*; Flüssigkeitsansammlung im Gelenk; Ⓔ *joint effusion*

Ge|lenk|er|kran|kung *f*: Arthropathie*; Ⓔ *joint disease, arthropathy, arthropathia, arthronosus*

degenerative Gelenkerkrankung: 1. *Syn: Arthrose, Arthrosis*; chronisch degenerative Gelenkveränderung, ätiologisch unterschiedlicher Genese; oft gleichgesetzt mit Osteoarthrose* **2.** *Syn: Osteoarthrose, Gelenkarthrose, Arthrosis deformans*; meist bei älteren Menschen auftretende, vorwiegend die Gelenke der unteren Extremität [Hüfte, Knie] betreffende chronische Erkrankung, die zu Zerstörung der Gelenkflächen [Gelenkknorpel und -knochen] führt; Ⓔ **1.** *degenerative arthritis* **2.** *osteoarthritis, degenerative arthritis, degenerative joint disease, hypertrophic arthritis, ostarthritis, osteoarthrosis, ostearthritis, arthroxerosis*

Ge|lenk|fun|gus *m*: *Syn: Gelenkschwamm, Fungus articuli*; Gelenkauftreibung bei Gelenktuberkulose; Ⓔ *fungous synovitis, fungal arthritis, mycotic arthritis*

Ge|lenk|hy|drops *m*: →*Gelenkerguss*

Ge|lenk|kon|trak|tur *f*: *s.u. Kontraktur*; Ⓔ *joint contracture*

Ge|lenk|lip|pe *f*: *Syn: Labrum articulare*; knorpelige Lippe am Rand von Gelenkpfannen; Ⓔ *articular lip*

Ge|lenk|maus *f*: freier Gelenkkörper; Ⓔ *joint mouse, loose body*

Ge|lenk|mus|kel *m*: *Syn: Kapselspanner, Musculus articularis*; an der Gelenkkapsel ansetzender Muskel; Ⓔ *articular muscle*

Ge|lenk|plas|tik *f*: →*Arthroplastik*

Ge|lenk|pro|the|se *f*: Prothese* zum vollständigen [**Endoprothese**] oder teilweisen Ersatz [**Hemiprothese**] eines Gelenkes; Ⓔ *arthroplasty, nearthrosis, neoarthrosis*

Ge|lenk|re|sek|ti|on *f*: vollständige oder partielle Entfernung von Gelenkstrukturen; Ⓔ *excision of a joint, joint resection, arthrectomy*

Ge|lenk|rheu|ma|tis|mus *m*: rheumatische Erkrankung der Gelenke; Ⓔ *articular rheumatism, rheumatic arthritis*

akuter Gelenkrheumatismus: *Syn: rheumatisches Fieber, Febris rheumatica, Polyarthritis rheumatica acuta*; zu den Poststreptokokkenerkrankungen gehörende, akute Entzündung der großen Gelenke; charakteristisch sind u.a. Fieber, Herzbeteiligung und Weichteilschwellungen; Ⓔ *rheumatic fever, acute rheumatic polyarthritis, acute articular rheumatism, inflammatory rheumatism, rheumapyra, acute rheumatic polyarthritis, rheumatopyra, acute rheumatic arthritis*

Ge|lenk|schmie|re *f*: Synovia*; Ⓔ *synovia, synovial fluid, articular serum*

Ge|lenk|schwamm *m*: →*Gelenkfungus*

Ge|lenk|si|mu|la|tor *m*: *Syn: Artikulator*; Gerät mit eingesetzten Zahn- und Kiefermodellen zur Simulation der Bewegung zueinander; Ⓔ *articulator, dental articulator, occluding frame*

Ge|lenk|spie|ge|lung *f*: *Syn: Arthroskopie*; endoskopische Untersuchung einer Gelenkhöhle; Ⓔ *arthroscopy, arthroendoscopy*

Ge|lenk|stei|fe *f*: Einschränkung der Beweglichkeit eines Gelenks; Ⓔ *joint stiffness*

Ge|lenk|sy|no|vek|to|mie *f*: *Syn: Synovektomie, Synovialektomie*; operative Entfernung der Membrana* synovialis, Synovialisentfernung; Ⓔ *joint synovectomy*

Ge|lenk|tu|ber|ku|lo|se *f*: *Syn: Arthritis tuberculosa*; tuberkulöse Gelenkentzündung; Ⓔ *tuberculous arthritis, joint tuberculosis, tuberculous osteoarthritis*

Gel|filt|ra|ti|on *f*: →*Gelchromatografie*

Gel|filt|ra|ti|ons|chro|ma|to|gra|fie, -gra|phie *f*: →*Gelchromatografie*

Ge|lo|lep|sie *f*: →*Geloplegie*

Ge|lo|ple|gie *f*: *Syn: Kataplexie, Gelolepsie, Lachschlag, Schrecklähmung, Tonusverlustsyndrom*; plötzlicher Tonusverlust der Halte- und Streckmuskulatur bei starker affektiver Belastung [Schreck, unkontrolliertes Lachen]; Ⓔ *cataplexis, cataplexy*

Ge|lo|se *f*: Bezeichnung für eine knotenförmige Gewebsverhärtung; oft gleichgesetzt mit Myogelose; Ⓔ *gelosis*

Ge|mi|ni *pl*: Zwillinge*; Ⓔ *twins*

Ge|mi|no|lo|gie *f*: Zwillingsforschung; Ⓔ *gemellology*

Gem|ma gus|ta|to|ria *f*: *Syn: Geschmacksknospe, Caliculus gustatorius*; auf der Zunge sitzendes epitheliales Sinnesorgan aus Geschmackszellen und Stützzellen; Ⓔ *gemma, taste bud, gustatory bud, taste bulb, gustatory bulb, taste corpuscle, Schwalbe's corpuscle*

Gen *nt*: *Syn: Erbfaktor, Erbeinheit, Erbanlage*; funktionelle Einheit der Chromosomen, die die Information für ein Genprodukt enthält; Ⓔ *gene*

-gen *suf.*: → *-genetisch*

Ge|na *f*: Backe, Wange; Ⓔ *cheek*

Ge|ne|ra|li|sie|rung *f*: Ausbreitung einer Krankheit auf den ganzen Körper; Ⓔ *generalization*

Ge|ne|ra|ti|ons|wech|sel *m*: Wechsel von sexueller und asexueller Fortpflanzung; Ⓔ *alternation of generations, alternate generation, digenesis*

ge|ne|ra|tiv *adj*: Zeugung oder Fortpflanzung betreffend; geschlechtlich; Ⓔ *relating to generation, generative*

Generic name *m*: internationaler Freiname einer Substanz; Ⓔ *generic name, nonproprietary name, public name*

Ge|ne|ri|ka *pl*: Fertigarzneimittel, die unter einem Generic name auf dem Markt sind; Ⓔ *generics*

ge|ne|risch *adj*: Geschlecht oder Gattung betreffend; Ⓔ *generic, generical, genesic, genesial*

-genese *suf.*: Wortelement mit der Bedeutung „Entstehung/Entwicklung/Erzeugung"; Ⓔ *-genesis*

-genesie *suf.*: → *-genese*

Ge|ne|sung *f*. *Syn: Rekonvaleszenz*; Erholung von einer Krankheit; Ⓔ *healing, recovery, recuperation, restoration of health, restoration from sickness, convalescence*

Ge|ne|tic en|gi|nee|ring *nt*: → *Genmanipulation*

Ge|ne|tik *f*. *Syn: Vererbungslehre*; Lehre von der Vererbung; Ⓔ *genetics*

-genetisch *suf.*: in Adjektiven verwendetes Wortelement mit der Bedeutung „entstehend/erzeugend"; Ⓔ *-genetic*

Gen|ex|pres|si|on *f*: Ausbildung der durch ein Gen übertragenen Information; Ⓔ *gene expression*

Gen|fre|quenz *f*: *Syn: Genhäufigkeit*; Häufigkeit einzelner Gene in der Bevölkerung; Ⓔ *gene frequency*

Gen|häu|fig|keit *f*: → *Genfrequenz*

Geni-, geni- *präf.*: → *Genio-*

Ge|ni|cu|lum *nt, pl* **Ge|ni|cu|la**: kleines Knie, kleine knieähnliche Struktur; Ⓔ *geniculum*

Geniculum canalis nervi facialis: Knie des Fazialiskanals [Canalis nervi facialis] im Felsenbein [Pars petrosa ossis temporalis]; Ⓔ *geniculum of facial canal*

Geniculum nervi facialis: *Syn: äußeres Fazialisknie*; rechtwinkelige Biegung des Nervus* facialis im Fazialiskanal [Canalis nervi facialis], der sich das Ganglion geniculatum anlagert; Ⓔ *geniculum of facial nerve*

-genie *suf.*: → *-genese*

Ge|ni|ku|la|tum|neur|al|gie *f*. *Syn: Ramsay Hunt-Syndrom, Neuralgia geniculata, Zoster oticus, Herpes zoster oticus*; schmerzhafte Gürtelrose* mit besonderer Beteiligung der Ohrmuschel, des äußeren Gehörgangs und des Innenohrs; kann zu Schwerhörigkeit oder Ertaubung führen; Ⓔ *Hunt's neuralgia, Hunt's syndrome, Hunt's disease, Ramsey Hunt disease, Ramsey Hunt syndrome, herpes zoster auricularis, herpes zoster oticus, geniculate neuralgia, otic neuralgia, opsialgia*

Ge|ni|ku|la|tum|ot|al|gie *f*: selten verwendete Bezeichnung für → *Genikulatumneuralgie*

Ge|nin *nt*: *Syn: Aglycon, Aglykon*; Nichtkohlenhydratanteil eines Glykosids; Ⓔ *aglycon*

Genio-, genio- *präf.*: Wortelement mit der Bedeutung „Kinn"; Ⓔ *genial, genian, geni(o)-, ment(o)-*

Ge|ni|o|glos|sus *m*: → *Musculus genioglossus*

Ge|ni|o|hy|o|i|de|us *m*: → *Musculus genioglossus*

Ge|ni|o|plas|tik *f*: Kinnplastik; Ⓔ *genioplasty*

Genital-, genital- *präf.*: Wortelement mit der Bedeutung „Geschlechtsorgan/Genitale"; Ⓔ *genital, genit(o)-*

Ge|ni|ta|le *nt*: → *Genitalien*

Ge|ni|tal|fluor *m*: → *Fluor vaginalis*

Ge|ni|ta|li|en *pl*: *Syn: Genitale, Organa genitalia*; Geschlechtsorgane, Genitalorgane; Ⓔ *genitalia, genitals, genital organs, generative organs, reproductive organs*

Ge|ni|tal|tu|ber|ku|lo|se *f*: i.d.R. durch hämatogene Streuung entstehende, sekundäre Tuberkulose* der Geschlechtsorgane; häufigste extrapulmonale Tuberkulose; bei Frauen meist Befall der Eileiter oder des Endometriums, bei Männern der Prostata oder der Hoden; Ⓔ *genital tuberculosis*

genital ulcer disease *nt*: → *Granuloma inguinale*

Ge|ni|tal|ver|kehr *m*: Geschlechtsverkehr mit Vereinigung der Genitalien; Ⓔ *intercourse*

Ge|ni|tal|zy|klus *m*: *Syn: Monatszyklus, Menstrualzyklus, Sexualzyklus, Menstruationszyklus*; wiederkehrender Zyklus vom ersten Tag einer Monatsblutung bis zum letzen Tag vor der nächsten Blutung; Ⓔ *menstrual cycle, genital cycle, sexual cycle, sexual cycle*

Genito-, genito- *präf.*: Wortelement mit der Bedeutung „Geschlechtsorgan/Genitale"; Ⓔ *genital, genit(o)-*

ge|ni|to|fe|mo|ral *adj*: *Syn: genitokrural*; Genitale oder Genitalregion und Oberschenkel/Femur betreffend oder verbindend; Ⓔ *relating to both genitalia and thigh, genitocrural, genitofemoral*

ge|ni|to|kru|ral *adj*: → *genitofemoral*

Gen|lo|kus *m*: *Syn: Genort*; Lage eines Gens auf einem Chromosom; Ⓔ *locus*

Gen|ma|ni|pu|la|ti|on *f*: *Syn: genetische Manipulation, Genetic engineering, Gentechnologie*; Veränderung des Genoms von Pflanzen, Tieren oder Menschen zur Erforschung der Gene und zur Entwicklung neuer Arznei- und Nahrungsmittel oder Therapien; Ⓔ *genetic engineering, biogenetics*

Gen|mu|ta|ti|on *f*: nur eine Gen betreffende Mutation*; Ⓔ *gene mutation*

Geno-, geno- *präf.*: Wortelement mit der Bedeutung „Geschlecht/Stamm"; Ⓔ *geno-*

Ge|no|der|ma|to|lo|gie *f*: Teilgebiet der Dermatologie*, das sich mit Diagnose und Therapie ererbter Hautkrankheiten [**Genodermatosen**] beschäftigt; Ⓔ *genodermatology*

Ge|no|der|ma|to|se *f*. *Syn: Genodermie*; Bezeichnung für eine genetisch determinierte Hauterkrankung, die aber erst durch innere oder äußere Reize ausgelöst werden muß; Ⓔ *genodermatosis*

Ge|no|der|mie *f*: → *Genodermatose*

Ge|nom *nt*: Gesamtheit der Gene eines Organismus; Ⓔ *genome, genom*

Ge|nom|mu|ta|ti|on *nt*: Mutation* der Chromosomenzahl; Ⓔ *genomic mutation*

Gen|ort *m*: → *Genlokus*

Ge|no|typ *m*: *Syn: Genotypus, Erbbild, Idiotyp, Idiotypus*; Gesamtheit der Erbanlagen eines Organismus; Ⓔ *genotype*

ge|no|ty|pisch *adj*: Genotyp betreffend, auf ihm beruhend, durch ihn bestimmt; Ⓔ *relating to genotype, genotypic, genotypical*

Ge|no|ty|pus *m*: → *Genotyp*

Gen|tech|no|lo|gie *f*: → *Genmanipulation*

Gen|the|ra|pie *f*: Korrektur von genetischen Defekten oder Veränderung von Genen einer Zelle, z.B. zur Krebstherapie; Ⓔ *gene therapy*

Gen|ti|a|na|vi|o|lett *nt*: Anilinfarbstoff mit fungistatischer und bakteriostatischer Wirkung; Ⓔ *gentian violet, gentiavern, hexamethyl violet, viocid, violet G, Paris violet, pentamethyl violet*

gen|ti|a|no|phil *adj*: leicht mit Gentianaviolett färbend; Ⓔ *gentianophil, gentianophilic, gentianophilous*

gen|ti|a|no|phob *adj*: nicht mit Gentianaviolett färbend; Ⓔ *gentianophobic*

Gen|ti|sin|säu|re *f*: *Syn: Dihydroxybenzoesäure*; Salicylsäurederivat mit antipyretischer, analgetischer und antiphlogistischer Wirkung; Ⓔ *gentisic acid, 2,5-dihydroxybenzoic acid*

Ge|nu *nt, pl* **Ge|nua**: Knie, Knick, Abknickung; Ⓔ *genu, knee*

Genu capsulae internae: *Syn: Kapselknie*; Knie der inneren Kapsel [Capsula interna]; Ⓔ *genu of internal capsule, knee of internal capsule*

Genu corporis callosi: Balkenknie; Ⓔ *genu of corpus callosum*

Genu nervi facialis: *Syn: inneres Fazialisknie*; von den Fasern des Fazialiskerns [Nucleus* nervi facialis] gebildete Vorwölbung am Boden des IV. Ventrikels; Ⓔ *internal genu of facial nerve, genu of facial nerve*

Genu recurvatum: Überstreckbarkeit des Kniegelenks; Ⓔ *genu recurvatum, backknee*

Genu valgum: X-Bein; Ⓔ *knock-knee, in knee, genu valgum, tragopodia, gonycrotesis*

Genu varum: O-Bein; Ⓔ *bow leg, bowleg, out knee, bandy-leg, gonyectyposis, genu varum*

ge|nu|in *adj*: angeboren, ursprünglich; meist im Sinne von idiopathisch, essentiell, primär verwendet; Ⓔ *idiopathic, idiopathetic, protopathic, autopathic, essential*

Ge|nuss|mit|tel *pl*: Bezeichnung für Substanzen, die nicht zur Deckung des Energie- oder Nährstoffbedarfs des Körpers, sondern wegen ihrer anregenden oder beruhigenden Wirkung, ihres Geschmacks usw. konsumiert werden; dazu gehören, z.B. nicotin- und alkoholhaltige Produkte, Kaffee, Tee, Kakao; Ⓔ *luxury food*

Geo-, geo- *präf.*: Wortelement mit der Bedeutung „Erde"; Ⓔ *ge(o)-*

Ge|o|tri|cho|se *f*: *Syn: Geotrichuminfektion*; Infektion durch Geotrichum* candidum; Befall der Haut, v.a. aber der Lunge mit Kavernenbildung, peribronchitischen Infiltraten und evtl. Abszessbildung; Ⓔ *geotrichosis*

Ge|o|tri|chum can|di|dum *nt*: *Syn: Milchschimmel*; hefeähnlicher Pilz; Erreger der Geotrichose*; Ⓔ *Geotrichum candidum*

Ge|o|tri|chum|in|fek|ti|on *f*: → *Geotrichose*

ge|phy|ro|phob *adj*: Brückenangst/Gephyrophobie betreffend, durch sie gekennzeichnet; Ⓔ *relating to or marked by gephyrophobia, gephyrophobic*

Ge|phy|ro|pho|bie *f*: *Syn: Brückenangst*; krankhafte Angst vor Brücken oder davor einen Fluss zu überqueren; Ⓔ *irrational fear of crossing a bridge, gephyrophobia*

Ger-, ger- *präf.*: → *Gero-*

Ge|ra|to|lo|gie *f*: → *Gerontologie*

Ge|räusch *nt*: bei der Auskultation wahrgenommenes Schallereignis; Ⓔ *sound, noise*

diastolisches Geräusch: während der Diastole* auftretendes Geräusch; Ⓔ *diastolic murmur*

holosystolisches Geräusch: *Syn: pansystolisches Geräusch*; während der gesamten Systole* hörbares Geräusch; Ⓔ *holosystolic murmur, pansystolic murmur*

pansystolisches Geräusch: → *holosystolisches Geräusch*

präsystolisches Geräusch: *Syn: spät-diastolisches Geräusch*; vor der Systole* auftretendes Geräusch; Ⓔ *presystolic murmur, late diastolic murmur, atriosystolic murmur*

respiratorisches Geräusch: *Syn: Atemgeräusch*; durch die einströmende und ausströmende Luft verursachtes Geräusch über Lunge, Bronchien und Luftröhre; Ⓔ *respiratory sound*

spät-diastolisches Geräusch: → *präsystolisches Geräusch*

systolisches Geräusch: während der Systole* auftretendes Geräusch; Ⓔ *systolic murmur, systolic bruit*

Gerhardt-Schallwechsel *m*: *Syn: Biermer-Schallwechsel*; Änderung des Perkussionsschalls über großen Lungenkavernen bei Lageänderung des Patienten; Ⓔ *Biermer's sign, Gerhardt's sign, Gerhardt's phenomenon, change of sound*

Gerhardt-Syndrom *nt*: *Syn: Mitchell-Gerhardt-Syndrom, Weir-Mitchell-Krankheit, Akromelalgie, Erythromelalgie, Erythralgie, Erythermalgie*; ätiologisch ungeklärte, anfallsartige Hyperämie* der Akren nach Wärmeexposition; Ⓔ *Gerhardt's disease, Mitchell's disease, Weir-Mitchell's disease, acromelalgia, rodonalgia, erythromelalgia, erythremomelalgia, red neuralgia*

Ge|ri|a|trie *f*: *Syn: Presbyatrie*; Altersheilkunde, Greisenheilkunde; Ⓔ *geriatric medicine, geriatrics, presbyatrics*

Ge|ri|a|tri|ka *pl*: Arzneimittel, die die geistige und körperliche Leistungsfähigkeit älterer Menschen steigern; Ⓔ *geriatric agents*

ge|ri|a|trisch *adj*: Alter oder Geriatrie betreffend; Ⓔ *relating to geriatric medicine or old age, geriatric*

Ge|richts|me|di|zin *nt*: *Syn: Rechtsmedizin, forensische Medizin*; Teilgebiet der Medizin, das sich mit allen Rechtsfragen befasst, die die Medizin berühren; Ⓔ *medical jurisprudence, forensic medicine, legal medicine*

Ge|rinn|sel *nt*: → *Blutgerinnsel*

Ge|rin|nung *f*: → *Blutgerinnung*

disseminierte intravasale Gerinnung: *Syn: Verbrauchskoagulopathie, disseminierte intravasale Koagulation*; erhöhte Blutungsneigung durch einen erhöhten Verbrauch an Gerinnungsfaktoren und Thrombozyten; Ⓔ *diffuse intravascular coagulation, disseminated intravascular coagulation syndrome, disseminated intravascular coagulation, consumption coagulopathy*

Ge|rin|nungs|fak|tor *m*: *Syn: Blutgerinnungsfaktor, Koagulationsfaktor*; die Blutgerinnungskaskade hat insgesamt 13 Faktoren [Faktor* I-XIII], die alle für einen regelrechten Ablauf nötig sind; Ⓔ *blood clotting factor, clotting factor, coagulation factor*

Ge|rin|nungs|ne|kro|se *f*: *Syn: Koagulationsnekrose*; durch eine Denaturierung und Gerinnung von Eiweißen gekennzeichnete Nekrose*; Ⓔ *coagulation necrosis*

Ge|rin|nungs|stö|run|gen *pl*: Störungen der normalen Blutgerinnung; Ⓔ *coagulation defects, coagulopathies*

Ge|rin|nungs|throm|bus *m, pl* **-ben**: *Syn: roter Thrombus, Schwanzthrombus*; durch rasche Blutgerinnung entstehender Thrombus*, der durch Erythrozyten rotgefärbt ist; Ⓔ *red thrombus, coagulation thrombus*

ger|mi|nal *adj*: *Syn: germinativ*; Keim oder Keim(bahn)-zellen betreffend; Ⓔ *relating to a germ (cell), germinal*

Ger|mi|nal|a|pla|sie *f*: → *Germinalzellaplasie*

Ger|mi|nal|zell|a|pla|sie *f*: *Syn: del Castillo-Syndrom, Castillo-Syndrom, Sertoli-Zell-Syndrom, Sertoli-cell-only-Syndrom, Germinalaplasie*; Aspermie* durch ein angeborenes Fehlen des Keimepithels der Hodenkanälchen; Ⓔ *Sertoli-cell-only syndrome, Del Castillo syndrome*

ger|mi|na|tiv *adj*: → *germinal*

Ger|mi|no|blast *m*: *Syn: Zentroblast*; unreife Vorstufe der B-Lymphozyten in den Keimzentren der Lymphknoten; Ⓔ *germinoblast, noncleaved follicular center cell, centroblast*

Ger|mi|nom *nt*: bösartiger Tumor des Keimgewebes; Ⓔ *germ cell tumor, germinoma*

Ger|mi|no|zyt *m*: *Syn: Zentrozyt*; B-Lymphozyt in den Keimzentren der Lymphknoten; Ⓔ *germinocyte, centrocyte, cleaved follicular center cell*

Ger|mi|zid *nt*: keim(ab)tötendes Mittel; Ⓔ *germicide*

ger|mi|zid *adj*: keim(ab)tötend; Ⓔ *germicidal, germicide*

Gero-, gero- *präf.*: Wortelement mit der Bedeutung „Greis/Alter"; Ⓔ *gerontal, geratic, geront(o)-, ger(o)-*

Ge|ro|der|ma *nt*: *Syn: atrophische Altershaut, Greisenhaut*; dünne Altershaut des Greisenalters; Ⓔ *gerodermia, geroderma*

Ge|röll|zys|te *f*: *Syn: Trümmerzyste, Detrituszyste*; gelenknahe Knochenzyste mit Knochenresten und proliferierendem Bindegewebe; Ⓔ *ganglionic cyst, subchondral cyst, subchondral bone cyst*

G

Geronto-, geronto- *präf.*: Wortelement mit der Bedeutung „Greis/Alter"; Ⓔ *gerontal, geratic, geront(o)-, ger(o)-*
Ge|ron|to|lo|gie *f*: *Syn:* *Geratologie*; Lehre vom Altern, Alternsforschung; Ⓔ *gerontology, geratology*
Ge|ron|to|phi|lie *f*: sexuelle Zuneigung zu älteren Personen; Ⓔ *gerontophilia*
Ge|ron|to|xon *nt*: *Syn:* *Greisenbogen, Arcus senilis*; weißliche, ringförmige Hornhauttrübung durch Lipoideinlagerung; Ⓔ *embryotoxon, anterior embryotoxon, gerontoxon, gerontotoxon, lipoidosis corneae, arcus cornealis/adiposis/juvenilis/lipoides/senilis*
Gers|ten|korn *nt*: *Syn:* *Zilienabszess, Hordeolum*; Abszess der Liddrüsen; Ⓔ *hordeolum*
Gers|ten|krät|ze *f*: *Syn:* *Acarodermatitis urticarioides, Getreidekrätze*; Milbendermatitis durch Kontakt mit Stroh oder Getreide; Ⓔ *prairie itch, grain itch*
Ge|rüst|ei|wei|ße *pl*: *Syn:* *Skleroproteine, Gerüstproteine, Strukturproteine*; wasserunlösliche, fibrilläre Eiweiße, die im Körper als Stütz- und Gerüstsubstanzen dienen; Ⓔ *structural proteins*
Ge|rüst|pro|te|i|ne *pl*: → *Gerüsteiweiße*
Ge|samt|a|zi|di|tät *f*: *Syn:* *Gesamtsäure*; Summe der sauren Substanzen im Magensaft; Ⓔ *total acidity*
Ge|samt|do|sis *f, pl* **-sen**: **1.** *Syn:* *Gesamtherddosis*; Gesamtsumme der bei fraktionierter Bestrahlung gegebenen Einzeldosen **2.** die im Rahmen einer Therapie verabreichtete Gesamtmenge eines Arzneimittels; Ⓔ **1.** *total dose* **2.** *total dose*
Ge|samt|ei|weiß *nt*: *Syn:* *Gesamtprotein*; Eiweißkonzentration im Blutplasma; Ⓔ *total protein, total serum protein*
Ge|samt|herd|do|sis *f, pl* **-sen**: *Syn:* *Gesamtdosis*; Gesamtsumme der bei fraktionierter Bestrahlung gegebenen Einzeldosen; Ⓔ *total dose*
Ge|samt|kör|per|was|ser *nt*: gesamtes, im Körper vorhandenes Wasser; Ⓔ *total body water*
Ge|samt|li|pi|de *pl*: Konzentration von Lipiden im Blutplasma; Ⓔ *total lipid*
Ge|samt|pro|te|in *nt*: → *Gesamteiweiß*
Ge|samt|säu|re *f*: → *Gesamtazidität*
Ge|säß|mus|kel, großer *m*: → *Musculus gluteus maximus*
Ge|säß|mus|kel, kleiner *m*: → *Musculus gluteus minimus*
Ge|säß|mus|kel, mittlerer *m*: → *Musculus gluteus medius*
ge|sät|tigt *adj*: (*chem.*) ohne Doppel- oder Dreifachbindung; Ⓔ *saturated, saturate*
Ge|schlecht *nt*: Zuordnung zum männlichen oder weiblichen Geschlecht; Ⓔ *sex, gender*
chromosomales Geschlecht: *Syn:* *genetisches Geschlecht*; durch die Chromosomenzusammensetzung bestimmtes Geschlecht; Ⓔ *chromosomal sex, genetic sex*
genetisches Geschlecht: → *chromosomales Geschlecht*
ge|schlecht|lich *adj*: sexuell; Ⓔ *relating to sex, sexual, sex*
Ge|schlechts|chro|ma|tin *nt*: *Syn:* *Barr-Körper, Sexchromatin, X-Chromatin*; bei Frauen in der Nähe der Kernmembran liegender Chromatinkörper, der vom inaktivierten X-Chromosom gebildet wird; Ⓔ *sex chromatin, Barr body*
Ge|schlechts|chro|mo|so|men *pl*: *Syn:* *Heterosomen, Gonosomen*; das Geschlecht bestimmende Chromosomen; beim Mann je ein X- und ein Y-Chromosom, bei der Frau zwei X-Chromosome; Ⓔ *sex chromosomes, gonosomes, heterologous chromosomes, heterochromosomes, heterosomes*
Ge|schlechts|drü|sen *pl*: Keimdrüsen, Gonaden; Hoden und Eierstöcke; Ⓔ *gonads*
Ge|schlechts|hor|mo|ne *pl*: *Syn:* *Sexualhormone*; Oberbegriff für alle Hormone, die an der Ausbildung der primären und sekundären Geschlechtsmerkmale beteiligt sind und die Einfluss auf die Sexualfunktion haben; Ⓔ *sex hormones*
ge|schlechts|krank *adj*: an einer Geschlechtskrankheit leidend; Ⓔ *suffering from venereal disease*
Ge|schlechts|krank|hei|ten *pl*: *Syn:* *Venerea*; Gruppe früher meldepflichtiger Erkrankungen [Syphilis*, Gonorrhoe*, Ulcus* molle, Lymphogranuloma* inguinale], die überwiegend durch Sexualkontakt übertragen werden; davon abzugrenzen sind die sog. **sexuell übertragbaren Krankheiten** [sexually transmitted diseases], die auch durch Sexualverkehr übertragen wer-

Tab. 12. Erreger von sexuell übertragbaren Krankheiten [sexually transmitted diseases]

Bakterielle Infektionen	Treponema pallidum	Syphilis
	Neisseria gonorrhoeae	Gonorrhö
	Haemophilus ducreyi	Ulcus molle
	Donovania granulomatosis	Granuloma inguinale
	Chlamydia trachomatis, L1–L3	Lymphogranuloma venereum
	Chlamydia trachomatis, D-K	Okulogenitale Infektion
	Genitale Mykoplasmen	Urogenitale Infektion
	Anaerobe Bakterien	Bakterielle Vaginose
	Darmbakterien	Enteritiden
	Shigellen	
	Salmonellen	
	Kampylobakter	
Virale Infektionen	Humanes Immundefizienzvirus (HIV)	AIDS
	Humane Papillomaviren (HPV)	Condylomata acuminata, bowenoide Papeln, zervikale intraepitheliale Neoplasie
	Molluscum-contagiosum-Virus (MCV)	Mollusca contagiosa
	Hepatitis-B-Virus (HBV)	Hepatitis B
	Herpes-simplex-Virus (HSV)	Herpes genitalis
	Zytomegalievirus (CMV)	Zytomegalie
Pilzinfektionen	Sprosspilze	Genitale Kandidiasis
Infektionen durch Protozoen	Trichomonas vaginalis	Trichomoniasis
	Enteritische Protozoen	Enteritiden
	Giardia lamblia	
	Entamoeba histolytica	
	Cryptosporidium	
Infektionen durch Ektoparasiten	Phthirus pubis	Pedikulose
	Sarcoptes hominis	Skabies

den und vorwiegend die Genitalregion betreffen; von vielen Autoren werden die beiden Gruppen heute zusammengefasst, wobei den klassischen Geschlechtskrankheiten eine Sonderrolle eingeräumt wird; Ⓔ *venereal diseases*

vierte Geschlechtskrankheit: *Syn: Lymphogranuloma inguinale/venereum, Lymphopathia venerea, Morbus Durand-Nicolas-Favre, klimatischer Bubo, Poradenitis inguinalis*; durch Chlamydia* trachomatis hervorgerufene Geschlechtskrankheit*; kennzeichnend ist die ausgeprägte Schwellung der Leistenlymphknoten; Ⓔ *Durand-Nicolas-Favre disease, Favre-Durand-Nicolas disease, Favre-Nicolas-Durand disease, fifth venereal disease, fourth venereal disease, Frei's disease, Nicolas-Favre disease, sixth venereal disease, lymphogranuloma venereum, lymphogranuloma inguinale, lymphopathia venereum, tropical bubo, climatic bubo, donovanosis, poradenolymphitis, poradenitis nostras, poradenitis venerea, pudendal ulcer*

Gelschlechtslmerklmalle *pl*: geschlechtsspezifische Merkmale, die die beiden Geschlechter unterscheiden; Ⓔ *sex characters, sexual characteristics*

Gelschlechtslorlgalne *pl*: → *Genitalien*

Gelschmackslaulra *f*: *Syn: gustatorische Aura*; unmittelbar vor einem epileptischen Anfall auftretende unangenehme Geschmacksempfindung; Ⓔ *gustatory aura*

Gelschmackslknoslpe *f*: *Syn: Caliculus gustatorius, Gemma gustatoria*; auf der Zunge sitzendes epitheliales Sinnesorgan aus Geschmackszellen und Stützzellen; Ⓔ *gemma, taste bud, gustatory bud, taste bulb, gustatory bulb, taste corpuscle, Schwalbe's corpuscle*

Gelschwulst *f*: Tumor; Schwellung; Ⓔ *tumor, swell, swelling, lump, tumescence, tumefaction*

falsche Geschwulst: *Syn: Scheingeschwulst, Pseudotumor*; durch eine entzündliche Schwellung vorgetäuschte Tumorbildung; Ⓔ *pseudotumor*

teratogene Geschwulst: *Syn: teratoide Geschwulst, Teratom, Wundergeschwulst*; meist gutartige, angeborene Geschwulst mit Anteilen aller Keimblätter; Ⓔ *organoid tumor, teratoid tumor, teratoma*

teratoide Geschwulst: → *teratogene Geschwulst*

gelschwulstlerlzeulgend *adj*: onkogen; Ⓔ *oncogenic, oncogenous*

Gelschwür *nt*: *Syn: Ulkus, Ulcus*; lokale Entzündung von Haut oder Schleimhaut mit in die Tiefe gehendem Substanzverlust; Ⓔ *ulcer, ulceration, ulcus, fester*

Gelschwürslkranklheit *f*: → *Geschwürsleiden*

Gelschwürslleilden *nt*: *Syn: Geschwürskrankheit, Ulkuskrankheit*; chronisch rezidivierendes Ulkus* von Magen oder Dünndarm; Ⓔ *helcosis, elcosis, elkosis*

Gelsicht *nt*: Facies*; Ⓔ *face; facies*

Gelsichtslaltrolphie *f*: Schwund der Gesichtsmuskulatur; Ⓔ *facial atrophy*

progressive halbseitige Gesichtsatrophie: *Syn: Romberg-Syndrom, Romberg-Trophoneurose, Romberg-Parry-Trophoneurose, Romberg-Parry-Syndrom, Hemiatrophia progressiva faciei, Hemiatrophia progressiva facialis*; ätiologisch ungeklärte, evtl. durch Trigeminusschädigung hervorgerufene Verkleinerung einer Gesichtshälfte mit Atrophie von Haut und Muskeln; Ⓔ *Romberg's syndrome, Romberg's disease, Romberg's trophoneurosis, Parry-Romberg syndrome, progressive unilateral facial atrophy, prosopodysmorphia, facial hemiatrophy, facial trophoneurosis*

Gelsichtslfeld *nt*: *Syn: Sehfeld*; Bereich, in dem mit dem unbewegten Auge Gegenstände wahrgenommen werden können; Ⓔ *visual field, field of vision, range of vision*

Gelsichtslfeldlauslfall *m*: *Syn: Skotom*; Ausfall eines Teils des normalen Gesichtsfeldes; Ⓔ *visual-field defect, scotoma*

Gelsichtslkrampf *m*: *Syn: Spasmus facialis*; Krampf der Gesichtsmuskulatur, z.B. bei Tetanus; Ⓔ *prosopospasm, Bell's spasm, palmus, facial spasm, facial tic, convulsive tic, mimetic convulsion, mimic spasm, mimic convulsion, mimic tic, histrionic spasm*

mimischer Gesichtskrampf: → *Gesichtszucken*

Gelsichtsllalge *f*: Schädellage mit dem Gesicht als führendem Teil; Ⓔ *face presentation*

Gelsichtsllählmung *f*: *Syn: Fazialislähmung, Fazialisparese, Fazioplegie, Prosopoplegie*; angeborene oder erworbene Lähmung des Nervus* facialis und der von ihm versorgten Gesichtsmuskeln; Ⓔ *facial paralysis, facial nerve paralysis, fallopian neuritis, facial nerve palsy, facial palsy, facioplegia*

Gelsichtslneurlallgie *f*: neuralgische Schmerzen im Gesicht, z.B. bei Trigeminusneuralgie*; Ⓔ *faciocephalalgia, prosopalgia, prosoponeuralgia*

Gelsichtslrelgilon *f*: *Syn: Regio facialis*; wird unterteilt in: Regio* orbitalis, infraorbitalis, buccalis, parotideomasseterica, zygomatica, nasalis, oralis und mentalis; Ⓔ *facial region*

Gelsichtslschwinldel *m*: *Syn: Augenschwindel, Vertigo ocularis*; durch eine Augenmuskellähmung* hervorgerufenes Schwindelgefühl; Ⓔ *ocular vertigo*

Gelsichtslspalte *f*: *Syn: Prosoposchisis*; angeborene Spaltbildung im Gesicht; Ⓔ *facial cleft, prosoposchisis, schistoprosopia, schizoprosopia*

Gelsichtslzulcken *nt*: *Syn: Bell-Spasmus, Fazialiskrampf, Fazialis-Tic, mimischer Gesichtskrampf, Tic convulsiv/facial*; unwillkürliches Zucken der vom Nervus* facialis versorgten Gesichtsmuskeln; Ⓔ *prosopospasm, Bell's spasm, palmus, facial spasm, facial tic, convulsive tic, mimetic convulsion, mimic spasm, mimic convulsion, mimic tic, histrionic spasm*

geslalgen *adj*: Gestagene betreffend; Ⓔ *gestagenic*

Geslalgelne *pl*: *Syn: gestagene Hormone*; synthetische Hormone, die ähnlich wie Progesteron* wirken; Ⓔ *gestagens, gestagenic hormones*

Geslaltio *f, pl* **-tiolnes**: Geamtheit von Schwangerschaft, Geburt und Wochenbett; Ⓔ *gestation, pregnancy*

Geslaltilonsldilalbeltes *m*: *Syn: Schwangerschaftsdiabetes, Graviditätsdiabetes*; während der Schwangerschaft bestehende diabetische Stoffwechsellage; Ⓔ *gestational diabetes, pregnancy diabetes*

Geslaltilonsltolxilkolse *f*: → *Gestose*

Gesltolse *f*: *Syn: Gestationstoxikose, Schwangerschaftstoxikose*; Oberbegriff für Erkrankungen, die nur im Zusammenhang mit einer Schwangerschaft auftreten; je nach dem Zeitpunkt des Auftretens unterscheidet man Frühgestose* und Spätgestose*; oft werden Gestose und Spätgestose gleichgesetzt; Ⓔ *toxemia of pregnancy, gestational toxicosis, gestosis, eclamptogenic toxemia, eclamptic toxemia*

Gelsundlheit *nt*: subjektives Wohlbefinden ohne Zeichen einer körperlichen, geistigen oder seelischen Störung; Ⓔ *health, wellness; (Wohlbefinden) well-being*

Geltreildelkrätlze *f*: *Syn: Acarodermatitis urticarioides, Gerstenkrätze*; Milbendermatitis durch Kontakt mit Stroh oder Getreide; Ⓔ *grain itch*

Gelwelbe *nt*: aus Zellen gleicher Art bestehender Zellverband; Ⓔ *tissue*

hämopoetisches Gewebe: blutbildendes Gewebe; Ⓔ *hemopoietic tissue, hematopoietic tissue*

lymphatisches Gewebe: spezifisches Gewebe des lymphatischen Systems; Ⓔ *lymphoid tissue, adenoid tissue, lymphatic tissue*

Gelwelbelatlmung *f*: *Syn: innere Atmung, Zellatmung*; Gasaustausch der Zellen mit der Umgebung und Oxidation von Brennstoffen zur Energiegewinnung; Ⓔ *respiration, cell respiration, internal respiration, tissue respiration*

Gelwelbeldilalgnolse *f*: *Syn: Histodiagnose*; Diagnose durch (histologische/chemische/physikalische etc.)

G

Untersuchung von Gewebeproben; Ⓔ *histodiagnosis*

Ge|we|be|do|sis *f, pl* **-sen**: ein bestimmtes Gewebe betreffende Strahlendosis; Ⓔ *tissue dose*

Ge|we|be|ein|dring|tie|fe *nt*: Eindringtiefe ionisierender Strahlen in Gewebe; Ⓔ *tissue penetration*

Ge|we|be|hor|mon *nt*: im Gewebe gebildetes Hormon; Ⓔ *tissue hormone*

Ge|we|be|kul|tur *f*: Züchtung von gesunden oder erkrankten Geweben; Ⓔ *tissue culture*

Ge|we|be|leh|re *f*: Histologie; Ⓔ *microscopic anatomy, microscopical anatomy, histologic anatomy, minute anatomy, microanatomy, histology*

Ge|we|be|mast|zel|len *pl*: im Bindegewebe vorkommende Mastzellen mit reichlich basophilen Granula; Ⓔ *tissue mast cells*

Ge|we|be|spie|gel *f*: die Konzentration eines Stoffes in einem Gewebe; Ⓔ *tissue level*

Ge|we|be|throm|bo|ki|na|se *f*: →*Gewebethromboplastin*

Ge|we|be|throm|bo|plas|tin *nt*: *Syn: Gewebethrombokinase, Prothrombinase, Faktor III*; aus verschiedenen Komponenten [u.a. aktivierter Faktor V, Faktor X] bestehender Komplex, der Prothrombin [Faktor II] in Thrombin umwandelt; Ⓔ *tissue thromboplastin, factor III, tissue factor*

Ge|we|be|un|ver|träg|lich|keit *f*: →*Histoinkompatibilität*

Ge|we|be|ver|träg|lich|keit *f*: *Syn: Biokompatibilität*; Verträglichkeit/Kompatibilität von körperfremdem Stoffen mit Körpergewebe; Ⓔ *tissue tolerance, histocompatibility*

Ge|webs|ma|kro|phag *m*: *Syn: Histiozyt*; amöboid-bewegliche Bindegewebszelle; Ⓔ *tissue macrophage, histiocyte, histocyte*

Ge|wer|be|ak|ne *f*: *Syn: Berufsakne, Akne occupationalis*; berufsbedingte Kontaktakne; Ⓔ *occupational acne*

Ge|wichts|a|na|ly|se *f*: →*Gravimetrie*

Ge|wichts|sinn *m*: Barästhesie*; Ⓔ *weight knowledge, barognosis; pressure sense, baresthesia, baryesthesia, sensibility for weight*

Ge|wit|ter|angst *f*: *Syn: Gewitterfurcht, Astraphobie, Keraunophobie*; krankhafte Angst vor Gewitter oder vor Donner; Ⓔ *irrational fear of thunder and lightning, astraphobia, brontophobia*

Ge|wit|ter|furcht *f*: →*Gewitterangst*

Ge|wöh|nung *f*: **1.** *Syn: Habituaton, Toleranzentwicklung*; Anpassung des Körpers an immer höhere Mengen einer Substanz; erster Schritt der Suchtentwicklung **2.** *Syn: Habituation*; Entwicklung einer automatischen Verhaltensweise durch ständige bewusste oder unbewusste Wiederholung; Ⓔ **1.** *habituation* **2.** *habituation*

Ge|wöll|be|pfei|ler *m*: *Syn: Gewölbesäule, Fornixsäule, Fornixpfeiler, Columna fornicis*; paarige Teile des Fornix*, deren Fasern vor [**Fibrae precommissurales**] oder hinter [**Fibrae postcommissurales**] der Fornixkommissur [Commissura* fornicis] verlaufen; Ⓔ *fornix column*

Ge|wöll|be|säu|le *f*: →*Gewölbepfeiler*

Ghon-Herd *m*: *Syn: Ghon-Primärkomplex*; Primärherd bei Lungentuberkulose*; Ⓔ *Ghon tubercle, Ghon primary lesion, Ghon focus, Ghon complex, primary complex, primary lesion, Ranke complex*

Ghon-Primärkomplex *m*: →*Ghon-Herd*

Giannuzzi-Halbmond *m*: *Syn: von Ebner-Halbmond, Ebner-Halbmond, Heidenhain-Halbmond, seröser Halbmond*; halbmondförmiges Endstück der gemischten Mundspeicheldrüsen; Ⓔ *Giannuzzi's body, Giannuzzi's cell, Giannuzzi's demilune, crescent of Giannuzzi, demilune of Giannuzzi, demilune of Heidenhain, serous crescent, marginal cell, crescent cell, demilune body, crescent body, demilune cell, semilunar body, semilunar cell*

Gianotti-Crosti-Syndrom *nt*: *Syn: infantile papulöse Akrodermatitis, Acrodermatitis papulosa eruptiva infantilis*; papulöses Exanthem* bei Kleinkindern im Rahmen einer Hepatitis B; Ⓔ *Gianotti-Crosti syndrome, infantile acrodermatitis, infantile papular acrodermatitis, papular acrodermatitis of childhood*

Gi|ar|dia lam|blia *f*: *Syn: Lamblia intestinalis*; birnenförmiger Darmparasit; Erreger der Giardiasis*; Ⓔ *Lamblia intestinalis, Giardia intestinalis*

Gi|ar|di|a|sis *f, pl* **-ses**: *Syn: Giardia-Infektion, Lamblia-Infektion, Lambliasis*; asymptomatische oder als Durchfallerkrankung imponierende Dünndarminfektion durch **Gardia lamblia**; Ⓔ *lambliasis, lambliosis, giardiasis*

Gib|bus *m*: *Syn: Spitzbuckel, anguläre Kyphose, knickförmige Kyphose*; stärkste Ausprägung einer Kyphose* mit spitzwinkliger Abknickung; meist als Folge einer tuberkulösen Spondylitis* [Pott-Buckel]; Ⓔ *gibbus*

Gibert-Krankheit *f*: *Syn: Röschenflechte, Schuppenröschen, Pityriasis rosea*; von einen Primärfleck ausgehende, fortschreitende Erkrankung mit schuppenden Erythemen; Ⓔ *pityriasis rosea*

Gicht *f*: in Schüben verlaufende Erkrankung mit Erhöhung der Harnsäurekonzentration im Blut; der **akute Gichtanfall** entsteht durch Uratkristalle im Gelenkinnenraum und führt zu erheblicher Schwellung, Entzündung und Ergussbildung; beginnt meist nachts oder frühmorgens [i.d.R. nach üppiger Mahlzeit mit Alkoholgenuss] und ist extrem schmerzhaft; klassisch ist der Befall des Großzehengrundgelenkes [Podagra]; kann aber auch Knie- oder Daumengrundgelenk, Finger- und Handwurzelgelenke sowie das obere Sprunggelenk betreffen; Ⓔ *gout*

Gicht|ar|thri|tis *f, pl* **-ti|den**: *Syn: Arthritis urica*; anfallsweise akute Gelenkentzündung im Rahmen der Gicht; Ⓔ *gouty arthritis, uratic arthritis, urarthritis*

Gicht|ne|phro|pa|thie *f*: *Syn: Uratnephropathie, Gichtniere, Uratniere*; Nierenerkrankung und -schädigung bei chronischer Gicht; Ⓔ *gout nephropathy, gouty nephropathy, urate nephropathy*

Gicht|nie|re *f*: →*Gichtnephropathie*

Gicht|sy|no|vi|tis *f, pl* **-ti|den**: Entzündung der Synovialis* im Rahmen der Gelenkgicht; Ⓔ *gouty synovitis*

Gicht|u|re|thri|tis *f, pl* **-ti|den**: zum Komplex Gichtnephropathie* gehörige Harnleiterentzündung; Ⓔ *gouty urethritis*

Giemsa-Färbung *f*: histologische Differenzialfärbung; Ⓔ *Giemsa stain*

Gierke-Krankheit *f*: *Syn: von Gierke-Krankheit, van Creveld-von Gierke-Krankheit, hepatorenale Glykogenose, Glykogenose Typ I*; durch einen autosomal-rezessiven Defekt der Glucose-6-phosphatase kommt es zur Ablagerung normalen Glykogens in Leber und Niere; klinisch auffällig sind schwere Hypoglykämie*, Hyperlipämie* und Minderwuchs*; Ⓔ *Gierke's disease, von Gierke's disease, glucose-6-phosphatase deficiency, type I glycogen storage disease, hepatorenal glycogen storage disease, hepatorenal glycogenosis*

Giesinger Beiß *m*: *Syn: Erntekrätze, Heukrätze, Sendlinger Beiß, Herbstbeiße, Herbstkrätze, Gardnerbeiß, Trombidiose, Trombidiosis, Erythema autumnale*; durch Milben der Gattung Trombicula verursachte heftig juckende Dermatose* mit Quaddelbildung; Ⓔ *trombiculiasis, trombidiiasis, trombidiosis*

Gieson-Färbung *f*: histologische Färbung mit Hämatoxylin-Pikrinsäure-Säurefuchsin; Ⓔ *van Gieson's stain*

Gieß|be|cken|knor|pel *m*: *Syn: Stellknorpel, Aryknorpel, Cartilago arytenoidea*; auf der Ringknorpelplatte sitzende Knorpel, die die Spannung der Stimmbänder regulieren; Ⓔ *arytenoid cartilage, arytenoid, guttural cartilage, pyramidal cartilage, triquetral cartilage, triquetrous cartilage*

Gie|ßer|fie|ber *nt*: *Syn: Gießfieber, Zinkfieber, Metalldampffieber*; durch Zinkdämpfe hervorgerufenes, vorübergehendes Fieber mit Muskelschmerzen und Abgeschlagenheit; Ⓔ *zinc chill, zinc fume fever, zinc fume chill, spelter's chill, spelter's fever*

Gieß|fie|ber *nt*: → *Gießerfieber*

Gieß|kan|nen|schim|mel *m*: *s.u. Aspergillus*; Ⓔ *Aspergillus*

Giga-, giga- *präf.*: Wortelement mit der Bedeutung „milliardenfach"; Ⓔ *giga-*

Gigant-, gigant- *präf.*: → *Giganto-*

Gi|gan|tis|mus *m*: ***Syn:*** *Somatomegalie, Hypersomie*; Riesenwuchs; Ⓔ *somatomegaly, gigantism, giantism, gigantosoma, hypersomia*

Giganto-, giganto- *präf.*: Wortelement mit der Bedeutung „Riese/Gigant"; Ⓔ *gigant(o)-*

Gi|gan|to|me|lie *f*: übermäßige Vergrößerung einer oder mehrerer Gliedmaßen; Ⓔ *gigantomelia*

Gi|gan|to|zyt *m*: extrem großer Erythrozyt*; Ⓔ *large megalocyte*

Gilbert-Meulengracht-Syndrom *nt*: ***Syn:*** *intermittierende Hyperbilirubinämie Meulengracht, Meulengracht-Gilbert-Syndrom, Meulengracht-Syndrom, Icterus juvenilis intermittens Meulengracht*; hereditäre Hyperbilirubinämie*, die v.a. Männer unter 25 Jahren betrifft; Ⓔ *Gilbert's disease, Gilbert's syndrome, Gilbert's cholemia, familial nonhemolytic jaundice, constitutional hepatic dysfunction, constitutional hyperbilirubinemia, familial cholemia*

Gilchrist-Krankheit *f*: ***Syn:*** *nordamerikanische Blastomykose*; chronische Systemmykose* mit primärem Befall der Lunge; Ⓔ *Gilchrist's disease, Gilchrist's mycosis, Chicago disease, North American blastomycosis*

Gilford-Syndrom *nt*: ***Syn:*** *Hutchinson-Gilford-Syndrom, Progerie, greisenhafter Zwergwuchs, Progeria Hutchinson-Gilford, Progeria infantilis*; autosomal-rezessive Entwicklungsstörung mit Minderwuchs, hochgradiger Vergreisung, Knochen-, Gelenk- und Zahnfehlbildungen; Ⓔ *progeria, Hutchinson-Gilford disease, progeria syndrome, premature senility syndrome*

Gimbernat-Band *nt*: ***Syn:*** *Ligamentum lacunare*; Teil des Leistenbandes zum Pecten ossis pubis; Ⓔ *Gimbernat's ligament, lacunar ligament*

Gimbernat-Hernie *f*: ***Syn:*** *Laugier-Hernie*; Schenkelhernie* mit Bruchpforte im Ligamentum* lacunare; Ⓔ *Gimbernat's hernia, Laugier's hernia*

Gingiv-, gingiv- *präf.*: → *Gingivo-*

Gin|gi|va *f, pl* **-vae**: Zahnfleisch; Ⓔ *gum, gingiva, attached gingiva*

Gingiva hyperplastica: → *Gingivahyperplasie*

Gin|gi|va|hy|per|pla|sie *f*: ***Syn:*** *Zahnfleischhyperplasie, Gingiva hyperplastica*; generalisierte oder umschriebene Verdickung des Zahnfleisches; Ⓔ *gingival hyperplasia, gingival enlargement, hyperplastic gingivitis*

gin|gi|val *adj*: Zahnfleisch/Gingiva betreffend; Ⓔ *relating to the gums, gingival*

Gin|gi|vek|to|mie *f*: ***Syn:*** *Gingivoektomie*; Zahnfleischabtragung; Ⓔ *resection, gingivectomy, ulectomy*

Gin|gi|vi|tis *f, pl* **-tiden**: ***Syn:*** *Zahnfleischentzündung*; Entzündung der Gingiva; Ⓔ *inflammation of the gingivae, gingivitis*

Gingivitis catarrhalis: akute Gingivitis mit Rötung und Blutungsneigung; Ⓔ *catarrhal gingivitis*

Gingivitis desquamativa: Gingivitis mit flächenhafter Epithelabschilferung; Ⓔ *desquamative gingivitis*

Gingivitis gravidarum: ***Syn:*** *Schwangerschaftsgingivitis*; durch die verbesserte Durchblutung begünstigte Zahnfleischentzündung; Ⓔ *pregnancy gingivitis*

Gingivitis hyperplastica: ***Syn:*** *hyperplastische Gingivitis*; Gingivitis mit Zahnfleischhyperplasie; Ⓔ *hyperplastic gingivitis*

hyperplastische Gingivitis: → *Gingivitis hyperplastica*

Gingivitis hypertrophicans: ***Syn:*** *hypertrophische Gingivitis*; Gingivitis mit Zahnfleischhypertrophie; Ⓔ *hyperplastic gingivitis*

hypertrophische Gingivitis: → *Gingivitis hypertrophicans*

Gingivitis marginalis: Entzündung des Zahnfleischsaums; Ⓔ *marginal gingivitis*

Gingivitis simplex: ***Syn:*** *Schmutzgingivitis, unspezifische Gingivitis*; unspezifische Zahnfleischentzündung mit Schwellung, Rötung und evtl. Blutungsneigung; Ⓔ *catarrhal gingivitis*

unspezifische Gingivitis: → *Gingivitis simplex*

gin|gi|vi|tisch *adj*: Zahnfleischentzündung/Gingivitis betreffend, von ihr betroffen oder gekennzeichnet; Ⓔ *relating to or marked by gingivitis, gingivitic*

Gingivo-, gingivo- *präf.*: Wortelement mit der Bedeutung „Zahnfleisch/Gingiva"; Ⓔ *gingival, gingiv(o)-, ulo-, ule-*

Gin|gi|vo|ek|to|mie *f*: → *Gingivektomie*

Gin|gi|vo|glos|si|tis *f, pl* **-tiden**: Entzündung von Zahnfleisch und Zunge; Ⓔ *inflammation of gingivae and tongue, gingivoglossitis*

gin|gi|vo|glos|si|tisch *adj*: Gingivoglossitis betreffend, von ihr betroffen oder gekennzeichnet; Ⓔ *relating to or marked by gingivoglossitis*

gin|gi|vo|la|bi|al *adj*: Zahnfleisch und Lippe(n) betreffend oder verbindend; Ⓔ *relating to gingivae and lips, gingivolabial*

Gin|gi|vo|pe|ri|o|don|ti|tis *f, pl* **-ti|ti|den**: Entzündung von Zahnfleisch und Wurzelhaut/Periodontium; Ⓔ *inflammation of gingivae and periodontium, gingivoperiodontitis*

gin|gi|vo|pe|ri|o|don|ti|tisch *adj*: Gingivoperiodontitis betreffend, von ihr betroffen oder gekennzeichnet; Ⓔ *relating to or marked by gingivoperiodontitis*

Gin|gi|vo|plas|tik *f*: Zahnfleischplastik; Ⓔ *gingivoplasty*

Gin|gi|vo|sto|ma|ti|tis *f, pl* **-ti|ti|den**: Entzündung von Zahnfleisch und Mundschleimhaut; Ⓔ *inflammation of gingiva and oral mucosa, gingivostomatitis*

Gingivostomatitis herpetica: ***Syn:*** *aphthöse Stomatitis, Stomatitis herpetica, Stomatitis aphthosa, Stomatitis maculo-fibrinosa*; akut verlaufende Entzündung durch Herpes* simplex mit schmerzhaften, stecknadelkopfgroßen Aphthen*, die narbenlos abheilen; Ⓔ *vesicular stomatitis, herpetic gingivostomatitis, herpetic stomatitis, aphthous stomatitis*

gin|gi|vo|sto|ma|ti|tisch *adj*: Gingivostomatitis betreffend, von ihr betroffen oder gekennzeichnet; Ⓔ *relating to or marked by gingivostomatitis*

Gin|gly|mus *m*: ***Syn:*** *Scharniergelenk*; Gelenk, das nur Bewegungen in einer Ebene erlaubt; Ⓔ *ginglymoid articulation, ginglymoid joint, hinge articulation, hinge joint, ginglymus*

Gips *m*: wasserarmes Calciumsulfat, das bei Wasserzusatz schnell zu einer festen Masse erhärtet; Ⓔ *gypsum, plaster, plaster of Paris*

Gips|ver|band *m*: aus Gipsbinden gefertigter starres Verband zur Ruhigstellung von Gliedmaßen und Gelenken; Ⓔ *plaster cast, cast, plaster of Paris, plaster bandage*

Git|ter|fa|sern *pl*: ***Syn:*** *retikuläre Fasern*; argyrophile Fasern, die an der Grenzfläche von Geweben gitterförmige Netze bilden; Ⓔ *reticular fibers, lattice fibers, argentaffin fibers, argentophilic fibers*

Git|ter|ke|ra|ti|tis *f, pl* **-ti|den**: → *Herpes-simplex-Keratitis*

Git|ter|trans|plan|tat *nt*: → *Mesh graft*

Gla|bel|la *f*: unbehaarte Stelle zwischen den Augenbrauen; Ⓔ *glabella, glabellum, intercilium*

glan|do|trop *adj*: auf Drüsen einwirkend; Ⓔ *glandotropic*

Glan|du|la *f, pl* **-lae**: Drüse; Ⓔ *gland*

Glandulae adrenales accessoriae: → *Glandulae suprarenales accessoriae*

Glandula adrenalis: → *Glandula suprarenalis*

Glandula apocrinae: apokrine Drüse; Ⓔ *apocrine gland*
Glandulae areolares: ***Syn:*** *Warzenvorhofdrüsen, Montgomery-Knötchen*; apokrine Schweißdrüsen im Warzenvorhof der Brust; Ⓔ *areolar glands, Montgomery's glands, Montgomery's tubercles*
Glandulae biliares: Schleimdrüsen der Gallengänge; Ⓔ *glands of biliary mucosa, hepatic glands, Theile's glands*
Glandulae bronchiales: ***Syn:*** *Bronchialdrüsen*; seromuköse Drüsen der Bronchialschleimhaut; Ⓔ *bronchial glands*
Glandulae buccales: ***Syn:*** *Bukkaldrüsen*; Speicheldrüsen der Wangenschleimhaut; Ⓔ *buccal glands*
Glandula bulbourethralis: ***Syn:*** *Cowper-Drüsen, Bulbourethraldrüsen*; Gleitmittel für den Sexualverkehr produzierende paarige Drüse, die in den hinteren Teil der Harnröhre mündet; Ⓔ *bulbourethral gland, bulbocavernous gland, Cowper's gland, Duverney's gland, Méry's gland, anteprostate, antiparastata, antiprostate*
Glandulae cardiacae: ***Syn:*** *Kardiadrüsen*; schleimproduzierende Drüsen der Kardiaregion des Magens; Ⓔ *glands of cardia*
Glandulae ceruminosae: Ohrschmalzdrüsen, Zeruminaldrüsen; Ⓔ *ceruminous glands*
Glandulae cervicales: ***Syn:*** *Zervixdrüsen*; den glasklaren Zervixschleim bildende Drüsen des Gebärmutterhalses; Ⓔ *cervical glands of uterus*
Glandulae ciliares: ***Syn:*** *Moll-Drüsen, Wimperndrüsen*; apokrine Schweißdrüsen am Lidrand; Ⓔ *Moll's glands, ciliary glands (of conjunctiva)*
Glandulae conjunctivales: ***Syn:*** *Krause-Drüsen, Konjunktivaldrüsen*; Schleimdrüsen der Augenbindehaut; Ⓔ *conjunctival glands, Krause's glands, Terson's glands*
Glandulae cutis: Hautdrüsen; Ⓔ *cutaneous glands*
Glandulae ductus biliares: →*Glandulae ductus choledochi*
Glandulae ductus choledochi: ***Syn:*** *Glandulae ductus biliares*; Schleimdrüsen des Ductus* choledochus; Ⓔ *glands of bile duct*
Glandulae duodenales: ***Syn:*** *Brunner-Drüsen, Duodenaldrüsen*; in der Submukosa des Zwölffingerdarms liegende mukoide Drüsen; Ⓔ *duodenal glands*
Glandulae endocrinae: ***Syn:*** *endokrine Drüsen, unechte Drüsen*; Drüsen, die ihr Sekret direkt in das Blut abgeben; Drüsen mit innerer Sekretion; Ⓔ *endocrine glands, aporic glands, ductless glands, incretory glands*
Glandulae gastricae: Magendrüsen, Fundus- und Korpusdrüsen; Ⓔ *acid glands, fundic glands, fundus glands, gastric follicles, gastric glands, Wasmann's glands, peptic glands*
Glandulae gastricae propriae: ***Syn:*** *Fundusdrüsen, Magendrüsen, Hauptdrüsen, Korpusdrüsen*; in der Schleimhaut von Magenfundus und -korpus liegende Drüsen; die Drüsenwand enthält Belegzellen, Schleimzellen, Hauptzellen, Nebenzellen und entero-endokrine Zellen; Ⓔ *proper gastric glands*
Glandulae gustatoriae: ***Syn:*** *von Ebner-Drüsen, von Ebner-Spüldrüsen, Ebner-Spüldrüsen, Ebner-Drüsen*; seröse Drüsen der Wallpapillen [Papillae vallatae] der Zunge; Ⓔ *gustatory glands*
Glandulae intestinales: ***Syn:*** *Lieberkühn-Drüsen, Lieberkühn-Krypten, Darmdrüsen*; tubulöse Drüsen der Dünndarm- und Dickdarmschleimhaut, die diverse Zelltypen [Becherzellen, Paneth-Zellen, enterochromaffine Zellen] enthalten; Ⓔ *intestinal glands*
Glandulae labiales: Lippendrüsen, Lippenspeicheldrüsen; Ⓔ *labial glands*
Glandulae lacrimales accessoriae: Nebentränendrüsen; Ⓔ *accessory lacrimal glands, Ciaccio's glands*
Glandula lacrimalis: Tränendrüse; Ⓔ *lacrimal gland*
Glandula lacrimalis superior: ***Syn:*** *Pars orbitalis glandulae lacrimalis*; oberer Hauptteil der Tränendrüse; Ⓔ *orbital part of lacrimal gland*
Glandulae laryngeales: ***Syn:*** *Kehlkopfdrüsen, Larynxdrüsen*; Schleimdrüsen des Kehlkopfes; Ⓔ *laryngeal glands*
Glandulae linguales: Zungendrüsen, Zungenspeicheldrüsen; Ⓔ *lingual glands, glands of tongue*
Glandula lingualis anterior: ***Syn:*** *Blandin-Drüse, Zungenspitzendrüse, Nuhn-Drüse*; Speicheldrüse der Zungenspitze; Ⓔ *anterior lingual gland, apical gland of tongue, Bauhin's gland, Blandin's gland, Blandin-Nuhn's gland, Nuhn's gland*
Glandula mammaria: Brustdrüse, Milchdrüse; Ⓔ *mammary gland, lactiferous gland, milk gland, breast*
Glandulae molares: seromuköse Drüsen der Wangenschleimhaut gegenüber dem 3. Molaren [Weisheitszahn*]; Ⓔ *molar glands*
Glandula mucosa: ***Syn:*** *Schleimdrüse*; schleimbildende/muköse/muzinöse Drüse; Ⓔ *mucous gland, muciparous gland*
Glandulae nasales: Nasendrüsen, Nasenschleimhautdrüsen; Ⓔ *nasal glands*
Glandulae oesophageae: Speiseröhrendrüsen; Ⓔ *esophageal glands*
Glandulae olfactoriae: ***Syn:*** *Bowman-Spüldrüsen*; unter der Riechschleimhaut liegende seröse Drüsen; Ⓔ *Bowman's glands, olfactory glands*
Glandulae oris: Düsen der Mundhöhle; Ⓔ *glands of mouth*
Glandulae palatinae: Gaumendrüsen, Gaumenspeicheldrüsen; Ⓔ *palatine glands*
Glandula parathyroidea: ***Syn:*** *Nebenschilddrüse, Epithelkörperchen, Parathyroidea, Parathyreoidea*; etwa erbsengroße, hinter der Schilddrüse liegende endokrine Drüsen [**Glandula parathyroidea inferior, superior**], die über das Parathormon* den Calcium- und Phosphathaushalt regulieren; Ⓔ *epithelial body, parathyroid, parathyroid gland, Sandström's body, Sandström's gland, Gley's gland*
Glandula parotidea: ***Syn:*** *Parotis*; Ohrspeicheldrüse; Ⓔ *parotid gland, parotic, parotid*
Glandula parotidea accessoria: inkonstante kleine Ohrspeicheldrüse, die abgetrennt von der Parotis liegt; Ⓔ *accessory parotid gland*
Glandulae pharyngeales: Rachendrüsen, Rachenspeicheldrüsen; Ⓔ *pharyngeal glands*
Glandula pinealis: ***Syn:*** *Zirbeldrüse, Pinealdrüse, Pinea, Corpus pineale, Epiphyse, Epiphysis cerebri*; hormonproduzierende Drüse an der Hinterwand des III. Ventrikels; Ⓔ *pineal gland, epiphysis, pineal body, pineal, pinus, cerebral apophysis*
Glandula pituitaria: ***Syn:*** *Hirnanhangdrüse, Hypophyse, Pituitaria, Hypophysis*; am Boden des Zwischenhirns in der Fossa der Sella turcica liegende neuroendokrine Drüse, die histologisch und funktionell in einen vorderen [Hypophysenvorderlappen*] und hinteren Teil [Hypophysenhinterlappen*] unterteilt wird; Ⓔ *pituitarium, pituitary, pituitary body/gland, hypophysis*
Glandulae preputiales: ***Syn:*** *Vorhautdrüsen, Präputialdrüsen, Tyson-Drüsen, präputiale Drüsen*; talgproduzierende Drüsen der Penisvorhaut; Ⓔ *preputial glands, glands of Tyson, crypts of Littre, crypts of Haller, glands of Haller, odoriferous crypts of prepuce*
Glandulae pyloricae: ***Syn:*** *Pylorusdrüsen*; Drüsen der Pylorusregion des Magens; bilden einen neutralen Schleim und in speziellen Zellen [G-Zellen] das Peptidhormon Gastrin*; Ⓔ *pyloric glands*
Glandulae radicis linguae: muköse Drüsen am Zungenrand und der Zungenwurzel; Ⓔ *glands of root of tongue*

Glandulae salivariae: Speicheldrüsen; Ⓔ *salivary glands*
Glandulae salivariae majores: große Speicheldrüsen; Ⓔ *major salivary glands, large salivary glands*
Glandulae salivariae minores: kleine Speicheldrüsen; Ⓔ *minor salivary glands, small salivary glands*
Glandula sebacea: Talgdrüsen; Ⓔ *sebaceous gland, oil gland*
Glandulae sebaceae: ***Syn:*** *Zeis-Drüsen*; Talgdrüsen der Augenbindehaut; Ⓔ *glands of Zeis, sebaceous glands of conjunctiva*
Glandula seminalis: → *Samenbläschen*
Glandula seromucosa: seromuköse Mischdrüse, gemischte Drüse; Ⓔ *mixed gland, seromucous gland, heterocrine gland*
Glandula serosa: ***Syn:*** *Eiweißdrüse*; seröse Drüse; Ⓔ *serous gland*
Glandula sublingualis: Unterzungendrüse, Unterzungenspeicheldrüse; Ⓔ *sublingual gland, Rivinus gland*
Glandula submandibularis: Unterkieferdrüse; Ⓔ *submandibular gland, mandibular gland*
Glandula sudorifera: → *Schweißdrüse*
Glandulae sudoriferae apocrinae: apokrine Schweißdrüsen; Ⓔ *apocrine sweat glands*
Glandulae sudoriferae eccrinae: ekkrine Schweißdrüsen; Ⓔ *eccrine sweat glands*
Glandulae suprarenales accessoriae: versprengte Nebennierendrüsen, versprengtes Nebennierengewebe; Ⓔ *accessory adrenal glands, accessory suprarenal glands, accessory adrenal capsules*
Glandula suprarenalis: ***Syn:*** *Nebenniere*; dem oberen Nierenpol aufsitzende endokrine Drüse, die in zwei unterschiedliche Teile [Nebennierenrinde*, Nebennierenmark*] unterteilt ist; Ⓔ *suprarenal, adrenal, adrenal gland, suprarenal gland, adrenal body, adrenal capsule, paranephros, suprarenal capsule, suprarene, epinephros*
Glandulae tarsales: ***Syn:*** *Meibom-Drüsen*; Talgdrüsen der Lidplatte, die auf der hinteren Lidkante münden; Ⓔ *tarsal glands, Meibom's glands, meibomian glands, palpebral glands, tarsoconjunctival glands*
Glandula thyroidea: ***Syn:*** *Schilddrüse, Thyroidea, Thyreoidea*; aus zwei Seitenlappen und einem verbindenden Isthmus bestehende endokrine Drüse, die unterhalb des Kehlkopfes auf der Luftröhre liegt; die Schilddrüsenhormone Thyroxin* und Triiodthyronin* spielen eine wichtige Rolle in der Stoffwechselregulation; Ⓔ *thyroid gland, thyroid, thyroidea*
Glandulae thyroideae accessoriae: akzessorische Schilddrüsen; Ⓔ *accessory thyroid glands, Wölfler's glands, accessory thyroid*
Glandulae tracheales: ***Syn:*** *Luftröhrendrüsen, Trachealdrüsen*; seromuköse Drüsen der Luftröhrenschleimhaut; Ⓔ *tracheal glands*
Glandulae tubariae: muköse Tubendrüsen; Ⓔ *mucous glands of auditory tube, mucous glands of eustachian tube*
Glandulae urethrales urethrae femininae: Drüsen der weiblichen Harnröhre; Ⓔ *urethral glands of female urethra*
Glandulae urethrales urethrae masculinae: ***Syn:*** *Littré-Drüsen, Urethraldrüsen*; muköse Drüsen der Schleimhaut der männlichen Harnröhre; Ⓔ *Littre's glands, Morgagni's glands, urethral glands of male urethra*
Glandulae uterinae: Gebärmutterdrüsen, Uterusdrüsen; Ⓔ *uterine glands*
Glandula vesiculosa: → *Samenbläschen*
Glandulae vestibulares minores: kleine Schleimdrüsen, die um die äußere Harnröhrenöffnung der Frau herum münden; Ⓔ *lesser vestibular glands*
Glandula vestibularis major: ***Syn:*** *Bartholin-Drüse*; muköse Drüse im unteren Drittel der kleinen Schamlippen; Ⓔ *Bartholin's gland, greater vestibular gland*

glan|du|lär *adj*: **1.** Drüse/Glandula betreffend **2.** Glans* clitoridis oder Glans* penis betreffend; Ⓔ **1.** *relating to a gland, glandular, glandulous* **2.** *relating to a the glans penis, glanular*

Glan|du|lo|gra|fie, -gra|phie *f*: Röntgenkontrastdarstellung von Drüsen; Ⓔ *adenography*

Glans clitoridis *f*: Klitorisspitze, Clitorisspitze; Ⓔ *glans of clitoris*

Glans penis *f*: ***Syn:*** *Eichel, Balanos*; vorderes Ende des Harnröhrenschwellkörpers [Corpus spongiosum penis], in dessen Mitte die Öffnung der Harnsamenröhre [Ostium urethrae externum] liegt; Ⓔ *glans, glans of penis*

Glanz|au|ge *nt*: feucht-glänzendes Auge, z.B. bei Hyperthyreose*; Ⓔ *watery eye*

Glanz|haut *f*: ***Syn:*** *Lioderma, Leioderma, Atrophoderma neuroticum*; papierdünne, glatte Haut bei neurotrophischer Atrophie*; Ⓔ *glossy skin, leiodermia*

Glanzmann-Naegeli-Syndrom *nt*: ***Syn:*** *Thrombasthenie*; autosomal-rezessiver Defekt der Thrombozytenfunktion mit vermehrter Blutungsneigung; Ⓔ *Glanzmann's disease, Glanzmann's thrombasthenia, thrombasthenia, thromboasthenia, hereditary hemorrhagic thrombasthenia, constitutional thrombopathy*

Glas|blä|ser|star *m*: ***Syn:*** *Feuerstar, Infrarotkatarakt, Infrarotstar, Wärmestar, Schmiedestar, Cataracta calorica*; durch Infrarotstrahlen hervorgerufene Linsentrübung; Ⓔ *infrared cataract, furnacemen's cataract, glassblower's cataract, glassworker's cataract, heat cataract, thermal cataract*

Glaser-Spalte *f*: ***Syn:*** *Fissura petrotympanica*; Austrittsstelle der Chorda tympani aus dem Schädel; Ⓔ *glaserian fissure, petrotympanic fissure, pterygotympanic fissure, tympanic fissure*

Glas|fa|ser|bron|cho|skop *nt*: ***Syn:*** *Fiberbronchoskop*; flexibles Bronchoskop* mit Kaltlichtfaseroptik; Ⓔ *fiberoptic bronchoscope, bronchofiberscope*

Glas|fa|ser|gas|tro|skop *nt*: ***Syn:*** *Fibergastroskop*; flexibles Gastroskop* mit Kaltlichtfaseroptik; Ⓔ *fibergastroscope*

Glas|kör|per *m*: ***Syn:*** *Corpus vitreum*; glasklarer Gallertkörper im Inneren des Auges; Ⓔ *vitreous body, vitreous humor, hyaloid body, cristalline humor, vitreous, vitreum*

Glas|kör|per|glit|zern *nt*: ***Syn:*** *Synchisis scintillans*; Vorkommen glitzernder Cholesterinkristalle im Glaskörper; Ⓔ *spintherism, spintheropia*

Glas|kör|per|mem|bran *f*: ***Syn:*** *Membrana vitrea*; den Glaskörper umgebende glasklare Membran; Ⓔ *vitreous membrane, hyaloid membrane, hydatoid*

Glas|kör|per|mul|de *f*: ***Syn:*** *Fossa hyaloidea*; durch die Augenlinse [Lens] verursachte Mulde auf der Vorderseite des Glaskörpers [Corpus vitreum]; Ⓔ *hyaloid fossa*

Glas|kör|per|trü|bun|gen *pl*: das Sehvermögen einschränkende Trübungen des Glaskörpers; Ⓔ *vitreous opacity*

Glas|zäh|ne *pl*: ***Syn:*** *Capdepont-Zahndysplasie, Capdepont-Syndrom, Stainton-Syndrom, Dentinogenesis imperfecta hereditaria*; autosomal-dominante Strukturanomalie des Dentins mit atypischem Dentin und leicht splitterndem Schmelz; Ⓔ *Capdepont's disease, hereditary opalescent dentin, dentinal dysplasia*

Glatt|form *f*: ***Syn:*** *S-Form, S-Stamm*; Bakterienstamm, der Kolonien mit glatter Oberfläche bildet; Ⓔ *smooth strain, S bacteria, smooth bacteria*

Glau|co|ma *nt, pl* **-ma|ta:** → *Glaukom*
Glaucoma absolutum: Glaukom mit Erblindung; Ⓔ *absolute glaucoma*
Glaucoma acutum congestivum: → *Glaukomanfall*
Glaucoma apoplecticum: ***Syn:*** *Glaucoma haemorrhagicum*; Glaukom nach Zentralvenenthrombose; Ⓔ *hemorrhagic glaucoma, apoplectic glaucoma*

G

Glaucoma chronicum congestivum: chronische Form des Winkelblockglaukoms; Ⓔ *chronic angle-closure glaucoma, chronic narrow-angle glaucoma*
Glaucoma haemorrhagicum: →*Glaucoma apoplecticum*
Glaucoma simplex: *Syn: Simplexglaukom, Weitwinkelglaukom*; primäres Glaukom durch Abflussbehinderung im Schlemm*-Kanal ohne Einengung des Kammerwinkels*; Ⓔ *chronic glaucoma, open-angle glaucoma, wide-angle glaucoma, compensated glaucoma, Donders' glaucoma, noncongestive glaucoma, simple glaucoma*

Glau|kom *nt*: *Syn: grüner Star, Glaucoma*; Augenerkrankung mit vorübergehender oder permanenter Erhöhung des Augeninnendrucks; führt langfristig zu Atrophie des Sehnervens und Erblindung; Ⓔ *glaucoma*
Glaukom der Kinder: *Syn: Ochsenauge, Buphthalmus, Hydrophthalmus*; ein- oder beidseitige Vergrößerung des Augapfels durch Erhöhung des Augeninnendrucks; Ⓔ *infantile glaucoma, congenital glaucoma, hydrophthalmos, hydrophthalmia, hydrophthalmus, buphthalmos, buphthalmia, buphthalmus*

Glau|kom|an|fall *m*: *Syn: akutes Winkelblockglaukom, akutes Engwinkelglaukom, Glaucoma acutum congestivum*; anfallsartige starke Erhöhung des Augeninnendrucks durch Verlegung des Kammerwinkels; Ⓔ *angle-closure glaucoma, narrow-angle glaucoma, congestive glaucoma, acute congestive glaucoma, acute glaucoma, pupillary block glaucoma, closed-angle glaucoma, obstructive glaucoma*

glau|ko|ma|tös *adj*: Glaukom betreffend; Ⓔ *relating to glaucoma, glaucomatous*

Glau|ko|se *f*: Bezeichnung für eine Erblindung als Folgeerscheinung eines Glaukoms*; Ⓔ *glaucosis*

gleich|ar|tig *adj*: homogen*; Ⓔ *homogeneous, homogenous*

gleich|er|big *adj*: homozygot*; Ⓔ *homozygous, homogenic, homozygotic*

Gleich|ge|schlecht|lich|keit *f*: *Syn: Homophilie, Homosexualität, Konträrsexualität, sexuelle Inversion; Homoerotik*; auf Partner/Partnerinnen des gleichen Geschlechts gerichtete sexuelle Wünsche und Verhaltensweisen; hauptsächlich als Gegenbegriff zu Heterosexualität* verwendet; Ⓔ *homosexuality; homoeroticism, homoerotism*

Gleich|ge|wichts|nerv *m*: →*Nervus vestibularis*

Gleich|ge|wichts|or|gan *nt*: der Vestibularapparat des Innenohrs; Ⓔ *vestibular apparatus, organ of balance, organ of equilibrium*

Gleich|strom *m*: *Syn: galvanischer Strom*; elektrischer Strom mit konstanter Flussrichtung; Ⓔ *direct current*

Gleit|bruch *m*: →*Gleithernie 1.*

Gleit|her|nie *f*: **1.** *Syn: Gleitbruch*; Hernie, bei der ein mit Bauchfell überzogenes Organ durch eine Bruchpforte hin und her gleitet **2.** →*gleitende Hiatushernie*; Ⓔ **1.** *slip hernia, slipped hernia, sliding hernia* **2.** →*gleitende Hiatushernie*

Gleit|ho|den *m*: Form des Maldescensus* testis, bei der sich der Hoden in das Skrotum drücken lässt, dann aber wieder nach oben gleitet; Ⓔ *retractile testis*

Glenn-Operation *f*: *Syn: Kava-Pulmonalis-Anastomose*; End-zu-End-Anastomose von Vena* cava superior und Arteria* pulmonalis dextra zur Verbesserung der Lungendurchblutung, z.B. bei Trikuspidalatresie; Ⓔ *Glenn's operation*

gle|no|hu|me|ral *adj*: Gelenkpfanne/Cavitas glenoidalis und Oberarmknochen/Humerus betreffend; Ⓔ *relating to both glenoid cavity and humerus, glenohumeral*

gle|no|i|dal *adj*: höhlenartig, höhlenförmig; Ⓔ *glenoid*

Glia *f*: *Syn: Neuroglia*; interstitielles (Stütz-)Gewebe des Zentralnervensystems, das den Raum zwischen den Nervenzellen ausfüllt; Ⓔ *glia, neuroglia*

Gli|a|din *nt*: als Allergen* wirkende Fraktion des Glutens*; **Gliadinunverträglichkeit** ist die Ursache der Zöliakie*; Ⓔ *gliadin*

Gli|a|din|un|ver|träg|lich|keit *f*: *s.u. Gliadin*; Ⓔ *gliadin intolerance*

Gli|a|grenz|mem|bran *f*: *Syn: Membrana limitans gliae*; von Gliazellen bzw. ihren Fortsätzen gebildete Grenzmembran; Ⓔ *glial limiting membrane*
oberflächliche Gliagrenzmembran: *Syn: Membrana limitans gliae superficialis*; Gliagrenzmembran an der Oberfläche von Gehirn und Rückenmark; Ⓔ *superficial glial limiting membrane*
perivaskuläre Gliagrenzmembran: *Syn: Membrana limitans gliae perivascularis*; Gliagrenzmembran, die die Blutgefäße des Zentralnervensystems umgibt; Teil der Blut-Hirn-Schranke*; Ⓔ *perivascular glial limiting membrane*

gli|al *adj*: *Syn: gliär, neuroglial*; Glia betreffend; Ⓔ *relating to glia, neuroglial, neurogliar, glial*

gli|är *adj*: →*glial*

Glie|der|fü|ßer *pl*: *Syn: Arthropoda, Arthropoden*; formenreicher Tierstamm, zu dem u.a. die Spinnentiere [**Arachnida**] und Insekten [**Insecta**] gehören; z.T. als Krankheitsüberträger oder Parasiten von Bedeutung; Ⓔ *Arthropoda*

Glied|er|satz *m*: Prothese; Ⓔ *artificial limb, prosthesis*

Glie|der|spo|ren *pl*: *Syn: Gliedsporen, Arthrosporen*; durch Zerfall von Pilzhyphen entstehende Sporenform; Ⓔ *arthrospores*

Glie|der|wür|mer *pl*: *Syn: Ringelwürmer, Anneliden, Annelida*; Würmerstamm, zu dem u.a. die Blutegel gehören; Ⓔ *Annelida*

Glied|ma|ßen *pl*: Extremitäten, Arme und Beine; Ⓔ *extremities, limbs*

Glied|spo|ren *pl*: →*Gliedersporen*

Gli|o|blast *m*: *Syn: Spongioblast*; embryonale Zelle, aus der Gliazellen hervorgehen; Ⓔ *glioblast, gliablast*

Gli|o|blas|tom *nt*: *Syn: malignes Gliom*; von den Gliazellen ausgehender bösartiger Hirntumor; Ⓔ *glioblastoma, malignant glioma*
buntes Glioblastom: →*Glioblastoma multiforme*

Gli|o|blas|to|ma mul|ti|for|me *nt*: *Syn: buntes Glioblastom*; schnell wachsendes Glioblastom mit polymorpen Zellen; Ⓔ *anaplastic astrocytoma, glioblastoma multiforme*

gli|o|gen *adj*: von Gliazellen gebildet; Ⓔ *gliogenous*

Gli|om *nt*: von den Gliazellen ausgehender Hirntumor; Ⓔ *neuroglioma, neurogliocytoma, neurospongioma, glioma, gliocytoma*

gli|o|ma|tös *adj*: gliomartig; Ⓔ *relating to or affected with a glioma, gliomatous*

Gli|o|ma|to|se *f*: *Syn: Neurogliomatose*; Bezeichnung für eine diffuse Gliaproliferation mit Gliombildung; Ⓔ *gliomatosis, neurogliomatosis, neurogliosis*

Gli|o|se *f*: *Syn: Gliosis*; meist nach primärer Schädigung von Nervengewebe auftretende Vermehrung und Wucherung der Glia*; Ⓔ *gliosis*

Glisson-Kapsel *f*: *Syn: Capsula fibrosa perivascularis hepatis*; Bindegewebskapsel der Leber; Ⓔ *Glisson's capsule, perivascular fibrous capsule, fibrous capsule of liver, hepatobiliary capsule*

Glisson-Krankheit *f*: *Syn: Englische Krankheit, Vitamin-D-Mangel-Rachitis*; von markanten Skelettveränderungen [Kraniotabes*, rachitischer Rosenkranz*] und Muskelhypotonie [**Froschbauch**] begleitete, meist bei Kleinkindern auftretende Hypovitaminose*; Ⓔ *rickets, English disease, Glisson's disease, rachitis*

Glisson-Schlinge *f*: Zugvorrichtung zur Behandlung von Wirbelsäulenverletzungen, Bandscheibenvorfall etc.; Ⓔ *Glisson's sling*

Glisson-Zirrhose *f*: Zirrhose* der Glisson-Kapsel; Ⓔ *Glisson's cirrhosis, capsular cirrhosis (of liver)*

Glis|so|ni|tis *f, pl* **-ti|den**: Entzündung der Glisson-Kapsel; Ⓔ *inflammation of Glisson's capsule, glissonitis*

Glo|bal|in|suf|fi|zi|enz *f*: *s.u. Herzinsuffizienz*; Ⓔ *total heart insufficiency, total heart failure*

Glo|bin *nt*: Eiweißkomponente des Hämoglobins*; Ⓔ *globin, hematohiston*

glo|bo|id *adj*: kugelförmig, sphärisch, globulär, kugelig; Ⓔ *globe-shaped, globose, globoid, globous, globular, spheroid, spherical*

Glo|bo|id|zel|len *pl*: *s.u. Globoidzellen-Leukodystrophie*; Ⓔ *globoid cells*

Globoidzellen-Leukodystrophie *f*: *Syn: Galaktozerebrosidlipidose, Galaktozerebrosidose, Leukodystrophia cerebri progressiva hereditaria*; autosomal-rezessiv vererbter Defekt der **Galaktosylceramidase** mit Entmarkungsarealen und Ablagerung von Cerebrosiden in Riesenzellen [**Globoidzellen**]; Ⓔ *Krabbe's disease, Krabbe's leukodystrophy, globoid leukodystrophy, globoid cell leukodystrophy, diffuse infantile familial sclerosis, galactosylceramide β-galactosidase deficiency, galactosylceramide lipidosis*

glo|bu|lär *adj*: → *globoid*

Glo|bu|lin *nt*: Oberbegriff für kugelförmige Eiweiße; Ⓔ *globulin*

α-Globulin: *Syn: Alphaglobulin*; erste Plasmaeiweißfraktion bei der Elektrophorese; Ⓔ *α-globulin, alpha globulin*

antihämophiles Globulin: *Syn: Antihämophiliefaktor, Faktor VIII*; in der Leber gebildeter Faktor der Blutgerinnung; Mangel oder Fehlen führt zu Hämophilie* A; Ⓔ *antihemophilic globulin, factor VIII, thromboplastic plasma component, thromboplastinogen, antihemophilic factor (A), plasma thromboplastin factor, platelet cofactor, plasmokinin*

antihämophiles Globulin B: *Syn: Christmas-Faktor, Autothrombin II, Faktor IX*; Vitamin K-abhängig in der Leber synthetisierter Faktor der Blutgerinnung; Mangel führt zu Hämophilie* B; Ⓔ *Christmas factor, factor IX, antihemophilic factor B, plasma thromboplastin factor B, PTC factor, autoprothrombin II, plasma thromboplastin component, platelet cofactor*

β-Globulin: *Syn: Betaglobulin*; Plasmaprotein, das in der Elektrophorese zwischen α- und γ-Globulin liegt; Ⓔ *beta globulin, β-globulin*

Cortisol-bindendes Globulin: *Syn: Transkortin, Transcortin*; Transportprotein für Cortisol im Blut; Ⓔ *cortisol-binding globulin, corticosteroid-binding globulin, corticosteroid-binding protein, transcortin*

γ-Globuline: *Syn: Gammaglobuline*; überwiegend aus Immunglobulinen bestehende Fraktion der Plasmaglobuline; Ⓔ *gamma globulins, γ-globulins*

Vitamin-B_{12}-bindendes Globulin: *Syn: Transcobalamin*; Transportprotein für Vitamin-B_{12} im Blut; Ⓔ *transcobalamin*

Globulin/Albumin-Quotient *m*: *Syn: Eiweißquotient*; Verhältnis von Albumin zu Globulin im Serum; Ⓔ *albumin-globulin ratio*

Glo|bu|lin|u|rie *f*: Globulinausscheidung im Harn; Ⓔ *globulinuria*

glo|bu|li|zid *adj*: Erythrozyten zerstörend; Ⓔ *globulicidal*

Glo|bus *m, pl* **-ben, -bi**: Kugel, kugelförmige Struktur; Kloß; Ⓔ *globus*

Glo|bus|ge|fühl *nt*: *Syn: Globussymptom*; Fremdkörpergefühl im Hals, Kloß im Hals; Ⓔ *lump in the throat*

Glo|bus|symp|tom *nt*: → *Globusgefühl*

Glo|man|gi|om *nt*: *Syn: Glomustumor, Glomangioma, Angiomyoneurom*; langsam wachsender, von einem Glomus* ausgehender bösartiger Tumor; Ⓔ *glomangioma, glomus tumor*

Glom|ek|to|mie *f*: Glomus-Entfernung; Glomus-caroticum-Entfernung; Ⓔ *glomectomy*

glo|me|ru|lär *adj*: Glomerulus/Glomerulum betreffend; Ⓔ *relating to a (renal) glomerulus, glomerular, glomerulose*

Glo|me|ru|li|tis *f, pl* **-ti|den**: *Syn: Glomerulumentzündung*; Entzündung der Glomeruli; meist im Rahmen einer Glomerulonephritis*; Ⓔ *inflammation of a glomerulus or of the renal glomeruli, glomerulitis*

glo|me|ru|li|tisch *adj*: Glomerulumentzündung/Glomerulitis betreffend, von ihr betroffen oder gekennzeichnet; Ⓔ *relating to or marked by glomerulitis, glomerulitic*

Glomerulo-, glomerulo- *präf.*: Wortelement mit der Bedeutung „Knäuel/Glomerulus/Glomerulum"; Ⓔ *glomerular, glomerulose, glomerul(o)-*

Glo|me|ru|lo|ne|phri|tis *f, pl* **-ti|den**: akut oder chronisch verlaufende Entzündung des Nierengewebes mit primärem Befall der Glomeruli; Ⓔ *glomerulonephritis, glomerular nephritis, Bright's disease, Klebs' disease*

akute Glomerulonephritis: → *endokapilläre Glomerulonephritis*

chronische Glomerulonephritis: *Syn: chronische Nephritis*; zu Niereninsuffizienz* führende Entzündung variabler histologischer Ausprägung; Ⓔ *chronic glomerulonephritis*

diffuse Glomerulonephritis: oft mit Lupus* erythematodes visceralis verbundene diffuse Zerstörung der Glomeruli; Ⓔ *diffuse glomerulonephritis*

endokapilläre Glomerulonephritis: *Syn: akute/exsudative/exsudativ-proliferative/postinfektiöse Glomerulonephritis, Poststreptokokken-Nephritis*; meist im Anschluss an eine Streptokokkeninfektion auftretende Sekundärkrankheit durch Immunkomplexbildung; Ⓔ *endocapillary glomerulonephritis*

exsudative Glomerulonephritis: → *endokapilläre Glomerulonephritis*

exsudativ-proliferative Glomerulonephritis: → *endokapilläre Glomerulonephritis*

extrakapilläre Glomerulonephritis: → *rapid-progressive Glomerulonephritis*

extrakapilläre proliferative Glomerulonephritis: → *rapid-progressive Glomerulonephritis*

fokal-segmentale Glomerulonephritis: *Syn: fokal-segmental sklerosierende Glomerulonephritis, fokal-segmentale Glomerulusklerose, minimal proliferierende Glomerulonephritis mit fokaler Sklerose*; durch eine herdförmige juxtaglomeruläre Sklerose gekennzeichnete Glomerulonephritis; Ⓔ *focal segmental glomerulosclerosis*

fokal-segmental sklerosierende Glomerulonephritis: → *fokal-segmentale Glomerulonephritis*

maligne Glomerulonephritis: → *rapid-progressive Glomerulonephritis*

membranoproliferative Glomerulonephritis: zu Niereninsuffizienz* führende i.d.R. chronisch progressive Glomerulonephritis mit Mesangiumproliferation und Verdickung der Basalmembran; Ⓔ *membranoproliferative glomerulonephritis*

membranöse Glomerulonephritis: *Syn: perimembranöse Glomerulonephritis*; klassische Immunkomplexnephritis* mit Ablagerung von Immunkomplexen auf der Basalmembran; im Kindesalter ist eine spontane Ausheilung häufig; bei Erwachsenen kommt es meist zu chronischer Niereninsuffizienz*; Ⓔ *membranous glomerulonephritis*

mesangiale Glomerulonephritis: primär das Mesangium betreffende herdförmige Glomerulonephritis; Ⓔ *mesangial glomerulonephritis*

mesangioproliferative Glomerulonephritis: häufigste primär chronische Glomerulonephritis, histologisch von einer Proliferation der Mesangiumzellen charakterisiert; Ⓔ *mesangioproliferative glomerulonephritis*

minimal proliferierende Glomerulonephritis: *Syn: glomeruläre Minimalläsionen, glomeruläre Minimal-*

G

veränderungen, Minimal-change-Glomerulonephritis, Lipoidnephrose, Lipidnephrose; durch eine Diskrepanz von histologischem Bild (nur minimale Veränderungen der Mesangiumzellen und der Basalmembran) und klinischen Symptomen (nephrotisches Syndrom*) gekennzeichnete Erkrankung; Ⓔ *minimal change glomerulonephritis*

minimal proliferierende interkapilläre Glomerulonephritis: milde Verlaufsform der mesangioproliferativen Glomerulonephritis; Ⓔ *minimal mesangioproliferative glomerulonephritis*

minimal proliferierende Glomerulonephritis mit fokaler Sklerose: →*fokal-segmentale Glomerulonephritis*

perimembranöse Glomerulonephritis: →*membranöse Glomerulonephritis*

postinfektiöse Glomerulonephritis: →*endokapilläre Glomerulonephritis*

rapid-progressive Glomerulonephritis: *Syn: maligne Glomerulonephritis, rasch progrediente Glomerulonephritis, exsudativ-proliferative Glomerulonephritis, subakute Glomerulonephritis*; Glomerulonephritis (Immunkomplexnephritis* oder Antibasalmembran-Glomerulonephritis*) mit akutem Verlauf und terminaler Niereninsuffizienz*; Ⓔ *rapidly progressive glomerulonephritis*

rasch progrediente Glomerulonephritis: →*rapid-progressive Glomerulonephritis*

subakute Glomerulonephritis: →*rapid-progressive Glomerulonephritis*

glo|me|ru|lo|ne|phri|tisch *adj*: Glomerulonephritis betreffend, von ihr betroffen oder gekennzeichnet; Ⓔ *relating to or marked by glomerulonephritis, glomerulonephritic*

Glo|me|ru|lo|ne|phro|pa|thie *f*: →*Glomerulonephrose*

Glo|me|ru|lo|ne|phro|se *f*: *Syn: Glomerulonephropathie*; Oberbegriff für degenerative oder nicht-entzündliche Schädigungen der Nierenglomeruli; nicht exakt von Glomerulonephritis* oder Glomerulopathie* abgegrenzt; Ⓔ *glomerulonephropathy*

glo|me|ru|lo|ne|phro|tisch *adj*: *Syn: glomerulonephropathisch*; Glomerulonephrose betreffend, von ihr betroffen oder gekennzeichnet, durch sie bedingt; Ⓔ *relating to or caused by glomerulonephropathy, glomerulonephropathic*

Glo|me|ru|lo|pa|thie *f*: *Syn: Glomerulonephrose*; nicht-entzündliche Erkrankung der Nierenglomeruli; Ⓔ *glomerulopathy*

Glo|me|ru|lo|skle|ro|se *f*: Oberbegriff für alle, durch Fibrosierung und Vernarbung der Glomeruli gekennzeichnete Erkrankungen, unabhängig von der Genese; Ⓔ *glomerulosclerosis, intercapillary nephrosclerosis, arteriolar nephrosclerosis, arteriolonephrosclerosis*

diabetische Glomerulosklerose: *Syn: diabetische Nephrosklerose, Kimmelstiel-Wilson-Syndrom, diabetische Nephropathie*; im Rahmen des Diabetes* mellitus auftretende Schädigung der Glomeruli und Nierentubuli, die langfristig zu Niereninsuffizienz* führt; die außerhalb der Niere entstehenden Gefäßschäden manifestieren sich u.a. in einer Retinopathia* diabetica; Ⓔ *diabetic glomerulosclerosis*

fokal-segmentale Glomerulosklerose: fokale und segmentale Sklerose von Glomeruli bei z.B. nephrotischem Syndrom* oder fokal-segmentaler Glomerulonephritis*; Ⓔ *focal segmental glomerulosclerosis*

glo|me|ru|lo|skle|ro|tisch *adj*: Glomerulosklerose betreffend, von ihr betroffen oder gekennzeichnet, durch sie bedingt; Ⓔ *elating to or caused by glomerulosclerosis, glomerulosclerotic*

Glo|me|ru|lum *nt, pl* **-la**: →*Glomerulus*

Glo|me|ru|lum|ent|zün|dung *f*: →*Glomerulitis*

Glo|me|ru|lus *nt, pl* **-li**: **1.** Knäuel **2.** *Syn: Nierenglomerulus, Glomerulus renalis, Glomerulum*; kleine Kapillarschleifen der Nierenrinde, die das Glomerulusfiltrat* bildet; Ⓔ **1.** *glomerulus, glomerule* **2.** *glomerulus, glomerule*

Glo|me|ru|lus|ar|te|ri|o|le, abführende/efferente *f*: →*Arteriola glomerularis efferens*

Glo|me|ru|lus|ar|te|ri|o|le, zuführende/afferente *f*: →*Arteriola glomerularis afferens*

Glo|me|ru|lus|fil|trat *nt*: in den Nierenglomeruli gebildeter Vorharn oder **Primärharn**; Ⓔ *glomerular filtrate*

glo|mo|id *adj*: glomusähnlich, glomusartig; Ⓔ *resembling a glomus, glomoid*

Glo|mus *nt*: Gefäßknäuel, Nervenknäuel; Ⓔ *glomus, glome*

Glomera aortica: *Syn: Corpora paraaortica*; Paraganglien entlang der Aorta abdominalis; Ⓔ *aortic glomera*

Glomus caroticum: *Syn: Karotisdrüse*; Paraganglion der Karotisgabel; spricht auf Änderungen des Sauerstoffpartialdruckes und des pH-Wertes an; Ⓔ *carotid body, carotid glomus, intercarotid body, carotid gland*

Glomus choroideum: Vergrößerung des Plexus choroideus des Seitenventrikels; Ⓔ *choroid glomus*

Glomus coccygeum: *Syn: Steißknäuel, Steißbeinknäuel*; Gefäßknäuel an der Steißbeinspitze; Ⓔ *coccygeal glomus, coccygeal gland, coccygeal body, Luschka's gland, Luschka's ganglion, Luschka's body, arteriococcygeal gland, azygous ganglion*

Glomus jugulare: *Syn: Glomus tympanicum, Paraganglion jugulare, Paraganglion tympanicum*; Paraganglion in der Wand des Bulbus superior venae jugularis; Ⓔ *jugular glomus*

Glomus neuromyoarteriale: →*Glomusorgan*

Glomus tympanicum: →*Glomus jugulare*

Glo|mus|or|gan *nt*: *Syn: Masson-Glomus, Hoyer-Grosser-Organ, Knäuelanastomose, Glomus neuromyoarteriale, Anastomosis arteriovenosa glomeriformis*; in die Unterhaut eingebettete kleine Gefäßknäuel; wahrscheinlich von Bedeutung für die Hautdurchblutung und Wärmesteuerung; Ⓔ *glomus organ, glomiform body, glomiform gland, glomus body, glomus*

Glo|mus|tu|mor *m*: →*Glomangiom*

Gloss-, gloss- *präf.*: →*Glosso-*

Glos|sa *f*: *Syn: Lingua*; Zunge; Ⓔ *tongue, lingua, glossa*

Gloss|al|gie *f*: →*Glossodynie*

Gloss|anth|rax *m*: Glossitis* bei Milzbrand*; Ⓔ *glossanthrax*

Glos|sek|to|mie *f*: *Syn: Zungenamputation*; (Teil-)Amputation der Zunge; Ⓔ *glossectomy, glossosteresis, elinguation, lingulectomy*

Glos|si|na *f*: *Syn: Zungenfliege, Tsetsefliege*; in Afrika verbreitete Fliege; Überträger der Schlafkrankheit; Ⓔ *tsetse, tsetse fly, tzetze, tzetze fly, Glossina*

Glos|si|tis *f, pl* **-ti|den**: *Syn: Zungenentzündung, Zungenschleimhautentzündung*; Entzündung der Zunge/Zungenschleimhaut; Ⓔ *inflammation of the tongue, glossitis*

Glossitis areata exsudativa: *Syn: Landkartenzunge, Wanderplaques, Lingua geographica, Glossitis exfoliativa marginata*; gutartige Veränderung der Zunge mit flächenhafter Schleimhautabstoßung; Ⓔ *benign migratory glossitis, wandering rash, geographic tongue, mappy tongue*

Glossitis atrophicans: *Syn: Hunter-Glossitis, Moeller-Hunter-Glossitis, Moeller-Glossitis, Glossitis Möller-Hunter, Möller-Glossitis, Möller-Hunter-Glossitis*; atrophische Glossitis als Begleiterscheinung von Anämien oder Lebererkrankungen; Ⓔ *atrophic glossitis, Hunter's glossitis*

Glossitis exfoliativa marginata: →*Glossitis areata exsudativa*

Glossitis mediana rhombica: →*Glossitis rhombica mediana*

Glossitis Möller-Hunter: → *Glossitis atrophicans*
Glossitis rhombica mediana: ***Syn:*** *Rautenzunge, Glossitis mediana rhombica*; ätiologisch unklare Anomalie mit rautenförmigem, rotem Schleimhautbezirk des Zungenrückens; Ⓔ *median rhomboid glossitis*
glos|si|tisch *adj*: Zungenentzündung/Glossitis betreffend, von ihr betroffen oder gekennzeichnet; Ⓔ *relating to or marked by glossitis*
Glosso-, glosso- *präf.*: Wortelement mit der Bedeutung „Zunge/Glossa"; Ⓔ *glossal, glottic, gloss(o)-, lingu(o)-*
Glos|so|dy|nie *f*: ***Syn:*** *Glossalgie, Glossodynia*; Zungenbrennen, Zungenschmerz(en); Ⓔ *pain in the tongue, glossalgia, glossodynia*
glos|so|e|pi|glot|tisch *adj*: Zunge und Kehldeckel/Epiglottis betreffend oder verbindend; Ⓔ *glossoepiglottic, glossoepiglottidean*
glos|so|hy|al *adj*: Zunge und Zungenbein/Os hyoideum betreffend oder verbindend; Ⓔ *relating to both tongue and hyoid bone, glossohyal, hyoglossal*
glos|so|pa|la|ti|nal *adj*: ***Syn:*** *palatolingual*; Zunge und Gaumen/Palatum betreffend oder verbindend; Ⓔ *relating to both tongue and palate, palatoglossal*
Glos|so|pa|thie *f*: Zungenerkrankung; Ⓔ *glossopathy*
glos|so|pha|ryn|ge|al *adj*: Zunge und Rachen/Pharynx betreffend oder verbindend; Ⓔ *relating to both tongue and pharynx, glossopharyngeal, pharyngoglossal*
Glos|so|pha|ryn|ge|us *m*: ***Syn:*** *IX. Hirnnerv, Nervus glossopharyngeus*; gemischter Hirnnerv, der motorisch die obere Schlundmuskulatur versorgt; führt Geschmacksfasern für das hintere Zungendrittel und sensible Fasern für Paukenhöhle, Ohrtrompete und Nasenrachen; Ⓔ *glossopharyngeal nerve, ninth cranial nerve, ninth nerve*
Glos|so|pha|ryn|ge|us|krampf *m*: ***Syn:*** *Schlundkrampf, Pharyngismus*; Krampf der vom Glossopharyngeus* versorgten Schlundmuskulatur; Ⓔ *pharyngismus, pharyngism, pharyngospasm*
Glos|so|pha|ryn|ge|us|pa|re|se *f*: Lähmung des Nervus* glossopharyngeus; Ⓔ *glossopharyngeal palsy, glossopharyngeal paralysis*
glos|so|phob *adj*: ***Syn:*** *lalophob*; Sprechscheu/Glossophobie betreffend, durch sie gekennzeichnet; Ⓔ *relating to or marked by glossophobia, glossophobic, lalophobic*
Glos|so|pho|bie *f*: ***Syn:*** *Sprechscheu, Lalophobie*; krankhafte Angst vorm Sprechen; Ⓔ *irrational fear of speaking, glossophobia, lalophobia, laliophobia*
Glos|so|phy|tie *f*: ***Syn:*** *schwarze Haarzunge, Melanoglossie, Lingua pilosa/villosa nigra*; durch Nicotinsäureamidmangel, chemische Reize, Bakterien oder Pilze hervorgerufene grauschwarze Hyperkeratose der filiformen Zungenpapillen; Ⓔ *glossophytia, black hairy tongue, black tongue, melanoglossia*
Glos|so|plas|tik *f*: Zungenplastik; Ⓔ *glossoplasty*
Glos|so|ple|gie *f*: Zungenlähmung; Ⓔ *glossoplegia, glossolysis*
Glos|so|pto|se *f*: Zurücksinken der Zunge, z.B. bei Bewusstlosigkeit oder unter Narkose; Gefahr der Erstickung; Ⓔ *glossoptosis, glossoptosia*
Glos|so|py|rie *f*: ***Syn:*** *Zungenbrennen, Glossopyrosis*; Parästhesie* der Zungenschleimhaut mit Brennen, Jucken und Schmerzreiz ohne erkennbare Schädigung; Teilaspekt der Glossodynie*; Ⓔ *glossopyrosis, burning tongue, psychogenic glossitis*
Glos|so|py|ro|sis *f, pl* **-ses:** → *Glossopyrie*
Glos|sor|rha|phie *f*: Zungennaht; Ⓔ *glossorrhaphy*
Glos|so|schi|sis *f*: ***Syn:*** *Zungenspalte, Spaltzunge, Lingua bifida*; angeborene Längsspaltung der Zunge; Ⓔ *bifid tongue, cleft tongue*
Glos|so|spas|mus *m*: Zungenkrampf; Ⓔ *glossospasm*
Glos|so|to|mie *f*: Zungenschnitt, Zungendurchtrennung; Ⓔ *glossotomy*
Glos|so|tri|chie *f*: ***Syn:*** *Haarzunge, Trichoglossie, Lingua pilosa/villosa*; Hypertrophie* der Papillae* filiformes; Ⓔ *hairy tongue, glossotrichia, trichoglossia*
Glos|so|zel|le *f*: **1.** Herausquellen einer vergrößerten Zunge [Makroglossie*] aus dem Mund **2.** zystische Zungengeschwulst; Ⓔ **1.** *glossocele* **2.** *glossocele*
Glott-, glott- *präf.*: Wortelement mit der Bedeutung „Zunge/Glossa"; Ⓔ *glossal, glottic, gloss(o)-, lingu(o)-*
Glot|tis *f, pl* **-ti|des:** Stimmapparat des Kehlkopfes; zum Teil nur Bezeichnung für die Stimmritze; Ⓔ *glottis*
glot|tisch *adj*: Glottis betreffend; Ⓔ *relating to glottis, glottal, glottic*
Glot|tis|krampf *m*: Stimmritzenkrampf; Ⓔ *laryngeal spasm, glottic spasm, laryngospastic reflex, laryngospasm, laryngismus stridulus, Millar's asthma, Wichmann's asthma, Kopp's asthma*
Glot|tis|ö|dem *nt*: akutes Kehlkopfödem mit Verschluss der Stimmritze; Ⓔ *glottic edema*
Glot|ti|tis *f, pl* **-ti|ti|den:** ***Syn:*** *Glottisentzündung*; Entzündung der Glottis; Ⓔ *glottitis*
glot|ti|tisch *adj*: Glottitis betreffend, von ihr betroffen oder gekennzeichnet; Ⓔ *relating to or marked by glottitis, glottitic*
Gluc-, gluc- *präf.*: → *Gluco-*
Glu|ca|gon *nt*: ***Syn:*** *Glukagon*; in den A-Zellen der Langerhans*-Inseln der Bauchspeicheldrüse gebildetes Hormon, das als Gegenspieler von Insulin* wirkt; Ⓔ *glucagon, HG factor, hyperglycemic-glycogenolytic factor*
Glu|ca|go|nom *nt*: → *Glukagonom*
1,4-α-Glucan-branching-Enzym *nt*: ***Syn:*** *Glucan-verzweigende Glykosyltransferase, Branchingenzym*; an der Glykogensynthese beteiligtes Enzym; Ⓔ *brancher enzyme, branching enzyme, branching factor, amylo-1:4,1:6-transglucosidase, 1,4-α-glucan branching enzyme, α-glucan-branching glycosyltransferase, α-glucan glycosyl 4:6-transferase*
Glucan-1,4-α-Glucosidase *f*: ***Syn:*** *Gammaamylase, γ-Amylase, lysosomale α-Glucosidase*; in den Lysosomen von Leber und Niere vorkommende Amylase*, die Betaglucose abspaltet; Ⓔ *glucan-1,4-α-glucosidase*
Glu|cit *nt*: ***Syn:*** *Sorbit, Sorbitol, Glucitol*; als Süßstoff verwendeter sechswertiger Zuckeralkohol; Ⓔ *sorbitol, sorbite, glucitol*
Glu|ci|tol *nt*: → *Glucit*
Glücks|hau|be *f*: ***Syn:*** *Caput galeatum*; Eihautreste, die den Kindskopf bei der Geburt bedecken; Ⓔ *caput galeatum*
Gluco-, gluco- *präf.*: Wortelement mit der Bedeutung „Zucker/Glucose/Glykose"; Ⓔ *glucose, gluc(o)-*
Glu|co|cor|ti|co|i|de *pl*: ***Syn:*** *Glukokortikoide, Glucosteroide*; in der Nebennierenrinde gebildete Steroidhormone, die den Zuckerhaushalt beeeinflussen, die Immunantwort unterdrücken und eine antiphlogistische Wirkung ausüben; Ⓔ *glucocorticoids*
Glu|co|fu|ra|no|se *f*: ***Syn:*** *Glukofuranose*; Furanose*-Form der Glucose; Ⓔ *glucofuranose*
glu|co|gen *adj*: ***Syn:*** *glukogen*; Glucose bildend; Ⓔ *glucogenic*
Glu|co|ge|ne|se *f*: ***Syn:*** *Glukogenese, Glykogenese*; Glucosebildung; Ⓔ *glucogenesis*
Glu|co|ki|na|se *f*: ***Syn:*** *Glukokinase*; Kinase*, die Glucose zu Glucose-6-phosphat phosphoryliert; Ⓔ *glucokinase*
glu|co|ki|ne|tisch *adj*: Glucose aktivierend; Ⓔ *glucokinetic*
Glu|co|ne|o|ge|ne|se *f*: ***Syn:*** *Glykoneogenese, Glukoneogenese, Glucoseneubildung*; Neubildung von Glucose aus Nicht-Kohlenhydraten [Aminosäuren, Fettsäuren] u.a. in Leber und Niere; Ausgangsstoffe sind Lactat [wird von Muskeln und Erythrozyten gebildet], Glycerat [stammt aus dem Fettstoffwechsel] und die Abbauprodukte glucogener Aminosäuren*; die Gluconeo-

genese ist eine Reaktionssequenz, die im Prinzip eine Umkehrung der Glykolyse* darstellt; Ⓔ *gluconeogenesis*

glu|co|ne|o|ge|ne|tisch *adj*: Gluconeogenese betreffend; Ⓔ *gluconeogenetic*

Glu|co|pe|nie *f*: *Syn:* *Glykopenie, Glukopenie*; Zuckermangel im Gewebe; Ⓔ *glucopenia*

Glu|co|py|ra|no|se *f*: *Syn:* *Glukopyranose*; Pyranose*-Form der Glucose; Ⓔ *glucopyranose*

Glu|cos|a|min *nt*: *Syn:* *Glukosamin, Aminoglucose, Aminoglukose*; Aminozuckerderivat der Glucose; Baustein komplexer Polysaccharide*; Ⓔ *glucosamine, chitosamine*

Glu|co|se *f*: *Syn:* *Traubenzucker, Dextrose, D-Glucose, Glukose, Glykose, α-D-Glucopyranose*; zu den Aldohexosen* gehörender Einfachzucker (Monosaccharid*); von zentraler Bedeutung für den Kohlenhydratstoffwechsel und den Energiehaushalt des Körpers; Ⓔ *glucose*

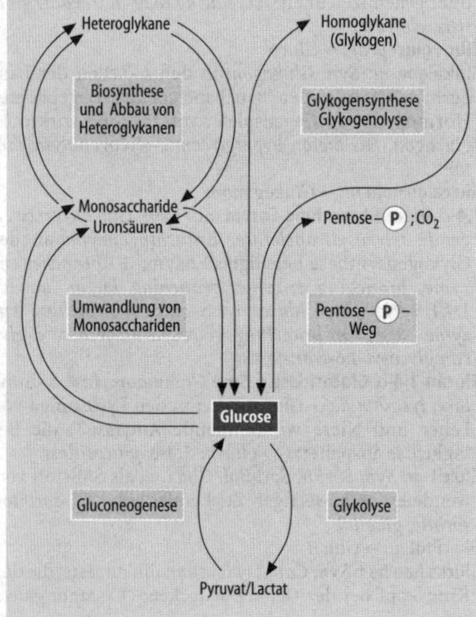

Abb. 33. Hauptwege des Glucosestoffwechsels

aktive Glucose: *Syn:* *Uridindiphosphat-Glucose, UDP-Glucose*; an Uridindiphosphat gebundene aktivierte Glucose; Ⓔ *UDPglucose*

Glucose-Alanin-Zyklus *m*: Abwandlung des Glucose-Lactat-Zyklus, bei dem Alanin aus dem Muskelgewebe für die Gluconeogenese in der Leber verwendet wird; Ⓔ *glucose-alanine cycle*

Glu|co|se|bil|dung *f*: **1.** → *Glucogenese* **2.** → *Gluconeogenese*

Glu|co|se|car|ri|er *m*: Glucose transportierendes Molekül; Ⓔ *glucose carrier*

Glucose-1,6-diphosphat *nt*: Zwischenprodukt des Kohlenhydratstoffwechsels; Ⓔ *glucose-1,6-diphosphate*

Glucose-Insulin-Kalium-Lösung *f*: Lösung zur intravenösen Infusion bei Coma* diabeticum; Ⓔ *glucose-insulin-kalium solution*

Glucose-Lactat-Zyklus *m*: Abbau von Glykogen zu Lactat im Muskel und Glykogensynthese aus Lactat in der Leber; Ⓔ *glucose-lactate cycle*

Glu|co|se|man|gel *m*: unspezifische Bezeichnung für einen Mangel an Glucose im Gewebe [Glucopenie*] oder Blut [Hypoglykämie*]; Ⓔ *hypoglycemia, glucopenia*

Glu|co|se|o|xi|da|se *f*: Oxidoreduktase*, die die Oxidation von Glucose unter gleichzeitiger Bildung von Wasserstoffperoxid* katalysiert; zum Nachweis von Glucose eingesetzt [**Glucoseoxidaseteststreifen**]; Ⓔ *glucose oxidase*

Glucose-Pepton-Agar nach Sabouraud *m/nt*: *Syn:* *Sabouraud-Glucose-Pepton-Agar*; als Pilznährboden verwendetes Kulturmedium; Ⓔ *Sabouraud's agar*

Glucose-1-phosphat *nt*: *Syn:* *Cori-Ester*; Zwischenprodukt des Kohlenhydratstoffwechsels; Ⓔ *glucose-1-phosphate*

Glucose-6-phosphat *nt*: *Syn:* *Robison-Ester*; zentrales Zwischenprodukt des Kohlehydratstoffwechsels; Ⓔ *glucose-6-phosphate*

Glucose-6-phosphatase *f*: im endoplasmatischen Retikulum* von Leber, Niere und Darm vorkommende Hydrolase*, die die Umwandlung von Glucose-6-Phosphat in Glucose katalysiert; Ⓔ *glucose-6-phosphatase*

Glucose-6-phosphatdehydrogenase *f*: *Syn:* *Zwischenferment*; Enzym des Pentosephosphatzyklus, das Glucose-6-phosphat zu 6-Phosphogluconolakton oxidiert; Ⓔ *glucose-6-phosphate dehydrogenase*

Glucose-6-Phosphatdehydrogenasemangel *m*: *Syn:* *G-6-PDH-Mangel, G-6-PDH-Mangelkrankheit, Glucose-6-Phosphatdehydrogenasemangelkrankheit*; X-chromosomal-ressesiv vererbte, häufigste Stoffwechselerkrankung [100 Millionen Menschen], die überwiegend Farbige und Bewohner der Mittelmeergegend betrifft; klinisch kommt es zu einer akuten oder chronischen hämolytischen Anämie*, die durch oxidativ wirkende Substanzen [Phenacetin*, Sulfonamide*, Favabohnen] ausgelöst werden kann; Ⓔ *glucose-6-phosphate dehydrogenase deficiency*

Glucose-6-Phosphatdehydrogenasemangelkrankheit *f*: → *Glucose-6-Phosphatdehydrogenasemangel*

Glu|co|se|phos|phat|i|so|me|ra|se *f*: *Syn:* *Glucose-6-phosphatisomerase, Phosphohexoseisomerase, Phosphoglucoseisomerase*; Isomerase*, die die reversible Konversion von Glucose-6-phosphat und Fructose-6-Phosphat katalysiert; ein Glucosephosphatisomerase-Defekt führt zu hämolytischer Anämie*; Ⓔ *glucose-6-phosphate isomerase*

Glucose-6-phosphatisomerase *f*: → *Glucosephosphatisomerase*

Glucosephosphatisomerase-Defekt *m*: → *Glucosephosphatisomerase-Mangel*

Glucosephosphatisomerase-Mangel *m*: *Syn:* *Glucosephosphatisomerase-Defekt*; autosomal-rezessive Stoffwechselstörung mit schwerer hämolytischer Anämie; Ⓔ *glucosephosphate isomerase deficiency*

Glucose-1-phosphat-uridylyltransferase *f*: wichtiges Enzym des Glykogenaufbaus; katalysiert die Bildung von aktiver Glucose*; Ⓔ *glucose-1-phosphate uridylyltransferase*

Glu|co|se|schwel|le *f*: Bezeichnung für die Glucosekonzentration des Plasmas [10 mmol/l], bei der die maximale Rückresorptionskapazität der Niere überschritten wird und es zur Ausscheidung von Glucose im Harn kommt; Ⓔ *glucose threshold, leak point*

Glu|co|se|spie|gel *m*: *Syn:* *Blutzuckerspiegel, Blutzucker, Blutzuckerwert*; Glucosegehalt des Blutes; Ⓔ *glucose level, glucose value, blood glucose level, blood glucose value*

Glu|co|si|da|se *f*: *Syn:* *Glukosidase*; Hydrolase*, die glucosehaltige Disaccharide spaltet; Ⓔ *glucosidase*

lysosomale α-Glucosidase: *Syn:* *Gammaamylase, γ-Amylase, Glukan-1,4-α-Glucosidase*; in den Lysosomen von Leber und Niere vorkommende Amylase*, die Betaglucose abspaltet; Ⓔ *lysosomal α-glucosidase*

Glu|co|ste|ro|i|de *pl*: → *Glucocorticoide*

Glu|cos|u|rie *f*: *Syn:* *Glukosurie, Glukurese, Glucurese, Glykosurie, Glykurie*; Zuckerausscheidung im Harn; Ⓔ *glucosuria, glycosuria, glycuresis, saccharorrhea,* *saccharuria*

Glu|co|ze|ro|bro|si|do|se *f*: *Syn:* *Morbus Gaucher, Gaucher-Erkrankung, Gaucher-Syndrom, Zerebrosidlipidose, Cerebrosidlipidose, Glykosylceramidlipidose, Lipoidhistiozytose vom Kerasintyp*; seltene, durch ein Fehlen der Glucocerebrosidase hervorgerufene Sphingolipidose* mit Einlagerung von Cerebrosiden in Zellen des retikulohistiozytären Systems; je nach Verlaufsform kommt es zu verschiedenen klinischen Bildern mit unterschiedlicher Prognose; Ⓔ *Gaucher's splenomegaly, Gaucher's disease, glucosylceramide lipidosis, cerebrosidosis, cerebroside lipidosis, cerebroside lipoidosis, glycosylceramide lipidosis, kerasin histiocytosis, familial splenic anemia*

Glu|cu|re|se *f*: → *Glucosurie*

Glu|cu|ro|ni|de *pl*: *Syn:* *Glukuronide, Glukuronoside*; in der Leber durch Konjugation von Glucuronsäure* mit exogenen und endogenen Substanzen entstandene, wasserlösliche Entgiftungsprodukte, die mit der Galle ausgeschieden werden; Ⓔ *glucuronides*

Glu|cu|ron|säu|re *f*: *Syn:* *Glukuronsäure, Glykuronsäure*; durch enzymatische Oxidation aus Glucose* entstehende Säure, die in der Leber mit exogenen und endogenen Substanzen konjugiert wird; Bestandteil von Hyaluronsäure* und Chondroitinsulfat*; Ⓔ *glucuronic acid*

Gluk-, gluk- *präf.*: → *Gluko-*

Glu|ka|gon *nt*: → *Glucagon*

Glu|ka|go|nom *nt*: *Syn:* *Glucagonom, A-Zellen-Tumor, A-Zell-Tumor*; von den A-Zellen der Langerhans*-Inseln ausgehender, Glukagon-bildender Tumor der Bauchspeicheldrüse; Ⓔ *A cell tumor, alpha cell tumor, glucagonoma*

Gluko-, gluko- *präf.*: Wortelement mit der Bedeutung „Zucker/Glucose/Glykose"; Ⓔ *gluc(o)-*

Glu|ko|fu|ra|no|se *f*: → *Glucofuranose*

glu|ko|gen *adj*: → *glucogen*

Glu|ko|ge|ne|se *f*: → *Glucogenese*

Glu|ko|ki|na|se *f*: *Syn:* *Glucokinase*; Kinase*, die Glukose zu Glukose-6-phosphat phosphoryliert; Ⓔ *glucokinase*

Glu|ko|kor|ti|ko|i|de *pl*: → *Glucocorticoide*

Glu|ko|ne|o|ge|ne|se *f*: → *Gluconeogenese*

Glu|ko|pe|nie *f*: → *Glucopenie*

Glu|ko|py|ra|no|se *f*: → *Glucopyranose*

Glu|kos|ä|mie *f*: *Syn:* *Hyperglykämie*; pathologische Blutzuckererhöhung; Ⓔ *hyperglycemia, hyperglycosemia, hyperglykemia*

Glu|kos|a|min *nt*: → *Glucosamin*

Glu|ko|se *f*: → *Glucose*

Glu|ko|se|be|las|tung *f*: → *Glukosetoleranztest*

Glukose-Doppelbelastung *f*: *Syn:* *Staub-Traugott-Versuch*; oraler Glukosetoleranztest* mit zweimaliger Glucosezufuhr im Abstand von 90 Minuten; Ⓔ *Staub-Traugott test*

Glukose-Galaktose-Malabsorption *f*: seltene, autosomal-rezessive Erkrankung, bei der weder Glucose, noch Galaktose aus dem Darm absorbiert werden; führt schon im Säuglingsalter zu Durchfällen und Glukosurie*; Ⓔ *glucose-galactose malabsorption*

Glu|ko|se|to|le|ranz *f*: Fähigkeit des Organismus eine zugeführte Glucosemenge physiologisch zu verarbeiten, d.h., ohne eine Erhöhung des Blutzuckerspiegels auf pathologische Werte und ohne Glucoseausscheidung im Harn; Ⓔ *glucose tolerance*

gestörte Glukosetoleranz: → *pathologische Glukosetoleranz*

pathologische Glukosetoleranz: *Syn:* *gestörte Glukosetoleranz*; erhöhte, aber nicht eindeutig einen Diabetes* mellitus beweisende Blutzuckerwerte im Glukosetoleranztest*; 30–60 % der Patienten entwickeln innerhalb von 10 Jahren einen klinisch manifesten Diabetes; oft gleichgesetzt mit subklinischem Diabetes* mellitus; Ⓔ *impaired glucose tolerance, chemical diabetes*

Glu|ko|se|to|le|ranz|test *m*: *Syn:* *Glukosebelastung*; Test zur Bestimmung der Glukosetoleranz bei Verdacht auf Diabetes* mellitus; je nach Zufuhrmechanismus unterscheidet man **intravenöse** und **orale Glukosetoleranztests**; bei den oralen Tests gibt es einfache Formen und Versionen mit doppelter Glucosegabe [Glukose-Doppelbelastung]; Ⓔ *glucose tolerance test*

Glu|ko|ste|ro|i|de *pl*: → *Glukokortikoide*

Glu|kos|u|rie *f*: *Syn:* *Glucosurie, Glukurese, Glucurese, Glykosurie, Glykurie*; Zuckerausscheidung im Harn; Ⓔ *glucosuria, glycosuria, glycuresis, saccharorrhea, saccharuria*

renale Glukosurie: *Syn:* *Nierendiabetes, Diabetes renalis*; autosomal-rezessive Störung der Glukoserückresorption mit konstanter Glukosurie; Ⓔ *orthoglycemic glycosuria, benign glycosuria, renal glycosuria, nondiabetic glycosuria, normoglycemic glycosuria, nonhyperglycemic glycosuria*

Glu|ku|re|se *f*: → *Glucosurie*

Glu|ku|ro|ni|de *pl*: → *Glucuronide*

Glu|ku|ro|no|si|de *pl*: → *Glucuronide*

Glu|ku|ron|säu|re *f*: → *Glucuronsäure*

glu|tä|al *adj*: Gesäß oder Gesäßmuskulatur betreffend; Ⓔ *relating to the buttocks, gluteal*

Glu|ta|mat *nt*: Salz der Glutaminsäure; Ⓔ *glutamate*

Glu|ta|mat|de|hy|dro|ge|na|se *f*: *Syn:* *Glutaminsäuredehydrogenase*; Enzym, das in den Lebermitochondrien Glutaminsäure in α-Ketoglutarsäure umwandelt; Ⓔ *glutamate dehydrogenase*

Glu|ta|mat|o|xal|a|ce|tat|trans|a|mi|na|se *f*: *Syn:* *Aspartattransaminase, Aspartataminotransferase*; u.a. in der Leber vorkommendes Enzym, das die Umwandlung von L-Aspartat in Oxalacetat katalysiert; wichtig für Diagnose und Verlaufskontrolle von Leber- und Muskelerkrankungen sowie Herzinfarkt; Ⓔ *aspartate aminotransferase, glutamic-oxaloacetic transaminase, aspartate transaminase*

Glu|ta|mat|py|ru|vat|trans|a|mi|na|se *f*: *Syn:* *Alaninaminotransferase, Alanintransaminase*; Aminotransferase*, die die Umwandlung von Glutamat und Pyruvat zu L-Alanin und Alphaketoglutarat katalysiert; Ⓔ *alanine aminotransferase, glutamic-pyruvic transaminase, alanine transaminase*

Glu|ta|min *nt*: nicht-essentielle, aus Glutaminsäure gebildete Aminosäure; Ⓔ *glutamine*

Glu|ta|mi|na|se *f*: Hydrolase*, die die Umandlung von Glutamin zu Glutaminsäure katalysiert; Ⓔ *glutaminase*

Glu|ta|min|säu|re *f*: *Syn:* *α-Aminoglutarsäure*; nicht-essentielle Aminosäure, die eine wichtige Rolle im Citratzyklus und Aminosäureabbau spielt; Ⓔ *glutamic acid*

Glu|ta|min|säu|re|de|hy|dro|ge|na|se *f*: → *Glutamatdehydrogenase*

Glu|ta|myl|cys|te|in|gly|cin *nt*: → *Glutathion*

γ-Glu|ta|myl|trans|fe|ra|se *f*: → *Gammaglutamyltransferase*

Glu|tar|a|zid|u|rie *f*: → *Glutarsäureazidurie*

Glu|tar|säu|re *f*: beim Lysinabbau entstehende gesättigte Dicarbonsäure; Ⓔ *glutaric acid*

Glu|tar|säu|re|a|zid|u|rie *f*: *Syn:* *Glutarazidurie*; vermehrte Glutarsäureausscheidung im Harn; Ⓔ *glutaric aciduria*

Glu|ta|thi|on *nt*: *Syn:* *γ-Glutamylcysteinglycin*; in Erythrozyten enthaltenes Tripeptid, das die Membran vor Oxidation schützt; Ⓔ *γ-glutamyl-cysteine-glycine, glutathione*

Glu|ta|thi|on|ä|mie *f*: Vorkommen von Glutathion im Blut; Ⓔ *glutathionemia*

Glu|ta|thi|on|u|rie *f*: vermehrte Glutathionausscheidung im Harn; Ⓔ *glutathionuria, γ-glutamyl transpeptidase deficiency*

Glu|te|li|ne *pl*: wasserunlösliche Getreideproteine; Ⓔ

G

glutelins

Glu|ten *nt*: ***Syn:*** *Klebereiweiß*; aus Prolaminen und Glutelinen bestehende Eiweißmischung; Ⓔ *wheat gum, gluten*

Glu|te|nin *nt*: Glutelin von Weizen; Ⓔ *glutenin*

glu|te|o|in|gui|nal *adj*: Gesäß(muskulatur) und Leistengegend/Regio inguinalis betreffend oder verbindend; Ⓔ *relating to both buttock and groin, gluteo-inguinal*

Glu|ti|tis *f, pl* **-ti|ti|den**: ***Syn:*** *Gesäßentzündung*; Entzündung der Gesäßmuskulatur; Ⓔ *inflammation of the gluteus muscles, glutitis*

glu|ti|tisch *adj*: Gesäßentzündung/Glutitis betreffend, von ihr betroffen oder gekennzeichnet; Ⓔ *relating to or marked by glutitis*

Glyc-, glyc- *präf.*: →*Glyco-*

Gly|ce|rid *nt*: ***Syn:*** *Acylglycerin, Glyzerid*; Ester* aus Glycerin und Fettsäuren; je nach der Zahl der veresterten Alkoholgruppen unterscheidet man **Monoglyceride, Diglyceride** und **Triglyceride**; Ⓔ *glyceride*

Gly|ce|rin *nt*: ***Syn:*** *Glyzerin, Glycerol, Propan-1,2,3-triol*; einfachster dreiwertiger Alkohol; bildet mit Fettsäuren Glyceride; Ⓔ *glycerol*

Gly|ce|rol *nt*: →*Glycerin*

Gly|ce|ro|phos|pha|tid *nt*: ***Syn:*** *Phosphoglycerid, Glyzerinphosphatid*; Lipid*, das Glycerophosphorsäure enthält; Ⓔ *glycerol phosphatide, phosphoglyceride, phospholipid, phospholipin, phosphatide*

Gly|cin *nt*: ***Syn:*** *Aminoessigsäure, Glykokoll, Glyzin, Leimzucker*; einfachste Aminosäure; Bestandteil vieler Gerüsteiweiße; Ⓔ *glycine*

gly|cin|erg *adj*: auf Glycin ansprechend; Ⓔ *glycinergic*

Gly|ci|no|sis *f*: ***Syn:*** *nicht-ketotische Hyperglycinämie, Glykokollkrankheit, Glyzinose, Glycinurie mit Hyperglycinämie*; autosomal-rezessive Störung des Glycinabbaus, die schon in den ersten Lebenstagen zu Krämpfen und Muskelhypotonie führt; Ⓔ *glycinemia, hyperglycinemia, hyperglycinuria with hyperglycinemia*

Gly|cin|u|rie *f*: ***Syn:*** *Glyzinurie*; Glycinausscheidung im Harn; Ⓔ *glycinuria*

Glycinurie mit Hyperglycinämie: →*Glycinosis*

Glyco-, glyco- *präf.*: Wortelement mit der Bedeutung „Zucker/Glucose/Glykose"; Ⓔ *glyc(o)-*

Gly|co|ka|lix *f*: ***Syn:*** *Glykokalyx*; Kohlenhydratsaum an der Außenfläche der Zellmembran; Ⓔ *glycocalix, glycocalyx*

Gly|co|ly|se *f*: →*Glykolyse*

Glyk-, glyk- *präf.*: →*Glyko-*

Glyk|ä|mie *f*: Zuckergehalt des Blutes, Blutzucker; Ⓔ *glycemia, glucemia, glucohemia, glycohemia, glycosemia, glykemia*

Glyko-, glyko- *präf.*: Wortelement mit der Bedeutung „Zucker/Glucose/Glykose"; Ⓔ *glyc(o)-*

Gly|ko|che|no|des|o|xy|chol|säu|re *f*: Gallensäure*; Ⓔ *glycochenodeoxycholic acid, chenodeoxycholylglycine*

Gly|ko|chol|säu|re *f*: Gallensäure*; Ⓔ *glycocholic acid, cholylglycine*

Gly|ko|gen *nt*: ***Syn:*** *tierische Stärke*; aus Glucose aufgebautes verzweigtkettiges Polysaccharid*; Speicherform für Kohlenhydrat im Körper; Ⓔ *glycogen, hepatin, tissue dextrin, animal starch*

Gly|ko|ge|na|se *f*: ***Syn:*** *Betaamylase, β-Amylase, Exoamylase, Saccharogenamylase*; in Pflanzen und Mikroorganismen vorkommende Amylase*, die schrittweise Maltose abspaltet; Ⓔ *glycogenase*

Gly|ko|ge|ne|se *f*: ***Syn:*** *Glukogenese, Glucogenese*; Glucosebildung; Ⓔ *glycogenesis, glucogenesis*

gly|ko|ge|ne|tisch *adj*: die Glykogenese betreffend oder fördernd; Ⓔ *relating to glycogenesis, glycogenic, glycogenetic, glycogenous*

Gly|ko|ge|no|ly|se *f*: Glykogenabbau, Glykogenspaltung; Ⓔ *glycogenolysis*

gly|ko|ge|no|ly|tisch *adj*: Glykogenolyse betreffend oder fördernd, glykogenspaltend; Ⓔ *relating to glycogenolysis, glycogenolytic*

Gly|ko|ge|no|se *f*: ***Syn:*** *Glykogenspeicherkrankheit, Glykogenthesaurismose*; Oberbegriff für angeborene Störungen des Glykogenstoffwechsels, bei denen es durch einen Enzymdefekt zu vermehrter Ablagerung von normalem oder pathologischem Glykogen in verschiedenen Organen kommt; Ⓔ *glycogenosis, glycogen storage disease, dextrinosis*

generalisierte maligne Glykogenose: →*Glykogenose Typ II*

hepatische Glykogenose: →*Glykogenose Typ VIII*

hepatomuskuläre benigne Glykogenose: →*Glykogenose Typ III*

hepatorenale Glykogenose: →*Glykogenose Typ I*

leberzirrhotische retikuloendotheliale Glykogenose: →*Glykogenose Typ IV*

muskuläre Glykogenose: →*Glykogenose Typ V*

retikuloendotheliale Glykogenose: →*Glykogenose Typ IV*

Glykogenose Typ I: ***Syn:*** *Gierke-Krankheit, von Gierke-Krankheit, van Creveld-von Gierke-Krankheit, hepatorenale Glykogenose*; durch einen autosomal-rezessiven Defekt der Glucose-6-phosphatase kommt es zur Ablagerung normalen Glykogens in Leber und Niere [Hepatorenomegalie]; klinisch auffällig sind schwere Hypoglykämie*, Hyperlipämie* und Minderwuchs*; Ⓔ *type I glycogenosis*

Glykogenose Typ II: ***Syn:*** *Pompe-Krankheit, generalisierte maligne Glykogenose*; autosomal-rezessiv vererbter Mangel an lysosomaler α-1,4-Glucosidase mit Glykogeneinlagerung in Muskeln, Leber, Herz, Milz, Lunge und ZNS; klinisch gibt es drei Verlaufsformen, **frühinfantile, spätinfantile** und **adulte Form**, die alle tödlich verlaufen; Ⓔ *type II glycogenosis*

Glykogenose Typ III: ***Syn:*** *Cori-Krankheit, Forbes-Syndrom, hepatomuskuläre benigne Glykogenose*; autosomal-rezessiver Mangel an Amylo-1,6-Glucosidase; dadurch kommt es zur Ablagerung eines pathologischen Glykogens in Leber, Herz und Skelettmuskulatur; klinisch auffällig sind Muskelschwäche, Hypotonie* und Kardiohepatomegalie*; Ⓔ *type III glycogenosis*

Glykogenose Typ IV: ***Syn:*** *Andersen-Krankheit, Amylopektinose, leberzirrhotische retikuloendotheliale Glykogenose*; durch Fehlen der Amylo-1,6-Glucosidase* hervorgerufene Glykogenspeicherkrankheit mit schlechter Prognose; klinisch stehen Leberzirrhose*, Splenomegalie* und Minderwuchs im Vordergrund; Ⓔ *type IV glycogenosis*

Glykogenose Typ V: ***Syn:*** *McArdle-Krankheit, McArdle-Syndrom, muskuläre Glykogenose, Muskelphosphorylasemangel, Myophosphorylaseinsuffizienz*; autosomal-rezessiver, isolierter Mangel an Muskelphosphorylase mit Anreicherung von normalem Glykogen in der Skelettmuskulatur; die betroffenen Patienten [meist Erwachsene] klagen über Muskelschwäche und -krämpfe sowie rasche Erschöpfung; Ⓔ *type V glycogenosis*

Glykogenose Typ VI: ***Syn:*** *Hers-Erkrankung, Hers-Syndrom, Hers-Glykogenose, Leberphosphorylaseinsuffizienz*; relativ gutartiger, autosomal-rezessiver Mangel an Leberphosphorylase, der zur Anreicherung von normalem Glykogen in der Leber führt; dadurch kommt es zu Hepatomegalie* und Hypoglykämie*; Ⓔ *type VI glycogenosis*

Glykogenose Typ VII: ***Syn:*** *Tarui-Krankheit, Muskelphosphofructokinaseinsuffizienz*; autosomal-rezessiver Mangel an Phosphofructokinase in der Skelettmuskulatur mit Ablagerung von normalem Glykogen; klinisch stehen Muskelkrämpfe und rasche Muskelerschöpfung sowie eine Myoglobinurie* im Vordergrund; Ⓔ *type VII glycogenosis*

Glykogenose Typ VIII: *Syn: hepatische Glykogenose, Phosphorylase-b-Kinase-Insuffizienz*; mild verlaufender, X-chromosomal-rezessiver Mangel an Phosphorylase-b-Kinase in der Leber; durch die Einlagerung von normalem Glykogen in die Leber kommt es zu Hepatomegalie* und Hypoglykämie*; Ⓔ *type VIII glycogenosis*

Gly|ko|gen|spei|cher|krank|heit *f*: → *Glykogenose*

Gly|ko|gen|the|sau|ris|mo|se *f*: → *Glykogenose*

Gly|ko|hä|mo|glo|bin *nt*: glykosyliertes Hämoglobin*; Ⓔ *glycosylated hemoglobin, glycohemoglobin*

Gly|ko|ka|lyx *f*: *Syn: Glycokalix*; Kohlenhydratsaum an der Außenfläche der Zellmembran; Ⓔ *glycocalix, glycocalyx*

Gly|ko|koll *nt*: → *Glycin*

Gly|ko|koll|krank|heit *f*: → *Glycinosis*

Gly|kol *m*: vom Äthan abgeleiteter einfachster, zweiwertiger Alkohol; Ⓔ *glycol*

Gly|kol|al|de|hyd *f*: *Syn: Diose*; einfachster Aldehydalkohol*; Ⓔ *glycolaldehyde, biose, diose*

Gly|ko|li|pi|de *pl*: Lipide* mit einem Kohlenhydratanteil; Ⓔ *glycolipids*

Gly|ko|lyl|harn|stoff *m*: *s.u. Hydantoine*; Ⓔ *hydantoin*

Gly|ko|ly|se *f*: *Syn: Glycolyse, Embden-Meyerhof-Weg*; Abbauweg für Glucose in den Körperzellen; Ⓔ *glycolysis, glucolysis*

gly|ko|ly|tisch *adj*: Glykolyse betreffend oder fördernd; Ⓔ *relating to glycolysis, glycolytic, glucolytic, glycoclastic*

Gly|ko|neo|ge|ne|se *f*: → *Gluconeogenese*

Gly|ko|pe|nie *f*: *Syn: Glucopenie*; Zuckermangel im Gewebe; Ⓔ *glycopenia, glucopenia*

gly|ko|priv *adj*: durch Glucosemangel bedingt oder hervorgerufen; Ⓔ *glycoprival*

Gly|ko|pro|te|i|de *pl*: → *Glykoproteine*

Gly|ko|pro|te|i|ne *pl*: *Syn: Glykoproteide*; Proteine* mit einem Kohlenhydratanteil; Ⓔ *glycoproteins, glucoproteins*

Gly|ko|pty|a|lis|mus *m*: → *Glykosialie*

Gly|kos|ami|no|gly|ka|ne *pl*: *Syn: Mukopolysaccharide*; aus Aminozucker, Glucuronsäure und Galakturonsäure bestehende Proteoglykane, z.B. Heparin*, Chondroitinsulfat*; Ⓔ *glycosaminoglycans, mucopolysaccharides*

Gly|ko|se *f*: → *Glucose*

Gly|ko|si|a|lie *f*: *Syn: Glykoptyalismus*; Glucoseausscheidung im Speichel; Ⓔ *glycosialia, glycoptyalism*

Gly|ko|si|da|se *f*: *Syn: Glykosidhydrolase*; Hydrolase*, die Gykoside spaltet; Ⓔ *glycosidase*

Gly|ko|si|de *pl*: Verbindungen, bei denen die acetalische OH-Gruppe am C-Atom 1 mit einer OH- [**O-Glykoside**] oder NH_2-Gruppe [**N-Glykoside**] verbunden ist; Ⓔ *glycoside*

Gly|ko|sid|hy|dro|la|se *f*: → *Glykosidase*

Gly|ko|sphin|go|li|pi|de *pl*: *Syn: Sphingoglykolipide*; Sphingolipide* mit einem Kohlenhydratanteil; Ⓔ *glycosphingolipid*

Gly|kos|u|rie *f*: → *Glucosurie*

Gly|ko|syl|ze|ra|mid|li|pi|do|se *f*: *Syn: Gaucher-Erkrankung, Gaucher-Krankheit, Gaucher-Syndrom, Morbus Gaucher, Zerebrosidlipidose, Cerebrosidlipidose, Glucozerebrosidose, Lipoidhistiozytose vom Kerasintyp*; seltene, durch ein Fehlen der Glucocerebrosidase hervorgerufene Sphingolipidose* mit Einlagerung von Cerebrosiden in Zellen des retikulohistiozytären Systems; je nach Verlaufsform kommt es zu verschiedenen klinischen Bildern mit unterschiedlicher Prognose; Ⓔ *Gaucher's splenomegaly, Gaucher's disease, glucosylceramide lipidosis, cerebrosidosis, cerebroside lipidosis, cerebroside lipoidosis, glycosylceramide lipidosis, kerasin histiocytosis, familial splenic anemia*

gly|ko|trop *adj*: eine Hyperglykämie* verursachend; Ⓔ *glycotropic, glycotrophic*

Gly|ku|rie *f*: → *Glucosurie*

Gly|ku|ron|säu|re *f*: → *Glucuronsäure*

Gly|ku|ron|u|rie *f*: Glykuronsäureausscheidung im Harn; Ⓔ *glycuronuria*

Gly|o|xa|lin *nt*: *Syn: Imidazol*; heterozyklische Verbindung; Grundgerüst von u.a. Histamin, Histidin; Ⓔ *imidazole, iminazole, glyoxaline*

Gly|o|xyl|säu|re|di|u|re|id *nt*: *Syn: Allantoin*; Endprodukt des Purinabbaus bei verschiedenen Säugetieren; Ⓔ *glyoxyldiureide, allantoin*

Gly|ze|rid *nt*: → *Glycerid*

Gly|ze|rin *nt*: → *Glycerin*

Gly|ze|rin|phos|pha|tid *nt*: → *Glycerophosphatid*

Gly|zin *nt*: → *Glycin*

Gly|zi|no|se *f*: → *Glycinosis*

Gly|zin|u|rie *f*: *Syn: Glycinurie*; Glycinausscheidung im Harn; Ⓔ *glycinuria*

Gnath-, gnath- *präf.*: → *Gnatho-*

Gna|thal|gie *f*: *Syn: Gnathodynie*; Kieferschmerz(en); Ⓔ *pain in the jaw, gnathalgia, gnatodynia*

Gnatho-, gnatho- *präf.*: Wortelement mit der Bedeutung „Kinn/Kiefer"; Ⓔ *gnathic, jaw, gnath(o)-*

Gna|tho|dy|nie *f*: → *Gnathalgie*

gna|tho|gen *adj*: vom Kiefer ausgehend oder stammend; Ⓔ *gnathogenic*

Gna|tho|plas|tik *f*: plastische Kieferoperation, Kieferplastik; Ⓔ *gnathoplasty*

Gna|tho|schi|sis *f*: *Syn: Kieferspalte*; angeborene Spaltbildung des Oberkiefers; Ⓔ *cleft jaw, gnathoschisis*

Gna|tho|sto|ma *nt, pl* **-ma|ta**: Magenwurm von Schweinen, Hunden oder Katzen; nur selten auf den Menschen übertragen; Ⓔ *Gnathostoma, Gnathostomum*

Gna|tho|sto|mi|a|sis *f, pl* **-ses**: *Syn: Gnathostomainfektion*; durch **Gnathostoma**-Species verursachte Wurmerkrankung von Tieren, die selten auf den Menschen übertragen wird; Ⓔ *gnathostomiasis*

Gnit|zen *pl*: kleine, behaarte Mücken; Ⓔ *Ceratopogonidae*

-gnose *suf.*: Wortelement mit der Bedeutung „Kenntnis/Wissen"; Ⓔ *-gnosis*

-gnosie *suf.*: → *-gnose*

-gnosis *suf.*: → *-gnose*

-gnostisch *suf.*: in Adjektiven verwendetes Wortelement mit der Bedeutung „wissend"; Ⓔ *-gnostic*

Gno|to|bi|o|lo|gie *f*: → *Gnotobiose*

Gno|to|bi|o|se *f*: *Syn: Gnotobiotik, Gnotobiologie*; Studium von keimfrei zur Welt gebrachten und aufgezogenen Versuchstieren; Ⓔ *gnotobiotics, gnotobiology*

Gno|to|bi|o|tik *f*: → *Gnotobiose*

Goethe-Knochen *m*: *Syn: Zwischenkieferknochen, Intermaxillarknochen, Os incisivum*; Schneidezahnregion der Maxilla; Ⓔ *incisive bone, Kölliker's dental crest, premaxillary*

Gold *nt*: *Syn: Aurum*; Schwermetall der Kupfergruppe; zur Behandlung rheumatischer Erkrankungen und für Zahnfüllungen verwendet; Ⓔ *gold; aurum*

Gold|aus|schlag *m*: *Syn: Chrysoderma, Chrysosis, Chrysiasis, Auriasis, Pigmentatio aurosa*; meist durch therapeutische Goldapplikation hervorgerufene irreversible Einlagerung von Goldpartikeln in die Haut und Schleimhaut, aber auch Lederhaut und Bindehaut des Auges [**Chrysosis corneae**]; Ⓔ *chrysoderma, chrysiasis, auriasis*

Goldberg-Enzym *nt*: *Syn: Ferrochelatase*; mitochondriales Enzym der Hämsynthese, das den Einbau von Eisen in Protoporphyrin katalysiert; Ⓔ *ferrochelatase, heme synthetase*

Goldberger-Ableitungen *pl*: EKG-Ableitung von den Extremitäten; Ⓔ *Goldberger's augmented limb leads, Goldberger's method*

Gold|flie|gen *pl*: *Syn: Schmeißfliegen, Calliphoridae*; metallisch glänzende große Fliegen, die als Myiasiserreger und Vektoren medizinische Bedeutung haben; Ⓔ *Calliphoridae*

Gold|re|gen *nt*: *s.u. Cytisin*; Ⓔ *golden chain, laburnum*

Gold|seeds *pl*: zur Karzinombehandlung verwendete kleine Kugeln aus **Radiogold** [Gold-198]; Ⓔ *gold seeds*

Gold|thi|o|glu|co|se *f*: *Syn: Aurothioglucose*; zur Therapie der rheumatischen Arthritis verwendetes goldhaltiges Antiphlogistikum*; Ⓔ *gold thioglucose*

Golf|spie|ler|el|len|bo|gen *m*: *Syn: Epicondylitis humeri ulnaris*; Entzündung des Epicondylus* medialis humeri; Ⓔ *golf arm, medial humeral epicondylitis*

Golgi-Apparat *m*: *Syn: Golgi-Komplex, Binnennetz*; in der Nähe des Zellkerns liegender Komplex aus flachen Membransäckchen [**Diktysomen**] und Vesikeln; von Bedeutung für die Kondensation und Verpackung von Sekreten; Ⓔ *Golgi complex, Golgi body, Golgi apparatus*

Goll-Strang *m*: *Syn: Fasciculus gracilis medullae spinalis*; im Hinterstrang des Rückenmarks verlaufende Fasern der Tast- und Tiefensensibilität der unteren Körperhälfte; Ⓔ *Goll's tract, Goll's column, fasciculus of Goll, Goll's fasciculus, posteromedian column of spinal cord, fasciculus gracilis of spinal cord*

Goltz-Gorlin-Syndrom *nt*: *Syn: fokale dermale Hypoplasie, FDH-Syndrom, kongenitale ektodermale und mesodermale Dysplasie, Goltz-Peterson-Gorlin-Ravits-Syndrom, Jessner-Cole-Syndrom, Liebermann-Cole-Syndrom*; erbliches Fehlbildungssyndrom mit Hautatrophie, Pigmentanomalie sowie Augen-, Zahn- und Skelettfehlbildungen; Ⓔ *Goltz' syndrome, Goltz-Gorlin syndrome, focal dermal hypoplasia*

Goltz-Peterson-Gorlin-Ravits-Syndrom *nt*: → *Goltz-Gorlin-Syndrom*

Gom|pho|sis *f, pl* **-ses**: **1.** Einkeilung/Einstauchung von Frakturenden **2.** als Begriff für die Verankerung des Zahns im Zahnfach verwendet; Ⓔ **1.** *impaction* **2.** *gompholic joint, gomphosis, dentoalveolar joint, socket joint of tooth, dentoalveolar articulation, peg-and-socket joint, peg-and-socket articulation*

Gon-, gon- *präf.*: Wortelement mit der Bedeutung „Knie"; Ⓔ *knee, gony-, gon(o)-*

Gonad-, gonad- *präf.*: → *Gonado-*

go|na|dal *adj*: Keimdrüse(n)/Gonade(n) betreffend; Ⓔ *relating to a gonad, gonadal, gonadial*

Go|nad|ar|che *f*: Beginn der endokrinen Keimdrüsenproduktion in der Pubertät; Ⓔ *gonadarche*

Go|na|dek|to|mie *f*: operative Entfernung der Keimdrüsen/Gonaden, Gonadenentfernung; Ⓔ *gonadectomy*

Go|na|den *pl*: Keimdrüsen, Geschlechtsdrüsen; Hoden und Eierstöcke; Ⓔ *gonads*

Go|na|den|a|ge|ne|sie *f*: angeborenes Fehlen der Gonaden; Ⓔ *gonadal agenesia*

Go|na|den|a|pla|sie *f*: fehlende Entwicklung der Gonaden; Ⓔ *gonadal aplasia*

Go|na|den|dys|ge|ne|sie *f*: Funktionsunfähigkeit der Gonaden; Ⓔ *gonadal dysgenesis*

Go|na|den|schutz *m*: Schutz der Gonaden bei Belastung mit ionisierender Strahlung; Ⓔ *gonadal shield*

Gonado-, gonado- *präf.*: Wortelement mit der Bedeutung „Geschlechtsdrüse/Gonade"; Ⓔ *gonadal, gonadial, gonad(o)-*

Go|na|do|ge|ne|se *f*: Entwicklung der Keimdrüsen, Gonadenentwicklung; Ⓔ *gonadogenesis*

Go|na|do|li|be|rin *nt*: *Syn: luteinisierendes Hormon-releasing-Hormon, Gonadotropin-releasing-Faktor, Gonadotropin-releasing-Hormon*; im Hypothalamus gebildetes Neurohormon, das die Freisetzung von Gonadotropinen aus dem Hypophysenvorderlappen regelt; Ⓔ *gonadoliberin, gonadotropin releasing hormone, gonadotropin releasing factor, follicle stimulating hormone releasing hormone, follicle stimulating hormone releasing factor*

Go|na|do|pa|thie *f*: Erkrankung der Keimdrüsen, Gonadenerkrankung; Ⓔ *gonadopathy*

Go|na|do|re|lin *nt*: synthetisches Gonadoliberin*; Ⓔ *gonadorelin*

go|na|do|trop *adj*: auf die Gonaden wirkend; Ⓔ *gonadotropic, gonadotrophic*

Go|na|do|tro|pi|ne *pl*: *Syn: gonadotrope Hormone*; im Hypophysenvorderlappen gebildete Hormone, die auf die Gonaden wirken [LH, FSH, ICSH]; Ⓔ *gonadotropins, gonadotrophins, gonadotropic hormones*

Gonadotropin-releasing-Faktor *m*: → *Gonadoliberin*

Gonadotropin-releasing-Hormon *nt*: → *Gonadoliberin*

Gon|ag|ra *nt/f*: *Syn: Kniegicht*; Knieschmerzen bei Gicht*; Ⓔ *gout in the knee, gonagra*

Gon|al|gie *f*: Schmerzen im Knie(gelenk), Knieschmerz; Ⓔ *pain in the knee, gonalgia*

Gon|ar|thri|tis *f, pl* **-ti|den**: *Syn: Kniegelenkentzündung Knieentzündung, Gonitis*; Entzündung des Knies oder des Kniegelenks; Ⓔ *inflammation of the knee joint, gonarthritis, gonitis, goneitis*

gon|ar|thri|tisch *adj*: *Syn: gonitisch*; Gonarthritis betreffend, von ihr betroffen oder gekennzeichnet; Ⓔ *relating to or marked by gonarthritis, gonarthritic*

Gon|ar|thro|se *f*: *Syn: Kniegelenkarthrose*; Arthrose* des Kniegelenks; Ⓔ *gonarthrosis*

gon|ar|thro|tisch *adj*: Gonarthrose betreffend, von ihr betroffen oder gekennzeichnet, durch sie bedingt; Ⓔ *relating to or marked by gonarthrosis, gonarthrotic*

Gon|ar|thro|to|mie *f*: operative Eröffnung des Kniegelenks; Ⓔ *gonarthrotomy*

Go|ne|cys|tis *f*: → *Samenbläschen*

Gon|gy|lo|ne|ma pul|chrum *nt*: Fadenwurm; *s.u. Gongylonemiasis*; Ⓔ *Gongylonema pulchrum*

Gon|gy|lo|ne|mi|a|sis *f, pl* **-ses**: *Syn: Gongylonemainfektion*; selten auf den Menschen übertragene, meist symptomarm verlaufende Erkrankung durch **Gongylonema pulchrum**; Ⓔ *gongylonemiasis*

Gonio-, gonio- *präf.*: Wortelement mit der Bedeutung „Ecke/Winkel"; Ⓔ *angle, goni(o)-*

Go|ni|o|plas|tik *f*: *Syn: Trabekuloplastik*; Plastik des Kammerwinkels zur Verbesserung des Kammerwasserabflusses; Ⓔ *trabeculoplasty*

Go|ni|o|skop *nt*: Gerät zur Gonioskopie*; Ⓔ *gonioscope*

Go|ni|o|sko|pie *f*: Untersuchung des Kammerwinkels des Auges; Ⓔ *gonioscopy*

Go|ni|o|to|mie *f*: *Syn: Trabekulotomie, Goniotrabekulotomie*; Durchtrennung von fehlgebildeten Trabekeln im Kammerwinkel bei verschiedenen Glaukomformen; Ⓔ *goniotomy, trabeculectomy, Barkan's operation*

Go|ni|o|tra|be|ku|lo|to|mie *f*: → *Goniotomie*

Go|ni|tis *f, pl* **-ti|den**: *Syn: Kniegelenkentzündung Knieentzündung, Gonarthritis*; Entzündung des Knies oder des Kniegelenks; Ⓔ *inflammation of the knee joint, gonitis, goneitis, gonarthritis*

Gonitis gonorrhoica: bei Gonorrhö* auftretende Entzündung des Kniegelenks; Ⓔ *gonorrheal gonitis*

Gonitis tuberculosa: *Syn: tuberkulöse Gonitis*; Gelenktuberkulose* des Kniegelenks; Ⓔ *tuberculosis of the knee joint, tuberculous gonarthritis, gonyocele*

go|ni|tisch *adj*: *Syn: gonarthritisch*; Gonitis betreffend, von ihr betroffen oder gekennzeichnet; Ⓔ *relating to or marked by gonitis, gonitic*

Gono-, gono- *präf.*: Wortelement mit der Bedeutung „Abstammung/Geschlecht/Samen"; Ⓔ *gon(o)-*

Go|no|blen|nor|rhö *f, pl* **-rhö|en**: *Syn: Gonokokkenkonjunktivitis, gonorrhoische Bindehautentzündung, Gonoblennorrhoe, Conjunctivitis gonorrhoica, Augentripper, Ophthalmoblennorrhoe*; durch Gonokokken* hervorgerufene eitrige Bindehautentzündung; Ⓔ *blennorrheal conjunctivitis, gonococcal conjunctivitis, gonor-*

rheal conjunctivitis, gonoblennorrhea, blennophthalmia

Go|no|blen|nor|rhoe *f, pl* **-rho|en**: → *Gonoblennorrhö*

Go|no|coc|cus *m, pl* **-coc|ci**: *Syn: Gonokokkus, Gonokokke, Neisseria gonorrhoeae*; unbewegliche Diplokokken; Erreger der Gonorrhoe*; Ⓔ *gonococcus, Neisser's coccus, diplococcus of Neisser, Neisseria gonorrhoeae, Diplococcus gonorrhoeae*

Go|no|kokk|ämie *f*: *Syn: Gonokokkensepsis*; Vorkommen von Gonokokken* im Blut; Ⓔ *gonococcemia, gonohemia*

Go|no|kok|ken *pl*: → *Gonococcus*

Go|no|kok|ken|ar|thri|tis *f, pl* **-ti|den**: *Syn: gonorrhoische Arthritis, Arthritis gonorrhoica*; bakterielle Infektarthritis* im Rahmen einer Gonorrhö*; Ⓔ *gonorrheal arthritis, blennorrhagic arthritis, gonococcal arthritis*

Go|no|kok|ken|en|do|kar|di|tis *f, pl* **-ti|den**: durch Gonokokken hervorgerufene Endokardentzündung; Ⓔ *gonococcal endocarditis*

Go|no|kok|ken|kon|junk|ti|vi|tis *f, pl* **-ti|den**: → *Gonoblennorrhö*

Go|no|kok|ken|prok|ti|tis *f, pl* **-ti|ti|den**: durch Gonokokken hervorgerufene Mastdarmentzündung; Ⓔ *gonococcal proctitis*

Go|no|kok|ken|sal|pin|gi|tis *f, pl* **-ti|den**: durch Gonokokken hervorgerufene Eileiterentzündung; Ⓔ *gonococcal salpingitis*

Go|no|kok|ken|sep|sis *f*: → *Gonokokkämie*

Go|no|kok|ken|sto|ma|ti|tis *f, pl* **-ti|ti|den**: durch Gonokokken hervorgerufene Entzündung der Mundschleimhaut; Ⓔ *gonococcal stomatitis, gonorrheal stomatitis*

Go|no|kok|ken|zer|vi|tis *f, pl* **-ti|den**: *Syn: Cervicitis gonorrhoica*; durch Gonokokken hervorgerufene Entzündung der Cervix* uteri; Ⓔ *gonococcal cervicitis*

Go|no|kok|kus *m, pl* **-ken**: → *Gonococcus*

Go|nor|rhö *f, pl* **-rhö|en**: → *Gonorrhoe*

Go|nor|rhoe *f, pl* **-rho|en**: *Syn: Tripper, Gonorrhö, Gonorrhoea*; durch **Neisseria gonorrhoeae** hervorgerufene, früher meldepflichtige Geschlechtskrankheit, die bevorzugt die Schleimhäute von Harnröhre [Urethritis gonorrhoica], Gebärmutterhals [Gonokokkenzervitis*], Rektum [Gonokokkenproktitis*], Rachen und Augenbindehaut [Gonoblennorrhö*] befällt; Ⓔ *gonorrhea, the clap*

genitale Gonorrhoe: im Anfangsstadium ist die Gonorrhoe auf die untere Genitalregion begrenzt; unbehandelt kommt es zu einer Ausbreitung auf die restlichen Genitalorgane; Ⓔ *genital gonorrhea*

go|nor|rho|isch *adj*: Gonorrhö betreffend, von ihr betroffen oder gekennzeichnet; Ⓔ *relating to gonorrhea, gonorrheal*

Go|no|so|men *pl*: *Syn: Geschlechtschromosomen, Heterosomen, Heterochromosomen*; das Geschlecht bestimmende Chromosomen; beim Mann je ein X- und ein Y-Chromosom, bei der Frau zwei X-Chromosome; Ⓔ *sex chromosomes, gonosomes, heterologous chromosomes, heterochromosomes, heterosomes*

Go|no|zel|le *f*: *Syn: Spermatozele, Samenbruch*; mit Sperma gefüllte Retentionszyste; meist im Nebenhoden; Ⓔ *gonocele*

Gonyo-, gonyo- *präf.*: Wortelement mit der Bedeutung „Knie"; Ⓔ *knee, gonyo-*

Goodpasture-Syndrom *nt*: Autoimmunerkrankung mit Glomerulonephritis* und Lungenblutungen; Ⓔ *Goodpasture's syndrome*

Gopalan-Syndrom *nt*: *Syn: Syndrom der brennenden Füße, heiße Greisenfüße, Burning-feet-Syndrom*; durch verschiedene Ursachen [Vitaminmangel, Lebererkrankungen, Diabetes] hervorgerufenes schmerzhaftes Brennen der Füße während der Nacht; Ⓔ *Gopalan's syndrome, burning feet syndrome*

Gordon-Syndrom *nt*: *Syn: exsudative/eiweißverlierende Enteropathie, exsudative/eiweißverlierende Gastroenteropathie, Eiweißverlustsyndrom*; ätiologisch ungeklärte Erkrankung mit Eiweißausscheidung in den Magen-Darm-Trakt; Ⓔ *exudative enteropathy, protein-losing enteropathy*

Gorham-Osteolyse *f*: *Syn: Gorham-Erkrankung, Gorham-Staut-Erkrankung*; nach Traumen auftretende Osteolyse*, die von alleine abheilt; Ⓔ *Gorham's disease, disappearing bone disease, disappearing bone, phantom bone, massive osteolysis*

Gorham-Staut-Erkrankung *f*: → *Gorham-Osteolyse*

Gorlin-Goltz-Syndrom *nt*: *Syn: Basalzellnävus-Syndrom, nävoides Basalzellkarzinom-Syndrom, nävoides Basalzellenkarzinom-Syndrom, nävoide Basaliome, Naevobasaliome, Naevobasaliomatose*; autosomal-dominantes Syndrom mit multiplen Basaliomen und Fehlbildungen von Skelettsystem [u.a. Spina bifida, Skoliose] und ZNS; Ⓔ *Gorlin-Goltz syndrome, Gorlin's syndrome, basal cell nevus syndrome, nevoid basal cell carcinoma syndrome, nevoid basalioma syndrome*

Gougerot-Carteaud-Syndrom *nt*: *Syn: Papillomatosis confluens et reticularis*; ätiologisch ungeklärte Erkrankung mit Hyperpigmentierung der Haut und verrukösen Keratosen; Ⓔ *Gougerot-Carteaud syndrome, confluent and reticulate papillomatosis*

Gougerot-Hailey-Hailey-Krankheit *f*: *Syn: Hailey-Hailey-Syndrom, Morbus Hailey-Hailey, familiärer gutartiger Pemphigus, Pemphigus chronicus benignus familiaris (Hailey-Hailey), Pemphigus Gougerot-Hailey-Hailey, Pemphigus chronicus, Dyskeratosis bullosa, Dyskeratosis bullosa hereditaria*; chronisch verlaufende, rezidivierende Dermatose* mit typischen, nässenden Erosionen und Schuppenkrusten der großen Körperfalten; Ⓔ *Hailey-Hailey disease, benign familial pemphigus, familial benign chronic pemphigus*

Gowers-Bündel *nt*: *Syn: Tractus spinocerebellaris anterior*; vordere Kleinhirn-Seitenstrang-Bahn; Ⓔ *Gowers' column, Gowers' fasciculus, Gowers' tract, ventral spinocerebellar tract, anterior spinocerebellar tract*

G-6-PDH-Mangel *m*: → *Glucose-6-Phosphatdehydrogenasemangel*

G-6-PDH-Mangelkrankheit *f*: → *Glucose-6-Phosphatdehydrogenasemangel*

G_1-Phase *f*: *s.u. Zellzyklus*; Ⓔ *Gap$_1$ period, G_1 period, G_1 phase*

G_2-Phase *f*: *s.u. Zellzyklus*; Ⓔ *Gap$_2$ period, G_2 period, G_2 phase*

Graaf-Follikel *pl*: *Syn: Tertiärfollikel, reife Follikel, Folliculi ovarici vesiculosi*; ausgereifte Eifollikel vor der Ovulation; Ⓔ *graafian follicles, graafian vesicles, tertiary ovarian follicles, vesicular ovarian follicles, tertiary follicles, vesicular follicles*

Grab|mil|be *f*: → *Sarcoptes*

Gra|ding *nt*: histologische Differentierung der Malignität von Tumoren; Ⓔ *grading*

-grafisch *suf.*: → *-graphisch*

Graft-versus-Host-Reaktion *f*: *Syn: Transplantat-Wirt-Reaktion, GvH-Reaktion*; Abstoßungsreaktion, bei der das transplantierte Gewebe eine Immunreaktion gegen Wirtsgewebe zeigt; Ⓔ *graft-versus-host disease, GVH disease, graft-versus-host reaction, GVH reaction*

Graham Steell-Geräusch *nt*: *Syn: Steell-Geräusch*; frühdiastolisches Herzgeräusch bei relativer Pulmonalisinsuffizienz*; Ⓔ *Graham Steell's murmur, Steell's murmur*

Gram-Färbung *f*: wichtigste Differenzialfärbung von Bakterien, die sich Unterschiede im Wandaufbau zu Nutze macht; gramnegative Bakterien färben sich rot, grampositive blau; Ⓔ *Gram's method, Gram's stain*

-gramm *suf.*: Wortelement mit der Bedeutung „(schriftliche/bildliche) Darstellung/Aufzeichnung"; Ⓔ *-gram*

Gramm|ka|lo|rie *f*: *s.u. Kalorie*; Ⓔ *gram calorie, small calorie, standard calorie, calory, calorie*

G

Gram-negativ *adj*: *Syn:* *gramnegativ*; (*Bakterien*) nicht mit Gramfärbung färbend; Ⓔ *gram-negative, Gram-negative*

Gram-positiv *adj*: *Syn:* *grampositiv*; (*Bakterien*) mit Gramfärbung färbend; Ⓔ *gram-positive, Gram-positive*

Grand mal *nt*: *Syn:* *Grand-mal-Epilepsie*; generalisierte Epilepsie* mit tonisch-klonischen Krampfanfällen; Ⓔ *grand mal epilepsy, major epilepsy, grand mal, haut mal, haut mal epilepsy*

Gra|nu|la *pl*: →*Granulum*

gra|nu|lär *adj*: *Syn:* *granular, granulös*; körnig, gekörnt, granuliert; Ⓔ *granular, granulose*

Gra|nu|lar|zell|tu|mor *m*: *Syn:* *Myoblastenmyom, Myoblastom, Abrikossoff-Geschwulst, Abrikossoff-Tumor*; gutartiger Tumor der quergestreiften Muskulatur; Ⓔ *Abrikosov's tumor, Abrikossoff's tumor, granular-cell tumor, granular-cell schwannoma, granular-cell myoblastomyoma, granular-cell myoblastoma, myoblastoma, myoblastomyoma*

Gra|nu|la|tio *f, pl* **-ti|o|nes**: *Syn:* *Granulation*; körnchenähnliche Struktur; Ⓔ *granulatio, granulation*

Granulationes arachnoideae: *Syn:* *Pacchioni-Granulationen, Arachnoidalzotten*; bindegewebige Wucherungen der Arachnoidea unbekannter Funktion; Ⓔ *pacchionian bodies, meningeal granules, pacchionian granulations, arachnoidal granulations*

Gra|nu|la|ti|on *f*: **1.** *Syn:* *Granulatio*; körnchenähnliche Struktur **2.** →*Granulationsgewebe*; Ⓔ **1.** *granulatio, granulation* **2.** →*Granulationsgewebe*

Gra|nu|la|ti|ons|a|no|ma|lie *f*: Veränderung der Leukozytengranulation; Ⓔ *anomalous granulation, granulation anomaly*

Gra|nu|la|ti|ons|ge|schwulst *f*: →*Granulom*

Gra|nu|la|ti|ons|ge|we|be *nt*: *Syn:* *Granulation*; bei Verletzung und Entzündung auftretendes zellreiches Gewebe, das vom Gefäßbindegewebe entspringt; durch Einlagerung von Kollagenfasern entsteht Narbengewebe; Ⓔ *granulation, granulation tissue*

Granulo-, granulo- *präf.*: Wortelement mit der Bedeutung „Körnchen/körnig"; Ⓔ *granular, granules, granulo-*

Gra|nu|lom *nt*: *Syn:* *Granulationsgeschwulst*; aus Granulationsgewebe bestehende knötchenartige Veränderung; Ⓔ *granulation tumor, granuloma*

kokzidioidales Granulom: *Syn:* *Wüstenfieber, Wüstenrheumatismus, Talfieber, Posadas-Mykose, Kokzidioidomykose, Coccidioidomycose, Granuloma coccidioides*; in den USA vorkommende, akut oder chronisch verlaufende, systemische Mykose* durch Coccidioides* immitis mit Lungenbefall und hämatogener Streuung in verschiedene Organe; Ⓔ *coccidioidomycosis, coccidioidosis, Posadas-Wernicke disease, Posadas' disease, Posadas' mycosis, desert fever, California disease, coccidioidal granuloma*

retikulohistiozytisches Granulom: *Syn:* *Riesenzellenhistiozytom, Retikulohistiozytom*; Histiozytom [Dermatofibrom] mit Riesenzellen; gutartiger Tumor, der meist solitär an Kopf und Nacken vorkommt; Ⓔ *reticulohistiocytic granuloma*

rheumatisches Granulom: *Syn:* *Aschoff-Geipel-Knötchen, Aschoff-Knötchen, Rheumaknötchen, rheumatisches Knötchen*; bei rheumatischem Fieber auftretendes, knötchenförmiges Granulom, v.a. im interstitiellen Herzmuskelgewebe; Ⓔ *Aschoff's bodies, Aschoff's nodules*

Gra|nu|lo|ma *nt, pl* **-ma|ta**: →*Granulom*

Granuloma coccidioides: *Syn:* *Wüstenfieber, Wüstenrheumatismus, Talfieber, Posadas-Mykose, kokzidioidales Granulom, Kokzidioidomykose, Coccidioidomycose*; in den USA vorkommende, akut oder chronisch verlaufende, systemische Mykose* durch Coccidioides* immitis mit Lungenbefall und hämatogener Streuung in verschiedene Organe; Ⓔ *coccidioidomycosis, coccidioidosis, Posadas-Wernicke disease, Posadas' disease, Posadas' mycosis, desert fever, California disease, coccidioidal granuloma*

Granuloma inguinale: *Syn:* *Granuloma venereum, Granuloma pudendum chronicum, Donovaniosis*; in den Tropen und Subtropen endemisch auftretende, sexuell übertragene [keine Geschlechtskrankheit!], chronisch granulomatöse Erkrankung der Genitalregion durch Calymmatobacterium* granulomatosis; Ⓔ *ulcerating granuloma of the pudenda, groin ulcer*

Granuloma paracoccidioides: *Syn:* *Lutz-Splendore-Almeida-Krankheit, brasilianische Blastomykose, südamerikanische Blastomykose, Parakokzidioidomykose, Paracoccidioidomycose*; in Südamerika vorkommende systemische Mykose* mit hauptsächlichem Befall der Schleimhaut von Mund und Nase sowie der angrenzenden Gesichtshaut; Ⓔ *paracoccidioidal granuloma, Lutz-Splendore-Almeida disease, Almeida's disease, South American blastomycosis, paracoccidioidomycosis*

Granuloma pediculatum: →*Granuloma teleangiectaticum*

Granuloma pudendum chronicum: →*Granuloma inguinale*

Granuloma pyogenicum: →*Granuloma teleangiectaticum*

Granuloma teleangiectaticum: *Syn:* *eruptives Angiom, proliferierendes Angiom, Stielknollen, Botryomykose, Botryomykom, Botryomycosis, Granuloma pediculatum, Granuloma pyogenicum*; gutartige, chronisch-eitrige granulomatöse Erkrankung der Mundschleimhaut und der Haut von Gesicht, Händen und Zehen; tritt meist nach traumatischer Hautschädigung auf; Ⓔ *hemangiomatous epulis, pyogenic granuloma*

Granuloma venereum: →*Granuloma inguinale*

gra|nu|lo|ma|tös *adj*: mit Granulomen; Ⓔ *granulomatous*

Gra|nu|lo|ma|to|se *f*: *Syn:* *Granulomatosis*; Vorkommen multipler Granulome*; Ⓔ *granulomatosis*

allergische Granulomatose: *Syn:* *Churg-Strauss-Syndrom, allergische granulomatöse Angiitis*; systemische nekrotisierende Gefäßentzündung unbekannter Ursache; Ⓔ *allergic granulomatosis*

progressive septische Granulomatose: *Syn:* *kongenitale Dysphagozytose, septische Granulomatose*; angeborener [X-chromosomaler oder autosomal-rezessiver] Phagozytosedefekt mit chronisch rezidivierenden bakteriellen Infektionen; Ⓔ *chronic granulomatous disease (of childhood), granulomatous disease, congenital dysphagocytosis*

rhinogene Granulomatose: *Syn:* *Wegener-Granulomatose, Wegener-Klinger-Granulomatose, maligne granulomatöse Angiitis*; ätiologisch ungeklärte systemische Erkrankung mit Nekrose* der Blutgefäße und Bildung von Granulomen in Nasen-, Mund- und Rachenraum; Ⓔ *Wegener's granulomatosis, Wegener's syndrome*

septische Granulomatose: →*progressive septische Granulomatose*

Gra|nu|lo|ma|to|sis *f, pl* **-ses**: →*Granulomatose*

Granulomatosis infantiseptica: *Syn:* *Neugeborenenlisteriose*; Fetopathie* durch intrauterine, diaplazentare Infektion mit Listeria* monocytogenes; disseminierte Bildung von Granulomen in Haut, Leber, Lunge, Milz und Darm; Ⓔ *perinatal listeriosis*

Gra|nu|lo|pe|nie *f*: →*Granulozytopenie*

Gra|nu|lo|po|e|se *f*: *Syn:* *Granulozytopoese, Granulozytopoiese*; Granulozytenbildung; Ⓔ *granulopoiesis, granulocytopoiesis*

gra|nu|lo|po|e|tisch *adj*: *Syn:* *granulozytopoetisch*; Granulopoese betreffend oder stimulierend; Ⓔ *relating to granulopoiesis, granulopoietic, granulocytopoietic*

gra|nu|lös *adj*: →*granulär*

Gra|nu|lo|sa|zel|len *pl*: Epithelzellen der Graaf*-Follikel; Ⓔ *follicular epithelium, follicular epithelial cells, follicular cells*

Gra|nu|lo|sa|zell|tu|mor *m*: meist gutartiger Tumor der Granulosazellen*; Ⓔ *granulosa tumor, granulosa cell tumor, granulosa cell carcinoma, granulosa carcinoma, folliculoma*

Gra|nu|lo|se *f*: *Syn: Körnerkrankheit, Körnchenkrankheit, Granulosis*; Erkrankung der Haut oder Schleimhaut mit Bildung einer granulären Oberfläche; oft gleichgesetzt mit Trachom*; Ⓔ *granulosis, granulosity*

Gra|nu|lo|zyt *m*: *Syn: granulärer Leukozyt*; polymorphkernige weiße Blutzelle mit anfärbbaren Granula; Ⓔ *granulocyte, granular leukocyte, polynuclear leukocyte*

basophiler Granulozyt: *Syn: basophiler Leukozyt, Basophiler*; mit basischen Farbstoffen anfärbbarer granulozytärer Leukozyt; Ⓔ *basophil, basophile, basophilic granulocyte, basophilic leukocyte, basophilocyte, polymorphonuclear basophil leukocyte, blood mast cell*

eosinophiler Granulozyt: *Syn: Eosinophiler, eosinophiler Leukozyt*; mit Eosin anfärbbarer granulozytärer Leukozyt; Ⓔ *eosinophil, eosinophile, eosinophilic granulocyte, eosinophilic leukocyte, eosinocyte, polymorphonuclear eosinophil leukocyte*

jugendlicher Granulozyt: *Syn: Metamyelozyt*; unreife Granulozytenvorstufe; Ⓔ *juvenile cell, juvenile form, young form, metamyelocyte*

neutrophiler Granulozyt: *Syn: Neutrophiler, neutrophiler Leukozyt*; mit neutralen Farbstoffen anfärbbarer granulozytärer Leukozyt; häufigste Granulozytenform; Ⓔ *neutrocyte, neutrophil, neutrophile, neutrophilic leukocyte, neutrophilic granulocyte, neutrophilic cell, polynuclear neutrophilic leukocyte, polymorphonuclear neutrophil leukocyte*

segmentkerniger Granulozyt: *Syn: Segmentkerniger*; reifer Granulozyt mit segmentiertem Kern [meist 3–5 Segmente]; Ⓔ *segmented granulocyte*

stabkernige Granulozyten: *Syn: Stabkernige*; jugendliche Granulozyten mit einem stabförmigen Kern; Ⓔ *Schilling's band cell, stab cell, staff cell, stab neutrophil, rod nuclear cell, band cell, band form, band granulocyte, band neutrophil*

gra|nu|lo|zy|tär *adj*: Granulozyt(en) betreffend; Ⓔ *relating to or characterized by granulocytes, granulocytic*

Gra|nu|lo|zy|ten|kon|zen|trat *nt*: durch Blutzellseparation gewonnenes Konzentrat, das zur **Granulozytentransfusion** verwendet wird; Ⓔ *leukocyte concentrate*

Gra|nu|lo|zy|to|pe|nie *f*: *Syn: Granulopenie*; Verminderung der Granulozyten im peripheren Blut; Ⓔ *granulocytopenia, granulopenia, hypogranulocytosis*

Gra|nu|lo|zy|to|po|e|se *f*: →*Granulopoese*

gra|nu|lo|zy|to|po|e|tisch *adj*: →*granulopoetisch*

Gra|nu|lo|zy|to|po|i|e|se *f*: →*Granulopoese*

Gra|nu|lo|zy|to|se *f*: Erhöhung der Granulozytenzahl im peripheren Blut; Ⓔ *granulocytosis, pure leukocytosis*

gra|nu|lo|zy|to|tisch *adj*: Granulozytose betreffend, von ihr betroffen oder gekennzeichnet, durch sie bedingt; Ⓔ *relating to or caused by granulocytosis, granulocytotic*

Gra|nu|lum *nt, pl* **-la**: Körnchen; Zellkörnchen, Speicherkörnchen; Ⓔ *granule, grain, granulation*

azurophile Granula: *Syn: Azurgranula*; durch Azur rotgefärbte Körnchen im Zytoplasma von Monozyten, Lymphozyten und Vorstufen der Granulozyten; Ⓔ *azurophil granules*

metachromatische Granula: *Syn: Babès-Ernst-Körperchen*; intrazelluläre Polkörperchen bei verschiedenen Bakterien; Ⓔ *metachromatic granules, Babès-Ernst bodies, metachromatic bodies, Babès-Ernst granules*

Graph-, graph- *präf.*: →*Grapho-*

Graph|äs|the|sie *f*: Fähigkeit, auf die Haut geschriebene Zeichen zu erkennen; Ⓔ *graphesthia, graphesthesia*

-graphia *suf.*: →*-graphie*

-graphie *suf.*: Wortelement mit der Bedeutung „Schreiben/Darstellung/Aufzeichnung"; Ⓔ *-graphy*

-graphisch *suf.*: in Adjektiven verwendetes Wortelement mit der Bedeutung „aufzeichnend/darstellend"; Ⓔ *-graphic*

Grapho-, grapho- *präf.*: Wortelement mit der Bedeutung „Schrift/Schreiben"; Ⓔ *graph(o)-*

Gra|phor|rhoe *f, pl* **-rho|en**: *Syn: Kritzelsucht*; krankhafte Neigung zu schreiben; Ⓔ *graphorrhea, scribomania*

Gra|pho|spas|mus *m*: *Syn: Schreibkrampf, Mogigrafie*; durch Überbelastung der Handmuskeln beim Schreiben auftretender Krampf; Ⓔ *graphospasm, mogigraphia, writer's cramp, writer's paralysis, writer's spasm, scriveners' palsy*

Gratiolet-Sehstrahlung *f*: *Syn: Radiatio optica*; Teil der Sehbahn; Ⓔ *Gratiolet's radiating fibers, Gratiolet's fibers, radiation of Gratiolet, optic radiation, occipitothalamic radiation, visual radiation, geniculocalcarine radiation, geniculocalcarine tract, thalamooccipital tract*

Grau|syn|drom *nt*: →*Grey-Syndrom*

Gravi-, gravi- *präf.*: Wortelement mit der Bedeutung „schwer"; Ⓔ *heavy, gravi-*

gra|vid *adj*: schwanger; Ⓔ *pregnant, gravid*

Gra|vi|da *f, pl* **-dae**: Schwangere; Ⓔ *pregnant women, gravida*

Gra|vi|di|tas *f, pl* **-ta|tes**: *Syn: Gravidität, Schwangerschaft*; Zeitraum von der Befruchtung* bis zur Geburt*; beträgt im Durchschnitt 280 Tage; oft wird der Begriff aber für den „Zustand" der Schwangeren und die physiologischen Veränderungen des Körpers als Anpassung an die Schwangerschaft verwendet; dazu gehören u.a. Steigerung von Ventilation und Herzminutenvolumen, Zunahme von Gesamtkörperwasser, Plasmavolumen und renalem Blutfluss, Abnahme der Osmolalität und des Gesamtgefäßwiderstandes, Vorbereitung der Brust auf die Laktation; Ⓔ *pregnancy, gravidity, gravidism, graviditas, cyesis, cyophoria, gestation, fetation*

Graviditas abdominalis: *Syn: Bauchhöhlenschwangerschaft, Abdominalschwangerschaft, Abdominalgravidität, abdominale Schwangerschaft*; Einnistung der Frucht in der Bauchhöhle; Ⓔ *abdominal pregnancy, intraperitoneal pregnancy*

Graviditas extrauterina: *Syn: Extrauterinschwangerschaft, Extrauteringravidität, ektopische Schwangerschaft, ektopische Gravidität, extrauterine Gravidität*; Einnistung der Frucht außerhalb der Gebärmutter; die mit Abstand häufigste Form ist die Eileiterschwangerschaft [95–98 %], gefolgt von Eierstockschwangerschaft und Bauchhöhlenschwangerschaft; **Zervikalgravidität** [Einnistung im Zervikalkanal], **intramurale Gravidität** [Einnistung in der Tiefe des Myometriums] und **heterotope Schwangerschaft** [Zwillingsschwangerschaft mit gleichzeitiger intra- und extrauteriner Einnistung] sind sehr selten; der Verlauf ist variabel; die meisten Extrauterinschwangerschaften gehen frühzeitig zu Grunde und bleiben klinisch stumm, es kann aber auch zur Ausbildung eines Akuten* Abdomens kommen; Ⓔ *extrauterine pregnancy, ectopic pregnancy, eccyesis, exfetation*

Graviditas interstitialis: *Syn: intramurale/interstitielle Schwangerschaft*; Einnistung der Frucht im intramuralen Abschnitt des Eileiters; Ⓔ *parietal pregnancy, interstitial pregnancy, mural pregnancy, tubouterine pregnancy, intramural pregnancy*

Graviditas ovarica: *Syn: Eierstockschwangerschaft, Eierstockgravidität, Ovarialgravidität, Ovarialschwangerschaft*; Einnistung der Frucht im Eierstock; Ⓔ *ovarian pregnancy, oocyesis, ovariocyesis*

Graviditas tubaria: *Syn: Eileiterschwangerschaft, Tu-*

bargravidität, Tubenschwangerschaft, Tubarschwangerschaft; häufigste Form der Extrauteringravidität* mit Einnistung der Frucht im Eileiter; meist liegt eine Störung der Eileiterdurchgängigkeit vor [Verklebungen] oder die Tubenperistaltik ist gestört; das Ei kann sich im Anfangsteil des Eileiters [**ampulläre Eileiterschwangerschaft**], im mittleren Eileiterabschnitt [**isthmische Eileiterschwangerschaft**] oder im uterinen Eileiterabschnitt [**interstitielle Eileiterschwangerschaft**] einnisten; **Klinik**: der klinische Verlauf ist variabel; die meisten Eileiterschwangerschaften gehen früh zu Grunde und bleiben klinisch unentdeckt; **ampulläre Eileiterschwangerschaften** führen meist zu einem Tubararbort*; selten kommt es zum Wachstum des Trophoblasten über das Fimbrienende hinaus und damit zur Entwicklung einer sekundären Abdominalgravidität; bei **isthmischen und interstitiellen Eileiterschwangerschaften** penetrieren die Plazentazotten zunehmend die Tubenwand, bis es in der 6.–8. Woche zur Ruptur kommt [Tubarruptur]; die Ruptur führt zu einer starken intraabdominellen Blutung, Unterleibsschmerzen und der Entwicklung eines Akuten Abdomens*; Ⓔ *oviductal pregnancy, tubal pregnancy, fallopian pregnancy, salpingocyesis*

G

Gra|vi|di|tät *f*: → *Graviditas*

ektopische Gravidität: → *Graviditas extrauterina*

eutopische Gravidität: ***Syn:*** *intrauterine/uterine Gravidität*; Schwangerschaft mit Einnistung der Frucht in der Gebärmutter; Ⓔ *eutopic pregnancy, intrauterine pregnancy, uterine pregnancy, uterogestation*

extrauterine Gravidität: → *Graviditas extrauterina*

intrauterine Gravidität: → *eutopische Gravidität*

uterine Gravidität: → *eutopische Gravidität*

Gra|vi|di|täts|di|a|be|tes *m*: ***Syn:*** *Schwangerschaftsdiabetes, Gestationsdiabetes*; während der Schwangerschaft bestehende diabetische Stoffwechsellage; Ⓔ *gestational diabetes, pregnancy diabetes*

Gra|vi|me|trie *f*: ***Syn:*** *Gewichtsanalyse, gravimetrische Analyse*; quantitative Analyse durch Gewichtsbestimmung von Niederschlägen; Ⓔ *gravimetry, quantitative analysis, quantitive analysis*

gra|vi|me|trisch *adj*: Gravimetrie betreffend, mittels Gravimetrie; Ⓔ *relating to weight, determined by weight, gravimetric, gravimetrical*

Grawitz-Tumor *m*: ***Syn:*** *hypernephroides Karzinom, klarzelliges Nierenkarzinom, Hypernephrom*; durch helle Zellen charakterisierter, häufigster bösartiger Nierentumor, der Männer häufiger befällt als Frauen; Ⓔ *hypernephroma, renal adenocarcinoma, renal cell carcinoma, hypernephroid carcinoma, hypernephroid renal carcinoma, Grawitz's tumor, clear cell carcinoma of kidney, clear cell adenocarcinoma, adenocarcinoma of kidney*

Gray *nt*: SI-Einheit der Energiedosis; Ⓔ *gray*

Greenwald-Ester *m*: ***Syn:*** *2,3-Diphosphoglycerat*; in hoher Konzentration in Erythrozyten vorkommender energiereicher Ester; bei Mangel kommt es zu hämolytischer Anämie*; Ⓔ *2,3-diphosphoglycerate*

Gregg-Syndrom *nt*: → *Embryopathia rubeolosa*

Grei|sen|bo|gen *m*: → *Gerontoxon*

Grei|sen|fü|ße, hei|ße *pl*: ***Syn:*** *Gopalan-Syndrom, Syndrom der brennenden Füße, Burning-feet-Syndrom*; durch verschiedene Ursachen [Vitaminmangel, Lebererkrankungen, Diabetes] hervorgerufenes schmerzhaftes Brennen der Füße während der Nacht; Ⓔ *Gopalan's syndrome, burning feet syndrome*

Grei|sen|haut *f*: ***Syn:*** *atrophische Altershaut, Geroderma*; dünne Altershaut des Greisenalters; Ⓔ *gerodermia, geroderma*

Grenz|do|sis *f, pl* **-sen**: ***Syn:*** *Schwellendosis*; zur Erzielung eines Effekts notwendige minimale Strahlendosis; Ⓔ *threshold dose*

Grenz|fall|lä|si|on *f*: ***Syn:*** *Borderline-Läsion, Borderline-Tumor*; Epithelveränderung, die an der Grenze zur Malignität liegt; Ⓔ *borderline tumor*

Grenz|nä|vus *m, pl* **-vi**: ***Syn:*** *Übergangsnävus, Abtropfungsnävus, Junktionsnävus, junktionaler Nävus*; Nävuszellnävus* im Übergangsbereich von Dermis* und Epidermis*; Ⓔ *junction nevus, epidermic-dermic nevus, junctional nevus*

Grenz|strah|len *pl*: ***Syn:*** *Bucky-Strahlen*; ultraweiche Röntgenstrahlen; Ⓔ *grenz rays, borderline rays, Bucky's rays*

Grenz|strang *m*: ***Syn:*** *Truncus sympathicus*; aus den Grenzstrangganglien und ihren Verbindungsfasern bestehender Teil des Sympathikus*, zu beiden Seiten der Wirbelsäule; Ⓔ *sympathetic chain, sympathetic nerve, sympathetic trunk, gangliated cord, ganglionated cord*

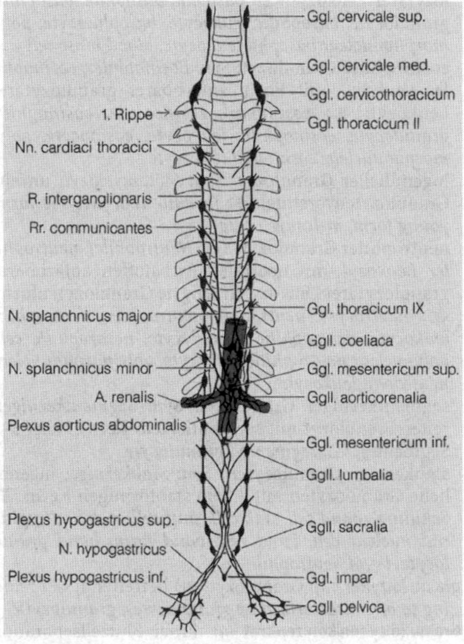

Abb. 34. Grenzstrang

Grenz|strang|blo|cka|de *f*: Ausschaltung eines Teils des Grenzstranges [**zervikale, thorakale, lumbale Grenzstrangblockade**] durch Lokalanästhetika; Ⓔ *sympathetic block*

Grenz|strang|gan|gli|en *pl*: ***Syn:*** *Ganglia trunci sympathetici*; Kette sympathischer Ganglien, die durch Verbindungsäste [Rami interganglionares] zum Grenzstrang verbunden werden; Ⓔ *ganglia of sympathetic trunk, sympathetic trunk ganglia*

Grenz|strang|re|sek|ti|on *f*: ***Syn:*** *Sympathektomie*; teilweise oder vollständige Entfernung von Grenzstrangganglien; Ⓔ *sympathectomy, sympathetectomy, sympathicectomy*

Grenz|wert|hy|per|to|nie *f*: ***Syn:*** *Borderline-Hypertonie*; klinische Bezeichnung für einen nur mäßig erhöhten Blutdruck; Ⓔ *borderline hypertension, labile hypertension*

Grey-Syndrom *nt*: ***Syn:*** *Grausyndrom*; durch Chloramphenicol ausgelöstes toxisches Syndrom bei Neugeborenen; Ⓔ *gray syndrome*

grif|fel|för|mig *adj*: styloid; Ⓔ *peg-shaped, styloid, styliform*

Grif|fel|zahn *m*: ***Syn:*** *Zapfenzahn, Kegelzahn, Dens embo-*

liformis; ätiologisch ungeklärte, meist die oberen seitlichen Schneidezähne betreffende Zahnverkümmerung; Ⓔ *peg tooth*

Grimm|darm *m*: →*Colon*

Grind *m*: Wundschorf; Hautausschlag mit Krusten- und Borkenbildung; Ⓔ *scab, crust, crusta*

feuchter Grind: →*Grindflechte*

Grind|aus|schlag *m*: ***Syn:*** *Eiterausschlag, Pyodermie, Pyodermitis, Pyodermia*; durch Eitererreger [Staphylokokken, Streptokokken] verursachte Hautkrankheit; Ⓔ *pyoderma, pyodermatitis, pyodermatosis, pyodermia*

Grind|flech|te *f*: ***Syn:*** *Eiterflechte, Krustenflechte, Pustelflechte, feuchter Grind, Impetigo (contagiosa/vulgaris)*; durch Eitererreger [Staphylokokken, Streptokokken] hervorgerufene Hauterkrankung mit eitriger Blasen- und Pustelbildung; Ⓔ *crusted tetter, impetigo, streptococcal impetigo, streptococcal pyoderma*

grip|pal *adj*: Grippe betreffend, grippeartig, grippeähnlich; Ⓔ *relating to influenza, influenzal, influenza-like, grippal*

Grip|pe *f*: ***Syn:*** *Influenza, Virusgrippe, echte Grippe*; hochkontagiöse akute Allgemeinerkrankung durch Influenzaviren*, die endemisch, epidemisch oder pandemisch auftreten kann; die Übertragung erfolgt als Tröpfcheninfektion von erkrankten oder subklinisch infizierten Patienten; nur die Hälfte der Infizierten zeigt klinische Symptome, der Rest macht die Krankheit symptomlos durch; die Haupterkrankungszeit für Grippe ist der Winter; der Begriff wird oft auch für grippale Infekte durch andere Viren [Rhino-, Adeno-, Corona-, Parainfluenzaviren] verwendet; die Grippe ist eine schwere Erkrankung, die v.a. bei älteren und abwehrgeschwächten Patienten tödlich verlaufen kann; die Inkubationszeit beträgt 1–5 Tage und der Krankheitsverlauf ca. 8–10 Tage; Impfung mit einem Spaltimpfstoff verleiht einen 50 %-igen Schutz gegen eine Infektion, bei den anderen Patienten verläuft die Infektion abgeschwächt; der Impfschutz hält für ca. 12 Monate an; die Schutzimpfung ist für alle älteren und abwehrgeschwächten Patienten sowie medizinisches Personal indiziert; Ⓔ *influenza, grippe, grip, flu*

Grip|pe|en|an|them *nt*: Rötung der Mund- und Rachenschleimhaut mit flohstichartigen Blutungen; Ⓔ *influenza enenathema*

Grip|pe|en|ze|phal|li|tis *f, pl* **-ti|den:** ***Syn:*** *Influenzaenzephalitis*; Enzephalitis* als relativ seltene Komplikation einer Influenza; Ⓔ *influenzal encephalitis*

Grip|pe|ex|an|them *nt*: v.a. bei Kindern vorkommender Hautausschlag, der an Scharlach oder Masern erinnert; Ⓔ *influenza rash*

Grip|pe|o|ti|tis *f, pl* **-ti|ti|den:** meist durch einen kombinierten Infekt von Haemophilus* influenzae und Grippevirus ausgelöste, akute hämorrhagische Mittelohrentzündung mit Blasenbildung auf dem Trommelfell; Ⓔ *influenzal otitis*

Grip|pe|vi|rus *nt, pl* **-ren:** ***Syn:*** *Influenzavirus, Myxovirus influenza*; in drei Subtypen [**Influenza A-Virus, Influenza B-Virus, Influenza C-Virus**] vorkommendes Virus; auf der Virushülle lokalisierte Antigene [Neuraminidase, Hämagglutinin] führen über Veränderungen der Antigenstruktur [Antigendrift*, Antigenshift*] zur Bildung neuer Serovarianten, die neue Epidemien auslösen können; Ⓔ *influenza virus, influenzal virus*

Gri|se|o|ful|vin *nt*: orales Antimykotikum*; Ⓔ *griseofulvin, Curling factor*

Grönblad-Strandberg-Syndrom *nt*: ***Syn:*** *Darier-Grönblad-Strandberg-Syndrom, systemische Elastorrhexis, Pseudoxanthoma elasticum*; generalisierte, degenerative Erkrankung des elastischen Bindegewebes mit gelblichen Papeln und Hautflecken; Ⓔ *Grönblad-Strandberg syndrome, pseudoxanthoma elasticum*

Groß|hirn *nt*: ***Syn:*** *Zerebrum, Cerebrum*; aus den Großhirnhemisphären, Fornix* cerebri und Kommissuren bestehender Teil des Gehirns; meist gleichgesetzt mit Gehirn/Encephalon oder Endhirn/Telencephalon; Ⓔ *cerebrum, upper brain*

Großhirn-Brückenfasern *pl*: ***Syn:*** *kortikopontine Fasern, Fibrae corticopontinae*; zu den Fibrae* pontis longitudinales gehörende Fasern von der Großhirnrinde zur Brücke; Ⓔ *corticopontine fibers*

parietale Großhirn-Brückenfasern: ***Syn:*** *Fibrae parietopontinae*; im hinteren Schenkel der inneren Kapsel [Capsula* interna] verlaufende Fasern, die motorische Signale vom Kortex zum Kleinhirn führen; Ⓔ *parietopontine fibers*

temporale Großhirn-Brückenfasern: ***Syn:*** *Fibrae temporopontinae*; absteigende Fasern von der motorischen Großhirnrinde zum Kleinhirn; Ⓔ *temporopontine fibers*

Groß|hirn|si|chel *f*: ***Syn:*** *Hirnsichel, Falx cerebri*; sichelförmiger, bindegewebiger Fortsatz der Dura* mater zwischen den beiden Großhirnhemisphären; Ⓔ *falx of cerebrum, falciform process of cerebrum, falx cerebri, falcula*

Groß|köp|fig|keit *f*: ***Syn:*** *Makrozephalie, Makrokephalie*; angeborene Vergrößerung des Schädels; Ⓔ *macrocephaly, macrocephalia, macrocephalus*

Groß|ze|he *f*: Hallux; Ⓔ *hallux, hallex, big toe, great toe*

Grover-Krankheit *f*: →*Morbus Grover*

Grüb|chen|nä|gel *pl*: ***Syn:*** *Tüpfelnägel*; grübchenförmige, kleine Nageldefekte, z.B. bei Psoriasis; Ⓔ *pitted nails*

Gru|ben|gas *nt*: Methan*; Ⓔ *methane, marsh gas, methyl hydride, chokedamp*

Gru|ben|kopf|band|wurm *m*: ***Syn:*** *breiter Fischbandwurm, Diphyllobothrium latum, Bothriocephalus latus*; Darmparasit des Menschen, der bis zu 10 m lang werden kann; Erreger der Diphyllobothriose*; Ⓔ *fish tapeworm, broad tapeworm, broad fish tapeworm, Swiss tapeworm, Diphyllobothrium latum, Diphyllobothrium taenioides, Taenia lata*

Gru|ben|krank|heit *f*: Ankylostomiasis*; Ⓔ *miner's disease*

Gru|ben|wurm *m*: ***Syn:*** *europäischer Hakenwurm, Ancylostoma duodenale*; in Europa und Asien vorkommender Hakenwurm; häufiger Erreger der Ankylostomiasis*; Ⓔ *Old World hookworm, hookworm, Ancylostoma duodenale*

Gruber-Widal-Reaktion *f*: ***Syn:*** *Gruber-Widal-Test, Widal-Reaktion, Widal-Test*; Agglutination von Bakterien mit Antiseren; Ⓔ *Gruber's test, Gruber's reaction, Gruber-Widal test, Grünbaum-Widal test, Gruber-Widal reaction, Widal's serum test, Widal's test, Widal's reaction*

Gruby-Krankheit *f*: ***Syn:*** *Mikrosporie*; Pilzinfektion der Kopfhaut durch Microsporum*-Species; Ⓔ *Microsporum infection*

grün|blind *adj*: ***Syn:*** *deuteranop*; Grünblindheit betreffend, von ihr betroffen; Ⓔ *relating to or marked by deuteranopia, deuteranopic, photerythrous*

Grün|blind|heit *f*: ***Syn:*** *Rot-Grün-Dichromasie, Deuteranop(s)ie*; Farbenfehlsichtigkeit für Grün; Ⓔ *green blindness, deuteranopia, deuteranopsia*

Grund|bün|del *pl*: ***Syn:*** *Binnenbündel, Elementarbündel, Intersegmentalfaszikel, Fasciculi proprii*; benachbarte Rückenmarkssegmente verbindende Faserbündel; Ⓔ *proper fasciculi, fundamental columns*

Grund|sub|stanz *f*: der ungeformte Teil der Interzellulärsubstanz; Ⓔ *matrix, ground substance, intercellular substance, interstitial substance*

Grund|um|satz *m*: ***Syn:*** *Basalumsatz, basal metabolic rate*; Stoffwechselumsatz unter Ruhebedingungen; Ⓔ *basal metabolic rate, basal metabolism*

Grund|zy|to|plas|ma *nt*: ***Syn:*** *zytoplasmatische Matrix, Hyaloplasma*; fast glasklares, lichtmikroskopisch ho-

G

mogenes Grundplasma der Zelle; Ⓔ *interfibrillar substance of Flemming, interfilar substance, cytohyaloplasm, cytolymph, hyaloplasm, hyalomitome, hyaloplasma, hyalotome, paramitome, paraplasm*

Grün|holz|bruch *m*: → *Grünholzfraktur*

Grün|holz|frak|tur *f*: *Syn: Grünholzbruch*; unvollständiger Bruch langer Röhrenknochen bei Kindern, bei dem das Periost unversehrt erhalten bleibt; Ⓔ *greenstick fracture, hickory-stick fracture, willow fracture*

Grün|schwä|che *f*: *Syn: Deuteranomalie*; Farbsehschwäche für Grün; Ⓔ *green blindness, deuteranomaly*

Grün|se|hen *nt*: *Syn: Chloropie, Chloropsie*; erworbene Störung des Farbensehens [z.B. Digitalisvergiftung] mit Grüntönung aller Farben; Ⓔ *green vision, chloropsia, chloropia*

Grütz|beu|tel *m*: *Syn: Atherom*; Haarbalgtumor der Haut; Ⓔ *epidermoid, wen, atheromatous cyst, epidermal cyst, epidermoid cyst, epithelial cyst, sebaceous cyst*

Grynfeltt-Dreieck *nt*: *Syn: Trigonum lumbale superior*; dreieckige Muskellücke zwischen 12. Rippe und den Musculi obliquus internus abdominis und quadratus lumborum; Ⓔ *triangle of Grynfeltt and Lesgaft, Lesgaft's triangle, Grynfeltt's triangle, superior lumbar triangle, Lesgaft's space*

Gry|po|sis *f, pl* **-ses**: abnorme Krümmung eines Organs oder Körperteils; Ⓔ *gryposis, gryphosis*

gry|po|tisch *adj*: Gryposis betreffend, von ihr betroffen oder gekennzeichnet; Ⓔ *relating to or marked by gryposis, grypotic*

Gsell-Erdheim-Syndrom *nt*: *Syn: Erdheim-Gsell-Syndrom, Medionecrosis Erdheim-Gsell*; idiopathische Nekrose* der Aortenmedia, die zu spontaner Aortenruptur oder Aneurysma* dissecans führen kann; Ⓔ *Erdheim-Gsell medial necrosis, Erdheim's cystic medial necrosis, cystic medial necrosis, medionecrosis of aorta, mucoid medial degeneration*

Gu|a|jak|pro|be *f*: *Syn: Guajaktest*; qualitativer Blutnachweis mit Guajakharz; Ⓔ *guaiac test, Almén's test for blood*

Gu|a|ni|din *nt*: *Syn: Iminoharnstoff*; Abbauprodukt des Guanins*; Ⓔ *iminourea, guanidine*

Gu|a|ni|din|ä|mie *f*: *Syn: Hyperguanidinämie*; erhöhter Guanidingehalt des Blutes; Ⓔ *guanidinemia, hyperguanidinemia*

Gu|a|nin *nt*: *Syn: 2-Amino-6-hydroxypurin*; Purinbase*, die mit Ribose* Guanosin bildet; Ⓔ *guanine, 2-amino-6-oxypurine*

Gu|a|no|sin *nt*: Nucleosid* aus Guanin und Ribose*; Baustein der RNA; Ⓔ *guanosine*

Gu|a|no|sin|di|phos|phat *nt*: *Syn: Guanosin-5'-diphosphat*; an der Energieübertragung im Stoffwechsel [Citratzyklus] beteiligtes Nucleotid*; Ⓔ *guanosine(-5'-)diphosphate*

Guanosin-5'-diphosphat *nt*: → *Guanosindiphosphat*

Gu|a|no|sin|mo|no|phos|phat *nt*: *Syn: Guanosin-5'-monophosphat, Guanylsäure*; Monophosphorsäureester des Guanosins; Ⓔ *guanosine monophospate, guanosine-5-phosphate, guanylic acid*

Guanosin-5'-monophosphat *nt*: → *Guanosinmonophosphat*

zyklisches Guanosinmonophosphat: *Syn: zyklisches Guanosin-3',5'-Phosphat, Zyklo-GMP, Cyclo-GMP*; als Neurotransmitter und Mediator der Histaminfreisetzung vorkommende Ringform; Ⓔ *cyclic GMP, guanosine 3',5'-cyclic phosphate, cyclic guanosine monophosphate*

Guanosin-3',5'-Phosphat, zyklisches *nt*: → *zyklisches Guanosinmonophosphat*

Gu|a|no|sin|tri|phos|phat *nt*: *Syn: Guanosin-5'-triphosphat*; energiereiches Triphosphat; wichtiger Energie- und Phosphatdonor des Stoffwechsels; Ⓔ *guanosine(-5'-) triphosphate*

Guanosin-5'-triphosphat *nt*: → *Guanosintriphosphat*

Gu|a|nyl|at|cyc|la|se *f*: Enzym, das die Umwandlung von Guanosintriphosphat* in zyklisches Guanosinmonophosphat* katalysiert; Ⓔ *guanylate cyclase*

Gu|a|nyl|säu|re *f*: → *Guanosinmonophosphat*

Gubler-Lähmung *f*: *Syn: Millard-Gubler-Syndrom, Gubler-Hemiplegie, Brücken-Mittelhirn-Syndrom, Hemiplegia alternans inferior*; bei Schädigung im Brücken- und Mittelhirnbereich auftretende Lähmung des Nervus* facialis, kombiniert mit spastischer Lähmung der Gliedmaße der anderen Körperseite; Ⓔ *Gubler's paralysis, Gubler's syndrome, Gubler's hemiplegia, Millard-Gubler paralysis, Millard-Gubler syndrome*

Gudden-Haubenbündel *nt*: *Syn: Fasciculus mammillotegmentalis*; zur weißen Hypothalamussubstanz gehörendes Bündel, das Corpus* mammillare und Nuclei* anteriores thalami verbindet; Ⓔ *mamillotegmental fasciculus*

Guérin-Fraktur *f*: Form der Oberkieferfraktur; Ⓔ *Guérin's fracture, horizontal maxillary fracture, LeFort I fracture*

Guérin-Stern-Syndrom *nt*: *Syn: Arthrogryposis multiplex congenita*; angeborene, ein- oder beidseitige Kontraktur* großer Gelenke; Ⓔ *congenital multiple arthrogryposis*

Guilford-Syndrom *nt*: *Syn: Christ-Siemens-Touraine-Syndrom, Christ-Siemens-Syndrom, anhidrotische ektodermale Dysplasie, ektodermale Dysplasie, ektodermale kongenitale Dysplasie, Jacquet-Syndrom, Anhidrosis hypotrichotica/congenita*; X-chromosomal-rezessiv vererbtes Syndrom, das durch Fehlbildung der Haut(anhangsgebilde) [Hypotrichie, Anhidrose*], der Zähne [Hypodontie*] und verschiedener Knorpel [Nase, Ohr] gekennzeichnet ist; Ⓔ *Christ-Siemens-Touraine syndrome, Christ-Siemens syndrome, hereditary ectodermal polydysplasia, anhidrotic ectodermal dysplasia, congenital ectodermal defect*

Guillain-Barré-Syndrom *nt*: *Syn: Polyradikuloneuritis, Radikuloneuritis, Neuronitis*; aufsteigende Entzündung und Lähmung von Spinalnerven und ihrer Wurzeln im Anschluss an Virusentzündungen; Ⓔ *Guillain-Barré syndrome, Guillain-Barré polyneuritis, Barré-Guillain syndrome, acute postinfectious polyneuropathy, acute ascending spinal paralysis, acute febrile polyneuritis, polyradiculoneuropathy, postinfectious polyneuritis, infective polyneuritis, encephalomyeloradiculoneuritis, radiculoneuritis, neuronitis, idiopathic polyneuritis*

Gui|nea|wurm *m*: *Syn: Medinawurm, Drachenwurm, Dracunculus medinensis, Filaria medinensis*; im Unterhautbindegewebe parasitierender Fadenwurm; Ⓔ *Medina worm, Guinea worm, dragon worm, serpent worm, Dracunculus medinensis, Filaria medinensis, Filaria dracunculus*

Gui|nea|wurm|in|fek|ti|on *f*: *Syn: Guineawurmbefall, Medinawurminfektion, Medinawurmbefall, Drakunkulose, Drakontiase, Dracontiasis, Dracunculosis*; durch Befall mit Dracunculus* medinensis hervorgerufene Erkrankung; Ⓔ *Guinea worm disease, dracunculiasis, dracontiasis, dracunculosis*

Gu|lo|se *f*: mit Glucose* isomere Aldohexose*; Ⓔ *gulose*

Gum|ma *nt, pl* **-ma|ta, -men**: *Syn: Gumme, Gummiknoten, Gummigeschwulst*; gummiartige Granulationsgeschwulst; v.a. bei Syphilis; Ⓔ *gumma, gummatous syphilid, luetic granuloma, tuberculous syphilid, nodular syphilid, syphiloma, gummy tumor*

Gumma syphiliticum: *Syn: Syphilom*; im Tertiärstadium der Syphilis* auftretende Gumma; Ⓔ *gumma, gummatous syphilid, luetic granuloma, tuberculous syphilid, nodular syphilid, syphiloma, gummy tumor*

tuberkulöses Gumma: *Syn: Skrophuloderm, Tuberculosis cutis colliquativa*; postprimäre subakute Hauttuberkulose mit Bildung subkutaner livider Knoten, die zu Ulzeration und Fistelbildung neigen; Ⓔ *tuberculous*

gumma, scrofuloderma, metastatic tuberculous abscess
gum|ma|tös *adj*: ***Syn:*** *gummös*; Gumme/Gumma betreffend, gummaartig; Ⓔ *relating to gumma, having the characteristics of gumma, gummatous, gummy*
Gum|me *f*: →*Gumma*
Gum|mi|ge|schwulst *f*: →*Gumma*
Gum|mi|haut *f*: ***Syn:*** *Kautschukhaut, Cutis hyperelastica*; überdehnbare, in Falten abhebbare Haut, z.B. bei Ehlers-Danlos-Syndrom; Ⓔ *cutis hyperelastica*
Gum|mi|kno|ten *m*: →*Gumma*
gum|mös *adj*: →*gummatös*
Gumprecht-Kernschatten *pl*: ***Syn:*** *Gumprecht-Schatten*; Reste zerquetscher Leukozyten im Blutausstrich; Ⓔ *Gumprecht's shadows, smudge cells, shadows, shadow cells*
Günther-Krankheit *f*: ***Syn:*** *Morbus Günther, kongenitale erythropoetische Porphyrie, Porphyria erythropoietica congenita, Porphyria congenita Günther*; autosomal-rezessive Störung der Hämsynthese mit Rotfärbung der Zähne, hämolytischer Anämie* und Splenomegalie*; Ⓔ *Günther's disease, congenital erythropoietic porphyria, congenital photosensitive porphyria, erythropoietic uroporphyria, hematoporphyria*
Gur|ken|kern|band|wurm *m*: ***Syn:*** *Dipylidium caninum*; v.a. Hunde, seltener auch den Menschen befallender Bandwurm; Ⓔ *double-pored dog tapeworm, dog tapeworm, Dipylidium caninum*
Gür|tel|pla|zen|ta *f*: ***Syn:*** *Ringplazenta, Placenta anularis*; ringförmige Plazenta; Ⓔ *annular placenta, zonary placenta, zonular placenta*
Gür|tel|ro|se *f*: ***Syn:*** *Zoster, Zona, Herpes zoster*; akute, schmerzhafte Erkrankung durch ein Rezidiv einer vorausgegangenen Infektion [Windpocken*] mit dem Varicella-Zoster-Virus*; meist gürtelförmige Ausbreitung im Versorgungsgebiet eines Spinalnervens; Ⓔ *acute posterior ganglionitis, shingles, zona, zoster, herpes zoster*
gus|ta|tiv *adj*: →*gustatorisch*
gus|ta|to|risch *adj*: ***Syn:*** *gustativ*; Geschmackssinn betreffend; Ⓔ *relating to gustation/sense of taste, gustatory, gustative*
Gus|to|me|trie *f*: Geschmacksprüfung; Ⓔ *gustometry*
gut|ar|tig *adj*: benigne*; Ⓔ *benign, benignant*
Guthrie-Hemmtest *m*: ***Syn:*** *Guthrie-Test*; Screeningtest zum Ausschluss von Phenylketonurie* bei Neugeborenen; Ⓔ *Guthrie test*
gut|tu|ral *adj*: **1.** Kehle/Guttur betreffend, kehlig **2.** (*Stimme*) rauh, heiser, kehlig; Ⓔ **1.** *guttural* **2.** *guttural, throaty*
GvH-Reaktion *f*: →*Graft-versus-Host-Reaktion*
gym|no|phob *adj*: Gymnophobie betreffend, durch sie gekennzeichnet; Ⓔ *relating to or marked by gymnophobia, gymnophobic*
Gym|no|pho|bie *f*: krankhafte Angst vor nackten Körpern oder vor dem Nacktsein; Ⓔ *irrational fear of a naked person or a naked part of the body, gymnophobia*
Gyn-, gyn- *präf.*: Wortelement mit der Bedeutung „Frau/weiblich"; Ⓔ *gynecic*
Gynäko-, gynäko- *präf.*: Wortelement mit der Bedeutung „Frau/weiblich"; Ⓔ *gynec(o)-, gyne-, gyn-, gyno-*
gy|nä|ko|id *adj*: ***Syn:*** *gynoid*; frauenähnlich, frauenartig; Ⓔ *gynecoid*
Gy|nä|ko|lo|ge *m*: Arzt für Gynäkologie, Frauenarzt; Ⓔ *gynecologist*
Gy|nä|ko|lo|gie *f*: Frauenheilkunde; Ⓔ *gynecology*
Gy|nä|ko|lo|gin *f*: Ärztin für Gynäkologie, Frauenärztin; Ⓔ *gynecologist*
gy|nä|ko|lo|gisch *adj*: Gynäkologie betreffend; Ⓔ *relating to gynecology, gynecologic, gynecological*
Gy|nä|ko|mas|tie *f*: Vergrößerung der männlichen Brustdrüse; Ⓔ *gynecomastia, gynecomastism, gynecomasty, gynecomazia, mammary feminism*
Gy|nä|ko|pa|thie *f*: ***Syn:*** *Gynopathie*; Frauenkrankheit; Ⓔ *gynecopathy*
Gyn|and|rie *f*: ***Syn:*** *Gynandrismus, Pseudohermaphroditismus femininus*; Patientin mit chromosomal weiblichem Geschlecht und männlichen oder gemischten Geschlechtsmerkmalen; Ⓔ *gynandromorphism, gynandria, gynandry, gynandrism*
Gyn|and|ris|mus *m*: →*Gynandrie*
gy|nä|phob *adj*: Gynäphobie betreffend, durch sie gekennzeichnet; Ⓔ *relating to or marked by gynephobia, gynephobic*
Gy|nä|pho|bie *f*: ***Syn:*** *Gynäkophobie*; krankhafte Angst vor oder Abneigung gegen Frauen; Ⓔ *irrational fear of women, gynephobia, gynophobia*
Gyn|a|tre|sie *f*: Oberbegriff für angeborene Verschlüsse im weiblichen Geschlechtstrakt; Ⓔ *gynatresia*
Gyno-, gyno- *präf.*: Wortelement mit der Bedeutung „Frau/weiblich"; Ⓔ *gynec(o)-, gyne-, gyn-, gyno-*
gy|no|id *adj*: →*gynäkoid*
Gy|no|pa|thie *f*: →*Gynäkopathie*
Gy|no|plas|tik *f*: Chirurgie der weiblichen Geschlechtsorgane; Ⓔ *gynoplasty, gyneplasty, gynoplastics*
gy|no|plas|tisch *adj*: Gynoplastik betreffend; Ⓔ *relating to gynoplasty, gynoplastic*
Gy|ra|se *f*: Bakterienenzym, das die Ausbildung der Tertiärstruktur der Bakterien-DNA steuert; Ⓔ *gyrase*
Gy|ra|se|hem|mer *pl*: ***Syn:*** *Chinolone, Quinolone, Chinolonantibiotika*; das Enzym Gyrase* hemmende Antibiotika mit breitem Wirkungsspektrum; Ⓔ *gyrase inhibitors*
Gyr|ek|to|mie *f*: (Teil-)Entfernung einer Kleinhirnwindung; Ⓔ *gyrectomy*
gy|ren|ze|phal *adj*: (*Gehirn*) mit vielen Windungen versehen; Ⓔ *gyrencephalic*
Gy|rus *m, pl* **-ri**: Kreis, Windung, Hirnwindung; Ⓔ *gyrus, convolution*
Gyrus angularis: bogenförmiger Gyrus am hinteren Ende des Sulcus temporalis superior; enthält Zentren für Lese-, Schreib- und Rechenfunktionen; Ⓔ *angular gyrus*
Gyri breves insulae: kurze vordere Windungen der Insula*; Ⓔ *short gyri of insula*
Gyri cerebelli: ***Syn:*** *Folia cerebelli*; Kleinhirnwindungen; Ⓔ *gyri of cerebellum, convolutions of cerebellum*
Gyri cerebri: Hirnwindungen, Großhirnwindungen; Ⓔ *convolutions of cerebrum, gyri of cerebrum*
Gyrus cinguli: parallel zum Balken [Corpus* callosum] verlaufende Hirnwindung; Ⓔ *cingulate gyrus*
Gyrus dentatus: zum Riechhirn gehörender Gyrus am medialen Rand des Hippocampus*; Ⓔ *dentate gyrus*
Gyrus fasciolaris: Fortsetzung des Gyrus* dentatus; Ⓔ *fasciolar gyrus*
Gyrus frontalis inferior, medialis, medius, superior: Stirnhirnwindungen; Ⓔ *frontal gyri, frontal convolutions*
Gyri insulae: Windungen/Gyri der Insel; Ⓔ *gyri of insula*
Gyrus lingualis: Windung an der Unterseite des Hinterhauptslappens; Ⓔ *lingual gyrus*
Gyrus longus insulae: lange Windung der Insula*; Ⓔ *long gyrus of insula*
Gyrus occipitotemporalis lateralis: Windung an der Basis von Schläfen- und Hinterhauptslappen; Ⓔ *lateral occipitotemporal gyrus*
Gyrus occipitotemporalis medialis: Windung an der Basis von Schläfen- und Hinterhauptslappen; Ⓔ *medial occipitotemporal gyrus*
Gyri orbitales: unregelmäßige Windungen auf der Orbitalfläche des Stirnlappens; Ⓔ *orbital gyri*
Gyrus parahippocampalis: Windung an der Basis des Schläfenlappens; Ⓔ *parahippocampal gyrus*
Gyrus paraterminalis: ***Syn:*** *Gyrus subcallosus*; schmale

Windung an der Medialseite des Stirnlappens; Ⓔ *paraterminal gyrus*
Gyrus postcentralis: hintere Zentralwindung des Großhirns; Ⓔ *postcentral gyrus, posterior central gyrus, posterior central convolution, ascending parietal convolution*
Gyrus precentralis: vordere Zentralwindung des Großhirns; Ⓔ *anterior central convolution, ascending frontal gyrus, ascending frontal convolution, precentral gyrus, anterior central gyrus*
Gyrus rectus: gerade Windung an der Basalfläche des Stirnlappens; Ⓔ *straight gyrus*
Gyrus subcallosus: → *Gyrus paraterminalis*
Gyrus supramarginalis: umgreift bogenförmig das hintere Ende des Sulcus* lateralis cerebri; Ⓔ *supramarginal gyrus*
Gyri temporales transversi: 2 kurze Querwindungen [**Gyrus temporalis transversus anterior, posterior**] an der Innenfläche des Gyrus temporalis superior; die vordere Windung [Gyrus temporalis transversus anterior] wird auch als **primäre Hörrinde** bezeichnet; Ⓔ *transverse temporal gyri*
Gyrus temporalis inferior, medius, superior: Schläfenwindungen, Windungen des Schläfenlappens; Ⓔ *inferior, middle, and superior temporal gyrus*
G-Zellen *pl*: gastrinbildende Magenzellen; Ⓔ *G cells*

G

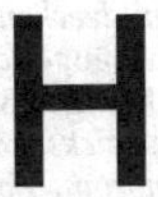

Haab-Reflex *m*: *Syn: Rindenreflex der Pupille*; Engstellung der Pupille bei Konzentration auf ein Objekt in der Peripherie des Gesichtsfeldes; Ⓔ *Haab's reflex, cerebral cortex reflex, cerebropupillary reflex, corticopupillary reflex*

Haar|auf|rich|ter *m*: *Syn: Haarmuskel, Haarbalgmuskel, Musculus arrector pili*; glatter Muskel, der bei Kontraktion das Haar aufrichtet; Ⓔ *arrector muscles of hair*

Haar|aus|fall *m*: → *Haarlosigkeit*

Haar|balg *m*: → *Haarfollikel*

Haar|balg|ent|zün|dung *f*: Trichitis*; Ⓔ *inflammation of the hair bulbs, trichitis*

Haar|balg|knöt|chen *nt*: → *Trichoepitheliom*

Haar|balg|mil|be *f*: *Syn: Demodex folliculorum*; Erreger der Demodikose*; Ⓔ *hair follicle mite, face mite, follicle mite, Demodex folliculorum*

Haar|balg|mus|kel *m*: → *Haaraufrichter*

Haar|ball *m*: *Syn: Trichobezoar*; aus verschluckten Haaren gebildeter Magen- oder Darmstein; Ⓔ *hairball, egagropilus, trichobezoar*

Haar|bruch *m*: *Syn: Knochenfissur*; kleinster Knochenbruch ohne typische Fraktursymptome; Ⓔ *hair-line fracture, capillary fracture, crack, infraction, infracture, fissure fracture, fissured fracture*

Haar|fol|li|kel *m*: *Syn: Haarbalg, Folliculus pili*; sackförmige, bindegewebige Haarwurzelscheide; Ⓔ *hair follicle*

Haar|fol|li|kel|ent|zün|dung *f*: Folliculitis*; Ⓔ *inflammation of a hair follicle, folliculitis, mentagra, sycosis*

Haar|ge|fäße *pl*: *Syn: Blutkapillare, Kapillare, Vas capillare*; kleinste Blutgefäße, die zwischen arteriellem und venösem Schenkel des Kreislaufs liegen; Ⓔ *capillary, capillary vessel*

Haar|knöt|chen|krank|heit *f*: **1.** *Syn: Piedra, Trichosporie*; Pilzinfektion des Haarschaftes mit zahlreichen Knoten **2.** *Syn: Trichorrhexis nodosa, Nodositas crinium*; Trichorrhexis* mit knötchenförmiger Auftreibung und pinselförmiger Auffaserung der Haarenden; Ⓔ **1.** *piedra, knotted hair, trichosporosis* **2.** *knotted hair, trichoclasia, trichoclasis, trichonodosis, tinea nodosa, trichorrhexis nodosa*

Haar|leu|ko|pla|kie *f*: *Syn: orale haarförmige Leukoplakie*; bei HIV-Infektionen auftretende Leukoplakie* durch das Epstein-Barr-Virus; Ⓔ *hairy leukoplakia*

Haar|lo|sig|keit *f*: *Syn: Kahlheit, Haarausfall, Alopezie, Alopecia*; angeborener oder erworbener, nur Teile des Körpers oder den ganzen Körper betreffender Verlust der Behaarung; Ⓔ *hairlessness, baldness, alopecia, atrichia, atrichosis, calvities*

Haar|mus|kel *m*: → *Haaraufrichter*

Haar|nest|fis|tel *f*: *Syn: Steißbeinfistel, Steißbeinzyste, pilonidaler Abszess, Sinus pilonidalis, Pilonidalfistel, Kokzygealfistel, Haarnestgrübchen, Pilonidalzyste, Sakraldermoid, Fistula coccygealis, Fistula pilonidalis*; epithelausgekleideter Fistelgang in der medianen Steißbeingegend/Analfalte; Ⓔ *pilonidal fistula*

Haar|nest|grüb|chen *nt*: *Syn: Pilonidalsinus, Pilonidalfistel, Fistula pilonidalis, Steißbeinfistel, Steißbeinzyste*; durch Eindringen von Haaren in die Subkutis oder als Hemmungsfehlbildung entstandene Taschenbildung über der Steißbeinspitze; Ⓔ *pilonidal sinus, sacrococcygeal sinus, pilonidal fistula*

Haar|rupf|sucht *f*: Trichotillomanie*; Ⓔ *trichotillomania, trichologia, trichomania*

Haar|zel|len *pl*: **1.** *Syn: Hörzellen*; Sinneszellen im Corti-Organ des Innenohrs **2.** durch haarförmige Fortsätze charakterisierte B-Lymphozyten; Ⓔ **1.** *hair cells* **2.** *hair cells*

Haar|zel|len|leuk|ä|mie *f*: *Syn: leukämische Retikuloendotheliose*; seltenes, langsam fortschreitendes Non-Hodgkin-Lymphom mit Haarzellen* im Blutausstrich; Ⓔ *leukemic reticuloendotheliosis, hairy cell leukemia*

Haar|zun|ge *f*: *Syn: Glossotrichie, Trichoglossie, Lingua pilosa/villosa*; Hypertrophie* der filiformen Zungenpapillen; Ⓔ *hairy tongue, trichoglossia, glossotrichia*

schwarze Haarzunge: *Syn: Glossophytie, Melanoglossie, Lingua pilosa/villosa nigra*; durch Nicotinsäureamidmangel, chemische Reize, Bakterien oder Pilze hervorgerufene grauschwarze Hyperkeratose der filiformen Zungenpapillen; Ⓔ *black hairy tongue, black tongue, melanoglossia, glossophytia*

ha|bi|tu|al *adj*: → *habituell*

Ha|bi|tu|a|ti|on *f*: **1.** *Syn: Gewöhnung, Toleranzentwicklung*; Anpassung des Körpers an immer höhere Mengen einer Substanz; erster Schritt der Suchtentwicklung **2.** *Syn: Gewöhnung*; Entwicklung einer automatischen Verhaltensweise durch ständige bewusste oder unbewusste Wiederholung; Ⓔ **1.** *habituation* **2.** *habituation*

ha|bi|tu|ell *adj*: *Syn: habitual*; gewohnheitsmäßig, wiederholt auftretend, rezidivierend; Ⓔ *habitual; recurrent*

Ha|bi|tus *m*: Körperbau, Konstitution; Körperhaltung, Körperstellung; Ⓔ *habitus, appearance*

Hab|ro|ne|ma|to|sis *f, pl* **-ses**: *Syn: Habronemainfektion, Habronemosis*; Befall und Infektion mit Fadenwürmern* der Gattung **Habronema**; Ⓔ *habronemiasis*

Hab|ro|ne|mo|sis *f, pl* **-ses**: → *Habronematosis*

Ha|cken|fuß *m*: *Syn: Pes calcaneus*; Fußfehlstellung in Dorsalflexion; Ⓔ *talipes calcaneus, pes calcaneus, calcaneus, calcaneum*

Ha|cken|hohl|fuß *m*: *Syn: Pes calcaneus excavatus*; Fußfehlstellung mit Abknickung des Vorfußes und Steilstellung des Fersenbeins; Ⓔ *talipes calcaneocavus, pes calcaneocavus*

Ha|dern|krank|heit *f*: → *Lungenmilzbrand*

Haem-, haem- *präf.*: Wortelement mit der Bedeutung „Blut"; Ⓔ *blood, hemat(o)-, haemat(o)-, hem(o)-, hema-, haem-, haema-, haemo-, sangui-*

Hae|ma|dip|sa *f*: blutsaugender Landegel in Asien; Ⓔ *Haemadipsa*

Haem|an|gi|o|ma *nt, pl* **-malta**: → *Hämangiom*

Haemangioma capillare: *Syn: Kapillarhämangiom*; aus wuchernden Kapillaren bestehendes Hämangiom; Ⓔ *arterial hemangioma, capillary hemangioma, capillary angioma, simple hemangioma*

Haemangioma cavernosum: → *Haemangioma tuberonodosum*

Haemangioma planotuberosum: → *Haemangioma simplex*

Haemangioma racemosum: traubenförmiges subkutanes Hämangiom; Ⓔ *racemose angioma*

Haemangioma simplex: *Syn: Blutschwamm, blastomatöses Hämangiom, Haemangioma planotuberosum*; meist schon bei der Geburt vorhandenes flach-gewölbtes, subkutanes Hämangiom; Ⓔ *strawberry nevus, strawberry hemangioma, simple hemangioma, capillary hemangioma, capillary angioma, arterial hemangioma*

Haemangioma tuberonodosum: *Syn: kavernöses Hämangiom, Kavernom, Haemangioma cavernosum*; meist schon bei der Geburt vorhandenes subkutanes Hämangiom mit venösen Hohlräumen; Ⓔ *cavernoma, cavernous angioma, cavernous tumor, cavernous hemangioma, erectile tumor, strawberry nevus*

Haem|an|gi|o|ma|to|sis *f, pl* **-ses:** → *Hämangiomatose*

Hae|ma|phy|sa|lis *f:* parasitäre Schildzecken-Gattung; Überträger von u.a. Q-Fieber, Zeckenbissfieber, Tularämie; Ⓔ *Haemaphysalis*

Haemat-, haemat- *präf.:* → *Haemato-*

Haemato-, haemato- *präf.:* Wortelement mit der Bedeutung „Blut"; Ⓔ *blood, hemat(o)-, haemat(o)-, hem(o)-, hema-, haem-, haema-, haemo-, sangui-*

Hae|ma|to|cel|e *f: Syn: Blutbruch, Hämatozele*; Blutansammlung in einem physiologischen Hohlraum oder einer Gewebespalte; Ⓔ *hematocele*

Haematocele retrouterina: Blutansammlung im Douglas*-Raum; Ⓔ *pelvic hematocele, parametric hematocele, retrouterine hematocele*

Haematocele testis: *Syn: Hämatozele*; Blutansammlung in der Tunica vaginalis des Hodens; Ⓔ *testicular hematocele, hematocele*

Hae|ma|to|ma *nt, pl* **-ma|ta:** → *Hämatom*

Hae|mat|uria *f:* → *Hämaturie*

Hae|men|te|ria *f:* Blutegelgattung; Ⓔ *Haementeria, Hementeria*

Haementeria officinalis: *Syn: Placobdella officinalis*; in Mexiko vorkommender Blutegel; Ⓔ *Haementeria officinalis*

-haemia *suf.:* → *-ämie*

Haemo-, haemo- *präf.:* Wortelement mit der Bedeutung „Blut"; Ⓔ *blood, hemat(o)-, haemat(o)-, hem(o)-, hema-, haem-, haema-, haemo-, sangui-*

Hae|mo|glo|bin|u|ria *f:* → *Hämoglobinurie*

Hae|mo|phi|lia *f:* → *Hämophilie*

Haemophilia vera: → *Hämophilie A*

Hae|mo|phi|lus *m:* gramnegative, fakultativ anaerobe Stäbchenbakterien, die keine Sporen bilden; wachsen nur auf bluthaltigen Medien; Ⓔ *Haemophilus, Hemophilus*

Haemophilus aegypticus: *Syn: Koch-Weeks-Bazillus, Haemophilus conjunctivitidis*; Erreger einer eitrigen Konjunktivitis* in tropischen und subtropischen Gebieten; Ⓔ *Koch-Week's bacillus, Weeks' bacillus, Haemophilus aegyptius*

Haemophilus conjunctivitidis: → *Haemophilus aegypticus*

Haemophilus ducreyi: *Syn: Ducrey-Streptobakterium, Streptobazillus des weichen Schankers, Coccobacillus ducreyi*; Erreger des Ulcus* molle; Ⓔ *Ducrey's bacillus, Haemophilus ducreyi*

Haemophilus influenzae: *Syn: Pfeiffer-Bazillus, Pfeiffer-Influenzabazillus*; Erreger von eitriger Laryngitis*, Konjunktivitis*, Endokarditis*, Meningitis* und atypischer Pneumonie*; Ⓔ *Pfeiffer's bacillus, influenza bacillus, Haemophilus influenzae*

Haemophilus-influenzae-Meningitis *f:* meist bei Kindern auftretende, akut eitrige Hirnhautentzündung mit hoher Mortalität im Neugeborenenalter; Ⓔ *Haemophilus influenzae meningitis*

Hae|mor|rha|gia *f:* → *Hämorrhagie*

Ha|fer|zel|len|kar|zi|nom *nt: Syn: oat-cell-Karzinom, Carcinoma avenocellulare*; kleinzelliges/kleinzellig-anaplastisches Bronchialkarzinom* mit typischen Zellen; Ⓔ *oat cell carcinoma, small cell carcinoma*

Haf|nia *f:* gramnegative, peritrich begeißelte Stäbchenbakterien; Ⓔ *Hafnia*

Haft|glas *nt: Syn: Kontaktlinse, Kontaktglas, Haftschale, Kontaktschale*; der Hornhautkrümmung angepasste, durchsichtige, weiche [**weiche Kontaktlinse**] oder harte [**harte Kontaktlinse**] Kunststoffschale zur Korrektur von Sehfehlern; Ⓔ *contact lens, adherent lens, contact glass*

Haft|plat|te *f: Syn: Desmosom, Macula adhaerens*; elektronenmikroskopisch dichte Zellverbindung; Ⓔ *desmosome, macula adherens, bridge corpuscle*

Haft|schal|e *f:* → *Haftglas*

Haft|ze|cken *pl: Syn: Schildzecken, Ixodidae*; blutsaugende Zecken von Vögeln, Säugetieren und Menschen, deren Körper mit chitinhaltigen Schilden bedeckt ist; Ⓔ *hard ticks, hard-bodied ticks, Ixodidae*

Haft|zo|ne *f: Syn: Desmosom, Zonula adhaerens*; Form der Zellverbindung, bei der das Plasma entlang der Membran verdichtet ist; Ⓔ *zonula adherens*

Ha|gel|korn *nt: Syn: Chalazion*; Vergrößerung einer oder mehrerer Meibom*-Drüsen bei chronischer granulierender Entzündung; Ⓔ *meibomian cyst, tarsal cyst, chalaza, chalazion*

Hageman-Faktor *m: Syn: Faktor XII*; im retikulohistiozytären System gebildeter Blutgerinnungsfaktor; Ⓔ *factor XII, activation factor, glass factor, contact factor, Hageman factor*

Hageman-Syndrom *nt: Syn: Faktor XII-Mangel*; autosomal-rezessiver Mangel an Faktor XII der Blutgerinnung; klinisch unauffällig; Ⓔ *Hageman factor deficiency, Hageman syndrome, factor XII deficiency*

Haglund-Exostose *f:* → *Haglund-Ferse*

Haglund-Ferse *f: Syn: Haglund-Syndrom, Haglund-Exostose*; Exostose* des Tuber* calcanei mit schmerzhafter Weichteilschwellung; Ⓔ *Haglund's deformity, Haglund's disease*

Haglund-Syndrom *nt:* **1.** *Syn: Sever-Krankheit, Apophysitis calcanei*; Entzündung der Fersenbeinapophyse **2.** *Syn: Haglund-Exostose, Haglund-Ferse*; Exostose* des Tuber* calcanei mit schmerzhafter Weichteilschwellung; Ⓔ **1.** *calcaneal apophysitis, calcaneoapophysitis, calcaneal osteochondrosis, apophysitis* **2.** *Haglund's deformity, Haglund's disease*

Hah|nen|kamm *m: Syn: Crista galli*; vom Siebbein ausgehende Ansatzleiste der Falx* cerebri; Ⓔ *cock's comb, crista galli*

Hailey-Hailey-Krankheit *f: Syn: Hailey-Hailey-Syndrom, Morbus Hailey-Hailey, familiärer gutartiger Pemphigus, Gougerot-Hailey-Hailey-Krankheit, Pemphigus chronicus benignus familiaris (Hailey-Hailey), Pemphigus Gougerot-Hailey-Hailey, Pemphigus chronicus, Dyskeratosis bullosa, Dyskeratosis bullosa hereditaria*; chronisch verlaufende, rezidivierende Dermatose* mit typischen, nässenden Erosionen und Schuppenkrusten der großen Körperfalten; Ⓔ *Hailey-Hailey disease, familial benign chronic pemphigus, benign familial pemphigus*

Ha|ken|bein *nt: Syn: Hamatum, Os hamatum*; hakenförmiger Handwurzelknochen; Ⓔ *hamate bone, hamatum, unciforme, fourth carpal bone, unciform bone, uncinate bone, uncinatum*

Ha|ken|wurm *m:* → *Ancylostoma*

europäischer Hakenwurm: *Syn: Grubenwurm, Ancylostoma duodenale*; in Europa und Asien vorkommender Hakenwurm; häufiger Erreger der Ankylostomiasis*; Ⓔ *Old World hookworm, hookworm, Ancylostoma duodenale*

Ha|ken|wurm|be|fall *m: Syn: Hakenwurminfektion, Tunnelanämie, Wurmkrankheit der Bergarbeiter, Ankylostomatosis, Ankylostomatidose, Ankylostomiasis*; meist durch Ancylostoma* duodenale oder Necator* americanus hervorgerufene Erkrankung mit Anämie*, Magen-Darm-Symptomen und evtl. Herzinsuffizienz*; Ⓔ *hookworm disease, miner's disease, tunnel disease, tropical hyphemia, intertropical hyphemia, ancylostomiasis, ankylostomiasis, uncinariasis, necatoriasis*

Ha|ken|wurm|in|fek|ti|on *f:* → *Hakenwurmbefall*

Hal-, hal- *präf.:* Wortelement mit der Bedeutung „Salz"; Ⓔ *hal(o)-*

Halb|an|ti|gen *nt: Syn: Hapten, unvollständiges Antigen*; niedermolekulares Antigen, das erst nach Bindung an einen Carrier eine Antikörperbildung auslöst; Ⓔ *half-antigen, hapten, haptene*

Halb|chro|mo|som *nt*: *Syn: Chromatide*; Längshälfte eines Chromosoms; Ⓔ *chromatid*

halb|durch|läs|sig *adj*: semipermeabel*; Ⓔ *semipermeable*

Halberstädter-Prowazek-Körperchen *pl*: *Syn: Halberstädter-Prowazek-Einschlusskörperchen, Prowazek-Körperchen, Prowazek-Einschlusskörperchen*; Einschlusskörperchen der Bindehautzellen bei Trachom*; Ⓔ *Halberstaedter-Prowazek bodies, Prowazek's bodies, Prowazek-Greeff bodies, trachoma bodies*

halb|mond|för|mig *adj*: semilunar*; Ⓔ *crescent, crescentic, crescent-shaped, demilune, semilunar, lunular, lunulate, lunulated, lunate, lunated*

Halb|mond|kör|per *m*: *Syn: Achromoretikulozyt, Achromozyt, Schilling-Halbmond*; bei Anämien vorkommender, halbmondförmiger Zellschatten; Ⓔ *achromocyte, crescent body, Traube's corpuscle, Ponfick's shadow, shadow, shadow cell, shadow corpuscle, phantom corpuscle, selenoid body*

Halb|mond, se|rö|ser *m*: *Syn: von Ebner-Halbmond, Ebner-Halbmond, Heidenhain-Halbmond, Giannuzzi-Halbmond*; halbmondförmiges Endstück der gemischten Mundspeicheldrüsen; Ⓔ *Giannuzzi's body, Giannuzzi's cell, Giannuzzi's demilune, crescent of Giannuzzi, demilune of Giannuzzi, demilune of Heidenhain, serous crescent, marginal cell, crescent cell, demilune body, crescent body, demilune cell, semilunar body, semilunar cell*

Halb|sei|ten|blind|heit *f*: Erblindung auf einem Auge; Ⓔ *hemianopia, hemiamblyopia, hemianopsia, hemiopia, hemiscotosis*

Halb|sei|ten|läh|mung *f*: auf eine Körperseite beschränkte Lähmung; Ⓔ *hemiplegia, hemiparalysis, semiplegia, semisideratio*

halb|sei|tig *adj*: hemilateral*; Ⓔ *hemilateral, one-sided, unilateral*

Halb|wert|zeit *f*: Zeitraum, in dem ein radioaktiver Stoff die Hälfte seiner Strahlenwirksamkeit abgibt; Ⓔ *half-time*

biologische Halbwertzeit: Zeitraum, in dem die Hälfte eines Stoffes abgebaut oder ausgeschieden wird; Ⓔ *biological half-live, biological half-live period*

effektive Halbwertzeit: Zeitraum, in dem die Aktivität eines Stoffes durch radioaktiven Zerfall und Ausscheidung auf die Hälfte abklingt; Ⓔ *effective half-live, effective half-live period*

Half|ter|ver|band *m*: *Syn: Capistrum, Kopfbindenverband*; Verbandstechnik für Kopfverbände; Ⓔ *hammock bandage*

Hali-, hali- *präf.*: Wortelement mit der Bedeutung „Salz"; Ⓔ *salt, hali-*

Ha|li|ste|re|se *f*: *Syn: Halisteresis*; Schwund/Verlust der Mineralsalze des Knochens; Ⓔ *halisteresis, halosteresis, osteohalisteresis*

Ha|li|to|se *f*: *Syn: Mundgeruch, Atemgeruch, Halitosis, Kakostomie, Foetor ex ore*; Bezeichnung für schlechten Mundgeruch, unabhängig von der Genese; Ⓔ *halitosis, ozostomia, offensive breath, bad breath, bromopnea, stomatodysodia*

Haller-Gefäßkranz *m*: *Syn: Zinn-Gefäßkranz, Circulus vasculosus nervi optici*; Arterienkranz an der Eintrittsstelle des Sehnervs in die Sklera; Ⓔ *circle of Zinn, Zinn's corona, circle of Haller, vascular circle of optic nerve*

Haller-Membran *f*: *Syn: Lamina vasculosa*; Gefäßschicht der Aderhaut; Ⓔ *Haller's membrane, Haller's vascular tissue, vascular lamina of choroid*

Haller-Netz *nt*: *Syn: Rete testis*; Netz von Hodenkanälchen, das Ausgangspunkt eines bösartigen Tumors [Rete-Tumor] sein kann; Ⓔ *rete of Haller, rete testis*

Hallermann-Streiff-François-Syndrom *nt*: →*Hallermann-Streiff-Syndrom*

Hallermann-Streiff-Syndrom *nt*: *Syn: Hallermann-Streiff-François-Syndrom, Dysmorphia mandibulo-oculo-facialis, Dyskephaliesyndrom von François*; autosomal-rezessives Fehlbildungssyndrom mit Fehlbildungen von Schädel, Gesicht und Augen; Ⓔ *Hallermann-Streiff-Francois syndrome, Hallermann-Streiff syndrome, Francois' syndrome, oculomandibulodyscephaly, mandibulo-oculofacial dyscephaly, mandibulo-oculofacial dysmorphia, mandibulo-oculofacial syndrome, oculomandibulofacial syndrome, progeria with cataract, progeria with microphthalmia, congenital sutural alopecia*

Hallopeau-Krankheit *f*: *Syn: Eiterflechte, Acrodermatitis continua suppurativa, Acrodermatitis perstans*; ätiologisch ungeklärte, rezidivierende Erkrankung der Finger- und Zehenkuppen mit Pustelbildung und Mutilation*; Ⓔ *Hallopeau's disease, Hallopeau's acrodermatitis*

Hal|lux *m, pl* **-lu|ces**: *Syn: Digitus primus pedis*; Großzehe; Ⓔ *big toe, great toe, hallux, hallex*

Hallux malleus: Hammerbildung der Großzehe; Ⓔ *hammer toe of the hallux, hallux malleus*

Hallux rigidus: Versteifung des Großzehengrundgelenkes; Ⓔ *stiff toe*

Hallux valgus: *Syn: Ballengroßzehe, X-Großzehe*; X-förmige Abknickung der Großzehe im Grundgelenk; durch zu enges Schuhwerk gefördert; Ⓔ *hallux valgus*

Hal|lu|zi|na|ti|on *f*: Sinnestäuschung; Ⓔ *hallucination, vision*

imperative Halluzination: v.a. bei Schizophrenien vorkommende akustische Halluzination, die dem Kranken Befehle erteilt, z.B. eine andere Person zu töten; Ⓔ *imperative hallucination*

hal|lu|zi|na|tiv *adj*: auf Halluzinationen beruhend; Ⓔ *hallucinative*

hal|lu|zi|na|to|risch *adj*: *Syn: halluzinotisch*; Halluzinationen bzw. Halluzinosen betreffend oder durch sie gekennzeichnet; Ⓔ *hallucinatory, phantasmal, phantasmatic, phantasmic*

Hal|lu|zi|no|gen *nt*: *Syn: Psychodysleptikum, Psychomimetikum, Psychotomimetikum*; Substanz, die Halluzinationen auslöst; Ⓔ *psychodysleptic, psychotomimetic, psychosomimetic*

hal|lu|zi|no|gen *adj*: Halluzinationen auslösend; Ⓔ *producing hallucinations, hallucinogenetic, hallucinogenic, psychodysleptic*

Hal|lu|zi|no|ge|ne|se *f*: Halluzinationsbildung; Ⓔ *hallucinogenesis*

Hal|lu|zi|no|se *f*: psychopathologische Erkrankung mit dominierenden Halluzinationen bei unbeeinträchtigtem Bewusstsein; Ⓔ *hallucinosis*

akustische Halluzinose: *Syn: Verbalhalluzinose*; Form, bei der Worte oder Sätze halluziniert werden; Ⓔ *auditory hallucinosis*

alkoholische Halluzinose: *Syn: Alkoholhalluzinose, Alkoholwahnsinn*; bei langjährigem chronischem Alkoholismus auftretende Psychose* mit starken Halluzinationen, v.a. Dermatozoenwahn*; Ⓔ *alcoholic hallucinosis*

chronisch taktile Halluzinose: *Syn: Dermatozoenwahn, Ungezieferwahn, Epidermozoophobie*; wahnhafte Vorstellung an einer parasitären Hautkrankheit zu leiden; häufig bei senilen und präsenilen Patienten und bei chronischem Alkoholismus*; Ⓔ *dermatozoic delusion*

haptische Halluzinose: Krankheitsbild mit überwiegend taktilen Halluzinationen; Ⓔ *haptic hallucinosis, tactile hallucinosis*

optische Halluzinose: Krankheitsbild mit überwiegend optischen Halluzinationen; Ⓔ *optical hallucino-*

H

sis
organische Halluzinose: organisch bedingtes Krankheitsbild mit ständigen oder wiederkehrenden Halluzinationen; Ⓔ *organic hallucinosis*
hal|lu|zi|no|tisch *adj*: *Syn: halluzinatorisch*; Halluzinosen bzw. Halluzinationen betreffend oder durch sie gekennzeichnet; Ⓔ *hallucinatory, phantasmal, phantasmatic, phantasmic*
Halo-, halo- *präf.*: Wortelement mit der Bedeutung **1.** „Salz" **2.** „Ring/Hof/Lichthof"; Ⓔ **1.** *halo-, salt* **2.** *ring, annulus*
Ha|lo|ge|ne *pl*: die Elemente der VII. Hauptgruppe des Periodensystems; Ⓔ *halogens*
Ha|lo|ge|ni|de *pl*: Salze der Halogenwasserstoffsäuren; Ⓔ *halides*
ha|lo|ge|niert *adj*: halogenhaltig, mit Halogen verbunden; Ⓔ *halogenated*
ha|lo|id *adj*: salzähnlich; Ⓔ *halide, haloid*
Halo-Nävus *m*: *Syn: Sutton-Nävus, perinaevische Vitiligo, Leucoderma centrifugum acquisitum, Vitiligo circumnaevalis*; Nävuszellnävus* mit hellem Hof; kommt v.a. bei Jugendlichen vor; Ⓔ *Sutton's disease, Sutton's nevus, halo nevus*
ha|lo|phil *adj*: (*biolog.*) salzliebend; Ⓔ *halophilic, halophil, halophile, halophilous*
Ha|lo|than *nt*: als Allgemeinanästhetikum verwendeter halogenierter Kohlenwasserstoff; Ⓔ *bromochlorotrifluoroethane, halothane*
Ha|lo|than|he|pa|ti|tis *f, pl* **-ti|ti|den**: relativ seltene Leberschädigung, die meist nur durch einen flüchtigen Ikterus in Erscheinung tritt; Ⓔ *halothane hepatitis*
Hals|dis|sek|ti|on *f*: *Syn: neck dissection*; Ausräumung der Halslymphknoten und Entfernung von Muskel- und Gefäßstrukturen; Ⓔ *neck dissection*
Hals|fis|tel *f*: angeborene oder erworbene Fistel im Halsbereich; Ⓔ *cervical fistula*
mediane Halsfistel: in der Medianlinie des Halses liegender Fistelgang mit Mündung in einer Thyreoglossuszyste; Ⓔ *median cervical fistula*
Hals|ge|flecht *nt*: *Syn: Halsplexus, Halsnervengeflecht, Plexus cervicalis*; von den vorderen Ästen der Zervikalnerven C_{1-4} gebildeter Plexus, aus dem Hautäste für den Kopf- und Halsbereich und Muskeläste [u.a. Nervus* phrenikus] entspringen; Ⓔ *cervical plexus*
Hals|grenz|strang|blo|cka|de *f*: Blockade der zervikalen Grenzstrangganglien durch Lokalanästhetika; Ⓔ *stellate block*
Hals|mark *nt*: *Syn: Halssegmente, Zervikalsegmente, Cervicalia, Pars cervicalis medullae spinalis*; Halsabschnitt des Rückenmarks; Ⓔ *cervical cord, cervical segments of spinal cord, cervical part of spinal cord*
Hals|ner|ven *pl*: *Syn: Zervikalnerven, Nervi cervicales*; Spinalnerven des Halsmarks; Ⓔ *cervical nerves, cervical spinal nerves*
Hals|ner|ven|ge|flecht *nt*: → *Halsgeflecht*
Hals|ple|xus *m*: → *Halsgeflecht*
Hals|rip|pe *f*: *Syn: Costa cervicalis, Costa colli*; stummelartige Rippe im Halsbereich; kann zu Skoliose der Halswirbelsäule und Einengung des Brustkorbausgangs führen; Ⓔ *cervical rib*
Hals|rip|pen|syn|drom *nt*: *Syn: Naffziger-Syndrom*; Kompression der Arteria subclavia und des Plexus brachialis durch Halsrippen; Ⓔ *Naffziger's syndrome, scalenus anticus syndrome, scalenus syndrome, cervical rib syndrome, cervicobrachial syndrome*
Hals|seg|men|te *pl*: → *Halsmark*
Halsted-Operation *f*: *Syn: radikale Mastektomie, Mammaamputation, Ablatio mammae*; klassische Brustentfernung mit Entfernung der Pektoralmuskeln und Achsellymphknoten; Ⓔ *Halsted's mastectomy, Halsted's operation, Meyer mastectomy, radical mastectomy*
Hals|wir|bel *pl*: *Syn: Vertebrae cervicales*; die 7 Wirbel der Halswirbelsäule; Ⓔ *cervical vertebra*
VII. Halswirbel: *Syn: Prominens, Vertebra prominens*; unterster Halswirbel, der einen stark vorspringenden Dornfortsatz hat; Ⓔ *prominent vertebra*
Hals|wir|bel|säu|len|ky|pho|se *f*: *Syn: HWS-Kyphose, Trachelokyphose*; Kyphose* der Halswirbelsäule; Ⓔ *trachelocyrtosis, trachelokyphosis*
Hals|zys|te *f*: Zyste oder zystische Geschwulst im Halsbereich; Ⓔ *cervical cyst*
laterale Halszyste: *Syn: branchiogene Zyste, Kiemengangszyste*; bei teilweisem oder vollständigem Verschluss einer lateralen Halsfistel* entstehende Staungszyste; Ⓔ *lymphoepithelial cyst*
mediane Halszyste: *Syn: Thyroglossuszyste*; von den Resten des Ductus* thyroglossalis ausgehende Zyste in der Medianlinie des Halses; Ⓔ *median cervical cyst, thyroglossal cyst, thyroglossal duct cyst, thyrolingual cyst*
seitliche Halszyste: durch eine unvollständige Rückbildung der embryonalen zweiten Schlundtasche entstandene Kiemengangszyste an der Halsseite; Ⓔ *lateral cervical cyst*
Häm-, häm- *präf.*: Wortelement mit der Bedeutung „Blut"; Ⓔ *blood, hemat(o)-, haemat(o)-, hem(o)-, hema-, haem-, haema-, haemo-, sangui-*
häm|ad|sor|bie|rend *adj*: *Syn: hämadsorptiv*; Erythrozyten adsorbierend; Ⓔ *hemadsorbent*
Häm|ad|sorp|ti|on *f*: Festhaften von roten Blutkörperchen; Ⓔ *hemadsorption*
häm|ad|sorp|tiv *adj*: → *hämadsorbierend*
Häm|ag|glu|ti|na|ti|on *f*: durch Hämagglutinine* ausgelöste Blutverklumpung; Ⓔ *hemagglutination, hemoagglutination*
Häm|ag|glu|ti|na|tions|hemm|test *m*: serologischer Test zum Nachweis von Antikörpern oder Antigenen; Ⓔ *hemagglutination-inhibition assay, hemagglutination-inhibition reaction, hemagglutination-inhibition test*
häm|ag|glu|ti|na|tiv *adj*: *Syn: hämagglutinierend*; Hämagglutination betreffend oder verusachend; Ⓔ *hemagglutinative*
häm|ag|glu|ti|nie|rend *adj*: → *hämagglutinativ*
Häm|ag|glu|ti|ni|ne *pl*: Substanzen, die zur Verklumpung von Erythrozyten führen; Ⓔ *hemagglutinins, hemoagglutinins*
Hä|ma|laun *nt*: Gemisch aus Hämatoxylin* und Alaun*; Ⓔ *hemalum, alum hematoxylin*
Hä|ma|na|ly|se *f*: → *Hämoanalyse*
Häm|an|gi|o|blas|tom *nt*: *Syn: Lindau-Tumor, Angioblastom*; von der Gefäßwand ausgehender gutartiger Tumor; Ⓔ *Lindau's tumor, hemangioblastoma, angioblastoma, angioblastic meningioma*
retino-zerebelläres Hämangioblastom: *Syn: Netzhautangiomatose, Hippel-Lindau-Syndrom, von Hippel-Lindau-Syndrom, Angiomatosis cerebelli et retinae, Angiomatosis retinae cystica*; zu den Phakomatosen* gehörige, wahrscheinlich dominant vererbte Systemerkrankung mit Naevus* flammeus sowie retinaler und zerebellarer Angiomatose; Ⓔ *retinocerebral angiomatosis*
Häm|an|gi|o|en|do|the|li|om *nt*: *Syn: Angioendotheliom*; vom Endothel der Blutgefäße ausgehender Tumor; Ⓔ *hemangioendothelioma, hemendothelioma, hypertrophic angioma, angioendothelioma, gemmangioma*
sarkomatöses Hämangioendotheliom: *Syn: Hämangiosarkom*; malignes Hämangioendotheliom; Ⓔ *hemangiosarcoma, hemangioendotheliosarcoma, malignant hemangioendothelioma*
Häm|an|gi|om *nt*: *Syn: Blutschwamm, Haemangioma*; gutartiger Gefäßtumor, der bei der Geburt vorhanden ist oder in den ersten Lebensmonaten entsteht; Ⓔ *hemangioma, hemartoma*
blastomatöses Hämangiom: *Syn: Blutschwamm, Haem-*

angioma planotuberosum/simplex; meist schon bei der Geburt vorhandenes subkutanes, flach-gewölbtes Hämangiom; Ⓔ *simple hemangioma, arterial hemangioma, capillary hemangioma, capillary angioma, strawberry nevus, strawberry hemangioma*

kavernöses Hämangiom: ***Syn:*** *Kavernom, Haemangioma tuberonodosum, Haemangioma cavernosum*; meist schon bei der Geburt vorhandenes subkutanes Hämangiom mit venösen Hohlräumen; Ⓔ *erectile tumor, cavernous tumor, cavernous hemangioma, strawberry nevus, cavernoma, cavernous angioma*

sinusoidales Hämangiom: große sinusoidale Hohlräume, v.a. am Rumpf junger Frauen; Ⓔ *sinusoidal hemangioma*

Hämlanlgilolmaltolse *f*: ***Syn:*** *Haemangiomatosis*; Vorkommen multipler Hämangiome*; Ⓔ *hemangiomatosis*

Hämangiom-Thrombopenie-Syndrom *nt*: ***Syn:*** *Kasabach-Merritt-Syndrom, Thrombozytopenie-Hämangiom-Syndrom, Thrombopenie-Hämangiom-Syndrom*; Syndrom mit Riesenhämangiomen, Thrombopenie* und Blutungsneigung; Ⓔ *Kasabach-Merritt syndrome, hemangioma-thrombocytopenia syndrome*

Hämlanlgilolsarlkom *nt*: ***Syn:*** *sarkomatöses Hämangioendotheliom*; malignes Hämangioendotheliom*; Ⓔ *hemangiosarcoma, hemangioendotheliosarcoma, malignant hemangioendothelioma*

Hälmalphelrelse *f*: ***Syn:*** *Hämopherese*; Abtrennung von Blutbestandteilen und Reinfusion des Restblutes; Ⓔ *hemapheresis*

Hämlarlthros *m*: →*Hämarthrose*

Hämlarlthrolse *f*: ***Syn:*** *blutiger Gelenkerguss, Hämarthros*; blutige Ergussbildung in einem Gelenk als Traumafolge oder bei Hämophilie*; Ⓔ *hemarthrosis, hemarthron, hemarthros*

hämlarlthroltisch *adj*: Hämarthrose betreffend, von ihr betroffen oder gekennzeichnet; Ⓔ *relating to or marked by hemarthrosis, hemarthrotic*

Halmarltom *nt*: von einer embryonalen Gewebefehlbildung ausgehender Tumor; Ⓔ *hamartoma*

Halmarltolmaltolse *f*: →*Hamartose*

Halmarltolmaltolsis *f, pl* **-ses**: →*Hamartose*

halmarltolphob *adj*: Hamartophobie betreffend, durch sie gekennzeichnet; Ⓔ *relating to or marked by hamartophobia, hamartophobic*

Halmarltolpholbie *f*: krankhafte Angst vor Fehlhandlungen; Ⓔ *irrational fear of error or sin, hamartophobia*

Halmarltolse *f*: ***Syn:*** *Hamartomatose, Hamartomatosis, Hamartosis*; Vorkommen multipler Hamartome*; Ⓔ *hamartomatosis*

Halmarltolsis *f, pl* **-ses**: →*Hamartose*

Hämlaslkos *m*: ***Syn:*** *blutiger Aszites, hämorrhagischer Aszites*; Aszites* mit Blutbeimengung; Ⓔ *hemorrhagic ascites*

Hämat-, hämat- *präf.*: →*Hämato-*

Hälmaltelmelsis *f*: ***Syn:*** *Bluterbrechen, Vomitus cruentus*; Erbrechen von hellem oder dunkelbraunem [**Kaffeesatzerbrechen**] Blut; Ⓔ *hematemesis, blood vomiting*

Hälmatlhidlrolsis *f, pl* **-ses**: →*Hämhidrose*

Hälmaltildrolsis *f, pl* **-ses**: →*Hämhidrose*

Hälmaltin *nt*: ***Syn:*** *Hydroxyhämin, Oxyhämin*; durch Einwirkung von Salzsäure auf Hämoglobin* entstehende Substanz; Ⓔ *hematin, hematosin, hydroxyhemin, oxyheme, oxyhemochromogen, metheme, phenodin*

Hälmaltinlälmie *f*: Vorkommen von Hämatin im Blut; Ⓔ *hematinemia*

Hälmaltinlulrie *f*: Hämatinausscheidung im Harn; Ⓔ *hematinuria*

Hämato-, hämato- *präf.*: Wortelement mit der Bedeutung „Blut"; Ⓔ *blood, hemat(o)-, haemat(o)-, hem(o)-, hema-, haem-, haema-, haemo-, sangui-*

Hälmaltolbilie *f*: ***Syn:*** *Hämobilie*; Blutausscheidung in der Galle; Ⓔ *hemobilia, hematobilia*

Hälmaltolchelzie *f*: ***Syn:*** *Blutstuhl, blutiger Stuhl*; sichtbare Blutbeimengung zum Stuhl; färbt das Blut den Stuhl schwarz, spricht man von **Teerstuhl** [Melaena]; **okkultes Blut** im Stuhl ist nur durch Tests nachweisbar; Ⓔ *hematochezia*

Hälmaltolchyllie *f*: Vorkommen von Erythrozyten im Chylus*; Ⓔ *hematochylia*

Hälmaltolchyllulrie *f*: kombinierte Hämaturie* und Chylurie*; Ⓔ *hematochyluria*

hälmaltolgen *adj*: **1.** im Blut entstanden, aus dem Blut stammend **2.** durch Blut übertragen, über den Blutweg; Ⓔ **1.** *hematogenous, hematogenic, hemogenic* **2.** *blood-borne, hematogenous, hematogenic, hemogenic*

hälmaltolid *adj*: blutähnlich, blutartig; Ⓔ *resembling blood, hematoid*

Hälmaltolildin *nt*: beim Hämoglobinabbau entstehender eisenfreier Farbstoff; Ⓔ *hematoidin, hematoidin crystals, blood crystals*

Hälmaltolkollpolmetlra *f*: Blutansammlung in Scheide und Gebärmutter; Ⓔ *hematocolpometra*

Hälmaltolkollpos *m*: ***Syn:*** *Hämokolpos*; Blutansammlung in der Scheide; Ⓔ *hematocolpos, hematokolpos, retained menstruation*

Hälmaltolkrit *m*: Anteil der Blutzellen am Gesamtblutvolumen; Ⓔ *hematocrit*

Hälmaltollolge *m*: Arzt für Hämatologie; Ⓔ *hematologist*

Hälmaltollolgie *f*: Teilgebiet der inneren Medizin, das sich mit Diagnose und Therapie von Erkrankungen des Blutes und der blutbildenden Organe beschäftigt; Ⓔ *hematology, hemology*

Hälmaltollolgin *f*: Ärztin für Hämatologie; Ⓔ *hematologist*

Hälmaltom *nt*: ***Syn:*** *Bluterguss, Haematoma*; traumatisch bedingte Blutansammlung im Gewebe oder einem Hohlraum; Ⓔ *hematoma, blood tumor; (Haut) black-and-blue mark*

epidurales Hämatom: ***Syn:*** *extradurales Hämatom, Haematoma extradurale, Haematoma epidurale*; Bluterguss im Epiduralraum; Ⓔ *epidural hematoma, extradural hematoma*

extradurales Hämatom: →*epidurales Hämatom*

intrakranielles Hämatom: Bluterguss innerhalb der Schädelhöhle; Ⓔ *intracranial hematoma*

intrazerebrales Hämatom: Bluterguss im Gehirn; Einblutung ins Gehirn; Ⓔ *intracerebral hematoma*

subdurales Hämatom: ***Syn:*** *Haematoma subdurale*; Bluterguss im Subduralraum; Ⓔ *subdural hematoma*

Hälmaltolmetlra *f*: ***Syn:*** *Hämometra*; Blutansammlung in der Gebärmutter; Ⓔ *hematometra, hemometra*

Hälmaltomlphallolzele *f*: Nabelhernie* mit Einblutung; Ⓔ *hematomphalocele*

Hälmaltolmyllelie *f*: ***Syn:*** *akute hämorrhagische Myelitis, Hämatomyelitis*; als Folge einer Rückenmarkseinblutung auftretende, meist mehrere Rückenmarksegmente betreffende Schädigung; Ⓔ *hematomyelia, hematorrhachis, hemorrhachis, intramedullary hemorrhage, myelapoplexy, myelorrhagia*

Hälmaltolmyllelliltis *f, pl* **-tilden**: **1.** akute hämorrhagische Rückenmarkentzündung **2.** →*Hämatomyelie*; Ⓔ **1.** *hematomyelitis* **2.** →*Hämatomyelie*

hälmaltolmyllelliltisch *adj*: Hämatomyelitis betreffend, von ihr betroffen oder gekennzeichnet; Ⓔ *relating to or marked by hematomyelitis, hematomyelitic*

Hälmaltolmyllellolgramm *nt*: grafische Darstellung der Auswertung eines Knochenmarkausstriches; Ⓔ *myelogram*

Hälmaltolnelphrolse *f*: →*Hämatopelvis*

Hälmaltolpellvis *f*: ***Syn:*** *Hämatonephrose*; Blutansammlung im Nierenbecken; Ⓔ *hematonephrosis, hemonephrosis, pelvic hematoma*

Hälmaltolpelnie *f*: Verminderung des Blutvolumens, Blutmangel; Ⓔ *hematopenia*

H

Hä|ma|to|pe|ri|kard *nt*: *Syn: Hämoperikard*; Blutansammlung im Herzbeutel; Ⓔ *hemopericardium, hematopericardium*
Hä|ma|to|pe|ri|to|ne|um *nt*: *Syn: Hämoperitoneum*; Blutansammlung in der Bauchhöhle; Ⓔ *hemoperitoneum, hematoperitoneum*
hä|ma|to|phag *adj*: (*biolog.*) blutsaugend; Ⓔ *hematophagous*
hä|ma|to|phob *adj*: *Syn: hämophob*; Hämatophobie betreffend, durch sie gekennzeichnet; Ⓔ *relating to or marked by hematophobia, hematophobic, hemophobic*
Hä|ma|to|pho|bie *f*: *Syn: Hämophobie, Blutscheu*; krankhafte Angst vor Blut; Ⓔ *irrational fear of blood, hemophobia, hematophobia*
hä|ma|to|plas|tisch *adj*: blutbildend; Ⓔ *hematoplastic, hemoplastic*
Hä|ma|to|pneu|mo|tho|rax *m*: Blut- und Luftansammlung im Pleuraraum; Ⓔ *pneumohemothorax, hemopneumothorax*
Hä|ma|to|po|e|se *f*: → *Hämopoese*
hä|ma|to|po|e|tisch *adj*: → *hämopoetisch*
Hä|ma|to|poi|e|se *f*: → *Hämopoese*
Hä|ma|to|poi|e|tin *nt*: → *Hämopoietin*
hä|ma|to|poi|e|tisch *adj*: → *hämopoetisch*
Hä|ma|to|por|phy|rin *nt*: beim Hämoglobinabbau entstehendes Porphyrin*; Ⓔ *hemoporphyrin, hematoporphyrin*
Hä|ma|to|por|phy|rin|u|rie *f*: Hämatoporphyrinausscheidung im Harn; Ⓔ *hematoporphyrinuria*
Hä|ma|tor|rha|chis *f*: *Syn: Rückenmarkapoplexie, Apoplexia spinalis, spinale Meningealapoplexie*; Rückenmarkeinblutung, die u.U. zu Querschnittslähmung führt; Ⓔ *spinal apoplexy, hematorrhachis, hemorrhachis*
Hä|ma|tor|rhö *f, pl* **-rhö|en**: *Syn: Blutsturz, Hämatorrhoe*; massive Blutung, Massenblutung; Ⓔ *hematorrhea, hemorrhea*
Hä|ma|tor|rhoe *f, pl* **-rho|en**: → *Hämatorrhö*
Hä|ma|to|sal|pinx *f*: Blutansammlung im Eileiter; Ⓔ *hematosalpinx, hemosalpinx*
Hä|ma|to|sche|o|ze|le *f*: Blutansammlung im Hodensack/Skrotum; Ⓔ *hematoscheocele*
Hä|ma|to|sep|sis *f*: *Syn: Septikämie, Septikhämie, Blutvergiftung*; generalisierte Erkrankung mit dem Auftreten von Krankheitserregern [Bakterien, Viren, Pilzen] oder ihren Toxinen im Blut; oft gleichgesetzt mit Sepsis*; Ⓔ *blood poisoning, septicemia, hematosepsis*
hä|ma|to|sep|tisch *adj*: Hämatosepsis betreffend, von ihr betroffen oder gekennzeichnet, durch sie bedingt; Ⓔ *relating to or caused by hematosepsis, hematoseptic*
Hä|ma|to|se|ro|tho|rax *m*: Blut- und Flüssigkeitsansammlung im Pleuraraum; Ⓔ *hemoserothorax*
Hä|ma|to|spek|tro|skop *nt*: *Syn: Hämospektroskop*; Gerät zur Hämatospektroskopie*; Ⓔ *hematospectroscope*
Hä|ma|to|spek|tro|sko|pie *f*: *Syn: Hämospektroskopie*; spektroskopische Untersuchung des Blutes; Ⓔ *hematospectroscopy*
Hä|ma|to|sper|ma|to|ze|le *f*: Blutansammlung im Samenbläschen; Ⓔ *hematospermatocele*
Hä|ma|to|sper|mie *f*: *Syn: Hämospermie*; Blut in der Samenflüssigkeit; Ⓔ *hemospermia, hematospermia*
Hä|ma|to|the|ra|pie *f*: *Syn: Transfusionstherapie, Hämotherapie, Bluttherapie*; therapeutische Transfusion von Blut oder Blutbestandteilen; Ⓔ *hemotherapy, hematherapy, hematotherapy, hemotherapeutics*
Hä|ma|to|tho|rax *m*: *Syn: Blutbrust, Hämothorax*; Blutansammlung im Pleuraraum; Ⓔ *hemothorax, hemathorax, hematothorax, hemopleura*
Hä|ma|to|to|xi|ko|se *f*: toxische Schädigung des hämopoetischen Systems; Ⓔ *hematotoxicosis*
hä|ma|to|to|xisch *adj*: *Syn: hämotoxisch*; Blutzellen schädigend; Ⓔ *hemotoxic, hematotoxic, hematoxic*
hä|ma|to|trop *adj*: *Syn: hämotrop*; mit besonderer Affinität zu Blut oder Blutzellen; Ⓔ *hemotropic, hematotropic*
Hä|ma|to|tym|pa|non *nt*: *Syn: Hämotympanon*; Bluterguss in die Paukenhöhle; Ⓔ *hemotympanum, hematotympanum*
Hä|ma|to|xy|lin *nt*: aus **Hämatoxylinum campechianum** [Blauholz] gewonnener Farbstoff; Ⓔ *hematoxylin*
Hä|ma|to|ze|le *f*: **1.** *Syn: Blutbruch, Haematocele*; Blutansammlung in einem physiologischen Hohlraum oder einer Gewebespalte **2.** Einblutung in eine Körperhöhle **3.** *Syn: Haematocele testis*; Blutansammlung in der Tunica vaginalis des Hodens; Ⓔ **1.** *hematocele, hematocelia* **2.** *hematocele; hematocoelia* **3.** *testicular hematocele, hematocele*
Hä|ma|to|zo|on *nt, pl* **-zo|a, -zo|en**: *Syn: Hämozoon*; (einoder vielzelliger) Blutparasit; Ⓔ *hemozoon, hematozoan, hematozoon*
Hä|ma|to|zy|to|ly|se *f*: → *Hämolyse*
Hä|ma|to|zyt|u|rie *f*: *Syn: echte Hämaturie, Erythrozyturie*; Ausscheidung von Erythrozyten im Harn; Ⓔ *hematocyturia*
Ha|ma|tum *nt*: Hakenbein*; Ⓔ *hamate bone, hamatum, fourth carpal bone, unciform bone, uncinate bone, unciforme, uncinatum*
Hä|mat|u|rie *f*: *Syn: Blutharnen, Haematuria*; Blutausscheidung im Harn; Ⓔ *hematocyturia, hematuria, hematuresis, erythrocyturia*
ägyptische Hämaturie: *Syn: Blasenbilharziose, Urogenitalschistosomiasis, ägyptische Bilharziose, Schistosomiasis urogenitalis*; durch Blasenpärchenegel hervorgerufene chronische Infektion der Blase und anderer Beckenorgane; Ⓔ *vesical schistosomiasis, endemic hematuria, urinary schistosomiasis, genitourinary schistosomiasis*
makroskopische Hämaturie: *Syn: Makrohämaturie*; mit bloßem Auge sichtbare Hämaturie*; Ⓔ *macroscopic hematuria, gross hematuria*
mikroskopische Hämaturie: *Syn: Mikrohämaturie*; nur unter dem Mikroskop erkennbare Hämaturie*; Ⓔ *microscopic hematuria*
Häm|hid|ro|se *f*: *Syn: Blutschweiß, Blutschwitzen, Hämatidrosis, Hämathidrosis, Hämidrosis, Hämhidrosis*; Ausscheidung von bluthaltigem Schweiß; Ⓔ *hematidrosis, hemathidrosis, hematohidrosis, hemidrosis*
Häm|hid|ro|sis *f, pl* **-ses**: → *Hämhidrose*
häm|hid|ro|tisch *adj*: Hämhidrose betreffend, von ihr betroffen oder gekennzeichnet; Ⓔ *relating to or marked by hemidrosis, hemidrotic*
Häm|id|ro|sis *f, pl* **-ses**: → *Hämhidrose*
-hämie *suf.*: → *-ämie*
Hä|mi|glo|bin *nt*: *Syn: Ferrihämoglobin, Methämoglobin*; oxidierte Form von Hämoglobin* mit dreiwertigem Eisen; Ⓔ *methemoglobin, metahemoglobin, ferrihemoglobin*
Hä|min *nt*: Komplex aus dreiwertigem Eisen und Porphyrin*; Ⓔ *chlorohemin, ferriheme chloride, ferriporphyrin chloride, ferriprotoporphyrin, hemin, hemin chloride, hemin crystals, hematin chloride, Teichmann's crystals*
Hamman-Rich-Syndrom *nt*: *Syn: diffuse progressive interstitielle Lungenfibrose*; ätiologisch ungeklärte Lungenfibrose* mit Zerstörung der Alveolen und Ausbildung einer Wabenlunge*; verläuft oft fulminant mit tödlichem Ausgang innerhalb weniger Monate; Ⓔ *Hamman-Rich syndrome*
Ham|mer *m*: *Syn: Malleus*; mit dem Trommelfell verbundenes Gehörknöchelchen; überträgt die Trommelfellschwingungen auf den Amboss; Ⓔ *hammer, malleus*
Hammer-Amboss-Gelenk *nt*: *Syn: Inkudomalleolargelenk, Articulatio incudomallearis*; gelenkige Verbindung zwischen Hammer und Amboss im Mittelohr; Ⓔ *incudomalleolar articulation, incudomalleolar joint*

Ham|mer|fin|ger *m*: *s.u. Fingerstrecksehnenabriss*; Ⓔ *hammer finger, baseball finger, drop finger, mallet finger*

Ham|mer|hals *m*: ***Syn:*** *Collum mallei*; schmales Segment zwischen Hammergriff [Manubrium mallei] und Hammerkopf [Caput mallei]; Ⓔ *neck of malleus*

Ham|mer|ze|he *f*: ***Syn:*** *Krallenzehe, Digitus malleus*; meist erworbene Beugekontraktur der End- und Mittelgelenke der Zehen mit Überstreckung im Grundgelenk; Ⓔ *hammer toe, mallet toe*

Hammond-Syndrom *nt*: ***Syn:*** *Athetosis duplex, Athétose double*; durch einen frühkindlichen Hirnschaden [Geburtstrauma, Asphyxie*, Icterus* gravis neonatorum] hervorgerufene beidseitige Athetose* mit Zeichen anderer zerebraler Schädigungen; Ⓔ *Hammond's disease*

Hämo-, hämo- *präf.*: Wortelement mit der Bedeutung „Blut"; Ⓔ *blood, hemat(o)-, haemat(o)-, hem(o)-, hema-, haem-, haema-, haemo-, sangui-*

Hä|mo|a|na|ly|se *f*: ***Syn:*** *Hämanalyse*; Blutuntersuchung, Blutanalyse; Ⓔ *analysis of blood, examination of blood, hemanalysis*

Hä|mo|bi|lie *f*: → *Hämatobilie*

Hä|mo|blas|to|se *f*: Oberbegriff für diffuse, maligne Erkrankungen des hämopoetischen Systems; Ⓔ *hemoblastosis*

Hä|mo|chro|ma|to|se *f*: ***Syn:*** *Bronzediabetes, Eisenspeicherkrankheit, Siderophilie*; chronische Speicherkrankheit* mit erhöhter Eisenresorption und Hämosiderinablagerung in verschiedenen Organen [Leber, Bauchspeicheldrüse]; klinisch auffällig sind Leberzirrhose*, Diabetes* mellitus und eine blau-braun-bronzefarbene Hautpigmentierung; Ⓔ *iron storage disease, bronze diabetes, bronzed diabetes, hemochromatosis, hemachromatosis, hematochromatosis*

idiopathische Hämochromatose: ***Syn:*** *(von) Recklinghausen-Appelbaum-Krankheit*; autosomal-rezessive Eisenspeicherkrankheit*, die erst relativ spät in Erscheinung tritt [Männer nach dem 30. Jahr, Frauen nach der Menopause]; Ⓔ *idiopathic hemochromatosis*

Hä|mo|cu|pre|in *nt*: ***Syn:*** *Hyperoxiddismutase, Superoxiddismutase, Erythrocuprein*; in Erythrozyten vorhandenes Enzym, das Superoxid-Ionen abbaut; Ⓔ *hemocuprein, hepatocuprein, erythrocuprein, superoxide dismutase, cytocuprein*

Hä|mo|di|a|fil|tra|ti|on *f*: Kombination von Hämodialyse* und Hämofiltration*; Ⓔ *hemodiafiltration*

Hä|mo|di|a|ly|se *f*: ***Syn:*** *Blutwäsche, extrakorporale Dialyse*; künstliche Entfernung von harnpflichtigen Abfallprodukten und Wasser aus dem Blut; Ⓔ *hemodialysis, hematodialysis, extracorporeal dialysis*

Hä|mo|di|lu|ti|on *f*: ***Syn:*** *Blutverdünnung*; durch eine Erhöhung des Flüssigkeitsanteils oder eine Verringerung der roten Blutkörperchen verursachte Verdünnung des Blutes; Ⓔ *hemodilution*

Hä|mo|dy|na|mik *f*: Lehre von den Bewegungen des Blutes im Kreislauf; Ⓔ *hemodynamics*

hä|mo|dy|na|misch *adj*: Hämodynamik betreffend; Ⓔ *relating to hemodynamics, hemodynamic*

Hä|mo|filt|ra|ti|on *f*: Blutreinigung durch Abfiltration von Stoffen und Zellfragmenten; Ⓔ *hemofiltration*

Hä|mo|fus|zin *nt*: aus Hämosiderin* entstehendes eisenfreies Pigment; Ⓔ *hemofuscin*

Hä|mo|glo|bin *nt*: in den roten Blutkörperchen enthaltener Blutfarbstoff, der aus einem Globinanteil und einer eisenhaltigen prosthetischen Gruppe [Häm] besteht; die verschiedenen Hämoglobine unterscheiden sich in der Struktur des Eiweißanteils [Globin]; Hämoglobin transportiert Sauerstoff von der Lunge zum Gewebe und Kohlendioxid vom Gewebe zur Lunge; Ⓔ *blood pigment, hemoglobin, hematoglobin, hematoglobulin, hematocrystallin*

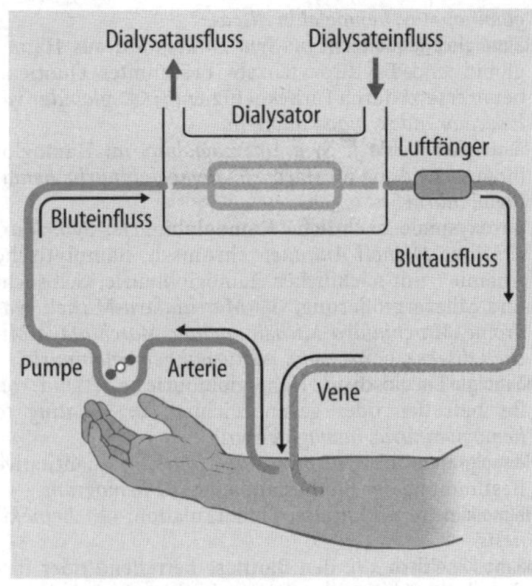

Abb. 35. Prinzip der Hämodialyse

Hämoglobin A: ***Syn:*** *Erwachsenenhämoglobin*; normales Hämoglobin des Erwachsenen; besteht aus zwei Unterformen [Hämoglobin A_1, Hämoglobin A_2]; Ⓔ *hemoglobin A*

Hämoglobin A_{1c}: → *glykosyliertes Hämoglobin*

desoxygeniertes Hämoglobin: → *reduziertes Hämoglobin*

Hämoglobin F: ***Syn:*** *fetales Hämoglobin*; normales Hämoglobin des Feten, das eine höhere Sauerstoffaffinität hat; wird nach der Geburt durch Hämoglobin A ersetzt; Ⓔ *fetal hemoglobin, hemoglobin F*

fetales Hämoglobin: → *Hämoglobin F*

glykosyliertes Hämoglobin: ***Syn:*** *Hämoglobin A_{1c}*; Hämoglobin mit kovalent gebundener Glucose; tritt bei Erhöhung der Zuckerspiegels [Diabetes* mellitus] vermehrt auf; Ⓔ *glycohemoglobin, glycosylated hemoglobin*

oxygeniertes Hämoglobin: ***Syn:*** *Oxyhämoglobin*; sauerstoffhaltiges Hämoglobin; Ⓔ *oxyhemoglobin, oxidized hemoglobin, oxygenated hemoglobin*

reduziertes Hämoglobin: ***Syn:*** *desoxygeniertes Hämoglobin*; in der Peripherie durch Desoxygenation* aus Oxyhämoglobin* gebildetes sauerstoffarmes Hämoglobin; Ⓔ *deoxyhemoglobin, reduced hemoglobin, deoxygenated hemoglobin*

Hä|mo|glo|bin|ä|mie *f*: Vorkommen von freiem Hämoglobin im Blut; Ⓔ *hemoglobinemia, hematospherinemia*

Hämoglobin-C-Krankheit *f*: erbliche hämolytische Anämie* mit Bildung von anomalem Hämoglobin C; Ⓔ *hemoglobin C disease*

Hämoglobin-C-Thalassämie *f*: ***Syn:*** *HbC-Thalassämie*; kombinierte Heterozygotie für Hämoglobin C und β-Thalassämie* mit schwerer Anämie; Ⓔ *hemoglobin C-thalassemia, hemoglobin C-thalassemia disease*

Hämoglobin-E-Krankheit *f*: erbliche Anämie* mit Bildung von anomalem Hämoglobin E; Ⓔ *hemoglobin E disease*

Hämoglobin-E-Thalassämie *f*: ***Syn:*** *HbE-Thalassämie*; kombinierte Heterozygotie für Hämoglobin E und β-Thalassämie* mit schwerer Anämie; Ⓔ *hemoglobin E-thalassemia, hemoglobin E-thalassemia disease*

Hä|mo|glo|bi|no|cho|lie *f*: Hämoglobinausscheidung in der Galle; Ⓔ *hemoglobinocholia*

Hä|mo|glo|bi|no|ly|se *f*: Hämoglobinabbau, Hämoglobinspaltung; Ⓔ *hemoglobinolysis, hemoglobinopepsia*

Hä|mo|glo|bi|no|pa|thie *f*: erbliche Erkrankung mit Bildung von anomalen Hämoglobinformen; Ⓔ *hemo-*

H

globinopathy, hemoglobin disease

Hälmolglolbinlquoltilent *m*: ***Syn:*** *Färbeindex*; aus Hämoglobin und Erythrozytenzahl bestimmter Quotient; heute ersetzt durch Färbekoeffizient*; Ⓔ *globular value, color index, blood quotient*

Hälmolglolbinlulrie *f*: ***Syn:*** *Haemoglobinuria*; Hämoglobinausscheidung im Harn; Ⓔ *hemoglobinuria, hematoglobinuria*

paroxysmale nächtliche Hämoglobinurie: ***Syn:*** *Marchiafava-Micheli-Anämie*; chronisch hämolytische Anämie* mit nächtlicher Hämoglobinurie, Gelbsucht und Milzvergrößerung; Ⓔ *Marchiafava-Micheli syndrome, Marchiafava-Micheli anemia, Marchiafava-Micheli disease, paroxysmal nocturnal hemoglobinuria*

hälmolglolbinlulrisch *adj*: Hämoglobinurie betreffend, von ihr betroffen oder gekennzeichnet; Ⓔ *relating to hemoglobinuria, hemoglobinuric*

Hälmolgramm *nt*: ***Syn:*** *Blutstatus, Blutbild*; quantitative Bestimmung der Blutbestandteile; Ⓔ *hemogram*

Hälmolkilnelse *f*: Blutfluss, Blutzirkulation; Ⓔ *hemokinesis*

hälmolkilneltisch *adj*: den Blutfluss betreffend oder fördernd; Ⓔ *relating to or promoting hemokinesis, hemokinetic*

Hälmolkollpos *m*: ***Syn:*** *Hämatokolpos*; Blutansammlung in der Scheide; Ⓔ *hematocolpos, hematokolpos, retained menstruation*

Hälmolkolnilolse *f*: erhöhte Hämokonienzahl im Blut; Ⓔ *hemoconiosis*

Hälmolkrylolskolpie *f*: Gefrierpunktbestimmung des Blutes; Ⓔ *hemocryoscopy*

Hälmollylse *f*: ***Syn:*** *Hämatozytolyse*; Auflösung der roten Blutkörperchen, Erythrozytenauflösung, Erythrozytenzerstörung, Erythrozytenabbau; Ⓔ *hemolysis, hematocytolysis, hematolysis, hemocytolysis, erythrocytolysis, erythrolysis, cythemolysis*

α-Hämolyse: ***Syn:*** *Alphahämolyse*; durch Ausbildung einer grünen Zone um die Kolonie gekennzeichnetes Bakterienwachstum mit Hämolyse auf Blutagar; Ⓔ *α-hemolysis, alpha-hemolysis*

β-Hämolyse: ***Syn:*** *Betahämolyse*; vollständige Hämolyse der Erythrozyten bei Bakterienwachstum auf Blutagar; Ⓔ *β-hemolysis, beta-hemolysis*

γ-Hämolyse: ***Syn:*** *Gammahämolyse*; nicht-hämolytisches Wachstum, nicht-hämolysierendes Wachstum, Wachstum ohne Hämolyse; Ⓔ *γ-hemolysis, gamma-hemolysis*

kolloid-osmotische Hämolyse: ***Syn:*** *osmotische Hämolyse*; durch eine Änderung des kolloidosmotischen Drucks hervorgerufene Zerstörung der roten Blutkörperchen; Ⓔ *colloid osmotic hemolysis, osmotic hemolysis*

osmotische Hämolyse: → *kolloid-osmotische Hämolyse*

Hälmollylseldyslälquillilbrilum *nt*: ***Syn:*** *Dysäquilibriumsyndrom*; während oder nach Hämodialyse* auftretende Hirnsymptome; Ⓔ *dialysis disequilibrium syndrome*

Hälmollylselplaqueltechlnik *f*: ***Syn:*** *Jerne-Technik, Plaquetechnik*; Nachweis antikörperbildender Zellen unter Verwendung von Schaferythrozyten; Ⓔ *hemolytic plaque assay, Jerne plaque assay, Jerne technique*

hälmollylsielrend *adj*: → *hämolytisch*

Hälmollylsin *nt*: **1.** hämolyseverursachendes Toxin, Hämolysegift **2.** hämolyseauslösender Antikörper; Ⓔ **1.** *hemolysin, erythrocytolysin, erythrolysin* **2.** *hemolysin, erythrocytolysin, erythrolysin*

hälmollyltisch *adj*: Hämolyse betreffend, von ihr betroffen oder gekennzeichnet, durch sie bedingt, Hämolyse auslösend; Ⓔ *hemolytic, hematolytic*

α-hämolytisch *adj*: ***Syn:*** *alphahämolytisch*; Alphahämolyse betreffend, mittels Alphahämolyse; Ⓔ *α-hemolytic, alpha-hemolytic*

β-hämolytisch *adj*: ***Syn:*** *beta-hämolytisch*; Betahämolyse betreffend, von ihr betroffen oder gekennzeichnet; Ⓔ *beta-hemolytic, β-hemolytic*

γ-hämolytisch *adj*: ***Syn:*** *gamma-hämolytisch*; (*Bakterien*) nicht-hämolytisch, nicht-hämolysierend; Ⓔ *γ-hemolytic, gamma-hemolytic, nonhemolytic*

Hälmolmeldilasltilnum *nt*: Blutansammlung im Mediastinalraum; Ⓔ *hemomediastinum, hematomediastinum*

Hälmolmetlra *f*: ***Syn:*** *Hämatometra*; Blutansammlung in der Gebärmutter; Ⓔ *hematometra, hemometra*

Hälmolpalthie *f*: Erkrankung des Blutes oder der blutbildenden Gewebe; Ⓔ *hemopathy, hematopathy*

Hälmolperlfulsilon *f*: Modifikation der Hämodialyse*, bei der adsorbierende Stoffe [Aktivkohle] verwendet werden; Ⓔ *hemoperfusion*

Hälmolpelrilkard *nt*: ***Syn:*** *Hämatoperikard*; Blutansammlung im Herzbeutel; Ⓔ *hemopericardium, hematopericardium*

Hälmolpelriltolnelum *nt*: ***Syn:*** *Hämatoperitoneum*; Blutansammlung in der Bauchhöhle; Ⓔ *hemoperitoneum, hematoperitoneum*

Hälmolphalgolzyltolse *f*: ***Syn:*** *Hämozytophagie*; Abbau von Blutzellen durch spezialisierte Makrophagen [Hämophagen]; physiologisch im Rahmen der Blutmauserung; Ⓔ *hemocytophagia, hematophagia, hematophagy, hemophagocytosis*

hälmolphalgolzyltoltisch *adj*: ***Syn:*** *hämozytophag*; Hämophagozytose betreffend, von ihr betroffen oder durch sie bedingt; Ⓔ *relating to or caused by hematophagy, hematophagic*

Hälmolphelrelse *f*: → *Hämapherese*

hälmolphil *adj*: **1.** (*biolog.*) blutliebend **2.** Bluterkrankheit/Hämophilie betreffend, von ihr betroffen oder gekennzeichnet; Ⓔ **1.** *hemophil, hemophile, hemophilic* **2.** *relating to hemophilia, hemophilic*

Hälmolphillie *f*: ***Syn:*** *Bluterkrankheit, Haemophilia*; X-chromosomal-rezessiv vererbte Blutgerinnungsstörung; Ⓔ *hemophilia, hematophilia*

Hämophilie A: ***Syn:*** *klassische Hämophilie, Faktor-VIII-Mangel, Haemophilia vera*; durch einen Mangel an Blutgerinnungsfaktor VIII verursachte klassische Blutgerinnungsstörung mit mikrotraumatischen Blutungen in Gelenke und Muskeln; Ⓔ *classical hemophilia, hemophilia A*

Hämophilie B: ***Syn:*** *Christmas-Krankheit, Faktor IX-Mangel, Faktor IX-Mangelkrankheit*; durch einen angeborenen Mangel an Faktor IX bedingte Blutgerinnungsstörung; Ⓔ *Christmas disease, hemophilia B, factor IX deficiency*

Hämophilie C: ***Syn:*** *Faktor XI-Mangel, PTA-Mangel, PTA-Mangelsyndrom, Rosenthal-Krankheit*; durch autosomal-rezessiv vererbten Mangel an Faktor XI bedingte erbliche Blutungsneigung; Ⓔ *factor XI deficiency, PTA deficiency, hemophilia C*

klassische Hämophilie: → *Hämophilie A*

vaskuläre Hämophilie: → *Angiohämophilie*

hälmolphob *adj*: ***Syn:*** *hämatophob*; Hämophobie betreffend, durch sie gekennzeichnet; Ⓔ *relating to or marked by hemophobia, hematophobic, hemophobic*

Hälmolpholbie *f*: ***Syn:*** *Hämatophobie, Blutscheu*; krankhafte Angst vor Blut; Ⓔ *irrational fear of blood, hemophobia, hematophobia*

Hämlophlthallmus *m*: Bluterguss ins Auge; Ⓔ *hemophthalmus, hemophthalmia, hemophthalmos*

Hälmolpneulmolpelrilkard *nt*: ***Syn:*** *Pneumohämoperikard*; Luft- und Blutansammlung im Herzbeutel; Ⓔ *hemopneumopericardium, pneumohemopericardium*

Hälmolpneulmolthorax *m*: ***Syn:*** *Pneumohämothorax*; Luft- und Blutansammlung im Pleuraraum; Ⓔ *pneumohemothorax, hemopneumothorax*

Hälmolpolelse *f*: ***Syn:*** *Blutbildung, Hämatopoese, Hämatopoiese, Hämopoiese*; Bildung der zellulären Blutelemente; Ⓔ *blood formation, hemopoiesis, hemapoiesis,*

hematogenesis, hematopoiesis, hematosis, hemocytopoiesis, hemogenesis, sanguification
hä|mo|po|e|tisch *adj*: *Syn: hämatopoetisch, hämatopoietisch, hämopoietisch*; Blutbildung/Hämopoese betreffend, die Hämopoese anregend, blutbildend; Ⓔ *relating to blood formation/hemopoiesis, hematogenic, hemogenic, hemopoietic, hemafacient, hemapoietic, hematopoietic, hemopoiesic, sanguinopoietic, sanguifacient*
Hä|mo|poi|e|se *f*: →*Hämopoese*
Hä|mo|poi|e|tin *nt*: *Syn: Epoetin, Erythropoetin, Erythropoietin, erythropoetischer Faktor, Hämatopoietin*; in der Niere gebildetes Zytokin*, das die Bildung der roten Blutkörperchen anregt; Ⓔ *hemopoietin, hematopoietin, erythropoietic stimulating factor, erythropoietin*
hä|mo|poi|e|tisch *adj*: →*hämopoetisch*
Hä|mo|ptoe *f*: →*Hämoptyse*
Hä|mo|pty|se *f*: *Syn: Hämoptoe, Hämoptysis*; Bluthusten, Blutspucken; Ⓔ *hemoptysis, hematorrhea, bronchial hemorrhage, hemorrhea, emptysis*
Hä|mo|pty|sis *f, pl* **-ses**: →*Hämoptyse*
Hä|mor|rhe|o|lo|gie *f*: *Syn: Hämorrheologie*; Wissenschaft, die sich mit den Fließeigenschaften des Blutes beschäftigt; Ⓔ *hemorrheology, hemorheology*
Hä|mor|rha|gie *f*: *Syn: Haemorrhagia*; Blutung, Einblutung; Ⓔ *hemorrhage, bleeding, bleed, haemorrhagia*
hä|mor|rha|gisch *adj*: Blutung betreffend, durch Blutung gekennzeichnet; Ⓔ *relating to or characterized by hemorrhage, hemorrhagic*
Hä|mor|rhe|o|lo|gie *f*: →*Hämorheologie*
hä|mor|rho|i|dal *adj*: *Syn: hämorridal*; Hämorrhoiden betreffend; hämorrhoidenähnlich; Ⓔ *relating to hemorrhoids, hemorrhoidal*
Hä|mor|rho|i|dal|ring *f*: →*Hämorrhoidalzone*
Hä|mor|rho|i|dal|throm|bo|se *f*: akute Thrombosierung von Hämorrhoiden*; Ⓔ *thrombosed hemorrhoids*
Hä|mor|rho|i|dal|zo|ne *f*: *Syn: Hämorrhoidalring, Zona hemorrhoidalis*; unterster Abschnitt des Mastdarms; Ⓔ *hemorrhoidal zone*
Hä|mor|rho|i|dek|to|mie *f*: *Syn: Hämorridektomie*; operative Entfernung von Hämorrhoiden, Hämorrhoidenexzision; Ⓔ *hemorrhoidectomy*
Hä|mor|rho|i|den *pl*: krampfaderähnliche Erweiterung des Mastdarmschwellkörpers; Ⓔ *hemorrhoids, piles, pile*
hä|mor|ri|dal *adj*: →*hämorrhoidal*
Hä|mor|ri|dek|to|mie *f*: →*Hämorrhoidektomie*
Hä|mo|si|de|rin *nt*: wasserunlöslicher Eisen-Eiweißkomplex; Speicherform von Eisen in Geweben; Ⓔ *hemosiderin*
Hä|mo|si|de|rin|u|rie *f*: Hämosiderinausscheidung im Harn; Ⓔ *hemosiderinuria*
Hä|mo|si|de|ro|se *f*: *Syn: Hämosiderosis*; Hämosiderinablagerung in verschiedenen Organen und der Haut [**Hämosiderosis cutis**] bei übermäßigem lokalisiertem oder generalisiertem Eisengehalt; Ⓔ *hemosiderosis*
Hä|mo|si|de|ro|sis *f, pl* **-ses**: →*Hämosiderose*
Hämosiderosis cutis: *s.u. Hämosiderose*; Ⓔ *cutaneous hemosiderosis*
hä|mo|si|de|ro|tisch *adj*: Hämosiderose betreffend, von ihr betroffen oder gekennzeichnet, durch sie bedingt; Ⓔ *relating to or marked by hemosiderosis, hemosiderotic*
Hä|mo|spek|tro|skop *nt*: →*Hämatospektroskop*
Hä|mo|spek|tro|sko|pie *f*: →*Hämatospektroskopie*
Hä|mo|sper|mie *f*: *Syn: Hämatospermie*; Blut in der Samenflüssigkeit; Ⓔ *hemospermia, hematospermia*
Hä|mo|sta|se *f*: *Syn: Blutstillung*; vom Körper iniziierte Mechanismen zum Schutz vor Blutverlusten; Ⓔ *hemostasis, hemostasia*
Hä|mo|sta|ti|kum *nt, pl* **-ka**: *Syn: Hämostyptikum*; Blutstillungsmittel, blutstillendes Mittel; Ⓔ *hematostatic, hemostatic, hemostyptic, antihemorrhagic, anthemorrhagic*
hä|mo|sta|tisch *adj*: *Syn: hämostyptisch, styptisch; adstringierend*; Hämostase betreffend, blut(ungs)stillend; Ⓔ *arresting hemorrhage, hematostatic, hemostatic, hemostyptic, antihemorrhagic, anthemorrhagic*
Hä|mo|styp|ti|kum *nt, pl* **-ka**: *Syn: Hämostatikum*; Blutstillungsmittel, blutstillendes Mittel; Ⓔ *hematostatic, hemostatic, hemostyptic, antihemorrhagic, anthemorrhagic*
hä|mo|styp|tisch *adj*: →*hämostatisch*
Hä|mo|the|ra|pie *f*: →*Hämatotherapie*
Hä|mo|tho|rax *m*: *Syn: Blutbrust, Hämatothorax*; Blutansammlung im Pleuraraum; Ⓔ *hemothorax, hematothorax, hematothorax, hemopleura*
hä|mo|to|xisch *adj*: *Syn: hämatotoxisch*; Blutzellen schädigend; Ⓔ *hemotoxic, hematotoxic, hematoxic*
hä|mo|trop *adj*: *Syn: hämatotrop*; mit besonderer Affinität zu Blut oder Blutzellen; Ⓔ *hemotropic, hematotropic*
Hä|mo|tym|pa|non *nt*: *Syn: Hämatotympanon*; Bluterguss in die Paukenhöhle; Ⓔ *hemotympanum, hematotympanum*
Hä|mo|zo|on *nt, pl* **-zoa, -zo|en**: *Syn: Hämatozoon*; (ein- oder vielzelliger) Blutparasit; Ⓔ *hemozoon, hematozoan, hematozoon*
Hä|mo|zy|ten *pl*: *Syn: Blutkörperchen, Blutzellen*; Sammelbegriff für die im Blut enthaltenen Zellen, d.h., rote **Blutkörperchen** [Erythrozyten], **weiße Blutkörperchen** [Leukozyten] und **Blutplättchen** [Thrombozyten] sowie ihre Vorstufen; Ⓔ *hemocytes, hemacytes, hematocytes*
Hä|mo|zy|to|blast *m*: Blutstammzelle im Knochenmark; Ⓔ *hemocytoblast, hematoblast, hematocytoblast, hemoblast, hemopoietic stem cell*
hä|mo|zy|to|blas|tisch *adj*: *Syn: hämoblastisch*; Hämozytoblast betreffend; Ⓔ *hemocytoblastic, hemoblastic*
Hä|mo|zy|to|ly|se *f*: →*Hämolyse*
hä|mo|zy|to|phag *adj*: *Syn: hämophagozytotisch*; Hämozytophagie betreffend, von ihr betroffen oder durch sie bedingt; Ⓔ *relating to or marked by hemocytophagia*
Hä|mo|zy|to|pha|gie *f*: *Syn: Hämophagozytose*; Abbau von Blutzellen durch spezialisierte Makrophagen [Hämophagen]; physiologisch im Rahmen der Blutmauserung; Ⓔ *hemocytophagia, hematophagia, hematophagy, hemophagocytosis*
Ha|mu|lus *m*: kleiner Haken, hakenförmiger Fortsatz; Ⓔ *hamulus*
Hamulus lacrimalis: hakenförmiger Fortsatz des Tränenbeins [Os* lacrimale], der die Fossa* glandulae lacrimalis lateral und vorne umfasst; Ⓔ *lacrimal hamulus*
Hamulus laminae spiralis: hakenförmiges oberes Ende der Lamina* spiralis ossea; Ⓔ *hamulus of bony spiral lamina*
Hamulus ossis hamati: hakenförmiger Fortsatz des Hakenbeins [Os* hamatum]; Ⓔ *hamulus of hamate bone*
Hamulus pterygoideus: hakenförmiger Fortsatz der Lamina medialis des Processus* pterygoideus des Keilbeins [Os* sphenoidale]; Ⓔ *pterygoid hamulus*
Hand *f*: Manus; Ⓔ *hand*
Hand-Schüller-Christian-Krankheit *f*: *Syn: Schüller-Krankheit, Schüller-Hand-Christian-Krankheit*; im Kindesalter auftretende Retikulohistiozytose mit Speicherung von Cholesterinkristallen; Ⓔ *Hand-Schüller-Christian disease, Hand-Schüller-Christian syndrome, Hand's disease, Hand's syndrome, Schüller's disease, Schüller's syndrome, Schüller-Christian syndrome, Schüller-Christian disease, Christian's disease, Christian's syndrome, cholesterol lipoidosis, cholesterol thesaurismosis, chronic idiopathic xanthomatosis*
Hand-Fuß-Syndrom *f*: *Syn: Sichelzelldaktylitis*; bei Sichel-

zellanämie* auftretende schmerzhafte Schwellung von Händen und Füßen; Ⓔ *sickle cell dactylitis, hand-and-foot syndrome*
Handlrelgilon *f*: *Syn: Regio manus*; umfasst Hand [Manus] und Handwurzelregion [Regio carpalis]; Ⓔ *hand region*
Handlrülckenlrelflex *m*: *Syn: Karpometakarpalreflex*; Kontraktion der Fingermuskeln nach Beklopfen des Handrückens; Ⓔ *carpometacarpal reflex*
Handlwurlzel *m*: Carpus; Ⓔ *wrist*
Handlwurlzellkalnal *m*: *Syn: Handwurzeltunnel, Karpalkanal, Karpaltunnel, Canalis carpi*; zwischen den Handwurzelknochen und dem Retinaculum flexorum liegender Kanal, durch den u.a. der Nervus* medianus zieht; Ⓔ *carpal canal, flexor canal, carpal tunnel*
Handlwurlzellknolchen *pl*: Ossa carpi; Ⓔ *carpal bones, bones of the wrist, carpals, carpalia*
Handlwurlzelltunlnel *m*: → *Handwurzelkanal*
Hanflfielber *nt*: → *Hanfstaublunge*
Hanf, inldilscher *m*: Wild- und Kulturpflanze, deren weibliche Form zahlreiche Wirkstoffe [**Cannabinoide**] mit psychotroper Wirkung enthält; Ⓔ *cannabis (sativa)*
Hanflstaublluniqe *f*: *Syn: Hanffieber, Cannabiose*; durch Hanfstaub ausgelöste Form der Byssinose*; Ⓔ *hemp fever*
Hanot-Zirrhose *f*: *Syn: primär biliäre Zirrhose, primär biliäre Leberzirrhose*; vermutlich zu den Autoimmunerkrankungen gehörende, nicht-eitrige destruierende Entzündung der intrahepatischen Gallengänge; 90 % der Fälle betreffen Frauen im mittleren Lebensalter; fast immer [95 % der Fälle] finden sich antimitochondriale Antikörper*; Ⓔ *Hanot's cirrhosis, Hanot's syndrome, biliary cirrhosis, Hanot's disease*
Hansen-Krankheit *f*: → *Lepra*
Hanlselnolsis *f, pl* **-ses**: → *Lepra*
H-Anltilgen *nt*: *Syn: Geißelantigen*; Antigen der Geißel von Mikroorganismen; Ⓔ *flagellar antigen, H antigen*
halphelphob *adj*: *Syn: haptephob, haptophob*; Berührungsangst/Haphephobie betreffend, durch sie gekennzeichnet; Ⓔ *relating to or marked by haphephobia, haphephobic, haptephobic*
Halphelpholbie *f*: *Syn: Berührungsangst, Haptephobie, Haptophobie*; krankhafte Angst vor dem Berührtwerden; Ⓔ *irrational fear of being touched, haphephobia, haptephobia, aphephobia*
Haplo-, haplo- *präf.*: Wortelement mit der Bedeutung „einmal/einfach"; Ⓔ *single, simple, hapl(o)-*
halplolid *adj*: mit einfachem Chromosomensatz; Ⓔ *haploid*
Halplolildie *f*: Vorhandensein eines einfachen Chromosomensatzes; Ⓔ *haploidy*
Haplten *nt*: *Syn: Halbantigen, unvollständiges Antigen*; niedermolekulares Antigen, das erst nach Bindung an einen Carrier eine Antikörperbildung auslöst; Ⓔ *half-antigen, partial antigen, hapten, haptene*
hapltelphob *adj*: → *haphephob*
Hapltelpholbie *f*: → *Haphephobie*
hapltisch *adj*: *Syn: taktil*; Tastsinn betreffend; Ⓔ *haptic, tactile*
Hapltolglolbin *nt*: in der Leber gebildetes Globulin; Ⓔ *haptoglobin*
hapltolphob *adj*: → *haphephob*
Hapltolpholbie *f*: → *Haphephobie*
Harden-Young-Ester *m*: → *Fructose-1,6-diphosphat*
Harllelkinlfeltus *m*: *Syn: Ichthyosis congenita Riecke I, Ichthyosis congenita gravis, Ichthyosis congenita universalis, Keratosis diffusa maligna, Hyperkeratosis universalis congenita*; autosomal-rezessiv vererbte, schwerste Form der kongenitalen Ichthyosen*; schon intrauterin kommt es zur Ausbildung dunkler panzerartiger Hornplatten sowie einer Ektropionierung von Lippen, Lidern und Genitalschleimhaut und Entwicklung einer Plattnase; Ⓔ *harlequin fetus*
Harn *m*: *Syn: Urin*; in der Niere gebildete Flüssigkeit zur Ausscheidung harnpflichtiger Stoffwechselprodukte; Ⓔ *urine, urina*
Harnlblalse *f*: *Syn: Vesica urinaria*; muskulöses Hohlorgan; sammelt den aus den Nieren kommenden Harn; Ⓔ *bladder, urinary bladder, urocyst, urocystis*
Harnlblalsenlalplalsie *f*: unvollständige Entwicklung der Harnblase; Ⓔ *acystia*
Harnlblalsenlaltolnie *f*: *Syn: atonische Blase, Blasenatonie*; angeborene oder erworbene Atonie der Blasenmuskulatur; Ⓔ *bladder atony, atonic bladder*
Harnlblalsenlaltrolphie *f*: *Syn: Blasenatrophie, Zystatrophie*; Atrophie* der Blasenmuskulatur bei chronischer Überdehnung; Ⓔ *cystatrophia*
Harnlblalsenlbillharlzilolse *f*: *Syn: Blasenbilharziose, Urogenitalschistosomiasis, Urogenitalbilharziose, ägyptische Hämaturie, ägyptische Bilharziose, urogenitale Schistosomiasis, Schistosomiasis urogenitalis*; durch Blasenpärchenegel hervorgerufene chronische Infektion der Blase und anderer Beckenorgane; Ⓔ *endemic hematuria, urinary schistosomiasis, genitourinary schistosomiasis, vesical schistosomiasis*
Harnlblalsenlbruch *m*: → *Blasenhernie*
Harnblasen-Damm-Fistel *f*: → *Blasen-Damm-Fistel*
Harnblasen-Darm-Anastomose *f*: *Syn: Blasen-Darm-Anastomose, Blasen-Darm-Fistel, zystoenterische/vesikointestinale Anastomose*; operative Verbindung von Harnblase und Darm; Ⓔ *cystoenteric anastomosis*
Harnblasen-Darm-Fistel *f*: → *Blasen-Darm-Fistel*
Harnlblalsenldilverltilkel *nt*: *Syn: Blasendivertikel*; meist erworbene Wandschwäche der Blase mit sackartiger Ausstülpung; Ⓔ *bladder diverticulum, vesical diverticulum, cystodiverticulum*
Harnlblalsenldreileck *nt*: *Syn: Blasendreieck, Lieutaud-Dreieck, Trigonum vesicae*; von den beiden Harnleitermündungen und dem Harnröhrenabgang gebildetes Dreieck am Boden der Harnblase; Ⓔ *Lieutaud's triangle, trigone of bladder, vesical triangle, vesical trigone*
Harnlblalsenlentlzünldung *f*: → *Cystitis*
Harnlblalsenlfisltel *f*: → *Blasenfistel*
Harnblasen-Gebärmutter-Fistel *f*: → *Blasen-Gebärmutter-Fistel*
Harnlblalsenlgelschwür *nt*: *Syn: Blasengeschwür, Ulcus vesicae*; Geschwür der Blasenschleimhaut; meist als kleines Geschwür bei Frauen [**Ulcus simplex vesicae**]; Ⓔ *bladder ulceration*
Harnlblalsenlgrund *m*: *Syn: Blasengrund, Fundus vesicae*; unterer, breiter Teil der Blasenwand mit den Einmündungen der Harnleiter; Ⓔ *infundibulum of urinary bladder, vortex of urinary bladder, fundus of urinary bladder, fundus of bladder*
Harnlblalsenlhals *m*: *Syn: Blasenhals, Cervix vesicae*; Übergang von der Harnblase in die Harnröhre; Ⓔ *neck of urinary bladder, bladder neck*
Harnlblalsenlhalslentlzünldung *f*: → *Cystitis colli*
Harnlblalsenlherlnie *f*: → *Blasenhernie*
Harnlblalsenlkarlzilnom *nt*: *Syn: Blasenkrebs, Harnblasenkrebs, Blasenkarzinom*; v.a. ältere Männer betreffender, vom Blasenepithel ausgehender bösartiger Tumor; Ⓔ *bladder carcinoma, urinary bladder carcinoma*
Harnlblalsenlkaltarr *m*: → *Harnblasenkatarrh*
Harnlblalsenlkaltarrh *m*: *Syn: Blasenkatarrh, Desquamationskatarrh, Cystitis catarrhalis*; akute katarrhalische Blasenentzündung; Ⓔ *catarrhal cystitis, desquamative catarrhal cystitis*
Harnblasen-Kolon-Fistel *f*: → *Blasen-Kolon-Fistel*
Harnlblalsenlkrebs *m*: → *Harnblasenkarzinom*
Harnlblalsenllähmung *f*: *Syn: Blasenlähmung, Zystoplegie*; vollständige oder teilweise Lähmung der Blasenwandmuskulatur; Ⓔ *cystoplegia, cystoparalysis*

Harnblasen-Nabel-Fistel *f*: → *Blasen-Nabel-Fistel*
Harn|bla|sen|pa|pil|lom *f*: *Syn:* *Blasenpapillom*; von der Blasenschleimhaut ausgehender gutartiger Tumor, der zu schmerzloser Hämaturie* führen kann; Ⓔ *urinary bladder papilloma, bladder papilloma*
Harnblasen-Rektum-Fistel *f*: → *Blasen-Rektum-Fistel*
Harnblasen-Scheiden-Fistel *f*: → *Blasen-Scheiden-Fistel*
Harnblasen-Sigma-Fistel *f*: *Syn:* *Blasen-Sigma-Fistel, Vesikosigmoideostomie, Vesikosigmoidostomie*; operative Verbindung von Blase und Sigmoid zur Harnableitung; Ⓔ *vesicosigmoidostomy*
Harn|bla|sen|spie|gel|lung *f*: *Syn:* *Blasenspiegelung, Zystoskopie*; endoskopische Untersuchung der Harnblase; Ⓔ *cystoscopy*
Harn|bla|sen|tu|ber|ku|lo|se *f*: *Syn:* *Blasentuberkulose, Cystitis tuberculosa*; tuberkulöse Blasenentzündung; Ⓔ *bladder tuberculosis, cystophthisis*
Harn|drang, im|pe|ra|ti|ver *m*: *Syn:* *imperative Miktion, Dranginkontinenz*; zwanghafter, nicht-unterdrückbarer Harndrang; Ⓔ *precipitant urination*
Harn|fie|ber *nt*: *Syn:* *Katheterfieber, Urethralfieber, Febris urethralis*; akutes Fieber bei Keimverschleppung beim Katheterisieren oder Eingriffen an der Harnröhre; Ⓔ *urinary fever, urethral fever, catheter fever*
septisches Harnfieber: → *Harnsepsis*
Harn|fis|tel *f*: harnführende Fistel des Urogenitaltraktes; Ⓔ *urinary fistula*
Harn|glu|co|se *f*: Glucosegehalt des Harns; Ⓔ *urinary glucose*
Harn|grieß *m*: kleine Harnkonkremente; Ⓔ *gravel, uropsammus, urocheras*
Harn|in|kon|ti|nenz *f*: *Syn:* *Blaseninkontinenz*; Unfähigkeit, Harn in der Blase zurückzuhalten; Ⓔ *urinary incontinence, incontinence of urine*
Harn|kon|kre|men|te *pl*: *Syn:* *Harnsteine*; unterschiedlich große Steinchen in den Harnwegen; Ⓔ *urinary calculi*
Harn|lei|ter *m*: *Syn:* *Ureter*; Kanal vom Nierenbecken zur Blase; Ⓔ *ureter*
Harnleiter-Blasen-Fistel *f*: *Syn:* *ureterovesikale Fistel*; Harnleiter und Blase verbindende Fistel; Ⓔ *ureterovesical fistula*
Harnleiter-Darm-Fistel *f*: *Syn:* *ureterointestinale Fistel*; Harnleiter und Darm verbindende Fistel; Ⓔ *ureterointestinal fistula*
Harnleiter-Dünndarm-Anastomose *f*: *Syn:* *Ureteroenteroanastomose, Ureteroenterostomie*; operative Verbindung von Harnleiter und Dünndarm; Ⓔ *ureteroenterostomy, ureteroenteroanastomosis*
Harnleiter-Duodenum-Fistel *f*: *Syn:* *ureteroduodenale Fistel*; Harnleiter und Duodenum verbindende Fistel; Ⓔ *ureteroduodenal fistula*
Harn|lei|ter|ent|zün|dung *f*: → *Ureteritis*
Harn|lei|ter|fis|tel *f*: **1.** *Syn:* *Ureterfistel, Fistula ureterica*; vom Harnleiter ausgehende Fistel, die in andere Organe mündet [**innere Harnfistel**] oder nach außen führt [**äußere Harnfistel**] **2.** *Syn:* *Ureterfistel, Ureterostoma*; operativ angelegte äußere Harnleiterfistel; Ⓔ **1.** *ureterostoma, ureteral fistula* **2.** *ureterostoma*
Harn|lei|ter|fis|tel|lung *f*: *Syn:* *Ureterostomie*; Anlegen einer äußeren Harnleiterfistel zur Harnableitung; Ⓔ *ureterostomy*
Harnleiter-Gebärmutter-Fistel *f*: *Syn:* *ureterouterine Fistel*; Harnleiter und Gebärmutter verbindende Fistel; Ⓔ *ureterouterine fistula*
Harnleiter-Haut-Fistel *f*: *Syn:* *Ureterokutaneostomie*; operative Verlagerung der Harnleitermündung in die Haut; Ⓔ *cutaneous ureterostomy, ureterocutaneostomy*
Harnleiter-Ileum-Anastomose *f*: *Syn:* *Ureteroileostomie*; operative Verbindung von Harnleiter und Ileum; Ⓔ *ureteroileostomy*
Harnleiter-Kolon-Anastomose *f*: *Syn:* *Ureterokolostomie*; operative Verbindung von Harnleiter und Dickdarm/Kolon; Ⓔ *ureterocolostomy*
Harnleiter-Rektum-Fistel *f*: *Syn:* *ureterorektale Fistel*; Harnleiter und Rektum verbindende Fistel; Ⓔ *ureterorectal fistula*
Harnleiter-Scheiden-Fistel *f*: *Syn:* *ureterovaginale Fistel, Fistula ureterovaginalis*; Harnleiter und Scheide verbindende Fistel; Ⓔ *ureterovaginal fistula*
Harnleiter-Sigma-Fistel *f*: *Syn:* *Ureterosigmoideostomie, Ureterosigmoidostomie*; operative Verbindung von Harnleiter und Sigma zur Harnableitung; Ⓔ *ureterosigmoidostomy*
Harn|lei|ter|stein *m*: Harnstein im Harnleiter; Ⓔ *ureterolith*
Harn|lei|ter|ste|no|se *f*: *Syn:* *Harnleiterverengung, Ureterostenose*; angeborene [Harnleiterklappe, Ureterozele*] oder erworbene [Entzündung, Tumor, retroperitoneale Fibrose*] Einengung des Harnleiterlumens; Ⓔ *ureterostenosis, ureterostegnosis, ureterostenoma*
Harn|lei|ter|ver|en|gung *f*: → *Harnleiterstenose*
Harn|re|ten|ti|on *f*: *Syn:* *Harnverhaltung, Harnsperre, Ischurie*; Unvermögen, die Blase spontan zu entleeren; Ⓔ *urinary retention, uroschesis, anuresis*
Harn|röh|re *f*: Urethra*; Ⓔ *urethra*
Harn|röh|ren|a|tre|sie *f*: *Syn:* *Urethraatresie, Atresia urethrae, Atreturethrie*; angeborener Verschluss der Harnröhre; Ⓔ *atreturethria, urethratresia*
Harnröhren-Damm-Fistel *f*: operativ angelegte äußere Harnröhrenfistel zum Damm; Ⓔ *urethroperoneal fistula*
Harn|röh|ren|ent|zün|dung *f*: → *Urethritis*
Harn|röh|ren|fis|tel *f*: von der Harnröhre ausgehende Fistel; Ⓔ *urethral fistula*
Harn|röh|ren|pro|laps *m*: → *Harnröhrenschleimhautprolaps*
Harnröhren-Scheiden-Fistel *f*: *Syn:* *urethrovaginale Fistel*; Harnröhre und Scheide verbindende Fistel; Ⓔ *urethrovaginal fistula*
Harn|röh|ren|schleim|haut|pro|laps *m*: *Syn:* *Harnröhrenprolaps*; fast nur bei Frauen vorkommender schmerzhafter Vorfall der Schleimhaut; Ⓔ *urethral prolapse*
Harnröhren-Skrotum-Fistel *f*: *Syn:* *urethroskrotale Fistel*; Harnröhre und Skrotum verbindende Fistel; Ⓔ *urethroscrotal fistula*
Harn|röh|ren|spal|te *f*: angeborene Spaltbildung der Harnröhre mit aberranter Mündung; Ⓔ *penischisis*
obere Harnröhrenspalte: Epispadie, Fissura urethrae superior; Ⓔ *epispadias, epispadia*
untere Harnröhrenspalte: Hypospadie, Fissura urethrae inferior; Ⓔ *hypospadias, hypospadia*
Harn|röh|ren|spie|gel|lung *f*: *Syn:* *Urethroskopie*; endoskopische Untersuchung der Harnröhre; Ⓔ *urethroscopy*
Harn|röh|ren|ste|no|se *f*: *Syn:* *Urethrastenose, Harnröhrenverengung, Harnröhrenstriktur*; angeborene [Harnröhrenklappe] oder häufiger erworbene [Entzündung, Tumor, Prostatahypertrophie, Verletzung (Katheterismus!)] Einengung des Harnröhrenlumens; Ⓔ *urethrostenosis*
Harn|röh|ren|strik|tur *f*: → *Harnröhrenstenose*
Harn|röh|ren|ver|en|gung *f*: → *Harnröhrenstenose*
Harn|säu|re *f*: *Syn:* *2,6,8-Trihydroxypurin*; beim Menschen als Endprodukt des Purinabbaus auftretende, in Wasser schwerlösliche organische Säure; Ⓔ *triketopurine, trioxypurine, lithic acid, uric acid*
Harn|se|di|ment *nt*: die im Harn enthaltenen organischen [Zellen, Bakterien] und kristallinen [Salze] Bestandteile; Ⓔ *urine sediment, urocheras, uropsammus*
Harn|sep|sis *f*: *Syn:* *Urosepsis*; von den Harnwegen ausgehende Sepsis*; Ⓔ *urosepsis*
Harn|sper|re *f*: *Syn:* *falsche Anurie*; Anurie* durch eine Harnabflussbehinderung; Ⓔ *ischuria*
Harn|star|re *f*: *Syn:* *Isosthenurie*; Ausscheidung von Harn

H

mit konstantem spezifischen Gewicht; Ⓔ *isosthenuria*

Harn|stau|ung *f.* Stauung des Harns in den Harnwegen; Ⓔ *urinary retention, uroschesis, anuresis*

Harn|stau|ungs|nie|re *f.* *Syn: Wassersackniere, Hydronephrose, Uronephrose*; angeborene [selten] oder erworbene sackartige Ausweitung des Nierenhohlsystems und evtl. der Harnleiter [Hydroureteronephrose*]; Ⓔ *uronephrosis, nephrohydrosis, nephrydrosis, hydronephrosis*

Harn|stei|ne *pl*: *Syn: Harnkonkremente*; unterschiedlich große Steinchen in den Harnwegen; Ⓔ *urinary calculi*

Harn|stein|lei|den *nt*: *Syn: Urolithiasis*; durch multiple Harnsteine ausgelöstes klinisches Krankheitsbild; Ⓔ *urolithiasis*

Harn|stoff *m*: *Syn: Urea, Karbamid, Carbamid*; im Harn ausgeschiedenes, stickstoffhaltiges Endprodukt des Eiweißstoffwechsels; Ⓔ *urea, carbamide, carbonyldiamide*

Harn|stoff|zy|klus *m*: *Syn: Krebs-Henseleit-Zyklus, Ornithinzyklus*; in den Lebermitochondrien ablaufender Zyklus, der Harnstoff aus Ammoniak und Kohlendioxid bildet; Ⓔ *ornithine cycle, Krebs cycle, Krebs-Henseleit cycle, Krebs ornithine cycle, Krebs urea cycle, urea cycle*

Harn|stot|tern *nt*: *Syn: Blasenstottern*; schmerzhafte Unterbrechungen des Harnflusses, z.B. durch kleine Harnsteine; Ⓔ *stuttering urination*

Harn|träu|feln *nt*: unwillkürlicher, tropfenweiser Harnabgang; Ⓔ *urinary dribbling*

Harn|ver|fär|bung *f.* Chromaturie*; Ⓔ *chromaturia*

Harn|ver|gif|tung *f.* →*Urämie*

Harn|ver|halt *m*: *Syn: Anurese*; fehlende Harnabsonderung durch eine Abflussbehinderung oder -störung der Blase; Ⓔ *urinary retention, uroschesis, anuresis, ischuria*

Harn|ver|hal|tung *f.* →*Harnretention*

Harn|waa|ge *f.* Urometer*; Ⓔ *urometer*

Harn|zu|cker *m*: Zuckergehalt des Harns; Ⓔ *urinary glucose*

Harn|zwang *m*: *Syn: Strangurie*; schmerzhafter Harndrang; Ⓔ *stranguria, strangury*

Harn|zy|lin|der *pl*: *Syn: Zylinder*; im Harn vorkommende Tubulusausgüsse aus Eiweiß, Zellaggregaten u.ä.; Ⓔ *urinary cast, renal cast, tube cast, tubular cast, urinary cylinder, cast*

Harrington-Operation *f.* *Syn: Skoliosekorrektur nach Harrington*; Aufrichtung der Wirbelsäule durch Versteifung mit **Harrington-Stäben**; Ⓔ *Harrington instrumentation, Harrington operation*

Hart|ma|nel|li|a|sis *f, pl* **-ses**: →*Hartmanellose*

Hart|ma|nel|lo|se *f.* *Syn: Hartmannellainfektion, Hartmannelliasis*; Befall und Infektion mit Protozoen* der Gattung **Hartmannella**; klinisch wichtig ist die primäre Amöbenenzephalitis durch **Hartmannella hyalina**; Ⓔ *hartmanelliasis*

Hart|me|tall|lun|ge *f.* Lungenfibrose* durch eingeatmete Hartmetallstäube; Ⓔ *heavy metal pneumoconiosis*

Hart|spann *m*: *Syn: Muskelhartspann, Muskelhärte, Myogelose*; knotenartige Verhärtung der Muskulatur mit Druck- und Spontanschmerz; meist bedingt durch Fehlbelastung oder entzündliche Prozesse; Ⓔ *myogelosis, gelosis*

Ha|schisch *nt*: aus indischem Hanf* gewonnenes Harz, das als Rauchgift gekaut oder geraucht wird; Ⓔ *hashish, hasheesh*

Ha|sen|au|ge *nt*: *Syn: Lagophthalmus*; Unfähigkeit, bei erweiterter Lidspalte das Auge zu schließen; Ⓔ *lagophthalmos, lagophthalmia, lagophthalmus*

Ha|sen|pest *f.* →*Tularämie*

Ha|sen|schar|te *f.* *Syn: Lippenspalte, Cheiloschisis*; angeborene, ein- oder beidseitige Spaltenbildung der Oberlippe; meist zusammen mit Kieferspalte [Lippen-Kiefer-Spalte*]; Ⓔ *cleft lip, harelip, hare lip, cheiloschisis, chiloschisis*

Hashimoto-Thyreoiditis *f.* *Syn: Autoimmunthyroiditis, Autoimmunthyreoiditis, Immunthyreoiditis, Struma lymphomatosa, Immunthyroiditis*; Autoimmunkrankheit* der Schilddrüse mit organspezifischen Autoantikörpern*; Ⓔ *Hashimoto's disease, Hashimoto struma, Hashimoto thyroiditis, autoimmune thyroiditis, chronic lymphadenoid thyroiditis, chronic lymphocytic thyroiditis, lymphadenoid goiter, lymphocytic thyroiditis, lymphoid thyroiditis, immune thyroiditis*

Hasner-Falte *f.* →*Hasner-Klappe*

Hasner-Klappe *f.* *Syn: Hasner-Falte, Plica lacrimalis*; Schleimhautfalte an der Mündung des Tränennasengangs in den unteren Nasengang; Ⓔ *Hasner's valve, Huschke's valve, Hasner's fold, Rosenmüller's valve, lacrimal fold*

Hau|ben|kreu|zun|gen *pl*: zusammenfassende Bezeichnung für vordere und hintere Haubenkreuzung; Ⓔ *tegmental decussations*

große Haubenkreuzung: *Syn: Wernekinck-Kreuzung, Decussatio pedunculorum cerebellarium superiorum*; Kreuzung der oberen Kleinhirnstiele in Höhe der Vierhügelplatte [Lamina tecti]; Ⓔ *decussation of superior cerebellar peduncles*

hintere Haubenkreuzung: *Syn: Meynert-Haubenkreuzung, Decussatio tegmentalis posterior*; Kreuzung von Fasern des Tractus tectospinalis im hinteren Teil der Mittelhirnhaube [Tegmentum mesencephali]; Ⓔ *dorsal tegmental decussation*

vordere Haubenkreuzung: *Syn: Forel-Haubenkreuzung, Decussatio tegmentalis anterior*; Kreuzung von Fasern des Tractus rubrospinalis im vorderen Teil der Mittelhirnhaube [Tegmentum mesencephali]; Ⓔ *ventral tegmental decussation*

Hau|ben|me|nin|gi|tis *f, pl* **-tiden**: *Syn: Konvexitätsmeningitis*; haubenförmige, eitrige Hirnhautentzündung der oberen Hirnwölbung; Ⓔ *helmet meningitis*

Haupt|bron|chus *m*: *Syn: Stammbronchus, Primärbronchus, Bronchus principalis*; noch außerhalb der Lunge entstehender rechter [**Bronchus principalis dexter**] und linker [**Bronchus principalis sinister**] Stammbronchus; Ⓔ *primary bronchus, main bronchus, principal bronchus, stem bronchus*

Haupt|drü|sen *pl*: →*Glandulae gastricae propriae*

Haupt|gal|len|gang *m*: →*Choledochus*

Haupt|his|to|kom|pa|ti|bi|li|täts|kom|plex *m*: *Syn: major Histokompatibilitätskomplex, major histocompatibility complex, HLA-Genkomplex*; Genkomplex auf dem Chromosom 6, der die Leukozytenantigene der Histokompatibilität kodiert; Ⓔ *major histocompatibility complex*

Haupt|lymph|gang, rech|ter *m*: →*Ductus lymphaticus dexter*

Haupt|wirt *m*: von einem Parasiten bevorzugter Wirt; Ⓔ *host of predilection*

Haupt|zel|len *pl*: Pepsinogen* bildende Zellen der Magenschleimhaut; Ⓔ *zymogenic cells, peptic cells*

Haus|staub|mil|ben *pl*: im Hausstaub vorkommende Milben; Ⓔ *house dust mites*

amerikanische Hausstaubmilbe: *Syn: Dermatophagoides farinae*; bildet Allergene, die eine Hausstauballergie auslösen; Ⓔ *Dermatophagoides farinae*

europäische Hausstaubmilbe: *Syn: Dermatophagoides pteronyssinus*; erzeugt Allergene, die Hausstauballergie und Asthma* bronchiale auslösen können; Ⓔ *house dust mite, Dermatophagoides pteronyssinus*

Haus|tra coli *pl*: *Syn: Dickdarmhaustren, Kolonhaustren, Sacculationes coli*; halbkugelige Ausbuchtungen der Dickdarmwand; Ⓔ *haustra of colon, sacculations of colon*

Haut *f.* *Syn: Integumentum commune*; das aus Kutis*

und Subkutis* bestehende die äußere Körperoberfläche bedeckendes Organ; Ⓔ *skin, cutis, derma*

Hautlalmyllolildolse *f*: *Syn:* *kutane Amyloidose*; durch primäre oder sekundäre Ablagerung von Amyloid* in die Haut hervorgerufene Amyloidose*; Ⓔ *cutaneous amyloidosis*

Hautlauslschlag *m*: Exanthem*; Ⓔ *skin eruption, skin rash, rash, exanthem, exanthema*

Hautlblasltolmylkolse *f*: *Syn:* *kutane Blastomykose*; Hautbefall durch Blastomyces* dermatitidis im Rahmen einer nordamerikanischen Blastomykose*; Ⓔ *cutaneous blastomycosis*

Hautlblülte *f*: → *Effloreszenz*

Hautldolsis *f, pl* **-sen**: *Syn:* *Oberflächendosis*; die aus Einfalldosis und Streustrahlendosis bestehende Teilkörperdosis der Haut; Ⓔ *skin dose*

Hautlellasltolse *f*: *Syn:* *Elastose, Elastosis*; durch eine Veränderung der elastischen Fasern hervorgerufene Änderung der Hautstruktur; Ⓔ *elastosis*

Hautlemlphylsem *nt*: *Syn:* *Emphysema subcutaneum*; Luft- oder Gasansammlung im subkutanen Gewebe; Ⓔ *subcutaneous emphysema, cutaneous emphysema, aerodermectasia, pneumoderma, pneumohypoderma*

Hautlentlzünldung *f*: → *Dermatitis*

Hautlerlkranlkung *f*: Dermatose*; Dermatitis*; Ⓔ *skin disease, dermatopathy, dermatopathia, dermopathy, dermatosis*

Hautlfilbrom *nt*: *Syn:* *Dermatofibrom*; derber gutartiger Hauttumor; oft gleichgesetzt mit Histiozytom*; Ⓔ *dermatofibroma*

Hautlflolra *f*: die physiologisch auf der Haut lebenden Mikroorganismen; Ⓔ *skin flora*

Hautlgrieß *m*: *Syn:* *Milie, Milium*; bis stecknadelkopfgroße, weißliche, subepitheliale Zysten v.a. im Gesicht; Ⓔ *pearly tubercle, sebaceous tubercle, whitehead, milium*

Hautlhorn *nt*: *Syn:* *Cornu cutaneum, Keratoma giganteum*; hornförmige, verhornende Hautwucherung; Ⓔ *cutaneous horn, warty horn*

Hautljulcken *nt*: Pruritus*; Ⓔ *itching, pruritus*

Hautlkallzilnolse *f*: *Syn:* *Calcinosis cutis*; lokalisierte oder diffuse Ablagerung von Calciumsalzen in der Haut im Rahmen einer Stoffwechselstörung für Calcium oder Phosphat [Calcinosis* metastatica] oder ohne fassbare Stoffwechselstörung [Calcinosis* metabolica]; Ⓔ *skin stones*

Hautlkarlzilnom *nt*: *Syn:* *Hautkrebs*; von der Epidermis* ausgehender bösartiger Tumor; Ⓔ *skin cancer*

Hautlkranklheit *f*: Dermatose*; Dermatitis*; Ⓔ *skin disease, dermatopathy, dermatopathia, dermopathy, dermatosis*

Hautlkrebs *m*: → *Hautkarzinom*

schwarzer Hautkrebs: → *malignes Melanom*

Hautllaplpenlplasltik *f*: → *Hautplastik*

Hautlleishlmalnilolse *f*: *Syn:* *kutane Leishmaniose, kutane Leishmaniase, Hautleishmaniase, Leishmaniasis cutis*; durch Leishmania* tropica hervorgerufene lokalisierte Erkrankung der Haut; typisch ist das Fortschreiten von juckendem Hautfleck zu Papel zu weicher, verkrusteter Ulzeration, die allmählich [**Jahresbeule**] abheilt; je nach Region gibt es eine Reihe von lokalen Synonymen [**Orientbeule, Aleppobeule, Jerichobeule, Biskrabeule, Delhibeule, Dattelbeule, Siskrabeule, Nilbeule, Lahorebeule**]; Ⓔ *cutaneous leishmaniasis, Delhi sore, Old World leishmaniasis, Lahore sore, Kandahar sore, Natal sore, Oriental boil, Oriental button, Oriental sore, Bagdad button, Bagdad boil, Jericho boil, Penjedeh sore, Aden ulcer, Aleppo boil, Biskra boil, juccuya*

amerikanische Hautleishmaniose: → *südamerikanische Hautleishmaniose*

südamerikanische Hautleishmaniose: *Syn:* *amerikanische Hautleishmaniose, kutane Leishmaniose Südamerikas, Chiclero-Ulkus*; durch verschiedene Leishmania*-Species [L. mexicana, L. brasiliensis] hervorgerufene Hauterkrankung; je nach Erreger kommt es zu unterschiedlichen kutanen Läsionen mit unterschiedlicher Heilungstendenz; je nach Region gibt es lokale Synonyme [**Pian bois, Bush yaws, Forest yaws**]; Ⓔ *bush yaws, bosch yaws, forest yaws, pian bois, South American cutaneous leishmaniasis, chiclero ulcer, chicle ulcer, uta*

Hautlleislten *pl*: *Syn:* *Tastleisten, Papillarleisten, Cristae cutis*; genetisch determiniertes Leistenmuster der Haut; Ⓔ *epidermal ridges, skin ridges, dermal ridges*

Hautlmaullwurf *m*: *Syn:* *Larva migrans, Myiasis linearis migrans, creeping disease, Kriechkrankheit*; durch Larven hervorgerufene stark juckende Dermatitis* mit typischen geröteten Gangstrukturen in der Haut; Ⓔ *larva migrans, creeping disease, creeping eruption, creeping myiasis, sandworm disease, water dermatitis, plumber's itch*

Hautlmilzlbrand *m*: durch Milzbrandbazillen hervorgerufene Infektionskrankheit; häufigste Milzbrandform; Ⓔ *cutaneous anthrax*

Hautlmuslkel *m*: *Syn:* *Musculus cutaneus*; in die Haut einstrahlender Muskel; Ⓔ *cutaneous muscle*

Hautlnelkrolse *f*: i.d.R. alle Hautschichten umfassende Hautschädigung mit Nekrose* und Narbenbildung; Ⓔ *cutaneous necrosis*

Hautlöldem *nt*: Ödem von Lederhaut und Unterhaut; Ⓔ *anasarca, hyposarca, hydrosarca*

Hautlpalpilllen *pl*: *Syn:* *Papillae dermis, Papillae corii*; Papillen der Lederhaut, die die Papillarleisten bilden; Ⓔ *dermal papillae, skin papillae*

Hautlpilz *m*: → *Hautpilzerkrankung*

Hautlpillze *pl*: *Syn:* *Dermatophyten*; Sammelbegriff für Pilze, die Hautpilzerkrankungen hervorrufen können; Ⓔ *cutaneous fungi*

Hautlpilzlerlkranlkung *f*: *Syn:* *kutane Mykose, Hautpilz, Dermatomykose, Dermatomycosis*; oberflächliche oder tiefe Pilzerkrankung der Haut durch Dermatophyten, Hefepilze oder Schimmelpilze; Ⓔ *dermatomycosis, superficial mycosis*

Hautlplasltik *f*: *Syn:* *Hautlappenplastik*; plastische Deckung von Hautdefekten unter Verwendung von Hautlappen, d.h. Haut mit Unterhautfettgewebe; Ⓔ *dermatoplasty, dermoplasty, skin grafting*

Haut-Schleimhautleishmaniase, südamerikanische *f*: *Syn:* *Espundia, mukokutane Leishmaniase Südamerikas*; durch Leishmania* brasiliensis hervorgerufene Hautleishmaniose* mit späterem Übergreifen auf die Schleimhaut von Mund, Nase, Rachen und Kehlkopf; Ⓔ *mucocutaneous leishmaniasis, naso-oral leishmaniasis, espundia*

Hautlschmalrotlzer *m*: *Syn:* *Epiphyt, Epidermophyt*; auf der Haut lebender Parasit; Ⓔ *(tierischer) epizoon, dermatozoon; (pflanzlicher) epiphyte*

Hautlspaltllilnilen *pl*: *Syn:* *Langer-Linien*; Spannungslinien der Haut, die bei der Schnittführung beachtet werden müssen; Ⓔ *Langer's lines*

Hautlsteilne *pl*: *Syn:* *Profichet-Krankheit, Profichet-Syndrom, Kalkgicht, Calcinosis circumscripta*; durch subkutane Ablagerung von Calciumphosphatsteinen gekennzeichnete Erkrankung unbekannter Genese; Ⓔ *Profichet's disease, Profichet's syndrome, calcium gout*

Hautltest *m*: Allergietestung durch Aufbringen des Allergens auf [**Epikutantest**] oder in die Haut [**Intrakutantest**]; Ⓔ *skin test, cutaneous test, skin reaction*

Hautltranslplanltat *nt*: frei verpflanztes Hautstück; Ⓔ *skin graft*

Hautltranslplanltaltilon *f*: Verpflanzung von freien Hauttransplantaten, d.h. Hautstücken ohne Gefäßversorgung; Ⓔ *skin grafting; epidermization*

Hautltulberlkullolse *f*: *Syn:* *Tuberculosis cutis*; Oberbegriff für die verschiedenen primären oder sekundären Tuberkuloseformen der Haut; Ⓔ *tuberculosis of the skin, tuberculoderma, cutaneous tuberculosis, dermal tuberculosis*

Haut|tur|gor *m*: Eigenspannung der Haut, die primär vom Wassergehalt bestimmt wird; Ⓔ *skin turgor*

Haut|wolf *m*: *Syn: Wundsein, Wolf, Intertrigo, Dermatitis intertriginosa*; rote, meist juckende Hautveränderung der Körperfalten; Ⓔ *intertrigo, eczema intertrigo*

Haut|zys|ten *pl*: *Syn: dermale Zysten, kutane Zysten*; echte, mit ektodermalen Anteilen ausgekleidete Zysten, die u.a. von der Epidermis, den Talgdrüsen oder den Schweißdrüsen ausgehen; Ⓔ *cutaneous cysts, dermal cysts, dermatocysts*

Haverhill-Fieber *nt*: *Syn: Rattenbisskrankheit, Rattenbissfieber II, atypisches Rattenbissfieber, Bakterienrattenbissfieber, Streptobazillenrattenbissfieber, Erythema arthriticum epidemicum*; durch Rattenbisse oder verdorbene Lebensmittel übertragene Infektionskrankheit durch **Streptobacillus moniliformis**; verläuft hochfieberhaft mit Befall mehrerer Gelenke; Ⓔ *Haverhill fever, epidemic arthritic erythema, rat- bite disease, rat-bite fever*

Havers-System *nt*: *Syn: Osteon*; aus Knochenlamellen bestehende Baueinheit des Knochens; Ⓔ *haversian system, osteon, osteone*

HbC-Thalassämie *f*: →*Hämoglobin-C-Thalassämie*

HbE-Thalassämie *f*: →*Hämoglobin-E-Thalassämie*

HB_s-Antigen *nt*: →*Hepatitis B-Oberflächenantigen*

HbS-Thalassämie *f*: *Syn: Sichelzellthalassämie, Sichelzellenthalassämie, Mikrodrepanozytenkrankheit*; kombinierte Heterozygotie für Hämoglobin S und Thalassämie*; imponiert klinisch als Sichelzellenanämie* mit Symptomen der Thalassämie; Ⓔ *sickle cell-thalassemia disease, microdrepanocytic disease, thalassemia-sickle cell disease, microdrepanocytic anemia, microdrepanocytosis*

Head-Zonen *pl*: durch den metameren Aufbau der Körpers bedingter Zusammenhang von Hautzonen und inneren Organen aus dem gleichen Segment; Ⓔ *Head's zones, Head's lines, Head's areas, zones of hyperalgesia*

he|be|phren *adj*: Hebephrenie betreffend; Ⓔ *relating to hebephrenia, hebephrenic*

He|be|phre|nie *f*: *Syn: hebephrene Schizophrenie*; meist schon im Jugendalter beginnende, zu hochgradiger Persönlichkeitszerstörung führende Schizophrenieform; Ⓔ *hebephrenia, hebephrenic schizophrenia, disorganized schizophrenia*

Heberden-Polyarthrose *f*: idiopathische Arthrose* der Interphalangealgelenke mit Bildung von Heberden-Knoten; Ⓔ *Heberden's rheumatism, Rosenbach's disease, Heberden's disease*

He|be|to|mie *f*: *Syn: Beckenringosteotomie, Pubeotomie, Pubiotomie, Hebotomie*; Durchtrennung des Beckenrings, z.B. zur Geburtserleichterung; Ⓔ *pubiotomy*

He|be|tudo *f*: Stumpfheit, Abstumpfung der Sinne; Ⓔ *hebetude, moria, apathy, dullness*

He|bo|to|mie *f*: →*Hebetomie*

He|do|no|pho|bie *f*: *Syn: Hedophobie*; krankhafte Angst vor angenehmen Empfindungen oder vor einem Lustgefühl; Ⓔ *irrational fear of pleasure, hedonophobia*

He|do|pho|bie *f*: →*Hedonophobie*

Heerfordt-Syndrom *nt*: *Syn: Uveoparotitis, Febris uveoparotidea*; von Iridozyklitis* und chronischer Parotitis* gekennzeichnete Sonderform der Sarkoidose*; Ⓔ *Heerfordt's disease, Heerfordt's syndrome, uveoparotid fever*

He|fe|my|ko|sen *pl*: von unechten Hefen* verursachte Pilzerkrankungen; Ⓔ *mycoses caused by yeasts*

He|fen *pl*: einzellige Pilze, die sich durch Spaltung und/oder Sprossung vermehren; Ⓔ *yeasts*

echte Hefen: *Syn: perfekte Hefen*; Hefen, die sich auch geschlechtlich vermehren; Ⓔ *perfect yeasts*

imperfekte Hefen: →*unechte Hefen*

perfekte Hefen: →*echte Hefen*

unechte Hefen: *Syn: imperfekte Hefen*; Hefen, die sich nur ungeschlechtlich vermehren; Ⓔ *imperfect yeasts*

Hegar-Stifte *pl*: Metallstifte zur Erweiterung des Zervikalkanals; Ⓔ *Hegar bougies, Hegar's dilatators, Hegar's dilators*

Heidenhain-Azanfärbung *f*: *Syn: Azanfärbung*; histologische Färbung mit Azokarmin und Anilinblau-Goldorange; Ⓔ *Heidenhain's azan stain, azan stain*

Heidenhain-Halbmond *m*: *Syn: von Ebner-Halbmond, Ebner-Halbmond, Giannuzzi-Halbmond, seröser Halbmond*; halbmondförmiges Endstück der gemischten Mundspeicheldrüsen; Ⓔ *Giannuzzi's body, Giannuzzi's cell, Giannuzzi's demilune, crescent of Giannuzzi, demilune of Giannuzzi, demilune of Heidenhain, serous crescent, marginal cell, crescent cell, demilune body, crescent body, demilune cell, semilunar body, semilunar cell*

Heil|an|zei|ge *f*: *Syn: Indikation, Indicatio*; allgemein anerkannter Grund für eine bestimmte Therapie oder Maßnahme; Ⓔ *indication, indicant*

Heil|mit|tel *pl*: alle Mittel zur Behandlung von Krankheiten; Ⓔ *treatment, cure, remedy*

Hei|lung *f*: Wiederherstellung der Gesundheit oder des Zustandes vor der Erkrankung/Verletzung; Ⓔ *healing*

p.p.-Heilung: →*Heilung per primam intentionem*

Heilung per primam intentionem: *Syn: Primärheilung, primäre Wundheilung, p.p.-Heilung*; direkte Wundheilung durch Verkleben der Wundränder und Ausfüllung des Defektes mit Bindegewebe; Ⓔ *healing by first intention, primary healing, primary adhesion*

Heilung per secundam intentionem: *Syn: Sekundärheilung, sekundäre Wundheilung, p.s.-Heilung*; verzögerte Wundheilung mit Granulationsgewebe und Narbenbildung; Ⓔ *healing by second intention, healing by granulation, secondary adhesion*

p.s.-Heilung: →*Heilung per secundam intentionem*

Heine-Medin-Krankheit *f*: *Syn: (epidemische/spinale) Kinderlähmung, Poliomyelitis (epidemica) anterior acuta*; durch das Poliomyelitis-Virus hervorgerufene Viruskrankheit, die durch die Entwicklung schlaffer Lähmungen, v.a. der Beine, gekennzeichnet ist; Ⓔ *Heine-Medin disease, infantile paralysis, anterior spinal paralysis, acute anterior poliomyelitis, acute atrophic paralysis, atrophic spinal paralysis, spodiomyelitis, myogenic paralysis*

Heinz-Ehrlich-Körperchen *nt*: →*Heinz-Innenkörperchen*

Heinz-Innenkörperchen *pl*: *Syn: Heinz-Ehrlich-Körperchen*; in Erythrozyten gefundene Körnchen aus denaturiertem Hämoglobin; Ⓔ *Ehrlich's inner bodies, Heinz's granules, Heinz-Ehrlich bodies, beta substance*

Heiß|hun|ger *f*: →*Hyperorexie*

Heister-Klappe *f*: *Syn: Plica spiralis*; glatte Muskelfasern enthaltende Schleimhautfalte des Ductus* cysticus; Ⓔ *Heister's fold, Heister's valve, spiral fold, spiral valve (of cystic duct)*

Hekt-, hekt- *präf.*: →*Hekto-*

Hekto-, hekto- *präf.*: Wortelement mit der Bedeutung „hundertfach"; Ⓔ *hect(o)-*

Held-Bündel *nt*: *Syn: Tractus vestibulospinalis*; Fasern vom Nucleus vestibularis lateralis zu den Vorderwurzelzellen des Rückenmarks; Ⓔ *Held's bundle, Deiters' tract, vestibulospinal tract*

Helfer-T-Zellen *pl*: →*Helferzellen*

Hel|fer|zel|len *pl*: *Syn: T-Helferzellen, Helfer-T-Zellen, T-Helfer-Lymphozyten, CD4-Zellen, CD4-Lymphozyten, $T4^+$-Zellen, $T4^+$-Lymphozyten*; T-Lymphzyzen, die das Oberflächenantigen CD4 besitzen; fördern die Antikörperbildung beim Zweitkontakt durch Aktivierung der Memory-Zellen; Ⓔ *helper cells, T helper cells*

Heli-, heli- *präf.*: → *Helio-*

Helico-, helico- *präf.*: → *Heliko-*

He|li|co|bac|ter *m*: gramnegative Stäbchenbakterien; Ⓔ *Helicobacter*

Helicobacter pylori: Erreger chronischer Magenschleimhautentzündungen und wichtiger pathogenetischer Faktor für die Entstehung von Geschwüren von Magen und Zwölffingerdarm; Ⓔ *Campylobacter pylori, Helicobacter pylori*

He|li|co|tre|ma *nt*: *Syn: Breschet-Hiatus, Schneckenloch*; Verbindung von Scala* tympani und vestibuli an der Schneckenspitze; Ⓔ *helicotrema, Breschet's hiatus, Scarpa's hiatus*

he|li|kal *adj*: Helix betreffend, in der Art einer Helix; Ⓔ *relating to a helix, helical, helicine*

Heliko-, heliko- *präf.*: Wortelement mit der Bedeutung „Windung/Spirale/Helix"; Ⓔ *helical, helix, helico-*

Helio-, helio- *präf.*: Wortelement mit der Bedeutung „Sonne"; Ⓔ *heli(o)-*

He|li|o|en|ze|pha|li|tis *f, pl* **-ti|den**: *Syn: Insolationsenzephalitis*; im Rahmen eines massiven Sonnenstichs* auftretende Enzephalitis*; Ⓔ *heliencephalitis*

He|li|o|pa|thie *f*: durch Sonnenlicht hervorgerufene Erkrankung; Ⓔ *heliopathy*

he|li|o|phob *adj*: Lichtscheu/Heliophobie betreffend, durch sie gekennzeichnet; Ⓔ *relating to or marked by heliophobia, heliophobic*

He|li|o|pho|bie *f*: *Syn: Lichtscheu*; krankhafte Angst vor Sonnenlicht; oft gleichgesetzt mit Photophobie*; Ⓔ *irrational fear of the rays of the sun, heliophobia*

He|li|o|sis *f, pl* **-ses**: *Syn: Sonnenstich*; durch übermäßige Sonnenbestrahlung des Kopfes ausgelöstes Krankheitsbild mit Erbrechen, Kopfschmerzen, und Schwindelgefühl; evtl. Übergang in einen Hitzschlag*; Ⓔ *heliosis, sunstroke, sun stroke, siriasis, solar fever*

He|li|o|the|ra|pie *nt*: Behandlung mit Sonnenlicht; Ⓔ *heliotherapy, heliation, solar treatment*

He|li|um *nt*: leichtestes Edelgas; Ⓔ *helium, helion*

He|lix *f, pl* **-li|ces**: äußerster Rand der Ohrmuschel; Ⓔ *helix*

He|lix|schen|kel *m*: *Syn: Crus helicis*; Anfangsteil der Helix*, der Ohrmuschel, Cymba* conchae und Cavitas* conchae trennt; Ⓔ *limb of helix*

hel|ko|gen *adj*: aus einem Geschwür entstanden; Ⓔ *helcogenic*

Hel|ko|plas|tik *f*: Geschwürplastik, Geschwürversorgung, Ulkusplastik, Ulkusversorgung; Ⓔ *helcoplasty*

Hel|ko|sis *f, pl* **-ses**: Geschwürsleiden; Ⓔ *helcosis, elcosis, elkosis*

Hell|a|dap|ta|ti|on *f*: Anpassung des Sehapparates an Helligkeit; Ⓔ *light adaptation, photopic adaptation*

Heller-Operation *f*: *Syn: Kardiomyotomie, Ösophagokardiomyotomie, Kardiotomie*; Längsdurchtrennung der Kardiamuskulatur bei Achalasie*; Ⓔ *Heller's operation, cardiomyotomy, cardiotomy*

Heller-Syndrom *nt*: *Syn: Dementia infantilis*; ätiologisch unklarer, im 3.–4. Lebensjahr beginnender geistiger Verfall nach zunächst normaler Entwicklung; Ⓔ *infantile dementia, Heller's syndrome*

Helle-Zellen *pl*: **1.** allgemeine Bezeichnung für Zellen mit hellem Zytoplasma, z.B. in der Haut oder der Niere **2.** *Syn: Hellzellen, Klarzellen*; veraltete Bezeichnung für die Zellen des APUD-Systems; Ⓔ **1.** *clear cells* **2.** *APUD cells, clear cells*

Helle-Zellen-System *nt*: *Syn: APUD-System*; aus hellen Zellen bestehendes, diffuses neuroendokrines System; Ⓔ *APUD-system*

Hell|zel|len *pl*: → *Helle-Zellen*

Hell|zel|len|a|kan|thom *nt*: *Syn: Klarzellakanthom*; gutartiger Epidermistumor aus hellen Zellen; Ⓔ *clear cell acanthoma, Degos acanthoma*

Hel|min|then *pl*: → *Helminthes*

Hel|min|thes *pl*: Helminthen, Eingeweidewürmer; parasitische Würmer; werden in zwei Klassen unterteilt: **1.** Plattwürmer [Plathelminthes*] und **2.** Fadenwürmer [Nemathelminthes*]; Ⓔ *parasitic worms, helminths*

Hel|min|thi|a|sis *f, pl* **-ses**: *Syn: Wurmerkrankung, Wurmbefall, Wurmkrankheit, Wurminfektion, Helminthose*; Oberbegriff für alle durch Befall und Infektion mit parasitierenden Würmern [Nematoden*, Zestoden*, Trematoden*] hervorgerufene Erkrankungen; Ⓔ *helminthic disease, helminthiasis, helminthism*

hel|min|tho|id *adj*: wurmähnlich; Ⓔ *helminthoid, wormlike*

Hel|min|tho|lo|gie *f*: Teilgebiet der Parasitologie*, das sich mit den parasitären Würmern beschäftigt; Ⓔ *helminthology, scolecology*

hel|min|tho|phob *adj*: Helminthophobie betreffend, durch sie gekennzeichnet; Ⓔ *relating to or marked by helminthophobia, helminthophobic*

Hel|min|tho|pho|bie *f*: krankhafte Angst vor Würmern oder einer Wurmerkrankung; Ⓔ *irrational fear of worms, helminthophobia*

Hel|min|tho|se *f*: → *Helminthiasis*

He|lo|se *f*: Vorkommen mehrerer Hühneraugen; Ⓔ *corns, helosis*

He|lo|to|mie *f*: operative Entfernung von Hornhautschwielen oder Hühneraugen; Ⓔ *helotomy*

Helweg-Dreikantenbahn *f*: *Syn: Tractus olivospinalis*; Teil der extrapyramidal-motorischen Bahn im Halsmark; Ⓔ *Helweg's tract, Helweg's bundle, olivospinal tract, triangular tract*

He|me|ra|lo|pie *f*: *Syn: Nachtblindheit, Tagsichtigkeit*; eingeschränktes Dämmerungssehen durch eine herabgesetzte Dunkelanpassung; Ⓔ *night blindness, nocturnal amblyopia, day sight, nyctalopia, nyctanopia*

Hemi-, hemi- *präf.*: Wortelement mit der Bedeutung „halb/teilweise"; Ⓔ *half, hemi-, semi-, demi-*

He|mi|a|chro|ma|top|sie *f*: *Syn: Farbenhemianopsie, Hemiachromatopsia, Hemichromatopsie*; nur das Farbensehen betreffende Hemianopsie*; Ⓔ *color hemianopsia, hemiachromatopsia, hemichromatopsia*

He|mi|al|gie *f*: auf eine Körperseite begrenzter Schmerz, Halbseitenschmerz; Ⓔ *hemialgia*

He|mi|an|aes|the|sia *f*: *Syn: Hemianästhesie*; halbseitige Empfindungslosigkeit; Ⓔ *unilateral anesthesia, hemianesthesia*

He|mi|a|na|ku|sis *f*: einseitige Taubheit; Ⓔ *hemianacusia*

He|mi|an|äs|the|sie *f*: *Syn: Hemianaesthesia*; halbseitige Empfindungslosigkeit; Ⓔ *unilateral anesthesia, hemianesthesia*

He|mi|an|en|ze|pha|lie *f*: angeborener halbseitiger Hirnmangel; Ⓔ *hemianencephaly*

He|mi|an|o|pie *f*: *Syn: Hemianopsie*; Halbseitenblindheit; Ⓔ *hemianopia, hemiamblyopia, hemianopsia, hemiopia, hemiscotosis*

he|mi|an|o|pisch *adj*: → *hemianoptisch*

He|mi|an|op|sie *f*: *Syn: Hemianopie*; Halbseitenblindheit; Ⓔ *hemianopia, hemiamblyopia, hemianopsia, hemiopia*

he|mi|an|op|tisch *adj*: *Syn: hemianoptisch*; Hemianop(s)ie betreffend; Ⓔ *hemianopic, hemianoptic, hemiopic*

He|mi|an|os|mie *f*: halbseitige/einseitige Anosmie*; Ⓔ *hemianosmia*

He|mi|a|pla|sie *f*: halbseitige/einseitige Aplasie*; Ⓔ *hemiaplasia*

He|mi|ar|thro|plas|tik *f*: *Syn: Hemiprothese*; teilweiser Ersatz eines Gelenks; Teilprothese; Ⓔ *hemiarthroplasty*

He|mi|a|so|ma|to|gno|sie *f*: *Syn: Anton-Babinski-Syndrom, Anton-Syndrom*; auf eine Körperseite beschränkter Verlust der Sinnesempfindungen; Ⓔ *Anton's syndrome*

He|mi|a|ta|xie *f*: einseitige/halbseitige Ataxie*; Ⓔ *hemi-*

ataxia, hemiataxy
He|mi|a|the|to|se *f*: *Syn:* *einseitige/halbseitige Athetose*; nur eine Körperhälfte betreffende Athetose*; Ⓔ *hemiathetosis*
he|mi|a|the|to|tisch *adj*: Hemiathetose betreffend, von ihr betroffen oder gekennzeichnet, durch sie bedingt; Ⓔ *relating to or marked by hemiathetosis, hemiathetotic*
He|mi|a|tro|phia *f*: →*Hemiatrophie*
Hemiatrophia linguae: halbseitiger Zungenschwund; Ⓔ *lingual trophoneurosis, progressive lingual hemiatrophy*
Hemiatrophia progressiva facialis: →*Hemiatrophia progressiva faciei*
Hemiatrophia progressiva faciei: *Syn:* *progressive halbseitige Gesichtsatrophie, Romberg-Syndrom, Romberg-Parry-Trophoneurose, Romberg-Trophoneurose, Romberg-Parry-Syndrom, Hemiatrophia progressiva facialis*; ätiologisch ungeklärte, evtl. durch Trigeminusschädigung hervorgerufene Verkleinerung einer Gesichtshälfte mit Atrophie von Haut und Muskeln; Ⓔ *Romberg's syndrome, Romberg's trophoneurosis, Parry-Romberg syndrome, Romberg's disease, facial hemiatrophy, facial trophoneurosis*
He|mi|a|tro|phie *f*: *Syn:* *Hemiatrophia*; halbseitige/einseitige Atrophie*; Ⓔ *hemiatrophy*
He|mi|a|zy|gos *f*: *Syn:* *Vena hemiazygos*; parallel zur Vena* azygos verlaufende Vene, in die sie auch mündet; Ⓔ *hemiazygos vein, hemiazygous vein, left azygos vein*
He|mi|block *m*: Unterbrechung eines Faszikels der Tawara-Schenkel; Ⓔ *hemiblock*
He|mi|ce|pha|lia *f*: *Syn:* *Hemizephalie, Hemikephalie*; partielle Anenzephalie*; Ⓔ *hemicephalia*
He|mi|chon|dro|dys|tro|phie *f*: *Syn:* *Ollier-Erkrankung, Ollier-Syndrom, Enchondromatose, multiple kongenitale Enchondrome*; angeborene, sich meist nach dem 2. Lebensjahr manifestierende Wucherung von Knorpelzellen der Epiphysenfugen und später auch der Metaphysen; tritt oft halbseitig mit bevorzugtem Befall von Unterarmen und Unterschenkeln auf; Ⓔ *Ollier's disease, enchondromatosis, multiple enchondromatosis, multiple congenital enchondroma, skeletal enchondromatosis, asymmetrical chondrodystrophy, hereditary deforming chondrodysplasia, dyschondroplasia*
He|mi|cho|rea *f*: halbseitige/einseitige Chorea*; Ⓔ *hemichorea, hemilateral chorea, one-sided chorea*
He|mi|chro|ma|top|sie *f*: →*Hemiachromatopsie*
He|mi|cra|nia *f*: *Syn:* *Hemikranie*; Halbseitenkopfschmerz, halbseitiger/einseitiger Kopfschmerz; Ⓔ *unilateral headache, hemicephalalgia, hemicrania, brow pang*
Hemicrania cerebellaris: *Syn:* *Bárány-Syndrom*; seröse Meningitis der hinteren Schädelgrube mit halbseitigem Kopfschmerz, Vestibularisschwindel, Schwerhörigkeit und Ohrensausen; Ⓔ *Bárány's syndrome*
He|mi|dro|sis *f, pl* **-ses**: →*Hemihidrose*
He|mi|dys|tro|phie *f*: halbseitige/einseitige Dystrophie*; Ⓔ *hemidystrophy*
He|mi|ek|tro|me|lie *f*: halbseitige/einseitige Ektromelie*; Ⓔ *hemiectromelia*
He|mi|e|pi|lep|sie *f*: halbseitige/einseitige Epilepsie*; Ⓔ *one-sided epilepsy, hemiepilepsy*
he|mi|fa|zi|al *adj*: nur eine Gesichtshälfte betreffend; Ⓔ *hemifacial*
He|mi|gas|trek|to|mie *f*: operative Entfernung einer Magenhälfte; Ⓔ *hemigastrectomy*
He|mi|gi|gan|tis|mus *m*: Halbseitenriesenwuchs; Ⓔ *hemigigantism*
he|mi|glos|sal *adj*: *Syn:* *hemilingual*; nur eine Zungenhälfte betreffend; Ⓔ *hemiglossal, hemilingual*
He|mi|glos|sek|to|mie *f*: operative Entfernung/Amputation einer Zungenhälfte; Ⓔ *hemiglossectomy*
He|mi|glos|si|tis *f, pl* **-ti|den**: meist als Folge einer Angioneurose* oder Trophoneurose* auftretende halbseitige Zungenentzündung; Ⓔ *hemiglossitis*
he|mi|glos|si|tisch *adj*: Hemiglossitis betreffend, von ihr betroffen oder gekennzeichnet; Ⓔ *relating to or marked by hemiglossitis*
He|mi|he|pa|tek|to|mie *f*: operative Entfernung der rechten oder linken Leberhälfte; Ⓔ *hemihepatectomy*
He|mi|hid|ro|se *f*: *Syn:* *Hemihidrosis, Hemidrosis*; auf nur eine Körperhälfte beschränkte Schweißsekretion; besser definiert als halbseitige Anhidrose*; Ⓔ *hemihidrosis, hemidiaphoresis, hemidrosis*
He|mi|hid|ro|sis *f, pl* **-ses**: →*Hemihidrose*
he|mi|hid|ro|tisch *adj*: Hemihidrose betreffend, von ihr betroffen oder gekennzeichnet, durch sie bedingt; Ⓔ *relating to or marked by hemihidrosis, hemihidrotic*
He|mi|hyp|äs|the|sie *f*: einseitige/halbseitige Hypästhesie*; Ⓔ *hemihypesthesia, hemihypoesthesia*
He|mi|hy|per|äs|the|sie *f*: halbseitige/einseitige Hyperästhesie*; Ⓔ *hemihyperesthesia*
He|mi|hy|per|hid|ro|se *f*: *Syn:* *halbseitige/einseitige Hyperhidrose, Hemihyperhidrosis*; auf eine Körperhälfte beschränkte Steigerung der Schweißsekretion; Ⓔ *hemihyperhidrosis, hemidiaphoresis*
he|mi|hy|per|hid|ro|tisch *adj*: Hemihyperhidrose betreffend, von ihr betroffen oder gekennzeichnet, durch sie bedingt; Ⓔ *relating to or marked by hemihyperhidrosis, hemihyperhidrotic*
He|mi|hy|per|pla|sie *f*: halbseitige/einseitige Hyperplasie*; Ⓔ *hemihyperplasia*
He|mi|hy|per|tro|phie *f*: *Syn:* *Curtius-Syndrom*; halbseitige/einseitige Hypertrophie*; Ⓔ *hemihypertrophy, Curtius' syndrome, Steiner's syndrome*
He|mi|hy|po|pla|sie *f*: einseitige/halbseitige Hypoplasie*; Ⓔ *hemihypoplasia*
He|mi|hy|po|to|nie *f*: halbseitige/einseitige Hypotonie*; Ⓔ *hemihypotonia*
He|mi|ke|pha|lie *f*: →*Hemicephalia*
He|mi|ko|lek|to|mie *f*: operative Entfernung einer Kolonhälfte; bei der **rechtsseitigen Hemikolektomie** Entfernung von aufsteigendem Kolon und rechtem Drittel des Querkolons, bei **linksseitiger Hemikolektomie** Entfernung von absteigendem Kolon und linker Hälfte des Querkolons; Ⓔ *hemicolectomy*
He|mi|kor|ti|kek|to|mie *f*: operative Entfernung der Rinde einer Großhirnhälfte; Ⓔ *hemicorticectomy*
He|mi|kra|nie *f*: →*Hemicrania*
He|mi|kra|ni|ek|to|mie *f*: *Syn:* *Hemikraniotomie*; operative Entfernung einer Schädelhälfte; Ⓔ *hemicraniectomy*
He|mi|kra|ni|o|se *f*: ätiologisch ungeklärte Hyperostose* einer Schädelhälfte; Ⓔ *hemicraniosis*
He|mi|kra|ni|o|to|mie *f*: →*Hemikraniektomie*
He|mi|la|mi|nek|to|mie *f*: halbseitige Entfernung eines oder mehrerer Wirbelbögen der Wirbelsäule; Ⓔ *hemilaminectomy*
He|mi|la|ryn|gek|to|mie *f*: operative Entfernung einer Kehlkopfhälfte; Ⓔ *hemilaryngectomy*
he|mi|la|te|ral *adj*: *Syn:* *einseitig, halbseitig, semilateral*; nur eine Seite betreffend; Ⓔ *hemilateral*
he|mi|lin|gu|al *adj*: →*hemiglossal*
He|mi|man|di|bu|lek|to|mie *f*: operative Entfernung einer Unterkieferhälfte; Ⓔ *hemimandibulectomy*
He|mi|ma|xil|lek|to|mie *f*: operative Entfernung einer Oberkieferhälfte; Ⓔ *hemimaxillectomy*
He|mi|me|lie *f*: auf einen Gliedmaßenstrahl beschränkte Peromelie*; Ⓔ *hemimelia*
He|mi|ne|phrek|to|mie *f*: operative Entfernung eines Teils einer Niere oder der Hälfte einer Verschmelzungsniere; Ⓔ *heminephrectomy*
He|mi|ne|phro|u|re|te|rek|to|mie *f*: operative Entfernung der Hälfte einer Verschmelzungsniere und des Harnleiters; Ⓔ *heminephroureterectomy*
He|mi|pa|re|se *f*: Halbseitenschwäche, leichte/unvollständige Halbseitenlähmung; Ⓔ *hemiparesis, hemiamy-*

osthenia

he|mi|pa|re|tisch *adj*: Hemiparese betreffend, von ihr betroffen oder durch sie bedingt; Ⓔ *relating to hemiparesis, hemiparetic*

He|mi|par|kin|so|nis|mus *m*: Parkinson-Erkrankung mit Symptomen auf nur einer Körperseite; Ⓔ *hemiparkinsonism*

He|mi|pel|vek|to|mie *f*: Amputation eines Beines und der entsprechenden Beckenhälfte; Ⓔ *hemipelvectomy, hindquarter amputation, interilioabdominal amputation, interinnominoabdominal amputation*

He|mi|pha|lan|gek|to|mie *f*: Teilamputation eines Finger- oder Zehenglieds; Ⓔ *hemiphalangectomy*

He|mi|ple|gia *f*: → *Hemiplegie*

Hemiplegia alternans: ***Syn:*** *gekreuzte Hemiplegie, Hemiplegia cruciata*; Halbseitenlähmung, bei der die gegenüberliegenden Seiten von Kopf und Körper betroffen sind; Ⓔ *crossed hemiplegia, alternating hemiplegia*

Hemiplegia alternans inferior: ***Syn:*** *Brücken-Mittelhirn-Syndrom, Gubler-Lähmung, Millard-Gubler-Syndrom*; bei Schädigung im Brücken- und Mittelhirnbereich auftretende Lähmung des Nervus* facialis kombiniert mit spastischer Lähmung der Gliedmaße der anderen Körperseite; Ⓔ *Gubler's syndrome, Gubler's hemiplegia, Gubler's paralysis, Millard-Gubler paralysis, Millard-Gubler syndrome*

Hemiplegia cruciata: → *Hemiplegia alternans*

He|mi|ple|gie *f*: ***Syn:*** *Hemiplegia*; (vollständige) Halbseitenlähmung; Ⓔ *hemiplegia, hemiparalysis, semiplegia, semisideratio*

gekreuzte Hemiplegie: → *Hemiplegia alternans*

Hemiplegie Typ Wernicke-Mann: ***Syn:*** *Wernicke-Prädilektionsparese*; Halbseitenlähmung mit Beugestellung des Arms und Streckstellung von Bein und Fuß; führt zum typischen Gangbild mit Kreisbewegung [Zirkumduktion] des betroffenen Beins; Ⓔ *Wernicke-Mann hemiplegia, Wernicke-Mann type*

he|mi|ple|gisch *adj*: Hemiplegie betreffend, von ihr betroffen oder durch sie bedingt; Ⓔ *relating to hemiplegia, hemiplegic*

He|mi|pro|the|se *f*: → *Hemiarthroplastik*

He|mi|py|lo|rek|to|mie *f*: operative Entfernung der Hälfte der Pars pylorica des Magens; Ⓔ *hemipylorectomy*

He|mi|py|o|ne|phro|se *f*: einseitige Pyonephrose*; Ⓔ *hemipyonephrosis*

He|mi|rha|chi|schi|sis *f*: unvollständige Wirbelsäulenspalte; Ⓔ *hemirhachischisis*

He|mi|sphä|re *f*: → *Hemispherium*

He|mi|sphä|rek|to|mie *f*: operative Entfernung einer Kleinhirnhemisphäre; Ⓔ *hemispherectomy*

he|mi|sphä|risch *adj*: halbkugelig, halbkuglig; Ⓔ *relating to a hemisphere, hemispheric, hemispherical*

He|mi|sphe|ri|um *nt*: Hemisphäre, Halbkugel; Ⓔ *hemisphere, hemispherium*

Hemispherium cerebelli: Kleinhirnhälfte, Kleinhirnhemisphäre; Ⓔ *cerebellar hemisphere, hemispherium*

Hemispherium cerebri: Endhirnhälfte, Endhirnhemisphäre, Großhirnhälfte, Großhirnhemisphäre; Ⓔ *cerebral hemisphere, telencephalic hemisphere, hemicerebrum, hemispherium*

He|mi|spo|ra stel|la|ta *f*: *s.u. Hemisporose*; Ⓔ *Hemispora stellata*

He|mi|spo|ro|se *f*: Schimmelpilzinfektion mit **Hemispora stellata**; ähnelt klinisch einer Sporotrichose*; Ⓔ *hemisporosis*

He|mi|stru|mek|to|mie *f*: operative Verkleinerung einer Struma*; Ⓔ *hemistrumectomy*

He|mi|sy|sto|lie *f*: Halbseitenkontraktion des Herzmuskels; Ⓔ *hemisystole*

He|mi|thy|re|o|id|ek|to|mie *f*: operative Entfernung einer Schilddrüsenhälfte; Ⓔ *hemithyroidectomy*

He|mi|ze|pha|lie *f*: → *Hemicephalia*

he|mi|zy|got *adj*: mit nur einem Gen; Ⓔ *having one gene, hemizygous*

Hemm|kör|per|hä|mo|phi|lie *f*: ***Syn:*** *Immunhemmkörperhämophilie*; Hämophilie* durch Antikörper gegen Faktor VIII; Ⓔ *antigen-induced hemophilia, anti-F VIII hemophilia*

Hem|mungs|fehl|bil|dung *f*: Fehlbildung durch Hemmung der Entwicklung; Ⓔ *arrested development malformation*

Henderson-Jones-Syndrom *nt*: ***Syn:*** *Reichel-Syndrom, polytope Gelenkchondromatose*; Chondromatose* mit multiplen gestielten Knorpelknoten; führt zu Ergussbildung und Bildung freier Gelenkkörper; Ⓔ *Henderson-Jones syndrome, Henderson-Jones disease*

He|pad|na|vi|ren *pl*: → *Hepadnaviridae*

He|pad|na|vi|ri|dae *pl*: ***Syn:*** *Hepadnaviren*; DNA-Viren; bekanntester Vertreter ist das Hepatitis-B-Virus*; Ⓔ *hepadnaviruses*

He|par *nt*: Leber*; Ⓔ *hepar, liver*

Hepar adiposum: ***Syn:*** *Fettleber, Steatosis hepatis*; übermäßiger Fettgehalt der Leberzellen bei vermehrtem Fettangebot aus der Nahrung oder Störungen des Fettabbaus; Ⓔ *fatty liver*

Hepar crocatum: ***Syn:*** *Safranleber*; Gelbfärbung und Verfettung der Leber; Ⓔ *saffron liver*

Hepar migrans: → *Hepar mobile*

Hepar mobile: ***Syn:*** *Lebersenkung, Wanderleber, Hepatoptose, Hepar migrans*; Tiefstand der Leber; meist im Rahmen einer Enteroptose*; Ⓔ *wandering liver, floating liver, hepatoptosis*

He|pa|rin *nt*: u.a. in den Mastzellgranula vorkommende, gerinnungshemmende Substanz, die therapeutisch als Antikoagulans Verwendung findet; Ⓔ *heparin, heparinic acid*

He|pa|rin|ä|mie *f*: Vorkommen von Heparin im Blut; Ⓔ *heparinemia*

He|pa|ri|no|i|de *pl*: Mukopolysaccharide mit heparinartiger Wirkung; Ⓔ *heparinoids*

He|pa|ri|no|zy|ten *pl*: Bezeichnung für die heparinhaltigen Gewebsmastzellen; Ⓔ *tissue mast cells*

He|pa|rin|re|kal|zi|fi|zie|rungs|zeit *f*: globaler Gerinnungstest, der das endogene Gerinnungssystem und die Thrombozytenfunktion testet; Ⓔ *recalcification time*

Hepat-, hepat- *präf.*: → *Hepato-*

He|pat|al|gie *f*: ***Syn:*** *Hepatodynie*; Schmerzen in der Leber, Leberschmerz; Ⓔ *pain in the liver, hepatalgia, hepatodynia*

He|pa|tek|to|mie *f*: operative Entfernung der Leber oder eines Teils der Leber, Leberentfernung, Leberresektion; Ⓔ *hepatectomy*

Hepatica-Porta-Fistel *f*: operativ angelegte Fistel zwischen Arteria hepatica und Vena portae; Ⓔ *hepatic artery-portal venous fistula*

Hepatiko-, hepatiko- *präf.*: Wortelement mit der Bedeutung „Hepatikus/Ductus hepaticus"; Ⓔ *hepatic(o)-*

He|pa|ti|ko|cho|lan|gi|o|en|te|ro|sto|mie *f*: ***Syn:*** *Hepatikoenterostomie*; operative Verbindung von Ductus* hepaticus und Dündarm; Ⓔ *hepaticocholangioenterostomy*

He|pa|ti|ko|cho|lan|gi|o|je|ju|no|sto|mie *f*: ***Syn:*** *Hepatikojejunostomie*; operative Verbindung von Ductus* hepaticus und Jejunum; Ⓔ *hepaticocholangiojejunostomy*

He|pa|ti|ko|cho|le|do|cho|sto|mie *f*: operative Verbindung von Ductus* hepaticus und Ductus* choledochus; Ⓔ *hepaticocholedochostomy*

He|pa|ti|ko|do|cho|to|mie *f*: operative Eröffnung von Ductus* hepaticus und Ductus* choledochus; Ⓔ *hepaticodochotomy*

He|pa|ti|ko|du|o|de|no|sto|mie *f*: operative Verbindung von Ductus* hepaticus und Duodenum; Ⓔ *hepaticoduodenostomy, hepatoduodenostomy*

He|pa|ti|ko|en|te|ro|sto|mie *f*: → *Hepatikocholangioentero-*

stomie
He|pa|ti|ko|gas|tro|sto|mie *f*: operative Verbindung von Ductus* hepaticus und Magen; Ⓔ *hepaticogastrostomy*
He|pa|ti|ko|je|ju|no|sto|mie *f*: →*Hepatikocholangiojejunostomie*
He|pa|ti|ko|li|tho|to|mie *f*: operative Eröffnung des Ductus* hepaticus und Entfernung von Gallensteinen; Ⓔ *hepaticolithotomy*
He|pa|ti|ko|sto|mie *f*: Anlegen einer äußeren Ductus* hepaticus-Fistel zur Gallenableitung; Ⓔ *hepaticostomy*
He|pa|ti|ko|to|mie *f*: operative Eröffnung des Ductus* hepaticus; Ⓔ *hepaticotomy*
He|pa|ti|sa|ti|on *f*: bei Pneumonie* vorkommende leberähnliche Beschaffenheit des Lungengewebes durch Ausfüllung der Alveolen mit Exsudat; je nach der Beschaffenheit unterscheidet man **gelbe, rote** und **graue Hepatisation**; Ⓔ *hepatization*
he|pa|tisch *adj*: Leber/Hepar betreffend, zur Leber gehörig; Ⓔ *relating to the liver, hepatic*

H

He|pa|ti|tis *f, pl* **-ti|ti|den**: ***Syn:*** *Leberentzündung, Leberparenchymentzündung*; Entzündung des Leberparenchyms; Ⓔ *inflammation of the liver, hepatitis*
Hepatitis A: ***Syn:*** *Virushepatitis A, epidemische Hepatitis, Hepatitis epidemica*; durch das Hepatitis-A-Virus* hervorgerufene akute Virushepatitis [Inkubationszeit 15–45 Tage], die oft anikterisch verläuft und meist innerhalb von 4–8 Wochen ausheilt; Ⓔ *hepatitis A, epidemic hepatitis, MS-1 hepatitis, short-incubation hepatitis, type A viral hepatitis, infectious jaundice, infectious hepatitis, infective jaundice, catarrhal jaundice, epidemic jaundice*
akute Hepatitis: meist durch Hepatitisviren hervorgerufene akut verlaufende Leberentzündung, die durch Ikterus*, gastrointestinale Symptome und einen Anstieg der Serumtransaminasen gekennzeichnet ist; Ⓔ *acute hepatitis*
alkoholische Hepatitis: →*alkohol-toxische Hepatitis*
alkohol-toxische Hepatitis: ***Syn:*** *(chronische) Alkoholhepatitis, alkoholische Hepatitis*; durch Alkoholabusus* hervorgerufene (chronische) Leberentzündung; Ⓔ *alcoholic hepatitis, chronic alcoholic hepatitis*
anästhetika-induzierte Hepatitis: durch Narkosemittel hervorgerufene Leberzellschädigung [z.B. Halothanhepatitis*]; Ⓔ *anesthesia-induced hepatitis*
anikterische Hepatitis: Hepatitis ohne klinisch manifeste Gelbsucht*; Ⓔ *anicteric hepatitis*
arzneimittel-induzierte Hepatitis: durch Arzneimittel oder Drogen hervorgerufene Leberzellschädigung; Ⓔ *drug-induced hepatitis*
autoimmune Hepatitis: ***Syn:*** *Autoimmunhepatitis*; durch Autoantikörper* hervorgerufene Leberentzündung; Ⓔ *chronic aggressive hepatitis, chronic active hepatitis, autoimmune hepatitis, plasma cell hepatitis, subacute hepatitis*
Hepatitis B: ***Syn:*** *Virushepatitis B, Serumhepatitis, Transfusionshepatitis, Inokulationshepatitis*; Virushepatitis [Erreger: Hepatitis-B-Virus*] mit langer Inkubationszeit [45–160 Tage], die vor allem durch direkten Kontakt mit Blut oder Serum übertragen wird; die klassische akute B-Hepatitis verläuft klinisch auffälliger als eine Hepatitis A, führt aber in den meisten Fällen zur Ausheilung; 5–10 % der Patienten entwickeln eine chronische Hepatitis; Ⓔ *hepatitis B, inocculation hepatitis, long incubation hepatitis, MS-2 hepatitis, serum hepatitis, transfusion hepatitis, type B viral hepatitis, homologenous hepatitis, homologous serum jaundice, human serum jaundice*
Hepatitis C: ***Syn:*** *Virushepatitis C*; parenteral übertragene, häufigste Form der Posttransfusionshepatitis* [Erreger: Hepatitis-C-Virus*]; etwa die Hälfte der Patienten entwickelt eine mild verlaufende chronische

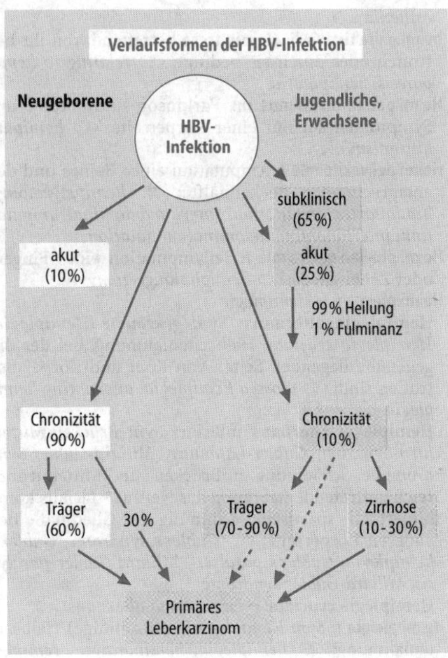

Abb. 36. Verlaufsformen der Hepatitis B

Hepatitis; Ⓔ *hepatitis C*
cholestatische Hepatitis: durch Gallestauung ausgelöste, oft mit starken Juckreiz einhergehende Hepatitis; Ⓔ *cholestatic hepatitis*
chronisch-aggressive Hepatitis: meist als Folge einer Virushepatitis [Hepatitis B, Non-A-Non-B-Hepatitis*] auftretende chronische Hepatitis mit typischen pathohistologischen Veränderungen [Mottenfraßnekrose*]; eine Ausheilung ist auch nach Jahren noch möglich, häufiger kommt es aber zur Entwicklung einer Leberzirrhose*; Ⓔ *chronic aggressive hepatitis*
chronisch-aktive Hepatitis: →*chronisch-aggressive Hepatitis*
chronische Hepatitis: Sammelbezeichnung für chronisch verlaufende [mindestens 6 Monate] Hepatitiden unterschiedlicher Ätiologie; klinisch lassen sich zwei Hauptformen, chronisch-aggressive Hepatitis bzw. chronisch-persistierende Hepatitis, abgrenzen; Ⓔ *chronic hepatitis*
chronisch-persistierende Hepatitis: chronische Hepatitis auf viraler oder medikamentös-toxischer Grundlage; i.d.R. gute Ausheilungstendenz und nur selten Übergang [10 %] in eine chronisch-aggressive Form; Ⓔ *chronic persistent hepatitis*
Hepatitis D: ***Syn:*** *Deltahepatitis, Virushepatitis D*; durch das Hepatitis-D-Virus* hervorgerufene Virushepatitis; Ⓔ *delta hepatitis, hepatitis D*
Hepatitis E: ***Syn:*** *Virushepatitis E*; früher zur Non-A-Non-B-Hepatitis* gerechnete, durch das Hepatitis-E-Virus hervorgerufene epidemische Hepatitisform; Ⓔ *hepatitis E*
Hepatitis epidemica: →*Hepatitis A*
epidemische Hepatitis: →*Hepatitis A*
fulminante Hepatitis: ***Syn:*** *akute virusbedingte Lebernekrose*; mit massiver Parenchymschädigung [Lebernekrose*, Leberdystrophie*] einhergehende Hepatitisform viraler oder toxischer [Halothan*, Knollenblätterpilz] Genese; Ⓔ *fulminant hepatitis*
ikterische Hepatitis: Hepatitis mit klinisch manifester

Gelbsucht*; Ⓔ *icterohepatitis*
lupoide Hepatitis: ***Syn:*** *Bearn-Kunkel-Slater-Syndrom, Bearn-Kunkel-Syndrom*; zu den Autoimmunkrankheiten* gehörende Sonderform der chronisch-aggressiven Hepatitis mit positivem L.E.-Phänomen und plasmazellulärem Infiltrat; Ⓔ *lupoid hepatitis*
narkose-induzierte Hepatitis: durch Narkosemittel hervorgerufene Leberentzündung, z.B. Halothanhepatitis*; Ⓔ *anesthesia-induced hepatitis*
reaktive Hepatitis: ***Syn:*** *Minimalhepatitis, reaktiv-unspezifische Hepatitis*; Sammelbegriff für diffuse oder herdförmige entzündliche Begleitreaktionen bei Lebererkrankungen unterschiedlicher Genese [Tumor*, Fettleber*]; Ⓔ *reactive hepatitis*
reaktiv-unspezifische Hepatitis: → *reaktive Hepatitis*

Hepatitis-A-Virus *nt*: weltweit verbreitetes Heparvirus, das v.a. fäkal-oral übertragen wird; Ⓔ *hepatitis A virus, enterovirus 72*

Hepatitis B-Oberflächenantigen *nt*: ***Syn:*** *Australiaantigen, Hepatitis B surface-Antigen, HB_s-Antigen*; auf der Oberfläche von Hepatitis B-Viren auftretendes Antigen mit Bedeutung für Diagnostik und Verlaufsbeobachtung; Ⓔ *hepatitis B surface antigen, HB_s antigen, HB surface antigen, hepatitis antigen, hepatitis-associated antigen, Au antigen, Australia antigen, serum hepatitis antigen, SH antigen*

Hepatitis B surface-Antigen *nt*: → *Hepatitis B-Oberflächenantigen*

Hepatitis-B-Virus *nt*: DNA-Virus, das v.a. parenteral übertragen wird; Ⓔ *Dane particle, hepatitis B virus*

he|pa|ti|tisch *adj*: Leberentzündung/Hepatitis betreffend, von ihr betroffen oder gekennzeichnet; Ⓔ *relating to hepatitis, hepatitic*

Hepatitis-C-Virus *nt*: RNA-haltiges Flavivirus; wird v.a. parenteral übertagen; Ⓔ *hepatitis C virus*

Hepatitis-Delta-Virus *nt*: ***Syn:*** *Deltaagens, Hepatitis-D-Virus*; defektes RNA-Virus, das ein Helfervirus [Hepatitis B-Virus] benötigt; Erreger der Hepatitis* D; Ⓔ *hepatitis delta virus, delta virus, delta agent*

Hepatitis-D-Virus *nt*: → *Hepatitis-Delta-Virus*

Hepato-, hepato- *präf.*: Wortelement mit der Bedeutung „Leber/Hepar"; Ⓔ *liver, hepatic, hepat(o)-, hepat-*

he|pa|to|bi|li|lär *adj*: Leber und Galle oder Gallenblase betreffend oder verbindend; Ⓔ *relating to both liver and bile (ducts), hepatobiliary, hepatocystic*

He|pa|to|blas|tom *nt*: ***Syn:*** *Lebermischtumor*; embryonaler Lebertumor, der auch Knochen und Osteoid enthält; Ⓔ *hepatoblastoma, mixed hepatic tumor, embryonic hepatoma*

he|pa|to|bron|chi|al *adj*: Leber und Bronchus betreffend oder verbindend; Ⓔ *relating to both liver and a bronchus, hepatobronchial*

He|pa|to|chol|an|gi|o|du|o|de|no|sto|mie *f*: operative Verbindung von Gallenwegen und Duodenum; Ⓔ *hepatocholangioduodenostomy, hepatoduodenostomy*

He|pa|to|chol|an|gi|o|en|te|ro|sto|mie *f*: ***Syn:*** *Hepatoenterostomie*; operative Verbindung von Gallenwegen und Dünndarm; Ⓔ *hepatocholangioenterostomy, hepatoenterostomy*

He|pa|to|chol|an|gi|o|gas|tro|sto|mie *f*: operative Verbindung von Gallenwegen und Magen; Ⓔ *hepatocholangiogastrostomy*

He|pa|to|chol|an|gi|o|je|ju|no|sto|mie *f*: operative Verbindung von Gallenwegen und Jejunum; Ⓔ *hepatocholangiojejunostomy*

He|pa|to|chol|an|gi|o|kar|zi|nom *nt*: ***Syn:*** *Cholangiohepatom*; von den Leberzellen und den Gallengängen ausgehendes Karzinom*; Ⓔ *cholangiohepatoma, hepatocholangiocarcinoma*

He|pa|to|chol|an|gi|o|sto|mie *f*: Anlegen einer äußeren Gallenwegsfistel zur Gallenableitung; Ⓔ *hepatocholangiostomy*

He|pa|to|chol|an|gi|tis *f, pl* **-tiden**: Entzündung von Leber und Gallengängen; Ⓔ *inflammation of liver and bile ducts, hepatocholangeitis, hepatocholangitis*

he|pa|to|chol|an|gi|tisch *adj*: Hepatocholangitis betreffend, von ihr betroffen oder gekennzeichnet; Ⓔ *relating to or marked by hepatocholangitis, hepatocholangitic*

he|pa|to|di|a|phrag|mal *adj*: ***Syn:*** *phrenikohepatisch*; Leber und Zwerchfell/Diaphragma betreffend oder verbindend; Ⓔ *relating to both liver and diaphragm, phrenohepatic*

he|pa|to|du|o|de|nal *adj*: Leber und Zwölffingerdarm/Duodenum betreffend oder verbindend; Ⓔ *relating to both liver and duodenum, duodenohepatic, hepatoduodenal*

He|pa|to|dy|nie *f*: → *Hepatalgie*

he|pa|to|en|te|ral *adj*: ***Syn:*** *hepatointestinal, hepatoenterisch*; Leber und Darm/Intestinum betreffend oder verbindend; Ⓔ *relating to both liver and intestine, hepatoenteric*

he|pa|to|en|te|risch *adj*: → *hepatoenteral*

He|pa|to|en|te|ro|sto|mie *f*: → *Hepatocholangioenterostomie*

he|pa|to|fu|gal *adj*: von der Leber wegfließend oder wegführend; Ⓔ *hepatofugal*

he|pa|to|gas|tral *adj*: ***Syn:*** *hepatoventrikulär*; Leber und Magen/Gaster betreffend oder verbindend; Ⓔ *relating to both liver and stomach, hepatogastric*

he|pa|to|gen *adj*: **1.** Lebergewebe bildend **2.** von der Leber ausgehend, in der Leber entstanden; Ⓔ **1.** *hepatogenic, hepatogenous* **2.** *hepatogenic, hepatogenous*

He|pa|to|gra|fie, -gra|phie *f*: Röntgenkontrastdarstellung der Leber; Ⓔ *hepatography*

He|pa|to|gramm *nt*: Röntgenkontrastaufnahme der Leber; Ⓔ *hepatogram*

he|pa|to|id *adj*: leberähnlich, leberartig; Ⓔ *hepatoid*

he|pa|to|in|tes|ti|nal *adj*: → *hepatoenteral*

he|pa|to|ju|gu|lär *adj*: Leber und Jugularvene betreffend; Ⓔ *relating to both liver and jugular vein, abdominojugular, hepatojugular*

he|pa|to|kar|di|al *adj*: ***Syn:*** *kardiohepatisch*; Leber und Herz/Cardia betreffend; Ⓔ *relating to both liver and heart, cardiohepatic*

he|pa|to|ko|lisch *adj*: Leber und Kolon betreffend oder verbindend; Ⓔ *relating to both liver and colon, hepatocolic*

he|pa|to|len|ti|ku|lär *adj*: Leber und Linsenkern/Nucleus lenticularis betreffend; Ⓔ *relating to both liver and lenticular nucleus, hepatolenticular*

he|pa|to|li|e|nal *adj*: Leber und Milz/Lien betreffend oder verbindend; Ⓔ *relating to both liver and spleen, hepatolienal*

He|pa|to|li|e|no|gra|fie, -gra|phie *f*: → *Hepatosplenografie*

He|pa|to|lith *m*: ***Syn:*** *Leberstein*; intrahepatischer Gallenstein; Ⓔ *hepatolith*

He|pa|to|li|thek|to|mie *f*: ***Syn:*** *Hepatolithentfernung*; operative Entfernung von Lebersteinen; Ⓔ *hepatolithectomy*

He|pa|to|li|thi|a|sis *f, pl* **-ses**: Vorkommen von Lebersteinen; Ⓔ *hepatolithiasis*

He|pa|to|lo|gie *f*: Teilgebiet der inneren Medizin, das sich mit Diagnose und Therapie von Lebererkrankungen beschäftigt; Ⓔ *hepatology*

He|pa|to|ly|se *f*: Leberzellzerstörung; Ⓔ *hepatolysis*

He|pa|to|ly|sin *nt*: Leberzellen-zerstörendes Zytolysin*; Ⓔ *hepatolysin*

he|pa|to|ly|tisch *adj*: Hepatolyse betreffend oder auslösend; Ⓔ *relating to or causing hepatolysis, hepatolytic*

He|pa|tom *m*: (primärer) Lebertumor; Ⓔ *hepatoma, liver tumor*
malignes Hepatom: ***Syn:*** *primäres Leberzellkarzinom, hepatozelluläres Karzinom, Carcinoma hepatocellulare*;

von den Leberzellen ausgehendes Karzinom*; Ⓔ *hepatocarcinoma, hepatocellular carcinoma, malignant hepatoma, liver cell carcinoma, primary carcinoma of liver cells*

He|pa|to|ma|la|zie *f*: *Syn: Hepatomalacia*; Lebererweichung; Ⓔ *hepatomalacia*

He|pa|to|me|ga|lie *f*: Lebervergrößerung, Leberschwellung; Ⓔ *hepatomegaly, hepatomegalia, megalohepatia*

He|pa|to|me|la|no|se *f*: *Syn: Hepatomelanosis*; Dunkelfärbung der Leber durch Pigmenteinlagerung; Ⓔ *hepatomelanosis*

He|pa|to|me|trie *f*: Bestimmung der Lebergröße; Ⓔ *hepatometry*

He|pa|tom|pha|lo|zele *f*: *Syn: Hepatoomphalos*; Nabelschnurbruch* mit Teilen der Leber im Bruchsack; Ⓔ *hepatomphalocele*

He|pa|to|ne|phri|tis *f, pl* **-ti|den**: gleichzeitige Entzündung von Leber und Niere(n); Ⓔ *inflammation of the liver and kidneys, hepatonephritis*

he|pa|to|ne|phri|tisch *adj*: Hepatonephritis betreffend, von ihr betroffen oder gekennzeichnet; Ⓔ *relating to hepatonephritis, hepatonephritic*

He|pa|to|ne|phro|me|ga|lie *f*: Vergrößerung/Schwellung von Leber und Niere(n); Ⓔ *hepatonephromegaly*

He|pa|to|om|pha|los *m*: →*Hepatomphalozele*

he|pa|to|pan|kre|a|tisch *adj*: Leber und Bauchspeicheldrüse/Pancreas betreffend oder verbindend; Ⓔ *hepatopancreatic, hepaticopancreatic*

He|pa|to|pa|thia *f*: →*Hepatopathie*

Hepatopathia gravidarum: *Syn: Schwangerschaftsgelbsucht, Icterus gravidarum*; von Gelbsucht geprägte Leberschädigung während der Schwangerschaft; Ⓔ *jaundice of pregnancy, hepatopathy of pregnancy*

He|pa|to|pa|thie *f*: *Syn: Hepatopathia*; Lebererkrankung, Leberleiden; Ⓔ *hepatopathy, liver disease, liver complaint*

he|pa|to|pa|thisch *adj*: leberschädigend; Ⓔ *hepatopathic*

he|pa|to|pe|tal *adj*: zur Leber hinfließend oder hinführend; Ⓔ *hepatopetal*

He|pa|to|pe|xie *f*: operative Leberfixierung, Leberanheftung; Ⓔ *hepatopexy*

He|pa|to|phle|bi|tis *f, pl* **-ti|den**: *Syn: Lebervenenentzündung*; Entzündung der Lebervenen; Ⓔ *inflammation of the veins of the liver, hepatophlebitis*

he|pa|to|phle|bi|tisch *adj*: Lebervenenentzündung/Hepatophlebitis betreffend, von ihr betroffen oder gekennzeichnet; Ⓔ *relating to or marked by hepatophlebitis, hepatophlebitic*

He|pa|to|phle|bo|gra|fie, -gra|phie *f*: Röntgenkontrastdarstellung der Lebervenen; Ⓔ *hepatophlebography*

He|pa|to|phos|pho|ry|la|se|man|gel *m*: →*Hers-Glykogenose*

he|pa|to|pleu|ral *adj*: Leber und Pleura oder Pleurahöhle betreffend oder verbindend; Ⓔ *relating to both liver and pleura, hepatopleural*

he|pa|to|por|tal *adj*: Leberpforte oder Pfortader(system) betreffend; Ⓔ *relating to the portal system of the liver, hepatoportal*

He|pa|to|pto|se *f*: *Syn: Lebersenkung, Wanderleber, Hepar migrans, Hepar mobile*; Tiefstand der Leber; meist im Rahmen einer Enteroptose*; Ⓔ *wandering liver, floating liver, hepatoptosis*

he|pa|to|pul|mo|nal *adj*: Leber und Lunge(n)/Pulmo betreffend oder verbindend; Ⓔ *relating to both liver and lungs, hepatopneumonic, hepatopulmonary, hepaticopulmonary*

he|pa|to|re|nal *adj*: Leber und Niere/Ren betreffend oder verbindend; Ⓔ *relating to both liver and kidney(s), hepatorenal, hepatonephric*

He|pa|tor|rha|gie *f*: Leberblutung, Lebereinblutung; Ⓔ *hepatorrhagia*

He|pa|tor|rha|phie *f*: Lebernaht; Ⓔ *hepatorrhaphy*

He|pa|tor|rhe|xis *f*: Leberriss, Leberruptur; Ⓔ *rupture of the liver, hepatorrhexis*

He|pa|to|se *f*: *Syn: funktionelle Lebererkrankung/Leberschädigung*; Bezeichnung für nicht-entzündliche Lebererkrankungen, die durch Schädigung des Parenchyms zu Funktionseinschränkungen führen; Ⓔ *hepatosis*

He|pa|to|sko|pie *f*: direkte Betrachtung der Leber, direkte Leberuntersuchung; Ⓔ *hepatoscopy*

He|pa|to|sple|ni|tis *f, pl* **-ti|den**: gleichzeitige Entzündung von Leber und Milz; Ⓔ *inflammation of liver and spleen, hepatosplenitis*

he|pa|to|sple|ni|tisch *adj*: Hepatosplenitis betreffend, von ihr betroffen oder gekennzeichnet; Ⓔ *relating to or marked by hepatosplenitis*

He|pa|to|sple|no|gra|fie, -gra|phie *f*: *Syn: Hepatolienografie, Splenoportografie*; Röntgenkontrastdarstellung von Leber, Pfortader und Milz; Ⓔ *hepatolienography, hepatosplenography*

He|pa|to|sple|no|me|ga|lie *f*: *Syn: Splenohepatomegalie*; Vergrößerung/Schwellung von Leber und Milz; Ⓔ *hepatosplenomegaly, hepatolienomegaly, splenohepatomegaly, splenohepatomegalia*

He|pa|to|sple|no|pa|thie *f*: kombinierte Erkrankung von Leber und Milz; Ⓔ *hepatosplenopathy*

He|pa|to|sto|mie *f*: Anlegen einer äußeren Leberfistel; Ⓔ *hepatostomy*

He|pa|to|the|ra|pie *f*: **1.** Behandlung von Leberkrankheiten **2.** Behandlung mit Leberpräparaten; Ⓔ **1.** *hepatotherapy* **2.** *hepatotherapy*

He|pa|to|to|mie *f*: Durchtrennung der Leber oder von Lebergewebe, Leberschnitt; Ⓔ *hepatotomy*

He|pa|to|tox|ä|mie *f*: Autotoxikose* bei Leberversagen; Ⓔ *hepatotoxemia*

He|pa|to|to|xin *nt*: Lebergift, hepatotoxische Substanz; Ⓔ *hepatotoxin*

he|pa|to|to|xisch *adj*: leberschädigend, leberzellschädigend; Ⓔ *hepatotoxic, hepatoxic*

He|pa|to|to|xi|zi|tät *f*: Lebergiftigkeit, Leberschädlichkeit; Ⓔ *hepatic toxicity, hepatotoxicity*

he|pa|to|trop *adj*: auf die Leber einwirkend, Lebergewebe bevorzugend; Ⓔ *hepatotropic*

he|pa|to|vent|ri|ku|lär *adj*: →*hepatogastral*

He|pa|to|vi|rus *nt, pl* **-ren**: Gattung der Picornaviridae*; enthält u.a. des Hepatitis-A-Virus; Ⓔ *Hepatovirus*

He|pa|to|zele *f*: *Syn: Leberbruch*; Eingeweidebruch mit Teilen der Leber im Bruchsack; Ⓔ *hepatocele, hernia of liver*

he|pa|to|zel|lu|lär *adj*: Leberzelle(n) betreffend, von Leberzellen ausgehend; Ⓔ *relating to or affecting the liver cells, hepatocellular*

he|pa|to|ze|re|bral *adj*: Leber und Gehirn/Zerebrum betreffend; Ⓔ *relating to both liver and cerebrum, hepatocerebral*

He|pa|to|zyt *m*: Leberparenchymzelle; Ⓔ *liver cell, hepatic cell, hepatocyte*

Hept-, hept- *präf.*: →*Hepta-*

Hepta-, hepta- *präf.*: Wortelement mit der Bedeutung „sieben"; Ⓔ *seven, hept(a)-*

Hep|ta|dak|ty|lie *f*: Polydaktylie* mit sieben Fingern oder Zehen; Ⓔ *heptadactyly, heptadactylia, heptadactylism*

hep|ta|va|lent *adj*: siebenwertig; Ⓔ *heptavalent, heptatomic*

Hep|to|se *f*: *Syn: C_7-Zucker*; Monosaccharid* mit 7 C-Atomen; Ⓔ *heptose*

Hep|tos|u|rie *f*: Heptoseausscheidung im Harn; Ⓔ *heptosuria*

Her|ba *f*: (Heil-)Kraut; Ⓔ *herb*

Her|bi|zi|de *nt*: Unkrautvertilgungsmittel; Ⓔ *herbicides*

Herbst|bei|ße *f*: →*Heukrätze*

Herbst|krät|ze *f*: →*Heukrätze*

Herd *m*: umschriebener Krankheitsherd, Fokus; Ⓔ *fo-*

cus

Herd|do|sis *f, pl* **-sen:** die an einem (Krankheits-)Herd wirksame Energiedosis*; Ⓔ *focal dose*

Herd|in|fek|ti|on *f: Syn: Fokalinfektion*; von einem Herd/Fokus ausgehende Infektion; Ⓔ *focal infection*

Herd|pneu|mo|nie *f: Syn: lobuläre Pneumonie, Bronchopneumonie*; sich nicht an anatomische Grenzen haltende, herdförmige Lungenentzündung, die meist als **endobronchiale Bronchopneumonie** oder **peribronchiale Bronchopneumonie** aus einer Bronchitis* oder Tracheobronchitis* hervorgeht; Ⓔ *bronchopneumonia, bronchopneumonitis, focal pneumonia, capillary bronchitis, catarrhal pneumonia, lobular pneumonia*

he|re|di|tär *adj*: ererbt, vererbt, erblich, erbbedingt; angeboren; Ⓔ *hereditary; innate; heritable, hereditable*

He|re|di|tät *f*: Erblichkeit, Vererbbarkeit; Ⓔ *hereditary transmission, heredity*

He|re|do|a|ta|xia *f: Syn: Heredoataxie*; hereditäre Ataxie*; Ⓔ *heredoataxia, hereditary ataxia*

Heredoataxia spinalis: *Syn: Friedreich-Ataxie, spinale/spinozerebellare Heredoataxie*; autosomal-rezessive Kleinhirn-Rückenmarkerkrankung mit u.a. Ataxie*, Sensibilitätsstörungen, Spastik, Sprachstörungen; Ⓔ *Friedreich's ataxia, Friedreich's disease, Friedreich's heredoataxia, Friedreich's tabes, familial ataxia, hereditary familial ataxia, hereditary family ataxia, family ataxia*

He|re|do|a|ta|xie *f*: → *Heredoataxia*; Ⓔ *heredoataxia, hereditary ataxia*

spinale Heredoataxie: → *Heredoataxia spinalis*

spinozerebellare Heredoataxie: → *Heredoataxia spinalis*

He|re|do|de|ge|ne|ra|ti|on *f*: hereditäre Degeneration*; Ⓔ *heredodegeneration*

Heredopathia atactica polyneuritiformis: *Syn: Refsum-Syndrom*; autosomal-rezessive Lipidstoffwechselstörung; führt zu zerebellarer Ataxie, Knochenanomalien und Schwerhörigkeit; Ⓔ *Refsum disease, Refsum syndrome, phytanic acid storage disease*

He|re|do|pa|thie *f: Syn: Erbleiden, Erbkrankheit*; familiär gehäuft auftretende Krankheit; Ⓔ *heredopathia*

Hering-Blutdruckzügler *m: Syn: Karotissinusnerv, Ramus sinus carotici nervi glossopharyngei*; Ast des Nervus* glossopharyngeus zum Sinus caroticus; Ⓔ *Hering's nerve, Hering's sinus nerve, carotid sinus branch of glossopharyngeal nerve, carotid sinus nerve*

He|rings|wurm *m: s.u. Heringswurmkrankheit*; Ⓔ *herring worm*

He|rings|wurm|krank|heit *f: Syn: Anisakiasis*; durch den Heringswurm **Anisakis marina** hervorgerufene Darmerkrankung mit Ausbildung eosinophiler Granulome und Abszesse; Ⓔ *anisakiasis, eosinophilic granuloma, herring-worm disease*

Herm|a|phro|dis|mus *m*: → *Hermaphroditismus*

Herm|a|phro|dit *m: Syn: Zwitter*; an Hermaphroditismus* leidender Patient; Ⓔ *hermaphrodite, gynander, gynandroid*

herm|a|phro|di|tisch *adj*: Hermaphroditismus betreffend, zwittrig, zwitterhaft; Ⓔ *relating to hermaphroditism, hermaphroditic, hermaphrodite*

Herm|a|phro|di|tis|mus *m: Syn: Zwittrigkeit, Zwittertum, Hermaphrodismus*; Entwicklungsstörung mit Merkmalen beider Geschlechter im selben Individuum; Ⓔ *hermaphroditism, hermaphrodism, hermaphroditismus, gynandria, gynandry, gynandrism*

echter Hermaphroditismus: → *Hermaphroditismus verus*

falscher Hermaphroditismus: → *Hermaphroditismus spurius*

gonadaler Hermaphroditismus: → *Hermaphroditismus verus*

Hermaphroditismus spurius: *Syn: Pseudohermaphroditismus, Pseudohermaphrodismus, Scheinzwittertum, falscher Hermaphroditismus*; Form der Intersexualität, bei der eine Differenz zwischen chromosomalem und gonadalem Geschlecht sowie äußeren Genitalen und sekundären Geschlechtsmerkmalen vorliegt; Ⓔ *false hermaphroditism, spurious hermaphroditism, pseudohermaphroditism, pseudohermaphodism*

Hermaphroditismus verus: *Syn: echter Hermaphroditismus, gonadaler Hermaphroditismus*; Intersexualität mit Vorkommen von Hoden- und Eierstockgewebe in einem Organ oder getrennt an verschiedenen Orten; Ⓔ *true hermaphroditism, amphigonadism, bisexuality*

Her|nia *f, pl* **-ni|ae:** → *Hernie*

Hernia abdominalis: → *Hernia ventralis*

Hernia acquisita: erworbener Bruch, erworbene Hernie; Ⓔ *acquired hernia*

Hernia adiposa: *Syn: Steatozele, Fetthernie, Fettgewebshernie*; Vorfall von Fettgewebe oder eines Fetttumors in das Unterhautgewebe; Ⓔ *fat hernia, fatty hernia, pannicular hernia*

Hernia carnosa: *Syn: Sarkozele*; entzündliche oder neoplastische Hodenschwellung; Ⓔ *sarcocele*

Hernia cerebralis: *Syn: Hirnbruch, Hirnhernie*; Vorfall von Hirngewebe nach außen oder durch den Tentoriumschlitz; Ⓔ *cerebral hernia, encephalocele*

Hernia completa: *Syn: kompletter/vollständiger Bruch*; Hernie, bei der Bruchsack und Bruchinhalt vollständig durch die Bruchpforte getreten sind; Ⓔ *complete hernia*

Hernia congenita: angeborene/kongenitale Hernie; Ⓔ *congenital hernia*

Hernia cordis: → *Kardiozele*

Hernia cruralis: → *Hernia femoralis*

Hernia diaphragmatica: *Syn: Zwerchfellhernie*; Hernie durch eine (anatomische) Lücke im Zwerchfell; Ⓔ *diaphragmatocele, diaphragmatic hernia*

Hernia disci intervertebralis: *Syn: Bandscheibenvorfall, Bandscheibenprolaps, Bandscheibenhernie, Nucleus-pulposus-Hernie*; hernienartiger Vorfall des Bandscheibenkerns [Nucleus* pulposus]; die klinische Symptomatik hängt von Größe und Lokalisation des Prolaps ab; Ⓔ *herniated disk, herniation of intervertebral disk*

Hernia duodenojejunalis: *Syn: Treitz-Hernie*; innere Hernie durch die Plica* duodenojejunalis; Ⓔ *Treitz's hernia, duodenojejunal hernia, retroperitoneal hernia*

Hernia encystica: *Syn: Hernia encystica*; erworbener Leistenbruch* in einen abgeschlossenen Teil des Processus vaginalis peritonei; Ⓔ *encysted hernia, Cooper's hernia, bilocular femoral hernia, Hey's hernia*

Hernia epigastrica: *Syn: epigastrische Hernie, Epigastrozele*; über dem Nabel liegende mittlere Bauchwandhernie; Ⓔ *epigastrocele, epigastric hernia*

Hernia externa: *Syn: äußere Hernie*; nach außen tretende Hernie; Ⓔ *external hernia*

Hernia femoralis: *Syn: Schenkelhernie, Schenkelbruch, Merozele, Hernia cruralis*; Eingeweidehernie mit der Lacuna* vasorum als Bruchpforte; Ⓔ *femoral hernia*

Hernia femoralis pectinea: *Syn: Cloquet-Hernie*; Schenkelhernie* mit dem Canalis* femoralis als Bruchpforte; Ⓔ *Cloquet's hernia, pectineal hernia*

Hernia funiculi umbilicalis: *Syn: Omphalozele, Nabelschnurbruch, Exomphalos, Exomphalozele*; durch eine Verschlussstörung der Bauchwand verursachter Bruch, der Darmteile und Leber in einer Hülle von Amnionepithel enthält; evtl. kombiniert mit anderen Fehlbildungen; Ⓔ *congenital umbilical hernia, exomphalos*

Hernia incarcerata: *Syn: inkarzerierte/eingeklemmte Hernie*; in der Bruchpforte eingeklemmter Bruch, der manuell nicht reponiert werden kann; Ⓔ *incarcerated hernia, irreducible hernia*

Hernia incompleta: *Syn: unvollständiger Bruch, inkomplette Hernie*; Hernie, bei der Bruchsack und Bruchinhalt nicht vollständig durch die Bruchpforte getreten sind; Ⓔ *incomplete hernia*
Hernia inguinalis: →*Leistenbruch*
Hernia inguinalis acquisita: erworbener Leistenbruch*; Ⓔ *acquired inguinal hernia*
Hernia inguinalis congenita: angeborener Leistenbruch*; Ⓔ *congenital inguinal hernia*
Hernia inguinalis directa: *Syn: direkter/innerer/gerader Leistenbruch, Hernia inguinalis interna/medialis*; durch den inneren/medialen Leistenring austretender Leistenbruch*; Ⓔ *direct inguinal hernia, direct hernia, internal inguinal hernia, medial inguinal hernia, internal hernia, medial hernia*
Hernia inguinalis externa: →*Hernia inguinalis indirecta*
Hernia inguinalis indirecta: *Syn: äußerer/indirekter/seitlicher/schräger Leistenbruch, Hernia inguinalis externa/lateralis/obliqua*; durch den äußeren/lateralen Leistenring austretender Leistenbruch*; Ⓔ *external inguinal hernia, external hernia, indirect hernia, indirect inguinal hernia, oblique inguinal hernia, oblique hernia*
Hernia inguinalis interna: →*Hernia inguinalis directa*
Hernia inguinalis lateralis: →*Hernia inguinalis indirecta*
Hernia inguinalis medialis: →*Hernia inguinalis directa*
Hernia inguinalis obliqua: →*Hernia inguinalis indirecta*
Hernia interna: *Syn: innere Hernie*; innerhalb der Bauchhöhle liegende Hernie; Ⓔ *internal hernia, entocele*
Hernia ischiadica: *Syn: Beckenhernie, Ischiozele*; Eingeweidebruch mit Foramen ischiadicum majus oder minus als Bruchpforte; Ⓔ *ischiatic hernia, gluteal hernia, sciatic hernia, ischiocele*
Hernia ischiorectalis: →*Hernia perinealis*
Hernia labialis: Leistenbruch mit Vorfall in die großen Schamlippen; Ⓔ *labial hernia, cremnocele*
Hernia labialis posterior: *Syn: Hernia vaginolabialis*; Leistenbruch mit Vorfall in den hinteren Teil der großen Schamlippen; Ⓔ *vaginolabial hernia, posterior labial hernia*
Hernia lentis: *Syn: Linsenvorfall, Phakozele, Lentozele*; Vorfall der Linse durch einen Defekt von Hornhaut oder Sklera; Ⓔ *phacocele*
Hernia lumbalis: *Syn: Lendenbruch*; Eingeweidebruch im Lendenbereich; Ⓔ *dorsal hernia, lumbar hernia*
Hernia mesentericoparietalis: innere Hernie in Ausstülpungen des Bauchfells; Ⓔ *mesenteric hernia*
Hernia obturatoria: *Syn: Obturatorhernie*; Hernie durch das Foramen obturatorium; Ⓔ *obturator hernia*
Hernia omentalis: 1. innere Hernie durch Lücken im Bauchnetz **2.** →*Epiplozele*; Ⓔ **1.** *omental hernia* **2.** →*Epiplozele*
Hernia ovarialis: *Syn: Ovariozele*; Eingeweidebruch mit Eierstock im Bruchsack; Ⓔ *ovarian hernia, ovariocele*
Hernia perinealis: *Syn: Dammbruch, Hernia ischiorectalis*; angeborener oder erworbener Bruch von Baucheingeweide durch den Damm; Ⓔ *perineal hernia, perineocele, ischiorectal hernia*
Hernia rectalis: *Syn: Rektozele, Proktozele, Mastdarmbruch*; sich in das Rektum vorwölbender Dammbruch; Ⓔ *proctocele*
Hernia scrotalis: *Syn: Hodenbruch, Skrotalhernie*; bis in den Hodensack reichender Leistenbruch; Ⓔ *scrotal hernia, orchiocele, oscheocele, scrotocele*
Hernia sicca: Hernie ohne Bruchwasser; Ⓔ *dry hernia*
Hernia spuria: *Syn: Pseudohernie, Scheinbruch*; kompletter oder teilweiser Eingeweidevorfall ohne Bruchsack; Ⓔ *pseudohernia*
Hernia synovialis: *Syn: Birkett-Hernie*; Vorfall der Membrana* synovialis durch eine Lücke in der Gelenkkapsel; Ⓔ *Birkett's hernia, synovial hernia*
Hernia tonsillaris: Verdrängung der Kleinhirntonsillen durch das Foramen* magnum bei raumfordernden Prozessen in der Schädelhöhle; Ⓔ *tonsillar hernia, tonsillar herniation, foraminal herniation*
Hernia umbilicalis: *Syn: Nabelbruch, Exomphalos, Umbilikalhernie, Exomphalozele*; angeborener oder erworbener Bauchwandbruch durch den Nabelring; Ⓔ *umbilical hernia, umbilical eventration, exomphalos, omphalocele*
Hernia uterina: *Syn: Hysterozele*; Eingeweidebruch mit Teilen der Gebärmutter im Bruchsack; Ⓔ *uterine hernia, hysterocele*
Hernia vaginalis: *Syn: Scheidenbruch, Kolpozele*; Dammbruch in Richtung zur Scheide; Ⓔ *colpocele, vaginal hernia; vaginocele, coleocele*
Hernia vaginolabialis: →*Hernia labialis posterior*
Hernia varicosa: *Syn: Krampfaderbruch, Cirsozele, Cirsocele, Varikozele*; hochgradige Erweiterung und Schlängelung des Plexus* pampiniformis; Ⓔ *cirsocele, varicocele, varicole, pampinocele*
Hernia ventralis: *Syn: Bauchhernie, Bauchwandhernie, Bauchwandbruch, Bauchbruch, Laparozele, Hernia abdominalis*; Eingeweidebruch der Bauchwand; je nach Lokalisation unterscheidet man **mediane** oder **mittlere Bauchwandhernie** [Bruchpforte im Bereich der Linea alba] oder **seitliche Bauchwandhernie** [zwischen Linea semilunaris und Rektusscheide]; Ⓔ *laparocele, abdominal hernia, ventral hernia*

Her|ni|a|ti|on *f*: *Syn: Hernienbildung, Bruchbildung*; Ausbildung einer Hernie; Ⓔ *herniation*

Her|nie *f*: *Syn: Bruch, Hernia; Eingeweidebruch*; Verlagerung von Bauchorganen [**Bruchinhalt**] in eine sackartige Ausstülpung des Bauchfells [**Bruchsack**], die ganz oder teilweise durch eine angeborene oder erworbene Lücke in der Bauchwand [**Bruchpforte**] hervortritt; Ⓔ *hernia*
äußere Hernie: →*Hernia externa*
eingeklemmte Hernie: →*Hernia incarcerata*
epigastrische Hernie: →*Hernia epigastrica*
inkarzerierte Hernie: →*Hernia incarcerata*
inkomplette Hernie: →*Hernia incompleta*
innere Hernie: →*Hernia interna*
paraösophageale Hernie: →*paraösophageale Hiatushernie*
reponible Hernie: manuell reponierbare Hernie, reponierbare Hernie; Ⓔ *reducible hernia*
retrozäkale Hernie: *Syn: Rieux-Hernie*; hinter dem Zäkum liegende innere Hernie; Ⓔ *retrocecal hernia, Rieux's hernia*

Her|ni|en|bil|dung *f*: *Syn: Herniation, Bruchbildung*; Ausbildung einer Hernie; Ⓔ *herniation*

Her|ni|en|plas|tik *f*: →*Hernioplastik*

Hernio-, hernio- *präf.*: Wortelement mit der Bedeutung „Bruch/Hernie „; Ⓔ *hernial, hernio-*

Her|ni|o|la|pa|ro|to|mie *f*: Bruchoperation mit Eröffnung des Bauchraums; Ⓔ *herniolaparotomy*

Her|ni|o|plas|tik *f*: *Syn: Hernienplastik*; Bruchoperation mit Deckung der Bruchpforte; Ⓔ *hernioplasty*

Her|ni|o|to|mie *f*: Bruchoperation, Hernienoperation; Ⓔ *herniotomy, kelotomy, celotomy*
Herniotomie nach Bassini: Leistenbruchoperation mit Verstärkung der Hinterwand des Leistenkanals; Ⓔ *Bassini's procedure, Bassini's operation*

He|ro|in *nt*: *Syn: Diacetylmorphin, Diamorphin*; halbsynthetisches Morphinderivat mit starker Wirkung und großem Abhängigkeitspotenzial; Ⓔ *diacetylmor-*

phine, diamorphine, heroin

Her|an|gi|na *f*: ***Syn:*** *Zahorsky-Syndrom, Angina herpetica*; durch **Coxsackievirus A** verursachte fieberhafte Entzündung des Rachens mit Bläschenbildung; Ⓔ *herpangina*

Her|pes *m*: Hautausschlag mit Bläschenbildung; heute meist gleichgesetzt mit Herpes* simplex; Ⓔ *herpes*

Herpes corneae: → *Herpeskeratitis*

Herpes febrilis: → *Herpes labialis*

Herpes genitalis: Haut-Schleimhautinfektion des Genitaltraktes durch Herpes-simplex-Virus Typ II; wird primär durch Geschlechtsverkehr übertragen; Ⓔ *genital herpes, herpes genitalis, herpes progenitalis*

Herpes gestationis: ***Syn:*** *Pemphigus gravidarum*; in der zweiten Schwangerschaftshälfte auftretende Autoimmunkrankheit mit Blasenbildung, die zu Früh- oder Totgeburt führen kann; Ⓔ *herpes gestationis*

Herpes labialis: ***Syn:*** *Fieberbläschen, Herpes febrilis*; Herpes* simplex der Lippen; Ⓔ *herpes labialis, cold sore, fever blister, cold sores, fever blisters, herpes febrilis*

Herpes menstrualis: Herpes* simplex während der Monatsblutung; Ⓔ *herpes menstrualis*

Herpes simplex: durch das Herpes-simplex-Virus* ausgelöste Infektionskrankheit, die lokalsiert [Lippen, Genitalbereich] oder generalisiert auftreten kann; lokale Herpes simplex-Fälle neigen zu Rezidiven, die durch körperliche [Menstruation, fiebrige Infekte] oder psychische Belastungen ausgelöst werden; bei Patienten mit geschwächter Abwehrlage [HIV-Infektion, Leukämien, Immunsuppression] kann es zu schwersten Verläufen und Sepsis kommen; Herpes-simplex-Virus Typ I verursacht vornehmlich Infektionen oberhalb der Gürtellinie [90 %] und selten Infektionen unterhalb derselben; bei Herpes-simplex-Virus Typ II ist das Verhältnis genau umgekehrt; beide Typen werden nur durch direkten Kontakt übertragen, Herpes-simplex-Virus Typ I v.a. durch Küssen und Herpes-simplex-Virus Typ II durch Sexualkontakt; deshalb treten die Primärinfektionen i.d.R. an der Mundschleimhaut [Gingivostomatitis herpetica] oder Genitalschleimhaut auf; Ⓔ *oral herpes, herpes simplex, herpes*

Herpes zoster: ***Syn:*** *Gürtelrose, Zoster, Zona*; akute, schmerzhafte Erkrankung durch ein Rezidiv einer vorausgegangenen Infektion [Windpocken*] mit dem Varicella-Zoster-Virus*; meist gürtelförmige Ausbreitung im Versorgungsgebiet eines Spinalnervens; Ⓔ *shingles, herpes zoster, zona, zoster, acute posterior ganglionitis*

Herpes zoster ophthalmicus: ***Syn:*** *Zoster ophthalmicus*; Herpes zoster des Nervus* ophthalmicus mit halbseitigen Kopfschmerzen, Lidödem und evtl. Hornhautbeteiligung [Herpeskeratitis*, Herpeskeratokonjunktivitis*]; Ⓔ *ophthalmic zoster, gasserian ganglionitis, herpes zoster ophthalmicus, herpes ophthalmicus*

Herpes zoster oticus: ***Syn:*** *Genikulatumneuralgie, Ramsay Hunt-Syndrom, Neuralgia geniculata, Zoster oticus*; schmerzhafte Gürtelrose* mit besonderer Beteiligung der Ohrmuschel, des äußeren Gehörgangs und des Innenohrs; kann zu Schwerhörigkeit oder Ertaubung führen; Ⓔ *herpes zoster auricularis, herpes zoster oticus, Ramsey Hunt syndrome, Ramsey Hunt disease, Hunt's disease, Hunt's neuralgia, Hunt's syndrome, opsialgia, otic neuralgia, geniculate otalgia, geniculate neuralgia*

Her|pes|en|ze|phal|i|tis *f, pl* **-ti|den:** ***Syn:*** *Herpes-simplex-Enzephalitis, HSV-Enzephalitis*; durch das Herpes-simplex-Virus* hervorgerufene, rasch progrediente Virusenzephalitis* mit schlechter Prognose; Ⓔ *herpes encephalitis, herpes simplex encephalitis, herpes simplex virus encephalitis, herpetic encephalitis, HSV encephalitis*

Her|pes|gin|gi|vi|tis *f, pl* **-ti|den:** hauptsächlich die Mundschleimhaut betreffende Form des Herpes* simplex; Ⓔ *herpetic gingivitis*

Her|pes|ke|ra|ti|tis *f, pl* **-ti|ti|den:** ***Syn:*** *Herpes corneae (simplex)*; meist einseitige herpetische Infektion der Hornhaut, die als oberflächliche Form [Keratitis* dendrica] oder als tiefe Form [Keratitis* interstitialis herpetica; Keratitis* disciformis] verläuft; Ⓔ *herpetic keratitis, dendriform keratitis, dendritic keratitis, furrow keratitis*

Her|pes|ke|ra|to|kon|junk|ti|vi|tis *f, pl* **-ti|den:** ***Syn:*** *herpetische Keratokonjunktivitis, Keratoconjunctivitis herpetica*; zu Rezidiven neigende herpetische Entzündung von Bindehaut und Hornhaut mit oberflächlicher [Keratitis* dendrica] und tiefer Form [Keratitis* interstitialis herpetica; Keratitis* disciformis]; Ⓔ *herpetic keratoconjunctivitis*

Her|pes|me|nin|go|en|ze|phal|i|tis *f, pl* **-ti|den:** ***Syn:*** *Meningoencephalitis herpetica*; schwere, rasch progredient verlaufende hämorrhagische Meningoenzephalitis* mit schlechter Prognose; Ⓔ *herpetic meningoencephalitis*

Herpes-simplex-Enzephalitis *f*: → *Herpesenzephalitis*

Herpes-simplex-Keratitis *f*: ***Syn:*** *Furchenkeratitis, Gitterkeratitis, Keratitis dendrica, Keratitis superficialis punctata*; häufig rezidivierende, oberflächliche Form der Herpeskeratitis*, die klinisch durch graue Epithelflecken [Keratitis superficialis punctata] oder geweihartige verzweigte Effloreszenzen [Keratitis dendrica] imponiert; häufigste Ursache für Hornhautvernarbung mit Sehstörungen; Ⓔ *dendriform keratitis, dendritic keratitis, furrow keratitis*

Herpes-simplex-Virus *nt*: ***Syn:*** *Herpesvirus hominis*; in zwei Typen vorkommendes DNA-Virus mit weltweiter Verbreitung; Ⓔ *herpes simplex virus*

Herpes-simplex-Virus Typ I: ***Syn:*** *HSV-Typ I, orales Herpes-simplex-Virus, labiales Herpes-simplex-Virus*; Erreger von Herpes* labialis und generalisierten Herpesinfektionen; wird meist durch Tröpfchen oder Schmierinfektion übertragen; Ⓔ *herpes simplex virus type I*

Herpes-simplex-Virus Typ II: ***Syn:*** *HSV-Typ II, genitales Herpes-simplex-Virus, venerisches Herpes-simplex-Virus*; meist durch Geschlechtsverkehr übertragener Erreger von Herpes* genitalis und Infektionen des Darms; Ⓔ *herpes simplex virus type II*

venerisches Herpes-simplex-Virus: → *Herpes-simplex-Virus Typ II*

labiales Herpes-simplex-Virus: → *Herpes-simplex-Virus Typ I*

orales Herpes-simplex-Virus: → *Herpes-simplex-Virus Typ I*

Her|pes|vi|ren *pl*: → *Herpesviridae*

Her|pes|vi|ri|dae *pl*: ***Syn:*** *Herpesviren*; weltweit verbreitete DNA-Viren, zu denen u.a. Herpes-simplex-Virus, Varicella-Zoster-Virus gehören; Ⓔ *Herpesviridae*

Her|pes|vi|rus ho|mi|nis *nt*: → *Herpes-simplex-Virus*

Her|pes|vi|rus, humanes Typ 4 *nt*: ***Syn:*** *EB-Virus, Epstein-Barr-Virus*; zu den Herpesviridae* gehörendes DNA-Virus; Erreger der Mononucleosis* infectiosa und lymphoproliferativer Erkrankungen; Kofaktor bei der Entstehung des Burkitt*-Lymphoms; Ⓔ *EB virus, Epstein-Barr virus, human herpesvirus 4*

Her|pes|vi|rus su|is *nt*: Erreger der Pseudowut*; Ⓔ *Herpesvirus suis*

Her|pes|vi|rus va|ri|cel|lae *nt*: ***Syn:*** *Varicella-Zoster-Virus, Herpes-zoster-Virus*; DNA-Virus; Erreger der Windpocken* [Varicella] und der Gürtelrose* [Zoster]; Ⓔ *varicella-zoster virus, chickenpox virus, human herpesvirus 3*

Herpes-zoster-Virus *nt*: → *Herpesvirus varicellae*

her|pe|ti|form *adj*: herpesähnlich, herpesartig; Ⓔ *resembling herpes, herpetiform*
her|pe|tisch *adj*: Herpes betreffend, mit Herpes einhergehend; Herpesviren betreffend, durch sie verursacht; Ⓔ *relating to or marked by herpes, relating to or caused by herpesviruses, herpetic*
her|pe|to|phob *adj*: Herpetophobie betreffend, durch sie gekennzeichnet; Ⓔ *relating to or marked by herpetophobia*
Her|pe|to|pho|bie *f*: krankhafte Angst vor Reptilien oder Amphibien; Ⓔ *irrational fear of amphibians or reptiles, herpetophobia*
Herpin-Janz-Syndrom *nt*: *Syn: Impulsiv-petit-mal, juvenile myoklonische Epilepsie*; v.a. bei Jugendlichen vorkommende Petit-mal-Form mit plötzlich einschießenden Muskelzuckungen; Ⓔ *impulsive petit mal*
Herrick-Syndrom *nt*: → *Sichelzellenanämie*
Hers-Erkrankung *f*: → *Hers-Glykogenose*
Hers-Glykogenose *f*: *Syn: Hers-Erkrankung, Hepatophosphorylasemangel, Leberphosphorylaseinsuffizienz, Glykogenose Typ VI*; relativ gutartiger, autosomal-rezessiver Mangel an Leberphosphorylase, der zur Anreicherung von normalem Glykogen in der Leber führt; dadurch kommt es zu Hepatomegalie* und Hypoglykämie*; Ⓔ *Hers' disease, hepatic phosphorylase deficiency, type VI glycogen storage disease*
Herter-Heubner-Syndrom *nt*: → *Heubner-Herter-Krankheit*
Hertz *nt*: Einheit der Frequenz; Ⓔ *hertz*
Herz *nt*: aus vier Kammern [rechter und linker Vorhof, rechter und linker Ventrikel] bestehendes muskulöses Hohlorgan; Zentralorgan des Kreislaufs, das sauerstoffreiches Blut über die Arterien in die Gewebe und Organe pumpt; Ⓔ *heart, cor*
Herz|a|my|lo|i|do|se *f*: *Syn: Herzmuskelamyloidose, Myokardamyloidose*; zu Kardiomyopathie* und chronischer Herzinsuffizienz* führende, idiopathische oder hereditäre Amyloidose*; Ⓔ *myocardial amyloidosis*
Herz|an|eu|rys|ma *nt*: *Syn: Herzwandaneurysma*; Aussackung der Herzwand; Ⓔ *cardiac aneurysm, false aneurysm of heart, myocardial aneurysm, ventricular aneurysm*
Herz|angst *f*: *Syn: Herzphobie, Kardiophobie*; krankhafte Angst vor einem Herzanfall durch eine bestehende oder angenommene Herzerkrankung; Ⓔ *irrational fear of heart disease, cardiophobia*
Herz|angst|syn|drom *nt*: klinischer Symptomenkomplex [starkes Herzklopfen, Übelkeit, Schwindelgefühl, Beklemmungsgefühl, Todesangst] als Ausdruck einer Herzangst; Ⓔ *cardiophobia syndrome*
Herz|asth|ma *nt*: *Syn: Asthma cardiale*; meist in der Nacht auftretende Atemnot durch eine Lungenstauung bei Linksherzinsuffizienz; Ⓔ *cardiac asthma, Rostan's asthma, Cheyne-Stokes asthma, cardiasthma*
Herz|aus|kul|ta|ti|on *f*: Auskultation der Herztöne und -geräusche; Ⓔ *cardiac auscultation*
Herz|au|to|ma|tis|mus *m*: Automatie der Herzerregung und des -rhythmus; Ⓔ *normal cardiac rhythm*
Herz|beu|tel *m*: Perikard*; Ⓔ *pericardial sac, heart sac, capsule of heart, pericardium*
Herz|beu|tel|ent|zün|dung *f*: → *Pericarditis*
Herz|beu|tel|höh|le *f*: *Syn: Perikardhöhle, Cavitas pericardiaca/pericardialis*; mit seröser Flüssigkeit [**Liquor pericardii**] gefüllter Spaltraum zwischen Epikard* und Perikard*; Ⓔ *pericardial cavity*
Herz|beu|tel|kar|zi|no|se *f*: *Syn: Perikardkarzinose*; zu (hämorrhagischem) Erguss und evtl. Herzbeuteltamponade führende Karzinose* des Herzbeutels; Ⓔ *pericardial carcinomatosis, carcinous pericarditis*
Herz|beu|tel|tam|po|na|de *f*: *Syn: Perikardtamponade*; Auffüllung des Herzbeutels mit Blut oder Exsudat; führt zur Einschränkung der Beweglichkeit der Muskulatur; Ⓔ *pericardial tamponade, cardiac tamponade*
Herz|beu|tel|was|ser|sucht *f*: → *Hydroperikard*
Herz|block *m*: *Syn: Block, kardialer Block*; Störung oder Unterbrechung der normalen Erregungsleitung des Herzens; Ⓔ *heart block*
Herz|bräu|ne *f*: veraltet für → *Angina pectoris*
Herz|bu|ckel *m*: Vorwölbung der Brustwand bei Hypertrophie* des Herzens; Ⓔ *heart hump*
Herz|de|kom|pen|sa|ti|on *f*: dekompensierte Herzinsuffizienz*; Ⓔ *decompensated heart failure*
Herz|di|la|ta|ti|on *f*: Erweiterung der Herzinnenräume; Ⓔ *dilation of heart, cardiectasis*
Herz|ent|zün|dung *f*: → *Carditis*
Herz|er|kran|kung, ko|ro|na|re *f*: *Syn: koronare Herzkrankheit, degenerative Koronarerkrankung, stenosierende Koronarsklerose*; Oberbegriff für alle Formen der Koronarinsuffizienz*, die auf einer stenosierenden Einengung der Koronargefäße beruhen [Angina* pectoris, Herzinfarkt*, Linksherzinsuffizienz*]; Ⓔ *coronary heart disease, coronary artery disease*
Herz|feh|ler *m*: *Syn: Vitium cordis, Herzvitium*; Oberbegriff für angeborene oder erworbene Fehlbildungen des Herzens oder der Herzklappen; Ⓔ *heart defect, organic heart defect, vitium*
Herz|feh|ler|zel|len *pl*: *Syn: Siderophagen*; bei herzbedingter Lungenstauung im Sputum auftretende, mit Hämosiderin beladene Alveolarmakrophagen; Ⓔ *heart-disease cells, heart-failure cells, heart-lesion cells*
Herz|fi|bro|se *f*: → *Herzmuskelsklerose*
Herz|fre|quenz *f*: *Syn: Herzschlagfrequenz*; Zahl der Herzschläge pro Minute; entspricht normalerweise der Pulsrate; Ⓔ *heart rate*
Herz|ge|räu|sche *pl*: zwischen den Herztönen* auftretende Geräusche, die durch Strömungsturbulenzen des Blutes verursacht werden; nach dem Zeitpunkt des Auftretens unterscheidet man **diastolische, frühdiastolische, holosystolische** oder **pansystolische, prädiastolische, spät-diastolische** und **systolische Herzgeräusche**; Ⓔ *cardiac murmurs, heart murmurs, abnormal heart sounds*
mesodiastolisches Herzgeräusch: Geräusch in der Mitte der Diastole*; Ⓔ *middiastolic murmur*
mesosystolisches Herzgeräusch: Geräusch in der Mitte der Systole*; Ⓔ *midsystolic murmur*
Herz|hy|per|tro|phie *f*: *Syn: Herzmuskelhypertrophie*; Dickenzunahme der Herzmuskulatur; Ⓔ *cardiac hypertrophy, heart hypertrophy, hypercardia*
Herz|in|dex *m, pl* **-di|ces**: *Syn: Cardiac index*; Herzminutenvolumen pro Quadratmeter Körperoberfläche; Ⓔ *cardiac index*
Herz|in|farkt *m*: → *Myokardinfarkt*
Herz|in|suf|fi|zi|enz *f*: *Syn: Herzversagen, Herzmuskelschwäche, Myokardinsuffizienz, Insufficientia cordis*; Unfähigkeit des Herzens, eine ausreichende Leistung zu vollbringen; die Insuffizienz kann auf bestimmte Teile der Herzens beschränkt sein [**Linksherzinsuffizienz, Rechtsherzinsuffizienz**] oder das ganze Herz betreffen [**Globalinsuffizienz, globale Herzinsuffizienz**]; nach der Schwere der Insuffizienz unterscheidet man **Belastungsinsuffizienz** und **Ruheinsuffizienz**; wenn die Kompensationsmechanismen des Körpers erschöpft sind, kommt es zum klinischen Bild der **dekompensierten Herzinsuffizienz**; Ⓔ *heart failure, cardiac failure, myocardial insufficiency, cardiac insufficiency, Beau's disease, heart insufficiency*
Herz|ja|gen *nt*: → *Tachykardie*
Herz|ka|the|te|ri|sie|rung *f*: Einführung eines dünnen Katheters in die Herzhöhlen nach Punktion einer Vene [**Rechtsherzkatheter**] oder Arterie [**Linksherzkatheter**] zur direkten Druckmessung, Probenentnahme, Kontrastmittelinjektion usw.; Ⓔ *cardiac catheterization*
Herz|klap|pen *pl*: klappenförmige Strukturen an den Öff-

nungen zwischen den Vorhöfen und Kammern und an den Ausgängen der Kammern in die großen Gefäße; Ⓔ *heart valves, cardiac valves*

Herz|klap|pen|an|eu|rys|ma *nt*: sackartige Vorwölbung an den Herzklappen bei Entzündung oder Degeneration; Ⓔ *cardiac valve aneurysm*

Herz|klap|pen|ent|zün|dung *f*: → *Endocarditis valvularis*

Herz|klap|pen|er|satz *m*: → *Herzklappenprothese*

Herz|klap|pen|feh|ler *m*: ***Syn:*** *Klappenfehler*; angeborene oder erworbene Fehlbildung einer Herzklappe, die zu Verschlussunfähigkeit [**Herzklappeninsuffizienz**] oder Verengung [**Herzklappenstenose**] führen kann; Ⓔ *valvular defect, vitium*

Herz|klap|pen|in|suf|fi|zi|enz *f*: *s.u. Herzklappenfehler*; Ⓔ *valvular incompetence, valvular regurgitation, regurgitant disease, valvular insufficiency, incompetence of the cardiac valves*

Herz|klap|pen|pro|the|se *f*: ***Syn:*** *Herzklappenersatz*; aus alloplastischem oder biologischem Material hergestellte künstliche Herzklappe; Ⓔ *prosthetic heart valve, prosthetic valve*

Herz|klap|pen|skle|ro|se *f*: ***Syn:*** *Klappensklerose*; zu Herzklappeninsuffizienz* führende fibrotische Verdickung; am häufigsten wird die Mitralklappe* befallen; Ⓔ *valvular sclerosis*

Herz|klap|pen|ste|no|se *f*: ***Syn:*** *Klappenstenose*; zu einer Einengung des Öffnungsdurchmessers führende Herzklappenerkrankung; kann angeboren oder erworben [Herzklappenentzündung*] sein; bei einer **relativen** oder **funktionellen Herzklappenstenose** liegt ein Missverhältnis von Durchflussvolumen und Öffnungsdurchmesser einer gesunden Herzklappe vor; Ⓔ *stenotic valvular disease, valvular stenosis*

Herz|klop|fen *nt*: ***Syn:*** *Palpitation, Kardiopalmus, Palpitatio cordis*; verstärkte und beschleunigte Herzaktion, die als unangenehm empfunden wird; Ⓔ *beating of the heart, palpitation (of the heart)*

Herz|kon|tu|si|on *f*: → *Herzprellung*

Herz|krank|heit, ko|ro|na|re *f*: ***Syn:*** *koronare Herzerkrankung, stenosierende Koronarsklerose, degenerative Koronarerkrankung*; Oberbegriff für alle Formen der Koronarinsuffizienz*, die auf einer stenosierenden Einengung der Koronargefäße beruhen [Angina* pectoris, Herzinfarkt*, Linksherzinsuffizienz*]; Ⓔ *coronary heart disease, coronary artery disease*

Herz|kranz|ar|te|rie *f*: → *Herzkranzgefäß*

linke Herzkranzarterie: ***Syn:*** *linke Kranzarterie, Arteria coronaria sinistra*; die linke Kammer und Teile des Kammerseptums und der rechten Kammer versorgende Koronararterie; Ⓔ *left coronary artery of heart, left auricular artery*

rechte Herzkranzarterie: ***Syn:*** *rechte Kranzarterie, Arteria coronaria dextra*; die rechte Kammer und Teile des Kammerseptums und der linken Kammer versorgende Koronararterie; Ⓔ *right coronary artery of heart, right auricular artery*

Herz|kranz|fur|che *f*: ***Syn:*** *Kranzfurche, Sulcus coronarius*; Furche an der Vorhof-Kammer-Grenze, in der die Herzkranzgefäße verlaufen; Ⓔ *coronary sulcus of heart, atrioventricular sulcus*

Herz|kranz|ge|fäß *nt*: ***Syn:*** *Herzkranzarterie, Kranzarterie, Kranzgefäß, Koronararterie, Koronarie, Arteria coronaria*; die Herzmuskulatur versorgendes Arterie; Ⓔ *coronary artery, coronary, coronaria*

Herz-Kreislauf-Kollaps *m*: ***Syn:*** *kardiovaskulärer Kollaps, Kreislaufkollaps*; durch eine vorübergehende Kreislaufinsuffizienz ausgelöster Kollaps; Ⓔ *cardiovascular collapse*

Herz-Kreislauf-Stillstand *m*: ***Syn:*** *Kreislaufstillstand*; Zustand, bei dem keine Blutzirkulation stattfindet; kann durch einen Herzstillstand [Asystolie], aber auch Kammerflimmern* bedingt sein; Ⓔ *cardiac standstill, cardiac arrest*

Herz-Lungen-Wiederbelebung *f*: ***Syn:*** *kardiorespiratorische Reanimation, kardiopulmonale Reanimation*; Wiederbelebung bei Herz-Kreislauf-Stillstand*; Ⓔ *cardiopulmonary resuscitation*

Herz|mas|sa|ge *m*: rhythmische Kompression des Herzens zur Aufrechterhaltung oder Wiederherstellung eines Blutkreislaufs; entweder durch Druck auf die Brustwand [**extrathorakale Herzmassage**] oder durch direkte Kompression [**intrathorakale Herzmassage**] nach Eröffnung des Brustkorbs; Ⓔ *cardiac massage*

Herz|mi|nu|ten|vo|lu|men *nt*: ***Syn:*** *Minutenvolumen*; pro Minute ausgeworfenes Blutvolumen; Ⓔ *minute output, minute volume, cardiac output*

Herzmulde der Lunge *f*: ***Syn:*** *Impressio cardiaca pulmonis*; vor und unterhalb des Lungenhilus* liegende Vertiefung der linken Lunge, die vom Herzen ausgefüllt wird; Ⓔ *cardiac impression of lung*

Herz|mus|kel|a|my|lo|i|do|se *f*: → *Herzamyloidose*

Herz|mus|kel|ent|zün|dung *f*: → *Myokarditis*

Herz|mus|kel|fi|bro|se *f*: → *Herzmuskelsklerose*

Herz|mus|kel|hy|per|tro|phie *f*: → *Herzhypertrophie*

Herz|mus|kel|in|farkt *m*: → *Myokardinfarkt*

Herz|mus|kel|ne|kro|se *f*: ***Syn:*** *Herznekrose, Myokardnekrose*; i.d.R. lokalisierte Nekrose* des Herzmuskels; meist als ischämische Nekrose* bei einem Myokardinfarkt*; Ⓔ *cardiac muscle necrosis, myocardial necrosis, cardionecrosis*

Herz|mus|kel|schwä|che *f*: → *Herzinsuffizienz*

Herz|mus|kel|si|de|ro|se *f*: ***Syn:*** *Myokardsiderose*; durch

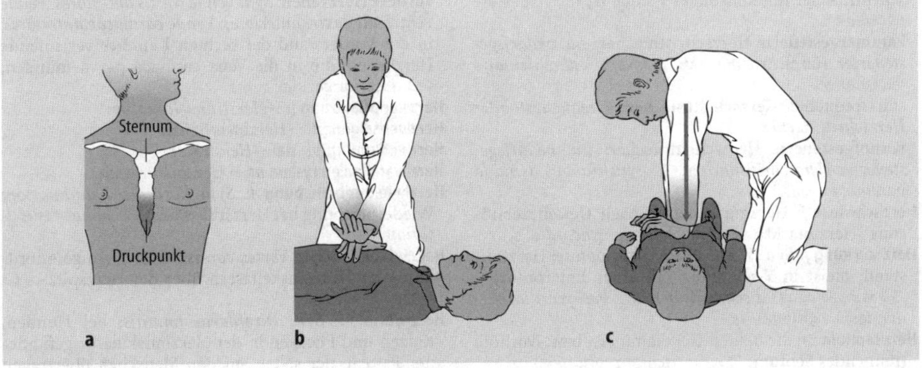

Abb. 37. Extrathorakale Herzmassage

Eisenablagerung im Rahmen einer Siderose* hervorgerufene Erkrankung; führt zu Kardiomyopathie* und Herzinsuffizienz*; Ⓔ *myocardial siderosis*

Herz|mus|kel|skle|ro|se *f.*: ***Syn:*** *Herzmuskelfibrose, Herzfibrose, Myokardfibrose, Kardiosklerose, Myofibrosis cordis*; zu Herzinsuffizienz* führende Fibrose* und Verhärtung des Herzmuskelgewebes; Ⓔ *cardiosclerosis*

Herz|mus|kel|typ *m*: *s.u. Creatinkinase*; Ⓔ *heart muscle type*

Herz|mus|ku|la|tur *nt*: ***Syn:*** *Myokard, Myocardium*; Muskelschicht der Herzwand; ist im linken Ventrikel besonders stark ausgeprägt; Ⓔ *cardiac muscle, myocardium*

Herz|ne|kro|se *f.*: →*Herzmuskelnekrose*

Herz|neu|ro|se *f.*: zu den Organneurosen* gehörendes Krankheitsbild mit belastungsunabhängigen kardialen Symptomen, kombiniert mit Ängstlichkeit und Selbstunsicherheit; Ⓔ *cardiac neurosis, cardioneurosis*

Herz|pho|bie *f.*: **1.** →*Herzangst* **2.** →*Herzangstsyndrom*

Herz|po|lyp *m*: dem Endokard* aufsitzender organisierter Thrombus*; Ⓔ *cardiac polyp*

Herz|prel|lung *f.*: ***Syn:*** *Herzkontusion, Contusio cordis*; durch stumpfe Gewalteinwirkung auf die Brustwand verursachte Herzschädigung; Ⓔ *cardiac contusion*

Herz|rhyth|mus|stö|rung *f.*: ***Syn:*** *Arrhythmia, Arhythmie, Arrhythmie*; Störung des normalen Herzrhythmus; Ⓔ *irregularity of pulse, arrhythmia, arhythmia*

Herz|rup|tur *f.*: Riss der Herzwand durch Trauma oder bei ausgedehntem Myokardinfarkt*; Ⓔ *rupture of the myocardial wall, cardiorrhexis*

Herz|schlag *m*: **1.** Herzaktion **2.** plötzlicher Herztod; Ⓔ **1.** *heartbeat, heart throb, cardiac beat, palmus* **2.** *sudden cardiac death*

Herz|schlag|fre|quenz *f.*: →*Herzfrequenz*

Herz|schlag|vo|lu|men *nt*: ***Syn:*** *Schlagvolumen*; das pro Herzschlag ausgestoßene Blutvolumen; Ⓔ *stroke volume, systolic discharge*

Herz|schritt|ma|cher *m*: **1.** der Sinusknoten* im Herzvorhof **2.** ***Syn:*** *künstlicher Herzschrittmacher, Schrittmacher, Pacemaker*; Gerät zur künstlichen Anregung des Herzmuskels; Ⓔ **1.** *pacemaker of heart, cardiac pacemaker* **2.** *pacemaker of heart, cardiac pacemaker*

bedarfsgesteuerter Herzschrittmacher: ***Syn:*** *Bedarfsschrittmacher*; Herzschrittmacher, der über die Herzstromkurve gesteuert wird und nur bei Bedarf einspringt; man unterscheidet dabei **kammergesteuerte** und **vorhofgesteuerte Herzschrittmacher**; Ⓔ *demand pacemaker*

festfrequenter Herzschrittmacher: →*frequenzstabiler Herzschrittmacher*

frequenzstabiler Herzschrittmacher: ***Syn:*** *Festfrequenzschrittmacher, festfrequenter/starrfrequenter Herzschrittmacher*; kaum noch verwendeter Herzschrittmacher mit konstanter Frequenz; Ⓔ *fixed-rate pacemaker*

kammergesteuerte Herzschrittmacher: *s.u. bedarfsgesteuerter Herzschrittmacher*; Ⓔ *ventricular demand pacemakers*

starrfrequenter Herzschrittmacher: →*frequenzstabiler Herzschrittmacher*

vorhofgesteuerte Herzschrittmacher: *s.u. bedarfsgesteuerter Herzschrittmacher*; Ⓔ *synchronous demand pacemaker*

Herz|schwie|le *f.*: Herzmuskelnarbe nach Gewebezerstörung [Herzinfarkt]; Ⓔ *cardiac scar, myocardial scar*

Herz|sen|kung *f.*: ***Syn:*** *Wanderherz, Kardioptose*; Herztiefstand; meist in Verbindung mit einer Enteroptose*; Ⓔ *Wenckebach's disease, drop heart, bathycardia, cardioptosia, cardioptosis*

Herz|sep|tum *nt*: die beiden Herzkammern bzw. -vorhöfe trennendes Septum; Ⓔ *ventricular septum*

Herz|skle|ro|se *f.*: →*Herzmuskelsklerose*

Herz|so|no|gra|fie, -gra|phie *f.*: ***Syn:*** *Echokardiografie*; Ultraschalluntersuchung des Herzens; Ⓔ *echocardiography, ultrasonic cardiography, ultrasound cardiography*

Herz|spit|zen|ein|schnitt *m*: →*Herzspitzeninzisur*

Herz|spit|zen|in|zi|sur *f.*: ***Syn:*** *Herzspitzeneinschnitt, Incisura apicis cordis*; Einschnitt an der Herzspitze am Treffpunkt von Sulcus* interventricularis anterior und posterior; Ⓔ *incisure of apex of heart*

Herz|spit|zen|stoß *f.*: ***Syn:*** *Herzstoß, Spitzenstoß*; über der Herzspitze fühlbares Anstoßen des Herzens an die Brustwand; Ⓔ *apex impulse, apex beat, apical impulse*

herz|stär|kend *adj*: kardiotonisch; Ⓔ *cardiotonic*

Herz|still|stand *m*: ***Syn:*** *Asystolie*; durch Ausbleiben der Herzmuskelkontraktion ausgelöster Herz-Kreislauf-Stillstand; Ⓔ *cardiac arrest, cardiac standstill, heart arrest, Beau's syndrome, cardioplegia, asystole, asystolia*

Herz|stol|pern *nt*: vom Patienten empfundene Rhythmusunregelmäßigkeit; Ⓔ *allodromy*

Herz|stoß *m*: →*Herzspitzenstoß*

Herz|strom|kur|ve *f.*: ***Syn:*** *Elektrokardiogramm*; bei der Elektrokardiografie* gewonnene Aufzeichnung; Ⓔ *electrocardiogram, EKG*

Herz|throm|bo|se *f.*: Thrombusbildung im Herzen; Ⓔ *cardiac thrombosis*

Herz|tod *m*: Tod durch Herzstillstand; Ⓔ *cardiac death*

akuter Herztod: ***Syn:*** *Sekundentod, Herzschlag*; innerhalb weniger Sekunden eintretender Herztod; Ⓔ *sudden cardiac death*

Herz|tö|ne *pl*: Töne, die durch Bewegung des Muskels und der Klappen entstehen; der 1. und der 2. Herzton sind physiologisch, zusätzliche Töne oder Spaltungen des 1. oder 2. Herztones werden als Extratöne bezeichnet; Ⓔ *heart sounds, heart tones, cardiac sounds*

3. Herz|ton|ga|lopp *m*: ***Syn:*** *protodiastolischer Galopp, diastolischer Galopp, Ventrikelgalopp, Dritter-Ton-Galopp*; Galopprhythmus mit kräftigem 3. Herzton am Anfang der Diastole*; Ⓔ *protodiastolic gallop*

Herz|tra|be|kel *pl*: ***Syn:*** *Trabeculae carneae cordis*; netzförmige Muskelbälkchen an der Innenfläche der Herzkammern; Ⓔ *muscular trabeculae of heart, fleshy trabeculae of heart, fleshy columns of heart*

Herz|trans|plan|ta|ti|on *f.*: ***Syn:*** *Herzverpflanzung*; Ersatz eines erkrankten Herzens durch das Herz eines verstorbenen Spenders; man unterscheidet **orthotope Herztransplantation** [Einpflanzung am selben Ort] und **heterotope Herztransplantation** [Einpflanzung an anderer Stelle]; Ⓔ *cardiac transplantation, heart transplantation*

Herz|ve|nen *pl*: ***Syn:*** *Venae cordis, Venae cardiacae*; Venen der Herzwand; münden in den Sinus coronarius, der das Blut in den rechten Vorhof führt; Ⓔ *cardiac veins*

vordere Herzvenen: ***Syn:*** *Venae cordis anteriores, Venae ventriculi dextri anteriores, Venae cardiacae anteriores*; in der Vorderwand der rechten Kammer verlaufende Herzvenen, die in die Vena cardiaca parva münden; Ⓔ *anterior cardiac veins*

Herz|ver|pflan|zung *f.*: →*Herztransplantation*

Herz|ver|sa|gen *nt*: →*Herzinsuffizienz*

Herz|vi|ti|um *nt, pl* **-tia**: →*Herzfehler*

Herz|wand|an|eu|rys|ma *nt*: →*Herzaneurysma*

Herz|wie|der|be|le|bung *f.*: ***Syn:*** *kardiale Reanimation*; Wiederbelebung bei Herzstillstand; Ⓔ *carciac resuscitation*

Herz|wir|bel *m*: ***Syn:*** *Vortex cordis*; wirbelförmige Anordnung der Herzmuskelfasern über der Herzspitze; Ⓔ *vortex of heart*

Herz|wurm *m*: ***Syn:*** *Dirofilaria immitis*; bei Hunden, Katzen und Füchsen in der Herzmuskulatur gefundener Parasit, der selten auf den Menschen übertragen wird; Ⓔ *heartworm, Dirofilaria immitis, Filaria immi-*

tis

Herz|zeit|vo|lu|men *nt*: ausgestoßenes Blutvolumen pro Zeiteinheit; Ⓔ *cardiac output, kinemia*

Herz|zy|klus *m*: ***Syn:*** *Herzaktion, Herzschlag*; der sich rhythmisch wiederholende Vorgang von Muskelkontraktion [Systole] und Muskelerschlaffung [Diastole]; Ⓔ *cardiac cycle, heartbeat, cardiac beat*

Hesselbach-Band *nt*: ***Syn:*** *Ligamentum interfoveolare*; Verdichtung der Faserzüge der Fascia transversalis zwischen der Fossa inguinalis medialis und lateralis; Ⓔ *Hesselbach's ligament*

Hesselbach-Hernie *f*: ***Syn:*** *Cooper-Hernie*; seitliche Schenkelhernie* durch die Lacuna* musculorum; Ⓔ *Hesselbach's hernia, Cooper's hernia*

Heter-, heter- *präf.*: → *Hetero-*

Hetero-, hetero- *präf.*: Wortelement mit der Bedeutung „anders/verschieden"; Ⓔ *hetero-*

He|te|ro|an|ti|kör|per *m*: ***Syn:*** *Xenoantikörper, heterogener/xenogener Antikörper*; Antikörper gegen ein artfremdes Antigen*; Ⓔ *heteroantibody*

he|te|ro|blas|tisch *adj*: von mehreren Geweben abstammend; Ⓔ *heteroblastic*

he|te|ro|chrom *adj*: verschiedenfarbig, heterochromatisch; Ⓔ *heterochromous*

He|te|ro|chro|ma|tin *nt*: stark kondensiertes Chromatin*, das in allen Mitosephasen anfärbbar ist; Ⓔ *heterochromatin, chromatin, chromoplasm*

he|te|ro|chro|ma|tisch *adj*: verschiedenfarbig, heterochrom; Ⓔ *heterochromous, heterochromatic*

He|te|ro|chro|ma|to|se *f*: ***Syn:*** *Heterochromie*; unterschiedliche Färbung von i.d.R. gleichfarbigen Strukturen; Ⓔ *heterochromia, heterochromatosis*

He|te|ro|chro|mia *f*: ***Syn:*** *Heterochromie*; unterschiedliche Färbung der Regenbogenhaut des Auges; tritt als primäre [z.B. Heterochromiezyklitis Fuchs] oder sekundäre Form [Siderose*, metallene Fremdkörper] auf; Ⓔ *heterochromia*

He|te|ro|chro|mie *f*: **1.** ***Syn:*** *Heterochromatose*; unterschiedliche Färbung von i.d.R. gleichfarbigen Strukturen **2.** ***Syn:*** *Heterochromatose, Heterotrichosis*; Vorkommen verschiedener Haarfärbungen bei einer Person, z.B. Farbunterschiede zwischen Kopf- und Barthaaren **3.** ***Syn:*** *Heterochromia*; unterschiedliche Färbung der Regenbogenhaut des Auges; tritt als primäre [z.B. Heterochromiezyklitis Fuchs] oder sekundäre Form [Siderose*, metallene Fremdkörper] auf; Ⓔ **1.** *heterochromia, heterochromatosis* **2.** *heterotrichosis* **3.** *heterochromia*

He|te|ro|chro|mie|zy|kli|tis Fuchs *f*: ***Syn:*** *heterochrome Zyklitis*; embryonale Entwicklungsstörung mit Farbunterschieden der Hornhaut [Heterochromie*] und Entzündungszeichen des Ziliarkörpers [Zyklitis*]; Ⓔ *heterochromic cyclitis*

He|te|ro|chro|mo|so|men *pl*: → *Heterosomen*

he|te|ro|chron *adj*: zeitlich versetzt oder verschoben; Ⓔ *heterochronous, heterochronic*

He|te|ro|chro|nie *f*: zeitliche Verschiebung eines Vorgangs; Ⓔ *heterochronia*

he|te|ro|dont *adj*: ***Syn:*** *anisodont*; Heterodontie betreffend; Ⓔ *heterodont*

He|te|ro|don|tie *f*: ***Syn:*** *Anisodontie*; Gebiss mit unterschiedlich großen Zähnen; Ⓔ *heterodontia*

he|te|ro|drom *adj*: in entgegengesetzter Richtung (ablaufend); Ⓔ *heterodromous*

he|te|ro|e|zisch *adj*: ***Syn:*** *heterözisch*; (*biolog.*) wirtswechselnd; Ⓔ *heteroecious, heterecious*

he|te|ro|gam *adj*: ***Syn:*** *anisogam*; Heterogamie betreffend; Ⓔ *oogamous, heterogamous*

He|te|ro|ga|met *m*: ***Syn:*** *Anisogamet*; ungleichgroße Gameten [z.B. Spermium und Eizelle]; Ⓔ *heterogamete, anisogamete*

he|te|ro|ga|me|tisch *adj*: ***Syn:*** *anisogametisch*; Heterogameten betreffend; Ⓔ *heterogametic, digametic*

He|te|ro|ga|mie *f*: ***Syn:*** *Anisogamie*; Fortpflanzung durch Vereinigung ungleicher Gameten [z.B. Spemium und Eizelle]; Ⓔ *heterogamy, anisogamy*

he|te|ro|gen *adj*: **1.** uneinheitlich, ungleichartig, verschiedenartig **2.** ***Syn:*** *heterogenetisch, xenogen, xenogenetisch*; von verschiedener Herkunft, von einer anderen Art (stammend); Ⓔ **1.** *heterogenic, heterogeneic, heterogeneous, heterogenous* **2.** *xenogeneic, xenogenous, xenogenic, heterologous, heteroplastic, heterogeneic, heterogenic, heterogenous*

He|te|ro|ge|ne|se *f*: ***Syn:*** *Heterogonie*; (*biolog.*) asexuelle Entstehung/Bildung; Ⓔ *heterogenesis, heterogony*

he|te|ro|ge|ne|tisch *adj*: ***Syn:*** *heterogen, xenogen, xenogenetisch*; von verschiedener Herkunft, von einer anderen Art (stammend); Ⓔ *heterogenetic, heterogenic, heterogeneic, heterogenous*

He|te|ro|gly|ka|ne *pl*: aus verschiedenen Monosacchariden bestehende Polysaccharide; Ⓔ *heteroglycans*

He|te|ro|gly|ka|no|se *f*: Speicherung von Heteroglykanen*; Ⓔ *heteroglycanosis*

He|te|ro|go|nie *f*: → *Heterogenese*

He|te|ro|hyp|no|se *f*: Hypnose durch eine fremde Person; Gegensatz zu Autohypnose*; Ⓔ *heterohypnosis*

he|te|ro|im|mun *adj*: Heteroimmunität betreffend; Ⓔ *heteroimmune*

He|te|ro|im|mu|ni|tät *f*: Vorhandensein heterophiler Antikörper; Ⓔ *heteroimmunity*

He|te|ro|ke|ra|to|plas|tik *f*: ***Syn:*** *heterologe Hornhautplastik*; Keratoplastik* unter Verwendung von heterologem Material; Ⓔ *heterokeratoplasty*

he|te|ro|kla|disch *adj*: Endäste verschiedener Gefäße betreffend; Ⓔ *heterocladic*

he|te|ro|krin *adj*: (*Drüse*) mehr als ein Sekret absondernd; Ⓔ *allocrine, heterocrine*

He|te|ro|la|lie *f*: ***Syn:*** *Vorbeireden, Heterophasie*; Ersetzen von vergessenen Worten mit anderen, nicht sinngemäßen Begriffen; Ⓔ *heterophasia, heterolalia, heterophasis, heterophemia, heterophemy*

he|te|ro|la|te|ral *adj*: ***Syn:*** *kontralateral*; auf der anderen Seite (liegend), die andere (Körper-)Seite betreffend; Ⓔ *heterolateral, contralateral*

he|te|ro|log *adj*: **1.** abweichend, nicht übereinstimmend **2.** ***Syn:*** *xenogen*; artfremd; Ⓔ **1.** *heterologous* **2.** *heterologous, heteroplastic*

He|te|ro|lo|gie *f*: Abweichung in Art oder Form oder Funktion; Ⓔ *heterology*

He|te|ro|ly|se *f*: durch Heterozytolysine* ausgelöste Zellauflösung; Ⓔ *heterolysis*

He|te|ro|ly|sin *nt*: ***Syn:*** *Heterozytolysin*; Heteroantikörper*, der eine Zellauflösung bewirkt; Ⓔ *heterolysin*

he|te|ro|ly|tisch *adj*: Heterolyse betreffend; Ⓔ *relating to heterolysis, heterolytic*

He|te|ro|me|ta|pla|sie *f*: Metaplasie* mit Entwicklung ortsfremder Eigenschaften; Ⓔ *heterometaplasia*

he|te|ro|morph *adj*: von verschiedener Gestalt, verschiedengestaltig; Ⓔ *heteromorphic, heteromorphous*

He|te|ro|mor|pho|se *f*: Ersatz eines Gewebes durch ein anderes, ortsfremdes Gewebe; Ⓔ *heteromorphosis*

he|te|ro|nom *adj*: unselbständig, von fremden Gesetzen abhängig; Ⓔ *heteronomous, abnormal*

he|te|ro|nym *adj*: ungleichnamig, sich nicht entsprechend; Ⓔ *heteronymous*

he|te|ro|o|vu|lär *adj*: (*Zwillinge*) zweieiig, dizygot; Ⓔ *hetero-ovular, binovular, dizygotic*

He|te|ro|pa|thie *f*: abnorme/abnormale Reizempfindlichkeit; Ⓔ *heteropathy*

He|te|ro|pha|gie *f*: Phagozytose* extrazellulärer Substrate; Ⓔ *heterophagy*

he|te|ro|pha|gisch *adj*: Heterophagie betreffend; Ⓔ *heterophagic*

He|te|ro|pha|sie *f*: → *Heterolalie*

he|te|ro|phil *adj*: mit Affinität zu fremden Antigenen; Ⓔ *heterophil, heterophile, heterophilic*
he|te|ro|phor *adj*: *Syn: heterophorisch*; zum Schielen neigend; Ⓔ *relating to or marked by heterophoria, heterophoric*
He|te|ro|pho|rie *f*: Neigung zum Schielen; Ⓔ *heterophoria, latent deviation, latent strabismus, phoria*
he|te|ro|pho|risch *adj*: → *heterophor*
He|te|ro|phy|di|a|sis *f, pl* **-ses**: → *Heterophyiasis*
He|te|ro|phy|es he|te|ro|phy|es *f*: *Syn: kleiner Darmegel, Zwergdarmegel*; in Afrika und Asien vorkommender Dünndarmparasit; Ⓔ *Egyptian intestinal fluke, small intestinal fluke, Heterophyes heterophyes*
He|te|ro|phy|i|a|sis *f, pl* **-ses**: *Syn: Heterophyes-Infektion, Heterophydiasis, Heterophyose*; in Afrika und Asien auftretender Befall mit **Heterophyes heterophyes** oder anderen Heterophyes-Species; Ⓔ *heterophyiasis, heterophydiasis*
He|te|ro|phy|o|se *f*: → *Heterophyiasis*

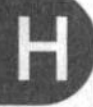

He|te|ro|pie *f*: *Syn: Heteropsie, Heteroskopie*; ungleiches Sehvermögen der Augen; Ⓔ *heteropsia, heteroscopy*
He|te|ro|pla|sie *f*: *Syn: Alloplasie*; atypisches Gewebewachstum mit Umwandlung in ein anderes Gewebe; Ⓔ *heteroplasia, heteroplasty, alloplasia*
He|te|ro|plas|tik *f*: *Syn: heterogene/heterologe/xenogene/xenogenetische Transplantation, Xenotransplantation, Heterotransplantation, Xenoplastik*; plastische Operation mit Übertragung von artfremdem Gewebe; Ⓔ *heteroplasty, heterotransplantation, xenotransplantation, heterologous transplantation, heteroplastic transplantation, xenogeneic transplantation*
he|te|ro|plas|tisch *adj*: Heteroplasie oder Heteroplastik betreffend; Ⓔ *relating to heteroplasty, heteroplastic*
he|te|ro|plo|id *adj*: Heteroploidie betreffend, mit abweichender Chromosomenzahl; Ⓔ *relating to heteroploidy, heteroploid*
He|te|ro|plo|i|die *f*: Abweichung vom normalen Chromosomensatz; Ⓔ *heteroploidy*
He|te|ro|po|ly|mer *nt*: Polymer* aus zwei oder mehreren Verbindungen; Ⓔ *heteropolymer*
He|te|ro|pro|te|in|ä|mie *f*: Vorkommen atypischer Eiweiße im Blut; Ⓔ *heteroproteinemia*
He|te|ro|pro|te|i|ne *pl*: Proteine, die von ihrer normalen Struktur abweichen; Ⓔ *heteroproteins*
He|te|rop|sie *f*: → *Heteropie*
He|te|ro|pte|ra *pl*: Wanzen*; Ⓔ *Heteroptera*
He|te|ro|pyk|no|se *f*: Zustand mit nicht-homogener Kernverdichtung; Ⓔ *heteropyknosis*
he|te|ro|pyk|no|tisch *adj*: Heteropyknose betreffend, von ihr betroffen oder gekennzeichnet; Ⓔ *relating to or characterized by heteropyknosis, heteropyknotic*
He|te|ro|se|rum *nt, pl* **-se|ren**: *Syn: heterologes Serum*; Serum einer anderen Tierart oder ein Serum mit heterologen Antikörpern; Ⓔ *heterologous serum*
He|te|ro|se|xu|a|li|tät *f*: auf das andere Geschlecht gerichtete sexuelle Wünsche und Verhaltensweisen; hauptsächlich als Gegenbegriff zu Homosexualität* verwendet; Ⓔ *heterosexuality*
he|te|ro|se|xu|ell *adj*: Heterosexualität betreffend, sexuell auf das andere Geschlecht orientiert, andersgeschlechtlich; Ⓔ *heterosexual*
He|te|ro|sis *f, pl* **-ses**: generelle oder spezifische Überlegenheit von Heterozygoten gegenüber Homozygoten; Ⓔ *heterosis, hybrid vigor*
He|te|ro|skop *nt*: Gerät zur Bestimmung des Schielwinkels; Ⓔ *heteroscope*
He|te|ro|sko|pie *f*: **1.** Bestimmung des Schielwinkels **2.** → *Heteropie*; Ⓔ **1.** *heteropsia, heteroscopy* **2.** → *Heteropie*
He|te|ro|so|men *pl*: *Syn: Gonosomen, Geschlechtschromosomen*; das Geschlecht bestimmende Chromosomen; beim Mann je ein X- und ein Y-Chromosom, bei der Frau zwei X-Chromosomen; Ⓔ *sex chromosomes, gonosomes, heterologous chromosomes, heterochromosomes, heterosomes*
he|te|ro|therm *adj*: *Syn: poikilotherm, allotherm*; wechselwarm; Ⓔ *cold-blooded, heterothermic*
he|te|ro|ton *adj*: *Syn: heterotonisch*; mit schwankendem Tonus; Ⓔ *heterotonic*
he|te|ro|to|nisch *adj*: → *heteroton*
he|te|ro|top *adj*: → *heterotopisch*
He|te|ro|to|pie *f*: *Syn: Dystopie*; ursprungsferne/atypische Lage von Geweben oder Organen; Ⓔ *dystopia, dystopy, heterotopia, heterotopy, ectopia, ectopy*
he|te|ro|to|pisch *adj*: *Syn: heterotop, ektopisch, ektop*; ursprungsfern, an atypischer Stelle liegend oder entstehend, (nach außen) verlagert; Ⓔ *ectopic, heterotopic, dystopic, atopic*
He|te|ro|trans|plan|ta|ti|on *f*: → *Heteroplastik*
He|te|ro|tri|cho|sis *f, pl* **-ses**: *Syn: Heterochromatose, Heterochromie*; Vorkommen verschiedener Haarfärbungen bei einer Person, z.B. Farbunterschiede zwischen Kopf- und Barthaaren; Ⓔ *heterotrichosis*
he|te|ro|troph *adj*: Heterotrophie betreffend, von ihr betroffen oder durch sie bedingt; Ⓔ *heterotrophic*
He|te|ro|tro|phie *f*: Ernährungsfehler, Ernährungsstörung; Ⓔ *heterotrophy, heterotrophia*
He|te|ro|tro|pie *f*: *Syn: Strabismus*; Schielen; Ⓔ *manifest strabismus, heterotropia, heterotropy*
He|te|ro|vak|zi|ne *f*: Impfstoff aus krankheitsfremden Erregerantigenen; Ⓔ *heterovaccine*
he|te|ro|xen *adj*: (*biolog.*) mehrwirtig; Ⓔ *heteroxenous*
he|te|ro|zel|lu|lär *adj*: aus verschiedenen Zellen bestehend; Ⓔ *heterocellular*
he|ter|ö|zisch *adj*: → *heteroezisch*
he|te|ro|zy|got *adj*: Heterozygotie betreffend, ungleicherbig; Ⓔ *relating to heterozygosity, heterozygous*
He|te|ro|zy|go|tie *f*: *Syn: Mischerbigkeit, Ungleicherbigkeit*; Vererbung durch zwei verschiedene Allele eines Gens; Ⓔ *heterozygosity, heterozygosis*
he|te|ro|zy|klisch *adj*: (*Ringmolekül*) nicht nur aus Kohlenstoffatomen bestehend; Ⓔ *heterocyclic*
He|te|ro|zy|to|ly|sin *nt*: *Syn: Heterolysin*; Heteroantikörper*, der eine Zellauflösung bewirkt; Ⓔ *heterolysin*
Heu|ba|zil|lus *m, pl* **-li**: *Syn: Bacillus subtilis*; aerober Bacillus, der Nahrungsmittelvergiftung und Hornhautinfektionen (nach Verletzung) hervorrufen kann; Ⓔ *grass bacillus, hay bacillus, Bacillus subtilis*
Heubner-Herter-Krankheit *f*: *Syn: Herter-Heubner-Syndrom, Gee-Herter-Heubner-Syndrom, Zöliakie, glutenbedingte Enteropathie*; angeborene Unverträglichkeit von Gliadin*, die schon im Kleinkindalter zu Verdauungsinsuffizienz und Gedeihstörung führt; macht die lebenslange Einhaltung einer glutenfreien Diät nötig; Ⓔ *Gee-Herter-Heubner disease, Gee's disease, Gee-Herter disease, Herter's disease, Herter-Heubner disease, Heubner disease, Herter's infantilism, Heubner-Herter disease, Gee-Herter-Heubner syndrome, infantile form of celiac disease*
Heu|fie|ber *nt*: *Syn: Heuschnupfen, Pollenschnupfen*; durch eine Pollenallergie ausgelöste Entzündung der Nasenschleimhaut, die auf die oberen Luftwege übergreifen kann; Ⓔ *hay fever, pollen allergy, pollen asthma, pollinosis, pollenosis, June cold, Bostock's catarrh, Bostock's disease, atopic conjunctivitis, autumnal catarrh, allergic cold, allergic coryza, allergic conjunctivitis, seasonal allergic rhinitis, anaphylactic conjunctivitis, corasthma*
Heu|krät|ze *f*: *Syn: Erntekrätze, Sendlinger Beiß, Giesinger Beiß, Herbstbeiße, Herbstkrätze, Gardnerbeiß, Trombidiose, Trombidiosis, Erythema autumnale*; durch Milben der Gattung Trombicula verursachte heftig juckende Dermatose* mit Quaddelbildung; Ⓔ *trombiculiasis, trombidiiasis, trombidiosis*

Heu|schnup|fen *m*: → *Heufieber*

Hex-, hex- *präf.*: → *Hexa-*

Hexa-, hexa- *präf.*: Wortelement mit der Bedeutung „sechs/sechsfach"; Ⓔ *six, hex(a)-*

He|xa|chlor|cy|clo|he|xan *nt*: ***Syn:*** *Benzolhexachlorid, Lindan*; äußerlich gegen Hautparasiten [Läuse] angewandtes toxisches Insektizid*; Ⓔ *hexachlorocyclohexane, lindane, benzene hexachloride, gamma-benzene hexachloride*

He|xa|dak|ty|lie *f*: Polydaktylie* mit sechs Fingern oder Zehen; Ⓔ *hexadactyly, hexadactylia, hexadactylism*

2,4-He|xa|di|en|säu|re *f*: ***Syn:*** *Sorbinsäure, Acidum sorbicum*; als Konservierungsmittel verwendete ungesättigte Säure; Ⓔ *2,4-hexadienoic acid, sorbic acid*

He|xan|säu|re *f*: ***Syn:*** *Kapronsäure, Capronsäure, Butylessigsäure*; in Fetten und Ölen vorkommende gesättigte Fettsäure; Ⓔ *hexanoic acid, caproic acid*

he|xa|plo|id *adj*: Hexaploidie betreffend, von ihr betroffen oder gekennzeichnet; Ⓔ *hexaploid*

He|xa|plo|i|die *f*: Chromosomensatz aus sechs haploiden Sätzen; Ⓔ *hexaploidy*

He|xa|po|da *pl*: Insekten, Insecta; Ⓔ *Hexapoda, Insecta*

he|xa|va|lent *adj*: sechswertig; Ⓔ *sexavalent, sexivalent, hexavalent*

He|xen|milch *f*: ***Syn:*** *Lac neonatorum*; milchähnliche Flüssigkeit der Brustdrüse Neugeborener; Ⓔ *hexenmilch, witch's milk*

He|xi|tol *nt*: sechswertiger Alkohol, z.B. Sorbit*, Mannitol*; Ⓔ *hexitol*

Hexo-, hexo- *präf.*: → *Hexa-*

He|xo|ki|na|se *f*: Kinase, die Hexosen zu Hexosephosphat phosphoryliert; Ⓔ *hexokinase*

He|xo|se *f*: ***Syn:*** *C_6-Zucker*; Monosaccharid* mit 6 C-Atomen; liegt entweder als Aldose* [Glucose*, Galaktose*, Mannose*] oder Ketose* [Fructose*] vor; Ⓔ *hexose*

He|xo|se|di|phos|pha|ta|se *f*: → *Fructose-1,6-diphosphatase*

He|xo|se|mo|no|phos|phat *nt*: ***Syn:*** *Hexosephosphat*; für den Energiestoffwechsel wichtiger Monophosphorsäureester von Hexosen*; Ⓔ *hexose monophosphate*

He|xo|se|mo|no|phos|phat|weg *m*: ***Syn:*** *Pentosephosphatzyklus, Hexosemonophosphatzyklus, Phosphogluconatweg, Warburg-Dickens-Horecker-Zyklus*; im Zytosol ablaufende, direkte Oxidation von Glucose-6-Phosphat zu Pentose-5-phosphat unter Bildung von NADPH; Ⓔ *pentose phosphate pathway, phosphogluconate pathway, hexose monophosphate shunt, pentose shunt, Warburg-Lipmann-Dickens shunt, Dickens shunt*

He|xo|se|mo|no|phos|phat|zy|klus *m*: → *Hexosemonophosphatweg*

He|xo|se|phos|phat *nt*: → *Hexosemonophosphat*

He|xo|se|phos|pha|ta|se *f*: die Umwandlung von Hexosephosphat zu Hexose katalysierende Hydrolase*; Ⓔ *hexosephosphatase*

Hey-Hernie *f*: erworbener Leistenbruch* in einen abgeschlossenen Teil des Processus vaginalis peritonei; Ⓔ *Hey's hernia, encysted hernia, Cooper's hernia, bilocular femoral hernia*

H-Fistel *f*: ***Syn:*** *ösophagotracheale H-Fistel*; H-förmige Fistel zwischen Speise- und Luftröhre; Ⓔ *H-type tracheoesophageal fistula, H-type esophagotracheal fistula, H-type fistula*

hi|a|tal *adj*: Hiatus betreffend; Ⓔ *relating to a hiatus, hiatal*

Hi|a|tus *m, pl* **-tus**: Spalt, Spalte, Ritze, schmale Öffnung; Ⓔ *hiatus, aperture, opening, fissure; foramen, gap, cleft*

Hiatus adductorius: untere Öffnung des Canalis adductorius; Ⓔ *adductor hiatus*

Hiatus aorticus: Öffnung des Zwerchfells für den Durchtritt der Aorta*; Ⓔ *aortic hiatus, aortic opening in/of diaphragm*

Hiatus canalis nervi petrosi majoris: Öffnung auf der Vorderseite des Felsenbeins für den Nervus petrosus major; Ⓔ *hiatus for greater petrosal nerve*

Hiatus canalis nervi petrosi minoris: Öffnung auf der Vorderseite des Felsenbeins für den Nervus petrosus minor zieht; Ⓔ *hiatus for lesser petrosal nerve*

Hiatus communis: angeborene Vereinigung von Hiatus* oesophageus und Hiatus* aorticus, d.h., Aorta und Speiseröhre ziehen zusammen durch das Zwerchfell; Ⓔ *common hiatus*

Hiatus leucaemicus: bei Leukämien auftretende Lücke im Blutbild durch das Fehlen von Zwischenstufen der Granulozytenbildung; Ⓔ *leukemic hiatus*

Hiatus maxillaris: Öffnung der Kieferhöhle in die Nasenhöhle; Ⓔ *maxillary hiatus*

Hiatus oesophageus: Öffnung des Zwerchfells für den Durchtritt der Speiseröhre; Ⓔ *esophageal opening in diaphragm, esophageal hiatus, esophageal foramen*

Hiatus sacralis: untere Öffnung des Kreuzbeinkanals; Ⓔ *sacral hiatus*

Hiatus saphenus: Öffnung der Oberschenkelfaszie unter dem Leistenband für den Durchtritt der Vena* saphena magna; Ⓔ *saphenous hiatus, fossa ovalis of thigh, oval fossa of thigh, foramen of saphenus vein, saphenous opening*

Hiatus semilunaris: sichelförmiger Spalt in der Seitenwand der Nasenhöhle unter der mittleren Nasenmuschel, in den Stirnhöhle, Kieferhöhle und vordere Siebbeinzellen münden; Ⓔ *semilunar hiatus*

Hiatus urogenitalis: ***Syn:*** *Levatorspalt*; Öffnung im vorderen Beckenboden für den Durchtritt von Scheide und Harnröhre; Ⓔ *urogenital hiatus*

Hi|a|tus|an|äs|the|sie *f*: ***Syn:*** *Sakralanästhesie, Kaudalanästhesie*; Periduralanästhesie* mit Injektion des Lokalanästhetikums durch den Hiatus sacralis in den Sakralkanal; Ⓔ *sacral block, sacral anesthesia*

Hi|a|tus|gleit|her|nie *f*: → *axiale Hiatushernie*

Hi|a|tus|her|nie *f*: Hernie mit teilweiser oder vollständiger Verlagerung des Magens durch den Hiatus* oesophageus in das Mediastinum; Ⓔ *hiatal hernia, hiatus hernia*

axiale Hiatushernie: ***Syn:*** *Gleitbruch, Gleithernie, gastroösophageale Hernie, gleitende Hiatushernie, Hiatusgleithernie*; Hiatushernie, bei der der Magen durch die Bruchpforte hoch und runter gleitet; Ⓔ *axial hiatal hernia*

gleitende Hiatushernie: → *axiale Hiatushernie*

paraösophageale Hiatushernie: ***Syn:*** *paraösophageale Hernie*; Hiatushernie, bei der Teile des Magens permanent neben der Speiseröhre im Mediastinum liegen; Ⓔ *paraesophageal hernia, parahiatal hernia, gastroesophageal hernia, paraesophageal hiatal hernia, parahiatal hiatal hernia, type II hiatal hernia, rolling hernia*

Hibbs-Operation *f*: ***Syn:*** *Skoliosekorrektur nach Hibbs*; Aufrichtung und Versteifung der Wirbelsäule durch Verödung der Wirbelgelenke und Fusion der Wirbelbögen; Ⓔ *Hibbs' technique, Hibbs' operation, Hibbs' instrumentation*

Hi|ber|nom *nt*: ***Syn:*** *braunes Lipom, Lipoma feto-cellulare*; bräunliche Fettgeschwulst des Unterhautfettgewebes; Ⓔ *hibernoma, fat cell lipoma, fetal lipoma, fetocellular lipoma*

Hidr-, hidr- *präf.*: Wortelement mit der Bedeutung „Schweiß/Schwitzen"; Ⓔ *sweat, sweat gland, hidr(o)-*

Hi|dra|de|ni|tis *f, pl* **-ti|den**: ***Syn:*** *Hidrosadenitis*; Schweißdrüsenentzündung; Ⓔ *inflammation of a sweat gland or the sweat glands, hidradenitis, hidrosadenitis, hydradenitis*

Hidradenitis suppurativa: ***Syn:*** *Schweißdrüsenabszess, apokriner Achselhöhlenabszess*; meist chronisch rezidivierende, eitrige Schweißdrüsenentzündung; Ⓔ

sudoriparous abscess, sweat gland abscess, spiradenitis, apocrinitis

hid|ra|de|ni|tisch *adj*: *Syn: hidrosadenitisch*; Schweißdrüsenentzündung/Hidradenitis betreffend, von ihr betroffen oder gekennzeichnet; Ⓔ *relating to or marked by hidradenitis, hidradenitic*

Hi|dra|de|nom *nt*: *Syn: Schweißdrüsenadenom, Hidradenoma, Syringom, Adenoma sudoriparum*; benignes Adenom* der Schweißdrüsen; Ⓔ *hidradenoma, hidroadenoma, hydradenoma, syringoadenoma, syringadenoma, syringocystadenoma*

Hi|dra|de|no|ma *nt, pl* **-ma|ta**: → *Hidradenom*

Hidradenoma eruptivum: *Syn: Fox-Fordyce-Krankheit, apokrine Miliaria, Apocrinitis sudoripara pruriens, Acanthosis circumporalis pruriens*; zu Juckreiz und Papelbildung führender Verschluss der Ausführungsgänge apokriner Schweißdrüsen; Ⓔ *Fox-Fordyce disease, Fordyce's disease, Fox's disease, apocrine miliaria*

Hidro-, hidro- *präf.*: Wortelement mit der Bedeutung „Schweiß/Schwitzen"; Ⓔ *sweat, sweat gland, hidr(o)-*

Hi|droa *f*: *Syn: Hydroa*; durch Lichteinwirkung hervorgerufene Dermatose* mit juckenden Bläschen; Ⓔ *hydroa, hidroa*

Hidroa bullosa: *Syn: Duhring-Krankheit, Dermatitis herpetiformis Duhring, Morbus Duhring-Brocq, Hidroa herpetiformis, Hidroa pruriginosa, Hidroa mitis et gravis*; chronisch-rezidivierende Autoimmunerkrankung mit herpetiformer Anordnung der Effloreszenzen*; Ⓔ *Duhring's disease, dermatitis herpetiformis*

Hidroa herpetiformis: → *Hidroa bullosa*

Hidroa mitis et gravis: → *Hidroa bullosa*

Hidroa pruriginosa: → *Hidroa bullosa*

Hi|dro|kys|tom *nt*: → *Hidrozystom*

Hi|dro|po|e|se *f*: Schweißbildung; Ⓔ *hidropoiesis*

hid|ro|po|e|tisch *adj*: Schweißbildung betreffend oder fördernd; Ⓔ *relating to or promoting hidropoiesis, hidropoietic*

Hi|dros|a|de|ni|tis *f, pl* **-ni|ti|den**: → *Hidradenitis*

hid|ro|sa|de|ni|tisch *adj*: → *hidradenitisch*

Hi|dro|se *f*: *Syn: Hidrosis*; Schweißabsonderung; Ⓔ *hidrosis*

Hi|dro|ti|kum *nt, pl* **-ka**: *Syn: Hidroticum, Diaphoretikum, Diaphoreticum*; schweißtreibendes Mittel; Ⓔ *hidrotic*

hid|ro|tisch *adj*: Hidrose betreffend, von ihr betroffen oder gekennzeichnet, durch sie bedingt, schweißabsondernd; Ⓔ *relating to or causing hidrosis, hidrotic*

Hi|dro|zys|tom *nt*: *Syn: Schweißdrüsenzyste, Hidrokystom*; bläschenförmige Auftreibung des Ausführungsganges einer Schweißdrüse; Ⓔ *hidrocystoma, syringocystoma*

high density lipoprotein *nt*: *Syn: Lipoprotein mit hoher Dichte, α-Lipoprotein*; je zur Hälfte aus Protein und Lipid bestehendes Lipoprotein, das in der Darmschleimhaut und der Leber gebildet wird; dient dem Transport von Cholesterin; Ⓔ *high-density lipoprotein, α-lipoprotein, alpha-lipoprotein*

hi|lär *adj*: Hilum betreffend; Ⓔ *relating to a hilum, hilar*

Hi|li|tis *f, pl* **-ti|den**: **1.** *Syn: Hilusentzündung*; Entzündung im Bereich eines Hilus/Hilums **2.** *Syn: Lungenhilusentzündung*; Lymphknotenentzündung im Lungenhilus; Ⓔ **1.** *inflammation of a hilus, hilitis* **2.** *inflammation of the pulmonary hilus, hilitis*

hi|li|tisch *adj*: Hilusentzündung/Hilitis betreffend, von ihr betroffen oder gekennzeichnet; Ⓔ *relating to or marked by hilitis, hilitic*

Hill-Zeichen *nt*: Erhöhung des Blutdrucks in der Arteria* femoralis um 60–100 mm Hg gegenüber dem Oberarm bei Aortenklappeninsuffizienz* und Ductus* arteriosus apertus; Ⓔ *Hill's sign*

Hi|lum *nt, pl* **-la**: *Syn: Hilus*; Eintritts- und Austrittsstelle von Nerven und Gefäßen; Ⓔ *hilum, hilus*

Hilum glandulae suprarenalis: Nebennierenhilus; Ⓔ *hilum of suprarenal gland*

Hilum lienale: *Syn: Hilum splenicum*; Milzhilus; Ⓔ *hilum of spleen*

Hilum nodi lymphoidei: Lymphknotenhilus; Ⓔ *hilum of lymph node, hilus of lymph node*

Hilum nuclei dentati: Bezeichnung für den weißen Kern des Nucleus dentatus; Ⓔ *hilum of dentate nucleus*

Hilum nuclei olivaris inferioris: Bezeichnung für den weißen Kern des Nucleus olivaris inferior; Ⓔ *hilum of inferior olivary nucleus*

Hilum ovarii: Eierstockhilus; Ⓔ *hilum of ovary, hilus of ovary*

Hilum pulmonis: Lungenhilus; Ⓔ *hilum of lung, hilus of lung, pulmonary hilum*

Hilum renale: Nierenhilus; Ⓔ *hilum of kidney, hilus of kidney*

Hilum splenicum: *Syn: Hilum lienale*; Milzhilus; Ⓔ *hilum of spleen, hilus of spleen*

Hi|lus *m, pl* **-li**: → *Hilum*

Hi|lus|lymph|kno|ten *pl*: *Syn: Nodi lymphoidei bronchopulmonales*; Lymphknoten im Lungenhilus; Ⓔ *hilar lymph nodes*

Hi|lus|tu|ber|ku|lo|se *f*: *Syn: Bronchiallymphknotentuberkulose*; Tuberkulose* der Lymphknoten im Lungenhilus; Ⓔ *tuberculosis of the bronchial lymph nodes, hilar tuberculosis*

Hi|lus|zel|len *pl*: *Syn: Berger-Zelle*; interstitielle Zellen im Eierstockhilum; entsprechen den Leydig*-Zwischenzellen der Hoden; können Ausgangspunkt von Tumoren [**Hiluszelltumor**] sein; Ⓔ *hilar cells*

Hi|lus|zell|tu|mor *m*: *Syn: Berger-Zellentumor, Berger-Zelltumor*; von den Bergerzellen des Eierstocks ausgehender Tumor; Ⓔ *hilar cell tumor, hilus cell tumor*

Him|beer|zun|ge *f*: *Syn: Erdbeerzunge*; für Scharlach* charakteristische hochrote Schleimhaut der Zunge; Ⓔ *raspberry tongue, red strawberry tongue*

Hines-Brown-Test *m*: *Syn: Cold-pressure-Test, CP-Test*; klinischer Test zur Beurteilung der Kreislaufregulation bei Kältebelastung; Ⓔ *Hines and Brown test, cold pressure test*

Hin|ken, in|ter|mit|tie|ren|des *nt*: *Syn: Charcot-Syndrom, Schaufensterkrankheit, Claudicatio intermittens, Angina cruris, Dysbasia intermittens/angiospastica*; durch eine periphere arterielle Durchblutungsstörung verursachte heftige Wadenschmerzen, die zu vorübergehendem Hinken führen oder den Patienten zum Stehenbleiben zwingen; Ⓔ *Charcot's syndrome, intermittent claudication, intermittent claudication of the leg, angina cruris*

Hin|ter|damm *m*: *s.u. Damm*; Ⓔ *posterior perineum*

Hin|ter|haupts|bein *nt*: *Syn: Os occipitale*; größter Teil der hinteren Schädelgrube; umschließt das Foramen* magnum; Ⓔ *occipital (bone)*

Hin|ter|haupts|fon|ta|nel|le *f*: *Syn: kleine/hintere Fontanelle, Fonticulus posterior*; dreieckige Fontanelle am hinteren Ende der Pfeilnaht; Ⓔ *posterior fontanella, occipital fontanella, triangular fontanella*

Hin|ter|haupts|kon|dy|le *f*: *Syn: Condylus occipitalis*; Gelenkkopf des Hinterhauptsbeines für das Atlantookzipitalgelenk; Ⓔ *occipital condyle*

Hin|ter|haupts|la|ge *f*: Schädellage*, bei der das Hinterhaupt führt; ist der Rücken nach vorne gedreht spricht man von **vorderer Hinterhauptslage**, ansonsten von **hinterer Hinterhauptslage**; Ⓔ *vertex presentation*

Hin|ter|haupts|loch, gro|ßes *nt*: *Syn: Foramen magnum*; Öffnung am Übergang der Schädelgrube in den Wirbelkanal; Ⓔ *foramen magnum, great foramen, great occipital foramen*

Hin|ter|horn des Rückenmarks *nt*: *Syn: Cornu posterius medullae spinalis*; hinteres Horn der grauen Rückenmarkssubstanz; Ⓔ *posterior horn of spinal cord*

Hin|ter|horn|ba|sis *f*: *Syn: Basis cornus posterioris medullae spinalis*; Basis des Hinterhorns* der grauen Rückenmarkssubstanz; Ⓔ *base of posterior horn of spinal cord*

Hin|ter|säu|le *f.*: *Syn:* *Columna posterior*; von den Hinterhörnern der grauen Rückenmarksubstanz [Substantia grisea] gebildete Säule, die sensible Nervenzellen enthält; Ⓔ *posterior column of spinal cord*

Hin|ter|strang|a|ta|xie *f.*: *Syn:* *spinale Ataxie*; Ataxie* bei Störung der sensiblen Hinterstrangbahnen des Rückenmarks; Ⓔ *spinal ataxia*

Hin|ter|wand|in|farkt *m.*: *Syn:* *posteriorer Myokardinfarkt*; Myokardinfarkt* im Bereich der Herzhinterwand; Ⓔ *posterior myocardial infarction*

Hin|ter|wur|zel *f.*: *Syn:* *Radix posterior*; hintere, sensible Spinalnervenwurzel; Ⓔ *dorsal root (of spinal nerves), posterior root (of spinal nerves), sensory root (of spinal nerves)*

Hippel-Lindau-Syndrom *nt*: *Syn:* *Netzhautangiomatose, von Hippel-Lindau-Syndrom, Lindau-Syndrom, Angiomatosis retinae cystica, Angiomatosis cerebelli et retinae*; zu den Phakomatosen* gehörige, wahrscheinlich dominant vererbte Systemerkrankung mit Naevus* flammeus lateralis sowie retinaler und zerebellarer Angiomatose; Ⓔ *Hippel-Lindau disease, Hippel's disease, Lindau's disease, Lindau-von Hippel disease, von Hippel's disease, von Hippel-Lindau disease, retinocerebral angiomatosis, cerebroretinal angiomatosis*

Hip|po|cam|pus|kom|mis|sur *f.*: *Syn:* *Commissura hippocampi*; hippokampale Kommissurenfasern, die die beiden Hemisphären verbinden; Ⓔ *hippocampal commissure*

hip|po|kam|pal *adj*: Ammonshorn/Hippokampus betreffend; Ⓔ *relating to the hippocampus, hippocampal*

Hip|po|kam|pus *m.*: *Syn:* *Ammonshorn, Cornu ammonis*; Längswulst am Unterhorn des Seitenventrikels; Teil des limbischen Systems; Ⓔ *hippocampus, Ammon's horn, horn of Ammon*

Hippokrates-Reposition *f.*: Methode zur Einrenkung des Schultergelenks; Ⓔ *Hippocrates manipulation*

Hip|pu|ri|ca|se *nt*: *Syn:* *Aminoacylase, Hippurikase*; Hydrolase*, die Hippusäure in Glycin und Benzoesäure spaltet; Ⓔ *hippuricase, aminoacylase, dehydropeptidase*

Hipp|u|rie *f.*: erhöhte Hippursäureausscheidung im Harn; Ⓔ *hippuria*

Hip|pu|ri|ka|se *f.*: → *Hippuricase*

Hip|pur|säu|re *f.*: *Syn:* *Benzoylaminoessigsäure, Benzolglykokoll, Benzoylglycin*; aus Glycin und Benzoesäure entstehende Verbindung, die nur in Spuren im Harn vorhanden ist; Ⓔ *benzoylaminoacetic acid, benzoylglycine, hippuric acid, urobenzoic acid*

Hip|pus (pu|pil|lae) *m.*: *Syn:* *Pupillenzittern, Irisblinzeln, Athetosis pupillaris*; durch eine zentralnervöse Schädigung hervorgerufenes Zittern der Pupille; Ⓔ *pupillary athetosis, hippus*

Hir|ci *pl*: Achselhaare; Ⓔ *hirci, hairs of axilla*

Hirn *nt*: *Syn:* *Encephalon, Enzephalon, Gehirn*; der im Schädel liegende Teil des zentralen Nervensystems; besteht aus **Endhirn** [Telencephalon], **Zwischenhirn** [Diencephalon], **Mittelhirn** [Mesencephalon], **Hinterhirn** [Metencephalon] und **Nachhirn** [Myelencephalon]; Ⓔ *brain, encephalon*

Hirn|abs|zess *m.*: *Syn:* *intrazerebraler Abszess*; Abszess im Hirngewebe; Ⓔ *brain abscess, cerebral abscess, purulent encephalitis, pyogenic encephalitis, suppurative encephalitis*

Hirn|an|eu|rys|ma *nt*: i.d.R. angeborenes Aneurysma* von Hirnarterien; Ⓔ *brain aneurysm, cerebral aneurysm, cerebral artery aneurysm*

Hirn|an|gi|o|gra|fie, -gra|phie *f.*: *Syn:* *Enzephaloarteriografie*; Röntgenkontrastdarstellung der Hirngefäße; Ⓔ *encephalo-arteriography*

Hirn|an|hang|drü|se *f.*: → *Hypophyse*

Hirn|a|tro|phie *f.*: umschriebener oder diffuser Schwund von Hirngewebe; führt langfristig zu neurologischen Ausfallserscheinungen und Verlust der geistigen Leistungsfähigkeit; Ⓔ *brain atrophy, cerebral atrophy*

Hirn|blu|tung *f.*: *Syn:* *Gehirnblutung*; Einblutung in das Gehirn; Ⓔ *brain hemorrhage, cerebral hemorrhage, brain bleeding, cerebral bleeding, cerebral apoplexy, encephalorrhagia, hematencephalon*

Hirn|bruch *m.*: *Syn:* *Kraniozele, Enzephalozele, äußerer Hirnprolaps, Hernia cerebralis, Hirnhernie*; angeborener oder erworbener Vorfall von Hirngewebe durch eine Lücke im Schädel; Ⓔ *encephalocele, cerebral hernia*

Hirn|druck *m.*: *Syn:* *intrakranieller Druck*; Druck im Schädelinneren; Ⓔ *intracranial pressure*

Hirn|durch|blu|tungs|stö|rung *f.*: *Syn:* *zerebrovaskuläre Insuffizienz, zerebrale Durchblutungsstörung*; meist durch eine Arteriosklerose* der Hirngefäße verursachte Minderdurchblutung des Gehirns; Ⓔ *cerebrovascular insufficiency*

Hirn|em|bo|lie *f.*: Embolie* von Hirnarterien; führt meist zu Hirnschlag* oder Hirnerweichung; Ⓔ *cerebral embolism*

Hirn|ent|zün|dung *f.*: → *Encephalitis*

Hirn|er|schüt|te|rung *f.*: → *Gehirnerschütterung*

Hirn|fehl|bil|dun|gen *pl*: angeborene Fehlbildungen des Gehirns oder einzelner Teile, z.B. Mikrozephalie, Anenzephalie; Ⓔ *brain malformation, encephalodysplasia*

Hirn|haut *f.*: die äußere Haut des Gehirns; *s.u.* *Meninges*; Ⓔ *meninx*

Hirn|haut|bruch *m.*: *Syn:* *kraniale Meningozele*; Meningozele* der Hirnhaut durch einen Schädeldefekt; Ⓔ *cranial meningocele*

Hirn|haut|ent|zün|dung *f.*: → *Meningitis*

Hirn|haut|ve|nen *pl*: *Syn:* *Duravenen, Venae meningeae*; Begleitvenen der Meningealarterien, die in die Hirnsinus [Sinus durae matris] oder die Vena jugularis interna münden; Ⓔ *meningeal veins*

Hirn|her|nie *f.*: → *Hirnbruch*

Hirn-Herz-Dextrose-Medium *nt*: Agarnährboden zur Kultivierung von Bakterien und Pilzen; Ⓔ *brain-heart infusion medium, brain-heart infusion agar*

Hirn|in|farkt *m.*: Untergang von Hirngewebe; Ⓔ *cerebral infarction*

anämischer Hirninfarkt: durch einen Sauerstoffmangel [**Hirnischämie**] verursachte Infarzierung von Hirngewebe; Ⓔ *anemic cerebral infarct*

embolischer Hirninfarkt: durch eine Hirnembolie* ausgelöste Infarzierung; Ⓔ *embolic apoplexy*

hämorrhagischer Hirninfarkt: Hirninfarkt durch Einblutung in das Gewebe; Ⓔ *hemorrhage cerebral infarction*

thrombotischer Hirninfarkt: *Syn:* *thrombotische Apoplexie*; Apoplexie* durch Thrombose eines Hirngefäßes; Ⓔ *thrombotic apoplexy*

Hirn|isch|ä|mie *f.*: *s.u.* *anämischer Hirninfarkt*; Ⓔ *cerebral ischemia*

Hirn|kam|mer *f.*: → *Hirnventrikel*

Hirn|kom|pres|si|on *f.*: → *Hirnquetschung*

Hirn|kon|tu|si|on *f.*: → *Hirnprellung*

Hirn|lo|sig|keit *f.*: Anenzephalie*; Ⓔ *anencephaly, anencephalia*

Hirn|me|tas|ta|sen *nt*: solitär oder multipel vorkommende Tochtergeschwülste von Tumoren mit Sitz außerhalb des Gehirns; am häufigsten verursacht von Bronchial- und Brustkrebs und malignem Melanom; Ⓔ *brain metastases, cerebral metastases*

Hirn|ner|ven *pl*: *Syn:* *Kopfnerven, Nervi craniales, Nervi encephalici*; die zwölf paarigen Nerven, die vom Gehirn ausgehen bzw. zu ihm hin führen; Ⓔ *cranial nerves*

I. Hirnnerv: *Syn:* *Riechnerv, Olfaktorius, Nervus olfac-*

torius; aus den Riechfäden* entstehender Nerv, der zum Bulbus* olfactorius zieht; Ⓔ *olfactory nerve, first nerve, first cranial nerve, nerve of smell*
II. Hirnnerv: ***Syn:*** *Sehnerv, Optikus, Nervus opticus*; aus den Ganglienzellen der Netzhaut entspringender Nerv, der vom Augapfel zum Chiasma* opticum zieht; Ⓔ *optic nerve, second cranial nerve, second nerve*
III. Hirnnerv: ***Syn:*** *Okulomotorius, Nervus oculomotorius*; gemischter Hirnnerv mit motorischen [Musculus levator palpebrae superior, äußere Augenmuskeln außer Musculi rectus lateralis, obliquus superior] und parasympathischen [Musculi sphincter pupillae, ciliaris] Fasern; Ⓔ *oculomotorius, oculomotor nerve, third cranial nerve, third nerve*
IV. Hirnnerv: ***Syn:*** *Trochlearis, Nervus trochlearis*; motorischer Hirnnerv zum Musculus* obliquus superior; Ⓔ *trochlear nerve, fourth cranial nerve, fourth nerve*
V. Hirnnerv: ***Syn:*** *Drillingsnerv, Trigeminus, Nervus trigeminus*; gemischter Hirnnerv, der sich im Ganglion trigeminale in die Nervi* ophthalmicus, maxillaris und mandibularis teilt; Ⓔ *trigeminus, trigeminal nerve, fifth cranial nerve, fifth nerve*
VI. Hirnnerv: ***Syn:*** *Abduzens, Abducens, Nervus abducens*; den Musculus* rectus lateralis versorgender Hirnnerv; Ⓔ *abducent nerve, abducens, sixth cranial nerve, sixth nerve*
VII. Hirnnerv: ***Syn:*** *Fazialis, Nervus facialis*; gemischter Hirnnerv, der die mimischen Gesichtsmuskeln innerviert; die sekretorischen Fasern versorgen Tränen-, Nasen-, Gaumen- und Speicheldrüsen; führt Geschmacksfasern für die vorderen 2/3 der Zunge; Ⓔ *facial nerve, seventh cranial nerve, seventh nerve, intermediofacial nerve*
VIII. Hirnnerv: ***Syn:*** *Akustikus, Vestibulokochlearis, Nervus vestibulocochlearis*; aus dem Hörnerv [Nervus* cochlearis] und dem Gleichgewichtsnerv [Nervus* vestibularis] bestehender Hirnnerv, der die Impulse vom Sinnesepithel der Innenohrschnecke zum Gehirn leitet; Ⓔ *acoustic nerve, auditory nerve, vestibulocochlear nerve, eighth cranial nerve, eighth nerve*
IX. Hirnnerv: ***Syn:*** *Glossopharyngeus, Nervus glossopharyngeus*; gemischter Hirnnerv, der motorisch die obere Schlundmuskulatur versorgt; führt Geschmacksfasern für das hintere Zungendrittel und sensible Fasern für Paukenhöhle, Ohrtrompete und Nasenrachen; Ⓔ *glossopharyngeal nerve, ninth cranial nerve, ninth nerve*
X. Hirnnerv: ***Syn:*** *Vagus, Nervus vagus*; gemischter Hirnnerv mit motorischen, sensiblen und parasympathischen Fasern; innerviert u.a. die Muskulatur von Gaumen, Rachen, oberer Speiseröhre und Kehlkopf; versorgt sensibel Teile des Rachens, Kehlkopf, Luftröhre, Speiseröhre, Brust- und Bauchorgane; Ⓔ *vagus, vagus nerve, tenth cranial nerve, tenth nerve*
XI. Hirnnerv: ***Syn:*** *Akzessorius, Nervus accessorius*; die Musculi sternocleidomastoideus und trapezius versorgender Hirnnerv; Ⓔ *accessory nerve, spinal accessory nerve, nerve of Willis, eleventh cranial nerve, eleventh nerve*
XII. Hirnnerv: ***Syn:*** *Hypoglossus, Nervus hypoglossus*; motorischer Hirnnerv, der die gesamte Zungenmuskulatur innerviert; Ⓔ *hypoglossal nerve, hypoglossal, hypoglossus, twelfth nerve, twelfth cranial nerve, motor nerve of tongue*

Hirn|ner|ven|kern *m*: ***Syn:*** *Nucleus nervi cranialis*; man unterscheidet **Ursprungskern** [Nucleus originis], von dem efferente Fasern ausgehen, und **Endkern** [Nucleus terminationis], an dem afferente Fasern enden; Ⓔ *nucleus of cranial nerve*

Hirn|ö|dem *nt*: Flüssigkeitseinlagerung in das Hirngewebe; Ⓔ *brain edema, cerebral edema*

Hirn|prel|lung *f*: ***Syn:*** *Hirnkontusion, Contusio cerebri*; gedeckte Hirnverletzung bei stumpfem Schädeltrauma; die Symptomatik hängt von der Schwere der Gewebequetschung ab; Ⓔ *brain contusion, cerebral contusion*

Hirn|pro|laps *m*: Vorfall von Hirngewebe nach außen [**äußerer Hirnprolaps, Hirnbruch**] oder nach unten unter das Tentorium; Ⓔ *cerebral prolapse*

Hirn|pur|pu|ra *f*: ***Syn:*** *Purpura cerebri*; petechiale Blutungen durch Schädigung der Hirnkapillaren, z.B. bei Fettembolie; Ⓔ *brain purpura, cerebral toxic pericapillary hemorrhage, cerebral purpura, cerebral toxic pericapillary bleeding*

Hirn|quet|schung *f*: ***Syn:*** *Hirnkompression, Compressio cerebri*; durch intra- oder extrakranielle Prozesse hervorgerufene Kompression und Schädigung von Hirngewebe; Ⓔ *cerebral compression, compression of the brain*

Hirn-Rückenmark-Flüssigkeit *f*: → *Liquor cerebrospinalis*

Hirn|sand *m*: ***Syn:*** *Sandkörner, Psammomkörner, Acervulus, Corpora arenacea*; im Zentralnervensystem vorkommende weißliche, sandartige Konkremente unbekannter Bedeutung; Ⓔ *brain sand*

Hirn|schä|del *m*: ***Syn:*** *Neurokranium, Neurocranium*; der Teil des Schädels, der das Gehirn bedeckt; Ⓔ *braincase, brainpan, neurocranium, cerebral cranium*

Hirn|schen|kel|hau|ben|syn|drom *nt*: ***Syn:*** *Benedikt-Syndrom, unteres Ruber-Syndrom, unteres Nucleus ruber-Syndrom*; homolaterale Okulomotoriusparese mit kontralateralen Hyperkinesen [Hemiathetose, Hemiataxie, Hemichorea] bei Schädigung des unteren Nucleus ruber; Ⓔ *Benedikt's syndrome*

Hirn|schlag *m*: → *Schlaganfall*

Hirn|si|chel *f*: ***Syn:*** *Großhirnsichel, Falx cerebri*; sichelförmiger, bindegewebiger Fortsatz der Dura* mater zwischen den beiden Großhirnhemisphären; Ⓔ *falx cerebri, falx of cerebrum, falciform process of cerebrum, falcula*

Hirn|si|nus *pl*: ***Syn:*** *Durasinus, Sinus venosi durales, Sinus durae matris*; venöse Sinus der Dura* mater encephali, die Blut aus Gehirn und Hirnhäuten zur Vena* jugularis interna führen; Ⓔ *sinuses of dura mater, cranial sinuses, venous sinuses of dura mater*

Hirn|si|nus|throm|bo|se *f*: ***Syn:*** *Thrombosinusitis, Sinusthrombose*; Thrombose* eines Hirnsinus; Ⓔ *thrombosinusitis*

Hirn|skle|ro|se *f*: ***Syn:*** *Enzephalosklerose*; Sklerose* der Hirngefäße, v.a. der Arterien [Zerebralarteriensklerose*]; Ⓔ *encephalosclerosis, cerebrosclerosis*
tuberöse Hirnsklerose: ***Syn:*** *tuberöse Sklerose, Morbus Bourneville, Bourneville-Pringle-Syndrom, Bourneville-Syndrom, Epiloia*; autosomal-dominant vererbte, zu den Phakomatosen* gehörende Erkrankung mit epileptischen Anfällen, psychomotorischer Retardierung*, intrakraniellen Verkalkungen, Adenoma* sebaceum und knotigen Tumoren verschiedener Organe [Herz, Niere, Retina]; Ⓔ *tuberous sclerosis (of brain), Bourneville's disease, epiloia*

hirn|skle|ro|tisch *adj*: ***Syn:*** *enzephalosklerotisch*; Hirnsklerose betreffend, von ihr betroffen oder gekennzeichnet, durch sie bedingt; Ⓔ *relating to or marked by encephalosclerosis, encephalosclerotic*

Hirn|stamm *m*: ***Syn:*** *Stammhirn, Truncus encephali, Truncus cerebri*; verlängertes Mark, Brücke und Mittelhirn umfassender Hirnabschnitt; Ⓔ *encephalic trunk, brain stem, brain axis*

Hirn|stamm|ve|nen *pl*: ***Syn:*** *Venae trunci encephali*; führen Blut aus dem Hirnstamm zu Vena basalis und magna cerebri; Ⓔ *veins of encephalic trunk*

Hirn|strö|me *pl*: die im Elektroenzephalogramm* dargestellten Aktionsströme des Gehirns; Ⓔ *brain waves*

Hirn|tod *m*: Tod durch einen irreversiblen Ausfall aller

Hirnfunktionen; die Kreislauffunktionen können weiterhin erhalten sein; Ⓔ *irreversible coma, brain death, cerebral death*

Hirn|typ *m*: *s.u. Creatinkinase*; Ⓔ *brain type*

Hirn|ve|nen|throm|bo|se *f*: ***Syn:*** *Sinusthrombose*; Thrombose* eines venösen Hirnsinus; Ⓔ *sinus thrombosis*

Hirn|vent|ri|kel *m*: ***Syn:*** *Hirnkammer, Ventrikel, Ventriculus cerebri*; mit Liquor* cerebrospinalis gefüllter physiologischer Hohlraum des Gehirns; Ⓔ *ventricle of brain, ventricle of cerebrum*

Hirn|zis|ter|nen|punk|ti|on *f*: ***Syn:*** *Subokzipitalpunktion, Zisternenpunktion*; Punktion der Cisterna* cerebellomedullaris zur Entnahme von Liquor* cerebrospinalis oder Applikation von Chemotherapeutika; Ⓔ *cranial puncture, cisternal puncture, suboccipital puncture, intracisternal puncture*

Hirsch|ge|weih|stein *m*: ***Syn:*** *Korallenstein, Beckenausgussstein, Ausgussstein*; geweihförmiger, das Nierenbecken ausfüllender Nierenstein; Ⓔ *coral calculus, staghorn calculus*

Hirschsprung-Krankheit *f*: ***Syn:*** *aganglionäres/kongenitales Megakolon, Morbus Hirschsprung, Megacolon congenitum*; angeborenes Megakolon*, das durch einen engen Kolonabschnitt ohne Nervenversorgung verursacht wird; Ⓔ *Hirschsprung's disease, aganglionic megacolon, congenital megacolon*

Hir|su|ties *f*: → *Hirsutismus*

Hir|su|tis|mus *m*: ***Syn:*** *Hirsuties*; männlicher Behaarungstyp bei Frauen; Ⓔ *hirsutism, hirsuties, pilosis*

Hi|ru|din *nt*: im Speichel der Blutegel enthaltener Hemmstoff der Blutgerinnung; Ⓔ *hirudin*

Hi|ru|di|nea *f*: ***Syn:*** *Blutegel*; zu den Ringelwürmern gehörende Saugwürmer, die meist als Ektoparasiten leben; Ⓔ *leeches, Hirudinea*

Hi|ru|di|ni|a|sis *f, pl* **-ses**: Befall durch Blutegel [Hirudinea*]; Ⓔ *hirudiniasis*

Hirudo medicinalis: ***Syn:*** *medizinischer Blutegel*; wird sowohl von der Schulmedizin als auch der Alternativmedizin verwendet; Ⓔ *Hirudo medicinalis*

His-Bündel *nt*: ***Syn:*** *Fasciculus atrioventricularis*; vom Atrioventrikularknoten* ausgehendes Faserbündel des Erregungsleitungssystems; spaltet sich im Kammerseptum in die Tawara-Schenkel; Ⓔ *His' band, bundle of His, Kent-His bundle, bundle of Stanley Kent, Gaskell's bridge, atrioventricular band, auriculoventricular band, atrioventricular bundle, av-bundle, atrioventricular trunk, ventriculonector*

His-Bündel-Elektrokardiografie *f*: intrakardiale Ableitung der Erregungsausbreitung im His-Bündel*; Ⓔ *His bundle electrocardiography*

Hist-, hist- *präf.*: → *Histio-*

His|ta|min *nt*: bei der Decarboxylierung von Histidin entstehendes biogenes Amin; wichtigster Mediator der allergischen Entzündungsreaktion; Ⓔ *histamine*

His|ta|min|ä|mie *f*: Vorkommen von Histamin im Blut; Ⓔ *histaminemia*

His|ta|min|an|ta|go|nist *m*: ***Syn:*** *Antihistaminikum, Antihistamin, Histaminrezeptorenblocker*; Arzneimittel, das die Wirkung von Histamin durch Blockade der Histaminrezeptoren abschwächt oder aufhebt; je nach Rezeptorart unterscheidet man **H_1-Antihistaminika** [**H_1-Rezeptorenblocker, klassische Antihistaminika**], die zur Allergietherapie und -prophylaxe eingesetzt werden, und **H_2-Antihistaminika** [**H_2-Rezeptorenblocker**], die die Magensäureproduktion hemmen und in der Ulkustherapie Verwendung finden; Ⓔ *hist antihistaminic, antihistamine, histamine blocker, histamine receptor-blocking agent*

His|ta|mi|na|se *f*: ***Syn:*** *Diaminooxidase, Diaminoxidase*; Enzym, das eine Aminogruppe aus Diaminen abspaltet; Ⓔ *histaminase, diamine oxidase*

his|ta|min|erg *adj*: auf Histamin als Transmitter ansprechend; Ⓔ *histaminergic*

Histamin-H_1-Rezeptorenblocker *pl*: *s.u. Histaminantagonist*; Ⓔ *histamine$_1$ receptor-blocking agents, H_1 receptor-blocking agents, H_1 antihistamines*

Histamin-H_2-Rezeptorenblocker *pl*: *s.u. Histaminantagonist*; Ⓔ *histamine$_2$ receptor-blocking agents, H_2 receptor-blocking agents, H_2 antihistamines*

His|ta|min|ke|phal|gie *f*: → *Histaminkopfschmerz*

His|ta|min|kopf|schmerz *m*: ***Syn:*** *Bing-Horton-Syndrom, Bing-Horton-Neuralgie, Horton-Syndrom, Horton-Neuralgie, Kephalgie, Erythroprosopalgie, Cephalaea histaminica, Histaminkephalgie, cluster headache*; streng halbseitig auftretende Schmerzattacken im Augen-Stirn-Schläfen-Bereich mit Rötung des Auges, Tränenfluss und anderen Symptomen; Ⓔ *histamine headache, histamine cephalalgia, migrainous neuralgia, Horton's headache, Horton's cephalgia, Harris' migrainous neuralgia, Horton's disease, Horton's syndrome, erythroprosopalgia, cluster headache*

His|ta|min|re|zep|to|ren|blo|cker *m*: → *Histaminantagonist*

His|ta|min|u|rie *f*: Histaminausscheidung im Harn; Ⓔ *histaminuria*

His|ti|da|se *f*: ***Syn:*** *Histidinammoniaklyase, Histidinase*; Desaminase*, die NH_2 aus Histidin abspaltet; Ⓔ *histidine ammonia-lyase, histidase, histidinase*

His|ti|din *nt*: ***Syn:*** *Imidazolylalanin*; halbessentielle Aminosäure, die in tierischen und pflanzlichen Eiweißen vorkommt; Ⓔ *histidine*

His|ti|din|ä|mie *f*: ***Syn:*** *Hyperhistidinämie*; erhöhter Histidingehalt des Blutes; Ⓔ *histidinemia*

His|ti|din|am|mo|ni|ak|ly|a|se *f*: → *Histidase*

His|ti|di|na|se *f*: → *Histidase*

His|ti|din|u|rie *f*: erhöhte Histidinausscheidung im Harn; Ⓔ *histidinuria*

Histio-, histio- *präf.*: Wortelement mit der Bedeutung „Gewebe"; Ⓔ *tissue, histionic, histic, histi(o)-, histo-*

His|ti|o|cy|to|ma|to|sis *f, pl* **-ses**: → *Histiozytomatose*

His|ti|o|cy|to|sis *f, pl* **-ses**: → *Histiozytose*

Histiocytosis X: ***Syn:*** *Histiozytose X, Langerhans-Zell-histiozytose*; durch eine Proliferation von Langerhans-Zellen gekennzeichnete Histiozytose; Oberbegriff für eosinophiles Granulom*, Abt-Letterer-Siwe-Krankheit* und Hand-Schüller-Christian-Krankheit*; Ⓔ *histiocytosis X*

His|ti|o|ge|ne|se *f*: → *Histogenese*

His|ti|o|zyt *m*: ***Syn:*** *Gewebsmakrophag*; amöboid-bewegliche Bindegewebszelle; Ⓔ *histiocyte, histocyte, tissue macrophage, resting wandering cell*

his|ti|o|zy|tär *adj*: ***Syn:*** *histiozytisch*; Histiozyt(en) betreffend; Ⓔ *histiocytic*

his|ti|o|zy|tisch *adj*: → *histiozytär*

His|ti|o|zy|tom *nt*: → *Hautfibrom*

His|ti|o|zy|to|ma|to|se *f*: ***Syn:*** *Histiocytomatosis*; Oberbegriff für generalisierte Erkrankungen des retikuloendothelialen Systems [z.B. Histiozytose*]; Ⓔ *histiocytomatosis*

His|ti|o|zy|to|se *f*: ***Syn:*** *Histiocytosis*; durch eine Proliferation von Zellen der Monozyten-Makrophagen-Reihe [Histiozyten] hervorgerufene lokalisierte oder systemische Erkrankung; Ⓔ *histiocytosis, histocytosis*

maligne Histiozytose: ***Syn:*** *maligne Retikulohistiozytose, histiozytäre medulläre Retikulose*; systemische Histiozytenproliferation im Anschluss an einen Virusinfekt [meist Herpes-Viren] oder bei Immundefekten; durch Befall des Knochenmarks kommt es zu Panzytopenie* und einem tödlichen Verlauf in 50 % der Fälle; Ⓔ *histiocytic medullary reticulosis, familial hemophagocytic reticulosis, familial histiocytic reticulosis*

maligne generalisierte Histiozytose: ***Syn:*** *Abt-Letterer-Siwe-Krankheit, Morbus Letterer-Siwe, Letterer-Siwe-Krankheit, akute Säuglingsretikulose, maligne Säug-*

H

lingsretikulose; bevorzugt Kleinkinder betreffende generalisierte Variante der Histiozytose mit Granulomen in Haut, Milz, Lymphknoten, Leber, Lunge und Knochen; akuter Verlauf mit hoher Sterberate [90 %]; Ⓔ *acute dissiminated histiocytosis X, acute histiocytosis of the newborn, non-lipid histiocytosis, Letterer-Siwe disease, L-S disease*

seeblaue Histiozytose: unspezifische Erkrankung, die nach den bei verschiedenen Krankheiten [Leukämie*, Lipoidose*] auftretenden **seeblauen Histiozyten** bzw. **seeblauen Histiozytomen** benannt wird; Ⓔ *sea-blue histiocyte syndrome, syndrome of sea-blue histiocyte*

Histiozytose X: → *Histiocytosis X*

his|ti|o|zy|to|tisch *adj*: Histiozytose betreffend, von ihr betroffen oder gekennzeichnet, durch sie bedingt; Ⓔ *relating to or marked by histiocytosis, histiocytotic*

Histo-, histo- *präf.*: Wortelement mit der Bedeutung „Gewebe"; Ⓔ *tissue-, histionic, histic, histi(o)-, histo-*

His|to|di|a|gno|se *f*: *Syn: Gewebediagnose*; Diagnose durch (histologische/chemische, physikalische etc.) Untersuchung von Gewebeproben; Ⓔ *histodiagnosis*

H

his|to|gen *adj*: vom Gewebe gebildet, aus dem Gewebe stammend; Ⓔ *histogenous, histiogenic*

His|to|ge|ne|se *f*: *Syn: Histogenie, Histiogenese*; Gewebebildung, Gewebeentstehung; Ⓔ *histogenesis, histogeny*

his|to|ge|ne|tisch *adj*: Histogenese betreffend, gewebebildend; Ⓔ *relating to histogenesis, histogenetic*

His|to|ge|nie *f*: → *Histogenese*

his|to|hä|ma|to|gen *adj*: von Gewebe und Blut gebildet; Ⓔ *histohematogenous*

his|to|id *adj*: gewebeartig, gewebeähnlich; Ⓔ *histoid, histioid*

his|to|in|kom|pa|ti|bel *adj*: Histoinkompatibilität betreffend, von ihr betroffen oder durch sie bedingt, gewebeunverträglich; Ⓔ *histoincompatible*

His|to|in|kom|pa|ti|bi|li|tät *f*: *Syn: Gewebeunverträglichkeit*; Unverträglichkeit von Spender- und Empfängergewebe bei Transplantation oder Transfusion; Ⓔ *histoincompatibility*

his|to|klas|tisch *adj*: gewebeabbauend; Ⓔ *histoclastic*

his|to|kom|pa|ti|bel *adj*: Histokompatibilität betreffend, gewebeverträglich; Ⓔ *histocompatible*

His|to|kom|pa|ti|bi|li|tät *f*: *Syn: Gewebeverträglichkeit*; Verträglichkeit von Spender- und Empfängergewebe bei Transplantation oder Transfusion; Ⓔ *histocompatibility*

His|to|kom|pa|ti|bi|li|täts|an|ti|ge|ne *pl*: *Syn: HLA-Antigene, MHC-Antigene, Transplantationsantigene*; genetisch festgelegte Oberflächenantigene biologischer Membranen; Ⓔ *human leukocyte antigens, histocompatibility antigens, transplantation antigens, MHC antigens*

major Histokompatibilitätskomplex: *Syn: major histocompatibility complex, HLA-Genkomplex, Haupthistokompatibilitätskomplex*; Genkomplex auf dem Chromosom 6, der die Leukozytenantigene der Histokompatibilität kodiert; Ⓔ *major histocompatibility complex*

His|to|lo|gie *f*: *Syn: Gewebelehre*; Lehre von Aufbau, Struktur und Funktion von Geweben; Ⓔ *histology, microanatomy, micranatomy, microscopic anatomy, microscopical anatomy, histologic anatomy, minute anatomy*

his|to|lo|gisch *adj*: Histologie betreffend; Ⓔ *relating to histology, histological, histologic*

His|to|ly|se *f*: Gewebeauflösung; Ⓔ *histolysis*

his|to|ly|tisch *adj*: Histolyse betreffend oder auslösend; Ⓔ *relating to or causing histolysis, histolytic*

his|to|me|ta|plas|tisch *adj*: Gewebemetaplasie auslösend; Ⓔ *histometaplastic*

His|to|ne *pl*: im Zellkern enthaltene basische Proteine; Ⓔ *histones*

His|ton|u|rie *f*: Histonausscheidung im Harn; Ⓔ *histonuria*

His|to|pa|tho|lo|gie *f*: Teilgebiet der pathologischen Anatomie, das sich mit den krankhaften Veränderungen von Geweben beschäftigt; Ⓔ *histopathology, pathological histology*

his|to|phag *adj*: (*biolog.*) gewebefressend; Ⓔ *histophagous*

His|to|plas|ma *nt*: Pilzgattung, die abwechselnd in Hefe- oder Myzelform auftritt; Ⓔ *Histoplasma*

Histoplasma capsulatum: Erreger der Histoplasmose*; Ⓔ *Histoplasma capsulatum, Cryptococcus capsulatus*

Histoplasma duboisii: Erreger der afrikanischen Histoplasmose*; Ⓔ *Histoplasma duboisii*

His|to|plas|min *nt*: Pilzantigen von Histoplasma* capsulatum; Ⓔ *histoplasmin*

His|to|plas|mo|se *f*: *Syn: Darling-Krankheit, retikuloendotheliale Zytomykose*; Befall und Infektion mit Histoplasma* capsulatum; nach Einatmung von sporenhaltigem Staub kommt es primär zu einer Infektion der Atemwege und der Lunge, die klinisch kaum von Tuberkulose zu unterscheiden ist; später evtl. lymphogene Aussaat und Entwicklung einer Systemmykose*; Ⓔ *histoplasmosis, Darling's disease*

afrikanische Histoplasmose: seltene, durch Histoplasma* duboisii hervorgerufene afrikanische Variante; charakteristisch sind ausgedehnte subkutane Granulome mit Abszessbildung und Hauterosion; Ⓔ *African histoplasmosis*

His|tor|rhe|xis *f*: nicht-infektiöse Gewebeauflösung; Ⓔ *historrhexis*

his|to|to|xisch *adj*: gewebeschädigend; Ⓔ *histotoxic*

his|to|trop *adj*: mit besonderer Affinität zu Gewebe oder Gewebezellen; Ⓔ *histotropic*

his|to|zo|isch *adj*: (*biolog.*) im Gewebe lebend; Ⓔ *histozoic*

Hit|ze|blat|tern *pl*: → *Hitzepickel*

Hit|ze|e|ry|them *nt*: *Syn: Erythema caloricum*; durch Wärmeeinwirkung verursachtes Erythem; Ⓔ *toasted shins, erythema caloricum*

Hit|ze|krām|pfe *pl*: durch Wasser- und Elektrolytverluste ausgelöste Muskelkrämpfe; Ⓔ *heat cramps, Edsall's disease*

Hit|ze|mel|a|no|se *f*: Braunfärnung der Haut nach lokaler Hitzeeinwirkung; Ⓔ *heat melanosis*

Hit|ze|pi|ckel *pl*: *Syn: Schweißfrieseln, Hitzeblattern, Schweißbläschen, Schwitzbläschen, Miliaria*; meist juckender Hautausschlag bei starkem Schwitzen; Ⓔ *heat spots, miliaria, heat rash, summer rash*

Hit|ze|syn|ko|pe *f*: → *Hitzschlag*

Hit|ze|wal|lun|gen *pl*: im Klimakterium auftretende fliegende Hitze; Ⓔ *hot flushes*

Hitz|schlag *m*: *Syn: Hitzesynkope*; durch Kreislaufversagen und extreme Temperaturerhöhung charakterisierter schwerster Hitzeschaden; Ⓔ *heat apoplexy, heat stroke, heatstroke, heat hyperpyrexia, thermoplegia, thermic fever*

HIV-Enzephalopathie *f*: → *AIDS-Enzephalopathie*

HIV-Virus *nt*: *Syn: Aids-Virus*; zu den Retroviren* gehörendes Virus [**h**uman **i**mmunodeficiency **v**irus], das in zwei Varianten [HIV-1, HIV-2] vorkommt; Erreger der erworbenen Immunschwäche AIDS*; Ⓔ *human immunodeficiency virus, HIV virus, AIDS virus*

H-Ketten-Krankheit *f*: → *H-Krankheit*

H-Krank|heit *f*: *Syn: Schwerekettenkrankheit, H-Ketten-Krankheit, Franklin-Syndrom*; monoklonale Paraproteinämie* mit Bildung schwerer Ketten der Immunglobuline G [**Gamma-Ketten-Krankheit, γ-Typ**], M [**M-Ketten-Krankheit, μ-Typ**], oder A [**Alpha-Ketten-Krankheit, α-Typ**]; Ⓔ *heavy-chain disease, Franklin's* *disease*

HLA-Antigene *pl*: → *Histokompatibilitätsantigene*

HLA-Genkomplex *m*: → *Haupthistokompatibilitätskomplex*

HLA-System *nt*: auf Oberflächenantigenen von Leukozyten [human leukocyte antigen] und anderen Zellen aufgebautes System, das von Bedeutung für die Regulation des Immunsystems ist; Ⓔ *HLA system*

HMG-CoA-Reduktase *f*: Enzym, das in der Cholesterinsynthese HMG-CoA zu Mevalonsäure reduziert; Ⓔ *β-hydroxy-β-methylglutaryl-CoA reductase*

HMG-CoA-Reduktase-Hemmer *pl*: *Syn: Cholesterin-Synthese-Enzym-Hemmer, CSE-Hemmer*; als Lipidsenker verwendeter Hemmer der HMG-CoA-reduktase; Ⓔ *HMG-CoA reductase inhibitor*

Hoch|druck *m*: → *arterielle Hypertonie*

neurogener Hochdruck: → *neurogene Hypertonie*

Hoch|druck|krank|heit *f*: *Syn: Bluthochdruck, Hypertension, arterielle Hypertonie*; dauernde Erhöhung des Blutdrucks im arteriellen System auf Werte von >140 mm Hg systolisch und >90 mm Hg diastolisch; Ⓔ *high-blood pressure, hypertension, arterial hypertension, vascular hypertension*

Hoch|druck|kri|se *f*: *Syn: hypertensive Krise, hypertone Krise, Blutdruckkrise*; anfallsartiger Anstieg des systolischen und diastolischen Blutdrucks; Ⓔ *hypertensive crisis*

Hoch|druck|ste|ri|li|sa|tor *m*: *Syn: Autoklav*; Druckkessel zur Sterilisation mit gespanntem und gesättigtem Wasserdampf; Ⓔ *autoclave*

Hoch|fre|quenz|dia|ther|mie *f*: *Syn: Hochfrequenzwärmetherapie, Kurzwellendiathermie, Diathermie*; Gewebeanwärmung durch hochfrequente elektromagnetische Schwingungen; Ⓔ *short-wave diathermy*

Hoch|fre|quenz|wär|me|the|ra|pie *f*: → *Hochfrequenzdiathermie*

Hoch|wuchs *m*: verstärktes Längenwachstum; Ⓔ *macrosomatia, macrosomia, megasomia*

Ho|den *m*: *Syn: Testis, Orchis*; männliche Keimdrüse; Ort der Spermabildung; pflaumenförmiges, paariges Organ mit einer durchschnittlichen Länge von 4–5 cm, Breite von 2–3 cm und Dicke von 1,8–2,5 cm; wird während der Embryonalentwicklung in der Genitalleiste im Lendenbereich angelegt und wandert hinter dem Bauchfell [Peritoneum] nach unten; im 7. Embryonalmonat erreichen die Hoden den Leistenkanal und kommen zur Zeit der Geburt im Skrotum* an; Ⓔ *orchis, testis, testicle, testiculus, didymus, male gonad*

Ho|den|a|tro|phie *f*: fokale oder diffuse Atrophie des Hodens, die zu Verkleinerung des Hodens und Verlust der Spermienbildung führt; Ⓔ *testicular atrophy, orchiatrophy*

Ho|den|bruch *m*: *Syn: Skrotalhernie, Hernia scrotalis*; bis in den Hodensack reichender Leistenbruch; Ⓔ *scrotal hernia, oscheocele, orchiocele, scrotocele*

Ho|den|dys|to|pie *f*: → *Hodenektopie*

Ho|den|ek|to|pie *f*: *Syn: Hodendystopie, Ektopia testis*; angeborene Verlagerung des Hodens; Ⓔ *dislocation of the testis*

Ho|den|ent|fer|nung *f*: Orchidektomie, Orchiektomie; Ⓔ *orchiectomy, orchectomy, orchidectomy, testectomy*

Ho|den|ent|zün|dung *f*: → *Orchitis*

Ho|den|he|ber *m*: veraltet für → *Musculus cremaster*

Ho|den|hül|len|ent|zün|dung *f*: → *Periorchitis*

Ho|den|in|suf|fi|zi|enz *f*: Unfähigkeiten der Hoden Spermatozyten [**exkretorische Hodeninsuffizienz**] oder Hormone [**inkretorische Hodeninsuffizienz**] zu bilden; Ⓔ *testicular insufficiency, inadequate testicular function*

Ho|den|re|flex *m*: *Syn: Kremasterreflex, Cremasterreflex*; Hochheben des Hodens durch Kremasterkontraktion bei Berührung der Innenseite des Oberschenkels; Ⓔ *cremasteric reflex*

Ho|den|re|ten|ti|on *f*: *Syn: Kryptorchismus, Retentio testis, Maldescensus testis*; Fehlen des Hodens im Hodensack bei Bauch- oder Leistenhoden; Ⓔ *retained testicle, retained testis, undescended testicle, undescended testis, cryptorchidism, cryptorchidy, cryptorchism*

Ho|den|sack *m*: Skrotum*; Ⓔ *scrotum, testicular bag, marsupium, marsupial pouch*

Ho|den|sack|ent|zün|dung *f*: Scrotitis, Skrotitis; Ⓔ *inflammation of the scrotum, scrotitis*

Ho|den|schei|den|ent|zün|dung *f*: → *Periorchitis*

Ho|den|tor|si|on *f*: Drehung von Hoden und Samenstrang; Ⓔ *testicular torsion*

Ho|den|tu|ber|ku|lo|se *f*: *Syn: Orchitis tuberculosa*; selten nur auf den Hoden beschränkte, meist auch den Nebenhoden betreffende Form der Genitaltuberkulose*; Ⓔ *tuberculosis of the testes, tuberculocele*

Hodge-Pessar *nt*: Pessar* zur Aufrichtung der Gebärmutter; Ⓔ *Hodge's pessary*

Hodgkin-Lymphom *nt*: *Syn: maligne Lymphogranulomatose, Hodgkin-Krankheit, Morbus Hodgkin, Lymphogranulomatosis maligna*; vom lymphatischen Gewebe ausgehende maligne Erkrankung; die Prognose hängt von der histologischen Form, dem Krankheitsstadium und dem Vorhandensein von Begleitsymptomen [z.B. Nachtschweiß] ab; Ⓔ *Hodgkin's lymphoma, Hodgkin's disease, Hodgkin's granuloma, malignant lymphoma, Reed-Hodgkin disease, Sternberg's disease, malignant granulomatosis, malignant lymphogranulomatosis, lymphogranulomatosis, lymphogranuloma, lymphoma, lymphadenoma, granulomatous lymphoma, retethelioma, reticuloendothelioma, Murchison-Sanderson syndrome*

Hodgkin-Paltauf-Steinberg-Krankheit *f*: → *Hodgkin-Lymphom*

Hodgkin-Paragranulom *nt*: *Syn: Paragranulom*; lympho-

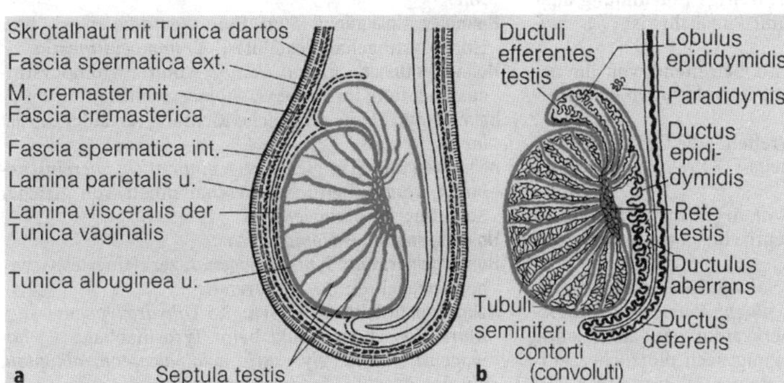

Abb. 38. Hoden und Nebenhoden. **a** Hodenhüllen, **b** samenbereitende und -leitende Anteile

zytenreiche Form des Hodgkin-Lymphoms; Ⓔ *paragranuloma*
Hodgkin-Zelle *f*: einkernige Riesenzelle bei Hodgkin-Lymphom*; Ⓔ *Hodgkin cell*
Hoffa-Fettkörper *m*: *Syn: Corpus adiposum infrapatellare*; Fettkörper unterhalb der Kniescheibe; Ⓔ *infrapatellar fat body*
Hölhenlangst *f*: *Syn: Höhenfurcht, Höhenschwindel, Tiefenangst, Bathophobie*; durch große Höhenunterschiede ausgelöster Angstzustand; Ⓔ *irrational fear of looking or going down into deep places, bathophobia, acrophobia*
Hölhenlfurcht *f*: → *Höhenangst*
Hölhenlkolllaps *m*: *s.u. akute Höhenkrankheit*; Ⓔ *high-altitude collapse*
Hölhenlkranklheit *f*: *Syn: Bergkrankheit*; durch Sauerstoffmangel hervorgerufene, akute oder chronische, körperliche und geistige Leistungsminderung; Ⓔ *high-altitude sickness, high-altitude illness, high-altitude nausea, altitude sickness, mountain sickness, puna, altitude disease, altitude anoxia, hypsonosus*
akute Höhenkrankheit: *Syn: akute Bergkrankheit, d'Acosta-Syndrom, Mal di Puna*; akutes Syndrom mit Kopfschmerzen, Übelkeit, Erbrechen, Schwindel und Atemnot; evtl. Entwicklung eines **Höhenlungenödems** und Bewusstlosigkeit [**Höhenkollaps**]; Ⓔ *aviator's disease, acute mountain sickness, altitude disease, altitude anoxia, high-altitude sickness, high-altitude illness, high-altitude nausea*
Hölhenllunlgenlöldem *nt*: *s.u. akute Höhenkrankheit*; Ⓔ *high-altitude pulmonary edema*
Hölhenlschiellen *nt*: *Syn: Strabismus verticalis, Hypertropie*; Strabismus, bei dem ein Auge nach oben abwandert; Ⓔ *vertical strabismus, hypertropia, anisophoria*
Hölhenlschwinldel *m*: → *Höhenangst*
Höhllenlatlmen *nt*: *Syn: Amphorenatmen, amphorisches Atmen, Amphorophonie, Krugatmen*; über großen Lungenkavernen hörbares, hohl-klingendes Atemgeräusch; Ⓔ *amphoric respiration*
Hohllfuß *m*: *Syn: Pes cavus*; angeborene Überhöhung des Fußlängsgewölbes; Ⓔ *talipes cavus, pes cavus, cavus*
Hohllnalgel *m*: *Syn: Löffelnagel, Koilonychie*; Nagel mit muldenförmiger Eindellung der Nagelplatte; Ⓔ *spoon nail, koilonychia, celonychia*
Hohllvelne, olbelre *f*: → *Vena cava superior*
Hohllvelne, unltelre *f*: → *Vena cava inferior*
Hohllwarlze *f*: *Syn: Schlupfwarze*; eingezogene Brustwarze; Ⓔ *inverted nipple, retracted nipple*
Hohmann-Keilosteotomie *f*: *Syn: Hohmann-Operation*; Operationsmethode zur Korrektur des Hallux* valgus; Ⓔ *Hohmann's operation, Hohmann's osteotomy*
Hol-, hol- *präf.*: → *Holo-*
hollanldrisch *adj*: an das Y-Chromosom gebunden; Ⓔ *holandric*
Hollarlthriltis *f, pl* **-tilden**: gleichzeitige Entzündung aller Gelenke; oft gleichgesetzt mit Polyarthritis*; Ⓔ *holarthritis, hamarthritis*
hollarlthriltisch *adj*: Holarthritis betreffend, von ihr betroffen oder gekennzeichnet; Ⓔ *relating to holarthritis, holarthritic*
hollisltisch *adj*: das Ganze betreffend, die Gesamtheit der Person betrachtend, Ganzheits-; Ⓔ *relating to holism, holistic*
Hölllenlstein *m*: *Syn: Silbernitrat, Argentum nitricum*; Silberverbindung mit antiseptischer und kaustischer Wirkung; Ⓔ *silver nitrate*
Holmes-Phänomen *nt*: *Syn: Holmes-Stewart-Phänomen, Reboundphänomen, Rückschlagphänomen, Rückstossphänomen*; bei Kleinhirnerkrankungen auftretende überschießende Rückbewegung nach plötzlicher Aufhebung eines entgegengerichteten Widerstandes; Ⓔ *Holmes's sign, Stewart-Holmes sign, rebound phenomenon*
Holmes-Stewart-Phänomen *nt*: → *Holmes-Phänomen*
Holo-, holo- *präf.*: Wortelement mit der Bedeutung „ganz/völlig"; Ⓔ *holo-*
holloldilalstollisch *adj*: *Syn: pandiastolisch*; während der ganzen Diastole; Ⓔ *holodiastolic*
hollolgyn *adj*: nur bei weiblichen Nachkommen auftretend; Ⓔ *hologynic*
hollolkrin *adj*: (*Drüse*) vollständig sezernierend; Ⓔ *holocrine*
Hollolproslenlzelphallie *f*: *Syn: Holoprosenzephalie-Syndrom, Arhinenzephalie, Arrhinenzephalie, Arhinenzephalie-Syndrom*; angeborenes Fehlen des Riechhirns, meist zusammen mit einer Lippen-Kiefer-Gaumenspalte; Ⓔ *holoprosencephaly*
Holoprosenzephalie-Syndrom *nt*: → *Holoprosenzephalie*
hollolsylstollisch *adj*: *Syn: pansystolisch*; während der ganzen Systole; Ⓔ *holosystolic, pansystolic*
holloltrich *adj*: völlig mit Zilien bedeckt; Ⓔ *holotrichous*
Holt-Oram-Syndrom *nt*: *Syn: atriodigitale Dysmelie, atriodigitale Dysplasie*; autosomal-dominante Fehlbildung des Daumens kombiniert mit einem Vorhofseptumdefekt*; Ⓔ *Holt-Oram syndrome, heart-hand syndrome, atriodigital dysplasia*
Holthouse-Hernie *f*: kombinierte Schenkel- und Leistenhernie; Ⓔ *Holthouse's hernia*
Holzlbock *m*: *Syn: Ixodes ricinus*; in Europa weit verbreitete Zeckenart, die zahlreiche Krankheitserreger [Rickettsia*] übertragen kann; Ⓔ *castor bean tick, Ixodes ricinus*
Holzknecht-Raum *m*: *Syn: Retrokardialraum*; Raum zwischen Herz und Wirbelsäule; Ⓔ *retrocardiac space, H space, Holzknecht's space, prevertebral space*
Holzlschuhlherz *nt*: *Syn: Coeur en sabot*; typische Herzform bei Fallot*-Tetralogie; Ⓔ *wooden-shoe heart, sabot heart*
Holzlzulcker *m*: *Syn: D-Xylose*; in Pflanzen vorkommende Aldopentose*; Ⓔ *xylose, wood sugar*
Hom-, hom- *präf.*: → *Homo-*
homlalxilal *adj*: → *homoaxial*
holmilnid *adj*: menschenartig, menschenähnlich; Ⓔ *hominid*
Homo-, homo- *präf.*: Wortelement mit der Bedeutung „gleich/gleichartig"; Ⓔ *hom(o)-; hom(o)-*
Homö-, homö- *präf.*: → *Homöo-*
holmolalxilal *adj*: *Syn: homaxial*; mit gleichlangen Achsen; Ⓔ *homaxial*
Holmolcarlnolsilnolse *f*: → *Homokarnosinose*
holmolchron *adj*: in derselben Generation auftretend; Ⓔ *homochronous*
Holmolcyslteiin *nt*: *Syn: Homozystein*; schwefelhaltige Aminosäure; Ⓔ *homocysteine*
Holmolcysltin *nt*: *Syn: Homozystin*; aus zwei Molekülen Homocystein entstehende Aminosäure; Ⓔ *homocystine*
Holmolcysltinlälmie *f*: *Syn: Homozystinämie*; erhöhter Homocystingehalt des Blutes; Ⓔ *homocystinemia*
Holmolcysltinlulrie *f*: *Syn: Homozystinurie*; Homocystinausscheidung im Harn; Ⓔ *homocystinuria*
holmoldrom *adj*: in die gleiche Richtung (ablaufend); Ⓔ *homodromous*
holmolgen *adj*: *Syn: gleichartig, einheitlich, übereinstimmend*; von einheitlicher Beschaffenheit, von gleicher Struktur; Ⓔ *homogeneous*
Holmolgelnat *nt*: → *Homogenisat*
Holmolgelnilsat *nt*: *Syn: Homogenat*; zerkleinertes Gewebe, Gewebebrei; Ⓔ *homogenate*
Holmolgenltilsinlsäulre *f*: *Syn: 2,5-Dihydroxyphenylessigsäure*; Zwischenprodukt beim Tyrosinabbau; Ⓔ *homogentisic acid, glycosuric acid, alcapton, alkapton, glycosuric acid, 2,5-dihydroxyphenylacetic acid*

Ho|mo|gen|ti|sin|u|rie *f*: Homogentisinsäureausscheidung im Harn; Ⓔ *homogentisuria, alkaptonuria*
Ho|mo|gly|ka|ne *pl*: aus einem Monosaccharid* aufgebaute Polysaccharide*; Ⓔ *homopolysaccharides, homoglycans*
Homoio-, homoio- *präf.*: →*Homöo-*
Ho|moi|o|plas|tik *f*: →*Homoplastik*
Ho|moi|o|sta|se *f*: →*Homöostase*
ho|moi|o|therm *adj*: *Syn: homöotherm*; (*biolog.*) dauerwarm, warmblütig; Ⓔ *warm-blooded, homeothermic, hemathermal, hemathermous, hematothermal, homeothermal, homoiothermal, homothermal, homothermic*
Ho|moi|o|ther|mie *f*: *Syn: Homöothermie*; Warmblütigkeit; Ⓔ *homeothermy, homeothermism*
Ho|mo|kar|no|si|no|se *f*: *Syn: Homocarnosinose*; Speicherkrankheit* mit Einlagerung von Homokarnosin ins ZNS; führt zu Schwachsinn, spastischer Paraplegie und Retinitis* pigmentosa; Ⓔ *homocarnosinosis*
Ho|mo|ke|ra|to|plas|tik *f*: *Syn: homologe Hornhautplastik*; Keratoplastik* unter Verwendung von homologem Material; Ⓔ *homokeratoplasty*
ho|mo|kla|disch *adj*: Endäste eines Gefäßes betreffend; Ⓔ *homocladic*
ho|mo|la|te|ral *adj*: *Syn: gleichseitig, ipsilateral*; dieselbe (Körper-)Seite betreffend, auf derselben Seite (liegend); Ⓔ *on the same side, homolateral, ipsilateral*
ho|mo|log *adj*: **1.** entsprechend, übereinstimmend, ähnlich, artgleich **2.** *Syn: allogen, allogenetisch, allogenisch, homoplastisch*; von derselben Species stammend **3.** (*chem.*) gleichliegend, gleichlaufend; Ⓔ **1.** *homologous* **2.** *homogenous, homologous, homological; isologous, allogeneic, allogenic* **3.** *homogenous, homologous, homological*
Ho|mo|lo|gie *f*: Übereinstimmung, Entsprechung, homologe Beschaffenheit; Ⓔ *homology*
ho|mo|morph *adj*: gleichgestaltig; Ⓔ *homomorphic, homomorphous*
ho|mo|nom *adj*: *Syn: gleichartig, gleichwertig*; von gleicher Funktion, von gleichem Bau; Ⓔ *homonomous*
ho|mo|nym *adj*: gleichnamig; Ⓔ *homonymous*
Homöo-, homöo- *präf.*: Wortelement mit der Bedeutung „ähnlich/gleichartig"; Ⓔ *home(o)-, homoe(o)-, homoi(o)-*
ho|mö|o|morph *adj*: *Syn: gleichgestaltig*; von gleicher Form und Struktur; Ⓔ *homeomorphous*
Ho|mö|o|pa|thie *f*: auf der Lehre von Samuel Hahnemann aufgebautes Behandlungssystem, das bei Erkrankung hochverdünnte Lösungen von Stoffen verwendet, die bei einem gesunden Patienten die selben Krankheitssymptome hervorrufen, wie die Krankheit selbst; Ⓔ *homeopathy, hahnemannism*
ho|mö|o|pa|thisch *adj*: Homöopathie betreffend, auf ihr beruhend; Ⓔ *relating to homeopathy, homeopathic, homeotherapeutic*
Ho|mö|o|pla|sie *f*: Gewebeneubildung mit gewebetypischer Struktur; Ⓔ *homeoplasia, homoioplasia*
Ho|mö|o|plas|tik *f*: →*Homoplastik*
ho|mö|o|plas|tisch *adj*: Homöoplasie betreffend, von ihr betroffen oder gekennzeichnet; Ⓔ *relating to or characterized by homeoplasia, homeoplastic*
Ho|mö|o|sta|se *f*: *Syn: Homoiostase, Homöostasie, Homöostasis*; Konstanz des inneren Milieus eines Organismus; Ⓔ *homeostasis, homoiostasis*
Ho|mö|o|sta|sie *f*: →*Homöostase*
ho|mö|o|sta|tisch *adj*: Homöostase betreffend, zu ihr gehörend, auf ihr beruhend; Ⓔ *relating to homeostasis, homeostatic*
ho|mö|o|the|ra|peu|tisch *adj*: Homöotherapie betreffend; Ⓔ *relating to homeotherapy, homeotherapeutic*
Ho|mö|o|the|ra|pie *f*: Behandlung mit homöopathischen Mitteln; Ⓔ *homeotherapy*
ho|mö|o|therm *adj*: *Syn: homoiotherm*; (*biolog.*) dauerwarm, warmblütig; Ⓔ *warm-blooded, homeothermic, hemathermal, hemathermous, hematothermal, homeothermal, homoiothermal, homothermal, homothermic*
Ho|mö|o|ther|mie *f*: *Syn: Homoiothermie*; Warmblütigkeit; Ⓔ *homeothermy, homeothermism*
ho|mö|o|typ *adj*: *Syn: homöotypisch, homotyp, homotypisch*; aus gleichen Zellen bestehend; Ⓔ *homotypic, homotypal, homotypical*
ho|mo|phil *adj*: *Syn: homosexuell, homoerotisch*; Homophilie betreffend, sexuell zum gleichen Geschlecht neigend; Ⓔ *homosexual, homophile, homoerotic*
Ho|mo|phi|lie *f*: *Syn: Homosexualität, Gleichgeschlechtlichkeit, Konträrsexualität, sexuelle Inversion; Homoerotik*; auf Partner/Partnerinnen des gleichen Geschlechts gerichtete sexuelle Wünsche und Verhaltensweisen; hauptsächlich als Gegenbegriff zu Heterosexualität* verwendet; Ⓔ *homosexuality; homoeroticism, homoerotism*
Ho|mo|plas|tik *f*: *Syn: Allotransplantation, homologe/allogene/allogenetische Transplantation, Homotransplantation, Homöoplastik, Homoioplastik*; plastische Operation mit Übertragung von homologem, d.h. von derselben Species stammendem Gewebe; Ⓔ *homoplasty*
ho|mo|plas|tisch *adj*: **1.** Homoplastik betreffend **2.** *Syn: allogen, allogenetisch, allogenisch, homolog*; von derselben Species stammend; Ⓔ **1.** *homogenous, homoplastic* **2.** *homogenous, homologous, homological; isologous, allogeneic, allogenic*
Ho|mo|se|rin *nt*: Aminosäure*, die als Zwischenprodukt des Methioninabbaus auftritt; Ⓔ *homoserine*
Ho|mo|se|xu|a|li|tät *f*: *Syn: Homophilie, Gleichgeschlechtlichkeit, Konträrsexualität, sexuelle Inversion; Homoerotik*; auf Partner/Partnerinnen des gleichen Geschlechts gerichtete sexuelle Wünsche und Verhaltensweisen; hauptsächlich als Gegenbegriff zu Heterosexualität* verwendet; Ⓔ *homosexuality, inversion; homoeroticism, homoerotism*
männliche Homosexualität: *Syn: Uranismus*; sexuelle Beziehungen zwischen zwei oder mehreren Männern; Ⓔ *male homosexuality*
weibliche Homosexualität: *Syn: lesbische Liebe, Lesbianismus, Sapphismus, Tribadie*; sexuelle Beziehungen zwischen zwei oder mehreren Frauen; Ⓔ *female homosexuality*
ho|mo|se|xu|ell *adj*: *Syn: homophil, homoerotisch*; Homosexualität betreffend, sexuell zum gleichen Geschlecht neigend; Ⓔ *homosexual, inverted, homophile, homoerotic, gay*
ho|mo|top *adj*: *Syn: orthotop*; am richtigen Ort (liegend); Ⓔ *homotopic*
Ho|mo|trans|plan|ta|ti|on *f*: *Syn: homologe/allogene/allogenetische Transplantation, Homoplastik, Allotransplantation*; plastische Operation mit Übertragung von homologem Gewebe; Ⓔ *homotransplantation, allograft, allogeneic transplantation, allotransplantation, homologous transplantation*
ho|mo|typ *adj*: →*homöotyp*
ho|mo|ty|pisch *adj*: →*homöotyp*
Ho|mo|va|nil|lin|säu|re *f*: Abbauprodukt von Katecholaminen*; Ⓔ *homovanillic acid*
ho|mo|zel|lu|lär *adj*: aus gleichartigen Zellen bestehend; Ⓔ *homocellular*
ho|mo|zen|trisch *adj*: einen gemeinsamen Mittelpunkt habend; Ⓔ *homocentric*
ho|mo|zy|got *adj*: *Syn: gleicherbig, reinerbig*; mit gleichen Erbanlagen versehen; Ⓔ *homozygous, homogenic, homozygotic*
Ho|mo|zy|go|tie *f*: *Syn: Gleicherbigkeit, Reinerbigkeit, Erbgleichheit*; durch zwei identische Allele eines Gens vererbt; Ⓔ *homozygosis, homozygosity*
ho|mo|zy|klisch *adj*: *Syn: isozyklisch*; (*Ringmolekül*) nur

aus Atomen eines Elements bestehend; Ⓔ *homocyclic, isocyclic*

Ho|mo|zys|te|in *nt*: → *Homocystein*

Ho|mo|zys|tin *nt*: → *Homocystin*

Ho|mo|zys|tin|ä|mie *f*: → *Homocystinämie*

Ho|mo|zys|tin|u|rie *f*: → *Homocystinurie*

ho|mo|zy|to|trop *adj*: mit Affinität für Zellen einer Species; Ⓔ *homocytotropic*

Hoppe-Goldflam-Syndrom *nt*: ***Syn:*** *Erb-Oppenheim-Goldflam-Syndrom, Erb-Goldflam-Syndrom, Erb-Goldflam Krankheit, Erb-Oppenheim-Goldflam-Krankheit, Myasthenia gravis pseudoparalytica*; Autoimmunkrankheit mit einer Blockierung der Acetylcholinrezeptoren an der motorischen Endplatte durch Autoantikörper; führt zu schneller Ermüdbarkeit der Muskulatur; Ⓔ *Erb's syndrome, Erb-Goldflam disease, Goldflam's disease, Goldflam-Erb disease, Hoppe-Goldflam disease, myasthenia gravis, myasthenia gravis syndrome, asthenobulbospinal paralysis, bulbospinal paralysis*

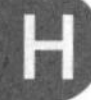

Hor|de|o|lum *nt, pl* **-la**: ***Syn:*** *Gerstenkorn, Zilienabszess*; Abszess der Liddrüsen mit Durchbruch nach außen [**Hordeolum externum**] oder innen [**Hordeolum internum**]; Ⓔ *hordeolum, sty, stye*

Ho|ri|zon|tal|e|be|ne *f*: ***Syn:*** *Planum horizontale*; horizontal liegende Schnittebene; Ⓔ *horizontal plane*

Horm-, horm- *präf.*: Wortelement mit der Bedeutung „anregen/erregen/antreiben"; Ⓔ *promoting, horm-*

Hormo-, hormo- *präf.*: → *Horm-*

Hor|mo|gen *nt*: ***Syn:*** *Prohormon, Hormonogen*; Hormonvorläufer, aus dem das aktive Hormon freigesetzt wird; Ⓔ *hormonogen, hormone preprotein*

Hor|mon *nt*: vom Körper gebildete Substanz, die auf dem Blut- oder Lymphweg zu einem Erfolgsort gelangt und dort den Stoffwechsel beeinflusst; Ⓔ *hormone*

adrenocorticotropes Hormon: ***Syn:*** *Kortikotropin, Kortikotrophin, Corticotrophin, Corticotrophinum, corticotropes Hormon, Adrenokortikotropin*; in der Hypophyse* gebildetes, glandotropes Polypeptidhormon, das die Synthese und Freisetzung von Glucocorticoiden in der Nebennierenrinde anregt; Ⓔ *adrenocorticotropic hormone, adrenocorticotrophin, adrenocorticotropin, adrenotrophin, adrenotropin, corticotropin, corticotrophin, acortan*

antidiuretisches Hormon: ***Syn:*** *Adiuretin, Vasopressin*; im Hypothalamus* gebildetes Hormon, das die Rückresorption von Wasser in der Niere reguliert; Ⓔ *antidiuretic hormone, β-hypophamine, vasopressin*

atriales natriuretisches Hormon: ***Syn:*** *Atriopeptid, Atriopeptin, atriales natriuretisches Peptid, atrialer natriuretischer Faktor*; in Myozyten des linken Vorhofs und anderen Geweben gebildetes Hormon mit Einfluss auf die Wasser- und Natriumdiurese; Ⓔ *atrial natriuretic factor, atrial natriuretic peptide, atrial natriuretic hormone, atriopeptide, atriopeptin, cardionatrin*

corticotropes Hormon: → *adrenocorticotropes Hormon*

follikelstimulierendes Hormon: ***Syn:*** *Follitropin, Follikelreifungshormon*; im Hypophysenvorderlappen gebildetes Hormon, das die Follikelreifung fördert; Ⓔ *follicle-stimulating principle, follitropin, follicle stimulating hormone*

gastrointestinale Hormone: ***Syn:*** *Darmhormone*; im Magen-Darm-Trakt gebildete Hormone, z.B. Gastrin, Cholezystokinin; Ⓔ *gastrointestinal hormones*

gestagene Hormone: ***Syn:*** *Gestagene*; synthetische Hormone, die ähnlich wie Progesteron* wirken; Ⓔ *gestagens, gestagenic hormones*

glandotropes Hormon: auf eine Drüse einwirkendes Hormon; Ⓔ *glandotropic hormone*

glanduläre Hormone: von einer endokrinen Drüse [z.B. Pankreas, Hypophyse, Schilddrüse] gebildete Hormone, d.h. die Hormone im klassischen Sinn; im Gegensatz dazu werden Gewebehormone und Zytokine von verstreuten Zellen gebildet; Ⓔ *glandular hormones*

gonadotrope Hormone: ***Syn:*** *Gonadotropine*; im Hypophysenvorderlappen gebildete Hormone, die auf die Gonaden wirken [LH, FSH, ICSH]; Ⓔ *gonadotropins, gonadotrophins, gonadotropic hormones*

Interstitialzellen-stimulierendes Hormon: beim Mann vorkommende Variante des luteinisierenden Hormons*, das die Leydig*-Zwischenzellen des Hodens und die Androgenbildung anregt; Ⓔ *interstitial cell stimulating hormone, luteinizing hormone, Aschheim-Zondek hormone, luteinizing principle*

laktogenes Hormon: ***Syn:*** *Prolaktin, Prolactin, Milchhormon, Mammotropin, Laktationshormon*; Hypophysenvorderlappenhormon, das die Entwicklung der Brustdrüse und die Milchsekretion reguliert; Ⓔ *lactotrophin, lactotropin, lactogen, lactation hormone, lactogenic factor, lactogenic hormone, luteotropic lactogenic hormone, galactopoietic factor, galactopoietic hormone, prolactin*

luteinisierendes Hormon: ***Syn:*** *Luteinisierungshormon*; im Hypohysenvorderlappen gebildetes gonadotropes Hormon, das bei der Frau an Follikelreifung, Ovulation und der Gelbkörperbildung teilnimmt; Ⓔ *luteinizing hormone, Aschheim-Zondek hormone, interstitial cell stimulating hormone, luteinizing principle*

luteinisierendes Hormon-releasing-Hormon: ***Syn:*** *Gonadotropin-releasing-Faktor, Gonadoliberin, Gonadotropin-releasing-Hormon*; im Hypothalamus gebildetes Neurohormon, das die Freisetzung von Gonadotropinen aus dem Hypophysenvorderlappen regelt; Ⓔ *gonadoliberin, gonadotropin releasing hormone, gonadotropin releasing factor, follicle stimulating hormone releasing hormone, follicle stimulating hormone releasing factor*

melanotropes Hormon: → *melanozytenstimulierendes Hormon*

melanozytenstimulierendes Hormon: ***Syn:*** *Melanotropin, melanotropes Hormon, Intermedin*; im Hypophysenzwischenlappen gebildetes Hormon, das die Melaninsynthese in Melanozyten steuert; Ⓔ *melanocyte stimulating hormone, melanophore stimulating hormone, intermedin*

östrogene Hormone: ***Syn:*** *Östrogene*; im Eierstock und der Plazenta gebildete Hormone, die für die Ausprägung der weiblichen Geschlechtsmerkmale und den Menstruationszyklus von entscheidender Bedeutung sind; Ⓔ *estrogens*

somatotropes Hormon: ***Syn:*** *Somatotropin, Wachstumshormon*; im Hypophysenvorderlappen gebildetes Hormon, das die DNA- und Eiweißsynthese anregt und die Fettsynthese hemmt; Ⓔ *growth hormone, chondrotropic hormone, human growth hormone, somatotrophic hormone, somatotropic hormone, somatotropin, somatotrophin, somatropin*

thyreotropes Hormon: ***Syn:*** *Thyreotropin, Thyrotropin*; im Hypophysenvorderlappen gebildetes Hormon, das die Schilddrüse stimuliert; Ⓔ *thyrotropin, thyrotrophin, thyroid-stimulating hormone, thyrotropic hormone*

hor|mo|nal *adj*: → *hormonell*

Hor|mon|an|ta|go|nist *m*: → *Hormonblocker*

Hor|mon|blo|cker *m*: ***Syn:*** *Hormonantagonist, Antihormon*; die Wirkung eines Hormons hemmende oder aufhebende Substanz; Ⓔ *hormone blocker, antihormone*

hor|mo|nell *adj*: Hormon(e) betreffend, durch Hormone bedingt; Ⓔ *relating to hormones, hormonal, hormonic*

Hor|mon|ent|zugs|blu|tung *f*: ***Syn:*** *Entzugsblutung*; nach Absetzen von Hormonen [Östrogene] einsetzende Blutung aus der Gebärmutterschleimhaut; Ⓔ *hormone-withdrawal bleeding*

Hormono-, hormono- *präf.*: Wortelement mit der Bedeutung „Hormon"; Ⓔ *hormone, hormono-*

Hor|mo|no|gen *nt*: *Syn:* *Prohormon, Hormogen*; Hormonvorläufer, aus dem das aktive Hormon freigesetzt wird; Ⓔ *hormonogen, hormone preprotein*

Hor|mo|no|ge|ne|se *f*: Hormonbildung; Ⓔ *hormonogenesis, hormonopoiesis*

hor|mon|sen|si|tiv *adj*: auf Hormone ansprechend, durch Hormone anregbar; Ⓔ *hormone-sensitive*

Horn|haut *f*: *Syn:* *Augenhornhaut, Kornea, Cornea*; vorderer durchsichtiger Teil der Augapfelhülle [Tunica fibrosa bulbi], der am Limbus* corneae in die weiße Augenhaut [Sklera*] übergeht; Ⓔ *cornea, keratoderma of eye*

Horn|haut|a|stig|ma|tis|mus *m*: *Syn:* *kornealer Astigmatismus*; durch Unregelmäßigkeiten in der Hornhaut verursachte Stabsichtigkeit*; Ⓔ *corneal astigmatism*

Horn|haut|dys|tro|phie *f*: erworbene Degeneration der Hornhaut, die oft zu Sehstörungen führt; Ⓔ *corneal dystrophy*

Horn|haut|ent|zün|dung *f*: →*Keratitis*

Horn|haut|e|ro|si|on *f*: Epitheldefekt der Augenhornhaut; Ⓔ *corneal erosion*

Horn|haut|er|wei|chung *f*: *Syn:* *Keratomalazie*; Erweichung der Augenhornhaut, z.B. bei Vitamin A-Mangel; Ⓔ *keratomalacia, Brazilian ophthalmia*

Horn|haut|ge|schwür *nt*: *Syn:* *Ulcus corneae*; bei viraler Entzündung der Hornhaut auftretendes Geschwür; Ⓔ *corneal ulcer, helcoma*

Horn|haut|ke|gel *m*: *Syn:* *Keratokonus*; ätiologisch unklare Hornhautvorwölbung bei normalem Augeninnendruck; Ⓔ *keratoconus, conical cornea*

Horn|haut|my|ko|se *f*: *Syn:* *Keratomykose, Keratitis mycotica*; Pilzinfektion der Hornhaut; Ⓔ *keratomycosis*

Horn|haut|plas|tik *f*: *Syn:* *Keratoplastik, Hornhauttransplantation*; teilweiser oder vollständiger Ersatz der Augenhornhaut; Ⓔ *keratoplasty*

heterologe Hornhautplastik: *Syn:* *Heterokeratoplastik*; Keratoplastik unter Verwendung von heterologem Material; Ⓔ *heterokeratoplasty*

homologe Hornhautplastik: *Syn:* *Homokeratoplastik*; Keratoplastik unter Verwendung von homologem Material; Ⓔ *homokeratoplasty*

Horn|haut|re|flex *m*: **1.** Spiegelung der Umwelt auf der Hornhaut **2.** *Syn:* *Blinzelreflex, Kornealreflex*; Lidschluss bei Berührung der Hornhaut; Ⓔ **1.** *corneal reflex* **2.** *corneal reflex*

Horn|haut|sta|phyl|lom *nt*: *Syn:* *Konophthalmus, Staphyloma anterius*; meist traumatisch bedingte Vorwölbung der Kornea*; Ⓔ *corneal staphyloma, projecting staphyloma, anterior staphyloma, conophthalmus, keratectasia, keratoectasia, kerectasis, corneal ectasia, ceratectomy*

Horn|haut|trans|plan|ta|ti|on *f*: →*Hornhautplastik*

Horn|schicht *f*: *Syn:* *Stratum corneum epidermidis*; oberste Schicht der Epidermis*; Ⓔ *horny layer of epidermis*

Horn|zel|le *f*: *Syn:* *Keratinozyt, Malpighi-Zelle*; keratinbildende Zelle der Haut; Ⓔ *keratinocyte, malpighian cell*

Hör|schlauch *m*: *Syn:* *Nasenhörrohr, Phonendoskop*; spezielles Hörrohr zur Auskultation von Nasengeräuschen; Ⓔ *phonendoscope*

Hör|strah|lung *f*: *Syn:* *Radiatio acustica*; Teil der Hörbahn; Ⓔ *acoustic radiation, auditory radiation, thalamotemporal radiation*

Hör|stumm|heit *f*: *Syn:* *motorische Hörstummheit, Audimutitas*; fehlende oder verzögerte Sprachentwicklung; Ⓔ *delayed development of speech, absent development of speech, audimutism*

Hör|sturz *m*: i.d.R. einseitige, plötzliche Innenohrschwerhörigkeit; Ⓔ *apoplectiform deafness, sudden deafness*

Horton-Magath-Brown-Syndrom *nt*: →*Horton-Riesenzellarteriitis*

Horton-Neuralgie *f*: →*Horton-Syndrom*

Horton-Riesenzellarteriitis *f*: *Syn:* *(senile) Riesenzellarteriitis, Arteriitis cranialis/gigantocellularis/temporalis, Horton-Magath-Brown-Syndrom*; subakute granulomatöse Entzündung der Kopfschlagadern; Ⓔ *Horton's arteritis, Horton's syndrome, Horton's disease, temporal arteritis, giant-cell arteritis, granulomatous arteritis, cranial arteritis*

Horton-Syndrom *nt*: *Syn:* *Horton-Neuralgie, Bing-Horton-Syndrom, Bing-Horton-Neuralgie, Histaminkopfschmerz, Histaminkephalgie, Erythroprosopalgie, Cephalaea histaminica, cluster headache*; streng halbseitig auftretende Schmerzattacken im Augen-Stirn-Schläfen-Bereich mit Rötung des Auges, Tränenfluss und anderen Symptomen; Ⓔ *Horton's headache, Horton's cephalgia, Horton's syndrome, Horton's disease, Harris' migrainous neuralgia, erythroprosopalgia, histamine headache, histamine cephalalgia, migrainous neuralgia, cluster headache*

Hör|zel|len *pl*: *Syn:* *Haarzellen*; Sinneszellen im Corti-Organ des Innenohrs; Ⓔ *hair cells*

Hos|pi|ta|lis|mus *m*: Bezeichnung für alle körperlichen und psychischen Schäden, die durch oder während eines Aufenthaltes in einem Krankenhaus, Sanatorium, Heim usw. entstehen; Ⓔ *hospitalism*

Hos|pi|tal|kei|me *pl*: *Syn:* *Nosokomialkeime*; i.d.R. antibiotikaresistente Keime, die nosokomiale Infekte hervorrufen; Ⓔ *nosocomial germs*

Host-versus-Graft-Reaktion *f*: *Syn:* *Wirt-anti-Transplantat-Reaktion*; Abstoßungsreaktion, bei der das Immunsystem des Empfängers gegen das transplantierte Organ oder Gewebe reagiert; Ⓔ *host-versus-graft reaction, HVG reaction*

Howell-Jolly-Körperchen *pl*: →*Jolly-Körperchen*

Hoyer-Grosser-Organ *nt*: *Syn:* *Glomusorgan, Masson-Glomus, Knäuelanastomose, Glomus neuromyoarteriale, Anastomosis arteriovenosa glomeriformis*; in die Unterhaut eingebettete kleine Gefäßknäuel; wahrscheinlich von Bedeutung für die Hautdurchblutung und Wärmesteuerung; Ⓔ *glomiform body, glomiform gland, glomus organ, glomus body, glomus*

H_1-Rezeptorenblocker *m*: *s.u.* *Histaminantagonist*; Ⓔ *histamine$_1$ receptor-blocking agent, H_1 receptor-blocking agent, H_1 antihistamine*

H_2-Rezeptorenblocker *m*: *s.u.* *Histaminantagonist*; Ⓔ *histamine$_2$ receptor-blocking agent, H_2 receptor-blocking agent, H_2 antihistamine*

Hrz|gly|ko|si|de *pl*: *Syn:* *Digitalisglykoside*; aus Digitalis*-Arten und anderen Pflanzen gewonnene Glykoside, die die Kontraktionskraft des Herzens erhöhen; Ⓔ *digitalis glycosides, cardiac glycosides*

HSV-Enzephalitis *f*: →*Herpesenzephalitis*

HSV-Typ I *nt*: →*Herpes-simplex-Virus Typ I*

HSV-Typ II *nt*: →*Herpes-simplex-Virus Typ II*

Hübener-Thomsen-Friedenreich-Phänomen *nt*: *Syn:* *Thomsen-Phänomen, T-Agglutinationsphänomen*; enzymatische Freilegung der T-Antigene* führt zu Agglutination der Erythrozyten durch im Serum vorhandene Antikörper; Ⓔ *Hübener-Thomsen-Friedenreich phenomenon, Thomsen phenomenon*

Hueck-Band *nt*: *Syn:* *Stenon-Band, iridokorneales Balkenwerk, Reticulum trabeculare, Ligamentum pectinatum*; bindegewebiges Balkennetz zwischen Sinus* venosus sclerae und vorderer Augenkammer; Ⓔ *Hueck's ligament, trabecular reticulum, pectinal ligament of iris, pectinate ligament of iridocorneal angle*

Huf|ei|sen|nie|re *f*: *Syn:* *Ren arcuatus*; angeborene Nierenfehlbildung mit hufeisenförmiger Verschmelzungsniere; Ⓔ *horseshoe kidney*

Hüft|an|ky|lo|se *f*: Versteifung des Hüftgelenks nach akuten oder chronischen Entzündungen; Ⓔ *ankylosis of*

H

the hip

Hüft|ar|thro|plas|tik *f*: Ersatz des Hüftgelenks durch eine Prothese; Ⓔ *hip arthroplasty*

Hüft|ar|thro|se *f*: → *Hüftgelenkarthrose*

Hüft|bein *nt*: ***Syn:*** *Hüftknochen, Os coxae*; aus drei Knochen [Darmbein, Sitzbein, Schambein] bestehender, seitlicher Beckenknochen; Ⓔ *hipbone, hip bone, coxal bone, innominate bone, pelvic bone*

Hüft|dys|pla|sie, kongenitale *f*: ***Syn:*** *kongenitale Hüftgelenkdysplasie, Dysplasia coxae congenita*; angeborene, unvollständige Entwicklung des Hüftgelenks; Ⓔ *congenital dysplasia of the hip*

Hüft|en|do|pro|the|se *f*: ***Syn:*** *Hüftgelenkprothese*; künstliche Hüfte; Ⓔ *hip prosthesis, hip arthroplasty, hip replacement*

Hüft|ge|gend *f*: ***Syn:*** *Hüftregion, Regio coxae*; Bezirk über dem Hüftbein [Os* coxae]; Ⓔ *hip region*

Hüft|ge|lenk *nt*: ***Syn:*** *Articulatio coxofemoralis, Articulatio coxae*; Gelenk zwischen Oberschenkelknochen/Femur und Hüftpfanne; Ⓔ *hip, hip joint, femoral articulation, femoral joint, coxofemoral articulation, coxofemoral joint, thigh joint*

H

Hüft|ge|lenk|ar|thro|se *f*: ***Syn:*** *Hüftarthrose, Koxarthrose, Coxarthrosis, Arthrosis deformans coxae, Malum coxae senile*; Arthrosis* deformans des Hüftgelenks; Ⓔ *senile coxitis, degenerative arthritis of hip joint, coxarthrosis, coxalgia, degenerative osteoarthritis of hip joint*

Hüft|ge|lenk|dys|pla|sie, kon|ge|ni|ta|le *f*: → *Hüftdysplasie, kongenitale*

Hüft|ge|lenk|ent|zün|dung *f*: → *Coxitis*

Hüft|ge|lenk|er|satz *f*: ***Syn:*** *Hüftgelenkprothese*; künstliche Hüfte, künstliches Hüftgelenk; Ⓔ *hip prosthesis, hip arthroplasty, hip replacement*

Hüft|ge|lenk|lu|xa|ti|on *f*: ***Syn:*** *Luxatio coxae*; angeborene [**Luxatio coxae congenita**] oder erworbene Verrenkung des Hüftgelenks; Ⓔ *dislocation of (the) hip*

Hüft|ge|lenk|pro|the|se *f*: ***Syn:*** *Hüftendoprothese*; künstliche Hüfte, künstliches Hüftgelenk; Ⓔ *hip prosthesis, hip arthroplasty, hip replacement*

Hüft|ge|lenks|lu|xa|ti|ons|frak|tur *f*: Fraktur der Hüftgelenkspfanne mit Luxation* des Oberschenkels; Ⓔ *fracture dislocation of the hip*

Hüft|ge|lenk|so|no|gra|fie, -gra|phie *f*: Ultraschalluntersuchung des Hüftgelenks; v.a. zur Beurteilung der angeborenen Hüftgelenksdysplasie; Ⓔ *hip joint sonography*

Hüft|ge|lenks|pfan|ne *f*: → *Hüftpfanne*

Hüft|ge|lenks|plas|tik *f*: Ersatz des Hüftgelenks durch eine Prothese; Ⓔ *hip arthroplasty*

Hüft|ge|lenks|tu|ber|ku|lo|se *f*: ***Syn:*** *tuberkulöse Koxitis, tuberkulöse Hüftgelenkentzündung, Coxitis tuberculosa*; Gelenktuberkulose* des Hüftgelenks; Ⓔ *tuberculous hip-joint disease, coxotuberculosis*

Hüft|kno|chen *m*: → *Hüftbein*

Hüft|kopf|ar|te|rie *f*: ***Syn:*** *Arteria acetabuli, Ramus acetabularis arteriae obturatoriae*; Acetabulumast der Arteria obturatoria; Ⓔ *acetabular artery, acetabular branch of obturator artery*

Hüft|kopf|ne|kro|se *f*: ***Syn:*** *Femurkopfnekrose*; Osteochondrose* des Hüftkopfs; führt i.d.R. zu Deformierung; Ⓔ *necrosis of the femoral head, necrosis of the head of femur*

idiopathische Hüftkopfnekrose des Erwachsenen: ***Syn:*** *avaskuläre/ischämische Femurkopfnekrose*; einseitig oder beidseitig [50 %] auftretende, meist Männer zwischen 20 und 50 Jahren betreffende aseptische Knochennekrose des Hüftkopfes; Ⓔ *avascular necrosis of femoral head*

Hüft|kopf|pro|the|se *f*: Prothese* zum Ersatz des Oberschenkelkopfes; Ⓔ *femoral head prosthesis, hip hemiarthroplasty*

Hüft|nerv *m*: → *Nervus ischiadicus*

Hüft|pfan|ne *f*: ***Syn:*** *Hüftgelenkspfanne, Azetabulum, Acetabulum*; Gelenkpfanne des Hüftgelenks; Ⓔ *socket of hip, socket of hip joint, acetabulum, acetabular cavity, cotyloid cavity*

Hüft|pfan|nen|dys|pla|sie *f*: angeborene Entwicklungsstörung der Hüftgelenkspfanne; Ⓔ *acetabular dysplasia*

Hüft|re|gi|on *f*: → *Hüftgegend*

Hüft|to|tal|en|do|pro|the|se *f*: ***Syn:*** *Hüftgelenkprothese*; künstliche Hüfte; Ⓔ *total hip prosthesis, total hip replacement*

Huhner-Test *m*: ***Syn:*** *postkoitaler Spermakompatibilitätstest, Sims-Huhner-Test*; Untersuchung von Zervixschleim nach dem Beischlaf zur Beurteilung der männlichen Zeugungsfähigkeit; Ⓔ *Sims' test, Huhner test*

Hüh|ner|au|ge *nt*: ***Syn:*** *Leichdorn, Klavus, Clavus*; durch chronischen Druck hervorgerufene Hornverdickung mit zentralem Zapfen; Ⓔ *clavus, corn*

Hüh|ner|brust *f*: ***Syn:*** *Kielbrust, Pectus gallinatum/carinatum*; Brustkorbfehlbildung mit kielartigem Vorspringen des Brustbeins; Ⓔ *chicken breast, keeled chest, pigeon chest, pigeon breast*

Hüll|pro|te|i|ne *pl*: Proteine der Virushülle; Ⓔ *coat proteins, sheath proteins*

Hüll|zel|le *f*: ***Syn:*** *Mantelzelle, Satellitenzelle, Lemnozyt, Amphizyt*; zur Neuroglia* gehörende Zelle des peripheren Nervensystems; Ⓔ *covering cell, sheath cell, cover cell, encasing cell, satellite cell*

hu|man *adj*: **1.** den Menschen betreffend, im Menschen vorkommend, vom Menschen stammend **2.** menschlich, menschenfreundlich, menschenwürdig; Ⓔ **1.** *human* **2.** *human, humane*

Hu|man|cho|ri|on|go|na|do|tro|pin *nt*: ***Syn:*** *Choriongonadotrophin, humanes Choriongonadotropin, Choriongonadotropin*; von den Trophoblasten der Plazenta gebildetes Hormon, das den Gelbkörper erhält und seine Umwandlung in den Schwangerschaftsgelbkörper bewirkt; Ⓔ *choriogonadotropin, chorionic gonadotropin, anterior pituitary-like substance*

Hu|man|in|su|lin *nt*: synthetisch hergestelltes Insulin, das von der Struktur her dem Insulin des Körpers entspricht; Ⓔ *human insulin*

Hu|man|phy|si|o|lo|gie *f*: Physiologie* des Menschen; Ⓔ *human physiology*

hu|me|ral *adj*: Oberarm oder Oberarmknochen/Humerus betreffend; Ⓔ *relating to the humerus, humeral*

Humero-, humero- *präf.*: Wortelement mit der Bedeutung „Oberarmknochen/Humerus"; Ⓔ *humeral, humerus, humero-*

hu|me|ro|ra|di|al *adj*: ***Syn:*** *radiohumeral*; Oberarmknochen und Speiche/Radius betreffend oder verbindend; Ⓔ *relating to both humerus and radius, humeroradial, brachioradial*

Hu|me|ro|ra|di|al|ge|lenk *nt*: ***Syn:*** *Articulatio humeroradialis*; Gelenk zwischen Oberarmknochen/Humerus und Speiche/Radius; Teil des Ellenbogengelenks; Ⓔ *humeroradial articulation, humeroradial joint, brachioradial articulation, brachioradial joint, radial humeral joint*

hu|me|ro|ska|pu|lar *adj*: ***Syn:*** *skapulohumeral*; Oberarmknochen und Schulterblatt/Skapula betreffend oder verbindend; Ⓔ *relating to both humerus and scapula, humeroscapular*

hu|me|ro|ul|nar *adj*: Oberarmknochen und Ulna betreffend oder verbindend; Ⓔ *relating to both humerus and ulna, humeroulnar, brachioulnar*

Hu|me|ro|ul|nar|ge|lenk *nt*: ***Syn:*** *Articulatio humeroulnaris*; Gelenk zwischen Oberarmknochen/Humerus und Elle/Ulna; Teil des Ellenbogengelenks; Ⓔ *humeroulnar articulation, humeroulnar joint, brachioulnar articulation, brachioulnar joint*

Hu|me|rus *m, pl* **-ri**: Oberarmknochen; Ⓔ *humerus*

Hu|me|rus|frak|tur *f.* Oberarmbruch, Oberarmfraktur; Ⓔ *fracture of the humerus, fractured humerus*

Hu|me|rus|hals, a|na|to|mi|scher *m:* enge Stelle des Oberarmknochens direkt unter dem Kopf; Ⓔ *anatomical neck of humerus*

Hu|me|rus|hals, chi|rur|gi|scher *m: Syn: Collum chirurgicum humeri*; unter dem anatomischer Humerushals liegender Bereich, der häufig Sitz einer Fraktur ist; Ⓔ *false neck of humerus, surgical neck of humerus*

Hu|me|rus|kon|dy|le *f.: Syn: Condylus humeri*; Gelenkkopf am unteren Ende des Oberarmknochens für das Ellenbogengelenk; Ⓔ *condyle of humerus*

Hu|me|rus|köpf|chen *nt: Syn: Capitulum humeri*; kleines Köpfchen am unteren Ende des Oberarmknochens/Humerus; Ⓔ *capitellum, capitulum, capitulum of humerus*

Hu|me|rus|kopf|frak|tur *f.: Syn: proximale Humerusfraktur*; Frakturen des Oberarmknochens sind häufig bei älteren Menschen [Osteoporose]; bei jüngeren Patienten findet man sie meist nur bei Verkehrsunfällen oder Polytraumen; Ⓔ *fracture of the head of humerus*

Hu|me|rus|schaft|frak|tur *f.* Bruch des Oberarmknochens im Schaft; kann zu Gefäß- und Nervenschäden [Nervus* radialis] führen; Ⓔ *humeral shaft fracture*

Hu|mor *m:* (Körper-)Flüssigkeit; Ⓔ *humor, fluid*

Humor aquosus: *Syn: Kammerwasser*; vom Epithel des Ziliarkörpers gebildete Flüssigkeit der vorderen und hinteren Augenkammer; Ⓔ *hydatoid, aqueous, aqueous humor, intraocular fluid*

Humor vitreus: wasserreiche Gallerte im Glaskörper des Auges; Ⓔ *cristalline humor, vitreous humor*

hu|mo|ral *adj:* (Körper-)Flüssigkeit(en) betreffend; Ⓔ *relating to a humor, humoral*

Hun|de|band|wurm *m: Syn: Blasenbandwurm, Echinococcus granulosus, Taenia echinococcus*; 3–6 mm langer Bandwurm, der bei Hunden und anderen Caniden vorkommt; beim Menschen [Fehlzwischenwirt] Erreger der Hydatidose*; Ⓔ *dog tapeworm, hydatid tapeworm, Echinococcus granulosus, Taenia echinococcus*

Hun|de|band|wurm|krank|heit *f.* → *Hydatidose*

Hun|de|spul|wurm *m: Syn: Toxocara canis*; selten auf den Menschen übertragener Erreger von Toxocariasis* und Larva* migrans; Ⓔ *Toxocara canis*

Hun|ger|a|zi|do|se *f.: Syn: nutritive Azidose, nutritive metabolische Azidose*; metabolische Azidose* bei ungenügender Kohlenhydratzufuhr; Ⓔ *starvation acidosis*

Hun|ger|ö|dem *nt:* Ödem durch Eiweißmangel bei Unterernährung; Ⓔ *alimentary edema, hunger edema, nutritional edema, nutritional dropsy, famine edema, famine dropsy, war edema, war dropsy*

Hun|ger|os|te|o|pa|thie *f.: Syn: alimentäre Osteopathie*; Osteopathie* bei Fehl- oder Unterernährung; Ⓔ *hunger osteopathy, alimentary osteopathy*

Hun|ger|os|te|o|po|ro|se *f.: Syn: alimentäre Osteoporose, nutritive Osteoporose*; bei Fehl- oder Unterernährung entstehende Osteoporose*, Teilaspekt der Hungerosteopathie*; Ⓔ *starvation osteoporosis, hunger osteoporosis*

Hun|ger|ty|phus *m: Syn: epidemisches Fleckfieber, klassisches Fleckfieber, Flecktyphus, Kriegstyphus, Läusefleckfieber, Typhus exanthematicus*; weltweit verbreitete, durch schlechte hygienische Bedingungen geförderte Infektionskrankheit; der Erreger **Rickettsia prowazeki** wird v.a. durch die Kleiderlaus* von Mensch zu Mensch übertragen; neben hohem Fieber und einem charakteristischen fleckförmigen Hautausschlag imponiert die Erkrankung durch Bewusstseinseintrübung und neurologische Schäden; Ⓔ *classic typhus, epidemic typhus, European typhus, exanthematous typhus, louse-borne typhus, ship fever, hospital fever, prison fever, camp fever, fleckfieber, jail fever, war fever*

Hunner-Zystitis *f.: Syn: interstitielle Zystitis*; vorwiegend Frauem im mittleren Alter betreffende chronisch unspezifische Blasenentzündung unklarer Genese; Ⓔ *chronic interstitial cystitis, panmural fibrosis of bladder*

Hunt-Syndrom *nt: Syn: zerebellare myoklonische Dyssynergie, Ramsay Hunt-Syndrom, Dyssynergia cerebellaris myoclonica*; angeborene Degeneration des Nucleus dentatus mit Myoklonien* und Asynergie*; Ⓔ *Hunt's disease, dyssynergia cerebellaris myoclonica*

Hunter-Glossitis *f.: Syn: Moeller-Hunter-Glossitis, Moeller-Glossitis, Glossitis Möller-Hunter, Möller-Glossitis, Möller-Hunter-Glossitis, Glossitis atrophicans*; atrophische Glossitis* als Begleiterscheinung von Anämien oder Lebererkrankungen; Ⓔ *Hunter's glossitis, atrophic glossitis*

Hunter-Linie *f.: Syn: Linea alba*; weißer Sehnenstreifen in der vorderen Medianlinie vom Brustbein bis zur Schamfuge; Ⓔ *white line, Hunter's line, white line of abdomen, abdominal raphe, linea alba*

Hunter-Schanker *m: Syn: harter Schanker, syphilitischer Primäraffekt, Ulcus durum*; primäres Hautgeschwür bei Syphilis*; Ⓔ *hunterian chancre, true chancre, hard ulcer, syphilitic ulcer, hard chancre, hard sore, chancre*

Hunter-Syndrom *nt: Syn: Morbus Hunter, Mukopolysaccharidose II*; je nach Manifestationsalter mild [späte Kindheit] oder schwer [frühe Kindheit] verlaufende Speicherkrankheit duch einen Defekt der Iduronatsulfatsulfatase; Ⓔ *Hunter-Hurler syndrome, Hunter's syndrome, mucopolysaccharidosis II*

Huppert-Krankheit *f.: Syn: Kahler-Krankheit, Morbus Kahler, Plasmozytom, multiples Myelom, plasmozytisches Immunozytom, plasmozytisches Lymphom*; von einem Zellklon ausgehende monoklonale Gammopathie* und Plasmazellvermehrung im Knochenmark; Ⓔ *Kahler's disease, multiple myeloma, plasma cell myeloma, plasmacytic immunocytoma, plasmacytoma, plasmocytoma, plasmoma, plasma cell tumor, multiple plas-macytoma of bone, myelomatosis, myelosarcomatosis*

Hurler-Pfaundler-Krankheit *f.* → *Hurler-Syndrom*

Hurler-Scheie-Variante *f.: Syn: Mukopolysaccharidose I-H/S*; nur mit leichter Einschränkung der Intelligenz verbunde Variante der Mukopolysaccharidose*; Ⓔ *Hurler-Scheie type, Hurler-Scheie syndrome, Hurler-Scheie compound, mucopolysaccharidosis I H/S*

Hurler-Syndrom *nt: Syn: Hurler-Krankheit, Hurler-Pfaundler-Krankheit, (von) Pfaundler-Hurler-Syndrom, Lipochondrodystrophie, Dysostosis multiplex, Mukopolysaccharidose I-H*; autosomal-rezessive Speicherkrankheit durch einen Mangel an α-L-Iduronidase; typisch sind Knochenwachstumsstörungen [disproportionierter Zwergwuchs*, Lendenkyphose], Deformität des Gesichtsschädels [Wasserspeiergesicht*], Hepatosplenomegalie* sowie Hornhauttrübungen und evtl. eine geistige Retardierung; Ⓔ *Hurler's disease, Hurler's type, Hurler's syndrome, Pfaundler-Hurler syndrome, mucopolysaccharidosis I H, autosomal recessive type gargoylism, gargoylism, lipochondrodystrophy, α-L-iduronidase deficiency*

Hurler-Krankheit *f.* → *Hurler-Syndrom*

Hürthle-Struma *f.* → *Hürthle-Tumor*

Hürthle-Tumor *m: Syn: Hürthle-Zelladenom, Hürthle-Struma, oxyphiles Schilddrüsenadenom, Onkozytom*; von den **Hürthle-Zellen** ausgehender Schilddrüsentumor, der nur selten maligne entartet; Ⓔ *Hürthle cell adenoma, Hürthle cell tumor, oncocytoma, oxyphil cell tumor, pyknocytoma*

Hürthle-Zelladenom *nt:* → *Hürthle-Tumor*

Hus|ten|plat|te *f.* durch Aufhusten auf eine Agarplatte angelegte Kultur; Ⓔ *cough plate*

Hus|ten|schlag *m: Syn: Hustensynkope*; durch einen starken Hustenanfall ausgelöste krisenhafte Hirnischämie mit Schwindel oder Bewusstseinseintrübung; Ⓔ *tussive syncope, laryngeal syncope, cough syncope*

Hus|ten|syn|ko|pe *f*: → *Hustenschlag*

Hutchinson-Gilford-Syndrom *nt*: *Syn: Gilford-Syndrom, greisenhafter Zwergwuchs, Progerie, Progeria Hutchinson-Gilford, Progeria infantilis*; autosomal-rezessive Entwicklungsstörung mit Minderwuchs, hochgradiger Vergreisung, Knochen-, Gelenk- und Zahnfehlbildungen; Ⓔ *Hutchinson-Gilford syndrome, Hutchinson-Gilford disease, progeria, progeria syndrome, premature senility syndrome*

Hutchinson-Weber-Peutz-Syndrom *nt*: *Syn: Peutz-Jeghers-Syndrom, Polyposis intestini Peutz-Jeghers, Pigmentfleckenpolypose, Lentigopolypose*; autosomal-dominantes Syndrom mit Pigmentflecken [Lentigo*] und Dünndarmpolypen; Ⓔ *Peutz' syndrome, Peutz-Jeghers intestinal polyposis, Peutz-Jeghers syndrome*

Hutinel-Zirrhose *f*: *Syn: Hutinel-Krankheit*; tuberkulöse Perikarditis* des Kindesalters mit Entwicklung von Herzinsuffizienz, Stauungsleber und Leberzirrhose; Ⓔ *Hutinel's disease*

HVL-Insuffizienz *f*: → *Hypophysenvorderlappeninsuffizienz*

HWS-Kyphose *f*: *Syn: Halswirbelsäulenkyphose, Trachelokyphose*; Kyphose* der Halswirbelsäule; Ⓔ *trachelocyrtosis, trachelokyphosis*

HWS-Schleudertrauma *nt*: *Syn: whiplash injury, Peitschenschlagphänomen, Schleudertrauma*; Verletzung der Halswirbelsäule durch plötzliche Überstreckung und nachfolgendes Nachvorneschleudern bei Auffahrunfällen; Ⓔ *whiplash, whiplash trauma, whiplash injury*

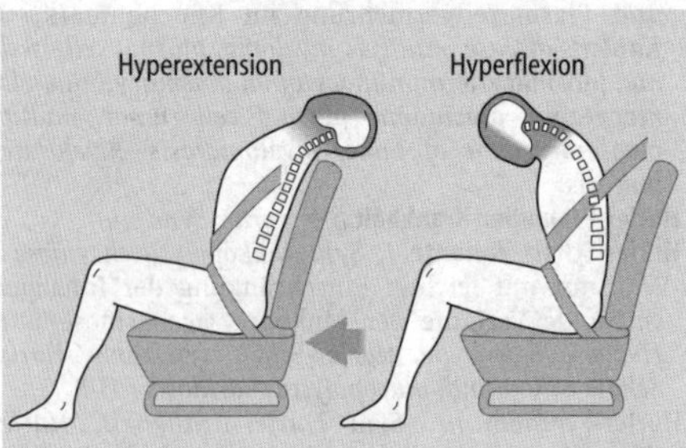

Abb. 39. HWS-Schleudertrauma

Hyal-, hyal- *präf.*: → *Hyalo-*

Hy|a|lin *nt*: Bezeichnung für lichtmikroskopisch transparente, homogene, eosinophile Ablagerungen in Zellen oder Geweben, die v.a. aus Kollagen und Proteinen bestehen; Ⓔ *hyalin*

hy|a|lin *adj*: **1.** Hyalin betreffend **2.** *Syn: hyaloid*; transparent, durchscheinend; glasartig, glasig; Ⓔ **1.** *glassy, vitreous, hyaline, hyaloid* **2.** *glassy, vitreous, hyaline*

Hy|a|lin|knor|pel *m*: *Syn: hyaliner Knorpel, Cartilago hyalina*; druckfester, durchsichtiger Knorpel; kommt v.a. als Gelenkknorpel und Rippenknorpel vor; Ⓔ *hyaline cartilage, glasslike cartilage*

Hy|a|li|no|se *f*: *Syn: hyaline Degeneration, Hyalinosis*; durch eine intrazelluläre Hyalineinlagerung in Gewebe und/oder Organe gekennzeichnete Erkrankung; Ⓔ *glassy degeneration, hyaline degeneration, hyalinosis*

Hy|a|li|no|sis *f, pl* **-ses**: → *Hyalinose*

Hyalinosis cutis et mucosae: *Syn: Urbach-Wiethe-Syndrom, Lipoidproteinose (Urbach-Wiethe)*; vermutlich autosomal-rezessive Erkrankung mit der Einlagerung von Hyalin* in Haut und Schleimhaut; charakteristisch sind Heiserkeit durch Befall der Kehlkopfschleimhaut und neurologische Symptome [Retardierung*, Krampfanfälle]; Ⓔ *lipoidproteinosis*

hy|a|li|no|tisch *adj*: Hyalinose betreffend, von ihr betroffen oder gekennzeichnet, durch sie bedingt; Ⓔ *relating to or marked by hyalinosis, hyalinotic*

Hy|a|lin|u|rie *f*: Ausscheidung von Hyalin oder Hyalinzylindern im Harn; Ⓔ *hyalinuria*

Hy|a|li|tis *f, pl* **-ti|den**: *Syn: Hyaloiditis*; Glaskörperentzündung; Ⓔ *inflammation of the corpus vitreum, hyalitis, hyaloiditis, vitreitis*

hy|a|li|tisch *adj*: *Syn: hyaloiditisch*; Glaskörperentzündung/Hyalitis betreffend, von ihr betroffen oder gekennzeichnet; Ⓔ *relating to or marked by hyalitis, hyalitic, hyaloiditic*

Hyalo-, hyalo- *präf.*: Wortelement mit der Bedeutung „Glas/gläsern"; Ⓔ *hyaloid, glassy, hyalo-*

hy|a|lo|id *adj*: *Syn: hyalin*; transparent, durchscheinend; glasartig, glasig; Ⓔ *glassy, vitreous, hyaline, hyaloid*

Hy|a|lo|i|di|tis *f, pl* **-ti|den**: → *Hyalitis*

hy|a|lo|i|di|tisch *adj*: → *hyalitisch*

Hy|a|lo|mer *nt*: glasklare Randschicht der Thrombozyten*; Ⓔ *hyalomere*

Hy|a|lo|plas|ma *nt*: *Syn: zytoplasmatische Matrix, Grundzytoplasma*; fast glasklares, lichtmikroskopisch homogenes Grundplasma der Zelle; Ⓔ *hyaloplasm, hyalomitome, hyaloplasma, hyalotome, cytohyaloplasm, cytolymph, interfibrillar substance of Flemming, interfilar substance, paraplasm, paramitome*

hy|a|lo|plas|ma|tisch *adj*: Hyaloplasma betreffend, im Hyaloplasma liegend; Ⓔ *relating to hyaloplasm, hyaloplasmatic, hyaloplasmic*

Hy|a|lo|se|ro|si|tis *f, pl* **-ti|den**: von Hyalinose* gekennzeichnete Entzündung seröser Deckhäute; Ⓔ *hyaloserositis*

hy|a|lo|se|ro|si|tisch *adj*: Hyaloserositis betreffend, von ihr betroffen oder gekennzeichnet; Ⓔ *relating to or marked by hyaloserositis*

Hy|a|lu|ro|ni|da|se *nt*: Hyaluronsäure spaltendes Enzym; Ⓔ *diffusion factor, spreading factor, hyaluronidase, Duran-Reynals factor, Duran-Reynals permeability factor, Duran-Reynals spreading factor, invasion factor*

Hy|a|lu|ro|ni|da|se|an|ta|go|nist *m*: → *Hyaluronidasehemmer*

Hy|a|lu|ro|ni|da|se|hem|mer *m*: *Syn: Antihyaluronidase, Hyaluronidaseantagonist*; Antikörper* gegen Hyaluronidase*; Ⓔ *antihyaluronidase*

Hy|a|lu|ron|säu|re *f*: hochvisköses, stark wasserbindendes Glykosaminoglykosan aus Glucuronsäure und Acetylglucosamin; kommt u.a. in Synovialflüssigkeit, Glaskörper, Haut und Knochen vor; Ⓔ *hyaluronic acid*

hyb|rid *adj*: durch Kreuzung zweier genetisch unterschiedlicher Eltern erhalten; Ⓔ *crossbred, hybrid, bastard*

Hy|bri|de *f/m*: *Syn: Bastard, Kreuzung, Mischling*; durch Kreuzung zweier genetisch unterschiedlicher Eltern erhaltener Nachkömmling; Ⓔ *crossbred, crossbreed, hybrid, half-breed, half-blood, half-caste, bastard*

Hy|bri|di|sa|ti|on *f*: **1.** Kreuzung zweier genetisch unterschiedlicher Eltern **2.** Methode zur DNA-Analyse durch Einbau markierter Nucleinsäuren; Ⓔ **1.** *hybridization, crossbreeding, bastardization* **2.** *hybridization*

Hy|bri|di|sie|rung *f*: → *Hybridisation*

Hy|bri|dom *nt*: aus Hybridzellen* bestehender Tumor; Ⓔ *hybridoma*

Hy|brid|zel|len *pl*: *Syn: Doppelzellen, Zwillingszellen*; durch Kreuzung von genetisch unterschiedlichen Zellen erhaltene Zellen; Ⓔ *hybrid cells*

Hy|dan|to|i|ne *nt*: von **Hydantoin** [Glykolylharnstoff] abgeleitete Antikonvulsiva; Ⓔ *hydantoins*

Hy|dan|to|in|syn|drom, em|bry|o|pa|thi|sches *nt*: *Syn: Antiepileptika-Embryofetopathie*; durch die Einnahme verschiedener Antiepileptika verursachtes Fehlbildungssyndrom mit Gesichtsanomalien, Herzfehler und Wachstumsstörungen; Ⓔ *antiepileptic fetopathy*

Hyd|arth|ros *m*: → *Hydrarthrose*

Hyd|arth|ro|se *f*: *Syn: Gelenkhydrops, Hydarthros, Hydrarthrose, Hydrarthros, Gelenkerguss, Hydrops articularis*; Flüssigkeitsansammlung im Gelenk; Ⓔ *articular dropsy, hydrarthrosis, hydrarthron*

Hy|da|ti|de *f*: *Syn: Echinokokkenblase, Echinokokkuszyste, Echinokokkenzyste, Hydatidenzyste*; von Echinococcus* cysticus im Körper gebildete flüssigkeitsgefüllte Blase; Ⓔ *hydatid*

Hy|da|ti|den|krank|heit *f*: → *Hydatidose*

Hy|da|ti|den|zys|te *f*: → *Hydatide*

hy|da|ti|di|form *adj*: hydatidenähnlich, hydatidenartig, hydatidenförmig; Ⓔ *resembling a hydatid, hydatidiform*

Hy|da|ti|do|se *f*: *Syn: Echinokokkenkrankheit, Echinokokkeninfektion, Echinococcosis, Echinokokkose, Hydatidenkrankheit, Hundebandwurmkrankheit*; nach peroraler Aufnahme der Eier des Hundebandwurms [Echinococcus* granulosus oder multilocularis] entstehende Erkrankung; je nach Verlauf unterscheidet man **alveoläre** und **zystische Form**; Ⓔ *hydatidosis, hydatid disease, echinococcal cystic disease, echinococcus disease, echinococcosis, echinococciasis*

Hy|da|ti|do|zele *f*: Hodenbruch* durch eine vergrößerte Appendix* epididymidis; Ⓔ *hydatidocele*

Hyde-Krankheit *f*: *Syn: nodulöse Prurigo, Prurigo nodularis Hyde*; v.a. Frauen im mittleren oder höheren Alter befallende chronische Dermatose* mit großen heftig juckenden Knoten der Extremitätenstreckseiten; Ⓔ *nodular prurigo*

Hydr-, hydr- *präf.*: → *Hydro-*

Hy|drä|mie *f*: *Syn: Hydroplasmie*; Volumenzunahme des Blutes/Blutplasmas durch erhöhte Wasserzufuhr; Ⓔ *dilution anemia, hydremia, polyplasmia*

Hy|dram|ni|on *nt*: *Syn: Polyhydramnie, Polyhydramnion*; übermäßige Fruchtwassermenge; Ⓔ *dropsy of amnion, polyhydramnios, hydramnion, hydramnios*

Hy|dran|en|ze|pha|lie *f*: → *Hydranzephalie*

Hy|dran|ze|pha|lie *f*: *Syn: Blasenhirn, Hydranenzephalie*; Extremform der Anenzephalie* mit Ersatz der Großhirnhälften durch flüssigkeitsgefüllte Blasen; Ⓔ *hydranencephaly, vesicular brain*

Hy|drar|gy|rie *f*: *Syn: Hydrargyrose, Merkurialismus*; Quecksilbervergiftung; Ⓔ *mercury poisoning, mercurial poisoning, hydrargyria, hydrargyrism, hydrargyrosis, mercurialism*

Hy|drar|gy|ro|se *f*: → *Hydrargyrie*

Hy|drar|gy|rum *nt*: → *Quecksilber*

Hydrargyrum chloratum: *Syn: Calomel, Quecksilber-I-Chlorid, Kalomel*; heute nicht mehr verwendetes Laxans* und Diuretikum*; Ⓔ *calomel, mercurous chloride, mercury monochloride*

Hy|drar|thros *m*: → *Hydarthrose*

Hy|drar|thro|se *f*: → *Hydarthrose*

Hy|dra|ta|se *f*: *Syn: Dehydratase*; wasserabspaltende Lyase*; Ⓔ *hydratase, hydrase, hydro-lyase, anhydrase, dehydratase*

Hy|dra|ta|ti|on *f*: **1.** Wasseranlagerung, Hydratbildung **2.** Wasseraufnahme; Ⓔ **1.** *hydration* **2.** *hydration*

Hy|dra|ti|on *f*: → *Hydratation*

hy|dra|ti|siert *adj*: Wasser enthaltend; Ⓔ *hydrated, hydrous*

Hy|dri|a|trie *f*: *Syn: Wasserheilkunde, Hydrotherapie*; therapeutische Anwendung von Wasser; Ⓔ *water cure, hydrotherapy, hydrotherapeutics, hydriatrics*

hy|dri|a|trisch *adj*: *Syn: hydrotherapeutisch*; Hydrotherapie betreffend; Ⓔ *hydriatric, hydriatic, hydrotherapeutic, hydropathic*

Hydro-, hydro- *präf.*: Wortelement mit der Bedeutung „Wasser/Feuchtigkeit/Wasserstoff"; Ⓔ *water; hydrogen, hydric, hydr(o)-*

Hy|droa *f*: *Syn: Hidroa*; durch Lichteinwirkung hervorgerufene Dermatose* mit juckenden Bläschen; Ⓔ *hydroa, hidroa*

Hy|dro|ca|ly|co|sis *f, pl* **-ses**: *Syn: Hydrokalykose*; meist asymptomatische Auftreibung mehrerer Nierenkelche; Ⓔ *hydrocalycosis*

Hy|dro|ce|le *f*: *Syn: Wasserbruch, Hydrozele*; Wasser-/Exsudatansammlung in einer serösen Höhle; Ⓔ *hydrocele*

Hydrocele chylosa: *Syn: Chylozele, Chyluszele, Chyluscele, Chylocele*; Hydrozele durch Chylusstauung, z.B. bei Elephantiasis* scroti; Ⓔ *chylous hydrocele*

Hydrocele feminae: *Syn: Nuck-Zyste, Hydrocele muliebris*; Flüssigkeitsansammlung im fortbestehenden Processus vaginalis peritonei der Frau; Ⓔ *Nuck's hydrocele*

Hydrocele muliebris: → *Hydrocele feminae*

Hydrocele testis: *Syn: Wasserbruch, Hydrozele*; Wasserbruch des Hodens mit Flüssigkeitsansammlung in der Tunica vaginalis; Ⓔ *hydrocele, oscheohydrocele*

Hy|dro|ce|pha|lus *m*: *Syn: Wasserkopf, Hydrozephalus*; angeborene oder erworbene Erweiterung der Liquorräume im Gehirn, die zu einer sichtbaren Vergrößerung des Schädels führen kann; Ⓔ *water on the brain, dropsy of brain, dropsy of head, hydrocephalus, hydrocephaly, hydrencephalus, hydrencephaly*

Hydrocephalus aresorptivus: *Syn: Hydrocephalus malresorptivus*; Hydrozephalus durch Fehlen oder Verminderung der Liquorresorption; Ⓔ *normal pressure hydrocephalus*

Hydrocephalus externus: *Syn: äußerer Hydrozephalus*; Hydrozephalus durch Erweiterung des Subarachnoidalraums; Ⓔ *external hydrocephalus*

Hydrocephalus hypersecretorius: Hydrozephalus durch übermäßige Liquorbildung; Ⓔ *hypersecretoric hydrocephalus*

Hydrocephalus internus: *Syn: innerer Hydrozephalus*; Hydrozephalus durch Erweiterung des Ventrikelsystems; Ⓔ *Whytt's disease, internal hydrocephalus*

Hydrocephalus occlusus: Hydrozephalus durch Störung des Liquorabflusses; Ⓔ *obstructive hydrocephalus, noncommunicating hydrocephalus, noncommunication hydrocephalus*

Hy|dro|cho|le|re|se *f*: Ausscheidung einer wässrigen Galle; Ⓔ *hydrocholeresis*

hy|dro|cho|le|re|tisch *adj*: Hydrocholerese betreffend oder verursachend; Ⓔ *relating to hydrocholeresis, hydrocholeretic*

Hy|dro|cor|ti|son *nt*: *Syn: Kortisol, Cortisol*; in der Nebennierenrinde aus Cholesterin gebildetes wichtigstes Glucocorticoid*; Ⓔ *compound F, hydrocortisone, cortisol, Kendall's compound F, 17-hydroxycorticosterone, Reichstein's substance M*

Hy|dro|di|u|re|se *f*: *Syn: Wasserdiurese*; durch Wasseraufnahme ausgelöste Erhöhung der Harnausscheidung; Ⓔ *hydrodiuresis*

Hy|dro|en|ze|pha|lo|zele *f*: *Syn: Enzephalozystozele*; Enzephalozele* mit Beteiligung der Liquorräume; Ⓔ *hydrencephalocele, hydrocephalocele, hydroencephalocele*

Hy|dro|gen|car|bo|nat *nt*: *Syn: Bikarbonat, Bicarbonat*; saures Salz der Kohlensäure; Ⓔ *bicarbonate, supercarbonate, dicarbonate*

Hy|dro|ge|ni|um *nt*: *Syn: Wasserstoff*; einfachstes chemisches Element; Ⓔ *hydrogen*

Hy|dro|hä|ma|to|ne|phro|se *f*: *Syn: Hydrohämonephrose*; Hydronephrose* mit Blutbeimengung; Ⓔ *hydrohematonephrosis*

hy|dro|hä|ma|to|ne|phro|tisch *adj*: Hydrohämatonephrose betreffend, von ihr betroffen oder gekennzeichnet; Ⓔ *relating to or marked by hydrohematonephrosis,*

H

hydrohematonephrotic
Hy|dro|hä|mo|ne|phro|se *f*: →*Hydrohämatonephrose*
Hy|dro|ka|ly|ko|se *f*: *Syn: Hydrocalycosis*; meist asymptomatische Auftreibung mehrerer Nierenkelche; Ⓔ *hydrocalycosis*
Hy|dro|kar|die *f*: →*Hydroperikard*
Hy|dro|kol|pos *m*: *Syn: Scheidenretentionszyste*; Flüssigkeitsansammlung in der Scheide bei Verschluss des Scheideneingangs; Ⓔ *hydrocolpos, hydrocolpocele*
Hy|dro|la|se *f*: Enzym, das die Hydrolyse* einer Verbindung katalysiert; Ⓔ *hydrolytic enzyme, hydrolase*
Hy|dro|ly|se *f*: Spaltung einer chemischen Verbindung durch Wasser; Ⓔ *hydrolysis*
hy|dro|ly|sier|bar *adj*: durch Hydrolyse auflösbar; Ⓔ *hydrolyzable*
hy|dro|ly|tisch *adj*: Hydrolyse betreffend oder fördernd; Ⓔ *relating to or causing hydrolysis, hydrolytic*
Hy|dro|me|nin|gi|tis *f, pl* **-ti|den**: seröse Meningitis*; Ⓔ *hydromeningitis*
hy|dro|me|nin|gi|tisch *adj*: Hydromeningitis betreffend, von ihr betroffen oder gekennzeichnet; Ⓔ *relating to or marked by hydromeningitis, hydromeningitic*
Hy|dro|me|nin|go|ze|le *f*: *Syn: Meningozele*; hernienartiger Vorfall der Hirnhaut durch einen Schädeldefekt; Ⓔ *hydromeningocele*
Hy|dro|mi|kro|ze|pha|lie *f*: Mikrozephalie* kombiniert mit Wasserkopf/Hydrozephalus; Ⓔ *hydromicrocephaly*
Hy|dro|my|e|lie *f*: *Syn: Hydrorrhachis interna, Hydromyelia*; angeborene Erweiterung des Zentralkanals des Rückenmarks; Ⓔ *hydromyelia*
Hy|dro|my|e|lo|me|nin|go|ze|le *f*: *Syn: Meningomyelozele*; hernienartiger Vorfall von Rückenmarkshaut und Rückenmark durch einen Wirbelsäulendefekt; Ⓔ *hydromyelomeningocele*
Hy|dro|my|e|lo|ze|le *f*: *Syn: Meningomyelozystozele*; Hydromyelomeningozele* mit zystischer Auftreibung des Rückenmarkkanals; Ⓔ *hydromyelocele*
Hy|dro|ne|phro|se *f*: *Syn: Harnstauungsniere, Wassersackniere, Uronephrose*; angeborene [selten] oder erworbene, sackartige Ausweitung des Nierenhohlsystems und evtl. der Harnleiter [Hydroureteronephrose*]; Ⓔ *hydronephrosis, nephrohydrosis, nephrydrosis, uronephrosis*
hy|dro|ne|phro|tisch *adj*: Hydronephrose betreffend, von ihr betroffen oder gekennzeichnet; Ⓔ *relating to hydronephrosis, hydronephrotic*
Hy|dro|ni|um|i|on *nt*: *Syn: Hydroxoniumion*; positives Wasserstoffion; Ⓔ *hydronium, hydronium ion*
hy|dro|pek|tisch *adj*: wasserbindend, wassereinlagernd, wasserfixierend; Ⓔ *relating to hydropexis, hydropexic*
Hy|dro|pe|ri|car|di|um *nt*: →*Hydroperikard*
Hy|dro|pe|ri|kard *nt*: *Syn: Herzbeutelwassersucht, Hydropericardium, Hydrokardie, Hydrops pericardii*; Wasseransammlung im Herzbeutel; Ⓔ *cardiac dropsy, hydropericardium, hydrocardia*
Hy|dro|pe|ri|kar|di|tis *f, pl* **-ti|den**: *Syn: seröse Perikarditis*; mit Ergussbildung [Hydroperikard*] einhergehende Herzbeutelentzündung; Ⓔ *hydropericarditis*
hy|dro|pe|ri|kar|di|tisch *adj*: Hydroperikarditis betreffend, von ihr betroffen oder gekennzeichnet; Ⓔ *relating to or marked by hydropericarditis*
Hy|dro|per|tu|ba|ti|on *f*: Durchspülung der Eileiter; Ⓔ *hydropertubation*
Hy|dro|pe|xie *f*: Wasserbindung, Wassereinlagerung, Wasserfixierung; Ⓔ *hydropexis, hydropexia*
hy|dro|phil *adj*: wasserliebend, Wasser/Feuchtigkeit aufnehmend, Wasser anziehend; Ⓔ *hydrophilic, hydrophil, hydrophile, hydrophilous*
hy|dro|phob *adj*: **1.** wasserabstoßend, wasserfeindlich; nicht in Wasser löslich oder mit Wasser mischbar **2.** *Syn: wasserscheu*; Wasserscheu betreffend, durch sie gekennzeichnet, mit einer krankhaften Abneigung gegen Wasser; Ⓔ **1.** *hydrophobic, hydrophobous* **2.** *hydrophobic, hydrophobous*
Hy|dro|pho|bie *f*: **1.** Unlöslichkeit in oder Nichtmischbarkeit mit Wasser **2.** *Syn: Wasserscheu*; krankhafte Abneigung gegen Wasser; charakteristisches Zeichen bei Tollwut*; Ⓔ **1.** *hydrophobia, hydrophobism* **2.** *hydrophobia, hydrophobism, hydrophobicity*
hy|dro|pho|bo|phob *adj*: Hydrophobophobie betreffend, durch sie gekennzeichnet; Ⓔ *relating to or marked by hydrophobophobia, hydrophobophobic*
Hy|dro|pho|bo|pho|bie *f*: krankhafte Angst vor Tollwut* oder Hydrophobie*; Ⓔ *hydrophobophobia*
Hy|droph|thal|mus *m*: *Syn: Ochsenauge, Glaukom der Kinder, Buphthalmus*; ein- oder beidseitige Vergrößerung des Augapfels durch Erhöhung des Augeninnendrucks; Ⓔ *hydrophthalmos, hydrophthalmia, hydrophthalmus, infantile glaucoma, buphthalmos, buphthalmia, buphthalmus*
hy|dro|pisch *adj*: *Syn: hydroptisch*; Hydrops betreffend, von ihm betroffen oder gekennzeichnet, mit Hydrops einhergehend; Ⓔ *relating to or suffering from hydrops/dropsy, hydropic, dropsical*
Hy|dro|plas|mie *f*: →*Hydrämie*
Hy|dro|pneu|ma|to|sis *f, pl* **-ses**: kombiniertes Emphysem* und Ödem*; Ⓔ *hydropneumatosis*
Hy|dro|pneu|mo|pe|ri|kard *nt*: *Syn: Pneumohydroperikard*; Luft- und Flüssigkeitsansammlung im Herzbeutel; Ⓔ *hydropneumopericardium, pneumohydropericardium*
Hy|dro|pneu|mo|pe|ri|to|ne|um *nt*: *Syn: Pneumohydroperitoneum*; Luft- und Flüssigkeitsansammlung in der Bauchhöhle; Ⓔ *pneumohydroperitoneum, hydropneumoperitoneum, hydraeroperitoneum*
Hy|dro|pneu|mo|tho|rax *m*: *Syn: Pneumohydrothorax*; Luft- und Flüssigkeitsansammlung im Pleuraraum; Ⓔ *hydropneumothorax, pneumohydrothorax, pneumoserothorax*
Hy|drops *m*: *Syn: Wassersucht*; Flüssigkeitsansammlung in einer Körperhöhle oder im interstitiellen Raum; Ⓔ *hydrops, dropsy*
Hydrops abdominis: →*Aszites*
Hydrops articularis: *Syn: Gelenkhydrops, Hydarthrose, Gelenkerguss*; Flüssigkeitsansammlung im Gelenk; Ⓔ *hydrarthrosis, hydrarthron, hydrarthrus, articular dropsy*
Hydrops congenitus universalis: →*Hydrops fetalis*
Hydrops fetalis: *Syn: Hydrops fetus universalis, Hydrops congenitus universalis, Hydrops universalis fetus*; schwerste Form des Morbus* haemoliticus neonatorum mit allgemeinem Ödem, Aszites* und Leberinsuffizienz; Ⓔ *fetal hydrops, congenital hydrops*
Hydrops fetus universalis: →*Hydrops fetalis*
Hydrops pericardii: →*Hydroperikard*
Hydrops spurius: *Syn: Gallertbauch, Pseudomyxoma peritonei*; Ansammlung gallertartiger Massen in der Bauchhöhle bei Ruptur von gallertartigen Kystomen von Eierstock oder Appendix; Ⓔ *pseudomyxoma peritonei*
Hydrops tubae: →*Hydrosalpinx*
Hydrops universalis fetus: →*Hydrops fetalis*
hy|drop|tisch *adj*: →*hydropisch*
Hy|dro|py|o|ne|phro|se *f*: *Syn: Uropyonephrose*; eitrige Hydronephrose*; Ⓔ *hydropyonephrosis*
hy|dro|py|o|ne|phro|tisch *adj*: *Syn: uropyonephrotisch*; Hydropyonephrose betreffend, von ihr betroffen oder gekennzeichnet; Ⓔ *relating to or marked by hydropyonephrosis*
Hy|dror|rhoe *f, pl* **-rho|en**: →*Hydrorrhoea*
Hy|dror|rho|ea *f, pl* **-rho|e|ae**: *Syn: Hydrorrhoe*; wässriger/seröser Ausfluss; Ⓔ *watery discharge, hydrorrhea*
Hy|dro|sal|pinx *f*: *Syn: Hydrops tubae, Sactosalpinx serosa*; Flüssigkeitsansammlung im Eileiter; Ⓔ *salpingian dropsy, hydrosalpinx*

Hy|dro|sar|ko|ze|le *f*: kombinierte Hydrozele* und Sarkozele*; Ⓔ *hydrosarcocele*
Hy|dro|sy|rin|go|my|e|lie *f*: *Syn: Syringomyelie*; angeborene Höhlenbildung im Rückenmark; Ⓔ *hydrosyringomyelia, syringomyelia*
hy|dro|the|ra|peu|tisch *adj*: *Syn: hydriatrisch*; Hydrotherapie betreffend; Ⓔ *relating to hydrotherapy, hydriatric, hydriatic, hydrotherapeutic, hydropathic*
Hy|dro|the|ra|pie *f*: *Syn: Wasserheilkunde, Hydriatrie*; therapeutische Anwendung von Wasser; Ⓔ *water cure, hydriatrics, hydrotherapy, hydrotherapeutics*
Hy|dro|thi|on|ä|mie *f*: Auftreten von Schwefelwasserstoff im Blut; Ⓔ *hydrothionemia*
Hy|dro|tho|rax *m*: *Syn: Serothorax, Brustwassersucht*; Ansammlung von Flüssigkeit im Pleuraspalt; Ⓔ *dropsy of the chest, hydrothorax, serothorax, pleurorrhea*
Hy|dro|to|mie *f*: schonende Trennung von Geweben durch Injektion von Wasser; Ⓔ *hydrotomy*
Hy|dro|u|re|ter *m*: *Syn: Hydrureter*; Flüssigkeitsansammlung im Eileiter; Ⓔ *hydroureter, hydroureterosis, uroureter*
Hy|dro|u|re|te|ro|ne|phro|se *f*: kombinierte Erweiterung von Harnleiter [Hydroureter*] und Nierenhohlsystem [Hydronephrose*]; Ⓔ *hydroureteronephrosis*
hy|dro|u|re|te|ro|ne|phro|tisch *adj*: Hydroureteronephrose betreffend, von ihr betroffen oder gekennzeichnet; Ⓔ *relating to or marked by hydroureteronephrosis*
Hy|dro|xi|a|pa|tit *nt*: → *Hydroxylapatit*
Hy|dro|xid *nt*: Verbindung von Anionen mit Hydroxidionen [OH^-]; Ⓔ *hydroxide*
Hy|dro|xi|di|on *nt*: *s.u. Hydroxid*; Ⓔ *hydroxide ion*
Hy|dro|xo|co|ba|la|min *nt*: *Syn: Aquocobalamin, Vitamin B_{12b}*; Hydroxyderivat von Cobalamin* [Vitamin B_{12}]; Ⓔ *hydroxocobalamin, hydroxycobalamin, hydroxocobemine, vitamin B_{12b}*
Hydro|xo|ni|um|i|on *nt*: → *Hydroniumion*
Hy|dro|xy|al|kan *nt*: → *Alkohol*
Hy|dro|xy|a|pa|tit *nt*: → *Hydroxylapatit*
o-Hy|dro|xy|benz|a|mid *nt*: → *Salicylamid*
o-Hy|dro|xy|ben|zo|e|säu|re *f*: → *Salicylsäure*
25-Hy|dro|xy|cho|le|cal|ci|fe|rol *nt*: *Syn: Calcidiol*; in der Leber gebildeter aktiver Metabolit von Vitamin D_3; Ⓔ *calcidiol, calcifediol, 25-hydroxycholecalciferol*
Hy|dro|xy|hä|min *nt*: → *Hämatin*
5-Hy|dro|xy|in|do|les|sig|säu|re *f*: im Harn ausgeschiedenes Abbauprodukt von Serotonin; Ⓔ *5-hydroxyindoleacetic acid*
Hy|dro|xyl|a|pa|tit *nt*: *Syn: Hydroxiapatit, Hydroxyapatit*; mineralischer Hauptbestandteil von Zahnschmelz und Knochen; Ⓔ *hydroxyapatite, hydroxylapatite*
Hy|dro|xy|la|se *f*: Oxygenase*, die die Hydroxylierung* von Verbindungen katalysiert; Ⓔ *hydroxylase*
Hy|dro|xy|lie|rung *f*: Einführung der Hydroxylgruppe [OH-] in ein Molekül; Ⓔ *hydroxylation*
Hy|dro|xy|ly|sin *nt*: v.a. im Kollagen enthaltene Aminosäure; Ⓔ *hydroxylysine*
Hy|dro|xy|pro|lin *nt*: v.a. im Kollagen enthaltene essentielle Aminosäure; Ⓔ *hydroxyproline*
Hy|dro|xy|pro|lin|ä|mie *f*: erhöhter Hydroxyprolingehalt des Blutes; Ⓔ *hyperhydroxyprolinemia, hydroxyprolinemia, 4-hydroxy-L-proline oxidase deficiency*
Hy|dro|xy|pro|lin|u|rie *f*: Hydroxyprolinausscheidung im Harn; Ⓔ *hydroxyprolinuria*
α-Hy|dro|xy|pro|pi|on|säu|re *f*: *Syn: Milchsäure*; bei der Vergärung von Milch entstehende Säure; Ⓔ *lactic acid*
Hy|dro|xy|säu|re *f*: Carbonsäure mit einer oder mehrerer Hydroxylgruppen; Ⓔ *hydroxy acid*
α-Hy|dro|xy|to|lu|ol *nt*: *Syn: Benzylalkohol, Phenylcarbinol, Phenylmethanol, Alcohol benzylicus*; zur Haut- und Händedesinfektion verwendetes Antiseptikum; Ⓔ *benzyl alcohol, phenylcarbinol, phenylmethanol*
5-Hy|dro|xy|tryp|ta|min *nt*: *Syn: Serotonin*; aus Tryptophan* entstehendes biogenes Amin, das eine Vorstufe von Melatonin* ist; Neurotransmitter; Ⓔ *5-hydroxytryptamine, thrombocytin, thrombotonin, serotonin*
Hy|dro|xy|ty|ra|min *nt*: *Syn: Dopamin*; als Neurotransmitter* verwendetes Katecholamin*; Zwischenprodukt der Adrenalin- und Noradrenalinsynthese; Ⓔ *hydroxytyramine, dopamine, decarboxylated dopa*
4-Hy|dro|xy|u|ra|cil *nt*: *Syn: Barbitursäure, Malonylharnstoff*; nicht hypnotisch wirkender, wasserlöslicher Grundbaustein der Barbiturate; Ⓔ *barbituric acid*
Hy|dro|ze|le *f*: **1.** *Syn: Wasserbruch, Hydrocele*; Wasser-/Exsudatansammlung in einer serösen Höhle **2.** *Syn: Wasserbruch, Hydrocele testis*; Wasserbruch des Hodens mit Flüssigkeitsansammlung in der Tunica vaginalis; Ⓔ **1.** *hydrocele* **2.** *hydrocele, oscheohydrocele*
hy|dro|ze|pha|lo|id *adj*: hydrozephalusähnlich; Ⓔ *hydrocephaloid*
Hy|dro|ze|pha|lus *m*: → *Hydrocephalus*
äußerer Hydrozephalus: → *Hydrocephalus externus*
innerer Hydrozephalus: → *Hydrocephalus internus*
Hy|dro|zys|te *f*: *Syn: seröse Zyste, seröse Retentionszyste*; durch Flüssigkeitsansammlung entstandene Zyste; Ⓔ *hydrocyst*
Hy|dru|rie *f*: Ausscheidung eines hellen, wenig konzentrierten Harns; Ⓔ *hydruria, hydrouria*
hy|dru|risch *adj*: Hydrurie betreffend; Ⓔ *relating to hydruria, hydruric*
Hy|gi|e|ne *f*: Gesundheitslehre, Gesundheitsfürsorge; Ⓔ *hygiene, hygienics*
hy|gi|e|nisch *adj*: Hygiene betreffend, auf Hygiene beruhend, der Gesundheit dienend; sauber, frei von Verschmutzung; Ⓔ *relating to hygiene, health-ful, hygienic, sanitary, diasostic*
Hygro-, hygro- *präf.*: Wortelement mit der Bedeutung „Feuchtigkeit/Wasser"; Ⓔ *hygric, hygr(o)-*
Hy|grom *nt*: *Syn: Wassergeschwulst, Hygroma*; durch Flüssigkeitseinlagerung verursachte Schwellung von Schleimbeuteln und Sehnenscheiden; Ⓔ *hygroma, hydroma*
Hy|gro|ma *nt, pl* **-ma|ta**: → *Hygroma*
hy|gro|ma|tös *adj*: Hygrom betreffend, hygromartig; Ⓔ *hygromatous*
Hy|gro|me|ter *nt*: Luftfeuchtigkeitsmesser; Ⓔ *hygrometer*
Hy|gro|me|trie *f*: Luftfeuchtigkeitsmessung; Ⓔ *hygrometry*
hy|gro|me|trisch *adj*: Hygrometrie betreffend; Ⓔ *relating to hygrometry, hygrometric*
hy|gro|phob *adj*: Hygrophobie betreffend, durch sie gekennzeichnet; Ⓔ *relating to or marked by hygrophobia, hygrophobic*
Hy|gro|pho|bie *f*: krankhafte Angst vor Feuchtigkeit; Ⓔ *irrational fear of moisture or dampness, hygrophobia*
hy|gro|sko|pisch *adj*: Wasser oder (Luft-)Feuchtigkeit anziehend oder aufnehmend; Ⓔ *hygroscopic*
Hy|men *m*: Jungfernhäutchen; Ⓔ *hymen, virginal membrane, hymenal membrane, maidenhead*
hy|me|nal *adj*: Jungfernhäutchen/Hymen betreffend; Ⓔ *relating to the hymen, hymenal*
Hy|me|nal|a|tre|sie *f*: *Syn: hymenale Atresie, Atresia hymenalis*; angeborenes Fehlen der Öffnung des Jungfernhäutchens; Ⓔ *hymenal atresia*
Hy|me|nal|ka|run|keln *pl*: *Syn: Fleischwärzchen (der Scheide), Carunculae hymenales*; Reste des Jungfernhäutchens am Scheideneingang; Ⓔ *myrtiform caruncles, hymenal caruncles*
Hy|me|nek|to|mie *f*: operative Entfernung des Jungfernhäutchens/Hymen; Ⓔ *hymenectomy*
Hy|me|ni|tis *f, pl* **-ti|den**: Hymenentzündung; Ⓔ *inflammation of the hymen, hymenitis*
hy|me|ni|tisch *adj*: Hymenitis betreffend, von ihr betrof-

H

fen oder gekennzeichnet; Ⓔ *relating to or marked by hymenitis*

hy|me|no|id *adj*: hymenähnlich, hymenartig; Ⓔ *resembling the hymen, hymenoid*

Hy|me|no|le|pi|a|sis *f, pl* **-ses**: *Syn: Zwergbandwurminfektion, Hymenolepidose*; Befall und Infektion mit Hymenolepis* nana; führt v.a. bei Kindern zu Leibschmerzen, Durchfall und Pruritus* ani; Ⓔ *hymenolepiasis*

Hy|me|no|le|pi|do|se *f*: →*Hymenolepiasis*

Hy|me|no|le|pis di|mi|nu|ta *f*: *Syn: Rattenbandwurm, Mäusebandwurm*; weltweit verbreiteter Dünndarmparasit von Nagetieren und Menschen; Ⓔ *rat tapeworm, Hymenolepis diminuta*

Hy|me|no|le|pis na|na *f*: *Syn: Zwergbandwurm*; Dünndarmparasit von Nagetieren und Menschen; Ⓔ *dwarf tapeworm, Hymenolepis nana, Taenia nana*

Hy|me|nor|rha|phie *f*: Naht des Jungfernhäutchens, Hymennaht; Ⓔ *hymenorrhaphy*

Hy|me|no|to|mie *f*: Hymendurchtrennung, Hymendurchschneidung, Hymenspaltung; Ⓔ *hymenotomy*

hy|o|e|pi|glot|tisch *adj*: Zungenbein/Os hyoideum und Kehldeckel/Epiglottis betreffend; Ⓔ *relating to both hyoid bone and epiglottis, hyoepiglottic, hyoepiglottidean*

D/L-Hy|os|cy|a|min *nt*: *Syn: Atropinum, Atropin*; in Nachtschattengewächsen wie **Tollkirsche** [Atropa belladonna], **Stechapfel** [Datura stramonium] und **Bilsenkraut** [Hyoscyamus niger] vorkommendes, sehr giftiges Alkaloid mit parasympatholytischer Wirkung; Ⓔ *atropine, tropine tropate, d/l-hyoscyamine*

Hy|os|cy|a|mus ni|ger *m*: *s.u. D/L-Hyoscyamin*; Ⓔ *poison tobacco, henbane, insane root, hog's bean, hyoscyamus*

Hyp-, hyp- *präf.*: →*Hypo-*

Hyp|ad|re|na|lin|ä|mie *f*: *Syn: Hypoadrenalinämie*; verminderter Adrenalingehalt des Blutes; Ⓔ *hypoepinephrinemia, adrenalinemia*

Hyp|aes|the|sia *f*: →*Hypästhesie*

Hyp|a|ku|sis *f*: *Syn: Hypoakusis*; Hörschwäche; Ⓔ *acoustic hypoesthesia, acoustic hypesthesia, auditory hypesthesia, auditory hypoesthesia, hypoacusis, hypacusis, hypacusia*

Hyp|al|bu|min|ä|mie *f*: *Syn: Hypoalbuminämie*; verminderter Albumingehalt des Blutes; Ⓔ *hypalbuminemia, hypoalbuminemia*

Hyp|al|bu|mi|no|se *f*: *Syn: Hypoalbiminose*; allgemeine Verminderung des Albuminspiegels; Ⓔ *hypoalbuminosis, hypalbuminosis*

Hyp|al|ge|sie *f*: *Syn: Hypalgie*; verminderte Schmerzempfindung; Ⓔ *hypalgesia, hypalgia, hypoalgesia*

hyp|al|ge|tisch *adj*: *Syn: hypalgisch*; Hypalgesie betreffend, von ihr betroffen oder gekennzeichnet; Ⓔ *relating to hypalgesia, hypalgesic, hypalgetic*

Hyp|al|gie *f*: →*Hypalgesie*

hyp|al|gisch *adj*: →*hypalgetisch*

hyp|al|ka|lisch *adj*: *Syn: hypoalkalisch*; mit verminderter Alkalität; Ⓔ *hypoalkaline*

Hyp|äs|the|sie *f*: *Syn: Hypoästhesie, Hypaesthesia*; verminderte Reizempfindlichkeit; Ⓔ *hypoesthesia, hypesthesia*

hyp|äs|the|tisch *adj*: *Syn: hypoästhetisch*; Hypoästhesie betreffend; Ⓔ *relating to or marked by hypoesthesia, hypoesthetic*

Hyp|a|zi|di|tät *f*: *Syn: Hypoazidität, Subazidität*; Säuremangel des Magens; Ⓔ *hypoacidity*

Hyp|a|zot|u|rie *f*: verminderte Stickstoffausscheidung im Harn; Ⓔ *hypoazoturia, hypazoturia*

Hyp|e|lek|tro|lyt|ä|mie *f*: *Syn: Hypoelektrolytämie*; verminderter Elektrolytgehalt des Blutes; Ⓔ *hypoelectrolytemia*

Hyper-, hyper- *präf.*: Wortelement mit der Bedeutung „über/oberhalb"; Ⓔ *super-, hyper-*

Hy|per|a|de|nie *f*: →*Hyperadenosis*

Hy|per|a|de|no|sis *f, pl* **-ses**: *Syn: Hyperadenie*; allgemeine Bezeichnung für eine gesteigerte Drüsentätigkeit oder für ein vermehrtes Vorkommen von Drüsengewebe; Ⓔ *hyperadenosis*

Hy|per|ad|re|na|lin|ä|mie *f*: *Syn: Adrenalinämie*; erhöhter Adrenalingehalt des Blutes; Ⓔ *hyperepinephrinemia, epinephrinemia*

Hy|per|aes|the|sia *f*: →*Hyperästhesie*

hy|per|ak|tiv *adj*: übermäßig aktiv; hyperkinetisch; Ⓔ *hyperactive, overactive*

Hy|per|ak|ti|vi|tät *f*: *Syn: Hyperkinese, Hyperkinesie, Hyperkinesis*; Bewegungsunruhe; Ⓔ *hyperactivity, overactivity, superactivity*

Hy|per|a|ku|sis *f*: krankhafte Feinhörigkeit; Ⓔ *auditory hyperesthesia, acoustic hyperesthesia, hyperacusis, hyperacousia, hyperacusia, hyperakusis*

hy|per|a|kut *adj*: (*Verlauf, Reaktion*) extrem akut, perakut; Ⓔ *hyperacute, extremely acute, peracute*

Hy|per|al|bu|min|ä|mie *f*: erhöhter Albumingehalt des Blutes; Ⓔ *hyperalbuminemia*

Hy|per|al|bu|mi|no|se *f*: allgemeine Erhöhung des Albuminspiegels; Ⓔ *hyperalbuminosis*

Hy|per|al|dos|te|ron|ä|mie *f*: erhöhter Aldosterongehalt des Blutes; Ⓔ *hyperaldosteronemia*

Hy|per|al|dos|te|ro|nis|mus *m*: *Syn: Aldosteronismus*; übermäßige Aldosteronproduktion; Ⓔ *hyperaldosteronism, aldosteronism*

primärer Hyperaldosteronismus: *Syn: Conn-Syndrom*; durch einen Aldosteron-produzierenden Tumor der Nebennierenrinde ausgelöster Hyperaldosteronismus; Ⓔ *Conn's syndrome, primary hyperaldosteronism*

Hy|per|al|dos|te|ron|u|rie *f*: erhöhte Aldosteronausscheidung im Harn; Ⓔ *hyperaldosteronuria*

Hy|per|al|ge|sie *f*: *Syn: Hyperalgie*; Schmerzüberempfindsamkeit, gesteigerte Schmerzempfindlichkeit; Ⓔ *hyperalgesia, hyperalgia, algesia*

hy|per|al|ge|tisch *adj*: Hyperalgesie betreffend, von ihr betroffen oder gekennzeichnet; Ⓔ *relating to hyperalgesia, hyperalgesic, hyperalgetic*

Hy|per|al|gie *f*: →*Hyperalgesie*

Hy|per|a|li|men|ta|ti|on *f*: chronische Überernährung; Ⓔ *hyperalimentation, superalimentation, suralimentation, supernutrition*

Hy|per|a|li|men|ta|ti|ons|syn|drom *nt*: Oberbegriff für durch eine chronische Überernährung ausgelöste Erkrankungen; Ⓔ *hyperalimentosis*

Hy|per|al|pha|li|po|pro|te|in|ä|mie *f*: erhöhter Alphalipoproteingehalt des Blutes; Ⓔ *hyperalphalipoproteinemia*

Hy|per|ä|mie *f*: vermehrte Blutfülle in einem Organ- oder Körperabschnitt; Ⓔ *hyperemia, congestion; engorgement; injection*

aktive Hyperämie: →*arterielle Hyperämie*

arterielle Hyperämie: *Syn: aktive Hyperämie*; Hyperämie bei Weitstellung der Arterien oder Arteriolen; Ⓔ *active hyperemia, active congestion, arterial hyperemia*

fluxionäre Hyperämie: Hyperämie bei erhöhtem Blutzufluss; Ⓔ *fluxionary hyperemia*

funktionelle Hyperämie: Hyperämie durch Weitstellung aller Gefäße; Ⓔ *functional congestion*

hypostatische Hyperämie: Hyperämie durch Hypostase*; Ⓔ *hypostatic congestion*

kompensatorische Hyperämie: Hyperämie durch eine kompensatorische Vermehrung der Durchblutung; Ⓔ *compensatory hyperemia*

passive Hyperämie: →*venöse Hyperämie*

reaktive Hyperämie: Hyperämie durch lokale Reaktion und Weitstellung der Gefäße; Ⓔ *reactive hyperemia*

venöse Hyperämie: *Syn: passive Hyperämie, Stauungshyperämie*; Hyperämie durch eine Abflussbehinderung im venösen Schenkel; Ⓔ *venous congestion, venous hyperemia*

Hy|per|a|mi|no|a|zid|ä|mie *f*: *Syn: Aminoazidämie*; erhöhter Aminosäuregehalt des Blutes; Ⓔ *hyperaminoacidemia, aminoacidemia*

Hy|per|a|mi|no|a|zid|u|rie *f*: *Syn:* *Aminoazidurie*; erhöhte Aminosäureausscheidung im Harn; Ⓔ *hyperaminoaciduria, hyperacidaminuria*

hy|per|ä|misch *adj*: Hyperämie betreffend, von ihr betroffen oder gekennzeichnet, durch sie bedingt; Ⓔ *marked by hyperemia, hyperemic*

hy|per|ä|mi|sie|rend *adj*: eine Hyperämie herbeiführend; Ⓔ *rubefacient*

Hy|per|am|mon|ä|mie *f*: *Syn:* *Hyperammoniämie, Ammonämie, Ammoniämie*; erhöhter Ammoniakgehalt des Blutes; Ⓔ *hyperammonemia, hyperammoniemia, ammonemia*

Hy|per|am|mo|ni|ä|mie *f*: →*Hyperammonämie*

Hy|per|am|mon|u|rie *f*: erhöhte Ammoniakausscheidung im Harn; Ⓔ *hyperammonuria*

Hy|per|a|myl|as|ä|mie *f*: erhöhter Amylasegehalt des Blutes; Ⓔ *hyperamylasemia*

Hy|per|a|phie *f*: →*Hyperhaphie*

Hy|per|ar|gi|nin|ä|mie *f*: *Syn:* *Arginasemangel, Argininämie*; autosomal-rezessiver Mangel an Arginase* mit Block des Harnstoffzyklus; führt zu erhöhten Blutspiegeln von Arginin und Ammoniak, Argininurie*, epileptiformen Krämpfen und Hirnschäden; Ⓔ *arginase deficiency, hyperargininemia, argininemia*

Hy|per|äs|the|sie *f*: *Syn:* *Hyperaesthesia*; Überempfindlichkeit für Berührungsreize; Ⓔ *hyperesthesia, hypersensibility, oxyesthesia*

hy|per|äs|the|tisch *adj*: Hyperästhesie betreffend, von ihr betroffen oder gekennzeichnet, überempfindlich; Ⓔ *relating to or marked by hyperesthesia, hyperesthetic*

hy|per|a|zid *adj*: *Syn:* *superazid*; übermäßig sauer; Ⓔ *hyperacid, superacid*

Hy|per|a|zi|di|tät *f*: *Syn:* *Superazidität*; Übersäuerung des Magensaftes; Ⓔ *superacidity, hyperacidity*

Hy|per|a|zot|ä|mie *f*: →*Azotämie*

Hy|per|a|zot|u|rie *f*: erhöhte Stickstoffausscheidung im Harn; Ⓔ *hyperazoturia*

hy|per|bar *adj*: unter/mit Überdruck, mit erhöhtem Druck; Ⓔ *hyperbaric*

hy|per|ba|so|phil *adj*: extrem basophil*; Ⓔ *hyperbasophilic*

Hy|per|be|ta|a|la|nin|ä|mie *f*: *Syn:* *β-Alaninämie*; erhöhter β-Alaningehalt des Blutes; Ⓔ *hyper-beta-alaninemia, β-alaninemia*

Hy|per|be|ta|li|po|pro|te|in|ä|mie *f*: erhöhter β-Lipoproteingehalt des Blutes; Ⓔ *hyperbetalipoproteinemia*

primäre Hyperbetalipoproteinämie: *Syn:* *(primäre/essentielle) Hyperlipoproteinämie Typ IIa, essentielle/familiäre Hypercholesterinämie, familiäre idiopathische hypercholesterinämische Xanthomatose, LDL-Rezeptordefekt*; Hyperlipoproteinämie* mit extrem hohen Cholesterinwerten und sehr hohem Arterioskleroserisiko; typisch sind tuberöse Xanthome*, Xanthelasmen und ein Arcus* lipoides corneae; Ⓔ *type IIa familial hyperlipoproteinemia, familial hyperbetalipoproteinemia, LDL-receptor disorder, familial hypercholesteremic xanthomatosis, familial hypercholesterolemia*

Hy|per|bi|kar|bo|nat|ä|mie *f*: erhöhter Bicarbonatgehalt des Blutes; Ⓔ *hyperbicarbonatemia, bicarbonatemia*

Hy|per|bi|li|ru|bin|ä|mie *f*: erhöhter Bilirubingehalt des Blutes; Ⓔ *hyperbilirubinemia*

idiopathische Hyperbilirubinämie: *Syn:* *Crigler-Najjar-Syndrom*; familiärer nicht-hämolytischer Ikterus* des Neugeborenen durch einen Mangel an Glucuronyltransferase; Ⓔ *Crigler-Najjar syndrome, Crigler-Najjar disease, Crigler-Najjar jaundice, congenital nonhemolytic jaundice*

intermittierende Hyperbilirubinämie Meulengracht: *Syn:* *Meulengracht-Gilbert-Syndrom, Meulengracht-Syndrom, Icterus juvenilis intermittens Meulengracht, Gilbert-Meulengracht-Syndrom*; hereditäre Hyperbilirubinämie, die v.a. Männer unter 25 Jahren betrifft; Ⓔ *Gilbert's disease, Gilbert's syndrome, Gilbert's cholemia, familial nonhemolytic jaundice, constitutional hepatic dysfunction, constitutional hyperbilirubinemia, familial cholemia*

konjugierte Hyperbilirubinämie: Erhöhung des konjugierten Bilirubins; Ⓔ *conjugated hyperbilirubinemia*

Hy|per|bi|li|ru|bin|u|rie *f*: erhöhte Bilirubinausscheidung im Harn; Ⓔ *hyperbilirubinuria*

Hy|per|bra|chy|ke|pha|lie *f*: *Syn:* *Hyperbrachyzephalie*; extreme Brachyzephalie*; Ⓔ *hyperbrachycephaly*

Hy|per|bra|chy|ze|pha|lie *f*: →*Hyperbrachykephalie*

Hy|per|bra|dy|ki|nin|ä|mie *f*: erhöhter Bradykiningehalt des Blutes; Ⓔ *hyperbradykininemia*

Hy|per|cal|ci|to|nin|ä|mie *f*: *Syn:* *Hyperkalzitoninämie, Kalzitoninämie, Calcitoninämie*; erhöhter Kalzitoningehalt des Blutes; Ⓔ *hypercalcitoninemia*

Hy|per|ce|men|to|se *f*: *Syn:* *Zementhyperplasie, Hyperzementose, Zementhypertrophie*; diffuse oder umschriebene Verdickung des Zahnwurzelzements; Ⓔ *hypercementosis*

Hy|per|chlor|ä|mie *f*: *Syn:* *Hyperchloridämie*; erhöhter Chloridgehalt des Blutes; Ⓔ *hyperchloremia, chloremia*

hy|per|chlor|ä|misch *adj*: Hyperchlorämie betreffend, von ihr betroffen oder gekennzeichnet, durch sie bedingt; Ⓔ *relating to or marked by hyperchloremia, hyperchloremic*

Hy|per|chlor|hy|drie *f*: erhöhte Salzsäureproduktion des Magens; Ⓔ *gastric hyperacidity, superacidity, acid indigestion, hyperchlorhydria, hyperhydrochloria, hyperhydrochloridia*

Hy|per|chlo|rid|ä|mie *f*: →*Hyperchlorämie*

Hy|per|chlor|u|rie *f*: erhöhte Chloridausscheidung im Harn; Ⓔ *hyperchloruria*

Hy|per|cho|les|te|rin|ä|mie *f*: erhöhter Cholesteringehalt des Blutes; Ⓔ *hypercholesterolemia, hypercholesteremia, hypercholesterinemia, cholesteremia, cholesterinemia, cholesterolemia*

essentielle Hypercholesterinämie: →*familiäre Hypercholesterinämie*

Tab. 13. Ernährungsempfehlungen bei Hypercholesterinämie

Nahrungsbestandteil	Maßnahme	Nahrungsmittel: Meiden	Nahrungsmittel: Bevorzugen
Gesättigte Fette Cholesterin	Vermindern	Wurstwaren, fettes Fleisch, Vollmilchprodukte, Käse	Fisch, besonders Seefisch, fettarmes Geflügel, mageres Fleisch, Magermilchprodukte (möglichst ≤ 0,3 % Fett)
Ungesättigte Fette	Beibehalten oder vermindern (trans-ungesättigt)	Gehärtete Fette, Fertigbackwaren	Pflanzliche Fette und Öle, diätetische Brotaufstriche
Ballaststoffe	Erhöhen		Getreideprodukte, Vollkornteigwaren, Gemüse, Vollkornreis, Kartoffeln, Obst

familiäre Hypercholesterinämie: *Syn:* *Hyperlipoproteinämie Typ IIa, essentielle Hypercholesterinämie, primäre Hyperbetalipoproteinämie, familiäre idiopathische hypercholesterinämische Xanthomatose, LDL-Rezeptordefekt*; Hyperlipoproteinämie* mit extrem hohen Cholesterinwerten und sehr hohem Arterioskleroserisiko; typisch sind tuberöse Xanthome*, Xanthelasmen und ein Arcus* lipoides corneae; Ⓔ *familial hypercholesterolemia, type IIa familial hyperlipoproteinemia, familial hyperbetalipoproteinemia, LDL-receptor disorder, familial hypercholesteremic xanthomatosis*

Hypercholesterinämie mit Hypertriglyceridämie: →*Hyperlipoproteinämie Typ III*

hy|per|cho|les|te|rin|ä|misch *adj*: Hypercholesterinämie betreffend; Ⓔ *relating to hypercholesterolemia, hypercholesterolemic*

Hy|per|cho|lie *f*: übermäßige Galleproduktion oder Gallensekretion; Ⓔ *hypercholia*

hy|per|chrom *adj*: (*Erythrozyten*) mit erhöhtem Hämoglobingehalt; Ⓔ *hyperchromic*

Hy|per|chro|ma|sie *f*: **1.** *Syn:* *Hyperchromie*; erhöhter Hämoglobingehalt der Erythrozyten **2.** *Syn:* *Hyperchromie*; erhöhte Färbbarkeit von Zellen oder Zellstrukturen; Ⓔ **1.** *hyperchromemia* **2.** *hyperchromemia*

hy|per|chro|ma|tisch *adj*: verstärkt anfärbbar; Ⓔ *hyperchromatic, hyperchromic*

Hy|per|chro|ma|to|se *f*: *Syn:* *Hyperchromie*; erhöhter Farbstoff- oder Pigmentgehalt eines Gewebes; Ⓔ *hyperchromatism, hyperchromasia, hyperchromia, hyperchromatosis*

Hy|per|chro|mie *f*: **1.** *Syn:* *Hyperchromatose*; erhöhter Farbstoff- oder Pigmentgehalt eines Gewebes **2.** *Syn:* *Hyperchromasie*; erhöhter Hämoglobingehalt der Erythrozyten **3.** *Syn:* *Hyperchromasie*; erhöhte Färbbarkeit von Zellen oder Zellstrukturen; Ⓔ **1.–3.** *hyperchromemia*

Hy|per|chy|lie *f*: übermäßige Magensaftsekretion; Ⓔ *hyperchylia*

Hy|per|chy|lo|mi|kron|ä|mie *f*: *Syn:* *Chylomikronämie*; Erhöhung der Chylomikronen im Blut; Ⓔ *hyperchylomicronemia, chylomicronemia, Bürger-Grütz syndrome, Bürger-Grütz disease, type I familial hyperlipoproteinemia, familial fat-induced hyperlipemia, familial hyperchylomicronemia, idiopathic hyperlipemia, familial apolipoprotein C-II deficiency, familial hypertriglyceridemia, familial lipoprotein lipase deficiency, familial LPL deficiency*

hy|per|chy|lo|mi|kron|ä|misch *adj*: *Syn:* *chylomikronämisch*; Hyperchylomikronämie betreffend, von ihr betroffen oder gekennzeichnet; Ⓔ *relating to or marked by hyperchylomicronemia, hyperchylomicronemic*

Hy|per|dak|ty|lie *f*: *Syn:* *Polydaktylie*; angeborene Überzahl von Fingern oder Zehen; Ⓔ *hyperdactyly, hyperdactylia, hyperdactylism, polydactyly, polydactylia, polydactylism*

hy|per|dens *adj*: (*Film*) mit erhöhter Dichte; Ⓔ *hyperdense*

hy|per|dip|lo|id *adj*: diploid* mit einem überzähligen Chromosom; Ⓔ *hyperdiploid*

Hy|per|don|tie *f*: Überzahl von Zähnen; Ⓔ *hyperodontia*

Hy|per|dy|na|mie *f*: übermäßige Muskelaktivität; Ⓔ *hyperdynamia*

hy|per|dy|na|misch *adj*: Hyperdynamie betreffend, mit erhöhter Muskelaktivität; Ⓔ *relating to or marked by hyperdynamia, hyperdynamic*

Hy|per|e|lek|tro|lyt|ä|mie *f*: Erhöhung der Elektrolytkonzentration im Blut; Ⓔ *hyperelectrolytemia*

Hy|per|e|me|sis *f*: übermäßiges Erbrechen; Ⓔ *excessive vomiting, hyperemesis*

Hyperemesis gravidarum: übermäßiges Schwangerschaftserbrechen; Ⓔ *pernicious vomiting of pregnancy, hyperemesis gravidarum*

hy|per|e|me|tisch *adj*: Hyperemesis betreffend, von ihr betroffen oder gekennzeichnet; Ⓔ *relating to or marked by hyperemesis, hyperemetic*

Hy|per|en|zym|ä|mie *f*: *Syn:* *Hyperenzymie*; erhöhte Enzymaktivität im Blut; Ⓔ *hyperenzymemia*

Hy|per|en|zy|mie *f*: →*Hyperenzymämie*

Hy|per|e|o|si|no|phi|lie *f*: extreme Eosinophilie*; Ⓔ *hypereosinophilia*

hy|per|erg *adj*: *Syn:* *hyperergisch*; Hyperergie betreffend, mit gesteigerter Empfindlichkeit; Ⓔ *hyperergic, hypergic*

Hy|per|er|gie *f*: gesteigerte Empfindlichkeit, verstärkte Reaktion(sbereitschaft); Ⓔ *hyperergy, hyperergia*

hy|per|er|gisch *adj*: →*hyperg*

Hy|per|e|ro|sie *f*: *Syn:* *Liebestollheit, Erotomanie*; übermäßig gesteigerter Sexualtrieb; Ⓔ *erotomania, eroticomania*

Hy|per|e|ry|thro|zyt|hä|mie *f*: *Syn:* *Hyperzythämie*; pathologische Erhöhung der Erythrozytenzahl; Ⓔ *hypercythemia, hypererythrocythemia*

hy|per|ex|kre|to|risch *adj*: durch Übersekretion gekennzeichnet; Ⓔ *hyperexcretory*

Hy|per|ex|ten|di|bi|li|tät *f*: (*Gelenk*) Überstreckbarkeit; Ⓔ *hyperextendibility, hyperextendability*

hy|per|ex|ten|dier|bar *adj*: (*Gelenk*) überstreckbar; Ⓔ *hyperextendible, hyperextendable*

hy|per|ex|zi|ta|bel *adj*: übererregbar; Ⓔ *hyperexcitable*

Hy|per|ex|zi|ta|bi|li|tät *f*: Übererregbarkeit; Ⓔ *hyperexcitability*

Hy|per|fi|brin|ä|mie *f*: erhöhter Fibringehalt des Blutes; Ⓔ *fibrinemia, inosemia*

Hy|per|fi|bri|no|gen|ä|mie *f*: *Syn:* *Fibrinogenämie*; erhöhter Fibrinogengehalt des Blutes; Ⓔ *fibrinogenemia, hyperfibrinogenemia*

Hy|per|fi|bri|no|ly|se *f*: Steigerung der Fibrinolyse* durch Freisetzung von Plasminogen*; Ⓔ *hyperfibrinolysis*

Hy|per|fi|brin|u|rie *f*: erhöhte Fibrinausscheidung im Harn; Ⓔ *fibrinuria, inosuria*

hyp|erg *adj*: *Syn:* *hypergisch*; Hypergie betreffend, mit verminderter Reaktivität; Ⓔ *hypergic, hypoergic, hyposensitive*

Hy|per|ga|lak|tie *f*: *Syn:* *Polygalaktie*; übermäßige Milchsekretion; Ⓔ *hypergalactia, hypergalactosis, polygalactia*

Hy|per|gam|ma|glo|bu|lin|ä|mie *f*: erhöhter Gammaglobulingehalt des Blutes; Ⓔ *hypergammaglobulinemia*

Hy|per|gas|trin|ä|mie *f*: erhöhter Gastringehalt des Blutes; Ⓔ *hypergastrinemia*

Hy|per|ge|ne|se *f*: Überentwicklung; Ⓔ *hypergenesis*

hy|per|ge|ne|tisch *adj*: Hypergenese betreffend, überentwickelt; Ⓔ *hypergenetic*

Hy|per|ge|ni|ta|lis|mus *m*: übermäßige oder vorzeitige Entwicklung der primären und sekundären Geschlechtsmerkmale; Ⓔ *hypergenitalism*

Hyp|er|gie *f*: verminderte Reaktivität; Ⓔ *hypoergia, hypoergy, hyposensitivity, hypergia*

hyp|er|gisch *adj*: →*hyperg*

Hy|per|glo|bu|lie *f*: *Syn:* *Polyglobulie*; Vermehrung der roten Blutkörperchen im peripherem Blut; Ⓔ *hyperglobulia, hyperglobulism*

Hy|per|glo|bu|lin|ä|mie *f*: erhöhter Globulingehalt des Blutes; Ⓔ *hyperglobulinemia*

hy|per|glo|bu|lin|ä|misch *adj*: Hyperglobulinämie betreffend, von ihr betroffen oder gekennzeichnet, durch sie bedingt; Ⓔ *relating to or marked by hyperglobulinemia, hyperglobulinemic*

Hy|per|glu|ka|gon|ä|mie *f*: erhöhter Glukagongehalt des Blutes; Ⓔ *hyperglucagonemia*

Hy|per|gly|ce|rid|ä|mie *f*: erhöhter Glyceridgehalt des Blutes; Ⓔ *hyperglyceridemia*

Hy|per|gly|cin|ä|mie *f*: **1.** *Syn:* *Hyperglyzinämie*; erhöhter

Glycingehalt des Blutes **2.** →*nicht-ketotische Hyperglycinämie*; Ⓔ **1.** *hyperglycinemia, hyperglycinuria with hyperglycinemia, glycinemia* **2.** →*nicht-ketotische Hyperglycinämie*

idiopathische Hyperglycinämie: →*ketotische Hyperglycinämie*

ketotische Hyperglycinämie: ***Syn:*** *idiopathische Hyperglycinämie*; erhöhter Glycingehalt bei Glycinose; Ⓔ *ketotic hyperglycinemia*

nicht-ketotische Hyperglycinämie: ***Syn:*** *Glykokollkrankheit, Glycinose, Glycinosis, Glycinurie mit Hyperglycinämie*; autosomal-rezessive Störung des Glycinabbaus, die schon in den ersten Lebenstagen zu Krämpfen und Muskelhypotonie führt; Ⓔ *nonketotic hyperglycinemia*

Hy|per|gly|cin|u|rie *f*: ***Syn:*** *Hyperglyzinurie*; vermehrte Glycinausscheidung im Harn; Ⓔ *hyperglycinuria*

Hy|per|glyk|ä|mie *f*: ***Syn:*** *Glucosämie*; pathologische Blutzuckererhöhung; Ⓔ *hyperglycemia, hyperglycosemia, hyperglykemia*

hy|per|glyk|ä|misch *adj*: Hyperglykämie betreffend, von ihr betroffen oder gekennzeichnet, durch sie bedingt, Hyperglykämie verursachend; Ⓔ *relating to or marked by hyperglycemia, hyperglycemic*

Hy|per|gly|ko|ge|no|ly|se *f*: übermäßige Glykogenolyse*; Ⓔ *hyperglycogenolysis*

Hy|per|gly|kos|u|rie *f*: stark erhöhte Zuckerausscheidung im Harn; Ⓔ *hyperglycosuria*

Hy|per|gly|zin|ä|mie *f*: →*Hyperglycinämie*

Hy|per|gly|zin|u|rie *f*: →*Hyperglycinurie*

Hy|per|go|na|dis|mus *m*: Gonadenüberfunktion; Ⓔ *hypergonadism*

hy|per|go|na|do|trop *adj*: ***Syn:*** *hypergonadotroph, hypergonadotrophisch*; durch einen Gonadotropinüberschuss bedingt oder verursacht; Ⓔ *hypergonadotrophic, hypergonadotropic*

hy|per|go|na|do|troph *adj*: →*hypergonadotrop*

hy|per|go|na|do|tro|phisch *adj*: →*hypergonadotrop*

Hy|per|gu|a|ni|din|ä|mie *f*: ***Syn:*** *Guanidinämie*; erhöhter Guanidingehalt des Blutes; Ⓔ *hyperguanidinemia*

Hy|per|hä|mo|glo|bin|ä|mie *f*: extreme Hämoglobinämie*; Ⓔ *hyperhemoglobinemia*

Hy|per|ha|phie *f*: ***Syn:*** *Hyperaphie*; taktile Hyperästhesie*; Ⓔ *tactile hyperesthesia, hyperaphia, oxyaphia*

Hy|per|he|pa|rin|ä|mie *f*: erhöhter Heparingehalt des Blutes; Ⓔ *hyperheparinemia*

Hy|per|hid|ro|se *f*: ***Syn:*** *übermäßiges Schwitzen, Hyperhidrosis, Hyperidrosis, Polyhidrose, Polyhidrosis, Polyidrosis*; vermehrte Schweißsekretion unterschiedlicher Genese; zum Teil konstitutionell bedingt, zum Teil symptomatisch bei endokrinen oder neurologischen Störungen; Ⓔ *excessive sweating, hyperhidrosis, hyperidrosis, hyperephidrosis, sudorrhea, polyhidrosis, polyidrosis*

einseitige Hyperhidrose: →*halbseitige Hyperhidrose*

halbseitige Hyperhidrose: ***Syn:*** *Hemihyperhidrose, Hemihyperhidrosis*; auf eine Körperhälfte beschränkte Steigerung der Schweißsekretion; Ⓔ *hemihyperhidrosis, hemidiaphoresis*

hy|per|hid|ro|tisch *adj*: ***Syn:*** *polyhidrotisch*; Hyperhidrose betreffend, von ihr betroffen oder gekennzeichnet; Ⓔ *relating to or marked by hyperhidrosis, hyperhidrotic, polyhidrotic*

Hy|per|his|ti|din|ä|mie *f*: ***Syn:*** *Histidinämie*; erhöhter Histidingehalt des Blutes; Ⓔ *histidinemia*

Hy|per|hy|dra|ta|ti|on *f*: übermäßiger Wassergehalt des Körpers, Überwässerung; Ⓔ *overhydration, hyperhydration*

Hy|per|hy|dro|pe|xie *f*: übermäßige Wassereinlagerung im Gewebe; Ⓔ *hyperhydropexis, hyperhydropexy*

Hy|per|hy|dro|xy|pro|lin|ä|mie *f*: erhöhter Hydroxyprolingehalt des Blutes; Ⓔ *hyperhydroxyprolinemia*

Hy|per|i|dro|sis *f, pl* **-ses**: →*Hyperhidrose*

hy|per|im|mun *adj*: mit hoher Antikörperkonzentration; Ⓔ *hyperimmune*

Hy|per|im|mun|glo|bu|lin|ä|mie *f*: erhöhter Immunglobulingehalt des Blutes; Ⓔ *hyperimmunoglobulinemia*

Hy|per|im|mu|ni|sie|rung *f*: wiederholte Immunisierung mit dem gleichen Antigen; Ⓔ *hyperimmunization, hypervaccination*

Hy|per|in|su|lin|ä|mie *f*: erhöhter Insulingehalt des Blutes; Ⓔ *hyperinsulinemia, hyperinsulinism, insulinemia*

Hy|per|in|su|li|nis|mus *m*: vermehrte Insulinsekretion; Ⓔ *hyperinsulinism, insulism*

Hy|per|in|vo|lu|ti|on *f*: ***Syn:*** *Superinvolution, Superinvolutio*; übermäßige Organrückbildung/Involution; Ⓔ *hyperinvolution, superinvolution*

Hy|per|iod|ä|mie *f*: ***Syn:*** *Hyperjodämie*; erhöhter Jodgehalt des Blutes; Ⓔ *hyperiodemia*

Hy|per|jod|ä|mie *f*: →*Hyperiodämie*

Hy|per|kal|ä|mie *f*: ***Syn:*** *Hyperkaliämie, Kaliämie*; erhöhter Kaliumgehalt des Blutes; Ⓔ *hyperkalemia, hyperkaliemia, hyperpotassemia, potassemia*

hy|per|kal|ä|misch *adj*: Hyperkalämie betreffend, von ihr betroffen oder gekennzeichnet, durch sie bedingt; Ⓔ *relating to or marked by hyperkalemia, hyperkalemic*

Hy|per|ka|li|ä|mie *f*: →*Hyperkalämie*

hy|per|ka|li|ä|misch *adj*: →*hyperkalämisch*

Hy|per|kalz|ä|mie *f*: ***Syn:*** *Hyperkalziämie*; erhöhter Calciumgehalt des Blutes; Ⓔ *hypercalcemia, hypercalcinemia, calcemia*

hy|per|kalz|ä|misch *adj*: ***Syn:*** *hyperkalziämisch*; Hyperkalzämie betreffend, von ihr betroffen oder gekennzeichnet, durch sie bedingt; Ⓔ *relating to or marked by hypercalcemia, hypercalcemic*

Hy|per|kal|zi|ä|mie *f*: →*Hyperkalzämie*

hy|per|kal|zi|ä|misch *adj*: →*hyperkalzämisch*

Hy|per|kal|zi|pe|xie *f*: übermäßige Calciumeinlagerung im Gewebe; Ⓔ *hypercalcipexy*

Hy|per|kal|zi|to|nin|ä|mie *f*: ***Syn:*** *Kalzitoninämie, Hypercalcitoninämie, Calcitoninämie*; erhöhter Kalzitoningehalt des Blutes; Ⓔ *hypercalcitoninemia*

Hy|per|kal|zi|u|rie *f*: ***Syn:*** *Hyperkalzurie*; vermehrte Calciumausscheidung im Harn; Ⓔ *calcinuric diabetes, hypercalciuria, hypercalcinuria, hypercalcuria*

hy|per|kal|zi|u|risch *adj*: ***Syn:*** *hyperkalzurisch*; Hyperkalziurie betreffend, von ihr betroffen oder gekennzeichnet, durch sie bedingt; Ⓔ *relating to or marked by hypercalciuria, hypercalciuric*

Hy|per|kalz|u|rie *f*: →*Hyperkalziurie*

hy|per|kalz|u|risch *adj*: →*hyperkalziurisch*

Hy|per|kap|nie *f*: ***Syn:*** *Hyperkarbie*; Erhöhung der arteriellen Kohlendioxidspannung; Ⓔ *hypercapnia, hypercarbia*

Hy|per|kar|bie *f*: →*Hyperkapnie*

Hy|per|ka|ro|tin|ä|mie *f*: ***Syn:*** *Karotinämie, Carotinämie*; erhöhter Karotingehalt des Blutes; Ⓔ *hypercarotinemia, hypercarotenemia*

Hy|per|ke|ra|to|se *f*: ***Syn:*** *Hyperkeratosis*; Verdickung der Hornhaut durch vermehrte Proliferation der Hornzellen [**Proliferationshyperkeratose**] oder verminderte Abschilferung der Oberfläche [**Retentionshyperkeratose**]; Ⓔ *hyperkeratinization, hyperkeratosis*

Hyperkeratose bei Avitaminose A: →*Hyperkeratosis follicularis*

Hy|per|ke|ra|to|sis *f, pl* **-ses**: →*Hyperkeratose*

Hyperkeratosis concentrica: ***Syn:*** *Mibelli-Krankheit, Porokeratosis Mibelli, Parakeratosis Mibelli, Parakeratosis centrifuga atrophicans, Keratoatrophodermie, Hyperkeratosis figurata centrifugata atrophicans, Keratodermia excentrica*; autosomal-dominante Erkrankung mit Hyperkeratose und Porokeratose* der Haut von Extremitäten und Gesicht; Ⓔ *porokeratosis, porokeratosis of Mibelli, Mibelli's disease, kerato-*

H

atrophoderma
Hyperkeratosis figurata centrifugata atrophicans: →*Hyperkeratosis concentrica*
Hyperkeratosis follicularis: *Syn: Krötenhaut, Phrynoderm, Hyperkeratosis follicularis (metabolica), Hyperkeratose bei Avitaminose A*; durch Vitamin-A-Mangel hervorgerufene follikuläre Hyperkeratose mit trockener, asch-grauer Haut; Ⓔ *follicular hyperkeratosis, phrynoderma, toadskin, toad skin*
Hyperkeratosis follicularis et parafollicularis in cutem penetrans (Kyrle): *Syn: Kyrle-Krankheit, Morbus Kyrle*; seltene, gehäuft bei Diabetes* mellitus oder Niereninsuffizienz* auftretende, einzelne oder multiple hyperkeratotische Papeln der Beine; Ⓔ *Kyrle's disease*
Hyperkeratosis follicularis metabolica: →*Hyperkeratosis follicularis*
Hyperkeratosis ichthyosiformis congenita: *Syn: Ichthyosis congenita*; angeborene [meist autosomal-rezessive] Verhornungsstörung unterschiedlicher Ausprägung; Ⓔ *congenital ichthyosis*
Hyperkeratosis lenticularis perstans (Flegel): *Syn: Morbus Flegel*; wahrscheinlich autosomal-dominant vererbte, disseminierte hyperkeratotische Papeln der Unterschenkel und des Fußrückens; Ⓔ *hyperkeratosis lenticularis perstans*
Hyperkeratosis monstruosa: *Syn: Sauriasis, Saurierhaut, Ichthyosis hystrix*; Oberbegriff für alle Hyperkeratosen mit schwarz-braunen, krokodilartigen Schuppen; Ⓔ *auriderma, sauriasis, sauriosis, sauroderma, alligator skin, crocodile skin, fish skin, epidermolytic hyperkeratosis*
Hyperkeratosis universalis congenita: *Syn: Harlekinfetus, Ichthyosis congenita Riecke I, Ichthyosis congenita gravis, Ichthyosis congenita universalis, Keratosis diffusa maligna*; autosomal-rezessive, schwerste Form der kongenitalen Ichthyosen*; schon intrauterin kommt es zur Ausbildung dunkler, panzerartiger Hornplatten sowie einer Ektropionierung von Lippen, Lidern und Genitalschleimhaut und Entwicklung einer Plattnase; Ⓔ *harlequin fetus*

hy|per|ke|ra|to|tisch *adj*: Hyperkeratose betreffend, von ihr betroffen oder gekennzeichnet, durch sie bedingt; Ⓔ *relating to or marked by hyperkeratosis, hyperkeratotic*

Hy|per|ke|ton|ä|mie *f*: extreme Ketonämie*; Ⓔ *hyperketonemia*

Hy|per|ke|ton|u|rie *f*: stark erhöhte Ketonkörperausscheidung im Harn; Ⓔ *hyperketonuria*

Hy|per|ke|to|se *f*: übermäßige Ketonkörperbildung; Ⓔ *hyperketosis*

hy|per|ke|to|tisch *adj*: Hyperketose betreffend, von ihr betroffen oder gekennzeichnet, durch sie bedingt; Ⓔ *relating to or marked by hyperketosis, hyperketotic*

Hy|per|ki|ne|se *f*: **1.** *Syn: Hyperkinesie, Hyperkinesis, Hypermotilität*; übermäßige Bewegungsaktivität, gesteigerte Spontanmotorik **2.** *Syn: Hyperkinesie, Hyperkinesis, Hyperaktivität*; Bewegungsunruhe; Ⓔ **1.** *hypermotility, hyperkinesia, hypercinesia, hypercinesis, hyperkinesis* **2.** *hyperkinesia, hyperkinesis, hyperactivity*

hy|per|ki|ne|tisch *adj*: Hyperkinese betreffend; Ⓔ *relating to or marked by hyperkinesia, hyperkinetic, hyperactive*

Hy|per|ko|a|gu|la|bi|li|tät *f*: erhöhte Gerinnbarkeit des Blutes; Ⓔ *hypercoagulability*

Hy|per|kor|ti|sol|ä|mie *f*: erhöhter Kortisolgehalt des Blutes; Ⓔ *hypercortisolemia*

Hy|per|kor|ti|zis|mus *m*: Überfunktion der Nebennierenrinde; Ⓔ *hyperadrenocorticism, hyperadrenalcorticalism, hyperadrenocorticalism, hypercorticalism, hypercortisolism*

Hy|per|kre|a|tin|ä|mie *f*: erhöhter Kreatingehalt des Blutes; Ⓔ *hypercreatinemia*

Hy|per|kri|nie *f*: übermäßige Sekretion; Ⓔ *hypercrinia, hypercrinism*

Hy|per|lac|ta|zid|ä|mie *f*: →*Hyperlaktazidämie*

Hy|per|lak|ta|zid|ä|mie *f*: pathologisch erhöhte Lactatkonzentration des Blutes; Ⓔ *hyperlactacidemia, lactacidemia, lacticacidemia*

Hy|per|le|ci|thin|ä|mie *f*: →*Hyperlezithinämie*

Hy|per|leu|ko|zy|to|se *f*: *Syn: leukämoide Reaktion, leukämische Reaktion, Pseudoleukämie*; extreme Leukozytose* mit einer Erhöhung der Leukozytenzahl auf Werte über 20.000/µl und starker Linksverschiebung*; Ⓔ *hyperleukocytosis*

hy|per|leu|ko|zy|to|tisch *adj*: Hyperleukozytose betreffend, von ihr betroffen oder gekennzeichnet; Ⓔ *relating to or marked by hyperleukocytosis, hyperleukocytotic*

Hy|per|le|zi|thin|ä|mie *f*: *Syn: Hyperlecithinämie*; pathologisch erhöhte Lecithinkonzentration des Blutes; Ⓔ *hyperlecithinemia*

Hy|per|lip|ä|mie *f*: *Syn: Lipämie*; vermehrter Neutralfettgehalt des Blutes; Ⓔ *hyperlipemia, lipemia, lipohemia, lipoidemia, pionemia*
exogene Hyperlipämie: →*fettinduzierte Hyperlipämie*
fettinduzierte Hyperlipämie: *Syn: Bürger-Grütz-Syndrom, Hyperlipoproteinämie Typ I, fettinduzierte/exogene Hypertriglyceridämie, fettinduzierte/exogene Hyperlipämie, familiärer C-II-Apoproteinmangel*; familiäre Lipidspeicherkrankheit mit Neigung zu Atherosklerose*, Hepatosplenomegalie* und zentralnervösen Störungen; Ⓔ *Bürger-Grütz disease, Bürger-Grütz syndrome, type I familial hyperlipoproteinemia, familial fat-induced hyperlipemia, familial hyperchylomicronemia, idiopathic hyperlipemia, familial apolipoprotein C-II deficiency, familial hypertriglyceridemia, familial lipoprotein lipase deficiency, familial LPL deficiency*

hy|per|lip|ä|misch *adj*: *Syn: lipämisch*; Hyperlipämie betreffend, von ihr betroffen oder gekennzeichnet, durch sie bedingt; Ⓔ *relating to or marked by hyperlipemia, hyperlipemic*

Hy|per|li|pa|zid|ä|mie *f*: *Syn: Lipazidämie*; Erhöhung der freien Fettsäuren im Blut; Ⓔ *lipacidemia*

Hy|per|li|pid|ä|mie *f*: *Syn: Lipidämie*; vermehrter Gesamtlipidgehalt des Blutes, Erhöhung der Serumlipide; Ⓔ *lipidemia, hyperlipidemia, hyperlipoidemia*
endogene Hyperlipidämie: →*Hyperlipoproteinämie Typ IV*
familiäre kombinierte Hyperlipidämie: →*Hyperlipoproteinämie Typ IIb*
kohlenhydratinduzierte Hyperlipidämie: →*Hyperlipoproteinämie Typ IV*

Hy|per|li|po|chrom|ä|mie *f*: *Syn: Lipochromämie*; erhöhter Lipochromgehalt des Blutes; Ⓔ *lipochromemia*

Hy|per|li|po|pro|te|in|ä|mie *f*: vermehrter Lipoproteingehalt des Blutes; Ⓔ *hyperlipoproteinemia*
Hyperlipoproteinämie mit breiter Betabande: →*Hyperlipoproteinämie Typ III*
essentielle Hyperlipoproteinämie: →*primäre Hyperlipoproteinämie*
exogen-endogene Hyperlipoproteinämie: →*Hyperlipoproteinämie Typ V*
kalorisch-induzierte Hyperlipoproteinämie: →*Hyperlipoproteinämie Typ V*
kombinierte Hyperlipoproteinämie: →*Hyperlipoproteinämie Typ II*
primäre Hyperlipoproteinämie: *Syn: essentielle Hyperlipoproteinämie*; autosomal vererbte Erkrankung, die nach Frederickson in 5 Typen eingeteilt wird; Ⓔ *familial hyperlipoproteinemia*
sekundäre Hyperlipoproteinämie: *Syn: symptomatische Hyperlipoproteinämie*; erworbene Hyperlipoproteinämie, die durch die Ernährung oder andere Krankheiten [Diabetes* mellitus] ausgelöst wird; Ⓔ

acquired hyperlipoproteinemia, nonfamilial hyperlipoproteinemia

symptomatische Hyperlipoproteinämie: →*sekundäre Hyperlipoproteinämie*

Hyperlipoproteinämie Typ I: ***Syn:*** *Bürger-Grütz-Syndrom, fettinduzierte/exogene Hypertriglyceridämie, fettinduzierte/exogene Hyperlipämie, familiärer C-II-Apoproteinmangel*; familiäre Lipidspeicherkrankheit mit Neigung zu Atherosklerose*, Hepatosplenomegalie* und zentralnervösen Störungen; Ⓔ *Bürger-Grütz syndrome, Bürger-Grütz disease, familial apolipoprotein C-II deficiency, familial hypertriglyceridemia, familial lipoprotein lipase deficiency, familial LPL deficiency, type I familial hyperlipoproteinemia, familial fat-induced hyperlipemia, familial hyperchylomicronemia, idiopathic hyperlipemia*

Hyperlipoproteinämie Typ II: ***Syn:*** *kombinierte Hyperlipoproteinämie*; durch eine Erhöhung von Cholesterin und β-Lipoprotein gekennzeichnete Form; Ⓔ *type II familial hyperlipoproteinemia, familial combined hyperlipidemia, familial combined hyperlipoproteinemia, multiple lipoprotein-type hyperlipidemia*

Hyperlipoproteinämie Typ IIa: ***Syn:*** *essentielle/familiäre Hypercholesterinämie, primäre Hyperbetalipoproteinämie, familiäre idiopathische hypercholesterinämische Xanthomatose, LDL-Rezeptordefekt*; Hyperlipoproteinämie mit extrem hohen Cholesterinwerten und sehr hohem Arterioskleroserisiko; typisch sind tuberöse Xanthome*, Xanthelasmen und ein Arcus* lipoides corneae; Ⓔ *type IIa familial hyperlipoproteinemia, familial hyperbetalipoproteinemia, LDL-receptor disorder, familial hypercholesteremic xanthomatosis, familial hypercholesterolemia*

Hyperlipoproteinämie Typ IIb: ***Syn:*** *(familiäre) kombinierte Hyperlipidämie*; Hyperlipoproteinämie mit Erhöhung von Cholesterin, LDL und VLDL; führt zu frühzeitig auftretender schwerer Arteriosklerose; Ⓔ *type IIb familial hyperlipoproteinemia, familial combined hyperlipidemia, familial combined hyperlipoproteinemia, mixed hyperlipemia, mixed hyperlipoproteinemia, mixed hyperlipidemia*

Hyperlipoproteinämie Typ III: ***Syn:*** *Hypercholesterinämie mit Hypertriglyceridämie, Broad-Beta-Disease, Hyperlipoproteinämie mit breiter Betabande*; Hyperlipoproteinämie mit Erhöhung von Triglyceriden und VLDL und einer typischen verbreiterten β-Lipoproteinbande; das Arterioskleroserisiko ist hoch; Ⓔ *broad-beta disease, broad-beta proteinemia, floating-beta disease, floating-beta proteinemia, familial dysbetalipoproteinemia, type III familial hyperlipoproteinemia*

Hyperlipoproteinämie Typ IV: ***Syn:*** *endogene/kohlenhydratinduzierte Hyperlipidämie/Triglyceridämie, familiäre Hypertriglyceridämie*; durch eine Erhöhung von Triglyceriden, VLDL und Präbetalipoproteinen markierte Hyperlipoproteinämie mit hohem Arterioskleroserisiko; Ⓔ *multiple lipoprotein-type hyperlipidemia, type IV familial hyperlipoproteinemia, familial combined hyperlipidemia, familial hypertriglyceridemia, carbohydrate-induced hyperlipemia*

Hyperlipoproteinämie Typ V: ***Syn:*** *exogen-endogene Hyperlipoproteinämie, kalorisch-induzierte Hyperlipoproteinämie, Hyperchylomikronämie und Hyperpräbetalipoproteinämie*; sowohl endogen bedingte als auch durch Kohlenhydrat- und Fettzufuhr ausgelöste Hyperlipoproteinämie mit niedrigem Arterioskleroserisiko; Ⓔ *type V familial hyperlipoproteinemia, mixed hyperlipemia, mixed hyperlipoproteinemia, familial hyperchylomicronemia and hyperprebetalipoproteinemia, familial lipoprotein lipase deficiency, familial LPL deficiency, apolipoprotein C-II deficiency, combined fat-induced and carbohydrate-induced hyperlipemia*

Hy|per|lith|ä|mie *f*: erhöhter Lithiumgehalt des Blutes; Ⓔ *hyperlithemia*

Hy|per|lith|u|rie *f*: vermehrte Harnsäureausscheidung; Ⓔ *hyperlithuria*

Hy|per|lor|do|se *f*: extreme Lordose*; Ⓔ *hyperlordosis*

hy|per|lor|do|tisch *adj*: Hyperlordose betreffend, von ihr betroffen oder gekennzeichnet; Ⓔ *relating to or marked by hyperlordosis, hyperlordotic*

Hy|per|ly|sin|ä|mie *f*: ***Syn:*** *Lysinintoleranz*; erhöhter Lysingehalt des Blutes; Ⓔ *hyperlysinemia, lysine dehydrogenase deficiency, lysine intolerance, lysine-ketoglutarate reductase deficiency, L-lysine:NAD oxidoreductase deficiency*

Hy|per|ly|sin|u|rie *f*: erhöhte Lysinausscheidung im Harn; Ⓔ *hyperlysinuria*

Hy|per|ma|gne|si|ä|mie *f*: erhöhter Magnesiumgehalt des Blutes; Ⓔ *hypermagnesemia*

Hy|per|mas|tie *f*: Brusthypertrophie, Brustdrüsenhypertrophie; Ⓔ *hypermastia*

Hy|per|me|la|no|se *f*: übermäßige Melaninablagerung; Ⓔ *hypermelanosis*

hy|per|me|la|no|tisch *adj*: Hypermelanose betreffend, von ihr betroffen oder gekennzeichnet, durch sie bedingt; Ⓔ *hypermelanotic*

Hy|per|me|nor|rhoe *f, pl* **-rhoen**: übermäßig starke Menstruation(sblutung); Ⓔ *hypermenorrhea, menostaxis, menorrhagia*

hy|per|me|ta|bo|lisch *adj*: Hypermetabolismus betreffend, von ihm gekennzeichnet; Ⓔ *relating to or marked by hypermetabolism, hypermetabolic*

Hy|per|me|ta|bo|lis|mus *m*: gesteigerter Stoffwechsel; Ⓔ *hypermetabolism, increased metabolism*

Hy|per|me|ta|mor|pho|se *f*: extrem schnell wechselnde Aufmerksamkeit; Ⓔ *excessive change, hypermetamorphosis*

Hy|per|me|ta|pla|sie *f*: pathologisch erhöhte Metaplasie*; Ⓔ *hypermetaplasia*

Hy|per|me|tro|pie *f*: ***Syn:*** *Hyperopie*; Übersichtigkeit, Weitsichtigkeit; Ⓔ *far sight, farsightedness, hyperopia, hypermetropia*

hy|per|me|tro|pisch *adj*: ***Syn:*** *hyperop*; weitsichtig; Ⓔ *relating to hyperopia, long-sighted, farsighted, hyperopic, hypermetropic*

Hy|per|mne|sie *f*: übersteigertes Erinnerungsvermögen, abnorme Gedächtnisstärke; Ⓔ *hypermnesia*

Hy|per|mo|ti|li|tät *f*: ***Syn:*** *Hyperkinese, Hyperkinesie, Hyperkinesis*; übermäßige Bewegungsaktivität, gesteigerte Spontanmotorik; Ⓔ *hypermotility, hyperkinesia, hypercinesia, hypercinesis, hyperkinesis*

Hy|per|na|tri|ä|mie *f*: erhöhter Natriumgehalt des Blutes; Ⓔ *hypernatremia, hypernatronemia, natremia, natriemia*

hy|per|na|tri|ä|misch *adj*: Hypernatriämie betreffend, von ihr betroffen oder gekennzeichnet, durch sie bedingt; Ⓔ *relating to or marked by hypernatremia, hypernatremic*

hy|per|ne|phro|id *adj*: der Nebennierenrinde ähnlich; Ⓔ *hypernephroid*

Hy|per|ne|phrom *nt*: ***Syn:*** *hypernephroides Karzinom, klarzelliges Nierenkarzinom, maligner Grawitz-Tumor*; durch helle Zellen charakterisierter, häufigster bösartiger Nierentumor, der Männer häufiger befällt als Frauen; Ⓔ *hypernephroma, renal adenocarcinoma, renal cell carcinoma, hypernephroid carcinoma, hypernephroid renal carcinoma, Grawitz's tumor, clear cell carcinoma of kidney, clear cell adenocarcinoma, adenocarcinoma of kidney*

hy|per|nor|mal *adj*: übermäßig, übernormal; Ⓔ *hypernormal*

Hy|per|o|don|tie *f*: angeborene Überzahl von Zähnen; Ⓔ *hyperodontia*

Hy|per|o|ny|chie *f*: Nagelhypertrophie; Ⓔ *hyperonychia*

hy|per|op *adj*: *Syn:* *hypermetropisch*; weitsichtig; Ⓔ *relating to hyperopia, long-sighted, farsighted, hyperopic, hypermetropic*

Hy|per|o|pie *f*: *Syn:* *Hypermetropie*; Übersichtigkeit, Weitsichtigkeit; Ⓔ *far sight, farsightedness, long-sightedness, long sight, hyperopia, hypermetropia*

Hy|per|o|re|xie *f*: *Syn:* *Heißhunger, Esssucht, Fresssucht, Bulimie, Bulimia*; übermäßiges Essen, das nicht von einem Hungergefühl ausgelöst wird; Ⓔ *hyperorexia, bulimia, boulimia*

Hy|per|os|mie *f*: *Syn:* *olfaktorische Hyperästhesie*; pathologisch gesteigertes Geruchsvermögen; Ⓔ *olfactory hyperesthesia, hyperosmia, hyperosphresia, hyperosphresis, oxyosmia, oxyosphresia*

hy|per|os|mol|ar *adj*: mit erhöhter Osmolarität; Ⓔ *hyperosmolar*

Hy|per|os|mol|a|ri|tät *f*: erhöhte Osmolarität*; Ⓔ *hyperosmolarity*

Hy|per|os|to|se *f*: *Syn:* *Knochenhypertrophie, Knochenhyperplasie, Hyperostosis*; überschießende Knochenbildung, die nach außen [Exostose*] oder innen [Endostose*] gerichtet sein kann; Ⓔ *hyperostosis*

infantile kortikale Hyperostose: →*Hyperostosis corticalis infantilis*

Hy|per|os|to|sis *f, pl* **-ses:** →*Hyperostose*

Hyperostosis corticalis deformans juvenilis: *Syn:* *juveniler Morbus Paget*; familiäre Hyperostose mit Hyperphosphatasie* sowie einer Verdickung der Diaphysen von Röhrenknochen und des Schädeldachs; wird meist im Alter von 2 -3 Jahren manifest; Ⓔ *juvenile Paget's disease*

Hyperostosis corticalis generalisata: *Syn:* *van Buchem-Syndrom*; familiäre, meist nach der Pubertät auftretende Hyperostose mit Vergrößerung von zunächst Kinn und Schlüsselbein; später progrediente Generalisierung [Wirbelsäule, Becken, Schädel]; Ⓔ *generalized cortical hyperostosis*

Hyperostosis corticalis infantilis: *Syn:* *Caffey-Syndrom, Morbus Caffey, Caffey-Silverman-Syndrom, Caffey-deToni-Syndrom, Caffey-Smith-Syndrom, infantile kortikale Hyperostose*; ätiologisch unklare Erkrankung des Kleinkindalters; typisch sind schmerzhafte Weichteilschwellung und asymmetrische kortikale Hyperostosen von Unterkiefer, Schlüsselbeinen und Ulna; heilt i.d.R. nach Ablauf mehrerer Schübe ohne bleibende Schäden ab; Ⓔ *infantile cortical hyperostosis*

Hyperostosis frontalis interna: *Syn:* *Morgagni-Syndrom, Morgagni-Morel-Stewart-Syndrom*; auf die Lamina* interna des Stirnbeins beschränkte, fast ausschließlich ältere Frauen betreffende Hyperostose; Teil der Morgagni-Trias*; Ⓔ *Morgagni's hyperostosis*

Hyperostosis generalisata mit Pachydermie: *Syn:* *(familiäre/primäre) Pachydermoperiostose, idiopathische hypertrophische Osteoarthropathie, Akropachydermie mit Pachydermoperiostose, Touraine-Solente-Golé-Syndrom*; unregelmäßig autosomal-dominantes Syndrom mit Hyperostosen [Periost der langen Röhrenknochen], Pachydermie* [Gesicht, Arme, Beine], Trommelschlegelfingern* und Akrozyanose*; Ⓔ *acropachyderma with pachyperiostitis*

Hyperostosis vertebralis senilis ankylosans: *Syn:* *Forestier-Krankheit, Forestier-Syndrom, Morbus Forestier, hyperostotische Spondylose, Spondylosis hyperostotica*; meist ältere Patienten betreffende Hyperostose der (Brust-)Wirbelsäule mit ausgeprägter Spangenbildung; vermutlich durch Stoffwechselstörungen [Diabetes* mellitus, Hyperurikämie] ausgelöst; Ⓔ *senile ankylosing hyperostosis of spine*

hy|per|os|to|tisch *adj*: Hyperostose betreffend, von ihr betroffen oder gekennzeichnet; Ⓔ *relating to hyperostosis, hyperostotic*

Hy|per|ös|tro|gen|ä|mie *f*: erhöhter Östrogengehalt des Blutes; Ⓔ *hyperestrogenemia, hyperestrinemia*

Hy|per|o|xal|ä|mie *f*: *Syn:* *Oxalämie*; erhöhter Oxalsäuregehalt des Blutes; Ⓔ *hyperoxalemia, oxalemia*

Hy|per|o|xal|u|rie *f*: erhöhte Oxalsäureausscheidung im Harn; Ⓔ *hyperoxaluria, oxaluria*

primäre Hyperoxalurie: *Syn:* *Kalziumoxalatnephritis, Oxalose-Syndrom, Oxalose*; seltene Stoffwechselstörung mit Ablagerung von Calciumoxalat in Knochen und Niere; führt oft zu Harnsteinbildung [**Oxalatstein**]; Ⓔ *primary hyperoxaluria*

Hy|per|ox|ä|mie *f*: erhöhter Sauerstoffgehalt des Blutes; Ⓔ *hyperoxemia, hyperoxia*

Hy|per|o|xid|dis|mu|ta|se *f*: *Syn:* *Superoxiddismutase, Hämocuprein, Erythrocuprein*; in Erythrozyten vorhandenes Enzym, das Superoxid-Ionen abbaut; Ⓔ *superoxide dismutase, cytocuprein, hemocuprein, hepatocuprein, erythrocuprein*

Hy|per|o|xie *f*: erhöhte Sauerstoffspannung im Blut; erhöhter Sauerstoffgehalt im Gewebe; Ⓔ *hyperoxia, hyperoxemia*

hy|per|o|xisch *adj*: Hyperoxie betreffend, von ihr betroffen oder durch sie bedingt; Ⓔ *relating to or marked by hyperoxia, hyperoxic*

Hy|per|pa|ra|thy|re|o|i|dis|mus *m*: *Syn:* *Hyperparathyroidismus, Hyperparathyreose*; Nebenschilddrüsenüberfunktion; Ⓔ *hyperparathyroidism*

paraneoplastischer Hyperparathyreoidismus: *Syn:* *Pseudohypoparathyreoidismus*; durch hormonbildende Tumoren verursachter Hyperparathyreoidismus; Ⓔ *paraneoplastic hyperparathyroidism, pseudohyperparathyroidism*

Hy|per|pa|ra|thy|re|o|se *f*: →*Hyperparathyreoidismus*

Hy|per|pa|ra|thy|ro|i|dis|mus *m*: →*Hyperparathyreoidismus*

Hy|per|pa|thie *f*: Überempfindlichkeit für Reize; Ⓔ *hyperpathia*

Hy|per|pep|sin|ä|mie *f*: erhöhter Pepsingehalt des Blutes; Ⓔ *hyperpepsinemia*

Hy|per|pep|sin|u|rie *f*: pathologisch erhöhte Pepsinausscheidung im Harn; Ⓔ *hyperpepsinuria*

Hy|per|pha|lan|gie *f*: *Syn:* *Vielgliedrigkeit, Polyphalangie*; Vorkommen überzähliger Finger- oder Zehenglieder; Ⓔ *hyperphalangia, hyperphalangism, polyphalangia, polyphalangism*

Hy|per|phe|nyl|a|la|nin|ä|mie *f*: *Syn:* *Phenylalaninämie*; erhöhter Phenylalaningehalt des Blutes; Ⓔ *hyperphenylalaninemia, phenylalaninemia*

Hy|per|pho|rie *f*: latentes Höhenschielen; Ⓔ *anophoria, hyperphoria*

Hy|per|phos|phat|ä|mie *f*: Vermehrung des anorganischen Phosphats im Blut; Ⓔ *hyperphosphatemia*

Hy|per|phos|pha|tas|ä|mie *f*: *Syn:* *Hyperphosphatasie*; pathologische Erhöhung der alkalischen Phosphatase im Blut; Ⓔ *hyperphosphatasemia, hyperphosphatasia*

Hy|per|phos|pha|ta|sie *f*: →*Hyperphosphatasämie*

Hy|per|phos|phat|u|rie *f*: erhöhte Phosphatausscheidung im Harn; Ⓔ *hyperphosphaturia*

Hy|per|phos|phor|ä|mie *f*: erhöhter Gehalt an Phosphorverbindungen im Blut; Ⓔ *hyperphosphoremia*

Hy|per|pig|men|tie|rung *f*: vermehrte Pigmentierung; Ⓔ *hyperpigmentation, superpigmentation*

Hy|per|pi|tu|i|ta|ris|mus *m*: Hypophysenüberfunktion; Ⓔ *hyperpituitarism, pituitary hyperfunction*

Hy|per|pla|sie *f*: *Syn:* *numerische Hypertrophie, Hyperplasia*; Vergrößerung eines Gewebes oder Organs durch Vermehrung der Zellen; Ⓔ *hyperplasia, quantitative hypertrophy, numerical hypertrophy*

aktinische retikuläre Hyperplasie: *Syn:* *aktinisches Retikuloid, Aktinoretikulose*; auf dem Boden einer Lichtdermatose* entstehende chronisch ekzematöse Hauterkrankung, die zu den Pseudolymphomen* gerechnet wird; kann leicht mit einer Mycosis* fungoides

verwechselt werden; Ⓔ *actinic reticuloid*
Hy|per|plas|mie *f*: vermehrtes Blutplasmavolumen; Ⓔ *hyperplasmia*
hy|per|plas|tisch *adj*: Hyperplasie betreffend, von ihr betroffen oder gekennzeichnet; Ⓔ *relating to hyperplasia, hyperplastic*
hy|per|plo|id *adj*: mit einem oder mehreren überzähligen Chromosomen; Ⓔ *hyperploid*
Hy|per|pnoe *f, pl* **-o|en**: vertiefte Atmung; Ⓔ *hyperpnea*
hy|per|pnoe|isch *adj*: *Syn: hyperpnoisch*; Hyperpnoe betreffend; Ⓔ *hyperpneic*
hy|per|pno|isch *adj*: → *hyperpnoeisch*
Hy|per|po|ly|pep|tid|ä|mie *f*: *Syn: Polypeptidämie*; erhöhter Polypeptidgehalt des Blutes; Ⓔ *hyperpolypeptidemia*
Hy|per|prä|be|ta|li|po|pro|te|in|ä|mie *f*: Erhöhung der Präbetalipoproteine im Blut; Ⓔ *hyperprebetalipoproteinemia, prebetalipoproteinemia*
Hy|per|pro|lac|tin|ä|mie *f*: → *Hyperprolaktinämie*
Hy|per|pro|lak|tin|ä|mie *f*: *Syn: Hyperprolactinämie*; erhöhter Prolaktingehalt des Blutes; Ⓔ *hyperprolactinemia*
hy|per|pro|lak|tin|ä|misch *adj*: Hyperprolaktinämie betreffend, von ihr betroffen oder gekennzeichnet, durch sie bedingt; Ⓔ *relating to or marked by hyperprolactinemia, hyperprolactinemic*
Hy|per|pro|lin|ä|mie *f*: erhöhter Prolingehalt des Blutes; Ⓔ *prolinemia, hyperprolinemia*
Hy|per|pro|se|xie *f*: pathologisch gesteigerte Aufmerksamkeit; Ⓔ *hyperprosexia*
Hy|per|pro|te|in|ä|mie *f*: Erhöhung der Plasmaproteine; Ⓔ *hyperproteinemia*
hy|per|py|re|tisch *adj*: Hyperpyrexie betreffend oder verursachend; Ⓔ *relating to or causing hyperpyrexia, hyperpyretic, hyperpyrexial*
Hy|per|py|re|xie *f*: hohes Fieber; Ⓔ *hyperpyrexia*
Hy|per|py|re|xie|syn|drom *nt*: *Syn: hyperpyretische Toxikose*; bei Darminfekten vorkommende Störung der Temperaturregelung mit Fieber von 41° oder höher; Ⓔ *hyperpyrexia syndrome*
hy|per|re|ak|tiv *adj*: übermäßig stark reagierend; Ⓔ *hyperreactive*
Hy|per|re|fle|xie *f*: Reflexsteigerung; Ⓔ *hyperreflexia*
Hy|per|re|nin|ä|mie *f*: *Syn: Hyperreninismus*; erhöhter Reningehalt des Blutes; Ⓔ *hyperreninemia*
Hy|per|re|ni|nis|mus *m*: → *Hyperreninämie*
Hy|per|sal|ä|mie *f*: *Syn: Hypersaliämie, Hypersalie*; erhöhter Salzgehalt des Blutes; Ⓔ *hypersalemia*
Hy|per|sa|li|ä|mie *f*: → *Hypersalämie*
Hy|per|sa|lie *f*: → *Hypersalämie*
hy|per|sa|lin *adj*: übermäßig salzhaltig; Ⓔ *hypersaline*
Hy|per|sa|li|va|ti|on *f*: *Syn: Sialorrhoe, Ptyalismus*; (übermäßiger) Speichelfluss; Ⓔ *hyperptyalism, hypersalivation, hygrostomia, salivation, sialism, sialismus, sialorrhea, sialosis, ptyalism, ptyalorrhea*
Hy|per|sar|ko|sin|ä|mie *f*: *Syn: Sarkosinämie*; erhöhter Sarkosingehalt des Blutes; Ⓔ *sarcosinemia, hypersarcosinemia*
Hy|per|se|kre|ti|on *f*: übermäßige Sekretion; Ⓔ *hypersecretion, supersecretion*
hy|per|sen|si|bel *adj*: überempfindlich; Ⓔ *hypersensitive*
Hy|per|sen|si|bi|li|tät *f*: Reizüberempfindlichkeit; Ⓔ *hypersensibility, hypersensitivity, hypersensitiveness, idiosyncrasy*
Hy|per|sen|si|ti|vi|täts|pneu|mo|ni|tis *f, pl* **-ti|den**: *Syn: exogen allergische Alveolitis*; durch organische Staubpartikel hervorgerufene allergische Reaktion der Lungenalveolen; Ⓔ *hypersensitivity pneumonitis, allergic alveolitis, extrinsic alveolitis, extrinsic allergic alveolitis*
Hy|per|se|ro|ton|ä|mie *f*: → *Hyperserotoninämie*
Hy|per|se|ro|to|nin|ä|mie *f*: *Syn: Hyperserotonämie, Hyperserotonismus, Hyperserotoninismus*; erhöhter Serotoningehalt des Blutes; Ⓔ *hyperserotonemia*
Hy|per|se|ro|to|ni|nis|mus *m*: → *Hyperserotoninämie*
Hy|per|se|ro|to|nis|mus *m*: → *Hyperserotoninämie*
Hy|per|se|xu|a|li|tät *f*: übermäßiges sexuelles Verlangen; Ⓔ *hypersexuality*
hy|per|som *adj*: Hypersomie betreffend, an Hypersomie leidend, riesenwüchsig; Ⓔ *hypersomic*
Hy|per|so|ma|to|tro|pis|mus *m*: erhöhter Somatotropingehalt des Blutes; Ⓔ *hypersomatotropism*
Hy|per|so|mie *f*: *Syn: Gigantismus*; Riesenwuchs; Ⓔ *somatomegaly, gigantism, giantism, gigantosoma, hypersomia*
Hy|per|som|nie *f*: Schlafsucht; Ⓔ *hypersomnia*
hy|per|so|nisch *adj*: Hyperschall betreffend; Ⓔ *hypersonic*
hy|per|sperm *adj*: *Syn: hyperzoosperm*; mit erhöhter Ejakulatmenge; Ⓔ *hyperspermic*
Hy|per|sper|mie *f*: *Syn: Hyperzoospermie*; erhöhte Ejakulatmenge; Ⓔ *hyperspermia*
Hy|per|sple|nie *f*: → *Hypersplenismus*
Hy|per|sple|nie|syn|drom *nt*: → *Hypersplenismus*
Hy|per|sple|nis|mus *m*: *Syn: Hypersplenie, Hypersplenie-syndrom*; Milzüberfunktion; Ⓔ *hypersplenism, hypersplenia*
Hy|per|ste|a|to|se *f*: vermehrte Talgabsonderung der Haut; Ⓔ *hypersteatosis*
hy|per|ste|a|to|tisch *adj*: Hypersteatose betreffend, von ihr betroffen oder gekennzeichnet; Ⓔ *relating to or marked by hypersteatosis, hypersteatotic*
Hy|per|sthen|u|rie *f*: Ausscheidung eines konzentrierten Harns mit hoher Dichte [**hochgestellter Harn**]; Ⓔ *hypersthenuria*
Hy|per|tel|ie *f*: Überentwicklung; Ⓔ *hypertely, hypertelia*
Hy|per|tel|o|ris|mus *m*: Schädelanomalie mit vergrößertem Augenabstand und verbreitertem Nasenrücken; Ⓔ *hypertelorism*
Hy|per|ten|si|no|gen *nt*: *Syn: Angiotensinogen*; inaktive Muttersubstanz der Angiotensine*; Ⓔ *angiotensinogen, angiotensin precursor*
Hy|per|ten|si|on *f*: → *arterielle Hypertonie*
hy|per|ten|siv *adj*: Hypertonie/Hypertension betreffend, mit erhöhtem Blutdruck; Ⓔ *relating to or marked by high blood pressure/hypertension, hypertensive*
Hy|per|the|co|sis o|va|rii *f*: → *Hyperthekose*
Hy|per|the|ko|se *f*: *Syn: Thekazellenhyperplasie, Thekomatose, Hyperthecosis ovarii*; familiär auftretende Hyperplasie* der Thekazellen* des Eierstocks; Ⓔ *hyperthecosis*
Hy|per|the|lie *f*: *Syn: Polythelie*; überzählige Brustwarzen; Ⓔ *hyperthelia, polythelia*
hy|per|therm *adj*: Hyperthermie betreffend, von ihr betroffen oder gekennzeichnet; Ⓔ *relating to or marked by hyperthermia, hyperthermal*
Hy|per|ther|mie *f*: pathologische Erhöhung der Körpertemperatur, Überwärmung, Überhitzung; Ⓔ *hyperthermia, hyperthermy*
Hy|per|throm|bin|ä|mie *f*: erhöhter Thrombingehalt des Blutes; Ⓔ *hyperthrombinemia*
Hy|per|thy|re|o|i|die *f*: → *Hyperthyreose*
Hy|per|thy|re|o|i|dis|mus *m*: → *Hyperthyreose*
Hy|per|thy|re|o|se *f*: *Syn: Schilddrüsenüberfunktion, Hyperthyreoidismus, Hyperthyreoidie*; Überfunktion der Schilddrüse mit gesteigerter Bildung und Abgabe von Schilddrüsenhormonen [Trijodthyronin*, Thyroxin*] in den Blutkreislauf; klinisch auffällig sind psychomotorische Unruhe, Augensymptome [Exophthalmus*], Hyperhidose, Durchfälle, Gewichtsverlust, Heißhunger, Haarausfall und Muskelschwäche; Ⓔ *hyperthyroidism, hyperthyrea, hyperthyreosis, hyperthyroidosis, thyroid overactivity, thyrotoxicosis, thyrointoxication, thyrotoxemia*
iodinduzierte Hyperthyreose: durch Iodaufnahme in-

duzierte Hyperthyreose; Ⓔ *iod-Basedow, jodbasedow*

hy|per|thy|re|ot *adj*: Schilddrüsenüberfunktion/Hyperthyreose betreffend, von ihr betroffen oder gekennzeichnet, durch sie bedingt; Ⓔ *relating to or marked by hyperthyroidism, hyperthyroid*

Hy|per|thy|ro|xin|ä|mie *f*: erhöhter Thyroxingehalt des Blutes; Ⓔ *hyperthyroxinemia*

hy|per|ton *adj*: **1.** mit erhöhter Spannung/erhöhtem Tonus **2.** *Syn: hypertonisch*; mit erhöhtem osmotischen Druck; Ⓔ **1.** *hypertonic* **2.** *hypertonic, hyperisotonic*

Hy|per|to|nie *f*: **1.** *Syn: Hypertonus*; erhöhte Spannung, erhöhter Tonus **2.** →*arterielle Hypertonie*; Ⓔ **1.** *hypertonicity, hypertonia* **2.** *high blood pressure, high-blood pressure, hypertonus, hypertension, arterial hypertension, vascular hypertension*

arterielle Hypertonie: *Syn: Bluthochdruck, Hypertension, Hochdruckkrankheit*; dauernde Erhöhung des Blutdrucks im arteriellen System auf Werte von > 140 mm Hg systolisch vor dem 65. Lebensjahr oder > 160 mm Hg ab dem 65 Lebensjahr und > 90 mm Hg diastolisch; da es sich aber in vielen Studien [u.a. Framingham-Studie] gezeigt hat, dass es keine eindeutigen Grenzwerte gibt, arbeiten unterschiedliche Autoren mit unterschiedlichen Grenzwerten; der weitaus größte Teil der Patienten [95 %] hat eine essentielle Hypertonie*, wobei diese Diagnose aber erst gestellt werden kann, wenn eine sekundäre Hypertonie ausgeschlossen wurde; die arterielle Hypertonie ist direkt oder indirekt für eine Reihe von Organschäden und Gefäßschäden verantwortlich, die sich u.a. als koronare Herzkrankheit*, Linksherzhypertrophie*, Herzinsuffizienz*, Aortenstenose*, Nephrosklerose*, Atherosklerose*, Aneurysmata, Augenschäden, intrazerebrale Blutung manifestieren können; diese Schäden werden durch zusätzliche Risikofaktoren [Diabetes* mellitus, Nicotin- und Alkoholabusus, Hyperlipidämie*] noch verstärkt oder beschleunigt; die Hochdrucktherapie umfasst sowohl medikamentöse als auch nicht-medikamentöse Maßnahmen; die nicht-medikamentösen Maßnahmen bestehen in einer langfristigen und konsequenten Veränderung der Lebensgewohnheiten und umfassen Kochsalzrestriktion, Gewichtsreduktion, fett- und kaliumarme Kost, Alkohol- und Nicotinverzicht, Stressreduktion und körperliche Aktivität [Ausgleichssport]; die medikamentöse Behandlung hängt von der Schwere der Hypertonie, Begleiterkrankungen und Organschäden, vorliegenden Risikofaktoren, Alter des Patienten, Lebensqualität, Kostenerwägungen und Nebenwirkungen ab; soweit als möglich wird versucht, eine individualisierte Monotherapie durchzuführen; dabei wird versucht, das optimale Antihypertensivum für den Patienten zu finden; oft [ca. 25 %] ist aber eine Kombinationstherapie notwendig; Ⓔ *high blood pressure, high-blood pressure, hypertonus, hypertension, arterial hypertension, vascular hypertension*

endokrine Hypertonie: Hypertonie bei verschiedenen Erkrankungen des endokrinen Systems [Cushing*-Syndrom, Hyperthyreose*]; Ⓔ *endocrine hypertension*

essentielle Hypertonie: *Syn: idiopathische Hypertonie, primäre Hypertonie*; Hypertonie ohne nachweisbare Ursache; Ⓔ *essential hypertension, idiopathic hypertension, primary hypertension, hyperpiesis, hyperpiesia*

idiopathische Hypertonie: →*essentielle Hypertonie*

maligne Hypertonie: Hypertonie mit dauerhaften diastolischen Werten von >120 mm Hg; Ⓔ *malignant hypertension, pale hypertension*

neurogene Hypertonie: *Syn: neurogener Hochdruck, Entzügelungshochdruck*; Bluthochdruck und Tachykardie* bei Ausfall der nervalen Regulationsmechanismen; Ⓔ *neurogenic hypertension*

portale Hypertonie: *Syn: Pfortaderhochdruck, portale Hypertension*; Erhöhung des Pfortaderdrucks; Ⓔ *portal hypertension*

primäre Hypertonie: →*essentielle Hypertonie*

renale Hypertonie: durch eine Nierenerkrankung verursachte Hypertonie; kann durch die Nierenarterie [**renovaskuläre Hypertension**] oder das Parenchym [**renoparenchymale Hypertension**] bedingt sein; Ⓔ *renal hypertension*

sekundäre Hypertonie: *Syn: symptomatische Hypertonie*; Hypertonie als Folge einer anderen Erkrankung; Ⓔ *secondary hypertension, symptomatic hypertension*

symptomatische Hypertonie: →*sekundäre Hypertonie*

systolische Hypertonie: permanenter systolischer Druck von mehr als 140 mm Hg bei normalem diastolischen Druck; Ⓔ *systolic hypertension*

hy|per|to|nisch *adj*: *Syn: hyperton*; mit erhöhtem osmotischen Druck; Ⓔ *hypertonic, hyperisotonic*

Hy|per|to|nus *m*: **1.** *Syn: Hypertonie*; erhöhte Spannung, erhöhter Tonus **2.** →*arterielle Hypertonie*; Ⓔ **1.** *hypertonicity, hypertonia* **2.** *high blood pressure, high-blood pressure, hypertonus, hypertension, arterial hypertension, vascular hypertension*

Hy|per|tri|chie *f*: *Syn: Polytrichie, Hypertrichose, Hypertrichosis*; übermäßige Behaarung; Ⓔ *polytrichia, polytrichosis, hypertrichosis, hypertrichiasis*

Hy|per|tri|cho|se *f*: →*Hypertrichie*

naevoide Hypertrichose: lokalisierte Hypertrichose auf z.B. einer Melanosis* naeviformis oder einem Nävuszellnävus*; Ⓔ *nevoid hypertrichosis*

Hy|per|tri|cho|sis *f, pl* **-ses**: →*Hypertrichie*

Hy|per|tri|gly|ce|rid|ä|mie *f*: *Syn: Triglyceridämie*; erhöhter Triglyceridgehalt des Blutes; Ⓔ *hypertriglyceridemia*

exogene Hypertriglyceridämie: *Syn: Bürger-Grütz-Syndrom, Hyperlipoproteinämie Typ I, fettinduzierte Hypertriglyceridämie/Hyperlipämie, familiärer C-II-Apoproteinmangel*; familiäre Lipidspeicherkrankheit mit Neigung zu Atherosklerose*, Hepatosplenomegalie* und zentralnervösen Störungen; Ⓔ *Bürger-Grütz syndrome, Bürger-Grütz disease, familial apolipoprotein C-II deficiency, familial hypertriglyceridemia, familial lipoprotein lipase deficiency, familial LPL deficiency, type I familial hyperlipoproteinemia, familial fat-induced hyperlipemia, familial hyperchylomicronemia, idiopathic hyperlipemia*

familiäre Hypertriglyceridämie: →*Hyperlipoproteinämie Typ IV*

hy|per|troph *adj*: *Syn: hypertrophisch*; Hypertrophie betreffend, von ihr betroffen oder gekennzeichnet, durch sie bedingt; Ⓔ *relating to or marked by hypertrophy, hypertrophic*

Hy|per|tro|phie *f*: Vergrößerung durch Volumenzunahme; Ⓔ *hypertrophy, hypertrophia*

linksventrikuläre Hypertrophie: *Syn: Linksherzhypertrophie, Linkshypertrophie*; Hypertrophie der linken Herzkammer; Ⓔ *left heart hypertrophy, left-ventricular hypertrophy*

numerische Hypertrophie: →*Hyperplasie*

rechtsventrikuläre Hypertrophie: *Syn: Rechtsherzhypertrophie, Rechtshypertrophie*; Arbeitshypertrophie der rechten Herzkammermuskulatur bei chronischer Überbelastung; Ⓔ *right heart hypertrophy, right-ventricular hypertrophy*

hy|per|tro|phisch *adj*: →*hypertroph*

Hy|per|tro|pie *f*: *Syn: Höhenschielen, Strabismus verticalis*; Strabismus*, bei dem ein Auge nach oben abwandert; Ⓔ *hypertropia*

Hy|per|ty|ro|sin|ä|mie *f*: *Syn: Tyrosinämie*; erhöhter Tyrosingehalt des Blutes; Ⓔ *hypertyrosinemia, tyrosinemia*

Hy|per|u|rik|ä|mie *f*: *Syn: Hyperurikosämie*; erhöhter Harnsäuregehalt des Blutes; Ⓔ *hyperuricemia, hyperuricacidemia, hyperuricaciduria, uricacidemia, uricemia*

hy|per|u|ri|k|ä|misch *adj*: Hyperurikämie betreffend, von ihr betroffen oder gekennzeichnet, durch sie bedingt; Ⓔ *relating to or marked by hyperuricemia, hyperuricemic*

Hy|per|u|ri|ko|s|ä|mie *f*: → *Hyperurikämie*

Hy|per|u|ri|ko|s|u|rie *f*: *Syn: Hyperurikurie*; erhöhte Harnsäureausscheidung; Ⓔ *hyperuricuria, uricaciduria, uricosuria*

Hy|per|u|ri|k|u|rie *f*: → *Hyperurikosurie*

Hy|per|va|li|n|ä|mie *f*: *Syn: Valinämie*; erhöhter Valingehalt des Blutes; Ⓔ *hypervalinemia, valinemia*

Hy|per|vas|ku|la|ri|sa|ti|on *f*: übermäßiger Gefäßreichtum; Ⓔ *hypervascularity*

hy|per|vas|ku|la|ri|siert *adj*: stark vaskularisiert; Ⓔ *hypervascular*

Hy|per|ven|ti|la|ti|on *f*: *Syn: Überventilation*; willkürlich [**forcierte Atmung**] oder unwillkürlich [psychogen, metabolisch] gesteigerte Lungenbelüftung über den Bedarf hinaus; Ⓔ *hyperventilation, overventilation*

Hy|per|ven|ti|la|ti|ons|syn|drom *nt*: bei anhaltender Hyperventilation* auftretende Symptome, z.B. Krämpfe [Hyperventilationstetanie*], Parästhesie*, Schwindel, Bewusstseinseintrübung; Ⓔ *hyperventilation syndrome*

Hy|per|ven|ti|la|ti|ons|te|ta|nie *f*: durch die Abnahme der Calciumkonzentration ausgelöste tetanische Krämpfe bei Hyperventilation*; Ⓔ *hyperventilation tetany*

Hy|per|vis|ko|si|täts|syn|drom *nt*: durch eine erhöhte Viskosität des Blutes ausgelöste Symptome, wie z.B. Kopfschmerzen, Schwindel, Taubheit, Angina* pectoris; Ⓔ *hyperviscosity syndrome*

Hy|per|vit|a|mi|no|se *f*: durch eine übermäßige Vitaminaufnahme hervorgerufene Erkrankung; klinisch wichtig sind **Vitamin-A-Hypervitaminose** [Haarausfall, Hautveränderungen, Anorexie*, Knochenschmerzen] und **Vitamin-D-Hypervitaminose** [Hyperkalzämie*, Calcinosis* metastatica, Müdigkeit, Kopfschmerzen]; Ⓔ *hypervitaminosis, supervitaminosis*

Hy|per|vol|ä|mie *f*: vermehrtes Plasmavolumen, Erhöhung des zirkulierenden Blutvolumens; Ⓔ *hypervolemia, plethora*

hy|per|vol|ä|misch *adj*: Hypervolämie betreffend, von ihr betroffen oder gekennzeichnet; Ⓔ *relating to or marked by hypervolemia, hypervolemic*

hy|per|zel|lu|lär *adj*: Hyperzellularität betreffend, von ihr gekennzeichnet; Ⓔ *hypercellular*

Hy|per|zel|lu|la|ri|tät *f*: übermäßiger Zellreichtum; Ⓔ *hypercellularity*

Hy|per|ze|men|to|se *f*: → *Hypercementose*

hy|per|zo|o|sperm *adj*: *Syn: hypersperm*; mit erhöhter Ejakulatmenge; Ⓔ *hyperspermic*

Hy|per|zo|o|sper|mie *f*: *Syn: Hyperspermie*; erhöhte Ejakulatmenge; Ⓔ *hyperspermia*

hy|per|zy|a|no|tisch *adj*: extrem zyanotisch; Ⓔ *hypercyanotic*

Hy|per|zyt|hä|mie *f*: → *Hypererythrozythämie*

Hy|per|zy|to|se *f*: Erhöhung der Zellzahl des Blutes; auch gleichgesetzt mit Polyglobulie* und Leukozytose*; Ⓔ *hypercytosis*

hy|per|zy|to|tisch *adj*: Hyperzytose betreffend, von ihr betroffen oder gekennzeichnet; Ⓔ *relating to or marked by hypercytosis, hypercytotic*

Hyph-, hyph- *präf.*: → *Hypo-*

Hy|phae|ma *f*: *Syn: Hyphäma*; Bluterguss in die vordere Augenkammer; Ⓔ *hyphema, hyphemia*

Hy|phä|ma *f*: → *Hyphaema*

Hy|phe *f*: *Syn: Pilzfaden*; von Pilzen gebildete fadenförmige Zelle, die der Nahrungsaufnahme [**vegetative Hyphe**] oder Vermehrung [**fruktifizierende Hyphe**] dient; Ⓔ *hypha, fungal filament*

Hy|pho|my|ce|tes *pl*: *Syn: Fadenpilze, Hyphomyzeten*; hyphenbildende Pilze; Ⓔ *mycelial fungi, hyphal fungi, hyphomycetes, Hyphomycetes*

Hy|pho|my|ze|ten *pl*: → *Hyphomycetes*

Hypn-, hypn- *präf.*: → *Hypno-*

hyp|na|gog *adj*: schlaferzeugend, einschläfernd; Ⓔ *hypnagogic, hypnagogue*

Hyp|na|go|gum *nt, pl* **-ga**: *Syn: Hypnotikum, Hypnoticum*; Schlafmittel; Ⓔ *hypnotic, hypnagogue*

Hyp|nal|gie *f*: im Schlaf auftretende Schmerzen, Schlafschmerz; Ⓔ *dream pain, hypnalgia*

Hypno-, hypno- *präf.*: Wortelement mit der Bedeutung „Schlaf"; Ⓔ *sleep, hypnic, hypn(o)-*

Hyp|no|an|äs|the|sie *f*: → *Hypnonarkose*

hyp|no|gen *adj*: schlaferzeugend, hypnoseerzeugend; Ⓔ *hypnogenic, hypnogenetic, hypnogenous*

Hyp|no|ge|ne|se *f*: Herbeiführen von Schlaf oder Hypnose; Ⓔ *hypnogenesis*

hyp|no|id *adj*: *Syn: hypnotoid*; hypnoseähnlich, schlafähnlich; Ⓔ *hypnoid, hypnoidal, hypnotoid*

Hyp|no|ki|ne|ma|to|graf, -graph *m*: *Syn: Somnokinematograf*; Gerät zur Aufzeichnung der Bewegungen im Schlaf; Ⓔ *hypnocinematograph*

Hyp|no|nar|ko|se *f*: *Syn: Hypnoanästhesie*; durch Hypnose* eingeleitete Narkose*; Ⓔ *hypnosis anesthesia, hypnoanesthesia*

hyp|no|nar|ko|tisch *adj*: *Syn: hypnoanästhetisch*; Hypnonarkose betreffend, mittels Hypnonarkose; Ⓔ *relating to hypnoanesthesia, hypnoanesthetic*

hyp|no|phob *adj*: Hypnophobie betreffend, durch sie gekennzeichnet; Ⓔ *relating to or marked by hypnophobia, hypnophobic*

Hyp|no|pho|bie *f*: krankhafte Angst vor Schlaf oder dem Einschlafen; Ⓔ *irrational fear of falling asleep, hypnophobia*

hyp|no|pomp *adj*: im Halbschlaf oder während der Aufwachphase auftretend; Ⓔ *hypnopompic*

Hyp|no|se *f*: durch (verbale) Suggestion* hervorgerufene Einengung des Bewusstseins mit der Erzeugung eines schlafähnlichen Zustandes; wird u.a. zu therapeutischen Zwecken in der Psychiatrie [Hypnotherapie*] und der Schmerztherapie eingesetzt; Ⓔ *hypnosis*

Hyp|no|the|ra|pie *f*: **1.** Schlaftherapie **2.** Behandlung durch/unter Hypnose; Ⓔ **1.** *hypnotherapy* **2.** *hypnotherapy*

Hyp|no|ti|kum *nt, pl* **-ka**: *Syn: Hypnagogum, Hypnoticum*; Schlafmittel; Ⓔ *hypnagogue, hypnotic, somnifacient, soporific*

hyp|no|tisch *adj*: Hypnose betreffend, von ihr betroffen oder durch sie bedingt, auf ihr beruhend; Ⓔ *somnific, somniferous, hypnotic*

hyp|no|to|id *adj*: *Syn: hypnoid*; hypnoseähnlich, schlafähnlich; Ⓔ *hypnotoid*

Hypo-, hypo- *präf.*: Wortelement mit der Bedeutung „unter/unterhalb"; Ⓔ *hyp(o)-, hyp-*

Hy|po|ac|ce|le|ri|n|ä|mie *f*: → *Hypoproaccelerinämie*

Hy|po|ad|re|na|li|n|ä|mie *f*: *Syn: Hypadrenalinämie*; verminderter Adrenalingehalt des Blutes; Ⓔ *hypoepinephrinemia*

Hy|po|ad|re|no|kor|ti|zis|mus *m*: → *Hypokortizismus*

hy|po|ak|tiv *adj*: Hypoaktivität betreffend oder zeigend; Ⓔ *hypoactive*

Hy|po|ak|ti|vi|tät *f*: verminderte Aktivität; Ⓔ *hypoactivity*

Hy|po|a|ku|sis *f*: *Syn: Hypakusis*; Hörschwäche; Ⓔ *acoustic hypoesthesia, acoustic hypesthesia, auditory hypesthesia, auditory hypoesthesia, hypoacusis, hypacusis, hypacusia*

Hy|po|al|bu|mi|n|ä|mie *f*: *Syn: Hypalbuminämie*; verminderter Albumingehalt des Blutes; Ⓔ *hypalbuminemia, hypoalbuminemia*

Hy|po|al|bu|mi|no|se *f*: *Syn: Hypalbuminose*; allgemeine Verminderung des Albuminspiegels; Ⓔ *hypoalbuminosis*

Hy|po|al|do|ste|ro|n|ä|mie *f*: verminderter Aldosterongehalt des Blutes; Ⓔ *hypoaldosteronemia*

Hy|po|al|do|ste|ro|nis|mus *m*: Aldosteronmangel; Ⓔ *hypoaldosteronism, aldosteronopenia*

Hy|po|al|do|ste|ron|u|rie *f*: verminderte Aldosteronausscheidung im Harn; Ⓔ *hypoaldosteronuria*

hy|po|al|ka|lisch *adj*: *Syn: hypalkalisch*; mit verminderter Alkalität; Ⓔ *hypoalkaline*

Hy|po|al|ka|li|tät *f*: *Syn: Hypalkalität*; verminderte Alkalität; Ⓔ *hypoalkalinity*

Hypo-Alpha-Lipoproteinämie *f*: verminderter Alpha$_1$-Lipoproteingehalt des Blutes; leichte Form der Analphalipoproteinämie; Ⓔ *Tangier disease, familial HDL deficiency, familial high density lipoprotein deficiency, α-lipoproteinemia, analphalipoproteinemia*

Hy|po|a|mi|no|a|zid|ä|mie *f*: verminderter Aminosäuregehalt des Blutes; Ⓔ *hypoaminoacidemia*

Hy|po|äs|the|sie *f*: → *Hypästhesie*

hy|po|äs|the|tisch *adj*: *Syn: hypästhetisch*; Hypoästhesie betreffend; Ⓔ *relating to or marked by hypoesthesia, hypoesthetic*

Hy|po|a|zi|di|tät *f*: → *Hypazidität*

hy|po|bar *adj*: (*Flüssigkeit*) von geringer Dichte; Ⓔ *hypobaric*

Hy|po|ba|ro|pa|thie *f*: Erkrankung durch Unterdruck; Ⓔ *hypobaropathy*

Hy|po|be|ta|li|po|pro|te|in|ä|mie *f*: verminderter Betalipoproteingehalt des Blutes; Ⓔ *hypobetalipoproteinemia*

Hy|po|bi|li|ru|bin|ä|mie *f*: verminderter Bilirubingehalt des Blutes; Ⓔ *hypobilirubinemia*

Hy|po|chlor|ä|mie *f*: *Syn: Chloropenie, Hypochloridämie*; Chloridmangel des Körpers; Ⓔ *hypochloremia, hypochloridemia, chloropenia*

hy|po|chlor|ä|misch *adj*: Hypochlorämie betreffend, von ihr betroffen oder durch sie bedingt; Ⓔ *relating to or marked by hypochloremia, hypochloremic*

Hy|po|chlor|hy|drie *f*: verminderte Salzsäuresekretion des Magens; Ⓔ *hypochlorhydria, hypohydrochloria*

Hy|po|chlo|rid|ä|mie *f*: → *Hypochlorämie*

Hy|po|chlor|u|rie *f*: verminderte Chloridausscheidung im Harn; Ⓔ *hypochloruria*

Hy|po|cho|les|te|rin|ä|mie *f*: verminderter Cholesteringehalt des Blutes; Ⓔ *hypocholesterolemia, hypocholesteremia, hypocholesterinemia*

hy|po|cho|les|te|rin|ä|misch *adj*: Hypocholesterinämie betreffend, von ihr betroffen oder gekennzeichnet; Ⓔ *relating to or marked by hypocholesterolemia, hypocholesterolemic, hypocholesteremic*

Hy|po|cho|lie *f*: *Syn: Oligocholie*; verminderte/mangelhafte Gallensekretion; Ⓔ *hypocholia, oligocholia*

Hy|po|chol|u|rie *f*: verminderte Gallenausscheidung im Harn; Ⓔ *hypocholuria*

Hy|po|chon|drie *f*: *Syn: Hypochondria*; Krankheitswahn; Ⓔ *hypochondria, hypochondriacal neurosis, hypochondriasis*

hy|po|chon|drisch *adj*: Hypochondrie oder Hypochonder betreffend, von Hypochondrie betroffen, an Hypochondrie leidend; Ⓔ *relating to hypochondria, hypochondriac, hypochondriacal*

Hy|po|chond|ri|um *nt*: *Syn: Regio hypochondriaca*; unter dem Rippenbogen liegender Teil des Oberbauchs; Ⓔ *hypochondrium, hypochondriac region*

hy|po|chrom *adj*: (*Erythrozyten*) mit vermindertem Hämoglobingehalt; Ⓔ *hypochromic*

Hy|po|chro|ma|sie *f*: → *Hypochromatose*

hy|po|chro|ma|tisch *adj*: vermindert anfärbbar; Ⓔ *hypochromatic, hypochromic*

Hy|po|chro|ma|to|se *f*: *Syn: Hypochromasie, Hypochromie*; verminderte Anfärbbarkeit des Zellkerns; Ⓔ *hypochromatosis, hypochromia*

Hy|po|chro|mie *f*: **1.** *Syn: Hypochromatose, Hypochromasie*; verminderte Anfärbbarkeit des Zellkerns **2.** verminderter Hämoglobingehalt der Erythrozyten **3.** verminderter Farbstoff- oder Pigmentgehalt eines Gewebes; Ⓔ **1.** *hypochromia, hypochromatism, hypochromy, hypochrosis* **2.** *hypochromia, hypochromatism, hypochrosis, hypochromasia, oligochromasia* **3.** *hypochromia*

Hy|po|chy|lie *f*: *Syn: Oligochylie*; verminderte Magensaftbildung; Ⓔ *oligochylia, hypochylia*

Hy|po|dak|ty|lie *f*: angeborenes Fehlen von Fingern oder Zehen; Ⓔ *hypodactyly, hypodactylia, hypodactylism*

hy|po|dens *adj*: (*Film*) mit niedriger Dichte; Ⓔ *hypodense*

hy|po|der|mal *adj*: *Syn: subkutan, subdermal*; unter der Haut (liegend), in der Unterhaut/Subkutis (liegend); Ⓔ *beneath the skin, hypodermal, hypodermatic, hypodermic, subcutaneous*

Hypodermitis nodularis subacuta saltans (O'Leary): *Syn: noduläre Vaskulitis, Vasculitis nodularis, Phlebitis nodularis*; bei Hypertonikern auftretende, an den Beugeseiten der Unterschenkel lokalisierte schmerzhafte Knoten; Ⓔ *nodular vasculitis*

hy|po|dip|lo|id *adj*: diploid* mit einem oder mehreren fehlenden Chromosomen; Ⓔ *hypodiploid*

Hy|po|dip|lo|i|die *f*: Diploidie* mit einem oder mehreren fehlenden Chromosomen; Ⓔ *hypodiploidy*

Hy|po|dip|sie *f*: pathologisch verminderter Durst; Ⓔ *diminished thirst, insensible thirst, subliminal thirst, twilight thirst, hypodipsia*

Hy|po|don|tia *f*: → *Hypodontie*

Hy|po|don|tie *f*: *Syn: Hypodontia*; angeborenes Fehlen von Zähnen; Ⓔ *partial anodontia, hypodontia, oligodontia*

hy|po|dy|nam *adj*: *Syn: hypodynamisch*; kraftlos, schwach, geschwächt; Ⓔ *hypodynamic*

hy|po|dy|na|misch *adj*: → *hypodynam*

Hy|po|e|lek|tro|lyt|ä|mie *f*: *Syn: Hypelektrolytämie*; verminderter Elektrolytgehalt des Blutes; Ⓔ *hypoelectrolytemia*

Hy|po|fer|r|ä|mie *f*: verminderter Eisengehalt des Blutes; Ⓔ *hypoferremia*

hy|po|fer|til *adj*: vermindert fruchtbar; Ⓔ *hypofertile*

Hy|po|fer|ti|li|tät *f*: verminderte Fruchtbarkeit; Ⓔ *hypofertility*

Hy|po|fi|bri|no|gen|ä|mie *f*: *Syn: Fibrinogenmangel, Faktor-I-Mangel*; verminderter Fibrinogengehalt des Blutes; Ⓔ *fibrinogen deficiency, hypofibrinogenemia, factor I deficiency, fibrinogenopenia, fibrinopenia*

Hy|po|ga|lak|tie *f*: verminderte/ungenügende Milchsekretion; Ⓔ *hypogalactia*

Hy|po|gam|ma|glo|bu|lin|ä|mie *f*: *Syn: Gammaglobulinmangel*; verminderter Gammaglobulingehalt des Blutes; kann angeboren oder erworben sein; Säuglinge durchlaufen eines physiologische Hypogammaglobulinämie zwischen dem 2. und 6. Monat; Ⓔ *hypogammaglobulinemia, hypogammaglobinemia, panhypogammaglobulinemia*

hy|po|gas|trisch *adj*: **1.** unterhalb des Magens (liegend) **2.** Unterbauch/Hypogastrium betreffend **3.** Arteria iliaca interna betreffend; Ⓔ **1.** *hypogastric* **2.** *relating to the hypogastrium, hypogastric* **3.** *hypogastric*

Hy|po|gas|tri|um *nt*: *Syn: Pubes, Regio pubica*; Scham, Schambeinregion; Ⓔ *hypogastrium, pubic region, hypogastric region, hypogastric zone, pubes*

Hy|po|ge|ne|se *f*: → *Hypogenesie*

Hy|po|ge|ne|sie *f*: *Syn: Hypogenese*; Unterentwicklung, defekte Embryonalentwicklung; Ⓔ *hypogenesis*

hy|po|ge|ne|tisch *adj*: *Syn: unterentwickelt, fehlentwickelt*; Hypogenesie betreffend, durch sie gekennzeichnet; Ⓔ *relating to hypogenesis, hypogenetic*

Hy|po|ge|ni|ta|lis|mus *m*: Unterentwicklung der Geschlechtsorgane; Ⓔ *hypogenitalism*

Hy|po|geu|sie *f*: *Syn: gustatorische Hypästhesie*; verminderte Geschmacksempfindung; Ⓔ *gustatory hypo-*

esthesia, gustatory hypesthesia, gustatory anesthesia, hypogeusia, hypogeusesthesia

Hy|po|glo|bu|lie *f*: Verminderung der Erythrozytenzahl im peripheren Blut; Ⓔ *hypoglobulia*

Hypoglossie-Hypodaktylie-Syndrom *nt*: *Syn: Aglossie-Adaktylie-Syndrom*; Fehlbildungssyndrom mit Beteiligung der Zunge, des Kiefers, der Zähne und der Finger oder Zehen; Ⓔ *hypoglossia-hypodactyly syndrome, aglossia-adactylia syndrome*

Hy|po|glos|sus *m*: *Syn: XII. Hirnnerv, Nervus hypoglossus*; motorischer Hirnnerv, der die gesamte Zungenmuskulatur innerviert; Ⓔ *hypoglossal nerve, hypoglossal, hypoglossus, twelfth nerve, twelfth cranial nerve, motor nerve of tongue*

Hypoglossus-Fazialis-Anastomose *f*: Verbindung von Nervus* hypoglossus und Nervus* facialis; Ⓔ *glossalfacial anastomosis, glossofacial anastomosis*

Hy|po|glos|sus|ka|nal *m*: *Syn: Canalis nervi hypoglossi*; Kanal in der Basis der Hinterhauptskondyle, durch die der Nervus* hypoglossus von der hinteren Schädelgrube zur äußeren Schädelbasis zieht; Ⓔ *hypoglossal canal*

Hy|po|glos|sus|läh|mung *f*: Lähmung des Nervus* hypoglossus; Ⓔ *hypoglossal palsy, hypoglossal paralysis*

Hy|po|glos|sus|schlin|ge *f*: *Syn: Ansa cervicalis*; Schlingen von Fasern des Nervus* hypoglossus am Hals; Ⓔ *cervical ansa, loop of hypoglossal nerve*

Hy|po|glu|ka|gon|ä|mie *f*: *Syn: Hypoglucagonämie*; verminderter Glukagongehalt des Blutes; Ⓔ *hypoglucagonemia*

Hy|po|glyk|ä|mie *f*: *Syn: Glucopenie*; Verminderung des Blutzuckers unter Normalwerte; Ⓔ *hypoglycemia, glucopenia*

reaktive Hypoglykämie: *Syn: postalimentäres Spätsyndrom, Spät-Dumping*; nach Magenentfernung auftretendes Syndrom; 2–3 Stunden nach Nahrungsaufnahme kommt es zu einer hypoglykämischen Phase mit Schwitzen, Übelkeit und evtl. Kreislaufkollaps; Ⓔ *late postprandial dumping, late postprandial dumping syndrome, reactive hypoglycemia*

hy|po|glyk|ä|misch *adj*: Hypoglykämie betreffend, von ihr betroffen oder gekennzeichnet, durch sie bedingt; Ⓔ *relating to or marked by hypoglycemia, hypoglycemic*

Hy|po|gly|ko|ge|no|ly|se *f*: verminderter Glykogenabbau; Ⓔ *hypoglycogenolysis*

hy|po|gnath *adj*: Hypognathie betreffend, von ihr betroffen oder gekennzeichnet; Ⓔ *hypognathous*

Hy|po|gna|thie *f*: Unterentwicklung des Unterkiefers; Ⓔ *hypognathia*

Hy|po|go|na|dis|mus *m*: Unterfunktion der Keimdrüsen/Gonaden; Ⓔ *hypogonadism*

hy|po|go|na|do|trop *adj*: Gonadotropinmangel betreffend, durch Gonadotropinmangel verursacht; Ⓔ *hypogonadotropic, hypogonadotrophic*

Hy|po|hi|dro|se *f*: *Syn: Hypoidrose, Hypohidrosis, Hypoidrosis*; verminderte Schweißsekretion; Ⓔ *hypohidrosis, hyphidrosis, hypoidrosis*

hy|po|hi|dro|tisch *adj*: Hypohidrose betreffend, von ihr betroffen oder gekennzeichnet; Ⓔ *relating to or marked by hypohidrosis, hypohidrotic*

Hy|po|hy|dra|ta|ti|on *f*: *Syn: Dehydration, Dehydratation*; Wassermangel der Körpers; Ⓔ *hypohydration, dehydration*

Hy|po|i|dro|se *f*: →*Hypohidrose*

Hy|po|in|su|lin|ä|mie *f*: *Syn: Insulinämie*; verminderter Insulingehalt des Blutes, Insulinmangel; Ⓔ *hypoinsulinemia*

Hy|po|jod|ä|mie *f*: verminderter Jodgehalt des Blutes; Ⓔ *hypoiodemia*

Hy|po|kal|ä|mie *f*: *Syn: Hypokaliämie*; verminderter Kaliumgehalt des Blutes; Ⓔ *hypokalemia, hypokaliemia, hypopotassemia, kaliopenia*

hy|po|kal|ä|misch *adj*: *Syn: hypokaliämisch*; Hypokalämie betreffend, von ihr betroffen oder gekennzeichnet, durch sie bedingt; Ⓔ *relating to or marked by hypokalemia, hypokalemic, hypopotassemic*

Hy|po|ka|li|ä|mie *f*: →*Hypokalämie*

hy|po|ka|li|ä|misch *adj*: →*hypokalämisch*

Hy|po|kalz|ä|mie *f*: *Syn: Hypokalziämie*; verminderter Calciumgehalt des Blutes; Ⓔ *hypocalcemia*

hy|po|kalz|ä|misch *adj*: *Syn: hypokalziämisch*; Hypokalzämie betreffend, von ihr betroffen oder gekennzeichnet, durch sie bedingt; Ⓔ *relating to or marked by hypocalcemia, hypocalcemic*

Hy|po|kal|zi|ä|mie *f*: →*Hypokalzämie*

hy|po|kal|zi|ä|misch *adj*: →*hypokalzämisch*

Hy|po|kal|zi|fi|ka|ti|on *f*: →*Hypokalzifizierung*

Hy|po|kal|zi|fi|zie|rung *f*: *Syn: Hypokalzifikation*; verminderte/mangelhafte Kalzifizierung; Ⓔ *hypocalcification*

Hy|po|kal|zi|pe|xie *f*: *Syn: Hypokalzistie*; verminderte/mangelhafte Calciumeinlagerung; Ⓔ *hypocalcipexy*

Hy|po|kal|zis|tie *f*: →*Hypokalzipexie*

Hy|po|kal|zi|u|rie *f*: *Syn: Hypokalzurie*; verminderte Calciumausscheidung im Harn; Ⓔ *hypocalciuria*

Hy|po|kalz|u|rie *f*: →*Hypokalziurie*

Hy|po|kap|nie *f*: *Syn: Hypokarbie*; verminderte Kohlendioxidspannung des Blutes; Ⓔ *hypocapnia, hypocarbia*

hy|po|kap|nisch *adj*: Hypokapnie betreffend, von ihr betroffen oder gekennzeichnet; Ⓔ *relating to or marked by hypocapnia, hypocapnic*

Hy|po|kar|bie *f*: →*Hypokapnie*

Hy|po|ki|ne|se *f*: *Syn: Hypokinesie, Hypomotilität*; Bewegungsarmut, verminderte Spontanmotorik; Ⓔ *hypokinesia, hypocinesia, hypocinesis, hypokinesis, hypomotility*

Hy|po|ki|ne|sie *f*: →*Hypokinese*

hy|po|ki|ne|tisch *adj*: Hypokinese betreffend, von ihr betroffen oder gekennzeichnet, durch sie bedingt; Ⓔ *relating to or marked by hypokinesia, hypokinetic*

hy|po|ko|a|gu|la|bel *adj*: mit verminderter Gerinnbarkeit; Ⓔ *hypocoagulable*

Hy|po|ko|a|gu|la|bi|li|tät *f*: verminderte Gerinnbarkeit; Ⓔ *hypocoagulability*

Hy|po|kom|ple|ment|ä|mie *f*: verminderter Komplementgehalt des Blutes; Ⓔ *hypocomplementemia*

hy|po|kon|dy|lär *adj*: unterhalb einer Kondyle (liegend); Ⓔ *hypocondylar*

Hy|po|kor|ti|ka|lis|mus *m*: →*Hypokortizismus*

Hy|po|kor|ti|zis|mus *m*: *Syn: Nebennierenrindeninsuffizienz, NNR-Insuffizienz, Hypoadrenokortizismus, Hypokortikalismus*; verminderte Bildung von Nebennierenrindenhormen; Ⓔ *adrenocortical insufficiency, adrenal insufficiency, adrenal cortical insufficiency, hypoadrenocorticism, hypoadrenalism, hypocorticalism, hypocorticism*

Hy|po|kupr|ä|mie *f*: verminderter Kupfergehalt des Blutes; Ⓔ *hypocupremia*

Hy|po|lip|ä|mie *f*: *Syn: Hypolipidämie*; verminderter Lipidgehalt des Blutes; Ⓔ *hypolipemia*

hy|po|lip|ä|misch *adj*: *Syn: hypolipidämisch*; Hypolipämie betreffend, von ihr betroffen oder gekennzeichnet; Ⓔ *hypolipidemic*

Hy|po|li|pid|ä|mie *f*: →*Hypolipämie*

hy|po|li|pid|ä|misch *adj*: →*hypolipämisch*

Hy|po|li|po|pro|te|in|ä|mie *f*: verminderter Lipoproteingehalt des Blutes; Ⓔ *hypolipoproteinemia*

Hy|po|li|quor|rhoe *f, pl* **-rho|en**: mangelhafte Bildung an Liquor cerebrospinalis, Liquormangel; Ⓔ *hypoliquorrhea*

Hy|po|mag|ne|si|ä|mie *f*: verminderter Magnesiumgehalt des Blutes; Ⓔ *hypomagnesemia*

Hy|po|ma|nie *f*: leichte Manie*; Ⓔ *hypomania*

hy|po|ma|nisch *adj*: Hypomanie betreffend; Ⓔ *relating*

H

to hypomania, hypomanic

Hy|po|mas|tie *f*: Unterentwicklung der Brustdrüse(n); Ⓔ *hypomastia, hypomazia*

Hy|po|me|lan|cho|lie *f*: leichte Melancholie; Ⓔ *hypomelancholia*

Hy|po|me|la|no|se *f*: *Syn: Hypomelanosis*; angeborener oder erworbener Pigmentmangel der Haut, der lokalisiert oder diffus auftreten kann; auch gleichgesetzt mit Hypopigmentierung* oder Leukodermie; Ⓔ *hypomelanosis*

idiopathische fleckförmige Hypomelanose: *Syn: Hypomelanosis guttata idiopathica, Leucoderma lenticulare disseminatum*; v.a. die Streckseiten der Arme und Unterschenkel betreffende, disseminierte weiße Hautflecken; Ⓔ *idiopathic guttate hypomelanosis*

Hy|po|me|la|no|sis *f, pl* **-ses:** →*Hypomelanose*

Hypomelanosis guttata idiopathica: →*idiopathische fleckförmige Hypomelanose*

hy|po|me|la|no|tisch *adj*: Hypomelanose betreffend, von ihr betroffen oder gekennzeichnet; Ⓔ *relating to or marked by hypomelanosis, hypomelanotic*

Hy|po|me|nor|rhoe *f, pl* **-rho|en:** (zu) schwache Menstruationsblutung; Ⓔ *hypomenorrhea*

Hy|po|mi|mie *f*: herabgesetzte Mimik, z.B. bei Parkinson*-Krankheit; Ⓔ *hypomimesis*

Hy|po|mne|sie *f*: Gedächtnisstörung; Ⓔ *impaired memory, hypomnesia*

Hy|po|mo|ti|li|tät *f*: →*Hypokinese*

Hy|po|na|trä|mie *f*: *Syn: Hyponatriämie*; verminderter Natriumgehalt des Blutes; Ⓔ *hyponatremia*

Hy|po|na|tri|ä|mie *f*: →*Hyponaträmie*

Hy|po|na|tri|u|rie *f*: verminderte Natriumausscheidung im Harn; Ⓔ *hyponatruria*

hyp|on|ko|tisch *adj*: *Syn: hypoonkotisch*; mit verringertem onkotischen Druck; Ⓔ *hypo-oncotic*

hy|po|ny|chi|al *adj*: *Syn: subungual*; unter dem Nagel (liegend); Ⓔ *beneath a nail, hyponychial, subungual*

Hy|po|ny|chi|um *nt*: Nagelbettepithel; Ⓔ *hyponychium, nail matrix*

hy|po|on|ko|tisch *adj*: →*hyponkotisch*

hy|po|os|mo|lar *adj*: *Syn: hyposmolar*; mit verminderter Osmolarität; Ⓔ *hypo-osmolar*

Hy|po|pa|ra|thy|re|o|i|dis|mus *m*: *Syn: Nebenschilddrüseninsuffizienz, Hypoparathyreose, Hypoparathyroidismus*; Unterfunktion der Nebenschilddrüsen; Ⓔ *hypoparathyroidism, parathyroid insufficiency*

Hy|po|pa|ra|thy|re|o|se *f*: →*Hypoparathyreoidismus*

Hy|po|pep|sie *f*: *Syn: Oligopepsie*; mangelhafte Verdauung; Ⓔ *hypopepsia, oligopepsia*

hy|po|per|fun|diert *adj*: minderdurchblutet; Ⓔ *underperfused, hypoperfused*

Hy|po|per|fu|si|on *f*: Mangeldurchblutung, Minderdurchblutung; Ⓔ *decreased blood flow, hypoperfusion*

Hy|po|pe|ris|tal|tik *f*: verminderte Peristaltik; Ⓔ *hypoperistalsis*

hy|po|pe|ris|tal|tisch *adj*: Hypoperistaltik betreffend; Ⓔ *relating to or marked by hypoperistalsis, hypoperistaltic*

hy|po|pha|ryn|ge|al *adj*: Hypopharynx betreffend; Ⓔ *relating to the hypopharynx, hypopharyngeal*

Hy|po|pha|ryn|go|skop *nt*: Endoskop* für die Hypopharyngoskopie*; Ⓔ *hypopharyngoscope*

Hy|po|pha|ryn|go|sko|pie *f*: endoskopische Hypopharynxuntersuchung; Ⓔ *hypopharyngoscopy*

Hy|po|pha|rynx *m*: *Syn: Laryngopharynx, Pars laryngea pharyngis*; unterer Schlundbereich über und hinter dem Kehlkopf; Ⓔ *laryngopharyngeal cavity, pharyngolaryngeal cavity, hypopharynx, laryngopharynx*

Hy|po|pha|rynx|kar|zi|nom *nt*: *Syn: äußeres Kehlkopfkarzinom*; durch Risikofaktoren [Rauchen, Alkohol] begünstigter bösartiger Tumor, der v.a. älterer Männer betrifft; Ⓔ *hypopharyngeal sqamous cell carcinoma*

Hy|po|pho|ne|sie *f*: →*Hypophonie*

Hy|po|pho|nie *f*: *Syn: Hypophonesie, Phonasthenie*; Stimmschwäche; Ⓔ *hypophonesis, hypophonia*

Hy|po|pho|rie *f*: latentes Schielen nach unten; Ⓔ *hypophoria*

Hy|po|phos|phat|ä|mie *f*: verminderter Phosphatgehalt des Blutes; Ⓔ *hypophosphatemia, hypophosphoremia*

familiäre Hypophosphatämie: *Syn: Vitamin D-resistente Rachitis, refraktäre Rachitis, Vitamin D-refraktäre Rachitis*; nicht auf Vitamin D-Zufuhr ansprechende Rachitisformen unterschiedlicher Genese [Phosphatdiabetes*, Hypophosphatasie*]; Ⓔ *pseudodeficiency rickets, refractory rickets, vitamin D resistant rickets, vitamin D refractory rickets, familial hypophosphatemia*

hy|po|phos|phat|ä|misch *adj*: Hypophosphatämie betreffend, von ihr betroffen oder gekennzeichnet; Ⓔ *relating to or marked by hypophosphatemia, hypophosphatemic*

Hy|po|phos|pha|ta|sie *f*: *Syn: Rathbun-Syndrom, Phosphatmangelrachitis*; durch einen angeborenen Mangel an alkalischer Phosphatase* verursachte Störung des Calcium- und Phosphatstoffwechsels; Ⓔ *hypophosphatasia, hypophosphatasemia*

Hy|po|phos|phat|u|rie *f*: verminderte Phosphatausscheidung im Harn; Ⓔ *hypophosphaturia*

hy|po|phre|nisch *adj*: *Syn: subdiaphragmal, subdiaphragmatisch, subphrenisch, infradiaphragmal, infradiaphragmatisch*; unterhalb des Zwerchfells/Diaphragma (liegend); Ⓔ *hypodiaphragmatic, hypophrenic*

hy|po|phy|sär *adj*: *Syn: pituitär*; Hirnanhangsdrüse/Hypophyse betreffend, aus der Hypophyse stammend; Ⓔ *relating to the hypophysis (cerebri), hypophysial, hypophyseal, pituitary*

Hy|po|phy|se *f*: *Syn: Hirnanhangdrüse, Pituitaria, Hypophysis, Glandula pituitaria*; in der Fossa der Sella turcica am Boden des Zwischenhirns liegende neuroendokrine Drüse, die histologisch und funktionell in einen vorderen [Hypophysenvorderlappen*] und hinteren Teil [Hypophysenhinterlappen*] unterteilt wird; Ⓔ *pituitary body, pituitary gland, pituitary, pituitarium, hypophysis*

Hy|po|phy|sek|to|mie *f*: operative Entfernung der Hypophyse*; Ⓔ *hypophysectomy, pituitectomy*

Hy|po|phy|sen|a|de|no|me *pl*: gutartige Tumoren, die von den verschiedenen Zellarten der Hypophyse ausgehen, **eosinophile** oder **azidophile Hypophysenadenome** von den Alphazellen, **basophile Hypophysenadenome** von den Betazellen und **chromophobe Hypophysenade-nome** von den Gammazellen; Ⓔ *pituitary adenomas*

Hy|po|phy|sen|a|pla|sie *f*: angeborene Unterentwicklung der Hypophyse; Ⓔ *apituitarism*

Hy|po|phy|sen|ent|zün|dung *f*: →*Hypophysitis*

Hy|po|phy|sen|gru|be *f*: *Syn: Fossa hypophysialis*; tiefe Grube in der Sella turcica, die die Hypophyse* aufnimmt; wird oben vom Diaphragma sellae verschlossen; Ⓔ *hypophysial fossa*

Hy|po|phy|sen|hin|ter|lap|pen *m*: *Syn: Neurohypophyse, Neurohypophysis, Lobus posterior hypophysis*; aus Neurallappen und Infundibulum bestehender hinterer Teil der Hypophyse*, in dem Hypothalamushormone gespeichert werden; Ⓔ *posterior pituitary, posterior lobe of hypophysis, neural lobe of hypophysis, neural lobe of pituitary, posterior lobe of pituitary (gland), neurohypophysis, cerebral part of hypophysis, infundibular body*

Hy|po|phy|sen|hor|mo|ne *pl*: die im Hypophysenvorderlappen* gebildeten Hormone und die im Hypophysenhinterlappen* gespeicherten Hypothalamushormone; Ⓔ *pituitary hormones*

Hy|po|phy|sen|in|suf|fi|zi|enz *f*: →*Hypophysenvorderlappeninsuffizienz*

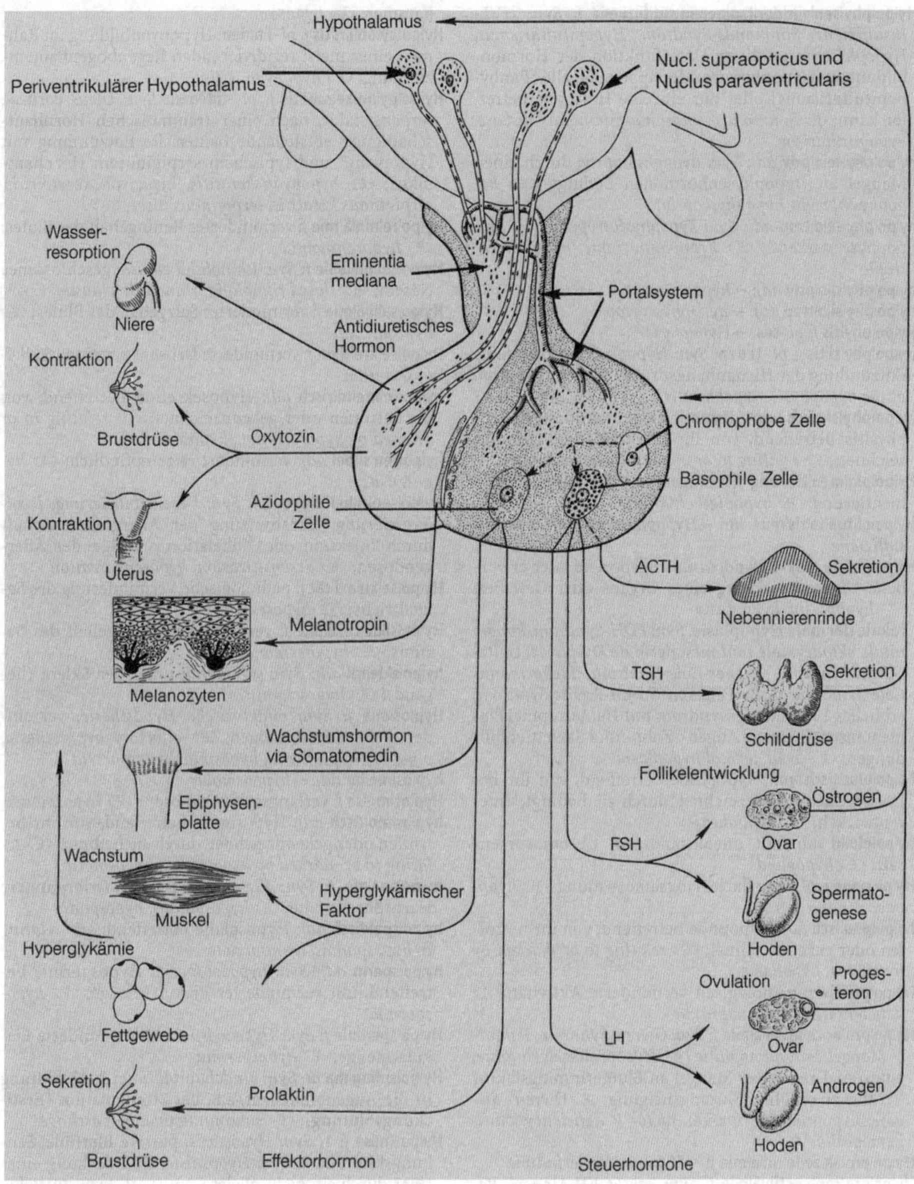

Abb. 40. Hypophysenhormone und ihre Zielorgane

Hy|po|phy|sen|mit|tel|lap|pen *m*: *Syn:* *Pars intermedia adenohypophysis*; zwischen Hypophysenvorderlappen und -hinterlappen liegende Zone ohne Hormonbildung; Ⓔ *intermediate part of adenohypophysis, intermediate lobe (of hypophysis)*

Hy|po|phy|sen|ne|kro|se *f*: durch Zirkulationsstörungen [anämische Nekrose] oder Einblutung [Hypophysenapoplexie] hervorgerufene Nekrose; evtl. mit Ausbildung einer Hypophysenvorderlappeninsuffizienz*; eine Sonderform ist das Sheehan-Syndrom*; Ⓔ *hypophysial necrosis*

Hy|po|phy|sen|stiel *m*: *Syn:* *Infundibulum hypophysis*; Fortsatz des Zwischenhirns, der Hypothalamus* und Hypophyse* verbindet; Ⓔ *hypophysial stalk, hypophyseal stalk, neural stalk, infundibular stalk, infundibular stem, pituitary stalk*

Hy|po|phy|sen|vor|der|lap|pen *m*: *Syn:* *Adenohypophyse, Adenohypophysis, Lobus anterior hypophysis*; aus drei Teilen [**Pars distalis, Pars tuberalis, Pars intermedia**] bestehender vorderer Teil der Hypophyse*; bildet u.a. die Hypophysenhormone ACTH, Somatotropin und follikelstimulierendes Hormon; Ⓔ *adenohypophysis, anterior pituitary, anterior lobe of hypophysis, anterior lobe of pituitary (gland), glandular lobe of hypophysis, glandular lobe of pituitary (gland), glandular part of hypophysis*

Hy|po|phy|sen|vor|der|lap|pen|in|suf|fi|zi|enz *f*: *Syn:* *HVL-Insuffizienz, Simmonds-Syndrom, Hypopituitarismus, Hypophyseninsuffizienz*; Unterfunktion der Hormonbildung im Hypophysenvorderlappen, die alle [**Panhypopituitarismus**] oder nur einzelne Hormone betreffen kann; Ⓔ *Simmonds' syndrome, Simmonds' disease, hypopituitarism*

hy|po|phy|se|o|priv *adj*: *Syn:* *hypophysiopriv*; durch einen Mangel an Hypophysenhormonen bedingt; Ⓔ *hypophysioprivic, hypophyseoprivic*

hy|po|phy|se|o|trop *adj*: *Syn:* *hypophysiotrop*; auf die Hypophyse wirkend; Ⓔ *hypophysiotropic, hypophyseotropic*

hy|po|phy|si|o|priv *adj*: →*hypophyseopriv*

hy|po|phy|si|o|trop *adj*: →*hypophyseotrop*

Hy|po|phy|sis *f, pl* **-ses**: →*Hypophyse*

Hy|po|phy|si|tis *f, pl* **-ti|den**: *Syn:* *Hypophysenentzündung*; Entzündung der Hirnanhangsdrüse; Ⓔ *inflammation of the hypophysis, hypophysitis*

hy|po|phy|si|tisch *adj*: Hypophysenentzündung/Hypophysitis betreffend, von ihr betroffen oder gekennzeichnet; Ⓔ *relating to or marked by hypophysitis*

Hy|po|pig|men|tie|rung *f*: mangelnde oder fehlende Pigmentierung; Ⓔ *hypopigmentation*

Hy|po|pi|tu|i|ta|ris|mus *m*: →*Hypophysenvorderlappeninsuffizienz*

Hy|po|pla|sie *f*: *Syn:* *Hypoplasia*; angeborene oder erworbene Unterentwicklung eines Organs oder Gewebes; Ⓔ *hypoplasia, hypoplasty*

fokale dermale Hypoplasie: *Syn:* *FDH-Syndrom, kongenitale ektodermale und mesodermale Dysplasie, Goltz-Gorlin-Syndrom, Jessner-Cole-Syndrom, Liebermann-Cole-Syndrom, Goltz-Peterson-Gorlin-Ravits-Syndrom*; erbliches Fehlbildungssyndrom mit Hautatrophie, Pigmentanomalie sowie Augen-, Zahn- und Skelettfehlbildungen; Ⓔ *focal dermal hypoplasia*

hy|po|plas|tisch *adj*: Hypoplasie betreffend, von ihr betroffen oder gekennzeichnet, durch sie bedingt, unterentwickelt; Ⓔ *hypoplastic*

hy|po|plo|id *adj*: mit unvollständigem Chromosomensatz; Ⓔ *hypoploid*

Hy|po|pnoe *f, pl* **-o|en**: flache langsame Atmung; Ⓔ *hypopnea*

hy|po|pno|isch *adj*: Hypopnoe betreffend, von ihr betroffen oder gekennzeichnet; Ⓔ *relating to or marked by hypopnea, hypopneic*

Hy|po|pra|xie *f*: pathologisch verminderte Aktivität; Ⓔ *deficient activity, hypopraxia*

Hy|po|pro|ac|ce|le|rin|ä|mie *f*: *Syn:* *Owren-Syndrom, Faktor-V-Mangel, Parahämophilie (A), Hypoproakzelerinämie*; autosomal-rezessiver Mangel an Blutgerinnungsfaktor V; führt zu erhöhter Blutungsneigung; Ⓔ *Owren's disease, hypoproaccelerinemia, factor V deficiency, parahemophilia*

Hy|po|pro|ak|ze|le|rin|ä|mie *f*: →*Hypoproaccelerinämie*

Hy|po|pro|con|ver|tin|ä|mie *f*: *Syn:* *Faktor-VII-Mangel, Parahämophilie B, Hypoprokonvertinämie*; erblicher Mangel an Blutgerinnungsfaktor VII; führt zu erhöhter Blutungsneigung ähnlich der Hämophilie*; Ⓔ *hypoproconvertinemia, factor VII deficiency*

Hy|po|pro|kon|ver|tin|ä|mie *f*: →*Hypoproconvertinämie*

Hy|po|pro|te|in|ä|mie *f*: verminderter Proteingehalt des Blutes; Ⓔ *hypoproteinemia*

Hy|po|pro|tei|no|se *f*: *Syn:* *Proteinmangelerkrankung*; durch eine Hypoproteinämie* hervorgerufene Mangelerkrankung [z.B. Kwashiorkor*]; Ⓔ *hypoproteinosis*

Hy|po|pro|throm|bin|ä|mie *f*: *Syn:* *Faktor-II-Mangel*; erblicher Mangel an Blutgerinnungsfaktor II; führt zu erhöhter Blutungsneigung; Ⓔ *hypoprothrombinemia, factor II deficiency, prothrombinopenia*

Hy|po|py|on *nt*: Eiteransammlung in der vorderen Augenkammer; Ⓔ *hypopyon*

Hy|po|py|on|i|ri|tis *f, pl* **-i|ti|den**: Hypopyonbildung im Rahmen einer meist rezidivierenden Regenbogenhautentzündung; Ⓔ *hypopyon iritis*

Hy|po|py|on|ke|ra|ti|tis *f, pl* **-ti|ti|den**: *Syn:* *Ulcus corneae serpens*; i.d.R. nach einer traumatischen Hornhautschädigung entstehende bakterielle Entzündung mit Hypopyon* und typischem serpiginösem Hornhautulkus; Ⓔ *hypopyon keratitis, hypopyon keratoiritis, serpiginous keratitis, serpiginous ulcer*

Hy|po|re|nin|ä|mie *f*: verminderter Reningehalt des Blutes; Ⓔ *hyporeninemia*

Hy|po|rhi|no|la|lie *f*: *Syn:* *Rhinolalia clausa*; geschlossenes Näseln; Ⓔ *closed rhinolalia, rhinolalia clausa*

Hy|po|sa|li|ä|mie *f*: verminderter Salzgehalt des Blutes; Ⓔ *hyposalemia*

Hy|po|se|kre|ti|on *f*: verminderte Drüsensekretion; Ⓔ *hyposecretion*

hy|po|se|kre|to|risch *adj*: Hyposekretion betreffend, von ihr betroffen oder gekennzeichnet; Ⓔ *relating to or marked by hyposecretion, hyposecretory*

hy|po|sen|si|bel *adj*: vermindert reizempfindlich; Ⓔ *hyposensitive*

Hy|po|sen|si|bi|li|sie|rung *f*: *Syn:* *Desensibilisierung, Deallergisierung*; Herabsetzung der Allergiebereitschaft durch Injektion oder Inhalation ansteigender Allergendosen; Ⓔ *desensitization, hyposensitization*

Hy|po|se|xu|a|li|tät *f*: pathologische Verminderung des Sexualtriebs; Ⓔ *hyposexuality*

Hy|po|si|de|rin|ä|mie *f*: verminderter Eisengehalt des Serums; Ⓔ *hypoferremia*

hy|po|skle|ral *adj*: *Syn:* *subskleral*; unter der Sklera (liegend); Ⓔ *hyposcleral*

Hyp|os|mie *f*: *Syn:* *olfaktorische Hypästhesie*; vermindertes Geruchsvermögen; Ⓔ *olfactory hypoesthesia, olfactory hypesthesia, hyposmia, hyposphresia*

hyp|os|mo|lar *adj*: →*hypoosmolar*

Hyp|os|mo|se *f*: verlangsamte Osmose*; Ⓔ *hyposmosis*

hyp|os|mo|tisch *adj*: Hyposmose betreffend, von ihr betroffen oder gekennzeichnet, durch sie bedingt; Ⓔ *relating to or marked by hyposmosis, hyposmotic*

Hy|po|spa|die *f*: *Syn:* *Fissura urethrae inferior*; untere Harnröhrenspalte; Ⓔ *hypospadias, hypospadia*

hy|po|spa|disch *adj*: Hypospadie betreffend; Ⓔ *relating to hypospadias, hypospadiac*

hy|po|sperm *adj*: *Syn:* *hypozoosperm*; Hypospermie betreffend, mit verminderter Ejakulatmenge; Ⓔ *hypospermic*

Hy|po|sper|mie *f*: *Syn:* *Hypozoospermie*; verminderte Ejakulatmenge; Ⓔ *hypospermia*

Hy|po|sphag|ma *nt*: *Syn:* *Bindehautblutung*; Punktblutung in die Augenbindehaut, z.B. bei Strangulation [**Erstickungsblutung**]; Ⓔ *subconjunctival hemorrhage*

Hy|po|sta|se *f*: **1.** *Syn:* *Hypostasis*; passive Blutfülle, Senkungsblutfülle **2.** *Syn:* *Hypostasie*; Überdeckung eines Gens durch ein nicht-alleles Gen; Ⓔ **1.** *hypostasis, hypostatic congestion* **2.** *hypostasis*

Hy|po|sta|sie *f*: *Syn:* *Hypostase*; Überdeckung eines Gens durch ein nicht-alleles Gen; Ⓔ *hypostasis*

hy|po|sta|tisch *adj*: Hypostase betreffend, von ihr betroffen oder gekennzeichnet, durch sie bedingt; Ⓔ *relating to hypostasis, hypostatic*

Hy|po|sthe|nie *f*: allgemeine (Körper-, Muskel-)Schwäche; Ⓔ *weakness, hyposthenia*

hy|po|sthe|nisch *adj*: Hyposthenie betreffend, von ihr gekennzeichnet, schwach, geschwächt; Ⓔ *weak, hyposthenic*

Hy|po|sthen|u|rie *f*: verminderte Harnkonzentration, verminderte Konzentrationsleistung der Nieren; Ⓔ *hyposthenuria*

Hy|po|sto|mie *f*: Unterentwicklung des Mundes; Ⓔ *hypostomia*

Hyplosltolse *f*: mangelhafte Knochenentwicklung; Ⓔ *hypostosis*
hylposltoltisch *adj*: Hypostose betreffend, von ihr betroffen oder gekennzeichnet; Ⓔ *relating to or marked by hypostosis, hypostotic*
Hyplösltrolgenlälmie *f*: verminderter Östrogengehalt des Blutes; Ⓔ *hypoestrogenemia, hypoestrinemia*
Hylpolsylstolle *f*: unvollständige oder abgeschwächte Systole; Ⓔ *hyposystole*
Hylpoltenlsilon *f*: → *Hypotonie*
hylpoltenlsiv *adj*: Hypotonie betreffend, von ihr betroffen, durch sie bedingt; Ⓔ *relating to or marked by or causing hypotension, hypotensive*
hylpolthallalmisch *adj*: **1.** Hypothalamus betreffend, vom Hypothalamus stammend **2.** unterhalb des Thalamus liegend; Ⓔ **1.** *relating to the hypothalamus, hypothalamic* **2.** *hypothalamic*
Hylpolthallalmoltolmie *f*: Durchtrennung des hinteren Teils des Hypothalamus*; Ⓔ *hypothalamotomy*
Hylpolthallalmus *m*: Teil des Zwischenhirns, der ein zentrales Organ der Regulation vegetativer Funktionen [Nahrungs- und Wasseraufnahme, Wärmeregulation, Sexualität] ist und durch Neurohormone die Freisetzung anderer Hormone kontrolliert; Ⓔ *hypothalamus*
Hylpolthallalmuslhorlmolne *pl*: im Hypothalamus gebildete Neurohormone [antidiuretisches Hormon*, Oxytocin*], die zum Hypophysenhinterlappen* geleitet und dort bis zur Abgabe ins Blut gespeichert werden; Ⓔ *hypothalamic hormones*
Hypothalamus-Hypophysen-System *nt*: *Syn: hypothalamisch-neurohypophysäres System*; Regelkreislauf, der die Bildung und Abgabe von Hypophysen- und Hypothalamushormonen kontrolliert; Ⓔ *hypothalamic-pituitary system*
Hylpolthallalmuslrinlne *f*: *Syn: Sulcus hypothalamicus*; Furche an der Medialfläche des Mittelhirns zwischen Thalamus und Hypothalamus; Ⓔ *hypothalamic sulcus, Monro's sulcus*
Hylpolthelnar *m*: *Syn: Eminentia hypothenaris*; Kleinfingerballen; Ⓔ *hypothenar, hypothenar eminence, antithenar eminence*
hylpoltherlmal *adj*: Hypothermie betreffend oder zeigend, (künstlich) unterkühlt; Ⓔ *hypothermal, hypothermic*
Hylpoltherlmie *f*: Unterkühlung; Ⓔ *hypothermia, hypothermy*
Hylpolthelse *f*: Annahme, Vermutung, Vorraussetzung; Ⓔ *hypothesis; theory*
Hylpolthromlbinlälmie *f*: *Syn: Thrombinmangel*; verminderter Thrombingehalt des Blutes; Ⓔ *hypothrombinemia*
Hylpolthylreloilidislmus *m*: → *Hypothyreose*
Hylpolthylrelolse *f*: *Syn: Schilddrüsenunterfunktion, Hypothyroidismus, Hypothyreoidismus*; Unterfunktion der Schilddrüse mit verminderter Bildung und Abgabe von Schilddrüsenhormonen [Trijodthyronin*, Thyroxin*] in den Blutkreislauf, mit oder ohne Struma*; klinisch auffällig sind Apathie und Antriebslosigkeit, Hypothermie* mit Kälteempfindlichkeit, diffuses und zirkumskriptes Myxödem*, struppiges Haar, Hypotension* und Bradykardie*; bei **angeborener Hypothy-reose** kommt es zur Ausbildung eines Kretinismus*; Ⓔ *hypothyroidism, hypothyrea, hypothyreosis, hypothyroidea, hypothyrosis, thyroprivia, athyrea, athyria, athyroidism, athyroidation*
hylpolthylrelot *adj*: Schilddrüsenunterfunktion/Hypothyreose betreffend, von ihr betroffen oder gekennzeichnet, durch sie bedingt; Ⓔ *marked by hypothyroidism, hypothyroid*
Hylpolthylrolildislmus *m*: → *Hypothyreose*
Hylpolthylrolxinlälmie *f*: verminderter Thyroxingehalt des Blutes; Ⓔ *hypothyroxinemia*
hylpolton *adj*: *Syn: hypotonisch*; mit oder bei niedrigem Tonus oder Druck; mit geringerem osmotischem Druck; Ⓔ *hypotonic, hypoisotonic, hypisotonic*
Hylpoltolnie *f*: **1.** *Syn: Hypotonus, Hypotonia, Hypotension*; Druckverminderung, Tonusverminderung, Spannungsverminderung **2.** *Syn: Hypotonus, Hypotonia, Hypotension*; Absinken des Blutdrucks unter Werte von 105/60 mm Hg, niedriger Blutdruck; Ⓔ **1.** *reduced tension, hypotension; reduced tonus, hypotonia, hypotonicity, hypotonus, hypotony* **2.** *hypotension, arterial hypotension, hypopiesia, hypopiesis, low blood pressure*
essentielle Hypotonie: *Syn: konstitutionelle Hypotonie, primäre Hypotonie*; Hypotonie ohne nachweisbare Ursache; Ⓔ *essential hypotension, primary hypotension*
konstitutionelle Hypotonie: → *essentielle Hypotonie*
primäre Hypotonie: → *essentielle Hypotonie*
sekundäre Hypotonie: *Syn: symptomatische Hypotonie*; durch eine andere Erkrankung [Myokardinfarkt, Herzinsuffizienz] verursachte Hypotonie; Ⓔ *secondary hypotension, symptomatic hypotension*
symptomatische Hypotonie: → *sekundäre Hypotonie*
hylpoltolnisch *adj*: → *hypoton*
Hylpoltolnus *m*: → *Hypotonie*
Hylpoltrilchia *f*: → *Hypotrichose*
Hylpoltrilcholse *f*: *Syn: Haarmangel, Hypotrichosis, Hypotrichia*; angeborenes oder erworbenes, lokalisiertes oder diffuses, spärliches Haarwachstum; Ⓔ *hypotrichosis, hypotrichiasis, oligotrichosis, oligotrichia*
Hylpoltrilcholsis *f, pl* **-ses**: → *Hypotrichose*
Hylpoltrolphie *f*: Unterentwicklung durch Unterernährung oder Minderbelastung; Ⓔ *hypotrophy*
Hylpoltrolpie *f*: *Syn: Strabismus deorsum vergens*; Schielen nach unten; Ⓔ *hypotropia*
Hylpoltymlpalnilcum *nt*: → *Hypotympanon*
Hylpoltymlpalnon *nt*: *Syn: Hypotympanicum*; unterster Teil der Paukenhöhle; Ⓔ *hypotympanum*
Hylpoltymlpalnoltolmie *f*: operative Eröffnung des Hypotympanons*; Ⓔ *hypotympanotomy*
Hylpolulrälmie *f*: verminderter Harnstoffgehalt des Blutes; Ⓔ *hypourемia*
Hylpolulriklälmie *f*: *Syn: Hypourikosämie*; verminderter Harnsäuregehalt des Blutes; Ⓔ *hypouricemia*
Hylpolulrilkoslälmie *f*: → *Hypourikämie*
Hylpolulrilkoslulrie *f*: *Syn: Hypourikurie*; verminderte Harnsäureausscheidung; Ⓔ *hypouricuria*
Hylpolulrikululrie *f*: → *Hypourikosurie*
Hylpolvenltillaltilon *f*: *Syn: Mangelventilation, Minderventilation*; alveoläre Minderbelüftung; Ⓔ *hypoventilation, underventilation*
Hylpolvitlalmilnolse *f*: *Syn: Vitaminmangelkrankheit*; durch eine unzureichende Vitaminzufuhr entstehende Erkrankung; im Gegensatz zu Avitaminosen* meist leichter Verlauf; Ⓔ *vitamin-deficiency disease, hypovitaminosis*
Hylpolvollälmie *f*: Verminderung der zirkulierenden Blutmenge; Ⓔ *hypovolemia, oligemia, oligohemia*
hylpolvollälmisch *adj*: Hypovolämie betreffend, von ihr betroffen oder gekennzeichnet, durch sie bedingt; Ⓔ *relating to or marked by hypovolemia, oligemic, hypovolemic*
Hyploxlälmie *f*: *Syn: arterielle Hypoxie*; verminderter Sauerstoffgehalt des arteriellen Blutes; Ⓔ *hypoxemia*
hyploxlälmisch *adj*: Hypoxämie betreffend, von ihr betroffen oder gekennzeichnet; Ⓔ *relating to or marked by hypoxemia, hypoxemic*
Hylpolxanlthin *nt*: *Syn: 6-Hydroxypurin*; Purinbase, die mit Ribose* Inosin* bildet; Ⓔ *hypoxanthine, 6-hydroxypurine*
Hyplolxildolse *f*: *Syn: Hypoxydose*; Einschränkung der Zellfunktion bei Sauerstoffmangel; Ⓔ *hypoxidosis*
hyplolxildoltisch *adj*: Hypoxidose betreffend, von ihr be-

H

troffen oder durch sie bedingt; Ⓔ *relating to or marked by hypoxidosis, hypoxidotic*

Hyp|o|xie *f*: Sauerstoffmangel, Sauerstoffnot; Ⓔ *hypoxia, hypoxemia, oxygen deficiency*

anämische Hypoxie: Hypoxie bei Anämie; Ⓔ *anemic hypoxia*

arterielle Hypoxie: *Syn: Hypoxämie*; verminderter Sauerstoffgehalt des arteriellen Blutes; Ⓔ *arterial hypoxia, hypoxemia*

ischämische Hypoxie: *Syn: Stagnationshypoxie, zirkulatorische Hypoxie*; durch eine Minderdurchblutung hervorgerufene Hypoxie; Ⓔ *ischemic hypoxia, stagnant hypoxia*

zirkulatorische Hypoxie: → *ischämische Hypoxie*

hyp|o|xisch *adj*: Hypoxie betreffend, von ihr betroffen oder gekennzeichnet, durch sie bedingt; Ⓔ *relating to or marked by hypoxia, hypoxic*

Hyp|o|xy|do|se *f*: → *Hypoxidose*

hy|po|zel|lu|lär *adj*: mit verminderter Zellzahl; Ⓔ *hypocellular*

Hy|po|zel|lu|la|ri|tät *f*: Zellarmut; Ⓔ *hypocellularity*

Hy|po|zit|rat|ä|mie *f*: verminderter Citratgehalt des Blutes; Ⓔ *hypocitratemia, hypocitremia*

Hy|po|zit|rat|u|rie *f*: verminderte Citratausscheidung im Harn; Ⓔ *hypocitraturia, hypocitruria*

hy|po|zo|o|sperm *adj*: → *hyposperm*

Hy|po|zo|o|sper|mie *f*: → *Hypospermie*

Hy|po|zyt|hä|mie *f*: Verminderung der Erythrozytenzahl; Ⓔ *hypocythemia*

Hy|po|zy|to|se *f*: Verminderung der Blutzellzahl; auch gleichgesetzt mit Hypozythämie* oder Leukozytopenie*; Ⓔ *hypocytosis*

hy|po|zy|to|tisch *adj*: Hypozytose betreffend, von ihr betroffen oder gekennzeichnet; Ⓔ *relating to or marked by hypocytosis, hypocytotic*

Hyps|ar|rhyth|mie *f*: für Blitz-Nick-Salaam-Krämpfe typische Spitzenpotenziale im EEG; Ⓔ *hypsarrhythmia, hypsarhythmia, generalized flexion epilepsy*

hyp|si|ce|phal *adj*: → *hypsizephal*

hyp|si|ze|phal *adj*: *Syn: spitzschädelig, turmschädelig, akrozephal, oxyzephal, turrizephal, turricephal, hypsicephal*; Hypsizephalie betreffend, von Hypsizephalie betroffen oder gekennzeichnet; Ⓔ *hypsicephalic, hypsicephalous, hypsocephalous, acrocephalic, acrocephalous*

Hyp|si|ze|pha|lie *f*: *Syn: Spitzschädel, Turmschädel, Akrozephalie, Oxyzephalie, Turrizephalie*; anomale Schädelform mit turmartigem Wachstum; meist durch einen vorzeitigen Verschluss der Kranznaht bedingt; Ⓔ *hypsicephaly*

Hypso-, hypso- *präf.*: Wortelement mit der Bedeutung „Höhe/hoch"; Ⓔ *high, height, hypso-*

Hyrtl-Anastomose *f*: schleifenförmige Anastomose von rechtem und linkem Nervus* hypoglossus; Ⓔ *Hyrtl's loop, Hyrtl's anastomosis*

Hyster-, hyster- *präf.*: → *Hystero-*

Hys|ter|al|gie *f*: *Syn: Hysterodynie, Metralgie, Metrodynie*; Schmerzen in der Gebärmutter, Gebärmutterschmerz; Ⓔ *uterine pain, hysteralgia, hysterodynia, uteralgia, uterodynia, metralgia, metrodynia*

Hys|ter|ec|to|mia *f*: → *Hysterektomie*

Hysterectomia abdominalis: → *transabdominale Hysterektomie*

Hysterectomia partialis: partielle/subtotale Gebärmutterentfernung; Ⓔ *subtotal hysterectomy, supracervical hysterectomy, supravaginal hysterectomy, partial hysterectomy*

Hysterectomia totalis: totale Gebärmutterentfernung/Hysterektomie; Ⓔ *complete hysterectomy, total hysterectomy, panhysterectomy*

Hysterectomia vaginalis: → *vaginale Hysterektomie*

Hys|ter|ek|to|mie *f*: *Syn: Hysterectomia, Uterusexstirpation*; operative Gebärmutterentfernung; Ⓔ *removal of the uterus, hysterectomy, uterectomy, metrectomy*

abdominale Hysterektomie: → *transabdominelle Hysterotomie*

partielle Hysterektomie: *Syn: Hysterectomia partialis*; partielle/subtotale Gebärmutterentfernung; Ⓔ *subtotal hysterectomy, supracervical hysterectomy, supravaginal hysterectomy, partial hysterectomy*

radikale Hysterektomie: totale Gebärmutterentfernung mit Entfernung der angrenzenden Gewebe und der Beckenlymphknoten; Ⓔ *radical hysterectomy*

subtotale Hysterektomie: → *partielle Hysterektomie*

transabdominale Hysterektomie: *Syn: abdominale Hysterektomie, Laparohysterektomie, Hysterectomia abdominalis*; Gebärmutterentfernung durch den Bauchraum; Ⓔ *abdominal hysterectomy, abdominohysterectomy, celiohysterectomy, laparohysterectomy*

transvaginale Hysterektomie: → *vaginale Hysterektomie*

vaginale Hysterektomie: *Syn: transvaginale Hysterektomie, Hysterectomia vaginalis*; Gebärmutterentfernung durch die Scheide; Ⓔ *vaginal hysterectomy, vaginohysterectomy, colpohysterectomy, Schauta's (vaginal) operation*

hys|ter|ek|to|mie|ren *v*: eine Hysterektomie durchführen, die Gebärmutter entfernen; Ⓔ *hysterectomize*

Hys|te|re|se *f*: **1.** *Syn: Hysteresis*; verzögerter Wirkungseintritt, verzögerte Reaktion **2.** *Syn: Hysteresis*; sekundäre Verfestigung von Kolloiden; Ⓔ **1.** *hysteresis* **2.** *hysteresis*

Hys|te|rie *f*: **1.** nur noch selten gebrauchter Begriff für Persönlichkeitsstörungen mit übertriebenem Geltungsbedürfnis und Selbstbezogenheit **2.** übertriebene Erregbarkeit, Erregtheit, grundlose Erregung; Ⓔ **1.** *hysteria* **2.** *hysteria*

hys|te|ri|form *adj*: *Syn: hysteroid*; hysterieähnlich, hysterieförmig; Ⓔ *resembling hysteria, hysteriform, hysteroid*

hys|te|risch *adj*: Hysterie betreffend, an Hysterie leidend; leicht erregbar, übertrieben erregt, übernervös; Ⓔ *relating to or marked by hysteria, hysterical, hysteric*

Hystero-, hystero- *präf.*: Wortelement mit der Bedeutung „Gebärmutter/Uterus"; Ⓔ *uterus, hyster(o)-, metr(o)-, metra-, uter(o)-*

Hys|te|ro|dy|nie *f*: → *Hysteralgie*

Hys|te|ro|gra|fie, -gra|phie *f*: *Syn: Uterografie*; Röntgenkontrastdarstellung der Gebärmutterhöhle; Ⓔ *hysterography, metrography, uterography*

hys|te|ro|gra|fisch *adj*: Hysterografie betreffend, mittels Hysterografie; Ⓔ *relating to hysterography, hysterographic*

Hys|te|ro|gramm *nt*: Röntgenkontrastaufnahme der Gebärmutterhöhle; Ⓔ *hysterogram*

hys|te|ro|id *adj*: → *hysteriform*

Hys|te|ro|klei|sis *f*: operativer Gebärmutterverschluss; Ⓔ *hysterocleisis*

Hys|te|ro|kol|pek|to|mie *f*: operative Entfernung von Gebärmutter und Scheide; Ⓔ *hysterocolpectomy*

Hys|te|ro|kol|po|skop *nt*: Endoskop* für die Hysterokolposkopie*; Ⓔ *hysterocolposcope*

Hys|te|ro|kol|po|sko|pie *f*: endoskopische Untersuchung von Scheide und Gebärmutter; Ⓔ *hysterocolposcopy*

Hys|te|ro|kol|po|ze|le *f*: Eingeweidebruch mit Teilen von Gebärmutter und Scheide im Bruchsack; Ⓔ *metrocolpocele*

Hys|te|ro|ly|se *f*: operative Gebärmutterlösung; Ⓔ *hysterolysis*

Hys|te|ro|ma|nie *f*: *Syn: Nymphomanie, Andromanie*; Mannstollheit; Ⓔ *nymphomania, cytheromania*

Hys|te|ro|my|o|mek|to|mie *f*: operative Entfernung eines Gebärmuttermyoms; Ⓔ *hysteromyomectomy*

Hys|te|ro|my|o|to|mie *f*: → *Hysterotomie*

Hystero-oophorektomie *f.*: *Syn:* *Hysteroovariektomie*; operative Entfernung von Gebärmutter und Eierstöcken; Ⓔ *hystero-oophorectomy*

Hys|te|ro|o|va|ri|ek|to|mie *f.*: → *Hystero-oophorektomie*

Hys|te|ro|pa|thie *f.*: *Syn:* *Metropathie, Uteropathie*; Gebärmuttererkrankung, Uteruserkrankung; Ⓔ *hysteropathy*

Hys|te|ro|pe|xie *f.*: *Syn:* *Uteropexie*; Gebärmutterfixierung, Gebärmutteranheftung; Ⓔ *hysteropexy, hysterorrhaphy, uterofixation, uteropexy*

transvaginale Hysteropexie: *Syn:* *Kolpohysteropexie*; Gebärmutterfixierung durch die Scheide; Ⓔ *vaginal hysteropexy, colpohysteropexy*

Hys|ter|op|to|se *f.*: *Syn:* *Gebärmuttersenkung, Metroptose, Descensus uteri*; Absenkung der Gebärmutter, meist unter Beteiligung der Nachbarorgane [Blase, Rektum] und -strukturen [Vagina]; durch Beckenbodenschwäche bzw. Schwäche des Aufhängeapparates nach Geburten und im Alter begünstigt; häufig Übergang zu einem Gebärmuttervorfall; Ⓔ *hysteroptosis, hysteroptosia, metroptosis*

Hys|te|ror|rha|phie *f.*: Gebärmutternaht, Uterusnaht; Ⓔ *hysterorrhaphy*

Hys|te|ror|rhe|xis *f.*: *Syn:* *Metrorrhexis*; Gebärmutterruptur, Gebärmutterriss, Uterusruptur, Uterusriss; Ⓔ *rupture of the uterus, hysterorrhexis, metrorrhexis*

Hys|te|ro|sal|pin|gek|to|mie *f.*: operative Entfernung von Gebärmutter und Eileitern; Ⓔ *hysterosalpingectomy*

Hys|te|ro|sal|pin|gi|tis *f, pl* **-ti|den**: *Syn:* *Metrosalpingitis*; Entzündung von Gebärmutter und Eileiter(n); Ⓔ *inflammation of uterus and oviduct(s), metrosalpingitis*

hys|te|ro|sal|pin|gi|tisch *adj*: Hysterosalpingitis betreffend, von ihr betroffen oder gekennzeichnet; Ⓔ *relating to or marked by metrosalpingitis*

Hys|te|ro|sal|pin|go|gra|fie, -gra|phie *f.*: *Syn:* *Uterotubografie, Metrotubografie, Hysterotubografie, Uterosalpingografie, Metrosalpingografie*; Röntgenkontrastdarstellung von Gebärmutterhöhle und Eileitern; Ⓔ *hysterosalpingography, hysterotubography, gynecography, metrosalpingography, metrotubography, uterosalpingography, uterotubography*

Hysterosalpingo-oophorektomie *f.*: *Syn:* *Hysterosalpingoovariektomie*; operative Entfernung von Gebärmutter, Eileitern und Eierstöcken; Ⓔ *hysterosalpingo-oophorectomy*

Hys|te|ro|sal|pin|go|o|va|ri|ek|to|mie *f.*: → *Hysterosalpingo-oophorektomie*

Hys|te|ro|sal|pin|go|sto|mie *f.*: operative Verbindung von Gebärmutter und Eileiter(n); Ⓔ *hysterosalpingostomy*

Hys|te|ro|skop *nt*: Endoskop* für die Hysteroskopie*; Ⓔ *hysteroscope, uteroscope, metroscope*

Hys|te|ro|sko|pie *f.*: *Syn:* *Gebärmutterspiegelung*; endoskopische Untersuchung der Gebärmutter; Ⓔ *hysteroscopy, uteroscopy*

Hys|te|ro|to|mie *f.*: *Syn:* *Hysteromyotomie, Hysterotomia*; Gebärmutterschnitt, Gebärmuttereröffnung; Ⓔ *hysterotomy, uterotomy, metrotomy*

transabdominelle Hysterotomie: *Syn:* *Abdominohysterotomie, Laparohysterotomie, Zöliohysterotomie*; Gebärmuttereröffnung durch den Bauchraum; Ⓔ *abdominal hysterotomy, abdominouterotomy, celiohysterotomy, laparohysterotomy, laparouterotomy*

Hys|te|ro|tra|che|lo|plas|tik *f.*: *Syn:* *Zervixplastik*; plastische Operation des Gebärmutterhalses; Ⓔ *hysterotracheloplasty, tracheloplasty, cervicoplasty*

Hys|te|ro|tu|bo|gra|fie, -gra|phie *f.*: → *Hysterosalpingografie*

Hys|te|ro|ze|le *f.*: *Syn:* *Hernia uterina*; Eingeweidebruch mit Teilen der Gebärmutter im Bruchsack; Ⓔ *uterine hernia, hysterocele, metrocele*

I

-iase *suf.*: → *-iasis*
-iasis *suf.*: Wortelement mit der Bedeutung „Infektion/ Befall durch Erreger"; Ⓔ *-iasis*
-iater *suf.*: Wortelement mit der Bedeutung „Arzt"; Ⓔ *-trist*
-iatrie *suf.*: Wortelement mit der Bedeutung „Behandlung/Heilverfahren"; Ⓔ *-trics*
Iatro-, iatro- *präf.*: Wortelement mit der Bedeutung „Arzt/ Heilkunde/Heilverfahren"; Ⓔ *medical, medicine, iatric, iatrical, iatr(o)-*
ilaltrolgen *adj*: durch den Arzt hervorgerufen, durch ärztliche Einwirkung entstanden; Ⓔ *iatrogenic*
Ichlnolgramm *nt*: Aufzeichnung der Gehspur; Ⓔ *ichnogram*
Ichlthylislmus *m*: ***Syn:*** *Fischvergiftung, Ichthysmus*; durch Fische oder Fischprodukte verursachte Lebensmittelvergiftung; Ⓔ *ichthyotoxism, ichthyism, ichthyismus*
Ichthyo-, ichthyo- *präf.*: → *Ichthy-*
ichlthylolid *adj*: fischähnlich, fischartig, fischförmig; Ⓔ *fish-shaped, ichthyoid*
ichlthylolphob *adj*: Ichthyophobie betreffend, durch sie gekennzeichnet; Ⓔ *relating to or marked by ichthyophobia, ichthyophobic*
Ichlthylolpholbie *f*: krankhafte Angst vor Fischen oder Fischgerichten; Ⓔ *irrational fear of fish, ichthyophobia*
Ichlthylolse *f*: → *Ichthyosis*
ichlthylolsilform *adj*: einer Ichthyosis* ähnlich; Ⓔ *resembling ichthyosis, ichthyosiform*
Ichlthylolsis *f, pl* **-ses**: ***Syn:*** *Ichthyose*; Oberbegriff für angeborene oder erworbene Dermatosen* mit fischschuppenartiger Haut; oft gleichgesetzt mit Ichthyosis vulgaris; Ⓔ *ichthyosis, alligator skin, crocodile skin, fish skin, sauriderma, sauriasis, sauriosis, sauroderma*
Ichthyosis congenita: ***Syn:*** *Hyperkeratosis ichthyosiformis congenita*; angeborene [meist autosomal-rezessive] Verhornungsstörung unterschiedlicher Ausprägung; Ⓔ *congenital ichthyosis*
Ichthyosis congenita gravis: ***Syn:*** *Harlekinfetus, Ichthyosis congenita Riecke I, Ichthyosis congenita universalis, Keratosis diffusa maligna, Hyperkeratosis universalis congenita*; autosomal-rezessiv vererbte, schwerste Form der kongenitalen Ichthyosen; schon intrauterin kommt es zur Ausbildung dunkler panzerartiger Hornplatten sowie einer Ektropionierung von Lippen, Lidern und Genitalschleimhaut und Entwicklung einer Plattnase; Ⓔ *harlequin fetus*
Ichthyosis congenita mitis: ***Syn:*** *Ichthyosis congenita Riecke II*; milde Verlaufsform der Ichthyosis congenita; Ⓔ *mild congenital ichthyosis*
Ichthyosis congenita Riecke I: → *Ichthyosis congenita gravis*
Ichthyosis congenita Riecke II: → *Ichthyosis congenita mitis*
Ichthyosis congenita Riecke III: → *Ichthyosis congenita tarda*
Ichthyosis congenita tarda: ***Syn:*** *Ichthyosis congenita Riecke III*; leichteste, sich erst im Säuglingsalter manifestierende Verlaufsform der Ichthyosis congenita; Ⓔ *late congenital ichthyosis*
Ichthyosis congenita universalis: → *Ichthyosis congenita gravis*
geschlechtsgebundene Ichthyosis vulgaris: → *X-chromosomal rezessive Ichthyosis*
Ichthyosis hystrix: ***Syn:*** *Sauriasis, Saurierhaut, Hyperkeratosis monstruosa*; Oberbegriff für alle Hyperkeratosen mit schwarz-braunen, krokodilartigen Schuppen; Ⓔ *sauriderma, sauriasis, sauriosis, sauroderma, alligator skin, crocodile skin, fish skin, epidermolytic hyperkeratosis*
lamelläre Ichthyosis: → *Ichthyosis lamellosa*
Ichthyosis lamellosa: ***Syn:*** *lamelläre Ichthyosis, lamelläre Desquamation bei Neugeborenen*; bei der Geburt vorhandene Verhornungsstörung mit lamellärer Schuppung und diffuser Rötung [Kollodiumbaby]; Ⓔ *lamellar ichthyosis*
Ichthyosis palmaris et plantaris (Thost): ***Syn:*** *Morbus Unna-Thost, Keratosis palmoplantaris diffusa circumscripta, Keratoma palmare et plantare hereditaria*; autosomal-dominante Verhornungsstörung der Handteller und Fußsohlen; häufig begleitet von Hyperhidrose* und Fingernagelwucherung; Ⓔ *Unna-Thost disease, Unna-Thost syndrome, diffuse palmoplantar keratoderma*
rezessive Ichthyosis vulgaris: → *X-chromosomal rezessive Ichthyosis*
Ichthyosis simplex: → *Ichthyosis vulgaris*
Ichthyosis vulgaris: ***Syn:*** *Ichthyosis simplex, Fischschuppenkrankheit*; autosomal-dominante Retentionshyperkeratose* mit symmetrischem Befall der Streckseiten der Extremitäten unter Aussparung der Handteller, Fußsohlen und Gelenkbeugen; auffällig oft [50 %] ist eine Kombination mit Atopien*; Ⓔ *simple ichthyosis, vulgar ichthyosis*
X-chromosomal rezessive Ichthyosis: ***Syn:*** *geschlechtsgebundene Ichthyosis vulgaris, rezessive Ichthyosis vulgaris*; meist mit grau-bräunlicher Schuppung einhergehende Variante der Ichthyosis vulgaris; selten als Kollodiumbaby; Ⓔ *X-linked ichthyosis*
ichlthylioltisch *adj*: Ichthyosis betreffend, von ihr betroffen oder gekennzeichnet; Ⓔ *relating to or marked by ichthyosis*
Ichlthyslmus *m*: → *Ichthyismus*
Icter-, icter- *präf.*: Wortelement mit der Bedeutung „Gelbsucht/Ikterus"; Ⓔ *icteric, icter(o)-*
Icltelrus *m*: → *Ikterus*
Icterus gravidarum: ***Syn:*** *Schwangerschaftsgelbsucht, Hepatopathia gravidarum*; von Gelbsucht geprägte Leberschädigung während der Schwangerschaft; Ⓔ *jaundice of pregnancy, hepatopathy of pregnancy*
Icterus gravidatis: ***Syn:*** *Schwangerschaftsikterus*; vorübergehende Cholestase* der zweiten Schwangerschaftshälfte; Ⓔ *jaundice of pregnancy, hepatopathy of pregnancy*
Icterus juvenilis intermittens Meulengracht: ***Syn:*** *intermittierende Hyperbilirubinämie Meulengracht, Meulengracht-Syndrom, Meulengracht-Gilbert-Syndrom, Gilbert-Meulengracht-Syndrom*; hereditäre Hyperbilirubinämie*, die v.a. Männer unter 25 Jahren betrifft; Ⓔ *Gilbert's disease, Gilbert's syndrome, Gilbert's cholemia, familial nonhemolytic jaundice, constitutional hepatic dysfunction, constitutional hyperbilirubinemia, familial cholemia*
Icterus neonatorum: ***Syn:*** *Neugeborenenikterus*; physiologische Gelbsucht bei Neugeborenen durch Leberunreife und Anfall erhöhter Bilirubinmengen; Ⓔ *jaundice of the newborn*
Icterus neonatorum gravis: hämolytischer Ikterus* bei Blutgruppenunverträglichkeit [Rh-Inkompatibilität, ABNull-Inkompatibilität] zwischen Mutter und Kind; Ⓔ *severe jaundice of the newborn*
Icltus *m, pl* **-tus**: **1.** plötzlicher Anfall, Attacke, Synkope,

plötzlich auftretendes Symptom **2.** Schlag, Stoß; Ⓔ **1.** *ictus, seizure, stroke, attack* **2.** *beat, stroke*

Ictus cordis: Herzschlag; Ⓔ *apex impulse, apex beat, apical impulse*

-id *suf.*: Wortelement mit der Bedeutung „ähnlich/gleichen"; Ⓔ *-id*

I|de|a|ti|on *f.*: Ideenbildung, Begriffsbildung; Ⓔ *ideation*

i|de|o|phob *adj*: Ideophobie betreffend, durch sie gekennzeichnet; Ⓔ *relating to or marked by ideophobia, ideophobic*

I|de|o|pho|bie *f.*: krankhafte Angst vor (neuen) Ideen oder Vorstellungen; Ⓔ *irrational fear of new ideas, ideophobia*

Idio-, idio- *präf.*: Wortelement mit der Bedeutung „selbst/eigen"; Ⓔ *idi(o)-*

i|di|o|dy|na|misch *adj*: unabhängig aktiv; Ⓔ *independently active, idiodynamic*

I|di|o|ge|ne|se *f.*: idiopathische Krankheitsentstehung, Krankheitsentstehung ohne erkennbare Ursache; Ⓔ *idiogenesis*

I|di|o|glos|sie *f.*: Sprachstörung mit einer Sprache ohne Gaumen- und Kehllaute; Ⓔ *idioglossia*

I|di|o|gramm *nt*: → *Karyogramm*

I|di|o|hyp|no|se *f.*: *Syn: Selbsthypnose, Autohypnose*; durch Autosuggestion* erzeugte Hypnose*; Ⓔ *idiohypnotism, autohypnosis*

I|di|o|la|lie *f.*: kindliche Sprache, die nur für Angehörige verständlich ist; Ⓔ *idiolalia*

i|di|o|pa|thisch *adj*: *Syn: selbständig, protopathisch, essentiell, primär, genuin*; ohne erkennbare Ursache (entstanden), unabhängig von anderen Krankheiten; Ⓔ *idiopathic, idiopathetic, agnogenic, protopathic, autopathic, essential, primary*

I|di|o|plas|ma *nt*: *Syn: Erbplasma, Keimplasma*; Erbsubstanz; Ⓔ *germ plasma, idioplasm*

I|di|o|syn|kra|sie *f.*: (angeborene) Überempfindlichkeit; Ⓔ *idiosyncrasy*

i|di|o|syn|kra|tisch *adj*: Idiosynkrasie betreffend, von ihr betroffen oder gekennzeichnet; Ⓔ *relating to or marked by idiosyncrasy, idiosyncratic*

I|di|o|tie *f.*: hochgradiger Schwachsinn; Ⓔ *profound mental retardation; idiocy, idiotism*

amaurotische Idiotie, Erwachsenenform: *Syn: Kufs-Hallervorden-Krankheit, Kufs-Syndrom*; erst im Erwachsenenalter beginnende Form der Gangliosidose*; Ⓔ *Kufs' disease, adult type of amaurotic idiocy, adult type of cerebral sphingolipidosis*

amaurotische Idiotie, infantile Form: *Syn: Tay-Sachs-Syndrom, infantile amaurotische Idiotie, GM_2-Gangliosidose Typ I*; Hexosaminidase-A-Mangel mit geistiger Retardierung*, Krampfanfällen, Spastik und Hepatosplenomegalie*; auffällig oft findet man einen kirschroten Fleck [**cherry-red spot**] der Makula; Ⓔ *Tay-Sachs disease, Sachs' disease, GM_2-gangliosidosis, infantile amaurotic (familial) idiocy*

amaurotische Idiotie, juvenile Form: *Syn: Stock-Vogt-Spielmeyer-Syndrom, juvenile Ceroidlipofuscinose/Zeroidlipofuszinose, Batten-Spielmeyer-Vogt-Syndrom*; primär durch eine progrediente Visusabnahme mit Erblindung und der Entwicklung einer Demenz* gekennzeichnete Form der Zeroidlipofuszinose*; Ⓔ *Batten-Mayou disease, Batten disease, Spielmeyer-Vogt disease, Vogt-Spielmeyer disease, neuronal ceroid lipofuscinosis, juvenile type of amaurotic idiocy, late juvenile type of cerebral sphingolipidosis*

amaurotische Idiotie, spätinfantile Form: *Syn: Bielschowsky-Syndrom, Jansky-Bielschowsky-Krankheit*; langsam progredient verlaufende, rezessiv vererbte Gangliosidose*, die zu Erblindung und Abbau bereits erlernter Fähigkeiten [Lesen, Sprechen] führt; Ⓔ *Jansky-Bielschowsky disease, Bielschowsky's disease, Bielschowsky-Jansky disease, late infantile type of amaurotic idiocy, early juvenile type of cerebral sphingolipidosis*

i|di|o|trop *adj*: introvertiert; egozentrisch; Ⓔ *idiotropic*

I|di|o|typ *m*: → *Genotyp*

I|di|o|ty|pie *f.*: genetisch bedingte Antigenvariation der variablen Abschnitte der Immunglobuline; Ⓔ *idiotypy*

I|di|o|ty|pus *m*: → *Genotyp*

i|di|o|vent|ri|ku|lär *adj*: nur den Ventrikel betreffend; Ⓔ *idioventricular*

I|do|se *f.*: Aldohexose*; Epimer von Glucose*; Ⓔ *idose*

I|du|ron|säu|re *f.*: in Chondroitinsulfat* und Heparin* vorkommendes Isomer der Glucuronsäure; Ⓔ *iduronic acid*

I|fos|fa|mid *nt*: alkylierendes Zytostatikum*; Ⓔ *ifosfamide*

IgA-Glomerulonephritis, mesangioproliferative *f.*: → *IgA-Nephritis*

IgA-Nephritis *f, pl* **-ti|den**: *Syn: mesangioproliferative IgA-Glomerulonephritis, IgA-Nephropathie, Berger-Krankheit, Berger-Nephropathie*; durch mesangiale IgA-Ablagerung hervorgerufene Glomerulonephritis* mit rezidivierender schmerzloser Hämaturie*; meist benigner Verlauf; Ⓔ *Berger's glomerulonephritis, Berger's focal glomerulonephritis, IgA nephropathy, focal glomerulonephritis, IgA glomerulonephritis, focal nephritis*

IgA-Nephropathie *f.*: → *IgA-Nephritis*

Ikter-, ikter- *präf.*: Wortelement mit der Bedeutung „Gelbsucht/Ikterus"; Ⓔ *icteric, icter(o)-*

ik|te|risch *adj*: Gelbsucht/Ikterus betreffend, von ihr betroffen oder gekennzeichnet, gelbsüchtig; Ⓔ *relating to or marked by jaundice, icteric, icteritious, jaundiced*

ik|te|ro|gen *adj*: Gelbsucht/Ikterus verursachend; Ⓔ *causing jaundice, icterogenic*

Ik|te|rus *m*: *Syn: Gelbsucht, Icterus*; durch eine Ablagerung von Bilirubin in Haut, Schleimhaut und Sklera hervorgerufene Gelbfärbung bei Hyperbilirubinämie*; Ⓔ *icterus, jaundice*

antehepatischer Ikterus: *Syn: prähepatischer Ikterus*; Ikterus, dessen Ursache physiologisch vor der Leber liegt, z.B. hämolytischer Ikterus; Ⓔ *prehepatic jaundice*

cholestatischer Ikterus: posthepatischer Ikterus durch eine Abflussbehinderung der Galle; Ⓔ *cholestatic jaundice*

extrahepatischer Ikterus: Gelbsucht, deren Ursache außerhalb der Leber liegt; Ⓔ *extrahepatic jaundice*

familiärer hämolytischer Ikterus: *Syn: Minkowski-Chauffard-Syndrom, hereditäre Sphärozytose, Minkowski-Chauffard-Gänsslen-Syndrom, konstitutionelle hämolytische Kugezellanämie, Morbus Minkowski-Chauffard*; häufigste erbliche hämolytische Anämie* in Europa mit meist autosomal-dominantem Erbgang; charakteristisch sind kugelförmige Erythrozyten [Kugelzellen] im Blutbild, Hämolyse*, Milzvergrößerung und Gelbsucht; Ⓔ *Minkowski-Chauffard syndrome, congenital familial icterus, congenital hemolytic icterus, constitutional hemolytic anemia, chronic acholuric jaundice, acholuric jaundice, acholuric familial jaundice, congenital hemolytic jaundice, familial acholuric jaundice, chronic familial icterus, chronic familial jaundice, congenital hyperbilirubinemia, spherocytic anemia, hereditary spherocytosis, globe cell anemia*

hämolytischer Ikterus: Gelbsucht durch eine vermehrte Auflösung von Erythrozyten; Ⓔ *hemolytic icterus, hemolytic jaundice, hematogenous jaundice*

hepatischer Ikterus: → *hepatogener Ikterus*

hepatogener Ikterus: *Syn: hepatozellulärer Ikterus, hepatischer Ikterus, Parenchymikterus*; Ikterus durch eine unzureichende Funktion der Leberzellen; Ⓔ *hepa-*

I

togenic jaundice, hepatogenous jaundice
hepatozellulärer Ikterus: →*hepatogener Ikterus*
posthepatischer Ikterus: Ikterus, dessen Ursache physiologisch hinter der Leber liegt; Ⓔ *posthepatic icterus*
prähepatischer Ikterus: →*antehepatischer Ikterus*
Ik|te|rus|zy|lin|der *pl*: gelbliche Harnzylinder bei Ikterus mit Bilirubinurie*; Ⓔ *bilirubin cast*
-ikum *suf.*: Wortelement mit der Bedeutung „Mittel/Arzneimittel"; Ⓔ *-ic*
Il-, il- *präf.*: Wortelement mit der Bedeutung **1.** „hinein/in" **2.** „nicht"; Ⓔ **1.** *im-, within, inside* **2.** *non-, not*
Ile-, ile- *präf.*: →*Ileo-*
ille|al *adj*: Ileum betreffend; Ⓔ *relating to the ileum, ileac, ileal*
Ille|ek|to|mie *f*: operative Entfernung des Ileums, Ileumresektion; Ⓔ *ileectomy*
Ile|i|tis *f, pl* **-ti|den**: *Syn: Ileumentzündung*; Entzündung des Ileums oder der Ileumschleimhaut; Ⓔ *inflammation of the ileum, ileitis*
Ileitis regionalis/terminalis: →*Enteritis regionalis Crohn*
ile|i|tisch *adj*: Ileumentzündung/Ileitis betreffend, von ihr betroffen oder gekennzeichnet; Ⓔ *relating to or marked by ileitis, ileitic*
Ileo-, ileo- *präf.*: Wortelement mit der Bedeutung „Ileum"; Ⓔ *ileac, ileal, ile(o)-*
Ille|o|co|li|tis *f, pl* **-ti|den**: *Syn: Ileokolitis*; Entzündung von Ileum und Kolon; Ⓔ *inflammation of ileum and colon, ileocolitis*
Ileocolitis regionalis/terminalis: →*Enteritis regionalis Crohn*
ille|o|ile|al *adj*: zwei Ileumabschnitte verbindend; Ⓔ *ileoileal*
Ille|o|ile|o|a|na|sto|mo|se *f*: →*Ileoileostomie*
Ille|o|ile|o|sto|mie *f*: *Syn: Ileoileoanastomose*; operative Verbindung zweier Abschnitte des Ileums; Ⓔ *ileoileostomy*
ille|o|je|ju|nal *adj*: Ileum und Jejunum betreffend oder verbindend; Ⓔ *relating to both ileum and jejunum, jejunoileal*
Ille|o|je|ju|ni|tis *f, pl* **-ti|den**: Entzündung von Ileum und Jejunum; Ⓔ *inflammation of ileum and jejunum, ileojejunitis*
ille|o|je|ju|ni|tisch *adj*: Ileojejunitis betreffend, von ihr betroffen oder gekennzeichnet; Ⓔ *relating to or marked by ileojejunitis*
Ille|o|je|ju|no|sto|mie *f*: *Syn: Ileum-Jejunum-Fistel, Jejunum-Ileum-Fistel, Jejunoileostomie*; operative Verbindung von Ileum und Jejunum; Ⓔ *ileojejunostomy*
ille|o|ko|lisch *adj*: Ileum und Kolon betreffend oder verbindend; Ⓔ *relating to both ileum and colon, ileocolic, ileocolonic, coloileal*
Ille|o|ko|li|tis *f, pl* **-ti|den**: *Syn: Ileocolitis*; Entzündung von Ileum und Kolon; Ⓔ *inflammation of ileum and colon, ileocolitis*
ille|o|ko|li|tisch *adj*: Ileokolitis betreffend, von ihr betroffen oder gekennzeichnet; Ⓔ *relating to or marked by ileocolitis*
Ille|o|ko|lo|sto|mie *f*: *Syn: Ileum-Kolon-Fistel*; operative Verbindung von Ileum und Kolon; Ⓔ *ileocolostomy*
Ille|o|ko|lo|to|mie *f*: Eröffnung von Ileum und Kolon; Ⓔ *ileocolotomy*
Ille|o|pe|xie *f*: operative Ileumfixierung, Ileumanheftung; Ⓔ *ileopexy*
Ille|o|prok|to|sto|mie *f*: *Syn: Ileum-Rektum-Fistel, Ileorektostomie*; operative Verbindung von Ileum und Rektum; Ⓔ *ileorectostomy, ileoproctostomy*
ille|o|rek|tal *adj*: Ileum und Rektum betreffend oder verbindend; Ⓔ *relating to both ileum and rectum, ileorectal*
Ille|o|rek|to|sto|mie *f*: →*Ileoproktostomie*
Ille|or|rha|phie *f*: Ileumnaht; Ⓔ *ileorrhaphy*
Ille|o|sig|mo|i|dal|fis|tel *f*: *Syn: Ileum-Sigma-Fistel*; Ileum und Sigma verbindende Fistel; Ⓔ *ileosigmoid fistula*
Ille|o|sig|mo|i|do|sto|mie *f*: *Syn: Ileum-Sigma-Fistel*; operative Verbindung von Ileum und Sigma; Ⓔ *ileosigmoidostomy*
Ille|o|sto|ma *nt, pl* **-ma|ta**: *Syn: Ileumafter*; operativ angelegte äußere Ileumfistel; Ⓔ *ileal stoma, ileostomy*
Ille|o|sto|mie *f*: Anlegen einer äußeren Ileumfistel, Ileumfistelung; Ⓔ *ileostomy*
Ille|o|to|mie *f*: Ileumeröffnung, Ileumschnitt; Ⓔ *ileotomy*
Ille|o|trans|ver|so|sto|mie *f*: operative Verbindung von Ileum und Querkolon/Colon transversum; Ⓔ *ileotransversostomy, ileotransverse colostomy*
ille|o|zä|kal *adj*: *Syn: ileozökal*; Ileum und Zäkum betreffend oder verbindend; Ⓔ *relating to both ileum and cecum, ileocecal*
Ille|o|zä|kal|fis|tel *f*: innere Ileumfistel mit Mündung in das Zäkum; Ⓔ *ileocecal fistula*
Ille|o|zä|kal|klap|pe *f*: *Syn: Bauhin-Klappe, Ileozökalklappe, Valva ileocaecalis/ilealis*; Klappe an der Einmündung des Ileums in das Zäkum; Ⓔ *Bauhin's valve, ileocecal valve, ileocolic valve, fallopian valve, valve of Macalister, valve of Varolius, Tulp's valve, Tulpius' valve*
Ille|o|zä|ko|sto|mie *f*: *Syn: Ileum-Zäkum-Fistel, Zäkoileostomie*; operative Verbindung von Ileum und Zäkum; Ⓔ *ileocecostomy, cecoileostomy*
ille|o|zö|kal *adj*: →*ileozäkal*
Ille|o|zö|kal|klap|pe *f*: →*Ileozäkalklappe*
Ille|o|zö|kal|tu|ber|ku|lo|se *f*: Tuberkulose* des Ileozäkalbereichs; häufige Lokalisation der Darmtuberkulose; Ⓔ *iliocecal tuberculosis*
Ille|o|zö|kal|vol|vu|lus *m*: Volvulus* durch Drehung des Ileozäkums; Ⓔ *ileocecal volvulus*
Ille|o|zys|to|plas|tik *f*: Ersatz oder Vergrößerung der Harnblase durch eine Ileumschlinge; Ⓔ *ileocystoplasty*
Ille|o|zys|to|sto|mie *f*: *Syn: Ileum-Blasen-Fistel*; operative Verbindung von Blase und Ileum zur Harnableitung; Ⓔ *ileocystostomy*
Ille|um *nt*: *Syn: Krummdarm, Intestinum ileum*; letzter und längster Abschnitt des Dünndarms vor der Einmündung in den Blinddarm; Ⓔ *ileum, twisted intestine*
Ille|um|af|ter *m*: *Syn: Ileostoma*; operativ angelegte äußere Ileumfistel; Ⓔ *ileal stoma, ileostomy*
Ille|um|aus|schal|tung *f*: vorübergehende Ausschaltung des Ileums; Ⓔ *ileal bypass, ileal shunt, jejunal bypass, jejunal shunt, jejunoileal bypass, jejunolileal shunt*
Ille|um|bla|se *f*: →*Ileumconduit*
Ileum-Blasen-Fistel *f*: *Syn: Ileozystostomie*; operative Verbindung von Blase und Ileum zur Harnableitung; Ⓔ *ileocystostomy*
Ille|um|con|duit *m/nt*: *Syn: Bricker-Operation, Bricker-Plastik, Bricker-Blase, Ileumblase, Dünndarmblase*; künstliche Blase aus einer Ileumschlinge mit Ausleitung des Harns über ein Ileostoma; Ⓔ *Bricker's ileal conduit, Bricker's ileouretostomy, Bricker's ureteroileostomy, ileal conduit*
Ileum-Jejunum-Fistel *f*: *Syn: Ileojejunostomie, Jejunoileostomie*; operative Verbindung von Ileum und Jejunum; Ⓔ *ileojejunostomy*
Ileum-Kolon-Fistel *f*: *Syn: Ileokolostomie*; operative Verbindung von Ileum und Kolon; Ⓔ *ileocolostomy*
Ileum-Rektum-Fistel *f*: **1.** *Syn: ileorektale Fistel*; innere Ileumfistel mit Mündung in das Rektum **2.** *Syn: Ileoproktostomie, Ileorektostomie*; operative Verbindung von Ileum und Rektum; Ⓔ **1.** *ileorectal fistula* **2.** *ileorectostomy, ileoproctostomy*
Ileum-Sigma-Fistel *f*: **1.** *Syn: Ileosigmoidalfistel*; Ileum und Sigma verbindende Fistel **2.** *Syn: Ileosigmoidostomie*; operative Verbindung von Ileum und Sigma; Ⓔ

1. *ileosigmoid fistula* 2. *ileosigmoidostomy*

Ileum-Zäkum-Fistel *f*: *Syn: Ileozäkostomie, Zäkoileostomie*; operative Verbindung von Ileum und Zäkum; Ⓔ *ileocecostomy*

Ille|us *m, pl* **Ille|en, Ilei**: *Syn: Darmverschluss*; vollständige Unterbrechung der Darmpassage durch Verschluss der Darmlichtung oder Darmlähmung; Ⓔ *ileus, intestinal obstruction, bowel obstruction*

adynamischer Ileus: →*paralytischer Ileus*

dynamischer Ileus: *Syn: funktioneller Ileus*; Ileus durch Störung oder Aufhebung der Peristaltik*; Ⓔ *dynamic ileus*

funktioneller Ileus: →*dynamischer Ileus*

mechanischer Ileus: Darmverschluss durch Verlegung der Darmlichtung von innen oder Druck von außen; Ⓔ *mechanical ileus*

paralytischer Ileus: *Syn: adynamischer Ileus, Lähmungsileus*; Ileus bei Darmlähmung; Ⓔ *adynamic ileus, paralytic ileus, enteroplegia*

spastischer Ileus: dynamischer Ileus durch spastische Kontraktion von Darmabschnitten; Ⓔ *dynamic ileus, hyperdynamic ileus, spastic ileus*

vaskulärer Ileus: akute oder chronische arterielle Minderperfusion von Darmabschnitten führt zum klinischen Bild eines paralytischen Ileus, der auf einer ischämischen Wandschädigung beruht; Ⓔ *vascular ileus*

Ilhéus-Enzephalitis *f*: durch das **Ilhéus-Virus** hervorgerufene Arbovirus-Enzephalitis*; Ⓔ *Ilhéus encephalitis*

Ilia-, ilia- *präf.*: Wortelement mit der Bedeutung „Darmbein/Ilium"; Ⓔ *iliac, ilium, ile(o)-, ili(o)-*

illi|a|kal *adj*: Darmbein/Os ilium betreffend; Ⓔ *relating to the ilium, iliac*

Ilio-, ilio- *präf.*: Wortelement mit der Bedeutung „Darmbein/Ilium"; Ⓔ *iliac, ilium, ile(o)-, ili(o)-*

illi|o|fe|mo|ral *adj*: Darmbein und Oberschenkel/Femur betreffend oder verbindend; Ⓔ *relating to both ilium and femur, iliofemoral*

Illi|o|in|gui|nal|neur|al|gie *f*: *Syn: Ilioinguinalsyndrom*; Neuralgie* des Nervus* ilioinguinalis mit Schmerzausstrahlung vom Rücken zur Leiste; Ⓔ *ilioinguinal neuralgia*

Illi|o|in|gui|nal|syn|drom *nt*: →*Ilioinguinalneuralgie*

illi|o|kok|zy|ge|al *adj*: Darmbein/Os ilium und Steißbein/Os coccygis betreffend oder verbindend; Ⓔ *relating to both ilium and coccyx, iliococcygeal*

illi|o|kos|tal *adj*: Darmbein/Os ilium und Rippen/Costae betreffend oder verbindend; Ⓔ *relating to both ilium and ribs, iliocostal*

illi|o|lum|bal *adj*: Darmbein/Os ilium und Lendenregion betreffend oder verbindend; Ⓔ *relating to both iliac and lumbar regions, iliolumbar*

illi|o|pek|ti|ne|al *adj*: →*iliopubisch*

illi|o|pel|vin *adj*: Darmbein/Os ilium und Becken/Pelvis betreffend oder verbindend; Ⓔ *relating to both iliac region and pelvis, iliopelvic*

Illi|o|pso|as *m*: →*Musculus iliopsoas*

Illi|o|pso|as|syn|drom *nt*: schmerzhafte Anspannung des Musculus* iliopsoas bei Entzündungen im Bauchraum, z.B. Appendizitis, Adnexitis; Ⓔ *iliopsoas syndrome, psoas syndrome*

illi|o|pu|bisch *adj*: *Syn: iliopektineal*; Darmbein/Os ilium und Schambein/Os pubis betreffend oder verbindend; Ⓔ *relating to both ilium and pubis, iliopectineal, iliopubic*

illi|o|sa|kral *adj*: *Syn: sakroiliakal*; Darmbein und Kreuzbein/Os sacrum betreffend oder verbindend; Ⓔ *relating to both ilium and sacrum, iliosacral, sacroiliac*

Illi|o|sa|kral|ge|lenk *nt*: *Syn: Kreuzbein-Darmbein-Gelenk, Sakroiliakalgelenk, Articulatio sacroiliaca*; Gelenk zwischen Kreuzbein und Darmbein; Ⓔ *iliosacral articulation, iliosacral joint, sacroiliac joint, sacroiliac articulation, sacroiliac symphysis*

illi|o|spi|nal *adj*: Darmbein/Os ilium und Rückenmark betreffend oder verbindend; Ⓔ *relating to both ilium and spinal column, iliospinal*

illi|o|ti|bi|al *adj*: Darmbein/Os ilium und Schienbein/Tibia betreffend oder verbindend; Ⓔ *relating to both ilium and tibia, iliotibial*

Illi|um *nt*: *Syn: Darmbein, Os ilium*; Teil des Hüftbeins; bildet den oberen Teil der Hüftpfanne; Ⓔ *ilium, iliac bone, flank bone*

Illlu|mi|na|tor *m*: Beleuchtungsgerät, Beleuchtungsquelle; Ⓔ *illuminator*

Illlu|si|on *f*: **1.** Sinnestäuschung **2.** Trugwahrnehmung, Einbildung, Selbsttäuschung, Wahn; Ⓔ **1.** *illusion* **2.** *illusion*

Im-, im- *präf.*: Wortelement mit der Bedeutung **1.** „hinein/in" **2.** „nicht"; Ⓔ **1.** *im-, within, inside* **2.** *non-, not*

ilma|gi|när *adj*: eingebildet; erfunden, frei ersonnen; Ⓔ *imaginary, phantasmal, phantasmatic, phantasmic*

Ilma|go *f*: **1.** (*biolog.*) ausgewachsenes oder geschlechtsreifes Insekt, Vollinsekt **2.** inneres Bild [**Urbild**] einer wichtigen Bezugsperson aus der frühen Kindheit; Ⓔ **1.** *imago* **2.** *imago*

im|be|zil *adj*: →*imbezill*

Im|be|zil|li|tät *f*: →*Imbezillität*

im|be|zill *adj*: *Syn: imbezil*; mittelgradig schwachsinnig; Ⓔ *imbecile*

Im|be|zil|li|tät *f*: *Syn: Imbezilität*; mittelgradiger Schwachsinn; Ⓔ *imbecility, severe mental retardation*

Im|bi|bi|ti|on *f*: Durchtränkung, Durchtränken; Ⓔ *imbibition*

Imerslund-Gräsbeck-Syndrom *nt*: angeborene Resorptionsstörung von Vitamin B_{12} mit megaloblastärer Anämie*; Ⓔ *Imerslund-Graesbeck syndrome, Imerslund syndrome, familial megaloblastic anemia*

Ilmi|da|zol *nt*: *Syn: Glyoxalin*; heterozyklische Verbindung; Grundgerüst von u.a. Histamin und Histidin; Ⓔ *imidazole, iminazole, glyoxaline*

Ilmi|da|zo|lyl|a|la|nin *nt*: →*Histidin*

Ilmin *nt*: organische Verbindung mit einer C=N-Doppelbindung; Ⓔ *imine*

Ilmi|no|harn|stoff *m*: *Syn: Guanidin*; Abbauprodukt des Guanins*; Ⓔ *iminourea, guanidine*

Im|ma|tu|ri|tät *f*: Unreife des Frühgeborenen; Ⓔ *immaturity*

Im|me|di|at|pro|the|se *f*: *Syn: Sofortprothese*; Zahnprothese, die unmittelbar nach der Zahnextraktion eingesetzt wird; Ⓔ *immediate prosthesis*

Im|mer|si|on *f*: (Ein-, Unter-)Tauchen; Ⓔ *immersion*

Im|mi|gra|ti|on *f*: Zelleinwanderung in ein Gewebe; Ⓔ *immigration*

im|mo|bil *adj*: unbeweglich; bewegungslos; starr, fest; Ⓔ *immobile, immovable*

Im|mo|bi|li|sa|ti|on *f*: Ruhigstellung, Immobilisierung; Ⓔ *immobilization*

Im|mo|bi|li|sa|ti|ons|a|tro|phie *f*: Knochen- und Muskelabbau bei längerer Ruhigstellung, z.B. im Gipsverband; Ⓔ *plaster-of-Paris disease*

Im|mo|bi|li|sa|ti|ons|os|te|o|po|ro|se *f*: durch eine längere Ruhigstellung [meist im Schienen- oder Gipsverband] hervorgerufene Osteoporose*; Ⓔ *immobilization osteoporosis*

Immun-, immun- *präf.*: Wortelement mit der Bedeutung „unberührt/geschützt/verschont"; Ⓔ *immunological, immunologic, immune, immun(o)-*

Im|mun|ab|wehr *f*: Fähigkeit des Immunsystems eingedrungene Antigene zu bekämpfen; Ⓔ *defense, defense system*

Im|mun|ad|hä|renz *f*: Anhaften von Antigen-Antikörper-Komplexen an Zellmembranen; Ⓔ *immune adherence, adhesion phenomenon*

Im|mun|ag|glu|ti|nin *nt*: *Syn: Agglutinin*; spezifische [Antikörper] oder unspezifische [Lektine] Substanz, die korpuskuläre Antigene agglutiniert; Ⓔ *immune agglutinin, agglutinin, agglutinator*

Im|mun|an|ti|kör|per *m*: *Syn: irregulärer Antikörper*; durch nachweisbare Immunisierung induzierter Antikörper; Ⓔ *immune antibody*

Im|mun|ant|wort *f*: *Syn: Immunreaktion, immunologische Reaktion*; Gesamtheit der Reaktionen des Immunsystems auf ein eingedrungenes Antigen; Ⓔ *immune reaction, immune response, immunological reaction, immunological response, immunoreaction*

Im|mun|de|fekt *m*: *Syn: Defektimmunopathie, Immunmangelkrankheit*; Oberbegriff für angeborene oder erworbene Störungen der normalen Immunreaktion des Körpers; Ⓔ *immunodeficiency, immune deficiency, immunodeficiency disorder, immunodeficiency disease, immunodeficiency syndrome, immunological deficiency, immunological deficiency syndrome, immunity deficiency*

schwerer kombinierter Immundefekt: *Syn: Schweizer-Typ der Agammaglobulinämie*; autosomal-rezessiv vererbter schwerer Immundefekt mit Fehlen der Immunglobuline und hochgradiger Hypoplasie der lymphatischen Gewebe; ohne Knochenmarkstransplantation meist tödlicher Verlauf im 1. Lebensjahr; Ⓔ *severe combined immunodeficiency, lymphopenic agammaglobulinemia, severe combined immunodeficiency disease, thymic alymphoplasia, leukopenic agammaglobulinemia*

Im|mun|de|fekt|syn|drom, er|wor|be|nes *nt*: *Syn: acquired immunodeficiency syndrome, AIDS*; durch das HIV-Virus hervorgerufenes erworbenes Immunmangelsyndrom [acquired immunodeficiency syndrome] mit rezidivierenden Infektionen durch opportunistische Erreger und Bildung spezifischer Tumoren [Kaposi-Sarkom]; Ⓔ *acquired immunodeficiency syndrome, AIDS*

Im|mun|de|pres|si|on *f*: → *Immunsuppression*

im|mun|de|pres|siv *adj*: → *immunsuppressiv*

Im|mun|de|pres|si|vum *nt, pl* **-va**: → *Immunsuppressivum*

Im|mun|der|ma|to|lo|gie *f*: Teilgebiet der Dermatologie*, das sich mit Diagnose und Therapie von Immunerkrankungen der Haut beschäftigt; Ⓔ *immunodermatology*

radiale Immundiffusion: einfache Immundiffusion, bei der die Testlösung in ausgestanzte Löcher eingebracht wird und radial in das umgebende Gel diffundiert; die Größe des entstehenden Präzipitatringes erlaubt Rückschlüsse auf die Menge des Antigens oder Antikörpers in der Probe; Ⓔ *radial immunodiffusion*

Im|mun|e|lek|tro|pho|re|se *f*: *Syn: Immunoelektrophorese*; Elektrophorese*, bei der im zweiten Schritt Immunseren zur Fällung der Antigene verwendet werden; Ⓔ *immunoelectrophoresis*

Im|mun|fluo|res|zenz *f*: *Syn: Immunofluoreszenz*; Sichtbarmachung der Antigen-Antikörperreaktion durch Markierung mit fluoreszierenden Farbstoffen; Ⓔ *immunofluorescence, fluorescent antibody test, fluorescent antibody reaction, fluorescent antibody technique, FA reaction, FA test*

Im|mun|ge|ne|tik *f*: Genetik der Immunabwehr; Ⓔ *immunogenetics*

im|mun|ge|ne|tisch *adj*: Immungenetik betreffend; Ⓔ *relating to immunogenetics, immunogenetic*

Im|mun|glo|bu|li|ne *pl*: von Plasmazellen gebildete Glykoproteine, die als Antikörper mit Antigenen reagieren; alle Immunglobuline bestehen aus zwei leichten [**L-Ketten**] und zwei schweren Ketten [**H-Ketten**]; enzymatische Spaltung liefert zwei antigenbindende Fragmente [**Fab-Fragmente**] und ein **Fc-Fragment**; Ⓔ *immunoglobulins, immune globulins, γ-globulins, gamma globulins*

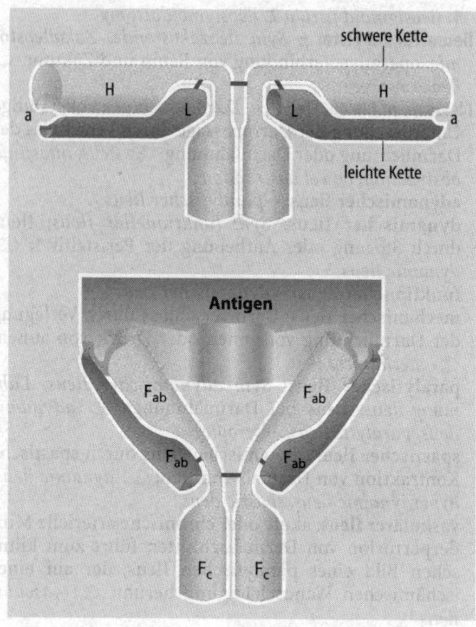

Abb. 41. Flexibilität der Immunglobuline durch freie Drehbarkeit der Schenkel

Immunglobulin A: auf die Schleimhäute sezerniertes Immunglobulin, das vor lokalen Infektion schützt; wird beim Stillen mit der Muttermilch vom Säugling aufgenommen; Ⓔ *immunoglobulin A*

Immunglobulin D: als Antigenrezeptor auf der Membran von B-Lymphozyten sitzendes Immungobulin; Ⓔ *immunoglobulin D*

Immunglobulin E: in der Membran von Mastzellen und Basophilen vorkommendes Immunglobulin, das für allergische Reaktionen und die Abwehr von Parasiten wichtig ist; Ⓔ *immunoglobulin E, anaphylaxin*

Immunglobulin G: mengenmäßig wichtigstes Immunglobulin, das Antigene beim Zweitkontakt neutralisiert; Ⓔ *immunoglobulin G*

Immunglobulin M: beim Erstkontakt mit einem Antigen gebildetes Immunglobulin; Ⓔ *immunoglobulin M*

Im|mun|glo|bu|lin|man|gel *m*: angeborener oder erworbener Mangel einzelner oder aller Immunglobuline; Ⓔ *immunoglobulin deficiency*

Im|mun|hä|ma|to|lo|gie *f*: Teilgebiet der Immunologie*, das sich mit den Immunreaktionen im Blut beschäftigt; Ⓔ *immunohematology*

Im|mun|hä|mo|ly|se *f*: *Syn: Immunohämolyse*; Auflösung von roten Blutkörperchen durch Komplement-vermittelte Immunreaktionen; Ⓔ *immunohemolysis, immune hemolysis, conditioned hemolysis*

Im|mun|in|hi|bi|to|ren *pl*: s.u. *Immunkoagulopathien*; Ⓔ *immune inhibitors*

im|mun|in|kom|pe|tent *adj*: immunologisch inkompetent; Ⓔ *immunoincompetent, immunologically incompetent*

Im|mu|ni|sa|ti|on *f*: → *Immunisierung*

im|mu|ni|sie|rend *adj*: eine Immunität hervorrufend; Ⓔ *immunizing, immunifacient*

Im|mu|ni|sie|rung *f*: *Syn: Immunisation*; Herbeiführung einer Immunität*; Ⓔ *immunization*

aktive Immunisierung: Immunisierung durch direkten Kontakt mit dem Antigen, z.B. bei Infektion oder Schutzimpfung; Ⓔ *active immunization*

passive Immunisierung: Immunisierung durch Gabe

von Immunglobulin [Immunserum]; Ⓔ *passive immunization*

Im|mu|ni|tät *f*: Unempfänglichkeit des Organismus gegen ein Antigen* [Erreger, Toxine]; Ⓔ *immunity (gegen from, against, to)*

antitoxische Immunität: gegen Toxine gerichtete Immunität; Ⓔ *antitoxic immunity*

begleitende Immunität: *Syn: Prämunität, Präimmunität, Prämunition*; Immunität, die nur während der Infektion vorhanden ist und nach Verschwinden des Erregers erlischt; Ⓔ *relative immunity, concomitant immunity, premunition*

erworbene Immunität: *Syn: spezifische Immunität*; nach einem Erstkontakt vorhandene Immunität gegen ein bestimmtes Antigen*; Ⓔ *acquired immunity, adaptive immunity*

genetische Immunität: →*unspezifische Immunität*

humorale Immunität: Immunität durch in den Körperflüssigkeiten gelöste Substanzen [Immunglobuline]; Ⓔ *humoral immunity*

konstitutionelle Immunität: →*unspezifische Immunität*

spezifische Immunität: →*erworbene Immunität*

unspezifische Immunität: *Syn: genetische Immunität, konstitutionelle Immunität*; Immunität, die auf natürlichen Abwehrmechanismen [Schleimhautbarriere, antimikrobielle Enzyme] beruht; Ⓔ *unspecific immunity, nonspecific immunity*

zelluläre Immunität: →*zellvermittelte Immunität*

zellvermittelte Immunität: *Syn: zelluläre Immunität*; Immunität durch immunkompetente Zellen [T-Lymphozyten, Makrophagen]; Ⓔ *cellular immunity, cell-mediated immunity, T cell-mediated immunity*

Im|mun|ko|a|gu|lo|pa|thi|en *f*: durch Antikörper gegen Gerinnungsfaktoren [**Immuninhibitoren**] ausgelöste Störung der Blutgerinnung; Ⓔ *immunocoagulopathy*

im|mun|kom|pe|tent *adj*: immunologisch kompetent; Ⓔ *immunocompetent, immunologically competent*

Im|mun|kom|plex *m*: *Syn: Antigen-Antikörper-Komplex*; im Rahmen der **Antigen-Antikörper-Reaktion** entstehender Komplex; im Blut zirkulierende Antigen-Antikörper-Komplexe können Ursache diverser Krankheiten sein; Ⓔ *immunocomplex, immune complex, antigen-antibody complex*

Im|mun|kom|plex|glo|me|ru|lo|ne|phri|tis *f, pl* **-ti|den**: durch zirkulierende Immunkomplexe* ausgelöste Glomerulonephritis*; Ⓔ *immune complex glomerulonephritis*

Im|mun|kom|plex|krank|hei|ten *pl*: durch zirkulierende Immunkomplexe* ausgelöste Erkrankungen; Ⓔ *immune-complex disorders, immune-complex diseases*

Im|mun|kom|plex|ne|phri|tis *f, pl* **-ti|den**: durch zirkulierende Immunkomplexe* ausgelöste interstitielle Nephritis*, meist unter Beteiligung der Glomeruli [Immunkomplexglomerulonephritis*]; Ⓔ *immune complex nephritis*

Im|mun|kom|plex|pur|pu|ra *f*: *Syn: Schoenlein-Henoch-Syndrom, rheumatoide/athrombopenische Purpura, Immunkomplexvaskulitis, Purpura anaphylactoides, Purpura rheumatica, (anaphylaktoide) Purpura Schoenlein-Henoch*; durch Arznei- und Nahrungsmittel sowie Infektionen ausgelöste (autoimmun-)allergische Gefäßentzündung mit Purpura der Streckseiten der Extremitäten, Gelenk- und Leibschmerzen; Ⓔ *Henoch's purpura, Henoch's disease, Henoch-Schönlein purpura, Henoch-Schönlein syndrome, Schönlein-Henoch syndrome, Schönlein-Henoch disease, Schönlein's disease, Schönlein's purpura, localized visceral arteritis, acute vascular purpura, allergic purpura, allergic vascular purpura, allergic vasculitis, hemorrhagic exudative erythema, leukocytoclastic vasculitis, leukocytoclastic angiitis, rheumatocelis, hypersensitivity vasculitis*

Im|mun|kom|plex|vas|ku|li|tis *f, pl* **-ti|den**: *Syn: leukozytoklastische Vaskulitis, hyperergische Vaskulitis, Vasculitis allergica, Vasculitis hyperergica cutis, Arteriitis allergica cutis*; zu den Immunkomplexkrankheiten* zählende Gefäßentzündung, die durch Medikamente, bakterielle und virale Infekte ausgelöst wird oder idiopathisch auftritt; Ⓔ *allergic vasculitis, hypersensitivity vasculitis, localized visceral arteritis, leukocytoclastic vasculitis, leukocytoclastic angiitis*

Im|mun|man|gel|krank|heit *f*: *Syn: Immundefekt, Defektimmunopathie*; Oberbegriff für angeborene oder erworbene Störungen der normalen Immunreaktion des Körpers; Ⓔ *immunodeficiency, immune deficiency, immunodeficiency disorder, immunodeficiency disease, immunodeficiency syndrome, immunological deficiency, immunological deficiency syndrome, immunity deficiency*

Im|mun|mo|du|la|ti|on *f*: Veränderung der Immunantwort; Ⓔ *immunomodulation*

Immuno-, immuno- *präf.*: Wortelement mit der Bedeutung „unberührt/verschont/geschützt"; Ⓔ *immunological, immunologic, immune, immun(o)-*

Im|mu|no|blast *m*: nach Antigenkontakt entstehende große aktivierte Lymphozyten; Ⓔ *immunoblast*

im|mu|no|blas|tisch *adj*: Immunoblast(en) betreffend; Ⓔ *relating to immunoblast(s), immunoblastic*

Im|mu|no|de|pres|si|on *f*: →*Immunsuppression*

im|mu|no|de|pres|siv *adj*: →*immunsuppressiv*

Im|mu|no|de|pres|si|vum *nt, pl* **-va**: →*Immunsuppressivum*

Im|mu|no|e|lek|tro|pho|re|se *f*: →*Immunelektrophorese*

Im|mu|no|flu|o|res|zenz *f*: →*Immunfluoreszenz*

im|mu|no|gen *adj*: eine Immunität hervorrufend, eine Immunantwort auslösend; Ⓔ *producing immunity, immunogenic*

Im|mu|no|hä|mo|ly|se *f*: →*Immunhämolyse*

Im|mu|no|lo|gie *f*: Immunitätsforschung, Immunitätslehre; Ⓔ *immunology*

im|mu|no|lo|gisch *adj*: Immunologie betreffend; Ⓔ *relating to immunology, immunological, immunologic*

Im|mu|no|pa|thie *f*: Erkrankung des Immunsystems; Ⓔ *immunodeficiency disease*

Im|mu|no|pa|tho|lo|gie *f*: Teilgebiet der Immunologie*, das sich mit krankhaften Immunreaktionen beschäftigt; Ⓔ *immunopathology*

im|mu|no|re|ak|tiv *adj*: *Syn: immunreaktiv*; eine Immunreaktion zeigend oder gebend; Ⓔ *immunoreactive*

Im|mu|no|sup|pres|si|on *f*: →*Immunsuppression*

im|mu|no|sup|pres|siv *adj*: →*immunsuppressiv*

Im|mu|no|sup|pres|si|vum *nt, pl* **-va**: →*Immunsuppressivum*

im|mu|no|sup|pri|miert *adj*: mit abgeschwächter Immunreaktion; Ⓔ *immunosuppressed*

Im|mu|no|zyt *m*: *Syn: immunkompetente Zelle, Immunzelle*; Zelle, die eine spezifische Funktion im Immunsystem wahrnimmt; Ⓔ *immunocyte*

Im|mu|no|zy|tom *nt*: *Syn: lymphoplasmozytisches Lymphom*; nieder malignes Non-Hodgkin-Lymphom* aus B-Lymphozyten; Ⓔ *plasmacytoid lymphocytic lymphoma, immunocytoma*

plasmozytisches Immunozytom: *Syn: Kahler-Krankheit, Huppert-Krankheit, Morbus Kahler, Plasmozytom, multiples Myelom, plasmozytisches Lymphom*; von einem Zellklon ausgehende monoklonale Gammopathie* und Plasmazellvermehrung im Knochenmark; Ⓔ *plasma cell myeloma, plasmacytic immunocytoma, plasma cell tumor, plasmacytoma, plasmocytoma, plasmoma, myelomatosis, myelosarcomatosis, multiple myeloma*

Im|mun|pa|ra|ly|se *f*: Lähmung/Hemmung der Immunantwort; Ⓔ *immunologic tolerance, immunological tolerance, immune tolerance, immunotolerance, immune paralysis, immunologic paralysis, tolerance*

Im|mun|pa|tho|lo|gie *f*: →*Immunopathologie*

Im|mun|phy|si|o|lo|gie *f*: Physiologie der Immunantwort;

Ⓔ *immunophysiology*

Im|mun|re|ak|ti|on *f*: *Syn: Immunantwort, immunologische Reaktion*; Reaktion des Körpers auf ein eingedrungenes Antigen; Ⓔ *immune reaction, immune response, immunological reaction, immunological response, immunoreaction*

im|mun|re|ak|tiv *adj*: →*immunoreaktiv*

Im|mun|se|rum *nt, pl* **-se|ren**: *Syn: Antiserum*; Antikörper enthaltendes Serum, das zur passiven Immunisierung und in der Serodiagnostik verwendet wird; Ⓔ *serum, immune serum, antiserum*

Im|mun|sti|mu|lans *nt, pl* **-lan|zi|en, -lan|ti|en**: immun(system)stimulierende Substanz; Ⓔ *immunostimulant, immunostimulatory agent*

Im|mun|sup|pres|si|on *f*: *Syn: Immunosuppression, Immunodepression, Immundepression*; Unterdrückung oder Abschwächung der Immunreaktion; Ⓔ *immunosuppression, immunosuppressive therapy*

im|mun|sup|pres|siv *adj*: *Syn: immundepressiv, immunosuppressiv, immunodepressiv*; die Immunreaktion unterdrückend oder abschwächend; Ⓔ *relating to or inducing immunosuppression, immunosuppressive, immunodepressive*

Im|mun|sup|pres|si|vum *nt, pl* **-va**: *Syn: Immundepressivum, Immunosuppressivum, Immunodepressivum*; Mittel zur Unterdrückung oder Abschwächung der Immunreaktion, immunsuppressive Substanz, immundepressive Substanz; Ⓔ *immunosuppressant, immunosuppressive, immunosuppressive agent, immunosuppressive drug*

Im|mun|sys|tem *nt*: aus Zellen, Geweben und Organen bestehendes System zur Abwehr von Antigenen und Eliminierung abnormer Körperzellen; Ⓔ *immune system*

Im|mun|szin|ti|gra|fie, -gra|phie *f*: Szintigrafie* unter Verwendung radioaktiv-markierter monoklonaler Antikörper; Ⓔ *immunoscintigraphy*

Im|mun|the|ra|pie *f*: Beeinflussung des Immunsystems durch Medikamente, Immunglobuline oder Schutzimpfung; Ⓔ *immunotherapy*

Im|mun|throm|bo|zy|to|pe|nie *f*: durch Autoantikörper* gegen Thrombozyten verursachte Thrombozytopenie*; Ⓔ *immune thrombocytopenia*

Im|mun|thy|re|o|i|di|tis *f, pl* **-ti|den**: *Syn: Autoimmunthyroiditis, Autoimmunthyreoiditis, Immunthyroiditis, Hashimoto-Thyreoiditis, Struma lymphomatosa*; Autoimmunkrankheit* der Schilddrüse mit organspezifischen Autoantikörpern*; Ⓔ *autoimmune thyroiditis*

im|mun|thy|re|o|i|di|tisch *adj*: *Syn: immunthyroiditisch*; Immunthyreoiditis betreffend, von ihr betroffen oder gekennzeichnet; Ⓔ *relating to or marked by autoimmune thyroiditis*

Im|mun|thy|ro|i|di|tis *f, pl* **-ti|den**: →*Immunthyreoiditis*

im|mun|thy|ro|i|di|tisch *adj*: →*immunthyreoiditisch*

Im|mun|to|le|ranz *f*: *Syn: Toleranz*; Ausbleiben der Immunreaktion gegen ein bestimmtes Antigen; Ⓔ *immunologic tolerance, immunological tolerance, immunotolerance, immune tolerance, tolerance*

Im|mun|zel|le *f*: →*Immunozyt*

im|pak|tiert *adj*: eingekeilt, verkeilt; Ⓔ *impacted*

Im|pak|ti|on *f*: Einkeilung, Verkeilung; Ⓔ *impaction*

im|per|me|a|bel *adj*: undurchdringbar, undurchlässig; Ⓔ *impermeable, not permeable, impervious* (für *to*)

im|per|zep|ti|bel *adj*: nicht wahrnehmbar, unmerklich; Ⓔ *not perceptible, imperceptible*

im|pe|ti|gi|no|id *adj*: →*impetiginös*

im|pe|ti|gi|nös *adj*: in der Art einer Impetigo, impetigoähnlich, impetigoartig, borkig; Ⓔ *impetigo-like, impetiginous*

Im|pe|ti|go *f*: *Syn: Eiterflechte, Grindflechte, Krustenflechte, Pustelflechte, feuchter Grind, Impetigo contagiosa/vulgaris*; durch Eitererreger [Staphylokokken, Streptokokken] hervorgerufene Hauterkrankung mit eitriger Blasen- und Pustelbildung; Ⓔ *crusted tetter, impetigo*

Impetigo Bockhart: *Syn: Staphyloderma follicularis, Impetigo follicularis Bockhart, Ostiofollikulitis/Ostiofolliculitis Bockhart, Folliculitis pustulosa, Folliculitis staphylogenes superficialis, Staphylodermia Bockhart*; (rezidivierende) superfizielle Staphylokokkeninfektion der Haarfollikel mit Restitutio* ad integrum; Ⓔ *Bockhart's impetigo, follicular impetigo, superficial pustular perifolliculitis*

Impetigo bullosa: großblasige Form der Impetigo; Ⓔ *bullous impetigo of the newborn, staphylococcal impetigo, impetigo, pemphigus neonatorum*

Impetigo contagiosa: →*Impetigo*

Impetigo follicularis Bockhart: →*Impetigo Bockhart*

Impetigo scabida: *Syn: Asbestgrind, Tinea amiantacea (Alibert), Tinea asbestina, Pityriasis amiantacea, Keratosis follicularis amiantacea*; meist im Rahmen anderer Erkrankungen [Seborrhoe, endogenes Ekzem] auftretende, asbestartige, weiß-schimmernde Schuppen der Kopfhaut; Ⓔ *asbestos-like tinea*

Impetigo vulgaris: →*Impetigo*

Impf|en|ze|pha|li|tis *f, pl* **-ti|den**: *Syn: Impfenzephalomyelitis, Impfenzephalopathie, Vakzinationsenzephalitis, Encephalomyelitis postvaccinalis*; nach einer Impfung (Masern, Röteln) auftretende akute oder subakute Enzephalitis*, die auf einer Immunreaktion beruht; Ⓔ *postvaccinal encephalitis, postvaccinal encephalomyelitis, acute disseminated encephalitis, postinfectious encephalitis, acute disseminated encephalomyelitis, postinfectious encephalomyelitis*

Impf|en|ze|pha|lo|my|e|li|tis *f, pl* **-ti|den**: →*Impfenzephalitis*

Impf|en|ze|pha|lo|pa|thie *f*: →*Impfenzephalitis*

Impf|ka|len|der *m*: →*Impfplan*

Impf|me|tas|ta|se *f*: →*Implantationsmetastase*

Impf|plan *m*: *Syn: Impfkalender*; in den meisten Ländern gibt es allgemein empfohlene oder gesetzlich vorgeschriebene Impfungen; in Deutschland gibt die Ständige Impfkommission am Robert-Koch-Institut [STIKO] Empfehlungen für Impfungen heraus, die i.d.R. von den Gesundheitsbehörden der Länder übernommen werden; halten sich Ärzte an diese Empfehlungen, dann übernimmt der Staat die Kosten der Behandlung bei einem Impfschaden; Ⓔ *vaccination schedule*

Impf|stoff *m*: *Syn: Vakzine, Vakzin*; aus abgetöteten [**Totimpfstoff**] oder lebenden [**Lebendimpfstoff**] Krankheitserregern, Teilen oder Stoffwechselprodukten von Krankheitserregern hergestellte Stoffe zur aktiven Immunisierung gegen einen Erreger; Ⓔ *vaccine, vaccinum*

Impf|tu|ber|ku|lo|se *f*: *Syn: Inokulationstuberkulose*; Tuberkulose*, meist der Haut, durch Inokulation von Tuberkulosebakterien; Ⓔ *inoculation tuberculosis*

Imp|fung *f*: *Syn: Vakzination*; Erzeugung einer Immunität* durch Impstoffe [**aktive Impfung, Schutzimpfung**] oder Immunglobuline [**passive Impfung**]; Ⓔ *inoculation, vaccination, jab*

Im|plan|ta|ti|on *f*: **1.** Einpflanzung, Verpflanzung, Überpflanzung **2.** *Syn: Nidation*; Einnistung der Frucht; Ⓔ **1.** *implantation* **2.** *implantation, nidation*

Im|plan|ta|ti|ons|me|tas|ta|se *f*: *Syn: Impfmetastase*; durch direkten Kontakt oder unabsichtliche Übertragung [Chirurgie] implantierte Metastase; Ⓔ *implantation metastasis*

Im|plan|ta|ti|ons|zys|te *f*: durch Epithelverschleppung bei perforierender Verletzung verursachte Zyste; Ⓔ *implantation cyst*

Im|plan|to|lo|gie *f*: Teilgebiet der Zahnheilkunde, das sich mit der Verwendung von Implantaten befasst; Ⓔ *implantodontics*

im|po|tent *adj*: Impotenz betreffend, an Impotenz leidend; zeugungsunfähig; Ⓔ *not potent, impotent*

Im|po|ten|tia *f*: *Syn: Impotenz*; Unvermögen, Unfähigkeit; Ⓔ *impotence, impotency*

Impotentia coeundi: Unvermögen, den Beischlaf auszuführen; Ⓔ *inability to cohabit, impotence, impotency, impotentia*

Impotentia concipiendi: Unfähigkeit zu empfangen; Ⓔ *impotentia concipiendi*

Impotentia generandi: Zeugungsunfähigkeit; Sterilität; Ⓔ *inability to reproduce, impotence, infertility*

Impotentia gestandi: Unfähigkeit, eine Schwangerschaft auszutragen; Ⓔ *impotentia gestandi*

Impotentia satisfactionis: Ejakulation* ohne Orgasmus; Ⓔ *impotentia satisfactionis*

Im|po|tenz *f*: **1.** Unvermögen, Unfähigkeit **2.** →*Impotentia coeundi*; Ⓔ **1.** *weakness, lack of power, impotence, impotency, impotentia* **2.** *impotence, impotency, impotentia*

erektile Impotenz: *Syn: erektile Dysfunktion, Erektionsstörung*; fehlende oder unzureichende Erektion des Penis; kann psychisch oder organisch bedingt sein; Ⓔ *erectile dysfunction, erectile impotence*

Im|prä|gna|ti|on *f*: Befruchtung; Schwängerung; Ⓔ *impregnation*

Im|pres|sio *f, pl* **-si|o|nes**: Eindruck, Vertiefung, Eindellung; Ⓔ *impression, impressio*

Impressio cardiaca hepatis: leichte Vertiefung der Leberoberfläche durch den Druck des Herzens auf das Zwerchfell; Ⓔ *cardiac impression of liver*

Impressio cardiaca pulmonis: *Syn: Herzmulde der Lunge*; vor und unterhalb des Lungenhilus liegende Vertiefung der linken Lunge, die vom Herzen ausgefüllt wird; Ⓔ *cardiac impression of lung*

Impressio colica hepatis: durch die rechte Kolonflexur verursachter Abdruck auf der Unterseite der Leber; Ⓔ *colic impression of liver*

Impressiones digitatae: Abdrücke der Hirnwindungen auf der Innenseite des Schädels; Ⓔ *digital impressions, gyrate impressions*

Impressio duodenalis hepatis: durch die Pars descendens des Zwölffingerdarms verursachte Abdruck auf der Unterseite der Leber; Ⓔ *duodenal impression of liver*

Impressio gastrica hepatis: durch die Magenvorderwand verursachte Mulde auf der Unterseite des linken Leberlappens; Ⓔ *gastric impression of liver*

Impressio ligamenti costoclavicularis: Vertiefung an der Unterseite des Schlüsselbeins [Clavicula], an der das Ligamentum costoclaviculare ansetzt; Ⓔ *impression of costoclavicular ligament*

Impressio oesophageale hepatis: schmale Mulde am Vorderrand des linken Leberlappens, in dem die Speiseröhre [Ösophagus] verläuft; Ⓔ *esophageal impression of liver*

Impressio renalis hepatis: flache Vertiefung an der lateralen Unterseite des rechten Leberlappens durch die rechte Niere; Ⓔ *renal impression of liver*

Impressio suprarenalis hepatis: flache Mulde an der lateralen Unterseite des rechten Leberlappens durch die rechte Nebenniere; Ⓔ *suprarenal impression of liver*

Impressio trigeminalis: flache Mulde auf der Vorderseite des Felsenbeins, in der das Ganglion trigeminale liegt; Ⓔ *trigeminal impression*

Im|pres|si|on *f*: (*anatom.*) Eindruck, Vertiefung, Eindellung, Impressio; Ⓔ *impression*

Im|pres|si|ons|frak|tur *f*: *Syn: Impressionsbruch*; durch lokale Druckeinwirkung verursachte Fraktur des Schädeldaches, mit Verlagerung von Knochenteilen nach innen; v.a. offene Impressionfrakturen müssen wegen der Infektionsgefahr dringlichst operativ versorgt werden; Ⓔ *depressed fracture of the skull*

Im|pres|si|ons|to|no|me|ter *nt*: Instrument zur Messung des Augeninnendrucks durch Aufsetzen auf die Hornhaut; heute nur noch selten verwendet; Ⓔ *impression tonometer*

im|pul|siv *adj*: spontan; Ⓔ *impulsive*

Impulsiv-petit-mal *nt*: *Syn: Herpin-Janz-Syndrom, juvenile myoklonische Epilepsie*; v.a. bei Jugendlichen vorkommende Petit-mal-Form mit plötzlich einschießenden Muskelzuckungen; Ⓔ *impulsive petit mal*

In-, in- *präf.*: Wortelement mit der Bedeutung **1.** „hinein/in" **2.** „nicht"; Ⓔ **1.** *in-, within, inside* **2.** *non-, not*

in|ad|ä|quat *adj*: unzulänglich, ungenügend; Ⓔ *inadequate*

in|ak|tiv *adj*: **1.** nicht aktiv, ruhend **2.** (*chem.*) ohne optische Aktivität; Ⓔ **1.** *inactive, vegetative, resting* **2.** *inactive*

In|ak|ti|vi|täts|a|tro|phie *f*: durch mangelnde Belastung verursachte Atrophie*; Ⓔ *disuse atrophy*

In|ak|ti|vi|täts|os|te|o|po|ro|se *f*: Osteoporose* durch mangelnde Belastung; meist bei älteren Patienten und v.a. Patientinnen; bei Ruhigstellung spricht man von einer Immobilisationsosteoporose*; Ⓔ *disuse osteoporosis*

In|a|ni|ti|on *f*: Entkräftung des Körpers durch unzureichende Ernährung; Ⓔ *inanition*

in|ap|pa|rent *adj*: symptomlos, symptomarm, klinisch nicht in Erscheinung tretend, nicht sichtbar, nicht wahrnehmbar; Ⓔ *not apparent, inapparent, latent*

In|ap|pe|tenz *f*: **1.** fehlendes Verlangen nach Nahrung, Appetitlosigkeit **2.** Fehlen der sexuellen Appetenz; Ⓔ **1.** *lack of appetite, inappetence, inappetency* **2.** *lack of desire, inappetence, inappetency*

In|a|zi|di|tät *f*: *Syn: Anazidität*; Säuremangel des Magens, Magensäuremangel; Ⓔ *inacidity, anacidity*

In|car|ce|ra|tio *f, pl* **-ti|o|nes**: *Syn: Inkarzeration*; Einklemmung; Ⓔ *incarceration*

In|ci|si|vus *m, pl* **-vi**: *Syn: Dens incisivus*; Schneidezahn; Ⓔ *incisor tooth, incisive tooth, incisor, foretooth*

In|ci|su|ra *f, pl* **-rae**: Einschnitt, Einbuchtung; Ⓔ *incisure, notch, incision, cut, incisura, sulcus, cleft, notch*

Incisura acetabuli: Öffnung der Fossa acetabuli im unteren Teil der Hüftgelenkspfanne [Acetabulum*]; Ⓔ *incisure of acetabulum*

Incisura angularis gastricae: *Syn: Magenknieeinschnitt*; Einschnitt am unteren Ende der kleinen Magenkurvatur an der Grenze zum Pylorus*; Ⓔ *angular notch of stomach*

Incisura anterior auriculae: Vertiefung der Ohrmuschel [Auricula] zwischen Helixschenkel und Tragus; Ⓔ *anterior notch of ear*

Incisura apicis cordis: *Syn: Herzspitzeneinschnitt, Herzspitzeninzisur*; Einschnitt an der Herzspitze am Treffpunkt von Sulcus interventricularis anterior und posterior; Ⓔ *incisure of the apex of the heart*

Incisura cardiaca pulmonis sinistri: Einschnitt am Vorderrand der linken Lunge oberhalb der Lingula pulmonis sinistri; Ⓔ *cardiac notch of left lung*

Incisura cardialis: Einschnitt am Übergang von Speiseröhre [Ösophagus] und Magenfundus; Ⓔ *cardial notch*

Incisura cartilaginis meatus acustici: kleine Inzisur im Knorpel des Meatus acusticus externus; Ⓔ *notch in cartilage of acoustic meatus*

Incisura clavicularis: Einkerbung am Seitenrand des Manubrium sterni für die Verbindung mit dem Schlüsselbein [Clavicula]; Ⓔ *clavicular notch of sternum*

Incisurae costales: Einkerbungen am Seitenrand des Brustbeinkörpers [Corpus sterni] für die Verbindung mit den Rippen; Ⓔ *costal notches of sternum*

Incisura ethmoidalis: Einschnitt in der Pars orbitalis des Stirnbeins [Os frontale], in der das Siebbein [Os ethmoidale] sitzt; Ⓔ *ethmoidal notch*

Incisura fibularis: rinnenförmige Vertiefung an der Innenseite des unteren Schienbeins [Tibia], in die sich

das Wadenbein [Fibula] legt; Ⓔ *fibular notch*
Incisura frontalis: *Syn: Foramen frontale*; Foramen am medialen Ende des oberen Augenhöhlenrandes [Margo supraorbitalis orbitae]; Ⓔ *frontal notch*
Incisura interarytenoidea: der hintere Abschnitt des Kehlkopfeinganges [Aditus laryngis], der von den Aryknorpeln* begrenzt wird; Ⓔ *interarytenoid notch*
Incisura intertragica: kleine Vertiefung der Ohrmuschel [Auricula] zwischen Tragus und Antitragus; Ⓔ *intertragic notch*
Incisura ischiadica major: tiefer Einschnitt des Darmbeins [Ilium] unterhalb der Facies auricularis; Ⓔ *greater sciatic notch*
Incisura ischiadica minor: kleiner Einschnitt des Sitzbeins [Os ischii] unterhalb der Spina ischiadica; Ⓔ *lesser sciatic notch*
Incisura jugularis ossis occipitalis: Einschnitt an der Vorderfläche des Processus jugularis des Os occipitale; Ⓔ *jugular notch of occipital bone*
Incisura jugularis ossis temporalis: Einschnitt am Hinterrand des Felsenbeins; Ⓔ *jugular notch of temporal bone*
Incisura jugularis sterni: Einbuchtung am oberen Rand des Brustbeins [Sternum]; Ⓔ *jugular notch of sternum*
Incisura lacrimalis: Einschnitt am Hinterrand des Processus frontalis der Maxilla*, in dem der Tränensack [Saccus lacrimalis] liegt; Ⓔ *lacrimal notch*
Incisura ligamenti teretis: Lebereinschnitt durch Ligamentum teretis hepatis; Ⓔ *umbilical incisure, umbilical fissure, notch for round ligament, umbilical notch*
Incisura mandibulae: Einschnitt des Ramus mandibulae zwischen Processus coronoideus mandibulae und Processus condylaris mandibulae; Ⓔ *mandibular notch*
Incisura mastoidea: Rinne auf der Außenseite des Warzenfortsatzes [Processus mastoideus], an der der Musculus digastricus entspringt; Ⓔ *mastoid notch*
Incisura nasalis: Rinne, die auf der Vorderfläche des Unterkiefers [Maxilla*] den Rand der knöchernen Nasenöffnung bildet; Ⓔ *nasal notch*
Incisura pancreatis: Einschnitt am Übergang von Pankreaskopf und -körper; Ⓔ *pancreatic notch*
Incisura parietalis: Einschnitt am oberen Rand des Schläfenbeins; Ⓔ *parietal notch of temporal bone*
Incisura preoccipitalis: kleiner Einschnitt am hinteren Ende des Schläfenlappens; Ⓔ *preoccipital notch*
Incisura pterygoidea: kleiner Einschnitt im unteren Drittel der Lamina lateralis des Keilbeins; Ⓔ *pterygoid notch*
Incisura radialis: Einsenkung der Ulna* lateral vom Processus coronoideus ulnae; bildet die Gelenkfläche für das Radiusköpfchen im distalen Radioulnargelenk; Ⓔ *radial notch*
Incisura scapulae: Einschnitt des oberen Schulterblattrandes hinter dem Processus coracoideus; Ⓔ *scapular notch*
Incisura sphenopalatina: Einschnitt der Lamina perpendicularis des Gaumenbeins zwischen Processus orbitalis und Processus sphenoidalis; Ⓔ *sphenopalatine notch*
Incisura supraorbitalis: *Syn: Foramen supraorbitale*; lateral von der Incisura frontalis liegende kleinere Öffnung; Ⓔ *supraorbital notch*
Incisura tentorii: *Syn: Tentoriumschlitz*; Öffnung des Kleinhirnzeltes für den Durchtritt des Hirnstamms; Ⓔ *incisure of tentorium of cerebellum, tentorial notch*
Incisura terminalis auricularis: tiefer Einschnitt, der den Ohrmuschelknorpel [Cartilago auriculae] vom Knorpel des äußeren Gehörganges [Cartilago meatus acustici] trennt; Ⓔ *terminal notch of ear*
Incisura trochlearis: von Olecranon und Processus coronoideus ulnae gemeinsam gebildete konkave Gelenkfläche der Ulna*; Ⓔ *trochlear notch*
Incisura tympanica: zwischen Spina tympanica major und minor der Pars tympanica des Schläfenbeins [Os temporale] liegender Einschnitt; wird durch die Pars flaccida des Trommelfells verschlossen; Ⓔ *tympanic notch*
Incisura vertebralis inferior: Einschnitt an der Oberseite des Wirbelbogens [Arcus vertebrae]; Ⓔ *inferior vertebral notch*
Incisura vertebralis superior: Einschnitt an der Unterseite des Wirbelbogens [Arcus vertebrae]; Ⓔ *superior vertebral notch*

In|cli|na|tio *f, pl* **-ti|o|nes**: Neigung, Gefälle; Neigungswinkel; Ⓔ *inclination*
Inclinatio pelvis: *Syn: Beckenneigung*; Neigungswinkel zwischen Beckeneingangsebene und der Horizontalen; bei der Frau größer [60°] als beim Mann [55°]; Ⓔ *angle of pelvis, inclination of pelvis, pelvic incline, pelvic inclination, pelvivertebral angle*

In|clu|sio *f, pl* **-si|o|nes**: Einschluss, Inklusion; Ⓔ *inclusion*

In|con|ti|nen|tia *f*: → *Inkontinenz*
Incontinentia alvi: Darminkontinenz, Stuhlinkontinenz; Ⓔ *incontinence of feces, scatacratia, scoracratia, rectal incontinence*
Incontinentia pigmenti Typ Bloch-Sulzberger: *Syn: Bloch-Sulzberger-Syndrom, Melanoblastosis Bloch-Sulzberger, Pigmentdermatose Siemens-Bloch*; X-chromosomal dominante Dermatose* mit spritzerartigen Pigmentflecken und Anomalien der Augen, der Zähne und des ZNS sowie anderen Fehlbildungen [Herzfehler, Skelett]; Ⓔ *Bloch-Sulzberger incontinentia pigmenti*
Incontinentia urinae: Harninkontinenz; Ⓔ *incontinence of urine, urinary incontinence, acraturesis*

In|cus *m*: *Syn: Amboss*; mittleres Gehörknöchelchen, das mit Hammer und Steigbügel verbunden ist; Ⓔ *anvil, ambos, incus*

In|dex *m, pl* **-di|ces**: **1.** Zeigefinger, Digitus secundus **2.** aus mehreren Größen rechnerisch ermittelte Größe; Ⓔ **1.** *index, index finger, second finger, forefinger* **2.** *index, indicator*
chemotherapeutischer Index: *Syn: therapeutische Breite, therapeutischer Index*; Verhältnis der für den Erreger schädlichen Konzentration eines Chemotherapeutikums zu der für den Wirt verträglichen Konzentration; je größer der Wert, desto weniger Nebenwirkungen und Schäden können erwartet werden; Ⓔ *chemotherapeutic index, therapeutic index*
therapeutischer Index: → *chemotherapeutischer Index*

In|dex|a|me|tro|pie *f*: Fehlsichtigkeit durch Änderung des Brechungsindexes des Auges; Ⓔ *index ametropia*

in|dif|fe|rent *adj*: teilnahmslos, gleichgültig; neutral, unbestimmt; Ⓔ *indifferent, neutral (*gegenüber *to)*

In|dif|fe|renz *f*: Teilnahmslosigkeit, Gleichgültigkeit, Desinteresse; Ⓔ *indifference*

In|di|ges|ti|on *f*: Verdauungsstörung; Magenverstimmung, verdorbener Magen; Ⓔ *indigestion, cacochylia*

In|di|gi|ta|ti|on *f*: Intussuszeption*, Invagination*; Ⓔ *indigitation, introsusception, intussusception, invagination*

In|di|go *m*: künstlicher Anilinfarbstoff; Ⓔ *indigo, indigo blue, indigotin*

In|di|gu|rie *f*: Indigoausscheidung im Harn; Ⓔ *indigouria, indiguria*

In|di|kan *nt*: im Darm entstehendes Abbauprodukt tierischer Eiweiße; Ⓔ *indican, metabolic indican, uroxanthin*

In|di|kan|ä|mie *f*: erhöhter Indikangehalt des Blutes; Ⓔ *indicanemia*

In|di|kan|u|rie *f*: erhöhte Indikanausscheidung im Harn;

Ⓔ *indicanuria*

In|di|ka|ti|on *f*: **1.** (An-)Zeichen; Hinweis **2.** *Syn: Heilanzeige, Indicatio*; allgemein anerkannter Grund für eine bestimmte Therapie oder Maßnahme; Ⓔ **1.** *sign, indication* **2.** *indication, indicant*

In|di|ka|tor *m*: Substanz, die einen bestimmten Zustand eines Systems anzeigt; Ⓔ *indicator*

In|di|ru|bin|u|rie *f*: Indirubinausscheidung im Harn; Ⓔ *indirubinuria*

in|di|zie|ren *v*: (*Therapie*) erfordern, angezeigt erscheinen lassen; Ⓔ *indicate*

in|di|ziert *adj*: (*Therapie*) angezeigt, angebracht; Ⓔ *indicated*

In|dol *nt*: *Syn: 2,3-Benzopyrrol*; beim Typtophanabbau im Darm entstehende heterozyklische Substanz; Ⓔ *indole, benzpyrrole*

In|dol|a|zet|u|rie *f*: *Syn: Indolaceturie*; Indolessigsäureausscheidung im Harn; Ⓔ *indolaceturia*

in|do|lent *adj*: gleichgültig, träge; (schmerz-)unempfindlich; schmerzlos; Ⓔ *painless, indolent*

In|do|lenz *f*: Trägheit; (*Schmerz*) Unempfindlichkeit, Schmerzlosigkeit; Ⓔ *indolence, painlessness*

In|dol|u|rie *f*: Indolausscheidung im Harn; Ⓔ *indoluria*

In|do|xyl *nt*: *Syn: 3-Hydroxyindol*; Oxidationsprodukt von Indol*; Ⓔ *indoxyl*

In|do|xyl|ä|mie *f*: Vorkommen von Indoxyl im Blut; Ⓔ *indoxylemia*

In|do|xyl|u|rie *f*: Indoxylausscheidung im Harn; Ⓔ *indoxyluria*

In|duk|ti|on *f*: Herbeiführung, Auslösung, Einleitung; Enzyminduktion; Ⓔ *induction*

in|duk|tiv *adj*: Induktion betreffend, durch Induktion entstehend; Ⓔ *inductive*

In|duk|tor *m*: **1.** Substanz, die Wachstum und Differenzierung embryonaler Gewebe und Organe induziert **2.** *Syn: Reaktionsbeschleuniger*; Stoff, der die Bildung eines anderen Stoffes anregt; Ⓔ **1.** *inducer* **2.** *inducer*

In|du|ra|tio *f*, *pl* **-ti|o|nes**: → *Induration*

Induratio penis plastica: *Syn: Penisfibromatose, Peyronie-Krankheit, Sclerosis fibrosa penis*; meist nach dem 40. Lebensjahr auftretende, ätiologisch ungeklärte Verhärtung und Schwielenbildung der Tunica* albuginea mit schmerzhafter Abknickung des Penis bei Erektion; Ⓔ *Peyronie's disease, van Buren's disease, fibrous cavernitis, plastic induration, penile induration*

In|du|ra|ti|on *f*: *Syn: Induratio*; Verhärtung eines Gewebes; Ⓔ *induration, hardening*

braune Induration: → *zyanotische Induration*

rote Induration: → *zyanotische Induration*

zyanotische Induration: *Syn: rote Induration, braune Induration*; meist durch ein Mitralvitium bedingte, rötlich-braune Verfärbung [Hämosiderin*] und Verhärtung des Lungengewebes; Ⓔ *cyanotic induration*

in|ert *adj*: träg(e), lustlos, kraftlos; (*chem.*) (reaktions-)träge; Ⓔ *inert*

In|er|tia *f*: Trägheit, Langsamkeit, Schwäche; Ⓔ *inertia, inactivity, sluggishness*

Inertia uteri: Wehenschwäche; Ⓔ *tedious labor, inertia uteri, uterine inertia, bradytocia*

in|fan|til *adj*: **1.** Kind oder Kindheit betreffend, kindlich, im Kindesalter **2.** kindisch, zurückgeblieben, unterentwickelt; Ⓔ **1.** *relating to infant or infancy, infantile, childlike* **2.** *immature, infantile*

In|fan|ti|lis|mus *m*: Stehenbleiben der körperlichen, geistigen oder psychischen Entwicklung auf einer kindlichen Ebene; Ⓔ *infantilism, infantile dwarfism*

In|farkt *m*: Gewebeuntergang [Nekrose*] durch akute Unterbrechung der Blutzufuhr; Ⓔ *infarct, infarction*

anämischer Infarkt: *Syn: ischämischer/weißer Infarkt*; Infarkt mit blassem, trockenem, infarziertem Areal; Ⓔ *anemic infarct, pale infarct, white infarct, ischemic infarct*

hämorrhagischer Infarkt: *Syn: roter Infarkt*; braunroter Infarkt durch Einblutung in das Gewebe; Ⓔ *hemorrhagic infarct, red infarct*

ischämischer Infarkt: → *anämischer Infarkt*

roter Infarkt: → *hämorrhagischer Infarkt*

septischer Infarkt: Infarkt durch einen infizierten Embolus*; auch Bezeichnung für eine sekundäre Infektion eines blanden Infarktes; Ⓔ *septic infarct*

thrombotischer Infarkt: durch eine Thrombose hervorgerufene Infarzierung des Gewebes; Ⓔ *thrombotic infarct*

weißer Infarkt: → *anämischer Infarkt*

in|faust *adj*: ungünstig, aussichtslos, ohne Aussicht auf Heilung; Ⓔ *infaust, unfavorable*

In|fekt *m*: → *Infektionskrankheit*

nosokomialer Infekt: *Syn: nosokomiale Infektion, Nosokomialinfektion*; Infektion durch Nosokomialkeime*; Ⓔ *hospital-acquired infection, nosocomial infection*

In|fekt|ar|thri|tis *f*, *pl* **-ti|den**: meist durch Bakterien [Streptokokken*, Staphylokokken*] und durch hämatogene Metastasierung* oder direkte Keimbesiedlung [iatrogen bei Punktion oder Injektion] hervorgerufene akute Gelenkentzündung; Ⓔ *infectious arthritis*

In|fek|ti|o|lo|gie *f*: → *Infektologie*

In|fek|ti|on *f*: **1.** Ansteckung mit einem Erreger **2.** → *Infektionskrankheit*; Ⓔ **1.** *infection*, **2.** *infectious disease, infective disease, infection*

aerogene Infektion: durch die Luft übertragene Infektion; Ⓔ *airborne infection*

apparente Infektion: klinisch-manifeste Infektion; Ⓔ *apparent infection*

bakterielle Infektion: Infektion durch Bakterien; Ⓔ *bacterial infection*

endogene Infektion: Infektion durch im Körper vorhandene Erreger, z.B. Darmbakterien; Ⓔ *endogenous infection*

exogene Infektion: Infektion durch von außen kommende Erreger; Ⓔ *ectogenous infection, exogenous infection*

hämatogene Infektion: auf dem Blutweg übertragene Infektion; Ⓔ *blood-borne infection*

inapparente Infektion: *Syn: stumme Infektion*; Infektion ohne Krankheitszeichen; Ⓔ *inapparent infection, subclinical infection*

nosokomiale Infektion: *Syn: Nosokomialinfektion, nosokomialer Infekt*; Infektion durch Nosokomialkeime*; Ⓔ *hospital-acquired infection, nosocomial infection*

stumme Infektion: → *inapparente Infektion*

In|fek|ti|ons|do|sis *f*, *pl* **-sen**: *Syn: infektiöse Dosis, Dosis infectiosa*; Menge pathogener Organismen, die bei Probanden oder in Testsystemen einen Effekt hervorruft; Ⓔ *infective dose*

mittlere Infektionsdosis: *Syn: Dosis infectiosa media*; infektiöse Dosis, die bei 50 % der Probanden oder Testsysteme einen Effekt erzielt; Ⓔ *median infective dose*

In|fek|ti|ons|in|dex *m*: *Syn: Kontagionsindex*; Anzahl der tatsächlich an einer Infektionskrankheit erkrankten Patienten, bezogen auf 100 exponierte, nicht-immune Patienten; Ⓔ *contagion index*

In|fek|ti|ons|krank|heit *f*: *Syn: Infekt, Infektion*; durch Ansteckung mit einem Erreger hervorgerufene Krankheit; Ⓔ *infectious disease, infective disease, infection*

in|fek|ti|ös *adj*: ansteckungsfähig, ansteckend; übertragbar; Ⓔ *infectious, infective, virulent, contagious*

In|fek|ti|o|si|tät *f*: Ansteckungsfähigkeit; Ⓔ *infectiosity, infectiousness, infectiveness, infectivity*

In|fekt|krampf *m*: *Syn: Fieberkrampf*; Krampfanfall bei Kleinkindern bei Fieber oder infektiösen Erkrankungen; Ⓔ *febrile convulsion*

In|fek|to|lo|gie *f*: *Syn: Infektiologie*; Lehre von den Infektionskrankheiten; Ⓔ *study of infectious diseases*

I

in|fe|ri|or *adj*: *Syn: kaudal, caudal*; tiefer oder weiter unten liegend, untere, nach unten gerichtet; Ⓔ *inferior*
in|fe|ro|la|te|ral *adj*: unten und außen (liegend); Ⓔ *inferolateral*
in|fe|ro|me|di|an *adj*: unten und in der Mittellinie (liegend); Ⓔ *inferomedian*
in|fe|ro|pos|te|ri|or *adj*: unten und hinten (liegend); Ⓔ *inferoposterior*
in|fer|til *adj*: unfruchtbar; Ⓔ *not fertile, infertile, unfertile, barren, sterile*
In|fer|ti|li|tät *f*: *Syn: Impotentia generandi*; Unfruchtbarkeit; Ⓔ *infertility, barrenness, sterility, infertilitas*
In|filt|rat *nt*: in ein Gewebe eingedrungene körpereigene oder -fremde Substanz [Flüssigkeit, Zellen]; Ⓔ *infiltrate, infiltration*
In|filt|ra|ti|on *f*: **1.** Eindringen von Substanzen [Flüssigkeit, Zellen] in das Gewebe **2.** Injektion in das Gewebe; Ⓔ **1.** *infiltration; invasion* **2.** *injection*
In|filt|ra|ti|ons|an|äs|the|sie *f*: Anästhesie* durch Infiltration des Gewebes mit Lokalanästhetikum; Ⓔ *infiltration anesthesia, infiltration analgesia*
In|flam|ma|tio *f, pl* **-ti|o|nes**: Entzündung, Inflammation; Ⓔ *inflammation*
In|flu|en|za *f, pl* **-zae**: *Syn: Virusgrippe, Grippe*; hochkontagiöse akute Allgemeinerkrankung durch Influenzaviren*, die endemisch, epidemisch oder pandemisch auftreten kann; die Übertragung erfolgt als Tröpfcheninfektion von erkrankten oder subklinisch infizierten Patienten; nur die Hälfte der Infizierten zeigt klinische Symptome, der Rest macht die Krankheit symptomlos durch; die Haupterkrankungszeit für Grippe ist der Winter; der Begriff wird oft auch für grippale Infekte durch andere Viren [Rhino-, Adeno-, Corona-, Parainfluenzaviren] verwendet; Grippe ist eine schwere Erkrankung, die v.a. bei älteren und abwehrgeschwächten Patienten tödlich verlaufen kann; die Inkubationszeit beträgt 1–5 Tage und der Krankheitsverlauf ca. 8–10 Tage; Impfung mit einem Spaltimpfstoff* verleiht einen 50 %-igen Schutz gegen eine Infektion, bei den anderen Patienten verläuft die Infektion abgeschwächt; der Impfschutz hält für ca. 12 Monate an; die Schutzimpfung ist für alle älteren und abwehrgeschwächten Patienten sowie medizinisches Personal indiziert; Ⓔ *influenza, grip, grippe, flu*
In|flu|en|za|bak|te|ri|en *pl*: Haemophilus* influenzae; Ⓔ *Pfeiffer's bacillus, influenza bacilli, Haemophilus influenzae*
In|flu|en|za|ba|zil|len|me|nin|gi|tis *f, pl* **-ti|den**: → *Haemophilus-influenzae-Meningitis*
In|flu|en|za|en|ze|pha|li|tis *f, pl* **-ti|den**: *Syn: Grippeenzephalitis*; Enzephalitis* als relativ seltene Komplikation einer Influenza; Ⓔ *influenzal encephalitis*
In|flu|en|za|vi|rus *nt, pl* **-ren**: *Syn: Grippevirus, Myxovirus influenza*; in drei Subtypen [**Influenza A-Virus, B-Virus, C-Virus**] vorkommendes Virus; auf der Virushülle lokalisierte Antigene [Neuraminidase, Hämagglutinin] führen über Veränderungen der Antigenstruktur [Antigendrift*, Antigenshift*] zur Bildung neuer Serovarianten, die neue Epidemien auslösen können; Ⓔ *influenza virus, influenzal virus, Influenzavirus*
Infra-, infra- *präf.*: Wortelement mit der Bedeutung „unter/unterhalb"; Ⓔ *below, infra-, sub-*
in|fra|a|xil|lär *adj*: *Syn: subaxillär, subaxillar*; unterhalb der Achselhöhle/Axilla (liegend); Ⓔ *infra-axillary, subaxillary*
in|fra|di|a|phrag|mal *adj*: *Syn: subdiaphragmal, subdiaphragmatisch, subphrenisch, hypophrenisch, infradiaphragmatisch*; unterhalb des Zwerchfells/Diaphragma (liegend); Ⓔ *infradiaphragmatic, subdiaphragmatic*
in|fra|di|a|phrag|ma|tisch *adj*: → *infradiaphragmal*
In|fra|duk|ti|on *f*: Abwärtswendung eines Auges; Ⓔ *infraduction, deorsumduction*
in|fra|gle|no|i|dal *adj*: *Syn: subglenoidal*; unterhalb der Cavitas glenoidalis (liegend); Ⓔ *infraglenoid*
in|fra|glot|tisch *adj*: *Syn: subglottisch*; unterhalb der Glottis (liegend); Ⓔ *infraglottic, subglottic*
in|fra|hy|o|i|dal *adj*: *Syn: subhyoid, subhyoidal*; unterhalb des Zungenbeins/Os hyoideum (liegend); Ⓔ *infrahyoid, subhyoid, subhyoidean*
In|fra|hy|o|i|dal|mus|keln *pl*: *Syn: infrahyoidale Muskulatur, Unterzungenbeinmuskeln, Musculi infrahyoidei*; vom Zungenbein nach unten ziehende Muskeln; Ⓔ *infrahyoid muscles*
in|fra|kar|di|al *adj*: *Syn: subkardial*; unterhalb des Herzens oder der Herzebene (liegend); Ⓔ *infracardiac*
in|fra|kla|vi|ku|lär *adj*: *Syn: subklavikulär*; unterhalb des Schlüsselbeins/Klavikula (liegend); Ⓔ *infraclavicular, subclavian*
in|fra|kor|ti|kal *adj*: *Syn: subkortikal*; unterhalb der Rinde/Kortex (liegend); Ⓔ *infracortical*
in|fra|kos|tal *adj*: *Syn: subkostal*; unterhalb einer Rippe oder der Rippen (liegend); Ⓔ *infracostal, subcostal*
In|frak|ti|on *f*: *Syn: Infraktur*; Haarbruch, Knochenfissur; Ⓔ *infraction, infracture*
In|frak|tur *f*: → *Infraktion*
in|fra|ma|mil|lär *adj*: *Syn: submamillär*; unterhalb der Brustwarze/Mamille (liegend); Ⓔ *inframamillary*
in|fra|mam|mär *adj*: *Syn: submammär*; unterhalb der Brust(drüse)/Mamma (liegend); Ⓔ *inframammary, submammary*
in|fra|man|di|bul|ar *adj*: → *inframandibulär*
in|fra|man|di|bu|lär *adj*: *Syn: submandibulär, submandibular, inframandibular*; unterhalb des Unterkiefers/Mandibula (liegend); Ⓔ *inframandibular, submandibular*
in|fra|mar|gi|nal *adj*: *Syn: submarginal*; unterhalb einer Grenze/eines Randes (liegend); Ⓔ *inframarginal*
in|fra|ma|xil|lar *adj*: → *inframaxillär*
in|fra|ma|xil|lär *adj*: *Syn: inframaxillar, submaxillar, submaxillär*; unterhalb des Oberkiefers/Maxilla (liegend); Ⓔ *inframaxillary; mandibular*
in|fra|nu|kle|ar *adj*: → *infranukleär*
in|fra|nu|kle|är *adj*: *Syn: subnuklear, subnukleär, infranuklear*; unterhalb eines Kerns/Nucleus (liegend); Ⓔ *infranuclear*
in|fra|or|bi|tal *adj*: *Syn: suborbital*; unterhalb der Augenhöhle/Orbita (liegend), auf dem Orbitaboden liegend; Ⓔ *infraorbital, suborbital*
In|fra|or|bi|tal|ka|nal *m*: *Syn: Canalis infraorbitalis*; Kanal am unteren Rand der Augenhöhle für Arteria, Vena und Nervus infraorbitalis; Ⓔ *infraorbital canal*
In|fra|or|bi|tal|neur|al|gie *f*: Neuralgie* des Nervus infraorbitalis; Ⓔ *infraorbital neuralgia*
in|fra|pa|tel|lar *adj*: *Syn: infrapatellär, subpatellar*; unterhalb der Kniescheibe/Patella (liegend); Ⓔ *infrapatellar, subpatellar*
in|fra|pa|tel|lär *adj*: → *infrapatellar*
in|fra|pul|mo|nal *adj*: *Syn: subpulmonal*; unterhalb der Lungen (liegend); Ⓔ *subpulmonary*
in|fra|rek|tal *adj*: *Syn: subrektal*; unterhalb des Mastdarms/Rektums (liegend); Ⓔ *subrectal*
In|fra|rot *nt*: *Syn: Infrarotlicht, Ultrarotlicht, IR-Licht, UR-Licht, Ultrarot*; jenseits des roten Lichts liegende elektromagnetischen Wärmestrahlung; Ⓔ *infrared, infrared light, ultrared, ultrared light*
In|fra|rot|ka|ta|rakt *f*: *Syn: Feuerstar, Glasbläserstar, Infrarotstar, Wärmestar, Schmiedestar, Cataracta calorica*; durch Infrarotstrahlen hervorgerufene Linsentrübung; Ⓔ *infrared cataract, heat cataract, furnacemen's cataract, glassblower's cataract, glassworker's cataract, thermal cataract*
In|fra|rot|licht *nt*: → *Infrarot*
In|fra|rot|star *m*: → *Infrarotkatarakt*

I

in|fra|ska|pu|lar *adj*: → *infraskapulär*
in|fra|ska|pu|lär *adj*: *Syn: subskapular, subskapulär, infraskapular*; unterhalb des Schulterblattes/Skapula (liegend); Ⓔ *infrascapular, subscapular*
in|fra|spi|nal *adj*: *Syn: subspinal*; unter einem Dornfortsatz/Processus spinosus (liegend); Ⓔ *infraspinous, infraspinal, subspinous*
in|fra|ster|nal *adj*: *Syn: substernal*; unterhalb des Brustbeins/Sternum (liegend); Ⓔ *infrasternal, substernal*
in|fra|tem|po|ral *adj*: unterhalb der Schläfe oder Schläfengrube/Fossa temporalis (liegend); Ⓔ *infratemporal*
in|fra|ten|to|ri|al *adj*: *Syn: subtentorial*; unterhalb des Tentorium cerebelli (liegend); Ⓔ *infratentorial*
in|fra|ton|sil|lär *adj*: *Syn: subtonsillär*; unterhalb einer Mandel/Tonsille (liegend); Ⓔ *infratonsillar*
in|fra|tra|che|al *adj*: unterhalb der Luftröhre/Trachea (liegend); Ⓔ *infratracheal*
in|fra|um|bi|li|kal *adj*: *Syn: subumbilikal*; unterhalb des Nabels/Umbilikus (liegend); Ⓔ *subumbilical, infraumbilical*
In|fra|ver|si|on *f*: Abwärtswendung beider Augen; Ⓔ *deorsumversion, infraversion*
in|fun|di|bu|lär *adj*: Infundibulum betreffend; Ⓔ *relating to an infundibulum, infundibular*
In|fun|di|bu|lek|to|mie *f*: *Syn: Infundibulumresektion*; Ausschneidung des Infundidulums/Conus arteriosus des Herzens; Ⓔ *infundibulectomy*
In|fun|di|bu|lum *nt, pl* **-la**: *Syn: Conus arteriosus*; Übergang von rechter Herzkammer in den Truncus* pulmonalis; Ⓔ *pulmonary cone, arterial cone, infundibulum of heart, infundibulum*
Infundibulum ethmoidale: hinter dem Hiatus semilunaris liegende Grube, in die Stirnhöhle [Sinus frontalis], Kieferhöhle [Sinus maxillaris] und vordere Siebbeinzellen [Cellulae ethmoidales anteriores] münden; Ⓔ *ethmoidal infundibulum*
Infundibulum hypophysis: *Syn: Hypophysenstiel*; Fortsatz des Zwischenhirns, der Hypothalamus* und Hypophyse* verbindet; Ⓔ *infundibular stalk, infundibular stem, hypophyseal/hypophysial stalk, neural stalk, pituitary stalk*
Infundibulum tubae uterinae: *Syn: Tubentrichter, Tubeninfundibulum*; trichterförmiger Anfangsteil des Eileiters, der am Rand mit den Eileiterfransen besetzt ist; Ⓔ *infundibulum of uterine tube*
Infundibulum vesicae biliaris: *Syn: Infundibulum vesicae felleae*; trichterförmiger Teil der Gallenblase* zwischen Corpus und Collum; Ⓔ *infundibulum of gallbladder*
Infundibulum vesicae felleae: → *Infundibulum vesicae biliaris*
In|fun|di|bu|lum|re|sek|ti|on *f*: → *Infundibulektomie*
In|fun|di|bu|lum|ste|no|se *f*: *Syn: Konusstenose, subvalvuläre Pulmonalstenose, infundibuläre Pulmonalstenose*; angeborene Verengung der Ausflussbahn des rechten Ventrikels; häufig zusammen mit Fallot-Tetralogie*; die Ausflussbehinderung führt zu Rechtsherzbelastung und Rechtsherzhypertrophie*; zur Ausbildung einer Zyanose* kommt es erst nach Dekompensation; Ⓔ *infundibular pulmonary stenosis, infundibular stenosis*
In|fu|si|on *f*: Flüssigkeitszufuhr in eine Vene [**intravenöse Infusion**], eine Arterie [**intraarterielle Infusion**], das Unterhautfettgewebe [**subkutane Infusion**] oder den Darm [**rektale Infusion**]; Ⓔ *infusion*
In|fu|si|ons|cho|lan|gi|o|gra|fie, -gra|phie *f*: Cholangiografie* mit intravenöser Gabe von Kontrastmittel; Ⓔ *infusion cholangiography*
In|fu|si|ons|cho|le|zys|to|cho|lan|gi|o|gra|fie, -gra|phie *f*: Cholezystocholangiografie* mit intravenöser Gabe von Kontrastmittel; Ⓔ *i.v. cholecystocholangiography*
In|fu|si|ons|u|ro|gra|fie, -gra|phie *f*: Urografie* mit intravenöser Gabe von Kontrastmittel; Ⓔ *infusion urography*
In|fu|so|ri|a *pl*: → *Infusorien*
In|fu|so|ri|en *pl*: *Syn: Infusoria, Aufgusstierchen*; im Wasser eines Heuaufgusses entstandene Einzeller; Ⓔ *infusorian, infusorium, Infusoria*
In|fu|sum *nt*: Aufguss; wässriger Extrakt; Ⓔ *infusion, infusum*
In|ges|ta *pl*: aufgenommene Nahrung; Ⓔ *ingesta*
In|ges|ti|on *f*: Nährstoffaufnahme, Nahrungsaufnahme; Ⓔ *ingestion*
In|gu|en *nt*: *Syn: Regio inguinalis*; Leiste, Leistengegend, Leistenregion; Ⓔ *groin, inguinal region, inguen*
in|gu|i|nal *adj*: Leiste oder Leistengegend/Regio inguinalis betreffend; Ⓔ *relating to the groin/inguinal region, inguinal*
In|gu|i|nal|her|nie *f*: → *Leistenbruch*
In|gu|i|nal|ho|den *m*: *Syn: Leistenhoden*; Hodenfehllagerung, bei der ein oder beide Hoden im Leistenkanal liegt/liegen; Ⓔ *inguinal testis, orchiocele*
in|gu|i|no|ab|do|mi|nal *adj*: Leiste/Leistengegend und Bauch/Abdomen betreffend oder verbindend; Ⓔ *relating to both groin and abdomen, inguinoabdominal*
in|gu|i|no|fe|mo|ral *adj*: *Syn: inguinokrural*; Leiste/Leistengegend und Oberschenkel/Femur betreffend oder verbindend; Ⓔ *relating to both groin and femur, inguinocrural*
in|gu|i|no|kru|ral *adj*: *Syn: inguinofemoral*; Leiste/Leistengegend und Oberschenkel/Femur betreffend oder verbindend; Ⓔ *relating to both groin and femur, inguinocrural*
in|gu|i|no|la|bi|al *adj*: Leiste/Leistengegend und Schamlippe(n) betreffend oder verbindend; Ⓔ *relating to both groin and labium, inguinolabial*
in|gu|i|no|skro|tal *adj*: Leiste/Leistengegend und Hodensack/Skrotum betreffend oder verbindend; Ⓔ *relating to both groin and scrotum, inguinoscrotal*
In|ha|la|ti|on *f*: Einatmung, Einatmen; Ⓔ *inhalation, inspiration*
In|ha|la|ti|ons|an|äs|the|ti|kum *nt, pl* **-ka**: *Syn: Inhalationsnarkotikum*; Narkosemittel, das als Gas oder Dampf eingeatmet wird; Ⓔ *inhalation anesthetic*
In|ha|la|ti|ons|nar|ko|se *f*: Durchführung einer Allgemeinanästhesie* unter Verwendung von Inhalationsanästhetika*; Ⓔ *inhalation anesthesia*
In|ha|la|ti|ons|nar|ko|ti|kum *nt, pl* **-ka**: → *Inhalationsanästhetikum*
In|ha|la|ti|ons|tu|ber|ku|lo|se *f*: durch Einatmen von Tuberkelbazillen hervorgerufene Tuberkulose* der Atemwege und der Lunge; häufigster Infektionsmechanismus der Lungentuberkulose*; Ⓔ *inhalation tuberculosis, aerogenic tuberculosis*
in|hal|ier|bar *adj*: einatembar; Ⓔ *breathable, breatheable*
Inhibiting-Faktor *m*: *Syn: Release-inhibiting-Faktor, Inhibiting-Hormon*; im Hypothalamus gebildetes Hormon, das die Bildung und/oder Freisetzung von Hypophysenvorderlappenhormonen hemmt; Ⓔ *inhibiting factor, release inhibiting factor*
Inhibiting-Hormon *nt*: → *Inhibiting-Faktor*
In|hi|bi|ti|on *f*: Hemmung; Ⓔ *inhibition*
In|hi|bi|tor *m*: Hemmstoff, Hemmer; Ⓔ *inhibitor*
in|hi|bi|to|risch *adj*: hemmend, hindernd; Ⓔ *inhibitory, inhibitive, restraining, arresting, catastaltic, kolytic*
in|ho|mo|gen *adj*: nichthomogen, ungleichmäßig; Ⓔ *inhomogeneous*
INH-Polyneuropathie *f*: → *Isoniazidneuropathie*
I|ni|en|ze|pha|lie *f*: *Syn: Iniencephalia*; Form der Anenzephalie* mit Fehlbildung von Schädelbasis und Halswirbelsäule; Ⓔ *iniencephaly*
I|ni|ti|al|do|sis *f, pl* **-sen**: *Syn: Aufsättigungsdosis*; erste, meist höhere Dosis zu Beginn eines Therapiezyklus; Ⓔ *initial dose, loading dose*
I|ni|ti|a|ti|on *f*: Einleitung; Anfang, Beginn; Ⓔ *initiation*

I

In|jek|ti|on *f*: **1.** *Syn: Gefäßinjektion*; Sichtbarwerden von Gefäßen, z.B. bei Blutüberfüllung **2.** schnelles Einspritzen von Flüssigkeit in den Körper; Ⓔ **1.** *injection; congestion, hyperemia* **2.** *injection*
dermale Injektion: →*intrakutane Injektion*
intraarterielle Injektion: Injektion in eine Arterie; Ⓔ *intra-arterial injection*
intrakardiale Injektion: *Syn: dermale Injektion*; Injektion in das Herz; Ⓔ *intracardiac injection*
intrakutane Injektion: *Syn: dermale Injektion*; Injektion in die Haut; Ⓔ *intracutaneous injection*
intramuskuläre Injektion: Injektion in einen Muskel; Ⓔ *intramuscular injection, i.m. injection*
intravenöse Injektion: Injektion in eine Vene; Ⓔ *intravenous injection, intravenous, venoclysis*
subkutane Injektion: Injektion in das Unterhautfettgewebe; Ⓔ *hypodermic injection, hypodermic, hypodermic inoculation, hypo, subcutaneous injection*

in|ji|ziert *adj*: blutüberfüllt; Ⓔ *injected, congested*

In|ka|bein *nt*: *Syn: Os interparietale*; Knochenkern, der i.d.R. mit dem Hinterhauptsbein verschmilzt; Ⓔ *incarial bone, interparietal bone*

In|kar|ze|ra|ti|on *f*: *Syn: Incarceratio*; Einklemmung, z.B. Brucheinklemmung; Ⓔ *incarceration*

in|kar|ze|riert *adj*: eingeklemmt; Ⓔ *incarcerated, trapped, confined*

In|kli|na|ti|on *f*: →*Inclinatio*

in|ko|hä|rent *adj*: unzusammenhängend, unverbunden, zusammenhangslos; Ⓔ *incoherent, not coherent, disjointed, confused*

In|ko|hä|renz *f*: Zusammenhangslosigkeit, Unverbundenheit; Ⓔ *incoherence, incoherency*

in|kom|pa|ti|bel *adj*: unvereinbar, unverträglich, nicht zusammenpassend; Ⓔ *incompatible* (mit *with*)

In|kom|pa|ti|bi|li|tät *f*: Unvereinbarkeit, Unverträglichkeit, Gegensätzlichkeit; Ⓔ *incompatibility, incompatibleness*

in|kom|pres|si|bel *adj*: nicht-komprimierbar; Ⓔ *incompressible*

in|kon|stant *adj*: unbeständig, veränderlich; variabel; Ⓔ *inconstant, changeful, variable, irregular*

in|kon|ti|nent *adj*: Inkontinenz betreffend, von ihr betroffen oder gekennzeichnet, durch sie bedingt; Ⓔ *incontinent*

In|kon|ti|nenz *f*: *Syn: Incontinentia*; Unvermögen, den Harn oder Stuhl einzuhalten; Ⓔ *incontinence, incontinency, incontinentia*

In|kor|po|ra|ti|on *f*: Einverleibung, Eingliederung; Ⓔ *incorporation*

In|kre|ment *nt*: Zuwachs, Zunahme; Ⓔ *increment*

In|kret *nt*: direkt in die Blutbahn abgegebenes Sekret; Ⓔ *incretion*

In|kre|ti|on *f*: direkte Sekretion ins Blut; Ⓔ *incretion, internal secretion*

in|kre|to|risch *adj*: *Syn: innersekretorisch; endokrin*; innere Sekretion betreffend; Ⓔ *incretory*

In|krus|ta|ti|on *f*: Verkrustung; Ⓔ *incrustation*

In|ku|ba|ti|ons|zeit *f*: *Syn: Latenzphase, Latenzperiode*; Zeit zwischen Infektion mit einem Erreger und dem Auftreten der ersten Krankheitszeichen; Ⓔ *incubative stage, incubation period, latency period, latent period, latency phase*

In|ku|ba|tor *m*: **1.** Brutkasten **2.** Brutschrank; Ⓔ **1.** *incubator* **2.** *incubator*

In|ku|dek|to|mie *f*: Ambossentfernung; Ⓔ *incudectomy*

in|ku|do|mal|le|o|lar *adj*: (*Ohr*) Amboss/Incus und Hammer/Malleus betreffend oder verbindend; Ⓔ *relating to both incus and malleus, malleoincudal, incudomalleal*

In|ku|do|mal|le|o|lar|ge|lenk *nt*: *Syn: Hammer-Amboss-Gelenk, Articulatio incudomallearis*; gelenkige Verbindung zwischen Hammer und Amboss im Mittelohr; Ⓔ *incudomalleolar articulation/joint*

in|ku|do|sta|pe|di|al *adj*: (*Ohr*) Amboss/Incus und Stapes betreffend oder verbindend; Ⓔ *relating to both incus and stapes, incudostapedial*

In|ku|do|sta|pe|di|al|ge|lenk *nt*: *Syn: Amboss-Steigbügel-Gelenk, Articulatio incudostapedialis*; gelenkige Verbindung zwischen Amboss und Steigbügel im Mittelohr; Ⓔ *incudostapedial joint, incudostapedial articulation*

in|ku|ra|bel *adj*: (*Krankheit*) unheilbar, nicht heilbar; Ⓔ *not curable, incurable, immedicable*

In|nen|knö|chel|band *nt*: *Syn: Deltaband, Ligamentum deltoideum*; deltaförmiges Band des Innenknöchels; Ⓔ *deltoid ligament, deltoid ligament of ankle (joint), medial ligament of ankle (joint), ligament of ankle (joint)*

In|nen|ohr *nt*: *Syn: Auris interna*; wandelt die durch den Schall hervorgerufenen Schwingungen in elektrische Impulse um, die dann zum Hörzentrum des Gehirns geleitet werden; Ⓔ *inner ear, internal ear, labyrinth, labyrinthus*

In|nen|ohr|ent|zün|dung *f*: Otitis* interna; oft auch Labyrinthitis*; Ⓔ *inflammation of the labyrinth, labyrinthitis*

In|nen|ohr|schwer|hö|rig|keit *f*: *Syn: Innenohrtaubheit, Labyrinthschwerhörigkeit*; Schwerhörigkeit durch eine Störung der Schallempfindung im Innenohr; Ⓔ *inner ear deafness, inner ear hearing loss, labyrinthine hearing loss, labyrinthine deafness*

In|nen|ohr|taub|heit *f*: →*Innenohrschwerhörigkeit*

In|nen|ohr|vor|hof *m*: *Syn: Vestibulum labyrinthi*; ovaler Raum im knöchernen Labyrinth [Labyrinthus osseus]; steht vorne mit dem Mittelohr [Auris media] und der Cochlea in Verbindung und hinten mit den Bogengängen [Canales semicirculares]; Ⓔ *vestibule of ear*

In|ner|va|ti|on *f*: Versorgung mit Nerven(reizen); Ⓔ *innervation*

Ino-, ino- *präf*.: Wortelement mit der Bedeutung „Muskel/Faser"; Ⓔ *muscle, fiber, ino-*

In|o|ku|la|ti|on *f*: *Syn: Beimpfung, Überimpfung, Impfung*; Einbringen eines Erregers in einen Nährboden oder Organismus; Ⓔ *inoculation*

In|o|ku|la|ti|ons|he|pa|ti|tis *f, pl* **-ti|ti|den:** →*Hepatitis B*

In|o|ku|la|ti|ons|lym|pho|re|ti|ku|lo|se, be|nig|ne *f*: *Syn: Katzenkratzkrankheit, cat-scratch-disease, Miyagawanellose, Felinose*; durch Katzen übertragene regionale Lymphknotenentzündung durch verschiedene Bakterien; Ⓔ *cat-scratch disease, cat-scratch fever, nonbacterial regional lymphadenitis, benign inoculation reticulosis, regional lymphadenitis, benign lymphoreticulosis*

In|o|ku|la|ti|ons|tu|ber|ku|lo|se *f*: *Syn: Impftuberkulose*; Tuberkulose*, meist der Haut, durch Inokulation von Tuberkulosebakterien; Ⓔ *inoculation tuberculosis*

in|o|ku|lier|bar *adj*: durch Inokulation/Impfung übertragbar, impfbar; Ⓔ *inoculable*

I|no|sin *nt*: aus Hypoxanthin* und Ribose* bestehendes Nucleosid; Ⓔ *inosine*

I|no|sin|mo|no|phos|phat *nt*: *Syn: Inosinsäure*; im Muskelgewebe vorkommendes Monophosphat von Inosin; Ⓔ *inosine monophosphate, inosinic acid*

I|no|sin|säu|re *f*: →*Inosinmonophosphat*

I|no|sit *nt*: *Syn: Inositol*; in Lebensmitteln vorkommendes Isomer von Glucose; Ⓔ *inositol, inose, inosite, mouse antialopecia factor, muscle sugar, lipositol, heart sugar, cyclohexanehexol, bios, antialopecia factor*

I|no|sit|ä|mie *f*: erhöhter Inositgehalt des Blutes; Ⓔ *inosemia*

I|no|si|tol *nt*: →*Inosit*

I|no|si|to|lu|rie *f*: →*Inositurie*

I|no|sit|u|rie *f*: *Syn: Inositolurie*; Inositausscheidung im Harn; Ⓔ *inosituria, inositoluria, inosuria*

i|no|trop *adj*: die Muskelkraft beeinflussend; Ⓔ *ino-*

tropic

In|sa|nia *f*: Geisteskrankheit, Irresein, Irrsinn, Wahnsinn; Ⓔ *insanity, insaneness*

In|sec|ta *pl*: Insekten, Hexapoda; Ⓔ *Insecta, Hexapoda*

In|sek|ten|der|ma|ti|tis *f, pl* **-ti|ti|den**: allergische Kontaktdermatitis* durch Raupenhaare [Raupendermatitis] oder Haare anderer Insekten; Ⓔ *insect dermatitis, moth dermatitis*

In|sek|ti|zid *nt*: Insektenbekämpfungsmittel, Insektenvertilgungsmittel; Ⓔ *insecticide*

in|sek|ti|zid *adj*: Insekten (ab-)tötend; Ⓔ *insecticidal*

In|sel *f*: → *Insula*

In|sel|ar|te|ri|en *pl*: *Syn: Arteriae insulares*; Äste der Arteria* cerebri media zur Insel; Ⓔ *insular arteries*

In|sel|hy|per|pla|sie *f*: *Syn: Inselzellhyperplasie*; Hyperplasie* der Langerhans*-Inseln der Bauchspeicheldrüse; Ⓔ *islet cell hyperplasia, islet hyperplasia*

In|sel|or|gan *nt*: → *Langerhans-Inseln*

In|sel|rin|de *f*: → *Insula*

In|sel|trans|plan|ta|ti|on *f*: → *Inselzelltransplantation*

In|sel|zell|a|de|nom *nt*: *Syn: Nesidioblastom, Nesidiom, Adenoma insulocellulare*; von den Inselzellen der Bauchspeicheldrüse ausgehender gutartiger Tumor; Ⓔ *islet cell adenoma, islet adenoma, langerhansian adenoma, nesidioblastoma*

VIP-produzierendes Inselzelladenom: *Syn: Vipom, VIPom, D1-Tumor*; gutartiger Tumor der Bauchspeicheldrüse, der vasoaktive intestinale Peptide bildet; Ⓔ *D_1 tumor, vipoma, VIPoma*

In|sel|zell|hy|per|pla|sie *f*: → *Inselhyperplasie*

In|sel|zell|kar|zi|nom *nt*: von den Langerhans*-Inseln der Bauchspeicheldrüse ausgehender bösartiger Tumor; Ⓔ *islet carcinoma, islet cell carcinoma*

In|sel|zell|trans|plan|ta|ti|on *f*: *Syn: Inseltransplantation*; Transplantation von Gewebe der Langerhans*-Inseln; Ⓔ *islet-cell transplantation, islet-cell graft*

In|sel|zis|ter|ne *f*: *Syn: Cisterna fossae lateralis cerebri*; Zisterne im Raum zwischen Inselrinde* und operkularem Teil von Frontal-, Parietal- und Temporallappen; Ⓔ *cistern of lateral fossa of cerebrum*

In|se|mi|na|ti|on *f*: **1.** *Syn: Befruchtung*; Eindringen des Samenfadens in die Eizelle **2.** künstliche Befruchtung; Ⓔ **1.** *insemination* **2.** *artificial insemination*

heterologe Insemination: künstliche Befruchtung mit Spendersamen; Ⓔ *donor artifical insemination, donor insemination, heterologous insemination*

homologe Insemination: künstliche Befruchtung mit Samen des Partners/Ehemannes; Ⓔ *homologous artifical insemination, husband artifical insemination, homologous insemination*

In|ser|tio *f, pl* **-ti|o|nes**: (*Muskel, Nabelschnur*) Ansatz, Insertion; Ⓔ *insertion*

In|ser|ti|ons|a|po|neu|ro|se *f*: *Syn: Ansatzaponeurose*; Aponeurose* am Ansatzpunkt eines Muskels; Ⓔ *aponeurosis of insertion*

In|ser|ti|ons|ten|do|pa|thie *f*: *Syn: Enthesiopathie, Enthesopathie*; Erkrankung der Muskelansatzsehne; Ⓔ *enthesopathy*

In|so|la|tio *f, pl* **-ti|o|nes**: → *Insolation*

In|so|la|ti|on *f*: **1.** Sonnenbestrahlung **2.** Sonnenstich; Ⓔ **1.** *insolation* **2.** *insolation*

In|so|la|ti|ons|en|ze|pha|li|tis *f, pl* **-ti|den**: *Syn: Helioenzephalitits*; im Rahmen eines massiven Sonnenstichs* auftretende Enzephalitis*; Ⓔ *heliencephalitis*

in|so|lu|bel *adj*: unlöslich; Ⓔ *insoluble*

In|som|nie *f*: *Syn: Insomnia*; Schlaflosigkeit, (pathologische) Wachheit; Ⓔ *sleeplessness, insomnia, vigilance, wakefulness, agrypnia, ahypnia*

In|spek|ti|on *f*: äußerliche Untersuchung; Ⓔ *inspection*

In|spi|rat *nt*: eingeatmetes Gas, eingeatmete Luft; Ⓔ *inspirate, inspired air, inhalant, inhaled air, inhaled gas*

In|spi|ra|ti|on *f*: Einatmung; Ⓔ *inspiration, inhalation*

ins|pi|ra|to|risch *adj*: Inspiration betreffend; Ⓔ *relating to inspiration, inspiratory*

Ins|til|la|ti|on *f*: Einträufelung; Tropfinfusion; Ⓔ *instillation, instillment, instilment*

In|su|da|ti|on *f*: Eindringen von Flüssigkeit in die Gefäßwand; Ⓔ *insudation*

In|suf|fi|ci|en|tia *f*: → *Insuffizienz*

Insufficientia cordis: → *Herzinsuffizienz*

in|suf|fi|zi|ent *adj*: unzulänglich, ungenügend, nicht ausreichend; Ⓔ *insufficient; incompetent*

In|suf|fi|zi|enz *f*: *Syn: Insufficientia*; Funktionsschwäche eines Organs oder Organteils; Ⓔ *insufficiency; incompetence, incompetency*

respiratorische Insuffizienz: *Syn: Atmungsinsuffizienz*; Störung des Gasaustauches, die zu einer mangelhaften Sauerstoffversorgung führt; Ⓔ *pulmonary insufficiency, respiratory insufficiency*

zerebrovaskuläre Insuffizienz: *Syn: zerebrale Durchblutungsstörung, Hirndurchblutungsstörung*; meist durch eine Arteriosklerose der Hirngefäße verursachte Minderdurchblutung des Gehirns; Ⓔ *cerebrovascular insufficiency*

In|suf|fla|ti|on *f*: *Syn: Pertubation, Persufflation, Tubenperflation*; Durchblasen der Eileiter zur Überprüfung der Durchgängigkeit bei Sterilität; Ⓔ *pertubation*

In|suf|fla|ti|ons|an|äs|the|sie *f*: → *Insufflationsnarkose*

In|suf|fla|ti|ons|nar|ko|se *f*: *Syn: Insufflationsanästhesie*; seltene Narkoseform, bei der das Inhalationsanästhetikum* in einem offenen Narkosesystem in die Luftwege geblasen wird; Ⓔ *insufflation anesthesia*

In|su|la *f*: *Syn: Insel, Inselrinde, Lobus insularis*; Teil der Großhirnrinde, der von anderen Strukturen überlagert wird; Ⓔ *island of Reil, insular area, insular lobe, insular cortex*

in|su|lar *adj*: Insula* oder Langerhans*-Inseln betreffend; Ⓔ *relating to an island, especially to the islands of Langerhans or the insula, insular*

In|su|lin *nt*: in den Betazellen der Langerhans*-Inseln der Bauchspeicheldrüse gebildetes Hormon, das den Blutzuckerspiegel regelt; Ⓔ *insulin*

In|su|lin|ä|mie *f*: *Syn: Hypoinsulinämie*; verminderter Insulingehalt des Blutes, Insulinmangel; Ⓔ *insulinemia, hyperinsulinemia, hyperinsulinism*

In|su|lin|an|ta|go|nis|ten *pl*: Substanzen, die eine dem Insulin entgegengesetzte Wirkung haben; Ⓔ *insulin antagonists*

In|su|li|na|se *f*: Enzym, das Insulin im Gewebe abbaut; Ⓔ *insulinase*

In|su|lin|ein|heit *f*: auf einen internationalen Standard bezogene Wirksamkeit von Insulin; Ⓔ *insulin unit*

In|su|lin|li|po|dys|tro|phie *f*: lokaler Schwund des Unterhautfettgewebes durch häufige Insulininjektionen; Ⓔ *insulinlipodystrophy*

In|su|lin|man|gel|di|a|be|tes *m*: insulinabhängiger Diabetes* mellitus; Ⓔ *insulin-dependent diabetes, insulin-dependent diabetes mellitus, insulinopenic diabetes, brittle diabetes, growth-onset diabetes (mellitus), juvenile diabetes, juvenile-onset diabetes, ketosis-prone diabetes*

In|su|li|nom *nt*: *Syn: B-Zelltumor, Beta-Zelltumor*; von den B-Zellen der Langerhans*-Inseln ausgehender Insulin-produzierender Tumor; Ⓔ *insulinoma, insuloma, beta cell tumor, B cell tumor*

In|su|lin|re|sis|tenz *f*: durch Insulinantikörper hervorgerufener Mehrbedarf an zugeführtem Insulin; Ⓔ *insulin resistance*

In|su|lin|re|zep|to|ren *pl*: in der Zellmembran der Zielorgane und -gewebe vorhandene Rezeptoren für Insulin; Ⓔ *insulin receptors*

In|su|lin|schock *m*: durch überhöhte Insulingaben verursachter hypoglykämischer Schock*; Ⓔ *insulin shock, hyperinsulinism, wet shock*

Tab. 14. Stoffwechselwirkungen von Insulin

Wirkung	Effekt	Stoffwechselwirkung
Schnell	Steigerung des Glucosetransports in Skelettmuskel und Adipozyt	Senkung der Blutglucosekonzentration, Steigerung der Glykogensynthese und Glykolyse der Skelettmuskulatur; Steigerung der Triacylglycerinsynthese im Fettgewebe
	Aktivierung der Glykogensynthase	Steigerung der Glykogensynthese in Leber und Skelettmuskulatur
	Aktivierung der cAMP-spezifischen Phosphodiesterase	Senkung des cAMP-Spiegels; in Fettgewebe Hemmung der Lipolyse, in Leber und Skelettmuskel Hemmung der Glykogenolyse und Stimulierung der Glykogensynthese; in Leber Hemmung der Gluconeogenese
	Steigerung des Aminosäure-transports in Skelettmuskel	Steigerung der zellulären Aminosäurekonzentration; Stimulierung der Proteinbiosynthese
Langsam	Induktion der Lipoproteinlipase	Steigerung der Spaltung von VLDL-Triacylglycerinen; Stimulierung der Triacylglycerinbiosynthese
	Induktion von Glucokinase, Phosphofructokinase, Pyruvatkinase	Stimulierung der Glykolyse
	Repression von Pyruvat-Carboxylase, PEP-Carboxylase, Fructose-1,6-Bisphosphatase und Glucose-6-Phosphatase	Hemmung der Gluconeogenese

In|su|lin|the|ra|pie *f*: therapeutische Gabe von Insulin bei insulinabhängigem Diabetes* mellitus; Ⓔ *insulin therapy*

In|su|li|tis *f, pl* **-ti|den**: Entzündung der Langerhans-Inseln* der Bauchspeicheldrüse; Ⓔ *insulitis*

in|su|li|tisch *adj*: Insulitis betreffend, von ihr betroffen oder gekennzeichnet; Ⓔ *relating to or marked by insulitis*

In|sult *m*: Anfall, Attacke; Ⓔ *attack, insult*

apoplektischer Insult: ***Syn:*** *Schlaganfall, Apoplexie, Gehirnschlag, Apoplexia cerebri*; durch eine akute Ischämie* oder Hirnblutung verursachte zentrale Ausfallssymptomatik; je nach Schwere und Dauer der Symptome unterscheidet man: **1. transitorische ischämische Attacke** [TIA] mit Rückbildung der Symptome innerhalb von 24 Stunden **2. prolongiertes reversibles ischämisches neurologisches Defizit** [PRIND] bzw. **reversibles ischämisches neurologisches Defizit** [RIND] mit vollständig reversibler Symptomatik, die länger als 24 Stunden anhält **3. partiell reversible ischämische neurologische Symptomatik** [PRINS], die sich langsam entwickelt und nicht oder nur teilweise reversibel ist **4. persistierender Hirninfarkt** mit bleibenden neurologischen Schäden; Ⓔ *apoplexy, apoplexia, cerebral apoplexy, stroke syndrome, apoplectic stroke, cerebrovascular accident, encephalorrhagia, apoplectic fit, cerebral crisis*

In|te|gral|do|sis *f, pl* **-sen**: ***Syn:*** *Raumdosis, Volumendosis*; die gesamte, auf das Volumen des Zielbereiches übertragene Energiedosis* bei einer Bestrahlung; Ⓔ *integral dose, integral absorbed dose, volume dose*

In|te|gri|tät *f*: Unversehrtheit; Ⓔ *integrity*

In|te|gu|men|tum com|mu|ne *nt*: ***Syn:*** *Haut*; das aus Kutis* und Subkutis* bestehende die äußere Körperoberfläche bedeckendes Organ; Ⓔ *skin, common integument, integument, integumentum*

In|tel|lek|tu|a|li|sie|rung *f*: intellektuelle Behandlung; Ⓔ *intellectualization*

In|tel|li|genz *f*: Klugheit, schnelle Auffassungsgabe; Ⓔ *intelligence, understanding, aptitude, brains, brainpower, brightness*

in|ten|diert *adj*: (*Bewegung*) beabsichtigt, geplant, absichtlich; Ⓔ *intended*

In|ten|ti|on *f*: **1.** Absicht, Vorhaben, Vorsatz, Planung **2.** Heilprozess, Wundheilung; Ⓔ **1.** *intention* **2.** *healing, intention*

In|ten|ti|ons|tre|mor *m*: kurz vor dem Ende einer Zielbewegung auftretendes Zittern; Ⓔ *intention tremor, volitional tremor, action tremor*

Inter-, inter- *präf.*: Wortelement mit der Bedeutung „zwischen/in der Mitte"; Ⓔ *between, among, inter-*

In|ter|ak|ti|on *f*: Wechselwirkung, gegenseitige Einwirkung; Ⓔ *interaction*

in|ter|al|ve|o|lar *adj*: → *interalveolär*

in|ter|al|ve|o|lär *adj*: ***Syn:*** *interalveolar*; zwischen Alveolen (liegend); Ⓔ *interalveolar*

in|ter|a|nu|lär *adj*: zwischen zwei ringförmigen Strukturen (liegend); Ⓔ *interannular*

in|ter|ar|ti|ku|lär *adj*: zwischen zwei Gelenken (liegend), zwischen Gelenkflächen (liegend); Ⓔ *interarticular*

in|ter|a|ry|tä|no|id *adj*: zwischen den Aryknorpeln (liegend); Ⓔ *interarytenoid*

in|ter|a|tri|al *adj*: (*Herz*) zwischen den Vorhöfen (liegend), die Vorhöfe verbindend; Ⓔ *interatrial, interauricular*

in|ter|a|zi|när *adj*: (*Drüse*) zwischen Azini (liegend); Ⓔ *interacinar, interacinous*

in|ter|chon|dral *adj*: zwischen Knorpeln (liegend), knorpelverbindend; Ⓔ *interchondral, intercartilaginous*

in|ter|cu|ne|i|form *adj*: die Keilbeine verbindend, zwischen den Keilbeinen (liegend); Ⓔ *intercuneiform*

in|ter|den|tal *adj*: zwischen den Zähnen (liegend), Zähne verbindend, das Interdentium betreffend; Ⓔ *interdental*

In|ter|den|tal|pa|pil|le *f*: ***Syn:*** *Papilla interdentalis, Papilla gingivalis*; Zahnfleischerhebung, die den Interdentalraum ausfüllt; Ⓔ *interdental papilla, gingival papilla*

in|ter|di|gi|tal *adj*: zwischen Fingern oder Zehen (liegend), Finger oder Zehen verbindend, den Interdigitalraum betreffend; Ⓔ *interdigital*

In|ter|di|gi|tal|my|ko|se *f*: Pilzinfektion im Interdigitalraum zwischen Fingern oder Zehen; Ⓔ *interdigital mycosis, web space mycosis*

In|ter|di|gi|tal|raum *m*: Zwischenraum zwischen Fingern oder Zehen; Ⓔ *interdigit, web space*

in|ter|di|gi|tie|rend *adj*: miteinander verflochten; Ⓔ *interdigitating*

in|ter|fas|zi|ku|lär *adj*: zwischen Faserbündeln/Faszikeln (liegend); Ⓔ *interfascicular*

In|ter|fe|renz *f*: **1.** Störung, Behinderung, Hemmung; Beeinträchtigung **2.** (*physik.*) Überlagerung von Wellen **3.** ***Syn:*** *Virusinterferenz*; gegenseitige Vermehrungshemmung von Viren; Ⓔ **1.** *interference* **2.** *interference* **3.** *interference*

In|ter|fe|ro|ne *pl*: von Zellen nach einer Virusinfektion gebildete Zytokine*, die den Körper vor anderen Viren schützen; je nach der Zellart, von der das Interferon gebildet wird, unterscheidet man das von Leukozyten gebildete **Leukozyteninterferon [α-Interferon]**, von Fibroblasten gebildetes **Fibroblasteninterferon [β-Interferon]** und von Lymphozyten stammendes **Immuninterferon [γ-Interferon]**; Ⓔ *interferons*

in|ter|fi|bril|lär *adj*: zwischen Fibrillen (liegend); Ⓔ *interfibrillar, interfibrillary*

in|ter|fi|brös *adj*: zwischen Fasern (liegend); Ⓔ *interfibrous*

in|ter|fi|la|men|tär *adj*: zwischen Filamenten (liegend); Ⓔ *interfilamentous*

in|ter|fron|tal *adj*: zwischen den Stirnbeinhälften (liegend); Ⓔ *interfrontal*

in|ter|gan|gli|o|när *adj*: zwischen Nervenknoten/Ganglien (liegend), Ganglien verbindend; Ⓔ *interganglionic*

in|ter|glo|bu|lar *adj*: → *interglobulär*

in|ter|glo|bu|lär *adj*: *Syn: interglobular*; zwischen Globuli (liegend); Ⓔ *interglobular*

In|ter|glo|bu|lar|räu|me *pl*: *Syn: Czermak-Räume, Spatia interglobularia*; nicht mineralisierte Räume im Zahndentin; Ⓔ *globular spaces of Czermak, interglobular spaces of Owen, Czermak's lines, Czermak's spaces*

in|ter|glu|tä|al *adj*: *Syn: intergluteal, internatal*; zwischen den Gesäßbacken (liegend); Ⓔ *intergluteal, internatal*

in|ter|glu|te|al *adj*: → *interglutäal*

in|ter|gra|nu|lär *adj*: zwischen den Körnerzellen des Gehirns; Ⓔ *intergranular*

in|ter|gy|ral *adj*: zwischen Hirnwindungen/Gyri (liegend); Ⓔ *intergyral*

in|ter|he|mi|sphä|risch *adj*: *Syn: interzerebral*; zwischen den Großhirnhälften/Hemisphären (liegend), die Hemisphären verbindend; Ⓔ *interhemispheric, interhemicerebral*

in|ter|i|li|o|ab|do|mi|nal *adj*: im Bereich von Darmbein/Ilium und Bauch/Abdomen; Ⓔ *interilioabdominal*

in|ter|ka|lar *adj*: → *interkaliert*

in|ter|ka|liert *adj*: *Syn: interkalar*; eingeschaltet, eingeschoben, eingekeilt; Ⓔ *intercalary, intercalated*

in|ter|ka|na|li|ku|lär *adj*: zwischen Kanälchen/Canaliculi (liegend); Ⓔ *intercanalicular*

in|ter|ka|pil|lär *adj*: zwischen Kapillaren (liegend), Kapillaren verbindend; Ⓔ *intercapillary*

in|ter|kar|pal *adj*: zwischen den Handwurzelknochen/Karpalknochen (liegend), die Karpalknochen verbindend; Ⓔ *intercarpal, carpocarpal*

In|ter|kar|pal|ge|len|ke *pl*: *Syn: Karpalgelenke, Articulationes carpi/intercarpales*; Gelenke zwischen den Handwurzelknochen; Ⓔ *carpal articulations, intercarpal articulations, carpal joints, intercarpal joints*

in|ter|ka|ver|nös *adj*: zwischen Hohlräumen (liegend), Hohlräume verbindend; Ⓔ *intercavernous*

in|ter|kla|vi|ku|lar *adj*: die Schlüsselbeine/Claviculae verbindend, zwischen den Schlüsselbeinen; Ⓔ *interclavicular*

in|ter|kok|zy|ge|al *adj*: zwischen den Steißbeinsegmenten (liegend); Ⓔ *intercoccygeal*

in|ter|ko|lum|nar *adj*: zwischen Kolumnen oder Pfeilern (liegend); Ⓔ *intercolumnar*

in|ter|kon|dy|lär *adj*: zwischen Kondylen (liegend); Ⓔ *intercondylar, intercondyloid, intercondylous*

in|ter|kos|tal *adj*: zwischen Rippen/Costae (liegend), den Interkostalraum betreffend; Ⓔ *intercostal*

In|ter|kos|tal|an|äs|the|sie *f*: *Syn: Interkostalblockade*; Anästhesie* der Interkostalnerven durch Injektion von Lokalanästhetikum; Ⓔ *intercostal block, intercostal nerve block, intercostal anesthesia*

In|ter|kos|tal|blo|cka|de *f*: → *Interkostalanästhesie*

In|ter|kos|tal|mus|keln *pl*: *Syn: Interkostalmuskulatur, Musculi intercostales*; die Rippen auf der Außen- bzw. Innenfläche verbindende, schräg verlaufende Muskulatur; Ⓔ *intercostal muscles, intercostalis (muscle)*

äußere Interkostalmuskeln: *Syn: Musculi intercostales externi*; von hinten oben nach vorne unten verlaufende Muskeln, die die Rippen heben; Ⓔ *external intercostal muscles, intercostalis externus (muscle)*

innere Interkostalmuskeln: *Syn: Musculi intercostales interni*; von hinten unten nach vorne oben verlaufende Senker der Rippen, die die Ausatmung unterstützen; Ⓔ *internal intercostal muscles, intercostalis internus (muscle)*

innerste Interkostalmuskeln: *Syn: Musculi intercostales intimi*; die Interkostalgefäße und -nerven umscheidender Teil der Interkostalmuskulatur; Ⓔ *innermost intercostal muscles, intercostalis intimus (muscle)*

In|ter|kos|tal|mus|ku|la|tur *f*: → *Interkostalmuskeln*

In|ter|kos|tal|ner|ven *pl*: *Syn: Zwischenrippennerven, Rami anteriores nervorum thoracicorum, Nervi intercostales*; gemischte Bauchäste der thorakalen Spinalnerven, die die Interkostalmuskeln und die Haut der Rumpfwand versorgen; Ⓔ *intercostal nerves, anterior branches of thoracic nerves, ventral branches of thoracic nerves*

In|ter|kos|tal|neur|al|gie *f*: gürtelförmige Schmerzen in einem oder mehreren Rippenzwischenräumen, z.B. bei Gürtelrose; Ⓔ *intercostal neuralgia*

In|ter|kos|tal|raum *m*: *Syn: Zwischenrippenraum, Spatium intercostale*; Raum zwischen zwei Rippen; Ⓔ *intercostal space*

In|ter|kri|ko|thy|re|o|to|mie *f*: *Syn: Koniotomie, Konikotomie, Krikothyreotomie*; Längsspaltung des Ligamentum cricothyroideum als Notfalleingriff bei Erstickungsgefahr; Ⓔ *coniotomy, intercricothyrotomy*

In|ter|kri|ko|thy|ro|to|mie *f*: *Syn: Krikothyreotomie*; Kehlkopfspaltung durch Schnitt des Ligamentum cricothyroideum medianum; Ⓔ *coniotomy, intercricothyrotomy*

in|ter|kri|tisch *adj*: zwischen zwei Krankheitsschüben; Ⓔ *intercritical*

in|ter|kru|ral *adj*: zwischen zwei Schenkeln/Crura (liegend); Ⓔ *intercrural*

in|ter|kur|rent *adj*: *Syn: interkurrierend*; hinzukommend, dazwischentretend, zwischenzeitlich (auftretend); Ⓔ *intercurrent, intervening*

in|ter|kur|rie|rend *adj*: → *interkurrent*

in|ter|la|bi|al *adj*: zwischen den Lippen (liegend); Ⓔ *interlabial*

in|ter|la|mel|lär *adj*: zwischen Lamellen (liegend); Ⓔ *interlamellar*

In|ter|leu|ki|ne *pl*: von Leukozyten* gebildete Zytokine*, die als Mediatoren des Immunsystems von Bedeutung sind; Ⓔ *interleukins*

in|ter|li|ga|men|tär *adj*: zwischen Bändern/Ligamenten (liegend); Ⓔ *interligamentary, interligamentous*

in|ter|lo|bär *adj*: zwischen Organlappen (liegend), Organlappen verbindend; Ⓔ *interlobar*

In|ter|lo|bär|pleu|ri|tis *f, pl* **-ti|den**: *Syn: Pleuritis interlobaris*; auf einen oder mehrere Interlobärspalten begrenzte Lungenfellentzündung; Ⓔ *interlobular pleurisy, interlobitis*

in|ter|lo|bu|lär *adj*: zwischen Organläppchen (liegend); Ⓔ *interlobular*

In|ter|lo|bu|lar|ar|te|ri|en der Leber *pl*: → *Arteriae interlobulares hepatis*

In|ter|lo|bu|lar|ar|te|ri|en der Niere *pl*: → *Arteriae interlobulares renis*

in|ter|mal|le|o|lär *adj*: zwischen den Knöcheln/Malleoli (liegend); Ⓔ *intermalleolar*

in|ter|ma|mil|lär *adj*: zwischen den Brustwarzen/Mamillen (liegend); Ⓔ *intermamillary*

in|ter|mam|mär *adj*: zwischen den Brüsten/Mammae (liegend); Ⓔ *intermammary*

in|ter|ma|xil|lar *adj*: *Syn: intermaxillär*; zwischen den Oberkieferknochen/Maxillae; innerhalb des Oberkiefers; Ⓔ *intermaxillary*

in|ter|ma|xil|lär *adj*: →*intermaxillar*
In|ter|ma|xil|lar|kno|chen *m*: *Syn: Zwischenkieferknochen, Goethe-Knochen, Os incisivum*; Schneidezahnregion der Maxilla; Ⓔ *incisive bone, Kölliker's dental crest, premaxillary*
in|ter|me|di|är *adj*: dazwischenliegend; verbindend, vermittelnd; Ⓔ *intermediary, intermediate, interposed, intervening*
In|ter|me|di|är|wirt *m*: *Syn: Zwischenwirt*; Parasitenwirt, in dem ein Teil der Entwicklungsstadien des Parasiten abläuft; Ⓔ *intermediate host, secondary host*
In|ter|me|din *nt*: →*melanozytenstimulierendes Hormon*
in|ter|mem|bra|nös *adj*: zwischen Membranen (liegend oder auftretend); Ⓔ *intermembranous*
in|ter|me|nin|ge|al *adj*: zwischen den Meningen (liegend); Ⓔ *intermeningeal*
in|ter|mens|tru|al *adj*: *Syn: intermenstruell*; zwischen zwei Monatsblutungen/Menstruationen (liegend); Ⓔ *intermenstrual*
In|ter|mens|tru|al|in|ter|vall *nt*: →*Intermenstruum*
In|ter|mens|tru|al|pha|se *f*: →*Intermenstruum*
In|ter|mens|tru|al|schmerz *m*: *Syn: Mittelschmerz*; etwa in der Mitte zwischen zwei Regelblutungen auftretender Schmerz, der wahrscheinlich durch den Eisprung bedingt ist; Ⓔ *midpain, mittelschmerz, intermenstrual pain, midcycle pain, middle pain*
In|ter|mens|tru|al|sta|di|um *nt*: →*Intermenstruum*
in|ter|mens|tru|ell *adj*: →*intermenstrual*
In|ter|mens|tru|um *nt*: *Syn: Intermenstrualphase, Intermenstrualstadium, Intermenstrualintervall*; Zeitraum zwischen zwei Regelblutungen; Ⓔ *intermenstruum, intermenstrual stage*
in|ter|me|ta|kar|pal *adj*: zwischen den Mittelhandknochen/Metakarpalknochen (liegend), die Metakarpalknochen verbindend; Ⓔ *intermetacarpal*
In|ter|me|ta|kar|pal|ge|len|ke *pl*: *Syn: Articulationes intermetacarpales*; Gelenke zwischen den Mittelhandknochen; Ⓔ *intermetacarpal articulations, intermetacarpal joints*
in|ter|me|ta|tar|sal *adj*: zwischen den Mittelfußknochen/Metatarsalknochen (liegend), die Metatarsalknochen verbindend; Ⓔ *intermetatarsal*
In|ter|me|ta|tar|sal|ge|len|ke *pl*: *Syn: Articulationes intermetatarsales*; Gelenke zwischen den Mittelfußknochen; Ⓔ *intermetatarsal articulations, intermetatarsal joints*
In|ter|mis|si|on *f*: symptomfreie Phase im Krankheitsverlauf; Ⓔ *intermission, intermittence, intermittency*
in|ter|mi|to|tisch *adj*: zwischen zwei Mitosen (auftretend); Ⓔ *intermitotic*
in|ter|mit|tie|rend *adj*: (zeitweilig) aussetzend, mit Unterbrechungen, periodisch (auftretend), in Schüben verlaufend; Ⓔ *intermittent*
in|ter|mo|le|ku|lar *adj*: zwischen Molekülen (liegend oder wirkend); Ⓔ *intermolecular*
in|ter|mu|ral *adj*: *Syn: interparietal, intraparietal*; zwischen (Organ-)Wänden (liegend); Ⓔ *interparietal*
in|ter|mus|ku|lär *adj*: zwischen Muskeln (liegend), Muskeln verbindend; Ⓔ *intermuscular*
in|ter|na|sal *adj*: zwischen den Nasenlöchern/Nares (liegend); zwischen den Nasenknochen (liegend); Ⓔ *internasal, internarial*
in|ter|na|tal *adj*: *Syn: interglutäal, intergluteal*; zwischen den Gesäßbacken (liegend); Ⓔ *internatal, intergluteal*
In|ter|neu|ron *nt*: *Syn: Zwischenneuron, Schaltneuron*; andere Neuronen verbindende Nervenzelle; Ⓔ *integrator cell, interneuron, internuncial neuron, intermediate neuron, intercalary neuron*
in|ter|no|dal *adj*: zwischen zwei Knoten/Nodi (liegend); das Internodium betreffend; Ⓔ *internodal*
In|ter|no|di|um *nt*: *Syn: internodales/interanuläres Segment*; Nervenabschnitt zwischen zwei Ranvier-Schnürringen; Ⓔ *internode, internodal segment, interannular segment, Ranvier's segment, internode of Ranvier*
in|ter|nu|kle|är *adj*: *Syn: internukleär*; zwischen Kernen/Nuclei (liegend), Kerne verbindend; Ⓔ *internuclear*
in|ter|o|ku|lar *adj*: zwischen den Augen/Oculi (liegend); Ⓔ *interocular*
in|ter|or|bi|tal *adj*: zwischen den Augenhöhlen/Orbitae (liegend); Ⓔ *interorbital*
in|te|ro|re|zep|tiv *adj*: *Syn: interozeptiv, enterozeptiv, enterorezeptiv*; innere/körpereigene Reize aufnehmend; Ⓔ *interoceptive*
in|ter|os|sär *adj*: zwischen Knochen/Ossa (liegend), Knochen verbindend; Ⓔ *interosseous, interosseal*
In|ter|os|sär|mus|keln *pl*: *Syn: Musculi interossei*; zwischen den Mittelhand- und Mittelfußknochen liegende Muskeln; Ⓔ *interossei muscles, interosseous muscles*
in|te|ro|zep|tiv *adj*: →*interorezeptiv*
in|ter|pal|pe|bral *adj*: zwischen den Augenlidern/Palpebrae (liegend); Ⓔ *interpalpebral*
in|ter|pa|ri|e|tal *adj*: **1.** zwischen den beiden Teilen des Scheitelbeins/Os parietale (liegend) **2.** *Syn: intermural, intraparietal*; zwischen (Organ-)Wänden (liegend); Ⓔ **1.** *interparietal* **2.** *interparietal*
in|ter|par|o|xys|mal *adj*: zwischen zwei Anfällen/Paroxysmen (auftretend); Ⓔ *interparoxysmal*
in|ter|per|so|nal *adj*: →*interpersonell*
in|ter|per|so|nell *adj*: *Syn: interpersonal*; zwischen mehreren Personen ablaufend, mehrere Personen betreffend; Ⓔ *interpersonal*
in|ter|pha|lan|ge|al *adj*: zwischen Finger- oder Zehengliedern (liegend), Finger- oder Zehenglieder verbindend; Ⓔ *interphalangeal*
In|ter|pha|lan|ge|al|ar|thro|se *f*: Arthrose* der Interphalangealgelenke*; Ⓔ *interphalangeal nodes*
In|ter|pha|lan|ge|al|ge|len|ke *pl*: *Syn: IP-Gelenke, Articulationes interphalangeae*; Gelenke zwischen den Finger- oder Zehengliedern; reine Scharniergelenke zwischen dem Kopf einer Phalanx und der Basis der nächsten Phalanx, die nur Beugung und Streckung zulassen; Ⓔ *interphalangeal articulations, phalangeal articulations, interphalangeal joints, digital joints, phalangeal joints*
distales Interphalangealgelenk: *Syn: DIP-Gelenk, Articulatio interphalangealis distalis*; Endgelenk von Finger oder Zehe; Ⓔ *distal interphalangeal articulation, distal interphulangeal joint, DIP joint*
proximales Interphalangealgelenk: *Syn: PIP-Gelenk, Mittelgelenk, Articulatio interphalangealis proximalis*; Gelenk zwischen 1. und 2. Finger- oder Zehenglied; Ⓔ *proximal interphalangeal joint*
In|ter|pha|se *f*: Phase des Zellzyklus zwischen zwei Zellteilungen; Ⓔ *interphase, karyostasis*
in|ter|pi|al *adj*: zwischen zwei Schichten der Pia mater (liegend); Ⓔ *interpial*
in|ter|pleu|ral *adj*: zwischen zwei Pleuraschichten (liegend); Ⓔ *interpleural*
in|ter|po|lar *adj*: zwischen den Polen (liegend), die Pole verbindend; Ⓔ *interpolar*
in|ter|po|niert *adj*: eingeschoben, zwischengeschaltet, zwischengesetzt; Ⓔ *interpolated, interposed*
In|ter|po|si|tio *f, pl* **-ti|o|nes**: Dazwischentreten, Dazwischenlegen, Dazwischenbringen; Ⓔ *interposition*
Interpositio coli: *Syn: Chilaiditi-Syndrom, Interpositio hepatodiaphragmatica*; Verlagerung des Kolons zwischen Leber und Zwerchfell; Ⓔ *hepatoptosis, Chilaiditi's sign, Chilaiditi's syndrome*
Interpositio hepatodiaphragmatica: →*Interpositio coli*
In|ter|po|si|ti|on *f*: Zwischenschaltung/Zwischenlagerung eines Transplantats; Ⓔ *interposition*
in|ter|pu|bisch *adj*: in der Mitte des Schambeins/Os pubis (liegend); Ⓔ *interpubic*

in|ter|pu|pil|lar *adj*: zwischen den Pupillen/Pupillae (liegend); Ⓔ *interpupillary*

in|ter|re|nal *adj*: zwischen den Nieren (liegend); Ⓔ *interrenal*

In|ter|rup|tio *f, pl* **-tio|nes**: Unterbrechung; Schwangerschaftsabbruch, Schwangerschaftsunterbrechung; Ⓔ *interruption of pregnancy, termination of pregnancy*

in|ter|seg|men|tal *adj*: ***Syn:*** *intersegmentär*; zwischen Segmenten (liegend), Segmente verbindend; Ⓔ *intersegmental*

In|ter|seg|men|tal|fas|zi|kel *pl*: ***Syn:*** *Binnenbündel, Elementarbündel, Grundbündel, Fasciculi proprii*; benachbarte Rückenmarkssegmente verbindende Faserbündel; Ⓔ *Flechsig's fasciculi, Flechsig's bundles, intersegmental tracts of spinal cord, proper fasciculusi of spinal cord, intersegmental fasciculusi of spinal cord, basic bundles of spinal cord, fundamental bundles of spinal cord, ground bundles of spinal cord*

in|ter|seg|men|tär *adj*: → *intersegmental*

in|ter|sep|tal *adj*: zwischen Scheidewänden/Septa (liegend); Ⓔ *interseptal*

In|ter|se|xu|a|li|tät *f*: ***Syn:*** *Zwischengeschlechtlichkeit*; Störung der Geschlechtsdifferenzierung mit Vorkommen von Geschlechtsmerkmalen beider Geschlechter; Ⓔ *intersexualism, intersex, intersexuality*

in|ter|ska|pu|lär *adj*: ***Syn:*** *interskapular*; zwischen den Schulterblättern/Skapulae (liegend); Ⓔ *interscapular*

in|ter|spi|nal *adj*: zwischen Dornfortsätzen (liegend), Dornfortsätze verbindend; Ⓔ *interspinal, interspinous*

In|ter|spi|nal|mus|keln *pl*: ***Syn:*** *Musculi interspinales*; zwischen den Dornfortsätzen der Wirbel verlaufende Muskeln, die die Wirbelsäule strecken; Ⓔ *interspinales muscles, interspinal muscles, interspinales*

in|ter|sti|ti|al *adj*: → *interstitiell*

In|ter|sti|ti|al|zel|len *pl*: ***Syn:*** *Leydig-Zwischenzellen, interstitielle Drüsen, Leydig-Zellen*; testosteronbildende Zellen im interstitiellen Gewebe der Hoden; Ⓔ *interstitial glands, interstitial cells*

in|ter|sti|ti|ell *adj*: im Interstitium (liegend oder ablaufend); Ⓔ *relating to interstice(s), interstitial*

In|ter|sti|ti|um *nt*: Zwischenraum zwischen Organen, Geweben oder Zellen; Ⓔ *interstice, interstitium, interstitial space*

in|ter|tar|sal *adj*: zwischen den Fußwurzelknochen/Tarsalknochen (liegend), die Tarsalknochen verbindend; Ⓔ *intertarsal*

in|ter|tha|la|misch *adj*: zwischen beiden Hälften des Thalamus (liegend); innerhalb des Thalamus; Ⓔ *interthalamic*

in|ter|trans|ver|sal *adj*: (*Wirbelsäule*) zwischen Querfortsätzen (liegend), Querfortsätze verbindend; Ⓔ *intertransverse*

In|ter|trans|ver|sal|mus|keln *pl*: ***Syn:*** *Musculi intertransversarii*; zwischen Querfortsätzen der Wirbel verlaufende Muskeln; Ⓔ *intertransverse muscles, intertransversarii muscles*

hintere zervikale Intertransversalmuskeln: ***Syn:*** *Musculi intertransversarii posteriores cervicis/colli*; zwischen den Tubercula posteriora der Querfortsätze verlaufende Intertransversalmuskeln der Halswirbel; Ⓔ *posterior cervical intertransverse muscles*

laterale lumbale Intertransversalmuskeln: ***Syn:*** *Musculi intertransversarii laterales lumborum*; laterale Intertransversalmuskeln der Lendenwirbel, die vertikal von Querfortsatz zu Querfortsatz ziehen; Ⓔ *lateral lumbar intertransverse muscles*

mediale lumbale Intertransversalmuskeln: ***Syn:*** *Musculi intertransversarii mediales lumborum*; mediale Intertransversalmuskeln der Lendenwirbel, die an den Processus accessorii und mamillares der Lendenwirbel entspringen und inserieren; Ⓔ *medial lumbar intertransverse muscles*

vordere zervikale Intertransversalmuskeln: ***Syn:*** *Musculi intertransversarii anteriores cervicis/colli*; zwischen den Tubercula anteriora der Querfortsätze verlaufende Intertransversalmuskeln der Halswirbel; Ⓔ *anterior cervical intertransverse muscles*

in|ter|tri|gi|nös *adj*: Intertrigo betreffend, in Form einer Intertrigo; Ⓔ *intertriginous*

In|ter|tri|go *f*: ***Syn:*** *Wundsein, Hautwolf, Wolf, Dermatitis intertriginosa*; rote, meist juckende Hautveränderung der Körperfalten; Ⓔ *intertrigo, eczema intertrigo*

Intertrigo candidamycetica: ***Syn:*** *Candidose der Körperfalten, Candida-Intertrigo*; insbesondere perianal, submammär, axillär und interdigital auftretende, häufig bei Diabetes* mellitus und Adipositas* vorkommende Mykose* der Körperfalten; Ⓔ *candida intertrigo*

in|ter|tro|chan|tär *adj*: zwischen den Trochanteren (liegend); Ⓔ *intertrochanteric*

in|ter|tu|ber|ku|lär *adj*: zwischen Tuberkeln/Tuberkuli (liegend); Ⓔ *intertubercular*

in|ter|tu|bu|lär *adj*: zwischen Kanälchen/Tubuli (liegend); Ⓔ *intertubular*

in|ter|u|re|tär *adj*: ***Syn:*** *interureterisch*; zwischen den beiden Harnleitern/Ureteren (liegend); Ⓔ *interureteric, interureteral*

in|ter|u|re|te|risch *adj*: → *interuretär*

In|ter|vall *nt*: (zeitlicher und räumlicher) Abstand; Ⓔ *interval*

in|ter|val|vu|lär *adj*: zwischen Klappen/Valvae (liegend); Ⓔ *intervalvular*

in|ter|vas|ku|lar *adj*: → *intervaskulär*

in|ter|vas|ku|lär *adj*: ***Syn:*** *intervaskular*; zwischen (Blut-)Gefäßen (liegend); Ⓔ *intervascular*

in|ter|ven|tri|ku|lär *adj*: zwischen zwei Kammern/Ventriculi (liegend), Ventrikel verbindend; Ⓔ *interventricular*

In|ter|ven|tri|ku|lar|ar|te|rie, hin|te|re *f*: ***Syn:*** *Ramus interventricularis posterior arteriae coronariae dextrae*; Ast der Arteria coronaria dextra im Sulcus interventricularis posterior; Ⓔ *posterior interventricular branch of right coronary artery, posterior descending (coronary) artery, posterior interventricular artery*

In|ter|ven|tri|ku|lar|ar|te|rie, vor|de|re *f*: ***Syn:*** *Ramus interventricularis anterior arteriae coronariae sinistrae*; Ast der Arteria coronaria sinistra im Sulcus interventricularis anterior; Ⓔ *anterior interventricular branch of left coronary artery, anterior interventricular artery, anterior descending (coronary) artery*

In|ter|ven|tri|ku|lar|sep|tum *nt*: ***Syn:*** *Ventrikelseptum, Kammerseptum, Septum interventriculare*; Scheidewand zwischen rechter und linker Herzkammer; Ⓔ *interventricular septum (of heart), ventricular septum*

in|ter|ver|te|bral *adj*: zwischen zwei Wirbeln/Vertebrae (liegend); Ⓔ *intervertebral*

In|ter|ver|te|bral|an|ky|lo|se *f*: ***Syn:*** *Ankylosis intervertebralis*; Versteifung der Intervertebralgelenke der Wirbelsäule, z.B. bei Spondylarthritis* ankylosans; Ⓔ *intervertebral ankylosis*

In|ter|ver|te|bral|ge|len|ke *pl*: ***Syn:*** *kleine Wirbelgelenke, Wirbelbogengelenke, Articulationes zygapophysiales*; Gelenke zwischen dem oberen und unteren Gelenkfortsatz benachbarter Wirbel; im Halsbereich erlauben sie Beugung nach vorne [Ventralflexion] und hinten [Dorsalflexion], Drehbewegung [Rotation] und in geringem Umfang auch Seitwärtsneigung [Lateralflexion]; im Bereich der Brustwirbelsäule sind Ventral- und Dorsalflexion stark eingeschränkt, Drehbewegungen aber weiterhin möglich; im Lendenbereich erlauben die Intervertebralgelenke wieder mehr Dorsalflexion; Ⓔ *intervertebral joints*

In|ter|ver|te|bral|schei|be *f*: ***Syn:*** *Zwischenwirbelscheibe,*

Bandscheibe, Discus intervertebralis; aus einem gallertartigen Kern [**Nucleus pulposus**] und einem Faserknorpelring [**Anulus fibrosus**] aufgebaute Scheibe zwischen den Wirbelkörpern; die Bandscheiben machen 1/4 der Gesamtlänge der Wirbelsäule aus; da sie im Laufe des Tages unter der Belastung und durch Wasserverlust an Höhe verlieren, kann die Körpergröße um 2–3 cm abnehmen; Ⓔ *intervertebral disk, intervertebral cartilage, intervertebral fibrocartilage, disk, disc*

in|ter|vil|lös *adj*: zwischen Zotten/Villi (liegend); Ⓔ *intervillous*

in|ter|zel|lu|lar *adj*: *Syn: interzellulär*; zwischen den Zellen (liegend), Zellen verbindend, im Interzellularraum (liegend); Ⓔ *intercellular*

in|ter|zel|lu|lär *adj*: →*interzellular*

In|ter|zel|lu|lar|sub|stanz *f*: *Syn: Zwischenzellsubstanz, Grundsubstanz, Kittsubstanz*; aus geformten [Fasern] und ungeformten [Proteinen, Sacchariden] Elementen bestehende Substanz zwischen den Zellen des Binde- und Stützgewebes; Ⓔ *ground substance, intercellular substance, amorphous ground substance, interstitial substance*

in|ter|zen|tral *adj*: (*ZNS*) zwischen mehreren Zentren (liegend), mehrere Zentren verbindend; Ⓔ *intercentral*

in|ter|ze|re|bral *adj*: *Syn: interhemisphärisch*; zwischen den Großhirnhälften/Hemisphären (liegend), die Hemisphären verbindend; Ⓔ *intercerebral*

Intestin-, intestin- *präf.*: →*Intestino-*

in|tes|ti|nal *adj*: Darm/Intestinum betreffend; Ⓔ *relating to the intestine, enteral, intestinal*

In|tes|ti|nal|can|di|do|se *f*: durch Candida*-Species hervorgerufene Darmerkrankung; Ⓔ *intestinal candidiasis*

In|tes|ti|nal|gra|nu|lo|ma|to|se, li|po|pha|ge *f*: *Syn: Whipple-Krankheit, Morbus Whipple, intestinale Lipodystrophie, Lipodystrophia intestinalis*; bakterielle [**Tropheryma whippelii**] Darmerkrankung mit Fettresorptions- und Verdauungsstörung; Ⓔ *Whipple's disease, lipophagic intestinal granulomatosis, intestinal lipodystrophy*

In|tes|ti|nal|tu|ber|ku|lo|se *f*: *Syn: Darmtuberkulose*; meist sekundärer Befall des Darms bei hämatogener Streuung oder kanalikulärer Ausbreitung durch Verschlucken im Rahmen einer Lungentuberkulose; nur selten als Primärerkrankung durch verseuchte Kuhmilch; Ⓔ *intestinal tuberculosis, tuberculosis of the intestines*

Intestino-, intestino- *präf.*: Wortelement mit der Bedeutung „Darm/Eingeweide"; Ⓔ *intestinal, enteral, intestino-*

intestino-intestinal *adj*: zwei (unterschiedliche) Teile des Darms/Intestinum betreffend oder verbindend; Ⓔ *intestino-intestinal, enterointestinal*

in|tes|ti|no|re|nal *adj*: *Syn: enterorenal*; Darm/Intestinum und Niere(n)/Ren betreffend oder verbindend; Ⓔ *enterorenal*

In|tes|ti|num *nt*: Darm; Ⓔ *intestine(s), gut, bowel, intestinum*

Intestinum caecum: *Syn: Blinddarm, Zäkum, Zökum, Caecum*; sackförmiger Anfangsteil des Dickdarms im rechten Unterbauch; am blinden Ende liegt der Wurmfortsatz [Appendix* vermiformis]; Ⓔ *blind gut, blind intestine, coecum, cecum, caecum, typhlon*

Intestinum colon: →*Colon*

Intestinum crassum: *Syn: Dickdarm*; ca. 1,5 m langer Darmabschnitt von der Ileozäkalklappe bis zur Aftermündung; besteht aus Caecum*, Colon* und Rektum*; meist gleichgesetzt mit Colon; Ⓔ *large intestine, large bowel*

Intestinum duodenum: *Syn: Zwölffingerdarm, Duodenum*; etwa 30 cm langer, hufeisenförmiger Dünndarmabschnitt zwischen Magenausgang und Jejunum; die Ausführungsgänge von Galle und Bauchspeicheldrüse münden ins Duodenum; Ⓔ *duodenum, dodecadactylon*

Intestinum ileum: →*Ileum*

Intestinum jejunum: *Syn: Leerdarm, Jejunum*; auf den Zwölffingerdarm folgender Dünndarmabschnitt; Ⓔ *empty intestine, jejunum*

Intestinum rectum: *Syn: Enddarm, Mastdarm, Rektum, Rectum*; letzter Abschnitt des Dickdarms vor dem After; Ⓔ *straight intestine, rectum*

Intestinum tenue: *Syn: Dünndarm, Enteron*; 3–4 m langer Abschnitt des Darms zwischen Magenausgang und Dickdarm; besteht aus Zwölffingerdarm [Duodenum*], Leerdarm [Jejunum*] und Krummdarm [Ileum*]; im Dünndarm wird die aufgenommene Nahrung verdaut und resorbiert; Ⓔ *small bowel, small intestine*

In|ti|ma *f*: *Syn: Tunica intima*; innerste Gefäßschicht; Ⓔ *intima, endangium, Bichat's tunic*

In|ti|ma|ent|zün|dung *f*: →*Intimitis*

In|ti|ma|fi|bro|se *f*: Bindegewebsvermehrung in der Intima*; Ⓔ *intimal fibrosis*

In|ti|ma|ö|dem *f*: durch Insudation* entstandene Flüssigkeitseinlagerung in die Intima*; Ⓔ *intimal edema*

In|ti|ma|skle|ro|se *f*: primär die Intima* betreffende Arteriosklerose*; Ⓔ *intimal arteriosclerosis*

In|ti|mek|to|mie *f*: *Syn: Ausschälplastik, Endarteriektomie*; Eröffnung einer Arterie und Ausschälung eines alten Thrombus; Ⓔ *endarterectomy*

In|ti|mi|tis *f, pl* **-ti|den**: *Syn: Intimaentzündung*; Entzündung der Gefäßintima; Ⓔ *inflammation of the intima of a blood vessel, intimitis*

in|ti|mi|tisch *adj*: Intimaentzündung/Intimitis betreffend, von ihr betroffen oder gekennzeichnet; Ⓔ *relating to or marked by intimitis*

In|to|le|ranz *f*: Unduldsamkeit; Überempfindlichkeit; Unverträglichkeit; Ⓔ *intolerance (gegen of)*

In|to|xi|ka|ti|on *f*: Vergiftung; Alkoholintoxikation, akuter Alkoholrausch, Trunkenheit; Ⓔ *poisoning, intoxication*

In|to|xi|ka|ti|ons|am|bly|o|pie *f*: *Syn: toxische Amblyopie*; durch chronischen Alkohol- oder Nikotingenuss verursachte Amblyopie*; Ⓔ *toxic amblyopia*

In|to|xi|ka|ti|ons|psy|cho|se *f*: *Syn: toxische Psychose*; durch verschiedene Giftstoffe [Arsen, Thallium, Pilzgifte], Medikamente, Alkohol oder Nikotin hervorgerufenes psychotisches Zustandsbild; Ⓔ *toxic psychosis*

Intra-, intra- *präf.*: Wortelement mit der Bedeutung „innerhalb/hinein"; Ⓔ *end(o)-, intra-*

in|tra|ab|do|mi|nal *adj*: →*intraabdominell*

in|tra|ab|do|mi|nell *adj*: *Syn: endoabdominal, intraabdominal*; im Bauch(raum)/Abdomen auftretend oder liegend, in den Bauchraum hinein; Ⓔ *endoabdominal, intra-abdominal*

in|tra|al|ve|o|lär *adj*: innerhalb einer Lungenalveole (liegend); Ⓔ *intra-alveolar*

in|tra|ap|pen|di|ku|lar *adj*: innerhalb einer Appendix (liegend); Ⓔ *intra-appendicular*

in|tra|ar|te|ri|ell *adj*: in einer Arterie oder in den Arterien (liegend), in eine Arterie hinein; Ⓔ *intra-arterial, endarterial*

in|tra|ar|ti|ku|lär *adj*: innerhalb eines Gelenks oder einer Gelenkhöhle (liegend); Ⓔ *intra-articular*

in|tra|a|to|mar *adj*: innerhalb eines Atoms (liegend); Ⓔ *intra-atomic*

in|tra|a|tri|al *adj*: (*Herz*) in einem oder beiden Vorhöfen/Atrien (liegend); Ⓔ *intra-atrial, intra-auricular*

in|tra|au|ral *adj*: im Ohr (liegend), im Inneren des Ohres; Ⓔ *intra-aural*

in|tra|a|xo|nal *adj*: innerhalb eines Axons (liegend); Ⓔ *intra-axonal*

in|tra|a|zi|när *adj*: *Syn: intraazinös*; innerhalb eines Azi-

nus (liegend); Ⓔ *intra-acinous*
in|tra|a|zi|nös *adj*: → *intraazinär*
in|tra|bron|chi|al *adj*: *Syn: endobronchial*; in den Bronchien auftretend oder ablaufend; Ⓔ *intrabronchial, endobronchial*
in|tra|buk|kal *adj*: im Mund oder in der Wange (liegend); Ⓔ *intrabuccal*
in|tra|chor|dal *adj*: in der Chorda dorsalis (liegend); Ⓔ *intrachordal*
in|tra|der|mal *adj*: *Syn: intrakutan*; in der Haut/Dermis (liegend), in die Haut hinein; Ⓔ *intracutaneous, intradermal, intradermic*
in|tra|de|zi|du|al *adj*: innerhalb der Dezidua (liegend); Ⓔ *intradecidual*
in|tra|duc|tal *adj*: in einem Gang/Ductus (liegend); Ⓔ *intraductal*
in|tra|duk|tal *adj*: innerhalb eines Ductus (liegend); Ⓔ *intraductal*
in|tra|du|o|de|nal *adj*: im Zwölffingerdarm/Duodenum (liegend); Ⓔ *intraduodenal*
in|tra|du|ral *adj*: in der Dura mater (liegend), innerhalb der Durahöhle, von der Dura mater umgeben; Ⓔ *intradural*
In|tra|du|ral|an|äs|the|sie *f*: *Syn: Spinalanästhesie*; Leitungsanästhesie* mit Injektion des Anästhetikums in den Duralsack; Ⓔ *spinal anesthesia, spinal, Corning's method, spinal block, intraspinal block, subarachnoid block, Corning's anesthesia, intraspinal anesthesia, subarachnoid anesthesia, rachianalgesia, rachianesthe-sia*
in|tra|em|bry|o|nal *adj*: innerhalb des Embryos (liegend); Ⓔ *intraembryonic*
in|tra|e|pi|der|mal *adj*: *Syn: endoepidermal*; in der Oberhaut/Epidermis (liegend); Ⓔ *intraepidermal*
in|tra|e|pi|phy|sär *adj*: innerhalb einer Epiphyse (liegend); Ⓔ *intraepiphyseal, intraepiphysial*
in|tra|e|pi|the|li|al *adj*: *Syn: endoepithelial*; im Deckgewebe/Epithel (liegend); Ⓔ *intraepithelial*
in|tra|e|ry|thro|zy|tär *adj*: in den roten Blutkörperchen/Erythrozyten liegend oder ablaufend; Ⓔ *intraerythrocytic, endoglobular, endoglobar, intraglobular*
in|tra|fas|zi|ku|lär *adj*: innerhalb eines Faserbündels/Faszikels (liegend); Ⓔ *intrafascicular*
in|tra|fis|su|ral *adj*: innerhalb einer Fissur (liegend); Ⓔ *intrafissural*
in|tra|fis|tu|lär *adj*: in einer Fistel (liegend); Ⓔ *intrafistular*
in|tra|fol|li|ku|lär *adj*: innerhalb eines Follikels (liegend); Ⓔ *intrafollicular*
in|tra|fu|sal *adj*: innerhalb einer Muskelspindel (liegend); Ⓔ *intrafusal*
in|tra|gan|gli|o|när *adj*: *Syn: endoganglionär*; innerhalb eines Nervenknotens/Ganglions (liegend); Ⓔ *endoganglionic*
in|tra|gas|tral *adj*: *Syn: endogastral*; im Magen/Gaster (liegend); Ⓔ *intragastric, endogastric*
in|tra|glan|du|lär *adj*: innerhalb einer Drüse/Glandula (liegend), im Drüsengewebe (liegend); Ⓔ *intraglandular*
in|tra|glo|bu|lär *adj*: → *intrakorpuskulär*
in|tra|glos|sal *adj*: *Syn: intralingual*; innerhalb der Zunge/Glossa (liegend); Ⓔ *intralingual*
in|tra|glu|tä|al *adj*: *Syn: intragluteal*; in die Gesäßmuskeln, innerhalb der Gesäßmuskeln (liegend); Ⓔ *intragluteal*
in|tra|glu|te|al *adj*: → *intraglutäal*
in|tra|gy|ral *adj*: in einer Hirnwindung/Gyrus (liegend); Ⓔ *intragyral*
in|tra|he|pa|tisch *adj*: innerhalb der Leber (liegend oder ablaufend); Ⓔ *intrahepatic*
in|tra|in|tes|ti|nal *adj*: im Darm/Intestinum (liegend); Ⓔ *intraintestinal*
in|tra|ju|gu|lar *adj*: **1.** im Processus jugularis oder im Foramen jugulare (liegend) **2.** in der Jugularvene (liegend); Ⓔ **1.** *intrajugular* **2.** *intrajugular*
in|tra|ka|na|li|ku|lär *adj*: in einem oder mehreren Kanälchen/Canaliculi (liegend); Ⓔ *intracanalicular*
in|tra|kap|su|lär *adj*: innerhalb einer Kapsel/Capsula (liegend); Ⓔ *intracapsular*
in|tra|kar|di|al *adj*: *Syn: endokardial*; innerhalb des Herzens (liegend), ins Herz hinein; Ⓔ *intracardiac, intracordal, intracordial, endocardiac, endocardial*
in|tra|kar|pal *adj*: in der Handwurzel/im Carpus (liegend), zwischen den Handwurzelknochen (liegend); Ⓔ *intracarpal, carpocarpal*
in|tra|kar|ti|la|gi|när *adj*: *Syn: endochondral, enchondral*; in Knorpel/Cartilago entstehend oder liegend oder auftretend; Ⓔ *intracartilaginous, intrachondral, intrachondrial, endochondral, enchondral, endchondral*
in|tra|ka|vi|tär *adj*: in einer (Körper-, Organ-)Höhle oder Kavität (liegend); Ⓔ *intracavitary*
in|tra|ko|lisch *adj*: im Kolon (liegend); Ⓔ *intracolic*
in|tra|kon|dy|lär *adj*: in einer Kondyle* (liegend); Ⓔ *intracondylar*
in|tra|kor|po|ral *adj*: im Körper (liegend oder ablaufend); Ⓔ *intracorporeal, intracorporal*
in|tra|kor|pus|ku|lär *adj*: *Syn: endoglobulär intraglobulär, intraglobular, endokorpuskulär; intraerythrozytär*; in den Blutkörperchen liegend oder ablaufend; Ⓔ *intracorpuscular, endocorpuscular*
in|tra|kos|tal *adj*: auf der Innenseite der Rippen (liegend); auch zwischen den Rippen (liegend); Ⓔ *intracostal*
in|tra|kra|ni|al *adj*: *Syn: endokranial, endokraniell, intrakraniell*; im Schädel/Cranium (liegend); Ⓔ *intracranial, endocranial, entocranial, encranial*
in|tra|kra|ni|ell *adj*: → *intrakranial*
in|tra|ku|tan *adj*: → *intradermal*
In|tra|ku|tan|test *m*: *s.u. Hauttest*; Ⓔ *intracutaneous test, intradermal test*
in|tra|la|mel|lär *adj*: innerhalb einer Lamelle (liegend); Ⓔ *intralamellar*
in|tra|la|mi|nar *adj*: *Syn: intralaminär*; innerhalb einer Lamina (liegend); Ⓔ *intralaminar*
in|tra|la|ryn|ge|al *adj*: *Syn: endolaryngeal*; innerhalb des Kehlkopfes/Larynx (liegend); Ⓔ *intralaryngeal, endolaryngeal*
in|tra|leu|ko|zy|tär *adj*: innerhalb einer weißen Blutzelle/eines Leukozyten (liegend); Ⓔ *intraleukocytic*
in|tra|li|ga|men|tär *adj*: in einem Band/Ligament (liegend); Ⓔ *intraligamentous*
in|tra|lin|gu|al *adj*: *Syn: intraglossal*; innerhalb der Zunge/Lingua (liegend); Ⓔ *intralingual*
in|tra|lo|bär *adj*: in einem Lappen/Lobus (liegend); Ⓔ *intralobar*
in|tra|lo|bu|lär *adj*: in einem Läppchen/Lobulus (liegend); Ⓔ *intralobular*
in|tra|lum|bal *adj*: im Lumbalkanal (liegend), in den Lumbalkanal hinein; Ⓔ *intralumbar*
in|tra|lu|mi|nal *adj*: *Syn: endoluminal*; im Lumen (liegend); Ⓔ *endoluminal, intraluminal*
in|tra|mam|mär *adj*: in der Brust/Mamma (liegend); Ⓔ *intramammary*
in|tra|me|a|tal *adj*: im Gehörgang/Meatus acusticus (liegend); Ⓔ *intrameatal*
in|tra|me|dul|lär *adj*: **1.** im Rückenmark (liegend), in das Rückenmark hinein **2.** im Knochenmark (liegend), in das Knochenmark hinein **3.** in der Medulla oblongata (liegend); Ⓔ **1.–3.** *intramedullary*
in|tra|mem|bra|nös *adj*: innerhalb einer Membran (liegend oder auftretend); Ⓔ *intramembranous*
in|tra|me|nin|ge|al *adj*: innerhalb der Meningen (liegend), von den Meningen umschlossen; Ⓔ *intrameningeal*
in|tra|mi|to|chon|dri|al *adj*: innerhalb der Mitochondrien (liegend); Ⓔ *intramitochondrial*
in|tra|mo|le|ku|lar *adj*: *Syn: innermolekular*; innerhalb ei-

I

nes Moleküls; Ⓔ *intramolecular, inner*

in|tra|mu|ral *adj*: innerhalb der (Organ-)Wand (liegend oder ablaufend); Ⓔ *intramural, mural*

in|tra|mus|ku|lär *adj*: innerhalb eines Muskels (liegend), in den Muskel hinein; Ⓔ *intramuscular*

in|tra|my|o|kar|di|al *adj*: innerhalb der Herzmuskulatur/des Myokard (liegend); Ⓔ *intramyocardial*

in|tra|my|o|me|tri|al *adj*: innerhalb des Myometriums (liegend); Ⓔ *intramyometrial*

in|tra|na|sal *adj*: ***Syn:*** *endonasal*; in der Nasenhöhle (liegend); Ⓔ *intranasal, endonasal*

in|tra|neu|ral *adj*: ***Syn:*** *endoneural*; in einem Nerv (liegend), in einen Nerv hinein; Ⓔ *intraneural*

in|tra|nuk|le|är *adj*: ***Syn:*** *endonuklear, endonukleär*; im Zellkern/Nukleus (liegend); Ⓔ *endonuclear, intranuclear*

in|tra|o|ku|lar *adj*: ***Syn:*** *intraokulär*; im Auge oder Augapfel (liegend); Ⓔ *intraocular*

in|tra|o|ku|lär *adj*: → *intraokular*

in|tra|o|pe|ra|tiv *adj*: während einer Operation; Ⓔ *intraoperative*

in|tra|o|ral *adj*: im Mund oder in der Mundhöhle (liegend); Ⓔ *intraoral*

in|tra|or|bi|tal *adj*: in der Augenhöhle/Orbita (liegend); Ⓔ *intraorbital*

in|tra|os|sal *adj*: → *intraossär*

in|tra|os|sär *adj*: ***Syn:*** *endostal, intraossal*; im Knochen (liegend oder auftretend); Ⓔ *intraosseous, intraosteal, endosteal*

in|tra|o|va|ri|al *adj*: innerhalb des Eierstocks/Ovar (liegend); Ⓔ *intraovarian*

in|tra|o|vu|lär *adj*: im Ei/Ovum (liegend); Ⓔ *intraovular*

in|tra|par|en|chy|mal *adj*: ***Syn:*** *intraparenchymatös*; innerhalb des Parenchyms (liegend); Ⓔ *intraparenchymatous*

in|tra|par|en|chy|ma|tös *adj*: → *intraparenchymal*

in|tra|pa|ri|e|tal *adj*: ***Syn:*** *intermural, interparietal*; zwischen (Organ-)Wänden (liegend); Ⓔ *interparietal*

in|tra|par|tal *adj*: ***Syn:*** *intra partum*; während/unter der Geburt; Ⓔ *intrapartum*

intra partum *adj*: ***Syn:*** *intrapartal*; während/unter der Geburt; Ⓔ *intrapartum*

in|tra|pel|vin *adj*: ***Syn:*** *endopelvin*; im Becken/Pelvis (liegend); Ⓔ *intrapelvic, endopelvic*

in|tra|pe|ri|kar|di|al *adj*: ***Syn:*** *endoperikardial*; in der Perikardhöhle/Cavitas pericardialis (liegend); Ⓔ *endopericardiac, intrapericardial, intrapericardiac*

in|tra|pe|ri|ne|al *adj*: im Damm/Perineum (liegend); Ⓔ *intraperineal*

in|tra|pe|ri|to|ne|al *adj*: ***Syn:*** *endoperitoneal*; innerhalb des Bauchfells/Peritoneum (liegend); Ⓔ *intraperitoneal, endoperitoneal*

in|tra|pi|al *adj*: innerhalb der Pia mater (liegend); Ⓔ *intrapial*

in|tra|pla|zen|tar *adj*: innerhalb der Plazenta (liegend); Ⓔ *intraplacental*

in|tra|pleu|ral *adj*: innerhalb des Brustfells/der Pleura oder der Pleurahöhle (liegend); Ⓔ *intrapleural*

in|tra|pon|tin *adj*: in der Pons cerebri (liegend); Ⓔ *intrapontine*

in|tra|pro|sta|tisch *adj*: innerhalb der Vorsteherdrüse/Prostata (liegend); Ⓔ *intraprostatic*

in|tra|pro|to|plas|ma|tisch *adj*: im Protoplasma (liegend); Ⓔ *intraprotoplasmic*

in|tra|pul|mo|nal *adj*: innerhalb der Lunge/Pulmo (liegend), im Lungenparenchym (liegend); Ⓔ *intrapulmonary*

in|tra|rek|tal *adj*: im Mastdarm/Rektum (liegend), in das Rektum hinein; Ⓔ *intrarectal*

in|tra|re|nal *adj*: innerhalb der Niere/Ren (liegend); Ⓔ *intrarenal*

in|tra|re|ti|nal *adj*: innerhalb der Netzhaut/Retina (liegend); Ⓔ *intraretinal*

in|tra|seg|men|tal *adj*: innerhalb eines Segments (liegend); Ⓔ *intrasegmental*

in|tra|sel|lär *adj*: in der Sella turcica (liegend); Ⓔ *intrasellar*

in|tra|skle|ral *adj*: innerhalb der Lederhaut/Sklera (liegend); Ⓔ *intrascleral*

in|tra|skro|tal *adj*: im Hodensack/Skrotum (liegend); Ⓔ *intrascrotal*

in|tra|sphink|tär *adj*: innerhalb eines Schließmuskels/Sphinkters (liegend); Ⓔ *within a sphincter, intrasphincteral*

in|tra|spi|nal *adj*: in der Wirbelsäule/Columna vertebralis oder im Wirbelkanal (liegend), in den Wirbelkanal hinein; Ⓔ *intraspinal, intrarachidian, intrarhachidian, intravertebral*

in|tra|ster|nal *adj*: im Brustbein/Sternum (liegend), ins Sternum hinein; Ⓔ *intrasternal*

in|tra|syn|o|vi|al *adj*: innerhalb der Synovialis (liegend); Ⓔ *intrasynovial*

in|tra|tar|sal *adj*: zwischen den Fußwurzelknochen/Tarsalknochen (liegend), in der Fußwurzel; Ⓔ *intratarsal*

in|tra|ten|di|nös *adj*: innerhalb einer Sehne/Tendo (liegend), in eine Sehne hinein; Ⓔ *within a tendon, intratendinous*

in|tra|tes|ti|ku|lär *adj*: innerhalb des Hodens/Testis (liegend), in den Hoden; Ⓔ *intratesticular*

in|tra|tha|la|misch *adj*: innerhalb des Thalamus (liegend); Ⓔ *intrathalamic*

in|tra|the|kal *adj*: **1.** innerhalb des Liquorraumes (liegend) **2.** innerhalb einer Scheide (liegend); von einer Scheide umgeben; Ⓔ **1.** *intrathecal* **2.** *intrathecal*

in|tra|tho|ra|kal *adj*: ***Syn:*** *endothorakal*; im Brustkorb/Thorax (liegend); Ⓔ *intrathoracic, endothoracic*

in|tra|ton|sil|lar *adj*: ***Syn:*** *intratonsillär*; in einer Mandel/Tonsilla (liegend); Ⓔ *intratonsillar*

in|tra|tra|be|ku|lär *adj*: in einer Trabekel (liegend); Ⓔ *intratrabecular*

in|tra|tra|che|al *adj*: ***Syn:*** *endotracheal*; in der Luftröhre/Trachea (liegend), in die Luftröhre hinein; Ⓔ *intratracheal, endotracheal*

in|tra|tu|bar *adj*: **1.** im Eileiter/Tuba uterina (liegend) **2.** in der Ohrtrompete/Tuba auditiva (liegend); Ⓔ **1.** *intratubal* **2.** *intratubal*

in|tra|tu|bu|lär *adj*: in einem Tubulus (liegend); Ⓔ *intratubular*

in|tra|tym|pa|nal *adj*: ***Syn:*** *intratympanisch*; in der Paukenhöhle/Tympanum (liegend); Ⓔ *intratympanic*

in|tra|tym|pa|nisch *adj*: → *intratympanal*

in|tra|u|re|tär *adj*: ***Syn:*** *intraureterisch*; in einem Harnleiter/Ureter (liegend); Ⓔ *intraureteral*

in|tra|u|re|te|risch *adj*: → *intrauretär*

in|tra|u|re|thral *adj*: ***Syn:*** *endourethral*; in der Harnröhre/Urethra (liegend); Ⓔ *intraurethral, endourethral*

in|tra|u|te|rin *adj*: ***Syn:*** *endouterin*; in der Gebärmutter(höhle)/Uterus liegend oder ablaufend, in die Gebärmutter hinein; Ⓔ *endouterine, intrauterine, in utero*

In|tra|u|te|rin|pes|sar *nt*: ***Syn:*** *Spirale*; in die Gebärmutter eingeführte, meist spiralförmige Struktur zur Verhinderung der Einnistung der Frucht; Ⓔ *intrauterine contraceptive device, intrauterine device, loop, coil*

in|tra|va|gi|nal *adj*: innerhalb der Scheide/Vagina (liegend); Ⓔ *within the vagina, intravaginal*

in|tra|va|sal *adj*: ***Syn:*** *intravaskulär*; innerhalb eines Gefäßes (liegend), in ein Gefäß hinein; Ⓔ *intravascular*

in|tra|vas|ku|lär *adj*: → *intravasal*

in|tra|ve|nös *adj*: innerhalb einer Vene (liegend), in eine Vene hinein; Ⓔ *intravenous, endovenous*

in|tra|ven|tri|ku|lar *adj*: → *intraventrikulär*

in|tra|ven|tri|ku|lär *adj*: ***Syn:*** *intraventrikular*; in einem Ventrikel (liegend); Ⓔ *intraventricular*

in|tra|ve|si|kal *adj*: in der Harnblase/Vesica urinaria (lie-

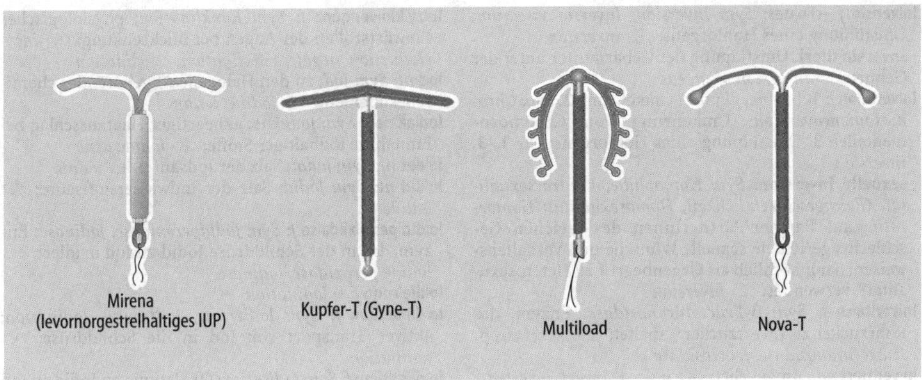

Abb. 42. Intrauterinpessare

gend); Ⓔ *intravesical*

in|tra|vil|lös *adj*: in einer Zotte/Villus (liegend); Ⓔ *intravillous*

in|tra|vi|tal *adj*: *Syn: intra vitam*; während des Lebens (auftretend oder vorkommend), in lebendem Zustand; Ⓔ *intra vitam, intravital, in vivo, during life*

intra vitam: → *intravital*

in|tra|vi|tre|al *adj*: innerhalb des Glaskörpers/Corpus vitreum (liegend); Ⓔ *intravitreous*

in|tra|zel|lu|lar *adj*: → *intrazellulär*

in|tra|zel|lu|lär *adj*: *Syn: intrazellular*; innerhalb einer Zelle (liegend oder ablaufend); Ⓔ *intracellular, endocellular*

In|tra|zel|lu|lar|flüs|sig|keit *f*: *Syn: intrazelluläre Flüssigkeit*; Flüssigkeit/Wasser in der Zelle; Ⓔ *intracellular fluid*

In|tra|zel|lu|lar|raum *m*: *Syn: intrazellulärer Raum*; Raum innerhalb der Zelle; Gesamtheit der intrazellulären Räume; Ⓔ *intracellular space*

in|tra|ze|re|bel|lär *adj*: innerhalb des Kleinhirns/Zerebellum (liegend); Ⓔ *intracerebellar*

in|tra|ze|re|bral *adj*: innerhalb des Gehirns/Zerebrum (liegend); Ⓔ *intracerebral*

in|tra|zer|vi|kal *adj*: *Syn: endozervikal*; im Zervikalkanal/in der Endozervix (liegend); Ⓔ *intracervical*

in|tra|zys|tisch *adj*: in einer Zyste (liegend); Ⓔ *intracystic*

in|tra|zy|to|plas|ma|tisch *adj*: innerhalb des Zytoplasmas (liegend); Ⓔ *intracytoplasmic*

intrinsic factor *m*: → *Intrinsic-Faktor*

Intrinsic-Faktor *m*: *Syn: Castle-Faktor, intrinsic factor*; von den Belegzellen der Magenschleimhaut gebildetes Glykoprotein, das Vitamin B_{12} bindet und damit die Absorption im Darm ermöglicht; Ⓔ *intrinsic factor, gastric intrinsic factor, gastric anti-pernicious anemia factor, Castle's factor*

in|trin|sisch *adj*: innere(r, s), von innen kommend oder wirkend, innewohnend, innerhalb; endogen; Ⓔ *intrinsic, intrinsical, inherent; endogenous*

Intro-, intro- *präf.*: Wortelement mit der Bedeutung „innerhalb/hinein"; Ⓔ *intro-*

In|tro|i|tus *m*: Eingang; Ⓔ *introitus, entrance*

In|tro|ne *pl*: nicht-kodierende Abschnitte der DNA, die zwischen den Exonen liegen; Ⓔ *introns, intervening sequences*

In|tro|spek|ti|on *f*: Selbstbeobachtung; Ⓔ *introspection, looking inward, self-scrutinizing*

in|tro|spek|tiv *adj*: nach innen gewendet, sich selbst beobachtend, auf Selbstbeobachtung beruhend; Ⓔ *relating to introspection, introspective*

In|tro|ver|si|on *f*: *Syn: Introvertiertheit*; nach innen gekehrtes Verhalten, das zu einer Abschottung von der Außenwelt führt; Ⓔ *introversion*

in|tro|ver|tiert *adj*: nach innen gekehrt, nach innen gerichtet; Ⓔ *introvert, introverted*

In|tro|ver|tiert|heit *f*: → *Introversion*

In|tu|ba|ti|on *f*: *Syn: Intubieren*; Einführung eines Tubus in die Luftröhre; Ⓔ *intubation*

In|tu|i|ti|on *f*: unmittelbares Erkennen oder Wahrnehmen, (plötzliche) Eingebung oder Erkenntnis; Ⓔ *intuition, crypthesthesia*

In|tu|mes|cen|tia *f*: Anschwellung; Ⓔ *intumescence, swelling, enlargement, prominence, intumescentia*

Intumescentia cervicalis: Anschwellung des Halsmarks; Ⓔ *cervical enlargement (of spinal cord)*

Intumescentia lumbosacralis: Anschwellung des Lenden- und Sakralmarks; Ⓔ *lumbosacral enlargement (of spinal cord), lumbar enlargement (of spinal cord)*

Intumescentia tympanica: *Syn: Ganglion tympanicum*; Verdickung [Pseudoganglion] des Nervus tympanicus; Ⓔ *tympanic enlargement*

in|tu|mes|zent *adj*: sich aufblähend, anschwellend; Ⓔ *intumescent, swelling, enlarging*

In|tu|mes|zenz *f*: *Syn: Intumescentia*; Anschwellung; Ⓔ *intumescence, swelling, enlargement, prominence, intumescentia*

In|tus|sus|zep|ti|on *f*: *Syn: Invagination, Indigitation*; Einstülpung eines Darmabschnitts [**Intussuszeptum**] in einen anderen Darmteil [**Intussuszipiens**]; Ⓔ *intussusception, indigitation, introsusception, invagination*

In|tus|sus|zep|tum *nt*: *s.u. Intussuszeption*; Ⓔ *intussusceptum*

In|tus|sus|zi|pi|ens *nt*: *s.u. Intussuszeption*; Ⓔ *intussuscipiens*

In|va|gi|nans *nt*: *s.u. Invagination*; Ⓔ *intussuscipiens*

In|va|gi|nat *nt*: *s.u. Invagination*; Ⓔ *intussusceptum*

In|va|gi|na|ti|on *f*: **1.** Einstülpen, Einstülpung, Einfaltung **2.** *Syn: Indigitation, Intussuszeption*; Einstülpung eines Teils eines Hohlorgans [**Invaginat**] in einen anderen Teil [**Invaginans**] desselben Organs oder eines anderen Organs; Ⓔ **1.** *invagination* **2.** *intussusception, indigitation, introsusception, invagination*

in|va|gi|niert *adj*: eingestülpt, nach innen gefaltet; Ⓔ *invaginate, invaginated*

In|va|si|on *m*: (*Erreger*) Eindringen; (*Tumor*) Infiltration; Ⓔ *invasion*

In|va|si|ons|test *m*: *Syn: Kurzrok-Miller-Test*; In-vitro-Test, bei dem geprüft wird, ob die Spermien durch das Zervixsekret gehemmt werden; Ⓔ *Miller-Kurzrok test, Kurzrok-Miller test*

In|va|si|vi|tät *f*: Fähigkeit zur Invasion; Ⓔ *invasiveness*

in|vers *adj*: umgekehrt, entgegengesetzt; Ⓔ *inverse*

In|ver|sio *f* **-si|o|nes:** ***Syn:*** *Inversion, Inversio viscerum*; Umstülpung eines Hohlorgans; Ⓔ *inversion*
Inversio uteri: Umstülpung der Gebärmutter unter der Geburt; Ⓔ *inversion of uterus*

In|ver|si|on *f*: **1.** (*chem., physik.*) Umkehrung **2.** ***Syn:*** *Chromosomeninversion*; Umkehrung von Chromosomenteilen **3.** Umstülpung eines Hohlorgans; Ⓔ **1.–3.** *inversion*
sexuelle Inversion: ***Syn:*** *Homophilie, Konträrsexualität, Gleichgeschlechtlichkeit, Homosexualität; Homoerotik*; auf Partner/Partnerinnen des gleichen Geschlechts gerichtete sexuelle Wünsche und Verhaltensweisen; hauptsächlich als Gegenbegriff zu Heterosexualität* verwendet; Ⓔ *inversion*

In|ver|ta|se *f*: ***Syn:*** *β-Fructofuranosidase*; Enzym, das Rohrzucker zu Invertzucker* spaltet; Ⓔ *invertase, β-fructofuranosidase, fructosidase*

in|ver|tiert *adj*: umgekehrt; Ⓔ *inverse, invert, inverted*

In|ver|to|se *f*: →*Invertzucker*

In|vert|zu|cker *m*: ***Syn:*** *Invertose*; Gemisch aus gleichen Teilen von Glucose* und Fructose*; Ⓔ *invertose, invert sugar*

in|ve|te|riert *adj*: (*Krankheit*) lange bestehend, hartnäckig, verschleppt; Ⓔ *inveterate, chronic*

in|vi|si|bel *adj*: unsichtbar; Ⓔ *not visible, invisible*

in vitro: im Reagenzglas; außerhalb des Körpers; Ⓔ *in vitro*

In-vitro-Fertilisation *f*: künstliche Befruchtung außerhalb des Körpers mit Einpflanzung der befruchteten Eizelle [Embryonentransfer*]; Ⓔ *in vitro fertilization*

in vivo: im lebenden Körper/Organismus; Ⓔ *within the living body, in vivo*

In|vo|lu|tio *f, pl* **-ti|o|nes:** ***Syn:*** *Involution*; Rückbildung, Rückentwicklung; Ⓔ *involution*
Involutio uteri: ***Syn:*** *postpartale Uterusinvolution*; Rückbildung der Gebärmutter nach der Geburt; Ⓔ *involution of uterus*

In|vo|lu|ti|on *f*: Rückbildung, Rückentwicklung; Ⓔ *involution, catagenesis*

In|vo|lu|ti|ons|de|pres|si|on *f*: ***Syn:*** *Involutionsmelancholie*; im Alter auftretende depressive Grundstimmung; Ⓔ *involutional depression, involutional melancholia, involutional psychotic reaction*

In|vo|lu|ti|ons|me|lan|cho|lie *f*: →*Involutionsdepression*

In|vo|lu|ti|ons|os|te|o|po|ro|se *f*: physiologische Osteoporose* des Alters; Ⓔ *involutional osteoporosis*
präsenile Involutionsosteoporose: ***Syn:*** *postmenopausale Osteoporose, klimakterische Osteoporose*; durch die Veränderung des Hormonhaushalts im Klimakterium* hervorgerufene Osteoporose; Ⓔ *postmenopausal osteoporosis*

In|vo|lu|ti|ons|psy|cho|se *f*: ***Syn:*** *Rückbildungspsychose, klimakterische Psychose*; im 50.–60. Lebensjahr auftretende paranoide oder depressive Psychose*; Ⓔ *climacteric melancholia, involutional psychosis, involutional melancholia*

In|zest *m*: ***Syn:*** *Blutschande*; Geschlechtsverkehr zwischen nahen leiblichen Verwandten [Geschwistern, Eltern, Kindern]; Ⓔ *incest*

in|zes|tu|ös *adj*: in der Art eines Inzests, als Inzest; Ⓔ *relating to incest, incestuous*

In|zi|den|tom *nt*: zufällig entdeckter Tumor; Ⓔ *incidental tumor, incidentaloma*

In|zi|denz *f*: Auftreten, Vorkommen, Häufigkeit, Verbreitung; Ⓔ *incidence*

in|zi|pi|ent *adj*: beginnend, anfangend, anfänglich; Ⓔ *incipient, beginning (to exist)*

In|zi|si|on *f*: Einschnitt, Eröffnung; Einschneiden; Ⓔ *incision, cut*

In|zi|sur *f*: ***Syn:*** *Incisura*; Einschnitt, Einbuchtung; Ⓔ *incisure, notch, incision, cut, incision, incisura, sulcus, cleft, notch*

In|zy|klo|ver|genz *f*: ***Syn:*** *Konklination*; physiologisches Einwärtsrollen der Augen bei Blicksenkung; Ⓔ *incycloduction, negative declination, conclination*

Iod *nt*: ***Syn:*** *Jod*; zu den Halogenen* gehörendes chemisches Element; Ⓔ *iodine, iodum*

Iod|ak|ne *f*: ***Syn:*** *Jodakne*; akneartiger Hautausschlag bei Einnahme iodhaltiger Stoffe; Ⓔ *iodide acne*

Io|dat *nt*: ***Syn:*** *Jodat*; Salz der Iodsäure; Ⓔ *iodate*

Io|did *nt*: ***Syn:*** *Jodid*; Salz der Iodwasserstoffsäure; Ⓔ *iodide*

Io|did|per|o|xi|da|se *f*: ***Syn:*** *Jodidperoxidase, Jodinase*; Enzym, das in der Schilddrüse Iodid zu Iod oxidiert; Ⓔ *iodide peroxidase, iodinase*

Io|die|rung *f*: →*Iodination*

Io|di|na|ti|on *f*: ***Syn:*** *Iodierung, Jodierung, Jodination*; aktiver Transport von Iod in die Schilddrüse; Ⓔ *iodination*

Io|di|sa|ti|on *f*: ***Syn:*** *Jodisation*; Oxidation von Iodid zu Iod in der Schilddrüse; Ⓔ *iodization*

Iod|ka|li|um *nt*: ***Syn:*** *Kaliumiodid, Jodkali, Kaliumjodid, Kalium iodatum*; zur Prophylaxe von Iodmangel und als Expektorans verwendetes Salz; Ⓔ *potassium iodide*

Iod|man|gel|stru|ma *m*: euthyreote Struma* bei Iodmangel; Ⓔ *endemic goiter*

Iod|op|sin *nt*: ***Syn:*** *Jodopsin, Tagessehstoff*; Farbstoff in den Zapfenzellen der Netzhaut; Ⓔ *iodopsin, visual violet*

I|o|nen *pl*: durch Elektronenabgabe oder -aufnahme aus Atomen oder Molekülen entstandene geladene Teilchen; Ⓔ *ions, ionized atoms*

I|o|nen|aus|tau|scher *pl*: feste, wasserunlösliche Polymere, die Ionen einer Lösung gegen Ionen auf ihrer Oberfläche austauschen; Ⓔ *resin, ion-exchanger*

I|o|nen|aus|tau|scher|chro|ma|to|gra|fie, -gra|phie *f*: Chromatografie* mit Verwendung von Ionenaustauschern als stationäre Phase; Ⓔ *ion-exchange chromatography*

I|o|nen|do|sis *f, pl* **-sen:** Anzahl der mittelbar und unmittelbar erzeugten Ionen pro Masseneinheit Luft; Ⓔ *exposure dose*

I|o|nen|do|sis|leis|tung *f*: Ionendosis* pro Zeiteinheit; Ⓔ *ionization dose per time unit*

I|o|nen|the|ra|pie *f*: →*Iontophorese*

Ioni-, ioni- *präf.*: →*Iono-*

I|o|ni|sa|ti|on *f*: →*Ionisierung*

i|o|nisch *adj*: Ion(en) betreffend; Ⓔ *relating to an ion, ionic*

I|o|ni|sie|rung *f*: ***Syn:*** *Ionisation*; Erzeugung von Ionen aus Atomen oder Molekülen; Ⓔ *ionization*

Iono-, iono- *präf.*: Wortelement mit der Bedeutung „Ion"; Ⓔ *ion, ionic, iono-*

i|o|no|gen *adj*: durch Ionen entstanden, auf Ionen beruhend; Ⓔ *ionogenic*

I|on|to|pho|re|se *f*: ***Syn:*** *Ionentherapie, Kataphorese*; therapeutische Anwendung von Gleichstrom zum Einbringen von Medikamenten durch die Haut; Ⓔ *iontophoresis, ionotherapy, iontherapy, iontotherapy*

i|on|to|pho|re|tisch *adj*: Iontophorese betreffend; Ⓔ *relating to iontophoresis, iontophoretic*

-iose *suf.*: →*-iasis*

-iosis *suf.*: →*-iasis*

I|pe|ca|cu|an|ha *f*: ***Syn:*** *Brechwurz, Radix Ipecacuanhae, Ipecacuanhawurzel*; Wurzel von Cephaelis ipecacuanha [**Rio-Ipecacuanha**] oder Cephaelis acuminata [**Cartagena-, Nicaragua-, Panama-Ipecacuanha**]; enthält u.a. Emetin*, Cephaelin* und andere Alkaloide; Ⓔ *ipecac*

I|pe|ca|cu|an|ha|wur|zel *f*: →*Ipecacuanha*

IP-Gelenke *pl*: ***Syn:*** *Interphalangealgelenke, Articulationes interphalangeae*; Gelenke zwischen den Finger- oder Zehengliedern; reine Scharniergelenke zwischen dem Kopf einer Phalanx und der Basis der nächsten

Phalanx, die nur Beugung und Streckung zulassen; Ⓔ *interphalangeal articulations, phalangeal articulations, interphalangeal joints, digital joints, phalangeal joints*

ip|si|la|te|ral *adj*: *Syn: gleichseitig, homolateral*; dieselbe (Körper-)Seite betreffend, auf derselben Seite (liegend); Ⓔ *on the same side, homolateral, ipsilateral*

Ir-, ir- *präf.*: Wortelement mit der Bedeutung **1.** „nicht" **2.** „hinein/in"; Ⓔ **1.** *ir-, not, non-* **2.** *into*

Irid-, irid- *präf.*: → *Irido-*

I|rid|al|gie *f*: Schmerzen in der Regenbogenhaut, Irisschmerz; Ⓔ *pain in the iris, iridalgia*

I|ri|dek|tom *nt*: *Syn: Korektom*; Iridektomiemesser; Ⓔ *iridectome, corectome*

I|ri|dek|to|mie *f*: *Syn: Korektomie*; Iris(teil)entfernung, Irisresektion; Ⓔ *iridectomy, corectomy, corotomy*

I|ri|den|klei|sis *f*: *Syn: Korenklisis, Iridenklisis, Iriseinklemmung*; Glaukomoperation mit Entfernung der Iris und Ableitung von Kammerwasser in die Konjunktiva; Ⓔ *iridencleisis, Holth's operation, corenclisis, coreclisis, corecleisis*

I|ri|den|kli|sis *f*: → *Iridenkleisis*

I|ri|de|re|mie *f*: → *Irisaplasie*

I|ri|di|um *nt*: zur Platingruppe gehörendes Metall; Ⓔ *iridium*

Irido-, irido- *präf.*: Wortelement mit der Bedeutung „Regenbogenhaut/Iris"; Ⓔ *iris, iridal, iridial, iridian, iridic, irid(o)-, core(o)-*

I|ri|do|ce|le *f*: → *Iridoptose*

I|ri|do|cho|ri|o|i|di|tis *f, pl* **-ti|den**: Entzündung von Regenbogenhaut/Iris und Aderhaut/Choroidea; Ⓔ *inflammation of iris and choroid, iridochoroiditis*

i|ri|do|cho|ri|o|i|di|tisch *adj*: Iridochorioiditis betreffend, von ihr betroffen oder gekennzeichnet; Ⓔ *relating to or marked by iridochoroiditis, iridochoroiditic*

I|ri|do|cy|cli|tis *f, pl* **-ti|den**: → *Iridozyklitis*

I|ri|do|di|a|gno|se *f*: *Syn: Augendiagnose*; Diagnose von Erkrankungen durch Veränderungen der Iris; nicht als Teil der Schulmedizin anerkannt; Ⓔ *iridodiagnosis, iridiagnosis*

I|ri|do|di|a|ly|se *f*: *Syn: Iridodialysis*; Irisablösung; Ⓔ *iridodialysis, coredialysis, detached iris*

I|ri|do|do|ne|sis *f*: *Syn: Irisschlottern, Iris tremulans*; Schlottern der Iris* nach Linsenentfernung; Ⓔ *iridodonesis, tremulous iris*

I|ri|do|kap|su|li|tis *f, pl* **-ti|den**: Entzündung von Regenbogenhaut/Iris und Linsenkapsel; Ⓔ *inflammation of iris and the capsule of the lens, iridocapsulitis*

i|ri|do|kap|su|li|tisch *adj*: Iridokapsulitis betreffend, von ihr betroffen oder gekennzeichnet; Ⓔ *relating to or marked by iridocapsulitis, iridocapsulitic*

I|ri|do|ke|ra|ti|tis *f, pl* **-ti|ti|den**: *Syn: Keratoiritis, Korneoiritis*; Entzündung von Regenbogenhaut/Iris und Hornhaut/Kornea; Ⓔ *inflammation of iris and cornea, iridokeratitis, keratoiritis*

i|ri|do|ke|ra|ti|tisch *adj*: Iridokeratitis betreffend, von ihr betroffen oder gekennzeichnet; Ⓔ *relating to or marked by iridokeratitis, iridokeratitic*

I|ri|do|ki|ne|se *f*: Irisbewegungen; Ⓔ *iridokinesis, iridokinesia*

I|ri|do|kor|ne|al|win|kel *m*: *Syn: Kammerwinkel, Angulus iridocornealis*; Winkel zwischen Hornhaut und Iris in der vorderen Augenkammer; Ⓔ *iridocorneal angle, angle of chamber, iridal angle, angle of iris, filtration angle*

I|ri|do|kor|ne|o|skle|rek|to|mie *f*: operative Teilentfernung von Iris, Kornea und Sklera; Ⓔ *iridocorneosclerectomy*

I|ri|do|ly|se *f*: *Syn: Korelyse*; (operative) Irislösung; Ⓔ *corelysis*

I|ri|do|pa|ra|ly|sis *f, pl* **-ses**: → *Iridoplegie*

I|ri|do|pa|re|se *f*: → *Iridoplegie*

I|ri|do|pa|thie *f*: *Syn: Iridopathia*; pathologische Veränderung der Regenbogenhaut; Ⓔ *iridopathy*

I|ri|do|pe|ri|pha|ki|tis *f, pl* **-ti|den**: Entzündung der Regenbogenhaut/Iris mit Befall der angrenzenden Linsenkapsel; Ⓔ *iridoperiphakitis*

i|ri|do|pe|ri|pha|ki|tisch *adj*: Iridoperiphakitis betreffend, von ihr betroffen oder gekennzeichnet; Ⓔ *relating to or marked by iridoperiphakitis*

I|ri|do|ple|gie *f*: *Syn: Iridoparalysis, Iridoparese*; Irislähmung, Lähmung des Musculus sphincter pupillae; Ⓔ *iridoplegia, iridoparalysis*

I|ri|dop|sie *f*: *Syn: Regenbogenfarbensehen, Regenbogensehen*; für den akuten Glaukomanfall typisches Sehen von Farbringen um Lichtquellen; Ⓔ *irisopsia*

I|ri|dop|to|se *f*: *Syn: Irisprolaps, Iridoptosis, Iridocele, Iridozele, Irishernie, Prolapsus iridis*; Vorwölbung eines Teils der Regenbogenhaut durch einen traumatisch oder im Rahmen einer Hornhautentzündung [Ulcus* corneae serpens] entstandenen Defekt; Ⓔ *prolapse of the iris, iridoptosis*

i|ri|do|pu|pil|lär *adj*: Regenbogenhaut/Iris und Pupille betreffend oder verbindend; Ⓔ *relating to both iris and pupil, iridopupillary*

I|ri|do|rh|e|xis *f*: Irisriss; Irisabriss; Ⓔ *iridorhexis*

I|ri|do|schi|sis *f*: meist im Alter auftretende Ablösung der vorderen Irisanteile von den hinteren; Ⓔ *iridoschisis*

I|ri|do|skle|ri|tis *f, pl* **-ti|den**: *Syn: Skleroiritis*; Entzündung von Regenbogenhaut/Iris und Lederhaut/Sklera; Ⓔ *inflammation of iris and sclera, scleroiritis*

i|ri|do|skle|ri|tisch *adj*: Iridoskleritis betreffend, von ihr betroffen oder gekennzeichnet; Ⓔ *relating to or marked by scleroiritis*

I|ri|do|skle|ro|to|mie *f*: Einschneiden/Durchtrennung von Iris und Slera; Ⓔ *iridosclerotomy*

I|ri|do|to|mie *f*: → *Iritomie*

I|ri|do|ze|le *f*: → *Iridoptose*

I|ri|do|zy|klek|to|mie *f*: operative Teilentfernung von Iris und Ziliarkörper; Ⓔ *iridocyclectomy*

I|ri|do|zy|kli|tis *f, pl* **-ti|den**: *Syn: Iridocyclitis*; Entzündung von Regenbogenhaut/Iris und Ziliarkörper; Ⓔ *inflammation of iris and ciliary body, iridocyclitis*

i|ri|do|zy|kli|tisch *adj*: Iridozyklitis betreffend, von ihr betroffen oder gekennzeichnet; Ⓔ *relating to or marked by iridocyclitis, iridocyclitic*

I|ri|do|zy|klo|cho|ri|o|i|di|tis *f, pl* **-ti|den**: Entzündung von Regenbogenhaut/Iris, Aderhaut und Ziliarkörper; Ⓔ *inflammation of iris, ciliary body, and choroid, iridocyclochoroiditis*

I|ri|do|zys|tek|to|mie *f*: operative Teilentfernung von Iris und Linsenkapsel; Ⓔ *iridocystectomy*

I|ris *f, pl* **I|ri|des**: *Syn: Regenbogenhaut*; vorderer Teil der mittleren Augenhaut [Uvea], der als Blende den Lichteinfall auf die Netzhaut reguliert; Ⓔ *iris*

Iris tremulans: → *Iridodonesis*

I|ris|a|pla|sie *f*: *Syn: Irideremie*; angeborenes Fehlen der Regenbogenhaut; Ⓔ *iridermia*

I|ris|blin|zeln *nt*: *Syn: Pupillenzittern, Hippus (pupillae), Athetosis pupillaris*; durch eine zentralnervöse Schädigung hervorgerufenes Zittern der Pupille; Ⓔ *hippus, pupillary athetosis*

I|ris|ein|klem|mung *f*: → *Iridenkleisis*

I|ris|fal|ten *pl*: *Syn: Plicae iridis*; Fältelung des Irisrandes; Ⓔ *iridial folds*

I|ris|her|nie *f*: → *Iridoptose*

I|ris|pro|laps *m*: → *Iridoptose*

I|ris|schlot|tern *nt*: → *Iridodonesis*

I|ris|tu|mo|ren *pl*: gutartige [Pigmentnävus] oder bösartige [Melanom] Tumoren der Regenbogenhaut; Ⓔ *iris tumors*

I|ris|zys|te *f*: angeborene oder erworbene Zyste der Regenbogenhaut; Ⓔ *iris cyst*

I|ri|tis *f, pl* **-ti|den**: *Syn: Regenbogenhautentzündung*; Entzündung der Regenbogenhaut; Ⓔ *inflammation of the iris, iritis*

i|ri|tisch *adj*: Regenbogenhautentzündung/Iritis betreffend, von ihr betroffen oder gekennzeichnet; Ⓔ *relating to iritis, iritic*

I|ri|to|mie *f*: *Syn: Iridotomie*; Irisschnitt, Irisdurchtrennung, Iriseinschnitt; Ⓔ *iridotomy, iritomy, irotomy*

IR-Licht *nt*: →*Infrarot*

Ir|ra|di|a|ti|on *f*: (*Schmerz*) Ausstrahlung; (*Licht*) Ausstrahlung, Aussendung; Ⓔ *irradiation*

ir|re|po|ni|bel *adj*: (*Hernie*) nicht reponierbar, (*Fraktur*) nicht einrenkbar; Ⓔ *not reducible, irreducible*

ir|res|pi|ra|bel *adj*: nicht einatembar; Ⓔ *irrespirable*

ir|re|ver|si|bel *adj*: nicht umkehrbar, nur in einer Richtung verlaufend; nicht rückgängig zu machen; Ⓔ *irreversible*

Ir|ri|gans *nt, pl* **-gan|zi|en, -gan|ti|en**: (Spül-)Lösung; Ⓔ *irrigation*

Ir|ri|ga|ti|on *f*: (Aus-, Durch-)Spülung, Spülen; Ⓔ *irrigation, lavage, washing out*

Ir|ri|ga|tor *m*: Spülkanne; Ⓔ *irrigator*

ir|ri|ta|bel *adj*: reizbar, erregbar; Ⓔ *irritable*

Ir|ri|tans *nt, pl* **-tan|zi|en, -tan|ti|en**: Reizstoff, Reizmittel; Ⓔ *irritant, irritant agent*

Ir|ri|ta|tio *f, pl* **-ti|o|nes**: Reiz, Reizung, Reizen; Ⓔ *irritation*

ir|ri|ta|tiv *adj*: als Reiz wirkend, erregend; Ⓔ *causing irritation, irritative*

Is-, is- *präf.*: →*Iso-*

Isch-, isch- *präf.*: →*Ischio-*

Is|chä|mie *f*: lokale Blutleere oder Minderdurchblutung durch eine Verminderung [**relative** oder **inkomplette Ischämie**] oder völlige Unterbindung [**absolute** oder **komplette Ischämie**] der arteriellen Blutzufuhr; Ⓔ *ischemia, ischaemia, hypoemia*

Is|chä|mie|to|le|ranz *f*: Fähigkeit eines Organs oder Gewebes eine vorübergehende akute Ischämie ohne Dauerschaden zu tolerieren; Ⓔ *ischemic tolerance*

is|chä|misch *adj*: Ischämie betreffend, von ihr betroffen oder gekennzeichnet, durch sie bedingt; Ⓔ *relating to or affected with ischemia, ischemic*

Ischi-, ischi- *präf.*: →*Ischio-*

Is|chi|al|gie *f*: *Syn: Ischias, Ischiassyndrom*; von der Kreuzbeingegend ausgehende, bis in die Fußspitzen ausstrahlende Schmerzen im Versorgungsgebiet des Nervus* ischiadicus; Ⓔ *ischialgia, ischiodynia, sciatica, sciatic neuralgia, sciatic neuritis*

Is|chi|as *f/m*: →*Ischialgie*

Is|chi|as|nerv *m*: →*Nervus ischiadicus*

Is|chi|as|syn|drom *nt*: →*Ischialgie*

is|chi|a|tisch *adj*: Sitzbein betreffend, zum Sitzbein gehörend; Ⓔ *relating to the ischium, sciatic, ischial, ischiadic, ischiatic*

Ischio-, ischio- *präf.*: Wortelement mit der Bedeutung „Hüfte/Sitzbein/Ischium"; Ⓔ *sciatic, ischial, ischiadic, ischiatic, ischi(o)-*

is|chi|o|a|nal *adj*: Sitzbein und After/Anus betreffend oder verbindend; Ⓔ *ischioanal*

is|chi|o|bul|bär *adj*: Sitzbein und Bulbus penis betreffend; Ⓔ *ischiobulbar*

is|chi|o|fe|mo|ral *adj*: Sitzbein und Oberschenkel/Femur betreffend oder verbindend; Ⓔ *ischiofemoral*

is|chi|o|fi|bu|lär *adj*: Sitzbein und Wadenbein/Fibula betreffend; Ⓔ *ischiofibular*

is|chi|o|kok|zy|ge|al *adj*: Sitzbein und Steißbein/Os coccygis betreffend oder verbindend; Ⓔ *ischiococcygeal*

Is|chi|o|pa|gus *m*: Doppelfehlbildung mit Verschmelzung im Beckenbereich; Ⓔ *ischiopagus*

is|chi|o|pe|ri|ne|al *adj*: Sitzbein und Damm/Perineum betreffend oder verbindend; Ⓔ *ischioperineal*

is|chi|o|rek|tal *adj*: Sitzbein und Mastdarm/Rektum betreffend oder verbindend; Ⓔ *ischiorectal*

is|chi|o|sa|kral *adj*: Sitzbein und Kreuzbein/Os sacrale betreffend oder verbindend; Ⓔ *ischiosacral, sacrosciatic*

is|chi|o|va|gi|nal *adj*: Sitzbein und Scheide/Vagina betreffend; Ⓔ *ischiovaginal*

is|chi|o|ver|te|bral *adj*: Sitzbein und Wirbelsäule/Columna vertebralis betreffend; Ⓔ *ischiovertebral*

Is|chi|o|ze|le *f*: *Syn: Beckenhernie, Hernia ischiadica*; Eingeweidebruch mit Foramen ischiadicum majus oder minus als Bruchpforte; Ⓔ *ischiatic hernia, gluteal hernia, sciatic hernia, ischiocele*

Is|chi|um *nt, pl* **Is|chia**: *Syn: Sitzbein, Os ischii*; Teil des Hüftbeins*; bildet den seitlichen Teil der Hüftpfanne; Ⓔ *ischium, ischial bone*

Isch|u|ria *f*: →*Ischurie*

Ischuria paradoxa: andauerndes Harntröpfeln bei Blasenentleerungsstörungen; Ⓔ *overflow incontinence, paradoxical incontinence*

Isch|u|rie *f*: *Syn: Harnverhaltung, Harnsperre, Harnretention*; Unvermögen, die Blase spontan zu entleeren; Ⓔ *ischuria*

isch|u|risch *adj*: Ischurie betreffend, von ihr betroffen oder gekennzeichnet; Ⓔ *relating to ischuria, ischuretic*

Ishihara-Tafeln *pl*: Testtafeln zur Diagnose von Farbenfehlsichtigkeit; Ⓔ *Ishihara plates*

-ismus *suf.*: Wortelement mit der Bedeutung **1.** „Leiden/Krankheit(skomplex)" **2.** „Lehre/Lehrmeinung/Doktrin"; Ⓔ **1.** *-ism, condition, disease* **2.** *doctrine, practice*

Iso-, iso- *präf.*: Wortelement mit der Bedeutung „gleich"; Ⓔ *is(o)-*

I|so|ag|glu|ti|nin *nt*: *Syn: Alloagglutinin*; Alloantikörper* gegen Antigene der ABNull-Blutgruppen; Ⓔ *isoagglutinin, isohemagglutinin*

I|so|an|ti|gen *nt*: *Syn: Alloantigen*; Antigen* von einem Individuum der gleichen Spezies; Ⓔ *isoantigen, alloantigen, homologous antigen, isophile antigen, isogeneic antigen, allogeneic antigen*

I|so|an|ti|kör|per *m*: *Syn: Alloantikörper*; Antikörper* gegen ein Isoantigen*; Ⓔ *alloantibody, isoantibody*

i|so|bar *adj*: mit gleichem oder gleichbleibendem Druck; Ⓔ *isobaric*

I|so|ba|re *pl*: **1.** (*chem.*) Isotope* mit gleicher Massenzahl aber verschiedener Ordnungszahl **2.** (*physik.*) Punkte gleichen Druckes verbindende Linien; Ⓔ **1.** *isobar* **2.** *isobar*

i|so|chor *adj*: *Syn: isovolumetrisch*; bei oder mit konstantem Volumen; Ⓔ *isovolumic, isochoric, isovolumetric*

i|so|chrom *adj*: *Syn: isochromatisch*; farbtonrichtig, gleichfarbig; gleichmäßig gefärbt; Ⓔ *isochromatic, isochroous*

i|so|chro|ma|tisch *adj*: →*isochrom*

i|so|chron *adj*: gleich lang dauernd, von gleicher Dauer; Ⓔ *isochronous, isochronal, isochronic*

I|so|cor|tex *m*: *Syn: Isokortex*; aus sechs Schichten bestehender junger Teil der Großhirnrinde; Ⓔ *isocortex, homotypical cortex, neocortex, neopallium*

I|so|dak|ty|lie *f*: gleiche Länge aller Finger; Ⓔ *isodactylism*

I|so|do|se *f*: *Syn: Isodosenkurve*; Linie, die alle Punkte mit gleicher Dosis in einer grafischen Darstellung verbindet; Ⓔ *isodose*

I|so|do|sen|kur|ve *f*: →*Isodose*

I|so|dul|cit *f*: *Syn: (L-)Rhamnose, 6-Desoxy-L-mannose*; in verschiedenen Glykosiden* vorkommende Desoxyhexose*; Ⓔ *isodulcite, (L-)rhamnose, 6-deoxy-L-mannose*

i|so|dy|na|misch *adj*: mit gleicher Bewegungsenergie; Ⓔ *isodynamic*

i|so|e|lek|trisch *adj*: bei oder mit gleichbleibendem elektrischem Potenzial; Ⓔ *isoelectric, isopotential*

i|so|e|ner|ge|tisch *adj*: mit gleicher Energie; Ⓔ *isoener-*

getic

I|so|en|zy|me *pl*: *Syn: Isozyme*; Enzyme, die mit dem gleichen Substrat reagieren, sich aber in ihrer Struktur unterscheiden; Ⓔ *isoenzymes, isozymes*

i|so|gen *adj*: *Syn: syngen, isogenetisch, syngenetisch*; artgleich und genetisch identisch; Ⓔ *isogeneic, isogenic*

I|so|ge|ne|se *f*: Übereinstimmung der Entwicklung; Ⓔ *isogenesis*

i|so|ge|ne|tisch *adj*: → *isogen*

I|so|hä|mo|ly|se *f*: Hämolyse* durch Isohämolysin*; Ⓔ *isohemolysis*

I|so|hä|mo|ly|sin *nt*: Isoantikörper*, der zur Auflösung von roten Blutkörperchen führt; Ⓔ *isohemolysin*

i|so|hä|mo|ly|tisch *adj*: Isohämolyse betreffend, durch Isohämolyse gekennzeichnet; Ⓔ *relating to or marked by isohemolysis, isohemolytic*

I|so|hy|drie *f*: Konstanz der Wasserstoffionenkonzentration; Ⓔ *isohydria*

I|so|im|mu|ni|sie|rung *f*: *Syn: Alloimmunisierung*; durch ein Isoantigen* ausgelöste Antikörperbildung; Ⓔ *isoimmunization*

I|so|im|mun|se|rum *nt, pl* **-se|ren**: → *Isoserum*

I|so|i|o|nie *f*: Konstanz der Ionenzusammensetzung; Ⓔ *normal electrolyte balance*

i|so|i|o|nisch *adj*: mit gleicher Ionenzusammensetzung wie das Blut(plasma); Ⓔ *isoionic*

i|so|ka|lo|risch *adj*: *Syn: äquikalorisch*; mit gleichem kalorischen Wert; Ⓔ *isocaloric, equicaloric*

I|so|ko|rie *f*: gleiche Pupillenweite beider Augen; Ⓔ *isochoria*

I|so|kor|tex *m*: → *Isocortex*

I|so|leu|cin *nt*: essentielle Aminosäure; Ⓔ *isoleucine*

i|so|log *adj*: *Syn: homolog*; genetisch-identisch, artgleich; Ⓔ *syngeneic, syngenetic, isologous*

I|so|ly|se *f*: durch Isolysin* ausgelöste Zellauflösung; Ⓔ *isolysis*

I|so|ly|sin *nt*: eine Zellauflösung bewirkender Isoantikörper*; Ⓔ *isolysin*

i|so|ly|tisch *adj*: Isolyse betreffend, Isolyse auslösend; Ⓔ *relating to or causing isolysis, isolytic*

I|so|mal|to|se *f*: *Syn: Dextrinose*; aus zwei Glucose-Einheiten aufgebautes Disaccharid*; Bestandteil von Stärke*, Amylopektin* und Glykogen*; Ⓔ *isomaltose, dextrinose, brachiose*

i|so|mer *adj*: Isomerie betreffend, von ihr gekennzeichnet; Ⓔ *relating to or marked by isomerism, isomeric, isomerous*

I|so|me|ra|se *f*: Enzym, das die Isomerisierung einer Substanz katalysiert; Ⓔ *isomerase*

I|so|me|re *pl*: Moleküle mit unterschiedlicher Struktur bei gleicher Summenformel; Ⓔ *isomer, isomeride*

I|so|me|rie *f*: unterschiedliche Struktur von Molekülen mit gleicher Summenformel; Ⓔ *isomerism*
geometrische Isomerie: *Syn: cis-trans Isomerie*; Isomerie, bei der die, durch eine Doppelbindung getrennten Substituenten entweder auf derselben Seite des Moleküls [**cis-Form**] oder auf entgegengesetzten Seiten stehen [**trans-Form**]; Ⓔ *geometrical isomerism, cis-trans isomerism*

I|so|me|rie|sie|rung *f*: Isomerenbildung; Ⓔ *isomerization*

i|so|me|trisch *adj*: bei konstanter Länge; Ⓔ *isometric*

I|so|me|tro|pie *f*: Gleichsichtigkeit/Refraktionsgleichheit beider Augen; Ⓔ *isometropia*

i|so|morph *adj*: gleichgestaltig, von gleicher Form und Gestalt; Ⓔ *isomorphous, isomorphic*

I|so|ni|a|zid *nt*: *Syn: Isonicotinsäurehydrazid, Isonikotinsäurehydrazid, Pyridin-4-carbonsäurehydrazid*; Tuberkulostatikum* mit Wirkung auf schnell wachsende Tuberkulosebakterien; Ⓔ *isoniazid, isonicotinic acid hydrazide, isonicotinoylhydrazine, isonicotinylhydrazine, 4-pyridine carboxylic acid hydrazide*

I|so|ni|a|zid|neu|ro|pa|thie *f*: *Syn: INH-Polyneuropathie, Isoniazidpolyneuropathie*; meist mehrere Nerven betreffende Schädigung nach Therapie mit Isoniazid*; Ⓔ *isoniazid neuropathy*

I|so|ni|a|zid|po|ly|neu|ro|pa|thie *f*: → *Isoniazidneuropathie*

I|so|ni|ko|tin|säu|re|hy|dra|zid *nt*: → *Isoniazid*

i|son|ko|tisch *adj*: *Syn: isoonkotisch*; mit gleichem onkotischen Druck; Ⓔ *iso-oncotic, isoncotic*

i|so|on|ko|tisch *adj*: → *isonkotisch*

i|so|os|mo|tisch *adj*: *Syn: isosmotisch*; mit gleichem osmotischen Druck; Ⓔ *iso-osmotic, isosmotic*

i|so|pe|ri|stal|tisch *adj*: mit gleichgerichteter Peristaltik; Ⓔ *isoperistaltic*

i|so|phän *adj*: mit gleichem äußeren Erscheinungsbild; Ⓔ *isophan, isophenic, isophenous*

I|so|pie *f*: gleiche Sehschärfe beider Augen; Ⓔ *isopia*

I|so|pren *nt*: *Syn: 2-Methyl-1,3-butadien*; Grundkörper zahlreicher natürlicher und künstlicher Polymere [Kautschuk, Vitamin A]; Ⓔ *isoprene, 2-methyl-1,3-butadien*

I|so|pro|pyl|al|ko|hol *m*: *Syn: Isopropanol*; sekundärer Alkohol; als Lösungsmittel und zur Händedesinfektion verwendet; Ⓔ *isopropanol, isopropyl alcohol, isopropylcarbinol, avantin, dimethylcarbinol*

I|sor|rhoe *f, pl* **-rho|en**: *Syn: Flüssigkeitshomöostase*; Konstanz des Flüssigkeitshaushaltes/der Wasserbilanz; Ⓔ *isorrhea, water equilibrium*

I|so|sen|si|bi|li|sie|rung *f*: *Syn: Allosensibilisierung*; Sensibilisierung durch Isoantigene*; Ⓔ *isosensitization, allosensitization*

I|so|se|rum *nt, pl* **-se|ren**: *Syn: Isoimmunserum*; Isoantikörper* enthaltendes Antiserum; Ⓔ *isoserum*

i|so|se|xu|ell *adj*: gleichgeschlechtlich; Ⓔ *isosexual*

is|os|mo|tisch *adj*: → *isoosmotisch*

I|so|spo|ra *f*: zu den Kokzidien gehörende Darmparasiten; Ⓔ *Isospora*
Isospora belli: *s.u. Isosporose*; Ⓔ *Isospora belli*
Isospora hominis: *s.u. Isosporose*; Ⓔ *Isospora hominis*

I|so|spo|ri|a|sis *f, pl* **-ses**: → *Isosporose*

I|so|spo|ro|se *f*: *Syn: Isosporainfektion, Isosporiasis*; seltene, meist nur in den Tropen oder bei AIDS-Patienten vorkommende Durchfallerkrankung durch **Isospora belli** oder **Isospora hominis**; Ⓔ *isosporiasis, isosporosis*

I|so|sthe|nu|rie *f*: *Syn: Harnstarre*; Ausscheidung von Harn mit konstantem spezifischen Gewicht; Ⓔ *isosthenuria*

i|so|therm *adj*: bei konstanter Temperatur verlaufend, gleichwarm; Ⓔ *isothermal, isothermic*

I|so|ther|mie *f*: Konstanz der Körpertemperatur; Ⓔ *isothermia*

i|so|ton *adj*: *Syn: isotonisch*; mit oder von gleichem osmotischen Druck (wie das Blut); Ⓔ *isotonic*

I|so|to|nie *f*: Konstanz des osmotischen Druckes; Ⓔ *isotonia, isotonicity*

i|so|to|nisch *adj*: → *isoton*

i|so|top *adj*: Isotop(e) betreffend; Ⓔ *isotopic*

I|so|to|pe *pl*: Atome mit gleicher Ordnungszahl aber unterschiedlicher Neutronenzahl; Ⓔ *isotopes*

I|so|trans|plan|tat *nt*: *Syn: isogenes/syngenes/syngenetisches/isogenetisches Transplantat*; artgleiches und genetisch identisches Transplantat, z.B. von eineiigen Zwillingen; Ⓔ *isograft, isotransplant, isogeneic homograft, isogeneic graft, isologous graft, isoplastic graft, syngeneic graft, syngraft, syngeneic homograft*

I|so|trans|plan|ta|ti|on *f*: *Syn: isologe/isogene/isogenetische/syngene/syngenetische Transplantation*; plastische Operation mit Übertragungen von isogenem Gewebe; Ⓔ *isotransplantation, syngeneic transplantation, isogeneic transplantation, isologous transplantation*

i|so|trop *adj*: einfachbrechend; Ⓔ *isotropic, isotropous*

I|so|vo|lä|mie *f*: *Syn: Volumenkonstanz*; von Körper angestrebte Konstanz des Blutvolumens; Ⓔ *isovolumia*

i|so|vo|lu|me|trisch *adj*: *Syn: isochor*; bei oder mit konstantem Volumen; Ⓔ *isovolumic, isochoric, isovolumetric*

i|so|zy|klisch *adj*: *Syn: homozyklisch*; (*Ringmolekül*) nur aus Atomen eines Elements bestehend; Ⓔ *isocyclic*

I|so|zy|me *pl*: → *Isoenzyme*

I|so|zy|to|se *f*: Vorkommen gleich großer, normalgefärbter Erythrozyten* im Blutbild; Ⓔ *isocytosis*

Isthm-, isthm- *präf.*: Wortelement mit der Bedeutung „Verengung/Isthmus"; Ⓔ *isthmic, isthmian, isthm(o)-*

Isth|mek|to|mie *f*: *Syn: Isthmusresektion*; operative Entfernung eines Organisthmus, z.B. des Schilddrüsenisthmus; Ⓔ *isthmectomy*

Isth|mi|tis *f, pl* **-ti|den**: Entzündung der Rachenenge (Isthmus* faucium); Ⓔ *inflammation of the oropharyngeal isthmus, isthmitis*

isth|mi|tisch *adj*: Isthmitis betreffend, von ihr betroffen oder gekennzeichnet; Ⓔ *relating to or marked by isthmitis*

Isth|mo|ple|gie *f*: Schlundlähmung; Ⓔ *isthmoplegia, isthmoparalysis, faucial paralysis*

Isth|mor|rha|phie *f*: Raffung des Isthmus uteri durch Ausschneidung und Cerclage bei Zervixinsuffizienz; Ⓔ *isthmorrhaphy*

Isth|mus *m*: schmale enge Verbindung, Verengung, Enge; Ⓔ *isthmus*

Isthmus aortae: *Syn: Aortenisthmus, Aortenenge*; Einengung der Aorta* zwischen Aortenbogen und absteigender Aorta; Ⓔ *isthmus of aorta, aortic isthmus*

Isthmus cartilaginis auricularis: schmale Knorpelverbindung zwischen dem Ohrmuschelknorpel [Cartilago auriculae] dem Knorpel des äußeren Gehörganges [Cartilago meatus acustici]; Ⓔ *isthmus of auricular cartilage*

Isthmus faucium: *Syn: Schlundenge, Rachenenge*; Engstelle am Übergang von Mund- und Rachenhöhle zwischen den Gaumenbögen; Ⓔ *isthmus of fauces, oropharyngeal isthmus, pharyngo-oral isthmus*

Isthmus glandulae thyroideae: *Syn: Schilddrüsenisthmus*; die beiden Schilddrüsenlappen verbindende Gewebebrücke vor der Luftröhre; Ⓔ *isthmus of thyroid (gland)*

Isthmus gyri cinguli: enge Stelle des Gyrus cinguli; Ⓔ *isthmus of cingulate gyrus*

Isthmus prostatae: *Syn: Prostataisthmus*; die beiden Seitenlappen der Vorsteherdrüse verbindender Mittelteil; Ⓔ *isthmus of prostate (gland)*

Isthmus tubae auditivae/auditoriae: *Syn: Tubenenge, Tubenisthmus*; engste Stelle der Ohrtrompete am Übergang vom knorpeligen zum knöchernen Abschnitt; Ⓔ *isthmus of auditory tube, isthmus of eustachian tube*

Isthmus tubae uterinae: *Syn: Tubenenge, Tubenisthmus*; enger Abschnitt des Eileiters vor dem Eintritt in die Gebärmutter; Ⓔ *isthmus of uterine tube, isthmus of fallopian tube*

Isthmus uteri: *Syn: Gebärmutteristhmus, Uterusisthmus*; zwischen Gebärmutterhals und -körper liegender enger Abschnitt; Ⓔ *isthmus of uterus, lower uterine segment*

Isth|mus|re|sek|ti|on *f*: *Syn: Isthmektomie*; operative Entfernung eines Organisthmus, z.B. des Schilddrüsenisthmus; Ⓔ *isthmectomy*

Isth|mus|ste|no|se *f*: → *Aortenisthmusstenose*

Is|u|rie *f*: periodische Entleerung fast konstanter Harnmengen bei neurogenen Blasenstörungen; Ⓔ *isuria*

I|te|ra|ti|on *f*: zwanghafte Wiederholung von Handlungen, Sätzen, Worten usw.; Ⓔ *iteration, iterance*

i|te|ra|tiv *adj*: (s.) wiederholend, verdoppelnd; Ⓔ *iterative*

I|thy|lor|do|se *f*: *Syn: Ithylordosis, Ithyolordose, Ithyolordosis*; Lordose* ohne seitliche Verkrümmung; Ⓔ *ithylordosis*

I|thy|o|ky|pho|se *f*: *Syn: Ithyokyphosis*; Rückwärtsbiegung der Wirbelsäule; Ⓔ *ithyokyphosis, ithycyphos*

I|thy|o|lor|do|se *f*: → *Ithylordose*

I|thy|o|lor|do|sis *f, pl* **-ses**: → *Ithylordose*

-itis *suf.*: Wortelement mit der Bedeutung „Entzündung „; Ⓔ *-itis*

-itisch *suf.*: in Adjektiven verwendetes Wortelement mit der Bedeutung „entzündlich/entzündet"; Ⓔ *-itic*

Ito-Nävus *m*: *Syn: deltoido-akromiale Melanozytose, Nävus Ito, Naevus fuscocoeruleus/acromiodeltoideus/deltoideoacromialis*; meist angeborener melanozytärer Nävus im Bereich der Schulter und des Oberkörpers; Ⓔ *Ito's nevus*

Ivemark-Syndrom *nt*: *Syn: Milzagenesiesyndrom, Aspleniesyndrom*; angeborenes Fehlen der Milz in Kombination mit anderen Fehlbildungen [Situs inversus, Angiopathien]; Ⓔ *Ivemark's syndrome, Polhemus-Schafer-Ivemark syndrome, asplenia syndrome*

Ix|o|des *m*: Gattung der Schildzecken*; Ⓔ *Ixodes*

Ixodes ricinus: *Syn: Holzbock*; in Europa weit verbreitete Zeckenart, die zahlreiche Krankheitserreger [Rickettsia*] übertragen kann; Ⓔ *castor bean tick, Ixodes ricinus*

Ix|o|di|a|sis *f, pl* **-ses**: **1.** durch Zecken [Ixodidae*] hervorgerufene Erkrankung **2.** Zeckenbefall **3.** durch Zecken übertragene Erkrankung; Ⓔ **1.–3.** *ixodiasis, ixodism*

Ix|o|di|dae *pl*: *Syn: Schildzecken, Haftzecken*; blutsaugende Zecken von Vögeln, Säugetieren und Menschen, deren Körper mit chitinhaltigen Schilden bedeckt ist; Ⓔ *hard ticks, hard-bodied ticks, Ixodidae*

Ix|o|di|des *pl*: *Syn: Zecken*; blutsaugende Spinnentiere, die als Parasiten und Krankheitsüberträger wichtig sind; unterteilt in Schildzecken* [Ixodidae] und Lederzecken* [Argasidae]; Ⓔ *Ixodides*

I-Zellen *pl*: s.u. *I-Zellen-Krankheit*; Ⓔ *I cells, inclusion cells*

I-Zellen-Krankheit *f*: *Syn: Mukolipidose II*; schon im Kindesalter tödliche Form der Mukolipidose* mit zytoplasmatischen Einschlüssen in kultivierten Fibroblasten [I-Zellen]; Ⓔ *I-cell disease, inclusion cell disease, mucolipidosis II*

J

Jaccoud-Zeichen *nt*: Einziehung der Zwischenrippenräume während der Systole bei Verwachsungen mit dem Herzbeutel; Ⓔ *Jaccoud's sign, Jaccoud's syndrome*

Ja|cket|kro|ne *f*: aus keramischem Material gefertigte Zahnkrone, die dem alten Zahn aufgesetzt wird; Ⓔ *jacket crown*

Jackson-Anfall *m*: *s.u. Jackson-Epilepsie*; Ⓔ *jacksonian epilepsy*

Jackson-Epilepsie *f*: Epilepsieform mit partiellen Anfällen, die mit Zuckungen im distalen Teil einer Extremität beginnt, die sich langsam nach proximal ausbreiten [**Jackson-Anfall**]; das Bewusstsein der Patienten ist dabei unbeeinträchtigt; Ⓔ *jacksonian epilepsy, Bravais-jacksonian epilepsy*

Jackson-Lähmung *f*: → *Jackson-Syndrom*

Jackson-Syndrom *nt*: *Syn: Jackson-Lähmung*; halbseitige Zungenlähmung mit kontralateraler Halbseitenlähmung; Ⓔ *ambiguo-accessorius-hypoglossal paralysis, Jackson's syndrome*

Jacobson-Knorpel *m*: *Syn: Cartilago vomeronasalis*; Knorpelstück zwischen Vomer* und Nasenseptum; Ⓔ *Jacobson's cartilage, vomeronasal cartilage*

Jacobson-Organ *nt*: *Syn: Vomeronasalorgan, Organum vomeronasale*; inkonstantes Rudiment eines älteren Riechorgans; Ⓔ *vomeronasal organ, Jacobson's organ*

Jacquet-Syndrom *nt*: *Syn: Christ-Siemens-Touraine-Syndrom, Christ-Siemens-Syndrom, Guilford-Syndrom, anhidrotische ektodermale Dysplasie, ektodermale Dysplasie, ektodermale kongenitale Dysplasie, Anhidrosis hypotrichotica/congenita*; X-chromosomal-rezessives Syndrom, das durch Fehlbildung der Haut(anhangsgebilde) [Hypotrichie, Anhidrose*], der Zähne [Hypodontie*] und verschiedener Knorpel [Nase, Ohr] gekennzeichnet ist; Ⓔ *Christ-Siemens-Touraine syndrome, Christ-Siemens syndrome, anhidrotic ectodermal dysplasia, congenital ectodermal defect, hereditary ectodermal polydysplasia*

Jac|ta|tio *f, pl* **-tio|nes**: *Syn: Jaktation*; stereotype Schaukelbewegungen, rhythmisches Hin-und-Herwerfen; Ⓔ *jactitation, jactation, jactatio*

Jactatio capitis nocturna: kindliche Verhaltensstörung mit Hin-und-Herrollen des Kopfes in der Einschlafphase; Ⓔ *jactatio capitis nocturna*

Jactatio corporis nocturna: kindliche Verhaltensstörung mit Hin-und-Herwerfen des Körpers in der Einschlafphase; Ⓔ *jactatio corporis nocturna*

Jadassohn-Lewandowsky-Syndrom *nt*: *Syn: Pachyonychie-Syndrom, Pachyonychia congenita*; angeborene Fehlbildung der Finger- und Zehennägel mit Verdickung der Nägel, Hyperhidrose* und Hyperkeratosen*; Ⓔ *Jadassohn-Lewandowsky syndrome*

Jaffé-Lichtenstein-Krankheit *f*: *Syn: Jaffé-Lichtenstein-Uehlinger-Syndrom, fibröse Knochendysplasie, fibröse Dysplasie, nicht-ossifizierendes juveniles Osteofibrom, halbseitige von Recklinghausen-Krankheit, Osteodystrophia fibrosa unilateralis, Osteofibrosis deformans juvenilis*; in der Kindheit (5.–15. Jahr) beginnende systemische Skeletterkrankung, die einen oder mehrere Knochen befallen kann; kommt i.d.R. nach Abschluss des Wachstums zum Stillstand; Ⓔ *Jaffé-Lichtenstein disease, Jaffé-Lichtenstein syndrome, cystic osteofibromatosis, fibrous dysplasia of bone*

Jaffé-Lichtenstein-Uehlinger-Syndrom *nt*: → *Jaffé-Lichtenstein-Krankheit*

Jakob-Creutzfeldt-Erkrankung *f*: *Syn: Jakob-Creutzfeldt-Syndrom, Creutzfeldt-Jakob-Erkrankung, Creutzfeldt-Jakob-Syndrom, subakute spongiforme Enzephalopathie*; durch Prionen verursachte seltene Erkrankung des ZNS mit fortschreitender Degeneration und tödlichem Ausgang; in den letzten Jahren gab es eine neue Variante mit kürzerer Inkubationszeit, die durch Übertragung der bovinen spongiformen Enzephalopathie* der Rinder auf den Menschen entstand; Ⓔ *Creutzfeldt-Jakob syndrome, Creutzfeldt-Jakob disease, C-J disease, Jakob's disease, Jakob-Creutzfeldt disease, cortico-striatal-spinal degeneration, corticostriatospinal atrophy, spastic pseudoparalysis, spastic pseudosclerosis*

Jakob-Creutzfeldt-Syndrom *nt*: → *Jakob-Creutzfeldt-Erkrankung*

Jak|ta|ti|on *f*: → *Jactatio*

James-Bündel *nt*: *Syn: James-Fasern*; akzessorische Leitungsfasern im Vorhofmyokard; Ursache von Erregungsleitungsstörungen; Ⓔ *James fibers*

Jansen-Syndrom *nt*: *Syn: Dysostosis enchondralis metaphysaria*; zur Gruppe der metaphysären Chondrodysplasien* gehörende, autosomal-dominante Dysostose* mit disproportioniertem Zwergwuchs [mittlere Endgröße 125 cm]; Ⓔ *Jansen's disease, metaphyseal dysostosis, metaphyseal chondrodysplasia*

Jansky-Bielschowsky-Krankheit *f*: *Syn: spätinfantile Form der amaurotischen Idiotie, Bielschowsky-Syndrom*; langsam progredient verlaufende, rezessiv vererbte Gangliosidose*, die zu Erblindung und Abbau bereits erlernter Fähigkeiten [Lesen, Sprechen] führt; Ⓔ *Jansky-Bielschowsky disease, Bielschowsky's disease, Bielschowsky-Jansky disease, early juvenile type of cerebral sphingolipidosis, late infantile type of amaurotic idiocy*

Jejun-, jejun- *präf.*: → *Jejuno-*

je|ju|nal *adj*: Jejunum betreffend; Ⓔ *relating to the jejunum, jejunal*

Je|ju|nal|fis|tel *f*: → *Jejunostomie*

Je|ju|nek|to|mie *f*: *Syn: Jejunumresektion*; operative Entfernung des Jejunums; Ⓔ *jejunectomy*

Je|ju|ni|tis *f, pl* **-ti|den**: *Syn: Jejunumentzündung*; Entzündung des Jejunums; Ⓔ *inflammation of the jejunum, jejunitis*

je|ju|ni|tisch *adj*: Jejunumentzündung/Jejunitis betreffend, von ihr betroffen oder gekennzeichnet; Ⓔ *relating to or marked by jejunitis*

Jejuno-, jejuno- *präf.*: Wortelement mit der Bedeutung „Leerdarm/Jejunum"; Ⓔ *jejunal, jejun(o)-*

je|ju|no|ile|al *adj*: Jejunum und Ileum betreffend oder verbindend; Ⓔ *relating to both jejunum and ileum, jejunoileal*

Je|ju|no|ile|i|tis *f, pl* **-ti|den**: Entzündung von Jejunum und Ileum*; Ⓔ *inflammation of jejunum and ileum, jejunoileitis*

je|ju|no|ile|i|tisch *adj*: Jejunoileitis betreffend, von ihr betroffen oder gekennzeichnet; Ⓔ *relating to or marked by jejunoileitis*

Je|ju|no|ile|o|sto|mie *f*: *Syn: Ileum-Jejunum-Fistel, Jejunum-Ileum-Fistel, Ileojejunostomie*; operative Verbindung von Ileum und Jejunum; Ⓔ *ileojejunostomy, jejunoileostomy*

Je|ju|no|je|ju|no|sto|mie *f*: operative Verbindung/Anastomosierung von zwei Jejunumabschnitten; Ⓔ *jejunojejunostomy*

Je|ju|no|ko|lo|sto|mie *f*: *Syn: Jejunum-Kolon-Fistel*; operative Verbindung von Jejunum und Kolon; Ⓔ *jejunocolostomy*

Je|ju|nor|rha|phie *f*: Jejunumnaht; Ⓔ *jejunorrhaphy*

Je|ju|no|sto|mie *f*: *Syn: Jejunalfistel, Jejunumfistel*; operatives Anlegen einer äußeren Jejunumfistel; Ⓔ *jejunostomy*
Je|ju|no|to|mie *f*: Jejunumeröffnung, Jejunumschnitt; Ⓔ *jejunotomy*
Je|ju|no|zä|ko|sto|mie *f*: *Syn: Jejunum-Zäkum-Fistel*; operative Verbindung von Jejunum und Zäkum; Ⓔ *jejunocecostomy*
Je|ju|num *nt*: *Syn: Leerdarm, Intestinum jejunum*; auf den Zwölffingerdarm folgender Dünndarmabschnitt; Ⓔ *empty intestine, jejunum*
Je|ju|num|ent|zün|dung *f*: →*Jejunitis*
Je|ju|num|fis|tel *f*: →*Jejunostomie*
Jejunum-Ileum-Fistel *f*: →*Jejunoileostomie*
Jejunum-Kolon-Fistel *f*: →*Jejunokolostomie*
Je|ju|num|re|sek|ti|on *f*: →*Jejunektomie*
Jejunum-Zäkum-Fistel *f*: →*Jejunozäkostomie*
Jellinek-Zeichen *nt*: Pigmentierung der Augenlider bei Überfunktion der Schilddrüse; Ⓔ *Jellinek's sign, Jellinek's symptom, Rasin's sign*
Jerne-Technik *f*: *Syn: Hämolyseplaquetechnik, Plaquetechnik*; Nachweis antikörperbildender Zellen unter Verwendung von Schaferythrozyten; Ⓔ *Jerne plaque assay, Jerne technique, hemolytic plaque assay*
Jervell-Lange-Nielsen-Syndrom *nt*: *Syn: QT-Syndrom*; angeborene Verlängerung des QT-Intervalls im EKG mit gleichzeitiger Innenohrtaubheit; Ⓔ *Jervell and Lange-Nielsen syndrome, surdocardiac syndrome*
Jessner-Cole-Syndrom *nt*: *Syn: fokale dermale Hypoplasie, FDH-Syndrom, kongenitale ektodermale und mesodermale Dysplasie, Goltz-Gorlin-Syndrom, Liebermann-Cole-Syndrom, Goltz-Peterson-Gorlin-Ravits-Syndrom*; erbliches Fehlbildungssyndrom mit Hautatrophie, Pigmentanomalie sowie Augen-, Zahn- und Skelettfehlbildungen; Ⓔ *Goltz' syndrome, Goltz-Gorlin syndrome, focal dermal hypoplasia*
Joch|bein *nt*: Os* zygomaticum; Ⓔ *cheekbone, cheek bone, zygomatic bone, jugal bone, malar bone, orbital bone, mala, zygoma*
Joch|pil|ze *pl*: →*Zygomycetes*
Jod *nt*: →*Iod*
Jod|ak|ne *f*: →*Iodakne*
Jo|dat *nt*: →*Iodat*
Jo|did *nt*: →*Iodid*
Jo|did|per|o|xi|da|se *f*: →*Iodidperoxidase*
Jo|die|rung *f*: →*Iodination*
Jo|di|na|se *f*: →*Iodidperoxidase*
Jo|di|na|ti|on *f*: →*Iodination*
Jo|di|sa|ti|on *f*: →*Iodisation*
Jod|ka|li *nt*: *Syn: Iodkalium, Kaliumiodid, Kaliumjodid, Kalium iodatum*; zur Prophylaxe von Iodmangel und als Expektorans verwendetes Salz; Ⓔ *potassium iodide*
jo|do|phil *adj*: leicht mit Jod anfärbbar; Ⓔ *iodinophilous, iodinophil, iodinophile, iodophil*
Jod|op|sin *nt*: *Syn: Iodopsin, Tagessehstoff*; Farbstoff in den Zapfenzellen der Netzhaut; Ⓔ *iodopsin, visual violet*
Johne-Bazillus *m*: *Syn: Mycobacterium paratuberculosis*; zu den atypischen Mykobakterien gehörender Erreger einer chronischen Enteritis bei Rindern; Ⓔ *Johne's bacillus, Mycobacterium paratuberculosis*
Jolly-Körperchen *pl*: *Syn: Howell-Jolly-Körperchen*; Kernreste in Erythrozyten; Ⓔ *Howell-Jolly bodies, Howell's bodies, Jolly's bodies, nuclear particles*
Joule *nt*: Einheit der Energie/Arbeit; 1 Joule = 0.239 Kalorien; 1 Kalorie = 4.18 Joule; Ⓔ *joule*
Juck|blat|ter|sucht *f*: veraltet für →*Prurigo*; Ⓔ *prurigo*
Juck|reiz *m*: Pruritus*; Ⓔ *pruritus, itch, itchiness, itching*
Ju|gend|form *f*: →*jugendlicher Granulozyt*
ju|gu|lar *adj*: Hals betreffend; Jugularvene betreffend; Ⓔ *relating to jugular vein, jugular*
Ju|gu|la|ris *f*: →*Vena jugularis*
Jugularis anterior: →*Vena jugularis anterior*
Jugularis externa: →*Vena jugularis externa*
Jugularis interna: →*Vena jugularis interna*
Ju|gu|la|ris|punk|ti|on *f*: Punktion der Vena* jugularis interna; Ⓔ *jugular puncture*
Ju|gu|lar|ve|ne *f*: →*Vena jugularis*
Ju|gu|lar|ve|nen|sau|sen *nt*: *Syn: Nonnensausen, Nonnengeräusch, Kreiselgeräusch, Bruit de diable, Rumor venosus*; Strömungsgeräusch über der Jugularvene, z.B. bei Anämie* oder Hyperthyreose*; Ⓔ *jugular bruit*
Ju|gu|lum *nt, pl* **-la**: Drosselgrube; Ⓔ *jugular fossa*
Ju|gum *nt, pl* **-ga**: Joch, jochartige Struktur, Erhebung; Ⓔ *jugum, yoke*
Juga alveolaria mandibulae: Erhabenheiten auf der Außenseite des Unterkiefers, die den Wurzeln der ersten vier Zähne entsprechen; Ⓔ *alveolar yokes of mandible*
Juga alveolaria maxillae: Erhabenheiten auf der Außenseite des Oberkiefers, die den Wurzeln der ersten vier Zähne entsprechen; Ⓔ *alveolar yokes of maxilla*
Jugum sphenoidale: Verbindung von Keilbeinkörper [Corpus ossis sphenoidalis] und kleinem Keilbeinflügel [Ala minor ossis sphenoidalis]; Ⓔ *sphenoidal yoke*
Juhel-Renoy-Syndrom *nt*: *Syn: Nierenrindennekrose*; meist beidseitige, ausgedehnte Nekrose* der Nierenrinde bei Eklampsie*, Infektionen oder Intoxikation; Ⓔ *renal cortical necrosis*
Junc|tio a|no|rec|ta|lis *f*: *Syn: Linea anorectalis*; Übergangszone von Rektum* und Anus* am Anfang des Analkanals [Canalis analis]; Ⓔ *anorectal junction*
Junc|tu|ra *f, pl* **-rae**: Verbindung, Verbindungsstelle; Gelenk; Naht, Fuge; Ⓔ *junctura, junction, union; joint, articulation*
Junctura cartilaginea: *Syn: Articulatio cartilaginea, Knorpelfuge, Knorpelhaft*; starre Verbindung zweier Knochen durch Faserknorpel oder hyalinen Knorpel; Oberbegriff für Synchondrose und Symphyse; Ⓔ *junctura cartilaginea*
Junctura fibrosa: *Syn: kontinuierliche Knochenverbindung, Knochenfuge, Synarthrose, Synarthrosis, Articulatio fibrosa*; ununterbrochene, starre Verbindung zweier Knochen; Oberbegriff für Synchondrose, Syndesmose und Synostose; Ⓔ *synchondrodial joint, synarthrosis, synarthrodia, synarthrodial joint*
Junctura ossea: *Syn: Synostose, Synostosis*; knöcherne Vereinigung/Verbindung benachbarter Knochen; Ⓔ *junctura ossea*
Junctura synovialis: *Syn: echtes Gelenk, Diarthrosis, Diarthrose, Articulatio synovialis*; aus Gelenkkapsel, Gelenkhöhle, Gelenkflächen und Verstärkungsapparat (Bänder, Menisci) bestehendes Gelenk; Ⓔ *articulation, joint*
Jung|fern|häut|chen *nt*: Hymen*; Ⓔ *hymen, virginal membrane, hymenal membrane, maidenhead*
Jüngling-Krankheit *f*: *Syn: Perthes-Jüngling-Krankheit, Ostitis multiplex cystoides*; i.d.R. als Begleiterkrankung bei Sarkoidose* auftretende, multiple pseudozystische Knochenveränderungen mit Weichteilschwellung; Ⓔ *Jüngling's disease*
Ju|nin|fie|ber *nt*: *Syn: argentinisches hämorrhagisches Fieber*; durch das **Juninfiebervirus** verursachtes Fieber mit Blutungen und Erbrechen; Ⓔ *Junin fever, Argentine hemorrhagic fever, Argentinean hemorrhagic fever*
Ju|nin|fie|ber|vi|rus *nt*: *s.u. Juninfieber*; Ⓔ *Junin fever virus, Argentinean hemorrhagic fever virus*
Junk|ti|ons|nä|vus *m, pl* **-vi**: *Syn: Grenznävus, Übergangsnävus, Abtropfungsnävus, junktionaler Nävus*; Nävuszellnävus* im Übergangsbereich von Dermis* und Epidermis*; Ⓔ *junction nevus, epidermic-dermic nevus, junctional nevus*

ju|ve|nil *adj*: jugendlich, jung; unreif; Ⓔ *juvenile, young, immature*

Ju|ve|nil|stru|ma *f*: *Syn: Adoleszentenstruma*; in der Adoleszenz auftretende euthyreote Struma*; betrifft meist junge Frauen; Ⓔ *juvenile goiter*

Juxta-, juxta- *präf.*: Wortelement mit der Bedeutung „nahe bei/daneben"; Ⓔ *near, close to, juxta-*

jux|ta|ar|ti|ku|lär *adj*: *Syn: juxtartikulär, gelenknah*; in der Nähe eines Gelenkes liegend; Ⓔ *near a joint, juxtaarticular*

jux|ta|e|pi|phy|sär *adj*: *Syn: epiphysennah*; in Epiphysennähe (liegend); Ⓔ *near an epiphysis, juxtaepiphyseal*

jux|ta|glo|me|ru|lär *adj*: in Glomerulusnähe liegend; Ⓔ *near a glomerulus, juxtaglomerular*

jux|ta|in|tes|ti|nal *adj*: in der Nähe des Darms/Intestinums liegend; Ⓔ *juxta-intestinal*

jux|ta|kor|ti|kal *adj*: in der Nähe der Rinde/Kortex (liegend); Ⓔ *near the cortex, juxtacortical*

jux|ta|me|dul|lär *adj*: *Syn: marknah*; in Marknähe liegend; Ⓔ *near the medulla, juxtamedullary*

jux|ta|pa|pil|lär *adj*: in Papillennähe liegend; Ⓔ *near a papilla, juxtapapillary*

Jux|ta|po|si|ti|on *f*: *Syn: Apposition*; Anlagerung von außen; Ⓔ *juxtaposition, apposition*

jux|ta|py|lo|risch *adj*: in der Nähe des Magenpförtners/Pylorus (liegend); Ⓔ *near the pylorus, juxtapyloric*

juxt|ar|ti|ku|lär *adj*: →*juxtaartikulär*

jux|ta|spi|nal *adj*: *Syn: wirbelsäulennah*; in der Nähe der Wirbelsäule/Columna vertebralis (liegend); Ⓔ *near the spine, juxtaspinal*

jux|ta|ve|si|kal *adj*: *Syn: harnblasennah, blasennah*; in der Nähe der Harnblase/Vesica urinaria (liegend); Ⓔ *near the bladder, juxtavesical*

J

K

Kach|ek|tin *nt*: → *Tumor-Nekrose-Faktor*

ka|chek|tisch *adj*: Kachexie betreffend, von ihr betroffen oder gekennzeichnet, ausgezehrt; Ⓔ *relating to cachexia, cachectic*

Kach|e|xie *f*: *Syn: Cachexia*; Auszehrung, starke Abmagerung mit Kräftezerfall; Ⓔ *cachexia, cachexy*

Ka|da|ve|rin *nt*: *Syn: Cadaverin, Pentamethylendiamin, 1,5-Diaminopentan*; bei bakterieller Zersetzung von Eiweißen entstehendes Leichengift; Ⓔ *cadaverine, pentamethylenediamine*

Ka|da|ver|trans|plan|tat *nt*: *Syn: Leichentransplantat*; aus Leichen entnommenes Organ oder Gewebe zur Transplantation; Ⓔ *cadaveric transplant*

Ka|da|ver|trans|plan|ta|ti|on *f*: Transplantation von Leichenorganen oder -geweben; Ⓔ *cadaveric transplantation*

Kader-Fistel *f*: Form der operativen Magenfistel; Ⓔ *Kader's fistula*

Kad|mi|um *nt*: *Syn: Cadmium*; zur Zinkgruppe gehörendes weiches, silberweißes Spurenelement; Ⓔ *cadmium*

Kaf|fee|satz|er|bre|chen *nt*: *Syn: kaffeesatzartiges Erbrechen*; durch Hämatin* dunkelbraun gefärbtes Erbrochenes; Ⓔ *coffee-ground vomit*

Kahler-Krankheit *f*: *Syn: Huppert-Krankheit, Morbus Kahler, Plasmozytom, multiples Myelom, plasmozytisches Immunozytom, plasmozytisches Lymphom*; von einem Zellklon ausgehende monoklonale Gammopathie* und Plasmazellvermehrung im Knochenmark; Ⓔ *Kahler's disease, multiple myeloma, multiple plasmacytoma of bone, myelomatosis, myelosarcomatosis, plasma cell myeloma, plasmacytic immunocytoma, plasma cell tumor, plasmacytoma, plasmocytoma, plasmoma*

Kahl|heit *f*: *Syn: Haarausfall, Haarlosigkeit, Alopezie, Alopecia*; angeborener oder erworbener, nur Teile des Körpers oder den ganzen Körper betreffender Verlust der Behaarung; Ⓔ *baldness, baldheadedness, hairlessness, alopecia, calvities, psilosis*

Kahn|bauch *m*: kahnförmiges Einsinken der Bauchwand, z.B. bei Bauchfellentzündung; Ⓔ *scaphoid abdomen, carinate abdomen, boat-shaped abdomen, navicular abdomen*

Kahn|bein *nt*: **1.** *Syn: Navikulare, Os naviculare*; kahnförmiger Fußwurzelknochen **2.** *Syn: Os scaphoideum*; kahnförmiger Handwurzelknochen; Ⓔ **1.** *navicular bone, scaphoid bone of foot, navicular, scaphoid* **2.** *scaphoid bone (of hand), radial carpal bone, navicular, scaphoid*

Kahn|bein|ne|kro|se, a|sep|ti|sche/a|vas|ku|lä|re *f*: *Syn: Morbus Köhler I, Köhler-Krankheit, Köhler-Müller-Weiss-Syndrom*; zu den aseptischen Knochennekrosen gehörende Erkrankung des Kahnbeins/Os naviculare; tritt meist einseitig [30 % beidseitig] bei Jungen im Alter von 3–8 Jahren auf; Ⓔ *Köhler's disease, Köhler's bone disease, tarsal scaphoiditis*

Kahn|schä|del *m*: *Syn: Leistenschädel, Skaphokephalie, Skaphozephalie, Zymbozephalie*; bei vorzeitigem Verschluss der Schädelnähte entstehende schmale Kopfform mit kielförmiger Verjüngung des Schädeldaches; Ⓔ *sagittal synostosis, scaphocephaly, scaphocephalia, scaphocephalism, cymbocephaly, cymbocephalia, tectocephaly*

Kain|kom|plex *m*: *Syn: Bruderkomplex*; neurotischer Komplex mit Rivalität, Neid und Abneigung gegen den eigenen Bruder oder die eigene Schwester; Ⓔ *brother complex, cain complex*

Kai|ser|schnitt *m*: *Syn: Schnittentbindung, Sectio, Sectio caesarea*; operative Entbindung mit Eröffnung von Bauchraum und Gebärmutter; Ⓔ *cesarean operation, cesarean section*

Kak-, kak- *präf.*: → *Kako-*

Kak|hi|dro|sis *f, pl* **-ses**: *Syn: Stinkschweiß, Bromhidrose, Kakidrose, Bromidrosis, Bromhidrosis, Osmihidrosis*; Ausscheidung eines übelriechenden Schweißes mit unangenehmem Körpergeruch; Ⓔ *bromhidrosis, bromidrosis, tragomaschalia, osmidrosis, ozochrotia*

Kako-, kako- *präf.*: Wortelement mit der Bedeutung „schlecht/übel"; Ⓔ *bad, caco-*

Ka|ko|cho|lie *f*: Abweichung von der normalen Gallenzusammensetzung; Ⓔ *cacocholia*

Ka|ko|chy|lie *f*: anomale Zusammensetzung der Körpersekrete; Ⓔ *cacochylia, cacochymia*

ka|ko|gen *adj*: Kakogenese betreffend, fehlerhaft entwickelt; Ⓔ *relating to cacogenesis, cacogenic*

Ka|ko|ge|ne|se *f*: fehlerhafte Entwicklung; Ⓔ *cacogenesis*

Ka|ko|geu|sie *f*: übler/schlechter Geschmack; Ⓔ *cacogeusia*

Ka|ko|me|lie *f*: angeborene Extremitätenfehlbildung; Ⓔ *cacomelia*

Kak|os|mie *f*: unangenehme Geruchsempfindung; Ⓔ *cacosmia, kakosmia*

Ka|ko|sto|mie *f*: *Syn: Mundgeruch, Atemgeruch, Halitosis, Halitose, Foetor ex ore*; Bezeichnung für schlechten Mundgeruch, unabhängig von der Genese; Ⓔ *bad breath, offensive breath, halitosis, ozostomia, bromopnea*

Kala-Azar *f*: *Syn: viszerale Leishmaniase, Splenomegalia tropica, Dum-Dum-Fieber*; in subtropischen und tropischen Ländern sowie dem Mittelmeerraum vorkommende chronische Erkrankung der Haut und des retikuloendothelialen Systems von Leber, Milz und Knochenmark durch Leishmania* donovani; Ⓔ *kala-azar, cachectic fever, cachexial fever, visceral leishmaniasis, Burdwan fever, black fever, Assam fever, Dumdum fever*

Kalabar-Beule *f*: → *Calabar-Beule*

Ka|len|der|me|tho|de *f*: *Syn: Knaus-Ogino-Methode, Knaus-Methode*; natürliche Verhütungsmethode, die auf der Berechnung der empfängnisfähigen Tage mittels Menstruationskalender beruht; Ⓔ *Ogino-Knaus rule, Ogino-Knaus method, rhythm method*

Ka|li|ä|mie *f*: *Syn: Hyperkalämie, Hyperkaliämie*; erhöhter Kaliumgehalt des Blutes; Ⓔ *kalemia, kaliemia*

Ka|li|b|rie|rung *nt*: Eichen, Eichung; Ⓔ *calibration*

Ka|li|ek|ta|sie *f*: → *Kalikektasie*

Ka|li|kek|ta|sie *f*: *Syn: Kaliektasie*; Nierenkelcherweiterung, Nierenkelchdilatation; Ⓔ *dilation of a calix, calicectasis, caliectasis, calycectasis, calyectasis, pyelocaliectasis*

Ka|li|kek|to|mie *f*: operative Nierenkelchentfernung; Ⓔ *excision of a calix, caliectomy, calycectomy, calicectomy*

Ka|li|ko|plas|tik *f*: Nierenkelchplastik; Ⓔ *calicoplasty, calioplasty, calycoplasty, calyoplasty*

Ka|li|ko|to|mie *f*: operative Nierenkelcheröffnung; Ⓔ *calicotomy, caliotomy, calycotomy, calyotomy*

Ka|li|lau|ge *f*: wässrige Lösung von Kaliumhydroxid; Ⓔ *potash lye*

Ka|li|o|pe|nie *f*: systemischer Kaliummangel; Ⓔ *kaliopenia*

ka|li|o|pe|nisch *adj*: Kaliopenie betreffend, von ihr betroffen oder durch sie bedingt; Ⓔ *relating to or characterized by kaliopenia, kaliopenic*

Tab. 15. Daten zum Kaliumstoffwechsel

Verteilung von Kalium im Organismus	mmol/kg Körpergewicht	Prozentualer Anteil an der Gesamtmenge	mmol/l Flüssigkeit
Kaliumkonzentration des Blutplasmas			4,0 mmol/l
Normalbereich			3,5–5,5 mmol/l
Tägliche Ausscheidung mit dem Urin			60–80 mmol/l
Tägliche Zufuhr mit der Nahrung			65 mmol (50–150 mmol/l)
Gesamtmenge im Organismus	53,8	100,0	
Im Intrazellulärraum	48,3	89,6	
Im Extrazellulärraum	5,5	10,4	
Plasma	0,2	0,4	
Interstitielle Flüssigkeit, Lymphe	0,5	1,0	
Sehnen und Knorpel	0,2	0,4	
Knochen (gesamte Menge)	4,1	7,6	
Transzelluläre Flüssigkeit	0,5	1,0	

Kalilium *nt*: weiches, extrem reaktionsfähiges Alkalimetall; Ⓔ *potassium, kalium*

Kalium-Aluminium-Sulfat *nt*: *Syn: Alaun*; Doppelsalz mit blutstillender Wirkung; Ⓔ *aluminum potassium sulfate, alum, alumen*

Kalilumlchlolrid *nt*: *Syn: Chlorkalium, Kalium chloratum*; therapeutisch verwendetes Kaliumsalz der Salzsäure; Ⓔ *potassium chloride*

Kalilumiloldid *nt*: *Syn: Iodkalium, Jodkali, Kaliumjodid, Kalium iodatum*; zur Prophylaxe von Iodmangel und als Expektorans* verwendetes Salz; Ⓔ *potassium iodide*

Kalilumljoldid *nt*: → *Kaliumiodid*

Kalilumlkalnal *m*: *Syn: K⁺-Kanal*; Proteinkanal der Zellmembran, der selektiv Kaliumionen durchlässt; Ⓔ *K channel, potassium channel*

Kalilumlkalnallblolcker *m*: Substanz, die den Einstrom von Kaliumionen durch Kaliumkanäle blockiert; Ⓔ *potassium channel blocker*

Kalilumlkalnallöffner *m*: Substanz, die den Einstrom von Kaliumionen durch Kaliumkanäle fördert; Ⓔ *potassium channel opener*

Kalilumlperlmanlgalnat *nt*: *Syn: Kalium permanganicum*; als Antiseptikum* verwendetes Oxidationsmittel; Ⓔ *potassium permanganate*

Kalilumlzylalnid *nt*: *Syn: Zyankalium, Cyankalium*; giftiges Kaliumsalz der Blausäure; Ⓔ *potassium cyanide*

Kalilulrelse *f*: Kaliumausscheidung im Harn; Ⓔ *kaliuresis, kaluresis*

kalilulreltisch *adj*: Kaliurese betreffend oder fördernd; Ⓔ *relating to or characterized by kaliuresis, kaliuretic, kaluretic*

Kalk *m*: Kalziumkarbonat; Ⓔ *lime, calx*

kallkalnelal *adj*: Fersenbein/Kalkaneus betreffend; Ⓔ *relating to the calcaneus, calcaneal, calcanean*

Kallkalneliltis *f, pl* **-tilden**: *Syn: Fersenbeinentzündung, Kalkaneusentzündung*; Entzündung des Fersenbeins; Ⓔ *inflammation of the calcaneus, calcaneitis*

kallkalneliltisch *adj*: Fersenbeinentzündung/Kalkaneitis betreffend, von ihr betroffen oder gekennzeichnet; Ⓔ *relating to or marked by calcaneitis*

Kalkaneo-, kalkaneo- *präf.*: Wortelement mit der Bedeutung „Ferse/Fersenbein/Kalkaneus"; Ⓔ *calcaneal, calcanean, heel, heel bone, calcaneo-*

Kallkalneloldylnie *f*: Fersenschmerz; Ⓔ *pain in the heel or calcaneus, calcaneodynia, calcanodynia*

kallkalnelolfilbullar *adj*: Fersenbein und Wadenbein/Fibula betreffend oder verbindend; Ⓔ *relating to both calcaneus and fibula, calcaneofibular*

kallkalnelolkulbolildal *adj*: Fersenbein und Würfelbein/Kuboid betreffend oder verbindend; Ⓔ *relating to both calcaneus and cuboid bone, calcaneocuboid*

Kallkalnelolkulbolidlgellenk *nt*: *Syn: Articulatio calcaneocuboidea*; Fußwurzelgelenk zwischen Os calcaneus und Os cuboideum; Ⓔ *calcaneocuboid joint, calcaneocuboid articulation*

kallkalnelolnalvikullar *adj*: Fersenbein und Kahnbein/Os naviculare betreffend oder verbindend; Ⓔ *relating to both calcaneus and navicular bone, calcaneonavicular, calcaneoscaphoid*

kallkalnelolplantar *adj*: Fersenbein und Fußsohle/Planta pedis betreffend oder verbindend; Ⓔ *relating to both calcaneus and sole, calcaneoplantar*

kallkalneloltilbilal *adj*: *Syn: tibiokalkanear*; Fersenbein und Schienbein/Tibia betreffend oder verbindend; Ⓔ *relating to both calcaneus and tibia, calcaneotibial, tibiocalcanean, tibiocalcaneal*

Kallkalnelus *m*: *Syn: Calcaneus*; Fersenbein; Ⓔ *heel bone, calcaneal bone, calcaneus, calcaneum, os calcis*

Kallkalneluslfraktur *f*: Fersenbeinbruch, Fersenbeinfraktur; Ⓔ *calcaneal fracture, heel fracture, heel bone fracture, fractured heel bone*

Kallkalrilna *f*: *Syn: Spornfurche, Fissura calcarina, Sulcus calcarinus*; Furche an der Innenfläche des Hinterhauptlappens; Ⓔ *calcarine fissure, calcarine sulcus*

Kallkalrilulrie *f*: Ausscheidung von Kalksalzen im Harn; Ⓔ *calcariuria*

Kalklgicht *f*: *Syn: Profichet-Krankheit, Profichet-Syndrom, Hautsteine, Calcinosis circumscripta*; durch subkutane Ablagerung von Calciumphosphatsteinen gekennzeichnete Erkrankung unbekannter Genese; Ⓔ *calcium gout, Profichet's disease, Profichet's syndrome*

Kalklinlfiltlraltilon *f*: *Syn: Verkalkung, Kalzifikation, Kalzifizierung*; Kalkeinlagerung im Gewebe; Ⓔ *calcareous infiltration*

Kalklseilfenlstuhl *m*: *Syn: Seifenstuhl*; grau-weißer, faulig riechender Stuhl mit Kalkseifen; Ⓔ *putty stool*

Kalklstar *f*: *Syn: Cataracta calcarea*; durch Kalksalzeinlagerung hervorgerufene Katarakt*; Ⓔ *calcareous cataract*

Kalklstaublunlge *f*: *Syn: Chalikose, Chalicosis pulmonum*; durch Einatmen von Kalkpartikeln hervorgerufene gutartige Pneumokoniose*; Ⓔ *flint disease, chalicosis*

kallkullös *adj*: Stein(bildung) betreffend; Ⓔ *relating to a calculus, calculary, calculous, lithous*

Kallkullus *m*: *Syn: Konkrement, Calculus*; Steinchen, Stein; Ⓔ *calculus, stone, concretion*

Kallilldin *nt*: *Syn: Lysyl-Bradykinin*; Gewebshormon mit blutdrucksenkender Wirkung; Ⓔ *lysyl-bradykinin, kallidin, bradykininogen*

Kallli|di|no|gen *nt*: Vorstufe von Kallidin*; Ⓔ *kallidinogen*

Kal|li|krein *nt*: Protease, die Kinine aus Kininogenen freisetzt; Ⓔ *callicrein, kallikrein*

Kal|li|krein|in|hi|bi|tor *m*: Eiweiß, das Kallikrein hemmt; Ⓔ *kallikrein inhibitor*

Kallikrein-Kinin-System *nt*: Regelsystem für die schnelle Freisetzung von Kininen*; Ⓔ *kallikrein system, kinin system, kallikrein-kinin system*

Kal|li|kre|i|no|gen *nt*: ***Syn:*** *Präkallikrein, Fletscher-Faktor*; inaktive Vorstufe von Kallikrein*; Ⓔ *kallikreinogen*

kal|lös *adj*: schwielig, verhärtet, verhornt; Ⓔ *relating to a callous, like a callus, hard, callous*

Kal|lus *m*: ***Syn:*** *Knochenkallus, Callus, Bruchkallus*; nach einem Knochenbruch entstehende, den Knochen umgebende Scheide, von der der Heilungsprozess ausgeht; Ⓔ *bony callus, callus, fracture callus*

Kal|mo|du|lin *nt*: ***Syn:*** *Calmodulin*; Rezeptorprotein für Ca-Ionen im sarkoplasmatischen Retikulum; wichtig für die Muskelkontraktion; Ⓔ *calmodulin*

Ka|lo|mel *nt*: ***Syn:*** *Calomel, Hydrargyrum chloratum, Quecksilber-I-Chlorid*; heute nicht mehr verwendetes Laxans* und Diuretikum*; Ⓔ *calomel, mercurous chloride*

Ka|lo|rie *f*: alte Maßeinheit der Kalorie; heute durch Joule* ersetzt; unterschieden wurde zwischen **großer Kalorie** [**Kilokalorie**] und **kleiner Kalorie** [**Standardkalorie, Grammkalorie**]; Ⓔ *calorie, calory*

Ka|lo|ri|en|wert *m*: ***Syn:*** *kalorischer Wert, Brennwert, Energiewert*; der bei der Oxidation von 1 Gramm eines Nahrungsmittels im Körper freigesetzte Energiebetrag; Ⓔ *caloric value*

ka|lo|ri|gen *adj*: Wärme oder Energie entwickelnd, Wärme- oder Energiebildung fördernd; Ⓔ *calorigenic, calorigenetic*

Ka|lo|ri|me|trie *f*: Wärmemessung; Ⓔ *calorimetry*

ka|lo|ri|me|trisch *adj*: Kalorimetrie betreffend, mittels Kalorimetrie; Ⓔ *relating to calorimetry, calorimetric, calorimetrical*

ka|lo|risch *adj*: Wärme betreffend; Kalorie(n) betreffend; Ⓔ *relating to heat or to calories, caloric*

Ka|lot|te *f*: ***Syn:*** *Calvaria*; knöchernes Schädeldach; Ⓔ *calvarium, calvaria, cranial vault, roof of skull, skull pan, skull cap, skullcap, concha of cranium*

Käl|te|ag|glu|ti|na|ti|on *f*: ***Syn:*** *Kältehämagglutination*; durch Kälteagglutinine hervorgerufene Agglutination des Blutes; Ⓔ *cold agglutination*

Käl|te|ag|glu|ti|nin *nt*: ***Syn:*** *Kältehämagglutinin*; komplette Antikörper*, die rote Blutkörperchen bei niedriger Temperatur, nicht aber bei Körpertemperatur agglutinieren; Ⓔ *cold agglutinin*

Käl|te|ag|glu|ti|nin|krank|heit *f*: ***Syn:*** *Kältehämagglutininkrankheit*; durch Kälteagglutination ausgelöstes Krankheitsbild mit hämolytischer Anämie*; Ⓔ *cold agglutinin disease, cold hemagglutinin disease, cold agglutinin syndrome*

Käl|te|an|äs|the|sie *f*: ***Syn:*** *Kryoanästhesie, Kryanästhesie, Vereisung*; Lokalanästhesie* durch Kältemittel [z.B. Eisbeutel, Chloräthylspray]; Ⓔ *regional hypothermia, cryogenic block, refrigeration anesthesia, crymoanesthesia, cryoanesthesia*

Käl|te|an|ti|kör|per *m*: bei niedriger Temperatur wirkende Autoantikörper* gegen rote Blutkörperchen; Ⓔ *cold antibody, cold-reactive antibody*

Käl|te|chi|rur|gie *f*: → *Kryochirurgie*

Käl|te|glo|bu|lin *nt*: ***Syn:*** *Kryoglobulin*; im Blut enthaltenes Globulin [meist Immunglobulin], das bei Abkühlung ausfällt; Ⓔ *cryoglobulin, cryogammaglobulin*

Käl|te|häm|ag|glu|ti|na|ti|on *f*: → *Kälteagglutination*

Käl|te|häm|ag|glu|ti|na|ti|ons|krank|heit *f*: ***Syn:*** *Clough-Syndrom, Clough-Richter-Syndrom*; erworbene Bildung von Kältehämagglutininen mit Hämolyse* bei Temperaturerniedrigung; Ⓔ *Clough-Richter's syndrome*

Käl|te|häm|ag|glu|ti|nin *nt*: → *Kälteagglutinin*

Käl|te|häm|ag|glu|ti|nin|krank|heit *f*: → *Kälteagglutininkrankheit*

Käl|te|hä|mo|ly|sin *nt*: Antikörper*, der bei niedriger Temperatur zur Auflösung von roten Blutkörperchen führt; Ⓔ *cold hemolysin*

Käl|te|kon|ser|vie|rung *f*: ***Syn:*** *Kryokonservierung*; Konservierung von biologischem Material durch Tieffrieren; Ⓔ *cryopreservation*

käl|te|lie|bend *adj*: → *psychrophil*

Käl|te|mar|mo|rie|rung *f*: ***Syn:*** *Cutis marmorata, Livedo reticularis*; blaurote, netzförmige Hautzeichnung bei Abkühlung der Haut; Ⓔ *marble skin*

Käl|te|pro|te|in *nt*: ***Syn:*** *Kryoprotein*; Eiweiß, das bei Abkühlung des Blutes unter 37° ausfällt und bei Erwärmung wieder in Lösung geht; Ⓔ *cryoprotein*

Käl|te|punkt *m*: → *Kaltpunkt*

Käl|te|re|zep|tor *m*: *s.u. Kaltpunkt*; Ⓔ *cold receptor*

Käl|te|son|de *f*: → *Kryosonde*

Käl|te|stab *m*: → *Kryosonde*

Käl|te|the|ra|pie *f*: → *Kryotherapie*

Käl|te|ur|ti|ka|ria *f*: ***Syn:*** *Urticaria e frigore*; durch Kälteeinwirkung hervorgerufene physikalische Urtikaria; Ⓔ *cold urticaria, congelation urticaria*

Kalt|kaus|tik *f*: ***Syn:*** *chirurgische Diathermie, Elektrokoagulation*; punktförmige Gewebekoagulation durch Hochfrequenzstrom; Ⓔ *electrocoagulation, electric coagulation*

Kalt|licht *nt*: ***Syn:*** *Lumineszenz*; Lichtausstrahlung nach Aufnahme von Energie; Ⓔ *cold light*

Kalt|punkt *m*: ***Syn:*** *Kältepunkt*; umschriebener, kleiner Hautbezirk mit Rezeptoren für Kälte [**Kaltrezeptor, Kälterezeptor**]; Ⓔ *cold point, cold spot*

Kalt|re|zep|tor *m*: *s.u. Kaltpunkt*; Ⓔ *cold receptor*

Kalz-, kalz- *präf.*: → *Kalzi-*

Kalzi-, kalzi- *präf.*: Wortelement mit der Bedeutung „Kalk/Kalkstein/Kalzium"; Ⓔ *lime, calcium, calci-*

Kal|zi|bi|lie *f*: Vorkommen von Calcium in der Galle; Ⓔ *calcibilia*

Kal|zi|fi|ka|ti|on *f*: ***Syn:*** *Verkalkung, Kalzifizierung*; Kalkeinlagerung; Ⓔ *calcification, calcareous infiltration*

kal|zi|fi|zie|ren *v*: verkalken, Kalk(e) ablagern; Ⓔ *calcify*

kal|zi|fi|ziert *adj*: verkalkt; Ⓔ *calcified*

Kal|zi|ko|si|li|ko|se *f*: durch Einatmen von kalk- und quarzhaltigem Staub hervorgerufene gemischte Pneumokoniose*; Ⓔ *calcicosilicosis*

kal|zi|ko|si|li|ko|tisch *adj*: Kalzikosilikose betreffend, von ihr betroffen oder durch sie bedingt; Ⓔ *relating to or marked by calcicosilicosis, calcicosilicotic*

Kal|zi|ko|sis *f, pl* **-ses**: gutartige Pneumokoniose* durch Einatmen von Kalkstäuben; Ⓔ *calcicosis, marble cutter's phthisis*

kal|zi|ko|tisch *adj*: Kalzikosis betreffend, von ihr betroffen oder durch sie bedingt; Ⓔ *relating to or marked by calcicosis, calcicotic*

Kal|zi|no|se *f*: ***Syn:*** *Calcinosis*; durch Calciumablagerung in Geweben hervorgerufene Speicherkrankheit*; Ⓔ *calcium thesaurismosis, calcium gout, calcinosis, exudative calcifying fasciitis*

metastatische Kalzinose: ***Syn:*** *metastatische Verkalkung, Calcinosis metastatica*; durch Störung des Calcium und/oder Phosphatstoffwechsels hervorgerufene Ablagerung von Calciumsalzen in die Haut; Ⓔ *metastatic calcification, metastatic calcinosis*

kal|zi|no|tisch *adj*: Kalzinose betreffend, von ihr betroffen oder gekennzeichnet, durch sie bedingt; Ⓔ *relating to or marked by calcinosis, calcinotic*

Kal|zi|pe|nie *f*: systemischer Calciummangel; Ⓔ *calcipenia*

Kal|zi|pe|xie *f*: Calciumeinlagerung im Gewebe; Ⓔ *calcipexy, calcipexis*
kal|zi|phy|lak|tisch *adj*: Kalziphylaxie betreffend, von ihr betroffen oder durch sie bedingt; Ⓔ *relating to or characterized by calciphylaxis, calciphylactic*
Kal|zi|phy|la|xie *f*: Überempfindlichkeit für Calciumsalze; Ⓔ *calciphylaxis*
kal|zi|priv *adj*: durch Calciummangel hervorgerufen oder bedingt; Ⓔ *relating to or characterized by calciprivia, calciprivic*
Kal|zi|to|nin *nt*: *Syn: Calcitonin, Thyreocalcitonin*; in der Schilddrüse gebildetes Proteohormon, das den Calciumspiegel des Blutes senkt; Ⓔ *calcitonin, thyrocalcitonin*
Kal|zi|to|nin|ä|mie *f*: *Syn: Hyperkalzitoninämie, Hypercalcitoninämie, Calcitoninämie*; erhöhter Kalzitoningehalt des Blutes; Ⓔ *hypercalcitoninemia*
Kal|zi|um *nt*: *Syn: Calcium*; weiches, hoch reaktives Erdalkalimetall; für den menschlichen Körper von essentieller Bedeutung; Ⓔ *calcium*
Kal|zi|um|an|ta|go|nist *m*: *Syn: Calciumantagonist, Calciumblocker, Calciumkanalblocker, Kalziumblocker, Ca-Blocker*; Arzneimittel, das den langsamen transmembranösen Calciumeinstrom in die Zelle hemmt; Ⓔ *calcium antagonist, calcium-blocking agent, calcium channel blocker, Ca anatagonist*
Kal|zi|um|ka|nal *m*: *Syn: Calciumkanal, Ca-Kanal*; von Proteinen gebildeter Kanal der Zellmembran, durch den Ca-Ionen in die Zelle einströmen; Ⓔ *calcium channel, Ca-channel*
Kal|zi|um|kar|bo|nat *nt*: *Syn: Calciumcarbonat*; Calciumsalz der Kohlensäure; Ⓔ *calcium carbonate, chalk*
Kal|zi|um|kar|bo|nat|stein *m*: *Syn: Calciumcarbonatstein*; röntgendichter, weicher Harnstein aus Calciumcarbonat; Ⓔ *calcium carbonate calculus, calcium carbonate stone*
Kal|zi|um|o|xa|lat *nt*: *Syn: Calciumoxalat*; Calciumsalz der Oxalsäure; Ⓔ *calcium oxalate*
Kal|zi|um|o|xa|lat|ne|phri|tis *f*: *Syn: primäre Hyperoxalurie, Oxalose-Syndrom, Oxalose*; seltene Stoffwechselstörung mit Ablagerung von Calciumoxalat in Knochen und Niere; führt oft zu Harnsteinbildung; Ⓔ *primary hyperoxaluria*
Kal|zi|um|o|xa|lat|stein *m*: *Syn: Calciumoxalatstein*; harter, röntgendichter Harnstein aus Calciumoxalat; Ⓔ *calcium oxalate calculus, calcium oxalate stone*
Kal|zi|um|phos|phat *nt*: *Syn: Calciumphosphat*; in drei verschiedenen Formen [**primäres, sekundäres** und **tertiäres Kalziumphosphat**] vorkommendes Kalziumsalz der Phosphorsäure; wichtiger Teil des Apatits*; Ⓔ *calcium phosphate*
Kal|zi|um|phos|phat|stein *m*: *Syn: Calciumphosphatstein*; harter, röntgendichter Harnstein aus Kalziumphosphat; Ⓔ *calcium phosphate calculus, calcium phosphate stone*
Kal|zi|um|pum|pe *f*: *Syn: Calciumpumpe, Ca-Pumpe*; aktives Transportsystem für Ca-Ionen in der Wand des sarkoplasmatischen Retikulums der Muskelzelle; Ⓔ *calcium pump*
Kal|zi|um|u|rat *nt*: *Syn: Calciumurat*; Calciumsalz der Harnsäure; Ⓔ *calcium urate*
Kal|zi|um|u|rat|stein *m*: harter, röntgendichter Harnstein bei Übersättigung des Harns mit Harnsäure; Ⓔ *calcium urate calculus, calcium urate stone*
Kal|zi|u|rie *f*: Calciumausscheidung im Harn; Ⓔ *calciuria*
Kam|bi|um|schicht *f*: gefäßreiche Innenschicht der Knochenhaut, von der das Dickenwachstum des Knochens ausgeht; Ⓔ *cambium layer, cambium*
Ka|me|lo|zy|to|se *f*: *Syn: Dresbach-Syndrom, (hereditäre) Elliptozytose, Ovalozytose, Elliptozytenanämie*; autosomal-dominante Erythrozytenanomalie mit Bildung ovaler oder elliptischer Formen; i.d.R. leichter Verlauf ohne klinische Symptome; Ⓔ *Dresbach's syndrome, Dresbach's anemia, elliptocytary anemia, elliptocytic anemia, elliptocytosis, elliptocytotic anemia, ovalocytic anemia, ovalocytosis, hereditary elliptocytosis, cameloid anemia*
Ka|me|run|schwel|lung *f*: *Syn: Loa-loa-Infektion, Loa-loa-Filarios, Loaose, Calabar-Schwellung, Calabar-Beulee, Filaria-loa-Infektion*; in Afrika vorkommende Filariose* durch Loa* loa; charakteristisch sind die ödematösen Hautschwellungen durch eine Überempfindlichkeitsreaktion auf die subkutan umherwandernden Filarien; Ⓔ *Kamerun swelling, tropical swelling, Calabar swelling, Calabar edema*
Kam|mer|au|to|ma|tie *f*: *Syn: Kammerautomatismus*; Automatismus der Herzerregung mit Sitz des Automatiezentrums im Kammermyokard; Ⓔ *idioventricular rhythm*
Kam|mer|flat|tern *nt*: Herzrhythmusstörung mit schnellen [220–350/min] und regelmäßigen Kontraktionen; Ⓔ *ventricular flutter*
Kam|mer|flim|mern *nt*: asynchrones, extrem schnelles [300–500/min] Schlagen von Vorhöfen und Kammern; führt zu einem funktionellen Herz-Kreislauf-Stillstand; Ⓔ *ventricular fibrillation*
Kam|mer|schei|de|wand *f*: →*Kammerseptum*
Kam|mer|sep|tum *nt*: *Syn: Interventrikularseptum, Kammerscheidewand, Ventrikelseptum, Septum interventriculare*; Scheidewand zwischen rechter und linker Herzkammer; Ⓔ *interventricular septum (of heart), ventricular septum*
Kam|mer|sep|tum|de|fekt *m*: *Syn: Ventrikelseptumdefekt*; angeborener oder erworbener Defekt der Kammerscheidewand; Ⓔ *ventricular septal defect*
Kam|mer|ta|chy|kar|die *f*: *Syn: ventrikuläre Tachykardie*; Tachykardie* mit Erregungsursprung in den Tawara*-Schenkeln; Ⓔ *ventricular tachycardia*
Kam|mer|vor|hof *m*: Atrium* cordis; Ⓔ *atrium (of heart)*
Kam|mer|wand|an|eu|rys|ma *nt*: *Syn: Herzwandaneurysma*; Aneurysma* der Herzwand; Ⓔ *cardiac aneurysm, myocardial aneurysm, ventricular aneurysm, mural aneurysm, false aneurysm of heart*
Kam|mer|was|ser *nt*: *Syn: Humor aquosus*; vom Epithel des Ziliarkörpers gebildete Flüssigkeit der vorderen und hinteren Augenkammer; Ⓔ *aqueous, aqueous humor, intraocular fluid, hydatoid*
Kam|mer|win|kel *m*: *Syn: Iridokornealwinkel, Angulus iridocornealis*; Winkel zwischen Hornhaut und Iris in der vorderen Augenkammer; Ⓔ *iridocorneal angle, angle of chamber, iridal angle, angle of iris, filtration angle*
Kam|fer *m*: *Syn: Campfer, Camphora, Campher*; aus dem **Kampferbaum** [Cinnamomum camphora] gewonnenes ätherisches Öl; Ⓔ *camphor, camphora*
Kam|pi|me|trie *f*: Untersuchung des zentralen Gesichtsfeldbereiches; Ⓔ *campimetry*
kam|po|mel *adj*: →*kamptomel*
Kam|po|me|lie *f*: →*Kamptomelie*
Kamp|to|dak|ty|lie *f*: angeborene Beugekontraktur der Endgelenke der Finger mit Hammerfingerbildung; Ⓔ *camptodactyly, camptodactylia, camptodactylism*
kamp|to|mel *adj*: *Syn: kampomel*; Kamptomelie betreffend, von ihr betroffen oder gekennzeichnet; Ⓔ *relating to camptomelia, camptomelic*
Kamp|to|me|lie *f*: *Syn: Kampomelie*; angeborene Gliedmaßenverkrümmung; Ⓔ *camptomelia*
ka|na|li|ku|lär *adj*: Kanälchen betreffend, kanälchenähnlich; Ⓔ *resembling or relating to a canaliculus, canalicular*
Ka|na|li|ku|lo|rhi|no|sto|mie *f*: operative Verbindung von Tränengang und Nasenhöhle; Ⓔ *canaliculorhinostomy*

Ka|na|my|cin *nt*: von Streptomyces kanamyceticus gebildetes Aminoglykosidantibiotikum; Ⓔ *kanamycin*
Kan|di|da|my|ko|se *f*: *Syn:* *Candidamykose, Candidose, Soor, Soormykose, Candidiasis, Moniliasis, Moniliose, Kandidose*; lokalisierte oder systemische Mykose* durch Candida*-Species [meist Candida albicans]; Ⓔ *moniliasis, moniliosis, candidiasis, candidosis*
Kan|di|do|se *f*: → *Kandidamykose*
Ka|ni|ko|la|fie|ber *nt*: *Syn:* *Canicolafieber, Leptospirosis canicola, Stuttgarter-Hundeseuche*; primär Hunde betreffende, selten auf den Menschen übertragene Leptospirose; verläuft milder als die Leptospirosis* icterohaemorrhagica; Ⓔ *canine typhus, canine leptospirosis, canicola fever*
Kankro-, kankro- *präf.*: Wortelement mit der Bedeutung „Krebs/Karzinom"; Ⓔ *cancer, cancro-*
kan|kro|id *adj*: krebsähnlich, an einen Krebs erinnernd; Ⓔ *resembling cancer, cancriform, cancroid*
kan|ne|liert *adj*: geriffelt, gerieft, gerillt; Ⓔ *cannelated, cannellated, channeled*
Kanner-Syndrom *nt*: *Syn:* *frühkindlicher Autismus*; bereits im Säuglingsalter beginnende Kontakstörung mit Sprachstörungen oder Sprachretardierung; Ⓔ *Kanner's syndrome, autism, infantile autism, autistic disorder, early infantile autism*
Kan|ten|biss *m*: *Syn:* *gerader Biss, Zangenbiss, Orthogenie, Labidodontie, Kopfbiss*; Bissform, bei der in Okklusionsstellung die Schneidekanten der Frontzähne aufeinanderbeißen; führt zu verstärkter Abnutzung; Ⓔ *edge-to-edge bite*
Kanth-, kanth *präf.*: Wortelement mit der Bedeutung „Augenwinkel/Kanthus"; Ⓔ *canthus, canth(o)-*
Kan|tha|ri|a|sis *f, pl* **-ses**: durch Fliegen hervorgerufene Erkrankung; Ⓔ *canthariasis*
Kan|thek|to|mie *f*: Lidwinkelresektion; Ⓔ *canthectomy*
Kan|thi|tis *f, pl* **-ti|den**: *Syn:* *Augenwinkelentzündung, Canthitis*; Entzündung im Bereich des Lidwinkels; Ⓔ *inflammation of a canthus, canthitis*
kan|thi|tisch *adj*: Augenwinkelentzündung/Kanthitis betreffend, von ihr betroffen oder gekennzeichnet; Ⓔ *relating to or marked by canthitis, canthitic*
Kan|tho|ly|se *f*: operative Lösung des Augenwinkels; Ⓔ *cantholysis, canthoplasty*
Kan|tho|plas|tik *f*: Augenwinkelplastik, Lidwinkelplastik; Ⓔ *canthoplasty*
Kan|tho|rha|phie *f*: *Syn:* *Kanthorrhaphie*; Naht des Lidwinkels; Ⓔ *canthorrhaphy*
Kan|tho|to|mie *f*: Spaltung/Durchtrennung des äußeren Lidwinkles; Ⓔ *canthotomy*
Kan|thus *m, pl* **-thi**: *Syn:* *Canthus*; Augenwinkel; Ⓔ *angle of the eye, canthus*
K-An|ti|gen *nt*: *Syn:* *Kapselantigen*; Antigen* in der Bakterienkapsel; Ⓔ *capsular antigen, K antigen*
Ka|nü|le *f*: Hohlnadel; Ⓔ *cannula, canula, tube*
Kan|zer|ä|mie *f*: Auftreten von Krebszellen im Blut; Ⓔ *canceremia*
Kan|ze|ro|gen *nt*: *Syn:* *Karzinogen*; krebserregende/karzinogene Substanz; Ⓔ *cancer-causing substance, carcinogen*
Kan|ze|ro|ge|ne|se *f*: *Syn:* *Karzinogenese*; Krebsentstehung; Ⓔ *carcinogenesis*
Kan|ze|ro|ge|ni|tät *f*: *Syn:* *Karzinogenität*; kanzerogene Potenz eines Stoffes; Ⓔ *cancerogenic property*
kan|ze|ro|phob *adj*: *Syn:* *karzinophob*; Krebsangst/Kanzerophobie betreffend, durch sie gekennzeichnet; Ⓔ *relating to or marked by cancerophobia, cancerophobic, carcinophobic*
Kan|ze|ro|pho|bie *f*: *Syn:* *Krebsangst, Karzinophobie*; krankhafte Angst, an einem Karzinom zu erkranken; Ⓔ *irrational fear of acquiring cancer, cancerphobia, cancerophobia, carcinomatophobia, carcinophobia*
kan|ze|rös *adj*: *Syn:* *karzinomatös*; Krebs betreffend, krebsig, krebsbefallen, krebsartig; Ⓔ *relating to cancer, cancerous*
Ka|o|lin *nt*: *Syn:* *Argilla alba, weißer Ton, Porzellanerde, Bolus alba*; Aluminiumsilikat, das als Adsorbens verwendet wird; Ⓔ *kaoline, kaolin, argilla, bolus alba, China clay*
Ka|o|lin|lun|ge *f*: → *Kaolinose*
Ka|o|li|no|se *f*: *Syn:* *Kaolinpneumokoniose, Kaolinlunge, Kaolinstaublunge*; zu den Silikatosen* gehörende Pneumokoniose* durch langjähriges Einatmen von Kaolinstaub [Aluminiumsilikat]; Ⓔ *kaolinosis*
Ka|o|lin|pneu|mo|ko|ni|o|se *f*: → *Kaolinose*
Ka|o|lin|staub|lun|ge *f*: → *Kaolinose*
Ka|pa|zi|tät *f*: Speichervermögen, Speicherfähigkeit; Ⓔ *capacity*
inspiratorische Kapazität: Luftmenge, die nach normaler Ausatmung maximal eingeatmet werden kann; Ⓔ *inspiratory capacity*
Ka|pa|zi|ta|ti|on *f*: von Östrogen stimulierte Reifung des Spermienkopfes, die das Eindringen in die Eizelle ermöglicht; Ⓔ *capacitation*
ka|pil|lar *adj*: *Syn:* *kapillär*; Kapillare(n) betreffend, haarfein; Ⓔ *relating to a capillary vessel, capillary*
Ka|pil|lar|druck *m*: Blutdruck in den Kapillaren; Ⓔ *capillary pressure*
Ka|pil|la|re *f*: *Syn:* *Haargefäß, Blutkapillare, Vas capillare*; kleinste Blutgefäße, die zwischen arteriellem und venösem Schenkel des Kreislaufs liegen; Ⓔ *capillary, capillary vessel*
Ka|pil|lar|ek|ta|sie *f*: angeborene oder erworbene Erweiterung von Kapillaren; Ⓔ *capillarectasia*
Ka|pil|lar|em|bo|lie *f*: Embolie* von Kapillaren durch verschleppte Zellen oder Krankheitserreger; Ⓔ *capillary embolism*
Ka|pil|lar|hä|man|gi|om *nt*: *Syn:* *Haemangioma capillare*; aus wuchernden Kapillaren bestehendes Hämangiom*; Ⓔ *capillary hemangioma, capillary angioma, arterial hemangioma, simple hemangioma*
Ka|pil|la|ri|tis *f, pl* **-ti|den**: *Syn:* *Kapillarenentzündung, Capillaritis*; Entzündung einer Kapillare; Ⓔ *inflammation of a capillary or capillaries, capillaritis*
ka|pil|la|ri|tisch *adj*: Kapillarenentzündung/Kapillaritis betreffend, von ihr betroffen oder gekennzeichnet; Ⓔ *relating to or marked by capillaritis, capillaritic*
Ka|pil|lar|mi|kro|skop *nt*: *Syn:* *Angioskop*; Mikroskop zur direkten Betrachtung von Kapillaren; Ⓔ *angioscope*
Ka|pil|lar|mi|kro|sko|pie *f*: *Syn:* *Kapillaroskopie, Angioskopie*; direkte Betrachtung oberflächlicher Kapillaren mit einem Kapillarmikroskop; Ⓔ *microangioscopy, capillaroscopy, capillarioscopy*
Ka|pil|la|ro|sko|pie *f*: → *Kapillarmikroskopie*
Ka|pil|lar|puls *m*: *Syn:* *Quincke-Zeichen, Quincke-Kapillarpuls*; sichtbares Pulsieren von Kapillaren [z.B. Nagelpuls] bei Aorteninsuffizienz*; Ⓔ *Quincke's sign, Quincke's pulse, capillary pulse*
Ka|pil|lar|re|sis|tenz *f*: Widerstandsfähigkeit der Kapillarwand; Ⓔ *capillary resistance*
Ka|pil|lar|throm|bus *m, pl* **-ben**: Mikrothrombus von Kapillaren; Ⓔ *microthrombus*
Ka|pi|ta|tum *nt*: *Syn:* *Kopfbein, Os capitatum*; kopfförmiger Handwurzelknochen; Ⓔ *capitate, capitate bone, great carpal bone, third carpal bone, capitatum*
ka|pi|tu|lär *adj*: Knochenkopf oder Knochenköpfchen/Capitulum betreffend; Ⓔ *relating to a capitulum, capitular*
Ka|pi|tu|lum *nt*: *Syn:* *Capitulum*; Knochenkopf, Knochenköpfchen; Ⓔ *capitulum*
Kap|no|gra|fie, -gra|phie *f*: Messung des Kohlendioxidgehaltes der Ausatemluft; Ⓔ *capnography*
Kap|no|me|trie *f*: Messung des Kohlendioxidgehaltes; Ⓔ *capnometry*
kap|no|phil *adj*: (*biolog.*) kohlendioxidliebend; Ⓔ *cap-*

K

nophilic

Kaposi-Dermatitis *f: **Syn:** Eczema herpeticatum, Eccema herpeticatum, Eccema herpetiformis, varizelliforme Eruption Kaposi, Pustulosis acuta varicelliformis, Pustulosis acuta varioliformis*; meist bei Patienten mit endogenem Ekzem* auftretende disseminierte Aussaat von Herpes-simplex-Bläschen; Ⓔ *Kaposi's varicelliform eruption, eczema herpeticum*

Kaposi-Sarkom *f: **Syn:** Morbus Kaposi, Retikuloangiomatose, Angioretikulomatose, idiopathisches multiples Pigmentsarkom Kaposi, Sarcoma idiopathicum multiplex haemorrhagicum*; früher nur sporadisch auftretendes **[klassisches/sporadisches Kaposi-Sarkom]** Sarkom*, als Komplikation einer HIV-Infektion **[epidemisches Kaposi-Sarkom]** aber von zunehmender Bedeutung; initial braunrot-livide knotige Effloreszenzen der Haut und Schleimhaut mit Tendenz zur Ulzeration; im weiteren Verlauf Befall von Lymphknoten und Organen [Leber, Herz, Lunge]; Ⓔ *Kaposi's sarcoma, angioreticuloendothelioma, endotheliosarcoma, idiopathic multiple pigmented hemorrhagic sarcoma, multiple idiopathic hemorrhagic sarcoma*

Kaplpalzislmus *m*: Sprachstörung, bei der „k" durch „t" oder „d" ersetzt wird; Ⓔ *kappacism*

Kaplronlsäulre *f: **Syn:** Capronsäure, Butylessigsäure, Hexansäure*; in Fetten und Ölen vorkommende gesättigte Fettsäure; Ⓔ *caproic acid, hexanoic acid*

Kaplryllsäulre *f: **Syn:** Caprylsäure, Oktansäure*; in Fetten und Ölen vorkommende gesättigte Fettsäure; Ⓔ *caprylic acid*

Kaplsel *f: (anatom.)* Capsula; Ⓔ *capsule*

äußere Kapsel: ***Syn:*** *Capsula externa*; aus Projektionsfasern bestehende weiße Substanz lateral vom Putamen*; Ⓔ *external capsule*

innere Kapsel: ***Syn:*** *Capsula interna*; Bereich an der Basis des Endhirns, in dem sich Projektionsfasern zwischen Thalamus* und Corpus* callosum auf der Innenseite und Corpus* striatum und Globus* pallidus auf der anderen Seite durchzwängen; Ⓔ *internal capsule*

Kaplsellanltilgen *nt: **Syn:** K-Antigen*; Antigen* in der Bakterienkapsel; Ⓔ *capsular antigen, K antigen*

Kaplsellbakltelrilen *pl*: Bakterien mit Schleimkapsel; Ⓔ *encapsulated bacteria*

Kaplsellbänlder *pl: **Syn:** Ligamenta capsularia*; Bänder der Gelenkkapsel; Ⓔ *capsular ligaments*

Kaplsellentlzünldung *f*: **1.** →*Kapsulitis* **2.** →*Kapsitis*

Kaplsellfärlbung *f*: Färbung der Bakterienkapsel; Ⓔ *capsule stain*

Kaplsellflielte *f: **Syn:** Zystitom*; Instrument zur Eröffnung der Linsenkapsel; Ⓔ *cystitome, cystotome*

Kaplsellhylalilnolse *f: **Syn:** Milzkapselhyalinose*; bei einer chronischen Milzstauung entstehende knorpelartige Verdickung der Milzkapsel; Ⓔ *capsular hyalinosis, splenic capsular hyalinosis*

Kaplsellphleglmolne *f*: diffus eitrige Entzündung der Gelenkkapsel; Ⓔ *capsular abscess*

Kaplsellplasltik *f*: plastische Operation einer Gelenkkapsel; Ⓔ *capsuloplasty*

Kaplsellspanlner *m: **Syn:** Gelenkmuskel, Musculus articularis*; an der Gelenkkapsel ansetzender Muskel; Ⓔ *articular muscle*

Kaplsellstar *m: **Syn:** Cataracta capsularis*; unter der Kapsel liegende Linsentrübungen; Ⓔ *capsular cataract*

Kaplsid *nt: **Syn:** Capsid*; aus Untereinheiten **[Kapsomeren]** aufgebaute Proteinhülle des Virions; Ⓔ *capsid*

Kaplsiltis *f, pl* **-tilden:** ***Syn:*** *Linsenkapselentzündung, Kapselentzündung*; Entzündung der Linsenkapsel; Ⓔ *inflammation of the capsule of lens, capsitis, capsulitis*

kaplsiltisch *adj*: Linsenkapselentzündung/Kapsitis betreffend, von ihr betroffen oder gekennzeichnet; Ⓔ *relating to or marked by capsitis*

Kaplsolmer *nt: s.u. Kapsid*; Ⓔ *capsomer, capsomere*

kaplsullär *adj*: Kapsel betreffend, kapselartig, kapselförmig; Ⓔ *capsular*

Kaplsullekltolmie *f*: operative (Teil-)Entfernung einer Organkapsel; Ⓔ *capsulectomy*

Kaplsulliltis *f, pl* **-tilden:** ***Syn:*** *Kapselentzündung*; Entzündung einer Organ- oder Gelenkkapsel; Ⓔ *capsulitis*

kaplsulliltisch *adj*: Kapselentzündung/Kapsulitis betreffend, von ihr betroffen oder gekennzeichnet; Ⓔ *relating to or marked by capsulitis*

kaplsullollenltilkullär *adj*: (*Auge*) Linse und Linsenkapsel betreffend; Ⓔ *relating to the lens of the eye and its capsule, capsulolenticular*

Kaplsullorlrhalphie *f*: Naht einer (Gelenk-)Kapsel, Kapselnaht; Ⓔ *capsulorrhaphy*

Kaplsullotolmie *f*: Kapseleröffnung, Kapselspaltung; Ⓔ *capsulotomy, capsotomy*

Kalpulzenlmuslkel *m*: veraltet für →*Musculus trapezius*; Ⓔ *trapezius muscle*

Karb-, karb- *präf.*: →*Karbo-*

Karblamid *nt: **Syn:** Urea, Harnstoff, Carbamid*; im Harn ausgeschiedenes, stickstoffhaltiges Endprodukt des Eiweißstoffwechsels; Ⓔ *urea, carbamide*

Karblamidlpurlpulra *f: **Syn:** Schamberg-Krankheit, Schamberg-Syndrom, Morbus Schamberg, progressive Pigmentpurpura, progressive pigmentöse Dermatose, Carbamidpurpura, Capillaritis haemorrhagica maculosa, Purpura pigmentosa progressiva, Purpura Schamberg, Dermatosis pigmentaria progressiva*; durch eine allergische Reaktion vom Spättyp ausgelöste Entzündung mit braunroten Herden und Petechien*, primär an den Unterschenkeln und später auch am Stamm; zu den Auslösefaktoren gehören Medikamente [Karbamid], Nahrungsmittelzusätze und Hausstaub; Ⓔ *Schamberg's dermatosis, Schamberg's progressive pigmented purpuric dermatosis, Schamberg's disease, Schamberg's dermatitis, progressive pigmentary dermatosis*

Karbo-, karbo- *präf.*: Wortelement mit der Bedeutung „Kohle/Kohlenstoff"; Ⓔ *coal, carbon, carbo-*

Karlbolhälmie *f: **Syn:** Carbohämie*; Kohlendioxidüberschuss des Blutes; Ⓔ *carbohemia, carbonemia*

Karlbolhyldratlulrie *f: **Syn:** Carbohydraturie*; (erhöhte) Kohlenhydratausscheidung im Harn; Ⓔ *carbohydraturia*

Karlbollsäulre *f: **Syn:** Phenol, Monohydroxybenzol, Acidum carbolicum*; aus Kohle gewonnenes Benzolderivat mit antiseptischer Wirkung; Ⓔ *carbolic acid, phenic acid, phenol, phenylic acid, hydroxybenzene, oxybenzene, phenylic alcohol*

Karlbollulrie *f: **Syn:** Phenolurie*; Phenolausscheidung im Harn; Ⓔ *carboluria*

Karlbolnat *nt: **Syn:** Carbonat*; Salz der Kohlensäure; Ⓔ *carbonate*

Karlbolnatldelhyldraltalse *f: **Syn:** Kohlensäureanhydrase, Carboanhydrase*; zinkhaltiges Enzym, das in den Erythrozyten, der Magenschleimhaut und den Nierentubuli die Bildung von Kohlensäure aus Wasser und Kohlendioxid katalysiert; Ⓔ *carbonic anhydrase, carbonate dehydratase*

Karlbolnilsaltilon *f*: Verkohlung; Ⓔ *carbonization*

Karlbonlsäulre *f: **Syn:** Carbonsäure*; organische Säure, die eine oder mehrere Carboxylgruppen [-COOH] enthält; Ⓔ *carboxylic acid*

Karlbolxyllgruplpe *f: s.u. Karbonsäure*; Ⓔ *carboxyl group*

Karlbunlkel *m: **Syn:** Carbunculus*; durch Staphylokokken* verursachte eitrige Entzündung mehrerer Haarfollikel; Ⓔ *carbuncle*

karlbunlkullär *adj*: Karbunkel betreffend, in der Art einer Karbunkel, karbunkelähnlich; Ⓔ *relating to a carbuncle, carbuncular, carbunculoid*

karlbunlkullös *adj: **Syn:** karbunkulär*; karbunkelähnlich;

K

Ⓔ *carbuncular, carbunculoid, anthracoid*
Kar|bun|ku|lo|se *f*: Vorkommen multipler Karbunkel; Ⓔ *carbunculosis*
Kard-, kard- *präf.*: → *Kardio-*
Kar|dia *f*: *Syn: Cardia, Pars cardiaca gastricae*; Mageneingang, Magenmund; Ⓔ *cardiac part of stomach, cardia*
Kardia-, kardia- *präf.*: → *Kardio-*
Kar|di|a|a|cha|la|sie *f*: *Syn: Ösophagusachalasie, Kardiospasmus, Kardiakrampf*; Störung der Öffnungsfunktion der Kardia* mit Ausweitung der Speiseröhre und erhöhtem Krebsrisiko; Ⓔ *cardiospasm*
Kar|di|a|drü|sen *pl*: *Syn: Glandulae cardiacae*; schleimproduzierende Drüsen der Kardiaregion [Pars cardiaca] des Magens; Ⓔ *glands of cardia*
Kar|di|a|in|suf|fi|zi|enz *f*: bei Hiatushernie* auftretende Insuffizienz* des Magenmundes; Ⓔ *cardia insufficiency*
Kar|di|a|kar|zi|nom *nt*: von der Kardiaschleimhaut ausgehendes Adenokarzinom*; Ⓔ *cardia carcinoma*
Kar|di|a|krampf *m*: → *Kardiaachalasie*
Kar|di|a|kum *nt, pl* **-ka**: Herzmittel; Ⓔ *cardiac*
kar|di|al *adj*: das Herz betreffend, zum Herz gehörend; Ⓔ *relating to the heart, cardiac*
Kar|di|al|gie *f*: *Syn: Kardiodynie*; Herzschmerz; Ⓔ *pain in the heart, cardialgia, cardiodynia*
Kar|di|a|plas|tik *f*: *Syn: Kardioplastik, Ösophagogastroplastik*; Erweiterungsplastik der Kardia*; Ⓔ *cardioplasty, esophagogastroplasty*
Kar|di|a|re|sek|ti|on *f*: → *Kardiektomie*
Kar|di|a|ste|no|se *f*: Einengung des Mageneingangs; Ⓔ *cardiostenosis*
Kar|di|ek|to|mie *f*: *Syn: Kardiaresektion*; operative Entfernung der Kardia des Magens; Ⓔ *cardiectomy*
kar|di|nal *adj*: hauptsächlich, grundlegend; Ⓔ *cardinal, chief, principle*
Kar|di|nal|band *nt*: *Syn: Ligamentum cardinale*; Verstärkungsband des breiten Mutterbandes; Ⓔ *cardinal ligament, lateral cervical ligament, lateral uterosacral ligament*
Kardio-, kardio- *präf.*: Wortelement mit der Bedeutung **1.** „Herz" **2.** „Magenmund/Kardia"; Ⓔ **1.** *cardio-, heart, cardiac* **2.** *cardia*
Kar|di|o|an|gi|o|lo|gie *f*: Teilgebiet der inneren Medizin, das sich mit Diagnose und Therapie von Erkrankungen von Herz und Gefäßen beschäftigt; Ⓔ *cardioangiology, cardiovasology*
kar|di|o|a|or|tal *adj*: *Syn: aortokardial*; Herz und Aorta betreffend oder verbindend; Ⓔ *relating to both heart and aorta, cardioaortic*
Kar|di|o|cen|te|se *f*: Herzpunktion; Ⓔ *paracentesis of heart, cardiocentesis, cardiopuncture*
Kar|di|o|cha|la|sie *f*: bei Neugeborenen auftretende Störung der Verschlussfunktion der Kardia* mit Reflux in die Speiseröhre; Ⓔ *achalasia of the cardia, cardiochalasia*
Kar|di|o|dy|nie *f*: → *Kardialgie*
kar|di|o|gen *adj*: **1.** aus dem Herz stammend, vom Herzen ausgehend **2.** Kardiogenese betreffend; Ⓔ **1.** *of cardiac origin, cardiogenic* **2.** *relating to cardiogenesis, cardiogenic*
Kar|di|o|ge|ne|se *f*: Herzentwicklung; Ⓔ *cardiogenesis*
Kar|di|o|graf, -graph *m*: Gerät zur Kardiografie*; Ⓔ *cardiograph*
Kar|di|o|gra|fie, -gra|phie *f*: **1.** Oberbegriff für Verfahren zur Darstellung oder Aufzeichnung der Herzstruktur oder -funktion **2.** Röntgenkontrastdarstellung der Herzkammern; Ⓔ **1.** *cardiography* **2.** *cardiography*
kar|di|o|gra|fisch *adj*: Kardiografie betreffend, mittels Kardiografie; Ⓔ *relating to cardiography, cardiographic*
Kar|di|o|gramm *nt*: Röntgenkontrastaufnahme der Herzkammern; Ⓔ *cardiogram*
kar|di|o|he|pa|tisch *adj*: *Syn: hepatokardial*; Herz und Leber/Hepar betreffend oder verbindend; Ⓔ *relating to both heart and liver, cardiohepatic*
Kar|di|o|he|pa|to|me|ga|lie *f*: Vergrößerung von Herz und Leber; Ⓔ *cardiohepatomegaly*
Kar|di|o|his|ti|o|zyt *m*: *Syn: Anitschkow-Zelle, Anitschkow-Myozyt*; bei rheumatischer Myokarditis* auftretende typische Zelle; Ⓔ *Anichkov's body, Anichkov's cell, Anichkov's myocyte, Anitschkow's body, Anitschkow's cell, Anitschkow's myocyte, caterpillar cell*
kar|di|o|in|hi|bi|to|risch *adj*: die Herztätigkeit hemmend; Ⓔ *cardioinhibitory*
kar|di|o|ki|ne|tisch *adj*: die Herztätigkeit stimulierend; Ⓔ *cardiokinetic, cardiocinetic*
Kar|di|o|ky|mo|gra|fie, -gra|phie *f*: Aufzeichnung der Herzbewegung mit einem Elektrokymografen; Ⓔ *cardiokymography*
kar|di|o|ky|mo|gra|fisch *adj*: Kardiokymografie betreffend, mittels Kardiokymografie; Ⓔ *relating to cardiokymography, cardiokymographic*
Kar|di|o|li|pin *f*: → *Cardiolipin*
Kar|di|o|lo|ge *m*: Arzt für Kardiologie*; Ⓔ *cardiologist*
Kar|di|o|lo|gie *f*: Teilgebiet der inneren Medizin, das sich mit Diagnose und Therapie von Erkrankung des Herzens beschäftigt; Ⓔ *cardiology*
Kar|di|o|lo|gin *f*: Ärztin für Kardiologie*; Ⓔ *cardiologist*
Kar|di|o|ly|se *f*: operative Herzlösung, Herzmobilisierung; Ⓔ *cardiolysis*
Kar|di|o|me|ga|lie *f*: Herzvergrößerung; Ⓔ *cardiomegalia, cardiomegaly, megacardia, megalocardia*
kar|di|o|mus|ku|lär *adj*: Herzmuskel/Myokard betreffend; Ⓔ *relating to the cardiac muscle, cardiomuscular*
Kar|di|o|my|o|pa|thie *f*: *Syn: Myokardiopathie, Cardiomyopathie*; Oberbegriff für Erkrankungen der Herzmuskulatur, die alle zu Hypertrophie* des Myokards führen; Ⓔ *myocardiopathy, cardiomyopathy*
alkoholische Kardiomyopathie: → *alkohol-toxische Kardiomyopathie*
alkohol-toxische Kardiomyopathie: *Syn: alkoholische Kardiomyopathie*; durch chronischen Alkoholgenuss verursachte Kardiomyopathie; Ⓔ *alcoholic cardiomyopathy*
dilatative Kardiomyopathie: → *kongestive Kardiomyopathie*
hypertrophische Kardiomyopathie: Kardiomyopathie mit Hypertrophie v.a. des linken Ventrikels und der Kammerscheidewand; Ⓔ *hypertrophic cardiomyopathy*
hypertrophische nichtobstruktive Kardiomyopathie: hypertrophische Kardiomyopathie ohne Ausflussbehinderung; Ⓔ *hypertrophic non-obstructive cardiomyopathy*
hypertrophische obstruktive Kardiomyopathie: hypertrophische Kardiomyopathie mit Ausflussbehinderung; Ⓔ *hypertrophic obstructive cardiomyopathy*
idiopathische Kardiomyopathie: *Syn: primäre Kardiomyopathie*; Kardiomyopathie ohne nachweisbare Ursache; Ⓔ *idiopathic cardiomyopathy, primary cardiomyopathy*
kongestive Kardiomyopathie: *Syn: dilatative Kardiomyopathie*; Kardiomyopathie mit Hypertrophie und Erweiterung der Ventrikel; Ⓔ *congestive cardiomyopathy*
obliterative Kardiomyopathie: → *restriktive Kardiomyopathie*
primäre Kardiomyopathie: → *idiopathische Kardiomyopathie*
restriktive Kardiomyopathie: *Syn: obliterative Kardiomyopathie*; Kardiomyopathie durch eine Störung der Ausdehnungsfähigkeit des Ventrikels, z.B. bei Endomyokardfibrose*; Ⓔ *restrictive cardiomyopathy*
Kar|di|o|my|o|to|mie *f*: *Syn: Ösophagokardiomyotomie, Heller-Operation, Kardiotomie*; Längsdurchtrennung

K

der Kardiamuskulatur bei Achalasie*; Ⓔ *cardiomyotomy, cardiotomy, esophagomyotomy, esophagocardiomyotomy*

kar|di|o|neu|ral *adj*: *Syn: neurokardial*; Herz und Nervensystem betreffend; Ⓔ *cardioneural, neurocardiac*

Kar|di|o|pal|mus *m*: *Syn: Palpitation, Palpitatio cordis, Herzklopfen*; verstärkte und beschleunigte Herzaktion, die als unangenehm empfunden wird; Ⓔ *cardiopalmus, palpitation of the heart*

Kar|di|o|pa|thie *f*: Herzerkrankung, Herzleiden; Ⓔ *heart disease, heart disorder, cardiopathy, cardiopathia*

arteriosklerotische Kardiopathie: durch eine Arteriosklerose der Herzgefäße hervorgerufene Kardiopathie; Ⓔ *arteriosclerotic cardiopathy*

kar|di|o|pa|thisch *adj*: Herzerkrankung/Kardiopathie betreffend, von einer Herzerkrankung betroffen; Ⓔ *relating to or characterized by disease of the heart, cardiopathic*

Kar|di|o|pe|ri|kar|di|tis *f, pl* **-ti|den**: gleichzeitige Entzündung von Herzmuskel und Herzbeutel/Perikard; Ⓔ *inflammation of heart and pericardium, cardiopericarditis*

kar|di|o|pe|ri|kar|di|tisch *adj*: Kardioperikarditis betreffend, von ihr betroffen oder gekennzeichnet; Ⓔ *relating to or marked by cardiopericarditis*

kar|di|o|phob *adj*: Kardiophobie betreffend, durch sie gekennzeichnet; Ⓔ *relating to or marked by cardiophobia, cardiophobic*

Kar|di|o|pho|bie *f*: *Syn: Herzphobie, Herzangst*; krankhafte Angst vor einem Herzanfall durch eine bestehende oder angenommene Herzerkrankung; Ⓔ *irrational fear of heart disease, cardiophobia*

Kar|di|o|plas|tik *f*: →*Kardiaplastik*

kar|di|o|pleg *adj*: Kardioplegie betreffend, einen Herzstillstand herbeiführend; Ⓔ *relating to cardioplegia, cardioplegic*

Kar|di|o|ple|gie *f*: (künstlich induzierter) Herzstillstand; Ⓔ *cardioplegia*

Kar|di|o|pto|se *f*: *Syn: Herzsenkung, Wanderherz, Bathykardie*; Herztiefstand, meist in Verbindung mit einer Enteroptose*; Ⓔ *Wenckebach's disease, drop heart, bathycardia, cardioptosia, cardioptosis*

kar|di|o|pul|mo|nal *adj*: *Syn: pneumokardial*; Herz und Lunge(n)/Pulmo betreffend oder verbindend; Ⓔ *relating to both heart and lungs, cardiopulmonary, pneumocardial*

kar|di|o|re|nal *adj*: *Syn: renokardial*; Herz und Niere(n)/Ren betreffend; Ⓔ *relating to both heart and kidney(s), nephrocardiac, cardionephric, cardiorenal*

kar|di|o|re|spi|ra|to|risch *adj*: Herz und Atmung betreffend; Ⓔ *relating to both heart and respiration, cardiopneumatic*

Kar|di|or|rha|phie *f*: Herzmuskelnaht; Ⓔ *cardiorrhaphy*

Kar|di|or|rhe|xis *f*: Ruptur der Herwand, Herzwandruptur; Ⓔ *rupture of the heart (wall), cardiorrhexis*

kar|di|o|se|lek|tiv *adj*: mit selektiver Wirkung auf das Herz; Ⓔ *cardioselective*

Kar|di|o|skle|ro|se *f*: *Syn: Herzmuskelsklerose, Herzsklerose, Herzmuskelfibrose, Herzfibrose, Myokardfibrose, Myofibrosis cordis*; zu Herzinsuffizienz führende Fibrose* und Verhärtung des Herzmuskelgewebes; Ⓔ *cardiosclerosis*

kar|di|o|skle|ro|tisch *adj*: Kardiosklerose betreffend, von ihr betroffen oder durch sie bedingt; Ⓔ *relating to or marked by cardiosclerosis, cardiosclerotic*

Kar|di|o|skop *nt*: *Syn: Elektrokardioskop, Oszillokardioskop*; Gerät zur direkten Betrachtung der EKG-Kurve; Ⓔ *cardioscope, electrocardioscope*

Kar|di|o|sko|pie *f*: *Syn: Elektrokardioskopie, Oszillokardioskopie*; direkte Darstellung der EKG-Kurve auf einem Sichtgerät; Ⓔ *electrocardioscopy*

Kar|di|o|spas|mus *m*: *Syn: Ösophagusachalasie, Kardiaachalasie, Kardiakrampf*; Störung der Öffnungsfunktion der Kardia* mit Ausweitung der Speiseröhre und erhöhtem Krebsrisiko; Ⓔ *achalasia, cardiospasm, esophageal achalasia*

Kar|di|o|to|ko|graf, -graph *m*: Gerät zur Kardiotokografie*; Ⓔ *tokograph, tocograph*

Kar|di|o|to|ko|gra|fie, -gra|phie *f*: gleichzeitige Aufzeichnung von fetalem Herzschlag und Wehentätigkeit; Ⓔ *cardiotocography, cardiotokography*

kar|di|o|to|ko|gra|fisch *adj*: Kardiotokografie betreffend, mittels Kardiotokografie; Ⓔ *relating to cardiotokography, cardiotokographic*

Kar|di|o|to|ko|gramm *nt*: Aufzeichnung der fetalen Herzfrequenz und Wehentätigkeit; Ⓔ *cardiotocogram*

Kar|di|o|to|mie *f*: **1.** Herzeröffnung, Herzschnitt **2.** →*Kardiomyotomie*; Ⓔ **1.** *cardiotomy* **2.** →*Kardiomyotomie*

kar|di|o|to|nisch *adj*: *Syn: herzstärkend, herztonisierend*; die Herztätigkeit stärkend; Ⓔ *cardiotonic*

kar|di|o|to|xisch *adj*: *Syn: herzschädigend*; das Herz schädigend; Ⓔ *cardiotoxic*

Kar|di|o|val|vu|lo|to|mie *f*: Herzklappenspaltung; Ⓔ *cardiovalvotomy, cardiovalvulotomy*

kar|di|o|vas|ku|lär *adj*: Herz und Kreislauf oder Herz und Gefäße betreffend; Ⓔ *relating to both heart and circulation or blood vessels, vasculocardiac, cardiovascular*

Kar|di|o|ver|si|on *f*: Normalisierung des Herzrhythmus durch Medikamente oder elektrischen Strom; Ⓔ *cardioversion, electroversion*

elektrische Kardioversion: *Syn: Elektrokonversion, Elektrokardioversion, Elektroversion, Elektroreduktion, Synchrondefibrillation*; der Elektrodefibrillation* verwandtes Verfahren zur Therapie von Vorhofflimmern* und Vorhofflattern*; der Gleichstromstoß wird von der P-Welle des EKGs ausgelöst und stellt den normalen Sinusrhythmus wieder her; wird meist intraoperativ oder auf der Intensivstation eingesetzt; Ⓔ *electroversion*

Kar|di|o|ze|le *f*: *Syn: Ektokardie, Ektocardia, Hernia cordis*; angeborene Verlagerung des Herzens aus dem Brustkorb, z.B. in den Bauchraum [**Ektocardia abdominalis/subthoracica**]; Ⓔ *ectocardia, exocardia, cardiocele*

Kar|di|o|zen|te|se *f*: Herzpunktion; Ⓔ *paracentesis of the heart, cardiocentesis, cardiopuncture*

Kar|di|tis *f, pl* **-ti|den**: *Syn: Carditis*; Herzentzündung; Oberbegriff für Endocarditis*, Myocarditis*, Pericarditis* und Pancarditis*; Ⓔ *inflammation of the heart, carditis*

kar|di|tisch *adj*: Herzentzündung/Karditis betreffend, von ihr betroffen oder gekennzeichnet; Ⓔ *relating to or marked by carditis, carditic*

Ka|ri|es *f*: **1.** *Syn: Caries*; Knochenkaries, Knochenfraß, Knochenschwund **2.** *Syn: Caries dentium, Zahnkaries, Zahnfäule, Zahnfäulnis*; chronischer Demineralisierungsprozess der Zahnhartsubstanzen, der zu Kavitätenbildung und Zerstörung des Zahnes führt; entsteht durch prolongierte Einwirkung von schwachen organischen Säuren, die beim Abbau von Zuckern [Saccharose, aber auch andere Mono- und Disaccharide] durch Bakterien in Zahnbelägen entstehen; beginnt deshalb meist an Stellen, an denen sich bevorzugt Plaque bilden kann; Bildung und Verlauf wird durch drei Faktoren beeinflusst: **1.** Resistenz der Zähne **2.** Ernährung [v.a. häufige Zuckeraufnahme mit Nahrung oder Getränken] **3.** Zahnhygiene; Ⓔ **1.** *caries* **2.** *caries, decay, dental caries, tooth decay*

Ka|ri|na *f*: *Syn: Carina*; Kiel, kielförmige Struktur; Ⓔ *carina*

ka|ri|o|gen *adj*: eine Kariesbildung fördernd oder auslösend; Ⓔ *producing caries, cariogenic*

Ka|ri|o|ge|ne|se *f*: Kariesentstehung, Kariesbildung; Ⓔ *cariogenesis*

K

ka|ri|ös *adj*: von Karies betroffen oder befallen, angefault, zerfressen; Ⓔ *carious, decayed*
kar|mi|na|tiv *adj*: gegen Blähungen wirkend; Ⓔ *carminative*
Kar|mi|na|ti|vum *nt, pl* **-va**: *Syn: Carminativum*; Mittel gegen Blähungen; Ⓔ *carminative*
Kar|ni|fi|ka|ti|on *f*: Verfestigung von Lungengewebe bei chronischer Pneumonie*; Ⓔ *carnification*
Kar|ni|tin *nt*: *Syn: Carnitin*; vitaminähnlicher Wirkstoff, der in der Mitochondrienmembran als Carrier für Acyl-Reste fungiert; Ⓔ *carnitine*
kar|ni|vor *adj*: (*biolog.*) fleischfressend; Ⓔ *carnivorous, zoophagous*
Kar|ni|vo|ren *pl*: *Syn: Carnivora*; (*biolog.*) Fleischfresser; Ⓔ *Carnivora*
Karnofsky-Index *m*: *Syn: Aktivitätsindex, Karnofsky-Skala*; Index zur Bewertung des Allgemeinbefindens von Patienten; Ⓔ *Karnofsky performance index, Karnofsky performance scale*
Kar|no|sin *nt*: *Syn: Carnosin, β-Alanin-L-Histidin*; im Muskel vorkommendes Protein; Ⓔ *carnosine, inhibitine, ignotine*
Kar|no|sin|ä|mie *nt*: *Syn: Carnosinämie*; Erhöhung des Karnosinspiegels im Blut; Ⓔ *carnosinase deficiency, hyper-beta carnosinemia, carnosinemia*
Kar|no|sin|u|rie *f*: *Syn: Carnosinurie*; erhöhte Karnosinausscheidung im Harn; Ⓔ *carnosinuria*
Ka|ro|ti|do|dy|nie *f*: Schmerzen entlang der Arteria* carotis communis; Ⓔ *carotodynia, carotidynia*
Ka|ro|tin *nt*: *Syn: Carotin*; Gruppe von Pflanzenfarbstoffen, die im Körper in Vitamin* A umgewandelt werden; Ⓔ *carotene, carotin*
β-Karotin: *Syn: β-Carotin, Betacarotin, Provitamin A*; zur Provitamin A-Gruppe gehörende Substanz, die als Dermatikum verwendet wird; Ⓔ *β-carotene, betacarotene*
Ka|ro|tin|ä|mie *f*: *Syn: Hyperkarotinämie, Carotinämie*; erhöhter Karotingehalt des Blutes; Ⓔ *carotenemia, carotenosis, carotinemia, carotinosis, xanthemia*
Ka|ro|tin|gelb|sucht *f*: *Syn: Karotinikterus, Carotinosis, Carotingelbsucht, Carotinikterus, Karotinodermie, Carotinodermia, Carotinodermie, Xanthodermie, Aurantiasis cutis*; durch eine Erhöhung der Karotine* hervorgerufene Gelbfärbung der Haut; relativ häufig bei Säuglingen durch Karotten verursacht; Ⓔ *aurantiasis, carotenoderma, carotenodermia*
Ka|ro|tin|ik|te|rus *m*: →*Karotingelbsucht*
Ka|ro|ti|no|der|mie *f*: →*Karotingelbsucht*
Ka|ro|ti|no|id *nt*: *Syn: Carotinoid*; aus Isopreneinheiten aufgebaute Pflanzenfarbstoffe, zu denen u.a. Karotin gehört; Ⓔ *carotenoid, carotinoid*
Ka|ro|tis *f, pl* **-ti|den**: Kurzbezeichnung für Arteria* carotis communis, externa oder interna; Ⓔ *carotid, carotid artery*
Ka|ro|tis|an|gi|o|gra|fie, -gra|phie *f*: *Syn: Karotisarteriografie*; Röntgenkontrastdarstellung der Arteria* carotis (interna) und ihrer Äste; Ⓔ *carotid angiography*
Ka|ro|tis|an|gi|o|gramm *nt*: Röntgenkontrastaufnahme der Arteria* carotis (interna) und ihrer Äste; Ⓔ *carotid angiogram*
Ka|ro|tis|ar|te|ri|o|gra|fie, -gra|phie *f*: →*Karotisangiografie*
Ka|ro|tis|drei|eck *nt*: *Syn: Trigonum caroticum*; muskulär begrenztes Dreieck am Hals; Teilungsort der Arteria carotis communis; Ⓔ *carotid triangle, carotid trigone, Gerdy's hyoid fossa, Malgaigne's fossa, Malgaigne's triangle*
Ka|ro|tis|drü|se *f*: *Syn: Glomus caroticum*; Paraganglion der Karotisgabel; spricht auf Änderungen des Sauerstoffpartialdruckes und des pH-Wertes an; Ⓔ *intercarotid body, carotid glomus, carotid body, carotid gland*
Ka|ro|tis|ga|bel *f*: *Syn: Bifurcatio carotidis*; Teilung der Arteria* carotis communis in Arteria* carotis interna und externa; Ⓔ *carotid bifurcation*
Ka|ro|tis|ka|nal *m*: *Syn: Canalis caroticus*; Kanal für die Arteria carotis interna im Felsenbein; Ⓔ *carotid canal*
Karotis-Kavernosus-Anastomose *f*: →*Karotis-Kavernosus-Fistel*
Karotis-Kavernosus-Fistel *f*: *Syn: Karotis-Kavernosus-Anastomose*; meist erworbene Fistel zwischen Arteria* carotis interna und Sinus* cavernosus; Ⓔ *cavernous-carotid aneurysm*
Ka|ro|tis|puls *m*: am Hals fühlbarer Puls der Arteria* carotis communis; Ⓔ *carotid pulse*
Ka|ro|tis|puls|kur|ve *f*: Aufzeichnung der Pulskurve der Arteria* carotis communis; Ⓔ *carotid pulse curve*
Ka|ro|tis|schei|de *f*: *Syn: Vagina carotica*; bindegewebige Scheide um die Halsgefäße; Ⓔ *carotid sheath*
Ka|ro|tis|si|nus *m*: *Syn: Carotissinus, Sinus caroticus*; Erweiterung der Arteria* carotis communis an der Karotisgabel; Ⓔ *carotid bulbus, carotid sinus*
Ka|ro|tis|si|nus|nerv *m*: *Syn: Hering-Blutdruckzügler, Ramus sinus carotici nervi glossopharyngei*; Ast des Nervus* glossopharyngeus zum Sinus caroticus; Ⓔ *Hering's nerve, Hering's sinus nerve, carotid sinus nerve, carotid sinus branch of glossopharyngeal nerve*
Ka|ro|tis|si|nus|re|flex *m*: Abfall von Blutdruck und Herzfrequenz bei Schlag auf den Karotissinus; Ⓔ *Charcot-Weiss-Baker syndrome, carotid sinus reflex, carotid sinus syncope, carotid sinus syndrome, pressoreceptor reflex, pressoreceptive mechanism*
hyperaktiver Karotissinusreflex: →*Karotissinussyndrom*
Ka|ro|tis|si|nus|syn|drom *nt*: *Syn: hyperaktiver Karotissinusreflex, Charcot-Weiss-Baker-Syndrom, Carotis-sinus-Syndrom*; durch Schlag oder Druck auf den Karotissinus ausgelöste Bradykardie*; evtl. auch Hypotonie oder Bewusstlosigkeit; Ⓔ *Charcot-Weiss-Baker syndrome, carotid sinus reflex, carotid sinus syncope, carotid sinus syndrome, pressoreceptor reflex, pressoreceptive mechanism*
Ka|ro|tis|si|phon *m*: S-förmiger Abschnitt der Arteria* carotis interna in der Schädelhöhle; Ⓔ *carotid siphon*
Ka|ro|tis|ste|no|se *f*: Stenose der Arteria* carotis communis [**Arteria-carotis-communis-Stenose**] oder Arteria* carotis interna [**Arteria-carotis-interna-Stenose**]; anfangs symptomlos, kommt es im weiteren Verlauf zu zerebralen Durchflussstörungen bis hin zum kompletten ischämischen Hirninfarkt*; in seltenen Fällen zeigt auch eine **Arteria-carotis-externa-Stenose** die gleiche Symptomatik; Ⓔ *carotid occlusive disease, carotid stenosis*
Karp-, karp- *präf.*: →*Karpo-*
kar|pal *adj*: Handwurzel(knochen)/Karpus betreffend; Ⓔ *relating to the carpus, carpal*
Kar|pal|ge|len|ke *pl*: →*Interkarpalgelenke*
Kar|pal|ka|nal *m*: →*Karpaltunnel*
Kar|pal|kno|chen *pl*: *Syn: Carpalia, Ossa carpi, Ossa carpalia*; Handwurzelknochen; Ⓔ *carpal bones, bones of wrist, carpals, carpalia*
Kar|pal|tun|nel *m*: *Syn: Handwurzelkanal, Handwurzeltunnel, Karpalkanal, Canalis carpi*; zwischen den Handwurzelknochen und dem Retinaculum flexorum liegender Kanal, durch den u.a. der Nervus* medianus zieht; Ⓔ *carpal canal, flexor canal, carpal tunnel, carpal canal*
Kar|pal|tun|nel|syn|drom *nt*: *Syn: Medianuskompressionssyndrom*; durch Druckschädigung des Nervus* medianus im Karpaltunnel* hervorgerufene Atrophie des Daumenballens; Ⓔ *carpal tunnel syndrome, tardy median palsy*
Kar|pek|to|mie *f*: teilweise oder vollständige Amputation eines Mittelhandknochens; Ⓔ *carpectomy*
Karpo-, karpo- *präf.*: Wortelement mit der Bedeutung

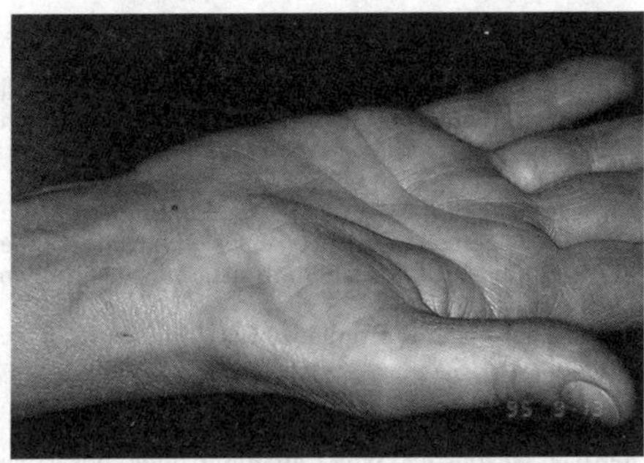

Abb. 43. Medianuslähmung bei Karpaltunnelsyndrom

„Handwurzel/Carpus"; Ⓔ *carpal, carpo-*

kar|po|kar|pal *adj*: zwischen den Handwurzelknochen/Karpalknochen (liegend), Karpalknochen verbindend; Ⓔ *carpocarpal, mediocarpal*

kar|po|me|ta|kar|pal *adj*: Handwurzel und Mittelhand/Metakarpus betreffend; Ⓔ *relating to both carpus and metacarpus, carpometacarpal, metacarpocarpal*

Kar|po|me|ta|kar|pal|ge|len|ke *pl*: *Syn: CM-Gelenke, Articulationes carpometacarpales*; Gelenke zwischen Handwurzel- und Mittelhandknochen; Ⓔ *carpometacarpal articulations, carpometacarpal joints, metacarpocarpal joints, CMC joints*

Kar|po|me|ta|kar|pal|re|flex *m*: *Syn: Handrückenreflex*; Kontraktion der Fingermuskeln nach Beklopfen des Handrückens; Ⓔ *carpometacarpal reflex*

Kar|po|pe|dal|spas|men *pl*: bei Tetanie* auftretende typische Krämpfe von Händen [**Pfötchenstellung, Geburtshelferstellung**] und Füßen; Ⓔ *carpopedal contractions, carpopedal spasms*

kar|po|pha|lan|ge|al *adj*: Handwurzel und Fingerglieder/Phalanges betreffend; Ⓔ *relating to both carpus and phalanges, carpophalangeal*

kar|po|ul|nar *adj*: *Syn: ulnokarpal*; Elle/Ulna und Handwurzel/Karpus betreffend oder verbindend; Ⓔ *ulnocarpal*

Kar|pus *m, pl* **-pi**: *Syn: Carpus*; Handwurzel, Handwurzelgelenk; Ⓔ *wrist, carpus*

Kartagener-Syndrom *nt*: Fehlbildungssyndrom mit Situs* inversus und Bronchiektasie*; Ⓔ *Kartagener's syndrome, Kartagener's triad*

kar|ti|la|gi|när *adj*: *Syn: knorpelig, knorplig, verknorpelt, chondral*; Knorpel betreffend, aus Knorpel bestehend; Ⓔ *resembling cartilage, chondral, chondric, cartilaginiform, cartilagineous*

Kartoffel-Glycerin-Blut-Agar *m/nt*: *Syn: Bordet-Gengou-Agar*; Spezialagar zur Züchtung von Bordetella pertussis; Ⓔ *potato blood agar*

Kar|tof|fel|le|ber *f*: Leber mit großknotigem Gewebeumbau nach Zellnekrose; Ⓔ *hobnail liver*

Kar|tof|fel|na|se *f*: *Syn: Säufernase, Pfundnase, Knollennase, Rhinophym*; v.a. ältere Männer betreffende, allmählich zunehmende, unförmige Auftreibung der Nase durch eine Hyperplasie der Talgdrüsen; meist Teilsyndrom der Rosacea*; Ⓔ *rhinophyma, rum nose, toper's nose, rum-blossom, copper nose, hum nose, bulbous nose, potato nose, hammer nose*

Ka|run|kel *f*: **1.** *Syn: Tränenwärzchen, Caruncula lacrimalis*; Schleimhauthöcker im inneren Augenwinkel **2.** *Syn: Caruncula sublingualis*; Schleimhauthöcker an der Mündung von Ductus* sublingualis major und Ductus* submandibularis unter der Zunge; Ⓔ **1.** *caruncle, lacrimal caruncle* **2.** *sublingual papilla, sublingual caruncle*

Kary-, kary- *präf.*: →*Karyo-*

Karyo-, karyo- *präf.*: Wortelement mit der Bedeutung „Kern/Zellkern/Nukleus"; Ⓔ *nucleus, kary(o)-, cary(o)-*

ka|ry|o|gam *adj*: Karyogamie betreffend; Ⓔ *relating to or characterized by karyogamy, karyogamic*

Ka|ry|o|ga|mie *f*: Verschmelzung der Kerne oder Chromosomen bei der Befruchtung; Ⓔ *karyogamy*

ka|ry|o|gen *adj*: Karyogenese betreffend, den Zellkern bildend; Ⓔ *relating to karyogenesis, karyogenic*

Ka|ry|o|ge|ne|se *f*: Zellkernentwicklung; Ⓔ *karyogenesis*

Ka|ry|o|gramm *nt*: *Syn: Idiogramm*; Anordnung der Chromosomenpaare nach Größe der Chromosomen und Lage des Zentromers; Ⓔ *karyogram, karyotype, idiogram*

Ka|ry|o|ki|ne|se *f*: *Syn: Mitose, mitotische Zellteilung, indirekte Kernteilung*; Zellteilung mit erbgleicher Verteilung der Chromosomen; während der Karyokinese kommt es zur Ausbildung einer Teilungsspindel und dem Sichtbarwerden der Chromosomen; Ⓔ *karyokinesis, mitosis, mitoschisis*

ka|ry|o|ki|ne|tisch *adj*: *Syn: mitotisch, karyomitotisch*; Karyokinese betreffend; Ⓔ *relating to karyokinesis, karyokinetic, mitotic*

Ka|ry|o|kla|sie *f*: Kernzerbrechlichkeit, Kernauflösung; Ⓔ *karyoklasis, karyoclasis*

ka|ry|o|klas|tisch *adj*: Karyoklasie betreffend; Ⓔ *relating to karyoklasis, karyoklastic, karyoclastic*

Ka|ry|o|lym|phe *f*: Kernsaft; Ⓔ *karyolymph, karyochylema, karyenchyma, nucleochyme, nucleochylema, nucleolymph, nuclear hyaloplasma*

Ka|ry|o|ly|se *f*: Zellkernauflösung, Kernauflösung; Ⓔ *karyolysis*

ka|ry|o|ly|tisch *adj*: Karyolyse betreffend oder auslösend, von ihr gekennzeichnet; Ⓔ *relating to karyolysis, karyolytic*

Ka|ry|o|me|ga|lie *f*: Kernvergrößerung; Ⓔ *karyomegaly*

Ka|ry|o|mi|to|se *f*: mitotische Kernteilung; Ⓔ *karyomitosis*

ka|ry|o|mi|to|tisch *adj*: Karyomitose betreffend, von ihr betroffen oder gekennzeichnet; Ⓔ *relating to karyomitosis, karyomitotic*

Ka|ry|on *nt*: *Syn: Nukleus, Nucleus*; Zellkern; Ⓔ *nucleus, karyon, karyoplast*

Ka|ry|o|plas|ma *nt*: *Syn: Kernprotoplasma, Nukleoplasma*; Protoplasma* des Zellkerns; Ⓔ *karyoplasm, nucleoplasm*

ka|ry|o|plas|ma|tisch *adj*: *Syn: nukleoplasmatisch*; Kernplasma/Karyoplasma betreffend; Ⓔ *relating to karyoplasm, karyoplasmic, karyoplasmatic*

Ka|ry|o|pyk|no|se *f*: *Syn: Kernverdichtung, Kernpyknose, Kernschrumpfung, Pyknose*; Schrumpfung und Verdichtung des Zellkerns; Ⓔ *karyopyknosis, pyknosis, pycnosis*

ka|ry|o|pyk|no|tisch *adj*: *Syn: pyknotisch*; Karyopyknose betreffend, von ihr betroffen oder gekennzeichnet; Ⓔ *relating to or causing karyopyknosis, karyopyknotic*

Ka|ry|or|rhe|xis *f*: *Syn: Karyorrhexis*; Zellkernzerfall, Kernzerfall; Ⓔ *karyorrhexis*

ka|ry|or|rhek|tisch *adj*: Karyorrhexis betreffend oder verursachend; Ⓔ *relating to or causing karyorrhexis, karyorrhectic*

Ka|ry|or|rhe|xis *f*: →*Karyorhexis*

Ka|ry|o|so|men *pl*: Chromatinkernchen im Zellkern; Ⓔ *karyosomes, chromatin nucleoli, false nucleoli*

Ka|ry|o|the|ka *f*: *Syn: Kernhülle, Kernwand, Nucleolemma, Kernmembran*; den Zellkern umgebende Membran; Ⓔ *nuclear envelope, nuclear membrane, karyotheca*

Ka|ry|o|typ *m*: Gesamtheit der Chromosomen einer Zelle; Ⓔ *karyotype*

Karzino-, karzino- *präf.*: Wortelement mit der Bedeutung „Krebs/Karzinom"; Ⓔ *cancer, carcinoma, carcin(o)-*

Kar|zi|no|gen *nt*: *Syn: Kanzerogen*; krebserregende/karzinogene Substanz; Ⓔ *cancer-causing substance, carcinogen*

kar|zi|no|gen *adj*: *Syn:* *kanzerogen*; krebserregend, krebsauslösend, krebserzeugend; Ⓔ *cancer-causing, cancerigenic, cancerogenic, carcinogenic*

Kar|zi|no|ge|ne|se *f*: *Syn:* *Kanzerogenese*; Krebsentstehung; Ⓔ *carcinogenesis*

Kar|zi|no|ge|ni|tät *f*: *Syn:* *Kanzerogenität*; kanzerogene Potenz eines Stoffes; Ⓔ *carcinogenicity*

Kar|zi|no|id *nt*: semimaligner Tumor, der Serotonin* und andere Peptide produzieren kann; Ⓔ *carcinoid, argentaffinoma, carcinoid tumor*

Kar|zi|no|id|syn|drom *nt*: *Syn:* *Flushsyndrom, Biörck-Thorson-Syndrom*; durch ein Karzinoid* ausgelöste Symptome eines Hyperserotoninismus [anfallsweise Blutwallungen, Durchfälle]; Ⓔ *carcinoid syndrome, argentaffinoma syndrome, malignant carcinoid syndrome, metastatic carcinoid syndrome*

Kar|zi|no|ly|se *f*: Auflösung eines Karzinoms durch Antikörper oder Therapeutika; Ⓔ *carcinolysis*

kar|zi|no|ly|tisch *adj*: Karzinolyse betreffend oder auslösend; Ⓔ *relating to or causing carcinolysis, carcinolytic*

Kar|zi|nom *nt*: *Syn:* *Carcinoma, malignes Epitheliom, Krebs, Carcinoma*; bösartiger, vom Epithel von Haut, Schleimhaut und Organen ausgehender Tumor; häufigste maligne Geschwulst [ca. 80 %]; Ⓔ *carcinoma, cancer, malignant epithelioma, epithelial cancer, epithelial tumor, epithelioma*

cholangiozelluläres Karzinom: *Syn:* *Gallengangskarzinom, malignes Cholangiom, Carcinoma cholangiocellulare*; von den intrahepatischen Gallengängen ausgehender bösartiger Tumor; Ⓔ *cholangiocellular carcinoma, bile duct carcinoma, cholangiocarcinoma, malignant cholangioma*

hellzelliges Karzinom: *Syn:* *Klarzellkarzinom, Klarzellenkarzinom, Carcinoma clarocellulare*; Plattenepithelkarzinom mit großen hellen Zellen; Ⓔ *clear carcinoma, clear cell carcinoma*

hepatozelluläres Karzinom: *Syn:* *primäres Leberzellkarzinom, malignes Hepatom, Carcinoma hepatocellulare*; von den Leberzellen ausgehendes Karzinom; Ⓔ *hepatocellular carcinoma, liver cell carcinoma, primary carcinoma of liver cells, hepatocarcinoma, malignant hepatoma*

hypernephroides Karzinom: *Syn:* *klarzelliges Nierenkarzinom, maligner Grawitz-Tumor, Hypernephrom*; durch helle Zellen charakterisierter, häufigster bösartiger Nierentumor, der Männer häufiger befällt als Frauen; Ⓔ *Grawitz's tumor, adenocarcinoma of kidney, clear cell carcinoma of kidney, clear cell adenocarcinoma, renal adenocarcinoma, renal cell carcinoma, hypernephroma, hypernephroid renal carcinoma, hypernephroid carcinoma*

intraepitheliales Karzinom: → *präinvasives Karzinom*

kolorektales Karzinom: *s.u. Kolonkarzinom*; Ⓔ *colorectal cancer, colorectal carcinoma*

lymphoepitheliales Karzinom: *Syn:* *Schmincke-Tumor, Lymphoepitheliom*; in Afrika und Asien auftretendes Karzinom des Nasenrachens durch das Epstein-Barr*-Virus; Ⓔ *Schmincke tumor, lymphoepithelial carcinoma, lymphoepithelial tumor, Regaud's tumor, lymphoepithelioma, lymphepithelioma*

präinvasives Karzinom: *Syn:* *Oberflächenkarzinom, intraepitheliales Karzinom, Carcinoma in situ*; Karzinom von Haut oder Schleimhaut, das die Basalmembran noch nicht durchbrochen hat; Ⓔ *cancer in situ, carcinoma in situ, intraepithelial carcinoma, preinvasive carcinoma*

szirrhöses Karzinom: *Syn:* *Faserkrebs, Szirrhus, Scirrhus, Skirrhus, Carcinoma scirrhosum*; Karzinom mit harter Konsistenz durch ein Überwiegen von Stromaanteilen; Ⓔ *scirrhous carcinoma, scirrhous cancer, hard cancer, scirrhus, scirrhoma, fibrocarcinoma*

kar|zi|no|ma|tös *adj*: *Syn:* *krebsig, karzinomartig*; Karzinom betreffend, von ihm betroffen oder gekennzeichnet; Ⓔ *cancerous, carcinomatoid, carcinomatous, carcinous*

Kar|zi|no|ma|to|se *f*: *Syn:* *Carcinosis, Karzinose*; diffuser Befall des gesamten Körpers, eines Organs oder einer Körperhöhle mit Karzinommetastasen; Ⓔ *carcinomatosis, carcinosis*

kar|zi|no|phil *adj*: mit Affinität zu Karzinomen; Ⓔ *carcinophilic*

kar|zi|no|phob *adj*: → *kanzerophob*

Kar|zi|no|pho|bie *f*: → *Kanzerophobie*

Kar|zi|no|sar|kom *nt*: *Syn:* *Carcinosarcoma*; bösartiger Mischtumor mitkarzinomatösen und sarkomatösen Anteilen; Ⓔ *carcinosarcoma*

Kar|zi|no|se *f*: *Syn:* *Carcinosis, Karzinomatose*; diffuser Befall des gesamten Körpers, eines Organs oder einer Körperhöhle mit Karzinommetastasen; Ⓔ *carcinomatosis, carcinosis*

kar|zi|no|sta|tisch *adj*: das Karzinomwachstum hemmend; Ⓔ *carcinostatic*

Kasabach-Merritt-Syndrom *nt*: *Syn:* *Hämangiom-Thrombopenie-Syndrom, Thrombozytopenie-Hämangiom-Syndrom, Thrombopenie-Hämangiom-Syndrom*; Syndrom mit Riesenhämangiomen, Thrombopenie* und Blutungsneigung; Ⓔ *Kasabach-Merritt syndrome, hemangioma-thrombocytopenia syndrome*

Ka|se|in *nt*: *Syn:* *Casein*; inhomogene Gruppe von Eiweißen; Hauptbestandteil der Milch; Ⓔ *casein*

Kä|se|schmie|re *f*: *Syn:* *Fruchtschmiere, Vernix caseosa*; aus Epidermiszellen und Talgdrüsensekret bestehende Schmiere auf der Haut von Säuglingen, die das Herausgleiten bei der Geburt erleichtert; Ⓔ *vernix caseosa*

Kä|se|ver|gif|tung *f*: *Syn:* *Tyrotoxikose*; bei Patienten mit Monoaminooxidasehemmern auftretende akute Hochdruckkrise nach Verzehr amin-reicher Käsesorten; Ⓔ *cheese poisoning, tyrotoxicosis, tyrotoxism*

Kas|ka|den|ma|gen *m*: in der Röntgenkontrastdarstellung sichtbare Lagevariante des Magens; Ⓔ *waterfall stomach, cascade stomach*

Kas|tra|ti|on *f*: *Syn:* *Kastrierung*; Ausschaltung oder Entfernung der männlichen oder weiblichen Keimdrüsen; Ⓔ *castration*

Kas|tra|ti|ons|be|strah|lung *f*: *Syn:* *Röntgenkastration*; Kastration mittels Röntgenbestrahlung; Ⓔ *castration radiation*

Kas|trie|rung *f*: → *Kastration*

Ka|su|is|tik *f*: Beschreibung von Krankheitsfällen; Ⓔ *casuistry*

Kat-, kat- *präf.*: → *Kata-*

Kata-, kata- *präf.*: Wortelement mit der Bedeutung „herab/hinunter/abwärts"; Ⓔ *down, kata-, cata-*

Ka|ta|bi|o|se *f*: Verbrauch lebender Substanz im Rahmen der normalen Zellvorgänge; Ⓔ *catabiosis*

ka|ta|bi|ot *adj*: → *katabiotisch*

ka|ta|bi|o|tisch *adj*: *Syn:* *katabiot*; Katabiose betreffend, von ihr betroffen oder gekennzeichnet; Ⓔ *relating to or characterized by catabiosis, catabiotic*

ka|ta|bol *adj*: *Syn:* *katabolisch*; den Abbaustoffwechsel/Katabolismus betreffend; Ⓔ *relating to catabolism, catabolic, catastatic*

Ka|ta|bo|lie *f*: → *Katabolismus*

ka|ta|bo|lisch *adj*: → *katabol*

Ka|ta|bo|lis|mus *m*: *Syn:* *Katabolie*; Abbaustoffwechsel; Ⓔ *catabolism*

ka|ta|di|op|trisch *adj*: kombiniert reflektorisch und refraktär; Ⓔ *catadioptric*

Ka|tal *nt*: Maßeinheit der Enzymaktivität; Ⓔ *katal*

Ka|ta|la|se *f*: Häminenzym, das die Spaltung von Wasserstoffperoxid in Wasser und Sauerstoff katalysiert;

Ⓔ *catalase*

Ka|ta|lep|sie *f*: Verharren in einer einmal eingenommenen Körperstellung; Ⓔ *catalepsy, catalepsis*

ka|ta|lep|ti|form *adj*: ***Syn:*** *kataleptoid*; katalepsieähnlich; Ⓔ *resembling catalepsy, cataleptiform, cataleptoid*

ka|ta|lep|tisch *adj*: Katalepsie betreffend, von ihr betroffen oder gekennzeichnet; Ⓔ *relating to or inducing catalepsy, cataleptic*

ka|ta|lep|to|id *adj*: →*kataleptiform*

Ka|ta|ly|sa|tor *m*: ***Syn:*** *Akzelerator*; Substanz, die den Ablauf einer chemischen Reaktion beschleunigt; Ⓔ *catalyst, catalyzator, catalyzer, accelerator*

Ka|ta|ly|se *f*: Beschleunigung einer chemischen Reaktion; Ⓔ *catalysis*

ka|ta|ly|tisch *adj*: Katalyse betreffend; Ⓔ *catalytic*

Ka|ta|mne|se *f*: Krankheitszusammenfassung und Stellung einer Prognose nach Abschluss der Behandlung; Ⓔ *catamnesis; follow-up history*

ka|tam|nes|tisch *adj*: Katamnese betreffend; Ⓔ *relating to catamnesis, catamnestic*

Ka|ta|pho|re|se *f*: ***Syn:*** *Ionentherapie, Iontophorese*; therapeutische Anwendung von Gleichstrom zum Einbringen von Medikamenten durch die Haut; Ⓔ *cataphoresis*

ka|ta|pho|re|tisch *adj*: Kataphorese betreffend, mittels Kataphorese; Ⓔ *relating to cataphoresis, cataphoretic*

Ka|ta|pla|sie *f*: Rückentwicklung eines Gewebes; Ⓔ *cataplasia, cataplasis, retrogression*

ka|ta|plek|tisch *adj*: Kataplexie betreffend, von ihr betroffen oder gekennzeichnet; Ⓔ *relating to or marked by cataplexy, cataplectic*

Ka|ta|ple|xie *f*: ***Syn:*** *Gelolepsie, Geloplegie, Lachschlag, Schrecklähmung, Tonusverlustsyndrom*; plötzlicher Tonusverlust der Halte- und Streckmuskulatur bei starker affektiver Belastung [Schreck, unkontrolliertes Lachen]; Ⓔ *cataplexy, cataplexis*

Ka|ta|rakt *f*: →*grauer Star*

juvenile Katarakt: ***Syn:*** *Cataracta juvenilis*; bereits im Jugendalter auftretende Katarakt, z.B. bei Diabetes* mellitus; Ⓔ *juvenile cataract*

metabolische Katarakt: stoffwechselbedingte Katarakt, z.B. bei Diabetes* mellitus; Ⓔ *metabolic cataract*

nutritive Katarakt: Katarakt bei Fehl- oder Mangelernährung; Ⓔ *nutritional cataract, nutritional deficiency cataract*

perinukleäre Katarakt: Katarakt mit Trübung um den Linsenkern; Ⓔ *perinuclear cataract*

ka|ta|rak|to|gen *adj*: die Starentwicklung fördernd oder auslösend; Ⓔ *cataract-producing, cataractogenic*

Ka|tarr *m*: →*Katarrh*

ka|tar|ra|lisch *adj*: →*katarrhalisch*

Ka|tarrh *m*: ***Syn:*** *katarrhalische Entzündung, Katarr*; seröse Schleimhautentzündung; Ⓔ *catarrh, catarrhal inflammation*

ka|tar|rha|lisch *adj*: ***Syn:*** *katarralisch*; Katarrh betreffend, mit einem Katarhh; Ⓔ *relating to or affected with catarrh, catarrhal*

ka|ta|thym *adj*: Katathymie betreffend; Ⓔ *relating to catathymia, catathymic*

Ka|ta|thy|mie *f*: affekt-bedingte Verfälschung von Wahrnehmung und Erinnerung; plötzliche Stimmungsschwankung; Ⓔ *catathymia*

Ka|ta|to|nie *f*: ***Syn:*** *katatone Schizophrenie*; psychische Erkrankung, bei der Störungen der Willkürmotorik im Vordergrund stehen; Ⓔ *catatonic schizophrenia, catatonia*

Katayama-Fieber *nt*: ***Syn:*** *Katayama-Krankheit, Katayama-Syndrom, Yangste-Fieber*; akute Schistosomiasis* durch Schistosoma* japonicum; Ⓔ *Katayama syndrome, Katayama fever, Katayama disease*

Ka|te|chin|a|min *nt*: →*Katecholamin*

Ka|te|chol|a|min *nt*: ***Syn:*** *Katechinamin, Catecholamin*; von Brenzkatechin abgeleitetes biogenes Amin, z.B. Adrenalin, Noradrenalin; Ⓔ *catecholamine*

ka|te|chol|a|min|erg *adj*: ***Syn:*** *katecholaminergisch*; auf Katecholamine als Transmitter ansprechend; Ⓔ *catecholaminergic*

Kat|gut *nt*: ***Syn:*** *Catgut*; resorbierbares Nahtmateriel aus Rinder- oder Hammeldarm; Ⓔ *catgut, catgut suture*

Ka|thar|sis *f*: seelische Reinigung, Läuterung, Abreaktion; Ⓔ *catharsis, psychocatharsis*

ka|thar|tisch *adj*: Katharsis betreffend; Ⓔ *cathartic, cathartical*

Ka|the|ter *m*: röhren- oder schlauchförmiges, starres oder flexibles Instrument zur Einführung in Hohlorgane oder Gefäße; Ⓔ *catheter*

Ka|the|ter|an|gi|o|gra|fie, -gra|phie *f*: Angiografie* mit Kontrastmittelinjektion über einen Katheter; Ⓔ *catheter angiography*

Ka|the|ter|ar|te|ri|o|gra|fie, -gra|phie *f*: Arteriografie* mit Kontrastmittelinjektion über einen Katheter; Ⓔ *catheter arteriography*

Ka|the|ter|di|la|ta|ti|on *f*: Gefäßerweiterung durch einen Ballonkatheter; Ⓔ *catheter dilatation*

Ka|the|ter|em|bo|lie *f*: Embolie* durch einen abgebrochenen Katheterteil; Ⓔ *catheter embolism*

Ka|the|ter|em|bo|li|sa|ti|on *f*: therapeutische Embolisation über einen Gefäßkatheter; Ⓔ *catheter embolization, embolic therapy, therapeutic embolization, embolization*

Ka|the|ter|fie|ber *nt*: ***Syn:*** *Harnfieber, Urethralfieber, Febris urethralis*; akutes Fieber bei Keimverschleppung beim Katheterisieren oder Eingriffen an der Harnröhre; Ⓔ *urinary fever, urethral fever, catheter fever*

Ka|the|te|ri|sie|rung *f*: ***Syn:*** *Katheterismus*; Einführen eines Katheters; Ⓔ *catheterism, catheterization*

Ka|the|te|ris|mus *m*: →*Katheterisierung*

Ka|the|ter|sep|sis *f*: Sepsis* bei Keimverschleppung beim Katheterisieren; Ⓔ *catheter sepsis*

Ka|the|ter|u|rin *m*: mittels Blasenkatheter entnommener Harn; Ⓔ *catheter urine*

ka|thi|so|phob *adj*: Kathisophobie betreffend, durch sie gekennzeichnet; Ⓔ *relating to or marked by kathisophobia*

Ka|thi|so|pho|bie *f*: krankhafte Angst vor dem Stillsitzen; Ⓔ *kathisophobia*

Ka|tho|de *f*: ***Syn:*** *Katode*; negativ geladene Elektrode; Ⓔ *cathode, negative electrode*

Ka|tho|den|strah|len *pl*: ***Syn:*** *Kathodenstrahlung*; von der Kathode ausgehende Elektronenstrahlen; Ⓔ *cathode rays*

ka|tho|disch *adj*: ***Syn:*** *katodisch*; Kathode betreffend; Ⓔ *relating to a cathode, cathodal, cathodic*

Kat|i|on *nt*: positive geladenes Ion*; Ⓔ *cation, kation*

kat|i|o|nisch *adj*: Kation betreffend; Ⓔ *relating to a cation, cationic*

Ka|to|de *f*: →*Kathode*

Kat|zen|au|ge, a|mau|ro|ti|sches *nt*: grünlich-gelber Reflex eines erblindeten Auges bei Retinoblastom* oder Pseudogliom der Netzhaut; Ⓔ *amaurotic cat's eye, cat's eye amaurosis*

Kat|zen|kratz|krank|heit *f*: ***Syn:*** *benigne Inokulationslymphoretikulose, cat-scratch-disease, Miyagawanellose, benigne infektiöse Lymphoretikulose*; durch Katzen übertragene, regionale Lymphknotenentzündung durch verschiedene Bakterien; Ⓔ *cat-scratch disease, cat-scratch fever, nonbacterial regional lymphadenitis, benign inoculation reticulosis, regional lymphadenitis, benign lymphoreticulosis*

Kat|zen|le|ber|e|gel *m*: ***Syn:*** *Opisthorchis felineus*; v.a. in Osteuropa und Asien vorkommender Erreger der Opisthorchiasis*; Ⓔ *cat liver fluke, Sibirian liver fluke, Opisthorchis felineus, Distoma felineum*

Kat|zen|räu|de *f*: von Katzen auf den Menschen übertragene Erkrankung mit stark juckenden Papeln; Ⓔ *cat mange*

Katlzenlschreilsynldrom *nt*: ***Syn:*** *Cri-du-chat-Syndrom, Lejeune-Syndrom*; durch Verlust des kurzen Armes von Chromosom 5 verursachtes Fehlbildungssyndrom mit Gesichts- und Schädelfehlbildungen und charakteristischem katzenähnlichen Schreien der Kinder; Ⓔ *cri-du-chat syndrome, cat's cry syndrome*

Katlzenlspullwurm *m*: ***Syn:*** *Toxocara cati, Toxocara mystax*; Erreger der Toxocariasis*; Ⓔ *Toxocara cati, Toxocara mystax*

Kaulda *f*: ***Syn:*** *Cauda*; Schwanz, Schweif; Ⓔ *cauda, cauda equina*

kauldal *adj*: **1.** ***Syn:*** *caudal, inferior*; fußwärts/schwanzwärts (gelegen), zum Schwanz hin, nach dem unterem Körperende hin **2.** Cauda equina betreffend; Ⓔ **1.** *caudal* **2.** *relating to the cauda, caudal*

Kauldallanläslthelsie *f*: ***Syn:*** *Sakralanästhesie, Hiatusanästhesie*; Periduralanästhesie* mit Injektion des Lokalanästhetikums durch den Hiatus* sacralis in den Sakralkanal; Ⓔ *caudal block, caudal analgesia, caudal anesthesia*

Kauldalsynldrom *nt*: ***Syn:*** *Caudasyndrom, Cauda-equina-Syndrom*; neurologische Ausfälle nach Schädigung der Cauda* equina; Ⓔ *cauda equina syndrome*

Kauldaltuslkopf *m*: ***Syn:*** *Caudatuskopf, Caput nuclei caudati*; Kopf des Nucleus* caudatus; Ⓔ *head of caudate nucleus*

Kauldaltuslkörlper *m*: ***Syn:*** *Caudatuskörper, Corpus nuclei caudati*; mittlerer Abschnitt des Nucleus* caudatus; Ⓔ *body of caudate nucleus*

Kauldaltuslschwanz *m*: ***Syn:*** *Caudatusschwanz, Cauda nuclei caudati*; dünnes Ende des Nucleus* caudatus; Ⓔ *tail of caudate nucleus*

kauldolkelphal *adj*: ***Syn:*** *kaudozephal*; vom hinteren/unteren Ende zum Kopf (gerichtet oder verlaufend); Ⓔ *caudocephalad*

Kauffmann-White-Schema *nt*: Aufteilung der Salmonella*-Species auf Grund ihrer Antigenstruktur; Ⓔ *Kauffmann-White classification*

Kaulmuslkel *m*: Musculus* masseter; Ⓔ *masseter, masseter muscle*

kaulsal *adj*: Ursache betreffend, auf die Ursache gerichtet, ursächlich; Ⓔ *(Ursache) causal, etiogenic, causative (of); (Therapie) causal, etiotropic*

Kaulsallbelhandllung *f*: gegen die Ursache einer Erkrankung gerichtete spezifische Behandlung; Ⓔ *causal treatment*

Kaulsallgle *f*: nach einer Nervenverletzung auftretender, heftig brennender Schmerz, v.a. der Hände und Füße; Ⓔ *causalgia*

Kausltik *f*: ***Syn:*** *Kauterisation, Kauterisieren*; Gewebezerstörung durch Ätzmittel oder elektrischen Strom; Ⓔ *cauterization, cautery*

Kausltilkum *nt, pl* **-ka**: ***Syn:*** *Ätzmittel*; Mittel mit gewebezerstörender Wirkung; Ⓔ *caustic, cauterant, caustic substance, cautery, escharotic*

kausltisch *adj*: ätzend, beißend, brennend; Ⓔ *caustic, cauterant, cauterizing*

Kaultellen *pl*: Vorsichtsmaßregeln; Ⓔ *precautions*

Kaultelrilsaltilon *f*: → *Kaustik*

Kaultelrilsielren *nt*: → *Kaustik*

Kaultschuklhaut *f*: ***Syn:*** *Gummihaut, Cutis hyperelastica*; überdehnbare, in Falten abhebbare Haut, z.B. bei Ehlers-Danlos-Syndrom; Ⓔ *cutis hyperelastica*

Kaultschuklkopf *m*: → *Kautschukschädel*

Kaultschuklschäldel *m*: ***Syn:*** *Caput membranaceum, Kautschukkopf*; durch Störung der Osteoblastenfunktion hervorgerufene Weichheit der Schädelknochen; Ⓔ *caoutchouc skull, caput membranaceum*

Kalvalkalthelter *m*: ***Syn:*** *Cavakatheter, zentraler Venenkatheter*; meist über Arm- oder Jugularvenen eingeführter Katheter, der in der oberen oder unteren Hohlvene plaziert wird; Ⓔ *caval catheter*

Kava-Pulmonalis-Anastomose *f*: ***Syn:*** *Glenn-Operation*; End-zu-End-Anastomose von Vena* cava superior und Arteria* pulmonalis dextra zur Verbesserung der Lungendurchblutung, z.B. bei Trikuspidalatresie; Ⓔ *Glenn's operation*

Kalvalsperrlolpelraltilon *f*: ***Syn:*** *Vena-cava-Blockade*; zur Emboliеprophylaxe durchgeführte Blockierung der Vena* cava inferior von außen [**Kavaklip**] oder innen [**Kavafilter**]; Ⓔ *vena caval block*

Kalverlne *f*: Hohlraum, Höhle; (*anatom.*) Caverna; Ⓔ *cavern, caverna, cavity*

Kalverlnenlerlöffnung *f*: → *Kavernotomie*

Kalverlnenljauchlzen *nt*: ***Syn:*** *Kavernenjuchzen*; bei der Auskultation über einer Lungenkaverne hörbares grobes Giemen; Ⓔ *cavernous rhonchi, cavernous rales*

Kalverlniltis *f, pl* **-tilden**: ***Syn:*** *Cavernitis*; Entzündung der Penisschwellkörper; Ⓔ *inflammation of the cavernous body of penis, cavernitis, cavernositis, serangitis*

kalverlniltisch *adj*: Kavernitis betreffend, von ihr betroffen oder gekennzeichnet; Ⓔ *relating to or marked by cavernitis*

Kalverlnom *nt*: ***Syn:*** *kavernöses Hämangiom, Haemangioma tuberonodosum, Haemangioma cavernosum*; meist schon bei der Geburt vorhandenes, subkutanes Hämangiom* mit venösen Hohlräumen; Ⓔ *cavernous angioma, cavernous tumor, cavernous hemangioma, erectile tumor, strawberry nevus, cavernoma*

kalverlnös *adj*: Kavernen enthaltend, porös, schwammig; Ⓔ *cavernous, cavitary*

Kalverlnolskop *nt*: starres Endoskop* für die Kavernoskopie*; Ⓔ *cavascope, celoscope, cavernoscope*

Kalverlnolskolpie *f*: ***Syn:*** *Speleoskopie*; endoskopische Untersuchung einer Lungenkaverne; Ⓔ *celoscopy, cavernoscopy*

Kalverlnolsolgralfie, -gralphie *f*: Röntgenkontrastdarstellung der Penisschwellkörper; Ⓔ *cavernosography*

Kalverlnolstolmie *f*: ***Syn:*** *Speleostomie*; operative Eröffnung einer Lungenkaverne mit Schaffung einer äußeren Fistel; Ⓔ *cavernostomy, speleostomy*

Kalverlnolsuslthromlbolse *f*: ***Syn:*** *Sinus-cavernosus-Thrombose*; Thrombose* des Sinus* cavernosus; Ⓔ *cavernous sinus thrombosis*

Kalverlnoltolmie *f*: ***Syn:*** *Kaverneneröffnung, Speleotomie*; operative Eröffnung einer Lungenkaverne; Ⓔ *cavernotomy*

Kalviltät *f*: **1.** kariöse Zahnhöhle **2.** zur Aufnahme einer Füllung präparierte kariöse Zahnhöhle; Ⓔ **1.** *cavity* **2.** *cavity*

Kalvolgralfie, -gralphie *f*: Röntgenkontrastdarstellung der Vena* cava (inferior); Ⓔ *cavography, venacavography*

Kalvolgramm *nt*: Röntgenkontrastaufnahme der Vena* cava (inferior); Ⓔ *venacavogram, cavogram, cavagram*

Kawasaki-Syndrom *nt*: ***Syn:*** *Morbus Kawasaki, mukokutanes Lymphknotensyndrom, akutes febriles mukokutanes Lymphadenopathiesyndrom*; ätiologisch ungeklärte, fieberhafte Erkrankung, v.a. des Kleinkindalters, mit Lymphknotenschwellung und Beteiligung multipler Organe; Ⓔ *Kawasaki disease, Kawasaki syndrome, mucocutaneous lymph node syndrome*

Kayser-Fleischer-Kornealring *m*: ***Syn:*** *Kayser-Fleischer-Ring*; kupferhaltiger Hornhautring, z.B. bei hepatolentikulärer Degeneration*; Ⓔ *Kayser-Fleischer ring*

Kayser-Fleischer-Ring *m*: → *Kayser-Fleischer-Kornealring*

Kelbolzelphallie *f*: ***Syn:*** *Affenkopf, Zebozephalie, Cebozephalie*; Entwicklungsanomalie mit affenähnlichem Schädel; Ⓔ *cebocephaly, kebocephaly*

Kelgellzahn *m*: ***Syn:*** *Zapfenzahn, Griffelzahn, Dens emboliformis*; ätiologisch ungeklärte, meist die oberen seitlichen Schneidezähne betreffende Zahnverkümmerung; Ⓔ *peg tooth*

Kehl|de|ckel *m*: ***Syn:*** *Epiglottis*; aus weichem Knorpel bestehende Platte, die beim Schlucken den Kehlkopfeingang verschließt; Ⓔ *epiglottis, epiglottic cartilage*

Kehl|kopf *m*: Larynx*; Ⓔ *larynx, voice box*

Kehl|kopf|blind|sack *m*: ***Syn:*** *Sacculus laryngis, Appendix ventriculi laryngis*; kleiner, nach oben gerichteter Blindsack des Morgagni*-Ventrikels; Ⓔ *laryngeal sacculus, Hilton's sac*

Kehl|kopf|diph|the|rie *f*: ***Syn:*** *Larynxdiphtherie*; von Heiserkeit, Husten und Atemnot gekennzeichnete Diphtherie* des Kehlkopfs; Ⓔ *laryngeal diphtheria, laryngotracheal diphtheria, membranous croup, pseudomembranous croup, diphtheritic laryngitis*

Kehl|kopf|drü|sen *pl*: ***Syn:*** *Larynxdrüsen, Glandulae laryngeales*; Schleimdrüsen des Kehlkopfes; Ⓔ *laryngeal glands*

Kehl|kopf|ent|zün|dung *f*: → *Laryngitis*

Kehl|kopf|fis|tel *f*: ***Syn:*** *Laryngostoma*; künstlich angelegte Kehlkopföffnung nach außen; Ⓔ *laryngostomy*

Kehl|kopf|fis|tel|lung *f*: ***Syn:*** *Laryngostomie*; Anlegen einer Kehlkopffistel; Ⓔ *laryngostomy*

Kehl|kopf|kar|zi|nom *nt*: ***Syn:*** *Kehlkopfkrebs, Larynxkarzinom*; häufigstes Karzinom im Halsbereich; wird v.a. durch chronischen Tabak- und Alkoholkonsum ausgelöst; Ⓔ *laryngeal carcinoma*

äußeres Kehlkopfkarzinom: ***Syn:*** *Hypopharynxkarzinom*; durch Risikofaktoren [Rauchen, Alkohol] begünstigter bösartiger Tumor, der v.a. ältere Männer betrifft; Ⓔ *hypopharyngeal sqamous cell carcinoma*

inneres Kehlkopfkarzinom: je nach Lage unterscheidet man **supraglottische, glottische** und **subglottische** Kehlkopfkarzinome; Ⓔ *internal cancer of the larynx*

Kehl|kopf|läh|mung *f*: vollständige oder unvollständige Lähmung der Kehlkopfmuskulatur; Ⓔ *laryngoparalysis, laryngoplegia*

Kehl|kopf|ö|dem *nt*: Ödem* der Kehlkopfschleimhaut; Ⓔ *laryngeal edema*

Kehl|kopf|pa|pil|lom *nt*: ***Syn:*** *Larynxpapillom*; blumenkohlartiger Tumor der Kehlkopfschleimhaut; Ⓔ *laryngeal papilloma*

Kehl|kopf|pa|pil|lo|ma|to|se *f*: ***Syn:*** *Larynxpapillomatose*; meist schon in der Kindheit beginnende Erkrankung mit Bildung multipler Larynxpapillome; fakultative Präkanzerose*; Ⓔ *laryngeal papillomatosis*

Kehl|kopf|sen|kung *f*: ***Syn:*** *Laryngoptosis*; meist altersbedingte Absenkung des Kehlkopfs; Ⓔ *laryngoptosis*

Kehl|kopf|spie|gel *m*: ***Syn:*** *Laryngoskop*; Instrument zur indirekten Untersuchung des Kehlkopfes; Ⓔ *laryngeal mirror*

Kehl|kopf|spie|ge|lung *f*: ***Syn:*** *Laryngoskopie*; endoskopische Untersuchung des Kehlkopfes; Ⓔ *laryngoscopy*

Kehl|kopf|ste|no|se *f*: ***Syn:*** *Larynxverengung, Larynxstenose, Kehlkopfverengung, Laryngostenose*; Einengung der Kehlkopflichtung durch z.B. Kehlkopfödem [häufige Intubationsfolge!] oder Tumoren der Stimmritze; Ⓔ *laryngeal stenosis, laryngostenosis*

Kehl|kopf|ta|sche *f*: ***Syn:*** *Morgagni-Ventrikel, Morgagni-Tasche, Galen-Tasche, Galen-Ventrikel, Ventriculus laryngis*; seitliche Ausbuchtung des Kehlkopfinnenraumes zwischen Taschen- und Stimmfalte; Ⓔ *Morgagni's ventricle, sinus of Morgagni, ventricle of Galen, laryngeal sinus, laryngeal ventricle*

Kehl|kopf|tu|ber|ku|lo|se *f*: ***Syn:*** *tuberkulöse Laryngitis, Larynxtuberkulose, Laryngophthise, Laryngitis tuberculosa*; meist im Zusammenhang mit einer Lungentuberkulose* auftretende tuberkulöse Kehlkopfentzündung; Ⓔ *laryngeal tuberculosis, tuberculosis of the larynx, tuberculous laryngitis*

Kehl|kopf|ver|en|gung *f*: → *Kehlkopfstenose*

Keil|bein *nt*: **1.** ***Syn:*** *Flügelbein, Wespenbein, Os sphenoidale*; in der Mitte der Schädelbasis liegender Knochen **2.** ***Syn:*** *Os cuneiforme*; keilförmiger Fußwurzelknochen; Ⓔ **1.** *sphenoid, sphenoid bone, alar bone, suprapharyngeal bone, cavilla* **2.** *cuneiform bone, cuneiform*

Keilbeinflügel-Syndrom *nt*: → *Fissura-orbitalis-superior-Syndrom*

Keil|bein|fon|ta|nel|le *f*: ***Syn:*** *vordere Seitenfontanelle, Fonticulus anterolateralis, Fonticulus sphenoidalis*; zwischen Stirn- und Scheitelbein liegende Fontanelle; Ⓔ *anterolateral fontanella, sphenoidal fontanella*

Keil|bein|höh|le *f*: Sinus* sphenoidalis; Ⓔ *sphenoidal sinus*

Keil|bein|höh|len|ent|zün|dung *f*: → *Sphenoiditis*

Keil|bein|kör|per *m*: ***Syn:*** *Corpus ossis sphenoidalis*; würfelförmiger Körper des Keilbeins [Os sphenoidale], der die **Keilbeinhöhle** [Sinus sphenoidalis] enthält; Ⓔ *body of sphenoid bone*

Keil|os|te|o|to|mie *f*: keilförmige Ausschneidung von Knochenteilen zur Korrektur von Fehlstellungen oder -bildungen; Ⓔ *wedge osteotomy, wedge resection osteotomy*

Keil|wir|bel *m*: angeborene oder erworbene Keilform eines Wirbels; führt zu Wirbelsäulenverkrümmung; Ⓔ *wedge shaped vertebra*

Keim|bläs|chen *nt*: ***Syn:*** *Blastozyste*; sich am 4.Tag aus der Morula entwickelnder, von Trophoblasten umschlossener Hohlraum, der innen den Embryoblasten enthält; Ⓔ *germinal vesicle, Purkinje's vesicle, blastocyst*

Keim|blät|ter *pl*: *s.u. Keimscheibe*; Ⓔ *germ layers*

Keim|dis|lo|ka|ti|on *f*: ***Syn:*** *Keimversprengung*; Versprengung embryonaler Anlagen; Ⓔ *chorista*

Keim|drü|sen *pl*: Gonaden, Geschlechtsdrüsen; Hoden und Eierstöcke; Ⓔ *gonads*

Keim|ge|we|be *nt*: ***Syn:*** *Blastem, Keimstoff*; durch Zusammenschluss von Stammzellen entstandenes, undifferenziertes Gewebe, aus dem im Laufe der Entwicklung differenzierte Gewebe hervorgehen; Ⓔ *blastema, germ tissue*

Keim|haut *f*: ***Syn:*** *Blastoderm*; den Embryo bildender Teil des Ovums; Ⓔ *germ membrane, germinal membrane, blastoderm*

Keim|plas|ma *nt*: ***Syn:*** *Erbplasma, Idioplasma*; Erbsubstanz; Ⓔ *idioplasm, germ plasma*

Keim|schei|be *f*: ***Syn:*** *Keimschild, Blastodiskus*; aus den **Keimblättern** bestehende Embryonalanlage; die **zweiblättrige Keimscheibe** besteht aus Ektoderm* und Entoderm*, bei der **dreiblättrigen Keimscheibe** kommt noch das Mesoderm* hinzu; Ⓔ *embryonic area, embryonic disk, germ disk, germinal disk, embryonic shield, blastodisk, blastodisc, blastoderm*

Keim|schild *nt*: → *Keimscheibe*

Keim|stoff *m*: → *Keimgewebe*

Keim|trä|ger *m*: **1.** Person, die Erreger ausscheidet, ohne daran erkrankt zu sein **2.** mit definierten Keimmengen beschichtete Träger zur Testung von Desinfektionsverfahren; Ⓔ **1.** *carrier* **2.** *germ carrier*

Keim|ver|spren|gung *f*: → *Keimdislokation*

Keim|zel|len *pl*: die in Eierstock bzw. Hoden gebildeten Gameten [Eizelle und Spermium]; Ⓔ *germ cells, germinocytes*

Keith-Flack-Knoten *m*: ***Syn:*** *Sinusknoten, Sinuatrialknoten, SA-Knoten, Nodus sinuatrialis*; primäres Erregungszentrum des Herzens im rechten Vorhof; Ⓔ *sinoatrial node, sinuatrial node, sinus node, Flack's node, Keith-Flack's node, Keith's node, atrionector*

Kell-Blutgruppen *pl*: ***Syn:*** *Kell-Blutgruppensystem, Kell-Cellano-System*; Blutgruppensystem, das bei Transfusion und in der Schwangerschaft zu Unverträglichkeitsreaktionen führen kann; Ⓔ *Kell blood groups*

Kell-Cellano-System *nt*: → *Kell-Blutgruppen*

Kelly-Arytänoidopexie *f*: ***Syn:*** *Kelly-Operation, Arytänoidopexie*; operative Anheftung der Aryknorpel*; Ⓔ *Kelly's operation, King's operation, arytenoidopexy*

K

Kelly-Paterson-Syndrom *nt*: *Syn: Plummer-Vinson-Syndrom, Paterson-Brown-Syndrom, sideropenische Dysphagie, Paterson-Kelly-Syndrom*; durch Vitamin- und Eisenmangel hervorgerufene Schluckbeschwerden, Zungenbrennen, Speiseröhrenkrämpfe und hypochrome Anämie*; Ⓔ *Vinson's syndrome, Plummer-Vinson syndrome, Paterson's syndrome, Paterson-Kelly syndrome, Paterson-Brown-Kelly syndrome, sideropenic dysphagia*

Kelo-, kelo- *präf.*: Wortelement mit der Bedeutung „Geschwulst"; Ⓔ *tumor, celo-*

Kellolid *nt*: *Syn: Wulstnarbe*; spontan oder nach Verletzungen/Operation auftretende fibromartige Hautwucherung; Ⓔ *keloid, cheloid, cheloma*

Kellolidlblasltolmylkolse *f*: *Syn: Lobo-Krankheit, Lobomykose, Blastomycosis queloidana*; durch **Loboa loboi** hervorgerufene chronische Mykose* der Haut und Unterhaut mit keloid-ähnlichen Knoten; Ⓔ *keloidal blastomycosis, Lobo's disease, lobomycosis*

Kelloliidolse *f*: Vorkommen multipler Keloide*; Ⓔ *keloidosis, multiple keloids*

Kellvin *nt*: SI-Einheit der thermodynamischen Temperatur; Ⓔ *kelvin*

Kendall-Substanz A *f*: *Syn: 11-Dehydrocorticosteron*; in der Nebenniere gebildetes Glucocorticoid*; Ⓔ *11-dehydrocorticosterone, Kendall's compound A, compound A*

Kent-Bündel *nt*: akzessorisches Überleitungsbündel vom rechten Vorhof zur rechten Kammer; führt zu Erregungsleitungsstörungen; Ⓔ *Kent's bundle*

Kephal-, kephal- *präf.*: → *Kephalo-*

Kelphallaea *f*: Kopfschmerzen*, Kopfweh; Ⓔ *pain in the head, headache, cephalea, cephalalgia, cephalgia, cephalodynia, cerebralgia, encephalalgia, encephalodynia*

Kelphallallgie *f*: Kopfschmerzen*, Kopfweh; Ⓔ *pain in the head, headache, cephalea, cephalalgia, cephalgia, cephalodynia, cerebralgia, encephalalgia, encephalodynia*

Kelphallea *f*: Kopfschmerzen*, Kopfweh; Ⓔ *pain in the head, headache, cephalea, cephalalgia, cephalgia, cephalodynia, cerebralgia, encephalalgia, encephalodynia*

Kephlallgie *f*: *Syn: Bing-Horton-Neuralgie, Bing-Horton-Syndrom, Horton-Syndrom, Horton-Neuralgie, Histaminkopfschmerz, Erythroprosopalgie, Cephalaea histaminica, cluster headache*; streng halbseitig auftretende Schmerzattacken im Augen-Stirn-Schläfen-Bereich mit Rötung des Auges, Tränenfluss und anderen Symptomen; Ⓔ *Horton's headache, Horton's disease, Horton's cephalgia, Horton's syndrome, Harris' migrainous neuralgia, erythroprosopalgia, histamine headache, histamine cephalalgia, migrainous neuralgia, cluster headache*

Kelphallhälmaltom *nt*: *Syn: Kopfblutgeschwulst*; Bluterguss zwischen Knochenhaut und Schädelknochen bei Neugeborenen; Ⓔ *cephalhematoma, cephalematoma, cephalohematoma*

Kelphallhälmaltolzelle *f*: Blutansammlung unter dem Periost des Schädels mit Kommunikation mit den Hirnsinus; Ⓔ *cephalhematocele, cephalohematocele*

Kelphallin *nt*: *Syn: Cephalin*; Phospholipid* mit Colamin oder Serin; Ⓔ *kephalin, cephalin*

kelphallisch *adj*: Kopf oder Kopfregion betreffend; kopfwärts (liegend); Ⓔ *relating to the head, cephalic; relating to the cranium, cranial*

Kephalo-, kephalo- *präf.*: Wortelement mit der Bedeutung „Kopf/Schädel"; Ⓔ *head, cephal(o)-*

Kelphalloldylnie *f*: Kopfschmerzen*, Kopfweh; Ⓔ *pain in the head, headache, cephalea, cephalalgia, cephalgia, cephalodynia, cerebralgia, encephalalgia, encephalodynia*

Kelphallolgelnelse *f*: *Syn: Kraniogenese*; Kopfentwicklung; Ⓔ *cephalogenesis*

Kelphallolgramm *nt*: Zusammenfassung kephalometrischer Maße; Ⓔ *cephalometric radiograph, cephalometric roentgenogram, cephalogram*

Kelphallolhyldrolzelle *f*: Ansammlung von seröser Flüssigkeit oder Liquor* cerebrospinalis unter dem Periost des Schädels; Ⓔ *cephalhydrocele, cephalematocele, cephalohematocele*

Kelphallolmelgallie *f*: Kopfvergrößerung; Ⓔ *cephalomegaly*

Kelphallolmeltrie *f*: Schädelmessung; Ⓔ *cephalometry*

Kelphallolnie *f*: *Syn: Megalenzephalie, Makroenzephalie, Makrenzephalie, Enzephalomegalie*; Gehirnvergrößerung; Ⓔ *cephalonia, megalencephaly, megaloencephaly*

Kelphallolpalgus *m*: *Syn: Zephalopagus, Kraniopagus*; Doppelfehlbildung mit Verwachsung im Schädelbereich; Ⓔ *cephalopagus*

Kelphallolpalthie *f*: Schädelerkrankung, Kopferkrankung; Ⓔ *cephalopathy*

kelphallolthorallkal *adj*: *Syn: kraniothorakal, thorakokranial*; Kopf und Brust(korb)/Thorax betreffend oder verbindend; Ⓔ *relating to both head and thorax, cephalothoracic*

Kelphallolthorallkolpalgus *m*: Doppelfehlbildung mit Verwachsung im Kopf-Brustkorb-Bereich; Ⓔ *cephalothoracopagus*

Kelphallolltolmie *f*: Durchtrennung der Schädelknochen eines abgestorbenen Fetus; Ⓔ *cephalotomy*

Kelphallolzelle *f*: *Syn: Zephalozele*; angeborene oder erworbene Schädellücke mit Vorfall der Hirnhäute; Ⓔ *cephalocele, encephalocele*

Kerat-, kerat- *präf.*: → *Kerato-*

Kelraltallgie *f*: Schmerzen in der Augenhornhaut, Hornhautschmerz; Ⓔ *pain in the cornea, keratalgia*

Kelraltanlsullfat *nt*: im Bindegewebe [Knorpel, Hornhaut] vorkommendes Mukopolysaccharid*; Ⓔ *keratan sulfate, keratosulfate*

Kelraltekltalsie *f*: *Syn: Hornhautstaphylom, Kerektasie*; Hornhautvorwölbung; Ⓔ *corneal ectasia, keratectasia, keratoectasia, kerectasis*

Kelraltekltolmie *f*: *Syn: Kerektomie*; operative Entfernung/Abtragung der Augenhornhaut, Hornhautentfernung; Ⓔ *ceratectomy, keratectomy, kerectomy*

Kelraltin *nt*: *Syn: Hornstoff*; wasserunlösliches Strukturprotein von Haaren, Nägeln und Epidermis; Ⓔ *keratin, ceratin, horn*

Keratino-, keratino- *präf.*: → *Kerato-*

Kelraltilnolzyt *m*: *Syn: Hornzelle, Malpighi-Zelle*; keratinbildende Zelle der Haut; Ⓔ *keratinocyte, malpighian cell*

Kelraltiltis *f, pl* **-tiltilden**: *Syn: Hornhautentzündung*; Entzündung der Augenhornhaut; Ⓔ *inflammation of the cornea, keratitis, keratoiditis, corneitis*

Keratitis actinica: durch energiereiche Strahlung hervorgerufene Hornhautentzündung; oft gleichgesetzt mit Keratoconjunctivitis* photoelectrica; Ⓔ *actinic keratitis*

Keratitis dendrica: → *Herpes-simplex-Keratitis*

Keratitis eccematosa: *Syn: Keratitis scrufulosa/phlyctaenulosa*; allergische Entzündung der Hornhaut nach Sensibilisierung durch Mycobacterium* tuberculosis; Ⓔ *phlyctenular keratitis, phlyctenular conjunctivitis, phlyctenular keratoconjunctivitis, phlyctenular ophthalmia, scrofular conjunctivitis, scrofulous keratitis, scrofulous ophthalmia*

eitrige Keratitis: → *Keratitis purulenta*

Keratitis e lagophthalmo: *Syn: Keratopathia e lagophthalmo*; durch einen unvollständigen Lidschluss [Narbenektropium, Fazialisparese*] hervorgerufene Hornhautschädigung mit Epitheldefekten und Ulkusgefahr; Ⓔ *desiccation keratitis, exposure keratitis, lagophthal-*

mic keratitis

Keratitis fascicularis: ***Syn:*** *Gefäßbändchen, Wanderphlyktäne*; Keratitis mit Bildung eines zur Hornhautmitte wandernden Infiltrats [Wanderphlyktäne], das Gefäße bandförmig mit sich zieht [Gefäßbändchen]; Ⓔ *fascicular keratitis*

Keratitis interstitialis: ***Syn:*** *interstitielle Keratitis, parenchymatöse Keratitis, Keratitis parenchymatosa*; tiefe, auf das Parenchym* übergreifende Hornhautentzündung; Ⓔ *parenchymatous keratitis, interstitial keratitis*

Keratitis interstitialis herpetiformis: tiefe, auf das Parenchym* übergreifende Form der Herpes-simplex-Keratitis*; Ⓔ *parenchymatous keratitis, interstitial keratitis*

interstitielle Keratitis: →*Keratitis interstitialis*

Keratitis marginalis: ***Syn:*** *Randkeratitis*; ätiologisch inhomogene Keratitisvariante mit Ulzeration der Hornhautränder; Ⓔ *anular keratitis, marginal keratitis*

Keratitis metaherpetica: als Spätfolge einer rezidivierenden Herpes-simplex-Keratitis* auftretende Epithelschädigung der Hornhaut mit Ulkusbildung; Ⓔ *metaherpetic keratitis*

Keratitis mycotica: ***Syn:*** *Hornhautmykose. Keratomykose*; Pilzinfektion der Hornhaut; Ⓔ *mycotic keratitis, keratomycosis*

Keratitis neuroparalytica: ***Syn:*** *Keratopathia neuroparalytica*; durch nervale Schädigung [Ganglion trigeminale, erster Trigeminusast] hervorgerufene, trophisch bedingte Hornhautschädigung; Ⓔ *trophic keratitis, neuroparalytic keratitis*

Keratitis nummularis: ***Syn:*** *Dimmer-Keratitis*; Keratitis mit münzenförmigen/nummulären Infiltraten; Ⓔ *Dimmer's keratitis*

Keratitis parenchymatosa: →*Keratitis interstitialis*

parenchymatöse Keratitis: →*Keratitis interstitialis*

Keratitis phlyctaenulosa: →*Keratitis eccematosa*

Keratitis profunda: tiefe, auch auf das Parenchym übergreifende Hornhautentzündung; Ⓔ *diffuse deep keratitis*

Keratitis profunda punctata: tiefe Hornhautentzündung mit punktförmigen Epitheltrübungen; Ⓔ *deep punctate keratitis*

Keratitis purulenta: ***Syn:*** *eitrige Keratitis, Keratitis suppurativa*; eitrige Hornhautentzündung meist bakterieller Genese; oft gleichgesetzt mit Hypopyonkeratitis*; Ⓔ *purulent keratitis, suppurative keratitis*

Keratitis scrofulosa: →*Keratitis eccematosa*

Keratitis sicca: ***Syn:*** *Keratoconjunctivitis sicca*; als Teilaspekt des Sjögren-Syndroms auftretende, durch mangelhaft Tränensekretion bedingte Hornhautschädigung; Ⓔ *xerotic keratitis*

sklerosierende Keratitis: ***Syn:*** *Sklerokeratitis*; zu Sklerosierung der Hornhaut führende Erkrankung unklarer Ätiologie; Ⓔ *sclerosing keratitis, sclerokeratitis, sclerokeratosis*

Keratitis superficialis punctata: →*Herpes-simplex-Keratitis*

Keratitis suppurativa: →*Keratitis purulenta*

Keratitis vascularis: von Gefäßeinsprossung begleitete Keratitis; Ⓔ *vascular keratitis*

ke|ra|ti|tisch *adj*: Hornhautentzündung/Keratitis betreffend, von ihr betroffen oder gekennzeichnet; Ⓔ *relating to or marked by keratitis, keratitic*

Kerato-, kerato- *präf.*: Wortelement mit der Bedeutung „Horn/Hornhaut"; Ⓔ *keratic, kerat(o)-*

Ke|ra|to|a|kan|thom *nt*: ***Syn:*** *selbstheilendes Stachelzellkarzinom, selbstheilender Stachelzellkrebs, Molluscum sebaceum/pseudocarcinomatosum*; v.a. Hände und Gesicht befallender, gutartiger Hauttumor älterer Patienten, der sich spontan zurückbildet; Ⓔ *keratoacanthoma, multiple self-healing squamous epithelioma*

Ke|ra|to|a|tro|pho|der|mie *f*: ***Syn:*** *Parakeratosis/Porokeratosis Mibelli, Mibelli-Krankheit, Parakeratosis centrifuga atrophicans, Hyperkeratosis concentrica, Hyperkeratosis figurata centrifugata atrophicans, Keratodermia excentrica*; autosomal-dominante Erkrankung mit Hyperkeratose* und Porokeratose* der Haut von Extremitäten und Gesicht; Ⓔ *porkeratosis, porokeratosis of Mibelli, Mibelli's disease, keratoatrophoderma*

Ke|ra|to|con|junc|ti|vi|tis *f, pl* **-ti|den:** ***Syn:*** *Keratokonjunktivitis*; Entzündung von Hornhaut und Bindehaut/Conjunctiva; Ⓔ *inflammation of cornea and conjunctiva, keratoconjunctivitis*

Keratoconjunctivitis actinica: →*Keratoconjunctivitis photoelectrica*

Keratoconjunctivitis eccematosa: ***Syn:*** *Conjunctivitis eccematosa/scrofulosa/phlyctaenulosa, Keratoconjunctivitis scrofulosa/phlyctaenulosa*; durch eine allergische Reaktion gegen Mikrobenproteine ausgelöste Entzündung von Bindehaut und Hornhaut; Ⓔ *eczematous conjunctivitis, phlyctenular keratitis, phlyctenular conjunctivitis, phlyctenular keratoconjunctivitis, phlyctenular ophthalmia, scrofular conjunctivitis, scrofulous keratitis, scrofulous ophthalmia*

Keratoconjunctivitis epidemica: ***Syn:*** *epidemische Keratokonjunktivitis*; meist durch das **Adenovirus Typ 8** hervorgerufene, stark kontagiöse Keratoconjunctivitis; Ⓔ *epidemic keratoconjunctivitis, viral keratoconjunctivitis, shipyard eye, shipyard keratoconjunctivitis, Sanders' disease*

Keratoconjunctivitis herpetica: ***Syn:*** *herpetische Keratokonjunktivitis, Herpeskeratokonjunktivitis*; zu Rezidiven neigende herpetische Entzündung von Bindehaut und Hornhaut mit oberflächlicher [Keratitis* dendrica] und tiefer Form [Keratitis* interstitialis herpetica; Keratitis* disciformis]; Ⓔ *herpetic keratoconjunctivitis*

Keratoconjunctivitis phlyctaenulosa: →*Keratoconjunctivitis eccematosa*

Keratoconjunctivitis photoelectrica: ***Syn:*** *Conjunctivitis actinica/photoelectrica, Ophthalmia photoelectrica*; Keratoconjunctivitis durch energiereiche Strahlung; Ⓔ *actinic conjunctivitis, arc-flash conjunctivitis, electric ophthalmia, flash ophthalmia, flash keratoconjunctivitis, snow conjunctivitis, ultraviolet keratoconjunctivitis, ultraviolet ray ophthalmia, welder's conjunctivitis*

Keratoconjunctivitis scrofulosa: →*Keratoconjunctivitis eccematosa*

Keratoconjunctivitis sicca: →*Keratitis sicca*

Ke|ra|to|der|ma *f*: **1.** →*Keratodermatitis* **2.** →*Keratodermia*

Ke|ra|to|der|ma|ti|tis *f, pl* **-ti|ti|den:** ***Syn:*** *Keratoderma, Keratodermie, Keratodermatose*; entzündliche Hautveränderung mit Verhornung; Ⓔ *keratodermatitis*

ke|ra|to|der|ma|ti|tisch *adj*: Keratodermatitis betreffend, von ihr betroffen oder gekennzeichnet; Ⓔ *relating to or marked by keratodermatitis*

Ke|ra|to|der|ma|to|se *f*: **1.** →*Keratodermatitis* **2.** →*Keratodermia*

Ke|ra|to|der|mia *f*: ***Syn:*** *Keratoderma, Keratodermatose, Keratodermie*; übermäßige Verhornung der Haut; Ⓔ *keratoderma, keratodermia*

Keratodermia excentrica: ***Syn:*** *Porokeratosis/Parakeratosis Mibelli, Mibelli-Krankheit, Parakeratosis centrifuga atrophicans, Keratoatrophodermie, Hyperkeratosis figurata centrifugata atrophicans, Hyperkeratosis concentrica*; autosomal-dominante Erkrankung mit Hyperkeratose* und Porokeratose* der Haut von Extremitäten und Gesicht; Ⓔ *porokeratosis, porokeratosis of Mibelli, keratoatrophoderma, Mibelli's disease*

Keratodermia palmoplantaris: ***Syn:*** *Palmoplantarkeratose, palmoplantare Keratose, Keratosis palmoplantaris*;

Oberbegriff für angeborene oder erworbene Verhornungsstörungen der Handteller und Fußsohlen; Ⓔ *hyperkeratosis of palms and soles, palmoplantar keratoderma*

Ke|ra|to|der|mie *f*: **1.** →*Keratodermatitis* **2.** →*Keratodermia*

ke|ra|to|gen *adj*: Hornbildung oder Verhornung fördernd; Ⓔ *keratogenous*

Ke|ra|to|ge|ne|se *f*: Hornbildung; Ⓔ *keratogenesis*

ke|ra|to|ge|ne|tisch *adj*: Keratogenese betreffend, hornbildend; Ⓔ *relating to keratogenesis, keratogenetic*

Ke|ra|to|glo|bus *m*: kugelförmige Vorwölbung der Augenhornhaut; Ⓔ *keratoglobus, anterior megalophthalmus*

Ke|ra|to|hel|ko|se *f*: Ulzeration* der Hornhaut des Auges; oft gleichgesetzt mit Hornhautgeschwür*; Ⓔ *keratohelcosis*

Ke|ra|to|hy|a|lin *nt*: ***Syn:*** *Eleidinkörnchen*; weiche Vorstufe von Keratin*; Ⓔ *keratohyalin granules, keratohyalin, keratohyaline*

ke|ra|to|id *adj*: hornartig; Ⓔ *keratoid, keroid, horny*

Ke|ra|to|i|ri|do|zy|kli|tis *f, pl* **-ti|den**: Entzündung von Hornhaut, Regenbogenhaut/Iris und Ziliarkörper; Ⓔ *inflammation of cornea, iris, and ciliary body, keratoiridocyclitis*

ke|ra|to|i|ri|do|zy|kli|tisch *adj*: Keratoiridozyklitis betreffend, von ihr betroffen oder gekennzeichnet; Ⓔ *relating to or marked by keratoiridocyclitis*

Ke|ra|to|i|ri|tis *f, pl* **-ti|den**: ***Syn:*** *Iridokeratitis, Korneoiritis*; Entzündung von Hornhaut und Regenbogenhaut/Iris; Ⓔ *inflammation of cornea and iris, keratoiritis, iridokeratitis*

ke|ra|to|i|ri|tisch *adj*: Keratoiritis betreffend, von ihr betroffen oder gekennzeichnet; Ⓔ *relating to or marked by keratoiritis*

Ke|ra|to|kon|junk|ti|vi|tis *f, pl* **-ti|den**: ***Syn:*** *Keratoconjunctivitis*; Entzündung von Hornhaut und Bindehaut/Conjunctiva; Ⓔ *keratoconjunctivitis*

epidemische Keratokonjunktivitis: →*Keratoconjunctivitis epidemica*

herpetische Keratokonjunktivitis: →*Keratoconjunctivitis herpetica*

ke|ra|to|kon|junk|ti|vi|tisch *adj*: Keratokonjunktivitis betreffend, von ihr betroffen oder gekennzeichnet; Ⓔ *relating to or marked by keratoconjunctivitis, keratoconjunctivitic*

Ke|ra|to|ko|nus *m*: ***Syn:*** *Hornhautkegel*; ätiologisch unklare Hornhautvorwölbung bei normalem Augeninnendruck; Ⓔ *keratoconus, conical cornea*

Ke|ra|to|ly|se *f*: **1.** Ablösung der Hornschicht der Haut **2.** Auflösung/Erweichung der Hornsubstanz der Haut; Ⓔ **1.** *keratolysis* **2.** *keratolysis*

ke|ra|to|ly|tisch *adj*: Keratolyse betreffend oder auslösend; Ⓔ *relating to keratolysis, keratolytic*

Ke|ra|to|ma *nt, pl* **-ma|ta**: ***Syn:*** *Keratom*; Verdickung der Hornschicht der Haut; Ⓔ *keratoma*

Keratoma giganteum: ***Syn:*** *Hauthorn, Cornu cutaneum*; hornförmige, verhornende Hautwucherung; Ⓔ *cutaneous horn, warty horn*

Keratoma hereditarium mutilans: ***Syn:*** *Vohwinkel-Syndrom, Pseudoainhum-artige Dermatose, Keratosis palmoplantaris mutilans*; vermutlich autosomal-dominant vererbte, polysymptomatische Erkrankung mit Hyperkeratose* der Handfläche und Fußsohle, Kontrakturen* und ringförmigen Schnürfurchen der Finger; Ⓔ *progressive dystrophic hyperkeratosis, Vohwinkel's syndrome, mutilating keratoderma*

Keratoma palmare et plantare hereditaria: ***Syn:*** *Morbus Unna-Thost, Keratosis palmoplantaris diffusa circumscripta, Ichthyosis palmaris et plantaris (Thost)*; autosomal-dominante Verhornungsstörung der Handteller und Fußsohlen; häufig begleitet von Hyperhidrose* und Fingernagelwucherung; Ⓔ *Unna-Thost disease, Unna-Thost syndrome, diffuse palmoplantar keratoderma*

Keratoma senile: ***Syn:*** *aktinische Keratose, senile Keratose, Keratosis actinica, Keratosis solaris, Keratosis senilis*; durch langfristige Lichteinwirkung an lichtexponierten Stellen [Stirn, Glatze, Nase, Handrücken] entstehende Dermatose*; je nach klinischem Bild unterscheidet man eine **erythematische Form, keratotische Form** und **pigmentierte aktinische Form**; Ⓔ *actinic keratosis, senile keratosis, solar keratosis*

Ke|ra|to|ma|la|zie *f*: ***Syn:*** *Hornhauterweichung*; Erweichung der Augenhornhaut, z.B. bei Vitamin A-Mangel; Ⓔ *xerotic keratitis, keratomalacia, Brazilian ophthalmia*

Ke|ra|to|me|ter *nt*: ***Syn:*** *Ophthalmometer*; Gerät für die Keratometrie; Ⓔ *keratometer, ophthalmometer*

Ke|ra|to|me|trie *f*: ***Syn:*** *Ophthalmometrie*; Messung des Hornhautdurchmessers und der Hornhautkrümmung; Ⓔ *keratometry, ophthalmometry*

ke|ra|to|me|trisch *adj*: ***Syn:*** *ophthalmometrisch*; Keratometrie betreffend, mittels Keratometrie; Ⓔ *relating to keratometry, keratometric, ophthalmometric*

Ke|ra|to|my|ko|se *f*: ***Syn:*** *Hornhautmykose, Keratitis mycotica, Keratomykosis*; Pilzinfektion der Hornhaut; Ⓔ *keratomycosis*

Ke|ra|to|my|ko|sis *f, pl* **-ses**: →*Keratomykose*

ke|ra|to|my|ko|tisch *adj*: Keratomykose betreffend, von ihr betroffen oder durch sie bedingt; Ⓔ *relating to or marked by keratomycosis*

Ke|ra|to|no|se *f*: ***Syn:*** *Hornhautdegeneration*; degenerative Hornhauterkrankung; Ⓔ *keratonosus*

Ke|ra|to|pa|thie *f*: nichtentzündliche Hornhauterkrankung; Ⓔ *keratopathy*

Ke|ra|to|plas|tik *f*: ***Syn:*** *Hornhautplastik, Hornhauttransplantation*; teilweiser oder vollständiger Ersatz der Augenhornhaut; Ⓔ *keratoplasty, corneal graft*

Ke|ra|to|pro|the|se *f*: aus Kunststoff gebildete künstliche Hornhaut; Ⓔ *keratoprosthesis*

Ke|ra|tor|rhe|xis *f*: Hornhautriss, Hornhautruptur; Ⓔ *keratorrhexis, keratorhexis*

Ke|ra|to|scle|ri|tis *f, pl* **-ti|den**: →*Keratoskleritis*

Ke|ra|to|se *f*: ***Syn:*** *Keratosis*; allgemeine Bezeichnung für angeborene oder erworbene Verhornungsstörungen der Haut; meist von Schuppenbildung begleitet; Ⓔ *keratosis, keratiasis*

aktinische Keratose: →*Keratosis actinica*

follikuläre Keratose: →*Keratosis follicularis*

invertierte follikuläre Keratose: ***Syn:*** *Akrotrichom, follikuläres Porom, Keratosis follicularis inversa*; gehäuft ältere Männer betreffende Keratose mit nach innen wachsenden, gutartigen follikulären Tumoren; Ⓔ *inverted follicular keratosis*

palmoplantare Keratose: →*Keratosis palmoplantaris*

seborrhoische Keratose: ***Syn:*** *(seborrhoische) Alterswarze, seborrhoische Warze, Verruca seborrhoica, Verruca senilis, Verruca seborrhoica senilis*; im höheren Alter gehäuft auftretender gutartiger, verruköser Tumor mit schmutzig-grauer zerklüfteter Oberfläche; Ⓔ *seborrheic wart, seborrheic verruca, seborrheic keratosis, senile wart*

senile Keratose: →*Keratosis actinica*

solare Keratose: →*Keratosis actinica*

Ke|ra|to|sis *f, pl* **-ses**: →*Keratose*

Keratosis actinica: ***Syn:*** *aktinische Keratose, senile Keratose, Keratosis solaris, Keratosis senilis, Keratoma senile*; durch langfristige Lichteinwirkung an lichtexponierten Stellen [Stirn, Glatze, Nase, Handrücken] entstehende Dermatose*; je nach klinischem Bild unterscheidet man eine **erythematische Form, keratotische Form** und **pigmentierte aktinische Form**; Ⓔ *actinic keratosis, senile keratosis, solar keratosis*

Keratosis diffusa maligna: ***Syn:*** *Harlekinfetus, Ich-*

thyosis congenita Riecke I, Ichthyosis congenita gravis, Ichthyosis congenita universalis, Hyperkeratosis universalis congenita; autosomal-rezessive, schwerste Form der kongenitalen Ichthyosen*; schon intrauterin kommt es zur Ausbildung dunkler panzerartiger Hornplatten sowie einer Ektropionierung von Lippen, Lidern und Genitalschleimhaut und Entwicklung einer Plattnase; Ⓔ *harlequin fetus*

Keratosis follicularis: *Syn: follikuläre Keratose*; Verhornungsstörung der Haarfollikel; Ⓔ *follicular keratosis*

Keratosis follicularis amiantacea: *Syn: Asbestgrind, Tinea amiantacea (Alibert), Tinea asbestina, Pityriasis amiantacea, Impetigo scabida*; meist im Rahmen anderer Erkrankungen [Seborrhoe*, endogenes Ekzem*] auftretende asbestartige, weiß-schimmernde Schuppen; Ⓔ *asbestos-like tinea*

Keratosis follicularis inversa: →*invertierte follikuläre Keratose*

Keratosis follicularis serpiginosa: *Syn: perforierendes Elastom, Elastoma intrapapillare perforans verruciforme, Elastosis perforans serpiginosa*; seltene, ätiologisch ungeklärte Hautkrankheit durch eine transepidermale Ablagerung degenerierter elastischer Fasern; typisch sind die ringförmig oder serpiginös angeordneten verrukösen Papeln am Nacken und im Ellenbogenbereich; Ⓔ *perforating elastosis*

Keratosis palmoplantaris: *Syn: Palmoplantarkeratose, palmoplantare Keratose, Keratodermia palmoplantaris, Ichthyosis palmaris et plantaris Thost*; Oberbegriff für angeborene oder erworbene Verhornungsstörungen der Handteller und Fußsohlen; Ⓔ *palmoplantar keratoderma, hyperkeratosis of palms and soles*

Keratosis palmoplantaris diffusa circumscripta: *Syn: Morbus Unna-Thost, Keratoma palmare et plantare hereditaria, Ichthyosis palmaris et plantaris (Thost)*; autosomal-dominante Verhornungsstörung der Handteller und Fußsohlen; häufig begleitet von Hyperhidrose* und Fingernagelwucherung; Ⓔ *diffuse palmoplantar keratoderma*

Keratosis palmoplantaris diffusa non circumscripta: *Syn: Papillon-Lefèvre-Syndrom, Keratosis palmoplantaris mit Paradontose/Periodontose*; autosomal-rezessiv vererbte, palmoplantare Verhornungsstörung mit Zahnanomalien und Entzündungen im Mundbereich; Ⓔ *Papillon-Lefèvre syndrome*

Keratosis palmoplantaris mit Paradontose/Periodontose: →*Keratosis palmoplantaris diffusa non circumscripta*

Keratosis palmoplantaris mutilans: *Syn: Vohwinkel-Syndrom, Pseudoainhum-artige Dermatose, Keratoma hereditarium mutilans*; vermutlich autosomal-dominante, polysymptomatische Erkrankung mit Hyperkeratose* der Handfläche und Fußsohle, Kontrakturen* und ringförmigen Schnürfurchen der Finger; Ⓔ *Vohwinkel's syndrome, progressive dystrophic hyperkeratosis*

Keratosis pilaris faciei: *Syn: Ulerythema ophryogenes, Keratosis pilaris rubra atrophicans faciei*; autosomal-dominante Verhornungsstörung der Gesichtshaut mit diffuser Hautrötung und Follikelatrophie der Augenbrauen; Ⓔ *ulerythema ophryogenes, keratosis pilaris rubra atrophicans faciei*

Keratosis pilaris rubra atrophicans faciei: →*Keratosis pilaris faciei*

Keratosis pilaris rubra faciei: *Syn: Ulerythema ophryogenes, Keratosis pilaris faciei*; angeborene Verhornungsstörung mit follikulärer Hyperkeratose* und Rötung der Gesichtshaut; Ⓔ *ulerythema, keratosis pilaris rubra faciei ophryogenes*

Keratosis vegetans: *Syn: Darier-Krankheit, Dyskeratosis follicularis vegetans, Porospermosis follicularis vegetans, Porospermosis cutanea, Dyskeratosis follicularis*; durch typische Verhornungsstörungen im Bereich von Kopf, Handflächen, Fußsohlen und Nägeln gekennzeichnete, autosomal-dominante Keratose; Ⓔ *Darier's disease, Darier-White disease*

Ke|ra|to|skle|ri|tis *f, pl* **-ti|den:** *Syn: Keratoscleritis*; Entzündung von Hornhaut und Lederhaut/Sklera; Ⓔ *inflammation of cornea and sclera, keratoscleritis*

ke|ra|to|skle|ri|tisch *adj*: Keratoskleritis betreffend, von ihr betroffen oder gekennzeichnet; Ⓔ *relating to or marked by keratoscleritis, keratoscleritic*

Ke|ra|to|skop *nt*: *Syn: Placido-Scheibe*; runde Scheibe mit konzentrischen schwarzen Ringen und zentralem Loch für die Keratoskopie*; Ⓔ *keratoscope, Placido's disk*

Ke|ra|to|sko|pie *f*: Hornhautuntersuchung; Ⓔ *keratoscopy*

ke|ra|to|tisch *adj*: Keratose betreffend, von ihr betroffen oder gekennzeichnet, durch sie bedingt; Ⓔ *relating to or marked by keratosis, keratotic, keratosic*

Ke|ra|to|to|mie *f*: *Syn: Korneotomie*; Hornhautschnitt, Hornhautdurchtrennung; Ⓔ *keratotomy*

Ke|ra|to|ze|le *f*: *Syn: Descemetozele*; Vorwölbung der Descemet-Membran; Ⓔ *keratocele, keratodermatocele, descemetocele*

Ke|rau|no|neu|ro|se *f*: veraltete Bezeichnung für traumatische Neurosen nach Blitzschlag oder Gewitter; Ⓔ *keraunoneurosis*

ke|rau|no|phob *adj*: Gewitterangst/Keraunophobie betreffend, durch sie gekennzeichnet; Ⓔ *relating to or marked by keraunophobia, keraunophobic*

Ke|rau|no|pho|bie *f*: *Syn: Gewitterangst, Gewitterfurcht, Astraphobie*; krankhafte Angst vor Gewittern; Ⓔ *irrational fear of thunder and lightning, keraunophobia*

Kerckring-Falten *pl*: *Syn: Plicae circulares*; in die Darmlichtung vortretende Falten der Dünndarmschleimhaut; Ⓔ *circular folds of Kerckring, Kerckring's folds,*

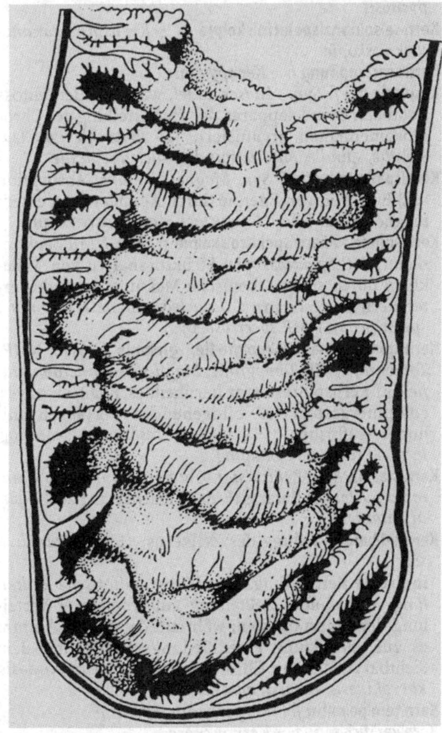

Abb. 44. Kerckring-Falten im oberen Jejunum

K

Kerckring's valve, Kerckring's circular folds, circular folds

Kelrekltalsie *f*: *Syn: Hornhautstaphylom, Keratektasie*; Hornhautvorwölbung; Ⓔ *keratectasia, keratoectasia, kerectasis*

Kelrekltolmie *f*: →*Keratektomie*

Kern *m*: Nukleus, Nucleus; Ⓔ *nucleus, karyon*

Kernlatylpie *f*: *Syn: Dyskaryose*; Atypie des Zellkerns; Ⓔ *dyskaryosis*

Kernlhüllle *f*: →*Kernmembran*

Kernliklterus *m*: *Syn: Bilirubinenzephalopathie*; ZNS-Schädigung durch eine Hyperbilirubinämie*; Ⓔ *bilirubin encephalopathy, biliary encephalopathy, kernicterus, nucleus icterus, nuclear icterus, nuclear jaundice, nucleus jaundice, Schmorl's jaundice*

Kernlkörlperlchen *nt*: *Syn: Nukleolus*; im Kern liegende Organelle, die RNA und basische Proteine enthält; Ⓔ *nucleolus*

Kernllaldungslzahl *f*: *Syn: Ordnungszahl*; Anzahl der Protonen im Atomkern; Ⓔ *charge number, atomic number*

Kernlmemlbran *f*: *Syn: Kernhülle, Kernwand, Nucleolemma, Karyotheka*; den Zellkern umgebende Membran; Ⓔ *nuclear envelope, nuclear membrane, karyotheca*

Kernlneulrolse *f*: tiefere Schichten der Persönlichkeit betreffende Neurose*; oft fälschlicherweise mit Charakterneurose* gleichgesetzt; Ⓔ *character neurosis*

Kernlpollylmorlphie *f*: unterschiedliche Größe und Gestalt von Kernen in einem Gewebe; Ⓔ *nuclear polymorphism*

Kernlproltolplaslma *nt*: *Syn: Karyoplasma, Nukleoplasma*; Protoplasma* des Zellkerns; Ⓔ *nucleoplasm, karyoplasm*

Kernlpyklnolse *f*: *Syn: Kernschrumpfung, Kernverdichtung, Pyknose, Karyopyknose*; Schrumpfung und Verdichtung des Zellkerns; Ⓔ *karyopyknosis, pyknosis, pycnosis*

Kernlrelsolnanzlspekltrolskolpie *f*: →*Kernspinresonanzspektroskopie*

Kernlschrumplfung *f*: →*Kernpyknose*

Kernlspinldel *f*: *Syn: Mitosespindel*; während der Mitose sichtbarer Spindelapparat, der die Verteilung der Chromosomenhälten organisiert; Ⓔ *Bütschli's nuclear spindle, spindle, mitotic spindle, nuclear spindle*

Kernlspinlrelsolnanz *f*: *Syn: Magnetresonanz*; Absorption und Emission von Energie durch Atomkerne in einem magnetischen Feld; Ⓔ *nuclear magnetic resonance*

Kernlspinlrelsolnanzlspekltrolskolpie *f*: *Syn: NMR-Spektroskopie, MR-Spektroskopie*; Strukturanalyse von Molekülen durch spektroskopische Messung der induzierten Kernspinresonanz; Ⓔ *nuclear magnetic resonance spectroscopy, NMR spectroscopy*

Kernlspinlrelsolnanzltolmolgralfie, -gralphie *f*: *Syn: NMR-Tomografie, MR-Tomografie, Magnetresonanztomografie*; auf Kernspinresonanz beruhendes, nicht-invasives, computergesteuertes bildgebendes Verfahren mit hoher Auflösung; Ⓔ *nuclear resonance scanning, magnet resonance imaging*

Kernlstar *m*: *Syn: Zentralstar, Cataracta nuclearis, Cataracta nuclearis*; Katarakt* des Linsenkerns; Ⓔ *nuclear cataract*

Kernlteillung *f*: Teilung des Zellkerns; Ⓔ *nuclear division*

indirekte Kernteilung: *Syn: Mitose, mitotische Zellteilung, Karyokinese*; Zellteilung mit erbgleicher Verteilung der Chromosomen; während der Mitose kommt es zur Ausbildung einer Teilungsspindel und dem Sichtbarwerden der Chromosomen; Ⓔ *karyomitosis, karyokinesis, mitosis, mitoschisis*

Kernltemlpelraltur *f*: →*Körperkerntemperatur*

Kernlverldichltung *f*: →*Kernpyknose*

Kernlwand *f*: →*Kernmembran*

Keltolalzidlälmie *f*: erhöhter Ketosäuregehalt des Blutes; Ⓔ *ketoacidemia*

Keltolalzildolse *f*: *Syn: Ketoacidose*; durch eine Erhöhung der Ketonkörper* hervorgerufene metabolische Azidose*; oft fälschlicherweise mit Acetonämie* gleichgesetzt; Ⓔ *ketoacidosis*

diabetische Ketoazidose: Ketoazidose bei entgleistem Diabetes* mellitus; Ⓔ *diabetic ketoacidosis*

keltolalzildoltisch *adj*: Ketoazidose betreffend, von ihr betroffen oder gekennzeichnet, durch sie bedingt; Ⓔ *ketoacidotic*

Keltolalzidlulrie *f*: Ketosäureausscheidung im Harn; Ⓔ *ketoaciduria*

β-Keltolbutlterlsäulre *f*: *Syn: Azetessigsäure, Acetessigsäure*; Zwischenprodukt beim Abbau von Fettsäuren und ketoplastischen Aminosäuren; wird bei gestörtem Kohlenhydratstoffwechsel [u.a. Diabetes* mellitus] vermehrt in der Leber gebildet; Ⓔ *β-ketobutyric acid, acetoacetic acid, diacetic acid, beta-ketobutyric acid*

keltolgen *adj*: *Syn: ketoplastisch*; Ketogenese betreffend, Keton(körper) bildend; Ⓔ *ketogenic, ketogenetic, ketoplastic*

Keltolgelnelse *f*: Keto(n)körperbildung; Ⓔ *ketogenesis*

Keltolgruplpe *f*: *s.u. Keton*; Ⓔ *keto group*

Keltolhepltolse *f*: Ketozucker mit 7 C-Atomen; Ⓔ *heptulose, ketoheptose*

Keltolhelxolkilnalse *f*: →*Fructokinase*

Keltolhelxolse *f*: Ketozucker mit 6 C-Atomen; Ⓔ *ketohexose, hexulose*

Keltolkilnalse *f*: →*Fructokinase*

Keltolkörlper *pl*: →*Ketonkörper*

Keltollylse *f*: Abbau/Spaltung von Keton(körper); Ⓔ *ketolysis*

keltollyltisch *adj*: Ketolyse betreffend; Ⓔ *relating to or marked by ketolysis, ketolytic*

Kelton *nt*: organische Verbindung, die eine oder mehrere Ketogruppen [>C=O] enthält; Ⓔ *ketone*

Keltonlälmie *f*: *Syn: Azetonämie, Acetonämie*; erhöhter Ketonkörpergehalt des Blutes; Ⓔ *ketonemia, acetonemia*

keltonlälmisch *adj*: *Syn: acetonämisch, azetonämisch*; Ketonämie betreffend, von ihr betroffen oder gekennzeichnet, durch sie bedingt; Ⓔ *relating to ketonemia, ketonemic, acetonemic*

Keltonlkörlper *pl*: *Syn: Ketokörper, Acetonkörper*; Sammelbegriff für die bei gestörtem Kohlenhydratstoffwechsel [u.a. Diabetes* mellitus, Hunger] vermehrt in der Leber gebildeten Metaboliten Aceton, β-Ketobuttersäure und β-Hydroxybuttersäure; Erhöhung der Ketonkörper führt zu Azidose und Störungen des ZNS bis hin zur Bewusstlosigkeit; Ⓔ *ketone bodies, acetone bodies*

Keltonlulrie *f*: *Syn: Acetonurie*; Ausscheidung von Aceton bzw. Ketonkörpern* im Urin; Ⓔ *ketonuria, acetonuria*

keltonlulrisch *adj*: *Syn: acetonurisch*; Ketonurie betreffend, von ihr betroffen oder gekennzeichnet, durch sie bedingt; Ⓔ *relating to or marked by ketonuria, ketonuric*

Keltonlzucker *m*: →*Ketozucker*

Keltoloctolse *f*: Ketozucker mit 8 C-Atomen; Ⓔ *ketooctose*

Keltolpenltolse *f*: Ketozucker mit 5 C-Atomen; Ⓔ *ketopentose*

α-Keltolprolpilonlsäulre *f*: *Syn: Acetylameisensäure, Brenztraubensäure*; Ketocarbonsäure; wichtiges Zwischenprodukt des Kohlenhydrat- und Aminosäurestoffwechsels; Ⓔ *α-ketopropionic acid, pyruvic acid*

Keltolse *f*: **1.** *Syn: Ketonzucker, Ketozucker*; (*biochem.*) Monosaccharid* mit einer Ketogruppe **2.** →*Ketosis*; Ⓔ **1.** *ketose* **2.** *ketosis*

Keltolsis *f, pl* **-ses**: *Syn: Ketose*; erhöhte Ketonkörperkonzentration im Blut und in Geweben; Ⓔ *ketosis*

Keltoslulrie *f*: Ketoseausscheidung im Harn; Ⓔ *ketosuria*

Keltolteltrolse *f*: Ketozucker mit 4 C-Atomen; Ⓔ *ketotetrose*

keltoltisch *adj*: Ketose betreffend, von ihr betroffen oder gekennzeichnet, durch sie bedingt; Ⓔ *relating to or causing ketosis, relating to ketone bodies, ketotic*

Keltoltrilolse *f*: Ketozucker mit 3 C-Atomen; Ⓔ *ketotriose*

Keltolzulcker *m*: *Syn: Ketonzucker, Ketose*; Monosaccharid* mit einer Ketogruppe; Ⓔ *ketose*

α-Ketltenlkranklheit *f*: *Syn: Alpha-Kettenkrankheit, α-Schwerkettenkrankheit, Alpha-Schwerkettenkrankheit*; multifaktorielle Form der Schwerkettenkrankheit mit H-Ketten vom Alphatyp im Serum; klinisch auffällig sind chronischer Durchfall, Gewichtsverlust und Malabsorption*; Ⓔ *alpha chain disease*

Keuchlhuslten *m*: *Syn: Pertussis, Stickhusten, Tussis convulsiva*; durch Bordetella* pertussis hervorgerufene Infektionskrankheit, deren klinisches Erscheinungsbild von andauernden Hustenanfällen geprägt ist; Ⓔ *whooping cough, pertussis*

Keuchlhusltenlbakltelrilen *pl*: Bordetella* pertussis; Ⓔ *Bordet-Gengou bacilli, Haemophilus pertussis, Bordetella pertussis*

Keuchlhusltenlgelschwür *f*: *Syn: Fede-Riga-Geschwür, Riga-Geschwür*; Aphthe am Zungenbändchen bei Keuchhusten; Ⓔ *Riga-Fede disease*

KFD-Virus *nt*: Kyasanur-Waldfieber-Virus; *s.u. Kyasanur-Forest-Krankheit*; Ⓔ *Kyasanur Forest disease virus*

Kilcherlerblsenlverlgifltung *f*: *Syn: Lathyrismus, Lathyrismus-Syndrom, Neurolythyrismus*; Vergiftung durch Neurotoxine in verschiedenen Erbsenarten; Ⓔ *lathyrism, neurolathyrism*

Kidd-Blutgruppen *pl*: *Syn: Kidd-Blutgruppensystem*; Blutgruppensystem, das Unverträglichkeitsreaktionen bei Transfusion und in der Schwangerschaft auslösen kann; Ⓔ *Kidd blood groups*

Kielferlgellenk *nt*: *Syn: Unterkiefergelenk, Temporomandibulargelenk, Articulatio temporomandibularis*; Gelenk zwischen dem Unterkieferköpfchen und der Gelenkgrube des Schläfenbeins; Ⓔ *mandibular articulation, mandibular joint, maxillary articulation, maxillary joint, temporomandibular articulation, temporomandibular joint, temporomaxillary articulation, temporomaxillary joint*

Kielferlhöhlle *f*: Sinus* maxillaris; Ⓔ *antrum of Highmore, maxillary antrum, maxillary sinus*

Kielferlhöhllenlentlzünldung *f*: → *Sinusitis maxillaris*

Kielferlhöhllenlfensltelrung *f*: *Syn: Antrostomie*; Eröffnung der Kieferhöhle; Ⓔ *antrostomy*

Kielferlklemlme *f*: Trismus*; Ⓔ *trismus, lockjaw*

Kielferllulxaltilon *f*: *Syn: Luxatio mandibulae*; Unterkieferverrenkung; Ⓔ *temporomandibular dislocation, jaw dislocation*

Kielferlorltholpäldie *f*: Beseitigung von Zahnstellungsanomalien und Kieferdeformitäten; Ⓔ *orthodontics, orthodontia, orthodontology, dentofacial orthopedics*

Kielferlspallte *f*: *Syn: Gnathoschisis*; angeborene Spaltbildung des Oberkiefers; Ⓔ *cleft jaw, gnathoschisis*

Kielferlsperlre *f*: *Syn: Bisssperre*; Unfähigkeit, die Zahnreihen in eine Schlussbissstellung zu bringen; Ⓔ *trismus, lockjaw*

Kiellbrust *f*: *Syn: Hühnerbrust, Pectus gallinatum/carinatum*; Brustkorbfehlbildung mit kielartigem Vorspringen des Brustbeins; Ⓔ *chicken breast, keeled chest, pigeon chest, pigeon breast*

Kielmenlbölgen *pl*: *Syn: Schlundbögen, Pharyngialbögen, Viszeralbögen, Branchialbögen*; während der Embryonalentwicklung auftretende Mesenchymwülste am Hals; Ⓔ *pharyngeal arches, branchial arches*

Kielmenlgänlge *pl*: → *Kiemenspalten*

Kielmenlgangslfisltel *f*: *Syn: branchiogene Fistel*; von Kiemengangsresten ausgehende Fistel; Ⓔ *branchial fistula, cervical fistula*

Kielmenlgangslzysite *f*: *Syn: laterale Halszyste, branchiogene Zyste*; bei teilweisem oder vollständigem Verschluss einer lateralen Halsfistel* entstehende Stauungszyste; Ⓔ *lymphoepithelial cyst*

Kielmenlspallten *pl*: *Syn: Kiemengänge, Viszeralspalten, Schlundtaschen, Branchialspalten*; während der Embryonalentwicklung auftretende seitliche Ausbuchtungen am Vorderdarm des Embryos; Ⓔ *pharyngeal clefts, branchial clefts, branchial grooves, pharyngeal grooves, gill clefts*

Kienböck-Krankheit *f*: *Syn: Morbus Kienböck, Lunatummalazie*; aseptische Osteonekrose* des Os* lunatum; Ⓔ *Kienböck's disease (of the lunate), avascular necrosis of lunate, lunatomalacia, lunate malacia*

Kielsellstaubllunlge *f*: *Syn: Silikose, Lungensilikose, Quarzstaublunge, Quarzstaublungenerkrankung, Steinstaublunge*; durch Einatmen von quarzhaltigem Staub hervorgerufene Pneumokoniose* mit chronisch progredienter Lungenfibrose*; führt im Laufe der Zeit zu obstruktiver und restriktiver Ventilationsstörung; Ⓔ *grinder's disease, silicosis, silicatosis*

Kiesselbach-Ort *m*: *Syn: Locus Kiesselbachi*; gefäßreiche Region am vorderen Ende des Nasenknorpels; häufig Quelle von Nasenbluten; Ⓔ *Little's area, Kiesselbach's area*

Killlerlzelllen *pl*: *Syn: K-Zellen*; Sammelbezeichnung für Zellen mit zytotoxischer Wirkung; Ⓔ *killer cells*

natürliche Killerzellen: *Syn: NK-Zellen, NK-Lymphozyten*; T-Lymphozyten*, die ohne vorherigen Antigenkontakt Zellen angreifen und auflösen können; Ⓔ *natural killer cells, NK cells*

Kilo-, kilo- *präf.*: Wortelement mit der Bedeutung „tausendfach"; Ⓔ *kilo-*

Kilolkallolrie *f*: *s.u. Kalorie*; Ⓔ *kilocalorie, large calorie*

Kimmelstiel-Wilson-Syndrom *nt*: *Syn: diabetische Glomerulosklerose, diabetische Nephrosklerose, diabetische Nephropathie*; im Rahmen des Diabetes* mellitus auftretende Schädigung der Glomeruli und Nierentubuli, die langfristig zu Niereninsuffizienz* führt; die außerhalb der Niere entstehenden Gefäßschäden manifestieren sich u.a. in einer Retinopathia* diabetica; Ⓔ *Kimmelstiel-Wilson disease, Kimmelstiel-Wilson syndrome, diabetic glomerulosclerosis, diabetic nephrosclerosis, nodular glomerulosclerosis, intercapillary glomerulosclerosis*

Kimura-Krankheit *f*: *Syn: Kimura-Syndrom, Morbus Kimura, papulöse Angioplasie*; in Japan vorkommende, angiolymphoide Hyperplasie mit Eosinophilie; Ⓔ *Kimura's disease, angiolymphoid hyperplasia (with eosinophilia)*

Kin-, kin- *präf.*: Wortelement mit der Bedeutung „Bewegung/bewegen"; Ⓔ *kin(o)-, kine-*

Kinlanläslthelsie *f*: Verlust der Bewegungsempfindung; Ⓔ *kinanesthesia, cinanesthesia*

Kilnalse *f*: Enzym, das Phosphatgruppen von Nucleosidphosphaten auf andere Verbindungen überträgt; Ⓔ *kinase*

Kinläslthelsie *f*: Bewegungs- und Lagesinn, Muskelsinn, Bewegungsempfindung; Ⓔ *kinesthesia, kinesthesis*

kinläslthetisch *adj*: Kinästhesie betreffend; Ⓔ *relating to kinesthesia, kinesthetic*

Kindlbettlfielber *nt*: *Syn: Wochenbettfieber, Puerperalfieber, Puerperalsepsis, Febris puerperalis*; durch Eindringen von Erregern [Streptokokken, Staphylokokken, Escherichia coli] in die Gebärmutter verursachte hochfieberhafte Erkrankung mit septischen Symptomen; Ⓔ *childbed fever, puerperal fever, puerperal sepsis, puerperal septicemia, lochiopyra, lechopyra*

Kinlderlheillkunlde *f*: *Syn: Pädiatrie*; Lehre von Diagnose und Therapie von Erkrankungen des Kindesalters; Ⓔ

pediatrics, pediatry

Kin|der|läh|mung *f*: *Syn:* *epidemische/spinale Kinderlähmung, Heine-Medin-Krankheit, Poliomyelitis (epidemica) anterior acuta*; durch das **Poliomyelitis-Virus** hervorgerufene Viruskrankheit, die durch die Entwicklung schlaffer Lähmungen, v.a. der Beine, gekennzeichnet ist; Ⓔ *acute anterior poliomyelitis, anterior spinal paralysis, Heine-Medin disease, spodiomyelitis, myogenic paralysis, acute atrophic paralysis, infantile paralysis, atrophic spinal paralysis, acute lateral poliomyelitis, spinal paralytic poliomyelitis*

Kinds|la|ge *f*: Lage der Frucht in der Gebärmutter; Ⓔ *fetal presentation, presentation*

Kinds|pech *m*: *Syn:* *Mekonium, Meconium*; erster, dunkelgüner Stuhl des Neugenorenen; Ⓔ *meconium*

Kinds|tod, plötz|li|cher *m*: *Syn:* *Krippentod, sudden infant death syndrome, Mors subita infantum*; ätiologisch unklarer, plötzlicher Tod von Säuglingen; Ⓔ *cot death, crib death, sudden infant death syndrome*

Kine-, kine- *präf.*: →*Kin-*

Ki|ne|an|gi|o|graf, -graph *m*: Gerät zur Kineangiografie*; Ⓔ *cineangiograph*

Ki|ne|an|gi|o|gra|fie, -gra|phie *f*: Angiografie* mit Serienaufnahmen; Ⓔ *cineangiography*

Ki|ne|an|gi|o|kar|di|o|gra|fie, -gra|phie *f*: Angiokardiografie* mit Serienaufnahmen; Ⓔ *cineangiocardiography*

Ki|ne|ma|tik *f*: Bewegungslehre; Ⓔ *kinematics, cinematics*

ki|ne|ma|tisch *adj*: Kinematik betreffend, auf ihr beruhend; Ⓔ *kinematic*

Ki|ne|ma|to|gra|fie, -gra|phie *f*: →*Kineradiografie*

Ki|ne|ö|so|pha|go|gra|fie, -gra|phie *f*: Kineradiografie* der Speiseröhre; Ⓔ *cine-esophagography*

Ki|ne|phle|bo|gra|fie, -gra|phie *f*: Phlebografie* mit Serienaufnahmen; Ⓔ *cinephlebography*

Ki|ne|plas|tik *f*: plastische Amputation; Ⓔ *cineplastic amputation, kineplasty, kineplastic amputation, kineplastics, cinematic amputation, cinematization, cineplastics, cineplasty*

Ki|ne|ra|di|o|gra|fie, -gra|phie *f*: *Syn:* *Röntgenkinematografie, Kinematografie*; Serienaufnahmetechnik bei Röntgendurchleuchtung; Ⓔ *cineradiography, cinefluorography, cinematography, cinematoradiography, cineroentgenofluorography, cineroentgenography*

Kines-, kines- *präf.*: →*Kinesio-*

Ki|nes|al|gie *f*: →*Kinesialgie*

-kinese *suf.*: Wortelement mit der Bedeutung „Bewegung"; Ⓔ *-kinesis*

-kinesia *suf.*: →*-kinese*

Ki|ne|si|al|gie *f*: *Syn:* *Kinesalgie*; Muskelschmerzen bei Bewegung; Ⓔ *kinesalgia, kinesialgia, cinesalgia*

-kinesie *suf.*: →*-kinese*

Ki|ne|si|me|ter *f*: *Syn:* *Kinesiometer*; Bewegungsmesser; Ⓔ *kinesimeter, kinesiometer, cinometer*

Ki|ne|si|neu|ro|se *f*: →*Kinesioneurose*

Kinesio-, kinesio- *präf.*: Wortelement mit der Bedeutung „Bewegung/bewegen"; Ⓔ *kinesi(o)-, kineso-*

Ki|ne|si|o|lo|gie *f*: Bewegungslehre; Ⓔ *kinesiology, kinology, cinology*

Ki|ne|si|o|me|ter *f*: *Syn:* *Kinesimeter*; Bewegungsmesser; Ⓔ *cinometer, kinesimeter, kinesiometer*

Ki|ne|si|o|neu|ro|se *f*: *Syn:* *Kinesineurose*; sich durch Bewegungsstörungen ausdrückende, neurotische Erkrankung; auch selten gebrauchtes Synonym für motorische Unruhe; Ⓔ *kinesioneurosis*

ki|ne|si|o|neu|ro|tisch *adj*: Kinesioneurose betreffend, von ihr betroffen oder gekennzeichnet; Ⓔ *relating to or marked by kinesioneurosis, kinesioneurotic*

Ki|ne|si|o|the|ra|pie *f*: →*Kinesitherapie*

-kinesis *suf.*: →*-kinese*

Ki|ne|si|the|ra|pie *f*: *Syn:* *Bewegungstherapie, Kinesiotherapie*; Behandlung durch wiederholte, aktive oder passive Bewegung; Ⓔ *kinesitherapy, kinesiatrics, kinesiotherapy, kinesipathy, kinetotherapy*

Kinet-, kinet- *präf.*: →*Kineto-*

-kinetisch *suf.*: in Adjektiven verwendetes Wortelement mit der Bedeutung „bewegend"; Ⓔ *-kinetic*

Kineto-, kineto- *präf.*: Wortelement mit der Bedeutung „Bewegung/bewegen"; Ⓔ *kin(o)-, kine-, kinet(o)-*

Ki|ne|to|chor *nt*: Einschnürung des Chromosoms; Ansatzstelle der Spindelfasern; Ⓔ *kinetochore, centromere, primary constriction*

ki|ne|to|gen *adj*: Bewegung auslösend; Ⓔ *kinetogenic*

Ki|ne|to|se *f*: *Syn:* *Bewegungskrankheit, Reisekrankheit*; Oberbegriff für durch Reizung des Vestibularapparats ausgelöste Erkrankungen; typisch sind Schwindel, Schweißausbrüche, Übelkeit, Erbrechen, Hypotonie und Kopfschmerzen; Ⓔ *kinetosis, kinesia, motion sickness, riders' vertigo*

Ki|ne|to|skop *nt*: Gerät zur Kinetoskopie*; Ⓔ *kinetoscope*

Ki|ne|to|sko|pie *f*: Serienaufnahmetechnik zur Begutachtung von Bewegungsabläufen; Ⓔ *kinetoscopy*

Ki|ne|u|ro|gra|fie, -gra|phie *f*: Kineradiografie* der ableitenden Harnwege; Ⓔ *cineurography*

Ki|ni|ne *pl*: Gewebshormone mit Oligopeptidcharakter, die auf die glatte Muskulatur von Gefäßen, Gebärmutter, Bronchien u.ä. wirken; Ⓔ *kinins*

Ki|ni|no|ge|ne *pl*: Vorstufen der Kinine; Ⓔ *kininogens*

Kino-, kino- *präf.*: Wortelement mit der Bedeutung „Bewegung/bewegen"; Ⓔ *kin(o)-, kine-*

Ki|no|zi|li|en *pl*: *Syn:* *Zilien, Flimmerhaare*; kleinste, haarähnliche Zellfortsätze, die aktiv bewegt werden; Ⓔ *kinocilia*

Ki|o|ni|tis *f, pl* **-ti|den**: *Syn:* *Zäpfchenentzündung, Uvulitis, Staphylitis, Cionitis*; Entzündung des Gaumenzäpfchens; Ⓔ *inflammation of the uvula, cionitis, uvulitis*

ki|o|ni|tisch *adj*: Zäpfchenentzündung/Kionitis betreffend, von ihr betroffen oder gekennzeichnet; Ⓔ *relating to or marked by cionitis*

kissing disease *nt*: *s.u.* *Mononucleosis infectiosa*; Ⓔ *kissing disease*

Kitt|nie|re *f*: *Syn:* *Mörtelniere*; bei Nierentuberkulose vorkommende Verkäsung und Verkalkung der Niere; Ⓔ *putty kidney, mortar kidney*

Kitt|sub|stanz *f*: *Syn:* *Zwischenzellsubstanz, Interzellularsubstanz, Grundsubstanz*; aus geformten [Fasern] und ungeformten [Proteinen, Sacchariden] Elementen bestehende Substanz zwischen den Zellen des Binde- und Stützgewebes; Ⓔ *ground substance, interstitial substance, cement substance, cementing substance, intercellular substance, amorphous ground substance*

Kitz|ler *m*: →*Klitoris*

K⁺-Kanal *m*: *Syn:* *Kaliumkanal*; Proteinkanal der Zellmembran, der selektiv Kaliumionen durchlässt; Ⓔ *K channel, potassium channel*

Kla|di|o|se *f*: *Syn:* *Cladiosis*; meist tiefe Mykose* durch Scopulariopsis; Ⓔ *cladiosis*

Klap|pen *pl*: Herzklappen*; Ⓔ *cardiac valves, heart valves*

Klap|pen|ent|zün|dung *f*: →*Valvulitis*

Klap|pen|feh|ler *m*: *Syn:* *Herzklappenfehler*; angeborene oder erworbene Fehlbildung einer Herzklappe, die zu Verschlussunfähigkeit [**Klappeninsuffizienz**] oder Verengung [**Klappenstenose**] führen kann; Ⓔ *valvular defect*

Klap|pen|in|suf|fi|zi|enz *f*: *s.u.* *Klappenfehler*; Ⓔ *valvular regurgitation, valvular insufficiency, incompetence of the cardiac valves*

Klap|pen|kom|mis|sur der Aortenklappe *f*: *Syn:* *Commissura valvularum semilunarium valvae aortae*; Kommissur am Übergang der Seitenränder der Taschenklappen der Aortenklappe*; Ⓔ *commissure of semilunar valves of aortic valve*

Klap|pen|kom|mis|sur der Pulmonalklappe *f: Syn: Commissura valvularum semilunarium valvae trunci pulmonalis*; Kommissur am Übergang der Seitenränder der Taschenklappen der Pulmonalklappe*; Ⓔ *commissure of semilunar valves of pulmonary valve*

Klap|pen|skle|ro|se *f: Syn: Herzklappensklerose*; zu Herzklappeninsuffizienz* führende fibrotische Verdickung einer Herzklappe; am häufigsten wird die Mitralklappe* befallen; Ⓔ *valvular sclerosis*

Klap|pen|ste|no|se *f: Syn: Herzklappenstenose*; zu einer Einengung des Öffnungsdurchmessers führende Herzklappenerkrankung; kann angeboren oder erworben [Herzklappenentzündung*] sein; bei einer **relativen** oder **funktionellen Klappenstenose** liegt ein Missverhältnis von Durchflussvolumen und Öffnungsdurchmesser einer gesunden Herzklappe vor; Ⓔ *stenotic valvular disease, valvular stenosis*

Klär|fak|tor *m*: → *Lipoproteinlipase*

Klä|rungs|re|ak|ti|on *f: Syn: Ballungsreaktion, Trübungsreaktion, Flockungsreaktion*; Reaktion, die zur Ausflockung der Probe führt; Ⓔ *flocculation test, flocculation reaction*

Klar|zell|a|kan|thom *nt: Syn: Hellzellenakanthom*; gutartiger Epidermistumor aus hellen Zellen; Ⓔ *clear cell acanthoma, Degos acanthoma*

Klar|zel|len *pl*: **1.** allgemeine Bezeichnung für Zellen mit hellem Zytoplasma, z.B. in der Haut oder der Niere **2.** *Syn: Helle-Zellen, Hellzellen*; veraltete Bezeichnung für die Zellen des APUD-Systems; Ⓔ **1.** *clear cells* **2.** *clear cells, APUD cells*

Klar|zel|len|kar|zi|nom *nt*: → *Klarzellkarzinom*

Klar|zell|kar|zi|nom *nt: Syn: hellzelliges Karzinom, Klarzellenkarzinom, Carcinoma clarocellulare*; Plattenepithelkarzinom mit großen, hellen Zellen; Ⓔ *clear carcinoma, clear cell carcinoma*

Klas|ma|to|se *f*: Abspaltung oder Abschnürung von Zellteilen; Ⓔ *clasmatosis*

-klast *suf.*: Wortelement mit der Bedeutung „Zerbrechen/Spalten/Aufspaltung"; Ⓔ *-klast, -clast*

klas|to|gen *adj*: Spaltung/Zerstörung bewirkend; Ⓔ *clastogenic*

Klau|en|fuß *m: Syn: Klauenhohlfuß, Krallenhohlfuß*; Fußdeformität mit Hohlfuß und Krallenstellung der Zehen; Ⓔ *claw foot, clawfoot, gampsodactyly*

Klau|en|hand *f: Syn: Krallenhand*; Handfehlbildung mit kurzen plumpen Fingern; Ⓔ *claw hand, clawhand, griffin claw*

Klau|en|hohl|fuß *m*: → *Klauenfuß*

Klaus|tro|ma|nie *f*: → *Klaustrophilie*

Klaus|tro|phi|lie *f: Syn: Klaustromanie*; krankhafte Neigung, sich in einer Wohung oder einem Raum einzuschließen; Ⓔ *claustrophilia*

klaus|tro|phob *adj: Syn: klaustrophobisch*; Klaustrophobie betreffend, durch sie gekennzeichnet; Ⓔ *relating to claustrophobia, claustrophobic*

Klaus|tro|pho|bie *f: Syn: Claustrophobie*; Angst vor geschlossenen Räumen; oft gleichgesetzt mit Platzangst*; Ⓔ *irrational fear of being shut in or being within walls, claustrophobia*

klaus|tro|pho|bisch *adj*: → *klaustrophob*

Kla|vi|kel *f*: → *Klavikula*

Kla|vi|ku|la *f, pl* **-lä**: *Syn: Schlüsselbein, Klavikel, Clavicula*; S-förmiger Knochen, der Schulterblatt und Brustbein verbindet; Ⓔ *clavicle, clavicula, collar bone*

Kla|vi|ku|la|frak|tur *f*: Schlüsselbeinbruch, Schlüsselbeinfraktur; Ⓔ *fracture of the clavicle, fractured clavicle*

kla|vi|ku|lar *adj*: Schlüsselbein/Klavikula betreffend; Ⓔ *relating to the clavicle, cleidal, clidal, clavicular*

Kla|vi|ku|lar|drü|se *f*: → *Virchow-Drüse*

Kla|vus *m, pl* **-vi**: *Syn: Hühnerauge, Leichdorn, Clavus*; durch chronischen Druck hervorgerufene Hornverdickung mit zentralem Zapfen; Ⓔ *clavus, corn*

Kle|ber|ei|weiß *nt: Syn: Gluten*; aus Prolaminen und Glutelinen bestehende Eiweißmischung; Ⓔ *gluten*

Klebs-Löffler-Bazillus *m: Syn: Diphtheriebazillus, Diphtheriebakterium, Löffler-Bazillus, Corynebacterium diphtheriae, Bacterium diphtheriae*; Diphtherietoxin-bildendes, fakultativ anaerobes Stäbchenbakterium, das in vielen verschiedenen Formen vorkommt [Polymorphie]; Erreger der Diphtherie*; Ⓔ *Klebs-Löffler bacillus, diphtheria bacillus, Corynebacterium diphtheriae*

Kleb|si|el|la *f*: gramnegative, anaerobe, unbewegliche Stäbchenbakterien; Ⓔ *Klebsiella*

Klebsiella ozaenae: → *Klebsiella pneumoniae ozaenae*

Klebsiella pneumoniae: *Syn: Friedländer-Bakterium, Friedländer-Bacillus, Bacterium pneumoniae Friedländer*; gramnegatives Bakterium mit zahlreichen Antigentypen; Erreger der Friedländer*-Pneumonie und von Harnwegsinfektionen; Ⓔ *Friedländer's bacillus, Friedländer's pneumobacillus, pneumobacillus, Bacillus pneumoniae, Klebsiella friedländeri, Klebsiella pneumoniae*

Klebsiella pneumoniae ozaenae: *Syn: Klebsiella ozaenae, Ozäna-Bakterium*; Erreger von Atemwegsinfekten und der Stinknase [Ozäna*]; Ⓔ *Abel's bacillus, Klebsiella pneumoniae ozaenae, Klebsiella ozaenae*

Klebsiella pneumoniae rhinoscleromatis: *Syn: Rhinosklerom-Bakterium, Klebsiella rhinoscleromatis*; Erreger des Rhinoskleroms*; Ⓔ *Klebsiella pneumoniae rhinoscleromatis, Klebsiella rhinoscleromatis*

Klebsiella rhinoscleromatis: → *Klebsiella pneumoniae rhinoscleromatis*

Kleb|si|el|len|pneu|mo|nie *f: Syn: Friedländer-Pneumonie*; häufig bei älteren und abwehrgeschwächten Patienten auftretende bakterielle Lungenentzündung durch den Friedländer-Bacillus; Ⓔ *Friedländer's pneumonia, Friedländer's bacillus pneumonia, Klebsiella pneumonia*

Klee|säu|re *f*: → *Oxalsäure*

Klei|der|laus *f: Syn: Körperlaus, Pediculus humanus corporis, Pediculus humanus humanus, Pediculus humanus vestimentorum, Pediculus vestimenti*; den gesamten Körper, mit Ausnahme von Kopf und Genitalbereich, befallende Laus, die Borrelien und Rickettsien übertragen kann; Ⓔ *clothes louse, body louse, Pediculus humanus corporis*

Klei|der|laus|be|fall *m*: Pediculosis* corporis; Ⓔ *pediculosis corporis, pediculosis vestimentorum*

Kleido-, kleido- *präf.*: Wortelement mit der Bedeutung „Schlüsselbein/Klavikula"; Ⓔ *cleidal, clidal, clavicular, cleid(o)-, clid(o)-*

klei|do|kra|ni|al *adj*: Schlüsselbein und Kopf betreffend; Ⓔ *relating to both clavicle and head, cleidocranial, clidocranial*

Klei|do|to|mie *f: Syn: Clavikotomie*; Schlüsselbeindurchtrennung; Ⓔ *cleidorrhexis, cleidotomy, clavicotomy*

Kleie|flech|te *f: Syn: Pityriasis*; Oberbegriff für Dermatosen* mit kleieförmiger Schuppung; Ⓔ *pityriasis*

Klei|en|pilz|flech|te *f: Syn: Eichstedt-Krankheit, Willan-Krankheit, Pityriasis versicolor, Tinea versicolor*; häufige, oberflächliche Hautmykose durch **Malassezia furfur** mit variablem Krankheitsbild; Ⓔ *pityriasis versicolor, tinea versicolor, tinea furfuracea*

Klein|hirn *nt: Syn: Zerebellum, Cerebellum*; in der hinteren Schädelgrube liegender Hirnteil, der aus den beiden **Kleinhirnhemisphären** und dem **Kleinhirnwurm** besteht; fungiert als Zentrum für Willkürmotorik, Bewegungsautomatie und -koordination, Gleichgewicht und Tiefensensibilität; Ⓔ *cerebellum*

Kleinhirn-Brückenwinkel *m: Syn: Angulus pontocerebellaris*; Winkel zwischen Brücke [Pons] und Kleinhirn [Cerebellum]; Austrittsstelle von Nervus facialis und Nervus vestibulocochlearis; Ⓔ *cerebellopontine angle*

Kleinhirnbrückenwinkel-Syndrom *nt: Syn: Cushing-Syn-*

K

drom; durch einen Tumor im Kleinhirn-Brückenbereich verursachte neurologische Ausfallserscheinungen; Ⓔ *cerebellopontine angle syndrome, Cushing's syndrome*

Klein|hirn|ent|zün|dung *f*: Cerebellitis, Zerebellitis; Ⓔ *inflammation of the cerebellum, cerebellitis*

Klein|hirn|man|del *f*: *Syn: Kleinhirntonsille, Tonsilla cerebelli*; mandelförmiger Lappen an der Unterseite der Kleinhirnhemisphären; Ⓔ *amygdala of cerebellum, cerebellar tonsil, tonsil of cerebellum*

Klein|hirn|si|chel *f*: *Syn: Falx cerebelli*; schmaler Fortsatz der Dura* mater zwischen den beiden Kleinhirnhemisphären; Ⓔ *falx of cerebellum, falciform process of cerebellum*

Klein|hirn|ton|sil|le *f*: →*Kleinhirnmandel*

Klein|hirn|wurm *m*: *Syn: Vermis*; mittlerer Teil des Kleinhirns; Ⓔ *worm of cerebellum, vermis cerebelli, vermis*

Klein|hirn|zelt *nt*: *Syn: Tentorium cerebelli*; zwischen Kleinhirn und Hinterhauptslappen liegende Duraplatte; Ⓔ *tentorium of cerebellum*

Klein|hirn|zys|te *f*: angeborene, von Glia ausgekleidete Zyste; Ⓔ *cerebellar cyst*

klep|to|man *adj*: *Syn: kleptomanisch*; an Kleptomanie leidend; Ⓔ *cleptomaniac, kleptomaniac*

Klep|to|ma|nie *f*: krankhafter Stehltrieb; Ⓔ *cleptomania, kleptomania*

klep|to|ma|nisch *adj*: →*kleptoman*

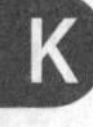

klep|to|phob *adj*: Kleptophobie betreffend, durch sie gekennzeichnet; Ⓔ *relating to or marked by kleptophobia, kleptophobic*

Klep|to|pho|bie *f*: krankhafte Angst bestohlen zu werden oder selbst zu stehlen; Ⓔ *irrational fear of thieves or suffering theft, irrational fear of becoming a kleptomaniac, kleptophobia*

Klick *m*: *Syn: Click*; hochfrequenter Extraton des Herzens, z.B. zwischen I. und II. Herzton; Ⓔ *click*

Klick-Syndrom *nt*: *Syn: Barlow-Syndrom, Mitralklappenprolaps-Syndrom, Floppy-Valve-Syndrom*; ätiologisch unklare, meist Frauen betreffende, ballonartige Vorwölbung der Mitralklappensegel in den linken Vorhof; verläuft meist asymptomatisch; Ⓔ *Barlow syndrome, mitral valve prolapse syndrome, floppy mitral valve syndrome, click syndrome*

kli|mak|te|risch *adj*: Wechseljahre/Klimakterium betreffend, in den Wechseljahren auftretend; Ⓔ *climacterial, climacteric, climacter*

Kli|mak|te|ri|um *nt*: *Syn: Klimax, Wechseljahre der Frau, Climacter, Climacterium, Climax*; Übergangsphase von der vollen Geschlechtsreife zum Senium, die von Hitzewallungen, unregelmäßiger Menstruation, Stimmungsschwankungen, Schlafstörungen, Kreislaufbeschwerden u.ä. gekennzeichnet ist; Ⓔ *change of life, turn of life, climacteric, climacterium*

Klimakterium praecox: →*vorzeitiges Klimakterium*

Klimakterium tardum: →*verzögertes Klimakterium*

verzögertes Klimakterium: *Syn: Climacterium tardum, Klimakterium tardum*; nach dem 58. Lebensjahr einsetzendes Klimakterium; Ⓔ *delayed menopause, delayed climacteric*

Klimakterium virile: *Syn: Climacterium virile, Wechseljahre des Mannes*; durch das Absinken der Androgenbildung hervorgerufener Symptomenkomplex, der dem Klimakterium der Frau ähnelt; Ⓔ *male climacteric*

vorzeitiges Klimakterium: *Syn: Klimakterium praecox, Climacterium praecox*; vor dem 40. Lebensjahr einsetzendes Klimakterium; Ⓔ *precocious menopause, precocious climacteric*

Kli|ma|to|lo|gie *f*: Klimakunde; Ⓔ *climatology*

Kli|max *f, pl* **-ma|zes**: **1.** →*Klimakterium* **2.** *Syn: Orgasmus, Climax*; sexueller Höhepunkt **3.** Höhepunkt einer Krankheit; Ⓔ **1.** *change of life, turn of life, climacteric, climacterium* **2.** *orgasm, climax* **3.** *climax, crisis, acme*

Klinefelter-Reifenstein-Albright-Syndrom *nt*: →*Klinefelter-Syndrom*

Klinefelter-Syndrom *nt*: *Syn: Klinefelter-Reifenstein-Albright-Syndrom*; durch verschiedene Trisomien [meist 47,XXY] hervorgerufener Hypogonadismus* mit eunuchoidem Hochwuchs, Gynäkomastie*, weiblichem Behaarungstypus und Sterilität; Ⓔ *Klinefelter's syndrome, XXY syndrome, seminiferous tubule dysgenesis*

Kli|nik *f*: **1.** Krankenhaus **2.** Gesamtheit von Symptomatik und Verlauf einer Erkrankung; Ⓔ **1.** *hospital, clinic, infirmary* **2.** *clinical picture, clinical signs, symptoms*

kli|nisch *adj*: Klinik/Krankenhaus betreffend, klinisches (Krankheits-)Bild betreffend; Ⓔ *clinic, clinical*

Kli|no|dak|ty|lie *f*: angeborene, seitliche Abknickung eines oder mehrere Finger; Ⓔ *clinodactyly, clinodactylism*

kli|no|id *adj*: bettförmig; Ⓔ *clinoid*

Kli|no|ke|pha|lie *f*: *Syn: Sattelkopf, Klinozephalie*; Fehlentwicklung des Schädels mit Ausbildung einer Sattelform; Ⓔ *saddle head, clinocephaly, clinocephalism*

kli|no|sta|tisch *adj*: im Liegen (auftretend); Ⓔ *clinostatic*

Kli|no|ze|pha|lie *f*: →*Klinokephalie*

Klippel-Feil-Syndrom *nt*: Fehlbildungssyndrom mit u.a. Spina* bifida, Kurzhals, Tiefstand der Ohren, Rundrücken, Zahnfehlbildungen und Gaumenspalte; Ⓔ *Klippel-Feil syndrome, cervical fusion syndrome, hemiangiectatic hypertrophy*

Klippel-Trénaunay-Syndrom *nt*: →*Klippel-Trénaunay-Weber-Syndrom*

Klippel-Trénaunay-Weber-Syndrom *nt*: *Syn: Osteoangiohypertrophie-Syndrom, angio-osteo-hypertrophisches Syndrom, Haemangiectasia hypertrophicans, Klippel-Trénaunay-Syndrom*; angeborene Entwicklungsstörung mit örtlichem Riesenwuchs, Hämangiomen der Haut und Gefäßdysplasien; Ⓔ *Klippel-Trénaunay syndrome, Klippel-Trénaunay-Weber syndrome, angio-osteohypertrophy syndrome*

Klis|tier *nt*: *Syn: Klysma, Clysma*; Einlauf, Darmeinlauf; Ⓔ *clysma, clyster, enema*

Kli|to|ri|dek|to|mie *f*: *Syn: Klitorisektomie*; Klitorisresektion, Klitorisentfernung; Ⓔ *clitoridectomy, clitorectomy, pharaonic circumcision, female circumcision*

Kli|to|ri|do|to|mie *f*: weibliche Beschneidung; Ⓔ *clitoridotomy*

Kli|to|ris *f, pl* **-ri|ti|den**: *Syn: Kitzler, Clitoris*; erektiles weibliches Sexualorgan am vorderen Ende der kleinen Schamlippen; Ⓔ *nympha of Krause, clitoris*

Kli|to|ris|bänd|chen *nt*: *Syn: Frenulum clitoridis*; Bändchen am dorsalen Ansatz der kleinen Schamlippen an der Klitoris; Ⓔ *frenulum of clitoris*

Kli|to|ris|ek|to|mie *f*: →*Klitoridektomie*

Kli|to|ris|ent|zün|dung *f*: →*Klitoritis*

Kli|to|ris|hy|per|tro|phie *f*: *Syn: Klitorismus*; penisartige Vergrößerung der Klitoris; Ⓔ *clitoridauxe, clitorism, macroclitoris*

Kli|to|ris|kri|se *f*: *s.u. tabische Krise*; Ⓔ *clitoris crisis*

Kli|to|ris|mus *m*: **1.** *Syn: Klitorishypertrophie*; penisartige Vergrößerung der Klitoris **2.** schmerzhafte Klitorisschwellung/-erektion; Ⓔ **1.** *clitoridauxe, clitorism, macroclitoris* **2.** *clitorism*

Kli|to|ri|tis *f, pl* **-ti|den**: *Syn: Klitorisentzündung, Clitoritis*; Entzündung der Klitoris; Ⓔ *inflammation of the clitoris, clitoritis, clitoriditis*

kli|to|ri|tisch *adj*: Klitorisentzündung/Klitoritis betreffend, von ihr betroffen oder gekennzeichnet; Ⓔ *relating to or marked by clitoritis*

Kli|to|ro|to|mie *f*: Klitorisinzision, Klitorisspaltung; Ⓔ *clitoridotomy, clitorotomy*

Klo|a|ke *f*: **1.** *Syn: Cloaca*; gemeinsame Endung von Darm- und Urogenitalkanal während der Embryonalentwicklung **2.** Fistelgang bei Osteomyelitis*; Ⓔ **1.** *cloaca* **2.** *cloaca, vent*

Klon *m*: **1.** genetisch identische Nachkommen einer Mutterzelle oder eines Organismus **2.** ***Syn:*** *Clon*; multiple Kopien eines Moleküls; Ⓔ **1.** *clone* **2.** *clone*
klo|nal *adj*: Klon betreffend, von einem Klon stammend; Ⓔ *relating to a clone, clonal*
Klo|nie|rung *f*: Züchtung eines Zellklons; Ⓔ *cloning*
klo|nisch *adj*: Klonus betreffend, in der Art eines Klonus; Ⓔ *relating to a clonus, clonic*
klonisch-tonisch *adj*: abwechselnd klonisch und tonisch; Ⓔ *clonicotonic*
klo|no|gen *adj*: die Klonbildung anregend; Ⓔ *clonogenic*
Klon|or|chi|a|sis *f, pl* **-ses**: ***Syn:*** *Clonorchiose, Clonorchiasis, Opisthorchiasis*; durch Leberegel [Clonorchis*, Opisthorchis*] hervorgerufene Erkrankung der Gallengänge, der Gallenblase und evtl. des Pankreasganges; Ⓔ *clonorchiasis, clonorchiosis*
Klo|nus *m, pl* **-ni**: ***Syn:*** *Clonus*; rhythmisch krampfende Muskelkontraktion; Ⓔ *clonus, clonic spasm, clonospasm*
Klos|tri|die *f*: → *Clostridium*
Klum|pen|nie|re *f*. ***Syn:*** *Kuchenniere, Ren informis*; klumpenförmige, angeborene Verschmelzungsniere; Ⓔ *cake kidney, clump kidney, lump kidney, pancake kidney*
Klump|fuß *m*: ***Syn:*** *Pes equinovarus (excavatus et adductus)*; angeborene Fußfehlstellung mit Spitzfußstellung im Sprunggelenk, Adduktion des Vorfußes und Innendrehung des Rückfußes; Ⓔ *clubfoot, reel foot, clump foot, cyllosis, talipes, equinovarus, talipes equinovarus*
Klump|hand *f*. ***Syn:*** *Manus vara*; angeborene oder erworbene Radialfehlstellung der Hand; Ⓔ *clubhand, talipomanus*
Klumpke-Lähmung *f*. ***Syn:*** *Klumpke-Déjérine-Lähmung, untere Armplexuslähmung*; die unteren Anteile [C_7–Th_1] des Armplexus betreffende Lähmung; Ⓔ *Klumpke's paralysis, Klumpke's palsy, Klumpke-Déjérine paralysis, Klumpke-Déjérine syndrome, Déjérine-Klumpke syndrome, Déjérine-Klumpke paralysis, lower radicular syndrome, lower arm type of brachial palsy, lower arm type of brachial paralysis, lower brachial palsy, lower brachial paralysis*
Klumpke-Déjérine-Lähmung *f*: → *Klumpke-Lähmung*
Klump|nie|re *f*. ***Syn:*** *Kuchenniere*; unförmige Nierenanomalie; Ⓔ *clump kidney*
Klys|ma *nt*: ***Syn:*** *Klistier, Clysma*; Einlauf, Darmeinlauf; Ⓔ *clysma, clyster, enema*
Kna|ben|lie|be *f*: → *Päderastie*
Knall|trauma *nt*: ***Syn:*** *Explosionstrauma, Detonationstrauma*; durch eine explosionsartige Druckerhöhung hervorgerufene Schädigung; Ⓔ *blast trauma, blast injury, explosion injury, explosion trauma, gunshot trauma, gunshot injury*
Knäu|el|a|na|sto|mo|se *f*. ***Syn:*** *Glomusorgan, Masson-Glomus, Hoyer-Grosser-Organ, Glomus neuromyoarteriale, Anastomosis arteriovenosa glomeriformis*; in die Unterhaut eingebettete kleine Gefäßknäuel; wahrscheinlich von Bedeutung für die Hautdurchblutung und Wärmesteuerung; Ⓔ *glomus, glomiform body, glomiform gland, glomus organ, glomus body*
Knäu|el|fi|la|rie *f*. ***Syn:*** *Onchocerca volvulus*; in Afrika vorkommende pathogene Filarie*, die durch Kriebelmücken übertragen wird; Erreger der Flussblindheit*; Ⓔ *blinding worm, nodular worm, Filaria volvulus, Onchocerca caecutiens, Onchocerca volvulus*
Knaus-Methode *f*: → *Knaus-Ogino-Methode*
Knaus-Ogino-Methode *f*. ***Syn:*** *Kalendermethode, Knaus-Methode*; natürliche Verhütungsmethode, die auf der Berechnung der empfängnisfähigen Tage mittels Menstruationskalender beruht; Ⓔ *Ogino-Knaus rule, Ogino-Knaus method, rhythm method*
Knick|fuß *m*: ***Syn:*** *Pes valgus*; angeborene Abknickung der Ferse nach außen; Ⓔ *talipes valgus, pes valgus, pes abductus*
Knick|ha|cken|fuß *m*: Kombination von Knickfuß und Hackenfuß; Ⓔ *talipes calcaneovalgus*
Knick|platt|fuß *m*: ***Syn:*** *Pes planovalgus*; Knickfuß* mit Abflachung des Fußquergewölbes; Ⓔ *talipes planovalgus, pes planovalgus*
Knie *nt*: Genu*; Ⓔ *knee, genu*
Knie|an|ky|lo|se *nt*: Versteifung des Kniegelenks; Ⓔ *ankylosis of the knee joint*
Knie|ent|zün|dung *f*: → *Gonitis*
Knie|ge|gend *f*. ***Syn:*** *Knieregion, Regio genus*; Beinregion zwischen Regio femoris und Regio cruris; enthält des Kniegelenk und umliegende Strukturen; Ⓔ *knee region*
Knie|ge|lenk *nt*: ***Syn:*** *Articulatio genus*; Gelenk zwischen Oberschenkelknochen/Femur und Schienbein/Tibia; Ⓔ *knee joint, articulation of knee, knee*
Knie|ge|lenk|an|ky|lo|se *f*. ***Syn:*** *Kniegelenkversteifung*; Versteifung des Kniegelenks durch Verwachsung der Knochenenden; Ⓔ *gonycampsis*
Knie|ge|lenk|ent|zün|dung *f*: → *Gonitis*
Knie|ge|lenk|lu|xa|ti|on *f*. ***Syn:*** *Knieluxation, Luxatio genus, Luxatio tibiae*; angeborene [selten] oder erworbene Verrenkung des Schienbeins im Kniegelenk; Ⓔ *dislocation of the knee joint*
Knie|ge|lenks|ar|thro|de|se *f*. operative Versteifung des Kniegelenkes; Ⓔ *Albert's operation*
Knie|ge|lenks|sy|no|vi|tis *f, pl* **-tiden**: Entzündung der Synovialis* des Kniegelenks; Ⓔ *synovitis of the knee, gonarthromeningitis, gonyocele*
Knie|ge|lenk|ver|stei|fung *f*. ***Syn:*** *Kniegelenkankylose*; Versteifung des Kniegelenks durch Verwachsung der Knochenenden; Ⓔ *gonycampsis*
Knie|gicht *f*. ***Syn:*** *Gonagra*; Knieschmerzen bei Gicht*; Ⓔ *gonagra*
Knie|keh|len|ve|ne *f*. ***Syn:*** *Vena poplitea*; aus den Venae tibiales anteriores und posteriores entstehende Vene, die in die Vena femoralis übergeht; Ⓔ *popliteal vein*
Knie|la|ge *f*. Beckenendlage*, bei der die Kniee vor dem Steiß liegen; Ⓔ *knee presentation*
Knie|lu|xa|ti|on *f*: → *Kniegelenkluxation*
Knie|re|gi|on *f*: → *Kniegegend*
Knie|schei|be *f*. ***Syn:*** *Patella*; in die Sehne des Musculus* quadriceps femoris eingelassener, größter Sesamknochen des Körpers; Ⓔ *knee cap, knee pan, patella*
Knie|schei|ben|band *nt*: ***Syn:*** *Ligamentum patellae*; Endsehne des Musculus* quadriceps zwischen unterem Kniescheibenrand und der Tuberositas* tibiae; Ⓔ *patellar tendon, patellar ligament*
Knis|tern *nt*: → *Knisterrasseln*
Knis|ter|ras|seln *nt*: ***Syn:*** *Knistern, Krepitation, Crepitatio, Crepitus*; feinblasige Rasselgeräusche über Lungeninfiltraten; Ⓔ *crepitation, crepitus, crackling, crackling rales*
Knö|chel|bruch *m*: → *Knöchelfraktur*
Knö|chel|frak|tur *f*. ***Syn:*** *Knöchelbruch, Malleolarfraktur, Fractura malleolaris*; Fraktur eines [**Innenknöchelfraktur, Außenknöchelfraktur**] oder beider Knöchel [**bimalleoläre Knöchelfraktur**]; meist kombiniert mit Zerreißung von Knöchelbändern; Ⓔ *ankle fracture, malleolar fracture, first degree Pott's fracture*
Kno|chen *m*: Os*; Ⓔ *bone; os*
akzessorische Knochen: ***Syn:*** *Ossa accessoria*; zusätzlich vorkommende Knochen; Ⓔ *accessory bones*
lamellärer Knochen: ***Syn:*** *Lamellenknochen*; Knochengewebe mit lamellärer Schichtung der Interzellularsubstanz; Ⓔ *lamellated bone, lamellar bone*
Kno|chen|al|ter *nt*: durch Bestimmung des Reifegrades des Skeletts festgelegtes Entwicklungsalter; Ⓔ *bone age*
Kno|chen|an|eu|rys|ma, be|nig|nes *nt*: ***Syn:*** *aneurysmatische/hämorrhagische/hämangiomatöse Knochenzyste,*

K

aneurysmatischer Riesenzelltumor; in den Metaphysen langer Röhrenknochen auftretende, mehrkammerige blutgefüllte Zyste; Ⓔ *aneurysmal bone cyst, hemangiomatous bone cyst, hemorrhagic bone cyst, aneurysmal giant cell tumor*

Knolchenlaltrolphie *f*: Schwund der Knochensubstanz; Ⓔ *bone atrophy*

Knolchenlbildlner *pl*: →*Osteoblasten*

Knolchenlbilldung *f*: Ossifikation*, Osteogenese*; Ⓔ *bone formation, osteogenesis, osteogeny, ostosis, ossification*

Knolchenlbruch *m*: *Syn: Knochenfraktur, Bruch, Fraktur, Fractura*; durch äußere Gewalteinwirkung entstandene Unterbrechung der Gewebekontinuität des Knochens mit oder ohne Verschiebung der Knochenfragmente; Ⓔ *bone fracture, fracture, break*

Knolchenlbrülchiglkeit *f*: erhöhte Frakturanfälligkeit bei Ausdünnung der Mineralsubstanz des Knochens, z.B. bei Osteoporose*; Ⓔ *bone fragility*

Knolchenldichlte *f*: meist mittels Computertomografie bestimmte Dichte des Knochengewebes; Ⓔ *bone density*

Knolchenldyslplalsie, filbrölse *f*: *Syn: Jaffé-Lichtenstein-Krankheit, Jaffé-Lichtenstein-Uehlinger-Syndrom, fibröse Dysplasie, nicht-ossifizierendes juveniles Osteofibrom, halbseitige von Recklinghausen-Krankheit, Osteodystrophia fibrosa unilateralis, Osteofibrosis deformans juvenilis*; in der Kindheit (5.–15. Jahr) beginnende systemische Skeletterkrankung, die einen oder mehrere Knochen befallen kann; kommt i.d.R. nach Abschluss des Wachstums zum Stillstand; Ⓔ *Jaffé-Lichtenstein disease, Jaffé-Lichtenstein syndrome, cystic osteofibromatosis, fibrous dysplasia of bone*

Knolchenldysltrolphie *f*: *Syn: Osteodystrophie, Osteodystrophia*; Störung der Knochenbildung; Ⓔ *osteodystrophy, osteodystrophia*

Knolchenleiltelrung *f*: *Syn: Ostitis purulenta*; eitrige Knochenentzündung; Ⓔ *suppurative osteitis*

Knolchenlentlzünldung *f*: →*Ostitis*

Knolchenlfilbrom *nt*: *Syn: Osteofibrom*; benigner Mischtumor aus Knochen- und Knorpelgewebe; Ⓔ *fibroma of bone, osteofibroma*

Knolchenlfilbrolse *f*: *Syn: Osteofibrose, Osteofibrosis*; Fibrosierung des Knochengewebes; meist im Rahmen einer Knochenmarkfibrose*; Ⓔ *fibrosis of bone, osteofibrosis*

Knolchenlfislsur *f*: *Syn: Haarbruch*; kleinste Knochenfraktur ohne typische Frakturenymptome; Ⓔ *infraction, infracture, fissure fracture, fissured fracture, hair-line fracture, capillary fracture, crack*

Knolchenlfraklur *f*: →*Knochenbruch*

Knolchenlfresslzelllen *pl*: *Syn: Osteoklasten*; Knochensubstanz abbauende Zellen; Ⓔ *osteoclasts, osteophages*

Knolchenlfulge *f*: *Syn: kontinuierliche Knochenverbindung, Synarthrose, Synarthrosis, Articulatio fibrosa, Junctura fibrosa*; ununterbrochene, starre Verbindung zweier Knochen; Oberbegriff für Synchondrose*, Syndesmose* und Synostose*; Ⓔ *synchondrodial joint, synarthrosis, synarthrodia, synarthrodial joint*

Knolchenlgelwebslentlzünldung *f*: →*Ostitis*

Knolchenlgelwelbe *nt*: aus Zellen [Osteozyten], Fasern [Kollagenfasern] und Grundsubstanz [Mineralien, Proteine, Proteoglykane] bestehendes Stützgewebe; Ⓔ *bone tissue*

Knolchenlhaut *f*: *Syn: Beinhaut, Periost, Periosteum*; dem Knochen außen aufliegende Bindegewebshaut, die Gefäße und Nerven enthält und für Knochenernährung und -wachstum von Bedeutung ist; Ⓔ *bone skin, periosteum, periost*

Knolchenlhautlentlzünldung *f*: →*Periostitis*

Knolchenlhylperlplalsie *f*: *Syn: Knochenhypertrophie, Hyperostose, Hyperostosis*; überschießende Knochenbildung, die nach außen [Exostose*] oder innen [Endostose*] gerichtet sein kann; Ⓔ *hyperostosis*

Knolchenlhylperltrolphie *f*: →*Knochenhyperplasie*

Knolchenlinlfarkt *m*: durch eine akute Ischämie* hervorgerufene Knochennekrose; Ⓔ *bone infarct*

Knolchenlinlseln *pl*: *s.u. Enostose*; Ⓔ *bone islands*

Knolchenlkallus *m*: →*Kallus*

Knolchenlkern *m*: *Syn: Verknöcherungskern, Ossifikationskern, Centrum ossificationis*; Ossifikationszentrum im Knorpel, von dem die Verknöcherung ausgeht; Ⓔ *ossification nucleus, ossification point, ossification center*

Knochen-Knorpel-Entzündung *f*: →*Osteochondritis*

Knolchenlleiltung *f*: *Syn: Osteoakusis, Osteophonie*; Schallleitung in den Schädelknochen; Ⓔ *bone conduction, cranial conduction, tissue conduction, cranial bone conduction, osteal conduction, osteotympanic bone conduction, craniotympanic bone conduction, osteotympanic conduction, osteophony, osteoacusis*

Knolchenlmark *m*: *Syn: Medulla ossium*; das Knochenmark ist Teil des lymphatischen Systems [Systema* lymphoideum]; zur Zeit der Geburt handelt es sich fast ausschließlich um blutbildendes Knochenmark [Medulla ossium rubra], das langsam in nicht-blutbildendes Knochenmark [Medulla ossium flava] umgewandelt wird; nach Abschluss des Wachstums findet sich rotes Knochenmark nur noch in kurzen und platten Knochen [z.B. Brustbein] und in den Epiphysen* der Röhrenknochen; Ⓔ *bone marrow, medulla, medulla of bone, medullary substance of bone, marrow, pith*

fetthaltiges Knochenmark: →*gelbes Knochenmark*

gelbes Knochenmark: *Syn: fetthaltiges Knochenmark, Fettmark, Medulla ossium flava*; nicht-blutbildendes Knochenmark; Ⓔ *yellow bone marrow, fatty bone marrow, fat marrow, fatty marrow, yellow marrow, yellow medullary substance of bone*

rotes Knochenmark: *Syn: Medulla ossium rubra*; blutbildendes Knochenmark; Ⓔ *red bone marrow, red marrow, red medullary substance of bone, myeloid tissue*

Knolchenlmarklalplalsie *f*: Verminderung aller blutbildenden Elemente im Knochenmark; Ⓔ *bone marrow aplasia*

Knolchenlmarklbilopldsie *f*: *Syn: Knochenmarkpunktion*; Entnahme von Knochenmark; Ⓔ *bone marrow biopsy*

Knolchenlmarkldelpreslsilon *f*: *Syn: Knochenmarkhemmung*; Hemmung der Blutbildung im Knochenmark; Ⓔ *myelosuppression*

Knolchenlmarklentlzünldung *f*: →*Osteomyelitis*

Knolchenlmarklfilbrolse *f*: *Syn: Osteomyelofibrose, Osteomyelosklerose, Myelofibrose, Myelosklerose*; zur Gruppe der myeloproliferativen Syndrome gehörende Knochenmarkserkrankung mit Fibrose und Sklerose des Knochenmarks; in der Folge kommt es zu extramedullärer Blutbildung* in Leber und Milz mit Ausbildung einer Hepatosplenomegalie*; Ⓔ *osteomyelofibrosis, osteomyelosclerosis, myelofibrosis, myelosclerosis, osteomyelofibrotic syndrome, myofibrosis-osteosclerosis syndrome*

Knolchenlmarklhemlmung *f*: *Syn: Knochenmarkdepression*; Hemmung der Blutbildung im Knochenmark; Ⓔ *myelosuppression*

Knolchenlmarklpunkltilon *f*: →*Knochenmarkbiopsie*

Knolchenlmarkslrielsenlzellle *f*: *Syn: Megakaryozyt*; Blutplättchen bildende, größte Knochenmarkzelle; Ⓔ *giant cell of bone marrow, bone marrow giant cell, megakaryocyte, megalokaryocyte, thromboblast*

Knolchenlmarkltranslfulsilon *f*: →*Knochenmarktransplantation*

Knolchenlmarkltranslplanltaltilon *f*: *Syn: Knochenmarktransfusion*; Übertragung von Knochenmark, z.B. bei der Leukämietherapie; Ⓔ *bone marrow transplanta-*

tion

Kno|chen|naht *f*: → *Sutura*

Kno|chen|ne|kro|se *f*: ***Syn:*** *Osteonekrose*; meist lokalisiertes Absterben von Knochengewebe; Ⓔ *bone necrosis, osteonecrosis, necrosteon, necrosteosis*

aseptische Knochennekrose: ***Syn:*** *spontane Knochennekrose, avaskuläre Knochennekrose, spontane Osteonekrose, spontane Osteochondrose*; vorwiegend das wachsende Skelett von Kindern und Jugendlichen betreffende Gruppe von Erkrankungen, die durch eine umschriebene ischämische Nekrose* von Knochen (und meist auch Knorpelgewebe) charakterisiert werden; Ⓔ *spontaneous osteonecrosis, aseptic necrosis of bone, avascular necrosis of bone, aseptic bone necrosis*

avaskuläre Knochennekrose: → *aseptische Knochennekrose*

chemische Knochennekrose: Knochennekrose durch eine chemische Schädigung; Ⓔ *chemical bone necrosis, chemical osteonecrosis*

physikalische Knochennekrose: Knochennekrose durch eine physikalische Schädigung [z.B. Osteoradionekrose*]; Ⓔ *physical osteonecrosis*

post-traumatische Knochennekrose: ***Syn:*** *traumatische Knochennekrose*; Knochennekrose im Anschluss an eine Verletzung, i.d.R. Fraktur; Ⓔ *traumatic bone necrosis, post-traumatic bone necrosis*

spontane Knochennekrose: → *aseptische Knochennekrose*

thermische Knochennekrose: Knochennekrose nach einer Verbrennung; Ⓔ *thermal bone necrosis*

traumatische Knochennekrose: → *post-traumatische Knochennekrose*

Knochen-Paget *m*: ***Syn:*** *Paget-Krankheit, Paget-Syndrom, Morbus Paget, Osteodystrophia deformans, Ostitis deformans*; ätiologisch ungeklärte, chronisch-progrediente Knochendystrophie*, die meist mehrere Knochen [Becken, Schädel] befällt; führt zu Verdickung und Verkrümmung der befallenen Knochen; Ⓔ *Paget's disease of bone, Paget's disease*

Knochen-Periost-Entzündung *f*: → *Osteoperiostitis*

Kno|chen|rei|ben *nt*: ***Syn:*** *Crepitus, Krepitation*; hörbares Aufeinanderreiben der Fragmente bei Knochenbruch; Ⓔ *bony crepitus, crepitus, crepitation*

Kno|chen|sar|kom *nt*: ***Syn:*** *Osteosarkom, Osteosarcoma*; vom Knochengewebe ausgehender bösartiger Tumor; Ⓔ *osteogenic sarcoma, osteosarcoma, osteoblastic sarcoma, osteolytic sarcoma, osteoid sarcoma*

Kno|chen|skle|ro|se *f*: ***Syn:*** *Osteosklerose*; Verhärtung des Knochengewebes; Ⓔ *bone sclerosis, osteosclerosis*

Kno|chen|sy|phi|lis, kon|ge|ni|tale *f*: ***Syn:*** *Wegner-Krankheit, Osteochondritis syphilitica*; meist schon im Säuglingsalter auftretende, zu Epiphysenlösung führende Manifestation der angeborenen Syphilis*; Ⓔ *Wegner's disease, syphilitic osteochondritis, congenital syphilis of bone, luetic osteochondritis*

Kno|chen|szin|ti|gra|fie, -gra|phie *f*: Szintigrafie* des Skeletts oder einzelner Knochen; Ⓔ *bone scan, bone scanning*

Kno|chen|szin|ti|gramm *nt*: Szintigramm* des Skeletts oder einzelner Knochen; Ⓔ *bone scan*

Kno|chen|trans|plan|ta|ti|on *f*: Verpflanzung von Knochen zur Deckung von Defekten; Ⓔ *bone grafting, osteoplasty, bone graft, osseous graft*

Kno|chen|tu|ber|ku|lo|se *f*: ***Syn:*** *Ostitis tuberculosa*; meist hämatogen entstehende Tuberkulose des Knochengewebes; neben einem Übergreifen auf benachbarte Gelenke [Gelenktuberkulose*], steht klinisch die Bildung von kalten Abszessen* im Vordergrund; Ⓔ *bone tuberculosis, osseous tuberculosis*

Kno|chen|xan|tho|ma|to|se *f*: ***Syn:*** *Chester-Syndrom, Chester-Erdheim-Syndrom*; Xanthomatose* langer Röhrenknochen mit Spontanfrakturen; Ⓔ *Chester-Erdheim disease (of bone), Chester's disease (of bone), xanthomatosis of bone*

Kno|chen|zel|le *f*: ***Syn:*** *Osteozyt*; die Knochensubstanz bildende Zelle; Ⓔ *bone cell, bone corpuscle, osseous cell, osteocyt*

Kno|chen|zys|te *f*: Hohlraumbildung im Knochen; keine Zyste im eigentlichen Sinn; Ⓔ *bone cyst, osteocystoma*

aneurysmatische Knochenzyste: ***Syn:*** *hämorrhagische/hämangiomatöse Knochenzyste, aneurysmatischer Riesenzelltumor, benignes Knochenaneurysma*; in den Metaphysen langer Röhrenknochen auftretende, mehrkammerige blutgefüllte Zyste; Ⓔ *aneurysmal bone cyst, hemangiomatous bone cyst, hemorrhagic bone cyst, aneurysmal giant cell tumor, benign aneurysm of bone*

einfache Knochenzyste: ***Syn:*** *solitäre Knochenzyste, Solitärzyste*; meist im Wachstumsalter auftretende Zyste in den Metaphysen langer Röhrenknochen; Ⓔ *solitary bone cyst, simple bone cyst, unicameral bone cyst, hemorrhagic bone cyst*

hämangiomatöse Knochenzyste: → *aneurysmatische Knochenzyste*

hämorrhagische Knochenzyste: → *aneurysmatische Knochenzyste*

solitäre Knochenzyste: → *einfache Knochenzyste*

knö|chern *adj*: ossär; Ⓔ *osseous, osteal, bony, angular*

Knol|len|na|se *f*: ***Syn:*** *Kartoffelnase, Säufernase, Pfundnase, Rhinophym, Rhinophyma*; v.a. ältere Männer betreffende, allmählich zunehmende, unförmige Auftreibung der Nase durch eine Hyperplasie der Talgdrüsen; meist Teilsyndrom der Rosacea*; Ⓔ *rhinophyma, copper nose, bulbous nose, hum nose, potato nose, hammer nose, rum nose, toper's nose, rum-blossom*

Knopf|loch|de|for|mi|tät *f*: *s.u. Fingerstrecksehnenabriss*; Ⓔ *buttonhole deformity, boutonnière deformity*

Knopf|loch|ste|no|se *f*: ***Syn:*** *Fischmaulstenose*; i.d.R. erworbene, meist postendokarditische Verengung einer Herzklappe; am häufigsten betroffen sind Aorten- und Mitralklappe; Ⓔ *buttonhole mitral stenosis, buttonhole deformity, mitral buttonhole, fishmouth mitral stenosis*

Knor|pel *m*: ***Syn:*** *Knorpelgewbe, Cartilago*; aus Knorpelzellen und Interzellularsubstanz aufgebautes Stützgewebe, das sich durch eine hohe Druck-, Zug- und Bie-

Tab. 16. Knorpelarten

	Faserknorpel	Hyaliner Knorpel	Elastischer Knorpel
Lage der Chondrozyten	Kleine Gruppen	Isogene Gruppen (bis zu 10 Zellen)	Einzeln oder in kleinen Gruppen
Grundsubstanz	Wenig Matrix, sehr viele Kollagenfasern, Typ-I- u. II-Kollagen	Reichliche Matrix, überwiegend Typ-II-Kollagen	Reichlich Matrix, elastische Fasern, Typ-II-Kollagen
Eigenschaften	Wenig elastisch	Druckelastisch	Ohrknorpel
Ort des Vorkommens, Beispiele	Symphysis pubica, Discus intervertebralis, Gelenkknorpel: Kiefergelenk	Rippen-, Gelenk-, Tracheal-, Nasenknorpel, Kehlkopf: Cartilago thyroidea, Cartilago cricoidea	Kehlkopf: Cartilago epiglottica

gebeständigkeit auszeichnet; Ⓔ *cartilaginous tissue, cartilage, cartilago, gristle, chondrus*

elastischer Knorpel: ***Syn:*** *Cartilago elastica*; Knorpel mit elastischen Fasern; kommt u.a. in Kehldeckel und Ohrmuschel vor; Ⓔ *elastic cartilage, reticular cartilage, yellow cartilage*

fibröser Knorpel: ***Syn:*** *Faserknorpel, Bindegewebsknorpel, Fibrocartilago, Cartilago fibrosa/collagenosa*; Knorpel mit kollagenen Fasern; kommt u.a. in den Bandscheiben vor; Ⓔ *fibrous cartilage, stratified cartilage, fibrocartilage*

hyaliner Knorpel: ***Syn:*** *Hyalinknorpel, Cartilago hyalina*; druckfester, durchsichtiger Knorpel; kommt v.a. als Gelenkknorpel und Rippenknorpel vor; Ⓔ *hyaline cartilage, glasslike cartilage*

Knor|pel|ähn|lich *adj*: chondroid; Ⓔ *resembling cartilage, cartilaginiform, cartilaginoid, chondroid, chondroitic*

knor|pel|ar|tig *adj*: chondroid; Ⓔ *chondroid, cartilaginiform, cartilaginoid*

Knor|pel|ent|zün|dung *f*: → *Chondritis*

Knor|pel|fress|zel|le *f*: ***Syn:*** *Chondroklast*; Zelle, die im Rahmen der Ossifikation* den Knorpel abbaut; Ⓔ *chondroclast*

Knor|pel|fu|ge *f*: ***Syn:*** *Knorpelhaft, Synchondrose, Synchondrosis*; unbewegliche, knorpelige Verbindung zweier Knochen; Ⓔ *synchondrosis, symphysis*

Knor|pel|haft *f*: → *Knorpelfuge*

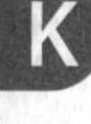

Knor|pel|haut *f*: ***Syn:*** *Perichondrium*; für die Ernährung und das Wachstum von Knorpel zuständige äußere Haut; Ⓔ *perichondrium*

knor|pe|lig *adj*: → *kartilaginär*

Knor|pel|kno|chen|ne|kro|se *f*: ***Syn:*** *aseptische Epiphysennekrose/Epiphyseonekrose, Osteochondrose, Osteochondrosis, Chondroosteonekrose*; zur Gruppe der aseptischen Knochennekrosen* zählende, spontan auftretende, unspezifische Erkrankung der Epiphyse*; Ⓔ *spontaneous osteonecrosis, aseptic necrosis of bone, avascular necrosis of bone, aseptic bone necrosis*

Knor|pel|ne|kro|se *f*: ***Syn:*** *Chondronekrose*; Nekrose* von Knorpel(gewebe); Ⓔ *cartilage necrosis, chondronecrosis*

Knor|pel|sar|kom *nt*: ***Syn:*** *Chondrosarkom, Chondroma sarcomatosum, Enchondroma malignum*; bösartiger Tumor des Knorpelgewebes; Ⓔ *chondrosarcoma, malignant enchondroma*

Knor|pel|schä|del *m*: ***Syn:*** *Primordialkranium, Chondrokranium, Chondrocranium*; knorpelig vorgebildete Teile des Schädels [v.a. Schädelbasis], die später durch Knochen ersetzt werden; Ⓔ *cartilaginous neurocranium, chondrocranium*

Knor|pel|ter|ri|to|ri|um *nt*: ***Syn:*** *Chondron*; aus Knorpelzellen und dem sie umschließenden Hof bestehende Grundeinheit des Knorpels; Ⓔ *chondrone*

knorp|lig *adj*: → *kartilaginär*

Knöt|chen *nt*: (*anatom.*) Nodulus; Ⓔ *nodosity, nodule, knobble, tubercle, node*

rheumatisches Knötchen: ***Syn:*** *Aschoff-Knötchen, Aschoff-Geipel-Knötchen, Rheumaknötchen, rheumatisches Granulom*; bei rheumatischem Fieber auftretendes, knötchenförmiges Granulom, v.a. im interstitiellen Herzmuskelgewebe; Ⓔ *Aschoff's bodies, Aschoff's nodules*

Knöt|chen|flech|te *f*: ***Syn:*** *Lichen ruber, Lichen planus, Lichen ruber planus*; ätiologisch unklare, chronische Entzündung der Haut und Schleimhaut mit juckenden Papeln; je nach Auslösefaktor und Lokalisation unterscheidet man eine Reihe von spezifischen Formen; Ⓔ *lichen ruber planus, lichen planus*

Kno|ten *m*: **1.** (*anatom.*) Nodus **2.** (*patholog.*) knotenförmige Gewebsneubildung **3.** chirurgischer Knoten; Ⓔ **1.** *node, nodosity, nodus, nodule, tubercle* **2.** *node, nodosity, nodus, nodule, tubercle* **3.** *knot*

heißer Knoten: ***Syn:*** *heißer Schilddrüsenknoten*; Struktur, die im Schilddrüsenszintigramm* vermehrt Radioaktivität speichert; Ⓔ *hot nodule, hot thyroid nodule*

kalter Knoten: ***Syn:*** *kalter Schilddrüsenknoten*; Struktur, die im Schilddrüsenszintigramm* keine Radioaktivität speichert; Ⓔ *cold nodule, cold thyroid nodule*

Kno|ten|fi|la|ri|o|se *f*: ***Syn:*** *Onchozerkose, Onchocercose, Onchocerciasis, Flussblindheit, Onchocerca-volvulus-Infektion*; durch Onchocerca* volvulus hervorgerufene Erkrankung mit Befall der Haut [Juckreiz, Dermatitis*, urtikarielle Eruptionen an Kopf und Rumpf] und der Augen [Iritis*, Keratitis*, Retinitis*]; häufigste Erblindungsursache in Zentralafrika und Mittelamerika; Ⓔ *Robles' disease, river blindness, coast erysipelas, blinding filarial disease, onchocerciasis, onchocercosis, volvulosis*

Kno|ten|kropf *m*: → *Knotenstruma*

Kno|ten|le|pra *f*: ***Syn:*** *tuberkuloide Lepra, Lepra tuberculoides*; gutartige Lepraform mit niedriger Kontagiosität und guter Prognose; Ⓔ *tuberculoid leprosy, cutaneous leprosy, nodular leprosy, smooth leprosy*

Kno|ten|rhyth|mus *m*: ***Syn:*** *Atrioventrikularrhythmus, AV-Rhythmus*; vom Atrioventrikularknoten* ausgehender Ersatzrhythmus; Ⓔ *atrioventricular nodal rhythm, A-V nodal rhythm, atrioventricular rhythm, AV rhythm, nodal rhythm, nodal arrhythmia*

Kno|ten|ro|se *f*: ***Syn:*** *Erythema nodosum, Dermatitis contusiformis, Erythema contusiforme*; infekt- oder medikamentenallergische Erkrankung mit Ausbildung schmerzhafter, subkutaner Knoten an den Streckseiten der Unterschenkel und evtl. der Arme; Ⓔ *nodal fever, nodular tuberculid, erythema nodosum*

Kno|ten|stru|ma *f*: ***Syn:*** *Knotenkropf, Struma nodosa*; euthyreote Struma* mit knotigen Hyperplasien; Ⓔ *nodular goiter*

Kno|ten|ta|chy|kar|die *f*: ***Syn:*** *AV-Knotentachykardie*; Tachykardie* mit Erregungsursprung im Atrioventrikularknoten; Ⓔ *nodal tachycardia*

Ko-, ko- *präf.*: Wortelement mit der Bedeutung „zusammen/verbunden"; Ⓔ *connected with, together with, co-, con-, com-*

Ko|a|gel *nt*: ***Syn:*** *Koagulum*; Blutgerinnsel, Gerinnsel; Ⓔ *clot, curd, coagulum, coagulation*

Koagul-, koagul- *präf.*: Wortelement mit der Bedeutung „Gerinnung/gerinnen"; Ⓔ *clotting, coagulation, coagulo-*

ko|a|gu|la|bel *adj*: ***Syn:*** *koagulierbar*; gerinnbar, gerinnungsfähig; Ⓔ *coagulable*

Ko|a|gu|la|bi|li|tät *f*: ***Syn:*** *Koagulierbarkeit*; Gerinnbarkeit; Ⓔ *coagulability*

Ko|a|gu|lans *nt, pl* **-lan|zi|en, -lan|ti|en**: gerinnungsförderndes Mittel; Ⓔ *coagulant*

Ko|a|gu|la|se *f*: ***Syn:*** *Coagulase*; eine Gerinnung bewirkendes Enzym; Ⓔ *coagulase*

Ko|a|gu|la|ti|on *f*: **1.** Gerinnung **2.** Blutgerinnung; Ⓔ **1.** *clotting, coagulation* **2.** *blood clotting, clotting, coagulation*

disseminierte intravasale Koagulation: ***Syn:*** *disseminierte intravasale Gerinnung, Verbrauchskoagulopathie*; erhöhte Blutungsneigung durch einen erhöhten Verbrauch an Gerinnungsfaktoren und Thrombozyten; Ⓔ *disseminated intravascular coagulation syndrome, diffuse intravascular coagulation, consumption coagulopathy, disseminated intravascular coagulation*

Ko|a|gu|la|ti|ons|fak|tor *m*: ***Syn:*** *Gerinnungsfaktor, Blutgerinnungsfaktor*; die Blutgerinnungskaskade hat insgesamt 13 Faktoren [Faktor* I-XIII], die alle für einen regelrechten Ablauf nötig sind; Ⓔ *blood clotting factor*

Ko|a|gu|la|ti|ons|ne|kro|se *f*: ***Syn:*** *Gerinnungsnekrose*; durch eine Denaturierung und Gerinnung von Eiweißen gekennzeichnete Nekrose*; Ⓔ *coagulation necro-*

sis

ko|a|gu|la|ti|ons|ne|kro|tisch *adj*: Koagulationsnekrose betreffend, von ihr betroffen oder gekennzeichnet; Ⓔ *relating to or marked by coagulation necrosis*

Ko|a|gu|la|tor *m*: Gerät zur Thermokoagulation; Ⓔ *coagulator*

Ko|a|gu|lier|bar|keit *f*: *Syn: Koagulabilität*; Gerinnbarkeit; Ⓔ *coagulability*

ko|a|gu|lie|ren *v*: gerinnen; Ⓔ *clot, coagulate*

Ko|a|gu|lo|pa|thie *f*: Störung der Blutgerinnung, Blutgerinnungsstörung, Gerinnungsstörung; Ⓔ *coagulopathy*

Ko|a|gu|lum *nt, pl* **-la**: →*Koagel*

Ko|a|les|zenz *f*: Verschmelzen, Vereinigen, Verschmelzung, Vereinigung, Zusammenwachsen; Ⓔ *coalescence*

Ko|ark|ta|ti|on *f*: Verengung, Verengerung, Striktur, Coarctatio; Ⓔ *coarctation, constriction, stricture, stenosis*

Ko|ark|to|to|mie *f*: Strikturendurchtrennung; Ⓔ *coarctotomy*

Ko|ba|la|min *nt*: *Syn: Cobalamin, Vitamin B_{12}*; Cobalthaltiges, in der Leber gespeichertes, wasserlösliches Vitamin; ein Mangel führt langfristig zur Entwicklung einer perniziösen Anämie*; Ⓔ *cobalamin*

Ko|balt *nt*: *Syn: Cobalt*; Schwermetall der Eisengruppe; essentielles Spurenelement; Zentralatom in Vitamin B_{12} [Kobalamin*]; **radioaktive Kobaltisotope** werden in der Strahlentherapie [**Kobaltbestrahlung**] eingesetzt; Ⓔ *cobalt*

Ko|balt|be|strah|lung *f*: *s.u. Kobalt*; Ⓔ *cobalt irradiation, cobalt radiation*

Koch-Bazillus *m*: Mycobacterium* tuberculosis; Ⓔ *tubercle bacillus, Koch's bacillus, Mycobacterium tuberculosis, Mycobacterium tuberculosis var. hominis*

Koch-Weeks-Bazillus *m*: *Syn: Weeks-Bazillus, Haemophilus aegypticus/conjunctivitidis*; Erreger einer eitrigen Konjunktivitis* in tropischen und subtropischen Gebieten; Ⓔ *Weeks' bacillus, Koch-Week's bacillus Haemophilus aegyptius*

Kocher-Reposition *f*: Methode zur Reposition einer vorderen Schultergelenkluxation; Ⓔ *Kocher's method*

Kochle-, kochle- *präf.*: →*Kochleo-*

Koch|lea *f*: *Syn: Schnecke, Cochlea, Gehörgangsschnecke*; die aus Schneckenspindel und Schneckenkanal bestehende Innenohrschnecke; Teil des Hörorgans; Ⓔ *cochlea*

koch|le|ar *adj*: Gehörgangsachnecke/Cochlea betreffend; Ⓔ *relating to the cochlea, cochlear*

Koch|le|i|tis *f, pl* **-ti|den**: *Syn: Cochleitis, Cochlitis*; Entzündung der Innenohrschnecke; Ⓔ *inflammation of the cochlea, cochleitis, cochlitis*

koch|le|i|tisch *adj*: Kochleitis betreffend, von ihr betroffen oder gekennzeichnet; Ⓔ *relating to or marked by cochleitis*

Kochleo-, kochleo- *präf.*: Wortelement mit der Bedeutung „Schnecke/Kochlea"; Ⓔ *cochlea, cochlear, cochleo-*

koch|le|o|ves|ti|bu|lär *adj*: Gehörgangsschnecke und Innenohrvorhof/Vestibulum auris betreffend; Ⓔ *relating to both cochlea and vestibule of the ear, cochleovestibular*

Koch|salz|an|ti|kör|per *m*: *Syn: kompletter/agglutinierender Antikörper*; Antikörper*, der in Kochsalzlösung zu Agglutination führt; Ⓔ *saline antibodies*

Koch|salz|hy|per|ther|mie *nt*: *Syn: Salzfieber*; bei Säuglingen auftretendes Fieber bei Wasserverlust oder Salzzufuhr; Ⓔ *salt fever*

Koch|zu|cker *m*: *Syn: Rübenzucker, Rohrzucker, Saccharose, Saccharum album*; aus Glucose und Fructose bestehendes Disaccharid*; Ⓔ *sucrose, cane sugar, saccharose*

Kode, ge|ne|ti|scher *m*: *Syn: genetischer Code*; auf Basentripletts [**Kodons**] beruhende Verschlüsselung der Erbinformation; Ⓔ *genetic code*

Ko|de|in *nt*: *Syn: Codein, Methylmorphin*; in Opium vorkommendes Morphinderivat mit antitussiver und analgetischer Wirkung; Ⓔ *codeine, methylmorphine, monomethylmorphine*

ko|do|mi|nant *adj*: *Syn: kombinant*; Kodominanz betreffend, sich gleichzeitig ausprägend; Ⓔ *codominant*

Ko|do|mi|nanz *f*: gemeinsame Ausprägung mehrerer Allele eines Gens; Ⓔ *codominance*

Ko|don *nt*: *s.u. Kode, genetischer*; Ⓔ *codon, triplet*

Ko|en|zym *nt*: *Syn: Coenzym*; niedermolekulare, organische Substanz, die für die Wirkung eines Enzyms essentiell ist; locker gebundene Koenzyme werden als **Kosubstrate** bezeichnet, fest gebundene als **prosthetische Gruppe**; Ⓔ *coenzyme, coferment*

ko|e|xis|tent *adj*: gleichzeitig/nebeneinder bestehend oder auftretend oder lebend; Ⓔ *coexistent*

Ko|e|xis|tenz *f*: Nebeneinanderbestehen, Nebeneinanderleben; Ⓔ *coexistance*

ko|e|xis|tie|ren *v*: gleichzeitig/nebeneinander auftreten oder bestehen oder leben; Ⓔ *coexist*

Ko|fak|tor *m*: *Syn: Cofaktor*; für die Wirkung eines Enzyms wichtige Substanz, die aber im Gegensatz zu Koenzymen nicht an das Enzym gebunden wird; Ⓔ *cofactor*

Kof|fe|in *nt*: *Syn: Coffein, Thein, Methyltheobromin, 1,3,7-Trimethylxanthin*; in verschiedenen Kaffee- und Teearten enthaltene Purinbase mit zentralstimulierender Wirkung; Ⓔ *caffeine, caffein, methyltheobromine, trimethylxanthine, guaranine*

Kof|fe|i|nis|mus *m*: Koffeinvergiftung, Koffeinintoxikation; Ⓔ *caffeinism, chronic coffee poisoning*

Ko|gni|ti|on *f*: Wahrnehmung, Erkennen, Verstehen; Ⓔ *cognition*

ko|gni|tiv *adj*: auf Erkenntnis beruhend, erkenntnismäßig; Ⓔ *relating to or marked by cognition, cognitive*

Ko|ha|bit|ar|che *f*: erster Geschlechtsverkehr; Ⓔ *first intercourse*

Ko|ha|bi|ta|ti|on *f*: Beischlaf, Geschlechtsverkehr, Koitus; Ⓔ *sexual intercourse, sex act, sexual act, coitus, coition, venery, copulation, cohabitation*

ko|hä|rent *adj*: (*logisch*) zusammenhängend; Ⓔ *coherent*

Ko|hä|si|on *f*: Anziehung(skraft) von Molekülen; Ⓔ *cohesion*

ko|hä|siv *adj*: auf Kohäsion beruhend, zusammenhaltend, zusammenhängend; Ⓔ *cohesive*

Koh|le, me|di|zi|ni|sche *f*: *Syn: Aktivkohle, Carbo medicinalis, Carbo activatus*; aus pflanzlichen Substanzen gewonnene Kohle, die gelöste Teilchen absorbiert; Ⓔ *activated charcoal*

Koh|len|di|o|xid *nt*: farbloses, nicht-brennbares Gas; schwerer als Luft; Anhydrid der Kohlensäure; Ⓔ *carbonic anhydride, carbon dioxide*

Koh|len|di|o|xid|nar|ko|se *f*: *Syn: Kohlensäurenarkose*; durch eine Erhöhung des arteriellen Kohlendioxidpartialdrucks hervorgerufenes Koma*; Ⓔ *carbon dioxide narcosis*

Koh|len|hy|dra|te *pl*: *Syn: Saccharide, Zucker*; aus Wasserstoff, Kohlenstoff und Sauerstoff zusammengesetzte, organische Verbindungen mit der allgemeinen Summenformel $C_n(H_2O)_n$; je nach der Molekülgröße unterscheidet man **Monosaccharide, Oligosaccharide** und **Polysaccharide**; Ⓔ *carbohydrates*

Koh|len|hy|drat|mal|ab|sorp|ti|on *f*: angeborene oder erworbene Störung der Kohlenhydratresorption im Darm; Ⓔ *carbohydrate malabsorption*

Koh|len|mon|o|xid *nt*: *Syn: Kohlenoxid*; farb- und geruchloses, brennbares Gas; extrem giftig; Ⓔ *carbon monoxide, sweet gas*

Koh|len|mon|o|xid|hä|mo|glo|bin *nt*: *Syn: CO-Hämoglobin,*

K

Carboxyhämoglobin; durch Anlagerung von Kohlenmonoxid entstandenes hellrotes Hämoglobinderivat; Ⓔ *carbon monoxide hemoglobin, carboxyhemoglobin*

Kohllenlmonloxidlverlgifltung *f*: *Syn: CO-Vergiftung, CO-Intoxikation*; durch die Bildung von Kohlenmonoxidhämoglobin kommt es zu Sauerstoffmangel, Atemnot, rosiger Hautfarbe, Schwindel, Kopfschmerz und u.U. Bewusstlosigkeit; Ⓔ *CO poisoning, carbon monoxide poisoning*

Kohllenloxid *nt*: →*Kohlenmonoxid*

Kohllenlsäulre *f*: *Syn: Acidum carbonicum*; durch Lösung von Kohlendioxid in Wasser entstehende schwache Säure; Ⓔ *carbonic acid*

Kohllenlsäulrelanlhyldralse *f*: →*Karbonatdehydratase*

Kohllenlsäulrelnarlkolse *f*: *Syn: Kohlendioxidnarkose*; durch eine Erhöhung des arteriellen Kohlendioxidpartialdrucks hervorgerufenes Koma*; Ⓔ *carbon dioxide narcosis*

Kohllenlsäulrelschnee *m*: *Syn: Trockeneis*; gefrorenes Kohlendioxid; Ⓔ *dry ice, carbon dioxide snow*

Kohllenlstaubllunlge *f*: →*Kohlenstaubpneumokoniose*

Kohllenlstaublpneulmolkolnilose *f*: *Syn: Kohlenstaublunge, Lungenanthrakose, Anthrakose, Anthracosis pulmonum*; zu den Pneumokoniosen* zählende, durch langjährige Einatmung von Kohlenstaub hervorgerufene Erkrankung; die Ablagerung in den Alveolen führt zur Ausbildung eines Lungenemphysems*; Ⓔ *black lung, pulmonary anthracosis, coal miner's lung, coal miner's phthisis, miner's phthisis, collier's lung, miner's lung, pneumoconiosis of coal workers*

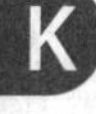

Kohllenlstoff *m*: *Syn: Carboneum*; Nichtmetall, das in zwei Formen [**Diamant, Graphit**] vorkommt; Ⓔ *carbon*

Kohlenstoff-14: radioaktives Kohlenstoffisotop mit einer biologischen Halbwertzeit im Knochen von 40 Tagen, bezogen auf den ganzen Körper von 10 Tagen; Ⓔ *carbon-14*

Kohllenlwaslserlstoflfe *pl*: aus Kohlenstoff und Wasserstoff bestehende organische Verbindungen, die eine azyklische [**Aliphaten**] oder zyklische [**Aromaten**] Struktur haben; **Alkane** sind gesättigte Kohlenwasserstoffe, ungesättigte Kohlenwasserstoffe können Doppelbindungen [**Alkene**] oder Dreifachbindungen [**Alkine**] enthalten; Ⓔ *hydrocarbons*

Köhler-Freiberg-Krankheit *f*: *Syn: Morbus Köhler II*; aseptischen Knochennekrose der Köpfchen von Zwischenfußknochen; Ⓔ *Köhler's second disease, juvenile deforming metatarsophalangeal osteochondritis*

Köhler-Krankheit *f*: *Syn: aseptische/avaskuläre Kahnbeinnekrose, Morbus Köhler I, Köhler-Müller-Weiss-Syndrom*; zu den aseptischen Knochennekrosen gehörende Erkrankung des Kahnbeins/Os naviculare; tritt meist einseitig [30 % beidseitig] bei Jungen im Alter von 3–8 Jahren auf; Ⓔ *Köhler's disease, Köhler's bone disease, tarsal scaphoiditis*

Köhler-Müller-Weiss-Syndrom *nt*: →*Köhler-Krankheit*

Köhlmeier-Degos-Syndrom *nt*: *Syn: Degos-Delort-Tricot-Syndrom, tödliches kutaneointestinales Syndrom, Papulosis maligna atrophicans (Degos), Papulosis atrophicans maligna, Thrombangiitis cutaneaintestinalis disseminata*; ätiologisch ungeklärte, durch eine Thrombosierung kleiner Arterien und Papelbildung gekennzeichnete Erkrankung mit schlechter Prognose; Ⓔ *Degos' disease, Degos' syndrome, Köhlmeier-Degos disease, malignant atrophic papulosis*

Kohlrausch-Falte *f*: mittlere Falte der Plicae* transversae recti; Ⓔ *Kohlrausch's valve*

Koilo-, koilo- *präf.*: Wortelement mit der Bedeutung „hohl/ausgehöhlt"; Ⓔ *koil(o)-*

Koillolnylchie *f*: *Syn: Löffelnagel, Hohlnagel*; Nagel mit muldenförmiger Eindellung der Nagelplatte; Ⓔ *spoon nail, koilonychia, celonychia*

kolilnolnilphob *adj*: Koinoniphobie betreffend, durch sie gekennzeichnet; Ⓔ *relating to or marked by coinoniphobia, coinoniphobic*

Kolilnolnilpholbie *f*: krankhafte Angst vor Menschenansammlungen; Ⓔ *coinoniphobia*

koliltal *adj*: Beischlaf/Koitus betreffend; Ⓔ *relating to coitus, coital*

koliltolphob *adj*: Koitophobie betreffend, durch sie gekennzeichnet; Ⓔ *relating to or marked by coitophobia, coitophobic*

Koliltolpholbie *f*: krankhafte Angst vor dem Beischlaf/Koitus; Ⓔ *irrational fear of coitus, coitophobia*

Koliltus *m*: *Syn: Coitus*; Geschlechtsverkehr, Beischlaf; Ⓔ *coitus, coition, cohabitation, venery, intercourse, sex, sexual intercourse, sex act, sexual act, copulation*

Kolkalin *nt*: *Syn: Cocain*; unter das Betäubungsmittelgesetz fallendes, in Cocablättern enthaltenes Alkaloid, das nur noch als Lokalanästhetikum verwendet wird; Ⓔ *cocaine*

Kolkalilnilsielrung *f*: *Syn: Cocainisierung*; lokale Anwendung einer Kokainlösung zur Schleimhautanästhesie; Ⓔ *cocainization*

Kolkalilnislmus *m*: *Syn: Cocainismus*; chronische Kokainvergiftung; Kokainmissbrauch, Kokainabusus, Kokainabhängigkeit; Ⓔ *cocaine abusus, cocaine intoxication, cocainism*

Kolkarldenlelrylthem *nt*: →*Erythema exsudativum multiforme*

Kolkarldenlzelllen *pl*: *Syn: Schießscheibenzellen, Targetzellen*; dünne, hypochrome Erythrozyten, die im Mikroskop einer Zielscheibe ähneln; Ⓔ *target cells, target erythrocytes*

Kolkarlzilnolgen *nt*: Substanzen, die die Wirkung eines Karzinogens* verstärken, ohne selbst karzinogen zu wirken; Ⓔ *cocarcinogen*

Kolkarlzilnolgelnelse *f*: durch ein Kokarzinogen* geförderte Karzinogenese*; Ⓔ *cocarcinogenesis*

Koklke *f*: →*Kokkus*

koklkolid *adj*: kokkenähnlich, kokkenartig; Ⓔ *coccoid*

Koklkus *m, pl* **Koklken**: *Syn: Kokke, Coccus*; Bezeichnung für kugelförmige Bakterien, z.B. Staphylococcus*, Streptococcus*; Ⓔ *coccus*

Koklzildilen *pl*: *Syn: Coccidia*; parasitäre Protozoen mit Generationswechsel und meist auch Wirtswechsel; leben zum Teil im Gewebe [Toxoplasma*], zum Teil im Blut [Plasmodium*] der Wirte; Ⓔ *Coccidia*

Koklzildilenlbelfall *m*: →*Kokzidiose*

Koklzildilolildenlmelninlgiltis *f, pl* **-tilden**: Hirnhautentzündung durch Kokzidien*; Ⓔ *coccidioidal meningitis*

Koklzildilolildeslpilz *m*: *Syn: Coccidioides*; Gattung dimorpher Pilze mit tier- und menschenpathogenen Arten; Ⓔ *Coccidioides*

Koklzildilolildin *nt*: *Syn: Coccidioidin*; für Intrakutantests verwendetes Vollantigen von Coccidioides* immitis; Ⓔ *coccidioidin*

Koklzildilolildolmylkolse *f*: *Syn: Wüstenfieber, Wüstenrheumatismus, Talfieber, Posadas-Mykose, kokzidioidales Granulom, Coccidioidomycose, Granuloma coccidioides*; in den USA vorkommende akut oder chronisch verlaufende, systemische Mykose* durch Coccidioides* immitis mit Lungenbefall und hämatogener Streuung in verschiedene Organe; Ⓔ *coccidioidomycosis, coccidioidosis, Posadas-Wernicke disease, Posadas' disease, Posadas' mycosis, desert fever, California disease, coccidioidal granuloma*

Koklzildilolse *f*: *Syn: Kokzidienbefall, Coccidiosis*; durch Kokzidien* hervorgerufene, meist mild verlaufende Erkrankung des Darmepithels; Ⓔ *coccidiosis, coccidial disease*

Kokzyg-, kokzyg- *präf.*: →*Kokzygo-*

koklzylgelal *adj*: *Syn: coccygeal*; Steißbein/Os coccygis betreffend; Ⓔ *relating to the coccyx, coccygeal*

Kok|zy|ge|al|fis|tel *f*: *Syn:* *Steißbeinfistel, Steißbeinzyste, pilonidaler Abszess, Sinus pilonidalis, Pilonidalfistel, Haarnestfistel, Haarnestgrübchen, Pilonidalzyste, Sakraldermoid, Fistula coccygealis, Fistula pilonidalis*; epithelausgekleideter Fistelgang in der medianen Steißbeingegend/Analfalte; Ⓔ *coccygeal fistula*

Kok|zy|ge|al|seg|men|te *pl*: *Syn:* *Steißbeinsegmente, Coccygea, Pars coccygea medullae spinalis*; Steißbeinabschnitt des Rückenmarks; Ⓔ *coccygeal segments of spinal cord, coccygeal part of spinal cord*

Kok|zy|gek|to|mie *f*: Steißbeinentfernung, Steißbeinresektion; Ⓔ *coccygectomy*

Kok|zy|ge|us *m*: →*Nervus coccygeus*

Kokzygo-, kokzygo- *präf.*: Wortelement mit der Bedeutung „Steißbein/Coccyx"; Ⓔ *coccygeal*

Kok|zy|go|dy|nie *f*: *Syn:* *Coccygodynie*; Steißbeinschmerz; Ⓔ *pain in the coccygeal region, coccygodynia, coccyodynia, coccygalgia, coccydynia, coccyalgia*

Kok|zy|go|to|mie *f*: operative Steißbeinlösung; Ⓔ *coccygotomy*

Kol|ben|fin|ger *pl*: →*Trommelschlegelfinger*

Kol|ben|schim|mel *m*: *s.u. Aspergillus*; Ⓔ *aspergillus, Aspergillus*

Kol|chi|zin *nt*: *Syn:* *Colchicin, Colchicinum*; aus **Colchicum autumnale** [Herbstzeitlose] gewonnenes starkes Mitosegift; wird zur Gichtbehandlung und als Zytostatikum* verwendet; Ⓔ *colchicine*

Kol|ek|ta|sie *f*: Dickdarmerweiterung, Kolonerweiterung; Ⓔ *colectasia, ectacolia*

Kol|ek|to|mie *f*: Dickdarmentfernung, Dickdarmexstirpation, Kolonentfernung, Kolonexstirpation; Ⓔ *colectomy, laparocolectomy*

Koleo-, koleo- *präf.*: Wortelement mit der Bedeutung „Scheide/Vagina"; Ⓔ *sheath, vagina, coleo-*

Koli-, koli- *präf.*: →*Kolo-*

Ko|li|bak|te|ri|ä|mie *f*: *Syn:* *Kolibazillämie*; Vorkommen von Escherichia* coli im Blut; Ⓔ *colibacillemia*

Ko|li|bak|te|ri|en *pl*: *Syn:* *coliforme Bakterien, Colibakterien*; Bezeichnung für physiologisch im Darm vorkommende gramnegative, stäbchenförmige Bakterien der Familie **Enterobacteriaceae**; Ⓔ *coliform bacteria, coliforms*

Ko|li|ba|zil|lä|mie *f*: →*Kolibakteriämie*

Ko|li|ba|zil|len|in|fek|ti|on *f*: →*Kolibazillose*

Ko|li|ba|zil|lo|se *f*: *Syn:* *Kolibazilleninfektion, Colibazillose, Colibazilleninfektion*; Infektion mit Escherichia* coli; Ⓔ *colibacillosis*

Ko|li|ba|zil|lu|rie *f*: *Syn:* *Koliurie*; Escherichia coli-Ausscheidung im Harn, Kolibazillenausscheidung; Ⓔ *colibacilluria, coliuria*

Ko|li|ba|zil|lus *m, pl* **-li**: →*Escherichia coli*

Ko|li|dys|pep|sie *f*: *s.u. Kolienteritis*; Ⓔ *Escherichia coli enteritis*

Ko|li|en|te|ri|tis *f, pl* **-ti|den**: meldepflichtige Darmentzündung durch enterotoxinbildende Escherichia* coli; bei Befall von Säuglingen als **Kolidyspepsie** bezeichnet; Ⓔ *Escherichia coli enteritis*

ko|li|form *adj*: an Escherichia* coli erinnernd, koliähnlich; Ⓔ *coliform*

Ko|lik *f*: *Syn:* *Colica*; intermittierende, krampfartige Schmerzen; Ⓔ *colic*

Ko|li|ko|ple|gie *f*: kombinierte Bleikolik und Bleilähmung; Ⓔ *colicoplegia*

Ko|li|ne|phri|tis *f, pl* **-ti|den**: durch Kolibakterien* hervorgerufene Nierenentzündung; Ⓔ *colinephritis*

ko|li|ne|phri|tisch *adj*: Kolinephritis betreffend, von ihr betroffen oder gekennzeichnet; Ⓔ *relating to or marked by colinephritis, colinephritic*

Ko|li|pha|ge *m*: *Syn:* *Coliphage*; Escherichia* coli befallender Bakteriophage*; Ⓔ *coliphage*

ko|lisch *adj*: das Kolon betreffend; Ⓔ *relating to the colon, colic*

Ko|li|tis *f, pl* **-ti|den**: *Syn:* *Dickdarmentzündung, Kolonentzündung, Colitis*; Schleimhautentzündung des Dickdarms; Ⓔ *inflammation of the colon, colonic inflammation, colonitis, colitis*

aktinische Kolitis: *Syn:* *Strahlenkolitis*; Kolitis als Folge einer Strahlentherapie; Ⓔ *radiation colitis*

Antibiotika-assoziierte Kolitis: *Syn:* *Antibiotika-assoziierte Colitis, postantibiotische Enterokolitis*; nach Antibiotikaeinnahme auftretende, oft pseudomembranöse Dickdarmentzündung; Ⓔ *antibiotic-associated colitis*

granulomatöse Kolitis: *Syn:* *Colitis granulomatosa*; granulomatöse Dickdarmentzündung; in der Regel mit einer Enteritis* regionalis Crohn assoziiert; Ⓔ *granulomatous colitis*

hämorrhagische Kolitis: *Syn:* *Colitis haemorrhagica*; Dickdarmentzündung mit Blutentleerung; Ⓔ *hemorrhagic colitis*

ischämische Kolitis: *Syn:* *Colitis ischaemica*; durch eine Ischämie der Schleimhaut ausgelöste, örtlich begrenzte Kolitis; Ⓔ *ischemic colitis*

katarrhalische Kolitis: →*Endokolitis*

pseudomembranöse Kolitis: *Syn:* *pseudomembranöse Enteritis, pseudomembranöse Enterokolitis, Colitis pseudomembranacea*; schwerste Form der Antibiotika-assoziierten Kolitis mit Nekrose* und Bildung von Pseudomembranen*; Ⓔ *pseudomembranous colitis*

ko|li|tisch *adj*: Dickdarmentzündung/Kolitis betreffend, von ihr betroffen oder gekennzeichnet; Ⓔ *relating to or marked by colitis, colitic*

Ko|li|tox|ä|mie *f*: *Syn:* *Colitoxämie*; durch enterotoxische Escherichia* coli-Arten verursachte Toxämie*; Ⓔ *colitoxemia*

Ko|li|to|xi|ko|se *f*: *Syn:* *Colitoxikose*; durch enterotoxische Escherichia* coli-Arten verursachte Toxikose*; Ⓔ *colitoxicosis*

Ko|li|to|xin *nt*: *Syn:* *Colitoxin*; von enterotoxischen Escherichia* coli-Arten gebildetes Toxin*; Ⓔ *colitoxin*

Ko|li|u|rie *f*: *Syn:* *Kolibazillurie*; Escherichia* coli-Ausscheidung im Harn, Kolibazillenausscheidung; Ⓔ *colibacilluria, coliuria*

Ko|li|zin *nt*: *Syn:* *Colicin*; von Escherichia* coli und ähnlichen Bakterien gebildetes Bacteriocin*; Ⓔ *colicin*

Ko|li|zi|no|gen *nt*: *Syn:* *Colicinogen, Col-Faktor, kolizinogener/colicinogener Faktor*; Plasmide, die die Geninformation für die Bildung von Kolizin durch Escherichia* coli übertragen; Ⓔ *colicinogen, colicinogenic factor*

Ko|li|zi|no|ge|nie *f*: *Syn:* *Colicinogenie*; (Fähigkeit zur) Kolizinbildung; Ⓔ *colicinogeny*

Ko|li|zys|ti|tis *f, pl* **-ti|ti|den**: durch Kolibakterien* hervorgerufene Blasenentzündung; Ⓔ *colicystitis*

ko|li|zys|ti|tisch *adj*: Kolizystitis betreffend, von ihr betroffen oder gekennzeichnet; Ⓔ *relating to or marked by colicystitis*

Ko|li|zys|to|py|e|li|tis *f, pl* **-ti|den**: durch Kolibakterien* hervorgerufene Entzündung von Harnblase und Nierenbecken; Ⓔ *colicystopyelitis*

ko|li|zys|to|py|e|li|tisch *adj*: Kolizystopyelitis betreffend, von ihr betroffen oder gekennzeichnet; Ⓔ *relating to or marked by colicystopyelitis*

kol|la|bie|ren *v*: (*psychisch oder physisch*) zusammenbrechen, einen Kollaps erleiden; (*Organ*) kollabieren; Ⓔ *collapse, break down*

Kol|la|gen *nt*: unlösliches, fibrilläres Protein, das als Gerüsteiweiß in Knochen, Knorpel, Zähnen, Sehnen, Gefäßwänden und Haut vorhanden ist; Ⓔ *collagen, ossein, osseine, ostein, osteine*

kol|la|gen *adj*: aus Kollagen bestehend; Ⓔ *collagenous*

Kol|la|ge|na|se *f*: kollagenspaltendes Enzym; Ⓔ *collagenase*

Kol|la|gen|de|ge|ne|ra|ti|on, ba|so|phi|le *f*: *Syn:* *senile Elastose, aktinische Elastose, Elastosis actinica/solaris/seni-*

K

lis; durch eine Degeneration der elastischen und kollagenen Fasern hervorgerufene Verdickung und Vergröberung der Haut lichtexponierter Areale [Gesicht, Nacken]; Teilaspekt der Altershaut*; Ⓔ *solar elastosis, senile elastosis, actinic elastosis*

Kol|la|gen|fa|sern *pl*: *Syn: kollagene Fasern*; v.a. aus Kollagen bestehende Stützfasern faseriger Bindegewebe; Ⓔ *collagen fibers, collagenic fibers, collagenous fibers, white fibers*

Kol|la|gen|krank|heit *f*: →*Kollagenose*

Kol|la|ge|no|ly|se *f*: Kollagenabbau, Kollagenauflösung; Ⓔ *collagenolysis*

kol|la|ge|no|ly|tisch *adj*: Kollagenolyse betreffend, mittels Kollagenolyse, kollagenauflösend, kollagenabbauend; Ⓔ *collagenolytic*

Kol|la|ge|no|pa|thie *f*: →*Kollagenose*

Kol|la|ge|no|se *f*: *Syn: Kollagenkrankheit, Kollagenopathie*; Oberbegriff für systemische Erkrankungen mit Bindegewebsdegeneration; meist kommt es zur Bildung von Autoantikörpern [Autoimmunerkrankung*]; Ⓔ *collagen disease, collagen-vascular disease, collagenosis*

kol|la|ge|no|tisch *adj*: Kollagenose betreffend, von ihr betroffen oder gekennzeichnet, durch sie bedingt; Ⓔ *relating to or marked by collagenosis*

Kol|laps *m*: **1.** (*physischer oder psychischer*) Zusammenbruch **2.** Zusammenfallen eines Organs oder Organteils, z.B. Lungenkollaps **3.** →*kardiovaskulärer Kollaps*; Ⓔ **1.** *collapse, breakdown* **2.** *collapse* **3.** →*kardiovaskulärer Kollaps*

kardiovaskulärer Kollaps: *Syn: Herz-Kreislauf-Kollaps, Kreislaufkollaps*; durch eine vorübergehende Kreislaufinsuffizienz ausgelöster Kollaps; Ⓔ *cardiovascular collapse*

kol|la|te|ral *adj*: seitlich, außen (liegend); nebeneinander (liegend), benachbart, parallel; Ⓔ *collateral; side by side, parallel*

Kol|la|te|ral|kreis|lauf *m*: bei Durchblutungsstörung entstehender Umgehungskreislauf, über natürlich vorhandene Nebengefäße; Ⓔ *collateral circulation, compensatory circulation*

Kol|li|ku|lek|to|mie *f*: Resektion des Samenhügels; Ⓔ *colliculectomy*

Kol|li|ku|li|tis *f, pl* **-ti|den**: *Syn: Samenhügelentzündung, Colliculitis*; Entzündung des Samenhügels/Colliculus seminalis; Ⓔ *colliculitis, verumontanitis*

kol|li|ku|li|tisch *adj*: Samenhügelentzündung/Kollikulitis betreffend, von ihr betroffen oder gekennzeichnet; Ⓔ *relating to or marked by colliculitis*

Kol|li|qua|ti|on *f*: Gewebeeinschmelzung, Gewebeverflüssigung; Ⓔ *colliquation, softening*

Kol|li|qua|ti|ons|ne|kro|se *f*: *Syn: Erweichungsnekrose*; Nekrose* mit Verflüssigung des Gewebes; Ⓔ *colliquative necrosis, liquefaction necrosis, liquefaction degeneration, colliquative degeneration*

kol|li|qua|ti|ons|ne|kro|tisch *adj*: Kolliquationsnekrose betreffend, von ihr betroffen oder gekennzeichnet; Ⓔ *relating to or marked by colliquative necrosis*

kol|li|qua|tiv *adj*: mit Verflüssigung einhergehend; Ⓔ *colliquative*

Kol|li|si|ons|tu|mor *m*: Mischgewulst aus zwei unabhängig voneinander entstandenen Tumoren; Ⓔ *collision tumor*

kol|lo|di|a|phy|sär *adj*: Oberschenkelhals und Schaft/Diaphyse betreffend; Ⓔ *collodiaphyseal*

Kol|lo|di|um *nt*: *Syn: Collodium*; leicht brennbare Lösung von Zellulosedinitrat in einer Äther-Alkohol-Mischung; hinterlässt beim Verdampfen ein festes Häutchen; Ⓔ *collodion, collodium*

Kol|lo|id *nt*: **1.** *Syn: kolloiddisperses System*; Lösung, in der eine Stoff [Kolloid] homogen in einem anderen Stoff [**Dispersionsmittel**] gelöst ist **2.** der in einem Dispersionsmittel verteilte Stoff **3.** gallertartige, durchsichtige Substanz; Ⓔ **1.–3.** *colloid*

kol|lo|i|dal *adj*: im Kolloidzustand; Ⓔ *colloidal, colloid*

Kol|lo|id|ent|ar|tung *f*: Umwandlung vom Zellen in eine kolloidartige Masse; Ⓔ *colloid degeneration*

Kol|lo|id|kar|zi|nom *nt*: →*Kolloidkrebs*

Kol|lo|id|kno|ten *m*: **1.** große Kolloidfollikel bei Struma* colloides **2.** →*Kolloidmilium*; Ⓔ **1.** *colloid nodule* **2.** →*Kolloidmilium*

Kol|lo|id|krebs *m*: *Syn: Schleimkrebs, Schleimkarzinom, Carcinoma colloides/gelatinosum/mucoides/mucosum, Kolloidkarzinom, Gallertkrebs, Gallertkarzinom*; schleimproduzierendes Adenokarzinom*, meist mit Siegelringzellen; Ⓔ *mucinous carcinoma, mucinous cancer, mucinous adenocarcinoma, gelatinous cancer, gelatiniform cancer, mucous cancer, colloid cancer, colloid carcinoma, gelatiniform carcinoma, gelatinous carcinoma, mucous carcinoma*

Kol|lo|id|mi|li|um *nt*: *Syn: Pseudomilium colloidale, Kolloidknoten*; gallerthaltige Knötchen im Gesicht, am Hals und der Brust; Ⓔ *colloid milium*

Kol|lo|id|stru|ma *f*: *Syn: Gallertstruma, Struma colloides*; Struma* mit Einlagerung von Kolloid in große [**Struma colloides macrofolliculares**] oder kleine [**Struma colloides microfolliculares**] Follikel; Ⓔ *colloid goiter*

Kol|loid|syn|drom *nt*: nach parenteraler Ernährung mit Fettinfusion auftretendes Syndrom mit Atemnot, Leibschmerzen, Schwindel, Blutdruckabfall und Zyanose; Ⓔ *colloid syndrome*

Kol|lo|id|zys|te *f*: gutartiger Hirntumor im Bereich des Foramen* interventriculare; Ⓔ *colloid cyst*

Kol|lum *nt, pl* **-la**: **1.** *Syn: Zervix, Cervix, Collum*; Hals, halsförmige Struktur **2.** *Syn: Cervix uteri, Zervix, Collum*; Gebärmutterhals, Uterushals; Ⓔ **1.** *neck, collum; cervix* **2.** *cervix, cervix of uterus, neck of uterus, uterine neck, neck of womb*

Kol|lum|kar|zi|nom *nt*: →*Zervixkarzinom*

Kölnisch-Wasser-Dermatitis *f*: *Syn: Berloque-Dermatitis*; durch ätherische Öle [Bergamottöl] verursachtes, phototoxisches Ekzem*; Ⓔ *berlock dermatitis, berloque dermatitis, perfume dermatitis*

Kolo-, kolo- *präf.*: Wortelement mit der Bedeutung „Dickdarm/Kolon"; Ⓔ *colic, colon, colonic, colo-, colono-*

Ko|lo|bom *nt*: *Syn: Colobom*; angeborene oder erworbene Spaltbildung; Ⓔ *coloboma*

ko|lo|bo|ma|tös *adj*: Kolobom betreffend, kolobomartig; Ⓔ *colobomatous*

ko|lo|du|o|de|nal *adj*: Kolon und Zwölffingerdarm/Duodenum betreffend oder verbindend; Ⓔ *relating to both colon and duodenum, duodenocolic*

Ko|lo|fi|xa|ti|on *f*: *Syn: Colofixation*; operative Kolonanheftung, Kolonfixation; Ⓔ *colofixation*

Ko|lo|he|pa|to|pe|xie *f*: operative Anheftung des Kolons an die Leber; Ⓔ *colohepatopexy*

Ko|lo|ko|lo|sto|mie *f*: operative Vereinigung zweier Kolonabschnitte; Ⓔ *colocolostomy*

ko|lo|ku|tan *adj*: Kolon und Haut/Cutis betreffend oder verbindend; Ⓔ *relating to both colon and skin, colocutaneous*

Ko|lo|ly|se *f*: operative Kolonlösung; Ⓔ *colysis*

Ko|lon *nt*: *Syn: Colon, Intestinum colon*; Hauptteil des Dickdarms, mit dem es oft gleichgesetzt wird; besteht aus 4 Abschnitten Colon ascendens [**aufsteigendes Kolon**], Colon transversum [**Querkolon**], Colon descendens [**absteigendes Kolon**] und Colon sigmoideum [**Sigma**]; Ⓔ *colon*

braunes Kolon: *Syn: Zottenmelanose, Dickdarmmelanose, Melanosis coli*; meist durch Laxantienabusus hervorgerufene Braunfärbung der Dickdarmschleimhaut; Ⓔ *brown colon*

irritables Kolon: *Syn: spastisches Kolon, Kolonneurose, Reizkolon, Colon irritabile/spasticum*; durch ein Reihe von Faktoren [postinfektös, allergisch, psychogen] hervorgerufene Stuhlregulationsstörung; klinisch auffällig sind krampfartige Leibschmerzen, Durchfälle (meist abwechselnd mit Verstopfung), Völlegefühl und Blähungen; Ⓔ *irritable bowel, irritable bowel syndrome, irritable colon, irritable colon syndrome, spastic colon*

spastisches Kolon: → *irritables Kolon*

Kollonlallgie *f*: Dickdarmschmerz, Kolonschmerz; Ⓔ *pain in the colon, colonalgia*

Kollonlaltrelsie *f*: unvollständige Entwicklung des Kolons mit Verschluss der Lichtung; Ⓔ *colonic atresia*

Kolon-Conduit *m*: künstliche Harnausleitung mit Bildung einer Ersatzblase aus einem ausgeschalteten Kolonabschnitt; Ⓔ *colonic conduit, colon conduit*

Kollonldilverltilkel *pl*: *Syn: Dickdarmdivertikel*; echte oder falsche Divertikel* der Dickdarmwand, die meist asymptomatisch sind, aber auch Ursache einer Divertikulitis sein können; Ⓔ *colonic diverticulum*

Kollonldilverltilkulliltis *f, pl* **-tilden**: Entzündung von Kolondivertikeln*; kann Ursache eines akuten Abdomens sein; Ⓔ *colonic diverticulitis*

Kollonldilverltilkullolse *f*: *Syn: Dickdarmdivertikulose*; Vorhandensein multipler Kolondivertikel*; meist symptomlos; Ⓔ *colonic diverticulosis, diverticulosis of the colon*

Kollonlentlzünldung *f*: → *Kolitis*

Kollonlfisltel *f*: **1.** *Syn: Kolonfistel*; vom Dickdarm ausgehende Fistel, die in andere Darmteile oder Organe mündet [**innere Kolonfistel**] oder nach außen führt [**äußere Kolonfistel**] **2.** *Syn: Kolostoma*; operativ angelegte Dickdarmfistel; Ⓔ **1.** *colonic fistula* **2.** *colostomy, colonic fistula*

Kollonlfisltellung *f*: → *Kolostomie*

Kollonlgelkröse *nt*: *Syn: Mesokolon, Mesocolon*; Verdoppelung des Bauchfells [Peritoneum*], das das Kolon an der hinteren Bauchwand befestigt; Ⓔ *mesocolon*

Kollonlhausltren *pl*: *Syn: Dickdarmhaustren, Haustra/Sacculationes coli*; halbkugelige Ausbuchtungen der Dickdarmwand; Ⓔ *haustra of colon, sacculations of colon*

Kollolnie *f*: auf festen Nährböden wachsende, aus einem Keim entstehende, makroskopisch sichtbare Anhäufung eines Mikroorganismus [Bakterium, Pilz]; Ⓔ *colony*

Kolon-Ileum-Fistel *f*: *Syn: koloileale Fistel*; innere Kolonfistel mit Mündung in das Ileum; Ⓔ *coloileal fistula*

Kollolnilsaltilon *f*: → *Kolonisierung*

Kollolnilsielrung *f*: *Syn: Kolonisation*; Besiedlung mit Mikroorganismen; Ⓔ *colonization, innidation*

Kollonlkarlzilnom *nt*: *Syn: Kolonkrebs, Dickdarmkarzinom, Dickdarmkrebs*; meist im unteren Kolonbereich [**kolorektales Karzinom**] lokalisiertes dritthäufigstes Karzinom; verläuft anfangs symptomlos, kann aber bei der Krebsvorsorge [digitale Rektumexploration, Test auf okkultes Blut, Koloskopie] entdeckt werden; Ⓔ *colon carcinoma*

Kollonlklyslma *nt*: Dickdarmeinlauf, Koloneinlauf; Ⓔ *coloclyster*

Kollonlkonltrastleinllauf *m*: *Syn: Bariumkontrasteinlauf, Kontrasteinlauf*; Kolonröntgen nach retrograder Füllung mit Kontrastmittel und Lufteinblasung; Ⓔ *contrast enema*

Kollonlkrebs *m*: → *Kolonkarzinom*

Kollonllalvage *f*: Dickdarmspülung; Ⓔ *colonic irrigation, colonic lavage*

Kollonlneulrolse *f*: *Syn: Reizkolon, irritables/spastisches Kolon, Colon irritabile/spasticum*; durch ein Reihe von Faktoren [postinfektös, allergisch, psychogen] hervorgerufene Stuhlregulationsstörung; klinisch auffällig sind krampfartige Leibschmerzen, Durchfälle (meist abwechselnd mit Verstopfung), Völlegefühl und Blähungen; Ⓔ *irritable bowel, irritable bowel syndrome, irritable colon, irritable colon syndrome, spastic colon*

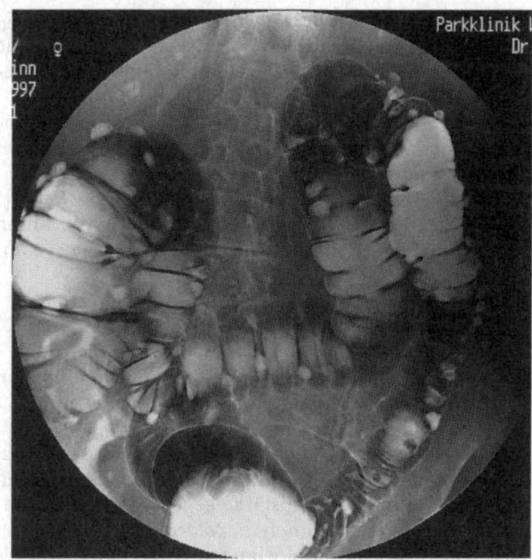

Abb. 45. Kolonkontrasteinlauf. Nachweis multipler Kolondivertikel*

Kollolnolskop *nt*: → *Koloskop*

Kollolnolskolpie *f*: → *Koloskopie*

Kollonlpollyp *m*: *Syn: Dickdarmpolyp*; meist von der Kolonschleimhaut ausgehender Polyp; evtl. multiples Auftreten bei Dickdarmpolypose; Ⓔ *colonic polyp*

Kolon-Rektum-Anastomose *f*: *Syn: Kolon-Rektum-Fistel, Kolorektostomie*; operative Verbindung von Kolon und Enddarm/Rektum; Ⓔ *coloproctostomy, colorectostomy*

Kolon-Rektum-Fistel *f*: → *Kolon-Rektum-Anastomose*

Kollonlrelsekltilon *f*: Kolonteilentfernung zur Wiederherstellung der Darmpassage bei Obstruktion oder Tumor; Ⓔ *colonic resection, colon resection, colectomy, laparocolectomy*

Kollonlsenlkung *f*: → *Koloptose*

Kolon-Sigma-Anastomose *f*: → *Kolosigmoidostomie*

Kolon-Sigma-Fistel *f*: → *Kolosigmoidostomie*

Kollonltälnilen *pl*: *Syn: Taeniae coli*; aus glatter Muskulatur bestehende Längsstreifen des Kolons; Ⓔ *ligaments of colon, colic taeniae, taeniae of Valsalva, longitudinal bands of colon*

Kollonlvelnen *pl*: *Syn: Venae colicae*; das Blut aus dem Kolon wird von drei Venen abgeleitet; die **rechte Kolonvene** [Vena colica dextra] führt Blut vom aufsteigenden Kolon und der rechten Kolonflexur zur Vena* mesenterica superior, die **mittlere Kolonvene** [Vena colica media] vom aufsteigenden Kolon und der rechten Kolonflexur zur Vena* mesenterica superior und die **linke Kolonvene** [Vena colica sinistra] vom absteigenden Kolon zur Vena* mesenterica inferior; Ⓔ *colic veins*

Kollolpelxie *f*: *Syn: Colopexia*; operative Kolonanheftung; Ⓔ *colopexy, colopexia*

Kollolpelxoltolmie *f*: Koloneröffnung und -fixierung; Ⓔ *colopexotomy*

Kollolprokltekltolmie *f*: *Syn: Proktokolektomie*; Resektion von Kolon und Rektum; Ⓔ *coloproctectomy*

Kollolprokltiltis *f, pl* **-tiltilden**: *Syn: Proktokolitis, Rektokolitis*; Entzündung von Kolon und Mastdarm/Rektum; Ⓔ *inflammation of colon and rectum, coloproctitis, colorectitis, proctocolitis, rectocolitis*

kollolprokltiltisch *adj*: *Syn: proktokolitisch, rektokolitisch*; Koloproktitis betreffend, von ihr betroffen oder gekennzeichnet; Ⓔ *relating to or marked by coloproctitis, coloproctitic, proctocolitic, rectocolitic*

Kollolptolse *f*: *Syn: Dickdarmsenkung, Kolonsenkung, Coloptosis*; v.a. das Colon* transversum betreffende Senkung des Dickdarms; meist im Rahmen einer Enteroptose*; Ⓔ *coloptosis, coloptosia, coleoptosis*

kollolrekltal *adj*: Kolon und Mastdarm/Rektum betreffend oder verbindend; Ⓔ *relating to both colon and rectum, colorectal*

Kollolrekltolstolmie *f*: *Syn: Kolon-Rektum-Anastomose, Kolon-Rektum-Fistel*; operative Verbindung von Kolon und Enddarm/Rektum; Ⓔ *coloproctostomy, colorectostomy*

Kollolrekltum *nt*: Kolon und Rektum; Ⓔ *colorectum*

kollolrelnal *adj*: Kolon und Niere(n)/Ren betreffend; Ⓔ *relating to both colon and kidney, nephrocolic*

Kollolrilmelter *nt*: *Syn: Chromometer, Chromatometer, Farbenmesser*; Messgerät für die Kolorimetrie*; Ⓔ *chromatometer, chromometer, colorimeter*

Kollolrilmeltrie *f*: *Syn: Colorimetrie, kolorimetrische Analyse*; quantitative Bestimmung gelöster Substanzen durch Messung der Farbstärke gegen Vergleichslösungen; Ⓔ *colorimetric analysis, colorimetry*

kollolrilmeltrisch *adj*: Kolorimetrie betreffend, mittels Kolorimetrie; Ⓔ *relating to colorimetry, colorimetrical, colorimetric*

Kollolrit *nt*: Hautfarbe; Hautpigmentierung; Ⓔ *complexion*

Kollorlrhalgie *f*: Dickdarmblutung, Blutung aus dem Dickdarm, Kolonblutung; Ⓔ *colorrhagia, colonorrhagia*

K

Kollorlrhalphie *f*: Dickdarmnaht, Kolonnaht; Ⓔ *colorrhaphy*

Kollolsiglmolildolstolmie *f*: *Syn: Kolon-Sigma-Fistel, Kolon-Sigma-Anastomose*; operative Verbindung von proximalem Kolon und Sigma; Ⓔ *colosigmoidostomy*

Kollolskop *nt*: *Syn: Kolonoskop*; Endoskop* zur Koloskopie*; Ⓔ *colonoscope, coloscope*

Kollolskolpie *f*: *Syn: Kolonoskopie*; Dickdarmspiegelung, Dickdarmendoskopie, Kolonspiegelung, Kolonendoskopie; Ⓔ *colonoscopy, coloscopy*

kollolskolpisch *adj*: Koloskopie betreffend, mittels Koloskopie; Ⓔ *relating to coloscopy, coloscopic*

Kollolstolma *nt*: *s.u. Kolostomie*; Ⓔ *colostomy*

Kollolstolmie *f*: *Syn: Dickdarmfistelung, Kolonfistelung*; Anlegen einer äußeren Dickdarmfistel mit Bildung eines Dickdarmafters [**Kolostoma**]; Ⓔ *colostomy, laparocolostomy, colopractia*

Kollolstrallmilch *f*: → *Kolostrum*

Kollolstrum *nt*: *Syn: Vormilch, Colostrum, Kolostralmilch*; schon während der Schwangerschaft gebildete Milch, die nach der Geburt durch reife Muttermilch ersetzt wird; Ⓔ *colostrum, foremilk*

Kollolstrumlkörlperlchen *pl*: *Syn: Donné-Körperchen*; fettbeladene Leukozyten in der Vormilch; Ⓔ *colostrum bodies, colostrum corpuscles, Donné's corpuscles, galactoblasts*

Kollolitolmie *f*: Dickdarmeröffnung, Koloneröffnung; Ⓔ *colotomy, laparocolotomy*

Kollolitylphus *nt*: primär das Kolon betreffende Form des Typhus* abdominalis; Ⓔ *lower abdominal typhoid, lower abdominal typhoid fever*

kollolvalgilnal *adj*: Kolon und Scheide/Vagina betreffend oder verbindend; Ⓔ *relating to both colon and vagina, colovaginal*

kollolvelsilkal *adj*: Kolon und Harnblase/Vesica urinaria betreffend oder verbindend; Ⓔ *relating to both colon and urinary bladder, colovesical*

Kollolzälkolstolmie *f*: *Syn: Zäkum-Kolon-Fistel, Zäkokolostomie*; operative Verbindung von Kolon und Zäkum; Ⓔ *colocecostomy, cecocolostomy*

Kollolzenltelse *f*: Kolonpunktion, Dickdarmpunktion; Ⓔ *colipuncture, colocentesis, colopuncture*

Kolp-, kolp- *präf.*: → *Kolpo-*

Kolplallgie *f*: *Syn: Vaginodynie*; Scheidenschmerz; Ⓔ *pain in the vagina, vaginal pain, vaginodynia, colpalgia, colpodynia*

Kolplekltalsie *f*: Scheidenerweiterung; Ⓔ *colpectasis, colpectasia*

Kollpekltolmie *f*: Ausschneidung/Exzision der Scheidenwand; Ⓔ *colpectomy, vaginectomy, vaginalectomy*

Kollpiltis *f, pl* **-tilden**: *Syn: Scheidenentzündung, Colpitis, Vaginitis*; Entzündung der Scheide/Vagina; Ⓔ *inflammation of the vagina, vaginitis, colpitis, coleitis*

kollpiltisch *adj*: Scheidenentzündung/Kolpitis betreffend, von ihr betroffen oder gekennzeichnet; Ⓔ *relating to or marked by colpitis, colpitic*

Kolpo-, kolpo- *präf.*: Wortelement mit der Bedeutung „Scheide/Vagina"; Ⓔ *vagina, coleo-, colp(o)-, vagin(o)-*

Kollpolgralfie, -gralphie *f*: Röntgenkontrastdarstellung der Scheide; Ⓔ *vaginography*

Kollpolhylperlplalsie *f*: Scheidenschleimhauthyperplasie; Ⓔ *colpohyperplasia*

Kollpolhyslterlekltolmie *f*: *Syn: transvaginale Hysterektomie, vaginale Hysterektomie, Hysterectomia vaginalis*; Gebärmutterentfernung durch die Scheide; Ⓔ *vaginal hysterectomy, vaginohysterectomy, colpohysterectomy, Schauta's (vaginal) operation*

Kollpolhysltelrolpelxie *f*: *Syn: transvaginale Hysteropexie*; Gebärmutterfixierung durch die Scheide; Ⓔ *colpohysteropexy*

Kollpolkleilsis *f*: *Syn: Kolpoklisis*; operativer Scheidenverschluss; Ⓔ *colpocleisis*

Kollpolmilkrolskop *nt*: *s.u. Kolposkopie*; Ⓔ *colpomicroscope*

Kollpolmilkrolskolpie *f*: → *Kolposkopie*

Kollpolmylkolse *f*: *Syn: Scheidenmykose, Vaginalmykose, Vaginomykose*; Pilzerkrankung der Scheide; Ⓔ *mycotic colpitis, colpomycosis, vaginomycosis*

kollpolmylkoltisch *adj*: Scheidenmykose/Kolpomykose betreffend, von ihr betroffen oder gekennzeichnet; Ⓔ *relating to or marked by colpomycosis*

Kollpolmylolmekltolmie *f*: transvaginale Myomektomie*; Ⓔ *vaginal myomectomy, colpomyomectomy*

Kollpolpalthie *f*: *Syn: Vaginopathie*; Scheidenerkrankung, Vaginalerkrankung; Ⓔ *vaginopathy, colpopathy*

Kollpolpelrilnelolplasltik *f*: *Syn: Vaginoperineoplastik*; Scheidendammplastik; Ⓔ *colpoperineoplasty, vaginoperineoplasty*

Kollpolpelrilnelorlrhalphie *f*: *Syn: Vaginoperineorrhaphie*; Scheidendammnaht; Ⓔ *colpoperineorrhaphy, vaginoperineorrhaphy*

Kollpolpelxie *f*: *Syn: Vaginopexie*; Scheidenanheftung; Ⓔ *colpopexy, vaginofixation, vaginopexy, vaginapexy*

Kollpolplasltik *f*: *Syn: Vaginalplastik, Vaginoplastik*; Scheidenplastik; Ⓔ *colpoplasty, vaginoplasty*

Kollpolpolelse *f*: künstliche Scheidenbildung; Ⓔ *colpopoiesis, McIndoe's operation, Williams' operation*

Kollpolptolse *f*: *Syn: Scheidenvorfall, Vaginalprolaps, Prolapsus vaginae, Scheidenprolaps*; schwerste Form der Scheidensenkung*, bei der die Scheidenwand, in Form einer Rektozele* oder Zystozele*, vor der Vulva* sichtbar wird; oft gleichgesetzt mit Kolpozele*; Ⓔ *colpoptosis, colpoptosia, colpocele*

Kollpolrekltolpelxie *f*: operative Anheftung des Rektums an die Scheide; Ⓔ *colporectopexy*

Kollporlrhalgie *f*: vaginale Blutung, Scheidenblutung; Ⓔ *vaginal hemorrhage, colporrhagia*

Kollporlrhalphie *f*: **1.** Scheidennaht, Vaginalnaht **2.** *Syn: Colporrhaphia*; Scheidenraffung; Ⓔ **1.** *colporrhaphy* **2.** *colporrhaphy*

Kollporlrhelxis *f*: Scheidenriss; Ⓔ *vaginal laceration, colporrhexis*

Kollpolskop *nt*: *s.u. Kolposkopie*; Ⓔ *colposcope, vaginoscope*

Kollpolskolpie *f*: direkte Betrachtung der Scheidenschleimhaut mit einer Lupe [**Kolposkop**] oder einem Mikroskop [**Kolpomikroskop**]; Ⓔ *colposcopy, vaginoscopy*

kol|po|sko|pisch *adj*: Kolposkop oder Kolposkopie betreffend, mittels Kolposkop oder Kolposkopie; Ⓔ *relating to colposcopy or colposcope, colposcopic*

Kol|po|ste|no|se *f*: *Syn: Scheidenverengerung*; Einengung der Scheidenlichtung; Ⓔ *colpostenosis*

Kol|po|ste|no|to|mie *f*: Durchtrennung von Kolpostenosen; Ⓔ *colpostenotomy*

Kol|po|to|mie *f*: *Syn: Vaginotomie*; Scheidenschnitt, Vaginalschnitt; Ⓔ *colpotomy, vaginotomy, coleotomy*

Kol|po|u|re|te|ro|to|mie *f*: Eröffnung der Harnleiter durch die Scheide; Ⓔ *colpoureterotomy*

Kol|po|u|re|te|ro|zys|to|to|mie *f*: *Syn: Kolpozystoureterotomie*; Eröffnung von Blase und Harnleiter durch die Scheide; Ⓔ *colpoureterocystotomy, colpocystoureterotomy*

Kol|po|ze|le *m*: **1.** *Syn: Scheidenbruch*; Scheidenprolaps mit Vortreten der Scheide vor die Vulva **2.** *Syn: Scheidenbruch, Hernia vaginalis*; Dammbruch in Richtung zur Scheide; Ⓔ **1.** *colpocele, vaginocele* **2.** *vaginal hernia, colpocele, vaginocele, coleocele*

Kol|po|zö|li|o|to|mie *f*: *Syn: Coeliotomia vaginalis*; Eröffnung der Bauchhöhle durch die Scheide; Ⓔ *vaginal celiotomy, colpoceliotomy, celiocolpotomy*

Kol|po|zö|li|o|zen|te|se *f*: transvaginale Bauchhöhlenpunktion; Ⓔ *colpoceliocentesis*

Kol|po|zys|ti|tis *f, pl* **-ti|ti|den**: Entzündung von Scheide/Vagina und Harnblase; Ⓔ *inflammation of vagina and urinary bladder, coleocystitis, colpocystitis*

kol|po|zys|ti|tisch *adj*: Kolpozystitis betreffend, von ihr betroffen oder gekennzeichnet; Ⓔ *relating to or marked by colpocystitis*

Kol|po|zys|to|plas|tik *f*: Scheiden-Blasen-Plastik; Ⓔ *colpocystoplasty*

Kol|po|zys|to|to|mie *f*: *Syn: transvaginale Zystotomie*; Scheiden-Blasen-Schnitt; Ⓔ *colpocystotomy*

Kol|po|zys|to|u|re|te|ro|to|mie *f*: →*Kolpoureterozystotomie*

Kol|po|zys|to|u|re|te|ro|zys|to|to|mie *f*: Freilegung der Harnleitermümdungen durch Eröffnung von Scheide und Blase; Ⓔ *colpocystoureterocystotomy*

Kol|po|zys|to|ze|le *f*: kombinierter Scheiden- und Blasenvorfall; Ⓔ *colpocystocele, cystocele*

Kol|po|zy|to|lo|gie *f*: *Syn: Vaginalzytologie*; Beurteilung von Epithelabstrichen der Scheidenschleimhaut; Ⓔ *colpocytology*

Kol|um|no|to|mie *f*: *Syn: Rhachitomie, Rhachiotomie*; Osteotomie* der Wirbelsäule, z.B. zur Korrektur von Skoliose* oder Kyphose*; Ⓔ *rachiotomy, rachitomy, spondylotomy*

ko|ly|pep|tisch *adj*: verdauungshemmend; Ⓔ *kolypeptic, colypeptic*

Kom-, kom- *präf.*: Wortelement mit der Bedeutung „zusammen/verbunden"; Ⓔ *connected with, together with, co-, con-, com-*

Ko|ma *nt, pl* **-ma|ta**: **1.** *Syn: Coma*; tiefe Bewusstlosigkeit **2.** *Syn: Coma*; Asymmetriefehler, Linsenfehler; Ⓔ **1.** *coma* **2.** *coma*

diabetisches Koma: *Syn: hyperglykämisches Koma, Kussmaul-Koma, Coma diabeticum/hyperglycaemicum*; durch einen entgleisten Diabetes* mellitus verursachtes Koma mit Hyperglykämie*, Hyperketonämie* und Kussmaul-Atmung*; Ⓔ *Kussmaul's coma, diabetic coma*

endogenes hepatisches Koma: *Syn: Leberzerfallskoma, endogenes Leberkoma*; durch Viren oder Toxine hervorgerufene Zerstörung des Leberparenchyms, die zur Einschränkung der Leberfunktion und damit zum Koma führt; Ⓔ *endogenous hepatic coma*

exogenes hepatisches Koma: *Syn: Leberausfallskoma, exogenes Leberkoma*; durch eine akute Überlastung der vorgeschädigten Leber ausgelöster Ausfall der Leberfunktion mit Entwicklung eines Komas; Ⓔ *exogenous hepatic coma*

hepatisches Koma: *Syn: Leberkoma, Coma hepaticum*; durch Störung der Leberfunktion hervorgerufenes Koma; Ⓔ *hepatic coma*

hyperglykämisches Koma: →*diabetisches Koma*

hyperosmolares Koma: *Syn: Coma hyperosmolare*; durch eine Hyperosmolarität* des Blutes verursachtes Koma, z.B. bei diabetischem Koma; Ⓔ *hyperosmolar nonketotic coma*

hypoglykämisches Koma: *Syn: hypoglykämischer Schock, Coma hypoglycaemicum*; komatöser Zustand bei Hypoglykämie*; Ⓔ *hypoglycemic coma, hypoglycemic shock*

ketoazidotisches Koma: diabetisches Koma mit ausgeprägter Ketoazidose*; Ⓔ *ketoacidotic coma*

thyreotoxisches Koma: *Syn: Basedow-Koma, Coma basedowicum*; sich aus einer thyreotoxischen Krise entwickelndes Koma; Ⓔ *thyrotoxic coma*

urämisches Koma: *Syn: Coma uraemicum*; komatöser Zustand bei Urämie*; Ⓔ *uremic coma*

zerebrales Koma: *Syn: Coma cerebrale*; durch einen Prozess im Großhirn ausgelöstes Koma, z.B. Coma apoplecticum; Ⓔ *cerebral coma*

ko|ma|tös *adj*: im Koma, in tiefer Bewusstlosigkeit; Ⓔ *relating to or in a state of coma, comatose*

Ko|ma|zy|lin|der *pl*: bei diabetischem Koma auftretende granulierte Harnzylinder; Ⓔ *Külz's cast, Külz's cylinder, coma cast*

kom|bi|nant *adj*: →*kodominant*

Kom|bi|na|ti|ons|an|äs|the|sie *f*: →*Kombinationsnarkose*

Kom|bi|na|ti|ons|be|hand|lung *f*: *Syn: Kombinationstherapie*; Antibiotikabehandlung mit zwei oder mehreren Wirkstoffen; Ⓔ *combination therapy*

Kom|bi|na|ti|ons|che|mo|the|ra|pie *f*: kombinierte Chemotherapie mit zwei oder mehreren Zytostatika*; Ⓔ *combination chemotherapy*

Kom|bi|na|ti|ons|impf|stoff *m*: *Syn: Kombinationsvakzine*; mehrere Antigene enthaltender Impfstoff, zur Simultanimpfung gegen mehrere Erreger; Ⓔ *combination vaccine*

Kom|bi|na|ti|ons|nar|ko|se *f*: *Syn: Kombinationsanästhesie*; Narkose* unter Verwendung mehrerer, gleichzeitig oder nacheinander eingesetzter Narkosemittel; Ⓔ *mixed anesthesia*

Kom|bi|na|ti|ons|prä|pa|rat *nt*: *Syn: Kompositum, Compositum*; mehrere Wirkstoffe enthaltendes Präparat; Ⓔ *compound*

Kom|bi|na|ti|ons|the|ra|pie *f*: →*Kombinationsbehandlung*

Kom|bi|na|ti|ons|vak|zi|ne *f*: →*Kombinationsimpfstoff*

Ko|me|do *m, pl* **-do|nen**: *Syn: Comedo, Mitesser*; mit Talg und Keratin gefüllter, erweiterter Haarfollikel; Ⓔ *comedo, blackhead*

Ko|me|do|kar|zi|nom *nt*: Brustkrebs*, bei dem komedoartige Pröpfe aus der Schnittfläche austreten; Ⓔ *comedocarcinoma, comedo carcinoma*

Ko|me|do|mas|ti|tis *f, pl* **-ti|ti|den**: *Syn: Plasmazellmastitis*; fibröse Mastopathie* mit Komedo-artigen Zysten; Ⓔ *plasma cell mastitis, comedomastitis, mammary duct ectasia*

Komma-Bazillus *m*: →*Vibrio cholerae*

Kom|men|sa|le *m*: *Syn: Paraphage*; Organismus, der von Abfallprodukten oder überschüssiger Nahrung eines anderen Organismus lebt, ohne diesen zu schädigen [**Kommensalismus**]; Ⓔ *commensal*

Kom|men|sa|lis|mus *m*: *s.u. Kommensale*; Ⓔ *commensalism*

Kom|mi|nu|tiv|frak|tur *f*: *Syn: Fractura comminutiva*; Trümmerbruch, Splitterbruch; Ⓔ *comminuted fracture*

Kom|mis|sur *f*: Naht, Verbindung(sstelle), (*anatom.*) Com-

K

missura; Ⓔ *commissure, commissura*
hintere Kommissur: ***Syn:*** *Commissura posterior, Commissura epithalamica*; Kommissur oberhalb des Übergangs des III. Ventrikels in den Aqueductus mesencephali; enthält u.a. die Bahnen für die Lichtreflexe der Pupille; Ⓔ *posterior commissure*
vordere Kommissur: ***Syn:*** *Commissura anterior*; von Kommissurenfasern gebildeter Strang, der vordere und mittlere Teile der Schläfenlappen und kleinere Bereiche der Stirnlappen miteinander verbindet; Ⓔ *anterior commissure*
kom|mis|su|ral *adj*: Kommissur betreffend; Ⓔ *relating to a commissure, commissural*
Kom|mis|su|ren|fa|ser *f*: ***Syn:*** *Fibra commissurales*; markhaltige Nervenfaser, die die beiden Großhirnhälften miteinander verbindet; Ⓔ *commissural fiber*
Kom|mis|su|ren|zel|len *pl*: Nervenzellen, die die Kommissurenfasern* bilden; Ⓔ *commissural cells, heteromeral cells, heteromeric cells*
Kom|mis|su|ror|rha|phie *f*: Raffung der Herzklappenkommissuren, Kommissurenraffung; Ⓔ *commissurorrhaphy*
Kom|mis|su|ro|to|mie *f*: Durchtrennung der Herzklappenkommissuren, Kommissurenschnitt; Ⓔ *commissurotomy*
Kom|mo|ti|on *f*: Organerschütterung durch eine stumpfe Gewalteinwirkung; Ⓔ *concussion, commotio*
Kom|mo|ti|ons|neu|ro|se *f*: nach einer Gehirnerschütterung auftretende Neurose*; Ⓔ *postconcussion neurosis*
Kom|mo|ti|ons|psy|cho|se *f*: nach einer Gehirnerschütterung auftretende organische Psychose*; Ⓔ *postconcussional psychosis*
Kom|mo|ti|ons|syn|drom *nt*: ***Syn:*** *Gehirnerschütterung, Commotio cerebri*; vollständig reversible, vorübergehende Einschränkung der Hirnfunktion nach einem Trauma; Ⓔ *cerebral concussion, brain concussion, concussion of/on the brain, concussion syndrome, commotion*
Kom|pak|ta *f*: **1.** ***Syn:*** *Substantia compacta*; feste Außenzone des Knochens **2.** ***Syn:*** *Compacta, Lamina compacta, Pars compacta, Stratum compactum endometrii*; oberflächliche kompakte Schicht des Stratum* functionale endometrii; Ⓔ **1.** *compacta, compact substance of bone, compact bone, solid bone, compact tissue* **2.** *compact layer of endometrium, compacta*
Kom|par|ti|ment *nt*: → *Kompartment*
Kom|part|ment *nt*: ***Syn:*** *Kompartiment*; Abteilung, Abschnitt, Fach, Kammer, Raum; Ⓔ *compartment*
Kom|part|ment|syn|drom *nt*: ***Syn:*** *Logensyndrom*; durch eine verletzungsbedingte Einblutung in eine Muskelloge verursachtes Syndrom mit neuromuskulären Ausfällen und Muskelnekrose; Ⓔ *compartment syndrome*
kom|pa|ti|bel *adj*: vereinbar, verträglich, zusammenpassend, austauschbar; Ⓔ *compatible (mit with)*
Kom|pa|ti|bi|li|tät *f*: Verträglichkeit, Vereinbarkeit; Ⓔ *compatibility, compatibleness (mit with)*
Kom|pen|sa|ti|on *f*: Ausgleich, Aufhebung; Ⓔ *compensation*
kom|pen|sa|to|risch *adj*: ausgleichend, kompensierend; Ⓔ *compensative, compensatory*
kom|pe|ti|tiv *adj*: auf Konkurrenz/Wettbewerb beruhend; Ⓔ *competitive*
Kom|ple|ment *nt*: der Abwehr von Erregern dienendes System von Serumeiweißen, dessen Aktivierung zur Zerstörung fremder Zellen führt; Ⓔ *complement*
Kom|ple|ment|ak|ti|vie|rung *f*: Aktivierung des Komplementsystems auf dem **klassischen** oder **alternativen** Weg der Komplementaktivierung; Ⓔ *complement activation*
alternativer Weg der Komplementaktivierung: ***Syn:*** *Properdin-System*; Aktivierung des Komplements durch angeregtes Properdin; Ⓔ *properdin system*
klassischer Weg der Komplementaktivierung: durch Antigen-Antikörper-Komplexe ausgelöste Aktivierungskaskade, die 11 Komponenten umfasst; am Ende entsteht der **Membranangriffskomplex**, der zur Auflösung der Zellwand führt; Ⓔ *classic pathway, classic complement pathway*
kom|ple|men|tär *adj*: ergänzend; Ⓔ *complementary, complemental, completing*
Kom|ple|men|tär|far|ben *pl*: ***Syn:*** *Gegenfarben*; Bezeichnung für Farben bestimmter Wellenlänge, die bei additiver Mischung Weiß ergeben; Ⓔ *complementary colors*
Kom|ple|men|tär|ge|ne *pl*: Gene, die zur Ausprägung eines Phänotyps vorhanden sein müssen; Ⓔ *reciprocal genes, complementary genes*
Kom|ple|men|tär|luft *f*: ***Syn:*** *inspiratorisches Reservevolumen*; Luftmenge, die nach normaler Einatmung noch zusätzlich eingeatmet werden kann; Ⓔ *inspiratory reserve volume*
Kom|ple|ment|bin|dungs|re|ak|ti|on *f*: ***Syn:*** *Komplementfixationsreaktion*; serologischer Test zum Nachweis komplementbindender Antikörper; Ⓔ *complement binding reaction, complement fixation reaction, complement fixation test*
Kom|ple|ment|fi|xa|ti|ons|re|ak|ti|on *f*: → *Komplementbindungsreaktion*
Kom|ple|ment|sys|tem *nt*: → *Komplement*
Kom|plex *m*: **1.** aus mehreren Komponenten bestehende Verbindung **2.** aus größtenteils verdrängten Vorstellungen bestehender Komplex, der unbewusst Denken, Fühlen und Handeln einer Person beeinflusst; Ⓔ **1.** *complex* **2.** *complex*
terminaler Komplex: ***Syn:*** *C5b-9-Komplex, Membranangriffskomplex*; bei der Komplementaktivierung entstehender Enzymkomplex, der zur Auflösung der Membran von körperfremden Zellen führt; Ⓔ *membrane attack complex*
Kom|plex|bild|ner *pl*: ***Syn:*** *Chelatbildner, Komplexone, Chelone*; Verbindungen, die mit Metallen Chelatkomplexe bilden; werden zur Dekontamination von Metallionen eingesetzt; Ⓔ *chelating agent, complexing agent*
Kom|ple|xo|ne *pl*: → *Komplexbildner*
Kom|pli|ka|ti|on *f*: ungünstige Veränderung im Krankheits-/Heilungsverlauf; Ⓔ *complication, complicacy*
Kom|po|si|tum *nt*: → *Kombinationspräparat*
Kom|pres|se *f*: feuchter Umschlag; kann warm oder kalt sein; Ⓔ *compress*
Kom|pres|si|on *f*: Zusammenpressen, Zusammendrücken; (*physik.*) Verdichtung; Ⓔ *compression*
Kom|pres|si|ons|a|tel|ek|ta|se *f*: Lungenatelektase* durch Kompression des Gewebes, z.B. bei Pleuraerguss; Ⓔ *compression atelectasis*
Kom|pres|si|ons|bruch *m*: → *Kompressionsfraktur*
Kom|pres|si|ons|frak|tur *f*: ***Syn:*** *Kompressionsbruch, Stauchungsbruch, Stauchungsfraktur*; kompletter oder inkompletter Knochenbruch durch Stauchungskräfte; Ⓔ *compression fracture, crush fracture*
Kom|pres|si|ons|i|le|us *m*: Darmverschluss durch Druck von außen; Ⓔ *compression ileus*
Kom|pres|si|ons|läh|mung *f*: ***Syn:*** *Drucklähmung*; durch Druckschädigung eines Nerven verursachte Lähmung; Ⓔ *compression paralysis, pressure paralysis*
Kom|pres|si|ons|mye|lo|pa|thie *f*: durch eine Druckeinwirkung hervorgerufene Rückenmarksschädigung; Ⓔ *compression myelitis, compression myelopathy*
Kom|pres|si|ons|os|te|o|syn|the|se *f*: ***Syn:*** *Druckosteosynthese*; stabile Osteosynthese* durch Aufeinanderpressen der Bruchenden mit Schrauben, Druckplatten usw.; Ⓔ *compression osteosynthesis*
Kom|pres|si|ons|ver|band *m*: ***Syn:*** *Druckverband*; festsitzender Verband zur Blutstillung; Ⓔ *pressure bandage,*

pressure dressing, pressure pack, compression bandage

Kom|pres|so|ri|um *nt*: Gefäßklemme, Arterienklemme; Ⓔ *compressor, compressorium*

kom|pri|mier|bar *adj*: zusammendrückbar; verdichtbar; Ⓔ *compressible*

kom|pri|mie|ren *v*: zusammendrücken, zusammenpressen; (*physik.*) verdichten; Ⓔ *compress, condense*

kom|pri|miert *adj*: zusammengedrückt, zusammengepresst, zusammengedrängt; verdichtet; Ⓔ *compressed, condensed*

kom|pul|siv *adj*: zwanghaft, zwingend; Ⓔ *compulsive*

Kon-, kon- *präf.*: Wortelement mit der Bedeutung „zusammen/verbunden"; Ⓔ *connected with, together with, co-, con-, com-*

Konch-, konch- *präf.*: →*Koncho-*

Kon|chek|to|mie *f*: *Syn: Nasenmuschelresektion, Turbinektomie*; operative Entfernung einer Nasenmuschel; Ⓔ *turbinectomy*

Kon|chi|tis *f*, *pl* **-ti|den**: **1.** *Syn: Conchaentzündung, Conchitis*; Entzündung einer Nasenmuschel **2.** *Syn: Conchaentzündung, Conchitis*; Entzündung der Ohrmuschel; Ⓔ **1.** *conchitis* **2.** *conchitis*

kon|chi|tisch *adj*: Konchitis betreffend, von ihr betroffen oder gekennzeichnet; Ⓔ *relating to or marked by conchitis*

Koncho-, koncho- *präf.*: Wortelement mit der Bedeutung „Muschel/Koncha"; Ⓔ *shell, concha, concho-*

Kon|cho|skop *nt*: Nasenspiegel für die mittlere und hintere Rhinoskopie*; Ⓔ *conchoscope*

Kon|cho|to|mie *f*: *Syn: Muschelresektion, Turbinektomie*; Teilentfernung einer Nasenmuschel; Ⓔ *conchotomy*

kon|den|siert *adj*: verdichtet, komprimiert; konzentriert; Ⓔ *condensed*

Kon|di|ti|on *f*: (*physischer oder psychischer*) Zustand, Verfassung, Befinden; Ⓔ *condition, fitness, shape, trim*

kon|di|ti|o|niert *adj*: durch Konditionierung erzeugt oder bedingt; Ⓔ *conditioned*

Kon|di|ti|o|nie|rung *f*: Herbeiführen einer **konditionierten Reaktion** oder eines **bedingten Reflexes** durch Verknüpfen eines unspezifischen Reizes mit einem neutralen Reflexauslöser; Ⓔ *conditioning*

Kon|dom *nt*: *Syn: Präservativ*; meist aus Latex bestehendes, über den Penis gestreiftes mechanisches Kontrazeptivum*; Ⓔ *condom, sheath, prophylactic*

Kon|duk|tanz *f*: *Syn: Wirkleitwert*; elektrische Leitfähigkeit; Ⓔ *conductance*

Kon|duk|ti|vi|tät *f*: Leitfähigkeit, Leitvermögen; Ⓔ *conductivity, conductibility*

Kon|duk|tor *m*: Person, die ein Gen überträgt, ohne selbst erkrankt zu sein; Ⓔ *carrier*

Kondyl-, kondyl- *präf.*: →*Kondylo-*

kon|dy|lär *adj*: Kondyle betreffend; Ⓔ *relating to a condyle, condylar*

Kon|dy|le *f*: *Syn: Condylus*; Gelenkkopf, Knochenende; Ⓔ *condyle, condylus*

Kon|dy|lek|to|mie *f*: Kondylenabtragung, Kondylenresektion; Ⓔ *condylectomy*

Kon|dy|len|ka|nal *m*: *Syn: Canalis condylaris*; Kanal hinter der Hinterhauptskondyle; enthält die Vena* emissaria condylaris; Ⓔ *condylar canal*

Kondylo-, kondylo- *präf.*: Wortelement mit der Bedeutung „Knöchel/Kondylus"; Ⓔ *condyle, condylo-*

Kon|dy|lom *nt*: *Syn: Condyloma*; warzen- oder papillenförmige Hyperplasie von Plattenepithel; Ⓔ *condyloma*

breites Kondylom: *Syn: Condyloma latum/syphiliticum*; im Sekundärstadium der Syphilis* auftretende, breite Papeln in den Hautfalten und im Anogenitalbereich; Ⓔ *flat condyloma, broad condyloma, condyloma, syphilitic condyloma, moist papule, mucous papule*

spitzes Kondylom: *Syn: Feigwarze, Feuchtwarze, Condyloma acuminatum, Papilloma acuminatum/venereum*; v.a. durch Geschlechtsverkehr übertragene Viruserkrankung mit Ausbildung spitzer, warzenartiger Papillome im Genitalbereich; Ⓔ *fig wart, genital wart, condyloma, moist papule, acuminate wart, moist wart, venereal wart, pointed condyloma, pointed wart, acuminate condyloma, mucous papule*

kon|dy|lo|ma|tös *adj*: in der Art eines Kondyloms; Ⓔ *condylomatous*

Kon|dy|lo|ma|to|se *f*: selten verwendete Bezeichnung für multiple Kondylome; Ⓔ *condylomatosis*

Kon|dy|lo|to|mie *f*: Kondylendurchtrennung, Kondylenspaltung; Ⓔ *condylotomy*

Kon|fa|bu|la|ti|on *f*: *Syn: Confabulatio*; Ausfüllung von Gedächtnislücken durch erfundene Vorgänge; Ⓔ *confabulation*

Kon|fa|bu|lo|se *f*: Psychose* mit ausgeprägten Konfabulationen; Ⓔ *confabulation*

Kon|fi|gu|ra|ti|on *f*: (Auf-)Bau, (äußere) Form, Gestalt; Struktur; (*chem.*) räumliche Anordnung; Ⓔ *form, configuration*

Kon|flu|enz *f*: **1.** *Syn: Konflux, Confluens*; (*anatom.*) Zusammenfließen, Zusammenfluss **2.** Zusammenfließen, Konfluieren von z.B. Effloreszenzen; Ⓔ **1.** *confluence* **2.** *confluence*

kon|flu|ie|rend *adj*: zusammenfließend, zusammenlaufend; Ⓔ *confluent*

Kon|flux *m*: *Syn: Confluens, Konfluenz*; Zusammenfließen, Zusammenfluss; Ⓔ *confluence*

kon|fo|kal *adj*: mit dem selben Brennpunkt; Ⓔ *confocal*

Kon|for|ma|ti|on *f*: räumliche Anordnung eines Moleküls; Ⓔ *conformation*

Kon|for|ma|ti|ons|for|mel *f*: Formel, die die räumliche Anordnung eines Moleküls widerspiegelt; Ⓔ *conformational formula*

kon|fus *adj*: (*Person, Gedanken*) verworren, wirr; (*Sprache*) undeutlich; Ⓔ *confused, mixed-up, muddled*

Kon|ge|la|ti|on *f*: *Syn: Congelatio*; Erfrierung; Ⓔ *congelation, frostbite*

kon|ge|ni|al *adj*: gleichartig, (geistes-)verwandt; Ⓔ *congenial (mit with)*

kon|ge|ni|tal *adj*: angeboren, durch genetische Anlagen bedingt; Ⓔ *congenital, innate*

Kon|ges|ti|on *f*: *Syn: Congestio*; Stauung, Blutstauung; Ⓔ *congestion*

kon|ges|tiv *adj*: Kongestion betreffend, durch eine Stauung hervorgerufen; Ⓔ *relating to or characterized by congestion, congestive*

kon|glo|biert *adj*: zusammengeballt, kugelig; Ⓔ *conglobate*

Kon|glo|me|ra|ti|on *f*: Zusammenballung; Ⓔ *conglomeration*

Kon|glu|ti|na|ti|on *f*: *Syn: Conglutinatio*; durch Konglutinine* verursachte Zusammenballung von roten Blutkörperchen; Ⓔ *conglutination*

Kon|glu|ti|na|ti|ons|throm|bus *m*: *Syn: Abscheidungsthrombus, weißer/grauer Thrombus*; an der geschädigten Gefäßwand entstehender Thrombus*, der außen von einer weiß-grauen Leukozytenschicht umgeben ist; Ⓔ *conglutination-agglutination thrombus, pale thrombus, white clot, white thrombus*

Kon|glu|ti|ni|ne *pl*: Proteine, die durch Bindung an Komplement zur Aggregation von roten Blutkörperchen mit fixierten Antikörpern führen; Ⓔ *conglutinins*

Kongo-Krim-Fieber *nt*: *Syn: hämorrhagisches Krim-Fieber*; auf der Krim und in Zentralafrika vorkommendes, hämorrhagisches Fieber durch das Krimfieber-Virus*; Ⓔ *Crimean hemorrhagic fever, Congo-Crimean hemorrhagic fever, Crimean-Congo hemorrhagic fever*

kon|gru|ent *adj*: übereinstimmend, deckungsgleich; Ⓔ *congruent, congruous*

Kon|gru|enz *f*: Deckungsgleichheit, Übereinstimmung;

K

Ⓔ *congruence, congruency* (mit *with*)

Koni-, koni- *präf.*: →*Konio-*

Ko|ni|die *f.* *Syn:* *Conidium, Konidiospore*; asexuelle Spore als Nebenfruchtform bei Pilzen; Ⓔ *conidium*

Ko|ni|di|o|spo|re *f.* →*Konidie*

Ko|ni|ko|to|mie *f.* →*Koniotomie*

Konio-, konio- *präf.*: Wortelement mit der Bedeutung „Staub"; Ⓔ *dust, conio-*

Ko|ni|o|fi|bro|se *f.* *Syn:* *Coniofibrosis*; Bezeichnung für Pneumokoniosen* mit überwiegender Fibrosierung des interstitiellen Lungengewebes; Ⓔ *coniofibrosis*

Ko|ni|o|se *f.* *Syn:* *Staubkrankheit, Staubablagerungskrankheit*; durch eine Staubablagerung im Gewebe hervorgerufene Erkrankung; wichtig sind v.a. die Pneumokoniosen*; Ⓔ *coniosis*

Ko|ni|o|spo|ro|se *f.* *Syn:* *Ahornrindenkrankheit, Ahornrindenschälerkrankheit, Towey-Krankheit*; durch den Schimmelpilz **Coniosporium** verursachte exogen allergische Alveolitis* bei Holzarbeitern; Ⓔ *coniosporosis*

Ko|ni|o|to|mie *f.* *Syn:* *Konikotomie, Interkrikothyreotomie, Krikothyreotomie*; Längsspaltung des Ligamentum cricothyroideum als Notfalleingriff bei Erstickungsgefahr; Ⓔ *coniotomy, cricothyrotomy*

Ko|ni|o|to|xi|ko|se *f.* Pneumokoniose* mit direkter Gewebeschädigung; Ⓔ *coniotoxicosis*

Ko|ni|sa|ti|on *f.* *Syn:* *Portiokonisation, Zervixkonisation*; konusförmige Gewebeausschneidung aus der Portio* vaginalis zur Biopsieentnahme [**Konusbiopsie**] oder Therapie; Ⓔ *conization*

K

kon|ju|gal *adj*: Ehe(gatten) betreffend, ehelich; Ⓔ *conjugal*

Kon|ju|ga|ti|on *f.* **1.** Chromosomenkonjugation **2.** benachbarte Lage von Doppelbindungen im einem Molekül **3.** Vereinigung der Kerne bei der Befruchtung; Ⓔ **1.–3.** *conjugation*

kon|ju|giert *adj*: gepaart, (paarweise) verbunden; Ⓔ *conjugate, conjugated*

Kon|junk|ti|va *f.* *Syn:* *Conjunctiva, Tunica conjunctiva*; Bindehaut des Auges; Ⓔ *conjunctiva*

kon|junk|ti|val *adj*: Bindehaut/Conjunctiva betreffend; Ⓔ *relating to the conjunctiva, conjunctival*

Kon|junk|ti|val|drü|sen *pl*: *Syn:* *Krause-Drüsen, Glandulae conjunctivales*; Schleimdrüsen der Augenbindehaut; Ⓔ *conjunctival glands, Krause's glands, Terson's glands*

Kon|junk|ti|val|ö|dem *f.* *Syn:* *Bindehautödem, Chemosis, Chemose*; ödematöse Schwellung der Augenbindehaut; Ⓔ *conjunctival edema*

Kon|junk|ti|val|pro|be *f.* →*Konjunktivaltest*

Kon|junk|ti|val|re|flex *m*: Lidschluss bei Berührung der Bindehaut; Ⓔ *conjunctival reflex*

Kon|junk|ti|val|test *m*: *Syn:* *Konjunktivalprobe, Ophthalmoreaktion, Ophthalmotest*; Allergietest durch Einbringen des Allergens in den Bindehautsack; Ⓔ *ophthalmic test, conjunctival test, ophthalmic reaction, conjunctival reaction, ophthalmoreaction*

Kon|junk|ti|vi|tis *f, pl* **-ti|den**: *Syn:* *Bindehautentzündung, Conjunctivitis*; Entzündung der Augenbindehaut; Ⓔ *conjunctivitis, syndesmitis, synaphymenitis, blennophthalmia*

akute kontagiöse Konjunktivitis: *Syn:* *Koch-Weeks-Konjunktivitis*; durch **Haemophilus* aegyptius** hervorgerufene, akute Bindehautentzündung; Ⓔ *acute contagious conjunctivitis*

allergische Konjunktivitis: *Syn:* *Conjunctivitis allergica*; meist im Rahmen einer Atopie* auftretende allergische Bindehautentzündung; Ⓔ *allergic conjunctivitis*

kon|junk|ti|vi|tisch *adj*: Bindehautentzündung/Konjunktivitis betreffend, von ihr betroffen oder gekennzeichnet; Ⓔ *relating to or marked by conjunctivitis, conjunctivitic*

Kon|junk|ti|vo|da|kry|o|zys|to|sto|mie *f.* operative Verbindung von Tränensack und Bindehautsack; Ⓔ *conjunctivodacryocystostomy*

Kon|junk|ti|vo|rhi|no|sto|mie *f.* operative Verbindung von Bindehautsack und Nasenhöhle; Ⓔ *conjunctivorhinostomy*

kon|kav *adj*: nach innen gewölbt, vertieft, hohl; Ⓔ *concave*

Kon|ka|vi|tät *f.* Krümmung nach innen, konkave Beschaffenheit; Ⓔ *concavity*

Kon|kav|lin|se *f.* *Syn:* *konkave Linse, Zerstreuungslinse, Streuungslinse*; nach innen gewölbte Linse, die Lichtstrahlen streut; Ⓔ *concave lens, diverging lens, minus lens*

kon|ka|vo|kon|kav *adj*: *Syn:* *bikonkave*; mit konkaver Krümmung der Vorder- und Hinterfläche; Ⓔ *concavoconcave, biconcave*

Kon|kli|na|ti|on *f.* *Syn:* *Inzyklovergenz*; physiologisches Einwärtsrollen der Augen bei Blicksenkung; Ⓔ *conclination, negative declination, incycloduction*

kon|ko|mi|tie|rend *adj*: begleitend, gleichzeitig; Ⓔ *concomitant*

kon|kor|dant *adj*: übereinstimmend; Ⓔ *concordant* (mit *to, with*)

Kon|kor|danz *f.* äußerliche Übereinstimmung von Merkmalen bei Zwillingen; Ⓔ *concordance*

Kon|kre|ment *nt*: *Syn:* *Kalkulus, Calculus*; Stein, Steinchen; Ⓔ *concrement, calculus, concretion*

kon|na|tal *adj*: bei der Geburt vorhanden, angeboren; Ⓔ *connatal, connate*

Kon|oph|thal|mus *m*: *Syn:* *Hornhautstaphylom, Staphyloma anterius*; meist traumatisch bedingte Vorwölbung der Kornea*; Ⓔ *conophthalmus*

Kon|san|gu|i|ni|tät *f.* Blutsverwandtschaft; Ⓔ *blood relationship, consanguinity*

kon|sen|su|ell *adj*: gleichsinnig, übereinstimmend; Ⓔ *consensual; reflex*

kon|ser|va|tiv *adj*: **1.** erhaltend, bewahrend, konservierend **2.** (*Therapie*) zurückhaltend, vorsichtig; Ⓔ **1.** *conservative* **2.** *conservative*

Kon|ser|vie|rung *f.* Haltbarmachung; Ⓔ *preservation*

Kon|si|li|a|ri|us *m*: beratender Arzt, Konsiliararzt; Ⓔ *consultant*

Kon|si|li|um *nt*: ärztliche Beratung, Konsultation; Ⓔ *consultation, council*

Kon|sis|tenz *f.* Beschaffenheit; Struktur; Ⓔ *texture*

kon|so|li|die|rend *adj*: (*Heilung*) fördernd, festigend; Ⓔ *consolidant*

Kon|so|li|die|rung *f.* Festigung, Verfestigung; Ⓔ *consolidation*

kon|so|nie|rend *adj*: mitklingend; Ⓔ *consonating*

kon|stant *adj*: unveränderlich, gleichbleibend; (an-)dauernd, ständig, stetig; Ⓔ *constant; changeless, consistent, steady, stabile, stable*

Kon|stan|te *f.* konstante oder feste Größe; Ⓔ *constant*

Kon|sti|pa|ti|on *f.* *Syn:* *Obstipation*; Stuhlverstopfung, Verstopfung; Ⓔ *constipation, costiveness, obstipation*

Kon|sti|tu|ens *nt, pl* **-en|zi|en, -en|ti|en**: Bestandteil, Komponente; Ⓔ *vehicle*

Kon|sti|tu|ti|on *f.* **1.** körperliche/seelische Struktur oder Verfassung; Gesamterscheinungsbild **2.** Anordnung der Atome im Molekül; Ⓔ **1.** *constitution, structure* **2.** *constitution, structure*

kon|sti|tu|ti|o|nell *adj*: anlagebedingt, körperlich bedingt, naturgegeben; Ⓔ *constitutional*

Kon|strik|ti|on *f.* Einengung, Einschnürung, Striktur; Ⓔ *constriction*

kon|strik|tiv *adj*: zusammenziehend, einschnürend, einengend; Ⓔ *constrictive*

kon|struk|tiv *adj*: aufbauend; anabol, anabolisch; Ⓔ *constructional, constructive*

Kon|sul|ta|ti|on *f.* ärztliche Beratung; Ⓔ *consultation*

Kon|sump|ti|on *f*: Auszehrung (durch einen chronischen Krankheitsprozess); Ⓔ *consumption*

kon|sump|tiv *adj*: Konsumption betreffend, verbrauchend, verzehrend; Ⓔ *relating to or affected with consumption, consumptive*

Kon|ta|gi|on *nt, pl* **-gi|en**: *Syn: Kontagium, kontagiöses Partikel*; eine Krankheit übertragendes Partikel; Ⓔ *contagion, contagium*

Kon|ta|gi|ons|in|dex *m*: *Syn: Infektionsindex*; Anzahl der tatsächlich an einer Infektionskrankheit erkrankten Patienten, bezogen auf 100 exponierte, nicht-immune Patienten; Ⓔ *contagion index*

kon|ta|gi|ös *adj*: (direkt) übertragbar, ansteckend; Ⓔ *contagious, communicable*

Kon|ta|gi|o|si|tät *f*: Übertragbarkeit einer Krankheit, Ansteckungsfähigkeit eines Erregers; Ⓔ *contagiosity, communicableness*

Kon|ta|gi|um *nt*: → *Kontagion*

Kon|takt|ak|ne *f*: *Syn: Akne vinenata*; durch Kontakt mit chemischen Stoffen ausgelöste Akne; Ⓔ *contact acne*

Kon|takt|al|ler|gen *nt*: Allergen, das durch Kontakt mit der Haut oder Schleimhaut eine Allergie hervorrufen kann; Ⓔ *contact allergen, contactant*

Kon|takt|al|ler|gie *f*: allergische Reaktion durch ein Kontaktallergen*; Ⓔ *contact allergy, contact hypersensitivity*

Kon|takt|blu|tung *f*: durch direkten Kontakt [Beischlaf] ausgelöste Scheiden- oder Penisblutung; Ⓔ *contact bleeding*

Kon|takt|der|ma|ti|tis *f, pl* **-ti|ti|den**: *Syn: Kontaktekzem*; durch Kontakt mit Fremdstoffen ausgelöstes exogenes Ekzem*; Ⓔ *contact dermatitis, contact eczema*

allergische Kontaktdermatitis: *Syn: allergisches Kontaktekzem, kontaktallergisches Ekzem*; durch ein Kontaktallergen* ausgelöstes, akut oder chronisch verlaufendes Ekzem*; Ⓔ *allergic contact dermatitis, allergic dermatitis, contact dermatitis*

Kontaktdermatitis durch Kosmetika: durch Kosmetika hervorgerufenes phototoxisches Ekzem* [z.B. Kölnisch Wasser-Dermatitis]; Ⓔ *cosmetic dermatitis*

nicht-allergische Kontaktdermatitis: Sammelbegriff für Kontaktekzeme, die durch nicht-allergische Prozesse ausgelöst werden [phototoxisches Ekzem*; toxische Kontaktdermatitis*]; Ⓔ *irritant dermatitis, primary irritant dermatitis*

toxische Kontaktdermatitis: *Syn: toxisches Kontaktekzem, nicht-allergische Kontaktdermatitis*; durch direkte toxische Wirkung ausgelöste Kontaktdermatitis; Ⓔ *irritant dermatitis, primary irritant dermatitis*

Kon|takt|ek|zem *nt*: *Syn: Kontaktdermatitis*; durch Kontakt mit Fremdstoffen ausgelöstes exogenes Ekzem*; Ⓔ *contact dermatitis, contact eczema*

allergisches Kontaktekzem: *Syn: allergische Kontaktdermatitis, kontaktallergisches Ekzem*; durch ein Kontaktallergen* ausgelöstes, akut oder chronisch verlaufendes Ekzem*; Ⓔ *allergic contact dermatitis, allergic dermatitis, contact dermatitis*

toxisches Kontaktekzem: *Syn: toxische Kontaktdermatitis, nicht-allergische Kontaktdermatitis*; durch direkte toxische Wirkung ausgelöste Kontaktdermatitis; Ⓔ *toxic contact eczema*

Kon|takt|flä|che *f*: *Syn: Approximalfläche, Facies contactus dentis, Facies approximalis dentis*; Zahnfläche, die mit einem anderen Zahn in Berührung kommt oder steht; Ⓔ *contact area*

Kon|takt|glas *nt*: → *Kontaktlinse*

Kon|takt|hem|mung *f*: *Syn: Dichtehemmung*; Wachstumshemmung von Zellen bei Kontakt mit Nachbarzellen; bei Tumorzellen aufgehoben; Ⓔ *contact inhibition, density inhibition*

Kon|takt|in|fek|ti|on *f*: Krankheitsübertragung durch direkten Kontakt mit einem infizierten Menschen oder Tier [**direkte Kontaktinfektion**] oder durch Kontakt mit infizierten Gegenständen [**indirekte Kontaktinfektion**]; Ⓔ *contact infection*

genitale Kontaktinfektion: → *sexuell übertragbare Krankheit*

Kon|takt|lin|se *f*: *Syn: Kontaktglas, Haftglas, Haftschale, Kontaktschale*; der Hornhautkrümmung angepasste, durchsichtige, weiche [**weiche Kontaktlinse**] oder harte [**harte Kontaktlinse**] Kunststoffschale zur Korrektur von Sehfehlern; Ⓔ *contact lens, adherent lens, contact glasses*

Kon|takt|me|tas|ta|se *f*: *Syn: Abklatschmetastase*; durch direkten Kontakt entstandene Metastase; Ⓔ *contact metastasis*

Kon|takt|schal|le *f*: → *Kontaktlinse*

Kon|takt|ur|ti|ka|ria *f*: Quaddelbildung durch direkten Hautkontakt der auslösenden Substanz; Ⓔ *contact urticaria*

Kon|ta|mi|na|ti|on *f*: **1.** Verseuchung, Verunreinigung; Vergiftung **2.** Verschmelzung von Wörtern zu einer unverständlichen Wortneubildung; Ⓔ **1.** *contamination* **2.** *contamination*

kon|ta|mi|nie|ren *v*: verunreinigen, verschmutzen, vergiften, infizieren, verseuchen; Ⓔ *contaminate*

kon|ta|mi|niert *adj*: verschmutzt, verseucht, vergiftet; Ⓔ *contaminated*

Kon|ti|gu|i|tät *f*: Aneinandergrenzen, Angrenzen; Berührung; Ⓔ *contiguity*

kon|ti|nent *adj*: fähig Stuhl oder Harn zurückzuhalten; Ⓔ *continent*

Kon|ti|nenz *f*: die Fähigkeit, Stuhl, Harn usw. zurückzuhalten; Ⓔ *continence, continency*

Kon|ti|nua *f*: *Syn: Continua, Febris continua*; gleichbleibend hohes Fieber; Ⓔ *continued fever, continuous fever*

kon|ti|nu|ier|lich *adj*: anhaltend, fortgesetzt, fortlaufend, stetig, unaufhörlich; Ⓔ *continued, continuous, uninterrupted, steady*

Kon|ti|nu|i|tät *f*: Stetigkeit, ununterbrochenes Fortdauern oder Fortbestehen, ununterbrochener Zusammenhang; Ⓔ *continuity*

Kon|tor|si|on *f*: Verdrehung einer Gliedmaße; Ⓔ *contorsion*

Kontra-, kontra- *präf.*: Wortelement mit der Bedeutung „gegen"; Ⓔ *against, contra-*

kon|tra|hie|ren *v*: (*Muskel*) zusammenziehen, verkürzen, verringern; (*Pupille*) verengen; verkleinern; Ⓔ *contract*

kon|tra|hiert *adj*: verkürzt, zusammengezogen; verengt; Ⓔ *contracted, shortened*

Kon|tra|in|di|ka|ti|on *f*: *Syn: Gegenanzeige, Gegenindikation*; Umstände, die die Anwendung eines Arzneimittels oder einer diagnostischen oder therapeutischen Maßnahme verbieten; Ⓔ *contraindication*

kon|tra|in|di|ziert *adj*: nicht anwendbar, nicht zur Anwendung empfohlen; Ⓔ *contraindicated*

kon|trak|til *adj*: zusammenziehbar, kontraktionsfähig; Ⓔ *contractile, contractible*

Kon|trak|ti|li|tät *f*: Fähigkeit zur Kontraktion; Ⓔ *contractility, contractibility*

Kon|trak|ti|on *f*: Kontraktion, Zusammenziehung; Muskelkontraktion, Zuckung; Kontrahieren; (*Pupille*) Verengen; Ⓔ *contraction*

Kon|trak|tur *f*: Dauerverkürzung eines Muskels mit daraus folgender Gelenkfehlstellung [**Gelenkkontraktur**]; Ⓔ *contracture, contraction*

kon|tra|la|te|ral *adj*: *Syn: heterolateral*; auf der anderen Seite (liegend), die andere (Körper-)Seite betreffend; Ⓔ *contralateral, heterolateral*

Kon|trär|se|xu|a|li|tät *f*: → *Homosexualität*

Kon|trast *m*: (starker) Gegensatz; Ⓔ *contrast (zwischen between; zu to, with)*

K

Konltrastleinllauf *m*: *Syn: Bariumkontrasteinlauf, Kolonkontrasteinlauf*; Kolonröntgen nach retrograder Füllung mit Kontrastmittel und Lufteinblasung; Ⓔ *contrast enema*

Konltrastlfärlbung *f*: Färbung mit mehreren Farbstoffen zur besseren Sichtbarmachung von Strukturen; Ⓔ *counterstain, contrast stain*

Konltrastlmitltel *nt*: *Syn: Röntgenkontrastmittel*; zur Verstärkung der Kontraste von Röntgenaufnahmen eingesetzte Mittel, die Röntgenstrahlen stärker [**positive Kontrastmittel**] oder schwächer [**negative Kontrastmittel**] absorbieren, als die benachbarten Gewebe; Ⓔ *contrast medium, contrast agent, contrast dye*

Konltralzepltilon *f*: *Syn: Empfängnisverhütung, Konzeptionsverhütung, Antikonzeption*; Methoden zur Verhinderung der Konzeption oder der Einnistung der Frucht in der Gebärmutter; Ⓔ *contraception*

konltralzepltiv *adj*: *Syn: antikonzeptionell*; empfängnisverhütend, konzeptionsverhütend; Ⓔ *anticonceptive, contraceptive*

Konltralzepltilvum *nt, pl* **-va**: Verhütungsmittel, empfängnisverhütendes Mittel; Ⓔ *anticoncipiens, contraceptive device, contraceptive*

Konltulsilon *f*: *Syn: Contusio*; Prellung, Quetschung; Ⓔ *contusion, bruise*

Konltulsilonslkaltalrakt *f*: → *Kontusionsstar*

Konltulsilonsllunlge *f*: *Syn: Lungenkontusion, Lungenquetschung, Lungenprellung*; v.a. durch Verkehrsunfälle verursachte stumpfe Verletzung des Lungengewebes mit Einblutung; Ⓔ *lung contusion, pulmonary contusion*

Konltulsilonslpsylcholse *f*: organische Psychose* nach einer Hirnquetschung; Ⓔ *postconcussional organic psychosis*

Konltulsilonslstar *m*: *Syn: Kontusionskatarakt*; nach einer Augapfelprellung auftretender, irreversibler Star*; Ⓔ *contusion cataract*

Kolnuslbilopsie *f*: Entnahme einer konusförmigen Gewebeprobe aus der Portio* vaginalis; Ⓔ *cone biopsy*

Kolnuslstelnolse *f*: *Syn: Infundibulumstenose, subvalvuläre Pulmonalstenose, infundibuläre Pulmonalstenose*; angeborene Verengung der Ausflussbahn des rechten Ventrikels; häufig zusammen mit Fallot-Tetralogie*; die Ausflussbehinderung führt zu Rechtsherzbelastung und Rechtsherzhypertrophie*; zur Ausbildung einer Zyanose* kommt es erst nach Dekompensation; Ⓔ *infundibular pulmonary stenosis, infundibular stenosis*

Kolnuslsynldrom *nt*: durch Schädigung des Conus* medullaris verursachte neurologische Symptomatik; Ⓔ *medullary conus syndrome*

Konlvalleslzenz *f*: Genesung, Rekonvaleszenz; Ⓔ *reconvalescence*

konlverlgent *adj*: *Syn: konvergierend*; zusammenlaufend, zusammenstrebend, sich (einander) nähernd; Ⓔ *convergent, converging*

Konlverlgenz *f*: **1.** Annäherung, Zusammenstreben, Zusammenlaufen **2.** Einwärtswendung der Augen beim Fixieren naher Gegenstände; Ⓔ **1.** *convergence, convergency* **2.** *convergence*

Konlverlgenzllählmung *f*: Störung oder Aufhebung der Konvergenz der Augen; Ⓔ *convergence paralysis*

Konlverlgenzlrelakltilon *f*: Engstellung der Pupille bei Konvergenz; Ⓔ *convergence response, accommodation reflex, pupillary accommodation reflex, near-point reaction, near reaction, near reflex, near-vision response*

konlverlgielren *adj*: zusammenlaufen, zusammenstreben; sich (einander) nähern; Ⓔ *converge, be convergent*

konlverlgielrend *adj*: → *konvergent*

Konlverlsilon *f*: **1.** Umkehrung, Umwandlung einer Reaktion, z.B. von negativ auf positiv **2.** Umwandlung eines psychischen Konflikts in körperliche Beschwerden; Ⓔ **1.** *conversion, change* **2.** *conversion*

Konlverlsilonslenlzym *nt*: *Syn: Converting-Enzym, Angiotensin-Converting-Enzym*; Peptidase*, die Angiotensin I in Angiotensin II umwandelt; Ⓔ *angiotensin converting enzyme*

Konlverlsilonslhyslterie *f*: *s.u. Konversionsneurose*; Ⓔ *conversion reaction, hysterical neurosis, conversion disorder, conversion hysteria, conversion hysteric neurosis*

Konlverlsilonslneulrolse *f*: *Syn: Konversionsreaktion, hysterische Reaktion, hysterische Neurose*; primär durch Konversionssymptome [u.a. Schwerhörigkeit, Sprechstörungen, Schmerzen, Sehstörungen, Lähmung] gekennzeichnete Neurose*; häufigste Form ist die **Konversionshysterie**, mit der sie oft gleichgesetzt wird; Ⓔ *conversion reaction, hysterical neurosis, conversion disorder, conversion hysteria, conversion hysteric neurosis*

konlverlsilonslneulroltisch *adj*: Konversionsneurose betreffend, von ihr betroffen oder gekennzeichnet, durch sie bedingt; Ⓔ *relating to or marked by or caused by conversion hysteria*

Konlverlsilonslrelakltilon *f*: → *Konversionsneurose*

konlverltielren *v*: umwandel, verwandeln, umformen; Ⓔ *convert*

konlvex *adj*: nach außen gewölbt; Ⓔ *convex*

Konlvelxiltät *f*: Wölbung (nach außen); Ⓔ *convexity*

Konlvelxiltätslmelninlgiltis *f, pl* **-tilden**: *Syn: Haubenmeningitis*; haubenförmige, eitrige Hirnhautentzündung der oberen Hirnwölbung; Ⓔ *meningitis of the convexity of the brain*

Konlvexllinlse *f*: *Syn: konvexe Linse, Sammellinse*; Linse, die Licht nach innen beugt und in einem Brennpunkt vereinigt; Ⓔ *convex lens, converging lens, plus lens, positive lens*

Konlvollut *nt*: Knäuel; Ⓔ *convolution*

Konlvullsilon *f*: Krampf, Zuckung; Ⓔ *convulsion*

konlvullsiv *adj*: *Syn: konvulsivisch*; Konvulsion betreffend, krampfartig, krampfend; Ⓔ *relating to or characterized by convulsions, convulsive*

konlvullsilvisch *adj*: → *konvulsiv*

Konlvullsilvum *nt, pl* **-va**: krampfauslösendes Mittel; Ⓔ *convulsant, convulsivant*

Konlzenltraltilon *f*: **1.** Aufmerksamkeit **2.** Menge eines gelösten Stoffes pro Volumeneinheit oder Masseneinheit des Lösungsmittels; Ⓔ **1.** *concentration* **2.** *concentration; (Spiegel) level*

Konlzepltilon *f*: *Syn: Empfängnis, Conceptio, Befruchtung*; Verschmelzung von Eizelle und Spermium; Ⓔ *conception*

Konlzepltilonslverlhültung *f*: *Syn: Empfängnisverhütung, Antikonzeption, Kontrazeption*; Methoden zur Verhinderung der Konzeption oder der Einnistung der Frucht in der Gebärmutter; Ⓔ *contraception*

kolopelraltiv *adj*: kooperierend, zusammenarbeitend, zusammenwirkend; Ⓔ *cooperative*

Kolordilnaltilon *f*: Koordinierung, Abstimmung (aufeinander), (harmonisches) Zusammenwirken, Übereinstimmung; Ⓔ *coordination*

kolordilniert *adj*: (aufeinander) abgestimmt; Ⓔ *coordinate, coordinated, in phase*

Kopf *m*: Caput*; Ⓔ *head*

Kopflbein *nt*: *Syn: Kapitatum, Os capitatum*; kopfförmiger Handwurzelknochen; Ⓔ *capitate bone, great carpal bone, third carpal bone*

Kopflbinldenlverband *m*: *Syn: Halfterverband, Capistrum*; Verbandstechnik für Kopfverbände; Ⓔ *hammock bandage*

Kopflbiss *m*: *Syn: Kantenbiss, gerader Biss, Zangenbiss, Orthogenie, Labidodontie*; Bissform, bei der in Okklusionsstellung die Schneidekanten der Frontzähne aufeinanderbeißen; führt zu verstärkter Abnutzung; Ⓔ *edge-to-edge bite*

Kopflblutlgelschwulst *f*: → *Kephalhämatom*

Kopflgellenk, olbelres *nt*: *Syn: Atlantookzipitalgelenk, Ar-*

ticulatio atlantooccipitalis; Gelenk zwischen Atlas und Hinterhauptsbein/Os occipitale; Ⓔ *atlanto-occipital articulation, craniovertebral articulation, atlanto-occipital joint, craniovertebral joint, Cruveilhier's joint, occipital joint, occipito-atlantal joint*

Kopf|ge|lenk, un|te|res *nt*: *Syn: laterales Atlantoaxialgelenk, Articulatio atlantoaxialis lateralis*; seitliches Gelenk zwischen 1. und 2. Halswirbel; Ⓔ *lateral atlanto-axial articulation, lateral atlantoaxial joint, lateral atlantoepistrophic joint*

Kopf|ge|schwulst *f*: *Syn: Caput succedaneum*; Geburtsgeschwulst des Kopfes; Ⓔ *cephalhematoma, cephalematoma, cephalohematoma*

Kopf|grind *m*: *Syn: Erbgrind, Flechtengrind, Pilzgrind, Favus, Tinea favosa, Tinea capitis favosa, Dermatomycosis favosa*; Dermatomykose* durch Trichophyton* schoenleinii; typisch sind die Bildung von schildförmigen Schuppen [Scutula*] und ein penetranter, an Mäuseurin erinnernder Geruch; evtl. Abheilung mit Favusalopezie; Ⓔ *favus, scall, crusted ringworm, honeycomb ringworm, tinea favosa*

Kopf|haut|a|po|neu|ro|se *f*: Galea aponeurotica, Aponeurosis epicranialis; Ⓔ *epicranial aponeurosis*

Kopf|la|ge *f*: *Syn: Schädellage*; Kindslage, bei der der Kopf führt; häufigste Geburtslage; Ⓔ *cephalic presentation, head presentation*

Kopf|laus *f*: Subspecies von Pediculus* humanus, die primär die Kopfhaare befällt; Ⓔ *head louse, Pediculus humanus capitis*

Kopf|laus|be|fall *m*: Pediculosis* capitis; Ⓔ *head lice infestation, pediculosis capitis*

Kopf|ner|ven *pl*: *Syn: Hirnnerven, Nervi craniales, Nervi encephalici*; die zwölf paarigen Nerven, die vom Gehirn ausgehen bzw. zu ihm hin führen; Ⓔ *cranial nerves*

Kopf|schmer|zen *pl*: *Syn: Kopfweh, Zephalgie, Kephalalgie, Kephalodynie, Cephalalgia, Cephalgia*; nach den Rückenschmerzen das zweithäufigste Schmerzsyndrom; der weitaus größte Teil hat keine klinische Bedeutung, sondern beruht auf Erschöpfung, Stress usw.; z.T. kann sich aber ein behandlungsbedürftiges Krankheitsbild entwickeln [**chronischer Spannungskopfschmerz**]; wichtig ist die Abklärung aller chronischen oder rezidivierenden Schmerzzustände, da sie Symptom eines pathologischen Zustandes [Glaukom, Tumor] sein können; Ⓔ *headache*

Kopf|schup|pen *pl*: Pityriasis* simplex capitis; Ⓔ *dandruff, dandriff, branny tetter*

Kopf|schwar|te *f*: mit der Kopfhaut fest verbundene Sehnenplatte des Kopfes; Ⓔ *galea, galea aponeurotica*

kopf|wärts *adj*: kranial*; Ⓔ *cranial, rostral*

Ko|pho|sis *f, pl* **-ses**: Taubheit*; Ⓔ *deafness*

ko|pi|ös *adj*: reichlich, ausgiebig, massenhaft; Ⓔ *copious, abundant*

Koplik-Flecke *pl*: vor dem Ausschlag auftretende, weißliche Stippchen der Wangenschleimhaut bei Masern; Ⓔ *Koplik's sign, Koplik spots, Filatov's spots*

Ko|po|ly|mer *nt*: *Syn: Copolymer*; aus zwei oder mehreren Stoffen zusammengesetztes Polymer; Ⓔ *copolymer*

ko|po|phob *adj*: Kopophobie betreffend, durch sie gekennzeichnet; Ⓔ *relating to or marked by kopophobia, kopophobic*

Ko|po|pho|bie *f*: krankhafte Angst vor Müdigkeit; Ⓔ *kopophobia*

Kopr-, kopr- *präf.*: →*Kopro-*

Ko|pra|go|gum *nt, pl* **-ga**: den Stuhlgang förderndes Mittel; Ⓔ *copragogue, cathartic*

Ko|pre|me|sis *f*: Koterbrechen; Ⓔ *copremesis, fecal vomiting*

Kopro-, kopro- *präf.*: Wortelement mit der Bedeutung „Kot/Schmutz"; Ⓔ *feces, fecal, copr(o)-, sterc(o)-*

Ko|pro|an|ti|kör|per *pl*: im Stuhl enthaltene Antikörper; Ⓔ *coproantibody*

Ko|pro|kul|tur *f*: Stuhlkultur; Ⓔ *stool culture, coproculture*

Ko|pro|la|lie *f*: *Syn: Kotsprache, Koprophrasie*; wiederholte, zwanghafte Verwendung von Begriffen aus der Fäkalsprache; Ⓔ *coprolalia, coprophrasia*

Ko|pro|lith *m*: *Syn: Kotstein*; steinartig verhärtetes Kotkonkrement im Dickdarm; Ⓔ *coprolith, fecalith, stercolith, stercorolith*

Ko|prom *nt*: *Syn: Kotgeschwulst, Fäkulom, Sterkorom*; durch die Bauchdecke tastbare Masse aus verhärtetem Stuhl im Dickdarm; Ⓔ *fecal tumor, fecaloma, scatoma, coproma, stercoroma*

ko|pro|phag *adj*: **1.** (*biolog.*) sich von Kot ernährend **2.** (*psychiat.*) Koprophagie betreffend, von ihr betroffen oder gekennzeichnet, Kot essend; Ⓔ **1.** *coprophagous* **2.** *coprophagous*

Ko|pro|pha|gie *f*: **1.** (*biolog.*) Kotfressen **2.** (*psychiat.*) Kotessen; Ⓔ **1.** *coprophagy, coprophagia* **2.** *coprophagy, coprophagia, scatophagy*

ko|pro|phil *adj*: **1.** Koprophilie betreffend, kotliebend **2.** (*biolog.*) in Mist/Dung lebend; Ⓔ **1.** *coprophilic, coprophile, coprophilous* **2.** *coprophilic, coprophile, coprophilous*

Ko|pro|phi|lie *f*: besonderes Interesse an Kot; Ⓔ *coprophilia*

ko|pro|phob *adj*: Kotangst/Koprophobie betreffend, durch sie gekennzeichnet; Ⓔ *relating to or marked by coprophobia, coprophobic*

Ko|pro|pho|bie *f*: *Syn: Kotangst*; krankhafte Angst vor (der Berührung von) Fäkalien; Ⓔ *irrational fear of feces or defecation, coprophobia*

Ko|pro|phra|sie *f*: →*Koprolalie*

Ko|pro|por|phy|rie *f*: Vorkommen von Koproporphyrin im Stuhl; Ⓔ *coproporphyria*

Ko|pro|por|phy|rin *nt*: Gruppe isomerer Porphyrine*, die im Hämstoffwechsel anfallen und über Galle, Darm und Niere ausgeschieden werden; Ⓔ *coproporphyrin*

Ko|pro|por|phy|rin|u|rie *f*: Koproporphyrinausscheidung im Harn; Ⓔ *coproporphyrinuria*

Ko|pro|sta|nol *nt*: *Syn: Koprosterin*; von Darmbakterien aus Cholesterin* gebildetes Sterol; Ⓔ *coprostanol, coprosterin, coprosterol, koprosterin, stercorin*

Ko|pro|sta|se *f*: *Syn: Fäkalstase*; Kotstauung, Kotverhaltung; Ⓔ *fecal impaction, coprostasis*

Ko|pro|ste|rin *nt*: →*Koprostanol*

ko|pro|zo|isch *adj*: in Kot lebend; Ⓔ *coprozoic*

Ko|pu|la|ti|on *f*: Geschlechtsverkehr, Beischlaf, Koitus, Coitus; Ⓔ *copulation, sexual intercourse, sex act, sexual act, coitus, coition, venery*

Kor-, kor- *präf.*: Wortelement mit der Bedeutung „zusammen/verbunden"; Ⓔ *together, connected with, cor-*

ko|ra|ko|a|kro|mi|al *adj*: Processus coracoideus und Akromion betreffend oder verbindend; Ⓔ *relating to both coracoid and acromial processes, acromiocoracoid, coracoacromial*

ko|ra|ko|bra|chi|al *adj*: Processus coracoideus und Oberarm/Brachium betreffend oder verbindend; Ⓔ *relating to both coracoid process and arm, coracobrachial*

ko|ra|ko|hu|me|ral *adj*: Processus coracoideus und Oberarmknochen/Humerus betreffend oder verbindend; Ⓔ *relating to both coracoid process and humerus, coracohumeral*

ko|ra|ko|id *adj*: Processus coracoideus betreffend; rabenschnabelförmig; Ⓔ *coracoid*

Ko|ra|ko|i|di|tis *f, pl* **-ti|den**: Entzündung des Processus* coracoideus; Ⓔ *coracoiditis*

ko|ra|ko|i|di|tisch *adj*: Korakoiditis betreffend, von ihr betroffen oder gekennzeichnet; Ⓔ *relating to or marked by coracoiditis*

ko|ra|ko|kla|vi|ku|lär *adj*: Processus coracoideus und Schlüsselbein/Klavikula betreffend oder verbindend;

K

Ⓔ *relating to both coracoid process and cavicle, coracoclavicular*

Ko|ral|len|stein *m*: *Syn: Hirschgeweihstein, Beckenausgussstein, Ausgussstein*; geweihförmiger, das Nierenbecken ausfüllender Nierenstein; Ⓔ *coral calculus, staghorn calculus*

Ko|ra|zi|di|um *nt, pl* **-di|en**: *Syn: Wimperlarve, Flimmerlarve, Coracidium*; bewimpertes erstes Larvenstadium verschiedener Bandwürmer; Ⓔ *coracidium*

Korb|hen|kel|riss *m*: längsverlaufener Riss eines Kniegelenkmeniskus; Ⓔ *bucket-handle deformity, bucket-handle tear, bucket-handle fracture*

Korb|zel|len|hy|per|pla|sie *f*: *Syn: sklerosierende Adenose, sklerosierende Adenosis*; mit Sklerosierung* der Drüsen einhergehende Form der Mastopathie*; Ⓔ *sclerosing adenosis, blunt duct adenosis, adenosis*

Kore-, kore- *präf.*: → *Koreo-*

Kor|ek|ta|sie *f*: (pathologische) Pupillenerweiterung, Pupillendilatation; Ⓔ *corectasis, corectasia*

Kor|ek|tom *nt*: *Syn: Iridektom*; Iridektomiemesser; Ⓔ *corectome*

Kor|ek|to|mie *f*: *Syn: Iridektomie*; Iris(teil)entfernung, Irisresektion; Ⓔ *corectomy, corotomy*

Kor|ek|to|pie *f*: *Syn: Ektopia pupillae*; Pupillenverlagerung, Pupillenektopie; Ⓔ *corectopia*

Ko|re|ly|se *f*: *Syn: Iridolyse*; (operative) Irislösung; Ⓔ *corelysis*

Ko|re|mor|pho|se *f*: operative Bildung einer künstlichen Pupille; Ⓔ *coremorphosis*

Kor|en|kli|sis *f*: *Syn: Iridenkleisis, Iridenklisis, Iriseinklemmung*; Glaukomoperation mit Entfernung der Iris und Ableitung von Kammerwasser in die Konjunktiva; Ⓔ *corenclisis, coreclisis, corecleisis*

Koreo-, koreo- *präf.*: Wortelement mit der Bedeutung „Pupille"; Ⓔ *pupil, core(o)-*

Ko|reo|pra|xie *f*: operative Pupillenbildung durch Lochbildung in der Regenbogenhaut; Ⓔ *corepraxy, corepexy*

Ko|re|to|to|mie *f*: *Syn: Iridotomie*; Irisdurchtrennung, Irisausschneidung; Ⓔ *coretomy*

Korio-, korio- *präf.*: → *Koreo-*

Ko|ri|o|me|ter *nt*: *Syn: Pupillometer*; Pupillenmesser; Ⓔ *coreometer*

Ko|ri|o|me|trie *f*: *Syn: Pupillometrie*; Pupillenmessung; Ⓔ *coreometry*

Ko|ri|um *nt*: *s.u. Kutis*; Ⓔ *corium, dermis, derma*

Kork|staub|lunge *f*: *Syn: Suberosis*; in Portugal vorkommende, exogen allergische Alveolitis* durch Inhalation von **Penicillium frequetans**; Ⓔ *suberosis*

Kornberg-Enzym *nt*: *Syn: DNA-Nucleotidyltransferase, DNA-abhängige DNA-Polymerase, DNS-abhängige DNS-Polymerase, DNS-Nucleotidyltransferase, DNS-Polymerase I*; Polymerase, die an einer DNA-Matrize DNA-Stränge aus Desoxyribonucleotiden synthetisiert; Ⓔ *DNA-directed DNA polymerase, DNA nucleotidyltransferase, DNA polymerase I*

Körn|chen|krank|heit *f*: → *Körnerkrankheit*

Körn|chen|zel|le *f*: *Syn: Alveolarmakrophag, Alveolarphagozyt, Staubzelle, Rußzelle*; in den Septen der Lungenalveolen sitzende Monozyten, die Kohle- und Staubpartikel aufnehmen und Zellen phagozytieren; Ⓔ *dust cell, alveolar phagocyte*

Kor|nea *f*: *Syn: Augenhornhaut, Hornhaut, Cornea*; vorderer, durchsichtiger Teil der Augapfelhülle [Tunica fibrosa bulbi], der am Limbus* corneae in die weiße Augenhaut [Sklera*] übergeht; Ⓔ *cornea, keratoderma of eye*

Kornea-, kornea- *präf.*: → *Korneo-*

Kor|ne|a|en|do|thel *nt*: *Syn: Endothelium corneae, Epithelium posterius corneae*; inneres Korneaepithel, Epithel der Hornhauthinterfläche; Ⓔ *corneal endothelium, posterior epithelium of cornea, anterior endothelium of cornea*

kor|ne|al *adj*: (*Auge*) Hornhaut/Kornea betreffend; Ⓔ *relating to cornea, corneal*

Kor|ne|al|re|flex *m*: *Syn: Blinzelreflex, Hornhautreflex*; Lidschluss bei Berührung der Hornhaut; Ⓔ *blink reflex, corneal reflex*

Korneo-, korneo- *präf.*: Wortelement mit der Bedeutung „Hornhaut/Kornea"; Ⓔ *corneal, kerat(o)-, corneo-*

Kor|ne|o|i|ri|tis *f, pl* **-ti|den**: *Syn: Iridokeratitis, Keratoiritis*; Entzündung von Hornhaut/Kornea und Regenbogenhaut/Iris; Ⓔ *inflammation of cornea and iris, corneoiritis*

kor|ne|o|i|ri|tisch *adj*: Korneoiritis betreffend, von ihr betroffen oder gekennzeichnet; Ⓔ *relating to or marked by corneoiritis*

Kor|ne|o|skle|ra *f*: Hornhaut/Kornea und Lederhaut/Sklera; Ⓔ *corneosclera*

kor|ne|o|skle|ral *adj*: *Syn: sklerokorneal*; (*Auge*) Hornhaut/Kornea und Lederhaut/Sklera betreffend; Ⓔ *relating to both cornea and sclera, corneoscleral, sclerocorneal*

Kor|ne|o|skle|ri|tis *f, pl* **-ti|den**: *Syn: Sklerokeratitis*; Entzündung von Hornhaut/Kornea und Lederhaut/Sklera; Ⓔ *inflammation of cornea and sclera, sclerokeratitis, sclerokeratosis*

kor|ne|o|skle|ri|tisch *adj*: Korneoskleritis betreffend, von ihr betroffen oder gekennzeichnet; Ⓔ *relating to or marked by sclerokeratitis*

Kor|ne|o|to|mie *f*: → *Keratotomie*

Kör|ner|krank|heit *f*: *Syn: Körnchenkrankheit, Granulose, Granulosis*; Erkrankung der Haut oder Schleimhaut mit Bildung einer granulären Oberfläche; oft gleichgesetzt mit Trachom*; Ⓔ *granulosis, granulosity*

ko|ro|nal *adj*: **1.** Corona betreffend, insbesondere den Schädelkranz **2.** Zahnkrone/Corona dentis betreffend; Ⓔ **1.** *relating to any corona, coronal* **2.** *relating to the dental corona, coronal*

ko|ro|nar *adj*: kranzartig, kronenähnlich; die Herzkranzgefäße/Koronararterien betreffend; Ⓔ *relating to the crown or a coronary artery, coronary*

Ko|ro|nar|an|gi|i|tis *f, pl* **-ti|den**: → *Koronaritis*

ko|ro|nar|an|gi|i|tisch *adj*: → *koronaritisch*

Ko|ro|nar|an|gi|o|gra|fie, -gra|phie *f*: *Syn: Koronarografie*; Röntgenkontrastdarstellung der Koronargefäße; Ⓔ *coronary angiography, coronary arteriography*

Ko|ro|nar|an|gi|o|plas|tie *f*: *Syn: Koronardilatation*; Aufweitung verengter Koronararterien mittels Ballonkatheter; Ⓔ *coronary angioplasty*

Ko|ro|nar|ar|te|rie *f*: *Syn: Herzkranzarterie, Herzkranzgefäß, Kranzarterie, Kranzgefäß, Koronarie, Arteria coronaria*; die Herzmuskulatur versorgende Arterie; Ⓔ *coronary, coronary artery of heart, coronaria, coronary artery*

Ko|ro|nar|ar|te|ri|en|ent|zün|dung *f*: → *Koronaritis*

Ko|ro|nar|ar|te|ri|en|skle|ro|se *f*: → *Koronarsklerose*

Ko|ro|nar|ar|te|ri|en|throm|bo|se *f*: → *Koronarthrombose*

Ko|ro|nar|ar|te|ri|en|ver|schluss *m*: zur Ausbildung eines Herzinfarktes führender, akuter Verschluss eines oder mehrerer Herzkranzgefäße; Ⓔ *coronary occlusion, coronary*

Ko|ro|nar|chi|rur|gie *f*: operativer Eingriff zur Verbesserung der Herzmuskeldurchblutung, z.B. durch Anlegung von Bypässen, Koronarangioplastie*; Ⓔ *coronary surgery*

Ko|ro|nar|di|la|ta|ti|on *f*: → *Koronarangioplastie*

Ko|ro|nar|di|la|ta|tor *m*: die Herzkranzgefäße erweiternde Substanz; Ⓔ *coronary dilatator, coronary dilator, coronary vasodilatator, coronary vasodilator*

Ko|ro|nar|er|kran|kung, de|ge|ne|ra|ti|ve *f*: *Syn: koronare Herzkrankheit, koronare Herzerkrankung, stenosierende Koronarsklerose*; Oberbegriff für alle Formen der Koronarinsuffizienz*, die auf einer stenosierenden

Einengung der Koronargefäße beruhen [Angina* pectoris, Herzinfarkt*, Linksherzinsuffizienz*]; Ⓔ *coronary heart disease, coronary artery disease*

Ko|ro|na|rie *f*: →*Koronararterie*

Ko|ro|na|ri|i|tis *f, pl* **-ti|den**: →*Koronaritis*

ko|ro|na|ri|i|tisch *adj*: →*koronaritisch*

Ko|ro|nar|in|farkt *m*: →*Myokardinfarkt*

Ko|ro|nar|in|suf|fi|zi|enz *f*: ***Syn:*** *koronare Durchblutungsstörung, kardiale Durchblutungsstörung*; durch absolute oder relative Mangeldurchblutung der Koronararterien verursachte Form der koronaren Herzkrankheit; bei akuter Koronarinsuffizienz kommt es zum Angina* pectoris-Anfall; Ⓔ *coronarism, coronary insufficiency*

Ko|ro|na|ri|tis *f, pl* **-ti|den**: ***Syn:*** *Koronararterienentzündung, Koronariitis, Koronarangiitis*; Entzündung der Herzkranzgefäße; Ⓔ *inflammation of coronary arteries, coronaritis, coronary arteritis*

ko|ro|na|ri|tisch *adj*: ***Syn:*** *koronarangiitisch, koronariitisch*; Koronaritis betreffend, von ihr betroffen oder gekennzeichnet; Ⓔ *relating to or marked by coronaritis*

Ko|ro|na|ro|gra|fie, -gra|phie *f*: →*Koronarangiografie*

Ko|ro|nar|re|ser|ve *f*: Differenz zwischen der, durch das Koronarblut zur Verfügung gestellten Sauerstoffmenge und dem Bedarf der Herzmuskulatur; Ⓔ *coronary reserve*

Ko|ro|nar|skle|ro|se *f*: ***Syn:*** *Koronararteriensklerose*; Arteriosklerose* der Koronargefäße; häufigste Ursache der Koronarstenose; Ⓔ *coronary arteriosclerosis, coronary artery sclerosis, coronary sclerosis*

stenosierende Koronarsklerose: ***Syn:*** *koronare Herzkrankheit/Herzerkrankung, degenerative Koronarerkrankung*; Oberbegriff für alle Formen der Koronarinsuffizienz*, die auf einer stenosierenden Einengung der Koronargefäße beruhen [Angina* pectoris, Herzinfarkt*, Linksherzinsuffizienz*]; Ⓔ *coronary heart disease, coronary artery disease*

ko|ro|nar|skle|ro|tisch *adj*: Koronarsklerose betreffend, von ihr betroffen oder gekennzeichnet, durch sie bedingt; Ⓔ *relating to, marked by or caused by coronary artery sclerosis*

Ko|ro|nar|spas|mus *m*: Verkrampfung der Herzkranzarterien; löst einen Angina* pectoris-Anfall aus; Ⓔ *coronary spasm*

Ko|ro|nar|ste|no|se *f*: Einengung der Lichtung von Koronargefäßen; meist durch sklerotische Prozesse bedingt; Ⓔ *coronary stenosis*

ko|ro|nar|ste|no|tisch *adj*: Koronarstenose betreffend, von ihr betroffen oder gekennzeichnet, durch sie bedingt; Ⓔ *relating to, marked by or caused by coronary stenosis*

Ko|ro|nar|throm|bo|se *f*: ***Syn:*** *Koronararterienthrombose*; Thrombose* in den Koronargefäßen; Ⓔ *coronary thrombosis*

ko|ro|nar|throm|bo|tisch *adj*: Koronarthrombose betreffend, von ihr betroffen oder gekennzeichnet, durch sie bedingt; Ⓔ *relating to, marked by or caused by coronary thrombosis*

Ko|ro|nar|ver|schluss *m*: →*Koronararterienverschluss*

Ko|ro|sko|pie *f*: ***Syn:*** *Retinoskopie, Skiaskopie, Schattenprobe*; Methode zur objektiven Bestimmung des Fernpunktes des Auges; Ⓔ *koroscopy, retinoscopy*

Kör|per *m*: Corpus*; Ⓔ *body, corpus*

Kör|per|an|ti|gen *nt*: ***Syn:*** *O-Antigen*; auf der Körperoberfläche von Bakterien sitzendes Antigen; Ⓔ *somatic antigen, O antigen*

Kör|per|kern|tem|pe|ra|tur *f*: ***Syn:*** *Kerntemperatur*; die vom Körper konstant gehaltene Temperatur von Rumpf und Kopf; Ⓔ *core temperature (of body)*

Kör|per|kreis|lauf *m*: ***Syn:*** *großer Kreislauf*; Teil des Blutkreislaufes, der sauerstoffreiches Blut zu den Geweben führt und sauerstoffarmes Blut zum Herzen transportiert; Ⓔ *systemic circulation, greater circulation, major circulation*

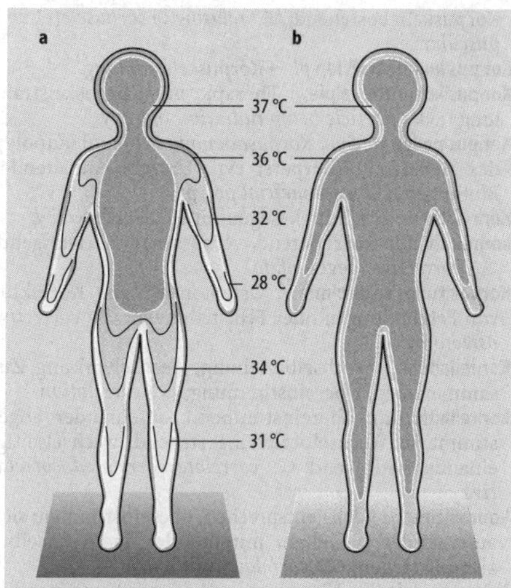

Abb. 46. Anpassung der Körpertemperatur. **a** unbekleidet in kalter Umgebung, **b** unbekleidet in warmer Umgebung

Kör|per|laus *f*: →*Kleiderlaus*

Kör|per|laus|be|fall *m*: Pediculosis* corporis; Ⓔ *body lice infestation, pediculosis corporis*

kör|per|lich *adj*: somatisch*; Ⓔ *physical, bodily, somatic*

Kör|per|mas|se|in|dex *m*: ***Syn:*** *Quetelet-Index, body mass index*; Quotient aus Körpergewicht und dem Quadrat der Körpergröße zur Bestimmung des Normalgewichts; Ⓔ *Quetelet index, body mass index*

Kör|per|tem|pe|ra|tur, basale *f*: ***Syn:*** *Basaltemperatur*; die morgens nach dem Aufwachen gemessene Körpertemperatur; Ⓔ *basal body temperature*

Kör|per|was|ser *nt*: Gesamtmenge des im Körper enthaltenen Wassers; Ⓔ *total body water*

kor|pu|lent *adj*: beleibt, füllig; Ⓔ *corpulent, obese, fat, thick*

Kor|pu|lenz *f*: Beleibtheit, Körperfülle; Ⓔ *obeseness, obesity, corpulence, corpulency*

Kor|pus *m, pl* **-po|ra**: ***Syn:*** *Corpus uteri*; Gebärmutterkörper, Uteruskörper; Ⓔ *body of uterus, corpus of uterus*

Kor|pus|a|de|nom *nt*: →*Korpuspolyp*

Kor|pus|drü|sen *pl*: →*Glandulae gastricae propriae*

Kor|pus|kar|zi|nom *nt*: ***Syn:*** *Gebärmutterkörperkrebs, Carcinoma corporis uteri, Endometriumkarzinom*; vorwiegend Frauen in der Menopause [60 Jahre oder älter] betreffender Krebs, der in den letzten Jahren an Bedeutung gewonnen hat und heute die häufigste maligne Erkrankung des weiblichen Genitaltraktes ist; wegen der früh auftretenden Symptome wird der Tumor früh diagnostiziert und therapiert, wodurch die 5-Jahresüberlebensrate für alle Tumorstadien bei ca. 80 % liegt; das häufigste Symptom ist eine vaginale Blutung, v.a. in der Menopause; irreguläre Monatsblutungen, fleischwasserfarbener Ausfluss und Unterleibsbeschwerden sind ebenfalls häufig; Ⓔ *corpus carcinoma, carcinoma of body of uterus*

Kor|pus|kel *f*: (*physik.*) Masseteilchen, Elementarteilchen; Ⓔ *corpuscle*

Kor|pus|kel|strah|lung *f*: ***Syn:*** *Teilchenstrahlung, Partikelstrahlung, Korpuskularstrahlen*; aus geladenen oder ungeladenen Teilchen bestehende Strahlung; Ⓔ *corpuscular radiation, particulate radiation*

kor|pus|ku|lar *adj*: Teilchen/Korpuskeln betreffend, aus

K

Korpuskeln bestehend; Ⓔ *relating to corpuscle(s), corpuscular*

Kor|pus|ku|lar|strah|len *pl*: →*Korpuskelstrahlung*

Kor|pus|ku|lar|the|ra|pie *f*: Therapie mit Korpuskelstrahlung*; Ⓔ *particle beam radiation therapy*

Kor|pus|po|lyp *m*: *Syn: Korpusadenom*; Schleimhautpolyp des Gebärmutterkörpers; evtl. Ursache anhaltender Blutungen; Ⓔ *endometrial polyp*

Kor|rek|tiv *nt*: Heilmittel, Gegenmittel; Ⓔ *corrective*

kor|rek|tiv *adj*: korrigierend, verbessernd, berichtigend; Ⓔ *corrective (gegen of, to)*

Kor|rek|tur|os|te|o|to|mie *f*: Osteotomie* zur Korrektur von Fehlbildungen oder Fehlstellungen; Ⓔ *corrective osteotomy*

Kor|re|la|ti|on *f*: Wechselbeziehung, Wechselwirkung, Zusammenhang; Übereinstimmung; Ⓔ *correlation*

kor|re|la|tiv *adj*: übereinstimmend, aufeinander abgestimmt, in Wechselbeziehung stehend, wechselseitig, einander bedingend; Ⓔ *correlate, correlated, correlative*

kor|re|lie|ren *v*: (sich) entsprechen, übereinstimmen; sich aufeinander beziehen, miteinander in Wechselbeziehung stehen; Ⓔ *correlate (mit with)*

Kor|res|pon|denz *f*: Übereinstimmung von korrespondierenden Netzhautpunkten; Ⓔ *correspondence*

kor|res|pon|die|rend *adj*: einander entsprechend oder zugeordnet, funktionell zusammengehörend, in Verbindung stehend; Ⓔ *corresponding (mit with)*

K

Kor|ri|gens *nt, pl* **-gen|zi|en, -gen|ti|en**: *Syn: Corrigentium*; Arzneimitteln zugesetzter Stoff zur Geschmacksverbesserung, Geschmacksverbesserer; Ⓔ *corrigent, corrective*

kor|ro|die|ren *v*: anfressen, zerfressen, angreifen, ätzen; Ⓔ *corrode*

Kor|ro|si|on *f*: oberflächliche Gewebezerstörung durch z.B. Entzündung oder Verätzung; Ⓔ *corrosion*

Korsakow-Psychose *f*: *Syn: amnestisches Syndrom, Korsakow-Syndrom*; durch eine Reihe von Pathomechanismen [Alkoholabusus, CO-Vergiftung] ausgelöstes Psychosyndrom mit Merkschwäche bei erhaltenem Altgedächtnis; Ⓔ *Korsakoff's psychosis, Korsakoff's syndrome, polyneuritic psychosis, amnestic syndrome, amnesic syndrome, amnestic-confabulatory syndrome, amnestic psychosis, dysmnesic psychosis, dysmnesic syndrome*

Kort-, kort- *präf.*: →*Kortiko-*

Kor|tex *m, pl* **-ti|zes**: **1.** *Syn: Cortex*; Rinde, äußerste Schicht **2.** *Syn: Cortex cerebri*; Großhirnrinde, Hirnrinde; Ⓔ **1.** *cortex* **2.** *cerebral cortex*

Korti-, korti- *präf.*: →*Kortiko-*

kor|ti|kal *adj*: Rinde/Kortex betreffend; Ⓔ *relating to a cortex, cortical*

Kor|ti|ka|lis *f*: *Syn: Substantia corticalis*; dichte Knochenschicht unter dem Periost*; Ⓔ *cortical bone, cortical substance of bone*

Kor|ti|ka|lis|os|te|o|id *nt*: *Syn: Osteoidosteom, Bergstrand-Syndrom*; schmerzhafte Knochenaufhellung im Röntgenbild und Weichteilschwellung bei Jugendlichen; Ⓔ *osteoid osteoma*

Kor|ti|kek|to|mie *f*: *Syn: Topektomie*; spezifische Entfernung oder Ausschaltung von Hirnrindenarealen; Ⓔ *corticectomy*

Kortiko-, kortiko- *präf.*: Wortelement mit der Bedeutung „Rinde/Schale/Kortex"; Ⓔ *cortex, cortical, cortic(o)-*

kor|ti|ko|af|fe|rent *adj*: →*kortikopetal*

kor|ti|ko|bul|bär *adj*: Hirnrinde und Medulla oblongata und/oder Hirnstamm betreffend oder verbindend; Ⓔ *relating to both cerebral cortex and medulla oblongata, corticobulbar, corticonuclear*

kor|ti|ko|di|en|ze|phal *adj*: Hirnrinde und Zwischenhirn/Diencephalon betreffend oder verbindend; Ⓔ *relating to both cerebral cortex and diencephalon, corticodiencephalic*

kor|ti|ko|ef|fe|rent *adj*: →*kortikofugal*

kor|ti|ko|fu|gal *adj*: *Syn: kortikoefferent*; von der Rinde/dem Kortex weg(führend); Ⓔ *corticoefferent, corticofugal, corticifugal*

Kor|ti|ko|id *nt*: →*Kortikosteroid*

Kor|ti|ko|li|be|rin *nt*: *Syn: Corticoliberin, corticotropin releasing hormone*; im Hypothalamus gebildetes Peptid, das die Freisetzung von Corticotropin bewirkt; Ⓔ *corticotropin releasing factor, adrenocorticotropic hormone releasing factor, corticoliberin, corticotropin releasing hormone*

kor|ti|ko|me|dul|lär *adj*: Rinde und Mark/Medulla betreffend; Ⓔ *relating to both cortex and medulla, corticomedullary*

kor|ti|ko|me|sen|ce|phal *adj*: Hirnrinde und Mittelhirn/Mesencephalon betreffend oder verbindend; Ⓔ *relating to both cerebral cortex and mesencephalon, corticomesencephalic*

kor|ti|ko|pe|tal *adj*: *Syn: kortikoafferent*; zur Rinde/zum Kortex hin(führend); Ⓔ *corticopetal, corticipetal, corticoafferent*

kor|ti|ko|pon|tin *adj*: Hirnrinde und Brücke/Pons cerebri betreffend oder verbindend; Ⓔ *relating to both cerebral cortex and pons, corticopontine*

kor|ti|ko|spi|nal *adj*: Hirnrinde und Rückenmark/Medulla spinalis betreffend oder verbindend; Ⓔ *relating to both cerebral cortex and spinal cord, corticospinal, spinocortical*

Kor|ti|ko|ste|ro|id *nt*: *Syn: Corticosteroid, Kortikoid, Corticoid*; Sammelbezeichnung für die, in der Nebennierenrinde gebildeten Steroidhormone; Ⓔ *corticosteroid*

kor|ti|ko|tha|la|misch *adj*: Hirnrinde und Thalamus betreffend oder verbindend; Ⓔ *relating to both cerebral cortex and thalamus, corticothalamic*

kor|ti|ko|trop *adj*: *Syn: corticotrop, corticotroph, adrenocorticotrop, adrenocorticotroph, kortikotroph, adrenokortikotrop, adrenokortikotroph*; auf die Nebennierenrinde einwirkend; Ⓔ *corticotropic, corticotrophic*

kor|ti|ko|troph *adj*: →*kortikotrop*

Kor|ti|ko|tro|phin *nt*: →*Kortikotropin*

Kor|ti|ko|tro|pin *nt*: *Syn: Kortikotrophin, Corticotrophin, Corticotrophinum, adrenocorticotropes Hormon, corticotropes Hormon, Adrenokortikotropin*; in der Hypophyse* gebildetes, glandotropes Polypeptidhormon, das die Synthese und Freisetzung von Glucocorticoiden in der Nebennierenrinde anregt; Ⓔ *adrenocorticotropic hormone, adrenocorticotrophin, adrenocorticotropin, adrenotrophin, adrenotropin, corticotropin, corticotrophin, acortan*

kor|ti|ko|ze|re|bel|lar *adj*: Hirnrinde und Kleinhirn/Zerebellum betreffend oder verbindend; Ⓔ *relating to both cerebral cortex and cerebellum, corticocerebellar*

Kor|ti|sol *nt*: *Syn: Cortisol, Hydrocortison*; in der Nebennierenrinde aus Cholesterin gebildetes wichtigstes Glucocorticoid*; Ⓔ *17-hydroxycorticosterone, hydrocortisone, cortisol, Kendall's compound F, Reichstein's substance M, compound F*

Kor|ti|son *nt*: *Syn: Cortison*; im Blut nicht nachweisbares Oxidationsprodukt des Cortisols; Ⓔ *cortisone, Kendall's compound E, compound E, Reichstein's substance Fa, Wintersteiner's F compound*

Kor|ti|son|glau|kom *nt*: *Syn: Cortisonglaukom*; Augendrucksteigerung bei Kortisonanwendung; Ⓔ *corticosteroid-induced glaucoma*

Ko|rund|lun|ge *f*: →*Korundschmelzerlunge*

Ko|rund|schmel|zer|lun|ge *f*: *Syn: Korundlunge, Shaver-Syndrom*; durch Einatmen von Korunddämpfen verursachte Lungenfibrose*, die nicht von einer Aluminiumlunge* zu unterscheiden ist; Ⓔ *corundum smelter's lung, bauxite lung, bauxite pneumoconiosis, bau-*

xite worker's disease, Shaver's disease
ko|rym|bi|form *adj*: gehäuft, gruppiert; Ⓔ *corymbiform, corymbose*
Ko|ry|ne|bak|te|ri|um *nt, pl* **-ri|en**: → *Corynebacterium*
ko|ry|ne|form *adj*: keulenförmig; Ⓔ *coryneform*
Ko|ry|za *f*: *s.u. Rhinitis*; Ⓔ *coryza, rhinitis, acute rhinitis, acute catarrhal rhinitis*
Kos|me|ti|ka|ak|ne *f*: *Syn: Akne cosmetica*; durch Kosmetika verursachte Kontaktakne*; Ⓔ *acne cosmetica*
Kos|me|ti|kum *nt, pl* **-ka**: kosmetisches Mittel; Ⓔ *cosmetic*
Kost-, kost- *präf.*: → *Kosto-*
kos|tal *adj*: Rippe(n)/Costa(e) betreffend, zu den Rippen gehörend; Ⓔ *relating to a rib, costal*
Kos|tal|at|mung *f*: *Syn: Brustatmung, Thorakalatmung*; flacher Atmungstyp, bei dem nur die Brustmuskeln eingesetzt werden; Ⓔ *breast breathing*
Kos|tal|gie *f*: Rippenschmerz; Ⓔ *pain in the ribs, costalgia*
Kos|tek|to|mie *f*: Rippenresektion, Rippenexzision; Ⓔ *costectomy, costatectomy*
Kostmann-Syndrom *nt*: autosomal-rezessive Granulozytopenie*; Ⓔ *Kostmann's syndrome, infantile genetic agranulocytosis*
Kosto-, kosto- *präf.*: Wortelement mit der Bedeutung „Rippe"; Ⓔ *rib, costal, cost(o)-*
kos|to|chond|ral *adj*: *Syn: chondrokostal*; Rippenknorpel/Cartilago costalis betreffend; Ⓔ *relating to both rib and cartilage, costochondral, chondrocostal*
Kos|to|chon|dral|ge|len|ke *pl*: *Syn: Articulationes costochondrales*; knorpelige Verbindung am Übergang vom knöchernen Abschnitt der Rippen zum Rippenknorpel; Ⓔ *costochondral joints*
Kos|to|chond|ri|tis *f, pl* **-ti|den**: Rippenknorpelentzündung; Ⓔ *inflammation of costal cartilage(s), costal chondritis, costochondritis*
kos|to|chond|ri|tisch *adj*: Kostochondritis betreffend, von ihr betroffen oder gekennzeichnet; Ⓔ *relating to or marked by costochondritis*
kos|to|di|a|phrag|mal *adj*: *Syn: kostophrenisch, phrenikokostal*; Rippen und Zwerchfell/Diaphragma betreffend oder verbindend; Ⓔ *relating to both ribs and diaphragm, costodiaphragmatic, costophrenic, phrenicocostal, phrenocostal*
Kos|to|di|a|phrag|mal|si|nus *m*: *Syn: Kostodiaphragmalspalte, Sinus phrenicocostalis, Recessus costodiaphragmaticus*; Spaltraum zwischen Pleura costalis und Pleura diaphragmatica; Ⓔ *costodiaphragmatic sinus, phrenicocostal sinus, phrenicocostal recess, costodiaphragmatic recess*
Kos|to|di|a|phrag|mal|spal|te *f*: → *Kostodiaphragmalsinus*
kos|to|kla|vi|ku|lär *adj*: *Syn: kostoklavikular*; Rippen und Schlüsselbein/Klavikula betreffend oder verbindend; Ⓔ *relating to both ribs and clavicle, cleidocostal, clidocostal, costoclavicular*
kos|to|ko|ra|ko|id *adj*: Rippen und Processus coracoideus betreffend; Ⓔ *relating to both ribs and coracoid process, costocoracoid*
Kos|to|me|di|as|ti|nal|si|nus *m*: *Syn: Kostomediastinalspalte, Recessus costomediastinalis*; Spaltraum zwischen Pleura costalis und Pleura mediastinalis; Ⓔ *costomediastinal sinus, costomediastinal recess*
Kos|to|me|di|as|ti|nal|spal|te *f*: → *Kostomediastinalsinus*
kos|to|phre|nisch *adj*: → *kostodiaphragmal*
kos|to|pleu|ral *adj*: Rippen und Brustfell/Pleura betreffend; Ⓔ *relating to both ribs and pleura, costopleural*
kos|to|ska|pu|lar *adj*: *Syn: skapulokostal*; Rippen und Schulterblatt/Skapula betreffend; Ⓔ *relating to both ribs and scapula, costoscapular*
kos|to|spi|nal *adj*: *Syn: spinokostal*; Rippe(n) und Wirbelsäule/Columna vertebralis betreffend oder verbindend; Ⓔ *relating to both ribs and spine, costispinal*
kos|to|ster|nal *adj*: *Syn: sternokostal*; Rippen und Brustbein/Sternum betreffend oder verbindend; Ⓔ *relating to both ribs and sternum, costosternal*
Kos|to|ster|no|plas|tik *f*: Rippen-Sternum-Plastik; Ⓔ *costosternoplasty*
Kos|to|tom *nt*: Rippenmesser; Ⓔ *costotome*
Kos|to|to|mie *f*: Rippendurchtrennung; Ⓔ *costotomy*
kos|to|trans|ver|sal *adj*: zwischen Rippen und Querfortsatz liegend; Ⓔ *costotransverse, transversocostal*
Kos|to|trans|ver|sal|ge|lenk *nt*: *Syn: Articulatio costotransversaria*; gelenkige Verbindung zwischen Tuberculum costae der 1.–10. Rippe und dem Querfortsatz des betreffenden Brustwirbels; Ⓔ *costotransverse joint*
Kos|to|trans|ver|sek|to|mie *f*: Entfernung von Querfortsatz des Wirbels und Rippenköpfchen; Ⓔ *costotransversectomy*
kos|to|ver|te|bral *adj*: *Syn: kostozentral, vertebrokostal*; Rippe(n) und Wirbel/Vertebra(e) betreffend; Ⓔ *relating to both rib(s) and vertebra(e), costocentral, vertebrocostal, costovertebral*
Kos|to|ver|te|bral|ge|len|ke *pl*: *Syn: Rippenwirbelgelenke, Articulationes costovertebrales*; Gelenke zwischen Rippen und Wirbeln; Ⓔ *costovertebral articulations, costovertebral joints*
kos|to|zen|tral *adj*: → *kostovertebral*
kos|to|zer|vi|kal *adj*: Rippe(n) und Hals/Zervix betreffend oder verbindend; Ⓔ *relating to both ribs and neck, costicervical*
Ko|sub|strat *nt*: → *Koenzym*
Kot *m*: *Syn: Stuhl, Fäzes, Faeces, Fäkalien*; aus unverdauten Nahrungsresten, Abfallprodukten des Stoffwechsels, Wasser und Mikroorganismen bestehende meist breiige oder feste Masse; die durchschnittliche tägliche Menge beträgt ca. 200–250 Gramm; Ⓔ *bowel movement, feces, fecal matter, excrement, stool, dejection, ecrisis, ordure, diachorema, stercus*
Kot|äll|chen *nt*: *Syn: Zwergfadenwurm, Anguillula stercoralis, Strongyloides stercoralis*; häufiger Darmparasit in tropischen und subtropischen Ländern; Erreger der Strongyloidose*; Ⓔ *Anguillula intestinalis/stercoralis, Strongyloides intestinalis/stercoralis*
Kot|angst *f*: → *Koprophobie*
kot|ar|tig *adj*: fäkulent; Ⓔ *resembling feces, fecaloid, feculent, excrementitious, stercoraceous, stercoral, stercorous*
Kot|er|bre|chen *nt*: Miserere, Kopremesis; Ⓔ *fecal vomiting, copremesis*
Kot|es|sen *nt*: Koprophagie*; Ⓔ *coprophagy, coprophagia*
Kot|fis|tel *f*: **1.** *Syn: Fistula stercoralis*; angeborene oder nach Darmverletzung entstehende, kotführende äußere Darmfistel **2.** → *Kunstafter*; Ⓔ **1.** *fecal fistula, stercoral fistula* **2.** → *Kunstafter*
Kot|ge|schwulst *nt*: → *Koprom*
ko|tig *adj*: fäkulent; Ⓔ *fecal, fecaloid, feculent, excrementitious, excremental, stercoraceous, stercoral, stercorous*
Ko|trans|mit|ter *m*: *Syn: Cotransmitter*; in synaptischen Vesikeln neben dem Haupttransmitter enthaltener Transmitter; die funktionelle Bedeutung ist ungeklärt; Ⓔ *cotransmitter*
Kot|spra|che *f*: → *Koprolalie*
Kot|stein *m*: → *Koprolith*
Ko|ty|le|do *f, pl* **-do|nen**: *Syn: Cotyledo, Kotyledone*; Zottenbüschel des Chorions, Plazentalappen; Ⓔ *cotyledon*
Ko|ty|le|do|ne *f*: → *Kotyledo*
Kox-, kox- *präf.*: → *Koxo-*
Kox|al|gie *f*: *Syn: Coxalgia*; Hüftgelenkschmerz, Hüftschmerz; Ⓔ *pain in the hip, coxalgia, coxodynia, hip pain*
Kox|ar|thri|tis *f, pl* **-ti|den**: → *Koxitis*

K

kox|ar|thri|tisch *adj*: → *koxitisch*

Kox|ar|thro|pa|thie *f*: Hüftgelenkserkrankung; Ⓔ *coxarthopathy, hip-joint disease, coxalgia*

Kox|ar|thro|se *f*: *Syn:* *Coxarthrosis, Arthrosis deformans coxae, Malum coxae senile*; Arthrosis* deformans des Hüftgelenks; Ⓔ *senile coxitis, degenerative arthritis of hip joint, coxarthrosis, coxalgia, degenerative osteoarthritis of hip joint*

Ko|xi|tis *f, pl* **-tilden**: *Syn:* *Hüftgelenksentzündung, Coxitis, Koxarthritis, Coxarthritis*; Entzündung des Hüftgelenks; Ⓔ *inflammation of the hip joint, coxitis, coxarthria, coxarthritis*

ko|xi|tisch *adj*: *Syn:* *koxarthritisch*; Hüftgelenksentzündung/Koxitis betreffend, von ihr betroffen oder gekennzeichnet; Ⓔ *relating to or marked by coxitis, coxitic, coxarthritic*

Koxo-, koxo- *präf.*: Wortelement mit der Bedeutung „Hüfte/Hüftgelenk/Koxa"; Ⓔ *hip, hip joint, coxo-*

ko|xo|fe|mo|ral *adj*: Hüfte und Oberschenkel/Femur betreffend oder verbindend; Ⓔ *relating to both hip and thigh, coxofemoral*

Krabbe-Syndrom *nt*: *Syn:* *Krabbe-Krankheit, okuloenzephalische/enzephalookuläre Angiomatose, Angiomatosis encephalo-cutanea*; ohne Augenbeteiligung verlaufende Angiomatosis* encephalo-oculo-cutanea; Ⓔ *Krabbe's disease, Krabbe's syndrome, Krabbe's leukodystrophy, globoid cell leukodystrophy, globoid leukodystrophy, galactosylceramide β-galactosidase deficiency, diffuse infantile familial sclerosis, oculoencephalic angiomatosis, galactosylceramide lipidosis*

K

Kra|gen|knopf|abs|zess *m*: Abszess mit zwei Abszesskammern, die durch einen Gang verbunden sind; Ⓔ *collar-button abscess, shirt-stud abscess*

Kral|len|hand *f*: → *Klauenhand*

Kral|len|hohl|fuß *m*: → *Klauenfuß*

Kral|len|na|gel *m*: *Syn:* *Krummnagel, Krallnagel, Onychogrypose, Onychogryposis*; krallenförmige Verkrümmung der Nägel mit Vergrößerung und Verdickung; betrifft meist die Zehen; Ⓔ *onychogryposis, onychogryphosis*

Kral|len|ze|he *f*: *Syn:* *Hammerzehe, Digitus malleus*; meist erworbene Beugekontraktur der End- und Mittelgelenke der Zehen mit Überstreckung im Grundgelenk; Ⓔ *claw toe*

Krall|na|gel *m*: → *Krallennagel*

Krampf *m*: Muskelkrampf, Krampus; Ⓔ *cramp, muscle cramp*

Krampf|a|der *m*: *Syn:* *Varize, Varix, Krampfaderknoten, Varixknoten*; unregelmäßig erweiterte und geschlängelte oberflächliche Vene; die Venenklappen sind entweder insuffizient, zerstört oder fehlen vollständig; damit kommt es zu einer Umkehr der Strömungsrichtung in den Varizen, d.h., die Muskelpumpe des Beines pumpt das Blut nicht zum Herzen, sondern das Blut fließt in den Varizen nach distal, also retrograd; beim ruhigen, entspannten Stehen steht das Blut in den Varizen still oder fließt nur sehr langsam; der insgesamt ungenügende venöse Abtransport aus den Hautbezirken des Beines führt zu chronischer Veneninsuffizienz und den damit verbundenen Komplikationen; unkomplizierte Varizen können konservativ [Bewegungsübungen, v.a. der Waden, Schwimmen, kalte Duschen, Kompressionsstrümpfe, Vermeidung von Übergewicht] behandelt werden; bei Beschwerden oder Komplikationen Verödung oder Entfernung; das heute gebräuchlichste Verfahren zur Exstirpation von primären Varizen der Stammvenen ist die Babcock-Methode; bei Nebenastvarizen und Perforansinsuffizienz ist auch eine Verödung oder Ligatur möglich; Ⓔ *varicose vein, varix*

Krampf|a|der|bruch *m*: *Syn:* *Cirsozele, Cirsocele, Varikozele, Hernia varicosa*; hochgradige Erweiterung und Schlängelung des Plexus* pampiniformis; Ⓔ *varicocele, varicole, cirsocele, pampinocele*

Krampf|a|der|ent|zün|dung *f*: Varikophlebitis; Ⓔ *inflammation of varicose veins, varicophlebitis*

Krampf|a|der|kno|ten *m*: → *Krampfader*

Krampf|an|fall *m*: Epilepsie; epileptischer Anfall; Ⓔ *seizure, convulsions*

Kram|pus *m, pl* **-pi**: *Syn:* *Crampus*; Muskelkrampf; Ⓔ *cramp*

Krani-, krani- *präf.*: → *Kranio-*

kra|ni|al *adj*: den (knöchernen) Schädel betreffend; kopfwärts (liegend); Ⓔ *relating to the head or cranium, cranial, cephalic*

Kra|ni|ek|to|mie *f*: Schädeleröffnung durch Ausschneiden eines Knochenstücks; Ⓔ *craniectomy, detached craniotomy*

Kranio-, kranio- *präf.*: Wortelement mit der Bedeutung „Kopf/Schädel"; Ⓔ *crani(o)-*

kra|ni|o|au|ral *adj*: Schädel und Ohr/Auris betreffend; Ⓔ *relating to both skull and ear, cranioaural*

kra|ni|o|fa|zi|al *adj*: Schädel und Gesicht/Facies betreffend; Ⓔ *relating to both skull and face, craniofacial*

Kra|ni|o|ge|ne|se *f*: *Syn:* *Kephalogenese*; Kopfentwicklung; Ⓔ *cephalogenesis*

kra|ni|o|kau|dal *adj*: Kopf und Cauda betreffend; Ⓔ *craniocaudal, cephalocaudal*

Kra|ni|o|ma|la|zie *f*: Schädelerweichung, Schädelknochenerweichung; Ⓔ *craniomalacia*

Kra|ni|o|me|nin|go|ze|le *f*: bruchartige Vorwölbung der Hirnhaut durch einen Schädeldefekt; Ⓔ *craniomeningocele*

Kra|ni|o|me|ter *nt*: Schädelmesser; Ⓔ *craniometer*

Kra|ni|o|me|trie *f*: Schädelmessung; Ⓔ *craniometry*

kra|ni|o|me|trisch *adj*: Kraniometrie betreffend, mittels Kraniometrie; Ⓔ *relating to craniometry, craniometric, craniometrical*

Kra|ni|o|pa|gus *m*: *Syn:* *Kephalopagus, Zephalopagus*; Doppelfehlbildung mit Verwachsung im Schädelbereich; Ⓔ *cephalopagus, craniopagus*

Kra|ni|o|pa|thie *f*: Schädelerkrankung, Schädelknochenerkrankung; Ⓔ *craniopathy*

Kra|ni|o|pha|ryn|gi|om *nt*: *Syn:* *Kraniopharyngeom, Erdheim-Tumor*; durch lokales Wachstum zu neurologischen Störungen führender benigner Hirntumor, der aus Resten des Hypophysengangs [Ductus craniopharyngeus] entsteht; Ⓔ *craniopharyngioma, craniopharyngeal duct tumor, Erdheim tumor, pituitary adamantinoma, pituitary ameloblastoma, Rathke's pouch tumor, Rathke's tumor, suprasellar cyst*

Kra|ni|o|plas|tik *f*: Schädelplastik; Ⓔ *cranioplasty*

Kra|ni|o|rha|chi|schi|sis *f*: → *Kraniorrhachischisis*

Kra|ni|or|rha|chi|schi|sis *f*: *Syn:* *Kraniorhachischisis*; angeborene Schädel- und Wirbelsäulenspalte; Ⓔ *craniorrhachischisis*

kra|ni|o|sa|kral *adj*: Kopf und Kreuzbein/Sakrum betreffend; Ⓔ *relating to both skull and sacrum, craniosacral*

Kra|ni|o|schi|sis *f*: *Syn:* *Cranium bifidum*; angeborene Schädelspalte, Spaltschädel; Ⓔ *cranioschisis*

Kra|ni|o|skle|ro|se *f*: *Syn:* *Leontiasis cranii*; abnorme Verdickung der Schädelknochen; Ⓔ *craniosclerosis*

kra|ni|o|spi|nal *adj*: Schädel und Wirbelsäule/Columna vertebralis betreffend; Ⓔ *relating to both skull and spine, craniospinal, craniorrhachidian*

Kra|ni|o|ste|no|se *f*: *Syn:* *Stenokephalie, Stenozephalie*; durch einen vorzeitigen Verschluss der Schädelnähte [Kraniosynostose*] hervorgerufene Fehlbildung des Schädels [Dyszephalie*]; Ⓔ *craniostenosis, stenocephaly, stenocephalia*

Kra|ni|o|sto|se *f*: → *Kraniosynostose*

Kra|ni|o|syn|os|to|se *f*: *Syn:* *Kraniostose*; vorzeitiger, z. T. schon angeborener Verschluss der Schädelnähte mit

Entwicklung einer Schädelfehlbildung [Dyszephalie*]; Ⓔ *craniosynostosis*

Kra|ni|o|ta|bes *f*: elastische Schädelerweichung bei Rachitis in den ersten sechs Lebensmonaten; Ⓔ *craniotabes*

kra|ni|o|tho|ra|kal *adj*: → *kephalothorakal*

Kra|ni|o|to|mie *f*: Schädeleröffnung; Ⓔ *craniotomy*

kra|ni|o|tym|pa|nal *adj*: Schädel und Paukenhöhle/Tympanum betreffend; Ⓔ *relating to both skull and tympanum, craniotympanic*

kra|ni|o|ver|te|bral *adj*: Kopf und Wirbel/Vertebra(e) betreffend; Ⓔ *relating to both skull and vertebra(e), craniovertebral*

Kra|ni|o|ze|le *f*: *Syn: Enzephalozele, äußerer Hirnprolaps, Hirnbruch, Hernia cerebralis*; angeborener oder erworbener Vorfall von Hirngewebe durch eine Lücke im Schädel; Ⓔ *craniocele, encephalocele*

kra|ni|o|ze|re|bral *adj*: Schädel und Großhirn/Zerebrum betreffend; Ⓔ *relating to both skull and cerebrum, craniocerebral*

Kra|ni|um *nt*: *Syn: Cranium*; von den Schädelknochen gebildeter knöcherner Schädel; Ⓔ *skull, cranium*

Krank|heit *f*: *Syn: Erkrankung, Morbus*; durch subjektive oder objektive Symptome gekennzeichnete körperliche, geistige oder seelische Veränderung oder Störung; Ⓔ *illness, sickness, ill, disorder, disease*

endemische Krankheit: *Syn: Endemie*; regional begrenzt auftretende Krankheit; Ⓔ *endemia, endemic disease*

epidemische Krankheit: *Syn: Epidemie*; räumlich und zeitlich begrenztes, massenhaftes Auftreten einer Krankheit; Ⓔ *epidemic, epidemic disease*

fünfte Krankheit: *Syn: Ringelröteln, Morbus quintus, Sticker-Krankheit, Megalerythem, Erythema infectiosum, Megalerythema epidemicum/infectiosum*; meist Kinder unter 14 Jahren betreffende Viruskrankheit [Parvovirus B 19] mit Krankheitsgefühl, Fieber und gitter- oder girlandenförmigen Erythemen der Extremitätenstreckseiten; Ⓔ *Sticker's disease, fifth disease, erythema infectiosum*

Galaktosidase-β-positive Krankheit: *Syn: Mukosulfatidose, Lipomukopolysaccharidose*; autosomal-rezessive Kombination von Mukopolysaccharidose* und Sulfatlipidose mit geistiger Retardierung, Optikusatrophie und Skelettverformung; Ⓔ *multiple sulfatase deficiency, mucosulfatidosis*

manisch-depressive Krankheit: *Syn: manisch-depressive Psychose, manisch-depressive Erkrankung*; endogene Psychose* mit abwechselnd manischen und depressiven Phasen; Ⓔ *bipolar disorder, bipolar psychosis, manic-depressive disorder, manic-depressive illness, manic-depressive psychosis, circular psychosis*

molekulare Krankheit: *Syn: Molekularkrankheit*; Krankheit, die durch eine Veränderung der genetischen Information und der Bildung fehlerhafter Proteine verursacht wird; Ⓔ *molecular disease*

sechste Krankheit: *Syn: Dreitagefieber, Exanthema subitum, Roseola infantum, Pseudorubella*; wahrscheinlich virusbedingte Kleinkinderkrankheit [4 Monate-2 Jahre], die durch ein plötzlich einsetzendes hohes Fieber [40°] gekennzeichnet ist; nach drei Tagen kommt es zu Entfieberung und Auftreten eines flüchtigen hellroten Ausschlages [Exanthem*]; Ⓔ *sixth disease, Zahorsky's disease, exanthema subitum, roseola infantum, roseola, pseudorubella*

sexuell übertragbare Krankheit: *Syn: genitale Kontaktinfektion, venerisch übertragene Krankheit, sexually transmitted disease*; durch Sexualkontakt übertragbare Krankheit; Ⓔ *sexually transmitted disease*

venerisch übertragene Krankheit: → *sexuell übertragbare Krankheit*

Krank|heits|furcht *f*: *Syn: Pathophobie; Nosophobie*; krankhafte Angst vor (bestimmten) Krankheiten; Ⓔ *irrational fear of disease, nosophobia, pathophobia*

Krank|heits|wahn *f*: *Syn: hypochondrischer Wahn*; wahnhafte Überzeugung, an einer unheilbaren Erkrankung zu leiden; Ⓔ *hypochondriacal neurosis, hypochondria, hypochondriasis*

Kranz|ar|te|rie *f*: *Syn: Herzkranzarterie, Herzkranzgefäß, Koronararterie, Kranzgefäß, Koronarie, Arteria coronaria*; die Herzmuskulatur versorgende Arterie; Ⓔ *coronary artery, coronary, coronaria*

linke Kranzarterie: *Syn: linke Herzkranzarterie, Arteria coronaria sinistra*; die linke Kammer und Teile des Kammerseptums und der rechten Kammer versorgende Koronararterie; Ⓔ *left coronary artery of heart, left auricular artery*

rechte Kranzarterie: *Syn: rechte Herzkranzarterie, Arteria coronaria dextra*; die rechte Kammer und Teile des Kammerseptums und der linken Kammer versorgende Koronararterie; Ⓔ *right coronary artery of heart, right auricular artery*

Kranz|fur|che *f*: *Syn: Herzkranzfurche, Sulcus coronarius*; Furche an der Vorhof-Kammer-Grenze, in der die Herzkranzgefäße verlaufen; Ⓔ *coronary sulcus of heart, atrioventricular groove, auriculoventricular groove, atrioventricular sulcus*

Kranz|ge|fäß *nt*: → *Koronararterie*

Kranz|naht *f*: *Syn: Sutura coronalis*; Naht zwischen Stirn- und Scheitelbeinen; Ⓔ *arcuate suture, coronal suture*

Kranz|star *m*: *Syn: Cataracta coronaria*; Katarakt* mit kranzförmiger Trübung der Linsenrinde; Ⓔ *coronary cataract*

Krät|ze *f*: *Syn: Skabies, Scabies; Akariasis, Acariasis*; durch die Krätzmilbe* verursachte stark juckende Dermatose* mit Milbengängen in der Haut und Exanthem*; Ⓔ *scabies, the itch*

Krat|zer *pl*: → *Kratzwürmer*

Krätz|mil|be *f*: *Syn: Acarus scabiei, Sarcoptes scabiei*; Milbenart, deren Weibchen die Krätze* verursachen; Ⓔ *itch mite, Acarus scabiei, Sarcoptes scabiei*

Kratz|test *m*: *Syn: Scratchtest, Skarifikationstest*; Intrakutantest, bei dem das Allergen in die Haut eingekratzt wird; Ⓔ *scratch test, scarification test*

Kratz|wür|mer *pl*: *Syn: Kratzer, Acanthocephala*; zu den Nemathelminthen gehörende Darmparasiten, die beim Menschen nur selten Erkrankungen auslösen; Ⓔ *spiny-headed worms, thorny-headed worms, acanthocephalans, Acanthocephala*

Krau|ro|sis *f, pl* **-ses**: *Syn: Kraurose, Craurosis*; zu Atrophie und Schrumpfung führende Erkrankung der Halbschleimhaut der Genitalregion; Ⓔ *kraurosis*

Kraurosis penis: *Syn: Craurosis penis*; Kraurose von Vorhaut und Eichel; Ⓔ *kraurosis penis, balanitis sclerotica obliterans*

Kraurosis vulvae: *Syn: Breisky-Krankheit, Craurosis vulvae*; durch Atrophie der Vulvahaut und Schwund von Schamlippen und Klitoris gekennzeichnete Form des Lichen* sclerosus et atrophicus; Ⓔ *kraurosis vulvae, Breisky's disease, leukokraurosis*

krau|ro|tisch *adj*: Kraurosis betreffend, von ihr betroffen oder gekennzeichnet; Ⓔ *relating to or marked by kraurosis, kraurotic*

Krause-Drüsen *pl*: *Syn: Konjunktivaldrüsen, Glandulae conjunctivales*; Schleimdrüsen der Augenbindehaut; Ⓔ *Krause's glands, Terson's glands, conjunctival glands*

Krause-Endkolben *pl*: *Syn: Corpuscula bulboidea*; kolbenförmige Mechanorezeptoren in der Schleimhaut von v.a. Mund, Zunge und Mastdarm; Ⓔ *terminal bulbs of Krause*

Krause-Wolfe-Lappen *m*: *Syn:* Vollhautlappen, *Wolfe-Krause-Lappen*; Ⓔ *Krause-Wolfe graft, Wolfe's graft, Wolfe-Krause graft*

Kre|a|tin *nt*: *Syn: Creatin, α-Methylguanidinoessigsäure*;

K

in der Leber gebildeter Metabolit des Stoffwechsels, der als Kreatinphosphat* ein Energiespeicher der Muskelzelle ist; Ⓔ *creatine, kreatin, N-methyl-guanidinoacetic acid*

Krelaltinlälmie *f*: *Syn: Creatinämie*; vermehrter Kreatingehalt des Blutes; Ⓔ *creatinemia*

Krelaltilnin *nt*: *Syn: Creatinin*; harngängige Ausscheidungsform des Kreatins; Ⓔ *creatinine*

Krelaltilninlclealrance *f*: *Syn: Creatininclearance*; in der Nierenfunktionsdiagnostik verwendetes Maß für die Ausscheidung von Kreatinin durch die Niere; Ⓔ *creatinine clearance*

Krelaltinlkilnalse *f*: *Syn: Creatinkinase, Kreatinphosphokinase, Creatinphosphokinase*; intrazelluläres Enzym, das die reversible Reaktion von Kreatin und ATP zu Kreatinphosphat und ADP katalysiert; kommt in drei Isoformen vor: CK-BB [**Hirntyp**], CK-MM [**Skelettmuskeltyp**] und CK-MB [**Herzmuskeltyp**], CK-MB wird zur Diagnose und Verlaufsbeobachtung des Herzinfarktes verwendet; Ⓔ *creatine kinase, creatine phosphokinase, creatine phosphotransferase*

Krelaltinlphoslphat *nt*: *Syn: Creatinphosphat, Phosphokreatin*; energiereiche Phosphatverbindung, die im Muskel als Energiespeicher dient; Ⓔ *creatine phosphate, phosphocreatine, phosphagen*

Krelaltinlphoslpholkilnalse *f*: →*Kreatinkinase*

Krelaltinlulrie *f*: *Syn: Creatinurie*; vermehrte Kreatinausscheidung im Harn; Ⓔ *creatinuria*

Krelaltorlrhö *f, pl* **-rhölen**: Ausscheidung unverdauter Fleischfasern im Stuhl; Ⓔ *creatorrhea*

Krebs *m*: *Syn: Malignom*; allgemein verwendete Bezeichnung für maligne Tumoren, insbesondere das Karzinom*; Ⓔ *cancer, carcinoma, malignant epithelioma, malignant tumor, epithelioma, epithelial cancer, epithelial tumor, epithelioma*

Krebs-Henseleit-Zyklus *m*: *Syn: Ornithinzyklus, Harnstoffzyklus*; in den Lebermitochondrien ablaufender Zyklus, der Harnstoff aus Ammoniak und Kohlendioxid bildet; Ⓔ *Krebs cycle, Krebs-Henseleit cycle, Krebs ornithine cycle, Krebs urea cycle, urea cycle, ornithine cycle*

Krebs-Zyklus *m*: *Syn: Citronensäurezyklus, Zitratzyklus, Citratzyklus, Tricarbonsäurezyklus*; in den Mitochondrien der Zelle ablaufender Reaktionszyklus des Intermediärstoffwechsels; aus Kohlenhydraten, Eiweißen und Fettsäuren stammendes Acetyl-CoA wird oxidativ zur Energiegewinnung der Zelle abgebaut; Ⓔ *Krebs cycle, citric acid cycle, tricarboxylic acid cycle*

Krebslangst *f*: →*Kanzerophobie*

Krebslekizem der Brust *nt*: →*Paget-Krebs*

krebslerlrelgend *adj*: karzinogen; Ⓔ *cancer-causing, cancerigenic, cancerogenic, carcinogenic*

krebslerlzeulgend *adj*: karzinogen; Ⓔ *cancer-causing, cancerigenic, cancerogenic, carcinogenic*

Krebslfrühlerlkenlnungslunlterlsulchunlgen *pl*: Vorsorgeuntersuchungen bei Männern und Frauen zur Diagnose von typischen Krebserkrankungen in der Frühphase; Ⓔ *cancer check-up*

Krebslmilch *f*: milchartige Absonderung aus der Schnittfläche von Karzinomen; Ⓔ *cancer milk*

Krebslrelgislter *f*: Krankenregister zur Erfassung von Krebserkrankungen; Ⓔ *cancer register*

Kreilsellgelräusch *nt*: *Syn: Nonnensausen, Nonnengeräusch, Bruit de diable*; Strömungsgeräusch über der Jugularvene, z.B. bei Anämie* oder Hyperthyreose*; Ⓔ *jugular bruit, humming-top murmur, nun's murmur, venous hum, bruit de diable*

Kreisllauf *m*: *Syn: Blutkreislauf*; Blutzirkulation im Körper bzw. das kardiovaskuläre System als funktionelle Gesamtheit von Herz und Blutgefäßen; Ⓔ *circulation, circulatory system*

großer Kreislauf: *Syn: Körperkreislauf*; Teil des Blutkreislaufes, der sauerstoffreiches Blut zu den Geweben führt und sauerstoffarmes Blut zum Herzen transportiert; Ⓔ *systemic circulation, greater circulation, major circulation*

kleiner Kreislauf: *Syn: Lungenkreislauf*; Teil des Blutkreislaufes, der sauerstoffarmes Blut vom Herzen in die Lunge transportiert und sauerstoffreiches Blut zurück zum Herzen führt; Ⓔ *pulmonary circulation, lesser circulation, minor circulation*

Kreisllauflkolllaps *m*: *Syn: Herz-Kreislauf-Kollaps, kardiovaskulärer Kollaps*; durch eine vorübergehende Kreislaufinsuffizienz ausgelöster Kollaps; Ⓔ *circulatory collapse*

Kreisllauflstilllstand *m*: →*Herz-Kreislauf-Stillstand*

Kreisllauflzenltralllilsaltilon *f*: *Syn: Zentralisation*; Drosselung der Durchblutung der Körperperipherie bei verschiedenen Schockzuständen; Ⓔ *peripheral hypoperfusion*

Kreilßen *nt*: Gebären; Ⓔ *travail*

Kreißlsaal *m*: Entbindungsraum im Krankenhaus; Ⓔ *delivery room*

Krelmaslter *m*: →*Musculus cremaster*

Krelmaslterlarltelrie *f*: →*Arteria cremasterica*

Krelmaslterlrelflex *m*: *Syn: Hodenreflex, Cremasterreflex*; Hochheben des Hodens durch Kremasterkontraktion bei Berührung der Innenseite des Oberschenkels; Ⓔ *cremasteric reflex*

Krelpiltaltilon *f*: **1.** (*Lunge*) Knistern, Knisterrasseln **2.** *Syn: Crepitatio, Crepitus*; (*Fraktur*) Reiben, Reibegeräusch; Ⓔ **1.** *crepitation, crepitus, crackling* **2.** *crepitation, (bony) crepitus*

Kreltilnislmus *m*: bei Mangel an Schilddrüsenhormon auftretende Entwicklungsstörung, die Skelett, Nervensystem und Gehörorgan betrifft; Ⓔ *cretinism, myxedematous infantilism, hypothyroid dwarfism, infantile hypothyroidism, congenital myxedema, cretinoid idiocy*

Kreuzlallerlgie *f*: Allergie* gegen mehrere Antigene; Ⓔ *allergic cross reactions*

Kreuzlbänlder *pl*: vorderes [**Ligamentum cruciatum anterius**] und hinteres [**Ligamentum cruciatum posterius**] Kreuzband des Kniegelenkes; Ⓔ *cruciate ligaments of knee, oblique ligaments of knee, interosseous ligaments of knee*

Kreuzlbandlruplur *f*: man unterscheidet akute und chronische Verletzungen; akute Rupturen entstehen meist bei Sport- oder Unfallverletzungen; 80 % aller vorderen Kreuzbandrupturen entstehen durch ein Innenrotationstrauma der Tibia gegenüber dem Femur [Drehbewegung beim Laufen oder Springen] oder durch eine Kombination von Valgusstellung und Außenrotation [Skifahren]; bei den hinteren Kreuzbandverletzungen sind nur ca. 30 % Sportverletzungen, der Rest entsteht bei Verkehrsunfällen sowie durch Hyperextension oder Hyperreflexion; bei beiden Arten der Kreuzbandruptur liegen meist noch andere Verletzungen vor [z.B. Riss des medialen Seitenbandes, Meniskusschaden]; bei älteren und/oder sportlich nicht aktiven Patienten kann konservativ behandelt werden; dabei steht die Stabilisierung des Gelenkes durch gezieltes Muskelaufbautraining im Vordergrund; durch die Entwicklung der minimal invasiven arthroskopischen Operationstechniken wird die Indikation zur Operation heute aber großzügiger gestellt als früher; Ⓔ *rupture of cruciate ligament*

Kreuzlbein *nt*: *Syn: Sakrum, Sacrum, Os sacrum*; durch Verschmelzung der fünf Sakralwirbel entstandener Teil der Wirbelsäule und des Beckenrings; Ⓔ *sacrum, sacral bone, os sacrum*

Kreuzlbeinlalplalsie *f*: *Syn: Asakrie*; mangelhafte Ausbildung des Kreuzbeins; Ⓔ *asacria*

Kreuzbein-Darmbein-Gelenk *nt*: *Syn: Iliosakralgelenk, Kreuz-Darmbeingelenk, Articulatio sacroiliaca*; Gelenk

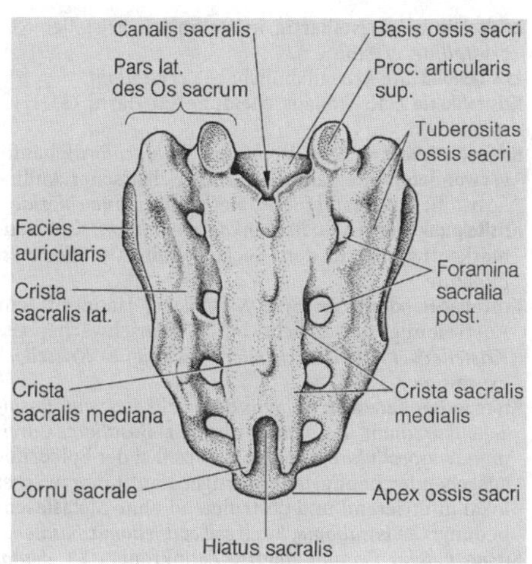

Abb. 47. Männliches Kreuzbein von dorsal

zwischen Kreuzbein und Darmbein; Ⓔ *iliosacral articulation, iliosacral joint, sacroiliac articulation, sacroiliac joint, sacroiliac symphysis*

Kreuz|bein|flü|gel *m*: ***Syn:*** *Ala ossis sacri*; seitlicher Teil der Kreuzbeinbasis; Ⓔ *sacral ala*

Kreuz|bein|ka|nal *m*: ***Syn:*** *Sakralkanal, Canalis sacralis*; Kreuzbeinabschnitt des Wirbelkanals; Ⓔ *sacral canal*

Kreuz|bein|ner|ven *pl*: ***Syn:*** *sakrale Spinalnerven, Sakralnerven, Nervi sacrales*; Spinalnerven des Sakralmarks; Ⓔ *sacral nerves*

Kreuz|bein|ple|xus *m*: ***Syn:*** *Sakralplexus, Plexus sacralis*; aus den vorderen Ästen der Spinalnerven L_4–S_4 gebildeter Plexus; Ⓔ *ischiadic plexus, sacral plexus*

Kreuz|bein|seg|men|te *pl*: ***Syn:*** *Sakralmark, Sakralsegmente, Pars sacralis medullae spinalis, Sacralia*; Sakralabschnitt des Rückenmarks; Ⓔ *sacral segments of spinal cord, sacral cord, sacral part of spinal cord*

Kreuzbein-Steißbein-Gelenk *nt*: ***Syn:*** *Sakrokokzygealgelenk, Articulatio sacrococcygea*; Gelenk zwischen Kreuzbein und Steißbein; Ⓔ *sacrococcygeal articulation, sacrococcygeal joint, sacrococcygeal symphysis*

Kreuz|bein|wir|bel *pl*: → *Kreuzwirbel*

Kreuz|biss *m*: einseitig oder beidseitig vorkommende Bissanomalie, bei der sich obere und untere Zahnreihe in Okklusion kreuzen; Ⓔ *crossbite*

Kreuz|blut *nt*: vom Empfänger einer Transfusion entnommenes Blut für die Kreuzprobe*; Ⓔ *blood for cross-matching*

Kreuz-Darmbeingelenk *nt*: → *Kreuzbein-Darmbein-Gelenk*

Kreuz|im|mu|ni|tät *f*: wechselseitige Immunität gegen das die Antikörperbildung auslösende Antigen [**homologes Antigen**] und andere Antigene, mit gleicher oder ähnlicher Determinante [**heterologe Antigene**]; Ⓔ *cross-immunity*

Kreuz|in|fek|ti|on *f*: gegenseitiges Anstecken zweier Patienten mit unterschiedlichen Erregern; Ⓔ *cross infection*

Kreuz|pro|be *f*: ***Syn:*** *Kreuztest*; in vitro-Test zur Überprüfung der Verträglichkeit von Spender- und Empfängerblut vor einer Bluttransfusion; die **Majorprobe** testet die Kompatibilität von Spendererythrozyten und Empfängerserum, die **Minorprobe** die Verträglichkeit von Empfängererythrozyten und Spenderserum; Ⓔ *crossmatch, cross matching*

kreuz|re|a|gie|ren *v*: eine Kreuzreaktion geben; Ⓔ *cross-react*

Kreuz|re|ak|ti|on *f*: Reaktion von spezifischen Antikörpern oder T-Lymphozyten mit Substanzen [**kreuzreagierendes Antigen**], die dem ursprünglichen Antigen ähneln; Ⓔ *cross-reaction, cross reaction*

kreuz|re|ak|tiv *adj*: → *kreuzreagierend*

Kreuz|re|sis|tenz *f*: Resistenz eines Erregers gegen ein Antibiotikum und andere, meist verwandte Antibiotika; Ⓔ *cross-resistance*

Kreuz|test *m*: → *Kreuzprobe*

Kreuz|to|le|ranz *f*: Immuntoleranz* gegen mehrere Antigene; Ⓔ *cross-tolerance*

Kreu|zung *f*: ***Syn:*** *Bastard, Mischling, Hybride*; durch Kreuzung zweier genetisch unterschiedlicher Eltern erhaltener Nachkömmling; Ⓔ *crossbred, crossbreed, hybrid, cross, intercross, mixture*

Kreuz|wir|bel *pl*: ***Syn:*** *Kreuzbeinwirbel, Sakralwirbel, Vertebrae sacrales*; 5 zum Kreuzbein verschmolzene Wirbel; Ⓔ *sacral vertebrae*

Krib|lü|ren *pl*: kleine Gewebslücken bei arteriosklerotischer Gehirnerweichung; Ⓔ *type III lacunae*

kri|bri|form *adj*: ***Syn:*** *kribrös*; siebförmig, siebartig; Ⓔ *sievelike, cribriform, cribrate, polyporous, ethmoid*

kri|brös *adj*: → *kribriform*

Krie|bel|mü|cken *pl*: ***Syn:*** *Simuliidae*; blutsaugende Mücken, die als Krankheitsüberträger von Bedeutung sind; Ⓔ *Simuliidae*

Kriech|krank|heit *f*: ***Syn:*** *Hautmaulwurf, Larva migrans, Myiasis linearis migrans, creeping disease*; durch Larven hervorgerufene, stark juckende Dermatitis* mit typischen geröteten Gangstrukturen in der Haut; Ⓔ *larva migrans, creeping disease, creeping eruption, creeping myiasis, sandworm disease, water dermatitis, plumber's itch*

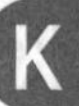

Kriegs|me|la|no|se *f*: ***Syn:*** *Riehl-Melanose, Riehl-Syndrom, Civatte-Krankheit, Civatte-Poikilodermie, Melanosis toxica lichenoides*; ätiologisch ungeklärte, aus einer entzündlichen Fleckenbildung hervorgehende, graubraune, flächenhafte Pigmentierung der Gesichtshaut; Ⓔ *Riehl's melanosis*

Kriegs|ty|phus *m*: ***Syn:*** *epidemisches Fleckfieber, klassisches Fleckfieber, Läusefleckfieber, Flecktyphus, Hungertyphus, Typhus exanthematicus*; weltweit verbreitete, durch schlechte hygienische Bedingungen geförderte Infektionskrankheit; der Erreger **Rickettsia prowazeki** wird v.a. durch die Kleiderlaus* von Mensch zu Mensch übertragen; neben hohem Fieber und einem charakteristischen fleckförmigen Hautausschlag imponiert die Erkrankung durch Bewusstseinseintrübung und neurologische Schäden; Ⓔ *classic typhus, fleckfieber, louse-borne typhus, camp fever, hospital fever, prison fever, ship fever, jail fever, war fever, epidemic typhus, European typhus, exanthematous typhus*

kri|ko|a|ry|tä|no|id *adj*: Krikoidknorpel und Aryknorpel betreffend oder verbindend; Ⓔ *relating to both cricoid and arytenoid cartilages, cricoarytenoid*

Kri|ko|a|ry|tä|no|id|band *nt*: ***Syn:*** *Ligamentum cricoarytenoideum*; elastisches Band zwischen Ringknorpelplatte und Aryknorpel; Ⓔ *posterior cricoarytenoid ligament*

kri|ko|id *adj*: **1.** ringförmig **2.** Krikoidknorpel betreffend; Ⓔ **1.** *ring-shaped, cricoid* **2.** *relating to the cricoid cartilage, cricoid*

Kri|ko|i|dek|to|mie *f*: Ringknorpelexzision; Ⓔ *cricoidectomy*

Kri|ko|id|knor|pel *m*: ***Syn:*** *Cartilago cricoidea*; Ringknorpel des Kehlkopfs; Ⓔ *cricoid, cricoid cartilage, annular cartilage, innominate cartilage*

kri|ko|pha|ryn|ge|al *adj*: Ringknorpel und Rachen/Pharynx betreffend oder verbindend; Ⓔ *relating to both cricoid cartilage and pharynx, cricopharyngeal*

kri|ko|thy|re|o|id *adj*: ***Syn:*** *krikothyroid, krikothyroidal*; Ringknorpel und Schilddrüse oder Schildknorpel betreffend oder verbindend; Ⓔ *relating to both cricoid* *and thyroid cartilages, cricothyroid*

Kri|ko|thy|re|o|to|mie *f*: Spaltung von Ring- und Schildknorpel; Ⓔ *cricothyrotomy, intercricothyrotomy, inferior laryngotomy, cricothyreotomy, coniotomy*

kri|ko|thy|ro|id *adj*: →*krikothyreoid*

kri|ko|thy|ro|i|dal *adj*: →*krikothyreoid*

Kri|ko|thy|ro|i|do|to|mie *f*: Spaltung des Ligamentum cricothyroideum medianum; Ⓔ *cricothyroidotomy, cricothyrotomy*

Kri|ko|to|mie *f*: Ringknorpelspaltung; Ⓔ *cricotomy*

kri|ko|tra|che|al *adj*: Ringknorpel und Luftröhre/Trachea betreffend oder verbindend; Ⓔ *relating to both cricoid cartilage and trachea, cricotracheal*

Kri|ko|tra|che|o|to|mie *f*: Spaltung von Ringknorpel und Trachea; Ⓔ *cricotracheotomy*

Krim|fie|ber *nt*: ***Syn:*** *Schlachthausfieber, Q-Fieber, Balkangrippe, Balkanfieber*; meldepflichtige, weltweit vorkommende Infektionskrankheit durch Coxiella* burnetii; die Übertragung erfolgt durch kontaminierte Staubpartikel; Ⓔ *Crimean hemorrhagic fever, Congo-Crimean hemorrhagic fever, Crimean-Congo hemorrhagic fever*

hämorrhagisches Krim-Fieber: ***Syn:*** *Kongo-Krim-Fieber*; auf der Krim und in Zentralafrika vorkommendes, hämorrhagisches Fieber durch das Krimfieber-Virus*; Ⓔ *Crimean hemorrhagic fever, Congo-Crimean hemorrhagic fever, Crimean-Congo hemorrhagic fever*

Krimfieber-Virus *nt*: ***Syn:*** *C-CHF-Virus*; ARBO-Virus; Erreger des hämorrhagischen Krimfiebers*; Ⓔ *Crimean hemorrhagic fever virus*

Kri|no|zy|to|se *f*: ***Syn:*** *ekkrine Extrusion*; aktive Sekretabgabe nach außen; Ⓔ *eccrine extrusion*

kri|no|zy|to|tisch *adj*: Krinozytose betreffend, mittels Krinozytose; Ⓔ *relating to or marked by eccrine extrusion*

Krip|pen|tod *m*: ***Syn:*** *plötzlicher Kindstod, sudden infant death syndrome, Mors subita infantum*; ätiologisch unklarer, plötzlicher Tod von Säuglingen; Ⓔ *cot death, crib death, sudden infant death syndrome*

Kri|se *f*: ***Syn:*** *Krisis, Crisis*; plötzlich auftretende Störung oder Verschlimmerung eines chronischen Leidens; Ⓔ *crisis; critical stage, turning point, turn*

aplastische Krise: vorübergehende, partielle oder vollständige Abnahme der Erythrozytenbildung; Ⓔ *aplastic crisis*

gastrische Krise: *s.u. tabische Krise*; Ⓔ *gastric crisis*

hämoklastische Krise: plötzliche Verminderung der Blutzellen im peripheren Blut; Ⓔ *hemoclastic crisis*

hämolytische Krise: akut gesteigerte Hämolyse* bei hämolytischer Anämie*; Ⓔ *hemolytic crisis*

hyperkalzämische Krise: ***Syn:*** *hyperparathyreoide Krise*; akut lebensbedrohlicher Zustand mit Somnolenz* oder Koma*; Ⓔ *hypercalcemic crisis, hyperparathyroid crisis*

hyperparathyreoide Krise: →*hyperkalzämische Krise*

hypertensive Krise: ***Syn:*** *Hochdruckkrise, hypertone Krise, Blutdruckkrise*; anfallsartiger Anstieg des systolischen und diastolischen Blutdrucks; Ⓔ *hypertensive crisis*

hyperthyreote Krise: →*thyreotoxische Krise*

hypertone Krise: →*hypertensive Krise*

tabische Krise: bei Tabes* doralis auftretende Organkrisen mit Schmerzen und Funktionsausfall; am häufigsten sind **Magenkrise** [gastrische Krise], **Larynxkrise, Pharynxkrise, Klitoriskrise, Zwerchfellkrise**; Ⓔ *tabetic crisis*

thyreotoxische Krise: ***Syn:*** *hyperthyreote Krise*; akute Exazerbation einer vorbestehenden Schilddrüsenüberfunktion, die durch Herzarhythmien, Tachykardie*, Hyperthermie* und zunehmender Kreislaufinsuffizienz gekennzeichnet ist; Ⓔ *thyrotoxic crisis, thyrotoxic storm, thyroid crisis, thyroid storm*

kris|tal|lin *adj*: kristallartig, kristallinisch, kristallen; Ⓔ *crystalline, crystal*

kris|tal|lo|id *adj*: kristallähnlich; Ⓔ *crystalloid*

Kris|tall|u|rie *f*: Kristallausscheidung im Harn; Ⓔ *crystalluria*

Kris|tall|vi|o|lett *nt*: ***Syn:*** *Methylrosaliniumchlorid*; häufig verwendeter [u.a. Gram*-Färbung] basischer Anilinfarbstoff; Ⓔ *crystal violet, methylrosaniline chloride*

Kris|ta|punk|ti|on *f*: ***Syn:*** *Beckenkammpunktion*; Knochenmarkentnahme aus dem Beckenkamm; Ⓔ *iliac crest puncture*

Kristeller-Handgriff *m*: ***Syn:*** *Kristellern*; Handgriff zur Austreibung der Frucht bei Wehenschwäche; Ⓔ *Kristeller's method, Kristeller's technique, Kristeller's expression*

Krompecher-Karzinom *nt*: ***Syn:*** *Basalzellkarzinom, Basalzellenkarzinom, Basalzellepitheliom, Basaliom, Carcinoma basocellulare*; von den Basalzellen der Epidermis ausgehender, häufigster bösartiger Hauttumor; wächst lokal infiltrierend und destruierend ohne Metastasenbildung; Ⓔ *basalioma, basal cell epithelioma, basaloma*

Kro|ne *f*: ***Syn:*** *Corona dentis*; Zahnkrone; Ⓔ *dental crown, dental corona*

Kro|nen|pul|pa *f*: ***Syn:*** *Pulpa coronalis*; in der Zahnkrone liegender Teil der Zahnpulpa; Ⓔ *coronal pulp*

Kropf *m*: ***Syn:*** *Struma*; Vergrößerung der gesamten Schilddrüse oder von Teilen der Schilddrüse; Ⓔ *goiter*

Kropf|asth|ma *nt*: Atemnot durch Einengung der Luftröhre durch einen Kropf; Ⓔ *goitrous asthma*

Kropf|brum|men *nt*: →*Kropfgeräusch*

Kropf|ent|zün|dung *f*: →*Strumitis*

Kropf|ge|räusch *nt*: ***Syn:*** *Kropfbrummen*; niederfrequentes Gefäßgeräusch über einer hyperthyreoten Struma*; Ⓔ *thyroid bruit*

Krö|ten|haut *f*: ***Syn:*** *Phrynoderm, Hyperkeratosis follicularis, Hyperkeratosis follicularis metabolica, Hyperkeratose bei Avitaminose A*; durch Vitamin-A-Mangel hervorgerufene, follikuläre Hyperkeratose mit trockener, asch-grauer Haut; Ⓔ *toadskin, toad skin, follicular hyperkeratosis, phrynoderma*

Krug|at|men *nt*: ***Syn:*** *Amphorenatmen, amphorisches Atmen, Amphorophonie, Höhlenatmen*; über großen Lungenkavernen hörbares, hohl-klingendes Atemgeräusch; Ⓔ *amphoric respiration*

Krukenberg-Tumor *m*: beidseitige Eierstockmetastasen eines Primärtumors des Magen-Darm-Traktes; Ⓔ *Krukenberg's tumor*

Krü|mel|nä|gel *pl*: krümelig zerfallende Finger- oder Zehennägel bei Psoriasis*; Ⓔ *dystrophic nails*

Krumm|darm *m*: ***Syn:*** *Ileum, Intestinum ileum*; letzter und längster Abschnitt des Dünndarms vor der Einmündung in den Blinddarm; Ⓔ *ileum*

Krumm|na|gel *m*: →*Krallennagel*

Kru|or *m*: ***Syn:*** *Cruor sanguinis, Kruorgerinnsel*; Blutgerinnsel, Blutkuchen, Blutklumpen; Ⓔ *blood clot, coagulated blood, cruor*

Kru|or|ge|rinn|sel *nt*: →*Kruor*

Krupp *m*: ***Syn:*** *Croup*; durch eine fibrinös-pseudomembranöse Entzündung der Atemwege hervorgerufene Kehlkopfenge mit Atemnot, inspiratorischem Stridor* und meist bellendem Husten [**Krupphusten**]; trat früher v.a. bei Diphtherie* auf [**echter Krupp**], während heute andere Ursachen im Vordergrund stehen; aus diesem Grund wird die klinische Entität heute als **Kruppsyndrom** bezeichnet; Ⓔ *croup, exudative angina, angina trachealis, laryngostasis*

diphtherischer Krupp: ***Syn:*** *echter Krupp*; Krupp bei Diphtherie; Ⓔ *croup, diphtheritic croup*

echter Krupp: →*diphtherischer Krupp*

falscher Krupp: ***Syn:*** *Pseudokrupp, Pseudocroup*; meist durch Virusinfekte der oberen Atemwege ausgelöste Symptomatik, die an einen echten Krupp erinnert; Ⓔ

subglottic laryngitis
Krupp|hus|ten *m*: *s.u. Krupp*; Ⓔ *barking cough*
krup|pös *adj*: mit kruppartigen Symptomen, kruppartig, kruppähnlich; Ⓔ *croupy, croupous*
Krupp|syn|drom *nt*: *Syn: Pseudokrupp, Pseudocroup*; Oberbegriff für Erkrankungen der Atemwege, die zu Kehlkopfverengung mit Atemnot, inspiratorischem Stridor* und meist bellendem Husten [**Krupphusten**] führen; der Verlauf der verschiedenen Formen variiert, alle führen aber zu bellendem Husten, inspiratorischem Stridor und Atemnot; bei schwerer Dyspnoe findet sich auch Tachypnoe [> 50/min], Tachykardie [> 150/min], Unruhe und Zyanose; die Therapie hängt vom Schweregrad der Atemnot ab; leichte Formen können zu Hause mit Steroiden [oral, Inhalation], Antihistaminika und Sedativa behandelt werden; schwere Formen müssen stationär aufgenommen und behandelt werden [befeuchteter Sauerstoff, Steroide, Antihistaminika]; Ⓔ *croup*
kru|ral *adj*: Schenkel/Crus betreffend; insbesondere den Unterschenkel; Ⓔ *relating to thigh or leg, crural*
Kruro-, kruro- *präf.*: Wortelement mit der Bedeutung „Schenkel/Unterschenkel/Crus"; Ⓔ *leg, crural, cruro-*
Kruse-Sonne-Bakterium *nt*: *Syn: Kruse-Sonne-Ruhrbakterium, E-Ruhrbakterium, Shigella sonnei*; nicht-toxinbildender Erreger der Sommerdiarrhö*; Ⓔ *Shigella sonnei, Shigella ceylonsis, Sonne bacillus, Sonne-Duval bacillus, Bacterium sonnei*
Krus|ten|flech|te *f*: *Syn: Eiterflechte, Grindflechte, Pustelflechte, feuchter Grind, Impetigo (contagiosa/vulgaris)*; durch Eitererreger [Staphylokokken, Streptokokken] hervorgerufene Hauterkrankung mit eitriger Blasen- und Pustelbildung; Ⓔ *crusted tetter, impetigo, streptococcal impetigo, streptococcal pyoderma*
Kry-, kry- *präf.*: → *Kryo-*
Kry|al|ge|sie *f*: Kälteschmerz; Ⓔ *pain from the application of cold, cryalgesia, crymodynia*
Kry|an|äs|the|sie *f*: → *Kälteanästhesie*
Kry|äs|the|sie *f*: **1.** Kälteempfindung **2.** Kälteüberempfindlichkeit; Ⓔ **1.** *sensitiveness to cold, cryesthesia* **2.** *hypersensitiveness to cold, cryesthesia*
Kryo-, kryo- *präf.*: Wortelement mit der Bedeutung „Kälte/Frost"; Ⓔ *cold, cry(o)-, crym(o), psychr(o)-*
Kry|o|an|äs|the|sie *f*: → *Kälteanästhesie*
Kry|o|bank *f*: Einrichtung zur Lagerung von eingefrorenen (Gewebe-, Blut-)Proben; Ⓔ *cryobank*
Kry|o|chi|rur|gie *f*: *Syn: Kältechirurgie*; chirurgische Eingriffe unter Verwendung von speziellen Kryosonden; Ⓔ *cryosurgery*
kry|o|chi|rur|gisch *adj*: Kryochirurgie betreffend; Ⓔ *relating to cryosurgery, cryosurgical*
Kry|o|de *f*: → *Kryosonde*
Kry|o|ex|trak|ti|on *f*: Linsenextraktion mit einer speziellen Kryosonde [**Kryoextraktor**]; Ⓔ *cryoextraction*
Kry|o|ex|trak|tor *m*: *s.u. Kryoextraktion*; Ⓔ *cryoextractor, cryode, cryostylet*
kry|o|gen *adj*: kälteerzeugend; Ⓔ *cryogenic*
Kry|o|glo|bu|lin *nt*: *Syn: Kälteglobulin*; im Blut enthaltenes Globulin [meist Immunglobulin], das bei Abkühlung ausfällt; Ⓔ *cryoglobulin, cryogammaglobulin*
Kry|o|glo|bu|lin|ä|mie *f*: Auftreten von Kryoglobulinen im Blut; Ⓔ *cryoglobulinemia*
Kry|o|hy|po|phy|sek|to|mie *f*: kryochirurgische Hypophysektomie*; Ⓔ *cryohypophysectomy*
Kry|o|kau|ter *m*: mit Kohlensäureschnee und Aceton gekühlte Kältesonde zur lokalen Gewebezerstörung; Ⓔ *cryocautery, cold cautery*
Kry|o|ko|ni|sa|ti|on *f*: Konisation* mit einer Kryosonde; Ⓔ *cryoconization*
Kry|o|kon|ser|vie|rung *f*: *Syn: Kältekonservierung*; Konservierung von biologischem Material durch Tieffrieren; Ⓔ *cryopreservation*
Kry|o|pal|li|dek|to|mie *f*: kryochirurgische Pallidektomie*; Ⓔ *cryopallidectomy*
Kry|o|pa|thie *f*: **1.** durch lokale oder allgemeine Unterkühlung hervorgerufener Kälteschaden **2.** durch Kryoglobuline, Kälteantikörper oder Kälteüberempfindlichkeit hervorgerufene Erkrankung; Ⓔ **1.** *cryopathy* **2.** *cryopathy*
Kry|o|pe|xie *f*: → *Kryoretinopexie*
Kry|o|prä|zi|pi|tat *nt*: bei Kälte ausfallender Niederschlag; Ⓔ *cryoprecipitate*
Kry|o|prä|zi|pi|ta|ti|on *f*: durch Kälte ausgelöste Präzipitation; Ⓔ *cryoprecipitation*
Kry|o|pro|sta|tek|to|mie *f*: kryochirurgische Prostatektomie*; Ⓔ *cryoprostatectomy*
Kry|o|pro|te|in *nt*: → *Kälteprotein*
Kry|o|re|ti|no|pe|xie *f*: *Syn: Kryopexie*; Netzhautfixierung mittels Kryosonde; Ⓔ *cryopexy*
Kry|o|skop *nt*: Gerät zur Gefrierpunktsbestimmung einer Lösung; Ⓔ *cryoscope*
Kry|o|sko|pie *f*: Methode zur Gefrierpunktsbestimmung einer Lösung; Ⓔ *cryoscopy*
kry|o|sko|pisch *adj*: Kryoskopie betreffend, mittels Kryoskopie; Ⓔ *relating to cryoscopy, cryoscopical*
Kry|o|son|de *f*: *Syn: Kältesonde, Kältestab, Kryostab, Kryode*; meist durch flüssigen Stickstoff [-180° Celsius] gekühlte Sonde; Ⓔ *cryoprobe, cryode*
Kry|o|stab *m*: → *Kryosonde*
Kry|o|tha|la|mo|to|mie *f*: kryochirurgische Thalamotomie*; Ⓔ *cryothalamotomy, cryothalamectomy*
Kry|o|the|ra|pie *f*: *Syn: Kältetherapie*; meist lokale, therapeutische Anwendung von Kälte; Ⓔ *cryotherapy, crymotherapeutic, frigotherapy, psychrotherapys, crymotherapy*
Krypt-, krypt- *präf.*: → *Krypto-*
Krypt|an|ti|ge|ne *pl*: maskierte Antigene der Erythrozytenoberfläche, die durch Neuraminidase freigelegt werden; Ⓔ *cryptic antigens*
Kryp|te *f*: *Syn: Crypta*; seichte (Epithel-)Grube; Ⓔ *crypt, crypta*
Kryp|ten|abs|zess *m*: Abszess der Lieberkühn*-Krypten des Dickdarms; Ⓔ *crypt abscess*
Kryp|ten|ton|sil|li|tis *f*: *Syn: Kryptenentzündung*; primär auf die Tonsillenkrypten beschränkte chronische Mandelentzündung; Ⓔ *spotted sore throat, follicular tonsillitis*
kryp|tisch *adj*: verborgen, versteckt; okkult; Ⓔ *cryptic, hidden, occult, larvate*
Kryp|ti|tis *f, pl* **-ti|ti|den**: Entzündung einer Krypte; meist gleichgesetzt mit analer Kryptitis; Ⓔ *inflammation of a crypt, cryptitis*
anale Kryptitis: *Syn: rektale Kryptitis*; lokalisierte Proktitis* mit Befall der Morgagni*-Krypten; Ⓔ *anal cryptitis*
rektale Kryptitis: → *anale Kryptitis*
Krypto-, krypto- *präf.*: Wortelement mit der Bedeutung „verborgen/versteckt"; Ⓔ *hidden, occult, crypt(o)-*
kryp|to|gen *adj*: *Syn: kryptogenetisch*; verborgen, versteckt, aus unbekannter Ursache entstanden; manchmal gleichgesetzt mit idiopathisch, essentiell, genuin; Ⓔ *cryptogenic, cryptogenetic*
kryp|to|ge|ne|tisch *adj*: → *kryptogen*
Kryp|to|kok|ken *pl*: → *Cryptococcus*
Kryp|to|kok|ken|me|nin|gi|tis *f, pl* **-ti|den**: *Syn: Cryptococcus-Meningitis*; durch Cryptococcus*-Arten hervorgerufene Hirnhautentzündung; Ⓔ *cryptococcal meningitis*
Kryp|to|kok|ko|se *f*: *Syn: Kryptokokkusmykose, Cryptococcose, Cryptococcus-Mykose, Torulose, Busse-Buschke-Krankheit, europäische Blastomykose*; durch Cryptococcus* neoformans hervorgerufene Mykose* der Lunge, Meningen, Leber und seltener der Haut; tritt meist bei Patienten mit geschwächter Abwehrlage

K

[Frühgeborene, Tumoren, HIV-Infektion] auf; Ⓔ *Busse-Buschke disease, Buschke's disease, European blastomycosis, torulosis, cryptococcosis*

Kryp|to|kok|kus *m, pl* **-ken**: →*Cryptococcus*

Kryp|to|kok|kus|my|ko|se *f*: →*Kryptokokkose*

Kryp|to|me|nor|rhoe *f, pl* **-rho|en**: nicht nach außen abfließende Monatsblutung bei angeborenem oder erworbenem Verschluss von Scheide oder Zervix; Ⓔ *cryptomenorrhea*

kryp|to|mer *adj*: Kryptomerie betreffend, durch sie bedingt; Ⓔ *cryptomeric*

Kryp|to|me|rie *f*: fehlende Ausprägung eines Gens durch Fehlen des Komplementärgens; Ⓔ *cryptomerism*

Kryp|to|mne|sie *f*: Gedächtnisstörung, bei der echte Erinnerungen als erdacht empfunden werden; Ⓔ *subconscious memory, cryptomnesia, cryptanamnesia*

Kryp|ton *nt*: Edelgas; wird zur Lungenfunktionsdiagnostik verwendet; Ⓔ *krypton*

Kryp|toph|thal|mus *m*: *Syn: verborgenes Auge*; unvollständige Augenentwicklung bei Verschluss der Lidspalte; Ⓔ *cryptophthalmos, cryptophthalmia, cryptophthalmus*

Kryptophthalmus-Syndrom *nt*: *Syn: Fraser-Syndrom*; autosomal-rezessives Syndrom mit Kryptophthalmus*, Syndaktylie*, Unterentwicklung der Genitale und Nierenagenesie*; Ⓔ *cryptophthalmus syndrome*

kryp|tor|chid *adj*: Kryptorchismus betreffend, von ihm betroffen oder gekennzeichnet; Ⓔ *relating to or marked by cryptorchidism, cryptorchid*

Kryp|tor|chis|mus *m*: *Syn: Hodenretention, Retentio testis, Maldescensus testis*; Fehlen des Hodens im Hodensack bei Bauch- oder Leistenhoden; Ⓔ *cryptorchidism, cryptorchidy, cryptorchism, undescended testicle, undescended testis, retained testicle, retained testis*

Kryp|to|spo|ri|di|o|se *f*: *Syn: Cryptosporidiosis*; durch **Cryptosporidium** verursachte mild verlaufende tropische Diarrhoe*; bei Immunsuppression* oder AIDS* Entwicklung einer chronischen, schwer verlaufenden Durchfallerkrankung mit Allgemeinsymptomen; Ⓔ *cryptosporidiosis*

Kryp|to|zo|o|sper|mie *f*: Verminderung der Spermienzahl unter 1 Million/ml Ejakulat; Ⓔ *cryptozoospermia*

ku|bi|tal *adj*: Ellenbogen(gelenk) betreffend; Ⓔ *relating to the elbow, cubital*

Ku|bo|id *nt*: *Syn: Würfelbein, Os cuboideum*; würfelförmiger Fußwurzelknochen; Ⓔ *cuboid*

ku|bo|id *adj*: würfelförmig; Ⓔ *cuboid, cuboidal*

Ku|chen|nie|re *f*: *Syn: Klumpenniere, Klumpniere*; klumpenförmige, angeborene Verschmelzungsniere; Ⓔ *cake kidney, clump kidney, lump kidney, pancake kidney*

Kufs-Hallervorden-Krankheit *f*: →*Kufs-Syndrom*

Kufs-Syndrom *nt*: *Syn: Erwachsenenform der amaurotischen Idiotie, Kufs-Hallervorden-Krankheit*; erst im Erwachsenenalter beginnende Form der Gangliosidose*; Ⓔ *Kufs' disease, adult type of amaurotic idiocy, adult type of cerebral sphingolipidosis*

Kugelberg-Welander-Syndrom *nt*: *Syn: Atrophia musculorum spinalis pseudomyopathica (Kugelberg-Welander), juvenile Form der spinalen Muskelatrophie*; meist autosomal-rezessive Form der spinalen Muskelatrophie; beginnt mit Atrophie* und Lähmung der rumpfnahen Beinmuskulatur und betrifft später auch Schultergürtel-, Arm- und Handmuskulatur; Ⓔ *Kugelberg-Welander disease, Wohlfahrt-Kugelberg-Welander disease, juvenile muscular atrophy*

Ku|gel|ge|lenk *nt*: *Syn: Articulatio spheroidea*; Gelenk mit kugelförmigen Gelenkkopf; Ⓔ *ball-and-socket articulation, ball-and-socket joint, multiaxial articulation, multiaxial joint, spheroidal articulation, spheroidal joint, polyaxial articulation, polyaxial joint*

Ku|gel|kern *m*: *Syn: Nucleus globosus*; kugelförmiger Kleinhirnkern; Ⓔ *spherical nucleus, globose nucleus, globulus*

Ku|gel|lin|se *f*: *Syn: Sphärophakie*; kugelförmig gewölbte Linse; angeborene Fehlbildung; Ⓔ *spherophakia*

Ku|gel|throm|bus *m, pl* **-ben**: meist im linken Herzvorhof sitzender, frei flottierender Thrombus*; Ⓔ *ball thrombus*

Ku|gel|zell|an|ä|mie, konstitutionelle hämolytische *f*: *Syn: Minkowski-Chauffard-Syndrom, Minkowski-Chauffard-Gänsslen-Syndrom, hereditäre Sphärozytose, konstitutionelle Kugelzellenanämie, Kugelzellenikterus, familiärer hämolytischer Ikterus, Morbus Minkowski-Chauffard*; häufigste erbliche hämolytische Anämie* in Europa mit meist autosomal-dominantem Erbgang; charakteristisch sind kugelförmige Erythrozyten [Kugelzellen] im Blutbild, Hämolyse*, Milzvergrößerung und Gelbsucht; Ⓔ *Minkowski-Chauffard syndrome, hereditary spherocytosis, chronic acholuric jaundice, acholuric jaundice, acholuric familial jaundice, congenital hemolytic jaundice, familial acholuric jaundice, congenital hemolytic icterus, constitutional hemolytic anemia, chronic familial icterus, chronic familial jaundice, congenital hyperbilirubinemia, congenital familial icterus, spherocytic anemia*

Ku|gel|zel|len *pl*: *Syn: Sphärozyten*; bei verschiedenen Anämien* auftretende runde Erythrozyten*; Ⓔ *microspherocytes, spherocytes*

Ku|gel|zel|len|an|ä|mie, konstitutionelle *f*: →*Kugelzellanämie, konstitutionelle hämolytische*

Ku|gel|zel|len|ik|te|rus *m*: →*Kugelzellanämie, konstitutionelle hämolytische*

Kuh|milch|al|ler|gie *f*: Allergie* gegen Kuhmilcheiweiß; Ⓔ *cow milk allergy, cow milk hypersensitivity*

Kuh|milch|an|ä|mie *f*: hypochrome Anämie* durch einen Eisen- und Kupfermangel bei Säuglingen, die nur mit Kuhmilch ernährt werden; Ⓔ *milk anemia, cow's milk anemia*

Kuh|po|cken *pl*: auf den Menschen übertragbare, milde Pockenerkrankung durch das **Kuhpockenvirus** [Orthopoxvirus bovis]; Ⓔ *cowpox*

Kuh|po|cken|vi|rus *nt, pl* **-ren**: *Syn: Orthopoxvirus bovis*; Erreger der Kuhpocken*; von Jenner zur Pockenimpfung verwendet; Ⓔ *cowpox virus*

Kul|do|skop *nt*: *s.u. Kuldoskopie*; Ⓔ *culdoscope*

Kul|do|sko|pie *f*: *Syn: Douglasskopie*; Endoskopie des Douglas*-Raums mit einem **Kuldoskop**; Ⓔ *culdoscopy*

Kul|do|to|mie *f*: operative Eröffnung des Douglas*-Raums; Ⓔ *culdotomy, posterior colpotomy*

Kul|do|zen|te|se *f*: Punktion des Douglas*-Raums; Ⓔ *culdocentesis*

Kulenkampff-Plexusanästhesie *f*: Leitungsanästhesie des Plexus* brachialis oberhalb des Schlüsselbeins; Ⓔ *Kulenkampff's anaesthesia*

Kul|ex|mü|cke *f*: *Syn: Culex*; Krankheitsüberträger enthaltende Mückenart, die in Europa kaum eine Rolle spielt; Ⓔ *Culex*

kul|ti|vier|bar *adj*: *Syn: kulturfähig*; in einer Kultur züchtbar; Ⓔ *culturable*

kul|ti|viert *adj*: auf einer Kultur gewachsen, gezüchtet; Ⓔ *cultured*

Kul|ti|vie|rung *f*: Züchtung auf einer Kultur; Ⓔ *cultivation*

Kultschitzky-Zellen *pl*: *Syn: enterochromaffine/argentaffine/gelbe/enteroendokrine Zellen, EC-Zellen*; u.a. Serotonin* enthaltende basalgekörnte Zellen des Magen-Darm-Traktes, die sich mit Silber anfärben; Ⓔ *Kulchitsky cells, argentaffine cells, enteroendocrine cells, enterochromaffin cells*

Kul|tur *f*: Züchtung von Mikroorganismen, Zellen oder Geweben auf oder in speziellen Nährmedien; Ⓔ *culture*

kul|tur|fä|hig *adj*: → *kultivierbar*
Ku|ma|rin *nt*: *Syn: Cumarin*; zur Synthese von Antikoagulanzien [Kumarinderivate*] und Antibiotika verwendetes Glykosid, das in vielen Pflanzen vorkommt; Ⓔ *cumarin, coumarin, chromone*
Ku|ma|rin|de|ri|va|te *pl*: *Syn: Cumarinderivate*; vom Kumarin abgeleitete Hemmstoffe der Blutgerinnung [Antikoagulanzien]; durch ihre Strukturähnlichkeit mit Vitamin K hemmen sie die Bildung Vitamin K-abhängiger Gerinnungsfaktoren; Ⓔ *coumarin derivatives*
Kümmel-Buckel *m*: *s.u. Kümmell-Verneuil-Krankheit*; Ⓔ *Kümmel's gibbus*
Kümmell-Punkt *m*: Druckpunkt bei Appendizitis*; ca. 2 cm rechts vom Nabel; Ⓔ *Kümmell's point*
Kümmell-Verneuil-Krankheit *f*: *Syn: Kümmell-Verneuil-Syndrom, traumatische Kyphose, Spondylopathia traumatica*; oft erst Monate oder Jahre nach einem geringfügigen Trauma der Wirbelsäule auftretende Buckelbildung [**Kümmel-Buckel**]; Ⓔ *Kümmell-Verneuil disease, Kümmell's disease, Kümmell's spondylitis, traumatic spondylopathy*
Ku|mu|la|ti|on *f*: Häufung, Anhäufung, Kumulation, Anreicherung; Ⓔ *cumulation, accumulation*
ku|mu|la|tiv *adj*: sich (an-)häufend, anwachsend; Ⓔ *cumulative*
ku|mu|lie|ren *v*: (s.) anhäufen, aufhäufen, ansammeln; Ⓔ *cumulate, accumulate*
ku|mu|liert *adj*: (an-, auf-)gehäuft; Ⓔ *cumulate*
Kuneo-, kuneo- *präf.*: Wortelement mit der Bedeutung „Keil/Keilbein"; Ⓔ *wedge, cuneo-*
ku|ne|o|ku|bo|id *adj*: Keilbein/Os cuneiforme und Würfelbein/Os cuboideum betreffend oder verbindend; Ⓔ *relating to both cuneiform and cuboid bones, cuneocuboid*
ku|ne|o|na|vi|ku|lar *adj*: Keilbein/Os cuneiforme und Kahnbein/Os naviculare betreffend oder verbindend; Ⓔ *relating to both cuneiform and navicular bones, cuneonavicular, cuneoscaphoid*
Kun|ni|lin|gus *m*: *Syn: Cunnilingus*; orale Stimulation der weiblichen Scham; Ⓔ *cunnilingus, cunnilinction, cunnilinctus*
Kunst|af|ter *m*: *Syn: Anus praeternaturalis, Anus praeter, Kotfistel*; künstlich angelegter Darmausgang; Ⓔ *preternatural anus, artificial anus*
Kunst|stoff|lin|se, in|tra|o|ku|la|re *f*: *Syn: intraokulare Linse, Linsenprothese*; aus Kunststoff hergestellte künstliche Augenlinse; Ⓔ *intraocular lense; lenticulus*
Küntscher-Marknagelung *f*: Stabilisierung von Frakturen langer Röhrenknochen durch einen **Küntscher-Nagel**; Ⓔ *Küntscher nailing*
Küntscher-Nagel *m*: *s.u. Küntscher-Marknagelung*; Ⓔ *Küntscher nail*
Kup|fer *nt*: *Syn: Cuprum*; weiches, rotgoldenes Metall; essentielles Spurenelement des menschlichen Körpers; Ⓔ *copper; cuprum*
Kup|fer|draht|ar|te|ri|en *pl*: bei Fundus* hypertonicus typische, prall gefüllte und geschlängelte Netzhautarterien; Ⓔ *copper wire arteries*
Kup|fer|fin|nen *pl*: *Syn: Rotfinnen, Rosazea, Rosacea, Akne rosacea*; bevorzugt die Haut von Stirn, Wange, Kinn und Nase befallende chronische Dermatose* unklarer Genese mit fleckiger Rötung und kleinlamellärer Schuppung; Ⓔ *rosacea*
Kup|fer|star *m*: *Syn: Sonnenblumenkatarakt, Chalkosis, Chalcosis lentis*; durch Kupferablagerung entstandene Verfärbung der Linse; Ⓔ *copper cataract*
Kup|fer|sul|fat *nt*: als Adstringens und Ätzmittel verwendetes blaues Salz; Ⓔ *copper sulfate, cupric sulfate, blue vitriol*
Kupffer-Sternzellen *pl*: *Syn: Kupffer-Zellen, von Kupffer-Zellen, von Kupffer-Sternzellen*; Endothelzellen der Lebersinusoide, die Stoffe aus dem Blut aufnehmen; Ⓔ *von Kupffer's cells*
Ku|pi|do|bo|gen *m*: *Syn: Amorbogen*; der geschwungene Bogen des Oberlippenrots; Ⓔ *Cupid's bow*
Kup|pel|raum *m*: *Syn: Attikus, Epitympanum, Recessus epitympanicus*; kuppelartige Ausbuchtung an der Decke der Paukenhöhle; Ⓔ *epitympanum, attic (of middle ear), Hyrtl's recess, tympanic attic, epitympanic recess*
Kup|pel|raum|ent|zün|dung *f*: *Syn: Attizitis*; Entzündung des Kuppelraums [Recessus tympanicus] der Paukenhöhle; Ⓔ *inflammation of the attic, atticitis*
Kup|rä|mie *f*: erhöhter Kupfergehalt des Blutes; Ⓔ *cupremia, hypercupremia*
Kup|ri|u|rie *f*: Kupferausscheidung im Harn; Ⓔ *cupriuria, cupruresis*
Kup|ru|re|se *f*: vermehrte Kupferausscheidung im Harn; Ⓔ *cupruresis*
kup|ru|re|tisch *adj*: die Kupferausscheidung betreffend oder fördernd; Ⓔ *relating to or promoting cupruresis, cupruretic*
Ku|pu|lo|li|thi|a|sis *f, pl* **-ses**: pathologische Mobilität der Otolithen* des Innenohrs mit anfallsartigem Schwindel; Ⓔ *cupulolithiasis*
ku|ra|bel *adj*: heilbar; Ⓔ *curable*
Ku|ra|bi|li|tät *f*: Heilbarkeit; Ⓔ *curability*
Ku|ra|re *nt*: → *Curare*
ku|ra|ri|sie|ren *v*: mit Curare behandeln; Ⓔ *curarize*
Ku|ra|ri|sie|rung *f*: Behandlung mit Curare; Ⓔ *curarization*
ku|ra|tiv *adj*: heilend, auf Heilung ausgerichtet, heilungsfördernd; Ⓔ *curative, remediable, remedial, therapeutic, therapeutical, sanative, sanatory*
Kü|ret|ta|ge *f*: *Syn: Kürettement, Curettage*; Ausschabung oder Auskratzung mit einer Kürette*; Ⓔ *curettage, curettement, curetment*
Kü|ret|te *f*: scharfer oder stumpfer Löffel zur Auskratzung eines Hohlorgans oder einer Höhlung; Ⓔ *curet, curette*
Kü|ret|te|ment *nt*: → *Kürettage*
kü|ret|tie|ren *v*: (*mit einer Kürette*) ausschaben, auskratzen; Ⓔ *curette, curet*
Ku|ru *m*: *Syn: Lachkrankheit, Schüttelkrankheit, Kuru-Kuru*; in Neuguinea vorkommende Prioneninfektion mit spongiformer Enzephalopathie*; Ⓔ *kuru, laughing disease*
Kuru-Kuru *m*: → *Kuru*
Kur|va|tur *f*: *Syn: Curvatura*; Krümmung, Wölbung; Ⓔ *curvature, bend, bending, flexure, curvatura*
große Kurvatur: *Syn: große Magenkurvatur, Curvatura major gastricae*; vom linken Magenrand gebildeter vorderer, großer Bogen; Ⓔ *greater curvature of stomach*
kleine Kurvatur: *Syn: kleine Magenkurvatur, Curvatura minor gastricae*; vom rechten oberen Magenrand gebildeter kürzerer Bogen, der an der Incisura* angularis gastricae endet; Ⓔ *lesser curvature of stomach*
Kurz|at|mig|keit *f*: Dyspnoe*; Ⓔ *shortness of breath, puffiness, breathlessness, dyspnea, dyspnoea*
Kurz|fing|rig|keit *f*: *Syn: Brachydaktylie*; pathologische Kurzheit von Fingern; Ⓔ *brachydactyly*
Kurzrok-Miller-Test *m*: *Syn: Invasionstest*; In-vitro-Test, bei dem geprüft wird, ob die Spermien durch das Zervixsekret gehemmt werden; Ⓔ *Miller-Kurzrok test, Kurzrok-Miller test*
Kurz|sich|tig|keit *f*: Myopie*; Ⓔ *myopia, shortness of sight, shortsightedness, short sight, nearsightedness, near sight*
Kurz|wel|len|di|a|ther|mie *f*: *Syn: Hochfrequenzdiathermie, Hochfrequenzwärmetherapie*; Gewebeanwärmung durch hochfrequente elektromagnetische Schwingungen; Ⓔ *neodiathermy, radiathermy, short-wave diathermy*
Kurz|ze|hig|keit *f*: *Syn: Brachydaktylie*; pathologische Kurzheit von Zehen; Ⓔ *brachydactyly*

K

Kussmaul-Atmung *f*: *Syn: große Atmung, Lufthunger, Kussmaul-Kien-Atmung*; rhythmische Atmung mit tiefen Atemzügen, z.B. bei metabolischer Azidose*; Ⓔ *Kussmaul breathing, Kussmaul-Kien breathing, Kussmaul's respiration, Kussmaul-Kien respiration, air hunger*

Kussmaul-Kien-Atmung *f*: →*Kussmaul-Atmung*

Kussmaul-Koma *nt*: *Syn: diabetisches/hyperglykämisches Koma, Coma diabeticum/hyperglycaemicum*; durch einen entgleisten Diabetes* mellitus verursachtes Koma mit Hyperglykämie*, Hyperketonämie* und Kussmaul-Atmung*; Ⓔ *Kussmaul's coma, diabetic coma*

Kussmaul-Meier-Krankheit *f*: *Syn: Panarteriitis nodosa, Periarteriitis nodosa*; systemische Entzündung kleiner und mittlerer Arterien, vermutlich allergischer Genese; Ⓔ *Kussmaul-Meier disease, Kussmaul's disease, arteritis nodosa*

ku|tan *adj*: *Syn: dermal*; Haut/Cutis betreffend, zur Haut gehörend; Ⓔ *relating to the skin, dermal, dermatic, dermic, cutaneous*

Ku|ti|ku|la *f, pl* **-lä**: *Syn: Cuticula*; Häutchen, hauchdünner Überzug von Epithelzellen; Ⓔ *cuticle, cuticula*

ku|ti|ku|lar *adj*: Kutikula betreffend; Ⓔ *relating to the cuticle, cuticular*

Ku|tis *f*: *Syn: Cutis, Haut*; aus **Oberhaut** [Epidermis] und **Lederhaut** [Dermis, Corium, Korium] bestehende äußere Schicht der Haut; oft gleichgesetzt mit Haut; Ⓔ *skin, cutis*

Kveim-Antigen *nt*: *s.u. Kveim-Hauttest*; Ⓔ *Kveim antigen*

Kveim-Hauttest *m*: *Syn: Kveim-Nickerson-Test*; spezifischer Test auf Sarkoidose* mit **Kveim-Antigen**; Ⓔ *Nickerson-Kveim test, Kveim test*

Kveim-Nickerson-Test *m*: →*Kveim-Hauttest*

Kwa|shi|or|kor *m*: in den Tropen und Subtropen vorkommende Gedeihstörung von Säuglingen und Kleinkindern bei Eiweißmangel; Ⓔ *kwashiorkor, malignant malnutrition, protein malnutrition*

Kyasanur-Forest-Krankheit *f*: *Syn: Kyasanur-Waldfieber*; durch Zecken übertragene, milde Meningoenzephalitis* durch das **Kyasanur-Waldfieber-Virus**; Ⓔ *Kyasanur Forest disease*

Kyasanur-Waldfieber *nt*: →*Kyasanur-Forest-Krankheit*

Ky|em *nt*: (Leibes-)Frucht, von der Befruchtung bis zur Geburt; Ⓔ *fetus*

Ky|mo|graf, -graph *m*: Gerät zur Kymografie*; Ⓔ *kymograph, cymograph*

Ky|mo|gra|fie, -gra|phie *f*: fortlaufende Aufzeichnung von Bewegungsvorgängen [z.B. Muskelkontraktion] oder Zustandsänderungen [z.B. Blutdruck]; Ⓔ *kymography*

ky|mo|gra|fisch *adj*: Kymografie betreffend, mittels Kymografie; Ⓔ *relating to kymography, kymographic*

Ky|mo|gramm *nt*: bei der Kymografie* erhaltene Kurve; Ⓔ *kymogram*

ky|no|phob *adj*: Kynophobie betreffend, durch sie gekennzeichnet; Ⓔ *relating to or marked by cynophobia, cynophobic*

Ky|no|pho|bie *f*: krankhafte Angst vor Hunden; Ⓔ *irrational fear of dogs, cynophobia*

Ky|no|re|xie *f*: Heißhunger; Ⓔ *boulimia, bulimia, hyperorexia*

Kyn|u|re|nin *nt*: Abbauprodukt von Tryptophan; Ⓔ *kynurenine, kynurenin*

Kyn|u|ren|säu|re *f*: bei Pyridoxinmangel im Harn ausgeschiedenes Abbauprodukt von Tryptophan; Ⓔ *kynurenic acid*

Ky|pho|se *f*: anatomisch korrekte [Brustwirbelsäule] oder pathologische [Halswirbelsäule, Lendenwirbelsäule], rückwärts gerichtete [dorsal-konvexe] Krümmung der Wirbelsäule; Ⓔ *kyphosis*

anguläre Kyphose: *Syn: Spitzbuckel, knickförmige Kyphose, Gibbus*; stärkste Ausprägung einer Kyphose mit spitzwinkliger Abknickung; meist als Folge einer tuberkulösen Spondylitis* [Pott-Buckel]; Ⓔ *gibbus*

knickförmige Kyphose: →*anguläre Kyphose*

traumatische Kyphose: *Syn: Kümmell-Verneuil-Syndrom, Spondylopathia traumatica*; oft erst Monate oder Jahre nach einem geringfügigen Trauma der Wirbelsäule auftretende Buckelbildung [**Kümmel-Buckel**]; Ⓔ *Kümmell's spondylitis, Kümmell-Verneuil disease, Kümmell's disease, traumatic spondylopathy*

Ky|pho|se|be|cken *nt*: verengtes Becken durch eine Kyphose der Lendenwirbelsäule; Ⓔ *kyphotic pelvis*

Ky|pho|sko|li|o|se *f*: *Syn: Skoliokyphose*; gleichzeitiges Bestehen von dorsaler [Kyphose*] und seitlicher [Skoliose*] Krümmung der Wirbelsäule; Ⓔ *scoliokyphosis*

Ky|pho|sko|li|o|se|be|cken *nt*: unregelmäßig verengtes Becken; i.d.R. Folgeerscheinung einer rachitischen Kyphoskoliose*; Ⓔ *kyphoscoliotic pelvis*

ky|pho|sko|li|o|tisch *adj*: Kyphoskoliose betreffend, von ihr betroffen oder gekennzeichnet, durch sie bedingt; Ⓔ *relating to or affected with kyphoscoliosis, kyphoscoliotic*

ky|pho|tisch *adj*: Kyphose betreffend, von ihr betroffen oder gekennzeichnet; Ⓔ *relating to or affected with kyphosis, kyphotic, cyphotic, gibbous*

Kyrle-Krankheit *f*: *Syn: Morbus Kyrle, Hyperkeratosis follicularis et parafollicularis in cutem penetrans (Kyrle)*; seltene, gehäuft bei Diabetes* mellitus oder Niereninsuffizienz* auftretende, einzelne oder multiple hyperkeratotische Papeln der Beine; Ⓔ *Kyrle's disease*

Kyst-, Kyst- *präf.*: →*Kysto-*

Kyst|a|de|no|fi|brom *nt*: *Syn: Cystadenofibrom, Zystadenofibrom*; Adenofibrom* mit Zystenbildung; Ⓔ *cystadenofibroma*

Kyst|a|de|no|kar|zi|nom *nt*: *Syn: Cystadenokarzinom, Zystadenokarzinom, Cystadenocarcinoma*; Adenokarzinom* mit Zystenbildung; häufiger Tumor des Eierstocks; Ⓔ *cystadenocarcinoma*

Kyst|a|de|nom *nt*: *Syn: Cystadenom, Zystadenom, Adenokystom, zystisches Adenom*; Adenom* mit zystischer Erweiterung der Drüsenlichtungen; Ⓔ *adenocystoma, adenocyst, cystadenoma, cystoadenoma, cystic adenoma*

Kyst|a|de|no|sar|kom *nt*: *Syn: Cystadenosarkom, Zystadenosarkom*; Adenosarkom* mit Zystenbildung; Ⓔ *cystadenosarcoma*

Kys|te *f*: →*Kystom*

Kysto-, Kysto- *präf.*: Wortelement mit der Bedeutung „Blase/Harnblase/Zyste"; Ⓔ *bladder, cyst, cyst(o)-*

Kys|tom *nt*: *Syn: Zyste, Cyste, Kyste, Zystom*; sackartige Geschwulst mit Kapsel und flüssigkeitsgefülltem, ein- oder mehrkammerigem Hohlraum; Ⓔ *cystoma, cystic tumor, cyst*

K-Zel|len *pl*: *Syn: Killerzellen*; Sammelbezeichnung für Zellen mit zytotoxischer Wirkung; Ⓔ *killer cells*

L

Lab|fer|ment *nt*: *Syn: Chymosin, Rennin*; eiweißspaltendes und die Milch gerinnendes Enzym im Labmagen der Wiederkäuer und im Säuglingsmagen; Ⓔ *chymosin, rennin, rennet, pexin*

la|bi|al *adj*: Lippe/Labium betreffend; lippenwärts, zur Lippe hin; Ⓔ *relating to lip or labium, labial*

La|bi|do|don|tie *f*: *Syn: Kantenbiss, gerader Biss, Zangenbiss, Orthogenie, Kopfbiss*; Bissform, bei der in Okklusionsstellung die Schneidekanten der Frontzähne aufeinanderbeißen; führt zu verstärkter Abnutzung; Ⓔ *edge-toedge bite*

la|bil *adj*: schwankend, unsicher, unbeständig; (*chem.*) zersetzlich; Ⓔ *labile, unstable, unsteady; labile*

Labio-, labio- *präf.*: Wortelement mit der Bedeutung „Lippe/Labium"; Ⓔ *lip, labio-*

la|bi|o|al|ve|o|lär *adj*: Lippe(n) und Zahnfächer/Alveoli dentales betreffend; Ⓔ *relating to both lip and dental alveoli, labioalveolar*

la|bi|o|den|tal *adj*: Lippe(n) und Zähne betreffend; Ⓔ *relating to both lips and teeth, labiodental*

la|bi|o|glos|sal *adj*: → *labiolingual*

la|bi|o|glos|so|la|ryn|ge|al *adj*: Lippen, Zunge/Lingua und Kehlkopf/Larynx betreffend; Ⓔ *relating to lips, tongue, and larnyx, labioglossolaryngeal*

la|bi|o|glos|so|pha|ryn|ge|al *adj*: Lippen, Zunge/Lingua und Rachen/Pharynx betreffend; Ⓔ *relating to lips, tongue, and pharnyx, labioglossopharyngeal*

la|bi|o|lin|gu|al *adj*: *Syn: labioglossal*; Lippe(n) und Zunge/Lingua betreffend; Ⓔ *relating to both lip(s) and tongue, labiolingual*

la|bi|o|men|tal *adj*: (Unter-)Lippe und Kinn/Mentum betreffend; Ⓔ *relating to both lower lip and chin, labiomental*

la|bi|o|na|sal *adj*: *Syn: nasolabial*; Lippe(n) und Nase betreffend oder verbindend; Ⓔ *relating to both lip(s) and nose, labionasal*

La|bi|o|plas|tik *f*: *Syn: Cheiloplastik*; Lippenplastik; Ⓔ *labioplasty*

la|bi|o|ve|lar *adj*: Lippe(n) und Gaumen betreffend; Ⓔ *relating to both lip(s) and palate, labiovelar, labiopalatine*

La|bi|um *nt*, *pl* **-bia, -bi|en**: Lippe, lippenähnliche Struktur; Ⓔ *labium, lip*

Labium anterius ostii uteri: vordere Muttermundlippe; Ⓔ *anterior lip, anterior lip of cervix of uterus, anterior lip of ostium of uterus*

Labium externum cristae iliacae: äußere Lippe des Darmbeinkammes; Ⓔ *external lip of iliac crest*

Labium inferius: Unterlippe; Ⓔ *inferior lip, lower lip*

Labium internum cristae iliacae: innere Lippe des Darmbeinkammes; Ⓔ *internal lip of iliac crest*

Labium limbi tympanicum laminae spiralis ossei: basale Lippe des Limbus spiralis des Ductus* cochlearis; Ⓔ *tympanic lip*

Labium limbi vestibulare laminae spiralis ossei: nach oben gerichtete Lippe des Limbus spiralis des Ductus* cochlearis; Ⓔ *vestibular lip*

Labium majus pudendi: große Schamlippe; Ⓔ *greater lip of pudendum, large pudendal lip*

Labium minus pudendi: kleine Schamlippe; Ⓔ *nympha, lesser lip of pudendum, small pudendal lip*

Labia oris: Lippe; Ⓔ *lip*

Labium posterius ostii uteri: hintere Muttermundlippe; Ⓔ *posterior lip, posterior lip of cervix of uterus, posterior lip of ostium of uterus*

Labium superius: Oberlippe; Ⓔ *superior lip, upper lip*

Lab|rum *nt*, *pl* **-ra, -ren**: lippenähnliche Struktur, Lippe; Ⓔ *labrum, lip, edge, brim*

Labrum acetabuli: *Syn: Pfannenlippe*; Gelenklippe am Rand der Hüftpfanne; Ⓔ *acetabular lip, fibrocartilaginous lip of acetabulum, acetabular labrum, circumferential cartilage, cotyloid ligament*

Labrum articulare: *Syn: Gelenklippe*; knorpelige Lippe am Rand von Gelenkpfannen; Ⓔ *articular lip*

Labrum glenoidale scapulae: Gelenklippe der Schultergelenkpfanne; Ⓔ *glenoid lip, glenoid ligament of Macalister, glenoid labrum, glenoid ligament of humerus, circumferential cartilage*

Labrum ileocaecale: *Syn: Labrum inferius*; untere Schleimhautfalte an der Ileumeinmündung [Ostium ileale] in den Blinddarm [Caecum]; Ⓔ *ileocaecal labrum*

Labrum ileocolicum: *Syn: Labrum superius*; obere Schleimhautfalte an der Ileumeinmündung [Ostium ileale] in den Blinddarm [Caecum]; Ⓔ *ileocolic labrum*

Labrum inferius: → *Labrum ileocaecale*

Labrum superius: → *Labrum ileocolicum*

La|by|rinth *nt*: → *Labyrinthus*

la|by|rin|thär *adj*: *Syn: labyrinthisch*; Labyrinth betreffend, insbesondere das Innenohrlabyrinth; Ⓔ *relating to a labyrinth, labyrinthine, labyrinthian, labyrinthic*

La|by|rin|thek|to|mie *f*: *Syn: Labyrinthexzision*; operative Entfernung des Innenohrlabyrinths; Ⓔ *labyrinthectomy*

La|by|rinth|ent|zün|dung *f*: → *Labyrinthitis*

La|by|rinth|ex|zi|si|on *f*: → *Labyrinthektomie*

la|by|rin|thisch *adj*: → *labyrinthär*

La|by|rin|thi|tis *f*, *pl* **-ti|den**: *Syn: Labyrinthentzündung; Otitis interna*; Entzündung des Innenohrlabyrinths; meist gleichgesetzt mit Innenohrentzündung; Ⓔ *inflammation of the labyrinth/internal ear, labyrinthitis, otitis interna*

la|by|rin|thi|tisch *adj*: Labyrinthentzündung/Labyrinthitis betreffend, von ihr betroffen oder gekennzeichnet; Ⓔ *relating to or marked bylabyrinthitis*

La|by|rin|tho|to|mie *f*: operative Eröffnung des Innenohrlabyrinths, Labyrintheröffnung; Ⓔ *labyrinthotomy*

La|by|rinth|schwer|hö|rig|keit *f*: *Syn: Innenohrtaubheit, Innenohrschwerhörigkeit*; Schwerhörigkeit durch eine Störung der Schallempfindung im Innenohr; Ⓔ *inner ear deafness, inner ear hearing loss, labyrinthine hearing loss, labyrinthine deafness*

La|by|rin|thus *m*: irrgangähnliches Gebilde, Labyrinth; Ⓔ *labyrinth, labyrinthus*

Labyrinthus cochlearis: Schneckenlabyrinth; Ⓔ *labyrinth of cochlea, cochlear labyrinth*

Labyrinthus ethmoidalis: Siebbeinlabyrinth; Ⓔ *ethmoidal labyrinth, lateral mass of ethmoid bone, ectethmoid, ectoethmoid*

Labyrinthus membranaceus: häutiges/membranöses Labyrinth; Ⓔ *membranous labyrinth, endolymphatic labyrinth*

Labyrinthus osseus: knöchernes/ossäres Labyrinth; Ⓔ *bony labyrinth, osseous labyrinth*

Labyrinthus vestibularis: Vorhoflabyrinth; Ⓔ *vestibular labyrinth*

La|by|rinth|ve|nen *pl*: *Syn: Venae labyrinthi*; kleine Venen, die durch den Meatus acusticus internus zum Sinus petrosus inferior oder Sinus transversus ziehen; Ⓔ *labyrinthine veins*

Lac *nt*: Milch; Ⓔ *milk, lac*
Lac mulierum: Muttermilch, Frauenmilch; Ⓔ *mother's milk, breast milk*
Lac neonatorum: *Syn:* *Hexenmilch*; milchähnliche Flüssigkeit der Brustdrüse Neugeborener; Ⓔ *witch's milk*

La|ce|ra|tio *f, pl* **-ti|o|nes**: Lazeration*; Ⓔ *laceration*

La|chen, sar|do|ni|sches *nt*: *Syn:* *Risus sardonicus*; maskenartiges Grinsen durch eine Kontraktur der mimischen Muskulatur bei Wundstarrkrampf; Ⓔ *sardonic laugh, canine laugh, canine spasm, cynic spasm*

Lach|gas *nt*: *Syn:* *Distickstoffoxid, Stickoxydul*; farbloses Gas mit narkotisierender und berauschender Wirkung; Ⓔ *gas, laughing gas, nitrous oxide*

Lach|krank|heit *f*: →*Kuru*

Lach|mus|kel *m*: →*Musculus risorius*

Lach|schlag *m*: *Syn:* *Kataplexie, Gelolepsie, Geloplegie, Schrecklähmung, Tonusverlustsyndrom*; plötzlicher Tonusverlust der Halte- und Streckmuskulatur bei starker affektiver Belastung [Schreck, unkontrolliertes Lachen]; Ⓔ *cataplexy, cataplexis*

Lack|lip|pen *pl*: leuchtend rote, glänzende Lippen, z.B. bei Leberzirrhose*; Ⓔ *glazed lips*

La|cri|ma *f*: Träne; Ⓔ *lacrima*

La Crosse-Enzephalitis *f*: durch das **La Crosse-Virus** hervorgerufene Virusenzephalitis*; Ⓔ *La Crosse encephalitis*

Lact-, lact- *präf.*: →*Lacto-*

Lac|tal|bu|min *nt*: *Syn:* *Laktalbumin*; Eiweißbestandteil der Milch; Ⓔ *lactalbumin*

β-Lac|tam|an|ti|bi|o|ti|ka *pl*: *Syn:* *Betalactam-Antibiotika*; Antibiotika, die einen β-Lactamring im Molekül haben, z.B. Penicilline*, Cephalosporine*; Ⓔ *β-lactam antibiotics*

β-Lac|ta|ma|se *f*: *Syn:* *Betalactamase, β-Laktamase, Betalactamase*; Enzym [**Penicillinase**], das den Betalactamring aufbricht und damit Penicillin unwirksam macht; Ⓔ *β-lactamase, beta-lactamase*

β-Lac|ta|ma|se|hem|mer *pl*: *Syn:* *Betalactamasehemmer, Betalactamaseinhibitoren, β-Lactamaseinhibitoren*; Substanzen, die β-Lactamase* hemmen; Ⓔ *β-lactamase inhibitors, beta-lactamase inhibitors*

β-Lac|ta|ma|se|in|hi|bi|to|ren *pl*: →*β-Lactamasehemmer*

Lac|ta|se *f*: *Syn:* *Laktase, β-Galaktosidase, Betagalaktosidase*; Disaccharidase* der Dünndarmschleimhaut, die Milchzucker spaltet; Ⓔ *lactase*

Lac|ta|se|man|gel *m*: →*Laktasemangel*

Lac|tat *nt*: *Syn:* *Laktat*; Salz der Milchsäure; Ⓔ *lactate*

Lac|tat|de|hy|dro|ge|na|se *f*: Enzym, das in der Glykolyse* die Reduktion von Pyruvat zu Lactat katalysiert; Ⓔ *lactate dehydrogenase*

Lac|ta|zid|ä|mie *f*: →*Laktazidämie*

Lac|t|a|zi|do|se *f*: →*Laktatazidose*

Lac|ta|zid|u|rie *f*: →*Laktazidurie*

Lacto-, lacto- *präf.*: Wortelement mit der Bedeutung „Milch"; Ⓔ *milk, lactic, galact(o)-, lact(o)-*

Lac|to|ba|cil|lus *m, pl* **-li**: *Syn:* *Milchsäurestäbchen, Laktobazillus*; grampositive, unbewegliche, sporenlose Stäbchenbakterien, die Glucose* zu Milchsäure vergären; Ⓔ *Lactobacillus*
Lactobacillus acidophilus: in der Mundhöhle vorkommendes Bakterium; spielt evtl. eine Rolle bei der Kariesentstehung; Ⓔ *Lactobacillus acidophilus*

Lac|to|bi|o|se *f*: →*Lactose*

Lac|to|fer|rin *nt*: *Syn:* *Lactotransferrin*; eisenbindendes Protein in der Milch; Ⓔ *lactoferrin*

Lac|to|fla|vin *nt*: *Syn:* *Riboflavin, Vitamin B_2*; in Milch und Milchprodukten, Leber und Hülsenfrüchten vorkommendes Vitamin, das ein wichtiger Bestandteil von Enzymen ist; bei Mangel kommt es zu Haut-, Hornhaut- und Nervenentzündungen; Ⓔ *lactoflavin, riboflavin, riboflavine, flavin, vitamin B_2*

Lac|to|glo|bu|lin *nt*: *Syn:* *Laktoglobulin*; Globulin* der Milch; Ⓔ *lactoglobulin*

Lac|to|se *f*: *Syn:* *Milchzucker, Laktose, Laktobiose*; in der Brustdrüse aus Galaktose und Glucose synthetisiertes Disaccharid*; wichtigstes Kohlenhydrat* der Muttermilch [6 g/100 ml] und der Kuhmilch [4,5 g/100 ml]; Ⓔ *lactose*

Lactose-Lackmus-Agar *m/nt*: Differenzierungsnährboden für Bakterien; Ⓔ *lactose-litmus agar*

Lac|to|syl|ce|ra|mi|do|se *f*: *Syn:* *Laktosylceramidose, neutrale β-Galaktosidase-Defekt*; Sphingolipidose* mit Speicherung von Lactosylceramid bei Mangel an neutraler β-Galaktosidase; Ⓔ *lactosylceramidosis, neutral β-galactosidase deficiency, ceramide lactosidosis*

Lac|to|trans|fer|rin *nt*: →*Lactoferrin*

Lac|tu|lo|se *f*: als Laxans* und zur Verminderung der Ammoniakresorption bei hepatischer Enzephalopathie* verwendetes Disaccharid*; Ⓔ *lactulose*

La|cu|na *f, pl* **-nae**: *Syn:* *Lakune*; Hohlraum, Spalt, Spalte, Lücke; Ⓔ *lacuna, lacune, pit, cavity, lake*
Lacunae laterales: venöse Hohlräume zu beiden Seiten des Sinus sagittalis superior; Ⓔ *lateral lacunae*
Lacuna musculorum retroinguinalis: Lücke zwischen dem seitlichen Abschnitt des Leistenbandes und dem Hüftbein; Durchtrittsstelle von Musculus* iliopsoas und Nervus* femoralis; Ⓔ *muscular compartment, neuromuscular compartment, lacuna of muscles, muscular lacuna*
Lacunae urethrales: *Syn:* *Urethrallakunen, Urethralbuchten*; Buchten der Harnröhrenschleimhaut mit den Mündungen der Harnröhrendrüsen; Ⓔ *lacunae of urethra, urethral lacunae, urethral lacunae of Morgagni*
Lacuna vasorum retroinguinalis: Lücke zwischen dem medialen Abschnitt des Leistenbandes und dem Hüftbein; Durchtrittsstelle von Arteria und Vena femoralis; Ⓔ *vascular compartment, vascular lacuna, lacuna of vessels*

La|cus la|cri|ma|lis *m*: *Syn:* *Tränensee*; vom inneren Lidwinkel umfasster Raum, in dem sich die Tränen sammeln; Ⓔ *lacus lacrimalis*

Laennec-Zirrhose *f*: *Syn:* *portale Leberzirrhose*; kleinknotige Leberzirrhose* auf dem Boden einer chronischen Alkoholhepatitis*; Ⓔ *Laennec cirrhosis, portal cirrhosis*

Lae|vu|lan *nt*: *Syn:* *Fruktosan, Fructosan, Levulan, Polyfructose*; aus Fructose*-Einheiten aufgebautes Polysaccharid*; Ⓔ *fructosan, levan, levulan, levulosan, polyfructose*

Lae|vu|lo|se *f*: →*Fructose*

Lafora-Syndrom *nt*: *Syn:* *Unverricht-Syndrom, Myoklonusepilepsie, myoklonische Epilepsie*; autosomal-rezessive Epilepsie* mit ausgeprägten Muskelzuckungen; Ⓔ *Lafora's disease, Unverricht's disease, Unverricht's syndrome, myoclonus epilepsy, progressive familial myoclonic epilepsy*

La|ge|a|no|ma|li|en *pl*: von der normalen Schädellage abweichende Kindslagen; Ⓔ *posture anomalies, anomalies of posture*

La|ge|nys|tag|mus *m*: bei gewissen Kopflagen auftretender Spontannystagmus; Folge von Kleinhirnschäden; Ⓔ *positional nystagmus*

La|ge|rungs|nys|tag|mus *m*: bei gewissen Körperlagen auftretender Spontannystagmus*; Folge von Intoxikation [Alkohol, Barbiturate] oder zentralen Schädigungen; Ⓔ *positional nystagmus*

Lag|oph|thal|mus *m*: *Syn:* *Hasenauge*; Unfähigkeit, bei erweiterter Lidspalte das Auge zu schließen; Ⓔ *lagophthalmos, lagophthalmia, lagophthalmus*

Lagrange-Operation *f*: *Syn:* *Sklerektoiridektomie*; Teilentfernung von Sklera und Iris bei Glaukom*; Ⓔ *Lagrange's operation, sclerectoiridectomy*

Läh|mung *f*: **1.** *Syn:* *Paralyse, Paralysis*; Ausfall der motorischen [**motorische Lähmung**] oder sensiblen [**sensible Lähmung**] Funktion eines Nervens bzw. seines Erfolgsorgans **2.** Funktionsausfall eines Körperteils oder Organsystems; Ⓔ **1.** *palsy, paralysis, paralyzation* **2.** *palsy*

familiäre periodische hyperkaliämische Lähmung: *Syn: Gamstorp-Syndrom, Adynamia episodica hereditaria*; autosomal-dominante Erkrankung mit anfallsweiser schlaffer Lähmung der Muskeln von Stamm und Extremitäten; Ⓔ *Gamstorp's disease, hyperkalemic periodic paralysis, type II periodic paralysis*

geburtstraumatische Lähmung: → *Geburtslähmung*

myogene Lähmung: *Syn: myopathische Lähmung*; durch eine Muskelerkrankung/-schädigung verursachte motorische Lähmung; Ⓔ *myopathic paralysis, myogenic paralysis*

myopathische Lähmung: → *myogene Lähmung*

neurogene Lähmung: *Syn: Nervenlähmung, Neuroparalyse*; durch eine Nervenschädigung verursachte Lähmung; Ⓔ *organic paralysis, neuroparalysis*

periodische hypokaliämische Lähmung: *Syn: Westphal-Syndrom*; autosomal-rezessive Erkrankung mit periodischer Hypokaliämie* und schlaffer Lähmung; Ⓔ *hypokalemic periodic paralysis, type I periodic paralysis*

periphere Lähmung: durch Erkrankung/Schädigung eines peripheren Nerven verursachte Lähmung; Ⓔ *peripheral paralysis*

vasomotorische Lähmung: *Syn: Angioparalyse, Angioparese*; Gefäßlähmung durch Störung der nervalen Versorgung; Ⓔ *vasomotor paralysis, angioparalysis, angioparesis, vasoparesis*

Lählmungslilleus *m*: *Syn: adynamischer Ileus, paralytischer Ileus*; Ileus* bei Darmlähmung; Ⓔ *adynamic ileus, paralytic ileus, enteroplegia*

Lählmungslschiellen *nt*: *Syn: Strabismus paralyticus*; durch Lähmung von Augenmuskel verursachtes Schielen; Ⓔ *paralytic strabismus, muscular strabismus, incomitant strabismus, nonconcomitant strabismus, noncomitant strabismus*

Laki-Lorand-Faktor *m*: *Syn: fibrinstabilisierender Faktor, Faktor XIII*; in Leber und Thrombozyten gebildeter Blutgerinnungsfaktor; Ⓔ *factor XIII, fibrin stabilizing factor, Laki-Lorand factor, fibrinase*

lalkrilmal *adj*: Tränen oder Tränendrüse oder Tränenkanal betreffend; Ⓔ *relating to the tears, lacrimal, lachrymal*

lalkrilmolgen *adj*: die Tränensekretion fördernd; Ⓔ *causing lacrimation, lacrimatory*

Lalkrilmoltolmie *f*: Tränensackeröffnung, Tränengangseröffnung; Ⓔ *lacrimotomy*

Lakt-, lakt- *präf.*: → *Lakto-*

Laklta|golgum *nt, pl* **-ga**: *Syn: Galaktagogum*; den Milchfluss förderndes Mittel; Ⓔ *galactagogue, galactic, galactogogue, lactagogue*

Lakltallbulmin *nt*: *Syn: Lactalbumin*; Eiweißbestandteil der Milch; Ⓔ *lactalbumin*

β-Lakltalmalse *f*: → *β-Lactamase*

Lakltalse *f*: → *Lactase*

Lakltaselmanlgel *m*: *Syn: kongenitale/hereditäre Laktoseintoleranz, Alaktasie*; durch einen angeborenen Defekt verursachte Laktoseintoleranz; führt zu krampfartigen Leibschmerzen, Durchfällen und Gedeihstörung der Säuglinge; Ⓔ *congenital lactose malabsorption, lactase deficiency*

Lakltat *nt*: *Syn: Lactat*; Salz der Milchsäure; Ⓔ *lactate*

Lakltatlazildolse *f*: *Syn: Laktazidose, Lactazidose, Milchsäureazidose*; metabolische Azidose* durch eine Erhöhung des Lactatspiegels im Blut bei Minderdurchblutung oder vermehrter Lactatbildung [Stoffwechselerkrankungen; Muskelarbeit]; Ⓔ *lactic acidosis*

Lakltatlazidlulrie *f*: → *Laktazidurie*

Lakltaltilon *f*: Milchsekretion; Ⓔ *lactation*

Lakltaltilonslalmelnorlrhoe *f, pl* **-rhoIen**: physiologische Amenorrhoe während der Stillphase; Ⓔ *lactation amenorrhea*

Lakltaltilonslaltrolphie des Genitals *f*: *Syn: Chiari-Frommel-Syndrom*; anhaltender Milchfluss mit Uterusatrophie und Amenorrhoe*; Ⓔ *Frommel-Chiari syndrome, Chiari-Frommel syndrome, Chiari-Frommel disease, Frommel's disease*

Lakltaltilonslhorlmon *nt*: *Syn: Prolaktin, Prolactin, laktogenes Hormon, Milchhormon, Mammotropin*; Hypophysenvorderlappenhormon, das die Entwicklung der Brustdrüse und die Milchsekretion reguliert; Ⓔ *prolactin, galactopoietic hormone, lactation hormone, lactogenic hormone*

Lakltaltilonslpelrilolde *f*: *Syn: Stillzeit*; Periode der Milchbildung und Brustfütterung nach der Geburt; Ⓔ *lactation*

Lakltaltilonslzyslte *f*: *Syn: Milchzyste, Galaktozele*; durch Milchstau hervorgerufene Zyste der Brustdrüse; Ⓔ *lacteal cyst, milk cyst*

Laktlalzidlälmie *f*: *Syn: Lactazidämie, Hyperlaktazidämie*; erhöhter Milchsäuregehalt des Blutes; Ⓔ *lactacidemia, lacticacidemia*

Laktlalzildolse *f*: → *Laktatazidose*

laktlalzildoltisch *adj*: Laktatazidose betreffend, von ihr betroffen oder gekennzeichnet, durch sie bedingt; Ⓔ *relating to or marked by lactic acidosis, lactic acidotic*

Laktlalzidlulrie *f*: *Syn: Laktatazidurie, Lactazidurie*; Milchsäureausscheidung im Harn; Ⓔ *lactaciduria, lactic aciduria*

lakltielrend *adj*: Milch absondernd; Ⓔ *lactescent*

lakltilfer *adj*: milchführend; Ⓔ *lactiferous*

Lakto-, lakto- *präf.*: Wortelement mit der Bedeutung „Milch"; Ⓔ *milk, lactic, galact(o)-, lact(o)-*

Lakltolbalzillus *m, pl* **-li**: → *Lactobacillus*

Lakltolbilolse *f*: → *Laktose*

lakltolgen *adj*: Laktogenese betreffend oder fördernd, Milch bildend; Ⓔ *relating to lactogenesis, lactogenic*

Lakltolgelnelse *f*: Milchbildung; Ⓔ *milk production, lactogenesis*

Lakltolglolbullin *nt*: → *Lactoglobulin*

Lakltolse *f*: → *Lactose*

Lakltolselinltollelranz *f*: *Syn: Laktosemalabsorption*; durch ein Fehlen von oder einen Mangel an Laktase hervorgerufene Störung der Milchzuckerverwertung; Ⓔ *lactose intolerance*

hereditäre Laktoseintoleranz: → *kongenitale Laktoseintoleranz*

kongenitale Laktoseintoleranz: *Syn: Laktasemangel, hereditäre Laktoseintoleranz*; durch einen angeborenen Laktasemangel verursachte Laktoseintoleranz; führt zu krampfartigen Leibschmerzen, Durchfällen und Gedeihstörung der Säuglinge; Ⓔ *congenital lactose malabsorption*

Lakltolselmallablsorpltilon *f*: → *Laktoseintoleranz*

Lakltolsildolse *f*: Laktosidspeicherkrankheit; Ⓔ *lactosidosis*

Lakltoslulrie *f*: Laktoseausscheidung im Harn; Ⓔ *lactosuria*

lakltoltrop *adj*: mit Affinität zu Milch; Ⓔ *lactotropic*

lalkulnar *adj*: *Syn: lakunär*; Lakune(n) betreffend, mit Lakunen versehen, höhlenartig; Ⓔ *relating to a lacuna, lacunar, lacunal, lacunary*

Lalkulne *f*: → *Lacuna*

Lalo-, lalo- *präf.*: Wortelement mit der Bedeutung „Sprache/sprechen"; Ⓔ *speech, lalo-*

Lallolpalthie *f*: Sprachstörung, Sprechstörung; Ⓔ *lalopathy, speech pathology*

lallolphob *adj*: *Syn: glossophob*; Sprechscheu/Lalophobie betreffend, durch sie gekennzeichnet; Ⓔ *relating to or marked by lalophobia, lalophobic, glossophobic*

L

La|lo|pho|bie *f*: *Syn: Sprechscheu, Glossophobie*; krankhafte Angst vorm Sprechen; Ⓔ *irrational fear of speaking, lalophobia, glossophobia*
La|lo|ple|gie *f*: Sprachlähmung; Ⓔ *laloplegia*
Lamb|da|naht *f*: *Syn: Sutura lambdoidea*; λ-förmige Naht zwischen dem Hinterhauptsbein und den Schläfenbeinen; Ⓔ *lambdoid suture*
Lambert-Eaton-Rooke-Syndrom *nt*: *Syn: pseudomyasthenisches Syndrom*; bei Autoimmunerkrankungen und kleinzelligem Bronchialkarzinom* vorkommende vorzeitige Ermüdbarkeit der Muskulatur; Ⓔ *Eaton-Lambert syndrome, Lambert-Eaton syndrome, myasthenic syndrome, carcinomatous myopathy*
Lamblia-Infektion *f*: →*Lambliasis*
Lam|blia in|tes|ti|na|lis *f*: *Syn: Giardia lamblia*; birnenförmiger Darmparasit; Erreger der Lambliasis*; Ⓔ *Lamblia intestinalis, Giardia intestinalis, Giardia lamblia*
Lam|bli|a|sis *f, pl* **-ses**: *Syn: Giardia-Infektion, Lamblia-Infektion, Giardiasis*; asymptomatische oder als Durchfallerkrankung imponierende Dünndarminfektion durch **Gardia lamblia/Lamblia intestinalis**; Ⓔ *lambliasis, lambliosis, giardiasis*
La|mel|la *f, pl* **-lae**: dünnes Plättchen, dünne Membran, Lamelle; Ⓔ *lamella*
la|mel|lar *adj*: →*lamellär*
la|mel|lär *adj*: *Syn: lamellar*; aus Lamellen aufgebaut oder bestehend, in Lamellen angeordnet, geschichtet; Ⓔ *lamellar, lamellate, lamellated, lamellose, laminated, laminate, laminous, scaly*
La|mel|len|kno|chen *m*: *Syn: lamellärer Knochen*; Knochengewebe mit lamellärer Schichtung der Interzellularsubstanz; Ⓔ *lamellated bone, lamellar bone*
La|mel|len|kör|per|chen *pl*: *Syn: Vater-Pacini-Körperchen, Vater-Pacini-Lamellenkörperchen, Corpuscula lamellosa*; Hautrezeptoren für Vibrationen; Ⓔ *Vater-Pacini corpuscles, lamellar corpuscles, Pacini's corpuscles, pacinian corpuscles*
la|mel|lös *adj*: aus Lamellen bestehend; Ⓔ *laminated, laminate, laminous*
La|mi|na *f, pl* **-nae**: dünne Platte, Überzug, Blättchen; Ⓔ *lamina, layer, plate, stratum*
Lamina affixa: dünner Ependymstreifen im Seitenventrikel [Ventriculus lateralis] über der Stria terminalis; Ⓔ *lamina affixa*
Lamina alaris: *Syn: Flügelplatte*; während der Embryonalentwicklung von Gehirn und Rückenmark temporär auftretende Struktur, aus der später im Rückenmark Hinterhorn* und die hinteren Abschnitte des Seitenhorns* und im Gehirn somatoafferente und viszeroafferente Kerne im Boden des IV. Ventrikels* hervorgehen; Ⓔ *alar lamina*
Lamina anterior vaginae musculi recti abdominis: vorderes Blatt der Rektusscheide; Ⓔ *anterior layer of rectus sheath*
Lamina arcus vertebrae: *Syn: Wirbelplatte, Wirbelbogenplatte*; Endstück des Wirbelbogens mit dem Dornfortsatz; Ⓔ *lamina of vertebra, lamina of vertebral arch, lamina*
Lamina basalis: *Syn: Basalis, Stratum basale endometrii*; Basalschicht der Gebärmutterhaut, die nicht abgestoßen wird; Ⓔ *basal layer of endometrium*
Lamina basalis choroideae: *Syn: Bruch-Membran*; innere Schicht der Aderhaut des Auges; Ⓔ *basal complex of choroid, basal lamina of choroid, Henle's membrane, Bruch's membrane, glassy membrane, vitreal lamina, vitreous lamina*
Lamina basalis corporis ciliaris: Basallamina des Ziliarkörpers [Corpus ciliare], die in die Lamina basalis choroideae übergeht; Ⓔ *basal lamina of ciliary body*
Lamina basilaris ductus cochlearis: *Syn: Basilarmembran*; untere Wand des Ductus cochlearis, die das Corti*-Organ trägt; Ⓔ *basilar lamina of cochlear duct, basilar membrane of cochlear duct*
Lamina cartilaginis cricoideae: Ringknorpelplatte; Ⓔ *lamina of cricoid cartilage*
Lamina choroidocapillaris: *Syn: Choriocapillaris*; aus einem dichten Gefäßnetz bestehende Aderhautschicht; Ⓔ *choriocapillary layer, choriocapillary lamina, Ruysch's membrane, choriocapillaris, entochoroidea*
Lamina compacta: *Syn: Kompakta, Compacta, Pars compacta, Stratum compactum endometrii*; oberflächliche kompakte Schicht des Stratum* functionale endometrii; Ⓔ *compacta, compact layer of endometrium*
Lamina cribrosa ossis ethmoidalis: *Syn: Siebbeinplatte*; schmale Knochenplatte zu beiden Seiten der Crista* galli, durch die die Riechfäden ziehen; Ⓔ *sieve bone, sieve plate, cribrum, cribriform lamina of ethmoid bone, cribriform plate of ethmoid bone*
Lamina cribrosa sclerae: *Syn: Siebplatte der Sclera*; Schicht der Sclera, durch die ca. 1 Million Neuriten der Netzhaut [Retina] ziehen und den Sehnerven [Nervus opticus] bilden; Ⓔ *cribrous lamina of sclera*
Lamina dextra: rechte Schildknorpelplatte; Ⓔ *right plate of thyroid cartilage*
Lamina elastica posterior Descemeti: →*Lamina limitans posterior corneae*
Lamina epiphysialis: →*Epiphysenfuge*
Lamina episcleralis: *Syn: Episklera*; auf der Sklera* aufliegende gefäßreiche Schicht; Ⓔ *episclera, episcleral lamina*
Lamina epithelialis mucosae: oberflächliche Schicht der Schleimhaut [Tunica mucosa], die das Epithel trägt; Ⓔ *epithelial layer of mucous membrane*
Lamina externa calvariae: äußeres Blatt des knöchernen Schädeldachs; Ⓔ *outer table of skull, external layer of skull, external lamina of skull, outer plate of cranial bone*
Lamina functionalis: *Syn: Pars functionalis, Stratum functionale endometrii, Funktionalis*; oberflächliche Schicht der Gebärmutterschleimhaut, die während der Proliferationsphase* an Dicke zunimmt und in der Menstruation abgestoßen wird; in der Schwangerschaft dient sie der Einnistung des befruchteten Eies; Ⓔ *functionalis, functional layer of endometrium*
Lamina fusca sclerae: bräunliche Innenschicht der Sklera*; Ⓔ *brown layer, lamina fusca*
Lamina granularis externa: äußere Körnerschicht (der Großhirnrinde); Ⓔ *external granular layer of cerebral cortex*
Lamina granularis interna: innere Körnerschicht (der Großhirnrinde); Ⓔ *internal granular layer of cerebral cortex*
Lamina horizontalis ossis palatini: horizontale Platte des Gaumenbeins; Ⓔ *horizontal lamina of palatine bone, horizontal plate of palatine bone*
Lamina interna calvariae: inneres Blatt des knöchernen Schädeldaches; Ⓔ *inner table of skull, vitreous table, internal lamina of skull, internal layer of skull, inner plate of cranial bone*
Lamina lateralis processus pterygoidei: seitliche Knochenplatte des Processus pterygoideus des Keilbeins; Ⓔ *lateral lamina of pterygoid process*
Lamina limitans anterior corneae: *Syn: Bowman-Membran, vordere Basalmembran*; vordere Basalmembran der Hornhaut unter dem Hornhautepithel; Ⓔ *Bowman's lamina, anterior limiting lamina*
Lamina limitans posterior corneae: *Syn: Descemet-Membran, hintere Basalmembran, Lamina elastica posterior Descemeti*; Basalmembran zwischen Hornhautsubstanz und hinterem Hornhautepithel; Ⓔ *Descemet's membrane, Duddell's membrane, posterior limiting membrane, Demours' membrane, posterior limiting lamina, entocornea*

Lamina modioli cochleae: Endplatte der Lamina* spiralis ossea; Ⓔ *lamina of modiolus*
Lamina molecularis: Molekularschicht der Großhirnrinde; Ⓔ *molecular layer of cerebral cortex, plexiform layer of cerebral cortex, zonal layer of cerebral cortex*
Lamina multiformis: multiforme Schicht der Großhirnrinde; Ⓔ *spindle-celled layer, fusiform-cell layer, multiform layer of cerebral cortex, fusiform layer of cerebral cortex, polymorphic layer of cerebral cortex*
Lamina muscularis mucosae: dünne Muskelschicht der Schleimhaut des Magen-Darm-Traktes; Ⓔ *muscular layer of mucosa, lamina muscularis mucosae, muscularis mucosae*
Lamina orbitalis ossis ethmoidalis: papierdünne Wand zwischen Augenhöhle und Siebbeinlabyrinth [Labyrinthus ethmoidalis] des Os ethmoidale; Ⓔ *orbital lamina*
Lamina parietalis pericardii: ***Syn:*** *parietales Perikard*; parietales Blatt des Perikards; Ⓔ *parietal layer of serous pericardium, parietal pericardium*
Lamina parietalis tunicae vaginalis testis: äußere Schicht der Tunica vaginalis testis, die den Hoden umhüllt; Ⓔ *parietal layer of tunica vaginalis testis*
Lamina perpendicularis ossis ethmoidalis: dünne Knochenlamelle des Siebbeins [Os ethmoidale], die am Aufbau des knöchernen Nasenseptums beteiligt ist; Ⓔ *perpendicular lamina of ethmoid bone*
Lamina perpendicularis ossis palatini: senkrechter Teil des Gaumenbeins [Os palatinum]; Ⓔ *perpendicular plate of palatine bone*
Lamina posterior vaginae musculi recti abdominis: hinteres Blatt der Rektusscheide; Ⓔ *posterior layer of rectus sheath*
Lamina pretrachealis fasciae cervicalis: ***Syn:*** *Fascia colli media*; mittlere Halsfaszie; Ⓔ *pretracheal fascia, pretracheal layer of fascia, pretracheal lamina of fascia*
Lamina prevertebralis fasciae cervicalis: ***Syn:*** *Fascia colli profunda*; tiefe Halsfaszie; Ⓔ *prevertebral fascia, prevertebral lamina of fascia, prevertebral layer of fascia*
Lamina profunda musculi levatorius palpebrae superioris: tiefe Schicht des Oberlidhebers [Musculus levator palpebrae superioris]; Ⓔ *deep layer of levator muscle of upper eye lid*
Lamina propria mucosae: mittlere Schicht der Schleimhaut; Ⓔ *lamina propria*
Lamina pyramidalis externa: ***Syn:*** *äußere Pyramidenzellschicht, Lamina III*; von kleinen und mittleren **Pyramidenzellen** gebildete 3. Schicht des Isocortex*; Ⓔ *external pyramidal layer*
Lamina pyramidalis ganglionaris: innere Pyramidenzellschicht der Großhirnrinde; Ⓔ *internal pyramidal layer of cerebral cortex, ganglionic layer of cerebral cortex*
Lamina pyramidalis interna: äußere Pyramidenzellschicht der Großhirnrinde; Ⓔ *internal pyramidal layer of cerebral cortex, ganglionic layer of cerebral cortex*
Lamina quadrigemina: →*Lamina tecti*
Lamina septi pellucidi: paarige Lamina, die die Seitenwand des Cavum septi pellucidi des bildet; Ⓔ *lamina of septum pellucidum*
Lamina sinistra: linke Schildknorpelplatte; Ⓔ *left plate of thyroid cartilage*
Laminae spinales: die graue Substanz des Rückenmarks [Substantia grisea medullae spinalis] gliedert sich zytoarchitektonisch in 10 Schichten, die von hinten nach vorne von I bis X durchnumeriert werden; die **Laminae spinales I-VI** bilden die Hintersäule [Columna posterior], die **Laminae spinales VIII-IX** die Vordersäule [Columna anterior] und die **Lamina spinalis VII** die Seitensäule [Columna lateralis]; die **Lamina spinalis X** umgibt den Zentralkanal des Rückenmarks; Ⓔ *spinal laminae*
Lamina spiralis ossea: sich gegen den Uhrzeigersinn drehende, von der Schneckenspindel ausgehende, doppelblättrige Knochenlamelle; Ⓔ *spiral plate, bony spiral lamina*
Lamina spiralis secundaria: der Lamina* spiralis ossea gegenüberliegendes Knochenplättchen in der ersten Schneckenwindung; Ⓔ *secondary spiral lamina*
Lamina spongiosa: ***Syn:*** *Spongiosa, Pars spongiosa, Stratum spongiosum endometrii*; schwammige Schicht der Gebärmutterschleimhaut; tiefe Schicht des Stratum* functionale endometrii; Ⓔ *spongiosa, spongy layer of endometrium*
Lamina superficialis fasciae cervicalis: oberfächliches Blatt der Halsfaszie; Ⓔ *superficial layer of cervical fascia, superficial lamina of cervical fascia*
Lamina superficialis musculi levatoris palpebrae superioris: oberflächliche Schicht des Oberlidhebers [Musculus levator palpebrae superioris]; Ⓔ *superficial layer of levator muscle of upper eye lid*
Lamina tecti: ***Syn:*** *Vierhügelplatte, Lamina quadrigemina*; dorsaler Abschnitt des Mittelhirns; Ⓔ *lamina of tectum of mesencephalon, tectal lamina of mesencephalon, quadrigeminal plate, tectal plate*
Lamina terminalis: dünne Platte zwischen Commissura anterior und Chiasma opticum; bildet die Vorderwand des III. Ventrikels*; Ⓔ *terminal lamina*
Lamina tragi: Knorpelspange, die die Grundlage des Tragus bildet; Ⓔ *lamina tragi*
Lamina vasculosa: ***Syn:*** *Haller-Membran*; Gefäßschicht der Aderhaut; Ⓔ *vascular lamina of choroid, Haller's membrane, Haller's vascular tissue*
Lamina visceralis pericardii: ***Syn:*** *Epikard, Epicardium*; viszerales Perikard; Ⓔ *visceral layer of pericardium, epicardium, visceral pericardium, cardiac pericardium*
Lamina visceralis tunicae vaginalis testis: inneres Blatt der Tunica vaginalis testis, die direkt der Hodenoberfläche aufliegt; Ⓔ *visceral layer of tunica vaginalis testis*

la|mi|nal *adj*: →*laminar*
la|mi|nar *adj*: ***Syn:*** *laminal*; aus Schichten bestehend, blätterig, lamellenförmig, lamellenartig; Ⓔ *laminar, laminal, laminary, laminate, laminous*
La|mi|nar|flow *m*: Technik zur Erzielung einer keimfreien und wirbelfreien Belüftung, z.B. im OP; Ⓔ *laminar flow*
La|mi|nek|to|mie *f*: ***Syn:*** *Wirbelbogenresektion*; operative Entfernung eines Wirbelbogens; Ⓔ *rachiotomy, rachitomy, spondylotomy, laminectomy*
La|mi|no|to|mie *f*: Wirbelbogendurchtrennung; Ⓔ *laminotomy*
Lancefield-Gruppen *pl*: ***Syn:*** *Lancefield-Klassifikation*; serologische Einteilung von Streptokokken; Ⓔ *Lancefield groups*
Land|kar|ten|zun|ge *f*: ***Syn:*** *Wanderplaques, Lingua geographica, Glossitis exfoliativa marginata, Glossitis areata exsudativa*; gutartige Veränderung der Zunge mit flächenhafter Schleimhautabstoßung; Ⓔ *geographic tongue, mappy tongue, wandering rash, benign migratory glossitis*
Land|manns|haut *f*: ***Syn:*** *Farmerhaut, Seemannshaut*; durch Wettereinflüsse hervorgerufene Hautalterung, die z.T. als Präkanzerose betrachtet wird; Ⓔ *farmer's skin, sailor's skin*
Landouzy-Sepsis *f*: →*Landouzy-Typhobazillose*
Landouzy-Typhobazillose *f*: ***Syn:*** *Landouzy-Sepsis, Tuberkulosesepsis, Sepsis tuberculosa acutissima*; meist tödlich verlaufende, akut generalisierte Tuberkulose* bei Abwehrschwäche des Organismus; Ⓔ *septic tuberculosis, fulminating tuberculous sepsis*

Landry-Lähmung *f*: → *Landry-Paralyse*

Landry-Paralyse *f*: ***Syn:*** *Landry-Lähmung, Landry-Typ, Paralysis spinalis ascendens acuta*; akut aufsteigende Rückenmarklähmung, die zu Lähmung der Schluck- und Atemmuskulatur führen kann; Ⓔ *Landry's palsy, Landry's paralysis, Landry's syndrome, Landry's disease, acute febrile polyneuritis, radiculoneuritis, acute ascending (spinal) paralysis*

Lange-Syndrom *nt*: ***Syn:*** *Brachmann-de-Lange-Syndrom, Cornelia de Lange-Syndrom, Amsterdamer Degenerationstyp*; angeborenes Syndrom mit Störung der körperlichen und geistigen Entwicklung; Ⓔ *Brachmann-de Lange syndrome, Cornelia de Lange syndrome, de Lange syndrome*

Langer-Linien *pl*: ***Syn:*** *Hautspaltlinien*; Spannungslinien der Haut, die bei der Schnittführung beachtet werden müssen; Ⓔ *Langer's lines*

Langerhans-Inseln *pl*: ***Syn:*** *Pankreasinseln, Inselorgan, endokrines Pankreas, Pars endocrina pancreatis*; aus verschiedenen Zellarten [A-Zellen, B-Zellen, D-Zellen, PP-Zellen] bestehende Gewebeinseln, in denen die Pankreashormone [Insulin, Glucagon, Somatostatin, pankreatisches Polypeptid] gebildet werden; Ⓔ *islands of Langerhans, islets of Langerhans, endocrine part of pancreas, pancreatic islands, pancreatic islets, islet tissue*

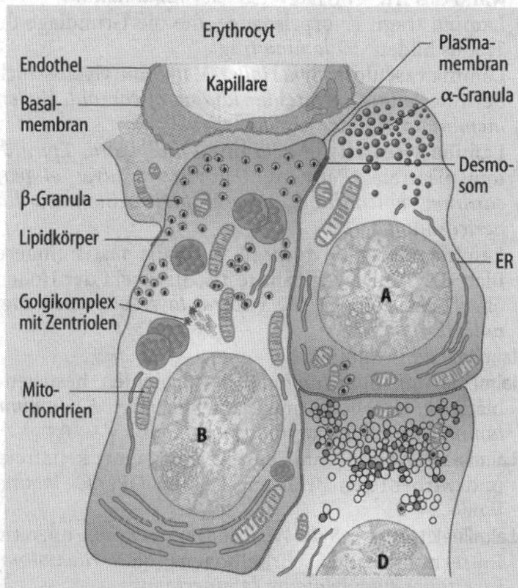

Abb. 48. Langerhans-Inseln

Langerhans-Zellen *pl*: Makrophagen der Epidermis*, die Antigene aufnehmen und in regionären Lymphknoten den T-Lymphozyten präsentieren; Ⓔ *Langerhans' cells*

Langerhans-Zellhistiozytose *f*: ***Syn:*** *Histiozytose X, Histiocytosis X*; durch eine Proliferation von Langerhans-Zellen gekennzeichnete Histiozytose*; Oberbegriff für eosinophiles Granulom*, Abt-Letterer-Siwe-Krankheit* und Hand-Schüller-Christian-Krankheit*; Ⓔ *Langerhans' cell disease*

Langhans-Riesenzelle *f*: → *Langhans-Zelle*

Langhans-Struma *f*: ***Syn:*** *organoide Struma, wuchernde Struma Langhans*; semimalignes Schilddrüsenadenom; Ⓔ *Langhans' proliferating goiter, Langhans' struma, organoid thyroid carcinoma*

Langhans-Zelle *f*: ***Syn:*** *Langhans-Riesenzelle*; bei spezifischen Entzündungen [Tuberkulose, Sarkoidose] auftretende mehrkernige Riesenzelle; Ⓔ *Langhans' cell, Langhans' giant cell*

Langhans-Zellschicht *f*: ***Syn:*** *Zytotrophoblast, Zytoblast*; teilungsaktive Zellschicht des Trophoblasten*; Ⓔ *Langhans' layer, cytotrophoblast, cytoblast*

Lang|nie|re *f*: ***Syn:*** *Ren elongatus*; längliche Verschmelzungsniere; Ⓔ *long fused kidney*

Längs|bruch *m*: ***Syn:*** *Längsfraktur*; Fraktur mit längsverlaufender Bruchlinie; Ⓔ *longitudinal fracture*

Längs|frak|tur *f*: → *Längsbruch*

Längs|la|ge *f*: Fruchtlage [Schädellage oder Beckenendlage], bei der die Achse des Fetus parallel mit der Gebärmutterachse läuft; Ⓔ *longitudinal lie*

Lang|zeit|be|at|mung *f*: ***Syn:*** *Dauerbeatmung*; künstliche Beatmung von mehr als 48 Stunden; Ⓔ *long-term ventilation*

Lang|zeit|e|lek|tro|kar|di|o|gra|fie, -gra|phie *f*: kontinuierliche EKG-Aufzeichnung über 24–48 Stunden; Ⓔ *long term electrocardiography*

Lansing-Virus *nt*: *s.u. Poliomyelitis-Virus*; Ⓔ *Lansing virus*

la|nu|gi|nös *adj*: von Lanugohaaren bedeckt, lanugoartig; Ⓔ *lanuginous*

La|nu|go *f*: ***Syn:*** *Wollhaar, Flaumhaar, Lanugohaar*; Haar der Feten in der zweiten Schwangerschaftshälfte; Ⓔ *lanugo, lanugo hair, down*

La|nu|go|haar *nt*: → *Lanugo*

Lanz-Punkt *m*: Druckpunkt im rechten Unterbauch bei Appendizitis*; Ⓔ *Lanz's point*

Lan|zett|e|gel *m*: ***Syn:*** *kleiner Leberegel, Dicrocoelium dendriticum/lanceolatum*; selten den Menschen befallender Saugwurm, der die Gallen- und Pankreasgänge befällt; Ⓔ *lancet fluke, Dicrocoelium dendriticum/lanceolatum*

Lan|zett|kok|ken *pl*: → *Streptococcus pneumoniae*

lan|zi|nie|rend *adj*: (*Schmerz*) bohrend, stechend, blitzartig; Ⓔ *lancinating*

Lapar-, lapar- *präf.*: → *Laparo-*

La|pa|rek|to|mie *f*: Teilentfernung der Bauchwand, Bauchwandexzision, Bauchdeckenplastik; Ⓔ *laparectomy*

Laparo-, laparo- *präf.*: **1.** Wortelement mit der Bedeutung „Bauch/Bauchhöhle/Unterleib“ **2.** Wortelement mit der Bedeutung „Bauchdecke/Bauchwand“; Ⓔ **1.** *abdomen, laparo-,* **2.** *abdominal wall, laparo-; flank, loin*

La|pa|ro|en|te|ro|sto|mie *f*: Anlegen eines künstlichen Darmausgangs [Anus* praeter] in der Bauchwand; Ⓔ *laparoenterostomy*

La|pa|ro|en|te|ro|to|mie *f*: Laparotomie* mit Eröffnung des Darms; Ⓔ *laparoenterotomy, celioenterotomy*

La|pa|ro|gas|tro|sto|mie *f*: ***Syn:*** *Zöliogastrostomie*; Anlegen einer äußeren Magenfistel in der Bauchwand; Ⓔ *laparogastrostomy, celiogastrostomy*

La|pa|ro|gas|tro|to|mie *f*: ***Syn:*** *Zöliogastrotomie*; Laparotomie* mit Eröffnung des Magens; Ⓔ *celiogastrotomy, laparogastrotomy*

La|pa|ro|he|pa|to|to|mie *f*: Laparotomie* mit Leberschnitt; Ⓔ *laparohepatotomy*

La|pa|ro|hys|te|rek|to|mie *f*: ***Syn:*** *transabdominelle Hysterektomie, Hysterectomia abdominalis, abdominale Hysterektomie*; Gebärmutterentfernung durch den Bauchraum; Ⓔ *abdominal hysterectomy, laparohysterectomy, celiohysterectomy, abdominohysterectomy*

Laparohystero-oophorektomie *f*: ***Syn:*** *Laparohystero-ovariektomie*; Entfernung von Gebärmutter und Eierstöcken durch den Bauchraum; Ⓔ *laparohystero-oophorectomy*

Laparohystero-ovariektomie *f*: → *Laparohystero-oophorektomie*

La|pa|ro|hys|te|ro|pe|xie *f*: transabdominelle Hysteropexie*; Ⓔ *abdominal hysteropexy, laparohysteropexy*

Laparohysterosalpingo-oophorektomie *f*: ***Syn:*** *Laparohysterosalpingo-ovariektomie*; transabdominelle Entfernung von Gebärmutter, Eileitern und Eierstöcken; Ⓔ *laparohysterosalpingo-oophorectomy*

Laparohysterosalpingo-ovariektomie *f*: →*Laparohysterosalpingo-oophorektomie*

La|pa|ro|hys|te|ro|to|mie *f*: *Syn: transabdominelle Hysterotomie, Zöliohysterotomie*; Gebärmuttereröffnung durch den Bauchraum; Ⓔ *abdominal hysterotomy, laparohysterotomy, laparouterotomy, celiohysterotomy, abdominouterotomy*

La|pa|ro|i|le|o|to|mie *f*: Laparotomie* mit Eröffnung des Ileums; Ⓔ *laparoileotomy*

La|pa|ro|ko|lo|sto|mie *f*: Anlegen eines Dickdarmafters in der Bauchwand; Ⓔ *laparocolostomy*

La|pa|ro|my|o|mek|to|mie *f*: transabdominelle Myomektomie*; Ⓔ *abdominal myomectomy, laparomyomectomy, celiomyomectomy*

La|pa|ro|my|o|mo|to|mie *f*: transabdominelle Myomotomie*; Ⓔ *laparomyomotomy, celiomyomotomy*

La|pa|ro|my|o|si|tis *f, pl* **-ti|den**: Entzündung der Bauchwandmuskulatur; Ⓔ *inflammation of the abdominal muscles, laparomyositis, laparomyitis*

la|pa|ro|my|o|si|tisch *adj*: Laparomyositis betreffend, von ihr betroffen oder gekennzeichnet; Ⓔ *relating to or marked by laparomyositis*

La|pa|ror|rha|phie *f*: *Syn: Zöliorrhaphie*; Bauchwandnaht; Ⓔ *laparorrhaphy, celiorrhaphy*

La|pa|ro|sal|pin|gek|to|mie *f*: *Syn: Zöliosalpingektomie*; transabdominelle Eileiterentfernung/Salpingektomie; Ⓔ *abdominal salpingectomy, laparosalpingectomy, celiosalpingectomy*

Laparosalpingo-oophorektomie *f*: *Syn: Laparosalpingo-ovariektomie*; transabdominelle Entfernung von Eileiter und Eierstock; Ⓔ *laparosalpingo-oophorectomy*

Laparosalpingo-ovariektomie *f*: →*Laparosalpingo-oophorektomie*

La|pa|ro|sal|pin|go|to|mie *f*: Laparotomie* mit Eileitereröffnung; Ⓔ *abdominal salpingotomy, laparosalpingotomy, celiosalpingotomy*

La|pa|ro|skop *nt*: Endoskop* für die Laparoskopie*; Ⓔ *laparoscope, celioscope, celoscope*

La|pa|ro|sko|pie *f*: *Syn: Bauchspiegelung*; endoskopische Untersuchung der Bauchhöhle; Ⓔ *laparoscopy, celioscopy, celoscopy, abdominoscopy*

la|pa|ro|sko|pisch *adj*: Laparoskopie betreffend, mittels Laparoskopie; Ⓔ *relating to laparoscopy, laparoscopic*

La|pa|ro|sple|nek|to|mie *f*: Laparotomie* mit Milzentfernung; Ⓔ *laparosplenectomy*

La|pa|ro|sple|no|to|mie *f*: Laparotomie* mit Milzeröffnung; Ⓔ *laparosplenotomy, splenolaparotomy*

La|pa|ro|to|mie *f*: *Syn: Bauchschnitt, Zöliotomie*; (operative) Bauchhöhleneröffnung; Ⓔ *abdominal section, laparotomy, celiotomy, ventrotomy*

explorative Laparotomie: *Syn: Probelaparotomie, Explorativlaparotomie*; Bauchhöhleneröffnung zur Diagnostik von Erkrankungen, z.B. akutes Abdomen*, Tumorstaging; Ⓔ *explorative laparotomy*

La|pa|ro|zel|le *f*: →*Bauchwandhernie*

La|pa|ro|zys|tek|to|mie *f*: transabdominelle Blasenentfernung/Zystektomie*; Ⓔ *laparocystectomy*

La|pa|ro|zys|to|to|mie *f*: transabdominelle Blaseneröffnung/Zystotomie*; Ⓔ *suprapubic cystotomy, laparocystidotomy, laparocystotomy*

La|pis *m*: Stein; Ⓔ *lapis, stone*

läpp|chen|för|mig *adj*: →*lobulär*

Lap|pen|bron|chus *m*: *Syn: Lobarbronchus, Bronchus lobaris*; aus den Stammbronchien entstehende Bronchien für die drei Lappen des rechten Lungenflügels [**Bronchus lobaris superior dexter, Bronchus lobaris medius, Bronchus lobaris inferior dexter**] und die beiden linken Lungenlappen [**Bronchus lobaris superior sinister, Bronchus lobaris inferior sinister**]; Ⓔ *lobar bronchus*

Lap|pen|e|le|phan|ti|a|sis *f, pl* **-ses**: *Syn: Elephantiasis neuromatosis, Wammen*; im Rahmen einer Neurofibromatosis* generalista auftretende, primär die Bauchdecke betreffende Schwellung der Haut; Ⓔ *pachydermatocele*

Lap|pen|plas|tik *f*: Deckung von Hautdefekten durch gestielte Hautlappen aus der Nachbarschaft; Ⓔ *flap graft*

Lap|pen|pla|zen|ta *f*: *Syn: Placenta multilobata*; aus zwei oder mehreren Lappen aufgebaute Plazenta; Ⓔ *lobed placenta, furcate placenta*

Lap|pen|pneu|mo|nie *f*: →*Lobärpneumonie*

Lap|pen|schnitt *m*: klassischer Amputationsschnitt mit Bildung eines Weichteillappens zur Stumpfdeckung; Ⓔ *flap amputation, amputation with flap incision*

Lap|pen|zun|ge *f*: *Syn: Lingua lobata*; netzförmige Felderung der Zunge bei tertiärer Syphilis; Ⓔ *lobulated tongue*

Lärm|schwer|hö|rig|keit *f*: durch chronische Lärmeinwirkung verursachte Innenohrschwerhörigkeit; Ⓔ *loud noise deafness, noise deafness*

Larrey-Hernie *f*: Zwerchfellhernie in der Larrey-Spalte*; Ⓔ *Larrey's hernia*

Larrey-Spalte *f*: Spalte zwischen Pars costalis und Pars sternalis des Zwerchfells; Bruchpforte für die Larrey-Hernie*; Ⓔ *Larrey's space*

Lar|va *f, pl* **-vae**: Larve, Mückenlarve; Ⓔ *larva*

Larva migrans: *Syn: Hautmaulwurf, Myiasis linearis migrans, Kriechkrankheit, creeping disease*; durch Larven hervorgerufene, stark juckende Dermatitis* mit typischen geröteten Gangstrukturen in der Haut; Ⓔ *larva migrans*

lar|viert *adj*: (*Krankheit, Symptom*) versteckt, verkappt, maskiert; Ⓔ *larvate, larvaceous, larval, larvated, masked, concealed*

lar|vi|zid *adj*: larven(ab)tötend; Ⓔ *larvicidal*

Laryng-, laryng- *präf.*: →*Laryngo-*

La|ryn|gal|gie *f*: Kehlkopfschmerz, Larynxschmerz; Ⓔ *pain in the larynx, laryngalgia*

la|ryn|ge|al *adj*: Kehlkopf/Larynx betreffend; Ⓔ *relating to the larynx, laryngeal*

La|ryn|gek|to|mie *f*: Kehlkopfentfernung, Kehlkopfexstirpation, Larynxentfernung, Larynxexstirpation; Ⓔ *laryngectomy*

la|ryn|gek|to|mie|ren *v*: eine Laryngektomie durchführen, den Kehlkopf entfernen; Ⓔ *laryngectomize*

La|ryn|gi|tis *f, pl* **-ti|den**: *Syn: Larynxentzündung, Kehlkopfentzündung*; Entzündung der Kehlkopfschleimhaut oder des Kehlkopfskeletts; Ⓔ *inflammation of the larynx, laryngitis*

Laryngitis acuta: *Syn: akute Laryngitis, akute katarrhalische Laryngitis*; akute katarrhalische Kehlkopfentzündung mit Heiserkeit und Hustenreiz; Ⓔ *acute laryngitis, acute catarrhal laryngitis*

akute katarrhalische Laryngitis: →*Laryngitis acuta*

akute Laryngitis: →*Laryngitis acuta*

chronische katarrhalische Laryngitis: meist schmerzfreie chronische Kehlkopfentzündung mit Heiserkeit, Globusgefühl* und Räusperzwang; Ⓔ *chronic catarrhal laryngitis*

kruppöse Laryngitis: zu den Kruppsyndromen gehörige akute Kehlkopfaffektion mit Heiserkeit, Husten und inspiratorischem Stridor*; Ⓔ *croupous laryngitis*

membranöse Laryngitis: Laryngitis mit Ausbildung pseudomembranöser Membranen; kann zu kruppöser Laryngitis führen; Ⓔ *membranous laryngitis*

Laryngitis stridulosa: zu den Kruppsyndromen* gehörige akute Kehlkopfaffektion mit Heiserkeit, Husten und inspiratorischem Stridor*; oft gleichgesetzt mit Pseudokrupp*; Ⓔ *spasmodic laryngitis*

Laryngitis subglottica acuta: dramatisch verlaufende

L

akute Entzündung und Schwellung der Kehlkopfschleimhaut; beginnt mit trockenem, bellendem Husten und zunehmendem inspiratorischen und exspiratorischen Stridor*, bis hin zu schwerster Atemnot; Ⓔ *subglottic laryngitis, spasmodic croup, laryngismus stridulus, false croup, pseudocroup, crowing convulsion*
Laryngitis subglottica chronica: chronische subglottische Laryngitis, die Wochen bis Monate andauern kann; Ⓔ *chronic subglottic laryngitis*
Laryngitis tuberculosa: *Syn: Kehlkopftuberkulose, tuberkulöse Laryngitis, Larynxtuberkulose, Laryngophthise*; meist im Zusammenhang mit einer Lungentuberkulose* auftretende tuberkulöse Kehlkopfentzündung; Ⓔ *tuberculous laryngitis*
tuberkulöse Laryngitis: →*Laryngitis tuberculosa*

la|ryn|gi|tisch *adj*: Kehlkopfentzündung/Laryngitis betreffend, von ihr betroffen oder gekennzeichnet; Ⓔ *relating to laryngitis, laryngitic*

Laryngo-, laryngo- *präf.*: Wortelement mit der Bedeutung „Kehle/Schlund/Larynx"; Ⓔ *laryngeal, laryng(o)-*

La|ryn|go|cel|le *f*: →*Laryngozele*

La|ryn|go|fis|sur *f*: mediane Kehlkopfspaltung/Laryngotomie; Ⓔ *laryngofissure, thyrofissure, thyrotomy, thyroidotomy*

La|ryn|go|gra|fie, -gra|phie *f*: Röntgenkontrastdarstellung des Kehlkopfs; Ⓔ *laryngography*

La|ryn|go|gramm *nt*: Röntgenkontrastaufnahme des Kehlkopfs; Ⓔ *laryngogram*

La|ryn|go|lo|gie *f*: Teilgebiet der Hals-Nasen-Ohrenheilkunde, das sich mit Diagnostik und Therapie von Erkrankungen des Kehlkopfes beschäftigt; Ⓔ *laryngology*

La|ryn|go|ma|la|zie *f*: Kehlkopferweichung; Ⓔ *laryngomalacia*

La|ryn|go|pa|ra|ly|se *f*: →*Laryngoplegie*

La|ryn|go|pa|thie *f*: Kehlkopferkrankung; Ⓔ *laryngopathy*

la|ryn|go|pha|ryn|ge|al *adj*: *Syn: pharyngolaryngeal*; Kehlkopf und Rachen/Pharynx betreffend oder verbindend; Ⓔ *relating to both larynx and pharynx, laryngopharyngeal, pharyngolaryngeal*

La|ryn|go|pha|ryn|gek|to|mie *f*: kombinierte Laryngektomie* und Pharyngektomie*; Ⓔ *laryngopharyngectomy*

La|ryn|go|pha|ryn|gi|tis *f, pl* **-ti|den**: Entzündung von Kehlkopf/Larynx und Rachen/Pharynx; Ⓔ *inflammation of larynx and pharynx, laryngopharyngitis*

la|ryn|go|pha|ryn|gi|tisch *adj*: Laryngopharyngitis betreffend, von ihr betroffen oder gekennzeichnet; Ⓔ *relating to or marked by laryngopharyngitis, laryngopharyngitic*

La|ryn|go|pha|rynx *m*: *Syn: Hypopharynx, Pars laryngea pharyngis*; unterer Schlundbereich über und hinter dem Kehlkopf; Ⓔ *laryngopharynx, laryngopharyngeal cavity, pharyngolaryngeal cavity, hypopharynx*

La|ryn|go|pho|nie *f*: über dem Kehlkopf auskultierbare Stimme; Ⓔ *laryngophony*

La|ryn|go|phthi|se *f*: →*Laryngitis tuberculosa*

La|ryn|go|ple|gie *f*: *Syn: Laryngoparalyse*; Kehlkopflähmung, Larynxlähmung; Ⓔ *laryngoparalysis, laryngoplegia*

La|ryn|go|pto|sis *f, pl* **-ses**: *Syn: Kehlkopfsenkung*; meist altersbedingte Absenkung des Kehlkopfs; Ⓔ *laryngoptosis*

La|ryn|go|py|o|ze|le *f*: mit Eiter gefüllte Laryngozele*; Ⓔ *laryngopyocele*

La|ryn|go|rhi|no|lo|gie *f*: Teilgebiet der Hals-Nasen-Ohrenheilkunde, das sich mit Diagnostik und Therapie von Erkrankungen von Kehlkopf und Nase beschäftigt; Ⓔ *laryngorhinology*

La|ryn|gor|rha|gie *f*: Larynxblutung, Kehlkopfblutung; Ⓔ *laryngorrhagia*

La|ryn|gor|rha|phie *f*: Kehlkopfnaht; Ⓔ *laryngorrhaphy*

La|ryn|gor|rhoe *f, pl* **-rho|en**: Schleimabsonderung aus dem Kehlkopf; Ⓔ *laryngorrhea*

La|ryn|go|skop *nt*: **1.** *Syn: Kehlkopfspiegel*; Instrument zur indirekten Untersuchung des Kehlkopfes **2.** Endoskop* zur direkten Untersuchung des Kehlkopfes; Ⓔ **1.** *laryngoscope* **2.** *laryngoscope*

La|ryn|go|sko|pie *f*: *Syn: Kehlkopfspiegelung*; endoskopische Untersuchung des Kehlkopfes; Ⓔ *laryngoscopy*
direkte Laryngoskopie: Laryngoskopie mit einem Endoskop*; Ⓔ *direct laryngoscopy*
indirekte Laryngoskopie: Laryngoskopie mit einem Kehlkopfspiegel; Ⓔ *mirror laryngoscopy, indirect laryngoscopy*

la|ryn|go|sko|pisch *adj*: Laryngoskopie betreffend, mittels Laryngoskopie; Ⓔ *relating to laryngoscopy, laryngoscopic*

La|ryn|go|spas|mus *m*: Stimmritzenkrampf; Ⓔ *laryngeal spasm, laryngospastic reflex, laryngospasm, glottic spasm, laryngismus stridulus*

La|ryn|go|ste|no|se *f*: *Syn: Larynxverengung, Larynxstenose, Kehlkopfverengung, Kehlkopfstenose*; Einengung der Kehlkopflichtung durch z.B. Kehlkopfödem [häufige Intubationsfolge!] oder Tumoren der Stimmritze; Ⓔ *laryngostenosis*

La|ryn|go|sto|ma *nt*: *Syn: Kehlkopffistel*; künstlich angelegte Kehlkopföffnung nach außen; Ⓔ *laryngostomy*

La|ryn|go|sto|mie *f*: *Syn: Kehlkopffistelung*; Anlegen einer Kehlkopffistel; Ⓔ *laryngostomy*

La|ryn|go|stro|bo|skop *nt*: Stroboskop zur Untersuchung der Stimmlippen; Ⓔ *laryngostroboscope*

La|ryn|go|stro|bo|sko|pie *f*: stroboskopische Untersuchung der Stimmlippen; Ⓔ *laryngostroboscopy*

La|ryn|go|to|mie *f*: Kehlkopferöffnung, Kehlkopfspaltung; Ⓔ *laryngotomy*

la|ryn|go|tra|che|al *adj*: Kehlkopf und Luftröhre/Trachea betreffend oder verbindend; Ⓔ *relating to both larynx and trachea, laryngotracheal, tracheolaryngeal*

La|ryn|go|tra|che|i|tis *f, pl* **-ti|den**: Entzündung von Kehlkopf/Larynx und Luftröhre/Trachea; Ⓔ *inflammation of larynx and trachea, laryngotracheitis*

la|ryn|go|tra|che|i|tisch *adj*: Laryngotracheitis betreffend, von ihr betroffen oder gekennzeichnet; Ⓔ *relating to or marked by laryngotracheitis, laryngotracheitic*

La|ryn|go|tra|che|o|bron|chi|tis *f, pl* **-ti|den**: Entzündung von Kehlkopf/Larynx, Luftröhre/Trachea und Bronchien; Ⓔ *inflammation of larynx, trachea, and bronchi, laryngotracheobronchitis*

la|ryn|go|tra|che|o|bron|chi|tisch *adj*: Laryngotracheobronchitis betreffend, von ihr betroffen oder gekennzeichnet; Ⓔ *relating to or marked by laryngotracheobronchitis*

La|ryn|go|tra|che|o|bron|cho|sko|pie *f*: endoskopische Untersuchung von Kehlkopf, Luftröhre und Bronchien; Ⓔ *laryngotracheobronchoscopy*

La|ryn|go|tra|che|o|sko|pie *f*: endoskopische Untersuchung von Kehlkopf und Luftröhre; Ⓔ *laryngotracheoscopy*

La|ryn|go|tra|che|o|to|mie *f*: *Syn: Tracheolaryngotomie*; Eröffnung von Kehlkopf und Luftröhre; Ⓔ *laryngotracheotomy*

La|ryn|go|ty|phus *m*: Laryngitis* bei Typhus* abdominalis; Ⓔ *typhoid laryngitis*

La|ryn|go|ves|ti|bu|li|tis *f, pl* **-ti|den**: Entzündung von Kehlkopf/Larynx und Vestibulum laryngis; Ⓔ *inflammation of the vestibule of the larynx, laryngovestibulitis*

la|ryn|go|ves|ti|bu|li|tisch *adj*: Laryngovestibulitis betreffend, von ihr betroffen oder gekennzeichnet; Ⓔ *relating to or marked by laryngovestibulitis*

La|ryn|go|xe|ro|se *f*: *Syn: Laryngoxerosis*; pathologische Trockenheit der Kehlkopfschleimhaut; Ⓔ *laryngoxerosis*

La|ryn|go|xe|ro|sis *f, pl* **-ses**: →*Laryngoxerose*

La|ryn|go|ze|le *f*: *Syn:* *Luftsack, Luftgeschwulst, Laryngocele*; angeborene oder erworbene Aussackung des Ventriculus* laryngis; Ⓔ *laryngocele*
La|ryn|go|zen|te|se *f*: Kehlkopfpunktion; Ⓔ *laryngocentesis*
La|rynx *m, pl* **-ryn|ges**: Kehlkopf; Ⓔ *larynx, voice box*
La|rynx|diph|the|rie *f*: *Syn:* *Kehlkopfdiphtherie*; von Heiserkeit, Husten und Atemnot gekennzeichnete Diphtherie des Kehlkopfs; Ⓔ *laryngeal diphtheria, laryngotracheal diphtheria*
La|rynx|drü|sen *pl*: *Syn:* *Kehlkopfdrüsen, Glandulae laryngeales*; Schleimdrüsen des Kehlkopfes; Ⓔ *laryngeal glands*
La|rynx|ent|zün|dung *f*: →*Laryngitis*
La|rynx|frak|tur *f*: *Syn:* *Larynxknorpelfraktur*; Fraktur des knorpeligen Kehlkopfsgerüstes; Ⓔ *laryngeal fracture*
La|rynx|kar|zi|nom *nt*: →*Kehlkopfkarzinom*
La|rynx|knor|pel|frak|tur *f*: →*Larynxfraktur*
La|rynx|kri|se *f*: *s.u. tabische Krise*; Ⓔ *laryngeal crisis*
La|rynx|pa|pil|lo|ma|to|se *f*: *Syn:* *Kehlkopfpapillomatose*; meist schon in der Kindheit beginnende Erkrankung mit Bildung multipler Larynxpapillome; fakultative Präkanzerose*; Ⓔ *laryngeal papillomatosis*
La|rynx|plas|tik *f*: Kehlkopfplastik; Ⓔ *laryngoplasty*
La|rynx|ste|no|se *f*: →*Laryngostenose*
La|rynx|tu|ber|ku|lo|se *f*: →*Laryngitis tuberculosa*
La|rynx|ver|en|gung *f*: →*Laryngostenose*
Lasègue-Zeichen *nt*: Schmerzen bei Dehnung des Nervus* ischiadicus bei Bandscheibenvorfall und Ischiassyndrom; Ⓔ *Lasègue's sign*
La|ser *m*: Technik zur Erzeugung von monochromatischem Licht mit fast parallelen Strahlen [light amplification by stimulated emission of radiation]; Ⓔ *laser, optical maser*
Laser-Scan-Mikroskop *nt*: Mikroskop, bei dem das Objekt von einem Laserstrahl abgetastet wird; Ⓔ *laser microscope*
Lä|si|on *f*: **1.** Verletzung, Wunde, Schädigung **2.** Funktionsstörung, Funktionsausfall; Ⓔ **1.** *lesion, wound, injury* **2.** *lesion*
periapikale Läsion: *Syn:* *periapikale Ostitis, Parodontitis apicalis*; auf die Wurzelspitze begrenzte Entzündung des Zahnhalteapparates/Parodontium; Ⓔ *apical periodontitis*
prämaligne Läsione: *Syn:* *Präkanzerose, Präneoplasie*; Gewebeveränderungen die zur Entwicklung eines malignen Tumors führen können, aber nicht müssen; Ⓔ *precancer, precancerosis, precancerous lesion, precancerous condition*
Las|sa|fie|ber *nt*: in Westafrika vorkommendes hämorrhagisches Fieber durch das **Lassavirus**; Ⓔ *Lassa fever, Lassa hemorrhagic fever*
la|tent *adj*: verborgen, inapparent, unsichtbar, versteckt; Ⓔ *latent, potential*
La|tenz *f*: Verborgenheit, latente Beschaffenheit; Symptomlosigkeit; Ⓔ *latency*
La|tenz|pe|ri|o|de *f*: →*Latenzphase*
La|tenz|pha|se *f*: **1.** *Syn:* *Inkubationszeit, Latenzperiode*; Zeit zwischen Infektion mit einem Erreger und dem Auftreten der ersten Krankheitszeichen **2.** →*Latenzzeit*; Ⓔ **1.** *incubation period, latency stage, incubative stage* **2.** *latency stage*
La|tenz|zeit *f*: *Syn:* *Latenzphase, Latenzperiode*; Zeit zwischen dem Einwirken einer Schädigung und der Manifestation der ausgelösten Schädigung/Erkrankung; Ⓔ *latency, latent period*
la|te|ral *adj*: *Syn:* *seitlich, seitwärts*; an oder auf der Seite, zur Körperseite hin liegend; Ⓔ *lateral*
Lateral-, lateral- *präf.*: Wortelement mit der Bedeutung „Seite/seitlich"; Ⓔ *latero-, lateral*
La|te|ral|in|farkt *m*: *Syn:* *Seitenwandinfarkt, Seiteninfarkt*; Myokardinfarkt* an der Grenze von Vorder- und Hinterwand; Ⓔ *lateral myocardial infarction*
La|te|ral|seg|ment *nt*: äußeres Segment des Mittellappens der rechten Lunge; Ⓔ *lateral segment*
La|te|ral|skle|ro|se, a|my|o|tro|phe *f*: *Syn:* *Charcot-Krankheit, amyotrophische Lateralsklerose, myatrophische Lateralsklerose*; meist Männer zwischen 40 und 65 Jahren befallende Systemerkrankung des Rückenmarks mit Muskelatrophie, Spastik und Krämpfen; im weiteren Verlauf Atembeschwerden und Bulbärparalyse*; Ⓔ *Charcot's disease, Déjérine's type, Charcot's sclerosis, Charcot's syndrome, amyotrophic lateral sclerosis*
La|te|ral|skle|ro|se, a|my|o|tro|phi|sche *f*: →*Lateralsklerose, amyotrophe*
La|te|ral|skle|ro|se, my|a|tro|phi|sche *f*: →*Lateralsklerose, amyotrophe*
Latero-, latero- *präf.*: Wortelement mit der Bedeutung „Seite/seitlich"; Ⓔ *lateral, latero-*
la|te|ro|ab|do|mi|nal *adj*: die seitliche Bauchwand betreffend; Ⓔ *lateroabdominal*
La|te|ro|pha|ryn|ge|al|raum *m*: *Syn:* *Spatium lateropharyngeum*; Bindegewebsraum neben dem Rachen; Ⓔ *lateropharyngeal space, lateral pharyngeal space*
La|te|ro|po|si|tio *f, pl* **-ti|o|nes**: Seitwärtsverlagerung, Lateroposition; Ⓔ *lateroposition*
Lateropositio uteri: Seitwärtsverlagerung der Gebärmutter; Ⓔ *lateroposition*
La|te|ro|pul|si|on *f*: (unwillkürliche) Seitwärtsneigung, Seitwärtsbewegung; Ⓔ *lateropulsion*
La|te|ro|tor|si|on *f*: seitliches Verdrehen; Ⓔ *laterotorsion*
La|te|ro|ver|si|on *f*: Drehung oder Wendung zur Seite; Ⓔ *lateroversion*
La|tex *m*: natürliche Emulsion aus Kautschuk und Pflanzenproteinen; wird als Grundmaterial für Gummiprodukte [Handschuhe, Kondome] und als Trägersubstanz in der Serologie/Immunologie verwendet; Ⓔ *latex*
La|tex|ag|glu|ti|na|ti|ons|test *m*: →*Latextest*
Latex-Rheumafaktor-Test *m*: Latextest* zum Nachweis von Rheumafaktoren*; Ⓔ *RF latex, rheumatoid factor latex agglutination test*
La|tex|test *m*: *Syn:* *Latexagglutinationstest*; immunologischer Agglutinationstest mit Latexpartikeln, die mit Antigen oder Antikörper beladen sind; Ⓔ *latex agglutination test, latex fixation test, latex fixation assay, latex agglutination assay*
La|thy|ris|mus *m*: *Syn:* *Kichererbsenvergiftung, Neurolathyrismus, Lathyrismus-Syndrom*; Vergiftung durch Neurotoxine aus verschiedenen Erbsenarten; Ⓔ *neurolathyrism, lathyrism*
Lathyrismus-Syndrom *nt*: →*Lathyrismus*
La|ti|tu|do *f*: Breite, Größe, Länge, Umfang; Ⓔ *latitude*
La|tus *nt*: Seite; Flanke; Ⓔ *flank, side, latus*
Lau|da|num *nt*: →*Opium*
Lauf|mil|ben *pl*: *Syn:* *Trombiculidae*; freilebende Milben, deren Larven als Ektoparasiten vorkommen; Ⓔ *trombiculidae*
Laugier-Hernie *f*: *Syn:* *Gimbernat-Hernie*; Schenkelhernie* mit Bruchpforte im Ligamentum* lacunare; Ⓔ *Gimbernat's hernia, Laugier's hernia*
Laurence-Moon-Bardet-Biedl-Syndrom *nt*: →*Laurence-Moon-Syndrom*
Laurence-Moon-Biedl-Bardet-Syndrom *nt*: →*Laurence-Moon-Syndrom*
Laurence-Moon-Biedl-Syndrom *nt*: →*Laurence-Moon-Syndrom*
Laurence-Moon-Syndrom *nt*: *Syn:* *Laurence-Moon-Bardet-Biedl-Syndrom, dienzephalo-retinale Degeneration, Laurence-Moon-Biedl-Syndrom, Laurence-Moon-Biedl-Bardet-Syndrom*; autosomal-rezessives Fehlbildungssyndrom mit Retinopathie*, Adipositas*, Innenohrschwerhörigkeit und leichter Intelligenzminderung;

Ⓔ *Laurence-Moon syndrome, Biedl's syndrome*

Läu|se *pl*: *Syn: Anoplura*; flügellose blutsaugende Insekten; medizinisch wichtig sind die **Menschenläuse** [Pediculidae]; Ⓔ *sucking lice, Anoplura*

Läu|se|be|fall *m*: *s.u. Pediculosis*; Ⓔ *lousiness, pediculation, pediculosis*

Läu|se|ek|zem *nt*: *s.u. Pediculosis capitis*; Ⓔ *louse eczema*

Läu|se|fleck|fie|ber *nt*: *Syn: epidemisches Fleckfieber, klassisches Fleckfieber, Flecktyphus, Hungertyphus, Kriegstyphus, Typhus exanthematicus*; weltweit verbreitete, durch schlechte hygienische Bedingungen geförderte Infektionskrankheit; der Erreger **Rickettsia prowazeki** wird v.a. durch die Kleiderlaus* von Mensch zu Mensch übertragen; neben hohem Fieber und einem charakteristischen fleckförmigen Hautausschlag imponiert die Erkrankung durch Bewusstseinseintrübung und neurologische Schäden; Ⓔ *louse-borne typhus, fleckfieber, classic typhus, epidemic typhus, ship fever, prison fever, camp fever, hospital fever, European typhus, exanthematous typhus, jail fever, war fever*

Läu|se|rück|fall|fie|ber *nt*: *Syn: epidemisches (europäisches) Rückfallfieber*; durch Läuse übertragenes Rückfallfieber durch Borrelia* recurrentis; Ⓔ *louse-borne relapsing fever, epidemic relapsing fever, cosmopolitan relapsing fever, European relapsing fever*

La|va|ge *f*: *Syn: Lavement*; Spülen, Ausspülen, Spülung, Ausspülung; Ⓔ *lavage, irrigation, washing out*

La|ve|ment *nt*: →*Lavage*

Lävo-, lävo- *präf.*: Wortelement mit der Bedeutung „links"; Ⓔ *left, lev(o)-, laev(o)-*

Lä|vo|gramm *nt*: →*Lävokardiogramm*

Lä|vo|kar|di|o|gra|fie, -gra|phie *f*: Röntgenkontrastdarstellung des linken Herzens oder der linken Herzkammer und des Anfangs der Aorta; Ⓔ *levocardiography*

Lä|vo|kar|di|o|gramm *nt*: *Syn: Lävogramm*; Röntgenkontrastaufnahme des linken Herzens oder der linken Herzkammer und des Anfangs der Aorta; Ⓔ *levocardiogram*

lä|vo|ro|ta|to|risch *adj*: (*chem.*) linksdrehend; Ⓔ *left-handed, levorotatory, levogyral, levogyrous, levorotary*

Lä|vu|lo|se *f*: →*Fructose*

La|xans *nt, pl* **-xan|zi|en, -xan|ti|en**: *Syn: Laxativ, Laxativum*; Abführmittel; Ⓔ *laxative, fecal softener, cathartic, eccoprotic, physic*

La|xan|zi|en|ab|u|sus *m*: *Syn: Abführmittelabusus, Abführmittelmissbrauch, Laxanzienmissbrauch*; zu häufige Einnahme von Abführmitteln; führt u.a. zu Störungen des Elektrolythaushaltes und dadurch bedingter Verstopfung; Ⓔ *laxative abuse*

La|xan|zi|en|miss|brauch *m*: →*Laxanzienabusus*

La|xa|tiv *nt*: →*Laxans*

la|xa|tiv *adj*: *Syn: abführend, entleerend, laxierend, purgativ, purgierend*; den Darm reinigend, den Stuhlgang fördernd; Ⓔ *laxative, cathartic, aperient*

La|xa|ti|vum *nt, pl* **-va**: →*Laxans*

la|xie|rend *adj*: →*laxativ*

La|ze|ra|ti|on *f*: *Syn: Laceratio*; Zerreißen, Zerreißung; Risswunde, Kratzwunde, Platzwunde, Schnittwunde; Ⓔ *laceration*

la|ze|riert *adj*: eingerissen, aufgerissen; Ⓔ *lacerated, lacerate; torn*

LCM-Virus *nt*: RNA-Virus; Erreger der lymphozytären Choriomeningitis*; Ⓔ *LCM virus, lymphocytic choriomeningitis virus*

LDL-Rezeptordefekt *m*: *Syn: (primäre/essentielle) Hyperlipoproteinämie Typ IIa, essentielle/familiäre Hypercholesterinämie, primäre Hyperbetalipoproteinämie, familiäre idiopathische hypercholesterinämische Xanthomatose*; Hyperlipoproteinämie* mit extrem hohen Cholesterinwerten und sehr hohem Arteriosklerosersiko; typisch sind tuberöse Xanthome*, Xanthelasmen und ein Arcus* lipoides corneae; Ⓔ *LDL-receptor disorder, familial hyperbetalipoproteinemia, familial hypercholesteremic xanthomatosis, familial hypercholesterolemia, type IIa familial hyperlipoproteinemia*

Le|bend|impf|stoff *m*: *s.u. Impfstoff*; Ⓔ *live vaccine*

Le|bens|mit|tel|to|xin *nt*: *Syn: Bromatotoxin*; in Lebensmittel enthaltenes oder entstandenes Toxin, z.B. Botulinustoxin*; Ⓔ *bromatotoxin*

Le|bens|mit|tel|ver|gif|tung *f*: durch Verzehr von verunreinigter oder infizierter Nahrung hervorgerufene Erkrankung, durch chemische [Metalle], natürliche [Pilzvergiftung, Fischvergiftung] oder bakterielle [Salmonella*, Staphylokokken, Clostridium*] Toxine; Ⓔ *food poisoning, bromatoxism*

Le|ber *f*: *Syn: Hepar*; im rechten Oberbauch liegende größte Drüse des menschlichen Körpers; die Leber ist ein Zentralorgan für den Kohlenhydrat-, Fett- und Eiweißstoffwechsel, die Entgiftung des Blutes [Bildung von Galle] und die Konstanthaltung der Homöostase des Körpers; Ⓔ *liver; hepar*

Leber-Optikusatrophie *f*: →*Leber-Syndrom*

Leber-Syndrom *nt*: *Syn: Leber-Optikusatrophie, kongenitale Amaurose (Leber)*; rezessiv-geschlechtsgebundene, i.d.R. beidseitige Atrophie des Sehnervens mit Erblindung; Ⓔ *Leber's optic atrophy, Leber's disease*

Le|ber|abs|zess *m*: *Syn: intrahepatischer Abszess*; Abszess im Lebergewebe; Ⓔ *liver abscess, hepatic abscess, puruhepatitis*

biliärer Leberabszess: *Syn: biliogener/cholangitischer Leberabszess, biliärer/biliogener/cholangitischer Abszess*; meist durch aufsteigende Darmbakterien verursachter Leberabszess bei Cholangitis* oder Cholestase*; Ⓔ *biliary abscess, bile duct abcess, cholangitic abscess*

biliogener Leberabszess: →*biliärer Leberabszess*

cholangitischer Leberabszess: →*biliärer Leberabszess*

Le|ber|a|mö|bi|a|sis *f, pl* **-ses**: *Syn: Ämöbenhepatitis*; Leberentzündung durch Entamoeba* histolytica; Ⓔ *hepatic amebiasis, hepatic amebiosis, amebic hepatitis*

Le|ber|a|tro|phie *f*: Schwund des Leberparenchyms mit Verkleinerung der Leber; Ⓔ *liver atrophy, hepatatrophia, hepatatrophy*

Le|ber|aus|falls|ko|ma *nt, pl* **-ma|ta**: *Syn: exogenes Leberkoma, exogenes hepatisches Koma*; durch eine akute Überlastung der vorgeschädigten Leber ausgelöster Ausfall der Leberfunktion mit Entwicklung eines Komas; Ⓔ *exogenous hepatic coma*

Leber|band, rundes *nt*: bindegewebiger Rest der Nabelvene am freien Rand des Ligamentum* falciforme hepatis; Ⓔ *round ligament of liver*

Leber|band, sichelförmiges *nt*: *Syn: Ligamentum falciforme hepatis*; sichelförmige Bauchfellduplikatur von der Leber zur Bauchwand; Ⓔ *falciform ligament (of liver), broad ligament of liver, suspensory ligament of liver*

Le|ber|bett *nt*: *Syn: Gallenblasengrube, Gallenblasenbett, Fossa vesicae felleae/biliaris*; bauchfellfreie Fläche an der Unterseite des rechten Leberlappens; Ⓔ *fossa of gallbladder, hepatic bed of gallbladder, gallbladder bed, gallbladder fossa*

Leber-Bronchus-Fistel *f*: *Syn: hepatobronchiale Fistel*; Fistel zwischen Bronchialbaum und Leber; Ⓔ *hepatobronchial fistula*

Le|ber|bruch *m*: *Syn: Hepatozele*; Eingeweidebruch mit Teilen der Leber im Bruchsack; Ⓔ *hepatocele, hernia of liver*

Le|ber|dämp|fung *f*: Dämpfung des Klopfschalls über der Leber; Ⓔ *hepatic dullness*

Le|ber|dys|tro|phie *f*: Untergang von Lebergewebe; Ⓔ *hepatic dystrophy*

Le|ber|e|chi|no|kok|ko|se *f*: Echinokokkose* der Leber; Ⓔ *hepatic hydatidosis, hepatic echinococcosis*

Le|ber|e|gel *pl*: in den Gallengängen der Leber parasitierende Egel; Ⓔ *liver fluke*

chinesischer Leberegel: ***Syn:*** *Clonorchis sinensis, Opisthorchis sinensis*; in Ostasien vorkommender Saugwurm; Erreger der Clonorchiasis; Ⓔ *Chinese liver fluke, Distoma sinensis, Clonorchis sinensis, Opisthorchis sinensis*

großer Leberegel: ***Syn:*** *Fasciola hepatica*; blutsaugender Parasit der Gallengänge; Erreger der Fascioliasis*; Ⓔ *liver fluke, sheep liver fluke, Fasciola hepatica, Distoma hepaticum*

kleiner Leberegel: ***Syn:*** *Lanzettegel, Dicrocoelium dendriticum/lanceolatum*; selten den Menschen befallender Saugwurm, der die Gallen- und Pankreasgänge befällt; Ⓔ *lancet fluke, Dicrocoelium dendriticum, Dicrocoelium lanceolatum*

Lelberlelgellkranklheit *f*: ***Syn:*** *Fasciola-hepatica-Infektion, Faszioliasis, Fasziolose, Fasciolosis, Fascioliasis*; Befall und Infektion mit Fasciola* hepatica mit Entwicklung einer Gallengangsobstruktion [evtl. Ikterus*] und schmerzhafter Hepatomegalie; Ⓔ *fascioliasis*

Lelberlentlzünldung *f*: → *Hepatitis*

Lelberlelpilthellverlfetltung *f*: ***Syn:*** *Leberverfettung, fettige Metamorphose der Leber, fettige Degeneration der Leber*; reversible fettige Degeneration von Leberzellen bei gesteigerter Fettsynthese, Fettverwertungsstörung oder Störung des Fetttransports aus der Zelle; Ⓔ *fatty metamorphosis of liver, fatty degeneration of liver*

Lelberlfilbrolse *f*: durch eine Schädigung und Nekrose von Leberparenchymzellen hervorgerufene bindegewebige Vernarbung; bei chronischen Prozessen Vorstufe der Leberzirrhose*; Ⓔ *hepatic fibrosis*

periportale Leberfibrose: Fibrose der Periportalfelder; Ⓔ *periportal hepatic fibrosis*

Lelberlfleck *m*: angeborener oder erworbener Nävuszellnävus*; Ⓔ *lentigo, liver spot*

Lelberlhillum *nt*: ***Syn:*** *Leberhilus, Leberpforte, Porta hepatis*; Ein- und Austrittsstelle der Lebergefäße und -nerven zwischen Lobus quadratus und Lobus caudatus; Ⓔ *hepatic portal, portal fissure*

Lelberlhillus *m*: → *Leberhilum*

Lelberlinlfarkt *m*: durch Anämie [**anämischer Leberinfarkt**], Ischämie [**ischämischer Leberinfarkt**] oder umschriebene Verfettung [**Fettinfarkt**] verursachte Infarzierung von Lebergewebe; Ⓔ *liver infarction*

Lelberlinlsuflfilzilenz *f*: Versagen der Leberfunktion, das zum Leberkoma* führen kann; Ⓔ *hepatic insufficiency, liver insufficiency, liver failure, hepatic failure*

Lelberlkarlzilnom *nt*: von den Leberzellen [Leberzellkarzinom*] oder Gallengängen [Gallengangskarzinom*] ausgehender bösartiger Tumor; Ⓔ *liver carcinoma, liver cancer*

Lelberlkolma *nt, pl* **-malta**: ***Syn:*** *hepatisches Koma, Coma hepaticum*; durch Störung der Leberfunktion hervorgerufenes Koma; Ⓔ *hepatic coma*

endogenes Leberkoma: ***Syn:*** *Leberzerfallskoma, endogenes hepatisches Koma*; durch Viren oder Toxine hervorgerufene Zerstörung des Leberparenchyms, die zur Einschränkung der Leberfunktion und damit zum Koma führt; Ⓔ *endogenous hepatic coma*

exogenes Leberkoma: ***Syn:*** *Leberausfallskoma, exogenes hepatisches Koma*; durch eine akute Überlastung der vorgeschädigten Leber ausgelöster Ausfall der Leberfunktion mit Entwicklung eines Komas; Ⓔ *exogenous hepatic coma*

Lelberllolbekltolmie *f*: operative Entfernung eines Leberlappens, Leberlappenresektion; Ⓔ *hepatic lobectomy*

Lelberlmeltasltalsen *pl*: Absiedlungen von Tumoren aus dem Magen-Darm-Trakt [über die Pfortader] oder von Brust-, Schilddrüsen- und Bronchialkrebs [über die Arteria hepatica]; Ⓔ *metastatic liver tumor*

Lelberlmischltulmor *m*: ***Syn:*** *Hepatoblastom*; embryonaler Lebertumor, der auch Knochen und Osteoid enthält; Ⓔ *hepatoblastoma, embryonic hepatoma, mixed hepatic tumor*

Lelberlnelkrolse *f*: ***Syn:*** *Leberzellnekrose*; Untergang einzelner [**Einzelzellnekrose**] oder mehrerer [**Gruppennekrose**] Leberparenchymzellen; **disseminierte Nekrosen** sind wahllos verteilte Einzelzellnekrosen oder Gruppennekrosen; **submassive Nekrosen** erfassen größere Läppchenabschnitte, **massive Nekrosen** ganze Läppchen; bei Autoimmunerkrankungen* kommt es häufig zu Mottenfraßnekrosen*; Ⓔ *liver necrosis, hepatic necrosis, hepatocellular necrosis, hepatonecrosis*

akute virusbedingte Lebernekrose: ***Syn:*** *fulminante Hepatitis*; mit massiver Parenchymschädigung [Lebernekrose*, Leberdystrophie*] einhergehende Hepatitisform viraler Genese; Ⓔ *fulminant hepatitis*

hypoxämische Lebernekrose: durch einen akuten oder chronischen Sauerstoffmangel ausgelöster Untergang von Leberzellen; Ⓔ *hypoxic liver necrosis*

Lelberlparlenlchymlentlzünldung *f*: → *Hepatitis*

Lelberlpforlte *f*: → *Leberhilum*

Lelberlphlelbolgralfie, -gralphie *f*: ***Syn:*** *Hepatophlebografie*; Röntgenkontrastdarstellung der Lebervenen; Ⓔ *hepatophlebography*

Lelberlphoslpholryllaselinlsuflfilzilenz *f*: ***Syn:*** *Hers-Erkrankung, Hers-Syndrom, Hers-Glykogenose, Glykogenose Typ VI*; relativ gutartiger, autosomal-rezessiver Mangel an Leberphosphorylase, der zur Anreicherung von normalem Glykogen in der Leber führt; dadurch kommt es zu Hepatomegalie* und Hypoglykämie*; Ⓔ *Hers' disease, hepatic phosphorylase deficiency, type VI glycogen storage disease*

Leber-Pleurahöhlen-Fistel *f*: ***Syn:*** *hepatopleurale Fistel*; Fistel zwischen Pleurahöhle und Leber; Ⓔ *hepatopleural fistula*

Lelberlrelsekltilon *f*: Teilentfernung der Leber; Ⓔ *liver resection, hepatic resection, hepatectomy*

Lelberlrupltur *f*: Zerreißung der Leber bei stumpfer Gewalteinwirkung, v.a. Verkehrsunfällen; Ⓔ *liver rupture, hepatic laceration, hepatorrhexis*

Lelberlsenlkung *f*: ***Syn:*** *Wanderleber, Hepar migrans, Hepar mobile, Hepatoptose*; Tiefstand der Leber; meist im Rahmen einer Enteroptose*; Ⓔ *wandering liver, floating liver, hepatoptosis*

Lelberlsildelrolse *f*: sowohl bei primärer als auch sekundärer Siderose kommt es zu Eisenablagerung und langfristig zu Parenchymschädigung mit der Entwicklung einer Leberzirrhose; Ⓔ *hepatic siderosis*

Lelberlstaulung *f*: zur Ausbildung einer Stauungsleber führende Abflussstauung des Blutes; Ⓔ *congestion of liver, hepatohemia*

Lelberlstein *m*: ***Syn:*** *Hepatolith*; intrahepatischer Gallenstein; Ⓔ *hepatolith*

Lelberlszinltilgralfie, -gralphie *f*: Szintigrafie* des Lebergewebes; Ⓔ *liver scan*

Lelberlszinltilgramm *nt*: Szintigramm* des Lebergewebes; Ⓔ *liver scan*

Lelberlvelnenlentlzünldung *f*: → *Hepatophlebitis*

Lelberlverlfetltung *f*: → *Leberepithelverfettung*

Lelberlzelllaldelnom *nt*: gutartiger, scharf abgegrenzter Lebertumor aus Zellbalken und Sinusoiden; Ⓔ *hepatocellular adenoma, hepatic cell adenoma, liver cell adenoma*

Lelberlzelllkarlzilnom *nt*: ***Syn:*** *primäres Leberzellkarzinom, hepatozelluläres Karzinom, malignes Hepatom, Carcinoma hepatocellulare*; von den Leberzellen ausgehendes Karzinom*; Ⓔ *malignant hepatoma, hepatocellular carcinoma, liver cell carcinoma, primary carcinoma of liver cells, hepatocarcinoma*

Lelberlzelllnelkrolse *f*: → *Lebernekrose*

Lelberlzerlfallslkolma *nt, pl* **-malta**: ***Syn:*** *endogenes Leberkoma, endogenes hepatisches Koma*; durch Viren oder Toxine hervorgerufene Zerstörung des Leberparenchyms, die zur Einschränkung der Leberfunktion und

L

damit zum Koma führt; Ⓔ *endogenous hepatic coma*

Le|ber|zip|fel *m*: *Syn:* *Appendix fibrosa hepatis*; hilft dabei, die Leber am Zwerchfell zu befestigen; Ⓔ *fibrous appendage of liver*

Le|ber|zir|rho|se *f*: *Syn:* *Cirrhosis hepatis; Zirrhose*; Oberbegriff für alle chronischen Lebererkrankungen, die durch Entzündung, Parnchymuntergang, Regeneration und Ausbildung von Bindegewebssepten zu einer Veränderung der Leberarchitektur und damit zu einer Beeinträchtigung von Durchblutung und Leberfunktion führen; es wird geschätzt, dass in Deutschland ca. 500.000 Patienten mit Leberzirrhose leben; mit einer Sterberate von 30–40/100.000/Jahr ist sie die 5. häufigste Todesursache; die wichtigsten Ursachen sind Alkohol, Hepatitis* [B, C, D], Autoimmunerkrankungen [primär biliäre Leberzirrhose*], Gallenwegserkrankungen [sekundär biliäre Leberzirrhose*], Stoffwechselstörungen [Hämochromatose*, Morbus* Wilson, Galaktosämie*], Fremdstoffe, Arzneimittel [Methotrexat*, α-Methyldopa] und Behinderung des venösen Abflusses; Ⓔ *cirrhosis of liver, hepatic cirrhosis, liver cirrhosis, chronic interstitial hepatitis, hepatocirrhosis, cirrhosis*

atrophische Leberzirrhose: Leberzirrhose mit Verkleinerung der Leber; kann sowohl bei kleinknotiger als auch großknotiger Zirrhose auftreten; Ⓔ *atrophic cirrhosis*

biliäre Leberzirrhose: *Syn:* *biliäre Zirrhose, Cirrhosis biliaris*; von den Gallengängen ausgehende Leberzirrhose; Ⓔ *Hanot's cirrhosis, Hanot's disease, Hanot's syndrome, biliary cirrhosis*

großknotige Leberzirrhose: *Syn:* *postnekrotische/postdystrophische/ungeordnete/makronoduläre Leberzirrhose*; durch unterschiedlich große [3 mm–3 cm] Knoten gekennzeichnete Zirrhoseform, die z.B. bei chronischer Virushepatitis*, chronisch-aggressiver Hepatitis*, Intoxikationen* und Morbus Wilson* auftritt; Ⓔ *postnecrotic cirrhosis, multilobular cirrhosis, periportal cirrhosis, necrotic cirrhosis, toxic cirrhosis, healed yellow liver atrophy, healed yellow atrophy (of liver)*

kleinknotige Leberzirrhose: *Syn:* *mikronoduläre/organisierte/septale Leberzirrhose*; Zirrhoseform mit kleinen [bis zu 5mm], gleichmäßigen Knötchen auf der Schnittfläche; tritt i.d.R. bei metabolischen Störungen, nutritiv-toxischen Schädigungen [Alkohol] und venöser Abflussbehinderung auf; Ⓔ *micronodular cirrhosis, Laennec's cirrhosis, organized cirrhosis, portal cirrhosis, septal cirrhosis, Laennec's disease*

kryptogene Leberzirrhose: Leberzirrhose mit ungeklärter Ätiologie; ca. 10 % der Fälle; Ⓔ *cryptogenic cirrhosis*

makronoduläre Leberzirrhose: →*großknotige Leberzirrhose*

metabolische Leberzirrhose: durch Stoffwechselstörungen [z.B. Hämochromatose, Morbus Wilson, α_1-Antitrypsinmangel] hervorgerufene Leberzirrhose; Ⓔ *metabolic cirrhosis*

mikronoduläre Leberzirrhose: →*kleinknotige Leberzirrhose*

nutritive Leberzirrhose: ernährungsbedingte Leberzirrhose; Ⓔ *nutritional cirrhosis*

organisierte Leberzirrhose: →*kleinknotige Leberzirrhose*

portale Leberzirrhose: *Syn:* *Laennec-Zirrhose*; kleinknotige Leberzirrhose auf dem Boden einer chronischen Alkoholhepatitis*; Ⓔ *Laennec cirrhosis, portal cirrhosis*

postdystrophische Leberzirrhose: →*großknotige Leberzirrhose*

postnekrotische Leberzirrhose: →*großknotige Leberzirrhose*

primär biliäre Leberzirrhose: *Syn:* *primär biliäre Zirrhose, Hanot-Zirrhose*; vermutlich zu den Autoimmunerkrankungen gehörende, nicht-eitrige, destruierende Entzündung der intrahepatischen Gallengänge; 90 % der Fälle betreffen Frauen im mittleren Lebensalter; fast immer [95 % der Fälle] finden sich antimitochondriale Antikörper*; Ⓔ *primary biliary cirrhosis, hypertrophic hepatic cirrhosis, hypertrophic cirrhosis, Hanot's cirrhosis, Hanot's disease, Hanot's syndrome, chronic nonsuppurative destructive cholangitis, progressive nonsuppurative cholangitis, unilobular cirrhosis, Todd's cirrhosis*

sekundär biliäre Leberzirrhose: *Syn:* *sekundär biliäre Zirrhose*; durch eine chronische Gallenabflussstörung ausgelöste kleinknotige Leberzirrhose; Ⓔ *secondary biliary cirrhosis*

septale Leberzirrhose: →*kleinknotige Leberzirrhose*

toxische Leberzirrhose: durch Lebergifte [Alkohol, Medikamente] verursachte Zirrhose; Ⓔ *toxic cirrhosis*

ungeordnete Leberzirrhose: →*großknotige Leberzirrhose*

Le|ber|zys|te *f*: i.d.R. asymptomatische, angeborene oder erworbene intrahepatische Zyste; Ⓔ *hepatic cyst, liver cyst*

kongenitale Leberzysten: *Syn:* *Zystenleber*; angeborene Fehlbildung der Gallengänge mit Ausbildung multipler Zysten; oft zusammen mit Zystenniere*; Ⓔ *polycystic disease of the liver, cystic disease of the liver*

Le|ci|thin *nt*: *Syn:* *Phosphatidylcholin, Cholinphosphoglycerid, Lezithin*; aus Cholin, Glycerin, Phosphorsäure und Fettsäuren bestehender Grundbaustein der Zellmembran; Ⓔ *lecithin, choline phosphatidyl, choline phosphoglyceride, phosphatidylcholine*

Le|ci|thin|ä|mie *f*: →*Lezithinämie*

Le|ci|thi|na|sen *pl*: *Syn:* *Lezithinasen, Phospholipasen*; Gruppe von Enzymen, die Phospholipide hydrolysieren; Ⓔ *phospholipases, lecithinases*

Lecithin-Cholesterin-Acyltransferase *f*: *Syn:* *Lezithin-Cholesterin-Acyltransferase*; in der Leber gebildetes Enzym, das die Bildung von Cholesterinestern katalysiert; Ⓔ *lecithin-cholesterol acyltransferase, lecithin acyltransferase, phosphatidylcholine-cholesterol acyltransferase, phosphatidylcholine-sterol acyltransferase*

Lec|ti|ne *nt*: →*Lektine*

Ledderhose-Syndrom I *f*: →*Morbus Ledderhose*

Lederer-Anämie *f*: *Syn:* *Anämie Typ Lederer-Brill*; akute Form der idiopathischen autoimmunhämolytischen Anämie*; Ⓔ *Lederer's disease, Lederer's anemia*

Le|der|haut *f*: *s.u. Kutis*; Ⓔ *corium, derma, dermis*

Le|der|haut|ent|zün|dung *f*: →*Skleritis*

Le|der|knar|ren *nt*: auskultatorisches Reibegeräusch bei Pleuritis* sicca; Ⓔ *pleural crackles*

Le|der|ze|cken *pl*: *Syn:* *Argasidae*; zu den Acari* gehörende Familie blutsaugender Zecken, die verschiedene Bakterien, Viren und Helminthen auf Tiere und Menschen übertragen können; Ⓔ *soft-bodied ticks, soft ticks, Argasidae*

Leer|auf|nah|me *f*: *Syn:* *Röntgenleeraufnahme, Nativaufnahme*; Röntgenaufnahme ohne Kontrastmittel; Ⓔ *plain film, plain x-ray, plain radiograph, plain roentgenogram*

Leer|darm *m*: *Syn:* *Jejunum, Intestinum jejunum*; auf den Zwölffingerdarm folgender Dünndarmabschnitt; Ⓔ *jejunum, empty intestine*

Leg|a|sthe|nie *f*: *Syn:* *Lesestörung, Leseschwäche, Paralexie*; Schwierigkeiten beim Lesenlernen bei normaler oder nur leicht unterdurchschnittlicher Intelligenz; es fällt schwer, Buchstaben zu Wörtern zusammenzufügen; besteht oft bis ins Erwachsenenalter und ist meist mit einer Schreibschwäche kombiniert [**Lese-Schreibschwäche**]; Ⓔ *dyslexia*

Legg-Calvé-Perthes-Krankheit *f*: *Syn: Perthes-Krankheit, Morbus Perthes, Perthes-Legg-Calvé-Krankheit, Legg-Calvé-Perthes-Waldenström-Krankheit, Osteochondropathia deformans coxae juvenilis, Coxa plana, Coxa plana idiopathica*; im Kindesalter auftretende aseptische Osteonekrose* des Hüftkopfs, die häufig zur Verformung des Kopfes und damit langfristig zu Koxarthrose* führt; Ⓔ *Perthes' disease, Calvé-Perthes disease, Legg-Calvé-Perthes syndrome, Legg-Calvé-Perthes disease, Legg's disease, Legg-Calvé disease, Legg-Calvé-Waldenström disease, Waldenström's disease, quiet hip disease, osteochondrosis of capital femoral epiphysis, coxa plana, pseudocoxalgia*

Legg-Calvé-Perthes-Waldenström-Krankheit *f*: →*Legg-Calvé-Perthes-Krankheit*

Le|gi|o|närs|krank|heit *f*: *Syn: Legionellose, Veteranenkrankheit*; durch Legionella* pneumophila hervorgerufene atypische Pneumonie*, die erstmals 1976 in Philadelphia auftrat; Ⓔ *legionnaires' disease, legionellosis*

Le|gi|o|nel|la *f*: *Syn: Legionelle*; gramnegative, sporenlose Stäbchenbakterien, die v.a. in Kühltürmen, Klimaanlagen, Trinkwasserbehältern gefunden werden; Ⓔ *Legionella*

Legionella pneumophila: Erreger der Legionärskrankheit; Ⓔ *legionnaire's bacillus, Legionella pneumophila*

Le|gi|o|nel|len|in|fek|ti|on *f*: *Syn: Legionellose*; Befall und Infektion mit Legionella*-Species; Ⓔ *legionellosis*

Le|gi|o|nel|lo|se *f*: **1.** *Syn: Legionelleninfektion*; Befall und Infektion mit Legionella*-Species **2.** *Syn: Legionärskrankheit, Veteranenkrankheit*; durch Legionella* pneumophila hervorgerufene atypische Pneumonie*, die erstmals 1976 in Philadelphia auftrat; Ⓔ **1.** *legionellosis* **2.** *legionnaires' disease, legionellosis*

Le|gu|mi|no|sen *pl*: Hülsenfrüchte [Bohnen, Erbsen etc.]; Ⓔ *legumes*

Leib *m*: Körper; Bauch, Abdomen; Ⓔ *body; (Stamm) truncus, trunk; (Bauch) belly, abdomen*

Lei|bes|frucht *f*: Frucht; Embryo; Fetus; Ⓔ *baby; embryo; fetus*

Leich|dorn *m*: *Syn: Hühnerauge, Klavus, Clavus*; durch chronischen Druck hervorgerufene Hornverdickung mit zentralem Zapfen; Ⓔ *clavus, corn*

Lei|chen|al|ka|lo|id *nt*: *Syn: Leichengift, Ptomain*; bei der Zersetzung von totem Gewebe entstehendes Alkaloid; Ⓔ *cadaveric alkaloid, animal alkaloid, ptomaine, ptomatine, putrefactive alkaloid*

Lei|chen|er|schei|nun|gen *pl*: sichtbare Veränderungen des Körpers nach dem Tod; Ⓔ *death signs*

Lei|chen|fle|cke *pl*: *Syn: Totenflecke, Livores mortis*; nach dem Tod auftretende Hauteinblutungen, die anfangs noch weggedrückt werden können; Ⓔ *cadaveric ecchymoses, suggillation*

Lei|chen|ge|rinn|sel *nt*: nach dem Tod entstehendes intravasales Blutgerinnsel; Ⓔ *postmortem clot*

Lei|chen|gift *nt*: →*Leichenalkaloid*

Lei|chen|star|re *f*: *Syn: Totenstarre, Rigor mortis*; langsam fortschreitende Muskelstarre, die sich später wieder in derselben Reihenfolge löst; Ⓔ *death rigor, cadaveric rigidity, rigor mortis*

Lei|chen|trans|plan|tat *nt*: *Syn: Kadavertransplantat*; aus Leichen entnommenes Organ oder Gewebe zur Transplantation; Ⓔ *cadaveric transplant*

Lei|chen|tu|ber|kel *nt*: *Syn: Wilk-Krankheit, warzige Tuberkulose der Haut, Schlachtertuberkulose, Tuberculosis cutis verrucosa, Verruca necrogenica, Tuberculum anatomicum*; meist als Berufskrankheit auftretende postprimäre Tuberkulose* mit rundlichen, indolenten, verrukösen Papeln an Fingern, Händen, Ferse oder Füßen; Ⓔ *necrogenic wart, tuberculous wart, warty tuberculosis, anatomical tubercle, anatomical wart, postmortem wart, prosector's wart*

Lei|chen|wachs *nt*: *Syn: Fettwachs, Adipocire*; aus den Körperfetten entstehendes wachsähnliches Fett in Leichen, die im Wasser oder feuchten Boden liegen; Ⓔ *adipocere, lipocere, corpse fat, grave fat, grave-wax*

Leicht|ket|ten *pl*: *Syn: L-Ketten*; leichte Ketten der Immunglobuline*; Ⓔ *L chains, light chains*

Leichtketten-Krankheit *f*: *Syn: Bence-Jones-Krankheit, Bence-Jones-Plasmozytom, L-Ketten-Krankheit*; Variante des Plasmozytoms mit ausschließlicher Bildung von Bence-Jones-Eiweiß* [Paraprotein aus Leichtketten], Bence-Jones-Proteinurie* und Nierenschädigung; Ⓔ *L-chain disease, L-chain disease myeloma, Bence-Jones myeloma*

Leih|mut|ter *f*: *Syn: Ersatzmutter, Surrogatmutter*; Frau, die ein künstlich befruchtetes Ei einer anderen Frau austrägt; Ⓔ *surrogate mother*

Leim|zu|cker *m*: →*Glycin*

Lein|öl|säu|re *f*: →*linolsäure*

Leio-, leio- *präf.*: Wortelement mit der Bedeutung „glatt/sanft"; Ⓔ *smooth, leio-*

Lei|o|der|ma *f*: *Syn: Lioderma, Glanzhaut, Atrophoderma neuroticum*; papierdünne, glatte Haut bei neurotrophischer Atrophie*; Ⓔ *leiodermia*

Lei|o|my|om *nt*: gutartiger Tumor aus glatten Muskelfasern; Ⓔ *leiomyoma*

Lei|o|my|o|ma|to|se *f*: *Syn: Leiomyomatosis*; Vorkommen multipler Leiomyome*; Ⓔ *leiomyomatosis*

Lei|o|my|o|sar|co|ma *nt, pl* **-malta**: →*Leiomyosarkom*

Lei|o|my|o|sar|kom *nt*: *Syn: Leiomyosarcoma*; bösartiger Tumor aus glatten Muskelfasern; Ⓔ *leiomyosarcoma*

Leish|ma|nia *f*: *Syn: Leishmanie*; parasitäre Protozoen, die bei Wirbeltieren und Menschen in den Zellen des retikulohistiozytären Systems und in Monozyten leben; Erreger von Leishmaniasen*; Ⓔ *Leishmania*

Leishmania brasiliensis: Erreger der kutanen Leishmaniase* Südamerikas; Ⓔ *Leishmania braziliensis, Leishmania brasiliensis*

Leishmania donovani: Erreger der viszeralen Leishmaniase*; Ⓔ *Leishmania donovani*

Leishmania major: Erreger der kutanen Leishmaniase*; Ⓔ *Leishmania major, Leishmania tropica major*

Leishmania mexicana: Erreger der kutanen Leishmaniase* Südamerikas; Ⓔ *Leishmania mexicana*

Leishmania tropica: Erreger der kutanen Leishmaniase*; Ⓔ *Leishmania tropica*

Leish|ma|ni|a|se *f*: *Syn: Leishmanieninfektion, Leishmaniasis, Leishmaniose, Leishmaniosis*; durch Leishmania*-Species hervorgerufene Infektionskrankheit, die Haut, Schleimhaut oder innere Organe befallen kann; tritt in Europa nur im Mittelmeerraum auf; Ⓔ *leishmaniasis, leishmaniosis*

kutane Leishmaniase: *Syn: Hautleishmaniose, Leishmaniasis cutis*; durch Leishmania* tropica hervorgerufene lokalisierte Erkrankung der Haut; typisch ist das Fortschreiten von juckendem Hautfleck zu Papel zu weicher, verkrusteter Ulzeration, die allmählich [**Jahresbeule**] abheilt; je nach Region gibt es eine Reihe von lokalen Synonymen [**Orientbeule, Aleppobeule, Jerichbeule, Biskrabeule, Delhibeule, Dattelbeule, Siskrabeule, Nilbeule, Lahorebeule**]; Ⓔ *cutaneous leishmaniasis, Delhi sore, Old World leishmaniasis, Oriental boil, Bagdad button, Bagdad boil, Jericho boil, Aden ulcer, Aleppo boil, Biskra boil*

kutane Leishmaniase Südamerikas: *Syn: südamerikanische Hautleishmaniose, amerikanische Hautleishmaniose, Chiclero-Ulkus*; durch verschiedene Leishmania*-Species [L. mexicana, L. brasiliensis] hervorgerufene Hauterkrankung; je nach Erreger kommt es zu unterschiedlichen kutanen Läsionen mit unterschiedlicher Heilungstendenz; je nach Region gibt es lokale Synonyme [**Pian bois, Bush yaws, Forest yaws**]; Ⓔ *bush yaws, bosch yaws, forest yaws, pian bois, South*

American cutaneous leishmaniasis, chiclero ulcer, chicle ulcer, uta

leproide Leishmaniase: ***Syn:*** *Leishmaniasis cutis diffusa, Leishmaniasis tegumentaria diffusa*; seltene, chronische Hautleishmaniase; markant sind lepra-artige Hautveränderungen; Ⓔ *anergic cutaneous leishmaniasis, diffuse cutaneous leishmaniasis, pseudolepramatous leishmaniasis, anergic leishmaniasis*

mukokutane Leishmaniase Südamerikas: ***Syn:*** *südamerikanische Haut-Schleimhautleishmaniase, Espundia*; durch Leishmania* brasiliensis hervorgerufene Hautleishmaniase mit späterem Übergreifen auf die Schleimhaut von Mund, Nase, Rachen und Kehlkopf; Ⓔ *mucocutaneous leishmaniasis, naso-oral leishmaniasis, espundia*

viszerale Leishmaniase: ***Syn:*** *Kala-Azar, Splenomegalia tropica, Dum-Dum-Fieber*; in subtropischen und tropischen Ländern sowie im Mittelmeerraum vorkommende, chronische Erkrankung der Haut und des retikuloendothelialen Systems von Leber, Milz und Knochenmark durch Leishmania* donovani; Ⓔ *kala-azar, cachectic fever, cachexial fever, visceral leishmaniasis, Burdwan fever, black fever, Assam fever, Dumdum fever*

Leish|ma|ni|a|sis *f, pl* **-ses:** → *Leishmaniase*

Leishmaniasis cutis: → *kutane Leishmaniase*

Leishmaniasis cutis diffusa: → *leproide Leishmaniase*

Leishmaniasis tegumentaria diffusa: → *leproide Leishmaniase*

Leish|ma|nie *f:* → *Leishmania*

Leish|ma|ni|en|in|fek|ti|on *f:* → *Leishmaniase*

Leish|ma|ni|o|se *f:* → *Leishmaniase*

Post-Kala-Azar dermale Leishmaniose: ***Syn:*** *Post-Kala-Azar-Hautleishmanid, Post-Kala-Azar-Hautleishmanoid, Post-Kala-Azar-Dermatose, Post-Kala-Azar dermale Leishmanoide*; Monate bis Jahre nach Abheilung einer viszeralen Leishmaniase auftretende hypopigmentierte, kleinknotige oder verruköse, leishmanien-haltige Herde; Ⓔ *dermal leishmanoid, post-kala-azar dermal leishmaniasis*

Leish|ma|ni|o|sis *f, pl* **-ses:** → *Leishmaniase*

Leish|ma|ni|zid *nt:* leishmanienabtötende Substanz; Ⓔ *antileishmanial, leishmanicide*

leish|ma|ni|zid *adj:* leishmanienabtötend; Ⓔ *antileishmanial, leishmanicidal*

Leish|ma|no|id *nt:* leishmania-artige Erkrankung; Ⓔ *leishmanoid*

Post-Kala-Azar dermale Leishmanoide: → *Post-Kala-Azar dermale Leishmaniose*

Leis|ten|bruch *m:* ***Syn:*** *Leistenhernie, Hernia inguinalis*; angeborene oder erworbene Hernie* durch die innere [**direkter Leistenbruch, Hernia inguinalis directa**] oder äußere Leistengrube [**indirekter Leistenbruch, Hernia inguinalis indirecta**]; Leistenbrüche sind die häufigsten Brüche überhaupt [75 % aller Hernien], wobei Männer aus anatomischen Gründen häufiger betroffen sind als Frauen; indirekte Leistenbrüche sind wesentlich häufiger [65 %] als direkte Brüche [20 %]; bei 15 % der Fälle liegen beide Typen gleichzeitig vor; beidseitige Hernien sind relativ häufig [15 % der Fälle]; jüngere Patienten haben meist eine indirekte Hernie, während im mittleren und höheren Alter die direkte Hernie dominiert; Ⓔ *inguinal hernia*

äußerer Leistenbruch: → *indirekter Leistenbruch*

direkter Leistenbruch: ***Syn:*** *Hernia inguinalis interna/medialis/directa, innerer Leistenbruch, gerader Leistenbruch*; durch den inneren/medialen Leistenring austretender Leistenbruch; Ⓔ *direct inguinal hernia, direct hernia, internal inguinal hernia, medial inguinal hernia, internal hernia, medial hernia*

gerader Leistenbruch: → *direkter Leistenbruch*

indirekter Leistenbruch: ***Syn:*** *äußerer/seitlicher/schräger Leistenbruch, Hernia inguinalis externa/indirecta/lateralis/obliqua*; durch den äußeren/lateralen Leistenring austretender Leistenbruch; Ⓔ *external inguinal hernia, external hernia, indirect hernia, indirect inguinal hernia, oblique inguinal hernia, oblique hernia*

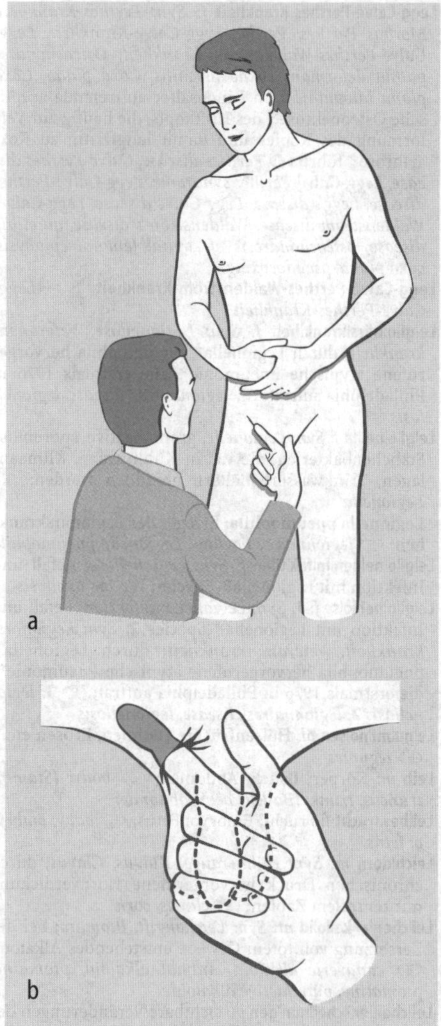

Abb. 49. Untersuchung bei Leistenbruch

innerer Leistenbruch: → *direkter Leistenbruch*

schräger Leistenbruch: → *indirekter Leistenbruch*

seitlicher Leistenbruch: → *indirekter Leistenbruch*

Leis|ten|her|nie *f:* → *Leistenbruch*

Leis|ten|ho|den *m:* ***Syn:*** *Inguinalhoden*; Hodenfehllagerung, bei der ein oder beide Hoden im Leistenkanal liegt/liegen; Ⓔ *inguinal testis, orchiocele*

Leis|ten|ka|nal *m:* ***Syn:*** *Canalis inguinalis*; Spaltraum in der vorderen Bauchwand, durch den der Samenstrang verläuft; Ⓔ *inguinal canal, abdominal canal, Galen's pore, Velpeau's canal*

Leis|ten|schä|del *m:* ***Syn:*** *Kahnschädel, Skaphokephalie, Skaphozephalie, Zymbozephalie*; bei vorzeitigem Verschluss der Schädelnähte entstehende schmale Kopfform mit kielförmiger Verjüngung des Schädeldaches;

Ⓔ *sagittal synostosis, scaphocephaly, scaphocephalia, scaphocephalism, cymbocephaly, cymbocephalia, tectocephaly*

Leis|ten|si|chel *f*: *Syn: Falx inguinalis, Tendo conjunctivus*; dünne, sehnenartige Platte an der Leistenkanalhinterwand; Ⓔ *Henle's ligament, conjoined tendon, inguinal falx*

Leis|tung *f*: (*physik.*) Arbeit pro Zeit; Ⓔ *performance*

Lei|tungs|an|äs|the|sie *f*: *Syn: Leitungsblock, Nervenblock*; Schmerzausschaltung durch Anästhesie eines Nerven; Ⓔ *conduction anesthesia, block anesthesia, nerve block, nerve block anesthesia, regional anesthesia, block*

Lei|tungs|a|pha|sie *f*: *Syn: assoziative Aphasie*; Aphasie* durch Unterbrechung der assoziativen Leitungsbahnen; Ⓔ *conduction aphasia, associative aphasia*

Lei|tungs|bahn *f*: *Syn: Nervenbahn, Tractus*; aus Nervenfasern mit gleicher oder ähnlicher Funktion bestehende Bündel; **motorische Leitungsbahnen** führen Impulse von Großhirn und Kleinhirn zur Muskulatur; **sensible Leitungsbahnen** leiten Impulse von Empfindungsrezeptoren aus dem Körper und der Körperoberfläche zum Gehirn; Ⓔ *path of conduction, path, pathway, tract*

Lei|tungs|block *m*: → *Leitungsanästhesie*

Lei|tungs|stö|rung *f*: *Syn: Erregungsleitungsstörung*; den Herzrhythmus beeinträchtigende Störung des Erregungsleitungssystems des Herzens; Ⓔ *conduction disturbance*

Lejeune-Syndrom *nt*: *Syn: Katzenschreisyndrom, Cri-du-chat-Syndrom*; durch Verlust des kurzen Armes von Chromosom 5 verursachtes Fehlbildungssyndrom mit Gesichts- und Schädelfehlbildungen und charakteristischem katzenähnlichen Schreien der Kinder; Ⓔ *cri-du-chat syndrome, cat's cry syndrome*

L.e.-Körper *pl*: → *Lupus erythematodes-Körper*

Lek|ti|ne *nt*: *Syn: Lectine*; in Pflanzen vorkommende Glykoproteine, die spezifisch mit Kohlenhydraten [z.B. Blutgruppensubstanzen] reagieren; Ⓔ *adhesins, lectins*

Lemming-Fieber *nt*: → *Tularämie*

Lem|nis|cus *m*, *pl* **Lem|nis|ci**: *Syn: Lemniskus*; Schleife, schleifenförmige Struktur; Ⓔ *lemniscus*

Lem|no|zyt *m*: *Syn: Mantelzelle, Hüllzelle, Satellitenzelle, Amphizyt*; zur Neuroglia* gehörende Zelle des peripheren Nervensystems; Ⓔ *lemnocyte, satellite cell*

Len|den|bruch *m*: *Syn: Hernia lumbalis*; Eingeweidebruch* im Lendenbereich; Ⓔ *dorsal hernia, lumbar hernia*

Len|den|lor|do|se *f*: die natürliche Lordose* der Lendenwirbelsäule; Ⓔ *lumbar lordosis*

Len|den|mark *nt*: *Syn: Lendensegmente, Lumbalsegmente, Lumbaria, Pars lumbaris medullae spinalis*; Lendenabschnitt des Rückenmarks; Ⓔ *lumbar part of spinal cord, lumbar segments of spinal cord, lumbaria*

Len|den|ner|ven *pl*: *Syn: lumbale Spinalnerven, Nervi lumbales*; Spinalnerven des Lendenmarks; Ⓔ *lumbar nerves, lumbar spinal nerves*

Len|den|ple|xus *m*: *Syn: Lumbalplexus, Plexus lumbalis*; von den vorderen Ästen der Lumbalnerven L_{1-4} gebildeter Plexus, aus dem u.a. die Nervi* ilioinguinalis, genitofemoralis und femoralis hervorgehen; Ⓔ *lumbar plexus*

Len|den|rip|pe *f*: *Syn: Costa lumbalis*; manchmal vorkommende stummelartige Rippe am ersten Lendenwirbel; Ⓔ *lumbar rib*

Len|den|seg|men|te *pl*: → *Lendenmark*

Len|den|sko|li|o|se *f*: seitliche Krümmung [Skoliose*] der Lendenwirbelsäule; Ⓔ *lumbar scoliosis*

Len|den|wir|bel *pl*: *Syn: Lumbalwirbel, Vertebrae lumbales*; die 5 Wirbel der Lendenwirbelsäule; Ⓔ *lumbar vertebrae, abdominal vertebrae*

Lennert-Lymphom *nt*: *Syn: lymphoepithelioides Lymphom*; im höheren Alter auftretendes Non-Hodgkin-Lymphom*; Ⓔ *Lennert's lesion, Lennert's lymphoma*

Lens *f*: *Syn: Lens cristallina*; Augenlinse, Linse; Ⓔ *lens, crystalline lens, lens of the eye*

len|tal *adj*: Linse betreffend; Ⓔ *relating to a lens, lenticular*

Len|ta|sep|sis *f*: meist von einer Endocarditis* lenta ausgehende, schleichend verlaufende Sepsis*; Ⓔ *sepsis lenta*

Len|ti|co|nus *m*, *pl* **-ni**: *Syn: Lentikonus*; kegelförmige Ausbuchtung der vorderen [**Lenticonus anterior**] oder hinteren [**Lenticonus posterior**] Linsenoberfläche; Ⓔ *lenticonus*

Len|ti|cu|la *f*: *Syn: Lenticulus*; kleine Linse; Ⓔ *lenticulus*

Len|ti|cu|lus *m*, *pl* **-li**: *Syn: Lenticula*; kleine Linse; Ⓔ *lenticulus*

len|ti|form *adj*: linsenförmig; Ⓔ *lens-shaped, lentiform*

len|ti|gi|nös *adj*: Lentigo betreffend, in der Art einer Lentigo; Ⓔ *relating to a lentigo, lentiginous*

Len|ti|gi|no|se *f*: *Syn: Lentiginosis*; disseminiertes Vorkommen linsenartiger Pigmentflecke; oft zusammen mit anderen Erkrankungen [z.B. Peutz-Jeghers-Syndrom*]; Ⓔ *lentiginosis, multiple lentigines*

progressive kardiomyopathische Lentiginose: → *Lentiginosis-Syndrom*

Len|ti|gi|no|sis *f*, *pl* **-ses**: → *Lentiginose*

Lentiginosis-profusa-Syndrom *nt*: → *Lentiginosis-Syndrom*

Lentiginosis-Syndrom *nt*: *Syn: LEOPARD-Syndrom, kardiokutanes Syndrom, progressive kardiomyopathische Lentiginose, Lentiginosis-profusa-Syndrom*; autosomal-dominantes Syndrom mit multiplen Lentigoflecken, Erregungsleitungsstörungen, Hypertelorismus*, Pulmonalstenose*, Fehlbildungen der Genitale, Wachstumsstörungen und Taubheit; Ⓔ *multiple lentigines syndrome, leopard syndrome*

Len|ti|go *f*, *pl* **-ti|gi|nes**: *Syn: Linsenmal, Linsenfleck, Lentigo benigna/juvenilis/simplex*; kleiner, rundlicher, brauner Pigmentfleck der Haut; Ⓔ *lentigo, lenticula*

Lentigo aestiva: *Syn: Epheliden, Ephelides*; Sommersprossen; Ⓔ *freckles, ephelides*

Lentigo benigna: → *Lentigo*

Lentigo juvenilis: → *Lentigo*

Lentigo maligna: *Syn: Dubreuilh-Krankheit, Dubreuilh-Hutchinson-Krankheit, prämaligne Melanose, melanotische Präkanzerose, Melanosis circumscripta praeblastomatosa (Dubreuilh), Melanosis circumscripta praecancerosa (Dubreuilh)*; aus einem Altersfleck entstehendes, langsam wachsendes malignes Melanom*; unbehandelt Übergang in ein Lentigo-maligna Melanom; Ⓔ *lentigo maligna, circumscribed precancerous melanosis of Dubreuilh, precancerous melanosis of Dubreuilh, malignant lentigo, melanotic freckle, melanotic freckle of Hutchinson, Hutchinson's freckle*

Lentigo senilis: *Syn: Altersflecke*; durch eine Pigmentvermehrung verursachte physiologische Fleckung der Haut; Ⓔ *senile lentigo, solar lentigo, liver spots*

Lentigo simplex: → *Lentigo*

Lentigo-maligna-Melanom *nt*: malignes Melanom*, das sich aus einer Lentigo* maligna entwickelt; Ⓔ *lentigo maligna melanoma, malignant lentigo melanoma*

Len|ti|go|po|ly|po|se *f*: *Syn: Peutz-Jeghers-Syndrom, Hutchinson-Weber-Peutz-Syndrom, Pigmentfleckenpolypose, Polyposis intestini Peutz-Jeghers,*; autosomal-dominantes Syndrom mit Pigmentflecken [Lentigo*] und Dünndarmpolypen; Ⓔ *Peutz' syndrome, Peutz-Jeghers intestinal polyposis, Peutz-Jeghers syndrome*

Len|ti|ko|nus *m*, *pl* **-ni**: → *Lenticonus*

len|ti|ku|lar *adj*: → *lentikulär*

len|ti|ku|lär *adj*: *Syn: lentikular*; linsenförmig; Ⓔ *lens-shaped, lenticular*

Len|ti|tis *f*, *pl* **-ti|ti|den**: *Syn: Linsenentzündung, Phakitis, Phacitis*; Entzündung der Augenlinse; Ⓔ *phakitis,* *phacitis, phacoiditis*

len|ti|tisch *adj*: Linsenentzündung/Lentitis betreffend, von ihr betroffen oder gekennzeichnet; Ⓔ *relating to or marked by phakitis*

Len|ti|vi|ri|nae *pl*: zu den Retroviren* gehörende Subfamilie mit z.T. jahrelanger Inkubationszeit; Ⓔ *Lentivirinae*

Len|to|zel|le *f*: *Syn: Linsenvorfall, Phakozele, Hernia lentis*; Vorfall der Linse durch einen Defekt von Hornhaut oder Sklera; Ⓔ *phacocele*

Lenz-Syndrom *nt*: X-chromosomal-rezessives Fehlbildungssyndrom mit Mikrophthalmie*, Gesichts- und Urogenitalfehlbildungen sowie Polydaktylie; Ⓔ *Lenz's syndrome*

Le|on|ti|a|sis *f, pl* **-ses**: *Syn: Facies leontina, Löwengesicht*; durch eine Verdickung der Schädelknochen hervorgerufenes löwenartiges Gesicht; Ⓔ *leonine facies, leontiasis*

Leontiasis cranii: *Syn: Kraniosklerose*; abnorme Verdickung der Schädelknochen; Ⓔ *craniosclerosis*

Leon-Virus *nt*: *s.u. Poliomyelitis-Virus*; Ⓔ *Leon virus*

Le|o|par|den|haut *f*: bräunlich-fleckige Haut bei verschiedenen Dermatosen; Ⓔ *leopard skin*

LEOPARD-Syndrom *nt*: *Syn: Lentiginosis-Syndrom, kardiokutanes Syndrom, progressive kardiomyopathische Lentiginose, Lentiginosis-profusa-Syndrom*; autosomal-dominantes Syndrom mit multiplen Lentigoflecken, Erregungsleitungsstörungen, Hypertelorismus*, Pulmonalstenose*, Fehlbildungen der Genitale, Wachstumsstörungen und Taubheit; Ⓔ *multiple lentigines syndrome, leopard syndrome*

Leopold-Handgriffe *pl*: vier Handgriffe zur Untersuchung der Schwangeren zur Beurteilung von Größe und Lage des Fetus; der **1. Leopold-Handgriff** ermittelt den Fundusstand; der **2. Leopold-Handgriff** dient der Ermittlung der Stellung des kindlichen Rückens, der **3. Leopold-Handgriff** dient der Feststellung des vorangehenden Kindsteiles und der **4. Leopold-Handgriff** ermittelt die Beziehung des vorausgehenden Teiles zum Beckeneingang; Ⓔ *Leopold's maneuvers*

Lepido-, lepido- *präf.*: Wortelement mit der Bedeutung „Schuppe"; Ⓔ *lepidic, lepid(o)-*

Le|pi|do|sis *f, pl* **-ses**: Schuppenbildung; Ⓔ *lepidosis*

Lepore-Hämoglobin *nt*: anomales Hämoglobin* bei Thalassämie*; Ⓔ *hemoglobin Lepore*

Le|pra *f*: *Syn: Aussatz, Hansen-Krankheit, Morbus Hansen, Hansenosis*; chronische Infektionskrankheit durch Mycobacterium* leprae, die durch sensible und trophische Störungen, Lähmungen und Verstümmelungen gekennzeichnet ist; Ⓔ *leprosy, lepra, Hansen's disease*

Lepra dimorpha: *Syn: Borderline-Lepra, dimorphe Lepra, Borderline-Typ*; Lepraform, die zwischen tuberkuloider und lepromatöser Lepra liegt; Ⓔ *borderline leprosy, dimorphous leprosy*

dimorphe Lepra: → *Lepra dimorpha*

Lepra indeterminata: → *indeterminierte Lepra*

indeterminierte Lepra: *Syn: Lepra indeterminata*; Frühstadium der Lepra, das spontan ausheilen kann; Ⓔ *indeterminate leprosy, uncharacteristic leprosy*

Lepra lepromatosa: → *lepromatöse Lepra*

lepromatöse Lepra: *Syn: Lepra lepromatosa*; extrem ansteckende Lepraform mit massiver Hautinfiltration und schlechter Prognose; Ⓔ *lepromatous leprosy*

Lepra tuberculoides: → *tuberkuloide Lepra*

tuberkuloide Lepra: *Syn: Knotenlepra, Lepra tuberculoides*; gutartige Lepraform mit niedriger Kontagiosität und guter Prognose; Ⓔ *tuberculoid leprosy, cutaneous leprosy, nodular leprosy, smooth leprosy*

Le|pra|kno|ten *m*: → *Leprom*

Le|pre|chau|nis|mus *m*: *Syn: Leprechaunismus-Syndrom*; angeborener Insulinrezeptordefekt mit u.a. Hyperinsulinämie, Minderwuchs, Gynäkomastie und herabgesetzter Infektionsresistenz; Ⓔ *leprechaunism, Donohue's disease, Donohue's syndrome*

Leprechaunismus-Syndrom *nt*: → *Leprechaunismus*

Le|prom *nt*: *Syn: Lepraknoten*; knotige Hautveränderung bei Lepra*; Ⓔ *leproma*

le|pro|ma|tös *adj*: Leprom betreffend; Ⓔ *relating to a leproma, lepromatous*

Le|pro|min *nt*: *Syn: Mitsuda-Antigen*; aus lepromatösem Gewebe gewonnene Antigensuspension; Ⓔ *lepromin, Mitsuda antigen*

Le|pro|min|test *m*: Intrakutantest mit Lepromin* zur Unterscheidung der Lepraarten; ist bei tuberkuloider Lepra positiv, bei lepromatöser Lepra negativ; Ⓔ *lepromin test, Mitsuda test*

le|pros *adj*: → *leprös*

le|prös *adj*: *Syn: lepros*; Lepra betreffend, von ihr betroffen oder gekennzeichnet; Ⓔ *relating to or affected with leprosy, leprous, leprose, leprotic*

le|pro|sta|tisch *adj*: das Wachstum von Leprabazillen hemmend; Ⓔ *leprostatic*

-lepsia *suf.*: → *-lepsie*

-lepsie *suf.*: Wortelement mit der Bedeutung „Anfall"; Ⓔ *-lepsia, -lepsy*

Lep|tin *nt*: Gewebshormon des Fettgewebes; Ⓔ *leptin*

-leptisch *suf.*: in Adjektiven verwendetes Wortelement mit Bezug auf „Anfall"; Ⓔ *-leptic*

Lepto-, lepto- *präf.*: Wortelement mit der Bedeutung „dünn/zart/weich"; Ⓔ *lept(o)-*

lep|to|dak|tyl *adj*: schmalfingrig; Ⓔ *leptodactylous*

Lep|to|dak|ty|lie *f*: Schmalfingrigkeit; Ⓔ *leptodactyly*

lep|to|ke|phal *adj*: → *leptozephal*

Lep|to|ke|pha|lie *f*: → *Leptozephalie*

lep|to|me|nin|ge|al *adj*: Leptomeninx betreffend; Ⓔ *relating to the leptomeninges, leptomeningeal*

Lep|to|me|nin|gi|tis *f, pl* **-ti|den**: Entzündung der weichen Hirnhäute; Ⓔ *inflammation of the leptomeninges, leptomeningitis, meninginitis, pia-arachnitis, piarachnitis*

lep|to|me|nin|gi|tisch *adj*: Leptomeningitis betreffend, von ihr betroffen oder gekennzeichnet; Ⓔ *relating to or marked by leptomeningitis*

Lep|to|me|nin|go|pa|thie *f*: Erkrankung der weichen Hirnhäute; Ⓔ *leptomeningopathy*

Lep|to|me|ninx *f*: weiche Hirn- u. Rückenmarkshaut; Ⓔ *leptomeninx, pia-arachnoid, piarachnoid*

lep|to|pro|sop *adj*: schmalgesichtig; Ⓔ *leptoprosopic*

Lep|to|pro|so|pie *f*: Schmalgesichtigkeit; Ⓔ *leptoprosopia*

lep|to|som *adj*: schmalwüchsig; Ⓔ *leptosomatic, leptosomic*

Lep|to|spi|ra *f*: *Syn: Leptospire*; Gattung gramnegativer, schraubenförmig gewundener Bakterien; Ⓔ *leptospira, leptospire, Leptospira*

Leptospira australis: *s.u. Zuckerplantagenleptospirose*; Ⓔ *Leptospira australis, Leptospira interrogans serogroup australis*

Leptospira interrogans: Bakterium mit mehr als 200 Serotypen; Leptospira interrogans serovar icterohaemorrhagiae ist der Erreger der Leptospirosis* icterohaemorrhagica; Ⓔ *Leptospira interrogans*

Leptospira pyrogenes: *s.u. Zuckerplantagenleptospirose*; Ⓔ *Leptospira pyrogenes, Leptospira interrogans serogroup pyrogenes*

Lep|to|spi|ren|er|kran|kung *f*: → *Leptospirose*

Lep|to|spi|ro|se *f*: *Syn: Leptospirenerkrankung, Leptospirosis*; Befall und Infektion mit Leptospiren; Ⓔ *leptospiral disease, leptospirosis*

anikterische Leptospirose: *Syn: benigne Leptospirose*; im Gegensatz zur Leptospirosis* icterohaemorrhagica mild verlaufende Leptospirose ohne Ikterus*; Ⓔ *benign leptospirosis, seven-day fever*

benigne Leptospirose: → *anikterische Leptospirose*

Lep|to|spi|ro|sis *f, pl* **-ses**: *Syn: Leptospirenerkrankung,*

Leptospirose; Befall und Infektion mit Leptospiren; Ⓔ *leptospiral disease, leptospirosis*

Leptospirosis bataviae: ***Syn:*** *Bataviafieber, Reisfeldfieber, Reisfeldleptospirose*; akut fieberhafte Leptospirose mit oder ohne Gelbsucht; tritt hauptsächlich in Südostasien auf; Ⓔ *rice-field fever, field fever*

Leptospirosis canicola: ***Syn:*** *Kanikolafieber, Canicolafieber, Stuttgarter-Hundeseuche*; primär Hunde betreffende, selten auf den Menschen übertragene Leptospirose; verläuft milder als die Leptospirosis* icterohaemorrhagica; Ⓔ *canine typhus, Stuttgart disease, canine leptospirosis, canicola fever*

Leptospirosis grippotyphosa: ***Syn:*** *Feldfieber, Erntefieber, Schlammfieber, Sumpffieber, Erbsenpflückerkrankheit*; epidemisch auftretende anikterische Leptospirose; verläuft meist als hochfieberhafte grippeähnliche Erkrankung; am häufigsten ist die durch Leptospira* grippotyphosa hervorgerufene Form; Ⓔ *seven-day fever, mud fever, marsh fever, autumn fever, field fever, swamp fever, slime fever*

Leptospirosis icterohaemorrhagica: ***Syn:*** *Morbus Weil*; meldepflichtige, akute Infektionskrankheit durch Leptospira interrogans-Subspecies; in der ersten Phase kommt es zu starken Kopf- und Muskelschmerzen, Konjunktivitis*, Exanthemen* und evtl. Meningismus*; in der zweiten Phase dominieren Ikterus*, Anämie*, Nephritis* und Meningitis* das klinische Bild; Ⓔ *Weil's disease, Weil's syndrome, Larrey-Weil disease, Lancereaux-Mathieu disease, Landouzy's disease, Fiedler's disease, infectious spirochetal jaundice, leptospiral jaundice, spirochetal jaundice, icterogenic spirochetosis, infectious jaundice, infectious icterus, infective jaundice*

Leptospirosis pomona: ***Syn:*** *Schweinehüterkrankheit, Bouchet-Gsell-Krankheit*; weltweit auftretende, akute Infektionskrankheit durch Leptospira* pomona; der Verlauf ist klinisch durch Kopf- und Muskelschmerzen, Meningismus* (evtl. sogar Meningitis*) und der Leberbeteiligung [Ikterus*] gekennzeichnet; Ⓔ *swineherd's disease, Bouchet-Gsell disease*

Lep|to|spir|u|rie *f*: Leptospirenausscheidung im Harn; Ⓔ *leptospiruria*

Lep|to|tri|cho|se *f*: ***Syn:*** *Leptotrichosis*; Befall und Infektion mit **Leptotrichia buccalis;** Ⓔ *leptotrichosis, leptothricosis*

Lep|to|tri|cho|sis *f, pl* **-ses:** →*Leptotrichose*

lep|to|ze|phal *adj*: Leptozephalie betreffend, schmalköpfig, schmalschäd(e)lig; Ⓔ *leptocephalic, leptocephalous*

Lep|to|ze|pha|lie *f*: ***Syn:*** *Leptokephalie*; Schmalköpfigkeit, Schmalschäd(e)ligkeit; Ⓔ *leptocephaly*

Lep|to|zy|ten *pl*: ***Syn:*** *Planozyten*; flache Erythrozyten*; Ⓔ *leptocytes, planocytes*

Lep|to|zy|to|se *f*: Vorkommen von Leptozyten* im Blut; Ⓔ *leptocytosis*

Leriche-Syndrom *nt*: ***Syn:*** *Aortenbifurkationssyndrom*; durch einen Verschluss der Aortengabel hervorgerufene Minderdurchblutung der Beine und die damit entstehenden Symptome; Ⓔ *Leriche's syndrome, aorticoiliac occlusive disease*

Léri-Layani-Weill-Syndrom *nt*: →*Léri-Weill-Syndrom*

Léri-Weill-Syndrom *nt*: ***Syn:*** *Léri-Layani-Weill-Syndrom, Dyschondrosteosis Léri-Weill*; autosomal-dominante Störung der Knochen- und Knorpelbildung mit mikromelem Kleinwuchs; Ⓔ *Léri-Weill syndrome, Léri-Weill disease, Léri's pleonosteosis, dyschondrosteosis*

Les|bi|a|nis|mus *m*: ***Syn:*** *lesbische Liebe, Tribadie, Sapphismus, weibliche Homosexualität*; sexuelle Beziehungen zwischen zwei oder mehreren Frauen; Ⓔ *female homosexuality, lesbian love, sapphism, lesbianism*

Lesch-Nyhan-Syndrom *nt*: ***Syn:*** *Automutilationssyndrom*; X-chromosomal-rezessive Störung des Purinstoffwechsels mit Intelligenzstörung und Selbstverstümmelung; Ⓔ *Lesch-Nyhan syndrome, HGPRT deficiency, HPRT deficiency, hypoxanthine phosphoribosyltransferase deficiency, hypoxanthine guanine phosphoribosyltransferase deficiency*

Lese-Rechtschreib-Schwäche *f*: Legasthenie*; Ⓔ *dyslexia*

Le|se|un|fä|hig|keit *f*: Alexie*; Ⓔ *alexia, text blindness, word blindness, visual aphasia, visual amnesia, typhlolexia, optical alexia, aphemesthesia*

Le|se|un|ver|mö|gen *nt*: Alexie*; Ⓔ *alexia, text blindness, word blindness, visual aphasia, visual amnesia, typhlolexia, optical alexia, aphemesthesia*

le|tal *adj*: tödlich; Ⓔ *lethal, deadly, thanatophoric, fatal*

Le|tal|do|sis *f, pl* **-sen:** ***Syn:*** *tödliche Dosis, letale Dosis, Dosis letalis*; tödliche Menge eines Arzneimittels oder einer Strahlendosis; Ⓔ *lethal dose*

Le|tal|fak|tor *m*: →*Letalgen*

Le|tal|gen *nt*: ***Syn:*** *Letalfaktor*; durch Mutation verändertes Gen, das zum Tod des Organismus vor dem Erreichen des fortpflanzungsfähigen Alters führt; Ⓔ *lethal gene, lethal, lethal mutation, lethal factor*

Le|ta|li|tät *f*: Tödlichkeit einer Erkrankung; Anzahl der an einer Erkrankung verstorbenen Patienten zur Gesamtzahl der Patienten; Ⓔ *lethality*

Le|thar|gie *f*: Teilnahmslosigkeit, Trägheit, Stumpfheit; Ⓔ *lethargy*

le|thar|gisch *adj*: teilnahmslos, träge, stumpf; Ⓔ *lethargical, lethargic*

Letterer-Siwe-Krankheit *f*: ***Syn:*** *Abt-Letterer-Siwe-Krankheit, Morbus Letterer-Siwe, akute Säuglingsretikulose, maligne Säuglingsretikulose, maligne generalisierte Histiozytose*; v.a. Kleinkinder betreffende generalisierte Variante der Histiozytose* mit Granulomen in Haut, Milz, Lymphknoten, Leber, Lunge und Knochen; akuter Verlauf mit hoher Sterberate [90 %]; Ⓔ *Letterer-Siwe disease, L-S disease, non-lipid histiocytosis*

Leuc-, leuc- *präf.*: →*Leuco-*

Leu|cin *nt*: ***Syn:*** *Leuzin, α-Aminoisocapronsäure*; essentielle Aminosäure; Ⓔ *leucine*

Leu|cin|a|mi|no|pep|ti|da|se *f*: ***Syn:*** *Leucinarylamidase, Leuzinaminopeptidase, Leuzinarylamidase*; Protease* des Eiweißstoffwechsels, die Aminosäuren von Proteinen und Peptiden abspaltet; Ⓔ *leucine aminopeptidase, leucine arylamidase, aminopeptidase (cytosol), aminopolypeptidase*

Leu|cin|a|ryl|a|mi|da|se *f*: →*Leucinaminopeptidase*

Leu|ci|no|se *f*: **1.** ***Syn:*** *Leuzinose*; Erkrankung mit erhöhtem Leucinspiegel im Blut und Leucinurie **2.** ***Syn:*** *Verzweigtkettendecarboxylase-Mangelt, Valin-Leucin-Isoleucinurie, Leuzinose, Ahornsirup-Krankhei*; autosomal-rezessive Störung des Aminosäurestoffwechsels mit Erhöhung der Blut- und Urinspiegel von Leucin, Isoleucin und Valin; auffällig ist ein Uringeruch nach Ahornsirup; schon bei Säuglingen kommt es zu Trinkschwäche, Muskelhypotonie, Krämpfen, Opisthotonus* und Bewusstseinseintrübung; Ⓔ **1.** *leucinosis* **2.** *maple syrup urine disease, maple sugar disease, maple syrup disease, keto acid decarboxylase deficiency, ketoaminoacidemia, branched-chain ketoaciduria, branched-chain ketoacidemia, branched-chain ketoaminoacidemia, branched-chain ketonuria*

Leu|cin|u|rie *f*: →*Leuzinurie*

Leuco-, leuco- *präf.*: Wortelement mit der Bedeutung „weiß/glänzend"; Ⓔ *leuk(o)-, leuc(o)-*

Leu|co|der|ma *nt*: →*Leukoderm*

Leucoderma centrifugum acquisitum: ***Syn:*** *Halo-Nävus, Sutton-Nävus, perinaevische Vitiligo, Vitiligo circumnaevalis*; Nävuszellnävus* mit hellem Hof; kommt v.a. bei Jugendlichen vor; Ⓔ *Sutton's disease, Sutton's nevus, halo nevus*

Leucoderma lenticulare disseminatum: ***Syn:*** *idiopathische fleckförmige Hypomelanose, Hypomelanosis gut-*

tata idiopathica; v.a. die Streckseiten der Arme und Unterschenkel betreffende, disseminierte weiße Hautflecken; Ⓔ *idiopathic guttate hypomelanosis*

Leucoderma psoriaticum: weiße Hautflecken nach abgeheilter Psoriasis*; Ⓔ *psoriatic leukoderma*

Leu|co|en|ce|pha|li|tis *f, pl* **-ti|den:** → *Leukenzephalitis*

Leucoencephalitis periaxialis concentrica: ***Syn:*** *Baló-Krankheit, konzentrische Sklerose, Encephalitis periaxialis*; allmählich progrediente Enzephalitis* mit sklerosierender Entmarkung; Ⓔ *concentric sclerosis of Baló, Baló's disease, concentric periaxial encephalitis, concentric periaxial leukoencephalitis*

Leu|co|ma *nt, pl* **-ma|ta:** → *Leukom*

Leu|co|ny|chia *f:* → *Leukonychie*

Leu|co|pla|cia *f:* → *Leukoplakie*

Leu|co|vo|rin *nt:* → *Leukovorin*

Leuk-, leuk- *präf.:* → *Leuko-*

Leuk|ä|mie *f:* ***Syn:*** *Leukose*; Sammelbegriff für maligne Erkrankungen des blutbildenden Systems, die von einer Erhöhung der weißen Blutkörperchen im peripheren Blut gekennzeichnet sind; Ⓔ *leukemia, leucemia, leukocythemia, leukosis, Bennett's disease, leukocytic sarcoma*

akute Leukämie: ***Syn:*** *unreifzellige Leukose, unreifzellige Leukämie*; durch das Auftreten von unreifen Vorstufen in Knochenmark und Blutausstrich charakterisierte, akut verlaufende Erkrankung; Ⓔ *acute leukemia*

akute lymphatische Leukämie: häufigste Leukämie des Kindesalters, die durch Lymphoblasten im Blutbild charakterisiert wird; Ⓔ *acute lymphocytic leukemia*

akute lymphoblastische Leukämie: ***Syn:*** *Lymphoblastenleukämie*; Unterform der akuten myeloischen Leukämie; Ⓔ *lymphoblastic leukemia*

akute monozytäre Leukämie: ***Syn:*** *Monozytenleukämie*; Unterform der akuten myeloischen Leukämie; Ⓔ *medium-cell histiocytosis, monocytic leukemia, histiocytic leukemia, leukemic reticulosis*

akute myeloblastäre Leukämie: ***Syn:*** *Myeloblastenleukämie*; Unterform der akuten myeloischen Leukämie; Ⓔ *myeloblastic leukemia*

akute myeloische Leukämie: ***Syn:*** *akute nicht-lymphatische Leukämie*; häufigste akute Leukämie des Erwachsenenalters mit verschiedenen Unterformen; Ⓔ *acute myelocytic leukemia, acute nonlymphocytic leukemia*

akute myelomonozytäre Leukämie: ***Syn:*** *myelomonozytäre Leukämie, (akute) Myelomonozytenleukämie*; Unterform der akuten myeloischen Leukämie; Ⓔ *myelomonocytic leukemia, Naegeli leukemia*

akute nicht-lymphatische Leukämie: → *akute myeloische Leukämie*

akute promyelozytäre Leukämie: ***Syn:*** *(akute) Promyelozytenleukämie, promyelozytäre Leukämie*; Unterform der akuten myeloischen Leukämie; Ⓔ *promyelocytic leukemia, acute promyelocytic leukemia*

akute undifferenzierte Leukämie: ***Syn:*** *Stammzellenleukämie*; Leukämie, bei der Stammzellen der Leukozytopoese im peripheren Blut auftreten; Ⓔ *stem cell leukemia, blast cell leukemia, undifferentiated cell leukemia, embryonal leukemia*

aleukämische Leukämie: Leukämie ohne typische Erhöhung der weißen Blutkörperchen im Blutbild; Ⓔ *aleukemic leukemia, aleukocythemic leukemia, leukopenic leukemia, aleukemia*

chronische Leukämien: ***Syn:*** *reifzellige Leukämien*; chronisch verlaufende Leukämieformen, die durch einen langsam progredienten Verlauf gekennzeichnet sind und meist erst im höheren Alter auftreten; Ⓔ *chronic leukemias*

chronische granulozytäre Leukämie: → *chronische myeloische Leukämie*

chronische lymphatische Leukämie: ***Syn:*** *chronische lymphozytische Leukämie, chronische Lymphadenose*; zu den Non-Hodgkin-Lymphomen* gerechnete Leukämie, die meist zwischen dem 60. und 70. Lebensjahr auftritt; Ⓔ *chronic lymphocytic leukemia*

chronische lymphozytische Leukämie: → *chronische lymphatische Leukämie*

chronische myeloische Leukämie: ***Syn:*** *chronische granulozytäre Leukämie*; myeloproliferative Erkrankung, die meist im mittleren Lebensalter beginnt; der Verlauf ist langsam progredient mit schleichendem Beginn; am Ende steht meist ein terminaler Blastenschub*; Ⓔ *chronic myelocytic leukemia, chronic granulocytic leukemia, mature cell leukemia*

granulozytäre Leukämie: → *myeloische Leukämie*

lymphatische Leukämie: ***Syn:*** *lymphozytische Leukämie*; durch eine Proliferation von Zellen des lymphatischen Systems gekennzeichnete akute oder chronische Leukämie; Ⓔ *lymphocytic leukemia, lymphatic leukemia, lymphogenous leukemia, lymphoid leukemia*

lymphozytische Leukämie: → *lymphatische Leukämie*

myeloische Leukämie: ***Syn:*** *granulozytäre Leukämie*; durch eine Proliferation von Zellen des myeloischen Systems gekennzeichnete akute oder chronische Leukämie; Ⓔ *myelocytic leukemia, granulocytic leukemia, myelogenic leukemia, myelogenous leukemia, myeloid leukemia, myeloid granulocytic leukemia*

myelomonozytäre Leukämie: → *akute myelomonozytäre Leukämie*

promyelozytäre Leukämie: → *akute promyelozytäre Leukämie*

reifzellige Leukämien: → *chronische Leukämien*

subleukämische Leukämie: ***Syn:*** *Subleukämie*; akute Leukämie mit nicht oder nur mäßig erhöhter Leukozytenzahl; Ⓔ *subleukemic leukemia, leukopenic leukemia, hypoleukemia*

unreifzellige Leukämie: → *akute Leukämie*

leuk|ä|misch *adj:* Leukämie betreffend, von ihr betroffen oder gekennzeichnet, durch sie bedingt; Ⓔ *relating to or suffering from leukemia, leukemic*

Leu|kä|mo|gen *f:* leukämieauslösende Substanz; Ⓔ *leukemogen*

leu|kä|mo|gen *adj:* leukämieauslösend, leukämieverursachend; Ⓔ *causing leukemia, leukemogenic*

Leu|kä|mo|ge|ne|se *f:* Leukämieentstehung; Ⓔ *leukemogenesis*

leu|kä|mo|id *adj:* leukämieartig, leukämieähnlich; Ⓔ *leukemoid*

Leuk|a|phe|re|se *f:* ***Syn:*** *Leukopherese*; Abtrennung der weißen Blutkörperchen; Ⓔ *leukapheresis*

Leuk|en|ze|pha|li|tis *f, pl* **-ti|den:** ***Syn:*** *Leucoencephalitis, Leukoenzephalitis*; Entzündung der weißen Hirnsubstanz; Ⓔ *leukoencephalitis, leukencephalitis*

subakute sklerosierende Leukenzephalitis van Bogaert: ***Syn:*** *subakute sklerosierende Panenzephalitis, Einschlusskörperenzephalitis Dawson*; chronisch-progrediente, alle Hirnteile [Panenzephalitis*] betreffende Slow-virus-Infektion*, die mehrere (bis zu 30) Jahre nach akuter Maserninfektion auftritt; Ⓔ *subacute sclerosing leukoencephalitis*

leuk|en|ze|pha|li|tisch *adj:* ***Syn:*** *leukoenzephalitisch*; Leukenzephalitis betreffend, von ihr betroffen oder gekennzeichnet; Ⓔ *relating to or marked by leukencephalitis, leukencephalitic, leukoencephalitic*

Leuk|en|ze|pha|lo|pa|thie *f:* → *Leukoenzephalopathie*

Leu|kin *nt:* bakterizides Protein aus Granulozyten; Ⓔ *leukin, leucin*

Leuko-, leuko- *präf.:* Wortelement mit der Bedeutung „weiß/glänzend"; Ⓔ *leuk(o)-, leuc(o)-*

Leu|ko|blas|to|se *f:* allgemeine Bezeichnung für ein Vermehrung der Leukozyten, insbesondere der Myeloblasten*; Ⓔ *leukoblastosis*

Leu|ko|ci|din *nt*: →*Leukozidin*

Leu|ko|derm *m*: ***Syn:*** *Leukopathie, Leukopathia, Leukoderma, Leucoderma*; umschriebener Pigmentverlust der Haut; Ⓔ *leukoderma, leukodermia, leukopathia, leukopathy, hypomelanosis*

Leu|ko|der|ma *nt*: →*Leukoderm*

Leu|ko|di|a|pe|de|se *f*: ***Syn:*** *Leukopedese, Leukozytendiapedese*; aktive Wanderung von Leukozyten durch die Gefäßwand; Ⓔ *leukocytic diapedesis, leukopedesis*

Leu|ko|dys|tro|phia *f*: →*Leukodystrophie*

Leukodystrophia cerebri progressiva hereditaria: ***Syn:*** *Galaktozerebrosidlipidose, Galaktozerebrosidose, Globoidzellen-Leukodystrophie*; autosomal-rezessiv vererbter Defekt der **Galaktosylceramidase** mit Entmarkungsarealen und Ablagerung von Cerebrosiden in Riesenzellen [**Globoidzellen**]; Ⓔ *Krabbe's disease, Krabbe's leukodystrophy, globoid cell leukodystrophy, globoid leukodystrophy, galactosylceramide lipidosis, diffuse infantile familial sclerosis, galactosylceramide β-galactosidase deficiency*

Leu|ko|dys|tro|phie *f*: ***Syn:*** *Leukodystrophia*; Oberbegriff für Erkrankungen, die zur Entmarkung der grauen Hirnsubstanz führen; Ⓔ *sclerosis of the white matter, leukodystrophy, leukodystrophia*

metachromatische Leukodystrophie: ***Syn:*** *Sulfatidlipidose, Sulfatidose, metachromatische Leukoenzephalopathie*; autosomal-rezessive Speicherkrankheit mit Einlagerung von Sulfatiden ins ZNS, periphere Nerven und Niere; Ⓔ *sulfatidosis, sulfatide lipidosis, metachromatic leukodystrophy, metachromatic leukoencephalopathy, metachromatic leukoencephaly*

metachromatische Leukodystrophie Typ Scholz: ***Syn:*** *Scholz-Bielschowsky-Henneberg-Sklerosetyp, Scholz-Syndrom*; tödlich verlaufende, autosomal-rezessive Form der metachromatischen Leukodystrophie mit geistiger Retardierung, progredienter spastischer Tetraparese*, Schluckstörungen und epileptiformen Anfällen; Ⓔ *Scholz's disease, juvenile form of metachromatic leukodystrophy*

Leu|ko|en|ze|pha|li|tis *f, pl* **-ti|den**: →*Leukenzephalitis*

leu|ko|en|ze|pha|li|tisch *adj*: →*leukenzephalitisch*

Leu|ko|en|ze|pha|lo|pa|thie *f*: ***Syn:*** *Leukenzephalopathie*; krankhafte Veränderung der weißen Hirnsubstanz; Ⓔ *leukoencephalopathy, leukoencephaly*

metachromatische Leukoenzephalopathie: →*metachromatische Leukodystrophie*

leu|ko|e|ry|thro|blas|tisch *adj*: sowohl Leukoblasten als auch Erythroblasten enthaltend; Ⓔ *leukoerythroblastic*

Leu|ko|e|ry|thro|blas|to|se *f*: ***Syn:*** *leukoerythroblastische Anämie, idiopathische myeloische Metaplasie, primäre myeloische Metaplasie*; bei Verdrängung und Zerstörung des Knochenmarks [z.B. Osteomyelofibrose*] auftretende Anämie mit unreifen Erythrozyten- und Leukozytenvorstufen; Ⓔ *leukoerythroblastosis, leukoerythroblastic anemia, myelopathic anemia, myelophthisic anemia, chronic nonleukemic myelosis, agnogenic myeloid metaplasia, aleukemic myelosis, nonleukemic myelosis*

Leu|ko|gramm *nt*: Differenzialblutbild*; Ⓔ *leukogram*

Leu|ko|ke|ra|to|sis *f, pl* **-ses**: →*Leukoplakie*

Leu|ko|ki|ne|se *f*: Bewegung von weißen Blutkörperchen im Blutstrom; Ⓔ *leukokinesis*

leu|ko|ki|ne|tisch *adj*: Leukokinese betreffend; Ⓔ *relating to leukokinesis, leukokinetic*

Leu|ko|ly|se *f*: ***Syn:*** *Leukozytolyse*; Leukozytenauflösung; Ⓔ *leukocytolysis, leukolysis*

Leu|ko|ly|sin *nt*: ***Syn:*** *Leukozytolysin*; leukozytenauflösende Substanz; Ⓔ *leukocytolysin, leukolysin*

leu|ko|ly|tisch *adj*: ***Syn:*** *leukozytolytisch*; Leukolyse betreffend oder auslösend; Ⓔ *relating to or marked by leukocytolysis, leukocytolytic, leukolytic*

Leu|kom *nt*: ***Syn:*** *Leukoma, Leucoma, Albugo*; weißer Hornhautfleck; Ⓔ *leukoma, albugo*

Leu|ko|ma *nt, pl* **-ma|ta**: →*Leukom*

leu|ko|ma|tös *adj*: Leukom betreffend, an einem Leukom leidend; Ⓔ *suffering from leukoma, leukomatous*

Leu|ko|mel|al|gie *f*: anfallsweise Blässe und Kälte der Haut; Ⓔ *leukomelalgia*

Leu|ko|my|e|li|tis *f, pl* **-ti|den**: Entzündung der weißen Rückenmarksubstanz; Ⓔ *leukomyelitis*

leu|ko|my|e|li|tisch *adj*: Leukomyelitis betreffend, von ihr betroffen oder gekennzeichnet; Ⓔ *relating to or marked by leukomyelitis, leukomyelitic*

Leu|ko|my|e|lo|pa|thie *f*: krankhafte Veränderung der weißen Rückenmarksubstanz; Ⓔ *leukomyelopathy*

Leu|ko|ny|chia *f*: →*Leukonychie*

Leu|ko|ny|chie *f*: ***Syn:*** *Leukonychia, Leuconychia*; Weißfärbung der Nägel; Ⓔ *leukonychia*

Leu|ko|pa|thie *f*: →*Leukoderm*

Leu|ko|pe|de|se *f*: →*Leukodiapedese*

Leu|ko|pe|nie *f*: ***Syn:*** *Leukozytopenie*; verminderter Leukozytengehalt des Blutes; Ⓔ *leukopenia, leukocytopenia; granulocytopenia, granulopenia, aleukia, aleukocytosis*

leu|ko|pe|nisch *adj*: Leukopenie betreffend, von ihr betroffen oder gekennzeichnet, durch sie bedingt; Ⓔ *relating to leukopenia, leukopenic*

Leu|ko|pha|go|zy|to|se *f*: ***Syn:*** *Leukozytophagie*; Leukozytenabbau durch Makrophagen* des retikuloendothelialen Systems; Ⓔ *leukocytophagy, leukophagocytosis*

Leu|ko|phe|re|se *f*: →*Leukapherese*

Leu|ko|pla|kie *f*: ***Syn:*** *Weißschwielenkrankheit, Leukoplakia, Leucoplacia, Leukokeratosis*; Verhornungsstörung der Schleimhaut mit Bildung weißer Herde; Ⓔ *leukoplakia*

orale haarförmige Leukoplakie: ***Syn:*** *Haarleukoplakie*; bei HIV-Infektionen auftretende Leukoplakie* durch das Epstein-Barr-Virus; Ⓔ *hairy leukoplakia*

leu|ko|pla|kisch *adj*: Leukoplakie betreffend, von ihr betroffen oder gekennzeichnet, durch sie bedingt; Ⓔ *relating to leukoplakia, leukoplakic*

Leu|ko|po|e|se *f*: ***Syn:*** *Leukozytopoese*; Leukozytenbildung; Ⓔ *leukopoiesis, leukocytopoiesis*

leu|ko|po|e|tisch *adj*: ***Syn:*** *leukozytopoetisch*; Leukopoese betreffend; Ⓔ *relating to leukopoiesis, producing leukocytes, leukopoietic*

Leu|ko|pro|te|a|sen *pl*: in Leukozyten vorkommende Proteasen*; Ⓔ *leukoproteases*

Leu|kor|rha|gie *f*: starke Leukorrhoe*; Ⓔ *leukorrhagia, profuse leukorrhea*

Leu|kor|rhoe *f, pl* **-rho|en**: ***Syn:*** *Weißfluss, Fluor albus*; weißlicher Ausfluss aus der Scheide; Ⓔ *leukorrhea*

Leu|ko|se *f*: heute selten gebrauchte Bezeichnung für Leukämie*; Ⓔ *leukosis*

unreifzellige Leukose: →*akute Leukämie*

leu|ko|tak|tisch *adj*: Leukotaxis betreffend oder auslösend; Ⓔ *relating to or causing leukotaxis, leukotactic, leukocytactic, leukocytotactic*

Leu|ko|ta|xis *f*: ***Syn:*** *Leukozytotaxis*; aktive Bewegung von weißen Blutkörperchen; Ⓔ *leukotaxis, leukocytaxia, leukocytaxis, leukocytotaxia, leukocytotaxis, leukotaxia*

Leu|ko|to|xin *nt*: ***Syn:*** *Leukozytotoxin*; leukozytenschädigende Substanz; Ⓔ *leukotoxin, leukocytotoxin*

leu|ko|to|xisch *adj*: ***Syn:*** *leukozytotoxisch*; leukozytenzerstörend, leukozytenschädigend; Ⓔ *leukotoxic*

Leu|ko|tri|chia *f*: →*Leukotrichosis*

Leu|ko|tri|cho|se *f*: →*Leukotrichosis*

Leu|ko|tri|cho|sis *f, pl* **-ses**: ***Syn:*** *Weißhaarigkeit, Leukotrichia, Leukotrichose*; Weißfärbung aller Haare oder vereinzelter Haargruppen; Ⓔ *whiteness of the hair, leukotrichia*

Leu|ko|tri|e|ne *pl*: aus Arachidonsäure gebildete Mediatoren von entzündlichen und allergischen Reaktionen; Ⓔ *leukotriene*

Leu|ko|vo|rin *nt*: ***Syn:*** *N_{10}-Formyl-Tetrahydrofolsäure, Citrovorum-Faktor, Leucovorin*; von Leuconostoc citrovorum gebildete aktive Form der Folsäure*; Ⓔ *leucovorin, citrovorum factor, folinic acid*

Leu|ko|zi|din *nt*: ***Syn:*** *Leukocidin*; die Leukozytenmembran schädigendes Exotoxin* von Staphylococcus* aureus; Ⓔ *leukocidin*

Leu|ko|zyt *m*: ***Syn:*** *weiße Blutzelle, weißes Blutkörperchen*; Oberbegriff für alle kernhaltigen Blutzellen, die kein Hämoglobin enthalten; unterteilt in Granulozyten*, Lymphozyten* und Monozyten*; Ⓔ *leukocyte, leucocyte, colorless corpuscle, white blood cell, white blood corpuscle*

Tab. 17. Leukozytenzahl pro µl

	Mittelwert	(%)	Variation
Granulozyten			
Neutrophile	4150	(59)	712–7588
Eosinophile	165	(2)	0–397
Basophile	44	(<1)	0–112
Monozyten	456	(7)	66–846
Lymphozyten	2185	(31)	1029–3341
Gesamt	7000		2800–11200

basophiler Leukozyt: ***Syn:*** *basophiler Granulozyt, Basophiler*; mit basischen Farbstoffen anfärbbarer granulozytärer Leukozyt; Ⓔ *basophil, basophile, basophilic granulocyte, basophilic leukocyte, basophilocyte, polymorphonuclear basophil leukocyte, blood mast cell*

eosinophiler Leukozyt: ***Syn:*** *eosinophiler Granulozyt, Eosinophiler*; mit Eosin anfärbbarer granulozytärer Leukozyt; Ⓔ *eosinophilic leukocyte, eosinophil, eosinophile, eosinophilic granulocyte, eosinocyte, polymorphonuclear eosinophil leukocyte*

granulärer Leukozyt: ***Syn:*** *Granulozyt*; polymorphkernige weiße Blutzelle mit abfärbbaren Granula; Ⓔ *granulocyte, granular leukocyte, polynuclear leukocyte*

neutrophiler Leukozyt: ***Syn:*** *neutrophiler Granulozyt, Neutrophiler*; mit neutralen Farbstoffen anfärbbarer granulozytärer Leukozyt; häufigste Granulozytenform; Ⓔ *neutrocyte, neutrophil, neutrophile, neutrophilic leukocyte, neutrophilic granulocyte, neutrophilic cell, polynuclear neutrophilic leukocyte, polymorphonuclear neutrophil leukocyte*

leu|ko|zy|tär *adj*: Leukozyten betreffend; Ⓔ *relating to leukocytes, leukocytic, leukocytal*

Leu|ko|zy|ten|an|ti|ge|ne *pl*: auf der Oberfläche von Leukozyten sitzende Antigene, die als Histokompatibilitätsantigen von Bedeutung sind; Ⓔ *leukocyte antigens*

Leu|ko|zy|ten|an|ti|kör|per *m*: gegen Leukozyten gerichtete Antikörper; Ⓔ *leukocyte antibodies*

Leu|ko|zy|ten|di|a|pe|de|se *f*: → *Leukodiapedese*

Leu|ko|zy|ten|kon|zen|trat *nt*: *s.u. Blutkörperchenkonzentrat*; Ⓔ *leukocyte concentrate*

Leu|ko|zy|ten|man|schet|te *f*: ***Syn:*** *buffy coat*; Schicht aus Leukozyten und Thrombozyten an der Grenzschicht zwischen Plasma und Erythrozyten in Blutkonserven; Ⓔ *leukocyte cream, buffy coat*

Leu|ko|zy|to|ge|ne|se *f*: Leukozytenbildung; Ⓔ *leukocytogenesis, leukopoiesis, leukocytopoiesis*

leu|ko|zy|to|id *adj*: leukozytenartig, leukozytenähnlich, leukozytenförmig; Ⓔ *leukocytoid*

leu|ko|zy|to|klas|tisch *adj*: leukozytenauflösend; Ⓔ *leukocytoclastic*

Leu|ko|zy|to|ly|se *f*: ***Syn:*** *Leukolyse*; Leukozytenauflösung; Ⓔ *leukocytolysis, leukolysis*

Leu|ko|zy|to|ly|sin *nt*: ***Syn:*** *Leukolysin*; leukozytenauflösende Substanz; Ⓔ *leukocytolysin, leukolysin*

leu|ko|zy|to|ly|tisch *adj*: ***Syn:*** *leukolytisch*; Leukozytolyse betreffend oder auslösend; Ⓔ *relating to or causing leukocytolysis, leukocytolytic, leukolytic*

Leu|ko|zy|to|pe|nie *f*: → *Leukopenie*

periodische Leukozytopenie: → *zyklische Leukozytopenie*

zyklische Leukozytopenie: ***Syn:*** *periodische Leukozytopenie, periodische/zyklische Neutropenie*; angeborene, in regelmäßigen Abständen auftretende, vorübergehende Verminderung der neutrophilen Leukozyten im peripheren Blut; Ⓔ *periodic neutropenia, cyclic neutropenia*

Leu|ko|zy|to|pha|gie *f*: ***Syn:*** *Leukophagozytose*; Leukozytenabbau durch Makrophagen* des retikuloendothelialen Systems; Ⓔ *leukocytophagy, leukophagocytosis*

Leu|ko|zy|to|po|e|se *f*: ***Syn:*** *Leukopoese*; Leukozytenbildung; Ⓔ *leukopoiesis, leukocytopoiesis*

leu|ko|zy|to|po|e|tisch *adj*: ***Syn:*** *leukopoetisch*; Leukozytopoese betreffend; Ⓔ *relating to leukopoiesis, producing leukocytes, leukopoietic*

Leu|ko|zy|to|se *f*: Erhöhung der Leukozytenzahl im Blut; Ⓔ *leukocytosis, leucocytosis, hypercytosis*

absolute Leukozytose: Erhöhung der Leukozytenzahl auf Werte über 10.000/µl; Ⓔ *absolute leukocytosis*

basophile Leukozytose: ***Syn:*** *Basophilie, Basozytose*; Vermehrung der basophilen Leukozyten im Blut; Ⓔ *basocytosis, basophilia, basophilic leukocytosis*

extreme Leukozytose: Erhöhung der Leukozytenzahl auf Werte über 20.000/µl; Ⓔ *hyperleukocytosis*

pathologische Leukozytose: jede nicht-physiologische Leukozytenerhöhung; Ⓔ *pathologic leukocytosis*

physiologische Leukozytose: Anstieg der Leukozytenzahl in der Neugeborenenperiode oder auch postprandial; Ⓔ *physiologic leukocytosis*

postprandiale Leukozytose: ***Syn:*** *Verdauungsleukozytose*; physiologische Leukozytose in der postprandialen Verdauungsphase; Ⓔ *digestive leukocytosis*

relative Leukozytose: isolierte Erhöhung nur einer Leukozytenart bei normaler Leukozytenzahl; Ⓔ *relative leukocytosis*

terminale Leukozytose: kurz vor dem Tod auftretende, terminale Erhöhung der Leukozyten; Ⓔ *terminal leukocytosis, agonal leukocytosis*

toxische Leukozytose: Leukozytose im Rahmen einer Blutvergiftung; Ⓔ *toxic leukocytosis*

Leu|ko|zy|to|ta|xis *f*: ***Syn:*** *Leukotaxis*; aktive Bewegung von weißen Blutkörperchen; Ⓔ *leukotaxis, leukocytaxia, leukocytaxis, leukocytotaxia, leukocytotaxis, leukotaxia*

Leu|ko|zy|to|to|xin *nt*: ***Syn:*** *Leukotoxin*; leukozytenschädigende Substanz; Ⓔ *leukocytotoxin, leukotoxin*

leu|ko|zy|to|to|xisch *adj*: ***Syn:*** *leukotoxisch*; leukozytenzerstörend, leukozytenschädigend; Ⓔ *leukotoxic*

leu|ko|zy|to|trop *adj*: mit besonderer Affinität für Leukozyten; Ⓔ *leukocytotropic*

Leu|ko|zyt|u|rie *f*: Leukozytenausscheidung im Harn; Ⓔ *leukocyturia*

Leuz-, leuz- *präf.*: Wortelement mit der Bedeutung „weiß/glänzend"; Ⓔ *white, leuc(o)-, leuk(o)-*

Leu|zin *nt*: ***Syn:*** *α-Aminoisocapronsäure, Leucin*; essentielle Aminosäure; Ⓔ *leucine*

Leu|zin|a|mi|no|pep|ti|da|se *f*: ***Syn:*** *Leucinarylamidase, Leucinaminopeptidase, Leuzinarylamidase*; Protease* des Eiweißstoffwechsels, die Aminosäuren von Proteinen und Peptiden abspaltet; Ⓔ *leucine aminopeptidase, leucine arylamidase, aminopeptidase (cytosol), aminopolypeptidase*

Leu|zin|a|ryl|a|mi|da|se *f*: → *Leuzinaminopeptidase*

Leu|zi|no|se *f*: **1.** ***Syn:*** *Leucinose*; Erkrankung mit erhöhtem Leucinspiegel im Blut und Leucinurie **2.** ***Syn:*** *Ahornsirup-Krankheit, Verzweigtkettendecarboxylase-Mangel, Valin-Leucin-Isoleucinurie, Leucinose*; autosomal-rezessive Störung des Aminosäurestoffwechsels mit Erhöhung der Blut- und Urinspiegel von Leucin, Isoleucin und Valin; auffällig ist ein Uringeruch nach Ahornsirup; schon bei Säuglingen kommt es zu Trinkschwäche, Krämpfen, Muskelhypotonie, Opisthotonus* und Bewusstseinseintrübung; Ⓔ **1.** *leucinosis* **2.** *maple syrup urine disease, maple sugar disease, maple syrup disease, keto acid decarboxylase deficiency, ketoaminoacidemia, branched-chain ketoaciduria, branched-chain ketoacidemia, branched-chain ketoaminoacidemia, branched-chain ketonuria*

Leu|zin|u|rie *f:* ***Syn:*** *Leucinurie*; Leuzinausscheidung im Harn; Ⓔ *leucinuria*

Lev|ar|te|re|nol *nt:* ***Syn:*** *Noradrenalin, Norepinephrin, Arterenol*; im Nebennierenmark und dem sympathischen Nervensystem gebildeter Neurotransmitter; Ⓔ *levarterenol, norepinephrine, noradrenalin, noradrenaline, arterenol*

Le|va|tor *m:* →*Musculus levator*

Le|va|tor|spalt *m:* ***Syn:*** *Hiatus urogenitalis*; Bezeichnung für die vom Musculus* levator ani umfasste Öffnung im vorderen Beckenboden für den Durchtritt von Scheide und Harnröhre; Ⓔ *urogenital hiatus*

Le|va|tor|wulst *m:* ***Syn:*** *Torus levatorius*; durch den Musculus* levator veli palatini hervorgerufener Wulst unter der Rachenmündung der Ohrtrompete; Ⓔ *torus levatorius*

Levo-, levo- *präf.:* Wortelement mit der Bedeutung „links"; Ⓔ *left, lev(o)-, laev(o)-*

Le|vo|do|pa *nt:* ***Syn:*** *L-Dopa*; bei Parkinson*-Krankheit verwendetes Dopaminergikum; Ⓔ *levodopa, L-dopa*

Le|vu|lan *nt:* →*Laevulan*

Le|vu|lo|se *f:* →*Fructose*

Lewandowsky-Lutz-Syndrom *nt:* ***Syn:*** *Lewandowsky-Lutz-Krankheit, Epidermodysplasia verruciformis, Verrucosis generalisata (Lewandowsky-Lutz)*; meist schon im Säuglings- oder Kindesalter beginnende, z.T. durch Viren [HP-Viren] hervorgerufene, z.T. familiär gehäuft auftretende generalisierte Warzenerkrankung mit hoher Wahrscheinlichkeit einer malignen Entartung; Ⓔ *Lewandowsky-Lutz disease, epidermodysplasia verruciformis*

Lewis-Blutgruppen *pl:* ***Syn:*** *Lewis-Blutgruppensystem*; Blutgruppensystem, dessen Antigene auch in Speichel und Blutplasma auftreten; kann zu Transfusionszwischenfällen führen; Ⓔ *Lewis blood groups, Le blood groups*

Leyden-Kristalle *pl:* →*Charcot-Leyden-Kristalle*

Leydig-Zellen *pl:* →*Leydig-Zwischenzellen*

Leydig-Zelltumor *m:* i.d.R. gutartiger Tumor der Leydig*-Zwischenzellen; führt zu u.a. Gynäkomastie*; Ⓔ *Leydig cell tumor*

Leydig-Zwischenzellen *pl:* ***Syn:*** *Leydig-Zellen, Interstitialzellen, interstitielle Drüsen*; testosteronbildende Zellen im interstitiellen Gewebe der Hoden; Ⓔ *interstitial glands, interstitial cells*

L.e.-Zellen *pl:* →*Lupus erythematodes-Zellen*

Le|zi|thin *nt:* →*Lecithin*

Le|zi|thin|ä|mie *f:* ***Syn:*** *Lecithinämie*; erhöhter Lezithingehalt des Blutes; Ⓔ *lecithinemia*

Le|zi|thi|na|sen *pl:* ***Syn:*** *Lecithinasen, Phospholipasen*; Gruppe von Enzymen, die Phospholipide hydrolysieren; Ⓔ *phospholipases, lecithinases*

Lezithin-Cholesterin-Acyltransferase *f:* ***Syn:*** *Lecithin-Cholesterin-Acyltransferase*; in der Leber gebildetes Enzym, das die Bildung von Cholesterinestern katalysiert; Ⓔ *lecithincholesterol acyltransferase, phosphatidylcholinecholesterol acyltransferase*

Lezithin/Sphingomyelin-Quotient *m:* ***Syn:*** *L/S-Quotient*; Verhältnis von Lezithin zu Sphingomyelin im Fruchtwasser; Teil der pränatalen Lungenreifediagnostik; Ⓔ *L/S ratio, lecithin-sphingomyelin ratio*

LGL-Syndrom *nt:* →*Lown-Ganong-Levine-Syndrom*

li|bi|di|nös *adj:* Libido betreffend, durch Libido bestimmt, triebhaft; Ⓔ *libidinous, libidinal, erotic, lascivious*

Li|bi|do *f:* Geschlechtstrieb, Sexualtrieb; Ⓔ *libido, sex drive, sexual desire; psychic energy*

Libman-Sacks-Syndrom *nt:* ***Syn:*** *Endokarditis Libman-Sacks, atypische verruköse Endokarditis, Endocarditis thrombotica*; abakterielle Endocarditis* bei Lupus* erythematodes visceralis mit Befall der Atrioventrikularklappen; Ⓔ *Libman-Sacks syndrome, Libman-Sacks disease, Libman-Sacks endocarditis, atypical verrucous endocarditis, marantic endocarditis, nonbacterial verrucous endocarditis, nonbacterial thrombotic endocarditis*

Li|chen *f:* ***Syn:*** *Flechte*; unspezifische Bezeichnung für eine Reihe chronischer Hautkrankheiten mit Knötchenbildung; Ⓔ *lichen*

Lichen albus: →*Lichen sclerosus et atrophicus*

Lichen amyloidosus: Amyloidose* der Haut mit Papeln und starkem Juckreiz; Ⓔ *lichen amyloidosus*

Lichen chronicus Vidal: →*Lichen Vidal*

Lichen fibromucinoidosus: →*Lichen myxoedematosus*

Lichen myxoedematosus: ***Syn:*** *Mucinosis papulosa, Mucinosis lichenoides, Myxodermia papulosa, Lichen fibromucinoidosus*; ätiologisch ungeklärte, v.a. Arme, Rumpf und Oberschenkel befallende, papulöse, disseminierte Muzinose*; Ⓔ *papular mucinosis, papular myxedema, scleromyxedema, Arndt-Gottron syndrome*

Lichen planus: →*Lichen ruber planus*

Lichen ruber: →*Lichen ruber planus*

Lichen ruber planus: ***Syn:*** *Knötchenflechte, Lichen ruber, Lichen planus*; ätiologisch unklare, chronische Entzündung der Haut und Schleimhaut mit juckenden Papeln; je nach Auslösefaktor und Lokalisation unterscheidet man eine Reihe von spezifischen Formen; Ⓔ *lichen ruber planus, lichen planus*

Lichen sclerosus et atrophicus: ***Syn:*** *Weißfleckenkrankheit, White-Spot-Disease, Lichen albus*; erbsengroße, porzellanweiße, atrophische Flecken der Haut von Hals, Nacken, Schulter, Brust und Genitale; Ⓔ *vitiligo, white-spot disease, Csillag's disease, piebald skin*

Lichen scrophulosorum: ***Syn:*** *lichenoide Tuberkulide, Tuberculosis cutis lichenoides*; seltenes Auftreten von lichenoiden Papeln als allergische Hautreaktion; Ⓔ *lichen scrophulosorum*

Lichen simplex chronicus (Vidal): →*Lichen Vidal*

Lichen urticatus: ***Syn:*** *Urticaria papulosa chronica, Prurigo simplex subacuta, Prurigo simplex acuta et subacuta adultorum, Strophulus adultorum*; subakut oder chronisch verlaufende, papulöse Dermatitis* mit heftigem Juckreiz; Ⓔ *papular urticaria*

Lichen variegatus: ***Syn:*** *Parapsoriasis lichenoides, Parakeratosis variegata*; chronisch progrediente entzündliche Hauterkrankung mit lichenoiden Papeln und Parakeratose; Ⓔ *retiform parapsoriasis, poikilodermic parapsoriasis, poikilodermatous parapsoriasis*

Lichen Vidal: ***Syn:*** *Lichen chronicus Vidal, Neurodermitis circumscripta*; chronische, in Schüben verlaufende, juckende Hauterkrankung mit Lichenifikation*; Ⓔ *Vidal's disease, localized neurodermatitis, neurodermatitis, circumscribed neurodermatitis*

Li|che|ni|fi|ka|ti|on *f:* ***Syn:*** *Lichenisation*; flächenhafte Verdickung und Vergröberung der Haut; Ⓔ *lichenification, lichenization*

Li|che|ni|sa|ti|on *f:* →*Lichenifikation*

li|che|no|id *adj:* lichenartig, flechtenähnlich; Ⓔ *resembling lichen, lichenoid*

Licht *nt:* sichtbarer Teil des Spektrums der elektromagnetischen Wellen; Ⓔ *light*

Licht|aus|schlag, po|ly|mor|pher *m*: →*Lichtekzem*

Licht|be|hand|lung *f*: *Syn:* *Lichttherapie, Phototherapie, Fototherapie*; Behandlung mit natürlichem oder künstlichem Licht; Ⓔ *solarization*

Licht|der|ma|ti|tis *f, pl* **-ti|ti|den**: →*Lichtdermatose*

Licht|der|ma|to|se *f*: *Syn:* *Photodermatose, Photodermatitis, Fotodermatose, Fotodermatitis, Lichtdermatitis*; entzündliche Hautveränderung durch eine fotoallergische Reaktion [Photokontaktallergie] oder phototoxische Wirkung [Photokontaktdermatitis*]; Ⓔ *photodermatosis*

Lupus erythematodes-artige Lichtdermatose: →*Lichtekzem*

polymorphe Lichtdermatose (Haxthausen): →*Lichtekzem*

protoporphyrinämische Lichtdermatose: *Syn:* *erythrohepatische/erythropoetische Protoporphyrie, Protoporphyria erythropoetica*; schon in der Kindheit beginnende Variante der erythrohepatischen Porphyrie*; die klinische Symptomatik hängt vom jeweiligen Subtyp [Dermatitis-, Pruritus-, Urtikaria-, Hydro-vacciniformia-Typ] ab; Ⓔ *erythrohepatic protoporphyria, erythropoietic protoporphyria*

Licht|ek|zem *nt*: *Syn:* *polymorphe Lichtdermatose (Haxthausen), polymorpher Lichtausschlag, Lupus erythematodes-artige Lichtdermatose, Prurigo aestivalis, Eccema solare, Dermatopathia photoelectrica, Sommerprurigo*; ätiologisch ungeklärte, durch Sonnenlicht hervorgerufene Lichtdermatose*; die Art der Hautveränderung ist extrem variabel [ekzem-artig, plaque-artig, urtikariell, erythematös] und wechselt oft von Mal zu Mal; Ⓔ *polymorphic light eruption, light sensitive eruption, summer eruption, summer prurigo, summer prurigo of Hutchinson, Hutchinson's syndrome, Hutchinson's disease*

Lichtheim-Syndrom *nt*: *Syn:* *Dana-Lichtheim-Krankheit, Dana-Syndrom, Dana-Lichtheim-Putman-Syndrom, funikuläre Spinalerkrankung, funikuläre Myelose*; bevorzugt das Hinterstrangsystem und die Pyramidenbahn befallende Entmarkungskrankheit mit neurologischen Ausfällen, Muskelhypotonie, Ataxie, Depression und evtl. Psychose; Ⓔ *Lichtheim's disease, Lichtheim's syndrome, Putnam's type, Putnam's disease, Putnam-Dana syndrome, combined sclerosis, combined system disease, subacute combined degeneration of the spinal cord, posterolateral sclerosis, vitamin B_{12}-neuropathy*

Licht|ko|a|gu|la|ti|on *f*: *Syn:* *Photokoagulation, Fotokoagulation*; Koagulation* von Netzhautteilen durch konzentrierte Lichtbündel [Laser]; Ⓔ *photocoagulation*

Licht|mi|kro|skop *nt*: Mikroskop, das sichtbares Licht durch dünne Probeschnitte schickt und das gewonnene Bild über ein Linsensystem vergrößert; Ⓔ *optical microscope, light microscope*

licht|mi|kro|sko|pisch *adj*: Lichtmikroskop betreffend, mittels Lichtmikroskop; Ⓔ *relating to light microscope, light microscopic*

Licht|quant *nt*: *Syn:* *Strahlungsquant, Quant, Photon*; Elementarteilchen der Lichtwellen; Ⓔ *light quantum, quantum, photon*

Licht|re|ak|ti|on *f*: *Syn:* *Lichtreflex, Pupillenreflex*; reflektorische Pupillenverengung bei Lichteinfall; Ⓔ *light reflex, pupillary reflex, light response, iris contraction reflex*

Licht|re|flex *m*: →*Lichtreaktion*

Licht|scheu *f*: **1.** durch eine übermäßige Blendungsempfindlichkeit hervorgerufene Abneigung gegen (Sonnen-)Licht; tritt z.B. bei Masern*, Migraine* und Meningitis* auf **2.** *Syn:* *Photophobie, Heliophobie*; krankhafte Angst vor (Sonnen-)Licht; Ⓔ **1.** *photophobia* **2.** *irrational fear of light, intolerance of light, photophobia, phengophobia*

Licht|schrumpf|haut *f*: *Syn:* *Xeroderma pigmentosum*; autosomal-rezessive Störung der DNA-Reparatur mit Lichtüberempfindlichkeit; führt zur Entwicklung bösartiger Hauttumoren; Ⓔ *xeroderma pigmentosum*

Licht|the|ra|pie *f*: *Syn:* *Phototherapie, Fototherapie, Lichtbehandlung*; Behandlung mit natürlichem oder künstlichem Licht; Ⓔ *light therapy, light treatment, phototherapy, solarization*

Licht|ur|ti|ka|ria *f*: *Syn:* *Sonnenurtikaria, Sommerurtikaria, photoallergische/fotoallergische Urtikaria, Urticaria solaris/photogenica*; akute Reaktion der Haut auf Sonnenlichteinstrahlung mit Rötung, Juckreiz und Quaddelbildung; Ⓔ *light urticaria, solar urticaria*

Lid *nt*: Augenlid, Palpebra; Ⓔ *lid, eyelid, palpebra, blepharon*

Lid|ek|tro|pi|um *nt*: *Syn:* *Augenlidektropium, Ektropium, Ektropion*; Auswärtskehrung/Umstülpung des Augenlids nach außen; Ⓔ *ectropion, ectropium*

Lid|ent|zün|dung *f*: →*Blepharitis*

Lid|hal|ter *m*: Gerät zur Spreizung der Lidspalte; Ⓔ *blepharostat, eye speculum*

Lid|knor|pel|ent|zün|dung *f*: →*Tarsitis*

Lid|krampf *m*: Blepharospasmus*; Ⓔ *blepharospasm, blepharism*

Lid|ö|dem *nt*: Schwellung der Lidhaut, z.B. bei Allgemeinerkrankungen [Herz-, Niereninsuffizienz]; Ⓔ *lid edema, blepharedema, hydroblepharon*

Lid|pto|se *f*: *Syn:* *Oberlidptose, Blepharoptose, Ptose, Ptosis (palpebrae)*; Herabhängen des Oberlids; Ⓔ *palpebral ptosis, blepharoptosia, blepharoptosis*

Lid|rand|ent|zün|dung *f*: →*Blepharitis marginalis*

Lid|schluss|re|ak|tio|n *f*: *Syn:* *Lidschlussreflex*; reflektorischer Lidschluss bei Berührung der Hornhaut, der Haut um das Auge oder plötzlicher Blendung; Ⓔ *Westphal-Piltz sign, orbicularis phenomenon*

Lid|schluss|re|flex *m*: →*Lidschlussreaktion*

Lid|spal|ten|fleck *m*: *Syn:* *Pinguecula*; harmlose Verdickung der Bindehaut in der Lidspalte; Ⓔ *pinguecula, pinguicula*

Lid|ste|no|se *f*: *Syn:* *Lidverengerung, Augenlidstenose, Blepharophimose, Blepharostenose*; angeborene oder erworbene Verengung der Lidspalte; Ⓔ *blepharophimosis, blepharostenosis*

Lid|ver|en|ge|rung *f*: →*Lidstenose*

Lid|ver|kle|bung *f*: *Syn:* *Blepharosynechie, Blepharosymphysis, Symblepharon, Symblepharose*; Verwachsung/Verklebung von Lid und Bindehaut; Ⓔ *pantankyloblepharon, ankyloblepharon, blepharosynechia*

Lid|win|kel|ble|pha|ri|tis *f, pl* **-ti|den**: →*Blepharitis angularis*

Lid|win|kel|ent|zün|dung *f*: →*Blepharitis angularis*

Lid|xan|the|las|ma *nt*: *Syn:* *Xanthelasma palpebrarum*; Xanthelasma* im Bereich der Lider; Ⓔ *xanthelasma*

Lieberkühn-Drüsen *pl*: *Syn:* *Lieberkühn-Krypten, Darmdrüsen, Glandulae intestini/intestinales*; tubulöse Drüsen der Dünndarm- und Dickdarmschleimhaut; Ⓔ *Lieberkühn's follicles, Lieberkühn's crypts, Lieberkühn's glands, intestinal follicles, intestinal glands*

Liebermann-Cole-Syndrom *nt*: *Syn:* *fokale dermale Hypoplasie, FDH-Syndrom, Goltz-Gorlin-Syndrom, Jessner-Cole-Syndrom, Goltz-Peterson-Gorlin-Ravits-Syndrom, kongenitale ektodermale und mesodermale Dysplasie*; erbliches Fehlbildungssyndrom mit Hautatrophie, Pigmentanomalie sowie Augen-, Zahn- und Skelettfehlbildungen; Ⓔ *Goltz' syndrome, Goltz-Gorlin syndrome, focal dermal hypoplasia*

Li|en *m*: *Syn:* *Splen, Milz*; tief im linken Oberbauch liegendes lymphatisches Organ, in dem gealterte Erythrozyten und Thrombozyten abgebaut werden; ist auch Bildungsort von Antikörpern und Proliferationsort von Lymphozyten; Ⓔ *spleen, lien*

L

Lien accessorius: *Syn: Nebenmilz, Splen accessorius*; versprengtes Milzgewebe; Ⓔ *accessory spleen, splenculus, spleneolus, spleniculus, splenule, splenulus, splenunculus, lienculus, lienunculus*
Lien migrans: →*Lien mobilis*
Lien mobilis: *Syn: Wandermilz, Lien migrans*; abnorm bewegliche Milz; Ⓔ *floating spleen, movable spleen, wandering spleen, splenectopia, splenectopy*
Lien-, lien- *präf.*: →*Lieno-*
li|e|nal *adj*: *Syn: splenisch*; Milz/Lien betreffend, von der Milz ausgehend; Ⓔ *relating to the spleen, lienal, splenic, splenetic, splenical*
Li|e|na|lis *f*: *Syn: Milzvene, Vena lienalis/splenica*; aus der Milz kommende Vene, die sich mit der Vena mesenterica superior zur Pfortader vereinigt; Ⓔ *splenic artery, lienal artery*
Li|e|ni|tis *f, pl* **-tiden**: *Syn: Splenitis*; Milzentzündung; Ⓔ *inflammation of the spleen, lienitis, splenitis*
li|e|ni|tisch *adj*: Milzentzündung/Lienitis betreffend, von ihr betroffen oder gekennzeichnet; Ⓔ *relating to or marked by lienitis*
Lieno-, lieno- *präf.*: Wortelement mit der Bedeutung „Milz/Lien/Splen“; Ⓔ *splenic, splenetic, splenical, lienal, lien(o)-, splen(o)-*
Li|e|no|gra|fie, -gra|phie *f*: Röntgenkontrastdarstellung der Milz; Ⓔ *splenography*
li|e|no|pan|kre|a|tisch *adj*: *Syn: splenopankreatisch*; Milz und Bauchspeicheldrüse/Pankreas betreffend; Ⓔ *relating to both spleen and pancreas, splenopancreatic, lienopancreatic*
li|e|no|re|nal *adj*: *Syn: splenorenal*; Milz und Niere/Ren betreffend; Ⓔ *relating to both spleen and kidney, lienorenal, splenorenal, splenonephric*
Li|en|te|rie *f*: Durchfall mit unverdauter Nahrung im Stuhl; Ⓔ *lientery*
li|en|te|risch *adj*: Lienterie betreffend, von ihr betroffen oder gekennzeichnet; Ⓔ *relating to or marked by lientery, lienteric*
Lieutaud-Dreieck *nt*: *Syn: Harnblasendreieck, Blasendreieck, Trigonum vesicae*; von den beiden Harnleitermündungen und dem Harnröhrenabgang gebildetes Dreieck am Boden der Harnblase; Ⓔ *Lieutaud's triangle, Lieutaud's trigone, Lieutaud's body, trigone of bladder, vesical triangle, vesical trigone*
Li|ga|ment *nt*: →*Ligamentum*
li|ga|men|tär *adj*: Band/Ligament betreffend, wie ein Band, bandartig; Ⓔ *relating to a ligament, ligamentous*
Li|ga|ment|ent|zün|dung *f*: →*Syndesmitis*
Li|ga|men|to|pe|xie *f*: operative Verkürzung und Anheftung der Mutterbänder; Ⓔ *ligamentopexy, ligamentopexis*
Li|ga|men|tum *nt, pl* **-ta**: *Syn: Ligament*; Band; Ⓔ *ligament, band, ligamentum*
Ligamentum acromioclaviculare: Band vom Akromion zum äußeren Ende des Schlüsselbeins; Ⓔ *acromioclavicular ligament*
Ligamenta alaria: *Syn: Flügelbänder*; Bänder von der Seite des Dens* axis zum Foramen* magnum; Ⓔ *alar ligaments, Mauchart's ligaments, occipito-odontoid ligaments*
Ligamentum anococcygeum: Band zwischen After und Steißbeinspitze; Ⓔ *anococcygeal raphe, anococcygeal ligament, anococcygeal body, Symington's body, white line of ischiococcygeal muscle*
Ligamentum anulare radii: Ringband des Speichenkopfes im Ellenbogengelenk; Ⓔ *annular ligament of radius, coronary ligament of radius, orbicular ligament of radius, annular radial ligament*
Ligamentum anulare stapediale: befestigt die Basalplatte des Steigbügels [Stapes] im ovalen Fenster [Fenestra* vestibuli]; Ⓔ *annular ligament of stapes*
Ligamenta anularia tracheales: bindegewebige Bänder der Luftröhrenspangen; Ⓔ *annular ligaments of trachea, tracheal ligaments*
Ligamentum apicis dentis: Band von der Spitze des Dens* axis zum Foramen* magnum; Ⓔ *apical dental ligament, apical odontoid ligament, suspensory ligament of axis*
Ligamentum arcuatum laterale: *Syn: Quadratusarkade*; Sehnenbogen am 1. Lendenwirbel; Ursprung des lumbalen Teils des Zwerchfells; Ⓔ *lateral arcuate ligament, external arcuate ligament of diaphragm, external diaphragmatic arch, Haller's arch, external tendinous arch of diaphragm*
Ligamentum arcuatum mediale: *Syn: Psoasarkade*; den Musculus* psoas überspannender Sehnenbogen am 1. Lendenwirbel; Ⓔ *medial arcuate ligament, internal tendinous arch of diaphragm, internal diaphragmatic arch, Haller's arch, internal arcuate ligament of diaphragm*
Ligamentum arcuatum medianum: *Syn: Aortenarkade*; von den Sehnenbögen des Zwerchfells gebildete Arkade über dem Hiatus* aorticus; Ⓔ *median arcuate ligament, aortic arcade*
Ligamentum arteriosum: bindegewebiger Rest des Ductus* arteriosus; Ⓔ *ligament of Botallo, ligamentum arteriosum*
Ligamentum atlantooccipitale anterius: inkonstantes Band, verläuft in der Membrana* atlantooccipitalis anterior vom Foramen* magnum zum vorderen Atlasbogen; Ⓔ *anterior atlanto-occipital ligament*
Ligamentum atlantooccipitale laterale: Verdickung der Gelenkkapsel der Articulatio* atlantooccipitalis; zieht vom Os* occipitale zum Processus transversus des Atlas*; Ⓔ *lateral atlanto-occipital ligament*
Ligamenta auricularia: *Syn: Ohrmuschelbänder*; Bänder, die von vorne [**Ligamentum auriculare anterius**], hinten [**Ligamentum auriculare posterius**] und oben [**Ligamentum auriculare superius**] in die Ohrmuschel einstrahlen und sie am Kopf verankern; Ⓔ *ligaments of auricle*
Ligamentum bifurcatum: *Syn: Pinzettenband*; V-förmiges Band, das dorsolateral Fersenbein [Calcaneus] mit Kahnbein [Os naviculare] und Würfelbein [Os cuboideum] verbindet; Ⓔ *bifurcate ligament*
Ligamentum calcaneocuboideum dorsale: Fersenbein [Calcaneus] und Würfelbein [Os cuboideum] verbindendes Band auf der Dorsalseite der Articulatio calcaneocuboidea; Ⓔ *dorsal calcaneocuboid ligament*
Ligamentum calcaneocuboideum plantare: Fersenbein [Calcaneus] und Würfelbein [Os cuboideum] verbindendes Band auf der Plantarseite der Articulatio calcaneocuboidea; Ⓔ *plantar calcaneocuboid ligament*
Ligamentum calcaneofibulare: Band von der Außenknöchelspitze zum Fersenbein; Ⓔ *calcaneofibular ligament, triquetral ligament of foot*
Ligamentum capitis costae intraarticulare: Band innerhalb der Articulatio capitis costae, das das Gelenk in zwei Kammern unterteilt; Ⓔ *intra-articular ligament of head of rib*
Ligamentum capitis costae radiatum: die Gelenkkapsel der Articulatio capitis costae verstärkendes strahlenförmiges Band; Ⓔ *radiate ligament of head of rib*
Ligamentum capitis femoris: zieht von der Incisura acetabuli der Hüftpfanne [Acetabulum] zur Fovea capitis femoris des Femurkopfes; Ⓔ *ligament of head of femur*
Ligamenta capsularia: *Syn: Kapselbänder*; Bänder der Gelenkkapsel; Ⓔ *capsular ligaments*
Ligamentum cardinale: *Syn: Kardinalband*; Verstärkungsband des breiten Mutterbandes; Ⓔ *cardinal ligament, lateral cervical ligament, lateral uterosacral lig-*

ament

Ligamentum carpi radiatum: vom Kopf eines Karpalknochens zu benachbarten Karpalknochen ziehendes Band auf der Palmarseite der Karpalgelenke; Ⓔ *radiate carpal ligament*

Ligamenta carpometacarpalia dorsalia, palmaria: dorsale und palmare Verstärkungsbänder der Karpometakarpalgelenke; Ⓔ *carpometacarpal ligaments*

Ligamentum ceratocricoideum: Verstärkungsband der Kapsel der Articulatio* cricoarytenoidea; Ⓔ *ceratocricoid ligament*

Ligamentum collaterale: Seitenband, Kollateralband; Ⓔ *lateral ligament, collateral ligament*

Ligamentum collaterale fibulare: äußeres Seitenband des Kniegelenkes, Außenband; Ⓔ *fibular collateral ligament, lateral ligament of knee*

Ligamentum collaterale laterale: *Syn: Außenknöchelband*; starkes Band über dem Außenknöchel; Ⓔ *lateral collateral ligament*

Ligamentum collaterale radiale: vom Epicondylus lateralis humeri entspringendes Band, das in das Ligamentum anulare radii einstrahlt; Ⓔ *radial collateral ligament*

Ligamentum collaterale tibiale: inneres/mediales Seitenband des Kniegelenkes, Innenband; Ⓔ *tibial collateral ligament, medial ligament of knee*

Ligamentum collaterale ulnare: vom Epicondylus medialis humeri entspringendes Band, das fächerförmig in die Ulna einstrahlt; Ⓔ *ulnar collateral ligament*

Ligamenta collateralia articulationes interphalangeae manus: Seitenbänder der Interphalangealgelenke der Hand; Ⓔ *collateral ligaments of interphalangeal joints of hand*

L

Ligamenta collateralia articulationes interphalangeae pedis: Seitenbänder der Interphalangealgelenke des Fußes; Ⓔ *collateral ligaments of interphalangeal joints of foot*

Ligamenta collateralia articulationes metacarpophalangeae: Seitenbänder der Karpometakarpalgelenke; Ⓔ *collateral ligaments of metacarpophalangeal joints*

Ligamenta collateralia articulationes metatarsophalangeae: Seitenbänder der Metatarsophalangealgelenke; Ⓔ *collateral ligaments of metatarsophalangeal joints*

Ligamentum conoideum: medial-hinterer Teil des Ligamentum* coracoclaviculare vom Processus coracoideus zum Tuberculum conoideum des Schlüsselbeins [Clavicula]; Ⓔ *conoid ligament*

Ligamentum coracoacromiale: breites, das Schultergelenk überdachendes Band zwischen Processus coracoideus und Akromion; Ⓔ *coracoacromial ligament, acromiocoracoid ligament*

Ligamentum coracoclaviculare: Band zwischen Processus coracoideus und Schlüsselbein; Ⓔ *coracoclavicular ligament, Caldani's ligament*

Ligamentum coracohumerale: Band zwischen Processus coracoideus und Oberarmknochen; Ⓔ *coracohumeral ligament, suspensory ligament of humerus*

Ligamentum coronarium hepatis: Umschlagsfalte des Ligamentum falciforme hepatis an der Area nuda der Leber*; Ⓔ *coronary ligament of liver*

Ligamentum costotransversarium: Band zwischen Rippenhals und Querfortsatz der Brustwirbel; Ⓔ *costotransverse ligament*

Ligamentum costotransversarium laterale: zieht vom Tuberculum costae zum Ende des Querfortsatzes des gleichen Brustwirbels; Ⓔ *lateral costotransverse ligament*

Ligamentum costotransversarium superius: verbindet den Rippenhals mit dem Querfortsatz des nächst höheren Brustwirbels; Ⓔ *superior costotransverse ligament*

Ligamentum cricoarytenoideum: *Syn: Krikoarytänoidband*; elastisches Band zwischen Ringknorpelplatte und Aryknorpel; Ⓔ *posterior cricoarytenoid ligament*

Ligamentum cricopharyngeum: *Syn: Santorini-Band*; bindegewebiges Band zwischen Ringknorpelplatte und Rachenhinterwand; Ⓔ *cricopharyngeal ligament, Santorini's ligament*

Ligamentum cricothyroideum medianum: Band zwischen Ringknorpelbogen und Schildknorpel; Teil des Conus* elasticus; Ⓔ *median cricothyroid ligament*

Ligamentum cricotracheale: Band vom Unterrand des Ringknorpels zur ersten Tracheaspange; Ⓔ *cricotracheal ligament*

Ligamentum cruciatum anterius: vorderes Kreuzband des Kniegelenkes; Ⓔ *anterior cruciate ligament (of knee)*

Ligamentum cruciatum posterius: hinteres Kreuzband des Kniegelenkes; Ⓔ *posterior cruciate ligament (of knee)*

Ligamentum cruciforme atlantis: Kreuzband des Atlas; Ⓔ *cruciate ligament of atlas, cruciform ligament of atlas*

Ligamentum cuboideonaviculare dorsale: dorsales Verstärkungsband zwischen Os* cuboideum und Os* naviculare; Ⓔ *dorsal cuboideonavicular ligament*

Ligamentum cuboideonaviculare plantare: plantares Verstärkungsband zwischen Os* cuboideum und Os* naviculare; Ⓔ *plantar cuboideonavicular ligament*

Ligamentum cuneocuboideum dorsale: dorsales Verstärkungsband zwischen Os* cuneiforme laterale und Os* cuboideum; Ⓔ *dorsal cuneocuboid ligament*

Ligamentum cuneocuboideum interosseum: Verstärkungsband zwischen Os* cuneiforme laterale und Os* cuboideum; Ⓔ *interosseous cuneocuboid ligament*

Ligamentum cuneocuboideum plantare: plantares Verstärkungsband zwischen Os* cuneiforme laterale und Os* cuboideum; Ⓔ *plantar cuneocuboid ligament*

Ligamentum deltoideum: *Syn: Deltaband, Innenknöchelband*; deltaförmiges Band des Innenknöchels; Ⓔ *deltoid ligament, deltoid ligament of ankle (joint), medial ligament of ankle (joint)*

Ligamentum denticulatum: zarte Verbindung von der Pia* mater zur Dura* mater des Rückenmarks; Aufhängvorrichtung des Rückenmarks im Wirbelkanal; Ⓔ *denticulate ligament, dentate ligament of spinal cord*

Ligamentum epididymidis inferius: Falte der Lamina visceralis der Tunica vaginalis testis, die den Sinus* epididymidis unten begrenzt; Ⓔ *inferior ligament of epididymis*

Ligamentum epididymidis superius: Falte der Lamina visceralis der Tunica vaginalis testis, die den Sinus* epididymidis oben begrenzt; Ⓔ *superior ligament of epididymis*

Ligamenta extracapsularia: extrakapsuläre Bänder; nicht in die Gelenkkapsel einstrahlende Bänder; Ⓔ *extracapsular ligaments*

Ligamentum falciforme hepatis: *Syn: sichelförmiges Leberband*; sichelförmige Bauchfellduplikatur von der Leber zur Bauchwand; Ⓔ *falciform ligament (of liver), broad ligament of liver, suspensory ligament of liver*

Ligamenta flava: *Syn: gelbe Bänder*; elastische Bänder zwischen den Wirbelbögen; Ⓔ *subflaval ligaments, yellow ligaments, arcuate ligaments, flaval ligaments*

Ligamentum fundiforme clitoridis: aus der oberflächlichen Bauchfaszie hervorgehendes Band, das die Wurzel der Klitoris* umfasst; Ⓔ *fundiform ligament of clitoris*

Ligamentum fundiforme penis: aus der oberflächlichen Bauchfaszie hervorgehendes Band, das die Wurzel des Penis* umfasst; Ⓔ *fundiform ligament of*

penis
Ligamentum gastrocolicum: *Syn: Magen-Kolon-Band*; Teil des Omentum majus zwischen Magen und Kolon; Ⓔ *gastrocolic ligament*
Ligamentum gastrolienale: *Syn: Magen-Milz-Band, Ligamentum gastrosplenicum*; Teil des Omentum majus zwischen Magen und Milzhilus; Ⓔ *gastrosplenic omentum, splenogastric omentum, splenogastric ligament, gastrolienal ligament, gastrosplenic ligament*
Ligamentum gastrophrenicum: Teil des Omentum majus zwischen großer Magenkurvatur und Zwerchfell; Ⓔ *gastrophrenic ligament*
Ligamentum gastrosplenicum: →*Ligamentum gastrolienale*
Ligamentum genito-inguinale: *Syn: Urnieren-Leistenband*; während der Embryonalperiode Verbindungsstrang zwischen Urniere und Gonadenanlage; Ⓔ *genitoinguinal ligament*
Ligamenta glenohumeralia: Verstärkungsbänder des Schultergelenkes; Ⓔ *glenohumeral ligaments*
Ligamenta hepatis: Leberbänder; Ⓔ *hepatic ligaments, ligaments of liver*
Ligamentum hepatocolicum: Teil des Omentum* minus zwischen Leber und Kolon; Ⓔ *hepatocolic ligament*
Ligamentum hepatoduodenale: Teil des Omentum* minus zwischen Leberpforte und Zwölffingerdarm; Ⓔ *hepatoduodenal ligament, duodenohepatic ligament*
Ligamentum hepatogastricum: Teil des Omentum* minus zwischen Leberpforte und kleiner Magenkurvatur; Ⓔ *hepatogastric ligament, gastrohepatic ligament*
Ligamentum hepatooesophageale: Teil des Omentum* minus zwischen Leber und Speiseröhre; Ⓔ *hepatoesophageal ligament*
Ligamentum hepatophrenicum: Teil des Omentum* minus zwischen Leber und Zwerchfell; Ⓔ *hepatophrenic ligament*
Ligamentum hepatorenale: Band zwischen Leber und Niere; Ⓔ *hepatorenal ligament*
Ligamentum hyoepiglotticum: Band zwischen Zungenbein und Kehldeckel; Ⓔ *hyoepiglottic ligament*
Ligamentum iliofemorale: *Syn: Bigelow-Band*; Y-förmiges Verstärkungsband des Hüftgelenkes zwischen Spina iliaca anterior inferior und Crista femoris; Ⓔ *iliofemoral ligament, Bertin's ligament, Bigelow's ligament, Y ligament, Y-shaped ligament, superior coccygeal ligament*
Ligamentum incudis posterius, superius: hinteres und oberes Aufhängeband des Amboss; Ⓔ *posterior and superior ligament of incus*
Ligamentum inguinale: *Syn: Arcus inguinalis*; Leistenband; Ⓔ *inguinal ligament, ligament of Fallopius, fallopian ligament, Poupart's ligament, crural arch, inguinal arch, superficial femoral arch, pubic ligament of Cowper, crural ligament, ligament of Vesalius*
Ligamenta intercapsularia: *Syn: intrakapsuläre Bänder*; innerhalb der Gelenkkapsel verlaufende Bänder; Ⓔ *intercapsular ligaments*
Ligamenta intercarpalia dorsalia, interossea, palmaria: dorsale, interossäre und palmare Verstärkungsbänder der Interkarpalgelenke; Ⓔ *intercarpal ligaments*
Ligamenta intercuneiformia dorsalia, interossea, plantaria: dorsale, interossäre und plantare Bänder zwischen den Keilbeinen; Ⓔ *intercuneiform ligaments*
Ligamentum interfoveolare: *Syn: Hesselbach-Band*; Verdichtung der Faserzüge der Fascia transversalis zwischen der Fossa inguinalis medialis und lateralis; Ⓔ *interfoveolar ligament*
Ligamenta interspinalia: Bänder zwischen den Dornfortsätzen der Wirbelsäule; Ⓔ *interspinal ligaments, interspinous ligaments*
Ligamenta intertransversaria: Bänder zwischen den Querfortsätzen der Wirbelsäule; Ⓔ *intertransverse ligaments*
Ligamenta intracapsularia: intrakapsuläre Bänder, Bänder innerhalb der Gelenkkapsel; Ⓔ *intracapsular ligaments*
Ligamentum ischiofemorale: Verstärkungsband des Hüftgelenkes vom Sitzbeinkörper zum Oberschenkelknochen; Ⓔ *ischiofemoral ligament, ischiocapsular ligament*
Ligamentum lacunare: *Syn: Gimbernat-Band*; Teil des Leistenbandes zum Pecten ossis pubis; Ⓔ *lacunar ligament, Gimbernat's ligament*
Ligamentum laterale: Außenband, Lateralband, laterales Ligament; Ⓔ *lateral ligament, collateral ligament*
Ligamentum laterale articulationis temporomandibularis: Seitenband des Kiefergelenks; Ⓔ *temporomandibular ligament, lateral maxillary ligament*
Ligamentum laterale puboprostaticum: →*Ligamentum puboprostaticum*
Ligamentum laterale pubovesicale: Band von der Beckensymphyse* zur Blase*; Ⓔ *lateral pubovesical ligament*
Ligamentum laterale vesicae: Faserzüge des subperitonealen Bindegewebes, die den Musculus* rectovesicalis enthalten; Ⓔ *lateral vesical ligament*
Ligamentum latum uteri: *Syn: breites Mutterband, breites Uterusband*; von der Seitenwand des Beckens zur Gebärmutter ziehende Bauchfellplatte; enthält Eileiter, Eierstock und rundes Mutterband; Ⓔ *broad ligament of uterus*
Ligamentum lienorenale: *Syn: Ligamentum splenorenale*; Band zwischen Milz und Niere; Ⓔ *lienophrenic ligament, phrenicolienal ligament, phrenicosplenic ligament, splenophrenic ligament, splenorenal ligament, suspensory ligament of spleen*
Ligamentum longitudinale anterius: *Syn: vorderes Längsband der Wirbelsäule*; kräftiges Band, das die Vorderfläche der Wirbelkörper miteinander verbindet; Ⓔ *anterior longitudinal ligament*
Ligamentum longitudinale posterius: *Syn: hinteres Längsband der Wirbelsäule*; auf der Rückseite der Wirbelkörper verlaufendes Band, das mit den Bandscheiben [Discus* intervertebralis] fest verwachsen ist; bildet die vordere Wand des Wirbelkanals [Canalis* vertebralis]; Ⓔ *posterior longitudinal ligament*
Ligamentum lumbocostale: Abspaltung der Fascia* thoracolumbalis, die an der 12. Rippe ansetzt; Ⓔ *lumbocostal ligament*
Ligamentum mallei anterius, laterale, superius: vorderes, seitliches und oberes Befestigungsband des Hammers; Ⓔ *ligaments of malleus*
Ligamentum mediale: mediales Ligament, Innenband; Ⓔ *medial ligament*
Ligamentum mediale articulationis temporomandibularis: Band auf der Innenseite des Kiefergelenks [Articulatio* temporomandibularis]; Ⓔ *medial temporomandibular ligament*
Ligamentum mediale puboprostaticum: Band von der Schambeinfuge zur Prostata*; Ⓔ *medial puboprostatic ligament*
Ligamentum mediale pubovesicale: Band von der Schambeinfuge zur Blase; Ⓔ *medial pubovesical ligament*
Ligamentum meniscofemorale anterius: Band von der Rückseite des Außenmeniskus [Meniscus* lateralis] zum vorderen Kreuzband [Ligamentum* cruciatum anterius]; Ⓔ *anterior meniscofemoral ligament*
Ligamentum meniscofemorale posterius: auf der Rückseite des Kniegelenks verlaufendes Band von der Rückseite des Außenmeniskus [Meniscus* lateralis]

L

zur Innenfläche des Condylus* medialis femoris; Ⓔ *posterior meniscofemoral ligament*
Ligamentum metacarpale transversum superficiale: querverlaufende Faserzüge, die die Zipfel der Palmaraponeurose [Aponeurosis* palmaris] verbinden; Ⓔ *superficial transverse metacarpal ligament*
Ligamenta metacarpalia dorsalia, interossea, palmaria: dorsale, interossäre und palmare Verstärkungsbänder der Mittelhandgelenke; Ⓔ *metacarpal ligaments*
Ligamenta metatarsalia dorsalia, interossea, plantaria: dorsale, interossäre und plantare Verstärkungsbänder der Mittelfußgelenke; Ⓔ *metatarsal ligaments, intermetacarpal ligaments, intermetatarsal ligaments*
Ligamentum nuchae: Nackenband; Ⓔ *posterior cervical ligament, nuchal ligament, neck ligament, ligament of nape*
Ligamentum collaterale mediale: →*Ligamentum deltoideum*
Ligamenta ossiculorum auditus/auditoriorum: die an den Gehörknöchelchen ansetzenden Bänder; Ⓔ *ligaments of auditory ossicles*
Ligamentum ovarii proprium: *Syn: Eierstockband*; Band zwischen Tubenwinkel und Eierstock; Ⓔ *ovarian ligament, proper ligament of ovary, uteroovarian ligament*
Ligamenta palmaria: Verstärkungsbänder an der Palmarseite der Fingergrundgelenke; Ⓔ *trochlear ligaments of hand, metacarpophalangeal ligaments, palmar ligaments*
Ligamentum palpebrale laterale: *Syn: laterales Lidband*; Aufhängeband der Ober- und Unterlidplatte [Tarsus* superior und inferior] im äußeren Augenwinkel; Ⓔ *lateral palpebral ligament*
Ligamentum palpebrale mediale: *Syn: mediales Lidband*; Aufhängeband der Ober- und Unterlidplatte [Tarsus* superior und inferior] im inneren Augenwinkel; Ⓔ *medial palpebral ligament*
Ligamentum pancreaticocolicum: Abschnitt des Omentum* majus, der Bauchspeicheldrüse und Kolon verbindet; Ⓔ *pancreaticocolic ligament*
Ligamentum pancreaticosplenicum: Abschnitt des Omentum* majus, der Bauchspeicheldrüse und Milz verbindet; Ⓔ *pancreaticosplenic ligament*
Ligamentum patellae: *Syn: Kniescheibenband*; Endsehne des Musculus* quadriceps zwischen unterem Kniescheibenrand und der Tuberositas* tibiae; Ⓔ *patellar tendon, patellar ligament*
Ligamentum pectinatum: *Syn: Hueck-Band, Stenon-Band, iridokorneales Balkenwerk, Reticulum trabeculare*; bindegewebiges Balkennetz zwischen Sinus* venosus sclerae und vorderer Augenkammer; Ⓔ *pectinal ligament of iris, pectinate ligament of iridocorneal angle, pectinal ligament of iris, Hueck's ligament, trabecular reticulum*
Ligamentum pectineum: *Syn: Cooper-Ligament*; Fortsetzung des Ligamentum* lacunare zum Pecten ossis pubis; Ⓔ *pectineal ligament, Cooper's ligament, inguinal ligament of Cooper*
Ligamentum phrenicocolicum: Band von der linken Kolonflexur zum Zwerchfell; Ⓔ *phrenicolic ligament, phrenicocolic ligament, costocolic ligament*
Ligamentum phrenicooesophagealis: Faserzüge vom Zwerchfell* zur Speiseröhre, die sie im Hiatus* oesophageus verankern; Ⓔ *phrenico-esophageal ligament*
Ligamentum phrenicosplenicum: von Nieren und Zwerchfell kommende Bauchfellduplikatur zum Milzhilus; enthält die Arteria und Vena lienalis; Ⓔ *suspensory ligament of spleen, lienophrenic ligament, phrenicolienal ligament, phrenicosplenic ligament, splenophrenic ligament, splenorenal ligament*
Ligamentum pisohamatum: Band vom Erbsenbein [Os* pisiforme] zum Haken des Os* hamatum; Ⓔ *pisohamate ligament*
Ligamentum pisometacarpale: Band vom Erbsenbein [Os* pisiforme] zur Basis des IV. und V. Zwischenhandknochens; Ⓔ *pisometacarpal ligament*
Ligamentum plantare longum: für die Verspannung des Fußlangsgewölbes wichtiges Band zwischen der Sohlenfläche des Fersenbeins [Calcaneus*] und der Tuberositas* ossis cuboidei und den Basen der Mittelfußknochen II-V; Ⓔ *long plantar ligament*
Ligamenta plantaria: Verstärkungsbänder an der Plantarseite der Zehengrundgelenke; Ⓔ *Cruveilhier's ligaments, glenoid ligaments of Cruveilhier*
Ligamentum popliteum arcuatum: Verstärkungsband der hinteren Kniegelenksfläche; Ⓔ *popliteal arch, arcuate ligament of knee, arcuate popliteal ligament*
Ligamentum popliteum obliquum: *Syn: Winslow-Band*; Sehnenzug von der inneren Femurepikondlye zur inneren Tibiakondyle; Ⓔ *oblique popliteal ligament, Bourgery's ligament, posterior oblique ligament of knee, Winslow's ligament*
Ligamentum pterygospinale: Faserzug von der Lamina lateralis des Processus* pterygoideus zur Spina* ossis sphenoidalis; Ⓔ *pterygospinal ligament*
Ligamentum pubicum inferius: unteres Verstärkungsband der Beckensymphyse [Symphysis* pubica]; Ⓔ *inferior pubic ligament*
Ligamentum pubicum superius: oberes Verstärkungsband der Beckensymphyse [Symphysis* pubica]; Ⓔ *superior pubic ligament*
Ligamentum pubocervicale: Band von der Beckensymphyse zum Uterushals [Cervix* uteri]; Ⓔ *pubocervical ligament*
Ligamentum pubofemorale: seitliches Verstärkungsband des Hüftgelenks vom oberen Schambeinast zum Trochanter* minor des Oberschenkelknochens; Ⓔ *pubofemoral ligament, pubocapsular ligament*
Ligamentum puboprostaticum: Band von der Beckensymphyse zur Prostata; Ⓔ *Carcassonne's ligament, Denonvilliers' ligament, puboprostatic ligament, puborectal ligament*
Ligamentum pubovesicale: Band von der Beckensymphyse zur Blase; Ⓔ *pubovesical ligament, puborectal ligament, vesicopubic ligament*
Ligamentum pulmonale: vom Lungenhilum* nach unten zum Zwerchfell ziehende Duplikatur am Übergang von Pleura* visceralis und Pleura* parietalis; Ⓔ *pulmonary ligament*
Ligamentum quadratum: Faserbündel, das die Incisura radialis der Ulna* mit den Radiushals [Collum radii] verbindet; Ⓔ *quadrate ligament*
Ligamentum reflexum: *Syn: Colles-Band*; Abspaltung des Leistenbandes zum vorderen Blatt der Rektusscheide; Ⓔ *reflected ligament, reflex ligament of Gimbernat*
Ligamenta sacroiliaca: das Iliosakralgelenk verstärkende Bänder zwischen Kreuzbein und Darmbein; Ⓔ *iliosacral ligaments*
Ligamentum sacrospinale: Band vom Kreuzbein zur Spina ischiadica; Ⓔ *sacrospinal ligament, short posterior pelvic ligament, sacrosciatic ligament, spinosacral ligament, sacrospinous ligament*
Ligamentum sacrotuberale: Band vom Kreuzbein zum Tuber ischiadicum; Ⓔ *sacrotuberal ligament, great posterior pelvic ligament, great sacrosciatic ligament, triquetral ligament of foot, sacrotuberous ligament*
Ligamentum sphenomandibulare: Band von der Spina* ossis sphenoidalis zur Innenseite des Ramus* mandibulae; Ⓔ *sphenomandibular ligament*
Ligamentum spirale ductus cochlearis: kurzes Band, das die Lamina* basilaris des Ductus* cochlearis an

L

der lateralen Wand des Schneckengangs befestigt; Ⓔ *spiral ligament of cochlea*
Ligamentum splenocolicum: Band von der linken Kolonflexur zur Milz; Teil des Omentum* majus; Ⓔ *splenocolic ligament*
Ligamentum splenorenale: → *Ligamentum lienorenale*
Ligamentum sternoclaviculare anterius, posterius: vorderes und hinteres Verstärkungsband zwischen Brustbein und Schlüsselbein; Ⓔ *anterior and posterior sternoclavicular ligament*
Ligamenta sternocostalia: Verstärkungsbänder zwischen Schlüsselbein und Rippenknorpel; Ⓔ *costosternal ligaments*
Ligamenta sternopericardiaca: Bindegewebsstränge zwischen der Hinterfläche des Brustbeins und dem Herzbeutel; Ⓔ *sternopericardiac ligaments, Luschka's ligaments*
Ligamentum stylohyoideum: Band vom Processus* styloideus des Schläfenbeins [Os* temporale] zum Cornu minus ossis hyoidei; Ⓔ *stylohyoid ligament*
Ligamentum stylomandibulare: Band vom Processus* styloideus des Schläfenbeins [Os* temporale] zum Angulus mandibulae; Ⓔ *stylomandibular ligament*
Ligamentum supraspinale: Band zwischen den Spitzen der Dornfortsätze der Brust-, Lenden- und Kreuzwirbel; Ⓔ *supraspinal ligament, supraspinous ligament*
Ligamenta suspensoria mammaria: Aufhängebänder/Haltebänder der Brust; Ⓔ *suspensory ligaments of mammary gland, suspensory ligaments of breast, Cooper's suspensory ligaments*
Ligamentum suspensorium: Halteband, Stützband, Aufhängeband; Ⓔ *suspensory ligament*
Ligamentum suspensorium ovarii: Stützband des Eierstockes; Ⓔ *suspensory ligament of ovary, infundibulopelvic ligament, inferior pubic ligament*
Ligamentum suspensorium penis: Stützband/Halteband des Penis; Ⓔ *suspensory ligament of penis*
Ligamentum talocalcaneum interosseum, laterale, mediale, posterius: interossäres, seitliches, inneres und hinteres Verstärkungsband des Talokruralgelenkes; Ⓔ *talocalcaneal ligaments*
Ligamentum talofibulare anterius: vorderes Band zwischen Außenknöchel und Talus; Teil des Außenknöchelbandes [Ligamentum collaterale laterale]; Ⓔ *anterior talofibular ligament*
Ligamentum talofibulare posterius: hinteres Band zwischen Außenknöchel und Talus; Teil des Außenknöchelbandes [Ligamentum collaterale laterale]; Ⓔ *posterior talofibular ligament*
Ligamentum talonaviculare: Band vom Taluskopf zum Kahnbein; Ⓔ *talonavicular ligament*
Ligamenta tarsi: dorsale, interossäre und plantare Verstärkungsbänder im Fußwurzelbereich; Ⓔ *intertarsal ligaments, ligaments of tarsus*
Ligamenta tarsometatarsalia dorsalia, plantaria: dorsale und plantare Verstärkungsbänder der Tarsometatarsalgelenke; Ⓔ *tarsometatarsal ligaments*
Ligamentum teres hepatis: ***Syn:*** *rundes Leberband*; bindegewebiger Rest der Nabelvene am freien Rand des Ligamentum* falciforme hepatis; Ⓔ *round ligament of liver, hepatoumbilical ligament*
Ligamentum teres uteri: ***Syn:*** ***rundes Mutterband, rundes Uterusband***; rundes Halteband der Gebärmutter vom Tubenwinkel zu den großen Schamlippen; Ⓔ *round ligament of uterus, Hunter's ligament*
Ligamentum thyroepiglotticum: Band vom Schildknorpel zum Kehldeckel; Ⓔ *thyroepiglottic ligament*
Ligamentum thyrohyoideum laterale: Band vom Schildknorpel [Cartilago thyroidea] zum Zungenbein [Os hyoideum]; seitlicher Rand der Membrana* thyrohyoidea; Ⓔ *lateral thyrohyoid ligament*
Ligamentum thyrohyoideum medianum: Band vom Schildknorpel [Cartilago thyroidea] zum Zungenbein [Os hyoideum]; mittlerer Teil der Membrana* thyrohyoidea; Ⓔ *median thyrohyoid ligament*
Ligamentum tibiofibulare anterius: vorderes Band zwischen Schienbein und Wadenbein; Teil der Syndesmosis* tibiofibularis; Ⓔ *anterior tibiofibular ligament*
Ligamentum tibiofibulare posterius: hinteres Band zwischen Schienbein und Wadenbein; Teil der Syndesmosis* tibiofibularis; Ⓔ *posterior tibiofibular ligament*
Ligamentum transversum acetabuli: Band zwischen den beiden Enden des Labrum acetabuli; Ⓔ *transverse acetabular ligament*
Ligamentum transversum cervicis: → *Ligamentum cardinale*
Ligamentum transversum genus: vorderes Verbindungsband zwischen Innen- und Außenmeniskus des Kniegelenks; Ⓔ *transverse ligament of knee*
Ligamentum transversum perinei: ***Syn:*** ***Carcassone-Band, Waldeyer-Band***; querverlaufende Faszienverdickung unterhalb des Ligamentum* pubicum inferius; Ⓔ *Carcassonne's perineal ligament, short posterior perineal ligament, transverse ligament of pelvis, preurethral ligament of Waldeyer, perineal ligament of Carcassone, Krause's ligament*
Ligamentum transversum scapulae: überbrückt die Incisura* scapulae; Ⓔ *transverse ligament of scapula*
Ligamentum trapezoideum: lateral-vorderer Teil des Ligamentum* coracoclaviculare vom Processus* coracoideus zur Linea trapezoidea des Schlüsselbeins [Clavicula]; Ⓔ *trapezoid ligament*
Ligamentum triangulare dextrum hepatis: rechter Ausläufer des Ligamentum* coronarium hepatis, der in das Ligamentum* hepatorenale übergeht; Ⓔ *right triangular ligament of liver*
Ligamentum triangulare sinistrum hepatis: linker Ausläufer des Ligamentum* coronarium hepatis zum Zwerchfell; Ⓔ *left triangular ligament of liver*
Ligamentum umbilicale mediale: bindegewebiger Rest der Nabelarterie; Ⓔ *medial umbilical ligament, vesicoumbilical ligament, lateral umbilical ligament*
Ligamentum umbilicale medianum: ***Syn:*** ***Urachusstrang, Chorda urachi***; bindegewebiger Rest des verödeten Urachus; Ⓔ *median umbilical ligament*
Ligamentum venosum: bindegewebiger Rest des verödeten Ductus* venosus; Ⓔ *venous ligament of liver, Arantius' ligament, ligamentum venosum*
Ligamentum vesicouterinum: äußerer Schenkel des Blasenpfeilers; Ⓔ *vesicouterine ligament*
Ligamentum vestibulare: ***Syn:*** ***Taschenband, falsches Stimmband***; Bindegewebszug zwischen Schildknorpel und Stellknorpel; Ⓔ *vestibular ligament, ventricular ligament (of larynx), glandular crest of larynx*
Ligamentum vocale: ***Syn:*** ***Stimmband***; in der Stimmlippe verlaufendes Band zwischen Schildknorpel und Stellknorpel; Ⓔ *vocal ligament*

Li|gan|din *nt*: in der Leber gebildetes Protein, das u.a. Bilirubin, Östrogene und Arzneimittel bindet; Ⓔ *ligandin*

Li|ga|se *f*: ***Syn:*** *Synthetase*; Enzym, das zwei Moleküle durch Bildung einer C-C-, C-O-, C-S- oder C-N-Bindung verbindet; Ⓔ *ligase, synthetase*

Li|ga|tur *f*: Unterbindung/Abbindung eines Gefäßes oder Hohlorgans; Ⓔ *ligation, ligature*

Lightwood-Albright-Syndrom *nt*: ***Syn:*** *Lightwood-Butler-Albright-Syndrom*; renale tubuläre Azidose* mit Nephrokalzinose*, Nephrolithiasis*, Minderwuchs und Muskeladynamie; Ⓔ *Lightwood's syndrome, Lightwood-Albright syndrome*

Lightwood-Butler-Albright-Syndrom *nt*: → *Lightwood-Albright-Syndrom*

Lignac-Fanconi-Krankheit *f. Syn: Cystinspeicherkrankheit, Zystinose, Lignac-Syndrom, Abderhalden-Fanconi-Syndrom, Abderhalden-Fanconi-Lignac-Syndrom, Cystinose*; zu den lysosomalen Speicherkrankheiten* gehörende, autosomal-rezessive Erkrankung mit Cystinspeicherung in u.a. Kornea, Konjunktiva, Knochenmark, Niere, Lymphozyten; Ⓔ *Lignac-Fanconi syndrome, Lignac-Fanconi disease, Lignac's disease, Lignac's syndrome, cystine disease, cystine storage disease, cystinosis*

Lignac-Syndrom *nt*: →*Lignac-Fanconi-Krankheit*

Lig|nin *nt*: hochmolekulares Alkoholpolymerisat; wichtiger Bestandteil von Holz; Ⓔ *xylogen, lignin*

Li|la|krank|heit *f. Syn: Dermatomukomyositis, Dermatomyositis*; durch typische lilafarbene, ödematöse Erytheme* gekennzeichnete Autoimmunkrankheit* mit Beteiligung der Haut und Muskulatur; Ⓔ *dermatomyositis*

lim|bisch *adj*: Limbus oder limbisches System betreffend; Ⓔ *relating to a limbus, limbic, limbal*

Lim|bus *m, pl* **-bi**: Saum, Rand, Kante; Ⓔ *limbus, edge, border, fringe, hem*

Limbus acetabuli: *Syn: Pfannenrand, Acetabulumrand, Margo acetabuli*; Rand der Hüftgelenkspfanne; Ⓔ *margin of acetabulum, acetabular edge, acetabular limbus, border of acetabulum*

Limbus anterior palpebrae: vordere Lidkante; Ⓔ *anterior edges of eyelids*

Limbus corneae: Hornhautrand; Ⓔ *limbus of cornea, limbus, corneal margin, corneoscleral junction, sclerocorneal junction*

Limbus fossae ovalis: Muskelwulst, der die Fossa* ovalis im rechten Vorhof [Atrium cordis dextrum] umgibt; Ⓔ *margin of oval fossa of heart*

Limbus laminae spiralis osseae: *Syn: Limbus spiralis*; Verdickung des Periosts* der Lamina* spiralis ossea am Ansatz der Membrana* spiralis; Ⓔ *limbus of spiral lamina*

Limbus posterior palpebrae: hintere Lidkante; Ⓔ *posterior edges of eyelids*

Limbus spiralis: →*Limbus laminae spiralis osseae*

Li|men *nt*: Grenze, Schwelle; Ⓔ *limen; threshold, limen*

li|mi|ta|tiv *adj*: begrenzend, einschränkend, beschränkend; Ⓔ *limitative*

Lin|co|my|cin *nt*: von **Streptomyces lincolnensis** gebildetes bakteriostatisches Antibiotikum; Ⓔ *lincomycin*

Lin|dan *nt*: *Syn: Benzolhexachlorid, Hexachlorcyclohexan*; äußerlich gegen Hautparasiten [Läuse] angewandtes toxisches Insektizid*; Ⓔ *hexachlorocyclohexane, lindane, benzene hexachloride, gamma-benzene hexachloride*

Lindau-Syndrom *nt*: →*Hippel-Lindau-Syndrom*

Lindau-Tumor *m*: *Syn: Angioblastom, Hämangioblastom*; von der Gefäßwand ausgehender gutartiger Tumor; Ⓔ *Lindau's tumor, angioblastoma, angioblastic meningioma, hemangioblastoma*

Li|nea *f, pl* **-neae**: Linie; Ⓔ *line, linea, strip, streak, mark*

Linea alba: *Syn: Hunter-Linie*; weißer Sehnenstreifen in der vorderen Medianlinie vom Brustbein bis zur Schamfuge; Ⓔ *white line, Hunter's line, white line of abdomen, abdominal raphe, linea alba*

Linea anocutanea: *Syn: Anokutangrenze, Anokutanlinie*; Übergang von Afterschleimhaut zu Haut; Ⓔ *anocutaneous line, dentate line, pectinate line, dentate margin*

Linea arcuata ossis ilii: wulstartige Erhebung auf der Innenseite des Darmbeins [Os ilium], die die Darmbeinschaufel [Ala ossis ilii] vom Darmbeinkörper [Corpus ossis ilii] trennt; Ⓔ *arcuate line of ilium*

Linea arcuata vaginae musculi recti abdominis: bogenförmiges unteres Ende der Lamina posterior der Rektusscheide [Vagina musculi recti abdominis]; Ⓔ *arcuate line of rectus sheath*

Linea aspera: Knochenleiste an der Rückseite des Oberschenkelknochens; Ⓔ *femoral crest, rough crest of femur, rough line of femur, rough ridge of femur, linea aspera, pilaster of Broca*

Linea axillaris anterior, media, posterior: vordere, mittlere und hintere Axillarlinie; Ⓔ *axillary lines*

Linea epiphysialis: *Syn: Epiphysenlinie, Epiphysenfuge*; knorpelige Schicht zwischen Epiphyse* und Diaphyse* der langen Röhrenknochen; Wachstumsschicht der Knochen, die nach Abschluss des Wachstums nur noch schwer erkennbar ist; Ⓔ *epiphyseal line, epiphysial line*

Linea intercondylaris: obere Begrenzung der Fossa intercondylaris auf der Rückseite des Femurs zwischen den beiden Femurkondylen; Ⓔ *intercondylar line*

Linea mammillaris: *Syn: Mamillarlinie*; senkrecht durch die Brustwarze verlaufende anatomische Hilfslinie; Ⓔ *papillary line, mamillary line, nipple line, mammary ridge*

Linea mediana anterior: vordere vertikale Rumpfmittellinie, vordere Mittellinie des Rumpfes; Ⓔ *anterior median line of trunk, anterior median line*

Linea mediana posterior: hintere vertikale Rumpfmittellinie, hintere Mittellinie des Rumpfes; Ⓔ *posterior median line of trunk, posterior median line*

Linea medioclavicularis: *Syn: Medioklavikularlinie*; senkrecht durch die Schlüsselbeinmitte verlaufende, anatomische Hilfslinie; Ⓔ *medioclavicular line, midclavicular line*

Linea mylohyoidea: schräg nach hinten oben verlaufende Ansatzlinie des Musculus* mylohyoideus an der Innenseite des Corpus mandibulae; Ⓔ *mylohyoid line of mandible*

Linea nuchalis: drei [**Linea nuchalis inferior, superior, suprema**] querverlaufende Knochenleisten am Hinterhauptsbein; Ⓔ *nuchal line*

Linea obliqua cartilaginis thyroideae: schräge Leiste an der Außenfläche des Schildknorpels, an der der Musculus* sternothyroideus ansetzt; Ⓔ *oblique line of thyroid cartilage*

Linea obliqua mandibulae: unterhalb des Foramen mentale beginnende Linie, die vom Corpus mandibulae schräg nach hinten oben zum vorderen Rand des Ramus mandibulae führt; Ⓔ *oblique line of mandible*

Linea parasternalis: *Syn: Parasternallinie*; senkrecht verlaufende, anatomische Hilfslinie zwischen Sternal- und Mamillarlinie; Ⓔ *parasternal line, costoclavicular line*

Linea paravertebralis: *Syn: Paravertebrallinie*; über den Querfortsätzen der Wirbel verlaufende, senkrechte anatomische Hilfslinie; Ⓔ *paravertebral line*

Linea pectinata canalis analis: geschwungene Linie, die dem Verlauf der Valvulae anales folgt; Ⓔ *pectinate line*

Linea scapularis: *Syn: Skapularlinie*; durch die untere Schulterblattspitze verlaufende, senkrechte anatomische Hilfslinie; Ⓔ *scapular line*

Linea semilunaris: *Syn: Spieghel-Linie*; bogenförmiger Übergang der Muskelfasern des Musculus* transversus abdominis in die Transversusneurose; Ⓔ *semilunar line*

Linea sternalis: *Syn: Sternallinie*; am Seitenrand des Brustbeins verlaufende, senkrechte anatomische Hilfslinie; Ⓔ *sternal line*

Linea supracondylaris lateralis: flache Leiste, die oben in das Labium laterale lineae asperae und unten in den Epicondylus lateralis femoris übergeht; Ⓔ *lateral supracondylar line of femur*

Linea supracondylaris medialis: flache Leiste, die oben in das Labium mediale lineae asperae übergeht; Ⓔ *medial supracondylar line of femur*

Linea temporalis inferior ossis parietalis: bogenförmige Leiste an der Außenseite des Scheitelbeins [Os parietale]; Ursprung des Musculus* temporalis; Ⓔ *inferior temporal line of parietal bone*

Linea temporalis ossis frontalis: bogenförmige Linie am Stirnbein [Os frontale]; Fortsetzung der Linea* temporalis superior ossis parietalis; Ⓔ *semicircular line of frontal bone*

Linea temporalis superior ossis parietalis: bogenförmige Befestigungslinie der Fascia temporalis an der Außenseite des Scheitelbeins [Os parietale]; Ⓔ *superior temporal line of parietal bone*

Linea terminalis: Grenzlinie zwischen großem und kleinem Becken; beginnt am Oberrand der Beckensymphyse*, verläuft entlang des Pecten ossis pubis, geht in die Linea arcuata ossis ilii über und endet am Promontorium ossis sacri; Ⓔ *terminal line of pelvis*

Lineae transversae ossis sacri: auf der Vorderseite des Kreuzbeins [Os* sacrum] sichtbare Linien, die den Ort der Verschmelzung der Wirbel markieren; Ⓔ *transverse lines of sacral bone*

Linea trapezoidea: Ansatzlinie des Ligamentum* trapezoideum an der Unterseite des Schlüsselbeins [Clavicula]; Ⓔ *trapezoid line*

Lingu-, lingu- *präf.*: → *Lingu-*

Lin|gua *f*: *Syn: Glossa*; Zunge; Ⓔ *tongue, lingua, glossa*

Lingua bifida: *Syn: Zungenspalte, Spaltzunge, Glossoschisis*; angeborene Längsspaltung der Zunge; Ⓔ *bifid tongue, cleft tongue, double tongue, split tongue, diglossia*

Lingua geographica: *Syn: Landkartenzunge, Wanderplaques, Glossitis exfoliativa marginata, Glossitis areata exsudativa*; gutartige Veränderung der Zunge mit flächenhafter Schleimhautabstoßung; Ⓔ *benign migratory glossitis, wandering rash, geographic tongue, mappy tongue*

Lingua glabra: glatte Zunge bei Papillenatrophie; Ⓔ *lingua glabra*

Lingua lobata: *Syn: Lappenzunge*; netzförmige Felderung der Zunge bei tertiärer Syphilis; Ⓔ *lobulated tongue*

Lingua pilosa: *Syn: Haarzunge, Glossotrichie, Trichoglossie, Lingua villosa*; Hypertrophie* der filiformen Zungenpapillen; Ⓔ *hairy tongue, trichoglossia, glossotrichia*

Lingua pilosa nigra: *Syn: schwarze Haarzunge, Glossophytie, Melanoglossie, Lingua villosa nigra*; durch Nicotinsäureamidmangel, chemische Reize, Bakterien oder Pilze hervorgerufene grauschwarze Hyperkeratose der filiformen Zungenpapillen; Ⓔ *black hairy tongue, black tongue, hairy tongue, trichoglossia, glossotrichia, glossophytia, melanoglossia*

Lingua plicata: *Syn: Faltenzunge, Lingua scrotalis*; angeborene oder erworbene tiefe Furchung der Zunge; Ⓔ *fissured tongue, cerebriform tongue, crocodile tongue, furrowed tongue, grooved tongue, plicated tongue, scrotal tongue*

Lingua scrotalis: → *Lingua plicata*

Lingua villosa: → *Lingua pilosa*

Lingua villosa nigra: → *Lingua pilosa nigra*

lin|gu|al *adj*: Zunge/Lingua betreffend; in Zungennähe oder in Richtung der Zunge; zungenförmig; Ⓔ *relating to the tongue, glossal, glottic, lingual*

Lin|gu|a|tu|la *f*: *Syn: Zungenwurm*; beim Menschen selten vorkommender Parasit der Atemwege; Ⓔ *tongue worms, Linguatula*

Linguatula rhinaria: Linguatula serrata; *s.u. Linguatuliasis*; Ⓔ *Linguatula rhinaria, Linguatula serrata*

Linguatula serrata: *s.u. Linguatuliasis*; Ⓔ *Linguatula rhinaria, Linguatula serrata*

Lin|gu|a|tu|li|a|sis *f, pl* **-ses:** *Syn: Linguatula-Infektion*; durch Zungenwürmer [meist **Nasenwurm, Linguatula serrata**] verursachte Erkrankung der Mund- und Nasenhöhle; Ⓔ *linguatuliasis, linguatulosis*

Lin|gu|a|tu|li|da *pl*: *Syn: Zungenwürmer, Pentastomida, Pentastomiden*; wurmähnliche Endoparasiten von Mensch und Wirbeltieren; Ⓔ *tongue worms, Pentastomida*

Lin|gu|la *f*: Zünglein, zungenförmiges Gebilde; Ⓔ *lingula*

Lin|gu|lek|to|mie *f*: Resektion der Lingula pulmonis; Ⓔ *lingulectomy*

Linguo-, linguo- *präf.*: Wortelement mit der Bedeutung „Zunge/Lingua"; Ⓔ *tongue, gloss(o)-, lingu(o)-*

lin|guo|den|tal *adj*: Zunge und Zähne/Dentes betreffend; Ⓔ *relating to both tongue and teeth, linguodental*

Lin|guo|pa|pil|li|tis *f, pl* **-tiden:** Entzündung der Zungen(rand)papillen; Ⓔ *linguopapillitis*

Li|ni|ment *nt*: → *Linimentum*

Li|ni|men|tum *nt, pl* **-ta:** *Syn: Liniment*; weiche, halbflüssige Salbe; Ⓔ *liniment, linimentum*

Li|ni|tis plas|ti|ca *f*: *Syn: Magenszirrhus, entzündlicher Schrumpfmagen, Brinton-Krankheit*; diffus-infiltrierende, alle Magenwandschichten erfassende, entzündliche Veränderung, die meist als Symptom eines szirrhös wachsenden Magenkarzinoms* zu sehen ist; Ⓔ *cirrhotic gastritis, cirrhosis of stomach, gastric cirrhosis, gastric sclerosis, Brinton's disease, sclerotic stomach, leather bottle stomach*

Links|ap|pen|di|zi|tis *f*: **1.** *Syn: links-seitige Appendizitis*; Appendizitis bei Situs* inversus **2.** *Syn: links-seitige Appendizitis*; Divertikelentzündung; Ⓔ **1.** *left-sided appendicitis, L-sided appendicitis* **2.** *left-sided appendicitis, L-sided appendicitis*

Links|herz|di|la|ta|ti|on *f*: *Syn: Linksherzerweiterung, linksventrikuläre Dilatation*; Erweiterung der linken Herzkammer als Zeichen einer Linksherzinsuffizienz*; Ⓔ *left heart dilatation, left-ventricular dilatation, dilatation of the left ventricle*

Links|herz|er|wei|te|rung *f*: → *Linksherzdilatation*

Links|herz|hy|per|tro|phie *f*: *Syn: linksventrikuläre Hypertrophie*; Hypertrophie* der linken Herzkammer; Ⓔ *left heart hypertrophy, left-ventricular hypertrophy*

Linksherzhypoplasie-Syndrom *nt*: *Syn: hypoplastischer linker Ventrikel*; angeborener Herzfehler mit Unterentwicklung des linken Ventrikels und meist auch der aufsteigenden Aorta; Ⓔ *hypoplastic left-heart syndrome*

Links|herz|in|suf|fi|zi|enz *f*: *s.u. Herzinsuffizienz*; Ⓔ *left-sided heart failure, left-ventricular failure, left-ventricular heart failure*

Links|herz|ka|the|ter *m*: *s.u. Herzkatheterisierung*; Ⓔ *left cardiac catheter*

Links-Rechts-Shunt *m*: Shunt, bei dem Blut aus dem arteriellen Teil des Kreislauf in den venösen Teil fließt; Ⓔ *left-to-right shunt*

Links|schen|kel|block *m*: Blockierung der Erregungsleitung im linken Tawara-Schenkel*; Ⓔ *left bundle-branch (heart) block*

links|vent|ri|ku|lär *adj*: (*Herz*) den linken Ventrikel/die linke Kammer betreffend; Ⓔ *left-ventricular*

Links|ver|schie|bung *f*: vermehrtes Auftreten unreifer Vorstufen der Granulozytopoese* im peripheren Blutbild; Ⓔ *deviation to the left, leftward shift, shift to the left, skeocytosis*

Li|no|len|säu|re *f*: essentielle, dreifach ungesättigte Fettsäure; Ⓔ *linolenic acid*

Li|nol|säu|re *f*: *Syn: Leinölsäure*; essentielle, zweifach ungesättigte Fettsäure; Ⓔ *linoleic acid, linolic acid*

Lin|se *f*: **1.** (*physik.*) lichtdurchlässiger Körper mit gekrümmten Oberflächen, der Lichtstrahlen bündelt [**Sammellinse**] oder streut [**Zerstreuungslinse**] **2.** Augenlinse, Lens; Ⓔ **1.** *lens, glass* **2.** *lens, crystalline lens*

bikonkave Linse: *Syn: Bikonkavlinse*; Linse mit konkaver Krümmung der Vorder- und Hinterfläche; Ⓔ

L

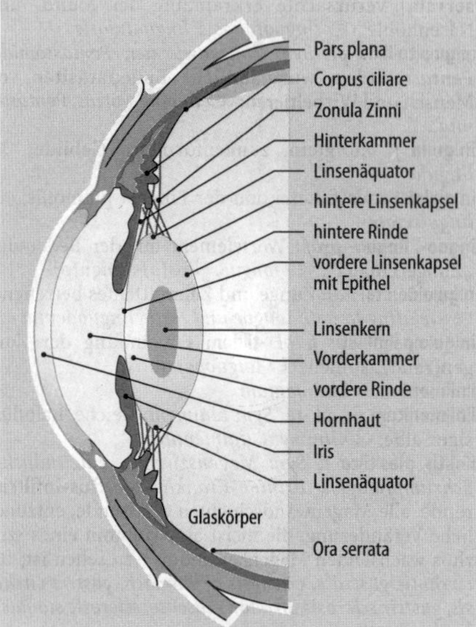

Abb. 50. Schema der Linse beim Erwachsenen

concavoconcave lens, biconcave lens, double concave lense

bikonvexe Linse: ***Syn:*** *Bikonvexlinse*; Linse mit konvexer Krümmung der Vorder- und Hinterfläche; Ⓔ *biconvex lens, convexoconvex lense, double convex lense*

intraokulare Linse: ***Syn:*** *intraokulare Kunststofflinse, Linsenprothese*; aus Kunststoff hergestellte künstliche Augenlinse; Ⓔ *intraocular lense; lenticulus*

konkave Linse: ***Syn:*** *Konkavlinse, Zerstreuungslinse, Streuungslinse*; nach innen gewölbte Linse, die Lichtstrahlen streut; Ⓔ *concave lens, diverging lens, minus lens*

konkavokonkave Linse: →*bikonkave Linse*

konvexe Linse: ***Syn:*** *Konvexlinse, Sammellinse*; Linse, die Licht nach innen beugt und in einem Brennpunkt vereinigt; Ⓔ *convex lens, converging lens*

Lin|sen|ek|to|pie *f*: ***Syn:*** *Ektopia lentis congenita*; angeborene Verlagerung der Augenlinse; Ⓔ *dislocation of the lens, luxation of lens, phacometachoresis, phacometecesis*

Lin|sen|ent|zün|dung *f*: →*Lentitis*

Lin|sen|ex|trak|ti|on *f*: operative Entfernung der Augenlinse, z.B. bei Katarakt; Ⓔ *phacoeresis*

Lin|sen|fleck *m*: ***Syn:*** *Linsenmal, Lentigo benigna/juvenilis/simplex*; kleiner, rundlicher, brauner Pigmentfleck der Haut; Ⓔ *lentigo*

Lin|sen|im|plan|ta|ti|on *f*: Einsetzen einer künstlichen Linse nach Linsenextraktion*; Ⓔ *lens implantation*

Lin|sen|kap|sel|ent|zün|dung *f*: →*Phakozystitis*

Lin|sen|kern *m*: ***Syn:*** *Nucleus lentiformis*; zu den Basalganglien gehörender Kern aus zwei Teilen, Putamen und Globus pallidus; Ⓔ *lenticular nucleus, lenticula, lentiform nucleus*

Lin|sen|kern|bün|del *nt*: ***Syn:*** *Fasciculus lenticularis*; efferente Fasern aus dem Pallidum, die durch den Linsenkern [Nucleus lentiformis] ziehen und in den Fasciculus thalamicus einstrahlen; Ⓔ *lenticular fasciculus*

Lin|sen|lu|xa|ti|on *f*: Verlagerung der Augenlinse; Ⓔ *dislocation of the lens, luxation of lens, phacometachoresis, phacometecesis*

Lin|sen|mal *nt*: →*Linsenfleck*

Lin|sen|pro|the|se *f*: ***Syn:*** *intraokulare Linse, intraokulare Kunststofflinse*; aus Kunststoff hergestellte künstliche Augenlinse; Ⓔ *lenticulus*

Lin|sen|schlot|tern *nt*: ***Syn:*** *Phakodenesis*; abnorme Beweglichkeit der Augenlinse; Ⓔ *phacodonesis*

Lin|sen|vor|fall *m*: ***Syn:*** *Phakozele, Lentozele, Hernia lentis*; Vorfall der Linse durch einen Defekt von Hornhaut oder Sklera; Ⓔ *phacocele*

Lio-, lio- *präf.*: Wortelement mit der Bedeutung „glatt/sanft"; Ⓔ *smooth, lio-, leio-*

Li|o|der|ma *f*: →*Leioderma*

Lip-, lip- *präf.*: →*Lipo-*

Lip|al|gie *f*: ***Syn:*** *Dercum-Krankheit, Adiposalgie, Adipositas dolorosa, Lipomatosis dolorosa*; ätiologisch ungeklärte, meist Frauen in der Menopause befallende, lokalisierte, schmerzhafte Fettgewebsvermehrung; Ⓔ *adiposalgia, Dercum's disease, panniculalgia*

Lip|ä|mie *f*: ***Syn:*** *Hyperlipämie*; vermehrter Neutralfettgehalt des Blutes; Ⓔ *lipemia, lipohemia, lipoidemia, hyperlipemia, pionemia*

alimentäre Lipämie: ***Syn:*** *postprandiale Lipämie*; durch eine erhöhte Fettaufnahme mit der Nahrung hervorgerufene, milchige Trübung des Plasma; Ⓔ *postprandial lipemia, alimentary lipemia*

postprandiale Lipämie: →*alimentäre Lipämie*

lip|ä|misch *adj*: ***Syn:*** *hyperlipämisch*; Lipämie betreffend, von ihr betroffen oder gekennzeichnet, durch sie bedingt; Ⓔ *relating to or marked by hyperlipemia, hyperlipemic*

Li|pa|ro|zel|le *f*: ***Syn:*** *Fettbruch, Lipozele, Adipozele*; Eingeweidebruch mit Fettgewebe im Bruchsack; Ⓔ *lipocele, liparocele*

Li|pa|se *f*: fettspaltendes Enzym; Ⓔ *lipase, lipidase, fatsplitting enzyme, glyceridase*

Li|pas|u|rie *f*: Lipaseausscheidung im Harn; Ⓔ *lipasuria*

Lip|a|tro|phie *f*: ***Syn:*** *Lipoatrophie, Lipoatrophia, Lipatrophia*; Fettgewebsschwund, Fettgewebsatrophie; Ⓔ *Lawrence-Seip syndrome, progressive congenital lipodystrophy, congenital progressive lipodystrophy, generalized lipodystrophy, total lipodystrophy*

lip|a|tro|phisch *adj*: Lipatrophie betreffend, von ihr betroffen oder gekennzeichnet; Ⓔ *lipoatrophic*

Lip|a|zid|ä|mie *f*: ***Syn:*** *Hyperlipazidämie*; Erhöhung der freien Fettsäuren im Blut; Ⓔ *lipacidemia*

Lip|a|zid|u|rie *f*: Fettsäureausscheidung im Harn; Ⓔ *lipaciduria*

Lip|ek|to|mie *f*: Fettentfernung, Fettgewebsentfernung; Ⓔ *lipectomy, adipectomy*

Li|pid|ä|mie *f*: ***Syn:*** *Hyperlipidämie*; vermehrter Gesamtlipidgehalt des Blutes, Erhöhung der Serumlipide; Ⓔ *lipidemia, hyperlipidemia, hyperlipoidemia*

Li|pi|de *pl*: Sammelbezeichnung für Fette und fettähnliche Stoffe, die in Wasser unlöslich sind, sich aber gut in apolaren organischen Lösungsmitteln lösen; Ⓔ *lipids, lipides*

Lipid A: in der Bakterienwand sitzendes Lipopolysaccharid*, das als Endotoxin* wirkt; Ⓔ *lipid A*

Li|pid|ne|phro|se *f*: →*Lipoidnephrose*

Li|pi|do|ly|se *f*: Lipidspaltung, Lipidabbau; Ⓔ *lipidolysis*

li|pi|do|ly|tisch *adj*: Lipidolyse betreffend oder auslösend, liplidspaltend; Ⓔ *relating to or causing lipidolysis, lipidolytic, lipoidolytic*

Li|pi|do|se *f*: ***Syn:*** *Lipidspeicherkrankheit, Lipidthesaurismose, Lipoidose, Lipoidspeicherkrankheit, Lipoidthesaurismose*; Oberbegriff für Erkrankungen mit einer vermehrten Lipidspeicherung in Geweben; Ⓔ *lipid storage disease, lipidosis, lipoidosis, lipoid thesaurismosis*

zerebrale Lipidose: ***Syn:*** *zerebrale Sphingolipidose*; Lipidspeicherkrankheit mit Lipideinlagerung im Gehirn; Ⓔ *cerebral sphingolipidosis, cerebral lipidosis*

Li|pid|pneu|mo|nie *nt*: ***Syn:*** *Ölaspirationspneumonie, Fettaspirationspneumonie*; durch Inhalation öl- oder fetthaltiger Substanzen verursachte Pneumonie*; Ⓔ *pneumolipoidosis, lipid pneumonia, lipoid pneumonia, oil-aspiration pneumonia, pneumonolipoidosis, oil pneumonia*

Li|pid|sen|ker *m*: *Syn:* *Antilipidämikum, Antihyperlipämikum*; Arzneimittel mit Wirkung gegen erhöhte Blutlipidspiegel; Ⓔ *antilipemic*

Li|pid|spei|cher|krank|heit *f*: → *Lipidose*

Li|pid|spei|cher|the|sau|ris|mo|se *f*: → *Lipidose*

Li|pid|u|rie *f*: → *Lipurie*

Lipo-, lipo- *präf.*: Wortelement mit der Bedeutung „Fett"; Ⓔ *fat, lipid, fatty, lipidic, lip(o)-, leip(o)-, adip(o)-, pimel(o)-, pi(o)-*

Li|po|a|de|nom *nt*: *Syn:* *Adenolipom*; gutartiger Mischtumor aus Drüsen- und Fettgewebe; Ⓔ *adenolipoma, lipoadenoma*

Li|po|a|mid|de|hy|dro|ge|na|se *f*: *Syn:* *Diaphorase*; Flavoenzym, das Wasserstoff im Citratzyklus auf NAD überträgt; Ⓔ *lipoamide dehydrogenase, dihydrolipoamide dehydrogenase, dihydrolipoyl dehydrogenase, diaphorase*

Li|po|ar|thri|tis *f, pl* **-ti|den**: Entzündung des (peri)artikulären Fettgewebes; Ⓔ *lipoarthritis*

li|po|ar|thri|tisch *adj*: Lipoarthritis betreffend, von ihr betroffen oder gekennzeichnet; Ⓔ *relating to or marked by lipoarthritis, lipoarthritic*

Li|po|a|tro|phie *f*: → *Lipatrophie*

Li|po|cal|ci|no|gra|nu|lo|ma|to|se *f*: *Syn:* *Lipokalzinogranulomatose, Calcinosis metabolica universalis, Calcinosis interstitialis, Lipoidkalkgicht, Teutschländer-Syndrom*; familiär gehäufte Kalzinose* mit Ablagerung von Kalksalzen in Haut, Muskeln, Schleimbeuteln und Sehnenscheiden; Ⓔ *lipocalcigranulomatosis*

Li|po|cal|ci|no|sis pro|gre|di|ens *f*: → *Lipocalcinogranulomatose*

Li|po|chon|dro|dys|tro|phie *f*: *Syn:* *(von) Pfaundler-Hurler-Syndrom, Hurler-Syndrom, Dysostosis multiplex, Mukopolysaccharidose I-H*; autosomal-rezessive Speicherkrankheit durch einen Mangel an α-L-Iduronidase; typisch sind Knochenwachstumsstörungen [disproportionierter Zwergwuchs*, Lendenkyphose], Deformität des Gesichtsschädels [Wasserspeiergesicht*], Hepatosplenomegalie* sowie Hornhauttrübungen und evtl. eine geistige Retardierung; Ⓔ *lipochondrodystrophy, Hurler's type, Hurler's disease, Hurler's syndrome, Pfaundler-Hurler syndrome, α-L-iduronidase deficiency, gargoylism (autosomal recessive type), mucopolysaccharidosis I H*

Li|po|chrom *nt*: *Syn:* *Lipoidpigment*; fettlösliche, gelbe bis dunkelrote Farbstoffe, z.B. Lutein, Carotinoide; Ⓔ *lipochrome, lipofuscin, chromolipoid, lipochrome pigment*

Li|po|chrom|ä|mie *f*: *Syn:* *Hyperlipochromämie*; erhöhter Lipochromgehalt des Blutes; Ⓔ *lipochromemia*

Lip|ö|dem *nt*: ödematöse Schwellung des subkutanen Fettgewebes, v.a. an den Beinen von Frauen mittleren Alters; Ⓔ *lipedema*

Li|po|dys|tro|phia *f*: → *Lipodystrophie*

Lipodystrophia intestinalis: → *intestinale Lipodystrophie*

Li|po|dys|tro|phie *f*: *Syn:* *Lipodystrophia*; Fettgewebsschwund, Schwund des Fettgewebes; Ⓔ *lipodystrophy, lipoatrophy, lipodystrophia*

intestinale Lipodystrophie: *Syn:* *Whipple-Krankheit, Morbus Whipple, lipophage Intestinalgranulomatose, Lipodystrophia intestinalis*; bakterielle [**Tropheryma whippelii**] Darmerkrankung mit Fettresorptions- und Verdauungsstörung; Ⓔ *Whipple's disease, lipophagic intestinal granulomatosis, intestinal lipodystrophy*

Li|po|fus|zin *nt*: *Syn:* *Abnutzungspigment*; bräunliches Pigmentgemisch, das beim Abbau von Zellbestandteilen anfällt und in der Zelle abgelagert wird; Ⓔ *lipofuscin, wear and tear pigment*

Li|po|fus|zi|no|se *f*: vermehrte Ablagerung von Lipofuszin*; Ⓔ *lipofuscinosis*

li|po|gen *adj*: Lipogenese betreffend, fettbildend; Ⓔ *relating to lipogenesis, producing fat, lipogenic, lipogenetic, adipogenic, adipogenous, steatogenous*

Li|po|ge|ne|se *f*: Fettsynthese, Fettbiosynthese; Ⓔ *adipogenesis, lipogenesis*

Li|po|gra|nu|lom *nt*: *Syn:* *Oleogranulom*; durch Öl-/Fetttröpfchen hervorgerufenes Fremdkörpergranulom; Ⓔ *lipophagic granuloma, oil tumor, oleogranuloma, lipogranuloma*

Li|po|gra|nu|lo|ma|to|se *f*: *Syn:* *Lipogranulomatosis*; Vorkommen multipler Lipogranulome in Haut und Schleimhaut; Ⓔ *lipogranulomatosis*

disseminierte Lipogranulomatose: *Syn:* *familiäre Lipogranulomatose, Ceramidasemangel, Farber-Krankheit, Zeramidasemangel*; autosomal-rezessive Enzymopathie* mit Ceramidablagerung in praktisch allen Körpergeweben; meist tödlicher Verlauf im Kindes- oder Jugendalter; Ⓔ *Farber's disease, Farber's syndrome, Farber-Uzman syndrome, Farber's lipogranulomatosis, ceramidase deficiency, disseminated lipogranulomatosis*

familiäre Lipogranulomatose: → *disseminierte Lipogranulomatose*

Li|po|gra|nu|lo|ma|to|sis *f, pl* **-ses**: → *Lipogranulomatose*

Lipogranulomatosis subcutanea: *Syn:* *Rothmann-Makai-Syndrom, Spontanpannikulitis Rothmann-Makai*; chronisch-idiopathische, herdförmige Entzündung des Unterhautfettgewebes mit bevorzugtem Befall der Unterschenkel; Ⓔ *Rothmann-Makai syndrome*

Li|po|häm|ar|thros *m*: → *Lipohämarthrose*

Li|po|häm|ar|thro|se *f*: *Syn:* *Lipohämarthros*; blutiger Gelenkerguss mit Fetttröpfchen bei intraartikulärer Fraktur; Ⓔ *lipohemarthrosis*

li|po|id *adj*: fettartig, fettähnlich; Ⓔ *lipoid, lipoidal, liparoid, lipoidic, adipoid*

Li|po|id|der|ma|to|ar|thri|tis *f, pl* **-ti|den**: *Syn:* *multiple Retikulohistiozytome, multizentrische Retikulohistiozytose, Reticulohistiocytosis disseminata*; multizentrische Histiozytose* mit Polyarthritis* und nodulären Histiozytomen in Haut und Schleimhaut; Ⓔ *lipid dermatoarthritis, lipoid dermatoarthritis, reticulohistiocytoma, reticulohistiocytic granulomata, multicentric reticulohistiocytosis*

Li|po|i|de *pl*: fettähnliche Substanzen, wie z.B. Wachse, Phosphatide; Ⓔ *lipoids, adipoids*

Li|po|id|fle|cken *pl*: *s.u. Cholesteatosis*; Ⓔ *lipoid spots*

Li|po|id|his|ti|o|zy|to|se vom Kerasintyp *f*: *Syn:* *Gaucher-Krankheit, Morbus Gaucher, Cerebrosidose, Glucocerebrosidose, Cerebrosidlipidose, Zerebrosidlipidose, Glykosylceramidlipidose*; seltene, durch ein Fehlen der Glucocerebrosidase hervorgerufene Sphingolipidose* mit Einlagerung von Cerebrosiden in Zellen des retikulohistiozytären Systems; je nach Verlaufsform kommt es zu verschiedenen klinischen Bildern mit unterschiedlicher Prognose; Ⓔ *Gaucher's disease, Gaucher's splenomegaly, glucosylceramide lipidosis, cerebrosidosis, cerebroside lipidosis, cerebroside lipoidosis, familial splenic anemia, kerasin histiocytosis, glycosylceramide lipidosis*

Li|po|id|kalk|gicht *f*: *Syn:* *Lipokalzinogranulomatose, Lipocalcinogranulomatose, Calcinosis metabolica universalis, Calcinosis interstitialis, Teutschländer-Syndrom*; familiär gehäufte Kalzinose* mit Ablagerung von Kalksalzen in Haut, Muskeln, Schleimbeuteln und Sehnenscheiden; Ⓔ *lipocalcigranulomatosis*

Li|po|id|kal|zi|no|se *f*: → *Lipokalzinogranulomatose*

Li|po|id|ne|phro|se *f*: *Syn:* *glomeruläre Minimalläsionen, glomeruläre Minimalveränderungen, Lipidnephrose, minimal proliferierende Glomerulonephritis, Minimal-*

change-Glomerulonephritis; durch eine Diskrepanz von histologischem Bild [nur minimale Veränderungen der Mesangiumzellen und der Basalmembran] und klinischen Symptomen [nephrotisches Syndrom*] gekennzeichnete Glomerulonephritis*; Ⓔ *minimal (change) glomerulonephritis, liponephrosis, lipoid nephrosis, lipid nephrosis, renal lipoidosis*

li|po|id|ne|phro|tisch *adj*: Lipoidnephrose betreffend, von ihr betroffen oder durch sie bedingt; Ⓔ *relating to or marked by lipoid nephrosis*

Li|po|i|do|se *f*: →*Lipidose*

Li|po|id|pig|ment *nt*: ***Syn:*** *Lipochrom*; fettlösliche, gelbe bis dunkelrote Farbstoffe, z.B. Lutein, Carotinoide; Ⓔ *lipochrome, lipofuscin, chromolipoid, lipochrome pigment*

Lipoidproteinose (Urbach-Wiethe) *f*: ***Syn:*** *Urbach-Wiethe-Syndrom, Hyalinosis cutis et mucosae*; vermutlich autosomal-rezessive Erkrankung mit der Einlagerung von Hyalin* in Haut und Schleimhaut; charakteristisch sind Heiserkeit durch Befall der Kehlkopfschleimhaut und neurologische Symptome [Krampfanfälle, Retardierung*]; Ⓔ *Urbach-Wiethe disease, lipoproteinosis, lipid proteinosis, lipoid proteinosis, lipoidproteinosis*

Li|po|id|spei|cher|krank|heit *f*: →*Lipidose*

Li|po|id|spei|cher|the|sau|ris|mo|se *f*: →*Lipidose*

Li|po|kal|zi|no|gra|nu|lo|ma|to|se *nt*: ***Syn:*** *Teutschländer-Syndrom, Lipoidkalzinose, Lipocalcinosis progrediens, Calcinosis metabolica universalis, Calcinosis universalis interstitialis*; chronisch progrediente Erkrankung mit Ablagerung von Calciumsalzen in Haut, Muskeln, Schleimbeuteln und Sehnenscheiden; Ⓔ *lipocalcigranulomatosis*

li|po|ka|ta|bol *adj*: ***Syn:*** *lipokatabolisch*; den Fettabbau betreffend oder fördernd; Ⓔ *lipocatabolic*

li|po|ka|ta|bo|lisch *adj*: →*lipokatabol*

Li|po|li|po|i|do|se *f*: kombinierte Ablagerung von Lipiden und Neutralfetten; Ⓔ *lipolipoidosis*

Li|po|ly|se *f*: ***Syn:*** *Steatolyse*; Fettspaltung, Fettabbau; Ⓔ *lipolysis, lipoclasis, lipodieresis, adipolysis*

li|po|ly|tisch *adj*: ***Syn:*** *steatolytisch*; Lipolyse betreffend oder verursachend, fettspaltend; Ⓔ *relating to or causing lipolysis, adipolytic, lipolytic, lipodieretic, lipoclastic, lipasic*

Li|pom *nt*: ***Syn:*** *Fettgeschwulst, Fetttumor, Fettgewebsgeschwulst, Fettgewebstumor, Lipoma*; vom Fettgewebe ausgehender Tumor; Ⓔ *lipoma, fatty tumor, adipose tumor, pimeloma, steatoma*

braunes Lipom: ***Syn:*** *Lipoma feto-cellulare, Hibernom*; bräunliche Fettgeschwulst des Unterhautfettgewebes; Ⓔ *fetal lipoma, fat cell lipoma, fetocellular lipoma, hibernoma*

li|po|ma|tös *adj*: lipomähnlich, lipomartig; Ⓔ *lipomatoid, lipomatous*

Li|po|ma|to|se *f*: ***Syn:*** *Lipomatosis*; Vorkommen multipler Lipome*; Ⓔ *lipomatosis, liposis, adiposis*

benigne symmetrische Lipomatose: →*multiple symmetrische Lipomatose*

diffuse symmetrische Lipomatose: →*multiple symmetrische Lipomatose*

multiple symmetrische Lipomatose: ***Syn:*** *benigne symmetrische Lipomatose, diffuse symmetrische Lipomatose, Lipomatosis symmetrica*; symmetrische, massive Fettgewebshyperplasie im Bereich des Nackens, der Schulter oder der Oberarme; ist der Hals betroffen, kommt es zum **Madelung-Fetthals**; Ⓔ *nodular circumscribed lipomatosis, symmetrical lipomatosis*

Li|po|ma|to|sis *f, pl* **-ses**: ***Syn:*** *Lipomatose*; Vorkommen multipler Lipome*; Ⓔ *lipomatosis, liposis, adiposis*

Lipomatosis cordis: ***Syn:*** *Fettherz, Adipositas cordis, Cor adiposum*; subepikardiale Fetteinlagerung; Ⓔ *fat heart, fatty heart*

Lipomatosis dolorosa: ***Syn:*** *Dercum-Krankheit, Lipalgie, Adiposalgie, Adipositas dolorosa*; ätiologisch ungeklärte, meist Frauen in der Menopause befallende, lokalisierte, schmerzhafte Fettgewebsvermehrung; Ⓔ *adiposalgia, Dercum's disease, panniculalgia*

Lipomatosis symmetrica: →*multiple symmetrische Lipomatose*

li|po|me|ta|bo|lisch *adj*: Fettstoffwechsel betreffend; Ⓔ *lipometabolic*

Li|po|me|ta|bo|lis|mus *m*: Fettstoffwechsel, Fettmetabolismus; Ⓔ *lipometabolism*

Li|po|mi|kron *nt*: ***Syn:*** *Chylomikron, Chylusträpfchen, Chyluskorn*; in der Darmschleimhaut gebildete Lipoid-Protein-Partikel als Transportform für Fette im Blut; Ⓔ *lipomicron, chylomicron*

Li|po|mu|ko|po|ly|sac|cha|ri|do|se *f*: ***Syn:*** *Mukosulfatidose, Galaktosidase-β-positive Krankheit, Mukolipidose Typ I, Lipomucopolysaccharidose*; autosomal-rezessive Kombination von Mukopolysaccharidose* und Sulfatlipidose mit geistiger Retardierung, Optikusatrophie und Skelettverformung; Ⓔ *lipomucopolysaccharidosis, mucolipidosis I*

Li|pon|säu|re *f*: ***Syn:*** *Thiooctansäure*; Kofaktor bei der Pyruvatoxidation; Ⓔ *lipoic acid, thioctic acid, acetate replacement factor, acetate replacing factor, pyruvate oxidation factor*

Li|po|pa|thie *f*: Fettstoffwechselstörung; Ⓔ *lipopathy*

li|po|pek|tisch *adj*: Lipopexie betreffend; Ⓔ *relating to lipopexia, lipopectic, lipopexic*

Li|po|pe|nie *f*: Lipidmangel im Gewebe; Ⓔ *lipopenia*

li|po|pe|nisch *adj*: Lipopenie betreffend, von Lipopenie betroffen, durch Lipopenie gekennzeichnet; Ⓔ *relating to or marked by lipopenia, lipopenic*

Li|po|pe|xie *f*: Fettspeicherung/Fetteinlagerung im Gewebe; Ⓔ *lipopexia*

Li|po|pha|ne|ro|se *f*: ***Syn:*** *Fettphanerose*; Sichtbarwerden intrazellulärer Fetteinlagerungen; Ⓔ *lipophanerosis*

li|po|phil *adj*: mit Affinität zu Fett; in Fett löslich; Ⓔ *lipophilic, lipophile*

Li|po|phi|lie *f*: **1.** Fettlöslichkeit **2.** Neigung zu Fettleibigkeit; Ⓔ **1.** *lipophilia* **2.** *lipophilia*

Li|po|po|ly|sac|cha|rid *nt*: aus Lipid A und Polysacchariden aufgebauter Bestandteil der Zellwand gramnegativer Bakterien; Ⓔ *lipopolysaccharide*

Li|po|pro|te|in *nt*: aus einem Lipid- und einem Eiweißanteil [**Apolipoprotein**] bestehendes Molekül; Lipoproteine, werden in der Leber und Darmwand synthetisiert; ihre Hauptaufgabe ist der Transport von Cholesterin, Lipiden und fettlöslichen Vitaminen im Blut; Ⓔ *lipoprotein*

α-Lipoprotein: →*Lipoprotein mit hoher Dichte*

β-Lipoprotein: ***Syn:*** *Lipoprotein mit geringer Dichte, Betalipoprotein, low-density lipoprotein*; Fraktion der Serumlipoproteine mit geringer Dichte; Ⓔ *β-lipoprotein, beta-lipoprotein, low-density lipoprotein*

Lipoprotein mit geringer Dichte: →*β-Lipoprotein*

high-density lipoprotein: →*Lipoprotein mit hoher Dichte*

Lipoprotein mit hoher Dichte: ***Syn:*** *high-density lipoprotein, α-Lipoprotein, Aphalipoprotein*; je zur Hälfte aus Protein und Lipid bestehendes Lipoprotein, das in der Darmschleimhaut und der Leber gebildet wird; dient dem Transport von Cholesterin; Ⓔ *α-lipoprotein, alpha-lipoprotein, high-density lipoprotein*

low-density lipoprotein: →*β-Lipoprotein*

Lipoprotein mit sehr geringer Dichte: ***Syn:*** *very low-density lipoprotein, prä-β-Lipoprotein, Präbetalipoprotein*; v.a. in der Leber gebildetes Lipoprotein mit hohem Triglyceridanteil; Ⓔ *very low-density lipoprotein, prebeta-lipoprotein*

very low-density lipoprotein: →*Lipoprotein mit sehr geringer Dichte*

Li|po|pro|te|in|ämie *f*: →*Hyperlipoproteinämie*

Li|po|pro|te|in|e|lek|tro|pho|re|se *f*: Elektrophorese* der Lipoproteine des Plasmas; Ⓔ *lipoprotein electrophoresis*

Li|po|pro|te|in|li|pa|se *f*: *Syn:* *Klärfaktor*; Enzym, das Lipoproteine mit hoher Dichte und Lipoproteine mit sehr geringer Dichte abbaut; Ⓔ *lipoprotein lipase, diacylglycerol lipase, diglyceride lipase*

Li|po|sar|co|ma *nt, pl* **-ma|ta**: → *Liposarkom*

Li|po|sar|kom *nt*: *Syn:* *Liposarcoma*; vom Fettgewebe ausgehender bösartiger Tumor; Ⓔ *adipose sarcoma, liposarcoma, lipoblastic lipoma, lipoblastoma, infiltrating lipoma*

Li|po|suk|ti|on *f*: perkutane Absaugung von Fettgewebe; Ⓔ *liposuction*

li|po|trop *adj*: mit besonderer Affinität zu Fett; Ⓔ *lipotropic*

Li|po|tro|phie *f*: Vermehrung/Hypertrophie des Fettgewebes; Ⓔ *lipotrophy*

Li|po|tro|pie *f*: besondere Affinität zu Fett; Ⓔ *lipotropism, lipotropy*

Li|po|zel|le *f*: → *Liparozele*

Li|po|zyt *m*: *Syn:* *Fettspeicherzelle, Fettzelle, Adipozyt*; fettspeichernde Zellen; **univakuoläre Fettzellen** des weißen Fettgewebes enthalten nur ein Fetttröpfchen, **plurivakuoläre Fettzellen** des braunen Fettgewebes mehrere Tröpfchen; Ⓔ *lipocyte, fat cell, adipocyte*

Lip|pe *f*: Labium*; Ⓔ *lip, labium*

Lip|pen|ent|zün|dung *f*: → *Cheilitis*

Lip|pen|kar|zi|nom *nt*: vermehrt bei Pfeifenrauchern auftretendes Karzinom der Unterlippe, selten auch der Oberlippe; Ⓔ *carcinoma of the lip, cheilocarcinoma*

Lippen-Kiefer-Gaumen-Spalte *f*: *Syn:* *Wolfsrachen, Cheilognathopalatoschisis*; angeborene Hemmungsfehlbildung mit Spalte der seitlichen Oberlippe, des Oberkiefers und des harten und weichen Gaumens; Ⓔ *cheilognathopalatoschisis, cheilognathoprosoposchisis, cheilognathouranoschisis, chilognathopalatoschisis, chilognathoprosoposchisis, chilognathouranoschisis*

Lippen-Kiefer-Spalte *f*: *Syn:* *Cheilognathoschisis*; häufigste angeborene Hemmungsfehlbildung mit Spalte der seitlichen Oberlippe und des Oberkiefers; Ⓔ *cheilognathoschisis, chilognathoschisis*

Lip|pen|my|ko|se *f*: Pilzerkrankung der Lippe(n); Ⓔ *labiomycosis*

Lip|pen|plas|tik *f*: plastische Operation zur Korrektur angeborener oder erworbener Lippendefekte; Ⓔ *cheiloplasty, chiloplasty, labioplasty*

Lip|pen|spal|te *f*: *Syn:* *Hasenscharte, Cheiloschisis*; angeborene, ein- oder beidseitige Spaltenbildung der Oberlippe; meist zusammen mit Kieferspalte [Lippen-Kiefer-Spalte*]; Ⓔ *cleft lip, harelip, hare lip, cheiloschisis, chiloschisis*

Lip|pi|tu|do *f*: *Syn:* *Triefauge, Lidrandentzündung, Blepharitis marginalis*; Entzündung des Lidrandes; Ⓔ *blear eye, lippitude, lippa, lippitudo, marginal blepharitis, ciliary blepharitis*

Lip|u|rie *f*: *Syn:* *Lipidurie, Adiposurie*; Fett-/Lipidausscheidung im Harn; Ⓔ *adiposuria, lipiduria, lipoiduria, lipuria*

lip|u|risch *adj*: Lipurie betreffend, von ihr betroffen oder gekennzeichnet; Ⓔ *relating to lipuria, lipuric*

Li|que|fak|ti|on *f*: Verflüssigung; Ⓔ *liquefaction*

li|quid *adj*: flüssig; Ⓔ *liquid, flowing, fluid*

Li|quor *m*: Flüssigkeit; seröse Körperflüssigkeit; Ⓔ *liquor; fluid, liquid*

Liquor amnii: Fruchtwasser; Ⓔ *amniotic fluid*

Liquor cerebrospinalis: *Syn:* *Hirn-Rückenmark-Flüssigkeit*; von den Plexus* choroidei gebildete wasserklare Flüssigkeit, die in den Liquorräumen von Gehirn und Rückenmark zirkuliert; Ⓔ *cerebrospinal fluid, neurolymph*

Liquor cotunnii: *Syn:* *Cotunnius-Flüssigkeit, Perilymphe, Perilympha*; Lymphe des Innenohrlabyrinths; Ⓔ *labyrinthine fluid, Cotunnius's liquid, perilymph, perilympha*

Li|quor|di|a|gnos|tik *f*: Untersuchung des Liquor* cerebrospinalis zur Diagnose von Erkrankungen des Zentralnervensystems; Ⓔ *CSF examination*

Li|quor|fis|tel *f*: meist als Unfallfolge [Schädelbasisfraktur] entstehende Verbindung der Liquorräume nach außen; führt i.d.R. zu Liquorrhoe*; Ⓔ *CSF fistula*

Li|quor|rhoe *f, pl* **-rho|en**: Abfluss von Liquor* cerebrospinalis über eine Liquorfistel*; Ⓔ *liquorrhea*

nasale Liquorrhoe: Liquorrhoe aus der Nase; Ⓔ *CSF rhinorrhea, cerebrospinal rhinorrhea*

Li|quor|stop *m*: zur Hirndrucksteigerung führende Blockade der Liquorzirkulation; Ⓔ *spinal subarachnoid block, dynamic block*

Li|quor|xan|tho|chro|mie *f*: *Syn:* *Xanthochromie*; Gelbfärbung des Liquor* cerebrospinalis; Ⓔ *xanthochromia, xanthopathy*

Lisfranc-Gelenk *f*: Gesamtheit der Tarsometatarsalgelenke; Ⓔ *Lisfranc's articulation, Lisfranc's joint*

Lis|peln *nt*: *Syn:* *Sigmatismus*; fehlerhafte Bildung und Aussprache der Zischlaute S, Z, X, Sch; Ⓔ *lisping, lisp, sigmatism, sigmasism, parasigmatism*

Lissauer-Bündel *nt*: *Syn:* *Lissauer-Randbündel, Tractus dorsolateralis*; Fasern zwischen der Hinterwurzel der Spinalnerven und dem Hinterhorn des Rückenmarks für Schmerz-, Tast- und Temperaturempfindung; Ⓔ *Lissauer's marginal zone, Lissauer's tract, Lissauer's bundle, column of Lissauer, Waldeyer's tract, Spitzka's tract, Spitzka-Lissauer tract, Spitzka's marginal tract, Waldeyer's zonal layer, Spitzka's marginal zone, column of Spitzka-Lissauer, dorsolateral fasciculus, dorsolateral tract, dorsal marginal tract, crossed marginal tract*

Lissauer-Zone *f*: *Syn:* *Zona terminalis medullae spinalis*; weiße Substanz des Rückenmarks, die die graue Substanz zwischen Hinter- und Vorderseitenstrang umhüllt; gehört zum Eigenapparat des Rückenmarks; Ⓔ *Lissauer's marginal zone*

Lis|te|ria *f*: grampositive, peritrich begeißelte Stäbchenbakterien, die eine Neigung zur Kettenbildung haben; Ⓔ *Listeria*

Listeria monocytogenes: ubiquitär vorkommendes Stäbchenbakterium; Erreger der Listeriose*; Ⓔ *Listeria monocytogenes, Corynebacterium infantisepticum, Corynebacterium parvulum*

Lis|te|ri|en|in|fek|ti|on *f*: → *Listeriose*

Lis|te|ri|en|me|nin|gi|tis *f, pl* **-ti|den**: durch Listeria* monocytogenes hervorgerufene Hirnhautentzündung; Ⓔ *Listeria meningitis*

Lis|te|ri|en|me|nin|go|en|ze|pha|li|tis *f, pl* **-ti|den**: durch Listeria* monocytogenes hervorgerufene Entzündung der Hirnhaut und des angrenzenden Hirngewebes; Ⓔ *Listeria meningoencephalitis*

Lis|te|ri|o|se *f*: *Syn:* *Listerieninfektion*; selten auf den Menschen [Tierärzte, Landwirte] übertragene Anthropozoonose* durch Listeria* monocytogenes; beim Erwachsenen kommt es meist zu grippeartigen Infekten, aber auch zu Meningitis* oder Meningoenzephalitis*; bei diaplazentarer Infektion entwickelt sich eine Neugeborenenlisteriose*; Ⓔ *circling disease, listeriosis*

li|te|ral *adj*: Buchstaben betreffend; Ⓔ *literal*

Lith-, lith- *präf*.: → *Litho-*

Li|thi|a|sis *f, pl* **-ses**: *Syn:* *Steinleiden, Calculosis*; Oberbegriff für Erkrankungen durch eine Stein- oder Konkrementbildung; Ⓔ *lithiasis, calculosis*

Li|thi|um *nt*: für den Menschen essentielles Alkalimetall; wird zur Therapie manisch-depressiver Erkrankungen eingesetzt; Ⓔ *lithium*

Litho-, litho- *präf*.: Wortelement mit der Bedeutung „Stein"; Ⓔ *stone, calculus, lith(o)-*

Li|tho|chol|säu|re *f*: Gallensäure*; Ⓔ *lithocholic acid*

L

Li|tho|di|a|ly|se *f*: Steinauflösung; Ⓔ *lithodialysis*
Li|tho|frak|tor *m*: → *Lithotriptor*
li|tho|gen *adj*: die Steinbildung fördernd, steinbildend; Ⓔ *calculus-forming, lithogenic, lithogenous*
Li|tho|ge|ne|se *f*: Steinbildung, Konkrementbildung; Ⓔ *lithogenesis, lithogeny*
Li|tho|kla|sie *f*: *Syn: Lithotripsie*; Steinzertrümmerung; Ⓔ *lithotripsy, lithotrity*
Li|tho|klast *m*: → *Lithotriptor*
Li|tho|ko|ni|on *nt*: → *Lithotriptor*
Li|tho|ly|se *f*: Steinauflösung; Ⓔ *litholysis*
li|tho|ly|tisch *adj*: steinauflösend; Ⓔ *litholytic*
Li|tho|to|mie *f*: *Syn: Steinschnitt*; operative Entfernung eines Konkrements/Steins; Ⓔ *lithotomy, lithectomy*
Li|tho|trip|sie *f*: *Syn: Lithoklasie*; Steinzertrümmerung; Ⓔ *lithotripsy, lithotrity*
Li|tho|trip|ter *m*: → *Lithotriptor*
Li|tho|trip|tor *m*: *Syn: Lithotripter, Lithokonion, Lithoklast, Lithofraktor*; Instrument zur Steinzertrümmerung; Ⓔ *lithotriptor, lithoclast, lithotripter, lithotrite*
Li|tho|zys|to|to|mie *f*: *Syn: Blasensteinschnitt*; operative Blasensteinentfernung; Ⓔ *lithocystotomy*
Li|thu|re|se *f*: Ausscheidung von Blasengrieß mit dem Harn, Blasengrießabgang; Ⓔ *lithuresis*
Lith|u|rie *f*: übermäßige Harnsäureausscheidung; Ⓔ *lithuria*
Little-Krankheit *f*: *Syn: Diplegia spastica infantilis*; doppelseitige Form der spastischen Zerebralparese; Ⓔ *Little's disease, spastic diplegia*
Littré-Abszess *m*: *Syn: Littritis, Littréitis*; Entzündung der Littré-Drüsen der männlichen Harnröhre; Ⓔ *inflammation of Littre's glands, littritis*
Littré-Drüsen *pl*: *Syn: Urethraldrüsen, Glandulae urethrales urethrae masculinae*; muköse Drüsen der Schleimhaut der männlichen Harnröhre; Ⓔ *Littre's glands, Morgagni's glands, urethral glands of male urethra*
Littré-Hernie *f*: *Syn: Darmwandbruch, Darmwandhernie*; Hernie* mit Einklemmung der Darmwand in der Bruchpforte; Ⓔ *Littre's hernia, parietal hernia, Richter's hernia*
Lit|tre|i|tis *f, pl* **-ti|den**: → *Littritis*
lit|tre|i|tisch *adj*: → *littritisch*
Lit|tri|tis *f*: *Syn: Littré-Abszess, Littreitis*; Entzündung der Littré-Drüsen der männlichen Harnröhre; Ⓔ *inflammation of Littre's glands, littritis*
lit|tri|tisch *adj*: *Syn: littreitisch*; Littritis betreffend, von ihr betroffen oder gekennzeichnet; Ⓔ *relating to or marked by littritis*
Li|ve|do re|ti|cu|la|ris *f*: *Syn: Kältemarmorierung, Cutis marmorata*; blaurote, netzförmige Hautzeichnung bei Abkühlung der Haut; Ⓔ *marble skin*
li|vid *adj*: → *livide*
li|vi|de *adj*: *Syn: livid*; blassbläulich, fahl, bläulich verfärbt; Ⓔ *livid*
Li|vor *m, pl* **-vo|res**: fleckige, bleiblaue Hautverfärbung; Ⓔ *lividity, livor*
Livores mortis: *Syn: Totenflecke, Leichenflecke*; nach dem Tod auftretende Hauteinblutungen, die anfangs noch weggedrückt werden können; Ⓔ *postmortem lividity, postmortem hypostasis, postmortem livedo, postmortem suggillation, livor mortis, livor, suggillation*
L-Ket|ten *pl*: *Syn: Leichtketten*; leichte Ketten der Immunglobuline; Ⓔ *L chains, light chains*
L-Ketten-Krankheit *f*: → *Leichtketten-Krankheit*
L-Nie|re *f*: L-förmige Verschmelzungsniere*; Ⓔ *L-shaped kidney*
Loa loa *f*: *Syn: Augenwurm, Wanderfilarie, Taglarvenfilarie*; in Afrika vorkommender parasitärer Fadenwurm, der durch Bremsen übertragen wird; Ⓔ *eye worm, Loa loa*
Loa-loa-Filariose *f*: → *Loiasis*
Loa-loa-Infektion *f*: → *Loiasis*
Lo|a|o|se *f*: → *Loiasis*
lo|bär *adj*: (Organ-)Lappen/Lobus betreffend; Ⓔ *relating to a lobe, lobar*
Lo|bar|bron|chus *m*: → *Lappenbronchus*
Lo|bär|pneu|mo|nie *f*: *Syn: Lappenpneumonie*; auf einen Lungenlappen begrenzte Lungenentzündung; Ⓔ *lobar pneumonia, croupous pneumonia*
Lo|bek|to|mie *f*: operative Entfernung eines Organlappens, Lappenresektion; Ⓔ *lobectomy*
Lo|be|lin *nt*: zur Nicotinentwöhnung verwendetes Alkaloid aus **Lobelia inflata** [Indianertabak]; Ⓔ *lobeline*
Lo|bi|tis *f, pl* **-ti|den**: *Syn: Lappenentzündung*; Entzündung eines (Organ-)Lappens; Ⓔ *inflammation of a lobe, lobitis*
lo|bi|tisch *adj*: Lappenentzündung/Lobitis betreffend, von ihr betroffen oder gekennzeichnet; Ⓔ *relating to or marked by lobitis*
Lobo-Krankheit *f*: → *Lobomykose*
Lo|bo|a lo|boi *f*: *s.u. Lobomykose*; Ⓔ *Loboa loboi*
Lo|bo|my|ko|se *f*: *Syn: Lobo-Krankheit, Keloidblastomykose, Blastomycosis queloidana*; durch **Loboa loboi** hervorgerufene chronische Mykose* der Haut und Unterhaut mit keloid-ähnlichen Knoten; Ⓔ *keloidal blastomycosis, Lobo's disease, lobomycosis*
Lo|bo|to|mie *f*: kaum noch durchgeführte Durchtrennung von Verbindungsfasern zwischen Thalamus* und Stirnhirn; heute i.d.R. durch stereotaktische Hirnoperationen ersetzt; Ⓔ *lobotomy*
Lobstein-Krankheit *f*: *Syn: Lobstein-Syndrom, Lobstein-Typ der Osteogenesis imperfecta, Osteogenesis imperfecta tarda, Osteogenesis imperfecta Typ Lobstein*; autosomal-dominante Störung der Knochenbildung mit Knochenbrüchigkeit, Zahnfehlbildungen, Katarakt, blauer Sklera und Innenohrschwerhörigkeit; Ⓔ *Lobstein's disease, Lobstein's syndrome, early form osteogenesis imperfecta, osteogenesis imperfecta with blue sclerae*
Lobstein-Typ der Osteogenesis imperfecta *m*: → *Lobstein-Krankheit*
lo|bu|lär *adj*: Läppchen/Lobulus betreffend; läppchenförmig; Ⓔ *relating to a lobule, lobular*
Lo|bu|lus *m, pl* **-li**: (Organ-, Drüsen-)Läppchen; Ⓔ *lobule, lobulus*
Lobulus ansiformis cerebelli: → *Lobulus semilunaris cerebelli*
Lobulus auriculae: Ohrläppchen; Ⓔ *lobule of auricle, lobule, ear lobule, tip of ear*
Lobulus biventer: links und rechts von der Kleinhirnpyramide [Pyramis] liegendes Kleinhirnläppchen, das durch die **Fissura intrabiventralis** in einen seitlichen [**Pars lateralis lobuli biventralis**] und einen medialen Teil [**Pars medialis lobuli biventralis**] unterteilt wird; Ⓔ *biventral lobule*
Lobulus centralis cerebelli: unter der Lingula cerebelli liegender Teil des Kleinhirnwurms [Vermis cerebelli]; Ⓔ *central lobule of cerebellum*
Lobuli epididymidis: *Syn: Coni epididymidis*; Läppchen des Nebenhodenkopfes; Ⓔ *lobules of epididymis, Haller's cones, vascular cones*
Lobuli glandulae mammariae: Brustdrüsenläppchen; Ⓔ *lobules of mammary glands*
Lobuli glandulae thyroideae: Schilddrüsenläppchen; Ⓔ *lobules of thyroid (gland)*
Lobulus gracilis: *Syn: Lobulus paramedianus*; schmales Kleinhirnläppchen, das durch die **Fissura prebiventralis** vom Lobulus* biventer getrennt ist und durch die **Fissura lunogracilis** vom Lobulus* semilunaris inferior; Ⓔ *gracile lobe*
Lobuli hepatis: Leberläppchen; Ⓔ *hepatic lobules, lobules of liver*
Lobulus pancreatis: Pankreasläppchen; Ⓔ *pancreatic*

lobule

Lobulus paracentralis: hakenförmiges Läppchen der Stirnhirnrinde zwischen Gyrus* precentralis und postcentralis; Ⓔ *paracentral lobule*

Lobulus paramedianus: → *Lobulus gracilis*

Lobulus parietalis inferior: hinter dem Sulcus postcentralis liegender Lobulus der Großhirnrinde; Ⓔ *inferior parietal lobule*

Lobulus parietalis superior: hinter dem Sulcus postcentralis liegender Lobulus der Großhirnrinde; Ⓔ *superior parietal lobule*

Lobulus quadrangularis cerebelli anterior: annähernd quadratisches Kleinhirnläppchen im Lobus cerebelli anterior seitlich vom Culmen; Ⓔ *anterior quadrangular lobule*

Lobulus quadrangularis cerebelli posterior: annähernd quadratisches Kleinhirnläppchen im Lobus cerebelli anterior seitlich der Declive; Ⓔ *posterior quadrangular lobule*

Lobulus semilunaris cerebelli: ***Syn:*** ***Lobulus ansiformis cerebelli***; zum Lobus* cerebelli posterior gehörendes Läppchen, das durch die Fissura* horizontalis in einen oberen [Lobulus semilunaris superior] und unteren Teil [Lobulus semilunaris inferior] unterteilt wird; Ⓔ *semilunar lobe*

Lobulus simplex cerebelli: aus Declive und Lobulus quadrangularis superior bestehender Teil des Kleinhirns [Cerebellum*]; Ⓔ *lobulus simplex cerebelli*

Lobuli testis: Hodenläppchen; Ⓔ *lobules of testis, testicular lobules*

Lobuli thymi: Thymusläppchen; Ⓔ *lobules of thymus*

Lo|bus *m, pl* **-bi:** (Organ-)Lappen; Ⓔ *lobe, lobus*

Lobus anterior hypophysis: → *Adenohypophyse*

Lobus caudatus hepatis: ***Syn:*** ***Spieghel-Leberlappen***; kleiner Leberlappen an der Ventralfläche der Leber; Ⓔ *caudate lobe of liver, Spigelius' lobe, spigelian lobe*

Lobus cerebelli anterior: kranialer Kleinhirnlappen; Ⓔ *anterior lobe of cerebellum, cranial lobe of cerebellum, rostral lobe of cerebellum*

Lobus cerebelli posterior: kaudaler Kleinhirnlappen; Ⓔ *caudal lobe of cerebellum, middle lobe of cerebellum, posterior lobe of cerebellum*

Lobi cerebri: Hirnlappen; Ⓔ *cerebral lobes, lobes of cerebrum*

Lobus flocculonodularis: ältester Teil des Kleinhirns; Ⓔ *flocculonodular lobe*

Lobus frontalis: Frontallappen, Stirnlappen; Ⓔ *frontal lobe*

Lobi glandulae mammariae: Brustdrüsenlappen; Ⓔ *lobe of mammary gland*

Lobus glandulae thyroideae: Schilddrüsenlappen; Ⓔ *lobe of thyroid (gland), thyroid lobe*

Lobus hepatis dexter: rechter Leberlappen; Ⓔ *right lobe of liver, right hepatic lobe*

Lobus hepatis sinister: linker Leberlappen; Ⓔ *left lobe of liver, left hepatic lobe*

Lobus inferior pulmonis: rechter/linker Unterlappen der Lunge; Ⓔ *inferior pulmonary lobe*

Lobus insularis: ***Syn:*** ***Insel, Inselrinde, Insula***; Teil der Großhirnrinde, der von anderen Strukturen überlagert wird; Ⓔ *island of Reil, insula, insular area, insular cortex, insular lobe*

Lobus limbicus: ***Syn:*** ***limbischer Lappen***; an der Basis des Gehirns liegender Lappen, der u.a. an Vorgängen beteiligt ist, die das Verhalten und emotionale Reaktionen betreffen; Ⓔ *limbic lobe*

Lobus medius prostatae: zwischen den beiden Seitenlappen liegender Mittellappen der Prostata; Ⓔ *Morgagni's caruncle, morgagnian caruncle, median lobe of prostate, middle lobe of prostate*

Lobus medius pulmonis dextri: Mittellappen der rechten Lunge; Ⓔ *(right) middle pulmonary lobe, middle lobe of right lung*

Lobus nervosus neurohypophysis: Neurallappen der Neurohypophyse; Neurohypophyse* im eigentlichen Sinn; Ⓔ *neural lobe of neurohypophysis, neural lobe of hypophysis, neural lobe of pituitary (gland)*

Lobus occipitalis: Okzipitallappen, Hinterhauptslappen; Ⓔ *occipital lobe*

Lobus parietalis: Parietallappen, Scheitellappen; Ⓔ *parietal lobe*

Lobus posterior hypophysis: ***Syn:*** ***Neurohypophyse, Hypophysenhinterlappen, Neurohypophysis***; aus Neurallappen und Infundibulum bestehender hinterer Teil der Hypophyse*, in dem Hypothalamushormone gespeichert werden; Ⓔ *neurohypophysis, infundibular body, posterior lobe of hypophysis, neural lobe of hypophysis, neural lobe of pituitary, posterior lobe of pituitary (gland), cerebral part of hypophysis*

Lobus pulmonis: Lungenlappen; Ⓔ *lobe of lung, pulmonary lobe*

Lobus quadratus hepatis: ***Syn:*** ***viereckiger Leberlappen***; kleiner Leberlappen zwischen Gallenblase und Leberpforte; Ⓔ *quadrate lobe of liver*

Lobi renales: Nierenlappen; Ⓔ *renal lobes*

Lobus superior: rechter/linker Oberlappen der Lunge; Ⓔ *right superior pulmonary lobe, superior lobe of right lung*

Lobus temporalis: Temporallappen, Schläfenlappen; Ⓔ *temporal lobe*

Lobus thymi: Thymuslappen; Ⓔ *lobe of thymus*

Lo|chia *pl:* ***Syn:*** ***Lochiorrhoe, Lochiorrhagie, Wochenfluss, Lochien***; physiologischer Ausfluss nach der Geburt bis zur Abheilung der Gebärmutter; Ⓔ *lochia*

Lo|chi|o|me|tra *f:* Lochienstauung in der Gebärmutter; Ⓔ *lochiometra*

Lo|chi|or|rha|gie *f:* → *Lochia*

Lo|chi|or|rhoe *f, pl* **-rho|en:** → *Lochia*

Lo|cus *m, pl* **-ci:** Ort, Platz, Stelle; Ⓔ *locus, place*

Loeffler-Priesel-Tumor *m:* ***Syn:*** ***Thekazelltumor, Thekom, Priesel-Tumor, Fibroma thecacellulare xanthomatodes***; von den Thekazellen* des Eierstocks ausgehendes Fibrom* mit lipidhaltigen Zellen; Ⓔ *Priesel tumor, thecoma, theca tumor, theca cell tumor*

Löf|fel|hand *f:* Syndaktylie* mit Verwachsung aller Finger; Ⓔ *spoon-shaped hand*

Löf|fel|nä|gel *pl:* ***Syn:*** ***Koilonychie, Hohlnägel***; Nägel mit muldenförmiger Eindellung der Nagelplatte; Ⓔ *spoon nails, koilonychia, celonychia*

Löffler-Bazillus *m:* ***Syn:*** ***Diphtheriebazillus, Klebs-Löffler-Bazillus, Corynebacterium diphtheriae***; Diphtherietoxin-bildendes, fakultativ anaerobes Stäbchenbakterium, das in vielen verschiedenen Formen vorkommt [Polymorphie]; Erreger der Diphtherie*; Ⓔ *Klebs-Löffler bacillus, Löffler's bacillus, diphtheria bacillus, Corynebacterium diphtheriae*

Löffler-Endokarditis *f:* ***Syn:*** ***Löffler-Syndrom, Endocarditis parietalis fibroplastica***; akut verlaufende Endokarditis mit vorwiegendem Befall der rechten Herzkammer; histologisch durch Eosinophilie* gekennzeichnet; Ⓔ *Löffler's endocarditis, Löffler's syndrome, Löffler's disease, Löffler's fibroplastic endocarditis, Löffler's parietal fibroplastic endocarditis, eosinophilic endomyocardial disease, constrictive endocarditis*

Löffler-Pseudodiphtheriebazillus *m:* ***Syn:*** ***Corynebacterium pseudodiphtheriticum***; apathogenes, leicht mit Corynebacterium* diphtheriae zu verwechselndes Stäbchenbakterium; Ⓔ *Hofmann's bacillus, Corynebacterium pseudodiphtheriticum, Corynebacterium hofmannii*

Löffler-Syndrom *nt:* → *Löffler-Endokarditis*

Log-, log- *präf.:* → *Logo-*

-loge *suf.:* Wortelement mit der Bedeutung „Wissenschaftler/Forscher"; Ⓔ *-logist*

Lo|gen|syn|drom *nt*: *Syn:* *Kompartmentsyndrom*; durch eine verletzungsbedingte Einblutung in eine Muskelloge verursachtes Syndrom mit neuromuskulären Ausfällen und Muskelnekrose; Ⓔ *compartment syndrome*

-logie *suf.*: Wortelement mit der Bedeutung „Wissenschaft/Kunde/Lehre von"; Ⓔ *-logy*

-logisch *suf.*: in Adjektiven verwendetes Wortelement mit der Bedeutung „forschend/lehrend"; Ⓔ *-logic*

Logo-, logo- *präf.*: Wortelement mit der Bedeutung „Sprache/Rede"; Ⓔ *speech, log(o)-*

Lo|go|klo|nie *f*: bei Erkrankungen des extrapyramidalen Systems vorkommendes Wiederholen von Wörtern oder Lauten; Ⓔ *logoclonia, logoklony*

Lo|go|pä|die *f*: *Syn:* *Stimm- und Sprachheilkunde*; Lehre von Erkennung und Behandlung von Störungen von Stimme und Sprache; Ⓔ *speech therapy, logopedics, logopedia*

Lo|go|pa|thie *f*: Sprachstörung; Ⓔ *speech disorder, logopathy*

Lo|go|ple|gie *f*: Sprachlähmung; Ⓔ *logoplegia*

Lo|gor|rhö *f, pl* **-rhö|en**: *Syn:* *Redesucht, Polyphrasie, Zungendelirium*; bei verschiedenen Psychosen auftretender ungehemmter Redefluss; Ⓔ *logorrhea, lalorrhea*

Löhlein-Herdnephritis *f*: bei bakterieller Endokarditis* auftretende herdförmige Glomerulonephritis*; Ⓔ *Löhlein's focal embolic nephritis, Löhlein-Baehr lesion, Baehr-Löhlein lesion, Löhlein's focal embolic glomerulonephritis, focal embolic glomerulonephritis*

Lo|i|a|sis *f, pl* **-ses**: *Syn:* *Loa-loa-Infektion, Loa-loa-Filariose, Filaria-loa-Infektion, Loaose, Calabar-Beule, Calabar-Schwellung, Kamerunschwellung*; in Afrika vorkommende Filariose* durch Loa* loa; charakteristisch sind die ödematösen Hautschwellungen durch eine Überempfindlichkeitsreaktion auf die subkutan umherwandernden Filarien; Ⓔ *loiasis, loaiasis, Kamerun swelling, Calabar swelling, tropical swelling, Calabar edema*

lo|kal *adj*: örtlich (begrenzt); Ⓔ *local, topical, regional*

Lo|kal|an|äs|the|sie *f*: *Syn:* *Regionalanästhesie, örtliche Betäubung*; lokale Schmerzausschaltung durch eine Blockierung der Schmerzrezeptoren oder der Erregungsleitung in den Nervenfasern; Ⓔ *local anesthesia, toponarcosis*

Lo|kal|an|äs|the|ti|kum *nt, pl* **-ka**: Substanz zur Lokalanästhesie*; Ⓔ *topic anesthetic, local anesthetic*

Lo|ka|li|sa|ti|on *f*: **1.** Ortsbestimmung, örtliche Lage, Lokalisierung **2.** (*Wachstum*) Beschränkung; Ⓔ **1.** *localization* **2.** *localization*

Lo|ko|mo|ti|on *f*: Bewegung, Fortbewegung(sfähigkeit), Ortsveränderung; Ⓔ *locomotion, movement*

lo|ko|mo|to|risch *adj*: Bewegung/Fortbewegung betreffend, (fort-)bewegend; Ⓔ *relating to locomotion, locomotive, locomotor, locomotory*

Longhi-Avellis-Syndrom *nt*: *Syn:* *Avellis-Syndrom, Avellis-Longhi-Syndrom*; Hemiplegia* alternans durch Schädigung der Medulla* oblongata; Ⓔ *Avellis' paralysis, Avellis' syndrome, ambiguo-spinothalamic paralysis*

lon|gi|tu|di|nal *adj*: in Längsrichtung verlaufend, längs verlaufend; Ⓔ *longitudinal, lenghtwise*

Looser-Milkman-Syndrom *nt*: *Syn:* *Milkman-Syndrom, Looser-Syndrom, Dekalzifizierungssyndrom*; ätiologisch inhomogene Knochenerkrankung mit Looser*-Umbauzonen und Spontanfrakturen; Ⓔ *Milkman's syndrome, Looser-Milkman syndrome*

Looser-Syndrom *nt*: → *Looser-Milkman-Syndrom*

Looser-Umbauzone *f*: strahlentransparente Aufhellungszonen der Röhrenknochen; oft als Pseudofrakturen bezeichnet; Ⓔ *Looser's transformation zone, umbau zone*

lo|pho|trich *adj*: (*Bakterium*) mit büschelförmiger Geißel; Ⓔ *lophotrichous, lophotrichate*

Lor|do|se *f*: *Syn:* *Lordosis*; anatomisch korrekte, nach vorne [ventral-konvex] gerichtete Krümmung der Hals- und Lendenwirbelsäule; oft auch im Sinne von Hyperlordose* verwendet; Ⓔ *backward curvature, lordosis*

Lor|do|se|be|cken *nt*: verengtes Becken bei Hyperlordose*; Ⓔ *lordotic pelvis*

Lor|do|sis *f, pl* **-ses**: → *Lordose*

Lor|do|sko|li|o|se *f*: Kombination von Lordose* und Skoliose*; Ⓔ *lordoscoliosis*

lor|do|sko|li|o|tisch *adj*: Lordoskoliose betreffend, von ihr betroffen oder gekennzeichnet; Ⓔ *relating to or characterized by lordoscoliosis, lordoscoliotic*

lor|do|tisch *adj*: Lordose betreffend, von ihr betroffen oder gekennzeichnet; Ⓔ *relating to or characterized by lordosis, lordotic*

Los|lass|schmerz *m*: Blumberg*-Symptom; Ⓔ *Blumberg's sign, rebound tenderness*

Lö|sung *f*: homogenes, flüssiges Gemisch aus zwei oder mehreren Komponenten; Ⓔ *solution, irrigation*

Lö|sungs|mit|tel *nt*: Stoff, in dem eine andere Substanz gelöst ist; Ⓔ *solvent, resolvent, dissolvent, menstruum*

Lo|tio *f, pl* **-ti|o|nes**: → *Lotion*

Lo|ti|on *f*: *Syn:* *Lotio*; wässrige Suspension von Arzneimitteln zur äußeren Anwendung; Ⓔ *lotion, lotio*

Louis-Bar-Syndrom *nt*: *Syn:* *progressive zerebelläre Ataxie, Ataxia-Teleangiectasia, Teleangiektasie-Ataxie-Syndrom, Ataxia teleangiectatica*; autosomal-rezessive Erbkrankheit mit progredienten zerebellären und extrapyramidal motorischen Störungen; Ⓔ *Louis-Bar syndrome, ataxia-teleangiectasia, ataxia-teleangiectasia syndrome*

Low-dose-Heparin *nt*: *Syn:* *Low-dose-Heparinisierung, Low-dose-Heparinprophylaxe*; niedrig dosierte Heparingaben [2–3 × 5000 IE pro Tag] zur perioperativen Thromboseprophylaxe oder bei langfristiger Immobilisation; Ⓔ *low-dose heparin*

Low-dose-Heparinisierung *f*: → *Low-dose-Heparin*

Low-dose-Heparinprophylaxe *f*: → *Low-dose-Heparin*

Lö|wen|ge|sicht *nt*: *Syn:* *Leontiasis, Facies leontina*; durch eine Verdickung der Schädelknochen hervorgerufenes löwenartiges Gesicht; Ⓔ *leonine facies, leontiasis*

Löwenthal-Bahn *f*: *Syn:* *Tractus tectospinalis*; Bahn vom Tectum mesencephali zu den Motoneuronen des Rückenmarks; Ⓔ *Löwenthal 's tract, Marchi's tract, tectospinal tract*

Lowe-Syndrom *nt*: *Syn:* *Lowe-Terrey-MacLachlan-Syndrom, okulo-zerebro-renales Syndrom*; X-chromosomal-rezessives Fehlbildungssyndrom mit Intelligenzminderung, Katarakt und Nierenfehlbildungen; Ⓔ *Lowe's disease, Lowe's syndrome, Lowe-Terrey-MacLachlan syndrome, oculocerebrorenal syndrome, oculocerebrorenal dystrophy*

Lowe-Terrey-MacLachlan-Syndrom *nt*: → *Lowe-Syndrom*

Lown-Ganong-Levine-Syndrom *nt*: *Syn:* *LGL-Syndrom*; Präexzitationssyndrom* mit normalem Kammerkomplex im EKG; Ⓔ *Lown-Ganong-Levine syndrome*

L/S-Quotient *m*: → *Lezithin/Sphingomyelin-Quotient*

Lu|bri|kans *nt, pl* **-kan|zi|en, -kan|ti|en**: Gleitmittel; Ⓔ *lubricant, lubricating agent, lubricator*

Lucey-Driscoll-Syndrom *nt*: *Syn:* *Muttermilchikterus*; Neugeborenengelbsucht, die durch eine Hemmung der Bilirubinkonjugation durch einen Faktor im mütterlichen Blut bedingt ist; Ⓔ *Lucey-Driscoll syndrome*

Ludwig-Angina *f*: *Syn:* *Angina Ludovici*; Phlegmone des Mundbodens; Ⓔ *Ludwig's angina*

Lu|es *f*: → *Syphilis*

Luft|em|bo|lie *f*: *Syn:* *Pneumohämie, Pneumatohämie*; durch Luftbläschen im arteriellen Kreislauf [**arterielle Luftembolie**] oder im venösen System [**venöse Luftembolie**] hervorgerufene Embolie*; Ⓔ *air embolism, gas embolism, aeremia, aeroembolism, pneumatohemia, pneumathemia, pneumohemia*

Luft|ge|schwulst *f*: **1.** → *Laryngozele* **2.** → *Pneumatozele*

Luft|har|nen *nt*: ***Syn:*** *Pneumaturie*; Ausscheidung von Luft im Harn, z.B. bei Blaseninfektion mit gasbildenden Bakterien; Ⓔ *pneumaturia, pneumatinuria, pneumouria*

Luft|hun|ger *m*: ***Syn:*** *große Atmung, Kussmaul-Atmung, Kussmaul-Kien-Atmung*; rhythmische Atmung mit tiefen Atemzügen, z.B. bei metabolischer Azidose*; Ⓔ *Kussmaul breathing, Kussmaul-Kien breathing, Kussmaul's respiration, Kussmaul-Kien respiration, air hunger*

Luft|röh|re *f*: ***Syn:*** *Trachea*; erster Abschnitt der unteren Luftwege* vom Ringknorpel bis zur Aufspaltung an der Bifurcatio* tracheae; Ⓔ *windpipe, trachea*

Luft|röh|ren|ast *m*: ***Syn:*** *Bronchus*; aus der Luftröhre hervorgehende Äste, die sich immer weiter verteilen und verkleinern und in ihrer Gesamtheit den Bronchialbaum bilden; Ⓔ *bronchus*

Luft|röh|ren|bruch *m*: ***Syn:*** *Trachealhernie, Tracheozele, Trachealdivertikel*; Ausstülpung der Luftröhrenschleimhaut durch eine angeborene Wandschwäche; Ⓔ *tracheal hernia, tracheocele, trachelocele*

Luft|röh|ren|drü|sen *pl*: ***Syn:*** *Trachealdrüsen, Glandulae tracheales*; seromuköse Drüsen der Luftröhrenschleimhaut; Ⓔ *tracheal glands*

Luft|röh|ren|ent|zün|dung *f*: → *Tracheitis*

Luft|röh|ren|fis|tel *f*: ***Syn:*** *Tracheafistel, Trachealfistel*; von der Luftröhre ausgehende Fistel, die in andere Organe mündet [**innere Luftröhrenfistel**] oder nach außen führt [**äußere Luftröhrenfistel**]; Ⓔ *tracheal fistula*

Luft|röh|ren|fis|tel|ung *f*: ***Syn:*** *Tracheostomie*; Anlage einer Luftröhrenfistel; Ⓔ *tracheofistulization*

Luft|röh|ren|ga|bel|ung *f*: ***Syn:*** *Trachealbifurkation, Bifurcatio tracheae*; Aufgabelung der Luftröhre in die beiden Hauptbronchien in Höhe des 4. Brustwirbels; Ⓔ *bifurcation of trachea*

Luft|röh|ren|schnitt *f*: Tracheotomie*; Ⓔ *tracheotomy*

Luft|röh|ren|spie|gel|ung *f*: ***Syn:*** *Tracheoskopie*; endoskopische Untersuchung der Luftröhre; Ⓔ *tracheoscopy*

Luft|sack *m*: → *Laryngozele*

Luft|scheu *f*: ***Syn:*** *Aerophobie*; krankhafte Angst vor frischer Luft; Ⓔ *irrational fear of fresh air or drafts, aerophobia*

Luft|we|ge *pl*: ***Syn:*** *Atemwege*; die **oberen Luftwege** umfassen Nase, Mund, Rachen und Kehlkopf; die **unteren Luftwege** Luftröhre und Bronchien; Ⓔ *air passages, airways, respiratory tract, respiratory passages*

Luft|zys|te *f*: ***Syn:*** *Aerozele, Aerocele*; lufthaltige Zyste; Ⓔ *aerocele*

Lugol-Lösung *f*: wässrige Iodkaliumlösung; als Färbemittel und zur Desinfektion verwendet; Ⓔ *Lugol's solution*

Lumb-, lumb- *präf.*: → *Lumbo-*

Lum|ba|go *f*: → *Lumbalgie*

lum|bal *adj*: die Lenden betreffend; Ⓔ *relating to the loins, lumbar*

Lum|bal|an|äs|the|sie *f*: Spinalanästhesie* durch Injektion im Lumbalbereich; Ⓔ *lumbar anesthesia, lumbar epidural anesthesia*

Lum|bal|drei|eck *nt*: ***Syn:*** *Petit-Dreieck, Trigonum lumbale*; vom Darmbeinkamm und den Musculi obliquus externus abdominis und latissimus dorsi begrenztes Dreieck; Ⓔ *lumbar triangle, lumbar trigone, Petit's triangle, Petit's trigone*

Lum|bal|gie *f*: ***Syn:*** *Lumbago*; Hexenschuss; Ⓔ *lumbago, lumbar pain, lumbar rheumatism, lumbodynia*

Lum|bal|ple|xus *m*: → *Lendenplexus*

Lum|bal|punk|ti|on *f*: Entnahme von Liquor* cerebrospinalis durch Punktion des Durasacks im Lumbalbereich; Ⓔ *lumbar puncture, spinal puncture, Quincke's puncture, rachiocentesis, rachicentesis*

Lum|bal|seg|men|te *pl*: → *Lendenmark*

Lum|bal|wir|bel *pl*: ***Syn:*** *Lendenwirbel, Vertebrae lumbales*; die 5 Wirbel der Lendenwirbelsäule; Ⓔ *lumbar vertebrae, abdominal vertebrae*

Lum|ba|ria *pl*: → *Lendenmark*

Lum|bar|ko|lo|sto|mie *f*: Kolostomie* durch einen Zugang in der Lendengegend; Ⓔ *lumbocolostomy*

Lum|bar|ko|lo|to|mie *f*: Kolotomie* durch einen Zugang in der Lendengegend; Ⓔ *lumbocolotomy*

Lumbo-, lumbo- *präf.*: Wortelement mit der Bedeutung „Lende"; Ⓔ *lumbar, lumbo-*

lum|bo|ab|do|mi|nal *adj*: Lende und Bauch/Abdomen betreffend oder verbindend; Ⓔ *relating to both lumbar region and abdomen, lumboabdominal*

lum|bo|dor|sal *adj*: Lende(nregion) und Rückenfelder/Regiones dorsales betreffend; Ⓔ *relating to both lumbar and thoracic regions, lumbodorsal*

lum|bo|kos|tal *adj*: Lendenregion oder Lendenwirbel und Rippen/Kostae betreffend; Ⓔ *relating to both lumbar region and ribs, lumbocostal*

lum|bo|sa|kral *adj*: ***Syn:*** *sakrolumbal*; Lendenregion oder Lendenwirbel und Kreuzbein/Os sacrum betreffend; Ⓔ *relating to both lumbar vertebrae and sacrum, lumbosacral, sacrolumbar*

Lum|bo|sa|kral|ge|lenk *nt*: ***Syn:*** *Articulatio lumbosacralis*; Gelenk zwischen letztem Lendenwirbel und Kreuzbein; Ⓔ *lumbosacral articulation, lumbosacral joint*

lum|bo|tho|ra|kal *adj*: ***Syn:*** *thorakolumbal*; Lendenwirbelsäule und Brustkorb/Thorax betreffend; Ⓔ *relating to both lumbar and throacic regions, thoracolumbar, thoracicolumbar*

Lum|bus *m, pl* **-bi**: Lende; Ⓔ *loin, lumbus*

Lu|men *nt*: **1.** SI-Einheit des Lichtstroms **2.** Lichtung, Hohlraum; Ⓔ **1.** *lumen* **2.** *lumen*

Lu|mi|nes|zenz *f*: ***Syn:*** *Kaltlicht*; Lichtausstrahlung nach Aufnahme von Energie; Ⓔ *luminescence*

Lum|pek|to|mie *f*: ***Syn:*** *Segmentresektion, Quadrantenresektion, Tylektomie*; Form der brusterhaltenden Tumorentfernung bei Brustkrebs*, bei der nur der Tumor und angrenzendes Gewebe entfernt werden; Ⓔ *segmental mastectomy, segmental breast resection, partial mastectomy, lumpectomy, tylectomy*

Lum|pen|sor|tie|rer|krank|heit *f*: → *Lungenmilzbrand*

Lu|nar|mo|nat *m*: in der Geburtshilfe und Gynäkologie verwendeter 28-Tage-Monat; Ⓔ *lunar month*

Lu|na|tis|mus *m*: Mondsüchtigkeit; Ⓔ *lunatism*

Lu|na|tum *nt*: Mondbein, Os* lunatum; Ⓔ *lunate bone, intermediate carpal bone, intermediate bone, lunare, lunate, semilunar bone*

Lu|na|tum|lu|xa|ti|on *f*: traumatische Verrenkung des Os lunatum; Ⓔ *Kienböck's dislocation, dislocation of the lunate*

Lu|na|tum|ma|la|zie *f*: ***Syn:*** *Kienböck-Krankheit, Morbus Kienböck*; aseptische Osteonekrose* des Os lunatum; Ⓔ *Kienböck's disease (of the lunate), avascular necrosis of lunate, lunatomalacia, lunate malacia*

Lun|ge *f*: ***Syn:*** *Pulmo*; aus zwei Flügeln [rechter und linker Lungenflügel] bestehendes Organ des Brustraums, das dem Gasaustauch zwischen Körper und Umwelt dient; Ⓔ *lung, pulmo*

Lun|gen|a|de|no|ma|to|se *f*: ***Syn:*** *bronchiolo-alveoläres Lungenkarzinom, Alveolarzellkarzinom, Alveolarzellenkarzinom, Carcinoma alveolocellulare, Carcinoma alveolare*; seltenes Adenokarzinom* der Lunge; trotz frühzeitiger hämatogener Metastasierung* ist die Prognose relativ gut; Ⓔ *alveolar cell carcinoma, alveolar cell tumor, pulmonary adenomatosis, pulmonary carcinosis, bronchiolar carcinoma, bronchioloalveolar carcinoma, bronchoalveolar carcinoma, bronchoalveolar pulmonary carcinoma, bronchiolar adenocarcinoma*

Lun|gen|a|di|a|spi|ro|my|ko|se *f*: ***Syn:*** *Adiaspiromykose*; durch **Emmonsia**-Species hervorgerufene Pilzerkrankung der Lunge; Ⓔ *haplomycosis, adiaspiromycosis*

L

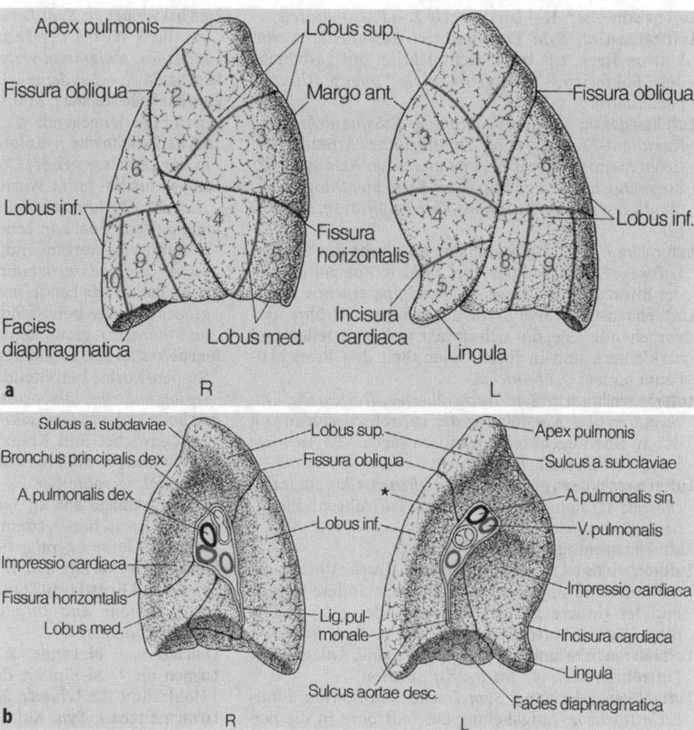

Abb. 51. Rechte und linke Lunge. **a** von lateral, **b** von medial; Arterien sind schwarz und Venen blau dargestellt

Lun|gen|al|ve|o|len *pl*: → *Lungenbläschen*

Lun|gen|a|mö|bi|a|sis *f, pl* **-ses**: Lungenbefall mit **Entamoeba histolytica**; Ⓔ *pulmonary amebiasis*

Lun|gen|an|thr|a|ko|se *f*: *Syn: Kohlenstaublunge, Kohlenstaubpneumokoniose, Anthrakose, Anthracosis pulmonum*; zu den Pneumokoniosen* zählende, durch langjährige Einatmung von Kohlenstaub hervorgerufene Erkrankung; die Ablagerung in den Alveolen führt zur Ausbildung eines Lungenemphysems*; Ⓔ *black lung, pulmonary anthracosis, coal miner's lung, coal miner's phthisis, miner's phthisis, collier's lung, miner's lung, pneumoconiosis of coal workers*

Lun|gen|a|pla|sie *f*: *Syn: Apneumie*; unvollständige Entwicklung der Lunge; Ⓔ *apneumia*

Lun|gen|as|per|gil|lo|se *f*: meist sekundärer Befall der Lunge mit Aspergillus*-Species bei Tuberkulose* oder HIV-Infektion; typisch sind radiologisch sichtbare Aspergillome*; Ⓔ *pulmonary aspergilloma*

Lun|gen|a|tel|ek|ta|se *f*: *Syn: Atelektase*; verminderter oder fehlender Luftgehalt der Lungenbläschen mit Kollaps der betroffenen Lungenteile; Ⓔ *atelectasis*

Lun|gen|at|mung *f*: *Syn: äußere Atmung*; Gesamtheit von Gastransport in die Lunge [Inspiration], Diffusion der Atemgase durch die alveoläre Membran und Abtransport der Gase [Exspiration]; Ⓔ *respiration, external respiration, pulmonary respiration*

Lun|gen|bil|har|zi|o|se *f*: *Syn: Schistosomiasis pulmonalis*; seltene, mit unspezifischen Symptomen verlaufende Infektion durch Schistosoma* mansoni; in Ausnahmefällen kommt es zu Nekrose* und Zeichen einer pulmonalen Hypertension*; Ⓔ *pulmonary schistosomiasis*

Lun|gen|blä|hung *f*: → *Lungenemphysem*

Lun|gen|bläs|chen *pl*: *Syn: Lungenalveolen, Alveoli pulmonis*; bläschenförmige Endabschnitte der Luftwege, in denen der Gasaustauch stattfindet; Ⓔ *air vesicles, pulmonary alveoli, pulmonary vesicles, Malpighi's vesicles, alveoli*

Lun|gen|brand *m*: → *Lungengangrän*

Lun|gen|can|di|do|se *f*: Pilzbefall der Lunge durch Candida*-Species; Ⓔ *candidiasis of the lung, pneumonomonilliasis*

Lun|gen|e|chi|no|kok|ko|se *f*: Echinokokkose* der Lunge; Ⓔ *pulmonary hydatidosis, pulmonary echinococcosis*

Lun|gen|e|gel *m*: *Syn: Paragonimus ringeri/westermani*; meist paarweise im Lungengewebe parasitierende Trematode; Ⓔ *lung fluke, Paragonimus ringeri/westermani*

Lun|gen|e|gel|in|fek|ti|on *f*: → *Paragonimiasis*

Lun|gen|em|bo|lie *f*: Verschluss einer Lungenarterie durch einen Embolus*; Ⓔ *pulmonary embolism*

Lun|gen|em|bo|lus *m*: eine Lungenembolie auslösender Embolus*; Ⓔ *pulmonary embolus*

Lun|gen|em|phy|sem *nt*: *Syn: Lungenblähung, Emphysema pulmonum*; meist erworbene [Raucher], irreversible Überblähung der Lungenalveolen mit Veränderung oder Zerstörung des Lungengewebes; Ⓔ *pulmonary emphysema, emphysema, emphysema of lung, pneumonectasis, pneumonectasia*

Lun|gen|ent|zün|dung *f*: *Syn: Pneumonie, Pneumonia*; Entzündung des Lungenparenchyms; Ⓔ *inflammation of the lungs, pneumonia, pulmonitis, pneumonitis, peripneumonia, peripneumonitis*

Lun|gen|fell *nt*: *Syn: Pleura visceralis, Pleura pulmonalis*; das die Lunge bedeckende Blatt des Brustfells; Ⓔ *pulmonary pleura, visceral pleura*

Lun|gen|fell|ent|zün|dung *f*: *s.u. Pleuritis*; Ⓔ *pulmonary pleurisy, visceral pleurisy*

Lun|gen|fi|bro|se *f*: meist durch chronisch-entzündliche Lungenerkrankungen hervorgerufener bindegewebiger Umbau des Lungengewebes mit Entwicklung einer restriktiven Ventilationsstörung*; Ⓔ *pulmonary*

fibrosis, pneumonocirrhosis

diffuse interstitielle Lungenfibrose: *Syn: Lungenzirrhose*; Fibrose mit diffusem Befall des Interstitialgewebes; führt zu Reduktion der Lungenvolumina und restriktiver Ventilationsstörung*; Ⓔ *cirrhosis of lung, pulmonary cirrhosis, pneumonocirrhosis, idiopathic pulmonary fibrosis, diffuse interstitial pulmonary fibrosis*

diffuse progressive interstitielle Lungenfibrose: *Syn: Hamman-Rich-Syndrom*; ätiologisch ungeklärte Lungenfibrose mit Zerstörung der Alveolen und Ausbildung einer Wabenlunge*; verläuft oft fulminant mit tödlichem Ausgang innerhalb mehrerer Monate; Ⓔ *Hamman-Rich syndrome*

idiopathische Lungenfibrose: *Syn: fibrosierende Alveolitis*; Lungenfibrose ohne nachweisbare Ursache; Ⓔ *fibrosing alveolitis*

interstitielle Lungenfibrose: *Syn: chronisch interstitielle Pneumonitis*; zu Fibrosierung des interstitiellen Lungengewebes führende Lungenerkrankung; führt zur Entwicklung einer restriktiven Ventilationsstörung; Ⓔ *chronic fibrous pneumonia*

Lun|gen|fis|tel *f*: **1.** irrtümliche Bezeichnung für Bronchusfistel* **2.** → *arteriovenöse Lungenfistel*; Ⓔ **1.** *pulmonary fistula* **2.** → *arteriovenöse Lungenfistel*

arteriovenöse Lungenfistel: angeborene Verbindung zwischen einer oder mehreren peripheren Lungenarterien und -venen; Ⓔ *arteriovenous pulmonary aneurysm*

Lun|gen|gan|grän *f*: *Syn: Lungenbrand, Gangraena pulmonum*; herdförmige oder diffuse Gangrän des Lungengewebes, die als Sekundärinfektion von Bronchiektasen oder einem Abszess entsteht; Ⓔ *necropneumonia*

Lun|gen|hä|mo|si|de|ro|se *f*: durch die Einlagerung von Eisenkomplexen gekennzeichnete Lungenerkrankung; oft gleichgesetzt mit idiopathischer Lungenhämosiderose; Ⓔ *pulmonary hemosiderosis*

idiopathische Lungenhämosiderose: *Syn: Ceelen-Gellerstedt-Syndrom, primäre Lungenhämosiderose, idiopathische Lungensiderose, Morbus Ceelen*; Lungenerkrankung mit rezidivierenden Blutungen in die Alveolarsepten und Alveolen; dadurch kommt es zu Eisenablagerung und Entwicklung einer fortschreitenden Lungenfibrose*; Ⓔ *Ceelen's disease, Ceelen-Gellerstedt syndrome, primary pulmonary hemosiderosis, idiopathic pulmonary hemosiderosis*

primäre Lungenhämosiderose: → *idiopathische Lungenhämosiderose*

Lun|gen|her|nie *f*: *Syn: Pneumatozele, Pneumozele*; hernienartiger Vorfall von Lungengewebe durch einen Defekt in der Thoraxwand; Ⓔ *pneumatocele, pneumocele, pneumonocele, pleurocele*

Lun|gen|hi|lus|ent|zün|dung *f*: *Syn: Hilitis*; Lymphknotenentzündung im Lungenhilus; Ⓔ *inflammation of the hilus of the lung, hilitis*

Lun|gen|hy|po|pla|sie *f*: angeborene Kleinheit der Lunge, Unterentwicklung der Lunge; Ⓔ *pulmonary hypoplasia*

Lun|gen|in|du|ra|ti|on *f*: Verhärtung des Lungengewebes; Ⓔ *pulmonary induration*

Lun|gen|in|farkt *m*: Infarzierung meist peripherer Lungenabschnitte durch eine Verlegung von Pulmonalarterienästen; i.d.R. handelt es sich um einen **hämorrhagischen Lungeninfarkt** [mit Einblutung], seltener um einen **anämischen Lungeninfarkt**; Ⓔ *pulmonary infarction*

Lun|gen|in|fil|trat *nt*: Verdichtung von Lungengewebe durch Exsudat und Zelleinwanderung; Ⓔ *pulmonary infiltration*

Lun|gen|kal|zi|no|se, me|tas|ta|ti|sche *f*: *Syn: Pneumokalzinose, Bimssteinlunge, Tuffsteinlunge*; metastatische Verkalkung des Lungengewebes bei einer länger bestehenden Hyperkalzämie*; Ⓔ *pumice lung, metastatic pulmonary calcinosis, tuffa lung*

Lun|gen|ka|pa|zi|tät, totale *f*: *Syn: Totalkapazität*; in der Lunge vorhandenes Gasvolumen nach maximaler Einatmung; Ⓔ *total capacity, total lung capacity*

Lun|gen|kar|zi|nom *nt*: *Syn: Lungenkrebs*; bösartiger Tumor der Lunge; i.e.S. das Bronchialkarzinom*; Ⓔ *lung cancer, bronchogenic carcinoma, bronchial carcinoma, bronchiogenic carcinoma, pulmonary carcinoma, lung carcinoma*

bronchiolo-alveoläres Lungenkarzinom: *Syn: Alveolarzellkarzinom, Alveolarzellenkarzinom, Lungenadenomatose, Carcinoma alveolocellulare, Carcinoma alveolare*; seltenes Adenokarzinom* der Lunge; trotz frühzeitiger hämatogener Metastasierung* ist die Prognose relativ gut; Ⓔ *bronchioloalveolar carcinoma*

Lun|gen|kon|tu|si|on *f*: *Syn: Lungenquetschung, Lungenprellung, Kontusionslunge*; v.a. durch Verkehrsunfälle verursachte stumpfe Verletzung des Lungengewebes mit Einblutung; Ⓔ *pulmonary contusion, lung contusion*

Lun|gen|krebs *m*: → *Lungenkarzinom*

Lun|gen|kreis|lauf *m*: *Syn: kleiner Kreislauf*; Teil des Blutkreislaufes, der sauerstoffarmes Blut vom Herzen in die Lunge transportiert und sauerstoffreiches Blut zurück zum Herzen führt; Ⓔ *pulmonary circulation, lesser circulation, minor circulation*

Lun|gen|lymph|kno|ten *pl*: *Syn: Nodi lymphoidei intrapulmonales*; entlang der Bronchien im Lungenparenchym liegende kleine Lymphknoten; Ⓔ *pulmonary lymph nodes*

Lun|gen|milz|brand *m*: *Syn: Anthraxpneumonie, Wollsortiererkrankheit, Lumpensortiererkrankheit, Hadernkrankheit*; durch Einatmen von Bacillus* anthracis hervorgerufene Lungenform des Milzbrandes; Ⓔ *inhalational anthrax, pulmonary anthrax, anthrax pneumonia, ragsorter's disease, ragpicker's disease, woolsorter's disease, woolsorter's pneumonia*

Lun|gen|my|ko|se *f*: *Syn: Pneumomykose, Pneumonomykose*; Pilzerkrankung der Lunge; Ⓔ *pneumomycosis, pneumonomycosis*

Lun|gen|ö|dem *nt*: Flüssigkeitsansammlung im Lungengewebe [**interstitielles Lungenödem**] oder den Lungenbläschen [**intraalveoläres Lungenödem**]; die häufigsten Ursachen sind Linksherzinsuffizienz [**kardiales Lungenödem**], Verminderung des kolloidosmotischen Drucks und erhöhte Gefäßdurchlässigkeit; Ⓔ *edema of lung, wet lung, pulmonary edema, pneumonedema*

Lun|gen|per|fu|si|ons|szin|ti|gra|fie, -gra|phie *f*: *s.u. Lungenszintigrafie*; Ⓔ *lung perfusion scintigraphy*

Lun|gen|pest *f*: *Syn: Pestpneumonie*; Pneumonie* durch Einatmung von Pesterregern oder Streuung aus Herden im Körper; Ⓔ *lung plague, pulmonic plague, plague pneumonia, pneumonic plague*

Lun|gen|phthi|se *f*: → *Lungenschwindsucht*

Lun|gen|prel|lung *f*: → *Lungenkontusion*

Lun|gen|pro|te|i|no|se *f*: *Syn: pulmonale alveoläre Proteinose, Alveolarproteinose*; seltene, chronisch-verlaufende Lungenerkrankung durch eine übermäßige Produktion von Surfactant-Faktor*; Ⓔ *pulmonary alveolar proteinosis*

Lun|gen|quet|schung *f*: → *Lungenkontusion*

Lun|gen|rund|herd *m*: *Syn: Rundschatten, Rundherd*; runder Verdichtungsherd im Lungenröntgenbild; Ⓔ *coin lesion, coin-shaped density*

Lun|gen|schwind|sucht *f*: *Syn: Lungenphthise, Phthisis pulmonum*; Lungentuberkulose* mit ausgeprägter Kachexie*; Ⓔ *phthisis, pulmonary phthisis*

Lun|gen|si|de|ro|se *f*: *Syn: Eisenlunge, Eisenstaublunge, Schweißerlunge, Siderosis pulmonum*; benigne, rückbildungsfähige Pneumokoniose* durch Ablagerung von

Eisenstaub; Ⓔ *arcwelder lung, siderosis, pulmonary siderosis*

idiopathische Lungensiderose: *Syn: Ceelen-Gellerstedt-Syndrom, primäre Lungenhämosiderose, idiopathische Lungenhämosiderose, Morbus Ceelen*; Lungenerkrankung mit rezidivierenden Blutungen in die Alveolarsepten und Alveolen; dadurch kommt es zu Eisenablagerung und Entwicklung einer fortschreitenden Lungenfibrose*; Ⓔ *Ceelen's disease, Ceelen-Gellerstedt syndrome, primary pulmonary hemosiderosis, idiopathic pulmonary hemosiderosis*

Lun|gen|si|li|ko|se *f*: *Syn: Quarzstaublunge, Quarzstaublungenerkrankung, Silikose, Steinstaublunge, Kieselstaublunge*; durch Einatmen von quarzhaltigem Staub hervorgerufene Pneumokoniose* mit chronisch progredienter Lungenfibrose*; führt im Laufe der Zeit zu obstruktiver und restriktiver Ventilationsstörung*; Ⓔ *pneumosilicosis*

Lun|gen|skle|ro|se *f*: sklerosierende Verhärtung des interstitiellen Lungengewebes; Ⓔ *pulmonary sclerosis*

emphysematöse Lungensklerose: Lungensklerose mit Emphysembildung; Ⓔ *emphysematous sclerosis, emphysematous pulmonary sclerosis*

Lun|gen|spit|zen|tu|ber|ku|lo|se *f*: *Syn: Spitzentuberkulose, apikaler Reinfekt*; Befall der Lungenspitzen im Rahmen einer lokalisierten hämatogenen Streuung einer Lungentuberkulose*; Ⓔ *apical tuberculosis, apical pulmonary tuberculosis*

Lun|gen|stau|ung *f*: Abflussbehinderung des Blutes aus der Lunge; führt zur Entwicklung einer Stauungslunge; Ⓔ *pulmonary congestion, pneumonemia*

Lun|gen|stein *m*: *Syn: Pulmolith, Pneumolith*; Steinbildung im Lungengewebe; Ⓔ *pneumolith, pulmolith*

Lun|gen|szin|ti|gra|fie, -gra|phie *f*: Szintigrafie* der Lungen zur Untersuchung der Perfusion [**Lungenperfusionsszintigrafie**] oder Ventilation [**Lungenventilationsszintigrafie**]; Ⓔ *pulmonary scintigraphy*

Lun|gen|trans|plan|ta|ti|on *nt*: Transplantation einer oder beider Lungenflügel; Ⓔ *lung transplantation, pulmonary transplantation*

Lun|gen|tu|ber|ku|lo|se *f*: durch Mycobacterium* tuberculosis hervorgerufene, akute oder chronische granulomatöse Entzündung des Lungengewebes; häufigste Form der Tuberkulose*; führt durch eine hämatogene oder lymphogene Streuung zum Befall anderer Organe; Ⓔ *tuberculosis of the lung, pulmonary tuberculosis, pulmonary phthisis, phthisis, pneumonophthisis*

azino-noduläre Lungentuberkulose: durch bronchogene Streuung entstehende, chronisch produktive Lungentuberkulose mit kleeblattförmigen grauweißen Herden und zentraler Nekrose; Ⓔ *acinonodular tuberculosis, acinonodular pulmonary tuberculosis*

exsudative Lungentuberkulose: oft mit Kavernenbildung einhergehende akute oder chronische verkäsende Pneumonie*; Ⓔ *exudative pulmonary tuberculosis*

kavernöse Lungentuberkulose: Lungentuberkulose mit unter Umständen ausgedehnter Hohlraumbildung; Ⓔ *cavitary tuberculosis*

offene Lungentuberkulose: *Syn: offene Tuberkulose*; infektiöse Form der Tuberkulose mit Ausscheidung von Erregern im Sputum; meist bei kavernöser Lungentuberkulose mit Anschluss an einen Ableitungsbronchus; Ⓔ *open tuberculosis*

produktive Lungentuberkulose: von einer proliferativproduktiven Reaktion mit Ausbildung von Tuberkulomen* oder azinös-nodulären Herden gekennzeichnete Verlaufsform; Ⓔ *productive tuberculosis, productive pulmonary tuberculosis*

Lun|gen|ve|nen|trans|po|si|ti|on *f*: *Syn: Pulmonalvenentransposition*; angeborene Angiokardiopathie* mit Einmündung der Lungenvenen in den rechten Vorhof; Ⓔ *transposition of pulmonary veins*

Lun|gen|ven|ti|la|ti|ons|szin|ti|gra|fie, -gra|phie *f*: s.u. *Lungenszintigrafie*; Ⓔ *ventilation lung scan*

Lun|gen|wie|der|be|le|bung *f*: *Syn: respiratorische Reanimation*; Wiederbelebung bei Atemstillstand; Ⓔ *respiratory resuscitation, pulmonary resuscitation*

Lun|gen|zir|rho|se *f*: *Syn: diffuse interstitielle Lungenfibrose*; Lungenfibrose* mit diffusem Befall des Interstitialgewebes; führt zu Reduktion der Lungenvolumina und restriktiver Ventilationsstörung*; Ⓔ *pulmonary cirrhosis, (idiopathic) pulmonary fibrosis, diffuse interstitial pulmonary fibrosis, cirrhosis of lung, pneumonocirrhosis*

Lun|gen|zys|ten *pl*: angeborene [Zystenlunge*] oder erworbene [Echinokokkenzyste] Zysten im Lungengewebe; Ⓔ *pulmonary cysts*

Lu|nu|la *f, pl* **-lae**: halbmondförmige/sichelförmige Struktur; Ⓔ *lunula, lunule*

Lunula unguis: Nagelhalbmond; Ⓔ *half-moon, lunula of nail, lunula, lunule*

Lunulae valvularum semilunarium valvae aortae: halbmondförmiger Randstreifen der Segelklappen der Aortenklappe; Ⓔ *lunulae of semilunar cusps of aortic valve*

Lunulae valvularum semilunarium valvae trunci pulmonalis: halbmondförmiger Randstreifen der Segelklappen der Pulmonalklappe; Ⓔ *lunulae of semilunar cusps of pulmonary valve*

lu|nu|lar *adj*: *Syn: semilunar*; halbmondförmig; Ⓔ *lunular, lunulate, lunulated*

lu|po|id *adj*: *Syn: lupös*; in der Art eines Lupus, lupusähnlich; Ⓔ *resembling lupus, lupoid, lupiform, lupous*

lu|pös *adj*: → *lupoid*

Lu|pus *m*: Kurzbezeichnung für Lupus* erythematodes und Hauttuberkulose [Lupus* vulgaris]; Ⓔ *lupus*

Lupus erythematodes: *Syn: Lupus erythematosus, Erythematodes, Schmetterlingsflechte*; Autoimmunerkrankung der Haut und innerer Organe, bei der Antikörper gegen Zellkernantigene [**antinukleäre Antikörper**] gefunden werden; die verschiedenen Lupusformen haben unterschiedliche Auslöser und Verläufe; Ⓔ *lupus erythematosus, lupus erythematodes*

Lupus erythematodes chronicus: → *Lupus erythematodes integumentalis*

Lupus erythematodes chronicus discoides: *Syn: discoid lupus erythematosus, nagende Flechte, chronischer diskoider Lupus erythematodes*; häufigste Form des Lupus erythematodes integumentalis mit scheibenförmigen, scharfbegrenzten Herden, die v.a. im Gesicht vorkommen; Ⓔ *discoid lupus erythematosus, chronic discoid lupus erythematosus*

chronischer diskoider Lupus erythematodes: → *Lupus erythematodes chronicus discoides*

Lupus erythematodes integumentalis: *Syn: Lupus erythematodes chronicus*; chronischer Lupus erythematodes der Haut ohne Beteiligung innerer Organe; Ⓔ *cutaneous lupus erythematosus*

Lupus erythematodes profundus: *Syn: Lupus-Pannikulitis*; Sonderform des Lupus erythematodes integumentalis mit schmerzhaft geröteten Knoten des subkutanen Fettgewebes; Ⓔ *lupus panniculitis, LE panniculitis*

systemischer Lupus erythematodes: → *Lupus erythematodes visceralis*

Lupus erythematodes visceralis: *Syn: systemischer Lupus erythematodes, Systemerythematodes*; generalisierte Form des Lupus erythematodes mit Befall innerer Organe; bei der Auslösung spielen eine genetische Veranlagung und endogene [Hormone, Stress] und exogene [Medikamente, Traumen] Faktoren eine Rolle; Ⓔ *systemic lupus erythematosus, disseminated lupus erythematosus, SLE-like syndrome*

Lupus erythematosus: → *Lupus erythematodes*

Lupus erythematosus pemphigoides: ***Syn:*** *Senear-Usher-Syndrom, Pemphigus erythematosus/seborrhoicus*; Mischform von Pemphigus* foliaceus und Lupus erythematosus; Ⓔ *Senear Usher syndrome, Senear Usher disease*
Lupus mutilans: Lupus vulgaris mit Entstellung der Patienten; Ⓔ *lupus mutilans*
Lupus pernio: ***Syn:*** *Chilblain-Lupus*; Form des Lupus* erythematodes mit bläulichen Knoten an den kälteexponierten Akren; Ⓔ *chilblain lupus, chilblain lupus erythematosus*
Lupus vulgaris: ***Syn:*** *Tuberculosis cutis luposa, Tuberculosis luposa cutis et mucosae*; v.a. das Gesicht betreffende, häufigste Form der Hauttuberkulose; Ⓔ *lupus vulgaris*

Lupus erythematodes-Körper *pl*: ***Syn:*** *L.E.-Körper*; Einschlusskörper in Lupus erythematodes-Zellen; Ⓔ *LE bodies*

Lupus erythematodes-Zellen *pl*: ***Syn:*** *L.E.-Zellen*; typische neutrophile Granulozyten mit basophilen Einschlusskörpern bei Lupus* erythematodes; Ⓔ *LE cells, lupus erythematosus cells*

Lu|pus|ne|phri|tis *f, pl* **-ti|den:** ***Syn:*** *Lupusniere, Lupusnephropathie*; Immunkomplexnephritis* bei Lupus* erythematodes visceralis; Ⓔ *lupus nephritis*

Lu|pus|ne|phro|pa|thie *f*: →*Lupusnephritis*

Lu|pus|nie|re *f*: →*Lupusnephritis*

Lu|pus|pan|ni|ku|li|tis *f, pl* **-ti|den:** →*Lupus erythematodes profundus*

Luschka-Foramen *nt*: ***Syn:*** *Apertura lateralis ventriculi quarti*; beidseitige, seitliche Öffnung des IV. Ventrikels; Ⓔ *foramen of Luschka, foramen of Key and Retzius, lateral aperture of fourth ventricle*

lu|te|al *adj*: Corpus* luteum betreffend; Ⓔ *relating to the corpus luteum, luteal, luteinic*

Lu|te|al|pha|se *f*: ***Syn:*** *gestagene Phase, Sekretionsphase, Gelbkörperphase, Transformationsphase*; zweite Phase des Menstruationszyklus; die Zeit vom Eisprung bis zur Monatsblutung; Ⓔ *luteal stage, luteal phase, progestational stage, progestional phase, secretory phase, secretory stage, gestagenic phase, gestagenic stage, beta phase*

Lu|te|i|ni|sie|rungs|hor|mon *nt*: ***Syn:*** *luteinisierendes Hormon*; im Hypohysenvorderlappen gebildetes gonadotropes Hormon, das bei der Frau an Follikelreifung, Ovulation und der Gelbkörperbildung teilnimmt; Ⓔ *luteinizing hormone, interstitial cell stimulating hormone, luteinizing principle, Aschheim-Zondek hormone*

Lu|te|i|nom *nt*: →*Luteom*

Lu|te|in|zys|te *f*: von Luteinzellen ausgekleidete Eierstockzyste; Ⓔ *lutein cyst*

Lutembacher-Komplex *m*: →*Lutembacher-Syndrom*

Lutembacher-Syndrom *nt*: ***Syn:*** *Lutembacher-Komplex*; angeborener Vorhofseptumdefekt* mit Mitralstenose*; Ⓔ *Lutembacher's disease, Lutembacher's complex, Lutembacher's syndrome*

Lu|te|o|hor|mon *nt*: →*Progesteron*

Lu|te|om *nt*: ***Syn:*** *Luteinom*; Progesteron-bildender Eierstocktumor; Ⓔ *luteinoma, luteoma, luteinized granulosa-theca cell tumor*

Lutheran-Blutgruppen *pl*: ***Syn:*** *Lutheran-Blutgruppensystem*; Blutgruppensystem, dessen Antigene eine milde Transfusionsreaktion auslösen können; Ⓔ *Lutheran blood groups, Lu blood groups*

Lutz-Splendore-Almeida-Krankheit *f*: ***Syn:*** *südamerikanische Blastomykose, brasilianische Blastomykose, Parakokzidioidomykose, Paracoccidioidomycose, Granuloma paracoccidioides*; in Südamerika vorkommende, systemische Mykose* mit hauptsächlichem Befall der Schleimhaut von Mund und Nase sowie der angrenzenden Gesichtshaut; Ⓔ *Lutz-Splendore-Almeida disease, Almeida's disease, Brazilian blastomycosis, South American blastomycosis, paracoccidioidomycosis, paracoccidioidal granuloma*

Lux *nt*: Einheit der Beleuchtungsstärke; Ⓔ *lux, meter-candle, candle-meter*

Lu|xa|tio *f, pl* **-ti|o|nes:** →*Luxation*
Luxatio axillaris: *s.u. Schultergelenkluxation*; Ⓔ *axillary shoulder dislocation*
Luxatio coxae: ***Syn:*** *Hüftgelenkluxation*; angeborene [**Luxatio coxae congenita**] oder erworbene Verrenkung des Hüftgelenks; Ⓔ *dislocation of the hip*
Luxatio genus: ***Syn:*** *Knieluxation, Kniegelenkluxation, Luxatio tibiae*; angeborene [selten] oder erworbene Verrenkung des Schienbeins im Kniegelenk; Ⓔ *dislocation of the knee joint*
Luxatio humeri: →*Schultergelenkluxation*
Luxatio mandibulae: ***Syn:*** *Kieferluxation*; Unterkieferverrenkung; Ⓔ *temporomandibular dislocation, jaw dislocation*
Luxatio subcoracoidea: *s.u. Schultergelenkluxation*; Ⓔ *anterior shoulder dislocation*
Luxatio tibiae: →*Luxatio genus*

Lu|xa|ti|on *f*: ***Syn:*** *Luxatio*; Verrenkung, Ausrenkung; Ⓔ *luxation, luxatio, dislocation*

Lu|xa|ti|ons|frak|tur *f*: ***Syn:*** *Frakturdislokation, Verrenkungsbruch*; Fraktur* mit Luxation* der Fragmente oder eines angrenzenden Knochens; Ⓔ *fracture-dislocation, fractured dislocation, dislocation fracture*

Luys-Kern *m*: ***Syn:*** *Luys-Körper, Corpus Luys, Nucleus subthalamicus*; grauer Kern am Boden des III. Ventrikels*; Ⓔ *Luys' body*

Ly-, ly- *präf.*: →*Lyo-*

Ly|a|se *f*: Enzym, das die Spaltung eines Moleküls katalysiert; Ⓔ *lyase*

Lyell-Syndrom *nt*: ***Syn:*** *medikamentöses Lyell-Syndrom, Syndrom der verbrühten Haut, Epidermolysis acuta toxica, Epidermolysis necroticans combustiformis*; durch Medikamente [Barbiturate, Sulfonamide] verursachte flächenhafte Nekrolyse der Epidermis* mit subepidermaler Blasenbildung; Ⓔ *Lyell's disease, Lyell's syndrome, Ritter's disease, scalded skin syndrome, non-staphylococcal scalded skin syndrome, toxic epidermal necrolysis, toxic bullous epidermolysis*
medikamentöses Lyell-Syndrom: →*Lyell-Syndrom*
staphylogenes Lyell-Syndrom: ***Syn:*** *Ritter-Krankheit, Ritter-Dermatitis, Morbus Ritter von Rittershain, Pemphigoid der Säuglinge, Syndrom der verbrühten Haut, Dermatitis exfoliativa neonatorum, Epidermolysis toxica acuta*; durch Bakterientoxine von Staphylococcus* aureus hervorgerufene flächenhafte Hautablösung; Ⓔ *staphylococcal scalded skin syndrome*

Lyme-Borreliose *f*: →*Lyme-Disease*

Lyme-Disease *nt*: ***Syn:*** *Lyme-Krankheit, Lyme-Borreliose, Erythema-migrans-Krankheit, Zeckenborreliose*; meist durch Zecken, selten auch durch Stechmücken, übertragene Infektionskrankheit durch Borrelia* burgdorferi; i.d.R. kommt es zu unspezifischen Symptomen [Kopf-, Gliederschmerzen, Fieber, gastrointestinale Beschwerden], gefolgt von dermatologischen [Erythema* chronicum migrans], orthopädischen [Arthritis*, Arthralgie*] oder neurologischen Krankheitsbildern [Bannwarth-Syndrom*]; Ⓔ *Lyme disease, Lyme arthritis*

Lyme-Krankheit *f*: →*Lyme-Disease*

Lymph-, lymph- *präf.*: Wortelement mit der Bedeutung „Lymphe"; Ⓔ *lymphoid, lymphatic, lymphous, lymph(o)-*

Lym|pha *f*: →*Lymphe*

Lymph|a|de|nek|to|mie *f*: Lymphknotenentfernung, Lymphknotenexstirpation; Ⓔ *lymphadenectomy*

Lymph|a|de|nie *f*: ***Syn:*** *Lymphadenopathie*; Lymphknotenerkrankung; Ⓔ *lymphadenopathy, lymphadenia, adenopathy*

Lymph|a|de|ni|tis *f, pl* **-ti|den**: *Syn: Lymphknotenentzündung, Adenitis*; entzündliche Lymphknotenvergrößerung; Ⓔ *inflammation of a lymph node, lymphadenitis, lymphnoditis, adenitis, adenolymphitis*
akute unspezifische Lymphadenitis: *Syn: Sinuskatarrh, Sinushistiozytosis*; Histiozytenvermehrung im Lymphknotensinus bei akuter oder chronischer unspezifischer Entzündung; Ⓔ *acute nonspecific lymphadenitis, sinus catarrh, sinus histiocytosis*
dermatopathische Lymphadenitis: *Syn: dermatopathische Lymphadenopathie/Lymphopathie, lipomelanotische Retikulose, Pautrier-Woringer-Syndrom*; reversible, reaktive Lymphknotenschwellung, besonders der Achsel- und Leistenlymphknoten, als Begleitsymptom bei ausgedehnten Dermatosen; Ⓔ *lipomelanic reticulosis, dermatopathic lymphadenopathy*
Lymphadenitis mesenterialis: →*Lymphadenitis mesenterica*
Lymphadenitis mesenterialis acuta: *Syn: Masshoff-Lymphadenitis*; meist durch Yersinia* pseudotuberculosis hervorgerufene, akute Entzündung der Mesenteriallymphknoten des Kindesalters; Ⓔ *acute mesenteric lymphadenitis, acute mesenteric adenitis, Masshoff's lymphadenitis*
Lymphadenitis mesenterica: *Syn: Mesenteriallymphadenitis, Lymphadenitis mesenterialis*; spezifische oder unspezifische Entzündung der Mesenteriallymphknoten; Ⓔ *mesenteric lymphadenitis, mesenteric adenitis*
Lymphadenitis nuchalis et cervicalis: *Syn: Piringer-Kuchinka-Syndrom, zervikonuchale Lymphadenitis*; subakute Lymphadenitis des Halsbereichs unklarer Ätiologie; Ⓔ *Piringer's lymphadenitis*
Lymphadenitis tuberculosa: *Syn: Lymphknotentuberkulose, Tuberkulose-Lymphom*; tuberkulöse Lymphknotenentzündung; Ⓔ *lymph node tuberculosis, tuberculous lymphadenitis, tuberculous lymphadenopathy*
zervikonuchale Lymphadenitis: →*Lymphadenitis nuchalis et cervicalis*
lymph|a|de|ni|tisch *adj*: Lymphknotenentzündung/Lymphadenitis betreffend, von ihr betroffen oder gekennzeichnet; Ⓔ *relating to or marked by lymphadenitis, lymphadenitic*
Lymph|a|de|no|gra|fie, -gra|phie *f*: Röntgenkontrastdarstellung von Lymphknoten; Ⓔ *lymphadenography*
Lymph|a|de|no|gramm *nt*: Röntgenkontrastaufnahme von Lymphknoten; Ⓔ *lymphadenogram*
lymph|a|de|no|id *adj*: lymphknotenähnlich; Lymphknoten betreffend, von Lymphknoten (ab-)stammend; Ⓔ *lymphadenoid*
Lymph|a|de|nom *nt*: Lymphknotenvergrößerung; Lymphom; Ⓔ *lymphadenoma*
Lymph|a|de|no|pa|thie *f*: *Syn: Lymphadenie*; Lymphknotenerkrankung; Ⓔ *lymphadenopathy, lymphadenia, adenopathy*
angioimmunoblastische Lymphadenopathie: *Syn: immunoblastische Lymphadenopathie, Lymphogranulomatosis X*; ätiologisch unklare, generalisierte Erkrankung mit Schwellung der Lymphknoten, Leber und Milz; zum Teil Ausheilung, zum Teil tödlicher Verlauf; Ⓔ *immunoblastic lymphadenopathy, angioimmunoblastic lymphadenopathy with dysproteinemia*
dermatopathische Lymphadenopathie: *Syn: dermatopathische Lymphopathie/Lymphadenitis, lipomelanotische Retikulose, Pautrier-Woringer-Syndrom*; reversible, reaktive Lymphknotenschwellung, besonders der Achsel- und Leistenlymphknoten, als Begleitsymptom bei ausgedehnten Dermatosen; Ⓔ *lipomelanic reticulosis, dermatopathic lymphadenopathy*
immunoblastische Lymphadenopathie: →*angioimmunoblastische Lymphadenopathie*
Lymph|a|de|no|pa|thie|syn|drom, a|ku|tes fe|bri|les *nt*: →*Lymphknotensyndrom, mukokutanes*
Lymph|a|de|no|se *f*: *Syn: Lymphadenosis*; (chronische) Lymphknotenschwellung; Ⓔ *lymphadenosis*
chronische Lymphadenose: veraltete Bezeichnung für chronisch-lymphatische Leukämie*; Ⓔ *chronic lymphocytic leukemia*
Lymph|a|de|no|sis *f, pl* **-ses**: *Syn: Lymphadenose*; (chronische) Lymphknotenschwellung; Ⓔ *lymphadenosis*
Lymphadenosis benigna cutis: *Syn: multiples Sarkoid, Bäfverstedt-Syndrom, benigne Lymphoplasie der Haut, Lymphozytom, Lymphocytoma cutis*; polyätiologische [u.a. Lyme-Disease*], gutartige, tumoröse Proliferation der Haut von Gesicht [v.a. Ohrläppchen], Nacken, Achselhöhlen und Genitalbereich; Ⓔ *cutaneous lymphoplasia, Bäfverstedt's syndrome, Spiegler-Fendt pseudolymphoma, Spiegler-Fendt sarcoid*
Lymph|a|de|no|to|mie *f*: Lymphknoteneröffnung; Ⓔ *lymphadenotomy*
Lymph|a|de|no|ze|le *f*: Lymphknotenzyste; Ⓔ *lymphadenocele, adenolymphocele*
lymph|ähn|lich *adj*: →*lymphoid*
Lymph|an|gi|ek|ta|sie *f*: Lymphgefäßerweiterung; Ⓔ *lymphangiectasis, lymphangiectasia*
lymph|an|gi|ek|ta|tisch *adj*: Lymphangiektasie betreffend; Ⓔ *relating to or marked by lymphangiectasis, lymphangiectatic*
Lymph|an|gi|ek|to|mie *f*: Lymphgefäßentfernung, Lymphgefäßresektion; Ⓔ *lymphangiectomy*
Lymph|an|gi|i|tis *f, pl* **-ti|den**: →*Lymphangitis*
Lymphangiitis dorsalis penis: *Syn: Bubonulus, Nisbet-Schanker*; im Rahmen des Ulcus* molle auftretende Lymphgefäßentzündung des Penis; Ⓔ *bubonulus, Nisbet's chancre*
lymph|an|gi|i|tisch *adj*: →*lymphangitisch*
Lymph|an|gi|o|gra|fie, -gra|phie *f*: Röntgenkontrastdarstellung von Lymphgefäßen; Ⓔ *lymphography, lymphangioadenography, lymphangiography*
Lymph|an|gi|o|gramm *nt*: Röntgenkontrastaufnahme von Lymphgefäße; Ⓔ *lymphogram, lymphangiogram*
Lymph|an|gi|om *nt*: *Syn: Lymphangioma*; i.d.R. angeborener, gutartiger Tumor der Lymphgefäße; Ⓔ *lymphangioma*
Lymph|an|gi|o|ma *nt, pl* **-ma|ta**: →*Lymphangiom*
Lymphangioma cavernosum subcutaneum: *Syn: Lymphangioma circumscriptum profundum*; kissenartige Schwellung von Haut und Schleimhaut; führt u.U. zu Makrocheilie* oder Makroglossie*; Ⓔ *lymphangioma circumscriptum*
Lymphangioma circumscriptum profundum: →*Lymphangioma cavernosum subcutaneum*
Lymphangioma circumscriptum superficiale: →*Lymphangioma cysticum*
Lymphangioma cysticum: *Syn: Lymphangioma circumscriptum superficiale*; zystisches Lymphangiom mit milchig-trüber Flüssigkeit; Ⓔ *cavernous lymphangioma, cystic hygroma, cystic lymphangioma*
lymph|an|gi|o|ma|tös *adj*: Lymphangiom betreffend; Ⓔ *relating to lymphangioma, lymphangiomatous*
Lymph|an|gi|o|my|o|ma|to|sis *f, pl* **-ses**: →*Lymphangiomyomatosis-Syndrom*
Lymphangiomyomatosis-Syndrom *nt*: nur Frauen betreffende, generalisierte, myomatöse Veränderung von Lymphknoten und Lymphgefäßen; Ⓔ *lymphangiomyomatosis*
Lymph|an|gi|o|pa|thie *f*: Erkrankung der Lymphgefäße; Ⓔ *lymphangiopathy*
Lymph|an|gi|o|phle|bi|tis *f, pl* **-ti|den**: Entzündung von Lymphgefäßen und Venen; Ⓔ *lymphangiophlebitis*
lymph|an|gi|o|phle|bi|tisch *adj*: Lymphangiophlebitis betreffend, von ihr betroffen oder gekennzeichnet; Ⓔ *relating to or marked by lymphangiophlebitis*
Lymph|an|gi|o|sis car|ci|no|ma|to|sa *f*: Karzinomausbrei-

tung entlang der Lymphbahnen als makroskopisch sichtbares, weißliches Netz; Ⓔ *lymphangitis carcinomatosa, carcinomatous lymphangiosis*

Lymphlanlgiltis *f, pl* **-tilden:** *Syn: Lymphangiitis*; Lymphgefäßentzündung; Ⓔ *inflammation of the lymphatic vessels, lymphangitis, lymphangeitis, lymphangiitis, lymphatitis, angioleucitis, angioleukitis, angiolymphitis*

lymphlanlgiltisch *adj: Syn: lymphangiitisch*; Lymphgefäßentzündung/Lymphangitis betreffend, von ihr betroffen oder gekennzeichnet; Ⓔ *relating to or marked by lymphangiitis, lymphangiitic, lymphangitic*

lymphlarltig *adj:* → *lymphoid*

Lymlphaltilkolstolmie *f:* Anlegen einer Lymphfistel zur Lymphdrainage; Ⓔ *lymphaticostomy*

lymlphaltisch *adj:* Lymphe oder lymphatisches Organ oder Lymphsystem betreffend; Ⓔ *relating to a lymph vessel or lymph, lymphatic, lymphoid*

Lymlphaltollylse *f:* Zerstörung oder Auflösung des lymphatischen Gewebes; Ⓔ *lymphatolysis*

Lymphldrülse *f:* → *Lymphknoten*

Lymlphe *f: Syn: Lymphflüssigkeit, Lympha*; in den Lymphgefäßen enthaltene wasserklare Flüssigkeit und die darin transportierten Lymphozyten; Ⓔ *lymph, lympha*

Lymphlfisltel *f: Syn: Fistula lymphatica*; meist innere, lymphabsondernde Fistel eines Lymphgefäßes; Ⓔ *lymphatic fistula*

Lymphlflüslsiglkeit *f:* → *Lymphe*

Lymphlfolllilkel *m: Syn: Lymphknötchen, Folliculus lymphaticus, Nodulus lymphoideus, Lymphonodulus*; rundliche Anhäufung von retikulärem Bindegewebe und lymphatischen Zellen in den Lymphknoten oder im Gewebe; Ⓔ *lymph follicle, lymphatic follicle, lymphoid follicle, lymphonodulus*

Lymphlknötlchen *nt:* → *Lymphfollikel*

Lymphlknolten *m: Syn: Lymphdrüse, Nodus lymphoideus, Lymphonodus*; in die Lymphbahnen eingeschaltete bohnenförmige Körper, die aus Rindensubstanz, Mark und Kapsel bestehen; Lymphknoten filtern die Lymphe und entfernen Erreger, Toxine, Zellfragmente u.ä.; Ⓔ *lymph node, lymph gland, lymphatic gland, lymphonodus, lymphaden, lymphoglandula*

mesokolische Lymphknoten: *Syn: Nodi lymphoidei mesocolici*; im Mesokolon* liegende viszerale Bauchlymphknoten; Ⓔ *mesocolic lymph nodes*

pankreatikoduodenale Lymphknoten: *Syn: Nodi lymphoidei pancreaticoduodenales*; Knoten entlang der Arteria* pancreaticoduodenalis inferior [**Nodi lymphoidei pancreaticoduodenales inferiores**] bzw. Arteria* pancreaticoduodenalis superior anterior und posterior [**Nodi lymphoidei pancreaticoduodenales superiores**]; Ⓔ *pancreaticoduodenal lymph nodes*

postvesikale Lymphknoten: *Syn: Nodi lymphoidei retrovesicales/postvesicales*; hinter der Blase liegende Lymphknoten; Ⓔ *postvesicular lymph nodes*

regionale Lymphknoten: *Syn: regionäre Lymphknoten, Nodi lymphoidei regionales*; Lymphknoten, die die Lymphe einer bestimmten Körperregion aufnehmen; sie filtern die Lymphe und leiten sie dann weiter zu überregionalen Lymphknoten; Ⓔ *regional lymph nodes*

regionäre Lymphknoten: → *regionale Lymphknoten*

tracheobronchiale Lymphknoten: *Syn: Nodi lymphoidei tracheobronchiales*; große Lymphknoten unterhalb [**Nodi lymphoidei tracheobronchiales inferiores**] und oberhalb [**Nodi lymphoidei tracheobronchiales superiores**] der Bifurcatio tracheae; Ⓔ *tracheobronchial lymph nodes*

Lymphlknolten|entlzünldung *f:* → *Lymphadenitis*

Lymphlknolten|hylperlplalsie *f:* Lymphknotenvergrößerung; Ⓔ *lymphoma, lymphadenoma, Billroth's disease*

hyalinisierende plasmazelluläre Lymphknotenhyperplasie: *Syn: Castleman-Lymphozytom, Castleman-Tumor*; gutartige Lymphknotenvergrößerung mit Plasmazellvermehrung; Ⓔ *Castleman's lymphocytoma*

Lymphlknolten|hylperltrolphie *f:* Lymphknotenvergrößerung; Ⓔ *lymphadenhypertrophy, lymphadenia*

Lymphlknolten|kaplsel *f: Syn: Capsula nodi lymphoidei*; bindegewebige Kapsel, von der die Trabekel [Trabeculae nodi lymphoidei] ausgehen; Ⓔ *capsule of lymph node*

Lymphlknolten|punklti|on *f:* meist Feinnadelpunktion zur Gewinnung von Zellen und Gewebe; Ⓔ *lymph node biopsy*

Lymphlknolten|synldrom, mulkolkultalnes *nt: Syn: Kawasaki-Syndrom, Morbus Kawasaki, akutes febriles mukokutanes Lymphadenopathiesyndrom*; ätiologisch ungeklärte, fieberhafte Erkrankung, v.a. des Kleinkindalters, mit Lymphknotenschwellung und Beteiligung multipler Organe; Ⓔ *Kawasaki disease, Kawasaki syndrome, mucocutaneous lymph node syndrome*

Lymphlknolten|tulberlkullolse *f: Syn: Tuberkulose-Lymphom, Lymphadenitis tuberculosa*; tuberkulöse Lymph-

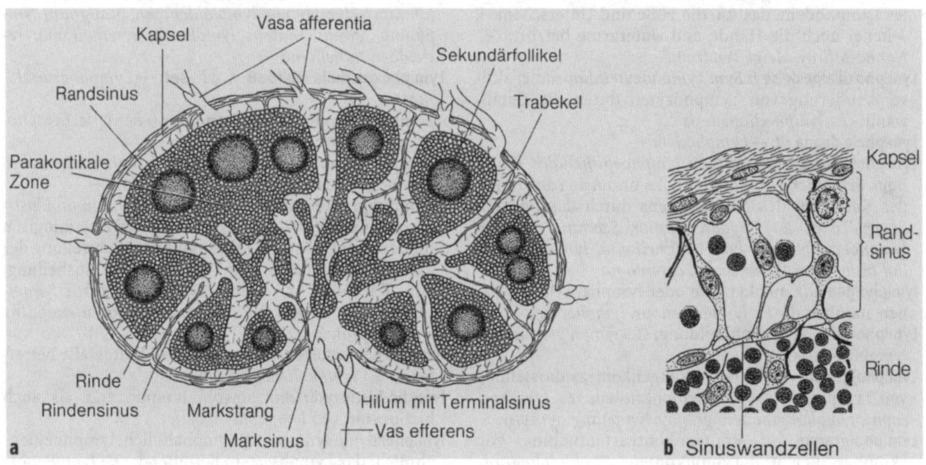

Abb. 52. Lymphknoten. **a** Querschnitt, **b** vergrößerter Ausschnitt

knotenentzündung; Ⓔ *lymph node tuberculosis, tuberculous lymphadenitis, tuberculous lymphadenopathy*

Lympho-, lympho- *präf.*: Wortelement mit der Bedeutung „Lymphe"; Ⓔ *lymph, lymphatic, lympho-*

Lym|pho|blast *m*: ***Syn:*** *Lymphozytoblast*; Stammzelle der Lymphozyten; Ⓔ *lymphoblast, lymphocytoblast*

Lym|pho|blas|ten|leuk|ä|mie *f*: ***Syn:*** *akute lymphoblastische Leukämie*; Unterform der akuten myeloischen Leukämie*; Ⓔ *lymphoblastic leukemia*

lym|pho|blas|tisch *adj*: Lymphoblast(en) betreffend, aus Lymphblasten bestehend; Ⓔ *relating to lymphblasts, lymphoblastic*

Lym|pho|blas|tom *nt*: lymphoblastisches Lymphom, aus Lymphoblasten bestehendes Lymphom*; Ⓔ *lymphoblastoma*

großfollikuläres Lymphoblastom: ***Syn:*** *Brill-Symmers-Syndrom, Morbus Brill-Symmers, großfollikuläres Lymphom, zentroblastisch-zentrozytisches (malignes) Lymphom*; zu den Non-Hodgkin-Lymphomen* gerechnete Lymphknotenerkrankung mit Leber- und Milzschwellung, Aszites* und Schwellung im Bereich der Ohrspeicheldrüse; Ⓔ *Brill-Symmers disease, Symmers' disease, giant follicular lymphoma, giant follicle lymphoma, nodular lymphoma, centroblastic-centrocytic malignant lymphoma, follicular lymphoma, nodular poorly-differentiated lymphoma*

Lym|pho|blas|to|se *f*: ***Syn:*** *Lymphoblastosis*; pathologische Vermehrung der Lymphoblasten im Blut; Ⓔ *lymphoblastosis*

Lym|pho|blas|to|sis *f, pl* **-ses**: →*Lymphoblastose*

Lym|pho|cy|to|ma cu|tis *nt*: ***Syn:*** *multiples Sarkoid, Bäfverstedt-Syndrom, benigne Lymphoplasie der Haut, Lymphozytom, Lymphadenosis benigna cutis*; polyätiologische [u.a. Lyme-Disease*], gutartige, tumoröse Proliferation der Haut von Gesicht [v.a. Ohrläppchen], Nacken, Achselhöhlen und Genitalbereich; Ⓔ *cutaneous lymphoplasia, Bäfverstedt's syndrome, Spiegler-Fendt pseudolymphoma, Spiegler-Fendt sarcoid*

Lym|pho|cy|to|sis *f, pl* **-ses**: ***Syn:*** *Lymphozytose, Lymphozythämie*; Vermehrung der Lymphozyten im Blut über den Normalbereich hinaus; Ⓔ *lymphocytosis, lymphocythemia, lymphocytic leukocytosis*

Lymph|ö|dem *nt*: ***Syn:*** *Lymphoedema*; durch Störung des Lymphabflusses verursachtes Ödem*; Ⓔ *lymphedema, lymphatic edema*

chronisch kongenitales Lymphödem: ***Syn:*** *Nonne-Milroy-Meige-Syndrom, chronisch hereditäres Trophödem, Elephantiasis congenita hereditaria*; genetisch bedingtes Lymphödem, das v.a. die Füße und Unterschenkel, seltener auch die Hände und Unterarme betrifft; Ⓔ *Nonne-Milroy-Meige syndrome*

Lym|pho|di|a|pe|de|se *f*: ***Syn:*** *Lymphozytendiapedese*; aktive Wanderung von Lymphozyten durch die Gefäßwand; Ⓔ *lymphodiapedesis*

Lym|pho|e|de|ma *nt*: →*Lymphödem*

Lym|pho|e|pi|the|li|om *nt*: ***Syn:*** *lymphoepitheliales Karzinom, Schmincke-Tumor*; in Afrika und Asien auftretendes Karzinom des Nasenrachens durch das Epstein-Barr*-Virus; Ⓔ *Regaud's tumor, Schmincke tumor, lymphoepithelioma, lymphepithelioma, lymphoepithelial tumor, lymphoepithelial carcinoma*

lym|pho|gen *adj*: aus Lymphe oder lymphatischen Gefäßen stammend; Ⓔ *lymphogenous, lymphogenic*

Lym|pho|ge|ne|se *f*: Lymphbildung; Ⓔ *lymph production, lymphogenesis*

Lym|pho|gra|fie, -gra|phie *f*: Röntgenkontrastdarstellung von Lymphgefäßen und Lymphknoten; Ⓔ *lymphography, lymphangioadenography, lymphangiography*

Lym|pho|gramm *nt*: Röntgenkontrastaufnahme von Lymphgefäßen und Lymphknoten; Ⓔ *lymphogram, lymphangiogram*

Lym|pho|gra|nu|lom *nt*: →*Lymphogranuloma*

Lym|pho|gra|nu|lo|ma *nt, pl* **-ma|ta**: ***Syn:*** *Lymphogranulom, Lymphogranulomatose*; granulomatöse Erkrankung des lymphatischen Gewebes; Ⓔ *lymphogranuloma*

Lymphogranuloma inguinale: ***Syn:*** *Lymphogranuloma venereum, Lymphopathia venerea, Morbus Durand-Nicolas-Favre, vierte Geschlechtskrankheit, klimatischer Bubo, Poradenitis inguinalis*; durch Chlamydia* trachomatis hervorgerufene Geschlechtskrankheit*; kennzeichnend ist die ausgeprägte Schwellung der Leistenlymphknoten; Ⓔ *Durand-Nicolas-Favre disease, Favre-Durand-Nicolas disease, Favre-Nicolas-Durand disease, fifth venereal disease, fourth venereal disease, Frei's disease, Nicolas-Favre disease, sixth venereal disease, lymphogranuloma venereum, lymphogranuloma inguinale, lymphopathia venereum, tropical bubo, climatic bubo, donovanosis, poradenolymphitis, poradenitis nostras, poradenitis venerea, pudendal ulcer*

Lymphogranuloma venereum: →*Lymphogranuloma inguinale*

Lym|pho|gra|nu|lo|ma|to|sa be|nig|na *f*: →*benigne Lymphogranulomatose*

Lym|pho|gra|nu|lo|ma|to|se *f*: **1.** →*maligne Lymphogranulomatose* **2.** →*Lymphogranuloma*

benigne Lymphogranulomatose: ***Syn:*** *Sarkoidose, Morbus Boeck, Boeck-Sarkoid, Morbus Besnier-Boeck-Schaumann, benignes Miliarlupoid, Besnier-Boeck-Schaumann-Krankheit, Lymphogranulomatosa benigna*; ätiologisch ungeklärte, familiär gehäuft auftretende Systemerkrankung mit Granulomen der Haut, innerer Organe [Milz, Leber, Lunge] und mediastinaler und peripherer Lymphknoten; Ⓔ *Boeck's disease, Boeck's sarcoid, sarcoid, Besnier-Boeck disease, Besnier-Boeck-Schaumann disease, Besnier-Boeck-Schaumann syndrome, Schaumann's disease, Schaumann's sarcoid, Schaumann's syndrome, benign lymphogranulomatosis, sarcoidosis*

maligne Lymphogranulomatose: ***Syn:*** *Hodgkin-Lymphom, Morbus Hodgkin, Lymphogranulomatosis maligna*; vom lymphatischen Gewebe ausgehende maligne Erkrankung; die Prognose hängt von der histologischen Form, dem Krankheitsstadium und dem Vorhandensein von Begleitsymptomen [z.B. Nachtschweiß] ab; Ⓔ *Hodgkin's disease, Hodgkin's lymphoma, Hodgkin's granuloma, Reed-Hodgkin disease, Sternberg's disease, Murchison-Sanderson syndrome, malignant granulomatosis, malignant lymphogranulomatosis, lymphogranulomatosis, lymphogranuloma, lymphogranulomatosis, lymphoma, lymphadenoma, malignant lymphoma, granulomatous lymphoma, retethelioma, reticuloendothelioma*

Lym|pho|gra|nu|lo|ma|to|sis *f, pl* **-ses**: →*Lymphogranulomatose*

Lymphogranulomatosis benigna: →*benigne Lymphogranulomatose*

Lymphogranulomatosis maligna: →*maligne Lymphogranulomatose*

Lymphogranulomatosis X: ***Syn:*** *angioimmunoblastische/immunoblastische Lymphadenopathie*; ätiologisch unklare, generalisierte Erkrankung mit Schwellung der Lymphknoten, Leber und Milz; zum Teil Ausheilung, zum Teil tödlicher Verlauf; Ⓔ *immunoblastic lymphadenopathy, angioimmunoblastic lymphadenopathy with dysproteinemia*

lym|pho|hä|ma|to|gen *adj*: Lymph- und Blutgefäße betreffend; Ⓔ *lymphohematogenous*

lympho-histiozytär *adj*: sowohl lymphozytär als auch histiozytär; Ⓔ *lymphohistiocytic*

lym|pho|id *adj*: lymphartig, lymphähnlich; lymphozytenähnlich; das Lymphsystem betreffend; Ⓔ *lymphoid*

Lym|pho|id|ek|to|mie *f*: operative Entfernung von lymphatischem Gewebe; Ⓔ *lymphoidectomy*

Lym|pho|id|zel|len *pl*: *Syn*: *atypische Lymphozyten, Virozyten*; morphologisch veränderte Lymphozyten, z.B. bei Mononukleose; Ⓔ *atypical lymphocytes*

lym|pho|ka|pil|lär *adj*: Lymphkapillare betreffend; Ⓔ *lymphocapillary*

Lym|pho|ki|ne *pl*: von Lymphozyten und anderen immunrelevanten Zellen gebildete Zytokine*, z.B. Interferone, Interleukine; Ⓔ *lymphokines*

Lym|pho|ly|se *f*: *Syn*: *Lympholysis, Lymphozytolyse*; Lymphozytenauflösung; Ⓔ *lympholysis*

lym|pho|ly|tisch *adj*: *Syn*: *lymphozytolytisch*; Lymphozyten auflösend oder zerstörend; Ⓔ *lympholytic*

Lym|phom *nt*: *Syn*: *Lymphoma*; Lymphknotenschwellung, Lymphknotentumor; Ⓔ *lymphoma, lymphadenoma, Billroth's disease*

B-lymphoblastisches Lymphom: *Syn*: *Burkitt-Lymphom, epidemisches Lymphom, Burkitt-Tumor*; hoch malignes Non-Hodgkin-Lymphom*, das wahrscheinlich durch das Epstein-Barr*-Virus ausgelöst wird; Ⓔ *Burkitt's lymphoma, African lymphoma, Burkitt's tumor*

epidemisches Lymphom: → *B-lymphoblastisches Lymphom*

großfollikuläres Lymphom: *Syn*: *Brill-Symmers-Syndrom, Morbus Brill-Symmers, großfollikuläres Lymphoblastom, zentroblastisch-zentrozytisches (malignes) Lymphom*; zu den Non-Hodgkin-Lymphomen* gerechnete Lymphknotenerkrankung mit Leber- und Milzschwellung, Aszites* und Schwellung im Bereich der Ohrspeicheldrüse; Ⓔ *Brill-Symmers disease, Symmers' disease, giant follicular lymphoma, giant follicle lymphoma, nodular lymphoma, centroblastic-centrocytic malignant lymphoma, follicular lymphoma, nodular poorly-differentiated lymphoma*

lymphoepithelioides Lymphom: *Syn*: *Lennert-Lymphom*; im höheren Alter auftretendes Non-Hodgkin-Lymphom*; Ⓔ *Lennert's lesion, Lennert's lymphoma*

lymphoplasmozytisches Lymphom: *Syn*: *Immunozytom*; nieder malignes Non-Hodgkin-Lymphom* aus B-Lymphozyten; Ⓔ *plasmacytoid lymphocytic lymphoma, immunocytoma*

malignes Lymphom: bösartiger Lymphknotentumor; Non-Hodgkin-Lymphome* und maligne Lymphogranulomatose*; Ⓔ *malignant lymphoma*

plasmozytisches Lymphom: *Syn*: *Kahler-Krankheit, Huppert-Krankheit, Morbus Kahler, Plasmozytom, multiples Myelom, plasmozytisches Immunozytom*; von einem Zellklon ausgehende monoklonale Gammopathie* und Plasmazellvermehrung im Knochenmark; Ⓔ *Kahler's disease, multiple myeloma, multiple plasmacytoma of bone, myelomatosis, myelosarcomatosis, plasmacytic immunocytoma, plasma cell myeloma, plasma cell tumor, plasmacytoma, plasmocytoma, plasmoma*

zentroblastisch-zentrozytisches Lymphom: *Syn*: *Brill-Symmers-Syndrom, Morbus Brill-Symmers, großfollikuläres Lymphoblastom, großfollikuläres Lymphom, zentroblastisch-zentrozytisches malignes Lymphom*; zu den Non-Hodgkin-Lymphomen* gerechnete Erkrankung mit Leber- und Milzschwellung, Aszites* und Schwellung im Bereich der Ohrspeicheldrüse; Ⓔ *Brill-Symmers disease, Symmers' disease, giant follicular lymphoma, giant follicle lymphoma, nodular lymphoma, centroblastic-centrocytic malignant lymphoma, follicular lymphoma, nodular poorly-differentiated lymphoma*

zentroblastisch-zentrozytisches malignes Lymphom: → *zentroblastisch-zentrozytisches Lymphom*

lym|pho|ma|to|id *adj*: lymphomähnlich, lymphomartig; Ⓔ *lymphomatoid*

lym|pho|ma|tös *adj*: Lymphom betreffend, lymphomartig; Ⓔ *lymphomatous*

Lym|pho|ma|to|se *f*: *Syn*: *Lymphomatosis*; Auftreten multipler Lymphome; Ⓔ *lymphomatosis*

Lym|pho|no|du|lus *m, pl* **-li**: → *Lymphfollikel*

Lym|pho|no|dus *m, pl* **-di**: → *Lymphknoten*

Lym|pho|pa|thia *f*: → *Lymphopathie*

Lymphopathia venerea: *Syn*: *Lymphogranuloma inguinale/venereum, Morbus Durand-Nicolas-Favre, klimatischer Bubo, vierte Geschlechtskrankheit, Poradenitis inguinalis*; durch Chlamydia* trachomatis hervorgerufene Geschlechtskrankheit*; kennzeichnend ist die ausgeprägte Schwellung der Leistenlymphknoten; Ⓔ *lymphogranuloma venereum, lymphogranuloma inguinale, lymphopathia venereum, tropical bubo, Durand-Nicolas-Favre disease, Favre-Durand-Nicolas disease, Favre-Nicolas-Durand disease, fifth venereal disease, fourth venereal disease, Frei's disease, Nicolas-Favre disease, sixth venereal disease, poradenolymphitis, poradenitis nostras, poradenitis venerea, climatic bubo, donovanosis, pudendal ulcer*

Lym|pho|pa|thie *f*: *Syn*: *Lymphopathia*; Erkrankung des lymphatischen Systems; Ⓔ *lymphopathy, lymphopathia*

dermatopathische Lymphopathie: *Syn*: *dermatopathische Lymphadenopathie/Lymphadenitis, lipomelanotische Retikulose, Pautrier-Woringer-Syndrom*; reversible, reaktive Lymphknotenschwellung, besonders der Achsel- und Leistenlymphknoten, als Begleitsymptom bei ausgedehnten Dermatosen; Ⓔ *lipomelanic reticulosis, dermatopathic lymphadenopathy*

Lym|pho|pe|nie *f*: *Syn*: *Lymphozytopenie*; Verminderung der Lymphozytenzahl im peripheren Blut; Ⓔ *lymphopenia, lymphocytic leukopenia, lymphocytopenia, hypolymphemia, sublymphemia*

Lym|pho|phe|re|se *f*: *Syn*: *Lymphozytopherese, Lymphozytenpherese*; Abtrennung der Lymphozyten aus dem Blut; Ⓔ *lymphocytapheresis, lymphapheresis, lymphocytopheresis*

Lym|pho|pla|sie *f*: Anhäufung lymphoretikulärer Zellen im Gewebe; Ⓔ *lymphoplasia*

benigne Lymphoplasie der Haut: *Syn*: *multiples Sarkoid, Bäfverstedt-Syndrom, Lymphozytom, Lymphocytoma cutis, Lymphadenosis benigna cutis*; polyätiologische [u.a. Lyme-Disease*], gutartige, tumoröse Proliferation der Haut von Gesicht [v.a. Ohrläppchen], Nacken, Achselhöhlen und Genitalbereich; Ⓔ *cutaneous lymphoplasia, Bäfverstedt's syndrome, Spiegler-Fendt pseudolymphoma, Spiegler-Fendt sarcoid*

Lym|pho|po|e|se *f*: → *Lymphozytopoese*

Lym|pho|po|i|e|se *f*: → *Lymphozytopoese*

lym|pho|re|ti|ku|lär *adj*: Zellen und Gewebe des Lymphsystems und des retikuloendothelialen Systems betreffend; Ⓔ *lymphoreticular*

Lym|pho|re|ti|ku|lo|se, be|nig|ne in|fek|ti|ö|se *f*: → *Inokulationslymphoretikulose, benigne*

Lym|phor|rha|gie *f*: → *Lymphorrhö*

Lym|phor|rhö *f, pl* **-rhö|en**: *Syn*: *Lymphorrhagie*; Lymphausfluss aus großen Lymphgefäßen; Ⓔ *lymphorrhea, lymphorrhagia*

Lym|pho|sar|kom *nt*: bösartiger Lymphknotentumor; malignes Lymphom; Ⓔ *lymphosarcoma, diffuse lymphoma, lymphatic sarcoma*

Lym|pho|sta|se *f*: Lymphstauung; Ⓔ *lymphostasis*

Lym|pho|szin|ti|gra|fie, -gra|phie *f*: Szintigrafie* der Lymphgefäße und Lymphknoten; Ⓔ *lymphoscintigraphy*

Lym|pho|to|xin *nt*: *s.u. Tumor-Nekrose-Faktor*; Ⓔ *lymphotoxin, tumor necrosis factor β*

lympho-vaskulär *adj*: Lymphgefäße betreffend; Ⓔ *lymph-vascular*

Lym|pho|ze|le *f*: mit Lymphe gefüllte Zyste oder ausgeweitetes Lymphgefäß; Ⓔ *lymphocele*

lym|pho|zy|tär *adj*: Lymphozyten betreffend; Ⓔ *relating to or characterized by lymphocytes, lymphocytic*

Lym|pho|zy|ten *pl*: aus zwei Gruppen [B-Lymphozyten* und T-Lymphozyten*] bestehende weiße Blutkörperchen, deren Hauptaufgabe die Abwehr von Erregern und Zerstörung von abnormalen Zellen ist; Ⓔ *lymph cells, lymphoid cells, lymphocytes, lympholeukocytes*

atypische Lymphozyten: *Syn: Lymphoidzellen, Virozyten*; morphologisch veränderte Lymphozyten, z.B. bei Mononukleose; Ⓔ *atypical lymphocytes*

Lym|pho|zy|ten|di|a|pe|de|se *f*: → *Lymphodiapedese*

Lym|pho|zy|ten|phe|re|se *f*: → *Lymphopherese*

Lym|pho|zy|ten|sturz *m*: massive Abnahme der Lymphozyten im peripheren Blut; Ⓔ *acute lymphocytopenia*

Lym|pho|zyt|hä|mie *f*: *Syn: Lymphozytose, Lymphocytosis*; Vermehrung der Lymphozyten im Blut über den Normalbereich hinaus; Ⓔ *lymphocytosis, lymphocythemia, lymphocytic leukocytosis*

lym|pho|zyt|hä|misch *adj*: Lymphozythämie betreffend, von ihr betroffen oder gekennzeichnet, durch sie bedingt; Ⓔ *relating to or marked by lymphocythemia, lymphocythemic*

Lym|pho|zy|to|blast *m*: *Syn: Lymphoblast*; Stammzelle der Lymphozyten; Ⓔ *lymphoblast, lymphocytoblast*

Lym|pho|zy|to|ly|se *f*: → *Lympholyse*

lym|pho|zy|to|ly|tisch *adj*: → *lympholytisch*

Lym|pho|zy|tom *nt*: *Syn: multiples Sarkoid, Bäfverstedt-Syndrom, benigne Lymphoplasie der Haut, Lymphocytoma cutis, Lymphadenosis benigna cutis*; polyätiologische [u.a. Lyme-Disease*], gutartige, tumoröse Proliferation der Haut von Gesicht [v.a. Ohrläppchen], Nacken, Achselhöhlen und Genitalbereich; Ⓔ *Bäfverstedt's syndrome, lymphocytoma, cutaneous lymphoplasia, Spiegler-Fendt pseudolymphoma, Spiegler-Fendt sarcoid*

Lym|pho|zy|to|pe|nie *f*: → *Lymphopenie*

Lym|pho|zy|to|phe|re|se *f*: → *Lymphopherese*

Lym|pho|zy|to|po|e|se *f*: *Syn: Lymphopoese, Lymphopoiese, Lymphozytopoiese*; Lymphozytenbildung; Ⓔ *lymphopoiesis, lymphocytopoiesis*

lym|pho|zy|to|po|e|tisch *adj*: *Syn: lymphozytopoietisch*; Lymphozytopoese betreffend; Ⓔ *lymphopoietic, lymphocytopoietic*

Lym|pho|zy|to|poi|e|se *f*: → *Lymphozytopoese*

lym|pho|zy|to|poi|e|tisch *adj*: → *lymphozytopoetisch*

Lym|pho|zy|to|se *f*: *Syn: Lymphozythämie, Lymphocytosis*; Vermehrung der Lymphozyten im Blut über den Normalbereich hinaus; Ⓔ *lymphocytosis, lymphocythemia, lymphocytic leukocytosis*

lym|pho|zy|to|to|xisch *adj*: Lymphozyten zerstörend; Ⓔ *lymphocytotoxic*

Lyo-, lyo- *präf.*: Wortelement mit der Bedeutung „Lösung/Auflösung/Lyse"; Ⓔ *lyo-*

Ly|o|chro|me *pl*: *Syn: Flavine*; Derivate des Isoalloxazins, z.B. Riboflavin, Lactoflavin; Ⓔ *lyochromes, flavins*

Ly|o|phi|li|sa|ti|on *f*: *Syn: Gefriertrocknung, Lyophilisierung*; schonendes Trocknungsverfahren, bei dem Proben tiefgefroren und dann im Vakuum getrocknet werden; Ⓔ *freeze-drying, lyophilization*

Ly|o|phi|li|sie|rung *f*: → *Lyophilisation*

ly|o|phob *adj*: schwer dispergierbar; Ⓔ *lyophobic, lyophobe*

Lys-, lys- *präf.*: → *Lyso-*

-lyse *suf.*: Wortelement mit der Bedeutung „Auflösung"; Ⓔ *-lysis*

Lys|er|gid *nt*: → *Lysergsäurediäthylamid*

Lys|erg|säu|re *f*: Grundbaustein der Mutterkornalkaloide; Ⓔ *lysergic acid*

Lys|erg|säu|re|di|ä|thyl|a|mid *nt*: *Syn: Lysergid*; den Mutterkornalkaloiden verwandtes Rauschgift; Ⓔ *lysergic acid diethylamide, lysergide*

Ly|sin *nt*: *Syn: 2,6-Diaminocapronsäure*; essentielle Aminosäure; Ⓔ *lysine*

Ly|sin|in|to|le|ranz *f*: → *Hyperlysinämie*

Ly|sin|u|rie *f*: Lysinausscheidung im Harn; Ⓔ *lysinuria*

-lysis *suf.*: → *-lyse*

Lyso-, lyso- *präf.*: Wortelement mit der Bedeutung „Lösung/Auflösung/Lyse"; Ⓔ *lys(o)-*

ly|so|gen *adj*: **1.** Lyse verursachend **2.** zur Lysogenie befähigt; Ⓔ **1.** *lysogenic* **2.** *lysogenic*

Ly|so|ge|nie *f*: erbliche Disposition von Bakterien, spontan Phagen zu bilden und zu lysieren; Ⓔ *lysogeny, lysogenicity*

Ly|so|som *nt*: im Golgi*-Apparat gebildete Zellorganelle, die Hydrolase enthält; Ⓔ *lysosome*

ly|so|so|mal *adj*: Lysosomen betreffend; Ⓔ *relating to a lysosome, lysosomal*

Ly|so|typ *m*: *Syn: Phagovar, Phagentyp*; durch Lysotypie* bestimmter Bakterienstamm; Ⓔ *lysotype, phagovar, phagotype, phage type*

Ly|so|ty|pie *f*: *Syn: Phagentypisierung*; Typendifferenzierung von Bakterien durch die von Phagen verursachte Auflösung; Ⓔ *phage typing*

Ly|so|zym *nt*: *Syn: Muramidase*; bakterizide Hydrolase*, die Murein* in Bakterienwänden spaltet; Ⓔ *lysozyme, muramidase*

Ly|so|zym|u|rie *f*: Lysozymausscheidung im Harn; Ⓔ *lysozymuria*

Lys|sa *f*: *Syn: Tollwut, Rabies*; durch infizierten Speichel übertragene Infektionskrankheit durch das **Lyssavirus**, die vorwiegend das Nervensystem befällt; auffällig sind die extreme Wasserscheu [Hydrophobie] und die sich schnell entwickelnde Lähmung mit Tod innerhalb von 3–5 Tagen; Ⓔ *rabies, lyssa, lytta, hydrophobia*

Lys|sa|vi|rus *nt, pl* **-ren**: s.u. *Lyssa*; Ⓔ *Lyssavirus, rabies virus*

Lysyl-Bradykinin *nt*: *Syn: Kallidin*; Gewebshormon mit blutdrucksenkender Wirkung; Ⓔ *lysyl-bradykinin, kallidin, bradykininogen*

-lytisch *suf.*: in Adjektiven verwendetes Wortelement mit der Bedeutung „auflösend"; Ⓔ *-lytic*

M

Machado-Joseph-Syndrom *nt*: *Syn: Azorenkrankheit*; autosomal-dominante Erkrankung mit Kleinhirnatrophie und neurologischen Ausfallserscheinungen; Ⓔ *Machado-Joseph disease, Joseph disease, Portuguese-Azorean disease, Azorean disease (of the nervous system)*

Macr-, macr- *präf.*: → *Macro-*

Ma|cra|can|tho|rhyn|chus *m*: *Syn: Riesenkratzer*; Dünndarmparasit des Schweines; selten auf den Menschen übertragen; Ⓔ *Macracanthorhynchus*

Macro-, macro- *präf.*: Wortelement mit der Bedeutung „groß/lang/hoch"; Ⓔ *large, long, macr(o)-*

Ma|cu|la *f, pl* **-lae**: Fleck, Verdickung; Ⓔ *macula, macule, spot*

Macula adhaerens: *Syn: Haftplatte, Desmosom*; elektronenmikroskopisch dichte Zellverbindung; Ⓔ *macula adherens, desmosome*

Maculae cribrosae: drei kleine Verdickungen der Wand des Vestibulum labyrinthi durch die Fasern des Nervus* vestibulocochlearis zum Canalis semicircularis posterior [**Macula cribrosa inferior**], zum Sacculus [**Macula cribrosa media**] bzw. zu Canalis semicircularis anterior und lateralis [**Macula cribrosa superior**] ziehen; Ⓔ *cribrous maculae*

Macula lutea: *Syn: gelber Fleck, Makula*; gelblicher Netzhautfleck neben der Sehnervenpapille; Stelle des schärfsten Sehens; Ⓔ *yellow spot, Soemmering's spot, macula lutea, macula*

Maculae staticae: die beiden Maculae des Gleichgewichtsorgans* liegen im Sacculus [**Macula sacculi**] bzw. Utriculus [**Macula utriculi**] im Vestibulum labyrinthi; sie sind jeweils ca. 2–3 mm^2 groß und bestehen aus Stützzellen und Sinneszellen [Haarzellen]; die Zilien der Haarzellen ragen nach oben in die gallertartige **Membrana statoconiorum**, in der winzige Kalkkonkremente [**Statoconien**] liegen; bei Bewegungen des Kopfes führt die Verschiebung der Membran zu einer Bewegung der Statoconien, die wiederum die Zilien der Haarzellen abbiegen; Ⓔ *acoustic maculae*

Ma|da|ro|sis *f, pl* **-ses**: Verlust der Wimpern und Augenbrauen; u.a. Früsymptom bei Lepra* lepromatosa; Ⓔ *madarosis*

Madelung-Deformität *f*: *Syn: Manus valga*; angeborene Bajonettform der Hand durch eine Subluxation des Handgelenks; Ⓔ *Madelung's disease, Madelung's deformity*

Madelung-Fetthals *m*: *s.u. multiple symmetrische Lipomatose*; Ⓔ *Madelung's neck, Madelung's disease*

Ma|den|krank|heit *f*: → *Myiasis*

Ma|den|wurm *m*: *Syn: Enterobius/Oxyuris vermicularis*; im unteren Dünndarm und Dickdarm vorkommender parasitischer Wurm; Erreger der Enterobiasis*; Ⓔ *threadworm, seatworm, pinworm, Enterobius vermicularis, Oxyuris vermicularis, Ascaris vermicularis*

Ma|den|wurm|in|fek|ti|on *f*: *Syn: Enterobiusinfektion, Madenwurmbefall, Enterobiasis, Enterobiose, Oxyuriasis*; Befall und Erkrankung durch Enterobius* vermicularis; klinische Symptome sind Stuhldrang, Afterjucken, nervöse Störungen; selten Entwicklung einer Appendicitis* helminthica; Ⓔ *enterobiasis*

Ma|don|nen|fin|ger *pl*: schmale, lange Finger, z.B. bei Arachnodaktylie*; Ⓔ *Madonna fingers*

Ma|dun|go|fie|ber *nt*: *Syn: bolivianisches hämorrhagisches Fieber*; in Südamerika vorkommendes, hämorrhagisches Fieber durch das **Madungofiebervirus**; Ⓔ *Bolivian hemorrhagic fever, Madungo fever*

Ma|dun|go|fie|ber|vi|rus *nt, pl* **-ren**: *s.u. Madungofieber*; Ⓔ *Madungo virus, Bolivian hemorrhagic fever virus*

Ma|du|ra|fuß *m*: Maduramykose* des Fußes; Ⓔ *Madura foot, Madura boil, fungous foot, mycetoma, maduromycosis*

Ma|du|ra|my|ko|se *f*: *Syn: Myzetom, Mycetoma*; durch verschiedene Pilzarten hervorgerufene, chronisch-granulomatöse Entzündung der Füße und anderer Körperregionen; Ⓔ *mycetoma, maduromycosis*

Ma|gen *m*: Gaster, Ventriculus; Ⓔ *stomach, gaster, ventricle, ventriculus*

Ma|gen|an|a|zi|di|tät *f*: Achlorhydrie; Ⓔ *gastric anacidity, achlorhydria*

Ma|gen|a|to|nie *f*: *Syn: Gastroatonie*; Tonusverlust der Magenmuskulatur; Ⓔ *gastroatonia, gastric atonia, gastroparalysis*

Ma|gen|a|tre|sie *f*: *Syn: Atretogastrie*; angeborener Verschluss des Mageneingangs; Ⓔ *atretogastria*

Ma|gen|be|zo|ar *m*: *Syn: Bezoar*; sich im Magen bildender Klumpen aus Fasern und anderen unverdaulichen Substanzen; bei Verkrustung entsteht ein **Bezoarstein**; Ⓔ *bezoar*

Magen-Darm-Anastomose *f*: *Syn: Gastroenteroanastomose, gastrointestinale Anastomose, Gastroenterostomie*; operative Verbindung von Magen und Darm; Ⓔ *gastroenteric anastomosis, gastrointestinal anastomosis, gastroenterostomy, gastroenteroanastomosis*

Magen-Darm-Blutung *f*: *Syn: gastrointestinale Blutung*; Blutung im Magen-Darm-Trakt; Ⓔ *gastrointestinal bleeding, gastrointestinal hemorrhage, upper intestinal bleeding, upper intestinal hemorrhage*

Magen-Darm-Entzündung *f*: → *Magen-Darm-Katarrh*

Magen-Darm-Fistel *f*: *Syn: gastrointestinale Fistel*; innere Magenfistel mit Mündung in den Darm; Ⓔ *gastrointestinal fistula*

Magen-Darmgrippe *f*: *Syn: Darmgrippe*; Magen-Darm-Beteiligung bei einer Grippe*; oft auch als Bezeichnung für Virusinfekte des Magen-Darms mit grippeähnlicher Symptomatik verwendet; Ⓔ *intestinal influenza, gastroenteric influenza, gastrointestinal influenza, abdominal influenza*

Magen-Darm-Katarr *m*: → *Magen-Darm-Katarrh*

Magen-Darm-Katarrh *m*: *Syn: Magen-Darm-Entzündung, Gastroenteritis*; Entzündung (der Schleimhaut) von Magen und Dünndarm; Ⓔ *gastroenteritis*

Magen-Darm-Kolon-Entzündung *f*: → *Magen-Darm-Kolon-Katarrh*

Magen-Darm-Kolon-Katarr *m*: → *Magen-Darm-Kolon-Katarrh*

Magen-Darm-Kolon-Katarrh *m*: *Syn: Magen-Darm-Kolon-Entzündung, Gastroenterokolitis*; Entzündung (der Schleimhaut) von Magen, Dünndarm und Dickdarm; Ⓔ *gastroenterocolitis*

Magen-Darm-Senkung *f*: *Syn: Gastroenteroptose*; Senkung von Magen und Darm; meist im Rahmen einer allgemeinen Baucheingeweidesenkung [Enteroptose*]; Ⓔ *gastroenteroptosis*

Magen-Darm-Trakt *m*: *Syn: Gastrointestinaltrakt*; Gesamtheit des Verdauungstraktes vom Mageneingang bis zum After; Ⓔ *gastrointestinal tract*

Magendie-Foramen *nt*: *Syn: Apertura mediana ventriculi quarti*; Öffnung des IV. Ventrikels in die Cisterna* cerebellomedullaris; Ⓔ *Magendie's foramen, median aperture of fourth ventricle*

Ma|gen|di|ver|ti|kel *nt*: *Syn: Gastrozele*; meist asymptomatisches, echtes oder falsches Divertikel* der Magen-

M

wand; Ⓔ *gastrocele*

Ma|gen|drü|sen *pl*: ***Syn:*** *Glandulae gastricae*; im Magen kommen drei verschiedene Drüsen vor: **Fundusdrüsen** [Glandulae gastricae propriae], **Kardiadrüsen** [Glandulae cardiacae] und **Pylorusdrüsen** [Glandulae pyloricae]; Ⓔ *gastric glands*

Ma|gen|drü|sen|ent|zün|dung *f*: → *Gastradenitis*

Magen-Duodenum-Fistel *f*: ***Syn:*** *gastroduodenale Fistel*; innere Magenfistel mit Mündung in den Zwölffingerdarm; Ⓔ *gastroduodenal fistula*

Ma|gen|ent|zün|dung *f*: → *Gastritis*

Ma|gen|fis|tel *f*: **1.** ***Syn:*** *Fistula gastrica*; vom Magen ausgehende Fistel, die in ein anderes Organ mündet [**innere Magenfistel**] oder nach außen führt [**äußere Magenfistel**] **2.** ***Syn:*** *Gastrostoma*; operativ angelegte äußere Magenfistel; Ⓔ **1.** *gastric fistula* **2.** *gastrostomy*
äußere Magenfistel: 1. ***Syn:*** *gastrokutane Fistel*; nach außen führende Magenfistel **2.** ***Syn:*** *Gastrostoma*; operativ angelegte äußere Magenfistel; Ⓔ **1.** *gastrocutaneous fistula* **2.** *gastrostoma*

Magen|fluss *m*: ***Syn:*** *Gastrorrhoe*; Hypersekretion des Magens; Ⓔ *gastrorrhea*

Ma|gen|früh|kar|zi|nom *nt*: Magenkarzinom, das noch auf die Schleimhaut beschränkt ist; Ⓔ *early cancer of stomach, early gastric cancer, early gastric carcinoma*

Ma|gen|fun|dus *m*: ***Syn:*** *Magengrund, Fundus gastricus*; oberster Teil des Magens; Ⓔ *fundus of stomach, fundus, gastric fundus, greater cul-de-sac*

Ma|gen|ge|schwür *nt*: ***Syn:*** *Magenulkus, Ulcus ventriculi*; v.a. Männer befallendes Geschwür der Magenschleimhaut, das durch Reflux von Darminhalt, Stress, Medikamente und Helicobacter* pylori verursacht werden kann; Ⓔ *gastric ulcer, ventricular ulcer*

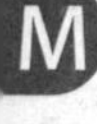

Ma|gen|grüb|chen *pl*: ***Syn:*** *Foveolae gastricae*; Grübchen in der Magenschleimhaut; Mündungsort der Magendrüsen; Ⓔ *gastric foveolae, gastric pits*

Ma|gen|grund *m*: → *Magenfundus*

Ma|gen|her|nie *f*: ***Syn:*** *Gastrozele*; Eingeweidebruch mit Magenteilen im Bruchsack; Ⓔ *gastric herniation, gastrocele*

Magen-Ileum-Anastomose *f*: → *Gastroileostomie*

Magen-Jejunum-Anastomose *f*: → *Gastrojejunostomie*

Magen-Jejunum-Kolon-Fistel *f*: Magen, Jejunum und Kolon verbindende Fistel; Ⓔ *gastrojejunocolic fistula*

Ma|gen|kar|zi|nom *nt*: ***Syn:*** *Magenkrebs*; v.a. bei älteren Patienten vorkommender bösartiger Tumor, der von der Magenschleimhaut ausgeht; Ⓔ *gastric cancer, carcinoma of the stomach, gastric carcinoma*

Ma|gen|ka|tarr *m*: → *Gastritis*

Ma|gen|ka|tarrh *m*: → *Gastritis*

Ma|gen|knie *nt*: ***Syn:*** *Angulus ventriculi*; Winkel zwischen Corpus und Antrum des Magens; Ⓔ *angle of stomach*

Ma|gen|knie|ein|schnitt *m*: ***Syn:*** *Incisura angularis gastricae*; Einschnitt am unteren Ende der kleinen Magenkurvatur an der Grenze zum Pylorus*; Ⓔ *angular notch of stomach*

Magen-Kolon-Anastomose *f*: → *Gastrokolostomie*

Magen-Kolon-Band *nt*: ***Syn:*** *Ligamentum gastrocolicum*; Teil des Omentum* majus zwischen Magen und Kolon; Ⓔ *gastrocolic ligament*

Magen-Kolon-Entzündung *f*: Gastrokolitis*; Ⓔ *gastrocolitis*

Magen-Kolon-Fistel *f*: ***Syn:*** *gastrokolische Fistel, Fistula gastrocolica*; innere Magenfistel mit Mündung in das Kolon; Ⓔ *gastrocolic fistula*

Magen-Kolon-Katarrh *m*: Gastrokolitis*; Ⓔ *gastrocolitis*

Ma|gen|krebs *m*: → *Magenkarzinom*

Ma|gen|kri|se *f*: *s.u. tabische Krise*; Ⓔ *gastric crisis*

Ma|gen|läh|mung *f*: ***Syn:*** *Gastroparese, Gastroparalyse, Gastroplegie*; zu Magenatonie* und Überdehnung führende Lähmung der Magenwandmuskulatur; Ⓔ *gastroparesis, gastroparalysis, gastroplegia*

Magen-Milz-Band *nt*: ***Syn:*** *Ligamentum gastrolienale, Ligamentum gastrosplenicum*; Teil des Omentum* majus zwischen Magen und Milzhilus; Ⓔ *splenogastric omentum, splenogastric ligament, gastrosplenic omentum, gastrolienal ligament*

Ma|gen|mund *m*: Kardia*; Ⓔ *cardiac part of stomach, cardia*

Ma|gen|per|fo|ra|ti|on *f*: Durchbruch der Magenwand; meist durch ein Magengeschwür* verursacht; Ⓔ *stomach perforation*

Ma|gen|po|ly|po|se *f*: ***Syn:*** *Polyposis gastrici, Polyposis ventriculi*; Vorkommen multipler Magenpolypen; Ⓔ *gastric polyposis*

Ma|gen|re|sek|ti|on *f*: Teilentfernung des Magens; Ⓔ *gastric resection, partial gastrectomy*

Ma|gen|saft *m*: ***Syn:*** *Magenspeichel, Sucus gastricus*; von den Magendrüsen gebildetes Sekret, das primär aus Wasser, Salzsäure und Enzymen besteht; Ⓔ *gastric juice, stomach secrete*

Ma|gen|sar|kom *m*: von der Magenwandmuskulatur ausgehender bösartiger Tumor; Ⓔ *gastric sarcoma*

Ma|gen|säu|re|man|gel *m*: Achlorhydrie*; Ⓔ *gastric anacidity, achlorhydria*

Ma|gen|schleim|haut|at|ro|phie *f*: Schwund der Magenschleimhaut; Ⓔ *gastric atrophy*

Ma|gen|schleim|haut|ent|zün|dung *f*: → *Gastritis*

Ma|gen|sen|kung *f*: ***Syn:*** *Gastroptose*; meist angeborene, seltener erworbene Senkung des Magens; i.d.R. zusammen mit einer Senkung des Darms [Gastoenteroptose*] im Rahmen einer allgemeinen Baucheingeweidesenkung [Enteroptose*]; Ⓔ *gastroptosis, ventroptosis, ventroptosia, bathygastry*

Ma|gen|spei|chel *m*: → *Magensaft*

Ma|gen|spie|ge|lung *f*: ***Syn:*** *Gastroskopie*; endoskopische Untersuchung des Magens; Ⓔ *gastroscopy*

Ma|gen|stein *m*: ***Syn:*** *Gastrolith*; aus unverdauten Nahrungsresten [Haare, Fasern] gebildetes Konkrement im Magen; Ⓔ *gastrolith*

Ma|gen|ste|no|se *f*: ***Syn:*** *Magenverengung, Gastrostenose*; meist durch eine entzündliche Schrumpfung hervorgerufene Einengung des Magenlumens; Ⓔ *gastrostenosis*

Ma|gen|stumpf|kar|zi|nom *nt*: Magenkarzinom*, das sich nach einer Teilentfernung am Stumpf entwickelt; Ⓔ *gastric stump cancer*

Ma|gen|szir|rhus *m*: ***Syn:*** *Brinton-Krankheit, entzündlicher Schrumpfmagen, Linitis plastica*; diffus-infiltrierende, alle Magenwandschichten erfassende, entzündliche Veränderung, die meist als Symptom eines szirrhös wachsenden Magenkarzinoms* zu sehen ist; Ⓔ *cirrhotic gastritis, cirrhosis of stomach, gastric cirrhosis, gastric sclerosis, Brinton's disease, sclerotic stomach, leather bottle stomach*

Ma|gen|tor|si|on *f*: → *Magenvolvulus*

Ma|gen|ul|kus *nt, pl* **-ul|ze|ra**: → *Magengeschwür*

Ma|gen|ver|dau|ung *f*: ***Syn:*** *peptische Verdauung*; erste Phase der Verdauung, bei der die Nahrung durch Pepsin u.a. Enzyme des Magens angedaut wird; Ⓔ *gastric digestion, peptic digestion*

Ma|gen|ver|en|gung *f*: → *Magenstenose*

Ma|gen|vol|vu|lus *m*: ***Syn:*** *Magentorsion, Volvulus ventriculi*; Verdrehung des Magens, z.B. bei einer Hiatushernie*; Ⓔ *gastric volvulus*

Ma|ger|sucht *f*: ***Syn:*** *Pubertätsmagersucht, Anorexia nervosa, Anorexia mentalis*; fast ausschließlich Mädchen im Alter von 12–21 Jahren betreffende, psychisch bedingte Essstörung mit extremer Abmagerung und Zeichen allgemeiner Körperschwäche und Fehlernährung; oft kombiniert mit periodischer Bulimie* [**Anorexia-Bulimie-Syndrom**]; Ⓔ *anorexia nervosa*

Mag|ne|sä|mie *f*: ***Syn:*** *Hypermagnesiämie*; erhöhter Magnesiumgehalt des Blutes; Ⓔ *magnesemia, hypermag-*

nesemia

Mag|ne|si|um *nt*: essentielles Erdalkalimetall; für viele Enzymreaktionen unentbehrlich; Ⓔ *magnesium*

Magnesium sulfuricum: →*Magnesiumsulfat*

Mag|ne|si|um|sul|fat *nt*: ***Syn:*** *Bittersalz, Magnesium sulfuricum*; als Abführmittel und Antikonvulsivum* verwendetes Salz; Ⓔ *magnesium sulfate, Epsom salt*

Mag|ne|to|en|ze|phal|lo|graf, -graph *m*: Gerät zur Magnetoenzephalografie*; Ⓔ *magnetoencephalograph*

Mag|ne|to|en|ze|pha|lo|gra|fie, -gra|phie *f*: Aufzeichnung der biomagnetischen Felder des Gehirns; Ⓔ *magnetoencephalography*

Mag|ne|to|kar|di|o|graf, -graph *m*: Gerät zur Magnetokardiografie*; Ⓔ *magnetocardiograph*

Mag|ne|to|kar|di|o|gra|fie, -gra|phie *f*: Aufzeichnung der biomagnetischen Felder des Herzens; Ⓔ *magnetocardiography*

Mag|net|re|so|nanz *f*: ***Syn:*** *Kernspinresonanz*; Absorption und Emission von Energie durch Atomkerne in einem magnetischen Feld; Ⓔ *magnetic resonance*

Mag|net|re|so|nanz|to|mo|gra|fie, -gra|phie *f*: ***Syn:*** *NMR-Tomografie, MR-Tomografie, Kernspinresonanztomografie*; auf Kernspinresonanz beruhendes, nicht-invasives, computergesteuertes, bildgebendes Verfahren mit hoher Auflösung; Ⓔ *nuclear resonance scanning, magnet resonance imaging*

mag|no|zel|lu|lär *adj*: ***Syn:*** *großzellig, magnozellular, makrozellulär*; aus großen Zellen bestehend; Ⓔ *magnocellular, magnicellular*

Mahaim-Bündel *nt*: ***Syn:*** *Mahaim-Fasern*; akzessorische Leitungsbahn des Erregungsleitungssystems; kann zu Präexzitation* führen; Ⓔ *Mahaim fibers*

Mahl|zäh|ne *pl*: hintere Backenzähne, Molaren; Ⓔ *molar teeth, molars, multicuspid teeth, cheek teeth*

mai|eu|si|o|phob *adj*: ***Syn:*** *tokophob*; Maieusiophobie betreffend, durch sie gekennzeichnet; Ⓔ *relating to or marked by tocophobia, tocophobic*

Mai|eu|si|o|pho|bie *f*: ***Syn:*** *Tokophobie*; krankhafte Angst vor Niederkunft und Geburt; Ⓔ *irrational fear of childbirth, tocophobia*

Maissiat-Band *nt*: ***Syn:*** *Maissiat-Streifen, Tractus iliotibialis*; die Fascia* lata verstärkender Faserzug; Ⓔ *Maissiat's tract, ligament of Maissiat, Maissiat's ligament, Maissiat's band, iliotibial band, iliotibial tract, iliotibial ligament of Maissiat*

Majocchi-Krankheit *f*: ***Syn:*** *Purpura Majocchi, Purpura anularis teleangiectodes (atrophicans), Teleangiectasia follicularis anulata*; chronisch verlaufende, v.a. Männer betreffende kleinfleckige Purpura* unbekannter Ätiologie; Ⓔ *Majocchi's purpura, Majocchi's disease*

major histocompatibility complex *m*: ***Syn:*** *major Histokompatibilitätskomplex, HLA-Genkomplex*; Genkomplex auf dem Chromosom 6, der die Leukozytenantigene der Histokompatibilität kodiert; Ⓔ *major histocompatibility complex*

Ma|jor|pro|be *f*: *s.u. Kreuzprobe*; Ⓔ *major test*

Makr-, makr- *präf.*: →*Makro-*

Mak|ren|ze|phal|lie *f*: →*Megalenzephalie*

Makro-, makro- *präf.*: Wortelement mit der Bedeutung „groß/lang/hoch"; Ⓔ *large, long, macr(o)-; megal(o)-, mega-*

Ma|kro|an|gi|o|pa|thie *f*: Erkrankung größerer Gefäße; Ⓔ *angiopathy of great vessels, macroangiopathy*

diabetische Makroangiopathie: *s.u. diabetische Angiopathie*; Ⓔ *diabetic macroangiopathy*

Ma|kro|blast *m*: kernhaltige Erythrozytenvorstufe; Ⓔ *macroblast, macroerythroblast, macronormoblast*

Ma|kro|chei|lie *f*: ***Syn:*** *Makrochilie*; übermäßige Vergrößerung der Lippen; Ⓔ *macrocheilia, macrochilia, macrolabia*

Ma|kro|chi|lie *f*: →*Makrocheilie*

Ma|kro|dak|ty|lie *f*: ***Syn:*** *Megalodaktylie, Daktylomegalie*; übermäßige Größe von Fingern oder Zehen; Ⓔ *macrodactyly, macrodactylia, macrodactylism, dactylomegaly, megalodactyly, megalodactylia, megalodactylism, megadactylia, megadactylism, megadactyly*

Ma|kro|den|tie *f*: ***Syn:*** *Makrodontie*; übermäßige Größe der Zähne; Ⓔ *macrodontia, macrodontism, megalodontia*

Ma|kro|don|tie *f*: →*Makrodentie*

Ma|kro|en|ze|pha|lie *f*: →*Megalenzephalie*

Ma|kro|ga|me|ten *pl*: große weibliche Gameten, z.B. bei Plasmodium*; Ⓔ *macrogametes, megagametes, female anisogametes*

Ma|kro|ge|ni|ta|lis|mus *m*: →*Makrogenitosomie*

Ma|kro|ge|ni|to|so|mie *f*: ***Syn:*** *Makrogenitalismus*; übermäßige Größe der Genitalorgane; Ⓔ *macrogenitosomia*

Ma|kro|glia *f*: ***Syn:*** *Astroglia*; aus Astrozyten bestehende großzellige Glia*; Ⓔ *macroglia, astroglia*

Ma|kro|glo|bu|lin|ä|mie *f*: Erhöhung der Makroglobuline im Blut; Ⓔ *macroglobulinemia*

Makroglobulinämie Waldenström: ***Syn:*** *Waldenström-Krankheit, Morbus Waldenström*; malignes Lymphom* der B-Lymphozyten mit Bildung von monoklonalem Immunglobulin; Ⓔ *Waldenström's macroglobulinemia, Waldenström's purpura, Waldenström's syndrome, lymphoplasmacytic immunocytoma*

Ma|kro|glo|bu|li|ne *pl*: Globuline mit hohem Molekulargewicht; Ⓔ *macroglobulins*

Ma|kro|glos|sie *f*: Vergrößerung der Zunge; Ⓔ *macroglossia, megaloglossia, pachyglossia*

Ma|kro|gna|thie *f*: übermäßig großer Oberkiefer; Ⓔ *macrognathia, megagnathia*

Ma|kro|gra|fie, -gra|phie *f*: ***Syn:*** *Megalografie*; Form der Dysgrafie* mit abnormal großen Buchstaben; Ⓔ *macrography, macrographia, megalographia, megalography*

Ma|kro|hä|ma|tu|rie *f*: ***Syn:*** *makroskopische Hämaturie*; mit bloßem Auge sichtbare Hämaturie*; Ⓔ *macroscopic hematuria, gross hematuria*

ma|kro|ke|phal *adj*: →*makrozephal*

Ma|kro|ke|pha|lie *f*: →*Makrozephalie*

Makrolid-Antibiotikum *nt*: von Streptomyces*-Species gebildetes oder synthetisch hergestelltes Antibiotikum, das einen Makrolidkern [12–18gliedriger Aminozucker] enthält; Ⓔ *macrolide*

Ma|kro|lym|pho|zy|to|se *f*: Vorkommen einer erhöhten Zahl großer Lymphozyten im peripheren Blut; Ⓔ *macrolymphocytosis*

Ma|kro|ma|nie *f*: ***Syn:*** *expansiver Wahn, Megalomanie*; Größenwahn; Ⓔ *megalomania, macromania*

Ma|kro|me|lie *f*: ***Syn:*** *Großgliedrigkeit*; Vergrößerung einer oder mehrerer Gliedmaßen; Ⓔ *macromelia, megalomelia*

Ma|kro|mo|le|kül *nt*: Riesenmolekül aus mehr als 1000 Atomen; Ⓔ *macromolecule*

Ma|kro|ne|sie *f*: Hyperplasie* der Langerhans*-Inseln; Ⓔ *macronesia*

ma|kro|no|du|lär *adj*: ***Syn:*** *großknotig*; von großen Knoten gekennzeichnet; Ⓔ *macronodular*

Ma|kro|ny|chie *f*: ***Syn:*** *Megalonychie*; Vergrößerung eines oder mehrerer Finger- oder Zehennägel; Ⓔ *macronychia, megalonychia*

Ma|kro|pha|gen *pl*: amöboid bewegliche, in Blut und Gewebe vorkommende, einkernige Leukozyten, die zur Phagozytose befähigt sind; Ⓔ *macrophages, macrophagocytes, mononuclear phagocytes*

Ma|kro|pla|sie *f*: übermäßiges Wachstum eines Organs oder Gewebes; Ⓔ *macroplasia, macroplastia*

Ma|krop|sie *f*: ***Syn:*** *Megalopsie*; Sehstörung, bei der alle Objekte übergroß erscheinen; Ⓔ *macropsia, megalopia, megalopsia*

Ma|kro|rhi|nie *f*: übermäßige Größe der Nase; Ⓔ *macrorhinia*

M

Ma|kro|ske|lie *f.*: übermäßige Länge der Beine; Ⓔ *macroscelia*
ma|kro|sko|pisch *adj*: mit bloßem Auge sichtbar; Ⓔ *relating to macroscopy, visible with the naked eye, macroscopic, macroscopical, gross*
Ma|kro|so|mie *f.*: Hochwuchs, Großwuchs; Ⓔ *macrosomatia, macrosomia, megasomia*
Ma|kro|sto|mie *f.*: angeborene Vergrößerung der Mundspalte; Ⓔ *macrostomia*
ma|kro|zel|lu|lär *adj*: ***Syn:*** *großzellig, magnozellular, magnozellulär*; aus großen Zellen bestehend; Ⓔ *macrocellular*
ma|kro|ze|phal *adj*: ***Syn:*** *großköpfig, makrokephal, megalozephal, megalokephal*; Makrozephalie betreffend, von ihr gekennzeichnet; Ⓔ *macrocephalic, macrocephalous; megalocephalic, megacephalic, megacephalous*
Ma|kro|ze|pha|lie *f.*: ***Syn:*** *Großköpfigkeit, Makrokephalie, Megalozephalie, Megalokephalie*; angeborene Vergrößerung des Schädels; Ⓔ *macrocephaly, macrocephalia, macrocephalus*
Ma|kro|zy|ten *pl*: große Erythrozyten; Ⓔ *macrocytes, macroerythrocytes*
ma|kro|zy|tisch *adj*: Makrozyt(en) betreffend; Ⓔ *relating to macrocytes, macrocytic*
Ma|kro|zy|to|se *f.*: vermehrtes Auftreten großer Erythrozyten (Makrozyten) im peripheren Blut; Ⓔ *macrocytosis, macrocythemia, megalocythemia, megalocytosis*
Ma|ku|la *f., pl* **-lae**: →*Macula lutea*
Ma|ku|la|de|ge|ne|ra|ti|on *f.*: zu Sehstörungen oder Erblindung führende degenerative Veränderung der Makula; Ⓔ *macular degeneration*
juvenile Makuladegeneration: ***Syn:*** *Morbus Stargardt, Stargardt-Krankheit, Fundus flavimaculatus*; meist autosomal-rezessive Makuladegeneration, die im 1. oder 2. Lebensjahrzehnt beginnt; es bilden sich kleine, oft bizarr geformte gelbe Flecken über dem gesamten Fundus; die Sehschärfe ist stark herabgesetzt, wird aber selten schlechter als 0,05; Ⓔ *Stargardt's macular degeneration*
ma|ku|lär *adj*: Makula betreffend, makulös; gefleckt, fleckig; Ⓔ *relating to or marked by macules, macular*
ma|ku|lo|pa|pu|lös *adj*: sowohl makulär als auch papulär; Ⓔ *maculopapular*
ma|ku|lös *adj*: Makula betreffend, makulär; gefleckt, fleckig; Ⓔ *macular*
ma|ku|lo|ze|re|bral *adj*: Macula lutea und Gehirn/Zerebrum betreffend; Ⓔ *relating to both macula lutea and brain, maculocerebral*
Mal *nt*: **1.** Krankheit, Übel **2.** →*Nävus*; Ⓔ **1.** *disease, disorder, ill, illness* **2.** *mark, mole, stain, nevus, blotch, spot, patch, tache*
Mal del Pinto: ***Syn:*** *Carate, Pinta*; in Süd- und Mittelamerika vorkommende, durch Treponema* carateum verursachte chronische Hauterkrankung; Ⓔ *mal del pinto, carate, pinta, spotted sickness*
Mal di Puna: ***Syn:*** *akute Bergkrankheit, d'Acosta-Syndrom, akute Höhenkrankheit*; akutes Syndrom mit Kopfschmerzen, Übelkeit, Erbrechen, Schwindel und Atemnot; evtl. Entwicklung eines **Höhenlungenödems** und Bewusstlosigkeit [**Höhenkollaps**]; Ⓔ *altitude sickness, acute mountain sickness, Acosta's disease, d'Acosta's disease*
Mal-, mal- *präf.*: Wortelement mit der Bedeutung „schlecht/schädlich/übel"; Ⓔ *bad, mal-*
Ma|la *f.*: ***Syn:*** *Bucca*; Wange; Ⓔ *cheek, mala, bucca*
Mal|ab|sorp|ti|on *f.*: Störung der Nahrungsresorption im Darm; Ⓔ *malabsorption*
-malacia *suf.*: →*-malazie*
Ma|la|ria *f.*: ***Syn:*** *Sumpffieber, Wechselfieber*; v.a. in den Tropen und Subtropen vorkommende Infektionskrankheit durch den Blutparasiten Plasmodium*, der von Anophelesmücken übertragen wird; Ⓔ *malaria, malarial fever, jungle fever, marsh fever, swamp fever, paludal fever, ague fever, ague*
Malaria cerebralis: Gehirnbeteiligung bei Malaria tropica; Ⓔ *cerebral malaria*
maligne Malaria: →*Malaria tropica*
perniziöse Malaria: →*Malaria tropica*
Malaria quartana: ***Syn:*** *Malariae-Malaria, Quartana*; durch Plasmodium* malaria verursachte benigne Malariaform, die durch ein alle 4 Tage auftretendes Fieber gekennzeichnet ist; Ⓔ *malariae malaria, quartan fever, quartan malaria*
Malaria tertiana: ***Syn:*** *Vivax-Malaria, Tertiana*; durch jeden dritten Tag auftretende Fieberanfälle gekennzeichnete Malariaform durch Plasmodium* vivax; gutartige Verlauf mit Rezidiven; Ⓔ *tertian fever, tertian malaria, vivax malaria, benign tertian malaria, vivax fever*
Malaria tropica: ***Syn:*** *Falciparum-Malaria, perniziöse Malaria, maligne Malaria, Tropenfieber, Aestivoautumnalfieber, Ästivoautumnalfieber*; durch Plasmodium* falciparum verursachte schwerste Form der Malaria; Ⓔ *falciparum malaria, falciparum fever, malignant tertian malaria, malignant tertian fever, pernicious malaria, subtertian malaria, aestivoautumnal fever*
Malariae-Malaria *f.*: →*Malaria quartana*
Ma|la|ria|er|re|ger *m*: →*Plasmodium*
Ma|la|ria|mü|cke *f.*: ***Syn:*** *Gabelmücke, Fiebermücke, Anopheles*; weltweit verbreitete Stechmückenart, die Malaria und andere Infektionskrankheiten überträgt; Ⓔ *Anopheles, Cellia*
Ma|la|ria|plas|mo|di|um *nt*: →*Plasmodium*
Ma|las|se|zia fur|fur *f.*: ***Syn:*** *Pityrosporum ovale*; Hefepilz; Erreger der Pityriasis* versicolor; Ⓔ *Malassezia furfur, Pityrosporum orbiculare*
Ma|las|si|mi|la|ti|on *f.*: Oberbegriff für Malabsorption* und Maldigestion*; Ⓔ *malassimilation*
Ma|lat *nt*: Salz der Apfelsäure; Zwischenprodukt im Citratzyklus*; Ⓔ *malate*
Ma|lat|de|hy|dro|ge|na|se *f.*: ***Syn:*** *Malatenzym*; Enzym des Citratzyklus*, das die Dehydrierung von Malat zu Oxalacetat katalysiert; Ⓔ *malate dehydrogenase, malic acid dehydrogenase*
Ma|lat|en|zym *nt*: →*Malatdehydrogenase*
Malatesta-Syndrom *nt*: ***Syn:*** *Orbitaspitzensyndrom, Apexorbitae-Syndrom*; Lähmung von Sehnerv und Augenmuskelnerven bei entzündlichen oder tumorösen Prozessen im Orbitaspitzenbereich; Ⓔ *Malatesta's syndrome, orbital apex syndrome, orbital syndrome*
Ma|la|yen|fi|la|rie *f.*: ***Syn:*** *Wuchereria malayi, Brugia malayi*; zu den Nematoden* gehörender Parasit des Menschen, der im Lymphgefäßsystem lebt und zu Elephantiasis und Brugiose führt; Ⓔ *Brug's filaria, Brugia malayi, Wuchereria malayi, Wuchereria brugi*
-malazie *suf.*: Wortelement mit der Bedeutung „Erweichung"; Ⓔ *-malacia*
Mal|des|cen|sus tes|tis *m*: ***Syn:*** *Hodenretention, Kryptorchismus, Retentio testis*; Fehlen des Hodens im Hodensack bei Bauch- oder Leistenhoden; Ⓔ *retained testicle, retained testis, undescended testicle, undescended testis, cryptorchidism, cryptorchidy, cryptorchism*
Mal|di|ges|ti|on *f.*: ungenügende/unvollständige Verdauung; Ⓔ *maldigestion*
Mal|for|ma|ti|on *f.*: Fehlbildung, Missbildung; Ⓔ *malformation*
Ma|li|as|mus *m*: ***Syn:*** *Rotz, Malleus*; auf den Menschen übertragbare, chronische Erkrankung von Pferden und Eseln durch Pseudomonas* mallei; Ⓔ *glanders, maliasmus, malleus*
Malign-, malign- *präf.*: Wortelement mit der Bedeutung „bösartig"; Ⓔ *malignant, malign-*
ma|lig|ne *adj*: bösartig; Ⓔ *malignant, malign*

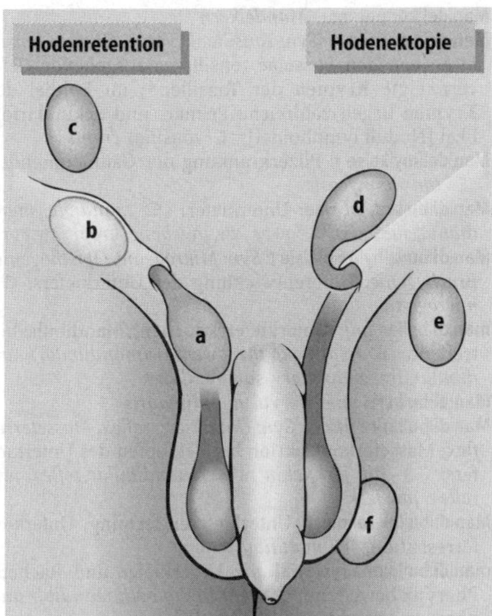

Abb. 53. Maldescensus testis. Formen der Hodenretention und Hodenektopie

Ma|lig|ni|tät *f*: **1.** Bösartigkeit **2.** bösartige Geschwulst, Malignom; Ⓔ **1.** *malignancy, malignity* **2.** *malignancy, malignant neoplasm, malignant disease, malignant tumor, malignity, cancer*

Ma|lig|nom *nt*: *Syn: Krebs*; allgemein verwendete Bezeichnung für maligne Tumoren, insbesondere das Karzinom*; Ⓔ *malignancy, malignant neoplasm, malignant disease, malignant tumor, malignity, cancer*

mal|le|ar *adj*: (*Ohr*) Hammer/Malleus betreffend; Ⓔ *relating to a malleus, mallear, malleal*

Mal|le|o|i|do|se *f*: *Syn: Whitmore-Krankheit, Pseudomalleus, Pseudorotz, Melioidose, Melioidosis*; in Asien und Australien auftretende, durch **Pseudomonas pseudomallei** hervorgerufene Infektionskrankheit von Ratten, Schweinen und Katzen, die selten auf den Menschen übertragen wird; Ⓔ *Whitmore's disease, Whitmore's fever, melioidosis, pseudoglanders*

mal|le|o|in|ku|dal *adj*: (*Ohr*) Hammer/Malleus und Amboss/Incus betreffend oder verbindend; Ⓔ *relating to both malleus and incus, malleoincudal*

mal|le|o|lar *adj*: *Syn: malleolär*; Knöchel/Malleolus oder Knöchelregion betreffend; Ⓔ *relating to a malleolus, malleolar*

mal|le|o|lär *adj*: → *malleolar*

Mal|le|o|lar|frak|tur *f*: → *Knöchelfraktur*

Mal|le|o|lus *m, pl* **-li**: Knöchel, Fußknöchel; Ⓔ *malleolus; ankle*

Malleolus lateralis: Außenknöchel; Ⓔ *lateral malleolus, outer malleolus, fibular malleolus, extramalleolus*

Malleolus medialis: Innenknöchel; Ⓔ *medial malleolus, tibial malleolus*

Mal|le|o|lus|frak|tur *f*: Knöchelfraktur; Ⓔ *ankel fractur, malleolar fracture*

Mal|le|o|to|mie *f*: operative Durchtrennung des Hammers/Malleus im Rahmen der Tympanoplastik*; Ⓔ *malleotomy*

Mal|le|us *m, pl* **-lei**: **1.** *Syn: Hammer*; mit dem Trommelfell verbundenes Gehörknöchelchen; überträgt die Trommelfellschwingungen auf den Amboss; Ⓔ **1.** *hammer, malleus* **2.** → *Maliasmus*

Mallorca-Akne *f*: *Syn: Frühjahrsakne, Sommerakne; Akne aestivalis*; meist Frauen betreffende Akne sonnenexponierter Hautareale; Ⓔ *Mallorca acne*

Mallory-Weiss-Syndrom *nt*: massive Blutung durch Lazerationen der Schleimhaut am Übergang von Speiseröhre und Magen [**Mallory-Weiss-Risse**]; Ⓔ *Mallory-Weiss syndrome*

Mal|nu|tri|ti|on *f*: Fehlernährung, Mangelernährung, Unterernährung; Ⓔ *faulty nutrition, malnutrition*

Ma|lo|nyl|harn|stoff *m*: *Syn: Barbitursäure, 4-Hydrouracil*; nicht hypnotisch wirkender, wasserlöslicher Grundbaustein der Barbiturate; Ⓔ *malonylurea, barbituric acid*

Malpighi-Körperchen der Milz *pl*: *Syn: Milzknötchen, Milzfollikel, weiße Pulpa, Noduli lymphoidei lienalis, Noduli lymphoidei splenici*; Lymphfollikel der Milz; Ⓔ *splenic follicles, splenic nodules*

Malpighi-Pyramiden *pl*: *Syn: Nierenpyramiden, Pyramides renales*; das Nierenmark bildende pyramidenförmige Segmente, die mit der Spitze in die Nierenkelche münden; Ⓔ *pyramids of Malpighi, renal pyramids*

Malpighi-Zelle *f*: *Syn: Keratinozyt, Hornzelle*; keratinbildende Zelle der Haut; Ⓔ *keratinocyte, malpighian cell*

Mal|ro|ta|ti|on *f*: Störung der Darmdrehung während der Embryonalentwicklung; Ⓔ *malrotation*

Mal|ta|fie|ber *nt*: *Syn: Bruce-Septikämie, Mittelmeerfieber*; durch mit **Brucella melitensis** infizierte Milch übertragene Infektionskrankheit mit undulierendem Fieber, Hepatosplenomegalie* und Gliederschmerzen; Ⓔ *Malta fever, Mediterranean fever, brucellosis*

Maltafieber-Bakterium *nt*: Erreger des Maltafiebers* und der Bang-Krankheit* bei Schafen und Ziegen; Ⓔ *Brucella melitensis*

Mal|ta|se *f*: Enzym, das Maltose* spaltet; Ⓔ *maltase*

Mal|to|se *f*: *Syn: Malzzucker*; aus D-Glucose-Einheiten aufgebautes Disaccharid*; Grundbaustein von Stärke* und Glykogen*; Ⓔ *malt sugar, maltobiose, maltose, ptyalose*

Mal|tos|u|rie *f*: Maltoseausscheidung im Harn; Ⓔ *maltosuria*

Mal|to|tri|o|se *f*: beim Stärkeabbau anfallender Zucker aus drei Glucose-Einheiten; Ⓔ *maltotriose*

Ma|lum *nt, pl* **-la**: Leiden, Gebrechen, Krankheit; Ⓔ *disease, disorder, mal*

Malum coxae senile: *Syn: Koxarthrose, Coxarthrosis, Arthrosis deformans coxae*; Arthrosis* deformans des Hüftgelenks; Ⓔ *senile coxitis, degenerative arthritis of the hip joint, coxarthrosis, coxalgia, degenerative osteoarthritis of hip joint*

Malz|ar|bei|ter|lun|ge *f*: allergische Alveolitis* durch Aspergillussporen in Gerste; Ⓔ *malt-worker's lung*

Malz|zu|cker *m*: → *Maltose*

Mamill-, mamill- *präf.*: Wortelement mit der Bedeutung „Brust/Brustwarze"; Ⓔ *thel(o)-, thele-, mamil-, mamilli-*

Ma|mil|la *f, pl* **-lae**: *Syn: Papilla mammae*; Brustwarze, Mamille; Ⓔ *nipple, teat, mamilla (of the breast), mammary papilla, mammilla, thelium*

ma|mil|lar *adj*: *Syn: mamillär*; Brustwarze/Mamille betreffend, mamillenförmig, warzenförmig, brustwarzenähnlich; Ⓔ *relating to or resembling a nipple, mammillary, mamillary*

ma|mil|lär *adj*: → *mamillar*

Ma|mil|lar|li|nie *f*: *Syn: Linea mammillaris*; senkrecht durch die Brustwarze verlaufende anatomische Hilfslinie; Ⓔ *mammary ridge, mamillary line, nipple line, papillary line*

Ma|mil|le *f*: *Syn: Papilla mammaria*; Brustwarze, Mamilla; Ⓔ *nipple, teat, mamilla (of the breast), mammary papilla, mammilla, thelium*

ma|mil|len|för|mig *adj*: → *mamillar*

Ma|mil|len|plas|tik *f*: Brustwarzenplastik; Ⓔ *theleplasty, mamilliplasty, mammillaplasty*

Ma|mil|li|tis *f, pl* **-tiden**: *Syn: Brustwarzenentzündung, Thelitis*; Entzündung der Brustwarze; Ⓔ *inflamma-*

M

tion of the nipple, mamillitis, mammillitis, thelitis
ma|mil|li|tisch *adj*: Brustwarzenentzündung/Mamillitis betreffend, von ihr betroffen oder gekennzeichnet; Ⓔ *relating to or marked by mamillitis*
Mamm-, mamm- *präf.*: →*Mamma-*
Mam|ma *f*, *pl* **Mam|mae**: Brust; Ⓔ *breast, mamma*
Mammae accessoriae: →*akzessorische Mammae*
akzessorische Mammae: *Syn: Polymastie, Mammae accessoriae*; Vorkommen zusätzlicher Brustdrüsen; Ⓔ *polymastia, polymasty, pleomastia, pleomazia, multimammae, hypermastia*
Mamma pendulans: →*Mastoptose*
Mamma-, mamma- *präf.*: Wortelement mit der Bedeutung „Brust/Brustdrüse/Mamma"; Ⓔ *breast, mammary, mamm(o)-, mast(o)-, maz(o)-*
Mam|ma|am|pu|ta|ti|on *f*: *Syn: Halsted-Operation, radikale Mastektomie, Ablatio mammae*; klassische Brustentfernung mit Entfernung der Pektoralmuskeln und Achsellymphknoten; Ⓔ *mammectomy, mastectomy, radical mastectomy, Meyer mastectomy, Halsted's mastectomy, Halsted's operation*
Mam|ma|a|pla|sie *f*: *Syn: Amastie*; angeborenes, ein- oder beidseitiges Fehlen der Brustdrüse; Ⓔ *amastia, amazia*
Mam|ma|aug|men|ta|ti|on *f*: Mammaplastik zur Brustvergrößerung; Ⓔ *breast augmentation, augmentation mammaplasty*
Mam|ma|dys|pla|sie *f*: *Syn: zystische/fibrös-zystische Mastopathie, Zystenmamma, Mastopathia chronica cystica*; häufige, meist zwischen dem 35. und 50. Lebensjahr auftretende proliferative Veränderung des Brustgewebes mit Zystenbildung; wahrscheinlich durch ein Hormonungleichgewicht bedingt; es ist noch unklar ob eine direkte Beziehung zur Entwicklung eines Brustkrebses besteht; Ⓔ *cystic disease of the breast, fibrocystic disease (of the breast), chronic cystic mastitis, Bloodgood's disease, mammary dysplasia, benign mastopathia, cyclomastopathy, cystic hyperplasia of the breast, cystic mastopathia, shotty breast*
Mam|ma|ent|zün|dung *f*: →*Mastitis*
Mam|ma|hy|per|tro|phie *f*: Überentwicklung der weiblichen Brust; Ⓔ *hypermastia, hypermazia*
Mam|ma|kar|zi|nom *nt*: →*Brustkrebs*
Mam|ma|plas|tik *f*: Brustdrüsenplastik, Brustplastik; Ⓔ *mammaplasty, mammoplasty, mastoplasty*
Mam|mil|lar|kör|per *m*: *Syn: Corpus mammillare*; hinten unter dem Hypothalamus* liegender paariger, rundlicher Körper; Teil des limbischen Systems*; Ⓔ *mammillary body*
Mammo-, mammo- *präf.*: →*Mamma-*
mam|mo|gen *adj*: Mammogenese betreffend oder fördernd; Ⓔ *mammogenic*
Mam|mo|ge|ne|se *f*: Brustdrüsenentwicklung; Ⓔ *mammogenesis*
Mam|mo|gra|fie, -gra|phie *f*: Röntgendarstellung der Brust (mit oder ohne Kontrastmittel) in drei Ebenen; Ⓔ *mammography, mastography*
Mam|mo|gramm *nt*: Röntgenaufnahme der Brust; Ⓔ *mammogram, mastogram*
Mam|mo|pla|sie *f*: *Syn: Mastoplasie*; Brustentwicklung; Ⓔ *mammoplasia, mammiplasia, mastoplasia*
mam|mo|trop *adj*: auf die Brustdrüse wirkend; Ⓔ *mammotropic, mammotrophic*
Mam|mo|tro|pin *nt*: →*Prolaktin*
Man|del *f*: →*Tonsilla*
Man|del|ent|zün|dung *f*: →*Tonsillitis*
Man|del|kern *m*: *Syn: Mandelkernkomplex, Mandelkörper, Nucleus amygdalae, Corpus amygdaloideum*; Kernkomplex vor dem Unterhorn des Seitenventrikels; Teil des limbischen Systems; Ⓔ *amygdala, amygdaloid body, amygdaloid complex, amygdaloid nucleus*
Man|del|kern|kom|plex *m*: →*Mandelkern*
Man|del|kör|per *m*: →*Mandelkern*
Man|del|kryp|ten *pl*: *Syn: Tonsillenkrypten, Cryptae tonsillares*; von den Fossulae tonsillares ausgehende tiefe, verzweigte Krypten der Tonsillen*; im Epithel der Krypten liegen zahlreiche Primär- und Sekundärfollikel [Noduli lymphoidei]; Ⓔ *tonsillar crypts*
Man|del|my|ko|se *f*: Pilzerkrankung der Gaumenmandel; Ⓔ *tonsillomycosis*
Man|di|bu|la *f*, *pl* **-lae**: Unterkiefer; Ⓔ *mandible, mandibula, submaxilla, lower jaw, jaw bone, lower jaw bone*
Man|di|bu|la|hy|po|pla|sie *f*: *Syn: Mikrogenie, Opisthogenie, Brachygenie*; Unterentwicklung des Unterkiefers; Ⓔ *microgenia*
man|di|bu|lar *adj*: Unterkiefer(knochen)/Mandibula betreffend; Ⓔ *relating to the lower jaw/mandibula, mandibular, inframaxillary, submaxillary*
Man|di|bu|la|ris *m*: →*Nervus mandibularis*
Man|di|bu|lar|re|flex *m*: *Syn: Unterkieferreflex, Masseterreflex*; Masseterkontraktion bei Beklopfen des Unterkiefers; Ⓔ *chin jerk, chin reflex, mandibular reflex, jaw reflex, jaw jerk*
Man|di|bu|lek|to|mie *f*: Unterkieferentfernung, Unterkieferresektion; Ⓔ *mandibulectomy*
man|di|bu|lo|pha|ryn|ge|al *adj*: Unterkiefer und Rachen/Pharynx betreffend; Ⓔ *relating to both mandible and pharynx, mandibulopharyngeal*
man|di|bu|lo|tem|po|ral *adj*: *Syn: temporomandibular*; Unterkiefer und Schläfenbein/Os temporale betreffend; Ⓔ *relating to both mandible and temporal bone, temporomandibular*
Man|drin *m*: Einlegedraht für Sonden und Kanülen; Ⓔ *mandrin, mandrel*
Man|gan *nt*: Schwermetall; essentielles Spurenelement; Ⓔ *manganese, manganum*
Man|ga|nis|mus *m*: →*Manganose*
Man|ga|no|se *f*: *Syn: Manganismus*; zu den entschädigungspflichtigen Berufskrankheiten gehörende (chronische) Manganvergiftung, deren Symptome an Parkinsonismus erinnern; Ⓔ *manganism, manganese poisoning*
Man|gan|pneu|mo|nie *f*: Pneumonie* durch Einatmen manganhaltiger Stäube; Ⓔ *manganese pneumonia*
Man|gel|an|ä|mie *f*: *Syn: nutritive/alimentäre/ernährungsbedingte Anämie*; Anämie* durch eine unzureichende Zufuhr eines oder mehrerer essentieller Nährstoffe; Ⓔ *deficiency anemia, nutritional anemia*
Man|gel|ge|bo|re|nes *nt*: *Syn: Mangelgeburt, hypotrophes Neugeborenes*; nicht exakt definierte Bezeichnung für untergewichte oder unterentwickelte Neugeborene; Ⓔ *small-for-date baby*
Man|gel|ge|burt *f*: →*Mangelgeborenes*
Man|gel|ven|ti|la|ti|on *f*: *Syn: Minderventilation, Hypoventilation*; alveoläre Minderbelüftung; Ⓔ *underventilation, hypoventilation*
Man|gro|ve|flie|ge *f*: *Syn: Chrysops dimidiata*; Überträger von Loa* loa; Ⓔ *mango fly, mangrove fly*
-mania *suf.*: →*-manie*
-manie *suf.*: Wortelement mit der Bedeutung „Sucht/Wahnsinn/Besessenheit"; Ⓔ *-mania*
Ma|ni|fes|ta|ti|on *f*: Offenbarwerden, Erkennbarwerden, z.B. einer Erkrankung; Ⓔ *manifestation*
Ma|ni|pu|la|ti|on *f*: Handgriff, Verfahren; Ⓔ *manipulation*
Ma|ni|pu|la|ti|ons|the|ra|pie *f*: →*Manualtherapie*
-manisch *suf.*: in Adjektiven verwendetes Wortelement mit der Bedeutung „wahnsinnig/süchtig/besessen"; Ⓔ *-manic*
Män|ner|heil|kun|de *f*: Andrologie*; Ⓔ *andrology*
Man|nit *nt*: →*Mannitol*
Man|ni|tol *nt*: *Syn: Mannit*; sechswertiger Alkohol; als Süßmittel verwendet; Ⓔ *mannitol, mannite*
Man|nos|a|min *nt*: Aminozucker* der Mannose*; Ⓔ

mannosamine

Man|no|se *f*: mit Glucose* epimere Aldohexose; findet sich in den Oligosaccharidanteilen vieler Glykoproteine und Glykolipide; Ⓔ *mannose, mannitose, seminose*

Man|no|si|da|se|man|gel *m*: →*Mannosidosis*

Mannosidasemangel-Syndrom *nt*: →*Mannosidosis*

Man|no|si|do|sis *f, pl* **-ses**: *Syn: Mannosidasemangel, Mannosidasemangel-Syndrom*; autosomal-rezessiver Mangel an Mannosidase mit Störung des Glykogenabbaus; Ⓔ *mannosidosis*

Ma|no|me|ter *nt*: Druckmesser; Ⓔ *manometer, pressometer, pressure gage, pressure gauge*

ma|no|me|trisch *adj*: Manometer betreffend; Ⓔ *relating to a manometer, manometric, manometrical*

Manson-Bilharziose *f*: *Syn: Manson-Krankheit, Schistosomiasis mansoni*; durch **Schistosoma mansoni** hervorgerufene Darmschistosomiasis mit Leber- und Milzvergrößerung sowie Aszites; Ⓔ *Manson's disease, Manson's schistosomiasis, intestinal bilharziasis, intestinal schistosomiasis*

Man|so|nel|la *f*: Filarienart, deren Vertreter [**Mansonella ozzardi, Mansonella perstans, Mansonella streptocerca**] als Parasiten und Krankheitserreger in Erscheinung treten; Ⓔ *Mansonella*

Man|so|nel|li|a|sis *f, pl* **-ses**: *Syn: Mansonellainfektion, Mansonellose*; durch Mansonella*-Species verursachte Filarieninfektion mit Lymphknotenschwellung, Exanthem, Fieber und Gelenkschwellung; Ⓔ *mansonellosis, mansonelliasis, acanthocheilonemiasis, dipetalonemiasis*

Man|so|nel|lo|se *f*: →*Mansonelliasis*

Man|so|nia *f*: Stechmückengattung, die u.a. das Gelbfiebervirus überträgt; Ⓔ *Mansonia*

Manson-Krankheit *f*: →*Manson-Bilharziose*

Man|tel|zel|le *f*: *Syn: Hüllzelle, Satellitenzelle, Lemnozyt, Amphizyt*; zur Neuroglia* gehörende Zelle des peripheren Nervensystems; Ⓔ *satellite cell, amphicyte, capsule cell, lemnocyte*

M-An|ti|gen *nt*: *Syn: Mukosus-Antigen*; Antigen in der Schleimkapsel von Bakterien; Ⓔ *M antigen*

Ma|nu|al|the|ra|pie *f*: *Syn: Chiropraktik, Chirotherapie, Manipulationstherapie, manuelle Medizin, Osteopathie*; Diagnostik und Therapie reversibler Funktionsstörungen des Stütz- und Bewegungsapparates; Ⓔ *osteopathy*

ma|nu|bri|o|ster|nal *adj*: Manubrium und Brustbeinkörper/Corpus sterni betreffend oder verbindend; Ⓔ *manubriosternal*

Ma|nu|bri|o|ster|nal|ge|lenk *nt*: *Syn: Symphysis manubriosternalis, Synchondrosis manubriosternalis*; knorpelige Verbindung von Schwertgriff und Brustbeinkörper; Ⓔ *manubriosternal articulation, manubriosternal joint*

Ma|nu|bri|um *nt*: Griff; Ⓔ *manubrium*

Manubrium mallei: Hammergriff; Ⓔ *manubrium of malleus, handle of malleus*

Manubrium sterni: Schwertgriff; Ⓔ *manubrium, manubrium of sternum, manubrium sterni, presternum, episternum*

ma|nu|ell *adj*: mit der Hand oder den Händen; Ⓔ *manual*

Ma|nus *m, pl* **-nus**: Hand; Ⓔ *hand, manus*

Manus valga: →*Madelung-Deformität*

Manus vara: *Syn: Klumphand*; angeborene oder erworbene Radialfehlstellung der Hand; Ⓔ *ulnar clubhand*

MAO-Hemmer *pl*: →*Monoaminoxidasehemmer*

ma|ran|tisch *adj*: *Syn: marastisch*; Marasmus betreffend, abgezehrt, verfallen; Ⓔ *relating to or affected with marasmus, marasmic, marantic, marasmatic*

Ma|ras|mus *m*: Verfall, Kräfteschwund; Ⓔ *marasmus, Parrot's disease, marantic atrophy, athrepsia, athrepsy, atrepsy*

ma|ras|tisch *adj*: →*marantisch*

Marburg-Fieber *nt*: *Syn: Marburg-Viruskrankheit*; schweres hämorrhagisches Fieber durch das **Marburg-Virus**; Ⓔ *Marburg disease, Marburg virus disease*

Marburg-Virus *nt*: *s.u. Marburg-Fieber*; Ⓔ *Marburg virus, green monkey virus*

Marburg-Viruskrankheit *f*: →*Marburg-Fieber*

Marchiafava-Bignami-Krankheit *f*: *Syn: progressive alkoholische Demenz, Corpus-callosum-Demyelinisierung*; durch einen chronischen Alkoholismus [v.a. Rotweinkonsum] verursachte Degeneration des Balkens [Corpus callosum]; verläuft i.d.R. schubartig mit Abbau von Persönlichkeit und Sprachvermögen; Ⓔ *Marchiafava-Bignami syndrome*

Marchiafava-Micheli-Anämie *f*: *Syn: paroxysmale nächtliche Hämoglobinurie*; chronisch hämolytische Anämie* mit nächtlicher Hämoglobinurie*, Gelbsucht und Milzvergrößerung; Ⓔ *Marchiafava-Micheli syndrome, Marchiafava-Micheli disease, Marchiafava-Micheli anemia, paroxysmal nocturnal hemoglobinuria*

Marfan-Syndrom *nt*: *Syn: Arachnodaktylie-Syndrom*; autosomal-dominantes Syndrom mit skelettalen, okulären und kardiovaskulären Fehlbildungen; Ⓔ *Marfan's disease, Marfan's syndrome, arachnodactyly, acromacria, arachnodactylia*

mar|gi|nal *adj*: *Syn: randständig, wandständig*; den Rand/Margo betreffend, am Rand liegend, einen Randbezirk betreffend; Ⓔ *relating to a margin, marginal, limbic, limbal*

Mar|go *m, pl* **-gi|nes**: Rand, Saum, Kante; Ⓔ *margin, border, edge, boundary*

Margo acetabuli: *Syn: Pfannenrand, Acetabulumrand, Limbus acetabuli*; Rand der Hüftgelenkspfanne; Ⓔ *margin of acetabulum, acetabular edge, acetabular limbus, border of acetabulum*

Margo anterior: Vorderrand, Vorderkante; Ⓔ *anterior margin*

Margo anterior pulmonis: vorderer Lungenrand; Ⓔ *anterior margin of lung*

Margo anterior radii: Vorderkante des Radius*; Ⓔ *anterior margin of radius*

Margo anterior ulnae: Vorderkante der Ulna*; Ⓔ *anterior margin of ulna*

Margo ciliaris iridis: äußerer/ziliarer Irisrand; Ⓔ *ciliary margin of iris, outer margin of iris*

Margo dexter cordis: rechter Herzrand; Ⓔ *right margin of heart*

Margo falciformis hiatus saphenus: sichelförmiger Rand der Fascia lata; Ⓔ *falciform margin of fascia lata, falciform margin of hiatus saphenous, Burns' ligament, Hey's ligament, Burns' falciform process*

Margo fibularis pedis: →*Margo lateralis pedis*

Margo frontalis alaris majoris ossis sphenoidalis: Vorderrand des großen Keilbeinflügels; Ⓔ *frontal margin of great wing of sphenoid bone*

Margo frontalis ossis parietalis: Vorderrand des Scheitelbeins; Ⓔ *anterior margin of parietal bone*

Margo gingivalis: Zahnfleischrand; Ⓔ *gingival margin, gum line*

Margo incisalis dentis: Schneidekante des Zahns; Ⓔ *cutting edge, shearing edge, incisive margin, incisal edge, incisal margin (of tooth)*

Margo inferior: unterer Rand, Unterrand; Ⓔ *inferior margin*

Margo inferior hemispherii cerebri: →*Margo inferolateralis*

Margo inferior hepatis: Unterrand der Leber*; Ⓔ *inferior margin of liver*

Margo inferior lienis: Margo inferior splenica; Ⓔ *inferior margin of spleen*

Margo inferior pulmonis: Unterrand der Lunge*; Ⓔ *inferior margin of lung*

M

Margo inferolateralis: *Syn: Margo inferior hemispherii cerebri*; unterer, lateraler Rand der Großhirnhemisphäre; Ⓔ *inferolateral margin*
Margo inferomedialis: *Syn: Margo medialis hemispherii cerebri*; unterer, medialer Rand der Kleinhirnhemisphäre; Ⓔ *inferomedial margin*
Margo infraorbitalis maxillae: Wulst am Unterrand der Orbita*; Ⓔ *infraorbital margin of maxilla*
Margo infraorbitalis orbitae: Unterrand der Orbita*; Ⓔ *infraorbital margin of orbita*
Margo interosseus: Kante eines Knochens, die einem anderen Knochen gegenüberliegt; Ⓔ *interosseous margin*
Margo interosseus tibiae: innere Kante des Schienbeins [Tibia*], die mit der Margo* interosseus fibulae durch die Membrana interossea cruris verbunden ist; Ⓔ *interosseous margin of tibia*
Margo interosseus ulnae: *Syn: Corpus ulnae*; Mittelteil der Elle [Ulna*], der im Querschnitt dreieckig ist; Ⓔ *interosseous margin of ulna*
Margo lacrimalis corporis maxillae: Hinterrand des Processus frontalis des Oberkiefers [Maxilla]; Ⓔ *lacrimal margin of maxilla*
Margo lambdoideus: λ-förmiger Rand des Hinterhauptsbeins [Os occipitale]; Ⓔ *lambdoid margin*
Margo lateralis: Außenrand, seitlicher Rand; Ⓔ *lateral margin*
Margo lateralis antebrachii: *Syn: Margo radialis antebrachii*; Radialseite des Unterarms; Außenseite des Unterarms; Ⓔ *lateral margin of forearm*
Margo lateralis orbitae: Seitenrand der Orbita*; Ⓔ *lateral margin of orbit*
Margo lateralis pedis: *Syn: Margo fibularis pedis*; Außenrand des Fußes, Wadenbeinrand des Fußes; Ⓔ *lateral margin of foot*
Margo lateralis scapulae: Außenrand des Schulterblattes [Scapula*]; Ⓔ *lateral margin of scapula*
Margo lateralis unguis: Seitenrand des Nagels*; Ⓔ *lateral margin of nail*
Margo liber ovarii: freier/konvexer Eierstockrand; Ⓔ *free border of ovary, free margin of ovary*
Margo liber unguis: *Syn: Schnittkante, Abnutzungskante*; vorderer/freier Nagelrand; Ⓔ *anterior margin of nail, free margin of nail, anterior edge of nail, cutting edge of nail, free edge of nail*
Margo linguae: seitlicher Zungenrand; Ⓔ *margin of tongue, lateral margin of tongue*
Margo mastoideus ossis occipitalis: Randabschnitt der Hinterhauptsschuppe [Squama occipitalis]; Ⓔ *mastoid margin of occipital bone*
Margo medialis: medialer Rand, Innenrand; Ⓔ *medial margin*
Margo medialis antebrachii: *Syn: Margo ulnaris antebrachii*; Medialseite des Unterarms, Ulnarseite des Unterarms; Ⓔ *medial margin of forearm*
Margo medialis glandulae suprarenalis: medialer Rand der Nebenniere*; Ⓔ *medial margin of suprarenal gland*
Margo medialis hemispherii cerebri: → *Margo inferomedialis*
Margo medialis orbitae: medialer Rand der Orbita*; Ⓔ *medial margin of orbit*
Margo medialis pedis: *Syn: Margo tibialis pedis*; Innenrand des Fußes; Schienbeinrand des Fußes; Ⓔ *medial border of foot*
Margo medialis scapulae: Innenrand des Schulterblattes [Scapula*]; Ⓔ *medial margin of scapula*
Margo medialis tibiae: seitliche Schienbeinkante; trennt Rückfläche und Seitenfläche des Schienbeinkörpers; Ⓔ *medial margin of tibia*
Margo mesovaricus ovarii: Mesovarialrand/Vorderrand des Eierstocks; Ⓔ *mesovarial margin of ovary*

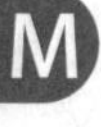

Margo nasalis ossis frontalis: Rand der Pars nasalis des Stirnbeins, der mit dem Nasenbein [Os nasale] artikuliert; Ⓔ *nasal margin of frontal bone*
Margo occipitalis ossis parietalis: Hinterrand des Scheitelbeins; Ⓔ *occipital margin of parietal bone*
Margo occipitalis ossis temporalis: Hinterrand des Felsenbeins; Ⓔ *occipital margin of temporal bone*
Margo occultus unguis: Hinterrand des Nagels; Ⓔ *hidden margin of nail, proximal margin of nail*
Margo orbitalis: vorderer Rand der Augenhöhle [Orbita*]; Ⓔ *orbital margin*
Margo parietalis alaris majoris ossis sphenoidalis: Scheitelbeinrand des großen Keilbeinflügels; Ⓔ *parietal margin of great wing of sphenoid bone*
Margo parietalis ossis frontalis: hinterer Rand des Stirnbeins; Ⓔ *parietal margin of frontal bone*
Margo parietalis ossis temporalis: oberer Rand des Felsenbeins; Ⓔ *parietal margin of temporal bone*
Margo posterior: Hinterrand, hintere Rand; Ⓔ *dorsal margin, posterior margin*
Margo posterior partis petrosae: hinterer Rand des Felsenbeins; Ⓔ *posterior border of petrous part of temporal bone*
Margo posterior radii: Hinterrand des Radius*; Ⓔ *posterior margin of radius*
Margo posterior ulnae: Hinterrand der Ulna*; Ⓔ *posterior margin of ulna*
Margo pupillaris iridis: innerer Rand oder Pupillenrand der Iris; Ⓔ *inner margin of iris, pupillary margin of iris*
Margo radialis antebrachii: → *Margo lateralis antebrachii*
Margo sagittalis ossis parietalis: Oberrand des Scheitelbeins; Ⓔ *sagittal margin of parietal bone*
Margo sphenoidalis ossis temporalis: dem Keilbein zugekehrter Rand des Schläfenbeins; Ⓔ *sphenoidal margin of temporal bone*
Margo squamosus alaris majoris ossis sphenoidalis: der Schläfenbeinschuppe zugekehrter Rand des großen Keilbeinflügels; Ⓔ *squamous margin of great wing of sphenoid bone*
Margo squamosus ossis parietalis: der Schläfenbeinschuppe zugekehrter Rand des Scheitelbeins; Ⓔ *squamous margin of parietal bone*
Margo superior: oberer Rand, Oberrand; Ⓔ *superior margin*
Margo superior glandulae suprarenalis: Oberrand der Nebenniere*; Ⓔ *superior margin of suprarenal gland*
Margo superior hemispherii cerebri: → *Margo superomedialis*
Margo superior partis petrosae: Oberrand des Felsenbeins; Ⓔ *superior border of petrous part of temporal bone*
Margo superior scapulae: Oberrand des Schulterblattes [Scapula*]; Ⓔ *superior margin of scapula*
Margo superomedialis: *Syn: Margo superior hemispherii cerebri*; Oberrand der Großhirnhemisphäre [Hemispherium cerebri]; Ⓔ *superomedial margin*
Margo supraorbitalis orbitae: Oberrand der Orbita*; Ⓔ *supraorbital margin of orbit*
Margo supraorbitalis ossis frontalis: vorderer, unterer Rand des Stirnbeins; Ⓔ *supraorbital margin of frontal bone*
Margo tibialis pedis: → *Margo medialis pedis*
Margo ulnaris antebrachii: → *Margo medialis antebrachii*
Margo uteri: Gebärmutterrand; Ⓔ *border of uterus, margin of uterus*
Margo zygomaticus alaris majoris ossis sphenoidalis: dem Jochbein zugewandter Rand des großen Keilbeinflügels; Ⓔ *zygomatic margin of great wing of sphenoid bone*

Marie-Bamberger-Syndrom *nt*: *Syn:* *Bamberger-Marie-Syndrom, Bamberger-Pierre-Marie-Syndrom, Akropachie, hypertrophische pulmonale Osteoarthropathie*; durch chronische Lungenerkrankungen ausgelöste, schmerzhafte Schwellung von Gelenken [Knie, Ellenbogen, Füße, Handgelenke], hyperplastische Periostitis der Diaphyse langer Röhrenknochen, Trommelschlegelfinger und Weichteilschwellungen; Ⓔ *Marie-Bamberger disease, Bamberger-Marie disease, Marie's disease, Bamberger-Marie syndrome, Marie-Bamberger syndrome, Marie's syndrome, hypertrophic pulmonary osteoarthropathy, hyperplastic osteoarthritis, hyperplastic pulmonary osteoarthritis, hypertrophic pneumonic osteoarthropathy, secondary hypertrophic osteoarthropathy, acropachy, pulmonary osteoarthropathy*

Marie-Krankheit *f*: *Syn:* *Akromegalie, Marie-Syndrom*; durch einen erhöhten Wachstumshormonspiegel verursachte Vergrößerung der Akren nach dem Abschluss des Wachstumsalters; Ⓔ *Marie's disease, acromegaly, acromegalia*

Marie-Strümpell-Krankheit *f*: *Syn:* *Bechterew-Krankheit, Bechterew-Strümpell-Marie-Krankheit, Morbus Bechterew, Spondylarthritis ankylopoetica/ankylosans, Spondylitis ankylopoetica/ankylosans*; chronische degenerative Entzündung des Achsenskeletts und der Extremitäten unklarer Genese; typisch ist die Versteifung [Ankylosierung] des Iliosakralgelenkes und der Wirbelsäule; Ⓔ *Bekhterev's disease, Bekhterev's arthritis, Bechterew's disease, Marie's disease, Marie-Strümpell disease, Marie-Strümpell syndrome, Marie-Strümpell spondylitis, Strümpell's disease, Strümpell-Marie disease, rheumatoid spondylitis, rhizomelic spondylosis, ankylosing spondylitis, poker back*

Marie-Syndrom *nt*: → *Marie-Krankheit*

Ma|ri|hu|a|na *nt*: getrocknete Pflanzenteile des indischen Hanfs; Ⓔ *marihuana, mariahuana, mariajuana, mariguana, marijuana*

Ma|ris|ken *pl*: *Syn:* *Analfalten*; nach perianalen Thrombosen zurückbleibende Hautfalten am äußeren Anus; Ⓔ *anal tags*

Mark *nt*: Medulla*; Ⓔ *marrow, medulla*

verlängertes Mark: → *Medulla oblongata*

Mar|ker *m*: Markersubstanz, Markierungsgen; Ⓔ *marker*

Marker-X-Syndrom *nt*: *Syn:* *Martin-Bell-Syndrom, Syndrom des fragilen X-Chromosoms, Fragiles-X-Syndrom*; v.a. das männliche Geschlecht betreffendes Syndrom mit Gesichtsfehlbildungen, Hyperaktivität und verzögerter körperlicher und geistiger Entwicklung; Ⓔ *fragile X syndrome*

Mark|hirn *nt*: → *Medulla oblongata*

Mark|höh|le *f*: *Syn:* *Cavitas medullaris*; das Knochenmark enthaltender Hohlraum langer Knochen; Ⓔ *bone marrow cavity, marrow cavity, marrow canal, medullary canal, medullary cavity, medullary space*

Mark|na|ge|lung *f*: Stabilisierung einer Fraktur langer Röhrenknochen [Femur, Tibia, Humerus] durch einen Knochennagel; Ⓔ *intramedullary nailing, marrow nailing, medullary nailing*

Mark|phleg|mo|ne *f*: eitrige Entzündung des Knochenmarks oder der Marksubstanz des Gehirns; Ⓔ *phlegmonous bone abscess; phlegmonous myelitis*

Mark|schei|de *f*: *Syn:* *Myelinscheide*; aus Myelin* aufgebaute Umhüllung der Axone; Ⓔ *myelin sheath, medullary sheath*

Mark|schwamm|nie|re *f*: *Syn:* *Schwammniere*; angeborene Nierenfehlbildung mit kleinen Zysten der Marksubstanz; Ⓔ *medullary sponge kidney, sponge kidney*

Mark|sub|stanz *f*: aus markhaltigen Nervenfasern aufgebaute weiße Gehirn- und Rückenmarksubstanz; Ⓔ *medullary substance*

Mar|mor|kno|chen|krank|heit *f*: *Syn:* *Albers-Schönberg-Krankheit, Osteopetrose, Osteopetrosis*; angeborene Störung der normalen Knochenbildung mit generalisierter Sklerose und Verhärtung der Knochen; Ⓔ *Albers-Schönberg disease, Albers-Schöneberg marble bones, marble bone disease, osteopetrosis, marble bones, chalky bones, ivory bones*

Mar|mor|wir|bel *m*: *Syn:* *Elfenbeinwirbel*; Wirbel mit diffus verdichteter Struktur; Ⓔ *eburnated vertebra, ivory vertebra*

Maroteaux-Lamy-Syndrom *nt*: *Syn:* *Morbus Maroteaux-Lamy, Mukopolysaccharidose VI*; im 2.–3. Lebensjahr beginnende Mukopolysaccharidose mit Wachstumsstörung, Knochendysplasie, Hornhauttrübung und Hepatomegalie*; anfänglich normale Intelligenzentwicklung, später aber Intelligenzabbau; Ⓔ *Maroteaux-Lamy syndrome, N-acetylgalactosamine-4-sulfatase deficiency, arylsulfatase B deficiency, ARSB deficiency, mucopolysaccharidosis VI*

Marsch|al|bu|min|u|rie *f*: → *Marschproteinurie*

Marsch|frak|tur *f*: *Syn:* *Deutschländer-Fraktur*; Spontanfraktur von Mittelfußknochen durch Überbelastung; Ⓔ *Deutschländer's disease, march fracture, march foot*

Marsch|hä|mat|u|rie *f*: Hämaturie nach längerer Anstrengung [z.B. Marschieren]; Ⓔ *march hematuria*

Marsch|hä|mo|glo|bin|u|rie *f*: Hämoglobinurie* nach längerer Anstrengung [z.B. Marschieren]; Ⓔ *march hemoglobinuria*

Marsch|pro|te|in|u|rie *f*: *Syn:* *Marschalbuminurie, Anstrengungsalbuminurie, Anstrengungsproteinurie*; Form der orthostatischen Proteinurie* nach längerer Anstrengung [z.B. Marschieren]; Ⓔ *athletic proteinuria, effort proteinuria*

Marshall-Falte *f*: *Syn:* *Plica venae cavae sinistrae*; Perikardfalte über dem linken Vorhof; Ⓔ *Marshall's fold, Marshall's vestigial fold, vestigial fold of Marshall*

Marshall-Vene *f*: *Syn:* *Vena obliqua atrii sinistri*; kleine Vene an der Rückwand des linken Vorhofs; Ⓔ *oblique vein of left atrium, Marshall's oblique vein, vein of Marshall*

Martin-Bell-Syndrom *nt*: *Syn:* *Marker-X-Syndrom, Syndrom des fragilen X-Chromosoms, Fragiles-X-Syndrom*; v.a. das männliche Geschlecht betreffendes Syndrom mit Gesichtsfehlbildungen, Hyperaktivität und verzögerter körperlicher und geistiger Entwicklung; Ⓔ *fragile X syndrome*

Martorell-Krankheit *f*: *Syn:* *Martorell-Syndrom, Takayasu-Krankheit, Takayasu-Syndrom, Pulslos-Krankheit, Arteriitis brachiocephalica*; Entzündung des Truncus* brachiocephalicus am Abgang aus der Aorta; Ⓔ *Martorell's syndrome, Takayasu's arteritis, Takayasu's syndrome, Takayasu's disease, pulseless disease, reversed coarctation, brachiocephalic arteritis*

Ma|schen|trans|plan|tat *nt*: → *Mesh graft*

Ma|sern *pl*: *Syn:* *Morbilli*; stark kontagiöse Infektionskrankheit mit typischem Exanthem [Masernexanthem*]; hinterlässt nach Abheilung eine lebenslange Immunität; während die Masern in Nord- und Südamerika, England, Schweden und Finnland praktisch vollständig eliminiert sind, gibt es in Deutschland weiterhin zwischen 30.000 und 100.000 Erkrankungen pro Jahr; das Masernvirus wird durch Tröpfcheninfektion übertragen und wird von den Infizierten 3–5 Tage vor Ausbruch des Exanthems bis 4 Tage nach dem Ausbruch ausgeschieden; die Inkubationszeit beträgt 8–12 Tage; Ⓔ *measles, morbilli, rubeola*

Ma|sern|en|ze|pha|li|tis *f*, *pl* **-ti|den**: **1.** meist 4–14 Tage nach Exanthemausbruch einsetzende, schwer verlaufende [i.d.R. Defektheilung; bis zu 40 % Letalität*] Enzephalitis **2.** selten gebrauchte Bezeichnung für subakute sklerosierende Panenzephalitis*; Ⓔ **1.** *measles encephalitis* **2.** → *subakute sklerosierende Panenzephalitis*

Ma|sern|ex|an|them *nt*: durch eine Schädigung der Kapil-

M

larwand verursachtes fleckiges Exanthem, das etwa am 4. Tag hinter den Ohren beginnt und sich dann langsam über das Gesicht, den Stamm und die Extremitäten ausbreitet; Ⓔ *measles exanthema, measles rash*

Ma|sern|o|ti|tis *f, pl* **-ti|ti|den**: oft durch das allgemeine Krankheitsbild maskierte Innenohrentzündung, die zu Superinfektion* und Entwicklung einer eitrigen Mastoiditis* neigt; eine **Masernschwerhörigkeit** wird seltener beobachtet; Ⓔ *measles otitis*

Ma|sern|schwer|hö|rig|keit *f: s.u. Masernotitis*; Ⓔ *measles deafness*

Ma|sern|vi|rus *nt, pl* **-ren**: *Syn: Morbillivirus*; weltweit verbreitetes Paramyxovirus; Erreger der Masern*; Ⓔ *measles virus*

Mas|ken|ge|sicht *nt*: mimische Starre, z.B. bei Parkinson*-Krankheit; Ⓔ *Parkinson's facies, parkinsonian facies, masklike face*

Mas|ken|nar|ko|se *f*: Allgemeinanästhesie mit Verabreichung des Anästhetikums über eine Gesichtsmaske; Ⓔ *mask anesthesia*

mas|kiert *adj*: verdeckt, verborgen, larviert; Ⓔ *masked, larvate, larvaceous, larval, larvated*

mas|ku|lin *adj*: männlich; vital, robust; kräftig, stark; Ⓔ *masculine, male; virile*

Mas|ku|li|nie|rung *f*: *Syn: Maskulinisierung, Virilisierung*; Vermännlichung von Frauen; Ⓔ *masculinization*

Mas|ku|li|ni|sie|rung *f*: → *Maskulinierung*

Ma|so|chis|mus *m*: *Syn: Passivismus*; Variante des Sexualverhaltens mit Lustgewinn durch Schmerzen, Demütigung oder Misshandlung; Ⓔ *masochism, passive algolagnia*

ma|so|chis|tisch *adj*: Masochismus betreffend; Ⓔ *relating to masochism, masochistic*

Maß|a|na|ly|se *f*: → *Titrimetrie*

Mas|sen|blu|tung *f*: massive Blutung aus einem rupturierten Gefäß; Ⓔ *massive hemorrhage, massive bleeding, hematorrhea, hemorrhea*

Mas|se|ter|fas|zie *f*: *Syn: Fascia masseterica*; den Musculus* masseter umfassende Faszie, die ein oberflächliches und tiefes Blatt [Lamina superficialis und profunda] erkennen lässt; Ⓔ *masseteric fascia*

Mas|se|ter|re|flex *m*: *Syn: Mandibularreflex, Unterkieferreflex*; Masseterkontraktion bei Beklopfen des Unterkiefers; Ⓔ *chin jerk, chin reflex, jaw jerk, masseter reflex, mandibular reflex, jaw reflex*

Mast-, mast- *präf.*: → *Masto-*

Mas|ta|de|ni|tis *f, pl* **-ti|den**: → *Mastitis*

mas|ta|de|ni|tisch *adj*: → *mastitisch*

Mast|al|gie *f*: *Syn: Mastodynie*; Schmerzen in der Brust(drüse), schmerzhafte Brust(drüse); Ⓔ *pain in the breast, mastalgia, mastodynia, mazodynia, mammalgia*

Mas|ta|tro|phie *f*: Brustdrüsenatrophie; Ⓔ *mastatrophy, mastatrophia*

Mast|darm *m*: *Syn: Enddarm, Rektum, Rectum, Intestinum rectum*; letzter Abschnitt des Dickdarms vor dem After; Ⓔ *straight intestine, rectum*

Mast|darm|abs|zess *m*: *Syn: rektaler Abszess*; Abszess der Rektumwand; Ⓔ *rectal abscess*

Mast|darm|a|tre|sie *f*: *Syn: Rektumatresie, Atresia recti*; angeborener Mastdarmverschluss mit Fehlen der Verbindung zum After; Ⓔ *rectal atresia*

Mastdarm-Blasen-Fistel *f*: *Syn: Rektovesikalfistel, Fistula rectovesicalis*; innere Mastdarmfistel mit Mündung in die Blase; Ⓔ *rectovesical fistula*

Mast|darm|blu|tung *f*: *Syn: rektale Blutung, Rektumblutung*; Blutung aus dem After; Ⓔ *hemoproctia, rectal hemorrhage, proctorrhagia*

Mast|darm|bruch *m*: *Syn: Rektozele, Proktozele, Hernia rectalis*; sich in das Rektum vorwölbender Dammbruch; Ⓔ *proctocele*

Mast|darm|ent|zün|dung *f*: Proktitis*, Rektitis; Ⓔ *inflammation of the rectum, proctitis, rectitis*

Mast|darm|fis|tel *f*: *Syn: Rektalfistel, Fistula rectalis*; vom Rektum ausgehende Fistel, die in andere Organe mündet [**innere Mastdarmfistel**] oder nach außen führt [**äußere Mastdarmfistel**]; Ⓔ *rectal fistula*

Mastdarm-Harnröhren-Fistel *f*: *Syn: Rektourethralfistel, Fistula rectourethralis*; innere Mastdarmfistel mit Mündung in die Harnröhre; Ⓔ *rectourethral fistula*

Mast|darm|kar|zi|nom *nt*: *Syn: Rektumkarzinom*; Kolonkarzinom* im Rektum; Ⓔ *rectal carcinoma*

Mast|darm|pro|laps *m*: → *Mastdarmvorfall*

Mastdarm-Scheiden-Fistel *f*: *Syn: Rektovaginalfistel, Fistula rectovaginalis*; innere Mastdarmfistel mit Mündung in die Scheide; Ⓔ *rectovaginal fistula*

Mastdarm-Scheidenvorhof-Fistel *f*: *Syn: Rektovestibulärfistel, Fistula rectovestibularis*; innere Mastdarmfistel mit Mündung in den Scheidenvorhof; Ⓔ *rectovestibular fistula, rectofourchette fistula*

Mast|darm|spie|ge|lung *f*: *Syn: Proktoskopie, Rektoskopie*; endoskopische Untersuchung des Mastdarms/Rektums; Ⓔ *proctoscopy, rectoscopy*

Mast|darm|ste|no|se *f*: *Syn: Anusstenose, Rektumstenose, Proktostenose*; angeborene [Analatresie*] oder erworbene Einengung des Afters; Ⓔ *rectostenosis, proctencleisis, proctenclisis, proctostenosis*

Mast|darm|vor|fall *m*: *Syn: Mastdarmprolaps, Rektumprolaps, Rektumvorfall, Prolapsus recti*; meist bei Frauen auftretender Vorfall der Mastdarmwand durch den After; Ⓔ *exania, rectal prolapse, prolapse of the rectum*

Mas|tek|to|mie *f*: Brustentfernung, Brustdrüsenentfernung, Mammaamputation; Ⓔ *mastectomy, mammectomy*

radikale Mastektomie: *Syn: Halsted-Operation, Mammaamputation, Ablatio mammae*; klassische Brustentfernung mit Entfernung der Pektoralmuskeln und Achsellymphknoten; Ⓔ *Halsted's mastectomy, Halsted's operation, radical mastectomy, Meyer mastectomy*

Mas|ti|go|pho|ra *pl*: *Syn: Geißeltierchen, Geißelinfusorien, Flagellaten, Flagellata, Mastigophoren*; beim Menschen als Parasiten auftretende Einzeller, mit einer oder mehreren Geißeln; Ⓔ *flagellates, Mastigophora, Flagellata*

Mas|ti|go|pho|ren *pl*: → *Mastigophora*

mas|ti|ka|to|risch *adj*: Kauen oder Kauapparat betreffend; Ⓔ *relating to mastication, masticatory*

Mas|ti|tis *f, pl* **-ti|ti|den**: *Syn: Brustdrüsenentzündung, Brustentzündung, Mammaentzündung, Mastadenitis*; Entzündung der Brust/Brustdrüse; Ⓔ *inflammation of the breast, mastitis, mastadenitis, mammitis*

interstitielle Mastitis: Mastitis mit primärer Beschränkung auf das interstitielle Bindegewebe; Ⓔ *interstitial mastitis*

Mastitis neonatorum: *Syn: Neugeborenenmastitis*; meist 4–6 Tage nach der Geburt auftretende, physiologische Brustdrüsenschwellung; Ⓔ *mastitis in the newborn, mastitis neonatorum*

nonpuerperale Mastitis: → *Mastitis nonpuerperalis*

Mastitis nonpuerperalis: *Syn: nonpuerperale Mastitis*; außerhalb der Stillzeit vorkommende, i.d.R. bakterielle Entzündung; Ⓔ *nonpuerperal mastitis*

parenchymatöse Mastitis: primär das Drüsengewebe betreffende Mastitisform; Ⓔ *glandular mastitis, parenchymatous mastitis*

periduktale Mastitis: primär chronische Mastitis mit periduktaler Entzündung und Fibrose*; Ⓔ *periductal mastitis*

phlegmonöse Mastitis: (interstitielle) Mastitis mit diffus-eitriger Infiltration und evtl. Abszessbildung; Ⓔ *phlegmonous mastitis*

Mastitis puerperalis: *Syn: Mastitis der (stillenden) Wöchnerinnen*; meist in der 2.–4. Woche auftretende

M

Mastitis der (stillenden) Wöchnerinnen; geht entweder von den Milchgängen [Stauungsmastitis*] oder von Vorhofrhagaden [interstitielle Mastitis] aus; Ⓔ *puerperal mastitis*

Mastitis der (stillenden) Wöchnerinnen: → *Mastitis puerperalis*

mas|ti|tisch *adj*: *Syn: mastadenitisch*; Brustdrüsenentzündung/Mastitis betreffend, von ihr betroffen oder gekennzeichnet; Ⓔ *relating to or marked by mastitis*

Masto-, masto- *präf.*: Wortelement mit der Bedeutung „Brust/Brustdrüse/Mamma"; Ⓔ *breast, mamma, mast(o)-, maz(o)-, mamm(o)-*

Mas|to|dy|nie *f*: → *Mastalgie*

Mas|to|id *nt*: *Syn: Warzenfortsatz, Processus mastoideus*; mit der Paukenhöhle verbundener, luftgefüllte Hohlräume [Cellulae mastoideae] enthaltender Außenteil des Felsenbeins hinter der Ohrmuschel; Ⓔ *mastoid, mastoid process, mamillary process of temporal bone*

mas|to|id *adj*: brust(warzen)förmig, warzenähnlich; den Warzenfortsatz/Processus mastoideus betreffend; Ⓔ *relating to the mastoid process, mastoid, mastoidal*

Mas|to|i|dal|gie *f*: Schmerzen über dem Warzenfortsatz/Processus mastoideus; Ⓔ *pain in the mastoid region, mastoidalgia*

Mas|to|i|dek|to|mie *f*: operative Ausräumung des Warzenfortsatzes; Ⓔ *mastoid operation, mastoidectomy*

radikale Mastoidektomie: operative Ausräumung von Warzenfortsatz und Paukenhöhle; Ⓔ *radical mastoidectomy, tympanomeatomastoidectomy*

Mas|to|i|di|tis *f, pl* **-ti|den:** *Syn: Warzenfortsatzentzündung*; Entzündung der Schleimhaut des Warzenfortsatzes/Processus mastoideus; Ⓔ *inflammation of the mastoid process or mastoid air cells, mastoiditis, mastoid empyema*

akute Mastoiditis: meist als **Begleitmastoiditis** bei Mittelohrentzündung entstehende, zu Destruktion der Knochensepten führende Entzündung mit akuter Symptomatik [Bezold-Abszess*, Fazialisparese*]; Ⓔ *acute mastoiditis*

chronische Mastoiditis: als Folge einer Mittelohrentzündung entstehende Mastoiditis mit schleichendem Verlauf und mild ausgeprägter Symptomatik; Ⓔ *chronic mastoiditis*

okkulte Mastoiditis: klinisch stumm verlaufende chronische Mastoiditis; Ⓔ *silent mastoiditis*

mas|to|i|di|tisch *adj*: Warzenfortsatzentzündung/Mastoiditis betreffend, von ihr betroffen oder gekennzeichnet; Ⓔ *relating to or marked by mastoiditis*

Mas|to|i|do|to|mie *f*: Eröffnung des Warzenfortsatzes; Ⓔ *mastoidotomy*

Mas|to|id|re|gi|on *f*: *Syn: Regio mastoidea*; Schädelregion über dem Warzenfortsatz [Processus* mastoideus]; Ⓔ *mastoid region*

masto-okzipital *adj*: Warzenfortsatz und Hinterhauptsbein/Os occipitale betreffend oder verbindend; Ⓔ *relating to both mastoid process and occipital bone, masto-occipital, mastoccipital*

mas|to|pa|ri|e|tal *adj*: Warzenfortsatz und Scheitelbein/Os parietale betreffend oder verbindend; Ⓔ *relating to both mastoid process and parietal bone, mastoparietal*

Mas|to|pa|thia *f*: → *Mastopathie*

Mastopathia chronica cystica: → *fibrös-zystische Mastopathie*

Mas|to|pa|thie *f*: *Syn: Mastopathia*; Brustdrüsenerkrankung; Ⓔ *mastopathy, mastopathia, mazopathy, mazopathia*

fibrös-zystische Mastopathie: *Syn: zystische Mastopathie, Zystenmamma, Mammadysplasie, Mastopathia chronica cystica*; häufige, meist zwischen dem 35. und 50. Lebensjahr auftretende, proliferative Veränderung des Brustgewebes mit Zystenbildung; wahrscheinlich durch ein Hormonungleichgewicht bedingt; es ist noch unklar ob eine direkte Beziehung zur Entwicklung eines Brustkrebses besteht; Ⓔ *cystic disease of the breast, fibrocystic disease (of the breast), chronic cystic mastitits, cystic hyperplasia of the breast, cystic mastopathia, shotty breast, mammary dysplasia, benign mastopathia, cyclomastopathy, Bloodgood's disease*

zystische Mastopathie: → *fibrös-zystische Mastopathie*

Mas|to|pe|xie *f*: operative Straffung und Fixierung der Brust; Ⓔ *mastopexy, mazopexy*

Mas|to|pla|sie *f*: → *Mammoplasie*

Mas|to|pto|se *f*: *Syn: Hängebrust, Mamma pendulans*; meist beidseitige, weibliche Hängebrust durch Hypertrophie, Fettleibigkeit oder altersbedingt; Ⓔ *ptosis of the breast, mastoptosis*

Mas|tor|rha|gie *f*: *Syn: blutende Mamma*; Blutung aus der Brust(warze); Ⓔ *mastorrhagia*

Mas|to|sto|mie *f*: Inzision der Brust zur Abszessdrainage; Ⓔ *mastostomy, mammotomy*

Mas|to|to|mie *f*: Brustdrüsenschnitt; Ⓔ *mastotomy, mammotomy*

Mas|to|zy|ten *pl*: → *Mastzellen*

Mas|to|zy|tom *nt*: *Syn: Mastzelltumor*; meist bei Kleinkindern auftretende Wucherung von Gewebemastzellen der Haut; Ⓔ *mast cell tumor, mastocytoma*

Mas|to|zy|to|se *f*: Oberbegriff für eine übermäßige Vermehrung der Gewebsmastzellen; Ⓔ *mastocytosis*

kutane Mastozytose: → *Mastozytose-Syndrom*

systemische Mastozytose: betrifft v.a. Knochen und Knochenmark, Lymphknoten, Magen-Darm-Trakt, Leber und Milz; Ⓔ *systemic mastocytosis*

Mastozytose-Syndrom *nt*: *Syn: Nettleship-Syndrom, kutane Mastozytose, Urticaria pigmentosa*; ätiologisch ungeklärte, kutane Mastozytose mit bräunlichen Flecken und Urtikariabildung nach physikalischer Reizung; Ⓔ *Nettleship's disease, mastocytosis syndrome*

Mas|tur|ba|ti|on *f*: *Syn: Onanie*; Selbstbefriedigung; Ⓔ *onanism, masturbation, self-abuse*

Mast|zel|len *pl*: *Syn: Mastozyten*; im Blut [**Blutmastzellen**] und Gewebe [**Gewebemastzellen**] auftretende basophile Granulozyten*, deren Granula Heparin*, Histamin* und Mediatoren der Entzündungsreaktion enthalten; Ⓔ *mastocytes, mast cells, labrocytes*

Mast|zel|len|leu|kä|mie *f*: → *Basophilenleukämie*

Mast|zell|tu|mor *m*: → *Mastozytom*

ma|te|ri|ell *adj*: physisch, körperlich; stofflich; Ⓔ *material*

ma|ter|nal *adj*: Mutter/Mater betreffend, mütterlich; Ⓔ *relating to the mother, maternal*

Ma|tri|ca|ria cha|mo|mil|la/of|fi|ci|na|lis *f*: *Syn: Chamomilla*; echte Kamille; Ⓔ *camomile, chamomile, English chamomile, Roman chamomile*

ma|tri|kal *adj*: Matrix betreffend; Ⓔ *relating to a matrix, matricial, matrical*

ma|tri|mo|ni|ell *adj*: Ehe betreffend, ehelich; Ⓔ *matrimonial*

Ma|trix *f, pl* **-ri|ces:** Nährsubstanz, Grundsubstanz; Mutterboden; Grundgewebe, Ausgangsgewebe; Ⓔ *matrix*

zytoplasmatische Matrix: *Syn: Grundzytoplasma, Hyaloplasma*; fast glasklares, lichtmikroskopisch homogenes Grundplasma der Zelle; Ⓔ *hyaloplasm, hyalomitome, hyaloplasma, hyalotome, paramitome, paraplasm, cytohyaloplasm, cytolymph, interfilar substance, interfibrillar substance of Flemming*

Matrizen-RNA *f*: *Syn: Boten-RNA, Boten-RNS, Matrizen-RNS, Messenger-RNA, Messenger-RNS*; Einzelstrang-RNA, die bei der Proteinsynthese als Vorlage dient; Ⓔ *messenger ribonucleic acid, informational ribonucleic acid, template ribonucleic acid, messenger RNA*

Matrizen-RNS *f*: → *Matrizen-RNA*

ma|tro|klin *adj*: von der mütterlichen Linie stammend; Ⓔ *matroclinous, matriclinous*

Ma|tro|kli|nie *f*: Vererbung in der mütterlichen Linie; Ⓔ

matrocliny
Ma|tu|ra|ti|on *f*: Reifen, Reifung; Ⓔ *maturation, ripening*
Maul- und Klauenseuche *f*: *Syn: echte Maul- und Klauenseuche, Febris aphthosa, Aphthosis epizootica, Stomatitis epidemica*; relativ selten auf den Menschen übertragene Viruskrankheit von Wiederkäuern und Schweinen; oft schwer von einer Stomatitis* aphthosa zu unterscheiden; Ⓔ *foot-and-mouth disease, hoof-and-mouth disease, malignant aphthae, aphthous fever, contagious aphtha, aphthobulbous stomatitis, epidemic stomatitis, epizootic stomatitis, epizootic aphthae*
Maurer-Fleckung *f*: *Syn: Maurer-Körnelung, Maurer-Tüpfelung*; rote Tüpfelung von Erythrozyten bei Befall mit Plasmodium*; Ⓔ *Maurer's clefts, Maurer's dots, Maurer's spots, Maurer's stippling*
Mäu|se|band|wurm *m*: *Syn: Rattenbandwurm, Hymenolepis diminuta*; weltweit verbreiteter Dünndarmparasit von Nagetieren und Menschen; Ⓔ *rat tapeworm, Hymenolepis diminuta*
Ma|xil|la *f, pl* **-lae**: Oberkiefer; Oberkieferknochen; Ⓔ *maxilla, supramaxilla, maxillary bone, upper jaw bone, upper jaw, upper jawbone*
ma|xil|lar *adj*: *Syn: maxillär*; Oberkiefer/Maxilla betreffend; Ⓔ *relating to the upper jaw/maxilla, maxillary*
ma|xil|lär *adj*: →*maxillar*
Ma|xil|la|ris *m*: →*Nervus maxillaris*
Ma|xil|lek|to|mie *f*: Oberkieferentfernung, Oberkieferresektion; Ⓔ *maxillectomy*
Ma|xil|li|tis *f, pl* **-ti|den**: Oberkieferentzündung; Ⓔ *inflammation of the maxilla, maxillitis*
ma|xil|li|tisch *adj*: Oberkieferentzündung/Maxillitis betreffend, von ihr betroffen oder gekennzeichnet; Ⓔ *relating to or marked by maxillitis*
ma|xil|lo|fa|zi|al *adj*: Kiefer und Gesicht(sknochen) betreffend, die untere Gesichtshälfte betreffend; Ⓔ *relating to both maxilla and face, maxillofacial*
ma|xil|lo|ju|gal *adj*: Oberkiefer und Jochbein/Os zygomaticum betreffend oder verbindend; Ⓔ *relating to both maxilla and cheek, maxillojugal*
ma|xil|lo|la|bi|al *adj*: Oberkiefer und Lippe/Labium betreffend oder verbindend; Ⓔ *relating to both maxilla and lip(s), maxillolabial*
ma|xil|lo|man|di|bu|lär *adj*: Oberkiefer und Unterkiefer/Mandibula betreffend oder verbindend; Ⓔ *relating to both upper and lower jaws, maxillomandibular*
ma|xil|lo|pa|la|ti|nal *adj*: Oberkiefer und Gaumen/Palatum betreffend oder verbindend; Ⓔ *relating to both maxilla and palatine bone, maxillopalatine*
ma|xil|lo|pha|ryn|ge|al *adj*: *Syn: pharyngomaxillar, pharyngomaxillär*; Oberkiefer und Rachen/Pharynx betreffend oder verbindend; Ⓔ *relating to both maxilla and pharynx, maxillopharyngeal*
Ma|xil|lo|to|mie *f*: Oberkiefereröffnung; Ⓔ *maxillotomy*
Ma|xi|mal|do|sis *f, pl* **-sen**: *Syn: Dosis maximalis*; im Deutschen Arzneibuch festgelegte Höchstmenge; Ⓔ *maximum dose*
May-Grünwald-Färbung *f*: Kontrastfärbung für Blutausstriche; Ⓔ *May-Grünwald's stain*
Mayer-Rokitansky-Küster-Hauser-Syndrom *nt*: *Syn: MRK-Syndrom, Rokitansky-Küster-Syndrom*; Hemmungsfehlbildung mit Fehlen der Scheide, Unterentwicklung der äußeren Genitale und Gebärmutterfehlbildung; Ⓔ *Mayer-Rokitansky-Küster-Hauser syndrome, Rokitansky-Küster-Hauser syndrome*
Ma|ze|ra|ti|on *f*: Aufweichen, Erweichen, Aufquellen; Ⓔ *maceration*
McArdle-Krankheit *f*: *Syn: McArdle-Syndrom, muskuläre Glykogenose, Muskelphosphorylasemangel, Myophosphorylaseinsuffizienz, Glykogenose Typ V*; autosomal-rezessiver isolierter Mangel an Muskelphosphorylase mit Anreicherung von normalem Glykogen in der Skelettmuskulatur; die betroffenen Patienten [meist Erwachsene] klagen über Muskelschwäche und -krämpfe sowie rasche Erschöpfung; Ⓔ *McArdle's disease, McArdle's syndrome, McArdle-Schmid-Pearson disease, muscle phosphorylase deficiency, muscle phosphorylase deficiency glycogenosis, myophosphorylase deficiency, myophosphorylase deficiency glycogenosis, type V glycogen storage disease*
McBurney-Punkt *m*: Druckpunkt zwischen Darmbeinschaufel und Nabel bei Appendizitis*; Ⓔ *McBurney's point*

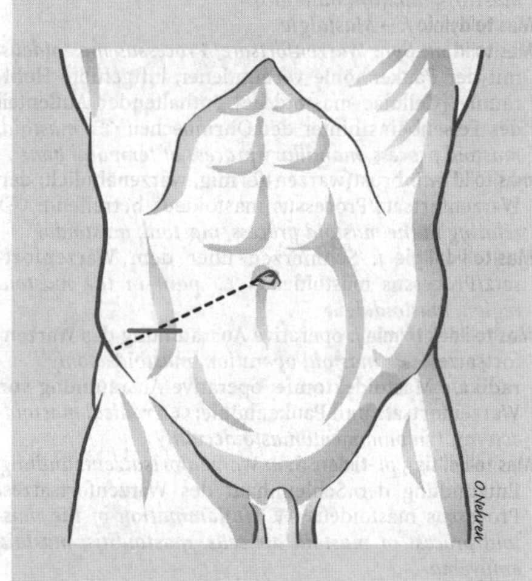

Abb. 54. McBurney-Punkt

McCune-Albright-Syndrom *nt*: *Syn: Albright-Syndrom, McCune-Syndrom, polyostotische fibröse Dysplasie*; ätiologisch ungeklärtes Syndrom mit polyostotischer fibröser Dysplasie langer Röhrenknochen, Hautpigmentierung [Café-au-lait-Flecken] und endokrinen Störungen; Ⓔ *McCune-Albright syndrome, Albright's dystrophy, Albright's disease, Albright's syndrome, Albright-McCune-Sternberg syndrome, polyostotic fibrous dysplasia*
McCune-Syndrom *nt*: →*McCune-Albright-Syndrom*
mean corpuscular hemoglobin *nt*: →*Färbekoeffizient*
me|a|tal *adj*: Meatus betreffend; Ⓔ *relating to a meatus, meatal*
Meato-, meato- *präf.*: Wortelement mit der Bedeutung „Gang/Kanal/Meatus"; Ⓔ *meatal, meato-*
Me|a|to|plas|tik *f*: plastische Chirurgie der Harnröhre im Bereich der Harnröhrenöffnung bei Meatusstenose*; Ⓔ *meatoplasty*
Me|a|tor|rha|phie *f*: Harnröhrennaht, Urethranaht; Ⓔ *meatorrhaphy*
Me|a|to|skop *nt*: Endoskop* für die Meatoskopie*; Ⓔ *meatoscope*
Me|a|to|sko|pie *f*: endoskopische Untersuchung der Harnröhrenöffnung; Ⓔ *meatoscopy*
Me|a|to|to|mie *f*: Erweiterung der äußeren Harnröhrenmündung durch Inzision; Ⓔ *meatotomy, porotomy*
Me|a|tus *m*: Gang, Kanal, Öffnung; Ⓔ *meatus, opening, passage, channel*
Meatus acusticus externus: *Syn: äußerer Gehörgang*; Gang von der äußeren Ohröffnung bis zum Trommelfell; Ⓔ *external auditory canal, acoustic duct, external auditory foramen, external acoustic meatus, external auditory meatus*
Meatus acusticus externus cartilagineus: äußerer/knorpeliger Teil des äußeren Gehörganges; Ⓔ *car-*

tilaginous external acoustic meatus
Meatus acusticus externus osseus: innerer/knöcherner Teil des äußeren Gehörganges; Ⓔ *bony external acoustic meatus*
Meatus acusticus internus: *Syn: innerer Gehörgang*; im Felsenbein liegender Kanal, durch den Nervus facialis, Nervus vestibulocochlearis und Arteria und Vena labyrinthi verlaufen; Ⓔ *internal auditory canal, internal acoustic meatus, internal auditory meatus, internal auditory foramen*
Meatus nasi communis: durch Vereinigung der drei Nasengänge entstehender gemeinsamer Nasengang; Ⓔ *common nasal meatus*
Meatus nasi inferior, medius, superior: unterer, mittlerer und oberer Nasengang; Ⓔ *inferior, middle and superior nasal meatus*

Me|a|tus|ste|no|se *f*: Verengung der Harnröhrenöffnung; Ⓔ *meatal stenosis*

Me|cha|no|kar|di|o|gra|fie, -gra|phie *f*: Aufzeichnung mechanisch erfassbarer Herzfunktionen, z.B. Herzspitzenstoß; Ⓔ *mechanocardiography*

Me|cha|no|kar|di|o|gramm *nt*: bei der Mechanokardiografie* erhaltene grafische Darstellung; Ⓔ *mechanocardiogram*

Me|cha|no|re|zep|to|ren *pl*: Rezeptoren, die auf mechanische Reize ansprechen; Ⓔ *mechanoreceptors, mechanicoreceptors*

me|cha|no|sen|si|tiv *adj*: auf mechanische Reize ansprechend; Ⓔ *mechanosensitive*

Me|cha|no|sen|sor *m*: *Syn: mechanosensitiver Rezeptor*; auf mechanische Reize ansprechender Sensor; Ⓔ *mechanosensor, mechanosensitive receptor*

Meckel-Divertikel *nt*: Divertikel, als Rest des embryonalen Dottergang; Ⓔ *ileal diverticulum, Meckel's diverticulum*

Meckel-Ganglion *nt*: *Syn: Ganglion pterygopalatinum*; parasympathisches Ganglion, das u.a. die Tränendrüse und die Drüsen der Nasen- und Gaumenschleimhaut versorgt; Ⓔ *Meckel's ganglion, pterygopalatine ganglion, sphenomaxillary ganglion, sphenopalatine ganglion*

Meckel-Raum *m*: *Syn: Cavum trigeminale*; an der Felsenbeinspitze liegender Raum für das Ganglion trigeminale; Ⓔ *Meckel's space, Meckel's cavity, trigeminal cavity*

Me|co|ni|um *nt*: **1.** *Syn: Kindspech, Mekonium*; erster, dunkelgüner Stuhl des Neugenorenen **2.** → *Opium*; Ⓔ **1.** *meconium* **2.** → *Opium*

Me|dia *f*: *Syn: Tunica media*; mittlere Gefäßschicht; Ⓔ *media*

Me|di|a|ent|zün|dung *f*: *Syn: Mesarteritis*; Arterienentzündung mit vorwiegendem Befall der Media*; Ⓔ *mesarteritis*

me|di|al *adj*: in der Mitte (liegend), mittlere, zur Medianebene hin gelegen; Ⓔ *relating to the middle, medial, middle*

Me|di|al|seg|ment *nt*: *Syn: Segmentum mediale pulmonis*; mediales Segment des Mittellappens der rechten Lunge*; Ⓔ *medial segment*

me|di|an *adj*: die Mittellinie betreffend, in der Medianebene (liegend), auf der Mittellinie; Ⓔ *lying in the middle, median, central, middle*

Me|di|an|e|be|ne *f*: *Syn: Planum medianum*; Sagittalebene*, die genau durch die Körpermitte verläuft und den Körper in zwei gleiche Hälften teilt; Ⓔ *median plane*

Me|di|a|ne|kro|se *f*: *Syn: Medionecrosis*; auf die mittlere Wandschicht (Tunica media) von Arterien begrenzte Nekrose*; Ⓔ *medial necrosis, medionecrosis*

Me|di|a|nus *m*: → *Nervus medianus*

Me|di|a|nus|kom|pres|sions|syn|drom *nt*: *Syn: Karpaltunnelsyndrom*; Atrophie des Daumenballens durch Druckschädigung des Nervus* medianus im Karpaltunnel*; Ⓔ *carpal tunnel syndrome, tardy median palsy*

Me|di|a|nus|läh|mung *f*: Lähmung des Nervus* medianus; Ⓔ *median nerve palsy, median palsy*

Me|di|a|skle|ro|se *f*: *Syn: Mediaverkalkung*; herdförmige Verkalkung der mittleren Wandschicht (Tunica media) von Arterien; Ⓔ *medial arteriosclerosis, medial calcification*

me|di|as|ti|nal *adj*: Mittelfellraum/Mediastinum betreffend, im Mediastinum (liegend); Ⓔ *relating to the mediastinum, mediastinal*

Me|di|as|ti|nal|em|phy|sem *nt*: *Syn: Emphysema mediastinale, Pneumomediastinum*; Emphysem* des Mediastinalraums; Ⓔ *mediastinal emphysema, pneumomediastinum*

Me|di|as|ti|nal|fi|bro|se *f*: Fibrose* im oberen Mediastinum mit Einengung der Vena* cava superior und evtl. der Bronchien und Pulmonalgefäße; Ⓔ *mediastinal fibrosis, idiopathic fibrous mediastinitis*

Me|di|as|ti|nal|flat|tern *nt*: *Syn: Mediastinalpendeln*; atemsynchrone Pendelbewegungen des Mediastinums bei offenem Pneumothorax; Ⓔ *mediastinal flutter*

Me|di|as|ti|nal|her|nie *f*: **1.** einseitige Ausbuchtung des Mediastinums, z.B. bei Pneumothorax **2.** *Syn: Hernia pulmonali*; Lungenhernie* in das Mediastinum bei einer Lücke in der Pleura* mediastinalis; Ⓔ **1.** *mediastinal hernia* **2.** *pneumocele*

Me|di|as|ti|nal|pen|deln *nt*: → *Mediastinalflattern*

Me|di|as|ti|nal|pleu|ra *f*: *Syn: Pleura mediastinalis, Pars mediastinalis pleurae parietalis*; an das Mediastinum* angrenzender Teil der Pleura* parietalis; Ⓔ *mediastinal pleura*

Me|di|as|ti|nal|raum *m*: → *Mediastinum*

Me|di|as|ti|ni|tis *f, pl* **-ti|den**: Entzündung des Bindegewebes des Mediastinalraums; Ⓔ *inflammation of the mediastinum, mediastinitis*

me|di|as|ti|ni|tisch *adj*: Mediastinitis betreffend, von ihr betroffen oder gekennzeichnet; Ⓔ *relating to or marked by mediastinitis*

Me|di|as|ti|no|gra|fie, -gra|phie *f*: Röntgenkontrastdarstellung des Mediastinums; Ⓔ *mediastinography*

Me|di|as|ti|no|gramm *nt*: Röntgenkontrastaufnahme des Mediastinums; Ⓔ *mediastinogram*

Me|di|as|ti|no|pe|ri|kar|di|tis *f, pl* **-ti|den**: *Syn: Perikardiomediastinitis*; Entzündung des Herzbeutels und des angrenzenden Bindegewebes des Mediastinalraums; Ⓔ *inflammation of mediastinum and pericardium, mediastinopericarditis, pericardiomediastinitis*

me|di|as|ti|no|pe|ri|kar|di|tisch *adj*: Mediastinoperikarditis betreffend, von ihr betroffen oder gekennzeichnet; Ⓔ *relating to or marked by mediastinopericarditis*

Me|di|as|ti|no|skop *nt*: starres Endoskop* für die Mediastinoskopie*; Ⓔ *mediastinoscope*

Me|di|as|ti|no|sko|pie *f*: endoskopische Untersuchung des Mediastinalraums; Ⓔ *mediastinoscopy*

me|di|as|ti|no|sko|pisch *adj*: Mediastinoskopie betreffend, mittels Mediastinoskopie; Ⓔ *relating to mediastinoscope or mediastinoscopy, mediastinoscopic*

Me|di|as|ti|no|to|mie *f*: Mediastinumeröffnung; Ⓔ *mediastinotomy*

Me|di|as|ti|num *nt*: *Syn: Mittelfell, Mittelfellraum, Mediastinalraum, Cavum mediastinale*; zwischen den beiden Pleurahöhlen liegender Raum der Brusthöhle; Ⓔ *mediastinal cavity, mediastinal space, mediastinum, interpulmonary septum*
Mediastinum anterius: *Syn: vorderer Mediastinalraum, vorderes Mediastinum, Cavum mediastinale anterius*; vor dem Herzbeutel liegender Teil des unteren Mediastinums; Ⓔ *anterior mediastinal cavity, anterior mediastinum*
hinteres Mediastinum: → *Mediastinum posterius*
Mediastinum inferius: *Syn: unterer Mediastinalraum, unteres Mediastinum, Cavum mediastinale inferius*; unterhalb der Bifurcatio* tracheae liegender Teil des

Mediastinums; Ⓔ *inferior mediastinal cavity, inferior mediastinum*
Mediastinum medium: ***Syn:*** *mittlerer Mediastinalraum, mittleres Mediastinum, Cavum mediastinale medius*; vom Herzbeutel umschlossener Teil des unteren Mediastinums; Ⓔ *middle mediastinal cavity, middle mediastinum*
mittleres Mediastinum: →*Mediastinum medium*
oberes Mediastinum: →*Mediastinum superius*
Mediastinum posterius: ***Syn:*** *hinterer Mediastinalraum, hinteres Mediastinum, Cavum mediastinale posterius*; hinter dem Herzbeutel liegender Teil des unteren Mediastinums; Ⓔ *posterior mediastinal cavity, posterior mediastinum, postmediastinum*
Mediastinum superius: ***Syn:*** *oberer Mediastinalraum, oberes Mediastinum, Cavum mediastinale superius*; oberhalb der Bifurcatio* tracheae liegender Teil des Mediastinums; Ⓔ *superior mediastinal cavity, superior mediastinum*
Mediastinum testis: ***Syn:*** *Corpus Highmori*; das Rete* testis enthaltender, aus der Tunica albuginea entspringender Bindegewebswulst der Hoden; Ⓔ *septum of testis, body of Highmore*
unteres Mediastinum: →*Mediastinum inferius*
vorderes Mediastinum: →*Mediastinum anterius*

Me|di|as|ti|num|ve|nen *pl*: ***Syn:*** *Venae mediastinales*; mehrere kleine Venen, die Blut aus dem vorderen Mediastinum* zur Vena* brachiocephalica, azygos oder cava superior führen; Ⓔ *mediastinal veins*

Me|di|a|tor *m*: ***Syn:*** *Mediatorsubstanz*; von Zellen oder Geweben gebildete Substanz, die lokal oder im ganzen Körper biochemische oder physiologische Reaktionen beeinflusst; Ⓔ *mediator*

Me|di|a|tor|sub|stanz *f*: →*Mediator*

Me|di|a|ver|kal|kung *f*: →*Mediasklerose*

Me|di|ka|ment *nt*: ***Syn:*** *Pharmakon, Arzneimittel*; zu Diagnostik, Therapie und Prophylaxe verwendete natürliche oder synthetische Substanz oder Mischung von Substanzen; Ⓔ *medicament, medicine, remedy, medicant, medication, drug, physic*

Me|di|ka|men|ten|ab|hän|gig|keit *f*: ***Syn:*** *Arzneimittelsucht, Arzneimittelabhängigkeit*; Abhängigkeit von freierhältlichen oder verschreibungspflichtigen Arzneimitteln; Ⓔ *drug dependence*

me|di|ka|men|tös *adj*: mit Hilfe von Medikamenten; Ⓔ *medicinal, medical, medicamentous*

Me|di|ka|ti|on *f*: Arzneimittelanwendung, Verabreichung; Verordnung, Verschreibung; Ⓔ *medication, medicating*

me|di|ko|chi|rur|gisch *adj*: ***Syn:*** *medizinisch-chirurgisch*; (innere) Medizin und Chirurgie betreffend; Ⓔ *relating to both medicine and surgery, medicochirurgical*

me|di|ko|le|gal *adj*: gerichtsmedizinisch, rechtsmedizinisch; Ⓔ *relating to both law and (forensic) medicine, medicolegal*

Me|di|na|wurm *m*: ***Syn:*** *Guineawurm, Drachenwurm, Dracunculus medinensis, Filaria medinensis*; im Unterhautbindegewebe parasitierender Fadenwurm; Ⓔ *Medina worm, Guinea worm, dragon worm, serpent worm, Filaria medinensis, Filaria dracunculus, Dracunculus medinensis*

Me|di|na|wurm|in|fek|ti|on *f*: ***Syn:*** *Medinawurmbefall, Guineawurminfektion, Guineawurmbefall, Drakunkulose, Drakontiase, Dracontiasis, Dracunculosis*; durch Befall mit Dracunculus* medinensis hervorgerufene Erkrankung; Ⓔ *Guinea worm disease, dracunculiasis, dracontiasis, dracunculosis*

Me|di|o|kla|vi|ku|lar|li|nie *f*: ***Syn:*** *Linea medioclavicularis*; senkrecht durch die Schlüsselbeinmitte verlaufende anatomische Hilfslinie; Ⓔ *midclavicular line, medioclavicular line*

me|di|o|la|te|ral *adj*: in der Mitte und auf der Seite (liegend); die Medianebene und eine Seite betreffend; Ⓔ *mediolateral*

Me|di|o|ne|cro|sis *f, pl* **-ses**: →*Medianekrose*
Medionecrosis Erdheim-Gsell: ***Syn:*** *Erdheim-Gsell-Syndrom, Gsell-Erdheim-Syndrom*; idiopathische Nekrose* der Aortenmedia, die zu spontaner Aortenruptur oder Aneurysma* dissecans führen kann; Ⓔ *Erdheim's cystic medial necrosis, medionecrosis of aorta, mucoid medial degeneration, medial necrosis, cystic medial necrosis*

Me|di|zin *f*: **1.** Heilkunst, Heilkunde, ärztliche Wissenschaft **2.** Medikament, Heilmittel, Arzneimittel; Ⓔ **1.** *medicine, medical science* **2.** *medicament, medicine, remedy, medicant, medication, drug, physic*
forensische Medizin: ***Syn:*** *Gerichtsmedizin, Rechtsmedizin*; Teilgebiet der Medizin, das sich mit allen Rechtsfragen befasst, die die Medizin berühren; Ⓔ *forensic medicine, legal medicine, medical jurisprudence*
manuelle Medizin: →*Manualtherapie*
prophylaktische Medizin: ***Syn:*** *Vorsorgemedizin, Präventivmedizin*; Teilgebiet der Medizin, das sich mit der Verhütung von Krankheiten befasst; Ⓔ *preventive medicine*

me|di|zi|nal *adj*: Medizin betreffend, heilend, heilkräftig; Ⓔ *relating to medicine or healing, medicative, medicinal, medicated, curative*

me|di|zi|nisch *adj*: Medizin betreffend, ärztlich; internistisch, nicht chirurgisch; Ⓔ *relating to medicine, medical, iatric, iatrical, medicinal, medico-, iatr(o)-*

Me|dul|la *f, pl* **-lae**: Mark, markartige Substanz; Ⓔ *medulla, marrow*
Medulla glandulae suprarenalis: ***Syn:*** *Nebennierenmark*; das von der Nebennierenrinde umgebene Mark aus Ganglienzellen und Nervenfasern; bildet die Nebennierenhormone Adrenalin* und Noradrenalin*; Ⓔ *adrenal medulla, adrenal marrow, suprarenal marrow, suprarenal medulla, medulla of suprarenal gland*
Medulla oblongata: ***Syn:*** *verlängertes Mark, Bulbus medullae spinalis, Markhirn, Myelencephalon*; zwischen Rückenmark und Mittelhirn liegender unterster Teil des Gehirns; Ⓔ *medulla oblongata, bulbus, oblongata, myelencephalon*
Medulla ossium: ***Syn:*** *Knochenmark*; Teil des lymphatischen Systems [Systema lymphoideum]; zur Zeit der Geburt handelt es sich fast ausschließlich um rotes, blutbildendes Knochenmark [**Medulla ossium rubra**], das langsam in gelbes, nicht-blutbildendes Knochenmark [**Medulla ossium flava**] umgewandelt wird; nach Abschluss des Wachstums findet sich rotes Knochenmark nur noch in kurzen und platten Knochen [z.B. Brustbein] und in den Epiphysen* der Röhrenknochen; Ⓔ *bone marrow, medulla of bone, marrow, medulla*
Medulla ossium flava: ***Syn:*** *gelbes Knochenmark, Fettmark*; nicht-blutbildendes, fetthaltiges Knochenmark; Ⓔ *yellow bone marrow, fatty bone marrow, fat marrow, fatty marrow, yellow marrow, yellow medullary substance of bone*
Medulla ossium rubra: ***Syn:*** *rotes Knochenmark*; blutbildendes Knochenmark; Ⓔ *red bone marrow, red marrow, myeloid tissue, red medullary substance of bone*
Medulla ovarii: Eierstockmark, Ovarialmark; Ⓔ *ovarian medulla, medulla of ovary*
Medulla renalis: Nierenmark, Marksubstanz der Niere; Ⓔ *medulla of kidney, renal medulla*
Medulla spinalis: Rückenmark; Ⓔ *spinal medulla, spinal marrow, spinal cord*
Medulla thymi: Thymusmark; Ⓔ *medulla of thymus*

me|dul|lar *adj*: **1.** ***Syn:*** *medullär, markähnlich, markhaltig, markig*; Mark/Medulla betreffend, markähnlich, markhaltig, markig **2.** ***Syn:*** *medullär*; Markhirn/Medulla oblongata betreffend, zur Medulla oblongata gehörend **3.** *Syn: medullär*; Knochenmark/Medulla ossium betreffend; Ⓔ **1.** *relating to medulla or marrow, medullary, medullar* **2.** *relating to the medulla oblongata, medullary, medullar* **3.** *relating to the bone marrow, medullary, medullar*

Meldullekltolmie *f*: operative Entfernung des Organmarks, Markexzision; Ⓔ *medullectomy*

Medullo-, medullo- *präf.*: Wortelement mit der Bedeutung „Mark/Knochenmark“; Ⓔ *marrow, medullary, medullo-*

Meldullolblasltom *nt*: bösartiger Hirntumor der hinteren Schädelgrube aus undifferenzierten Embryonalzellen [Medulloblasten]; Ⓔ *medulloblastoma*

Meldullolgralfie, -gralphie *f*: *Syn: Osteomedullografie, Osteomyelografie*; Röntgenkontrastdarstellung der Knochenmarkshöhle; Ⓔ *osteomyelography*

Meldulsenlhaupt *nt*: *Syn: Cirsomphalus, Caput medusae*; Erweiterung und Schlängelung der Bauchdeckenvenen bei Abflussstörung im Pfortaderbereich; Ⓔ *Medusa's head, Cruveilhier's sign, cirsomphalos, arachnogastria*

Meelreslheillkunlde *f*: Thalassotherapie*; Ⓔ *thalassotherapy*

Meg-, meg- *präf.*: → *Mega-*

Mega-, mega- *präf.*: Wortelement mit der Bedeutung „groß/lang/hoch“; Ⓔ *large, megal(o)-, meg(a)-; macr(o)-*

Megalcholleldolchus *m*: starke Erweiterung des Ductus* choledochus; Ⓔ *megacholedochus*

Megalcollon *nt*: → *Megakolon*

Megacolon congenitum: *Syn: aganglionäres/kongenitales Megakolon, Hirschsprung-Krankheit, Morbus Hirschsprung*; angeborenes Megakolon, das durch einen engen Kolonabschnitt ohne Nervenversorgung verursacht wird; Ⓔ *Hirschsprung's disease, Ruysch's disease, congenital megacolon, pelvirectal achalasia, aganglionic megacolon*

Megaldollilchollcollon *nt*: → *Megadolichokolon*

Megaldollilchollkollon *nt*: *Syn: Megadolichocolon*; Megakolon* kombiniert mit überlangem Kolon; Ⓔ *megadolichocolon*

Megalduloldelnum *nt*: übermäßige Erweiterung des Zwölffingerdarms; Ⓔ *megaduodenum*

Megalenltelron *nt*: *Syn: Enteromegalie*; Darmvergrößerung; Ⓔ *enteromegaly, enteromegalia*

Megalgasltrie *f*: → *Megalogastrie*

Megalkalrylolblast *m*: Vorstufe der Megakaryozyten*; Ⓔ *megakaryoblast, megacaryoblast*

Megalkalrylolzyt *m*: *Syn: Knochenmarksriesenzelle*; Blutplättchen [Thrombozyten] bildende größte Knochenmarkzelle; Ⓔ *megakaryocyte, bone marrow giant cell, megalokaryocyte, thromboblast*

megalkalrylolzyltär *adj*: Knochenmarkriesenzelle(n)/Megakaryozyt(en) betreffend; Ⓔ *relating to a megakaryocyte, megakaryocytic*

Megalkalrylolzyltenlleuklälmie *f*: *Syn: megakaryozytäre Myelose, hämorrhagische Thrombozythämie, essentielle Thrombozythämie*; seltene Form der myeloischen Leukämie* mit klonaler Proliferation atypischer Megakaryozyten im Knochenmark; die Thrombozytenzahl ist i.d.R. erhöht; Ⓔ *megakaryocytic leukemia, hemorrhagic thrombocythemia, idiopathic thrombocythemia, primary thrombocythemia, essential thrombocythemia*

Megalkalrylolzyltolpolelse *f*: *Syn: Megakaryozytopoiese*; Megakaryozytenbildung im Knochenmark; Ⓔ *megakaryocytopoiesis*

Megalkalrylolzyltolpoilelse *f*: → *Megakaryozytopoese*

Megalkalrylolzyltolse *f*: vermehrtes Auftreten von Megakaryozyten im Knochenmark; Ⓔ *megakaryocytosis*

Megalkollon *nt*: *Syn: Megacolon*; angeborene oder erworbene übermäßige Erweiterung des Kolons; Ⓔ *giant colon, megacolon, macrocolon*

aganglionäres Megakolon: *Syn: kongenitales Megakolon, Hirschsprung-Krankheit, Morbus Hirschsprung, Megacolon congenitum*; angeborenes Megakolon, das durch einen engen Kolonabschnitt ohne Nervenversorgung verursacht wird; Ⓔ *Hirschsprung's disease, Ruysch's disease, congenital megacolon, pelvirectal achalasia, aganglionic megacolon*

kongenitales Megakolon: → *aganglionäres Megakolon*

Megal-, megal- *präf.*: → *Megalo-*

Megallenlzelphallie *f*: *Syn: Makroenzephalie, Makrenzephalie, Kephalonie, Enzephalomegalie*; Gehirnvergrößerung; Ⓔ *megalencephaly, megaloencephaly*

Megallelrylthem *nt*: *Syn: Ringelröteln, fünfte Krankheit, Morbus quintus, Sticker-Krankheit, Erythema infectiosum, Megalerythema epidemicum/infectiosum*; meist Kinder unter 14 Jahren betreffende Viruskrankheit [Parvovirus B 19] mit Krankheitsgefühl, Fieber und gitter- oder girlandenförmigen Erythemen der Extremitätenstreckseiten; Ⓔ *megaloerythema, megalerythema*

Megallelrylthelma epidemicum/infectiosum *nt*: → *Megalerythem*

Megalo-, megalo- *präf.*: Wortelement mit der Bedeutung „groß/lang/hoch“; Ⓔ *large, mega-, megal(o)-; macr(o)-*

Megallolblast *m*: große, kernhaltige abnormale Erythrozytenvorstufe; Ⓔ *megaloblast*

megallolblasltisch *adj*: Megaloblasten betreffend, durch sie gekennzeichnet; Ⓔ *megaloblastic*

Megalloldakltyllie *f*: → *Makrodaktylie*

Megallolgasltrie *f*: *Syn: Megagastrie*; übermäßige Magenerweiterung; Ⓔ *megalogastria, megastria*

Megallolgralfie, -gralphie *f*: *Syn: Makrografie*; Form der Dysgrafie* mit abnormal großen Buchstaben; Ⓔ *macrography, macrographia, megalographia, megalography*

Megallolkelphallie *f*: → *Makrokephalie*

megallolman *adj*: *Syn: megalomanisch*; Megalomanie betreffend, größenwahnsinnig; Ⓔ *relating to megalomania, megalomaniac, megalomanic, megalomaniacal*

Megallolmalnie *f*: *Syn: expansiver Wahn, Makromanie*; Größenwahn; Ⓔ *megalomania, macromania, delusion of grandeur, expansive delusion, grandiose delusion*

megallolmalnisch *adj*: → *megaloman*

Megallolnylchie *f*: *Syn: Makronychie*; Vergrößerung eines oder mehrerer Finger- oder Zehennägel; Ⓔ *megalonychia, macronychia*

Megallolplsie *f*: → *Makropsie*

Megallolsperlmie *f*: Vergrößerung der Spermien; Ⓔ *megalospermia*

Megallolsynldakltyllie *f*: angeborene Vergrößerung und Verwachsung von Fingern oder Zehen; Ⓔ *megalosyndactyly, megalosyndactylia*

Megallolzelphallie *f*: → *Makrokephalie*

Megallolzyt *m*: großer Erythrozyt, z.B. bei megaloblastärer Anämie; Ⓔ *megalocyte*

Megalölsolphalgus *m*: übermäßige Erweiterung der Speiseröhre; Ⓔ *megaesophagus, megaloesophagus*

Megalpylellon *nt*: angeborene Vergrößerung des Nierenbeckens; Ⓔ *megalopyelon*

Megalsiglma *nt*: *Syn: Megasigmoideum*; übermäßig erweitertes Colon* sigmoideum; Ⓔ *megasigmoid, macrosigmoid*

Megalsiglmolildelum *nt*: → *Megasigma*

Megalulrelter *m*: hochgradig erweiterter Harnleiter; Ⓔ *megaureter, megaloureter*

Megaureter-Megazystis-Syndrom *nt*: hochgradige Erweiterung von Harnleitern und Harnblase; Ⓔ *megacystis-megaureter syndrome*

Megalvelsilca *f*: *Syn: Megazystis*; hochgradige Erweiterung der Harnblase; Ⓔ *overdistended bladder, enlarged bladder, megabladder, megacystis, megalocystis*

M

Me|ga|volt|the|ra|pie *f*: *Syn: Hochenergiestrahlentherapie*; Strahlentherapie mit ultraharter Strahlung; Ⓔ *megavoltage therapy, supervoltage radiotherapy*

Me|ga|zä|kum *nt, pl* **-ka**: übermäßig großes Zäkum; Ⓔ *megacecum*

Me|ga|zys|tis *f*: *Syn: Megavesica*; hochgradige Erweiterung der Harnblase; Ⓔ *megabladder, megacystis, megalocystis*

Mehl|asth|ma *nt*: →*Mehlstaubasthma*

Mehl|nähr|scha|den *m*: Eiweißmangeldystrophie bei Kindern, die in Notzeiten primär mit Mehlprodukten ernährt werden; Ⓔ *mehlnährschaden*

Mehl|staub|asth|ma *nt*: *Syn: Müllerasthma, Mehlasthma*; allergisches Asthma* bronchiale durch Allergene in Mehlstaub; Ⓔ *miller's asthma*

Mehr|fach|er|kran|kung *f*: *Syn: Polymorbidität, Polypathie, Multimorbidität, Mehrfachleiden*; Vorkommen mehrerer Erkrankungen bei einem Patienten; Ⓔ *polymorbidity*

Mehr|fach|lei|den *nt*: →*Mehrfacherkrankung*

Mehr|or|gan|trans|plan|tat *nt*: *Syn: gemischtes Transplantat, composite graft*; aus zwei oder mehreren Organen bestehendes Transplantat, z.B. Herz-Lungen-Transplantat; Ⓔ *composite transplant, composite graft*

Meibom-Drüsen *pl*: *Syn: Glandulae tarsales*; Talgdrüsen der Lidplatte, die auf der hinteren Lidkante münden; Ⓔ *Meibom's glands, meibomian glands, tarsal glands, palpebral glands, tarsoconjunctival glands*

Mei|bo|mi|tis *f, pl* **-ti|den**: Entzündung der Meibom-Drüsen; oft gleichgesetzt mit Hordeolum* externum; Ⓔ *inflammation of the meibomian glands, meibomianitis, meibomitis*

Mei|o|se *f*: *Syn: Reduktionsteilung, Meiosis, Reifeteilung, meiotische Zellteilung*; in zwei Schritten ablaufende Zellteilung, die zu einer Reduktion der Chromosomenzahl auf 23 führt; Ⓔ *meiotic cell division, meiosis, meiotic division, miosis, maturation division, reduction, reduction division, reduction cell division*

mei|o|tisch *adj*: Meiose betreffend, durch sie bedingt; Ⓔ *relating to meiosis, meiotic, miotic*

Meissner-Körperchen *pl*: →*Meissner-Tastkörperchen*

Meissner-Plexus *m*: *Syn: Plexus submucosus*; vegetative Plexus in der Submukosa des Magen-Darm-Traktes; Ⓔ *Meissner's plexus, submucosal plexus, submucous plexus, submucous intestinal plexus*

Meissner-Tastkörperchen *pl*: *Syn: Meissner-Körperchen, Corpuscula tactus*; Mechanorezeptoren in den Hautpapillen; Ⓔ *Meissner's tactile corpuscles, Meissner's oval corpuscles, Meissner's touch corpuscles, tactile corpuscles, tactile cells, touch bodies, touch cells, Wagner's corpuscles, thymus corpuscles*

Me|ko|ni|um *nt*: **1.** *Syn: Kindspech, Meconium*; erster, dunkelgüner Stuhl des Neugenorenen **2.** →*Opium*; Ⓔ **1.** *meconium* **2.** →*Opium*

Me|ko|ni|um|ile|us *m*: Darmverschluss bei Neugeborenen durch eingedicktes Mekonium; Ⓔ *meconium ileus*

Me|ko|ni|um|pe|ri|to|ni|tis *f, pl* **-ti|den**: aseptische Bauchfellentzündung, die meist im Rahmen eines Mekoniumileus* auftritt; Ⓔ *meconium peritonitis*

Me|lae|na *f*: *s.u. Blutstuhl*; Ⓔ *melena, tarry stool, melanorrhagia, melanorrhea*

Melaena neonatorum vera: *Syn: hämorrhagische Diathese der Neugeborenen, Morbus haemorrhagicus neonatorum*; Blutungsneigung von Neugeborenen bei Mangel an Vitamin K-abhängigen Gerinnungsfaktoren; Ⓔ *hemorrhagic disease of the newborn*

Me|lal|gie *f*: Gliederschmerz(en); Ⓔ *pain in a limb, melalgia*

Melan-, melan- *präf.*: →*Melano-*

Me|lan|ämie *f*: Vorkommen von Melanin im Blut; Ⓔ *melanemia*

Me|lan|cho|lie *f*: veralteter Begriff mit der Bedeutung Depression, Gemütskrankheit; Schwermut, Trübsinn; Ⓔ *melancholia, melancholy, dejection, the blues*

Me|lan|i|dro|sis *f, pl* **-ses**: dunkelgefärbter Schweiß; Ⓔ *melanidrosis, melanephidrosis*

Me|la|nin *nt*: braun-schwarzes Pigment von Haut, Haaren, Aderhaut etc.; Ⓔ *melanotic pigment, melanin*

Melano-, melano- *präf.*: Wortelement mit der Bedeutung „schwarz/dunkel"; Ⓔ *black, dark, melan(o)-*

Me|la|no|blas|tom *nt*: →*malignes Melanom*

Me|la|no|blas|to|se *f*: *Syn: Melanoblastosis*; durch Melanoblasten charakterisiertes Krankheitsbild; Ⓔ *melanoblastosis*

Me|la|no|blas|to|se|syn|drom, neu|ro|ku|ta|nes *nt*: *Syn: neurokutane Melanose, Melanosis neurocutanea*; neuroektodermale Erkrankung mit multiplen angeborenen Nävuszellnävi, großen Pigmentnävi und leptomeningealer Melanose; Ⓔ *neurocutaneous melanosis*

Me|la|no|blas|to|sis *f, pl* **-ses**: *Syn: Melanoblastose*; durch Melanoblasten charakterisiertes Krankheitsbild; Ⓔ *melanoblastosis*

Melanoblastosis Bloch-Sulzberger: *Syn: Incontinentia pigmenti Typ Bloch-Sulzberger, Bloch-Sulzberger-Syndrom, Pigmentdermatose Siemens-Bloch*; X-chromosomal dominante Dermatose mit spritzerartigen Pigmentflecken und Anomalien der Augen, Zähne und des ZNS sowie anderen Fehlbildungen [Herzfehler, Skelett]; Ⓔ *Bloch-Sulzberger syndrome, Bloch-Sulzberger disease, Bloch-Sulzberger incontinentia pigmenti*

Me|la|no|cy|to|sis *f, pl* **-ses**: *Syn: Melanozytose*; durch vermehrt auftretende Melanozyten charakterisierte Erkrankung; Ⓔ *melanocytosis*

Me|la|no|der|ma|ti|tis *f, pl* **-ti|ti|den**: →*Melanodermitis*

me|la|no|der|ma|ti|tisch *adj*: →*melanodermitisch*

Me|la|no|der|mi|tis *f, pl* **-ti|den**: *Syn: Melanodermatitis*; mit Hyperpigmentierung* einhergehende Dermatitis*; Ⓔ *melanodermatitis*

Melanodermitis toxica: *Syn: Melanodermatitis toxica*; durch Schmierölderivate ausgelöste phototoxische Kontaktdermatitis*; Ⓔ *tar melanosis*

me|la|no|der|mi|tisch *adj*: *Syn: melanodermatitisch*; Melanodermitis betreffend, von ihr betroffen oder gekennzeichnet; Ⓔ *relating to or marked by melanodermatitis, melanodermatitic*

Me|la|no|gen *nt*: Vorstufe des Melanins; Ⓔ *melanogen*

Me|la|no|ge|ne|se *f*: Melaninbildung; Ⓔ *melanogenesis*

Me|la|no|glos|sie *f*: *Syn: schwarze Haarzunge, Glossophytie, Lingua pilosa/villosa nigra*; durch Nicotinsäureamidmangel, chemische Reize, Bakterien oder Pilze hervorgerufene, grauschwarze Hyperkeratose* der filiformen Zungenpapillen; Ⓔ *melanoglossia, black hairy tongue, black tongue, glossophytia*

me|la|no|id *adj*: melaninartig; Ⓔ *melanoid*

Me|la|no|kar|zi|nom *nt*: →*malignes Melanom*

Me|la|nom *nt*: von den Melanozyten ausgehender gutartiger oder bösartiger Tumor; Ⓔ *melanoma*

akral-lentiginöses Melanom: →*akrolentiginöses malignes Melanom*

akrolentiginöses malignes Melanom: *Syn: akral-lentiginöses Melanom*; malignes Melanom der Handinnenflächen und Fußsohlen; Ⓔ *acral-lentiginous melanoma*

amelanotisches Melanom: malignes Melanom ohne oder mit nur eingeschränkter Pigmentierung; Ⓔ *amelanotic malignant melanoma, amelanotic melanoma*

amelanotisches malignes Melanom: →*amelanotisches Melanom*

benignes juveniles Melanom: *Syn: Spindelzellnävus, Spitz-Tumor, Allen-Spitz-Nävus, Spitz-Nävus, Nävus Spitz, Epitheloidzellnävus*; v.a. bei Kindern auftretender benigner Nävuszellnävus*, der histologisch an ein malignes Melanom erinnert; Ⓔ *Spitz nevus, Spitz-*

M

Allen nevus, benign juvenile melanoma, juvenile melanoma, epithelioid cell nevus, spindle and epithelioid cell nevus, spindle cell nevus, compound melanocytoma

knotiges malignes Melanom: → *noduläres Melanom*

malignes Melanom: *Syn: Melanoblastom, Melanozytoblastom, Nävokarzinom, Melanokarzinom, Melanomalignom, malignes Nävoblastom, schwarzer Hautkrebs*; aus Melanozyten entstehender bösartiger Tumor der Haut, Schleimhaut, Aderhaut und Hirnhäuten; besitzt eine sehr starke und frühe Neigung zur Bildung von Tochtergeschwülsten; Ⓔ *malignant melanoma, melanoblastoma, melanocarcinoma, melanotic cancer, melanotic carcinoma, melanotic sarcoma, black cancer, melanoma*

noduläres Melanom: *Syn: knotiges malignes Melanom, primär knotiges Melanom, nodöses Melanomalignom*; aggressivste Form des malignen Melanoms; wächst von Anfang an in die Tiefe und metastasiert frühzeitig; Ⓔ *nodular melanoma*

oberflächlich spreitendes Melanom: → *superfiziell spreitendes Melanom*

pagetoides malignes Melanom: → *superfiziell spreitendes Melanom*

primär knotiges Melanom: → *noduläres Melanom*

superfiziell spreitendes Melanom: *Syn: oberflächlich spreitendes Melanom, pagetoides malignes Melanom*; häufigste Form des malignen Melanoms, die primär horizontal wächst und damit eine relativ gute Prognose bei Früherkennung hat; Ⓔ *superficial spreading melanoma*

Me|la|no|ma|li|gnom *nt*: → *malignes Melanom*

nodöses Melanomalignom: → *noduläres Melanom*

me|la|no|ma|tös *adj*: Melanom betreffend, melanomartig; Ⓔ *relating to or characterized by melanoma, melanomatous*

Me|la|no|ma|to|se *f*: Vorkommen multipler Melanome; Ⓔ *melanomatosis*

Me|la|no|se *f*: *Syn: Melanosis*; angeborene oder erworbene, umschriebene oder diffuse Hyperpigmentierung von Haut und/oder Schleimhaut; Ⓔ *melanism, melanosis*

neurokutane Melanose: *Syn: neurokutanes Melanoblastosesyndrom, Melanosis neurocutanea*; neuroektodermale Erkrankung mit multiplen angeborenen Nävuszellnävi, großen Pigmentnävi und leptomeningealer Melanose; Ⓔ *neurocutaneous melanosis*

prämaligne Melanose: → *Melanosis circumscripta praeblastomatosa (Dubreuilh)*

Me|la|no|sis *f, pl* **-ses:** → *Melanose*

Melanosis circumscripta praeblastomatosa (Dubreuilh): *Syn: prämaligne Melanose, melanotische Präkanzerose, Dubreuilh-Krankheit, Dubreuilh-Erkrankung, Dubreuilh-Hutchinson-Krankheit, Dubreuilh-Hutchinson-Erkrankung, Lentigo maligna, Melanosis circumscripta praecancerosa (Dubreuilh)*; aus einem Altersfleck entstehendes, langsam wachsendes malignes Melanom*; unbehandelt Übergang in ein Lentigo-maligna Melanom; Ⓔ *Hutchinson's freckle, circumscribed precancerous melanosis of Dubreuilh, melanotic freckle (of Hutchinson), malignant lentigo, lentigo maligna*

Melanosis circumscripta praecancerosa (Dubreuilh): → *Melanosis circumscripta praeblastomatosa (Dubreuilh)*

Melanosis coli: *Syn: Zottenmelanose, Dickdarmmelanose, braunes Kolon*; meist durch Laxanzienabusus hervorgerufene Braunfärbung der Dickdarmschleimhaut; Ⓔ *brown colon*

Melanosis naeviformis: *Syn: Becker-Nävus, Becker-Melanose*; v.a. am Stamm auftretender pigmentierter behaarter epidermaler Naevus mit guter Prognose; Ⓔ *Becker's nevus, pigmented hairy epidermal nevus*

Melanosis neurocutanea: → *neurokutane Melanose*

Melanosis toxica lichenoides: *Syn: Riehl-Melanose, Riehl-Syndrom, Civatte-Krankheit, Civatte-Poikilodermie, Kriegsmelanose*; ätiologisch ungeklärte, aus einer entzündlichen Fleckenbildung hervorgehende, graubraune, flächenhafte Pigmentierung der Gesichtshaut; Ⓔ *Riehl's melanosis*

me|la|no|trop *adj*: mit Affinität für Melanin; Ⓔ *melanotropic*

Me|la|no|tro|pin *nt*: *Syn: melanotropes/melanozytenstimulierendes Hormon*; im Hypophysenzwischenlappen gebildetes Hormon, das die Melaninsynthese in Melanozyten steuert; Ⓔ *intermedin, melanocyte stimulating hormone, melanophore stimulating hormone*

Me|la|no|zyt *m*: Melanin enthaltende Zelle der Haut, Aderhaut und Hirnhaut; Ⓔ *melanocyte, melanodendrocyte*

me|la|no|zy|tär *adj*: *Syn: melanozytisch*; Melanozyt betreffend; Ⓔ *relating to melanocytes, melanocytic*

me|la|no|zy|tisch *adj*: → *melanozytär*

Me|la|no|zy|to|bla|stom *nt*: → *malignes Melanom*

Me|la|no|zy|to|se *f*: *Syn: Melanocytosis*; durch vermehrt auftretende Melanozyten charakterisierte Erkrankung; Ⓔ *melanocytosis*

deltoido-akromiale Melanozytose: *Syn: Nävus Ito, Ito-Nävus, Naevus fuscocoeruleus/acromiodeltoideus/deltoideoacromialis*; meist angeborener melanozytärer Nävus im Bereich der Schulter und des Oberkörpers; Ⓔ *Ito's nevus*

okulodermale Melanozytose: *Syn: Nävus Ota, Naevus fuscocoeruleus ophthalmomaxillaris*; meist bei Frauen auftretender, kongenitaler melanozytärer Nävus, der selten maligne entartet; Ⓔ *Ota's nevus, oculocutaneous melanosis, oculodermal melanocytosis*

Me|lan|u|rie *f*: Ausscheidung eines schwarzgefärbten Harns; Ⓔ *melanuria, melanuresis*

me|lan|u|risch *adj*: Melanurie betreffend; Ⓔ *relating to or characterized by melanuria, melanuric*

Me|las|ma *nt*: → *Chloasma*

Me|la|to|nin *nt*: in der Hirnanhangsdrüse gebildetes Hormon, das eine wichtige Rolle im Tag-Nacht-Rhythmus spielt; Ⓔ *melatonin*

-melia *suf.*: → *-melie*

-melie *suf.*: Wortelement mit Bezug auf „Glied/Extremität"; Ⓔ *-melia*

Me|li|o|i|do|se *f*: → *Malleoidose*

Me|li|o|i|do|sis *f, pl* **-ses:** → *Malleoidose*

Me|li|to|se *f*: *Syn: Raffinose, Melitriose*; aus Glucose, Galaktose und Fructose bestehendes pflanzliches Trisaccharid; Ⓔ *melitose, melitriose, raffinose*

Me|li|tri|o|se *f*: → *Melitose*

Me|lit|u|rie *f*: → *Melliturie*

Mel|ker|kno|ten *pl*: → *Melkerpocken*

Mel|ker|kno|ten|vi|rus *nt, pl* **-ren:** *s.u. Melkerpocken*; Ⓔ *milker's node virus, paravaccinia virus, pseudocowpox virus*

Mel|ker|po|cken *pl*: *Syn: Melkerknoten, Nebenpocken, Paravakzineknoten, Paravaccinia*; blau-rote, stark juckende Knoten an den Händen, die durch das **Melkerknotenvirus** verursacht werden; Abheilung innerhalb von 4-6 Wochen; Ⓔ *pseudocowpox, milker's node, paravaccinia*

Melkersson-Rosenthal-Syndrom *nt*: ätiologisch ungeklärte granulomatöse Entzündung mit der Trias Cheilitis* granulomatosa, Fazialisparese* und Lingua* plicata; Ⓔ *Melkersson's syndrome, Melkersson-Rosenthal syndrome*

Mel|lit|u|rie *f*: *Syn: Meliturie*; Zuckerausscheidung im Harn; Ausscheidung von Nicht-Glucosen im Harn; Ⓔ *melituria, mellituria*

Me|lo|no|plas|tik *f*: *Syn: Meloplastik*; Wangenplastik; Ⓔ *meloplasty, melonoplasty*

M

Mellolplasltik *f*: *Syn: Melonoplastik*; Wangenplastik; Ⓔ *meloplasty, melonoplasty*

Mellolschilsis *f*: angeborene Wangenspalte; Ⓔ *oblique facial cleft, prosopoanoschisis, meloschisis*

Memlbran *f*: →*Membrana*

Memlbralna *f, pl* **-nae**: Häutchen, Membran, Membrane; Ⓔ *membrane, layer*

Membrana atlantooccipitalis anterior: vordere Membran zwischen Atlas und Hinterhauptsbein; Ⓔ *anterior atlantooccipital membrane*

Membrana atlantooccipitalis posterior: hintere Membran zwischen Atlas und Hinterhauptsbein; Ⓔ *posterior atlantooccipital membrane*

Membrana bronchopericardiaca: Bindegewebsplatte, die von der Vorderseite der Tracheabifurkation [Bifurcatio tracheae] zur Rückseite des Herzbeutels [Perikard* und weiter zum Zwerchfell zieht; Ⓔ *bronchopericardial membrane*

Membrana cricovocalis: *Syn: Conus elasticus*; Membran zwischen Ringknorpel und Stimmbändern; Ⓔ *cricovocal membrane, cricothyroid membrane, cricothyroarytenoid ligament, elastic cone (of larynx)*

Membrana deciduae: *Syn: Dezidua, Decidua, Caduca, Decidua membrana*; Schwangerschaftsendometrium; Ⓔ *decidual membrane, decidua, caduca*

Membrana elastica: *Syn: Elastika, Tunica elastica, Elastica*; aus elastischen Fasern bestehende innere [Membrana elastica interna] oder äußere [Membrana elastica externa] Schicht der Wand von Arterien* vom muskulären Typ; Ⓔ *elastic membrane*

Membrana fibroelastica laryngis: (fibroelastische) Kehlkopfmembran; Ⓔ *fibroelastic membrane of larynx*

Membrana fibrosa: *Syn: Fibrosa, Stratum fibrosum*; fibröse Außenschicht der Gelenkkapsel; Ⓔ *fibrous membrane of articular capsule, fibrous articular capsule*

Membrana intercostalis externa: *Syn: äußere Interkostalmembran*; dünne Bindegewebsschicht, die die Interkostalräume außen bedeckt; Ⓔ *external intercostal membrane*

Membrana intercostalis interna: *Syn: innere Interkostalmembran*; Fortsetzung der inneren Interkostalmuskeln [Musculi intercostales interni] zwischen Rippenwinkel [Angulus costae] und Rippenköpfchen [Caput costae]; Ⓔ *internal intercostal membrane*

Membrana interossea antebrachii: straffe Membran zwischen den Unterarmknochen [Elle und Speiche]; Ⓔ *interosseous membrane of forearm*

Membrana interossea cruris: straffe Membran zwischen den Unterschenkelknochen [Wadenbein und Schienbein]; Ⓔ *interosseous membrane of leg*

Membrana limitans gliae: *Syn: Gliagrenzmembran*; von Gliazellen bzw. ihren Fortsätzen gebildete Grenzmembran; Ⓔ *glial limiting membrane*

Membrana limitans gliae perivascularis: *Syn: perivaskuläre Gliagrenzmembran*; Gliagrenzmembran, die die Blutgefäße des Zentralnervensystems umgibt; Teil der Blut-Hirn-Schranke*; Ⓔ *perivascular glial membrane*

Membrana limitans gliae superficialis: *Syn: oberflächliche Gliagrenzmembran*; Gliagrenzmembran an der Oberfläche von Gehirn und Rückenmark; Ⓔ *superficial glial limiting membrane*

Membrana obturatoria: bindegewebige Membran, die das Foramen* obturatum verschließt; Ⓔ *obturator membrane*

Membrana pellucida: *Syn: Eihülle, Oolemma, Zona pellucida*; von den Follikelzellen gebildete Umhüllung der Eizelle; Ⓔ *oolemma, pellucid zone, striated membrane*

Membrana perinei: Bindegewebsmembran auf der Unterseite des Musculus* transversus perinei profundus; Teil des Beckenbodens im Bereich des Hiatus* urogenitalis; Ⓔ *perineal membrane*

Membrana quadrangularis: viereckige Kehlkopfmembran; Ⓔ *quadrangular membrane, Tourtual's membrane*

Membrana reticularis: aus den Kopfplatten der Stützzellen gebildete Membran des Corti*-Organs, durch die die Härchen der Sinneszellen hindurchragen; Ⓔ *reticular membrane of cochlear duct, Kölliker's membrane, reticulated membrane of cochlear duct*

Membrana spiralis: *Syn: Paries tympanicus ductus cochlearis*; untere Wand des Ductus* cochlearis; Ⓔ *spiral membrane of cochlear duct*

Membrana stapedialis: *Syn: Stapesmembran*; Membran zwischen den beiden Steigbügelschenkeln; Ⓔ *stapedial membrane*

Membrana sterni: von den Ligamenta sternocostalia radiata auf der Vorderseite des Brustbeins gebildete Membran; Ⓔ *sternal membrane*

Membrana synovialis: *Syn: Synovialis, Stratum synoviale*; Innenschicht der Gelenkkapsel, die die Gelenkschmiere [Synovia] produziert; Ⓔ *synovial layer of articular capsule, synovium, synovial membrane (of articular capsule)*

Membrana synovialis inferior: Synovialmembran der unteren diskomandibularen Kammer des Kiefergelenks*; Ⓔ *inferior synovial membrane*

Membrana synovialis superior: Synovialmembran der oberen diskotemporalen Kammer des Kiefergelenks*; Ⓔ *superior synovial membrane*

Membrana tectoria: Membran zwischen Axis und großem Hinterhauptsloch; Ⓔ *tectorial membrane, occipito-axial ligament, anterior cervical ligament, cervicobasilar ligament, ligamentous membrane*

Membrana tectoria ductus cochlearis: *Syn: Corti-Membran*; zellfreie Gallertmembran, die das Organum* spirale bedeckt; Ⓔ *tectorial membrane of cochlear duct, Corti's membrane, tectorium*

Membrana thyrohyoidea: flächenhaftes Band vom Zungenbeim zum Schildknorpel; Ⓔ *thyrohyoid membrane, hyothyroid membrane*

Membrana tympanica: *Syn: Trommelfell*; äußeres Ohr und Mittelohr trennende Membran; Ⓔ *tympanic membrane, eardrum, myringa, myrinx, tympanum, drum, drumhead, drum membrane*

Membrana tympanica secundaria: Membran des Fenestra* cochleae; Ⓔ *Scarpa's membrane, secondary tympanic membrane*

Membrana vestibularis: *Syn: Reissner-Membran, Paries vestibularis ductus cochlearis*; dünne Haut zwischen Schneckengang und Scala* vestibuli; Ⓔ *Reissner's membrane, vestibular wall of cochlear duct, vestibular membrane of cochlear duct*

Membrana vitrea: *Syn: Glaskörpermembran*; den Glaskörper umgebende glasklare Membran; Ⓔ *vitreous membrane, hydatoid, hyaloid membrane*

Memlbranlanlgriffslkomlplex *m*: *Syn: terminaler Komplex, C5b-9-Komplex*; bei der Komplementaktivierung entstehender Enzymkomplex, der zur Auflösung der Membran von körperfremden Zellen führt; Ⓔ *membrane attack complex*

Memlbralneklto|mie *f*: Membranentfernung; Ⓔ *membranectomy*

memlbralnolid *adj*: membranartig, membranförmig; Ⓔ *membraniform, membranoid*

memlbralnolkarltillalgilnär *adj*: sowohl membranös als auch knorpelig/kartilaginär, in Membran und im Knorpel entstanden; Ⓔ *membranocartilaginous*

Memlbralnollylse *f*: Membranauflösung; Ⓔ *membranolysis*

memlbralnös *adj*: Membran betreffend, häutig, membranartig; Ⓔ *relating to a membrane, membranate,* *membranous, membraneous, membranaceous, hymenoid*

Mem|bran|pro|te|i|ne *pl*: Membranproteine, die durch die ganze Membran reichen, werden als **integrale Membranproteine** bezeichnet; **periphere Membranproteine** stecken in der Membran; viele integrale und periphere Membranproteine auf der Außenseite der Membran tragen verzweigte Kohlenhydratketten, diese bilden in ihrer Gesamtheit die Glycokalix der Zelloberfläche; Ⓔ *membrane proteins*

Mem|brum *nt, pl* **-bra**: Glied, Gliedmaße; Ⓔ *member, limb*

Membrum virile: männliches Glied, Penis; Ⓔ *penis, virile member, thyrsus, priapus, member*

memory cells *pl*: → *Memory-Zellen*

Memory-Zellen *pl*: *Syn: Gedächtniszellen, memory cells*; nach dem Erstkontakt mit einem Antigen entstehende Zellen, die beim Zweitkontakt eine Beschleunigung der Immunantwort bewirken; Ⓔ *memory cells*

Men-, men- *präf.*: → *Meno-*

Me|na|chi|non *nt*: Vitamin K_2; *s.u. Vitamin K*; Ⓔ *menaquinone, vitamin K_2, farnoquinone*

Me|na|di|on *nt*: Vitamin K_3; *s.u. Vitamin K*; Ⓔ *menadione, menaphthone, vitamin K_3*

Men|ar|che *f*: Zeitpunkt der ersten Menstruation*; Ⓔ *menarche*

Mendel-Mantoux-Probe *f*: weitverbreiteter intrakutaner Tuberkulintest*; Ⓔ *Mantoux test, Mendel's test/reaction*

Ménétrier-Syndrom *nt*: *Syn: Riesenfaltengastritis, Morbus Ménétrier, Riesenfaltenmagen, Riesenfaltengastropathie, Gastropathia hypertrophica gigantea*; zu Vergröberung des Faltenreliefs führende, chronische Entzündung der Magenschleimhaut unbekannter Genese; Ⓔ *Ménétrier's syndrome, Ménétrier's disease, hypertrophic gastritis, giant hypertrophic gastritis, giant hypertrophy of gastric mucosa*

Men|hid|ro|sis *f, pl* **-ses**: *Syn: Menidrosis*; vermehrte Schweißsekretion während der Menstruation; Ⓔ *menhidrosis, menidrosis*

Men|id|ro|sis *f, pl* **-ses**: → *Menhidrosis*

Ménière-Krankheit *f*: *Syn: Morbus Ménière*; Hydrops* des membranösen Labyrinths mit akutem Drehschwindel, Ohrensausen und Hörsturz; Ⓔ *Ménière's disease, Ménière's syndrome, endolymphatic hydrops, labyrinthine hydrops, labyrinthine vertigo, auditory vertigo, aural vertigo*

Mening-, mening- *präf.*: Wortelement mit der Bedeutung „Hirnhaut"; Ⓔ *meningeal, mening(o)-*

me|nin|ge|al *adj*: Hirnhäute/Meningen betreffend; Ⓔ *relating to the meninges, meningeal*

Me|nin|ge|al|a|po|ple|xie, spi|nal|le *f*: *Syn: Rückenmarkapoplexie, Apoplexia spinalis, Hämatorrhachis*; Rückenmarkeinblutung, die u.U. zu Querschnittslähmung führt; Ⓔ *spinal apoplexy, hematorrhachis, hemorrhachis*

Me|nin|ge|al|kar|zi|no|se *f*: *Syn: Meningitis carcinomatosa*; metastatischer Hirnhautbefall bei Generalisierung eines Karzinoms; Ⓔ *carcinomatous meningitis*

Me|nin|gen *pl*: → *Meninges*

me|nin|ge|o|kor|ti|kal *adj*: *Syn: meningokortikal*; Hirnhäute und Hirnrinde/Kortex betreffend; Ⓔ *relating to both meninges and cortex of the brain, meningeocortical, meningocortical*

Me|nin|ge|om *nt*: *Syn: Meningiom*; langsam wachsender, gutartiger Tumor der Hirn- oder Rückenmarkhaut; Ⓔ *meningioma, meningeoma, meningofibroblastoma, meningoma, meningothelioma*

Me|nin|ge|o|sis leu|cae|mi|ca *f*: leukämische Infiltration der Hirnhaut; Ⓔ *meningeal leukemia*

Me|nin|ges *pl*: *Syn: Meningen*; aus zwei Schichten [Dura* mater und Leptomeninx*] bestehende äußere Haut von Gehirn und Rückenmark; Ⓔ *meninges*

Me|nin|gi|om *nt*: → *Meningeom*

Me|nin|gi|o|ma|to|se *f*: Vorkommen multipler Meningeome; Ⓔ *meningiomatosis*

Me|nin|gis|mus *f*: *Syn: Pseudomeningitis, meningeales Syndrom*; durch eine Reizung der Hirnhäute entstehender Symptomenkomplex [Kopfschmerz, Nackensteife], der auch ohne eine Hirnhautentzündung auftreten kann; Ⓔ *meningism, Dupré's disease, Dupré's syndrome, pseudomeningitis*

Me|nin|gi|tis *f, pl* **-ti|den**: *Syn: Hirnhautentzündung; Rückenmarkshautentzündung*; Entzündung der Hirn- oder Rückenmarkshäute; Ⓔ *inflammation of the meninges, meningitis, pachyleptomeningitis*

aseptische Meningitis: → *lymphozytäre Meningitis*

bakterielle Meningitis: meist als eitrige Hirnhautentzündung imponierende Infektion durch u.a. Staphylo-, Strepto-, Pneumo-, Meningokokken, Listeria und Haemophilus influenzae; tritt oft als basale Meningitis oder Haubenmeningitis* auf; Ⓔ *bacterial meningitis*

basale Meningitis: Meningitis mit vorwiegender Ausbreitung im Bereich der Hirnbasis; Ⓔ *basal meningitis*

Meningitis carcinomatosa: *Syn: Meningealkarzinose*; metastatischer Hirnhautbefall bei Generalisierung eines Karzinoms; Ⓔ *carcinomatous meningitis, meningitis carcinomatosa*

Meningitis cerebralis: Hirnhautentzündung im eigentlichen Sinn; meist gleichgesetzt mit Leptomeningitis*; Ⓔ *cerebral meningitis, cephalomeningitis*

Meningitis cerebrospinalis: kombinierte Entzündung von Hirn- und Rückenmarkshäuten; Ⓔ *cerebrospinal meningitis, tetanoid fever*

Meningitis cerebrospinalis epidemica: *Syn: Meningokokkenmeningitis*; akute eitrige Hirnhautentzündung durch Neisseria* meningitidis; vor allem die fulminant verlaufende Form [Waterhouse-Friderichsen-Syndrom*] hat eine hohe Letalität [50 % bei Neugeborenen]; Ⓔ *meningococcal meningitis, epidemic cerebrospinal meningitis, cerebrospinal fever, malignant purpura, stiff-neck fever*

eitrige Meningitis: → *Meningitis purulenta*

eosinophile Meningitis: → *eosinophile Meningoenzephalitis*

Meningitis leucaemica: → *Meningeosis leucaemica*

lymphozytäre Meningitis: *Syn: aseptische Meningitis*; durch verschiedene Erreger [Pilze, Protozoen, Viren, Rickettsien] verursachte nicht-eitrige Hirnhautentzündung; Ⓔ *lymphocytic meningitis*

otogene Meningitis: hämatogene oder durch direkte Ausbreitung entstehende Meningitis als Folgekrankheit einer Mittelohr- oder Innenohrentzündung; Ⓔ *otogenic meningitis*

Meningitis purulenta: meist akut verlaufende, i.d.R. bakterielle Mengitis; die Prognose hängt vom Erreger und einer raschen Diagnose und Therapie ab; Ⓔ *purulent meningitis*

Meningitis serosa: seröse Hirnhautentzündung; oft gleichgesetzt mit einer chronischen adhäsiven Entzündung der Arachnoidea*; Ⓔ *serous meningitis, hydromeningitis*

Meningitis spinalis: Entzündung der Rückenmarkshäute; meist nur als Entzündung der Arachnoidea* oder in Verbindung mit einer Hirnhautentzündung auftretend; Ⓔ *spinal meningitis, perimyelitis*

Meningitis tuberculosa: *Syn: tuberkulöse Meningitis*; oft als Basalmeningitis* auftretende, klinisch unauffällig verlaufende tuberkulöse Entzündung der Hirnhaut und meist auch der Rückenmarkshaut; Ⓔ *tubercular meningitis, tuberculous meningitis, cerebral tuberculosis*

tuberkulöse Meningitis: → *Meningitis tuberculosa*

M

virale Meningitis: *Syn: Virusmeningitis*; durch eine Vielzahl von Viren [Echoviren, Mumpsvirus, Herpesviren, Adenoviren, Arboviren] hervorgerufene lymphozytäre Meningitis; Ⓔ *viral meningitis*

me|nin|gi|tisch *adj*: Hirnhautentzündung/Meningitis betreffend, von ihr betroffen oder gekennzeichnet; Ⓔ *relating to meningitis, meningitic*

Meningo-, meningo- *präf.*: Wortelement mit der Bedeutung „Hirnhaut"; Ⓔ *meningeal, mening(o)-*

Me|nin|go|coc|cus *m, pl* **-coc|ci**: *Syn: Meningokokke, Neisseria meningitidis*; gramnegative Diplokokken; Erreger der Meningokokkenmeningitis*; Ⓔ *meningococcus, Weichselbaum's coccus, Weichselbaum's diplococcus, Diplococcus intracellularis, Neisseria meningitidis*

Me|nin|go|en|ce|pha|li|tis *f, pl* **-ti|den**: *Syn: Encephalomeningitis, Meningoenzephalitis, Enzephalomeningitis*; Entzündung von Gehirn und Hirnhäuten; Ⓔ *inflammation of brain and meninges, meningoencephalitis, meningocephalitis, meningocerebritis, encephalomeningitis, cerebromeningitis*

Meningoencephalitis herpetica: *Syn: Herpesmeningoenzephalitis*; schwere, rasch progredient verlaufende hämorrhagische Meningoenzephalitis mit schlechter Prognose; Ⓔ *herpetic meningoencephalitis*

Me|nin|go|en|ce|pha|lo|my|e|li|tis *f, pl* **-ti|den**: *Syn: Meningoenzephalomyelitis*; kombinierte Entzündung von Gehirn, Hirnhaut und Rückenmarkshaut; Ⓔ *inflammation of meninges, brain, and spinal cord, meningoencephalomyelitis, meningomyeloencephalitis*

Me|nin|go|en|ze|pha|li|tis *f, pl* **-ti|den**: *Syn: Encephalomeningitis, Meningoencephalitis, Enzephalomeningitis*; Entzündung von Gehirn und Hirnhäuten; Ⓔ *inflammation of brain and meninges, meningoencephalitis, meningocephalitis, meningocerebritis, encephalomeningitis, cerebromeningitis*

eosinophile Meningoenzephalitis: durch eine Erhöhung der eosinophilen Leukozyten* gekennzeichnete Meningoenzephalitis bei Angiostrongyliasis*; Ⓔ *eosinophilic meningitis, eosinophilic meningoencephalitis*

me|nin|go|en|ze|pha|li|tisch *adj*: *Syn: enzephalomeningitisch*; Meningoenzephalitis betreffend, von ihr betroffen oder gekennzeichnet; Ⓔ *relating to or marked by meningoencephalitis, meningoencephalitic, encephalomeningitic*

Me|nin|go|en|ze|pha|lo|my|e|li|tis *f, pl* **-ti|den**: *Syn: Meningoencephalomyelitis*; kombinierte Entzündung von Gehirn, Hirnhaut und Rückenmarkshaut; Ⓔ *inflammation of meninges, brain, and spinal cord, meningoencephalomyelitis, meningomyeloencephalitis*

me|nin|go|en|ze|pha|lo|my|e|li|tisch *adj*: Meningoenzephalomyelitis betreffend, von ihr betroffen oder gekennzeichnet; Ⓔ *relating to or marked by meningoencephalomyelitis, meningoencephalomyelitic*

Me|nin|go|en|ze|pha|lo|my|e|lo|pa|thie *f*: Erkrankung von Gehirn, Hirnhäuten und Rückenmark; Ⓔ *meningoencephalomyelopathy*

Me|nin|go|en|ze|pha|lo|pat|hie *f*: *Syn: Enzephalomeningopathie*; Erkrankung von Gehirn und Hirnhäuten; Ⓔ *meningoencephalopathy, encephalomeningopathy*

Me|nin|go|en|ze|pha|lo|ze|le *f*: *Syn: Enzephalomeningozele*; Vorfall von Hirnhaut und Hirnsubstanz durch eine Lücke im Schädel; Ⓔ *encephalomeningocele, meningoencephalocele, hydrencephalomeningocele*

me|nin|go|gen *adj*: von den Meningen ausgehend; Ⓔ *meningogenic*

Me|nin|go|kok|kä|mie *f*: *Syn: Meningokokkensepsis*; Auftreten von Meningokokken im Blut; Ⓔ *meningococcemia*

Me|nin|go|kok|ken *pl*: *Syn: Meningococcus, Neisseria meningitidis*; gramnegative Diplokokken; Erreger der Meningokokkenmeningitis*; Ⓔ *Weichselbaum's coccus, Weichselbaum's diplococcus, meningococcus, Diplococcus intracellularis, Neisseria meningitidis*

Me|nin|go|kok|ken|kon|junk|ti|vi|tis *f, pl* **-ti|den**: akute eitrige Bindehautentzündung durch Neisseria* meningitidis; Ⓔ *meningococcus conjunctivitis*

Me|nin|go|kok|ken|me|nin|gi|tis *f, pl* **-ti|den**: *Syn: Meningitis cerebrospinalis epidemica*; akute eitrige Hirnhautentzündung durch Neisseria* meningitidis; vor allem die fulminant verlaufende Form [Waterhouse-Friderichsen-Syndrom*] hat eine hohe Letalität [50 % bei Neugeborenen]; Ⓔ *malignant purpura, epidemic cerebrospinal meningitis, meningococcal meningitis, cerebrospinal fever, stiff-neck fever*

akute Meningokokkenmeningitis: →*Waterhouse-Friderichsen-Syndrom*

Me|nin|go|kok|ken|sep|sis *f*: →*Meningokokkämie*

Me|nin|go|kok|ko|se *f*: *Syn: Meningokokkeninfektion*; Erkrankung durch Meningokokken [Neisseria meningitidis]; Ⓔ *meningococcosis*

me|nin|go|kor|ti|kal *adj*: →*meningeokortikal*

Me|nin|go|my|e|li|tis *f, pl* **-ti|den**: *Syn: Myelomeningitis*; Entzündung des Rückenmarks und der Rückenmarkshäute; Ⓔ *inflammation of the spinal cord and its membranes, meningomyelitis, myelomeningitis*

me|nin|go|my|e|li|tisch *adj*: *Syn: myelomeningitisch*; Meningomyelitis betreffend, von ihr betroffen oder gekennzeichnet; Ⓔ *relating to or marked by meningomyelitis, meningomyelitic, myelomeningitic*

Me|nin|go|my|e|lo|ra|di|ku|li|tis *f, pl* **-ti|den**: *Syn: Radikulomeningomyelitis*; Entzündung des Rückenmarks, der Rückenmarkshäute und der Spinalnervenwurzeln; Ⓔ *meningomyeloradiculitis*

Me|nin|go|my|e|lo|ze|le *f*: *Syn: Hydromyelomeningozele, Myelomeningozele*; hernienartiger Vorfall von Rückenmarkshaut und Rückenmark durch einen Wirbelsäulendefekt; Ⓔ *meningomyelocele, myelomeningocele, hydromyelomeningocele*

Me|nin|go|my|e|lo|zys|to|ze|le *f*: *Syn: Hydromyelozele*; Meningomyelozele* mit zystischer Auftreibung des Rückenmarkkanals; Ⓔ *meningomyelocele, myelomeningocele, hydromyelomeningocele*

Me|nin|go|pa|thie *f*: Hirnhauterkrankung; Ⓔ *meningopathy*

me|nin|go|ra|di|ku|lär *adj*: Hirnhäute und Spinalnervenwurzeln betreffend; Ⓔ *relating to both the meninges and nerve roots, meningoradicular*

Me|nin|go|ra|di|ku|li|tis *f, pl* **-ti|den**: Entzündung des Rückenmarks und der Spinalnervenwurzeln; Ⓔ *meningoradiculitis*

me|nin|go|ra|di|ku|li|tisch *adj*: Meningoradikulitis betreffend, von ihr betroffen oder gekennzeichnet; Ⓔ *relating to or marked by meningoradiculitic*

Me|nin|gor|rha|gie *f*: *Syn: Meningorrhö*; Blutung aus Meningealgefäßen; Ⓔ *meningorrhagia*

Me|nin|gor|rhö *f, pl* **-rhö|en**: →*Meningorrhagie*

Me|nin|go|se *f*: **1.** nichtentzündliche Erkrankung der Meningen **2.** →*Meningismus*; Ⓔ **1.** *meningosis* **2.** →*Meningismus*

me|nin|go|vas|ku|lär *adj*: Meningealgefäße betreffend; Hirnhäute und Blutgefäße betreffend; Ⓔ *meningovascular*

Me|nin|go|ze|le *f*: hernienartiger Vorfall der Meningen durch einen Schädel- oder Wirbelsäulendefekt; Ⓔ *meningocele*

kraniale Meningozele: *Syn: Hirnhautbruch*; Meningozele der Hirnhaut durch einen Schädeldefekt; Ⓔ *cranial meningocele*

spinale Meningozele: *Syn: Rückenmarkhautbruch*; Meningozele der Rückenmarkhaut durch einen Wirbelsäulendefekt; Ⓔ *spinal meningocele*

me|nin|go|ze|re|bral *adj*: *Syn: zerebromeningeal*; Hirnhäute und Gehirn/Zerebrum betreffend oder verbindend;

M

Ⓔ *relating to the brain and its membranes, cerebromeningeal*

Me|nin|go|zys|to|zel|le *f*: Pseudozyste* bei Meningozele*; Ⓔ *meningocystocele*

Me|ninx *f, pl* **-nin|ges, -nin|gen:** → *Meninges*

Me|nis|cus *m, pl* **-ci:** → *Meniscus articularis*

Meniscus articularis: *Syn: Meniskus, Meniscus*; sichelförmige/halbmondförmige Gelenk(zwischen)scheibe; Ⓔ *meniscus, articular meniscus, joint meniscus, articular crescent*

Meniscus lateralis: Außenmeniskus des Kniegelenks; Ⓔ *lateral meniscus of knee, lateral semilunar cartilage of knee joint, external semilunar fibrocartilage*

Meniscus medialis: Innenmeniskus des Kniegelenks; Ⓔ *medial meniscus of knee, falciform cartilage, internal semilunar fibrocartilage, medial semilunar cartilage of knee joint*

Meniscus tactus: → *Merkel-Tastscheibe*

Menisk-, menisk- *präf.*: Wortelement mit der Bedeutung „Meniskus"; Ⓔ *meniscus, menisc(o)-*

Me|nis|kek|to|mie *f*: Meniskusentfernung, Meniskusexzision; Ⓔ *meniscectomy*

Me|nis|ki|tis *f, pl* **-ti|den:** *Syn: Meniskusentzündung, Meniszitis*; Entzündung eines Meniscus* articularis; meist einen Kniegelenkmeniskus betreffend; Ⓔ *inflammation of the semilunar cartilage of the knee joint, meniscitis*

me|nis|ki|tisch *adj*: *Syn: meniszitisch*; Meniskusentzündung/Meniskitis betreffend, von ihr betroffen oder gekennzeichnet; Ⓔ *relating to or marked by meniscitis, meniscitic*

me|nis|ko|id *adj*: meniskusähnlich, meniskusförmig; Ⓔ *meniscoid*

me|nis|ko|syn|o|vi|al *adj*: Meniskus und Membrana* synovialis betreffend; Ⓔ *relating to both a meniscus and the synovial membrane, meniscosynovial*

Me|nis|kus *m, pl* **-ken: 1.** → *Meniscus articularis* **2.** konkavkonvexe Linse; Ⓔ **1.** → *Meniscus articularis* **2.** *meniscus*

Me|nis|kus|ent|zün|dung *f*: → *Meniskitis*

Me|nis|kus|gan|gli|on *nt*: → *Meniskuszyste*

Me|nis|kus|riss *m*: Einriss des Innenmeniskus oder Außenmeniskus des Kniegelenks; Ⓔ *meniscal tear*

Me|nis|kus|zys|te *f*: *Syn: Meniskusganglion*; meist im Außenmeniskus auftretende, oft mehrkammerige Hohlräume, die mit einer gallertartigen Masse gefüllt sind; häufig kommt es zu Einrissen oder Einklemmung, die dann zu einer Resektion zwingen; Ⓔ *meniscal cyst*

Me|nis|zi|tis *f, pl* **-ti|den:** → *Meniskitis*

me|nis|zi|tisch *adj*: → *meniskitisch*

Meno-, meno- *präf.*: Wortelement mit der Bedeutung „Monat"; Ⓔ *menstrual, men(o)-*

Me|no|ly|se *f*: Ausschaltung der Monatsblutung durch Bestrahlung oder Medikamente [Antigonadotropine]; Ⓔ *iatrogenic menopause*

Me|no|me|tror|rha|gie *f*: *Syn: Metromenorrhagie*; kombinierte Menorrhagie* und Metrorrhagie*; Ⓔ *menometrorrhagia*

me|no|pau|sal *adj*: Menopause betreffend, in der Menopause auftretend; Ⓔ *relating to the menopause, menopausal*

Me|no|pau|se *f*: die letzte Regelblutung bzw. der Zeitraum um die letzte Regelblutung; Ⓔ *menopause, change of life, turn of life*

Me|no|pau|sen|syn|drom *nt*: Bezeichnung für die typische Trias von Hitzewallungen, Schwindel und Schweißausbrüchen in der Menopause; Ⓔ *climacteric syndrome, menopausal syndrome*

Me|nor|rha|gie *f*: verlängerte und verstärkte Monatsblutung; Ⓔ *menorrhagia, hypermenorrhagia, flooding*

Me|nor|rhal|gie *f*: *Syn: Dysmenorrhö, Dysmenorrhoe, Dysmenorrhoea*; schmerzhafte Regelblutung/Menorrhoe; Ⓔ *menorrhalgia, difficult menstruation, dysmenorrhea*

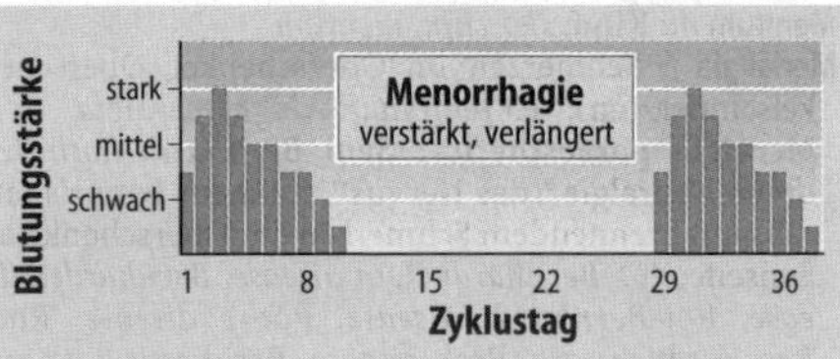

Abb. 55. Menorrhagie

Me|nor|rhoe *f, pl* **-rho|en:** (normale) Monatsblutung; Ⓔ *menorrhea*

Me|no|sche|sis *f*: Unterdrückung der Menstruation; Ⓔ *menoschesis, menischesis*

Men|schen|floh *m*: *Syn: Pulex irritans*; potentieller Überträger der Pest; Ⓔ *human flea, common flea, Pulex irritans, Pulex dugesi*

Men|schen|laus *f*: *Syn: Pediculus humanus*; Überträger von Borrelia* recurrentis, dem Erreger des Läuserückfallfiebers*; Ⓔ *human louse, Pediculus humanus*

Men|schen|scheu *f*: Anthropophobie*; Ⓔ *relating to or marked by anthropophobia, anthropophobic*

Men|ses *pl*: *Syn: Menstruation*; Monatsblutung, Periode, Regel; Ⓔ *period, flow, course, menses, menstrual flow, menstrual phase, menstrual stage, menstruation, emmenia, catamenia*

mens|tru|al *adj*: Menstruation betreffend, während der Menstruation; Ⓔ *relating to the menses, menstrual, emmenic, catamenial*

Mens|tru|al|zy|klus *m*: → *Menstruationszyklus*

Mens|tru|a|ti|on *f*: *Syn: Mense*; Monatsblutung, Periode, Regel; Ⓔ *period, flow, course, menses, menstrual flow, menstrual phase, menstrual stage, menstruation, emmenia, catamenia*

Mens|tru|a|ti|ons|zy|klus *m*: *Syn: Genitalzyklus, Monatszyklus, Sexualzyklus, Menstrualzyklus*; wiederkehrender Zyklus vom ersten Tag einer Monatsblutung bis zum letzen Tag vor der nächsten Blutung; die Länge des Zyklus beträgt im Durchschnitt 28 Tage, mit einem Normalbereich von 24–35 Tagen; der Eisprung erfolgt bei einem 28 Tagezyklus am 14. Zyklustag; der Abschnitt vom 1. Zyklustag bis zum Eisprung wird als **Follikelphase** bezeichnet und der Zeitraum vom Eisprung bis zum Beginn der nächsten Monatsblutung als **Lutealphase**; sie ist bei stattgefundenem Eisprung [ovulatorischer Zyklus] immer 14 Tage lang, während die Länge der Follikelphase schwanken kann; Ⓔ *menstrual cycle, genital cycle, sex cycle, sexual cycle, rhythm*

men|su|al *adj*: Menses betreffend, monatlich; Ⓔ *mensual, monthly*

Ment-, ment- *präf.*: → *Mento-*

men|tal *adj*: **1.** (*anatom.*) Kinn/Mentum betreffend, zum Kinn gehörend **2.** Psyche betreffend, Geist oder Verstand betreffend, geistig; Ⓔ **1.** *relating to the chin, mental, chin, genial, genian* **2.** *relating to the soul or psyche, mental*

Mento-, mento- *präf.*: Wortelement mit der Bedeutung „Kinn"; Ⓔ *chin, genial, genian, geni(o)-, ment(o)-*

men|to|an|te|ri|or *adj*: (*Fetus*) mit dem Kinn nach vorne liegend; Ⓔ *mentoanterior*

men|to|la|bi|al *adj*: Kinn und Lippe betreffend oder verbindend; Ⓔ *relating to both chin and lip, mentolabial*

men|to|ok|zi|pi|tal *adj*: *Syn: okzipitomental*; Kinn und Hinterhaupt/Okziput betreffend; Ⓔ *mento-occipital*

Men|to|plas|tik *f*: Kinnplastik; Ⓔ *mentoplasty*

men|to|pos|te|ri|or *adj*: (*Fetus*) mit dem Kinn nach hinten liegend; Ⓔ *mentoposterior*

M

Men|tum *nt*: Kinn; Ⓔ *chin, mentum*

Mer|al|gia *f*: Schmerzen im Oberschenkel, Oberschenkelschmerz(en); Ⓔ *pain in the thigh, meralgia*

Meralgia paraesthetica: ***Syn:*** *Bernhardt-Roth-Syndrom*; Neuralgie* des Nervus* cutaneus femoris lateralis mit brennendem Schmerzen der Oberschenkelaußenseite; Ⓔ *Bernhardt-Roth disease, Bernhardt's disease, Rot-Bernhardt disease, Roth's disease, Roth-Bernhardt disease, Rot's disease, Bernhardt-Roth syndrome, Bernhardt's paraesthesia*

Me|ris|tom *nt*: ***Syn:*** *Zytoblastom*; bösartiger Tumor ohne Differenzierung der Zellen; Ⓔ *meristoma*

Merkel-Tastscheibe *f*: ***Syn:*** *Merkel-Tastzellen, Meniscus tactus*; Mechanorezeptor in der Basalschicht der Epidermis; Ⓔ *Merkel's tactile cell, Merkel's touch cell, Merkel's corpuscle, Merkel's cell, Merkel's disk, Grandry's corpuscle, Grandry-Merkel corpuscle, tactile disk, tactile meniscus*

Mer|ku|ri|a|lis|mus *f*: ***Syn:*** *Hydrargyrie, Hydrargyrose*; Quecksilbervergiftung; Ⓔ *mercury poisoning, mercurial poisoning, mercurialism, hydrargyria, hydrargyrism, hydrargyrosis*

Mero-, mero- *präf.*: Wortelement mit der Bedeutung „Teil/teilweise"; Ⓔ *part, partial, mero-*

Me|ro|kox|al|gie *f*: Schmerzen in Oberschenkel und Hüfte; Ⓔ *pain in the thigh and hip, merocoxalgia*

me|ro|krin *adj*: (*Drüse*) Ausscheidung von Sekret und Teilen der Zelle; Ⓔ *merocrine*

Me|ro|me|lie *f*: angeborener Gliedmaßendefekt; Ⓔ *meromelia*

Me|ro|zele *f*: ***Syn:*** *Schenkelhernie, Schenkelbruch, Hernia femoralis/cruralis*; Eingeweidehernie mit der Lacuna* vasorum als Bruchpforte; Ⓔ *femoral hernia, crural hernia, merocele, enteromerocele, femorocele*

Mer|se|bur|ger Tri|as *f*: Exophthalmus*, Struma* und Tachykardie* bei Basedow*-Krankheit; Ⓔ *Merseburg triad, Basedow's triad, Basedow's trias*

Mes-, mes- *präf.*: →*Meso-*

mes|an|gi|o|ka|pil|lar *adj*: ***Syn:*** *mesangiokapillär*; Mesangium und Kapillaren betreffend; Ⓔ *mesangiocapillary*

mes|an|gi|o|pro|li|fe|ra|tiv *adj*: zu einer Proliferation des Mesangiums führend; Ⓔ *mesangioproliferative*

Mes|a|or|ti|tis *f, pl* **-ti|ti|den**: Entzündung der Aortenmedia; Mediaentzündung der Aorta; Ⓔ *inflammation of the muscular coat of the aorta, mesaortitis, mesoaortitis*

Mesaortitis luetica: ***Syn:*** *Aortensyphilis, Aortitis syphilitica*; im Rahmen der Spätsyphilis* auftretende Entzündung der Aorta und Aortenmedia; Ⓔ *Döhle's disease, Döhle-Heller disease, Heller-Döhle disease, Döhle-Heller aortitis, luetic mesaortitis, luetic aortitis, syphilitic aortitis, syphilitic mesaortitis*

mes|a|or|ti|tisch *adj*: Mesaortitis betreffend, von ihr betroffen oder gekennzeichnet; Ⓔ *relating to or marked by mesaortitis, mesaortitic*

Mes|ar|te|ri|tis *f, pl* **-ti|den**: ***Syn:*** *Mediaentzündung*; Arterienentzündung mit vorwiegendem Befall der Media*; Ⓔ *inflammation of the muscular coat of an artery, mesarteritis*

mes|ar|te|ri|tisch *adj*: Mediaentzündung/Mesarteritis betreffend, von ihr betroffen oder gekennzeichnet; Ⓔ *relating to or marked by mesarteritis, mesarteritic*

Mes|en|ce|pha|li|tis *f, pl* **-ti|den**: ***Syn:*** *Mittelhirnentzündung, Mesencephalonentzündung, Mesenzephalitis*; Entzündung des Mittelhirns/Mesencephalon; Ⓔ *inflammation of the midbrain/mesencephalon, mesencephalitis*

Mes|en|ce|pha|lon *nt, pl* **-la**: ***Syn:*** *Mittelhirn, Mesenzephalon*; zwischen Diencephalon* und Metencephalon* liegender Teil des Gehirns, der vom Aqueductus* cerebri durchzogen wird; Ⓔ *mesencephalon, mesencephal, mesocephalon, midbrain*

Mes|en|chym *nt*: embryonales Bindegewebe; Ⓔ *mesenchymal tissue, mesenchyma, mesenchyme, desmohemoblast*

mes|en|chy|mal *adj*: embryonales Bindegewebe/Mesenchym betreffend, aus Mesenchym entstehend; Ⓔ *relating to the mesenchymal tissue, mesenchymal*

Mes|en|ter|ek|to|mie *f*: Mesenteriumentfernung, Mesenteriumresektion; Ⓔ *mesenterectomy*

mes|en|te|ri|al *adj*: ***Syn:*** *mesenterisch*; Dünndarmgekröse/Mesenterium betreffend, zum Mesenterium gehörend; Ⓔ *relating to the mesentery, mesenteric, mesaraic, mesareic*

Mes|en|te|ri|al|ar|te|ri|en|throm|bo|se *f*: meist akuter Verschluss der Arteria mesenterica superior oder inferior mit Infarzierung und Nekrose der Darmwand [**Mesenterialinfarkt**]; Ⓔ *mesenteric arterial thrombosis*

Mes|en|te|ri|al|ge|fäß|throm|bo|se *f*: Thrombose eines oder mehrerer Mesenterialgefäße; bei Entwicklung eines **Mesenterialgefäßverschlusses** kann es zu einem **Mesenterialinfarkt** kommen; Ⓔ *mesenteric vascular thrombosis*

Mes|en|te|ri|al|ge|fäß|ver|schluss *m*: *s.u. Mesenterialgefäßthrombose*; Ⓔ *mesenteric vascular obstruction*

Mes|en|te|ri|al|in|farkt *m*: *s.u. Mesenterialarterienthrombose*; Ⓔ *acute mesenteric ischemia, mesenteric infarction*

Mes|en|te|ri|al|lymph|ade|ni|tis *f, pl* **-ti|den**: ***Syn:*** *Lymphadenitis mesenterialis/mesenterica*; spezifische oder unspezifische Entzündung der Mesenteriallymphknoten; Ⓔ *mesenteric lymphadenitis, mesenteric adenitis*

Mes|en|te|ri|al|lymph|kno|ten|tu|ber|ku|lo|se *f*: Tuberkulose* der mesenterialen Lymphknoten bei Darmtuberkulose oder als Primärherd; Ⓔ *mesenteric tuberculous lymphadenitis, mesenteric tuberculous adenitis*

Mes|en|te|ri|al|zys|te *f*: flüssigkeitsgefüllter Hohlraum zwischen den Mesenterialblättern; Ⓔ *mesenteric cyst*

Mes|en|te|ri|ko|gra|fie, -gra|phie *f*: selektive Angiografie* der Arteria* mesenterica superior oder inferior; Ⓔ *celiac angiography, celiac arteriography*

Mes|en|te|ri|o|pe|xie *f*: operative Mesenteriumanheftung, Mesenteriumfixation; Ⓔ *mesenteriopexy, mesopexy*

Mes|en|te|ri|or|rha|phie *f*: ***Syn:*** *Mesorrhaphie*; Mesenteriumnaht; Ⓔ *mesenteriorrhaphy, mesentorrhaphy, mesorrhaphy*

mes|en|te|risch *adj*: →*mesenterial*

Mes|en|te|ri|tis *f, pl* **-ti|den**: ***Syn:*** *Mesenteriumentzündung*; Entzündung des Mesenteriums; Ⓔ *inflammation of the mesentery, mesenteritis*

mes|en|te|ri|tisch *adj*: Mesenteriumentzündung/Mesenteritis betreffend, von ihr betroffen oder gekennzeichnet; Ⓔ *relating to or marked by mesenteritis, mesenteritic*

Mes|en|te|ri|um *nt*: ***Syn:*** *Dünndarmgekröse, Gekröse*; Verdoppelung des Bauchfells [Peritoneum*], die Jejunum* und Ileum* an der hinteren Bauchwand befestigt; Ⓔ *mesentery, mesenterium, mesostenium*

mes|en|ze|phal *adj*: ***Syn:*** *mesenzephalisch*; Mittelhirn/Mesencephalon betreffend; Ⓔ *relating to the mesencephalon, mesencephalic, mesocephalic, mesocephalous*

mes|en|ze|pha|lisch *adj*: →*mesenzephal*

Mes|en|ze|pha|li|tis *f, pl* **-ti|den**: ***Syn:*** *Mittelhirnentzündung, Mesencephalonentzündung, Mesencephalitis*; Entzündung des Mittelhirns/Mesencephalon; Ⓔ *inflammation of the midbrain/mesencephalon, mesencephalitis*

mes|en|ze|pha|li|tisch *adj*: Mittelhirnentzündung/Mesenzephalitis betreffend, von ihr betroffen oder gekennzeichnet; Ⓔ *relating to or marked by mesencephalitis, mesencephalitic*

Mes|en|ze|pha|lon *nt, pl* **-la**: →*Mesencephalon*

Mes|en|ze|pha|lo|to|mie *f*: Durchtrennung von Schmerzfasern im Mittelhirn; Ⓔ *mesencephalotomy*

M

Mesh graft *nt*: *Syn:* *Mesh-Transplantat, Maschentransplantat, Gittertransplantat*; freies Hauttransplantat, das durch spezielle Dermatome eingeschlitzt wird und damit wie ein Maschengitter auseinandergezogen werden kann; Ⓔ *mesh graft, accordion graft*

Mesh-Transplantat *nt*: → *Mesh graft*

me|si|al *adj*: in Richtung Zahnbogenmitte (liegend); Ⓔ *mesial, mesal, proximal*

Meso-, meso- *präf.*: Wortelement mit der Bedeutung „mittlere/in der Mitte"; Ⓔ *middle, mean, mes-, meso-*

Me|so|ap|pen|di|ci|tis *f, pl* **-ti|den**: *Syn:* *Mesoappendizitis*; Entzündung der Mesoappendix; Ⓔ *inflammation of the mesoappendix, mesoappendicitis*

Me|so|ap|pen|dix *nt*: Bauchfellduplikatur zur Appendix* vermiformis; Ⓔ *mesentery of vermiform appendix, mesoappendix*

Me|so|ap|pen|di|zi|tis *f, pl* **-ti|den**: *Syn:* *Mesoappendicitis*; Entzündung der Mesoappendix; Ⓔ *inflammation of the mesoappendix, mesoappendicitis*

me|so|ap|pen|di|zi|tisch *adj*: Mesoappendizitis betreffend, von ihr betroffen oder gekennzeichnet; Ⓔ *relating to or marked by mesoappendicitis*

Me|so|bi|li|ru|bin *nt*: aus Bilirubin* entstehender Gallenfarbstoff; Ⓔ *mesobilirubin*

Me|so|blast *m*: *Syn:* *Mesoderm*; das mittlere Keimblatt; aus ihm entstehen u.a. Binde- und Stützgewebe und Muskeln; Ⓔ *mesoblast, mesoderm*

me|so|blas|tisch *adj*: *Syn:* *mesodermal*; Mesoblast betreffend, vom Mesoblast abstammend; Ⓔ *relating to the mesoblast, mesoblastic, mesodermal, mesodermic*

Me|so|cae|cum *nt*: nur selten vorkommendes Gekröse des Zäkums, das damit freibeweglich wird [**Caecum liberum**]; Ⓔ *mesocecum*

Me|so|co|lon *nt*: *Syn:* *Mesokolon, Kolongekröse*; Verdoppelung des Bauchfells [Peritoneum*], das das Kolon an der hinteren Bauchwand befestigt; Ⓔ *mesocolon*
Mesocolon ascendens: Mesokolon des aufsteigenden Kolons; Ⓔ *mesentery of ascending (part of) colon, ascending mesocolon, right mesocolon*
Mesocolon descendens: Mesokolon des absteigenden Kolons; Ⓔ *mesentery of descending (part of) colon, descending mesocolon, left mesocolon*
Mesocolon sigmoideum: *Syn:* *Mesosigma*; Mesokolon des Sigmas; Ⓔ *mesentery of sigmoid colon, mesosigmoid, iliac mesocolon, pelvic mesocolon, sigmoid mesocolon*
Mesocolon transversum: Mesokolon des Querkolons; Ⓔ *mesentery of transverse (part of) colon, transverse mesocolon*

Me|so|cor|tex *m*: Rinde des Gyrus* cinguli, die aus 4 oder 5 Schichten besteht und damit zwischen Isocortex* und Allocortex* liegt; Ⓔ *mesocortex*

Me|so|derm *nt*: *Syn:* *Mesoblast*; das mittlere Keimblatt; aus ihm entstehen u.a. Binde- und Stützgewebe und Muskeln; Ⓔ *mesoblast, mesoderm*

me|so|der|mal *adj*: *Syn:* *mesoblastisch*; Mesoderm betreffend, vom Mesoderm abstammend; Ⓔ *relating to the mesoderm, mesoblastic, mesodermal, mesodermic*

me|so|di|a|sto|lisch *adj*: in der Mitte der Diastole (auftretend); Ⓔ *mesodiastolic, middiastolic*

me|so|du|o|de|nal *adj*: Mesoduodenum betreffend; Ⓔ *relating to the mesoduodenum, mesoduodenal*

me|so|gas|trisch *adj*: Mesogastrium betreffend; Ⓔ *relating to the mesogastrium, mesogastric*

Me|so|gas|trium *nt*: **1.** Mittelbauch **2.** embryonales Mesenterium* des Magens; Ⓔ **1.** *mesogastrium, mesogaster* **2.** *mesogastrium*

Me|so|glia *f*: → *Mikroglia*

Me|so|kar|die *f*: Lageanomalie des Herzens, bei der die Spitze zum Sternum zeigt; Ⓔ *mesocardia*

me|so|ka|val *adj*: Mesenterialgefäße und Vena cava betreffend oder verbindend; Ⓔ *mesocaval*

me|so|ke|phal *adj*: → *mesozephal*

me|so|ko|lisch *adj*: Mesokolon betreffend; Ⓔ *relating to the mesocolon, mesocolic*

Me|so|ko|lon *nt*: → *Mesocolon*

Me|so|ko|lo|pe|xie *f*: operative Mesokolonanheftung, Mesokolonfixation; Ⓔ *mesocolopexy*

Me|so|me|tri|um *nt*: unterer Teil des breiten Mutterbandes; Ⓔ *mesometrium*

Me|so|nen *pl*: instabile Elementarteilchen; Ⓔ *mesons, mesotrons*

me|so|ne|phro|gen *adj*: Urniere/Mesonephros betreffend, von der Urniere abstammend; Ⓔ *mesonephric*

Me|so|ne|phros *m*: Urniere; Ⓔ *mesonephron, middle kidney, mesonephros*

me|so|pha|ryn|ge|al *adj*: *Syn:* *oropharyngeal, pharyngooral*; Mesopharynx betreffend; Ⓔ *relating to the oropharynx, oropharyngeal, pharyngooral*

Me|so|pha|rynx *m*: → *Mundrachenraum*

me|so|phil *adj*: (*biolog.*) bei gemäßigten Temperaturen wachsend; Ⓔ *mesophilic, mesophile, mesophilous*

Me|so|phle|bi|tis *f, pl* **-ti|den**: Venenentzündung mit vorwiegendem Befall der Media*; Ⓔ *inflammation of the middle coat of a vein, mesophlebitis*

me|so|phle|bi|tisch *adj*: Mesophlebitis betreffend, von ihr betroffen oder gekennzeichnet; Ⓔ *relating to or marked by mesophlebitis*

Mes|or|chi|um *nt*: embryonaler Teil der inneren Hodenhülle; Ⓔ *mesorchium*

Me|sor|rha|phie *f*: → *Mesenteriorrhaphie*

Me|so|sal|pinx *f*: oberer Teil des breiten Mutterbandes; Ⓔ *mesosalpinx*

Me|so|sig|ma *nt*: → *Mesocolon sigmoideum*

me|so|sy|sto|lisch *adj*: in der Mitte der Systole; Ⓔ *mesosystolic, midsystolic*

Me|so|ten|di|ne|um *nt*: *Syn:* *Mesotenon*; Bindegewebe zwischen Vagina fibrosa und Vagina synovialis der Sehnenscheide; Ⓔ *mesotendineum, mesotendon, mesotenon*

Me|so|te|non *nt*: → *Mesotendineum*

Me|so|thel *nt*: einschichtiges Plattenepithel seröser Häute; Ⓔ *mesothelium, mesepithelium, celarium, celothel, celothelium, coelothel*

me|so|the|li|al *adj*: Mesothel betreffend; Ⓔ *relating to the mesothelium, mesothelial*

Me|so|the|li|om *nt*: vom Mesothel ausgehender Tumor; Ⓔ *mesothelioma, mesohyloma, celothelioma*

Me|so|tym|pa|ni|cum *nt*: → *Mesotympanum*

Me|so|tym|pa|num *nt*: *Syn:* *Mesotympanicum*; Hauptraum der Paukenhöhle; Ⓔ *mesotympanum*

mes|o|va|ri|al *adj*: Mesovarium betreffend; Ⓔ *mesovarial, mesovarian, mesoarial*

Mes|o|va|ri|um *nt*: hinterer Teil des breiten Mutterbandes; Ⓔ *mesovarium, mesoarium*

me|so|ze|phal *adj*: *Syn:* *mesokephal, normokephal, normozephal*; mit mittellangem Kopf; Ⓔ *mesocephalic, mesocephalous, mesaticephalic*

Messenger-RNA *f*: *Syn:* *Boten-RNA, Matrizen-RNA, Boten-RNS, Matrizen-RNS, Messenger-RNS*; Einzelstrang-RNA, die bei der Proteinsynthese als Vorlage dient; Ⓔ *messenger RNA*

Messenger-RNS *f*: → *Messenger-RNA*

Met-, met- *präf.*: → *Meta-*

Meta-, meta- *präf.*: Wortelement mit der Bedeutung „zwischen/nach/hinter"; Ⓔ *met(a)-*

me|ta|bo|lisch *adj*: Stoffwechsel/Metabolismus betreffend, stoffwechselbedingt; Ⓔ *relating to metabolism, metabolic*

me|ta|bo|li|sier|bar *adj*: im Stoffwechsel abbaubar; Ⓔ *metabolizable*

Me|ta|bo|lis|mus *m*: *Syn:* *Stoffwechsel*; Gesamtheit aller biochemischen Reaktionen im Körper; Ⓔ *metabolism, metabolic activity, tissue change*

M

Me|ta|bo|lit *m*: Stoffwechselprodukt, Stoffwechselzwischenprodukt; Ⓔ *metabolite, metabolin*
Me|ta|car|pa|lia *pl*: →*Metakarpalknochen*
Me|ta|car|pus *m, pl* **-pi**: Mittelhand; Ⓔ *metacarpus*
Me|ta|chro|ma|sie *f*: Anfärbung mit einem anderen Farbton als dem des Farbstoffs; Ⓔ *metachromasia, metachromatism, metachromia*
me|ta|chro|ma|tisch *adj*: mit dem selben Farbstoff unterschiedlich färbend; Ⓔ *metachromatic, metachromic, metachromophil, metachromophile*
me|ta|chron *adj*: zu verschiedenen Zeiten auftretend; Ⓔ *metachronous*
Me|ta|go|ni|mi|a|sis *f, pl* **-ses**: ***Syn:*** *Metagonimus-Befall, Metagonimose*; Darminfektion durch Befall mit dem Darmegel **Metagonismus yokogawai**; wird meist durch den Verzehr roher Fische aufgenommen; Ⓔ *metagonimiasis*
Me|ta|go|ni|mo|se *f*: →*Metagonimiasis*
Me|ta|go|ni|mus yo|ko|ga|wai *m*: *s.u. Metagonimiasis*; Ⓔ *Yokogawa's fluke, Metagonimus ovatus, Metagonimus yokogawai*
me|ta|ik|te|risch *adj*: nach einer Gelbsucht auftretend; Ⓔ *metaicteric*
me|ta|in|fek|ti|ös *adj*: nach einer Infektion auftretend; Ⓔ *metainfective*
me|ta|kar|pal *adj*: Mittelhand(knochen)/Metakarpus betreffend; Ⓔ *relating to the metacarpus, metacarpal*
Me|ta|kar|pal|frak|tur *f*: Fraktur eines oder mehrerer Mittelhandknochen, Mittelhandbruch; Ⓔ *fracture of metacarpal bones*
Me|ta|kar|pal|kno|chen *pl*: ***Syn:*** *Metacarpalia, Ossa metacarpi, Ossa metacarpalia*; Mittelhandknochen; Ⓔ *metacarpals, metacarpal bones, knucklebones*
Me|ta|kar|pal|räu|me *pl*: ***Syn:*** *Spatia interossea metacarpi*; Räume zwischen den Metakarpalknochen; Ⓔ *interosseous spaces of metacarpus*
Me|ta|kar|pal|re|gi|on *f*: ***Syn:*** *Regio metacarpalis*; Handregion über den Mittelhandknochen [Ossa metacarpalia]; Ⓔ *metacarpal region*
me|ta|kar|po|pha|lan|ge|al *adj*: Mittelhand(knochen) und Finger/Phalanges betreffend oder verbindend; Ⓔ *relating to both metacarpus and phalanges, metacarpophalangeal*
Me|ta|kar|po|pha|lan|ge|al|ge|len|ke *pl*: ***Syn:*** *Fingergrundgelenke, MP-Gelenke, Articulationes metacarpophalangeae*; Gelenke zwischen Mittelhand und Fingern; Ⓔ *knuckle joints, metacarpophalangeal joints, MCP joints, metacarpophalangeal articulations*
Me|ta|ki|ne|se *f*: die gerichtete Bewegung der Chromosomen während der Kernteilung; Ⓔ *moving apart, metakinesis, metakinesia*
Met|al|bu|min *nt*: ***Syn:*** *Pseudomuzin, Pseudomucin*; in Eierstockzysten vorhandenes Glykoproteid; Ⓔ *pseudomucin, metalbumin*
Me|tall|dampf|fie|ber *nt*: ***Syn:*** *Gießfieber, Gießerfieber, Zinkfieber*; durch Zinkdämpfe hervorgerufenes, vorübergehendes Fieber mit Muskelschmerzen und Abgeschlagenheit; Ⓔ *metal fume fever, foundryman's fever*
Me|tall|en|zym *nt*: ***Syn:*** *Metalloenzym*; Enzym, das ein Metallion enthält; Ⓔ *metalloenzyme*
Me|tall|klang *m*: metallischer Klang von Geräuschen über luftgefüllten Hohlräumen; Ⓔ *metallic tinkles*
Me|tal|lo|en|zym *nt*: →*Metallenzym*
me|tal|lo|phob *adj*: Metallophobie betreffend, durch sie gekennzeichnet; Ⓔ *relating to or marked by metallo phobia, metallophobic*
Me|tal|lo|pho|bie *f*: krankhafte Angst vor Metallen oder Metallgegenständen; Ⓔ *irrational fear of metal or metal objects, metallophobia*
Me|ta|lu|es *f*: →*Metasyphilis*
Me|ta|me|rie *f*: Gliederung des Körpers in aufeinanderfolgende, gleichartige Abschnitte; Ⓔ *metamerism*
me|ta|morph *adj*: Metamorphose betreffend, von ihr betroffen oder gekennzeichnet, durch sie bedingt; Ⓔ *relating to or marked by metamorphosis, metamorphotic*
me|ta|mor|phisch *adj*: →*metamorph*
Me|ta|mor|phop|sie *f*: Verzerrtsehen von Objekten; Ⓔ *metamorphopsia*
Me|ta|mor|pho|se *f*: Umgestaltung/Umformung/Umwandlung von Zellen, Geweben oder Organen; oft gleichgesetzt mit Degeneration; Ⓔ *metamorphosis, transformation, allaxis*
fettige Metamorphose: ***Syn:*** *fettige Degeneration*; Metamorphose mit anfangs reversibler Einlagerung von Fetttröpfchen in die Zelle; Ⓔ *fatty change, fatty metamorphosis*
fettige Metamorphose der Leber: ***Syn:*** *Leberepithelverfettung, Leberverfettung, fettige Degeneration der Leber*; reversible Degeneration von Leberzellen bei gesteigerter Fettsynthese, Fettverwertungsstörung oder Störung des Fetttransports aus der Zelle; Ⓔ *fatty metamorphosis of liver, fatty degeneration of liver*
retrograde Metamorphose: ***Syn:*** *retrogressive Metamorphose*; rückläufige Umwandlung, d.h. Degeneration von Zellen; Ⓔ *retromorphosis, retrogressive metamorphosis, retrograde metamorphosis*
retrogressive Metamorphose: →*retrograde Metamorphose*
visköse Metamorphose: im Rahmen der Thrombusbildung auftretende irreversible Umwandlung der Thrombozyten; Ⓔ *structural metamorphosis*
Me|ta|my|e|lo|zyt *m*: ***Syn:*** *jugendlicher Granulozyt*; unreife Granulozytenvorstufe; Ⓔ *metamyelocyte, juvenile cell, juvenile form, young form, rhabdocyte*
Me|ta|pha|se *f*: Phase der Kernteilung während der Mitose; Ⓔ *metaphase*
me|ta|phy|sär *adj*: Metaphyse betreffend, in der Metaphyse; Ⓔ *relating to a metaphysis, metaphyseal, metaphysial*
Me|ta|phy|se *f*: ***Syn:*** *Metaphysis*; Zone zwischen Epi- und Diaphyse, Knochenwachstumszone; Ⓔ *metaphysis*
Me|ta|phy|sis *f, pl* **-ses**: →*Metaphyse*
Me|ta|phy|si|tis *f, pl* **-ti|den**: ***Syn:*** *Metaphysenentzündung*; Entzündung der Metaphyse; Ⓔ *inflammation of the metaphysis, metaphysitis*
me|ta|phy|si|tisch *adj*: Metaphysitis betreffend, von ihr betroffen oder gekennzeichnet; Ⓔ *relating to metaphysitis*
Me|ta|pla|sie *f*: (reversible) Gewebeumwandlung; Ⓔ *metaplasia, metaplasis*
idiopathische myeloische Metaplasie: →*primäre myeloische Metaplasie*
primäre myeloische Metaplasie: ***Syn:*** *leukoerythroblastische Anämie, idiopathische myeloische Metaplasie, Leukoerythroblastose*; bei Verdrängung und Zerstörung des Knochenmarks [z.B. Osteomyelofibrose*] auftretende Anämie mit unreifen Erythrozyten- und Leukozytenvorstufen; Ⓔ *leukoerythroblastic anemia, myelopathic anemia, myelophthisic anemia, leukoerythroblastosis, nonleukemic myelosis, agnogenic myeloid metaplasia, aleukemic myelosis, chronic nonleukemic myelosis*
me|ta|plas|tisch *adj*: Metaplasie betreffend, von ihr betroffen oder gekennzeichnet, durch sie bedingt; Ⓔ *relating to metaplasia, metaplastic*
me|ta|pneu|mo|nisch *adj*: ***Syn:*** *postpneumonisch*; im Anschluss an eine Lungenentzündung/Pneumonie (auftretend); Ⓔ *metapneumonic, postpneumonic*
Me|tas|ta|se *f*: ***Syn:*** *Metastasis; Tochtergeschwulst*; Absiedlung von Tumorzellen oder Erregern aus einem primären Krankheitsherd; Ⓔ *metastasis*
hämatogene Metastase: über den Blutweg entstandene Metastase; Ⓔ *hematogenous metastasis*
lokale Metastase: Metastase in der Nähe des Primärtu-

mors; Ⓔ *local metastasis*

lymphogene Metastase: über den Lymphweg entstandene Metastase; Ⓔ *lymphatic metastasis*

regionale Metastase: → *regionäre Metastase*

regionäre Metastase: Metastase in den Lymphknoten in der Nähe des Tumors; Ⓔ *regional metastasis*

Me|tas|ta|sie|rung *f*: *Syn: Filialisierung*; Absiedlung von Tumorzellen aus dem Ausgangstumor; Ⓔ *metastasis, metastatic disease, generalization*

Me|tas|ta|sis *f*: → *Metastase*

me|tas|ta|tisch *adj*: Metastase betreffend, von ihr betroffen oder gekennzeichnet, durch sie bedingt; Ⓔ *relating to metastasis, metastatic*

Me|ta|sy|phi|lis *f*: *Syn: Metalues*; veraltete Bezeichnung für das Stadium IV der Syphilis; Ⓔ *metasyphilis, metalues*

me|ta|tar|sal *adj*: Mittelfuß(knochen)/Metatarsus betreffend; Ⓔ *relating to the metatarsus or a metatarsal bone, metatarsal*

Me|ta|tar|sal|frak|tur *f*: Fraktur eines oder mehrerer Mittelfußknochen, Mittelfußbruch; Ⓔ *metatarsal fracture*

Me|ta|tar|sal|gie *f*: Schmerzen im Mittelfuß, Mittelfußschmerz; Ⓔ *pain in the metatarsal region, metatarsalgia*

Me|ta|tar|sa|lia *pl*: → *Metatarsalknochen*

Me|ta|tar|sal|kno|chen *pl*: *Syn: Ossa metatarsi, Ossa metatarsalia, Metatarsalia*; Mittelfußknochen; Ⓔ *metatarsals, metatarsal bones*

Me|ta|tar|sal|räu|me *pl*: *Syn: Spatia interossea metatarsi*; Räume zwischen den Metatarsalknochen; Ⓔ *interosseous spaces of metatarsus*

Me|ta|tar|sal|re|gi|on *f*: *Syn: Regio metatarsalis*; Fußregion über den Mittelfußknochen [Ossa metatarsalia]; Ⓔ *metatarsal region*

Me|ta|tar|sek|to|mie *f*: Amputation von Mittelfußknochen, Metatarsalknochenexzision; Ⓔ *metatarsectomy*

me|ta|tar|so|pha|lan|ge|al *adj*: Mittelfuß(knochen) und Zehen/Phalanges betreffend oder verbindend; Ⓔ *relating to both metatarsal bones and phalanges, metatarsophalangeal*

Me|ta|tar|so|pha|lan|ge|al|ge|len|ke *pl*: *Syn: Zehengrundgelenke, MT-Gelenke, Articulationes metatarsophalangeae*; Gelenke zwischen Mittelfuß und Zehen; Ⓔ *metatarsophalangeal joints, MTP joints, metatarsophalangeal articulations*

Me|ta|tar|sus *m, pl* **-si**: Mittelfuß; Ⓔ *metatarsus*

Me|ta|zer|ka|rie *f*: Zystenstadium einiger Trematoden, aus dem im Wirt Zerkarien entstehen; Ⓔ *metacercaria*

Me|ta|zo|en *pl*: Mehrzeller, Vielzeller; Ⓔ *Metazoa*

me|ta|zo|isch *adj*: Metazoen betreffend, vielzellig; Ⓔ *metazoan, metazoic, metazoal*

Met|en|ce|pha|lon *nt, pl* **-la**: *Syn: Nachhirn, Metenzephalon*; aus Brücke und Kleinhirn bestehender Teil des Gehirn; Ⓔ *metencephalon, metencephal, afterbrain*

Met|en|ze|pha|lon *nt, pl* **-la**: → *Metencephalon*

Me|te|o|ris|mus *m*: *Syn: Blähsucht, Trommelbauch, Tympania*; übermäßige Gasansammlung im Bauchraum; Ⓔ *meteorism, tympanites*

-meter *suf*.: Wortelement mit Bezug auf **1.** „Maß/Längenmaß" **2.** „Messgerät/Messer"; Ⓔ **1.–2.** *-meter*

Me|tha|don *nt*: synthetisches Opioid, das zur Schmerzbehandlung und zur Substitutionstherapie bei Heroinsucht verwendet wird; Ⓔ *methadone*

Met|hä|mo|glo|bin *nt*: *Syn: Hämiglobin, Ferrihämoglobin*; oxidierte Form von Hämoglobin* mit dreiwertigem Eisen; Ⓔ *methemoglobin, metahemoglobin, ferrihemoglobin*

Met|hä|mo|glo|bin|ä|mie *f*: erhöhter Methämoglobingehalt des Blutes; Ⓔ *methemoglobinemia*

met|hä|mo|glo|bin|ä|misch *adj*: Methämoglobinämie betreffend, von ihr betroffen oder gekennzeichnet; Ⓔ *relating to methemoglobinemia,*

Met|hä|mo|glo|bin|cy|a|nid|me|tho|de *f*: *Syn: Cyanhämoglobinmethode, Zyanhämoglobinmethode*; Bestimmung der Hämoglobinkonzentration nach Umwandlung in **Methämoglobincyanid**; Ⓔ *cyanmethemoglobin method*

Met|hä|mo|glo|bin|u|rie *f*: Methämoglobinausscheidung im Harn; Ⓔ *methemoglobinuria*

Me|than *nt*: *Syn: Sumpfgas, Grubengas*; einfachstes Alkan; wird von Bakterien im Darm gebildet; Ⓔ *methane, marsh gas, methyl hydride*

Me|tha|nal *nt*: → *Formaldehyd*

Me|tha|nol *nt*: *Syn: Methylalkohol*; einfachster Alkohol; farblose, brennbare Flüssigkeit; wesentlich giftiger als Äthanol, die tödliche Dosis liegt bei 30–50 ml; Ⓔ *methanol, methyl alcohol, carbinol*

Me|thi|o|nin *nt*: essentielle Aminosäure; Ⓔ *methionine*

Me|thi|o|nin|mal|ab|sorp|ti|on *nt*: Malabsorption von Methionin und anderen Aminosäuren [Valin, Leuzin, Isoleuzin]; führt zu Krämpfen und geistiger Retardierung; Ⓔ *methionine malabsorption syndrome*

Me|tho|tre|xat *nt*: *Syn: Aminopterin*; Folsäureantagonist, der als Zytostatikum* verwendet wird; Ⓔ *methotrexate, amethopterin*

Me|thyl|al|ko|hol *m*: → *Methanol*

2-Methyl-1,3-butadien *nt*: *Syn: Isopren*; Grundkörper zahlreicher natürlicher und künstlicher Polymere [Kautschuk, Vitamin A]; Ⓔ *2-methyl-1,3-butadien, isoprene*

Me|thy|len|blau *nt*: dunkelblauer Farbstoff; Ⓔ *methylene blue, methylthionine chloride*

me|thy|le|no|phil *adj*: leicht mit Methylenblau anfärbbar; Ⓔ *methylenophil, methylenophile, methylenophilic, methylenophilous*

Me|thyl|gly|cin *nt*: → *Methylglykokoll*

Me|thyl|gly|ko|koll *nt*: *Syn: Sarkosin, Methylglycin*; im Muskelgewebe vorkommende Aminosäure; Ⓔ *methylglycine, sarcosine*

α-Me|thyl|gu|a|ni|di|no|es|sig|säu|re *f*: *Syn: Kreatin, Creatin*; in der Leber gebildeter Metabolit des Stoffwechsels, der als Kreatinphosphat* ein Energiespeicher der Muskelzelle ist; Ⓔ *N-methyl-guanidinoacetic acid, kreatin, creatinine*

Me|thyl|ma|lon|säu|re *f*: Zwischenprodukt beim Aminosäure- und Fettsäureabbau; Ⓔ *methylmalonic acid*

Me|thyl|mor|phin *nt*: *Syn: Kodein, Codein*; in Opium vorkommendes Morphinderivat mit antitussiver und analgetischer Wirkung; Ⓔ *methylmorphine, codeine, monomethylmorphine*

Me|thyl|ro|sa|li|ni|um|chlo|rid *nt*: *Syn: Kristallviolett*; häufig verwendeter [u.a. Gram*-Färbung] basischer Anilinfarbstoff; Ⓔ *methylrosaniline chloride, crystal violet*

Me|thyl|the|o|bro|min *nt*: *Syn: Koffein, Thein, Coffein, 1,3,7-Trimethylxanthin*; in verschiedenen Kaffee- und Teearten enthaltene Purinbase mit zentralstimulierender Wirkung; Ⓔ *methyltheobromine, trimethylxanthine, caffeine, caffein, guaranine*

5-Me|thyl|u|ra|cil *nt*: *Syn: Thymin*; Pyrimidinbase*; Baustein der DNA; Ⓔ *5-methyluracil*

Metop-, metop- *präf*.: Wortelement mit der Bedeutung „Stirn"; Ⓔ *metop(o)-*

Me|to|po|dy|nie *f*: frontale Kopfschmerzen; Ⓔ *frontal headache, metopodynia*

Metr-, metr- *präf*.: → *Metro-*

Me|tral|gie *f*: *Syn: Hysteralgie, Hysterodynie, Metrodynie*; Schmerzen in der Gebärmutter, Gebärmutterschmerz; Ⓔ *pain in the uterus, uterine pain, metralgia, metrodynia, uteralgia, uterodynia, hysteralgia, hysterodynia*

-metrie *suf*.: Wortelement mit der Bedeutung „Messen/Messung"; Ⓔ *-metria*

-metrisch *suf*.: Wortelement mit Bezug auf „Messung/Maß/Messgerät"; Ⓔ *-metric*

M

Me|tri|tis *f, pl* **-ti|den**: *Syn: Gebärmutterentzündung, Uterusentzündung*; Entzündung der Gebärmutter; meist gleichgesetzt mit Myometritis*; Ⓔ *inflammation of the uterus, metritis, uteritis*

Metritis dissecans: durch die Abstoßung von nekrotischem Gewebe gekennzeichnete schwere Gebärmutterentzündung; Ⓔ *dissecting metritis*

eitrige Metritis: *Syn: suppurative Metritis, Pyometritis*; meist bei Puerperalsepsis* auftretende eitrige Gebärmutterentzündung; Ⓔ *purulent metritis*

Metritis puerperalis: im Rahmen einer Puerperalsepsis* auftretende, meist eitrige Gebärmutterentzündung; Ⓔ *puerperal metritis, metria, lochiometritis, lochometritis*

septische Metritis: *Syn: Septimetritis*; septische Gebärmutterentzündung; Ⓔ *septic metritis*

suppurative Metritis: →*eitrige Metritis*

me|tri|tisch *adj*: Gebärmutterentzündung/Metritis betreffend, von ihr betroffen oder gekennzeichnet; Ⓔ *relating to or marked by metritis*

Metro-, metro- *präf.*: Wortelement mit der Bedeutung „Gebärmutter/Uterus"; Ⓔ *metr(o)-, uter(o)-, hyster(o)-*

Me|tro|dy|nie *f*: →*Metralgie*

Me|tro|en|do|me|tri|tis *f, pl* **-ti|den**: Entzündung von Gebärmutter(wand) und Gebärmutterschleimhaut/Endometrium; Ⓔ *metroendometritis*

me|tro|en|do|me|tri|tisch *adj*: Metroendometritis betreffend, von ihr betroffen oder gekennzeichnet; Ⓔ *relating to or marked by metroendometritis*

Me|tro|me|nor|rha|gie *f*: →*Menometrorrhagie*

Me|tro|ni|da|zol *nt*: Antibiotikum mit Wirkung gegen Trichomonaden und Amöben; Ⓔ *metronidazole*

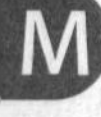

Me|tro|pa|thie *f*: *Syn: Hysteropathie, Uteropathie*; Uteruserkrankung, Gebärmuttererkrankung; Ⓔ *hysteropathy, metropathy, metropathia*

me|tro|pe|ri|to|ne|al *adj*: Gebärmutter und Bauchfell/Peritoneum betreffend oder verbindend; Ⓔ *relating to both uterus and peritoneum, metroperitoneal, uteroperitoneal*

Me|tro|pe|ri|to|ni|tis *f, pl* **-ti|den**: Entzündung von Gebärmutter und angrenzendem Bauchfell/Peritoneum; Ⓔ *metroperitonitis, perimetritis*

me|tro|pe|ri|to|ni|tisch *adj*: Metroperitonitis betreffend, von ihr betroffen oder gekennzeichnet; Ⓔ *relating to or marked by metroperitonitis*

Me|tro|phle|bi|tis *f, pl* **-ti|den**: *Syn: Phlebometritis*; Entzündung der Gebärmuttervenen; Ⓔ *metrophlebitis*

me|tro|phle|bi|tisch *adj*: Metrophlebitis betreffend, von ihr betroffen oder gekennzeichnet; Ⓔ *relating to or marked by metrophlebitis*

Me|tro|plas|tik *f*: Gebärmutterplastik, Uterusplastik; Ⓔ *metroplasty*

Me|tro|pto|se *f*: *Syn: Gebärmuttersenkung, Hysteroptose, Descensus uteri*; Absenkung der Gebärmutter, meist unter Beteiligung der Nachbarorgane [Blase, Rektum] und -strukturen [Vagina]; durch Beckenbodenschwäche bzw. Schwäche des Aufhängeapparates nach Geburten und im Alter begünstigt; häufig Übergang zu einem Gebärmuttervorfall; Ⓔ *prolapse of the uterus, metroptosis, hysteroptosis, hysteroptosia*

Me|tror|rha|gie *f*: Gebärmutterblutung, Uterusblutung außerhalb der Menstruation; Ⓔ *metrorrhagia*

Me|tror|rhe|xis *f*: *Syn: Hysterorrhexis*; Gebärmutterruptur, Gebärmutterriss, Uterusruptur, Uterusriss; Ⓔ *metrorrhexis, hysterorrhexis*

Me|tror|rhoe *f, pl* **-rho|en**: Ausfluss aus der Gebärmutter; Ⓔ *metrorrhea*

Me|tro|sal|pin|gi|tis *f, pl* **-ti|den**: *Syn: Hysterosalpingitis*; Entzündung von Gebärmutter und Eileiter; Ⓔ *inflammation of uterus and fallopian tube(s), metrosalpingitis*

me|tro|sal|pin|gi|tisch *adj*: *Syn: hysterosalpingitisch*; Metrosalpingitis betreffend, von ihr betroffen oder gekennzeichnet; Ⓔ *relating to or marked by metrosalpingitis*

Me|tro|sal|pin|go|gra|fie, -gra|phie *f*: *Syn: Uterotubografie, Metrotubografie, Hysterotubografie, Uterosalpingografie, Hysterosalpingografie*; Röntgenkontrastdarstellung von Gebärmutterhöhle und Eileitern; Ⓔ *metrosalpingography, metrotubography, uterosalpingography, uterotubography, hysterosalpingography, hysterotubography, gynecography*

Me|tro|ste|no|se *f*: Verengung oder Einengung der Gebärmutterhöhle; Ⓔ *metrostenosis*

Me|tro|tu|bo|gra|fie, -gra|phie *f*: →*Metrosalpingografie*

Meulengracht-Gilbert-Krankheit *f*: →*Meulengracht-Krankheit*

Meulengracht-Krankheit *f*: *Syn: Meulengracht-Syndrom, Meulengracht-Gilbert-Syndrom, intermittierende Hyperbilirubinämie Meulengracht, Meulengracht-Gilbert-Krankheit, Icterus juvenilis intermittens Meulengracht, Gilbert-Meulengracht-Syndrom*; hereditäre Hyperbilirubinämie*, die v.a. Männer unter 25 Jahren betrifft; Ⓔ *Gilbert's disease, Gilbert's syndrome, Gilbert's cholemia, familial nonhemolytic jaundice, constitutional hepatic dysfunction, constitutional hyperbilirubinemia, familial cholemia*

Meyenburg-Altherr-Uehlinger-Syndrom *nt*: *Syn: rezidivierende Polychondritis, Polychondritis chronica atrophicans, von Meyenburg-Altherr-Uehlinger-Syndrom, systematisierte Chondromalazie, Polychondritis recidivans et atrophicans*; ätiologisch ungeklärte, seltene Entzündung von knorpeligen Teilen der Nase [Sattelnase*], des Ohrs [Blumenkohlohr], der oberen Luftwege und der Augen; Ⓔ *Meyenburg's disease, von Meyenburg's disease, Meyenburg-Altherr-Uehlinger syndrome, systemic chondromalacia, relapsing polychondritis, relapsing perichondritis, generalized chondromalacia, polychondropathy, polychondropathia*

Meynert-Bündel *nt*: *Syn: Fasciculus retroflexus, Tractus habenulointerpeduncularis*; Faserbündel vom Nucleus habenulae zum Nucleus interpeduncularis; Teil der Riechbahn; Ⓔ *habenulopeduncular tract, habenulointerpeduncular tract, Meynert's fasciculus, Meynert's bundle*

Meynert-Ganglion *nt*: *Syn: Substantia innominata*; an der Medialseite des Mandelkörpers [Corpus amygdaloideum] liegendes Nervengewebe, das Acetylcholin* bildet; Ausfall der Sekretion wird mit der Alzheimer-Krankheit in Verbindung gebracht; Ⓔ *substantia innominata of Reil*

Meynert-Haubenkreuzung *f*: *Syn: hintere Haubenkreuzung, Decussatio tegmentalis posterior*; Kreuzung von Fasern des Tractus tectospinalis im hinteren Teil der Mittelhirnhaube [Tegmentum mesencephali]; Ⓔ *Meynert's decussation*

MHC-Antigene *pl*: →*Histokompatibilitätsantigene*

Mibelli-Krankheit *f*: *Syn: Porokeratosis Mibelli, Parakeratosis Mibelli, Parakeratosis centrifuga atrophicans, Keratoatrophodermie, Hyperkeratosis figurata centrifugata atrophicans, Hyperkeratosis concentrica, Keratodermia excentrica*; autosomal-dominante Erkrankung mit Hyperkeratose* und Porokeratose* der Haut von Extremitäten und Gesicht; Ⓔ *Mibelli's disease, keratoatrophoderma, porokeratosis, porokeratosis of Mibelli*

Michaelis-Konstante *f*: *Syn: Michaelis-Menten-Konstante*; Substratkonzentration, bei der die halbmaximale Reaktionsgeschwindigkeit einer enzymatischen Reaktion erreicht ist; Ⓔ *Michaelis constant, Michaelis-Menten constant*

Michaelis-Menten-Konstante *f*: →*Michaelis-Konstante*

Mi|co|na|zol *nt*: Antimykotikum* mit breiten Wirkungsspektrum; Ⓔ *miconazole*

Micro-, micro- *präf.*: Wortelement mit der Bedeutung „klein/gering/kurz"; Ⓔ *micr(o)-*

Mi|cro|bo|dies *pl*: *Syn: Peroxisomen*; Zellorganellen, die Oxidasen und Katalasen enthalten; Ⓔ *peroxisomes, microbodies*

Mi|cro|coc|cus *m, pl* **-coc|ci**: *Syn: Mikrokokke, Mikrokokkus*; apathogene, gramnegative Kokken; Ⓔ *Micrococcus*

Mi|cro|fi|la|ria *f*: →*Mikrofilarie*

Mi|cro|spo|ron *nt*: →*Microsporum*

Mi|cro|spo|rum *nt*: *Syn: Microsporon*; Gattung der Fungi* imperfecti, die als Erreger von Mikrosporie*, Tinea* und Trichophytie* von Bedeutung sind; Ⓔ *Microsporum, Microsporon, Sabouraudites*

Mic|tio *f, pl* **-tio|nes**: Harnen, Harnlassen, Blasenentleerung, Urinieren, Miktion; Ⓔ *passing of urin, urinating, urination, uresis, miction, micturition, emiction*

Mi|grai|ne *f*: →*Migräne*

Migraine ophthalmique: *Syn: Augenmigräne*; heftige, meist einseitige Migräne mit visuellen Symptomen; Ⓔ *ophthalmic migraine*

Mi|grä|ne *f*: *Syn: Migraine*; anfallsartige Kopfschmerzattacken, die von neurologischen Symptomen, Licht- und Lärmscheu, Übelkeit und Erbrechen begleitet werden können; meist ist eine familiäre Häufung vorhanden; als Auslöser spielen u.a. psychische Belastungen, Genussmittel und Medikamente eine Rolle; Ⓔ *sick headache, vascular headache, bilious headache, blind headache, migraine, migraine headache, megrim, hemicrania*

Mi|gra|ti|on *f*: Wanderung; Abwandern, Fortziehen, Zug; Ⓔ *migration*

mi|gra|to|risch *adj*: Migration betreffend, wandernd; Ⓔ *relating to migration, migratory*

Mikr-, mikr- *präf.*: →*Mikro-*

Mik|ren|ze|pha|lie *f*: *Syn: Mikroenzephalie*; angeborene Kleinheit des Gehirns; Ⓔ *microencephaly, microencephalon, micrencephalia, micrencephalon, micrencephaly*

Mikro-, mikro- *präf.*: Wortelement mit der Bedeutung „klein/gering/kurz"; Ⓔ *micr(o)-*

mi|kro|a|e|ro|phil *adj*: (*biolog.*) bei verminderter Sauerstoffspannung wachsend; Ⓔ *microaerophil, microaerophile, microaerophilic, microaerophilous*

Mi|kro|a|na|ly|se *f*: Analyse kleinster Probemengen; Ⓔ *microanalysis*

Mi|kro|a|na|sto|mo|se *f*: operative Verbindung kleiner Gefäße oder Nerven; Ⓔ *microanastomosis*

Mi|kro|an|eu|rys|ma *nt*: aneurysmatische Erweiterung kleinster Gefäße; Ⓔ *microaneurysm*

Mi|kro|an|gi|o|pa|thie *f*: nicht-entzündliche Veränderung kleiner und kleinster Arterien, z.B. bei Diabetes* mellitus; Ⓔ *microangiopathy, micrangiopathy*

diabetische Mikroangiopathie: *s.u. diabetische Angiopathie*; Ⓔ *diabetic microangiopathy*

thrombotische Mikroangiopathie: *Syn: thrombotisch-thrombozytopenische Purpura, Moschcowitz-Singer-Symmers-Syndrom, Moschcowitz-Syndrom, Purpura thrombotica thrombocytopenica, Purpura Moschcowitz, Purpura thrombotica*; ätiologisch unklare [evtl. Autoimmunerkrankung, Allergie] Purpura* mit multiplen Thrombosen, hämolytischer Anämie* und neurologischen Ausfallserscheinungen; Ⓔ *Moszkowicz's disease, Moschcowitz disease, thrombotic thrombocytopenic purpura, thrombotic microangiopathy, microangiopathic hemolytic anemia, microangiopathic anemia*

mi|kro|an|gi|o|pa|thisch *adj*: Mikroangiopathie betreffend, von ihr betroffen oder gekennzeichnet, durch sie bedingt; Ⓔ *relating to or marked by microangiopathy, microangiopathic*

Mi|kro|be *f*: *Syn: Mikroorganismus, Mikrobion*; mit den bloßen Auge nicht sichtbares Lebewesen; Ⓔ *microbe*

Mi|kro|bid *nt*: Hautausschlag als allergische Reaktion gegen Mikroorganismen; Ⓔ *microbid*

mi|kro|bi|ell *adj*: *Syn: mikrobisch*; Mikrobe(n) betreffend, durch sie verursacht; Ⓔ *relating to a microbe or microbes, microbial, microbian, microbic, microbiotic*

Mi|kro|bi|o|lo|gie *f*: Biologie der Mikroorganismen; Ⓔ *microbiology*

mi|kro|bi|o|lo|gisch *adj*: Mikrobiologie betreffend; Ⓔ *relating to microbiology, microbiologic, microbiological*

Mi|kro|bi|on *nt*: →*Mikrobe*

mi|kro|bisch *adj*: →*mikrobiell*

Mi|kro|bi|zid *nt*: mikrobizides Mittel; Antibiotikum; Ⓔ *microbicide*

mi|kro|bi|zid *adj*: mikrobenabtötend, entkeimend; Ⓔ *microbicidal, microbicide*

Mi|kro|ble|pha|rie *f*: *Syn: Mikroblepharon*; angeborene Kleinheit der Augenlider; Ⓔ *microblepharia, microblepharism, microblepharon, microblephary*

Mi|kro|ble|pha|ron *nt*: →*Mikroblepharie*

Mi|kro|bra|chie *f*: angeborene Kleinheit eines Arms oder der Arme; Ⓔ *microbrachia*

Mi|kro|chei|lie *f*: *Syn: Mikrochilie*; angeborene Kleinheit der Lippe(n); Ⓔ *microcheilia, microchilia*

Mi|kro|chei|rie *f*: *Syn: Mikrochirie*; angeborene Kleinheit einer Hand oder beider Hände; Ⓔ *microcheiria, microchiria*

Mi|kro|chi|lie *f*: →*Mikrocheilie*

Mi|kro|chi|rie *f*: →*Mikrocheirie*

Mi|kro|chi|rur|gie *f*: Chirurgie mittels Mikroskop und spezieller Instrumente; Ⓔ *microsurgery*

mi|kro|chi|rur|gisch *adj*: Mikrochirurgie betreffend, mittels Mikrochirurgie; Ⓔ *relating to microsurgery, microsurgical*

Mi|kro|dak|ty|lie *f*: angeborene Kleinheit von Fingern oder Zehen; Ⓔ *microdactyly, microdactylia*

Mi|kro|don|tie *f*: pathologische Kleinheit der Zähne; Ⓔ *microdontia, microdontism*

Mi|kro|dre|pa|no|zy|ten|krank|heit *f*: *Syn: Sichelzellthalassämie, Sichelzellenthalassämie, HbS-Thalassämie*; kombinierte Heterozygotie für Hämoglobin S und Thalassämie*; imponiert klinisch als Sichelzellenanämie* mit Symptomen der Thalassämie; Ⓔ *microdrepanocytic anemia, microdrepanocytic disease, microdrepanocytosis, sickle cell-thalassemia disease, thalassemia-sickle cell disease, sickle-cell thalassemia*

Mi|kro|e|le|men|te *pl*: *Syn: Spurenelemente*; essentielle Elemente, die in kleinsten Mengen im Körper vorhanden sind; Ⓔ *trace elements*

Mi|kro|em|bo|li|en *pl*: Embolien kleinster Gefäße; Ⓔ *microemboli*

Mi|kro|en|ze|pha|lie *f*: →*Mikrenzephalie*

Mi|kro|fi|lar|ä|mie *f*: *Syn: Mikrofilariensepsis*; Auftreten von Mikrofilarien im Blut; Ⓔ *microfilaremia*

Mi|kro|fi|la|rie *f*: *Syn: Microfilaria*; Larvenstadium von Filarien* in Haut und Blut; Ⓔ *microfilaria*

Mi|kro|fi|la|ri|en|sep|sis *f*: →*Mikrofilarämie*

Mi|kro|ga|met *m*: *Syn: Androgamet*; kleinerer, männlicher Gamet von Plasmodium*; Ⓔ *microgamete, small anisogamete*

Mi|kro|gas|trie *f*: angeborene Kleinheit des Magens; Ⓔ *microgastria*

Mi|kro|ge|ne|se *f*: angeborene Kleinheit eines Organs oder Körperteils; Ⓔ *microgenesis*

Mi|kro|ge|nie *f*: *Syn: Mandibulahypoplasie, Opisthogenie, Brachygenie*; Unterentwicklung des Unterkiefers; Ⓔ *microgenia*

Mi|kro|glia *f*: kleinzellige Glia*; Ⓔ *microglial cells, microglia cells, microglia*

Mi|kro|glos|sie *f*: angeborene Kleinheit der Zunge; Ⓔ *microglossia*

mi|kro|gnath *adj*: *Syn: brachygnath*; Mikrognathie betreffend, von ihr betroffen oder gekennzeichnet; Ⓔ *mic-*

M

rognathic

Mi|kro|gna|thie *f*: *Syn: Brachygnathie, Opisthognathie*; angeborene Kleinheit des Oberkiefers; Ⓔ *micrognathia*

Mi|kro|gra|fie, -gra|phie *f*: Form der Dysgrafie* mit extrem kleiner Schrift; Ⓔ *micrography*

Mi|kro|gy|rie *f*: abnorme Kleinheit der Großhirnwindungen; Ⓔ *microgyria*

Mi|kro|hä|mat|u|rie *f*: *Syn: mikroskopische Hämaturie*; nur unter dem Mikroskop erkennbare Hämaturie*; Ⓔ *microscopic hematuria*

Mi|kro|he|pa|tie *f*: abnorme Kleinheit der Leber; Ⓔ *microhepatia*

Mi|kro|his|to|lo|gie *f*: mikroskopische Histologie*; Ⓔ *microhistology*

Mi|kro|ka|lix *f*: angeborene Kleinheit eines Nierenkelches; Ⓔ *microcalix, microcalyx*

Mi|kro|kar|zi|nom *nt*: nur histologisch nachweisbares Zervixkarzinom*; Ⓔ *microcarcinoma*

mi|kro|ke|phal *adj*: *Syn: mikrozephal*; Mikrokephalie betreffend, von ihr betroffen oder gekennzeichnet; Ⓔ *microcephalic, microcephalous, nanocephalic, nanocephalous*

Mi|kro|ke|pha|lie *f*: *Syn: Mikrozephalie*; angeborene Kleinheit des Kopfes; Ⓔ *microcephaly, microcephalia, microcephalism, nanocephaly, nanocephalia*

Mi|kro|kok|kus *m, pl* **-ken**: → *Micrococcus*

Mi|kro|ko|rie *f*: angeborene Kleinheit der Pupille; Ⓔ *microcoria*

Mi|kro|kor|nea *f*: anomale Kleinheit der Hornhaut; Ⓔ *microcornea*

Mi|kro|la|ryn|go|sko|pie *f*: direkte Laryngoskopie* mit einer Binokularoptik; Ⓔ *microlaryngoscopy*

Mi|kro|li|thi|a|sis *f, pl* **-ses**: Vorkommen kleinster Kalkuli in Organen (z.B. Niere, Lunge); Ⓔ *microlithiasis*

M

Mi|kro|ma|nie *f*: Kleinheitswahn; Ⓔ *micromania*

Mi|kro|mas|tie *f*: ein- oder beidseitige, angeborene Kleinheit der Brust(drüse); Ⓔ *micromastia, micromazia*

mi|kro|mel *adj*: Mikromelie betreffend; Ⓔ *relating to or marked by nanomelia, nanomelous, micromelic*

Mi|kro|me|lie *f*: angeborene Kleinheit der Gliedmaßen; Ⓔ *nanomelia, micromelia*

Mi|kro|my|e|lie *f*: angeborene Kleinheit des Rückenmarks; Ⓔ *micromyelia*

Mi|kro|or|ga|nis|mus *m*: *Syn: Mikrobion, Mikrobe*; mit den bloßen Auge nicht sichtbares Lebewesen; Ⓔ *microorganism*

aerober Mikroorganismus: *Syn: Aerobier, Aerobiont, Oxybiont*; Mikroorganismus, der auf Sauerstoff angewiesen ist; Ⓔ *aerobe*

Mi|kro|pha|gen *pl*: selten verwendete Bezeichnung für Granulozyten*; Ⓔ *microphages, microphagocytes*

Mi|kro|pha|kie *f*: angeborene Kleinheit der Augenlinse; Ⓔ *microphakia*

Mi|kro|phal|lus *m*: abnorme Kleinheit des Penis; Ⓔ *microphallus, micropenis*

Mi|kroph|thal|mie *f*: → *Mikrophthalmus*

Mi|kroph|thal|mus *m*: *Syn: Mikrophthalmie*; angeborene Kleinheit des Augapfels; Ⓔ *nanophthalmos, nanophthalmia, nanophthalmus, microphthalmos, microphthalmia, microphthalmus*

Mi|kro|pie *f*: → *Mikropsie*

Mi|kro|pi|no|zy|to|se *f*: Pinozytose* mikroskopisch kleinster Teilchen, z.B. Makromoleküle; Ⓔ *micropinocytosis*

Mi|krop|sie *f*: *Syn: Mikropie*; Sehstörung, bei der alle Objekte verkleinert erscheinen; Ⓔ *micropsia*

Mi|kro|ra|di|o|gra|fie, -gra|phie *f*: Röntgendarstellung von sehr dünnen Objekten, z.B. Gewebeschnitten; Ⓔ *microradiography*

Mi|kro|ra|di|o|gramm *nt*: bei der Mikroradiografie* gewonnene Abbildung; Ⓔ *microradiogram*

Mi|kror|chi|die *f*: *Syn: Mikrorchie*; abnorme Kleinheit der Hoden; Ⓔ *micro-orchidism, micro-orchidia, microrchidia*

Mi|kror|chie *f*: *Syn: Mikrorchidie*; abnorme Kleinheit der Hoden; Ⓔ *micro-orchidism, micro-orchidia, microrchidia*

Mi|kro|rhi|nie *f*: abnorme Kleinheit der Nase; Ⓔ *microrhinia*

Mi|kro|skop *nt*: optisches Vergrößerungsgerät zur Untersuchung kleinster Objekte; Ⓔ *microscope*

binokulares Mikroskop: *Syn: Doppelmikroskop, Binokularmikroskop*; Mikroskop mit zwei Binokularen zum beidäugigen Sehen; Ⓔ *binocular microscope*

Mi|kro|sko|pie *f*: Untersuchung mit Hilfe eines Mikroskops; Ⓔ *microscopy*

mi|kro|sko|pisch *adj*: Mikroskop oder Mikroskopie betreffend, mittels Mikroskop oder Mikroskopie; winzig klein, mit bloßem Auge nicht sichtbar; Ⓔ *relating to microscopy or a microscope, of very small size, microscopic, microscopical*

mi|kro|so|mal *adj*: Mikrosomen betreffend; Ⓔ *relating to microsomes, microsomal*

Mi|kro|so|men *pl*: bei Zellfragmentierung anfallende Bruchstücke des endoplasmatischen Retikulums; Ⓔ *microsomes*

Mi|kro|so|mie *f*: Kleinwuchs, Minderwuchs; Ⓔ *microsoma, microsomia, nanocormia*

Mi|kro|spek|tro|fo|to|me|trie *f*: → *Mikrospektrophotometrie*

Mi|kro|spek|tro|pho|to|me|trie *f*: *Syn: Zytophotometrie, Zytofotometrie, Mikrospektrofotometrie*; quantitative Messung von Zellen oder Zellinhalt durch eine Kombination von Mikroskopie und Photometrie; Ⓔ *microspectrophotometry, microfluorometry, cytophotometry*

Mi|kro|sper|mie *f*: abnorme Kleinheit der Spermien; Ⓔ *microspermia*

Mi|kro|spo|rie *f*: *Syn: Gruby-Krankheit*; Pilzinfektion der Kopfhaut durch Microsporum*-Species; Ⓔ *Microsporum infection*

Mi|kro|sto|mie *f*: angeborene Kleinheit der Mundspalte; Ⓔ *microstomia*

Mi|kro|the|lie *f*: angeborene Kleinheit der Brustwarze(n); Ⓔ *microthelia*

Mi|kro|throm|bo|se *f*: Thrombose* kleinster Gefäße, z.B. Kapillaren; Ⓔ *microthrombosis*

Mi|kro|throm|bus *m, pl* **-ben**: aus Fibrin bestehender Thrombus kleinster Gefäße; Ⓔ *microthrombus*

Mi|kro|tie *f*: angeborene Kleinheit des Ohres oder der Ohren; Ⓔ *microtia*

Mi|kro|tu|bu|li *pl*: röhrenförmige Strukturen in der Zelle; Teil des Zellskeletts; Ⓔ *microtubules*

Mi|kro|vil|li *pl*: kleinste, fingerartige Zellausstülpungen; Ⓔ *microvilli*

Mi|kro|wel|len *pl*: elektromagnetische Wellen mit einer Wellenlänge zwischen 1 mm und 1 m; Ⓔ *microwaves*

mi|kro|ze|phal *adj*: *Syn: mikrokephal*; Mikrozephalie betreffend, von ihr betroffen oder gekennzeichnet; Ⓔ *microcephalic, microcephalous, nanocephalic, nanocephalous*

Mi|kro|ze|pha|lie *f*: *Syn: Mikrokephalie*; angeborene Kleinheit des Kopfes; Ⓔ *microcephaly, microcephalia, microcephalism, nanocephaly, nanocephalia*

Mi|kro|zir|ku|la|ti|on *f*: Blutzirkulation in den Blutkapillaren; Ⓔ *microcirculation*

Mi|kro|zyt *m*: anomal kleiner Erythrozyt; Ⓔ *microcyte, microerythrocyte*

mi|kro|zy|tär *adj*: aus kleinen Zellen bestehend; Mikrozyten betreffend; Ⓔ *microcytic*

Mi|kro|zy|to|se *f*: gehäuftes Auftreten kleiner Erythrozyten im peripheren Blut; Ⓔ *microcytosis, microcythemia*

Mik|ti|on *f*: Harnlassen, Wasserlassen, Urinieren, Blasenentleerung; Ⓔ *passing of urin, urinating, urination, uresis, miction, micturition, emiction*

imperative Miktion: *Syn: Dranginkontinenz, impera-*

tiver Harndrang; zwanghafter, nicht-unterdrückbarer Harndrang; Ⓔ *precipitant urination*

Mik|ti|ons|zys|to|gra|fie, -gra|phie *f*: →*Ausscheidungszystografie*

Mik|ti|ons|zys|to|u|re|thro|gra|fie, -gra|phie *f*: →*Ausscheidungszystourethrografie*

Mikulicz-Aphthen *pl*: *Syn: habituelle Aphthen, chronisch rezidivierende Aphthen, rezidivierende benigne Aphthosis, Periadenitis mucosa necrotica recurrens*; solitär auftretende, rezidivierende Aphthen* der Mundschleimhaut; Ⓔ *Mikulicz's aphthae, Sutton's disease, recurrent benign aphthosis, recurrent scarring aphthae*

Mil|ben *pl*: *Syn: Acari*; meist kleine [unter 1 mm] Spinnentiere, die als Hautparasiten, Krankheitsüberträger und Erreger von Allergien von Bedeutung sind; Ⓔ *mites, acarids, acaridians*

Mil|ben|der|ma|ti|tis *f, pl* **-ti|ti|den**: *Syn: Acarodermatitis; Skabies*; durch Milben hervorgerufene Dermatitis*; Ⓔ *acarodermatitis*

Mil|ben|fleck|fie|ber *nt*: *Syn: japanisches Fleckfieber, Tsutsugamushi-Fieber, Scrub-Typhus, Buschfleckfieber*; von Milben übertragene, hoch fieberhafte Infektionskrankheit durch Rickettsia* tsutsugamushi; Ⓔ *mite typhus, mite-borne typhus, scrub typhus, tsutsugamushi disease, akamushi disease, island disease, shimamushi disease, tropical typhus, tsutsugamushi fever, flood fever, inundation fever, island fever, Japanese river fever, Japanese flood fever, Kedani fever, Mossman fever*

Milch|al|ka|li|syn|drom *nt*: *Syn: Burnett-Syndrom*; durch übermäßige Alkalienzufuhr [Milch] hervorgerufene Kalkstoffwechselstörung mit Kalkablagerung in Geweben; Ⓔ *milk-alkali syndrome, Burnett's syndrome, hypercalcemia syndrome*

Milch|bein *nt*: →*Phlegmasia alba dolens*

Milch|brust|gang *m*: *Syn: Brustmilchgang, Ductus thoracicus*; Hauptlymphstamm des Körpers, der die Lymphe der unteren Körperhälfte und der linken Seite von Kopf und Oberkörper aufnimmt; mündet in den linken Venenwinkel; Ⓔ *thoracic duct, alimentary duct, chyliferous duct, duct of Pecquet*

Milch|drü|se *f*: Brustdrüse*; Ⓔ *mammary gland*

Milch|fis|tel *f*: →*Milchgangsfistel*

Milch|fluss *m*: *Syn: Galaktorrhö, Galaktorrhoe*; unwillkürlicher Milchabgang während der Stillphase; Ⓔ *galactorrhea, lactorrhea*

Milch|gän|ge *pl*: *Syn: Ductus lactiferi*; Ausführungsgänge der Brustdrüse; Ⓔ *canalicular ducts, mammary ducts, mamillary ducts, milk ducts, galactophorous canals, galactophorous ducts, galactophorous tubules, lactiferous tubules, lactiferous ducts, galactophores*

Milch|gang|ent|zün|dung *f*: →*Galaktophoritis*

Milch|gang|kar|zi|nom *nt*: von den großen Milchgängen ausgehender Brustkrebs*; Ⓔ *ductal breast carcinoma*

Milch|gangs|fis|tel *f*: *Syn: Milchfistel*; traumatisch oder entzündlich enstandene Fistel, die nach dem Abstillen spontan verheilt; Ⓔ *lacteal fistula, mammary fistula*

Milch|ge|biss *nt*: die Zähne der ersten Zahnung; Gesamtheit der Milchzähne*; Ⓔ *primary dentition, deciduous dentition, deciduous teeth, milk teeth, baby teeth, primary teeth*

Milch|kaf|fee|fle|cken *pl*: *Syn: Café-au-lait-Flecken*; angeborene, gelb-braune hyperpigmentierte Hautflecken, die u.U. auf eine generalisierte Erkrankung hinweisen können; Ⓔ *café au lait spots*

Milch|saft *m*: *Syn: Chylus*; von den Dünndarmzotten kommende milchig-trübe Darmlymphe, die via Truncus* lymphaticus und Ductus* lymphaticus in die venöse Blutbahn geleitet wird; Ⓔ *chyle, chylus*

Milch|säu|re *f*: *Syn: α-Hydroxypropionsäure*; bei der Vergärung von Milch entstehende Säure; Ⓔ *lactic acid*

Milch|säu|re|a|zi|do|se *f*: *Syn: Laktazidose, Lactazidose, Laktatazidose*; metabolische Azidose* durch eine Erhöhung des Lactatspiegels im Blut bei Minderdurchblutung oder vermehrter Lactatbildung [Stoffwechselerkrankungen; Muskelarbeit]; Ⓔ *lactic acidosis*

Milch|säu|re|bak|te|ri|en *pl*: Bakterien, die Milchzucker zu Milchäure vergären; Ⓔ *lactic bacteria, Lactobacillaceae*

Milch|säu|re|gä|rung *f*: enzymatischer Abbau von Milchzucker zu Milchsäure; Ⓔ *lactic acid fermentation*

Milch|säu|re|stäb|chen *pl*: *Syn: Laktobazillus, Lactobacillus*; grampositive, unbewegliche, sporenlose Stäbchenbakterien, die Glucose* zu Milchsäure vergären; Ⓔ *Lactobacillus*

Milch|schim|mel *m*: *Syn: Geotrichum candidum*; hefeähnlicher Pilz; Erreger der Geotrichose*; Ⓔ *Geotrichum candidum*

Milch|schorf *m*: *Syn: frühexsudatives Ekzematoid, konstitutionelles Säuglingsekzem, Crusta lactea, Eccema infantum*; Frühform des seborrhoischen Ekzems*, die u.a. durch Allergene [Milcheiweiß] ausgelöst wird; beginnt meist im 1. oder 2. Monat an den Wangen und breitet sich langsam auf Gesicht, Kopfhaut und Hals aus; aus den ursprünglich kleinen Papeln und Papulovesikeln entwickeln sich nässende, verkrustende Herde, die oft Sekundärinfektionen zeigen; die Therapie besteht aus einer Vermeidung auslösender Ursachen und der symptomatischen Behandlung des Ekzems [Ölbäder]; das Ekzem kann abheilen oder in ein endogenes Ekzem* übergehen; Ⓔ *milk crust, milk scall, milk tetter, milky tetter*

Milch|zäh|ne *pl*: *Syn: Dentes decidui, Dentes lactales*; die ab dem 6.–7. Lebensmonat durchbrechenden 20 Zähne des Milchgebisses; Ⓔ *deciduous dentition, deciduous teeth, milk teeth, baby teeth, primary teeth, primary dentition*

Milch|zu|cker *m*: *Syn: Laktose, Lactose, Laktobiose*; in der Brustdrüse aus Galaktose und Glucose synthetisiertes Disaccharid*; wichtigstes Kohlenhydrat* der Muttermilch [6 g/100 ml] und der Kuhmilch [4,5 g/100 ml]; Ⓔ *milk sugar, lactose*

Milch|zys|te *f*: *Syn: Laktationszyste, Galaktozele*; durch Milchstau hervorgerufene Zyste der Brustdrüse; Ⓔ *lacteal cyst, milk cyst, lacteal tumor, lactocele, galactocele, galactoma*

mi|li|ar *adj*: hirsekorngroß; Ⓔ *miliary*

Mi|li|a|ria *pl*: *Syn: Schweißfrieseln, Hitzepickel, Hitzeblattern, Schweißbläschen, Schwitzbläschen*; meist juckender Hautausschlag bei starkem Schwitzen; Ⓔ *miliaria, miliary fever; heat spots*

Miliaria alba: Schweißbläschen mit milchigem Inhalt; Ⓔ *miliaria alba*

apokrine Miliaria: *Syn: Fox-Fordyce-Krankheit, Hidradenoma eruptivum, Apocrinitis sudoripara pruriens, Acanthosis circumporalis pruriens*; zu Juckreiz und Papelbildung führender Verschluss der Ausführungsgänge apokriner Schweißdrüsen; Ⓔ *apocrine miliaria, Fox-Fordyce disease, Fordyce's disease, Fox's disease*

Miliaria cristallina: Schweißbläschen mit klarem Inhalt; Ⓔ *sudamina, crystal rash*

Miliaria rubra: *Syn: Roter Hund*; Miliaria mit Schweißbläschen, die von einem roten Hof umgeben sind; Ⓔ *tropical lichen, prickly heat, heat rash, wildfire rash, summer rash*

Mi|li|ar|kar|zi|no|se *f*: durch die Bildung zahlreicher kleiner Metastasenherde gekennzeichnete Tumorstreuung; Ⓔ *miliary carcinosis*

Mi|li|ar|lu|po|id, be|nig|nes *nt*: *Syn: Sarkoidose, Morbus Boeck, Boeck-Sarkoid, Morbus Besnier-Boeck-Schaumann, Besnier-Boeck-Schaumann-Krankheit, benigne Lymphogranulomatose, Lymphogranulomatosa benigna*; ätiologisch ungeklärte, familiär gehäuft auftretende Systemerkrankung mit Granulomen der Haut, innerer Organe [Milz, Leber, Lunge] und mediastinaler und

M

peripherer Lymphknoten; Ⓔ *sarcoidosis, Boeck's disease, Boeck's sarcoid, sarcoid, Besnier-Boeck disease, Besnier-Boeck-Schaumann disease, Besnier-Boeck-Schaumann syndrome, Schaumann's disease, Schaumann's sarcoid, Schaumann's syndrome, benign lymphogranulomatosis*

Milliarltulberlkel *pl*: hirsekorngroßer Tuberkel*; typisch für Miliartuberkulose*; Ⓔ *miliary tubercle*

Milliarltulberlkullolse *f*: ***Syn:*** *miliare Tuberkulose, Tuberculosis miliaris*; v.a. bei abwehrgeschwächten Patienten [AIDS, Tumoren] auftretende generalisierte Tuberkulose* mit Bildung zahlreicher **Miliartuberkel** in verschiedenen Organen; Ⓔ *disseminated tuberculosis, miliary tuberculosis, general tuberculosis*

akute Miliartuberkulose: akut verlaufende Form der Miliartuberkulose mit schwerem Krankheitsbild und hoher Letalität; Ⓔ *acute miliary tuberculosis, acute tuberculosis*

Millie *f*: ***Syn:*** *Hautgrieß, Milium*; bis stecknadelkopfgroße, weißliche, subepitheliale Zysten, v.a. im Gesicht; Ⓔ *whitehead, pearly tubercle, sebaceous tubercle, milium*

Millilum *nt*: → *Milie*

Milkman-Syndrom *nt*: ***Syn:*** *Looser-Syndrom, Looser-Milkman-Syndrom, Dekalzifizierungssyndrom*; ätiologisch inhomogene Knochenerkrankung mit Looser*-Umbauzonen und Spontanfrakturen; Ⓔ *Milkman's syndrome, Looser-Milkman syndrome*

Millard-Gubler-Syndrom *nt*: ***Syn:*** *Gubler-Lähmung, Brücken-Mittelhirn-Syndrom, Hemiplegia alternans inferior*; bei Schädigung im Brücken- und Mittelhirnbereich auftretende Lähmung des Nervus* facialis, kombiniert mit spastischer Lähmung der Gliedmaße der anderen Körperseite; Ⓔ *Millard-Gubler paralysis, Millard-Gubler syndrome, Gubler's syndrome, Gubler's hemiplegia, Gubler's paralysis*

Milli-, milli- *präf.*: Wortelement mit der Bedeutung „tausend"; Ⓔ *milli-*

Milz *f*: ***Syn:*** *Splen, Lien*; tief im linken Oberbauch liegendes lymphatisches Organ, in dem gealterte Erythrozyten und Thrombozyten abgebaut werden; ist auch Bildungsort von Antikörpern und Proliferationsort von Lymphozyten; Ⓔ *spleen, lien*

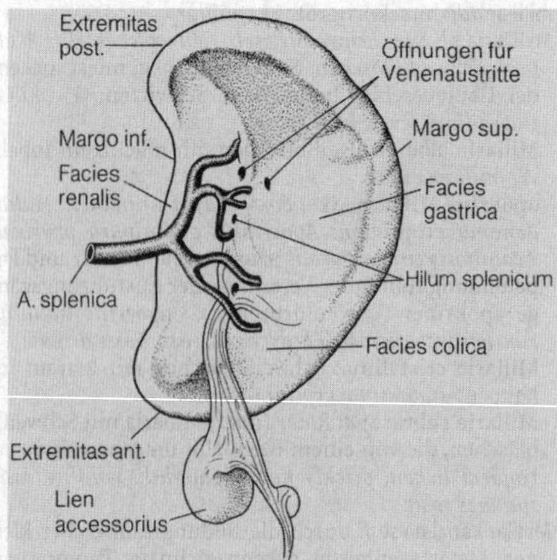

Abb. 56. Milz mit Nebenmilz von innen

Milzlagelnelsielsynldrom *nt*: ***Syn:*** *Aspleniesyndrom, Ivemark-Syndrom*; angeborenes Fehlen der Milz in Kombination mit anderen Fehlbildungen [Situs inversus, Angiopathien]; Ⓔ *Ivemark's syndrome, Polhemus-Schafer-Ivemark syndrome, asplenia syndrome*

Milzlballken *pl*: ***Syn:*** *Milztrabekel, Trabeculae splenicae*; Bindegewebsgerüst der Milz; Ⓔ *splenic trabeculae, Billroth's strands, Billroth's cords*

Milzlbrand *m*: ***Syn:*** *Anthrax*; meldepflichtige Infektionskrankheit durch Bacillus* anthracis, die vom Tier auf den Menschen übertragen wird; die drei Hauptformen sind **Darmmilzbrand, Lungenmilzbrand** und **Hautmilzbrand**; Ⓔ *anthrax, splenic fever*

Milzlbrandlbalzillus *m*: ***Syn:*** *Bacillus anthracis*; ubiquitär vorkommender Erreger des Milzbrands/Anthrax; bildet extrem haltbare Sporen; Ⓔ *anthrax bacillus, Bacillus anthracis*

Milzlexlstirlpaltilon *f*: operative Entfernung der Milz; Ⓔ *lienectomy, splenectomy*

Milzlfollliikel *pl*: ***Syn:*** *Milzknötchen, Malpighi-Körperchen der Milz, weiße Pulpa, Noduli lymphoidei lienalis, Noduli lymphoidei splenici*; Lymphfollikel der Milz; Ⓔ *splenic follicles, splenic nodules*

Milzlkaplsellentlzünldung *f*: → *Perisplenitis*

Milzlkaplsellhylallilnolse *f*: ***Syn:*** *Kapselhyalinose*; bei einer chronischen Milzstauung entstehende knorpelartige Verdickung der Milzkapsel; Ⓔ *splenic capsular hyalinosis, capsular hyalinosis*

Milzlknötlchen *pl*: → *Milzfollikel*

Milzlrupltur *f*: häufigste Organverletzung beim stumpfen Bauchtrauma; Ⓔ *splenic rupture*

Milzltralbelkel *pl*: → *Milzbalken*

Milzlvelne *f*: ***Syn:*** *Lienalis, Vena lienalis/splenica*; aus der Milz kommende Vene, die sich mit der Vena mesenterica superior zur Pfortader vereinigt; Ⓔ *splenic vein, lienal vein*

milmeltisch *adj*: bewegend, erregend; Ⓔ *relating to mimesis, mimetic, mimic*

Milmik *f*: Mienenspiel, Gesichtsausdruck; Ⓔ *expression, facial expression*

Minlderlvenltillaltilon *f*: ***Syn:*** *Mangelventilation, Hypoventilation*; alveoläre Minderbelüftung; Ⓔ *underventilation, hypoventilation*

Minlderlwuchs *m*: ***Syn:*** *Zwergwuchs, Nanismus, Nanosomie, Nannismus, Nannosomie*; Verminderung des Längenwachstums mit einer Körpergröße unterhalb der 3. Perzentile der Wachstumskurve; Ⓔ *microplasia, nanism, nanosoma, nanosomia*

milnelrallisch *adj*: (*chem.*) anorganisch; Ⓔ *mineral*

Milnelrallolcorltilcolilde *pl*: → *Mineralokortikoide*

Milnelrallolkorltilkolilde *pl*: ***Syn:*** *Mineralocorticoide*; in der Nebennierenrinde gebildete Hormone, die Einfluss auf den Wasser- und Mineralhaushalt haben; Ⓔ *mineralocorticoids, mineralocoids*

Minimal-change-Glomerulonephritis *f*: ***Syn:*** *glomeruläre Minimalläsionen, glomeruläre Minimalveränderungen, minimal proliferierende Glomerulonephritis, Lipoidnephrose*; durch eine Diskrepanz von histologischem Bild [nur minimale Veränderungen der Mesangiumzellen und der Basalmembran] und klinischen Symptomen [nephrotisches Syndrom*] gekennzeichnete Glomerulonephritis; Ⓔ *lipoid nephrosis, lipid nephrosis, liponephrosis, minimal change glomerulonephritis, minimal glomerulonephritis, renal lipoidosis*

Milnilmalldolsis *f, pl* **-sen**: zur Erzielung eines Effekts notwendige Mindestdosis; Ⓔ *minimal dose, minimum dose*

Milnilmallhelpaltiltis *f, pl* **-tiltilden**: ***Syn:*** *reaktive Hepatitis, reaktiv-unspezifische Hepatitis*; Sammelbegriff für diffuse oder herdförmige entzündliche Begleitreaktionen bei Lebererkrankungen unterschiedlicher Genese [Tumor*, Fettleber*]; Ⓔ *minimal hepatitis, reactive hepatitis*

Milnilmallläsilolnen, glomelrullälre *pl*: → *Minimal-change-Glomerulonephritis*

Milnilmallverlänldelrunlgen, glolmelrullälre *pl*: → *Minimal-change-Glomerulonephritis*

Mi|ni|pil|le *f*: Antibabypille mit niedrigem Gestagengehalt; Ⓔ *minipill*
Mi|ni|vi|rus, nack|tes *nt*: *Syn: Viroid*; nur aus Ribonucleinsäure bestehendes infektiöses Agens; Ⓔ *viroid*
Minkowski-Chauffard-Gänsslen-Syndrom *nt*: →*Minkowski-Chauffard-Syndrom*
Minkowski-Chauffard-Syndrom *nt*: *Syn: hereditäre Sphärozytose, Minkowski-Chauffard-Gänsslen-Syndrom, konstitutionelle hämolytische Kugelzellanämie, familiärer hämolytischer Ikterus, Morbus Minkowski-Chauffard*; häufigste erbliche hämolytische Anämie* in Europa mit meist autosomal-dominantem Erbgang; charakteristisch sind kugelförmige Erythrozyten [Kugelzellen] im Blutbild, Hämolyse*, Milzvergrößerung und Gelbsucht; Ⓔ *Minkowski-Chauffard syndrome, hereditary spherocytosis, chronic acholuric jaundice, acholuric jaundice, acholuric familial jaundice, congenital hemolytic jaundice, familial acholuric jaundice, congenital hemolytic icterus, constitutional hemolytic anemia, chronic familial icterus, chronic familial jaundice, congenital hyperbilirubinemia, congenital familial icterus, spherocytic anemia*
mi|nor *adj*: kleiner, geringer, weniger bedeutend; Ⓔ *minor, smaller, lesser*
Mi|nor|pro|be *f*: *s.u. Kreuzprobe*; Ⓔ *minor test*
Mi|nor|test *m*: Minorprobe; *s.u. Kreuzprobe*; Ⓔ *minor test*
Mi|nu|ten|vo|lu|men *nt*: *Syn: Herzminutenvolumen*; pro Minute ausgeworfenes Blutvolumen; Ⓔ *minute output, minute volume*
Mi|nu|ten|vo|lu|men|hoch|druck *m*: Hypertonie* bei Steigerung des Herzminutenvolumen, z.B. bei Hyperthyreose*; Ⓔ *cardiac-output hypertension*
Mi|o|pa|po|va|vi|rus *nt, pl* **-ren**: →*Polyomavirus*
Mi|o|sis *f, pl* **-ses**: Pupillenverengung, Pupillenengstellung; Ⓔ *miosis, myosis*
Mi|o|ti|kum *nt, pl* **-ka**: pupillenverengendes Mittel; Ⓔ *miotic*
mi|o|tisch *adj*: Mitose betreffend, durch sie bedingt; Ⓔ *relating to or characterized by miosis, miotic*
Mis|anth|rop *m*: Menschenfeind, Menschenhasser; Ⓔ *misanthrope, misanthropist*
mis|anth|ro|pisch *adj*: menschenfeindlich, menschenscheu; Ⓔ *misanthropic, misanthropical*
Misch|in|fekt *m*: →*Mischinfektion*
Misch|in|fek|ti|on *f*: *Syn: Mischinfekt*; Infektion mit mehr als einem Erreger; Ⓔ *mixed infection*
Misch|kol|la|ge|no|se *f*: *Syn: Sharp-Syndrom, gemischte Bindegewebserkrankung, mixed connective tissue disease*; meist Frauen im 4. Lebensjahrzent betreffendes Syndrom mit Symptomen von systemischem Lupus* erythematodes, Dermatomyositis* und progressiver systemischer Sklerodermie*; auffällig oft werden Antikörper gegen **extrahierbare nukleäre Antigene** [ENA] gefunden; Ⓔ *mixed connective tissue disease*
Misch|ling *m*: *Syn: Bastard, Kreuzung, Hybride*; durch Kreuzung zweier genetisch unterschiedlicher Eltern erhaltener Nachkömmling; Ⓔ *crossbreed, crossbred, bastard, hybrid*
Misch|tu|mor *m*: Tumor, der sich aus verschiedenen Geweben zusammensetzt; Ⓔ *mixed tumor*
Mi|schungs|zy|a|no|se *f*: Zyanose* durch Vermischung von venösem und arteriellem Blut bei Rechts-Links-Shunt; Ⓔ *shunt cyanosis*
Mi|se|re|re *nt*: Koterbrechen bei Ileus*; Ⓔ *fecal vomiting, copremesis*
Mi|so|ga|mie *f*: *Syn: Gamophobie, Ehescheu*; krankhafte Angst vor oder Abneigung gegen die Ehe; Ⓔ *misogamy, gamophobia*
mi|so|gyn *adj*: frauenfeindlich; Ⓔ *misogynistic, misogynous*
Mi|so|gy|nie *f*: Frauenhass, Frauenfeindlichkeit; Ⓔ *misogyny*
Miss|bil|dung *f*: angeborene Fehlbildung; Ⓔ *malformation, deformity, anomaly*
Miss|bil|dungs|syn|drom *nt*: *Syn: Fehlbildungssyndrom*; durch angeborene Fehlbildungen gekennzeichnetes Syndrom; Ⓔ *malformation syndrome*
Mitchell-Gerhardt-Syndrom *nt*: *Syn: Gerhardt-Syndrom, Weir-Mitchell-Krankheit, Akromelalgie, Erythromelalgie, Erythralgie, Erythermalgie*; ätiologisch ungeklärte, anfallsartige Hyperämie* der Akren nach Wärmeexposition; Ⓔ *Gerhardt's disease, Mitchell's disease, Weir-Mitchell's disease, red neuralgia, acromelalgia, rodonalgia, erythromelalgia, erythremomelalgia*
Mi|tel|la *f*: dreieckiges Armtuch; Ⓔ *arm sling, mitella*
Mit|es|ser *m*: *Syn: Komedo, Comedo*; mit Talg und Keratin gefüllter, erweiterter Haarfollikel; Ⓔ *comedo, blackhead*
Mi|thra|my|cin *nt*: *Syn: Plicamycin, Mitramycin, Aureolsäure*; von verschiedenen **Streptomyces**-Species gebildetes zytostatisches Antibiotikum*; Ⓔ *plicamycin*
Mi|ti|ga|tio *f, pl* **-ti|o|nes**: Linderung, Milderung, Abschwächung; Ⓔ *mitigation*
mi|ti|gie|rend *adj*: lindernd, mildernd, abschwächend; Ⓔ *mitigative, mitigatory*
mi|ti|giert *adj*: abgeschwächt, gemildert; Ⓔ *mitigated*
Mi|ti|zid *nt*: milbentötendes Mittel; Ⓔ *miticide*
mi|ti|zid *adj*: milben(ab)tötend; Ⓔ *miticidal, acarotoxic*
mi|to|chond|ri|al *adj*: Mitochondrien betreffend, von Mitochondrien stammend, in den Mitochondrien ablaufend; Ⓔ *relating to mitochondria, mitochondrial*
Mi|to|chond|rie *f*: *Syn: Mitochondrium, Mitochondrion, Chondriosom*; im Zellplasma aller Körperzellen [außer Erythrozyten] liegende Organelle, die der Hauptort des Energiestoffwechsels aller aeroben Zellen ist; Ⓔ *mitochondrion, chondriosome, chondrosome, plasmosome, bioblast*
Mi|to|chond|ri|en|an|ti|kör|per *pl*: *Syn: antimitochondriale Antikörper, Antimitochondrienantikörper*; Antikörper gegen Bestandteile der Mitochondrienmembran; Ⓔ *antimitochondrial antibodies, mitochondrial antibodies*
Mi|to|chond|ri|on *nt*: →*Mitochondrie*
Mi|to|chond|ri|um *nt, pl* **-chond|ria, -chond|ri|en**: →*Mitochondrie*
Mi|to|gen *nt*: mitogene Substanz; Ⓔ *mitogen, mitogenic agent*
Mi|to|ge|ne|se *f*: Auslösung einer Mitose; Ⓔ *mitogenesis, mitogenesia*
Mi|to|se *f*: *Syn: mitotische/indirekte Kernteilung, Karyokinese*; Zellteilung mit erbgleicher Verteilung der Chromosomen; während der Mitose kommt es zur Ausbildung einer Teilungsspindel und dem Sichtbarwerden der Chromosomen; Ⓔ *mitosis, mitoschisis, mitotic cell division, mitotic nuclear division, karyokinesis, karyomitosis*
Mi|to|se|gift *nt*: chemische Substanz, die den normalen Ablauf der Mitose stört; Ⓔ *mitotic poison*
Mi|to|se|hem|mer *m*: *Syn: Antimitotikum, Mitosehemmstoff, Chalon; Statin*; die Mitose hemmende Substanz; therapeutisch zur Chemotherapie maligner Tumoren verwendet; Ⓔ *antimitotic*
Mi|to|se|hemm|stoff *m*: →*Mitosehemmer*
Mi|to|se|in|dex *m*: *Syn: Zellteilungsindex*; relativer Anteil an Zellen, die sich zum Beobachtungszeitraum in der Mitose befindet; Ⓔ *mitotic index*
Mi|to|se|phase *f*: *s.u. Zellzyklus*; Ⓔ *phase of mitosis*
Mi|to|se|ra|te *f*: *Syn: Zellteilungsrate, Zellvermehrungsrate*; prozentuale Zellteilung und -vermehrung eines Gewebes pro Zeiteinheit; Ⓔ *mitotic rate*
Mi|to|se|spin|del *f*: *Syn: Kernspindel*; der während der Mitose sichtbare Spindelapparat, der die Verteilung der Chromosomenhälten organisiert; Ⓔ *spindle, mitotic*

spindle, nuclear spindle, Bütschli's nuclear spindle

miltoltisch *adj*: Mitose betreffend, von ihr betroffen oder gekennzeichnet, durch sie bedingt; Ⓔ *relating to or characterized by mitosis, mitotic, karyokinetic*

miltral *adj*: **1.** (bischofs)mützenähnlich, mitralförmig **2.** Mitralklappe/Valvula mitralis betreffend; Ⓔ **1.** *mitral* **2.** *relating to the mitral valve, mitral*

Miltrallinlsuflfilzilenz *f*: *Syn: Mitralklappeninsuffizienz*; Schlussunfähigkeit der Mitralklappe* mit Blutrückfluss in den linken Vorhof während der Systole; Ⓔ *mitral insufficiency, mitral incompetence, mitral regurgitation*

Miltrallis *f*: → *Mitralklappe*

Miltrallklaplpe *f*: *Syn: Mitralis, Bicuspidalis, Valva mitralis, Valvula bicuspidalis, Valva atrioventricularis sinistra*; aus zwei Segelklappen bestehendes Ventilsystem zwischen linkem Herzvorhof und linker Kammer; verhindert während der Systole den Rückstrom von Blut in den Vorhof und lässt während der Diastole Blut aus dem Vorhof in die Kammer; Ⓔ *left atrioventricular valve, bicuspid valve, mitral valve*

Miltrallklaplpenlinlsuflfilzilenz *f*: → *Mitralinsuffizienz*

Mitralklappenprolaps-Syndrom *nt*: *Syn: Barlow-Syndrom, Klick-Syndrom, Floppy-Valve-Syndrom*; ätiologisch unklare, meist Frauen betreffende, ballonartige Vorwölbung der Mitralklappensegel in den linken Vorhof; verläuft meist asymptomatisch; Ⓔ *mitral valve prolapse syndrome, floppy mitral valve syndrome, Barlow syndrome*

Miltrallklaplpenlstelnolse *f*: *Syn: Mitralstenose*; angeborene oder erworbene Einengung der Mitralklappenöffnung; die Behinderung der diastolischen Füllung der linken Herzkammer führt zu Vergrößerung von linkem Vorhof, rechtem Ventrikel und Truncus pulmonalis mit Leistungseinschränkung; Ⓔ *mitral stenosis*
angeborene Mitralklappenstenose: *Syn: Duroziez-Syndrom, Duroziez-Erkrankung, angeborene Mitralstenose*; angeborene Stenose mit Anämie, Enteroptose* und Hämorrhoiden; Ⓔ *Duroziez's disease, congenital mitral stenosis, congenital stenosis of mitral valve*

Miltrallstelnose *f*: → *Mitralklappenstenose*

Miltralmylcin *nt*: → *Mithramycin*

Mitsuda-Antigen *nt*: *Syn: Lepromin*; aus lepromatösem Gewebe gewonnene Antigensuspension; Ⓔ *lepromin, Mitsuda antigen*

Mitltellblultung *f*: *Syn: Ovulationsblutung*; Zwischenblutung zur Zeit des Eisprungs; Ⓔ *midcycle bleeding*

Mitltellfell *nt*: → *Mediastinum*

Mitltellfelllraum *m*: → *Mediastinum*

Mitltellfußlbruch *m*: → *Metatarsalfraktur*

Mitltellgellenk *nt*: Gelenk zwischen 1. und 2. Finger- oder Zehenglied; Ⓔ *proximal interphalangeal articulation, proximal interphalangeal joint, PIP joint*

Mitltellhandlbruch *m*: → *Metakarpalfraktur*

Mitltellhirn *nt*: → *Mesencephalon*

Mitltellhirnldach *nt*: *Syn: Tectum mesencephali*; dorsaler Teil des Mittelhirns; Ⓔ *tectum of mesencephalon, tectum*

Mitltellhirnlhaulbe *f*: *Syn: Tegmentum mesencephali*; mittlere Schicht des Mittelhirns; Ⓔ *mesencephalic tegmentum, midbrain tegmentum*

Mitltellhirnlhaulbenlkerlne *pl*: *Syn: Nuclei tegmentales*; Bezeichnung für Kerne der Formatio reticularis im Bereich der Mittelhirnhaube [Tegmentum* mesencephali]; dazu gehören die **Nuclei tegmentales anteriores**, der **Nucleus tegmentalis posterior** und der **Nucleus tegmentalis posterolateralis**; Ⓔ *tegmental nuclei*

Mitltellmeerlanlälmie *f*: *Syn: Thalassämie, Thalassaemia*; autosomal-dominante Störung der Bildung von Unterketten des Hämoglobins, die zur Entwicklung einer hämolytischen Anämie* führt; Ⓔ *thalassemia, thalassanemia*

Mitltellmeerlfielber *nt*: *Syn: Bruce-Septikämie, Maltafieber*; durch mit **Brucella melitensis** infizierte Milch übertragene Infektionskrankheit mit undulierendem Fieber, Hepatosplenomegalie* und Gliederschmerzen; Ⓔ *Malta fever, Mediterranean fever, brucellosis*

Mitltellohr *nt*: *Syn: Auris media*; leitet den Schall vom Trommelfell weiter zum Innenohr; Ⓔ *middle ear*

Mitltellohrleiltelrung *f*: *Syn: Otitis media purulenta*; meist mit Einschmelzung und Spontanperforation des Trommelfells einhergehende eitrige Mittelohrentzündung; Ⓔ *purulent otitis media*

Mitltellohrlentlzünldung *f*: → *Otitis media*

Mitltellohrlkaltarr *m*: → *Mittelohrkatarrh*

Mitltellohrlkaltarrh *m*: → *Otitis media*

Mitltellohrlschwerlhölriglkeit *f*: *Syn: Schallleitungsstörung, Mittelohrtaubheit, Schallleitungsschwerhörigkeit*; Schwerhörigkeit durch Störung der Schallübermittlung zwischen Mittelohr und Gehörgang; Ⓔ *middle ear deafness, middle ear hearing loss, conduction hearing loss, conductive hearing loss, transmission hearing loss, transmission deafness, conduction deafness, conductive deafness*

Mitltellohrltaublheit *f*: → *Mittelohrschwerhörigkeit*

Mitltellschmerz *m*: *Syn: Intermenstrualschmerz*; zwischen zwei Regelblutungen auftretender Schmerz, der wahrscheinlich durch den Eisprung bedingt ist; Ⓔ *midpain, mittelschmerz, midcycle pain, intermenstrual pain, middle pain*

Mitltellstrahllulrin *m*: *s.u. Dreigläserprobe*; Ⓔ *middle urine*

Mixltulra *f, pl* **-rae**: Mixtur; Ⓔ *mixture*

Milyalgalwalnellolse *f*: *Syn: Katzenkratzkrankheit, catscratch-disease, benigne Inokulationslymphoretikulose*; durch Katzen übertragene, bakterielle, regionale Lymphknotenentzündung; Ⓔ *nonbacterial regional lymphadenitis, regional lymphadenitis, cat-scratch disease, cat-scratch fever*

M-Ketten-Krankheit *f*: *s.u. H-Krankheit*; Ⓔ μ *chain disease*

MMR-Impfung *f*: Kombinationsimpfung gegen Masern*, Mumps* und Röteln*; Ⓔ *MMR vaccination, measles-mumps-rubella vaccination*

Mnelme *f*: Gedächtnis, Erinnerung; Ⓔ *mneme; memory*

mnelmisch *adj*: → *mnestisch*

mnesltisch *adj*: *Syn: mnemisch*; Gedächtnis betreffend; Ⓔ *mnemic, mnemenic, mnemonic*

MNSs-Blutgruppen *pl*: *Syn: MNSs-Blutgruppensystem*; Blutgruppensystem, das nur selten Transfusionszwischenfälle oder einen Morbus* haemolyticus neonatorum auslöst; Ⓔ *MN blood group system, MNSs blood group system, MN blood groups, MNSs blood groups*

Moldilollus (cochllelae) *f*: *Syn: Schneckenachse, Schneckenspindel*; knöcherne Achse der Innenohrschnecke; Ⓔ *modiolus, central columella of cochlea, central pillar of cochlea*

Moeller-Glossitis *f*: → *Moeller-Hunter-Glossitis*

Moeller-Hunter-Glossitis *f*: *Syn: Hunter-Glossitis, Moeller-Glossitis, Glossitis Möller-Hunter, Möller-Glossitis, Möller-Hunter-Glossitis, Glossitis atrophicans*; atrophische Glossitis* als Begleiterscheinung von Anämien oder Lebererkrankungen; Ⓔ *Moeller's glossitis, Hunter's glossitis, atrophic glossitis, bald tongue*

Molgilgralfie, -gralphie *f*: *Syn: Schreibkrampf, Graphospasmus*; durch Überbelastung der Handmuskeln beim Schreiben auftretender Krampf; Ⓔ *mogigraphia, writer's cramp, writer's paralysis, writer's spasm, scriveners' palsy*

Molgillallie *f*: Sprachstörung; Ⓔ *stuttering, stammering, mogilalia, molilalia*

Mol *nt*: Basiseinheit der Stoffmenge; Ⓔ *mole, gram-molecular weight, gram molecule, grammole*

Molla *f*: → *Mole*

Mola carnosa: *s.u. Blutmole*; Ⓔ *blood mole, carneous mole, fleshy mole*

Mola hydatidosa: *Syn: Blasenmole*; Entartung der Plazentazotten mit Bildung traubengroßer heller Bläschen; kann zu einem Chorionkarzinom entarten; Ⓔ *hydatid mole, hydatidiform mole, vesicular mole, cystic mole*

Mola sanguinolenta: *s.u. Blutmole*; Ⓔ *blood mole, carneous mole, fleshy mole*

mo|lal *adj*: Molalität betreffend; Ⓔ *molal*

Mo|la|li|tät *f*: Konzentration eines Stoffes in Mol pro Kilogramm Lösungsmittel; Ⓔ *molality*

Mo|lar *m*: *Syn: Dens molaris*; Mahlzahn, großer Backenzahn; Ⓔ *molar tooth, molar, multicuspid tooth, cheek tooth*

dritter Molar: *Syn: Dens serotinus, Dens molaris tertius*; Weisheitszahn; Ⓔ *wisdom tooth, third molar, third molar tooth*

mo|lar *adj*: **1.** (*chem.*) Molarität betreffend **2.** Molar(en) betreffend; Ⓔ **1.** *molar* **2.** *relating to a molar tooth, molar*

Mo|la|ri|tät *f*: Konzentration eines Stoffes in Mol pro Liter Lösungsmittel; Ⓔ *molarity*

Mo|le *f*: *Syn: Mola*; entartete Frucht; Ⓔ *mole*

Mo|le|kül *nt*: aus zwei oder mehreren Atomen bestehende chemische Verbindung; Ⓔ *molecule*

mo|le|ku|lar *adj*: Molekül(e) betreffend, zum Molekül gehörend; Ⓔ *relating to molecules, molecular*

Mo|le|ku|lar|di|u|re|se *f*: *Syn: osmotische Diurese*; durch osmotisch wirksame Substanzen verursachte Diurese*; Ⓔ *osmotic diuresis*

Mo|le|ku|lar|krank|heit *f*: *Syn: molekulare Krankheit*; Krankheit, die durch eine Veränderung der genetischen Information und der Bildung fehlerhafter Proteine verursacht wird; Ⓔ *molecular disease*

Mo|len|ei *nt*: *Syn: Windei, Abortivei*; Ei, das keine Keimanlage enthält oder sich nur für wenige Wochen weiterentwickelt; Ⓔ *blighted ovum*

Moll-Drüsen *pl*: *Syn: Wimperndrüsen, Glandulae ciliares*; apokrine Schweißdrüsen am Lidrand; Ⓔ *Moll's glands, ciliary glands (of conjunctiva)*

Möller-Barlow-Krankheit *f*: *Syn: rachitischer Säuglingsskorbut*; Vitamin C-Mangel bei Kindern, der zu rachitis-artigen Symptomen führt; Ⓔ *Barlow's disease, Cheadle's disease, scurvy rickets, infantile scurvy, hemorrhagic rickets, hemorrhagic scurvy, acute rickets*

Möller-Hunter-Glossitis *f*: →*Moeller-Hunter-Glossitis*

Mol|lus|cum *nt*: weicher Hauttumor; Ⓔ *molluscum*

Molluscum contagiosum: *Syn: Dellwarze, Epithelioma contagiosum/molluscum*; durch Viren [**Molluscum contagiosum-Virus**] verursachte gutartige Hauterkrankung mit typischen, zentral eingedellten Knötchen; Ⓔ *molluscum contagiosum*

Molluscum pseudocarcinomatosum: →*Molluscum sebaceum*

Molluscum sebaceum: *Syn: Keratoakanthom, selbstheilendes Stachelzellkarzinom, selbstheilender Stachelzellkrebs, Molluscum pseudocarcinomatosum*; v.a. Hände und Gesicht befallender, gutartiger Hauttumor älterer Patienten, der sich spontan zurückbildet; Ⓔ *keratoacanthoma, multiple self-healing squamous epithelioma*

Mo|lyb|dän *nt*: essentielles Spurenelement der Chromgruppe; Bestandteil wichtiger Enzyme; Ⓔ *molybdenum*

Mon-, mon- *präf.*: →*Mono-*

Monakow-Bündel *nt*: *Syn: Tractus rubrospinalis*; Fasern vom Nucleus* ruber zum Mittelhirn; Ⓔ *Monakow's tract, Monakow's bundle Monakow's fasciculus, rubrospinal tract, extrapyramidal motor fasciculus*

Mon|ar|thri|tis *f, pl* **-tiden**: *Syn: monartikuläre Gelenkentzündung, monoartikuläre Gelenkentzündung*; auf den Befall eines Gelenkes beschränkte Arthritis*; Ⓔ *inflammation of a single joint, monarthritis*

mon|ar|thri|tisch *adj*: Monarthritis betreffend, von ihr betroffen oder gekennzeichnet; Ⓔ *relating to or marked by monarthritis, monarthritic*

mon|ar|ti|ku|lär *adj*: *Syn: monoartikulär*; nur ein Gelenk betreffend, auf ein Gelenk beschränkt; Ⓔ *relating to a single joint, monarthritic, monarticular, monoarticular, uniarticular*

Mon|a|the|to|se *f*: *Syn: Monoathetose*; auf ein Glied beschränkte Athetose*; Ⓔ *monathetosis*

Mo|nats|zy|klus *m*: →*Menstruationszyklus*

mon|au|ral *adj*: *Syn: monoaural*; nur ein Ohr oder das Gehör auf einer Seite betreffend; Ⓔ *monaural, monotic, uniaural*

mon|a|xi|al *adj*: einachsig, uniaxial; Ⓔ *monaxial*

Mönckeberg-Mediasklerose *f*: *Syn: Mönckeberg-Sklerose, Mönckeberg-Mediaverkalkung*; vorwiegend Männer und Patienten mit Diabetes* mellitus betreffende, spangenförmige Verkalkung der Tunica* media von Extremitätenarterien mit Ausbildung sog. **Gänsegurgelarterien**; Ⓔ *Mönckeberg's sclerosis, Mönckeberg's arteriosclerosis, Mönckeberg's calcification, Mönckeberg's degeneration, Mönckeberg's mesarteritis, Mönckeberg's medial calcification*

Mönckeberg-Mediaverkalkung *f*: →*Mönckeberg-Mediasklerose*

Mönckeberg-Sklerose *f*: →*Mönckeberg-Mediasklerose*

Mond|bein *nt*: *Syn: Os lunatum*; mondförmiger Handwurzelknochen; Ⓔ *lunare, lunate, lunate bone, intermediate carpal bone, intermediate bone, semilunar bone*

Mond|ge|sicht *nt*: *Syn: Facies lunata*; volles, rundes Gesicht; Ⓔ *moon facies, moon-shaped face, moon face, broadish face*

Monge-Krankheit *f*: chronische Höhenkrankheit*; Ⓔ *Monge's disease, Andes' disease, chronic mountain sickness, mountain sickness, altitude erythremia, chronic stroke*

Mon|gol|len|fal|te *f*: Epikanthus*, Plica palpebronasalis; Ⓔ *palpebronasal fold, epicanthal fold, mongolian fold, epicanthus*

Mon|gol|is|mus *m*: *Syn: Down-Syndrom, Trisomie 21, Trisomie 21-Syndrom*; durch eine Trisomie* von Chromosom 21 verursachtes Syndrom mit variabler geistiger Behinderung und körperlichen Fehlbildungen [Minderwuchs, Brachyzephalie*, tiefsitzende Ohren, Epikanthus*]; häufigste Chromosomenaberration, die mit dem Alter der Mutter bei der Geburt korreliert; Ⓔ *Down's disease, Down's syndrome, trisomy 21 syndrome, Kalmuk type, Kalmuck type*

Mo|ni|le|thri|chie *f*: →*Monilethrix*

Mo|ni|le|thrix *f*: *Syn: Spindelhaare, Monilethrichie, Monilethrix-Syndrom, Aplasia pilorum intermittens*; angeborene Störung des Haarwachstums mit unregelmäßiger Verdickung und Verdünnung der Haare; Ⓔ *beaded hair, moniliform hair, monilethrix*

Monilethrix-Syndrom *nt*: →*Monilethrix*

Mo|ni|lia *f*: veraltet für →*Candida*; Ⓔ *Monilia*

Mo|ni|li|a|sis *f, pl* **-ses**: →*Candidose*

Mo|ni|li|o|se *f*: →*Candidose*

Mono-, mono- *präf.*: Wortelement mit der Bedeutung „einzel/allein/einfach"; Ⓔ *single, mon(o)-, uni-*

mo|no|a|min|erg *adj*: auf Monoamine als Transmitter ansprechend; Ⓔ *monoaminergic, monaminergic*

Mo|no|a|mi|no|o|xi|da|se *f*: →*Monoaminoxidase*

Mo|no|a|mi|no|o|xi|da|se|hemm|mer *pl*: →*Monoaminoxidasehemmer*

Mo|no|a|min|o|xi|da|se *f*: *Syn: Monoaminooxidase, Adrenalinoxidase, Tyraminoxidase, Tyraminase*; Enzym, das die Oxidation von primären, sekundären und tertiären Aminen katalysiert; Ⓔ *monoamine oxidase, tyramine*

oxidase, amine oxidase (flavin-containing)
Molnolalminlolxildalselhemlmer *pl*: ***Syn:*** *Monoaminooxidasehemmer, MAO-Hemmer*; Substanzen, die die Monoaminoxidase und damit den Abbau von Noradrenalin, Dopamin und Serotonin hemmen; Ⓔ *monoamine oxidase inhibitors*
Molnolalminlulrie *f*: Monoaminausscheidung im Harn; Ⓔ *monoaminuria*
molnolarltilkullär *adj*: →*monartikulär*
Molnolaltheltolse *f*: →*Monathetose*
molnolaulral *adj*: →*monaural*
Molnolbralchie *f*: Ausbildung von nur einem Arm, angeborene Einarmigkeit; Ⓔ *monobrachia*
Molnolchlorlälthyllen *nt*: Vinylchlorid*; Ⓔ *vinyl chloride*
molnolcholrilal *adj*: (*Zwillinge*) nur eine Zottenhaut/ein Chorion besitzend; Ⓔ *monochorial, monochorionic*
molnolchrom *adj*: ***Syn:*** *monochromatisch*; einfarbig; Ⓔ *monochromatic, monochroic, monochromic*
Molnolchrolmalsie *f*: ***Syn:*** *Achromatopie, Achromatopsie*; (totale) Farbenblindheit; Ⓔ *monochromasy, monochromasia, monochromatism, color blindness, total color blindness, complete achromatopsy, complete monochromasy, typical achromatopsy, typical monochromasy, achromatic vision, achromatism, achromatopsia, achromatopsy, acritochromacy*
molnolchrolmaltisch *adj*: ***Syn:*** *monochrom*; einfarbig; Ⓔ *monochromatic, monochroic, monochromic, homochromatic, homochrome*
Monlolcullus *m*: einseitiger Augenverband; Ⓔ *monoculus*
molnoldakltyl *adj*: einfingrig, einzehig; Ⓔ *monodactylous*
Molnoldakltyllie *f*: angeborene Einfingrigkeit oder Einzehigkeit; Ⓔ *monodactyly, monodactylia, monodactylism*

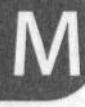

molnolelnerlgeltisch *adj*: (*Strahlung*) von einer Wellenlänge; Ⓔ *monoenergetic*
molnolfakltolrilell *adj*: ***Syn:*** *unifaktoriell*; nur durch einen Faktor bedingt; Ⓔ *monofactorial*
molnolfil *adj*: aus einem Faden bestehend, einfädig, nicht geflochten; Ⓔ *monofilament*
molnolgen *adj*: nur ein Gen betreffend, durch ein Gen bedingt; Ⓔ *monogenic*
Molnolgelnelse *f*: ***Syn:*** *Monogenie*; Entstehung von nur weiblichen oder nur männlichen Nachkommen; Ⓔ *monogenesis*
Molnolgelnie *f*: →*Monogenese*
molnolglanldullär *adj*: nur eine Drüse/Glandula betreffend; Ⓔ *uniglandular*
molnolhyblrid *adj*: nur in einem Gen hybrid; Ⓔ *monohybrid*
Molnolhyldrolxylbenlzol *nt*: ***Syn:*** *Phenol, Karbolsäure, Acidum carbolicum*; aus Kohle gewonnenes Benzolderivat mit antiseptischer Wirkung; Ⓔ *oxybenzene, hydroxybenzene, phenylic alcohol, phenol, carbolic acid, phenic acid, phenylic acid*
Molnolhyldrolxylchollanlsäulre *f*: Gallensäure; Ⓔ *lithocholic acid*
Molnolinlfekltilon *f*: ***Syn:*** *Reininfektion*; Infektion mit nur einem Erreger; Ⓔ *monoinfection*
Molnolkarlbonlsäulre *f*: Carbonsäure* mit einer Carboxylgruppe; Ⓔ *monocarboxylic acid*
Molnolkellhämaltom *nt*: einseitiges Brillenhämatom*; Ⓔ *eyeglass hemorrhage*
Molnolkilne *pl*: von Monozyten gebildete Zytokine*; Ⓔ *monokines*
molnolklolnal *adj*: von einer Zelle oder einem Zellklon abstammend; Ⓔ *monoclonal*
molnolkonldyllär *adj*: nur eine Kondyle betreffend; Ⓔ *relating to or involving a single condyle, unicondylar*
monlolkullar *adj*: ***Syn:*** *einäugig, monokulär, uniokulär*; nur ein Auge betreffend, nur für ein Auge; Ⓔ *relating to or affecting one eye, monocular, uniocular*
monlolkullär *adj*: →*monokular*
Molnolmalnie *f*: Einzelwahn, fixe Idee; Ⓔ *monomania*
molnolmer *adj*: einzel vorliegend; Ⓔ *monomeric*
Molnolmelre *nt*: Einzelmoleküle, aus denen Oligo- und Polymere* entstehen; Ⓔ *monomers*
molnolmollelkullar *adj*: nur aus einem Molekül bestehend; Ⓔ *monomolecular, unimolecular*
molnolmorph *adj*: Monomorphie betreffend, nur in einer Form/Gestalt vorliegend, gleichgestaltet; Ⓔ *monomorphous, monomorphic*
Molnolmorlphie *f*: ***Syn:*** *Eingestaltigkeit, Monomorphismus*; Vorliegen in einer konstanten Form/Gestalt; Ⓔ *monomorphism*
Molnolmorlphislmus *m*: →*Monomorphie*
Monlomlphallus *m*: Doppelfehlbildung mit nur einer Nabelschnur; Ⓔ *monomphalus*
Molnolmylolplelgie *f*: isolierte Lähmung eines Muskels; Ⓔ *monomyoplegia*
Molnolmylolsiltis *f, pl* **-tilden**: auf den Befall eines Muskels beschränkte Myositis*; Ⓔ *inflammation of a single muscle, monomyositis*
molnolmylolsiltisch *adj*: Monomyositis betreffend, von ihr betroffen oder gekennzeichnet; Ⓔ *relating to or marked by monomyositis*
Molnolnarlkolse *f*: Allgemeinnarkose durch ein Anästhetikum*; Ⓔ *monoanesthesia*
molnolneulral *adj*: nur einen Nerv betreffend; Ⓔ *mononeural, mononeuric*
Molnolneurlallgie *f*: Neuralgie* eines einzelnen Nerven; Ⓔ *mononeuralgia*
Molnolneulriltis *f, pl* **-tilden**: Neuritis* eines einzelnen Nerven; Ⓔ *inflammation of a single nerve, mononeuritis*
molnolneulriltisch *adj*: Mononeuritis betreffend, von ihr betroffen oder gekennzeichnet; Ⓔ *relating to or marked by mononeuritis, mononeuritic*
Molnolneulrolpalthie *f*: Erkrankung eines einzelnen Nerven; Ⓔ *mononeuropathy*
Molnolnulclelolsis *f, pl* **-ses**: ***Syn:*** *Mononukleose*; Erhöhung mononukleärer Leukozyten im peripheren Blut; Ⓔ *mononuclear leukocytosis, mononucleosis*
Mononucleosis infectiosa: ***Syn:*** *infektiöse Mononukleose, Pfeiffer-Drüsenfieber, Drüsenfieber*; durch das Epstein-Barr-Virus* hervorgerufene, weltweit auftretende Infektionskrankheit; die Übertragung erfolgt durch Tröpfchen- oder Kontaktinfektion [kissing disease]; klinisch imponiert ein fieberhafter Verlauf mit Monozytenangina*, Lymphknotenschwellung, Leber-Milz-Vergrößerung und Leukozytose [buntes Blutbild]; Ⓔ *glandular fever, Pfeiffer's glandular fever, mononucleosis, Pfeiffer's disease, Filatov's disease, kissing disease, infectious mononucleosis*
molnolnulklelär *adj*: (*Blutzelle*) nur einen Kern/Nukleus besitzend; Ⓔ *mononuclear, mononucleate, uninuclear, uninucleated*
Molnolnulklelolse *f*: **1.** ***Syn:*** *Mononucleosis*; Erhöhung mononukleärer Leukozyten im peripheren Blut **2.** →*Mononucleosis infectiosa*; Ⓔ **1.** *mononuclear leukocytosis, mononucleosis* **2.** →*Mononucleosis infectiosa*
infektiöse Mononukleose: →*Mononucleosis infectiosa*
Paul-Bunnel-negative infektiöse Mononukleose: ***Syn:*** *CMV-Mononukleose, Zytomegalievirusmononukleose*; zum Zytomegalie-Syndrom* gehörende Speicheldrüsenentzündung, die nur schwer von der klassischen infektiösen Mononukleose* abgrenzbar ist; Ⓔ *cytomegalovirus mononucleosis*
Molnolpalrallylse *f*: →*Monoplegie*
Molnolpalrelse *f*: motorische Schwäche einer Gliedmaße; Ⓔ *monoparesis*
molnolpaltholphob *adj*: Monopathophobie betreffend, durch sie gekennzeichnet; Ⓔ *relating to or marked by*

monopathophobia, monopathophobic

Mo|no|pa|tho|pho|bie *f*: krankhafte Angst vor einer bestimmten organischen Krankheit; Ⓔ *irrational fear of one specific disease, alone monopathophobia*

mo|no|phob *adj*: Monophobie betreffend, durch sie gekennzeichnet; Ⓔ *relating to or marked by monophobia, monophobic*

Mo|no|pho|bie *f*: krankhafte Angst vor dem Alleinsein; Ⓔ *irrational fear of solitude or of being alone, monophobia*

Mo|no|ple|gie *f*: *Syn: Monoparalyse*; Lähmung einer Gliedmaße; Ⓔ *monoplegia*

mo|no|po|dal *adj*: Monopodie betreffend, von ihr betroffen oder gekennzeichnet; Ⓔ *relating to monopodia, monopodial*

Mo|no|po|die *f*: *Syn: monopodale Symmelie*; Fehlbildung mit nur einem Fuß; Ⓔ *monopodia*

mo|no|po|lar *adj*: *Syn: einpolig, unipolar*; (*Nervenzelle*) mit nur einem Pol versehen; Ⓔ *unipolar*

mon|or|chid *adj*: Monorchismus betreffend, mit nur einem Hoden; Ⓔ *monorchidic, monorchid*

Mon|or|chi|die *f*: →*Monorchie*

Mon|or|chi|dis|mus *m*: →*Monorchie*

Mon|or|chie *f*: *Syn: Monorchidie, Monorchidismus, Monorchismus*; angeborenes Fehlen eines Hodens; Ⓔ *monorchism, monorchia, monorchidism*

Mon|or|chis|mus *m*: →*Monorchie*

mo|no|re|nal *adj*: nur eine Niere betreffend; Ⓔ *mononephrous*

Mo|no|sac|cha|rid *nt*: *Syn: Einfachzucker, Monose*; einfacher, aus nur einem Molekül bestehender Grundkörper der Kohlenhydrate; Ⓔ *simple sugar, monosaccharide, monosaccharose, monose*

Mo|no|se *f*: →*Monosaccharid*

Mo|no|som *nt*: einzelnes Chromosom bei Monosomie; Ⓔ *monosome, unpaired allosome, unpaired chromosome, accessory chromosome, odd chromosome, heterotropic chromosome*

Mo|no|so|mie *f*: **1.** Chromosomenanomalie mit Fehlen eines Chromosoms **2.** Doppelfehlbildung mit nur einem Körperstamm; Ⓔ **1.** *monosomy* **2.** *monosomia*

mo|no|spe|zi|fisch *adj*: (*Antikörper*) nur mit einem Antigen reagierend; Ⓔ *monospecific*

mon|os|to|tisch *adj*: nur einen Knochen betreffend, auf einen Knochen beschränkt; Ⓔ *relating to or involving a single bone, monostotic*

mo|no|symp|to|ma|tisch *adj*: nur ein Symptom aufweisend; Ⓔ *monosymptomatic*

mo|no|sy|nap|tisch *adj*: nur eine Synapse umfassend; Ⓔ *monosynaptic*

mo|no|ton *adj*: eintönig, (ermüdend) einförmig, gleichförmig; Ⓔ *monotonous, repetitious*

mo|no|trich *adj*: (*biolog.*) mit nur einer Geißel; Ⓔ *monotrichous, monotrichate, monotrichic, uniflagellate*

mo|no|va|lent *adj*: *Syn: einwertig, univalent*; mit nur einer Valenz; Ⓔ *monovalent, univalent*

mon|o|vu|lär *adj*: *Syn: eineiig*; (*Zwillinge*) aus einer Eizelle/einem Ovum entstanden; Ⓔ *monovular, uniovular, unioval*

mo|no|zel|lu|lär *adj*: *Syn: einzellig, unizellulär*; aus einer Zelle bestehend; Ⓔ *monocellular, monocelled, unicellular*

mo|no|zen|tral *adj*: *Syn: monozentrisch, unizentral, unizentrisch*; nur ein Zentrum betreffend oder besitzend; Ⓔ *unicentral, unicentric*

mo|no|zen|trisch *adj*: →*monozentral*

mo|no|zy|got *adj*: (*Zwillinge*) eineiig; Ⓔ *monozygotic, monozygous, enzygotic*

mo|no|zy|klisch *adj*: mit nur einem Ring; Ⓔ *monocyclic*

mo|no|zy|tär *adj*: Monozyten oder die monozytäre Reihe betreffend; Ⓔ *relating to monocytes, monocytic*

Mo|no|zy|ten *pl*: *Syn: mononukleäre Phagozyten*; große einkernige Leukozyten des peripheren Blutes, die zu Phagozytose* und Migration befähigt sind; die Monozytengranula sind reich an Hydrolasen und Peroxidasen; Ⓔ *monocytes, blood macrophages*

Mo|no|zy|ten|an|gi|na *f*: meist als Initialphase der Mononucleosis* infectiosa auftretende Angina* mit Monozytenvermehrung; Ⓔ *monocytic angina*

Mo|no|zy|ten|leu|kä|mie *f*: *Syn: akute monozytäre Leukämie*; Unterform der akuten myeloischen Leukämie*; Ⓔ *medium-cell histiocytosis, monocytic leukemia, histiocytic leukemia, leukemic reticulosis*

Monozyten-Makrophagen-System *nt*: Oberbegriff für alle phagozytoseaktiven Zellen, die sich von den Monozyten ableiten; Ⓔ *mononuclear phagocyte system*

mo|no|zy|to|id *adj*: monozytenartig, monozytenförmig; Ⓔ *monocytoid*

Mo|no|zy|to|pe|nie *f*: Verminderung der Monozytenzahl im peripheren Blut; Ⓔ *monocytic leukopenia, monocytopenia, monopenia*

Mo|no|zy|to|po|e|se *f*: *Syn: Monozytopoiese*; Monozytenbildung; Ⓔ *monocytopoiesis, monopoiesis*

Mo|no|zy|to|se *f*: Vermehrung der Monozyten im peripheren Blut; Ⓔ *monocytosis, monocytic leukocytosis*

Monro-Foramen *nt*: *Syn: Foramen interventriculare, Foramen Monroi*; Öffnung zwischen III. Ventrikel und Seitenventrikel; Ⓔ *Monro's foramen, interventricular foramen*

Mons pubis/veneris *m*: *Syn: Schamhügel, Schamberg, Venushügel*; durch subkutanes Fettgewebe gebildeter Wulst vor und oberhalb der Beckensymphyse der Frau; Ⓔ *mons pubis, mons veneris*

Mons|tro|si|tas *f, pl* **-ta|tes**: *Syn: Monstrum*; Fehlbildung, Missgeburt; Ⓔ *monster, monstrosity, monstrum*

Mons|trum *nt, pl* **-tra**: →*Monstrositas*

Monstrum duplex: *Syn: Doppelfehlbildung, Duplicitas, Doppelmissbildung*; durch eine Verdopplung und unvollständige Trennung von Embryonalanlagen entstandenes Individuum; Ⓔ *double monster, twin monster, duplicitas*

Monteggia-Fraktur *f*: *Syn: Monteggia-Subluxationsfraktur*; proximale Ulnafraktur mit Luxation des Radiusköpfchens; Ⓔ *Monteggia's fracture, Monteggia's injury, Monteggia's fracture-dislocation, parry fracture*

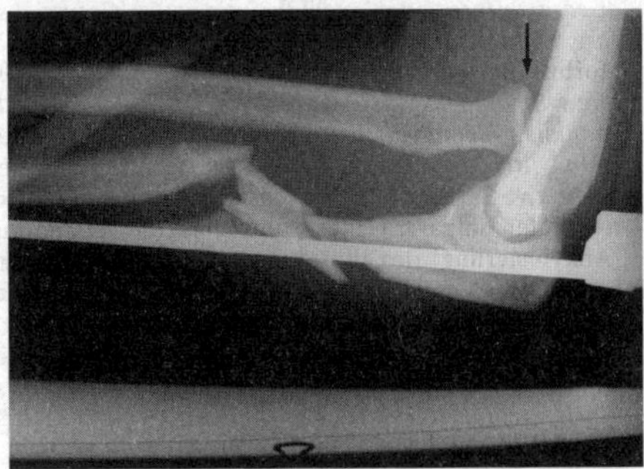

Abb. 57. Monteggia-Fraktur

Monteggia-Subluxationsfraktur *f*: →*Monteggia-Fraktur*

Montezumas Rache *f*: *Syn: Reisediarrhö, Turista*; meist durch kontaminierte Lebensmittel und Wasser übertragene Durchfallerkrankung durch verschiedenste Bakterien [Escherichia coli, Salmonellen, Shigellen], die Reisende in südliche Länder befällt; Ⓔ *traveler's diarrhea, turista*

Montgomery-Drüsen *f*: →*Montgomery-Knötchen*

Montgomery-Knötchen *pl*: *Syn: Warzenvorhofdrüsen, Montgomery-Drüsen, Glandulae areolares*; apokrine

Schweißdrüsen im Warzenvorhof der Brust; Ⓔ *Montgomery's tubercles, Montgomery's glands, areolar glands*

Moos-Fuß *m*: *s.u. Chromomykose*; Ⓔ *mossy foot*

Mo|ra|xel|la *f*: Gattung gramnegativer, unbeweglicher Stäbchen; Ⓔ *Moraxella*

Moraxella lacunata: ***Syn:*** *Diplobakterium Morax-Axenfeld*; paarig auftretendes Stäbchenbakterium; Erreger der Diplobazillenkonjunktivitis*; Ⓔ *Morax-Axenfeld bacillus, diplococcus of Morax-Axenfeld, diplobacillus of Morax-Axenfeld, Moraxella lacunata, Haemophilus duplex*

mor|bid *adj*: erkrankt, krankhaft, krank, pathologisch, kränklich; Ⓔ *morbid, diseased, pathologic*

Mor|bi|di|tät *f*: Krankheitshäufigkeit, Erkrankungsrate; Ⓔ *morbidity, morbility, morbidity rate, sickness rate*

Mor|bil|li *pl*: ***Syn:*** *Masern*; stark kontagiöse Infektionskrankheit mit typischem Exanthem [Masernexanthem*]; hinterlässt nach Abheilung eine lebenslange Immunität; Ⓔ *rubeola, morbilli, measles*

mor|bil|li|form *adj*: masernähnlich; Ⓔ *morbilliform*

Mor|bil|li|vi|rus *nt, pl* **-ren**: ***Syn:*** *Masernvirus*; weltweit verbreitetes Paramyxovirus; Erreger der Masern*; Ⓔ *Morbillivirus, measles virus*

Mor|bus *m, pl* **-bi**: ***Syn:*** *Krankheit, Erkrankung*; durch subjektive oder objektive Symptome gekennzeichnete körperliche, geistige oder seelische Veränderung oder Störung; Ⓔ *morbus, disease, illness, sickness*

Morbus Addison: ***Syn:*** *Addison-Krankheit, Bronzekrankheit, Bronzehautkrankheit, primäre chronische Nebenniereninsuffizienz, primäre chronische Nebennierenrindeninsuffizienz*; durch eine fehlende oder verminderte Hormonproduktion der Nebennierenrinde ausgelöstes Krankheitsbild mit u.a. Müdigkeit, Schwäche, Gewichtsverlust und Hyperpigmentierung der Haut; Ⓔ *Addison's disease, bronzed disease, chronic adrenocortical insufficiency*

Morbus Bang: ***Syn:*** *Febris undulans Bang*; durch **Brucella abortus**-Arten hervorgerufene Brucellose* des Menschen mit undulierendem Fieber; Ⓔ *Bang's disease*

Morbus Basedow: ***Syn:*** *Basedow-Krankheit*; Autoimmunerkrankung der Schilddrüse mit Hyperthyreose und evtl. Struma und Exophthalmus; Ⓔ *Basedow's disease, diffuse goiter, exophthalmic goiter, Graves' disease, Flajani's disease, March's disease, Marsh's disease*

Morbus Bechterew: ***Syn:*** *Bechterew-Krankheit, Bechterew-Strümpell-Marie-Krankheit, Marie-Strümpell-Krankheit, Spondylarthritis ankylopoetica/ankylosans, Spondylitis ankylopoetica/ankylosans*; chronische degenerative Entzündung des Achsenskeletts und der Extremitäten unklarer Genese; typisch ist die Versteifung [Ankylosierung] des Iliosakralgelenkes und der Wirbelsäule; Ⓔ *Bekhterev's arthritis, ankylosing spondylitis, Bekhterev's disease, Bechterew's disease, Marie's disease, Marie-Strümpell disease, Strümpell's disease, Strümpell-Marie disease, Marie-Strümpell spondylitis, Marie-Strümpell syndrome, rheumatoid spondylitis, rhizomelic spondylosis, poker back*

Morbus Besnier: → *endogenes Ekzem*

Morbus Besnier-Boeck-Schaumann: → *Morbus Boeck*

Morbus Biermer: ***Syn:*** *perniziöse Anämie, Biermer-Anämie, Addison-Anämie, Perniziosa, Perniciosa, Anaemia perniciosa, Vitamin B_{12}-Mangelanämie*; durch Vitamin B_{12}-Mangel hervorgerufene megaloblastäre Anämie*; Ⓔ *Biermer's disease, Biermer's anemia, Biermer-Ehrlich anemia, Addison-Biermer disease, Addison's anemia, Addison-Biermer anemia, addisonian anemia, cytogenic anemia, malignant anemia, pernicious anemia*

Morbus Boeck: ***Syn:*** *Sarkoidose, Boeck-Sarkoid, Morbus Besnier-Boeck-Schaumann, Besnier-Boeck-Schaumann-Krankheit, benigne Lymphogranulomatose, benignes Miliarlupoid, Lymphogranulomatosa benigna*; ätiologisch ungeklärte, familiär gehäuft auftretende Systemerkrankung mit Granulomen der Haut, innerer Organe [Milz, Leber, Lunge] und mediastinaler und peripherer Lymphknoten; Ⓔ *Boeck's disease, Boeck's sarcoid, Besnier-Boeck disease, Besnier-Boeck-Schaumann disease, Besnier-Boeck-Schaumann syndrome, Schaumann's disease, Schaumann's syndrome, Schaumann's sarcoid, sarcoidosis, sarcoid, benign lymphogranulomatosis*

Morbus Bourneville: ***Syn:*** *tuberöse Hirnsklerose, tuberöse Sklerose, Bourneville-Syndrom, Bourneville-Pringle-Syndrom, Epiloia*; autosomal-dominant vererbte, zu den Phakomatosen* gehörende Erkrankung mit epileptischen Anfällen, psychomotorischer Retardierung*, intrakraniellen Verkalkungen, Adenoma* sebaceum und knotigen Tumoren verschiedener Organe [Herz, Niere, Retina]; Ⓔ *Bourneville's disease, tuberous sclerosis (of brain), epiloia*

Morbus Bowen: ***Syn:*** *Bowen-Krankheit, Bowen-Dermatose, Dyskeratosis maligna*; intraepidermal wachsende Präkanzerose* der Haut lichtexponierter Areale [Gesicht, Hände, Nacken]; kann in ein Bowen-Karzinom* übergehen; Ⓔ *Bowen's disease, Bowen's precancerous dermatitis, precancerous dermatitis*

Morbus Brill-Symmers: ***Syn:*** *Brill-Symmers-Syndrom, großfollikuläres Lymphom, großfollikuläres Lymphoblastom, zentroblastisch-zentrozytisches (malignes) Lymphom*; zu den Non-Hodgkin-Lymphomen* gerechnete Lymphknotenerkrankung mit Leber- und Milzschwellung, Aszites* und Schwellung im Bereich der Ohrspeicheldrüse; Ⓔ *Brill-Symmers disease, Symmers' disease, nodular lymphoma, centroblastic-centrocytic malignant lymphoma, follicular lymphoma, giant follicular lymphoma, giant follicle lymphoma, nodular poorly-differentiated lymphoma*

Morbus Caffey: ***Syn:*** *Caffey-Syndrom, Caffey-Silverman-Syndrom, Caffey-de Toni-Syndrom, Caffey-Smith-Syndrom, Hyperostosis corticalis infantilis, infantile kortikale Hyperostose*; ätiologisch unklare Erkrankung des Kleinkindalters; typisch sind schmerzhafte Weichteilschwellung und asymmetrische kortikale Hyperostosen von Unterkiefer, Schlüsselbeinen und Ulna; heilt i.d.R. nach Ablauf mehrerer Schübe ohne bleibende Schäden ab; Ⓔ *Caffey's disease, Caffey's syndrome, Caffey-Silverman syndrome, infantile cortical hyperostosis*

Morbus Ceelen: ***Syn:*** *primäre/idiopathische Lungenhämosiderose, idiopathische Lungensiderose, Ceelen-Gellerstedt-Syndrom*; Lungenerkrankung mit rezidivierenden Blutungen in die Alveolarsepten und Alveolen; dadurch kommt es zu Eisenablagerung und Entwicklung einer fortschreitenden Lungenfibrose*; Ⓔ *Ceelen's disease, Ceelen-Gellerstedt syndrome, primary pulmonary hemosiderosis, idiopathic pulmonary hemosiderosis*

Morbus Coats: ***Syn:*** *Coats-Syndrom, Retinitis haemorrhagica externa, Retinitis exsudativa (externa)*; seltene, von angeborenen Gefäßanomalien begünstigte Netzhautschädigung mit grauweißem Exsudat; Ⓔ *Coats' disease, Coats' retinitis, external exudative retinopathy*

Morbus Crohn: ***Syn:*** *Crohn-Krankheit, Enteritis regionalis Crohn, Enteritis regionalis, Ileitis regionalis/terminalis, Ileocolitis regionalis/terminalis*; multifaktoriell bedingte [u.a. immunologisch, genetisch], alle Wandschichten betreffende granulomatöse Entzündung, die meist die unteren Ileumabschnitte [evtl. auch höhere Darmbezirke und auch das Kolon] befällt; Ⓔ *Crohn's disease, regional enteritis, regional enterocolitis, regional ileitis, granulomatous ileocolitis, granulo-*

M

matous enteritis, transmural granulomatous enteritis, transmural granulomatous ileocolitis, segmental enteritis, chronic cicatrizing enteritis, distal ileitis, terminal enteritis, terminal ileitis

Morbus Cushing: *s.u. Cushing-Syndrom*; Ⓔ *pituitary basophilism, Cushing's disease, Cushing's syndrome, Cushing's basophilism*

Morbus Duhring-Brocq: *Syn: Duhring-Krankheit, Dermatitis herpetiformis Duhring, Hidroa mitis et gravis, Hidroa bullosa/herpetiformis/pruriginosa*; chronisch-rezidivierende Autoimmunerkrankung* mit herpetiformer Anordnung der Effloreszenzen*; Ⓔ *Duhring's disease, dermatitis herpetiformis*

Morbus Durand-Nicolas-Favre: *Syn: Lymphogranuloma inguinale/venereum, Lymphopathia venerea, klimatischer Bubo, vierte Geschlechtskrankheit, Poradenitis inguinalis*; durch Chlamydia* trachomatis hervorgerufene Geschlechtskrankheit*; kennzeichnend ist die ausgeprägte Schwellung der Leistenlymphknoten; Ⓔ *Durand-Nicolas-Favre disease, Favre-Durand-Nicolas disease, Favre-Nicolas-Durand disease, fifth venereal disease, fourth venereal disease, Frei's disease, Nicolas-Favre disease, sixth venereal disease, tropical bubo, lymphogranuloma venereum, lymphogranuloma inguinale, lymphopathia venereum, poradenolymphitis, poradenitis nostras, poradenitis venerea, climatic bubo, donovanosis, pudendal ulcer*

Morbus Fabry: *Syn: Fabry-Syndrom, hereditäre Thesaurismose Ruiter-Pompen-Weyers, Ruiter-Pompen-Weyers-Syndrom, Thesaurismosis hereditaria lipoidica, Angiokeratoma corporis diffusum (Fabry), Angiokeratoma universale*; X-chromosomal vererbte Sphingolipidose* mit multiplen Angiokeratomen und Befall innerer Organe [Nieren, Herz-Kreislaufsystem]; der Befall der Niere führt meist zu terminaler Niereninsuffizienz; Ⓔ *Fabry's disease, hereditary dystopic lipidosis, ceramide trihexosidase deficiency, α-(D)-galactosidase A deficiency, diffuse angiokeratoma, glycolipid lipidosis, glycosphingolipidosis*

Morbus Flegel: *Syn: Hyperkeratosis lenticularis perstans (Flegel)*; wahrscheinlich autosomal-dominant vererbte, disseminierte, hyperkeratotische Papeln der Unterschenkel und des Fußrückens; Ⓔ *Flegel's disease, hyperkeratosis lenticularis perstans*

Morbus Fölling: *Syn: Fölling-Krankheit, Phenylketonurie, Brenztraubensäureschwachsinn, Oligophrenia phenylpyruvica*; autosomal-rezessive Enzymopathie*, die unbehandelt zu geistiger Behinderung und Störung der körperlichen Entwicklung führt; Ⓔ *Folling's disease, classical phenylketonuria, phenylalanine hydroxylase deficiency, phenylketonuria, phenylpyruvicaciduria, type I hyperphenylalaninemia*

Morbus Forestier: *Syn: Forestier-Krankheit, Forestier-Syndrom, hyperostotische Spondylose, Spondylosis hyperostotica*; meist ältere Patienten betreffende Hyperostose der (Brust-)Wirbelsäule mit ausgeprägter Spangenbildung; vermutlich durch Stoffwechselstörungen [Diabetes* mellitus, Hyperurikämie] ausgelöst; Ⓔ *Forestier's disease, senile ankylosing hyperostosis of spine*

Morbus Fröhlich: *Syn: Babinski-Fröhlich-Syndrom, Dystrophia adiposogenitalis, hypothalamisches Syndrom, hypothalamischer Symptomenkomplex*; bei Kindern auftretende plötzliche Fettsucht in Kombination mit Minderwuchs und Hypogonadismus*; Ⓔ *Babinski-Fröhlich syndrome, Fröhlich's syndrome, Launois-Cléret syndrome, adiposogenital degeneration, adiposogenital dystrophy, adiposogenital syndrome*

Morbus Gaucher: *Syn: Gaucher-Krankheit, Gaucher-Syndrom, Cerebrosidose, Glucozerebrosidose, Cerebrosidlipidose, Zerebrosidlipidose, Glykosylceramidlipidose, Lipoidhistiozytose vom Kerasintyp*; seltene, durch ein Fehlen der Glucocerebrosidase hervorgerufene Sphingolipidose* mit Einlagerung von Cerebrosiden in Zellen des retikulohistiozytären Systems; je nach Verlaufsform kommt es zu verschiedenen klinischen Bildern mit unterschiedlicher Prognose; Ⓔ *Gaucher's disease, Gaucher's splenomegaly, glucosylceramide lipidosis, cerebrosidosis, cerebroside lipidosis, cerebroside lipoidosis, familial splenic anemia, kerasin histiocytosis, glycosylceramide lipidosis*

Morbus Grover: *Syn: Grover-Krankheit, transitorische akantholytische Dermatose, transiente akantholytische Dermatose, benigne papulöse akantholytische Dermatose*; ätiologisch ungeklärte, transiente Hauterkrankung mit papulovesikulösen juckenden Effloreszenzen* und Akantholyse*; Ⓔ *Grover's disease, persistent acantholytic dermatosis*

Morbus Günther: *Syn: Günther-Krankheit, kongenitale erythropoetische Porphyrie, Porphyria erythropoietica congenita, Porphyria congenita Günther*; autosomal-rezessive Störung der Hämsynthese mit Rotfärbung der Zähne, hämolytischer Anämie* und Splenomegalie*; Ⓔ *Günther's disease, erythropoietic uroporphyria, congenital erythropoietic porphyria*

Morbus haemolyticus fetalis: →*Morbus haemolyticus neonatorum*

Morbus haemolyticus neonatorum: *Syn: Neugeborenenerythroblastose, fetale Erythroblastose, Erythroblastosis fetalis, Morbus haemolyticus fetalis*; immunhämolytische Anämie* von Feten oder Neugeborenen durch mütterliche Antikörper gegen die kindlichen Erythrozyten; meist [85 %] besteht eine ABO- oder Rhesusinkompatibilität; Ⓔ *fetal erythroblastosis, hemolytic anemia of the newborn, hemolytic disease of the newborn*

Morbus haemorrhagicus neonatorum: *Syn: hämorrhagische Diathese der Neugeborenen, Melaena neonatorum vera*; Blutungsneigung von Neugeborenen bei Mangel an Vitamin K-abhängigen Gerinnungsfaktoren; Ⓔ *hemorrhagic disease of the newborn*

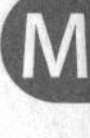

Morbus Hailey-Hailey: *Syn: Hailey-Hailey-Krankheit, Hailey-Hailey-Syndrom, familiärer gutartiger Pemphigus, Gougerot-Hailey-Hailey-Krankheit, Pemphigus chronicus benignus familiaris (Hailey-Hailey), Pemphigus Gougerot-Hailey-Hailey, Pemphigus chronicus, Dyskeratosis bullosa, Dyskeratosis bullosa hereditaria*; chronisch verlaufende, rezidivierende Dermatose* mit typischen, nässenden Erosionen und Schuppenkrusten der großen Körperfalten; Ⓔ *Hailey-Hailey disease, benign familial pemphigus, familial benign chronic pemphigus*

Morbus Hansen: →*Lepra*

Morbus Hirschsprung: *Syn: aganglionäres/kongenitales Megakolon, Hirschsprung-Krankheit, Megacolon congenitum*; angeborenes Megakolon*, das durch einen engen Kolonabschnitt ohne Nervenversorgung verursacht wird; Ⓔ *Hirschsprung's disease, Ruysch's disease, congenital megacolon, pelvirectal achalasia, aganglionic megacolon*

Morbus Hodgkin: *Syn: Hodgkin-Lymphom, Hodgkin-Krankheit, maligne Lymphogranulomatose, Lymphogranulomatosis maligna*; vom lymphatischen Gewebe ausgehende maligne Erkrankung; die Prognose hängt von der histologischen Form, dem Krankheitsstadium und dem Vorhandensein von Begleitsymptomen [z.B. Nachtschweiß] ab; Ⓔ *Hodgkin's disease, Hodgkin's granuloma, Hodgkin's lymphoma, Reed-Hodgkin disease, Sternberg's disease, Murchison-Sanderson syndrome, malignant granulomatosis, malignant lymphogranulomatosis, lymphogranulomatosis, lymphoma, lymphadenoma, granulomatous lymphoma, malignant lymphoma, lymphogranuloma, retethelioma, reticuloendothelioma*

Morbus Hunter: ***Syn:*** *Hunter-Syndrom, Mukopolysaccharidose II*; je nach Manifestationsalter mild [späte Kindheit] oder schwer [frühe Kindheit] verlaufende Speicherkrankheit duch einen Defekt der Iduronatsulfatsulfatase; Ⓔ *Hunter-Hurler syndrome, Hunter's syndrome, mucopolysaccharidosis II*

Morbus Kahler: ***Syn:*** *Huppert-Krankheit, Kahler-Krankheit, Plasmozytom, multiples Myelom, plasmozytisches Immunozytom, plasmozytisches Lymphom*; von einem Zellklon ausgehende monoklonale Gammopathie* und Plasmazellvermehrung im Knochenmark; Ⓔ *Kahler's disease, multiple myeloma, multiple plasmacytoma of bone, myelomatosis, myelosarcomatosis, plasma cell myeloma, plasma cell tumor, plasmacytic immunocytoma, plasmacytoma, plasmocytoma, plasmoma*

Morbus Kaposi: ***Syn:*** *Kaposi-Sarkom, Retikuloangiomatose, Angioretikulomatose, idiopathisches multiples Pigmentsarkom Kaposi, Sarcoma idiopathicum multiplex haemorrhagicum*; früher nur sporadisch auftretendes [**klassisches/sporadisches Kaposi-Sarkom**] Sarkom*, als Komplikation einer HIV-Infektion [**epidemisches Kaposi-Sarkom**] aber von zunehmender Bedeutung; initial braunrot-livide knotige Effloreszenzen der Haut und Schleimhaut mit Tendenz zur Ulzeration; im weiteren Verlauf Befall von Lymphknoten und Organen [Leber, Herz, Lunge]; Ⓔ *Kaposi's sarcoma, angioreticuloendothelioma, endotheliosarcoma, idiopathic multiple pigmented hemorrhagic sarcoma, multiple idiopathic hemorrhagic sarcoma*

Morbus Kawasaki: ***Syn:*** *Kawasaki-Syndrom, akutes febriles mukokutanes Lymphadenopathiesyndrom, mukokutanes Lymphknotensyndrom*; ätiologisch ungeklärte, fieberhafte Erkrankung, v.a. des Kleinkindalters, mit Lymphknotenschwellung und Beteiligung multipler Organe; Ⓔ *Kawasaki disease, Kawasaki syndrome, mucocutaneous lymph node syndrome*

Morbus Kienböck: ***Syn:*** *Kienböck-Krankheit, Lunatummalazie*; aseptische Osteonekrose* des Os* lunatum; Ⓔ *Kienböck's disease (of the lunate), lunatomalacia, lunate malacia*

Morbus Kimura: ***Syn:*** *Kimura-Krankheit, Kimura-Syndrom, papulöse Angioplasie*; in Japan vorkommende, angiolymphoide Hyperplasie mit Eosinophilie; Ⓔ *Kimura's disease, angiolymphoid hyperplasia (with eosinophilia)*

Morbus Köhler I: ***Syn:*** *aseptische/avaskuläre Kahnbeinnekrose, Köhler-Krankheit, Köhler-Müller-Weiss-Syndrom*; zu den aseptischen Knochennekrosen gehörende Erkrankung des Kahnbeins/Os naviculare; tritt meist einseitig [30 % beidseitig] bei Jungen im Alter von 3–8 Jahren auf; Ⓔ *Köhler's disease, Köhler's bone disease, tarsal scaphoiditis*

Morbus Köhler II: ***Syn:*** *Köhler-Freiberg-Krankheit*; aseptischen Knochennekrose der Köpfchen von Zwischenfußknochen; Ⓔ *Köhler's second disease, Köhler's disease, Köhler's bone disease, Freiberg's disease, Freiberg's infarction, juvenile deforming metatarsophalangeal osteochondritis*

Morbus Kyrle: ***Syn:*** *Kyrle-Krankheit, Hyperkeratosis follicularis et parafollicularis in cutem penetrans (Kyrle)*; seltene, gehäuft bei Diabetes* mellitus oder Niereninsuffizienz* auftretende, einzelne oder multiple hyperkeratotische Papeln der Beine; Ⓔ *Kyrle's disease*

Morbus Ledderhose: ***Syn:*** *Ledderhose-Syndrom I, plantare Fibromatose, Plantaraponeurosenkontraktur, Fußsohlenfaszienkontraktur, Dupuytren-Kontraktur der Plantarfaszie, Fibromatosis plantae*; der palmaren Fibromatose entsprechende, manchmal auch gleichzeitig auftretende, bindegewebige Verhärtung der Palmaraponeurose mit Beugekontraktur von Zehen; Ⓔ *Ledderhose's disease, Dupuytren's disease of the foot, plantar fibromatosis*

Morbus Letterer-Siwe: ***Syn:*** *Abt-Letterer-Siwe-Krankheit, Letterer-Siwe-Krankheit, akute/maligne Säuglingsretikulose, maligne generalisierte Histiozytose*; bevorzugt Kleinkinder betreffende, generalisierte Variante der Histiozytose mit Granulomen in Haut, Milz, Lymphknoten, Leber, Lunge und Knochen; akuter Verlauf mit hoher Sterberate [90 %]; Ⓔ *Letterer-Siwe disease, L-S disease, non-lipid histiocytosis, acute disseminated histiocytosis X, acute histiocytosis of the newborn*

Morbus Maroteaux-Lamy: ***Syn:*** *Maroteaux-Lamy-Syndrom, Mukopolysaccharidose VI*; im 2.–3. Lebensjahr beginnende Mukopolysaccharidose mit Wachstumsstörung, Knochendysplasie, Hornhauttrübung und Hepatomegalie*; anfänglich normale Intelligenzentwicklung, später aber Intelligenzabbau; Ⓔ *Maroteaux-Lamy syndrome, arylsulfatase B deficiency, ARSB deficiency, mucopolysaccharidosis VI, N-acetylgalactosamine-4-sulfatase deficiency*

Morbus Ménétrier: ***Syn:*** *Riesenfaltengastritis, Ménétrier-Syndrom, Riesenfaltenmagen, Riesenfaltengastropathie, Gastropathia hypertrophica gigantea*; zu Vergröberung des Faltenreliefs führende chronische Entzündung der Magenschleimhaut unbekannter Genese; Ⓔ *Ménétrier's syndrome, Ménétrier's disease, hypertrophic gastritis, giant hypertrophic gastritis, giant hypertrophy of gastric mucosa*

Morbus Ménière: ***Syn:*** *Ménière-Krankheit*; Hydrops* des membranösen Labyrinths mit akutem Drehschwindel, Ohrensausen und Hörsturz; Ⓔ *Ménière's disease, Ménière's syndrome, endolymphatic hydrops, labyrinthine vertigo, labyrinthine hydrops, auditory vertigo, aural vertigo*

Morbus Minkowski-Chauffard: ***Syn:*** *hereditäre Sphärozytose, konstitutionelle hämolytische Kugelzellanämie, familiärer hämolytischer Ikterus, Minkowski-Chauffard-Gänsslen-Syndrom, Minkowski-Chauffard-Syndrom*; häufigste erbliche hämolytische Anämie* in Europa mit meist autosomal-dominantem Erbgang; charakteristisch sind kugelförmige Erythrozyten [Kugelzellen] im Blutbild, Hämolyse*, Milzvergrößerung und Gelbsucht; Ⓔ *Minkowski-Chauffard syndrome, chronic familial icterus, chronic familial jaundice, congenital hyperbilirubinemia, congenital familial icterus, spherocytic anemia, hereditary spherocytosis, chronic acholuric jaundice, acholuric jaundice, acholuric familial jaundice, congenital hemolytic jaundice, congenital hemolytic icterus, familial acholuric jaundice, globe cell anemia, constitutional hemolytic anemia, constitutional hemolytic anemia*

Morbus Ortner: ***Syn:*** *Ortner-Syndrom II, Angina abdominalis, Angina intestinalis, Claudicatio intermittens abdominalis*; kolikartige Leibschmerzen mit Symptomen des akuten Abdomens bei Einschränkung der Darmdurchblutung durch eine Arteriosklerose der Mesenterialgefäße; Ⓔ *Ortner's disease, abdominal angina, intestinal angina*

Morbus Osler: ***Syn:*** *Osler-Rendu-Weber-Krankheit, hereditäre Teleangiektasie, Osler-Rendu-Weber-Syndrom, Rendu-Osler-Weber-Syndrom, Teleangiectasia hereditaria haemorrhagica*; autosomal-dominante Erkrankung mit Bildung von Teleangiektasien in Haut und Schleimhaut; Ⓔ *Osler-Weber-Rendu disease, Osler's disease, Goldstein's disease, Rendu-Osler-Weber disease, Rendu-Osler-Weber syndrome, hereditary hemorrhagic telangiectasia*

Morbus Paget: **1.** ***Syn:*** *Paget-Krankheit, Paget-Syndrom, Knochen-Paget, Osteodystrophia deformans, Ostitis deformans*; ätiologisch ungeklärte, chronisch-progrediente Knochendystrophie, die meist mehrere Knochen [Becken, Schädel] befällt; führt zu Verdickung und Verkrümmung der befallenen Knochen **2.** ***Syn:*** *Paget-Krebs, Krebsekzem der Brust*; seltenes, ekzemartiges Karzinom der Brustwarze und des Vorhofs; Ⓔ **1.** *Paget's disease (of bone)* **2.** *Paget's disease of the breast, Paget's disease of the nipple*

juveniler Morbus Paget: ***Syn:*** *Hyperostosis corticalis deformans juvenilis*; familiäre Hyperostose mit Hyperphosphatasie sowie einer Verdickung der Diaphysen von Röhrenknochen und des Schädeldachs; wird meist im Alter von 2 -3 Jahren manifest; Ⓔ *juvenile Paget's disease, familial osteoectasia*

Morbus Parkinson: ***Syn:*** *Parkinson-Krankheit, Paralysis agitans*; idiopathische Degeneration der dopaminergen Neurone in der Substantia nigra, die zur klinischen Trias von Bewegungsarmut [Maskengesicht], Ruhetremor und Rigor führt; häufigste neurologische Erkrankung des Alters; Ⓔ *Parkinson's disease, shaking palsy, trembling palsy, parkinsonism*

Morbus Perthes: ***Syn:*** *Perthes-Legg-Calvé-Krankheit, Legg-Calvé-Perthes-Krankheit, Osteochondropathia deformans coxae juvenilis, Perthes-Krankheit, Legg-Calvé-Perthes-Waldenström-Krankheit, Coxa plana, Coxa plana idiopathica*; im Kindesalter auftretende aseptische Osteonekrose* des Hüftkopfs, die häufig zur Verformung des Kopfes und damit langfristig zu Koxarthrose* führt; Ⓔ *Perthes' disease, Legg-Calvé-Perthes disease, Legg's disease, Legg-Calvé disease, Legg-Calvé-Waldenström disease, Calvé-Perthes disease, Legg-Calvé-Perthes syndrome, Waldenström's disease, osteochondrosis of capital femoral epiphysis, coxa plana, pseudocoxalgia, quiet hip disease*

Morbus quintus: ***Syn:*** *Ringelröteln, fünfte Krankheit, Sticker-Krankheit, Megalerythem, Erythema infectiosum, Megalerythema epidemium/infectiosum*; meist Kinder unter 14 Jahren betreffende Viruskrankheit [Parvovirus B 19] mit Krankheitsgefühl, Fieber und gitter- oder girlandenförmigen Erythemen der Extremitätenstreckseiten; Ⓔ *Sticker's disease, fifth disease, erythema infectiosum*

Morbus Reiter: ***Syn:*** *Reiter-Syndrom, Reiter-Krankheit, Fiessinger-Leroy-Reiter-Syndrom, venerische Arthritis, Okulourethrosynovitis, urethro-okulo-synoviales Syndrom*; durch die Trias Arthritis*, Urethritis* und Konjunktivitis* gekennzeichnete, reaktiv entzündliche Systemerkrankung, die wahrscheinlich durch Bakterien (Chlamydien) hervorgerufen wird; Ⓔ *Reiter's syndrome, Reiter's disease, venereal arthritis, Fiessinger-Leroy-Reiter syndrome*

Morbus Ritter von Rittershain: ***Syn:*** *Ritter-Krankheit, Ritter-Dermatitis, Dermatitis exfoliativa neonatorum, Pemphigoid der Säuglinge, Syndrom der verbrühten Haut, staphylogenes Lyell-Syndrom, Epidermolysis toxica acuta*; durch Bakterientoxine von Staphylococcus* aureus hervorgerufene flächenhafte Hautablösung; Ⓔ *Ritter's disease, staphylococcal scalded skin syndrome*

Morbus Roger: ***Syn:*** *Roger-Syndrom*; meist von alleine abheilender, angeborener Ventrikelseptumdefekt*; Ⓔ *Roger's disease, maladie de Roger*

Morbus Sanfilippo: ***Syn:*** *Sanfilippo-Syndrom, polydystrophische Oligophrenie, Mukopolysaccharidose III*; durch Enzymdefekte verursachtes Syndrom mit Hepatomegalie, Knochendysplasie, Wachstumsstörungen und rasch progredientem geistigem Verfall; Ⓔ *Sanfilippo's syndrome, mucopolysaccharidosis III, polydystrophic oligophrenia*

Morbus Schamberg: ***Syn:*** *Schamberg-Syndrom, Capillaritis haemorrhagica maculosa, progressive Pigmentpurpura, progressive pigmentöse Dermatose, Carbamidpurpura, Karbamidpurpura, Purpura pigmentosa progressiva, Purpura Schamberg, Dermatosis pigmentaria progressiva*; durch eine allergische Reaktion vom Spättyp ausgelöste Entzündung mit braunroten Herden und Petechien*, primär an den Unterschenkeln und später auch am Stamm; zu den Auslösefaktoren gehören Medikamente [Karbamid*], Nahrungsmittelzusätze und Hausstaub; Ⓔ *Schamberg's dermatosis, Schamberg's disease, Schamberg's dermatitis, Schamberg's progressive pigmented purpuric dermatosis, progressive pigmentary dermatosis*

Morbus Schaudinn: →*Syphilis*

Morbus Scheie: ***Syn:*** *Scheie-Syndrom, Ullrich-Scheie-Syndrom, Mukopolysaccharidose I-S*; erst im Erwachsenenalter auftretende Mukopolysaccharidspeicherkrankheit mit relativ leichten Symptomen [Skelettveränderungen, Herzklappenfehler, Hornhauttrübung] und normaler Intelligenz; Ⓔ *Scheie's type, Scheie's syndrome, mucopolysaccharidosis I S*

Morbus Scheuermann: ***Syn:*** *Scheuermann-Krankheit, Adoleszentenkyphose, Osteochondrosis deformans juvenilis, Osteochondritis deformans juvenilis*; sich in der Adoleszenz [11.–18. Lebensjahr] manifestierende, zur Ausbildung eines Rundrückens führende Erkrankung der Wirbelsäule unklarer Ätiologie; Ⓔ *Scheuermann's disease, Scheuermann's kyphosis, vertebral epiphysitis, juvenile kyphosis*

Morbus Stargardt: ***Syn:*** *juvenile Makuladegeneration, Stargardt-Krankheit, Fundus flavimaculatus*; meist autosomal-rezessive Makuladegeneration, die im 1. oder 2. Lebensjahrzehnt beginnt; es bilden sich kleine, oft bizarr geformte gelbe Flecken über dem gesamten Fundus; die Sehschärfe ist stark herabgesetzt, wird aber selten schlechter als 0,05; Ⓔ *Stargardt disease*

Morbus Still: ***Syn:*** *Chauffard-Ramon-Still-Syndrom, juvenile Form der chronischen Polyarthritis, Still-Syndrom*; schon im Kindesalter einsetzende Form der chronischen Polyarthritis*; Ⓔ *Chauffard's syndrome, Chauffard-Still syndrome*

Morbus Sudeck: ***Syn:*** *Sudeck-Dystrophie, Sudeck-Syndrom*; meist nach Verletzung oder Entzündung auftretende progressive Dystrophie* von Muskeln und Knochen einer Gliedmaße; Ⓔ *Sudeck's disease, Sudeck's atrophy, Leriche's disease, localized osteoporosis, localized transient osteoporosis, reflex sympathetic dystrophy, post-traumatic atrophy of bone, post-traumatic osteoporosis, acute reflex bone atrophy*

Morbus Unna: ***Syn:*** *Unna-Krankheit, seborrhoisches Ekzem, seborrhoische/dysseborrhoische Dermatitis, Dermatitis seborrhoides*; ätiologisch ungeklärtes Ekzem mit unscharf begrenzten Erythemen, v.a. am behaarten Kopf, im Gesicht und auf der Brust; Ⓔ *Unna's disease, seborrhea, seborrheic dermatosis, seborrheic eczema, seborrheic dermatitis*

Morbus Unna-Thost: ***Syn:*** *Keratosis palmoplantaris diffusa circumscripta, Keratoma palmare et plantare hereditaria, Ichthyosis palmaris et plantaris (Thost)*; autosomal-dominante Verhornungsstörung der Handteller und Fußsohlen; häufig begleitet von Hyperhidrose* und Fingernagelwucherung; Ⓔ *Unna-Thost disease, Unna-Thost syndrome, diffuse palmoplantar keratoderma*

Morbus Vaquez-Osler: ***Syn:*** *Osler-Krankheit, Osler-Vaquez-Krankheit, Vaquez-Osler-Syndrom, Polycythaemia rubra vera, Polycythaemia vera, Erythrämie*; myeloproliferative Erkrankung mit Vermehrung der roten Blutkörperchen im peripheren Blut; Ⓔ *Osler-Vaquez disease, Osler's disease, Vaquez's disease, Vaquez-Osler disease, erythremia, erythrocythemia, myelopathic polycythemia, leukemic erythrocytosis, splenomegalic polycythemia, primary polycythemia*

Morbus Waldenström: ***Syn:*** *Waldenström-Krankheit, Makroglobulinämie Waldenström*; malignes Lymphom* der B-Lymphozyten mit Bildung von monoklonalem Immunglobulin; Ⓔ *Waldenström's macro-*

M

globulinemia, Waldenström's purpura, Waldenström's syndrome, lymphoplasmacytic immunocytoma

Morbus Weil: *Syn: Weil-Krankheit, Leptospirosis icterohaemorrhagica*; meldepflichtige, akute Infektionskrankheit durch Leptospira* interrogans-Subspecies; in der ersten Phase kommt es zu starken Kopf- und Muskelschmerzen, Konjunktivitis*, Exanthemen* und evtl. Meningismus*; in der zweiten Phase dominieren Ikterus*, Anämie*, Nephritis* und Meningitis* das klinische Bild; Ⓔ *Weil's disease, Weil's syndrome, Lancereaux-Mathieu disease, Landouzy's disease, Larrey-Weil disease, Fiedler's disease, infectious jaundice, infectious icterus, infective jaundice, infectious spirochetal jaundice, leptospiral jaundice, spirochetal jaundice, icterogenic spirochetosis*

Morbus Werlhof: *Syn: idiopathische thrombozytopenische Purpura, essentielle/idiopathische Thrombozytopenie, Werlhof-Krankheit*; chronische oder in akuten Schüben verlaufende Purpura durch einen vorübergehenden Thrombozytenmangel; Ⓔ *Werlhof's disease, idiopathic thrombocytopenic purpura, land scurvy, thrombocytopenic purpura, thrombopenic purpura, essential thrombocytopenia*

Morbus Whipple: *Syn: Whipple-Krankheit, intestinale Lipodystrophie, lipophage Intestinalgranulomatose, Lipodystrophia intestinalis*; bakterielle [**Tropheryma whippelii**] Darmerkrankung mit Fettresorptions- und Verdauungsstörung; Ⓔ *Whipple's disease, intestinal lipodystrophy, lipophagic intestinal granulomatosis*

Morbus Wilson: *Syn: Wilson-Syndrom, hepatolentikuläre/hepatozerebrale Degeneration*; autosomal-rezessive Störung des Kupferstoffwechsels mit Ablagerung von Kupfer in den Geweben und erhöhter Ausscheidung im Harn; führt zu Leberzirrhose* und Hirnschäden; Ⓔ *Wilson's disease, Wilson's degeneration, Wilson's syndrome, Kayser's disease, hepatolenticular degeneration, hepatolenticular disease, lenticular progressive degeneration, amyostatic syndrome, familial hepatitis*

Morbus Winiwarter-Buerger: *Syn: Winiwarter-Buerger-Krankheit, Endangiitis/Endarteritis/Thrombangiitis/Thrombendangiitis obliterans*; meist bei Rauchern (Männer, 20–40 Jahre) auftretende arterielle Verschlusskrankheit mit Befall kleiner und mittelgroßer Arterien der Extremitäten mit begleitender Phlebitis* oder Thrombophlebitis*; Ⓔ *Winiwarter-Buerger disease, Buerger's disease, thromboangiitis obliterans*

Morbus Woringer-Kolopp: *Syn: pagetoide Retikulose, epidermotrope Retikulose*; lokalisiertes oder disseminiertes T-Zell-Lymphom der Haut; Ⓔ *Woringer-Kolopp disease, Woringer-Kolopp syndrome, pagetoid reticulosis*

Mor|cel|le|ment *nt*: Zerstückelung von Geweben; Ⓔ *morcellement, morcellation*

Morgagni-Adams-Stokes-Anfall *m*: → *Adams-Stokes-Anfall*

Morgagni-Hernie *f*: Zwerchfellhernie* durch das Trigonum* sternocostale; Ⓔ *Morgagni's hernia*

Morgagni-Hydatide *f*: *Syn: Appendix testis*; Rest des Müller-Ganges neben dem Hoden; imponiert meist als wassergefülltes, gestieltes Bläschen; Ⓔ *Morgagni's hydatid*

Morgagni-Krypten *pl*: *Syn: Analkrypten, Sinus anales*; Krypten der Afterschleimhaut; Ⓔ *anal crypts, rectal sinuses, anal sinuses, semilunar valves of Morgagni, crypts of Morgagni, Morgagni's crypts, Morgagni's sinuses*

Morgagni-Morel-Stewart-Syndrom *nt*: → *Morgagni-Syndrom*

Morgagni-Papillen *pl*: *Syn: Analsäulen, Analpapillen, Columnae anales*; Längsfalten der Mastdarmschleimhaut; Ⓔ *anal columns, columns of Morgagni, Morgagni's columns, rectal columns, mucous folds of rectum*

Morgagni-Syndrom *nt*: *Syn: Morgagni-Morel-Stewart-Syndrom, Hyperostosis frontalis interna*; auf die Lamina* interna des Stirnbeins beschränkte, fast ausschließlich ältere Frauen betreffende Hyperostose; Teil der Morgagni-Trias*; Ⓔ *Morgagni's hyperostosis, Morgagni's disease, Morgagni's syndrome, Morel's syndrome, Stewart-Morel syndrome, Morgagni-Stewart-Morel syndrome*

Morgagni-Tasche *f*: → *Morgagni-Ventrikel*

Morgagni-Ventrikel *m*: *Syn: Morgagni-Tasche, Galen-Ventrikel, Galen-Tasche, Kehlkopftasche, Ventriculus laryngis*; seitliche Ausbuchtung des Kehlkopfinnenraumes zwischen Taschen- und Stimmfalte; Ⓔ *ventricle of Galen, Morgagni's ventricle, sinus of Morgagni, laryngeal ventricle*

Mor|gen|tem|pe|ra|tur *f*: *Syn: Aufwachtemperatur*; Körpertemperatur beim Aufwachen; oft gleichgesetzt mit Basaltemperatur; Ⓔ *basal body temperature*

Mo|ria *f*: Witzelsucht; Ⓔ *witzelsucht, moria*

mo|ri|bund *adj*: sterbend, im Sterben liegend; Ⓔ *moribund, dying, at the point of death*

Moro-Reflex *m*: Umklammerungsreflex von Säuglingen; Ⓔ *Moro's reflex, Moro's embrace reflex, embrace reflex, startle reflex, startle reaction*

Morph-, morph- *präf.*: → *Morpho-*

-morph *suf.*: in Adjektiven verwendetes Wortelement mit der Bedeutung „-gestaltig, -förmig"; Ⓔ *-morphic, -morph*

Mor|phaea *f*: *Syn: zirkumskripte/lokalisierte Sklerodermie, Sclerodermia circumscripta, Morphoea*; ätiologisch ungeklärte, sklerotische Verhärtung des Bindegewebes der Haut, die auf schmale Bezirke beschränkt ist; Ⓔ *morphea, localized scleroderma, circumscribed scleroderma*

Morphi-, morphi- *präf.*: → *Morpho-*

-morphia *suf.*: → *-morphie*

-morphie *suf.*: Wortelement mit der Bedeutung „Form/Gestalt"; Ⓔ *-morphia*

Mor|phin *nt*: *Syn: Morphium, Morphineum*; aus Schlafmohn [Papaver somniferum] gewonnenes Opiumalkaloid mit starker analgetischer Wirkung; Ⓔ *morphine, morphia, morphinium, morphium*

endogene Morphine: *Syn: Endomorphine, Endorphine, endogene Opioide*; vom Körper gebildete Peptide, die an Opiatrezeptoren angreifen und als endogene Schmerzmittel wirken; Ⓔ *endorphins*

Mor|phi|ne|um *nt*: → *Morphin*

Mor|phi|nis|mus *m*: Morphinsucht, Morphiumsucht; Ⓔ *morphinism, morphine addiction*

Mor|phi|um *nt*: → *Morphin*

Morpho-, morpho- *präf.*: Wortelement mit der Bedeutung „Form/Gestalt"; Ⓔ *form, shape, structure, morph(o)-*

Mor|phoea *f*: → *Morphaea*

Mor|pho|ge|ne|se *f*: *Syn: Morphogenie*; Gestalt- und Formentwicklung; Ⓔ *morphogenesis, morphogenesia, morphogeny*

mor|pho|ge|ne|tisch *adj*: Morphogenese betreffend; Ⓔ *relating to morphogenesis, morphogenetic, formative*

Mor|pho|ge|nie *f*: → *Morphogenese*

Mor|pho|lo|gie *f*: Gestaltenlehre, Formenlehre; Gestalt, Form; Ⓔ *morphology*

mor|pho|lo|gisch *adj*: Form/Gestalt/Morphologie betreffend; Ⓔ *relating to morphology, morphological, morphologic*

Mor|pho|se *f*: Gestaltbildung; Ⓔ *morphosis*

Morquio-Brailsford-Syndrom *nt*: → *Morquio-Ullrich-Syndrom*

Morquio-Syndrom *nt*: → *Morquio-Ullrich-Syndrom*

Morquio-Ullrich-Syndrom *nt*: *Syn: Morquio-Syndrom, Morquio-Brailsford-Syndrom, spondyloepiphysäre Dysplasie, MukopolysaccharidoseTyp IV*; im Kleinkindesalter auftretende, auf das Bindegewebe beschränkte

Speicherkrankheit mit relativ leichter Symptomatik [Minderwuchs, Kielbrust, Hornhauttrübung] bei normaler Intelligenz; Ⓔ *Morquio's disease, Morquio's syndrome, Morquio-Ullrich disease, Morquio-Ullrich syndrome, Brailsford-Morquio disease, Morquio-Brailsford disease, mucopolysaccharidosis IV*

Mors *f.* Tod; Ⓔ *mors, death*

Mors subita infantum: ***Syn:*** *plötzlicher Kindstod, Krippentod, sudden infant death syndrome*; ätiologisch unklarer, plötzlicher Tod von Säuglingen; Ⓔ *cot death, crib death, sudden infant death syndrome*

Morlsus *m, pl* **-sus:** Biss, Bisswunde; Ⓔ *morsus, bite, sting*

Morltallliltät *f.* Sterblichkeit; Ⓔ *mortality, death rate, fatality rate, mortality rate*

maternale Mortalität: ***Syn:*** *Müttersterblichkeit*; Anzahl der verstorbenen Mütter bezogen auf 100.000 Lebendgeburten; Ⓔ *maternal mortality rate, puerperal mortality rate*

neonatale Mortalität: ***Syn:*** *neonatale Sterblichkeit, Neugeborenensterblichkeit*; Sterblichkeit in der Neugeborenenperiode; Ⓔ *neonatal mortality rate*

perinatale Mortalität: Sterblichkeit in der Perinatalperiode; Ⓔ *perinatal mortality rate*

Morltallliltätslralte *f.* ***Syn:*** *Sterberate, Sterbeziffer, Mortalitätsziffer*; Anzahl der Sterbefälle in einem bestimmten Zeitraum pro 1000 Personen; Ⓔ *mortality, death rate, fatality rate, mortality rate*

Morltallliltätslziflfer *f.* → *Mortalitätsrate*

Mörltellnielre *f.* ***Syn:*** *Kittniere*; bei Nierentuberkulose vorkommende Verkäsung und Verkalkung der Niere; Ⓔ *putty kidney, mortar kidney*

Molsaliklwarlzen *pl*: durch Zusammenfließen von Warzen entstehende Warzenbeete der Fußsohle; Ⓔ *mosaic warts*

Moschcowitz-Singer-Symmers-Syndrom *nt*: → *Moschcowitz-Syndrom*

Moschcowitz-Syndrom *nt*: ***Syn:*** *thrombotisch-thrombozytopenische Purpura, Moschcowitz-Singer-Symmers-Syndrom, thrombotische Mikroangiopathie, Purpura thrombotica, Purpura thrombotica thrombocytopenica, Purpura Moschcowitz*; ätiologisch unklare [evtl. Autoimmunerkrankung, Allergie] Purpura* mit multiplen Thrombosen, hämolytischer Anämie und neurologischen Ausfallserscheinungen; Ⓔ *Moschcowitz disease, Moszkowicz's disease, microangiopathic anemia, microangiopathic hemolytic anemia, thrombotic thrombocytopenic purpura, thrombotic microangiopathy*

Moslkiltolfielber *nt*: ***Syn:*** *Phlebotomusfieber, Pappatacifieber, Drei-Tage-Fieber*; hochfieberhafte Arbovirusinfektionskrankheit; Ⓔ *phlebotomus fever, pappataci fever, Pym's fever, sandfly fever, three-day fever*

Moslkiltos *pl*: ***Syn:*** *Stechmücken, Culicidae*; Mückenfamilie, deren Weibchen Blutsauger sind und damit Krankheitserreger übertragen können; wichtige Gattungen sind Anopheles*, Aedes* und Culex*; Ⓔ *mosquitos, Culicidae*

Moltillin *nt*: Dünndarmhormon, das die Magenentleerung und Darmperistaltik anregt; Ⓔ *motilin*

Moltilliltät *f.* Bewegungsvermögen, Beweglichkeit; Ⓔ *motility*

Moltilliltätslneulrolse *f.* ***Syn:*** *Bewegungsneurose, Kinesioneurose*; selten gebrauchtes Synonym für motorische Unruhe; Ⓔ *kinesioneurosis*

moltilliltätslneulroltisch *adj*: Motilitätsneurose betreffend, von ihr betroffen oder gekennzeichnet; Ⓔ *relating to or marked by kinesioneurosis, kinesioneurotic*

Moltolrik *f.* willkürliche Bewegungsvorgänge; Ⓔ *motoricity, motor system, power of movement*

moltolrisch *adj*: Motorik betreffend, Bewegung betreffend, bewegend; Ⓔ *relating to or involving muscular movement, motor, motorial, motoric*

Moltolthelralpie *f.* Bewegungstherapie; Ⓔ *mototherapy*

Motltenlfraßlnelkrolse *f.* ***Syn:*** *Piecemeal-Nekrose*; Bezeichnung für die Nekroseherde bei chronisch-aggressiver Hepatitis*; Ⓔ *piecemeal necrosis*

Mouches volantes *pl*: Mückensehen bei Glaskörpertrübungen; Ⓔ *floaters, opplotentes, muscae volitantes, vitreous floaters, myiodesopsia, myodesopsia, myopsis*

Mounier-Kuhn-Syndrom *nt*: ***Syn:*** *Tracheobronchomegalie*; angeborene Vergrößerung von Luftröhre und Bronchien; Ⓔ *Mounier-Kuhn syndrome, tracheobronchomegaly*

MP-Gelenke *pl*: ***Syn:*** *Fingergrundgelenke, Metakarpophalangealgelenke, Articulationes metacarpophalangeae*; Gelenke zwischen Mittelhand und Fingern; Ⓔ *knuckle joints, metacarpophalangeal joints, MCP joints, metacarpophalangeal articulations*

M-Phalse *f.* *s.u. Zellzyklus*; Ⓔ *mitotic period, M period*

MRK-Syndrom *nt*: ***Syn:*** *Rokitansky-Küster-Syndrom, Mayer-Rokitansky-Küster-Syndrom*; Hemmungsfehlbildung mit Fehlen der Scheide, Unterentwicklung der äußeren Genitale und Gebärmutterfehlbildung; Ⓔ *Mayer-Rokitansky-Küster-Hauser syndrome, Rokitansky-Küster-Hauser syndrome*

MR-Spektroskopie *f.* ***Syn:*** *Kernspinresonanzspektroskopie, NMR-Spektroskopie, Kernresonanzspektroskopie*; Strukturanalyse von Molekülen durch spektroskopische Messung der induzierten Kernspinresonanz; Ⓔ *nuclear magnetic resonance spectroscopy, NMR spectroscopy*

MR-Tomografie *f.* ***Syn:*** *NMR-Tomografie, Magnetresonanztomografie, Kernspinresonanztomografie*; auf Kernspinresonanz beruhendes, nicht-invasives, computergesteuertes, bildgebendes Verfahren mit hoher Auflösung; Ⓔ *nuclear resonance scanning, magnet resonance imaging*

MT-Gelenke *pl*: ***Syn:*** *Zehengrundgelenke, Metatarsophalangealgelenke, Articulationes metatarsophalangeae*; Gelenke zwischen Mittelfuß und Zehen; Ⓔ *metatarsophalangeal joints, MTP joints, metatarsophalangeal articulations*

Muc-, muc- *präf.*: → *Muci-*

Mucha-Habermann-Syndrom *nt*: ***Syn:*** *Pityriasis lichenoides et varioliformis acuta (Mucha-Habermann)*; akut verlaufende, wahrscheinlich infektallergische Dermatose* mit polymorphen Effloreszenzen und evtl. hämorrhagischen Bläschen; Ⓔ *Mucha-Habermann disease, Habermann's disease, Mucha's disease, acute lichenoid pityriasis, acute parapsoriasis*

Muci-, muci- *präf.*: Wortelement mit der Bedeutung „Schleim/Schleimhaut"; Ⓔ *mucus, mucous, myx(o)-, muci-, muc(o)-*

Mulcillalgilnolsum *nt, pl* **-sa:** → *Mucilago*

Mulcillalgo *f, pl* **-lalgilnes:** ***Syn:*** *Mucilaginosum*; schleimhaltiges Arzneimittel; Ⓔ *mucilago, mucilage*

Mulcilnolsis *f, pl* **-ses:** ***Syn:*** *Muzinose, Myxodermie*; Oberbegriff für Erkrankungen mit Anreicherung von schleimartigen Substanzen im kutanen Bindegewebe; Ⓔ *mucinosis*

Mucinosis erythematosa reticularis: → *retikuläre erythematöse Muzinose*

Mucinosis follicularis: ***Syn:*** *Pinkus Alopezie, Alopecia mucinosa, Mucophanerosis intrafollicularis et seboglandularis*; v.a. den Kopf und die obere Körperhälfte betreffende, herdförmig auftretende follikuläre Papeln mit Rötung, Schuppung und Haarausfall; Ⓔ *follicular mucinosis*

Mucinosis lichenoides: → *Mucinosis papulosa*

Mucinosis papulosa: ***Syn:*** *Lichen myxoedematosus, Mucinosis lichenoides, Myxodermia papulosa, Lichen fibromucinoidosus*; ätiologisch ungeklärte, v.a. Arme, Rumpf und Oberschenkel befallende, papulöse, disseminierte Muzinose; Ⓔ *papular mucinosis, papular myxedema, scleromyxedema*

mulcilpalrus *adj*: → *muzinogen*

Muco-, muco- *präf.*: Wortelement mit der Bedeutung „Schleim/Schleimhaut"; Ⓔ *mucus, mucous, muci-, muc(o)-, myx(o)-*

Mu|co|id *nt*: *Syn: Mukoid*; Schleimstoff in Schleimkapseln, Speichel etc.; Ⓔ *mucoid, mucinoid*

Mu|co|li|pi|do|sis *f, pl* **-ses**: → *Mukolipidose*

Mu|co|ly|ti|cum *nt*: → *Mukolytikum*

Mu|co|phan|e|ro|sis in|tra|fol|li|cu|la|ris et se|bog|lan|du|la|ris *f*: *Syn: Pinkus Alopezie, Mucinosis follicularis, Alopecia mucinosa*; v.a. den Kopf und die obere Körperhälfte betreffende, herdförmig auftretende follikuläre Papeln mit Rötung, Schuppung und Haarausfall; Ⓔ *follicular mucinosis*

Mu|co|po|ly|sac|cha|ri|do|se *f*: → *Mukopolysaccharidose*

Mu|co|pro|te|id *nt*: → *Mukoprotein*

Mu|co|pro|te|in *nt*: → *Mukoprotein*

Mu|cor *m*: *s.u. Mucormykose*; Ⓔ *Mucor*

Mu|cor|my|ko|se *f*: *Syn: Mukormykose*; durch Pilze der Gattung **Mucor** verursachte tiefe Mykose*; betrifft meist Patienten mit Diabetes* mellitus oder eingeschränkter Abwehrfunktion [AIDS, Tumoren, Verbrennungen]; Ⓔ *mucormycosis*

Mu|co|sa *f*: *Syn: Mukosa, Tunica mucosa*; Schleimhaut; Ⓔ *mucous coat, mucous tunic, mucosa*

Mu|cus *m*: *Syn: Mukus*; Schleim; Ⓔ *mucus*

Mü|dig|keits|syn|drom, chro|ni|sches *nt*: *Syn: chronic fatigue syndrome, chronisches Erschöpfungssyndrom, chronisches Ermüdungssyndrom*; ätiologisch ungeklärtes Syndrom, das durch anhaltende oder rezidivierende Müdigkeit, Konzentrationsschwäche, Depressionen, Nachtschweiß u.ä. gekennzeichnet ist; Ⓔ *chronic fatigue syndrome*

Muko-, muko- *präf.*: Wortelement mit der Bedeutung „Schleim/Schleimhaut"; Ⓔ *mucus, mucous, muci-, muc(o)-, myx(o)-*

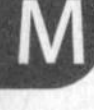

Mu|ko|e|pi|der|mo|id|tu|mor *m*: von den Zellen des Ausführungsgangs ausgehender Tumor der Ohrspeicheldrüse; Ⓔ *mucoepidermoid tumor*

mu|ko|fi|brös *adj*: aus Schleim/Mucus und fibrösem Bindegewebe bestehend; Ⓔ *mucofibrous*

Mu|ko|id *nt*: *Syn: Mucoid*; Schleimstoff in Schleimkapseln, Speichel etc.; Ⓔ *mucoid, mucinoid*

mu|ko|id *adj*: **1.** *Syn: muzinös*; Schleim/Mukus betreffend, schleimartig, schleimähnlich **2.** einen schleimartigen Stoff bildend; Ⓔ **1.** *mucous, muciform, mucinoid, mucinous, mucoid, blennoid* **2.** *mucous, mucoid*

mu|ko|ku|tan *adj*: Haut und Schleimhaut betreffend; Ⓔ *relating to both mucous membrane and skin, mucocutaneous, mucosocutaneous*

Mu|ko|li|pi|do|se *f*: *Syn: Mucolipidosis*; Oberbegriff für autosomal-rezessive Speicherkrankheiten mit Einlagerung von Oligosacchariden; Ⓔ *mucolipidosis*

Mukolipidose I: *Syn: Lipomukopolysaccharidose*; autosomal-rezessive Einlagerung neuraminsäurehaltiger Oligosaccharide mit Gesichtsveränderungen, Hepatosplenomegalie*, neurologischen Ausfallserscheinungen und ausgeprägtem Intelligenzabbau; Ⓔ *mucolipidosis I*

Mukolipidose II: *Syn: I-Zellen-Krankheit*; schon im Kindesalter tödliche Form der Mukolipidose mit zytoplasmatischen Einschlüssen in kultivierten Fibroblasten [**I-Zellen**]; Ⓔ *mucolipidosis II*

Mukolipidose III: *Syn: Pseudo-Hurler-Dystrophie*; leichtere Verlaufsform der Mukolipidose II mit Hepatomegalie, Wachstumsstörungen und Retardierung; Ⓔ *mucolipidosis III*

Mukolipidose IV: *Syn: Lipomucopolysaccharidose*; autosomal-rezessive Speicherkrankheit mit psychomotorischer Retardierung, Krampfanfällen, Dysostose* und Gargoylismus*; Ⓔ *mucolipidosis IV*

Mu|ko|ly|se *f*: Schleimauflösung, Schleimverflüssigung; Ⓔ *mucolysis*

Mu|ko|ly|ti|kum *nt, pl* **-ka**: *Syn: Mucolyticum*; schleimlösendes Mittel; Ⓔ *mucolytic, mucolytic agent*

mu|ko|ly|tisch *adj*: schleimlösend; Ⓔ *mucolytic*

Mu|ko|pep|tid *nt*: *Syn: Peptidoglykan*; in der Bakterienzellwand vorkommende Substanz; Ⓔ *mucopeptide, murein, peptidoglycan*

mu|ko|pe|ri|os|tal *adj*: Mukoperiost betreffend; aus Mukosa und Knochenhaut/Periost bestehend; Ⓔ *relating to mucoperiosteum, composed of mucous membrane and periosteum, mucoperiosteal*

Mu|ko|po|ly|sac|cha|ri|de *pl*: *Syn: Glykosaminoglykane*; aus Aminozucker, Glucuronsäure und Galakturonsäure bestehende Proteoglykane, z.B. Heparin, Chondroitinsulfat; Ⓔ *mucopolysaccharides*

Mu|ko|po|ly|sac|cha|ri|do|se *f*: *Syn: Mucopolysaccharidose, Mukopolysaccharid-Speicherkrankheit*; Oberbegriff für meist autosomal-rezessive Speicherkrankheiten mit Einlagerung von Mukopolysacchariden in verschiedenen Organen, insbesondere im Skelett und Nervensystem; Ⓔ *mucopolysaccharidosis*

Mukopolysaccharidose I-H: *Syn: Hurler-Syndrom, (von) Pfaundler-Hurler-Syndrom, Lipochondrodystrophie, Dysostosis multiplex*; autosomal-rezessive Speicherkrankheit durch einen Mangel an α-L-Iduronidase; typisch sind Knochenwachstumsstörungen [disproportionierter Zwergwuchs*, Lendenkyphose], Deformität des Gesichtsschädels [Wasserspeiergesicht*], Hepatosplenomegalie* sowie Hornhauttrübungen und evtl. eine geistige Retardierung; Ⓔ *Hurler's disease, Hurler's type, Hurler's syndrome, Pfaundler-Hurler syndrome, mucopolysaccharidosis I H, α-L-iduronidase deficiency, gargoylism (autosomal recessive type), lipochondrodystrophy*

Mukopolysaccharidose I-H/S: *Syn: Hurler-Scheie-Variante*; nur mit leichter Einschränkung der Intelligenz verbunde Variante; Ⓔ *mucopolysaccharidosis I H/S*

Mukopolysaccharidose I-S: *Syn: Morbus Scheie, Scheie-Syndrom, Ullrich-Scheie-Syndrom*; erst im Erwachsenenalter auftretende Mukopolysaccharidspeicherkrankheit mit relativ leichten Symptomen [Skelettveränderungen, Herzklappenfehler, Hornhauttrübung] und normaler Intelligenz; Ⓔ *mucopolysaccharidosis I S*

Mukopolysaccharidose II: *Syn: Morbus Hunter, Hunter-Syndrom*; je nach Manifestationsalter mild [späte Kindheit] oder schwer [frühe Kindheit] verlaufende Speicherkrankheit duch einen Defekt der Iduronatsulfatsulfatase; Ⓔ *mucopolysaccharidosis II*

Mukopolysaccharidose III: *Syn: Sanfilippo-Syndrom, Morbus Sanfilippo, polydystrophische Oligophrenie*; durch verschiedene Enzymdefekte verursachtes Syndrom mit Knochendysplasie, Hepatomegalie, Wachstumsstörungen und rasch progredientem geistigem Verfall; Ⓔ *mucopolysaccharidosis III*

Mukopolysaccharidose IV: *Syn: Morquio-Syndrom, Morquio-Ullrich-Syndrom, Morquio-Brailsford-Syndrom, spondyloepiphysäre Dysplasie*; im Kleinkindesalter auftretende, auf das Bindegewebe beschränkte Speicherkrankheit mit relativ leichter Symptomatik [Minderwuchs, Kielbrust, Hornhauttrübung] bei normaler Intelligenz; Ⓔ *Morquio-Ullrich syndrome, Morquio's syndrome, Morquio-Ullrich disease, Brailsford-Morquio disease, Morquio's disease, Morquio-Brailsford disease, mucopolysaccharidosis IV*

Mukopolysaccharidose V: → *Mukopolysaccharidose I-S*

Mukopolysaccharidose VI: *Syn: Maroteaux-Lamy-Syndrom, Morbus Maroteaux-Lamy*; im 2.–3. Lebensjahr beginnende Mukopolysaccharidose mit Wachstumsstörung, Knochendysplasie, Hornhauttrübung und Hepatomegalie*; anfänglich normale Intelligenzentwicklung, später aber Intelligenzabbau; Ⓔ *mucopolysaccharidosis VI*

Tab. 18. Klassifikation der Mukopolysaccharidosen

Typ	Synonym	Klinische Hauptmerkmale	Enzym	Nachweis
I-H	Pfaundler-Hurler	Schwerer Hurler-Phänotyp, Demenz, Hornhauttrübung, Tod in Adoleszenz	α-L-Iduronidase	L, F, A, C
I-S	Scheie	Gelenkkontrakturen, Hornhauttrübung, normale Intelligenz, normale Lebenserwartung	α-L-Iduronidase	L, F, A, C
I-H/S	Intermediärform	Variabler Phänotyp zwischen MPS I-H und MPS I-S, je nach Mutation	α-L-Iduronidase	L, F, A, C
II	Hunter	Schwerer Verlauf als Hurler, leichter als Scheie; keine Hornhauttrübungen	Iduronatsulfatsulfatase	L, F, A, C
III-A	Sanfilippo-A	Schlafstörungen, Umtriebigkeit, Erethie, progredienter geistiger Abbau, Krampfanfälle, klare Hornhäute, leichte Dysmorphie, Tod meist in der Adoleszenz, doch Überleben in das frühe Erwachsenenalter möglich	Heparansulfatsulfatase	L, F, A, C
III-B	Sanfilippo-B	Idem	N-Ac-α-D-Glukosamidase	L, F, A, C
III-C	Sanfilippo-C	Idem	N-Ac-Transferase	F, A
III-D	Sanfilippo-D	Idem	N-Ac-Glukosamin-6-Sulfatsulfatase	F, A
IV-A	Morquio-A	Kurzrumpfiger Kleinwuchs, feine Hornhauttrübungen, Skelettdysplasie, Erwachsenengröße < 125 cm	Galaktosamin-6-Sulfatsulfatase	L, F, A ,C
IV-B	Morquio-B	Wie Typ IV-A, doch weniger ausgeprägt, Erwachsenengröße > 140 cm	β-Galaktosidase	L, F, A, C
V				
VI	Maroteaux-Lamy	Hurler-Phänotyp mit Hornhauttrübung, normale Intelligenz Schwere und leichte Verlaufsformen	N-Ac-Galaktosamin-α-4-S-Sulfatase (Arylsulfatase B)	L, F, A
VII	Sly	Sehr variable Ausprägung, grobe leukozytäre Einschlüsse	β-Galaktosidase	S, F, A
VIII				
IX	Hyaluronidasemangel	Multiple periartikuläre Weichteiltumoren, flaches Gesicht, mäßiger Kleinwuchs	Hyaluronidase	S

L = Leukozyten, **F** = Fibroblasten, **A** = Amnionzellen, **C** = Chorionzotten, **S** = Serum

Mulkolpollylsaclchalridlulrie *f*: Mukopolysaccharidausscheidung im Harn; Ⓔ *mucopolysacchariduria*

Mulkolproltelid *nt*: → *Mukoprotein*

Mulkolproltelin *nt*: *Syn: Mukoproteid, Mucoprotein, Mucoproteid*; in Schleimstoffen vorkommendes oligosaccharidhaltiges Protein; Ⓔ *mucoprotein*

mulkolpulrullent *adj*: schleimig-eitrig; Ⓔ *mucopurulent, purumucous*

Mulkorlmylkolse *f*: → *Mucormykose*

mulkös *adj*: **1.** *Syn: muzinös*; Schleim/Mukus betreffend, schleimig **2.** schleimabsondernd, schleimbildend; Ⓔ **1.** *mucinous, mucoid, mucous, muciform, mucinoid* **2.** *mucous, mucoid*

Mulkolsa *f*: *Syn: Schleimhaut, Tunica mucosa*; Auskleidung der Hohlorgane und des Magen-Darm-Traktes; Ⓔ *mucous coat, mucous tunic, mucosa*

Mulkolsalentlzünldung *f*: Mukositis*; Ⓔ *mucosal inflammation, mucositis, mucitis*

mulkolselrös *adj*: *Syn: mukös-serös, seromukös*; aus Schleim/Mukus und Serum bestehend, gemischt mukös und serös; Ⓔ *mucoserous, seromucous, seromucoid*

Mulkolsiltis *f, pl* **-tilden**: *Syn: Mukosaentzündung*; Schleimhautentzündung; Ⓔ *inflammation of a mucous membrane, mucosal inflammation, mucositis, mucitis*

mulkolsiltisch *adj*: Schleimhautentzündung/Mukositis betreffend, von ihr betroffen oder gekennzeichnet; Ⓔ *relating to or marked by mucositis*

mukös-serös *adj*: → *mukoserös*

Mulkolsulfaltildolse *f*: *Syn: Lipomukopolysaccharidose, Galaktosidase-β-positive Krankheit*; autosomal-rezessive Kombination von Mukopolysaccharidose* und Sulfatlipidose mit geistiger Retardierung, Optikusatrophie und Skelettverformung; Ⓔ *multiple sulfatase deficiency, mucosulfatidosis*

Mukosus-Antigen *nt*: *Syn: M-Antigen*; Antigen in der Schleimkapsel von Bakterien; Ⓔ *M antigen*

Mulkolvislzildolse *f*: *Syn: zystische Fibrose, zystische Pankreasfibrose, Fibrosis pancreatica cystica*; autosomal-rezessives Syndrom mit generalisierter Dysfunktion exokriner Drüsen und fortschreitender zystischer Fibrose von Lunge und Bauchspeicheldrüse; führt zu Elektrolytverlusten über die Schweißdrüsen und zu Eindickung des Sekretes aller exokrinen Drüsen; als Folge davon kommt es zu chronischer Entzündung mit zystisch-fibröser Umwandlung und progredientem Funktionsverlust der betroffenen Drüsen bzw. Organe [Lunge, Gastrointestinaltrakt, Pankreas, Leber, Nasennebenhöhlen, Vas deferens, Schweißdrüsen]; Ⓔ *cystic fibrosis (of the pancreas), fibrocystic disease of the pancreas, mucoviscidosis, viscidosis, Clarke-Hadefield syndrome, Hadefield-Clarke syndrome*

Mulkolzelle *f*: *Syn: Schleimzyste*; schleimgefüllte Zyste; Ⓔ *mucocele, mucous cyst*

mulkolzililär *adj*: (*Atemwege*) Schleim/Mukus und Zilien der Epithelzellen betreffend; Ⓔ *mucociliary*

Müller-Muskel *m*: *Syn: Fibrae circulares musculi ciliaris*; vordere, zirkulär-verlaufende Fasern des Ziliarmuskels; Ⓔ *Müller's muscle, Rouget's muscle, circular fibers of ciliary muscle, sphincteric fibers of ciliary muscle*

Müllerlasthlma *nt*: → *Mehlstaubasthma*

M

Multi-, multi- *präf.*: Wortelement mit der Bedeutung „viel"; Ⓔ *multi-, pluri-, poly-*
multilarltilkullär *adj*: *Syn: polyartikulär*; mehrere/viele Gelenke betreffend; Ⓔ *relating to many joints, multiarticular, polyarticular, polyarthric*
mullti|ala|xilal *adj*: *Syn: mehrachsig, vielachsig*; mit mehreren Achsen; Ⓔ *multiaxial*
Mulltilceps *m*: Bandwurmgattung; **Multiceps multiceps** [Quesenbandwurm] ist der Erreger der Drehkrankheit der Schafe; Ⓔ *Multiceps*
Mulltilenlzymlkomlplex *m*: aus mehreren Enzymen zusammengesetzter Komplex, z.B. der Fettsäuresynthetasekomplex; Ⓔ *multienzyme complex*
mulltilfakltolrilell *adj*: durch viele Faktoren bedingt, aus mehreren Faktoren bestehend; Ⓔ *multifactorial*
mulltilfolkal *adj*: mehrere Fokusse betreffend, von mehreren Fokussen ausgehend; Ⓔ *relating to or arising from many locations, multifocal*
mulltilform *adj*: *Syn: mehrgestaltig, vielförmig, vielgestaltig, multimorph, polymorph, pleomorph*; in vielen Erscheinungsformen/Gestalten vorkommend; Ⓔ *multiform, polymorphic*
mulltilglanldullär *adj*: *Syn: pluriglandulär, polyglandulär*; mehrere Drüsen/Glandulae betreffend; Ⓔ *relating to or affecting several glands, pluriglandular, multiglandular*
Mulltilgralvilda *f*: *Syn: Plurigravida*; Frau, die mehrere Schwangerschaften hinter sich hat; Ⓔ *multigravida, plurigravida, multigesta*
Mulltilinlfarktldelmenz *f*: durch rezidivierende Hirninfarkte verursachte Demenz*; Ⓔ *multi-infarct dementia*
mulltilkaplsullär *adj*: *Syn: multikapsular*; mehrere Kapseln (besitzend); Ⓔ *multicapsular*
mulltillolbär *adj*: *Syn: mehrlappig, viellappig*; aus mehreren Lappen bestehend; Ⓔ *multilobar, multilobate, multilobed*
mulltillolbullär *adj*: *Syn: mehrlappig, viellappig*; aus mehreren Läppchen/Lobuli bestehend; Ⓔ *multilobular*
mulltillolkullär *adj*: **1.** an vielen Stellen bestehend **2.** *Syn: vielkamm(e)rig*; aus vielen Kammern bestehend; Ⓔ **1.** *multilocular, plurilocular* **2.** *multilocular, plurilocular*
Mulltilmorlbilditāt *f*: *Syn: Mehrfacherkrankung, Polymorbidität, Polypathie*; Vorkommen mehrerer Erkrankungen bei einem Patienten; Ⓔ *polypathia*
mulltilmorph *adj*: →*multiform*
mulltilnoldullär *adj*: aus mehreren Knötchen/Noduli bestehend; Ⓔ *multinodular, multinodulate*
mulltilnuklelar *adj*: *Syn: multinukleär, vielkernig, mehrkernig, polynukleär*; mehrere Kerne/Nuclei enthaltend; Ⓔ *multinuclear, multinucleate, plurinuclear, polynucleated*
Mulltilorlganlverlsalgen *nt*: *Syn: multiples Organversagen*; gleichzeitiges Versagen von zwei oder mehr vitalen Organfunktionen [Leber-, Lungen-, Nieren-, Atmungs-, Herzkreislauffunktion, Säure-Basenhaushalt, Stoffwechsel und Energiehaushalt, Wasser- und Elektrolythaushalt, Gerinnungssystem, Temperaturregulation]; tritt v.a. posttraumatisch, bei Vergiftungen, Sepsis* und Schock* auf; Ⓔ *multiple organ failure*
Mulltilpalra *f*: *Syn: Pluripara, Mehrgebärende*; Frau, die zwei oder mehr Schwangerschaften ausgetragen hat; Ⓔ *multipara, pluripara*
mulltilpel *adj*: *Syn: vielfach, mehrfach, vielfältig, multiple, multiplex*; an vielen Stellen auftretend, mehrmals wiederholt auftretend; Ⓔ *multiple, multiplex, manifold*
mulltiplle *adj*: →*multipel*
mulltilplex *adj*: →*multipel*
mulltilpollar *adj*: **1.** mehr als zwei Pole besitzend, mehrpolig, vielpolig **2.** *Syn: pluripolar*; (*Nervenzelle*) mehrere Fortsätze besitzend; Ⓔ **1.** *multipolar, pluripolar* **2.** *multipolar, pluripolar*
Mulltilpunkltulrltest *m*: *Syn: Nadeltest, Stempeltest, Tine-Test*; Tuberkulintest*, bei dem das Tuberkulin mit einem speziellen Stempel in die Haut eingedrückt wird; Ⓔ *tine test, tine tuberculin test*
Mulltilselmie *f*: vermehrte Ejakulatmenge; Ⓔ *multisemia*
mulltilsylnapltisch *adj*: *Syn: polysynaptisch*; mehrere Synapsen umfassend; Ⓔ *multisynaptic, polysynaptic*
mulltilvallent *adj*: *Syn: mehrwertig, polyvalent*; mit mehreren Valenzen; Ⓔ *polyvalent, multivalent*
mulltilzellullär *adj*: *Syn: vielzellig, polyzellulär*; aus vielen Zellen bestehend; Ⓔ *polycellular, multicellular*
Mulmilfilkaltilon *f*: *Syn: Mumifizierung, trockene Gangrän*; Gangrän* mit Eintrocknung und Schrumpfung des Gewebes; Ⓔ *mummification necrosis, mummification*
Mulmilfilzielrung *f*: →*Mumifikation*
Mumps *f*: *Syn: Ziegenpeter, Parotitis epidemica*; durch das Mumpsvirus hervorgerufene, mit typischer Schwellung der Ohrspeicheldrüse(n) einhergehende Entzündung; häufigste Ursache einseitiger frühkindlicher Schwerhörigkeit; Ⓔ *mumps, epidemic parotiditis, epidemic parotitis*
Mumps-Meningitis *f*: i.d.R. leicht verlaufende Hirnhautentzündung guter Prognose; Ⓔ *mumps meningitis*
Mumps-Meningoenzephalitis *f*: Entzündung von Gehirn und Hirnhaut, die in etwa 1/3 der Fälle bleibende Schäden [Schwerhörigkeit*, Epilepsie*] hinterlässt; Ⓔ *mumps meningoencephalitis*
Mumps-Orchitis *f*: mit Gefahr von Hodenatrophie und Sterilität* einhergehende Hodenentzündung als Begleiterkrankung der Mumps; Ⓔ *mumps orchitis*
Mumpslvilrus *nt, pl* **-ren**: weltweit verbreitetes RNA-Virus aus der Familie Paramyxoviridae*; Ⓔ *mumps virus*
Münchhausen-Syndrom *nt*: neurotisches Syndrom, bei dem Erkrankungen und Beschwerden vorgetäuscht werden; Ⓔ *Munchausen syndrome*
Mundlatlmung *f*: Atmung durch den Mund bei Behinderung der physiologischen Nasenatmung; Ⓔ *mouth respiration, mouth breathing*
Mundlflolra *f*: Gesamtheit der physiologisch im Mund vorhandenen Mikroorganismen; Ⓔ *oral flora*
Mundlgelruch *m*: *Syn: Atemgeruch, Halitose, Halitosis, Kakostomie, Foetor ex ore*; Bezeichnung für schlechten Mundgeruch, unabhängig von der Genese; Ⓔ *offensive breath, bad breath, bromopnea, ozostomia, halitosis, stomatodysodia*
Mundlralchenlraum *m*: *Syn: Mesopharynx, Oropharynx, Pars oralis pharyngis*; Rachenraum direkt hinter der Mundhöhle; Ⓔ *oral pharynx, oral part of pharynx, oropharynx, pharyngo-oral cavity*
Mundlschleimlhautlentlzünldung *f*: →*Stomatitis*
Mundlsoor *m*: *Syn: Soormykose/Candidose der Mundschleimhaut, Stomatitis candidamycetica*; vor allem die Zunge und Wangenschleimhaut betreffende Entzündung durch Candida* albicans; Ⓔ *oral candidiasis, mycotic stomatitis, thrush*
Mundlwinlkellcheillitis *f, pl* **-tilden**: *Syn: Faulecken, Perlèche, Mundwinkelrhagaden, Cheilitis/Stomatitis angularis, Angulus infectiosus oris/candidamycetica*; schmerzhaftes, akutes oder chronisches Ekzem* des Mundwinkels; Ⓔ *angular stomatitis, angular cheilitis, angular cheilosis, perlèche, bridou, migrating cheilitis, migrating cheilosis*
Mundlwinlkellpunkt *m*: *Syn: Cheilion*; am Übergang von Ober- und Unterlippe liegender Punkt; Ⓔ *cheilion*
Mundlwinlkellrhalgalden *pl*: →*Mundwinkelcheilitis*
Mund-zu-Mund-Beatmung *f*: *s.u. Atemspende*; Ⓔ *transanimation, mouth-to-mouth resuscitation, mouth-to-mouth respiration*
Mund-zu-Nase-Beatmung *f*: *s.u. Atemspende*; Ⓔ *mouth-to-nose resuscitation*
Munro-Abszesse *pl*: *Syn: Munro-Mikroabszesse*; Granulo-

zytenansammlungen in der Hornschicht der Haut bei Psoriasis*; Ⓔ *Munro abscesses, Munro microabscesses*

Mün|zen|klir|ren *nt*: schepperndes Perkussionsgeräusch über Lungenkavernen; Ⓔ *anvil sound, bellmetal resonance, bell sound, coin test*

mu|ral *adj*: die Wand eines Hohlorgans betreffend; Ⓔ *mural*

Mu|ra|mi|da|se *f*: *Syn: Lysozym*; bakterizide Hydrolase*, die Murein* in Bakterienwänden spaltet; Ⓔ *lysozyme, muramidase*

Mu|re|in *nt*: Polysaccharid-Protein-Komplex in der Zellwand von Bakterien; bei gramnegativen Bakterien liegt ein einschichtiges Mureinnetz vor, bei grampositiven Bakterien ein mehrschichtiges Netzwerk; Ⓔ *murein, peptidoglycan, mucopeptide*

mu|rin *adj*: Mäuse oder Ratten betreffend; Ⓔ *murine*

Murray-Valley-Enzephalitis *f*: *Syn: Australian-X-Enzephalitis*; durch das **Murray-Valley-Enzephalitis-Virus** hervorgerufene Arbovirus-Enzephalitis* Australiens; Ⓔ *Murray Valley disease, Australian X disease, Murray Valley encephalitis, Australian X encephalitis*

Mus|ca *f, pl* **-cae**: Fliege; Ⓔ *musca*

Musca domestica: Hausfliege, Stubenfliege; Ⓔ *common house fly, Musca domestica*

Mus|ca|rin *nt*: *Syn: Muskarin*; in verschiedenen Pilzen [Fliegenpilz, Trichterlinge] vorkommendes Gift mit parasympathikomimetischer Wirkung; Ⓔ *muscarine, oxycholine*

Mu|schel|re|sek|ti|on *f*: *Syn: Konchotomie, Turbinektomie*; Teilentfernung einer Nasenmuschel; Ⓔ *conchotomy*

Mus|cu|lus *m, pl* **-li**: Muskel*; Ⓔ *muscle, musculus*

Musculi abdominis: Bauchmuskeln, Bauchmuskulatur; Ⓔ *muscles of abdomen*

Musculus abductor: Abduktionsmuskel, Abduktor, Abziehmuskel, Abzieher; Ⓔ *abductor muscle, abductor*

Musculus abductor digiti minimi manus: Abduktor des Kleinfingers; Ⓔ *abductor digiti minimi manus (muscle), abductor muscle of little finger*

Musculus abductor digiti minimi pedis: Abduktor der Kleinzehe; Ⓔ *abductor digiti minimi pedis (muscle), abductor muscle of little toe*

Musculus abductor hallucis: Abduktor der Großzehe; Ⓔ *abductor hallucis (muscle), abductor muscle of great toe*

Musculus abductor pollicis brevis: kurzer Abduktor des Daumen; Ⓔ *abductor pollicis brevis (muscle), short abductor muscle of thumb*

Musculus abductor pollicis longus: langer Abduktor des Daumen; Ⓔ *abductor pollicis longus (muscle), long abductor muscle of thumb*

Musculus adductor: Adduktor, Adduktionsmuskel; Ⓔ *adductor muscle, adductor*

Musculus adductor brevis: kurzer Adduktor des Oberschenkels, kurzer Schenkelanzieher; Ⓔ *adductor brevis (muscle), short adductor muscle, short head of triceps femoris muscle*

Musculus adductor hallucis: Adduktor der Großzehe; Ⓔ *adductor hallucis (muscle), adductor muscle of great toe*

Musculus adductor longus: langer Adduktor des Oberschenkels, langer Schenkelanzieher; Ⓔ *adductor longus (muscle), long adductor muscle, long head of triceps femoris muscle*

Musculus adductor magnus: großer Adduktor des Oberschenkels, großer Schenkelanzieher; Ⓔ *adductor magnus (muscle), great adductor muscle, great head of triceps femoris muscle*

Musculus adductor minimus: kleinster Adduktor des Oberschenkels, kleinster Schenkelanzieher; Ⓔ *adductor minimus (muscle), smallest adductor muscle*

Musculus adductor pollicis: Adduktor des Daumens; Ⓔ *adductor pollicis (muscle), adductor muscle of thumb, mesothenar*

Musculus anconeus: *Syn: Ankoneus*; Fortsetzung des mittleren Trizepskopfes; Spanner der Ellenbogenkapsel; Ⓔ *anconeus (muscle)*

Musculus anoperinealis: *Syn: Musculus rectourethralis inferior*; Fasern der Längsmuskulatur des Rektums*, die zum Damm und zur Harnröhre ziehen; Ⓔ *anoperinealis muscle*

Musculi anorectoperineales: *Syn: Musculi rectourethrales*; Fasern der Längsmuskulatur des Rektums*, die zum Damm und zur Harnröhre ziehen; Ⓔ *anorectoperineal muscles*

Musculus antitragicus: kleiner Muskel zwischen Antitragus und Cauda helicis; Ⓔ *antitragicus muscle*

Musculus arrector pili: *Syn: Haaraufrichter, Haarmuskel, Haarbalgmuskel*; glatter Muskel, der bei Kontraktion das Haar aufrichtet; Ⓔ *arrector muscles of hair*

Musculus articularis: *Syn: Gelenkmuskel, Kapselspanner*; an der Gelenkkapsel ansetzender Muskel; Ⓔ *articular muscle*

Musculus articularis cubiti: Kapselspanner des Ellenbogengelenks; Ⓔ *articular muscle of elbow*

Musculus articularis genus: Kapselspanner des Kniegelenks; Ⓔ *articular muscle of knee*

Musculus aryepiglotticus: *Syn: Aryepiglottikus*; den Kehlkopfeingang verengender Muskel; Ⓔ *aryepiglotticus (muscle), aryepiglottic muscle, Hilton's muscle*

Musculus arytenoideus obliquus: schräger Kehlkopfmuskel, der die Stimmritze verengt; Ⓔ *arytenoideus obliquus (muscle), oblique arytenoid muscle*

Musculus arytenoideus transversus: querer Kehlkopfmuskel, der die Stimmritze verengt; Ⓔ *arytenoideus transversus (muscle), transverse arytenoid muscle*

Musculi auriculares: Ohrmuskeln; Ⓔ *auricular muscles*

Musculus auricularis anterior: *Syn: vorderer Ohrmuskel*; zieht die Ohrmuschel nach vorne; Ⓔ *auricularis anterior muscle*

Musculus auricularis posterior: *Syn: hinterer Ohrmuskel*; zieht die Ohrmuschel nach hinten; Ⓔ *auricularis posterior muscle*

Musculus auricularis superior: *Syn: oberer Ohrmuskel*; zieht die Ohrmuschel nach oben; Ⓔ *auricularis superior muscle*

Musculus biceps: *Syn: Bizeps*; zweiköpfiger Muskel*; z.B. Musculus biceps brachii, Musculus digastricus; Ⓔ *biceps muscle*

Musculus biceps brachii: *Syn: Bizeps, Bizeps brachii*; zweiköpfiger Oberarmmuskel, der den Unterarm im Ellenbogengelenk beugt; Ⓔ *biceps brachii (muscle), biceps muscle of arm*

Musculus biceps femoris: *Syn: Bizeps femoris*; zweiköpfiger Oberschenkelmuskel; bewirkt eine Beugung im Kniegelenk und eine Streckung im Hüftgelenk; Ⓔ *biceps femoris (muscle), biceps muscle of thigh*

Musculus biventer: Muskel mit zwei Muskelbäuchen, z.B. Musculus digastricus; Ⓔ *biventer muscle*

Musculus brachialis: *Syn: Brachialis*; vom Humerus zur Ulna ziehender Muskel; beugt das Ellenbogengelenk; Ⓔ *brachialis (muscle), brachial muscle*

Musculus brachioradialis: *Syn: Oberarm-Speichen-Muskel, Brachioradialis*; vom Humerus zum Radius ziehender Muskel; beugt das Ellenbogengelenk und bringt den Unterarm in eine Mittelstellung; Ⓔ *brachioradialis (muscle), brachioradial muscle*

Musculus bronchooesophageus: glatte Muskelfasern der Muskelschicht der Luftröhre [Trachea*] zur Speiseröhre [Ösophagus*]; Ⓔ *bronchoesophageus muscle*

Musculus buccinator: *Syn: Wangenmuskel, Trompetermuskel, Bukzinator, Buccinator*; der Wangenschleimhaut aufliegender Muskel; Ⓔ *buccinator muscle*

Musculus bulbospongiosus: ***Syn:*** *Bulbospongiosus*; Schwellkörpermuskel der Harnröhre; Ⓔ *bulbospongiosus (muscle), bulbocavernosus (muscle), bulbocavernous muscle, urinaccelerator*
Musculi capitis: Kopfmuskeln, Kopfmuskulatur; Ⓔ *muscles of head*
Musculus ceratocricoideus: inkonstanter Muskel; Abspaltung des Musculus cricoarytenoideus posterior; Ⓔ *ceratocricoideus muscle*
Musculi cervicis: ***Syn:*** *Musculi colli*; Halsmuskeln, Halsmuskulatur; Ⓔ *cervical muscles, neck muscles*
Musculus chondroglossus: ***Syn:*** *Chondroglossus*; Muskel vom Zungenbein zur Zunge; zieht die Zunge nach oben und hinten; Ⓔ *chondroglossus (muscle), keratoglossus*
Musculus ciliaris: ***Syn:*** *Ziliaris, Ziliarmuskel*; glatter Muskel im Ziliarkörper; regelt die Linsenwölbung über die Zonulafasern; Ⓔ *ciliaris (muscle), Bowman's muscle, ciliary muscle*
Musculus coccygeus: ***Syn:*** *Steißbeinmuskel, Kokzygeus*; Muskel von der Spina ischiadica zum Kreuz- und Steißbein; Ⓔ *coccygeus (muscle), coccygeal muscle, coccygeus, ischiococcygeus*
Musculi colli: Halsmuskeln, Halsmuskulatur; Ⓔ *neck muscles, cervical muscles*
Musculus compressor naris: ***Syn:*** *Pars transversa musculi nasalis*; quer verlaufender Teil des Musculus nasalis, der das Nasenloch verengt; Ⓔ *compressor naris muscle*
Musculus compressor urethrae: kleiner Muskel, der die weibliche Harnröhre umschließt; Ⓔ *compressor urethrae muscle*
Musculus constrictor pharyngis inferior: ***Syn:*** *unterer Schlundschnürer*; aus zwei Teilen bestehender Muskel, der den Rachen beim Schluckakt verengt, verkürzt und hebt; Ⓔ *constrictor pharyngis inferior muscle*

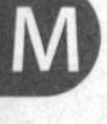

Musculus constrictor pharyngis medius: ***Syn:*** *mittlerer Schlundschnürer*; aus zwei Teilen bestehender Muskel, der den Rachen beim Schluckakt verengt, verkürzt und hebt; Ⓔ *constrictor pharyngis medius muscle*
Musculus constrictor pharyngis superior: ***Syn:*** *oberer Schlundschnürer*; aus vier Teilen bestehender Muskel, der den Rachen beim Schluckakt verengt, verkürzt und hebt; Ⓔ *constrictor pharyngis superior muscle*
Musculus coracobrachialis: ***Syn:*** *Korakobrachialis*; Muskel vom Processus* coracoideus zum Humerus; hebt und adduziert den Oberarm; Ⓔ *coracobrachialis (muscle), coracobrachial muscle*
Musculus corrugator supercilii: Runzler der Augenbraue; Ⓔ *corrugator supercilii (muscle), superciliary corrugator muscle, Koyter's muscle, Coiter's muscle*
Musculus cremaster: ***Syn:*** *Hodenheber, Kremaster*; Fasern der Bauchmuskeln, die mit dem Samenstrang zum Hoden ziehen; Ⓔ *cremaster (muscle), Riolan's muscle, cremasteric coat of testis*
Musculus cricoarytenoideus lateralis: ***Syn:*** *Lateralis*; die Stimmritze verengender Muskel vom Ringknorpel zum Aryknorpel; Ⓔ *cricoarytenoideus lateralis (muscle)*
Musculus cricoarytenoideus posterior: ***Syn:*** *Postikus*; die Stimmritze erweiternder Muskel vom Ringknorpel zum Aryknorpel; Ⓔ *cricoarytenoideus posterior (muscle)*
Musculus cricothyroideus: ***Syn:*** *Krikothyroideus*; Muskel zwischen Ringknorpel und Schildknorpel; spannt die Stimmbänder; Ⓔ *cricothyroideus (muscle), cricothyroid muscle*
Musculus cutaneus: ***Syn:*** *Hautmuskel*; in die Haut einstrahlender Muskel; Ⓔ *cutaneous muscle*
Musculus dartos: Muskelhaut des Skrotums; Ⓔ *dartos, dartos fascia of scrotum, dartos muscle*
Musculus deltoideus: ***Syn:*** *Deltamuskel, Deltoideus*; deltaförmiger Muskel auf der Außenfläche des Schultergelenks; abduziert den Arm bis zur Horizontalen; Ⓔ *deltoid, deltoideus (muscle), deltoid muscle*
Musculus depressor anguli oris: mimischer Muskel, der Mundwinkel und Oberlippe herabzieht; Ⓔ *depressor anguli oris (muscle), depressor muscle of angle of mouth, triangular muscle*
Musculus depressor labii inferioris: Abwärtszieher der Unterlippe; Ⓔ *depressor labii inferioris (muscle), depressor muscle of lower lip, Aeby's muscle*
Musculus depressor septi nasi: Abspaltung des Musculus orbicularis oris, der das Nasenloch verengt und die Nasenflügel nach unten zieht; Ⓔ *depressor septi muscle*
Musculus depressor supercilii: Augenbrauensenker; Ⓔ *depressor supercilii (muscle), superciliary depressor muscle*
Musculus detrusor vesicae: ***Syn:*** *Detrusor vesicae*; Blasenwandmuskulatur; Ⓔ *detrusor vesicae (muscle), detrusor urinae (muscle), bladder wall muscle, detrusor muscle of bladder*
Musculus digastricus: ***Syn:*** *Digastrikus*; zweibäuchiger Muskel, der den Unterkiefer senkt und den Kehlkopf hebt; Ⓔ *digastricus (muscle), digastric muscle, digastric*
Musculus dilatator: ***Syn:*** *Dilatator*; Muskel, der eine Öffnung vergrößert, z.B. der Pupillenöffner [Musculus dilatator pupillae]; Ⓔ *dilatator muscle*
Musculus dilatator naris: ***Syn:*** *Dilatator naris, Pars alaris musculi nasalis*; Teil des Musculus nasalis, der das Nasenloch erweitert; Ⓔ *dilatator naris muscle*
Musculus dilatator pupillae: Pupillenöffner; Ⓔ *dilatator pupillae (muscle), dilator muscle of pupil, iridodilator*
Musculi dorsi: Rückenmuskeln, Rückenmuskulatur; Ⓔ *back muscles, muscles of the back*
Musculus epicranius: ***Syn:*** *Epikranius, Kopfhaubenmuskel*; dünner Muskel des Schädeldachs; Ⓔ *epicranius (muscle), epicranial muscle*
Musculus erector spinae: ***Syn:*** *Erektor spinae, Sakrospinalis*; Aufrichter der Wirbelsäule; Ⓔ *erector spinae (muscle), erector muscle of spine, sacrospinal muscle, sacrospinalis (muscle)*
Musculus extensor: ***Syn:*** *Extensor*; Strecker, Streckmuskel; Ⓔ *extensor muscle*
Musculus extensor carpi radialis brevis: ***Syn:*** *kurzer radialer Handstrecker*; kurzer Strecker des Handgelenkes auf der Radialseite; Ⓔ *extensor carpi radialis brevis (muscle)*
Musculus extensor carpi radialis longus: ***Syn:*** *langer radialer Handstrecker*; langer Strecker des Handgelenkes auf der Radialseite; Ⓔ *extensor carpi radialis longus (muscle)*
Musculus extensor carpi ulnaris: ***Syn:*** *ulnarer Handstrecker*; Streckmuskel des Handgelenkes auf der Ulnarseite; Ⓔ *extensor carpi ulnaris (muscle), ulnar extensor muscle of wrist*
Musculus extensor digiti minimi: ***Syn:*** *Kleinfingerstrecker*; Streckmuskel des Kleinfingers; Ⓔ *extensor digiti minimi (muscle), extensor muscle of little finger*
Musculus extensor digitorum: ***Syn:*** *Fingerstrecker*; Streckmuskel der Finger; Ⓔ *extensor digitorum (muscle), extensor muscle of fingers*
Musculus extensor digitorum brevis: ***Syn:*** *kurzer Zehenstrecker*; kurzer Streckmuskel der Zehen; Ⓔ *extensor digitorum brevis (muscle)*
Musculus extensor digitorum longus: ***Syn:*** *langer Zehenstrecker*; langer Streckmuskel der Zehen; Ⓔ *extensor digitorum longus (muscle)*
Musculus extensor hallucis brevis: ***Syn:*** *kurzer Großzehenstrecker*; kurzer Streckmuskel der Großzehe; Ⓔ *extensor hallucis brevis (muscle)*

Musculus extensor hallucis longus: *Syn: langer Großzehenstrecker*; langer Streckmuskel der Großzehe; Ⓔ *extensor hallucis longus (muscle)*
Musculus extensor indicis: *Syn: Zeigefingerstrecker*; Streckmuskel des Zeigefingers; Ⓔ *extensor indicis (muscle), extensor muscle of index (finger)*
Musculus extensor pollicis brevis: *Syn: kurzer Daumenstrecker*; kurzer Streckmuskel des Daumens; Ⓔ *extensor pollicis brevis (muscle)*
Musculus extensor pollicis longus: *Syn: langer Daumenstrecker*; langer Streckmuskel des Daumens; Ⓔ *extensor pollicis longus (muscle)*
Musculi externi bulbi oculi: *Syn: äußere Augenmuskeln*; die außen am Augapfel ansetzenden Muskeln; Ⓔ *extra-ocular muscles*
Musculi faciei: Gesichtsmuskulatur, mimische Muskulatur; Ⓔ *facial muscles, muscles of (facial) expression*
Musculi faciei et masticatorii: Gesichts- und Kaumuskulatur; Ⓔ *facial and masticatory muscles*
Musculus fibularis brevis: →*Musculus peroneus brevis*
Musculus fibularis longus: →*Musculus peroneus longus*
Musculus fibularis tertius: →*Musculus peroneus tertius*
Musculus flexor: *Syn: Flexor*; Beuger, Beugemuskel; Ⓔ *flexor muscle, flexor*
Musculus flexor accessorius: →*Musculus quadratus plantae*
Musculus flexor carpi radialis: *Syn: radialer Handbeuger*; Beugemuskel des Handgelenks auf der Radialseite; Ⓔ *flexor carpi radialis (muscle), radial flexor muscle of wrist, radiocarpus*
Musculus flexor carpi ulnaris: *Syn: ulnarer Handbeuger*; Beugemuskel des Handgelenks auf der Ulnarseite; Ⓔ *flexor carpi ulnaris (muscle), ulnar flexor muscle of wrist*
Musculus flexor digiti minimi brevis manus: *Syn: kurzer Kleinfingerbeuger*; kurzer Beugemuskel des Kleinfingers; Ⓔ *flexor digiti minimi brevis manus (muscle), short flexor muscle of little finger*
Musculus flexor digiti minimi brevis pedis: *Syn: kurzer Kleinzehenbeuger*; kurzer Beugemuskel der Kleinzehe; Ⓔ *flexor digiti minimi brevis pedis (muscle), short flexor muscle of little toe*
Musculus flexor digitorum brevis: *Syn: kurzer Zehenbeuger*; kurzer Beugemuskel der Zehen; Ⓔ *flexor digitorum brevis (muscle)*
Musculus flexor digitorum longus: *Syn: langer Zehenbeuger*; langer Beugemuskel der Zehen; Ⓔ *flexor digitorum longus (muscle)*
Musculus flexor digitorum profundus: *Syn: tiefer Fingerbeuger*; tiefer Beugemuskel der Finger; Ⓔ *flexor digitorum profundus (muscle)*
Musculus flexor digitorum superficialis: *Syn: oberflächlicher Fingerbeuger*; oberflächlicher Beugemuskel der Finger; Ⓔ *flexor digitorum superficialis (muscle)*
Musculus flexor hallucis brevis: *Syn: kurzer Großzehenbeuger*; kurzer Beugemuskel der Großzehe; Ⓔ *flexor hallucis brevis (muscle)*
Musculus flexor hallucis longus: *Syn: langer Großzehenbeuger*; langer Beugemuskel der Großzehe; Ⓔ *flexor hallucis longus (muscle)*
Musculus flexor pollicis brevis: *Syn: kurzer Daumenbeuger*; kurzer Beugemuskel des Daumens; Ⓔ *flexor pollicis brevis (muscle), short flexor muscle of thumb*
Musculus flexor pollicis longus: *Syn: langer Daumenbeuger*; langer Beugemuskel des Daumens; Ⓔ *flexor pollicis longus (muscle), long flexor muscle of thumb*
Musculus frontalis: *Syn: Venter frontalis musculi occipitofrontalis*; vorderer Teil des Musculus occipitofrontalis, der die Stirn runzelt; Ⓔ *frontalis muscle*
Musculus fusiformis: spindelförmiger Muskel; Ⓔ *fusiform muscle*
Musculus gastrocnemius: *Syn: Gastroknemius, Gastrocnemius, Zwillingswadenmuskel*; kräftiger Wadenmuskel, der den Fuß im Sprunggelenk beugt; Ⓔ *gastrocnemius (muscle)*
Musculus gemellus inferior: *Syn: unterer Zwillingsmuskel*; vom Sitzbein zum Oberschenkel ziehender Auswärtsdreher des Beins; Ⓔ *gemellus inferior (muscle)*
Musculus gemellus superior: *Syn: oberer Zwillingsmuskel*; vom Sitzbein zum Oberschenkel ziehender Auswärtsdreher des Beins; Ⓔ *gemellus superior (muscle)*
Musculus genioglossus: *Syn: Genioglossus*; Herausstrecker der Zunge; Ⓔ *genioglossus (muscle), geniohyoglossus (muscle)*
Musculus geniohyoideus: *Syn: Geniohyoideus*; vom Zungenbein zur Zunge ziehender Muskel; zieht das Zungenbein nach oben und vorne; Ⓔ *geniohyoideus (muscle), geniohyoid muscle*
Musculus gluteus maximus: *Syn: großer Gesäßmuskel*; großer oberflächlicher Muskel, der den Oberschenkel streckt und das Becken aufrichtet; Ⓔ *gluteus maximus (muscle), greatest gluteus muscle*
Musculus gluteus medius: *Syn: mittlerer Gesäßmuskel*; unter dem großen Gesäßmuskel liegend; abduziert den Oberschenkel und richtet das Becken auf; Ⓔ *gluteus medius (muscle), middle gluteus muscle, mesogluteus*
Musculus gluteus minimus: *Syn: kleiner Gesäßmuskel*; von der Darmbeinschaufel zum Trochanter* major ziehender Abduktor des Oberschenkels; Ⓔ *gluteus minimus (muscle), least gluteus muscle*
Musculus gracilis: *Syn: Grazilis*; Muskel an der Innenseite des Oberschenkels; adduziert den Oberschenkel und beugt im Knie- und Hüftgelenk; Ⓔ *gracilis (muscle)*
Musculus helicis major: Ohrmuschelmuskel von der Spina helicis zum Vorderrand der Helix, der die Haut des äußeren Gehörganges spannt; Ⓔ *helicis major muscle*
Musculus helicis minor: Ohrmuschelmuskel vom Vorderrand der Helix zur Concha auriculae ohne wesentliche Funktion; Ⓔ *helicis minor muscle*
Musculus hyoglossus: *Syn: Zungenbein-Zungenmuskel, Hyoglossus*; vom Zungenbein kommender Muskel, der die Zunge nach hinten und oben zieht; Ⓔ *hyoglossus (muscle), hyoglossal muscle*
Musculus iliacus: *Syn: Iliakus, Darmbeinmuskel*; vereinigt sich mit Musculus psoas major und minor zum Musculus iliopsoas; Ⓔ *iliacus (muscle), iliac muscle*
Musculus iliococcygeus: *Syn: Iliokokzygeus*; Teil des Musculus levator ani; Ⓔ *iliococcygeus (muscle), iliococcygeal muscle*
Musculus iliocostalis: *Syn: Iliokostalis*; seitlicher Teil des Musculus erector spinae vom Darmbein zu den Rippen bzw. Querfortsätzen der Wirbel; Ⓔ *iliocostalis (muscle), iliocostal muscle*
Musculus iliocostalis cervicis: *Syn: Musculus iliocostalis colli*; oberster Teil des Musculus iliocostalis; unterstützt Dorsalflexion und Seitwärtsneigung der Halswirbelsäule sowie Inspiration; Ⓔ *iliocostalis cervicis muscle*
Musculus iliocostalis colli: →*Musculus iliocostalis cervicis*
Musculus iliocostalis lumborum: Lendenabschnitt des Musculus iliocostalis; unterstützt Streckung und Seitwärtsneigung der Lenden- und Brustwirbelsäule sowie Exspiration; Ⓔ *iliocostalis lumborum muscle*
Musculus iliocostalis thoracis: Brustabschnitt des Musculus iliocostalis; unterstützt Streckung und Seitwärtsneigung der Brustwirbelsäule sowie Exspiration; Ⓔ *iliocostalis thoracis muscle*

M

Musculus iliopsoas: aus Musculus iliacus, Musculus psoas major und Musculus psoas minor bestehender kräftiger Beugemuskel des Hüftgelenks; Ⓔ *iliopsoas (muscle)*
Musculus incisurae terminalis auriculae: inkonstanter Muskel der Ohrmuschel; Verlängerung des Musculus tragicus; Ⓔ *incisurae helicis muscle*
Musculi infrahyoidei: *Syn: infrahyoidale Muskulatur, Infrahyoidalmuskeln, Unterzungenbeinmuskeln*; vom Zungenbein nach unten ziehende Muskeln; Ⓔ *infrahyoid muscles*
Musculus infraspinatus: *Syn: Infraspinatus*; vom Schulterblatt kommender Auswärtsdreher des Oberarms; Ⓔ *infraspinatus (muscle), infraspinous muscle*
Musculi intercostales: *Syn: Zwischenrippenmuskeln, Interkostalmuskeln, Interkostalmuskulatur*; die Rippen auf der Außen- bzw. Innenfläche verbindende schräg verlaufende Muskulatur; Ⓔ *intercostal muscles*
Musculi intercostales externi: *Syn: äußere Interkostalmuskeln*; von hinten oben nach vorne unten verlaufende Muskeln, die die Rippen heben; Ⓔ *external intercostal muscles*
Musculi intercostales interni: *Syn: innere Interkostalmuskeln*; von hinten unten nach vorne oben verlaufende Senker der Rippen, die die Ausatmung unterstützen; Ⓔ *internal intercostal muscles*
Musculi intercostales intimi: *Syn: innerste Interkostalmuskeln*; die Interkostalgefäße und -nerven umscheidender Teil der Interkostalmuskulatur; Ⓔ *innermost intercostal muscles*
Musculi interossei: *Syn: Zwischenknochenmuskeln, Interossärmuskeln*; zwischen den Mittelhand- und Mittelfußknochen liegende Muskeln; Ⓔ *interossei muscles, interosseous muscles*

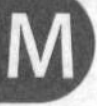

Musculi interossei dorsales manus: dorsale Interossärmuskeln der Hand; Ⓔ *dorsal interossei muscles of hand, dorsal interosseous muscles of hand*
Musculi interossei dorsales pedis: dorsale Interossärmuskeln des Fußes; Ⓔ *dorsal interossei muscles of foot, dorsal interosseous muscles of foot*
Musculi interossei palmares: palmare Interossärmuskeln; Ⓔ *palmar interossei muscles, palmar interosseous muscles*
Musculi interossei plantares: plantare Interossärmuskeln; Ⓔ *plantar interossei muscles, plantar interosseous muscles*
Musculi interspinales: *Syn: Interspinalmuskeln*; zwischen den Dornfortsätzen der Wirbel verlaufende Muskeln, die die Wirbelsäule strecken; Ⓔ *interspinal muscles, interspinales, interspinales muscles*
Musculi interspinales cervicis: *Syn: Musculi interspinales colli*; Interspinalmuskeln der Halswirbel, zervikale Interspinalmuskeln; Ⓔ *interspinales cervicis muscles, interspinal muscles of neck*
Musculi interspinales colli: →*Musculi interspinales cervicis*
Musculi interspinales lumborum: Interspinalmuskeln der Lendenwirbel, lumbale Interspinalmuskeln; Ⓔ *interspinales lumborum muscles, lumbar interspinal muscles*
Musculi interspinales thoracis: Interspinalmuskeln der Brustwirbel, thorakale Interspinalmuskeln; Ⓔ *interspinales thoracis muscles, interspinal muscles of thorax*
Musculi intertransversarii: *Syn: Intertransversalmuskeln*; zwischen Querfortsätzen der Wirbel verlaufende Muskeln; Ⓔ *intertransverse muscles, intertransversarii muscles*
Musculi intertransversarii anteriores cervicis/colli: *Syn: vordere zervikale Intertransversalmuskeln*; zwischen den Tubercula anteriora der Querfortsätze verlaufende Intertransversalmuskeln der Halswirbel; Ⓔ *anterior intertransverse muscles of neck*
Musculi intertransversarii cervicis: Intertransversalmuskeln der Halswirbel, zervikale Intertransversalmuskeln; Ⓔ *cervical intertransverse muscles, intertransverse muscles of neck*
Musculi intertransversarii laterales lumborum: *Syn: laterale lumbale Intertransversalmuskeln*; laterale Intertransversalmuskeln der Lendenwirbel, die vertikal von Querfortsatz zu Querfortsatz ziehen; Ⓔ *lateral lumbar intertransverse muscles*
Musculi intertransversarii lumborum: Intertransversalmuskeln der Lendenwirbel, lumbale Intertransversalmuskeln; Ⓔ *lumbar intertransverse muscles, intertransverse muscles of lumbar spine*
Musculi intertransversarii mediales lumborum: *Syn: mediale lumbale Intertransversalmuskeln*; mediale Intertransversalmuskeln der Lendenwirbel, die an den Processus accessorii und mamillares der Lendenwirbel entspringen und inserieren; Ⓔ *medial lumbar intertransverse muscles*
Musculi intertransversarii posteriores cervicis/colli: *Syn: hintere zervikale Intertransversalmuskeln*; zwischen den Tubercula posteriora der Querfortsätze verlaufende Intertransversalmuskeln der Halswirbel; Ⓔ *posterior intertransverse muscles of neck*
Musculi intertransversarii thoracis: Intertransversalmuskeln der Brustwirbel, thorakale Intertransversalmuskeln; Ⓔ *thoracic intertransverse muscles, intertransverse muscles of thorax*
Musculus ischiocavernosus: *Syn: Ischiokavernosus*; vom Beckenboden kommender Muskel, der beim Mann Erektion und Ejakulation unterstützt; Ⓔ *ischiocavernosus (muscle), erector muscle of penis, ischiocavernous muscle*
Musculus ischiococcygeus: →*Musculus coccygeus*
Musculi laryngis: Kehlkopfmuskulatur, Larynxmuskulatur; Ⓔ *muscles of larynx, musculature of larynx, laryngeal musculature*
Musculus latissimus dorsi: breiter Rückenmuskel, der den Oberarm anzieht, nach innen rollt und nach hinten führt; Ⓔ *latissimus dorsi (muscle)*
Musculus levator: Heber, Hebemuskel, Levator; Ⓔ *levator muscle, levator*
Musculus levator anguli oris: *Syn: Mundwinkelheber*; Heber des Mundwinkels; Ⓔ *levator anguli oris (muscle), canine muscle, levator muscle of angle of mouth, caninus*
Musculus levator ani: *Syn: Levator ani*; muskulärer Abschluss des Beckenbodens; Ⓔ *levator ani (muscle)*
Musculi levatores costarum: kurze und lange Rippenheber; Ⓔ *levatores costarum muscles, levator muscles of ribs, rib elevator muscles*
Musculus levator glandulae thyroideae: Schilddrüsenheber; Ⓔ *levator glandulae thyroideae (muscle), levator muscle of thyroid gland, Soemmering's muscle*
Musculus levator labii superioris: Oberlippenheber; Ⓔ *levator labii superioris (muscle), levator muscle of upper lip*
Musculus levator labii superioris alaeque nasi: Heber der Oberlippe und des Nasenflügels; Ⓔ *levator labii superioris alaeque nasi (muscle), levator muscle of upper lip and nasal wing*
Musculus levator palpebrae superioris: Oberlidheber; Ⓔ *levator palpebrae superioris (muscle), levator muscle of upper eye lid*
Musculus levator prostatae: Prostataheber; Ⓔ *levator prostatae (muscle), levator muscle of prostate*
Musculus levator scapulae: Schulterblattheber; Ⓔ *levator scapulae (muscle), levator muscle of scapula*
Musculus levator veli palatini: Heber des weichen Gaumens; Ⓔ *levator veli palatini (muscle), levator muscle of palatine velum, petrosalpingostaphylinus,*

petrostaphylinus
Musculi linguae: Zungenmuskeln, Zungenmuskulatur; Ⓔ *lingual muscles, muscles of tongue*
Musculus longissimus: ***Syn:*** ***Longissimus***; langer medialer Teil des Musculus erector spinae; Ⓔ *longissimus, longissimus muscle*
Musculus longissimus capitis: am Processus* mastoideus ansetzende Fasern des Musculus longissimus; Ⓔ *longissimus capitis (muscle), longissimus muscle of head*
Musculus longissimus cervicis: ***Syn:*** ***Musculus longissimus colli***; an den Querfortsätzen der Halswirbel ansetzende Fasern; Ⓔ *longissimus cervicis (muscle), longissimus muscle of neck*
Musculus longissimus colli: →*Musculus longissimus cervicis*
Musculus longissimus thoracis: an den Querfortsätzen der Brustwirbel ansetzende Fasern; Ⓔ *longissimus thoracis (muscle), longissimus muscle of back*
Musculus longitudinalis inferior linguae: untere und obere längsverlaufende Fasern der Zungenmuskulatur; Ⓔ *inferior longitudinal muscle of tongue*
Musculus longitudinalis superior linguae: obere, längsverlaufende Fasern der Zungenbinnenmuskulatur; Ⓔ *longitudinalis superior linguae muscle*
Musculus longus capitis: langer tiefer Halsmuskel zum Hinterhaupt; Ⓔ *longus capitis (muscle), long muscle of head*
Musculus longus cervicis: ***Syn:*** ***Musculus longus colli***; langer tiefer Halsmuskel zum Atlas; Ⓔ *long muscle of neck, longus colli (muscle)*
Musculus longus colli: →*Musculus longus cervicis*
Musculi lumbricales manus: Lumbrikalmuskeln der Hand; Ⓔ *lumbrical muscles of hand*
Musculi lumbricales pedis: Lumbrikalmuskeln des Fußes; Ⓔ *lumbrical muscles of foot*
Musculus masseter: ***Syn:*** ***Kaumuskel, Masseter***; kräftiger Muskel, der den Unterkiefer nach oben hebt und vorne schiebt; Ⓔ *masseter, masseter muscle*
Musculi masticatorii: Kaumuskeln, Kaumuskulatur; Ⓔ *muscles of mastication, masticatory muscles*
Musculi membri inferioris: Muskeln/Muskulatur der unteren Gliedmaße; Ⓔ *muscles of lower limb*
Musculi membri superioris: Muskeln/Muskulatur der oberen Gliedmaße; Ⓔ *muscles of upper limb*
Musculus mentalis: ***Syn:*** ***Kinnmuskel, Mentalis***; mimischer Muskel am Kinn; Ⓔ *mentalis (muscle), chin muscle*
Musculi multifidi: mittlere Schicht des **transversospinalen Systems** zwischen Musculi semispinales und Musculi rotatores, deren Fasern jeweils 2–3 Wirbel überspringen; sie strecken die Wirbelsäule bzw. drehen sie zur Gegenseite bei einseitiger Innervation; Ⓔ *multifidus muscles*
Musculus multipennatus: vielseitig/vielfach gefiederter Muskel; Ⓔ *multipennate muscle*
Musculus mylohyoideus: ***Syn:*** ***Mylohyoideus***; Muskel vom Unterkiefer zum Zungenbein; zieht das Zungenbein nach oben und vorne; Ⓔ *mylohyoideus (muscle), mylohyoid muscle, diaphragm of mouth, oral diaphragm*
Musculus nasalis: ***Syn:*** ***Nasenmuskel, Nasalis***; die Nasenweichteile bewegender Muskel; Ⓔ *nasalis (muscle), nasal muscle*
Musculus obliquus auriculae: kleiner Muskel der Ohrmuschel von der Eminentia fossae triangularis zur Eminentia conchae; Ⓔ *obliquus auricularis muscle*
Musculus obliquus capitis inferior: unterer schräger tiefer Nackenmuskel; dreht den Kopf zur Gegenseite; Ⓔ *obliquus capitis inferior (muscle), inferior oblique muscle of head*
Musculus obliquus capitis superior: oberer schräger tiefer Nackenmuskel; dreht den Kopf zur Gegenseite; Ⓔ *obliquus capitis superior (muscle), superior oblique muscle of head*
Musculus obliquus externus abdominis: ***Syn:*** ***Externus abdominis***; äußerer schräger Bauchmuskel, dreht den Rumpf zur Gegenseite; Ⓔ *obliquus externus abdominis (muscle), external oblique muscle of abdomen*
Musculus obliquus inferior bulbi: ***Syn:*** ***Obliquus inferior***; unterer schräger Augenmuskel; dreht den Augapfel nach außen und oben; Ⓔ *obliquus inferior (muscle), inferior oblique muscle of eye*
Musculus obliquus internus abdominis: ***Syn:*** ***Internus abdominis***; innerer schräger Bauchmuskel, dreht den Rumpf zur selben Seite; Ⓔ *obliquus internus abdominis (muscle), internal oblique muscle of abdomen*
Musculus obliquus superior bulbi: ***Syn:*** ***Obliquus superior***; oberer schräger Augenmuskel; dreht den Augapfel nach unten und innen; Ⓔ *obliquus superior (muscle), superior oblique muscle of eye*
Musculus obturator externus: ***Syn:*** ***Obturatorius externus***; den Oberschenkel nach außen rotierender Muskel mit Ursprung am Foramen obturatorum; Ⓔ *obturator externus (muscle), obturatorius externus muscle*
Musculus obturator internus: ***Syn:*** ***Obturatorius internus***; den Oberschenkel nach außen rotierender Muskel mit Ursprung an der Membrana obturatoria; Ⓔ *obturator internus (muscle), obturatorius internus muscle*
Musculus obturatorius externus: ***Syn:*** ***Obturatorius externus***; bewirkt Adduktion und Außenrotation des Oberschenkels; Ⓔ *obturatorius externus muscle*
Musculus obturatorius internus: ***Syn:*** ***Obturatorius internus***; den Oberschenkel nach außen rotierender Muskel; Ⓔ *obturatorius internus muscle*
Musculus occipitalis: Venter occipitalis des Musculus* occipitofrontalis; Ⓔ *occipitalis muscle*
Musculus occipitofrontalis: ***Syn:*** ***Okzipitofrontalis***; aus zwei Teilen [**Venter frontalis, Venter occipitalis**] bestehender Muskel, der die Augenbraue hebt, die Stirn runzelt und die Galea* aponeurotica fixiert; Ⓔ *occipitofrontalis (muscle), occipitofrontal muscle*
Musculus omohyoideus: ***Syn:*** ***Omohyoideus***; Unterzungenbeinmuskel, der das Zungenbein senkt; Ⓔ *omohyoideus (muscle), omohyoid (muscle)*
Musculus opponens digiti minimi manus: Hypothenarmuskel, der den Kleinfinger opponiert; Ⓔ *opponens digiti minimi manus (muscle), opponens muscle of little finger, opposing muscle of little finger*
Musculus opponens digiti minimi pedis: inkonstanter Fußsohlenmuskel, der die Kleinzehe opponiert; Ⓔ *opponens digiti minimi pedis (muscle)*
Musculus opponens pollicis: Handballenmuskel, der den Daumen opponiert; Ⓔ *opponens pollicis (muscle), opposing muscle of thumb*
Musculus orbicularis: ***Syn:*** ***Ringmuskel, Orbikularis***; ringförmiger/kreisförmiger Muskel; Ⓔ *orbicularis (muscle), orbicular muscle*
Musculus orbicularis oculi: ***Syn:*** ***Orbikularis okuli***; Ringmuskel des Auges; schließt die Lidöffnung; Ⓔ *orbicularis oculi (muscle), orbicular muscle of eye*
Musculus orbicularis oris: ***Syn:*** ***Orbikularis oris***; Ringmuskel des Mundes; schließt und spitzt die Lippen; Ⓔ *orbicularis oris (muscle), orbicular muscle of mouth*
Musculus orbitalis: ***Syn:*** ***Müller-Muskel, Orbitalis***; glatter Muskel am Boden der Augenhöhle; Ⓔ *orbitalis (muscle), Müller's muscle, orbital muscle*
Musculi ossiculorum auditorium: →*Musculi ossiculorum auditus*
Musculi ossiculorum auditus: ***Syn:*** ***Musculi ossiculorum auditorium***; Bezeichnung für die an den Gehörknöchelchen ansetzenden Muskeln, Musculus tensor tympani und Musculus stapedius; Ⓔ *muscles of auditory ossicles*

M

Musculi palati molli et faucium: Muskeln von Schlund und weichem Gaumen; Ⓔ *muscles of soft palate and fauces*
Musculus palatoglossus: *Syn: Palatoglossus*; vom weichen Gaumen zur Zungenwurzel ziehender Muskel; hebt die Zungenwurzel und senkt den weichen Gaumen; Ⓔ *palatoglossus (muscle), palatoglossal muscle, glossopalatinus muscle*
Musculus palatopharyngeus: *Syn: Palatopharyngeus*; Muskel vom weichen Gaumen zur Seitenwand des Rachens; hebt den Rachen beim Schluckakt; Ⓔ *palatopharyngeus (muscle), palatopharyngeal muscle, pharyngopalatine muscle*
Musculus palmaris brevis: *Syn: Palmaris brevis*; kurzer Spanner der Palmaraponeurose; Ⓔ *palmaris brevis (muscle), short palmar muscle*
Musculus palmaris longus: *Syn: Palmaris longus*; langer Spanner der Palmaraponeurose; Ⓔ *palmaris longus (muscle), long palmar muscle*
Musculi papillares cordis: *Syn: Papillarmuskeln*; kegelförmige Muskeln der rechten und linken Herzkammer, an denen die Chordae* tendinae befestigt sind; Ⓔ *papillary muscles*
Musculus papillaris anterior ventriculi dextri: vorderer Papillarmuskel des rechten Ventrikels; Ⓔ *anterior papillary muscle of right ventricle*
Musculus papillaris anterior ventriculi sinistri: vorderer Papillarmuskel des linken Ventrikels; Ⓔ *anterior papillary muscle of left ventricle*
Musculus papillaris posterior ventriculi dextri: hinterer Papillarmuskel des rechten Ventrikels; Ⓔ *posterior papillary muscle of right ventricle*
Musculus papillaris posterior ventriculi sinistri: hinterer Papillarmuskel des linken Ventrikels; Ⓔ *posterior papillary muscle of left ventricle*
Musculi papillares septales ventriculi dextri: septale Papillarmuskeln des rechten Ventrikels; Ⓔ *septal papillary muscles of right ventricle*
Musculi pectinati: Muskelbälkchen des rechten Vorhofes; Ⓔ *pectinate muscles, pectinate bundles*
Musculus pectineus: *Syn: Kammmuskel, Pektineus*; vom Schambeinkamm zum Femur ziehender Muskel, der den Oberschenkel adduziert und beugt; Ⓔ *pectineus (muscle), pectineal muscle*
Musculus pectoralis major: *Syn: großer Brustmuskel, Pektoralis major*; großer Muskel der vorderen Brustwand, der den Oberarm anzieht, nach innen dreht und nach vorne zieht; Ⓔ *pectoralis major (muscle), greater pectoral muscle, ectopectoralis*
Musculus pectoralis minor: *Syn: kleiner Brustmuskel, Pektoralis minor*; am Schulterblatt ansetzender Brustmuskel, der den Schultergürtel senkt; Ⓔ *pectoralis minor (muscle), smaller pectoral muscle*
Musculi perinei: Dammmuskulatur, Dammmuskeln; Ⓔ *perineal muscles, muscles of perineum*
Musculi peronei: *Syn: Peroneusgruppe, Fibularisgruppe*; seitlich an der Wade liegende Muskelgruppe [Musculus peroneus brevis und longus], die den Fuß plantar flektieren und pronieren; Ⓔ *peroneal muscles*
Musculus peroneus brevis: *Syn: Musculus fibularis brevis*; kurzer Wadenbeinmuskel, der den Fuß nach proniert; Ⓔ *peroneus brevis (muscle), short peroneal muscle*
Musculus peroneus longus: *Syn: Musculus fibularis longus*; langer Wadenbeinmuskel, der den Fuß abduziert und proniert sowie das Fußgewöble stützt; Ⓔ *peroneus longus (muscle), long peroneal muscle*
Musculus peroneus tertius: *Syn: Musculus fibularis tertius*; den Fuß abduzierender und pronierender Teil des langen Zehenstreckers; Ⓔ *peroneus tertius (muscle), third peroneal muscle*
Musculi pharyngis: *Syn: Tunica muscularis pharyngis*; Muskelschicht der Rachenwand; besteht aus Musculus constrictor pharyngis superior, medius und inferior, Musculus stylopharyngeus, Musculus salpingopharyngeus und Musculus palatopharyngeus; Ⓔ *pharyngeal muscles*
Musculus piriformis: *Syn: Piriformis*; innerer Hüftmuskel, der das Bein abduziert und nach außen dreht; Ⓔ *piriformis (muscle), piriform muscle*
Musculus plantaris: *Syn: Plantaris*; inkonstanter dünner Muskel, der den Unterschenkel und den Fuß beugt; Ⓔ *plantaris (muscle), plantar muscle*
Musculus pleurooesophageus: von der Tunica muscularis der Speiseröhre ausgehende Fasern zur Pleura; Ⓔ *pleuroesophageal muscle*
Musculus popliteus: *Syn: Popliteus, Kniekehlenmuskel*; kleiner Muskel, der das Kniegelenk beugt und nach innen dreht; Ⓔ *popliteus (muscle), popliteal muscle*
Musculus procerus: *Syn: Prozerus*; mimischer Muskel am Nasenrücken; Ⓔ *procerus (muscle)*
Musculus pronator: *Syn: Pronator*; Muskel, der eine Einwärtsdrehung um die Längsachse bewirkt; Ⓔ *pronator muscle*
Musculus pronator quadratus: *Syn: Pronator quadratus*; viereckiger Muskel am Unterarm, der die Hand proniert; Ⓔ *pronator quadratus (muscle), quadrate pronator muscle*
Musculus pronator teres: *Syn: Pronator teres*; runder Muskel am Unterarm, der die Hand proniert; Ⓔ *pronator teres (muscle), round pronator muscle, round pronator muscle*
Musculus psoas major: *Syn: Psoas major, großer Lendenmuskel*; Teil des Musculus iliopsoas; Ⓔ *psoas major (muscle), greater psoas muscle*
Musculus psoas minor: *Syn: Psoas minor, kleiner Lendenmuskel*; Teil des Musculus iliopsoas; Ⓔ *psoas minor (muscle), smaller psoas muscle*
Musculus pterygoideus lateralis: innerer Kaumuskel, der den Unterkiefer vorschiebt bzw. (einseitig) seitlich verschiebt; Ⓔ *pterygoideus lateralis (muscle), lateral pterygoid muscle, ectopterygoid*
Musculus pterygoideus medialis: innerer Kaumuskel, der den Unterkiefer hebt; Ⓔ *pterygoideus medialis (muscle), medial pterygoid muscle*
Musculus puboanalis: *Syn: Puboanalis*; Fasern des Musculus pubococcygeus zum Anus; Ⓔ *puboanalis muscle*
Musculus pubococcygeus: *Syn: Pubokokzygeus*; Muskel vom Schambein zum Steißbein; Teil des muskulären Beckenbodens; Ⓔ *pubococcygeus (muscle), pubococcygeal muscle*
Musculus puboperinealis: zur Pars pubica des Musculus levator ani gehörende Fasern, die vom Schambein zum Damm ziehen; Ⓔ *puboperineal muscle*
Musculus puboprostaticus: *Syn: Puboprostaticus*; Muskel vom Schambein zur Prostata; Ⓔ *puboprostaticus (muscle), puboprostatic muscle*
Musculus puborectalis: *Syn: Puborektalis*; Muskel vom Schambein zum Rektum; Teil des muskulären Beckenbodens; Ⓔ *puborectalis (muscle), puborectal muscle, Braune's muscle*
Musculus pubovaginalis: *Syn: Pubovaginalis*; Muskel vom Schambein zur Scheide; Ⓔ *pubovaginalis (muscle), pubovaginal muscle*
Musculus pubovesicalis: *Syn: Pubovesicalis*; Muskel vom Schambein zur Blase; Ⓔ *pubovesicalis (muscle), pubovesical muscle*
Musculus pyramidalis: *Syn: Pyramidenmuskel*; kleiner Bauchmuskel, der die Linea* alba spannt; Ⓔ *pyramidalis (muscle), pyramidal muscle*
Musculus pyramidalis auriculae: kleiner Ohrmuschelmuskel ohne wesentliche Funktion; Ⓔ *pyramidalis auricularis muscle*

Musculus quadratus: viereckiger Muskel; Ⓔ *square muscle, quadrate muscle*
Musculus quadratus femoris: ***Syn:*** *Quadratus femoris*; viereckiger Muskel des Gesäßes; adduziert und dreht den Oberschenkel nach außen; Ⓔ *quadratus femoris (muscle), quadrate muscle of thigh*
Musculus quadratus lumborum: ***Syn:*** *Quadratus lumborum*; viereckiger Lendenmuskel, der die Rippen senkt; Ⓔ *quadratus lumborum (muscle), quadrate lumbar muscle*
Musculus quadratus plantae: ***Syn:*** *Quadratus plantae*; viereckiger Sohlenmuskel, der das Fußgewölbe stützt; Ⓔ *quadratus plantae (muscle), quadrate muscle of sole*
Musculus quadriceps femoris: ***Syn:*** *Quadrizeps*; aus Musculus rectus femoris und den Musculi vastus intermedius, lateralis und medius bestehender vierköpfiger Oberschenkelmuskel, der mit dem Ligamentum* patellae am Schienbein ansetzt; streckt das Kniegelenk; Ⓔ *quadriceps femoris (muscle), quadriceps muscle (of thigh), quadriceps, quadriceps of thigh*
Musculus rectococcygeus: ***Syn:*** *Rektokokzygeus, Rectococcygeus*; glatte Muskelfasern vom Steißbein zum Rektum; Ⓔ *rectococcygeus (muscle), rectococcygeal muscle*
Musculus rectoperinealis: ***Syn:*** *Musculus rectourethralis superior*; Fasern der Längsmuskulatur des Rektums*, die zum Damm und zur Harnröhre ziehen; Ⓔ *rectoperinealis muscle*
Musculi rectourethrales: ***Syn:*** *Musculi anorectoperineales*; Fasern der Längsmuskulatur des Rektums*, die zum Damm und zur Harnröhre ziehen; Ⓔ *rectourethral muscles*
Musculus rectourethralis inferior: ***Syn:*** *Musculus anoperinealis*; Fasern der Längsmuskulatur des Rektums*, die zum Damm und zur Harnröhre ziehen; Ⓔ *rectourethralis inferior muscle*
Musculus rectourethralis superior: ***Syn:*** *Musculus rectoperinealis*; Fasern der Längsmuskulatur des Rektums*, die zum Damm und zur Harnröhre ziehen; Ⓔ *rectourethralis superior muscle*
Musculus rectouterinus: ***Syn:*** *Rektouterinus*; glatte Muskelfasern vom Rektum zur Gebärmutter; Ⓔ *rectouterinus (muscle), rectouterine muscle, rectouterine ligament*
Musculus rectovesicalis: ***Syn:*** *Rektovesikalis*; glatte Muskelfasern vom Rektum zur Blase; Ⓔ *rectovesicalis (muscle), rectovesical muscle*
Musculus rectus: ***Syn:*** *Rektus*; gerader Muskel; Ⓔ *rectus muscle*
Musculus rectus abdominis: ***Syn:*** *Rektus abdominis*; gerader Muskel der vorderen Bauchwand; senkt die Rippen und hebt das Becken; Ⓔ *rectus abdominis (muscle), straight abdominal muscle*
Musculus rectus capitis anterior: vorderer gerader Kopfmuskel, der den Kopf nach vorne beugt; Ⓔ *rectus capitis anterior (muscle)*
Musculus rectus capitis lateralis: seitlicher gerader Kopfmuskel, der den Kopf zur Seite neigt; Ⓔ *rectus capitis lateralis (muscle)*
Musculus rectus capitis posterior major, minor: großer und kleiner hinterer gerader Kopfmuskel, die den Kopf neigen und drehen; Ⓔ *rectus capitis posterior major amd minor (muscles)*
Musculus rectus femoris: Teil des Musculus* quadriceps femoris; Ⓔ *rectus femoris (muscle)*
Musculus rectus inferior bulbi: ***Syn:*** *Rektus inferior*; unterer gerader Augenmuskel; senkt und adduziert den Augapfel; Ⓔ *rectus inferior (muscle), inferior rectus muscle of eye, inferior straight muscle*
Musculus rectus lateralis bulbi: ***Syn:*** *Rektus lateralis*; äußerer gerader Augenmuskel; abduziert den Augapfel; Ⓔ *rectus lateralis (muscle), lateral rectus muscle of eye, lateral straight muscle, extrarectus*
Musculus rectus medialis bulbi: ***Syn:*** *Rektus medialis*; innerer gerader Augenmuskel; adduziert den Augapfel; Ⓔ *rectus medialis (muscle), medial rectus muscle of eye, medial straight muscle*
Musculus rectus superior bulbi: ***Syn:*** *Rektus superior*; oberer gerader Augenmuskel; dreht den Augapfel nach oben; Ⓔ *rectus superior (muscle), superior rectus muscle of eye, superior straight muscle*
Musculus rhomboideus major: ***Syn:*** *Rhomboideus major*; großer, rautenförmiger Rückenmuskel; zieht das Schulterblatt nach medial-kranial und hält es am Rumpf fest; Ⓔ *rhomboideus major muscle*
Musculus rhomboideus minor: ***Syn:*** *Rhomboideus minor*; kleiner, rautenförmiger Rückenmuskel; zieht das Schulterblatt nach medial-kranial und hält es am Rumpf fest; Ⓔ *rhomboideus minor muscle*
Musculus risorius: ***Syn:*** *Lachmuskel, Risorius*; Wangenmuskel, der die Mundwinkel nach außen und oben zieht; Ⓔ *risorius (muscle), Santorini's muscle, Albinus' muscle*
Musculus rotator: Drehmuskel, Rotator; Ⓔ *rotator*
Musculi rotatores: ***Syn:*** *Wirbeldreher*; tiefste Schicht der Musculi transversospinales, die v.a. im Brustbereich ausgebildet ist; Hauptaufgabe ist die Verspannung der Wirbelsäule und Drehbewegungen, die aber im Brustbereich stark eingeschränkt sind; Ⓔ *rotator muscles*
Musculi rotatores cervicis: ***Syn:*** *Musculi rotatores colli*; zervikale Wirbeldreher, Drehmuskel der Halswirbelsäule; Ⓔ *rotatores cervicis muscles*
Musculi rotatores colli: → *Musculi rotatores cervicis*
Musculi rotatores lumborum: lumbale Wirbeldreher, Drehmuskel der Lendenwirbelsäule; Ⓔ *rotatores lumborum muscles*
Musculi rotatores thoracis: thorakale Wirbeldreher, Drehmuskel der Brustwirbelsäule; Ⓔ *rotatores thoracis muscles*
Musculus sacrococcgygeus dorsalis: hinterer/dorsaler Kreuzbein-Steißbeinmuskel, hinterer/dorsaler Sakrokokzygeus; Ⓔ *sacrococcygeus dorsalis (muscle), posterior sacrococcygeal muscle*
Musculus sacrococcgygeus ventralis: vorderer/ventraler Kreuzbein-Steißbeinmuskel, vorderer/ventraler Sakrokokzygeus; Ⓔ *sacrococcygeus ventralis (muscle), anterior sacrococcygeal muscle*
Musculus salpingopharyngeus: ***Syn:*** *Salpingopharyngeus*; inkonstanter Muskel von der Ohrtrompete zur Rachenwand; Schlundheber; Ⓔ *salpingopharyngeus (muscle), salpingopharyngeal muscle*
Musculus sartorius: ***Syn:*** *Sartorius, Schneidermuskel*; langer Muskel vom Darmbeinkamm zur Innenseite des Kniegelenks; beugt im Knie- und Hüftgelenk; Ⓔ *sartorius (muscle), tailor's muscle*
Musculus scalenus anterior: ***Syn:*** *Skalenus anterior*; Atemhilfsmuskel, der die 1. Rippe hebt und die Halswirbelsäule zur Seite neigt; Ⓔ *scalenus anterior muscle*
Musculus scalenus medius: ***Syn:*** *Skalenus medius*; Atemhilfsmuskel, hebt die 1. Rippe und neigt die Halswirbelsäule zur Seite; Ⓔ *scalenus medius muscle*
Musculus scalenus minimus: ***Syn:*** *Skalenus minimus*; inkonstanter Atemhilfsmuskel; hebt die 1. Rippe und neigt die Halswirbelsäule zur Seite; Ⓔ *scalenus minimus muscle*
Musculus scalenus posterior: ***Syn:*** *Skalenus posterior*; Atemhilfsmuskel, hebt die 2. Rippe und neigt die Halswirbelsäule zur Seite; Ⓔ *scalenus posterior muscle*
Musculus semimembranosus: ***Syn:*** *Semimembranosus*; vom Sitzbeinhöcker zur Innenseite des Schienbeins ziehender Muskel; streckt und adduziert den Ober-

M

schenkel und beugt das Kniegelenk; Ⓔ *semimembranosus (muscle), semimembranous muscle*
Musculus semispinalis: von den Querfortsätzen der Wirbel zu den Dornfortsätzen ziehende Muskeln; Teil des Musculus erector spinae; Ⓔ *semispinalis (muscle), semispinal muscle*
Musculus semispinalis capitis: *Syn: Semispinalis capitis*; einseitige Kontraktion dreht den Kopf zur Gegenseite und neigt ihn zur gleichen Seite; beidseitige Kontraktion streckt den Kopf und die Halswirbelsäule; Ⓔ *semispinalis capitis muscle*
Musculus semispinalis cervicis: *Syn: Semispinalis cervicis, Musculus semispinalis colli*; einseitige Kontraktion dreht die Wirbelsäule zur Gegenseite; beidseitige Kontraktion streckt die Halswirbelsäule; Ⓔ *semispinalis cervicis muscle*
Musculus semispinalis colli: →*Musculus semispinalis cervicis*
Musculus semispinalis thoracis: *Syn: Semispinalis thoracis*; einseitige Kontraktion dreht die Wirbelsäule zur Gegenseite; beidseitige Kontraktion streckt die Wirbelsäule; Ⓔ *semispinalis thoracis muscle*
Musculus semitendinosus: *Syn: Semitendinosus*; vom Sitzbeinhöcker zum Pes* anserinus ziehender Muskel; streckt und adduziert den Oberschenkel und beugt das Kniegelenk; Ⓔ *semitendinosus (muscle), semitendinous muscle*
Musculus serratus anterior: vorderer Sägemuskel der Brustwand; fixiert das Schulterbaltt; Ⓔ *serratus anterior (muscle), costoscapularis*
Musculus serratus posterior inferior: funktionell unbedeutender hinterer unterer Sägemuskel der Brustwand; Ⓔ *serratus posterior inferior (muscle)*
Musculus serratus posterior superior: funktionell unbedeutender hinterer oberer Sägemuskel der Brustwand; Ⓔ *serratus posterior superior (muscle)*
Musculus soleus: *Syn: Soleus, Schollenmuskel*; kräftiger Wadenmuskel, der den Fuß im Sprunggelenk beugt; Teil des Musculus triceps surae; Ⓔ *soleus (muscle)*
Musculus sphincter: *Syn: Sphinkter*; Schließmuskel; Ⓔ *sphincter, sphincter muscle*
Musculus sphincter ampullae hepatopancreaticae: *Syn: Sphinkter Oddii, Sphinkter ampullae, Oddi-Spinkter*; glatte Muskelzellen um die Mündung von Ductus* choledochus und Ductus* pancreaticus major auf der Vater-Papille; Ⓔ *sphincter ampullae hepatopancreaticae (muscle), sphincter of hepatopancreatic ampulla, Oddi's sphincter, Oddi's muscle, sphincter muscle of hepatopancreatic ampulla, Glisson's sphincter*
Musculus sphincter ani externus: *Syn: Sphinkter ani externus*; äußerer Afterschließmuskel; Ⓔ *sphincter ani externus (muscle), external sphincter muscle of anus*
Musculus sphincter ani internus: *Syn: Sphinkter ani internus*; innerer Afterschließmuskel; Ⓔ *sphincter ani internus (muscle), internal sphincter muscle of anus*
Musculus sphincter ductus biliaris: →*Musculus sphincter ductus choledochi*
Musculus sphincter ductus choledochi: *Syn: Musculus sphincter ductus biliaris*; glatte Muskelzellen um die Mündung des Ductus* choledochus auf der Vater-Papille; Ⓔ *sphincter ductus choledochi (muscle), sphincter muscle of bile duct, Giordano's sphincter, Boyden's sphincter*
Musculus sphincter ductus pancreatici: glatte Muskelzellen um die Mündung des Ductus* pancreaticus major; Ⓔ *sphincter ductus pancreatici (muscle), sphincter muscle of pancreatic duct*
Musculus sphincter pupillae: *Syn: Sphinkter pupillae*; Pupillenschließer; Ⓔ *sphincter pupillae (muscle), sphincter muscle of pupil*
Musculus sphincter pyloricus: *Syn: Sphinkter pylori*; Schließmuskel des Magenausgangs; Ⓔ *sphincter pylori (muscle), pyloric spincter muscle, sphincter muscle of pylorus*
Musculus sphincter urethrae: *Syn: Sphinkter urethrae*; Harnröhrensphinkter, Urethralsphinkter; Ⓔ *sphincter urethrae (muscle), sphincter muscle of urethra, voluntary urethral sphincter, Wilson's muscle, Guthrie's muscle*
Musculus sphincter urethrovaginalis: glatte Muskelfasern aus der Membrana* perinei um die Harnröhrenöffnung der Frau; Ⓔ *urethrovaginal sphincter muscle*
Musculus spinalis: *Syn: Spinalis, Dornfortsatzmuskel*; benachbarte Dornfortsätze verbindende Muskelfasern; Teil des Musculus erector spinae; Ⓔ *spinalis (muscle), spinal muscle*
Musculus spinalis capitis: *Syn: Spinalis capitis*; streckt den Kopf und die Halswirbelsäule und dreht den Kopf bei einseitiger Kontraktion zur Gegenseite; Ⓔ *spinalis capitis muscle*
Musculus spinalis cervicis: *Syn: Spinalis cervicis, Musculus spinalis colli*; streckt die Halswirbelsäule; Ⓔ *spinalis cervicis muscle*
Musculus spinalis colli: →*Musculus spinalis cervicis*
Musculus spinalis thoracis: *Syn: Spinalis thoracis*; streckt die Brustwirbelsäule; Ⓔ *spinalis thoracis muscle*
Musculus splenius: *Syn: Splenius*; von den Dornfortsätzen zu den Querfortsätzen der Halswirbelsäule und dem Hinterhaupt ziehende autochthone Rückenmuskeln, die in ihrer Gesamtheit als **Musculi spinotransversales** oder **spinotransversales System** bezeichnet werden; sie bewirken eine Dorsalflexion der Halswirbelsäule und bei einseitiger Kontraktion eine Drehung zur selben Seite; Ⓔ *splenius muscle*
Musculus splenius capitis: von den Dornfortsätzen der Halswirbel zum Hinterhaupt und Dornfortsatz ziehender Muskel; dreht und neigt den Kopf und hebt das Gesicht; Ⓔ *splenius capitis (muscle), splenius muscle of head*
Musculus splenius cervicis/colli: von den Dornfortsätzen der Brustwirbel zu den Querfortsätzen der ersten drei Halswirbel ziehender Muskel; dreht und neigt den Hals; Ⓔ *splenius cervicis (muscle), splenius muscle of neck*
Musculus stapedius: liegt in der Eminentia pyramidalis der hinteren Paukenhöhlenwand; zieht den Steigbügelkopf bei Kontraktion nach hinten; Ⓔ *stapedius muscle*
Musculus sternalis: inkonstanter Muskel, der vorne oberflächlich auf dem Thorax verläuft; Ⓔ *sternalis muscle*
Musculus sternocleidomastoideus: *Syn: Sternokleidomastoideus, Kopfnicker*; Muskel von Brustbein und Schlüsselbein zum Warzenfortsatz; dreht und neigt den Kopf und zur selben Seite; Ⓔ *sternocleidomastoideus (muscle), sternocleidomastoid muscle, sternomastoid muscle*
Musculus sternohyoideus: *Syn: Sternohyoideus*; Unterzungenmuskel vom Zungenbein zum Brustbein; senkt das Zungenbein; Ⓔ *sternohyoideus (muscle), sternohyoid muscle*
Musculus sternothyroideus: *Syn: Sternothyreoideus, Sternothyroideus*; Unterzungenmuskel vom Zungenbein zum Schildknorpel; zieht das Zungenbein nach unten und den Schildknorpel nach oben; Ⓔ *sternothyreoideus (muscle), sternothyroid muscle*
Musculus styloglossus: *Syn: Styloglossus*; vom Griffelfortsatz des Schläfenbeins entspringender Muskel, der die Zunge nach hinten oben zieht; Ⓔ *styloglossus (muscle)*
Musculus stylohyoideus: *Syn: Stylohyoideus*; vom Griffelfortsatz des Schläfenbeins entspringender Muskel,

der das Zungenbein nach hinten oben zieht; Ⓔ *stylohyoideus (muscle), stylohyoid muscle*
Musculus stylopharyngeus: ***Syn:*** *Stylopharyngeus*; vom Griffelfortsatz des Schläfenbeins entspringender Schlundheber; Ⓔ *stylopharyngeus (muscle)*
Musculus subclavius: ***Syn:*** *Subklavius*; Muskel zwischen Schlüsselbein und 1. Rippe; Ⓔ *subclavius (muscle)*
Musculi subcostales: ***Syn:*** *Unterrippenmuskeln, Subkostalmuskeln*; die Rippen senkende Muskeln im hinteren unteren Brustkorb; Ⓔ *subcostal muscles, subcostales muscles*
Musculi suboccipitales: subokzipitale Muskeln, subokzipitale Muskulatur; Ⓔ *suboccipital muscles*
Musculus subscapularis: ***Syn:*** *Subskapularis*; von der Unterfläche des Schulterblattes entspringender Muskel, der den Oberarm nach innen dreht und adduziert; Ⓔ *subscapularis (muscle), subscapular muscle*
Musculus supinator: ***Syn:*** *Supinator*; den Unterarm nach außen drehender Muskel; Ⓔ *supinator (muscle), supinator*
Musculi suprahyoidei: ***Syn:*** *obere Zungenbeinmuskeln, suprahyoidale Muskulatur, Suprahyoidalmuskeln*; vom Zungenbein nach oben ziehende Muskeln; Ⓔ *suprahyoid muscles*
Musculus supraspinatus: ***Syn:*** *Supraspinatus*; vom Schulterblatt zur Innenseite des Oberarms ziehender Muskel; adduziert und dreht den Oberarm nach innen; Ⓔ *supraspinatus (muscle), supraspinous muscle*
Musculus suspensorius duodeni: ***Syn:*** *Treitz-Muskel*; glatter Muskel an der Flexura duodenojejunalis; Ⓔ *suspensorius duodeni (muscle), suspensory muscle of duodenum, Treitz's muscle, Treitz's ligament*
Musculus tarsalis inferior: ***Syn:*** *Tarsalis inferior*; Herabzieher des Unterlid; Ⓔ *tarsalis inferior (muscle), inferior tarsal muscle*
Musculus tarsalis superior: ***Syn:*** *Tarsalis superior*; Oberlidheber; Ⓔ *tarsalis superior (muscle), superior tarsal muscle*
Musculus temporalis: ***Syn:*** *Schläfenmuskel, Temporalis*; in der Schläfengrube entspringender kräftiger Kaumuskel, der den Unterkiefer hebt und nach hinten zieht; Ⓔ *temporalis (muscle), temporal muscle*
Musculus temporoparietalis: ***Syn:*** *Temporoparietalis*; Teil des Musculus epicranius in der Schläfen- und Scheitelregion; Ⓔ *temporoparietalis (muscle), temporoparietal muscle*
Musculus tensor: ***Syn:*** *Tensor*; Spannmuskel, Spanner; Ⓔ *tensor muscle*
Musculus tensor fasciae latae: Spanner der Oberschenkelfaszie; Ⓔ *tensor fasciae latae (muscle), tensor muscle of fascia lata*
Musculus tensor tympani: Trommelfellspanner; Ⓔ *tensor tympani (muscle), tensor muscle of tympanum, eustachian muscle, tensor ligament, Toynbee's ligament, Toynbee's muscle*
Musculus tensor veli palatini: Spanner des Gaumensegels; Ⓔ *tensor veli palatini (muscle), tensor muscle of palatine velum, palatosalpingeus (muscle)*
Musculus teres major: ***Syn:*** *Teres major*; runder Muskel vom Schulterblatt zur Innenseite des Oberarms; adduziert und dreht den Oberarm nach innen; Ⓔ *teres major (muscle)*
Musculus teres minor: ***Syn:*** *Teres minor*; runder Muskel vom Schulterblatt zur Außenseite des Oberarms; adduziert und dreht den Oberarm nach außen; Ⓔ *teres minor (muscle)*
Musculi thoracis: Brustmuskeln, Brustmuskulatur, Brustkorbmuskeln, Brustkorbmuskulatur; Ⓔ *thoracic muscles*
Musculus thyroarytenoideus: ***Syn:*** *Thyroarytänoideus*; die Stimmritze verengender Muskel vom Schildknorpel zum Aryknorpel; Ⓔ *thyroarytenoideus (muscle), thyroarytenoid muscle*
Musculus thyroepiglotticus: ***Syn:*** *Thyroepiglottikus, Thyreoepiglottikus*; Muskel vom Schildknorpel zur Epiglottis; zieht den Kehldeckel nach unten; Ⓔ *thyroepiglotticus (muscle), thyroepiglottic muscle*
Musculus thyrohyoideus: ***Syn:*** *Thyrohyoideus, Thyreohyoideus*; Muskel vom Schildknorpel zum Zungenbein; zieht den Schildknorpel nach oben und das Zungenbein nach unten; Ⓔ *thyreohyoideus (muscle), thyrohyoid muscle*
Musculus tibialis anterior: ***Syn:*** *Tibialis anterior*; Muskel auf der Vorderseite des Schienbeins; streckt den Fuß im Sprunggelenk; Ⓔ *tibialis anterior (muscle), anterior tibial muscle*
Musculus tibialis posterior: ***Syn:*** *Tibialis posterior*; Muskel auf der Rückseite des Schienbeins; beugt den Fuß im Sprunggelenk; Ⓔ *tibialis posterior (muscle), posterior tibial muscle*
Musculus trachealis: glatte Muskulatur der Trachealknorpel; Ⓔ *tracheal muscle*
Musculus tragicus: kurzes, flaches Muskelband auf der Seitenfläche des Tragus*; ohne funktionelle Bedeutung; Ⓔ *tragicus muscle*
Musculi transversospinales: Spinotransversalsystem des Musculus* erector spinae; Ⓔ *transversospinal muscles*
Musculus transversus abdominis: ***Syn:*** *Transversus abdominis*; querer Bauchmuskel; spannt die Bauchdecke bei der Bauchpresse; Ⓔ *transversus abdominis (muscle), transverse muscle of abdomen*
Musculus transversus auriculae: ***Syn:*** *Transversus auriculae*; querverlaufender Ohrmuschelmuskel ohne funktionelle Bedeutung; Ⓔ *transversus auriculae muscle*
Musculus transversus linguae: ***Syn:*** *Transversus linguae*; querer Binnenmuskel der Zunge; Ⓔ *transversus linguae (muscle), transverse muscle of tongue*
Musculus transversus menti: ***Syn:*** *Transversus menti*; querverlaufende Muskelfasern, die rechten und linken Musculus depressor anguli oris verbinden; spannt die Haut über dem Kinn; Ⓔ *transversus menti muscle*
Musculus transversus nuchae: ***Syn:*** *Transversus nuchae*; inkonstanter schmaler Nackenmuskel, der die Nackenhaut spannt; entspricht dem Platysma*; Ⓔ *transversus nuchae muscle*
Musculus transversus perinei profundus: ***Syn:*** *Transversus perinei profundus*; tiefer, querer Dammmuskel; beim Mann eine Muskelplatte zwischen den beiden Sitzbeinästen und den unteren Schambeinästen; Teil des muskulären Beckenbodens; bei der Frau besteht er aus glatter Muskulatur; Ⓔ *transversus perinei profundus muscle*
Musculus transversus perinei superficialis: ***Syn:*** *Transversus perinei superficialis*; oberflächlicher, querer Dammmuskel; besteht aus vereinzelten Muskelfasern, die in Fettgewebe eingebettet sind; Teil des muskulären Beckenbodens; Ⓔ *transversus perinei superficialis muscle*
Musculus transversus thoracis: ***Syn:*** *Transversus thoracis*; fächerförmiger Muskel an der Brustkorbinnenwand; verspannt die Thoraxwand und unterstützt die Exspiration; Ⓔ *transversus thoracis muscle*
Musculus trapezius: ***Syn:*** *Trapezius, Kapuzenmuskel*; Kopf und Schultergürtel verbindender Muskel; hebt und senkt das Schulterblatt und dreht den Kopf zur Gegenseite; Ⓔ *trapezius (muscle)*
Musculus triangularis: dreieckiger Muskel; Ⓔ *triangular muscle*
Musculus triceps: ***Syn:*** *Trizeps*; dreiköpfiger Muskel; Ⓔ *triceps muscle*
Musculus triceps brachii: ***Syn:*** *Trizeps, Trizeps brachii*;

dreiköpfiger Oberarmmuskel, der den Unterarm streckt; Ⓔ *triceps brachii (muscle), triceps muscle of arm, triceps, triceps of arm*

Musculus triceps surae: ***Syn:*** *Trizeps surae*; von Musculus* gastrocnemius und Musculus* soleus gebildeter dreiköpfiger Unterschenkelmuskel; Ⓔ *triceps surae (muscle), triceps of calf, triceps muscle of calf*

Musculi trigoni vesicae: glatte Muskulatur im Bereich des Blasendreiecks [Trigonum vesicae]; besteht aus einer oberflächlichen [**Musculus trigoni vesicae superficialis**] und einer tiefen Schicht [**Musculus trigoni vesicae profundus**], die zusammen das Ostium urethrae internum umschließen und das Eindringen von Ejakulat in die Harnblase bei der Ejakulation verhindern; Ⓔ *trigonal muscles*

Musculus unipennatus: einseitig gefiederter Muskel; Ⓔ *unipennate muscle*

Musculus uvulae: ***Syn:*** *Zäpfchenmuskel*; das Zäpfchen verkürzender Muskel; Ⓔ *muscle of uvula*

Musculus vastus intermedius: ***Syn:*** *Vastus intermedius*; mittlerer, unterster Teil des Musculus quadriceps femoris, der im Kniegelenk streckt; Ⓔ *vastus intermedius muscle*

Musculus vastus lateralis: ***Syn:*** *Vastus lateralis*; äußerer Teil des Musculus quadriceps femoris; streckt im Kniegelenk; Ⓔ *vastus lateralis muscle*

Musculus vastus medialis: ***Syn:*** *Vastus medialis*; innerer Teil des Musculus quadriceps femoris; streckt im Kniegelenk; Ⓔ *vastus medialis muscle*

Musculus verticalis linguae: senkrechte Muskelfasern der Zungenmuskulatur; Ⓔ *verticalis linguae (muscle), vertical muscle of tongue*

Musculus vesicoprostaticus: Faserzüge der Tunica muscularis der Harnblase zur Prostata; Ⓔ *vesicoprostaticus muscle*

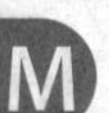

Musculus vesicovaginalis: Faserzüge der Tunica muscularis der Harnblase zur Scheide [Vagina]; Ⓔ *vesicovaginalis muscle*

Musculus vocalis: ***Syn:*** *Stimmbandmuskel, Vokalis*; in der Stimmlippe liegender Muskel, der die Stimmbänder spannt und die Stimmritze verschließt; Ⓔ *vocalis (muscle), vocal muscle*

Musculus zygomaticus major: mimischer Muskel, der den Mundwinkel hebt; Ⓔ *zygomaticus major muscle*

Musculus zygomaticus minor: mimischer Muskel, der den Mundwinkel hebt; Ⓔ *zygomaticus minor muscle*

Mus|ka|rin *nt:* →*Muscarin*

Mus|kel *m:* ***Syn:*** *(anatom.) Musculus*; ein Muskel besteht aus dem kontraktilen Muskelgewebe, das als **Muskelbauch** [Venter musculi] bezeichnet wird, und Sehnen [Tendo*] oder Aponeurosen*, über die die Kraft übertragen wird; die Anheftungsstelle des Muskels am weniger beweglichen oder rumpfnahen Skelettteil [**Punctum fixum**] wird als Ursprung [**Origo**] bezeichnet, die Befestigungsstelle am stärker beweglichen Teil [**Punctum mobile**] als Ansatz [**Insertio**]; die kontraktile Grundeinheit des Muskels ist die Muskelfaser*, die vom Endomysium* umgeben wird; ca. 10–50 Muskelfasern werden zu **Primärbündeln** zusammengefasst, die vom **Perimysium internum** umhüllt werden; mehrere Primärbündel werden durch das **Perimysium externum** zu **Sekundärbündeln** [Fleischfasern] mit einem Durchmesser von 1–2 mm zusammengefasst; das **Epimysium** fasst mehrere Sekundärbündel zu einem größeren Muskelbündel oder einem kleinen Muskel zusammen und grenzt ihn verschieblich gegen die Umgebung ab; einzelne Muskeln oder Muskelgruppen werden durch Faszien [**Fasciae musculorum**] umhüllt; Ⓔ *muscle*

Mus|kel|a|pla|sie *f:* ***Syn:*** *Amyoplasie, Amyoplasia*; angeborene Fehlbildung oder Unterentwicklung eines Muskels; Ⓔ *amyoplasia*

Mus|kel|a|tro|phie *f:* ***Syn:*** *Amyotrophie*; Verminderung der Muskelmasse, Muskelschwund; Ⓔ *muscular atrophy, muscle wasting, amyotrophy, amyotrophia, myatrophy, myoatrophy*

adult-distale Form der spinalen Muskelatrophie: →*spinale progressive Muskelatrophie*

adult-proximale Form der spinalen Muskelatrophie: →*skapulohumerale Form der spinalen Muskelatrophie*

infantile spinale Muskelatrophie (Werdnig-Hoffmann): ***Syn:*** *Werdnig-Hoffmann-Syndrom*; bereits im ersten Lebensjahr einsetzende autosomal-rezessive Form der spinalen Muskelatrophie*, die innerhalb von 2–3 Jahren zum Tode führt; Ⓔ *infantile progressive spinal muscular atrophy*

juvenile Form der spinalen Muskelatrophie: ***Syn:*** *Kugelberg-Welander-Syndrom, Atrophia musculorum spinalis pseudomyopathica (Kugelberg-Welander)*; meist autosomal-rezessive Form der spinalen Muskelatrophie; beginnt mit Atrophie und Lähmung der rumpfnahen Beinmuskulatur und betrifft später auch Schultergürtel-, Arm- und Handmuskulatur; Ⓔ *juvenile muscular atrophy*

neurogene Muskelatrophie: Muskelatrophie durch Ausfall der Nervenversorgung; Ⓔ *neuropathic atrophy, neural atrophy, neuritic muscular atrophy, neurotic atrophy*

progressive spinale Muskelatrophie: →*spinale Muskelatrophie*

skapulohumerale Form der spinalen Muskelatrophie: ***Syn:*** *Vulpian-Atrophie, Vulpian-Syndrom, Vulpian-Bernhard-Atrophi, adult-proximale Form der spinalen Muskelatrophiee, Vulpian-Bernhard-Syndrom*; im Erwachsenenalter beginnende Form der progressiven spinalen Muskelatrophie, die vornehmlich Schultergürtel- und Oberarmmuskeln betrifft; Ⓔ *Vulpian's disease, Vulpian's atrophy, scapulohumeral atrophy, scapulohumeral type of spinal muscular atrophy*

spinale Muskelatrophie: ***Syn:*** *progressive spinale Mus-*

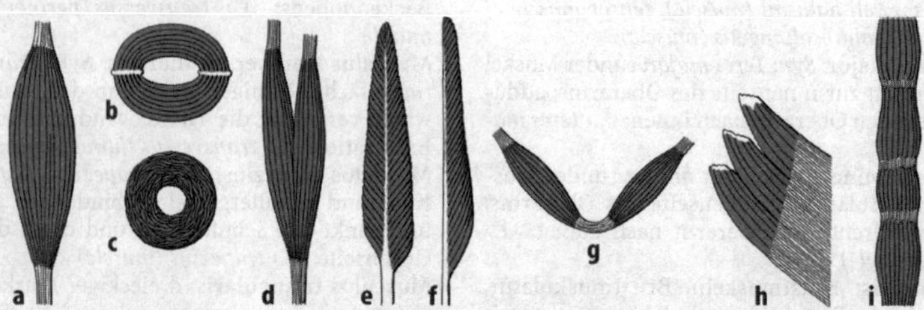

Abb. 58. Muskelformen. **a** spindelförmiger Muskel, M. fusiformis, **b** ringförmiger Muskel, M. orbicularis, **c** ringförmiger glatter Schließmuskel, M. sphincter, **d** zweiköpfiger Muskel, M. biceps, **e** doppelt gefiederter Muskel, M. bipennatus, **f** einfach gefiederter Muskel, M. unipennatus, **g** zweibäuchiger Muskel, M. digastricus, **h** platter Muskel, M. planus, **i** mehrbäuchiger Muskel

kelatrophie; Oberbegriff für eine Gruppe von genetisch bedingten Erkrankungen, die zu einer Degeneration der motorischen Vorderhornzellen des Rückenmarks und damit zu schlaffer Lähmung und Muskelatrophie führen; die klassische Einteilung in vier Typen [Werdnig-Hoffman, Kugelberg-Welander, Duchenne-Aran und Vulpian-Bernhard] spiegelt auch die in den letzten Jahren entdeckten Genmutationen am sog. **survival-motor-neuron-Gen 1** und **2** wieder, die bei mehr als 95 % der Patienten gefunden werden; Ⓔ *spinal muscular atrophy*

spinale progressive Muskelatrophie: ***Syn:*** *adult-distale Form der spinalen Muskelatrophie, Aran-Duchenne-Syndrom, Duchenne-Aran-Syndrom*; im Erwachsenenalter [20.–40. Lebensjahr] beginnende, langsam progrediente Atrophie der Handmuskeln und später der Schultergürtelmuskulatur; Ⓔ *Cruveilhier's atrophy, Cruveilhier's disease, Cruveilhier's paralysis, Duchenne-Aran disease, Duchenne-Aran type, Duchenne-Aran muscular atrophy, Duchenne's disease, Aran-Duchenne disease, Aran-Duchenne type, Aran-Duchenne muscular atrophy, progressive spinal muscular atrophy*

Mus|kel|bruch *m*: → *Myozele*

Mus|kel|dys|tro|phie *f*: ***Syn:*** *Myodystrophie, Myodystrophia*; Oberbegriff für Erbkrankheiten, die durch einen Muskelschwund gekennzeichnet sind; Ⓔ *muscular dystrophy, myodystrophia, myodystrophy*

Becker-Kiener Typ der progressiven Muskeldystrophie: langsam progrediente Form der progressiven Muskeldystrophie mit primärem Befall der Becken- und Beinmuskulatur; Ⓔ *Becker's muscular dystrophy*

gutartige Beckengürtelform der progressiven Muskeldystrophie: → *Becker-Kiener Typ der progressiven Muskeldystrophie*

progressive Muskeldystrophie: ***Syn:*** *Dystrophia musculorum progressiva*; Oberbegriff für Erkrankungen, die zu einem fortschreitenden Abbau von Muskeln führen; Ⓔ *progressive muscular dystrophy, idiopathic muscular atrophy*

Mus|kel|ei|gen|re|flex *m*: ***Syn:*** *Eigenreflex, proprioceptiver Reflex, monosynaptischer Reflex*; Reflex, bei dem Reizort und Erfolgsorgan identisch sind; Ⓔ *proprioceptive reflex, idioreflex, intrinsic reflex, monosynaptic stretch reflex*

Mus|kel|end|plat|te *f*: ***Syn:*** *motorische Endplatte*; Endorgan für die Übertragung der Erregung der motorischen Nervenfasern auf die Muskelfasern; Ⓔ *motor end-plate, myoceptor, neuromuscular end-plate, end-organ, end organ*

Mus|kel|ent|zün|dung *f*: → *Myositis*

Mus|kel|hä|mo|glo|bin *nt*: → *Myoglobin*

Mus|kel|här|te *f*: ***Syn:*** *Hartspann, Muskelhartspann, Myogelose*; knotenartige Verhärtung der Muskulatur mit Druck- und Spontanschmerz; meist bedingt durch Fehlbelastung oder entzündliche Prozesse; Ⓔ *myogelosis, gelosis*

Mus|kel|hart|spann *m*: → *Muskelhärte*

Mus|kel|her|nie *f*: → *Myozele*

Mus|kel|hy|per|tro|phie *f*: Muskelvergrößerung bei Belastung; Ⓔ *myohypertrophia, myopachynsis, hypermyotrophy*

Mus|kel|phos|pho|fruk|to|ki|na|se|in|suf|fi|zi|enz *f*: ***Syn:*** *Tarui-Krankheit, Glykogenose Typ VII*; autosomal-rezessiver Mangel an Phosphofructokinase in der Skelettmuskulatur mit Ablagerung von normalem Glykogen; klinisch stehen Muskelkrämpfe und rasche Muskelerschöpfung sowie eine Myoglobinurie* im Vordergrund; Ⓔ *Tarui disease, muscle phosphofructokinase deficiency, type VII glycogen storage disease*

Mus|kel|phos|pho|ry|la|se|man|gel *m*: ***Syn:*** *McArdle-Syndrom, muskuläre Glykogenose, Myophosphorylaseinsuffizienz, Glykogenose Typ V*; autosomal-rezessiver, isolierter Mangel an Muskelphosphorylase mit Anreicherung von normalem Glykogen in der Skelettmuskulatur; die betroffenen Patienten [meist Erwachsene] klagen über Muskelschwäche und -krämpfe sowie rasche Erschöpfung; Ⓔ *McArdle's disease, McArdle-Schmid-Pearson disease, McArdle's syndrome, muscle phosphorylase deficiency, muscle phosphorylase deficiency glycogenosis, myophosphorylase deficiency, myophosphorylase deficiency glycogenosis, type V glycogen storage disease*

Mus|kel|re|la|xan|zi|en *pl*: Substanzen, die eine Muskelentspannung bewirken; Ⓔ *muscle relaxants, neuromuscular blocking agents*

depolarisierende Muskelrelaxanzien: ***Syn:*** *Depolarisationsblocker*; Substanzen, die eine anhaltende Depolarisierung der Muskelmembran verursachen; Ⓔ *depolarizing muscle relaxants, depolarizers*

nicht-depolarisierende Muskelrelaxanzien: → *stabilisierende Muskelrelaxanzien*

periphere Muskelrelaxanzien: Oberbegriff für die an der motorischen Endplatte wirkenden stabilisierenden und depolarisierenden Muskelrelaxanzien; Ⓔ *peripheral muscle relaxants*

stabilisierende Muskelrelaxanzien: ***Syn:*** *nicht-depolarisierende Muskelrelaxanzien*; Substanzen, die Acetylcholin am Rezeptor verdrängen, aber keine Depolarisation verursachen; Ⓔ *nondepolarizing muscle relaxants, nondepolarizers*

zentrale Muskelrelaxanzien: Substanzen, die den Muskeltonus über eine zentrale Wirkung senken; Ⓔ *central muscle relaxants*

Mus|kel|re|la|xa|ti|on *f*: Muskelerschlaffung, Muskelentspannung; Ⓔ *muscle relaxation*

Mus|kel|rheu|ma|tis|mus *m*: ***Syn:*** *Weichteilrheumatismus, Fibrositis, Fibrositis-Syndrom, Fibromyalgie, fibromyalgisches Syndrom*; Oberbegriff für chronische, nichtrheumatische Erkrankungen mit typischen extraartikulären Schmerzen [Muskulatur, Skelettweichteile]; Ⓔ *muscular rheumatism, fibrositis, fibrofascitis*

Mus|kel|spin|del *f*: Dehnungsrezeptor der Muskeln, der für die Regulierung des Muskeltonus wichtig ist; Ⓔ *muscle spindle, Kühne's spindle, spindle, neuromuscular spindle*

Mus|kel|zer|falls|syn|drom *nt*: ***Syn:*** *Bywaters-Krankheit, Crush-Syndrom, Crush-Niere, Quetschungssyndrom, myorenales/tubulovaskuläres Syndrom, Verschüttungssyndrom*; durch einen massiven Zerfall von Muskelgewebe verursachte akute Niereninsuffizienz; Ⓔ *crush syndrome, compression syndrome*

mus|ku|lär *adj*: Muskel(n) betreffend; Ⓔ *relating to muscle(s), muscular*

Mus|ku|la|tur *f*: Gesamtheit der Muskeln einer Körperregion; Ⓔ *muscular system, muscles, musculature*

infrahyoidale Muskulatur: ***Syn:*** *Unterzungenbeinmuskeln, Infrahyoidalmuskeln, Musculi infrahyoidei*; vom Zungenbein nach unten ziehende Muskeln; Ⓔ *infrahyoid muscles*

suprahyoidale Muskulatur: ***Syn:*** *obere Zungenbeinmuskeln, Suprahyoidalmuskeln, Musculi suprahyoidei*; vom Zungenbein nach oben ziehende Muskeln; Ⓔ *suprahyoid muscles*

mus|ku|lös *adj*: stark, kräftig; Ⓔ *muscular*

mu|so|phob *adj*: ***Syn:*** *myophob*; Musophobie betreffend, durch sie gekennzeichnet; Ⓔ *relating to musophobia, musophobic*

Mu|so|pho|bie *f*: ***Syn:*** *Myophobie*; krankhafte Angst vor Mäusen; Ⓔ *irrational fear of one mice, musophobia, myophobia*

mu|ta|bel *adj*: mutationsfähig; Ⓔ *mutable*

Mu|ta|gen *nt*: mutagenes Agens; Ⓔ *mutagen, mutagenic agent*

mu|ta|gen *adj*: Mutation verursachend oder auslösend;

M

Ⓔ *mutagenic*

Mu|ta|ge|ne|se *f*: Auslösung/Verursachung einer Mutation; Ⓔ *mutagenesis*

Mu|ta|ge|ni|tät *f*: Mutationsfähigkeit; Ⓔ *mutagenicity*

mu|tant *adj*: ***Syn:*** *mutiert*; durch Mutation entstanden; Ⓔ *mutant*

Mu|tan|te *f*: durch Mutation entstandener Typ; Ⓔ *mutant*

Mu|ta|se *f*: Enzym, das die Übertragung einer funktionellen Gruppe innerhalb eines Moleküls katalysiert; Ⓔ *mutase*

Mu|ta|tio *f, pl* **-ti|o|nes**: →*Stimmbruch*

Mu|ta|ti|on *f*: **1.** Veränderung des Erbguts durch endogene oder exogene Faktoren **2.** →*Stimmbruch*; Ⓔ **1.** *mutation* **2.** →*Stimmbruch*

induzierte Mutation: durch ein Mutagen* ausgelöste Mutation; Ⓔ *induced mutation*

mu|tiert *adj*: →*mutant*

Mu|ti|la|ti|on *f*: Verstümmelung; Ⓔ *mutilation*

Mu|tis|mus *m*: bei verschiedenen Psychosen vorkommende Stummheit, die keine organische Ursache hat; Ⓔ *mutism*

Mu|ti|tas *f*: Stummheit; Ⓔ *dumbness, muteness*

Mutt|er|band, brei|tes *nt*: ***Syn:*** *breites Uterusband, Ligamentum latum uteri*; von der Seitenwand des Beckens zur Gebärmutter ziehende Bauchfellplatte; enthält Eileiter, Eierstock und rundes Mutterband; Ⓔ *broad ligament of uterus*

Mutt|er|band, run|des *nt*: ***Syn:*** *rundes Uterusband, Ligamentum teres uteri*; rundes Halteband der Gebärmutter vom Tubenwinkel zu den großen Schamlippen; Ⓔ *round ligament of uterus, Hunter's ligament*

Mut|ter|korn *nt*: *s.u. Mutterkornpilz*; Ⓔ *ergot, rye smut, secale cornutum*

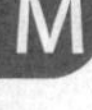

Mut|ter|korn|al|ka|lo|i|de *pl*: ***Syn:*** *Secalealkaloide, Ergotamine, Ergopeptine, Ergotalkaloide*; aus Mutterkorn [Secale cornutum] gewonnene Alkaloide, die sich chemisch von der Lysergsäure ableiten; Ⓔ *ergot alkaloids*

Mut|ter|korn|pilz *m*: ***Syn:*** *Claviceps purpurea*; auf Gräsern, v.a. Roggen, wachsender Pilz, dessen sporenbildende Dauerform [**Mutterkorn, Secale cornutum**] zahlreiche Alkaloide [**Mutterkornalkaloide**] enthält; Ⓔ *Claviceps purpurea*

Mut|ter|korn|ver|gif|tung *f*: Vergiftung durch Mutterkornalkaloide*; Ⓔ *ergotism, ergot poisoning, epidemic gangrene, St. Anthony's fire*

Mut|ter|ku|chen *m*: →*Placenta*

Mut|ter|mal *m*: →*Nävus*

Mut|ter|milch *f*: ***Syn:*** *Frauenmilch, Lac mulierum*; die Muttermilch ist in den ersten 4–6 Monaten die ideale Ernährung für den gesunden Säugling; neben Nährstoffen und Mineralien enthält sie antiinfektiöse und entzündungshemmende Agentien, wie z.B. Immunglobuline [v.a. IgA], Lysozym, freie Fettsäuren, neutrophile Granulozyten, Makrophagen und Lymphozyten; die Zusammensetzung der Milch ändert sich während der Stillzeit; in den ersten 5 Tagen handelt es sich um Vormilch [Kolostrum], die reich an Proteinen, Immunglobulinen und Leukozyten ist; ab dem 6. Tag wird sie durch eine sog. **transitorische Muttermilch** ersetzt, die in ihrer Zusammensetzung immer mehr der **reifen Muttermilch** entspricht, die ab dem 14. Tag abgegeben wird; im Vergleich zu Kuhmilch enthält die Muttermilch weniger Protein [1 % zu 3,4 %], mehr Lactose [7 % zu 4,6 %] und deutlich weniger Mineralstoffe [0,2 % zu 0,8 %]; während der Unterschied in der Protein- und Lactosekonzentration keine Rolle bei einer Kuhmilchernährung von Säuglingen spielt, kann der hohe Salzgehalt der Kuhmilch zu Störungen führen; die erstaunliche Anpassungsfähigkeit des Körpers der Mutter an die Bedürfnisse des Säuglings wird daran erkennbar, dass während des Trinkens der Fettgehalt der Muttermilch langsam zunimmt und am Ende 1,5–3mal so hoch ist wie am Anfang; zu Beginn des Stillens erhält der Säugling also zunächst v.a. Proteine, Mineralien und wasserlösliche Vitamine und später dann eine zunehmend fettreiche Milch; selbst trinkschwache Säuglinge erhalten damit alle wichtigen Nährstoffe, Mineralien sowie antiinfektiöse und entzündungshemmende Agentien; eine Muttermilchernährung kann aber auch nachteilig für den Säugling sein, wenn die Mutter an einer übertragbaren Erkrankung leidet [Zytomegalie, Virushepatitis, HIV-Infektion, Tuberkulose], Alkohol, Nicotin oder Drogen konsumiert, eine Fehl- oder Mangelernährung oder eine Fremdstoffbelastung [Pestizide, Medikamente] der Mutter vorliegt; Ⓔ *mother's milk, breast milk*

Mut|ter|milch|ik|te|rus *m*: ***Syn:*** *Lucey-Driscoll-Syndrom*; Neugeborenengelbsucht, die durch eine Hemmung der Bilirubinkonjugation durch einen Faktor im mütterlichen Blut bedingt ist; Ⓔ *Lucey-Driscoll syndrome*

Mut|ter|mund *m*: äußere [Ostium uteri] und innere [Isthmus uteri] Öffnung des Zervikalkanals; der äußere Muttermund wird von den Muttermundlippen eingefasst; Ⓔ *opening of uterus*

innerer Muttermund: ***Syn:*** *Ostium anatomicum uteri internum*; Öffnung auf der Rückseite der Cervix* uteri; Anfang des Zervikalkanals [Canalis* cervicis uteri]; Ⓔ *abdominal ostium*

Mut|ter|mund|schnitt *m*: ***Syn:*** *Stomatotomie, Stomatomie, Discisio cervicis*; Inzision des Muttermundes; Ⓔ *discission of cervix*

Müt|ter|sterb|lich|keit *f*: ***Syn:*** *maternale Mortalität*; Anzahl der verstorbenen Mütter bezogen auf 100.000 Lebendgeburten; Ⓔ *maternal mortality*

mu|tu|ell *adj*: gegenseitig, wechselseitig; Ⓔ *mutual*

Muzi-, muzi- *präf.*: Wortelement mit der Bedeutung „Schleim/Schleimhaut"; Ⓔ *mucus, mucous, myx(o)-, muci-, muc(o)-*

mu|zi|la|gi|nös *adj*: schleimig, klebrig; Ⓔ *mucilaginous, mucid*

Mu|zi|ne *pl*: Schleimstoffe, die Haut und Schleimhaut bedecken und als Schutz- und Gleitschicht wirken; Ⓔ *mucins*

mu|zi|no|gen *adj*: ***Syn:*** *schleimbildend, schleimsezernierend, schleimproduzierend, muciparus*; Schleim produzierend oder sezernierend; Ⓔ *blennogenic, blennogenous, muciparous, muciferous, mucigenous, mucilaginous*

mu|zi|nös *adj*: **1.** ***Syn:*** *muzinartig, muzinähnlich*; Muzin betreffend **2.** ***Syn:*** *mukoid, mukös*; Schleim/Mukus betreffend, schleimartig, schleimähnlich, schleimig; Ⓔ **1.** *mucinous, mucoid* **2.** *mucinous, mucoid*

Mu|zi|no|se *f*: →*Mucinosis*

retikuläre erythematöse Muzinose: ***Syn:*** *REM-Syndrom, Mucinosis erythematosa reticularis, Rundzellerythromatose*; chronisch persistierende Muzinose unklarer Genese; imponiert durch streifig-netzartige, urtikarielle, hellrote Erytheme*, die meist in der Brust- und/oder Rückenmitte sitzen; werden oft [ca. 1/3] durch Sonnenbestrahlung ausgelöst; Ⓔ *reticular erythematous mucinosis*

Mu|zin|u|rie *f*: Muzinausscheidung im Harn; Ⓔ *mucinuria*

My-, my- *präf.*: →*Myo-*

My|al|gia *f*: →*Myalgie*

Myalgia epidemica: ***Syn:*** *epidemische Pleurodynie, Bornholmer Krankheit, Pleurodynia epidemica*; durch Coxsackieviren* verursachte schmerzhafte Muskelentzündung, v.a. der Brustmuskeln; Ⓔ *Bornholm disease, Daae's disease, Sylvest's disease, devil's grip, epidemic pleurodynia, epidemic myalgia, benign dry pleurisy, epidemic benign dry pleurisy, epidemic transient diaphragmatic spasm, epidemic diaphragmatic* *pleurisy*

My|al|gie *f*: *Syn: Myodynie, Myalgia*; Muskelschmerz(en); Muskelneuralgie; Ⓔ *muscular pain, myoneuralgia, myalgia, myodynia, myosalgia*

My|as|the|nia *f*: → *Myasthenie*

Myasthenia gravis pseudoparalytica: *Syn: Erb-Oppenheim-Goldflam-Syndrom, Erb-Goldflam-Syndrom, Hoppe-Goldflam-Syndrom*; Autoimmunkrankheit mit einer Blockierung der Acetylcholinrezeptoren an der motorischen Endplatte durch Autoantikörper; führt zu schneller Ermüdbarkeit der Muskulatur; Ⓔ *Erb-Goldflam disease, Goldflam's disease, Goldflam-Erb disease, Hoppe-Goldflam disease, Erb's syndrome, myasthenia gravis, myasthenia gravis syndrome, asthenic bulbar paralysis, bulbospinal paralysis, asthenobulbospinal paralysis*

My|as|the|nie *f*: *Syn: Myasthenia*; krankhafte Muskelschwäche; Ⓔ *muscular weakness, myasthenia, myoasthenia, amyosthenia*

my|as|the|nisch *adj*: Myasthenie betreffend, von ihr betroffen oder gekennzeichnet; Ⓔ *relating to or characterized by myasthenia, myasthenic, amyosthenic*

My|a|to|nie *f*: *Syn: Amyotonie*; verringerter oder fehlender Muskeltonus; Ⓔ *myatonia, myatony, amyotonia*

My|a|tro|phie *f*: *Syn: Amyotrophie*; Muskelschwund, Muskelatrophie; Ⓔ *muscle wasting, muscular atrophy, myatrophy, myoatrophy*

my|a|tro|phisch *adj*: *Syn: amyotrophisch*; Myatrophie betreffend, von ihr betroffen oder gekennzeichnet, durch sie bedingt; Ⓔ *relating to amyotrophy, amyotrophic*

Myc-, myc- *präf*.: → *Myco-*

My|ce|to|ma *nt, pl* **-malta**: → *Myzetom*

Myco-, myco- *präf*.: Wortelement mit der Bedeutung „Pilz"; Ⓔ *fungus, fungal, myc(o)-, mycet(o)-, myk(o)-*

My|co|bac|te|ri|a|ceae *pl*: Familie säurefester Bakterien, zu der u.a. Mycobacterium* gehört; Ⓔ *Mycobacteriaceae*

My|co|bac|te|ri|um *nt*: Gattung langsam wachsender, säurefester Stäbchenbakterien; Ⓔ *Mycobacterium*

Mycobacterium bovis: *Syn: Mycobacterium tuberculosis varietas bovis*; Erreger der Rindertuberkulose und der bovinen Tuberkulose des Menschen; Ⓔ *Mycobacterium bovis, Mycobacterium tuberculosis var. bovis*

Mycobacterium leprae: morphologisch von Mycobacterium tuberculosis nicht zu unterscheidender Erreger der Lepra*; Ⓔ *lepra bacillus, leprosy bacillus, Hansen's bacillus, Bacillus leprae, Mycobacterium leprae*

Mycobacterium paratuberculosis: *Syn: Johne-Bazillus*; zu den atypischen Mykobakterien gehörender Erreger einer chronischen Enteritis bei Rindern; Ⓔ *Johne's bacillus, Mycobacterium paratuberculosis*

Mycobacterium tuberculosis: *Syn: Tuberkelbazillus, Tuberkelbakterium, Tuberkulosebazillus, Tuberkulosebakterium, TB-Bazillus, Mycobacterium tuberculosis varietas hominis*; aerobes, extrem langsam-wachsendes Mykobakterium; Erreger der Tuberkulose* des Menschen und verschiedener Tiere [Affen, Hunde]; Ⓔ *tubercle bacillus, Koch's bacillus, Mycobacterium tuberculosis, Mycobacterium tuberculosis var. hominis*

Mycobacterium tuberculosis varietas bovis: → *Mycobacterium bovis*

Mycobacterium tuberculosis varietas hominis: → *Mycobacterium tuberculosis*

Mycobacterium ulcerans: Erreger des Buruli-Ulkus*; Ⓔ *Mycobacterium ulcerans, Mycobacterium buruli*

My|co|plas|ma *nt*: *Syn: Mykoplasma*; Gattung zellwandloser Bakterien, die Teil der normalen Körperflora sind; Ⓔ *Mycoplasma*

Mycoplasma hominis: Erreger von Entzündungen im kleinen Becken; Ⓔ *Mycoplasma hominis*

Mycoplasma pneumoniae: *Syn: Eaton-agent*; weltweit verbreiteter Erreger einer atypischen Pneumonie* und von Infekten der Atemwege und der Hirnhäute; Ⓔ *Eaton agent, Mycoplasma pneumoniae*

Mycoplasma-pneumoniae-Pneumonie *f*: *Syn: Mykoplasmapneumonie*; atypische Pneumonie* durch Mycoplasma pneumoniae; Ⓔ *Mycoplasma pneumoniae pneumonia, Eaton agent pneumonia*

My|co|sis *f, pl* **-ses**: → *Mykose*

Mycosis fungoides: *Syn: Alibert-Krankheit, Alibert-Bazin-Krankheit, klassische Mycosis fungoides, Mycosis fungoides Alibert-Bazin-Form*; zu den T-Zell-Lymphomen gehörende chronisch-progrediente Erkrankung, die von der Haut ausgeht und meist auch darauf beschränkt bleibt; Ⓔ *mycosis fungoides*

Myd|ri|a|sis *f, pl* **-ses**: Pupillenweitstellung, Pupillenvergrößerung; Ⓔ *dilation of the pupil, mydriasis, corediastasis, corodiastasis*

Mydriasis alternans: *Syn: alternierende Mydriasis, springende Mydriasis*; wechselseitige Weitstellung der Pupillen bei zentralnervöser Störung; Ⓔ *leaping mydriasis, springing mydriasis, alternating mydriasis, bounding mydriasis*

alternierende Mydriasis: → *Mydriasis alternans*

amaurotische Mydriasis: Pupillenweitstellung bei Erblindung/Amaurose; Ⓔ *amaurotic mydriasis*

Mydriasis paralytica: *Syn: paralytische Mydriasis*; Mydriasis bei Lähmung des Parasympathikus; Ⓔ *paralytic mydriasis*

paralytische Mydriasis: → *Mydriasis paralytica*

Mydriasis spastica: *Syn: spastische Mydriasis*; Pupillenweitstellung durch Dauerkontraktion des Musculus dilatator pupillae [Pupillenöffner]; Ⓔ *spastic mydriasis, spasmodic mydriasis*

spastische Mydriasis: → *Mydriasis spastica*

spinale Mydriasis: → *Mydriasis spinalis*

Mydriasis spinalis: *Syn: spinale Mydriasis*; durch Reizung des Centrum ciliospinale hervorgerufene Pupillenweitstellung; Ⓔ *spinal mydriasis*

springende Mydriasis: → *Mydriasis alternans*

My|dri|a|ti|cum *nt*: → *Mydriatikum*

My|dri|a|ti|kum *nt, pl* **-ka**: *Syn: Mydriaticum*; pupillenerweiternde Substanz; Ⓔ *mydriatic*

my|dri|a|tisch *adj*: Pupillenerweiterung/Mydriasis verursachend, pupillenerweiternd; Ⓔ *causing mydriasis, mydriatic*

My|ek|to|mie *f*: operative Muskel(teil)entfernung; Ⓔ *myectomy, myomectomy*

Myel-, myel- *präf*.: → *Myelo-*

My|e|len|ce|pha|lon *nt, pl* **-la**: → *Medulla oblongata*

My|e|lin *nt*: *Syn: Nervenmark*; Lipoproteingemisch, das die Myelinscheide der Nervenfasern bildet; Ⓔ *myelin*

my|e|lin|arm *adj*: nur mit einer dünnen Myelinscheide, markarm, markscheidenarm; Ⓔ *poorly-myelinated*

my|e|lin|frei *adj*: ohne eine Myelinscheide, markfrei, markscheidenfrei, myelinlos; Ⓔ *unmyelinated, unmedullated, nonmyelinated, nonmedullated, amyelinic*

My|e|li|ni|sa|ti|on *f*: → *Myelogenese*

my|e|li|ni|siert *adj*: mit einer Myelinscheide, markhaltig; Ⓔ *medullated, myelinated*

my|e|lin|los *adj*: → *myelinfrei*

my|e|li|no|gen *adj*: Myel(in)ogenese betreffend, myelinbildend; Ⓔ *myelinogenetic*

My|e|li|no|ge|ne|se *f*: → *Myelogenese*

My|e|li|no|ly|se *f*: Myelinauflösung; Ⓔ *myelinolysis, myelolysis*

My|e|li|no|pa|thie *f*: pathologische Veränderung der Myelinscheide oder der weißen Hirnsubstanz; Ⓔ *myelinopathy*

my|e|lin|reich *adj*: mit einer dicken Myelinscheide, markreich, markscheidenreich; Ⓔ *richly-myelinated*

My|e|lin|schei|de *f*: *Syn: Markscheide*; aus Myelin* aufge-

M

baute Umhüllung der Axone; Ⓔ *myelin sheath, medullary sheath*

my|e|lin|to|xisch *adj*: die Myelinscheide schädigend, myelinschädigend; Ⓔ *myelinotoxic*

My|e|li|tis *f, pl* **-ti|den**: **1.** Rückenmarkentzündung **2.** →*Osteomyelitis*; Ⓔ **1.** *inflammation of the spinal cord, myelitis, medullitis* **2.** →*Osteomyelitis*

akute hämorrhagische Myelitis: ***Syn:*** *Hämatomyelitis, Hämatomyelie*; als Folge einer Rückenmarkseinblutung auftretende, meist mehrere Rückenmarksegmente betreffende Schädigung; Ⓔ *hematomyelitis*

akute Myelitis: akut verlaufende entzündliche Rückenmarkserkrankung; i.d.R. eine Myelitis transversa; Ⓔ *acute myelitis*

Myelitis apoplectiformis: ***Syn:*** *apoplektiforme Myelitis*; von den Symptomen einer vollständigen Querschnittslähmung* begleitete, akut auftretende Rückenmarkschädigung; Ⓔ *apoplectiform myelitis*

apoplektiforme Myelitis: →*Myelitis apoplectiformis*

Myelitis centralis: ***Syn:*** *zentrale Myelitis*; um den Zentralkanal* des Rückenmarks herum lokalisierte entzündliche Schädigung; Ⓔ *central myelitis*

diffuse Myelitis: →*disseminierte Myelitis*

disseminierte Myelitis: ***Syn:*** *diffuse Myelitis*; Rückenmarkentzündung mit diffus verteilten Herden; Ⓔ *disseminated myelitis*

Myelitis necroticans: ***Syn:*** *Foix-Alajouanine-Syndrom, subakute nekrotisierende Myelitis, angiodysplastische Myelomalazie, Varicosis spinalis*; i.d.R. zu einer Querschnittslähmung* führende Rückenmarkschädigung durch (extra-/intra-)medulläre Gefäßfehlbildungen; Ⓔ *Foix-Alajouanine myelitis, subacute necrotizing myelitis*

subakute nekrotisierende Myelitis: →*Myelitis necroticans*

syphilitische Myelitis: im Rahmen der Spätsyphilis* auftretender Rückenmarksbefall; Ⓔ *syphilitic myelitis*

Myelitis transversa: ***Syn:*** *Querschnittsmyelitis*; zu einer vollständigen Querschnittslähmung* führende, akute bis subakute Rückenmarkentzündung unklarer Genese; Ⓔ *transverse myelitis*

zentrale Myelitis: →*Myelitis centralis*

my|e|li|tisch *adj*: Rückenmarkentzündung/Myelitis betreffend, von ihr betroffen oder gekennzeichnet; Ⓔ *relating to or affected with myelitis, myelitic*

Myelo-, myelo- *präf.*: Wortelement mit der Bedeutung „Mark/Knochenmark/Rückenmark"; Ⓔ *marrow, myel(o)-, medullo-*

My|e|lo|blast|ä|mie *f*: Auftreten von Myeloblasten im peripheren Blut; Ⓔ *myeloblastemia*

My|e|lo|blas|ten *f*: jüngste Vorstufe der Granulozyten; Ⓔ *microleukoblasts, myeloblasts, granuloblasts*

My|e|lo|blas|ten|kri|se *f*: →*Myeloblastenschub*

My|e|lo|blas|ten|leuk|ä|mie *f*: ***Syn:*** *akute myeloblastäre Leukämie*; Unterform der akuten myeloischen Leukämie*; Ⓔ *myeloblastic leukemia*

My|e|lo|blas|ten|schub *m*: ***Syn:*** *Myeloblastenkrise*; massives Auftreten von Myeloblasten in der Endphase der chronisch myeloischen Leukämie*; Ⓔ *myoblast crisis*

My|e|lo|blas|to|ma|to|se *f*: Vorkommen multipler Myoblastome; Ⓔ *myeloblastomatosis*

My|e|lo|blas|to|se *f*: Erhöhung der Myeloblasten im Blut; häufig gleichgesetzt mit Myeloblastenschub*; Ⓔ *myeloblastosis*

My|e|lo|de|le|se *f*: nach Verletzungen auftretende Höhlenbildung im Rückenmark; Ⓔ *traumatic syringomyelia*

my|e|lo|de|pres|siv *adj*: das Knochenmark hemmend, knochenmarkhemmend; Ⓔ *myelosuppressive*

My|e|lo|dys|pla|sie *f*: Fehlbildung des Rückenmarks; Ⓔ *myelodysplasia*

My|e|lo|en|ce|pha|li|tis *f, pl* **-ti|den**: →*Myeloenzephalitis*

My|e|lo|en|ze|pha|li|tis *f, pl* **-ti|den**: ***Syn:*** *Enzephalomyelitis, Encephalomyelitis, Myeloencephalitis*; Entzündung von Gehirn und Rückenmark; Ⓔ *inflammation of brain and spinal cord, encephalomyelitis, myeloencephalitis, myelencephalitis*

my|e|lo|en|ze|pha|li|tisch *adj*: ***Syn:*** *enzephalomyelitisch*; Myeloenzephalitis betreffend, von ihr betroffen oder gekennzeichnet; Ⓔ *relating to or marked by myeloencephalitis, myeloencephalitic, encephalomyelitic*

My|e|lo|fi|bro|se *f*: ***Syn:*** *Knochenmarkfibrose, Osteomyelofibrose, Osteomyelosklerose, Myelosklerose*; zur Gruppe der myeloproliferativen Syndrome gehörende Knochenmarkserkrankung mit Fibrose und Sklerose des Knochenmarks; in der Folge kommt es zu extramedullärer Blutbildung* in Leber und Milz mit Ausbildung einer Hepatosplenomegalie*; Ⓔ *myelofibrosis, myelosclerosis, osteomyelofibrotic syndrome, myofibrosis-osteosclerosis syndrome, osteomyelofibrosis, osteomyelosclerosis*

my|e|lo|fu|gal *adj*: vom Rückenmark wegführend; Ⓔ *myelofugal*

my|e|lo|gen *adj*: ***Syn:*** *osteomyelogen*; im Knochenmark entstanden, aus dem Knochenmark stammend; Ⓔ *myelogenous, myelogenic*

My|e|lo|ge|ne|se *f*: ***Syn:*** *Myelinisation, Myelinogenese*; Markscheidenbildung, Markreifung; Ⓔ *myelogenesis, myelogeny, myelinogenesis, myelinization, myelinogeny, myelination, medullation*

My|e|lo|gra|fie, -gra|phie *f*: Röntgenkontrastdarstellung des Wirbelkanals; Ⓔ *myelography*

My|e|lo|gramm *nt*: **1.** Röntgenkontrastaufnahme des Wirbelkanals **2.** ***Syn:*** *Hämatomyelogramm, zentrales Blutbild*; quantitative Auswertung der Zellen im Knochenmarkausstrich; Ⓔ **1.** *myelogram* **2.** *myelogram*

my|e|lo|id *adj*: **1.** ***Syn:*** *knochenmarkähnlich, markartig, myeloisch*; Knochenmark/Medulla ossium betreffend, vom Knochenmark stammend **2.** Rückenmark/Medulla spinalis betreffend; Ⓔ **1.** *relating to or resembling bone marrow, myeloid* **2.** *relating to the spinal cord, spinal*

my|e|lo|isch *adj*: **1.** ***Syn:*** *myeloid, myelozytenähnlich*; den Myelozyt(en) ähnlich **2.** ***Syn:*** *knochenmarkähnlich, markartig, myeloid*; Knochenmark/Medulla ossium betreffend, vom Knochenmark stammend; Ⓔ **1.** *resembling myelocytes, myeloid* **2.** *resembling bone marrow, myeloid*

My|e|lom *nt*: vom Knochenmark ausgehender Tumor; Ⓔ *myeloma*

endotheliales Myelom: ***Syn:*** *Ewing-Sarkom, Ewing-Knochensarkom*; vom Knochenmark ausgehender, extrem bösartiger Tumor, der v.a. bei Kindern auftritt; Ⓔ *Ewing's sarcoma, Ewing's tumor, reticular sarcoma of bone, endothelial myeloma*

multiples Myelom: ***Syn:*** *Kahler-Krankheit, Huppert-Krankheit, Morbus Kahler, Plasmozytom, plasmozytisches Immunozytom, plasmozytisches Lymphom*; von einem Zellklon ausgehende monoklonale Gammopathie* und Plasmazellvermehrung im Knochenmark; Ⓔ *Kahler's disease, multiple myeloma, multiple plasmacytoma of bone, myelomatosis, myelosarcomatosis, plasma cell myeloma, plasma cell tumor, plasmacytic immunocytoma, plasmacytoma, plasmocytoma, plasmoma*

My|e|lo|ma|la|zie *f*: Rückenmarkerweichung; Ⓔ *myelomalacia*

angiodysplastische Myelomalazie: →*Myelitis necroticans*

My|e|lo|me|nin|gi|tis *f, pl* **-ti|den**: ***Syn:*** *Meningomyelitis*; Entzündung des Rückenmarks und der Rückenmarkshäute; Ⓔ *inflammation of the spinal cord and its membranes, myelomeningitis*

my|e|lo|me|nin|gi|tisch *adj*: ***Syn:*** *meningomyelitisch*; Myelomeningitis betreffend, von ihr betroffen oder ge-

M

kennzeichnet; Ⓔ *relating to or marked by myelomeningitis, myelomeningitic*
My|e|lo|me|nin|go|ze|le *f*: →*Meningomyelozele*
My|e|lo|mo|no|zy|ten|leuk|ä|mie *f*: *Syn: (akute) myelomonozytäre Leukämie*; Unterform der akuten myeloischen Leukämie*; Ⓔ *myelomonocytic leukemia, Naegeli leukemia*
My|e|lo|pa|thie *f*: Erkrankung des Rücken- oder Knochenmarks, Rückenmarkerkrankung, Knochenmarkerkrankung; Ⓔ *myelopathy*
my|e|lo|pa|thisch *adj*: Myelopathie betreffend, von ihr betroffen oder durch sie bedingt; Ⓔ *relating to myelopathy, myelopathic*
my|e|lo|pe|tal *adj*: zum Rückenmark hinführend; Ⓔ *myelopetal*
My|e|lo|po|e|se *f*: Entwicklung des Rückenmarks oder der im Rückenmark gebildeten Zellen; Ⓔ *myelopoiesis*
my|e|lo|po|e|tisch *adj*: Myelopoese betreffend; Ⓔ *relating to myelopoiesis, myelopoietic*
my|e|lo|pro|li|fe|ra|tiv *adj*: durch eine Proliferation des Knochenmarks gekennzeichnet; Ⓔ *myeloproliferative*
My|e|lo|ra|di|ku|li|tis *f, pl* **-ti|den**: *Syn: Radikulomyelitis*; Entzündung von Rückenmark und Spinalnervenwurzeln; Ⓔ *inflammation of the spinal cord and nerve roots, myeloradiculitis*
my|e|lo|ra|di|ku|li|tisch *adj*: *Syn: radikulomyelitisch*; Myeloradikulitis betreffend, von ihr betroffen oder gekennzeichnet; Ⓔ *relating to or marked by myeloradiculitis, myeloradiculitic*
My|e|lo|ra|di|ku|lo|dys|pla|sie *f*: Fehlbildung von Rückenmark und Spinalnervenwurzeln; Ⓔ *myeloradiculodysplasia*
My|e|lo|ra|di|ku|lo|pa|thie *f*: Erkrankung von Rückenmark und Nervenwurzeln; Ⓔ *myeloradiculopathy*
My|e|lo|se *f*: **1.** degenerativer Rückenmarksprozess **2.** *Syn: Myelozytose*; Erhöhung der Myelozyten; oft gleichgesetzt mit myeloischer Leukämie*; Ⓔ **1.** *myelosis* **2.** *myelosis, myelocytosis, myelemia*
akute erythrämische Myelose: *Syn: akute Erythrämie, Erythroblastose des Erwachsenen, Di Guglielmo-Syndrom, akute Erythromyelose*; Frühform der akuten myeloischen Leukämie* mit atypischen unreifen Erythroblasten im peripheren Blut; entweder Übergang in ein Erythroleukämie* oder reine Leukämie*; Ⓔ *Di Guglielmo syndrome, Di Guglielmo disease, acute erythremia, acute erythremic myelosis*
chronische Myelose: *Syn: chronische myeloische Leukämie, chronische granulozytäre Leukämie*; myeloproliferative Erkrankung, die meist im mittleren Lebensalter beginnt; der Verlauf ist langsam progredient mit schleichendem Beginn; am Ende steht meist ein terminaler Blastenschub*; Ⓔ *chronic myelocytic leukemia, chronic granulocytic leukemia, mature cell leukemia*
funikuläre Myelose: *Syn: Dana-Lichtheim-Krankheit, Lichtheim-Syndrom, Dana-Syndrom, Dana-Lichtheim-Putman-Syndrom, funikuläre Spinalerkrankung*; bevorzugt das Hinterstrangsystem und die Pyramidenbahn befallende Entmarkungskrankheit mit neurologischen Ausfällen, Muskelhypotonie, Ataxie, Depression und evtl. Psychose; Ⓔ *Putnam-Dana syndrome, Putnam's disease, Putnam's type, Lichtheim's disease, Lichtheim's syndrome, posterolateral sclerosis, funicular myelitis, funicular myelosis, combined system disease, subacute combined degeneration of the spinal cord, vitamin B_{12}-neuropathy, combined sclerosis*
megakaryozytäre Myelose: *Syn: Megakaryozytenleukämie, hämorrhagische Thrombozythämie, essentielle Thrombozythämie*; seltene Form der myeloischen Leukämie* mit klonaler Proliferation atypischer Megakaryozyten im Knochenmark; die Thrombozytenzahl ist i.d.R. erhöht; Ⓔ *primary thrombocythemia, essential thrombocythemia, hemorrhagic thrombocythemia, idiopathic thrombocythemia, megakaryocytic leukemia*
My|e|lo|skle|ro|se *f*: →*Myelofibrose*
My|e|lo|szin|ti|gra|fie, -gra|phie *f*: Szintigrafie* der Liquorräume des Rückenmarks; Ⓔ *myeloscintigraphy*
My|e|lo|szin|ti|gramm *nt*: Szintigramm* der Liquorräume des Rückenmarks; Ⓔ *myeloscintigram*
My|e|lo|to|mie *f*: Rückenmarkschnitt, Rückenmarkdurchtrennung; Ⓔ *myelotomy*
My|e|lo|to|mo|gra|fie, -gra|phie *f*: Tomografie* des Rückenmarks; Ⓔ *myelotomography, tomography*
my|e|lo|to|xisch *adj*: das Knochenmark/Medulla ossium schädigend, knochenmarkstoxisch, knochenmarkschädigend; Ⓔ *myelotoxic*
My|e|lo|ze|le *f*: hernienartiger Vorfall von Rückenmark bei einem Defekt der Wirbelsäule; Ⓔ *myelocele*
My|e|lo|zys|to|me|nin|go|ze|le *f*: hernienartiger Vorfall von Rückenmark und Rückenmarkhäuten bei einem Defekt der Wirbelsäule; Ⓔ *myelocystomeningocele*
My|e|lo|zys|to|ze|le *f*: hernienartiger Vorfall von Rückenmarkhäuten bei einem Defekt der Wirbelsäule; Ⓔ *myelocystocele*
My|e|lo|zyt *m*: noch teilungsfähige Vorstufe der Granulozyten im Knochenmark; Ⓔ *myelocyte, myelomonocyte*
My|e|lo|zyt|ä|mie *f*: *Syn: Myelozythämie*; Auftreten von Myelozyten im peripheren Blut; Ⓔ *myelocythemia*
My|e|lo|zyt|hä|mie *f*: →*Myelozytämie*
My|e|lo|zy|to|se *f*: *Syn: Myelose*; Erhöhung der Myelozytenzahl im Knochenmark; Ⓔ *myelocytosis, myelemia, myelosis*
My|i|a|sis *f, pl* **-ses**: *Syn: Madenkrankheit*; durch Fliegenmaden hervorgerufene Erkrankung der Haut oder innerer Organe; Ⓔ *myiasis, myiosis, myasis*
furunkuloide Myiasis: *Syn: Dasselbeule, Beulenmyiasis, Dermatobiasis*; in Afrika und Südamerika vorkommende Fliegenmadenkrankheit durch **Dermatobia hominis** und andere Fliegenlarven; kennzeichnend sind furunkuloide Knoten der Subkutis; Ⓔ *dermatobiasis, dermatobial myiasis*
Myiasis linearis migrans: *Syn: Hautmaulwurf, Larva migrans, Kriechkrankheit, creeping disease*; durch Larven hervorgerufene, stark juckende Dermatitis* mit typischen geröteten Gangstrukturen in der Haut; Ⓔ *larva migrans, creeping disease, creeping eruption, creeping myiasis, sandworm disease, water dermatitis, plumber's itch*
My|i|tis *f, pl* **-ti|den**: →*Myositis*
my|i|tisch *adj*: →*myositisch*
Myk-, myk- *präf.*: →*Myko-*
Myk|ä|mie *f*: *Syn: Pilzsepsis, Fungämie, Myzetämie, Myzethämie*; Vorkommen von Pilzen im Blut; Ⓔ *mycethemia, fungemia*
My|kid *nt*: allergischer Hautausschlag im Rahmen einer Pilzinfektion; Ⓔ *mycid*
Myko-, myko- *präf.*: Wortelement mit der Bedeutung „Pilz"; Ⓔ *fungus, fungal, myc(o)-, mycet(o)-, myk(o)-*
My|ko|bak|te|ri|o|se *f*: durch die atypischen Mykobakterien* hervorgerufene, meist tuberkuloseähnlichen Krankheiten mit i.d.R. asymptomatischem Verlauf; Ⓔ *mycobacteriosis, atypical tuberculosis*
My|ko|bak|te|ri|um *nt, pl* **-ri|en**: →*Mycobacterium*
My|ko|lo|gie *f*: Pilzkunde; Ⓔ *mycology*
My|ko|plas|ma *nt*: →*Mycoplasma*
My|ko|plas|ma|pneu|mo|nie *f*: *Syn: Mycoplasma-pneumoniae-Pneumonie*; atypische Pneumonie* durch Mycoplasma pneumoniae; Ⓔ *mycoplasmal pneumonia, Mycoplasma pneumoniae pneumonia, Eaton agent pneumonia*
My|ko|se *f*: **1.** durch parasitäre Pilze hervorgerufene Infektionskrankheit; man unterscheidet Mykosen der Haut [Dermatomykosen], tiefe Mykosen und System-

M

mykosen **2.** ***Syn:*** *Trehalose*; aus zwei Glucose-Einheiten aufgebautes Disaccharid*, das häufig bei Pilzen und anderen Mikroorganismen vorkommt; Ⓔ **1.** *mycotic infection, fungal infection, mycosis, nosomycosis* **2.** *mycose, trehalose*

dermale Mykose: →*subkutane Mykose*

kutane Mykose: ***Syn:*** *Hautpilz, Hautpilzerkrankung, Dermatomykose, Dermatomycosis*; oberflächliche oder tiefe Pilzerkrankung der Haut durch Dermatophyten*, Hefepilze oder Schimmelpilze; Ⓔ *dermatomycosis, superficial mycosis*

subkutane Mykose: ***Syn:*** *dermale Mykose, tiefe Mykose*; tiefere Hautschichten betreffende Pilzerkrankung; Ⓔ *subcutaneous mycosis*

tiefe Mykose: **1.** ***Syn:*** *Systemmykose, viszerale Mykose, Endomykose*; Pilzerkrankung mit hauptsächlichem Befall innerer Organe **2.** ***Syn:*** *dermale Mykose, subkutane Mykose*; tiefere Hautschichten betreffende Pilzerkrankung; Ⓔ **1.** *deep mycosis, systemic mycosis* **2.** *deep mycosis, subcutaneous mycosis*

viszerale Mykose: ***Syn:*** *tiefe Mykose, Systemmykose, Endomykose*; Pilzerkrankung mit hauptsächlichem Befall innerer Organe; Ⓔ *deep mycosis, systemic mycosis*

my|ko|tisch *adj*: Mykose betreffend, von ihr betroffen oder gekennzeichnet, durch sie bedingt; Ⓔ *relating to a mycosis, caused by fungi, mycotic*

My|ko|to|xi|ko|se *f*: Vergiftung durch Pilzgifte/Mykotoxine*; Ⓔ *mycotoxicosis*

My|ko|to|xin *nt*: von Pilzen gebildetes Gift; Ⓔ *mycotoxin*

Myo-, myo- *präf.*: Wortelement mit der Bedeutung „Muskel"; Ⓔ *muscle, muscular, my(o)-*

My|o|blas|ten *pl*: embryonale Zellen, aus denen die Muskelfasern entstehen; Ⓔ *myoblasts sarcogenic cells*

My|o|blas|ten|my|om *nt*: ***Syn:*** *Myoblastom, Abrikossoff-Geschwulst, Abrikossoff-Tumor, Granularzelltumor*; gutartiger Tumor der quergestreiften Muskulatur; Ⓔ *Abrikosov's tumor, Abrikossoff's tumor, granular-cell myoblastoma, granular-cell myoblastomyoma, granular-cell schwannoma, granular-cell tumor, myoblastoma, myoblastomyoma*

My|o|blas|tom *nt*: →*Myoblastenmyom*

My|o|car|di|tis *f, pl* **-ti|den:** →*Myokarditis*

Myocarditis rheumatica: →*rheumatische Myokarditis*

My|o|car|di|um *nt*: →*Myokard*

My|o|chor|di|tis *f, pl* **-ti|den:** Stimmmuskelentzündung; Ⓔ *myochorditis*

my|o|chor|di|tisch *adj*: Stimmmuskelentzündung/Myochorditis betreffend, von ihr betroffen oder gekennzeichnet; Ⓔ *relating to or marked by myochorditis*

My|o|chrom *nt*: →*Myoglobin*

My|o|dy|nie *f*: →*Myalgie*

My|o|dys|tro|phia *f*: →*Myodystrophie*

My|o|dys|tro|phie *f*: ***Syn:*** *Myodystrophia, Muskeldystrophie*; Oberbegriff für Erbkrankheiten, die durch einen Muskelschwund gekennzeichnet sind; Ⓔ *muscular dystrophy, myodystrophia, myodystrophy*

my|o|e|las|tisch *adj*: aus elastischen Fasern und glatten Muskelzellen bestehend; Ⓔ *myoelastic*

My|o|en|do|kar|di|tis *f, pl* **-ti|den:** Entzündung von Myokard und Endokard*; Ⓔ *myocarditis and endocarditis, myoendocarditis*

my|o|en|do|kar|di|tisch *adj*: Myoendokarditis betreffend, von ihr betroffen oder gekennzeichnet; Ⓔ *relating to or marked by myoendocarditis*

My|o|e|pi|thel|zel|len *nt*: ***Syn:*** *epitheloide Zellen, myoepitheloide Zellen*; kontraktile Zellen von Drüsenendstücken; Ⓔ *myoepithelial cells, basket cells*

my|o|fi|bril|lär *adj*: Muskelfaser/Myofibrille betreffend; Ⓔ *myofibrillar*

My|o|fi|bril|le *f*: Muskelfaser; Ⓔ *muscle fibril, muscular fibril, myofibril, myofibrilla*

My|o|fi|bro|se *f*: ***Syn:*** *Myofibrosis*; Fibrose des Muskelgewebes mit bindegewebiger Durchsetzung; Ⓔ *myofibrosis*

My|o|fi|bro|sis *f, pl* **-ses:** →*Myofibrose*

Myofibrosis cordis: →*Myokardfibrose*

My|o|fi|bro|si|tis *f, pl* **-ti|den:** fibrosierende Muskelentzündung; oft gleichgesetzt mit Perimysitis*; Ⓔ *myofibrositis*

my|o|fi|bro|si|tisch *adj*: Myofibrositis betreffend, von ihr betroffen oder gekennzeichnet; Ⓔ *relating to or marked by myofibrositis*

My|o|ge|lo|se *f*: ***Syn:*** *Hartspann, Muskelhartspann, Muskelhärte*; knotenartige Verhärtung der Muskulatur mit Druck- und Spontanschmerz; meist bedingt durch Fehlbelastung oder entzündliche Prozesse; Ⓔ *myogelosis, gelosis*

my|o|gen *adj*: vom Muskel(gewebe) ausgehend, in der Muskulatur entstehend; Ⓔ *myogenic, myogenous*

My|o|ge|ne|se *f*: Muskelentwicklung; Ⓔ *myogenesis*

my|o|ge|ne|tisch *adj*: Muskelentwicklung/Myogenese betreffend; Ⓔ *myogenetic*

My|o|glo|bin *nt*: ***Syn:*** *Myohämatin, Myochrom, Muskelhämoglobin*; dem Hämoglobin verwandtes, sauerstoffbindendes Eiweiß des Muskelgewebes; Ⓔ *myoglobin, myohematin, myohemoglobin, muscle hemoglobin*

My|o|glo|bin|u|rie *f*: Myoglobinausscheidung im Harn; Ⓔ *myoglobinuria*

my|o|glo|bin|u|risch *adj*: Myoglobinurie betreffend, von ihr betroffen oder gekennzeichnet; Ⓔ *relating to myoglobinuria, myoglobinuric*

My|o|glo|bu|lin|ä|mie *f*: Vorkommen von Myoglobulin im Blut; Ⓔ *myoglobulinemia*

My|o|glo|bu|lin|u|rie *f*: Myoglobulinausscheidung im Harn; Ⓔ *myoglobulinuria*

My|o|graf, -graph *m*: Gerät zur Myografie*; Ⓔ *myograph*

My|o|gra|fie, -gra|phie *f*: Aufzeichnung der mechanischen oder elektrischen Muskelaktivität; Ⓔ *myography*

My|o|gramm *nt*: bei der Myografie* erhaltene grafische Darstellung; Ⓔ *myogram, muscle curve*

My|o|hä|ma|tin *nt*: →*Myoglobin*

My|o|hy|per|pla|sia *f*: Muskelhyperplasie; Ⓔ *muscular hyperplasia, myohyperplasia*

my|o|id *adj*: einem Muskel ähnlich, muskel(zellen)ähnlich; Ⓔ *myoid*

My|o|kard *nt*: ***Syn:*** *Herzmuskulatur, Myocardium*; Muskelschicht der Herzwand; ist im linken Ventrikel besonders stark ausgeprägt; Ⓔ *myocardium, cardiac muscle*

My|o|kard|a|my|lo|i|do|se *f*: ***Syn:*** *Herzmuskelamyloidose, Herzamyloidose*; zu Kardiomyopathie* und chronischer Herzinsuffizienz* führende, idiopathische oder hereditäre Amyloidose*; Ⓔ *myocardial amyloidosis*

My|o|kard|a|tro|phie *f*: Herzmuskelatrophie; Ⓔ *myocardial atrophy*

My|o|kard|ent|zün|dung *f*: →*Myokarditis*

My|o|kard|fi|bro|se *f*: ***Syn:*** *Herzmuskelsklerose, Herzsklerose, Herzmuskelfibrose, Herzfibrose, Kardiosklerose, Myofibrosis cordis*; zu Herzinsuffizienz* führende Fibrose* und Verhärtung des Herzmuskelgewebes; Ⓔ *myocardial fibrosis, myofibrosis of the heart*

My|o|kard|hy|per|tro|phie *f*: Herzmuskelhypertrophie; Ⓔ *myocardial hypertrophy*

my|o|kar|di|al *adj*: Herzmuskel/Myokard betreffend; Ⓔ *relating to the myocardium, myocardial, myocardiac*

My|o|kard|in|farkt *m*: ***Syn:*** *Herzinfarkt, Herzmuskelinfarkt*; durch einen akuten Sauerstoffmangel ausgelöste Nekrose eines umschriebenen Bezirks der Herzmuskulatur; je nach der Tiefe des Infarktareals unterscheidet man **transmurale** [durch die ganze Wand] und **subendokardiale** Infarkte; Ⓔ *myocardial infarction, cardiac infarction*

My|o|kard|in|suf|fi|zi|enz *f*: →*Herzinsuffizienz*

My|o|kar|di|o|pa|thie *f*: *Syn: Kardiomyopathie, Cardiomyopathie*; Oberbegriff für Erkrankungen der Herzmuskulatur, die alle zu Hypertrophie* des Myokards führen; Ⓔ *myocardiopathy, cardiomyopathy*

My|o|kar|di|tis *f, pl* **-ti|den**: *Syn: Herzmuskelentzündung, Myokardentzündung, Myocarditis*; Entzündung der Herzmuskulatur/des Herzmuskels; Ⓔ *myocardial inflammation, myocarditis*

bakterielle Myokarditis: akut verlaufende Herzmuskelentzündung, meist im Rahmen einer Septikopyämie*; relativ selten; Ⓔ *bacterial myocarditis*

diphtherische Myokarditis: selten gewordene, infekttoxische Herzmuskelentzündung [Diphterietoxin] mit ausgedehnten, herdförmigen Nekrosen; Ⓔ *diphtheritic myocarditis*

granulomatöse Myokarditis: *Syn: granulomatöse Riesenzellmyokarditis*; mit der Bildung von Granulomen einhergehende Riesenzellmyokarditis*, mit der sie oft gleichgesetzt wird; Ⓔ *granulomatous myocarditis*

idiopathische Myokarditis: *Syn: Fiedler-Myokarditis, akute idiopathische Riesenzellmyokarditis*; oft tödlich verlaufende Herzmuskelentzündung des Kindesalters; Ⓔ *idiopathic myocarditis, Fiedler's myocarditis, acute isolated myocarditis*

infektallergische Myokarditis: durch eine Überempfindlichkeitsreaktion [Typ IV] ausgelöste Herzmuskelentzündung; Ⓔ *infectious-allergic myocarditis*

infektiös-allergische Myokarditis: →*infektallergische Myokarditis*

infekttoxische Myokarditis: durch Erregertoxine hervorgerufene Herzmuskelschädigung; klassische Beispiele sind diphtherische Myokarditis und Scharlachmyokarditis*; Ⓔ *infectious-toxic myocarditis*

interstitielle Myokarditis: primär das interstitielle Bindegewebe betreffende Myokarditisform; Ⓔ *interstitial myocarditis*

rheumatische Myokarditis: häufig im Rahmen eines rheumatischen Fiebers* [ca. 50 % der Patienten] auftretende, begleitende Herzmuskelentzündung; Ⓔ *rheumatic myocarditis*

toxische Myokarditis: durch direkte Toxineinwirkung [Medikamente, Strahlung] hervorgerufene entzündliche Myokardschädigung; Ⓔ *toxic myocarditis*

my|o|kar|di|tisch *adj*: Herzmuskelentzündung/Myokarditis betreffend, von ihr betroffen oder gekennzeichnet; Ⓔ *relating to myocarditis, myocarditic*

My|o|kard|ne|kro|se *f*: *Syn: Herzmuskelnekrose, Herznekrose*; i.d.R. lokalisierte Nekrose* des Herzmuskels; meist als ischämische Nekrose* bei einem Myokardinfarkt*; Ⓔ *cardiac muscle necrosis, myocardial necrosis*

My|o|kar|do|se *f*: Oberbegriff für nichtentzündliche Herzmuskelerkrankungen; Ⓔ *myocardosis, myocardiosis*

My|o|kard|si|de|ro|se *f*: *Syn: Herzmuskelsiderose*; durch Eisenablagerung im Rahmen einer Siderose* hervorgerufene Erkrankung; führt zu Kardiomyopathie* und Herzinsuffizienz*; Ⓔ *myocardial siderosis*

My|o|kard|szin|ti|gra|fie, -gra|phie *f*: Szintigrafie* zur Beurteilung der Myokarddurchblutung; Ⓔ *myocardial scintigraphy, myocardial perfusion scintigraphy*

My|o|ki|na|se *f*: *Syn: Adenylatkinase, AMP-Kinase, A-Kinase*; Enzym, das im Muskel die Reaktion ATP + AMP → 2 ADP katalysiert; Ⓔ *myokinase, adenylate kinase, A-kinase, AMP kinase*

My|o|ki|ne|se *f*: Muskelbewegung; Ⓔ *myokinesis*

my|o|klo|nisch *adj*: Myoklonus betreffend; Ⓔ *relating to or characterized by myoclonus, myoclonic*

My|o|klo|nus *m, pl* **-ni, -klo|ni|en**: schnelles Muskelzucken; Ⓔ *myoclonus*

My|o|klo|nus|e|pi|lep|sie *f*: *Syn: Lafora-Syndrom, Unverricht-Syndrom, myoklonische Epilepsie*; autosomal-rezessive Epilepsie* mit ausgeprägten Muskelzuckungen; Ⓔ *Lafora's disease, Unverricht's disease, Unverricht's syndrome, myoclonus epilepsy, progressive familial myoclonic epilepsy*

My|o|kol|pi|tis *f, pl* **-ti|den**: Entzündung der Scheidenmuskulatur; Ⓔ *myocolpitis*

my|o|kol|pi|tisch *adj*: Myokolpitis betreffend, von ihr betroffen oder gekennzeichnet; Ⓔ *relating to or marked by myocolpitis*

My|o|lemm *nt*: *Syn: Sarkolemm*; Plasmalemm* der Muskelfaser; Ⓔ *myolemma, sarcolemma*

My|o|ly|se *f*: Muskeldegeneration, Muskelnekrose, Muskelauflösung; Ⓔ *myolysis*

My|om *nt*: *Syn: Myoma*; von Muskelgewebe ausgehender gutartiger Tumor; Ⓔ *muscular tumor, myoma*

My|o|ma *nt, pl* **-ma|ta**: →*Myom*

Myoma uteri: *Syn: Gebärmuttermyom, Uterusmyom, Uterus myomatosus*; gutartige Geschwulst der Gebärmuttermuskulatur, die nur in 2–3 % entartet; sie entstehen durch chromosomale Aberration einer Muskelzelle, d.h., es handelt sich um einen Zellklon; Myome kommen familiär gehäuft vor und treten vermehrt nach oraler Kontrazeption auf, wenn diese früh [13.–16. Lebensjahr] begonnen wurde; Hormonersatztherapie kann ebenfalls zu einem verstärktem Myomwachstum führen; vor dem 25. Lebensjahr sind Myome selten, danach nimmt die Häufigkeit zu [ca. 20 % im Alter von 35 Jahren], nach der Menopause bilden sich Myome oft zurück; Ⓔ *uterine myoma*

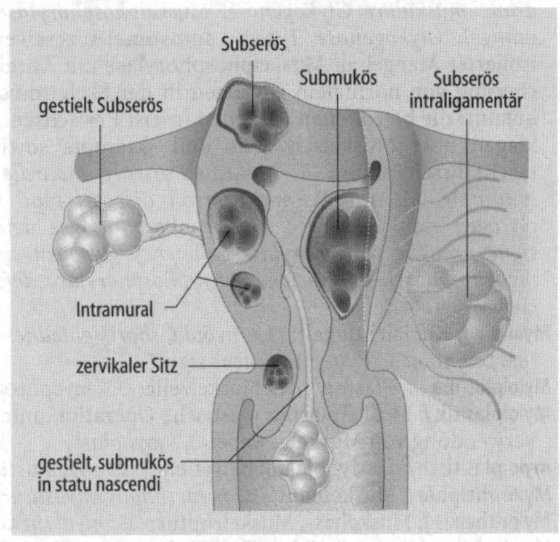

Abb. 59. Typische Lokalisation von Uterusmyomen

My|o|ma|la|zie *f*: *Syn: Myomalacia*; Muskelerweichung; Ⓔ *myomalacia*

my|o|ma|tös *adj*: Myom betreffend, einem Myom ähnlich; Ⓔ *myomatous*

My|o|ma|to|se *f*: durch multiple Myome gekennzeichnete Veränderung der Gebärmutter; Ⓔ *myomatosis*

My|om|ek|to|mie *f*: operative Myomentfernung; Ⓔ *myomectomy, myomatectomy*

My|om|e|nu|kle|a|ti|on *nt*: Myomausschälung; Ⓔ *myomectomy, myomatectomy*

My|o|me|tri|tis *f, pl* **-ti|den**: *Syn: Myometriumentzündung*; Entzündung der Gebärmuttermuskulatur; oft gleichgesetzt mit Metritis*; Ⓔ *inflammation of the myometrium, mesometritis, myometritis*

my|o|me|tri|tisch *adj*: Myometriumentzündung/Myometritis betreffend, von ihr betroffen oder gekennzeichnet; Ⓔ *relating to or marked by myometritis*

My|o|me|tri|um *nt*: *Syn: Tunica muscularis uteri*; Muskelschicht der Gebärmutter, Uterusmuskulatur; Ⓔ

mesometrium, myometrium
My|o|me|tri|um|ent|zün|dung *f*: → *Myometritis*
My|o|mo|to|mie *f*: Inzision eines Myoms; Ⓔ *myomotomy*
My|o|ne|kro|se *f*: Muskelnekrose; Ⓔ *myonecrosis*
my|o|neu|ral *adj*: *Syn: myoneuronal, neuromuskulär*; Muskel(n) und Nerv(en) betreffend oder verbindend, von Muskeln und Nerven ausgehend; Ⓔ *relating to both muscle and nerve, myoneural*
my|o|neu|ro|nal *adj*: → *myoneural*
my|op *adj*: *Syn: kurzsichtig*; Kurzsichtigkeit/Myopie betreffend, von ihr betroffen; Ⓔ *relating to or affected with myopia, myopic, shortsighted, nearsighted*
My|o|pa|ra|ly|se *f*: Muskellähmung; Ⓔ *muscular paralysis, myoparalysis*
My|o|pa|re|se *f*: unvollständige Muskellähmung, Muskelschwäche; Ⓔ *myoparesis, muscle weakness*
My|o|pa|thie *f*: nicht-entzündliche Muskelerkrankung; Ⓔ *myopathy, myonosus, myopathia*
my|o|pa|thisch *adj*: Myopathie betreffend, von ihr betroffen oder gekennzeichnet; Ⓔ *relating to myopathy, myopathic*
My|o|pe|ri|kar|di|tis *f, pl* **-ti|den**: *Syn: Perimyokarditis*; Entzündung von Myokard und Perikard; Ⓔ *myocarditis with pericarditis, myopericarditis, perimyocarditis*
my|o|pe|ri|kar|di|tisch *adj*: *Syn: perimyokarditisch*; Myoperikarditis betreffend, von ihr betroffen oder gekennzeichnet; Ⓔ *relating to or marked by myopericarditis*
my|o|phob *adj*: → *musophob*
My|o|pho|bie *f*: → *Musophobie*
My|o|phos|pho|ry|la|se|in|suf|fi|zi|enz *f*: *Syn: McArdle-Syndrom, muskuläre Glykogenose, Muskelphosphorylasemangel, Glykogenose Typ V*; autosomal-rezessiver, isolierter Mangel an Muskelphosphorylase mit Anreicherung von normalem Glykogen in der Skelettmuskulatur; die betroffenen Patienten [meist Erwachsene] klagen über Muskelschwäche und -krämpfe sowie rasche Erschöpfung; Ⓔ *McArdle's disease, McArdle's syndrome, McArdle-Schmid-Pearson disease, type V glycogen storage disease, muscle phosphorylase deficiency, muscle phosphorylase deficiency glycogenosis, myophosphorylase deficiency, myophosphorylase deficiency glycogenosis*

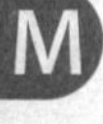

My|o|pie *f*: Kurzsichtigkeit; Ⓔ *myopia, shortsightedness, short sight, nearsightedness, near sight*
My|o|plas|ma *nt*: Plasma* der Muskelzelle; Ⓔ *myoplasm*
My|o|plas|tik *f*: Muskelplastik; plastische Operation unter Verwendung von Muskelgewebe; Ⓔ *myoplasty*
my|o|plas|tisch *adj*: Myoplastik betreffend; Ⓔ *myoplastic*
My|or|rha|phie *f*: Muskelnaht; Ⓔ *myorrhaphy, myosuture*
My|or|rhe|xis *f*: Muskelriss, Muskelruptur; Ⓔ *myorrhexis*
My|o|sal|pin|gi|tis *f, pl* **-ti|den**: Entzündung der Muskelschicht des Eileiters; Ⓔ *inflammation of the myosalpinx, myosalpingitis*
my|o|sal|pin|gi|tisch *adj*: Myosalpingitis betreffend, von ihr betroffen oder gekennzeichnet; Ⓔ *relating to or marked by myosalpingitis*
My|o|sar|co|ma *nt, pl* **-ma|ta**: → *Myosarkom*
My|o|sar|kom *nt*: *Syn: Myosarcoma*; vom Muskelgewebe ausgehender bösartiger Tumor; Ⓔ *myosarcoma*
My|o|si|de|rin *nt*: beim Myoglobinzerfall freigesetztes Eisen, das als Pigment abgelagert wird; Ⓔ *myosiderin*
My|o|sin *nt*: stabförmiges Muskeleiweiß, das eine wichtige Rolle bei der Muskelkontraktion spielt; Ⓔ *myosin*
My|o|sin|u|rie *f*: Myosinausscheidung im Harn; Ⓔ *myosinuria, myosuria*
My|o|si|tis *f, pl* **-ti|den**: *Syn: Muskelentzündung, Myitis*; Entzündung des Muskelgewebes; Ⓔ *inflammation of muscle (tissue), myositis*
eitrige Myositis: → *Myositis purulenta*
Myositis fibrosa: chronisch interstitielle Muskelentzündung mit Fibrose und Vernarbung; Ⓔ *interstitial myositis, myofascitis*
generalisierte Myositis ossificans: → *Myositis ossificans progressiva*
Myositis interstitialis: auf das interstitielle Bindegewebe beschränkte Muskelentzündung; Ⓔ *interstitial myositis, myofascitis*
interstitielle Myositis: → *Myositis interstitialis*
Myositis ossificans progressiva: progredient verlaufende, mit Kalkeinlagerung einhergehende, chronische Myositis; Ⓔ *progressive ossifying myositis*
parasitäre Myositis: durch Protozoen* oder Metazoen* verursachte Myositis; am bekanntesten ist der Befall mit Trichinella*; Ⓔ *parasitic myositis*
Myositis purulenta: *Syn: Pyomyositis, suppurative Myositis*; eitrige Muskelentzündung unterschiedlicher Genese; Ⓔ *pyomyositis*
Myositis purulenta tropica: *Syn: tropische Pyomyositis*; in tropischen Regionen vorkommende, meist bakterielle [Staphylokokken*] Entzündung der Skelettmuskulatur; Ⓔ *tropical pyomyositis, spontaneous bacterial myositis*
suppurative Myositis: → *Myositis purulenta*
Myositis trichinosa: im Rahmen einer Trichinose* auftretender, schmerzhafter Muskelbefall; Ⓔ *trichinous myositis*
my|o|si|tisch *adj*: Muskelentzündung/Myositis betreffend, von ihr betroffen oder gekennzeichnet; Ⓔ *relating to myositis, myositic*
My|o|skle|ro|se *f*: sklerotische Veränderung des Muskelgewebes, Muskelverhärtung; Ⓔ *myosclerosis*
My|o|spas|mus *m*: Muskelkrampf, Muskelspasmus; Ⓔ *muscular spasm, muscle spasm, myospasm, myospasmus, cramp*
my|o|ta|tisch *adj*: durch Muskeldehnung ausgelöst; Ⓔ *myotatic*
My|o|ten|di|ni|tis *f, pl* **-ti|den**: kombinierte Muskel- und Sehnenentzündung; Ⓔ *inflammation of a muscle and its tendon, myotenositis*
my|o|ten|di|ni|tisch *adj*: Myotendinitis betreffend, von ihr betroffen oder gekennzeichnet; Ⓔ *relating to or marked by myotenositis*
My|o|te|no|to|mie *f*: Inzision einer Muskelsehne; Ⓔ *myotenotomy*
My|o|to|mie *f*: Muskeldurchtrennung; Ⓔ *myotomy*
My|o|to|nie *f*: *Syn: Myotonia*; erhöhte Muskelspannung; tonischer Muskelkrampf; Ⓔ *myotonia*
my|o|to|nisch *adj*: Myotonie betreffend; Ⓔ *relating to or affected with myotonia, myotonic*
my|o|trop *adj*: mit besonderer Affinität zu Muskelgewebe, auf die Muskulatur einwirkend; Ⓔ *myotropic*
My|o|tro|phie *f*: Muskelernährung; Ⓔ *myotrophy*
My|o|ze|le *f*: *Syn: Muskelhernie, Muskelbruch*; Vortreten von Muskelgewebe durch eine Faszienlücke; Ⓔ *myocele*
My|o|zyt *m*: Muskelzelle; Ⓔ *myocyte, muscle cell*
My|o|zy|to|ly|se *f*: Muskelfaserauflösung; Ⓔ *myocytolysis*
Myring-, myring- *präf.*: → *Myringo-*
My|rin|gek|to|mie *f*: Trommelfellentfernung; Ⓔ *myringectomy, myringodectomy*
My|rin|gi|tis *f, pl* **-ti|den**: *Syn: Tympanitis*; Trommelfellentzündung; Ⓔ *inflammation of the tympanic membrane, myringitis, tympanitis*
my|rin|gi|tisch *adj*: *Syn: tympanitisch*; Trommelfellentzündung/Myringitis betreffend, von ihr betroffen oder gekennzeichnet; Ⓔ *relating to or marked by myringitis, myringitic, tympanitic*
Myringo-, myringo- *präf.*: Wortelement mit der Bedeutung „Trommelfell"; Ⓔ *eardrum, myring(o)-*
My|rin|go|der|ma|ti|tis *f, pl* **-ti|ti|den**: meist mit Blasenbildung einhergehende Entzündung der äußeren Trommelfellhaut; Ⓔ *myringodermatitis*
my|rin|go|der|ma|ti|tisch *adj*: Myringodermatitis betreffend, von ihr betroffen oder gekennzeichnet; Ⓔ *relat-*

ing to or marked by myringodermatitis

My|rin|go|my|ko|se *f*: Pilzinfektion des Trommelfells; Ⓔ *myringomycosis, mycomyringitis*

My|rin|go|plas|tik *f*: Trommelfellplastik; Ⓔ *myringoplasty*

My|rin|go|sta|pe|di|o|pexie *f*: operative Anheftung des Steigbügels/Stapes an das Trommelfell; Ⓔ *myringostapediopexy*

My|rin|go|to|mie *f*: *Syn: Parazentese*; Trommelfellschnitt; Ⓔ *myringotomy, tympanocentesis, tympanotomy, paracentesis*

my|so|phob *adj*: Mysophobie betreffend, durch sie gekennzeichnet; Ⓔ *relating to or marked by mysophobia, mysophobic*

My|so|pho|bie *f*: krankhafte Angst vor dem Kontakt mit Schmutz oder schmutzigen Gegenständen; Ⓔ *irrational fear of dirt or contamination, mysophobia*

my|tho|phob *adj*: Mythophobie betreffend, durch sie gekennzeichnet; Ⓔ *relating to or marked by mythophobia, mythophobic*

My|tho|pho|bie *f*: krankhafte Angst davor (wissentlich oder unwissentlich) die Unwahrheit zu sagen; Ⓔ *irrational fear of myths or of making an untruthful statement, mythophobia*

Myx-, myx- *präf.*: → *Myxo-*

Myx|a|de|ni|tis *f, pl* **-ti|den**: Schleimdrüsenentzündung; Ⓔ *inflammation of a mucous gland, myxadenitis*

Myxadenitis labialis: *Syn: Baelz-Krankheit, Cheilitis glandularis purulenta superficialis*; eitrige Form der Cheilitis* glandularis apostematosa; Ⓔ *Baelz's disease, superficial suppurative type cheilitis glandularis*

myx|a|de|ni|tisch *adj*: Schleimdrüsenentzündung/Myxadenitis betreffend, von ihr betroffen oder gekennzeichnet; Ⓔ *relating to or marked by myxadenitis, myxadenitic*

Myx|a|de|nom *nt*: Adenom* mit schleimiger Umwandlung der Grundsubstanz; Ⓔ *myxadenoma, myxoadenoma*

Myxo-, myxo- *präf.*: Wortelement mit der Bedeutung „Schleim/Schleimhaut"; Ⓔ *mucus, mucous, myx(o)-, muci-, muc(o)-*

My|xo|chon|drom *nt*: *Syn: Chondromyxom*; verschleimtes Chondrom*; Ⓔ *myxochondroma*

Myx|ö|dem *nt*: *Syn: Myxoedema, Myxodermia diffusa*; Hypothyreose*, bei der die teigige Veränderung der Hautstruktur im Vordergrund steht; Ⓔ *solid edema, mucous edema, myxedema*

myx|ö|de|ma|tös *adj*: myxödemähnlich, myxödemartig; Ⓔ *myxedematous*

My|xo|der|mia *f*: → *Myxodermie*

Myxodermia diffusa: → *Myxödem*

Myxodermia papulosa: *Syn: Lichen myxoedematosus, Mucinosis papulosa, Mucinosis lichenoides, Lichen fibromucinoidosus*; ätiologisch ungeklärte, v.a. Arme, Rumpf und Oberschenkel befallende, papulöse, disseminierte Muzinose*; Ⓔ *scleromyxedema, papular mucinosis, papular myxedema*

My|xo|der|mie *f*: *Syn: Muzinose, Mucinosis, Myxodermia*; Oberbegriff für Erkrankungen mit Anreicherung von schleimartigen Substanzen im kutanen Bindegewebe; Ⓔ *myxedema, mucinosis*

Myx|oe|de|ma *nt*: → *Myxödem*

My|xo|fi|brom *nt*: Fibrom* aus Schleim- und Bindegewebe; Ⓔ *myxofibroma, myxoinoma*

My|xo|li|pom *nt*: Lipom* aus Schleim- und Bindegewebe; Ⓔ *myxolipoma*

My|xom *nt*: *Syn: Myxoma*; gutartige Bindegewebsgeschwulst mit schleimiger Grundsubstanz; Ⓔ *myxoma, myxoblastoma, mucous tumor, colloid tumor, gelatinous polyp*

My|xo|ma *nt, pl* **-ma|ta**: → *Myxom*

Myxoma sarcomatosum: → *Myxosarkom*

my|xom|ar|tig *adj*: → *myxomatös*

my|xo|ma|tös *adj*: *Syn: myxomartig*; Myxom betreffend, in der Art eines Myxoms; schleimbildend, schleimig; Ⓔ *relating to or resembling a myxoma, myxomatous*

My|xo|ma|to|se *f*: *Syn: Myxomatosis*; Vorkommen multipler Myxome; Ⓔ *multiple myxomas, myxomatosis*

My|xo|my|ce|tes *pl*: → *Myxomyzeten*

My|xo|my|ko|ta *pl*: → *Myxomyzeten*

My|xo|my|ze|ten *pl*: *Syn: Schleimpilze, Myxomycetes, Myxophyta, Myxomykota*; Mikroorganismen, die in der vegetativen Phase als Amöben und in der reproduktiven Phase als Pilze vorliegen; Ⓔ *slime fungi, slime molds, Myxomycetes*

My|xo|phy|ta *pl*: → *Myxomyzeten*

My|xor|rhea *f*: → *Myxorrhoe*

Myxorrhea gastrica: übermäßige Schleimabsonderung des Magens; Ⓔ *gastromyxorrhea*

My|xor|rhoe *f, pl* **-rho|en**: *Syn: Schleimfluss, Myxorrhea*; übermäßige Schleimabsonderung; Ⓔ *myxorrhea, blennorrhea*

My|xo|sar|co|ma *nt, pl* **-ma|ta**: → *Myxosarkom*

My|xo|sar|kom *nt*: *Syn: Myxosarcoma, Myxoma sarcomatosum*; bösartiger Bindegewebstumor mit Schleimproduktion; Ⓔ *myxosarcoma*

My|xo|vi|ren *nt*: RNA-Viren mit Affinität zu den Schleimhäuten; unterteilt in Orthomyxoviridae* und Paramyxoviridae*; Ⓔ *myxoviruses*

My|xo|vi|rus in|flu|en|za *nt*: → *Influenzavirus*

My|xo|zyt *m*: Schleimzelle, schleimbildende Zelle; Ⓔ *myxocyte*

My|zel *nt*: *Syn: Pilzgeflecht, Myzelium*; Hyphengeflecht der Pilze; Ⓔ *mycelium*

Myzet-, myzet- *präf.*: → *Myzeto-*

My|zet|ä|mie *f*: → *Mykämie*

My|ze|ten *pl*: → *Fungi*

My|zet|hä|mie *f*: → *Mykämie*

My|ze|tis|mus *m*: *Syn: Pilzvergiftung*; Vergiftung durch giftige oder verdorbene Pilze; Ⓔ *mycetismus, mycetism, mushroom poisoning*

Myzeto-, myzeto- *präf.*: Wortelement mit der Bedeutung „Pilz"; Ⓔ *fungus, fungal, myc(o)-, myk(o)-, mycet(o)-*

my|ze|to|gen *adj*: durch Pilze verursacht; Ⓔ *mycetogenetic, mycetogenous, mycetogenic*

My|ze|tom *nt*: *Syn: Maduramykose, Mycetoma*; durch verschiedene Pilzarten hervorgerufene, chronisch-granulomatöse Entzündung der Füße und anderer Körperregionen; Ⓔ *mycetoma, maduromycosis*

M

N

Na|bel *m*: *Syn:* *Umbilikus, Omphalos, Umbo, Umbilicus*; narbiger Rest des embryonalen Nabelschnuransatzes; sitzt über dem **Nabelring** [Anulus umbilicalis], der von der bindegewebigen **Nabelplatte** verschlossen ist; auf ihr sitzt die **Papilla umbilicalis**, ein Rest der verödeten Nabelschnurgefäße; Ⓔ *bellybutton, navel, omphalos, omphalus, umbilicus*

Na|bel|blu|tung *f*: Blutung aus der Nabelschnur oder Nabelwunde bei Neugeborenen; Ⓔ *omphalorrhagia*

Na|bel|bruch *m*: *Syn:* *Exomphalos, Umbilikalhernie, Nabelhernie, Exomphalozele, Hernia umbilicalis*; angeborener oder erworbener Bauchwandbruch durch den Nabelring; Ⓔ *umbilical hernia, umbilical eventration, exomphalos, omphalocele*

Na|bel|ent|zün|dung *f*: → *Omphalitis*

Na|bel|fis|tel *f*: *Syn:* *Fistula umbilicalis*; angeborene Fistel zwischen Nabel und Ileum [Kotfistel] oder Nabel und Blase [Urinfistel]; meist eine Dottergangsfistel*; Ⓔ *umbilical sinus, umbilical fistula*

Na|bel|gra|nu|lom *nt*: Granulationsgewebe am Nabel nach Abstoßen des Nabelschnurrestes; Ⓔ *umbilical granuloma*

Na|bel|her|nie *f*: → *Nabelbruch*

Na|bel|ring *m*: *Syn:* *Anulus umbilicalis*; Faserring um den Nabel; Ⓔ *umbilical ring*

Na|bel|schnur *m*: *Syn:* *Funiculus umbilicalis*; Verbindung zwischen Plazenta und Frucht; Ⓔ *umbilical cord, cord, navel string, umbilical, funis*

Na|bel|schnur|bruch *m*: *Syn:* *Omphalozele, Exomphalos, Exomphalozele, Hernia funiculi umbilicalis*; durch eine Verschlussstörung der Bauchwand verursachter Bruch, der Darmteile und Leber in einer Hülle von Amnionepithel enthält; evtl. kombiniert mit anderen Fehlbildungen; Ⓔ *congenital umbilical hernia, exomphalos, omphalocele, amniocele*

Na|bel|schnur|kno|ten *pl*: **echte Nabelschnurknoten** können sich unter der Geburt zuziehen; **falsche Nabelschnurknoten** sind nur eine Verdickung der Nabelschnur; Ⓔ *knot of umbilical cord*

Na|bel|schnur|schnitt *f*: *Syn:* *Abnabelung, Omphalotomie*; Durchtrennung der Nabelschnur; Ⓔ *cutting of the (umbilical) cord, omphalotomy*

Na|bel|schnur|ve|ne *f*: *Syn:* *Vena umbilicalis*; führt sauerstoff- und nährstoffreiches Blut von der Plazenta* zum Fötus; Ⓔ *umbilical vein*

Na|bel|schnur|vor|fall *m*: Vorfall eines Teils der Nabelschnur unter der Geburt; kann zu Komplikationen [Nabelschnurkompression] führen; Ⓔ *funis presentation*

Na|bel|ve|nen|ent|zün|dung *f*: → *Omphalophlebitis*

Na|bel|zys|te *f*: in der Umgebung des Nabels liegende Zyste; meist eine Urachuszyste*; Ⓔ *umbilical cyst, vitellointestinal cyst*

Naboth-Eier *pl*: *Syn:* *Ovula Nabothi*; Retentionszysten der Gebärmutterhalsdrüsen; Ⓔ *Naboth's vesicles, Naboth's glands, Naboth's cysts, Naboth's ovules, Naboth's follicles, Montgomery's follicles, nabothian follicles, nabothian glands, nabothian cysts, nabothian ovules, nabothian vesicles*

Nach|be|las|tung *f*: → *Nachlast*

Nach|ge|burt *f*: die nach der Geburt des Kindes ausgestoßenen Reste von Mutterkuchen, Eihäuten und Nabelschnur; Ⓔ *afterbirth, secundina, secundines*

Nach|ge|burts|pe|ri|o|de *f*: die ersten zwei Stunden nach der Geburt des Kindes; Ⓔ *postnatal period*

Nach|hirn *nt*: *Syn:* *Metenzephalon, Metencephalon*; aus Brücke und Kleinhirn bestehender Teil des Gehirn; Ⓔ *metencephalon, metencephal, epencephalon, epencephal, afterbrain*

Nach|last *f*: *Syn:* *Nachbelastung, Afterload*; Kraftaufwand der Herzmuskulatur zur Überwindung der Widerstände in der Ausstrombahn des linken Ventrikels und des peripheren Kreislaufs; Ⓔ *afterload*

Nach|star *m*: *Syn:* *Cataracta secundaria*; nach einer Linsenextraktion auftretender Star durch Wachstum verbliebener Linsenzellen; Ⓔ *secondary cataract*

Nacht|angst *f*: **1.** → *Pavor nocturnus* **2.** → *Nyktophobie*

Nacht|blind|heit *f*: → *Hemeralopie*

Nacht|my|o|pie *f*: physiologische Kurzsichtigkeit beim Übergang zur Dunkelheit; Ⓔ *night myopia*

Nacht|se|hen *nt*: *Syn:* *Dämmerungssehen, skotopes Sehen, Skotopie, Skotopsie*; durch die Stäbchenzellen der Netzhaut ermöglichtes Sehen bei niedriger Lichtintensität; Ⓔ *scotopic vision, night vision, twilight vision, scotopia, rod vision*

Nacht|sich|tig|keit *f*: *Syn:* *Tagblindheit, Nykteralopie, Nyktalopie*; angeborene oder erworbene Störung des Sehens bei Tageslicht; Ⓔ *night sight, day blindness, hemeralopia, hemeranopia*

Nach|we|hen *pl*: *Syn:* *Wochenbettwehen, Stillwehen*; Wehen in den ersten 2–3 Tagen nach der Geburt; durch Stillen verstärkt; Ⓔ *afterpains*

Na|del|angst *f*: Belonephobie*; Ⓔ *belenophobia*

Na|del|test *m*: *Syn:* *Stempeltest, Multipunkturtest, Tine-Test*; Tuberkulintest*, bei dem das Tuberkulin mit einem speziellen Stempel in die Haut eingedrückt wird; Ⓔ *tine (tuberculin) test*

Naegele-Becken *nt*: verengtes Becken durch angeborenes Fehlen eines Kreuzbeinflügels; Ⓔ *Naegele's pelvis*

Naegele-Regel *f*: Daumenregel zur Errechnung des wahrscheinlichen Geburtstermins; Ⓔ *delivery date rule, Naegele's rule*

Naeg|le|ria *f*: Gattung parasitischer Amöben; Ⓔ *Naegleria, Dimastigamoeba*

Nae|vo|ba|sa|li|o|ma|to|se *f*: *Syn:* *Gorlin-Goltz-Syndrom, Basalzellnävus-Syndrom, nävoides Basalzellkarzinom-Syndrom/Basalzellenkarzinom-Syndrom, nävoide Basaliome, Naevobasaliome*; autosomal-dominantes Syndrom mit multiplen Basaliomen und Fehlbildungen von Skelettsystem [u.a. Spina bifida, Skoliose] und ZNS; Ⓔ *Gorlin-Goltz syndrome, Gorlin's syndrome, basal cell nevus syndrome, nevoid basal cell carcinoma syndrome, nevoid basalioma syndrome*

Nae|vo|ba|sa|li|o|me *pl*: → *Naevobasaliomatose*

Nae|vus *m, pl* **-vi**: → *Nävus*

Naevus achromicus: → *Naevus depigmentosus*

Naevus acromiodeltoideus: → *Naevus fuscocoeruleus*

Naevus albus: → *Naevus depigmentosus*

Naevus araneus: *Syn:* *Sternnävus, Gefäßspinne, Spider naevus, Spinnennävus*; v.a. im Gesicht auftretende, stecknadelkopfgroße Papel mit radiären feinen Gefäßreisern; Ⓔ *spider nevus, stellar nevus, vascular spider, spider angioma, spider, spider mole, spider telangiectasia*

Naevus caeruleus: → *Naevus coeruleus*

Naevus coeruleus: *Syn:* *Naevus caeruleus, blauer Nävus*; gutartige Melanozytenansammlung im Korium; Ⓔ *blue nevus, Jadassohn-Tièche nevus*

Naevus deltoideoacromialis: → *Naevus fuscocoeruleus*

Naevus depigmentosus: *Syn:* *hypomelanotischer Nävus, Naevus achromicus, Naevus albus*; angeborener, fleckiger Pigmentmangel durch eine gestörte Melanozytenfunktion; Ⓔ *achromic nevus*

Naevus epithelioma-cylindromatosus: *Syn:* *Zylindrom, Cylindroma, Spiegler-Tumor, Endothelioma cutis*; familiär gehäuft auftretender benigner Tumor, v.a. der Kopfhaut [**Turbantumor**]; Ⓔ *cylindroma, cylindroadenoma*

Naevus flammeus: *Syn:* *Feuermal, Gefäßmal, Portweinfleck, Weinfleck*; großer tiefroter Gefäßnävus, der oft mit anderen Gefäßneubildungen oder -fehlbildungen assoziiert ist; Ⓔ *flammeous nevus, port-wine nevus, port-wine mark, port-wine stain, salmon patch*

Naevus fuscocoeruleus: *Syn:* *deltoido-akromiale Melanozytose, Nävus Ito, Ito-Nävus, Naevus acromiodeltoideus/deltoideoacromialis*; meist angeborener, melanozytärer Nävus im Bereich der Schulter und des Oberkörpers; Ⓔ *Ito's nevus*

Naevus fuscocoeruleus acromiodeltoideus: → *Nävus Ito*

Naevus fuscocoeruleus deltoideoacromialis: → *Nävus Ito*

Naevus fuscocoeruleus ophthalmomaxillaris: *Syn:* *Nävus Ota, okulodermale Melanozytose*; meist bei Frauen auftretender, kongenitaler melanozytärer Nävus, der selten maligne entartet; Ⓔ *Ota's nevus, oculodermal melanocytosis, oculocutaneous melanosis*

Naevus naevocellularis: *Syn:* *Nävuszellnävus, Nävuszellennävus, Nävozytennävus*; gutartiger, pigmentierter Nävus aus Nävuszellen; häufig vorkommender Hauttumor mit nur geringer Tendenz zur Entartung; Ⓔ *nevus cell nevus, nevus, cellular nevus, nevocellular nevus, nevocytic nevus*

Naevus pellinus: → *Naevus pigmentosus et pilosus*

Naevus pellitus: → *Naevus pigmentosus et pilosus*

Naevus pigmentosis: *Syn:* *Pigmentnävus*; pigmentierter Nävuszellnävus*; Ⓔ *pigmented nevus, pigmented mole, mole*

Naevus pigmentosus et pilosus: *Syn:* *Tierfellnävus. Naevus pellinus, Naevus pellitus*; dunkel pigmentierter, stark behaarter Nävus; Ⓔ *nevus pigmentosus et papillomatosus*

Naevus verrucosus: *Syn:* *hyperkeratotischer Nävus, harter Nävus, harter epidermaler Nävus*; harter keratotischer Nävus mit dunkelbrauner, warziger Oberfläche, der schon bei der Geburt vorhanden sein kann; Ⓔ *verrucous nevus*

Nae|vus|zell|nae|vus|syn|drom, he|re|di|tä|res *nt*: → *Nävusdysplasie-Syndrom*

Naffziger-Syndrom *nt*: → *Halsrippensyndrom*

Na|gel *m*: *Syn:* *Unguis*; am Nagel unterscheidet man einen linken und rechten **Seitenrand** [Margo lateralis unguis], den **vorderen Nagelrand** [Margo liber unguis], der auch als **Schnitt-** oder **Abnutzungskante** bezeichnet wird, und den **Hinterrand** [Margo occultus unguis]; der Nagel wird seitlich von einer Hautfalte umrahmt, die als **Nagelwall** [Vallum unguis] bezeichnet wird; über dem hinteren Nagelende bildet sie den **Nagelfalz** [Sulcus matricis unguis], in der die 5 mm tiefe **Nageltasche** [Sinus unguis] liegt; die **Nagelhaut** [Perionyx] entspringt am vorderen Rand der Nageltasche; ihr dünnes Ende wird als **Nagelhäutchen** [Eponychium] bezeichnet; die **Nagelplatte** [Corpus unguis] ist ca. 0,5 mm dick; sie besteht aus polygonalen Hornschuppen, die von der **Matrix unguis** gebildet werden; das Wachstum geht vom **Nagelbett** im Bereich der Nagelwurzel aus; Fingernägel wachsen wesentlich schneller als Zehennägel; bei einer Wachstumsgeschwindigkeit von ca. 1,5 mm pro Woche [0,2–0,3 mm pro Tag] wird ein Fingernagel innerhalb von drei Monaten erneuert; die Haut des vorderen Nagelbettes [Hyponychium] besitzt längsgestellte Leisten, die durch die Nagelplatte schimmern und ihr das typische Muster verleihen; der helle **Nagelhalbmond** [Lunula unguis] ist die vordere Grenze der Nagelmatrix; Ⓔ *nail, nail plate, unguis, onyx*

hippokratische Nägel: *Syn:* *Uhrglasnägel, Unguis hippocraticus*; gewölbte Nägel bei chronischem Sauerstoffmangel; Ⓔ *hippocratic nails*

Na|gel|angst *f*: Aichmophobie*; Ⓔ *irrational fear of sharp-pointed objects, aichmophobia*

Na|gel|bett|ent|zün|dung *f*: Onychia*; Ⓔ *inflammation of the matrix of the nail, onychia, onychitis, onyxitis*

Na|gel|dys|tro|phie *f*: *Syn:* *Onychodystrophie, Dystrophia unguium*; erworbene Entwicklungsstörung der Nägel; Ⓔ *onychodystrophy*

Na|gel|my|ko|se *f*: *Syn:* *Onychomykose, Onychomycosis, Tinea unguium*; meist die Fußnägel betreffende Pilzinfektion mit Dermatophyten*; Ⓔ *ringworm of the nail, onychomycosis, tinea unguium*

Nagel-Patella-Syndrom *nt*: *Syn:* *Osteoonychodysplasie, Osteoonychodysostose, Onycho-osteodysplasie*; Fehlbildungssyndrom mit Unterentwicklung oder Fehlen von Finger- und Zehennägel und der Kniescheibe; Ⓔ *onycho-osteodysplasia, nail-patella syndrome, arthro-onychodysplasia*

Na|gel|puls *m*: *s.u. Kapillarpuls*; Ⓔ *nail pulse*

Na|ger|pest *f*: → *Tularämie*

Nager-Reynier-Syndrom *nt*: *Syn:* *Nager-Syndrom, Reynier-Nager-Syndrom, Dysostosis mandibularis*; autosomal vererbtes Syndrom mit Gesichts-, Kiefer- und Ohrmuschelfehlbildungen; Ⓔ *Nager's acrofacial dysostosis*

Nager-Syndrom *nt*: → *Nager-Reynier-Syndrom*

Na|ger|tu|ber|ku|lo|se *f*: *s.u. Pseudotuberkulose*; Ⓔ *rodent tuberculosis*

NAG-Vibrionen *pl*: *Syn:* *nicht-agglutinable Vibrionen, Vibrio cholerae non-01*; nicht durch Antiserum gegen das O-1-Gruppenantigen agglutinierbare Vibrionen; nur selten Erreger choleraartiger Durchfallerkrankungen; Ⓔ *Vibrio cholerae (serogroup) non-01, NAG vibrios, non-agglutinating vibrios*

Nah|ein|stel|lungs|re|ak|ti|on *f*: → *Naheinstellungsreflex*

Nah|ein|stel|lungs|re|flex *m*: *Syn:* *Naheinstellungsreaktion, Akkommodationsreflex*; automatische Veränderung der Pupillengröße beim Übergang von Fernsehen zu Nahsehen; Ⓔ *near-point reaction, near-vision response, near reaction, near reflex, convergence response, accommodation reflex, pupillary accommodation reflex*

Nah|punkt *m*: *Syn:* *Punctum proximum*; der dem Auge am nächsten gelegene Punkt, der bei maximaler Akkommodation noch scharf gesehen werden kann; Ⓔ *near point*

Nähr|agar *m/nt*: durch Agarzusatz verfestigter Nährboden für Bakterien oder Pilze; Ⓔ *nutrient agar*

Nähr|bö|den *pl*: spezielle Substrate zur Züchtung von Bakterien oder Pilzen; Ⓔ *nutrient media, nutritive media, culture media*

Nähr|bouil|lon *f*: *Syn:* *Nährbrühe, Bouillon*; flüssiger Nährboden für Bakterien oder Pilze; Ⓔ *bouillon, broth, nutrient bouillon, nutrient broth*

Nähr|brü|he *f*: → *Nährbouillon*

Nähr|scha|den *m*: durch fehlerhafte Nahrungszusammensetzung verursachte Gedeihstörung von Säuglingen und Kleinkindern; Ⓔ *chronic malnutrition*

Nah|rungs|mit|tel|al|ler|gie *f*: allergische Reaktion durch Bestandteile der Nahrung [meist Eiweiße]; Ⓔ *food allergy, gastrointestinal allergy*

Naht *f*: **1.** Knochennaht, Sutura **2.** Wiedervereinigung von Geweben nach traumatischer oder operativer Durchtrennung mit speziellem Nahtmaterial; Ⓔ **1.** *suture, sutura* **2.** *suture*

Naht|kno|chen *pl*: *Syn:* *Schaltknochen, Ossa suturalia*; gelegentlich vorkommende Knochen innerhalb der Schädelnähte; Ⓔ *sutural bones, epactal bones, wormian bones, epactals*

Na+/K+-ATPase *f*: membrangebundenes Enzym, das Kali-

N

umionen im Austausch gegen Natriumionen in die Zelle transportiert; Ⓔ *Na^+-K^+-ATPase, sodium-potassium-ATPase, sodium-potassium adenosinetriphosphatase*

Nan-, nan- *präf.*: Wortelement mit der Bedeutung „winzig/klein„; Ⓔ *tiny, small, nan(o)-*

NANB-Hepatitis *f*: →*Non-A-Non-B-Hepatitis*

Na|nis|mus *m*: →*Nanosomie*

Nan|nis|mus *m*: →*Nanosomie*

Nan|no|so|mie *f*: →*Nanosomie*

Nano-, nano- *präf.*: Wortelement mit der Bedeutung **1.** „klein/winzig" **2.** „milliardstel"; Ⓔ **1.** *nano-, dwarf* **2.** *one-billionth*

na|no|mel *adj*: *Syn: mikromel*; Nanomelie betreffend, von ihr betroffen oder gekennzeichnet; Ⓔ *nanomelous*

Na|no|me|lie *f*: *Syn: Mikromelie*; angeborene Kleinheit von Gliedmaßen; Ⓔ *nanomelia*

Na|no|so|mie *f*: *Syn: Minderwuchs, Zwergwuchs, Nanismus, Nannismus*; Verminderung des Längenwachstums mit einer Körpergröße unterhalb der 3. Perzentile der Wachstumskurve; Ⓔ *nanism, nanosoma, nanosomia, dwarfism, dwarfishness*

Napf|ge|lenk *nt*: →*Nussgelenk*

Napf|ku|chen|i|ris *f*: *Syn: Iris bombans/bombata*; Vorwölbung der Iris bei Verklebung mit der Linse und Sekundärglaukom; Ⓔ *umbrella iris, iris bombé*

Narath-Hernie *f*: Schenkelhernie* mit Bruchsack in der Lacuna* vasorum; Ⓔ *Narath's hernia*

Nar|be *f*: *Syn: Cicatrix, Zikatrix*; aus Granulationsgewebe entstehendes gefäßarmes, derbes Bindegewebe; Ⓔ *scar, cicatrix*

Nar|ben|bruch *m*: *Syn: Narbenhernie*; Bauchwandhernie im Bereich einer Operationsnarbe; Ⓔ *incisional hernia*

Nar|ben|her|nie *f*: →*Narbenbruch*

Nar|ben|ke|lo|id *nt*: auf Narben entstehendes Keloid*; Ⓔ *cicatricial keloid, keloid, cheloid*

Nar|ben|kon|trak|tur *f*: durch Narbenbildung bedingte Kontraktur*; Ⓔ *cicatricial contracture*

Nar|ben|nie|re *f*: *Syn: narbige Schrumpfniere*; durch Vernarbung von Infarktgebieten entstandene Schrumpfniere*; Ⓔ *cicatricial kidney, scarred kidney*

Nar|ben|pte|ry|gi|um *nt*: *Syn: Pseudopterygium, Pterygium conjunctivae*; auf die Bindehaut übergreifende narbige Bindehautduplikatur; Ⓔ *scar pterygium, pseudopterygium*

Nar|ben|schief|hals *m*: *Syn: Torticollis cutaneus*; Schiefhals durch Narben der Haut am Hals oder der Halsweichteile, z.B. nach Verbrennung oder neck* dissection; Ⓔ *dermatogenic torticollis*

Nar|ben|skol|li|o|se *f*: durch Narbenzug hervorgerufene Skoliose*; Ⓔ *cicatricial scoliosis*

Na|res *pl*: Nasenlöcher; Ⓔ *nostrils, nares*

Narko-, narko- *präf.*: Wortelement mit der Bedeutung „Lähmung/Erstarrung/Narkose/Betäubung"; Ⓔ *stupor, anesthetic, narcotic, narcosis, narco-*

Nar|ko|hyp|no|se *f*: Sonderform der Hypnose, bei der zuerst ein Narkotikum (Schlafmittel) verabreicht wird; Ⓔ *narcohypnosis*

Nar|ko|lep|sie *f*: Erkrankung mit unüberwindlichem Schlafzwang am Tage; Ⓔ *paroxysmal sleep, sleeping disease, Friedmann's disease, Gélineau's syndrome, hypnolepsy, narcolepsy*

nar|ko|lep|tisch *adj*: Narkolepsie betreffend, von ihr betroffen oder gekennzeichnet; Ⓔ *relating to or inducing narcoplepsy, narcoleptic*

Nar|ko|se *f*: *Syn: Vollnarkose, Allgemeinnarkose, Allgemeinanästhesie*; durch Narkotika herbeigeführte reversible, künstliche Bewusstlosigkeit und Schmerzlosigkeit; Ⓔ *general anesthesia, narcosis, narcotism, anesthesia state*

Nar|ko|se|gas *nt*: gasförmiges Narkosemittel; Ⓔ *gaseous anesthetic*

Nar|ko|ti|kum *nt, pl* **-ka**: *Syn: Anästhetikum*; Betäubungsmittel, Narkosemittel; Ⓔ *anesthetic, anesthetic agent, general anesthetic*

nar|ko|tisch *adj*: **1.** Narkose betreffend, eine Narkose herbeiführend **2.** berauschend, betäubend; Ⓔ **1.** *anesthetic, narcotic* **2.** *anesthetic*

Nar|ziss|mus *m*: Selbstliebe; Ⓔ *self-love, narcissism, narcism, autoeroticism*

nar|ziss|tisch *adj*: Narzissmus betreffend; Ⓔ *relating to or characterized by narcissism, narcissistic*

Nas-, nas- *präf.*: →*Naso-*

na|sal *adj*: Nase/Nasus betreffend; Ⓔ *relating to the nose, nasal, rhinal*

Na|se *f*: *Syn: Nasus*; unter anatomischen Gesichtspunkten umfasst der Begriff Nase die **äußere Nase**, die **Nasenhöhle** und die **Nasennebenhöhlen***; an der äußeren Nase unterscheidet man **Nasenwurzel** [Radix nasi], **Nasenrücken** [Dorsum nasi], **Nasenspitze** [Apex nasi] und **Nasenflügel** [Ala nasi]; die Hauptaufgabe der Nase ist die Reinigung, Anfeuchtung und Anwärmung der eingeatmeten Luft sowie die Prüfung auf Riechstoffe; Ⓔ *nose, nasus*

Na|sen|at|mung *f*: physiologische Form der Atmung; Ⓔ *nasal breathing, nasal respiration*

Na|sen|a|tre|sie *f*: *Syn: Atresia nasi, Atretorrhinie, Nasengangsatresie*; angeborener Verschluss des Nasengangs; Ⓔ *atretorrhinia*

Na|sen|gangs|a|tre|sie *f*: →*Nasenatresie*

Na|sen|heil|kun|de *f*: *Syn: Rhinologie*; Teilgebiet der Hals-Nasen-Ohrenheilkunde, das sich mit den Erkrankungen der Nase befasst; Ⓔ *rhinology*

Na|sen|höh|le *f*: *Syn: Cavitas nasi*; *s.u. Nase*; Ⓔ *nasal chamber, nasal cavity*

Na|sen|höh|len|spie|ge|lung *f*: →*Nasenspiegelung*

Na|sen|hör|rohr *nt*: *Syn: Phonendoskop, Hörschlauch*; spezielles Hörrohr zur Auskultation von Nasengeräuschen; Ⓔ *phonendoscope*

Na|sen|ka|tarr *m*: →*Nasenkatarrh*

Na|sen|ka|tarrh *m*: →*Rhinitis*

Nasen-Lid-Falte *f*: *Syn: Plica palpebronasalis*; Hautfalte, die den inneren Lidwinkel verdeckt; Ⓔ *palpebronasal fold, epicanthal fold, mongolian fold*

Na|sen|mu|schel *f*: →*Concha nasalis*

Na|sen|mu|schel|re|sek|ti|on *f*: *Syn: Konchektomie, Turbinektomie*; operative Entfernung einer Nasenmuschel; Ⓔ *turbinectomy*

Na|sen|ne|ben|höh|len *pl*: *Syn: Nebenhöhlen, Sinus paranasales*; luftgefüllte, mit Schleimhaut ausgekleidete Hohlräume, die mit der Nase in Verbindung stehen; Ⓔ *paranasal sinuses, accessory sinuses of nose, nasal sinuses, air sinuses*

Na|sen|ne|ben|höh|len|ent|zün|dung *f*: →*Sinusitis*

Na|sen|ra|chen|ent|zün|dung *f*: →*Nasopharyngitis*

Na|sen|ra|chen|fi|brom *nt*: *Syn: juveniles Nasenrachenfibrom, Schädelbasisfibrom, Basalfibroid, Basalfibrom*; lokal wachsender Tumor des Nasenrachens, der meist zwischen dem 10. und 20. Lebensjahr auftritt; Ⓔ *nasopharyngeal angiofibroma, nasopharyngeal fibroangioma, juvenile angiofibroma, juvenile nasopharyngeal fibroma*

Nasen-Rachen-Katarr *m*: →*Nasen-Rachen-Katarrh*

Nasen-Rachen-Katarrh *m*: →*Rhinolaryngitis*

Na|sen|ra|chen|raum *m*: →*Nasopharynx*

Na|sen|schleim|haut|ent|zün|dung *f*: →*Rhinitis*

Na|sen|spe|ku|lum *nt*: →*Nasenspiegel*

Na|sen|spie|gel *m*: Nasenspekulum, Rhinoskop; Ⓔ *nasal speculum, rhinoscope, nasoscope*

Na|sen|spie|ge|lung *f*: *Syn: Nasenhöhlenspiegelung, Rhinoskopie, Rhinoscopia*; direkte Untersuchung der Nasenhöhle mit einem Nasenspiegel oder Endoskop*; Ⓔ *rhinoscopy*

Na|sen|stein *m*: *Syn: Rhinolith*; meist durch Fremdkörper [Erdnüsse] induzierte Steinbildung, die zu chronischer Reizung und meist einseitigem, eitrigem Ausfluss führt; Ⓔ *nasal calculus, nasal concrement, nasal stone, rhinolith, rhinolite*

Na|sen|wurm *m*: Linguatula serrata; *s.u. Linguatuliasis*; Ⓔ *Linguatula rhinaria/serrata*

Naso-, naso- *präf.*: Wortelement mit der Bedeutung „Nase"; Ⓔ *nasal, rhinal, nas(o)-, rhin(o)-*

na|so|an|tral *adj*: Nase und Kieferhöhle/Sinus maxillaris betreffend oder verbindend; Ⓔ *relating to both nose and maxillary antrum, nasoantral*

Na|so|an|tri|tis *f, pl* **-ti|den**: Entzündung von Nase/Nasenhöhle und Kieferhöhle; Ⓔ *inflammation of nose and maxillary antrum, nasoantritis*

na|so|an|tri|tisch *adj*: Nasoantritis betreffend, von ihr betroffen oder gekennzeichnet; Ⓔ *relating to or marked by nasoantritis*

na|so|fu|gal *adj*: von der Nase wegführend; Ⓔ *nasofugal*

na|so|la|bi|al *adj*: *Syn: labionasal*; Nase und (Ober-)Lippe betreffend oder verbindend; Ⓔ *relating to both nose and upper lip, nasolabial*

Na|so|la|bi|al|fal|te *f*: → *Nasolabialfurche*

Na|so|la|bi|al|fur|che *f*: *Syn: Nasolabialfalte, Sulcus nasolabialis*; schräge Furche vom Nasenflügel zum Mundwinkel; Ⓔ *nasolabial sulcus*

na|so|la|kri|mal *adj*: Nase und Tränenapparat betreffend oder verbindend; Ⓔ *relating to both nasal and lacrimal bones, lacrimonasal, nasolacrimal*

na|so|ma|xil|lär *adj*: Nase und Oberkiefer/Maxilla betreffend oder verbindend; Ⓔ *relating to both nasal and maxillary bones, nasomaxillary*

na|so|pe|tal *adj*: zur Nase hinführend; Ⓔ *nasopetal*

na|so|pha|ryn|ge|al *adj*: *Syn: epipharyngeal, rhinopharyngeal, pharyngonasal*; Nase und Rachen/Pharynx betreffend oder verbindend; Nasenrachen/Nasopharynx betreffend; Ⓔ *relating to the nasopharynx, rhinopharyngeal, nasopharyngeal, pharyngonasal, epipharyngeal*

Na|so|pha|ryn|ge|al|tu|bus *m*: durch die Nase in den Rachen eingeführter Tubus zur Freihaltung der Atemwege; Ⓔ *nasopharyngeal airway, nasopharyngeal tube*

Na|so|pha|ryn|gi|tis *f, pl* **-ti|den**: *Syn: Nasenrachenentzündung, Epipharynxentzündung, Nasopharynxentzündung, Epipharyngitis, Rhinopharyngitis*; Entzündung des Nasenrachens; Ⓔ *inflammation of the nasopharynx, nasopharyngitis, epipharyngitis, rhinopharyngitis*

na|so|pha|ryn|gi|tisch *adj*: Nasenrachenentzündung/Nasopharyngitis betreffend, von ihr betroffen oder gekennzeichnet; Ⓔ *relating to or marked by nasopharyngitis, nasopharyngitic*

Na|so|pha|ryn|go|la|ryn|go|skop *nt*: flexibles Endoskop* zur Untersuchung von Nasenrachen und Kehlkopf; Ⓔ *nasopharyngolaryngoscope*

Na|so|pha|ryn|go|skop *nt*: flexibles Endoskop* zur Untersuchung des Nasenrachens; Ⓔ *nasopharyngoscope*

Na|so|pha|rynx *m*: *Syn: Nasenrachenraum, Rhinopharynx, Epipharynx, Pars nasalis pharyngis*; Raum zwischen Nasenhöhle und Rachen; Ⓔ *nasal part of pharynx, nasal pharynx, rhinopharynx, nasopharyngeal space, epipharynx, pharyngonasal cavity, nasopharynx*

Na|so|pha|rynx|ent|zün|dung *f*: → *Nasopharyngitis*

na|so|tra|che|al *adj*: Nase und Luftröhre/Trachea betreffend; (*Intubation*) durch die Nasenhöhle in die Luftröhre; Ⓔ *relating to both nasal cavity and trachea, nasotracheal*

Na|so|tra|che|al|tu|bus *m*: durch die Nase in die Luftröhre eingeführter Tubus; Ⓔ *nasotracheal airway, nasotracheal tube*

Nass|kei|me *pl*: Bakterien, die sich gut im feuchten Milieu vermehren; Ⓔ *water bacteria*

Na|sus *f, pl* **-si**: → *Nase*

nas|zie|rend *adj*: entstehend, freiwerdend; Ⓔ *nascent*

na|tal *adj*: Geburt betreffend; Ⓔ *relating to birth, natal*

Na|ta|li|tät *f*: Geburtenziffer, Geburtenhäufigkeit; Ⓔ *natality, birth rate*

Na|tes *pl*: *Syn: Clunes*; Gesäß, Hinterbacken; Ⓔ *breech, buttocks, nates, clunes*

na|tiv *adj*: natürlich, unverändert; Ⓔ *native, natural*

Na|tiv|auf|nah|me *f*: *Syn: Leeraufnahme, Röntgenleeraufnahme*; Röntgenaufnahme ohne Kontrastmittel; Ⓔ *plain film, plain x-ray, plain radiograph, plain roentgenogram*

Na|tiv|prä|pa|rat *nt*: ungefärbtes und nicht-fixiertes Gewebepräparat; Ⓔ *native preparation*

Na|tri|um *nt*: extrem reaktionsfähiges Alkalimetall; wichtiges Metall des Körpers; Ⓔ *sodium, natrium, natrum*

Na|tri|um|al|gi|nat *nt*: *Syn: Algin*; Natriumsalz der Alginsäure; Ⓔ *sodium alginate, algin*

Na|tri|um|chlo|rid *nt*: Kochsalz; Ⓔ *sodium chloride, salt, table salt, common salt*

Na|tri|um|hy|dro|xid *nt*: *Syn: Ätznatron*; stark alkalisches Ätzmittel; bildet beim Lösen in Wasser **Natronlauge**; Ⓔ *sodium hydroxide, sodium hydrate, soda, caustic soda*

Na|tri|um|pum|pe *f*: physiologische Bezeichnung für die Na^+/K^+-ATPase*; Ⓔ *sodium pump, Na^+ pump*

Na|tri|um|te|tra|bo|rat *nt*: *Syn: Borax*; nur noch selten verwendetes Natriumsalz der Borsäure; Ⓔ *borax, sodium borate*

Tab. 19. Daten zum Natriumstoffwechsel

Verteilung von Natrium im Organismus	mmol/kg Körpergewicht	Anteil an der Gesamtmenge in %	mmol/l Körperflüssigkeit
Gesamtmenge			
Im Organismus	58,0	100,0	
Im Intrazellulärraum	1,4	2,4	
Im Extrazellulärraum (austauschbar)	39,6	68,3	
Im Extrazellulärraum (gesamt)	56,6	97,6	
Plasma	6,5	11,2	
Interstitielle Flüssigkeit, Lymphe	16,8	29,0	
Sehnen und Knorpel	6,8	11,7	
Transzelluläre Flüssigkeit	1,5	2,6	
Knochen (gesamte Menge)	25,0	43,1	
Knochen (austauschbare Menge)	8,0	13,8	
Natriumkonzentration des Blutplasmas			140
Normalbereich			135–145
Tägliche Ausscheidung mit dem Urin			100–150
Tägliche Zufuhr mit der Nahrung			70–350

Na|tri|u|re|se *f*: Natriumausscheidung im Harn; Ⓔ *natriuresis, natruresis*
na|tri|u|re|tisch *adj*: Natriurese betreffend oder fördernd; Ⓔ *relating to or marked by natriuresis, natriuretic, natruretic*
Na|tron|lau|ge *f*: *s.u. Natriumhydroxid*; Ⓔ *sodium hydroxide solution*
Na|tur|heil|kun|de *f*: Lehre von der Verwendung natürlicher Heilmittel [Licht, Wasser, Wärme, Heilpflanzen] zur Vorbeugung gegen und Behandlung von Krankheiten; Ⓔ *naturopathy, physical medicine, physiatry, physiatrics*
Nau|pa|thie *f*: *Syn: Naupathia*; Seekrankheit; Ⓔ *naupathia, seasickness, sea sickness, mal de mer*
Nau|sea *f*: Übelkeit, Brechreiz; Ⓔ *sickness (in the stomach), nausea, sicchasia*
na|vi|ku|lar *adj*: bootförmig, kahnförmig; Ⓔ *boat-shaped, scaphoid, navicular*
Na|vi|ku|la|re *nt*: *Syn: Kahnbein, Os naviculare*; kahnförmiger Fußwurzelknochen; Ⓔ *navicular, scaphoid, navicular bone, scaphoid bone of foot*
Na|vi|ku|lar|frak|tur *f*: Fraktur des Os* navikulare; Ⓔ *scaphoid fracture*
Nävo-, nävo- *präf.*: Wortelement mit der Bedeutung „Mal/Muttermal/Nävus"; Ⓔ *nevus, nev(o)-*
Nä|vo|blas|tom, ma|lig|nes *nt*: →*malignes Melanom*
nä|vo|id *adj*: nävusähnlich, nävusartig; Ⓔ *nevoid, nevose, nevous*
Nä|vo|kar|zi|nom *nt*: →*malignes Melanom*
Nä|vo|zy|ten|nä|vus *m, pl* **-vi**: →*Nävuszellnävus*
nä|vo|zy|tisch *adj*: aus Nävuszellen bestehend; Ⓔ *relating to nevus cells, nevocytic*
Nä|vus *m, pl* **-vi**: *Syn: Mal, Muttermal, Naevus*; unscharf definierte Bezeichnung für angeborene oder später auftretende Hautveränderungen mit Überentwicklung oder [selten] Unterentwicklung eines Teiles der Haut; meist gleichgesetzt mit Nävuszellnävus*; Ⓔ *nevus, mole*

amelanotischer Nävus: Nävuszellnävus* ohne Pigmenteinlagerung; Ⓔ *amelanotic nevus*
blauer Nävus: →*Naevus coeruleus*
harter Nävus: →*hyperkeratotischer Nävus*
harter epidermaler Nävus: →*hyperkeratotischer Nävus*
hyperkeratotischer Nävus: *Syn: harter Nävus, harter epidermaler Nävus, Naevus verrucosus*; harter keratotischer Nävus mit dunkelbrauner, warziger Oberfläche, der schon bei der Geburt vorhanden sein kann; Ⓔ *verrucous nevus*
hypomelanotischer Nävus: *Syn: Naevus achromicus, Naevus depigmentosus, Naevus albus*; angeborener, fleckiger Pigmentmangel durch eine gestörte Melanozytenfunktion; Ⓔ *achromic nevus*
Nävus Ito: →*Naevus fuscocoeruleus*
junktionaler Nävus: *Syn: Grenznävus, Übergangsnävus, Abtropfungsnävus, Junktionsnävus*; Nävuszellnävus* im Übergangsbereich von Dermis* und Epidermis*; Ⓔ *junction nevus, junctional nevus, epidermic-dermic nevus*
Nävus Ota: *Syn: okulodermale Melanozytose, Naevus fuscocoeruleus ophthalmomaxillaris*; meist bei Frauen auftretender, kongenitaler melanozytärer Nävus, der selten maligne entartet; Ⓔ *Ota's nevus, oculodermal melanocytosis, oculocutaneous melanosis*

Nävusdysplasie-Syndrom *nt*: *Syn: BK-mole-Syndrom, BK-Naevussyndrom, hereditäres dysplastisches Naevuszellnaevussyndrom, FAMM-Syndrom*; autosomal-dominantes Auftreten dysplastischer Nävuszellnävi und maligner Melanome; Ⓔ *FAMMM syndrome, B-K mole syndrome*
Nä|vus|zel|len|nä|vus *m, pl* **-vi**: →*Nävuszellnävus*
Nä|vus|zell|nä|vus *m, pl* **-vi**: *Syn: Nävuszellennävus, Nävozytennävus, Naevus naevocellularis*; gutartiger, pigmentierter Nävus aus Nävuszellen [vom Neuroektoderm abstammende, spindel- oder sternförmige Zellen, die meist feingranuläres Melanin* enthalten]; häufig vorkommender Hauttumor mit nur geringer Tendenz zur Entartung; Ⓔ *nevus cell nevus, nevus, cellular nevus, nevocellular nevus, nevocytic nevus*
Ne-, ne- *präf.*: →*Neo-*
Ne|ar|thro|se *f*: Gelenkneubildung, z.B. nach Fraktur oder Luxation; Ⓔ *new joint, nearthrosis, neoarthrosis*
Ne|bel|se|hen *nt*: →*Nephelopsie*
Ne|ben|bauch|spei|chel|drü|se *f*: →*Nebenpankreas*
Ne|ben|ei|er|stock *m*: *Syn: Parovarium, Rosenmüller-Organ, Epoophoron*; entwicklungsgeschichtlich dem Nebenhoden des Mannes entsprechender kranialer Rest der Urniere; liegt unter der Tube zwischen den Blättern des Ligamentum* latum uteri; Ⓔ *epoophoron, ovarian appendage, Rosenmüller's body, Rosenmüller's organ, pampiniform body, parovarium*
Ne|ben|ho|den *m*: *Syn: Epididymis*; Abschnitt der ableitenden Samenwege, in dem die Spermien ausreifen; Ⓔ *epididymis, parorchis*
Ne|ben|ho|den|ent|zün|dung *f*: →*Epididymitis*
Ne|ben|ho|den|gang *m*: *Syn: Ductus epididymidis*; 4–5 m langer Epithelschlauch, der zusammengeknäuelt Kopfteil, Körper und Schwanz des Nebenhodens bildet; geht in den Samenleiter über; Ⓔ *duct of epididymis, canal of epididymis*
Ne|ben|ho|den|hy|da|ti|de *f*: *Syn: Appendix epididymidis*; Rest des Urnierenkanälchen am Nebenhodenkopf; Ⓔ *appendage of epididymis, appendix of epididymis*
Ne|ben|ho|den|kör|per *m*: *Syn: Corpus epididymidis*; langgezogener Körper des Nebenhodens; enthält den Nebenhodengang*; Ⓔ *body of epididymis*
Ne|ben|höh|len *pl*: →*Nasennebenhöhlen*
Ne|ben|höh|len|ent|zün|dung *f*: →*Sinusitis*
Ne|ben|milz *f*: *Syn: Splen accessorius, Lien accessorius*; versprengtes Milzgewebe; Ⓔ *accessory spleen, splenculus, spleneolus, spleniculus, splenule, splenulus, splenunculus, lienculus, lienunculus*
Ne|ben|nie|re *f*: *Syn: Glandula suprarenalis*; dem oberen Nierenpol aufsitzende endokrine Drüse, die in zwei unterschiedliche Teile [Nebennierenrinde*, Nebennierenmark*] unterteilt ist; jede Nebenniere ist ca. 4–6 cm lang, 1–2 cm breit und 4–6 cm dick; ist von einer zellreichen Bindegewebskapsel umgeben, die auch Gefäße enthält; Ⓔ *adrenal, adrenal gland, adrenal body, adrenal capsule, suprarenal, suprarenal gland, suprarenal capsule, renicapsule, epinephros, suprarene, paranephros*
Ne|ben|nie|ren|ent|zün|dung *f*: Adrenalitis*; Ⓔ *adrenalitis*
Ne|ben|nie|ren|hy|per|pla|sie *f*: →*Nebennierenrindenhyperplasie*
Ne|ben|nie|ren|in|suf|fi|zi|enz *f*: →*Nebennierenrindeninsuffizienz*

primäre chronische Nebenniereninsuffizienz: *Syn: Addison-Krankheit, Morbus Addison, Bronzekrankheit, Bronzehautkrankheit, primäre chronische Nebennierenrindeninsuffizienz*; durch eine fehlende oder verminderte Hormonproduktion der Nebennierenrinde ausgelöstes Krankheitsbild mit u.a. Müdigkeit, Schwäche, Gewichtsverlust und Hyperpigmentierung der Haut; Ⓔ *Addison's disease, chronic adrenocortical insufficiency, bronzed disease*

Ne|ben|nie|ren|mark *nt*: *Syn: Medulla glandulae suprarenalis*; das von der Nebennierenrinde umgebene Mark aus Ganglienzellen und Nervenfasern; bildet die Nebennierenhormone Adrenalin* und Noradrenalin*; Ⓔ *adrenal medulla, adrenal marrow, suprarenal marrow, suprarenal medulla, medulla of suprarenal gland, medullary substance of suprarenal gland, suprarenal paraganglion*

Ne|ben|nie|ren|rin|de *f*: *Syn: Cortex glandulae suprarenalis*; äußere Schicht der Nebenniere, die die Nebennierenrindenhormone* bildet; Ⓔ *adrenal cortex, suprarenal cortex, cortex of suprarenal gland, interrenal system, cortical substance of suprarenal gland, external substance of suprarenal gland*

Ne|ben|nie|ren|rin|den|a|de|nom *nt*: gutartiger, endokrin aktiver Tumor der Nebennierenrinde; Ⓔ *adrenocortical adenoma, adrenal cortical adenoma*

Ne|ben|nie|ren|rin|den|a|tro|phie *f*: Schwund der Nebennierenrinde bei Ausfall der ACTH-Bildung; Ⓔ *adrenocortical atrophy*

Ne|ben|nie|ren|rin|den|hor|mo|ne *pl*: *Syn: NNR-Hormone*; in der Nebennierenrinde gebildete Steroidhormone [Glucocorticoide*, androgene Hormone*, Mineralocorticoide*]; Ⓔ *adrenocortical hormones, cortical hormones*

Ne|ben|nie|ren|rin|den|hy|per|pla|sie *f*: meist durch eine gesteigerte ACTH-Bildung in der Hypophyse hervorgerufene Vergrößerung der Nebennierenrinde; Ⓔ *adrenocortical hyperplasia, adrenal hyperplasia, adrenocorticohyperplasia*

Ne|ben|nie|ren|rin|den|in|suf|fi|zi|enz *f*: *Syn: Hypoadrenokortizismus, NNR-Insuffizienz, Nebenniereninsuffizienz, Hypokortikalismus, Hypokortizismus*; verminderte Bildung von Nebennierenrindenhormen; bei der **primären Nebennierenrindeninsuffizienz** fallen alle drei Hormongruppen [Glucocorticoide, Mineralocorticoide, Androgene] aus, während bei der **sekundären Nebennierenrindeninsuffizienz** die Bildung der Mineralocorticoide zumindest z.T. erhalten bleibt; Ⓔ *adrenocortical insufficiency, adrenal insufficiency, adrenal cortical insufficiency, hypoadrenocorticism, hypoadrenalism, hypocorticalism, hypocorticism*

primäre chronische Nebennierenrindeninsuffizienz: *Syn: Addison-Krankheit, Morbus Addison, Bronzekrankheit, Bronzehautkrankheit, primäre chronische Nebenniereninsuffizienz*; durch eine fehlende oder verminderte Hormonproduktion der Nebennierenrinde ausgelöstes Krankheitsbild mit u.a. Müdigkeit, Schwäche, Gewichtsverlust und Hyperpigmentierung der Haut; Ⓔ *Addison's disease, bronzed disease, chronic adrenocortical insufficiency*

Ne|ben|nie|ren|tu|ber|ku|lo|se *f*: v.a. die Rinde betreffende, meist beidseitige, verkäsende Tuberkulose*; Ⓔ *adrenal tuberculosis*

Ne|ben|pan|kre|as *nt*: *Syn: Pancreas accessorium, Nebenbauchspeicheldrüse*; gelegentlich vorkommendes, versprengtes Pankreasgewebe; Ⓔ *accessory pancreas*

Ne|ben|pla|zen|ta *f*: *Syn: Placenta succenturiata*; Plazentavariante mit getrennt von der Hauptplazenta sitzenden Kotyledonen; Ⓔ *succenturiate placenta, supernumerary placenta*

Ne|ben|po|cken *pl*: → *Melkerpocken*

Ne|ben|schild|drü|se *f*: *Syn: Epithelkörperchen, Parathyroidea, Parathyreoidea, Glandula parathyroidea*; etwa erbsengroße, hinter der Schilddrüse liegende endokrine Drüsen [**Glandula parathyroidea inferior, superior**], die über das Parathormon* den Calcium- und Phosphathaushalt regulieren; Ⓔ *parathyroid, parathyroid gland, epithelial body, Gley's gland, Sandström's body, Sandström's gland*

Ne|ben|schild|drü|sen|in|suf|fi|zi|enz *f*: *Syn: Hypoparathyroidismus, Hypoparathyreoidismus, Hypoparathyreose*; Unterfunktion der Nebenschilddrüsen; Ⓔ *hypoparathyroidism*

Ne|ben|wir|kung *f*: *Syn: unerwünschte Arzneimittelwirkung*; therapeutisch nicht erwünschte Wirkung eines Arzneimittels, die zur Änderung oder Absetzen der Therapie führen kann; Ⓔ *side effect, side-effect, by-effect, untoward effect, undesirable effect*

Ne|ben|wirt *m*: Wirt, der dem Parasiten keine optimalen Lebensbedingungen bietet; Ⓔ *paratenic host, transport host, transfer host*

Ne|ben|zel|len *pl*: schleimbildende Zellen der Magenschleimhaut; Ⓔ *mucous neck cells*

Ne|bu|la *f*: *Syn: Nubecula, Nubekula*; leichte Hornhauttrübung; Ⓔ *nubecula, nebula*

Ne|ca|tor a|me|ri|ca|nus *m*: *Syn: Todeswurm*; v.a. in den Tropen vorkommender Dünndarmparasit, der eine Ankylostomiasis* verursachen kann; Ⓔ *New World hookworm, American hookworm, Ancylostoma americanum, Necator americanus, Uncinaria americana*

Neck-Odelberg-Syndrom *nt*: aseptische Nekrose* der Verbindung von Schambein und Sitzbein; Ⓔ *Neck's disease, van Neck's disease*

neck dissection *f*: *Syn: Halsdissektion*; Ausräumung der Halslymphknoten und Entfernung von Muskel- und Gefäßstrukturen; Ⓔ *neck dissection*

Necro-, necro- *präf.*: Wortelement mit der Bedeutung „tot/gestorben/Leiche"; Ⓔ *necrotic, necr(o)-, nekr(o)*

Ne|cro|bi|o|sis *f, pl* **-ses**: → *Nekrobiose*

Ne|cro|ly|sis *f, pl* **-ses**: → *Nekrolyse*

Ne|cro|sis *f, pl* **-ses**: → *Nekrose*

Ne|ga|ti|vum *nt, pl* **-va**: negative Eigenschaft, Negativfaktor; Ⓔ *negative*

Negelein-Ester *m*: *Syn: 1,3-Diphosphoglycerat*; energiereiches Zwischenprodukt der Glykolyse; Ⓔ *1,3-diphosphoglycerate, 3-phosphoglyceroyl phosphate*

Ne|gie|ren *nt*: Verneinung, Verneinen, Verleugnen; Ⓔ *negation, denial*

Negri-Körperchen *pl*: Einschlusskörperchen in Gehirnzellen bei Tollwut; Ⓔ *Negri bodies, Negri corpuscles*

Nehb-Ableitungen *pl*: Brustwandableitungen des EKGs; Ⓔ *Nehb's leads*

Neis|se|ria *f*: Gattung gramnegativer Kugelbakterien; Ⓔ *Neisseria*

Neisseria gonorrhoeae: *Syn: Gonokokkus, Gonococcus*; unbewegliche Diplokokken; Erreger der Gonorrhoe*; Ⓔ *Neisser's coccus, diplococcus of Neisser, gonococcus, Neisseria gonorrhoeae, Diplococcus gonorrhoeae*

Neisseria meningitidis: *Syn: Meningokokke, Meningococcus*; gramnegative Diplokokken; Erreger der Meningokokkenmeningitis*; Ⓔ *Weichselbaum's coccus, Weichselbaum's diplococcus, Neisseria meningitidis, Diplococcus intracellularis, meningococcus*

Neis|se|ri|a|ce|ae *pl*: Familie gramnegativer Bakterien, zu der u.a. Neisseria* und Moraxella* gehören; Ⓔ *Neisseriaceae*

Nekro-, nekro- *präf.*: Wortelement mit der Bedeutung „tot/gestorben/Leiche"; Ⓔ *necrotic, necr(o)-, nekr(o)*

Ne|kro|bi|o|se *f*: *Syn: Necrobiosis*; Übergangsstadium von Leben zu Zelltod; Ⓔ *necrobiosis, bionecrosis*

ne|kro|bi|o|tisch *adj*: Gewebstod/Nekrobiose betreffend, von ihr betroffen oder gekennzeichnet, durch sie bedingt; Ⓔ *relating to or characterized by necrobiosis, necrobiotic*

ne|kro|gen *adj*: in toter Materie lebend, aus toter Materie stammend; Nekrose hervorrufend; Ⓔ *necrogenic, necrogenous*

Ne|kro|lo|gie *f*: Lehre von den Todesursachen; Ⓔ *necrology*

Ne|kro|ly|se *f*: *Syn: Necrolysis*; Gewebenekrose mit Auflösung; Ⓔ *necrolysis*

ne|kro|phag *adj*: *Syn: aasfressend*; (*biolog.*) sich ausschließlich von toten Organismen ernährend; Ⓔ *necrophagous*

Ne|kro|pha|ne|ro|se *f*: Auftreten sichtbarer Veränderungen bei Nekrose*; Ⓔ *necrophanerosis*

ne|kro|phil *adj*: mit besonderer Affinität zu nekrotischem Gewebe; Ⓔ *necrophilous, necrophagous, necrophilic*

Ne|kro|phi|lie *f*: Drang zu sexuellen Handlungen an Leichen; Ⓔ *necrophilia, necrophilism, necrophily*

ne|kro|phob *adj*: Nekrophobie betreffend, durch sie gekennzeichnet; Ⓔ *relating to or marked by necrophobia, necrophobic*

Ne|kro|pho|bie *f*: krankhafte Angst vor toten Körpern; Ⓔ *irrational fear of death or corpses, necrophobia*

Ne|krop|sie *f*: ***Syn:** Obduktion, Autopsie*; Leicheneröffnung; Ⓔ *postmortem, postmortem examination, necropsy, necroscopy, autopsy, autopsia, obduction*

Ne|kro|se *f*: ***Syn:** Necrosis*; lokaler Zell- oder Gewebstod im lebenden Organismus; Ⓔ *necrosis, sphacelation*

areaktive Nekrose: nekrotisierende Entzündung ohne Zeichen einer vitalen Abwehrreaktion; die Erreger können ungehindert in das Gewebe eindringen und zu Nekrose führen; findet sich z.B. bei Agranulozytose*; Ⓔ *areactive necrosis*

aseptische Nekrose: nicht durch Erreger hervorgerufene Nekrose; oft gleichgesetzt mit avaskulärer Nekrose; Ⓔ *aseptic necrosis, avascular necrosis*

avaskuläre Nekrose: ***Syn:** spontane Nekrose; aseptische Nekrose*; Nekrose als Folge von akutem oder chronischem Sauerstoffmangel; Ⓔ *avascular necrosis*

gangräne Nekrose: ***Syn:** Gangrän, Brand, Gangraena*; Gewebsuntergang mit Nekrose, Autolyse und schwärzlicher Verfärbung; Ⓔ *mortification, gangrene*

gangränöse Nekrose: schwer von einer Gangrän* abzugrenzende Nekrose; Ⓔ *gangrenous necrosis*

ischämische Nekrose: durch Ischämie bedingte Nekrose; Ⓔ *ischemic necrosis*

kernlose Nekrose: Nekrose mit Verlust des Zellkerns; Ⓔ *anuclear necrosis*

purulente Nekrose: eitrige Nekrose; Ⓔ *suppurative necrosis*

septische Nekrose: durch eine Bakterien- oder Pilzinfektion ausgelöste Nekrose; Ⓔ *septic necrosis*

spontane Nekrose: → *avaskuläre Nekrose*

verkäsende Nekrose: ***Syn:** verkäsende Degeneration, Verkäsung*; Koagulationsnekrose* mit Bildung käseartiger Massen von zäher, gelblicher Konsistenz; häufig bei Tuberkulose*; Ⓔ *caseous degeneration, caseation necrosis, caseous necrosis, cheesy necrosis, cheesy degeneration*

Ne|kros|ek|to|mie *f*: → *Nekrotomie*

Ne|kro|sper|mie *f*: → *Nekrozoospermie*

ne|kro|tisch *adj*: ***Syn:** brandig, abgestorben*; Nekrose betreffend, (*Gewebe*) in Nekrose übergegangen; Ⓔ *relating to or characterized by necrosis, necrotic, sphacelated, dead*

ne|kro|ti|sie|rend *adj*: ***Syn:** absterben*; in Nekrose übergehend, Nekrose auslösend, nekrotisch werden; Ⓔ *necrotic, necrotizing*

Ne|kro|to|mie *f*: ***Syn:** Nekrosektomie*; Ausschneidung von totem Gewebe, Nekroseexzision, Nekroseentfernung; Ⓔ *necrotomy*

Ne|kro|zo|o|sper|mie *f*: ***Syn:** Nekrospermie*; Unbeweglichkeit aller Spermien im Ejakulat; Ⓔ *necrospermia, necrozoospermia*

Nelson-Test *m*: ***Syn:** Treponema-Pallidum-Immobilisationstest, TPI-Test*; Syphilistest, bei dem Syphiliserreger durch Antikörper im Testserum immobilisiert werden; Ⓔ *TPI test, Treponema pallidum immobilization reaction, Treponema pallidum immobilization test*

Ne|ma|lin|my|o|pa|thie *f*: seltene, autosomal-dominante Muskelschwäche; Ⓔ *rod myopathy, nemaline myopathy*

Nemat-, nemat- *präf.*: → *Nemato-*

Ne|ma|thel|min|thes *pl*: ***Syn:** Schlauchwürmer, Rundwürmer, Aschelminthes*; zu den Fadenwürmern zählende Parasiten; zu ihnen gehören u.a. die Klassen Nematodes* und Acanthocephala*; Ⓔ *Nemathelminthes, Aschelminthes*

Nemato-, nemato- *präf.*: Wortelement mit der Bedeutung „Faden/Schlauch"; Ⓔ *thread, nemat(o)-*

Ne|ma|to|da *pl*: ***Syn:** Nematoden, Nematodes, Fadenwürmer*; fadenförmige, runde Würmer, die sich i.d.R. durch Eier vermehren, zum Teil auch lebendgebährend; wichtige Gattungen sind u.a. Ankylostoma*, Ascaris*, Dracunculus*, Trichinella*, Onchocerca*; Ⓔ *Nematoda*

Ne|ma|to|den *pl*: → *Nematoda*

Ne|ma|to|den|in|fek|ti|on *f*: → *Nematosis*

Ne|ma|to|des *pl*: → *Nematoda*

Ne|ma|to|di|a|sis *f, pl* **-ses**: → *Nematosis*

Ne|ma|to|sis *f, pl* **-ses**: ***Syn:** Nematodeninfektion, Nematodiasis*; Infektionskrankheit durch Fadenwürmer; Ⓔ *nematodiasis, nematization, nematosis*

Ne|ma|to|zid *nt*: nematoden(ab)tötendes Mittel; Ⓔ *nematocide, nematicide*

ne|ma|to|zid *adj*: nematoden(ab)tötend; Ⓔ *nematocide, nematicide*

Neo-, neo- *präf.*: Wortelement mit der Bedeutung „neu/jung"; Ⓔ *new, ne(o)-*

Ne|o|ce|re|bel|lum *nt*: ***Syn:** Neozerebellum*; stammesgeschichtlich jüngster Teil des Kleinhirns; Ⓔ *neocerebellum, corticocerebellum*

Ne|o|cor|tex *m*: ***Syn:** Neokortex*; stammesgeschichtlich jüngster Teil der Großhirnrinde; Ⓔ *neocortex, nonolfactory cortex*

Ne|o|ge|ne|se *f*: Neubildung, Regeneration von Gewebe oder Organen; Ⓔ *neogenesis, new formation, regeneration*

ne|o|ge|ne|tisch *adj*: ***Syn:** regeneratorisch*; Neubildung/Regeneration/Neogenese betreffend; Ⓔ *relating to neogenesis, neogenetic*

Ne|o|kor|tex *m*: → *Neocortex*

ne|o|kor|ti|kal *adj*: Neokortex betreffend; Ⓔ *neocortical*

Ne|o|la|lie *f*: häufiger Gebrauch von Wortneubildungen [Neologismen]; Ⓔ *neolalia, neolalism*

ne|o|morph *adj*: neugeformt; Ⓔ *neomorphic*

Ne|on *nt*: Edelgas; Ⓔ *neon*

ne|o|na|tal *adj*: ***Syn:** neugeboren*; die Neugeborenenperiode betreffend, in der Neugeborenenperiode auftretend; Ⓔ *neonatal, newborn*

Ne|o|na|tal|sterb|lich|keit *f*: ***Syn:** Neugeborenensterblichkeit*; Sterblichkeit in der Neugeborenenperiode; Ⓔ *neonatal mortality rate*

Ne|o|na|to|lo|ge *m*: Arzt für Neonatologie*; Ⓔ *neonatologist*

Ne|o|na|to|lo|gie *f*: Teilgebiet der Kinderheilkunde, das sich mit der Physiologie und den Erkrankungen der Neugeborenen beschäftigt; Ⓔ *neonatology*

Ne|o|na|to|lo|gin *f*: Ärztin für Neonatologie*; Ⓔ *neonatologist*

Ne|o|pla|sie *f*: Gewebeneubildung; Ⓔ *neoplasia, neoformation*

multiple endokrine Neoplasie: ***Syn:** multiple endokrine Adenopathie, pluriglanduläre Adenomatose, multiple endokrine Adenomatose*; durch eine Adenombildung in verschiedenen endokrinen Düsen gekennzeichnetes Syndrom; meist autosomal-dominant vererbt; Ⓔ *multiple endocrine neoplasia, multiple endocrine adenomatosis, pluriglandular adenomatosis, polyendocrine adenomatosis, polyendocrinoma, multiple endocrinomas, multiple endocrinopathy, endocrine polyglandular syndrome*

Ne|o|plas|ma *nt*: Neubildung; Tumor; meist gleichgesetzt mit bösartigem Tumor; Ⓔ *neoplasm, new growth, tumor, neoformation, blastoma, growth*

ne|o|plas|tisch *adj*: Neoplasie oder Neoplasma betreffend, in der Art eines Neoplasmas; Ⓔ *relating to neoplasm, neoplastic*

Ne|o|vas|ku|la|ri|sa|ti|on *f*: (*Tumor*) Gefäßneubildung; Ⓔ *neovascularization*

ne|o|ze|re|bel|lar *adj*: → *neozerebellär*

ne|o|ze|re|bel|lär *adj*: ***Syn:** neozerebellar*; Neozerebellum betreffend; Ⓔ *relating to the neocerebellum, neocere-*

bellar
Ne|o|ze|re|bel|lum *nt*: →*Neocerebellum*
Ne|o|zy|to|se *f*: Vorkommen unreifer Zellvorläufer im peripheren Blut; Ⓔ *neocytosis*
Ne|phe|lop|sie *f*: *Syn: Nebelsehen*; durch Trübung der lichtbrechenden Medien des Auges verursachtes nebelhaftes Sehen; Ⓔ *cloudy vision*
Nephr-, nephr- *präf.*: →*Nephro-*
Nephr|al|gie *f*: Nierenschmerz(en); Ⓔ *pain in the kidney, nephralgia*
Ne|phrek|ta|sie *f*: Nierendilatation, Ausweitung des Nierenhohlsystems; Ⓔ *sacciform kidney, nephrectasia, nephrectasis, nephrectasy*
Ne|phrek|to|mie *f*: Nierenentfernung, Nierenexstirpation; Ⓔ *nephrectomy*
ne|phrek|to|mie|ren *v*: eine Nephrektomie durchführen, die Niere(n) entfernen; Ⓔ *nephrectomize*
Ne|phri|tis *f, pl* **-ti|den**: *Syn: Nierenentzündung*; Entzündung des Nierenparenchyms; meist gleichgesetzt mit interstitieller Nephritis; Ⓔ *inflammation of the renal parenchyma, nephritis*
akute interstitielle Nephritis: meist durch Bakterien oder Antibiotika hervorgerufene Entzündungsreaktion des interstitiellen Nierengewebes und der Tubuli; oft kommt es auch zum Befall des Nierenbeckens [akute Pyelonephritis*]; Ⓔ *acute interstitial nephritis*
arteriosklerotische Nephritis: altersbedingte oder als Folge eines Hochdrucks entstehende Nierenentzündung mit progredienter Sklerosierung und Vernarbung; Ⓔ *arteriosclerotic nephritis*
bakterielle Nephritis: aufsteigende oder hämatogene, meist auf der Basis prädisponierender Faktoren [Diabetes*, Gicht*, Harnabflussstörungen] entstehende Entzündung; Ⓔ *bacterial nephritis*
Nephritis caseosa: *Syn: verkäsende Nephritis*; im Rahmen einer Nierentuberkulose* auftretende entzündliche Veränderung mit verkäsenden Herden; Ⓔ *cheesy nephritis, caseous nephritis*
chronische Nephritis: *Syn: chronische Glomerulonephritis*; zu Niereninsuffizienz* führende Entzündung variabler histologischer Ausprägung; Ⓔ *Bright's disease*
chronische interstitielle Nephritis: symptomarme, schleichend verlaufende Entzündung, die meist zu Niereninsuffizienz* führt; Ⓔ *chronic interstitial nephritis*
chronisch interstitielle destruierende Nephritis: schleichend verlaufende, zu Niereninsuffizienz führende Entzündung von Niere und meist auch Nierenbecken [chronische Pyelonephritis*]; Ⓔ *chronic interstitial destructive nephritis*
eitrige Nephritis: durch die Ausbildung von Nierenabszessen gekennzeichnete, meist akute Nierenentzündung; entsteht hämatogen im Rahmen einer Septikohämie; Ⓔ *suppurative nephritis*
Nephritis gravidarum: *Syn: Schwangerschaftsnephritis, Schwangerschaftsnephropathie*; mit Hypertonie* und Proteinurie* einhergehende, durch die Erweiterung der Harnleiter und Nierenkelche [Pyelonephritis* gravidarum] geförderte Entzündung; Ⓔ *nephritis of pregnancy*
Nephritis haemorrhagica: Nierenentzündung mit Blutausscheidung im Urin; Ⓔ *hemorrhagic nephritis*
interstitielle Nephritis: i.d.R. symptomarme, primär auf das interstitielle Nierengewebe beschränkte Entzündung, die auch Glomeruli [Glomerulonephritis*] oder Nierentubuli [**tubulo-interstitielle Nephritis**] betreffen kann; Ⓔ *interstitial nephritis*
Nephritis saturnina: *Syn: Bleiniere, Bleischrumpfniere*; durch eine chronische Bleivergiftung hervorgerufene Nephrosklerose*, die zu Schrumpfniere* und Niereninsuffizienz* führt; Ⓔ *saturnine nephritis*
tubulo-interstitielle Nephritis: *s.u. interstitielle Nephritis*; Ⓔ *tubulointerstitial nephritis*
verkäsende Nephritis: →*Nephritis caseosa*
ne|phri|tisch *adj*: Nierenentzündung/Nephritis betreffend, von ihr betroffen oder gekennzeichnet; Ⓔ *relating to or affected with nephritis, nephritic*
ne|phri|to|gen *adj*: Nephritis verursachend; Ⓔ *nephritogenic*
Nephro-, nephro- *präf.*: Wortelement mit der Bedeutung „Niere/Nephros"; Ⓔ *renal, kidney, nephr(o)-, ren(o)-*
ne|phro|ab|do|mi|nal *adj*: *Syn: renoabdominal*; Niere(n) und Bauch(wand)/Abdomen betreffend; Ⓔ *relating to both kidney and abdominal wall, nephroabdominal*
Ne|phro|an|gi|o|pa|thie *f*: nicht-entzündliche Veränderung der Nierengefäße; Ⓔ *nephroangiopathy*
Ne|phro|an|gi|o|skle|ro|se *f*: Arteriosklerose* der Nierenarterien; oft gleichgesetzt mit Nephrosklerose*; Ⓔ *nephroangiosclerosis*
Ne|phro|blas|tom *nt*: *Syn: Wilms-Tumor, Adenomyorhabdosarkom der Niere, embryonales Adenosarkom, embryonales Adenomyosarkom*; bösartiger Tumor der Nieren, der drüsige und sarkomatöse Anteile enthält; tritt oft schon im Kindesalter auf; Ⓔ *Wilms' tumor, nephroblastoma, renal carcinosarcoma, embryoma of kidney, embryonal adenomyosarcoma, embryonal adenosarcoma, embryonal carcinosarcoma, adenomyosarcoma of kidney, embryonal sarcoma, embryonal nephroma*
ne|phro|gen *adj*: aus der Niere stammend, von den Nieren ausgehend, durch die Niere bedingt; Ⓔ *renogenic, nephrogenic*
Ne|phro|gra|fie, -gra|phie *f*: Röntgenkontrastdarstellung der Niere(n); Ⓔ *nephrography, renography*
Ne|phro|gramm *nt*: Röntgenkontrastaufnahme der Niere(n); Ⓔ *nephrogram*
ne|phro|id *adj*: *Syn: reniform*; nierenförmig, nierenartig; Ⓔ *kidney-shaped, reniform, nephroid*
Ne|phro|kal|zi|no|se *f*: diffuse Verkalkung des Nierenparenchyms mit Entwicklung eines Nierenversagens; Ⓔ *nephrocalcinosis*
Ne|phro|kap|su|lek|to|mie *f*: *Syn: Nierendekapsulation*; Entfernung der Nierenkapsel; Ⓔ *nephrocapsectomy*
Ne|phro|li|be|ra|ti|on *f*: *Syn: Nephrolyse*; operative Nierenlösung; Ⓔ *nephrolysis*
Ne|phro|lith *m*: →*Nierenstein*
Ne|phro|li|thi|a|sis *f, pl* **-ses**: *Syn: Nierensteinleiden, Nierensteinkrankheit*; durch Steinbildung und -ablagerung in Nierentubuli, Nierenbecken und ableitenden Harnwege hervorgerufenes akutes [Nierenkolik] oder chronisches Krankheitsbild; Ⓔ *nephrolithiasis*
Ne|phro|li|tho|ly|se *f*: medikamentöse Auflösung von Nierensteinen; Ⓔ *nephrolitholysis*
Ne|phro|li|tho|to|mie *f*: operative Nierensteinentfernung; Ⓔ *nephrolithotomy, lithonephrotomy*
Ne|phro|lo|ge *m*: Arzt für Nephrologie*; Ⓔ *nephrologist*
Ne|phro|lo|gie *f*: Teilgebiet der Medizin, das sich mit Diagnose und Therapie von Nierenerkrankungen beschäftigt; Ⓔ *nephrology*
Ne|phro|lo|gin *f*: Ärztin für Nephrologie*; Ⓔ *nephrologist*
Ne|phro|ly|se *f*: **1.** toxischer Zerfall von Nierenparenchym **2.** *Syn: Nephroliberation*; operative Nierenlösung; Ⓔ **1.** *nephrolysis* **2.** *nephrolysis*
Ne|phrom *nt*: Nierengeschwulst, Nierentumor; Ⓔ *nephroma, nephroncus*
Ne|phro|ma|la|zie *f*: Nierenerweichung; Ⓔ *nephromalacia*
Ne|phro|me|ga|lie *f*: Nierenvergrößerung; Ⓔ *nephromegaly, nephrauxe*
Ne|phron *nt*: kleinste funktionelle Einheit der Niere aus Glomerulus, Bowman-Kapsel und Harnkanälchen; dient der Harnbildung und -konzentration; Ⓔ *neph-*

N

ron, nephrone

Ne|phro|pa|thia *f*: → *Nephropathie*

Nephropathia epidemica: *Syn: akute hämorrhagische Nephrosonephritis, hämorrhagisches Fieber mit renalem Syndrom, koreanisches hämorrhagisches Fieber*; hauptsächlich in Ostasien auftretende, durch das **Hantaan-Virus** verursachte schwerverlaufende Erkrankung; Ⓔ *hemorrhagic fever with renal syndrome, epidemic hemorrhagic fever, Far Eastern hemorrhagic fever, Manchurian hemorrhagic fever, Korin fever, Songo fever, Korean hemorrhagic nephrosonephritis, Korean hemorrhagic fever*

Ne|phro|pa|thie *f*: *Syn: Nephropathia, Renopathie*; Nierenerkrankung, Nierenschädigung; Ⓔ *kidney disease, nephropathy, nephropathia, nephrosis, renopathy*

chronische endemische Nephropathie: *Syn: Balkannephritis, Balkannephropathie*; im Balkan auftretende endemische, chronische Nierenentzündung unbekannter Genese; Ⓔ *Balkan nephritis, Balkan nephropathia, Danubian endemic familial nephropathy*

diabetische Nephropathie: *Syn: diabetische Nephrosklerose/Glomerulosklerose, Kimmelstiel-Wilson-Syndrom*; im Rahmen des Diabetes* mellitus auftretende Schädigung der Glomeruli und Nierentubuli, die langfristig zu Niereninsuffizienz* führt; die außerhalb der Niere entstehenden Gefäßschäden manifestieren sich u.a. in einer Retinopathia* diabetica; Ⓔ *Kimmelstiel-Wilson disease, Kimmelstiel-Wilson syndrome, diabetic glomerulosclerosis, diabetic nephrosclerosis, nodular glomerulosclerosis, intercapillary glomerulosclerosis*

Nephropathie-Taubheits-Syndrom *nt*: *Syn: Alport-Syndrom*; familiäre Nephropathie* mit Innenohrtaubheit und Augenfehlbildungen; Ⓔ *Alport's syndrome*

ne|phro|pa|thisch *adj*: **1.** die Niere schädigend **2.** Nierenerkrankung/Nephropathie betreffend; Ⓔ **1.** *causing nephropathy, nephropathic* **2.** *relating to nephropathy, nephropathic*

Ne|phro|pe|xie *f*: Nierenfixation, Nierenanheftung; Ⓔ *nephropexy*

Ne|phro|pto|se *f*: *Syn: Nierensenkung, Senkniere*; meist die rechte Niere betreffende Senkung bei langem Gefäßstiel oder im Rahmen einer Enteroptose*; oft gleichgesetzt mit Wanderniere*; Ⓔ *nephroptosis, nephroptosia*

Ne|phro|py|e|lo|gra|fie, -gra|phie *f*: Röntgenkontrastdarstellung von Niere und Nierenbecken; Ⓔ *nephropyelography*

Ne|phro|py|e|lo|li|tho|to|mie *f*: operative Entfernung von Nierenbeckensteinen; Ⓔ *nephropyelolithotomy*

Ne|phro|py|o|se *f*: Niereneiterung; Ⓔ *nephropyosis*

Ne|phror|rha|gie *f*: Niereneinblutung; Nierenblutung, Blutung aus der Niere; Ⓔ *nephrorrhagia, nephremorrhagia*

Ne|phror|rha|phie *f*: Nierennaht; Ⓔ *nephrorrhaphy*

Ne|phro|se *f*: **1.** nur noch selten gebrauchte Bezeichnung für nichtentzündliche Nierenerkrankungen **2.** klinische Bezeichnung für nephrotisches Syndrom*; Ⓔ **1.** *nephrosis* **2.** *nephrosis, nephrotic syndrome, hydremic nephritis, hydropigenous nephritis, Epstein's nephrosis, Epstein's syndrome, degenerative nephritis, dropsical nephritis*

chromoproteinurische Nephrose: *Syn: Chromoproteinniere*; durch Auftreten von **Chromoproteinzylindern** charakterisierte Schockniere im Anschluss an eine massive Hämolyse* und Myolyse*; Ⓔ *chromoproteinuric nephrosis*

Ne|phro|skle|ro|se *f*: Sklerose* der Arterien und Arteriolen der Niere(n); führt zu Entwicklung einer renalen Hypertonie* und Niereninsuffizienz*; Ⓔ *nephrosclerosis*

diabetische Nephrosklerose: *Syn: Kimmelstiel-Wilson-Syndrom, diabetische Glomerulosklerose/Nephropathie*; im Rahmen des Diabetes* mellitus auftretende Schädigung der Glomeruli und Nierentubuli, die langfristig zu Niereninsuffizienz* führt; die außerhalb der Niere entstehenden Gefäßschäden manifestieren sich u.a. in einer Retinopathia* diabetica; Ⓔ *Kimmelstiel-Wilson disease, Kimmelstiel-Wilson syndrome, diabetic glomerulosclerosis, diabetic nephrosclerosis, nodular glomerulosclerosis, intercapillary glomerulosclerosis*

maligne Nephrosklerose: *Syn: Fahr-Volhard-Nephrosklerose*; zu Niereninsuffizienz führende, rasch progrediente Nephrosklerose*; Ⓔ *hyperplastic arteriolar nephrosclerosis, malignant nephrosclerosis, Fahr-Volhard disease*

senile Nephrosklerose: *Syn: Arterionephrosklerose*; altersbedingte, langsam progrediente Sklerose der Nierengefäße; Ⓔ *senile nephrosclerosis, arterial nephrosclerosis, arterionephrosclerosis*

Ne|phro|so|ne|phri|tis *f, pl* **-tiden**: Nierenentzündung mit Begleitsymptomen eines nephrotischen oder nephritischen Syndroms; Ⓔ *nephrosonephritis*

akute hämorrhagische Nephrosonephritis: *Syn: hämorrhagisches Fieber mit renalem Syndrom, koreanisches hämorrhagisches Fieber, Nephropathia epidemica*; hauptsächlich in Ostasien auftretende, durch das **Hantaan-Virus** verursachte schwerverlaufende Erkrankung; Ⓔ *hemorrhagic fever with renal syndrome, epidemic hemorrhagic fever, Far Eastern hemorrhagic fever, Manchurian hemorrhagic fever, Korin fever, Songo fever, Korean hemorrhagic nephrosonephritis, Korean hemorrhagic fever*

ne|phro|so|ne|phri|tisch *adj*: Nephrosonephritis betreffend, von ihr betroffen oder gekennzeichnet; Ⓔ *relating to or marked by nephrosonephritis*

Ne|phro|sto|mie *f*: *Syn: Nierenfistelung*; Anlegen einer äußeren Nierenfistel; Ⓔ *nephrostomy*

ne|phro|tisch *adj*: Nephrose betreffend, von ihr betroffen oder gekennzeichnet, durch sie bedingt; Ⓔ *relating to or caused by nephrosis, nephrotic*

Ne|phro|to|mie *f*: Inzision/Eröffnung der Niere; Ⓔ *nephrotomy*

Ne|phro|to|mo|gra|fie, -gra|phie *f*: Tomografie* der Niere; Ⓔ *nephrotomography*

Ne|phro|to|mo|gramm *nt*: Schichtaufnahme der Niere; Ⓔ *nephrotomogram*

Ne|phro|to|xin *nt*: Nierengift, nephrotoxische Substanz; Ⓔ *nephrotoxin*

ne|phro|to|xisch *adj*: nierenschädigend, nierengiftig; Ⓔ *nephrotoxic*

Ne|phro|to|xi|zi|tät *f*: Nierenschädlichkeit, Nierengiftigkeit, Nierentoxizität; Ⓔ *nephrotoxicity, renal toxicity*

ne|phro|trop *adj*: *Syn: renotrop*; mit besonderer Affinität für Nierengewebe/zur Niere, auf die Niere einwirkend; Ⓔ *nephrotropic, renotropic*

Ne|phro|u|re|te|rek|to|mie *f*: *Syn: Ureteronephrektomie*; operative Entfernung von Niere und Harnleiter; Ⓔ *nephroureterectomy, ureteronephrectomy*

Ne|phro|u|re|te|ro|zys|tek|to|mie *f*: operative Entfernung von Niere, Harnleiter und Blase; Ⓔ *nephroureterocystectomy*

Nerv *m*: *Syn: Nervus*; aus parallel verlaufenden Nervenfasern und umhüllendem Bindegewebe aufgebaute Leitungsstrukturen des Nervensystems; je nach der Funktion unterscheidet man **motorische Nerven**, die Impulse zur Muskulatur leiten und **sensible** oder **sensorische Nerven**, die Reize in der Peripherie aufnehmen und zum ZNS leiten; **gemischte Nerven** enthalten motorische und sensible Fasern; Ⓔ *nerve*

ner|val *adj*: *Syn: neural, nervös, nervlich*; Nerv(en) oder das Nervensystem betreffend, nervös (bedingt), vom Nervensystem ausgehend; Ⓔ *relating to nerve(s) or the nervous system, neural, nervous*

Ner|ven|bahn *f*: *Syn: Leitungsbahn, Tractus*; aus Nervenfasern mit gleicher oder ähnlicher Funktion bestehendes Bündel; **motorische Leitungsbahnen** führen Impulse von Großhirn und Kleinhirn zur Muskulatur; **sensible Leitungsbahnen** leiten Impulse von Empfindungsrezeptoren aus dem Körper und der Körperoberfläche zum Gehirn; Ⓔ *path of conduction, path, pathway, tract*

Ner|ven|block *m*: **1.** *Syn: Block, Blockade, Nervenblockade*; Unterbrechung der Nervenleitung **2.** *Syn: Leitungsanästhesie, Leitungsblock*; Schmerzausschaltung durch Leitungsanästhesie eines Nerven; Ⓔ **1.** *nerve block, block, blockade* **2.** *nerve block, neural blockade, nerve block anesthesia*

Ner|ven|blo|cka|de *f*: *Syn: Block, Blockade, Nervenblock*; Unterbrechung der Nervenleitung; Ⓔ *nerve block, neural blockade, nerve block anesthesia*

Ner|ven|ent|zün|dung *f*: →*Neuritis*

Ner|ven|fa|ser *f*: *Syn: Neurofibra*; der Neurit* einer Nervenzelle in peripheren Nerven; Ⓔ *neurofiber, neurofibra, nerve fiber*

markhaltige Nervenfaser: *Syn: markhaltige Fasern*; von einer Myelinscheide* umgebene Nervenfasern; Ⓔ *myelinated fiber, medullated fiber, medullated nerve fiber, myelinated nerve fiber*

marklose Nervenfasern: *Syn: marklose Fasern, Remak-Fasern*; nicht von einer Myelinscheide* umgebene Nervenfasern; Ⓔ *nonmyelinated fibers*

Ner|ven|filz *m*: →*Neuropil*

Ner|ven|gift *nt*: *Syn: Neurotoxin*; neurotoxische Substanz; Ⓔ *nerve poison*

Ner|ven|heil|kun|de *f*: →*Neurologie*

Ner|ven|heil|mit|tel *nt*: *Syn: Nervinum*; Mittel, das auf das Zentralnervensystem oder periphere Nerven wirkt; Ⓔ *nervine*

Ner|ven|kno|ten *m*: *Syn: Ganglion*; Ansammlung von Nervenzellen im peripheren Nervensystem; Ⓔ *ganglion, nerve ganglion, neural ganglion, neuroganglion*

Ner|ven|läh|mung *f*: *Syn: neurogene Lähmung, Neuroparalyse*; durch eine Nervenschädigung verursachte Lähmung; Ⓔ *palsy, paralysis*

Ner|ven|mark *nt*: *Syn: Myelin*; Lipoproteingemisch, das die Myelinscheide* der Nervenfasern bildet; Ⓔ *myelin*

Ner|ven|plas|tik *f*: *Syn: Neuroplastik*; plastische Chirurgie zur Wiederherstellung der Funktionsfähigkeit eines Nervens; wird entweder als **Nervenpfropfung** [End-zu-Seit-Anastomose eines gesunden Nervens mit einem gelähmten Nerv oder mit einem Muskelbündel] oder als **Nerventransplantation** durchgeführt; Ⓔ *neuroplasty*

Ner|ven|schei|de *f*: *Syn: Epineurium*; aus lockerem Bindegewebe bestehende Hülle, die Nervenfaserbündel zu einem Nerven zusammenfasst; sie erlaubt eine Verschiebung der Nervenfasern gegeneinander, verhindert aber eine Überdehnung des Gesamtnervens; Ⓔ *nerve sheath*

Ner|ven|schwä|che *f*: →*Neurasthenie*

Ner|ven|schwer|hö|rig|keit *f*: *Syn: neurale/retrokochleäre Schwerhörigkeit*; die Schädigung der Nervenleitung liegt physiologisch hinter dem Innenohr; findet sich z.B. bei Akustikusneurinom* oder multipler Sklerose*; Ⓔ *neural deafness*

Ner|ven|skle|ro|se *f*: *Syn: Neurosklerose*; sklerotische Verhärtung von Nervengewebe; Ⓔ *neurosclerosis*

Ner|ven|sti|mu|la|ti|on, trans|ku|ta|ne e|lek|tri|sche *f*: Verfahren der Schmerztherapie, bei der über eine elektrische Stimulation im oder möglichst nahe am Schmerzareal eine Dys- oder Parästhesie erzeugt wird; erfolgt i.d.R. als wiederholte Stimulation von jeweils 20–30 Minuten, seltener als Dauerstimulation; wird mit niederfrequenter, akupunkturähnlicher Stimulation [1–4 Hz] und hoher Reizintensität gearbeitet, beginnt die Schmerzlinderung verzögert, kann aber über Stunden anhalten; bei hochfrequenter Stimulation [80–100 Hz] mit niedriger Reizintensität setzt die Schmerzlinderung schnell ein, verschwindet i.d.R. aber wieder mit dem Ende der Stimulation; die Haupteinsatzgebiete sind Neuralgie*, Phantomschmerz, Schmerzzustände nach Herpes* zoster, Tumorschmerzen, chronische Arthritis*, Arthrose*, muskulofasziale Schmerzen, Rückenschmerzen und Schulter-Arm-Schmerzen; Ⓔ *transcutaneous electrical nerve stimulation*

Ner|ven|sys|tem *nt*: *Syn: Systema nervosum*; Gesamtheit der nervösen Strukturen; Ⓔ *nervous system, systema nervosum*

autonomes Nervensystem: *Syn: vegetatives Nervensystem, Pars autonomica, Systema nervosum autonomicum*; nicht dem Einfluss von Willen und Bewusstsein unterworfener Teil des Nervensystems; besteht aus sympathischem Nervensystem*, parasympathischem Nervensystem* und intramuralen Nervenfasern; Ⓔ *autonomic nervous system, vegetative nervous system, visceral nervous system, involuntary nervous system*

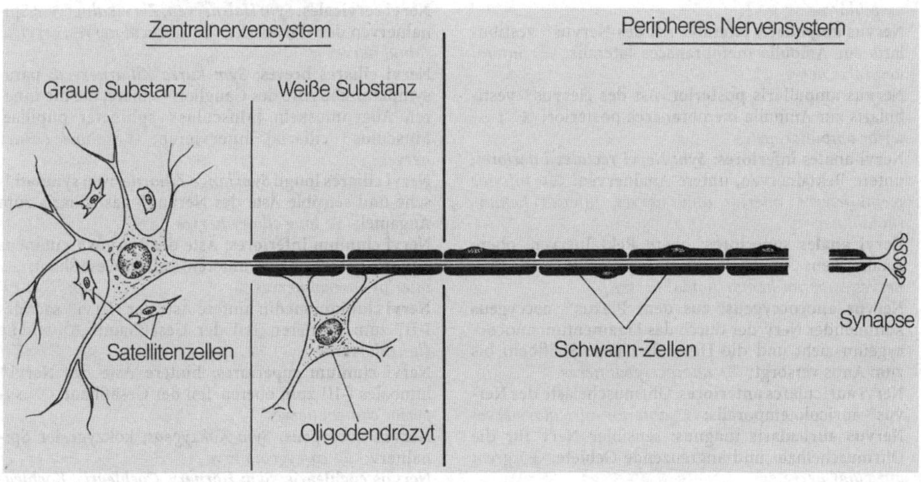

Abb. 60. Nervenfaser

N

parasympathisches Nervensystem: ***Syn:*** *Parasympathikus, parasympathisches System, Pars parasympathica*; parasympathischer Teil des vegetativen Nervensystems; Ⓔ *parasympathetic nervous system, craniosacral system, parasympathetic part of autonomic nervous system*
sympathisches Nervensystem: ***Syn:*** *Sympathikus, sympathisches System, Pars sympathica*; sympathischer Teil des vegetativen Nervensystems; Ⓔ *sympathetic nervous system, thoracolumbar system, thoracicolumbar division of autonomic nervous system, thoracolumbar division of autonomic nervous system*
vegetatives Nervensystem: → *autonomes Nervensystem*
Ner|ven|wur|zeln *pl*: die in Gehirn und Rückenmark ein- und austretenden Nervenfasern; Ⓔ *nerve roots, radices*
Ner|ven|zel|le *f*: → *Neuron*
Ner|vi|num *nt, pl* **-na**: ***Syn:*** *Nervenheilmittel*; Mittel, das auf das Zentralnervensystem oder periphere Nerven wirkt; Ⓔ *nervine*
nerv|lich *adj*: → *nerval*
Ner|von *nt*: Nervonsäure enthaltendes Cerebrosid*; Ⓔ *nervone, nervon*
Ner|von|säu|re *f*: einfach ungesättigte C_{24}-Fettsäure; Ⓔ *nervonic acid*
ner|vös *adj*: **1.** nervös, überreizt, übererregt, nervenschwach **2.** → *nerval*; Ⓔ **1.** *nervous, tense; unrestful, restless; irritable, excitable* **2.** *nervous, neural*
Ner|vus *m, pl* **-vi**: Nerv*; Ⓔ *nerve, nervus*
Nervus abducens: ***Syn:*** *Abduzens, Abducens, VI. Hirnnerv*; den Musculus* rectus lateralis versorgender Hirnnerv; Ⓔ *abducent nerve, abducens, sixth cranial nerve, sixth nerve*
Nervus accessorius: ***Syn:*** *Akzessorius, XI. Hirnnerv*; die Musculi sternocleidomastoideus und trapezius versorgender Hirnnerv; Ⓔ *accessory nerve, spinal accessory nerve, eleventh cranial nerve, eleventh nerve, nerve of Willis*
Nervi alveolares superiores: Oberkieferäste des Nervus* maxillaris und Nervus* infraorbitalis; Ⓔ *superior alveolar nerves*
Nervus alveolaris inferior: ***Syn:*** *Unterkiefernerv*; Ast des Nervus* mandibularis, der Unterkieferzähne, Zahnfleisch und die Haut von Unterlippe und Kinn versorgt; Ⓔ *inferior alveolar nerve, inferior dental nerve*
Nervus ampullaris anterior: Ast des Nervus* vestibularis zur Ampulla membranacea anterior; Ⓔ *anterior ampullar nerve*
Nervus ampullaris lateralis: Ast des Nervus* vestibularis zur Ampulla membranacea lateralis; Ⓔ *lateral ampullar nerve*
Nervus ampullaris posterior: Ast des Nervus* vestibularis zur Ampulla membranacea posterior; Ⓔ *posterior ampullar nerve*
Nervi anales inferiores: ***Syn:*** *Nervi rectales inferiores*; untere Rektalnerven, untere Analnerven; Ⓔ *inferior rectal nerves, inferior anal nerves, inferior hemorrhoidal nerves*
Nervi anales superiores: obere Rektalnerven, obere Analnerven; Ⓔ *superior rectal nerves, superior anal nerves, superior hemorrhoidal nerves*
Nervus anococcygeus: aus dem Plexus* coccygeus kommender Nerv, der durch das Ligamentum anococcygeum zieht und die Haut über dem Steißbein bis zum Anus versorgt; Ⓔ *anococcygeal nerve*
Nervi auriculares anteriores: Ohrmuscheläste des Nervus* auriculotemporalis; Ⓔ *anterior auricular nerves*
Nervus auricularis magnus: sensibler Nerv für die Ohrmuschelhaut und angrenzende Gebiete; Ⓔ *great auricular nerve*
Nervus auricularis posterior: motorischer Nerv für die Ohrmuschelmuskeln; Ⓔ *posterior auricular nerve*
Nervus auriculotemporalis: ***Syn:*** *Aurikulotemporalis*; sensibler Ast des Nervus* mandibularis für Ohrspeicheldrüse, äußeres Ohr, Ohrmuschel und Schläfe; Ⓔ *auriculotemporal nerve*
Nervus autonomicus: Eingeweidenerv, Viszeralnerv; Ⓔ *autonomic nerve, visceral nerve*
Nervus axillaris: gemischter Nerv der die Musculi deltoideus und teres minor innerviert und die Haut über dem Musculus deltoideus versorgt; Ⓔ *axillary nerve, circumflex nerve*
Nervus buccalis: sensibler Ast des Nervus* mandibularis für die Wangenschleimhaut; Ⓔ *buccal nerve, buccinator nerve*
Nervus canalis pterygoidei: aus dem Ganglion* pterygopalatinum stammender sympathischer und parasympathischer Nerv in Canalis pterygoideus; Ⓔ *nerve of pterygoid canal*
Nervi cardiaci thoracici: sympathische Herzäste der Brustganglien; Ⓔ *thoracic cardiac nerves*
Nervus cardiacus cervicalis inferior: sympathischer Herzast des Ganglion cervicale inferius; Ⓔ *inferior cervical cardiac nerve, inferior cardiac nerve*
Nervus cardiacus cervicalis medius: sympathischer Herzast des Ganglion cervicale medius; Ⓔ *middle cervical cardiac nerve, middle cardiac nerve*
Nervus cardiacus cervicalis superior: sympathischer Herzast des Ganglion cervicale superius; Ⓔ *superior cervical cardiac nerve, superior cardiac nerve*
Nervi carotici externi: sympathische Äste aus dem Ganglion* cervicale superius, die entlang der Arteria* carotis externa nach unten ziehen; senden Fasern u.a. zu den großen Mundspeicheldrüsen und der Mundschleimhaut; Ⓔ *external carotid nerves*
Nervi caroticotympanici: sympathische Nerven aus dem Plexus* caroticus internus, die durch die Canaliculi caroticotympanici zum Plexus tympanicus des Nervus* glossopharyngeus ziehen; Ⓔ *caroticotympanic nerves*
Nervus caroticus internus: sympathischer Ast aus dem Ganglion* cervicale superius, der einen Plexus um die Arteria* carotis interna bildet; sendet Fasern u.a. zu Auge, Tränendrüse und Nasenschleimhaut; Ⓔ *internal carotid nerve*
Nervi cavernosi clitoridis: Schwellkörpernerven der Klitoris; Ⓔ *cavernous nerves of clitoris*
Nervi cavernosi penis: Schwellkörpernerven des Penis; Ⓔ *cavernous nerves of penis*
Nervi cervicales: ***Syn:*** *Halsnerven, Zervikalnerven*; Spinalnerven des Halsmarks; Ⓔ *cervical nerves, cervical spinal nerves*
Nervi ciliares breves: ***Syn:*** *kurze Ziliarnerven*; parasympathische Äste des Ganglion* ciliare, die die inneren Augenmuskeln [Musculus* sphincter pupillae, Musculus* ciliaris] innervieren; Ⓔ *short ciliary nerves*
Nervi ciliares longi: ***Syn:*** *lange Ziliarnerven*; sympathische und sensible Äste des Nervus* nasociliaris zum Augapfel; Ⓔ *long ciliary nerves*
Nervi clunium inferiores: Äste des Nervus* cutaneus femoris posterior zum unteren Teil der Gesäßhaut; Ⓔ *inferior cluneal nerves*
Nervi clunium medii: hintere Äste der Nervi* sacrales I-III zum mittleren Teil der Gesäßhaut; Ⓔ *middle cluneal nerves*
Nervi clunium superiores: hintere Äste der Nervi* lumbales I-III zum oberen Teil der Gesäßhaut; Ⓔ *superior cluneal nerves*
Nervus coccygeus: ***Syn:*** *Kokzygeus*; kokzygealer Spinalnerv; Ⓔ *coccygeal nerve*
Nervus cochlearis: ***Syn:*** *Hörnerv, Cochlearis, Kochlearis*; rein sensorischer Nerv, der zusammen mit dem

N

Nervus* vestibularis den VIII. Hirnnerv [Nervus* vestibulocochlearis] bildet; Ⓔ *cochlear nerve*

Nervi craniales: ***Syn:*** *Kopfnerven, Hirnnerven, Nervi encephalici*; die zwölf paarigen Nerven, die vom Gehirn ausgehen bzw. zu ihm hin führen; Ⓔ *cranial nerves*

Nervus curvaturae minoris anterior: Ast des Truncus* vagalis anterior zur kleinen Magenkurvatur; Ⓔ *anterior nerve of lesser curvature*

Nervus curvaturae minoris posterior: Ast des Truncus* vagalis posterior zur kleinen Magenkurvatur; Ⓔ *posterior nerve of lesser curvature*

Nervus cutaneus: ***Syn:*** *Hautnerv*; sensibler Nerv, der einen bestimmten Bezirk der Haut innerviert; Ⓔ *cutaneous nerve*

Nervus cutaneus antebrachii lateralis: seitlicher Hautnerv des Unterarms; Ⓔ *lateral cutaneous nerve of forearm*

Nervus cutaneus antebrachii medialis: medialer Hautnerv des Unterarms; Ⓔ *medial cutaneous nerve of forearm*

Nervus cutaneus antebrachii posterior: hinterer Hautnerv des Unterarms; Ⓔ *posterior cutaneous nerve of forearm*

Nervus cutaneus brachii lateralis inferior: seitlicher Hautnerv des (Unter-)Arms; Ⓔ *inferior lateral cutaneous nerve of arm*

Nervus cutaneus brachii lateralis superior: seitlicher Hautnerv des (Ober-)Arms; Ⓔ *superior lateral cutaneous nerve of arm*

Nervus cutaneus brachii medialis: medialer Hautnerv des Oberarms; Ⓔ *medial cutaneous nerve of arm, Wrisberg's nerve*

Nervus cutaneus brachii posterior: hinterer Hautnerv des Oberarms; Ⓔ *posterior cutaneous nerve of arm*

Nervus cutaneus dorsalis intermedius: mittlerer Hautnerv des Fußrückens; Ⓔ *medial cutaneous nerve of foot*

Nervus cutaneus dorsalis lateralis: lateraler Hautnerv des Fußrückens; Ⓔ *lateral dorsal cutaneous nerve of foot*

Nervus cutaneus dorsalis medialis: medialer Hautnerv des Fußrückens; Ⓔ *medial dorsal cutaneous nerve of foot*

Nervus cutaneus femoralis posterior: hinterer Hautnerv des Oberschenkels; Ⓔ *posterior cutaneous nerve of thigh, posterior femoral cutaneous nerve, small sciatic nerve*

Nervus cutaneus femoris lateralis: seitlicher Hautnerv des Oberschenkels; Ⓔ *lateral cutaneous nerve of thigh, lateral femoral cutaneous nerve*

Nervus cutaneus femoris posterior: hinterer Hautnerv des Oberschenkels; Ⓔ *posterior cutaneous nerve of thigh*

Nervus cutaneus perforans: Hautast des Plexus* sacralis zur Haut über dem Gesäß; Ⓔ *perforating cutaneous nerve*

Nervus cutaneus surae lateralis: seitlicher Hautnerv der Wade; Ⓔ *lateral cutaneous nerve of calf, lateral sural cutaneous nerve*

Nervus cutaneus surae medialis: medialer Hautnerv der Wade; Ⓔ *medial cutaneous nerve of calf, medial sural cutaneous nerve*

Nervus depressor dexter: rechter Aortennerv; Ⓔ *right cardiac depressor nerve*

Nervus depressor sinister: linker Aortennerv; Ⓔ *left cardiac depressor nerve*

Nervi digitales dorsales manus nervi radialis: dorsale Fingeräste des Nervus* radialis, die die Haut der 2½ radialen Finger innervieren; Ⓔ *dorsal digital nerves of radial nerve*

Nervi digitales dorsales manus nervi ulnaris: dorsale Fingeräste des Nervus* ulnaris, die die Haut der 2½ ulnaren Finger innervieren; Ⓔ *dorsal digital nerves of ulnar nerve*

Nervi digitales dorsales pedis: dorsale Zehennerven; Ⓔ *dorsal digital nerves of foot*

Nervi digitales palmares communes nervi mediani: palmare Fingeräste des Nervus* medianus; Ⓔ *common palmar digital nerves of median nerve*

Nervi digitales palmares communes nervi ulnaris: palmare Fingeräste des Nervus* ulnaris; Ⓔ *common palmar digital nerves of ulnar nerve*

Nervi digitales palmares proprii nervi mediani: Endäste der Fingeräste des Nervus* medianus; Ⓔ *proper palmar digital nerves of median nerve*

Nervi digitales palmares proprii nervi ulnaris: Endäste der palmaren Fingeräste des Nervus* ulnaris; Ⓔ *proper palmar digital nerves of ulnar nerve*

Nervi digitales plantares communes nervi plantaris lateralis: Endäste des Nervus* plantaris lateralis zur Plantarseite der Zehen; Ⓔ *common plantar digital nerves of lateral plantar nerve*

Nervi digitales plantares communes nervi plantaris medialis: Endäste des Nervus* plantaris medialis zur Plantarseite der Zehen; Ⓔ *common plantar digital nerves of medial plantar nerve*

Nervi digitales plantares proprii nervi plantaris lateralis: Endäste des Nervus* plantaris lateralis zum Seitenrand der Zehen; Ⓔ *proper plantar digital nerves of lateral plantar nerve*

Nervi digitales plantares proprii nervi plantaris medialis: Endäste des Nervus* plantaris medialis zum Seitenrand der Zehen; Ⓔ *proper plantar digital nerves of medial plantar nerve*

Nervus dorsalis clitoridis: Endast des Nervus* pudendus zur Klitoris; Ⓔ *dorsal nerve of clitoris*

Nervus dorsalis penis: Endast des Nervus* pudendus zum Penis; Ⓔ *dorsal nerve of penis*

Nervus dorsalis scapulae: motorischer Ast des Plexus* brachialis für Musculi rhomboideus major und minor; Ⓔ *dorsal nerve of scapula*

Nervi encephalici: ***Syn:*** *Nervi craniales*; Kopfnerven, Hirnnerven; Ⓔ *cerebral nerves, cranial nerves, encephalic nerves*

Nervi erigentes: Bezeichnung für Fasern der Nervi* splanchnici pelvici, die die Erektion des Penis steuern; Ⓔ *pelvic splanchnic nerves*

Nervus ethmoidalis anterior: sensibler Ast des Nervus* nasociliaris für die Schleimhaut der Nasenhöhle; Ⓔ *anterior ethmoidal nerve*

Nervus ethmoidalis posterior: sensibler Ast des Nervus* nasociliaris für die Schleimhaut der Keilbeinhöhle und Siebbeinzellen; Ⓔ *posterior ethmoidal nerve*

Nervus facialis: ***Syn:*** *Fazialis, VII. Hirnnerv*; gemischter Hirnnerv, der die mimischen Gesichtsmuskeln innerviert; die sekretorischen Fasern versorgen Tränen-, Nasen-, Gaumen- und Speicheldrüsen; führt Geschmacksfasern für die vorderen 2/3 der Zunge; Ⓔ *facial nerve, seventh cranial nerve, intermediofacial nerve, seventh nerve*

Nervus femoralis: ***Syn:*** *Oberschenkelnerv*; gemischter Nerv aus dem Plexus* lumbalis; versorgt motorisch die Musculi psoas major, psoas minor, iliacus, pectineus, sartorius und quadriceps femoris; sendet Hautäste zur Streckseite des Oberschenkels und Medialseite des Unterschenkels; Ⓔ *femoral nerve*

Nervus fibularis communis: → *Nervus peroneus communis*

Nervus fibularis profundus: → *Nervus peroneus profundus*

Nervus fibularis superficialis: → *Nervus peroneus superficialis*

Nervus frontalis: sensibler Ast des Nervus* ophthalmicus für die Haut von Stirn, Oberlid und Nasenwurzel; Ⓔ *frontal nerve*

Nervus genitofemoralis: ***Syn:*** *Genitofemoralis*; gemischter Ast des Plexus* lumbalis, der motorisch die Musculi cremaster und dartos [**Ramus genitalis**] und sensibel die Haut des Oberschenkels um den Hiatus saphenus [**Ramus femoralis**] versorgt; Ⓔ *genitofemoral nerve*

Nervus glossopharyngeus: ***Syn:*** *Glossopharyngeus, IX. Hirnnerv*; gemischter Hirnnerv, der motorisch die obere Schlundmuskulatur versorgt; führt Geschmacksfasern für das hintere Zungendrittel und sensible Fasern für Paukenhöhle, Ohrtrompete und Nasenrachen; Ⓔ *glossopharyngeal nerve, ninth cranial nerve, ninth nerve*

Nervus gluteus inferior: motorischer Ast des Plexus* sacralis zum Musculus gluteus maximus; Ⓔ *inferior gluteal nerve*

Nervus gluteus superior: motorischer Ast des Plexus* sacralis für die Musculi gluteus medius, gluteus minimus und tensor fasciae latae; Ⓔ *superior gluteal nerve*

Nervus hypogastricus: Verbindungsast von Plexus* hypogastricus inferior und superior; Ⓔ *hypogastric nerve*

Nervus hypoglossus: ***Syn:*** *Hypoglossus, XII. Hirnnerv*; motorischer Hirnnerv, der die gesamte Zungenmuskulatur innerviert; Ⓔ *hypoglossal nerve, hypoglossal, hypoglossus, twelfth cranial nerve, motor nerve of tongue, twelfth nerve*

Nervus iliohypogastricus: ***Syn:*** *Iliohypogastrikus, Nervus iliopubicus*; gemischter Ast des Plexus* lumbalis für die Musculi obliquus externus, obliquus internus und internus abdominis sowie die Haut über der Hüfte und Symphyse; Ⓔ *iliohypogastric nerve*

Nervus ilioinguinalis: ***Syn:*** *Ilioinguinalis*; gemischter Ast des Plexus* lumbalis für die Musculi obliquus externus, obliquus internus und transversus abdominis sowie die Haut von Leistengegend und angrenzendem Oberschenkel; Ⓔ *ilioinguinal nerve*

Nervus iliopubicus: →*Nervus iliohypogastricus*

Nervus infraorbitalis: ***Syn:*** *Infraorbitalis*; sensibler Endast des Nervus* maxillaris; versorgt die Schleimhaut von Kieferhöhle, Zahnfleisch und Wange; Ⓔ *infraorbital nerve*

Nervus infratrochlearis: ***Syn:*** *Infratrochlearis*; sensibler Endast des Nervus* nasociliaris für die Haut des medialen Augenwinkels; Ⓔ *infratrochlear nerve*

Nervi intercostales: ***Syn:*** *Zwischenrippennerven, Interkostalnerven, Rami anteriores nervorum thoracicorum*; gemischte Bauchäste der thorakalen Spinalnerven, die die Interkostalmuskeln und die Haut der Rumpfwand versorgen; Ⓔ *intercostal nerves, anterior branches of thoracic nerves, ventral branches of thoracic nerves*

Nervi intercostobrachiales: Hautäste der ersten beiden Interkostalnerven für den inneren Oberarm; Ⓔ *intercostobrachial nerves*

Nervus intercostobrachialis: Hautast des zweiten Interkostalnerven für den inneren Oberarm; Ⓔ *intercostobrachial nerve*

Nervus intermedius: ***Syn:*** *Intermedius*; von Nervus* facialis abgehender Hirnnerv, der parasympathische und sensorische Fasern enthält; Ⓔ *intermediate nerve, intermediary nerve, Wrisberg's nerve*

Nervus interosseus antebrachii anterior: gemischter Nerv aus dem Nervus* medianus; verläuft auf der Membrana* interossea antebrachii und versorgt motorisch Musculus* flexor pollicis longus, Musculus* flexor digitorum profundus und Musculus* pronator quadratus; Ⓔ *anterior interosseous nerve of forearm*

Nervus interosseus antebrachii posterior: Endast des Ramus profundus des Nervus* radialis; verläuft auf der Membrana* interossea antebrachii zum Handgelenk, das er sensibel versorgt; Ⓔ *posterior interosseous nerve of forearm*

Nervus interosseus cruris: sensibler Ast des Nervus* tibialis zum Periost von Tibia und Fibula und zum oberen Sprunggelenk; Ⓔ *interosseous nerve of leg*

Nervus ischiadicus: ***Syn:*** *Ischiasnerv, Hüftnerv*; gemischter Nerv aus dem Plexus* sacralis; versorgt motorisch u.a. die Musculi gemelli, semitendinosus und semimembranosus; teilt sich in Nervus* tibialis und Nervus* peroneus communis; Ⓔ *sciatic nerve, ischiadic nerve*

Nervus jugularis: sympathischer Nerv aus dem Ganglion* cervicale superius, dessen Fasern sich dem Nervus* vagus und Nervus* glossopharyngeus anschließen; Ⓔ *jugular nerve*

Nervi labiales anteriores: vordere Schamlippennerven; Ⓔ *anterior labial nerves*

Nervi labiales posteriores: hintere Schamlippennerven; Ⓔ *posterior labial nerves*

Nervus lacrimalis: sensibler Ast des Nervus* ophthalmicus für Tränendrüse und die Haut/Schleimhaut im medialen Augenwinkel; Ⓔ *lacrimal nerve*

Nervus laryngeus inferior: gemischter Endast des Nervus* laryngeus recurrens; innerviert alle Kehlkopfmuskeln, außer Musculus cricothyroideus sowie die Kehlkopfschleimhaut unterhalb der Stimmritze; Ⓔ *inferior laryngeal nerve*

Nervus laryngeus recurrens: ***Syn:*** *Rekurrens*; gemischter Ast des Nervus* vagus; sein Endast ist der Nervus* laryngeus inferior; Ⓔ *recurrent laryngeal nerve, recurrent nerve, recurrent laryngeal nerve*

Nervus laryngeus superior: gemischter Ast des Nervus* vagus; innerviert den Musculus* cricothyroideus sowie die Kehlkopfschleimhaut oberhalb der Stimmritze; Ⓔ *superior laryngeal nerve*

Nervus lingualis: ***Syn:*** *Lingualis*; sensibler Ast des Nervus* mandibularis für die vorderen 2/3 der Zunge; Ⓔ *lingual nerve*

Nervi lumbales: ***Syn:*** *lumbale Spinalnerven, Lendennerven*; Spinalnerven des Lendenmarks; Ⓔ *lumbar nerves, lumbar spinal nerves*

Nervus lumboinguinalis: ***Syn:*** *Ramus femoralis nervi genitofemoralis*; Femoralast des Nervus* genitofemoralis; Ⓔ *femoral branch of genitofemoral nerve*

Nervus mandibularis: ***Syn:*** *Mandibularis, dritter Trigeminusast*; aus dem Ganglion* trigeminale abgehender gemischter Trigeminusast, aus dem u.a. die Nervi lingualis, alveolaris inferior, auriculotemporalis, massetericus und buccalis abgehen; Ⓔ *mandibular nerve, mandibular division of trigeminal nerve, third division of trigeminal nerve*

Nervus massetericus: motorischer Ast des Nervus* mandibularis zum Musculus* masseter; Ⓔ *masseteric nerve*

Nervus maxillaris: ***Syn:*** *zweiter Trigeminusast, Maxillaris*; aus dem Ganglion* trigeminale abgehender sensibler Trigeminusast, aus dem u.a. die Nervi zygomaticus, infraorbitalis und alveolares superiores abgehen; Ⓔ *maxillary nerve, maxillary division of trigeminal nerve, second division of trigeminal nerve*

Nervus meatus acustici externi: sensibler Ast des Nervus* auriculotemporalis für den äußeren Gehörgang; Ⓔ *nerve of external acoustic meatus*

Nervus medianus: ***Syn:*** *Medianus*; gemischter Nerv aus dem Plexus* brachialis; versorgt u.a. die Musculi brachialis und pronator quadratus, die Daumenballenmuskeln (außer Musculus adductor policis) und die Haut der 3½ radialen Finger; Ⓔ *median nerve*

Nervus mentalis: sensibler Endast des Nervus* alveolaris inferior für die Kinnhaut; Ⓔ *mental nerve*

Nervus mixtus: gemischter Nerv; Ⓔ *mixed nerve*

Nervus motorius: motorischer Nerv; Ⓔ *motor nerve*

Nervus musculi obturatorii interni: Ast des Plexus* sacralis zum Musculus* obturatorius internus; Ⓔ *internal obturator nerve*
Nervus musculi piriformis: Ast des Plexus* sacralis zum Musculus* piriformis; Ⓔ *piriform nerve*
Nervus musculi quadrati femoris: Ast des Plexus* sacralis zum Musculus* quadratus femoris; Ⓔ *nerve of quadrate muscle of thigh*
Nervus musculi tensoris tympani: Ast des Nervus* mandibularis zum Musculus* tensor tympani; Ⓔ *nerve of tensor tympani muscle*
Nervus musculi tensoris veli palatini: Ast des Nervus* mandibularis zum Musculus* tensor veli palatini; Ⓔ *nerve of tensor veli palatini muscle*
Nervus musculocutaneus: gemischter Ast des Plexus* brachialis; versorgt u.a. die Musculi coracobrachialis, biceps brachii, brachialis und die Haut am Radialrand des Unterarms; Ⓔ *musculocutaneous nerve*
Nervus mylohyoideus: Ast des Nervus* alveolaris inferior zum Musculus* mylohyoideus; Ⓔ *mylohyoid nerve*
Nervus nasociliaris: ***Syn:*** *Nasoziliaris*; sensibler Ast der Nervus* ophthalmicus; versorgt die äußere und mittlere Augenhaut, die Nasenhöhle und den Nasenrücken; Ⓔ *nasociliary nerve*
Nervus nasopalatinus: sensibler Ast des Nervus* maxillaris für die Schleimhaut von Nasenseptum und Gaumen; Ⓔ *nasopalatine nerve, Scarpa's nerve, nerve of Cotunnius*
Nervus obturatorius: ***Syn:*** *Obturatorius*; gemischter Ast des Plexus* lumbalis; versorgt u.a. die Adduktoren und die Haut an der Innenseite des Oberschenkels; Ⓔ *obturator nerve*
Nervus obturatorius accessorius: Ast des Plexus* lumbalis [L_{3-4}] zum Musculus* pectineus und Hüftgelenk [Articulatio* coxae]; Ⓔ *accessory obturator nerve*
Nervus occipitalis major: gemischter Ast des zweiten Zervikalnervens; versorgt u.a. die kleinen Nackenmuskeln und die Haut des Hinterkopfes; Ⓔ *greater occipital nerve*
Nervus occipitalis minor: sensibler Hinterhauptsnerv aus dem Plexus* cervicalis; Ⓔ *lesser occipital nerve*
Nervus occipitalis tertius: Hautast des dritten Zervikalnervs [C_3]; anastomosiert mit dem Nervus* occipitalis major; Ⓔ *third occipital nerve*
Nervus oculomotorius: ***Syn:*** *Okulomotorius, III. Hirnnerv*; gemischter Hirnnerv mit motorischen [Musculus levator palpebrae superior, äußere Augenmuskeln außer Musculi rectus lateralis, obliquus superior] und parasympathischen [Musculi sphincter pupillae, ciliaris] Fasern; Ⓔ *oculomotor nerve, third cranial nerve, third nerve, oculomotorius*
Nervus olfactorius: ***Syn:*** *Riechnerv, Olfaktorius, I. Hirnnerv*; aus den Riechfäden* entstehender Nerv, der zum Bulbus* olfactorius zieht; Ⓔ *olfactory nerve, olfactory fibers, first nerve, first cranial nerve, nerve of smell*
Nervus ophthalmicus: ***Syn:*** *Ophthalmikus, erster Trigeminusast*; gemischter Nerv aus dem Ganglion* trigeminale; teilt sich in die Nervi lacrimalis, frontalis und nasociliaris; Ⓔ *ophthalmic nerve, first division of trigeminal nerve, ophthalmic division of trigeminal nerve*
Nervus opticus: ***Syn:*** *Sehnerv, Optikus, II. Hirnnerv*; aus den Ganglienzellen der Netzhaut entspringender Nerv, der vom Augapfel zum Chiasma* opticum zieht; Ⓔ *optic nerve, second cranial nerve, second nerve*
Nervi palatini minores: ***Syn:*** *kleine Gaumennerven*; sensible Äste des Ganglion* pterygopalatinum für die Schleimhaut des weichen Gaumens; Ⓔ *lesser palatine nerves, medial/middle/posterior palatine nerves*
Nervus palatinus major: ***Syn:*** *großer Gaumennerv*; sensibler Ast des Ganglion* pterygopalatinum für die Schleimhaut des harten Gaumens; Ⓔ *anterior palatine nerve, greater palatine nerve*
Nervus pectoralis lateralis: Ast des Plexus* brachialis zum Musculus* pectoralis minor; Ⓔ *lateral pectoral nerve*
Nervus pectoralis medialis: Ast des Plexus* brachialis zum Musculus* pectoralis major; Ⓔ *medial pectoral nerve*
Nervi perineales: ***Syn:*** *Dammnerven*; gemischte Äste des Nervus* pudendus zur Dammhaut und den Musculi ischiocavernosus, bulbospongiosus, transversus perinei superficialis und sphincter ani externus; Ⓔ *perineal nerves*
Nervus peroneus communis: ***Syn:*** *Nervus fibularis communis*; Ast des Nervus* ischiadicus; teilt sich in Nervus* peroneus profundus und Nervus* peroneus superficialis; Ⓔ *common fibular nerve, common peroneal nerve*
Nervus peroneus profundus: ***Syn:*** *Nervus fibularis profundus*; gemischter Ast des Nervus* peroneus communis; versorgt u.a. die Musculi tibialis anterior, extensor digitorum longus und extensor hallucis longus sowie die Haut zwischen der 1. und 2. Zehe; Ⓔ *deep fibular nerve, musculocutaneous nerve of leg, deep peroneal nerve*
Nervus peroneus superficialis: ***Syn:*** *Nervus fibularis superficialis*; gemischter Ast des Nervus* peroneus communis; versorgt u.a. die Musculi peronei und die Haut des Fußrückens; Ⓔ *superficial fibular nerve, musculocutaneous nerve of foot, superficial peroneal nerve*
Nervus petrosus major: ***Syn:*** *Radix parasympathica ganglii pterygopalatini, Radix intermedia ganglii pterygopalatini*; parasympathische Fasern des Nervus* intermedius, die durch den Canalis* pterygoideus zum Ganglion* pterygopalatinum verlaufen; Ⓔ *greater petrosal nerve*
Nervus petrosus minor: ***Syn:*** *Radix parasympathica ganglii otici*; parasympathische Fasern des Nervus* glossopharyngeus, die durch die Fissura* sphenopetrosa zum Ganglion* oticum ziehen; Ⓔ *lesser petrosal nerve*
Nervus petrosus profundus: ***Syn:*** *Radix sympathica ganglii pterygopalatini*; sympathische Fasern aus dem Plexus* caroticus internus zum Ganglion* pterygopalatinum; Ⓔ *deep petrosal nerve*
Nervus pharyngeus: sensibler Ast des Nervus* maxillaris zur Rachenschleimhaut; Ⓔ *pharyngeal nerve*
Nervi phrenici accessorii: aus dem Plexus* cervicalis [C_5] stammende Fasern, die zuerst mit dem Nervus* subclavius verlaufen und sich später mit dem Nervus* phrenicus vereinigen; Ⓔ *accessory phrenic nerves*
Nervus phrenicus: ***Syn:*** *Phrenikus*; gemischter Nerv aus dem Plexus* cervicalis; versorgt das Zwerchfell motorisch und sensibel den Herzbeutel und die Pleura; Ⓔ *phrenic nerve, diaphragmatic nerve*
Nervus pinealis: Ast des Nervus* caroticus internus zur Glandula* pinealis; Ⓔ *pineal nerve*
Nervus plantaris lateralis: ***Syn:*** *seitlicher Fußsohlennerv*; Ast des Nervus* tibialis zum äußeren Fußrand; versorgt u.a. die Musculi adductor hallucis, flexor hallucis longus und interosseie; Ⓔ *lateral plantar nerve*
Nervus plantaris medialis: ***Syn:*** *mittlerer Fußsohlennerv*; Ast des Nervus* tibialis zum medialen Fußrand; versorgt u.a. die Musculi abductor hallucis, flexor digitorum brevis und lumbricalis I und II; Ⓔ *medial plantar nerve*
Nervus presacralis: ***Syn:*** *Plexus hypogastricus superior*; mediale Fortsetzung des Plexus* aorticus abdominalis in das kleine Becken; Ⓔ *presacral nerve, Latarjet's*

N

nerve, superior hypogastric plexus

Nervus pterygoideus lateralis: motorischer Ast des Nervus* mandibularis zum Musculus pterygoideus lateralis; Ⓔ *lateral pterygoid nerve, external pterygoid nerve*

Nervus pterygoideus medialis: motorischer Ast des Nervus* mandibularis zum Musculus pterygoideus medialis; Ⓔ *medial pterygoid nerve, internal pterygoid nerve*

Nervus pudendus: *Syn: Pudendus*; gemischter Nerv aus dem Plexus* sacralis; versorgt über die Nervi anales inferiores, perineales, dorsalis penis und dorsalis clitoridis die Haut der Gesäß-, Anal- und Genitalregion; Ⓔ *pudendal nerve, pudic nerve*

Nervus radialis: *Syn: Radialis, Speichennerv*; gemischter Nerv aus dem Plexus* brachialis; versorgt u.a. die Extensoren von Ober- und Unterarm und die Haut auf der Streckseite des Ober- und Unterarms; Ⓔ *radial nerve*

Nervi rectales inferiores: →*Nervi anales inferiores*

Nervus saccularis: Teil der Pars inferior des Nervus* vestibularis; enthält afferente Fasern aus der Macula* sacculi; Ⓔ *saccular nerve*

Nervi sacrales: *Syn: sakrale Spinalnerven, Sakralnerven, Kreuzbeinnerven*; Spinalnerven des Sakralmarks; Ⓔ *sacral nerves, sacral spinal nerves*

Nervus saphenus: sensibler Endast des Nervus* femoralis zur Haut der Tibialseite des Unterschenkels; Ⓔ *saphenous nerve*

Nervi scrotales anteriores: sensible Äste des Nervus* ilioinguinalis zur Skrotumhaut; Ⓔ *anterior scrotal nerves*

Nervi scrotales posteriores: sensible Äste der Nervi* perineales zur Skrotumhaut; Ⓔ *posterior scrotal nerves*

Nervus sensorius: sensibler/sensorischer Nerv; Ⓔ *sensory nerve*

Nervus spermaticus externus: *Syn: Ramus genitalis nervi genitofemoralis*; Genitalast des Nervus genitofemoralis; Ⓔ *genital branch of genitofemoral nerve*

Nervi spinales: *Syn: Spinalnerven, Rückenmarknerven*; vom Rückenmark abgehende Nerven; Ⓔ *spinal nerves*

Nervus spinosus: Hirnhautast des Nervus* mandibularis; Ⓔ *meningeal branch of mandibular nerve*

Nervi splanchnici lumbales: lumbale Eingeweidenerven; Ⓔ *lumbar splanchnic nerves*

Nervi splanchnici pelvici: Beckeneingeweidenerven; Ⓔ *pelvic splanchnic nerves*

Nervi splanchnici sacrales: sakrale Eingeweidenerven; Ⓔ *sacral splanchnic nerves*

Nervus splanchnicus imus: unterster Eingeweidenerv; Ⓔ *lowest splanchnic nerve, lowest thoracic splanchnic nerve*

Nervus splanchnicus major: großer Eingeweidenerv; Ⓔ *greater splanchnic nerve, major splanchnic nerve, greater thoracic splanchnic nerve*

Nervus splanchnicus minor: kleiner Eingeweidenerv; Ⓔ *lesser splanchnic nerve, inferior splanchnic nerve, minor splanchnic nerve, lesser thoracic splanchnic nerve*

Nervus stapedius: motorischer Ast des Nervus* facialis zu Musculus stapedius; Ⓔ *stapedial nerve, stapedius nerve*

Nervus subclavius: Ast des Plexus* brachialis zum Musculus* subclavius; Ⓔ *subclavian nerve*

Nervus subcostalis: unterster Interkostalnerv; Ⓔ *subcostal nerve*

Nervus sublingualis: *Syn: Sublingualis*; sensibler Ast des Nervus* lingualis zur Unterzungendrüse und der Schleimhaut des Mundbodens; Ⓔ *sublingual nerve*

Nervus suboccipitalis: der Rückenast [Ramus posterior] des 1. Zervikalnervs, innerviert motorisch die kurzen Nackenmuskeln; Ⓔ *suboccipital nerve*

Nervi subscapulares: motorische Äste des Plexus* brachialis für die Musculi subscapularis und teres major; Ⓔ *subscapular nerves*

Nervi supraclaviculares: supraklavikuläre Hautnerven aus dem Plexus* cervicalis; Ⓔ *supraclavicular nerves*

Nervus supraorbitalis: *Syn: Supraorbitalis*; sensibler Ast des Nervus* frontalis für die Stirn- und Kopfhaut; Ⓔ *supraorbital nerve*

Nervus suprascapularis: *Syn: Supraskapularis*; motorischer Ast des Plexus* brachialis für die Musculi supraspinatus und infraspinatus; Ⓔ *suprascapular nerve*

Nervus supratrochlearis: *Syn: Supratrochlearis*; sensibler Ast des Nervus* frontalis für die Haut des inneren Augenwinkels; Ⓔ *supratrochlear nerve*

Nervus suralis: *Syn: Suralis*; sensibler Ast des Nervus* tibialis für die Haut der seitlichen Wade; Ⓔ *sural nerve*

Nervus sympathicus: →*Pars sympathica*

Nervi temporales profundi: motorische Äste des Nervus* mandibularis zum Musculus* temporalis; Ⓔ *deep temporal nerves*

Nervus terminalis: aus marklosen Nervenfasern bestehender Nerv unbekannter Funktion, der zusammen mit dem Nervus* olfactorius durch die Lamina* cribrosa des Siebbeins zieht; Ⓔ *terminal nerve*

Nervi thoracici: *Syn: thorakale Spinalnerven, Brustnerven*; Spinalnerven des Brustmarks; Ⓔ *thoracic nerves, thoracic spinal nerves*

Nervus thoracicus longus: motorischer Ast des Plexus* brachialis zum Musculus* serratus anterior; Ⓔ *long thoracic nerve*

Nervus thoracodorsalis: motorischer Ast des Plexus* brachialis für die Musculi latissimus dorsi und teres major; Ⓔ *thoracodorsal nerve*

Nervus tibialis: *Syn: Tibialis*; gemischter Ast des Nervus* ischiadicus; versorgt die Beugemuskeln des Unterschenkels und die Haut über der Wade; Ⓔ *tibial nerve*

Nervus transversus cervicalis: *Syn: Nervus transversus colli*; sensibler Ast des Plexus* cervicalis für die seitliche Halshaut; Ⓔ *transverse cervical nerve, transverse nerve of neck*

Nervus transversus colli: →*Nervus transversus cervicalis*

Nervus trigeminus: *Syn: Drillingsnerv, Trigeminus, V. Hirnnerv*; gemischter Hirnnerv, der sich im Ganglion trigeminale in die Nervi ophthalmicus, maxillaris und mandibularis teilt; Ⓔ *trigeminal nerve, fifth cranial nerve, fifth nerve, trigeminal*

Nervus trochlearis: *Syn: Trochlearis, IV. Hirnnerv*; motorischer Hirnnerv zum Musculus* obliquus superior; Ⓔ *trochlear nerve, fourth cranial nerve, fourth nerve*

Nervus tympanicus: sensibler Ast des Nervus* glossopharyngeus für die Schleimhaut von Paukenhöhle und Ohrtrompete und sensorische Fasern zur Ohrspeicheldrüse; Ⓔ *tympanic nerve, Andersch's nerve, Jacobson's nerve*

Nervus ulnaris: *Syn: Ulnaris, Ellennerv*; gemischter Ast des Plexus* brachialis; versorgt u.a. die Musculi flexor carpi ulnaris, interossei und adductor pollicis sowie die Haut der 1½ ulnaren Finger; Ⓔ *ulnar nerve, cubital nerve*

Nervus utricularis: Ast des Nervus* vestibularis zur Macula* utriculi; Ⓔ *utricular nerve*

Nervus utriculoampullaris: Ast des Nervus* vestibularis, der afferenten Fasern von Macula* utriculi und Crista* ampullaris der Bogengänge führt; Ⓔ *utriculoampullar nerve*

Nervi vaginales: sensible Scheidenäste des Plexus* uterovaginalis; Ⓔ *vaginal nerves*

Nervus vagus: *Syn: Vagus, X. Hirnnerv*; gemischter Hirnnerv mit motorischen, sensiblen und parasympathischen Fasern; innerviert u.a. die Muskulatur von Gaumen, Rachen, oberer Speiseröhre und Kehlkopf; versorgt sensibel Teile des Rachens, Kehlkopf, Luftröhre, Speiseröhre, Brust- und Bauchorgane; Ⓔ *vagus nerve, tenth cranial nerve, tenth nerve, vagus*

Nervi vasorum: die Gefäße versorgende Nerven; Ⓔ *nerves of vessels*

Nervus vertebralis: parasympathische Fasern aus dem Ganglion* stellatum, die die Arteria* vertebralis und Gefäße der Hirnbasis innervieren; Ⓔ *vertebral nerve*

Nervus vestibularis: *Syn: Gleichgewichtsnerv, Vestibularis, Pars vestibularis nervi vestibulocochlearis*; sensorischer Nerv, der die Impulse aus dem Gleichgewichtsorgan weiterleitet; Ⓔ *vestibular nerve*

Nervus vestibulocochlearis: *Syn: Akustikus, Vestibulokochlearis, VIII. Hirnnerv*; aus dem Hörnerv [Nervus* cochlearis] und dem Gleichgewichtsnerv [Nervus* vestibularis] bestehender Hirnnerv, der die Impulse vom Sinnesepithel der Innenohrschnecke zum Gehirn leitet; Ⓔ *vestibulocochlear nerve, acoustic nerve, auditory nerve, eighth cranial nerve, eighth nerve*

Nervus visceralis: → *Nervus autonomicus*

Nervus zygomaticus: sensibler Ast des Nervus* maxillaris für die Haut der Jochbeingegend und Schläfe; Ⓔ *zygomatic nerve*

Ne|si|di|o|blast *m*: Inselzelle der Bauchspeicheldrüse; Ⓔ *nesidioblast, islet cell*

Ne|si|di|o|blas|tom *nt*: *Syn: Inselzelladenom, Nesidiom, Adenoma insulocellulare*; von den Inselzellen der Bauchspeicheldrüse ausgehender gutartiger Tumor; Ⓔ *nesidioblastoma, islet adenoma, islet cell adenoma*

Ne|si|di|om *nt*: → *Nesidioblastom*

Nes|sel|aus|schlag *m*: → *Nesselsucht*

Nes|sel|fie|ber *nt*: → *Nesselsucht*

Nes|sel|sucht *f*: *Syn: Nesselausschlag, Nesselfieber, Urtikaria, Urticaria*; akute oder chronische, durch Quaddelbildung gekennzeichnete Hauterkrankung unterschiedlicher Genese; Ⓔ *nettle rash, urticaria, urticatio, uredo, hives*

Nettleship-Krankheit *f*: *Syn: Nettleship-Syndrom, kutane Mastozytose, Mastozytose-Syndrom*; ätiologisch ungeklärte, kutane Mastozytose* mit bräunlichen Flecken und Urtikariabildung nach physikalischer Reizung; Ⓔ *Nettleship's disease, mastocytosis syndrome*

Netz *nt*: *Syn: Bauchnetz, Omentum, Epiploon*; Bauchfellduplikatur, in der Blut-, Lymphgefäße und Nerven verlaufen; Ⓔ *epiploon, omentum*

großes Netz: *Syn: Omentum majus*; von Magen und Querkolon herabhängendes Bauchnetz; Ⓔ *greater epiploon, greater omentum, epiploon, gastrocolic omentum, colic omentum*

kleines Netz: *Syn: Omentum minus*; zwischen Magen und Leber hängende Bauchfelltasche; Ⓔ *lesser epiploon, lesser omentum, gastrohepatic omentum, Willis' pouch*

Netz|beu|tel *m*: *Syn: Bauchfelltasche, Bursa omentalis*; von der restlichen Bauchhöhle abgegrenzter Raum zwischen Magen und Bauchspeicheldrüse; Ⓔ *omental bursa, omental sac, epiploic sac, lesser sac of peritoneal cavity, lesser peritoneal cavity*

Netz|bruch *m*: *Syn: Epiplozele*; Eingeweidebruch mit Bauchnetz im Bruchsack; Ⓔ *epiplocele*

Netz|ent|zün|dung *f*: *Syn: Omentitis, Epiploitis*; Entzündung des Bauchnetzes (Omentum*); Ⓔ *epiploitis*

Netz|haut *f*: *Syn: Retina*; innerste Schicht des Augapfels; im lichtempfindlichen Teil sitzen die Sinnes- und Ganglienzellen des Sehnervs; Ⓔ *retina, nervous tunic of eyeball, optomeninx*

Netz|haut|ab|lö|sung *f*: *Syn: Ablatio retinae, Amotio retinae*; durch verschiedene Ursachen hervorgerufene Trennung von Netzhaut und Pigmentepithel; Ⓔ *detached retina, detachment of retina, retinal detachment*

Netz|haut|an|gi|o|ma|to|se *f*: *Syn: von Hippel-Lindau-Syndrom, Hippel-Lindau-Syndrom, Angiomatosis retinae cystica, Angiomatosis cerebelli et retinae*; zu den Phakomatosen* gehörige, wahrscheinlich dominant vererbte Systemerkrankung mit Naevus* flammeus lateralis sowie retinaler und zerebellarer Angiomatose*; Ⓔ *Hippel-Lindau disease, Hippel's disease, Lindau's disease, Lindau-von Hippel disease, von Hippel's disease, von Hippel-Lindau disease, cerebroretinal angiomatosis, retinocerebral angiomatosis*

Netz|haut|a|pla|sie *f*: angeborenes Fehlen der Netzhaut/Retina; Ⓔ *retinal aplasia*

Netz|haut|ent|zün|dung *f*: → *Retinitis*

Netz|zys|te *f*: *Syn: Omentalzyste*; zystenartige Flüssigkeitsansammlung im Bauchnetz; Ⓔ *omental cyst*

Neuberg-Ester *m*: → *Fructose-6-phosphat*

Neu|ge|bo|re|nen|ak|ne *f*: *Syn: Akne neonatorum*; bei Neugeborenen auftretende leichte Akneform, die spontan abheilt; Ⓔ *neonatal acne*

Neu|ge|bo|re|nen|a|sphy|xie *f*: *Syn: Depressionszustand des Neugeborenen, Atemdepressionszustand des Neugeborenen, Asphyxia neonatorum*; unmittelbar nach der Geburt einsetzende Atemdepression und Asphyxie durch Unreife der Gehirnzentren; Ⓔ *asphyxia of the newborn, neonatal asphyxia, respiratory failure in the newborn*

Neu|ge|bo|re|nen|e|ry|thro|blas|to|se *f*: *Syn: fetale Erythroblastose, Erythroblastosis fetalis, Morbus haemolyticus fetalis, Morbus haemolyticus neonatorum*; immunhämolytische Anämie* von Feten oder Neugeborenen durch mütterliche Antikörper gegen die kindlichen Erythrozyten; meist [85 %] besteht eine ABO- oder Rhesusinkompatibilität; Ⓔ *fetal erythroblastosis, hemolytic anemia of the newborn, hemolytic disease of the newborn*

Neu|ge|bo|re|nen|gelb|sucht *f*: → *Neugeborenenikterus*

Neu|ge|bo|re|nen|glu|kos|u|rie *f*: physiologische Zuckerausscheidung im Harn bei Neugeborenen; Ⓔ *neonatal glycosuria*

Neu|ge|bo|re|nen|ik|te|rus *m*: *Syn: Neugeborenengelbsucht, Icterus neonatorum*; physiologische Gelbsucht bei Neugeborenen durch Leberunreife und Anfall erhöhter Bilirubinmengen; Ⓔ *jaundice of the newborn*

Neu|ge|bo|re|nen|lis|te|ri|o|se *f*: *Syn: Granulomatosis infantiseptica*; Fetopathie* durch intrauterine, diaplazentare Infektion mit Listeria* monocytogenes; disseminierte Bildung von Granulomen in Haut, Leber, Lunge, Milz und im Darm; Ⓔ *perinatal listeriosis*

Neu|ge|bo|re|nen|mas|ti|tis *f, pl* **-ti|ti|den**: *Syn: Mastitis neonatorum*; meist 4–6 Tage nach der Geburt auftretende physiologische Brustdrüsenschwellung; Ⓔ *mastitis neonatorum*

Neu|ge|bo|re|nen|pe|ri|o|de *f*: Zeit von der Geburt bis zum 28. Tag; Ⓔ *neonatal period*

Neu|ge|bo|re|nen|sterb|lich|keit *f*: *Syn: Neonatalsterblichkeit*; Sterblichkeit in der Neugeborenenperiode; Ⓔ *neonatal mortality*

Neu|ge|bo|re|nen|stru|ma *f*: *Syn: Struma connata, Struma neonatorum*; angeborene Struma bei Iodmangel während der Schwangerschaft; Ⓔ *congenital goiter*

Neu|ge|bo|re|nen|te|ta|nus *m*: *Syn: Tetanus neonatorum*; durch eine Infektion der Nabelwunde ausgelöster Wundstarrkrampf; Ⓔ *neonatal tetanus*

Neu|ge|bo|re|nes *nt*: Kind von der Geburt bis zum 28. Tag; Ⓔ *newborn, newly born baby, newborn infant, neonate*

hypotrophes Neugeborenes: *Syn: Mangelgeborenes, Mangelgeburt*; nicht exakt definierte Bezeichnung für untergewichte oder unterentwickelte Neugeborene; Ⓔ *small-for-date baby*

Neumann-Krankheit *f*: *Syn: Pemphigus vegetans, Erythema bullosum vegetans, Pyostomatitis vegetans*; Mund und Naseneingang betreffende, schmerzhafte Entzündung mit Eiterbläschen und Geschwürsbildung; Ⓔ *Neumann's disease*

Neu|ner|re|gel *f*: Faustregel zur Bestimmung der Ausdehnung bei Hautverbrennungen; Kopf, Arme, Beine [vorne und hinten], Oberkörper [vorne und hinten] und Unterkörper [vorne und hinten] haben jeweils 9 % der Gesamtkörperoberfläche; Ⓔ *rule of nines*

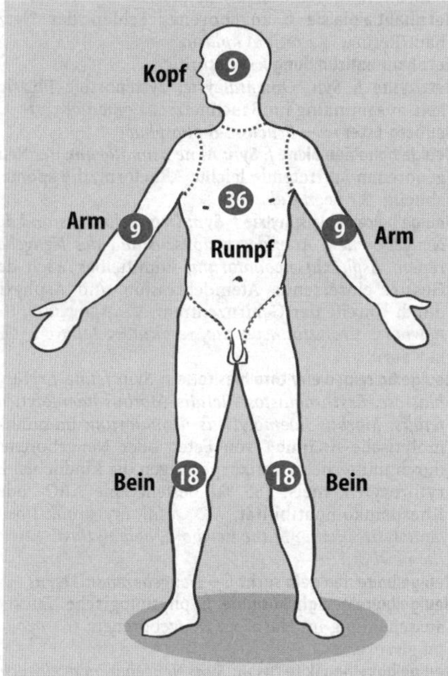

Abb. 61. Neunerregel

Neur-, neur- *präf.*: →*Neuro-*

neu|ral *adj*: **1.** in der Nähe des Rückenmarks liegend **2.** →*nerval*; Ⓔ **1.** *neural* **2.** *neural, nervous*

Neur|al|gia *f*: →*Neuralgie*

Neuralgia geniculata: *Syn: Genikulatumneuralgie, Ramsay Hunt-Syndrom, Zoster oticus, Herpes zoster oticus*; schmerzhafte Gürtelrose* mit besonderer Beteiligung der Ohrmuschel, des äußeren Gehörgangs und des Innenohrs; kann zu Schwerhörigkeit oder Ertaubung führen; Ⓔ *geniculate neuralgia, geniculate otalgia, Ramsey Hunt syndrome, Ramsey Hunt disease, Hunt's disease, Hunt's neuralgia, Hunt's syndrome, herpes zoster auricularis, herpes zoster oticus, otic neuralgia, opsialgia*

Neuralgia mammalis: *Syn: Cooper-Syndrom, Cooper-Neuralgie, Cooper-Mastodynie*; v.a. jüngere Frauen, aber auch Männer betreffende Schmerzen in der Brust ohne organische Ursache; Ⓔ *Cooper's irritable breast*

Neuralgia sphenopalatina: *Syn: Sluder-Neuralgie, Sluder-Syndrom*; Gesichtsneuralgie durch eine Entzündung des Ganglion pterygopalatinum; Ⓔ *Sluder's neuralgia, Sluder's syndrome, sphenopalatine neuralgia, neuralgia of the sphenopalatine ganglion*

Neuralgia trigeminalis: *Syn: Trigeminusneuralgie*; fast immer einseitige, heftige Schmerzattacken im Versorgungsgebiet der Äste des Nervus* trigeminus; Ⓔ *trigeminal neuralgia, trifacial neuralgia, trifocal neuralgia, epileptiform neuralgia, facial neuralgia, Fothergill's disease, opalgia, Fothergill's neuralgia*

Neur|al|gie *f*: *Syn: Neuralgia*; meist anfallsartige Schmerzen im Versorgungsgebiet eines Nerven; Ⓔ *nerve pain, neuralgia, neurodynia*

neur|al|gi|form *adj*: in der Art einer Neuralgie, neuralgieartig; Ⓔ *neuralgiform*

neur|al|gisch *adj*: Neuralgie betreffend, von ihr betroffen oder gekennzeichnet, durch sie bedingt; Ⓔ *relating to neuralgia, neuralgic*

Neu|ral|lap|pen *m*: *Syn: Pars nervosa neurohypophysis, Lobus nervosus neurohypophysis*; hinterer Teil der Neurohypophyse, der die im Hypothalamus* gebildeten Effektorhormone ADH* und Oxytocin* speichert; wird im klinischen Sprachgebrauch meist mit Hypophysenhinterlappen gleichgesetzt; Ⓔ *neural lobe of neurohypophysis*

Neu|ral|pa|tho|lo|gie *f*: Pathologie* des Nervensystems; Ⓔ *neural pathology*

Neu|ra|mi|ni|da|se *f*: *Syn: Sialidase*; Hydrolase*, die Neuraminsäure-Reste abspaltet; Ⓔ *neuraminidase, sialidase*

Neu|ra|min|säu|re *f*: Aminozucker aus Mannosamin und Pyruvat; Bestandteil von Glykoproteinen und Gangliosiden; Ⓔ *neuraminic acid*

Neu|ra|pra|xie *f*: *Syn: Neuropraxie*; reversibler Funktionsausfall eines Nervens ohne organische Schädigung; Ⓔ *neurapraxia, axonapraxia*

Neur|a|sthe|nie *f*: *Syn: Beard-Syndrom, Nervenschwäche, nervöse Übererregbarkeit, Neurasthenia*; nervöses Erschöpfungssyndrom mit u.a. Kopfschmerzen, Schwitzen, Schlafstörungen, Schwindel, Durchfall oder Verstopfung; Ⓔ *neurasthenia, nervous exhaustion, nervous prostration, neurasthenic neurosis, fatigue neurosis, Beard's disease*

neur|a|sthe|nisch *adj*: Neurasthenie betreffend, von ihr betroffen oder gekennzeichnet; Ⓔ *relating to or suffering from neurasthenia, neurasthenic*

Neur|a|xon *nt*: *Syn: Achsenzylinder, Axon, Neurit*; am **Axonhügel** des Zellleibs entspringender, bis zu 1m langer Fortsatz, der die Nervenzelle mit anderen Zellen verbindet und Impulse weiterleitet; Ⓔ *nerve fibril, neurite, axon, axone, axis cylinder, axial fiber, neuraxon, neuraxis*

Neur|ek|to|mie *f*: Nerventeilentfernung, Nervenresektion; Ⓔ *neurectomy, neuroectomy*

Neur|ex|hai|re|se *f*: *Syn: Neurexhärese*; operative Teilentfernung eines peripheren Nervens durch Abdrehen mit einer Zange; Ⓔ *neurexeresis*

Neur|ex|hä|re|se *f*: →*Neurexhairese*

Neuri-, neuri- *präf.*: →*Neuro-*

Neu|ri|lem|ma *nt*: *Syn: Schwann-Scheide, Neurilemm, Neurolemm*; äußere Schicht der Axonscheide; Ⓔ *Schwann's sheath, Schwann's membrane, neurilemma, neurolemma, neurolemmoma, endoneural membrane, neurilemmal sheath*

Neu|ri|lem|mi|tis *f, pl* **-tiden**: *Syn: Neurolemmitis*; Entzündung der Schwann-Scheide*; Ⓔ *inflammation of the neurilemma, neurilemmitis, neurolemmitis*

neu|ri|lem|mi|tisch *adj*: *Syn: neurolemmitisch*; Neurilemmitis betreffend, von ihr betroffen oder gekennzeichnet; Ⓔ *relating to or marked by neurilemmitis*

Neu|ri|lem|mom *nt*: →*Neurinom*

Neu|ri|le|mom *nt*: →*Neurinom*

Neu|ri|nom *nt*: *Syn: Neurilemom, Schwannom, Neurilemmom*; vom Neurilemma* ausgehender, gutartiger Tumor der Nervenscheide; Ⓔ *Schwann-cell tumor, schwannoma, schwannoglioma, neurilemoma, neurilemmoma, neurinoma, peripheral glioma, neuroschwannoma, myoschwannoma*

Neu|rit *m*: *Syn: Achsenzylinder, Neuraxon, Axon*; am **Axonhügel** des Zellleibs entspringender, bis zu 1m langer Fortsatz, der die Nervenzelle mit anderen Zellen verbindet und Impulse weiterleitet; Ⓔ *nerve fibril, neurite, axon, axone, axis cylinder, axial fiber, neuraxon, neuraxis*

Neu|ri|tis *f, pl* **-ti|den:** Nervenentzündung; Ⓔ *inflammation of a nerve, neuritis*

Neuritis migrans: wandernde, verschiedene Nerven befallende Entzündung unbekannter Genese; Ⓔ *migrating neuritis*

Neuritis nervi optici: ***Syn:*** *Sehnervenentzündung, Optikusneuritis*; intrabulbär [Neuritis nervi optici intrabulbaris] oder retrobulbär [Neuritis retrobulbaris] auftretende Entzündung des Sehnervens; Ⓔ *optic neuritis, neuropapillitis, papillitis*

Neuritis nervi optici intrabulbaris: ***Syn:*** *Papillenentzündung, Papillitis, Neuropapillitis optica*; zu Hyperämie* und ödematöser Schwellung der Sehnervenpapille* führende Entzündung; Ⓔ *inflammation of the optic papilla, papillitis*

Neuritis nervi optici retrobulbaris: →*Neuritis retrobulbaris*

Neuritis optica retrobulbaris: →*Neuritis retrobulbaris*

Neuritis periaxialis: Neuritis mit hauptsächlichem Befall der Nervenscheide; Ⓔ *periaxial neuritis*

periphere Neuritis: Entzündung eines peripheren Nervens; Ⓔ *peripheral neuritis*

posttraumatische Neuritis: ***Syn:*** *traumatische Neuritis*; entzündliche Reaktion im Anschluss an eine traumatische Schädigung; Ⓔ *traumatic neuritis*

Neuritis retrobulbaris: ***Syn:*** *Retrobulbärneuritis, Neuritis nervi optici retrobulbaris, Neuritis optica retrobulbaris*; von Gesichtsfeldausfällen [Skotom*] begleitete, akute oder chronische Sehnervenerkrankung; häufigste Ursache ist multiple Sklerose*; Ⓔ *retrobulbar neuritis, orbital optic neuritis, postocular neuritis*

Neuritis saturnina: ***Syn:*** *Bleineuropathie, Bleipolyneuropathie*; sich meist als Radialisparese* manifestierende Nervenschädigung bei chronischer Bleivergiftung; Ⓔ *lead neuritis, lead nephropathy*

segmentale Neuritis: ***Syn:*** *segmentale Neuropathie*; auf einzelne Segmente begrenzte degenerative Nervenschädigung; Ⓔ *segmental neuritis*

toxische Neuritis: durch direkte Toxineinwirkung hervorgerufene Nervenschädigung; Ⓔ *toxic neuritis*

traumatische Neuritis: →*posttraumatische Neuritis*

neu|ri|tisch *adj*: Nervenentzündung/Neuritis betreffend, von ihr betroffen oder gekennzeichnet, durch sie bedingt; Ⓔ *relating to neuritis, neuritic*

Neuro-, neuro- *präf.*: Wortelement mit der Bedeutung „Nerv"; Ⓔ *neuronic, nerve, neur(o)-*

Neu|ro|a|na|to|mie *f*: Anatomie des Nervensystems; Ⓔ *neuroanatomy*

neu|ro|a|na|to|misch *adj*: Neuroanatomie betreffend; Ⓔ *relating to neuroanatomy, neuroanatomical*

Neu|ro|an|gi|o|ma|to|sis en|ce|pha|lo|fa|cia|lis *f*: ***Syn:*** *Sturge-Weber-Syndrom, Sturge-Weber-Krabbe-Syndrom, enzephalofaziale Angiomatose, Angiomatosis encephalotrigeminalis, Angiomatosis encephalo-oculo-cutanea*; ätiologisch ungeklärte, kongenitale, neurokutane Phakomatose* mit Naevus* flammeus im Trigeminusbereich, Uveahämangiom und verkalkenden Angiomen der Hirnhäute und Hirnrinde; Ⓔ *Sturge-Weber syndrome, Sturge-Kalischer-Weber syndrome, Weber's disease, encephalofacial angiomatosis, encephalotrigeminal angiomatosis*

Neu|ro|ar|thro|pa|thie *f*: durch einen Ausfall der nervalen Versorgung hervorgerufene Gelenkschädigung; Ⓔ *neuroarthropathy, neurarthropathy*

Neu|ro|bi|o|lo|gie *f*: Biologie des Nervensystems; Ⓔ *neurobiology*

Neu|ro|blas|ten *pl*: embryonale Vorstufen der Nervenzellen; Ⓔ *neuroblasts, primitive nerve cells*

Neu|ro|blas|tom *nt*: aus Neuroblasten hervorgehender Tumor; Ⓔ *neuroblastoma*

Neu|ro|blas|to|ma re|ti|nae *nt*: Neuroblastom* der Netzhaut; Ⓔ *retinoblastoma*

Neu|ro|che|mie *f*: (Bio-)Chemie des Nervensystems; Ⓔ *neurochemistry*

neu|ro|che|misch *adj*: Neurochemie betreffend; Ⓔ *relating to neurochemistry, neurochemical*

Neu|ro|chi|rur|gie *f*: Chirurgie im Bereich des zentralen oder peripheren Nervensystems; Ⓔ *neurosurgery*

neu|ro|chi|rur|gisch *adj*: Neurochirurgie betreffend; Ⓔ *relating to neurosurgery, neurosurgical*

Neu|ro|cho|ri|o|i|di|tis *f, pl* **-ti|den:** Entzündung von Sehnerv und Aderhaut/Choroidea; Ⓔ *inflammation of the choroid and the optic nerve, neurochoroiditis*

neu|ro|cho|ri|o|i|di|tisch *adj*: Neurochorioiditis betreffend, von ihr betroffen oder gekennzeichnet; Ⓔ *relating to or marked by neurochoroiditis*

Neu|ro|cho|ri|o|re|ti|ni|tis *f, pl* **-ti|den:** Entzündung von Sehnerv, Aderhaut/Choroidea und Netzhaut/Retina; Ⓔ *inflammation of the choroid, retina, and optic nerve, neurochorioretinitis*

neu|ro|cho|ri|o|re|ti|ni|tisch *adj*: Neurochorioretinitis betreffend, von ihr betroffen oder gekennzeichnet; Ⓔ *relating to or marked by neurochorioretinitis*

Neu|ro|cra|ni|um *nt*: ***Syn:*** *Hirnschädel, Neurokranium*; der Teil des Schädels, der das Gehirn bedeckt; Ⓔ *neurocranium, braincase, brainpan, cerebral cranium*

Neu|ro|der|ma|to|se *f*: →*Neurodermitis*

Neu|ro|der|mi|tis *f, pl* **-ti|den:** ***Syn:*** *Neurodermatose*; ursprünglich für degenerative Hauterkrankungen mit vermutlich nervaler Beteiligung verwendeter Begriff, der heute mit Neurodermitis disseminata gleichgesetzt wird; Ⓔ *neurodermatitis, neurodermatosis*

Neurodermitis atopica: →*Neurodermitis disseminata*

Neurodermitis circumscripta: ***Syn:*** *Vidal-Krankheit, Lichen Vidal, Lichen simplex chronicus (Vidal), Lichen chronicus Vidal*; chronische, in Schüben verlaufende, juckende Hauterkrankung mit Lichenifikation*; Ⓔ *Vidal's disease, localized neurodermatitis, circumscribed neurodermatitis, neurodermatitis*

Neurodermitis constitutionalis: →*Neurodermitis disseminata*

Neurodermitis diffusa: →*Neurodermitis disseminata*

Neurodermitis disseminata: ***Syn:*** *atopisches endogenes Ekzem, exsudatives Ekzem, neuropathisches Ekzem, konstitutionelles Ekzem, atopische Dermatitis, neurogene Dermatose, Neurodermitis diffusa/constitutionalis/atopica, Morbus Besnier, Prurigo Besnier, Besnier Prurigo*; chronisch-rezidivierende, entzündliche Erkrankung mit trockener, stark juckender Haut; die verschiedenen Manifestationsformen **[ekzematoide Form, lichenifizierte Form, pruriginöse Form]** treten nebeneinander und/oder nacheinander auf; ätiologisch spielen erbliche Disposition, Allergien und Stressreaktionen eine Rolle; beginnt meist bereits im Säuglingsalter [2.–3. Monat] mit einem Befall von Gesicht, Kopfhaut und Windelbereich; im Kindesalter sind die Gelenkbeugen und das Gesäß betroffen, bei Jugendlichen und Erwachsenen i.d.R. Gelenkbeugen [Ellenbeuge, Kniekehle], Gesicht, Nacken, Schulter- und Brustbereich; die Erkrankung zeigt einen chronisch-schubweisen Verlauf; akute Schübe können sowohl durch äußere [Allergene, Klima] als auch innere Faktoren [psychische Belastung, Stress] ausgelöst werden; **Therapie:** wichtig ist die Vermeidung oder Ausschaltung auslösender Faktoren, wie z.B. nachgewiesener Allergene, Wolle oder anderer tierischer Produkte; im trockenen Stadium werden Teersalben und die Verwendung von Badeölen und fetten oder halbfetten Salben empfohlen; der Juckreiz kann kurzfristig mit corticoidhaltigen Externa oder systemisch mit Antihistaminika* gemildert werden; in vielen Fällen ist eine Klimatherapie [Meeresklima, Gebirgsklima über 1500 m] erfolgreich; UV-Bestrahlung [UVA oder UVB] zeigt ebenfalls gute Erfolge; **Prognose**: die Hauterscheinungen bessern sich oft im Laufe der späten Kindheit oder im Jugendalter; ein Großteil der Erkrankungen heilt nach dem 30. Lebensjahr ab; Ⓔ *atopic dermatitis, atopic eczema, allergic dermatitis, endogenous eczema, allergic eczema, disseminated neurodermatitis, neurodermatitis*

neu|ro|der|mi|tisch *adj*: Neurodermitis betreffend, von ihr betroffen oder gekennzeichnet; Ⓔ *relating to or marked by neurodermatitis, neurodermatitic*

neu|ro|ek|to|der|mal *adj*: Nervengewebe und Ektoderm betreffend; Ⓔ *relating to the neuroectoderm, neuroectodermal*

neu|ro|en|do|krin *adj*: *Syn: neurokrin*; Nervensystem und endokrines System betreffend; neuroendokrines System betreffend; Ⓔ *neuroendocrine, neurocrine*

Neu|ro|en|do|kri|ni|um *nt*: *Syn: neuroendokrines System*; Gesamtheit, der an der Bildung und Ausschüttung von Neurohormonen beteiligten Strukturen; Ⓔ *neuroendocrine system*

Neu|ro|en|ze|pha|lo|my|e|lo|pa|thie *f*: Erkrankung von Gehirn, Rückenmark und peripheren Nerven; Ⓔ *neuroencephalomyelopathy*

neu|ro|e|pi|der|mal *adj*: Nervengewebe und Oberhaut/Epidermis betreffend; Ⓔ *neuroepidermal*

Neu|ro|e|pi|thel *nt*: *Syn: Sinnesepithel*; zur Aufnahme von Reizen befähigtes Epithel; Ⓔ *neuroepithelial cells, neuroepithelium, neurepithelium*

neu|ro|e|pi|the|li|al *adj*: Sinnesepithel/Neuroepithel betreffend, aus Neuroepithel bestehend; Ⓔ *relating to the neuroepithelium, neuroepithelial, neurepithelial*

Neu|ro|e|pi|the|li|om *nt*: vom Neuroepithel ausgehender Tumor; Ⓔ *neuroepithelioma, neurocytoma, medulloepithelioma*

Neu|ro|fi|bra *f, pl* **-brae**: Nervenfaser; Ⓔ *neurofiber, neurofibra, nerve fiber*

Neurofibrae afferentes: afferente (Nerven-)Fasern; Ⓔ *afferent fibers, afferent nerve fibers, afferent neurofibers*

Neurofibrae associationis: *Syn: Assoziationsfasern*; verschiedene Hirnrindenbezirke einer Hemisphäre verbindende, meist zu **Assoziationsbahnen** zusammengefasste Nervenfasern; Ⓔ *association fibers, association nerve fibers, association neurofibers*

Neurofibrae automaticae: →*Neurofibrae viscerales*

Neurofibrae efferentes: efferente (Nerven-)Fasern; Ⓔ *efferent fibers, efferent nerve fibers, efferent neurofibers*

Neurofibrae postganglionicae: postganglionäre Nervenfasern; Ⓔ *postganglionic fibers, postganglionic nerve fibers, postganglionic neurofibers*

Neurofibrae preganglionicae: präganglionäre Nervenfasern; Ⓔ *preganglionic fibers, preganglionic nerve fibers, preganglionic neurofibers*

Neurofibrae somaticae: somatische Nervenfasern; Ⓔ *somatic fibers, somatic nerve fibers, somatic neurofibers*

Neurofibrae tangentiales isocorticis: *Syn: tangentiale/tangenziale Nervenfasern*; tangenzial verlaufende Nervenfasern im Isokortex* und der Hippokampusrinde; Ⓔ *tangential neurofibers*

Neurofibrae viscerales: *Syn: Neurofibrae automaticae*; viszerale Nervenfasern; Ⓔ *visceral fibers, visceral nerve fibers, visceral neurofibers*

neu|ro|fi|bril|lär *adj*: Neurofibrille(n) betreffend, aus Neurofibrillen bestehend; Ⓔ *relating to neurofibrils, neurofibrillar, neurofibrillary*

Neu|ro|fi|bril|len *pl*: aus Neurofilamenten und **Neurotubuli** aufgebaute Teile des Zytoskeletts der Nervenzelle; Ⓔ *neurofibrils*

Neu|ro|fi|brom *nt*: vom Bindegewebe der Nerven ausgehender gutartiger Tumor; Ⓔ *neurofibroma, fibroneuroma*

Neu|ro|fi|bro|ma|to|se *f*: durch das auftreten multipler Neurofibrome gekennzeichnete Erkrankung; wird heute in zwei genetisch unterschiedliche Formen unterteilt, es kommen aber auch Übergangsformen vor; Ⓔ *neurofibromatosis*

Neurofibromatose I: →*Neurofibromatosis generalisata*

Neurofibromatose II: seltene, autosomal-dominante Form, bei der aber die typischen Hauterscheinungen fehlen; dagegen findet man bilaterale Akustikusneurinome*, multiple Meningeome* und Neurinome anderer Hirnnerven sowie zervikaler und lumbaler Spinalnervenwurzeln; bei 50 % der Patienten kommt es zu einer juvenilen Katarakt* der hinteren Kapsel; der Defekt liegt auf dem Chromosom 22; Ⓔ *neurofibromatosis II*

Neu|ro|fi|bro|ma|to|sis ge|ne|ra|li|sa|ta *f*: *Syn: (von) Recklinghausen-Krankheit, Neurofibromatose I*; seltene [1:30.000 Einwohner], autosomal-dominante, neuroektodermale Systemerkrankung mit zahlreichen schmerzhaften Neurofibromen und Pigmentflecken [Café-au-lait-Flecken*]; die meisten Patienten sind mental retardiert und ca. 10 % leidet an epileptischen Anfällen; die typischen Hautveränderungen können schon bei der Geburt vorhanden sein oder entstehen während der frühen Kindheit; sie nehmen später noch an Größe zu; bei 5 % der Patienten kommt es zu einer sarkomatösen Entartung der Neurofibrome; daneben treten auch gehäuft maligne Optikusgliome*, Ependymome*, Phäochromozytome*, Nephroblastome* oder Retinoblastome* auf; Ⓔ *Recklinghausen's disease, von Recklinghausen's disease, multiple neurofibroma, neurofibromatosis, neuromatosis*

Neu|ro|fi|la|men|te *pl*: *s.u. Neurofibrillen*; Ⓔ *neurofilaments*

neu|ro|gen *adj*: in Nerven(zellen) entstehend, vom Nervensystem stammend, Nerven(gewebe) bildend, mit dem Nervensystem zusammenhängend; Ⓔ *neurogenic, neurogenous*

Neu|ro|ge|ne|se *f*: Bildung des Nervengewebes; Ⓔ *neurogenesis*

neu|ro|ge|ne|tisch *adj*: Neurogenese betreffend; Ⓔ *relating to neurogenesis, neurogenetic, neurofibrillary*

Neu|ro|glia *f*: *Syn: Glia*; institielles (Stütz-)Gewebe des Zentralnervensystems, das den Raum zwischen den Nervenzellen ausfüllt; Ⓔ *neuroglia, nerve cement, glia*

neu|ro|gli|al *adj*: *Syn: glial, gliär*; Neuroglia betreffend; Ⓔ *relating to neuroglia, neuroglial, neurogliar*

Neu|ro|gli|om *nt*: *Syn: Neuroma verum*; von der Neuroglia* ausgehende gutartige Geschwulst; Ⓔ *neuroglioma, neurogliocytoma*

Neu|ro|gli|o|ma|to|se *f*: *Syn: Gliomatose*; Bezeichnung für eine diffuse Gliaproliferation mit Gliombildung; Ⓔ *gliomatosis, neurogliomatosis, neurogliosis*

Neu|ro|his|to|lo|gie *f*: Histologie* des Nervensystems; Ⓔ *neurohistology, histoneurology*

neu|ro|hor|mo|nal *adj*: ein Neurohormon betreffend; Ⓔ *neurohormonal*

Neu|ro|hor|mo|ne *pl*: Oberbegriff für Hypothalamus- und Hypophysenhormone sowie Neurotransmitter; Ⓔ *neurohormones*

neu|ro|hy|po|phy|sär *adj*: Hypophysenhinterlappen/Neurohypophyse betreffend; Ⓔ *relating to the neurohypophysis, neurohypophyseal, neurohypophysial*

Neu|ro|hy|po|phy|se *f*: *Syn: Neurohypophysis, Hypophysenhinterlappen, Lobus posterior hypophysis*; aus Neurallappen und Infundibulum bestehender hinterer Teil der Hypophyse*, in dem Hypothalamushormone gespeichert werden; Ⓔ *neurohypophysis, posterior pituitary, cerebral part of hypophysis, posterior lobe of hypophysis, neural lobe of hypophysis, neural lobe of pituitary, posterior lobe of pituitary (gland), infundibular*

N

body

Neu|ro|hy|po|phy|sek|to|mie *f*: Entfernung der Neurohypophyse*; Ⓔ *neurohypophysectomy*

Neu|ro|hy|po|phy|sis *f, pl* **-ses**: → *Neurohypophyse*

Neu|ro|im|mu|no|lo|gie *f*: Immunologie des Nervensystems; Ⓔ *neuroimmunology*

neu|ro|im|mu|no|lo|gisch *adj*: Neuroimmunologie betreffend; Ⓔ *relating to neuroimmunology, neuroimmunologic*

neu|ro|kar|di|al *adj*: *Syn: kardioneural*; Nervensystem und Herz betreffend; Ⓔ *relating to the nervous system and heart, neurocardiac*

Neu|ro|ke|ra|tin|ge|rüst *nt*: Proteingerüst der Myelinscheide; Ⓔ *neurokeratin skeleton*

neu|ro|kra|ni|al *adj*: Hirnschädel/Neurokranium betreffend; Ⓔ *relating to the neurocranium, neurocranial*

Neu|ro|kra|ni|um *nt*: → *Neurocranium*

neu|ro|krin *adj*: → *neuroendokrin*

neu|ro|ku|tan *adj*: Nerven und Haut/Cutis betreffend; Hautnerven betreffend; Ⓔ *relating to both nerves and skin, neurocutaneous*

Neu|ro|la|by|rin|thi|tis *f, pl* **-ti|den**: *Syn: akuter unilateraler Vestibularisausfall, Vestibularisneuronitis, Neuronitis vestibularis*; isolierte Entzündung des Nervus vestibularis mit Drehschwindel, Übelkeit, Erbrechen, Nystagmus*; Ⓔ *neurolabyrinthitis*

neu|ro|la|by|rin|thi|tisch *adj*: Neurolabyrinthitis betreffend, von ihr betroffen oder gekennzeichnet; Ⓔ *relating to or marked by neurolabyrinthitis*

Neu|ro|la|thy|ris|mus *m*: *Syn: Kichererbsenvergiftung, Lathyrismus, Lathyrismus-Syndrom*; Vergiftung durch Neurotoxine in verschiedenen Erbsenarten; Ⓔ *neurolathyrism, lathyrism*

Neu|ro|lemm *nt*: → *Neurilemma*

Neu|ro|lem|mi|tis *f, pl* **-ti|den**: *Syn: Neurilemmitis*; Entzündung der Schwann-Scheide*; Ⓔ *neurilemmitis, neurolemmitis*

neu|ro|lem|mi|tisch *adj*: *Syn: neurilemmitisch*; Neurolemmitis betreffend, von ihr betroffen oder gekennzeichnet; Ⓔ *relating to or marked by neurolemmitis*

Neu|ro|lept|an|al|ge|sie *f*: *Syn: Neuroleptanästhesie*; allgemeine Analgesie* durch kombinierte Verwendung von Neuroleptika und Analgetika; Ⓔ *neuroleptanalgesia*

neu|ro|lept|an|al|ge|tisch *adj*: *Syn: neuroleptanästhetisch*; Neuroleptanalgesie betreffend; Ⓔ *relating to neuroleptanalgesia, neuroleptanalgesic*

Neu|ro|lept|an|äs|the|sie *f*: → *Neuroleptanalgesie*

neu|ro|lept|an|äs|the|tisch *adj*: → *neuroleptanalgetisch*

Neu|ro|lep|ti|kum *nt, pl* **-ka**: *Syn: Antipsychotikum*; Substanz mit angstlösender, beruhigender und sedierender Wirkung; Ⓔ *neuroleptic, neuroleptic agent, neuroleptic drug, major tranquilizer, antipsychotic agent, antipsychotic drug*

Neu|ro|lo|ge *m*: Arzt für Neurologie*; Ⓔ *neurologist*

Neu|ro|lo|gie *f*: Fachgebiet der Medizin, das sich mit Diagnose und Therapie von Erkrankungen des Nervensystems befasst; Ⓔ *neurology*

Neu|ro|lo|gin *f*: Ärztin für Neurologie*; Ⓔ *neurologist*

neu|ro|lo|gisch *adj*: Neurologie betreffend; Ⓔ *relating to neurology, neurological, neurologic*

Neu|ro|lu|es *f*: → *Neurosyphilis*

Neu|ro|lym|pho|ma|to|se *f*: lymphoblastische Infiltration eines Nervens; Ⓔ *neurolymphomatosis*

Neu|ro|ly|se *f*: **1.** operative Nervendekompression **2.** therapeutische Nervenauflösung; Ⓔ **1.–2.** *neurolysis*

neu|ro|ly|tisch *adj*: Neurolyse betreffend; Ⓔ *relating to neurolysis, neurolytic*

Neu|rom *nt*: *Syn: Neuroma*; gutartiger Tumor aus Nervenzellen und -fasern; Ⓔ *neuroma*

Neu|ro|ma *nt, pl* **-ma|ta**: → *Neurom*

Neuroma verum: *Syn: Neurogliom*; von der Neuroglia* ausgehende gutartige Geschwulst; Ⓔ *true neuroma, neuroglioma, neurogliocytoma*

Neu|ro|ma|la|zie *f*: Nervenerweichung; Ⓔ *neuromalacia, neuromalakia*

neu|ro|mus|ku|lär *adj*: *Syn: myoneural, myoneuronal*; Nerven und Muskel(n) betreffend oder verbindend, von Nerven und Muskeln ausgehend; Ⓔ *relating to both nerves and muscles, neuromuscular, neuromyal, neuromyic, myoneural*

Neu|ro|my|e|li|tis *f, pl* **-ti|den**: Entzündung von Nerven und Rückenmark; Ⓔ *combined neuritis and myelitis, myeloneuritis, neuromyelitis*

Neuromyelitis optica: *Syn: Devic-Syndrom, Devic-Krankheit*; akute disseminierte Rückenmarksschädigung mit begleitender Sehnervenentzündung und Erblindung; wahrscheinlich eine Sonderform der multiplen Sklerose*; Ⓔ *Devic's disease, optic neuromyelitis, optic neuroencephalomyelopathy, neuro-optic myelitis, ophthalmoneuromyelitis*

neu|ro|my|e|li|tisch *adj*: Neuromyelitis betreffend, von ihr betroffen oder gekennzeichnet; Ⓔ *relating to or marked by neuromyelitis, neuromyelitic*

Neu|ro|my|o|si|tis *f, pl* **-ti|den**: gleichzeitige Nerven- und Muskelentzündung; Ⓔ *combined neuritis and myositis, neuromyositis*

neu|ro|my|o|si|tisch *adj*: Neuromyositis betreffend, von ihr betroffen oder gekennzeichnet; Ⓔ *relating to or marked by neuromyositis*

Neu|ron *nt*: *Syn: Neurozyt*; Nervenzellen bestehen aus einem Zellleib [Perikaryon] und Zellfortsätzen [Axone und Dendriten]; sie stehen untereinander und mit anderen Zellen über Synapsen* in Verbindung; im Unterschied zu anderen Zellen können sie durch ihre Umgebung oder andere Zellen erregt werden, können diese Erregung über längere Strecken weiterleiten und auf andere Zellen oder Strukturen übertragen; reife Nervenzellen habe die Fähigkeit zur Neubildung oder Teilung verloren, damit können Schäden nicht histologisch geheilt werden, sondern die Funktion der ausgefallenen Zelle muss von einer anderen Zelle übernommen werden; Ⓔ *neuron, neurone, nerve cell, neurocyte*

neu|ro|nal *adj*: Neuron(en) betreffend; Ⓔ *relating to neuron(s), neuronal*

Neu|ro|nen|ent|zün|dung *f*: → *Neuronitis*

Neu|ro|ni|tis *f, pl* **-ti|den**: **1.** Neuronenentzündung **2.** *Syn: Guillain-Barré-Syndrom, Polyradikuloneuritis, Radikuloneuritis*; meist im Anschluss an einen Virusinfekt auftretende, aufsteigende motorische Lähmung mit guter Prognose; Ⓔ **1.** *inflammation of the neurons, neuronitis, celluloneuritis* **2.** *Guillain-Barré syndrome, Guillain-Barré polyneuritis, Barré-Guillain syndrome, neuronitis, idiopathic polyneuritis, infective polyneuritis, radiculoneuritis, acute ascending spinal paralysis, acute febrile polyneuritis, acute postinfectious polyneuropathy, polyradiculoneuropathy, postinfectious polyneuritis, encephalomyeloradiculoneuritis*

Neuronitis vestibularis: *Syn: Neurolabyrinthitis, akuter unilateraler Vestibularisausfall, Vestibularisneuronitis*; isolierte Entzündung des Nervus vestibularis mit Drehschwindel, Übelkeit, Erbrechen und Nystagmus*; Ⓔ *acute vestibular paralysis, vestibular neuronitis*

neu|ro|ni|tisch *adj*: Neuronenentzündung/Neuronitis betreffend, von ihr betroffen oder gekennzeichnet; Ⓔ *relating to or marked by neuronitis, neuronitic*

neu|ro|no|trop *adj*: mit besonderer Affinität zu Neuronen; Ⓔ *neuronotropic*

Neu|ro|pa|pil|li|tis *f, pl* **-ti|den**: → *Neuropapillitis optica*

neu|ro|pa|pil|li|tisch *adj*: *Syn: papillitisch*; Neuropapillitis betreffend, von ihr betroffen oder gekennzeichnet; Ⓔ *relating to or marked by neuropapillitis, neuropapillitic*

Neu|ro|pa|pil|li|tis op|ti|ca *f*: *Syn: Papillenentzündung, Papillitis, Neuritis nervi optici intrabulbaris*; zu Hyper-

N

ämie* und ödematöser Schwellung der Sehnervenpapille* führende Sehnervenentzündung; Ⓔ *optic neuritis, neuropapillitis, papillitis*

Neu|ro|pa|ra|ly|se *f*: *Syn: neurogene Lähmung, Nervenlähmung*; durch eine Nervenschädigung verursachte Lähmung; Ⓔ *neuroparalysis*

Neu|ro|pa|thie *f*: nicht-entzündliche Nervenerkrankung; Nervenleiden; Ⓔ *neuropathy*

neu|ro|pa|thisch *adj*: Neuropathie betreffend, von ihr betroffen oder gekennzeichnet, durch sie bedingt; Ⓔ *relating to neuropathy, neuropathic*

Neu|ro|pa|tho|lo|gie *f*: Pathologie* des Nervensystems; Ⓔ *neuropathology*

Neu|ro|phy|si|o|lo|gie *f*: Physiologie* des Nervensystems; Ⓔ *neurophysiology*

neu|ro|phy|si|o|lo|gisch *adj*: Neurophysiologie betreffend; Ⓔ *relating to neurophysiology, neurophysiologic, neurophysiological*

Neu|ro|pil *nt*: *Syn: Nervenfilz*; das zwischen den Nerven- und Gliazellen liegende Gewirr von Dendriten, Axonen und Gliafortsätzen; Ⓔ *neuropil, neuropile, neuropilem, molecular substance*

Neu|ro|plas|ma *f*: Zytoplasma der Nervenzelle; Ⓔ *neuroplasm*

neu|ro|plas|ma|tisch *adj*: Neuroplasma betreffend; Ⓔ *relating to neuroplasm, neuroplasmic*

Neu|ro|plas|tik *f*: Nervenplastik; Ⓔ *neuroplasty*

Neu|ro|pra|xie *f*: →*Neurapraxie*

Neu|ro|psy|chi|a|trie *f*: Neurologie und Psychiatrie, Nervenheilkunde; Ⓔ *neuropsychiatry*

neu|ro|psy|chi|a|trisch *adj*: Neuropsychiatrie betreffend; Ⓔ *relating to neuropsychiatry, neuropsychiatric*

Neu|ro|psy|cho|lo|gie *f*: Grenzgebiet von Neurologie* und Psychologie*, das sich mit dem Zusammenhang von Fühlen/Erleben und dem Nervensystem beschäftigt; Ⓔ *neuropsychology*

Neu|ro|ra|di|o|lo|gie *f*: Radiologie des Nervensystems; Ⓔ *neuroradiology, neuroroentgenography*

neu|ro|ra|di|o|lo|gisch *adj*: Neuroradiologie betreffend; Ⓔ *relating to neuroradiology, neuroradiologic*

Neu|ro|re|ti|ni|tis *f*, *pl* **-ti|den**: Entzündung von Sehnerv und Netzhaut/Retina; Ⓔ *inflammation of optic nerve and retina, neuroretinitis*

neu|ro|re|ti|ni|tisch *adj*: Neuroretinitis betreffend, von ihr betroffen oder gekennzeichnet; Ⓔ *relating to or marked by neuroretinitis, neuroretinitic*

Neu|ro|re|ti|no|pa|thie *f*: Erkrankung der Sehnervenpapille und der Netzhaut; Ⓔ *neuroretinopathy*

Neu|ror|rha|phie *f*: Nervennaht; Ⓔ *nerve suture, neurorrhaphy, neurosuture*

Neu|ro|se *f*: psychisch bedingte Gesundheitsstörung als Ausdruck eines unbewussten seelischen Konflikts; Ⓔ *neurosis, psychoneurosis*

depressive Neurose: *Syn: neurotische Depression*; Neurose* mit ausgeprägt depressiver Symptomatik; Ⓔ *neurotic depression, depressive neurosis*

hysterische Neurose: *Syn: Konversionsreaktion, Konversionsneurose, Konversionshysterie, hysterische Reaktion*; primär durch Konversionssymptome [u.a. Lähmung, Schmerzen, Sprechstörungen, Schwerhörigkeit, Sehstörungen] gekennzeichnete Neurose; Ⓔ *conversion disorder, hysterical neurosis, conversion hysteria, conversion hysteric neurosis, conversion type, hysteria*

posttraumatische Neurose: *Syn: Unfallneurose, traumatische Neurose*; im Anschluss an eine plötzliche starke seelische Belastung auftretende Neurose; Ⓔ *posttraumatic neurosis, traumatic neurosis, accident neurosis*

traumatische Neurose: →*posttraumatische Neurose*

vegetative Neurose der Kleinkinder: *Syn: Feer-Krankheit, Rosakrankheit, Swift-Syndrom, Selter-Swift-Feer-Krankhei, Akrodynie, Acrodyniat, Feer-Selter-Swift-Krankheit*; vermutlich durch eine Quecksilbervergiftung verursachte Schädigung des Stammhirns mit Haut- und Organsymptomen bei Kleinkindern; Ⓔ *Feer's disease*

Neu|ro|se|kret *nt*: im Nervensystem gebildetes Sekret; Neurohormon; Ⓔ *neurosecretion*

Neu|ro|se|kre|ti|on *f*: Bildung und Sekretion von Neurohormonen; Ⓔ *neurosecretion*

neu|ro|se|kre|to|risch *adj*: Neurosekretion betreffend; Ⓔ *relating to neurosecretion, neurosecretory*

neu|ro|sen|so|risch *adj*: sensorische Nerven betreffend; sensorisch; Ⓔ *neurosensory*

Neu|ro|sis *f*, *pl* **-ses**: →*Neurose*

Neu|ro|skle|ro|se *f*: *Syn: Nervensklerose*; sklerotische Verhärtung von Nervengewebe; Ⓔ *neurosclerosis*

Neu|ro|sti|mu|la|ti|on *f*: *Syn: Elektrostimulationsanalgesie*; Hemmung der Schmerzempfindung durch elektrische Reizung von Nervenfasern; Ⓔ *electrical nerve stimulation*

Neu|ro|sy|phi|lis *f*: *Syn: Syphilis IV, Tertiärstadium, Neurolues*; Jahre nach der Erstinfektion beginnendes Stadium mit Befall des Zentralnervensystems, der Knochen und innerer Organe; Ⓔ *neurosyphilis, neurolues*

neu|ro|ten|di|nös *adj*: Nerv(en) und Sehne betreffend; Ⓔ *relating to both nerve and tendon, neurotendinous*

Neu|ro|ten|sin *nt*: von den **Neurotensinzellen** [N-Zellen] der Ileum- und Jejunumschleimhaut gebildetes Gewebshormon, das die Magensäureproduktion hemmt und die Pankreassekretion anregt; Ⓔ *neurotensin*

Neu|ro|ten|sin|zel|len *pl*: *s.u. Neurotensin*; Ⓔ *neurotensin cells*

neu|ro|ti|gen *adj*: eine Neurose hervorrufend; Ⓔ *neurotigenic*

neu|ro|tisch *adj*: Neurose betreffend, an einer Neurose leidend, auf einer Neurose beruhend, durch sie bedingt; Ⓔ *relating to a neurois, neurotic*

Neu|ro|tme|sis *f*: Nervenschädigung mit kompletter Durchtrennung von Axon und Scheide; Ⓔ *neurotmesis*

Neu|ro|to|mia *f*: →*Neurotomie*

Neurotomia retrogasserina: →*retroganglionäre Neurotomie*

Neu|ro|to|mie *f*: *Syn: Neurotomia*; Nervenschnitt, Nervendurchtrennung; Ⓔ *neurotomy*

retroganglionäre Neurotomie: *Syn: Frazier-Spiller-Operation, Neurotomia retrogasserina*; Durchtrennung der sensiblen Trigeminusfasern bei Trigeminusneuralgie*; Ⓔ *Frazier-Spiller operation, trigeminal rhizotomy, retrogasserian neurectomy, retrogasserian neurotomy, retrogasserian rhizotomy*

Neu|ro|to|mo|gra|fie, -gra|phie *f*: Tomografie* des Zentralnervensystems; Ⓔ *neurotomography*

Neu|ro|to|nie *f*: therapeutische Nervendehnung; Ⓔ *nerve stretching, neurotonia, neurotony, neurectasia, neurectasy, neurotension*

Neu|ro|to|xi|ko|se *f*: Schädigung des Nervensystems durch Neurotoxine; Ⓔ *neurotoxicosis*

Neu|ro|to|xin *f*: Nervengift; Ⓔ *neurotoxin*

neu|ro|to|xisch *adj*: nervenschädigend; Ⓔ *neurotoxic*

Neu|ro|to|xi|zi|tät *f*: Nervengiftigkeit; Ⓔ *neurotoxicity*

Neu|ro|trans|mit|ter *pl*: im Nervensystem wirksamer Transmitter*; Ⓔ *neurotransmitter*

neu|ro|trop *adj*: auf Nerven(gewebe) wirkend, mit besonderer Affinität zu Nerven(gewebe); Ⓔ *neurotropic, neurophilic*

neu|ro|troph *adj*: *Syn: neurotrophisch*; Neurotrophie betreffend; Ⓔ *relating to neurotrophy, neurotrophic*

Neu|ro|tro|phie *f*: Ernährung von Nervengewebe; Ⓔ *neurotrophy*

neu|ro|tro|phisch *adj*: →*neurotroph*

Neu|ro|tu|bu|li *pl*: *s.u. Neurofibrillen*; Ⓔ *neurotubules*

neu|ro|vas|ku|lär *adj*: Nervensystem und Gefäßsystem betreffend; Ⓔ *neurovascular*

neu|ro|ve|ge|ta|tiv *adj*: das vegetative Nervensystem betreffend; Ⓔ *neurovegetative*

neu|ro|vi|ru|lent *adj*: Neurovirulenz betreffend, Neurovirulenz besitzend; Ⓔ *neurovirulent*

Neu|ro|vi|ru|lenz *f*: Fähigkeit eine Infektionskrankheit des Nervensystems hervorzurufen; Ⓔ *neurovirulence*

neu|ro|vis|ze|ral *adj*: Nervensystem und Eingeweide/Viszera betreffend; Ⓔ *neurovisceral, neurosplanchnic*

neu|ro|zir|ku|la|to|risch *adj*: Nervensystem und Kreislauf betreffend; Ⓔ *neurocirculatory*

Neu|ro|zyt *m*: → *Neuron*

Neu|ro|zy|to|ly|se *f*: Auflösung von Nervenzellen, Neuronauflösung; Ⓔ *neurocytolysis*

neu|tral *adj*: weder sauer noch basisch; Ⓔ *neutral*

Neu|tral|biss *m*: *Syn: Neutrogenie, Regelbiss, Eugnathie*; normaler Schlussbiss der Zahnreihen; Ⓔ *neutral occlusion, normal occlusion*

Neu|tral|fet|te *pl*: aus Glycerin und Fettsäuren aufgebaute Fette; Ⓔ *acylglycerols, neutral fats*

Neu|tro|ge|nie *f*: → *Neutralbiss*

Neu|tro|nen *pl*: ungeladene Elementarteilchen im Atomkern; Ⓔ *neutrons*

Neu|tro|pe|nie *f*: *Syn: Neutrozytopenie*; Verminderung der neutrophilen Leukozyten im peripheren Blut; Ⓔ *neutropenia, neutrocytopenia, neutrophilic leukopenia, granulocytopenia, granulopenia*

maligne Neutropenie: *Syn: Agranulozytose, perniziöse Neutropenie*; allergische oder toxische, hochgradige Verminderung der Granulozyten; Ⓔ *agranulocytosis, agranulocytic angina, Schultz's disease, Schultz's syndrome, Schultz's angina, Werner-Schultz disease, malignant leukopenia, malignant neutropenia, granulocytopenia, granulopenia, idiopathic neutropenia, idiosyncratic neutropenia, pernicious leukopenia, neutropenic angina*

periodische Neutropenie: → *zyklische Neutropenie*

perniziöse Neutropenie: → *maligne Neutropenie*

zyklische Neutropenie: *Syn: periodische Neutropenie, periodische/zyklische Leukozytopenie*; angeborene, in regelmäßigen Abständen auftretende, vorübergehende Verminderung der neutrophilen Leukozyten im peripheren Blut; Ⓔ *periodic neutropenia, cyclic neutropenia*

neu|tro|pe|nisch *adj*: Neutropenie betreffend, von ihr betroffen oder gekennzeichnet, durch sie bedingt; Ⓔ *relating to neutropenia, neutropenic*

neu|tro|phil *adj*: mit neutralen Farbstoffen färbend; Ⓔ *neutrophil, neutrophile, neutrophilic*

Neu|tro|phil|ler *m*: *Syn: neutrophiler Granulozyt*; mit neutralen Farbstoffen anfärbbarer granulozytärer Leukozyt; häufigste Granulozytenform; Ⓔ *neutrocyte, neutrophil, neutrophile, neutrophilic leukocyte, neutrophilic granulocyte, neutrophilic cell, polynuclear neutrophilic leukocyte, polymorphonuclear neutrophil leukocyte*

Neu|tro|phi|lie *f*: **1.** Anfärbbarkeit mit neutralen Farbstoffen **2.** *Syn: Neutrozytose*; Vermehrung der neutrophilen Granulozyten im peripheren Blut; Ⓔ **1.** *neutrophilia* **2.** *neutrophilic leukocytosis, neutrophilia, neutrocytosis*

Neu|tro|zy|to|pe|nie *f*: → *Neutropenie*

Neu|tro|zy|to|se *f*: *Syn: Neutrophilie*; Vermehrung der neutrophilen Granulozyten im peripheren Blut; Ⓔ *neutrophilic leukocytosis, neutrophilia, neutrocytosis*

New|ton *nt*: SI-Einheit der Kraft; Ⓔ *newton*

Nia|cin *nt*: *Syn: Nikotinsäure, Nicotinsäure, Antipellagravitamin, Vitamin PP*; durch die Nahrung zugeführte oder aus Tryptophan synthetisierte Substanz, die Baustein von NAD und NADP ist; Ⓔ *nicotinic acid, niacin, P.-P. factor, pellagramin, anti-black-tongue factor, antipellagra, antipellagra factor, antipellagra vitamin, pellagra-preventing factor*

Nia|cin|man|gel|syn|drom *nt*: *Syn: Pellagra, Vitamin-B_2-Mangelsyndrom*; durch Diarrhoe, Dermatitis und Demenz [**3-D-Krankheit**] charakterisierte Vitamin B_2-Mangelkrankheit, die v.a. in Ländern auftritt, in denen Mais ein Hauptbestandteil der Nahrung ist [Italien, Spanien, Indien, China, Japan]; Ⓔ *pellagra, maidism, Alpine scurvy*

Nicht-A-Nicht-B-Hepatitis *f*: → *Non-A-Non-B-Hepatitis*

nicht-ketotisch *adj*: nicht durch eine Ketose verursacht; Ⓔ *nonketotic*

nicht-osmotisch *adj*: nicht auf Osmose beruhend, nicht durch Osmose hervorgerufen; Ⓔ *non-osmotic*

Ni|ckel *nt*: zur Eisengruppe gehörendes Element; Ⓔ *nickel, niccolum*

Ni|co|tin *nt*: *Syn: Nikotin*; Alkaloid der Tabakpflanze; Ⓔ *nicotine*

Ni|co|tin|a|mid *nt*: *Syn: Nicotinsäureamid*; Amid der Nicotinsäure; Baustein von NAD und NADP; Ⓔ *nicotinamide, niacinamide*

Nicotinamid-adenin-dinucleotid *nt*: *Syn: Diphosphopyridinnucleotid, Cohydrase I, Coenzym I, Nikotinsäureamid-adenin-dinucleotid*; in allen Zellen vorkommendes Coenzym zahlreicher Oxidoreduktasen*, das reversibel Wasserstoff anlagern kann; liegt abwechselnd in oxidierter [Grundzustand, NAD] und reduzierter Form [NADH] vor; Ⓔ *nicotinamide-adenine dinucleotide, cozymase, nadide*

ni|co|tin|erg *adj*: *Syn: nikotinerg*; auf Nicotin(derivate) als Transmitter ansprechend; Ⓔ *nicotinic*

Ni|co|tin|säure *f*: → *Niacin*

Ni|co|tin|säu|re|a|mid *nt*: → *Nicotinamid*

Nic|ta|tio *f, pl* **-tio|nes:** *Syn: Niktation, Nictitatio*; Blinzeln; Ⓔ *nictitation, nictation, winking*

Nic|ti|ta|tio *f, pl* **-ti|o|nes:** *Syn: Niktation, Nictatio*; Blinzeln; Ⓔ *nictitation, nictation, winking*

Ni|da|ti|on *f*: *Syn: Implantation*; Einnistung der Frucht; Ⓔ *nidation, implantation, embedding*

Ni|da|ti|ons|hem|mer *pl*: Mittel, die die Einnistung der Frucht verhindern [z.B. Intrauterinpessar]; Ⓔ *nidation inhibitors*

Nie|der|druck|sys|tem *nt*: Teil des Kreislaufs mit niedrigem Druck; enthält ca. 85 % des Blutvolumens; Ⓔ *low-pressure system*

nie|der|mo|le|ku|lar *adj*: mit niedrigem Molekulargewicht; Ⓔ *low-molecular-weight*

Niemann-Pick-Krankheit *f*: *Syn: Sphingomyelinose, Sphingomyelinlipidose*; autosomal-rezessive Sphingolipidose* mit Einlagerung von Sphingomyelin und Cholesterin in Zellen des retikulohistiozytären Systems und des ZNS; es gibt mehr als 5 Varianten mit unterschiedlichem Schweregrad und Verlauf; Ⓔ *Niemann-Pick disease, Niemann disease, Niemann splenomegaly, Pick's disease, sphingomyelinase deficiency, sphingolipidosis, sphingolipodystrophy, sphingomyelin lipidosis, sphingomyelinosis*

Niemann-Pick-Zellen *pl*: typische Zellen im retikulohistiozytären System bei Niemann-Pick-Krankheit; Ⓔ *Niemann-Pick cells, Pick's cells*

Nie|re *f*: *Syn: Ren*; paariges, im Retroperitonealraum liegendes Organ, das eine Zentralrolle bei der Ausscheidung von Stoffwechselprodukten und bei der Konstanthaltung des Wasser- und Elektrolythaushaltes spielt; Ⓔ *kidney, ren*

Nie|ren|abs|zess *m*: *Syn: intrarenaler Abszess*; Abszess im Nierengewebe; Ⓔ *intrarenal abscess, nephrapostasis, kidney abscess, renal abscess*

Nie|ren|a|ge|ne|sie *f*: *Syn: Anephrie*; angeborenes Fehlen dernieren; Ⓔ *renal agenesis*

Nie|ren|an|gi|o|gra|fie, -gra|phie *f*: Angiografie* der Nierengefäße; Ⓔ *renal angiography, renal artery angiography*

Nie|ren|a|no|ma|lie *f*: angeborene Nierenfehlbildung; Ⓔ

N

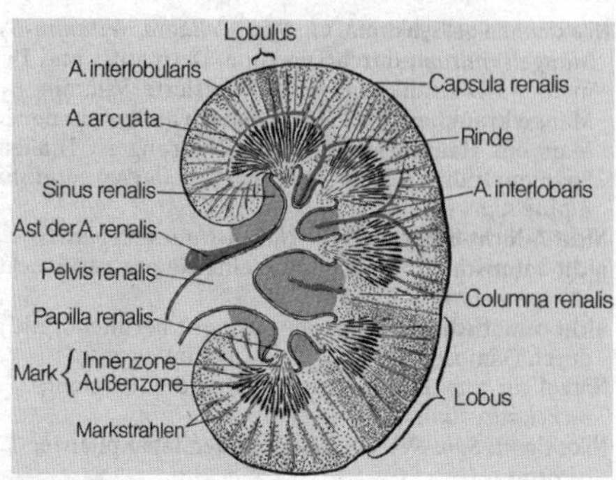

Abb. 62. Frontaler Längsschnitt durch die Niere

renal anomaly

Nie|ren|a|pla|sie *f*: angeborenes Fehlen einer Niere; Ⓔ *renal aplasia*

Nie|ren|ar|te|ri|en|ste|no|se *f*: vollständige oder unvollständige Einengung der Nierenarterie; führt zur Entwicklung einer renalen Hypertonie*; Ⓔ *renal artery stenosis*

Nie|ren|be|cken *nt*: ***Syn:*** *Pyelon, Pelvis renalis*; trichterförmiges Sammelbecken des Harns im Nierenhilus; geht in die Harnleiter über; Ⓔ *renal pelvis*

Nie|ren|be|cken|ent|zün|dung *f*: →*Pyelitis*

Nie|ren|clea|rance *f*. ***Syn:*** *renale Clearance*; Bezeichnung für die Plasmamenge, die pro Zeiteinheit in der Niere von einer bestimmten Substanzmenge gereinigt wird; Ⓔ *renal clearance*

Nie|ren|de|kap|su|la|ti|on *f*: →*Nephrokapsulektomie*

Nie|ren|di|a|be|tes *m*: ***Syn:*** *renale Glucosurie, Diabetes renalis*; autosomal-rezessive Störung der Glucoserückresorption mit konstanter Glucosurie; Ⓔ *orthoglycemic glycosuria, benign glycosuria, renal glycosuria, nondiabetic glycosuria, normoglycemic glycosuria, nonhyperglycemic glycosuria*

Nie|ren|dys|pla|sie *f*: schwere Fehlbildung der Nieren; oft kombiniert mit anderen Fehlbildungen der ableitenden Harnwege; Ⓔ *dysplastic kidney*

Nie|ren|dys|to|pie *f*: →*Nierenektopie*

pelvine Nierendystopie: ***Syn:*** *Ren pelvicus, Beckenniere*; angeborener Tiefstand der Niere im Becken; Ⓔ *pelvic kidney*

Nie|ren|ek|to|pie *f*: ***Syn:*** *Nierendystopie, Ektopia renis*; angeborene Verlagerung der Niere; Ⓔ *renal ectopia*

Nie|ren|em|bo|lie *f*. embolischer Verschluss einer oder beider Nierenarterien; führt zum Niereninfarkt; Ⓔ *renal embolism*

Nie|ren|ent|zün|dung *f*: →*Nephritis*

Nie|ren|fehl|bil|dun|gen *pl*: angeborene Anomalien der Nierenform oder -lage; Ⓔ *kidney malformations, renal anomalies*

Nie|ren|fis|tel *f*: operativ angelegte Fistel zur Harnableitung; Ⓔ *nephrostomy*

Nie|ren|fis|tel|ung *f*: ***Syn:*** *Nephrostomie*; Anlegen einer äußeren Nierenfistel; Ⓔ *nephrostomy*

Nie|ren|grieß *m*: multiple, kleinste Nierensteine; Ⓔ *kidney gravel*

Nie|ren|hy|per|tro|phie *f*: Vergrößerung einer Niere; meist als Anpassungshypertrophie bei Ausfall der anderen Niere; Ⓔ *nephrohypertrophy*

Nie|ren|hy|po|pla|sie *f*. ***Syn:*** *Zwergniere*; angeborene Kleinheit der Niere; Ⓔ *renal hypoplasia*

Nie|ren|in|farkt *m*: hämorrhagischer oder anämischer Infarkt durch Nierenembolie* oder Nierenvenenthrombose*; Ⓔ *renal infarct*

Nie|ren|in|suf|fi|zi|enz *f*. akute oder chronische Unfähigkeit der Niere zur ausreichenden Harnbildung; es kommt zum Anstieg der harnpflichtigen Substanzen im Blut und Störungen des Wasser- und Elektrolythaushaltes; Ⓔ *kidney insufficiency, renal insufficiency*

Nie|ren|kap|sel|ent|zün|dung *f*: →*Perinephritis*

Nie|ren|kar|zi|nom *nt*: von den Nieren ausgehender bösartiger Tumor; i.e.S. das klarzellige Nierenkarzinom; Ⓔ *carcinoma of kidney*

klarzelliges Nierenkarzinom: ***Syn:*** *hypernephroides Karzinom, maligner Grawitz-Tumor, Hypernephrom*; durch helle Zellen charakterisierter, häufigster bösartiger Nierentumor, der Männer häufiger befällt als Frauen; Ⓔ *hypernephroid carcinoma, hypernephroid renal carcinoma, Grawitz's tumor, adenocarcinoma of kidney, clear cell adenocarcinoma, renal adenocarcinoma, renal cell carcinoma, hypernephroma, clear cell carcinoma of kidney*

Nie|ren|ko|lik *f*. ***Syn:*** *Colica renalis*; meist durch Nierensteine hervorgerufene Kolik; Ⓔ *nephric colic, renal colic, nephrocolic*

Nie|ren|pa|pil|len *pl*: ***Syn:*** *Papillae renales*; Spitzen der Nierenpyramiden, die in die Nierenkelche hineinragen; Ⓔ *renal papillae*

Nie|ren|py|ra|mi|den *pl*: ***Syn:*** *Malpighi-Pyramiden, Pyramides renales*; das Nierenmark bildende pyramidenförmige Segmente, die mit der Spitze in die Nierenkelche münden; Ⓔ *pyramids of Malpighi, renal pyramids*

Nie|ren|rin|den|ne|kro|se *f*. ***Syn:*** *Juhel-Renoy-Syndrom*; meist beidseitige, ausgedehnte Nekrose* bei Eklampsie*, Infektionen oder Intoxikation; Ⓔ *renal cortical necrosis*

Nie|ren|schwel|le *f*: maximale Rückresorptionskapazität der Niere für eine Substanz; bei Überschreiten kommt es zur Ausscheidung im Harn; Ⓔ *renal threshold*

Nie|ren|seg|men|te *pl*: ***Syn:*** *Segmenta renalia*; das Nierenparenchym kann in keilförmige Segmente eingeteilt werden, die von Endästen der Arteria* renalis versorgt werden; man unterscheidet **Segmentum superius, anterius superius, anterius inferius, inferius** und **posterius**; Ⓔ *renal segments*

Nie|ren|sen|kung *f*: →*Nephroptose*

Nie|ren|se|quenz|szin|ti|gra|fie, -gra|phie *f*: ***Syn:*** *Radionephrografie, Radioisotopennephrografie*; Messung von im Harn ausgeschiedenen Radioisotopen zur Diagnostik der Nierenfunktion; Ⓔ *radioisotope kidney scan, radioisotope nephrography*

Nie|ren|so|no|gra|fie, -gra|phie *f*: Ultraschalluntersuchung der Niere; Ⓔ *nephrosonography*

Nie|ren|stein *m*: ***Syn:*** *Calculus renalis, Nephrolith*; Harnstein* in der Niere [Nierenparenchym oder Nierenbecken]; die operative Entfernung erfolgt meist mittels extrakorporaler Stoßwellenlithotripsie oder als chirurgische Steinextraktion; Ⓔ *kidney stone*

Nie|ren|stein|krank|heit *f*: →*Nephrolithiasis*

Nie|ren|stein|lei|den *nt*: →*Nephrolithiasis*

Nie|ren|szin|ti|gra|fie, -gra|phie *f*. Szintigrafie* des Nierenparenchyms; Ⓔ *renal scintigraphy*

Nie|ren|tu|ber|ku|lo|se *f*: i.d.R. hämatogene, beidseitige Tuberkulose; meist Teil einer Urogenitaltuberkulose*; Ⓔ *tuberculosis of kidney, renal tuberculosis, nephrotuberculosis, nephrophthisis*

Nie|ren|ve|nen|throm|bo|se *f*. ein- oder beidseitiger Verschluss der Nierenvene durch einen Thrombus; bei vollständigem Verschluss kommt es zum Absterben der Niere; Ⓔ *thrombosis of the renal vein, renal vein thrombosis*

Nievergelt-Syndrom *nt*: ***Syn:*** *mesomele Dysplasie Typ Nievergelt*; seltene, autosomal-dominante Dysplasie des Extremitätenskeletts; typisch sind radioulnare Synostosen und Minderwuchs durch Verkürzung von Tibia und Fibula; Ⓔ *Nievegelt type dwarfism*

Ni|ko|tin *nt*: →*Nicotin*

ni|ko|tin|erg *adj*: *Syn:* *nicotinerg*; auf Nikotin(derivate) als Transmitter ansprechend; Ⓔ *nicotinic*

Ni|ko|tin|säu|re *f*: → *Niacin*

Nikotinsäureamid-adenin-dinucleotid *nt*: → *Nicotinamid-adenin-dinucleotid*

Nikotinsäureamid-adenin-dinukleotid *nt*: → *Nicotinamid-adenin-dinucleotid*

Nik|ta|ti|on *f*: *Syn:* *Nictitatio, Nictatio*; Blinzeln; Ⓔ *nictitation, nictation, winking*

Nisbet-Schanker *m*: *Syn:* *Bubonulus, Lymphangiitis dorsalis penis*; im Rahmen des Ulcus* molle auftretende Lymphgefäßentzündung des Penis; Ⓔ *bubonulus, Nisbet's chancre*

Ni|schen|zel|le *f*: *Syn:* *Alveolarzelle Typ II, Pneumozyt Typ II*; Epithelzelle der Lungenalveolen, die Surfactant produziert; Ⓔ *niche cell, type II alveolar cell, great alveolar cell, large alveolar cell, type II cell, granular pneumocyte, granular pneumonocyte*

Nis|sen *pl*: Läuseeier; Ⓔ *nits, lice eggs*

Nissl-Schollen *pl*: *Syn:* *Nissl-Substanz, Nissl-Granula, Tigroidschollen*; das raue endoplasmatische Retikulum der Nervenzellen; liegt als schollenförmige, basophile Substanz in der Zelle; Ⓔ *Nissl bodies, Nissl granules, Nissl substance, chromatic granules, chromophilous bodies, chromophil corpuscles, chromophilic granules, tigroid masses, tigroid spindles, tigroid bodies, tigroid substance, chromophil substance, basophil substance*

Ni|trat *nt*: Salz der Salpetersäure; Ⓔ *nitrate*

organische Nitrate: Oberbegriff für Ester der Salpetersäure, wie z.B. Nitroglycerin*, Isosorbiddinitrat*, Isosorbidmononitrat*; sie senken den pulmonalen Mitteldruck, Aortendruck, peripheren Widerstand sowie links- und rechtsventrikulären Füllungsdruck; führen zu Vasodilatation, Senkung des Sauerstoffverbrauchs des Herzmuskels und Verbesserung des Wirkungsgrades der Herzarbeit; Ⓔ *organic nitrates*

Ni|trit *nt*: Salz der salpetrigen Säure; Ⓔ *nitrite*

Ni|trit|u|rie *f*: Nitritausscheidung im Harn; Ⓔ *nitrituria*

Ni|tro|ge|ni|um *nt*: → *Stickstoff*

Ni|tros|a|mi|ne *pl*: >N-NO-haltige organische, kanzerogene Substanzen; Ⓔ *nitrosamines*

Ni|tro|ver|bin|dun|gen *pl*: NO_2-haltige organische Verbindungen; Ⓔ *nitro compounds*

NK-Lymphozyten *pl*: *Syn:* *NK-Zellen, natürliche Killerzellen*; T-Lymphozyten, die ohne vorherigen Antigenkontakt Zellen angreifen und auflösen können; Ⓔ *natural killer cells, NK cells*

NK-Zellen *pl*: → *NK-Lymphozyten*

NMR-Spektroskopie *f*: *Syn:* *Kernspinresonanzspektroskopie, Kernresonanzspektroskopie, MR-Spektroskopie*; Strukturanalyse von Molekülen durch spektroskopische Messung der induzierten Kernspinresonanz; Ⓔ *nuclear magnetic resonance spectroscopy, NMR spectroscopy*

NMR-Tomografie *f*: *Syn:* *MR-Tomografie, Magnetresonanztomografie, Kernspinresonanztomografie*; auf Kernspinresonanz beruhendes, nicht-invasives, computergesteuertes, bildgebendes Verfahren mit hoher Auflösung; Ⓔ *nuclear resonance scanning, magnet resonance imaging*

NNR-Hormone *pl*: → *Nebennierenrindenhormone*

NNR-Insuffizienz *f*: → *Nebennierenrindeninsuffizienz*

No|car|dia *f*: Gattung grampositiver, unbeweglicher Stäbchenbakterien; Ⓔ *Nocardia*

no|dal *adj*: Knoten/Nodus betreffend; Ⓔ *relating to a node, nodal*

No|di *pl*: → *Nodus*

no|dös *adj*: knötchenförmig, knotig; Ⓔ *nodular, nodulate, nodulated, nodulous, nodous, nodose*

No|do|si|tas *f, pl* **-ta|tes**: Knoten, Knötchen, knotige Struktur; Ⓔ *nodosity, node, nodositas*

Nodositas crinium: *Syn:* *Haarknötchenkrankheit, Trichorrhexis nodosa*; Trichorrhexis* mit knötchenförmiger Auftreibung und pinselförmiger Auffaserung der Haarenden; Ⓔ *knotted hair, trichonodosis, trichorrhexis nodosa, trichoclasia, trichoclasis*

no|du|lär *adj*: Knoten/Knötchen aufweisend, mit Knoten/Knötchen besetzt, knötchenförmig; Ⓔ *nodular, nodulate, nodulated, nodulous, nodous, nodose*

No|du|lär|vas|ku|li|tis *f, pl* **-ti|den**: → *Erythema induratum*

No|du|li *pl*: → *Nodulus*

No|du|lus *m, pl* **-li**: Knötchen, knotige Struktur; Ⓔ *node, nodule, nodulus*

Nodulus cerebelli: → *Nodulus vermis*

Nodulus cutaneus: → *Dermatofibrom*

Noduli lymphoidei aggregati appendicis vermiformis: Peyer-Plaques der Appendix* vermiformis; Ⓔ *aggregated follicles of vermiform appendix*

Noduli lymphoidei aggregati intestini tenuis: *Syn:* *Peyer-Plaques*; zum Immunsystem gehörende Lymphknötchen des Dünndarms; Ⓔ *Peyer's plaques, Peyer's glands, Peyer's insulae, Peyer's patches, insulae of Peyer, aggregated follicles, aggregated lymphatic follicles, intestinal tonsil, aggregated glands, aggregated nodules*

Noduli lymphoidei lienalis: *Syn:* *Milzknötchen, Milzfollikel, Malpighi-Körperchen der Milz, weiße Pulpa, Noduli lymphoidei splenici*; Lymphfollikel der Milz; Ⓔ *splenic follicles, splenic nodules, splenic corpuscles, white pulp, malpighian bodies of spleen, malpighian corpuscles of spleen*

Noduli lymphoidei solitarii: vereinzelte Lymphknötchen der Schleimhaut des Magen-Darm-Traktes; Ⓔ *solitary follicles, solitary glands*

Noduli lymphoidei splenici: → *Noduli lymphoidei lienalis*

Nodulus lymphoideus: *Syn:* *Lymphfollikel, Lymphknötchen, Folliculus lymphaticus, Lymphonodulus*; rundliche Anhäufung von retikulärem Bindegewebe und lymphatischen Zellen in den Lymphknoten oder im Gewebe; Ⓔ *lymph follicle, lymphatic follicle, lymphoid follicle, lymphonodulus*

Nodulus rheumaticus: → *Rheumaknötchen*

Nodulus valvularum semilunarium: Arantius-Knötchen der Aortenklappe oder Pulmonalklappe; Ⓔ *nodules of Arantius, bodies of Arantius, nodules of aortic valve, Bianchi's nodules, nodules of semilunar valves*

Nodulus vermis: *Syn:* *Nodulus cerebelli*; medialer Kleinhirnhöcker; Ⓔ *nodule of cerebellum, nodule of vermis, nodulus*

Noduli vocales: *Syn:* *Sängerknötchen, Schreiknötchen, Stimmbandknötchen*; bei Überbelastung der Stimmbänder auftretende Wucherungen; Ⓔ *vocal nodules, singer's nodules, singer's nodes*

No|dus *m, pl* **-di**: Knoten, Knötchen, knotige Struktur; Ⓔ *node, nodus; nodosity, knot*

Nodus atrioventricularis: *Syn:* *AV-Knoten, Aschoff-Tawara-Knoten, Atrioventrikularknoten*; an der Vorhofkammergrenze liegender Knoten aus spezifischen Muskelfasern, der die Erregung vom Vorhof auf die Kammer überträgt; übernimmt bei Ausfall des Sinusknoten als sekundäres Erregungsbildungszentrum die Schrittmacherfunktion; Ⓔ *Aschoff-Tawara's node, Aschoff's node, atrioventricular node, AV-node, av-node, Koch's node, node of Tawara*

Nodi lymphoidei iliaci externi interiliaci: *Syn:* *Nodi lymphoidei interiliaci*; zwischen Arteria iliaca interna und Arteria iliaca externa liegende Lymphknoten; Ⓔ *external interiliac iliac lymph nodes, interiliac lymph nodes*

Nodi lymphoidei inguinales inferiores: untere Leistenlymphknoten; Ⓔ *inferior inguinal lymph nodes, inferior superficial inguinal lymph nodes*

Nodi lymphoidei inguinales superolaterales: obere

N

seitliche Leistenlymphknoten; Ⓔ *superolateral inguinal lymph nodes, superolateral superficial inguinal lymph nodes*
Nodi lymphoidei inguinales superomediales: obere mediale Leistenlymphknoten; Ⓔ *superomedial inguinal lymph nodes, superomedial superficial inguinal lymph nodes*
Nodi lymphoidei jugulares laterales: laterale jugulare Lymphknoten; Ⓔ *lateral jugular lymph nodes*
Nodi lymphoidei pericardiales: perikardiale Lymphknoten; Ⓔ *pericardial lymph nodes*
Nodi lymphoidei pericardiales laterales: laterale perikardiale Lymphknoten; Ⓔ *lateral pericardial lymph nodes*
Nodi lymphoidei perivesiculares: perivesikuläre Lymphknoten; Ⓔ *perivesicular lymph nodes*
Nodi lymphoidei postvesiculares: postvesikale Lymphknoten; Ⓔ *postvesicular lymph nodes*
Nodi lymphoidei pulmonales: Lungenlymphknoten; Ⓔ *pulmonary lymph nodes*
Nodi lymphoidei retrocaecales: retrozäkale Lymphknoten; Ⓔ *retrocecal lymph nodes*
Nodi lymphoidei subscapulares: subskapuläre Lymphknoten; Ⓔ *subscapular lymph nodes, subscapular axillary lymph nodes*
Nodus lymphoideus: ***Syn:*** *Lymphknoten, Lymphonodus*; in die Lymphbahnen eingeschaltete bohnenförmige Körper, die aus Rindensubstanz, Mark und Kapsel bestehen; Lymphknoten filtern die Lymphe und entfernen Erreger, Toxine, Zellfragmente u.ä.; Ⓔ *lymph node, lymphatic gland, lymphonodus, lymphaden, lymphoglandula*
Nodi lymphoidei abdominis: abdominelle Lymphknoten, Bauchlymphknoten; Ⓔ *abdominal lymph nodes*
Nodi lymphoidei accessorii: Lymphknoten entlang des Nervus* accessorius; Ⓔ *accessory lymph nodes*

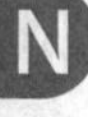

Nodi lymphoidei anorectales: ***Syn:*** *Nodi lymphoidei pararectales*; pararektale/anorektale Lymphknoten; Ⓔ *anorectal lymph nodes*
Nodi lymphoidei aortici laterales: laterale Aortenlymphknoten; Ⓔ *lateral aortic lymph nodes*
Nodi lymphoidei appendiculares: Appendixlymphknoten; Ⓔ *appendicular lymph nodes*
Nodus lymphoideus arcus venae azygos: Lymphknoten am Azygosbogen; Ⓔ *lymph node of arch of azygous vein*
Nodi lymphoidei axillares: Achsellymphknoten; Ⓔ *axillary lymph nodes*
Nodi lymphoidei axillares anteriores: →*Nodi lymphoidei axillares pectorales*
Nodi lymphoidei axillares apicales: tiefe Achsellymphknoten hinter dem Schlüsselbein oberhalb des Ansatzes des Musculus* pectoralis minor; Ⓔ *apical axillary lymph nodes*
Nodi lymphoidei axillares centrales: tiefe Achsellymphknoten auf der Rückseite des Musculus* pectoralis minor; Ⓔ *central axillary lymph nodes*
Nodi lymphoidei axillares humerales: ***Syn:*** *Nodi lymphoidei axillares laterales*; tiefe Achsellymphknoten entlang den Venae* brachiales; Ⓔ *humeral axillary lymph nodes*
Nodi lymphoidei axillares laterales: →*Nodi lymphoidei axillares humerales*
Nodi lymphoidei axillares pectorales: ***Syn:*** *Nodi lymphoidei axillares anteriores*; oberflächliche Achsellymphknoten am Unterrand des Musculus* pectoralis major; Ⓔ *pectoral axillary lymph nodes*
Nodi lymphoidei axillares posteriores: →*Nodi lymphoidei axillares subscapulares*
Nodi lymphoidei axillares subscapulares: ***Syn:*** *Nodi lymphoidei axillares posteriores*; oberflächliche Achsellymphknoten entlang der Arteria* und Vena* subscapularis; Ⓔ *subscapular axillary lymph nodes*
Nodi lymphoidei brachiales: Oberarmlymphknoten; Ⓔ *brachial lymph nodes*
Nodi lymphoidei brachiocephalici: Lymphknoten im oberen Mediastinum*; Ⓔ *brachiocephalic lymph nodes*
Nodi lymphoidei bronchopulmonales: ***Syn:*** *Nodi lymphoidei hilares*; Hiluslymphknoten; Ⓔ *bronchopulmonary lymph nodes*
Nodus lymphoideus buccinatorius: Wangenlymphknoten; Ⓔ *buccal lymph node, buccinator lymph node*
Nodi lymphoidei capitis: Kopflymphknoten; Ⓔ *lymph nodes of the head*
Nodi lymphoidei cavales laterales: laterale Kavalymphknoten; Ⓔ *lateral caval lymph nodes*
Nodi lymphoidei cervicales: Halslymphknoten, Zervikallymphknoten; Ⓔ *cervical lymph nodes*
Nodi lymphoidei cervicales anteriores: vordere Halslymphknoten; Ⓔ *anterior cervical lymph nodes*
Nodi lymphoidei cervicales anteriores profundi: tiefe vordere Halslymphknoten; Ⓔ *deep anterior cervical lymph nodes*
Nodi lymphoidei cervicales anteriores superficiales: vordere oberflächliche Halslymphknoten; Ⓔ *superficial anterior cervical lymph nodes*
Nodi lymphoidei cervicales laterales: seitliche Halslymphknoten; Ⓔ *lateral cervical lymph nodes*
Nodi lymphoidei cervicales laterales profundi: tiefe seitliche Halslymphknoten; Ⓔ *deep lateral cervical lymph nodes*
Nodi lymphoidei cervicales laterales superficiales: seitliche oberflächliche Halslymphknoten; Ⓔ *superficial lateral cervical lymph nodes*
Nodi lymphoidei cervicales profundi: tiefe Halslymphknoten; Ⓔ *deep cervical lymph nodes*
Nodi lymphoidei cervicales superficiales: oberflächliche Halslymphknoten; Ⓔ *superficial cervical lymph nodes*
Nodi lymphoidei coeliaci: Lymphknoten des Truncus coeliacus; Ⓔ *celiac lymph nodes*
Nodi lymphoidei colici dextri: Lymphknoten der Arteria colica dextra; Ⓔ *right colic lymph nodes*
Nodi lymphoidei colici medii: Lymphknoten der Arteria colica media; Ⓔ *middle colic lymph nodes*
Nodi lymphoidei colici sinistri: Lymphknoten der Arteria colica sinistra; Ⓔ *left colic lymph nodes*
Nodi lymphoidei colli: Halslymphknoten, Zervikallymphknoten; Ⓔ *cervical lymph nodes*
Nodi lymphoidei cubitales: kubitale Lymphknoten; Ⓔ *cubital lymph nodes*
Nodus lymphoideus cysticus: Lymphknoten am Gallenblasenhals; Ⓔ *cystic node, node of neck of gall bladder*
Nodi lymphoidei deltopectorales: →*Nodi lymphoidei infraclaviculares*
Nodi lymphoidei epigastrici inferiores: Lymphknoten der Arteria epigastrica inferior; Ⓔ *inferior epigastric lymph nodes*
Nodi lymphoidei faciales: Gesichtslymphknoten; Ⓔ *facial lymph nodes*
Nodus lymphoideus fibularis: Lymphknoten an der Arteria fibularis; Ⓔ *fibular node, peroneal node*
Nodus lymphoideus foraminalis: Lymphknoten am Foramen* epiploicum; Ⓔ *node of anterior border of epiploic foramen, node of epiploic foramen, foraminal node*
Nodi lymphoidei gastrici dextri: rechte Lymphknotengruppe der kleinen Magenkurvatur; Ⓔ *right gastric lymph nodes*
Nodi lymphoidei gastrici sinistri: linke Lymphknotengruppe der kleinen Magenkurvatur; Ⓔ *left gastric lymph nodes*

Nodi lymphoidei gastroomentales dextri: rechte Lymphknotengruppe der großen Magenkurvatur; Ⓔ *right gastroomental lymph nodes*
Nodi lymphoidei gastroomentales sinistri: linke Lymphknotengruppe der großen Magenkurvatur; Ⓔ *left gastroomental lymph nodes*
Nodi lymphoidei gluteales inferiores: Lymphknoten der Arteria glutaea inferior; Ⓔ *inferior gluteal lymph nodes*
Nodi lymphoidei gluteales superiores: Lymphknoten der Arteria glutaea superior; Ⓔ *superior gluteal lymph nodes*
Nodi lymphoidei hepatici: Leberlymphknoten, Leberhiluslymphknoten; Ⓔ *hepatic lymph nodes*
Nodi lymphoidei hilares: ***Syn:*** *Nodi lymphoidei bronchopulmonales*; Hiluslymphknoten; Ⓔ *bronchopulmonary lymph nodes, hilar lymph nodes*
Nodi lymphoidei ileocolici: Lymphknoten der Arteria ileocolica; Ⓔ *ileocolic lymph nodes*
Nodi lymphoidei iliaci communes: Lymphknoten der Arteria iliaca communis; Ⓔ *common iliac lymph nodes*
Nodi lymphoidei iliaci communes subaortici: Lymphknoten der Aortengabel; Ⓔ *common subaortic iliac lymph nodes*
Nodi lymphoidei iliaci externi: Lymphknoten der Arteria iliaca externa; Ⓔ *external iliac lymph nodes*
Nodi lymphoidei iliaci interni: Lymphknoten der Arteria iliaca interna; Ⓔ *internal iliac lymph nodes*
Nodi lymphoidei infraauriculares: infraaurikuläre Lymphknoten; Ⓔ *infraauricular lymph nodes*
Nodi lymphoidei infraclaviculares: ***Syn:*** *Nodi lymphoidei deltopectorales*; Lymphknoten unterhalb des Schlüsselbeins [Clavicula]; Ⓔ *infraclavicular lymph nodes*
Nodi lymphoidei infrahyoidei: tiefe vordere Halslymphknoten unterhalb des Zungenbeins [Os* hyoideum]; Ⓔ *infrahyoidal lymph nodes*
Nodi lymphoidei inguinales: Leistenlymphknoten, Inguinallymphknoten; Ⓔ *inguinal lymph nodes*
Nodi lymphoidei inguinales profundi: tiefe Leistenlymphknoten; Ⓔ *deep inguinal lymph nodes*
Nodi lymphoidei inguinales superficiales: oberflächliche Leistenlymphknoten; Ⓔ *superficial inguinal lymph nodes*
Nodi lymphoidei inguinales superficiales inferiores: untere oberflächliche Leistenlymphknoten; Ⓔ *inferior superficial inguinal lymph nodes*
Nodi lymphoidei inguinales superficiales superolaterales: laterale Gruppe der oberflächlichen Leistenlymphknoten; Ⓔ *superolateral superficial inguinal lymph nodes*
Nodi lymphoidei inguinales superficiales superomediales: mediale Gruppe der oberflächlichen Leistenlymphknoten; Ⓔ *superomedial superficial inguinal lymph nodes*
Nodi lymphoidei intercostales: paravertebrale Interkostallymphknoten; Ⓔ *intercostal lymph nodes*
Nodi lymphoidei interiliaci: ***Syn:*** *Nodi lymphoidei iliaci externi interiliaci*; zwischen Arteria iliaca interna und Arteria iliaca externa liegende Lymphknoten; Ⓔ *interiliac lymph nodes*
Nodi lymphoidei interpectorales: Brustwandlymphknoten, Pektoralislymphknoten; Ⓔ *interpectoral lymph nodes*
Nodi lymphoidei intraglandulares: in der Ohrspeicheldrüse/Parotis liegende Lymphknoten; Ⓔ *intraglandular lymph nodes*
Nodi lymphoidei intrapulmonales: ***Syn:*** *Lungenlymphknoten*; entlang der Bronchien im Lungenparenchym liegende kleine Lymphknoten; Ⓔ *intrapulmonary lymph nodes*
Nodi lymphoidei jugulares anteriores: vordere jugulare Lymphknoten; Ⓔ *anterior jugular lymph nodes*
Nodus lymphoideus jugulodigastricus: oberster tiefer Halslymphknoten; Ⓔ *jugulodigastric lymph node, Küttner's ganglion*
Nodus lymphoideus juguloomohyoideus: seitlicher tiefer Halslymphknoten* über der Zwischensehne des Musculus* omohyoideus und vor der Vena* jugularis interna; Ⓔ *jugulo-omohyoid lymph node*
Nodi lymphoidei juxtaintestinales: juxtaintestinale Lymphknoten; Ⓔ *juxta-intestinal lymph nodes*
Nodi lymphoidei juxtaoesophageales pulmonales: juxtaösophageale Lymphknoten; Ⓔ *pulmonary juxtaesophageal nodes*
Nodus lymphoideus lacunaris intermedius: mittlerer Lymphknoten der Lacuna vasorum; Ⓔ *intermediate lacunar node*
Nodus lymphoideus lacunaris lateralis: lateraler Lymphknoten der Lacuna vasorum; Ⓔ *lateral lacunar node*
Nodus lymphoideus lacunaris medialis: medialer Lymphknoten der Lacuna vasorum; Ⓔ *medial lacunar node*
Nodi lymphoidei lienales: ***Syn:*** *Nodi lymphoidei splenici*; Milzlymphknoten; Ⓔ *splenic lymph nodes*
Nodus lymphoideus ligamenti arteriosi: Lymphknoten am Ligamentum* arteriosum; Ⓔ *node of ligamentum arteriosum*
Nodi lymphoidei lumbales dextri: lumbale Lymphknoten der Vena cava inferior; Ⓔ *right lumbar lymph nodes*
Nodi lymphoidei lumbales intermedii: intermediäre Lumballymphknoten; Ⓔ *intermediate lumbar lymph nodes*
Nodi lymphoidei lumbales sinistri: lumbale Lymphknoten der Bauchaorta; Ⓔ *left lumbar lymph nodes*
Nodus lymphoideus malaris: Wangenlymphknoten; Ⓔ *malar lymph node*
Nodus lymphoideus mandibularis: Unterkieferlymphknoten; Ⓔ *mandibular lymph node*
Nodi lymphoidei mastoidei: ***Syn:*** *Nodi lymphoidei retroauriculares*; retroaurikuläre Lymphknoten; Ⓔ *mastoid lymph nodes*
Nodi lymphoidei membri inferioris: Beinlymphknoten; Ⓔ *lymph nodes of lower limb*
Nodi lymphoidei membri superioris: Armlymphknoten; Ⓔ *lymph nodes of upper limb*
Nodi lymphoidei mesenterici inferiores: untere Mesenteriallymphknoten; Ⓔ *inferior mesenteric lymph nodes*
Nodi lymphoidei mesenterici superiores: obere Mesenteriallymphknoten; Ⓔ *superior mesenteric lymph nodes*
Nodi lymphoidei mesocolici: mesokolische Lymphknoten; Ⓔ *mesocolic lymph nodes*
Nodus lymphoideus nasolabialis: Lymphknoten der Nasolabialfalte; Ⓔ *nasolabial lymph node*
Nodi lymphoidei occipitales: okzipitale Lymphknoten, Hinterhauptslymphknoten; Ⓔ *occipital lymph nodes*
Nodi lymphoidei pancreatici: ***Syn:*** *Pankreaslymphknoten*; entfallen auf zwei Gruppen: **Nodi lymphoidei pancreatici inferiores,** entlang der Arteria* pancreatica inferior, und **Nodi lymphoidei pancreatici superiores,** entlang der Arteria* lienalis hinter dem Pankreas; Ⓔ *pancreatic lymph nodes*
Nodi lymphoidei pancreaticoduodenales: ***Syn:*** *pankreatikoduodenale Lymphknoten*; Lymphknoten entlang der Arteria* pancreaticoduodenalis inferior [**Nodi lymphoidei pancreaticoduodenales inferiores**] bzw. Arteria* pancreaticoduodenalis superior anterior und posterior [**Nodi lymphoidei pancreaticoduodenales superiores**]; Ⓔ *pancreaticoduodenal lymph nodes*

N

Nodi lymphoidei paracolici: parakolische Lymphknoten; Ⓔ *paracolic lymph nodes*
Nodi lymphoidei paramammarii: seitliche Brustdrüsen-/Mammalymphknoten; Ⓔ *paramammary lymph nodes*
Nodi lymphoidei pararectales: *Syn: Nodi lymphoidei anorectales*; pararektale/anorektale Lymphknoten; Ⓔ *pararectal lymph nodes, anorectal lymph nodes*
Nodi lymphoidei parasternales: parasternale Lymphknoten; Ⓔ *parasternal lymph nodes*
Nodi lymphoidei paratracheales: paratracheale Lymphknoten; Ⓔ *paratracheal lymph nodes*
Nodi lymphoidei parauterini: parauterine Lymphknoten; Ⓔ *parauterine lymph nodes*
Nodi lymphoidei paravaginales: paravaginale Lymphknoten; Ⓔ *paravaginal lymph nodes*
Nodi lymphoidei paravesicales: paravesikale Lymphknoten; Ⓔ *paravesical lymph nodes*
Nodi lymphoidei parotidei: *Syn: Parotislymphknoten*; die Lymphknoten der Ohrspeicheldrüse [Glandula* parotis] liegen unter der Parotisfaszie [Fascia parotidea]; eine Vergrößerung ist deshalb meist schmerzhaft; Ⓔ *parotid lymph nodes*
Nodi lymphoidei parotidei profundi: tiefe Parotislymphknoten; Ⓔ *deep parotid lymph nodes*
Nodi lymphoidei parotidei superficiales: oberflächliche Parotislymphknoten; Ⓔ *superficial parotid lymph nodes*
Nodi lymphoidei pelvis: Beckenlymphknoten; Ⓔ *pelvic lymph nodes*
Nodi lymphoidei pericardiaci laterales: kleine Lymphknoten entlang der perikardialen Gefäße, die die Lymphe des Perikards aufnehmen; Ⓔ *lateral pericardial lymph nodes*
Nodi lymphoidei phrenici inferiores: untere Zwerchfelllymphknoten; Ⓔ *inferior phrenic lymph nodes*
Nodi lymphoidei phrenici superiores: obere Zwerchfelllymphknoten; Ⓔ *superior phrenic lymph nodes*
Nodi lymphoidei poplitei profundi: tiefe Kniekehlen-/Popliteallymphknoten; Ⓔ *deep popliteal lymph nodes*
Nodi lymphoidei poplitei superficiales: oberflächliche Kniekehlen-/Popliteallymphknoten; Ⓔ *superficial popliteal lymph nodes*
Nodi lymphoidei postaortici: retroaortale Lymphknoten; Ⓔ *postaortic lymph nodes*
Nodi lymphoidei postcavales: retrokavale Lymphknoten; Ⓔ *postcaval lymph nodes*
Nodi lymphoidei postvesicales: →*Nodi lymphoidei retrovesicales*
Nodi lymphoidei preaortici: präaortale Lymphknoten; Ⓔ *preaortic lymph nodes*
Nodi lymphoidei preauriculares: präaurikuläre Lymphknoten; Ⓔ *preauricular lymph nodes*
Nodi lymphoidei precaecales: präzäkale Lymphknoten; Ⓔ *prececal lymph nodes*
Nodi lymphoidei precavales: präkavale Lymphknoten; Ⓔ *precaval lymph nodes*
Nodi lymphoidei prelaryngei: prälaryngeale Lymphknoten; Ⓔ *prelaryngeal lymph nodes*
Nodi lymphoidei prepericardiaci: präperikardiale Lymphknoten; Ⓔ *prepericardial lymph nodes*
Nodi lymphoidei pretracheales: prätracheale Lymphknoten; Ⓔ *pretracheal lymph nodes*
Nodi lymphoidei prevertebrales: prävertebrale Lymphknoten; Ⓔ *prevertebral lymph nodes*
Nodi lymphoidei prevesicales: prävesikale Lymphknoten; Ⓔ *prevesical lymph nodes*
Nodi lymphoidei profundi membri superioris: tiefe Armlymphknoten; Ⓔ *deep lymph nodes of upper limb*
Nodi lymphoidei pylorici: Pyloruslymphknoten; Ⓔ *pyloric lymph nodes*
Nodi lymphoidei rectales superiores: Lymphknoten der Arteria rectalis superior; Ⓔ *superior rectal lymph nodes*
Nodi lymphoidei regionales: regionale Lymphknoten; Ⓔ *regional lymph nodes*
Nodi lymphoidei retroaortici: retroaortale Lymphknoten; Ⓔ *retroaortic lymph nodes*
Nodi lymphoidei retropharyngeales: retropharyngeale Lymphknoten; Ⓔ *retropharyngeal lymph nodes*
Nodi lymphoidei retropylorici: retropylorische Lymphknoten; Ⓔ *retropyloric lymph nodes*
Nodi lymphoidei retrovesicales: *Syn: postvesikale Lymphknoten, Nodi lymphoidei postvesicales*; hinter der Blase liegende Lymphknoten; Ⓔ *retrovesical lymph nodes*
Nodi lymphoidei sacrales: sakrale Lymphknoten; Ⓔ *sacral lymph nodes*
Nodi lymphoidei sigmoidei: Lymphknoten der Arteria sigmoidea; Ⓔ *sigmoid nodes*
Nodi lymphoidei splenici: *Syn: Nodi lymphoidei lienales*; Milzlymphknoten; Ⓔ *splenic lymph nodes, lienal lymph nodes*
Nodi lymphoidei submandibulares: submandibuläre Lymphknoten; Ⓔ *submandibular lymph nodes*
Nodi lymphoidei submentales: Kinnlymphknoten; Ⓔ *submental lymph nodes*
Nodi lymphoidei subpylorici: subpylorische Lymphknoten; Ⓔ *subpyloric lymph nodes*
Nodi lymphoidei superficiales membri superioris: oberflächliche Armlymphknoten; Ⓔ *superficial lymph nodes of upper limb*
Nodi lymphoidei superiores centrales: Lymphknoten der Arteria mesenterica superior-Äste zu Ileum und Jejunum; Ⓔ *superior central lymph nodes*
Nodi lymphoidei supraclaviculares: supraklavikuläre Lymphknoten; Ⓔ *supraclavicular lymph nodes*
Nodi lymphoidei suprapylorici: suprapylorische Lymphknoten; Ⓔ *suprapyloric lymph nodes*
Nodi lymphoidei supratrochleares: oberhalb der Trochlea* humeri liegende Lymphknoten; Ⓔ *supratrochlear lymph nodes*
Nodi lymphoidei thoracis: *Syn: Thoraxlymphknoten*; Lymphknoten, die die Lymphe der äußeren und inneren Brustwand und der Thoraxeingeweide aufnehmen; Ⓔ *thoracic lymph nodes*
Nodi lymphoidei thyroidei: Schilddrüsenlymphknoten; Ⓔ *thyroid lymph nodes*
Nodus lymphoideus tibialis anterior: Lymphknoten der Arteria tibialis anterior; Ⓔ *anterior tibial node*
Nodus lymphoideus tibialis posterior: Lymphknoten der Arteria tibialis posterior; Ⓔ *posterior tibial node*
Nodi lymphoidei tracheobronchiales: *Syn: tracheobronchiale Lymphknoten*; große Lymphknoten unterhalb [**Nodi lymphoidei tracheobronchiales inferiores**] und oberhalb [**Nodi lymphoidei tracheobronchiales superiores**] der Bifurcatio* tracheae; Ⓔ *tracheobronchial lymph nodes*
Nodi lymphoidei vesicales laterales: laterale paravesikale Lymphknoten; Ⓔ *lateral vesical lymph nodes*
Nodus rheumaticus: →*Rheumaknötchen*
Nodus sinuatrialis: *Syn: Sinusknoten, Sinuatrialknoten, SA-Knoten, Keith-Flack-Knoten*; primäres Erregungszentrum des Herzens im rechten Vorhof; Ⓔ *sinoatrial node, sinuatrial node, sinus node, Flack's node, Keith-Flack's node, Keith's node, atrionector*

No|kar|di|o|se *f*: durch Nocardia*-Species verursachte bakterielle Infektionskrankheit; betrifft v.a. Patienten mit geschwächter Immunabwehr; Ⓔ *nocardiosis, nocardiasis, actinophytosis*

Nok|tam|bu|lis|mus *m*: *Syn: Somnambulismus*; Schlafwandeln; Ⓔ *sleepwalking, sleepwalking disorder, noctambulation, noctambulism, somnambulism, somnambulance, somnambulation*

No|ma *nt*: ***Syn:*** *Wangenbrand, Wasserkrebs, infektiöse Gangrän des Mundes, Cancer aquaticus, Chancrum oris, Stomatitis gangraenosa*; vor allem bei Kleinkindern in Afrika, Asien und Südamerika auftretende, gangränöse Entzündung der Mundschleimhaut; Ⓔ *gangrenous stomatitis, corrosive ulcer, water canker, noma*

Nomo-, nomo *präf.*: →*Normo-*

no|mo|top *adj*: am regelrechten Ort; Ⓔ *nomotopic*

Non-, non- *präf.*: Wortelement mit der Bedeutung „nicht"; Ⓔ *non-*

Non-A-Non-B-Hepatitis *f.* ***Syn:*** *NANB-Hepatitis, Nicht-A-Nicht-B-Hepatitis*; ältere Bezeichnung für eine, nicht durch Hepatitis-A-Virus oder Hepatitis-B-Virus hervorgerufene Virushepatitis*; heute aufgeteilt in Hepatitis* C und Hepatitis* E; Ⓔ *non-A,non-B hepatitis*

Non-Hodgkin-Lymphome *pl*: Gruppe maligner Lymphome mit niedriger oder hoher Malignität, die aus B-Lymphozyten [**B-Lymphome**] oder T-Lymphozyten [**T-Lymphome**] bestehen; im Unterschied zum Hodgkin-Lymphom, fehlen die typischen Hodgkin- und Hodgkin-Reed-Zellen; Ⓔ *non-Hodgkin's lymphomas, malignant lymphomas*

Nonne-Milroy-Meige-Syndrom *nt*: ***Syn:*** *chronisch hereditäres Trophödem, chronisch kongenitales Lymphödem, Elephantiasis congenita hereditaria*; genetisch bedingtes Lymphödem, das v.a. die Füße und Unterschenkel, seltener auch die Hände und Unterarme betrifft; Ⓔ *Milroy's edema, Nonne-Milroy-Meige syndrome, congenital trophedema*

Non|nen|ge|räusch *nt*: →*Nonnensausen*

Non|nen|sau|sen *nt*: ***Syn:*** *Kreiselgeräusch, Nonnengeräusch, Bruit de diable*; Strömungsgeräusch über der Jugularvene, z.B. bei Anämie* oder Hyperthyreose*; Ⓔ *jugular bruit, venous hum, humming-top murmur, nun's murmur, bruit de diable*

No|no|se *f.* ***Syn:*** *C_9-Zucker*; Monosaccharid mit neun Kohlenstoffatomen; Ⓔ *nonose*

non|self *adj*: (*immunolog.*) nicht-selbst; körperfremd; Ⓔ *nonself*

Nor|ad|re|na|lin *nt*: ***Syn:*** *Norepinephrin, Arterenol, Levarterenol*; im Nebennierenmark und dem sympathischen Nervensystem gebildeter Neurotransmitter; Ⓔ *norepinephrine, noradrenalin, noradrenaline, levarterenol, arterenol*

nor|ad|ren|erg *adj*: auf Noradrenalin als Transmitter ansprechend; Ⓔ *noradrenergic*

Nordqueensland-Zeckenfieber *nt*: ***Syn:*** *Queenslandzeckenfieber*; durch Rickettsia* australis verursachtes Zeckenbissfieber in Australien; Ⓔ *Queensland fever, North Queensland tick fever*

Nor|e|pi|ne|phrin *nt*: →*Noradrenalin*

Norm-, norm- *präf.*: →*Normo-*

Nor|mal|an|ti|kör|per *m*: ***Syn:*** *regulärer Antikörper, natürlicher Antikörper*; ohne nachweisbare Immunisierung vorhandener Antikörper; Ⓔ *regular antibody*

norm|erg *adj*: ***Syn:*** *normergisch*; Normergie betreffend, mit normaler Reaktionslage; Ⓔ *normergic*

Norm|er|gie *f.* normale, nicht-allergische Reaktion(sbereitschaft); Ⓔ *normergia*

norm|er|gisch *adj*: →*normerg*

Normo-, normo- *präf.*: Wortelement mit der Bedeutung „normal/durchschnittlich/regulär"; Ⓔ *normal, norm(o)-*

Nor|mo|blast *m*: kernhaltige Erythrozytenvorstufe; Ⓔ *normoblast*

nor|mo|blas|tisch *adj*: Normoblasten betreffend; Ⓔ *relating to or of the nature of a normoblast, normoblastic*

Nor|mo|blas|to|se *f.* übermäßige Normoblastenbildung im Knochenmark; Ⓔ *normoblastosis*

Nor|mo|cho|les|te|rin|ä|mie *f.* normaler Cholesteringehalt/-spiegel des Blutes; Ⓔ *normocholesterolemia*

nor|mo|chrom *adj*: **1.** (*histolog.*) von normaler Farbe **2.** (*rote Blutzelle*) mit normalem Hämoglobingehalt; Ⓔ **1.** *normochromic* **2.** *normochromic*

Nor|mo|glyk|ä|mie *f.* ***Syn:*** *Euglykämie*; normaler Blutzuckerspiegel; Ⓔ *normoglycemia*

nor|mo|glyk|ä|misch *adj*: ***Syn:*** *euglykämisch*; Normoglykämie betreffend, mit normalem Blutzuckerspiegel; Ⓔ *relating to normoglycemia, normoglycemic, orthoglycemic, euglycemic*

Nor|mo|kal|ä|mie *f.* ***Syn:*** *Normokaliämie*; normaler Kaliumgehalt des Blutes; Ⓔ *normokalemia, normokaliemia*

nor|mo|kal|ä|misch *adj*: ***Syn:*** *normokaliämisch*; Normokal(i)ämie betreffend, mit normalem Kaliumspiegel; Ⓔ *relating to normokalemia, normokalemic*

Nor|mo|kal|i|ä|mie *f.* →*Normokalämie*

nor|mo|kal|i|ä|misch *adj*: →*normokalämisch*

Nor|mo|kalz|ä|mie *f.* ***Syn:*** *Normokalziämie*; normaler Calciumgehalt des Blutes; Ⓔ *normocalcemia*

nor|mo|kalz|ä|misch *adj*: ***Syn:*** *normokalziämisch*; Normokalz(i)ämie betreffend, mit normalem Kalziumspiegel; Ⓔ *relating to normocalcemia, normocalcemic*

Nor|mo|kal|zi|ä|mie *f.* →*Normokalzämie*

nor|mo|kal|zi|ä|misch *adj*: →*normokalzämisch*

nor|mo|ke|phal *adj*: →*normozephal*

Nor|mo|ki|no|sper|mie *f.* Vorhandensein von mindestens 80 % normal beweglichen Spermien im Ejakulat; Ⓔ *normospermia*

Nor|mo|mor|pho|sper|mie *f.* Vorhandensein von mindestens 80 % normal geformten Spermien im Ejakulat; Ⓔ *normomorphospermia*

Nor|mo|phos|phat|ä|mie *f.* normaler Phosphorgehalt des Blutes; Ⓔ *normophosphatemia*

Nor|mo|se|mie *f.* normale Ejakulatmenge; Ⓔ *normospermia*

nor|mo|sperm *adj*: ***Syn:*** *normozoosperm*; Normo(zoo)spermie betreffend, mit normaler Spermienzahl; Ⓔ *normospermic*

Nor|mo|sper|mie *f.* ***Syn:*** *Normozoospermie*; normale Spermienzahl im Ejakulat; Ⓔ *normospermia*

Nor|mo|sthen|u|rie *f.* Ausscheidung eines Harns mit normaler Dichte; Ⓔ *normosthenuria*

nor|mo|ten|siv *adj*: ***Syn:*** *normoton, normotonisch*; mit normalem Blutdruck; Ⓔ *normotensive, normotonic*

nor|mo|therm *adj*: mit normaler Temperatur; Ⓔ *normothermic*

Nor|mo|to|nie *f.* ***Syn:*** *Normotonus*; normaler Blutdruck; Ⓔ *normotonia, orthoarteriotony*

nor|mo|to|nisch *adj*: ***Syn:*** *normotensiv, normoton*; mit normalem Blutdruck; Ⓔ *normotensive, normotonic*

Nor|mo|to|nus *m*: ***Syn:*** *Normotonie*; normaler Blutdruck; Ⓔ *normotonia, orthoarteriotony*

nor|mo|top *adj*: ***Syn:*** *eutop, eutopisch, orthotop*; am regelrechten Ort (liegend oder entstanden); Ⓔ *normotopic*

Nor|mo|u|rik|ä|mie *f.* normaler Harnsäuregehalt des Blutes; Ⓔ *normouricemia*

Nor|mo|vol|ä|mie *f.* normales Blutvolumen; Ⓔ *normovolemia*

nor|mo|vol|ä|misch *adj*: Normovolämie betreffend, mit normalem Gesamtblutvolumen; Ⓔ *relating to or characterized by normovolemia, normovolemic*

nor|mo|ze|phal *adj*: ***Syn:*** *mesokephal, mesozephal, normokephal*; mit mittellangem Kopf; Ⓔ *mesaticephalic, mesocephalic, mesocephalous*

nor|mo|zo|o|sperm *adj*: →*normosperm*

Nor|mo|zo|o|sper|mie *f.* ***Syn:*** *Normospermie*; normale Spermienzahl im Ejakulat; Ⓔ *normospermia*

Nor|mo|zyt *m*: reifer Erythrozyt; Ⓔ *normocyte, normoerythrocyte*

nor|mo|zy|tär *adj*: Normozyt betreffend; Ⓔ *relating to or of the nature of a normocyte, normocytic*

Norrie-Warburg-Syndrom *nt*: ***Syn:*** *Atrophia bulborum he-*

N

reditaria; X-chromosomal-rezessives Syndrom mit Blindheit und Schwerhörigkeit; Ⓔ *Norrie's disease*

Nos-, nos- *präf.*: →*Noso-*

Noso-, noso- *präf.*: Wortelement mit der Bedeutung „Krankheit"; Ⓔ *disease, nos(o)-*

no|so|ko|mi|al *adj*: mit Bezug zum Krankenhaus; im Krankenhaus erworben; Ⓔ *relating to a hospital, caused or aggravated by hospital life, nosocomial, hospital-acquired*

No|so|ko|mi|al|in|fek|ti|on *f*: *Syn: nosokomiale Infektion, nosokomialer Infekt*; Infektion durch Nosokomialkeime*; Ⓔ *hospital-acquired infection, nosocomial infection*

No|so|ko|mi|al|kei|me *pl*: *Syn: Hospitalkeime*; i.d.R. antibiotikaresistente Keime, die nosokomiale Infekte hervorrufen; Ⓔ *nosocomial germs*

No|so|lo|gie *f*: Krankheitslehre; Ⓔ *nosology, nosonomy, nosotaxy*

no|so|lo|gisch *adj*: Nosologie betreffend; Ⓔ *relating to nosology, nosologic*

no|so|phob *adj*: Krankheitsfurcht/Nosophobie betreffend, durch sie gekennzeichnet; Ⓔ *relating to or marked by nosophobia, nosophobic*

No|so|pho|bie *f*: *Syn: Krankheitsfurcht*; krankhafte Angst vor Krankheiten; oft gleichgesetzt mit Pathophobie*; Ⓔ *irrational fear of disease, nosophobia, pathophobia*

No|so|psyl|lus fas|ci|a|tus *m*: *Syn: Rattenfloh*; weltweit verbreiteter Floh; Überträger der Pest und des murinen Fleckfiebers; Ⓔ *rat flea, Nosopsyllus fasciatus*

No|so|to|xi|ko|se *f*: durch Gifte oder eine Vergiftung ausgelöste Erkrankung; Ⓔ *nosotoxicosis*

nos|to|phob *adj*: Nostophobie betreffend, durch sie gekennzeichnet; Ⓔ *relating to or marked by nostophobia, nostophobic*

Nos|to|pho|bie *f*: krankhafte Angst vor dem Nachhausekommen; Ⓔ *irrational fear of returning home, nostophobia*

N

Not-, not- *präf.*: →*Noto-*

no|tal *adj*: *Syn: dorsal*; Rücken/Dorsum betreffend; Ⓔ *relating to the back, dorsal; notal*

Nothnagel-Syndrom *nt*: *Syn: oberes Ruber-Syndrom, oberes Nucleus ruber-Syndrom*; homolaterale Okulomotoriusparese* mit kontralateraler Hemiparese*, Hemiathetose*, Hemichorea*, Intentions- und Haltungstremor bei Schädigung des oberen Nucleus* ruber; Ⓔ *Nothnagel's syndrome*

Noto-, noto- *präf.*: Wortelement mit der Bedeutung „Rücken"; Ⓔ *back, noto-*

No|to|chor|dom *nt*: *Syn: Chordom*; seltener, gallertartiger Tumor an der Schädelbasis; Ⓔ *chordoma, chordocarcinoma, chordoepithelioma, chordosarcoma, notochordoma*

Not|si|tu|a|ti|on, fe|ta|le *f*: *Syn: fetaler Gefahrenzustand, fetal distress*; Oberbegriff für alle Gefahren, die dem Fetus während der letzten Schwangerschaftsmonate, unter der Geburt und unmittelbar nach der Geburt drohen; Ⓔ *fetal distress*

Not|stands|a|me|nor|rhoe *f, pl* **-rho|en**: *Syn: ernährungsbedingte/nutritive Amenorrhoe*; durch eine Mangelernährung verursachte Amenorrhoe*; Ⓔ *dietary amenorrhea, nutritional amenorrhea*

no|vo|phob *adj*: Novophobie betreffend, durch sie gekennzeichnet oder bedingt; Ⓔ *relating to or marked by novophobia, novophobic*

No|vo|pho|bie *f*: krankhafte Angst vor allem Neuen; Ⓔ *irrational fear of new things, novophobia*

No|xe *f*: Schadstoff, schädigendes oder krankheitserregendes Agens; Ⓔ *noxious substance, noxa*

No|zi|per|zep|ti|on *f*: →*Nozizeption*

No|zi|re|zep|ti|on *f*: →*Nozizeption*

no|zi|re|zep|tiv *adj*: *Syn: nozizeptiv*; Schmerzreize aufnehmend; Ⓔ *nociceptive*

No|zi|re|zep|tor *m*: *Syn: Nozizeptor*; Schmerzrezeptor; Ⓔ *nociceptor, nocireceptor, nocisensor*

no|zi|sen|si|tiv *adj*: schmerzempfindlich; Ⓔ *nocisensitive*

No|zi|zep|ti|on *f*: *Syn: Nozirezeption, Noziperzeption*; Schmerzsinn, Schmerzrezeption; Ⓔ *nociperception*

no|zi|zep|tiv *adj*: →*nozirezeptiv*

No|zi|zep|tor *m*: *Syn: Nozirezeptor*; Schmerzrezeptor; Ⓔ *nociceptor, nocireceptor, nocisensor*

Nu|be|cu|la *f*: **1.** *Syn: Nubekula, Nebula*; leichte Hornhauttrübung **2.** Harntrübung; Ⓔ **1.** *nubecula, nebula* **2.** *nubecula*

Nu|be|ku|la *f*: *Syn: Nubecula, Nebula*; leichte Hornhauttrübung; Ⓔ *nubecula, nebula*

Nu|cha *f*: Nacken; Ⓔ *nape, back of the neck, nucha*

nu|chal *adj*: Nacken betreffend, zum Nacken gehörend; Ⓔ *relating to the neck, nuchal*

Nüch|tern|schmerz *m*: *s.u. Ulcus duodeni*; Ⓔ *hunger pain*

Nüch|tern|wert *m*: Blutspiegel einer Substanz nach 12stündiger Nahrungskarenz; Ⓔ *fasting value*

Nuck-Divertikel *nt*: fortbestehender Processus vaginalis peritonei der Frau; Ⓔ *Nuck's diverticulum*

Nuck-Zyste *f*: *Syn: Hydrocele feminae/muliebris*; Flüssigkeitsansammlung im fortbestehenden Processus vaginalis peritonei der Frau; Ⓔ *Nuck's hydrocele*

Nucle-, nucle- *präf.*: →*Nucleo-*

Nu|cle|a|se *f*: *Syn: Nuklease*; Enzym, das Nucleinsäuren spaltet; meist handelt es sich um eine Phosphodiesterase*; **Endonucleasen** spalten innerhalb des Moleküls, **Exonucleasen** am Molekülende; **Desoxyribonucleasen** spalten DNA*, **Ribonucleasen** RNA*; Ⓔ *nuclease*

Nu|cle|in|säu|re *f*: *Syn: Nukleinsäure*; aus unverzweigten Polynucleotidketten bestehendes Molekül; je nach Art des Zuckers unterscheidet man **Desoxyribonucleinsäure** [DNA, mit Desoxyribose*] und **Ribonucleinsäure** [RNA, mit Ribose*]; Desoxyribonucleinsäure enthält die Purinbasen Adenin* und Guanin* und die Pyrimidinbasen Cytosin* und Thymin*; Ribonucleinsäure enthält ebenfalls Adenin*, Guanin* und Cytosin*, Uracil* nimmt aber den Platz von Thymin* ein; Ⓔ *nucleic acid*

Nucleo-, nucleo- *präf.*: Wortelement mit der Bedeutung „Kern/Zellkern/Nukleus"; Ⓔ *nucleus, nuclear, nucle(o)-, kary(o)-, cary(o)-*

Nu|cle|o|kap|sid *nt*: →*Nukleokapsid*

Nu|cle|o|lem|ma *f*: *Syn: Kernhülle, Kernwand, Karyotheka, Kernmembran*; den Zellkern umgebende Membran; Ⓔ *nuclear envelope, nuclear membrane, karyotheca*

Nu|cle|o|lus *m, pl* **-li**: →*Nukleolus*

Nu|cle|o|pro|te|id *nt*: →*Nukleoprotein*

Nu|cle|o|pro|te|in *nt*: →*Nukleoprotein*

Nu|cle|o|si|da|se *f*: *Syn: Nukleosidase*; Hydrolase*, die Nucleoside* spaltet; Ⓔ *nucleosidase*

Nu|cle|o|si|de *pl*: *Syn: Nukleoside*; aus einer Purin- oder Pyrimidinbase und einem Zucker [Ribose* oder Desoxyribose*] bestehende Verbindung; die Verbindung erfolgt über eine N-glykosidische Bindung; Bausteine der Nucleotide*; Ⓔ *nucleosides*

Nu|cle|o|so|men *pl*: →*Nukleosomen*

Nu|cle|o|ti|da|se *f*: *Syn: Nukleotidase*; Hydrolase*, die Nucleotide spaltet; Ⓔ *nucleotidase*

Nu|cle|o|ti|de *pl*: *Syn: Nukleotide, Mononukleotide, Mononucleotide*; Phosphorsäureester der Nucleoside*; die Veresterung erfolgt entweder am C-Atom 5' [5'-Monophosphat] oder [seltener] am C-Atom 3' [3'-Monophosphat]; 5'-Monophosphate sind die Grundbausteine der Nucleinsäuren*; beide Formen sind Teil wichtiger Coenzyme; Ⓔ *nucleotides*

Nu|cle|us *m, pl* **-clei**: **1.** Zellkern, Kern, Nukleus **2.** Kern, Kerngebiet; Ⓔ **1.** *nucleus, cell nucleus, karyon, karyoplast* **2.** *nucleus*

Nuclei accessorii tractus optici: drei Gruppen von Kernen [Nuclei accessorii lateralis/medialis/posterior

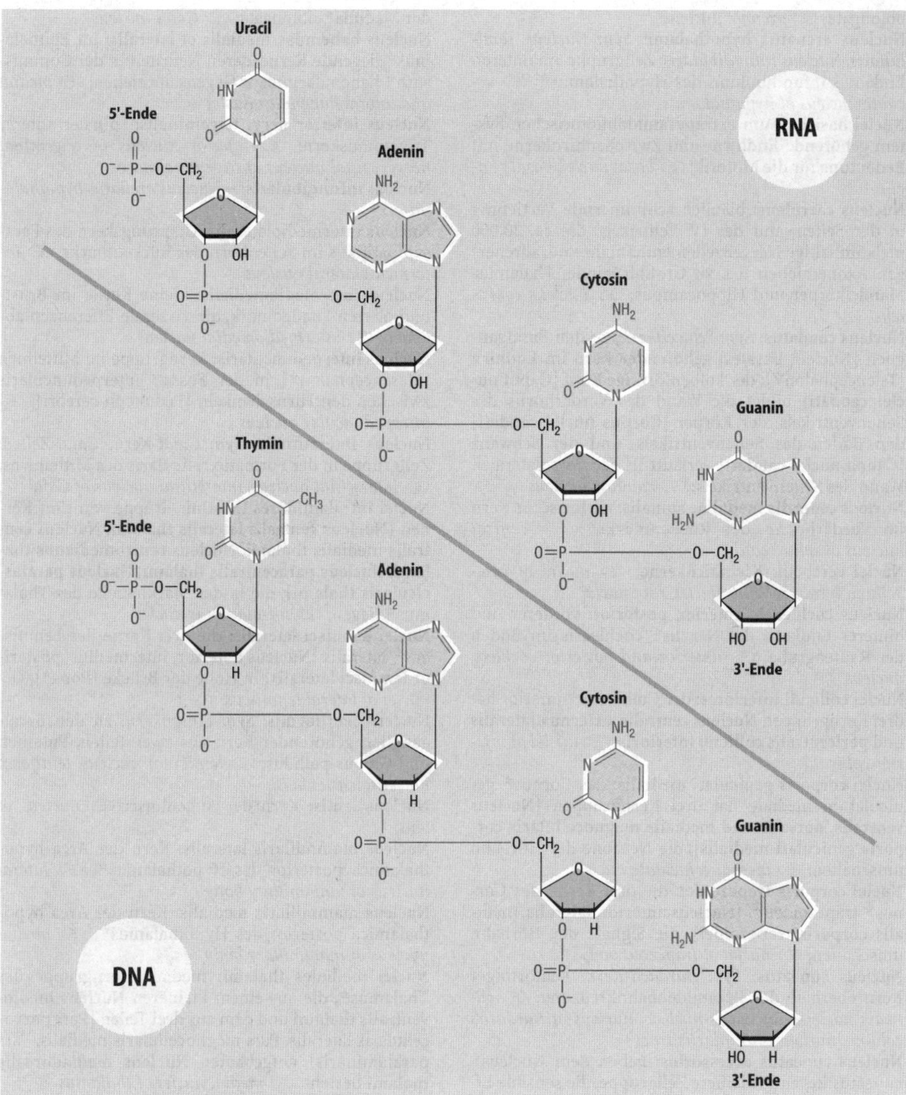

Abb. 63. Nucleinsäure. Primärstruktur von RNA und DNA

tractus optici] entlang des Tractus* opticus; Ⓔ *accessory nucleus of optic tract*

Nucleus accessorius nervi oculomotorii: *Syn: Edinger-Westphal-Kern*; autonomer Kern des Nervus* oculomotorius für die inneren Augenmuskeln; Ⓔ *Edinger-Westphal nucleus, Edinger's nucleus, autonomic nucleus, accessory oculomotor nucleus, accessory nucleus*

Nucleus ambiguus: motorischer und parasympathischer Kern der Nervi glossopharyngeus, vagus und accessorius; Ⓔ *ambiguous nucleus, vagoglossopharyngeal nucleus*

Nucleus amygdalae: *Syn: Mandelkern, Mandelkernkomplex, Mandelkörper, Corpus amygdaloideum*; Kernkomplex vor dem Unterhorn des Seitenventrikels, Teil des limbischen Systems; Ⓔ *amygdaloid nucleus, amygdaloid body, amygdala, amygdaloid complex, amygdala*

Nucleus ansae lenticularis: Kern der Linsenschleife [Ansa* lenticularis]; Ⓔ *nucleus of ansa lenticularis*

Nuclei anteriores thalami: vordere Kerngruppe des Thalamus*; besteht aus **Nucleus anterodorsalis thalami, Nucleus anteromedialis thalami** und **Nucleus anteroventralis thalami;** Ⓔ *anterior nuclei of thalamus*

Nucleus anterior medullae spinalis: motorischer Kern im Vorderhorn* des Rückenmarks*; Ⓔ *anterior nucleus of spinal cord*

Nucleus anterolateralis medullae spinalis: motorischer Kern im Vorderhorn* des Rückenmarks*; Ⓔ *anterolateral nucleus of spinal cord*

Nucleus anteromedialis medullae spinalis: motorischer Kern im Vorderhorn* des Rückenmarks*; Ⓔ *anteromedial nucleus of spinal cord*

Nucleus arcuatus: Ursprungskern der Fibrae arcuatae externae anteriores und posteriores in der Medulla* oblongata; Ⓔ *arcuate nucleus*

Nucleus arcuatus hypothalami: ***Syn:*** *Nucleus semilunaris, Nucleus infundibularis*; Zellgruppe am unteren Ende des Infundibulums des Hypothalamus*; Ⓔ *arcuate nucleus of hypothalamus*

Nuclei basales: zum extrapyramidalmotorischen System gehörende Endhirn- und Zwischenhirnkerne mit Bedeutung für die Motorik; Ⓔ *basal nuclei, basal ganglia*

Nucleus caeruleus: bläulich schimmernde Vertiefung in der Seitenwand des IV. Ventrikels, die ca. 20.000 melaninhaltige Nervenzellen enthält; ihre noradrenergen Axone ziehen u.a. zu Großhirnrinde, Thalamus, Mandelkörper und Hippocampus; Ⓔ *nucleus caeruleus*

Nucleus caudatus: ***Syn:*** *Schweifkern*; zu den Basalganglien [Nuclei* basales] gehörender Kern im Endhirn [Telencephalon*]; der kolbenförmige Kopf [**Caput nuclei caudati**] bildet die Wand des Vorderhorns des Seitenventrikels, der Körper [**Corpus nuclei caudati**] den Boden des Seitenventrikels, und der Schwanz [**Cauda nuclei caudati**] verläuft in der dorsolateralen Wand des Seitenventrikels; Ⓔ *caudate nucleus*

Nucleus centralis medullae spinalis: motorischer Kern im Vorderhorn* des Rückenmarks*; Ⓔ *central nucleus of spinal cord*

Nuclei cerebelli: Kleinhirnkerne; Ⓔ *nuclei of cerebellum, intracerebellar nuclei, roof nuclei*

Nucleus cochlearis anterior, posterior: vorderer und hinterer Endkern des Nervus* cochlearis im Boden der Rautengrube; Ⓔ *anterior and posterior cochlear nucleus*

Nuclei colliculi inferiores: der Colliculus* inferior hat drei Kerngruppen **Nucleus centralis, externus/lateralis** und **pericentralis colliculi inferioris**; Ⓔ *nuclei of inferior colliculus*

Nuclei corporis geniculati medialis: das Corpus* geniculatum mediale hat drei Kerngruppen [**Nucleus ventralis, dorsalis** und **medialis magnocellularis corporis geniculati medialis**], die Neurone der Hörbahn umschalten; Ⓔ *medial geniculate nuclei*

Nuclei corporis trapezoidei: die drei Kerne des Corpus* trapezoideum [**Nucleus anterior, lateralis, medialis corporis trapezoidei**], die Signale der Hörbahn umschalten; Ⓔ *nuclei of trapezoid body*

Nucleus cuneatus: ***Syn:*** *Burdach-Kern*; keilförmiger Kern oberhalb der Pyramidenbahnkreuzung; Ⓔ *cuneate nucleus, Burdach's nucleus, nucleus of Burdach's column, nucleus of Burdach's tract*

Nucleus cuneatus accessorius: neben dem Nucleus* cuneatus liegende kleinere Zellgruppe, die sensible Efferenzen von Hand und Arm erhält; Ⓔ *accessory cuneate nucleus*

Nucleus dentatus: ***Syn:*** *Dentatum*; größter Kleinhirnkern; Ⓔ *dentate nucleus, dentatum*

Nuclei dorsales thalami: die hintere Kerngruppe des Thalamus* umfasst **Nucleus dorsalis lateralis thalami, Nucleus lateralis posterior thalami,** und die **Nuclei pulvinares** [Nucleus pulvinaris anterior/inferior/lateralis/medialis]; Ⓔ *dorsal nuclei of thalamus*

Nucleus dorsalis: → *Nucleus thoracicus*

Nucleus dorsalis nervi vagi: hinterer Kern des Nervus vagus, hinterer Vaguskern; Ⓔ *dorsal vagal nucleus, dorsal nucleus of vagus nerve*

Nucleus emboliformis: keilförmiger Kleinhirnkern medial des Nucleus dentatus; Ⓔ *emboliform nucleus*

Nucleus fastigii: Kleinhirnkern am Dach des IV. Ventrikels; Ⓔ *fastigial nucleus, fastigatum*

Nucleus globosus: ***Syn:*** *Kugelkern*; kugelförmiger Kleinhirnkern; Ⓔ *globulus, globose nucleus, spherical nucleus*

Nucleus gracilis: Endkern des Fasciculus* gracilis in der Medulla* oblongata; Ⓔ *Goll's nucleus*

Nucleus habenulae medialis et lateralis: im Epithalamus* liegende Kerne, deren Neuriten in der Commissura* habenularum zur Gegenseite ziehen; Ⓔ *medial and lateral habenular nuclei*

Nucleus inferior nervi trigeminalis: spinaler/unterer Trigeminuskern; Ⓔ *inferior nucleus of trigeminal nerve, spinal nucleus of trigeminal nerve*

Nucleus infundibularis: → *Nucleus arcuatus hypothalami*

Nucleus intermediolateralis: Ursprungskern des Parasympathikus im Seitenhorn des Rückenmarks; Ⓔ *intermediolateral nucleus*

Nucleus intermediomedialis: kleine Kerne im Brust- und oberen Lendenmark, die viszerale Efferenzen abgeben; Ⓔ *intermediomedial nucleus*

Nucleus interpeduncularis: Kerngruppe im Mittelhirn [Mesencephalon*] in der Fossa* interpeduncularis zwischen den Hirnschenkeln [Pedunculi cerebri]; Ⓔ *interpeduncular nucleus*

Nucleus interstitialis: ***Syn:*** *Cajal-Kern, Cajal-Zellen*; Zellgruppe in der Formatio reticularis des Mittelhirns; Ⓔ *interstitial nucleus, interstitial nucleus of Cajal*

Nuclei intralaminares thalami: Gruppe von fünf Kernen [**Nucleus centralis lateralis thalami, Nucleus centralis medialis thalami, Nucleus centromedianus thalami, Nucleus paracentralis thalami, Nucleus parafascicularis thalami**], die in der Marklamelle des Thalamus* liegen; Ⓔ *intralaminar nuclei*

Nuclei lemnisci lateralis: die drei Kerne des Lemniscus* lateralis [**Nucleus anterior, intermedius, posterior lemnisci lateralis**] in Höhe der Brücke [Pons*]; Ⓔ *nuclei of lateral lemniscus*

Nucleus lentiformis: ***Syn:*** *Linsenkern*; zu den Basalganglien gehörender Kern aus zwei Teilen, Putamen und Globus pallidus; Ⓔ *lenticular nucleus, lentiform nucleus, lenticula*

Nucleus lentis: Kern der Augenlinse; Ⓔ *nucleus of lens*

Nucleus mammillaris lateralis: Kern der Area hypothalamica posterior des Hypothalamus*; Ⓔ *lateral nucleus of mammillary body*

Nucleus mammillaris medialis: Kern der Area hypothalamica posterior des Hypothalamus*; Ⓔ *medial nucleus of mammillary body*

Nuclei mediales thalami: mediale Kerngruppe des Thalamus*, die aus einem kleineren **Nucleus medioventralis thalami** und dem aus drei Teilen [Pars parvocellularis lateralis, Pars magnocellularis medialis, Pars paralaminaris] aufgebauten **Nucleus mediadorsalis thalami** besteht; Ⓔ *medial nuclei of thalamus*

Nucleus medialis cerebelli: → *Nucleus fastigii*

Nuclei mediani thalami: mediane Kerngruppe des Thalamus*; umfasst **Nucleus parataenialis, Nuclei paraventriculares thalami** [Nucleus paraventricularis anterior und posterior], **Nucleus reuniens** und **Nucleus commisuralis rhomboidalis**; Ⓔ *median nuclei of thalamus*

Nucleus mesencephalicus nervi trigeminalis: oberer Trigeminuskern, Mittelhirnkern des Nervus trigeminus; Ⓔ *mesencephalic nucleus of trigeminal nerve*

Nucleus motorius nervi trigemini: motorischer Trigeminuskern; Ⓔ *motor nucleus of trigeminal nerve*

Nucleus nervi abducentis: Abducenskern; Ⓔ *abducens nucleus, nucleus of abducens nerve*

Nucleus nervi accessorii: Akzessoriuskern; Ⓔ *nucleus of accessory nerve, accessory nucleus of ventral column of spinal cord*

Nucleus nervi cranialis: ***Syn:*** *Hirnnervenkern*; man unterscheidet **Ursprungskern** [Nucleus originis], von dem efferente Fasern ausgehen, und **Endkern** [Nucleus terminationis], an dem afferente Fasern enden; Ⓔ

nucleus of cranial nerves
Nucleus nervi facialis: motorischer Fazialiskern; Ⓔ *nucleus of facial nerve*
Nucleus nervi hypoglossi: Hypoglossuskern; Ⓔ *hypoglossal nucleus, nucleus of hypoglossal nerve*
Nucleus nervi oculomotorii: Okulomotoriuskern; Ⓔ *oculomotor nucleus, oculomotor nerve nucleus, nucleus of oculomotor nerve*
Nucleus nervi phrenici: Phrenikuskern; Ⓔ *nucleus of phrenic nerve, phrenic nucleus, phrenic nucleus of ventral column of spinal cord*
Nucleus nervi pudendi: kleine Kerngruppe im Vorderhorn des Sakralmarks [S_2], die motorische Fasern für den Harnröhrensphinkter und den Musculus* sphincter ani externus abgeben; Ⓔ *nucleus of pudendal nerve*
Nucleus nervi trochlearis: Trochleariskern; Ⓔ *nucleus of trochlear nerve, trochlear nucleus, trochlear nerve nucleus*
Nuclei olivares inferiores: *Syn: Complexus olivaris inferior*; untere Kerngruppe der Olive*; umfasst **Nucleus olivaris principalis, Nucleus olivaris accessorius posterior** und **medialis**; Ⓔ *inferior olivary nuclei*
Nucleus olivaris superior: obere Kerngruppe der Olive*, die zwei Kerne umfasst [**Nucleus olivaris superior lateralis** und **medialis**]; Ⓔ *superior olivary nucleus*
Nucleus originis: Ursprungskern; Ⓔ *nuclei of origin*
Nuclei parasympathici sacrales: Ursprungskerne des sakralen Abschnitts des Parasympathikus*; Ⓔ *parasympathetic sacral nuclei*
Nuclei perihypoglossales: drei Kerne [**Nucleus intercalatus, Nucleus subhypoglossalis, Nucleus prepositus**], die um den Hypoglossuskern [Nucleus* nervi hypoglossi] herum liegen; Ⓔ *perihypoglossal nuclei*
Nuclei pontis: Brückenkerne; Ⓔ *nuclei of pons, pontine nuclei*
Nuclei posteriores thalami: hintere Kerngruppe des Thalamus*; umfasst **Nucleus limitans, Nucleus posterior thalami** und **Nucleus suprageniculatus**; Ⓔ *posterior nuclei of thalamus*
Nucleus posterior nervi vagi: *Syn: Nucleus dorsalis nervi vagi*; hinterer Vaguskern am Boden der Rautengrube [Fossa* rhomboidea]; Ⓔ *posterior nucleus of vagus nerve*
Nucleus posterolateralis medullae spinalis: motorischer Kern im Vorderhorn* des Rückenmarks*; Ⓔ *posterolateral nucleus of spinal cord*
Nucleus posteromedialis medullae spinalis: motorischer Kern im Vorderhorn* des Rückenmarks*; Ⓔ *posteromedial nucleus of spinal cord*
Nucleus premammillaris dorsalis: Kern der Area hypothalamica posterior des Hypothalamus*; Ⓔ *dorsal premammillary nucleus*
Nucleus premammillaris ventralis: Kern der Area hypothalamica posterior des Hypothalamus*; Ⓔ *ventral premammillary nucleus*
Nucleus preopticus lateralis: Kern der Area hypothalamica rostralis des Hypothalamus*; Ⓔ *lateral preoptic nucleus*
Nucleus preopticus medialis: Kern der Area hypothalamica rostralis des Hypothalamus*; Ⓔ *medial preoptic nucleus*
Nucleus preopticus medianus: Kern der Area hypothalamica rostralis des Hypothalamus*; Ⓔ *median preoptic nucleus*
Nuclei pretectales: aus vier Kernen [**Nucleus pretectalis anterior/olivaris/posterior, Nucleus tractus optici**] bestehende Kerngruppe der Area pretectalis des Epithalamus*; Ⓔ *pretectal nuclei*
Nucleus principalis nervi trigemini: im Bereich der Brücke [Pons*] liegender Hauptkern des Nervus* trigeminus; Ⓔ *pricipal sensory nucleus of trigeminal nerve*
Nucleus pulposus: *Syn: Gallertkern*; gallertartiger Kern der Bandscheibe*; Ⓔ *gelatinous nucleus, vertebral pulp*
Nuclei raphes: *Syn: Raphekerne*; Kerne im Bereich der Raphe* medullae oblongatae [**untere Raphekerne, Nuclei raphes in medulla oblongata**] und des Tegmentum* pontis [**obere Raphekerne, Nuclei raphes in tegmentum pontis**], die Serotonin* bilden; Ⓔ *rapheal nuclei*
Nuclei reticulares: Kerne im Bereich der Medulla* oblongata [**Nuclei reticulares in medulla oblongata**], des Mittelhirns [**Nuclei reticulares in mesencephale**] und der Brücke [**Nuclei reticulares in tegmento pontis**]; Ⓔ *reticular nuclei*
Nuclei reticulares in medulla oblongata: Kerne im Bereich der Medulla* oblongata; dazu gehören **Nucleus gigantocellularis, Nucleus gigantocellularis lateralis, Nucleus paragigantocellularis lateralis, Nucleus interfascicularis nervi hypoglossi, Nucleus reticularis intermedius, Nucleus reticularis lateralis, Nucleus reticularis parvocellularis, Nucleus gigantocellularis posterior, Nucleus reticularis centralis** und **Nucleus reticularis medialis**; Ⓔ *reticular nuclei of medulla oblongata*
Nuclei reticulares in mesencephale: Kerne im Bereich des Mittelhirns; umfasst **Nucleus cuneiformis, Nucleus subcuneiformis, Nucleus tegmentalis pedunculopontinus** und **Nucleus parapeduncularis**; Ⓔ *reticular nuclei of tectum of midbrain*
Nuclei reticulares in tegmento pontis: Kerne im Bereich der Brücke [pons*]; umfasst **Nucleus reticularis pontis caudalis** und **rostralis, Nucleus paralemniscalis, Nucleus reticularis paramedianus** und **Nucleus reticularis tegmenti pontis**; Ⓔ *reticular nuclei of tegmentum of pons*
Nucleus reticularis thalami: große Neurone auf der Oberfläche des Thalamus*, die Afferenzen von der Großhirnrinde erhalten; Ⓔ *reticular nucleus of thalamus*
Nucleus retroposterolateralis medullae spinalis: motorischer Kern im Vorderhorn* des Rückenmarks*; Ⓔ *retroposterolateral nucleus*
Nucleus ruber: *Syn: roter Kern*; rötliches Ganglienzellzentrum des extrapyramidalen Systems im Mittelhirn; Ⓔ *nucleus ruber, red nucleus, Sappey's nucleus*
Nucleus salivatorius inferior: *Syn: parasympathischer Glossopharyngeuskern*; parasympathischer Kern des Nervus* glossopharyngeus, dessen Fasern zur Ohrspeicheldrüse [Glandula* parotis] ziehen; Ⓔ *inferior salivatory nucleus*
Nucleus salivatorius superior: *Syn: parasympathischer Fazialiskern*; parasympathischer Kern des Nervus* facialis, dessen Fasern zu Glandula* sublingualis und submandibularis, den Drüsen des Nasen-Rachen-Raums und der Tränendrüse [Glandula* lacrimalis] ziehen; Ⓔ *superior salivatory nucleus*
Nucleus spinalis nervi accessorii: spinaler Akzessoriuskern; Ⓔ *spinal nucleus of accessory nerve*
Nucleus spinalis nervi trigemini: spinaler/unterer Trigeminuskern; Ⓔ *spinal nucleus of trigeminal nerve*
Nucleus subthalamicus: *Syn: Luys-Kern, Luys-Körper, Corpus Luys*; grauer Kern am Boden des III. Ventrikels; Ⓔ *Luys' body, subthalamic nucleus, nucleus of Luys*
Nucleus supramammillaris: Kern der Area hypothalamica posterior des Hypothalamus*; Ⓔ *supramammillary nucleus*
Nucleus supraopticus: vegetatitves Kerngebiet im Hypothalamus; Ⓔ *supraoptic nucleus (of hypothalamus)*
Nuclei systematis nervosi centralis: Kerne des Zentralnervensystems; Ⓔ *nuclei of central nervous system*
Nuclei tegmentales: *Syn: Mittelhirnhaubenkerne*; Bezeichnung für Kerne der Formatio* reticularis im

Bereich der Mittelhirnhaube [Tegmentum* mesencephali]; dazu gehören **Nuclei tegmentales anteriores** [Nucleus interfascicularis tegmenti, Nucleus pigmentosus parabrachialis, Nucleus paranigralis], **Nucleus tegmentalis posterior** und **Nucleus tegmentalis posterolateralis;** Ⓔ *tegmental nuclei*
Nucleus terminationis: Endkerne; Ⓔ *terminal nuclei, end-nuclei, nuclei of termination*
Nuclei thalami: Thalamuskerne; Ⓔ *thalamic nuclei*
Nucleus thoracicus: *Syn: Stilling-Kern, Clarke-Säule, Clarke-Stilling-Säule, Columna thoracica*; Ganglienzellgruppe in der Hintersäule des Rückenmarks; Ⓔ *Clarke's nucleus, thoracic nucleus, dorsal nucleus (of Clarke), Stilling's nucleus, thoracic column, Clarke's column, Stilling column*
Nuclei tractus solitarius: Umschaltstelle für die Geschmacksfasern in der Rautengrube; Ⓔ *nucleus of solitary tract, solitary nucleus, gustatory nucleus, parasolitary nucleus*
Nuclei tuberales laterales: Kerne der Area hypothalamica intermedia und lateralis des Hypothalamus*, in denen Neurohormone gebildet werden; Ⓔ *lateral tuberal nuclei*
Nuclei ventrales thalami: große Kerngruppe, die den ventralen und lateralen Rand des Thalamus* einnehmen; dazu gehören **Nuclei ventrobasales** [Nucleus ventralis posterolateralis und posteromedialis], **Nuclei ventrales mediales** [Nucleus basalis ventralis medialis, principalis ventralis medialis, submedialis], **Nucleus ventralis posterior inferior, Nuclei ventrales laterales** [Nucleus anterior und posterior ventrolateralis], **Nucleus ventralis anterior, Nucleus ventralis intermedius, Nucleus ventralis posterolateralis, Nucleus ventralis posterior internus** und **Nucleus ventroposterior parvocellularis;** Ⓔ *ventral nuclei of thalamus*
Nuclei vestibulares: Vestibulariskerne, Endkerne des Nervus* vestibularis; Ⓔ *vestibular nuclei, nuclei of acoustic nerve*
Nucleus vestibularis inferior: *Syn: Roller-Kern*; unterer Vestibulariskern; Ⓔ *caudal vestibular nucleus, inferior vestibular nucleus, Roller's nucleus*
Nucleus vestibularis lateralis: *Syn: Deiters-Kern*; lateraler Vestibulariskern; Ⓔ *lateral vestibular nucleus, large cell auditory nucleus, Deiters' nucleus*
Nucleus vestibularis medialis: *Syn: Schwalbe-Kern*; medialer Vestibulariskern; Ⓔ *medial vestibular nucleus, Schwalbe's nucleus, triangular nucleus*
Nucleus vestibularis superior: *Syn: Bechterew-Kern*; oberer Vestibulariskern; Ⓔ *rostral vestibular nucleus, superior vestibular nucleus, Bechterew's nucleus, Bekhterev's nucleus*

Nucleus-pulposus-Hernie *f*: *Syn: Bandscheibenvorfall, Bandscheibenprolaps, Bandscheibenhernie, Nucleus-pulposus-Prolaps, Hernia disci intervertebralis*; hernienartiger Vorfall des Bandscheibenkerns [Nucleus* pulposus]; die klinische Symptomatik hängt von Größe und Lokalisation des Prolaps ab; Ⓔ *disk prolapse, herniated disk, protruded disk, ruptured disk, slipped disk, herniation of intervertebral disk*

Nucleus-pulposus-Prolaps *m*: → *Nucleus-pulposus-Hernie*

Nucleus ruber-Syndrom, oberes *nt*: *Syn: Nothnagel-Syndrom, oberes Ruber-Syndrom*; homolaterale Okulomotoriusparese* mit kontralateraler Hemiparese*, Hemiathetose*, Hemichorea*, Intentions- und Haltungstremor bei Schädigung des oberen Nucleus* ruber; Ⓔ *Nothnagel's syndrome*

Nucleus ruber-Syndrom, unteres *nt*: *Syn: Benedikt-Syndrom, unteres Ruber-Syndrom, Hirnschenkelhaubensyndrom*; homolaterale Okulomotoriusparese* mit kontralateralen Hyperkinesen [Hemiathetose*, Hemiataxie*, Hemichorea*] bei Schädigung des unteren Nucleus* ruber; Ⓔ *Benedikt's syndrome*

nu|do|phob *adj*: Nudophobie betreffend, durch sie gekennzeichnet; Ⓔ *relating to or marked by nudophobia, nudophobic*

Nu|do|pho|bie *f*: krankhafte Angst vor Nacktheit oder dem Nacktsein; Ⓔ *irrational fear of being naked, nudophobia*

Nuhn-Drüse *f*: *Syn: Blandin-Drüse, Zungenspitzendrüse, Glandula lingualis anterior*; Speicheldrüse der Zungenspitze; Ⓔ *Bauhin's gland, Blandin's gland, Blandin-Nuhn's gland, Nuhn's gland, anterior lingual gland, apical gland of tongue*

Nukle-, nukle- *präf.*: → *Nukleo-*

nu|kle|ar *adj*: Atomkern betreffend, durch Kernspaltung erfolgend; Ⓔ *relating to a (atomic) nucleus, nuclear*

nu|kle|är *adj*: (Zell-)Kern/Nukleus betreffend; Ⓔ *relating to a (cellular) nucleus, nuclear*

Nu|kle|ar|me|di|zin *f*: Teilgebiet der Medizin, das sich mit der Verwendung von Radionukliden in Diagnostik und Therapie beschäftigt; Ⓔ *nuclear medicine*

Nu|kle|ar|phar|ma|ka *pl*: → *Radiopharmaka*

Nu|kle|a|se *f*: → *Nuclease*

Nu|kle|in|säu|re *f*: → *Nucleinsäure*

Nukleo-, nukleo- *präf.*: Wortelement mit der Bedeutung „Kern/Zellkern/Nukleus"; Ⓔ *nucleus, nuclear, nucle(o)-, kary(o)-, cary(o)-*

nu|kle|o|fu|gal *adj*: vom Kern/Nukleus wegführend; Ⓔ *nucleofugal*

nu|kle|o|id *adj*: kernartig, kernähnlich; Ⓔ *nucleoid, nucleiform*

Nu|kle|o|kap|sid *nt*: *Syn: Nucleokapsid*; aus Kapsid* und Virusgenom bestehender Teil des Virus; Ⓔ *nucleocapsid*

Nu|kle|o|lus *m, pl* **-li**: *Syn: Nucleolus, Kernkörperchen*; im Kern liegende Organelle, die RNA und basische Proteine enthält; Kernkörperchen [Durchmesser 2–5 μm] kommen nur während der Interphase* vor; sie dienen der Bildung von ribosomaler RNA*, weshalb Zellen mit einem hohen Proteinumsatz auffallend große Nukleoli haben; Ⓔ *nucleolus, micronucleus*

Nu|kle|o|ly|se *f*: *Syn: Chemonukleolyse*; chemisch-enzymatische Auflösung [**Chymopapain, Kollagenasen**] des prolabierten Bandscheibenkerns bei Bandscheibenschäden; die Methode ist nach wie vor umstritten und wird von vielen Neurologen abgelehnt; Ⓔ *chemonucleolysis*

nu|kle|o|pe|tal *adj*: zum Kern/Nukleus hinführend; Ⓔ *nucleopetal*

nu|kle|o|phil *adj*: mit besonderer Affinität zu Kernen/Nuklei; nukleophile Substanz betreffend; Ⓔ *nucleophilic, nucleophil, nucleophile*

Nu|kle|o|plas|ma *nt*: *Syn: Kernprotoplasma, Karyoplasma*; Protoplasma* des Zellkerns; Ⓔ *nucleoplasm, karyoplasm*

nu|kle|o|plas|ma|tisch *adj*: *Syn: karyoplasmatisch*; Kernplasma/Nukleoplasma betreffend; Ⓔ *relating to nucleoplasm/karyoplasm, karyoplasmic, karyoplasmatic*

Nu|kle|o|pro|te|in *nt*: *Syn: Nucleoprotein, Nuclein, Nuklein, Nucleoproteid, Nukleoproteid*; Komplex aus Nucleinsäure* und Protein*, z.B. Ribosomen; Ⓔ *nucleoprotein*

Nu|kle|o|si|da|se *f*: → *Nucleosidase*

Nu|kle|o|si|de *pl*: → *Nucleoside*

Nu|kle|o|so|men *pl*: *Syn: Nucleosomen*; funktionelle Untereinheiten der Chromosomen*; Ⓔ *nucleosomes*

Nu|kle|o|ti|da|se *f*: → *Nucleotidase*

Nu|kle|o|ti|de *pl*: → *Nucleotide*

Nu|kle|o|to|mie *f*: operative Entfernung des Bandscheibenkerns/Nucleus* pulposus bei Bandscheibenvorfall; Ⓔ *diskectomy, disk removal, discectomy, discoidectomy*

Nu|kle|us *m, pl* **-klei**: **1.** Zellkern* **2.** *Syn: Kern, Kerngebiet, Nucleus*; lokale Ansammlung von Nervenzellen im

N

Gehirn oder Rückenmark, z.B. als Ursprungskern von Nerven; Ⓔ **1.** *nucleus, cell nucleus, karyon, karyoplast* **2.** *nucleus*

Nu|klid *nt*: durch eine bestimmte Protonen- und Neutronenzahl definierte Kernart eines Atoms; Ⓔ *nuclide*

Null|di|ät *f*: *Syn: Hungerkur*; vollständiges Fasten, bei dem nur Wasser, Elektrolyte und Vitamine eingenommen werden; Ⓔ *starvation diet*

Nul|li|gra|vi|da *f*: Frau, die noch nicht schwanger war; Ⓔ *nulligravida*

Nul|li|pa|ra *f*: Frau, die noch kein Kind geboren hat; Ⓔ *nullipara, nulliparous woman*

Null-Linien-EEG *nt*: *Syn: isoelektrisches Elektroenzephalogramm*; Elektroenzephalogramm ohne jede Aktivität bei Hirntod; Ⓔ *isoelectroencephalogram, isoelectric electroencephalogram, isoelectric EEG, flat EEG, flat electroencephalogram, electrocerebral silence*

num|mu|lär *adj*: münzenförmig; Ⓔ *nummular, nummiform, discoid, coin-shaped*

Nuss|ge|lenk *nt*: *Syn: Napfgelenk, Enarthrose, Enarthrosis spheroidea*; Variante des Kugelgelenks*, bei dem die Gelenkpfanne den Kopf zu mehr als der Hälfte umfasst; trifft beim Menschen nur auf das Hüftgelenk* zu; Ⓔ *cotyloid joint, ball-and-socket joint, enarthrodial articulation, enarthrodial joint, multiaxial joint, spheroidal joint, polyaxial joint, socket joint, enarthrosis*

Nu|tri|ti|on *f*: Ernährung; Ⓔ *nutrition, alimentation*

nu|tri|tiv *adj*: nahrhaft, nährend; Ⓔ *relating to nutrition, nutritive, nutritious, nutrimental*

Nykt-, nykt- *präf.*: → *Nykto-*

Nykt|al|gie *f*: nächtlicher Schmerz, nachts auftretender Schmerz; Ⓔ *night pain, nyctalgia*

nyk|ta|lo|phob *adj*: → *nyktophob*

Nyk|ta|lo|pho|bie *f*: → *Nyktophobie*

Nykt|al|o|pie *f*: → *Nykteralopie*

Nyk|ter|al|o|pie *f*: *Syn: Tagblindheit, Nyktalopie, Nachtsichtigkeit*; angeborene oder erworbene Störung des Sehen bei Tageslicht; Ⓔ *night sight, day blindness, hemeralopia, hemeranopia*

nykt|he|me|ral *adj*: *Syn: nyktohemeral*; Nacht und Tag betreffend; Ⓔ *nyctohemeral, nycterohemeral*

Nykto-, nykto- *präf.*: Wortelement mit der Bedeutung „Nacht"; Ⓔ *night, nocturnal, nyct(o)-*

nyk|to|he|me|ral *adj*: → *nykthemeral*

nyk|to|phob *adj*: *Syn: nyktalophob, skotophob*; Nachtangst/Nyktophobie betreffend, durch sie gekennzeichnet; Ⓔ *relating to or marked by nyctophobia, nyctophobic, scotophobic*

Nyk|to|pho|bie *f*: *Syn: Nachtangst, Dunkelangst, Nyktalophobie, Skotophobie*; krankhafte Angst vor der Dunkelheit oder der Nacht; Ⓔ *irrational fear of darkness, nyctophobia, scotophobia*

Nykt|u|rie *f*: vermehrtes nächtliches Wasserlassen; Ⓔ *nycturia, nocturia*

Nymph|ek|to|mie *f*: operative Entfernung der kleinen Schamlippen; Ⓔ *nymphectomy*

nym|pho|man *adj*: *Syn: nymphomanisch*; Nymphomanie betreffend, von ihr betroffen oder durch sie bedingt; Ⓔ *relating to or affected with nymphmania, nymphomaniac, nymphomaniacal, oversexed*

Nym|pho|ma|nie *f*: *Syn: Andromanie, Hysteromanie*; Mannstollheit; Ⓔ *nymphomania, cytheromania*

nym|pho|ma|nisch *adj*: → *nymphoman*

Nym|pho|to|mie *f*: Inzision der kleinen Schamlippen; Ⓔ *nymphotomy*

Nys|tag|mo|graf, -graph *m*: Gerät zur Nystagmografie*; Ⓔ *nystagmograph*

Nys|tag|mo|gra|fie, -gra|phie *f*: Registrierung der Augenbewegung bei Nystagmus; Ⓔ *nystagmography*

Nys|tag|mo|gramm *nt*: bei der Nystagmografie* erhaltene grafische Darstellung; Ⓔ *nystagmogram*

nys|tag|mo|id *adj*: nystagmusähnlich, nystagmusartig; Ⓔ *nystagmiform, nystagmoid*

Nys|tag|mus *m*: *Syn: Augenzittern*; unwillkürliche, rhythmische Augenbewegungen; Ⓔ *nystagmus*

optokinetischer Nystagmus: physiologischer Nystagmus durch Fixierung sich bewegender Objekte im Sehfeld; Ⓔ *optokinetic nystagmus, opticokinetic nystagmus, railroad nystagmus*

rotatorischer Nystagmus: *Syn: Drehnystagmus*; Nystagmus bei schneller Drehung des Körpers; Ⓔ *rotatory nystagmus*

vestibulärer Nystagmus: Schädigung des Vestibularapparates führt zu einem Rucknystagmus, der aus einer langsamen labyrinthären Komponente und einer schnellen Ausgleichsbewegung besteht; meist handelt es sich um ein horizontales Zittern [**horizontaler Nystagmus**], seltener um vertikales [**vertikaler Nystagmus**] oder rotierendes [**rotierender Nystagmus**] Augenzittern; z.T. tritt der Nystagmus spontan auf [**Spontannystagmus**], z.T. erst nach Auslösung durch einen adäquaten Reiz [**Provokationsnystagmus**]; beim Spontannystagmus kann man zwischen **richtungsbestimmtem Nystagmus** [schlägt nur in eine Richtung] und **Blickrichtungsnystagmus** [die Schlagrichtung hängt von der Blickrichtung ab] unterscheiden; Ⓔ *vestibular nystagmus*

nys|tag|tisch *adj*: Nystagmus betreffend, von ihm betroffen oder gekennzeichnet; Ⓔ *relating to or affected with nystagmus, nystagmic*

Nys|ta|tin *nt*: von **Streptomyces noursei** gebildetes Antimykotikum; Ⓔ *nystatin, fungicidin*

N-Zel|len *pl*: *s.u. Neurotensin*; Ⓔ *N cells*

N

O

O-Ag|glu|ti|na|ti|on *f*: Agglutination* durch Antikörper gegen O-Antigene; Ⓔ *O agglutination, somatic agglutination*

O-An|ti|gen *nt*: *Syn: Körperantigen*; auf der Oberfläche von Bakterien sitzendes Antigen; Ⓔ *somatic antigen, O antigen*

oat-cell-Karzinom *nt*: → *Haferzellenkarzinom*

Ob-, ob- *präf.*: Wortelement mit der Bedeutung „gegen/gegenüber"; Ⓔ *against, opposite, ob-*

Ob|duk|ti|on *f*: *Syn: Nekropsie, Autopsie*; Leichenöffnung; Ⓔ *postmortem, postmortem examination, obduction, dissection*

O|ber|flä|chen|an|äs|the|sie *f*: Lokalanästhesie* durch Aufbringen des Anästhetikums auf die Haut- oder Schleimhautoberfläche; Ⓔ *surface analgesia, surface anesthesia, permeation analgesia, permeation anesthesia*

O|ber|flä|chen|do|sis *f, pl* **-sen**: *Syn: Hautdosis*; die aus Einfalldosis und Streustrahlendosis bestehende Teilkörperdosis der Haut; Ⓔ *surface dose, skin dose*

O|ber|flä|chen|gas|tri|tis *f, pl* **-ti|den**: chronisch superfizielle Entzündung der Magenschleimhaut, bei der häufig Helicobacter* pylori beobachtet wird; Ⓔ *superficial gastritis*

O|ber|flä|chen|kar|zi|nom *nt*: *Syn: präinvasives/intraepitheliales Karzinom, Carcinoma in situ*; Karzinom* von Haut oder Schleimhaut, das die Basalmembran noch nicht durchbrochen hat; Ⓔ *carcinoma in situ, cancer in situ, superficial carcinoma, intraepithelial carcinoma, preinvasive carcinoma*

O|ber|haut *f*: *s.u. Kutis*; Ⓔ *outer skin, epidermis, epiderm, epiderma, ecderon*

O|ber|kie|fer *m*: Maxilla*; Ⓔ *upper jaw, maxilla, maxillary, maxillary bone, supramaxilla, upper jawbone*

Ober|kie|fer|ent|zün|dung *f*: Maxillitis*; Ⓔ *inflammation of the maxilla, maxillitis*

Ober|kie|fer|kör|per *m*: *Syn: Corpus maxillae*; zentraler Teil des Oberkieferknochens [Maxilla*], der die Kieferhöhle [Sinus maxillaris] enthält; Ⓔ *body of maxilla*

O|ber|lid|pto|se *f*: *Syn: Lidptose, Blepharoptose, Ptose, Ptosis (palpebrae)*; Herabhängen des Oberlids; Ⓔ *ptosis (of the upper eyelid)*

O|ber|schen|kel *m*: Femur*; Ⓔ *thigh, upper leg, femur*

O|ber|schen|kel|bruch *m*: → *Oberschenkelfraktur*

O|ber|schen|kel|frak|tur *f*: *Syn: Oberschenkelbruch, Femurfraktur, Fractura femoris*; Bruch des Oberschenkelknochens; je nach Lokalisation unterscheidet man **distale Oberschenkelfraktur** [im unteren Oberschenkel], **proximale** bzw. **hüftgelenksnahe Oberschenkelfraktur** [in der Nähe des Hüftgelenks] **Oberschenkelschaftfraktur** und **Schenkelhalsfraktur**; Ⓔ *femoral fracture, fracture of the femur, fractured femur*

O|ber|schen|kel|hals *m*: *Syn: Schenkelhals, Collum femoris*; Abschnitt des Oberschenkelknochens zwischen Schaft und Kopf; Ⓔ *neck of femur, neck of thigh bone, femoral neck*

O|ber|schen|kel|re|gi|on *f*: *Syn: Regio femoris*; Beinregion, die vorne oben von der Regio* inguinalis, außen oben von der Regio* coxae und hinten oben von der Regio* glutealis begrenzt wird; geht unten in die Regio* genus über; Ⓔ *femoral region*

O|ber|schen|kel|rück|sei|te *f*: Regio* femoris posterior; Ⓔ *posterior femoral region*

O|ber|schen|kel|schaft|frak|tur *f*: *Syn: Femurschaftfraktur*; Fraktur des Oberschenkelschaftes; Ⓔ *femoral shaft fracture*

O|ber|schen|kel|vor|der|sei|te *f*: Regio* femoris anterior; Ⓔ *anterior femoral region*

O|be|si|tas *f*: → *Obesität*

O|be|si|tät *f*: *Syn: Fettleibigkeit, Fettsucht, Adipositas, Obesitas*; übermäßige Vermehrung des Gesamtfettgewebes; i.d.R. durch zu hohe Kalorienzufuhr und zu geringen Energieverbrauch bedingt; krankheitsbedingte oder idiopathische Formen sind selten; Ⓔ *obesity, obeseness, fatness, fat*

Ob|jekt|trä|ger *m*: Glasplatte zur Herstellung mikroskopischer Präparate; Ⓔ *slide, object slide, mount, microslide, microscopic slide, object plate*

Ob|jekt|trä|ger|kul|tur *m*: Mikrokultur auf einem Objektträger; Ⓔ *slide culture*

ob|li|gat *adj*: *Syn: obligatorisch*; unerlässlich, unbedingt, verpflichtend; Ⓔ *obligate, indispensable*

ob|li|ga|to|risch *adj*: → *obligat*

Ob|li|qui|tät *f*: Schrägheit, Schiefe, schräge/schiefe Lage oder Richtung; Ⓔ *obliquity, obliqueness*

Ob|li|te|ra|ti|on *f*: Verschluss, Verödung; Ⓔ *obliteration*

ob|li|te|ra|tiv *adj*: verschließend, obliterierend; Ⓔ *obliterating*

Ob|ses|si|on *f*: Besessenheit, Zwangsvorstellung, fixe Idee; Ⓔ *obsession*

ob|ses|siv *adj*: zwanghaft; Ⓔ *relating to or characterized by obsession, obsessive, obsessional*

ob|so|let *adj*: veraltet, überholt, nicht mehr gebräuchlich; Ⓔ *obsolete, gone out of use*

Obs|ti|pa|ti|on *f*: *Syn: Konstipation*; Stuhlverstopfung, Verstopfung; Ⓔ *obstipation, severe constipation, constipation, costiveness*

obs|ti|piert *adj*: an Verstopfung leidend, verstopft; Ⓔ *constipated, costive*

Obs|truc|tio *f, pl* **-ti|o|nes**: → *Obstruktion*

Obstructio alvi: *Syn: Obstipation, Konstipation*; (Stuhl-)Verstopfung; Ⓔ *obstipation, severe constipation, constipation, costiveness*

Obs|truk|ti|on *f*: *Syn: Obstructio*; Blockierung, Verstopfung, Verlegung, Verschluss; Ⓔ *obstruction, blockage, clogging*

Obs|truk|ti|ons|an|u|rie *f*: Anurie* bei Verlegung der ableitenden Harnwege; Ⓔ *obstructive anuria*

Obs|truk|ti|ons|ik|te|rus *m*: *Syn: Verschlussikterus*; Ikterus* durch Verschluss der Gallenwege; Ⓔ *obstructive icterus*

Obs|truk|ti|ons|i|le|us *m*: *Syn: Okklusionsileus*; Ileus* durch komplette Verlegung des Darmlumens; Ⓔ *obstructive ileus*

obs|truk|tiv *adj*: blockierend, versperrend, verstopfend, verschließend; Ⓔ *obstructive, obstructing, blocking, clogging, obstruent*

Ob|tu|ra|tio *f, pl* **-ti|o|nes**: *Syn: Obturation*; Verlegung, Verstopfung; Ⓔ *obturation, occlusion, obstruction*

Ob|tu|ra|tor *m*: Verschlussprothese, künstliche Gaumenplatte; Ⓔ *obturator*

Ob|tu|ra|tor|fas|zie *m*: *Syn: Fascia obturatoria*; Faszie* für den Musculus* obturatorius internus im kleinen Becken; Ⓔ *obturator fascia*

Ob|tu|ra|tor|her|nie *f*: *Syn: Hernia obturatoria*; Hernie* durch das Foramen obturatorium; Ⓔ *obturator hernia*

Ob|tu|ra|tor|ka|nal *m*: *Syn: Canalis obturatorius*; 2–3 cm langer Kanal am oberen Rand der Membrana* obturatoria, durch den Arteria* obturatoria, Nervus* obturatorius und die Venae* obturatoriae ziehen; Ⓔ *obturator canal*

Oc-, oc- *präf.*: Wortelement mit der Bedeutung „gegen/gegenüber"; Ⓔ *against, opposite, oc-*

Oc|ci|put *nt*: *Syn: Okziput*; Hinterhaupt; Ⓔ *back of the head, occiput*

Oc|clu|sio *f*. *Syn: Okklusion*; Verschluss; Ⓔ *closure, occlusion*

Occlusio dentium: *Syn: Okklusion*; Zahnreihenschluss; Ⓔ *occlusion*

och|lo|phob *adj*: *Syn: demophob*; Ochlophobie betreffend, durch sie gekennzeichnet; Ⓔ *relating to or marked by demophobia, demophobic*

Och|lo|pho|bie *f*. *Syn: Demophobie*; krankhafte Angst vor Menschenansammlungen; Ⓔ *demophobia*

Och|ro|no|se *f*. *Syn: Ockerfarbenkrankheit, Ochronosis*; durch Ablagerung von Homogentisinsäure entstandene, bläulich schwärzliche Verfärbung von Knorpel- und Bindegewebe; Ⓔ *ochronosis, ochronosus*

Och|sen|au|ge *nt*: *Syn: Glaukom der Kinder, Hydrophthalmus, Buphthalmus*; ein- oder beidseitige Vergrößerung des Augapfels durch Erhöhung des Augeninnendrucks; Ⓔ *infantile glaucoma, congenital glaucoma, hydrophthalmos, hydrophthalmia, hydrophthalmus, buphthalmos, buphthalmia, buphthalmus*

Och|sen|herz *nt*: *Syn: Bukardie, Cor bovinum*; extrem vergrößertes Herz; Ⓔ *ox heart, bovine heart, bucardia*

O|cker|far|ben|krank|heit *f*. → *Ochronose*

Oc|to|se *f*. *Syn: C_8-Zucker*; Monosaccharid* mit acht Kohlenstoffatomen; Ⓔ *octose*

Ocul-, ocul- *präf.*: Wortelement mit der Bedeutung „Auge/Oculus"; Ⓔ *eye, ocular, ophthalmic, ocul(o)-, ophthalm(o)-*

O|cu|lus *m*: *Syn: Auge*; aus dem Augapfel und seinen Anhangsgebilden bestehender Teil des Sehorgans; Ⓔ *eye, oculus*

Oddi-Sphinkter *m*: *Syn: Sphinkter Oddii, Sphinkter ampullae, Musculus sphincter ampullae hepatopancreaticae*; glatte Muskelzellen um die Mündung von Ductus* choledochus und Ductus* pancreaticus major auf der Vater-Papille; Ⓔ *sphincter ampullae hepatopancreaticae, sphincter of hepatopancreatic ampulla, Oddi's sphincter, Oddi's muscle, sphincter muscle of hepatopancreatic ampulla*

Od|di|tis *f, pl* **-ti|den**: Entzündung des Oddi-Sphinkter*; Ⓔ *inflammation of Oddi's muscle, odditis*

od|di|tisch *adj*: Odditis betreffend, von ihr betroffen oder gekennzeichnet; Ⓔ *relating to or marked by odditis*

Ö|dem *nt*: *Syn: Oedema*; umschriebene oder diffuse Wasseransammlung im Gewebe; Ⓔ *edema, water thesaurismosis*

angioneurotisches Ödem: *Syn: Quincke-Ödem, angioneurotisches Ödem, Bannister-Krankheit, idiopathisches/sporadisches Quincke-Ödem; Urticaria gigantea/profunda, Riesenurtikaria Milton*; vorwiegend junge Frauen betreffende, allergische Reaktion [Typ I] mit Schwellung der Haut und Schleimhaut [v.a. Kehlkopf] durch subkutane Ödembildung; das plötzlich einsetzende Glottisödem kann lebensbedrohlich sein; Ⓔ *angioneurotic edema, Quincke's disease, Quincke's edema, atrophedema, circumscribed edema, periodic edema, Bannister's disease, Milton's disease, giant edema, giant urticaria, angioedema, Milton's edema*

malignes Ödem: *Syn: Gasbrand, Gasgangrän, Gasödem, Gasphlegmone, Emphysema malignum, Emphysema septicum, Oedema malignum*; durch Clostridium* perfringens und andere Clostridienarten verursachte meldepflichtige schwere Wundinfektion, die durch hochgradige Toxämie und ausgedehnte Ödem- und/oder Gasbildung gekennzeichnet ist; Ⓔ *malignant edema, emphysematous gangrene, progressive emphysematous necrosis, clostridial myonecrosis, gas gangrene, gaseous gangrene, gangrenous emphysema, mephitic gangrene*

nephrotisches Ödem: im Rahmen von Nierenerkrankungen, v.a. nephrotisches Syndrom, auftretendes Ödem; Ⓔ *nephrotic edema*

ö|de|ma|to|gen *adj*: ödemerzeugend, ödemverursachend; Ⓔ *edematogenic, edematigenous*

ö|de|ma|tös *adj*: Ödem betreffend, von ihm gekennzeichnet; Ⓔ *edematous, tumid*

Ödipus-Komplex *m*: neurotischer Komplex durch mangelnde Lösung des Sohnes von der Mutter; Ⓔ *Oedipus complex*

Odont-, odont- *präf.*: → *Odonto-*

O|dont|al|gie *f*. Zahnschmerz(en), vom Zahn ausgehender Schmerz; Ⓔ *toothache, odontalgia, odontodynia*

Odonto-, odonto- *präf.*: Wortelement mit der Bedeutung „Zahn"; Ⓔ *tooth, teeth, dental, odontic, dent(o)-, denti-, odont(o)-*

O|don|to|blast *m*: *Syn: Zahnbeinbildner, Dentinoblast*; das Dentin bildende Zahnzelle; Ⓔ *odontoblast, dentinoblast, fibrilloblast, dentin cell, denture cell*

o|don|to|buk|kal *adj*: *Syn: dentobukkal*; Zähne und Wange/Bucca betreffend; Ⓔ *relating to both teeth and cheek, dentibuccal*

o|don|to|gen *adj*: **1.** *Syn: dentogen*; von den Zähnen ausgehend **2.** *Syn: dentogen*; zahnbildend; Ⓔ **1.** *odontogenic* **2.** *odontogenic*

O|don|to|ge|ne|se *f*. Zahnentwicklung, Zahnbildung; Ⓔ *odontogenesis, odontogeny, odontosis*

o|don|to|ge|ne|tisch *adj*: Zahnentwicklung/Odontogenese betreffend; Ⓔ *odontogenetic*

O|don|to|id *nt*: *Syn: Prädentin*; unverkalkte Dentinmatrix; Ⓔ *predentin*

o|don|to|id *adj*: *Syn: dentoid*; zahnförmig, zahnähnlich; Ⓔ *toothlike, tooth-shaped, odontoid, dentoid*

o|don|to|la|bi|al *adj*: *Syn: dentolabial*; Zähne und Lippen/Labia betreffend; Ⓔ *relating to both teeth and lips, dentilabial*

o|don|to|lin|gu|al *adj*: *Syn: dentolingual*; Zähne und Zunge/Lingua betreffend; Ⓔ *relating to both teeth and tongue, dentilingual*

O|don|to|lo|gie *f*. *Syn: Dentologie*; Zahnkunde, Zahnheilkunde, Zahnmedizin; Ⓔ *dentistry, odontology, oral medicine*

o|don|to|lo|gisch *adj*: Zahnheilkunde/Odontologie betreffend, zahnheilkundlich; Ⓔ *relating to odontology, odontological*

O|don|tom *nt*: Tumor des zahnbildenden Gewebes; Ⓔ *odontoma*

O|don|to|pa|thie *f*. Zahnerkrankung; Ⓔ *odontopathy*

o|don|to|phob *adj*: Odontophobie betreffend, durch sie gekennzeichnet; Ⓔ *relating to or marked by odontophobia, odontophobic*

O|don|to|pho|bie *f*. krankhafte Angst vor (dem Anblick) von Zähnen oder zahnärztlicher Behandlung; Ⓔ *odontophobia*

O|dor *m*: Geruch; Ⓔ *odor, scent, smell*

Odyno-, odyno- *präf.*: Wortelement mit der Bedeutung „Schmerz"; Ⓔ *pain, odyn(o)-*

O|dy|no|pha|gie *f*. schmerzhaftes Schlucken; Ⓔ *odynophagia, odynphagia, dysphagia*

o|dy|no|phob *adj*: *Syn: algophob*; Odynophobie betreffend, durch sie gekennzeichnet; Ⓔ *relating to or marked by algophobia, algophobic*

O|dy|no|pho|bie *f*. krankhafte Angst vor Schmerzen; Ⓔ *irrational fear of pain, algophobia*

Oe|de|ma *nt, pl* **-ma|ta**: *Syn: Ödem*; umschriebene oder diffuse Wasseransammlung im Gewebe; Ⓔ *edema, water thesaurismosis*

Oedema malignum: *Syn: Gasbrand, Gasgangrän, Gasödem, Gasphlegmone, malignes Ödem, Emphysema malignum/septicum*; durch Clostridium* perfringens und andere Clostridienarten verursachte meldepflichtige, schwere Wundinfektion, die durch hochgradige

Toxämie und ausgedehnte Ödem- und/oder Gasbildung gekennzeichnet ist; Ⓔ *gas gangrene, gaseous gangrene, gangrenous emphysema, emphysematous gangrene, clostridial myonecrosis*

Oesophag-, oesophag- *präf.*: → *Oesophago-*

oe|so|pha|ge|al *adj*: Speiseröhre/Ösophagus betreffend; Ⓔ *relating to the esophagus, esophageal*

Oe|so|pha|gi|tis *f, pl* **-tiden**: → *Ösophagitis*

Oesophago-, oesophago- *präf.*: Wortelement mit der Bedeutung „Speiseröhre/Ösophagus"; Ⓔ *esophagus, esophag(o)-*

Oe|so|pha|go|sto|mi|a|sis *f, pl* **-ses**: *Syn: Oesophagostomum-Infektion*; durch Knötchenwürmer [Oesophagostomum] hervorgerufene tropische Infektionskrankheit; Ⓔ *nodular disease, oesophagostomiasis, esophagostomiasis*

Oe|so|pha|go|sto|mum *nt*: selten auf den Menschen übertragener Fadenwurm von Affen; Ⓔ *Oesophagostomum*

Oe|so|pha|go|to|mia *f*: → *Ösophagotomie*

Oe|so|pha|gus *m, pl* **-gi**: *Syn: Ösophagus, Speiseröhre*; ca. 25 cm langer Muskelschlauch, der Rachen [Pharynx] und Magen [Gaster] verbindet; Ⓔ *gullet, esophagus*

Of-, of- *präf.*: Wortelement mit der Bedeutung „gegen/gegenüber"; Ⓔ *against, opposite, of-*

OFD-Syndrom *nt*: *Syn: orodigitofaziale Dysostose, Papillon-Léage-Psaume-Syndrom, orofaziodigitales Syndrom*; X-chromosomal vererbtes Syndrom mit oralen [Lappenzunge, Gaumenspalte], fazialen [Lippenspalte, Nasenknorpelhypoplasie] und digitalen [Brachydaktylie*, Syndaktylie*] Fehlbildungen; evtl. geistige Retardierung; Ⓔ *Papillon-Léage and Psaume syndrome, orodigitofacial syndrome, orodigitofacial dysostosis*

of|fi|zi|nal *adj*: *Syn: offizinell*; als Heilmittel anerkannt, arzneilich; Ⓔ *officinal, official*

of|fi|zi|nell *adj*: → *offizinal*

Ohara-Krankheit *f*: → *Tularämie*

Ohm *nt*: SI-Einheit des elektrischen Widerstandes; Ⓔ *ohm*

Ohn|macht *f*: plötzliche, kurze Bewusstlosigkeit; Ⓔ *unconsciousness, faint, swoon*

Ohr-Augen-Ebene *f*: *Syn: Deutsche Horizontale, Frankfurter Horizontale*; Bezugsebene für Röntgenaufnahmen und die Planung neurochirurgischer Eingriffe; Ⓔ *auriculo-infraorbital plane, Frankfort horizontal, Frankfort horizontal plane, Frankfort plane, ear plane*

Oh|ren|klin|gen *nt*: → *Ohrensausen*

Oh|ren|sau|sen *nt*: *Syn: Ohrenklingen, Ohrgeräusche, Tinnitus aurium*; durch verschiedene Ursachen [Innenohrerkrankungen, Hörsturz] verursachte Dauergeräusche im Ohr; Ⓔ *ringing/buzzing/whistling in the ears, tinnitus (aurium), tympanophonie, tympanophony, syrigmus*

Oh|ren|spe|ku|lum *nt*: *Syn: Otoskop*; Ohrenspiegel; Ⓔ *ear speculum, otoscope*

Oh|ren|spie|ge|lung *f*: *Syn: Otoskopie*; Untersuchung des äußeren Gehörganges und des Trommelfells; Ⓔ *otoscopy*

Ohr|ent|zün|dung *f*: → *Otitis*

Ohr|fis|tel, an|ge|bo|re|ne *f*: *Syn: kongenitale präaurikuläre Fistel, Fistula auris congenita, Aurikularfistel*; meist blind endende Fistel, die aus Resten der 1. Kiemenfurche entsteht; Ⓔ *congenital preauricular fistula*

Ohr|fu|run|kel *m*: *Syn: Gehörgangsfurunkel, Otitis externa diffusa, Otitis externa furunculosa*; umschriebene, sehr schmerzhafte Schwellung des knorpeligen Gehörgangs; Ⓔ *circumscribed otitis externa, meatal furuncle, furuncular otitis*

Ohr|ge|räu|sche *pl*: → *Ohrensausen*

Ohr|kris|tal|le *pl*: → *Otokonien*

Ohr|mu|schel|bän|der *pl*: *Syn: Ligamenta auricularia*; Bänder, die als **vorderes** [Ligamentum auriculare anterius], **hinteres** [Ligamentum auriculare posterius] und **oberes Ohrmuschelband** [Ligamentum auriculare superius] in die Ohrmuschel einstrahlen und sie am Kopf verankern; Ⓔ *ligaments of auricle*

Ohr|my|ko|se *f*: *Syn: Otomykose, Gehörgangsmykose*; oft chronisch rezidivierende, auf den äußeren Gehörgang beschränkte Pilzinfektion; i.d.R. mit Juckreiz verbunden, aber meist schmerzlos; Ⓔ *otomycosis*

Ohr|re|gi|on *f*: *Syn: Regio auricularis*; zu den Kopfregionen [Regiones capitis] gehörender Bezirk, der das äußere Ohr und die umliegende Region umfasst; Ⓔ *auricular region*

Ohr|trom|pe|te *f*: *Syn: Eustach-Kanal, Eustach-Röhre, Tuba auditiva/auditoria*; Verbindung zwischen Paukenhöhle und Rachen; Ⓔ *auditory tube, eustachian tube, eustachian canal, eustachium, otopharyngeal tube, guttural duct, otosalpinx, pharyngotympanic tube, salpinx, syrinx*

Ohr|trom|pe|ten|knor|pel *m*: *Syn: Tubenknorpel, Cartilago tubae auditivae/auditoriae*; Knorpel der Ohrtrompete*; besteht aus zwei Knorpelplatten [**Lamina lateralis** und **medialis tubae auditivae**], die unten und an der Seite durch eine Bindegewebsplatte [**Lamina membranacea tubae auditivae**] verbunden werden; Ⓔ *cartilage of auditory tube*

Oi|di|um *nt*: veraltet für → *Candida*

oi|ko|phob *adj*: Oikophobie betreffend, durch sie gekennzeichnet; Ⓔ *relating to or marked by oikophobia, oikophobic*

Oi|ko|pho|bie *f*: krankhafte Angst vor einem bestimmten Haus oder vor dem Alleinsein in einem Haus; Ⓔ *irrational fear of the home environment, ecophobia, oikophobia*

Ok-, ok- *präf.*: Wortelement mit der Bedeutung „gegen/gegenüber"; Ⓔ *against, opposite, oc-*

ok|klu|sal *adj*: **1.** *(Zahn)* Kaufläche/Facies occlusalis betreffend **2.** → *okklusiv*; Ⓔ **1.** *occlusal* **2.** → *okklusiv*

Ok|klu|si|on *f*: **1.** *Syn: Occlusio*; Verschluss **2.** *Syn: Occlusio dentium*; Zahnreihenschluss; Ⓔ **1.** *occlusion* **2.** *occlusion*

Ok|klu|si|ons|e|be|ne *f*: *Syn: Bissebene*; Ebene, in der die Zahnreihen bei Schlussbiss aufeinander treffen; Ⓔ *occlusal plane, plane of occlusion, bite plane*

Ok|klu|si|ons|i|le|us *m*: *Syn: Obstruktionsileus*; Ileus* durch komplette Verlegung des Darmlumens; Ⓔ *occlusive ileus*

ok|klu|siv *adj*: *Syn: sperrend, hemmend, verschließend*; Verschluss/Okklusion betreffend, einen Verschluss bildend, durch Okklusion verursacht; Ⓔ *occlusive*

Ok|klu|siv|pes|sar *nt*: *Syn: Portiokappe*; Pessar*, das über die Portio gestülpt wird; Ⓔ *cup pessary*

Ok|klu|siv|ver|band *m*: dicht abschließender Verband, z.B. am Auge; Ⓔ *occlusiv dressing*

ok|kult *adj*: verborgen; Ⓔ *occult, hidden, concealed*

Öko-, öko- *präf.*: Wortelement mit der Bedeutung „Lebensraum/Umwelt"; Ⓔ *environment, eco-*

Öko|lo|gie *f*: Lehre von den Wechselbeziehungen von Lebewesen untereinander und mit ihrer Umwelt; Ⓔ *ecology, bioecology, bionomics*

öko|lo|gisch *adj*: Ökologie betreffend; Ⓔ *relating to ecology, ecologic, ecological*

Ok|tan|säu|re *f*: *Syn: Kaprylsäure, Caprylsäure*; in Fetten und Ölen vorkommende, gesättigte Fettsäure; Ⓔ *octanoic acid, caprylic acid*

ok|ta|va|lent *adj*: achtwertig; Ⓔ *octavalent, octad*

Ok|to|se *f*: *Syn: C_8-Zucker*; Monosaccharid* mit acht Kohlenstoffatomen; Ⓔ *octose*

Okul-, okul- *präf.*: → *Okulo-*

O|ku|lar *nt*: *Syn: Okularlinse*; der dem Auge zugewandte Teil eines Linsensystems; Ⓔ *ocular, eyepiece, eyeglass, ocular lens, eye lens*

o|ku|lar *adj*: → *okulär*

o|ku|lär *adj*: *Syn: okular, ophthalmisch*; Auge/Oculus betreffend, mit Hilfe der Augen, zu den Augen gehörend; Ⓔ *relating to the eye, ocular, ophthalmic*
O|ku|lar|lin|se *f*: →*Okular*
Okulo-, okulo- *präf.*: Wortelement mit der Bedeutung „Auge/Oculus"; Ⓔ *eye, ocular, ophthalmic, ocul(o)-, ophthalm(o)-*
o|ku|lo|au|ri|ku|lär *adj*: Augen und Ohren/Aures betreffend; Ⓔ *relating to both eyes and ears, oculoauricular*
o|ku|lo|au|ri|ku|lo|ver|te|bral *adj*: Augen, Ohren/Aures und Wirbel/Vertebrae betreffend; Ⓔ *relating to eyes, ears, and vertebrae, oculoauriculovertebral*
o|ku|lo|den|to|di|gi|tal *adj*: Augen, Zähne/Dentes und Finger/Phalanges betreffend; Ⓔ *relating to eyes, teeth, and fingers, oculodentodigital*
o|ku|lo|en|ze|pha|lisch *adj*: *Syn: okulozephal*; Augen und Gehirn/Enzephalon betreffend; Ⓔ *relating to both eyes and brain, oculoencephalic*
o|ku|lo|fa|zi|al *adj*: Augen und Gesicht/Facies betreffend; Ⓔ *relating to both eyes and face, oculofacial*
o|ku|lo|glan|du|lär *adj*: Augen und Lymphknoten betreffend; Ⓔ *relating to both eyes and lymph nodes, oculoglandular*
O|ku|lo|gra|fie, -gra|phie *f*: Registrierung der Augenbewegung, meist als Elektrookulografie; Ⓔ *oculography*
o|ku|lo|kar|di|al *adj*: Augen und Herz betreffend; Ⓔ *relating to both eyes and heart, oculocardiac*
o|ku|lo|ku|tan *adj*: Augen und Haut betreffend; Ⓔ *relating to both eyes and skin, oculocutaneous, oculodermal*
o|ku|lo|mo|to|risch *adj*: **1.** die Augenbewegung betreffend **2.** Nervus oculomotorius betreffend; Ⓔ **1.** *oculomotor* **2.** *oculomotor*
O|ku|lo|mo|to|ri|us *m*: *Syn: III. Hirnnerv, Nervus oculomotorius*; gemischter Hirnnerv mit motorischen [Musculus levator palpebrae superior, äußere Augenmuskeln außer Musculi rectus lateralis, obliquus superior] und parasympathischen [Musculi sphincter pupillae, ciliaris] Fasern; Ⓔ *oculomotorius, oculomotor nerve, third cranial nerve, third nerve*
O|ku|lo|mo|to|ri|us|läh|mung *f*: zu Lidptose*, Abweichung des Augapfels nach unten-außen und Doppelbildern führende Lähmung des Nervus oculomotorius; Ⓔ *oculomotor paralysis*
o|ku|lo|na|sal *adj*: Augen und Nase betreffend; Ⓔ *relating to both eyes and nose, oculonasal*
o|ku|lo|pha|ryn|ge|al *adj*: Augen und Rachen/Pharynx betreffend; Ⓔ *relating to both eyes and pharynx, oculopharyngeal*
o|ku|lo|pu|pil|lär *adj*: *Syn: pupillär, pupillar*; Pupille betreffend; Ⓔ *relating to the pupil of the eye, oculopupillary*
o|ku|lo|spi|nal *adj*: Augen und Rückenmark/Medulla spinalis betreffend; Ⓔ *relating to both eyes and spinal cord, oculospinal*
o|ku|lo|to|xisch *adj*: das Auge schädigend; Ⓔ *toxic to the eye*
O|ku|lo|u|re|thro|syn|o|vi|tis *f, pl* **-ti|den**: *Syn: Morbus Reiter, Reiter-Krankheit, Reiter-Syndrom, venerische Arthriti, urethro-okulo-synoviales Syndroms, Fiessinger-Leroy-Reiter-Syndrom*; durch die Trias Arthritis*, Urethritis* und Konjunktivitis* gekennzeichnete, reaktiv entzündliche Systemerkrankung, die wahrscheinlich durch Bakterien (Chlamydien) hervorgerufen wird; Ⓔ *Reiter's disease, Reiter's syndrome, Fiessinger-Leroy-Reiter syndrome, venereal arthritis*
o|ku|lo|ver|te|bral *adj*: Augen und Wirbel/Vertebrae betreffend; Ⓔ *relating to both eyes and vertebrae, oculovertebral*
o|ku|lo|ze|phal *adj*: *Syn: okuloenzephalisch*; Augen und Gehirn/Enzephalon betreffend; Ⓔ *relating to both eyes and brain, oculocephalic*
o|ku|lo|ze|re|bral *adj*: Augen und Gehirn/Zerebrum betreffend; Ⓔ *relating to both eyes and cerebrum, oculocerebral*
okulo-zerebro-renal *adj*: Augen, Gehirn/Zerebrum und Nieren betreffend; Ⓔ *relating to eyes, brain, and kidneys, oculocerebrorenal*
ok|zi|pi|tal *adj*: Hinterhaupt/Okziput betreffend, zum Hinterhaupt gehörend; Ⓔ *relating to the occiput, occipital*
Ok|zi|pi|tal|pol *m*: *Syn: Polus occipitalis*; Hinterende einer Großhirnhemisphäre; Ⓔ *occipital pole of cerebral hemisphere*
ok|zi|pi|to|fa|zi|al *adj*: Hinterhaupt und Gesicht/Facies betreffend; Ⓔ *relating to both occiput and face, occipitofacial*
ok|zi|pi|to|fron|tal *adj*: *Syn: frontookzipital*; Hinterhaupt und Stirn betreffend; Ⓔ *relating to both occiput and forehead, occipitofrontal, frontooccipital*
ok|zi|pi|to|men|tal *adj*: *Syn: mentookzipital*; Hinterhaupt und Kinn/Mentum betreffend; Ⓔ *relating to both occiput and chin, occipitomental, mento-occipital*
ok|zi|pi|to|pa|ri|e|tal *adj*: *Syn: parieto-okzipital*; Hinterhaupt und Scheitelbein/Os parietale betreffend oder verbindend; Ⓔ *relating to both occipital and parietal bones, occipitoparietal*
ok|zi|pi|to|tem|po|ral *adj*: Hinterhaupt und Schläfe betreffend; Hinterhauptsbein und das Schläfenbein/Os temporale betreffend oder verbindend; Ⓔ *occipitotemporal*
ok|zi|pi|to|tha|la|misch *adj*: *Syn: thalamookzipital*; Hinterhauptslappen und Thalamus betreffend oder verbindend; Ⓔ *relating to both occipital lobe and thalamus, occipitothalamic*
ok|zi|pi|to|zer|vi|kal *adj*: Hinterhaupt und Nacken/Zervix betreffend oder verbindend; Ⓔ *relating to both occiput and neck, occipitocervical*
Ok|zi|put *nt*: *Syn: Occiput*; Hinterhaupt; Ⓔ *back of the head, occiput*
Öl|ak|ne *f*: durch Kontakt der Haut mit Mineralölen ausgelöste Akne*; Ⓔ *oil acne*
Öl|as|pi|ra|ti|ons|pneu|mo|nie *f*: *Syn: Lipidpneumonie, Fettaspirationspneumonie*; durch Inhalation öl- oder fetthaltiger Substanzen verursachte Pneumonie*; Ⓔ *oil-aspiration pneumonia, lipid pneumonia, lipoid pneumonia, pneumonolipoidosis, pneumolipoidosis*
Ole-, ole- *präf.*: →*Oleo-*
O|le|cra|non *nt*: *Syn: Olekranon*; Ellenbogenfortsatz, Ellenbogenhöcker; Ⓔ *olecranon, olecranon process of ulna, point of elbow*
O|le|in|säu|re *f*: →*Ölsäure*
O|le|kra|non *nt*: *Syn: Olecranon*; Ellenbogenfortsatz, Ellenbogenhöcker; Ⓔ *olecranon process of ulna, olecranon, point of elbow*
Oleo-, oleo- *präf.*: Wortelement mit der Bedeutung „Öl"; Ⓔ *oil, oily, oleaginous, ole(o)-, ele(o)-*
O|le|o|gra|nu|lom *nt*: *Syn: Lipogranulom, Oleom, Oleosklerom, Elaiom*; durch Öl-/Fetttröpfchen hervorgerufenes Fremdkörpergranulom; Ⓔ *oil tumor, lipogranuloma, eleoma, elaioma, oleogranuloma, oleoma*
O|le|om *nt*: →*Oleogranulom*
O|le|o|skle|rom *nt*: →*Oleogranulom*
O|le|um *nt*: Öl; Ⓔ *oil, oleum*
Olfakto-, olfakto- *präf.*: Wortelement mit der Bedeutung „Geruch/Geruchssinn"; Ⓔ *osphresi(o)-, olfacto-*
Ol|fak|to|me|trie *f*: Riechprüfung, Riechtest; Ⓔ *olfactometry*
ol|fak|to|phob *adj*: *Syn: osmophob*; Olfaktophobie betreffend, durch sie gekennzeichnet; Ⓔ *relating to or marked by olfactophobia, olfactophobic, osmophobic*
Ol|fak|to|pho|bie *f*: *Syn: Osmophobie*; krankhafte Angst vor Gerüchen; Ⓔ *irrational fear of odors, osmophobia, olfactophobia, osphresiophobia*
ol|fak|to|risch *adj*: Geruchssinn/Olfaktus betreffend; Ⓔ

O

relating to the sense of smell/olfaction, osmatic, olfactory, osphretic

Ol|fak|to|ri|us *m*: *Syn: Riechnerv, Nervus olfactorius, I. Hirnnerv*; aus den Riechfäden* entstehender Nerv, der zum Bulbus* olfactorius zieht; Ⓔ *olfactory nerve, first nerve, first cranial nerve, nerve of smell*

Öl|fleck|phä|no|men *nt*: typische Nagelveränderung bei Psoriasis*; Ⓔ *psoriatic oil spots*

Olig-, olig- *präf.*: → *Oligo-*

Ol|i|ga|kis|u|rie *f*: seltenes Harnlassen; Ⓔ *oligakisuria*

Ol|ig|ä|mie *f*: Verminderung des Blutvolumens; Ⓔ *oligemia, oligohemia, olighemia*

Ol|i|gam|ni|on *nt*: → *Oligoamnion*

Oligo-, oligo- *präf.*: Wortelement mit der Bedeutung „wenig/gering/klein"; Ⓔ *few, little, olig(o)-*

Ol|i|go|am|ni|on *nt*: *Syn: Oligamnion, Oligohydramnie*; Verminderung des Fruchtwassers; Ⓔ *oligoamnios, oligamnios, oligohydramnios*

Ol|i|go|ar|thri|tis *f, pl* **-ti|den**: Entzündung mehrerer Gelenke; Ⓔ *oligoarthritis*

ol|i|go|ar|ti|ku|lär *adj*: nur wenige Gelenke betreffend; Ⓔ *pauciarticular*

Ol|i|go|cho|lie *f*: *Syn: Hypocholie*; verminderte/mangelhafte Gallensekretion; Ⓔ *oligocholia, hypocholia*

Ol|i|go|chy|lie *f*: *Syn: Hypochylie*; verminderte Magensaftbildung; Ⓔ *oligochylia, hypochylia*

Ol|i|go|dak|ty|lie *f*: angeborenes Fehlen von Fingern oder Zehen; Ⓔ *oligodactyly, oligodactylia*

Ol|i|go|dend|ro|glia *f*: aus Oligodendrozyten [Gliazellen mit mehreren Fortsätzen] bestehender Teil der Neuroglia*; Ⓔ *oligoglia, oligodendroglia, oligodendria*

Ol|i|go|dend|ro|gli|om *nt*: von der Oligodendroglia* ausgehender Hirntumor; Ⓔ *oligodendroblastoma, oligodendroglioma*

Ol|i|go|dip|sie *f*: pathologisch verminderter Durst, Durstmangel; Ⓔ *oligodipsia*

Ol|i|go|don|tie *f*: anlagebedingtes Fehlen von Zähnen; Ⓔ *oligodontia*

Ol|i|go|ga|lak|tie *f*: verminderte Milchproduktion; Ⓔ *oligogalactia*

ol|i|go|gen *adj*: von wenigen Genen verursacht; Ⓔ *oligogenic*

Ol|i|go|hid|ro|sis *f, pl* **-ses**: verminderte Schweißsekretion; Ⓔ *scanty perspiration, olighidria, oligidria*

Ol|i|go|hy|dram|nie *f*: → *Oligoamnion*

Ol|i|go|hy|per|me|nor|rhoe *f, pl* **-rho|en**: zu seltene und zu starke Menstruationsblutung; Ⓔ *oligohypermenorrhea*

Ol|i|go|hy|po|me|nor|rhoe *f, pl* **-rho|en**: zu seltene und zu schwache Menstruationsblutung; Ⓔ *oligohypomenorrhea*

Ol|i|go|me|nor|rhoe *f, pl* **-rho|en**: zu seltene Menstruationsblutung; Ⓔ *oligomenorrhea, infrequent menstruation*

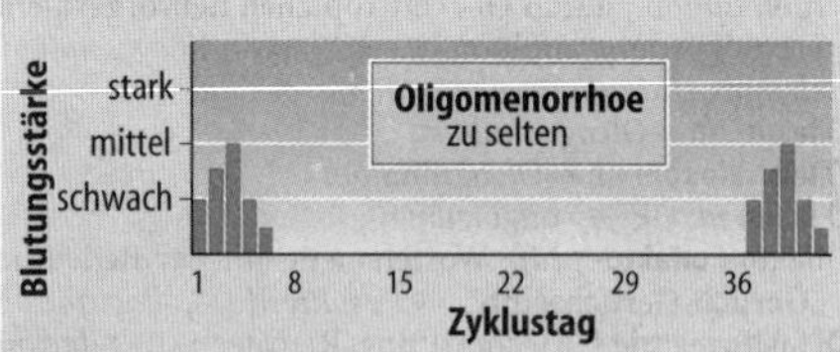

Abb. 64. Oligomenorrhoe

ol|i|go|morph *adj*: in wenigen Formen auftretend, sich selten verändernd; Ⓔ *oligomorphic*

Ol|i|go|nu|cle|o|tid *nt*: aus 3–10 Nucleotiden bestehende Nucleinsäure; Ⓔ *oligonucleotide*

Ol|i|go|pep|sie *f*: *Syn: Hypopepsie*; mangelhafte Verdauung; Ⓔ *oligopepsia, hypopepsia*

Ol|i|go|pep|tid *nt*: Peptid* aus 3–10 Aminosäuren; Ⓔ *oligopeptide*

ol|i|go|phren *adj*: Oligophrenie betreffend, geistig behindert; schwachsinnig; Ⓔ *hypophrenic*

Ol|i|go|phre|nia *f*: → *Oligophrenie*

Oligophrenia phenylpyruvica: *Syn: Fölling-Krankheit, Morbus Fölling, Brenztraubensäureschwachsinn, Phenylketonurie*; autosomal-rezessive Enzymopathie*, die unbehandelt zu geistiger Behinderung und Störung der körperlichen Entwicklung führt; Ⓔ *Folling's disease, phenylketonuria, phenylpyruvicaciduria, classical phenylketonuria, phenylalanine hydroxylase deficiency, type I hyperphenylalaninemia*

Ol|i|go|phre|nie *f*: *Syn: Oligophrenia*; angeborene oder erworbene Intelligenzminderung, geistige Behinderung; Ⓔ *mental retardation, hypophrenia*

polydystrophische Oligophrenie: *Syn: Sanfilippo-Syndrom, Morbus Sanfilippo, Mukopolysaccharidose III*; durch verschiedene Enzymdefekte verursachtes Syndrom mit Knochendysplasie, Hepatomegalie, Wachstumsstörungen und rasch progredientem geistigem Verfall; Ⓔ *Sanfilippo's syndrome, mucopolysaccharidosis III, polydystrophic oligophrenia*

Ol|i|go|sac|cha|rid *nt*: Saccharid aus 3–10 Monosacchariden; Ⓔ *oligosaccharide*

Ol|i|go|si|a|lie *f*: verminderte Speichelsekretion; Ⓔ *oligosialia, oligoptyalism*

ol|i|go|sperm *adj*: *Syn: oligozoosperm*; Oligo(zoo)spermie betreffend, mit stark verminderter Spermienzahl; Ⓔ *relating to oligospermia, oligospermic, oligozoospermic*

Ol|i|go|sper|mie *f*: *Syn: Oligozoospermie*; Verminderung der Spermienzahl im Ejakulat; Ⓔ *oligospermia, oligospermatism, oligozoospermatism, oligozoospermia, spermacrasia*

ol|i|go|symp|to|ma|tisch *adj*: mit nur wenigen Krankheitszeichen/Symptomen verlaufend; Ⓔ *having few symptoms, oligosymptomatic*

ol|i|go|sy|nap|tisch *adj*: über weniger als zwei Synapsen verlaufend; Ⓔ *oligosynaptic, paucisynaptic*

Ol|i|go|zo|o|sperm *adj*: → *oligosperm*

Ol|i|go|zo|o|sper|mie *f*: → *Oligospermie*

ol|i|go|zys|tisch *adj*: nur wenige Zysten enthaltend; Ⓔ *oligocystic*

Ol|i|go|zyt|hä|mie *f*: Verminderung der Zellzahl im Blut; Ⓔ *oligocythemia, oligocytosis*

Ol|i|gu|rie *f*: verminderte Harnbildung oder -ausscheidung; Ⓔ *oliguria, oliguresia, oliguresis, hypouresis*

ol|i|gu|risch *adj*: Oligurie betreffend, von ihr betroffen oder gekennzeichnet, durch sie bedingt; Ⓔ *relating to oliguria, oliguric*

Ol|i|va *f*: *Syn: Olive*; olivenartige Vorwölbung der Medulla* oblongata; Ⓔ *olive, olivary body, olivary nucleus, oliva*

Oliven-Kleinhirn-Bahn *f*: *Syn: Tractus olivocerebellaris*; im Pedunculus cerebellaris inferior verlaufende Fasern von der Olive zum Kleinhirn [Cerebellum*]; Ⓔ *olivocerebellar tract*

Oliver-McFarlane-Syndrom *nt*: *Syn: Trichomegalie-Syndrom, Syndrom der langen Wimpern*; familiär gehäuft auftretendes Syndrom mit abnorm langen und kräftigen Wimpern, Pigmentmangel der Netzhaut [Retina], proportioniertem Minderwuchs und Wachstumsverzögerung; Ⓔ *trichomegaly*

ol|i|vi|fu|gal *adj*: → *olivofugal*

ol|i|vi|pe|tal *adj*: → *olivopetal*

ol|i|vo|fu|gal *adj*: *Syn: olivifugal*; (*ZNS*) von der Olive wegführend oder weggerichtet; Ⓔ *olivifugal*

ol|i|vo|pe|tal *adj*: *Syn: olivipetal*; (*ZNS*) zur Olive hinführend; Ⓔ *olivipetal*

ol|i|vo|pon|to|ze|re|bel|lär *adj*: Olive, Brücke/Pons cerebri und Kleinhirn/Zerebellum betreffend; Ⓔ *olivoponto-*

cerebellar

Ollier-Erkrankung *f*: *Syn: Ollier-Syndrom, Enchondromatose, multiple kongenitale Enchondrome, Hemichondrodystrophie*; angeborene, sich meist nach dem 2. Lebensjahr manifestierende Wucherung von Knorpelzellen der Epiphysenfugen und später auch der Metaphysen; tritt oft halbseitig mit bevorzugtem Befall von Unterarmen und Unterschenkeln auf; Ⓔ *Ollier's disease, skeletal enchondromatosis, hereditary deforming chondrodysplasia, enchondromatosis, multiple enchondromatosis, multiple congenital enchondroma, asymmetrical chondrodystrophy, dyschondroplasia*

Öl|pneu|mo|nie *f*: durch Aspiration von Öl verursachte interstitielle Pneumonie*; Ⓔ *oil pneumonia*

Öl|re|ten|ti|ons|zys|te *f*: *Syn: falsches Atherom, Follikelretentionszyste, Talgretentionszyste, Sebozystom, Steatom*; meist multipel auftretende Retentionszysten der Haut mit punktförmiger Follikelmündung; gleicht dem echten Atherom*; Ⓔ *steatocystoma, steatoma*

Öl|säu|re *f*: *Syn: Elainsäure, Oleinsäure*; einfach ungesättigte C_{18}-Fettsäure; Ⓔ *oleic acid*

Öl|stuhl *m*: Fettstuhl*, auf dem sich Öl absetzt; Ⓔ *fatty diarrhea, steatorrhea, stearrhea*

Öl|zys|te *f*: mit verflüssigtem Fett gefüllte Zyste in Fettgewebe oder Fetttumoren; Ⓔ *oil cyst*

Om-, om- *präf.*: →*Omo-*

-om *suf.*: Wortelement mit der Bedeutung „Geschwulst"; Ⓔ *-oma*

-oma *suf.*: →*-om*

Om|ag|ra *nt/f*: gichtbedingte Schulterschmerzen, Gicht im Schultergelenk; Ⓔ *omagra*

Om|al|gie *f*: Schulterschmerz(en); Ⓔ *pain in the shoulder, omalgia, omodynia*

Om|ar|thri|tis *f, pl* **-ti|den**: *Syn: Schultergelenkentzündung, Schulterentzündung, Omitis*; Entzündung der Schulter oder des Schultergelenks; Ⓔ *inflammation of the shoulder joint, omarthritis, omitis*

Omarthritis tuberculosa: tuberkulöse Entzündung des Schultergelenks; Ⓔ *tuberculous omarthritis*

om|ar|thri|tisch *adj*: *Syn: omitisch*; Schulterentzündung/Omarthritis betreffend, von ihr betroffen oder gekennzeichnet; Ⓔ *relating to or marked by omarthritis, omarthritic*

Om|ar|thro|se *f*: Arthrose* des Schultergelenkes; Ⓔ *omarthritis*

om|bro|phob *adj*: Ombrophobie betreffend, durch sie gekennzeichnet; Ⓔ *relating to or marked by ombrophobia, ombrophobic*

Om|bro|pho|bie *f*: krankhafte Angst vor Regen; Ⓔ *irrational fear of rain, ombrophobia*

O|me|ga|fett|säu|ren *pl*: dreifach ungesättigte Fettsäuren, die in hoher Konzentration in Fischölen vorkommen; Ⓔ *ω-fatty acids*

Oment-, oment- *präf.*: →*Omento-*

o|men|tal *adj*: *Syn: epiploisch*; Bauchnetz/Omentum betreffend; Ⓔ *relating to the omentum, omental, epiploic*

O|men|tal|zys|te *f*: *Syn: Netzzyste*; zystenartige Flüssigkeitsansammlung im Bauchnetz; Ⓔ *omental cyst*

O|men|tek|to|mie *f*: *Syn: Epiploektomie*; Bauchnetzentfernung, Omentumresektion; Ⓔ *omentectomy, epiploectomy, omentomectomy*

O|men|ti|tis *f, pl* **-ti|ti|den**: *Syn: Netzentzündung, Epiploitis*; Entzündung des Bauchnetzes (Omentum*); Ⓔ *inflammation of the omentum, epiploitis, omentitis*

o|men|ti|tisch *adj*: *Syn: epiploitisch*; Netzentzündung/Omentitis betreffend, von ihr betroffen oder gekennzeichnet; Ⓔ *relating to or marked by omentitis, omentitic, epiploitic*

Omento-, omento- *präf.*: Wortelement mit der Bedeutung „Netz/Bauchnetz/Omentum"; Ⓔ *omentum, omental, epiploic, oment(o)-, epipl(o)-*

O|men|to|en|te|ro|zel|le *f*: Eingeweidebruch mit Bauchnetz und Darmteilen im Bruchsack; Ⓔ *epiploenterocele*

O|men|to|pe|xie *f*: *Syn: Epiplopexie*; operative Anheftung des Bauchnetzes; Ⓔ *epiplopexy, omentopexy, omentofixation*

O|men|to|plas|tik *f*: Netzplastik, Omentumplastik; Ⓔ *omentoplasty, epiploplasty*

O|men|tor|rha|phie *f*: Omentumnaht, Netznaht; Ⓔ *epiplorrhaphy, omentorrhaphy*

O|men|to|to|mie *f*: Bauchnetzdurchtrennung; Ⓔ *omentotomy*

O|men|tum *nt*: *Syn: Bauchnetz, Netz, Epiploon*; Bauchfellduplikatur, in der Blut-, Lymphgefäße und Nerven verlaufen; Ⓔ *omentum, epiploon*

Omentum majus: *Syn: großes Netz*; von Magen und Querkolon herabhängendes Bauchnetz; Ⓔ *greater omentum, greater epiploon, gastrocolic omentum, colic omentum, epiploon*

Omentum minus: *Syn: kleines Netz*; zwischen Magen und Leber hängende Bauchfelltasche; Ⓔ *lesser omentum, gastrohepatic omentum, lesser epiploon, Willis' pouch*

O|mi|tis *f, pl* **-ti|den**: →*Omarthritis*

o|mi|tisch *adj*: →*omarthritisch*

Omni-, omni- *präf.*: Wortelement mit der Bedeutung „alle/ganz"; Ⓔ *all, total, omni-*

om|ni|po|tent *adj*: *Syn: totipotent*; (*Zelle, Gewebe*) über sämtliche Entwicklungsmöglichkeiten verfügend; Ⓔ *omnipotent, totipotential, totipotent, pluripotent, pluripotential*

om|ni|vor *adj*: *Syn: allesfressend, pantophag*; (*biolog.*) sowohl pflanzliche als auch tierische, lebende und tote Nahrung aufnehmend; Ⓔ *omnivorous*

Omo-, omo- *präf.*: Wortelement mit der Bedeutung „Schulter"; Ⓔ *shoulder, om(o)-*

Omphal-, omphal- *präf.*: →*Omphalo-*

Om|pha|lek|to|mie *f*: Nabelausschneidung, Nabelexzision; Ⓔ *omphalectomy*

Om|pha|li|tis *f, pl* **-ti|den**: *Syn: Nabelentzündung*; vor allem in der Neugeborenenperiode auftretende Nabelentzündung; evtl. Ausgangspunkt einer Nabelsepsis; Ⓔ *inflammation of the umbilicus, omphalitis*

om|pha|li|tisch *adj*: Nabelentzündung/Omphalitis betreffend, von ihr betroffen oder gekennzeichnet; Ⓔ *relating to or marked by omphalitis, omphalitic*

Omphalo-, omphalo- *präf.*: Wortelement mit der Bedeutung „Nabel/Omphalos/Umbilikus"; Ⓔ *navel, umbilical, omphalic, omphal(o)-*

om|pha|lo|en|te|risch *adj*: Nabel und Darm betreffend oder verbindend; Ⓔ *relating to both umbilicus and intestine, omphaloenteric*

om|pha|lo|me|sen|te|risch *adj*: Nabel und Darmgekröse/Mesenterium betreffend oder verbindend; Ⓔ *relating to both umbilicus and mesentery, omphalomesenteric, omphalomesaraic*

Om|pha|lo|phle|bi|tis *f, pl* **-ti|den**: *Syn: Nabelvenenentzündung, Thrombophlebitis umbilicalis*; meist iatrogen [Nabelschnurkatheter] verursachte Entzündung der Nabelvenen; Ⓔ *inflammation of the umbilical veins, omphalophlebitis*

om|pha|lo|phle|bi|tisch *adj*: Nabelvenenentzündung/Omphalophlebitis betreffend, von ihr betroffen oder gekennzeichnet; Ⓔ *relating to or marked by omphalophlebitis, omphalophlebitic*

Om|pha|lo|phleg|mo|ne *f*: phlegmonöse Nabelentzündung; Ⓔ *purulent omphalitis*

Om|pha|lo|prop|to|sis *f, pl* **-ses**: Nabelschnurvorfall unter der Geburt; Ⓔ *prolapse of umbilical cord*

Om|pha|lor|rha|gie *f*: Nabelblutung; Ⓔ *omphalorrhagia*

Om|pha|lor|rhe|xis *f*: Nabelschnurriss; Ⓔ *omphalorrhexis*

Om|pha|lor|rhoe *f, pl* **-rho|en**: Lymphausfluss aus dem Nabel; Ⓔ *omphalorrhea*

Om|pha|los *m*: *Syn: Umbilikus, Umbilicus, Umbo*; Nabel;

O

Ⓔ *omphalos, omphalus, umbilicus, umbo*

Om|pha|lo|to|mie *f*: *Syn: Abnabelung, Nabelschnurschnitt*; Durchtrennung der Nabelschnur; Ⓔ *omphalotomy*

Om|pha|lo|ze|le *f*: *Syn: Nabelschnurbruch, Exomphalos, Exomphalozele, Hernia funiculi umbilicalis*; durch eine Verschlussstörung der Bauchwand verursachter Bruch, der Darmteile und Leber in einer Hülle von Amnionepithel enthält; evtl. kombiniert mit anderen Fehlbildungen; Ⓔ *omphalocele, exomphalos, amniocele*

O|na|nie *f*: *Syn: Masturbation*; Selbstbefriedigung; Ⓔ *masturbation, onanism, self-abuse*

Oncho-, oncho- *präf.*: Wortelement mit der Bedeutung „Krümmung/Haken"; Ⓔ *hook, oncho-*

On|cho|cer|ca *f*: Gattung parasitischer Würmer von Säugetieren und Menschen; Ⓔ *Onchocerca, Oncocerca*

Onchocerca volvulus: *Syn: Knäuelfilarie*; in Afrika vorkommende pathogene Filarie*, die durch Kriebelmücken übertragen wird; Erreger der Onchozerkose*; Ⓔ *blinding worm, nodular worm, Onchocerca volvulus*

Onchocerca-volvulus-Infektion *f*: → *Onchozerkose*

On|cho|cer|ci|a|sis *f, pl* **-ses**: → *Onchozerkose*

On|cho|cer|co|se *f*: → *Onchozerkose*

On|cho|zer|ko|se *f*: *Syn: Onchocercose, Onchocerciasis, Flussblindheit, Knotenfilariose, Onchocerca-volvulus-Infektion*; durch Onchocerca* volvulus hervorgerufene Erkrankung mit Befall der Haut [Juckreiz, Dermatitis*, urtikarielle Eruptionen an Kopf und Rumpf] und der Augen [Iritis*, Keratitis*, Retinitis*]; häufigste Erblindungsursache in Zentralafrika und Mittelamerika; Ⓔ *blinding filarial disease, coast erysipelas, onchocerciasis, onchocercosis, volvulosis, river blindness, Robles' disease*

On|cor|na|vi|ren *pl*: tumorerzeugende Retroviren*; Ⓔ *oncornaviruses*

On|co|vi|ren *pl*: → *Oncovirinae*

On|co|vi|ri|nae *pl*: *Syn: Oncoviren*; onkogene Viren der Familie Retroviridae; Ⓔ *Oncovirinae*

On-demand-Analgesie *pl*: *Syn: patientengesteuerte Analgesie*; Form der Schmerztherapie, bei der der Patient die zugeführte Schmerzmittelmenge regulieren kann; Ⓔ *on-demand analgesia, patient controlled analgesia*

Oneir-, oneir- *präf.*: → *Oneiro-*

Oneiro-, oneiro- *präf.*: Wortelement mit der Bedeutung „Traum"; Ⓔ *dream, oneir(o)-*

O|nei|ro|dy|nia *f*: Alptraum; Ⓔ *oneirodynia*

o|nei|ro|gen *adj*: Träume auslösend; Ⓔ *oneirogenic*

o|nei|ro|id *adj*: traumähnlich, traumartig; Ⓔ *oneiroid*

O|nei|ro|lo|gie *f*: (wissenschaftliche) Traumdeutung; Ⓔ *oneirology*

O|ni|o|ma|nie *f*: krankhafter/zwanghafter Kauftrieb; Ⓔ *oniomania*

Onk-, onk- *präf.*: → *Onko-*

Onko-, onko- *präf.*: Wortelement mit der Bedeutung „Geschwulst/Schwellung/Tumor"; Ⓔ *tumor, swelling, onc(o)-, onk(o)-*

on|ko|fe|tal *adj*: *Syn: onkofötal*; in fetalem Gewebe und Tumorgewebe auftretend; Ⓔ *oncofetal*

on|ko|fö|tal *adj*: → *onkofetal*

on|ko|gen *adj*: *Syn: geschwulsterzeugend*; einen Tumor/eine Geschwulst erzeugend; Ⓔ *oncogenous, oncogenic*

On|ko|ge|ne *pl*: Gene, die eine Tumorbildung auslösen können; Ⓔ *oncogenes, transforming genes*

On|ko|ge|ne|se *f*: Tumorbildung, Tumorentstehung; Ⓔ *oncogenesis*

on|ko|ge|ne|tisch *adj*: Tumorbildung/Onkogenese betreffend; Ⓔ *relating to or characterized by oncogenesis, oncogenetic*

On|ko|ge|ni|tät *f*: Fähigkeit zur Tumorbildung; Ⓔ *oncogenicity*

On|ko|lo|ge *m*: Arzt für Onkologie*; Ⓔ *oncologist*

On|ko|lo|gie *f*: *Syn: Geschwulstlehre*; Teilgebiet der Medizin, das sich mit der Diagnose und Behandlung von Tumoren beschäftigt; Ⓔ *oncology*

On|ko|lo|gin *f*: Ärztin für Onkologie*; Ⓔ *oncologist*

on|ko|lo|gisch *adj*: Onkologie betreffend; Ⓔ *oncologic*

On|ko|ly|se *f*: Geschwulstauflösung, Tumorauflösung, Tumorzerfall; Ⓔ *oncolysis*

on|ko|ly|tisch *adj*: Tumorauflösung/Onkolyse betreffend oder auslösend; Ⓔ *relating to or causing oncolysis, oncolytic*

On|ko|se *f*: **1.** Tumorerkrankung **2.** perilakunäre Knochenresorption bei physiologischem oder pathologischem Knochenumbau; Ⓔ **1.** *oncosis* **2.** *oncosis*

on|ko|sta|tisch *adj*: das Tumorwachstum hemmend; Ⓔ *oncostatic*

On|ko|the|ra|pie *f*: Tumortherapie; Ⓔ *oncotherapy*

on|ko|tisch *adj*: **1.** Schwellung oder Geschwulst betreffend, durch eine Schwellung verursacht **2.** (*Druck*) eine Volumenzunahme betreffend; Ⓔ **1.** *oncotic* **2.** *oncotic*

on|ko|to|xisch *adj*: Tumorzellen schädigend; Ⓔ *oncotoxic*

on|ko|trop *adj*: *Syn: tumoraffin*; mit besonderer Affinität zu Tumorzellen; Ⓔ *oncotropic, tumoraffin*

On|ko|vi|ren *pl*: *Syn: Tumorviren, onkogene Viren*; Viren, die einen gutartigen oder bösartigen Tumor auslösen können; Ⓔ *tumor viruses*

on|ko|zid *adj*: Tumorzellen abtötend; Ⓔ *oncocidal*

on|ko|zy|tär *adj*: aus Onkozyten bestehend; Ⓔ *oncocytic*

On|ko|zy|ten *pl*: *Syn: Pyknozyten*; veränderte Epithelzellen mit kleinem Kern und eosinophilen Granula; Ⓔ *oncocytes*

On|ko|zy|tom *nt*: → *Hürthle-Tumor*

o|no|ma|to|phob *adj*: Onomatophobie betreffend, durch sie gekennzeichnet; Ⓔ *relating to or marked by onomatophobia, onomatophobic*

O|no|ma|to|pho|bie *f*: krankhafte Angst vor bestimmten Namen oder Begriffen; Ⓔ *irrational fear of hearing a particular name or word, onomatophobia*

On|to|ge|ne|se *f*: Gesamtheit der Entwicklung von der befruchteten Eizelle bis zum Tod; Ⓔ *ontogeny, ontogenesis, henogenesis*

on|to|ge|ne|tisch *adj*: *Syn: entwicklungsgeschichtlich*; Ontogenie/Ontogenese betreffend; Ⓔ *relating to ontogeny, ontogenic, ontogenetic, ontogenetical*

On|to|ge|nie *f*: → *Ontogenese*

Onych-, onych- *präf.*: → *onycho-*

O|nych|al|gie *f*: Schmerzen in einem (Finger-, Zehen-)Nagel, Nagelschmerz; Ⓔ *pain in the nails, onychalgia*

O|nych|a|tro|phie *f*: Nagelatrophie; Ⓔ *onychatrophia, onychatrophy*

O|nych|au|xis *f*: *Syn: Pachyonychie, Pachyonychia, Skleronychie*; Verdickung der Nagelplatte; Ⓔ *onychauxis, pachyonychia*

O|ny|chek|to|mie *f*: Nagelentfernung, Nagelexzision; Ⓔ *onychectomy*

O|ny|chia *f*: *Syn: Onychie, Onychitis, Onyxitis*; Nagelbettentzündung; Ⓔ *inflammation of the matrix of the nail, onychia, onychitis, onyxitis*

O|ny|chi|tis *f, pl* **-ti|den**: → *Onychia*

Onycho-, onycho- *präf.*: Wortelement mit der Bedeutung „Nagel"; Ⓔ *onych(o)-*

O|ny|cho|cryp|to|sis *f, pl* **-ses**: → *Onychokryptosis*

O|ny|cho|dys|tro|phie *f*: *Syn: Nageldystrophie, Dystrophia unguium*; erworbene Entwicklungsstörung der Nägel; Ⓔ *onychodystrophy*

O|ny|cho|gry|po|se *f*: *Syn: Krummnagel, Krallennagel, Krallnagel, Onychogryposis*; krallenförmige Verkrümmung der Nägel mit Vergrößerung und Verdickung; betrifft meist die Zehen; Ⓔ *onychogryposis, onychogryphosis*

O|ny|cho|kla|sie *f*: brüchiger Zerfall der Nägel; Ⓔ *onychoclasis*

O|ny|cho|kryp|to|sis *f, pl* **-ses**: *Syn: Onychocryptosis*; eingewachsener Nagel; Ⓔ *ingrown nail, onychocryptosis,*

O

onyxis

O|ny|cho|ly|se *f*: *Syn:* *Onycholysis*; Ablösung der Nagelplatte; Ⓔ *onycholysis*

O|ny|cho|ly|sis *f, pl* **-ses:** →*Onycholyse*

Onycholysis totalis: →*Onychomadesis*

O|ny|cho|ma|de|sis *f, pl* **-ses:** *Syn:* *Onychomadose, Onycholysis totalis*; vollständige Ablösung der Nagelplatte vom Nagelbett bei Trauma oder als Begleitsymptom [Scharlach*, Paronychie*]; Ⓔ *onychomadesis, onychoptosis*

O|ny|cho|ma|do|se *f*: →*Onychomadesis*

O|ny|cho|ma|la|zie *f*: Nagelerweichung; Ⓔ *onychomalacia*

O|ny|cho|my|co|sis *f, pl* **-ses:** →*Onychomykose*

O|ny|cho|my|ko|se *f*: *Syn:* *Onychomycosis, Nagelmykose, Tinea unguium*; meist die Fußnägel betreffende Pilzinfektion mit Dermatophyten; Ⓔ *onychomycosis, ringworm of the nail, dermatophytic onychomycosis, tinea unguium*

Onycho-osteodysplasie *f*: *Syn:* *Nagel-Patella-Syndrom, Osteoonychodysplasie, Osteoonychodysostose*; Fehlbildungssyndrom mit Unterentwicklung oder Fehlen von Finger- und Zehennägel und der Kniescheibe; Ⓔ *onycho-osteodysplasia, nail-patella syndrome, arthroonychodysplasia*

O|ny|cho|pa|thie *f*: *Syn:* *Onychose, Onychosis*; Oberbegriff für (nicht-entzündliche) Nagelerkrankungen; Ⓔ *onychopathy, onychonosus, onychosis*

O|ny|cho|pha|gie *f*: Nägelkauen; Ⓔ *nailbiting, onychophagy, onychophagia*

O|ny|cho|phym *nt*: knollige Nagelhypertrophie; Ⓔ *onychophyma*

O|ny|chor|rhe|xis *f*: Spaltung der Nagelplatte; Ⓔ *onychorrhexis*

O|ny|cho|schi|sis *f*: schichtweises Aufsplittern der Nägel; Ⓔ *onychoschizia*

O|ny|cho|se *f*: →*Onychopathie*

O|ny|cho|sis *f, pl* **-ses:** →*Onychopathie*

O|ny|cho|til|lo|ma|nie *f*: Nägelreißen; Ⓔ *onychotillomania*

O|ny|cho|to|mie *f*: Nageldurchtrennung; Ⓔ *onychotomy*

Oo-, oo- *präf.*: Wortelement mit der Bedeutung „Ei"; Ⓔ *egg, ovary, ov(i)-, ov(o)-, oo-*

o|o|gam *adj*: Eibefruchtung/Oogamie betreffend, durch Oogamie entstanden; Ⓔ *relating to oogamy, oogamous*

O|o|ga|mie *f*: Befruchtung des Eis, Eibefruchtung; Ⓔ *oogamy*

O|o|ge|ne|se *f*: *Syn:* *Ovogenese*; Eireifung; Ⓔ *oogenesis, ovigenesis, ovogenesis*

o|o|ge|ne|tisch *adj*: Eireifung/Oogenese betreffend; Ⓔ *relating to oogenesis, oogenetic, oogenic, oogenous, ovigenetic, ovigenous, ovigenic*

O|o|ge|nie *f*: →*Oogenese*

O|o|lem|ma *nt*: *Syn:* *Eihülle, Zona/Membrana pellucida*; von den Follikelzellen gebildete Umhüllung der Eizelle; Ⓔ *oolemma, pellucid zone, striated membrane*

Oophor-, oophor- *präf.*: →*Oophoro-*

O|o|pho|rek|to|mie *f*: *Syn:* *Ovarektomie, Ovariektomie*; Eierstockentfernung; Ⓔ *oophorectomy, ovariectomy*

O|o|pho|ri|tis *f, pl* **-ti|den:** Eierstockentzündung; Ⓔ *inflammation of an ovary, oophoritis, oaritis, ovaritis*

o|o|pho|ri|tisch *adj*: Eierstockentzündung/Oophoritis betreffend, von ihr betroffen oder gekennzeichnet; Ⓔ *relating to or marked by oophoritis, oophoritic*

Oophoro-, oophoro- *präf.*: Wortelement mit Bezug auf „Eierstock/Oophoron/Ovarium"; Ⓔ *ovary, ovari(o)-, oophor(o)-*

O|o|pho|ro|hys|te|rek|to|mie *f*: *Syn:* *Ovariohysterektomie*; Entfernung von Gebärmutter und Eierstöcken; Ⓔ *oophorohysterectomy, ovariohysterectomy*

O|o|pho|rom *nt*: Eierstockschwellung, Eierstocktumor, Ovarialtumor; Ⓔ *oophoroma, ovarioncus*

O|o|pho|ron *nt*: Eierstock, Ovar; Ⓔ *ovary, oarium, ovarium, oophoron, ootheca, female gonad*

O|o|pho|ro|pa|thie *f*: *Syn:* *Ovariopathie*; Eierstockerkrankung; Ⓔ *oophoropathy, ovariopathy*

O|o|pho|ro|sal|pin|gek|to|mie *f*: *Syn:* *Ovariosalpingektomie*; Entfernung von Eierstock und Eileiter; Ⓔ *ovariosalpingectomy, oophorosalpingectomy*

O|o|pho|ro|sal|pin|gi|tis *f, pl* **-ti|den:** *Syn:* *Ovariosalpingitis, Salpingo-Oophoritis*; Entzündung von Eierstock und Eileiter; Ⓔ *inflammation of uterine tube and ovary, ovariosalpingitis, oophorosalpingitis, salpingo-oophoritis*

o|o|pho|ro|sal|pin|gi|tisch *adj*: *Syn:* *ovariosalpingitisch*; Oophorosalpingitis betreffend, von ihr betroffen oder gekennzeichnet; Ⓔ *relating to or marked by oophorosalpingitis, oophorosalpingitic, ovariosalpingitic*

O|o|pho|ro|sto|mie *f*: *Syn:* *Ovariostomie*; Eröffnung und Drainage einer Eierstockzyste; Ⓔ *oophorostomy, ovariostomy*

O|o|pho|ro|zys|tek|to|mie *f*: Ausschneidung/Exzision einer Eierstockzyste; Ⓔ *oophorocystectomy*

O|o|plas|ma *nt*: *Syn:* *Ovoplasma*; Plasma der Eizelle, Eiplasma; Ⓔ *ooplasm, ovoplasm*

O|o|zyt *m*: *Syn:* *Ovozyt, Ovocytus*; Eizelle; Ⓔ *oocyte, ovocyte, egg cell, egg*

Op-, op- *präf.*: Wortelement mit der Bedeutung „gegen/gegenüber"; Ⓔ *against, opposite, op-*

o|pak *adj*: undurchsichtig, nicht durchscheinend; (strahlen-, licht-)undurchlässig; Ⓔ *impervious to light, opaque*

O|pa|ki|fi|ka|ti|on *f*: Verminderung der Durchsichtigkeit der optischen Medien des Auges; Ⓔ *opacification*

o|pa|les|zent *adj*: Opaleszenz aufweisend, opaleszierend, opalisierend; Ⓔ *opalescent*

O|pa|les|zenz *f*: milchiges Schillern einer Lösung bei Lichtdurchfall; Ⓔ *opalescence*

o|pe|ra|bel *adj*: operierbar, durch eine Operation entfernbar; Ⓔ *appropriate for surgical removal, operable*

O|pe|ra|bi|li|tät *f*: Operationsfähigkeit; Ⓔ *operability*

o|pe|rant *adj*: nicht reizgebunden; Ⓔ *operant*

O|pe|ra|ti|on *f*: chirurgischer Eingriff; Ⓔ *operation, surgery*

o|pe|ra|tiv *adj*: durch einen operativen Eingriff; chirurgisch; Ⓔ *surgical, operative*

O|phi|a|sis *f, pl* **-ses:** Sonderform der Alopecia* areata mit Beschränkung auf Nacken, Hinterhaupt, Schläfe oder Stirn; Ⓔ *ophiasis*

O|phi|dis|mus *m*: Schlangengiftvergiftung; Ⓔ *ophidism, ophidiasis*

Oph|ry|on *nt*: Mittelpunkt der Glabella*; Ⓔ *ophryon, supranasal point, supraorbital point*

Ophthalm-, ophthalm- *präf.*: →*Ophthalmo-*

Oph|thal|ma|gra *nt/f*: plötzlicher Augenschmerz; Ⓔ *sudden pain in the eye, ophthalmagra*

Oph|thal|mal|gie *f*: →*Ophthalmodynie*

Oph|thal|mia *f*: →*Ophthalmie*

Ophthalmia neonatorum: Ophthalmoblennorrhoe* des Neugeborenen; Ⓔ *ophthalmia neonatorum*

Ophthalmia photoelectrica: →*Keratoconjunctivitis photoelectrica*

Oph|thal|mie *f*: *Syn:* *Ophthalmitis, Ophthalmia*; Augenentzündung; Ⓔ *inflammation of the eye, ophthalmia, ophthalmitis*

Oph|thal|mi|kus *m*: *Syn:* *erster Trigeminusast, Nervus ophthalmicus*; gemischter Nerv aus dem Ganglion* trigeminale; teilt sich in die Nervi lacrimalis, frontalis und nasociliaris; Ⓔ *ophthalmic nerve*

oph|thal|misch *adj*: *Syn:* *okular, okulär*; Auge betreffend, zum Auge gehörend; Ⓔ *relating to the eye, ophthalmic, ocular*

Oph|thal|mi|tis *f, pl* **-ti|den:** →*Ophthalmie*

oph|thal|mi|tisch *adj*: Augenentzündung/Ophthalmitis betreffend, von ihr betroffen oder gekennzeichnet; Ⓔ *relating to ophthalmitis, ophthalmitic*

O

Ophthalmo-, ophthalmo- *präf.*: Wortelement mit der Bedeutung „Auge/Ophthalmos"; Ⓔ *eye, ophthalmic, ophthalm(o)-, ocul(o)-*

Oph|thal|mo|blen|nor|rhoe *f, pl* **-rho|en**: *Syn: Augentripper, Conjunctivitis gonorrhoica, Gonokokkenkonjunktivitis, gonorrhoische Bindehautentzündung, Gonoblennorrhoe*; durch Gonokokken* hervorgerufene eitrige Bindehautentzündung; Ⓔ *ophthalmoblennorrhea*

Oph|thal|mo|dy|nie *f*: *Syn: Ophthalmalgie*; Augenschmerz(en); Ⓔ *pain in the eye, ophthalmalgia, ophthalmodynia*

Oph|thal|mo|lo|ge *m*: Augenarzt; Ⓔ *ophthalmologist, oculist, eye doctor*

Oph|thal|mo|lo|gie *f*: Augenheilkunde; Ⓔ *ophthalmology*

Oph|thal|mo|lo|gin *f*: Augenärztin; Ⓔ *ophthalmologist, oculist, eye doctor*

oph|thal|mo|lo|gisch *adj*: Ophthalmologie betreffend, augenheilkundlich; Ⓔ *relating to ophthalmology, ophthalmologic, ophthalmological*

Oph|thal|mo|me|ter *nt*: *Syn: Keratometer*; Gerät für die Ophthalmometrie; Ⓔ *keratometer, ophthalmometer*

Oph|thal|mo|me|trie *f*: *Syn: Keratometrie*; Messung des Hornhautdurchmessers und der Hornhautkrümmung; Ⓔ *ophthalmometry, keratometry*

oph|thal|mo|me|trisch *adj*: Ophthalmometrie betreffend, mittls Ophthalmometrie; Ⓔ *relating to keratometry, keratometric*

Oph|thal|mo|my|i|a|sis *f, pl* **-ses**: Madenkrankheit des Auges; insbesondere der Bindehaut; Ⓔ *ocular myiasis, ophthalmomyiasis*

Oph|thal|mo|my|i|tis *f, pl* **-ti|den**: Entzündung der äußeren Augenmuskeln; Ⓔ *ophthalmomyitis*

oph|thal|mo|my|i|tisch *adj*: Ophthalmomyitis betreffend, von ihr betroffen oder gekennzeichnet; Ⓔ *relating to or marked by ophthalmomyitis*

Oph|thal|mo|my|ko|se *f*: Pilzerkrankung des Auges; Ⓔ *ophthalmomycosis*

Oph|thal|mo|my|o|to|mie *f*: Durchtrennung von Augenmuskeln, z.B. zur Schielbehandlung; Ⓔ *ophthalmomyotomy*

Oph|thal|mo|pa|thie *f*: Augenleiden, Augenerkrankung; Ⓔ *ophthalmopathy, oculopathy*

Oph|thal|moph|thi|sis *f*: *Syn: Phthisis bulbi*; Augapfelschwund; Ⓔ *ophthalmophthisis, ocular phthisis, essential phthisis of eye*

Oph|thal|mo|ple|gia *f*: → *Ophthalmoplegie*

Ophthalmoplegia externa: Lähmung der äußeren Augenmuskeln; Ⓔ *Ballet's disease, external ophthalmoplegia*

Ophthalmoplegia externa et interna: Lähmung der äußeren und inneren Augenmuskeln; Ⓔ *external and internal ophthalmoplegia*

Ophthalmoplegia interna: Lähmung der inneren Augenmuskeln; Ⓔ *internal ophthalmoplegia*

Ophthalmoplegia totalis: Lähmung aller Augenmuskeln, der Pupillen und der Akkommodation; Ⓔ *total ophthalmoplegia*

Oph|thal|mo|ple|gie *f*: *Syn: Augenmuskellähmung, Ophthalmoplegia*; Lähmung eines oder mehrerer Augenmuskeln; führt zu Lähmungsschielen; Ⓔ *ophthalmoplegia*

oph|thal|mo|ple|gisch *adj*: Ophthalmoplegie betreffend, von ihr betroffen oder gekennzeichnet, durch sie bedingt; Ⓔ *relating to or marked by ophthalmoplegia, ophthalmoplegic*

Oph|thal|mo|pto|se *f*: *Syn: Exophthalmos, Exophthalmus, Exophthalmie, Protrusio bulbi, Protopsis bulbi*; ein- oder beidseitiges Hervortreten des Augapfels aus der Augenhöhle; kann durch Tumoren der Augenhöhle oder andere raumfordernde Prozesse verursacht werden; klassisch bei Basedow*-Krankheit; Ⓔ *protrusion of the bulb, protrusion of the eyeball, exophthalmos, exophthalmus, ophthalmoptosis, proptosis, exorbitism*

Oph|thal|mo|re|ak|ti|on *f*: → *Ophthalmotest*

Oph|thal|mor|rha|gie *f*: Augenblutung, Blutung aus dem Auge; Ⓔ *ophthalmorrhagia*

Oph|thal|mor|rhe|xis *f*: → *Bulbusruptur*

Oph|thal|mor|rhoe *f, pl* **-rho|en**: Sickerblutung aus dem Auge; Ⓔ *ophthalmorrhea*

Oph|thal|mo|skop *nt*: *Syn: Augenspiegel, Funduskop*; Instrument zur direkten Untersuchung des Augenhintergrundes; Ⓔ *ophthalmoscope, funduscope*

binokuläres Ophthalmoskop: *Syn: Stereoophthalmoskop, Stereophthalmoskop*; Ophthalmoskop zur stereoskopischen Betrachtung des Augenhintergrundes; Ⓔ *binocular ophthalmoscope*

Oph|thal|mo|sko|pie *f*: *Syn: Augenspiegelung, Funduskopie*; Betrachtung des Augenhintergrundes mit einem Augenspiegel; Ⓔ *ophthalmoscopy, funduscopy*

indirekte Ophthalmoskopie: Ophthalmoskopie mit Hohlspiegel und Lupe; Ⓔ *indirect ophthalmoscopy*

oph|thal|mo|sko|pisch *adj*: Ophthalmoskopie betreffend, mittels Ophthalmoskopie; Ⓔ *relating to ophthalmoscopy, ophthalmoscopic*

Oph|thal|mo|spek|tro|skop *nt*: Gerät zur Ophthalmospektroskopie*; Ⓔ *ophthalmospectroscope*

Oph|thal|mo|spek|tro|sko|pie *f*: ophthalmoskopische und spektroskopische Untersuchung des Augenhintergrundes; Ⓔ *ophthalmospectroscopy*

Oph|thal|mo|test *m*: *Syn: Konjunktivalprobe, Konjunktivaltest, Ophthalmoreaktion*; Allergietest durch Einbringen des Allergens in den Bindehautsack; Ⓔ *ophthalmic test, conjunctival test, ophthalmic reaction, conjunctival reaction, ophthalmoreaction*

Oph|thal|mo|to|mie *f*: *Syn: Augapfelinzision, Bulbusinzision*; Eröffnung des Augapfels; Ⓔ *ophthalmotomy*

Oph|thal|mo|to|no|me|ter *nt*: *Syn: Tonometer*; Gerät zur Messung des Augeninnendrucks; Ⓔ *tonometer, tenonometer, ophthalmotonometer*

Oph|thal|mo|to|no|me|trie *f*: *Syn: Tonometrie*; Augeninnendruckmessung; Ⓔ *ophthalmotonometry, tonometry*

O|pi|at *nt*: → *Opioid*

O|pi|at|re|zep|to|ren *pl*: Rezeptoren im ZNS und verschiedenen Organen, die spezifisch Opiode und Endorphine binden; Ⓔ *opiate receptors*

-opie *suf.*: → *-opsie*

O|pi|o|id *nt*: *Syn: Opiumpräparat, Opiat*; aus Opium* gewonnenes Schmerzmittel; auch auf synthetische Schmerzmittel mit morphinartiger Wirkung angewendet; Ⓔ *opioid*

endogene Opioide: *Syn: Endorphine, Endomorphine, endogene Morphine*; vom Körper gebildete Peptide, die an Opiatrezeptoren angreifen und als endogene Schmerzmittel wirken; Ⓔ *endorphins*

Opisth-, opisth- *präf.*: → *Opistho-*

Opistho-, opistho- *präf.*: Wortelement mit der Bedeutung „hinten/rückwärts"; Ⓔ *back, backward, opistho-*

O|pis|tho|ge|nie *f*: *Syn: Mikrogenie, Mandibulahypoplasie, Brachygenie*; Unterentwicklung des Unterkiefers; Ⓔ *opisthogenia*

O|pis|tho|gna|thie *f*: *Syn: Brachygnathie, Mikrognathie*; angeborene Kleinheit des Oberkiefers; Ⓔ *opisthognathism*

O|pis|thor|chi|a|sis *f, pl* **-ses**: *Syn: Opisthorchis-Befall, Opisthorchis-Infektion, Opisthorchiose*; durch Lebergel der Gattung **Opisthorchis** hervorgerufene Infektionskrankheit; Ⓔ *opisthorchiasis, opisthorchosis, clonorchiasis, clonorchiosis*

O|pis|thor|chi|o|se *f*: → *Opisthorchiasis*

O|pis|thor|chis *m*: *Syn: Clonorchis*; zu den Trematoden gehörige Gattung von Leberegeln; Ⓔ *Opisthorchis*

Opisthorchis felineus: *Syn: Katzenleberegel*; v.a. in Osteuropa und Asien vorkommender Erreger der Opisthorchiasis*; Ⓔ *cat liver fluke, Sibirian liver fluke, Distoma felineum, Opisthorchis felineus*

Opisthorchis sinensis: ***Syn:*** *chinesischer Leberegel, Clonorchis sinensis*; in Ostasien vorkommender Saugwurm; Erreger der Clonorchiasis; Ⓔ *Chinese liver fluke, Distoma sinensis, Clonorchis sinensis, Opisthorchis sinensis*

O|pis|tho|to|nus *m*: Rückwärtsbeugung des Kopfes bei gleichzeitiger Überstreckung von Rumpf und Extremitäten; Ⓔ *opisthotonus, opisthotonos*

O|pi|um *nt*: ***Syn:*** *Laudanum, Meconium*; aus dem Schlafmohn [Papaver somniferum] gewonnener Milchsaft, der zahlreiche Alkaloide enthält; Ⓔ *opium, laudanum, meconium*

-opsie *suf.*: Wortelement mit der Bedeutung „Sehen"; Ⓔ *-opsy*

Op|sin *nt*: Protein; Bestandteil von Rhodopsin; Ⓔ *opsin*

OPSI-Syndrom *nt*: ***Syn:*** *Post-Splenektomiesepsis, Post-Splenektomiesepsissyndrom, overwhelming post-splenectomy sepsis syndrome, overwhelming post-splenectomy infection*; durch eine Beeinträchtigung der Immunabwehr nach einer Milzentfernung auftretende akute Sepsis* durch z.B. Pneumokokken, Meningokokken, Haemophilus influenzae; Ⓔ *overwhelming post-splenectomy sepsis, overwhelming post-splenectomy sepsis syndrome, overwhelming post-splenectomy infection*

Op|so|klo|nie *f*: → *Opsoklonus*

Op|so|klo|nus *m*: ***Syn:*** *Opsoklonie*; schnelle, unregelmäßige Augenbewegungen; Ⓔ *opsoclonus, opsoclonia*

Op|so|nin *nt*: körpereigene Substanz, die sich an Partikel (Zellen, Mikroorganismen) anlagert und damit die Phagozytose* fördert; Ⓔ *opsonin, tropin*

op|so|nisch *adj*: Opsonin(e) betreffend; Ⓔ *relating to opsonins, opsonic*

Op|so|ni|sie|rung *f*: Ankagerung von Opsonin* an Antigene; Ⓔ *opsonization*

Op|ti|kus *m*: → *Nervus opticus*

Op|ti|kus|a|tro|phie *f*: ***Syn:*** *Sehnervenatrophie, Atrophia nervi optici*; zu Erblindung führende Degeneration der Sehnervenfasern; Ⓔ *Behr's disease, optic atrophy*

Op|ti|kus|ka|nal *m*: ***Syn:*** *Sehnervenkanal, Canalis opticus*; Kanal im kleinen Keilbeinflügel, durch den Nervus* opticus und Arteria ophthalmica ziehen; Ⓔ *optic canal*

Op|ti|kus|neu|ri|tis *f, pl* **-ti|den:** ***Syn:*** *Sehnervenentzündung, Neuritis nervi optici*; intrabulbär [Neuritis* nervi optici intrabulbaris] oder retrobulbär [Neuritis* retrobulbaris] auftretende Entzündung des Sehnervens; Ⓔ *optic neuritis, neuropapillitis, papillitis*

op|tisch *adj*: das Sehen oder die Optik betreffend, mit optischen Mitteln; Ⓔ *relating to optics or vision, optical, optic*

Op|to|me|ter *nt*: ***Syn:*** *Refraktionsmesser, Dioptometer*; Gerät zur Messung der Brechkraft der Augen; Ⓔ *optometer, opsiometer, optimeter*

Op|to|me|trie *f*: ***Syn:*** *Refraktionsmessung, Dioptometrie*; Bestimmung der Brechkraft der Augen; Ⓔ *optometry*

Op|to|ty|pen *pl*: ***Syn:*** *Sehzeichen*; Zeichen [Zahlen, Buchstaben] zur Bestimmung der Sehschärfe; Ⓔ *test types, test letters, optotypes*

O|ra *f, pl* **O|rae**: Rand, Saum; Ⓔ *ora, edge, margin*

o|ral *adj*: **1.** Mund(höhle) betreffend, zum Mund oder zur Mundhöhle gehörend, vom Mund her **2.** ***Syn:*** *peroral, per os*; durch den Mund, durch die Mundhöhle; Ⓔ **1.** *relating to the mouth, oral* **2.** *through the mouth, by the mouth, per os*

O|ral|ver|kehr *m*: Geschlechtsverkehr mit Stimulation von Klitoris [Cunnilingus*] oder Penis [Fellatio*] mit dem Mund oder der Zunge; Ⓔ *oral coitus, oral intercourse*

O|ran|gen|haut *f*: → *Orangenschalenhaut*

O|ran|gen|scha|len|haut *f*: ***Syn:*** *Apfelsinenschalenhaut, Apfelsinenhaut, Peau d'orange, Orangenhaut*; v.a. Frauen betreffende Veränderung des Unterhautfettgewebes [Zellulitis*] mit typischem Erscheinungsbild; Ⓔ *peau d'orange, orange skin*

Or|bi|cu|la|ris *m*: Ringmuskel, Musculus orbicularis; Ⓔ *orbicular muscle*

Orbicularis-oculi-Reflex *m*: Lidschluss bei Reizung des Musculus* orbicularis oculi; Ⓔ *nose-bridge-lid reflex, nose-eye reflex, orbicularis oculi reflex*

Or|bi|ku|la|ris *m*: Ringmuskel, Musculus orbicularis; Ⓔ *orbicular muscle*

Or|bi|ta *f, pl* **-tae**: ***Syn:*** *Cavitas orbitalis*; die pyramidenförmige Augenhöhle, die das Auge und seine Anhangsgebilde aufnimmt; ihre Wände werden von Os* frontale [Dach], Os* zygomaticum [seitliche Wand und Teil des Bodens], Maxilla* [Teil des Bodens], Os* lacrimale [Teil der inneren Wand] und Os* ethmoidale [Teil der inneren Wand] gebildet; Ⓔ *orbital cavity, eye socket, eyehole, eyepit, orbit, orbita*

or|bi|tal *adj*: Augenhöhle/Orbita betreffend; Ⓔ *relating to the orbits, orbital*

Or|bi|tal|phleg|mo|ne *f*: ***Syn:*** *Orbitaphlegmone*; phlegmonöse Entzündung der Augenhöhlengewebe; Ⓔ *orbital phlegmone*

Or|bi|ta|pe|ri|ost *nt*: ***Syn:*** *Periorbita*; Periost* der Augenhöhle; Ⓔ *periorbital membrane, periorbita, periorbit*

Or|bi|ta|phleg|mo|ne *f*: → *Orbitalphlegmone*

Or|bi|ta|spit|zen|syn|drom *nt*: ***Syn:*** *Malatesta-Syndrom, Apex-orbitae-Syndrom*; Lähmung von Sehnerv und Augenmuskelnerven bei entzündlichen oder tumorösen Prozessen im Orbitaspitzenbereich; Ⓔ *orbital apex syndrome, orbital syndrome, Malatesta's syndrome*

Or|bi|ta|tu|mor *m*: gutartiger oder bösartiger Tumor in der Augenhöhle; Ⓔ *orbital tumor*

or|bi|to|na|sal *adj*: Augenhöhle und Nase oder Nasenhöhle betreffend oder verbindend; Ⓔ *relating to both orbit and nose, orbitonasal*

Or|bi|to|to|mia *f*: → *Orbitotomie*

Or|bi|to|to|mie *f*: ***Syn:*** *Orbitotomia*; operative Eröffnung der Augenhöhle/Orbita; Ⓔ *orbitotomy*

Orchi-, orchi- *präf.*: Wortelement mit der Bedeutung „Hoden/Orchis"; Ⓔ *orchidic, orchic, orchid(o)-, orchi(o)-, didym(o)-, test(o)-*

Or|chi|al|gie *f*: Hodenschmerz(en), Hodenneuralgie; Ⓔ *pain in the testis, orchialgia, orchidalgia, orchiodynia, orchioneuralgia, didymalgia, didymodynia, testalgia*

Orchid-, orchid- *präf.*: → *Orchido-*

Or|chi|dek|to|mie *f*: ***Syn:*** *Orchiektomie*; Hodenentfernung; Ⓔ *orchiectomy, orchectomy, orchidectomy, testectomy*

Orchido-, orchido- *präf.*: Wortelement mit der Bedeutung „Hoden/Orchis"; Ⓔ *orchidic, orchic, orchid(o)-, orchi(o)-, didym(o)-, test(o)-*

Or|chi|do|e|pi|di|dy|mek|to|mie *f*: operative Entfernung von Hoden und Nebenhoden; Ⓔ *orchidoepididymectomy*

Or|chi|do|pa|thie *f*: ***Syn:*** *Orchiopathie*; Hodenerkrankung; Ⓔ *orchiopathy, orchidopathy, testopathy*

Or|chi|do|pe|xie *f*: → *Orchiopexie*

Or|chi|do|pto|se *f*: Hodensenkung; Ⓔ *orchidoptosis*

Or|chi|ek|to|mie *f*: → *Orchiektomie*

Or|chi|e|pi|di|dy|mi|tis *f, pl* **-ti|den**: Entzündung von Hoden und Nebenhoden/Epididymus; Ⓔ *inflammation of the testis and epididymis, orchiepididymitis*

or|chi|e|pi|di|dy|mi|tisch *adj*: Orchiepididymitis betreffend, von ihr betroffen oder gekennzeichnet; Ⓔ *relating to or marked by orchiepididymitis*

Orchio-, orchio- *präf.*: → *Orchido-*

Or|chi|o|blas|tom *nt*: embryonales Hodenkarzinom; Ⓔ *orchiencephaloma*

Or|chi|o|pa|thie *f*: → *Orchidopathie*

Or|chi|o|pe|xie *f*: ***Syn:*** *Orchidopexie*; Hodenfixation, Ho-

O

denfixierung; Ⓔ *cryptorchidopexy, orchiopexy, orchidopexy, orchidorrhaphy, orchiorrhaphy*

Or|chi|o|to|mie *f*: Hodeninzision; Ⓔ *orchiotomy, orchidotomy, orchotomy*

Or|chis *m, pl* **-ches**: Hoden, Testis; Ⓔ *testis, testicle, orchis, testiculus, male gonad*

Or|chi|tis *f, pl* **-ti|den**: *Syn: Hodenentzündung, Didymitis*; Entzündung eines oder beider Hoden; Ⓔ *inflammation of the testis, orchitis, orchiditis, didymitis, testitis*

Orchitis tuberculosa: *Syn: Hodentuberkulose*; selten nur auf den Hoden beschränkte, meist auch den Nebenhoden betreffende Form der Genitaltuberkulose*; Ⓔ *tuberculosis of the testes, tuberculocele*

or|chi|tisch *adj*: *Syn: didymitisch*; Hodenentzündung/Orchitis betreffend, von ihr betroffen oder gekennzeichnet; Ⓔ *relating to or suffering from orchitis, orchitic*

Ord|nungs|zahl *f*: *Syn: Kernladungszahl*; Anzahl der Protonen im Atomkern; Ⓔ *charge number, atomic number*

Orf *m/nt*: *Syn: atypische Schafpocken, Steinpocken, Ecthyma contagiosum, Stomatitis pustulosa contagiosa*; von Schafen oder Ziegen auf den Menschen [Melker] übertragene Hautkrankheit, die durch rötliche, nässende Knoten charakterisiert ist; der Erreger [Parapoxvirus* ovis] wird durch direkten Kontakt mit befallenen Tieren übertragen; nach 3–10 Tagen kommt es zur Entwicklung makulopapulöser Effloreszenzen, die im weiteren Verlauf ulzerieren; die Abheilung beginnt i.d.R. nach 4–6 Wochen; Ⓔ *orf, contagious ecthyma, contagious pustular dermatitis, sore mouth*

Orf|vi|rus *nt, pl* **-ren**: Parapoxvirus*, Erreger der Orf*; Ⓔ *orf virus*

Or|gan *nt*: *Syn: Organum, Organon*; aus Zellen und Geweben bestehende Funktionseinheit; kann optisch erkennbar sein [z.B. Leber, Herz] oder aus einer Reihe scheinbar getrennter Strukturen bestehen [z.B. Geschmacksorgan, Riechorgan]; Ⓔ *organ*

Organ-, organ- *präf.*: →*Organo-*

Or|gan|do|sis *f, pl* **-sen**: Strahlendosis für ein Organ; Ⓔ *organ dose*

or|ga|nisch *adj*: **1.** Organ(e) oder Organismus betreffend **2.** von Organen ausgehend, somatisch **3.** (*chem.*) die Chemie der Kohlenstoffverbindungen betreffend; Ⓔ **1.** *organic* **2.** *organic, somatic* **3.** *organic*

or|ga|nis|misch *adj*: Organismus betreffend, zum Organismus gehörend, wie ein Organismus (beschaffen); Ⓔ *organismal, organismic*

Or|gan|kri|sen *pl*: *s.u. tabische Krise*; Ⓔ *organ crises*

Or|gan|neu|ro|se *f*: durch einen Neurose* ausgelöste organische Erkrankung; Ⓔ *organ neurosis, vegetative neurosis*

Organo-, organo- *präf.*: Wortelement mit Bezug auf „Organ"; Ⓔ *organ(o)-*

or|ga|no|gen *adj*: von einem Organ stammend oder ausgehend; Ⓔ *organogenic*

Or|ga|no|ge|ne|se *f*: Organentwicklung; Ⓔ *organogenesis, organogeny*

or|ga|no|ge|ne|tisch *adj*: Organogenese betreffend; Ⓔ *relating to organogenesis, organogenetic*

Or|ga|no|gra|fie, -gra|phie *f*: allgemeine Bezeichnung für die Röntgendarstellung von Organen; Ⓔ *organography*

or|ga|no|id *adj*: organähnlich, organartig; Ⓔ *organoid*

or|ga|no|lep|tisch *adj*: die Sinnesorgane stimulierend; empfänglich für Sinnesreize; Ⓔ *organoleptic*

Or|ga|no|lo|gie *f*: Lehre von den Organen; Teilgebiet der Anatomie; Ⓔ *organology*

Or|ga|non *nt*: →*Organ*

Or|ga|no|pe|xie *f*: operative Anheftung eines Organs; Ⓔ *organopexy, organopexia*

or|ga|no|trop *adj*: Organotropie betreffend, mit besonderer Affinität zu bestimmten Organen; Ⓔ *organotropic, organophilic*

Or|ga|no|tro|pie *f*: *Syn: Organotropismus*; besondere Affinität einer Substanz oder eines Erregers für ein Organ; Ⓔ *organotropism, organophilism, organotropy*

Or|ga|no|tro|pis|mus *m*: →*Organotropie*

Or|gan|to|le|ranz|do|sis *f, pl* **-sen**: maximale Strahlendosis, die von fast allen Patienten ohne Früh- oder Spätschäden toleriert wird; Ⓔ *organ tolerance dose*

Or|gan|to|xi|zi|tät *f*: Organschädlichkeit; Ⓔ *organ toxicity*

Or|gan|trans|plan|ta|ti|on *f*: Verpflanzung eines oder mehrerer Organe von einem **Organspender** auf einen **Organempfänger**; Ⓔ *organ transplantation, transplantation, transplant*

Or|ga|num *nt, pl* **-na**: →*Organ*

Organa genitalia: *Syn: Genitalien, Genitale*; Geschlechtsorgane, Genitalorgane; Ⓔ *genital organs, generative organs, reproductive organs, genitalia, genitals*

Organa genitalia externa: äußere Geschlechtsorgane; Ⓔ *externalia, external genitalia, external genital organs*

Organa genitalia feminia: weibliche Geschlechtsorgane; Ⓔ *female genitalia, female genital organs*

Organa genitalia feminina externa: äußere weibliche Geschlechtsorgane; Ⓔ *external female genitalia*

Organa genitalia feminina interna: innere weibliche Geschlechtsorgane; Ⓔ *internal female genitalia*

Organa genitalia interna: innere Geschlechtsorgane; Ⓔ *internal genitalia, internal genital organs*

Organa genitalia masculina: männliche Geschlechtsorgane; Ⓔ *male genital organs, male genitalia, virilia*

Organa genitalia masculina externa: äußere männliche Geschlechtsorgane; Ⓔ *external male genitalia*

Organa genitalia masculina interna: innere männliche Geschlechtsorgane; Ⓔ *internal male genitalia*

Organum gustatorium/gustus: Geschmacksorgan; Ⓔ *gustatory organ*

Organa lymphoidea primaria: Knochenmark* [Medulla ossium] und Thymus* werden als **primäre Lymphorgane** bezeichnet; Ⓔ *primary lymphoid organs*

Organa lymphoidea secundaria: *Syn: sekundäre Lymphorgane*; Sammelbegriff für Milz* [Splen], lymphatischen Rachenring [Anulus* lymphoideus pharyngis] und die Lymphknoten* [Nodi lymphoidei]; Ⓔ *secondary lymphoid organs*

Organum olfactorium/olfactus: Riechorgan; Ⓔ *olfactory organ*

Organa sensuum: Sinnesorgane; Ⓔ *sense organs, sensory organs*

Organum spirale: *Syn: Corti-Organ*; auf der Lamina basalis der Innenohrschnecke sitzendes Sinnesepithel, das aus Hör- und Stützzellen besteht; Ⓔ *Corti's organ, acoustic organ, spiral organ*

Organum statoacusticus: →*Organum vestibulocochleare*

Organum subcommissurale: *Syn: Subkommissuralorgan*; zum Epithalamus* gerechnetes zirkumventrikuläres Organ; Ⓔ *subcommissural organ*

Organum subfornicale: *Syn: Subfornikalorgan*; stecknadelkopfgroßes Organ unterhalb des Fornix, an dem die Plexus* choroideus der Seitenventrikel und des III. Ventrikels angeheftet sind; Ⓔ *subfornical organ*

Organa urinaria: harnproduzierende und -ausscheidende Organe, uropoetisches System, Harnorgane; Ⓔ *urinary organs; urinary system, urinary tract, uropoietic system*

Organum vasculosum laminae terminalis: Gefäßschlingen in der Lamina terminalis des III. Ventrikels; nur rudimentär ausgeprägt; wahrscheinlich Abgabeort für Somatostatin*, Luliberin* und Motilin*; Ⓔ *vascular organ of lamina terminalis*

Organum vestibulocochleare: Gehör- und Gleichge-

wichtsorgan; Ⓔ *vestibulocochlear organ, organ of hearing and balance, organ of hearing and equilibrium*
Organum visuale/visus: Sehorgan; Ⓔ *visual organ*
Organum vomeronasale: *Syn: Jacobson-Organ, Vomeronasalorgan*; inkonstantes Rudiment eines älteren Riechorgans; Ⓔ *vomeronasal organ, Jacobson's organ*

Or|gan|ver|sa|gen, mul|tip|les *nt*: *Syn: Multiorganversagen*; gleichzeitiges Versagen von zwei oder mehr vitalen Organfunktionen [Leber-, Lungen-, Nieren-, Atmungs-, Herzkreislauffunktion, Säure-Basenhaushalt, Stoffwechsel und Energiehaushalt, Wasser- und Elektrolythaushalt, Gerinnungssystem, Temperaturregulation]; tritt v.a. posttraumatisch, bei Vergiftungen, Sepsis* und Schock* auf; Ⓔ *multiple organ failure*

Or|gas|mus *m*: *Syn: sexuller Höhepunkt, Klimax, Climax*; der Höhepunkt ist eine Reaktion des gesamten Körpers und umfasst sowohl sicht- und messbare Phänomene [Ejakulation beim Mann, Kontraktion der orgastischen Manschette bei der Frau] als auch nicht erfassbare Empfindungen; sowohl beim Mann als auch der Frau ist der Orgasmus nur ein Teil des sexuellen Reaktionszyklus, der aus Erregungs-, Plateau- Orgasmus- und Rückbildungsphase besteht; der wichtigste Unterschied zwischen Mann und Frau ist, dass beim Mann nach dem körperlichen Höhepunkt, d.h. der Ejakulation, eine Refraktärzeit von mehreren Minuten bis zu Stunden liegt, in der kein neuer Höhepunkt durch sexuelle Stimulation erreicht werden kann; bei der Frau ist der sexuelle Reaktionszyklus variabler und sie ist zu multiplen Orgasmen fähig, weil es keine Refraktärphase gibt; Ⓔ *climax, orgasm, acme*

O|ri|fi|ci|um *nt*: Mund, Mündung, Öffnung; Ⓔ *ostium, opening, orifice, orificium*

O|ri|go *f, pl* **-ri|gi|nes**: Ursprung; Herkunft, Abstammung; Ⓔ *origin*

Ormond-Syndrom *nt*: *Syn: idiopathische retroperitoneale Fibrose, retroperitoneale Fibrose, Retroperitonealfibrose*; ätiologisch ungeklärte, fortschreitende Fibrose des peritonealen Bindegewebes; führt i.d.R. zu einer externen Harnleiterstenose; Ⓔ *Ormond's syndrome, Ormond's disease, retroperitoneal fibrosis, peritoneal fasciitis*

Or|ni|thin *nt*: Aminosäure, die im Harnstoffzyklus aus Arginin entsteht; Ⓔ *ornithine*

Or|ni|thin|ä|mie *f*: erhöhter Ornithingehalt des Blutes; Ⓔ *ornithinemia*

Or|ni|thin|carb|a|myl|trans|fe|ra|se *f*: *Syn: Ornithintranscarbamylase*; Enzym des Harnstoffzyklus; Ⓔ *ornithine carbamoyltransferase, ornithine transcarbamoylase*

Ornithincarbamyltransferase-Mangel *m*: X-chromosomal-dominante Enzymopathie*, die zu Hyperammonämie* führt; Ⓔ *ornithine carbamoyl phosphate deficiency, OCT deficiency, ornithine-transcarbamoylase deficiency, OTC deficiency*

Or|ni|thin|trans|carb|a|myl|a|se *f*: → *Ornithincarbamyltransferase*

Or|ni|thin|u|rie *f*: vermehrte Ornithinausscheidung im Harn; Ⓔ *ornithinuria*

Or|ni|thin|zy|klus *m*: *Syn: Krebs-Henseleit-Zyklus, Harnstoffzyklus*; in den Lebermitochondrien ablaufender Zyklus, der Harnstoff aus Ammoniak und Kohlendioxid bildet; Ⓔ *Krebs cycle, Krebs-Henseleit cycle, Krebs ornithine cycle, Krebs urea cycle, ornithine cycle, urea cycle*

Or|ni|tho|do|rus *m*: Gattung der Lederzecken; Überträger von Borrelien; Ⓔ *Ornithodorus*

Or|ni|tho|se *f*: *Syn: Papageienkrankheit, Psittakose*; von Vögeln auf den Menschen übertragene Infektionskrankheit durch **Chlamydia psittaci**; i.d.R. hochfieberhafter, grippeähnlicher Verlauf mit atypischer Pneumonie; Ⓔ *parrot fever, parrot disease, ornithosis, psittacosis*

Oro-, oro- *präf.*: Wortelement mit der Bedeutung „Mund/Os"; Ⓔ *mouth, oral, oro-*

o|ro|di|gi|to|fa|zi|al *adj*: *Syn: orofaziodigital*; Mund,

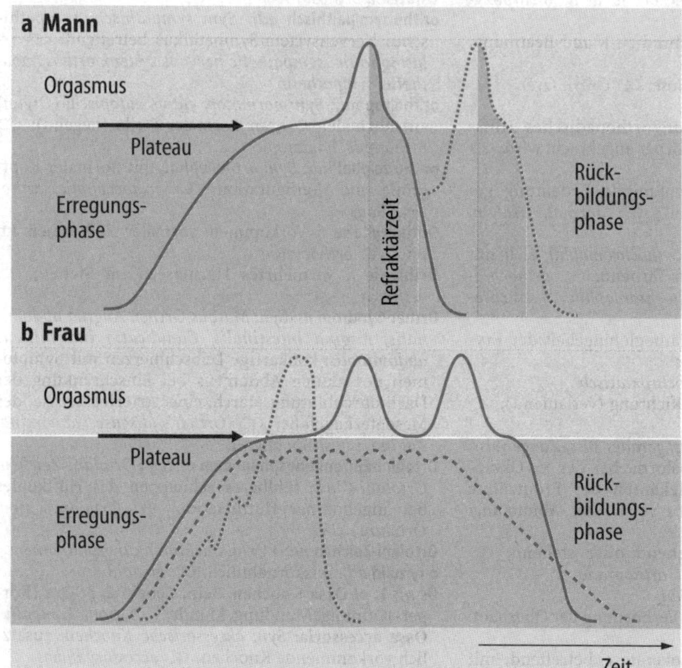

Abb. 65. Orgasmus. Sexueller Reaktionszyklus

Finger/Digitus und Gesicht/Fazies betreffend; Ⓔ *relating to mouth, face and fingers, orodigitofacial, orofaciodigital, oral-facial-digital*
o|ro|fa|zi|al *adj*: Mund und Gesicht/Fazies betreffend; Ⓔ *relating to both mouth and face, orofacial*
o|ro|fa|zi|o|di|gi|tal *adj*: *Syn: orodigitofazial*; Mund, Gesicht/Fazies und Finger/Digitus betreffend; Ⓔ *relating to mouth, face and fingers, orodigitofacial, orofaciodigital, oral-facial-digital*
o|ro|lin|gu|al *adj*: Mund und Zunge/Lingua betreffend; Ⓔ *relating to both mouth and tongue, orolingual*
o|ro|na|sal *adj*: Mund und Nase betreffend oder verbindend; Ⓔ *relating to both mouth and nose, oronasal, naso-oral*
o|ro|pha|ryn|ge|al *adj*: *Syn: pharyngo-oral, mesopharyngeal*; Mund und Rachen/Pharynx betreffend; Oropharynx betreffend; Ⓔ *relating to the oropharynx, oropharyngeal, pharyngooral*
O|ro|pha|ryn|ge|al|kar|zi|nom *nt*: Karzinom* des Mund-Rachen-Raums; Alkohol und Nikotin wirken als Kofaktoren der Krebsentstehung; Ⓔ *oropharyngeal carcinoma*
O|ro|pha|ryn|ge|al|tu|bus *m*: durch den Mund in den Rachen eingeführter Tubus zur Freihaltung der Atemwege; Ⓔ *oropharyngeal tube, oropharyngeal airway*
O|ro|pha|rynx *m*: *Syn: Mundrachenraum, Mesopharynx, Pars oralis pharyngis*; Rachenraum direkt hinter der Mundhöhle; Ⓔ *oral pharynx, oral part of pharynx, oropharynx, pharyngo-oral cavity*
O|ro|ta|zid|u|rie *f*: *Syn: Orotazidurie-Syndrom*; autosomal-rezessive Enzymopathie* mit erhöhter Orotsäurebildung und -ausscheidung im Harn; Ⓔ *orotic aciduria*
Orotazidurie-Syndrom *nt*: →*Orotazidurie*
o|ro|tra|che|al *adj*: Mund und Luftröhre/Trachea betreffend; (*Intubation*) durch den Mund in die Luftröhre; Ⓔ *relating to both mouth and trachea, orotracheal*
O|ro|tra|che|al|tu|bus *m*: durch den Mund eingeführter Luftröhrentubus; Ⓔ *orotracheal tube*
O|rot|säu|re *f*: *Syn: 6-Carboxyuracil*; Zwischenprodukt des Pyrimidinstoffwechsels; Ⓔ *orotic acid, 6-carboxyuracil*
O|ro|tu|bus *m*: Tubus für die Mund-zu-Mund-Beatmung; Ⓔ *oral tube*
O|ro|ya|fie|ber *nt*: *s.u. Bartonellose*; Ⓔ *Oroya fever*
Orth-, orth- *präf.*: →*Ortho-*
Or|the|se *f*: *Syn: Stützapparat*; orthopädisches Hilfsmittel, das außen auf dem Körper angebracht wird; Ⓔ *orthesis, orthosis, brace*
Ortho-, ortho- *präf.*: Wortelement mit der Bedeutung „gerade/aufrecht/richtig/normal"; Ⓔ *normal, straight, orth(o)-*
or|tho|chro|ma|tisch *adj*: *Syn: orthochromophil*; sich mit dem Farbton des Farbstoffs färbend; Ⓔ *orthochromatic, orthochromophil, orthochromophile, ametachromophil, ametaneutrophil*
Or|tho|chro|mie *f*: normaler Hämoglobingehalt der Erythrozyten; Ⓔ *orthochromia*
or|tho|chro|mo|phil *adj*: →*orthochromatisch*
or|tho|drom *adj*: in normaler Richtung (verlaufend); Ⓔ *orthodromic*
Or|tho|ge|nie *f*: *Syn: Kantenbiss, gerader Biss, Zangenbiss, Labidodontie, Kopfbiss*; Bissform, bei der in Okklusionsstellung die Schneidekanten der Frontzähne aufeinanderbeißen; führt zu verstärkter Abnutzung; Ⓔ *edge-to-edge bite*
or|tho|grad *adj*: aufrecht gehend oder stehend; Ⓔ *standing erect, walking erect, orthograde*
or|tho|ke|phal *adj*: →*orthozephal*
Or|tho|ke|ra|to|se *f*: regelrechte Verhornung der Oberhaut; Ⓔ *orthokeratosis*
or|tho|ke|ra|to|tisch *adj*: Orthokeratose betreffend, mit regelrechter Verhornung; Ⓔ *orthokeratotic*
Or|tho|my|xo|vi|ren *pl*: →*Orthomyxoviridae*
Or|tho|my|xo|vi|ri|dae *pl*: *Syn: Orthomyxoviren*; Familie helikaler RNA-Viren; enthält das Influenza-Virus; Ⓔ *Orthomyxoviridae*
Or|tho|pä|die *f*: Fachgebiet der Medizin, das sich mit Diagnostik und Therapie von Erkrankungen des Stütz- und Bewegungsapparates befasst; Ⓔ *orthopedic surgery, orthopedics, orthopaedics*
or|tho|pä|disch *adj*: Orthopädie betreffend; Ⓔ *relating to orthopedics, orthopedic, orthopaedic*
Or|tho|pan|to|mo|graf, -graph *m*: bei der Orthopantomografie* erhaltene Aufnahme; Ⓔ *orthopantograph*
Or|tho|pan|to|mo|gra|fie, -gra|phie *f*: *Syn: Panoramaschichtaufnahmeverfahren, Panoramaschichtverfahren*; Tomografie* der Zähne von Ober- und Unterkiefer und des Kiefergelenks; Ⓔ *orthopantography*
Or|tho|pho|rie *f*: normales binokuläres Sehen; Ⓔ *orthophoria*
Or|tho|phos|phor|säu|re *f*: →*Phosphorsäure*
Or|tho|pnoe *f, pl* **-o|en**: im Liegen auftretende Luftnot, die beim Aufsetzen verschwindet; Ⓔ *orthopnea*
or|tho|pno|isch *adj*: Orthopnoe betreffend, an Orthopnoe leidend; Ⓔ *relating to orthopnea, orthopneic*
Or|tho|pox|vi|rus *nt, pl* **-ren**: Virusgattung, zu der u.a. die Pockenviren gehören; Ⓔ *Orthopoxvirus*
Orthopoxvirus bovis: *Syn: Kuhpockenvirus*; Erreger der Kuhpocken*; von Jenner zur Pockenimpfung verwendet; Ⓔ *Orthopoxvirus bovis*
Orth|op|tik *f*: Form der Schielbehandlung, die das binokuläre Sehen fördert; Ⓔ *orthoptics*
or|thop|tisch *adj*: Orthoptik betreffend; Ⓔ *relating to orthoptics, orthoptic*
Or|thos|ta|se *f*: aufrechte Körperhaltung; Ⓔ *orthostatism, erect position, standing position, upright position*
Or|tho|sta|se|syn|drom *nt*: Abfall des Blutdrucks beim Aufstehen oder beim längeren Stehen; Ⓔ *orthostatic hypotension, postural hypotension, postural syncope*
or|thos|ta|tisch *adj*: das Aufrechtstehen/die Orthostase betreffend; Ⓔ *relating to an erect position/orthostatism, orthostatic*
or|tho|sym|pa|thisch *adj*: *Syn: sympathisch*; sympathisches Nervensystem/Sympathikus betreffend; Ⓔ *relating to the sympathetic nervous system, orthosympathetic, sympathetic*
or|tho|top *adj*: *Syn: normotop, eutop, eutopisch*; (*Organ*) am normalen Ort, an normaler Stelle (liegend); Ⓔ *orthotopic, homotopic*
or|tho|ze|phal *adj*: *Syn: orthokephal*; mit normaler Kopfgröße und Konfiguration; Ⓔ *orthocephalic, orthocephalous*
Or|tho|zy|to|se *f*: Vorkommen normaler Zellformen im Blut; Ⓔ *orthocytosis*
Orth|u|rie *f*: vermehrtes Harnlassen im Stehen; Ⓔ *orthuria*
Ortner-Syndrom *nt*: *Syn: Morbus Ortner, Angina abdominalis, Angina intestinalis, Claudicatio intermittens abdominalis*; kolikartige Leibschmerzen mit Symptomen des akuten Abdomens bei Einschränkung der Darmdurchblutung durch eine Arteriosklerose der Mesenterialgefäße; Ⓔ *Ortner's disease, abdominal angina, intestinal angina*
Ortolani-Einrenkungsphänomen *nt*: *Syn: Ortolani-Zeichen, Ortolani-Click*; fühlbares Schnappen des Hüftkopfes bei angeborener Hüftluxation; Ⓔ *Ortolani's sign, Ortolani's click*
Ortolani-Zeichen *nt*: →*Ortolani-Einrenkungsphänomen*
o|ry|zo|id *adj*: reiskornähnlich; Ⓔ *oryzoid*
Os *nt*: **1.** *pl* Ossa Knochen, Bein, Gebein **2.** *pl* **Ora** (Körper-)Öffnung, Mündung, Mund; Ⓔ **1.** *bone* **2.** *mouth*
Ossa accessoria: *Syn: akzessorische Knochen*; zusätzlich vorkommende Knochen; Ⓔ *accessory bones*
Ossa antebrachii: Unterarmknochen; Ⓔ *bones of fore-*

O

arm
Os breve: kurzer Knochen; Ⓔ *short bone*
Os capitatum: *Syn: Kopfbein, Kapitatum*; kopfförmiger Handwurzelknochen; Ⓔ *capitate bone*
Ossa carpalia: *Syn: Karpalknochen, Carpalia, Ossa carpi*; Handwurzelknochen; Ⓔ *carpal bones, carpals, carpalia, bones of wrist, carpale*
Ossa carpi: → *Ossa carpalia*
Os centrale: inkonstanter, zusätzlicher Handwurzelknochen; Ⓔ *central bone*
Os coccygis: *Syn: Coccyx*; Steißbein; Ⓔ *coccygeal bone*
Os costale: hinterer, knöcherner Teil der Rippen; Ⓔ *costal bone*
Os coxae: *Syn: Hüftbein, Hüftknochen*; aus drei Knochen [Darmbein, Sitzbein, Schambein] bestehender, seitlicher Beckenknochen; Ⓔ *hip bone, coxal bone, innominate bone, pelvic bone, hipbone, coxa*
Ossa cranii: *Syn: Cranialia*; Schädelknochen; Ⓔ *cranial bones*
Os cuboideum: *Syn: Würfelbein, Kuboid*; würfelförmiger Fußwurzelknochen; Ⓔ *cuboid bone*
Os cuneiforme: *Syn: Keilbein*; keilförmiger Fußwurzelknochen; Ⓔ *cuneiform bone*
Os cuneiforme intermedium: mittleres Keilbein; Ⓔ *intermediate cuneiform bone*
Os cuneiforme laterale: äußeres Keilbein; Ⓔ *lateral cuneiform bone*
Os cuneiforme mediale: inneres Keilbein; Ⓔ *medial cuneiform bone*
Ossa digitorum manus: Fingerknochen; Ⓔ *bones of the digits of the hand*
Ossa digitorum pedis: Zehenknochen; Ⓔ *bones of the digits of the foot*
Os ethmoidale: *Syn: Siebbein, Ethmoid*; zwischen den beiden Augenhöhlen liegender Schädelbasisknochen; Ⓔ *ethmoid bone*
Ossa faciei: Gesichtsknochen, Knochen des Gesichtsschädels; Ⓔ *facial bones*
Os femoris: *Syn: Femur*; Oberschenkelknochen; Ⓔ *thigh bone, femoral bone, femur*
Os frontale: Stirnbein; Ⓔ *frontal bone*
Os hamatum: *Syn: Hakenbein, Hamatum*; hakenförmiger Handwurzelknochen; Ⓔ *hamate bone*
Os hyoideum: Zungenbein; Ⓔ *hyoid, hyoid bone, lingual bone, tongue bone*
Os ilium: *Syn: Darmbein, Ilium*; Teil des Hüftbeins; bildet den oberen Teil der Hüftpfanne; Ⓔ *iliac bone, flank bone, ilium*
Os incisivum: *Syn: Zwischenkieferknochen, Intermaxillarknochen, Goethe-Knochen*; Schneidezahnregion der Maxilla; Ⓔ *incisive bone*
Os interparietale: *Syn: Inkabein*; Knochenkern, der i.d.R. mit dem Hinterhauptsbein verschmilzt; Ⓔ *interparietal bone*
Os irregulare: komplizierter Knochen; Ⓔ *irregular bone*
Os ischii: *Syn: Sitzbein, Ischium*; Teil des Os coxae; bildet den seitlichen Teil der Hüftpfanne; Ⓔ *ischial bone, ischium*
Os lacrimale: *Syn: Tränenbein*; kleiner Knochen im inneren Augenwinkel; Teil der Augenhöhlenwand; Ⓔ *lacrimal bone*
Os longum: langer Knochen; Ⓔ *long bone*
Os lunatum: *Syn: Mondbein*; mondförmiger Handwurzelknochen; Ⓔ *lunate bone*
Ossa manus: Handknochen; Ⓔ *bones of the hand*
Ossa membri inferioris: Knochen der unteren Extremität; Ⓔ *bones of the inferior limb*
Ossa membri superioris: Knochen der oberen Extremität; Ⓔ *bones of the superior limb*
Ossa metacarpalia: → *Ossa metacarpi*
Ossa metacarpi: *Syn: Metakarpalknochen, Metacarpalia, Ossa metacarpalia*; Mittelhandknochen; Ⓔ *metacarpal bones*
Ossa metatarsalia: → *Ossa metatarsi*
Ossa metatarsi: *Syn: Metatarsalknochen, Ossa metatarsalia, Metatarsalia*; Mittelfußknochen; Ⓔ *metatarsal bones*
Os nasale: Nasenbein; Ⓔ *nasal bone*
Os naviculare: *Syn: Kahnbein, Navikulare*; kahnförmiger Fußwurzelknochen; Ⓔ *navicular bone*
Os occipitale: *Syn: Hinterhauptsbein*; größter Teil der hinteren Schädelgrube; umschließt das Foramen* magnum; Ⓔ *occipital bone*
Os palatinum: Gaumenbein; Ⓔ *palate bone, palatine bone*
Os parietale: Scheitelbein; Ⓔ *parietal bone*
Ossa pedis: Fußknochen; Ⓔ *bones of the foot*
Os pisiforme: *Syn: Erbsenbein*; erbsenförmiger Handwurzelknochen; Ⓔ *pisiform bone*
Os planum: flacher Knochen; Ⓔ *flat bone*
Os pneumaticum: Knochen mit lufthaltigen Zellen, pneumatischer Knochen; Ⓔ *pneumatic bone*
Os pubis: *Syn: Schambein, Pubis*; vorderer Teil des Hüftbeins; bildet den medialen Teil der Hüftpfanne; Ⓔ *pubic bone*
Os sacrum: *Syn: Kreuzbein, Sakrum, Sacrum*; durch Verschmelzung der fünf Sakralwirbel entstandener Teil der Wirbelsäule und des Beckenrings; Ⓔ *os sacrum, sacral bone, sacrum*
Os scaphoideum: *Syn: Kahnbein*; kahnförmiger Handwurzelknochen; Ⓔ *scaphoid bone*
Ossa sesamoidea: *Syn: Sesambeine, Sesamknochen*; kleine, in die Muskelsehne eingelagerte Knochen; Ⓔ *sesamoid bones*
Os sphenoidale: *Syn: Keilbein, Flügelbein, Wespenbein*; in der Mitte der Schädelbasis liegender Knochen; Ⓔ *sphenoid bone*
Ossa suprasternalia: Knöchelchen in den Bändern der Sternoklavikulargelenke; Ⓔ *suprasternal bones*
Ossa suturalia: *Syn: Schaltknochen, Nahtknochen*; gelegentlich vorkommende Knochen innerhalb der Schädelnähte; Ⓔ *sutural bones*
Ossa tarsalia: → *Ossa tarsi*
Ossa tarsi: *Syn: Tarsalknochen, Tarsalia, Ossa tarsalia*; Fußwurzelknochen; Ⓔ *tarsal bones*
Os temporale: Schläfenbein; Ⓔ *temporal bone*
Os trapezium: *Syn: großes Vieleckbein*; großer unregelmäßiger Handwurzelknochen; Ⓔ *trapezium bone*
Os trapezoideum: *Syn: kleines Vieleckbein*; kleiner unregelmäßiger Handwurzelknochen; Ⓔ *trapezoid bone*
Os trigonum: inkonstanter zusätzlicher Fußwurzelknochen; Ⓔ *triangular bone*
Os triquetrum: *Syn: Dreiecksbein*; dreieckiger Handwurzelknochen; Ⓔ *triquetral bone*
Os zygomaticum: Jochbein; Ⓔ *zygomatic bone*

Osgood-Krankheit *f*: → *Osgood-Schlatter-Syndrom*

Osgood-Schlatter-Syndrom *nt*: *Syn: Osgood-Schlatter-Krankheit, Osgood-Krankheit, Schlatter-Osgood-Syndrom, Apophysitis tibialis adolescentium*; ein- oder beidseitige aseptische Nekrose der Tibiaapophyse im Wachstumsalter; Ⓔ *Osgood-Schlatter disease, Schlatter's disease, Schlatter-Osgood disease, Schlatter's sprain, rugby knee, apophyseopathy*

Osler-Krankheit *f*: *Syn: Osler-Vaquez-Krankheit, Vaquez-Osler-Syndrom, Morbus Vaquez-Osler, Polycythaemia rubra vera, Polycythaemia vera, Erythrämie*; myeloproliferative Erkrankung mit Vermehrung der roten Blutkörperchen [Erythrozyten] im peripheren Blut; Ⓔ *Osler-Vaquez disease, Osler's disease, Vaquez's disease, Vaquez-Osler disease, erythremia, erythrocythemia, myelopathic polycythemia, leukemic erythrocytosis, splenomegalic polycythemia, primary polycythemia*

O

Osler-Rendu-Weber-Krankheit *f*: *Syn: hereditäre Teleangiektasie, Morbus Osler, Osler-Rendu-Weber-Syndrom, Rendu-Osler-Weber-Syndrom, Teleangiectasia hereditaria haemorrhagica*; autosomal-dominante Erkrankung mit Bildung von Teleangiektasien in Haut und Schleimhaut; Ⓔ *Rendu-Osler-Weber syndrome, Osler-Weber-Rendu disease, Osler's disease, Goldstein's disease, Rendu-Osler-Weber disease, hereditary hemorrhagic telangiectasia*

Osler-Rendu-Weber-Syndrom *nt*: →*Osler-Rendu-Weber-Krankheit*

Osler-Vaquez-Krankheit *f*: →*Osler-Krankheit*

Osm-, osm- *präf.*: →*Osmo-*

Os|mi|hi|dro|sis *f, pl* **-ses**: *Syn: Stinkschweiß, Bromhidrose, Bromidrosis, Bromhidrosis, Kakhidrosis*; Ausscheidung eines übelriechenden Schweißes mit unangenehmem Körpergeruch; Ⓔ *bromhidrosis, bromidrosis, tragomaschalia, osmidrosis, ozochrotia*

os|mi|o|phil *adj*: mit Osmiumtetroxid färbend; Ⓔ *osmiophilic*

os|mi|o|phob *adj*: nur schwer mit Osmiumsalzen anfärbbar; Ⓔ *osmiophobic*

Os|mi|um *nt*: Metall der Platingruppe; Osmiumsalze werden als Färbemittel in der Histologie verwendet; Ⓔ *osmium*

Osmo-, osmo- *präf.*: Wortelement mit der Bedeutung **1.** „Geruch/Geruchssinn/Riechen" **2.** „Osmose"; Ⓔ **1.** *smell, osmotic, osmo-* **2.** *osmosis, osmotic, osmo-*

Os|mo|la|li|tät *f*: Menge gelöster Teilchen pro Kilogramm Wasser; Ⓔ *osmolality*

Os|mo|la|ri|tät *f*: Menge gelöster Teilchen pro Liter Wasser; Ⓔ *osmolarity*

Os|mo|lo|gie *f*. *Syn: Osphresiologie*; Lehre vom Geruchssinn; Ⓔ *osphresiology, osmology*

Os|mo|me|trie *nt*: Bestimmung des osmotischen Drucks; Ⓔ *osmometry*

os|mo|phob *adj*: →*olfaktophob*

Os|mo|pho|bie *f*: →*Olfaktophobie*

Os|mo|re|gu|la|ti|on *f*: Steuerung des Wasser- und Elektrolythaushaltes; Ⓔ *osmoregulation*

os|mo|re|gu|la|to|risch *adj*: Osmoregulation betreffend; Ⓔ *relating to osmoregulation, osmoregulatory*

Os|mo|re|zep|to|ren *pl*: Rezeptoren, die auf Veränderungen des osmotischen Drucks ansprechen; Ⓔ *osmoreceptors, osmoceptors, osmoreceptive sensors*

Os|mo|se *f*: Wanderung von Flüssigkeitsmolekülen durch eine (semipermeable) Membran, die Lösungen mit unterschiedlicher Konzentration eines Stoffes trennt, bis zum Konzentrationsausgleich; Ⓔ *osmosis*

Os|mo|the|ra|pie *f*: intravenöse Infusion hyperosmolarer Lösungen zur Erhöhung des osmotischen Drucks im Kreislauf; Ⓔ *osmotherapy*

os|mo|tisch *adj*: Osmose betreffend, von ihr betroffen oder gekennzeichnet, durch sie bedingt, auf ihr beruhend; Ⓔ *relating to osmosis, osmotic*

Ösophag-, ösophag- *präf.*: →*Ösophago-*

ö|so|pha|ge|al *adj*: *Syn: ösophagisch*; Speiseröhre/Ösophagus betreffend; Ⓔ *relating to the esophagus, esophageal*

Ö|so|pha|ge|al|kar|di|o|gramm *nt*: →*Ösophaguskardiogramm*

Ö|so|pha|gek|to|mie *f*: Speiseröhrenentfernung, Speiseröhrenresektion, Ösophagusresektion; Ⓔ *esophagectomy*

ö|so|pha|gisch *adj*: →*ösophageal*

Ö|so|pha|gi|tis *f, pl* **-tiden**: *Syn: Speiseröhrenentzündung, Ösophagusentzündung, Oesophagitis*; Entzündung der Speiseröhrenschleimhaut; meist als chronisch peptische Ösophagitis oder durch bakterielle Superinfektion; Ⓔ *inflammation of the esophagus, esophagitis*

chronisch peptische Ösophagitis: *Syn: Refluxösophagitis*; durch Reflux* von Magensaft in die Speiseröhre hervorgerufene Entzündung des distalen Ösophagus; Ⓔ *chronic peptic esophagitis*

ulzerative Ösophagitis: Refluxösophagitis mit Ulzeration der Schleimhaut; Ⓔ *ulcerative esophagitis*

ulzerierende Ösophagitis: →*ulzerative Ösophagitis*

ö|so|pha|gi|tisch *adj*: Speiseröhrenentzündung/Ösophagitis betreffend, von ihr betroffen oder gekennzeichnet; Ⓔ *relating to or marked by esophagitis, esophagitic*

Ösophago-, ösophago- *präf.*: Wortelement mit der Bedeutung „Speiseröhre/Ösophagus"; Ⓔ *esophagus, esophageal, esophag(o)-*

Ö|so|pha|go|an|tro|sto|mie *f*: operative Verbindung von Speiseröhre und Magenantrum; Ⓔ *esophagoantrostomy*

ö|so|pha|go|bron|chi|al *adj*: *Syn: bronchoösophageal*; Speiseröhre und Bronchus/Bronchien betreffend oder verbindend; Ⓔ *relating to both esophagus and a bronchus, esophagobronchial*

Ö|so|pha|go|du|o|de|no|sto|mie *f*: *Syn: Ösophagus-Duodenum-Anastomose, Ösophagus-Duodenum-Fistel*; operative Verbindung von Speiseröhre und Zwölffingerdarm; Ⓔ *esophagoduodenostomy*

Ö|so|pha|go|dy|nie *f*: Speiseröhrenschmerz, Ösophagusschmerz; Ⓔ *pain in the esophagus, esophagodynia, esophagalgia*

Ö|so|pha|go|en|te|ro|sto|mie *f*: *Syn: Ösophagus-Darm-Anastomose, Ösophagus-Darm-Fistel*; operative Verbindung von Speiseröhre und Darm; Ⓔ *esophagoenterostomy*

Ö|so|pha|go|fun|do|pe|xie *f*: Anheftung des Magenfundus an den Endabschnitt der Speiseröhre; Ⓔ *esophagofundopexy*

Ö|so|pha|go|fun|do|phre|no|pe|xie *f*: Anheftung des Magenfundus an den Endabschnitt der Speiseröhre und das Zwerchfell; Ⓔ *esophagofundophrenopexy*

ö|so|pha|go|gas|tral *adj*: *Syn: gastroösophageal*; Speiseröhre und Magen/Gaster betreffend oder verbindend; Ⓔ *relating to both esophagus and stomach, esophagogastric, gastroesophageal*

Ö|so|pha|go|gas|trek|to|mie *f*: operative Entfernung von Speiseröhre und Magen; Ⓔ *esophagogastrectomy*

Ö|so|pha|go|gas|tro|plas|tik *f*: *Syn: Kardiaplastik, Kardioplastik*; Erweiterungsplastik der Kardia*; Ⓔ *esophagogastroplasty, cardioplasty*

Ö|so|pha|go|gas|tro|sko|pie *f*: endoskopische Untersuchung von Speiseröhre und Magen; Ⓔ *esophagogastroscopy*

Ö|so|pha|go|gas|tro|sto|mie *f*: *Syn: Speiseröhren-Magen-Anastomose, Speiseröhren-Magen-Fistel*; operative Verbindung von Speiseröhre und Magen; Ⓔ *esophagogastrostomy, esophagogastroanastomosis*

Ö|so|pha|go|gra|fie, -gra|phie *f*: Röntgenkontrastdarstellung der Speiseröhre; Ⓔ *esophagography*

Ö|so|pha|go|gramm *nt*: Röntgenkontrastaufnahme der Speiseröhre; Ⓔ *esophagogram, esophagram*

Ö|so|pha|go|je|ju|no|gas|tro|sto|mie *f*: *Syn: Ösophagus-Jejunum-Anastomose, Ösophagus-Jejunum-Fistel*; operative Verbindung von Speiseröhre und Leerdarm/Jejunum; Ⓔ *esophagojejunogastrostomy, esophagojejunogastrostomosis, gastrojejunoesophagostomy*

Ö|so|pha|go|je|ju|no|plas|tik *f*: Ösophagusplastik* mit Jejuninterposition; Ⓔ *esophagojejunoplasty*

Ö|so|pha|go|je|ju|no|sto|mie *f*: *Syn: Ösophagus-Jejunum-Anastomose, Ösophagus-Jejunum-Fistel*; operative Verbindung von Speiseröhre und Jejunum; Ⓔ *esophagojejunostomy*

ö|so|pha|go|kar|di|al *adj*: Speiseröhre und Magenmund/Kardia betreffend oder verbindend; Ⓔ *relating to both esophagus and cardiac part of the stomach, cardioesophageal*

Ö|so|pha|go|kar|di|o|my|o|to|mie *f*: *Syn: Kardiomyotomie, Heller-Operation, Kardiotomie*; Längsdurchtrennung der Kardiamuskulatur bei Achalasie*; Ⓔ *esophago-*

cardiomyotomy, esophagogastromyotomy, cardiomyotomy, cardiotomy, esophagomyotomy

Ö|so|pha|go|ko|lo|gas|tro|sto|mie *f*: operative Verbindung von Speiseröhre, Kolon und Magen; Ⓔ *esophagocologastrostomy*

Ö|so|pha|go|ko|lo|plas|tik *f*: Ösophagusplastik* mit Koloninterposition; Ⓔ *esophagocoloplasty*

Ö|so|pha|go|la|ryn|gek|to|mie *f*: operative Entfernung von Kehlkopf und Speiseröhre; Ⓔ *esophagolaryngectomy*

Ö|so|pha|go|my|o|to|mie *f*: Längsdurchtrennung der Speiseröhrenmuskulatur; Ⓔ *esophagocardiomyotomy, esophagogastromyotomy, cardiomyotomy, cardiotomy, esophagomyotomy*

Ö|so|pha|go|ö|so|pha|go|sto|mie *f*: operative Verbindung von zwei Speiseröhreabschnitten nach Entfernung des Zwischenstücks; Ⓔ *esophagoesophagostomy*

ö|so|pha|go|pha|ryn|ge|al *adj*: ***Syn:*** *pharyngoösophageal*; Speiseröhre und Rachen/Pharynx und betreffend; Ⓔ *relating to both esophagus and pharynx, pharyngoesophageal, pharyngooesophageal*

Ö|so|pha|go|pto|se *f*: Speiseröhrensenkung; Ⓔ *esophagoptosis, esophagoptosia*

Ö|so|pha|go|skop *nt*: Endoskop* für die Ösophagoskopie*; Ⓔ *esophagoscope*

Ö|so|pha|go|sko|pie *f*: ***Syn:*** *Speiseröhrenspiegelung*; endoskopische Untersuchung der Speiseröhre; Ⓔ *esophagoscopy*

Ö|so|pha|go|spas|mus *m*: Speiseröhrenkrampf, Ösophaguskrampf; Ⓔ *esophagospasm, esophagism, esophagismus, esophageal spasm*

Ö|so|pha|go|ste|no|se *f*: ***Syn:*** *Ösophagusstenose*; angeborene oder erworbene Speiseröhrenverengerung mit Schluckbeschwerden; häufig Komplikation einer Refluxösophagitis*; Ⓔ *esophageal stenosis, esophagus stenosis, esophagostenosis*

Ö|so|pha|go|sto|mie *f*: Anlegen einer äußeren Speiseröhrenfistel; Ⓔ *esophagostomy*

Ö|so|pha|go|to|mie *f*: ***Syn:*** *Oesophagotomia*; Speiseröhrenschnitt, operative Eröffnung der Speiseröhre; Ⓔ *esophagotomy*

ö|so|pha|go|tra|che|al *adj*: ***Syn:*** *tracheoösophageal*; Speiseröhre und Luftröhre/Trachea betreffend oder verbindend; Ⓔ *relating to both esophagus and trachea, esophagotracheal, tracheoesophageal*

Ö|so|pha|go|tra|che|al|fis|tel *f*: ***Syn:*** *Tracheoösophagealfistel, Ösophagus-Trachea-Fistel*; angeborene [Ösophagusatresie] oder erworbene Fistel zwischen Speiseröhre und Luftröhre; Ⓔ *esophageal fistula, esophagotracheal fistula, tracheoesophageal fistula*

Ö|so|pha|go|ze|le *f*: ***Syn:*** *Speiseröhrenbruch*; Aussackung der Speiseröhre durch einen Schleimhautdefekt; Ⓔ *esophagocele*

Ö|so|pha|gus *m*: ***Syn:*** *Oesophagus, Speiseröhre*; ca. 25 cm langer Muskelschlauch, der Rachen [Pharynx] und Magen [Gaster] verbindet; Ⓔ *esophagus, gullet*

Ö|so|pha|gus|a|cha|la|sie *f*: ***Syn:*** *Achalasie, Kardiachalasie, Kardiakrampf, Kardiospasmus*; Störung des unteren Speiseröhrensphinkters mit fehlender oder ungenügender Erschlaffung während des Schluckaktes; Ⓔ *achalasia, esophageal achalasia, cardiospasm*

Ö|so|pha|gus|a|no|ma|lie *f*: angeborene Fehlbildung der Speiseröhre; Ⓔ *esophageal anomaly*

Ö|so|pha|gus|a|pla|sie *f*: angeborenes Fehlen der Speiseröhre; Ⓔ *esophagus aplasia, esophageal aplasia*

Ö|so|pha|gus|a|tre|sie *f*: angeborener Verschluss der Speiseröhre; meist liegt eine Ösophagotrachealfistel* vor; Ⓔ *esophageal atresia, esophagus atresia*

Ösophagus-Darm-Anastomose *f*: → *Ösophagoenterostomie*

Ösophagus-Darm-Fistel *f*: → *Ösophagoenterostomie*

Ö|so|pha|gus|di|ver|ti|kel *nt*: Speiseröhrendivertikel; Ⓔ *esophageal diverticulum*

Ösophagus-Duodenum-Anastomose *f*: → *Ösophagoduodenostomie*

Ösophagus-Duodenum-Fistel *f*: → *Ösophagoduodenostomie*

Ösophagus-EKG *nt*: → *Ösophaguskardiogramm*

Ö|so|pha|gus|ek|ta|sie *f*: Speiseröhrendehnung, Speiseröhrendilatation, Speiseröhrenektasie; Ⓔ *esophagectasia, esophagectasis*

Ösophagus-Elektrokardiografie *f*: EKG-Ableitung durch Elektroden in der Speiseröhre; Ⓔ *esophageal electrocardiography*

Ö|so|pha|gus|ent|zün|dung *f*: → *Ösophagitis*

Ö|so|pha|gus|fis|tel *f*: von der Speiseröhre ausgehende Fistel; meist handelt es sich um eine Ösophagotrachealfistel*; Ⓔ *esophageal fistula, esophagotracheal fistula, tracheoesophageal fistula*

Ösophagus-Jejunum-Anastomose *f*: → *Ösophagojejunostomie*

Ösophagus-Jejunum-Fistel *f*: → *Ösophagojejunostomie*

Ö|so|pha|gus|kar|di|o|gramm *nt*: ***Syn:*** *Ösophagealkardiogramm, Ösophagus-EKG*; EKG-Ableitung durch Elektroden in der Speiseröhre; Ⓔ *esophageal cardiogram*

Ö|so|pha|gus|kar|zi|nom *nt*: ***Syn:*** *Speiseröhrenkarzinom*; Speiseröhrenkrebs; Rauchen und Alkoholgenuss erhöhen das Krebsrisiko; Ⓔ *esophageal carcinoma, esophageal cancer*

Ö|so|pha|gus|ma|no|me|trie *f*: Ösophagusdruckmessung; Ⓔ *esophageal manometry*

Ö|so|pha|gus|my|ko|se *f*: Pilzbefall/-erkrankung der Speiseröhre; Ⓔ *esophagomycosis*

Ö|so|pha|gus|plas|tik *f*: plastische Operation zur Wiederherstellung der Speiseröhre; Ⓔ *esophagoplasty*

Ö|so|pha|gus|spas|mus *m*: Speiseröhrenkrampf, Ösophaguskrampf; Ⓔ *esophageal spasm*

Ö|so|pha|gus|ste|no|se *f*: → *Ösophagostenose*

Ösophagus-Trachea-Fistel *f*: → *Ösophagotrachealfistel*

Ö|so|pha|gus|ul|kus *nt, pl* **-ul|ze|ra**: ***Syn:*** *Speiseröhrenulkus*; meist durch Medikamente verursachte Geschwürbildung der Speiseröhrenschleimhaut; Ⓔ *esophageal ulcer*

Ö|so|pha|gus|va|ri|zen *pl*: Erweiterung der Speiseröhrenvenen; meist Folge einer portalen Hypertension*; Ⓔ *esophageal varices*

Ö|so|pha|gus|va|ri|zen|blu|tung *f*: Komplikation von Ösophagusvarizen* mit hoher Letalität; Ⓔ *esophageal variceal bleeding*

Osphresio-, osphresio- *präf.*: Wortelement mit der Bedeutung „Geruch/Geruchssinn/Riechen"; Ⓔ *odor, smell, osm(o)-, osphresi(o)-*

Os|phre|si|o|lo|gie *f*: ***Syn:*** *Osmologie*; Lehre vom Geruchssinn; Ⓔ *osphresiology, osmology*

os|sal *adj*: → *ossär*

os|sär *adj*: ***Syn:*** *knöchern, ossal*; Knochen/Os betreffend, aus Knochen bestehend; Ⓔ *bone-like, osseous, osteal, bony*

Ossi-, ossi- *präf.*: Wortelement mit der Bedeutung „Knochen"; Ⓔ *bone, ossi-*

Os|si|cu|lum *nt, pl* **-la**: Knöchelchen; Ⓔ *ossicle, bonelet, ossiculum*

Ossicula auditus/auditoria: ***Syn:*** *Gehörknöchelchen*; die drei Knöchelchen des Mittelohrs [Hammer, Amboss, Steigbügel]; sie sind gelenkig miteinander verbunden und bilden damit eine Kette, die die Schwingungen des Trommelfells auf das Innenohr überträgt; Ⓔ *auditory ossicles, ear ossicles, middle ear bones, ear bones*

Os|si|fi|ka|ti|on *f*: **1.** ***Syn:*** *Osteogenese, Osteogenesis*; Knochenbildung, Knochenentwicklung **2.** (krankhafte) Verknöcherung; Ⓔ **1.** *bone formation, ossification* **2.** *ossification*

chondrale Ossifikation: ***Syn:*** *Ersatzknochenbildung*; Ersatz von Knorpelgewebe durch Knochengewebe; Ⓔ *cartilaginous ossification*

desmale Ossifikation: direkte Umwandlung von Bindegewebe in Knochen; Ⓔ *intramembranous ossifica-*

tion

enchondrale Ossifikation: ***Syn:*** *endochondrale Ossifikation*; von der Epiphysen-Metaphysengrenze ausgehende Verknöcherung; Ⓔ *endochondral ossification*

endochondrale Ossifikation: →*enchondrale Ossifikation*

perichondrale Ossifikation: von Periochondrium ausgehende Ersatzknochenbildung; Ⓔ *perichondral ossification*

Os|si|fi|ka|ti|ons|kern *m:* ***Syn:*** *Verknöcherungskern, Knochenkern, Centrum ossificationis*; Ossifikationszentrum im Knorpel, von dem die Verknöcherung ausgeht; Ⓔ *ossification center, ossification nucleus*

os|si|fi|zie|rend *adj:* verknöchernd; Ⓔ *ossifying*

os|si|ku|lär *adj:* Knöchelchen/Ossiculum betreffend, insbesondere die Gehörknöchelchen/Ossicula auditus; Ⓔ *relating to an ossicle, ossicular, ossiculate*

Os|si|ku|lek|to|mie *f:* operative Entfernung der Gehörknöchelchen; Ⓔ *ossiculectomy*

Os|si|ku|lo|plas|tik *f:* plastische Operation zur Wiederherstellung der Gehörknöchelchenkette des Mittelohrs; Ⓔ *ossiculoplasty*

Os|si|ku|lo|to|mie *f:* operative Durchtrennung der Gehörknöchelchenkette; Ⓔ *ossiculotomy*

Ost-, ost- *präf.:* →*Osteo-*

Oste-, oste- *präf.:* →*Osteo-*

Os|te|al|gie *f:* ***Syn:*** *Osteodynie*; Knochenschmerz(en); Ⓔ *pain in a bone, bone pain, ostealgia, ostalgia, osteodynia*

Os|te|i|tis *f, pl* **-ti|den:** →*Ostitis*

os|te|i|tisch *adj:* →*ostitisch*

Osteo-, osteo- *präf.:* Wortelement mit der Bedeutung „Knochen"; Ⓔ *bone, oste(o)-, ost(e)-*

Os|te|o|a|ku|sis *f:* ***Syn:*** *Knochenleitung, Osteophonie*; Schallleitung in den Schädelknochen; Ⓔ *osteoacusis, osseotympanic conduction, bone conduction, osteophony, osteotympanic conduction, tissue conduction*

Osteoangiohypertrophie-Syndrom *nt:* ***Syn:*** *Klippel-Trénaunay-Syndrom, angio-osteo-hypertrophisches Syndrom, Klippel-Trénaunay-Weber-Syndrom, Haemangiectasia hypertrophicans*; angeborene Entwicklungsstörung mit örtlichem Riesenwuchs, Hämangiomen der Haut und Gefäßdysplasien; Ⓔ *Klippel-Trénaunay syndrome, Klippel-Trénaunay-Weber syndrome, angio-osteohypertrophy syndrome*

Os|te|o|ar|thri|tis *f, pl* **-ti|den:** →*Osteoarthrose*

os|te|o|ar|thri|tisch *adj:* Osteoarthritis/Osteoarthrose betreffend, von ihr betroffen oder gekennzeichnet; Ⓔ *relating to or marked by osteoarthritis, osteoarthritic*

Os|te|o|ar|thro|pa|thia *f:* →*Osteoarthropathie*

Osteoarthropathia psoriatica: ***Syn:*** *Arthritis psoriatica, Psoriasisarthritis*; chronische Gelenkerkrankung mit Knochenbeteiligung im Rahmen einer Psoriasis; Ⓔ *psoriatic arthritis, arthritic psoriasis, psoriatic arthropathy*

Os|te|o|ar|thro|pa|thie *f:* ***Syn:*** *Osteoarthropathia*; Erkrankung von Knochen und Gelenk(en); Ⓔ *osteoarthropathy*

hypertrophische pulmonale Osteoarthropathie: ***Syn:*** *Marie-Bamberger-Syndrom, Bamberger-Marie-Syndrom, Bamberger-Pierre-Marie-Syndrom, Akropachie*; durch chronische Lungenerkrankungen ausgelöste schmerzhafte Schwellung von Gelenken [Knie, Ellenbogen, Füße, Handgelenke], hyperplastische Periostitis der Diaphyse langer Röhrenknochen, Trommelschlegelfinger und Weichteilschwellungen; Ⓔ *Marie-Bamberger disease, Marie-Bamberger syndrome, Marie's syndrome, Marie's disease, Bamberger-Marie disease, Bamberger-Marie syndrome, hypertrophic pulmonary osteoarthropathy, hyperplastic osteoarthritis, hyperplastic pulmonary osteoarthritis, hypertrophic pneumonic osteoarthropathy, secondary hypertrophic osteoarthropathy, pulmonary osteoarthropathy, acropachy*

idiopathische hypertrophische Osteoarthropathie: ***Syn:*** *Pachydermoperiostose, Touraine-Solente-Golé-Syndrom, familiäre/primäre Pachydermoperiostose, Akropachydermie mit Pachydermoperiostose, Hyperostosis generalisata mit Pachydermie*; unregelmäßig autosomal-dominantes Syndrom mit Hyperostosen [Periost der langen Röhrenknochen], Pachydermie* [Gesicht, Arme, Beine], Trommelschlegelfingern* und Akrozyanose*; Ⓔ *Touraine-Solente-Gole syndrome, idiopathic hypertrophic osteoarthropathy, pachydermoperiostosis, pachydermoperiostosis syndrome, primary hypertrophic osteoarthropathy, acropachyderma with pachyperiostitis*

Os|te|o|ar|thro|se *f:* ***Syn:*** *degenerative Gelenkerkrankung, Gelenkarthrose, Arthrosis deformans*; meist bei älteren Menschen auftretende, vorwiegend die Gelenke der unteren Extremität [Hüfte, Knie] betreffende chronische Erkrankung, die zu Zerstörung der Gelenkflächen [Gelenkknorpel und -knochen] führt; Ⓔ *osteoarthritis, degenerative joint disease, degenerative arthritis, hypertrophic arthritis, ostarthritis, osteoarthrosis, ostearthritis, arthroxerosis*

os|te|o|ar|ti|ku|lär *adj:* Knochen und Gelenk(e)/Articulatio(nes) betreffend; Ⓔ *relating to both bones and joints, osteoarticular*

Os|te|o|blas|ten *pl:* ***Syn:*** *Osteoplasten, Knochenbildner*; mesenchymale Zellen, die die Knochensubstanz bilden; Ⓔ *Gegenbaur's cells, osteoblasts, osteoplasts, skeletogenous cells, bone cells*

os|te|o|blas|tisch *adj:* ***Syn:*** *knochenbildend, osteoplastisch*; Osteoblasten betreffend, aus Osteoblasten bestehend; Ⓔ *relating to osteoblasts, osteoblastic*

Os|te|o|blas|tom *nt:* aus Osteoblasten* bestehender Tumor; Ⓔ *osteoblastoma, osteogenic fibroma, giant osteoid osteoma*

os|te|o|chond|ral *adj:* ***Syn:*** *chondro-ossär, osteokartilaginär*; aus Knochengewebe und Knorpelgewebe bestehend; Ⓔ *relating to both bone and cartilage, osteocartilaginous, osteochondral, osteochondrous, osseocartilaginous, chondro-osseous*

Os|te|o|chond|ri|tis *f, pl* **-ti|den:** kombinierte Knochen- und Knorpelentzündung; Ⓔ *inflammation of bone and cartilage, osteochondritis*

Osteochondritis deformans juvenilis: ***Syn:*** *Morbus Scheuermann, Scheuermann-Krankheit, Adoleszentenkyphose, Osteochondrosis deformans juvenilis*; sich in der Adoleszenz [11.–18. Lebensjahr] manifestierende, zur Ausbildung eines Rundrückens führende Erkrankung der Wirbelsäule unklarer Ätiologie; Ⓔ *Scheuermann's disease, Scheuermann's kyphosis, vertebral epiphysitis, juvenile kyphosis*

Osteochondritis dissecans: →*Osteochondrosis dissecans*

Osteochondritis syphilitica: ***Syn:*** *kongenitale Knochensyphilis, Wegner-Krankheit*; meist schon im Säuglingsalter auftretende, zu Epiphysenlösung führende Manifestation der angeborenen Syphilis*; Ⓔ *Wegner's disease, syphilitic osteochondritis, congenital syphilis of bone, luetic osteochondritis*

os|te|o|chond|ri|tisch *adj:* Osteochondritis betreffend, von ihr betroffen oder gekennzeichnet; Ⓔ *relating to or marked by osteochondritis, osteochondritic*

Os|te|o|chon|dro|dys|pla|sie *f:* Oberbegriff für angeborene Störungen der Knochen- und Knorpelentwicklung; Ⓔ *osteochondrodysplasia*

Os|te|o|chon|dro|dys|tro|phie *f:* ***Syn:*** *Chondroosteodystrophie*; Störung der Knochen- und Knorpelbildung; Ⓔ *chondro-osteodystrophy, osteochondrodystrophy*

Os|te|o|chon|dro|ly|se *f:* aseptische Nekrose von Knochen und Knorpel; Ⓔ *osteochondrolysis*

Os|te|o|chon|drom *nt:* ***Syn:*** *knorpelige/kartilaginäre/osteo-*

kartilaginäre Exostose, Chondroosteom; aus Knochen- und Knorpelgewebe bestehende Exostose*; Ⓔ *osteocartilaginous exostosis, osteochondroma, osteochondrophyte, osteoenchondroma, chondro-osteoma, chondrosteoma*

multiple Osteochondrome: ***Syn:*** *multiple kartilaginäre Exostosen, hereditäre multiple Exostosen, Exostosenkrankheit, Osteochondromatosis, Ekchondrosis/Ecchondrosis ossificans*; autosomal-dominante Skeletterkrankung mit multiplen Exostosen* im Bereich der Metaphysen* von Röhrenknochen, Rippen, Schulterblatt und Becken; i.d.R. benigner Verlauf, bei ca. 10 % der Patienten maligne Entartung; Ⓔ *diaphyseal aclasis, hereditary multiple exostoses, hereditary deforming chondrodystrophy, multiple exostoses, multiple cartilaginous exostoses, multiple osteocartilaginous exostoses, osteochondromatosis*

Os|te|o|chon|dro|ma|to|sis *f, pl* **-ses:** → *multiple Osteochondrome*

Os|te|o|chon|dro|pa|thia *f:* → *Osteochondropathie*

Osteochondropathia deformans coxae juvenilis: ***Syn:*** *Perthes-Krankheit, Morbus Perthes, Perthes-Legg-Calvé-Krankheit, Legg-Calvé-Perthes-Krankheit, Legg-Calvé-Perthes-Waldenström-Krankheit, Coxa plana, Coxa plana idiopathica*; im Kindesalter auftretende aseptische Osteonekrose* des Hüftkopfs, die häufig zur Verformung des Kopfes und damit langfristig zu Koxarthrose* führt; Ⓔ *Perthes' disease, Calvé-Perthes disease, Legg-Calvé-Perthes disease, Legg-Calvé-Perthes syndrome, Legg's disease, Legg-Calvé disease, Legg-Calvé-Waldenström disease, Waldenström's disease, pseudocoxalgia, coxa plana, osteochondrosis of the capital femoral epiphysis, quiet hip disease*

Os|te|o|chon|dro|pa|thie *f:* ***Syn:*** *Osteochondropathia*; Erkrankung von Knochen und Knorpel; Ⓔ *osteochondropathy, osteochondropathia*

Os|te|o|chon|dro|se *f:* ***Syn:*** *aseptische Epiphysennekrose, aseptische Epiphyseonekrose, Knorpelknochennekrose, Chondroosteonekrose, Osteochondrosis*; zur Gruppe der aseptischen Knochennekrosen* zählende, spontan auftretende unspezifische Erkrankung der Epiphyse*; Ⓔ *osteochondrosis*

spontane Osteochondrose: ***Syn:*** *aseptische Knochennekrose, spontane Knochennekrose, avaskuläre Knochennekrose, spontane Osteonekrose*; vorwiegend das wachsende Skelett von Kindern und Jugendlichen betreffende Gruppe von Erkrankungen, die durch eine umschriebene ischämische Nekrose* von Knochen (und meist auch Knorpelgewebe) charakterisiert werden; Ⓔ *spontaneous osteonecrosis, aseptic necrosis of bone, avascular necrosis of bone, aseptic bone necrosis*

Os|te|o|chon|dro|sis *f, pl* **-ses:** → *Osteochondrose*

Osteochondrosis deformans juvenilis: ***Syn:*** *Osteochondritis deformans juvenilis, Morbus Scheuermann, Scheuermann-Krankheit, Adoleszentenkyphose*; sich in der Adoleszenz [11.–18. Lebensjahr] manifestierende, zur Ausbildung eines Rundrückens führende Erkrankung der Wirbelsäule unklarer Ätiologie; Ⓔ *Scheuermann's disease, Scheuermann's kyphosis, vertebral epiphysitis, juvenile kyphosis*

Osteochondrosis deformans tibiae: ***Syn:*** *Blount-Krankheit*; durch O-Bein-Bildung gekennzeichnete, aseptische Entzündung des Schienbeins; Ⓔ *nonrachitic bowleg*

Osteochondrosis dissecans: ***Syn:*** *Osteochondritis dissecans*; schalenförmige Ablösung von Knochen-Knorpelstückchen von der Gelenkfläche mit Bildung eines freien Gelenkkörpers; Ⓔ *osteochondritis dissecans, osteochondrosis dissecans, osteochondrolysis*

Osteochondrosis intervertebralis: chronisch degenerative Erkrankung der Bandscheiben, die später auch die Wirbel beeinträchtigt; Ⓔ *intervertebral osteochondrosis*

Osteochondrosis ischiopubica: ***Syn:*** *(van) Neck-Odelberg-Syndrom*; aseptische Nekrose* der Verbindung von Schambein und Sitzbein; Ⓔ *Neck's disease*

Os|te|o|den|si|to|me|trie *f:* Bestimmung der Knochendichte; Ⓔ *bone densitometry*

Os|te|o|des|mo|se *f:* Sehnen- oder Bandverknöcherung; Ⓔ *osteodesmosis, ossidesmosis*

Os|te|o|dy|nie *f:* → *Ostealgie*

Os|te|o|dys|tro|phia *f:* → *Osteodystrophie*

Osteodystrophia deformans: ***Syn:*** *Paget-Krankheit, Paget-Syndrom, Morbus Paget, Knochen-Paget, Ostitis deformans*; ätiologisch ungeklärte, chronisch-progrediente Knochendystrophie, die meist mehrere Knochen [Becken, Schädel] befällt; führt zu Verdickung und Verkrümmung der befallenen Knochen; Ⓔ *Paget's disease of bone, Paget's disease*

Osteodystrophia fibrosa cystica generalisata: ***Syn:*** *Engel-Recklinghausen-Syndrom, Engel-von Recklinghausen-Syndrom, (von) Recklinghausen-Krankheit, Ostitis fibrosa cystica, Ostitis fibrosa cystica generalisata*; Knochendystrophie mit Zystenbildung durch eine Störung des Calcium-Phosphat-Stoffwechsels im Rahmen eines primären Hyperparathyreoidismus*; Ⓔ *Recklinghausen's disease of bone, Engel-Recklinghausen disease, von Recklinghausen's disease of bone*

Osteodystrophia fibrosa unilateralis: → *Osteofibrosis deformans juvenilis*

Os|te|o|dys|tro|phie *f:* ***Syn:*** *Knochendystrophie, Osteodystrophia*; Störung der Knochenbildung; Ⓔ *osteodystrophy, osteodystrophia*

Os|te|o|ek|to|mie *f:* Knochenexzision, Knochenresektion; Ⓔ *osteoectomy, ostectomy*

Os|te|o|fi|brom *nt:* ***Syn:*** *Knochenfibrom*; benigner Mischtumor aus Knochen- und Knorpelgewebe; Ⓔ *osteofibroma*

nicht-ossifizierendes juveniles Osteofibrom: → *Osteofibrosis deformans juvenilis*

Os|te|o|fi|bro|ma|to|se *f:* polyostotische Form der fibrösen Knochendysplasie; Ⓔ *osteofibromatosis*

Os|te|o|fi|bro|sis *f, pl* **-ses:** ***Syn:*** *Osteofibrose, Knochenfibrose*; Fibrosierung des Knochengewebes; meist im Rahmen einer Knochenmarkfibrose*; Ⓔ *fibrosis of bone, osteofibrosis*

Osteofibrosis deformans juvenilis: ***Syn:*** *fibröse Knochendysplasie, fibröse Dysplasie, nicht-ossifizierendes juveniles Osteofibrom, Jaffé-Lichtenstein-Krankheit, Jaffé-Lichtenstein-Uehlinger-Syndrom, halbseitige von Recklinghausen-Krankheit, Osteodystrophia fibrosa unilateralis*; in der Kindheit (5.–15. Jahr) beginnende systemische Skeletterkrankung, die einen oder mehrere Knochen befallen kann; kommt i.d.R. nach Abschluss des Wachstums zum Stillstand; Ⓔ *Jaffé-Lichtenstein disease, Jaffé-Lichtenstein syndrome, fibrous dysplasia of bone, cystic osteofibromatosis*

os|te|o|gen *adj:* von Knochen(gewebe) ausgehend oder stammend; Ⓔ **1.** *coming from bone tissue, osteogenetic, osteogenic, osteogenous* **2.** *relating to osteogenesis, osteogenetic, osteogenic, osteogenous, osteoplastic*

Os|te|o|ge|ne|se *f:* ***Syn:*** *Osteogenesis, Ossifikation*; Knochenbildung, Knochenentwicklung, Knochensynthese; Ⓔ *osteogenesis, osteogeny, ostosis, osteosis, ossification*

Os|te|o|ge|ne|sis *f:* → *Osteogenese*

Osteogenesis imperfecta: ***Syn:*** *Osteopsathyrosis*; genetisch uneinheitliche, angeborene Störung der Knochenbildung; Ⓔ *brittle bones, brittle bone syndrome, hereditary fragility of bone, osteogenesis imperfecta, osteopsathyrosis*

Osteogenesis imperfecta congenita: ***Syn:*** *Vrolik-Typ der Osteogenesis imperfecta, Vrolik-Krankheit, Osteogenesis imperfecta Typ Vrolik*; schwerste Form der Osteogenesis imperfecta mit intrauterinen Frakturen und

O

tödlichem Verlauf in den ersten Lebensmonaten; Ⓔ *osteogenesis imperfecta congenita, Vrolik's disease, lethal perinatal osteogenesis imperfecta, type II osteogenesis imperfecta*

Osteogenesis imperfecta tarda: ***Syn:*** *Lobstein-Syndrom, Lobstein-Typ der Osteogenesis imperfecta, Osteogenesis imperfecta Typ Lobstein*; autosomal-dominante Störung der Knochenbildung mit Knochenbrüchigkeit, Zahnfehlbildungen, Katarakt, blauer Sklera und Innenohrschwerhörigkeit; Ⓔ *osteogenesis imperfecta tarda, Lobstein's disease, Lobstein's syndrome, early form osteogenesis imperfecta, type I osteogenesis imperfecta, osteogenesis imperfecta with blue sclerae*

Osteogenesis imperfecta Typ Lobstein: →*Osteogenesis imperfecta tarda*

Osteogenesis imperfecta Typ Vrolik: →*Osteogenesis imperfecta congenita*

os|te|o|ge|ne|tisch *adj*: ***Syn:*** *knochenbildend, osteogen*; Knochenbildung/Osteogenese betreffend; Ⓔ *relating to osteogenesis, osteogenetic, osteogenic, osteogenous, osteoplastic*

Os|te|o|id *nt*: organische Grundsubstanz des Knochens; Ⓔ *osteoid, osteoid tissue, bone matrix*

os|te|o|id *adj*: knochenähnlich, knochenartig; Ⓔ *resembling bone, osteoid, ossiform*

Os|te|o|id|os|te|om *nt*: ***Syn:*** *Kortikalisosteoid, Bergstrand-Syndrom*; schmerzhafte Knochenaufhellung im Röntgenbild und Weichteilschwellung bei Jugendlichen; Ⓔ *osteoid osteoma*

os|te|o|kar|ti|la|gi|när *adj*: →*osteochondral*

Os|te|o|kla|se *f*: →*Osteoklasie*

Os|te|o|kla|sie *f*: ***Syn:*** *Osteoklase*; **1.** vermehrte Osteoklastentätigkeit **2.** Korrektur von Knochenfehlstellungen durch Frakturierung; Ⓔ **1.** *osteoclasis* **2.** *osteoclasis, osteoclasia, osteoclasty*

Os|te|o|klas|ten *pl*: ***Syn:*** *Knochenfresszellen*; Knochensubstanz abbauende Zellen; Ⓔ *osteoclasts, osteophages*

os|te|o|klas|tisch *adj*: Osteoklast(en) oder Osteoklasie betreffend, Knochengewebe abbauend oder spaltend; Ⓔ *relating to an osteoclast, osteoclastic*

Os|te|o|klas|tom *nt*: gutartiger Riesenzelltumor des Knochens; Ⓔ *giant cell myeloma, osteoclastoma, giant cell tumor of bone*

Os|te|o|lo|gia *f*: →*Osteologie*

Os|te|o|lo|gie *f*: ***Syn:*** *Osteologia*; Knochenlehre; Ⓔ *osteology, osteologia*

Os|te|o|ly|se *f*: Knochenauflösung; Ⓔ *osteolysis*

os|te|o|ly|tisch *adj*: ***Syn:*** *knochenauflösend*; Knochenauflösung/Osteolyse betreffend oder hervorrufend, Knochengewebe zerstörend; Ⓔ *relating to or causing osteolysis, osteolytic*

Os|te|om *nt*: ***Syn:*** *Osteoma*; (benigne) Knochengeschwulst; Ⓔ *osteoma*

Os|te|o|ma|la|zie *f*: ***Syn:*** *Osteomalacia*; Knochenerweichung; Ⓔ *Miller's disease, adult rickets, osteomalacia, osteomalacosis, malacosteon*

os|te|o|ma|la|zisch *adj*: Knochenerweichung/Osteomalazie betreffend, durch Osteomalazie charakterisiert; Ⓔ *relating to or affected with osteomalacia, osteomalacic*

os|te|o|ma|to|id *adj*: einem Osteom ähnlich, osteomähnlich, osteomartig; Ⓔ *osteomatoid*

Os|te|o|ma|to|se *f*: Vorkommen multiples Osteome; Ⓔ *osteomatosis*

Os|te|o|me|dul|lo|gra|fie, -gra|phie *f*: ***Syn:*** *Medullografie, Osteomyelografie*; Röntgenkontrastdarstellung der Knochenmarkshöhle; Ⓔ *osteomyelography*

Os|te|o|my|e|li|tis *f, pl* **-tiden**: ***Syn:*** *Myelitis*; Knochenmarkentzündung; Ⓔ *osteomyelitis, myelitis, medullitis*

Osteomyelitis sicca Garré: ***Syn:*** *nicht-eitrige Osteomyelitis, sklerosierende Osteomyelitis, Garré-Osteomyelitis, Garré-Krankheit*; i.d.R. abakterielle Entzündung der Diaphysen der langen Röhrenknochen, die zu Sklerosierung und Verkleinerung der Markhöhle führt; Ⓔ *Garré's disease, Garré's osteitis, Garré's osteomyelitis, sclerosing nonsuppurative osteomyelitis, sclerosing osteitis, chronic nonsuppurative osteitis, chronic nonsuppurative osteomyelitis, condensing osteitis*

nicht-eitrige Osteomyelitis: →*Osteomyelitis sicca Garré*

sklerosierende Osteomyelitis: →*Osteomyelitis sicca Garré*

os|te|o|my|e|li|tisch *adj*: Knochenmarkentzündung/Osteomyelitis betreffend, von ihr betroffen oder gekennzeichnet; Ⓔ *relating to osteomyelitis, osteomyelitic*

Os|te|o|my|e|lo|fi|bro|se *f*: ***Syn:*** *Knochenmarkfibrose, Osteomyelosklerose, Myelofibrose, Myelosklerose*; zur Gruppe der myeloproliferativen Syndrome gehörende Knochenmarkserkrankung mit Fibrose und Sklerose des Knochenmarks; in der Folge kommt es zu extramedullärer Blutbildung* in Leber und Milz mit Ausbildung einer Hepatosplenomegalie*; Ⓔ *osteomyelofibrosis, osteomyelosclerosis, myelofibrosis, myelosclerosis, osteomyelofibrotic syndrome, myofibrosis-osteosclerosis syndrome*

os|te|o|my|e|lo|gen *adj*: ***Syn:*** *myelogen*; im Knochenmark entstanden, aus dem Knochenmark stammend; Ⓔ *myelogenous, myelogenic*

Os|te|o|my|e|lo|gra|fie, -gra|phie *f*: →*Osteomedullografie*

Os|te|o|my|e|lo|skle|ro|se *f*: →*Osteomyelofibrose*

Os|te|on *nt*: ***Syn:*** *Havers-System*; aus Knochenlamellen bestehende Baueinheit des Knochens; Ⓔ *osteon, osteone, haversian system*

Os|te|o|ne|kro|se *f*: ***Syn:*** *Knochennekrose*; meist lokalisiertes Absterben von Knochengewebe; Ⓔ *bone necrosis, osteonecrosis, necrosteon, necrosteosis*

chemische Osteonekrose: durch eine chemische Schädigung ausgelöste Knochennekrose; Ⓔ *chemical osteonecrosis*

spontane Osteonekrose: ***Syn:*** *aseptische Knochennekrose, spontane/avaskuläre Knochennekrose, spontane Osteochondrose*; vorwiegend das wachsende Skelett von Kindern und Jugendlichen betreffende Gruppe von Erkrankungen, die durch eine umschriebene ischämische Nekrose* von Knochen (und meist auch Knorpelgewebe) charakterisiert werden; Ⓔ *spontaneous osteonecrosis, aseptic necrosis of bone, avascular necrosis of bone, aseptic bone necrosis*

os|te|o|ne|kro|tisch *adj*: Osteonekrose betreffend, von ihr betroffen oder gekennzeichnet, durch sie bedingt; Ⓔ *relating to or marked by osteonecrosis, osteonecrotic*

Os|te|o|o|ny|cho|dys|pla|sie *f*: →*Onycho-osteodysplasie*

Os|te|o|pa|thia *f*: ***Syn:*** *Osteopathie*; Knochenerkrankung; Ⓔ *osteonosus, osteopathology, osteopathy, osteopathia*

Osteopathia condensans disseminata: ***Syn:*** *Osteopoikilose, Osteopoikilie*; asymptomatische, angeborene Skeletterkrankung mit Bildung von Knocheninseln in der Spongiosa*; Ⓔ *disseminated condensing osteopathy, osteopoikilosis, osteopecilia*

Osteopathia hyperostotica multiplex infantilis: ***Syn:*** *Camurati-Engelmann-Syndrom, Engelmann-Syndrom*; autosomal-dominant vererbte, generalisierte Osteosklerose* mit Myopathien; Ⓔ *Camurati-Engelmann disease, Engelmann's disease, diaphyseal dysplasia, diaphyseal sclerosis*

Os|te|o|pa|thie *f*: **1.** ***Syn:*** *Chiropraktik, Chirotherapie, Manipulationstherapie, manuelle Medizin, Manualtherapie*; Diagnostik und Therapie reversibler Funktionsstörungen des Stütz- und Bewegungsapparates **2.** →*Osteopathia*; Ⓔ **1.** *osteopathy* **2.** →*Osteopathia*

alimentäre Osteopathie: ***Syn:*** *Hungerosteopathie*; Osteopathie bei Fehl- oder Unterernährung; Ⓔ *hunger osteopathy, alimentary osteopathy*

os|te|o|pa|thisch *adj*: Knochenerkrankung/Osteopathie betreffend; Ⓔ *relating to osteopathy, osteopathic*

Os|te|o|pe|nie *f*: Verminderung der Knochenmasse; betrifft meist die organischen und anorganischen Bestandteile; manchmal aber nicht von Osteoporose* unterscheidbar; Ⓔ *osteopenia*

os|te|o|pe|nisch *adj*: Osteopenie betreffend, von ihr betroffen oder gekennzeichnet, durch sie bedingt; Ⓔ *relating to osteopenia, osteopenic*

os|te|o|pe|ri|os|tal *adj*: Knochen und äußere Knochenhaut/Periost betreffend; Ⓔ *relating to both a bone and its periosteum, osteoperiosteal*

Os|te|o|pe|ri|os|ti|tis *f, pl* **-ti|ti|den**: Entzündung von Knochengewebe und Knochenhaut/Periost; Ⓔ *inflammation of a bone and its periosteum, osteoperiostitis, periostosteitis*

os|te|o|pe|ri|os|ti|tisch *adj*: Osteoperiostitis betreffend, von ihr betroffen oder gekennzeichnet; Ⓔ *relating to or marked by osteoperiostitis*

Os|te|o|pe|tro|sis *f*: *Syn: Marmorknochenkrankheit, Albers-Schöneberg-Krankheit*; angeborene Störung der normalen Knochenbildung mit generalisierter Sklerose und Verhärtung der Knochen; Ⓔ *osteopetrosis, Albers-Schönberg disease, Albers-Schöneberg marble bones, marble bone disease, marble bones, chalky bones, ivory bones*

Os|te|o|pho|nie *f*: → *Osteoakusis*

Os|te|o|phyt *m*: Knochenneubildung bei Arthrose*; Ⓔ *osteophyte, osteophyma*

Os|te|o|plas|ten *pl*: → *Osteoblasten*

Os|te|o|plas|tik *f*: Knochenplastik; Ⓔ *osteoplasty*

os|te|o|plas|tisch *adj*: **1.** (*chirurg.*) Knochenplastik/Osteoplastik betreffend **2.** → *osteoblastisch*; Ⓔ **1.** *osteoplastic* **2.** *osteoblastic*

Os|te|o|poi|kil|o|se *f*: *Syn: Osteopoikilie, Osteopathia condensans disseminata*; asymptomatische, angeborene Skeletterkrankung mit Bildung von Knocheninseln in der Spongiosa*; Ⓔ *disseminated condensing osteopathy, osteopoikilosis, osteopecilia*

os|te|o|poi|kil|o|tisch *adj*: Osteopoikilose betreffend, von ihr betroffen oder gekennzeichnet, durch sie bedingt; Ⓔ *relating to or marked by osteopoikilosis, osteopoikilotic*

Os|te|o|po|ro|ma|la|zie *f*: Kombination von Osteoporose* und Osteomalazie*; Ⓔ *osteoporomalacia*

Os|te|o|po|ro|se *f*: *Syn: Osteoporosis*; systemische Skeletterkrankung mit Abbau der Knochenmasse und dadurch erhöhter Knochenbrüchigkeit; das vorhandene Knochengewebe ist normal ausgebildet [im Unterschied zur Osteomalazie*], die Knochenmasse ist aber so stark reduziert, dass selbst relativ leichte Krafteinwirkung zu Brüchen führen kann; die **primäre Osteoporose** entsteht aus der physiologischen Altersatrophie des Knochens und nimmt mit steigendem Alter an Häufigkeit zu; 50 % aller Menschen über 70 Jahre haben eine Osteoporose und der Rest steht kurz davor; die **sekundäre Osteoporose** wird v.a. durch Corticosteroide [extern bei Cortisontherapie, intern bei Morbus Cushing] sowie Fehlernährung [**alimentäre Osteoporose**] oder Stoffwechselstörungen [**metabolische Osteoporose**] verursacht, Fluorid- und Calciumreiche Ernährung, Krankengymnastik, körperliche Betätigung bzw. Behandlung der Ursache bei sekundärer Osteoporose sind therapeutisch erfolgreich; Ⓔ *osteoporosis, brittle bones, brittle bone syndrome*

alimentäre Osteoporose: *Syn: nutritive Osteoporose, Hungerosteoporose*; bei Fehl- oder Unterernährung entstehende Osteoporose, Teilaspekt der Hungerosteopathie*; Ⓔ *starvation osteoporosis, hunger osteoporosis*

hormonale Osteoporose: meist nach der Menopause auftretende Osteoporose, die durch einen Östrogenmangel bedingt ist; Ⓔ *endocrine osteoporosis*

idiopathische Osteoporose: Osteoporose unbekannter Ursache; Ⓔ *idiopathic osteoporosis*

klimakterische Osteoporose: → *postmenopausale Osteoporose*

nutritive Osteoporose: → *alimentäre Osteoporose*

postmenopausale Osteoporose: *Syn: klimakterische Osteoporose, präsenile Involutionsosteoporose*; mit erhöhtem Frakturrisiko verbundene Systemerkrankung der Knochen durch eine Verminderung des Östrogenspiegels nach der Menopause; Ⓔ *postmenopausal osteoporosis*

präsenile Osteoporose: frühzeitig auftretende Osteoporose variabler Genese (endokrin, hormonal); Ⓔ *presenile osteoporosis*

senile Osteoporose: physiologische Altersosteoporose; Ⓔ *senile osteoporosis*

steroidinduzierte Osteoporose: *Syn: Steroidosteoporose*; endogen [Cushing*-Syndrom] oder exogen [Langzeittherapie mit Kortikosteroiden] bedingte Osteoporose* mit erhöhter Frakturneigung; Ⓔ *steroidinduced osteoporosis, steroid osteoporosis*

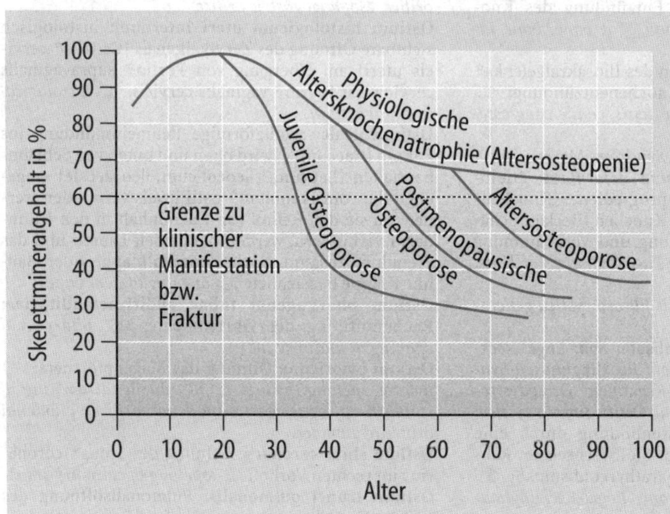

Abb. 66. Mineralgehalt des Skeletts und primäre Osteoporosen

Os|te|o|po|ro|sis *f, pl* **-ses**: → *Osteoporose*

os|te|o|po|ro|tisch *adj*: Osteoporose betreffend, von ihr betroffen oder gekennzeichnet, durch sie bedingt; Ⓔ *relating to or marked by osteoporosis, osteoporotic*

Os|te|o|psa|thy|ro|sis *f, pl* **-ses**: *Syn: Osteopsathyrose, Osteogenesis imperfecta*; genetisch uneinheitliche angeborene Störung der Knochenbildung; Ⓔ *osteogenesis imperfecta, osteopsathyrosis, hereditary fragility of bone, brittle bones, brittle bone syndrome*

Os|te|o|ra|di|o|ne|kro|se *f*: *Syn: Strahlungsosteonekrose, Strahlenosteonekrose, Radioosteonekrose*; nach Strahlentherapie auftretende Knochennekrose; Ⓔ *osteoradionecrosis, radiation osteonecrosis, radiation bone necrosis*

Os|te|or|rha|gie *f*: Knocheneinblutung; Ⓔ *osteorrhagia*

Os|te|o|sar|co|ma *nt, pl* **-ma|ta**: → *Osteosarkom*

Os|te|o|sar|kom *nt*: *Syn: Knochensarkom, Osteosarcoma*; vom Knochengewebe ausgehender bösartiger Tumor; Ⓔ *osteogenic sarcoma, osteoid sarcoma, osteosarcoma*

Os|te|o|skle|ro|se *f*: *Syn: Knochensklerose, Osteosclerosis*; Verhärtung des Knochengewebes; Ⓔ *bone sclerosis, osteosclerosis*

os|te|o|skle|ro|tisch *adj*: Osteosklerose betreffend, von ihr betroffen oder gekennzeichnet, durch sie bedingt; Ⓔ *relating to or marked by osteosclerosis, osteosclerotic*

Os|te|o|syn|the|se *f*: operative Vereinigung von Bruchfragmenten und Stabilisierung mit extra- oder intramedullären Kraftträgern [Schrauben, Platten, Nägeln usw.]; Ⓔ *osteosynthesis*

Os|te|o|throm|bo|se *f*: Thrombose* einer Knochenvene; Ⓔ *osteothrombosis*

Os|te|o|to|mie *f*: Knochendurchtrennung; Ⓔ *osteotomy*

Os|te|o|zyt *m*: *Syn: Knochenzelle*; die Knochensubstanz bildende Zelle; Ⓔ *osseous cell, bone cell, bone corpuscle, osteocyte*

Ostio-, ostio- *präf.*: Wortelement mit der Bedeutung „Mündung/Ostium"; Ⓔ *mouth, ostio-*

Os|ti|o|fol|li|cu|li|tis Bockhart *f*: *Syn: Staphyloderma follicularis, Ostiofollikulitis Bockhart, Impetigo Bockhart, Impetigo follicularis Bockhart, Folliculitis staphylogenes superficialis, Folliculitis pustulosa, Staphylodermia Bockhart*; (rezidivierende) superfizielle Staphylokokkeninfektion der Haarfollikel mit Restitutio* ad integrum; Ⓔ *Bockhart's impetigo, follicular impetigo, superficial pustular perifolliculitis*

Os|ti|o|fol|li|kul|li|tis Bockhart *f*: → *Ostiofolliculitis Bockhart*

Os|ti|tis *f, pl* **-ti|ti|den**: *Syn: Knochenentzündung, Knochengewebsentzündung, Osteitis*; Entzündung des Knochengewebes; Ⓔ *inflammation of a bone, bone inflammation, osteitis, ostitis*

Ostitis condensans: die Region des Iliosakralgelenks* betreffende, sklerosierende Knochenentzündung; Ⓔ *formative osteitis, productive osteitis, condensing osteitis, sclerosing osteitis*

Ostitis deformans: *Syn: Paget-Syndrom, Morbus Paget, Knochen-Paget, Osteodystrophia deformans*; ätiologisch ungeklärte, chronisch-progrediente Knochendystrophie, die meist mehrere Knochen [Becken, Schädel] befällt; führt zu Verdickung und Verkrümmung der befallenen Knochen; Ⓔ *Paget's disease of bone, Paget's disease*

Ostitis fibrosa cystica: → *Ostitis fibrosa cystica generalisata*

Ostitis fibrosa cystica generalisata: *Syn: Engel-Recklinghausen-Syndrom, Engel-von Recklinghausen-Syndrom, (von) Recklinghausen-Krankheit, Osteodystrophia fibrosa cystica generalisata, Ostitis fibrosa cystica*; Knochendystrophie mit Zystenbildung durch eine Störung des Calcium-Phosphat-Stoffwechsels im Rahmen eines primären Hyperparathyreoidismus*; Ⓔ *Recklinghausen's disease of bone, Engel-Recklinghausen disease, von Recklinghausen's disease of bone*

Ostitis multiplex cystoides: *Syn: Jüngling-Krankheit, Perthes-Jüngling-Krankheit*; i.d.R. als Begleiterkrankung bei Sarkoidose* auftretende, multiple pseudozystische Knochenveränderungen mit Weichteilschwellung; Ⓔ *Jüngling's disease*

periapikale Ostitis: *Syn: periapikale Läsion, Parodontitis apicalis*; auf die Wurzelspitze begrenzte Entzündung des Zahnhalteapparates/Parodontium; Ⓔ *apical periodontitis*

Ostitis purulenta: *Syn: Knocheneiterung*; eitrige Knochenentzündung; Ⓔ *suppurative osteitis*

Ostitis tuberculosa: *Syn: Knochentuberkulose*; meist hämatogen entstehende Tuberkulose* des Knochengewebes; neben einem Übergreifen auf benachbarte Gelenke [Gelenktuberkulose*], steht die Bildung von kalten Abszessen* klinisch im Vordergrund; Ⓔ *bone tuberculosis, osseous tuberculosis*

Ostitis typhosa: Knochenentzündung als Folge eines Typhus* abdominalis; Ⓔ *osteitis typhosa*

os|ti|tisch *adj*: *Syn: osteitisch*; Knochenentzündung/Ostitis betreffend, von Ostitis betroffen; Ⓔ *relating to or suffering from osteitis, osteitic*

Os|ti|um *nt, pl* **-tia, -ti|en**: Mündung, Eingang, Öffnung; Ⓔ *ostium, opening, mouth, orifice*

Ostium abdominale tubae uterinae: abdominelle Eileiter-/Tubenöffnung; Ⓔ *abdominal opening of uterine tube, ovarian opening of uterine tube, abdominal orifice of uterine tube*

Ostium anatomicum uteri internum: *Syn: innerer Muttermund*; Öffnung auf der Rückseite der Cervix* uteri; Anfang des Zervikalkanals [Canalis* cervicis uteri]; Ⓔ *anatomic ostium*

Ostium aortae: Aortenöffnung des linken Ventrikels; Ⓔ *aortic opening, aortic ostium, aortic orifice*

Ostium appendicis vermiformis: Wurmfortsatzöffnung; Ⓔ *opening of vermiform appendix*

Ostium atrioventriculare dextrum: Öffnung zwischen rechten Vorhof und Ventrikel; Ⓔ *tricuspid orifice, right atrioventricular opening*

Ostium atrioventriculare sinistrum: Öffnung zwischen linkem Vorhof und Ventrikel; Ⓔ *mitral orifice, left atrioventricular opening*

Ostium canalis lacrimalis: Öffnung des Canalis* nasolacrimalis im unteren Nasengang; Ⓔ *opening of nasolacrimal canal*

Ostium cardiacum: Speiseröhreneinmündung, Ösophagusmündung; Ⓔ *cardiac opening, cardia, cardiac orifice, esophagogastric orifice*

Ostium histologicum uteri internum: histologisch sichtbare Öffnung des Zervikalkanals [Canalis* cervicis uteri] am Übergang von Portio* supravaginalis cervicis zur Portio* vaginalis cervicis; Ⓔ *histological internal ostium*

Ostium ileale: schlitzförmige Ileumeinmündung ins Zäkum [Caecum*]; wird oben und unten von Schleimhautfalten [Labrum* ileocolicum, ileocaecale] eingeengt, die vom Frenulum* ostii ilealis verbunden werden; da sie den Reflux von Darminhalt in den Dünndarm verhindern, werden die beiden Labren und das Frenulum zusammen als **Ileozäkalklappe** oder **Bauhin-Klappe** bezeichnet; Ⓔ *opening of ileal papilla*

Ostium pharyngeum tubae auditivae/auditoriae: Rachenöffnung der Ohrtrompete; Ⓔ *pharyngeal opening of auditory tube*

Ostium pyloricum: Öffnung des Magenpförtners; Ⓔ *pyloric opening, pyloric orifice, duodenal opening of stomach, pylorus, gastroduodenal orifice, duodenal orifice of stomach*

Ostium sinus coronarii: Öffnung des Sinus* coronarius im rechten Vorhof; Ⓔ *opening of coronary sinus*

Ostium trunci pulmonalis: Pulmonalisöffnung des rechten Ventrikels; Ⓔ *opening of pulmonary trunk*

Ostium tympanicum tubae auditivae/auditoriae: Paukenhöhlenöffnung der Ohrtrompete; Ⓔ *tympanic opening of auditory tube*
Ostium ureteris: Harnleitereinmündung in die Blase; Ⓔ *ureteric orifice, ureterostoma, orifice of ureter*
Ostium urethrae externum: äußere Harnröhrenöffnung; Ⓔ *external urethral opening, external urethral orifice*
Ostium urethrae internum: innere Harnröhrenöffnung, Harnröhrenanfang; Ⓔ *internal urethral orifice, internal urethral opening, opening of bladder, vesicourethral opening, vesicourethral orifice*
Ostium uteri: Muttermund; Ⓔ *opening of uterus, external orifice of uterus, external mouth of uterus*
Ostium uterinum tubae uterinae: Mündung des Eileiters in die Gebärmutter, Tubenmündung; Ⓔ *uterine ostium of uterine tube, uterine opening of uterine tube, uterine orifice of uterine tube*
Ostium vaginae: Scheidenöffnung, Scheideneingang; Ⓔ *vaginal introitus, (external) vaginal orifice, vaginal opening*
Ostium valvae ilealis: Mündung des Ileums in den Blinddarm; Ⓔ *opening of ileal valve, ileocecal opening*
Ostium venae cavae inferioris: Mündung der unteren Hohlvene in den rechten Vorhof; Ⓔ *opening of inferior vena cava*
Ostium venae cavae superioris: Mündung der oberen Hohlvene in den rechten Vorhof; Ⓔ *opening of superior vena cava*
Ostia venarum pulmonarium: Mündung der beiden Lungenvenen in den linken Vorhof; Ⓔ *openings of pulmonary veins*

Ostium-primum-Defekt *m*: angeborener Herzfehler mit Defekt im Bereich des embryonalen Ostium primum; Ⓔ *ostium primum defect*

Ostium-secundum-Defekt *m*: *Syn:* *hochsitzender Vorhofseptumdefekt*; angeborener Herzfehler mit Defekt des Ostium secundum; Ⓔ *ostium secundum defect*

Ös|tra|di|ol *nt*: *Syn:* *Estradiol*; im Eierstock gebildetes, stärkstes natürliches Östrogen; Ⓔ *estradiol, agofollin, dihydrofolliculin, dihydrotheelin*

Ös|tri|ol *nt*: nur schwach wirksames Zwischen- und Ausscheidungsprodukt von Östradiol* und Östron*; Ⓔ *estriol, trihydroxyesterin*

ös|tro|gen *adj*: Östrogen(e) betreffend, östrogenartig (wirkend); Ⓔ *estrogenic, estrogenous*

Ös|tro|gen|an|ta|go|nist *m*: → *Östrogenhemmer*

Ös|tro|ge|ne *pl*: *Syn:* *östrogene Hormone*; im Eierstock und der Plazenta gebildete Hormone, die für die Ausprägung der weiblichen Geschlechtsmerkmale und den Menstruationszyklus von entscheidender Bedeutung sind; Ⓔ *estrogens*

Ös|tro|gen|hem|mer *m*: *Syn:* *Östrogenantagonist, Antiöstrogen*; Substanz, die die Wirkung von Östrogen an den Erfolgsorganen hemmt; Ⓔ *antiestrogen*

Ös|tro|gen|re|zep|to|ren *pl*: Hormonrezeptoren für Östrogene; Ⓔ *estrogen receptors*

Ös|tron *nt*: *Syn:* *Estron, Follikulin, Folliculin*; neben Östradiol* zweitwichtigtes, natürliches Östrogen; Ⓔ *estrone, oestrone, ketohydroxyestrin*

Oszill-, oszill- *präf.*: → *Oszillo-*

Os|zil|la|ti|on *f*: Schwingung, Schwankung; Ⓔ *oscillation, vibration*

Oszillo-, oszillo- *präf.*: Wortelement mit der Bedeutung „schwingen/schaukeln"; Ⓔ *oscillo-*

Os|zil|lo|kar|di|o|skop *nt*: *Syn:* *Kardioskop, Elektrokardioskop*; Gerät zur direkten Betrachtung der EKG-Kurve; Ⓔ *electrocardioscope*

Os|zil|lo|kar|di|o|sko|pie *f*: *Syn:* *Kardioskopie, Elektrokardioskopie*; direkte Darstellung der EKG-Kurve auf einem Sichtgerät; Ⓔ *electrocardioscopy*

Os|zil|lop|sie *f*: *Syn:* *Brückner-Phänomen*; Zittern fixierter Objekte bei Nystagmus*, Opsoklonus* oder multipler Sklerose*; Ⓔ *oscillopsia, oscillating vision*

Ot-, ot- *präf.*: → *Oto-*

O|ta|gra *nt/f*: → *Otalgie*

O|tal|gie *f*: *Syn:* *Otagra, Otodynie, Otalgia*; Ohrenschmerzen können als Symptom u.a. bei Gehörgangsfurunkel, Ohrknorpelentzündung, Otitis media oder externa, Mastoiditis, Genikulatumneuralgie oder Verletzungen auftreten; Ⓔ *pain in the ear, earache, otalgia, otagra, otodynia*

o|tal|gisch *adj*: Otalgie betreffend; Ⓔ *relating to earache, otalgic*

Ot|hä|ma|tom *nt*: Bluterguss der Ohrmuschel; Ⓔ *auricular hematoma, othematoma*

O|ti|tis *f, pl* **-ti|ti|den**: *Syn:* *Ohrentzündung*; meist in Otitis externa und Otitis interna unterteilte Entzündung des Ohres oder eines seiner Teile; Ⓔ *inflammation of the ear, otitis*
Otitis barotraumatica: *Syn:* *Fliegerotitis, Aerotitis, Aerootitis, Barotitis, Barootitis*; durch eine (plötzliche) Luftdruckänderung hervorgerufene Mittelohrentzündung; Ⓔ *otitic barotrauma, aviation otitis, barotitis, aero-otitis, baro-otitis*
Otitis externa: meist durch Bakterien oder Viren, seltener durch Pilze hervorgerufene Entzündung des äußeren Gehörganges; Ⓔ *otitis externa, swimmer's ear*
Otitis externa circumscripta: → *Otitis externa furunculosa*
Otitis externa diffusa: meist sekundär entstehende, schmerzhafte Entzündung; Ⓔ *diffuse otitis externa*
Otitis externa furunculosa: *Syn:* *Ohrfurunkel, Gehörgangsfurunkel, Otitis externa diffusa*; umschriebene, sehr schmerzhafte Schwellung des knorpeligen Gehörgangs; Ⓔ *furuncular otitis, circumscribed otitis externa, meatal furuncle*
Otitis externa maligna: *Syn:* *progressive nekrotisierende Otitis, progrediente Otitis*; meist Diabetiker* betreffende, auf dem Boden einer unkomplizierten Otitis externa entstehende, nekrotisierende Entzündung durch Pseudomonas* aeruginosa; Ⓔ *malignant otitis externa*
Otitis interna: Innenohrentzündung; meist gleichgesetzt mit Entzündung des Innenohrlabyrinths; Ⓔ *otitis interna, labyrinthitis*
Otitis media: *Syn:* *Mittelohrkatarrh*; Mittelohrentzündung; Ⓔ *otitis media, tympanitis*
Otitis media acuta: *Syn:* *akute Mittelohrentzündung, akuter Mittelohrkatarrh*; i.d.R. aus dem Nasopharynx aufsteigende [tubogene] akute Entzündung bakterieller [Scharlachotitis] oder viraler [Masernotitis*, Grippeotitis*] Genese; relativ häufig entwickelt sich eine (okkulte) Mastoiditis*; Ⓔ *acute otitis media*
adhäsive Otitis media: → *adhäsive Otitis media chronica*
Otitis media chronica: *Syn:* *chronische Mittelohrentzündung, chronische Schleimhauteiterung*; primär chronische Entzündung der Mittelohrschleimhaut, die protrahiert, aber komplikationslos verläuft; Ⓔ *chronic otitis media*
adhäsive Otitis media chronica: *Syn:* *Paukenfibrose, Paukenhöhlenfibrose, adhäsive Otitis media (chronica)*; zu Verklebungen und Fibrosierung führende chronische Entzündung der Mittelohrschleimhaut; Ⓔ *adhesive otitis media, middle ear fibrosis*
chronische seromuköse Otitis media: *Syn:* *chronischer Tuben-Mittelohrkatarrh, Seromukotympanum, Seromukotympanon*; chronische Mittelohrentzündung, die zu einer Verschleimung der Paukenhöhle führt; Ⓔ *glue ear, chronic seromucinous otitis media*
latente Otitis media: sich aus einer akuten Mittelohrentzündung entwickelnde latente Entzündung, vor allem bei nicht ausreichender Therapie oder ge-

schwächter Abwehrlage; Ⓔ *occult otitis media*

Otitis media purulenta: ***Syn:*** *Mittelohreiterung*; meist mit Einschmelzung und Spontanperforation des Trommelfells einhergehende eitrige Mittelohrentzündung; Ⓔ *purulent otitis media*

progrediente Otitis: →*Otitis externa maligna*

progressive nekrotisierende Otitis: →*Otitis externa maligna*

o|ti|tisch *adj*: Ohrentzündung/Otitis betreffend, von ihr betroffen oder gekennzeichnet; Ⓔ *relating to otitis, otitic*

Oto-, oto- *präf.*: Wortelement mit der Bedeutung „Ohr"; Ⓔ *ear, aural, auri-, ot(o)-*

O|to|blen|nor|rhoe *f, pl* **-rho|en**: schleimiger/muköser Ohrenausfluss; Ⓔ *otoblennorrhea*

O|to|co|nia *pl*: →*Otokonien*

O|to|dy|nie *f*: →*Otalgie*

o|to|gen *adj*: vom Ohr stammend oder ausgehend; Ⓔ *of otic origin, otogenic, otogenous*

O|to|ke|pha|lie *f*: ***Syn:*** *Otozephalie*; Schädelfehlbildung mit Fehlen des Unterkiefer und Verschiebung der Ohren zur Mitte; Ⓔ *otocephaly*

O|to|klei|sis *f*: ***Syn:*** *Otoklisis*; operative Korrektur abstehender Ohren; Ⓔ *otocleisis*

O|to|kli|sis *f*: →*Otokleisis*

O|to|ko|ni|en *pl*: ***Syn:*** *Ohrkristalle, Otolithen, Statokonien, Statolithen, Statoconia, Otoconia*; kleinste Kalkkristalle des Innenohrs; Teil des Gleichgewichtssystems; Ⓔ *ear crystals, otoliths, otolites, otoconia, otoconites*

O|to|la|ryn|go|lo|gie *f*: Teilgebiet der Hals-Nasen-Ohrenheilkunde, das sich mit Diagnose und Therapie von Erkrankungen von Ohr und Kehlkopf beschäftigt; Ⓔ *otolaryngology*

O|to|li|quor|rhoe *f, pl* **-rho|en**: Liquorrhoe* aus dem Ohr; Ⓔ *cerebrospinal fluid otorrhea, otorrhea*

O|to|li|then *pl*: **1.** →*Otokonien* **2.** im äußeren Gehörgang oder in der Paukenhöhle entstehende Konkremente bei chronischer Entzündung; Ⓔ **1.** *ear crystals, otoliths, otolites, otoconia, otoconites* **2.** *ear stones*

O|to|li|thi|a|sis *f, pl* **-ses**: Vorkommen von Otolithen*; Ⓔ *otolithiasis*

O|to|lo|ge *m*: Ohrenarzt; Ⓔ *otologist*

O|to|lo|gie *f*: ***Syn:*** *Ohrenheilkunde*; Teilgebiet der Hals-Nasen-Ohrenheilkunde, das sich mit Diagnose und Therapie von Erkrankungen des Ohres befasst; Ⓔ *otology*

O|to|lo|gin *f*: Ohrenärztin; Ⓔ *otologist*

O|to|mas|to|i|di|tis *f, pl* **-ti|den**: gleichzeitige Entzündung von Mittelohr [Otitis* media] und Warzenfortsatz/Processus mastoideus [Mastoiditis*]; Ⓔ *combined otitis and mastoiditis, otomastoiditis*

o|to|mas|to|i|di|tisch *adj*: Otomastoiditis betreffend, von ihr betroffen oder gekennzeichnet; Ⓔ *relating to or marked by otomastoiditis*

O|to|my|i|a|sis *f, pl* **-ses**: Madenkrankheit des Gehörganges; Ⓔ *otomyiasis*

O|to|my|ko|se *f*: ***Syn:*** *Ohrmykose, Gehörgangsmykose*; oft chronisch rezidivierende, auf den äußeren Gehörgang beschränkte Pilzinfektion; i.d.R. mit Juckreiz verbunden, meist aber schmerzlos; Ⓔ *otomycosis*

o|to|my|ko|tisch *adj*: Otomykose betreffend, von ihr betroffen oder durch sie bedingt; Ⓔ *relating to or marked by otomycosis, otomycotic*

o|to|pa|la|to|di|gi|tal *adj*: Ohren, Gaumen/Palatum und Finger/Digiti betreffend; Ⓔ *relating to ears, palate, and fingers, otopalatodigital*

O|to|pa|thie *f*: Ohrenerkrankung, Ohrenleiden; Ⓔ *otopathy*

o|to|pha|ryn|ge|al *adj*: Ohr und Rachen/Pharynx betreffend oder verbindend; Ⓔ *relating to both ear and pharynx, otopharyngeal*

O|to|py|or|rhoe *f, pl* **-rho|en**: eitriger Ohrenausfluss; Ⓔ *otopyorrhea*

O|to|rhi|no|la|ryn|go|lo|gie *f*: Hals-Nasen-Ohrenheilkunde; Ⓔ *ear, nose, and throat, otorhinolaryngology*

O|to|rhi|no|lo|gie *f*: Teilgebiet der Hals-Nasen-Ohrenheilkunde, das sich mit Diagnose und Therapie von Erkrankungen von Ohr und Nase beschäftigt; Ⓔ *otorhinology*

O|tor|rha|gie *f*: Ohrblutung, Blutung aus dem Ohr; Ⓔ *otorrhagia*

O|tor|rhoe *f, pl* **-rho|en**: Ohrenausfluss, Ohrenfluss; Ⓔ *aural discharge, otorrhea*

O|to|skle|ro|se *f*: meist Frauen betreffende, angeborene Sklerose der Labyrinthkapsel und (später) der Gehörknöchelchen; führt zu Innenohrschwerhörigkeit; Ⓔ *otosclerosis*

o|to|skle|ro|tisch *adj*: Otosklerose betreffend, von ihr betroffen oder gekennzeichnet, durch sie bedingt; Ⓔ *relating to or characterized by otosclerosis, otosclerotic*

O|to|skop *nt*: ***Syn:*** *Auriskop, Ohrenspekulum*; Ohrenspiegel; auch Endoskop für die Spiegelung des Gehörgangs; Ⓔ *ear speculum, otoscope, auriscope*

O|to|sko|pie *f*: ***Syn:*** *Ohrenspiegelung*; Untersuchung des äußeren Gehörganges und des Trommelfells; Ⓔ *otoscopy*

o|to|sko|pisch *adj*: Otoskopie betreffend, mittels Otoskopie; Ⓔ *relating to otoscopy, otoscopic*

o|to|to|xisch *adj*: das Ohr/Gehörorgan schädigend; Ⓔ *ototoxic*

O|to|to|xi|zi|tät *f*: Schädlichkeit für das Mittel- oder Innenohr; Ⓔ *ototoxicity*

O|to|ze|pha|lie *f*: →*Otokephalie*

Otto-Chrobak-Becken *nt*: →*Protrusionsbecken*

Ouchterlony-Test *m*: zweidimensionale Immunodiffusion zur Untersuchung von Antigenidentitäten; Ⓔ *Ouchterlony technique, Ouchterlony test, double-diffusion in two dimensions*

Ov-, ov- *präf.*: →*Ovo-*

O|va|lo|zy|to|se *f*: ***Syn:*** *Dresbach-Syndrom, (hereditäre) Elliptozytose, Kamelozytose, Elliptozytenanämie*; autosomal-dominante Erythrozytenanomalie mit Bildung ovaler oder elliptischer Formen; i.d.R. leichter Verlauf ohne klinische Symptome; Ⓔ *Dresbach's anemia, Dresbach's syndrome, elliptocytosis, elliptocytotic anemia, elliptocytic anemia, elliptocytary anemia, ovalocytic anemia, ovalocytosis, hereditary elliptocytosis, cameloid anemia*

O|var *nt*: ***Syn:*** *Ovarium, Oophoron, Eierstock*; die Eierstöcke liegen zu beiden Seiten der Gebärmutter [Uterus*]; sie werden durch Bänder [Ligamentum suspensorium ovarii und ovarii proprium] in ihrer Lage fixiert; jeder Eierstock wiegt 7–14 Gramm und misst ca. 4 cm × 2 cm × 1 cm; Ⓔ *ovary, oarium, ovarium, oophoron, ootheca, female gonad*

O|va|rek|to|mie *f*: →*Oophorektomie*

Ovari-, ovari- *präf.*: →*Ovario-*

o|va|ri|al *adj*: ***Syn:*** *ovariell*; Eierstock/Ovar betreffend, zum Eierstock gehörend; Ⓔ *relating to an ovary, ovarian*

O|va|ri|al|abs|zess *m*: eitrige Eierstockentzündung mit Gewebeeinschmelzung; Ⓔ *pyo-ovarium, ovarian abscess*

O|va|ri|al|a|ge|ne|sie *f*: ***Syn:*** *Agenesia ovarii*; angeborenes Fehlen eines oder beider Eierstöcke; Ⓔ *ovarian agenesis*

O|va|ri|al|en|do|me|tri|o|se *f*: ***Syn:*** *Eierstockendometriose, Endometriosis ovarii*; Form der Endometriosis* genitalis externa mit einseitigem (seltener beidseitigem) Eierstockbefall; evtl. Ausbildung einer Schokoladenzyste*; Ⓔ *ovarian endometriosis, endosalpingosis, endosalpingiosis*

O|va|ri|al|fi|brom *nt*: ***Syn:*** *Eierstockfibrom*; gutartiger Bindegewebstumor des Eierstocks; Ⓔ *ovarian fibroma*

O|va|ri|al|gie *f*: Eierstockschmerz(en); Ⓔ *pain in an* *ovary, ovarian pain, oophoralgia, oarialgia, ovarialgia*

O|va|ri|al|gra|vi|di|tät *f*: → *Ovarialschwangerschaft*

O|va|ri|al|hy|po|pla|sie *f*: Unterentwicklung des Eierstocks; Ⓔ *ovarian hypoplasia*

O|va|ri|al|in|suf|fi|zi|enz *f*: Funktionsschwäche des Eierstocks ohne Ovulation [**generative Ovarialinsuffizienz**] und/oder Fehlen der Hormonbildung [**vegetative Ovarialinsuffizienz**]; Ⓔ *ovarian insufficiency*

O|va|ri|al|kar|zi|nom *nt*: ***Syn:*** *Eierstockkrebs*; vom Eierstock ausgehender bösartiger Tumor, der vom Epithel, dem Stroma oder den Keimzellen abstammt; Ⓔ *ovarian carcinoma*

O|va|ri|al|kys|tom *nt*: ***Syn:*** *Cystadenoma ovarii*; zystischer Eierstocktumor, der maligne entarten kann [**verkrebstes Ovarialkystom, Cystadenocarcinoma ovarii**]; Ⓔ *ovarian cystadenoma, ovarian cystoma*

O|va|ri|al|schwan|ger|schaft *f*: ***Syn:*** *Eierstockschwangerschaft, Eierstockgravidität, Ovarialgravidität, Graviditas ovarica*; Einnistung der Frucht im Eierstock; Ⓔ *ovarian pregnancy, oocyesis, ovariocyesis*

O|va|ri|al|zys|te *f*: ***Syn:*** *Eierstockzyste*; Flüssigkeitsansammlung in einem erweiterten Follikel oder Gelbkörper; Ⓔ *ovarian cyst, oophoritic cyst*

O|va|ri|ek|to|mie *f*: → *Oophorektomie*

o|va|ri|ell *adj*: → *ovarial*

Ovario-, ovario- *präf.*: Wortelement mit Bezug auf „Eierstock/Oophoron/Ovarium"; Ⓔ *ovary, ovarian, oophor(o)-, ovari(o)-*

o|va|ri|o|ab|do|mi|nal *adj*: Eierstock/Ovar und Bauchhöhle betreffend; Ⓔ *relating to both ovary and abdomen, ovarioabdominal*

o|va|ri|o|gen *adj*: im Eierstock/Ovar entstehend, aus dem Eierstock stammend; Ⓔ *ovariogenic*

O|va|ri|o|hys|te|rek|to|mie *f*: → *Oophorohysterektomie*

O|va|ri|o|pa|thie *f*: ***Syn:*** *Oophoropathie*; Eierstockerkrankung; Ⓔ *ovariopathy, oophoropathy*

O|va|ri|o|pe|xie *f*: Eierstockfixierung; Ⓔ *ovariopexy, oophoropeliopexy, oophoropexy*

O|va|ri|or|rhe|xis *f*: Eierstockruptur; Ⓔ *ovariorrhexis*

O|va|ri|o|sal|pin|gek|to|mie *f*: → *Oophorosalpingektomie*

O|va|ri|o|sal|pin|gi|tis *f, pl* **-ti|den**: ***Syn:*** *Oophorosalpingitis*; Entzündung von Eierstock und Eileiter; Ⓔ *inflammation of ovary and oviduct, ovariosalpingitis, oophorosalpingitis*

o|va|ri|o|sal|pin|gi|tisch *adj*: ***Syn:*** *oophorosalpingitisch*; Ovariosalpingitis betreffend, von ihr betroffen oder gekennzeichnet; Ⓔ *relating to or marked by ovariosalpingitis, ovariosalpingitic, oophorosalpingitic*

O|va|ri|o|sto|mie *f*: → *Oophorostomie*

O|va|ri|o|to|mie *f*: ***Syn:*** *Ovaritomie*; Eierstockschnitt, Eierstockinzision; Ⓔ *ovariotomy, oariotomy, oophorotomy*

O|va|ri|o|zel|le *f*: ***Syn:*** *Hernia ovarialis*; Eingeweidebruch mit Eierstock im Bruchsack; Ⓔ *ovariocele, ovarian hernia*

O|va|ri|o|zen|te|se *f*: Eierstockpunktion; Ⓔ *ovariocentesis*

O|va|ri|to|mie *f*: → *Ovariotomie*

O|va|ri|um *nt, pl* **O|va|ria, O|va|ri|en**: ***Syn:*** *Oophoron*; Eierstock, Ovar; Ⓔ *ovary, oarium, ovarium, oophoron, ootheca, female gonad*

Ovi-, ovi- *präf.*: → *Ovo-*

Ovo-, ovo- *präf.*: Wortelement mit der Bedeutung „Ei"; Ⓔ *egg, ovum, ov(i)-, ov(o)-, oo-*

O|vo|cy|tus *m*: ***Syn:*** *Oozyt, Ovozyt*; Eizelle; Ⓔ *egg, egg cell, oocyte, ovocyte*

O|vo|ge|ne|se *f*: → *Oogenese*

o|vo|id *adj*: eiförmig; Ⓔ *egg-shaped, oviform, ovoid*

O|vo|plas|ma *nt*: → *Ooplasma*

O|vo|tes|tis *m*: ***Syn:*** *Testovar*; bei echtem Hermaphroditismus vorliegende Keimdrüse aus testikulären und ovariellen Strukturen; Ⓔ *ovotestis, ovariotestis*

O|vo|zyt *m*: ***Syn:*** *Oozyt, Ovocytus*; Eizelle; Ⓔ *egg cell, oocyte, ovocyte, egg*

O|vu|la Na|bo|thi *pl*: ***Syn:*** *Naboth-Eier*; Retentionszysten der Gebärmutterhalsdrüsen; Ⓔ *Naboth's vesicles, Naboth's glands, Naboth's cysts, Naboth's ovules, Naboth's follicles, Montgomery's follicles, nabothian follicles, nabothian glands, nabothian cysts, nabothian ovules, nabothian vesicles*

o|vu|lär *adj*: Ei oder Eizelle betreffend; Ⓔ *relating to an ovule, ovular, ovulary*

O|vu|la|ti|on *f*: ***Syn:*** *Eisprung, Follikelsprung*; Ruptur des reifen Follikels um den 14. Tag des Zyklus; die Eizelle wird vom Eileiter aufgefangen und in Richtung Gebärmutter transportiert; Ⓔ *ovulation, follicular rupture*

O|vu|la|ti|ons|blu|tung *f*: ***Syn:*** *Mittelblutung*; Zwischenblutung zur Zeit des Eisprungs; Ⓔ *midcycle bleeding*

o|vu|la|ti|ons|hem|mend *adj*: den Eisprung verhindernd; Ⓔ *antiovulatory*

O|vu|la|ti|ons|hem|mer *pl*: hormonelle Empfängnisverhütungsmittel, die den Eisprung unterdrücken; Ⓔ *ovulation inhibitors*

O|vu|la|ti|ons|in|duk|ti|on *f*: Auslösung der Ovulation durch Gabe von Hormonen; Ⓔ *ovulation induction*

o|vu|la|to|risch *adj*: Eisprung/Ovulation betreffend; Ⓔ *relating to ovulation, ovulatory*

O|vum *nt*: weibliche Keimzelle, Eizelle, Ei; Ⓔ *ovum, female sex cell, egg, egg cell*

Owren-Syndrom *nt*: ***Syn:*** *Faktor-V-Mangel, Parahämophilie (A), Hypoproakzelerinämie, Hypoproaccelerinämie*; autosomal-rezessiv vererbter Mangel an Blutgerinnungsfaktor V; führt zu erhöhter Blutungsneigung; Ⓔ *Owren's disease, factor V deficiency, parahemophilia, hypoproaccelerinemia*

Ox-, ox- *präf.*: → *Oxy-*

O|xa|cil|lin *nt*: penicillinase-festes Penicillin; Ⓔ *oxacillin*

O|xa|lä|mie *f*: ***Syn:*** *Hyperoxalämie*; erhöhter Oxalatgehalt des Blutes; Ⓔ *oxalemia*

O|xa|lat *nt*: Salz der Oxalsäure; Ⓔ *oxalate*

O|xa|lat|blut *nt*: durch Zusatz von Oxalat ungerinnbar gemachtes Blut; Ⓔ *oxalated blood*

O|xa|lat|stei|ne *pl*: Harnsteine aus Calciumoxalat; Ⓔ *oxalate stones*

O|xal|es|sig|säu|re *f*: Zwischenprodukt des Citratzyklus*, der Gluconeogenese* und des Aminosäurestoffwechsels; Ⓔ *oxaloacetic acid, ketosuccinic acid*

O|xa|lo|se *f*: ***Syn:*** *Oxalose-Syndrom, primäre Hyperoxalurie, Kalziumoxalatnephritis*; seltene Stoffwechselstörung mit Ablagerung von Calciumoxalat in Knochen und Niere; führt oft zu Harnsteinbildung [**Oxalatstein**]; Ⓔ *oxalosis, primary hyperoxaluria*

Oxalose-Syndrom *nt*: → *Oxalose*

O|xal|säu|re *f*: ***Syn:*** *Kleesäure*; Dicarbonsäure; Teil des Körperstoffwechsels; Ⓔ *oxalic acid, ethanedioic acid*

O|xal|u|rie *f*: ***Syn:*** *Hyperoxalurie*; erhöhte Oxalatausscheidung im Harn; Ⓔ *oxaluria, hyperoxaluria*

Oxi-, oxi- *präf.*: → *Oxy-*

O|xid *nt*: Verbindung von Sauerstoff mit einem Atom oder Radikal; Ⓔ *oxide, oxid*

O|xi|da|se *f*: Enzym, das Sauerstoff überträgt; Ⓔ *oxidase*

O|xi|da|ti|on *f*: Reaktion, bei der Sauerstoff in ein Molekül eingebaut oder Elektronen aus dem Molekül entfernt werden; Ⓔ *oxidation, oxidization*

Oxidation-Reduktion *f*: → *Oxidations-Reduktions-Reaktion*

Oxidations-Reduktions-Reaktion *f*: ***Syn:*** *Oxidation-Reduktion, Redox-Reaktion*; chemische Reaktion, bei der eine Substanz oxidiert und eine andere Substanz reduziert wird; Ⓔ *redox reaction, oxidation-reduction reaction, oxidoreduction, oxidation-reduction*

O|xi|da|ti|ons|was|ser *nt*: im Stoffwechsel bei der Oxidation von Kohlenhydraten, Fetten und Eiweißen entstehendes Wasser; Ⓔ *water of metabolism, water of oxidation*

o|xi|da|tiv *adj*: Oxidation betreffend, mittels Oxidation,

O

oxidierend; Ⓔ *oxidative*

O|xi|do|re|duk|ta|se *f*: *Syn: Oxidation-Reduktion, Oxidations-Reduktions-Reaktion, Redox-Reaktion*; Enzym, das eine Oxidations-Reduktions-Reaktion katalysiert; Ⓔ *oxidoreductase, oxydoreductase, redox enzyme, oxidation-reduction enzyme*

O|xi|ge|na|se *f*: →*Oxygenase*

Oxo-, oxo- *präf.*: →*Oxy-*

Oxy-, oxy- *präf.*: Wortelement mit der Bedeutung **1.** „Sauerstoff" **2.** „sauer/scharf/spitz"; Ⓔ **1.** *oxo-, oxy-; oxygen, keto-* **2.** *sharp, acid*

O|xy|bi|ont *m*: *Syn: aerober Mikroorganismus, Aerobier, Aerobiont*; Mikroorganismus, der auf Sauerstoff angewiesen ist; Ⓔ *aerobe*

O|xy|ce|pha|lie *f*: →*Oxyzephalie*

O|xy|ge|na|se *f*: *Syn: Oxigenase*; Enzym, das Sauerstoff in eine Verbindung einführt; Ⓔ *oxygenase, direct oxidase, primary oxidase*

O|xy|ge|na|ti|on *f*: →*Oxygenierung*

hyperbare Oxygenation: *Syn: Sauerstoffüberdrucktherapie, hyperbare Sauerstofftherapie*; Sauerstofftherapie durch Einatmung von Sauerstoff in einer Überdruckkammer, z.B. bei Kohlenmonoxidvergiftung; Ⓔ *hyperbaric oxygen therapy, high-pressure oxygen, hyperbaric oxygen, hybaroxia*

O|xy|ge|na|tor *m*: Gerät zur Sauerstoffsättigung des Blutes; Teil der Herz-Lungen-Maschine; Ⓔ *oxygenator, artificial lung*

O|xy|ge|nie|ren *nt*: →*Oxygenierung*

O|xy|ge|nie|rung *f*: *Syn: Oxygenisation, Oxygenation, Oxygenieren*; Sauerstoffsättigung von venösem Blut; Ⓔ *oxygenation*

O|xy|ge|ni|sa|ti|on *f*: →*Oxygenierung*

O|xy|ge|ni|um *nt*: →*Sauerstoff*

O|xy|hä|min *nt*: →*Hämatin*

O|xy|hä|mo|glo|bin *nt*: *Syn: oxygeniertes Hämoglobin*; sauerstoffhaltiges Hämoglobin*; Ⓔ *oxyhemoglobin, oxidized hemoglobin, oxygenated hemoglobin*

O|xy|me|trie *f*: spektroskopische Messung der Sauerstoffsättigung des Blutes; Ⓔ *oxymetry, oximetry*

o|xy|phil *adj*: *Syn: azidophil*; mit sauren Farbstoffen färbbar; Ⓔ *oxyphil, oxyphile, oxyphilic, oxyphilous, acidophil, acidophile, acidophilic, aciduric*

O|xy|te|tra|cy|clin *nt*: von verschiedenen Streptomyces*-Species gebildetes Antibiotikum*; Ⓔ *oxytetracycline*

O|xy|to|cin *nt*: *Syn: Oxytozin*; Hypothalamushormon, das die Gebärmutterkontraktionen anregt und den Milchfluss fördert; Ⓔ *oxytocin, ocytocin*

O|xy|to|zin *nt*: →*Oxytocin*

O|xy|u|ri|a|sis *f, pl* **-ses**: *Syn: Enterobiusinfektion, Madenwurminfektion, Madenwurmbefall, Enterobiasis, Enterobiose*; Befall und Erkrankung durch Enterobius* vermicularis; klinische Symptome sind Stuhldrang, Afterjucken, nervöse Störungen; selten Entwicklung einer Appendicitis* helminthica; Ⓔ *oxyuriasis, oxyuria, oxyuriosis, enterobiasis*

O|xy|u|ris ver|mi|cu|la|ris *f*: *Syn: Madenwurm, Enterobius vermicularis*; im unteren Dünndarm und Dickdarm vorkommender parasitischer Wurm; Erreger der Oxyuriasis*; Ⓔ *threadworm, seatworm, pinworm, Enterobius vermicularis, Oxyuris vermicularis, Ascaris vermicularis*

o|xy|ze|phal *adj*: *Syn: spitzschädelig, turmschädelig, akrozephal, turrizephal, turricephal, hypsicephal, hypsizephal*; Oxyzephalie betreffend, von ihr betroffen oder gekennzeichnet; Ⓔ *oxycephalic, oxycephalous, hypsicephalic, hypsicephalous, hypsocephalous, acrocephalic, acrocephalous*

O|xy|ze|pha|lie *f*: *Syn: Spitzschädel, Turmschädel, Akrozephalie, Hypsizephalie, Turrizephalie*; anomale Schädelform mit turmartigem Wachstum; meist durch einen vorzeitigen Verschluss der Kranznaht bedingt; Ⓔ *tower skull, steeple head, oxycephaly, oxycephalia, tower head, hypsicephaly, hypsocephaly, turricephaly, acrocephalia, acrocephaly*

O|zä|na *f*: *Syn: Stinknase, Rhinitis atrophicans cum foetore*; chronisch-atrophische Nasenschleimhautentzündung mit Nasengeruch; Ⓔ *ozena*

Ozäna-Bakterium *nt*: *Syn: Klebsiella pneumoniae ozaenae, Klebsiella pneumoniae ozaenae*; Erreger von Atemwegsinfekten und der Stinknase [Ozäna*]; Ⓔ *Abel's bacillus, Klebsiella pneumoniae ozaenae, Klebsiella ozaenae*

O|zon *nt*: aus drei Sauerstoffatomen aufgebautes bläuliches Gas; wichtiger Bestandteil der Erdatmosphäre [Ozonschicht]; in erhöhter Konzentration ist Ozon giftig; es kommt zu Reizungen der Schleimhaut von Augen und Atemwegen, Kopfschmerzen, Übelkeit, Erbrechen und neurologischen Ausfällen; Ⓔ *ozone*

o|zo|nisch *adj*: ozonhaltig; Ⓔ *ozonic*

O|zon|the|ra|pie *f*: *Syn: Oxyontherapie, Ozon-Sauerstoff-Therapie*; intramuskuläre, intravaskuläre oder lokale Applikation eines Ozon-Sauerstoff-Gemisches; am verbreitetsten ist die Eigenblutbehandlung, bei der eine Blutprobe des Patienten mit Ozon angereichert und reinfundiert wird; Ⓔ *ozone therapy*

P

Pacchioni-Fossae *pl*: *Syn: Foveolae granulares*; durch die Pacchioni*-Granulationen verursachte Grübchen der Lamina interna der Calvaria*; Ⓔ *Pacchioni's fossae*
Pacchioni-Granulationen *pl*: *Syn: Arachnoidalzotten, Granulationes arachnoideae*; bindegewebige Wucherungen der Arachnoidea unbekannter Funktion; Ⓔ *pacchionian bodies, meningeal granules, pacchionian granulations, arachnoidal granulations*
Pace|ma|ker *m*: *Syn: künstlicher Herzschrittmacher, Schrittmacher*; Gerät zur künstlichen Anregung des Herzmuskels; Ⓔ *pacemaker*
Pachy-, pachy- *präf.*: Wortelement mit der Bedeutung „dick/verdickt/hart"; Ⓔ *thick, pachy-*
Pa|chy|a|krie *f*: abnormes Dickenwachstum der Finger; Ⓔ *acropachyderma*
Pa|chy|chei|lie *f*: *Syn: Pachychilie*; angeborene Verdickung der Lippen; Ⓔ *pachycheilia, pachychilia*
Pa|chy|chi|lie *f*: →*Pachycheilie*
Pa|chy|cho|lie *f*: Eindickung der Galle; Ⓔ *pachycholia*
Pa|chy|dak|ty|lie *f*: angeborene Verdickung von Fingern und Zehen; Ⓔ *pachydactyly, pachydactylia*
pa|chy|derm *adj*: Pachydermie betreffend, von ihr betroffen oder gekennzeichnet; Ⓔ *relating to pachyderma, thick-skinned, pachydermatous, pachydermic*
Pa|chy|der|mia *f*: →*Pachydermie*
Pa|chy|der|mie *f*: *Syn: Pachydermia*; Verdickung und Verhärtung der Haut; Ⓔ *abnormally thick skin, pachyderma, pachydermatosis, pachydermia*
Pa|chy|der|mo|pe|ri|os|to|se *f*: *Syn: Touraine-Solente-Golé-Syndrom, familiäre/primäre Pachydermoperiostose, idiopathische hypertrophische Osteoarthropathie, Akropachydermie mit Pachydermoperiostose, Hyperostosis generalisata mit Pachydermie*; unregelmäßig autosomal-dominantes Syndrom mit Hyperostosen [Periost der langen Röhrenknochen], Pachydermie* [Gesicht, Arme, Beine], Trommelschlegelfingern* und Akrozyanose*; Ⓔ *Touraine-Solente-Golé syndrome, pachydermoperiostosis, pachydermoperiostosis syndrome, primary hypertrophic osteoarthropathy, idiopathic hypertrophic osteoarthropathy, acropachyderma with pachyperiostitis*
Pa|chy|gy|rie *f*: Vergrößerung der Hirnwindungen; Ⓔ *pachygyria*
Pa|chy|lep|to|me|nin|gi|tis *f, pl* **-tiden**: Entzündung der harten und weichen Hirn- oder Rückenmarkhäute; Ⓔ *inflammation of the dura and pia, pachyleptomeningitis*
pa|chy|lep|to|me|nin|gi|tisch *adj*: Pachyleptomeningitis betreffend, von ihr betroffen oder gekennzeichnet; Ⓔ *relating to or marked by pachyleptomeningitis*
Pa|chy|me|nin|gi|o|sis hae|mor|rha|gi|ca in|ter|na *f*: *Syn: Pachymeningitis haemorrhagica interna*; vermutlich atraumatisches, chronisches Subduralhämatom, das relativ häufig bei Alkoholismus auftritt; Ⓔ *hemorrhagic pachymeningitis, internal hemorrhagic pachymeningitis*
Pa|chy|me|nin|gi|tis *f, pl* **-tiden**: *Syn: Dura-Entzündung, Dura mater-Entzündung*; Entzündung der harten Hirn- oder Rückenmarkhaut/Dura mater; Ⓔ *inflammation of the dura mater, pachymeningitis, perimeningitis*
epidurale Pachymeningitis: →*Pachymeningitis externa*
Pachymeningitis externa: *Syn: Endokranitis, epidurale Pachymeningitis*; Entzündung des Endokraniums*; Ⓔ *epidural meningitis, external meningitis, endocranitis*
Pachymeningitis haemorrhagica interna: *Syn: Pachymeningiosis haemorrhagica interna*; vermutlich atraumatisches, chronisches Subduralhämatom, das relativ häufig bei Alkoholismus auftritt; Ⓔ *hemorrhagic pachymeningitis, internal hemorrhagic pachymeningitis*
Pachymeningitis interna: *Syn: subdurale Pachymeningitis*; Entzündung der inneren Duraschichten; Ⓔ *internal meningitis*
subdurale Pachymeningitis: →*Pachymeningitis interna*
pa|chy|me|nin|gi|tisch *adj*: Pachymeningitis betreffend, von ihr betroffen oder gekennzeichnet; Ⓔ *relating to or marked by pachymeningitis, pachymeningitic*
Pa|chy|me|nin|go|pa|thie *f*: Erkrankung der harten Hirnhaut/Dura mater; Ⓔ *pachymeningopathy*
Pa|chy|me|ninx *f*: *Syn: Dura mater cranialis, Dura mater encephali*; harte Hirnhaut; Ⓔ *dura mater, dura, scleromeninx, pachymeninx*
Pa|chy|o|ny|chia *f*: →*Pachyonychie*
Pachyonychia congenita: →*Pachyonychie-Syndrom*
Pa|chy|o|ny|chie *f*: *Syn: Pachyonychia, Skleronychie, Onychauxis*; Verdickung der Nagelplatte; Ⓔ *pachyonychia, onychauxis*
Pachyonychie-Syndrom *nt*: *Syn: Jadassohn-Lewandowsky-Syndrom, Pachyonychia congenita*; angeborene Fehlbildung der Finger- und Zehennägel mit Verdickung der Nägel, Hyperhidrose* und Hyperkeratosen*; Ⓔ *Jadassohn-Lewandowsky syndrome*
Pa|chy|os|to|se *f*: Kombination von Hyperostose* und Osteosklerose*; Ⓔ *pachyostosis*
Pa|chy|pe|ri|os|ti|tis *f, pl* **-ti|ti|den**: *Syn: proliferative Periostitis*; zu Verdickung der Knochenhaut führende Periostitis* langer Röhrenknochen; Ⓔ *pachyperiostitis*
pa|chy|pe|ri|os|ti|tisch *adj*: Pachyperiostitis betreffend, von ihr betroffen oder gekennzeichnet; Ⓔ *relating to or marked by pachyperiostitis*
Pa|chy|pe|ri|to|ni|tis *f, pl* **-tiden**: zu Verdickung des Bauchfells führende Peritonitis*; Ⓔ *productive peritonitis, pachyperitonitis*
pa|chy|pe|ri|to|ni|tisch *adj*: Pachyperitonitis betreffend, von ihr betroffen oder gekennzeichnet; Ⓔ *relating to or marked by pachyperitonitis*
pa|chy|ze|phal *adj*: Pachyzephalie betreffend, von ihr betroffen oder gekennzeichnet; Ⓔ *relating to pachycephaly, pachycephalic, pachycephalous*
Pa|chy|ze|pha|lie *f*: durch einen vorzeitigen Verschluss der Lambdanaht hervorgerufene kurze, dicke Kopfform; Ⓔ *pachycephaly, pachycephalia*
Päd-, päd- *präf.*: →*Pädo-*
Päd|a|tro|phie *f*: *Syn: Säuglingsdystrophie*; kindlicher Marasmus*; Ⓔ *pedatrophia, marasmus*
Päd|e|ras|tie *f*: *Syn: Knabenliebe*; homosexuelle Neigung zu minderjährigen Jungen; Ⓔ *pederasty*
päd|e|ras|tisch *adj*: Päderastie betreffend; Ⓔ *pederastic*
Päd|i|a|ter *m*: *Syn: Kinderarzt*; Arzt für Kinderheilkunde; Ⓔ *pediatrician, pediatrist*
Päd|i|a|trie *f*: *Syn: Kinderheilkunde*; Lehre von Diagnose und Therapie von Erkrankungen des Kindesalters; Ⓔ *pediatrics, pediatry, pedonosology*
Pädo-, pädo- *präf.*: Wortelement mit der Bedeutung „Kind"; Ⓔ *child, pediatric, ped(o)-, paed(o)-*
Pä|do|lo|gie *f*: Lehre von der normalen Entwicklung von Kindern; Ⓔ *pedology, paidology*
pä|do|phil *adj*: Pädophilie betreffend; Ⓔ *relating to pedophilia, pedophilic*
Pä|do|phi|lie *f*: auf Kinder gerichtetes sexuelles Verlangen; Ⓔ *love of children, pedophilia*

päldolphob *adj*: Pädophobie betreffend, durch sie gekennzeichnet; Ⓔ *relating to or marked by pedophobia, pedophobic*

Päldolpholbie *f*: krankhafte Angst vor Kindern; Ⓔ *irrational fear of children, pedophobia*

Paget-Krankheit *f*: *Syn: Paget-Syndrom, Morbus Paget, Knochen-Paget, Osteodystrophia deformans, Ostitis deformans*; ätiologisch ungeklärte, chronisch-progrediente Knochendystrophie, die meist mehrere Knochen [Becken, Schädel] befällt; führt zu Verdickung und Verkrümmung der befallenen Knochen; Ⓔ *Paget's disease of bone, Paget's disease*

Paget-Krebs *m*: *Syn: Krebsekzem der Brust, Morbus Paget*; seltenes, ekzemartiges Karzinom der Brustwarze und des Vorhofs; Ⓔ *Paget's disease (of the breast), Paget's disease of the nipple*

Paget-Syndrom *nt*: → *Paget-Krankheit*

-pagus *suf.*: Wortelement mit der Bedeutung „Doppelfehlbildung/Zwillingsfehlbildung"; Ⓔ *-pagus*

painful bruising syndrome *nt*: *Syn: Erythrozytenautosensibilisierung, autoerythrozytäre Prupura, schmerzhafte Ekchymosen-Syndrom, Syndrom der blauen Flecken*; fast ausschließlich bei Frauen auftretendes Syndrom mit rezidivierenden schmerzhaften Hautblutungen; neben einer allergischen Genese [Autoantikörper gegen Erythrozyten] wird auch eine psychogene Auslösung [Konversionsneurose*] diskutiert; Ⓔ *Gardner-Diamond syndrome, painful bruising syndrome, autoerythrocyte sensitization syndrome, erythrocyte autosensitization syndrome*

Palä-, palä- *präf.*: → *Paläo-*

Palade-Granula *pl*: *Syn: Ribosomen*; mikroskopisch kleine Zellpartikel, an denen die Biosynthese von Eiweißen abläuft; Ⓔ *Palade's granules, ribosomes*

Palae-, palae- *präf.*: → *Palaeo-*

Palaeo-, palaeo- *präf.*: Wortelement mit der Bedeutung „alt"; Ⓔ *old, primary, primitive, pale(o)-*

Pallaelolcelrelbellum *nt*: → *Paleocerebellum*

Pallaelolcorltex *m*: → *Paleocortex*

Pallaelolpallilum *nt*: → *Paleopallium*

Paläo-, paläo- *präf.*: Wortelement mit der Bedeutung „alt"; Ⓔ *old, primary, primitive, pale(o)-*

Palläolkorltex *m*: → *Paleocortex*

Palläolpalllilum *nt*: → *Paleopallium*

Palläolzelrelbellum *nt*: → *Paleocerebellum*

Palat-, palat- *präf.*: → *Palato-*

pallaltal *adj*: Gaumen/Palatum oder Gaumenbein/Os palatinum betreffend; Ⓔ *relating to the palate (bone), palatal, palatine*

Pallaltilna aslcenldens *f*: → *Arteria palatina ascendens*

Pallaltilna deslcenldens *f*: → *Arteria palatina descendens*

Pallaltilna maljor *f*: → *Arteria palatina major*

Palato-, palato- *präf.*: Wortelement mit der Bedeutung „Gaumen/Palatum"; Ⓔ *palate, palat(o)-, uran(o)-, uranisc(o)-*

Pallaltolgraf, -graph *m*: Gerät zur Palatografie*; Ⓔ *palatograph*

Pallaltolgralfie, -gralphie *f*: Aufzeichnung der Gaumenbewegung beim Sprechen oder Schlucken; Ⓔ *palatography*

Pallaltolgramm *nt*: bei der Palatografie* erhaltene Kurve; Ⓔ *palatogram*

pallaltollinlgulal *adj*: *Syn: glossopalatinal*; Gaumen und Zunge/Glossa betreffend; Ⓔ *relating to both palate and tongue, palatoglossal*

pallaltolmalxillär *adj*: Gaumen und Oberkiefer/Maxilla betreffend oder verbindend; Ⓔ *relating to both palate and maxilla, palatomaxillary*

Pallaltolmylolgraf, -graph *m*: Gerät zur Palatomyografie*; Ⓔ *palatomyograph*

Pallaltolmylolgralfie, -gralphie *f*: Aufzeichnung der Gaumenmuskelkontraktion beim Sprechen oder Schlucken; Ⓔ *palatomyography*

pallaltolnalsal *adj*: Gaumen und Nase oder Nasenhöhle betreffend oder verbindend; Ⓔ *relating to both palate and nose, palatonasal*

pallaltolphalrynlgelal *adj*: *Syn: pharyngopalatinal*; Gaumen und Rachen/Pharynx betreffend oder verbindend; Ⓔ *relating to both palate and pharynx, palatopharyngeal, pharyngopalatine*

Pallaltolphalrynlgorlrhalphie *f*: *Syn: Staphylopharyngorrhaphie, Staphylouranorrhaphie*; operativer Verschluss einer Gaumenspalte; Ⓔ *staphylopharyngorrhaphy*

Pallaltolplasltik *f*: Gaumenplastik; Ⓔ *palatoplasty, staphyloplasty, uranoplasty*

Pallaltolschilsis *f*: *Syn: Uranoschisis, Palatum fissum*; angeborene Gaumenspalte; Ⓔ *cleft palate, palatoschisis, uranoschisis, uraniscochasm, uraniscochasma*

Pallaltum *nt*: *Syn: Gaumen*; trennt Mund- und Nasenhöhle; man unterscheidet einen vorderen harten Gaumen [**Palatum durum**] und einen hinteren beweglichen Teil [weicher Gaumen, **Palatum molle**], der in das **Gaumenzäpfchen** [Uvula] ausläuft; Ⓔ *roof of mouth, palate*

Palatum fissum: *Syn: Uranoschisis, Palatoschisis*; angeborene Gaumenspalte; Ⓔ *cleft palate, palatoschisis, uranoschisis, uraniscochasm, uraniscochasma, uranoschism*

Palatum osseum: knöcherner Gaumen; Ⓔ *bony palate, osseous palate, bony hard palate*

Paleo-, paleo- *präf.*: Wortelement mit der Bedeutung „alt"; Ⓔ *old, primary, primitive, pale(o)-*

Pallelolcelrelbellum *nt*: *Syn: Paläozerebellum, Palaeocerebellum*; stammesgeschichtlich ältester Teil des Kleinhirns; Ⓔ *palaeocerebellum, palaecerebellum, paleocerebellum*

Pallelolcorltex *m*: *Syn: Paläokortex, Palaeocortex*; stammesgeschichtlich ältester Teil der Großhirnrinde; Ⓔ *palaeocortex, palaecortex, paleocortex*

Pallelolpallilum *nt*: *Syn: Paläopallium, Palaeopallium*; stammesgeschichtlich ältester Teil des Hirnmantels; Ⓔ *palaeopallium, paleopallium, mesopallium*

Pallilallie *f*: ständiges Wiederholen von Wörtern oder Silben; Ⓔ *palilalia*

pallindlrolmisch *adj*: wiederauftretend, rezidivierend; Ⓔ *palindromic, recurring, relapsing*

Pallinlgralfie, -gralphie *f*: Dysgrafie* mit Wiederholung von Buchstaben, Worten oder ganzen Sätzen; Ⓔ *palingraphia*

Pallinlmnelse *f*: **1.** Wiedererinnern vergessener Ereignisse **2.** scheinbare Wiedererinnerung nie stattgefundener Ereignisse; Ⓔ **1.** *palinmnesis* **2.** *palinmnesis*

Pallinloplsie *f*: Persistenz von Nachbildern; Ⓔ *palinopsia, visual perseveration*

Palladilum *nt*: zur Platingruppe zählendes Edelmetall; Ⓔ *palladium*

Pallanläslthelsie *f*: Fehlen der Vibrationsempfindung; Ⓔ *pallanesthesia, palmanesthesia, apallesthesia*

Palläslthelsie *f*: Vibrationsempfindung; Ⓔ *vibratory sensibility, bone sensibility, pallesthetic sensibility, palmesthetic sensibility, pallesthesia, palmesthesia*

Palllhypläslthelsie *f*: Verminderung der Vibrationsempfindung; Ⓔ *pallhypesthesia*

Pallilaltilon *f*: (Krankheits-, Symptom-)Milderung, Linderung; Ⓔ *palliation*

Pallilaltiv *nt*: → *Palliativum*

pallilaltiv *adj*: (krankheits-, symptom-)mildernd, lindernd; Ⓔ *palliative, alleviative, alleviatory, mitigating*

Pallilaltilvum *nt, pl* **-va**: *Syn: Palliativ, Linderungsmittel*; Mittel, das Krankheitssymptome lindert, die Krankheitsursache aber nicht beseitigt; Ⓔ *palliative, alleviation medicine*

pallildal *adj*: Pallidum/Globus pallidus betreffend; Ⓔ *relating to the pallidum, pallidal*

P

Pal|li|dek|to|mie *f*: *Syn: Pallidumexzision*; operative Entfernung des Globus* pallidus; Ⓔ *pallidectomy*
pal|li|do|fu|gal *adj*: vom Pallidum wegführend; Ⓔ *pallidofugal*
pal|li|do|hy|po|tha|la|misch *adj*: Palidum und Hypothalamus betreffend; Ⓔ *relating to both pallidum and hypothalamus, pallidohypothalamic*
pal|li|do|stri|är *adj*: *Syn: striopallidär*; Globus pallidus und Corpus striatum betreffend; Ⓔ *striopallidal*
Pal|li|do|to|mie *f*: stereotaktische Zerstörung bestimmter Areale im Globus* pallidus; Ⓔ *pallidotomy*
Pal|li|dum|ex|zi|si|on *f*: → *Pallidektomie*
Pal|li|um *nt*: Hirnmantel; Ⓔ *brain mantle, mantle, pallium, cerebral cortex*
Pal|lor *m*: Blässe, Bleichheit; Ⓔ *paleness, pallor, pallescence*
Pal|ma *f*: Handteller, Hand(innen)fläche, Hohlhand; Ⓔ *palm, flat of hand, hollow of hand*
pal|mar *adj*: *Syn: volar*; Handinnenfläche/Hohlhand betreffend, auf der Hohlhandseite (liegend), zur Hohlhand gehörend; Ⓔ *relating to the flat of the hand/palm, palmar, volar*
Pal|mar|apo|neu|ro|se *f*: *Syn: Aponeurosis palmaris*; Aponeurose der Handfläche; Ⓔ *palmar aponeurosis, Dupuytren's fascia, palmar fascia, volar fascia*
Pal|mar|ery|them *nt*: *Syn: Erythema palmare*; Rötung des Handtellers; Ⓔ *palmar erythema*
Pal|mar|fi|bro|ma|to|se *f*: *Syn: palmare Fibromatose, Dupuytren-Kontraktur, Dupuytren-Erkrankung, Palmarkontraktur*; ätiologisch ungeklärte, häufig beidseitige, lokalisierte bindegewebige Verhärtung der Palmaraponeurose mit Beugekontraktur eines oder mehrerer Finger; Ⓔ *palmar fibromatosis*
Pal|mar|fle|xi|on *f*: *Syn: Volarflexion*; Handbeugung; Ⓔ *palmar flexion, volar flexion*
Pal|mar|kon|trak|tur *f*: → *Palmarfibromatose*
Pal|mi|tin|säu|re *f*: gesättigte C_{16}-Fettsäure; Ⓔ *palmitic acid, hexadecanoic acid*
Pal|mo|plan|tar|ke|ra|to|se *f*: *Syn: palmoplantare Keratose, Keratodermia palmoplantaris, Keratosis palmoplantaris*; Oberbegriff für angeborene oder erworbene Verhornungsstörungen der Handteller und Fußsohlen; Ⓔ *hyperkeratosis of palms and soles*
pal|pa|bel *adj*: *Syn: palpierbar, fühlbar, tastbar*; durch Austastung/Palpation wahrnehmbar; Ⓔ *perceptible by/to touch, palpable*
Pal|pa|ti|on *nt*: *Syn: Palpieren*; Betasten, Abtasten; Ⓔ *palpation*
pal|pa|to|risch *adj*: Austastung/Palpation betreffend, durch Palpation diagnostizierbar; Ⓔ *relating to palpation, palpatory*
Palpebr-, palpebr- *präf.*: → *Palpebro-*
Pal|pe|bra *f, pl* **-brae**: Augenlid, Lid; Ⓔ *eyelid, lid, palpebra, blepharon*
Palpebra inferior: Unterlid; Ⓔ *lower lid, lower eyelid, lower palpebra*
Palpebra superior: Oberlid; Ⓔ *upper lid, upper eyelid, upper palpebra*
pal|pe|bral *adj*: Lid/Palpebra betreffend; Ⓔ *relating to an eyelid, palpebral*
Palpebro-, palpebro- *präf.*: Wortelement mit der Bedeutung „Lid/Augenlid"; Ⓔ *eyelid, lid, palpebro-*
pal|pier|bar *adj*: → *palpabel*
Pal|pie|ren *nt*: → *Palpation*
Pal|pi|ta|tio cor|dis *f*: → *Palpitation*
Pal|pi|ta|ti|on *f*: *Syn: Kardiopalmus, Palpitatio cordis, Herzklopfen*; verstärkte und beschleunigte Herzaktion, die als unangenehm empfunden wird; Ⓔ *palpitation*
Paltauf-Steinberg-Krankheit *f*: vom lymphatischen Gewebe ausgehende maligne Erkrankung; die Prognose hängt von der histologischen Form, dem Krankheitsstadium und dem Vorhandensein von Begleitsymptomen [z.B. Nachtschweiß] ab; Ⓔ *Hodgkin's lymphoma, Hodgkin's disease, Hodgkin's granuloma, malignant lymphoma, Reed-Hodgkin disease, Sternberg's disease, Murchison-Sanderson syndrome, malignant granulomatosis, malignant lymphogranulomatosis, lymphoma, lymphadenoma, lymphogranuloma, lymphogranulomatosis, granulomatous lymphoma, retethelioma, reticuloendothelioma*
Pan-, pan- *präf.*: Wortelement mit der Bedeutung „ganz/völlig/vollständig"; Ⓔ *all, pan-, holo-*
Pan|ag|glu|ti|na|ti|on *f*: falschpositive Agglutination* bei serologischen Tests; Ⓔ *panagglutination*
Pan|an|gi|i|tis *f, pl* **-ti|den**: *Syn: Panangitis*; alle Wandschichten betreffende Gefäßentzündung; Ⓔ *panangiitis*
pan|an|gi|i|tisch *adj*: *Syn: panangitisch*; Panangiitis betreffend, von ihr betroffen oder gekennzeichnet; Ⓔ *relating to or marked by panangiitis, panangiitic*
Pan|an|gi|tis *f, pl* **-ti|den**: → *Panangiitis*
pan|an|gi|tisch *adj*: → *panangiitisch*
Pa|na|ri|ti|um *nt*: eitrige Finger- oder Zehenentzündung; Ⓔ *panaris*
Pan|ar|te|ri|i|tis *f, pl* **-ti|den**: alle Wandschichten betreffende Arterienentzündung; Ⓔ *diffuse arterial disease, panarteritis, polyarteritis*
Panarteriitis nodosa: *Syn: Kussmaul-Meier-Krankheit, Periarteriitis nodosa*; systemische Entzündung kleiner und mittlerer Arterien, vermutlich allergischer Genese; Ⓔ *Kussmaul-Meier disease, Kussmaul's disease, arteritis nodosa*
pan|ar|te|ri|i|tisch *adj*: Panarteriitis betreffend, von ihr betroffen oder gekennzeichnet; Ⓔ *relating to or marked by panarteritis, panarteritic*
Pan|ar|thri|tis *f, pl* **-ti|den**: Gelenkentzündung mit Befall aller gelenkbildender Teile; Ⓔ *panarthritis*
pan|ar|thri|tisch *adj*: Panarthritis betreffend, von ihr betroffen oder gekennzeichnet; Ⓔ *relating to or marked by panarthritis, panarthritic*
Pan|car|di|tis *f, pl* **-ti|den**: → *Pankarditis*
Pancoast-Tumor *m*: *Syn: apikaler Sulkustumor*; Bronchialkarzinom* in der Lungenspitze; Ⓔ *Pancoast's tumor, superior sulcus tumor, superior pulmonary sulcus tumor, pulmonary sulcus tumor*
Pan|cre|as *nt*: *Syn: Pankreas, Bauchspeicheldrüse*; hinter dem Magen liegende Drüse mit endokrinem [Langerhans*-Inseln] und exokrinem Anteil; das exokrine Pankreas bildet Verdauungsenzyme für den Abbau von Fetten, Eiweißen, Kohlenhydraten und Nucleinsäuren, die über zwei Ausführungsgänge in den Zwölffingerdarm abgegeben werden; Ⓔ *pancreas, salivary gland of the abdomen*
Pancreas accessorium: *Syn: Nebenbauchspeicheldrüse, Nebenpankreas*; gelegentlich vorkommendes versprengtes Pankreasgewebe; Ⓔ *accessory pancreas*
Pancreas annulare: ringförmige Bauchspeicheldrüse, die als Fehlbildung den Zwölffingerdarm umfasst; Ⓔ *anular pancreas*
Pan|cre|a|ti|tis *f, pl* **-ti|ti|den**: → *Pankreatitis*
Pan|de|mie *f*: Epidemie*, die ganze Länder oder Kontinente betrifft; Ⓔ *pandemia, pandemic, pandemic disease*
pan|de|misch *adj*: Pandemie betreffend; Ⓔ *pandemic*
pan|di|a|sto|lisch *adj*: *Syn: holodiastolisch*; während der ganzen Diastole; Ⓔ *holodiastolic*
Pándy-Reaktion *f*: Nachweisreaktion für Eiweiß im Liquor* cerebrospinalis; Ⓔ *Pándy's reaction, Pándy's test*
Pan|en|ze|pha|li|tis *f, pl* **-ti|den**: meist subakut verlaufende Entzündung der weißen und grauen Hirnsubstanz; Ⓔ *panencephalitis*
einheimische Panenzephalitis: *Syn: Enzephalitis Pette-Döring, Panenzephalitis Pette-Döring*; früher eigen-

P

ständige Erkrankung, die heute zur subakuten sklerosierenden Panenzephalitis gerechnet wird; Ⓔ *Pette-Döring panencephalitis*

subakute sklerosierende Panenzephalitis: ***Syn:*** *subakute sklerosierende Leukenzephalitis van Bogaert, Einschlusskörperenzephalitis Dawson*; chronisch-progrediente, alle Hirnteile betreffende Slow-virus-Infektion*, die mehrere (bis zu 30) Jahre nach akuter Maserninfektion auftritt; Ⓔ *subacute sclerosing panencephalitis*

panlenlzelphallitisch *adj*: Panenzephalitis betreffend, von ihr betroffen oder gekennzeichnet; Ⓔ *relating to or marked by panencephalitis, panencephalitic*

Paneth-Körnerzellen *pl*: ***Syn:*** *Paneth-Zellen, Davidoff-Zellen*; gekörnte Epithelzellen der Dünndarmkrypten; Ⓔ *Paneth's cells, Davidoff's cells, Paneth's granular cells*

Panlhälmolzyltolpelnie *f*: ***Syn:*** *Panzytopenie*; Verminderung aller Zellen im Blut; Ⓔ *pancytopenia, panhematopenia, hematocytopenia*

Panlhylpolgolnaldislmus *m*: Unterentwicklung der Keimdrüsen; Ⓔ *panhypogonadism*

Panlhylpolpiltuliltalrislmus *m*: Fehlen aller Hypophysenhormone; Ⓔ *panhypopituitarism*

Panlkarldiltis *f, pl* **-tilden**: ***Syn:*** *Endoperimyokarditis, Endomyoperikarditis, Pancarditis*; Entzündung aller Herzwandschichten [Endokard*, Myokard*, Perikard*]; Ⓔ *pancarditis, perimyoendocarditis, endoperimyocarditis*

panlkarldiltisch *adj*: Pankarditis betreffend, von ihr betroffen oder gekennzeichnet; Ⓔ *relating to or marked by pancarditis, pancarditic*

panlkochllelär *adj*: die gesamte Innenohrschnecke/Kochlea betreffend; Ⓔ *pancochlear*

Panlkolleklto|mie *f*: vollständige Kolonentfernung, totale Kolektomie; Ⓔ *pancolectomy*

Pankrea-, pankrea- *präf.*: Wortelement mit der Bedeutung „Bauchspeicheldrüse/Pankreas"; Ⓔ *pancreas, pancrea-*

Panlkrelallgie *f*: ***Syn:*** *Pankreatalgie*; Pankreasschmerz; Ⓔ *pain in the pancreas or pancreatic region, pancreatalgia, pancrealgia*

Panlkrelas *nt*: → *Pancreas*

endokrines Pankreas: → *Pankreasinseln*

Panlkrelaslalchyllie *f*: ***Syn:*** *Achylia pancreatica*; fehlende Pankreassekretion; Ⓔ *pancreatic achylia*

Panlkrelaslaldelnom *nt*: gutartiger Pankreastumor; Ⓔ *pancreatic adenoma*

Panlkrelaslalplalsie *f*: angeborenes Fehlen der Bauchspeicheldrüse; Ⓔ *apancrea*

Panlkrelaslalpolplelxie *f*: ***Syn:*** *Apoplexia pancreatis*; perakute Form der Pankreatitis* mit Einblutung und Zerstörung des Pankreasparenchyms; Ⓔ *pancreatic apoplexy*

Panlkrelaslaultollylse *f*: → *Pankreatolyse*

Panlkrelaslellasltalse *f*: ***Syn:*** *Elastase, Elastinase, Pankreopeptidase E*; Elastin und andere Proteine spaltendes Enzym; Ⓔ *elastase, elastinase*

Panlkrelaslentlzünldung *f*: → *Pankreatitis*

Panlkrelaslfilbrolse *f*: ***Syn:*** *Pankreaszirrhose*; zu Einschränkung der endokrinen und exokrinen Funktion führende chronische Induration des Pankreasgewebes; Ⓔ *pancreatic fibrosis, pancreatic cirrhosis*

zystische Pankreasfibrose: ***Syn:*** *zystische Fibrose, Mukoviszidose, Fibrosis pancreatica cystica*; autosomal-rezessives Syndrom mit generalisierter Dysfunktion exokriner Drüsen und fortschreitender zystischer Fibrose von Lunge und Bauchspeicheldrüse; führt zu Elektrolytverlusten über die Schweißdrüsen und zu Eindickung des Sekretes aller exokrinen Drüsen; als Folge davon kommt es zu chronischer Entzündung mit zystisch-fibröser Umwandlung und progredientem Funktionsverlust der betroffenen Drüsen bzw. Organe [Lunge, Gastrointestinaltrakt, Pankreas, Leber, Nasennebenhöhlen, Vas deferens, Schweißdrüsen]; Ⓔ *cystic fibrosis (of the pancreas), mucoviscidosis, fibrocystic disease of the pancreas, Clarke-Hadefield syndrome, Hadefield-Clarke syndrome, viscidosis*

Panlkrelaslfisltel *f*: **1.** meist nach Trauma oder Entzündung entstehende Fistel, die in andere Organe einmündet [**innere Pankreasfistel**] oder nach außen führt [**äußere Pankreasfistel**] **2.** operativ angelegte Fistel zur Drainage von Pankreaszysten; Ⓔ **1.** *pancreatic fistula* **2.** *pancreatic fistula*

Panlkrelaslgang *m*: ***Syn:*** *Wirsung-Gang, Wirsung-Kanal, Ductus pancreaticus*; Ausführungsgang der Bauchspeicheldrüse, der zusammen mit dem Ductus* choledochus auf der Papilla* duodeni major in den Zwölffingerdarm mündet; Ⓔ *Wirsung's duct, Wirsung's canal, hepatopancreatic duct, hepaticopancreatic duct, pancreatic duct*

Panlkrelaslhals *m*: ***Syn:*** *Collum pancreatis*; selten verwendeter Begriff für die Übergangszone von Kopf und Körper der Bauchspeicheldrüse; Ⓔ *neck of pancreas*

Panlkrelaslinlseln *pl*: ***Syn:*** *Langerhans-Inseln, Inselorgan, endokrines Pankreas, Pars endocrina pancreatis*; aus verschiedenen Zellarten [**A-Zellen, B-Zellen, D-Zellen, PP-Zellen**] bestehende Gewebeinseln, in denen die Pankreashormone [Insulin, Glucagon, Somatostatin, pankreatisches Polypeptid] gebildet werden; Ⓔ *endocrine part of pancreas, islets of Langerhans, islands of Langerhans, islet tissue, pancreatic islands, pancreatic islets*

Panlkrelaslinlselzellaldelnom *nt*: von den Inselzellen ausgehender gutartiger Tumor; Ⓔ *islet cell adenoma, islet adenoma, langerhansian adenoma, nesidioblastoma*

Panlkrelaslinlsuflfilzilenz *f*: unzureichende exokrine oder endokrine Pankreasfunktion; Ⓔ *pancreatic insufficiency*

Panlkrelaslkarlzilnom *nt*: bösartiger Tumor der Bauchspeicheldrüse; Ⓔ *pancreatic carcinoma*

Panlkrelasllymphlknolten *pl*: ***Syn:*** *Nodi lymphoidei pancreatici*; die Lymphknoten* der Bauchspeicheldrüse entfallen auf zwei Gruppen: **untere Pankreaslymphknoten** [Nodi lymphoidei pancreatici inferiores], entlang der Arteria* pancreatica inferior, und **obere Pankreaslymphknoten** [Nodi lymphoidei pancreatici superiores], entlang der Arteria* lienalis hinter dem Pankreas; Ⓔ *pancreatic lymph nodes*

Panlkrelaslnelkrolse *f*: **1.** ***Syn:*** *hämorrhagisch-nekrotisierende Pankreatitis*; schwerste, meist tödlich verlaufende Form der akuten Pankreatitis* mit Parenchymzerstörung und Hämorrhagie **2.** ***Syn:*** *tryptische Pankreatitis*; durch Pankreasenzyme verursachte Selbstverdauung der Bauchspeicheldrüse bei akuter hämorrhagischer Pankreatitis oder auch bei posttraumatischer Pankreatitis; Ⓔ **1.** *pancreatic necrosis* **2.** *enzymatic pancreatitis*

Panlkrelaslpseuldolzyslte *f*: posttraumatisch oder nach akuter Entzündung entstehende Pankreaszyste ohne Epithelauskleidung; Ⓔ *pancreatic pseudocyst*

Panlkrelaslstein *m*: ***Syn:*** *Pankreatolith*; Kalkkonkrement im Gangsystem oder Gewebe; Ⓔ *pancreatic stone, pancreatic calculus, pancreatolith, pancreolith*

Panlkrelaslstuhl *m*: voluminöse, breiige Fettstühle bei Pankreasinsuffizienz; Ⓔ *fatty diarrhea, steatorrhea, stearrhea*

Panlkrelaslzirlrhose *f*: → *Pankreasfibrose*

Panlkrelaslzyslte *f*: echte, mit Epithel ausgekleidete Zyste; kongenital bei Zystenpankreas; Ⓔ *pancreatic cyst*

Pankreat-, pankreat- *präf.*: → *Pankreato-*

Panlkrelatlallgie *f*: → *Pankrealgie*

Panlkrelatekltolmie *f*: operative Entfernung der Bauchspeicheldrüse, (totale) Pankreasentfernung, Pankreas-

P

resektion; Ⓔ *pancreatectomy, pancreectomy*

Pankreatiko-, pankreatiko- *präf.*: → *Pankreato-*

pan|kre|a|ti|ko|du|o|de|nal *adj*: Bauchspeicheldrüse und Zwölffingerdarm/Duodenum betreffend oder verbindend; Ⓔ *relating to both pancreas and duodenum, pancreaticoduodenal*

Pan|kre|a|ti|ko|du|o|de|nek|to|mie *f*: *Syn: Duodenopankreatektomie, Pankreatoduodenektomie*; operative Entfernung von Duodenum, Teilen des Magens und des Pankreaskopfes bei Tumoren des Duodenums oder der Bauchspeicheldrüse; Ⓔ *pancreatoduodenectomy, Whipple procedure, Whipple operation, Whipple's resection*

Pan|kre|a|ti|ko|du|o|de|no|sto|mie *f*: *Syn: Pankreatoduodenostomie*; operative Verbindung des Ductus* pancreaticus oder eines Pankreasstumpfes mit dem Duodenum; Ⓔ *pancreaticoduodenostomy, pancreatoduodenostomy*

Pan|kre|a|ti|ko|en|te|ro|sto|mie *f*: *Syn: Pankreatoenterostomie*; operative Verbindung des Ductus* pancreaticus oder eines Pankreasstumpfes mit dem Dünndarm; Ⓔ *pancreaticoenterostomy, pancreatoenterostomy*

Pan|kre|a|ti|ko|gas|tro|sto|mie *f*: *Syn: Pankreatogastrostomie*; operative Verbindung des Ductus* pancreaticus oder eines Pankreasstumpfes mit dem Magen; Ⓔ *pancreaticogastrostomy, pancreatogastrostomy*

Pan|kre|a|ti|ko|gra|fie, -gra|phie *f*: → *Pankreatografie*

Pan|kre|a|ti|ko|gramm *nt*: → *Pankreatogramm*

Pan|kre|a|ti|ko|je|ju|no|sto|mie *f*: *Syn: Pankreatojejunostomie*; operative Verbindung des Ductus* pancreaticus oder eines Pankreasstumpfes mit dem Jejunum; Ⓔ *pancreaticojejunostomy*

Pan|kre|a|ti|tis *f, pl* **-ti|ti|den**: *Syn: Bauchspeicheldrüsenentzündung, Pankreasentzündung, Pancreatitis*; akute oder chronische Entzündung der Bauchspeicheldrüse, die v.a. durch Alkoholkonsum verursacht wird; Ⓔ *inflammation of the pancreas, pancreatitis*

akute Pankreatitis: meist durch Gallenwegserkrankungen oder chronischen Alkoholismus begünstigte, akut verlaufende Entzündung der Bauchspeicheldrüse; Ⓔ *acute pancreatitis*

akut-hämorrhagische Pankreatitis: schwere Verlaufsform der akuten Pankreatitis mit Nekrosen und Hämorrhagie; Ⓔ *acute hemorrhagic pancreatitis*

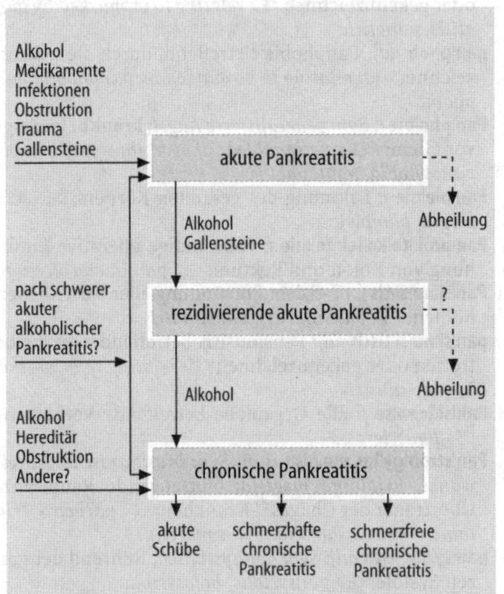

Abb. 67. Ätiologie akuter und chronischer Pankreatitiden

alkoholische Pankreatitis: *Syn: Alkoholpankreatitis*; in ihrem Pathomechanismus noch ungeklärte Pankreatitis bei langjährigem schwerem Alkoholabusus; Ⓔ *alcoholic pancreatitis*

biliäre Pankreatitis: *Syn: Gallensteinpankreatitis*; meist durch zahlreiche kleine Gallensteine begünstigte akute Pankreatitis; Ⓔ *gallstone pancreatitis*

chronische Pankreatitis: mit oder ohne Obstruktion des Pankreasgangs verlaufende, i.d.R. progrediente Entzündung; im Spätstadium kommt es zu den klinischen Zeichen der Pankreasinsuffizienz*; Ⓔ *chronic pancreatitis*

hämorrhagisch-nekrotisierende Pankreatitis: *Syn: Pankreasnekrose*; schwerste, meist tödlich verlaufende Form der akuten Pankreatitis mit Parenchymzerstörung und Hämorrhagie; Ⓔ *pancreatic necrosis*

posttraumatische Pankreatitis: *s.u. tryptische Pankreatitis*; Ⓔ *post-traumatic pancreatitis*

tryptische Pankreatitis: *Syn: Pankreasnekrose*; durch Pankreasenzyme verursachte Selbstverdauung der Bauchspeicheldrüse bei akuter hämorrhagischer Pankreatitis oder auch bei **posttraumatischer Pankreatitis**; Ⓔ *enzymatic pancreatitis*

pan|kre|a|ti|tisch *adj*: Bauchspeicheldrüsenentzündung/Pankreatitis betreffend, von ihr betroffen oder gekennzeichnet; Ⓔ *relating to or marked by pancreatitis, pancreatitic*

Pankreato-, pankreato- *präf.*: Wortelement mit der Bedeutung „Bauchspeicheldrüse/Pankreas"; Ⓔ *pancreatic, pancreatic(o)-, pancreat(o)-*

Pan|kre|a|to|du|o|de|nek|to|mie *f*: → *Pankreatikoduodenektomie*

Pan|kre|a|to|du|o|de|no|sto|mie *f*: → *Pankreatikoduodenostomie*

Pan|kre|a|to|en|te|ro|sto|mie *f*: → *Pankreatikoenterostomie*

Pan|kre|a|to|gas|tro|sto|mie *f*: → *Pankreatikogastrostomie*

pan|kre|a|to|gen *adj*: von der Bauchspeicheldrüse/dem Pankreas ausgehend; Ⓔ *of pancreatic origin, pancreatogenous, pancreatogenic*

Pan|kre|a|to|gra|fie, -gra|phie *f*: *Syn: Pankreatikografie*; Röntgenkontrastdarstellung der Pankreasgänge; Ⓔ *pancreatography*

endoskopische retrograde Pankreatografie: Pankreatografie mit endoskopischer Kontrastmittelinjektion durch die Vater-Papille; Ⓔ *endoscopic retrograde pancreatography*

Pan|kre|a|to|gramm *nt*: *Syn: Pankreatikogramm*; Röntgenkontrastaufnahme der Pankreasgänge; Ⓔ *pancreatogram*

Pan|kre|a|to|je|ju|no|sto|mie *f*: → *Pankreatikojejunostomie*

Pan|kre|a|to|lith *nt*: *Syn: Pankreasstein*; Kalkkonkrement im Gangsystem oder Gewebe der Bauchspeicheldrüse; Ⓔ *pancreatic stone, pancreatic calculus, pancreatolith, pancreolith*

Pan|kre|a|to|li|thek|to|mie *f*: operative Entfernung von Pankreassteinen; Ⓔ *pancreatolithectomy*

Pan|kre|a|to|li|thi|a|sis *f, pl* **-ses**: durch Pankreassteine hervorgerufene Erkrankung; Ⓔ *pancreatolithiasis*

Pan|kre|a|to|li|tho|to|mie *f*: operative Eröffnung der Bauchspeicheldrüse und Entfernung von Pankreassteinen; Ⓔ *pancreatolithotomy, pancreolithotomy*

Pan|kre|a|to|ly|se *f*: *Syn: Pankreasautolyse, Pankreolyse*; Pankreasauflösung, Pankreasselbstverdauung; Ⓔ *pancreolysis, pancreatolysis*

pan|kre|a|to|ly|tisch *adj*: *Syn: pankreolytisch*; Pankreasauflösung/Pankreolyse betreffend, das Pankreas abbauend oder zerstörend; Ⓔ *pancreolytic, pancreatolytic*

Pan|kre|a|to|pa|thie *f*: *Syn: Pankreopathie*; Bauchspeicheldrüsenerkrankung, Pankreaserkrankung; Ⓔ *pancreatopathy, pancreopathy*

Pan|kre|a|to|to|mie *f*: operative Eröffnung der Bauchspeicheldrüse, Pankreasinzision; Ⓔ *pancreatotomy, pan-*

P

creatomy

pan|kre|a|to|trop *adj*: *Syn: pankreotrop*; auf das Pankreas einwirkend, mit besonderer Affinität zur Bauchspeicheldrüse; Ⓔ *pancreatotropic, pancreatropic, pancreotropic*

Pankreo-, pankreo- *präf.*: Wortelement mit der Bedeutung „Bauchspeicheldrüse/Pankreas"; Ⓔ *pancreas, pancreo-*

Pan|kre|o|li|thi|a|sis *f, pl* **-ses**: Vorkommen von Pankreassteinen; Ⓔ *pancreatolithiasis*

Pan|kre|o|ly|se *f*: → *Pankreatolyse*

pan|kre|o|ly|tisch *adj*: → *pankreatolytisch*

Pan|kre|o|pa|thie *f*: → *Pankreatopathie*

Pan|kre|o|pep|ti|da|se E *f*: → *Pankreaselastase*

pan|kre|o|priv *adj*: nach Ausfall der Bauchspeicheldrüse, ohne Pankreas; Ⓔ *pancreoprivic*

pan|kre|o|trop *adj*: → *pankreatotrop*

Pan|kre|o|zy|min *nt*: *Syn: Cholezystokinin, Cholecystokinin*; vom APUD-System der Darmschleimhaut gebildetes Hormon, das die Sekretion von Galle und Pankreasspeichel anregt und die Darmmotilität erhöht; Ⓔ *pancreozymin, cholecystokinin*

pan|mye|lo|id *adj*: alle Knochenmarkselemente betreffend; Ⓔ *panmyeloid*

Pan|mye|lo|pa|thie *f*: Erkrankung des blutbildenden Systems, die alle Zellreihen des Knochenmarks betrifft; Ⓔ *panmyelopathy, panmyelopathia*

konstitutionelle infantile Panmyelopathie: *Syn: Fanconi-Anämie*; vererbte Blutbildungsstörung, die alle Zellreihen des Knochenmarks betrifft; Ⓔ *Fanconi's pancytopenia, Fanconi's anemia, constitutional infantile panmyelopathy, pancytopenia-dysmelia syndrome, congenital hypoplastic anemia, congenital pancytopenia, congenital aplastic anemia*

Pan|mye|lo|phthi|se *f*: Knochenmarkschwund; Ⓔ *panmyelophthisis, myelophthisis*

Pan|mye|lo|se *f*: Erhöhung aller Zellformen im Knochenmark; Ⓔ *panmyelosis*

Panner-Krankheit *f*: aseptische Nekrose* des Humerusköpfchens; Ⓔ *Panner's disease, osteochondritis of the capitellum*

Pan|ni|cu|li|tis *f, pl* **-ti|den**: *Syn: Fettgewebsentzündung, Pannikulitis; Pimelitis*; Entzündung des Unterhautfettgewebes; Ⓔ *panniculitis, pimelitis*

Panniculitis nodularis nonsuppurativa febrilis et recidivans: *Syn: rezidivierende fieberhafte nicht-eitrige Pannikulitis, Pfeiffer-Weber-Christian-Syndrom, Weber-Christian-Syndrom*; durch die Ausbildung subkutaner Knoten gekennzeichnete, herdförmige, nichteitrige Entzündung des subkutanen Fettgewebes; Ⓔ *Weber-Christian disease, Weber-Christian panniculitis, Christian-Weber disease, Weber-Christian syndrome, Christian's disease, Christian's syndrome, nodular nonsuppurative panniculitis, relapsing febrile nodular nonsuppurative panniculitis*

Pan|ni|cu|lus *m*: Gewebe, Lage, Schicht, Haut; Ⓔ *panniculus*

Panniculus adiposus: Unterhautfettgewebe; Ⓔ *subcutaneous fat, pannus*

Pan|ni|ku|lek|to|mie *f*: Exzision der Fettschürze; Ⓔ *panniculectomy*

Pan|ni|ku|li|tis *f, pl* **-ti|den**: *Syn: Fettgewebsentzündung, Panniculitis; Pimelitis*; Entzündung des Unterhautfettgewebes; Ⓔ *panniculitis, pimelitis*

lobuläre Pannikulitis: kann als umschriebene oder systemische Pannikulitis auftreten; die **umschriebene lobuläre Pannikulitis** entsteht durch eine direkte Schädigung [**mechanisch-traumatische Pannikulitis, Kältepannikulitis**, Pannikulitis nach Fremdkörperinjektion], während die **systemische lobuläre Pannikulitis** entweder eine eigenständige Erkrankung [z.B. Panniculitis* nodularis nonsuppurativa febrilis et recidivans] oder Manifestation einer systemischen Erkrankung [systemischer Lupus* erythematodes, Sarkoidose*, Lymphome, Leukämien, metastatische Kalzinose] ist; Ⓔ *lobular panniculitis*

rezidivierende fieberhafte nicht-eitrige Pannikulitis: → *Panniculitis nodularis nonsuppurativa febrilis et recidivans*

septale Pannikulitis: Symptom bei Vaskulitis [Thrombophlebitis, Arteriitis] oder systemischen Erkrankungen [Erythema* nodosum, systemische Sklerodermie*]; Ⓔ *septal panniculitis*

pan|ni|ku|li|tisch *adj*: Fettgewebsentzündung/Pannikulitis betreffend, von ihr betroffen oder gekennzeichnet; Ⓔ *relating to or marked by panniculitis, panniculitic*

Pan|nus *m, pl* **-ni**: **1.** gefäßhaltiges Granulationsgewebe im Hornhautstroma **2.** Synovialisproliferation bei chronischer Synovitis*; Ⓔ **1.** *pannus* **2.** *pannus*

Pan|oph|thal|mie *f*: → *Panophthalmitis*

Pan|oph|thal|mi|tis *f, pl* **-ti|den**: *Syn: Panophthalmie, Pantophthalmie*; akute, eitrige Entzündung des gesamten Augapfels; Ⓔ *panophthalmitis, panophthalmia*

pan|oph|thal|mi|tisch *adj*: Panophthalmitis betreffend, von ihr betroffen oder gekennzeichnet; Ⓔ *relating to or marked by panophthalmitis, panophthalmitic*

pan|op|tisch *adj*: (*Färbung*) alle Strukturen sichtbar machend; Ⓔ *panoptic*

Pa|no|ra|ma|schicht|auf|nah|me|ver|fah|ren *nt*: *Syn: Orthopantomografie, Panoramaschichtverfahren*; Tomografie* der Zähne von Ober- und Unterkiefer und des Kiefergelenks; Ⓔ *orthopantography*

Pa|no|ra|ma|schicht|ver|fah|ren *nt*: → *Panoramaschichtaufnahmeverfahren*

Pan|os|te|i|tis *f, pl* **-ti|den**: → *Panostitis*

pan|os|te|i|tisch *adj*: → *panostitisch*

Pan|os|ti|tis *f, pl* **-ti|ti|den**: *Syn: Panosteitis; Periosteomyelitis*; Knochenentzündung mit Befall aller histologischen Strukturen; Ⓔ *panostitis, panosteitis, periosteomyelitis, periosteomedullitis, periostomedullitis*

pan|os|ti|tisch *adj*: *Syn: panosteitisch*; Panostitis betreffend, von ihr betroffen oder gekennzeichnet; Ⓔ *relating to or marked by panostitis, panostitic, panosteitic*

Pan|o|ti|tis *f, pl* **-ti|ti|den**: gleichzeitige Entzündung von Mittelohr und Innenohr unter Beteiligung des Gehörgangs; Ⓔ *panotitis*

pan|o|ti|tisch *adj*: Panotitis betreffend, von ihr betroffen oder gekennzeichnet; Ⓔ *relating to or marked by panotitis, panotitic*

pan|phob *adj*: Panphobie betreffend, durch sie gekennzeichnet; Ⓔ *relating to or marked by panphobia, panphobic*

Pan|pho|bie *f*: *Syn: generalisierte Angst*; krankhafte Angst vor allem; Ⓔ *irrational fear of everything, panphobia, panophobia, pantophobia*

Pan|ple|gie *f*: Lähmung des gesamten Körpers; Ⓔ *panplegia, pamplegia*

Pan|prok|to|kol|ek|to|mie *f*: vollständige operative Entfernung von Kolon und Rektum; Ⓔ *panproctocolectomy*

Pan|si|nu|si|tis *f, pl* **-ti|den**: Entzündung aller Nasennebenhöhlen; Ⓔ *pansinusitis, pansinuitis*

pan|si|nu|si|tisch *adj*: Pansinusitis betreffend, von ihr betroffen oder gekennzeichnet; Ⓔ *relating to or marked by pansinusitis*

Pan|skle|ro|se *f*: alle Organteile betreffende Verhärtung; Ⓔ *pansclerosis*

Pan|stron|gy|lus me|gis|tus *m*: *Syn: brasilianische Schreitwanze, Triatoma megista*; blutsaugende Raubwanze; Überträger der Chagas*-Krankheit; Ⓔ *barbeiro, Triatoma megista, Panstrongylus megistus*

pan|sys|to|lisch *adj*: *Syn: holosystolisch*; während der ganzen Systole; Ⓔ *pansystolic, holosystolic*

Pant-, pant- *präf.*: → *Panto-*

Pant|al|gie *f*: Schmerzen über den gesamten Körper; Ⓔ

pantalgia

Panto-, panto- *präf.*: Wortelement mit der Bedeutung „ganz/völlig/vollständig"; Ⓔ *all, pant(o)-*

Pan|to|mo|graf, -graph *m*: Gerät zur Pantomografie*; Ⓔ *pantomograph, panoramic radiograph*

Pan|to|mo|gra|fie, -gra|phie *f*: Verfahren zur Herstellung von Panoramaschichtaufnahmen; Ⓔ *pantomography, panoramic radiography*

Pan|to|mo|gramm *nt*: bei der Pantomografie* erhaltene Aufnahme; Ⓔ *panoramic radiograph, pantomogram*

pan|to|phag *adj*: *Syn: allesfressend, omnivor*; (*biolog.*) sowohl pflanzliche als auch tierische, lebende und tote Nahrung aufnehmend; Ⓔ *omnivorous*

Pan|toph|thal|mie *f*: → *Panophthalmitis*

Pan|to|then|säu|re *f*. *Syn: Vitamin B_3*; zur Vitamin B-Gruppe gehörender Bestandteil von Coenzym A; Ⓔ *pantothenic acid, pantothen, yeast filtrate factor, antiachromotrichia factor*

pan|to|trop *adj*: *Syn: pantrop*; mit Affinität zu allen Geweben; Ⓔ *pantropic, pantotropic*

pan|trop *adj*: → *pantotrop*

Pan|u|ve|i|tis *f, pl* **-tiden**: alle Uveaschichten betreffende Entzündung; Ⓔ *panuveitis*

pan|u|ve|i|tisch *adj*: Panuveitis betreffend, von ihr betroffen oder gekennzeichnet; Ⓔ *relating to or marked by panuveitis*

Pan|zer|herz *nt*: *Syn: Pericarditis calcarea*; konstriktive Herzbeutelentzündung mit Verkalkung des Perikards; Ⓔ *panzerherz, armored heart, armour heart*

Pan|zys|ti|tis *f, pl* **-ti|ti|den**: alle Schichten betreffende Blasenentzündung; Ⓔ *pancystitis*

pan|zys|ti|tisch *adj*: Panzystitis betreffend, von ihr betroffen oder gekennzeichnet; Ⓔ *relating to or marked by pancystitis*

Pan|zy|to|pe|nie *f*: Verminderung aller Zellarten im peripheren Blut; Ⓔ *pancytopenia, panhematopenia, hematocytopenia*

Pa|pa|gei|en|krank|heit *f*: → *Psittakose*

Papanicolaou-Abstrich *m*: *s.u. Papanicolaou-Test*; Ⓔ *Papanicolaou's smear*

Papanicolaou-Färbung *f*: *s.u. Papanicolaou-Test*; Ⓔ *Papanicolaou's stain, Pap stain*

Papanicolaou-Test *m*: *Syn: Pap-Test*; vaginaler Zellabstrich [**Papanicolaou-Abstrich**] mit nachfolgender **Papanicolaou-Färbung** und zytologischer Untersuchung; Ⓔ *Papanicolaou's test, Pap test*

Pa|pa|ver som|ni|fe|rum *nt*: Schlafmohn; *s.u. Opium*; Ⓔ *poppy, Papaver somniferum*

Pa|pel *f*: *Syn: Papula*; Hautknötchen; Ⓔ *papule, papula*

Pa|pier|chro|ma|to|gra|fie, -gra|phie *f*: Chromatografie* mit Papier als stationärer Phase; Ⓔ *paper chromatography, filter-paper chromatography*

Pa|pier|e|lek|tro|pho|re|se *f*: Elektrophorese* auf Filterpapier; Ⓔ *paper electrophoresis*

Pa|pil|la *f, pl* **-lae**: *Syn: Papille*; warzenförmige Hauterhebung, Wärzchen; Ⓔ *papilla*

Papillae corii: → *Papillae dermis*

Papilla dentis: *Syn: Zahnpapille*; Vorstufe der Zahnpulpa während der Zahnbildung; Ⓔ *dental papilla*

Papillae dermis: *Syn: Hautpapillen, Papillae corii*; Papillen der Lederhaut, die die Papillarleisten bilden; Ⓔ *dermal papillae, skin papillae*

Papilla ductus parotidei: Papille der Wangenschleimhaut an der Mündung des Ausführungsganges der Ohrspeicheldrüse; Ⓔ *parotid papilla*

Papilla duodeni major: *Syn: Vater Papille, Papilla Vateri, große Duodenalpapille*; Schleimhautpapille an der Mündung von Ductus choledochus und Ductus pancreaticus in den Zwölffingerdarm; Ⓔ *Vater's papilla, Santorini's major caruncle, Santorini's papilla, major duodenal papilla, bile papilla, major caruncle of Santorini*

Papilla duodeni minor: *Syn: kleine Duodenalpapille*; Schleimhautpapille an der Mündung des Ductus pancreaticus minor in den Zwölffingerdarm; Ⓔ *Santorini's minor caruncle, minor duodenal papilla*

Papillae filiformes: fadenförmige Zungenpapillen; Ⓔ *filiform papillae, lingual villi, villous papillae, arcuate papillae of tongue*

Papillae foliatae: blattförmige Zungenpapillen; Ⓔ *foliate papillae*

Papillae fungiformes: pilzförmige Zungenpapillen; Ⓔ *fungiform papillae, clavate papillae*

Papilla gingivalis: → *Papilla interdentalis*

Papilla ilealis: Papille an der Mündung des Ileums in den Blinddarm; Ⓔ *ileocecal papilla, ileal papilla*

Papilla incisiva: Erhebung am vorderen Gaumenende über dem Foramen incisivum; Ⓔ *incisive papilla, palatine papilla*

Papilla interdentalis: *Syn: Interdentalpapille, Papilla gingivalis*; Zahnfleischerhebung, die den Interdentalraum ausfüllt; Ⓔ *interdental papilla, gingival papilla*

Papilla lacrimalis: *Syn: Tränenpapille*; kegelförmige Erhebung im medialen Augenwinkel, an deren Spitze das Tränenpünktchen liegt; Ⓔ *lacrimal papilla*

Papillae lentiformes: linsenförmige Zungenpapillen, kurze pilzförmige Zungenpapillen; Ⓔ *lentiform papillae*

Papillae linguales: Zungenpapillen; Ⓔ *lingual papillae, gustatory papillae*

Papilla mammaria: *Syn: Mamille*; Brustwarze; Ⓔ *mammary papilla, nipple, mamilla, mammilla, thelium*

Papilla nervi optici: *Syn: Sehnervenpapille, Discus nervi optici*; Erhebung an der Austrittsstelle der Sehnervenfasern aus der Netzhaut; Ⓔ *optic nerve papilla, optic papilla, optic disk, optic nerve head, optic nerve disk*

Papilla pili: Haarpapille; Ⓔ *hair papilla*

Papilla renalis: *Syn: Nierenpapille*; Spitze der **Nierenpyramiden** [Pyramides renalis], die in die Nierenkelche hineinragen; Ⓔ *renal papilla*

Papillae vallatae: Wallpapillen der Zunge; Ⓔ *vallate papillae, caliciform papillae, capitate papillae, circumvallate papillae*

Papilla Vateri: → *Papilla duodeni major*

pa|pil|lar *adj*: *Syn: papillenförmig, warzenförmig, papilliform*; Papille oder Warze betreffend; Ⓔ *relating to papillae, papillary, papillar, papillate, papillated, papillose, papilliform*

Pa|pil|lar|kör|per|schicht *f*: *Syn: Papillarschicht, Stratum papillare dermis*; wellenförmig mit der Epidermis* verbundene obere Schicht der Dermis*; Ⓔ *papillary layer of dermis, papillary layer of corium*

Pa|pil|lar|leis|ten *pl*: *Syn: Hautleisten, Tastleisten, Cristae cutis*; genetisch determiniertes Leistenmuster der Haut; Ⓔ *epidermal ridges, skin ridges, dermal ridges*

Pa|pil|lar|mus|keln *pl*: → *Musculi papillares cordis*

Pa|pil|lar|schicht *f*: → *Papillarkörperschicht*

Pa|pil|le *f*: → *Papilla*

Pa|pil|lek|to|mie *f*: operative Entfernung einer Papille, Papillenexzision; Ⓔ *papillectomy*

Pa|pil|len|di|la|ta|ti|on *f*: endoskopische Aufdehnung der Papilla* duodeni major; Ⓔ *papillary dilation*

Pa|pil|len|ent|zün|dung *f*: → *Papillitis*

Pa|pil|len|kar|zi|nom *nt*: Karzinom der Papilla* duodeni major; Ⓔ *carcinoma of the papilla of Vater*

Pa|pil|len|ne|kro|se *f*: → *Papillitis necroticans*

Pa|pil|len|stein *m*: Harnstein im Bereich der Nierenpapillen; Ⓔ *papillary stone*

Pa|pil|len|ste|no|se *f*. *Syn: Sphinktersklerose, Sphinkterfibrose, Sklerose des Sphincter Oddi*; Einengung der Papilla* duodeni major; meist sklerotisch bedingt als Folge einer Entzündung; Ⓔ *stenosis of the papilla of Vater*

Pa|pil|len|zys|te, in|tra|du|o|de|na|le *f: Syn: Choledochozele*; angeborene Erweiterung des Endteils des Choledochus* mit Vorwölbung in das Duodenum*; Ⓔ *type III choledochal cyst, choledochocele*

pa|pil|li|form *adj*: → *papillar*

Pa|pil|li|tis *f, pl* **-ti|den**: **1.** Papillenentzündung **2.** *Syn: Papillenentzündung, Neuritis nervi optici intrabulbaris, Neuropapillitis optica*; zu Hyperämie und ödematöser Schwellung führende Entzündung der Sehnervenpapille **3.** Entzündung der Nierenpapillen **4.** Entzündung der Analpapillen **5.** Entzündung der Duodenalpapille; Ⓔ **1.** *inflammation of a papilla, papillitis* **2.** *inflammation of the optic papilla, papillitis* **3.** *inflammation of the renal papilla, papillitis* **4.** *inflammation of the anal papillas, papillitis* **5.** *inflammation of the duodenal papilla, papillitis*

Papillitis necroticans: *Syn: Papillennekrose*; entzündliche Nekrose* der Nierenpapillen, u.a. bei Diabetes* mellitus, Analgetikanephropathie* und Sichelzellanämie*; Ⓔ *necrotizing papillitis, necrotizing renal papillitis, papillary necrosis, renal papillary necrosis*

Papillitis stenosans: zu Papillenstenose* führende stenosierende Entzündung der Papilla* duodeni major; Ⓔ *stenosis of the papilla of Vater*

pa|pil|li|tisch *adj*: Papillenentzündung/Papillitis betreffend, von ihr betroffen oder gekennzeichnet; Ⓔ *relating to or marked by papillitis, papillitic*

Pa|pil|lom *nt*: *Syn: Papilloma*; gutartige, mit Epithel überkleidete Bindegewebsgeschwulst der Haut und Schleimhaut; Ⓔ *papilloma, papillary tumor, villoma, villous papilloma, villous tumor*

Pa|pil|lo|ma *nt, pl* **-ma|ta**: → *Papillom*

Papilloma acuminatum: *Syn: Feigwarze, Feuchtwarze, spitzes Kondylom, Condyloma acuminatum, Papilloma venereum*; v.a. durch Geschlechtsverkehr übertragene Viruserkrankung mit Ausbildung spitzer, warzenartiger Papillome im Genitalbereich; Ⓔ *acuminate wart, fig wart, genital wart, moist wart, venereal wart, moist papule, condyloma, acuminate condyloma, pointed condyloma, pointed wart*

Papilloma venereum: → *Papilloma acuminatum*

pa|pil|lo|ma|tös *adj*: Papillom betreffend, papillomartig; Ⓔ *relating to a papilloma, papillomatous*

Pa|pil|lo|ma|to|se *f*: *Syn: Papillomatosis*; Vorkommen multipler Papillome von Haut und/oder Schleimhaut; Ⓔ *papillomatosis*

Pa|pil|lo|ma|to|sis *f, pl* **-ses**: → *Papillomatose*

Papillomatosis confluens et reticularis: *Syn: Gougerot-Carteaud-Syndrom*; ätiologisch ungeklärte Erkrankung mit Hyperpigmentierung der Haut und verrukösen Keratosen; Ⓔ *confluent and reticulate papillomatosis*

Pa|pil|lo|ma|vi|rus *nt, pl* **-ren**: *Syn: Warzenvirus*; kleine DNA-Viren der Familie Papovaviridae*; enthält mehr als 70 humane Papillomaviren, die i.d.R. gutartige Tumoren der Haut und Schleimhäute verursachen; Ⓔ *papilloma virus, Papillomavirus*

Papillon-Léage-Psaume-Syndrom *nt*: *Syn: orodigitofaziale Dysostose, orofaziodigitales Syndrom, OFD-Syndrom*; X-chromosomal vererbtes Syndrom mit oralen [Lappenzunge, Gaumenspalte], digitalen [Brachydaktylie*, Syndaktylie*] und fazialen [Lippenspalte, Nasenknorpelhypoplasie] Fehlbildungen; evtl. geistige Retardierung; Ⓔ *Papillon-Léage and Psaume syndrome, orodigitofacial dysostosis, orodigitofacial syndrome*

Papillon-Lefèvre-Syndrom *nt*: *Syn: Keratosis palmoplantaris mit Paradontose/Periodontose, Keratosis palmoplantaris diffusa non circumscripta*; autosomal-rezessive, palmoplantare Verhornungsstörung mit Zahnanomalien und Entzündungen im Mundbereich; Ⓔ *Papillon-Lefèvre syndrome*

Pa|pil|lo|re|ti|ni|tis *f, pl* **-ti|den**: *Syn: Retinopapillitis*; Entzündung von Sehnervenpapille und Netzhaut/Retina; Ⓔ *papilloretinitis, retinopapillitis*

pa|pil|lo|re|ti|ni|tisch *adj*: *Syn: retinopapillitisch*; Papilloretinitis betreffend, von ihr betroffen oder gekennzeichnet; Ⓔ *relating to or marked by papilloretinitis*

Pa|pil|lo|sphink|te|ro|to|mie *f*: → *Papillotomie*

Pa|pil|lo|to|mie *f*: *Syn: Papillosphinterotomie, Sphinkterotomie*; Spaltung einer verengten Vater*-Papille; Ⓔ *papillosphincterotomy, papillotomy*

Pa|po|va|vi|ri|dae *pl*: *Syn: Papovaviren*; weltweit verbreitete Familie hitzestabiler DNA-Viren; enthält Papillomavirus* und Polyomavirus*; Ⓔ *Papovaviridae*

Pap|pa|ta|ci|fie|ber *nt*: *Syn: Phlebotomusfieber, Moskitofieber, Drei-Tage-Fieber*; hochfieberhafte Arbovirusinfektionskrankheit; Ⓔ *phlebotomus fever, pappataci fever, Pym's fever, sandfly fever, three-day fever*

Pappenheim-Färbung *f*: panoptische Färbung für Blutausstriche; Ⓔ *Pappenheim's stain*

Pap-Test *m*: → *Papanicolaou-Test*

Pa|pu|la *f, pl* **-lae**: *Syn: Papel*; Hautknötchen; Ⓔ *papule, papula*

pa|pu|lo|id *adj*: papelähnlich, papelartig; Ⓔ *resembling a papule, papuloid*

pa|pu|lo|pus|tu|lös *adj*: aus Papeln und Pusteln bestehend; Ⓔ *papulopustular*

pa|pu|lös *adj*: Papel betreffend, mit Papelbildung; Ⓔ *relating to papules, papular*

Pa|pu|lo|se *f*: *Syn: Papulosis*; durch multiple Papelbildung gekennzeichnete Erkrankung; Ⓔ *papulosis*

lymphomatoide Papulose: *Syn: T-Zell-Pseudolymphom*; ätiologisch unklare Erkrankung mit Bildung schmerzhafter, geröteter Papeln durch eine Proliferation aktiver T-Lymphozyten in der Haut; Ⓔ *lymphomatoid papulosis*

Pa|pu|lo|sis *f, pl* **-ses**: → *Papulose*

Papulosis atrophicans maligna: *Syn: Köhlmeier-Degos-Syndrom, Degos-Delort-Tricot-Syndrom, tödliches kutaneointestinales Syndrom, Papulosis maligna atrophicans (Degos), Thrombangiitis cutaneaintestinalis disseminata*; ätiologisch ungeklärte, durch eine Thrombosierung kleiner Arterien und Papelbildung gekennzeichnete Erkrankung mit schlechter Prognose; Ⓔ *malignant atrophic papulosis*

Papulosis maligna atrophicans (Degos): → *Papulosis atrophicans maligna*

Par-, par- *präf.*: → *Para-*

Para-, para- *präf.*: Wortelement mit der Bedeutung **1.** „bei/neben" **2.** „abweichend/teilweise/gegen/wider"; Ⓔ **1.** *para-, par-, near, adjacent* **2.** *departing from the normal, partially, opposite*

-para *suf.*: Wortelement mit der Bedeutung „Gebärende"; Ⓔ *-para*

Pa|ra|amy|lo|i|do|se *f*: *Syn: Paramyloidose, primäre Amyloidose*; Amyloidose* mit Amyloidablagerung in mesenchymalen Organen [Lunge, Muskulatur, Haut]; Ⓔ *paramyloidosis, primary amyloidosis*

Pa|ra|ap|pen|di|zi|tis *f, pl* **-ti|den**: *Syn: Periappendizitis; Perityphlitis*; Entzündung der periappendizealen Gewebe; Ⓔ *para-appendicitis, periappendicitis*

pa|ra|ap|pen|di|zi|tisch *adj*: *Syn: periappendizitisch*; Paraappendizitis betreffend, von ihr betroffen oder gekennzeichnet; Ⓔ *relating to or marked by para-appendicitis, para-appendicitic, periappendicitic*

Pa|ra|bal|lis|mus *m*: doppelseitiger Ballismus; Ⓔ *paraballism*

Pa|ra|blep|sie *f*: Sehstörung; Ⓔ *false vision, perverted vision, parablepsia*

Pa|ra|bu|lie *f*: krankhafte Willensstörung durch entgegengesetzte Willensimpulse; Ⓔ *parabulia*

Pa|ra|cen|te|se *f*: → *Parazentese*

Pa|ra|coc|ci|di|o|i|des bra|si|li|en|sis *m*: *Syn: Blastomyces brasiliensis*; zu den Fungi* imperfecti gehörender Er-

P

reger der Parakokzidioidomykose*; Ⓔ *Paracoccidioides brasiliensis, Blastomyces brasiliensis*

Palralcolcildilolildolmylcolsis *f*: → *Parakokzidioidomykose*

Palralcollpilum *nt*: Bindegewebe um die Scheide; Ⓔ *paracolpium*

Palralculsis *f*: → *Parakusis*

Palralcysltilum *nt*: Bindegewebe um die Harnblase; Ⓔ *paracystium*

Palraldonltolse *f*: *Syn: Parodontose*; nur noch selten verwendete Bezeichnung für eine nicht-entzündliche Atrophie des Parodontiums; Ⓔ *adult paradentitis, adult periodontitis, paradentosis, periodontosis*

palralduloldelnal *adj*: neben dem Zwölffingerdarm/Duodenum (liegend), in der Nähe des Duodenums (liegend); Ⓔ *paraduodenal*

Palralduloldelnallfallte *f*: *Syn: Plica paraduodenalis*; Bauchfellfalte neben dem Duodenum; Ⓔ *paraduodenal fold*

Palralelrythlrolblaslten *pl*: pathologische Erythroblastenform; Ⓔ *paraerythroblasts*

Palraflfin *nt*: *Syn: Paraffinum*; Gemisch aus gesättigten Kohlenwasserstoffen; ist je nach Zusammensetzung fest [**Paraffinum solidum**] oder flüssig [**Paraffinum liquidum**]; Ⓔ *paraffin, paraffine*

Palraflfinlkrebs *nt*: durch chronischen Kontakt mit Paraffin ausgelöster Hautkrebs; Ⓔ *paraffin cancer*

Palraflfilnom *nt*: durch Paraffin ausgelöstes Fremdkörpergranulom; Ⓔ *paraffin tumor, paraffinoma*

Palraflfilnum *nt*: → *Paraffin*

palralfollilkullär *adj*: neben einem Follikel (liegend); Ⓔ *parafollicular*

Palralfunkltilon *f*: *Syn: Dysfunktion*; Funktionsstörung, Fehlfunktion; Ⓔ *perverted function, parafunction*

Palralganlglilen *pl*: zum sympathischen [**sympathische** oder **chromaffine Paraganglien**] oder parasympathischen [**parasympathische Paraganglien**] System gehörende Zellgruppen; Ⓔ *paraganglia, chromaffin bodies*

Paraganglion jugulare/tympanicum: *Syn: Glomus jugulare, Glomus tympanicum*; parasympathisches Paraganglion in der Wand des Bulbus* superior venae jugularis; Ⓔ *jugular body, tympanic body*

Palralganlglilom *nt*: von den Paraganglien* ausgehender Tumor; Ⓔ *paraganglioma, chromaffin tumor*

Palralgeulsie *f*: gestörte/veränderte Geschmacksempfindung; Ⓔ *parageusia*

Palralgolnilmilalsis *f*, *pl* **-ses**: *Syn: Lungenegelbefall, Paragonimose*; durch Lungenegel [**Paragonimus**] hervorgerufene tropische Infektionskrankheit; Ⓔ *paragonimiasis, pulmonary dystomiasis, pulmonary distomiasis, lung fluke disease*

Palralgolnilmolse *f*: → *Paragonimiasis*

Palralgolnilmus *m*: bestachelte Saugwürmer; Lungenparasiten von Mensch und Tieren; Ⓔ *Paragonimus*

Paragonimus ringeri/westermani: *Syn: Lungenegel*; meist paarweise im Lungengewebe parasitierende Trematode; Ⓔ *lung fluke, Paragonimus ringeri/westermani*

Palralgralfie, -gralphie *f*: Dysgrafie* mit Verwechslung von Buchstaben [**literale Paragrafie**] oder Wörtern [**verbale Paragrafie**]; Ⓔ *paragraphia*

Palralgramlmaltislmus *m*: Form der Paraphasie* mit ausgeprägter Störung der Grammatik; Ⓔ *paragrammatism*

Palralgralnullom *nt*: *Syn: Hodgkin-Paragranulom*; lymphozytenreiche Form des Hodgkin-Lymphoms; Ⓔ *paragranuloma*

Palralhälmolphilie *f*: *Syn: Owren-Syndrom, Faktor-V-Mangel, Parahämophilie A, Hypoproakzelerinämie, Hypoproaccelerinämie*; autosomal-rezessiver Mangel an Blutgerinnungsfaktor V; führt zu erhöhter Blutungsneigung; Ⓔ *Owren's disease, parahemophilia, hypoproaccelerinemia, factor V deficiency*

Parahämophilie A: → *Parahämophilie*

Parahämophilie B: *Syn: Faktor-VII-Mangel, Hypoprokonvertinämie, Hypoproconvertinämie*; erblicher Mangel an Blutgerinnungsfaktor VII; führt zu erhöhter Blutungsneigung ähnlich der Hämophilie*; Ⓔ *hypoproconvertinemia, factor VII deficiency*

palralhelpaltisch *adj*: neben der Leber (liegend), in der Nähe der Leber (liegend); Ⓔ *parahepatic*

Palralhidlrolsis *f*, *pl* **-ses**: *Syn: Paridrosis, Parahidrose*; Sekretion eines abnormalen Schweißes, z.B. Chromhidrose*, Bromhidrose*; Ⓔ *parahidrosis, paridrosis*

Palralinlflulenlzalvilren *pl*: weltweit verbreitete RNA-Viren, die grippeartige Entzündungen der Atemwege verursachen; Ⓔ *parainfluenza viruses*

palralkarldilal *adj*: neben dem Herzen (liegend); Ⓔ *paracardiac*

Palralkelraltolse *f*: *Syn: Parakeratosis*; Verhornungsstörung der Haut mit Erhaltung von pyknotischen Zellkernen; Ⓔ *parakeratosis*

Palralkelraltolsis *f*, *pl* **-ses**: → *Parakeratose*

Parakeratosis anularis: → *Parakeratosis Mibelli*

Parakeratosis centrifuga atrophicans: → *Parakeratosis Mibelli*

Parakeratosis Mibelli: *Syn: Mibelli-Krankheit, Porokeratosis Mibelli, Parakeratosis centrifuga atrophicans, Keratoatrophodermie, Hyperkeratosis figurata centrifugata atrophicans, Hyperkeratosis concentrica, Keratodermia excentrica*; autosomal-dominante Erkrankung mit Hyperkeratose* und Porokeratose* der Haut von Extremitäten und Gesicht; Ⓔ *porokeratosis, Mibelli's disease, porokeratosis of Mibelli, keratoatrophoderma*

Parakeratosis variegata: *Syn: Parapsoriasis lichenoides, Lichen variegatus*; chronisch progrediente, entzündliche Hauterkrankung mit lichenoiden Papeln und Parakeratose; Ⓔ *poikilodermic parapsoriasis, poikilodermatous parapsoriasis, retiform parapsoriasis*

palralkelraltoltisch *adj*: Parakeratose betreffend, von ihr betroffen oder gekennzeichnet, durch sie bedingt; Ⓔ *relating to parakeratosis, parakeratotic*

Palralkilnelse *f*: *Syn: Parakinesis*; Störung des normalen Bewegungsablaufs; Ⓔ *parakinesia, paracinesia, paracinesis, parakinesis*

Palralkilnelsis *f*: → *Parakinese*

palralkilneltisch *adj*: Parakinese betreffend; Ⓔ *relating to parakinesia, parakinetic*

Palralkoklzildilolildolmylkolse *f*: *Syn: Lutz-Splendore-Almeida-Krankheit, Paracoccidioidomycose, brasilianische/südamerikanische Blastomykose, Granuloma paracoccidioides*; in Südamerika vorkommende systemische Mykose* mit primärem Befall der Schleimhaut von Mund und Nase sowie der angrenzenden Gesichtshaut; Ⓔ *paracoccidioidomycosis, paracoccidioidal granuloma, South American blastomycosis, Brazilian blastomycosis, Lutz-Splendore-Almeida disease, Almeida's disease*

palralkollisch *adj*: neben dem Kolon (liegend); Ⓔ *paracolic*

Palralkollitis *f*, *pl* **-tilden**: Entzündung der Dickdarmserosa; Ⓔ *paracolitis*

palralkollitisch *adj*: Parakolitis betreffend, von ihr betroffen oder gekennzeichnet; Ⓔ *relating to or marked by paracolitis, paracolitic*

Palralkollpitis *f*, *pl* **-tilden**: *Syn: Paravaginitis*; Entzündung des paravaginalen Bindegewebes; Ⓔ *paracolpitis, paravaginitis, Maher's disease*

palralkollpiltisch *adj*: Parakolpitis betreffend, von ihr betroffen oder gekennzeichnet; Ⓔ *relating to or marked by paracolpitis*

palralkrin *adj*: (*Hormon*) eine direkte/lokale Wirkung zeigend; Ⓔ *paracrine*

Palralkulsis *f*: *Syn: Paracusis*; Hörstörung; Ⓔ *impaired*

P

hearing, paracusis, paracousis, paracusia

Pa|ra|ky|e|se *f*: →*Extrauterinschwangerschaft*

Pa|ra|la|lie *f*: **1.** Sprachstörung **2.** →*Paraphasie*; Ⓔ **1.** *paralalia* **2.** →*Paraphasie*

Pa|ra|lamb|da|zis|mus *m*: Stammelfehler, bei dem „l" durch „n" ersetzt wird; Ⓔ *paralambdacism*

pa|ra|lek|tisch *adj*: Paralexie betreffend, von ihr betroffen oder gekennzeichnet; Ⓔ *relating to or affected with paralexia, paralexic*

Pa|ra|leu|ko|blas|ten *pl*: pathologische Leukozytenvorstufen; Ⓔ *paraleukoblasts*

Pa|ra|le|xie *f*: Lesestörung; Ⓔ *paralexia*

Par|al|ler|gie *f*: *Syn: parallergische Reaktion*; veränderte immunologische Reaktionsbereitschaft nach einer Infektionskrankheit; Ⓔ *parallergy*

par|al|ler|gisch *adj*: Parallergie betreffend, durch sie bedingt; Ⓔ *relating to parallergy, parallergic*

Pa|ra|lo|gie *f*: formale Denkstörung, bei der unabhängige Sachverhalte miteinander verknüpft werden; Ⓔ *paralogia, paralogism, paralogy, evasion*

Pa|ra|lym|pho|blas|ten *pl*: pathologische Lymphozytenvorstufen; Ⓔ *paralymphoblasts*

Pa|ra|ly|se *f*: *Syn: Lähmung, Paralysis*; Ausfall der motorischen [**motorische Lähmung**] oder sensiblen [**sensible Lähmung**] Funktion eines Nervens bzw. seines Erfolgsorgans; Ⓔ *paralysis, paralyzation, palsy, pamplegia*

Pa|ra|ly|sis *f, pl* **-ses**: →*Paralyse*

Paralysis agitans: *Syn: Parkinson-Krankheit, Morbus Parkinson*; idiopathische Degeneration der dopaminergen Neurone in der Substantia nigra, die zur klinischen Trias von Bewegungsarmut [Maskengesicht], Ruhetremor und Rigor führt; häufigste neurologische Erkrankung des Alters; Ⓔ *shaking palsy, trembling palsy, parkinsonism, Parkinson's disease*

Paralysis spinalis ascendens acuta: *Syn: Landry-Lähmung, Landry-Paralyse, Landry-Typ*; akut aufsteigende Rückenmarklähmung, die zu Lähmung der Schluck- und Atemmuskulatur führen kann; Ⓔ *radiculoneuritis, acute febrile polyneuritis, Landry's palsy, Landry's paralysis, Landry's syndrome, Landry's disease, acute ascending (spinal) paralysis*

pa|ra|ly|tisch *adj*: Paralyse betreffend, von ihr betroffen oder gekennzeichnet, durch sie bedingt, gelähmt; Ⓔ *relating to or suffering from paralysis, paralytic, paralyzed*

pa|ra|ly|to|gen *adj*: eine Paralyse verursachend oder auslösend, lähmend, paralytisch; Ⓔ *paralytogenic, paralyzant*

pa|ra|me|a|tal *adj*: in der Nähe eines Meatus (liegend), um einen Meatus herum (liegend); Ⓔ *parameatal*

pa|ra|me|di|an *adj*: neben der Medianlinie oder Mittelebene (liegend); Ⓔ *paramedian, paramesial*

Pa|ra|me|di|an|e|be|ne *f*: *Syn: Planum paramedianum*; Sagittalebene*, die den Körper in zwei ungleiche Hälften teilt, da sie parallel zur Medianebene verläuft; Ⓔ *paramediann plane*

Pa|ra|me|nie *f*: Menstruationsstörung; Ⓔ *paramenia*

pa|ra|me|tran *adj*: *Syn: parametrisch*; **1.** das Parametrium betreffend, im Parametrium (liegend), ins Parametrium hinein **2.** neben der Gebärmutter/Metra (liegend); Ⓔ **1.** *relating to the parametrium, parametrial, parametric* **2.** *adjacent to the uterus, parametric*

pa|ra|me|trisch *adj*: →*parametran*

Pa|ra|me|tri|tis *f, pl* **-ti|den**: Parametriumentzündung; Ⓔ *inflammation of the parametrium, parametritis, pelvic cellulitis, pelvicellulitis*

pa|ra|me|tri|tisch *adj*: Parametriumentzündung/Parametritis betreffend, von ihr betroffen oder gekennzeichnet; Ⓔ *relating to or marked by parametritis*

Pa|ra|me|tri|um *nt*: *Syn: Retinaculum uteri*; verdichtetes Bindegewebe neben der Gebärmutter; Ⓔ *parametrium*

Pa|ra|me|tro|pa|thia spas|ti|ca *f*: *Syn: Pelvipathia vegetativa*; vegetativ-nervöse Störung mit Kreuzschmerzen und spastischen Kontraktionen des hinteren Teils des Parametriums; Ⓔ *parametrismus*

Pa|ra|mi|mie *f*: Störung der Gebärdensprache; Ⓔ *paramimia*

Pa|ra|mne|sie *f*: Erinnerungsverfälschung; Ⓔ *false recollection, paramnesia*

Par|am|phi|sto|mi|a|sis *f, pl* **-ses**: in den Tropen und Subtropen auftretende Infektionskrankheit durch Saugwürmer [**Paramphistomatidae**]; Ⓔ *paramphistomiasis*

Pa|ra|my|e|lo|blas|ten *pl*: pathologischer Myeloblast; Ⓔ *paramyeloblasts*

Par|a|my|lo|i|do|se *f*: →*Paraamyloidose*

Pa|ra|my|o|to|nia con|ge|ni|ta *f*: →*Paramyotonie*

Pa|ra|my|o|to|nie *f*: *Syn: Eulenburg-Krankheit, Eulenburg-Syndrom, Paramyotonia congenita*; autosomal-dominante Erkrankung mit Muskelstarre bei Kälteexposition und nachfolgender Erschlaffung; Ⓔ *paramyotonia, paramyotone, paramyotonus*

Pa|ra|my|xo|vi|ren *pl*: →*Paramyxoviridae*

Pa|ra|my|xo|vi|ri|dae *pl*: *Syn: Paramyxoviren*; Familie von RNA-Viren; enthält u.a. das Mumpsvirus und das Masernvirus; Ⓔ *Paramyxoviridae*

pa|ra|na|sal *adj*: neben der Nase oder Nasenhöhle (liegend); Ⓔ *paranasal*

Pa|ra|ne|o|pla|sie *f*: *Syn: paraneoplastisches Syndrom*; Bezeichnung für im Rahmen einer Tumorerkrankung auftretende Symptome, die weder vom Primärtumor noch den Metastasen direkt verursacht werden; Ⓔ *paraneoplasia*

pa|ra|ne|o|plas|tisch *adj*: von einem (malignen) Tumor in Funktion und Struktur abweichend; Ⓔ *paraneoplastic, paracarcinomatous*

Pa|ra|ne|phri|tis *f, pl* **-ti|den**: *Syn: Epinephritis*; meist hämatogene Entzündung der Nierenkapsel und umliegender Strukturen; Ⓔ *paranephritis*

pa|ra|ne|phri|tisch *adj*: *Syn: epinephritisch*; Paranephritis betreffend, von ihr betroffen oder gekennzeichnet; Ⓔ *relating to the paranephros, paranephric*

pa|ra|neu|ral *adj*: in der Nähe eines Nervs, neben einem Nerv verlaufend; Ⓔ *paraneural*

Pa|ran|gi *f*: *Syn: Frambösie, Pian, Yaws, Framboesia tropica*; chronische tropische Infektionskrankheit durch **Treponema pertenue**; im Endstadium kommt es zu schweren Schädigungen von Haut, Weichteilen und Knochen; Ⓔ *parangi, frambesia, framboesia, pian, polypapilloma tropicum, Breda's disease, Charlouis' disease, yaws, zymotic papilloma, granula tropicum, thymiosis, bouba, tonga*

pa|ra|no|dal *adj*: neben einem Knoten/Nodus (liegend); Ⓔ *paranodal*

Pa|ra|noia *f*: systematisierter Wahn, z.B. Eifersuchtswahn; Ⓔ *delusional paranoid disorders, delusional disorders, paranoia*

pa|ra|no|id *adj*: einer Paranoia ähnlich, wahnhaft; Ⓔ *paranoid*

pa|ra|no|isch *adj*: Paranoia betreffend, auf Paranoia beruhend, wahnhaft; Ⓔ *relating to or affected with paranoia, paranoiac*

Pa|ra|no|mie *f*: falsches Benennen richtig erkannter Objekte; Ⓔ *paranomia*

pa|ra|nor|mal *adj*: *Syn: übersinnlich, parapsychisch*; über das Normale oder das Natürliche hinaus, nicht auf natürliche Weise erklärbar; Ⓔ *paranormal*

pa|ra|nu|kle|är *adj*: **1.** um einen Kern/Nukleus herum (liegend) **2.** Nebenkern/Paranukleus betreffend; Ⓔ **1.** *paranuclear* **2.** *paranuclear*

pa|ra|o|ral *adj*: neben dem Mund, in der Nähe des Mundes; nicht durch den Mund verabreicht; Ⓔ *paraoral*

pa|ra|ö|so|pha|ge|al *adj*: neben der Speiseröhre/dem Ösophagus (liegend); Ⓔ *paraesophageal*
pa|ra|os|sal *adj*: neben/auf einem Knochen (liegend); Ⓔ *paraosseous*
pa|ra|pan|kre|a|tisch *adj*: neben der Bauchspeicheldrüse/dem Pankreas (liegend); Ⓔ *parapancreatic*
Pa|ra|pa|ra|ly|se *f*: → *Paraplegie*
Pa|ra|pa|re|se *f*: beidseitige Parese*; Ⓔ *paraparesis*
pa|ra|pa|re|tisch *adj*: Paraparese betreffend, von ihr betroffen oder gekennzeichnet, durch sie bedingt; Ⓔ *relating to paraparesis, paraparetic*
Pa|ra|pem|phi|gus *m*: *Syn: bullöses Pemphigoid, Alterspemphigus*; wahrscheinlich durch Autoantikörper verursachtes Pemphigoid* mit großen prallen Blasen; Ⓔ *pemphigoid, bullous pemphigoid*
pa|ra|pe|ri|to|ne|al *adj*: außerhalb des Bauchfells/Peritoneums liegend; in der Nähe des Bauchfells; Ⓔ *paraperitoneal*
Pa|ra|per|tus|sis *f*: keuchhustenartige Erkrankung durch Bordetella parapertussis; Ⓔ *parapertussis*
Pa|ra|pha|ge *m*: *Syn: Kommensale*; Organismus, der von Abfallprodukten oder überschüssiger Nahrung eines anderen Organismus lebt, ohne diesen zu schädigen [**Kommensalismus**]; Ⓔ *commensal*
pa|ra|pha|ryn|ge|al *adj*: neben dem Rachen/Pharynx (liegend); Ⓔ *parapharyngeal*
Pa|ra|pha|sie *f*: *Syn: Paralalie*; Form der Aphasie, bei der Wörter [**verbale Paraphasie**] oder Buchstaben [**literale Paraphasie**] verwechselt werden; Ⓔ *paraphasia, jargon*
pa|ra|phil *adj*: Paraphilie betreffend; Ⓔ *paraphiliac*
Pa|ra|phi|lie *f*: sexuelle Deviation; früher als Perversion bezeichnet; Ⓔ *paraphilia, sexual deviation*
Pa|ra|phi|mo|se *f*: *Syn: Capistratio, Spanischer Kragen*; Abschnürung der Eichel durch Einklemmung der zu engen Vorhaut hinter dem Eichelkranz; Ⓔ *paraphimosis, capistration, Spanish collar*
Pa|ra|phra|sie *f*: Sprachstörung mit Störung von Satzkonstruktion, Wortfolge und Wortwahl; Ⓔ *paraphrasia, partial aphrasia*
Pa|ra|phre|nie *f*: Bezeichnung für chronische Schizophrenieformen mit Wahnbildung; Ⓔ *paraphrenia*
pa|ra|phre|nisch *adj*: Paraphrenie betreffend, von ihr betroffen oder gekennzeichnet; Ⓔ *relating to paraphrenia, paraphrenic*
Pa|ra|phre|ni|tis *f, pl* **-ti|den**: Entzündung der das Zwerchfell bedeckenden Brustfell- [Pleuritis* diaphragmatica] und Bauchfellabschnitte [Peritonitis* diaphragmatica]; Ⓔ *paraphrenitis*
pa|ra|phre|ni|tisch *adj*: Paraphrenitis betreffend, von ihr betroffen oder gekennzeichnet; Ⓔ *relating to or marked by paraphrenitis*
Pa|ra|plas|ma *nt*: *Syn: Alloplasma*; von der Zelle gebildete Einschlusskörperchen; Ⓔ *paraplasm*
pa|ra|plas|ma|tisch *adj*: Paraplasma betreffend, im Paraplasma (liegend); Ⓔ *relating to paraplasm, paraplasmic, paraplasmatic*
Pa|ra|ple|gie *f*: *Syn: Paraplegia, Paraparalysis, Querschnittslähmung*; vollständige, beidseitige Lähmung von Armen oder Beinen; Ⓔ *paraplegia*
pa|ra|ple|gi|form *adj*: in Form einer Paraplegie*; Ⓔ *resembling paraplegia, paraplegiform*
pa|ra|ple|gisch *adj*: *Syn: querschnittsgelähmt*; Paraplegie betreffend, von ihr betroffen oder gekennzeichnet, durch sie bedingt; Ⓔ *relating to or affected with paraplegia, paraplegic, paraplectic*
Pa|ra|pleu|ri|tis *f, pl* **-ti|den**: auf die Thoraxwand übergreifende Pleuritis*; Ⓔ *inflammation of the chest wall, parapleuritis*
pa|ra|pleu|ri|tisch *adj*: Parapleuritis betreffend, von ihr betroffen oder gekennzeichnet; Ⓔ *relating to or marked by parapleuritis, parapleuritic*
pa|ra|pneu|mo|nisch *adj*: im Verlauf einer Lungenentzündung/Pneumonie auftretend; Ⓔ *relating to parapneumonia, parapneumonic*
Pa|ra|pox|vi|rus *nt, pl* **-ren**: zu den Pockenviren [Poxviridae] gehörende Gattung von DNA-Viren; enthält u.a. das Orfvirus; Ⓔ *parapoxvirus, Parapoxvirus*
Pa|ra|proc|ti|um *nt*: *Syn: Paraproktium*; Bindegewebe um den Mastdarm; Ⓔ *paraproctium*
Pa|ra|prok|ti|tis *f, pl* **-ti|ti|den**: Entzündung des pararektalen Bindegewebes/Paraproctiums; oft gleichgesetzt mit Periproktitis*; Ⓔ *inflammation of the paraproctium, paraproctitis*
pa|ra|prok|ti|tisch *adj*: Paraproktitis betreffend, von ihr betroffen oder gekennzeichnet; Ⓔ *relating to or marked by paraproctitis, paraproctitic*
Pa|ra|prok|ti|um *nt*: → *Paraproctium*
Pa|ra|pro|sta|ti|tis *f, pl* **-ti|ti|den**: Entzündung des paraprostatischen Bindegewebes; Ⓔ *paraprostatitis, extraprostatitis*
pa|ra|pro|sta|ti|tisch *adj*: Paraprostatitis betreffend, von ihr betroffen oder gekennzeichnet; Ⓔ *relating to or marked by paraprostatitis*
Pa|ra|pro|te|in *nt*: **1.** Eiweiß mit abweichender Struktur **2.** von einem Zellklon gebildetes monoklonales Eiweiß; Ⓔ **1.** *paraprotein* **2.** *paraprotein*
Pa|ra|pro|te|in|ä|mie *f*: Auftreten von Paraproteinen im Blut; Ⓔ *paraproteinemia*
Pa|ra|pro|te|in|u|rie *f*: Ausscheidung von Paraproteinen im Harn; Ⓔ *paraproteinuria*
Par|ap|sis *f*: Störung des Tastsinns; Ⓔ *paraphia, parapsis, parapsia, pseudesthesia, pseudoesthesia, pseudaphia*
Pa|ra|pso|ri|a|sis *f, pl* **-ses**: Sammelbegriff für Hauterkrankungen, die äußerlich der Schuppenflechte (Psoriasis) ähneln; Ⓔ *parapsoriasis*
Parapsoriasis digitiformis: benigne kleinherdige Form der Parapsoriasis en plaques; Ⓔ *small plaque parapsoriasis*
Parapsoriasis en plaques: *Syn: Brocq-Krankheit, chronische superfizielle Dermatitis*; chronische, an eine Psoriasis erinnernde Erkrankung mit disseminierten, geröteten Herden und Schuppung; Ⓔ *Brocq's disease, parapsoriasis en plaques, chronic superficial dermatitis*
Parapsoriasis en plaques simples: großherdig-entzündliche Form der Parapsoriasis en plaques; Ⓔ *simple parapsoriasis en plaques*
Parapsoriasis guttata: *Syn: Pityriasis lichenoides*; seltene Dermatose* mit rötlich-schuppenden Herden; Ⓔ *guttate parapsoriasis*
Parapsoriasis lichenoides: *Syn: Parakeratosis variegata, Lichen variegatus*; chronisch progrediente, entzündliche Hauterkrankung mit lichenoiden Papeln und Parakeratose; Ⓔ *retiform parapsoriasis, poikilodermic parapsoriasis, poikilodermatous parapsoriasis*
pa|ra|psy|chisch *adj*: *Syn: übersinnlich, paranormal*; nicht auf natürliche Weise erklärbar; Ⓔ *parapsychical, parapsychic*
Pa|ra|psy|cho|lo|gie *f*: Teilgebiet der Psychologie, das sich mit (bisher) unerklärten Phänomenen und Erscheinungen beschäftigt; Ⓔ *parapsychology*
pa|ra|psy|cho|lo|gisch *adj*: Parapsychologie betreffend; Ⓔ *relating to parapsychology, parapsychological*
Pa|ra|rausch|brand|ba|zil|lus *m, pl* **-li**: *Syn: Clostridium septicum*; Gasbrand*-Erreger bei Tier und Mensch; Ⓔ *Ghon-Sachs bacillus, Sachs' bacillus, vibrion septique, Clostridium septicum, Vibrio septicus*
Pa|ra|re|fle|xie *f*: Reflexstörung; Ⓔ *parareflexia*
pa|ra|rek|tal *adj*: **1.** neben dem Mastdarm/Rektum (liegend) **2.** neben dem Musculus rectus abdominis (liegend); Ⓔ **1.** *pararectal* **2.** *pararectal*
pa|ra|re|nal *adj*: neben oder in der Umgebung der Niere/Ren (liegend); Ⓔ *pararenal, paranephric*

P

Pa|ra|rho|ta|zis|mus *m*: Sprachfehler, bei dem „r" nicht richtig ausgesprochen wird; Ⓔ *pararhotacism*
Pa|ra|rhyth|mie *f*: Form der Reizbildungsstörung, bei der zwei Zentren zur selben Zeit aktiv sind; Ⓔ *pararrhythmia*
pa|ra|sa|kral *adj*: neben dem Kreuzbein/Sakrum (liegend), am Kreuzbein (liegend); Ⓔ *parasacral*
Pa|ra|sal|pin|gi|tis *f, pl* **-ti|den**: Entzündung des Bindegewebes um den Eileiter; Ⓔ *parasalpingitis*
pa|ra|sal|pin|gi|tisch *adj*: Parasalpingitis betreffend, von ihr betroffen oder gekennzeichnet; Ⓔ *relating to or marked by parasalpingitis, parasalpingitic*
pa|ra|sel|lär *adj*: neben der Sella turcica (liegend); Ⓔ *parasellar*
pa|ra|sep|tal *adj*: neben einem Septum (liegend); Ⓔ *paraseptal*
Pa|ra|se|xu|a|li|tät *f*: Oberbegriff für sexuell abweichendes Verhalten; oft als sexuelle Perversion bezeichnet; Ⓔ *abnormal sexuality, perverted sexuality, parasexuality*
Pa|ra|sig|ma|tis|mus *m*: Sprachfehler, bei dem „s" und „z" nicht richtig ausgesprochen werden; Ⓔ *parasigmatism, lisp, lisping*
pa|ra|si|no|i|dal *adj*: →*parasinuidal*
pa|ra|si|nu|i|dal *adj*: *Syn: parasinoidal*; neben einem Sinus (liegend); Ⓔ *parasinoidal*
Pa|ra|sit *m*: **1.** Schmarotzer, ein- oder mehrzelliger Organismus, der sich auf Kosten eines anderen Organismus ernährt; pflanzliche Parasiten [**Phytoparasiten**] und tierische Parasiten [**Zooparasiten**] können dauerhaft [**stationäre Parasiten**] oder vorübergehend [**temporäre Parasiten**] in [**Endoparasit**] oder auf [**Ektoparasit**] einem Wirt leben; medizinisch wichtig ist eine Unterscheidung von krankheitsverursachenden Parasiten [**pathogene Parasiten**] und harmlosen Parasiten [**apathogene Parasiten**] **2.** asymmetrische Doppelfehlbildung, bei der der kleinere, nicht-lebensfähige Teil an dem größeren fast normalen **Autositen** hängt; Ⓔ **1.** *parasite* **2.** *parasite*
Pa|ra|sit|ä|mie *f*: Auftreten von Parasiten im Blut; Ⓔ *parasitemia*
pa|ra|si|tär *adj*: *Syn: parasitisch*; Parasiten betreffend, durch sie bedingt oder ausgelöst, schmarotzerhaft, schmarotzend; Ⓔ *parasitic, parasital, parasitary, parasitical*
Pa|ra|si|ten|zys|te *f*: *Syn: parasitäre Zyste*; durch Parasiten [z.B. Echinococcus*] hervorgerufene Zystenbildung; Ⓔ *parasitic cyst*
Pa|ra|si|tie *f*: →*Parasitismus*
pa|ra|si|tie|ren *v*: schmarotzen, als Parasit leben; Ⓔ *parasitize*
pa|ra|si|tisch *adj*: →*parasitär*
Pa|ra|si|tis|mus *m*: *Syn: Parasitie*; Schmarotzertum, schmarotzende Lebensweise; Ⓔ *parasitism*
Pa|ra|si|ti|zid *nt*: parasitenabtötendes Mittel; Ⓔ *parasiticide*
pa|ra|si|ti|zid *adj*: parasitenabtötend; Ⓔ *parasiticidal, parasiticide, parasiticidic*
pa|ra|si|to|gen *adj*: durch Parasiten verursacht; Ⓔ *parasitogenic*
Pa|ra|si|to|lo|gie *f*: *Syn: Schmarotzerkunde*; Lehre von den pflanzlichen und tierischen Parasiten; Ⓔ *parasitology*
pa|ra|si|to|phob *adj*: Parasitophobie betreffend, durch sie gekennzeichnet; Ⓔ *relating to or marked by parasitophobia, parasitophobic*
Pa|ra|si|to|pho|bie *f*: krankhafte Angst vor Parasiten oder Parasitenbefall; oft gleichgesetzt mit Dermatozoenwahn*; Ⓔ *irrational fear of parasites, parasitophobia*
Pa|ra|si|to|se *f*: *Syn: Parasitenerkrankung, Parasitenbefall*; durch Parasiten hervorgerufene Erkrankung; Ⓔ *parasitosis, parasitism, parasitic disease*
pa|ra|si|to|trop *adj*: mit besonderer Affinität zu Parasiten; Ⓔ *parasitotropic, parasitotrope*
pa|ra|ska|pu|lär *adj*: in der Nähe des Schulterblatts/der Skapula (liegend); Ⓔ *parascapular*
Pa|ra|som|nie *f*: Schlafstörung; Ⓔ *parasomnia*
Pa|ra|spa|die *f*: seitlicher Harnröhrenspalt; Ⓔ *paraspadias, paraspadia*
Pa|ra|spas|tik *f*: spastische Lähmung beider Beine; Ⓔ *paraspasm, paraspasmus*
pa|ra|ster|nal *adj*: neben dem Brustbein/Sternum (liegend); Ⓔ *parasternal*
Pa|ra|ster|nal|li|nie *f*: *Syn: Linea parasternalis*; senkrecht verlaufende anatomische Hilfslinie zwischen Sternal- und Mamillarlinie; Ⓔ *parasternal line, costoclavicular line*
Par|äs|the|sie *f*: Fehlempfindung, subjektive Missempfindung, z.B. Hautkribbeln, Ameisenlaufen; Ⓔ *paresthesia, paraesthesia*
par|äs|the|tisch *adj*: Parästhesie betreffend, von ihr betroffen oder gekennzeichnet, durch sie bedingt; Ⓔ *relating to or characterized by paresthesia, paresthetic*
Pa|ra|sym|pa|thi|ko|ly|ti|kum *nt, pl* **-ka**: →*Parasympatholytikum*
Pa|ra|sym|pa|thi|ko|mi|me|ti|kum *nt, pl* **-ka**: *Syn: Cholinergikum, Vagomimetikum*; Arzneimittel mit aktivierender Wirkung auf das parasympathische Nervensystem; Ⓔ *parasympathomimetic, vagomimetic, cholinergic*
Pa|ra|sym|pa|thi|ko|to|nie *f*: *Syn: Vagotonie*; erhöhte Erregbarkeit des parasympathischen Nervensystems, Überwiegen des parasympathischen Nervensystems; Ⓔ *sympathetic imbalance, sympathic imbalance, parasympathicotonia, parasympathotonia, vagotonia, vagotony*
Pa|ra|sym|pa|thi|kus *m*: *Syn: parasympathisches System, Pars parasympathica*; parasympathischer Teil des vegetativen Nervensystems*; Ⓔ *parasympathetic nervous system, craniosacral system, parasympathetic part of autonomic nervous system*
pa|ra|sym|pa|thisch *adj*: parasympathisches Nervensystem/Parasympathikus betreffend; Ⓔ *relating to the parasympathetic nervous system, parasympathetic*
Pa|ra|sym|pa|tho|ly|ti|kum *nt*: *Syn: Anticholinergikum, Vagolytikum, Parasympathikolytikum*; die Wirkung von Acetylcholin hemmendes Arzneimittel; Ⓔ *parasympatholytic, parasympathoparalytic, anticholinergic*
pa|ra|sym|pa|tho|ly|tisch *adj*: *Syn: anticholinerg, vagolytisch*; die Wirkung von Acetylcholin hemmend; das parasympathische System hemmend; Ⓔ *parasympatholytic, parasympathoparalytic, anticholinergic*
pa|ra|sym|pa|tho|mi|me|tisch *adj*: *Syn: vagomimetisch*; mit aktivierender Wirkung auf das parasympathische Nervensystem; Ⓔ *vagomimetic, parasympathomimetic, cholinomimetic*
Pa|ra|sy|sto|lie *f*: *Syn: parasystolischer Rhythmus*; gleichzeitiges Vorkommen von zwei Schrittmacherzentren im Herz; Ⓔ *parasystole, parasystolic rhythm, parasystolic beat*
pa|ra|sy|sto|lisch *adj*: Parasystolie betreffend; Ⓔ *relating to parasystole, parasystolic*
Pa|ra|ten|di|ne|um *nt*: →*Paratenon*
Pa|ra|ten|di|ni|tis *f, pl* **-ti|den**: *Syn: Paratenonitis*; Entzündung des Sehnengleitgewebes; Ⓔ *inflammation of the paratenon, paratenonitis*
pa|ra|ten|di|ni|tisch *adj*: *Syn: paratenonitisch*; Paratendinitis betreffend, von ihr betroffen oder gekennzeichnet; Ⓔ *relating to or marked by paratenonitis*
Pa|ra|te|non *nt*: *Syn: Paratendineum*; Sehnengleitgewebe; Ⓔ *paratenon*
Pa|ra|te|no|ni|tis *f, pl* **-ti|den**: →*Paratendinitis*
pa|ra|te|no|ni|tisch *adj*: →*paratendinitisch*
Pa|rat|hor|mon *nt*: *Syn: Parathyrin*; in der Nebenschilddrüse [Parathyreoidea*] gebildetes Hormon, das zusammen mit Calcitonin* und Vitamin D den Calciumspiegel des Körpers reguliert; Ⓔ *parathyrin, parathor-*

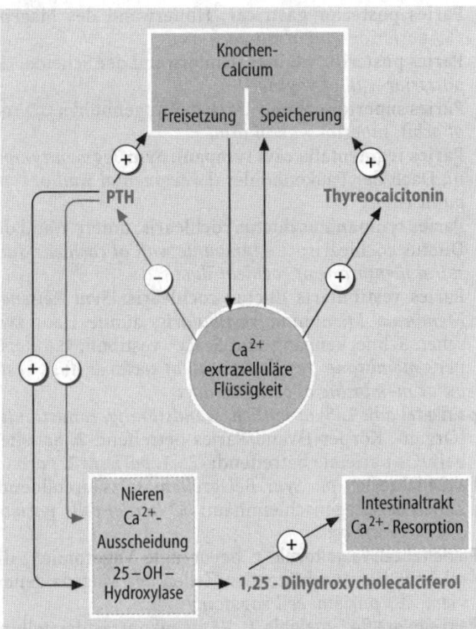

Abb. 68. Rolle von Parathormon [PTH] im Calciumstoffwechsel

mone, parathyroid hormone

Pa|ra|thy|mie *f*: Störung der Affektivität; Ⓔ *parathymia, disordered mood*

pa|ra|thy|re|o|i|dal *adj*: →*parathyroidal*

Pa|ra|thy|re|o|i|dea *f*: ***Syn:*** *Nebenschilddrüse, Epithelkörperchen, Parathyroidea, Glandula parathyroidea*; etwa erbsengroße, hinter der Schilddrüse liegende endokrine Drüsen [**Glandula parathyroidea inferior, superior**], die über das Parathormon* den Calcium- und Phosphathaushalt regulieren; Ⓔ *parathyroid, parathyroid gland, epithelial body, Gley's gland, Sandström's body, Sandström's gland*

Pa|ra|thy|re|o|i|de|a|a|de|nom *nt*: Adenom* der Nebenschilddrüse*; verursacht einen Hyperparathyreoidismus*; Ⓔ *parathyroid adenoma*

Pa|ra|thy|re|o|i|dek|to|mie *f*: ***Syn:*** *Parathyroidektomie*; Nebenschilddrüsenentfernung, Epithelkörperchenentfernung; Ⓔ *parathyroidectomy*

Pa|ra|thy|re|o|pa|thie *f*: Erkrankung der Nebenschilddrüsen/Epithelkörperchen; Ⓔ *parathyropathy*

pa|ra|thy|re|o|priv *adj*: durch ein Fehlen der Nebenschilddrüse bedingt; Ⓔ *parathyroprival, parathyroprivic, parathyroprivous*

pa|ra|thy|re|o|trop *adj*: auf die Nebenschilddrüse wirkend; Ⓔ *parathyrotropic, parathyrotrophic*

Pa|ra|thy|rin *nt*: →*Parathormon*

Pa|ra|thy|ro|i|dea *f*: →*Parathyreoidea*

Pa|ra|thy|ro|i|dek|to|mie *f*: →*Parathyreoidektomie*

Pa|ra|top *nt*: antigenbindender Teil der T-Zell-Rezeptoren; Ⓔ *paratope*

pa|ra|tra|che|al *adj*: neben der Luftröhre/Trachea (liegend); Ⓔ *paratracheal*

Pa|ra|tra|chom *nt*: Oberbegriff für Augenbindehautentzündungen, die wie das Trachom* Einschlusskörperchen haben; Ⓔ *paratrachoma*

Pa|ra|ty|phli|tis *f, pl* **-ti|den**: ***Syn:*** *Epityphlitis*; Entzündung des Bindegewebes um den Blinddarm; Ⓔ *paratyphlitis, epityphlitis*

pa|ra|ty|phli|tisch *adj*: ***Syn:*** *epithyphlitisch*; Paratyphlitis betreffend, von ihr betroffen oder gekennzeichnet; Ⓔ *relating to or marked by paratyphlitis, epityphlitic, paratyphlitic*

Pa|ra|ty|phus *m*: durch Salmonella* paratyphi verursachte meldepflichtige Infektionskrankheit, die in ihrem Verlauf einem abgeschwächten Typhus* abdominalis entspricht; Ⓔ *Schottmüller's disease, Schottmüller's fever, Brion-Kayser disease, paratyphoid, paratyphoid fever*

pa|ra|um|bi|li|kal *adj*: ***Syn:*** *parumbilikal*; um den Nabel/Umbilicus herum (liegend), neben dem Nabel; Ⓔ *paraumbilical, paraomphalic, parumbilical*

pa|ra|u|re|thral *adj*: neben der Harnröhre/Urethra (liegend); Ⓔ *paraurethral*

Pa|ra|u|re|thri|tis *f, pl* **-ti|den**: Entzündung des paraurethralen Bindegewebes; Ⓔ *paraurethritis*

pa|ra|u|re|thri|tisch *adj*: Paraurethritis betreffend, von ihr betroffen oder gekennzeichnet; Ⓔ *relating to or marked by paraurethritis*

pa|ra|u|te|rin *adj*: neben der Gebärmutter/dem Uterus (liegend); Ⓔ *parauterine*

Pa|ra|vac|ci|nia *f*: ***Syn:*** *Melkerknoten, Melkerpocken, Nebenpocken, Paravakzineknoten*; blau-rote, stark juckende Knoten an den Händen, die durch das **Paravacciniavirus** verursacht werden; Abheilung innerhalb von 4-6 Wochen; Ⓔ *paravaccinia, pseudocowpox, milker's node, milker's nodule*

Pa|ra|vac|ci|ni|a|vi|rus *nt, pl* **-ren**: *s.u. Paravaccinia*; Ⓔ *milker's node virus, paravaccinia virus, pseudocowpox virus*

pa|ra|va|gi|nal *adj*: neben der Scheide/Vagina (liegend); Ⓔ *paravaginal*

Pa|ra|va|gi|ni|tis *f, pl* **-ti|den**: ***Syn:*** *Parakolpitis*; Entzündung des paravaginalen Bindegewebes; Ⓔ *paravaginitis, paracolpitis, Maher's disease*

pa|ra|va|gi|ni|tisch *adj*: ***Syn:*** *parakolpitisch*; Paravaginitis betreffend, von ihr betroffen oder gekennzeichnet; Ⓔ *relating to or marked by paravaginitis*

Pa|ra|vak|zi|ne|kno|ten *pl*: →*Paravaccinia*

Pa|ra|vak|zi|ne|vi|rus *nt, pl* **-ren**: Paravacciniavirus; *s.u. Paravaccinia*; Ⓔ *milker's node virus, paravaccinia virus, pseudocowpox virus*

pa|ra|va|sal *adj*: →*paravaskulär*

pa|ra|vas|ku|lär *adj*: ***Syn:*** *paravasal*; neben einem Gefäß (liegend); Ⓔ *near a vessel*

pa|ra|ve|nös *adj*: neben einer Vene (liegend); Ⓔ *paravenous*

pa|ra|ven|tri|ku|lär *adj*: ***Syn:*** *periventrikulär*; um einen Ventrikel herum (liegend); Ⓔ *paraventricular*

pa|ra|ver|te|bral *adj*: neben der Wirbelsäule oder einem Wirbel/Vertebra (liegend), in der Umgebung eines Wirbels; Ⓔ *paravertebral*

Pa|ra|ver|te|bral|an|äs|the|sie *f*: ***Syn:*** *Paravertebralblock*; Regionalanästhesie* durch paravertebrale Injektion eines Lokalanästhetikums; Ⓔ *paravertebral block, paravertebral anesthesia*

Pa|ra|ver|te|bral|block *m*: →*Paravertebralanästhesie*

Pa|ra|ver|te|bral|li|nie *f*: ***Syn:*** *Linea paravertebralis*; über den Querfortsätzen der Wirbel verlaufende, senkrechte anatomische Hilfslinie; Ⓔ *paravertebral line*

pa|ra|ve|si|kal *adj*: ***Syn:*** *parazystisch*; neben der Harnblase/Vesica urinaria (liegend); Ⓔ *paravesical, paravesicular, paracystic*

pa|ra|zel|lu|lär *adj*: neben Zellen, in den Interzellulärspalten; Ⓔ *paracellular*

Pa|ra|zen|te|se *f*: ***Syn:*** *Myringotomie*; Trommelfellschnitt; Ⓔ *myringotomy, tympanocentesis, tympanotomy, paracentesis*

pa|ra|zen|tral *adj*: neben einem Zentrum (liegend); Ⓔ *paracentral*

Pa|ra|zer|vi|kal|an|äs|the|sie *f*: →*Parazervikalblockade*

Pa|ra|zer|vi|kal|blo|cka|de *f*: ***Syn:*** *Parazervikalanästhesie*; kaum noch durchgeführte Lokalanästhesie im Bereich der Zervix; Ⓔ *paracervical block, uterosacral block, paracervical block anesthesia*

Pa|ra|zo|on *nt, pl* **-zo|a, -zo|en**: tierischer Parasit; Ⓔ *animal parasite, parazoon*
pa|ra|zys|tisch *adj*: **1.** neben einer Zyste (liegend) **2.** →*paravesikal*; Ⓔ **1.** *paracystic* **2.** →*paravesikal*
Pa|ra|zys|ti|tis *f, pl* **-ti|ti|den**: Entzündung des Bindegewebes um die Harnblase; Ⓔ *paracystitis*
pa|ra|zys|ti|tisch *adj*: Parazystitis betreffend, von ihr betroffen oder gekennzeichnet; Ⓔ *relating to or marked by paracystitis*
Pär|chen|e|gel *m*: *Syn: Schistosoma, Bilharzia*; in den Tropen und Subtropen vorkommende Gattung von Saugwürmern; Erreger der Bilharziose*; Ⓔ *bilharzia worm, blood fluke, schistosome, Schistosoma, Bilharzia*
japanischer Pärchenegel: *Syn: Schistosoma japonicum*; Erreger der Schistosomiasis* japonica; Ⓔ *Japanese blood fluke, oriental blood fluke, Schistosoma japonicum*
Pär|chen|zwil|lin|ge *pl*: *s.u. zweieiige Zwillinge*
Par|en|chym *nt*: Gesamtheit der spezifischen Zellen eines Organs; Ⓔ *parenchymatous tissue, parenchyma*
par|en|chy|ma|tös *adj*: Parenchym betreffend; Ⓔ *relating to the parenchyma, parenchymal, parenchymatous*
Par|en|chym|em|bo|lie *f*: durch körpereigene Zellen verursachte Embolie; Ⓔ *parenchymal embolism*
Par|en|chym|ik|te|rus *m*: *Syn: hepatozellulärer Ikterus, hepatischer Ikterus, hepatogener Ikterus*; Ikterus* durch eine unzureichende Funktion der Leberzellen; Ⓔ *hepatocellular jaundice*
Par|en|chym|ne|kro|se *f*: Untergang des spezifischen Organgewebes; Ⓔ *parenchymal necrosis*
Par|en|chym|stein *m*: Steinbildung im Parenchym eines Organs; Ⓔ *parenchymal stone*
par|en|te|ral *adj*: unter Umgehung des Magen-Darm-Kanals; Ⓔ *parenteral*
Pa|re|se *f*: leichte oder unvollständige Lähmung, motorische Schwäche; Ⓔ *incomplete paralysis, partial paralysis, paresis*
pa|re|tisch *adj*: Parese betreffend, von ihr betroffen oder gekennzeichnet, durch sie bedingt, (teilweise oder unvollständig) gelähmt; Ⓔ *relating to or affected with paresis, paretic*
Par|i|dro|sis *f, pl* **-ses**: →*Parahidrosis*
Pa|ri|es *m*: Wand; Ⓔ *paries, wall*
Paries anterior gastricae: Vorderwand des Magens; Ⓔ *anterior wall of stomach*
Paries anterior vaginae: Vorderwand der Scheide; Ⓔ *anterior wall of vagina*
Paries caroticus cavi tympani: vordere Paukenhöhlenwand; Ⓔ *anterior wall of tympanic cavity, carotid wall of tympanic cavity*
Paries externus ductus cochlearis: äußere Wand des Ductus* cochlearis; Ⓔ *external wall of cochlear duct*
Paries inferior orbitae: Boden der Augenhöhle; Ⓔ *floor of orbit, inferior wall of orbit*
Paries jugularis cavi tympani: Boden der Paukenhöhle; Ⓔ *jugular wall of tympanic cavity, floor of tympanic cavity*
Paries labyrinthicus cavi tympani: mediale Wand der Paukenhöhle; Ⓔ *labyrinthine wall of tympanic cavity, medial wall of tympanic cavity*
Paries lateralis orbitae: seitliche Wand der Augenhöhle; Ⓔ *lateral wall of orbit*
Paries mastoideus cavi tympani: Hinterwand der Paukenhöhle; Ⓔ *mastoid wall of tympanic cavity, posterior wall of tympanic cavity*
Paries medialis orbitae: mediale Wand der Augenhöhle; Ⓔ *medial wall of orbit*
Paries membranaceus cavi tympani: seitliche Wand der Paukenhöhle; Ⓔ *membranous wall of tympanic cavity, lateral wall of tympanic cavity*
Paries membranaceus tracheae: membranöse Trachearückwand; Ⓔ *membranous wall of trachea*
Paries posterior gastricae: Hinterwand des Magens; Ⓔ *posterior wall of stomach*
Paries posterior vaginae: Hinterwand der Scheide; Ⓔ *posterior wall of vagina*
Paries superior orbitae: Dach der Augenhöhle; Ⓔ *roof of orbit, superior wall of orbit*
Paries tegmentalis cavi tympani: *Syn: Tegmen tympani*; Dach der Paukenhöhle; Ⓔ *tegmental wall of tympanic cavity*
Paries tympanicus ductus cochlearis: untere Wand des Ductus cochlearis; Ⓔ *tympanic wall of cochlear duct, spiral membrane of cochlear duct*
Paries vestibularis ductus cochlearis: *Syn: Reissner-Membran, Membrana vestibularis*; dünne Haut zwischen Schneckengang und Scala* vestibuli; Ⓔ *Reissner's membrane, vestibular wall of cochlear duct, vestibular membrane of cochlear duct*
pa|ri|e|tal *adj*: **1.** *Syn: seitlich, wandständig, randständig*; (Organ-, Körper-)Wand/Paries betreffend **2.** Scheitelbein/Os parietale betreffend; Ⓔ **1.** *parietal* **2.** *parietal*
Pa|ri|e|tal|zel|len *pl*: *Syn: Belegzellen*; salzsäurebildende Zellen der Magenschleimhaut; Ⓔ *border cells, parietal cells, oxyntic cells*
Pa|ri|e|tal|zell|va|go|to|mie *f*: bevorzugte Vagotomie*, die selektiv die säurebildenden Zellen des Magens denerviert; Ⓔ *parietal cell vagotomy*
Pa|ri|e|to|gra|fie, -gra|phie *f*: Röntgenkontrastdarstellung einer Organwand; Ⓔ *parietography*
parieto-okzipital *adj*: *Syn: okzipitoparietal*; Scheitelbein und Hinterhauptsbein/Os occipitale betreffend oder verbindend; Ⓔ *relating to both parietal and occipital bones, parieto-occipital*
pa|ri|e|to|sphe|no|i|dal *adj*: *Syn: sphenoparietal*; Scheitelbein und Keilbein/Os sphenoidale betreffend oder verbindend; Ⓔ *relating to both parietal and sphenoid bones, parietosphenoid*
pa|ri|e|to|tem|po|ral *adj*: *Syn: temporoparietal*; Scheitelbein und Schläfenbein/Os temporale betreffend oder verbindend; Ⓔ *relating to both parietal and temporal bones, parietotemporal*
Parkinson-Krankheit *f*: *Syn: Morbus Parkinson, Paralysis agitans*; idiopathische Degeneration der dopaminergen Neurone in der Substantia nigra, die zur klinischen Trias von Bewegungsarmut [Maskengesicht], Ruhetremor und Rigor führt; häufigste neurologische Erkrankung des Alters; Ⓔ *Parkinson's disease, shaking palsy, trembling palsy, parkinsonism*
Parkinson-Syndrom *nt*: *Syn: Parkinsonismus*; sekundäre Parkinson*-Krankheit, z.B. nach Hirnhautentzündung, Intoxikation, Gehirntrauma; Ⓔ *postencephalitic parkinsonism, parkinsonian syndrome*
Par|kin|so|nis|mus *m*: →*Parkinson-Syndrom*
pa|ro|don|tal *adj*: das Parodontium betreffend; Ⓔ *parodontal*
Pa|ro|don|tal|abs|zess *m*: Abszess* des Zahnhalteapparats; Ⓔ *periodontal abscess*
Pa|ro|don|ti|tis *f, pl* **-ti|ti|den**: Entzündung des Zahnhalteapparates/Parodontium; Ⓔ *juvenile paradentitis, juvenile periodontitis, alveolodental periostitis, periodontitis, parodontitis, paradentitis, cementoperiostitis*
Parodontitis apicalis: *Syn: periapikale Ostitis, periapikale Läsion*; auf die Wurzelspitze begrenzte Parodontitis; Ⓔ *apical periodontitis*
Parodontitis marginalis: am Zahnfleischsaum ablaufende Parodontitis; Ⓔ *Fauchard's disease, Riggs' disease, chronic suppurative pericementitis, pyorrhea, pyorrhea alveolaris, marginal periodontitis, simple periodontitis*
pa|ro|don|ti|tisch *adj*: Parodontitis betreffend, von ihr betroffen oder gekennzeichnet; Ⓔ *relating to or marked by parodontitis, parodontitic*
Pa|ro|don|ti|um *nt*: Zahnhalteapparat, Zahnbett; Ⓔ *alve-*

P

olar periosteum, parodontium, paradentium, peridentium, periodontium, odontoperiosteum

Parlodonltolpalthilen *pl*: Zahnbetterkrankungen; Ⓔ *periodontosis complex, peridontoses*

Parlodonltolse *f*: → *Paradontose*

Parlomlphallolzelle *f*: *Syn: Gastroschisis, Bauchspalte*; angeborener Vorfall von Darmschlingen bei unvollständigem Verschluss der Bauchwand; Ⓔ *paromphalocele*

Parlolnylchia *f*: → *Paronychie*

parlolnylchilal *adj*: den Nagelfalz betreffend; Ⓔ *relating to paronychia, paronychial*

Parlolnylchie *f*: *Syn: Paronychia*; Nagelfalzentzündung, Umlauf; Ⓔ *paronychia, perionychia, perionyxis*

Palrolo|pholriltis *f*, *pl* **-tilden**: *Syn: Parophoritis*; Entzündung des Paroophorons oder des Bindegewebes um die Eierstöcke; Ⓔ *paroophoritis*

palrololpholriltisch *adj*: *Syn: parophoritisch*; Paroophoritis betreffend, von ihr betroffen oder gekennzeichnet; Ⓔ *relating to or marked by paroophoritis, paroophoritic*

Palrololpholron *nt*: *Syn: Beieierstock*; neben dem Eierstock liegender Rest der embryonalen Urniere; Ⓔ *paroophoron*

Parlolpholriltis *f*, *pl* **-tilden**: → *Paroophoritis*

parlolpholriltisch *adj*: → *paroophoritisch*

Parlolrelxie *f*: *Syn: Pikazismus, Pica-Syndrom*; ungewöhnliche Essbegierden während der Schwangerschaft; Ⓔ *perverted appetite, parorexia., pica*

Parlosmie *nt*: *Syn: Parosphresie*; Fehlriechen, Geruchstäuschung; Ⓔ *parosmia, parosphresia, parosphresis, paraosmia*

Parlos|phrelsie *f*: → *Parosmie*

parlosltelal *adj*: auf/neben einem Knochen (liegend); Ⓔ *parosteal*

Parlosltiltis *f*, *pl* **-tiltilden**: Entzündung der paraossären Weichteile; Ⓔ *parosteitis, parostitis*

parlosltiltisch *adj*: Parostitis betreffend, von ihr betroffen oder gekennzeichnet; Ⓔ *relating to or marked by parostitis, parostitic*

Parlosltolsis *f*, *pl* **-ses**: ektope Knochenbildung; Ⓔ *parosteosis, parostosis*

Parloltildekltolmie *f*: operative Entfernung der Ohrspeicheldrüse, Parotisentfernung; Ⓔ *parotidectomy*

Parloltis *f*, *pl* **-oltilden**: *Syn: Ohrspeicheldrüse, Glandula parotidea*; rein seröse Speicheldrüse, die sich mit ihrem oberflächlichen Teil [**Pars superficialis**] auf dem Musculus* masseter der Wange ausbreitet; unten biegt sie sich um den Unterkieferrand und liegt mit dem tiefen Abschnitt [**Pars profunda**] in der Fossa retromolaris; der **Parotisspeichel** ist dünnflüssig und eiweiß- und enzymreich; außerdem enthält er Immunglobuline [Immunglobulin* A] zur Abwehr von Keimen in der Mundhöhle; Ⓔ *parotid gland, parotic, parotid*

Parloltislentlzünldung *f*: → *Parotitis*

Parloltislgang *m*: *Syn: Stensen-Gang, Stenon-Gang, Ductus parotideus*; Ausführungsgang der Ohrspeicheldrüse; Ⓔ *Blasius' duct, duct of Stenon, Stensen's duct, canal of Stenon, Stensen's canal, parotid duct*

Palroltisllymphlknolten *pl*: *Syn: Nodi lymphoidei parotidei*; die Lymphknoten der Ohrspeicheldrüse [Glandula* parotis] liegen unter der Parotisfaszie [Fascia parotidea], eine Vergrößerung ist deshalb meist schmerzhaft; Ⓔ *parotid lymph nodes*

Parloltiltis *f*, *pl* **-tiltilden**: *Syn: Parotisentzündung*; Entzündung der Ohrspeicheldrüse(n); Ⓔ *inflammation of the parotid gland, parotitis, parotiditis*

Parotitis epidemica: *Syn: Mumps, Ziegenpeter*; durch das Mumpsvirus hervorgerufene, mit typischer Schwellung der Ohrspeicheldrüse(n) einhergehende Entzündung; häufigste Ursache einseitiger frühkindlicher Schwerhörigkeit; Ⓔ *mumps, epidemic parotiditis, epidemic parotitis*

parloltiltisch *adj*: Parotitis betreffend, von ihr betroffen oder gekennzeichnet; Ⓔ *relating to or marked by parotitis, parotitic*

parlolvalrilal *adj*: *Syn: paraovarial*; Nebeneierstock/Parovarium betreffend; Ⓔ *parovarian, paraovarian*

Parlolvalrilum *nt*: *Syn: Nebeneierstock, Rosenmüller-Organ, Epoophoron*; entwicklungsgeschichtlich dem Nebenhoden des Mannes entsprechender kranialer Rest der Urniere; liegt unter der Tube zwischen den Blättern des Ligamentum* latum uteri; Ⓔ *Rosenmüller's organ, Rosenmüller's body, pampiniform body, parovarium, epoophoron, ovarian appendage*

parlolxyslmal *adj*: *Syn: anfallsartig*; in Anfällen auftretend; Ⓔ *relating to or recurring in paroxysms, paroxysmal*

Parrot-Kauffmann-Syndrom *nt*: *Syn: Parrot-Krankheit, Parrot-Syndrom, Achondroplasie*; autosomal-dominantes Fehlbildungssyndrom mit großem Kopf, Sattelnase, Verkürzung der langen Röhrenknochen, kleinen Händen und Füßen; normale Intelligenzentwicklung; Ⓔ *Parrot's disease, achondroplasia, achondroplasty*

Parrot-Krankheit *f*: → *Parrot-Kauffmann-Syndrom*

Parrot-Lähmung *f*: *Syn: Bednar-Parrot-Pseudoparalyse, Parrot-Pseudoparalyse*; Scheinlähmung von Armen oder Beinen bei angeborener Syphilis; Ⓔ *syphilitic pseudoparalysis, Parrot's disease, Parrot's pseudoparalysis*

Parrot-Pseudoparalyse *f*: → *Parrot-Lähmung*

Parrot-Syndrom *nt*: → *Parrot-Kauffmann-Syndrom*

Pars *f*: Teil, Abschnitt; Ⓔ *part, portion*

Pars abdominalis aortae: *Syn: Bauchschlagader, Abdominalaorta, Aorta abdominalis*; unterhalb des Zwerchfells liegender Teil der Aorta; teilt sich in die rechte und linke Arteria* iliaca communis auf; Ⓔ *abdominal aorta, abdominal part of aorta*

Pars abdominalis autonomica: *Syn: Pars abdominalis systematis autonomici*; Bauchabschnitt des vegetativen Nervensystems; Ⓔ *abdominal part of autonomic nervous system, lumbar part of autonomic nervous system*

Pars abdominalis ductus thoracici: Bauchabschnitt des Ductus* thoracicus; Ⓔ *abdominal part of thoracic duct*

Pars abdominalis oesophageae: Bauchabschnitt der Speiseröhre; Ⓔ *abdominal part of esophagus*

Pars abdominalis plexus visceralis et ganglia visceralia: Bauchabschnitt des vegetativen Nervensystems; Ⓔ *peripheral autonomic plexuses and ganglia*

Pars abdominalis systematis autonomici: → *Pars abdominalis autonomica*

Pars abdominalis ureteri: Bauchabschnitt des Harnleiters; Ⓔ *abdominal part of ureter*

Pars affixa hepatis: *Syn: Area nuda facei diaphragmaticae hepatis*; zwerchfellfreie, nackte Leberoberfläche; Ⓔ *bare area of liver*

Pars alaris musculi nasalis: *Syn: Dilatator naris, Musculus dilatator naris*; Teil des Musculus* nasalis, der das Nasenloch erweitert; Ⓔ *dilatator naris muscle*

Pars alveolaris (mandibulae): Alveolarteil des Unterkiefers, in dem die Zähne verankert sind; Ⓔ *alveolar portion of mandible, alveolar part of mandible*

Pars anterior fornicis vaginae: vorderes Scheidengewölbe; Ⓔ *anterior part of fornix of vagina, anterior fornix*

Pars anterior pontis: → *Pars basilaris pontis*

Pars anularis vaginae fibrosae: ringförmige Verstärkungszüge der fibrösen Sehnenscheide von Fingern und Zehen [Vaginae* fibrosae digitorum manus, pedis]; Ⓔ *anular part of fibrous sheaths*

Pars aryepiglottica musculi arytenoideus obliquus: *Syn: Aryepiglottikus, Musculus aryepiglotticus*; den Kehlkopfeingang verengender Muskel; Ⓔ *aryepiglot-*

P

tic part of arytenoideus obliquus muscle
Pars ascendens aortae: ***Syn:** Aorta ascendens*; aufsteigende Aorta; Ⓔ *ascending part of aorta, ascending aorta*
Pars ascendens duodeni: aufsteigender Duodenumabschnitt, aufsteigendes Duodenum; Ⓔ *ascending part of duodenum*
Pars ascendens musculi trapezii: aufsteigender Teil des Musculus* trapezius; Ⓔ *ascending part of trapezius*
Pars autonomica: ***Syn:** autonomes/vegetatives Nervensystem, Systema nervosum autonomicum*; nicht dem Einfluss von Willen und Bewusstsein unterworfener Teil des Nervensystems; besteht aus sympathischem Nervensystem*, parasympathischem Nervensystem* und intramuralen Nervenfasern; Ⓔ *autonomic nervous system, sympathetic nervous system, vegetative nervous system, visceral nervous system, involuntary nervous system*
Pars basalis telencephali: basaler Abschnitt des Endhirns [Telencepahalon]; umfasst u.a. Corpus amygdaloideum, Claustrum und Bulbus olfactorius; Ⓔ *basal forebrain*
Pars basilaris pontis: ***Syn:** Pars anterior pontis*; der untere vordere Teil der Brücke [Pons*] enthält die weiße Substanz [Substantia alba pontis]; Ⓔ *basilar part of pons*
Pars caeca retinae: blinder Teil der Netzhaut; Ⓔ *blind part of retina*
Pars canalis nervi optici: im Canalis opticus liegender Teil des Nervus* opticus; Ⓔ *part in canal*
Pars cardiaca gastricae: ***Syn:** Kardia, Cardia*; Mageneingang, Magenmund; Ⓔ *cardiac part of stomach, cardia*
Pars cartilaginea septi nasi: knorpeliger Abschnitt der Nasenscheidewand; Ⓔ *cartilaginous part of nasal septum, cartilaginous nasal septum, chondroseptum*
Pars cartilaginea tubae auditivae: knorpeliger Tubenabschnitt, knorpeliger Abschnitt der Ohrtrompete; Ⓔ *cartilaginous part of auditory tube*
Pars cavernosa arteriae carotidis internae: Sinus cavernosus-Abschnitt der Arteria carotis interna; Ⓔ *cavernous part of internal carotid artery*
Pars centralis systemae nervosi: ***Syn:** Systema nervosum centrale*; Zentralnervensystem, Gehirn und Rückenmark; Ⓔ *central nervous system, cerebrospinal system, neural axis, neuraxis, cerebrospinal axis, encephalomyelonic axis, encephalospinal axis*
Pars centralis ventriculi lateralis: mittlerer/zentraler Seitenhornabschnitt; Ⓔ *central part of lateral ventricle*
Pars cerebralis arteriae carotidis internae: intraduraler/zerebraler Abschnitt der Arteria carotis interna; Ⓔ *cerebral part of internal carotid artery*
Pars cervicalis arteriae carotidis internae: Halsabschnitt der Arteria carotis interna; Ⓔ *cervical part of internal carotid artery*
Pars cervicalis medullae spinalis: ***Syn:** Halssegmente, Zervikalsegmente, Halsmark, Cervicalia*; Halsabschnitt des Rückenmarks; Ⓔ *cervical part of spinal cord, cervical segments of spinal cord, cervicalia*
Pars cervicalis oesophageae: Halsabschnitt der Speiseröhre; Ⓔ *cervical esophagus, cervical part of esophagus*
Pars cervicalis tracheae: Halsabschnitt der Luftröhre; Ⓔ *cervical part of trachea*
Pars ciliaris retinae: Ziliarabschnitt der Netzhaut/Retina; Ⓔ *ciliary part of retina*
Pars coccygea medullae spinalis: ***Syn:** Steißbeinsegmente, Kokzygealsegmente, Coccygea*; Steißbeinabschnitt des Rückenmarks; Ⓔ *coccygeal part of spinal cord, coccygeal segments of spinal cord, coccygea*
Pars cochlearis nervi vestibulocochlearis: ***Syn:** Cochlearis, Nervus cochlearis*; Hörnerv; Ⓔ *cochlear nerve*
Pars colli oesophageae: ***Syn:** Pars cervicalis oesophageae*; Halsabschnitt der Speiseröhre; Ⓔ *cervical part of esophagus*
Pars compacta: ***Syn:** Kompakta, Compacta, Lamina compacta, Stratum compactum endometrii*; oberflächliche kompakte Schicht des Stratum* functionale endometrii; Ⓔ *compacta, compact layer of endometrium*
Pars conjugens: Hals des Spermiums*; Ⓔ *neck of sperm*
Pars convoluta: Rindenlabyrinth der Niere; Ⓔ *convoluted part of renal cortex*
Pars corneoscleralis sclerae: vorderer Abschnitt des Hueck*-Bands; Ⓔ *anterior part of trabecular retinaculum, corneoscleral part of trabecular retinaculum*
Pars costalis diaphragmatis: an den unteren 6 Rippen ansetzender Teil des Zwerchfells* [Diaphragma]; Ⓔ *costal part of diaphragm*
Pars costalis pleurae parietalis: ***Syn:** Rippenfell, Pleura costalis*; über den Rippen liegender Abschnitt der Pleura* parietalis; Ⓔ *costal part of pleura*
Pars cranialis: der im Kopfbereich liegende Teil des parasympathischen Nervensystems mit Ganglion* ciliare, pterygopalatinum, submandibulare, sublinguale und oticum; Ⓔ *cranial part*
Pars craniocervicalis: die im Kopf-Hals-Bereich liegenden vegetativen Plexus [Plexus caroticus communis, externus und internus, Plexus cavernosus, subclavius, vertebralis und autonomicus brachialis]; Ⓔ *craniocervical part*
Pars cruciformis vaginae fibrosae: kreuzförmige Verstärkungszüge der fibrösen Sehnenscheiden von Fingern und Zehen [Vaginae fibrosae digitorum manus, pedis]; Ⓔ *cruciform part of fibrous sheaths*
Pars cupularis: oberer Teil des Kuppelraums; Ⓔ *cupular space*
Pars descendens aortae: ***Syn:** Aorta descendens*; absteigende Aorta; Ⓔ *descending aorta, descending part of aorta*
Pars descendens duodeni: absteigender Duodenumabschnitt, absteigendes Duodenum; Ⓔ *descending part of duodenum*
Pars descendens musculi trapezii: absteigende Fasern des Musculus* trapezius; Ⓔ *descending part of trapezius*
Pars diaphragmatica pleurae parietalis: ***Syn:** Zwerchfellpleura, Pleura diaphragmatica*; über dem Zwerchfell* [Diaphragma] liegender Abschnitt der Pleura* parietalis; Ⓔ *diaphragmatic part of pleura*
Pars endocrina pancreatis: ***Syn:** Pankreasinseln, Langerhans-Inseln, Inselorgan, endokrines Pankreas*; aus verschiedenen Zellarten [**A-Zellen, B-Zellen, D-Zellen, PP-Zellen**] bestehende Gewebeinseln, in denen die Pankreashormone [Insulin, Glucagon, Somatostatin, pankreatisches Polypeptid] gebildet werden; Ⓔ *endocrine part of pancreas, islands of Langerhans, islets of Langerhans, islet tissue, pancreatic islands, pancreatic islets*
Pars exocrina pancreatis: exokrines Pankreas; *s.u.* *Pancreas*; Ⓔ *exocrine part of pancreas*
Pars fetalis placentae: kindlicher Teil der Placenta*; Ⓔ *fetal part of placenta*
Pars fibrosa septi nasi: bindegewebiger Abschnitt der Nasenscheidewand; Ⓔ *fibrous nasal septum, fibrous septum of nose*
Pars flaccida membranae tympanicae: ***Syn:** Flaccida, Shrapnell-Membran*; schlaffer oberer Abschnitt des Trommelfells; Ⓔ *flaccida, pars flaccida, Shrapnell's membrane*
Pars functionalis: ***Syn:** Funktionalis, Lamina functionalis, Stratum functionale endometrii*; oberflächliche Schicht der Gebärmutterschleimhaut, die während der

Proliferationsphase* an Dicke zunimmt und in der Menstruation abgestoßen wird; in der Schwangerschaft dient sie der Einnistung des befruchteten Eies; Ⓔ *functional layer of endometrium, functionalis*

Pars hepatis dextra: rechter Teil der Leber*; Ⓔ *right part of liver*

Pars hepatis sinistra: linker Teil der Leber*; Ⓔ *left part of liver*

Pars horizontalis duodeni: ***Syn:*** *Pars inferior duodeni*; unterer/horizontaler Duodenumabschnitt, unteres/horizontales Duodenum; Ⓔ *horizontal part of duodenum, inferior part of duodenum*

Pars iliaca: lateraler Teil des Musculus* levator ani; Ⓔ *iliac part*

Pars inferior duodeni: → *Pars horizontalis duodeni*

Pars infraclavicularis plexus brachialis: infraklavikulärer Teil des Plexus* brachialis; Ⓔ *infraclavicular part of brachial plexus*

Pars infundibularis adenohypophysis: ***Syn:*** *Trichterlappen, Pars tuberalis adenohypophysis*; Teil der Adenohypophyse, der keine Hormone bildet; Ⓔ *infundibular part of adenohypophysis, tubular part of adenohypophysis*

Pars intermedia: Mittelstück des Spermiums*; Ⓔ *middle piece*

Pars intermedia adenohypophysis: ***Syn:*** *Hypophysenmittellappen*; zwischen Hypophysenvorderlappen und -hinterlappen liegende Zone ohne Hormonbildung; Ⓔ *intermediate part of adenohypophysis, intermediate lobe (of hypophysis)*

Pars intermedia urethrae: ***Syn:*** *Pars membranacea urethrae*; zwischen Pars prostatica und Pars spongiosa liegender Abschnitt der männlichen Harnröhre [Urethra masculina]; Ⓔ *intermediate part of urethra*

Pars intracranialis arteriae vertebralis: intrakranieller Abschnitt der Arteria vertebralis; Ⓔ *intracranial part of vertebral artery*

Pars intracranialis nervi optici: intrakranieller Abschnitt des Nervus* opticus; Ⓔ *intracranial part of optic nerve*

Pars intralaminaris nervi optici: Lamina-cribrosa-Abschnitt des Nervus* opticus; Ⓔ *intralaminar part of optic nerve*

Pars intramuralis ureteris: Endabschnitt des Harnleiters [Ureter] in der Harnblasenwand; Ⓔ *intramural part of ureter*

Pars intramuralis urethrae feminiae: erster Abschnitt der weiblichen Harnröhre in der Harnblasenwand; Ⓔ *intramural part of female urethra*

Pars intramuralis urethrae masculinae: ***Syn:*** *Pars preprostatica*; erster Abschnitt der männlichen Harnröhre in der Harnblasenwand; Ⓔ *intramural part of male urethra*

Pars intraocularis nervi optici: Augapfelabschnitt des Nervus* opticus; Ⓔ *intraocular part of optic nerve*

Pars iridica retinae: Irisabschnitt der Netzhaut/Retina; Ⓔ *iridial part of retina*

Pars laryngea pharyngis: ***Syn:*** *Hypopharynx, Laryngopharynx*; unterer Schlundbereich über und hinter dem Kehlkopf; Ⓔ *laryngopharyngeal cavity, pharyngolaryngeal cavity, hypopharynx, laryngopharynx*

Pars lateralis fornicis vaginae: Seitengewölbe der Scheide; Ⓔ *lateral part of fornix of vagina, lateral fornix*

Pars lumbalis medullae spinalis: ***Syn:*** *Lendensegmente, Lumbalsegmente, Lendenmark, Lumbaria*; Lendenabschnitt des Rückenmarks; Ⓔ *lumbar part of spinal cord, lumbar segments of spinal cord, lumbaria*

Pars lumbalis musculi iliocostalis lumborum: ***Syn:*** *Divisio lateralis musculi erectoris spinae lumborum*; Abschnitt des Musculus iliocostalis lumborum, der den lateralen Teil Musculus* erector spinae im Lendenbereich bildet; Ⓔ *lumbar part of ilocostalis lumborum muscle*

Pars lumbalis musculi longissimus thoracis: ***Syn:*** *Divisio medialis musculi erectoris spinae lumborum*; Abschnitt des Musculus iliocostalis lumborum, der den medialen Teil des Musculus* erector spinae im Lendenbereich bildet; Ⓔ *lumbar part of longissimus thoracis muscle*

Pars materna placentae: ***Syn:*** *Pars uterina*; mütterlicher Teil der Placenta*; Ⓔ *maternal part of placenta*

Pars mediastinalis pleurae parietalis: ***Syn:*** *Mediastinalpleura, Pleura mediastinalis*; an das Mediastinum* angrenzender Teil der Pleura* parietalis; Ⓔ *mediastinal part of pleura*

Pars membranacea septi interventricularis: membranöser Teil des Kammerseptums; Ⓔ *membranous part of interventricular septum*

Pars membranacea septi nasi: membranöser Abschnitt der Nasenscheidewand; Ⓔ *membranous part of nasal septum, membranous nasal septum, membranous septum of nose*

Pars membranacea urethrae masculinae: membranöser/diaphragmaler Abschnitt der (männlichen) Harnröhre; Ⓔ *membranous part of male urethra*

Pars mobilis septi nasi: beweglicher Teil des Nasenseptums [Septum nasi]; Ⓔ *mobile part of nasal septum*

Pars muscularis septi interventricularis: muskulärer Teil des Kammerseptums; Ⓔ *muscular part of interventricular septum*

Pars nasalis pharyngis: ***Syn:*** *Nasenrachenraum, Nasopharynx, Rhinopharynx, Epipharynx*; Raum zwischen Nasenhöhle und Rachen; Ⓔ *nasopharynx, pharyngonasal cavity, epipharynx, rhinopharynx, nasopharyngeal space*

Pars nervosa neurohypophysis: ***Syn:*** *Neurallappen, Lobus nervosus neurohypophysis*; hinterer Teil der Neurohypophyse [Hypophysenhinterlappen*], der die im Hypothalamus* gebildeten Effektorhormone ADH* und Oxytocin* speichert; wird im klinischen Sprachgebrauch meist mit Hypophysenhinterlappen gleichgesetzt; Ⓔ *neural part of neurohypophysis*

Pars nervosa retinae: ***Syn:*** *Stratum cerebrale*; Sinnesnervenschicht der Netzhaut/Retina; Ⓔ *cerebral part of retina, cerebral layer of retina, nervous part of retina, nervous layer of retina, neural part of retina, neural layer of retina, nervous stratum of retina, neural stratum of retina, cerebral stratum of retina*

Pars olfactoria: ***Syn:*** *Riechschleimhaut, Riechfeld, Riechzone, Regio olfactoria*; gelb-braun pigmentierter Teil der Nasenschleimhaut der oberen Nasenmuschel und des gegenüberliegenden Nasenseptums; enthält Sinneszellen, deren Axone als marklose Nervenfasern [**Fila olfactoria**] zum Bulbus* olfactorius ziehen; zusammen bilden sie den Riechnerv [Nervus* olfactorius]; unter der Riechschleimhaut liegen seröse Drüsen [**Glandulae olfactoriae**]; erst im Schleim dieser Drüsen gelöste Stoffe werden von den Sinneszellen wahrgenommen; Ⓔ *olfactory region*

Pars optica retinae: lichtempfindlicher Teil der Netzhaut/Retina; Ⓔ *optic part of retina*

Pars oralis pharyngis: ***Syn:*** *Mundrachenraum, Mesopharynx, Oropharynx*; Rachenraum direkt hinter der Mundhöhle; Ⓔ *oral pharynx, oral part of pharynx, oropharynx, pharyngo-oral cavity*

Pars orbitalis glandulae lacrimalis: ***Syn:*** *Glandula lacrimalis superior*; oberer Hauptteil der Tränendrüse; Ⓔ *orbital part of lacrimal gland*

Pars orbitalis nervi optici: Orbita-Abschnitt des Nervus* opticus; Ⓔ *orbital part of optic nerve*

Pars ossea septi nasi: knöcherner Abschnitt der Nasenscheidewand; Ⓔ *bony part of nasal septum, osseous part of nasal septum, osteoseptum*

P

Pars ossea tubae auditivae: knöcherner Tubenabschnitt, knöcherner Abschnitt der Ohrtrompete; Ⓔ *bony part of auditory tube, osseous part of auditory tube*

Pars palpebralis glandulae lacrimalis: *Syn: Rosenmüller-Drüse*; Lidteil der Tränendrüse; Ⓔ *palpebral part of lacrimal gland*

Pars parasympathica: *Syn: Parasympathikus, parasympathisches System, parasympathisches Nervensystem*; parasympathischer Teil des vegetativen Nervensystems; Ⓔ *parasympathetic nervous system, craniosacral system, parasympathetic part of autonomic nervous system*

Pars pelvica ureteris: Beckenabschnitt des Harnleiters; Ⓔ *pelvic part of ureter*

Pars peripherica: *Syn: Systema nervosum peripherium*; peripheres Nervensystem; Ⓔ *peripheral nervous system*

Pars petrosa arteriae carotidis internae: Felsenbeinabschnitt der Arteria carotis interna; Ⓔ *petrosal part of internal carotid artery*

Pars petrosa ossis temporalis: *Syn: Pyramis ossis temporalis*; Felsenbein, Felsenbeinpyramide; Ⓔ *petrous part of temporal bone, petrous pyramid, petrosal bone, petrous bone*

Pars pigmentosa retinae: Pigmentschicht der Netzhaut/Retina; Ⓔ *pigmented part of retina, pigmented layer of retina, pigmented stratum of retina*

Pars posterior fornicis vaginae: hinteres Scheidengewölbe; Ⓔ *posterior fornix, posterior part of fornix of vagina*

Pars posterior hepatis: *Syn: Spieghel-Leberlappen, Lobus caudatus hepatis*; kleiner Leberlappen an der Unterseite [Facies visceralis] der Leber hinter der Leberpforte; Ⓔ *posterior part of liver*

Pars postlaminaris nervi optici: postlaminärer Abschnitt des Nervus* opticus; Ⓔ *postlaminar part of optic nerve*

Pars prelaminaris nervi optici: prälaminärer Abschnitt des Nervus* opticus; Ⓔ *prelaminar part of optic nerve*

Pars preprostatica: →*Pars intramuralis urethrae masculinae*

Pars prevertebralis arteriae vertebralis: prävertebraler Abschnitt der Arteria* vertebralis; Ⓔ *prevertebral part of vertebral artery*

Pars principalis: Hauptstück des Spermiums*; Ⓔ *main piece*

Pars profunda glandulae parotideae: tiefer Teil der Ohrspeicheldrüse/Parotis; Ⓔ *deep part of parotid gland*

Pars prostatica: Prostataabschnitt der Harnröhre; Ⓔ *prostatic part of urethra*

Pars pubica: medialer Teil des Musculus* levator ani; Ⓔ *pubic part*

Pars radiata: Außenzone des Nierenmarks; Ⓔ *radiate part of renal cortex*

Pars respiratoria: *Syn: Regio respiratoria*; aus Flimmerepithel* bestehender größter Teil der Nasenschleimhaut [Tunica* mucosa nasi]; überzieht die untere und mittlere Nasenmuschel und die entsprechenden Teile des Nasenseptums; Ⓔ *respiratory region*

Pars retrolentiformis: hinter dem Nucleus* lentiformis liegender Teil der Capsula* interna; Ⓔ *retrolentiform part of internal capsule*

Pars sacralis medullae spinalis: *Syn: Sakralmark, Kreuzbeinsegmente, Sakralsegmente, Sacralia*; Sakralabschnitt des Rückenmarks; Ⓔ *sacral part of spinal cord, sacral segments of spinal cord, sacral cord, sacralia*

Pars spinalis nervi accessorii: *Syn: Radices spinales nervi accessorii*; untere/spinale Akzessoriuswurzeln; Ⓔ *spinal roots of accessory nerve*

Pars spongiosa: *Syn: Spongiosa, Lamina spongiosa, Stratum spongiosum endometrii*; schwammige Schicht der Gebärmutterschleimhaut; tiefe Schicht des Stratum* functionale endometrii; Ⓔ *spongy layer of endometrium, spongiosa*

Pars spongiosa urethrae masculinae: spongiöser Abschnitt der Harnröhre; Ⓔ *spongy part of male urethra, cavernous part of male urethra*

Pars squamosa ossis temporalis: Schläfenbeinschuppe; Ⓔ *squamous bone*

Pars sternalis diaphragmatis: am Sternum* ansetzender Teil des Zwerchfells*; Ⓔ *sternal part of diaphragm*

Pars sublentiformis capsulae internae: unter dem Nucleus* lentiformis verlaufender Teil der Capsula* interna; Ⓔ *sublentiform part of internal capsule*

Pars superficialis glandulae parotidis: oberflächlicher Teil der Ohrspeicheldrüse/Parotis; Ⓔ *superficial portion of parotid gland, superficial part of parotid gland*

Pars superior duodeni: oberer horizontaler Duodenumabschnitt; Ⓔ *superior part of duodenum, duodenal bulb, duodenal cap, bishop's cap, pyloric cap*

Pars superior nervi vestibularis: oberer Teil des Nervus* vestibularis; Ⓔ *rostral branch of vestibular nerve, superior branch of vestibular nerve*

Pars superior nervi vestibulocochlearis: oberer vestibulärer Anteil des Nervus* vestibulocochlearis; Ⓔ *superior root of vestibulocochlear nerve, vestibular root of vestibulocochlear nerve*

Pars supraclavicularis plexus brachialis: supraklavikulärer Teil des Plexus* brachialis; Ⓔ *supraclavicular part of brachial plexus*

Pars sympathica: *Syn: Sympathikus, sympathisches System, sympathisches Nervensystem*; sympathischer Teil des vegetativen Nervensystems; Ⓔ *sympathetic nervous system, sympathicus, thoracolumbar system, thoracicolumbar division of autonomic nervous system, thoracolumbar division of autonomic nervous system*

Pars tensa membranae tympanicae: *Syn: Tensa*; unterer straffer Teil des Trommelfells; Ⓔ *pars tensa*

Pars thoracica: Gesamtheit der im Thoraxbereich liegenden gemischten Nervenplexus des vegetativen Nervensystems [Plexus aorticus thoracicus, Plexus cardiacus, oesophageus und pulmonalis, Ganglia cardiaca]; Ⓔ *thoracic part*

Pars thoracica aortae: *Syn: Brustschlagader, Aorta thoracica*; Aortenabschnitt zwischen Aortenisthmus und Zwerchfell; Ⓔ *thoracic part of aorta, thoracic aorta*

Pars thoracica ductus thoracici: intrathorakaler Teil des Ductus* thoracicus; Ⓔ *thoracic part of thoracic duct*

Pars thoracica medullae spinalis: *Syn: Brustsegmente, Thorakalsegmente, Brustmark, Thoracica*; Brustabschnitt des Rückenmarks; Ⓔ *thoracic segments of spinal cord, thoracic part of spinal cord, thoracica*

Pars thoracica oesophageae: Brustabschnitt der Speiseröhre; Ⓔ *thoracic esophagus, thoracic part of esophagus*

Pars thoracica tracheae: intrathorakaler Abschnitt der Luftröhre; Ⓔ *thoracic part of trachea*

Pars thyroepiglottica musculi thyroarytenoidei: *Syn: Thyroepiglottikus, Musculus thyroepiglotticus*; Teil des Musculus* thyroarytenoideus zur Epiglottis; zieht den Kehldeckel nach unten und vorne und erweitert den Aditus laryngis; Ⓔ *thyroepiglottic part of thyroarytenoideus muscle*

Pars transversa musculi nasalis: *Syn: Musculus compressor naris*; quer verlaufender Teil des Musculus* nasalis, der das Nasenloch verengt; Ⓔ *transverse part of nasal muscle*

Pars transversaria arteriae vertebralis: Halsabschnitt der Arteria* vertebralis; Ⓔ *transverse part of vertebral artery, cervical part of vertebral artery*

Pars tuberalis adenohypophysis: *Syn: Trichterlappen, Pars infundibularis adenohypophysis*; Teil der Adenohypophyse, der keine Hormone bildet; Ⓔ *infundibular part of adenohypophysis, tubular part of adenohypophysis*

Pars tympanica ossis temporalis: Teil des Schläfenbeins [Os* temporale], der den äußeren Gehörgang [Meatus acusticus externus] und seine Öffnung [Porus acusticus externus] umfasst; Ⓔ *tympanic bone*

Pars uterina placentae: *Syn: Pars materna*; mütterlicher Teil der Placenta*; Ⓔ *uterine part of placenta*

Pars uterina tubariae: Gebärmutterabschnitt des Eileiters; Ⓔ *uterine part of uterine tube*

Pars uvealis sclerae: vorderer Abschnitt des Hueck-Bands; Ⓔ *posterior part of trabecular retinaculum, uveal part of trabecular retinaculum*

Pars vestibularis nervi vestibulocochlearis: *Syn: Gleichgewichtsnerv, Vestibularis, Nervus vestibularis*; sensorischer Nerv, der die Impulse aus dem Gleichgewichtsorgan weiterleitet; Ⓔ *vestibular nerve, superior root of vestibulocochlear nerve, vestibular root of vestibulocochlear nerve*

Pars-planitis *f*: *Syn: intermediäre Uveitis*; Entzündung der Pars plana des Ziliarkörpers*; i.d.R. beidseitige Entzündung bei jungen Erwachsenen; verläuft meist schmerzlos und ohne Rötung über Jahre und führt zu hinterer Schalentrübung der Linse; Ⓔ *pars-planitis*

par|the|no|phob *adj*: Parthenophobie betreffend, durch sie gekennzeichnet; Ⓔ *relating to or marked by parthenophobia, parthenophobic*

Par|the|no|pho|bie *f*: krankhafte Angst vor (kleinen) Mädchen; Ⓔ *irrational fear of girls, parthenophobia*

Par|ti|al|druck *m*: Druckanteil eines Gases am Gesamtdruck des Gasgemisches; Ⓔ *partial pressure, tension*

Par|ti|kel *nt*: Teilchen, Körperchen; Ⓔ *particle*

kontagiöses Partikel: *Syn: Kontagion, Kontagium*; eine Krankheit übertragendes Partikel; Ⓔ *contagion, contagium*

Par|ti|kel|strah|lung *f*: *Syn: Teilchenstrahlung, Korpuskelstrahlung*; aus geladenen oder ungeladenen Teilchen bestehende Strahlung; Ⓔ *corpuscular radiation*

Par|to|gramm *nt*: grafische Darstellung klinischer Geburtsparameter; Ⓔ *partograph*

Par|tus *m*: Geburt, Entbindung; Ⓔ *delivery, childbirth, birth, accouchement, partus, parturition*

Partus praecipitatus: überstürzte Geburt; Ⓔ *precipitate labor*

Partus praematurus: Frühgeburt*; Ⓔ *premature birth, immature labor, premature labor, premature delivery*

Partus serotinus: Spätgeburt*; Ⓔ *delayed delivery, post-term delivery*

Pa|ru|lis *f, pl* **-li|des, -li|den**: entzündliche Schwellung im Unterkieferbereich; Ⓔ *gumboil, parulis, gingival abscess*

par|um|bi|li|kal *adj*: → *paraumbilikal*

Par|va *f*: → *Vena saphena parva*

Par|vi|se|mie *f*: pathologisch verminderte Ejakulatmenge; Ⓔ *parvisemia*

Par|vo|vi|ren *pl*: → *Parvoviridae*

Par|vo|vi|ri|dae *pl*: *Syn: Parvoviren*; kleinste, beim Menschen vorkommende DNA-Viren; Ⓔ *Parvoviridae*

Par|vo|vi|rus *nt, pl* **-ren**: Gattung der Parvoviridae*; Verursacher von Gastroenteritiden bei Kindern; Ⓔ *picodnavirus, Parvovirus*

Pas|cal *nt*: Einheit des Drucks; Ⓔ *pascal*

Pas|si|vis|mus *m*: *Syn: Masochismus*; Variante des Sexualverhaltens mit Lustgewinn durch Schmerzen, Demütigung oder Misshandlung; Ⓔ *passive algolagnia, passivism, masochism*

Pas|ta *f*: → *Paste*

Pas|te *f*: *Syn: Pasta*; halbfeste Arzneimittelzubereitung aus Fett und Pulver; Ⓔ *pasta, paste*

Pas|teu|rel|la *f*: Gattung gramnegativer, unbeweglicher Stäbchenbakterien; Ⓔ *Pasteurella*

Pasteurella pestis: → *Yersinia pestis*

Pas|teu|rel|lo|se *f*: *Syn: Pasteurellainfektion*; durch **Pasteurella**-Species hervorgerufene bakterielle Infektionskrankheit; Ⓔ *pasteurellosis*

Pas|teu|ri|sie|ren *nt*: → *Pasteurisierung*

Pas|teu|ri|sie|rung *f*: *Syn: Pasteurisieren*; Erhöhung der Haltbarkeit von Lebensmitteln durch schonendes Erhitzen; Ⓔ *pasteurization*

pas|tös *adj*: (*Haut*) teigig, gedunsen, aufgeschwemmt; Ⓔ *pasty, puffed, puffy, swollen*

Patau-Syndrom *nt*: *Syn: Trisomie 13-Syndrom, D_1-Trisomiesyndrom*; Trisomie* mit Fehlbildungen des Skeletts, des Auges und innerer Organe; Ⓔ *Patau's syndrome, trisomy D syndrome, trisomy 13 syndrome*

Patch *nt*: (Gewebe-)Lappen, Läppchen; Ⓔ *patch*

Pa|tel|la *f, pl* **-lae**: *Syn: Kniescheibe*; in die Sehne des Musculus* quadriceps femoris eingelassener größter Sesamknochen des Körpers; Ⓔ *knee cap, knee pan, cap, patella*

Patella bipartita: angeborene Zweiteilung der Kniescheibe; Ⓔ *bipartite patella*

Pa|tel|la|frak|tur *f*: Kniescheibenbruch; Ⓔ *fracture of the patella, fractured patella*

pa|tel|lar *adj*: Kniescheibe/Patella betreffend; Ⓔ *relating to the patella, patellar*

Pa|tel|la|re|sek|ti|on *f*: → *Patellektomie*

Pa|tel|lar|klo|nus *m*: Klonus* des Musculus* quadriceps; Ⓔ *patellar clonus, trepidation sign*

Pa|tel|lar|re|flex *m*: → *Patellarsehnenreflex*

Pa|tel|lar|seh|nen|re|flex *m*: *Syn: Quadrizepssehnenreflex, Patellarreflex*; Schlag auf die Patellarsehne unterhalb des Kniegelenks führt zur Streckung des Beines; Ⓔ *patellar tendon reflex, patellar reflex, knee jerk, knee-jerk reflex, knee phenomenon, knee reflex, quadriceps reflex, quadriceps jerk*

Pa|tel|lek|to|mie *f*: *Syn: Patellaresektion*; operative Entfernung der Kniescheibe; Ⓔ *patellectomy*

pa|tel|lo|fe|mo|ral *adj*: Kniescheibe und Oberschenkel/Femur betreffend oder verbindend; Ⓔ *relating to both patella and femur, patellofemoral*

Paterson-Brown-Syndrom *nt*: → *Paterson-Kelly-Syndrom*

Paterson-Kelly-Syndrom *nt*: *Syn: Plummer-Vinson-Syndrom, Paterson-Brown-Syndrom, Kelly-Paterson-Syndrom, sideropenische Dysphagie*; durch Vitamin- und Eisenmangel hervorgerufene Speiseröhrenkrämpfe, Zungenbrennen, Schluckbeschwerden und hypochrome Anämie*; Ⓔ *Vinson's syndrome, Plummer-Vinson syndrome, Paterson-Brown-Kelly syndrome, Paterson-Kelly syndrome, Paterson's syndrome, sideropenic dysphagia*

Path-, path- *präf.*: → *Patho-*

-pathia *suf.*: → *-pathie*

-pathie *suf.*: Wortelement mit der Bedeutung „Krankheit/Erkrankung"; Ⓔ *-pathy*

-pathisch *suf.*: in Adjektiven verwendetes Wortelement mit der Bedeutung „erkrankt"; Ⓔ *-pathic*

Patho-, patho- *präf.*: Wortelement mit der Bedeutung „Krankheit"; Ⓔ *disease, path(o)-*

pa|tho|gen *adj*: krankheitserregend, krankheitsverursachend, krankmachend; Ⓔ *causing disease, pathogenic, peccant, pathogenetic, nosopoietic, nosogenic, morbigenous, morbific*

Pa|tho|ge|ne|se *f*: Krankheitsentstehung, Krankheitsentwicklung; Ⓔ *pathogenesis, pathogenesy, pathogeny, nosogeny, nosogenesis, etiopathology*

Pa|tho|ge|ni|tät *f*: Fähigkeit zur Krankheitserregung; Ⓔ

P

pathogenicity

pa|tho|gno|mo|nisch *adj*: ***Syn:*** *pathognostisch*; für eine Krankheit kennzeichnend, krankheitskennzeichnend; Ⓔ *characteristic, indicative, pathognomonic, pathognostic*

pa|tho|gnos|tisch *adj*: →*pathognomonisch*

Pa|tho|lo|ge *m*: Arzt für Pathologie; Ⓔ *pathologist*

Pa|tho|lo|gie *f*: Krankheitslehre; Ⓔ *pathology*

Pa|tho|lo|gin *f*: Ärztin für Pathologie; Ⓔ *pathologist*

pa|tho|lo|gisch *adj*: Pathologie betreffend; krankhaft; Ⓔ *pathological, pathologic, morbid, diseased*

pa|tho|phob *adj*: Krankheitsfurcht/Pathophobie betreffend, durch sie gekennzeichnet; Ⓔ *relating to or marked by pathophobia, pathophobic*

Pa|tho|pho|bie *f*: ***Syn:*** *Krankheitsfurcht; Nosophobie*; krankhafte Angst vor (bestimmten) Krankheiten; Ⓔ *irrational fear of sickness, pathophobia, nosophobia*

Pa|tho|phy|si|o|lo|gie *f*: Physiologie* krankhafter Prozesse; Ⓔ *pathologic physiology, pathophysiology*

pat|ri|li|ne|ar *adj*: ***Syn:*** *patrilineal*; in der männlichen Linie vererbt; Ⓔ *patrilineal*

pat|ro|klin *adj*: von der väterlichen Seite stammend; Ⓔ *patroclinous*

Pau|ken|drai|na|ge *f*: ***Syn:*** *Paukenhöhlendrainage*; künstliche Belüftung der Paukenhöhle durch Einsetzen eines Röhrchens in das Trommelfell; Ⓔ *drainage of the middle ear*

Pau|ken|fib|ro|se *f*: ***Syn:*** *Paukenhöhlenfibrose, adhäsive Otitis media (chronica)*; zu Verklebungen und Fibrosierung führende chronische Entzündung der Mittelohrschleimhaut; Ⓔ *adhesive otitis media, middle ear fibrosis*

Pau|ken|höh|le *f*: ***Syn:*** *Tympanon*; luftgefüllter Spaltraum zwischen Trommelfell und Innenohrlabyrinth; enthält die Gehörknöchelchen; Ⓔ *tympanic cavity, cavity of middle ear, eardrum, drum, tympanum*

Pau|ken|höh|len|drai|na|ge *f*: →*Paukendrainage*

Pau|ken|höh|len|fib|ro|se *f*: →*Paukenfibrose*

Pau|ken|höh|len|skle|ro|se *f*: ***Syn:*** *Paukensklerose, Tympanosklerose*; zu Verklebung und Sklerose von Trommelfell und Gehörknöchelchen führende Erkrankung mit Entwicklung einer Schwerhörigkeit; Ⓔ *tympanosclerosis*

Pau|ken|sai|te *f*: ***Syn:*** *Chorda tympani*; Fasern des Nervus* facialis, die durch die Paukenhöhle zur Zunge ziehen; Ⓔ *chorda tympani*

Pau|ken|skle|ro|se *f*: →*Paukenhöhlensklerose*

Pau|ken|trep|pe *f*: ***Syn:*** *Scala tympani*; Gang der Innenohrschnecke unterhalb der Lamina spiralis ossea; Ⓔ *tympanic scala*

Paul-Bunnell-Reaktion *f*: Nachweis heterophiler Antikörper im Serum bei Mononucleosis* infectiosa; Ⓔ *Paul-Bunnell reaction*

Pautrier-Woringer-Syndrom *nt*: ***Syn:*** *dermatopathische Lymphadenopathie/Lymphadenitis, dermatopathische Lymphopathie, lipomelanotische Retikulose*; reversible, reaktive Lymphknotenschwellung, besonders der Achsel- und Leistenlymphknoten, als Begleitsymptom bei ausgedehnten Dermatosen; Ⓔ *dermatopathic lymphadenopathy, lipomelanotic reticulosis*

Pav|or *m*: Angst, Schreck; Ⓔ *pavor, fear, terror*

Pavor nocturnus: ***Syn:*** *Nachtangst*; bei Kleinkindern auftretende plötzliche Angst im Schlaf, die zum Aufwachen führt; Ⓔ *sleep terror disorder, pavor nocturnus, night terror(s)*

P-Blut|grup|pen *pl*: Blutgruppensystem der Erythrozyten und Thrombozyten; kann Transfusionszwischenfälle und Fehlgeburten auslösen; Ⓔ *P blood groups, P blood group system*

PCO-Syndrom *nt*: ***Syn:*** *Stein-Leventhal-Syndrom, Syndrom der polyzystischen Ovarien*; Syndrom mit vergrößerten Eierstöcken mit multiplen Zysten, Hypertrichose*, Fettsucht und Zyklusstörungen; Ⓔ *Stein-Leventhal syndrome, polycystic ovary syndrome, polycystic ovary disease*

Péan-Klemme *f*: Form der Gefäßklemme; Ⓔ *Péan's clamp, Péan's forceps*

Pearl-Index *m*: Zahl der Schwangerschaften pro 100 Frauenjahre; Maß für die Zuverlässigkeit von Verhütungsmethoden; Ⓔ *Pearl index*

Tab. 20. Pearl-Index verschiedener Verhütungsmethoden

Methode	Pearl-Index
Laparoskopische Tubensterilisation	0,09–0,4
Depot-Gestagene (parenteral)	0,03–0,9
Monophasische Kombinationspräparate, Stufenpräparate	0,1–1,0
Sequenzpräparate	0,2–1,4
Minipille	1
Intrauterinpessar (IUP)	0,14–2
Diaphragma und Spermizid	2–4
Kondom	4–5
Symptothermale Methode	0,8
Basaltemperaturmethode	1–3
Zervixschleimmethode	15–32
Knaus-Ogino-Methode	15–40
Portiokappe	7
Chemische Spermizide	12–20
Coitus interruptus	8–38
Keine Kontrazeption	> 80

Peau d'orange *f*: ***Syn:*** *Orangenschalenhaut, Apfelsinenschalenhaut, Orangenhaut, Apfelsinenhaut*; v.a. Frauen betreffende Veränderung des Unterhautfettgewebes [Zellulitis*] mit typischem Erscheinungsbild; Ⓔ *peau d'orange, orange skin*

Pech|war|zen *pl*: ***Syn:*** *Teerkeratose, Teerwarzen*; zu den Präkanzerosen* gerechnete Berufskrankheit nach jahrelanger Exposition; typisch sind keratotische Papeln und warzenartige Keratosen; Ⓔ *tar keratosis*

Pec|ten *m*: Kamm, kammartiger Fortsatz; Ⓔ *pecten*

Pecten analis: ***Syn:*** *Analkamm*; Zone unter der Anokutangrenze; Ⓔ *pecten of anus, anal pecten*

Pecten ossis pubis: ***Syn:*** *Schambeinkamm*; oberer Rand des Schambeins; Ⓔ *pecten of pubis, pectineal line*

Pec|tus *nt*: Brust, Brustkorb; Ⓔ *breast, chest, pectus, thorax*

Pectus carinatum: ***Syn:*** *Kielbrust, Hühnerbrust, Pectus gallinatum*; Brustkorbfehlbildung mit kielartigem Vorspringen des Brustbeins; Ⓔ *pigeon chest, pigeon breast, keeled chest, chicken breast*

Pectus excavatum: ***Syn:*** *Trichterbrust, Pectus infundibulum/recurvatum*; durch eine Einziehung und Eindellung des Brustbeins hervorgerufene Trichterform des Brustkorbs; Ⓔ *funnel breast, funnel chest, foveated chest, trichterbrust, chonechondrosternon, koilosternia*

Pectus gallinatum: →*Pectus carinatum*

Pectus infundibulum: →*Pectus excavatum*

Pectus recurvatum: →*Pectus excavatum*

Pedi-, pedi- *präf.*: Wortelement mit der Bedeutung „Fuß"; Ⓔ *foot, ped(o)-, pedi-*

Pe|di|cu|lo|sis *f, pl* **-ses**: ***Syn:*** *Läusebefall, Verlausung*; durch Läuse hervorgerufene Hauterkrankung mit Juckreiz; Ⓔ *lice infestation, pediculation, pediculosis, lousiness*

Pediculosis capitis: ***Syn:*** *Kopflausbefall*; die Kopfhaare betreffender Befall durch Kopfläuse mit starkem Juckreiz und nachfolgender Ekzematisation [**Läuseekzem**] durch Aufkratzen; Ⓔ *head lice infestation, pediculosis* capitis

Pediculosis corporis: *Syn: Körperlausbefall, Kleiderlausbefall, Pediculosis vestimentorum*; durch direkten Kontakt übertragener Befall durch Kleiderläuse mit Rötung der Haut und stark juckenden Quaddeln; Ⓔ *body lice infestation, pediculosis corporis*

Pediculosis pubis: *Syn: Filzlausbefall, Phthiriase, Phthiriasis*; durch direkten Körperkontakt, aber auch Gewebe [Handtücher, Bettwäsche] übertragene Infektion mit Befall der Schambehaarung und der Genitalregion, Achselhaare und der Behaarung von Brust und Bauch; bei Kindern können auch die Wimpern und Augenbrauen befallen werden; Ⓔ *crab lice infestation, pubic lice infestation, phthiriasis, pediculosis pubis*

Pediculosis vestimentorum: →*Pediculosis corporis*

Peldilcullus *m, pl* **-li: 1.** (*anatom.*) Füßchen, Stiel, stielartige Struktur **2.** zu den echten Läusen [Anoplura] gehörende blutsaugende Läuseart; Ⓔ **1.** *pedicle, stalk, pediculus* **2.** *Pediculus*

Pediculus arcus vertebrae: Bogenfuß des Wirbels; Ⓔ *pedicle of vertebral arch*

Pediculus humanus: *Syn: Menschenlaus*; Überträger von Borrelia* recurrentis, dem Erreger des Läuserückfallfiebers*; Ⓔ *human louse, Pediculus humanus*

Pediculus humanus capitis: *Syn: Kopflaus*; Subspecies von Pediculus humanus, die primär die Kopfhaare befällt; Ⓔ *head louse, Pediculus humanus capitis*

Pediculus humanus corporis: *Syn: Körperlaus, Kleiderlaus, Pediculus humanus humanus, Pediculus humanus vestimentorum, Pediculus vestimenti*; den gesamten Körper, mit Ausnahme von Kopf und Genitalbereich, befallende Laus, die Borrelien und Rickettsien übertragen kann; Ⓔ *body louse, clothes louse, Pediculus humanus corporis*

Pediculus humanus humanus: →*Pediculus humanus corporis*

Pediculus humanus vestimentorum: →*Pediculus humanus corporis*

Pediculus pubis: →*Phthirus pubis*

Pediculus vestimenti: →*Pediculus humanus corporis*

Peldilgramm *nt*: Fußabdruck; Ⓔ *pedogram*

Peldilkullilzid *nt*: läuseabtötendes Mittel; Ⓔ *pediculicide, lousicide*

peldilkullilzid *adj*: läuseabtötend; Ⓔ *pediculicide, lousicide*

peldilkullolphob *adj*: *Syn: phthiriophob*; Pedikulophobie betreffend, durch sie gekennzeichnet; Ⓔ *relating to or marked by pediculophobia, pediculophobic*

Peldilkullolpholbie *f*: *Syn: Phthiriophobie*; krankhafte Angst vor Läusen; Ⓔ *irrational fear of infestation with lice, pediculophobia*

Peldilkullolse *f*: →*Pediculosis*

Pedrosos-Krankheit *f*: *Syn: Chromomykose, Chromoblastomykose, schwarze Blastomykose, Blastomycosis nigra, Fonsecas-Krankheit*; durch Schwärzepilze [Fonsecaea- und Phialophora*-Species] hervorgerufene Mykose* der Haut und des Unterhautgewebes mit Befall von Hand, Unterschenkel und Fuß [**Moos-Fuß**]; Ⓔ *chromomycosis, chromoblastomycosis*

Peldunlcullus *m, pl* **-li**: Stiel, Stamm; Ⓔ *peduncle, stalk, stem, pedunculus*

Pedunculi cerebellares: Kleinhirnstiele; Ⓔ *cerebellar peduncles, peduncles of cerebellum*

Pedunculus cerebri: Hirnstiele; Ⓔ *peduncle of cerebrum, cerebral peduncle*

Peitlschenlschlaglphälnolmen *nt*: *Syn: HWS-Schleudertrauma, whiplash injury, Schleudertrauma*; Verletzung der Halswirbelsäule durch plötzliche Überstreckung und nachfolgendes Nachvorneschleudern bei Auffahrunfällen; Ⓔ *whiplash injury, whiplash*

Peitlschenlwurm *m*: *Syn: Trichuris trichiura, Trichocephalus dispar*; parasitischer Wurm in Blinddarm und Wurmfortsatz; Erreger der Trichuriasis*; Ⓔ *whipworm, Trichuris trichiura*

Peitlschenlwurmlbelfall *m*: →*Trichuriasis*

Peitlschenlwurmlinlfekltilon *f*: →*Trichuriasis*

peljolraltiv *adj*: verschlechternd; Ⓔ *pejorative*

pektlanlgilnös *adj*: mit den Symptomen von Angina* pectoris; Ⓔ *anginose*

Pekltelniltis *f, pl* **-tilden**: Entzündung des Pecten analis; Ⓔ *inflammation of the sphincter ani, pectenitis*

pekltelniltisch *adj*: Pektenitis betreffend, von ihr betroffen oder gekennzeichnet; Ⓔ *relating to or marked by pectenitis*

Pekltelnolse *f*: Stenose* des Analkanals; Ⓔ *pectenosis*

pekltilnelal *adj*: **1.** kammartig, kammförmig **2.** Schambein/Os pubis betreffend; Ⓔ **1.** *pectineal, pectinal* **2.** *relating to the os pubis, pectineal, pectinal*

pekltolral *adj*: Brust oder Brustkorb betreffend, zur Brust gehörend; Ⓔ *relating to breast or chest, pectoral*

Pekltolralfrelmiltus *m*: *Syn: Stimmfremitus, Fremitus pectoralis*; Übertragung von Stimmlauten auf die Thoraxwand; Ⓔ *pectoral fremitus*

Pekltolrallis maljor *m*: →*Musculus pectoralis major*

Pekltolrallis mlinor *m*: →*Musculus pectoralis minor*

Pel-Ebstein-Fieber *nt*: wellenförmiges Fieber bei Lymphogranulomatose*; Ⓔ *Pel-Ebstein pyrexia, Pel-Ebstein symptom, Pel-Ebstein fever, Murchison-Pel-Ebstein fever*

Pellalde *f*: *Syn: Alopecia areata, Area celsi*; kreisrunder Haarausfall; Ⓔ *pelade, Celsus' alopecia, Celsus' area, Celsus' vitiligo, Cazenave's vitiligo, Jonston's arc, Jonston's area, Jonston's alopecia*

Pelger-Huët-Kernanomalie *f*: *Syn: Pelger-Huët-Syndrom, Pelger-Kernanomalie, Pelger-Syndrom*; autosomal-dominante Kernanomalie von Leukozyten mit Chromatinverdichtung und Hyposegmentation; Ⓔ *Pelger's nuclear anomaly, Pelger-Huët anomaly, Pelger-Huët nuclear anomaly*

Pelger-Huët-Syndrom *nt*: →*Pelger-Huët-Kernanomalie*

Pelger-Kernanomalie *f*: →*Pelger-Huët-Kernanomalie*

Pelger-Syndrom *nt*: →*Pelger-Huët-Kernanomalie*

Pellalgra *nt/f*: *Syn: Vitamin-B_2-Mangelsyndrom, Niacinmangelsyndrom*; durch Diarrhoe, Dermatitis und Demenz [**3-D-Krankheit**] charakterisierte Vitamin B_2-Mangelkrankheit, die v.a. in Ländern auftritt, in denen Mais ein Hauptbestandteil der Nahrung ist [Italien, Spanien, Indien, China, Japan]; Ⓔ *pellagra, Alpine scurvy, maidism*

pellaglrolid *adj*: an Pellagra erinnernd, pellagraähnlich; Ⓔ *pellagroid*

Pellalgrolsis *f, pl* **-ses**: Dermatitis* bei Pellagra*; Ⓔ *pellagrous dermatitis*

Pellolid *nt*: (Heil-)Schlamm; Ⓔ *peloid*

Pellvelolpelriltolniltis *f, pl* **-tilden**: →*Pelvioperitonitis*

Pelvi-, pelvi- *präf.*: →*Pelvio-*

pellvilfelmolral *adj*: Becken und Oberschenkel(knochen)/Femur betreffend oder verbindend; Ⓔ *relating to both pelvis and femur, pelvifemoral*

Pellvilgralfie, -gralphie *f*: Röntgenkontrastdarstellung der Beckenorgane; Ⓔ *pelviradiography, pelviroentgenography, pelvioradiography, pelviography*

pellvin *adj*: Becken/Pelvis betreffend; Ⓔ *relating to the pelvis, pelvic*

Pelvio-, pelvio- *präf.*: Wortelement mit der Bedeutung „Becken/Pelvis"; Ⓔ *pelvis, pelvic, pelvio-*

Pellvilolpelriltolniltis *f, pl* **-tilden**: *Syn: Beckenbauchfellentzündung, Pelveoperitonitis*; Entzündung des Bauchfellüberzugs der Beckeneingeweide; Ⓔ *pelvic peritonitis, pelvioperitonitis, pelviperitonitis*

pellvilolpelriltolniltisch *adj*: Pelvioperitonitis betreffend, von ihr betroffen oder gekennzeichnet; Ⓔ *relating to or marked by pelvioperitonitis*

Pellvilotolmie *f*: *Syn: Pelvitomie*; Durchtrennung von

P

Beckenknochen; Ⓔ *pelviotomy, pelvitomy*

Pel|vi|pa|thia ve|ge|ta|ti|va *f*: vegetativ-nervöse Störung mit Kreuzschmerzen und spastischen Kontraktionen des hinteren Teils des Parametriums; Ⓔ *parametrismus*

pel|vi|rek|tal *adj*: Becken und Mastdarm/Rektum betreffend oder verbindend; Ⓔ *relating to both pelvis and rectum, pelvirectal*

Pel|vis *f*: Becken; wird in großes Becken [**Pelvis major**] und kleines Becken [**Pelvis minor**] unterteilt; Ⓔ *pelvis*

Pelvis renalis: *Syn: Pyelon, Nierenbecken*; trichterförmiges Sammelbecken des Harns im Nierenhilus; geht in die Harnleiter über; Ⓔ *renal pelvis, pelvis of ureter*

pel|vi|sa|kral *adj*: Becken und Kreuzbein/Sakrum betreffend oder verbindend; Ⓔ *relating to both pelvis and sacrum, pelvisacral*

Pel|vi|skop *nt*: Endoskop* für die Pelviskopie*; Ⓔ *pelviscope*

Pel|vi|sko|pie *f*: endoskopische Untersuchung des Beckenraums; Ⓔ *pelviscopy, pelvioscopy*

pel|vi|sko|pisch *adj*: Pelviskopie betreffend, mittels Pelviskopie; Ⓔ *relating to pelviscopy, pelviscopic*

Pel|vi|to|mie *f*: →*Pelviotomie*

Pem|phi|go|id *nt*: Hauterkrankung mit subepidermaler Blasenbildung; Ⓔ *pemphigoid*

bullöses Pemphigoid: *Syn: Alterspemphigus, Parapemphigus*; wahrscheinlich durch Autoantikörper verursachtes Pemphigoid mit großen prallen Blasen; Ⓔ *bullous pemphigoid, pemphigoid*

Pemphigoid der Neugeborenen: *Syn: Schälblasenausschlag, Impetigo bullosa, Pemphigus neonatorum*; durch Eitererreger [v.a. Staphylokokken] verursachte Pyodermie* mit geröteten Blasen; Ⓔ *impetigo, pemphigus neonatorum, staphylococcal impetigo*

Pemphigoid der Säuglinge: *Syn: Ritter-Krankheit, Ritter-Dermatitis, Morbus Ritter von Rittershain, Dermatitis exfoliativa neonatorum, Syndrom der verbrühten Haut, staphylogenes Lyell-Syndrom, Epidermolysis toxica acuta*; durch Bakterientoxine von Staphylococcus* aureus hervorgerufene flächenhafte Hautablösung; Ⓔ *Ritter's disease, staphylococcal scalded skin syndrome*

vernarbendes Pemphigoid: *Syn: benignes Schleimhautpemphigoid, okulärer Pemphigus, Dermatitis pemphigoides mucocutanea chronica*; chronisches, vernarbendes Pemphigoid der Haut und Schleimhaut; Ⓔ *ocular pemphigoid, benign mucosal pemphigoid, benign mucous membrane pemphigoid, cicatricial pemphigoid*

pem|phi|go|id *adj*: pemphigusartig; Ⓔ *pemphigoid*

Pem|phi|gus *m*: *Syn: Blasensucht*; chronische Autoimmunerkrankung der Haut mit Blasenbildung; Ⓔ *pemphigus*

Pemphigus chronicus: →*familiärer gutartiger Pemphigus*

Pemphigus chronicus benignus familiaris (Hailey-Hailey): →*familiärer gutartiger Pemphigus*

Pemphigus erythematosus: *Syn: Senear-Usher-Syndrom, Pemphigus seborrhoicus, Lupus erythematosus pemphigoides*; Mischform von Pemphigus foliaceus und Lupus erythematosus; Ⓔ *Senear Usher disease, Senear Usher syndrome*

familiärer gutartiger Pemphigus: *Syn: Hailey-Hailey-Syndrom, Morbus Hailey-Hailey, Gougerot-Hailey-Hailey-Krankheit, Pemphigus chronicus benignus familiaris (Hailey-Hailey), Pemphigus Gougerot-Hailey-Hailey, Pemphigus chronicus, Dyskeratosis bullosa, Dyskeratosis bullosa hereditaria*; chronisch verlaufende, rezidivierende Dermatose* mit typischen, nässenden Erosionen und Schuppenkrusten der großen Körperfalten; Ⓔ *Hailey-Hailey disease, familial benign chronic pemphigus, benign familial pemphigus*

Pemphigus foliaceus: Vartiante des Pemphigus vulgaris mit schlaffen, leicht platzenden Blasen und blätterteigartigen Schuppenkrusten; Ⓔ *pemphigus foliaceus*

Pemphigus Gougerot-Hailey-Hailey: →*familiärer gutartiger Pemphigus*

Pemphigus gravidarum: *Syn: Herpes gestationis*; in der zweiten Schwangerschaftshälfte auftretende Autoimmunkrankheit mit Blasenbildung, die zu Früh- oder Totgeburt führen kann; Ⓔ *herpes gestationis*

Pemphigus neonatorum: *Syn: Schälblasenausschlag, Pemphigoid der Neugeborenen, Impetigo bullosa*; durch Eitererreger [v.a. Staphylokokken] verursachte Pyodermie* mit geröteten Blasen; Ⓔ *pemphigus neonatorum, impetigo*

okulärer Pemphigus: *Syn: vernarbendes Pemphigoid, benignes Schleimhautpemphigoid, Dermatitis pemphigoides mucocutanea chronica*; chronisches, vernarbendes Pemphigoid* der Haut und Schleimhaut; Ⓔ *ocular pemphigoid, benign mucosal pemphigoid, benign mucous membrane pemphigoid, cicatricial pemphigoid*

Pemphigus seborrhoicus: →*Pemphigus erythematosus*

Pemphigus vegetans: *Syn: Neumann-Krankheit, Erythema bullosum vegetans, Pyostomatitis vegetans*; Mund und Naseneingang betreffende, schmerzhafte Entzündung mit Eiterbläschen und Geschwürsbildung; Ⓔ *Neumann's disease*

Pemphigus vulgaris: chronische Erkrankung der Haut und Schleimhaut mit Blasenbildung; häufigste Pemphigusform, die unbehandelt tödlich verläuft; charakteristisch sind schlaffe, leicht platzende Haut- und Schleimhautblasen; Ⓔ *pemphigus, pemphigus vulgaris*

Pen|del|ho|den *m*: *Syn: Wanderhoden, Pseudokryptorchismus*; Hoden mit normaler Position im Skrotum, der bei Kremasteranspannung in den Leistenkanal hochgezogen wird; Ⓔ *retractile testis*

Pe|nek|to|mie *f*: *Syn: Phallektomie, Exphallatio*; Penisentfernung, Penisamputation; Ⓔ *penectomy, peotomy, phallectomy*

Pe|ne|tranz *f*: Manifestationshäufigkeit bzw. -wahrscheinlichkeit einer Krankheit oder eines Gens; Ⓔ *penetrance*

Pe|ne|tra|ti|on *f*: **1.** Eindringen, Durchdringen; Durchstoßen, Durchstechen **2.** Einführung des Penis **3.** (*Tumor*) Einwachsen, Durchbrechen **4.** aktives Eindringen eines Erregers in den Körper; Ⓔ **1.–4.** *penetration*

-penia *suf.*: →*-penie*

Pe|ni|cil|la|min *nt*: *Syn: Penizillamin, D-β,β-Dimethylcystein*; zur Behandlung von Metallvergiftungen verwendeter Chelatbildner; Ⓔ *penicillamine, β,β-dimethylcysteine*

Pe|ni|cil|la|se *f*: →*Penicillinase*

Pe|ni|cil|lin *nt*: *Syn: Penizillin*; von Alexander Flemming entdecktes Antibiotikum von Penicillium* notatum; der Begriff wird heute für alle natürlichen oder synthetischen Antibiotika verwendet, die sich vom Penicillin ableiten; Ⓔ *penicillin*

Penicillin G: *Syn: Benzylpenicillin*; gegen grampositive Bakterien und Kokken wirksames penicillinaselabiles Penicillin; Ⓔ *penicillin G, benzylpenicillin, benzyl penicillin, penicillin II*

Penicillin V: *Syn: Phenoxymethylpenicillin*; säurefestes Oralpenicillin; Ⓔ *penicillin V, phenoxymethyl penicillin*

Pe|ni|cil|lin|al|ler|gie *f*: Allergie vom Sofort- oder Spättyp gegen Penicilline oder ihre Abbauprodukte; Ⓔ *penicillin allergy*

Pe|ni|cil|li|na|se *f*: *Syn: Penicillase, Penizillinase, Penicillin-Beta-Lactamase*; von Bakterien gebildetes Enzym, das den Betalactamring spaltet und damit Penicillin unwirksam macht; Ⓔ *penicillinase, penicillin amide-β-lactamhydrolase*

P

Penicillin-Beta-Lactamase *f*: → *Penicillinase*

pe|ni|cil|lin|re|sis|tent *adj*: nicht auf Penicillin ansprechend; Ⓔ *penicillin-resistant*

Pe|ni|cil|lin|säu|re *f*: von verschiedenen Penicillium*-Species gebildetes Mykotoxin, das eine karzinogene Potenz besitzt; Ⓔ *penicillic acid*

Pe|ni|cil|li|um *nt*: *Syn: Pinselschimmel*; weitverbreitete Fungi* imperfecti, die Penicilline* und Mykotoxine bilden; Ⓔ *Penicillium*

-penie *suf.*: Wortelement mit der Bedeutung „Armut/Mangel"; Ⓔ *-penia*

pe|nil *adj*: *Syn: phallisch*; männliches Glied/Penis betreffend; Ⓔ *relating to the penis, penile, penial*

Pe|nis *m*: *Syn: Membrum virile, Phallus*; männliches Glied; Ⓔ *penis, virile member, priapus, member, thyrsus, (erigiert) phallus*

-penisch *suf.*: in Adjektiven verwendetes Wortelement mit der Bedeutung „arm an/mangelnd"; Ⓔ *-penic*

Pe|nis|ent|zün|dung *f*: Penitis, Phallitis; Ⓔ *priapitis, penitis, phallitis*

Pe|nis|fas|zie *f*: *Syn: Fascia penis*; unter der Haut des Penis* liegende Bindegewebsschicht, die in eine **oberflächliche Penisfaszie** [Fascia penis superficialis] und eine **tiefe Penisfaszie** [Fascia penis profunda] unterteilt wird; Ⓔ *fascia of penis*

Pe|nis|fi|bro|ma|to|se *f*: *Syn: Peyronie-Krankheit, Induratio penis plastica, Sclerosis fibrosa penis*; meist nach dem 40. Lebensjahr auftretende, ätiologisch ungeklärte Verhärtung und Schwielenbildung der Tunica* albuginea mit schmerzhafter Abknickung des Penis bei Erektion; Ⓔ *Peyronie's disease, van Buren's disease, plastic induration, penile fibromatosis, penile induration, fibrous cavernitis*

Pe|nis|ko|ro|na *f*: *Syn: Corona glandis*; Randwulst der Eichel; Ⓔ *corona of glans (penis)*

Pe|nis|naht *f*: → *Penisraphe*

Pe|nis|ra|phe *f*: *Syn: Penisnaht, Raphe penis*; pigmentierter Hautstreifen an der Penisunterseite; Ⓔ *raphe penis, raphe of penis*

Pe|nis|sep|tum *nt*: *Syn: Penistrennwand, Septum penis*; mediane Scheidewand der Schwellkörper; Ⓔ *septum of penis*

Pe|nis|trenn|wand *m*: → *Penisseptum*

Pe|ni|tis *f, pl* **-ti|den**: *Syn: Phallitis*; Penisentzündung; Ⓔ *inflammation of the penis, priapitis, penitis, phallitis*

pe|ni|tisch *adj*: Penisentzündung/Penitis betreffend, von ihr betroffen oder gekennzeichnet; Ⓔ *relating to or marked by penitis*

Pe|ni|zil|la|min *nt*: → *Penicillamin*

Pe|ni|zil|lin *nt*: → *Penicillin*

Pe|ni|zil|li|na|se *f*: → *Penicillinase*

pe|no|skro|tal *adj*: Penis und Hodensack/Skrotum betreffend; Ⓔ *relating to both penis and scrotum, penoscrotal*

pen|ta|dak|tyl *adj*: fünffingrig, fünfzehig; Ⓔ *pentadactyl*

Pen|ta|eri|thri|tyl|te|tra|ni|trat *nt*: organisches Nitrat, das zur Therapie der Angina* pectoris verwendet wird; Ⓔ *pentaerythritol tetranitrate, pentaerythrityl tetranitrate*

Pen|ta|lo|gie *f*: Krankheitsbild mit fünf Hauptsymptomen; Ⓔ *pentalogy*

Pen|ta|mer *nt*: Verbindung aus fünf Molekülen [Monomeren]; Ⓔ *pentamer*

Pen|ta|me|thy|len|di|a|min *nt*: *Syn: Kadaverin, Cadaverin, 1,5-Diaminopentan*; bei bakterieller Zersetzung von Eiweißen entstehendes Leichengift; Ⓔ *pentamethylenediamine, cadaverine*

Pen|tan *nt*: gesättigter Kohlenwasserstoff [Alkan] mit fünf Kohlenstoffatomen; Ⓔ *pentane*

Pen|ta|pep|tid *nt*: Peptid* aus fünf Aminosäuren; Ⓔ *pentapeptide*

Pen|ta|sac|cha|rid *nt*: aus fünf Monosacchariden* aufgebauter Zucker; Ⓔ *pentasaccharide*

Pen|ta|so|mie *f*: *Syn: Penta-X-Syndrom, 5-X-Syndrom*; Chromosomenaberration* mit fünf X-Chromosomen; Ⓔ *pentasomy*

Pen|ta|sto|mi|a|sis *f, pl* **-ses**: *Syn: Zungenwurmbefall*; durch Zungenwürmer [Pentastomida] hervorgerufene Infektionskrankheit, die nur selten auf den Menschen übertragen wird; Ⓔ *pentastomiasis*

Pen|ta|sto|mi|da *pl*: *Syn: Zungenwürmer, Pentastomiden, Linguatulida*; wurmähnliche Endoparasiten von Menschen und Wirbeltieren; Ⓔ *tongue worms, Pentastomida*

Pen|ta|sto|mi|den *pl*: → *Pentastomida*

pen|ta|va|lent *adj*: fünfwertig; Ⓔ *pentavalent, quinquevalent*

Penta-X-Syndrom *nt*: → *Pentasomie*

Pen|tos|ä|mie *f*: Vorkommen von Pentosen im Blut; Ⓔ *pentosemia*

Pen|to|se *f*: *Syn: C_5-Zucker*; Monosaccharid* mit fünf Kohlenstoffatomen; Ⓔ *pentose*

Pen|to|se|phos|phat *nt*: am Kohlenstoffatom 1 oder 5 mit Phosphorsäure veresterte Pentose; Zwischenprodukt des Pentosephosphatzyklus*; Ⓔ *pentose phosphate*

Pen|to|se|phos|phat|zy|klus *m*: *Syn: Phosphogluconatweg, Hexosemonophosphatweg, Warburg-Dickens-Horecker-Zyklus*; im Zytosol ablaufende, direkte Oxidation von Glucose-6-Phosphat zu Pentose-5-phosphat unter Bildung von NADPH; Ⓔ *pentose phosphate pathway, phosphogluconate pathway, hexose monophosphate shunt, pentose shunt, Warburg-Lipmann-Dickens shunt, Dickens shunt*

Pen|tos|u|rie *f*: Pentoseausscheidung im Harn; Ⓔ *pentosuria*

pen|tos|u|risch *adj*: Pentosurie betreffend, von ihr betroffen oder gekennzeichnet; Ⓔ *relating to or affected with pentosuria, pentosuric*

Pe|o|til|lo|ma|nie *f*: *Syn: Pseudomasturbation*; ständiges Berühren des eigenen Genitals ohne Masturbation; Ⓔ *false masturbation, peotillomania, pseudomasturbation*

-pepsia *suf.*: → *-pepsie*

-pepsie *suf.*: Wortelement mit der Bedeutung „Verdauung"; Ⓔ *-pepsia*

Pep|sin *nt*: in der Magenschleimhaut gebildetes eiweißspaltendes Enzym [Protease]; Ⓔ *pepsin, pepsase*

Pep|si|no|gen *nt*: inaktive Vorstufe des Pepsins; Ⓔ *pepsinogen, propepsin, prepepsin*

Pep|sin|u|rie *f*: Pepsinausscheidung im Harn; Ⓔ *pepsinuria*

Pep|tid *nt*: aus Aminosäuren aufgebautes kurzkettiges Eiweiß; Ⓔ *peptide, peptid*

Pep|ti|da|se *f*: *Syn: Peptidhydrolase*; Hydrolase*, die Peptide spaltet; Ⓔ *peptidase, peptide hydrolase*

atriales natriuretisches Peptid: *Syn: Atriopeptid, Atriopeptin, atriales natriuretisches Hormon, atrialer natriuretischer Faktor*; in Myozyten des linken Vorhofs und anderen Geweben gebildetes Hormon mit Einfluss auf die Wasser- und Natriumdiurese; Ⓔ *atrial natriuretic peptide*

pep|tid|erg *adj*: auf Peptide als Transmitter ansprechend; Ⓔ *peptidergic*

Pep|tid|hor|mon *nt*: Peptid* mit Hormonwirkung; Ⓔ *peptide hormone*

Pep|tid|hy|dro|la|se *f*: → *Peptidase*

Pep|ti|do|gly|kan *nt*: *Syn: Mukopeptid*; in der Bakterienzellwand vorkommende Substanz; Ⓔ *mucopeptide, peptidoglycan*

Pep|ti|dyl|trans|fe|ra|se *f*: enzymatisch aktives Zentrum im Ribosom, an dem die Proteinsynthese abläuft; Ⓔ *peptidyl transferase*

-peptisch *suf.*: in Adjektiven verwendetes Wortelement mit der Bedeutung „verdauend"; Ⓔ *-peptic*

P

Pep|to|coc|ca|ceae *pl*: Familie grampositiver, anaerober Kokken; umfasst u.a. Peptococcus* und Peptostreptococcus*; Ⓔ *Peptococcaceae*

Pep|to|coc|cus *m, pl* **-coc|ci**: Gattung grampositiver Bakterien, die häufig in Eiter gefunden werden; Ⓔ *Peptococcus*

pep|to|gen *adj*: Pepsin oder Peptone bildend; Ⓔ *peptogenic, peptogenous*

Pep|ton *nt*: durch Hydrolyse* von Proteinen gewonnene Mischung von Peptiden und Aminosäuren; Ⓔ *peptone*

Pepton-Hefeextrakt-Glucose-Medium *nt*: als Transportmedium für anaerobe Bakterien verwendeter Flüssignährboden; Ⓔ *peptone-yeast extract-glucose medium*

Pep|to|strep|to|coc|cus *m, pl* **-coc|ci**: grampositive Bakteriengattung, deren Vertreter bei eitrigen Wundinfektionen gefunden werden; Ⓔ *Peptostreptococcus*

Per-, per- *präf.*: Wortelement mit der Bedeutung „durch/hindurch/völlig"; Ⓔ *per-*

per|a|kut *adj*: (*Verlauf, Reaktion*) extrem akut, hyperakut; Ⓔ *peracute, superacute, hyperacute, fulminant, fulminating*

Per|chlor|ä|thy|len *nt*: *Syn: Tetrachloräthylen, Tetrachlorethylen, Äthylentetrachlorid*; halogenierter Kohlenwasserstoff; weitverbreitetes Lösungsmittel mit geringer Toxizität; Ⓔ *perchloroethylene, tetrachloroethylene*

Per|chlor|naph|tha|lin|krank|heit *f*: → *Perna-Akne*

pe|ren|ni|al *adj*: (alljährlich) wiederkehrend, unaufhörlich, ständig, immerwährend; das ganze Jahr über (andauernd); Ⓔ *perennial*

Per|fo|rans|ast *m*: → *Ramus perforans*

Per|fo|rans|ve|nen *pl*: *Syn: Venae perforantes*; Verbindungsvenen zwischen tiefen und oberflächlichen Venen der Extremitäten; Ⓔ *perforating veins, communicating veins*

Per|fo|ra|ti|on *f*: Durchbruch, z.B. der Magenwand bei Magengeschwür; Ⓔ *perforation*

Per|fo|ra|ti|ons|pe|ri|to|ni|tis *f, pl* **-ti|den**: Bauchfellentzündung durch Erregereinschleppung nach Bauchdecken- oder Organperforation; Ⓔ *perforation peritonitis*

Per|fu|si|on *f*: *Syn: Durchblutung*; Blutfluss durch ein Organ oder Gewebe; Ⓔ *perfusion, flow, blood flow*

Per|fu|si|ons|szin|ti|gra|fie, -gra|phie *f*: Szintigrafie* zur Untersuchung der Durchblutung; Ⓔ *perfusion lung scan*

Peri-, peri- *präf.*: Wortelement mit der Bedeutung „umher/um...herum/über...hinaus"; Ⓔ *around, about, peri-*

Pe|ri|a|de|ni|tis *f, pl* **-ti|den**: Entzündung des Gewebes um eine Drüse; Ⓔ *periadenitis*

Periadenitis mucosa necrotica recurrens: *Syn: Mikulicz-Aphthen, habituelle Aphthen, chronisch rezidivierende Aphthen, rezidivierende benigne Aphthosis*; solitär auftretende, rezidivierende Aphthen* der Mundschleimhaut; Ⓔ *Mikulicz's aphthae, Sutton's disease, recurrent benign aphthosis, recurrent scarring aphthae*

pe|ri|a|de|ni|tisch *adj*: Periadenitis betreffend, von ihr betroffen oder gekennzeichnet; Ⓔ *relating to or marked by periadenitis, periadenitic*

pe|ri|ad|ven|ti|ti|al *adj*: um die Adventitia herum; Ⓔ *periadventitial*

pe|ri|am|pul|lär *adj*: um eine Ampulle herum; Ⓔ *periampullary*

pe|ri|a|nal *adj*: *Syn: zirkumanal*; in der Umgebung des Afters/Anus (liegend), um den After herum; Ⓔ *perianal, periproctic, circumanal*

Pe|ri|a|nal|fis|tel *f*: *Syn: perianale Fistel*; in der Umgebung des Anus mündende Fistel; Ⓔ *perianal fistula*

pe|ri|a|nas|to|mo|tisch *adj*: um eine Anastomose herum (liegend oder entstehend); Ⓔ *perianastomotic*

Pe|ri|an|gi|i|tis *f, pl* **-ti|den**: → *Periangitis*

pe|ri|an|gi|i|tisch *adj*: → *periangitisch*

Pe|ri|an|gi|tis *f, pl* **-ti|den**: *Syn: Periangiitis, Perivaskulitis, Perivasculitis*; Entzündung des (Blut-, Lymph-)Gefäße umgebenden Gewebes; Ⓔ *periangiitis, periangitis, perivasculitis*

pe|ri|an|gi|tisch *adj*: *Syn: periangiitisch, perivaskulitisch*; Periangitis betreffend, von ihr betroffen oder gekennzeichnet; Ⓔ *relating to or marked by periangiitis, periangiitic*

pe|ri|a|or|tal *adj*: um die Aorta herum (liegend); Ⓔ *periaortic*

Pe|ri|a|or|ti|tis *f, pl* **-ti|ti|den**: Entzündung des periaortalen Gewebes; Ⓔ *periaortitis*

pe|ri|a|or|ti|tisch *adj*: Periaortitis betreffend, von ihr betroffen oder gekennzeichnet; Ⓔ *relating to or marked by periaortitis, periaortitic*

pe|ri|a|pi|kal *adj*: in der Umgebung einer (Organ-)Spitze/eines Apex (liegend), insbesondere der Zahnwurzelspitze; Ⓔ *periapical*

pe|ri|ap|pen|di|kal *adj*: *Syn: periappendizeal*; um die Appendix vermiformis herum (liegend); Ⓔ *periappendiceal, periappendicular*

pe|ri|ap|pen|di|ze|al *adj*: → *periappendikal*

Pe|ri|ap|pen|di|zi|tis *f, pl* **-ti|den**: *Syn: Paraappendizitis; Perityphlitis*; Entzündung der periappendizealen Gewebe; Ⓔ *periappendicitis, para-appendicitis, perityphlitis*

pe|ri|ap|pen|di|zi|tisch *adj*: *Syn: paraappendizitisch*; Periappendizitis betreffend, von ihr betroffen oder gekennzeichnet; Ⓔ *relating to or marked by periappendicitis, periappendicitic, para-appendicitic*

pe|ri|a|quä|duk|tal *adj*: um einen Aquädukt herum (liegend); Ⓔ *periaqueductal*

pe|ri|a|re|o|lar *adj*: um den Warzenvorhof herum (liegend); Ⓔ *periareolar, circumareolar*

pe|ri|ar|te|ri|ell *adj*: um eine Arterie herum (liegend), eine Arterie umgebend; Ⓔ *periarterial*

Pe|ri|ar|te|ri|i|tis *f, pl* **-ti|den**: Entzündung der Arterienadventitia und der umgebenden Gewebe; Ⓔ *periarteritis, exarteritis*

Periarteriitis nodosa: *Syn: Kussmaul-Meier-Krankheit, Panarteriitis nodosa*; systemische Entzündung kleiner und mittlerer Arterien, vermutlich allergischer Genese; Ⓔ *Kussmaul-Meier disease, Kussmaul's disease, arteritis nodosa*

pe|ri|ar|te|ri|i|tisch *adj*: Periarteriitis betreffend, von ihr betroffen oder gekennzeichnet; Ⓔ *relating to or marked by periarteritis*

Pe|ri|ar|thri|tis *f, pl* **-ti|den**: Entzündung des periartikulären Gewebes; Ⓔ *periarthritis, exarthritis*

Periarthritis humeroscapularis: → *Periarthropathia humeroscapularis*

pe|ri|ar|thri|tisch *adj*: Periarthritis betreffend, von ihr betroffen oder gekennzeichnet; Ⓔ *relating to or marked by periarthritis, periarthritic*

Pe|ri|ar|thro|pa|thia hu|me|ro|sca|pu|la|ris *f*: *Syn: schmerzhafte Schultersteife, Periarthrosis/Periarthritis humeroscapularis*; zu Einschränkung der Bewegungsfreiheit [**frozen shoulder**] führende, entzündlich-degenerative Erkrankung des Schultergelenks unklarer Ätiologie; Ⓔ *frozen shoulder, adhesive peritendinitis, adhesive bursitis, adhesive capsulitis, periarthritis of shoulder*

Pe|ri|ar|thro|sis hu|me|ro|sca|pu|la|ris *f*: → *Periarthropathia humeroscapularis*

pe|ri|ar|ti|ku|lär *adj*: *Syn: zirkumartikulär*; um ein Gelenk herum (liegend), in der Umgebung eines Gelenks; Ⓔ *periarticular, periarthric, circumarticular*

pe|ri|a|tri|al *adj*: *Syn: periaurikulär*; (*Herz*) um den Kammervorhof/das Atrium herum (liegend); Ⓔ *periatrial, periauricular*

pe|ri|au|ri|ku|lär *adj*: **1.** um die Ohrmuschel/Auricula herum (liegend) **2.** → *periatrial*; Ⓔ **1.** *periauricular; periconchal* **2.** *periatrial, periauricular*

P

pe|ri|a|xi|al *adj*: um eine Achse herum (liegend); Ⓔ *periaxial*

pe|ri|a|xil|lär *adj*: ***Syn:*** *zirkumaxillär*; in der Umgebung der Achselhöhle/Axilla (liegend oder ablaufend); Ⓔ *periaxillary, circumaxillary*

pe|ri|a|zi|när *adj*: ***Syn:*** *periazinös*; um einen Azinus herum (liegend); Ⓔ *periacinal, periacinous*

pe|ri|a|zi|nös *adj*: →*periazinär*

pe|ri|bron|chi|al *adj*: in der Umgebung eines Bronchus (liegend); Ⓔ *peribronchial*

pe|ri|bron|chi|o|lar *adj*: ***Syn:*** *peribronchiolär*; um die Bronchiolen herum (liegend); Ⓔ *peribronchiolar*

pe|ri|bron|chi|o|lär *adj*: →*peribronchiolar*

Pe|ri|bron|chi|o|li|tis *f, pl* **-ti|den**: Entzündung des Bindegewebes um die Bronchiolen; Ⓔ *peribronchiolitis*

pe|ri|bron|chi|o|li|tisch *adj*: Peribronchiolitis betreffend, von ihr betroffen oder gekennzeichnet; Ⓔ *relating to or marked by peribronchiolitis, peribronchiolitic*

Pe|ri|bron|chi|tis *f, pl* **-ti|den**: Entzündung des Bindegewebes um die Bronchien; Ⓔ *peribronchitis*

pe|ri|bron|chi|tisch *adj*: Peribronchitis betreffend, von ihr betroffen oder gekennzeichnet; Ⓔ *relating to or marked by peribronchitis, peribronchitic*

Pe|ri|bron|chi|um *nt*: das die Bronchien umgebende Gewebe; Ⓔ *peribronchial tissue*

pe|ri|bul|bär *adj*: ***Syn:*** *zirkumbulbär*; um einen Bulbus herum (liegend), insbesondere den Augapfel/Bulbus oculi; Ⓔ *peribulbar, circumbulbar*

Pe|ri|car|di|tis *f, pl* **-ti|den**: ***Syn:*** *Perikardentzündung, Perikarditis*; Herzbeutelentzündung; Ⓔ *inflammation of the pericardium, pericarditis*

Pericarditis adhaesiva: ***Syn:*** *adhäsive Perikarditis, verklebende Perikarditis*; zu Verklebungen und Verwachsungen führende Herzbeutelentzündung; Ⓔ *adhesive pericarditis, adherent pericardium*

Pericarditis calcarea: ***Syn:*** *Panzerherz*; konstriktive Herzbeutelentzündung mit Verkalkung des Perikards; Ⓔ *panzerherz, armored heart, armour heart*

Pericarditis constrictiva: ***Syn:*** *konstriktive Perikarditis*; Herzbeutelentzündung mit narbiger Konstriktion des Perikards; Ⓔ *constrictive pericarditis*

Pericarditis exsudativa: ***Syn:*** *seröse Perikarditis, exsudative Perikarditis*; zu Perikarderguss* führende seröse Herzbeutelentzündung; Ⓔ *serous pericarditis*

Pericarditis externa: ***Syn:*** *Pleuroperikarditis*; Entzündung von Herzbeutel und aufliegendem Brustfell; Ⓔ *pleuropericarditis*

Pericarditis fibrinosa: ***Syn:*** *fibrinöse Perikarditis*; von Perikardreiben begleitete Pericarditis mit Fibrinausscheidung und meist Exsudatbildung; Ⓔ *fibrinous pericarditis, fibrous pericarditis*

Pericarditis haemorrhagica: ***Syn:*** *hämorrhagische Perikarditis*; meist bei tuberkulöser Herzbeutelentzündung auftretender blutiger Erguss; Ⓔ *hemorrhagic pericarditis*

Pericarditis obliterans: ***Syn:*** *obliterierende Perikarditis*; zu Obliteration des Herzbeutels führende adhäsive Perikarditis; Ⓔ *obliterating pericarditis*

Pericarditis purulenta: ***Syn:*** *eitrige Perikarditis, Pyoperikarditis*; durch Bakterien [Staphylo-, Strepto-, Pneumokokken] oder seltener auch Pilze hervorgerufene, akute eitrige Herzbeutelentzündung; Ⓔ *empyema of pericardium, purulent pericarditis, suppurative pericarditis*

Pericarditis rheumatica: ***Syn:*** *rheumatische Perikarditis*; im Rahmen eines rheumatischen Fiebers* auftretende Mitbeteiligung des Herzbeutel; meist als Pankarditis*; Ⓔ *rheumatic pericarditis*

Pericarditis serofibrinosa: ***Syn:*** *serofibrinöse Perikarditis*; exsudative Pericarditis mit serofibrinösem Erguss; Ⓔ *serofibrinous pericarditis*

Pericarditis sicca: ***Syn:*** *trockene Perikarditis*; von Perikardreiben begleitete akute fibrinöse Pericarditis ohne Ergussbildung; Ⓔ *dry pericarditis*

Pericarditis tuberculosa: ***Syn:*** *tuberkulöse Perikarditis*; heute eher seltene Pericarditisform, die durch ein serös-hämorrhagisches Exsudat gekennzeichnet ist; Ⓔ *tuberculous pericarditis*

Pericarditis uraemica: ***Syn:*** *urämische Perikarditis*; als fibrinöse Pericarditis imponierende Mitbeteiligung des Herzbeutels im Rahmen eines akuten oder chronischen Nierenversagens mit Urämie*; Ⓔ *uremic pericarditis*

Pe|ri|car|di|um *nt*: ***Syn:*** *Perikard*; Herzbeutel; Ⓔ *pericardium, pericardial sac, heart sac, capsule of heart*

Pericardium fibrosum: äußeres fibröses Perikard; Ⓔ *fibrous pericardium*

Pericardium serosum: inneres seröses Perikard; Ⓔ *serous pericardium*

pe|ri|chol|an|gi|o|lär *adj*: um Gallengänge herum (liegend); Ⓔ *pericholangiolar*

Pe|ri|chol|an|gi|tis *f, pl* **-ti|den**: Entzündung des die Gallengänge umgebenden Lebergewebes; Ⓔ *pericholangitis, periangiocholitis*

pe|ri|chol|an|gi|tisch *adj*: Pericholangitis betreffend, von ihr betroffen oder gekennzeichnet; Ⓔ *relating to or marked by pericholangitis, pericholangitic*

pe|ri|cho|le|zys|tisch *adj*: ***Syn:*** *pericholezystitisch*; um die Gallenblase/Vesica fellea herum (liegend); Ⓔ *pericholecystic*

Pe|ri|cho|le|zys|ti|tis *f, pl* **-ti|ti|den**: Entzündung der Gewebe um die Gallenblase; Ⓔ *pericholecystitis*

pe|ri|cho|le|zys|ti|tisch *adj*: Pericholezystitis betreffend, von ihr betroffen oder gekennzeichnet; Ⓔ *relating to or marked by pericholecystitis*

pe|ri|chon|dral *adj*: **1.** Knorpelhaut/Perichondrium betreffend **2.** in Knorpelnähe (liegend); Ⓔ **1.** *perichondral, perichondrial* **2.** *perichondral, perichondrial*

Pe|ri|chon|dri|tis *f, pl* **-ti|den**: ***Syn:*** *Perichondriumentzündung*; Entzündung des Perichondriums; Ⓔ *inflammation of the perichondrium, perichondritis*

pe|ri|chon|dri|tisch *adj*: Perichondriumentzündung/Perichondritis betreffend, von ihr betroffen oder gekennzeichnet; Ⓔ *relating to or marked by perichondritis, perichondritic*

Pe|ri|chon|dri|um *nt*: ***Syn:*** *Knorpelhaut*; für die Ernährung und das Wachstum von Knorpel zuständige äußere Haut; Ⓔ *perichondrium*

Pe|ri|chon|dri|um|ent|zün|dung *f*: Perichondritis; Ⓔ *perichondritis*

pe|ri|cho|ri|o|i|dal *adj*: ***Syn:*** *perichoroidal*; um die Aderhaut/Chor(i)oidea herum (liegend); Ⓔ *perichoroidal, perichorioidal*

pe|ri|cho|ro|i|dal *adj*: →*perichorioidal*

pe|ri|con|chal *adj*: um die Ohrmuschel herum (liegend); Ⓔ *periconchal, periauricular*

Pe|ri|co|xi|tis *f, pl* **-ti|den**: ***Syn:*** *Perikoxitis*; Entzündung des Bindegewebes um das Hüftgelenk; Ⓔ *pericoxitis*

Pe|ri|cra|ni|um *nt*: ***Syn:*** *Perikranium*; Periost* der Schädelaußenfläche; Ⓔ *pericranium, periosteum of skull*

Pe|ri|de|fe|ren|ti|tis *f, pl* **-ti|ti|den**: Entzündung der Gewebe um den Samenleiter; Ⓔ *perideferentitis*

pe|ri|de|fe|ren|ti|tisch *adj*: Perideferentitis betreffend, von ihr betroffen oder gekennzeichnet; Ⓔ *relating to or marked by perideferentitis*

Pe|ri|dek|to|mie *f*: ***Syn:*** *Periektomie, Peritomie, Peritektomie*; kreisförmige Bindehautexzision am Hornhautlimbus; Ⓔ *peridectomy*

pe|ri|den|tal *adj*: um einen Zahn herum (liegend); Ⓔ *peridental, periodontal*

pe|ri|der|mal *adj*: das Periderm betreffend; Ⓔ *relating to the periderm, peridermal, peridermic*

Pe|ri|di|dy|mi|tis *f, pl* **-ti|den**: ***Syn:*** *Perididymisentzündung, Vaginitis testis*; Entzündung der Perididymis/Tunica

P

vaginalis testis; Ⓔ *inflammation of the perididymis, perididymitis*

pelrildildylmiltisch *adj*: Perididymisentzündung/Perididymitis betreffend, von ihr betroffen oder gekennzeichnet; Ⓔ *relating to or marked by perididymitis*

Pelrildilverltilkulliltis *f, pl* **-tilden**: Entzündung des Gewebes um ein Divertikel; Ⓔ *peridiverticulitis*

pelrildilverltilkulliltisch *adj*: Peridivertikulitis betreffend, von ihr betroffen oder gekennzeichnet; Ⓔ *relating to or marked by peridiverticulitis, peridiverticulitic*

pelrildukltal *adj*: um einen Gang/Ductus herum (liegend); Ⓔ *periductal, periductile*

Pelrildulolde|niltis *f, pl* **-tilden**: Entzündung der Duodenalserosa; Ⓔ *periduodenitis*

pelrildulolde|niltisch *adj*: Periduodenitis betreffend, von ihr betroffen oder gekennzeichnet; Ⓔ *relating to or marked by periduodenitis*

pelrildulral *adj*: *Syn: extradural*; in der Nähe der Dura mater, außerhalb der Dura mater (liegend); Ⓔ *peridural, epidural*

Pelrildulrallanläslthelsie *f*: *Syn: Epiduralanästhesie, Epidurale, Peridurale*; Anästhesie* durch Injektion von Anästhetikum in den Periduralraum; Ⓔ *epidural block, epidural anesthesia, peridural anesthesia, epidural*

Pelrildulralle *f*: → *Periduralanästhesie*

Pelrildulrallraum *m*: *Syn: Spatium peridurale*; zervikaler, thorakaler und lumbaler Teil des Epiduralraumes; Ⓔ *peridural space*

Pelrilekltolmie *f*: → *Peridektomie*

Pelrilenlcelphalliltis *f, pl* **-tilden**: → *Perienzephalitis*

pelrilenltelral *adj*: → *periintestinal*

Pelrilenltelriltis *f, pl* **-tilden**: *Syn: Peritonitis visceralis*; Entzündung der Darmserosa; Ⓔ *perienteritis, seroenteritis*

pelrilenltelriltisch *adj*: Perienteritis betreffend, von ihr betroffen oder gekennzeichnet; Ⓔ *relating to or marked by perienteritis, perienteritic*

Pelrilenlzelphalliltis *f, pl* **-tilden**: *Syn: Periencephalitis*; oft mit Meningoencephalitis* gleichgesetzte Bezeichnung für eine Entzündung, der das Gehirn umgebenden Gewebe; Ⓔ *periencephalitis*

pelrilenlzelphalliltisch *adj*: Perienzephalitis betreffend, von ihr betroffen oder gekennzeichnet; Ⓔ *relating to or marked by periencephalitis, periencephalitic*

pelrilepleny|dylmal *adj*: um das Ependym herum (liegend); Ⓔ *periependymal*

pelrilfaslzilkulär *adj*: um ein Faserbündel/einen Faszikel herum (liegend); Ⓔ *perifascicular*

pelrilfolkal *adj*: *Syn: perifocal*; in der Umgebung eines Krankheitsherdes/Fokus (liegend); Ⓔ *perifocal*

Pelrilfollilculliltis *f, pl* **-tilden**: *Syn: Perifollikulitis*; Entzündung des perifollikulären Gewebes; Ⓔ *perifolliculitis*

Perifolliculitis capitis abscedens et suffodiens: *Syn: profunde dekalvitierende Follikulitis*; zu Abszess- und Fistelbildung neigende Haarbalgentzündung; Ⓔ *dissecting cellulitis, perifolliculitis capitis abscedens et suffodiens*

pelrilfollilkulär *adj*: um einen Follikel herum (liegend), insbesondere den Haarfollikel/Folliculus pili; Ⓔ *perifollicular*

Pelrilfollilkulliltis *f, pl* **-tilden**: *Syn: Perifolliculitis*; Entzündung des perifollikulären Gewebes; Ⓔ *perifolliculitis*

pelrilfollilkulliltisch *adj*: Perifollikulitis betreffend, von ihr betroffen oder gekennzeichnet; Ⓔ *relating to or marked by perifolliculitis*

pelrilganlglilolnär *adj*: um ein Ganglion herum (liegend); Ⓔ *periganglionic*

pelrilgasltral *adj*: *Syn: perigastrisch, periventral*; um den Magen/Gaster herum (liegend); Ⓔ *perigastric*

pelrilgasltrisch *adj*: → *perigastral*

Pelrilgasltriltis *f, pl* **-tilden**: Entzündung der Magenserosa; Ⓔ *perigastritis*

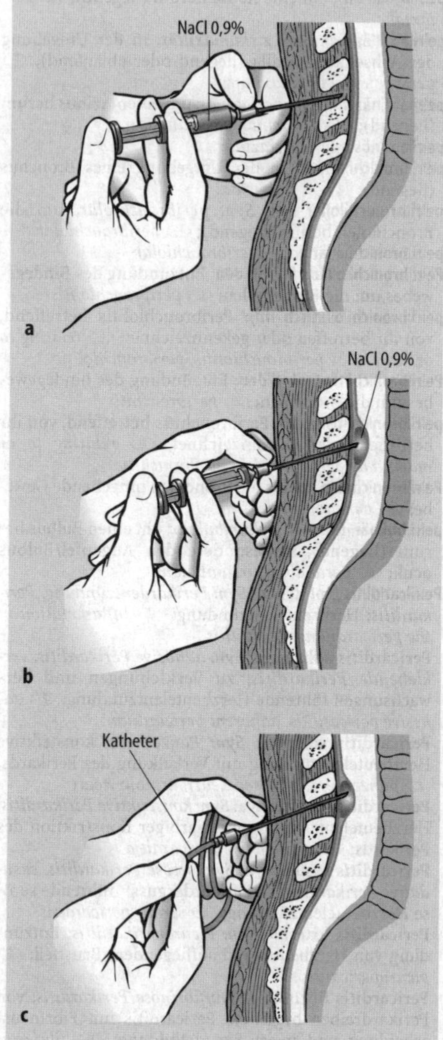

Abb. 69. Periduralanästhesie

pelrilgasltriltisch *adj*: Perigastritis betreffend, von ihr betroffen oder gekennzeichnet; Ⓔ *relating to or marked by perigastritis*

pelrilgemlmal *adj*: *Syn: zirkumgemmal*; in der Umgebung einer Knospe (liegend), insbesondere einer Geschmacksknospe/Gemma gustatoria; Ⓔ *perigemmal, circumgemmal*

pelrilglanldullär *adj*: in der Umgebung einer Drüse/Glandula (liegend); Ⓔ *periglandular*

Pelrilglanldulliltis *f, pl* **-tilden**: Entzündung des periglandulären Gewebes; Ⓔ *periglandulitis*

pelrilglanldulliltisch *adj*: Periglandulitis betreffend, von ihr betroffen oder gekennzeichnet; Ⓔ *relating to or marked by periglandulitis*

pelrilglilal *adj*: die Neurogliazellen umgebend; Ⓔ *periglial*

pelrilglolmelrullär *adj*: um das Glomerulum herum (liegend); Ⓔ *periglomerular*

Pelrilglotltis *f*: *Syn: Tunica mucosa linguae*; Zungenschleimhaut; Ⓔ *periglottis*

pe|ri|glot|tisch *adj*: ***Syn:*** *perilingual*; um die Zunge herum (liegend); Ⓔ *periglottic*

pe|ri|he|pa|tisch *adj*: um die Leber herum (liegend); Ⓔ *perihepatic, parahepatic*

Pe|ri|he|pa|ti|tis *f, pl* **-ti|ti|den**: Entzündung der Leberkapsel; Ⓔ *parahepatitis, perihepatitis, hepatic capsulitis, hepatoperitonitis*

Perihepatitis acuta gonorrhoica: ***Syn:*** *Fitz-Hugh-Curtis-Syndrom*; im Rahmen einer Gonorrhoe* auftretende, seltene Entzündung der Leberkapsel; Ⓔ *Fitz-Hugh and Curtis syndrome*

Perihepatitis chronica hyperplastica: ***Syn:*** *Zuckergussleber*; zu typischen Veränderungen der Leberkapsel führende Entzündung; Ⓔ *Curschmann's disease, zuckergussleber, frosted liver, icing liver, sugar-icing liver*

pe|ri|he|pa|ti|tisch *adj*: Perihepatitis betreffend, von ihr betroffen oder gekennzeichnet; Ⓔ *relating to or marked by perihepatitis*

pe|ri|her|ni|al *adj*: um eine Hernie herum (liegend); Ⓔ *perihernial*

pe|ri|hi|lär *adj*: um einen Hilus herum (liegend); Ⓔ *perihilar*

pe|ri|in|su|lar *adj*: → *periinsulär*

pe|ri|in|su|lär *adj*: **1.** ***Syn:*** *periinsular*; (*Pankreas*) um die Langerhans-Inseln herum (liegend) **2.** ***Syn:*** *periinsular*; (*ZNS*) in der Umgebung der Inselrinde; Ⓔ **1.** *periinsular, peri-islet* **2.** *peri-insular*

pe|ri|in|tes|ti|nal *adj*: ***Syn:*** *perienteral, zirkumintestinal*; um den Darm/das Intestinum herum (liegend); Ⓔ *perienteric, circumintestinal*

Pe|ri|je|ju|ni|tis *f, pl* **-ti|den**: Entzündung der Jejunalserosa; Ⓔ *perijejunitis*

pe|ri|je|ju|ni|tisch *adj*: Perijejunitis betreffend, von ihr betroffen oder gekennzeichnet; Ⓔ *relating to or marked by perijejunitis*

pe|ri|ka|na|li|ku|lär *adj*: um ein Kanälchen/einen Kanalikulus herum (liegend); Ⓔ *pericanalicular*

pe|ri|ka|pil|lär *adj*: um eine Kapillare herum (liegend); Ⓔ *pericapillary*

pe|ri|kap|su|lär *adj*: um eine Kapsel herum (liegend); Ⓔ *pericapsular*

Pe|ri|kard *nt*: ***Syn:*** *Herzbeutel, Pericardium*; besteht aus dem äußeren **fibrösen Perikard** [Pericardium fibrosum] und dem inneren **serösen Perikard** [Pericardium serosum]; die **Herzbeutelhöhle** ist mit seröser Flüssigkeit [**Liquor pericardii**] gefüllt; Ⓔ *pericardium, pericardial sac, heart sac, capsule of heart*

Pe|ri|kar|dek|to|mie *f*: Herzbeutelentfernung, Herzbeutelexzision, Perikardexzision; Ⓔ *pericardiectomy, pericardectomy*

Pe|ri|kard|ent|zün|dung *f*: → *Perikarditis*

Pe|ri|kard|er|guss *m*: Flüssigkeitsansammlung im Herzbeutel; meist bei exsudativer Perikarditis*; Ⓔ *pericardial effusion*

Pe|ri|kard|höh|le *f*: ***Syn:*** *Herzbeutelhöhle, Cavitas pericardiaca/pericardialis*; mit seröser Flüssigkeit [**Liquor pericardii**] gefüllter Spaltraum zwischen Epikard* und Perikard*; Ⓔ *pericardial cavity*

pe|ri|kar|di|al *adj*: **1.** Herzbeutel/Perikard betreffend, in der Umgebung des Herzens (liegend) **2.** in der Umgebung des Magenmundes/der Kardia (liegend); Ⓔ **1.** *relating to the pericardium, pericardial, pericardiac* **2.** *near the cardia*

Pe|ri|kar|di|o|ly|se *f*: operative Lösung des verklebten Herzbeutels vom Herzen; Ⓔ *pericardiolysis*

Pe|ri|kar|di|o|me|di|as|ti|ni|tis *f, pl* **-ti|den**: ***Syn:*** *Mediastinoperikarditis*; Entzündung des Herzbeutels und des angrenzenden Bindegewebes des Mediastinalraums; Ⓔ *inflammation of the pericardium and mediastinum, pericardiomediastinitis*

pe|ri|kar|di|o|pleu|ral *adj*: Herzbeutel und Brustfell/Pleura betreffend oder verbindend; Ⓔ *relating to both pericardium and pleura, pericardiopleural*

Pe|ri|kar|di|or|rha|phie *f*: Herzbeutelnaht, Perikardnaht; Ⓔ *pericardiorrhaphy*

Pe|ri|kar|di|o|sto|mie *f*: Herzbeutelfensterung, Perikardfensterung; Ⓔ *pericardiostomy*

Pe|ri|kar|di|o|to|mie *f*: Herzbeuteleröffnung, Perikarderöffnung; Ⓔ *pericardiotomy, pericardotomy*

Pe|ri|kar|di|o|zen|te|se *f*: → *Perikardpunktion*

Pe|ri|kar|di|tis *f, pl* **-ti|den**: ***Syn:*** *Perikardentzündung, Pericarditis*; Herzbeutelentzündung; Ⓔ *inflammation of the pericardium, pericarditis*

adhäsive Perikarditis: ***Syn:*** *verklebende Perikarditis, Pericarditis adhaesiva*; zu Verklebungen und Verwachsungen führende Herzbeutelentzündung; Ⓔ *adhesive pericarditis, adherent pericardium*

akute fibrinöse Perikarditis: akute Herzbeutelentzündung mit Fibrinausscheidung, die als trockene Perikarditis [ohne Erguss] oder seröse Perikarditis [mit Erguss] imponiert; Ⓔ *acute fibrinous pericarditis*

bakterielle Perikarditis: meist durch Staphylo-, Strepto- oder Pneumokokken hervorgerufene, i.d.R. eitrige Herzbeutelentzündung; Ⓔ *bacterial pericarditis*

chronische Perikarditis: Herzbeutelentzündung, die mehr als drei Monaten andauert; verläuft entweder als **chronisch nichtkonstriktive Perikarditis** oder **chronisch konstriktive Perikarditis;** Ⓔ *chronic pericarditis*

eitrige Perikarditis: ***Syn:*** *Pericarditis purulenta, Pyoperikarditis*; durch Bakterien [Staphylo-, Strepto-, Pneumokokken] oder seltener auch Pilze hervorgerufene, akute eitrige Herzbeutelentzündung; Ⓔ *purulent pericarditis*

exsudative Perikarditis: ***Syn:*** *seröse Perikarditis, Pericarditis exsudativa*; zu Perikarderguss* führende seröse Herzbeutelentzündung; Ⓔ *serous pericarditis*

fibrinöse Perikarditis: ***Syn:*** *Pericarditis fibrinosa*; von Perikardreiben begleitete Perikarditis mit Fibrinausscheidung und meist Exsudatbildung; Ⓔ *fibrinous pericarditis*

hämorrhagische Perikarditis: ***Syn:*** *Pericarditis haemorrhagica*; meist bei tuberkulöser Herzbeutelentzündung auftretender blutiger Erguss; Ⓔ *hemorrhagic pericarditis*

idiopathische Perikarditis: ***Syn:*** *primäre Perikarditis, isolierte Perikarditis*; ätiologisch unklare [Viren?, Allergie?], häufigste Form [30 %] der akuten Perikarditis; Ⓔ *idiopathic pericarditis*

isolierte Perikarditis: → *idiopathische Perikarditis*

konstriktive Perikarditis: ***Syn:*** *Pericarditis constrictiva*; Herzbeutelentzündung mit narbiger Konstriktion des Perikards; Ⓔ *constrictive pericarditis*

obliterierende Perikarditis: ***Syn:*** *Pericarditis obliterans*; zu Obliteration des Herzbeutels führende adhäsive Perikarditis; Ⓔ *obliterating pericarditis*

primäre Perikarditis: → *idiopathische Perikarditis*

rheumatische Perikarditis: ***Syn:*** *Pericarditis rheumatica*; im Rahmen eines rheumatischen Fiebers* auftretende Mitbeteiligung des Herzbeutel; meist als Pankarditis*; Ⓔ *rheumatic pericarditis*

serofibrinöse Perikarditis: ***Syn:*** *Pericarditis serofibrinosa*; exsudative Perikarditis mit serofibrinösem Erguss; Ⓔ *serofibrinous pericarditis*

seröse Perikarditis: ***Syn:*** *Hydroperikarditis; exsudative Perikarditis, Pericarditis exsudativa*; mit Ergussbildung [Hydroperikard*, Perikarderguss*] einhergehende Herzbeutelentzündung; Ⓔ *hydropericarditis*

trockene Perikarditis: ***Syn:*** *Pericarditis sicca*; von Perikardreiben begleitete, akute fibrinöse Perikarditis ohne Ergussbildung; Ⓔ *dry pericarditis*

tuberkulöse Perikarditis: ***Syn:*** *Pericarditis tuberculosa*;

P

heute eher seltene Perikarditisform, die durch ein serös-hämorrhagisches Exsudat gekennzeichnet ist; Ⓔ *tuberculous pericarditis*

urämische Perikarditis: ***Syn:*** *Pericarditis uraemica*; als fibrinöse Perikarditis imponierende Mitbeteiligung des Herzbeutels im Rahmen eines akuten oder chronischen Nierenversagens mit Urämie; Ⓔ *uremic pericarditis*

verklebende Perikarditis: → *adhäsive Perikarditis*

pe|ri|kar|di|tisch *adj*: Herzbeutelentzündung/Perikarditis betreffend, von ihr betroffen oder gekennzeichnet; Ⓔ *pericarditic*

Pe|ri|kard|kar|zi|no|se *f*: ***Syn:*** *Herzbeutelkarzinose*; zu (hämorrhagischem) Erguss und evtl. Herzbeuteltamponade führende Karzinose* des Herzbeutels; Ⓔ *pericardial carcinomatosis, carcinous pericarditis*

Pe|ri|kard|punk|ti|on *f*: ***Syn:*** *Perikardiozentese*; Herzbeutelpunktion zur Druckentlastung bei Perikarderguss* oder Perikardtamponade*; Ⓔ *pericardiocentesis, pericardicentesis*

Pe|ri|kard|tam|po|na|de *f*: ***Syn:*** *Herzbeuteltamponade*; Auffüllung des Herzbeutels mit Blut oder Exsudat; führt zur Einschränkung der Beweglichkeit der Muskulatur; Ⓔ *pericardial tamponade, cardiac tamponade*

Pe|ri|ka|ry|on *nt*: Zellkörper/-leib der Nervenzelle; Ⓔ *cell body, perikaryon, pericaryon*

pe|ri|ko|lisch *adj*: um den Dickdarm/das Kolon herum (liegend); Ⓔ *pericolic*

Pe|ri|ko|li|tis *f, pl* **-ti|den**: Entzündung der Dickdarmserosa; Ⓔ *pericolitis, pericolonitis, serocolitis*

pe|ri|ko|li|tisch *adj*: Perikolitis betreffend, von ihr betroffen oder gekennzeichnet; Ⓔ *relating to or marked by pericolitis*

Pe|ri|kol|pi|tis *f, pl* **-ti|den**: ***Syn:*** *Perivaginitis*; Entzündung der perivaginalen Gewebe; Ⓔ *perivaginitis, pericolpitis*

pe|ri|kol|pi|tisch *adj*: Perikolpitis betreffend, von ihr betroffen oder gekennzeichnet; Ⓔ *relating to or marked by pericolpitis*

pe|ri|kor|ne|al *adj*: ***Syn:*** *zirkumkorneal*; (**Auge**) um die Hornhaut/Kornea herum (liegend); Ⓔ *circumcorneal, pericorneal, perikeratic*

pe|ri|ko|ro|nal *adj*: um die Zahnkrone/Corona dentis herum (liegend); Ⓔ *pericoronal*

Pe|ri|ko|xi|tis *f, pl* **-ti|den**: ***Syn:*** *Pericoxitis*; Entzündung des Bindegewebes um das Hüftgelenk; Ⓔ *pericoxitis*

pe|ri|ko|xi|tisch *adj*: Perikoxitis betreffend, von ihr betroffen oder gekennzeichnet; Ⓔ *relating to or marked by pericoxitis*

Pe|ri|kra|ni|tis *f, pl* **-ti|den**: Entzündung des Pericraniums; Ⓔ *inflammation of the pericranium, pericranitis*

pe|ri|kra|ni|tisch *adj*: Perikranitis betreffend, von ihr betroffen oder gekennzeichnet; Ⓔ *relating to or marked by pericranitis*

Pe|ri|kra|ni|um *nt*: → *Pericranium*

Pe|ri|la|by|rin|thi|tis *f, pl* **-ti|den**: Entzündung der das Innenohrlabyrinth umgebenden Gewebe; Ⓔ *perilabyrinthitis*

pe|ri|la|by|rin|thi|tisch *adj*: Perilabyrinthitis betreffend, von ihr betroffen oder gekennzeichnet; Ⓔ *relating to or marked by perilabyrinthitis*

pe|ri|la|ryn|ge|al *adj*: um den Kehlkopf/Larynx herum (liegend); Ⓔ *perilaryngeal*

Pe|ri|la|ryn|gi|tis *f, pl* **-ti|den**: Entzündung der perilaryngealen Gewebe; Ⓔ *perilaryngitis*

pe|ri|la|ryn|gi|tisch *adj*: Perilaryngitis betreffend, von ihr betroffen oder gekennzeichnet; Ⓔ *relating to or marked by perilaryngitis*

pe|ri|len|tal *adj*: ***Syn:*** *perilentikulär, zirkumlental, zirkumlentikulär*; um die (Augen-)Linse herum (liegend); Ⓔ *perilenticular*

pe|ri|len|ti|ku|lär *adj*: → *perilental*

pe|ri|li|e|nal *adj*: → *perisplenisch*

pe|ri|li|ga|men|tär *adj*: um ein Band/Ligament herum (liegend); Ⓔ *periligamentous, peridesmic*

pe|ri|lin|gu|al *adj*: → *periglottisch*

pe|ri|lo|bar *adj*: → *perilobär*

pe|ri|lo|bär *adj*: ***Syn:*** *perilobar*; um einen (Organ-)Lappen/Lobus herum (liegend), im Randgebiet eines Organlappens; Ⓔ *perilobar*

pe|ri|lo|bu|lar *adj*: → *perilobulär*

pe|ri|lo|bu|lär *adj*: ***Syn:*** *perilobular*; um ein (Organ-)Läppchen/einen Lobulus herum (liegend), im Randgebiet eines Organläppchens; Ⓔ *perilobular*

Pe|ri|lo|bu|li|tis *f, pl* **-ti|den**: Entzündung des perilobulären Lungengewebes; Ⓔ *perilobulitis*

pe|ri|lo|bu|li|tisch *adj*: Perilobulitis betreffend, von ihr betroffen oder gekennzeichnet; Ⓔ *relating to or marked by perilobulitis*

pe|ri|lu|när *adj*: um das Mondbein/Os lunatum herum (liegend); Ⓔ *perilunar*

Pe|ri|lym|pha *f*: ***Syn:*** *Cotunnius-Flüssigkeit, Perilymphe, Liquor cotunnii*; Lymphe des Innenohrlabyrinths; Ⓔ *perilymph, perilympha, labyrinthine fluid, Cotunnius's liquid*

Pe|ri|lymph|a|de|ni|tis *f, pl* **-ti|den**: Entzündung des Gewebes um einen Lymphknoten; Ⓔ *perilymphadenitis*

pe|ri|lymph|a|de|ni|tisch *adj*: Perilymphadenitis betreffend, von ihr betroffen oder gekennzeichnet; Ⓔ *relating to or marked by perilymphadenitis*

Pe|ri|lymph|an|gi|tis *f, pl* **-ti|den**: Entzündung des Gewebes um ein Lymphgefäß; Ⓔ *perilymphangitis*

pe|ri|lymph|an|gi|tisch *adj*: Perilymphangitis betreffend, von ihr betroffen oder gekennzeichnet; Ⓔ *relating to or marked by perilymphangitis*

pe|ri|lym|pha|tisch *adj*: Perilymphe betreffend; um ein Lymphgefäß oder einen Lymphknoten herum (liegend); Ⓔ *relating to the perilymph, perilymphangeal, perilymphatic*

Pe|ri|lym|phe *f*: → *Perilympha*

Pe|ri|mas|ti|tis *f, pl* **-ti|ti|den**: Entzündung des perimammären Gewebes; Ⓔ *perimastitis*

pe|ri|mas|ti|tisch *adj*: Perimastitis betreffend, von ihr betroffen oder gekennzeichnet; Ⓔ *relating to or marked by perimastitis*

pe|ri|me|dul|lär *adj*: um das Mark herum (liegend); Ⓔ *perimedullary*

pe|ri|me|tral *adj*: **1.** in der Umgebung der Gebärmutter/des Uterus (liegend) **2.** das Perimetrium betreffend; Ⓔ **1.** *surrounding the uterus, periuterine* **2.** *relating to the perimetrium, periuterine, perimetric*

Pe|ri|me|trie *f*: Gesichtsfeldbestimmung; Ⓔ *perimetry, perioptometry*

pe|ri|me|trisch *adj*: Perimeter/Perimetrie betreffend, den Umfang des Gesichtsfeldes betreffend; Ⓔ *relating to a perimeter, perimetric*

Pe|ri|me|tri|tis *f, pl* **-ti|den**: ***Syn:*** *Perimetriumentzündung*; Entzündung des Perimetriums; Ⓔ *inflammation of the perimetrium, perimetritis*

pe|ri|me|tri|tisch *adj*: Perimetriumentzündung/Perimetritis betreffend, von ihr betroffen oder gekennzeichnet; Ⓔ *relating to or marked by perimetritis*

Pe|ri|me|tri|um *nt*: ***Syn:*** *Tunica serosa uteri*; das die Gebärmutter bedeckende Bauchfell; Ⓔ *perimetrium, serous coat of uterus*

Pe|ri|me|tro|sal|pin|gi|tis *f, pl* **-ti|den**: Entzündung von Perimetrium und Eileiter/Salpinx; Ⓔ *perimetrosalpingitis*

pe|ri|me|tro|sal|pin|gi|tisch *adj*: Perimetrosalpingitis betreffend, von ihr betroffen oder gekennzeichnet; Ⓔ *relating to or marked by perimetrosalpingitis*

Pe|ri|my|o|kar|di|tis *f, pl* **-ti|den**: ***Syn:*** *Myoperikarditis*; Entzündung von Myokard* und Perikard*; Ⓔ *perimyocarditis*

pe|ri|my|o|kar|di|tisch *adj*: ***Syn:*** *myoperikarditisch*; Perimyokarditis betreffend, von ihr betroffen oder gekennzeichnet; Ⓔ *relating to or marked by perimyocarditis*

Pe|ri|my|o|si|tis *f, pl* **-ti|den**: Entzündung des perimuskulären Gewebes; Ⓔ *perimyositis, perimysiitis, perimysitis*

pe|ri|my|o|si|tisch *adj*: Perimyositis betreffend, von ihr betroffen oder gekennzeichnet; Ⓔ *relating to or marked by perimyositis*

pe|ri|my|si|al *adj*: Muskelhüllgewebe/Perimysium betreffend; um einen Muskel herum (liegend); Ⓔ *relating to the perimysium, perimysial*

Pe|ri|my|si|i|tis *f, pl* **-ti|den**: → *Perimysitis*

pe|ri|my|si|i|tisch *adj*: → *perimysitisch*

Pe|ri|my|si|tis *f, pl* **-ti|den**: *Syn: Perimysiumentzündung, Perimysiitis*; Entzündung des Perimysiums; Ⓔ *inflammation of the perimysium, perimysiitis, perimysitis, myofibrositis*

pe|ri|my|si|tisch *adj*: *Syn: perimysiitisch*; Perimysiumentzündung/Perimysitis betreffend, von ihr betroffen oder gekennzeichnet; Ⓔ *relating to or marked by perimysitis*

Pe|ri|my|si|um *nt*: Muskelhüllgewebe, bindegewebige Muskelhülle; Ⓔ *perimysium, internal perimysium, exomysium*

Perimysium externum: *Syn: Epimysium*; Muskelscheide; Ⓔ *epimysium, external perimysium*

Pe|ri|my|si|um|ent|zün|dung *f*: Perimysitis; Ⓔ *perimysitis, myofibrositis*

pe|ri|na|sal *adj*: um die Nase oder Nasenhöhle herum (liegend); Ⓔ *perirhinal*

pe|ri|na|tal *adj*: Perinatalperiode betreffend, um die Zeit der Geburt herum; Ⓔ *perinatal*

Pe|ri|na|tal|me|di|zin *f*: Teilgebiet der Medizin, das sich mit Diagnose und Therapie von Erkrankungen von Mutter und Kind während der Perinatalperiode* beschäftigt; Ⓔ *perinatology, perinatal medicine*

Pe|ri|na|tal|pe|ri|o|de *f*: Zeitraum vom Beginn der 29. Schwangerschaftswoche bis zum 7. Tag nach der Geburt; Ⓔ *perinatal period*

Pe|ri|na|to|lo|ge *m*: Arzt für Perinatologie*; Ⓔ *perinatologist*

Pe|ri|na|to|lo|gie *f*: Teilgebiet der Medizin, das sich mit der normalen und pathologischen Entwicklung während der Perinatalperiode* beschäftigt; Ⓔ *perinatology*

Pe|ri|na|to|lo|gin *f*: Ärztin für Perinatologie*; Ⓔ *perinatologist*

pe|ri|ne|al *adj*: Damm/Perineum betreffend; Ⓔ *relating to the perineum, perineal*

Pe|ri|ne|al|fle|xur des Rektums *f*: *Syn: Flexura perinealis, Flexura anorectalis*; nach vorne gerichtete Krümmung des Analkanals [Canalis* analis] beim Durchtritt durch das Diaphragma* pelvis; Ⓔ *perineal flexure of rectum*

Pe|ri|ne|al|naht *f*: → *Perinealraphe*

Pe|ri|ne|al|ra|phe *f*: *Syn: Perinealnaht, Raphe perinei*; pigmentierter Hautstreifen am Damm; Ⓔ *raphe of perineum, perineal raphe, median perineal raphe, median raphe of perineum*

Pe|ri|ne|o|plas|tik *f*: Dammplastik; Ⓔ *perineoplasty*

Pe|ri|ne|or|rha|phie *f*: *Syn: Dammnaht*; Vernähung eines Dammrisses oder eines Dammschnitts; Ⓔ *perineorrhaphy*

pe|ri|ne|o|sa|kral *adj*: *Syn: sakroperineal*; Damm und Kreuzbein/Os sacrum betreffend oder verbindend; Ⓔ *relating to both perineum and sacrum, sacroperineal*

pe|ri|ne|o|skro|tal *adj*: Damm und Hodensack/Skrotum betreffend oder verbindend; Ⓔ *relating to both perineum and scrotum, perineoscrotal*

Pe|ri|ne|o|to|mie *f*: Inzision des Damms; Ⓔ *perineotomy*

pe|ri|ne|o|va|gi|nal *adj*: *Syn: vaginoperineal*; Damm und Scheide/Vagina betreffend oder verbindend; Ⓔ *relating to both perineum and vagina, perineovaginal*

pe|ri|ne|o|va|gi|no|rek|tal *adj*: Damm, Scheide/Vagina und Mastdarm/Rektum betreffend; Ⓔ *relating to perineum, vagina, and rectum, perineovaginorectal*

pe|ri|ne|o|vul|var *adj*: *Syn: perineovulvär*; Damm und Vulva betreffend oder verbindend; Ⓔ *relating to both perineum and vulva, perineovulvar*

pe|ri|ne|o|vul|vär *adj*: → *perineovulvar*

Pe|ri|ne|o|ze|le *f*: *Syn: Dammbruch, Hernia perinealis/ischiorectalis*; angeborener oder erworbener Bruch von Baucheingeweide durch den Damm; Ⓔ *perineal hernia, ischiorectal hernia, perineocele*

Pe|ri|ne|phri|tis *f, pl* **-ti|den**: *Syn: Nierenkapselentzündung*; Entzündung der Nierenkapsel; Ⓔ *perinephritis*

pe|ri|ne|phri|tisch *adj*: Nierenkapselentzündung/Perinephritis betreffend, von ihr betroffen oder gekennzeichnet; Ⓔ *relating to and characterized by perinephritis, perinephritic*

Pe|ri|ne|um *nt*: *Syn: Damm*; Körperregion zwischen Steißbein und äußeren Genitalien; wird unterteilt in Vorderdamm [zwischen äußerem Genitale und After] und **Hinterdamm** [zwischen After und Steißbein]; Ⓔ *perineum*

pe|ri|neu|ral *adj*: um einen Nerv herum (liegend); Ⓔ **1.** *perineural* **2.** *perineural*

pe|ri|neu|ri|al *adj*: *Syn: perineural*; das Perineurium betreffend; Ⓔ *relating to the perineurium, perineurial*

Pe|ri|neu|ri|tis *f, pl* **-ti|den**: *Syn: Perineumentzündung*; Entzündung des Perineuriums; Ⓔ *inflammation of the perineurium, perineuritis*

pe|ri|neu|ri|tisch *adj*: Perineumentzündung/Perineuritis betreffend, von ihr betroffen oder gekennzeichnet; Ⓔ *relating to or affected with perineuritis, perineuritic*

Pe|ri|neu|ri|um *nt*: das die einzelnen Nervenfasern umgebende Bindegewebe; Ⓔ *perineurium*

pe|ri|nu|kle|är *adj*: *Syn: zirkumnukleär*; um einen Kern/Nukleus herum (liegend), insbesondere den Zellkern; Ⓔ *perinuclear, circumnuclear*

Pe|ri|o|de *f*: **1.** Zyklus; Zeitspanne, Zeitraum **2.** Monatsblutung, Regelblutung, Menstruation, Menses; Ⓔ **1.** *period, phase, stage; cycle* **2.** *period, menstruation, menses, menstrual flow, menstrual phase, menstrual stage, flow, emmenia, course*

Pe|ri|o|den|sys|tem der Elemente *nt*: von Mendelejew und Meyer unabhängig voneinander entwickelte, tabellarische Anordnung der Elemente und Unterteilung in acht Hauptgruppen; Ⓔ *periodic system, periodic table, Mendeléeff table, Mendeleev's table*

Pe|ri|o|dik *f*: regelmäßige Wiederkehr, Periodizität; Ⓔ *periodicity*

pe|ri|o|disch *adj*: *Syn: zyklisch, intermittierend*; regelmäßig (wiederkehrend), phasenhaft (ablaufend); in Schüben verlaufend; Ⓔ *periodic, periodical, cyclic, cyclical, circular, intermittent, recurrent*

Pe|ri|o|di|zi|tät *f*: regelmäßige Wiederkehr, Periodik; Ⓔ *periodicity*

pe|ri|o|don|tal *adj*: **1.** Wurzelhaut/Periodontium betreffend **2.** → *peridental*; Ⓔ **1.** *peridental, periodontal, paradental, pericemental* **2.** *peridental*

Pe|ri|o|don|ti|tis *f, pl* **-ti|ti|den**: *Syn: Wurzelhautentzündung; Parodontitis apicalis*; Entzündung der Zahnwurzelhaut; Ⓔ *periodontitis, parodontitis, paradentitis, juvenile paradentitis, juvenile periodontitis, cementoperiostitis, alveolodental periostitis*

pe|ri|o|don|ti|tisch *adj*: Wurzelhautentzündung/Periodontitis betreffend, von ihr betroffen oder gekennzeichnet; Ⓔ *relating to or marked by periodontitis*

Pe|ri|o|don|ti|um *nt*: *Syn: Wurzelhaut, Desmodontium*; Periost* der Zahnwurzel; Ⓔ *alveolodental membrane, peridental membrane, desmodontium, periodontal ligament, periodontal membrane, pericementum, periodontium, paradentium, periosteal lining of alveolar socket, alveolodental ligament, gingivodental ligament*

pe|ri|o|ku|lar *adj*: *Syn: periokulär, zirkumokulär, peri-*

ophthalmisch; um das Auge/den Oculus herum (liegend); Ⓔ *periocular, periophthalmic, circumocular*

pe|ri|o|ku|lär *adj*: →*periokular*

Pe|ri|o|ny|chi|um *nt*: *Syn: Cuticula, Eponychium, Perionyx*; Nagelhaut; Ⓔ *eponychium, perionychium, quick*

Pe|ri|o|nyx *f*: →*Perionychium*

Pe|ri|o|o|pho|ri|tis *f, pl* **-ti|den**: Entzündung der Gewebe um den Eierstock; Ⓔ *perioophoritis, perioothecitis, periovaritis*

pe|ri|o|o|pho|ri|tisch *adj*: Perioophoritis betreffend, von ihr betroffen oder gekennzeichnet; Ⓔ *relating to or marked by perioophoritis*

Pe|ri|o|o|pho|ro|sal|pin|gi|tis *f, pl* **-ti|den**: *Syn: Perisalpingoovaritis*; Entzündung der Gewebe um Eierstock und Eileiter; Ⓔ *perioophorosalpingitis, perisalpingo-ovaritis*

pe|ri|o|pe|ra|tiv *adj*: um die Zeit einer Operation herum; Ⓔ *perioperative*

pe|ri|oph|thal|misch *adj*: →*periokular*

Pe|ri|oph|thal|mi|tis *f, pl* **-ti|den**: Entzündung der periokulären Gewebe; Ⓔ *periophthalmitis, periophthalmia*

pe|ri|oph|thal|mi|tisch *adj*: Periophthalmitis betreffend, von ihr betroffen oder gekennzeichnet; Ⓔ *relating to or marked by periophthalmitis*

pe|ri|o|ral *adj*: *Syn: zirkumoral*; um den Mund/Os herum (liegend), in der Umgebung der Mundöffnung; Ⓔ *perioral, peristomal, peristomatous, circumoral*

Pe|ri|or|bi|ta *f*: *Syn: Orbitaperiost*; Periost* der Augenhöhle; Ⓔ *periorbit, periorbital membrane, orbital fascia, periorbita, periosteum of orbit*

pe|ri|or|bi|tal *adj*: **1.** *Syn: zirkumorbital*; um die Augenhöhle/Orbita herum (liegend) **2.** Augenhöhlenperiost/Periorbita betreffend; Ⓔ **1.** *periorbital, circumorbital* **2.** *periorbital*

Pe|ri|or|bi|ti|tis *f, pl* **-ti|ti|den**: Entzündung der Periorbita; Ⓔ *periorbititis*

pe|ri|or|bi|ti|tisch *adj*: Periorbititis betreffend, von ihr betroffen oder gekennzeichnet; Ⓔ *relating to or marked by periorbititis*

Pe|ri|or|chi|tis *f, pl* **-ti|den**: *Syn: Hodenhüllenentzündung, Hodenscheidenentzündung; Vaginalitis*; Entzündung der parietalen Hodenhülle; Ⓔ *periorchitis*

pseudofibromatöse Periorchitis: *Syn: fibröser Pseudotumor*; idiopathische Fibrosierung der Hodenhüllen, die v.a. zwischen dem 30. und 60. Lebensjahr auftritt; führt zur Bildung solitärer oder multipler Knoten der Hodenhülle, seltener des Hodens oder Nebenhodens; Ⓔ *pseudofibromatous periorchitis*

pe|ri|or|chi|tisch *adj*: Hodenhüllenentzündung/Periorchitis betreffend, von ihr betroffen oder gekennzeichnet; Ⓔ *relating to or marked by periorchitis*

Pe|ri|or|chi|um *nt*: *Syn: Lamina parietalis tunicae vaginalis testis*; Hodenhülle; Ⓔ *periorchium*

pe|ri|ö|so|pha|ge|al *adj*: um die Speiseröhre/den Ösophagus herum (liegend); Ⓔ *periesophageal*

Pe|ri|ö|so|pha|gi|tis *f, pl* **-ti|den**: Entzündung des Bindegewebes um die Speiseröhre; Ⓔ *periesophagitis*

pe|ri|ö|so|pha|gi|tisch *adj*: Periösophagitis betreffend, von ihr betroffen oder gekennzeichnet; Ⓔ *relating to or marked by periesophagitis*

Pe|ri|ost *nt*: *Syn: Knochenhaut, Beinhaut, Periosteum*; dem Knochen außen aufliegende Bindegewebshaut, die Gefäße und Nerven enthält und für Knochenernährung und -wachstum von Bedeutung ist; Ⓔ *bone skin, periosteum, periost*

pe|ri|os|tal *adj*: Knochenhaut/Periost betreffend, von der Knochenhaut ausgehend; Ⓔ *periosteal, periosteous, parosteal*

Pe|ri|ost|ent|zün|dung *f*: →*Periostitis*

Pe|ri|os|te|o|my|e|li|tis *f, pl* **-ti|den**: Entzündung von Knochenhaut und Knochenmark; oft gleichgesetzt mit Panostitis*; Ⓔ *periosteomyelitis, periosteomedullitis, periostomedullitis*

pe|ri|os|te|o|my|e|li|tisch *adj*: Periosteomyelitis betreffend, von ihr betroffen oder gekennzeichnet; Ⓔ *relating to or marked by periosteomyelitis*

Pe|ri|os|te|o|to|mie *f*: Durchtrennung der Knochenhaut; Ⓔ *periosteotomy, periostotomy*

Pe|ri|os|te|um *nt*: →*Periost*

Pe|ri|os|ti|tis *f, pl* **-ti|ti|den**: *Syn: Knochenhautentzündung, Periostentzündung*; Entzündung der Knochenhaut; Ⓔ *inflammation of the periosteum, periostitis, periosteitis, cortical osteitis*

eitrige Periostitis: zu subperiostalem Abszess und Osteonekrose* führende, meist hämatogene Entzündung; Ⓔ *bone abscess*

Periostitis gummosa: syphilitische Periostitis mit Gummenbildung; Ⓔ *gummous periostitis*

orbitale Periostitis: Entzündung des Augenhöhlenperiosts; Periorbititis*; Ⓔ *orbital periostitis*

Periostitis ossificans: zu vermehrter Knochenbildung führende Entzündung meist hautnaher Knochen [Tibia, Schädel]; Ⓔ *ossifying periostitis*

proliferative Periostitis: *Syn: Pachyperiostitis*; zu Verdickung der Knochenhaut führende Knochenhautentzündung langer Röhrenknochen; Ⓔ *pachyperiostitis*

Periostitis syphilitica: syphilitische Periostitis; Ⓔ *syphilitic periostitis*

pe|ri|os|ti|tisch *adj*: Knochenhautentzündung/Periostitis betreffend, von ihr betroffen oder gekennzeichnet; Ⓔ *relating to or marked byperiostitis. periostitic*

Pe|ri|os|to|pa|thie *f*: Erkrankung der Knochenhaut, Periosterkrankung; Ⓔ *periosteopathy*

Pe|ri|os|to|se *f*: reaktive Periostverdickung; Ⓔ *periostosis, periosteosis*

pe|ri|o|vu|lär *adj*: um eine Eizelle/ein Ovum herum (liegend); Ⓔ *periovular*

pe|ri|pan|kre|a|tisch *adj*: um die Bauchspeicheldrüse/das Pankreas herum (liegend); Ⓔ *peripancreatic*

Pe|ri|pan|kre|a|ti|tis *f, pl* **-ti|ti|den**: Entzündung der Pankreasserosa; Ⓔ *peripancreatitis*

pe|ri|pan|kre|a|ti|tisch *adj*: Peripankreatitis betreffend, von ihr betroffen oder gekennzeichnet; Ⓔ *relating to or marked by peripancreatitis*

pe|ri|pa|pil|lär *adj*: um eine Papille herum (liegend); Ⓔ *peripapillary*

pe|ri|par|tal *adj*: um die Zeit der Geburt herum (auftretend); Ⓔ *peripartal, peripartum*

pe|ri|pa|tel|lär *adj*: um die Kniescheibe/Patella herum (liegend); Ⓔ *peripatellar*

Pe|ri|pha|ki|tis *f, pl* **-ti|den**: Entzündung der Gewebe um die Linsenkapsel; Ⓔ *periphacitis, periphakitis*

pe|ri|pha|ki|tisch *adj*: Periphakitis betreffend, von ihr betroffen oder gekennzeichnet; Ⓔ *relating to or marked by periphakitis*

pe|ri|pha|ryn|ge|al *adj*: um den Rachen/Pharynx herum (liegend); Ⓔ *peripharyngeal*

pe|ri|pher *adj*: *Syn: peripherisch*; am Rand/an der Peripherie (liegend); im äußeren (Körper-)Bereich (liegend), zur Körperoberfläche hin; Ⓔ *peripheral, peripheric*

pe|ri|phe|risch *adj*: →*peripher*

Pe|ri|phle|bi|tis *f, pl* **-ti|den**: Entzündung der Venenadventitia und umgebender Gewebe; Ⓔ *periphlebitis*

Periphlebitis retinae: *Syn: Eales-Krankheit, Eales-Erkrankung, Angiopathia retinae juvenilis*; ätiologisch ungeklärte, vorwiegend jüngere Männer betreffende, rezidivierende Blutungen in Netzhaut und Glaskörper; Ⓔ *Eales' disease*

pe|ri|phle|bi|tisch *adj*: Periphlebitis betreffend, von ihr betroffen oder gekennzeichnet; Ⓔ *relating to periphlebitis, periphlebitic*

Pe|ri|phre|ni|tis *f, pl* **-ti|den**: Entzündung von Zwerchfell-

P

pleura und -peritoneum; Ⓔ *periphrenitis*

pe|ri|phre|ni|tisch *adj*: Periphrenitis betreffend, von ihr betroffen oder gekennzeichnet; Ⓔ *relating to or marked by periphrenitis*

pe|ri|pleu|ral *adj*: um das Brustfell/die Pleura herum (liegend); Ⓔ *peripleural*

Pe|ri|pleu|ri|tis *f, pl* **-ti|den**: Entzündung der zwischen Pleura und Thoraxwand liegenden Gewebe; Ⓔ *peripleuritis*

pe|ri|pleu|ri|tisch *adj*: Peripleuritis betreffend, von ihr betroffen oder gekennzeichnet; Ⓔ *relating to peripleuritis, peripleuritic*

Pe|ri|po|ri|tis (der Säuglinge) *f*: v.a. bei dystrophen Säuglingen auftretende multiple Schweißdrüsenabszesse durch Staphylococcus* aureus; Ⓔ *periporitis*

pe|ri|por|tal *adj*: **1.** im Bereich der Leberpforte (liegend) **2.** um die Pfortader/Vena portae hepatis herum (liegend); Ⓔ **1.** *periportal* **2.** *periportal*

Pe|ri|prok|ti|tis *f, pl* **-ti|ti|den**: Entzündung der periproktischen Gewebe; oft gleichgesetzt mit Paraproktitis*; Ⓔ *periproctitis, perirectitis*

pe|ri|prok|ti|tisch *adj*: Periproktitis betreffend, von ihr betroffen oder gekennzeichnet; Ⓔ *relating to or marked by periproctitis*

pe|ri|pro|sta|tisch *adj*: um die Vorsteherdrüse/Prostata herum (liegend); Ⓔ *periprostatic*

Pe|ri|pro|sta|ti|tis *f, pl* **-ti|ti|den**: Entzündung der periprostatischen Gewebe; Ⓔ *periprostatitis*

pe|ri|pro|sta|ti|tisch *adj*: Periprostatitis betreffend, von ihr betroffen oder gekennzeichnet; Ⓔ *relating to or marked by periprostatitis*

Pe|ri|py|le|phle|bi|tis *f, pl* **-ti|den**: Entzündung der Gewebe um die Pfortader; Ⓔ *peripylephlebitis*

pe|ri|py|le|phle|bi|tisch *adj*: Peripylephlebitis betreffend, von ihr betroffen oder gekennzeichnet; Ⓔ *relating to or marked by peripylephlebitis*

pe|ri|py|lo|risch *adj*: um den Magenpförtner/Pylorus herum (liegend); Ⓔ *peripyloric*

pe|ri|ra|di|ku|lär *adj*: um eine Wurzel/Radix herum (liegend); Ⓔ *periradicular*

pe|ri|rek|tal *adj*: in der Umgebung des Mastdarms/Rektums (liegend); Ⓔ *perirectal*

Pe|ri|rek|tal|abs|zess *m*: *Syn: perirektaler Abszess*; Abszess in unmittelbarer Nähe des Rektums; Ⓔ *perirectal abscess*

pe|ri|re|nal *adj*: *Syn: zirkumrenal*; um die Niere/Ren herum (liegend); Ⓔ *perirenal, perinephric, circumrenal*

Pe|ri|sal|pin|gi|tis *f, pl* **-ti|den**: Entzündung der Gewebe um die Eileiter; Ⓔ *perisalpingitis*

pe|ri|sal|pin|gi|tisch *adj*: Perisalpingitis betreffend, von ihr betroffen oder gekennzeichnet; Ⓔ *relating to or marked by perisalpingitis, perisalpingitic*

Pe|ri|sal|pin|go|o|va|ri|tis *f, pl* **-ti|den**: *Syn: Perioophorosalpingitis*; Entzündung der Gewebe um Eierstock und Eileiter; Ⓔ *perisalpingo-ovaritis, perioophorosalpingitis*

Pe|ri|sal|pinx *f*: *Syn: Tunica serosa tubae uterina*; Bauchfellüberzug der Eileiter; Ⓔ *perisalpinx*

Pe|ri|sig|mo|i|di|tis *f, pl* **-ti|den**: Entzündung der Gewebe um das Sigma; Ⓔ *perisigmoiditis*

pe|ri|sig|mo|i|di|tisch *adj*: Perisigmoiditis betreffend, von ihr betroffen oder gekennzeichnet; Ⓔ *relating to or marked by perisigmoiditis*

pe|ri|si|nös *adj*: → *perisinuös*

pe|ri|si|nu|ös *adj*: *Syn: perisinös, perisinusoidal*; in der Umgebung eines Sinus (liegend); Ⓔ *perisinuous*

Pe|ri|si|nu|si|tis *f, pl* **-ti|den**: Entzündung des Gewebes um einen Sinus; Ⓔ *perisinusitis, perisinuitis*

pe|ri|si|nu|si|tisch *adj*: Perisinusitis betreffend, von ihr betroffen oder gekennzeichnet; Ⓔ *relating to or marked by perisinusitis*

pe|ri|si|nu|so|i|dal *adj*: → *perisinuös*

Pe|ri|sper|ma|ti|tis *f, pl* **-ti|ti|den**: Entzündung der Gewebe um den Samenstrang; Ⓔ *perispermatitis*

pe|ri|sper|ma|ti|tisch *adj*: Perispermatitis betreffend, von ihr betroffen oder gekennzeichnet; Ⓔ *relating to or marked by perispermatitis*

Pe|ri|splanch|ni|tis *f, pl* **-ti|den**: Entzündung der Gewebe um ein Organ; Ⓔ *perisplanchnitis, perivisceritis*

pe|ri|splanch|ni|tisch *adj*: Perisplanchnitis betreffend, von ihr betroffen oder gekennzeichnet; Ⓔ *relating to or marked by perisplanchnitis*

pe|ri|sple|nisch *adj*: *Syn: perilienal*; um die Milz/Splen herum (liegend); Ⓔ *perisplenic*

Pe|ri|sple|ni|tis *f, pl* **-ti|den**: *Syn: Milzkapselentzündung, Episplenitis*; Entzündung der Milzkapsel; Ⓔ *perisplenitis*

pe|ri|sple|ni|tisch *adj*: Milzkapselentzündung/Perisplenitis betreffend, von ihr betroffen oder gekennzeichnet; Ⓔ *relating to or marked by perisplenitis*

Pe|ri|spon|dy|li|tis *f, pl* **-ti|den**: Entzündung des Gewebes um einen Wirbel; Ⓔ *perispondylitis*

pe|ri|spon|dy|li|tisch *adj*: Perispondylitis betreffend, von ihr betroffen oder gekennzeichnet; Ⓔ *relating to or marked by perispondylitis*

Pe|ris|tal|tik *f*: periodische Kontraktion der Muskulatur eines Hohlorgans [z.B. Darm], durch die der Inhalt vorwärtsbewegt und durchmischt wird; Ⓔ *peristaltic movement, peristalsis, enterocinesia, enterokinesia, vermicular movement*

pe|ris|tal|tisch *adj*: Peristaltik betreffend, in der Art einer Peristaltik; Ⓔ *relating to peristalsis, peristaltic, enterokinetic, peristatic*

Pe|ri|sta|phy|li|tis *f, pl* **-ti|den**: Entzündung des Gewebes um das Gaumenzäpfchen; Ⓔ *peristaphylitis*

pe|ri|sta|phy|li|tisch *adj*: Peristaphylitis betreffend, von ihr betroffen oder gekennzeichnet; Ⓔ *relating to or marked by peristaphylitis*

Pe|ri|sta|se *f*: *Syn: Peristasis*; Gesamtheit, der auf einen Genotyp einwirkenden Umwelteinflüsse; Ⓔ *peristasis*

Pe|ri|sto|le *f*: allseitige Kontraktion eines Hohlorgans; Ⓔ *peristole*

pe|ri|sto|lisch *adj*: Peristole betreffend; Ⓔ *relating to peristole, peristolic*

pe|ri|sto|mal *adj*: um eine künstliche Öffnung/ein Stoma herum (liegend); Ⓔ *peristomal, peristomatous*

pe|ri|stru|mal *adj*: um einen Kropf/Struma herum (liegend); Ⓔ *peristrumous*

pe|ri|syn|o|vi|al *adj*: um eine Synovialis herum (liegend); Ⓔ *perisynovial*

Pe|ri|sy|rin|gi|tis *f, pl* **-ti|den**: Entzündung des Gewebes um eine Schweißdrüse; Ⓔ *perisyringitis*

pe|ri|sy|rin|gi|tisch *adj*: Perisyringitis betreffend, von ihr betroffen oder gekennzeichnet; Ⓔ *relating to or marked by perisyringitis*

Pe|ri|tek|to|mie *f*: → *Peridektomie*

Pe|ri|ten|di|ne|um *nt*: *Syn: Peritenonium*; Sehnengleitgewebe; Ⓔ *peritendineum, peritenon*

pe|ri|ten|di|nös *adj*: um eine Sehne/Tendo herum (liegend); Ⓔ *peritendinous*

Pe|ri|te|no|ni|um *nt*: → *Peritendineum*

Pe|ri|the|li|om *nt*: vom Perithelium* ausgehender gutartiger Tumor; Ⓔ *perithelioma*

Pe|ri|the|li|um *nt*: Zellscheide kleiner Nerven; Ⓔ *perithelium*

pe|ri|tho|ra|kal *adj*: um den Brustkorb/Thorax herum (liegend); Ⓔ *perithoracic*

Pe|ri|thy|re|o|i|di|tis *f, pl* **-ti|den**: *Syn: Perithyroiditis*; Entzündung der Schilddrüsenkapsel; Ⓔ *perithyroiditis, perithyreoiditis, peristrumitis*

pe|ri|thy|re|o|i|di|tisch *adj*: *Syn: perithyroiditisch*; Perithyreoiditis betreffend, von ihr betroffen oder gekennzeichnet; Ⓔ *relating to or marked by perithyreoiditis*

Pe|ri|thy|ro|i|di|tis *f, pl* **-ti|den**: → *Perithyreoiditis*

pe|ri|thy|ro|i|di|tisch *adj*: →*perithyreoiditisch*
Pe|ri|to|mie *f*: →*Peridektomie*
Peritone-, peritone- *präf.*: →*Peritoneo-*
Pe|ri|to|ne|al|abs|zess *m*: ***Syn:*** *Bauchfellabszess*; verkapselte Peritonitis* mit Abszessbildung; Ⓔ *peritoneal abscess, encysted peritonitis*
Pe|ri|to|ne|al|di|aly|se *f*: intrakorporale Hämodialysetechnik, bei der Dialysierflüssigkeit über einen Katheter in die Bauchhöhle eingebracht und wieder abgelassen wird; die **kontinuierliche ambulante Peritonealdialyse** [CAPD] gibt den Patienten eine gewisse Unabhängigkeit vom Krankenhaus; Ⓔ *peritoneal dialysis*

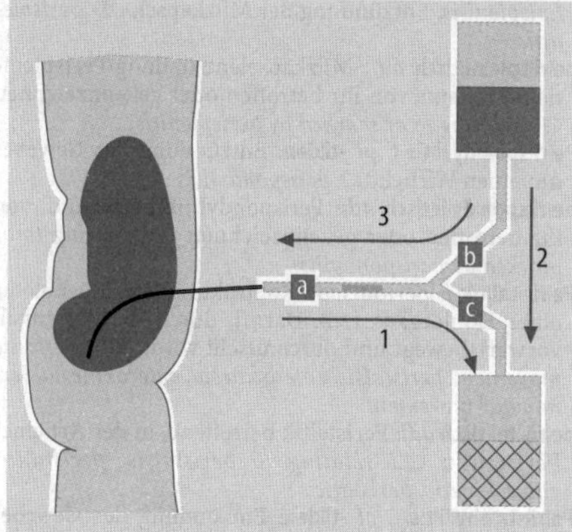

Abb. 70. Kontinuierliche ambulante Peritonealdialyse mit Doppelbeutel

Pe|ri|to|ne|al|kar|zi|no|se *f*: ***Syn:*** *Peritonitis carcinomatosa*; bei diffuser Bauchfellmetastasierung [Magenkarzinom, Ovarialkarzinom] auftretende, reaktive Peritonitis*; Ⓔ *peritoneal carcinomatosis, peritoneal carcinosis*
Pe|ri|to|ne|al|la|va|ge *f*: ***Syn:*** *Peritonealspülung*; Spülung der Bauchhöhle zum Nachweis von Blutung oder Darmverletzung; auch zur Säuberung der Bauchhöhle nach einer Verletzung; Ⓔ *peritoneal lavage*
Pe|ri|to|ne|al|me|tas|ta|se *f*: Tumorabsiedlung ins Bauchfell; Ⓔ *peritoneal metastasis*
Pe|ri|to|ne|al|spü|lung *f*: →*Peritoneallavage*
Pe|ri|to|ne|al|tu|ber|ku|lo|se *f*: ***Syn:*** *Peritonitis tuberculosa*; meist hämatogen entstehende, chronische Peritonitis* mit Ergussbildung; Ⓔ *peritoneal tuberculosis, tuberculous peritonitis*
Peritoneo-, peritoneo- *präf.*: Wortelement mit Bezug auf „Bauchfell/Peritoneum“; Ⓔ *peritoneal, peritone(o)-*
Pe|ri|to|ne|o|pa|thie *f*: Bauchfellerkrankung; Ⓔ *peritoneopathy*
pe|ri|to|ne|o|pe|ri|kar|di|al *adj*: Bauchfell und Herzbeutel/Perikard betreffend; Ⓔ *peritoneopericardial*
Pe|ri|to|ne|o|pe|xie *f*: operative Anheftung eines Organs [z.B. Gebärmutter] an das Bauchfell; Ⓔ *peritoneopexy*
Pe|ri|to|ne|o|plas|tik *f*: ***Syn:*** *Bauchfellplastik*; operative Deckung von Darm- oder Organdefekten mit Bauchfell; Ⓔ *peritoneoplasty, peritonization*
Pe|ri|to|ne|o|skop *nt*: Endoskop* für die Peritoneoskopie*; Ⓔ *peritoneoscope*
Pe|ri|to|ne|o|sko|pie *f*: endoskopische Untersuchung der Peritonealhöhle ohne Luftfüllung des Bauchraums; Ⓔ *peritoneoscopy*
Pe|ri|to|ne|o|to|mie *f*: Bauchfelldurchtrennung; Ⓔ *peritoneotomy*
pe|ri|to|ne|o|ve|nös *adj*: Bauchfell/Peritoneum und Vene verbindend; Ⓔ *peritoneovenous*
Pe|ri|to|ne|o|zen|te|se *f*: Punktion der Peritonealhöhle; Ⓔ *paracentesis of the abdomen, peritoneocentesis, celiocentesis, abdominocentesis, celioparacentesis*
Pe|ri|to|ne|um *nt*: ***Syn:*** *Bauchfell*; die Bauch- und Beckenhöhle [Cavitas* abdominis et pelvis] wird von einer serösen Haut [Serosa*] ausgekleidet, deren Innenraum als **Peritonealhöhle** [Cavitas peritonealis] bezeichnet wird; intraperitoneale Strukturen liegen innerhalb der Peritonealhöhle, extraperitoneale Strukturen dahinter [retroperitoneal] oder davor [retropubisch, retroinguinal]; das die Baucheingeweide überziehende Peritoneum wird als **Peritoneum viscerale** bezeichnet, das Peritoneum der Bauchwand als **Peritoneum parietale**; das **Peritoneum urogenitale** überzieht die Organe des kleinen Beckens*; das Bauchfell bildet Falten, Taschen, Buchten und Bänder, die die Peritonealhöhle unterteilen und dabei helfen, die Eingeweide in ihrer Lage zu halten; dazu gehören u.a. Mesenterium*, Mesocolon*, Bursa* omentalis, Omentum* minus und majus; Ⓔ *peritoneum, abdominal membrane*
Pe|ri|to|nis|mus *f*: ***Syn:*** *Scheinperitonitis, Pseudoperitonitis*; durch eine Bauchfellreizung entstehende Symptomatik [Abwehrspannung, Bauchspannung, Brechreiz], die an eine Bauchfellentzündung erinnert; häufigste Form ist die **Pseudoperitonitis diabetica**; Ⓔ *pseudoperitonitis, peritonism*
Pe|ri|to|ni|tis *f, pl* **-ti|den**: ***Syn:*** *Bauchfellentzündung*; Entzündung des parietalen und/oder viszeralen Bauchfells; Ⓔ *inflammation of the peritoneum, peritonitis*
adhäsive Peritonitis: ***Syn:*** *verklebende Peritonitis*; zu Verklebungen und Verwachsungen führende fibrinöse Peritonitis; Ⓔ *adhesive peritonitis*
Peritonitis arenosa: chronische Peritonitis mit Bildung sandkornartiger Verkalkungen; Ⓔ *peritonitis arenosa*
asymptomatische Peritonitis: klinisch stumm verlaufende, meist chronisch spezifische Peritonitis; Ⓔ *asymptomatic peritonitis*
Peritonitis carcinomatosa: ***Syn:*** *Peritonealkarzinose*; bei diffuser Bauchfellmetastasierung [Magenkarzinom, Ovarialkarzinom] auftretende reaktive Peritonitis; Ⓔ *peritoneal carcinomatosis, peritoneal carcinosis*
Peritonitis circumscripta: örtlich umschriebene Bauchfellentzündung; Ⓔ *localized peritonitis, circumscribed peritonitis*
Peritonitis diffusa: generalisierte Bauchfellentzündung; Ⓔ *diffuse peritonitis, general peritonitis*
eitrige Peritonitis: →*Peritonitis purulenta*
fäkulente Peritonitis: ***Syn:*** *kotige Peritonitis*; durch Kot hervorgerufene Bauchfellentzündung nach Bauchdecken- oder Organperforation [Perforationsperitonitis*]; evtl. auch iatrogen bedingt; Ⓔ *fecal peritonitis*
fibrinöse Peritonitis: durch Fibrinausscheidung gekennzeichnete Peritonitis; kann zu einer adhäsiven Peritonitis führen; Ⓔ *fibrinous peritonitis*
gallige Peritonitis: ***Syn:*** *Gallenperitonitis, Choleperitonitis*; durch Gallenaustritt in die Bauchhöhle hervorgerufene Peritonitis; Ⓔ *bile peritonitis*
hämorrhagische Peritonitis: Bauchfellentzündung mit blutigem Erguss; Ⓔ *hemorrhagic peritonitis*
kotige Peritonitis: →*fäkulente Peritonitis*
Peritonitis productiva: zu Verdickung und evtl. auch Verwachsung des Bauchfells führende Entzündung; Ⓔ *productive peritonitis, pachyperitonitis*
Peritonitis purulenta: ***Syn:*** *Pyoperitonitis, eitrige Peritonitis*; i.d.R. durch Bakterien hervorgerufene akute Peritonitis mit eitrigem Erguss; Ⓔ *purulent peritonitis*
seröse Peritonitis: mit Ergussbildung einhergehende Peritonitis; Ⓔ *serous peritonitis*
traumatische Peritonitis: akute Peritonitis nach Keimeinschleppung durch Bauchdecken- oder Organperfo-

ration [Perforationsperitonitis*]; Ⓔ *traumatic peritonitis*

Peritonitis tuberculosa: ***Syn:*** *Peritonealtuberkulose*; meist hämatogen entstehende, chronische Peritonitis mit Ergussbildung; Ⓔ *peritoneal tuberculosis, tuberculous peritonitis*

verklebende Peritonitis: →*adhäsive Peritonitis*

Peritonitis visceralis: ***Syn:*** *Perienteritis*; Entzündung des viszeralen Bauchfells; Ⓔ *perienteritis, seroenteritis*

pe|ri|to|ni|tisch *adj*: Bauchfellentzündung/Peritonitis betreffend, von ihr betroffen oder gekennzeichnet; Ⓔ *relating to or marked by peritonitis, peritonitic*

Pe|ri|ton|sil|lar|abs|zess *m*: eitrige Peritonsillitis* mit Abszessbildung; Ⓔ *circumtonsillar abscess, peritonsillar abscess, quinsy*

Pe|ri|ton|sil|li|tis *f, pl* **-ti|den:** Entzündung des peritonsillären Gewebes; oft mit Eiterbildung und Peritonsillarabszess*; Ⓔ *peritonsillitis*

pe|ri|ton|sil|li|tisch *adj*: Peritonsillitis betreffend, von ihr betroffen oder gekennzeichnet; Ⓔ *relating to or marked by peritonsillitis, peritonsillitic*

pe|ri|tra|che|al *adj*: um die Luftröhre/Trachea herum (liegend); Ⓔ *peritracheal*

pe|ri|trich *adj*: (*biolog.*) völlig begeißelt; Ⓔ *peritrichous, peritrichal, peritrichate, peritrichic*

pe|ri|tro|chan|tär *adj*: um einen Trochanter herum (liegend); Ⓔ *peritrochanteric*

pe|ri|tu|bar *adj*: **1.** in der Umgebung des Eileiters/der Tuba uterina (liegend) **2.** in der Umgebung der Ohrtrompete/Tuba auditiva (liegend); Ⓔ **1.** *peritubal* **2.** *peritubal*

pe|ri|tu|mo|ral *adj*: in der Umgebung eines Tumors/einer Geschwulst (liegend); Ⓔ *peritumorous*

Pe|ri|ty|phli|tis *f, pl* **-ti|den:** Entzündung der Blinddarmserosa; oft gleichgesetzt mit Periappendizitis*; Ⓔ *perityphlitis*

pe|ri|ty|phli|tisch *adj*: Perityphlitis betreffend, von ihr betroffen oder gekennzeichnet; Ⓔ *relating to or marked by perityphlitis, perityphlitic*

pe|ri|um|bi|li|kal *adj*: um den Nabel/Umbilikus herum (liegend); Ⓔ *periomphalic, periumbilical*

pe|ri|un|gu|al *adj*: um einen Nagel/Unguis herum (liegend); Ⓔ *periungual*

pe|ri|u|re|te|ral *adj*: um einen Harnleiter/Ureter herum (liegend); Ⓔ *periureteral, periureteric*

Pe|ri|u|re|te|ri|tis *f, pl* **-ti|den:** Entzündung des periureteralen Bindegewebes; Ⓔ *periureteritis*

pe|ri|u|re|te|ri|tisch *adj*: Periureteritis betreffend, von ihr betroffen oder gekennzeichnet; Ⓔ *relating to or marked by periureteritis*

pe|ri|u|re|thral *adj*: um die Harnröhre/Urethra herum (liegend); Ⓔ *periurethral*

Pe|ri|u|re|thri|tis *f, pl* **-ti|den:** Entzündung des periurethralen Bindegewebes; Ⓔ *periurethritis*

pe|ri|u|re|thri|tisch *adj*: Periurethritis betreffend, von ihr betroffen oder gekennzeichnet; Ⓔ *relating to or marked by periurethritis*

pe|ri|u|te|rin *adj*: in der Umgebung der Gebärmutter/des Uterus; Ⓔ *periuterine, perimetric*

pe|ri|u|vu|lär *adj*: um die Uvula herum (liegend); Ⓔ *peristaphyline, periuvular*

pe|ri|va|gi|nal *adj*: um die Scheide/Vagina herum (liegend); Ⓔ *perivaginal*

Pe|ri|va|gi|ni|tis *f, pl* **-ti|den:** ***Syn:*** *Perikolpitis*; Entzündung der perivaginalen Gewebe; Ⓔ *perivaginitis, pericolpitis*

pe|ri|va|gi|ni|tisch *adj*: ***Syn:*** *perikolpitisch*; Perivaginitis betreffend, von ihr betroffen oder gekennzeichnet; Ⓔ *relating to or marked by perivaginitis*

pe|ri|va|sal *adj*: →*perivaskulär*

Pe|ri|vas|cu|li|tis *f, pl* **-ti|den:** →*Perivaskulitis*

pe|ri|vas|ku|lär *adj*: ***Syn:*** *perivasal, zirkumvaskulär*; um ein Gefäß herum (liegend); Ⓔ *perivascular, circumvascular*

Pe|ri|vas|ku|lär|raum *m*: der Raum um die Blutgefäße; Ⓔ *perivascular space*

Pe|ri|vas|ku|li|tis *f, pl* **-ti|den:** ***Syn:*** *Periangitis, Periangiitis, Perivasculitis*; Entzündung des (Blut-, Lymph-)Gefäße umgebenden Gewebes; Ⓔ *perivasculitis, periangiitis, periangitis*

pe|ri|vas|ku|li|tisch *adj*: ***Syn:*** *periangiitisch*; Perivaskulitis betreffend, von ihr betroffen oder gekennzeichnet; Ⓔ *relating to or marked by perivasculitis, perivasculitic*

pe|ri|ve|nös *adj*: um eine Vene herum (liegend), in der Umgebung einer Vene; Ⓔ *perivenous*

pe|ri|vent|ral *adj*: →*perigastral*

pe|ri|vent|ri|ku|lär *adj*: ***Syn:*** *paraventrikulär*; um einen Ventrikel herum (liegend); Ⓔ *periventricular*

pe|ri|ver|te|bral *adj*: um einen Wirbel/Vertebra herum (liegend); Ⓔ *perispondylic, perivertebral*

pe|ri|ve|si|kal *adj*: ***Syn:*** *perizystisch*; in der Umgebung einer Blase (liegend), insbesondere um die Harnblase/Vesica urinaria herum (liegend); Ⓔ *perivesical, pericystic*

pe|ri|ve|si|ku|lär *adj*: um die Bläschendrüse/Samenblase herum (liegend); Ⓔ *perivesicular*

Pe|ri|ve|si|ku|li|tis *f, pl* **-ti|den:** Entzündung der die Samenblase umgebenden Gewebe; Ⓔ *perivesiculitis*

pe|ri|ve|si|ku|li|tisch *adj*: Perivesikulitis betreffend, von ihr betroffen oder gekennzeichnet; Ⓔ *relating to or marked by perivesiculitis*

pe|ri|vis|ze|ral *adj*: die Eingeweide/Viszera umgebend, in der Umgebung der Eingeweide (liegend); Ⓔ *perivisceral, perisplanchnic*

pe|ri|vi|tel|lin *adj*: den Dotter/Vitellus umgebend; Ⓔ *perivitelline*

pe|ri|zä|kal *adj*: ***Syn:*** *perizökal*; um den Blinddarm/das Zäkum herum (liegend); Ⓔ *perityphlic, pericecal*

pe|ri|zel|lu|lär *adj*: um eine Zelle herum (liegend), in der Umgebung einer Zelle; Ⓔ *pericellular, pericytial*

pe|ri|zen|tral *adj*: um ein Zentrum herum (liegend); Ⓔ *pericentral*

pe|ri|zer|vi|kal *adj*: um den Gebärmutterhals/die Zervix herum (liegend); Ⓔ *pericervical*

pe|ri|zö|kal *adj*: →*perizäkal*

pe|ri|zys|tisch *adj*: **1.** um eine Zyste herum (liegend) **2.** in der Umgebung einer Blase (liegend), insbesondere um die Harnblase/Vesica urinaria herum (liegend); Ⓔ **1.** *pericystic* **2.** *perivesical, pericystic*

Pe|ri|zys|ti|tis *f, pl* **-ti|ti|den:** Entzündung der Harnblasenserosa; oft gleichgesetzt mit Parazystitis*; Ⓔ *pericystitis*

pe|ri|zys|ti|tisch *adj*: Perizystitis betreffend, von ihr betroffen oder gekennzeichnet; Ⓔ *relating to or marked by pericystitis*

Pe|ri|zy|ten *pl*: kontraktile Zellen des Kapillarendothels; Ⓔ *pericytes*

per|kon|dy|lär *adj*: durch eine Kondyle hindurch; Ⓔ *percondylar*

Per|kus|si|on *f*: ***Syn:*** *Perkutieren*; Beklopfen/Abklopfen der Körperoberfläche setzt Gewebe in Schwingungen; der entstehende Klopfschall hängt im Wesentlichen vom Luftgehalt der Gewebe oder Organe ab; damit gelingt es z.B. lufthaltige Gewebe [z.B. Lunge] von nicht lufthaltigen Geweben [z.B. Leber, Herz] abzugrenzen; bei der **direkten** oder **unmittelbaren Perkussion** klopft man mit den [zusammengelegten] Fingern einer Hand direkt auf die Bauch-, Thoraxwand etc.; der Schall ist relativ leise; bei der **indirekten** oder **mittelbaren Perkussion** legt man einen Finger oder ein Plessimeter* auf die Haut und klopft auf dieses Hilfsmittel; der Klopfschall ist wesentlich lauter als bei der direkten Methode; Ⓔ *percussion*

P

per|kus|so|risch *adj*: → *perkutorisch*
per|ku|tan *adj*: *Syn: transdermal, transkutan*; durch die Haut hindurch (wirkend); Ⓔ *through the skin, percutaneous, transcutaneous, transdermal, transdermic, diadermic*
Per|ku|tie|ren *nt*: → *Perkussion*
per|ku|to|risch *adj*: *Syn: perkussorisch*; mittels Perkussion; Ⓔ *percussion*
Per|lèche *f*: *Syn: Faulecken, Mundwinkelcheilitis, Mundwinkelrhagaden, Cheilitis angularis, Stomatitis angularis, Angulus infectiosus oris/candidamycetica*; akutes oder chronisches schmerzhaftes Ekzem* des Mundwinkels; Ⓔ *perlèche, bridou, angular stomatitis, angular cheilitis, angular cheilosis, migrating cheilitis, migrating cheilosis*
Perl|ge|schwulst *nt*: **1.** *Syn: Cholesteatom*; chronische Epithelproliferation im Bereich des Trommelfells mit destruktivem Wachstum **2.** *Syn: Cholesteatom*; durch embryonal versprengte Epidermis verursachter, benigner Tumor im Kleinhirnbrückenwinkel; Ⓔ **1.** *cholesteatoma, margaritoma, pearly tumor, pearl tumor* **2.** *cholesteatoma, pearly tumor, pearl tumor*
per|lin|gu|al *adj*: durch die Zungenschleimhaut hindurch; Ⓔ *perlingual*
per|ma|nent *adj*: (fort-)dauernd, anhaltend, dauerhaft, (be-)ständig, bleibend; Ⓔ *permanent, constant, perpetual*
Per|ma|nenz *f*: Dauerhaftigkeit, Beständigkeit; Ⓔ *permanence, permanency*
Per|man|ga|nat *nt*: Salz der Permangansäure; Ⓔ *permanganate*
per|me|a|bel *adj*: durchlässig, durchdringbar; Ⓔ *permeable, pervious (für to)*
Per|me|a|bi|li|tät *f*: Durchlässigkeit, Durchdringlichkeit; Ⓔ *permeability*
Perna-Akne *f*: *Syn: Perna-Krankheit, Perchlornaphthalinkrankheit*; durch Perchlornaphthalin ausgelöste Sonderform der Chlorakne*; Ⓔ *perna disease, perna acne*
per|na|sal *adj*: durch die Nase; Ⓔ *through the nose, pernasal*
Per|ni|ci|o|sa *f*: *Syn: perniziöse Anämie, Biermer-Anämie, Addison-Anämie, Morbus Biermer, Anaemia perniciosa, Vitamin B_{12}-Mangelanämie*; durch Vitamin B_{12}-Mangel hervorgerufene megaloblastäre Anämie*; Ⓔ *Addison's anemia, Addison-Biermer anemia, Addison-Biermer disease, addisonian anemia, Biermer's anemia, Biermer's disease, Biermer-Ehrlich anemia, cytogenic anemia, malignant anemia, pernicious anemia*
Per|nio *f, pl* **-ni|o|nes, -ni|o|nen**: *Syn: Frostbeulen, Pernionen, Perniones, Perniosis*; reversible Hautveränderungen bei längerer, mäßiger Kälteeinwirkung; Ⓔ *pernio, chilblain, perniosis*
Per|ni|o|nen *pl*: → *Pernio*
Per|ni|o|nes *pl*: → *Pernio*
Per|ni|o|sis *f, pl* **-ses**: → *Pernio*
Per|ni|zi|o|sa *f*: → *Perniciosa*
Pero-, pero- *präf.*: Wortelement mit der Bedeutung „verstümmelt"; Ⓔ *pero-*
Pe|ro|bra|chi|us *m*: Fetus mit fehlgebildeten Armen; Ⓔ *perobrachius*
Pe|ro|ce|pha|lus *m*: → *Perozephalus*
Pe|ro|chei|rus *m*: *Syn: Perochirus*; Fetus mit fehlgebildeten Händen; Ⓔ *perochirus*
Pe|ro|chi|rus *m*: → *Perocheirus*
Pe|ro|dak|ty|lie *f*: *Syn: Stummelfingrigkeit*; angeborene stummelartige Verkürzung von Fingern oder Zehen; Ⓔ *perodactyly, perodactylia, stub fingers*
Pe|ro|ke|pha|lus *m*: → *Perozephalus*
pe|ro|mel *adj*: Peromelie betreffend, von ihr betroffen oder gekennzeichnet, stummelgliedrig; Ⓔ *relating to peromelia, peromelic*
Pe|ro|me|lie *f*: *Syn: Stummelgliedrigkeit*; angeborene Gliedmaßenfehlbildung mit stummelartiger Verkürzung; Ⓔ *peromelia, peromely*
Pe|ro|me|lus *m*: Fetus mit Peromelie*; Ⓔ *peromelus*
pe|ro|nä|al *adj*: *Syn: peroneal, fibular*; Wadenbein/Fibula oder Peronäusnerv betreffend; Ⓔ *relating to the fibula, peroneal*
Pe|ro|nä|us|läh|mung *f*: *Syn: Fibularislähmung*; Lähmung des Nervus* peroneus profundus; Ⓔ *peroneal paralysis*
pe|ro|ne|al *adj*: → *peronäal*
pe|ro|ne|o|ti|bi|al *adj*: *Syn: fibulotibial, tibiofibular*; Wadenbein und Schienbein/Tibia betreffend oder verbindend; Ⓔ *relating to both fibula and tibia, peroneotibial, tibiofibular*
Pe|ro|ne|us|grup|pe *f*: *Syn: Fibularisgruppe, Musculi peronei*; seitlich an der Wade liegende Muskelgruppe [Musculus peroneus brevis und longus], die den Fuß plantarflektieren und pronieren; Ⓔ *peroneal muscles*
Pe|ro|pus *m*: Fetus mit fehlgebildeten Beinen und Füßen; Ⓔ *peropus*
per|o|ral *adj*: *Syn: per os, oral*; durch den Mund, durch die Mundhöhle; Ⓔ *through the mouth, peroral, per os*
per os: → *peroral*
Pe|ro|so|mus *m*: Fetus mit fehlgebildetem Stamm; Ⓔ *perosomus, perocormus*
Per|o|xid *nt*: Verbindung mit der allgemeinen Formel R_1–O–O–R_2; Ⓔ *peroxide; superoxide, hyperoxide*
Per|o|xi|so|men *pl*: *Syn: Microbodies*; Zellorganellen, die Oxidasen und Katalasen enthalten; Ⓔ *peroxisomes, microbodies*
Pe|ro|ze|pha|lus *m*: *Syn: Perokephalus, Perocephalus*; Fetus mit fehlgebildetem Schädel; Ⓔ *perocephalus*
per|pen|di|ku|lar *adj*: *Syn: perpendikulär*; lotrecht, senkrecht, vertikal; Ⓔ *perpendicular (zu to)*
per|pe|tu|ell *adj*: fortwährend, immerwährend, unaufhörlich, andauernd, beständig, ständig; Ⓔ *perpetual, continuous, permanent, uninterrupted*
Per|se|ve|ra|ti|on *f*: krankhaftes Hängenbleiben an Vorstellungen oder Themen; Ⓔ *perseveration*
per|sis|tent *adj*: anhaltend, andauernd, fortbestehend; Ⓔ *persistent*
Per|sis|tenz *f*: Anhalten, Fortdauern, Fortbestehen; Ⓔ *persistency, persistence*
per|sis|tie|rend *adj*: beharrlich, hartnäckig, ausdauernd; Ⓔ *persistent*
Per|sön|lich|keit *f*: individuelle psychophysische Struktur; Ⓔ *personality, identity, character*
Per|sön|lich|keits|stö|rung *f*: Bezeichnung für besonders stark ausgeprägte Persönlichkeitszüge oder eine Veränderung der Persönlichkeit; Ⓔ *character disorder, personality disorder, personality*
Pers|pi|ra|tio *f, pl* **-ti|o|nes**: → *Perspiration*
Perspiratio insensibilis: *Syn: extraglanduläre Wasserabgabe*; unmerklicher Wasserverlust durch die Haut und Schleimhaut; Ⓔ *insensible perspiration, extraglandular water loss, insensible water loss, extraglandular perspiration*
Perspiratio sensibilis: *Syn: glanduläre Wasserabgabe*; Wasserverlust durch Schwitzen; Ⓔ *sensible perspiration, sensible water loss, glandular perspiration, glandular water loss*
Pers|pi|ra|ti|on *f*: *Syn: Perspiratio*; Hautatmung, Stoffabgabe oder -austausch durch die Haut; Ⓔ *sudation, perspiration, sweating*
pers|pi|ra|to|risch *adj*: Perspiration betreffend, mittels Perspiration; Ⓔ *perspiratory*
Per|suf|fla|ti|on *f*: → *Pertubation*
Perthes-Calvé-Legg-Krankheit *f*: → *Perthes-Krankheit*
Perthes-Jüngling-Krankheit *f*: *Syn: Jüngling-Krankheit, Ostitis multiplex cystoides*; i.d.R. als Begleiterkrankung bei Sarkoidose* auftretende, multiple, pseudozys-

P

tische Knochenveränderungen mit Weichteilschwellung; Ⓔ *Jüngling's disease*

Perthes-Krankheit *f*: *Syn:* *Morbus Perthes, Perthes-Legg-Calvé-Krankheit, Osteochondropathia deformans coxae juvenilis, Legg-Calvé-Perthes-Krankheit, Legg-Calvé-Perthes-Waldenström-Krankheit, Coxa plana, Coxa plana idiopathica*; im Kindesalter auftretende aseptische Osteonekrose* des Hüftkopfs, die häufig zur Verformung des Kopfes und damit langfristig zu Koxarthrose* führt; Ⓔ *Perthes' disease, Calvé-Perthes disease, Legg-Calvé-Perthes disease, Legg-Calvé-Perthes syndrome, Legg's disease, Legg-Calvé disease, Legg-Calvé-Waldenström disease, Waldenström's disease, pseudocoxalgia, coxa plana, osteochondrosis of the capital femoral epiphysis, quiet hip disease*

Perthes-Legg-Calvé-Krankheit *f*: → *Perthes-Krankheit*

per|tro|chan|tär *adj*: durch einen Trochanter hindurchgehend; Ⓔ *pertrochanteric*

Per|tu|ba|ti|on *f*: *Syn:* *Persufflation, Tubenperflation, Insufflation*; Durchblasen der Eileiter zur Überprüfung der Durchgängigkeit bei Sterilität; Ⓔ *pertubation, perflation, insufflation*

Per|tus|sis *f*: *Syn:* *Keuchhusten, Stickhusten, Tussis convulsiva*; durch Bordetella* pertussis hervorgerufene Infektionskrankheit, deren klinisches Erscheinungsbild von andauernden Hustenanfällen geprägt ist; Ⓔ *pertussis, whooping cough*

per|tus|so|id *adj*: keuchhustenartig, pertussisartig; Ⓔ *pertussoid*

Pe|ru|bal|sam *nt*: als Antiseptikum bei Hautwunden verwendeter Balsam; Ⓔ *Peruvian balsam, balsam of Peru*

Pe|ru|war|ze *f*: *Syn:* *Verruca peruana, Verruga peruana*; warzenähnliche Hauteffloreszenz bei Bartonellose*; Ⓔ *Peruvian wart, hemorrhagic pian, verruca peruana, verruca peruviana, verruga peruana*

Per|ver|si|on *f*: abartiges sexuelles Verhalten; Ⓔ *perversion, sexual deviation, sexual perversion, paraphilia*

Per|vi|gi|li|um *nt*: Schlaflosigkeit; Ⓔ *wakefulness, sleeplessness, mild insomnia, pervigilium*

per|zep|ti|bel *adj*: wahrnehmbar, spürbar, fühlbar, merklich, deutlich; Ⓔ *perceptible*

Per|zep|ti|bi|li|tät *f*: Wahrnehmbarkeit; Wahrnehmungsvermögen, Auffassungsgabe; Ⓔ *perceptibility, perception, perceptiveness, perceptivity, percipience*

Per|zep|ti|on *f*: (Reiz-)Wahrnehmung, Empfindung; Ⓔ *perception, percipience, esthesia*

per|zep|tiv *adj*: *Syn:* *perzeptorisch*; Perzeption betreffend, auf ihr beruhend, durch sie bewirkt, wahrnehmend; Ⓔ *perceptive, perceivable, percipient*

per|zep|to|risch *adj*: → *perzeptiv*

Pes *m*: Fuß; Ⓔ *foot, pes*

Pes adductus: *Syn:* *Sichelfuß*; Fußfehlstellung mit Adduktion des Vorfußes; Ⓔ *pes adductus*

Pes calcaneus: *Syn:* *Hackenfuß*; Fußfehlstellung in Dorsalflexion; Ⓔ *talipes calcaneus, pes calcaneus, calcaneus, calcaneum*

Pes calcaneus excavatus: *Syn:* *Hackenhohlfuß*; Fußfehlstellung mit Abknickung des Vorfußes und Steilstellung des Fersenbeins; Ⓔ *talipes calcaneocavus*

Pes cavus: *Syn:* *Hohlfuß*; angeborene Überhöhung des Fußlängsgewölbes; Ⓔ *talipes cavus, pes cavus, cavus*

Pes equinovarus (excavatus et adductus): *Syn:* *Klumpfuß*; angeborene Fußfehlstellung mit Spitzfußstellung im Sprunggelenk, Adduktion des Vorfußes und Innendrehung des Rückfußes; Ⓔ *clubfoot, reel foot, clump foot, cyllosis, talipes, equinovarus, talipes equinovarus*

Pes equinus: *Syn:* *Spitzfuß*; angeborene oder erworbene Fußfehlstellung mit Beugung im oberen Sprunggelenk; Ⓔ *pes equinus*

Pes hippocampi: *Syn:* *Ammonshorn, Cornu Ammonis*; vorderes Ende des Hippocampus; Ⓔ *pes hippocampi*

Pes planovalgus: *Syn:* *Knickplattfuß*; Knickfuß mit Abflachung des Fußquergewölbes; Ⓔ *talipes planovalgus*

Pes planus: *Syn:* *Plattfuß*; erworbene Fußdeformität mit Abflachung von Längs- und Quergewölbe; Ⓔ *pes planus*

Pes transversoplanus: *Syn:* *Platt-Spreizfuß*; erworbene Fußdeformität mit Abflachung und Verbreiterung von Längs- und Quergewölbe; Ⓔ *pes transversoplanus*

Pes transversus: *Syn:* *Spreizfuß*; erworbene Fußdeformität mit Abflachung und Verbreiterung des Quergewölbes; Ⓔ *splay foot, spread foot, broad foot, pes transversus*

Pes valgus: *Syn:* *Knickfuß*; angeborene Abknickung der Ferse nach außen; Ⓔ *talipes valgus*

Pes|sar *nt*: ring- oder schalenförmiger Körper aus Gummi oder Metall zur symptomatischen Behandlung von Scheidenverlagerungen oder zur Konzeptionsverhütung; Ⓔ *diaphragm, diaphragm pessary, contraceptive diaphragm, vaginal diaphragm*

Pest *f*: *Syn:* *Pestis*; hochkontagiöse Infektionskrankheit durch Yersinia* pestis, die durch den Pestfloh* von Nagetieren auf Menschen übertragen wird; in vielen Gebieten Asiens und Amerikas endemisch vorhanden; Ⓔ *plague, pest, pestilence, pestis*

septikämische Pest: → *septische Pest*

septische Pest: *Syn:* *Pestsepsis, Pestseptikämie, septikämische Pest*; perakute Verlaufsform der Pest bei Eindringen der Erreger in die Blutbahn; Ⓔ *siderating plague, plague septicemia, pesticemia, septicemic plague, septic plague*

Pest|bak|te|ri|um *nt, pl* **-ri|en**: → *Yersinia pestis*

Pest|floh *m*: *Syn:* *Rattenfloh, Xenopsylla cheopis, Pulex cheopis*; Ektoparasit bei Ratten; Überträger des Pestbakteriums Yersinia* pestis; Ⓔ *Pulex cheopis, Xenopsylla cheopis*

Pes|tis *f*: → *Pest*

Pestis bubonica: *Syn:* *Beulenpest, Bubonenpest, Pestis fulminans/major*; häufigste Form der Pest bei Aufnahme des Pesterregers durch die Haut; kennzeichnend sind die abszedierende Schwellung regionaler Lymphknoten und präfinale ausgedehnte Hautblutungen; Ⓔ *bubonic plague, glandular plague, black death*

Pestis fulminans: → *Pestis bubonica*

Pestis major: → *Pestis bubonica*

Pes|ti|zid *nt*: Schädingsbekämpfungsmittel; Ⓔ *pesticide*

Pest|me|nin|gi|tis *f, pl* **-ti|den**: seltene, durch hämatogene Streuung entstehende Hirnhautentzündung bei Beulenpest* oder Pestsepsis*; Ⓔ *meningeal plague*

Pest|pneu|mo|nie *f*: *Syn:* *Lungenpest*; Pneumonie* durch Einatmung von Pesterregern oder Streuung aus Herden im Körper; Ⓔ *pulmonic plague, plague pneumonia, pneumonic plague, lung plague*

Pest|sep|sis *f*: *Syn:* *Pestseptikämie, septische/septikämische Pest*; perakute Verlaufsform der Pest bei Eindringen der Erreger in die Blutbahn; Ⓔ *siderating plague, plague septicemia, pesticemia, septicemic plague, septic plague*

Pest|sep|ti|kä|mie *f*: → *Pestsepsis*

pe|te|chi|al *adj*: (*Blutung*) punktförmig, fleckförmig, petechienartig; Ⓔ *petechial*

Pe|te|chie *f*: Punktblutung, punktförmige Blutung; Ⓔ *petechial bleeding, petechial hemorrhage, petechia*

Peters-Anomalie *f*: *Syn:* *Peters-Syndrom, Peters-Seefelder-Syndrom*; angeborene zentrale Trübung der hinteren Hornhautschichten mit Defekt des Descemet-Membran; Ⓔ *anterior chamber cleavage syndrome, Peters' anomaly*

Peters-Seefelder-Syndrom *nt*: → *Peters-Anomalie*

Peters-Syndrom *nt*: → *Peters-Anomalie*

Pe|ti|o|lus *m, pl* **-li**: Stiel; Ⓔ *petiole, petiolus, stem, pedicle*

Petiolus epiglottidis: Kehldeckelstiel; Ⓔ *epiglottic petiole*

Petit-Dreieck *nt*: *Syn:* *Lumbaldreieck, Trigonum lumbale*;

P

vom Darmbeinkamm und den Musculi obliquus externus abdominis und latissimus dorsi begrenztes Dreieck; Ⓔ *Petit's triangle, Petit's trigone, lumbar trigone, lumbar triangle*

Petit-Hernie *f*: Lendenbruch* durch das untere Lendendreieck; Ⓔ *Petit's hernia*

Petit-Kanal *m*: *Syn: Spatia zonularia*; mit Kammerwasser gefüllte Räume zwischen den Fasern der Zonula ciliaris; Ⓔ *Petit's canal, zonular space*

Petit-mal *nt*: *Syn: Petit-mal-Epilepsie*; kleiner generalisierter epileptischer Anfall; Ⓔ *petit mal, petit mal epilepsy, petit mal attacks, petit mal seizures, absence, absence seizure, minor epilepsy, sphagiasmus, pyknoepilepsy*

Petit-mal-Epilepsie *f*: → *Petit-mal*

Peltrilfilkaltilon *f*: Versteinerung von Geweben durch Kalkablagerung; Ⓔ *petrifaction*

peltrolmasltolid *adj*: Felsenbein und Warzenfortsatz/Processus mastoideus betreffend oder verbindend; Ⓔ *relating to both petrosa and mastoid process, petromastoid, petrosomastoid*

peltrolokIzilpiltal *adj*: Felsenbein und Hinterhauptsbein/Os occipitale betreffend oder verbindend; Ⓔ *relating to both petrosa and occipital bone, petrooccipital, petroccipital*

Peltrolsiltis *f, pl* **-tilden**: *Syn: Felsenbeinentzündung*; meist eitrige, otogene Entzündung des Felsenbeins/Pars petrosa des Schläfenbeins; Ⓔ *inflammation of the petrosa, petrositis, petrousitis*

peltrolsiltisch *adj*: Felsenbeinentzündung/Petrositis betreffend, von ihr betroffen oder gekennzeichnet; Ⓔ *relating to or marked by petrositis*

peltrolsphelnoilidal *adj*: Felsenbein und Keilbein/Os sphenoidale betreffend oder verbindend; Ⓔ *relating to both petrosa and sphenoid bone, petrosphenoid, petrosphenoidal*

Peutz-Jeghers-Syndrom *nt*: *Syn: Pigmentfleckenpolypose, Polyposis intestini Peutz-Jeghers, Lentigopolypose, Hutchinson-Weber-Peutz-Syndrom*; autosomal-dominantes Syndrom mit Pigmentflecken [Lentigo*] und Dünndarmpolypen; Ⓔ *Peutz' syndrome, Peutz-Jeghers intestinal polyposis, Peutz-Jeghers syndrome*

-pexie *suf.*: Wortelement mit der Bedeutung „Befestigen/Fixierung"; Ⓔ *-pexia*

Peyer-Plaques *pl*: *Syn: Noduli lymphoidei aggregati intestini tenuis*; zum Immunsystem gehörende Lymphknötchen des Dünndarms; Ⓔ *Peyer's insulae, Peyer's plaques, Peyer's glands, Peyer's patches, insulae of Peyer, aggregated follicles, aggregated lymphatic follicles, intestinal tonsil, aggregated glands, aggregated nodules*

Peyronie-Krankheit *f*: *Syn: Penisfibromatose, Induratio penis plastica, Sclerosis fibrosa penis*; meist nach dem 40. Lebensjahr auftretende, ätiologisch ungeklärte Verhärtung und Schwielenbildung der Tunica* albuginea mit schmerzhafter Abknickung des Penis bei Erektion; Ⓔ *Peyronie's disease, van Buren's disease, plastic induration, penile induration, fibrous cavernitis*

Pfanlnenldyslplalsie *f*: *Syn: Acetabulumdysplasie, Azetabulumdysplasie*; mangelhafte Ausbildung der Hüftgelenkspfanne; Ⓔ *acetabular dysplasia*

Pfanlnenlliplpe *f*: *Syn: Labrum acetabuli*; Gelenklippe am Rand der Hüftpfanne; Ⓔ *acetabular labrum, acetabular lip, fibrocartilaginous lip of acetabulum*

Pfanlnenlrand *m*: *Syn: Azetabulumrand, Limbus acetabuli, Margo acetabuli*; Rand der Hüftgelenkspfanne; Ⓔ *acetabular edge, acetabular limbus*

Pfannenstiel-Querschnitt *m*: *Syn: Pfannenstiel-Schnitt*; querverlaufender Bauchdeckenschnitt am Oberrand des Mons* pubis; Ⓔ *Pfannenstiel's incision*

Pfaundler-Hurler-Krankheit *f*: *Syn: Lipochondrodystrophie, Hurler-Syndrom, (von) Pfaundler-Hurler-Syndrom, Dysostosis multiplex, Mukopolysaccharidose I-H*; autosomal-rezessive Speicherkrankheit durch einen Mangel an α-L-Iduronidase; typisch sind Knochenwachstumsstörungen [disproportionierter Zwergwuchs*, Lendenkyphose], Deformität des Gesichtsschädels [Wasserspeiergesicht*], Hepatosplenomegalie* sowie Hornhauttrübungen und evtl. eine geistige Retardierung; Ⓔ *Hurler's disease, Hurler's type, Hurler's syndrome, Pfaundler-Hurler syndrome, mucopolysaccharidosis I H*

Pfeiffer-Bazillus *m*: → *Pfeiffer-Influenzabazillus*

Pfeiffer-Drüsenfieber *nt*: *Syn: infektiöse Mononukleose, Mononucleosis infectiosa*; durch das Epstein-Barr-Virus* hervorgerufene, weltweit auftretende Infektionskrankheit; die Übertragung erfolgt durch Tröpfchen- oder Kontaktinfektion [kissing disease]; klinisch imponiert ein fieberhafter Verlauf mit Monozytenangina*, Lymphknotenschwellung, Leber-Milz-Vergrößerung und Leukozytose [buntes Blutbild]; Ⓔ *glandular fever, Pfeiffer's glandular fever, Pfeiffer's disease, Filatov's disease, kissing disease, mononucleosis, infectious mononucleosis*

Pfeiffer-Drüsenfieber-Zellen *pl*: *Syn: monozytoide Zellen, Downey-Zellen*; beim Pfeiffer*-Drüsenfieber im Blut auftretende mononukleäre, lymphomonozytäre Blutzellen; Ⓔ *Downey's cells*

Pfeiffer-Influenzabazillus *m*: *Syn: Pfeiffer-Bazillus, Haemophilus influenzae*; Erreger von eitriger Laryngitis*, Konjunktivitis*, Endokarditis*, Meningitis* und atypischer Pneumonie*; Ⓔ *Pfeiffer's bacillus, influenza bacillus, Haemophilus influenzae*

Pfeiffer-Weber-Christian-Syndrom *nt*: *Syn: Weber-Christian-Syndrom, rezidivierende fieberhafte nicht-eitrige Pannikulitis, Panniculitis nodularis nonsuppurativa febrilis et recidivans*; durch die Ausbildung subkutaner Knoten gekennzeichnete, herdförmige, nicht-eitrige Entzündung des subkutanen Fettgewebes; Ⓔ *Weber-Christian disease, Weber-Christian panniculitis, Christian-Weber disease, Weber-Christian syndrome, Christian's disease, Christian's syndrome, nodular nonsuppurative panniculitis, relapsing febrile nodular nonsuppurative panniculitis*

Pfeillnaht *f*: *Syn: Scheitelnaht, Sutura sagittalis*; Naht zwischen den beiden Scheitelbeinen; Ⓔ *sagittal suture, jugal suture, biparietal suture, longitudinal suture*

Pferldelbremlse, almelrilkalnilsche *f*: *Syn: Chrysops discalis*; Überträger von Francisella* tularensis; Ⓔ *Chrysops discalis*

Pferldelenlzelphalliltis *f, pl* **-tilden**: *Syn: Encephalomyelitis equina, Encephalitis equina*; in Nord- und Südamerika auftretende Arbovirus-Enzephalitis*, die in seltenen Fällen auf Menschen übertragen wird; Ⓔ *equine encephalitis, equine encephalomyelitis*

östliche Pferdeenzephalitis: *Syn: Eastern equine encephalitis, Eastern equine encephalomyelitis*; in Nord- und Mittelamerika auftretende, schwer verlaufende Arbovirus-Enzephalitis* durch das **Eastern equine encephalomyelitis-Virus**; Ⓔ *Eastern equine encephalitis*

venezuelanische Pferdeenzephalitis: *Syn: Venezuelan-equine-Enzephalitis, Venezuelan-equine-Enzephalomyelitis*; in Mittel- und Südamerika auftretende, leicht verlaufende Encephalomyelitis* durch das **Venezuelan-equine-Enzephalitis-Virus**; Ⓔ *Venezuelan equine encephalitis, Venezuelan equine encephalomyelitis*

westliche Pferdeenzephalitis: *Syn: Western equine encephalitis, Western equine encephalomyelitis*; in den USA und Canada auftretende, leicht verlaufende Encephalomyelitis* durch das **Western-Equine-Enzephalitis-Virus**; Ⓔ *Western equine encephalitis*

Pferldelschweif *m*: → *Cauda equina*

Pflanlzenlderlmaltiltis *f, pl* **-tiltilden**: *Syn: Wiesengräserdermatitis, Wiesengrasdermatitis, Phyto-Photodermatitis,*

P

phytophototoxische Dermatitis, Dermatitis bullosa pratensis, Dermatitis pratensis, Photodermatitis phytogenica; durch Kontakt mit Pflanzen erworbene phototoxische Kontaktdermatitis*; Ⓔ *grass dermatitis, meadow dermatitis, meadow-grass dermatitis, phytophototoxic dermatitis, phytophotodermatitis*

Pflau|men|bauch|syn|drom *nt*: *Syn: ventrales Defektsyndrom, Bauchdeckenaplasie, kongenitaler Bauchwanddefekt, prune-belly syndrome*; Syndrom mit angeborenem Fehlen oder Unterentwicklung der Bauchwandmuskulatur; oft kombiniert mit anderen Fehlbildungen; Ⓔ *abdominal muscle deficiency syndrome, prune-belly syndrome*

Pflug|schar *m*: → *Pflugscharbein*

Pflug|schar|bein *nt*: *Syn: Pflugschar, Vomer*; Schädelknochen, der den größten Teil der unteren Nasenscheidewand bildet; Ⓔ *vomer bone, vomer*

Pfort|ader *f*: *Syn: Porta, Vena portae hepatis*; durch Vereinigung von Vena lienalis und Vena mesenterica superior entstehender Venenstamm, der das Blut von Magen, Darm, Milz und Pankreas zur Leber führt; Ⓔ *portal vein (of liver), portal*

Pfort|ader|ent|zün|dung *f*: Pylephlebitis*; Ⓔ *inflammation of the portal vein, pylephlebitis*

Pfort|ader|hoch|druck *m*: *Syn: portale Hypertonie, portale Hypertension*; Erhöhung des Pfortaderdrucks; Ⓔ *portal hypertension*

Pfort|ader|throm|bo|se *f*: *Syn: Pyelothrombose*; Thrombose* des Pfortadergebiets mit prähepatischem Block und portaler Hypertonie*; Ⓔ *portal vein thrombosis, pylethrombosis*

Pföt|chen|stel|lung *f*: *s.u. Karpopedalspasmen*; Ⓔ *obstetrician's hand, accoucheur's hand*

Pfropf|ges|tose *f*: *Syn: Aufpfropfgestose*; Gestose*, die sich auf eine vorbestehende Erkrankung [Diabetes* mellitus, Hypertonie*] aufpropft; Ⓔ *superimposed preeclampsia*

Pfund|na|se *f*: *Syn: Kartoffelnase, Säufernase, Knollennase, Rhinophym*; v.a. ältere Männer betreffende, allmählich zunehmende, unförmige Auftreibung der Nase durch eine Hyperplasie der Talgdrüsen; meist Teilsyndrom der Rosacea*; Ⓔ *hum nose, hammer nose, rum nose, toper's nose, rum-blossom, potato nose, copper nose, rhinophyma*

pH *m*: *Syn: pH-Wert*; Maß für die Konzentration von Wasserstoffionen in wässriger Lösung [pondus Hydrogenii]; als negativer dekadischer Logarithmus der Wasserstoffionenkonzentration definiert; saure Lösungen haben einen niedrigen pH-Wert [<7] und eine hohe Wasserstoffionenkonzentration, basische Lösungen eine hohen pH-Wert [>7] und eine niedrige Wasserstoffionenkonzentration; Ⓔ *pH*

Phac-, phac- *präf.*: Wortelement mit der Bedeutung „Linse"; Ⓔ *lens; mole, freckle, phac(o)-, phak(o)-*

Pha|ci|tis *f, pl* **-ti|den**: → *Phakitis*

Phag-, phag- *präf.*: → *Phago-*

-phag *suf.*: in Adjektiven verwendetes Wortelement mit der Bedeutung „fressend/essend/vertilgend"; Ⓔ *-phag*

Pha|ge *m*: *Syn: Bakteriophage, bakterienpathogenes Virus*; sich auf Kosten von Bakterien vermehrendes Virus; Ⓔ *bacteriophage, bacterial virus, phage, lysogenic factor*

-phage *suf.*: Wortelement mit Bezug auf „Fressorganismus/Fresser"; Ⓔ *-phage*

Pha|ge|dae|na *f*: langsam fortschreitendes Geschwür; Ⓔ *phagedena*

pha|ge|dä|nisch *adj*: fortschreitend, sich ausbreitend; Ⓔ *phagedenic*

Pha|gen|typ *m*: → *Phagovar*

Pha|gen|ty|pi|sie|rung *f*: → *Lysotypie*

-phagia *suf.*: → *-phagie*

-phagie *suf.*: Wortelement mit der Bedeutung „Essen/Fressen/Vertilgen/Verzehren"; Ⓔ *-phagia*

-phagisch *suf.*: → *-phag*

Phago-, phago- *präf.*: Wortelement mit der Bedeutung „essen/fressen"; Ⓔ *phage, phag(o)-*

Pha|go|ly|se *f*: → *Phagozytolyse*

pha|go|ly|tisch *adj*: → *phagozytolytisch*

pha|go|phob *adj*: Schluckangst/Phagophobie betreffend, durch sie gekennzeichnet; Ⓔ *relating to or marked by phagophobia, phagophobic*

Pha|go|pho|bie *f*: *Syn: Schluckangst*; krankhafte Angst vor dem Essen oder Schlucken; Ⓔ *irrational fear of eating, phagophobia*

Pha|go|var *m*: *Syn: Lysotyp, Phagentyp*; durch Lysotypie* bestimmter Bakterienstamm; Ⓔ *phagovar, phagotype, lysotype, phage type*

Pha|go|zyt *m*: *Syn: Fresszelle*; Zelle, die belebte oder unbelebte Partikel aufnehmen und abbauen kann; Ⓔ *phagocyte, carrier cell*

mononukleäre Phagozyten: *Syn: Monozyten*; große einkernige Leukozyten des peripheren Blutes, die zu Phagozytose* und Migration befähigt sind; die Granula sind reich an Hydrolasen und Peroxidasen; Ⓔ *monocytes, blood macrophages*

pha|go|zy|tär *adj*: *Syn: phagozytisch*; Phagozyt oder Phagozytose betreffend; Ⓔ *relating to phagocytes or phagocytosis, phagocytic*

pha|go|zy|tier|bar *adj*: durch Phagozytose aufnehmbar oder abbaubar; Ⓔ *phagocytable*

pha|go|zy|tie|ren *v*: durch Phagozytose abbauen, durch/mittels Phagozytose aufnehmen; Ⓔ *phagocytize, phagocytose, englobe*

pha|go|zy|tisch *adj*: → *phagozytär*

Pha|go|zy|to|ly|se *f*: *Syn: Phagolyse*; Auflösung aufgenommener Zellteile in der Zelle; Ⓔ *phagocytolysis, phagolysis*

pha|go|zy|to|ly|tisch *adj*: *Syn: phagolytisch*; Phagozytolyse betreffend, durch sie bedingt; Ⓔ *relating to phagocytolysis, phagocytolytic, phagolytic*

Pha|go|zy|to|se *f*: aktive Aufnahme von belebten oder unbelebten Strukturen in die Zelle; wichtiger Teil der unspezifischen Infektionsabwehr; Ⓔ *phagocytosis*

Phak-, phak- *präf.*: → *Phako-*

Phak|ek|to|mie *f*: Entfernung der Augenlinse; Ⓔ *phacectomy*

Pha|ki|tis *f, pl* **-ti|den**: *Syn: Linsenentzündung, Phacitis, Lentitis*; Entzündung der Augenlinse; Ⓔ *phakitis, phacitis, phacoiditis*

pha|ki|tisch *adj*: *Syn: lentitisch*; Linsenentzündung/Phakitis betreffend, von ihr betroffen oder gekennzeichnet; Ⓔ *relating to or marked by phakitis, phakitic*

Phako-, phako- *präf.*: Wortelement mit der Bedeutung „Linse"; Ⓔ *lens; mole, freckle, phac(o)-, phak(o)-*

Pha|ko|do|ne|sis *f*: *Syn: Linsenschlottern*; abnorme Beweglichkeit der Augenlinse; Ⓔ *phacodonesis*

Pha|ko|e|mul|si|fi|ka|ti|on *f*: Ultraschallzertrümmerung und Absaugung der Linse; Ⓔ *phacoemulsification*

Pha|ko|e|re|sis *f*: Linsenextraktion, Extraktion der Augenlinse; Ⓔ *phacoerysis*

pha|ko|id *adj*: linsenförmig; Ⓔ *lentil-shaped, phacoid*

Pha|ko|ly|se *f*: therapeutische Linsenauflösung; Ⓔ *phacolysis*

pha|ko|ly|tisch *adj*: Phakolyse betreffend; Ⓔ *relating to phacolysis, phacolytic*

Pha|ko|ma|la|zie *f*: Linsenerweichung; Ⓔ *phacomalacia*

Pha|ko|ma|to|se *f*: *Syn: neurokutanes Syndrom*; Oberbegriff für Syndrome mit Hautveränderungen und Fehlbildungen verschiedener Organe [u.a. ZNS, Auge]; Ⓔ *phakomatosis, phacomatosis, neurocutaneous syndrome*

pha|ko|to|xisch *adj*: die Augenlinse schädigend; Ⓔ *phacotoxic*

Pha|ko|ze|le *f*: *Syn: Linsenvorfall, Lentozele, Hernia lentis*;

Vorfall der Linse durch einen Defekt von Hornhaut oder Sklera; Ⓔ *phacocele*

Pha|ko|zys|tek|to|mie *f*: operative Entfernung der Linsenkapsel, Linsenkapselresektion; Ⓔ *phacocystectomy*

Pha|ko|zys|ti|tis *f, pl* **-ti|ti|den**: *Syn: Linsenkapselentzündung*; Entzündung der Linsenkapsel; Ⓔ *inflammation about the phacocyst, phacocystitis, phacohymenitis*

pha|ko|zys|ti|tisch *adj*: Linsenkapselentzündung/Phakozystitis betreffend, von ihr betroffen oder gekennzeichnet; Ⓔ *relating to or marked by phacocystitis*

Phalang-, phalang- *präf.*: Wortelement mit der Bedeutung „Glied/Phalanx"; Ⓔ *phalangeal, phalang(o)-*

pha|lan|ge|al *adj*: Fingerglied bzw. Zehenglied/Phalanx betreffend; Ⓔ *relating to a phalanx, phalangeal*

Pha|lan|gek|to|mie *f*: Amputation eines Finger- oder Zehenglieds; Ⓔ *phalangectomy*

Pha|lan|gen|a|pla|sie *f*: angeborenes Fehlen einzelner Finger- oder Zehenglieder; Ⓔ *aphalangia*

Pha|lan|gen|frak|tur *f*: Fraktur* eines Finger- oder Zehenglieds; Ⓔ *phalangeal fracture*

Pha|lan|gi|tis *f, pl* **-ti|den**: *Syn: Phalangenentzündung*; Entzündung eines Finger- oder Zehenglieds; Ⓔ *inflammation of a phalanx, phalangitis*

pha|lan|gi|tisch *adj*: Phalangenentzündung/Phalangitis betreffend, von ihr betroffen oder gekennzeichnet; Ⓔ *relating to or marked by phalangitis*

Pha|lanx *f, pl* **-lan|ges, -lan|gen**: Fingerglied, Zehenglied; Ⓔ *phalanx, phalange*

Phalanx distalis: distales Glied, Endglied, Endphalanx, Nagelglied; Ⓔ *distal phalanx, ungual phalanx*

Phalanx media: mittleres Glied, Mittelglied, Mittelphalanx; Ⓔ *middle phalanx*

Phalanx proximalis: proximales Glied, Grundglied, Grundphalanx; Ⓔ *proximal phalanx*

Phall-, phall- *präf.*: →*Phallo-*

Phal|lek|to|mie *f*: →*Penektomie*

phal|lisch *adj*: **1.** *Syn: penil*; männliches Glied/Phallus betreffend **2.** →*phalloid*; Ⓔ **1.** *relating to the penis, penile, penial, phallic* **2.** *phalloid, phalliform*

Phal|li|tis *f, pl* **-ti|den**: Penisentzündung, Penitis; Ⓔ *inflammation of the penis, penitis, phallitis*

Phallo-, phallo- *präf.*: Wortelement mit der Bedeutung „männliches Glied/Phallus/Penis"; Ⓔ *penis, penile, phallic, phall(o)-*

Phal|lo|dy|nie *f*: Schmerzen im Penis, Penisschmerz; Ⓔ *phallodynia, phallalgia*

phal|lo|id *adj*: *Syn: phallisch*; einem Phallus ähnlich, phallusähnlich, phallusartig, phallusförmig; Ⓔ *resembling a penis, phalloid, phalliform*

Phal|lo|plas|tik *f*: Penisplastik; Ⓔ *phalloplasty*

Phal|los *m*: →*Phallus*

Phal|lo|to|mie *f*: Inzision des Penis; Ⓔ *phallotomy, penotomy*

Phal|lo|to|xi|ne *pl*: im Knollenblätterpilz [Amanita phalloides] vorkommende Gifte; Ⓔ *phallotoxins*

Phal|lus *m*: *Syn: Phallos, Penis*; (erigiertes) männliches Glied; Ⓔ *penis, virile member, priapus, member, thyrsus, phallus*

phal|lus|ar|tig *adj*: →*phalloid*

phal|lus|för|mig *adj*: →*phalloid*

Pha|ne|ro|se *f*: *Syn: Phanerosis*; Bezeichnung für das Sichtbarwerden einer primär nichtsichtbaren Substanz oder Struktur, z.B. Fettphanerose*; Ⓔ *phanerosis*

Phäno-, phäno- *präf.*: Wortelement mit der Bedeutung „erscheinen/sichtbar werden"; Ⓔ *phen(o)-*

Phä|no|ko|pie *f*: Nachahmung eines genetischen Erscheinungsbildes durch äußere Ursachen; Ⓔ *phenocopy*

Phä|no|men *nt*: Erscheinung, Zeichen, (objektives) Symptom; Ⓔ *phenomenon*

Phänomen des blutigen Taus: *Syn: Auspitz-Phänomen*; charakteristische, punktförmige Blutung nach Entfernen des letzten Häutchens bei Psoriasis*; Ⓔ *Auspitz' sign*

Phä|no|me|no|lo|gie *f*: Lehre von den Krankheitszeichen; Ⓔ *phenomenology*

Phä|no|typ *m*: *Syn: Phänotypus*; durch Genotyp* und Umwelteinflüsse geformtes (äußeres) Erscheinungsbild; Ⓔ *phenotype*

Phan|tas|ma *nt*: Wahnbild, Trugbild, Hirngespinst, Sinnestäuschung; Ⓔ *fantasm, phantasm, phantom, illusion*

Phan|tom|emp|fin|den *nt*: Projektion von Empfindungen in ein nicht mehr vorhandenes Körperteil, z.B. **Phantomschmerz** in einem amputierten Bein; Ⓔ *autosomatognosis*

Phan|tom|schmerz *m*: *s.u. Phantomempfinden*; Ⓔ *pseudesthesia, pseudoesthesia, phantom limb pain*

phä|o|chrom *adj*: *Syn: chromaffin, chromaphil*; leicht mit Chromsalzen färbbar; Ⓔ *pheochrome, chromaffin, chromaffine, chromaphil*

Phä|o|chro|mo|blas|tom *nt*: malignes Phäochromozytom*; Ⓔ *pheochromoblastoma, medullary chromaffinoma, medullosuprarenoma, chromaffin-cell tumor*

Phä|o|chro|mo|zy|tom *nt*: von den chromaffinen Zellen des sympathischen Nervensystems ausgehender Tumor, der meist Adrenalin und Noradrenalin produziert; Ⓔ *pheochromocytoma, pheochromoblastoma, medullary paraganglioma, medullary chromaffinoma, medullosuprarenoma, chromaffin-cell tumor*

Pharmako-, pharmako- *präf.*: Wortelement mit der Bedeutung „Arzneimittel/Heilmittel"; Ⓔ *pharmaco-*

Phar|ma|ko|dy|na|mik *f*: Analyse der Wirkung von Pharmaka im Organismus; Ⓔ *pharmacodynamics*

phar|ma|ko|dy|na|misch *adj*: Pharmakodynamik betreffend; Ⓔ *relating to pharmacodynamics, pharmacodynamic*

Phar|ma|ko|gno|sie *f*: *Syn: Drogenkunde, Pharmakognosis*; Wissenschaft von den Drogen und ihren Inhaltsstoffen; theoretische und angewandte Drogenkunde; Ⓔ *pharmacognosy, pharmacognostics*

Phar|ma|ko|ki|ne|tik *f*: Einfluss des Organismus auf Pharmaka; Ⓔ *pharmacokinetics*

phar|ma|ko|ki|ne|tisch *adj*: Pharmakokinetik betreffend; Ⓔ *relating to pharmacokinetics, pharmacokinetic*

Phar|ma|ko|lo|gie *f*: Arzneimittellehre, Arzneimittelforschung; Ⓔ *pharmacology*

phar|ma|ko|lo|gisch *adj*: Pharmakologie betreffend; Ⓔ *relating to pharmacology, pharmacological, pharmacologic*

Phar|ma|ko|ma|nie *f*: Arzneimittelabhängigkeit; Ⓔ *pharmacomania*

Phar|ma|kon *nt*: *Syn: Medikament, Arzneimittel*; zu Diagnostik, Therapie oder Prophylaxe verwendete natürliche oder synthetische Substanz oder Mischung von Substanzen; Ⓔ *pharmacon, drug*

phar|ma|ko|phob *adj*: Pharmakophobie betreffend, durch sie gekennzeichnet; Ⓔ *relating to or marked by pharmacophobia, pharmacophobic*

Phar|ma|ko|pho|bie *f*: krankhafte Angst vor (der Einnahme von) Medikamenten; Ⓔ *irrational fear of taking medicine, pharmacophobia*

Phar|ma|ko|pöe *f*: *Syn: Arzneibuch*; Verzeichnis der offizinellen Arzneimittel mit Vorschriften für ihre Beschaffenheit, Zubereitung, Aufbewahrung und Prüfung; Ⓔ *pharmacopeia, pharmacopoeia*

Phar|ma|ko|psy|cho|se *f*: durch chemische Substanzen [Alkohol, Drogen] oder Pharmaka hervorgerufene Psychose*; Ⓔ *pharmacopsychosis*

Phar|ma|ko|ra|di|o|an|gi|o|gra|fie, -gra|phie *f*: →*Pharmakoradiografie*

Phar|ma|ko|ra|di|o|gra|fie, -gra|phie *f*: *Syn: Pharmakoradioangiografie*; Röntgenkontrastdarstellung von Gefäßen bei gleichzeitiger Gabe von Pharmaka; Ⓔ *pharma-*

coradiography, pharmacoroentgenography
Phar|ma|ko|the|ra|pie *f*: Behandlung mit Arzneimitteln; Ⓔ *pharmacotherapy*
Phar|ma|zeu|tik *f*: *Syn: Arzneilehre, Arzneikunde, Pharmazie*; Lehre von der Zubereitung und Anwendung von Arzneimitteln; Ⓔ *pharmaceutics, pharmacy*
phar|ma|zeu|tisch *adj*: *Syn: arzneikundlich*; Pharmazeutik betreffend, auf ihr beruhend; Ⓔ *relating to pharmaceutics or pharmacy, pharmaceutic, pharmacal, pharmaceutical*
Phar|ma|zie *f*: →*Pharmazeutik*
Pharyng-, pharyng- *präf.*: →*Pharyngo-*
Pha|ryn|gal|gie *f*: →*Pharyngodynie*
pha|ryn|ge|al *adj*: Rachen/Pharynx betreffend; Ⓔ *relating to the pharynx, pharyngeal*
Pha|ryn|gek|to|mie *f*: operative (Teil-)Entfernung der Rachenwand; Ⓔ *pharyngectomy*
Pha|ryn|gi|al|bö|gen *pl*: *Syn: Schlundbögen, Kiemenbögen, Viszeralbögen, Branchialbögen*; während der Embryonalentwicklung auftretende Mesenchymwülste am Hals; Ⓔ *pharyngeal arches, branchial arches*
Pha|ryn|gis|mus *m*: *Syn: Schlundkrampf, Glossopharyngeuskrampf, Pharyngospamus*; Krampf der vom Nervus* glossopharyngeus versorgten Schlundmuskulatur; Ⓔ *pharyngismus, pharyngism, pharyngospasm*
Pha|ryn|gi|tis *f, pl* **-ti|den**: *Syn: Rachenschleimhautentzündung, Rachenkatarrh*; Entzündung der Rachenschleimhaut; Ⓔ *inflammation of the pharynx, pharyngitis*
akute Pharyngitis: *Syn: akuter Rachenkatarrh*; meist durch Viren oder sekundär durch Bakterien hervorgerufene Entzündung; tritt oft zusammen mit einer Angina* oder Seitenstrangangina* auf; Ⓔ *acute pharyngitis*
akute febrile Pharyngitis: v.a. bei (Klein-)Kindern auftretende, fieberhafte akute Pharyngitis; Ⓔ *febrile pharyngitis*
Pharyngitis chronica: Sammelbezeichnung für chronische Entzündungen der Rachenschleimhaut unterschiedlicher Genese; Ⓔ *chronic pharyngitis*
Pharyngitis chronica atrophicans: *Syn: Pharyngitis chronica sicca*; durch Austrocknung der Schleimhaut und zähen Schleim [**Tischlerleim**] gekennzeichnete, häufiger ältere Menschen betreffende Entzündung; Ⓔ *atrophic pharyngitis*
Pharyngitis chronica granulosa: →*Pharyngitis chronica hyperplastica*
Pharyngitis chronica hyperplastica: *Syn: granuläre Pharyngitis, Pharyngitis chronica granulosa*; zu Verdickung der Rachenschleimhaut führende granulierende Entzündung; Ⓔ *chronic hyperplastic pharyngitis*
Pharyngitis chronica sicca: →*Pharyngitis chronica atrophicans*
granuläre Pharyngitis: →*Pharyngitis chronica hyperplastica*
Pharyngitis herpetica: →*Angina herpetica*
kruppöse Pharyngitis: →*pseudomembranöse Pharyngitis*
Pharyngitis lateralis: →*Seitenstrangangina*
pseudomembranöse Pharyngitis: *Syn: kruppöse Pharyngitis*; durch die Ausbildung von Pseudomembranen gekennzeichnete Pharyngitis; tritt meist zusammen mit einer Angina* ulceromembranacea auf; Ⓔ *membranous pharyngitis, croupous pharyngitis*
pha|ryn|gi|tisch *adj*: Rachenschleimhautentzündung/Pharyngitis betreffend, von ihr betroffen oder gekennzeichnet; Ⓔ *relating to pharyngitis, pharyngitic*
Pharyngo-, pharyngo- *präf.*: Wortelement mit der Bedeutung „Rachen/Schlund/Pharynx"; Ⓔ *pharyngeal, pharyng(o)-*
Pha|ryn|go|dy|nie *f*: Rachenschmerz, Pharynxschmerz; Ⓔ *pain in the pharynx, pharyngalgia, pharyngodynia*
pha|ryn|go|e|pi|glot|tisch *adj*: Rachen und Kehldeckel/Epiglottis betreffend oder verbindend; Ⓔ *relating to both pharynx and epiglottis, pharyngoepiglottic, pharyngoepiglottidean*
Pha|ryn|go|kon|junk|ti|val|fie|ber *nt*: →*Pharyngokonjunktivitis*
Pha|ryn|go|kon|junk|ti|vi|tis *f, pl* **-ti|den**: *Syn: Pharyngokonjunktivalfieber*; durch Adenoviren hervorgerufene Entzündung von Rachenschleimhaut und Augenbindehaut; Ⓔ *pharyngoconjunctivitis*
pha|ryn|go|kon|junk|ti|vi|tisch *adj*: Pharyngokonjunktivitis betreffend, von ihr betroffen oder gekennzeichnet; Ⓔ *relating to or marked by pharyngoconjunctivitis*
pha|ryn|go|la|ryn|ge|al *adj*: *Syn: laryngopharyngeal*; Rachen und Kehlkopf/Larynx betreffend oder verbindend; Ⓔ *relating to both pharynx and larynx, pharyngolaryngeal*
Pha|ryn|go|la|ryn|gi|tis *f, pl* **-ti|den**: Entzündung von Rachen- und Kehlkopfschleimhaut; Ⓔ *inflammation of the pharynx and larynx, pharyngolaryngitis*
pha|ryn|go|la|ryn|gi|tisch *adj*: Pharyngolaryngitis betreffend, von ihr betroffen oder gekennzeichnet; Ⓔ *relating to or marked by pharyngolaryngitis*
pha|ryn|go|ma|xil|lär *adj*: *Syn: pharyngomaxillar, maxillopharyngeal*; Rachen und Oberkiefer/Maxilla betreffend oder verbindend; Ⓔ *relating to both pharynx and maxilla, pharyngomaxillary*
Pha|ryn|go|my|ko|se *f*: *Syn: Rachenmykose, Pharynxmykose*; Pilzinfektion des Rachens; Ⓔ *pharyngomycosis*
pha|ryn|go|na|sal *adj*: *Syn: epipharyngeal, nasopharyngeal, rhinopharyngeal*; Rachen und Nase/Nasus betreffend oder verbindend; Rhinopharynx betreffend; Ⓔ *relating to both pharynx and nose, pharyngonasal*
pharyngo-oral *adj*: *Syn: oropharyngeal, mesopharyngeal*; Rachen und Mund/Os betreffend oder verbindend, Oropharynx betreffend; Ⓔ *relating to both pharynx and mouth, pharyngo-oral*
pha|ryn|go|ö|so|pha|ge|al *adj*: *Syn: ösophagopharyngeal*; Rachen und Speiseröhre/Ösophagus betreffend oder verbindend; Ⓔ *relating to both pharynx and esophagus, pharyngoesophageal, pharyngooesophageal*
Pha|ryn|go|ö|so|pha|gi|tis *f, pl* **-ti|den**: chronische Entzündung von Rachen- und Speiseröhrenschleimhaut; Teilaspekt des Plummer-Vinson-Syndroms; Ⓔ *inflammation of pharynx and esophagus, pharyngoesophagitis*
pha|ryn|go|ö|so|pha|gi|tisch *adj*: Pharyngoösophagitis betreffend, von ihr betroffen oder gekennzeichnet; Ⓔ *relating to or marked by pharyngoesophagitis*
pha|ryn|go|pa|la|ti|nal *adj*: *Syn: palatopharyngeal*; Rachen und Gaumen/Palatum betreffend oder verbindend; Ⓔ *relating to both pharynx and palate, pharyngopalatine*
Pha|ryn|go|pa|thie *f*: Rachenerkrankung, Pharynxerkrankung; Ⓔ *pharyngopathy, pharyngopathia*
Pha|ryn|go|plas|tik *f*: Rachenplastik, Pharynxplastik; Ⓔ *pharyngoplasty*
Pha|ryn|go|ple|gie *f*: Schlundmuskellähmung, Schlundlähmung; Ⓔ *pharyngoparalysis, pharyngoplegia*
Pha|ryn|go|rhi|ni|tis *f, pl* **-ti|den**: Entzündung von Rachen- und Nasenschleimhaut; Ⓔ *inflammation of the nasopharynx, pharyngorhinitis*
pha|ryn|go|rhi|ni|tisch *adj*: Pharyngorhinitis betreffend, von ihr betroffen oder gekennzeichnet; Ⓔ *relating to or marked by pharyngorhinitis*
Pha|ryn|go|rhi|no|sko|pie *f*: direkte Untersuchung von Nasopharynx und hinterer Nasenöffnung; Ⓔ *pharyngorhinoscopy*
Pha|ryn|gor|rha|gie *f*: Rachenblutung, Pharynxblutung; Ⓔ *pharyngorrhagia*
Pha|ryn|gor|rhoe *f, pl* **-rhoe|en**: Schleimabsonderung aus dem Rachen; Ⓔ *pharyngorrhea*
Pha|ryn|go|sal|pin|gi|tis *f, pl* **-ti|den**: Entzündung von Rachen- und Tubenschleimhaut; Ⓔ *inflammation of*

P

pharynx and auditory tube, pharyngosalpingitis

pha|ryn|go|sal|pin|gi|tisch *adj*: Pharyngosalpingitis betreffend, von ihr betroffen oder gekennzeichnet; Ⓔ *relating to or marked by pharyngosalpingitis*

Pha|ryn|go|sko|pie *f*: direkte Betrachtung des Rachens; Ⓔ *pharyngoscopy*

Pha|ryn|go|spas|mus *m*: →*Pharyngismus*

Pha|ryn|go|ste|no|se *f*: *Syn: Rachenstenose, Pharynxstenose*; Einengung der Rachenenge mit Schluckbeschwerden; Ⓔ *pharyngostenosis*

Pha|ryn|go|sto|mie *f*: *Syn: Pharynxfistel*; Anlegen einer künstlichen Öffnung in den Pharynx; Ⓔ *pharyngostomy*

Pha|ryn|go|to|mie *f*: Pharynxeröffnung; Ⓔ *pharyngotomy*

Pha|ryn|go|ton|sil|li|tis *f, pl* **-ti|den**: Entzündung von Rachenschleimhaut und Rachenmandel; Ⓔ *inflammation of pharynx and tonsil, pharyngotonsillitis*

pha|ryn|go|ton|sil|li|tisch *adj*: Pharyngotonsillitis betreffend, von ihr betroffen oder gekennzeichnet; Ⓔ *relating to or marked by pharyngotonsillitis*

pha|ryn|go|tra|che|al *adj*: *Syn: tracheopharyngeal*; Rachen und Luftröhre/Trachea betreffend oder verbindend; Ⓔ *relating to both pharynx and trachea, tracheopharyngeal*

Pha|rynx *m, pl* **-ryn|ges**: *Syn: Rachen*; der 12–15 cm lange Rachen ist sowohl Teil der Atemwege als auch des Verdauungstraktes; er leitet die Luft von der Nasenhöhle oder dem Mund zum Kehlkopf und führt Speisen oder Getränke von der Mundhöhle zur Speiseröhre; der Luftweg ist normalerweise offen, die Speiseröhre verschlossen; beim Schlucken ändert sich das; der Kehlkopf wird nach vorne und oben gezogen und durch den Kehldeckel verschlossen, die Speiseröhre öffnet sich für ca. 1 Sekunde und lässt den Speisebrei durch; Ⓔ *pharynx, throat*

Pha|rynx|fis|tel *f*: →*Pharyngostomie*

Pha|rynx|ke|ra|to|se *f*: Verhornung der Rachenschleimhaut; Ⓔ *pharyngoceratosis, pharyngokeratosis*

Pha|rynx|kri|se *f*: *s.u. tabische Krise*; Ⓔ *pharyngeal crisis*

Pha|rynx|my|ko|se *f*: *Syn: Rachenmykose, Pharyngomykose*; Pilzinfektion des Rachens; Ⓔ *pharyngomycosis*

Pha|rynx|ste|no|se *f*: *Syn: Rachenstenose, Pharyngostenose*; Einengung der Rachenenge mit Schluckbeschwerden; Ⓔ *pharyngostenosis*

Pha|rynx|ton|sil|le *f*: *Syn: Tonsilla pharyngea/pharyngealis*; Rachenmandel; Ⓔ *pharyngeal tonsil, adenoid tonsil, Luschka's tonsil, third tonsil*

Pha|se *f*: **1.** Abschnitt; (Entwicklungs-)Stufe, Stadium **2.** (*physik.*) Zustandsform eines Stoffes; Ⓔ **1.** *phase, stadium, stage; period* **2.** *phase*

disperse Phase: *s.u. Dispersion*; Ⓔ *disperse phase, discontinuous phase, dispersed phase, internal phase*

gestagene Phase: *Syn: Sekretionsphase, Lutealphase, Gelbkörperphase, Transformationsphase*; zweite Phase des Menstruationszyklus; die Zeit vom Eisprung bis zur Monatsblutung; Ⓔ *gestagenic phase, gestagenic stage, beta phase, luteal phase, luteal stage, progestional phase, progestional stage, secretory phase, secretory stage*

östrogene Phase: →*proliferative Phase*

proliferative Phase: *Syn: östrogene Phase, Proliferationsphase, Follikelreifungsphase*; Phase des Menstrualzyklus [5.–15. Tag], während der die Gebärmutterschleimhaut unter dem Einfluss von Östrogen proliferiert; Ⓔ *proliferative phase, proliferative stage, alpha phase, estrin phase, estrogenic phase, estrogenic stage, follicular phase, follicular stage, follicle-maturation phase, follicle-maturation stage*

Pha|sen|kon|trast|mi|kro|skop *nt*: Mikroskop für die Phasenkontrastmikroskopie*; Ⓔ *phase microscope, phase-contrast microscope*

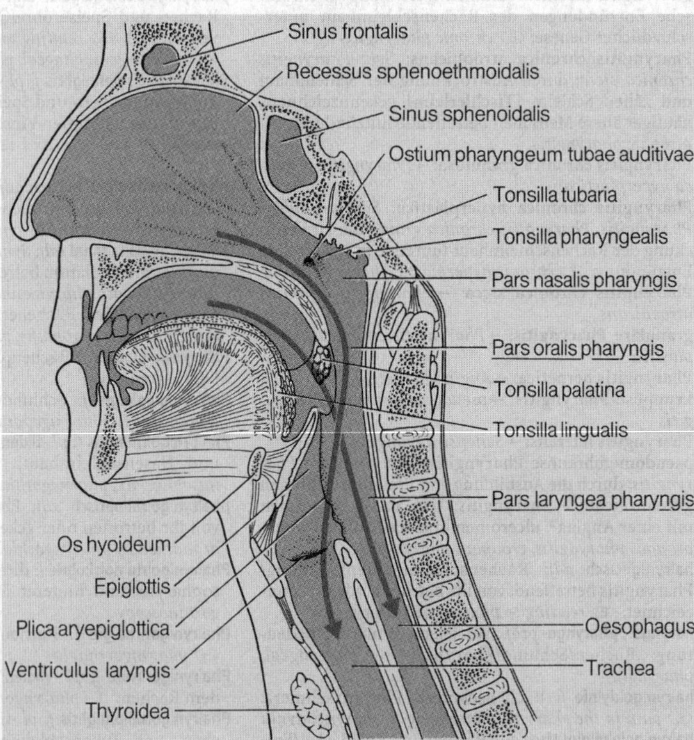

Abb. 71. Schnitt durch den Pharynx. Blau = Kreuzung von Luft- und Speiseweg

Pha|sen|kon|trast|mi|kro|sko|pie *f*: mikroskopisches Verfahren, das die Phasenunterschiede von im Objekt gebrochenem Licht und ungebrochenem Licht sichtbar macht; Ⓔ *phase microscopy, phase-constrast microscopy*

Phen|a|ce|tin *nt*: nicht mehr zugelassene Substanz mit analgetischer und antipyretischer Wirkung; Ⓔ *phenacetin, acetophenetidin, acetphenetidin*

Phen|a|ce|tin|ne|phro|pa|thie *f*: *Syn: Analgetikanephropathie, Analgetikaniere, Phenacetinniere*; durch chronische Einnahme des Schmerzmittels Phenacetin hervorgerufene, interstitielle Nephritis* mit Ausbildung einer Niereninsuffizienz; Ⓔ *analgesic kidney, phenacetin kidney, analgesic nephropathia, analgesic nephropathy, analgesic nephritis*

Phen|a|ce|tin|nie|re *f*: → *Phenacetinnephropathie*

Phe|nol *nt*: *Syn: Karbolsäure, Monohydroxybenzol, Acidum carbolicum*; aus Kohle gewonnenes Benzolderivat mit antiseptischer Wirkung; Ⓔ *phenol, phenylic acid, phenylic alcohol, phenic acid, oxybenzene, hydroxybenzene, carbolic acid*

Phe|nol|ä|mie *f*: Vorkommen von Phenolen im Blut; Ⓔ *phenolemia*

phe|no|lisch *adj*: Phenol betreffend oder enthaltend; Ⓔ *relating to phenol, phenolic*

Phe|nol|o|xi|da|sen *pl*: Enzyme, die Phenole oxidieren; Ⓔ *phenolases, phenol oxidases*

Phe|nol|phtha|le|in *nt*: als Abführmittel und Indikator verwendete Substanz; Ⓔ *phenolphthalein*

Phe|nol|u|rie *f*: *Syn: Karbolurie*; Phenolausscheidung im Harn; Ⓔ *phenoluria, carboluria*

Phen|o|xy|me|thyl|pe|ni|cil|lin *nt*: *Syn: Penicillin V*; säurefestes Oralpenicillin; Ⓔ *penicillin V, phenoxymethylpenicillin*

α-Phen|o|xy|pro|pyl|pe|ni|cil|lin *nt*: *Syn: Propicillin*; säurestabiles Oralpenicillin; Ⓔ *propicillin*

Phe|nyl|a|la|nin *nt*: essentielle Amonsäure; Ⓔ *phenylalanine*

Phe|nyl|a|la|nin|ä|mie *f*: *Syn: Hyperphenylalaninämie*; erhöhter Phenylalaningehalt des Blutes; Ⓔ *phenylalaninemia, hyperphenylalaninemia*

Phe|nyl|a|min *nt*: *Syn: Anilin, Aminobenzol*; einfachstes aromatisches Amin; Grundsubstanz für Farbstoffe und Medikamente; Ⓔ *aniline, amidobenzene, aminobenzene*

Phe|nyl|brenz|trau|ben|säu|re *f*: Abbauprodukt von Phenylalanin; Ⓔ *phenylpyruvic acid*

Phenylbrenztraubensäure-Oligophrenie *f*: → *Phenylketonurie*

Phe|nyl|car|bi|nol *m*: *Syn: Benzylalkohol, Phenylmethanol, α-Hydroxytoluol, Alcohol benzylicus*; zur Haut- und Händedesinfektion verwendetes Antiseptikum; Ⓔ *phenylcarbinol, phenylmethanol*

Phe|nyl|ke|ton|u|rie *f*: *Syn: Fölling-Krankheit, Morbus Fölling, Phenylbrenztraubensäure-Oligophrenie, Brenztraubensäureschwachsinn, Oligophrenia phenylpyruvica*; autosomal-rezessive Enzymopathie*, die unbehandelt zu geistiger Behinderung und Störung der körperlichen Entwicklung führt; Ⓔ *phenylketonuria, Folling's disease, phenylalanine hydroxylase deficiency, phenylpyruvicaciduria, type I hyperphenylalaninemia*

Phe|nyl|me|tha|nol *m*: → *Phenylcarbinol*

Phe|ny|to|in *nt*: *Syn: Diphenylhydantoin*; Antiepileptikum* mit antikonvulsiver Wirkung; Ⓔ *phenytoin, diphenylhydantoin*

Pher-, pher- *präf.*: → *Phero-*

Phe|re|se *f*: *Syn: Apherese*; Entfernung von einzelnen Blutbestandteilen; Ⓔ *pheresis, apheresis*

Phero-, phero- *präf.*: Wortelement mit der Bedeutung „tragen"; Ⓔ *carry, phero-*

Phe|ro|gramm *nt*: *Syn: Elektropherogramm*; bei der Elektrophorese erhaltenes Diagramm; Ⓔ *electropherogram, electrophoregram, electrophoretogram*

Phi|a|lo|pho|ra *nt*: Pilzgattung, die tiefe Hautmykosen und Systemmykosen verursacht; Ⓔ *Phialophora*

Phialophora verrucosa: Erreger der Chromomykose*; Ⓔ *Phialophora verrucosa*

-phil *suf.*: in Adjektiven verwendetes Wortelement mit der Bedeutung „zugeneigt/angezogen"; Ⓔ *-phil, -phile, -philic*

Philadelphia-Chromosom *nt*: abnorm kleines Chromosom 22, das häufig bei chronisch myeloischer Leukämie gefunden wird; Ⓔ Ph_1 *chromosome, Philadelphia chromosome*

-philia *suf.*: → *-philie*

-philie *suf.*: Wortelement mit der Bedeutung „Vorliebe/Neigung/Zuneigung"; Ⓔ *-philia*

Phil|trum *nt*: Oberlippenrinne; Ⓔ *infranasal depression, philtrum*

Phi|mo|se *f*: *Syn: Capistratio*; meist erworbene [Trauma, Entzündung] Verengung der Vorhaut, die nicht über die Eichel zurückgeschoben werden kann; Ⓔ *phimosis, capistration*

Phleb-, phleb- *präf.*: → *Phlebo-*

Phleb|al|gie *f*: Schmerzen in einer Vene oder Krampfader, Venenschnerz, Varizenschmerz; phlebogener Schmerz; Ⓔ *pain in venules or varices, phlebalgia*

Phleb|ek|ta|sie *f*: *Syn: Venektasie, Phlebectasia*; Venenerweiterung; Ⓔ *phlebectasia, phlebectasis, venectasia*

Phleb|ek|to|mie *f*: *Syn: Venektomie*; operative Entfernung einer Vene, Venenresektion; Ⓔ *phlebectomy, venectomy*

Phleb|ex|ai|re|se *f*: → *Phlebexhairese*

Phleb|ex|hai|re|se *f*: *Syn: Phlebexairese, Venenexhärese, Venenexairese Venenexhairese*; Exhairese* von varikös veränderten Venen; Ⓔ *phlebexairesis*

Phle|bi|tis *f, pl* **-ti|den**: *Syn: Venenentzündung*; Entzündung der Venenwand; Ⓔ *inflammation of a vein, phlebitis*

Phlebitis nodularis: *Syn: noduläre Vaskulitis, Vasculitis nodularis, Hypodermitis nodularis subacuta saltans (O'Leary)*; bei Hypertonikern auftretende, an den Beugeseiten der Unterschenkel lokalisierte schmerzhafte Knoten; Ⓔ *nodular vasculitis*

phle|bi|tisch *adj*: Venenentzündung/Phlebitis betreffend, von ihr betroffen oder gekennzeichnet; Ⓔ *relating to phlebitis, phlebitic*

Phlebo-, phlebo- *präf.*: Wortelement mit der Bedeutung „Blutader/Vene"; Ⓔ *vein, venous, ven(o)-, veni-, phleb(o)-*

Phle|bo|dy|na|mo|me|trie *f*: Venendruckmessung in Ruhe und unter Belastung; Ⓔ *phlebodynamometry*

Phle|bo|fi|bro|se *f*: bindegewebige Fibrosierung der Venenwand; Ⓔ *phlebofibrosis*

phle|bo|gen *adj*: aus einer Vene stammend, von einer Vene ausgehend; Ⓔ *phlebogenous*

Phle|bo|graf, -graph *m*: Gerät zur Phlebografie*; Ⓔ *phlebograph*

Phle|bo|gra|fie, -gra|phie *f*: *Syn: Venografie*; Röntgenkontrastdarstellung von Venen; Ⓔ *phlebography, venography*

Phle|bo|gramm *nt*: Röntgenkontrastaufnahme von Venen; Ⓔ *phlebogram, venogram*

Phle|bo|lith *m*: *Syn: Venenstein*; durch Verkalkung eines Thrombus* entstandenes Konkrement; Ⓔ *phlebolith, vein stone, phlebolite, calcified thrombus*

Phle|bo|li|thi|a|sis *f, pl* **-ses**: asymptomatisches Vorkommen von Venensteinen; Ⓔ *phlebolithiasis*

Phle|bo|lo|gie *f*: Lehre von den Venen und ihren Erkrankungen; Ⓔ *phlebology*

Phle|bo|me|tri|tis *f, pl* **-ti|den**: *Syn: Metrophlebitis*; Entzündung der Uterusvenen; Ⓔ *inflammation of the uterine veins, phlebometritis*

phle|bo|me|tri|tisch *adj*: Phlebometritis betreffend, von ihr betroffen oder gekennzeichnet; Ⓔ *relating to or marked by phlebometritis*

Phle|bo|phle|bo|sto|mie *f*: *Syn: Venen-Venen-Anastomose, Venovenostomie*; operative Verbindung von Venen; Ⓔ *phlebophlebostomy, venovenostomy*
Phle|bo|plas|tik *f*: Venenplastik; Ⓔ *phleboplasty*
Phle|bor|rha|phie *f*: Venennaht; Ⓔ *phleborrhaphy, venesuture, venisuture*
Phle|bor|rhe|xis *f*: Venenruptur; Ⓔ *phleborrhexis*
Phle|bo|skle|ro|se *f*: Verdickung und Verhärtung der Venenwand; therapeutisch nach Verödung von Varizen; Ⓔ *phlebosclerosis, proliferative endophlebitis, productive phlebitis, venosclerosis*
Phle|bo|throm|bo|se *f*: *Syn: Venenthrombose*; die tiefen Venen betreffende, nicht-entzündliche Thrombose mit Verschluss des Lumens; Ⓔ *venous thrombosis, phlebothrombosis*
Phle|bo|to|mie *f*: **1.** *Syn: Venae sectio*; Venenschnitt **2.** *Syn: Venae sectio*; Veneneröffnung; Ⓔ **1.** *phlebotomy, venesection, venotomy* **2.** *phlebotomy, venesection, venotomy*
Phle|bo|to|mi|nae *pl*: *Syn: Sandfliegen, Sandmücken*; weltweit verbreitete Mückenfamilie; in den Tropen und Subtropen Krankheitserreger; Ⓔ *sandflies, Phlebotominae*
Phle|bo|to|mus *m*: Mückengattung, die in den Tropen das Phlebotomusfieber* überträgt; Ⓔ *sandfly, Phlebotomus*
Phle|bo|to|mus|fie|ber *nt*: →*Pappatacifieber*
Phleg|ma *nt*: **1.** Schleim **2.** Trägheit, Schwerfälligkeit; Ⓔ **1.** *phlegm* **2.** *phlegm, sluggishness, apathy, indifference, lethargy, impassivity*
Phleg|ma|sia *f*: *Syn: Phlegmasie*; Entzündung, Fieber; Ⓔ *phlegmasia, phlegmonosis, inflammation, fever*
Phlegmasia alba dolens: *Syn: Milchbein*; meist im Wochenbett auftretende schmerzhafte, weiße Schwellung des Oberschenkels durch eine Becken- und Oberschenkelvenenthrombose; Ⓔ *milkleg, white leg, whiteleg, milk leg, thrombotic phlegmasia, galactophlebitis, leukophlegmasia*
Phlegmasia coerulea dolens: akuter Verschluss der tiefen Beckenvenen mit starken Schmerzen und bläulich-zyanotischer Verfärbung des Oberschenkels; Ⓔ *blue phlebitis*
phleg|ma|tisch *adj*: träge, schwerfällig; Ⓔ *phlegmatic, phlegmatical, sluggish, apathetic, indifferent, lethargic, dull*
Phleg|mo|ne *f*: sich diffus ausbreitende eitrige Entzündung der interstitiellen Bindegewebes; Ⓔ *phlegmon, phlegmonous cellulitis, diffuse abscess, phlegmonous abscess*
phleg|mo|nös *adj*: Phlegmone betreffend, in der Art einer Phlegmone; Ⓔ *phlegmonous*
Phlog-, phlog- *präf.*: Wortelement mit Bezug auf „Entzündung „; Ⓔ *inflammation, phlog-*
Phlo|gis|ti|kum *nt, pl* **-ka**: entzündungserregende Substanz; Ⓔ *phlogistic*
phlo|gis|tisch *adj*: Entzündung betreffend, entzündlich; Ⓔ *phlogistic, phlogotic, inflammatory*
Phlogo-, phlogo- *präf.*: →*Phlog-*
phlo|go|gen *adj*: eine Entzündung verursachend oder hervorrufend; Ⓔ *causing inflammation, phlogogenic, phlogogenous*
Phlyk|tae|na *f*: →*Phlyktäne*
Phlyk|tä|ne *f*: *Syn: Phlyktaena*; entzündliches Knötchen in Bindehaut [**konjunktivale Phlyktäne**] oder Hornhaut [**korneale Phlyktäne**]; Ⓔ *phlyctena, phlycten*
-phob *suf.*: in Adjektiven verwendetes Wortelement mit der Bedeutung „abgeneigt/abgestoßen"; Ⓔ *-phobic*
Pho|bia *f*: →*Phobie*
-phobia *suf.*: →*-phobie*
Pho|bie *f*: *Syn: krankhafte Furcht, phobische/krankhafte/pathologische Angst, phobische Störung*; krankhafte, sich gegen besseres Wissen und Vernunft aufdrängende Angst* vor Personen, Tieren, Gegenständen, Situationen usw.; Ⓔ *phobia, phobic neurosis, irrational fear, morbid fear*
-phobie *suf.*: Wortelement mit der Bedeutung „Angst/Furcht"; Ⓔ *-phobia*
pho|bisch *adj*: Phobie betreffend, durch sie gekennzeichnet, in der Art einer Phobie; ängstlich; Ⓔ *relating to a phobia, phobic*
-phobisch *suf.*: →*-phob*
pho|bo|phob *adj*: Angsterwartung/Phobophobie betreffend, durch sie gekennzeichnet; Ⓔ *relating to or marked by phobophobia, phobophobic*
Pho|bo|pho|bie *f*: *Syn: Angsterwartung*; krankhafte Angst vor (der Entwicklung) einer Phobie; Ⓔ *irrational fear of developing a phobia, phobophobia*
pho|ko|mel *adj*: Phokomelie betreffend, von ihr betroffen oder gekennzeichnet, durch sie bedingt, robbengliedrig; Ⓔ *phocomelic*
Pho|ko|me|lie *f*: *Syn: Robbengliedrigkeit*; Fehlbildung der langen Röhrenknochen mit flossenartigem Sitz der Hände an der Schulter bzw. der Füße an der Hüfte, z.B. beim Contergan-Syndrom; Ⓔ *phocomelia, phocomely, phokomelia*
Phon-, phon- *präf.*: →*Phono-*
Pho|n|as|the|nie *f*: *Syn: Hypophonie, Hypophonesie*; Stimmschwäche; Ⓔ *weakness of the voice, vocal fatigue, phonasthenia, hypophonia*
Pho|na|ti|on *f*: Lautbildung, Stimmbildung; Ⓔ *phonation, voice production*
Pho|nem *nt*: **1.** Sprachlaut, kleinste phonologische Einheit **2.** akustische Sinnestäuschung, Stimmenhören; Ⓔ **1.** *phoneme* **2.** *phoneme*
Pho|ne|ma|tik *f*: →*Phonologie*
Pho|ne|mik *f*: →*Phonologie*
Pho|n|en|do|skop *nt*: *Syn: Nasenhörrohr, Hörschlauch*; spezielles Hörrohr zur Auskultation von Nasengeräuschen; Ⓔ *phonendoscope*
Pho|ne|tik *f*: Lautbildungslehre, Lautlehre; Ⓔ *phonetics, phonology*
Phoni-, phoni- *präf.*: →*Phono-*
-phonia *suf.*: →*-phonie*
Pho|ni|a|trie *f*: *Syn: Stimm- und Sprachheilkunde*; Lehre von Physiologie und Pathologie von Stimme und Sprache; Ⓔ *phoniatrics*
-phonie *suf.*: Wortelement mit der Bedeutung „Klang/Klingen/Stimme"; Ⓔ *-phonia*
pho|nisch *adj*: Stimme betreffend; Ⓔ *relating to the voice, phonic*
Phono-, phono- *präf.*: Wortelement mit der Bedeutung „Schall/Laut/Ton"; Ⓔ *phonal, phonic, phon(o)-*
Pho|no|an|gi|o|gra|fie, -gra|phie *f*: *Syn: Fonoangiografie*; Aufzeichnung von Schallphänomenen über Gefäßen; Ⓔ *phonoangiography*
Pho|no|gra|fie, -gra|phie *f*: *Syn: Fonografie*; Aufzeichnung von Schallphänomenen über Organen, Körperhöhlen, Gefäßen u.ä.; Ⓔ *phonography*
Pho|no|gramm *nt*: *Syn: Fonogramm*; bei der Phonografie erhaltene grafische Darstellung; Ⓔ *phonogram*
Pho|no|kar|di|o|graf, -graph *m*: *Syn: Fonokardiograf*; Gerät zur Phonokardiografie; Ⓔ *phonocardiograph*
Pho|no|kar|di|o|gra|fie, -gra|phie *f*: *Syn: Fonokardiografie*; Aufzeichnung von Schallphänomenen über dem Herzen; Ⓔ *phonocardiography*
pho|no|kar|di|o|gra|fisch *adj*: *Syn: fonokardiografisch*; Phonokardiografie betreffend, mittels Phonokardiografie; Ⓔ *relating to a phonocardiogram or phonocardiography, phonocardiographic*
Pho|no|kar|di|o|gramm *nt*: *Syn: Fonokardiogramm*; bei der Phonokardiografie erhaltene grafische Darstellung; Ⓔ *phonocardiogram*
Pho|no|lo|gie *f*: *Syn: Lautlehre, Phonematik, Phonemik*; Lehre von den Lauten und Lautgruppen und ihrer Be-

P

deutung in der Sprache; Ⓔ *phonology, phonetics*

Pho|no|my|o|gra|fie, -gra|phie *f*: *Syn:* *Fonomyografie*; Aufzeichnung von Schallphänomenen über Muskeln; Ⓔ *phonomyography*

Pho|no|my|o|gramm *nt*: *Syn:* *Fonomyogramm*; bei der Phonomyografie erhaltene grafische Darstellung; Ⓔ *phonomyogram*

pho|no|phob *adj*: Phonophobie betreffend, durch sie gekennzeichnet; Ⓔ *relating to or marked by phonophobia, phonophobic*

Pho|no|pho|bie *f*: krankhafte Angst vor lauten Geräuschen oder lautem Sprechen; Ⓔ *irrational fear of sound or of speaking aloud, phonophobia*

Pho|no|skop *nt*: *Syn:* *Fonoskop*; Stethoskop* mit eingebautem Mikrophon; Ⓔ *phonoscope*

Pho|no|sko|pie *f*: *Syn:* *Fonoskopie*; Auskultation mit einem Phonoskop*; Ⓔ *phonoscopy*

-phor *suf.*: Wortelement mit der Bedeutung **1.** „Träger" **2.** „tragend"; Ⓔ **1.** *-phor, carrier* **2.** *-phor, carrying*

-phorese *suf.*: Wortelement mit der Bedeutung „Tragen/Transport"; Ⓔ *-phoresis*

-phorisch *suf.*: Wortelement mit der Bedeutung „tragend"; Ⓔ *-phoric*

Phos|gen *nt*: extrem giftiges Dichlorid der Kohlensäure; Ⓔ *phosgene*

Phos|pha|ge|ne *pl*: energiereiche Phosphatverbindungen, z.B. Phosphokreatin; Ⓔ *phosphagens*

Phos|phat *nt*: Salz der Phosphorsäure; je nach der Anzahl der ersetzten Wasserstoffatome unterscheidet man **primäres** [1 Wasserstoffatom], **sekundäres** [2 Wasserstoffatome], und **tertiäres Phosphat** [3 Wasserstoffatome]; Ⓔ *phosphate*

Phos|phat|ä|mie *f*: erhöhter Phosphatgehalt des Blutes; Ⓔ *phosphatemia*

Phos|pha|ta|se *f*: Hydrolase*, die Phosphoester spaltet; Ⓔ *phosphatase*

alkalische Phosphatase: im alkalischen Bereich [ph 8,7] wirksame Phosphatase, die in Leber, Dünndarm, Knochen und Niere vorkommt; Ⓔ *phosphomonoesterase, alkaline phosphatase*

saure Phosphatase: im sauren Bereich [ph 5–6] wirksame Phosphatase, die in Erythrozyten, Thrombozyten, Knochen und Prostata vorkommt; Ⓔ *phosphomonoesterase, acid phosphatase, acid phosphomonoesterase*

Phos|phat|di|a|be|tes *m*: *Syn:* *genuine Vitamin D-resistente Rachitis, familiäre hypophosphatämische Rachitis*; X-chromosomal-dominante Störung der Phosphatresorption in der Niere, die zur Ausbildung einer Rachitis* führt; Ⓔ *phosphate diabetes*

Phos|pha|ti|da|sen *pl*: Hydrolasen*, die Phosphatide spalten; Ⓔ *phosphatidases, phosphatidolipases*

Phos|pha|ti|de *pl*: *Syn:* *Phospholipide*; komplexe Lipide, die Phosphorsäure enthalten; Ⓔ *phosphoglycerides, phosphatides, glycerol phosphatides*

Phos|pha|ti|do|se *f*: *Syn:* *Phosphatidspeicherkrankheit*; Speicherkrankheit mit Einlagerung von Phosphatiden/Phospholipiden in verschiedene Organe; Ⓔ *phosphatidosis*

Phos|pha|tid|säu|ren *pl*: Gylzerinester, die am C_3-Atom mit Phosphorsäure verestert sind; Ⓔ *phosphatidic acids*

Phos|pha|ti|dyl|cho|lin *nt*: *Syn:* *Cholinphosphoglycerid, Lecithin, Lezithin*; aus Cholin, Glycerin, Phosphorsäure und Fettsäuren bestehender Grundbaustein der Zellmembran; Ⓔ *phosphatidylcholine, choline phosphoglyceride, lecithin, choline phosphatidyl*

phos|pha|tisch *adj*: phosphathaltig; Ⓔ *phosphated*

Phos|phat|man|gel|ra|chi|tis *f, pl* **-ti|den**: *Syn:* *Rathbun-Syndrom, Hypophosphatasie*; durch einen angeborenen Mangel an alkalischer Phosphatase* verursachte Störung des Calcium- und Phosphatstoffwechsels; Ⓔ *hypophosphatasia, hypophosphatasemia*

Phos|phat|puf|fer *m*: *Syn:* *Phosphatpuffersystem*; wässrige Lösung von primärem und sekundärem Phosphat; puffert im Bereich von pH 6–8; Ⓔ *phosphate buffer*

Phos|phat|u|rie *f*: *Syn:* *Kalkariurie*; erhöhte Phosphatausscheidung im Harn; Ⓔ *phosphaturia, phosphoruria, phosphuria*

Phos|phen *nt*: Lichterscheinung ohne adäquaten Reiz, z.B. bei Druck aufs Auge; Ⓔ *phosphene*

Phos|phin *nt*: → *Phosphorwasserstoff*

Phos|pho|di|es|ter *m*: *Syn:* *Phosphorsäurediester*; Verbindung, in der Phosphorsäure mit zwei Alkoholen verestert ist; Ⓔ *phosphodiester*

Phos|pho|di|es|te|ra|sen *pl*: Hydrolasen*, die Phosphodiesterbindungen spalten; Ⓔ *phosphodiesterases*

Phos|pho|di|hy|dro|xy|a|ce|ton *nt*: *Syn:* *Dihydroxyacetonphosphat*; Zwischenprodukt der Gluconeogenese* und der Glykolyse*; Ⓔ *dihydroxyacetone phosphate*

Phos|pho|fruk|to|ki|na|se *f*: Kinase*, die Fructose-6-phosphat zu Fructose-1,6-diphosphat phosphoryliert; Ⓔ *phosphofructokinase*

Phos|pho|glu|co|mu|ta|se *f*: intrazelluläres Enzym, das Glucose-1-phosphat in Glucose-6-phosphat umwandelt; Ⓔ *phosphoglucomutase*

Phos|pho|glu|co|nat|weg *m*: → *Pentosephosphatzyklus*

Phos|pho|glu|co|se|i|so|me|ra|se *f*: *Syn:* *Glucosephosphatisomerase, Phosphohexoseisomerase*; Isomerase*, die die reversible Konversion von Glucose-6-phosphat und Fructose-6-Phosphat katalysiert; ein Defekt führt zu hämolytischer Anämie*; Ⓔ *phosphoglucose isomerase, glucose-6-phosphate isomerase, phosphohexoisomerase, hexosephosphate isomerase*

Phos|pho|gly|ce|rat|ki|na|se *f*: Kinase*, die einen Phosphatrest von 1,3-Diphosphoglycerat auf ADP überträgt; **Phosphoglyceratkinasemangel** führt zu hämolytischer Anämie*; Ⓔ *phosphoglycerate kinase*

Phos|pho|gly|ce|rid *nt*: *Syn:* *Glycerinphosphatid, Glycerophosphatid*; Lipid*, das Glycerophosphorsäure enthält; Ⓔ *phosphoglyceride*

Phos|pho|he|xo|se|i|so|me|ra|se *f*: → *Phosphoglucoseisomerase*

Phos|pho|kre|a|tin *nt*: *Syn:* *Kreatinphosphat, Creatinphosphat*; energiereiche Phosphatverbindung, die im Muskel als Energiespeicher dient; Ⓔ *phosphocreatine, phosphagen, creatine phosphate*

Phos|pho|li|pa|sen *pl*: *Syn:* *Lezithinasen, Lecithinasen*; Gruppe von Enzymen, die Phospholipide hydrolysieren; Ⓔ *phospholipases, lecithinases*

Phos|pho|li|pi|de *pl*: komplexe Lipide, die Phosphorsäure enthalten; Ⓔ *phospholipids, phospholipins, phosphatides*

Phos|phor *m*: zur Stickstoffgruppe gehörendes Element, das in verschiedenen Formen [**weißer/gelber, roter** und **schwarzer Phosphor**] vorkommt; Ⓔ *phosphorus*

Phos|pho|res|zenz *f*: Form der Lumineszenz*, bei der das ausgestrahlte Licht langwelliger ist, als das eingestrahlte Licht; Ⓔ *phosphorescence*

phos|pho|res|zie|rend *adj*: Phosphoreszenz betreffend oder zeigend; Ⓔ *phosphorescent*

Phos|pho|ri|bo|i|so|me|ra|se *f*: *Syn:* *Ribosephosphatisomerase*; wichtiges Enzym des Pentosephosphatzyklus*; katalysiert die Konversion von Ribulose-5-phosphat und Ribose-5-phosphat; Ⓔ *phosphoriboisomerase, ribose(-5-)phosphate isomerase*

Phos|pho|ri|bo|syl|py|ro|phos|phat|syn|the|ta|se *f*: *Syn:* *Ribosephosphatpyrophosphokinase*; Enzym der Purin- und Pyrimidinnucleotidsynthese; erhöhte Enzymaktivität verursacht primäre Gicht*; Ⓔ *ribose-phosphate pyrophosphokinase, phosphoribosylpyrophosphate synthetase, pyrophosphate ribose-P-synthase*

Phos|phor|ne|kro|se *f*: **1.** durch (gelben) Phosphor hervorgerufene Hautverbrennung mit Nekrose **2.** seltene

Berufskrankheit durch chronische Phosphoraufnahme mit Osteomyelitis* und Periostitis*; Ⓔ **1.** *phosphonecrosis* **2.** *phosphonecrosis*

Phos|pho|ro|ly|se *f*: Spaltung einer Verbindung mit gleichzeitigem Einbau von Phosphorsäure; Ⓔ *phosphorolysis, phosphoroclastic cleavage, phosphorylysis*

phos|pho|ro|ly|tisch *adj*: Phosphorolyse betreffend, mittels Phosphorolyse; Ⓔ *phosphorolytic*

Phos|phor|säu|re *f*: *Syn: Orthophosphorsäure*; dreiwertige Säure, die ein wichtiger Baustein vieler organischer Verbindungen ist; Ⓔ *orthophosphoric acid, phosphoric acid*

Phos|phor|säu|re|di|es|ter *m*: →*Phosphodiester*

Phos|phor|was|ser|stoff *m*: *Syn: Phosphin*; farbloses, giftiges Gas, das nach Knoblauch riecht; Ⓔ *phosphine*

Phos|pho|ry|la|se *f*: Enzym, das Glucose-1-phosphat aus Glykogen abspaltet; Ⓔ *phosphorylase, transphosphorylase*

Phosphorylase-b-Kinase-Insuffizienz *f*: *Syn: hepatische Glykogenose, Glykogenose Typ VIII*; mild verlaufender, X-chromosomal-rezessiver Mangel an Phosphorylase-b-Kinase in der Leber; durch die Einlagerung von normalem Glykogen in die Leber kommt es zu Hepatomegalie* und Hypoglykämie*; Ⓔ *type VIII glycogen storage disease, hepatic phosphorylase kinase deficiency*

Phos|pho|ry|lie|rung *f*: Anlagerung von Phosphorsäureresten an organische Verbindungen; Ⓔ *phosphorylation*

Phos|phu|re|se *f*: Phosphorausscheidung im Harn; Ⓔ *phosphuresis*

Phot-, phot- *präf.*: →*Photo-*

phot|äs|the|tisch *adj*: *Syn: photoästhetisch*; lichtempfindlich; Ⓔ *photoesthetic*

Photo-, photo- *präf.*: Wortelement mit der Bedeutung „Licht"; Ⓔ *photic, phot(o)-*

Pho|to|ab|la|ti|on *f*: *Syn: Fotoablation*; Gewebeabtragung mittels Lichtstrahl [Laser]; Ⓔ *photoablation*

Pho|to|al|ler|gie *f*: *Syn: Lichtallergie, Fotoallergie*; Überempfindlichkeit der Haut gegen verschiedene Lichtarten, Lichtallergie; Ⓔ *photoallergy*

pho|to|al|ler|gisch *adj*: *Syn: fotoallergisch*; Photoallergie betreffend, von ihr betroffen oder gekennzeichnet; Ⓔ *photoallergic*

pho|to|äs|the|tisch *adj*: *Syn: photästhetisch*; lichtempfindlich; Ⓔ *photoesthetic*

Pho|to|che|mo|the|ra|pie *f*: *Syn: Fotochemotherapie*; kombinierte Photo- und Chemotherapie*; Ⓔ *photochemotherapy*

pho|to|chro|mo|gen *adj*: (*Bakterien*) auf Lichtreize mit Pigmentbildung reagierend; Ⓔ *photochromogenic*

Pho|to|der|ma|ti|tis *f, pl* **-ti|ti|den**: *Syn: Photodermatose, Fotodermatose, Fotodermatitis, Lichtdermatitis, Lichtdermatose*; entzündliche Hautveränderung durch eine photoallergische Reaktion [Photokontaktallergie] oder phototoxische Wirkung [Photokontaktdermatitis]; Ⓔ *photodermatitis*

Photodermatitis phytogenica: *Syn: Wiesengräserdermatitis, Wiesengrasdermatitis, Pflanzendermatitis, Phyto-Photodermatitis, phytophototoxische Dermatitis, Dermatitis bullosa pratensis, Dermatitis pratensis*; durch Kontakt mit Pflanzen erworbene phototoxische Kontaktdermatitis*; Ⓔ *grass dermatitis, meadow dermatitis, meadow-grass dermatitis, phytophototoxic dermatitis, phytophotodermatitis*

pho|to|der|ma|ti|tisch *adj*: *Syn: fotodermatitisch*; Photodermatitis betreffend, von ihr betroffen oder gekennzeichnet; Ⓔ *relating to or marked by photodermatitis*

Pho|to|der|ma|to|se *f*: →*Photodermatitis*

Pho|to|dys|pho|rie *f*: *Syn: Fotodysphorie*; extreme Photophobie*; Ⓔ *extreme photophobia, photodysphoria*

pho|to|dys|pho|risch *adj*: *Syn: fotodysphorisch*; Photodysphorie betreffend, durch sie gekennzeichnet; Ⓔ *relating to or marked by photodysphoria, photodysphoric*

Pho|to|e|lek|tro|nys|tag|mo|gra|fie, -gra|phie *f*: *Syn: Fotoelektronystagmografie*; Elektronystagmografie* mit gleichzeitiger Fotografie des Nystagmus; Ⓔ *photoelectronystagmography*

pho|to|gen *adj*: fotogen; **1.** durch Licht verursacht **2.** Licht ausstrahlend; Ⓔ **1.** *caused by light, photogenic* **2.** *light-producing, photogenic, photogenous; phosphorescent*

Pho|to|ko|a|gu|la|ti|on *f*: *Syn: Lichtkoagulation, Fotokoagulation*; Koagulation* von Netzhautteilen durch konzentrierte Lichtbündel [Laser]; Ⓔ *photocoagulation*

Pho|to|kon|takt|al|ler|gie *f*: *Syn: photoallergische/fotoallergische Dermatitis, photoallergische/fotoallergische Kontaktdermatitis, Fotokontaktallergie, photoallergisches/fotoallergisches Ekzem*; durch eine Überempfindlichkeit der Haut gegen Lichtstrahlen verursachte akute oder chronische Entzündung; primär nicht-allergisierende Substanzen werden vom Licht in Haptene* umgewandelt, die nach Kopplung an Proteine eine Sensibilisierung auslösen; Ⓔ *photoallergic contact dermatitis*

Pho|to|kon|takt|der|ma|ti|tis *f, pl* **-ti|ti|den**: *Syn: Fotokontaktdermatitis, phototoxische/fototoxische Dermatitis, phototoxische/fototoxische Kontaktdermatitis, phototoxisches/fototoxisches Ekzem*; durch photochemische Reaktionen ausgelöste nicht-allergische Kontaktdermatitis*; die phototoxische Substanz kann von außen kommen [Medikamente, ätherische Öle, Farbstoffe] oder im Körper gebildet werden [Porphyrine*]; Ⓔ *phototoxic dermatitis*

Pho|to|me|ter *m*: *Syn: Fotometer*; Gerät zur Photometrie*; Ⓔ *photometer*

Pho|to|me|trie *f*: *Syn: Fotometrie*; Messung der Lichtdurchlässigkeit oder -absorption von Lösungen zur Konzentrationsbestimmung von Stoffen; Ⓔ *photometry*

pho|to|me|trisch *adj*: *Syn: fotometrisch*; Photometrie betreffend, mittels Photometrie; Ⓔ *photometric*

Pho|ton *nt*: *Syn: Lichtquant, Strahlungsquant, Quant*; Elementarteilchen der Lichtwellen; Ⓔ *photon, quantum, light quantum*

Pho|to|pa|thie *f*: *Syn: Fotopathie*; durch Lichteinwirkung hervorgerufene Erkrankung; Ⓔ *photopathy, photonosus*

pho|to|phob *adj*: *Syn: lichtscheu, heliophob, fotophob*; Lichtscheu/Photophobie betreffend, durch sie gekennzeichnet; Ⓔ *relating to or affected with photophobia, photophobic*

Pho|to|pho|bie *f*: *Syn: Lichtscheu*; krankhafte Angst vor (Sonnen-)Licht; Ⓔ *irrational fear of light, intolerance of light, photophobia, phengophobia*

Pho|top|sie *f*: Wahrnehmung subjektiver Lichterscheinungen, z.B. bei Migräne; Ⓔ *photopsia, photopsy*

pho|to|re|zep|tiv *adj*: Lichtreize aufnehmend; Ⓔ *photoreceptive*

pho|to|sen|si|bel *adj*: *Syn: fotosensibel*; verstärkt auf Lichtreize ansprechend, lichtsensibel; lichtempfindlich; Ⓔ *photosensory*

Pho|to|sen|si|bi|li|sie|rung *f*: *Syn: Fotosensibilisierung*; Herabsetzung der Lichtreizschwelle der Haut; Ⓔ *photosensitization*

Pho|to|sen|si|bi|li|tät *f*: *Syn: Fotosensibilität*; Lichtempfindlichkeit; Ⓔ *photosensitivity*

Pho|to|the|ra|pie *f*: *Syn: Lichttherapie, Fototherapie, Lichtbehandlung*; Behandlung mit natürlichem oder künstlichem Licht; Ⓔ *phototherapy, light therapy, light treatment*

pho|to|to|xisch *adj*: *Syn: fototoxisch*; durch schädliche Lichteinwirkung hervorgerufen; Ⓔ *phototoxic*

Pho|to|to|xi|zi|tät *f*: *Syn: Fototoxizität*; schädliche Wirkung von Lichtstrahlen; Ⓔ *phototoxicity*

Phren-, phren- *präf.*: Wortelement mit der Bedeutung „Zwerchfell"; Ⓔ *phrenic, diaphragmatic, phrenic(o)-, phren(o)-*

Phrelnallgie *f.*: *Syn: Phrenikodynie*; Zwerchfellschmerz; Ⓔ *pain in the diaphragm, phrenalgia, phrenodynia*

Phrelnekltolmie *f.*: (Teil-)Entfernung des Zwerchfells, Zwerchfellresektion; Ⓔ *phrenectomy*

Phrelnes *pl*: Zwerchfell*; Ⓔ *diaphragm*

Phrenik-, phrenik- *präf.*: →*Phreniko-*

Phrelnilkekltolmie *f.*: *Syn: Phrenikusexhärese, Phrenikusexairese, Phrenikusexhaires*; operative Entfernung des Nervus* phrenicus, Phrenikusresektion; Ⓔ *phrenicectomy, phrenicoexairesis, phrenicoexeresis, phreniconeurectomy*

Phreniko-, phreniko- *präf.*: Wortelement mit der Bedeutung „Zwerchfell"; Ⓔ *phrenic, diaphragmatic, phrenic(o)-, phren(o)-*

Phrelnilkoldylnie *f.*: →*Phrenalgie*

phrelnilkolgasltral *adj*: *Syn: gastrodiaphragmal, gastrophrenisch*; Zwerchfell und Magen/Gaster betreffend oder verbindend; Ⓔ *relating to both diaphragm and stomach, phrenicogastric, phrenogastric*

phrelnilkolglotltisch *adj*: Zwerchfell und Glottis betreffend; Ⓔ *relating to both diaphragm and glottis, phrenoglottic*

phrelnilkolhelpaltisch *adj*: *Syn: hepatodiaphragmal*; Leber/Hepar und Zwerchfell betreffend oder verbindend; Ⓔ *relating to both diaphragm and liver, phrenohepatic*

phrelnilkolkarldilal *adj*: *Syn: phrenokardial*; Zwerchfell und Herz betreffend oder verbindend; Ⓔ *relating to both diaphragm and heart, cardiodiaphragmatic*

Phrelnilkolkarldie *f.*: *Syn: Effort-Syndrom, DaCosta-Syndrom, neurozirkulatorische Asthenie, Soldatenherz*; meist bei jüngeren Männern auftretende, belastungsunabhängige Symptomatik mit Hyperventilation*, Tachykardie*, Herzschmerzen und Engegefühl; neben einer psychosomatischen Komponente wird auch eine Übererregbarkeit des Atemzentrums als Ursache diskutiert; Ⓔ *phrenocardia, DaCosta's syndrome, effort syndrome, neurocirculatory asthenia, functional cardiovascular disease, irritable heart, soldier's heart, cardiophrenia, disordered action of the heart*

phrelnilkolkollisch *adj*: Zwerchfell und Kolon betreffend oder verbindend; Ⓔ *relating to both diaphragm and colon, phrenicocolic, phrenocolic*

phrelnilkolkosltal *adj*: *Syn: kostodiaphragmal, kostophrenisch*; Zwerchfell und Rippen/Costae betreffend oder verbindend; Ⓔ *relating to both diaphragm and ribs, phrenicocostal, phrenocostal*

phrelnilkollilelnal *adj*: Zwerchfell und Milz/Lien betreffend oder verbindend; Ⓔ *relating to both diaphragm and spleen, phrenicosplenic, phrenicolienal, phrenosplenic*

phrelnilkolmeldilasltilnal *adj*: Zwerchfell und Mittelfellraum/Mediastinum betreffend oder verbindend; Ⓔ *relating to both diaphragm and mediastinum, phrenicomediastinal*

Phrelnilkolmeldilasltilnallsilnus *m*: *Syn: Phrenikomediastinalspalte, Recessus phrenicomediastinalis*; Spaltraum zwischen Pleura diaphragmatica und Pleura mediastinalis; Ⓔ *phrenicomediastinal sinus, phrenicomediastinal recess*

Phrelnilkolmeldilasltilnallspallte *f.*: →*Phrenikomediastinalsinus*

phrelnilkolölsolphalgelal *adj*: Zwerchfell und Speiseröhre/Ösophagus betreffend oder verbindend; Ⓔ *phrenicoesophageal, phrenoesophageal*

phrelnilkolpleulral *adj*: Zwerchfell und Brustfell/Pleura betreffend oder verbindend; Ⓔ *phrenicopleural*

Phrelnilkoltolmie *f.*: Durchtrennung des Nervus* phrenicus, Phrenikusdurchtrennung; Ⓔ *phrenicotomy*

Phrelnilkoltriplsie *f.*: Phrenikusquetschung; Ⓔ *phrenicotripsy, phrenemphraxis, phreniclasia, phreniclasis*

Phrelnilkus *m*: *Syn: Nervus phrenicus*; gemischter Nerv aus dem Plexus* cervicalis; versorgt des Zwerchfell motorisch und sensibel den Herzbeutel und die Pleura; Ⓔ *phrenic nerve, diaphragmatic nerve*

Phrelnilkuslblolckalde *f.*: ein- oder beidseitige Ausschaltung des Nervus* phrenicus; Ⓔ *phrenic block, phrenic nerve block*

Phrelnilkuslexlailrelse *f.*: →*Phrenikektomie*

Phrelnilkuslexlhailrelse *f.*: →*Phrenikektomie*

Phrelnilkuslexlhärelse *f.*: →*Phrenikektomie*

Phrelnilkusllählmung *f.*: Lähmung des Nervus* phrenicus; führt zu Zwerchfellhochstand oder -lähmung; Ⓔ *phrenic paralysis, paralysis of phrenic nerve*

Phreno-, phreno- *präf.*: Wortelement mit der Bedeutung „Zwerchfell"; Ⓔ *phrenic, diaphragmatic, phrenic(o)-, phren(o)-*

Phrelnolgraf, -graph *m*: Gerät zur Aufzeichnung der Zwerchfellbewegung; Ⓔ *phrenograph*

phrelnolkarldilal *adj*: →*phrenikokardial*

Phrelnolpelrilkarldiltis *f*, *pl* **-tilden**: zu Verklebung von Herzspitze und Zwerchfell führende Entzündung des Herzbeutels; Ⓔ *phrenopericarditis*

phrelnolpelrilkarldiltisch *adj*: Phrenoperikarditis betreffend, von ihr betroffen oder gekennzeichnet; Ⓔ *relating to or marked by phrenopericarditis*

Phrelnolsin *nt*: *Syn: Cerebron*; Cerebrosid* mit Cerebronsäure; Ⓔ *phrenosin, cerebron*

Phrylnolderm *nt*: *Syn: Krötenhaut, Hyperkeratosis follicularis, Hyperkeratosis follicularis metabolica, Hyperkeratose bei Avitaminose A*; durch Vitamin-A-Mangel hervorgerufene, follikuläre Hyperkeratose* mit trockener, asch-grauer Haut; Ⓔ *toad skin, toadskin, follicular hyperkeratosis, phrynoderma*

Phthilrilalsis *f*, *pl* **-ses**: *Syn: Filzlausbefall, Pediculosis pubis, Phthiriase*; durch direkten Körperkontakt, aber auch Gewebe [Handtücher, Bettwäsche] übertragene Infektion mit Befall der Schambehaarung und der Genitalregion, Achselhaare und der Behaarung von Brust und Bauch; bei Kindern können auch Wimpern und Augenbrauen befallen sein; Ⓔ *crab lice infestation, pubic lice infestation, phthiriasis, pediculosis pubis*

phthilrilolphob *adj*: →*pedikulophob*

Phthilrilolpholbie *f.*: →*Pedikulophobie*

Phthilrus pulbis *m*: *Syn: Filzlaus, Schamlaus, Pediculus pubis*; v.a. die Schamhaare, aber auch Bart und u.U. Kopfhaare befallender Blutsauger, der durch direkten Kontakt [Geschlechtsverkehr] übertragen wird; Ⓔ *crab louse, pubic louse, Phthirus pubis*

Phthilsis *f.*: *Syn: Phthise*; (Parenchym-)Schwund, Schrumpfung; Ⓔ *phthisis, wasting atrophy*

Phthisis bulbi: *Syn: Ophthalmophthisis*; Augapfelschwund; Ⓔ *ophthalmophthisis*

Phthisis pulmonum: *Syn: Lungenschwindsucht, Lungenphthise*; Lungentuberkulose* mit ausgeprägter Kachexie*; Ⓔ *tuberculosis of the lung, pulmonary tuberculosis, pulmonary phthisis, phthisis, pneumonophthisis*

pH-Wert *m*: →*pH*

Phylcolmylceltes *pl*: *Syn: Algenpilze, niedere Pilze, Phykomyzeten*; zu den echten Pilze gehörende Pilze; u.a. Erreger von Mukormykose* und Phykomykose*; Ⓔ *algal fungi, Phycomycetes, Phycomycetae*

Phylkolmylkolse *f.*: *Syn: Phykomyzetose*; Infektion durch früher als Algenpilze (Phycomyzeten) bezeichnete Pilzarten; Ⓔ *phycomycosis*

Phylkolmylzelten *pl*: →*Phycomycetes*

Phylkolmylzeltolse *f.*: →*Phykomykose*

phylllakltisch *adj*: *Syn: schützend*; vor Infekten schützend; Ⓔ *relating to phylaxis, phylactic*

Phylllolchilnolne *pl*: Vitamin* K; Ⓔ *phylloquinones*

Phylllolildesltulmor *m*: *Syn: Cystosarcoma phylloides*; langsam wachsendes Sarkom* der Brustdrüse, das extrem

P

groß werden kann; Ⓔ *cystosarcoma phyllodes*
Phy|lo|ge|ne|se *f*: *Syn:* *Stammesgeschichte, Phylogenie*; Entwicklungsgeschichte vom frühesten Vorfahr bis heute; Ⓔ *phylogeny, phylogenesis*
Phy|lo|ge|nie *f*: → *Phylogenese*
Phy|ma *f*: (knollenförmige) Geschwulst; Ⓔ *phyma*
Phy|sa|lo|pte|ri|a|sis *f, pl* **-ses**: *Syn:* *Physaloptera-Infektion*; in Europa seltene Wurminfektion durch Darmfadenwürmer [**Physaloptera**]; Ⓔ *physalopteriasis*
Physi-, physi- *präf.*: → *Physio-*
Phy|si|a|trie *f*: Naturheilkunde; Ⓔ *physiatrics, naturopathy, physical medicine, physiatry*
Phy|sik *f*: Lehre von der unbelebten Natur, ihrem Aufbau und ihrer Bewegung; Ⓔ *physics*
phy|si|ka|lisch *adj*: Physik betreffend, mit physikalischen Methoden; Ⓔ *relating to the physical sciences or physics, physical*
phy|si|ko|che|misch *adj*: *Syn:* *chemisch-physikalisch*; Chemie und Physik betreffend, physikalische Chemie betreffend; Ⓔ *relating to both physics and chemistry, physicochemical, chemicophysical*
Physio-, physio- *präf.*: Wortelement mit der Bedeutung „natürlich/Natur"; Ⓔ *physical, physio-*
Phy|si|o|gno|mie *f*: individueller Gesichtsausdruck; Ⓔ *physiognomy*
phy|si|o|gno|misch *adj*: Physiognomie betreffend; Ⓔ *physiognomic, physiognomical*
Phy|si|o|lo|gie *f*: Wissenschaft von den normalen Lebensvorgängen im Körper; Ⓔ *physiology*
phy|si|o|lo|gisch *adj*: **1.** Physiologie betreffend **2.** normal, natürlich, nicht-pathologisch; Ⓔ **1.** *relating to physiology, physiologic, physiological* **2.** *physiologic, normal*
Phy|si|o|the|ra|pie *f*: *Syn:* *physikalische Therapie*; Behandlung mit natürlichen physikalischen Mitteln [z.B. Wasser, Licht]; Ⓔ *physicotherapy, iatrophysics, physical therapy, physiatry*
phy|sisch *adj*: *Syn:* *körperlich*; den Körper/die Physis betreffend; Ⓔ *relating to the body, physical, bodily, body, corporeal, material, natural*
Physo-, physo- *präf.*: Wortelement mit der Bedeutung „Luft/Gas"; Ⓔ *physo-*
Phy|so|hä|ma|to|me|tra *f*: Gas- und Blutansammlung in der Gebärmutter; Ⓔ *physohematometra*
Phy|so|hy|dro|me|tra *f*: Gas- und Flüssigkeitsansammlung in der Gebärmutter; Ⓔ *physohydrometra, hydrophysometra*
Phy|so|me|tra *f*: *Syn:* *Uterustympanie, Tympania uteri*; Gasansammlung in der Gebärmutter; Ⓔ *physometra, uterine tympanites*
Phy|so|py|o|sal|pinx *f*: Gas- und Eiteransammlung im Eileiter; Ⓔ *physopyosalpinx*
Phy|so|stig|ma ve|ne|no|sum *nt*: Calabarbohne; *s.u.* *Physostigmin*; Ⓔ *Physostigma venenosum*
Phy|so|stig|min *nt*: *Syn:* *Eserin*; in der Calabarbohne [**Physostigma venenosum**] vorkommendes Alkaloid; Ursache der Physostigminvergiftung; Ⓔ *physostigmine, eserine*
Phy|so|stig|mi|nis|mus *m*: *Syn:* *Eserismus*; Physostigminvergiftung durch Verzehr von Calabarbohnen; Ⓔ *physostigminism*
Phyt-, phyt- *präf.*: → *Phyto-*
-phyt *suf.*: Wortelement mit der Bedeutung „Pflanze"; Ⓔ *-phyte*
Phy|tan|säu|re *f*: verzweigtkettige, gesättigte Fettsäure; Ⓔ *phytanic acid*
Phyt|häm|ag|glu|ti|ni|ne *pl*: *Syn:* *Phytohämagglutinine*; aus Pflanzen gewonnene, lektinhaltige Substanzen, die Erythrozyten agglutinieren; Ⓔ *phytohemagglutinins*
-phytisch *suf.*: in Adjektiven verwendetes Wortelement mit der Bedeutung „pflanzlich"; Ⓔ *-phytic*
Phyto-, phyto- *präf.*: Wortelement mit der Bedeutung „Pflanze"; Ⓔ *plant, phyt(o)-*
Phy|to|be|zo|ar *m*: aus unverdauten Pflanzenresten bestehender Magen- oder Darmstein; Ⓔ *phytobezoar, hortobezoar, food ball*
Phy|to|häm|ag|glu|ti|ni|ne *pl*: → *Phythämagglutinine*
Phy|to|hor|mon *nt*: Pflanzenhormon; Ⓔ *phytohormone, plant hormone*
phy|to|id *adj*: pflanzenähnlich, pflanzenartig; Ⓔ *phytoid*
Phy|to|me|na|di|on *nt*: Vitamin K_1; *s.u.* *Vitamin K*; Ⓔ *phytonadione, phytomenadione, phylloquinone, vitamin K_1*
Phy|to|na|di|on *nt*: Vitamin K_1; *s.u.* *Vitamin K*; Ⓔ *phytonadione, phytomenadione, phylloquinone*
Phy|to|no|se *f*: durch Pflanzen, Pflanzenteile oder pflanzliche Stoffe ausgelöste Erkrankung; Ⓔ *phytonosis*
Phy|ton|zi|de *pl*: antibiotisch wirksame Substanzen höherer Pflanzen; Ⓔ *phytoncides*
Phy|to|pa|ra|sit *m*: pflanzlicher Parasit; *s.u.* *Parasit*; Ⓔ *phytoparasite, plant parasite*
Phyto-Photodermatitis *f*: → *Photodermatitis phytogenica*
Phy|to|ste|ri|ne *pl*: *Syn:* *Phytosterole*; aus höheren Pflanzen gewonnene Sterine, die z.T. in der Phytotherapie* verwendet werden; Ⓔ *phytosterols, phytocholesterols, phytosterins*
Phy|to|ste|ro|le *pl*: → *Phytosterine*
Phy|to|the|ra|pie *f*: Lehre von der heilenden Wirkung von Pflanzen; Behandlung mit Pflanzen oder Pflanzenteilen; Ⓔ *phytotherapy*
Phy|to|to|xin *nt*: Pflanzentoxin, pflanzliches Toxin; Ⓔ *phytotoxin, plant toxin*
Phy|to|tri|cho|be|zo|ar *m*: Magen- oder Darmstein aus unverdauten Pflanzenresten und Haaren; Ⓔ *phytotrichobezoar, trichophytobezoar*
Pia *f*: → *Pia mater*
Pia mater: *Syn:* *Pia*; dem Gehirn und Rückenmark direkt aufliegende Bindegewebsschicht; Teil der weichen Hirnhaut*; Ⓔ *pia mater*
Pia mater cranialis: *Syn:* *Pia mater encephali*; Pia mater des Gehirns; Ⓔ *cranial pia mater*
Pia mater encephali: → *Pia mater cranialis*
Pia mater spinalis: Pia mater des Rückenmark; Ⓔ *spinal pia mater*
pi|al *adj*: Pia mater betreffend; Ⓔ *relating to the pia mater, pial, piamatral*
Pi|an *f*: *Syn:* *Frambösie, Parangi, Yaws, Framboesia tropica*; chronische tropische Infektionskrankheit durch **Treponema pertenue**; im Endstadium kommt es zu schweren Schädigungen von Haut, Weichteilen und Knochen; Ⓔ *pian, frambesia, framboesia, parangi, polypapilloma tropicum, Breda's disease, Charlouis' disease, yaws, zymotic papilloma, granula tropicum, thymiosis, tonga, bouba*
Pian bois *f*: *s.u.* *südamerikanische Hautleishmaniose*; Ⓔ *pian bois*
Pica-Syndrom *nt*: → *Parorexie*
Pick-Hirnatrophie *f*: *Syn:* *Pick-Atrophie, Pick-Krankheit*; fortschreitende, umschriebene Atrophie des Gehirns; führt zu zunehmendem Persönlichkeitszerfall und präseniler Demenz; Ⓔ *Pick's disease, Pick's syndrome, circumscribed cerebral atrophy, lobar atrophy, convolutional atrophy*
Pick-Krankheit *f*: → *Pick-Hirnatrophie*
Pick-Zirrhose *f*: *Syn:* *perikarditische Pseudoleberzirrhose*; durch eine chronische Leberstauung hervorgerufene Veränderung der Leberoberfläche ohne zirrhotische Veränderung der Läppchen; Ⓔ *Pick's disease, Pick's cirrhosis*
Pickwickier-Syndrom *nt*: → *Pickwick-Syndrom*
Pickwick-Syndrom *nt*: *Syn:* *Pickwickier-Syndrom, kardiopulmonales Syndrom der Adipösen*; Kombination von Fettleibigkeit und Schlafsuchtsanfällen mit Muskelzucken und Herz-Kreislauf-Störungen; Ⓔ *pickwickian syndrome*

Pico-, pico- *präf.*: Wortelement mit der Bedeutung „sehr klein/ein Billionstel"; Ⓔ *pico-*

Pi|cor|na|vi|ren *pl*: →*Picornaviridae*

Pi|cor|na|vi|ri|dae *pl*: *Syn: Picornaviren*; kleinste RNA-Viren; Erreger von Infektionen der Atemwege und des Magen-Darm-Traktes; Ⓔ *Picornaviridae*

Pie|bal|dis|mus *m*: *Syn: partieller/umschriebener Albinismus, Weißscheckenkrankheit, Albinismus circumscriptus, Albinismus partialis*; angeborene, umschriebene pigmentlose Hautflecken; Ⓔ *localized albinism, circumscribed albinism, piebaldism, piebaldness*

Piecemeal-Nekrose *f*: *Syn: Mottenfraßnekrose*; Bezeichnung für die Nekroseherde bei chronisch-aggressiver Hepatitis*; Ⓔ *piecemeal necrosis*

Pie|dra *f*: *Syn: Haarknötchenkrankheit, Trichosporie*; Pilzinfektion des Haarschaftes mit zahlreichen Knoten; Ⓔ *piedra, Beigel's disease, tinea nodosa*

Piedra alba: *Syn: weiße Piedra, Trichomycosis nodosa, Beigel-Krankheit*; meist die Barthaare betreffende Pilzinfektion der Haarbälge mit Knötchenbildung; Ⓔ *white piedra, trichosporosis*

Piedra nigra: *Syn: schwarze Haarknötchenkrankheit, schwarze Piedra*; durch **Piedraia hortae** verursachte Haarerkrankung mit zahlreichen bräunlich-schwarzen Knoten; Ⓔ *black piedra*

schwarze Piedra: →*Piedra nigra*

weiße Piedra: →*Piedra alba*

Pie|dra|ia hor|tai *f*: *Syn: Trichosporon hortai, Microsporon hortai*; Askomyzet; Erreger der Piedra* nigra; Ⓔ *Piedraia hortai*

Pierre-Robin-Syndrom *nt*: *Syn: Robin-Syndrom*; Fehlbildungssyndrom mit Mikrogenie*, Glossoptose* und Gaumenspalte; Ⓔ *Pierre Robin anomalad, Pierre Robin syndrome, Robin's anomalad, Robin's syndrome*

Pig|ment *nt*: Farbe, Farbstoff, Farbkörper, farbgebende Substanz; Ⓔ *pigment*

Pig|ment|a|no|ma|lie *f*: *Syn: Chromatodermatose, Chromatodermatosis, Chromatose, Chromatodermatose, Pigmentdermatose*; durch eine Vermehrung oder Verminderung der Pigmentierung gekennzeichnete Hauterkrankung; Ⓔ *chromopathy, chromatopathy, chromatodermatosis*

pig|men|tär *adj*: Pigment betreffend; Ⓔ *relating to a pigment, pigmentary, pigmental*

Pigmentatio aurosa: *Syn: Goldausschlag, Chrysoderma, Chrysiasis, Chrysosis, Auriasis*; meist durch therapeutische Goldapplikation hervorgerufene, irreversible Einlagerung von Goldpartikeln in die Haut und Schleimhaut, aber auch Lederhaut und Bindehaut des Auges [**Chrysosis corneae**]; Ⓔ *auriasis*

Pig|men|ta|ti|on *f*: *Syn: Pigmentierung*; Färbung von Geweben durch Pigment; v.a. die Färbung von Haut, Haaren und Augen durch Melanin; Ⓔ *pigmentation, coloration, chromatosis*

Pig|ment|der|ma|to|se *f*: *Syn: Chromatodermatose, Chromatodermatosis, Chromatose, Pigmentanomalie*; durch eine Vermehrung oder Verminderung der Pigmentierung gekennzeichnete Hauterkrankung; Ⓔ *chromatodermatosis, chromatosis*

Pigmentdermatose Siemens-Bloch: *Syn: Melanoblastosis Bloch-Sulzberger, Bloch-Sulzberger-Syndrom, Incontinentia pigmenti Typ Bloch-Sulzberger*; X-chromosomal dominante Dermatose mit spritzerartigen Pigmentflecken und Anomalien der Augen, der Zähne und des ZNS sowie anderen Fehlbildungen [Herzfehler, Skelett]; Ⓔ *Bloch-Sulzberger disease, Bloch-Sulzberger incontinentia pigmenti, Bloch-Sulzberger syndrome*

Pig|ment|fle|cken|po|ly|po|se *f*: *Syn: Peutz-Jeghers-Syndrom, Polyposis intestini Peutz-Jeghers, Lentigopolypose, Hutchinson-Weber-Peutz-Syndrom*; autosomal-dominantes Syndrom mit Pigmentflecken [Lentigo*] und Dünndarmpolypen; Ⓔ *Peutz' syndrome, Peutz-Jeghers intestinal polyposis, Peutz-Jeghers syndrome*

Pig|men|tie|rung *f*: →*Pigmentation*

Pig|ment|in|du|ra|ti|on *f*: Gewebeverhärtung mit massiver Pigmenteinlagerung; Ⓔ *brown induration*

Pig|ment|kalk|stein *m*: Gallenstein aus Kalk und Bilirubin; Ⓔ *pigment calculus*

Pig|ment|nä|vus *m, pl* **-vi**: *Syn: Naevus pigmentosis*; pigmentierter Nävuszellnävus*; Ⓔ *pigmented mole, pigmented nevus*

Pig|men|to|ly|se *f*: Pigmentauflösung, Pigmentzerstörung; Ⓔ *pigmentolysis*

Pig|men|to|pha|gen *pl*: mit Pigment beladene Phagozyten; Ⓔ *pigmentophages, chromophages*

Pig|ment|pur|pu|ra, pro|gres|si|ve *f*: *Syn: Morbus Schamberg, Schamberg-Krankheit, Schamberg-Syndrom, Capillaritis haemorrhagica maculosa, progressive pigmentöse Dermatose, Carbamidpurpura, Karbamidpurpura, Purpura pigmentosa progressiva, Purpura Schamberg, Dermatosis pigmentaria progressiva*; durch eine allergische Reaktion vom Spättyp ausgelöste Entzündung mit braunroten Herden und Petechien*, primär an den Unterschenkeln und später auch am Stamm; zu den Auslösefaktoren gehören Medikamente [Karbamid*], Nahrungsmittelzusätze und Hausstaub; Ⓔ *Schamberg's dermatosis, Schamberg's progressive pigmented purpuric dermatosis, Schamberg's disease, Schamberg's dermatitis, progressive pigmentary dermatosis*

Pig|ment|sar|kom, idiopathisches multiples Kaposi *nt*: *Syn: Kaposi-Sarkom, Morbus Kaposi, Retikuloangiomatose, Angioretikulomatose, Sarcoma idiopathicum multiplex haemorrhagicum*; früher nur sporadisch auftretendes [**klassisches/sporadisches Kaposi-Sarkom**] Sarkom*, als Komplikation einer HIV-Infektion [**epidemisches Kaposi-Sarkom**] aber von zunehmender Bedeutung; initial braunrot-livide knotige Effloreszenzen der Haut und Schleimhaut mit Tendenz zur Ulzeration; im weiteren Verlauf Befall von Lymphknoten und Organen [Leber, Herz, Lunge]; Ⓔ *Kaposi's sarcoma, angioreticuloendothelioma, endotheliosarcoma, idiopathic multiple pigmented hemorrhagic sarcoma, multiple idiopathic hemorrhagic sarcoma*

Pig|ment|stein *m*: *s.u. Gallenstein*; Ⓔ *pigment calculus*

Pig|ment|zel|len *pl*: pigmentbildende Zellen; Ⓔ *pigmentary cells*

Pig|ment|zir|rho|se *f*: *Syn: Cirrhosis pigmentosa*; durch Einlagerung von Hämosiderin* hervorgerufene Leberzirrhose* bei Hämochromatose*; Ⓔ *pigment cirrhosis, pigmentary cirrhosis*

Pi|ka|zis|mus *m*: →*Parorexie*

Piko-, piko- *präf.*: Wortelement mit der Bedeutung „sehr klein/ein Billionstel"; Ⓔ *pico-*

Pil-, pil- *präf.*: →*Pilo-*

pilar *adj*: →*pilär*

pi|lär *adj*: *Syn: haarig, pilar*; das Haar/Pilus betreffend; Ⓔ *relating to the hair, pilar, pilary, hairy*

Pi|li *pl*: Haare; Ⓔ *hair(s)*

Pili anulati: *Syn: Ringelhaare*; angeborene Verhornungsstörung der Haare mit abwechselnd hellen und dunklen Banden; Ⓔ *ringed hairs*

Pili incarnati: *Syn: Pili recurvati, Pseudofolliculitis barbae*; reaktive Entzündung durch Einwachsen von (Bart-)Haaren; Ⓔ *ingrown hairs; pseudofolliculitis*

Pili recurvati: →*Pili incarnati*

Pili torti: *Syn: Trichokinesis, Trichotortosis*; v.a. Mädchen betreffende, familiär gehäuft auftretende Verdrehung der Haare um die Längsachse; Ⓔ *twisted hairs*

Pil|le *f*: **1.** *Syn: Pilula*; kugelförmige Arzneizubereitung **2.** Antibabypille; Ⓔ **1.** *pill, pilula* **2.** *oral contraceptive, birth-control pill, pill*

Pilo-, pilo- *präf.*: Wortelement mit der Bedeutung „Haar/Pilus"; Ⓔ *hairy, pilar, pilary, pil(o)-*

Pi|lo|ar|rek|ti|on *f*: *Syn:* *Piloerektion, Pilomotorenreaktion*; Aufrichten der Haare, z.B. bei Gänsehaut; Ⓔ *piloerection*

Pi|lo|e|rek|ti|on *f*: → *Piloarrektion*

Pi|lo|ma|tri|kom *nt*: *Syn:* *verkalkendes Epitheliom Malherbe, Pilomatrixom, Epithelioma calcificans Malherbe*; von der Haarmatrix ausgehender verkalkender Tumor; Ⓔ *calcifying epithelioma of Malherbe, Malherbe's disease, Malherbe's calcifying epithelioma, calcified epithelioma, pilomatrixoma, pilomatricoma, benign calcified epithelioma*

Pi|lo|ma|tri|xom *nt*: → *Pilomatrikom*

Pi|lo|mo|to|ren|re|ak|ti|on *f*: → *Piloarrektion*

Pi|lo|ni|dal|fis|tel *f*: *Syn:* *Pilonidalsinus, Fistula pilonidalis, Steißbeinfistel, Steißbeinzyste, Haarnestgrübchen*; durch Eindringen von Haaren in die Subkutis oder als Hemmungsfehlbildung entstandene Taschenbildung über der Steißbeinspitze; Ⓔ *pilonidal sinus, sacrococcygeal sinus, pilonidal fistula*

Pi|lo|ni|dal|si|nus *m*: → *Pilonidalfistel*

Pi|lo|ni|dal|zys|te *f*: durch Eindringen von Haaren in die Subkutis oder als Hemmungsfehlbildung entstandene Zyste über der Steißbeinspitze; Ⓔ *piliferous cyst, pilonidal cyst*

Pi|lu|la *f*: *Syn:* *Pille*; kugelförmige Arzneizubereitung; Ⓔ *pill, pilula*

Pi|lus *m, pl* **-li**: *s.u. Pili*; Ⓔ *hair, pilus*

Pilz|asth|ma *nt*: Asthma* bronchiale durch Pilzantigene; Ⓔ *fungal asthma*

Pil|ze *pl*: *Syn:* *Fungi*; die mehr als 100.000 Arten umfassenden echten Pilze, die sexuelle Sporen bilden; Erreger von Mykosen bei Tieren und Menschen; Ⓔ *fungi, mycetes, mycota, Fungi, Mycophyta*

hefeartige Pilze: *Syn:* *Sprosspilze*; Pilze, die sich durch Sprossung* vermehren; Ⓔ *yeasts, yeast fungi, yeast-like fungi*

imperfekte Pilze: → *unvollständige Pilze*

niedere Pilze: *Syn:* *Algenpilze, Phykomyzeten, Phykomycetes*; zu den echten Pilze gehörende Pilze; u.a. Erreger von Mukormykose* und Phykomykose*; Ⓔ *algal fungi, Phycomycetes, Phycomycetae*

unvollständige Pilze: *Syn:* *imperfekte Pilze, Deuteromyzeten, Deuteromycetes, Deuteromycotina, Fungi imperfecti*; Pilze, die keine sexuellen Sporen, sondern nur sog. **Nebenfruchtformen** [asexuelle Sporen] bilden; die Einteilung erfolgt nach der Form der Sporen; Ⓔ *imperfect fungi, Deuteromycetes, Deuteromyces, Deuteromycetae, Deuteromycotina*

Pilz|en|do|kar|di|tis *f, pl* **-tiden**: *Syn:* *Endocarditis mycotica*; durch Pilze hervorgerufene Entzündung der Herzinnenhaut (Endokard*); Ⓔ *fungal endocarditis, mycotic endocarditis*

Pilz|fa|den *m*: → *Hyphe*

Pilz|ge|flecht *nt*: *Syn:* *Myzel, Myzelium*; Hyphengeflecht der Pilze; Ⓔ *mycelium*

Pilz|grind *m*: *Syn:* *Erbgrind, Flechtengrind, Kopfgrind, Favus, Tinea favosa, Tinea capitis favosa, Dermatomycosis favosa*; Dermatomykose* durch Trichophyton* schoenleinii; typisch sind die Bildung von schildförmigen Schuppen [Scutula*] und ein penetranter, an Mäuseurin erinnernder Geruch; evtl. Abheilung mit Favusalopezie; Ⓔ *honeycomb ringworm, crusted ringworm, favus, tinea favosa*

Pilz|me|nin|gi|tis *f, pl* **-ti|den**: durch Pilze hervorgerufene Entzündung der Hirn- oder Rückenmarkshaut (Meninx*); Ⓔ *fungal meningitis*

Pilz|nähr|bö|den *pl*: spezielle Nährböden zur Kultivierung von Pilzen; Ⓔ *fungal culture media*

Pilz|sep|sis *f*: *Syn:* *Fungämie, Mykämie, Myzetämie, Myzethämie*; Vorkommen von Pilzen im Blut; Ⓔ *mycethemia, fungemia*

Pilz|ver|gif|tung *f*: *Syn:* *Myzetismus*; Vergiftung durch giftige oder verdorbene Pilze; Ⓔ *mushroom poisoning, mycetismus, mycetism*

Pimel-, pimel- *präf.*: → *Pimelo-*

Pi|me|li|tis *f, pl* **-ti|den**: Fettgewebsentzündung; meist gleichgesetzt mit Pannikulitis*; Ⓔ *inflammation of the adipose tissue, pimelitis*

pi|me|li|tisch *adj*: Pimelitis betreffend, von ihr betroffen oder gekennzeichnet; Ⓔ *relating to or marked by pimelitis*

Pimelo-, pimelo- *präf.*: Wortelement mit der Bedeutung „Fett"; Ⓔ *fat, fatty, pimel(o)-*

Pi|nea *f*: → *Pinealdrüse*

Pi|ne|al|drü|se *f*: *Syn:* *Zirbeldrüse, Pinea, Corpus pineale, Glandula pinealis, Epiphyse, Epiphysis cerebri*; hormonproduzierende Drüse an der Hinterwand des III. Ventrikels; Ⓔ *pineal body, cerebral apophysis, pineal, pinus*

Pi|ne|al|ek|to|mie *f*: Entfernung der Epiphyse; Ⓔ *pinealectomy*

Pi|ne|a|lom *nt*: *Syn:* *Pinealozytom*; gutartiger Tumor der Epiphyse; Ⓔ *pinealoma, pinealocytoma, pineocytoma*

Pi|ne|a|lo|pa|thie *f*: Erkrankung der Epiphyse; Ⓔ *pinealopathy*

Pi|ne|a|lo|zyt *m*: → *Pineozyt*

Pi|ne|a|lo|zy|tom *nt*: → *Pinealom*

Pi|ne|al|zel|le *f*: → *Pineozyt*

Pi|ne|o|blas|tom *nt*: bösartiger Tumor der Epiphyse; Ⓔ *pinealoma, pinealocytoma, pineocytoma*

Pi|ne|o|zyt *m*: *Syn:* *Pinealozyt, Pinealzelle*; melatoninbildende Zelle der Epiphyse; Ⓔ *pinealocyte, chief cell, chief cell of pineal, epithelioid cell, pineal cell*

Pingpong-Infektion *f*: *Syn:* *Retroinfektion*; gegenseitige Reinfektion von Partnern, z.B. bei Geschlechtskrankheiten; Ⓔ *retroinfection*

Pin|gu|e|cu|la *m*: *Syn:* *Lidspaltenfleck*; harmlose Verdickung der Bindehaut in der Lidspalte; Ⓔ *pinguecula, pinguicula*

pink puffer *m*: *Syn:* *PP-Typ*; Lungenemphysematiker mit schwerer Dyspnoe*, aber nur leichter Hypoxämie und normalem Hämatokrit; Ⓔ *pink puffer*

Pinkus Alopezie *f*: *Syn:* *Mucinosis follicularis, Alopecia mucinosa, Mucophanerosis intrafollicularis et seboglandularis*; v.a. den Kopf und die obere Körperhälfte betreffende, herdförmig auftretende follikuläre Papeln mit Rötung, Schuppung und Haarausfall; Ⓔ *follicular mucinosis*

Pinkus-Tumor *m*: *Syn:* *prämalignes Fibroepitheliom, fibroepithelialer Tumor (Pinkus), Fibroepithelioma Pinkus*; semimaligner Hauttumor; nicht-invasive Form des Basalzellkarzinoms; Ⓔ *Pinkus tumor, premalignant fibroepithelioma, premalignant fibroepithelial tumor*

Pi|no|zy|to|se *f*: Aufnahme von Flüssigkeit in die Zelle durch Plasmaeinstülpung and Abschnürung von Transportvakuolen; Ⓔ *pinocytosis*

Pi|no|zy|to|se|bläs|chen *nt*: Transportvakuole der Pinozytose*; Ⓔ *pinosome, pinocytic vesicle, pinocytotic vesicle*

pi|no|zy|to|tisch *adj*: Pinozytose betreffend, auf ihr beruhend, mittels Pinozytose; Ⓔ *relating to pinocytosis, pinocytotic, pinocytic*

Pin|sel|schim|mel *m*: → *Penicillium*

Pin|sel|war|zen *pl*: *Syn:* *filiforme Warzen, Verrucae filiformes*; fadenförmige Verrucae* vulgares; Ⓔ *filiform warts, verrucae filiformes*

Pin|ta *f*: *Syn:* *Carate, Mal del Pinto*; in Süd- und Mittelamerika vorkommende, durch Treponema* carateum verursachte chronische Hauterkrankung; Ⓔ *pinta, mal del pinto, carate, spotted sickness*

Pin|zet|ten|band *nt*: *Syn:* *Ligamentum bifurcatum*; V-förmiges Band, das dorsolateral Fersenbein [Calcaneus] mit Kahnbein [Os naviculare] und Würfelbein [Os cuboideum] verbindet; Ⓔ *bifurcate ligament*

PIP-Gelenk *nt*: *Syn:* *proximales Interphalangealgelenk, Articulatio interphalangealis proximalis*; Mittelgelenk von Finger oder Zehe; Ⓔ *PIP joint*

pilrilform *adj*: birnenförmig; Ⓔ *pear-shaped, piriform, pyriform*

Piringer-Kuchinka-Syndrom *nt*: *Syn:* *Lymphadenitis nuchalis et cervicalis, zervikonuchale Lymphadenitis*; subakute Lymphadenitis* des Halsbereichs unklarer Ätiologie; Ⓔ *Piringer's lymphadenitis*

Pilrolplaslmolse *f*: selten auf den Menschen übertragene Zoonose* durch verschiedene Babesia*-Species; Ⓔ *piroplasmosis, babesiosis, babesiasis*

bovine Piroplasmose: *Syn:* *East-Coast-Fieber, bovine Theileriose*; in Ostafrika vorkommende, selten auf den Menschen übertragene Erkrankung; Ⓔ *bovine theileriasis, bovine theileriosis, East Coast fever, African Coast fever, Rhodesian fever, Rhodesian redwater fever, Rhodesian tick fever*

Pirquet-Reaktion *f*: *Syn:* *Pirquet-Tuberkulinprobe*; intrakutane Tuberkulinprobe unter Verwendung eines Impfbohrers; Ⓔ *Pirquet's test, Pirquet's reaction, Pirquet's cutireaction, von Pirquet's reaction, von Pirquet's test, dermotuberculin reaction*

pilsilform *adj*: erbsenförmig; Ⓔ *pea-shaped, pea-sized, pisiform*

Piltulilta *f*: wässrig-fadenziehender Schleim; Ⓔ *glairy mucus, pituita*

piltulilltär *adj*: *Syn:* *hypophysär*; Hirnanhangsdrüse/Hypophyse betreffend, aus der Hypophyse stammend; Ⓔ *relating to the pituitary body, pituitary, hypophysial, hypophyseal*

Piltuliltalria *f*: *Syn:* *Hirnanhangdrüse, Hypophyse, Hypophysis, Glandula pituitaria*; am Boden des Zwischenhirns in der Fossa der Sella turcica liegende neuroendokrine Drüse, die histologisch und funktionell in einen vorderen [Hypophysenvorderlappen*] und hinteren Teil [Hypophysenhinterlappen*] unterteilt wird; Ⓔ *pituitary body, pituitary gland, pituitary, pituitarium, hypophysis*

piltulilltös *adj*: Pituita/Schleim betreffend, schleimig; Ⓔ *relating to pituita, pituitous*

Piltulilzylten *pl*: Gliazellen des Hypophysenhinterlappens; Ⓔ *pituicytes*

Piltylrilalsis *f, pl* **-ses**: *Syn:* *Kleieflechte*; Oberbegriff für Dermatosen* mit kleieförmiger Schuppung; Ⓔ *pityriasis*

Pityriasis amiantacea: *Syn:* *Asbestgrind, Tinea amiantacea (Alibert), Tinea asbestina, Keratosis follicularis amiantacea, Impetigo scabida*; meist im Rahmen anderer Erkrankungen [Seborrhoe*, endogenes Ekzem*] auftretende asbestartige, weiß-schimmernde Schuppen; Ⓔ *asbestos-like tinea, tinea amiantacea*

Pityriasis folliculorum: *Syn:* *Demodikose, Demodicidose, Akne rosacea demodes*; durch Haarbalgmilben [Demodex*] hervorgerufene Entzündung der Talgdrüsenfollikel mit Erythembildung und Schuppung der Wangenhaut; Ⓔ *demodicidosis, demodicosis*

Pityriasis lichenoides: *Syn:* *Parapsoriasis guttata*; seltene Dermatose mit rötlich-schuppenden Herden; Ⓔ *guttate parapsoriasis*

Pityriasis lichenoides chronica: meist Kinder oder Jugendliche betreffende Variante mit kleinen, feinschuppenden Papeln; Ⓔ *chronic lichenoid pityriasis*

Pityriasis lichenoides et varioliformis acuta (Mucha-Habermann): *Syn:* *Mucha-Habermann-Syndrom*; akut verlaufende, wahrscheinlich infektallergische Dermatose* mit polymorphen Effloreszenzen und evtl. hämorrhagischen Bläschen; Ⓔ *Mucha-Habermann disease, Habermann's disease, Mucha's disease, acute lichenoid pityriasis, acute parapsoriasis*

Pityriasis rosea: *Syn:* *Röschenflechte, Gibert-Krankheit, Schuppenröschen*; von einen Primärfleck ausgehende, fortschreitende Erkrankung mit schuppenden Erythemen; Ⓔ *pityriasis rosea*

Pityriasis rubra Hebra: → *Pityriasis rubra Hebra-Jadassohn*

Pityriasis rubra Hebra-Jadassohn: *Syn:* *Dermatitis exfoliativa, Wilson-Krankheit, Pityriasis rubra Hebra*; im Rahmen innere Erkrankungen auftretende Rötung der Haut (Erythrodermie*) mit Schuppung; Ⓔ *Wilson's disease*

Pityriasis rubra pilaris: *Syn:* *Stachelflechte, Besnier-Flechte, Besnier-Krankheit*; chronische Dermatose* mit follikulären Keratosen und schuppendem Erythem*; Ⓔ *pityriasis rubra pilaris*

Pityriasis simplex: spröde, trockene Haut mit Juckreiz und Schuppung; konstitutionell bedingt oder durch stark entfettende Seifen verursacht; Ⓔ *pityriasis alba, pityriasis simplex*

Pityriasis simplex capitis: *Syn:* *Kopfschuppen*; trockene Schuppung der Kopfhaut ohne Krankheitswert; Ⓔ *dandruff*

Pityriasis versicolor: *Syn:* *Kleienpilzflechte, Eichstedt-Krankheit, Willan-Krankheit, Tinea versicolor*; häufige, oberflächliche Hautmykose durch **Malassezia furfur** mit variablem Krankheitsbild; Ⓔ *tinea versicolor, tinea furfuracea, pityriasis versicolor*

Piltylrolspolrum olvalle *nt*: Hefepilz; Erreger der Pityriasis* versicolor; Ⓔ *Malassezia furfur, Malassezia macfadyani, Malassezia tropica, Pityrosporum orbiculare*

Plalcelbo *nt*: *Syn:* *Plazebo*; unwirksame Substanz; wird als Vergleichssubstanz bei der klinischen Testung von Medikamenten verwendet; Ⓔ *placebo, dummy*

Plalcenlta *f, pl* **-tae**: *Syn:* *Mutterkuchen, Plazenta*; aus einem mütterlichen [**Pars materna/uterina**] und einem kindlichen Teil [**Pars fetalis**] bestehender **Mutterkuchen,** der bis zur Geburt die Ernährung und Sauerstoffversorgung der Frucht übernimmt; Ⓔ *placenta*

Placenta accreta: fest mit dem Myometrium* verwachsene Plazenta bei Mangelentwicklung der Dezidua; Ⓔ *placenta accreta*

Placenta anularis: *Syn:* *Ringplazenta, Gürtelplazenta*; ringförmige Plazenta; Ⓔ *anular placenta, zonary placenta, zonular placenta*

Placenta bilobata: *Syn:* *Placenta bipartita*; aus zwei Lappen bestehende Plazenta; Ⓔ *bilobate placenta, bilobed placenta, bipartite placenta*

Placenta bipartita: → *Placenta bilobata*

Placenta fenestrata: gefensterte Plazenta; Ⓔ *fenestrated placenta*

Placenta incarcerata: eingeklemmte Plazenta bei postpartalem Gebärmutterkrampf; Ⓔ *incarcerated placenta*

Placenta membranacea: flache, dünne Plazenta; Ⓔ *placenta increta*

Placenta multilobata: *Syn:* *Lappenplazenta*; aus zwei oder mehreren Lappen aufgebaute Plazenta; Ⓔ *multilobate placenta, multilobed placenta*

Placenta praevia: tiefsitzende Plazenta, die den inneren Muttermund teilweise [**Placenta praevia marginalis/partialis**] oder ganz [**Placenta praevia centralis/totalis**] bedeckt; Ⓔ *placental presentation, placenta previa*

Placenta succenturiata: *Syn:* *Nebenplazenta*; Plazentavariante mit getrennt von der Hauptplazenta sitzenden Kotyledonen; Ⓔ *succenturiate placenta, supernumerary placenta*

Placenta trilobata: dreilappige Plazenta; Ⓔ *trilobate placenta, tripartite placenta*

Plalcenltiltis *f, pl* **-tiltilden**: → *Plazentitis*

Placido-Scheibe *f*: *Syn:* *Keratoskop*; runde Scheibe mit konzentrischen schwarzen Ringen und zentralem Loch für die Keratoskopie*; Ⓔ *Placido's disk, keratoscope*

Plalcobldellla oflfilcilnallis *f*: *Syn:* *Haementeria officinalis*;

P

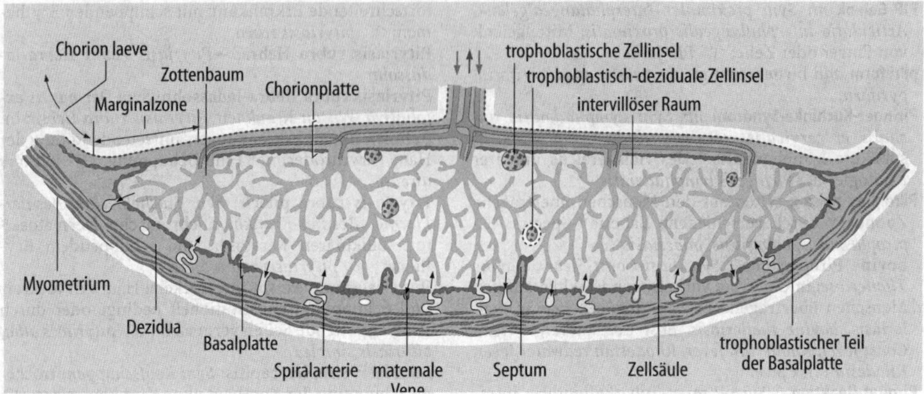

Abb. 72. Schematischer Aufbau der Placenta

in Mexiko vorkommender Blutegel; Ⓔ *Haementeria officinalis*

Plagio-, plagio- *präf.*: Wortelement mit der Bedeutung „schief/schräg/quer"; Ⓔ *plagio-*

Pla|gi|o|ze|pha|lie *f.* *Syn: Schiefköpfigkeit*; durch einen vorzeitigen Verschluss der Kranznaht verursachte Schädelform; Ⓔ *plagiocephaly, plagiocephalism*

Pla|ni|gra|fie, -gra|phie *f.* *Syn: Schichtröntgen, Tomografie, Stratigrafie*; Anfertigung von Schichtröntgenaufnahmen; Ⓔ *planigraphy, planography, tomography*

plan|kon|kav *adj*: →*planokonkav*

plan|kon|vex *adj*: →*planokonvex*

pla|no|kon|kav *adj*: *Syn: plankonkav*; (*Linse*) auf einer Seite plan/eben und auf einer Seite konkav; Ⓔ *planoconcave*

pla|no|kon|vex *adj*: *Syn: plankonvex*; (*Linse*) auf einer Seite plan/eben und auf einer Seite konvex; Ⓔ *planoconvex*

Pla|no|zy|ten *pl*: *Syn: Leptozyten*; flache Erythrozyten*; Ⓔ *planocytes*

Plant|al|gie *f.*: Fußsohlenschmerz, Sohlenschmerz; Ⓔ *plantalgia*

Plan|ta pe|dis *f.*: *Syn: Regio plantaris*; Fußsohle; Ⓔ *sole (of the foot), planta pedis, pelma*

plan|tar *adj*: Fußsohle betreffend; Ⓔ *relating to the sole (of the foot), plantar*

Plan|tar|a|po|neu|ro|se *f.* *Syn: Aponeurosis planaris*; Aponeurose der Fußsohle; Ⓔ *plantar fascia, plantar aponeurosis*

Plan|tar|a|po|neu|ro|sen|kon|trak|tur *f.* *Syn: Ledderhose-Syndrom I, Morbus Ledderhose, plantare Fibromatose, Fußsohlenfaszienkontraktur, Dupuytren-Kontraktur der Plantarfaszie, Fibromatosis plantae*; der palmaren Fibromatose* entsprechende, manchmal auch gleichzeitig auftretende, bindegewebige Verhärtung der Palmaraponeurose mit Beugekontraktur von Zehen; Ⓔ *plantar fibromatosis, Ledderhose's disease, Dupuytren's disease of the foot*

Plan|tar|fle|xi|on *f.*: Beugung in Richtung zur Fußsohle; Ⓔ *plantar flexion*

Plan|tar|war|ze *f.* *Syn: Sohlenwarze, Dornwarze, Fußsohlenwarze, Verruca plantaris*; nach innen wachsende gewöhnliche Warze [Verruca vulgaris] der Fußsohle; Ⓔ *plantar wart, plantar verruca*

Pla|num *nt, pl* **-na**: (ebene) Fläche, Ebene; Ⓔ *plane, line, planum*

Planum coronale: →*Planum frontale*

Planum frontale: *Syn: Frontalebene, Planum coronale*; in der Vertikalachse verlaufende Körperebene, die parallel zur Stirn [Frons] liegt; Ⓔ *frontal plane*

Planum horizontale: *Syn: Horizontalebene*; horizontal liegende Schnittebene; Ⓔ *horizontal plane*

Planum interspinale: Transversalebene durch die Spina* iliaca anterior superior; Ⓔ *interspinal plane*

Planum intertuberculare: Transversalebene durch das Tuberculum* iliacum; Ⓔ *intertubercular plane*

Planum medianum: *Syn: Medianebene*; Sagittalebene, die genau durch die Körpermitte verläuft und den Körper in zwei gleiche Hälften teilt; Ⓔ *median plane*

Planum occipitale: die äußere Oberfläche des Os* occipitale oberhalb der Linea* nuchalis superior; Ⓔ *interparietal plane*

Planum paramedianum: *Syn: Paramedianebene*; Sagittalebene, die den Körper in zwei ungleiche Hälften teilt, da sie parallel zur Medianebene verläuft; Ⓔ *paramedian plane*

Planum sagittale: *Syn: Sagittalebene*; in der Sagittalachse [d.h. von vorne nach hinten] verlaufende Körperebene; Ⓔ *sagittal plane*

Planum subcostale: Transversalebene, die am Unterrand des Rippenknorpels der 10. Rippe verläuft; Ⓔ *subcostal plane*

Planum supracristale: Transversalebene, die auf der Crista* iliaca und durch den Processus* spinosus vertebrae des 4. Lendenwirbels verläuft; Ⓔ *supracrestal plane*

Planum temporale: kleine Vertiefung auf der Schädelaußenseite unterhalb der Linea temporalis inferior; Ⓔ *temporal plane*

Planum transpyloricum: Transversalebene durch die Mitte zwischen Oberrand von Manubrium* sterni und Symphysis* pubica; Ⓔ *transpyloric plane*

Planum transversale: *Syn: Transversalebene*; anatomische Bezeichnung für horizontal liegende Schnittebenen; Ⓔ *transverse plane*

Plaque *f.*: **1.** Fleck **2.** Zahnbelag; Ⓔ **1.** *plaque* **2.** *plaque, dental plaque*

atherosklerotische Plaque: *Syn: Atherom*; beetförmige Veränderung der Gefäßwand bei Atherosklerose* mit Erweichung und Ablagerung von Lipiden; Ⓔ *atheromatous degeneration, atheroma*

dentale Plaque: *Syn: Zahnbelag*; weicher Belag auf der Zahnoberfläche; Ⓔ *dental plaque, plaque*

Plaque|tech|nik *f.* *Syn: Hämolyseplaquetechnik, Jerne-Technik, Plaquetest*; Nachweis antikörperbildender Zellen unter Verwendung von Schaferythrozyten; Ⓔ *Jerne plaque assay, Jerne technique, plaque assay, plaque test, hemolytic plaque assay*

Plaque|test *m*: →*Plaquetechnik*

-plasia *suf.*: -plasie; Ⓔ *-plasia*

-plasie *suf.*: Wortelement mit der Bedeutung „Bildung/ Formung"; Ⓔ *-plasia*

Plasm-, plasm- *präf.*: → *Plasmo-*

Plas|ma *nt*: **1.** Blutplasma **2.** Zellplasma; Ⓔ **1.** *blood plasma, plasma* **2.** *plasma, plasm; protoplasm*

-plasma *suf.*: Wortelement mit der Bedeutung „Plasma"; Ⓔ *-plasm*

Plas|ma|ak|ze|le|ra|tor|glo|bu|lin *nt*: ***Syn:*** *Acceleratorglobulin, Proakzelerin, Proaccelerin, Akzeleratorglobulin, labiler Faktor, Faktor V*; thermolabiler Blutgerinnungsfaktor; ist an der Umwandlung von Prothrombin zu Thrombin* beteiligt; Ⓔ *proaccelerin, factor V, labile factor, accelerator globulin, plasma labile factor, plasmin prothrombin conversion factor, thrombogene, accelerator factor, cofactor of thromboplastin, component A of prothrombin*

Plas|ma|aus|tausch *nt*: Ersatz des durch Plasmapherese* abgetrennten Plasmas durch Fremdplasma; Ⓔ *plasma exchange*

Plas|ma|er|satz|stof|fe *pl*: kolloidale Präparate, die zur Auffüllung des Blutvolumens verwendet werden; Ⓔ *plasma substitutes, blood substitutes*

Plas|ma|ex|pan|der *pl*: Plasmaersatzstoffe*, deren kolloidosmotischer Druck höher ist, als der von Plasma; dadurch kommt es zur Flüssigkeitsverschiebung in den Blutkreislauf; Ⓔ *plasma volume expander, plasma expander*

Plas|ma|kon|ser|ve *f*: *s.u. Blutkonserve*; Ⓔ *plasma*

Plas|ma|lemm *nt*: ***Syn:*** *Zellmembran, Zellwand, Zytomembran*; jede Zelle im Körper umfassende, lichtmikroskopisch nicht sichtbare Membran, die aus Lipiden und Eiweißen aufgebaut ist; Ⓔ *cell membrane, plasma membrane, cytoplasmic membrane, plasmalemma, plasmolemma, cytomembrane, ectoplast*

Plas|ma|phe|re|se *f*: Abtrennung des Blutplasmas von den Blutzellen; Ⓔ *plasmapheresis*

Plas|ma|pro|te|in|de|fekt *f*: ***Syn:*** *Defektdysproteinämie, Defektpathoproteinämie, Defektproteinämie*; Störung der Eiweißzusammensetzung des Plasmas durch vollständiges oder teilweises Fehlen von Eiweißen; Ⓔ *dysproteinemia*

Plas|ma|se|pa|ra|ti|on *f*: Methode zur Abtrennung des Plasmas von den Blutzellen; Ⓔ *plasma separation*

Plas|ma|the|ra|pie *f*: Therapie/Behandlung mit (Blut-) Plasma; Ⓔ *plasmatherapy*

Plas|ma|throm|bin|zeit *f*: ***Syn:*** *Thrombinzeit, Antithrombinzeit*; Gerinnungstest zur Kontrolle der zweiten Phase der Blutgerinnung; Ⓔ *thrombin time, thrombin clotting time*

Plas|ma|throm|bo|plas|tin|an|te|ce|dent *m*: ***Syn:*** *Faktor XI, antihämophiler Faktor C, Rosenthal-Faktor*; Faktor der Blutgerinnungskaskade; ein angeborener Mangel führt zu Hämophilie* C; Ⓔ *plasma thromboplastin antecedent, factor XI, antihemophilic factor C, PTA factor*

-plasmatisch *suf.*: in Adjektiven verwendetes Wortelement mit der Bedeutung „Plasma"; Ⓔ *-plasmatic*

Plas|ma|zel|le *f*: ***Syn:*** *Plasmozyt*; aus B-Lymphozyten hervorgehende immunglobulin-bildende Zelle; Ⓔ *plasma cell, plasmocyte, plasmacyte*

Plas|ma|zel|len|leuk|ä|mie *f*: seltene Leukämie* mit Proliferation von Plasmazellen im Knochenmark und im peripheren Blut; Ⓔ *plasma cell leukemia, plasmacytic leukemia*

Plas|ma|zell|mas|ti|tis *f, pl* **-ti|ti|den**: ***Syn:*** *Komedomastitis*; fibröse Mastopathie* mit Komedo-artigen Zysten; Ⓔ *mammary duct ectasia, plasma cell mastitis*

Plas|ma|zell|pneu|mo|nie, in|ter|sti|ti|el|le *f*: ***Syn:*** *Pneumocystis carinii-Pneumonie, Pneumocystis-Pneumonie, Pneumocystose*; durch **Pneumocystis carinii** verursachte interstitielle Lungenentzündung, die hauptsächlich Patienten mit geschwächter Immunlage [HIV-Infektion, Frühgeborene] befällt; Ⓔ *interstitial plasma cell pneumonia, plasma cell pneumonia, pneumocystosis, Pneumocystis pneumonia, pneumocystis carinii pneumonitis*

plas|ma|zel|lu|lär *adj*: ***Syn:*** *plasmozytisch*; Plasmazelle(n) betreffend, aus Plasmazellen bestehend; Ⓔ *relating to a plasma cell, plasmacellular, plasmacytic*

Plas|min *nt*: ***Syn:*** *Fibrinolysin*; Enzym des Blutplasmas, das Fibrin, Fibrinogen und andere Gerinnungsfaktoren spaltet; Ⓔ *plasmin, fibrinolysin, fibrinase*

Plas|mi|no|gen *nt*: ***Syn:*** *Profibrinolysin*; in der Leber gebildete inaktive Vorstufe von Plasmin*; Ⓔ *plasminogen, proplasmin, profibrinolysin*

Plas|mi|no|gen|ak|ti|va|to|ren *nt*: proteolytische Enzyme, die Plasminogen in Plasmin umwandeln; Ⓔ *plasminogen activators*

Plasmo-, plasmo- *präf.*: Wortelement der Bedeutung „Plasma"; Ⓔ *plasmatic, plasmic, plasm(o)-, plasma-*

Plas|mo|di|en *pl*: → *Plasmodium*

Plas|mo|di|um *nt, pl* **-di|en**: ***Syn:*** *Malariaerreger*; durch Anophelesmücken übertragene Protozoengattung, die die verschiedenen Malariaarten verursacht; Ⓔ *plasmodium, malaria parasite, malarial parasite*

Plasmodium falciparum: Erreger der Malaria* tropica; Ⓔ *malignant tertian parasite, Plasmodium falciparum*

Plasmodium malariae: Erreger der Malaria* quartana; Ⓔ *quartan parasite, Plasmodium malariae*

Plasmodium ovale: Erreger der Malaria* tertiana; Ⓔ *ovale parasite, Plasmodium ovale*

Plasmodium vivax: Erreger der Malaria* tertiana; Ⓔ *vivax parasite, Plasmodium vivax*

Plas|mo|di|zid *nt*: Plasmodien/Malariakeime abtötendes Mittel; Ⓔ *plasmodicide, malariacide*

plas|mo|di|zid *adj*: plasmodienabtötend; Ⓔ *plasmodicidal, malariacidal*

Plas|mo|ga|mie *f*: Plasmaverschmelzung bei der Befruchtung; Ⓔ *plasmogamy, plasmatogamy, plastogamy*

Plas|mo|zyt *m*: ***Syn:*** *Plasmazelle*; aus B-Lymphozyten hervorgehende immunglobulin-bildende Zelle; Ⓔ *plasmocyte, plasmacyte, plasma cell*

plas|mo|zy|tisch *adj*: → *plasmazellulär*

Plas|mo|zy|tom *nt*: ***Syn:*** *Morbus Kahler, Kahler-Krankheit, Huppert-Krankheit, multiples Myelom, plasmozytisches Immunozytom/Lymphom*; von einem Zellklon ausgehende, monoklonale Gammopathie* und Plasmazellvermehrung im Knochenmark; Ⓔ *Kahler's disease, plasma cell tumor, plasmacytoma, multiple myeloma, plasma cell myeloma, plasmacytic immunocytoma, plasmocytoma, plasmoma, multiple plasmacytoma of bone, myelomatosis, myelosarcomatosis*

Plas|mo|zy|tom|ne|phro|se *f*: ***Syn:*** *Plasmozytomniere*; Nierenbeteiligung und -schädigung bei einem Plasmozytom; Ⓔ *plasmocyte nephrosis*

Plas|mo|zy|tom|nie|re *f*: → *Plasmozytomnephrose*

Plas|mo|zy|to|se *f*: Plasmazellvermehrung im Blut oder Gewebe; Ⓔ *plasmacytosis*

-plast *suf.*: Wortelement mit Bezug auf „Bildner/Keimzelle"; Ⓔ *-plast*

Plas|tik *f*: plastisch Operation; Ⓔ *plastic surgery*

-plastik *suf.*: Wortelement mit der Bedeutung „Bildung/ Formung"; Ⓔ *-plasty*

Plas|ti|zi|tät *f*: (Ver-)Formbarkeit; Ⓔ *plasticity*

Plat-, plat- *präf.*: → *Platy-*

Plat|hel|min|thes *pl*: ***Syn:*** *Plattwürmer*; Würmerstamm mit abgeplattetem, gegliedertem Körper; enthält die medizinisch bedeutsamen Parasiten Cestoda* und Trematoda*; Ⓔ *flatworms, Platyhelminthes*

Pla|tin *nt*: Edelmetall; in der Zahnmedizin für Füllungen verwendet; Ⓔ *platinum*

Plat|o|ny|chie *f*: flache Nägel; Ⓔ *platyonychia*

Plätt|chen *pl*: ***Syn:*** *Blutplättchen, Thrombozyten*; von Megakaryozyten im Knochenmark gebildete, kleine

P

kernlose scheibenförmige Blutkörperchen; Thrombozyten sind von wesentlicher Bedeutung für die Blutgerinnung; Ⓔ *platelet, blood platelet, blood disk, thrombocyte, thromboplastid*

Plättlchenlaultolaglglultilnin *nt*: *Syn: Autothromboagglutinin*; Autoagglutinin gegen Blutplättchen; Ⓔ *autothromboagglutinin, platelet autoagglutinin*

Plättlchenlfakltolren *pl*: *Syn: Thrombozytenfaktoren*; bei der Thrombozytenaggregation freigesetzte, gerinnungsaktive Substanzen; Ⓔ *platelet factors*

Plättchenfaktor 4: *Syn: Antiheparin*; in den Blutplättchen enthaltene Substanz, die die Wirkung von Heparin hemmt; Ⓔ *antiheparin, platelet factor 4*

Plättlchenlthromlbus *m, pl* **-ben**: *Syn: Thrombozytenthrombus*; aus Thrombozyten bestehender heller Thrombus*; Ⓔ *blood platelet thrombus, plate thrombus, platelet thrombus*

Platltenlelpilthel *nt*: *Syn: Schuppenepithel, Epithelium squamosum*; aus flachen Zellen bestehendes Epithel* der äußeren Haut und der Schleimhaut; kommt ein- oder mehrschichtig, verhornt oder unverhornt vor; Ⓔ *squamous epithelium*

Platltenlelpilthellkarlzilnom *nt*: *Syn: Carcinoma planocellulare/platycellulare, Stachelzellenkrebs*; verhornender oder nicht-verhornender bösartiger Tumor des Plattenepithels; Ⓔ *squamous cell carcinoma, squamous carcinoma, squamous epithelial carcinoma, epidermoid carcinoma, prickle cell carcinoma, epidermoid cancer*

Platltenlelpilthellmeltalplalsie *f*: Umwandlung von z.B. Zylinderepithel in Plattenepithel bei chronischer Reizung [Entzündung, chemische Substanzen]; Ⓔ *squamatization, squamous metaplasia*

Platltenlkulltur *f*: Züchtung von Bakterien oder Pilzen auf einer Gussplatte; Ⓔ *plate culture*

Platltenlosltelolsynlthelse *f*: Osteosynthese* unter Verwendung von Metallplatten; Ⓔ *plating*

Plattlfuß *m*: *Syn: Pes planus*; erworbene Fußdeformität mit Abflachung von Längs- und Quergewölbe; Ⓔ *flatfoot, vertical talus, splay foot, pes planus, talipes planus*

Plattlköplfiglkeit *f*: →*Platyzephalie*

Platt-Spreizfuß *m*: *Syn: Pes transversoplanus*; erworbene Fußdeformität mit Abflachung und Verbreiterung von Längs- und Quergewölbe; Ⓔ *talipes transversoplanus*

Plattlwürlmer *pl*: →*Plathelminthes*

Platy-, platy- *präf.*: Wortelement mit der Bedeutung „platt/flach/breit"; Ⓔ *flat, platy-*

Plaltylbalsie *f*: angeborene oder erworbene Abflachung der Schädelbasis; Ⓔ *platybasia, basilar impression, basilar invagination*

plaltylglosIsal *adj*: mit breiter und platter Zunge; Ⓔ *platyglossal*

plaltylkelphal *adj*: →*platyzephal*

Plaltylkelphallie *f*: →*Platyzephalie*

Plaltylknelmie *f*: breites, abgeplattetes Schienbein; Ⓔ *platycnemia, platycnemism, platyknemia*

plaltylkralnilal *adj*: →*platyzephal*

Plaltylkralnie *f*: →*Platyzephalie*

Plaltylmorlphie *f*: Verkürzung der Augenlängsachse; führt zu Weitsichtigkeit; Ⓔ *platymorphia*

Plaltyslma *nt*: Hautmuskel des Halses; Ⓔ *platysma, tetragonus*

Plaltylsponldyllie *f*: *Syn: Flachwirbel, Vertebra plana*; angeborene oder erworbene Abflachung eines oder mehrerer Wirbel; Ⓔ *flat vertebra, platyspondylisis, platyspondylia*

plaltylzelphal *adj*: *Syn: flachköpfig, platykephal, platykranial*; mit flachem, niedrigem Schädel; Ⓔ *platycephalic, platycephalous*

Plaltylzelphallie *f*: *Syn: Plattköpfigkeit, Breitköpfigkeit, Platykephalie, Platykranie*; durch eine vorzeitige Verknöcherung der Kranznaht entstehende platte Schädelform; Ⓔ *platycephaly, platycrania*

Platzlangst *f*: *Syn: Agoraphobie*; krankhafte Angst vor freien Plätzen; oft gleichgesetzt mit Klaustrophobie*; Ⓔ *agoraphobia*

Platzlbauch *m*: Auseinanderklaffen der Operationswunde nach einem Baucheingriff; Ⓔ *abdominal incision dehiscence*

Plaut-Vincent-Angina *f*: *Syn: Vincent-Angina, Fusospirillose, ulzeromembranöse Angina, Angina ulcerosa/ulceromembranacea, Angina Plaut-Vincent*; Fusoborreliose* durch Fusobacterium* fusiforme und Borrelia* vincenti; meist einseitige ulzeröse Mandelentzündung mit Schluckbeschwerden und evtl. Zahnfleischbefall; i.d.R. kein Fieber und nur leichtes Krankheitsgefühl; Ⓔ *Vincent's angina, Vincent's infection, Vincent's disease, Plaut's angina, acute necrotizing ulcerative gingivitis, necrotizing ulcerative gingivitis/gingivostomatitis, ulcerative gingivitis, ulceromembranous gingivitis, fusospirillary gingivitis, fusospirillary stomatitis, fusospirillosis, fusospirochetal gingivitis, fusospirochetal stomatitis, trench mouth, phagedenic gingivitis, acute ulcerative gingivitis, acute ulceromembranous gingivitis, pseudomembranous angina*

Plalzelbo *m*: →*Placebo*

Plalzenlta *f, pl* **-ten**: →*Placenta*

Plalzenltalentlzünldung *f*: →*Plazentitis*

Plalzenltalhorlmolne *pl*: während der Schwangerschaft in der Plazenta gebildete Hormone [Östrogene, Plazentalaktogen, Choriongonadotropin]; Ⓔ *placental hormones*

Plalzenltalinlsuflfilzienz *f*: Funktionsschwäche der Plazenta, die zu Unterentwicklung oder zum Absterben der Frucht führt; Ⓔ *placental insufficiency*

plalzenltal *adj*: →*plazentar*

Plalzenltallakltolgen, hulmalnes *nt*: *Syn: humanes Chorionsomatomammotropin, Plazentalaktogen*; in den Chorionzellen der Plazenta gebildetes Hormon unklarer Funktion; Ⓔ *placental growth hormone, placenta protein, galactagogin, choriomammotropin, purified placental protein, human placental lactogen, chorionic somatomammotropin, somatomammotropine*

Plalzenltallölsung *f*: physiologische Lösung der Plazenta nach der Geburt des Kindes; bleibt die Lösung aus, wird eine **manuelle Plazentalösung** durchgeführt; Ⓔ *detachment of the placenta, mazolysis*

plalzenltar *adj*: *Syn: plazental*; Mutterkuchen/Plazenta betreffend, zur Plazenta gehörend; Ⓔ *relating to the placenta, placental, placentary*

Plalzenltalreltenltilon *f*: *Syn: Retentio placentae*; verzögerte Ausstoßung der Plazenta nach der Geburt; Ⓔ *retained placenta*

Plalzenltalschranlke *f*: natürliche Barriere zwischen mütterlichem und kindlichem Blut in der Plazenta; Ⓔ *placental barrier*

Plalzenltaltilon *f*: Plazentabildung; Ⓔ *placentation*

Plalzenltiltis *f, pl* **-tiltilden**: *Syn: Plazentaentzündung, Placentitis*; zum Amnioninfektionssyndrom* gehörige Entzündung des Mutterkuchens; tritt meist im letzten Schwangerschaftsdrittel auf und führt zu Frühgeburt; Ⓔ *inflammation of the placenta, placentitis*

plalzenltiltisch *adj*: Plazentaentzündung/Plazentitis betreffend, von ihr betroffen oder gekennzeichnet; Ⓔ *relating to or marked by placentitis*

Plalzenltolgralfie, -gralphie *f*: Röntgenkontrastdarstellung der Plazenta; Ⓔ *placentography*

Plalzenltolgramm *nt*: Röntgenkontrastaufnahme der Plazenta; Ⓔ *placentogram*

Plalzenltolpalthie *f*: Plazentaerkrankung; Ⓔ *placentopathy*

Pleclrildilum teltalni *nt*: →*Clostridium tetani*

-pleg *suf.*: in Adjektiven verwendetes Wortelement mit der Bedeutung „gelähmt/lähmend"; Ⓔ *-plegic*

-plegia *suf.*: →*-plegie*

P

Ple|gie *f.* ***Syn:*** *Paralyse*; (vollständige) Lähmung; Ⓔ *paralysis, paralyzation, palsy, paresis*
-plegie *suf.*: Wortelement mit der Bedeutung „Schlag/Lähmung"; Ⓔ *-plegia*
-plegisch *suf.*: → *-pleg*
Pleio-, pleio- *präf.*: → *Pleo-*
plei|o|trop *adj*: ***Syn:*** *polyphän*; Pleiotropie betreffend, auf ihr beruhend; Ⓔ *pleiotropic, polyphenic*
Plei|o|tro|pie *f.* ***Syn:*** *Polyphänie*; Kontrolle mehrerer phänotypischer Merkmale durch ein Gen; Ⓔ *pleiotropy, pleiotropia, pleiotropism*
-plektisch *suf.*: in Adjektiven verwendetes Wortelement mit der Bedeutung „schlagartig"; Ⓔ *-plectic*
Pleo-, pleo- *präf.*: Wortelement mit der Bedeutung „mehr"; Ⓔ *pleo-, pleio-*
ple|o|morph *adj*: ***Syn:*** *multiform, mehrgestaltig, vielförmig, vielgestaltig, multimorph, polymorph*; in vielen Erscheinungsformen/Gestalten vorkommend; Ⓔ *pleomorphic, pleomorphous, polymorphic, polymorphous*
Ple|op|tik *f.* Lehre von der Behandlung der Schwachsichtigkeit; Ⓔ *pleoptics, Bangerter's method*
Ple|o|zy|to|se *f.* erhöhte Zellzahl; Ⓔ *pleocytosis*
ple|o|zy|to|tisch *adj*: Pleozytose betreffend, von ihr gekennzeichnet, mit erhöhter Zellzahl; Ⓔ *relating to or marked by pleocytosis, pleocytotic*
Ple|ro|zer|ko|id *nt*: ***Syn:*** *Vollfinne*; zweites Larvenstadium von z.B. Diphyllobothrius [Fischbandwurm]; Ⓔ *plerocercoid, sparganum*
Plesio-, plesio- *präf.*: Wortelement mit der Bedeutung „nahe"; Ⓔ *plesio-*
ple|si|o|morph *adj*: von gleicher Form; Ⓔ *plesiomorphic, plesiomorphous*
Ples|si|me|ter *nt*: Klopfblättchen zur Perkussion; Ⓔ *plessimeter, pleximeter, plexometer*
ples|si|me|trisch *adj*: Plessimeter betreffend, mittels Plessimeter; Ⓔ *relating to a plessimeter, plessimetric, pleximetric*
Ple|tho|ra *f.* (Blut-)Überfüllung; Ⓔ *plethora*
Ple|thys|mo|graf, -graph *m*: Gerät zur Plethysmografie*; Ⓔ *plethysmograph*
Ple|thys|mo|gra|fie, -gra|phie *f.* Aufzeichnung der Volumenänderung eines Organs oder Körperteils; Ⓔ *plethysmography*
Ple|thys|mo|gramm *nt*: bei der Plethysmografie* erhaltene grafische Darstellung; Ⓔ *plethysmogram*
Pleur-, pleur- *präf.*: → *Pleuro-*
Pleu|ra *f, pl* **-rae, -ren**: ***Syn:*** *Brustfell*; glänzende, glatt seröse Haut, die die Brusthöhle auskleidet und die Brustorgane überzieht; Ⓔ *pleura*
Pleura costalis: Rippenfell; Ⓔ *costal pleura*
Pleura diaphragmatica: Zwerchfellpleura; Ⓔ *diaphragmatic pleura*
Pleura mediastinalis: Mediastinalpleura; Ⓔ *mediastinal pleura*
Pleura parietale: parietales Blatt der Pleura, Parietalpleura; Ⓔ *parietal pleura*
Pleura pericardiaca: Perikardpleura; Ⓔ *pericardial pleura*
Pleura pulmonalis: ***Syn:*** *Pleura visceralis*; Lungenfell, Viszeralpleura der Lunge; Ⓔ *pulmonary pleura, visceral pleura*
Pleura visceralis: → *Pleura pulmonalis*
Pleu|ra|buch|ten *pl*: → *Pleurasinus*
Pleu|ra|drai|na|ge *f.* Drainage der Pleurahöhle bei Luft- oder Flüssigkeitsansammlung; Ⓔ *pleural drainage*
Pleu|ra|druck *m*: ***Syn:*** *intrapleuraler Druck*; der physiologisch negative Druck im Pleuraspalt; Ⓔ *intrapleural pressure*
Pleu|ra|em|py|em *nt*: ***Syn:*** *Pyothorax, Thoraxempyem*; Eiteransammlung in der Pleurahöhle; Ⓔ *pleural empyema, empyema of the chest, thoracic empyema*
Pleu|ra|er|guss *f.* ***Syn:*** *Pleurorrhoe*; Flüssigkeitsansammlung in der Pleurahöhle; Ⓔ *pleural effusion, pleurorrhea, hydrothorax*
Pleu|ra|höh|le *f.* ***Syn:*** *Pleuraspalt, Pleuraraum, Cavitas pleuralis*; Spaltraum zwischen dem parietalen und dem viszeralen Blatt der Pleura; Ⓔ *pleural sac, pleural cavity, pleural space*
Pleu|ra|hy|a|li|no|se *f.* lokalisierte oder generalisierte Verdickung der Pleura; typisch für Pleuraasbestose; Ⓔ *pleural hyalinosis*
Pleu|ra|kar|zi|no|ma|to|se *f.* → *Pleurakarzinose*
Pleu|ra|kar|zi|no|se *f.* ***Syn:*** *Pleurakarzinomatose, Carcinosis pleurae*; diffus metastatischer Pleurabefall bei verschiedenen Tumoren; Ⓔ *pleural carcinomatosis, pleural carcinosis*
pleu|ral *adj*: Brustfell/Pleura betreffend, zur Pleura gehörend; Ⓔ *relating to the pleura, pleural*
Pleur|al|gie *f.* → *Pleurodynie*
Pleu|ra|me|so|the|li|om *nt*: bösartiger Tumor der Mesothelzellen der Pleura; in der Hälfte der Fälle durch Asbest* verursacht; Ⓔ *pleural mesothelioma*
Pleu|ra|punk|ti|on *f.* Punktion der Pleurahöhle*; Ⓔ *pleuracentesis, pleurocentesis, thoracocentesis, thoracentesis*
Pleu|ra|raum *m*: → *Pleurahöhle*
Pleu|ra|rei|ben *nt*: Reibegeräusch der Pleura bei trockener Pleuritis oder Tumorbefall; Ⓔ *pleural rales, pleural rub, pleuritic rub*
Pleu|ra|schwar|te *f.* ***Syn:*** *Pleuraschwiele*; Pleuranarbe nach Verletzung oder Entzündung; Ⓔ *pleural fibrosis, pleural peel*
Pleu|ra|schwie|le *f.* → *Pleuraschwarte*
Pleu|ra|si|nus *pl*: ***Syn:*** *Pleurabuchten, Recessus pleurales*; Ausbuchtungen der Pleurahöhle*, die sich bei maximaler Einatmung öffnen; Ⓔ *pleural recesses, pleural sinuses*
Pleu|ra|spalt *m*: → *Pleurahöhle*
Pleu|ra|tu|ber|ku|lo|se *f.* ***Syn:*** *tuberkulöse Pleuritis, Pleuritis tuberculosa*; meist hämatogen entstandene Mitbeteiligung der Pleura bei Tuberkulose; Ⓔ *pleural tuberculosis*
Pleu|rek|to|mie *f.* Rippenfellentfernung, Rippenfellresektion, Pleuraresektion; Ⓔ *pleurectomy*
Pleu|ri|tis *f, pl* **-ti|den**: Entzündung der Pleura* parietalis oder visceralis; wird je nach Lokalisation als **Brustfellentzündung** [Pleura parietalis], **Lungenfellentzündung** [Pleura pulmonalis] oder **Rippenfellentzündung** [Pleura costalis] bezeichnet; daneben gibt es noch die Zwerchfellpleura oder die mediastinale Pleura betreffende Formen; Ⓔ *inflammation of the pleura, pleurisy, pleuritis*
adhäsive Pleuritis: ***Syn:*** *verklebende Pleuritis*; zu Verklebungen und Verwachsungen der Pleura führende, i.d.R. exsudative Entzündung; Ⓔ *adhesive pleurisy*
basale Pleuritis: → *Pleuritis diaphragmatica*
Pleuritis diaphragmatica: ***Syn:*** *basale Pleuritis*; die Zwerchfellpleura betreffende, fibrinöse oder exsudative Pleuritis; Ⓔ *diaphragmatic pleurisy*
diffuse Pleuritis: großflächige, fast die gesamte Pleura betreffende Entzündung; Ⓔ *diffuse pleurisy*
eitrige Pleuritis: → *Pleuritis purulenta*
Pleuritis exsudativa: ***Syn:*** *exsudative Pleuritis*; mit Ergussbildung einhergehende Pleuritis; klinisch auffällig ist die von der Größe des Ergusses abhängige Atemnot; Ⓔ *exudative pleurisy, exudative pleuritis, wet pleurisy*
exsudative Pleuritis: → *Pleuritis exsudativa*
Pleuritis fibrinosa: ***Syn:*** *fibrinöse Pleuritis*; durch die Ausscheidung von Fibrin gekennzeichnete, primär trockene Pleuritis; klinisch imponieren Schonatmung und Pleurareiben*; Ⓔ *fibrinous pleurisy, fibrinous pleuritis*
fibrinöse Pleuritis: → *Pleuritis fibrinosa*
Pleuritis fibroplastica: meist nach exsudativer Pleuritis auftretende, entzündliche Verdickung und Bildung

P

von Pleuraschwarten*; Ⓔ *pachypleuritis*
Pleuritis haemorrhagica: ***Syn:*** ***hämorrhagische Pleuritis***; Pleuritis mit blutigem oder blutig-serösem Exsudat; evtl. Ausbildung eines Hämothorax*; Ⓔ *hemorrhagic pleurisy*
hämorrhagische Pleuritis: →*Pleuritis haemorrhagica*
Pleuritis interlobaris: ***Syn:*** ***Interlobärpleuritis***; auf einen oder mehrere Interlobärspalten begrenzte Lungenfellentzündung; Ⓔ *interlobular pleurisy, interlobitis*
Pleuritis mediastinalis: Entzündung der mediastinalen Pleura; Ⓔ *mediastinal pleurisy*
metapneumonische Pleuritis: ***Syn:*** ***postpneumonische Pleuritis***; im Anschluss an eine Lungenentzündung auftretende Pleuritis; Ⓔ *metapneumonic pleurisy*
parapneumonische Pleuritis: gleichzeitig mit einer Lungenentzündung auftretende oder durch eine Lungenentzündung hervorgerufene Pleuritis; Ⓔ *parapneumonic pleurisy, parapneumonic pleuritis*
postpneumonische Pleuritis: →*metapneumonische Pleuritis*
Pleuritis purulenta: ***Syn:*** ***eitrige Pleuritis***; zur Ausbildung eines Thoraxempyems* führende eitrige Brustfellentzündung; Ⓔ *purulent pleurisy, suppurative pleurisy, thoracic empyema, pyothorax*
Pleuritis saccata: exsudative Pleuritis mit abgekapseltem Erguss; Ⓔ *sacculated pleurisy*
serofibrinöse Pleuritis: Pleuritis mit serofibrinösem Erguss; führt häufig zu adhäsiver Pleuritis; Ⓔ *serofibrinous pleurisy, serofibrinous pleuritis*
Pleuritis serosa: ***Syn:*** ***seröse Pleuritis***; Brustfellentzündung mit serösem Erguss; evtl. Ausbildung eines Serothorax*; Ⓔ *serous pleurisy*
seröse Pleuritis: →*Pleuritis serosa*
Pleuritis sicca: ***Syn:*** ***trockene Pleuritis***; trockene fibrinöse Pleuritis mit Schonatmung, Pleurareiben* und Lederknarren*; Ⓔ *dry pleurisy*
trockene Pleuritis: →*Pleuritis sicca*
Pleuritis tuberculosa: ***Syn:*** ***tuberkulöse Pleuritis, Pleuratuberkulose***; meist hämatogen entstandene Mitbeteiligung der Pleura bei Tuberkulose; Ⓔ *tuberculous pleuritis, tuberculous pleurisy*
tuberkulöse Pleuritis: →*Pleuritis tuberculosa*
verklebende Pleuritis: →*adhäsive Pleuritis*

P

pleu|ri|tisch *adj*: Pleuritis betreffend, von ihr betroffen oder gekennzeichnet; Ⓔ *relating to pleurisy, pleuritic*
Pleuro-, pleuro- *präf.*: Wortelement mit der Bedeutung **1.** „Pleura/Brustfell/Rippenfell" **2.** „Rippe"; Ⓔ **1.** *pleuro-, pleural* **2.** *rib, costal*
Pleu|ro|bron|chi|tis *f, pl* **-ti|den**: Entzündung von Pleura und Bronchien; Ⓔ *pleurisy and bronchitis occurring simultaneously, pleurobronchitis*
pleu|ro|bron|chi|tisch *adj*: Pleurobronchitis betreffend, von ihr betroffen oder gekennzeichnet; Ⓔ *relating to or marked by pleurobronchitis, pleurobronchitic*
Pleu|ro|de|se *f*: therapeutische Verklebung der beiden Pleuralblätter zur Verödung der Pleurahöhle; Ⓔ *pleurodesis*
pleu|ro|di|a|phrag|mal *adj*: Pleura und Zwerchfell/Diaphragma betreffend oder verbindend; Ⓔ *phrenicopleural*
Pleurodynia epidemica: ***Syn:*** ***epidemische Pleurodynie, Bornholmer Krankheit, Myalgia epidemica***; durch Coxsackieviren* verursachte schmerzhafte Muskelentzündung, v.a. der Brustmuskeln; Ⓔ *epidemic pleurodynia*
Pleu|ro|dy|nie *f*: ***Syn:*** ***Pleuralgie***; Schmerzen im Lungenfell, Pleuraschmerz; Ⓔ *pain in the pleura, pleuralgia, pleurodynia*
epidemische Pleurodynie: →*Pleurodynia epidemica*
pleu|ro|gen *adj*: von der Pleura stammend; Ⓔ *of pleural origin, pleurogenous, pleurogenic*

Pleu|ro|gra|fie, -gra|phie *f*: Röntgenkontrastdarstellung der Pleurahöhle; Ⓔ *pleurography*
Pleu|ro|he|pa|ti|tis *f, pl* **-ti|ti|den**: Leberentzündung/Hepatitis* mit Beteiligung anliegender Pleurateile; Ⓔ *pleurohepatitis*
pleu|ro|he|pa|ti|tisch *adj*: Pleurohepatitis betreffend, von ihr betroffen oder gekennzeichnet; Ⓔ *relating to or marked by pleurohepatitis, pleurohepatitic*
Pleu|ro|ly|se *f*: ***Syn:*** ***Pneumolyse***; operative Pleuralösung, operative Lösung von Lungen-Pleura-Verwachsungen; Ⓔ *pleurolysis, pneumonolysis, pneumolysis*
Pleu|ro|pa|ri|e|to|pe|xie *f*: operative Anheftung der Lunge an das Rippenfell; Ⓔ *pleuroparietopexy*
pleu|ro|pe|ri|kar|di|al *adj*: Pleura und Herzbeutel/Perikard betreffend oder verbindend; Ⓔ *relating to both pleura and pericardium, pleuropericardial*
Pleu|ro|pe|ri|kar|di|tis *f, pl* **-ti|den**: ***Syn:*** ***Pericarditis externa***; Entzündung von Herzbeutel und aufliegendem Brustfell; Ⓔ *inflammation of the pleura and pericardium, pleuropericarditis*
pleu|ro|pe|ri|kar|di|tisch *adj*: Pleuroperikarditis betreffend, von ihr betroffen oder gekennzeichnet; Ⓔ *relating to or marked by pleuropericarditis, pleuropericarditic*
pleu|ro|pe|ri|to|ne|al *adj*: Pleura und Bauchfell/Peritoneum betreffend oder verbindend; Ⓔ *relating to both pleura and peritoneum, pleuroperitoneal*
Pleu|ro|pe|ri|to|ne|al|fis|tel *f*: Pleurahöhle und Bauchhöhle verbindende Fistel; Ⓔ *pleuroperitoneal fistula*
Pleu|ro|pneu|mek|to|mie *f*: operative Entfernung eines Lungenflügels samt Pleura; Ⓔ *pleuropneumonectomy*
Pleu|ro|pneu|mo|nie *f*: ***Syn:*** ***Pneumopleuritis***; Lungenentzündung/Pneumonie mit begleitender Brustfellentzündung [**Begleitpleuritis**]; Ⓔ *pleuropneumonia, peripneumonia, peripneumonitis, pneumopleuritis, pneumonopleuritis, pleuritic pneumonia*
Pleu|ro|pneu|mo|no|ly|se *f*: operative Lösung von Verklebungen von Lunge und Rippenfell; Ⓔ *pleuropneumonolysis*
pleu|ro|pul|mo|nal *adj*: Pleura und Lunge/Pulmo betreffend oder verbindend; Ⓔ *relating to both pleura and lungs, pleuropulmonary*
Pleu|ror|rhoe *f, pl* **-rho|en**: →*Pleuraerguss*
Pleu|ro|sko|pie *f*: endoskopische Untersuchung des Pleuraraums; Ⓔ *pleuroscopy*
Pleu|ro|to|mie *f*: Durchtrennung der Pleura und Eröffnung der Pleurahöhle; Ⓔ *pleurotomy, pleuracotomy*
pleu|ro|vis|ze|ral *adj*: ***Syn:*** ***viszeropleural***; Pleura und Eingeweide/Viszera betreffend oder verbindend; Ⓔ *relating to both pleura and viscera, pleurovisceral, visceropleural*
Plex|ek|to|mie *f*: operative Entfernung eines Nervenplexus, Plexusresektion; Ⓔ *plexectomy*
-plexie *suf.*: Wortelement mit der Bedeutung „Schlag"; Ⓔ *-plexia*
ple|xi|form *adj*: ***Syn:*** ***plexusartig***; geflechtartig; Ⓔ *plexiform, web-like*
Ple|xo|pa|thie *f*: Plexuserkrankung; Ⓔ *plexopathy*
Ple|xus *m, pl* **-xus**: (Nerven-, Gefäß-) Geflecht; Ⓔ *plexus, network, net*
Plexus aorticus: vegetativer Plexus der Aorta; Ⓔ *aortic plexus*
Plexus aorticus abdominalis: vegetativer Plexus der Bauchaorta; Ⓔ *abdominal aortic plexus*
Plexus aorticus thoracicus: vegetativer Plexus der Brustaorta; Ⓔ *thoracic aortic plexus*
Plexus areolaris: ***Syn:*** ***Plexus venosus areolaris***; Venenplexus des Warzenvorhofs der Brustwarze; Ⓔ *areolar plexus*
Plexus autonomicus: ***Syn:*** ***Plexus visceralis***; autonomes/vegetatives Nervengeflecht, autonomer/vegetativer Plexus; Ⓔ *autonomic plexus, visceral plexus*

Plexus autonomicus brachialis: vegetatives Geflecht entlang der Arteria* brachialis; Ⓔ *autonomic brachial plexus*
Plexus basilaris: ***Syn:*** *Plexus venosus basilaris*; Venenplexus auf dem Clivus, der Verbindungen zu Sinus* cavernosus und Sinus* petrosus inferior und superior hat; Ⓔ *basilar plexus*
Plexus brachialis: ***Syn:*** *Armgeflecht, Armplexus*; von den vorderen Ästen der Spinalnerven C_5–Th_1 gebildeter Plexus, aus dem u.a. die Nervi musculocutaneus, medianus, radialis und ulnaris hervorgehen; Ⓔ *brachial plexus*
Plexus cardiacus: vegetatives Herzgeflecht; Ⓔ *cardiac plexus*
Plexus cardiacus profundus: hinterer größerer Abschnitt des Herzplexus; Ⓔ *great cardiac plexus, deep cardiac plexus*
Plexus cardiacus superficialis: vorderer kleinerer Abschnitt des Herzplexus; Ⓔ *superficial cardiac plexus, anterior cardiac plexus*
Plexus caroticus communis: vegetatives Geflecht der Arteria carotis communis; Ⓔ *common carotid plexus*
Plexus caroticus externus: vegetatives Geflecht der Arteria carotis externa; Ⓔ *external carotid plexus*
Plexus caroticus internus: vegetatives Geflecht der Arteria carotis interna; Ⓔ *carotid plexus, internal carotid plexus*
Plexus cavernosi concharum: Venenplexus der Nasenmuschel; Ⓔ *cavernous plexuses of concha*
Plexus cavernosus: ***Syn:*** *Plexus nervosus cavernosus*; vegetativer Plexus im Sinus* cavernosus; Ⓔ *cavernous plexus*
Plexus cervicalis: ***Syn:*** *Halsgeflecht, Halsplexus, Halsnervengeflecht*; von den vorderen Ästen der Zervikalnerven C_{1-4} gebildeter Plexus, aus dem Hautäste für den Kopf- und Halsbereich und Muskeläste [u.a. Nervus* phrenicus] entspringen; Ⓔ *cervical plexus*
Plexus cervicobrachialis: zusammenfassende Bezeichnung für Plexus* cervicalis und Plexus* brachialis; Ⓔ *cervicobrachial plexus*
Plexus choroideus: Adergeflecht der Hirnventrikel, das den Liquor* cerebrospinalis bildet; Ⓔ *choroid plexus*
Plexus choroideus ventriculi lateralis: Plexus choroideus des Seitenventrikels; Ⓔ *choroid plexus of lateral ventricle*
Plexus choroideus ventriculi quarti: Plexus choroideus des IV. Ventrikels; Ⓔ *choroid plexus of fourth ventricle, inferior choroid plexus, metaplexus, metaplexus*
Plexus choroideus ventriculi tertii: Plexus choroideus des III. Ventrikels; Ⓔ *choroid plexus of third ventricle, diaplexus*
Plexus coccygeus: aus den vorderen Ästen der Spinalnerven S_{4-5} gebildeter Plexus; Ⓔ *coccygeal plexus*
Plexus coeliacus: ***Syn:*** *Sonnengeflecht, Plexus solaris, Bauchhirn, Bauchhöhlengeflecht*; um den Truncus* coeliacus herum liegendes größtes vegetatives Geflecht; Ⓔ *celiac plexus, epigastric plexus, solar plexus*
Plexus deferentialis: vegetatives Ductus-deferens-Geflecht; Ⓔ *deferential plexus*
Plexus dentalis inferior: Nervengeflecht im Unterkiefer mit Ästen für Zähne, Zahnfleisch und Zahnwurzelhaut; Ⓔ *inferior dental plexus*
Plexus dentalis superior: Nervengeflecht im Oberkiefer mit Ästen für Zähne, Zahnfleisch und Zahnwurzelhaut; Ⓔ *superior dental plexus, Bochdalek's ganglion, Bochdalek's pseudoganglion*
Plexus entericus: ***Syn:*** *enterischer Plexus*; Oberbegriff für vegetative Plexus im Magen-Darm-Trakt; Ⓔ *enteric plexus*
enterischer Plexus: → *Plexus entericus*
Plexus femoralis: vegetativer Plexus der Arteria* femoralis; Ⓔ *femoral plexus, crural plexus*
Plexus gastrici: sympathische Magenplexus; Ⓔ *gastric plexuses, gastric coronary plexuses*
Plexus hemorrhoidalis: → *Plexus venosus rectalis*
Plexus hepaticus: vegetativer Plexus der Arteria hepatica propria; Ⓔ *hepatic plexus*
Plexus hypogastricus inferior: ***Syn:*** *Beckengeflecht, Beckenplexus, Plexus pelvicus*; vegetativer Plexus im kleinen Becken, der die Beckenorgane versorgt; Ⓔ *pelvic plexus, inferior hypogastric plexus*
Plexus hypogastricus superior: ***Syn:*** *Nervus presacralis*; mediale Fortsetzung des Plexus* aorticus abdominalis in das kleine Becken; Ⓔ *presacral nerve, Latarjet's nerve, superior hypogastric plexus*
Plexus iliacus: ***Syn:*** *Plexus nervosus iliacus*; vegetativer Plexus entlang der Arteriae iliacae; Ⓔ *iliac plexus*
Plexus intermesentericus: vegetativer Plexus zwischen den Abgängen der Arteria mesenterica superior und

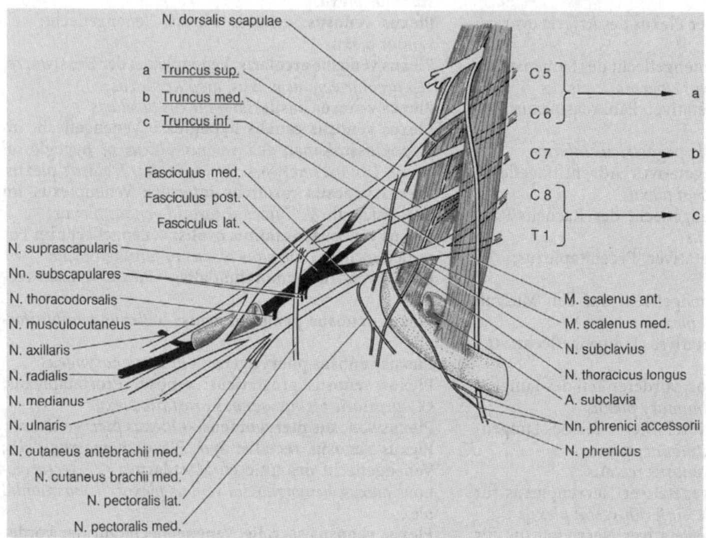

Abb. 73. Plexus brachialis

P

inferior; Ⓔ *intermesenteric plexus*
Plexus intraparotideus: Parotisplexus des Nervus facialis; Ⓔ *parotid plexus of facial nerve, anserine plexus, pes anserinus*
Plexus lienalis: ***Syn:*** *Plexus splenicus*; vegetativer Plexus entlang der Arteria* lienalis zur Milz; Ⓔ *lienal plexus, splenic plexus*
Plexus lumbalis: ***Syn:*** *Lendenplexus, Lumbalplexus*; von den vorderen Ästen der Lumbalnerven L_{1-4} gebildeter Plexus, aus dem u.a. die Nervi* ilioinguinalis, genitofemoralis und femoralis hervorgehen; Ⓔ *lumbar plexus*
Plexus lumbosacralis: Sammelbezeichnung für Plexus* lumbalis und Plexus* sacralis; Ⓔ *lumbosacral plexus*
Plexus mesentericus inferior: vegetativer Plexus entlang der Arteria* mesenterica inferior zum Darm; Ⓔ *inferior mesenteric plexus*
Plexus mesentericus superior: vegetativer Plexus entlang der Arteria* mesenterica superior zum Darm; Ⓔ *superior mesenteric plexus*
Plexus myentericus: ***Syn:*** *Auerbach-Plexus*; vegetativer Plexus der Darmwand, der die Peristaltik* reguliert; Ⓔ *Auerbach's plexus, myenteric plexus*
Plexus nervorum spinalium: ***Syn:*** *Spinalnervenplexus*; von den Vorderästen der Spinalnerven gebildeter Plexus, z.B. Plexus* brachialis oder lumbalis; Ⓔ *plexus of spinal nerves*
Plexus nervosus: Nervengeflecht, Nervenplexus; Ⓔ *nerve plexus*
Plexus nervosus prostaticus: ***Syn:*** *Plexus prostaticus*; vegetativer Prostataplexus; Ⓔ *prostatic plexus*
Plexus nervosus rectalis inferior: ***Syn:*** *Plexus rectalis inferior*; aus dem Plexus* hypogastricus inferior stammende Fasern, die den unteren Teil des Rektums versorgen; Ⓔ *inferior rectal plexus*
Plexus nervosus rectalis medius: ***Syn:*** *Plexus rectalis medius*; aus dem Plexus* hypogastricus inferior stammende Fasern, die den mittleren Teil des Rektums versorgen; Ⓔ *middle rectal plexus*
Plexus nervosus rectalis superior: ***Syn:*** *Plexus rectalis superior*; vegetativer Plexus, der den oberen Teil des Rektums versorgt; Ⓔ *superior rectal plexus*
Plexus oesophageus: ***Syn:*** *Plexus nervosus oesophageus*; vegetatives Speiseröhrengeflecht, das von den Fasern des Nervus* vagus gebildet wird; Ⓔ *esophageal plexus*
Plexus ovaricus: vegetativer Plexus der Arteria ovarica; Ⓔ *ovarian plexus*
Plexus pampiniformis: Venengeflecht des Samenstranges; Ⓔ *pampiniform plexus, spermatic plexus*
Plexus pancreaticus: vegetativer Pankreasplexus; Ⓔ *pancreatic plexus*
Plexus pelvicus: → *Plexus hypogastricus inferior*
Plexus periarterialis: vegetatives Adventitiageflecht der Arterien; Ⓔ *periarterial plexus*
Plexus pharyngeus: Venengeflecht des Rachens/Pharynx; Ⓔ *pharyngeal plexus*
Plexus prostaticus: vegetativer Prostataplexus; Ⓔ *prostatic plexus*
Plexus pterygoideus: Venengeflecht auf den Musculi pterygoidei; Ⓔ *pterygoid plexus*
Plexus pulmonalis: vegetatives Lungengeflecht; Ⓔ *pulmonary plexus*
Plexus pulmonalis anterior: vorderer Teil des Lungengeflechts; Ⓔ *anterior pulmonary plexus*
Plexus pulmonalis posterior: hinterer Teil des Lungengeflechts; Ⓔ *posterior pulmonary plexus*
Plexus rectalis: → *Plexus venosus rectalis*
Plexus rectalis inferior: vegetativer Nervenplexus für den unteren Mastdarm; Ⓔ *inferior rectal plexus*
Plexus rectalis medius: vegetativer Nervenplexus für den mittleren Mastdarm; Ⓔ *middle rectal plexus, middle hemorrhoidal plexus*
Plexus rectalis superior: vegetativer Nervenplexus für den oberen Mastdarm; Ⓔ *superior rectal plexus, superior hemorrhoidal plexus*
Plexus renalis: vegetativer Nervenplexus der entlang der Arteria* renalis zur Niere zieht; Ⓔ *renal plexus*
Plexus sacralis: ***Syn:*** *Kreuzbeinplexus, Sakralplexus*; aus den vorderen Ästen der Spinalnerven L_4-S_4 gebildeter Plexus; Ⓔ *sacral plexus, ischiadic plexus*
Plexus solaris: → *Plexus coeliacus*
Plexus spinalium: Spinalnervenplexus; Ⓔ *spinal nerve plexus*
Plexus splenicus: ***Syn:*** *Plexus lienalis*; vegetativer Plexus entlang der Arteria* lienalis zur Milz; Ⓔ *lienal plexus, splenic plexus*
Plexus subclavius: vegetatives Geflecht der Arteria* subclavia; Ⓔ *subclavian plexus*
Plexus submucosus: ***Syn:*** *Meissner-Plexus*; vegetativer Plexus in der Submukosa des Magen-Darm-Traktes; Ⓔ *Meissner's plexus, submucosal plexus, submucous plexus, submucous intestinal plexus*
Plexus subserosus: vegetativer Plexus in der Serosa des Bauchfells; Ⓔ *subserous plexus, subserosal plexus*
Plexus suprarenalis: vegetativer Nebennierenplexus; Ⓔ *suprarenal plexus*
Plexus testicularis: vegetativer Plexus, der entlang der Arteria testicularis zum Hoden zieht; Ⓔ *testicular plexus, spermatic plexus*
Plexus thyroideus impar: Venengeflecht unter der Schilddrüse; Ⓔ *unpaired thyroid plexus*
Plexus thyroideus inferior: vegetativer Plexus der Arteria thyroidea inferior; Ⓔ *inferior thyroid plexus*
Plexus thyroideus superior: vegetativer Plexus der Arteria thyroidea superior; Ⓔ *superior thyroid plexus*
Plexus tympanicus: vom Nervus* tympanicus gebildeter Plexus unter der Schleimhaut der Paries labyrinthicus der Paukenhöhle; Ⓔ *tympanic plexus*
Plexus uretericus: vegetativer Harnleiterplexus; Ⓔ *ureteric plexus*
Plexus uterovaginalis: ***Syn:*** *Frankenhäuser-Plexus, Frankenhäuser-Geflecht*; vegetativer Plexus neben Gebärmutter und Scheide; Ⓔ *uterovaginal plexus*
Plexus vascularis: vegetativer Gefäßplexus; Ⓔ *vascular plexus*
Plexus vasculosus: Gefäßgeflecht, Gefäßplexus; Ⓔ *vascular plexus*
Plexus venosus: venöser Plexus, Venengeflecht; Ⓔ *venous plexus*
Plexus venosus areolaris: Venenplexus der Brustwarze; Ⓔ *areolar venous plexus, areolar plexus*
Plexus venosus basilaris: → *Plexus basilaris*
Plexus venosus canalis hypoglossi: Venengeflecht im Hypoglossuskanal; Ⓔ *venous plexus of hypoglossal canal, Trolard's network, Trolard's net, Trolard's plexus*
Plexus venosus caroticus internus: Venenplexus im Karotiskanal; Ⓔ *internal carotid venous plexus*
Plexus venosus foraminis ovalis: Venengeflecht im Foramen ovale; Ⓔ *venous plexus of foramen ovale*
Plexus venosus hemorrhoidalis: → *Plexus venosus rectalis*
Plexus venosus pampiniformis: → *Plexus pampiniformis*
Plexus venosus pharyngeus: → *Plexus pharyngeus*
Plexus venosus prostaticus: venöser Prostataplexus; Ⓔ *prostatic plexus, venous prostatic plexus*
Plexus venosus pterygoideus: → *Plexus pterygoideus*
Plexus venosus rectalis: ***Syn:*** *Plexus hemorrhoidalis*; Venengeflecht des unteren Mastdarms; Ⓔ *rectal venous plexus, hemorrhoidal venous plexus, hemorrhoidal plexus*
Plexus venosus sacralis: Venengeflecht auf der vorde-

ren Kreuzbeinfläche; Ⓔ *sacral plexus, anterior sacral plexus, sacral venous plexus, presacral plexus*
Plexus venosus suboccipitalis: subokzipitales Venengeflecht; Ⓔ *suboccipital venous plexus*
Plexus venosus thyroideus impar: → *Plexus thyroideus impar*
Plexus venosus uterinus: Venengeflecht an der Seite der Gebärmutter; Ⓔ *uterine plexus, uterine venous plexus*
Plexus venosus vaginalis: Venengeflecht um die Scheide; Ⓔ *vaginal plexus, vaginal venous plexus*
Plexus venosus vertebralis externus anterior: vorderes äußeres Venengeflecht der Wirbelsäule; Ⓔ *anterior external vertebral venous plexus*
Plexus venosus vertebralis externus posterior: hinteres äußeres Venengeflecht der Wirbelsäule; Ⓔ *posterior external vertebral venous plexus*
Plexus venosus vertebralis internus anterior: vorderes inneres Venengeflecht der Wirbelsäule; Ⓔ *anterior internal vertebral venous plexus*
Plexus venosus vertebralis internus posterior: hinteres inneres Venengeflecht der Wirbelsäule; Ⓔ *posterior internal vertebral venous plexus*
Plexus venosus vesicalis: Venengeflecht am Blasengrund; Ⓔ *vesical venous plexus, vesical plexus*
Plexus vertebralis: vegetatives Geflecht der Arteria vertebralis; Ⓔ *vertebral plexus*
Plexus vesicalis: vegetativer Harnblasenplexus; Ⓔ *vesical plexus*
Plexus visceralis: → *Plexus autonomicus*

Ple|xus|an|äs|the|sie *f*: ***Syn:*** *Plexusblockade*; Lokalanästhesie* durch Injektion eines Anästhetikums in die Umgebung eines Nervenplexus; Ⓔ *plexus anesthesia*

Ple|xus|blo|cka|de *f*: → *Plexusanästhesie*

Plexus brachialis-Blockade *f*: ***Syn:*** *Brachialisblockade, Brachialisblock*; Lokalanästhesie* des Plexus* brachialis; Ⓔ *brachial anesthesia*

Ple|xus|läh|mung *f*: Lähmung durch einen teilweisen oder vollständigen Funktionsausfall eines Nervenplexus; Ⓔ *plexus paralysis*

Ple|xus|neur|al|gie *f*: Neuralgie* durch eine Plexusreizung; Ⓔ *plexus neuralgia*

Ple|xus|pa|pil|lom *nt*: ***Syn:*** *Choroidpapillom, Chorioidpapillom, Chorioidepitheliom, Choroidepitheliom*; vom Plexus* choroideus ausgehender gutartiger Tumor; Ⓔ *plexus papilloma*

Pli|ca *f, pl* **-cae**: Falte; Ⓔ *plica, fold, ridge, ligament*
Plicae alares: ***Syn:*** *Flügelfalten*; Falten vom Hoffa*-Fettkörper zur Kniescheibe; Ⓔ *alar ligaments of knee, alar folds*
Plica anterior faucium: → *Arcus palatoglossus*
Plica aryepiglottica: ***Syn:*** *aryepiglottische Falte*; Falte von der Epiglottis zum Aryknorpel; Ⓔ *aryepiglottic fold, arytenoepiglottidean fold*
Plica axillaris anterior: vordere Achselfalte; Ⓔ *anterior axillary fold, anterior fold of armpit*
Plica axillaris posterior: hintere Achselfalte; Ⓔ *posterior axillary fold, posterior fold of armpit*
Plicae caecales: zäkale Peritonealfalten; Ⓔ *cecal folds*
Plica caecalis vascularis: Peritonealfalte an der Einmündung des Ileums in das Zäkum; Ⓔ *vascular cecal fold*
Plica chordae tympani: ***Syn:*** *Chordafalte*; durch die Chorda* tympani hervorgerufene Schleimhautfalte der seitlichen Paukenhöhlenwand; Ⓔ *fold of chorda tympani*
Plicae circulares: ***Syn:*** *Kerckring-Falten*; in die Darmlichtung vortretende Falten der Dünndarmschleimhaut; Ⓔ *circular folds, circular folds of Kerckring, Kerckring's folds, Kerckring's valve, Kerckring's circular folds*
Plica duodenalis inferior: → *Plica duodenomesocolica*
Plica duodenalis superior: → *Plica duodenojejunalis*
Plica duodenojejunalis: ***Syn:*** *Duodenojejunalfalte, Plica duodenalis superior*; Bauchfellfalte am Übergang von Duodenum und Jejunum; Ⓔ *superior duodenal fold, duodenojejunal fold*
Plica duodenomesocolica: ***Syn:*** *Plica duodenalis inferior*; Bauchfellfalte, die den Recessus duodenalis inferior begrenzt; Ⓔ *inferior duodenal fold, duodenomesocolic fold*
Plica epigastrica: → *Plica umbilicalis lateralis*
Plica fimbriata: Schleimhautfalte an der Unterseite der Zunge; Ⓔ *fimbriated crest, fimbriated fold*
Plicae gastricae: Magenschleimhautfalten; Ⓔ *gastric plicae, gastric folds*
Plica gastropancreatica: Bauchfellfalte von der Bauchspeicheldrüse zur kleinen Magenkurvatur; Ⓔ *gastropancreatic fold, pancreaticogastric fold, gastropancreatic ligament of Huschke, Huschke's ligament*
Plica glossoepiglottica lateralis: seitliche Schleimhautfalte vom Zungengrund zur Epiglottis; Ⓔ *pharyngoepiglottic fold, lateral glossoepiglottic fold*
Plica glossoepiglottica mediana: mediane Schleimhautfalte vom Zungengrund zur Epiglottis; Ⓔ *median glossoepiglottic fold*
Plica hepatopancreatica: Bauchfellfalte von der Leber zur Bauchspeicheldrüse; Ⓔ *hepatopancreatic fold*
Plica ileocaecalis: Bauchfellfalte an der Einmündung des Ileums in das Zäkum; Ⓔ *Treves' fold, ileocecal fold*
Plica incudialis: ***Syn:*** *Ambossfalte*; Schleimhautfalte zwischen Ambosskörper und Paukenhöhlenwand; Ⓔ *incudal fold*
Plica interarytenoidea: interarytänoide Schleimhautfalte; Ⓔ *interarytenoid fold*
Plica interureterica: interureterische Schleimhautfalte der Blase; Ⓔ *interureteric fold, interureteric ridge, Mercier's valve, Mercier's bar, bar of bladder*
Plicae iridis: ***Syn:*** *Irisfalten*; Fältelung des Irisrandes; Ⓔ *iridial folds*
Plica lacrimalis: ***Syn:*** *Hasner-Klappe*; Schleimhautfalte an der Mündung des Tränennasengangs in den unteren Nasengang; Ⓔ *lacrimal fold, Hasner's fold, Bianchi's valve, Hasner's valve, Huschke's valve, Rosenmüller's valve*
Plica longitudinalis duodeni: Schleimhautfalte des Duodenums*, auf der die Papilla* duodeni major sitzt; Ⓔ *longitudinal duodenal fold*
Plica mallearis anterior: ***Syn:*** *vordere Hammerfalte*; durch den Hammerstiel hervorgerufene Schleimhautfalte in der Paukenhöhle; Ⓔ *anterior mallear fold*
Plica mallearis posterior: ***Syn:*** *hintere Hammerfalte*; durch den Hammerstiel hervorgerufene Schleimhautfalte in der Paukenhöhle; Ⓔ *posterior mallear fold*
Plicae mucosae vesicae biliaris: Schleimhautfalten der Gallenblase; Ⓔ *mucosal folds of gallbladder*
Plica nervi laryngei superioris: kleine Schleimhautfalte an der ventralen Wand des Recessus* piriformis, unter der der Ramus internus des Nervus* laryngeus superior verläuft; Ⓔ *fold of superior laryngeal nerve*
Plicae palatinae transversae: Querfalten der Schleimhaut des vorderen Gaumens; Ⓔ *transverse palatine folds*
Plicae palmatae: Schleimhautfalten im Zervikalkanal; Ⓔ *palmate folds*
Plica palpebronasalis: ***Syn:*** *Nasen-Lid-Falte*; Hautfalte, die den inneren Lidwinkel verdeckt; Ⓔ *palpebronasal fold, epicanthal fold, mongolian fold, epicanthus*
Plica paraduodenalis: ***Syn:*** *Paraduodenalfalte*; Bauchfellfalte neben dem Duodenum; Ⓔ *paraduodenal fold*
Plica posterior faucium: → *Arcus palatopharyngeus*
Plica presplenica: Peritonealfalte, zieht fächerförmig vom Ligamentum* gastrosplenicum zum Ligamentum* phrenicocolicum; Ⓔ *presplenic fold*

Plica rectouterina: Bauchfellfalte, die den Douglas-Raum seitlich begrenzt; Ⓔ *rectouterine fold, rectovesical fold, sacrogenital fold, Douglas' fold, Douglas' ligament, Mackenrodt's ligament*

Plica salpingopalatina: ***Syn:** Tubenwulst*; Schleimhautfalte von der Tubenmündung zum seitlichen Gaumen; Ⓔ *salpingopalatine fold, nasopharyngeal fold*

Plica salpingopharyngea: Schleimhautfalte von der Tubenmündung zum Rachen; Ⓔ *salpingopharyngeal fold, tubopharyngeal ligament of Rauber, salpingopharyngeal ligament*

Plicae semilunares coli: Kontraktionsfalten des Kolons; Ⓔ *semilunar folds of colon*

Plica semilunaris conjunctivae: Bindehautfalte im inneren Augenwinkel; Ⓔ *semilunar fold of conjunctiva*

Plica semilunaris faucium: bogenförmige Schleimhautfalte zwischen den Gaumenbögen; Ⓔ *semilunar fold*

Plica spiralis: ***Syn:** Heister-Klappe*; glatte Muskelfasern enthaltende Schleimhautfalte des Ductus* cysticus; Ⓔ *Heister's fold, Heister's valve, spiral fold, spiral valve (of cystic duct), Amussat's valve*

Plica stapedialis: ***Syn:** Steigbügelfalte*; Schleimhautfalte zwischen Steigbügel und Paukenhöhlenwand; Ⓔ *stapedial fold*

Plica sublingualis: Schleimhautwulst durch die Unterzungendrüse; Ⓔ *sublingual plica, sublingual fold*

Plica synovialis: Synovialfalte; Ⓔ *synovial fold*

Plica synovialis infrapatellaris: vom Hoffa*-Fettkörper ausgehende Synovialfalte des Kniegelenkes; Ⓔ *infrapatellar fold, infrapatellar synovial fold, adipose ligament of knee*

Plicae transversae recti: quere Schleimhautfalten des Rektums; Ⓔ *horizontal folds of rectum, Kohlrausch's folds, Houston's folds, Kohlrausch's valve, Houston's valves, transverse rectal folds, transverse folds of rectum*

Plica triangularis: vom vorderen Gaumenbogen ausgehende dreieckige Schleimhautfalte; Ⓔ *aryepiglottic fold of Collier, triangular fold*

Plicae tubariae: ***Syn:** Tubenfalten*; Schleimhautfalten des Eileiters; Ⓔ *tubal folds (of uterine tube), folds of uterine tube*

Plica umbilicalis lateralis: ***Syn:** epigastrische Falte*; Bauchfellfalte an der Innenseite der Bauchwand; enthält Arteria und Vena epigastrica inferior; Ⓔ *lateral umbilical fold, epigastric fold*

Plica umbilicalis medialis: Bauchfellfalte an der vorderen Bauchwand zwischen Plica umbilicalis lateralis und mediana; Ⓔ *medial umbilical fold*

Plica umbilicalis mediana: ***Syn:** Urachusfalte*; Bauchfellfalte von der Blasenspitze zum Nabel; enthält den Urachusstrang; Ⓔ *median umbilical fold, suspensory ligament of bladder*

Plica venae cavae sinistrae: ***Syn:** Marshall-Falte*; Perikardfalte über dem linken Vorhof; Ⓔ *fold of left vena cava, Marshall's fold, Marshall's vestigial fold, vestigial fold of Marshall*

Plica ventricularis: →*Plica vestibularis*

Plica vesicalis transversa: quere Blasenfalte; Ⓔ *transverse vesical fold*

Plica vestibularis: ***Syn:** Taschenfalte, Plica ventricularis*; durch das Taschenband hervorgerufene Falte oberhalb der Stimmfalte; Ⓔ *ventricular fold, vestibular fold, false vocal fold, false vocal cord*

Plicae villosae gastricae: zottenartige Mündungen der Magendrüsen; Ⓔ *villous folds of stomach*

Plica vocalis: ***Syn:** Stimmlippe, Stimmfalte*; das Stimmband enthaltende Längsfalte zwischen Schildknorpel und Aryknorpel; Ⓔ *vocal fold, vocal cord, true vocal cord*

Plilcalmylcin *nt*: ***Syn:** Mitramycin, Mithramycin, Aureolsäure*; von verschiedenen **Streptomyces**-Species gebildetes zytostatisches Antibiotikum*; Ⓔ *plicamycin*

-ploid *suf.*: in Adjektiven verwendetes Wortelement mit der Bedeutung „-fach"; Ⓔ *-ploid*

Plomlbe *f*: Zahnfüllung; Ⓔ *filling, stopping*

PLT-Gruppe *f*: →*Chlamydia*

Plumlbum *nt*: →*Blei*

Plummer-Vinson-Syndrom *nt*: ***Syn:** Paterson-Brown-Syndrom, Kelly-Paterson-Syndrom, sideropenische Dysphagie, Paterson-Kelly-Syndrom*; durch Vitamin- und Eisenmangel hervorgerufene Schluckbeschwerden, Zungenbrennen, Speiseröhrenkrämpfe und hypochrome Anämie*; Ⓔ *Plummer-Vinson syndrome, Vinson's syndrome, Paterson's syndrome, Paterson-Brown-Kelly syndrome, Paterson-Kelly syndrome, sideropenic dysphagia*

Pluri-, pluri- *präf.*: Wortelement mit der Bedeutung „mehrfach/viel"; Ⓔ *pluri-, multi-, poly-*

plulrilglanldullär *adj*: ***Syn:** multiglandulär, polyglandulär*; mehrere Drüsen/Glandulae betreffend; Ⓔ *relating to several glands, pluriglandular, polyglandular, multiglandular, multivacuolar*

Plulrilgralvilda *f*: ***Syn:** Multigravida*; Frau, die mehrere Schwangerschaften hinter sich hat; Ⓔ *multigravida, multigesta, plurigravida*

plulrilkaulsal *adj*: zwei oder mehr Ursachen habend; Ⓔ *having two or more causes, pluricausal*

plulrilpar *adj*: Mehrgebärende/Pluripara betreffend; Ⓔ *relating to pluripara*

Plulrilpalra *f*: ***Syn:** Multipara, Mehrgebärende*; Frau, die zwei oder mehr Schwangerschaften ausgetragen hat; Ⓔ *pluripara, multipara*

plulrilpollar *adj*: ***Syn:** multipolar*; (*Nervenzelle*) mit mehreren Fortsätzen; Ⓔ *pluripolar, multipolar*

plulrilpoltent *adj*: (*Zelle, Gewebe*) über mehrere Entwicklungsmöglichkeiten verfügend; Ⓔ *relating to or characterized by pluripotentiality, pluripotent, pluripotential*

Plultolnilum *nt*: künstliches, radioaktives Metall; Ⓔ *plutonium*

Pneu *m*: →*Pneumothorax*

Pneum-, pneum- *präf.*: →*Pneumo-*

Pneulmarlthrolgralfie, -gralphie *f*: ***Syn:** Pneumoarthrografie*; Röntgendarstellung eines Gelenks mit Luft als Negativkontrastmittel; Ⓔ *air arthrography, arthropneumography, pneumarthrography, pneumoarthrography, arthropneumoroentgenography*

Pneumlarlthrolgramm *nt*: ***Syn:** Pneumoarthrogramm*; Röntgenaufnahme eines Gelenks mit Luft als Negativkontrastmittel; Ⓔ *pneumarthrogram*

Pneumlarlthrolse *f*: ***Syn:** Pneumarthrosis*; Gas- oder Luftansammlung in einem Gelenk; Ⓔ *pneumarthrosis*

Pneumlarlthrolsis *f, pl* **-ses**: →*Pneumarthrose*

Pneumat-, pneumat- *präf.*: →*Pneumato-*

Pneulmaltilsaltilon *f*: Ausbildung von lufthaltigen Zellen in Knochen; Ⓔ *pneumatization*

pneulmaltisch *adj*: ***Syn:** lufthaltig*; Pneumatik betreffend; (Druck-)Luft oder Gas oder Atmung betreffend; Ⓔ *relating to air, pneumatic; relating to respiration, pneumatic, respiratory*

Pneumato-, pneumato- *präf.*: Wortelement mit der Bedeutung **1.** „Luft/Gas" **2.** „Atem/Atmung"; Ⓔ **1.** *pneumo-, pneuma-, pneumato-, pneumono-, air, gas* **2.** *breathing*

Pneulmaltolhälmie *f*: →*Luftembolie*

Pneulmaltolkarldie *f*: Vorkommen von freier Luft im Herz; Ⓔ *pneumatocardia*

Pneulmaltolsis *f, pl* **-ses**: ***Syn:** Pneumatose*; Gas- oder Luftansammlung in Geweben, Organen oder Körperhöhlen; Ⓔ *pneumatosis*

Pneumatosis cystoides intestini: ***Syn:** Darmemphysem, Darmwandemphysem*; ätiologisch ungeklärte Emphysembildung der Darmwand, die i.d.R. asymptomatisch verläuft; Ⓔ *interstitial emphysema, intestinal emphy-*

sema, intestinal pneumatosis

Pneu|ma|to|ze|le *f*: **1.** ***Syn:*** *Luftgeschwulst, Pneumozele*; Luftansammlung im Gewebe außerhalb der Lunge **2.** ***Syn:*** *Lungenhernie, Pneumozele*; hernienartiger Vorfall von Lungengewebe durch einen Defekt in der Thoraxwand; Ⓔ **1.** *pneumatocele, pneumocele* **2.** *pneumonocele, pleurocele, pneumatocele, pneumocele*

Pneu|ma|to|ze|pha|lus *m*: → *Pneumozephalus*

Pneu|mat|u|rie *f*: ***Syn:*** *Luftharnen*; Ausscheidung von Luft im Harn, z.B. bei Blaseninfektion mit gasbildenden Bakterien; Ⓔ *pneumaturia, pneumatinuria, pneumouria*

Pneum|ek|to|mie *f*: → *Pneumonektomie*

Pneum|en|ze|pha|lo|gra|fie, -gra|phie *f*: ***Syn:*** *Pneumoenzephalografie*; Röntgendarstellung der Liquorräume des Gehirns mit Luft als Negativkontrastmittel; Ⓔ *pneumoencephalography, pneumencephalography*

Pneum|en|ze|pha|lo|gramm *nt*: ***Syn:*** *Pneumoenzephalogramm*; Röntgenaufnahme der Liquorräume des Gehirns mit Luft als Negativkontrastmittel; Ⓔ *pneumoencephalogram*

Pneum|en|ze|pha|lo|my|e|lo|gra|fie, -gra|phie *f*: ***Syn:*** *Pneumoenzephalomyelografie*; Röntgendarstellung der Liquorräume von Gehirn und Rückenmark mit Luft als Negativkontrastmittel; Ⓔ *pneumoencephalomyelography*

Pneum|en|ze|pha|lo|my|e|lo|gramm *nt*: ***Syn:*** *Pneumoenzephalomyelogramm*; Röntgenaufnahme der Liquorräume von Gehirn und Rückenmark mit Luft als Negativkontrastmittel; Ⓔ *pneumoencephalomyelogram*

Pneumo-, pneumo- *präf.*: Wortelement mit der Bedeutung **1.** „Luft/Gas“ **2.** „Atem/Atmung“ **3.** „Lunge“ **4.** „Lungenentzündung/Pneumonie“; Ⓔ **1.** *pneumo-, pneuma-, pneumato-, pneumono-, air, gas* **2.** *breathing* **3.** *lung, pulmonary* **4.** *pneumonia*

Pneu|mo|ar|thro|gra|fie, -gra|phie *f*: → *Pneumarthrografie*

Pneu|mo|ar|thro|gramm *nt*: → *Pneumarthrogramm*

Pneu|mo|bi|lie *f*: Vorkommen von Gas in den Gallenwegen; Ⓔ *pneumobilia*

Pneu|mo|coc|cus *m, pl* **-coc|ci**: ***Syn:*** *Fränkel-Pneumokokkus, Pneumokokkus, Streptococcus pneumoniae, Diplococcus pneumoniae*; von einer Polysaccharidkapsel umgebene, lanzettförmige Diplokokke; klassischer Erreger der Pneumonie*; Ⓔ *pneumococcus, pneumonococcus, Diplococcus pneumoniae, Streptococcus pneumoniae*

Pneu|mo|cys|tis ca|ri|nii *f*: ubiquitär vorkommender Parasit, der bei Patienten mit geschwächter Immunlage [Frühgeborene, HIV-Infektion] eine interstitielle Lungenentzündung verursacht; Ⓔ *Pneumocystis carinii*

Pneumocystis carinii-Pneumonie *f*: → *Pneumocystis-Pneumonie*

Pneumocystis-Pneumonie *f*: ***Syn:*** *Pneumocystis carinii-Pneumonie, interstitielle Plasmazellpneumonie, Pneumocystose*; durch **Pneumocystis carinii** verursachte interstitielle Lungenentzündung, die hauptsächlich Patienten mit geschwächter Immunlage [HIV-Infektion, Frühgeborene] befällt; Ⓔ *interstitial plasma cell pneumonia, pneumocystis carinii pneumonitis, pneumocystosis, plasma cell pneumonia, Pneumocystis pneumonia, white lung*

Pneu|mo|cys|to|se *f*: → *Pneumocystis-Pneumonie*

Pneu|mo|en|te|ri|tis *f, pl* **-ti|den**: gleichzeitige Entzündung von Lunge und Darm; Ⓔ *pneumonoenteritis, pneumoenteritis*

pneu|mo|en|te|ri|tisch *adj*: Pneumoenteritis betreffend, von ihr betroffen oder gekennzeichnet; Ⓔ *relating to or marked by pneumoenteritis*

Pneu|mo|en|ze|pha|lo|gra|fie, -gra|phie *f*: → *Pneumoenzephalografie*

Pneu|mo|en|ze|pha|lo|gramm *nt*: → *Pneumenzephalogramm*

Pneu|mo|en|ze|pha|lo|my|e|lo|gra|fie, -gra|phie *f*: → *Pneumoenzephalomyelografie*

Pneu|mo|en|ze|pha|lo|my|e|lo|gramm *nt*: → *Pneumenzephalomyelogramm*

pneu|mo|gas|tral *adj*: ***Syn:*** *gastropulmonal*; Lunge(n) und Magen/Gaster betreffend; Ⓔ *relating to both lungs and stomach, pneumogastric, gastropneumonic, gastropulmonary*

Pneu|mo|gas|tro|gra|fie, -gra|phie *f*: Röntgendarstellung des Magens mit Luft als Negativkontrastmittel; Ⓔ *pneumogastrography*

Pneu|mo|gra|fie, -gra|phie *f*: → *Pneumoradiografie*

Pneu|mo|hä|mie *f*: → *Luftembolie*

Pneu|mo|hä|mo|pe|ri|kard *nt*: ***Syn:*** *Hämopneumoperikard*; Luft- und Blutansammlung im Herzbeutel; Ⓔ *pneumohemopericardium, hemopneumopericardium*

Pneu|mo|hä|mo|tho|rax *m*: ***Syn:*** *Hämopneumothorax*; Luft- und Blutansammlung im Pleuraraum; Ⓔ *pneumohemothorax, hemopneumothorax*

Pneu|mo|hy|dro|me|tra *f*: Luft- und Flüssigkeitsansammlung in der Gebärmutter; Ⓔ *pneumohydrometra*

Pneu|mo|hy|dro|pe|ri|kard *nt*: ***Syn:*** *Hydropneumoperikard*; Luft- und Flüssigkeitsansammlung im Herzbeutel; Ⓔ *pneumohydropericardium, hydropneumopericardium*

Pneu|mo|hy|dro|pe|ri|to|ne|um *nt*: ***Syn:*** *Hydropneumoperitoneum*; Luft- und Flüssigkeitsansammlung in der Bauchhöhle; Ⓔ *pneumohydroperitoneum, hydropneumoperitoneum*

Pneu|mo|hy|dro|tho|rax *m*: ***Syn:*** *Hydropneumothorax*; Luft- und Flüssigkeitsansammlung im Pleuraraum; Ⓔ *pneumohydrothorax, hydropneumothorax*

Pneu|mo|kal|zi|no|se *f*: ***Syn:*** *Lungenkalzinose, Bimssteinlunge, Tuffsteinlunge*; metastatische Verkalkung des Lungengewebes bei einer länger bestehenden Hyperkalzämie*; Ⓔ *pumice lung, metastatic pulmonary calcinosis, tuffa lung*

pneu|mo|kar|di|al *adj*: ***Syn:*** *kardiopulmonal*; Lunge(n) und Herz betreffend oder verbindend; Ⓔ *relating to both lungs and heart, pneumocardial, cardiopulmonary*

Pneu|mo|kokk|ä|mie *f*: ***Syn:*** *Pneumokokkensepsis*; Auftreten von Pneumokokken im Blut; Ⓔ *pneumococcemia*

Pneu|mo|kok|ken|me|nin|gi|tis *f, pl* **-ti|den**: häufigste Form der akuten eitrigen Meningitis*; trotz Antibiotikatherapie beträgt die Mortalität bis zu 30 %; Ⓔ *pneumococcal meningitis*

Pneu|mo|kok|ken|sep|sis *f*: → *Pneumokokkämie*

Pneu|mo|kok|ko|se *f*: ***Syn:*** *Pneumokokkeninfektion*; Infektionskrankheit durch Pneumokokken [Streptococcus pneumoniae]; Ⓔ *pneumococcosis, pneumococcal infection*

Pneu|mo|kok|kos|u|rie *f*: Pneumokokkenausscheidung im Harn; Ⓔ *pneumococcosuria*

Pneu|mo|kok|kus *m, pl* **-ken**: → *Pneumococcus*

Pneu|mo|kol|on *nt*: Vorkommen von freier Luft im Kolon; Ⓔ *pneumocolon*

Pneu|mo|ko|ni|o|se *f*: ***Syn:*** *Staublunge, Staublungenerkrankung*; durch chronische Inhalation von Staubpartikeln hervorgerufene, reaktive Veränderung des Lungengewebes mit oder ohne Funktionsstörung; zum Teil entschädigungspflichtige Berufskrankheiten; Ⓔ *anthracotic tuberculosis, pneumoconiosis, pneumokoniosis, pneumonoconiosis, pneumonokoniosis*

Pneu|mo|lith *m*: → *Pulmolith*

Pneu|mo|li|thi|a|sis *f, pl* **-ses**: Vorkommen multipler Lungensteine; Ⓔ *pneumolithiasis*

Pneu|mo|lo|gie *f*: → *Pneumonologie*

Pneu|mo|ly|se *f*: → *Pleurolyse*

Pneu|mo|ma|la|zie *f*: ***Syn:*** *Pneumomalacia*; Lungenerweichung; Ⓔ *pneumomalacia*

Pneu|mo|me|di|as|ti|no|gra|fie, -gra|phie *f*: Röntgendarstellung des Mediastinums mit Luft als Negativkontrastmittel; Ⓔ *pneumomediastinography*

Pneu|mo|me|di|as|ti|no|gramm *nt*: Röntgenaufnahme des Mediastinums mit Luft als Negativkontrastmittel; Ⓔ *pneumomediastinogram*

Pneu|mo|me|di|as|ti|num *nt*: *Syn: Mediastinalemphysem, Emphysema mediastinale*; Emphysem* des Mediastinalraums; Ⓔ *pneumomediastinum, Hamman's disease, Hamman's syndrome, mediastinal emphysema*

Pneu|mo|me|la|no|se *f*: *Syn: Pneumonomelanose*; Dunkelfärbung des Lungengewebes durch Kohlepartikel bei Lungenanthrakose*; Ⓔ *pneumomelanosis, pneumonomelanosis*

Pneu|mo|my|e|lo|gra|fie, -gra|phie *f*: Röntgendarstellung der Liquorräume des Rückenmarks mit Luft als Negativkontrastmittel; Ⓔ *pneumomyelography*

Pneu|mo|my|ko|se *f*: *Syn: Pneumonomykose*; meist bei immungeschwächten Patienten [AIDS; Chemotherapie] auftretende Pilzerkrankung der Lunge; Ⓔ *pneumomycosis, pneumonomycosis*

Pneu|mo|nek|to|mie *f*: *Syn: Pneumektomie*; Entfernung eines Lungenflügels; Ⓔ *pulmonary resection, pneumonectomy, pneumectomy, pulmonectomy*

Pneu|mo|nie *f*: *Syn: Lungenentzündung, Pneumonia*; Entzündung des Lungenparenchyms mit Beteiligung der Alveolen [**alveoläre Pneumonie**] und des Interstitiums [**interstitielle Pneumonie**], die durch chemische, physikalische, infektiöse Faktoren oder allergische Reaktionen verursacht werden kann, wobei die infektiöse Pneumonie mit Abstand am häufigsten ist; Ⓔ *pneumonia*

ambulant erworbene Pneumonie: die typische ambulant erworbene Pneumonie tritt im Herbst/Winter im Anschluss an einen viralen Infekt der Luftwege auf; die Patienten klagen über Schüttelfrost, Fieber und Husten; das klinische Bild erlaubt eine Unterteilung in typische und atypische Pneumonien*, wichtiger ist aber der Erregernachweis, der bei bakteriellen Pneumonien meist mikroskopisch und bei den anderen infektiösen Pneumonien serologisch erfolgt; die häufigsten Erreger sind weiterhin Pneumokokken, gefolgt von Legionellen*, Staphylokokken [v.a. Staphylococcus* aureus], Haemophilus* influenzae, Enterobakterien*, Chlamydien*, Mycoplasma* pneumoniae und Viren; Ⓔ *non-nosocomial pneumonia*

atypische Pneumonie: *Syn: primär-atypische Pneumonie*; nicht von Bakterien verursachte Pneumonie, abakterielle Pneumonie; Ⓔ *atypical pneumonia, primary atypical pneumonia, atypical bronchopneumonia, acute interstitial pneumonitis*

interstitielle Pneumonie: →*Pneumonitis*

käsige Pneumonie: *Syn: verkäsende Pneumonie*; exsudative Phase der Lungentuberkulose mit Verkäsung des Gewebes; Ⓔ *Buhl's desquamative pneumonia, caseating pneumonia, caseous pneumonia, cheesy pneumonia, desquamative pneumonia*

lobuläre Pneumonie: *Syn: Bronchopneumonie, Herdpneumonie*; sich nicht an anatomische Grenzen haltende, herdförmige Lungenentzündung, die meist als **endobronchiale Bronchopneumonie** oder **peribronchiale Bronchopneumonie** aus einer Bronchitis* oder Tracheobronchitis* hervorgeht; Ⓔ *lobular pneumonia, bronchial pneumonia, catarrhal pneumonia, bronchopneumonia, bronchopneumonitis, bronchiolitis, vesicular bronchiolitis, capillary bronchitis*

primär-atypische Pneumonie: →*atypische Pneumonie*

verkäsende Pneumonie: →*käsige Pneumonie*

pneu|mo|nisch *adj*: Lungenentzündung/Pneumonie betreffend, durch eine Pneumonie bedingt; Ⓔ *relating to pneumonia, pneumonic*

Pneu|mo|ni|tis *f, pl* **-ti|den**: *Syn: interstitielle Lungenentzündung, interstitielle Pneumonie*; auf das interstitielle Bindegewebe beschränkte Lungenentzündung; Ⓔ *interstitial pneumonia, pneumonitis, pulmonitis*

chronisch interstitielle Pneumonitis: *Syn: interstitielle Lungenfibrose*; zu Fibrosierung des interstitiellen Lungengewebes führende Lungenerkrankung; führt zur Entwicklung einer restriktiven Ventilationsstörung*; Ⓔ *chronic fibrous pneumonia*

pneu|mo|ni|tisch *adj*: Pneumonitis betreffend, von ihr betroffen oder gekennzeichnet; Ⓔ *relating to or marked by pneumonitis, pneumonitic*

Pneumono-, pneumono- *präf.*: →*Pneumo-*

Pneu|mo|no|lo|gie *f*: *Syn: Pneumologie, Pulmonologie, Pulmologie*; Teilgebiet der inneren Medizin, das sich mit Diagnose und Therapie von Erkrankungen der Lunge und Bronchien beschäftigt; Ⓔ *pneumology, pulmonology*

Pneu|mo|no|me|la|no|se *f*: →*Pneumomelanose*

Pneu|mo|no|my|ko|se *f*: →*Pneumomykose*

Pneu|mo|no|pe|xie *f*: *Syn: Pneumopexie*; operative Fixierung der Lunge an der Brustwand; Ⓔ *pneumonopexy, pneumopexy*

Pneu|mo|no|se *f*: *Syn: Pneumonosis*; allgemeine Bezeichnung für entzündliche oder nichtentzündliche Lungenerkrankungen; Ⓔ *pneumonosis*

Pneu|mo|no|sis *f, pl* **-ses**: →*Pneumonose*

Pneu|mo|pa|thie *f*: Lungenerkrankung, Lungenleiden; Ⓔ *pneumonopathy, pneumopathy*

Pneu|mo|pe|ri|kard *nt*: Luftansammlung im Herzbeutel; Ⓔ *pneumopericardium*

pneu|mo|pe|ri|to|ne|al *adj*: Lunge und Bauchfell verbindend; Ⓔ *relating to pneumoperitoneum, pulmonoperitoneal*

Pneu|mo|pe|ri|to|ne|um *nt*: Luftansammlung in der Bauchhöhle; Ⓔ *pneumoperitoneum, aeroperitoneum, aeroperitonia*

Pneu|mo|pe|ri|to|ni|tis *f, pl* **-ti|den**: zu Ausbildung eines Pneumoperitoneums* führende, gasbildende Bauchfellentzündung; Ⓔ *pneumoperitonitis*

pneu|mo|pe|ri|to|ni|tisch *adj*: Pneumoperitonitis betreffend, von ihr betroffen oder gekennzeichnet; Ⓔ *relating to or marked by pneumoperitonitis, pneumoperitonitic*

Pneu|mo|pe|xie *f*: →*Pneumonopexie*

Pneu|mo|pleu|ri|tis *f, pl* **-ti|den**: *Syn: Pleuropneumonie*; Lungenentzündung/Pneumonie mit begleitender Brustfellentzündung [**Begleitpleuritis**]; Ⓔ *pleuritic pneumonia, pneumopleuritis, pneumonopleuritis*

pneu|mo|pleu|ri|tisch *adj*: Pneumopleuritis betreffend, von ihr betroffen oder gekennzeichnet; Ⓔ *relating to or marked by pneumopleuritis, pneumopleuritic*

Pneu|mo|py|e|lo|gra|fie, -gra|phie *f*: Röntgendarstellung des Nierenbeckens mit Luft als Negativkontrastmittel; Ⓔ *pneumopyelography, air pyelography*

Pneu|mo|py|o|pe|ri|kard *nt*: Luft- und Eiteransammlung im Herzbeutel; Ⓔ *pneumopyopericardium*

Pneu|mo|py|o|tho|rax *m*: Luft- und Eiteransammlung im Pleuraraum; Ⓔ *pneumopyothorax, pyopneumothorax*

Pneu|mo|ra|di|o|gra|fie, -gra|phie *f*: *Syn: Pneumografie, Pneumoröntgengrafie*; Röntgendarstellung mit Luft als Negativkontrastmittel; Ⓔ *pneumoradiography, pneumoroentgenography, pneumography, pneumonography*

Pneu|mo|re|tro|pe|ri|to|ne|um *nt*: *Syn: Retropneumoperitoneum*; Luftansammlung im Retroperitonealraum; Ⓔ *pneumoretroperitoneum*

Pneu|mo|rönt|gen|gra|fie, -gra|phie *f*: →*Pneumoradiografie*

Pneu|mor|rha|chis *f*: Luftansammlung im Spinalkanal; Ⓔ *pneumorrhachis, pneumatorrhachis*

Pneu|mor|rha|gie *f*: Lungenblutung; Ⓔ *severe hemoptysis, pneumorrhagia, pneumonorrhagia*

Pneu|mor|rha|phie *f*: Lungennaht; Ⓔ *pneumonorrhaphy*

Pneu|mo|se|ro|tho|rax *m*: Luft- und Serumansammlung im Pleuraraum; Ⓔ *pneumoserothorax*

Pneu|mo|si|nus di|la|tans *m*: übermäßige Erweiterung einer Nasennebenhöhle; Ⓔ *pneumosinus dilatans*

Pneu|mo|ta|cho|graf, -graph *m*: Gerät zur Pneumotachografie*; Ⓔ *pneumotachograph, pneumotachygraph*
Pneu|mo|ta|cho|gra|fie, -gra|phie *f*: kontinuierliche Aufzeichnung der Atemstromgeschwindigkeit; Ⓔ *pneumotachography, pneumotachygraphy*
Pneu|mo|ta|cho|gramm *nt*: bei der Pneumotachografie* erhaltene grafische Darstellung; Ⓔ *pneumotachogram, pneumotachygram*
Pneu|mo|tho|rax *m*: ***Syn:*** *Gasbrust, Pneu*; Luftansammlung im Pleuraraum mit teilweisem oder vollständigem Lungenkollaps; beim **offenen Pneumothorax** besteht eine Verbindung zu den Luftwegen der Lunge oder nach außen; fehlt die Verbindung mit der Außenluft, liegt ein **geschlossener Pneumothorax** vor; Ⓔ *pneumothorax, pneumatothorax*
Pneu|mo|to|mie *f*: Lungenschnitt, Lungeninzision; Ⓔ *pneumonotomy, pneumotomy*
pneu|mo|trop *adj*: auf die Lunge einwirkend, mit besonderer Affinität zur Lunge; Ⓔ *pneumotropic*
Pneu|mo|tym|pa|num *nt*: freie Luft im Mittelohr; Ⓔ *pneumotympanum*
Pneu|mo|u|re|thro|sko|pie *f*: Urethroskopie* nach Auffüllung mit Luft; Ⓔ *aerourethroscopy*
Pneu|mo|vent|ri|kel *m*: Luftansammlung in einem Hirnventrikel; Ⓔ *pneumoventricle*
Pneu|mo|vent|ri|ku|lo|gra|fie, -gra|phie *f*: Röntgendarstellung der Hirnventrikel mit Luft als Negativkontrastmittel; Ⓔ *pneumoventriculography*
Pneu|mo|zel|le *f*: → *Pneumatozele*
Pneu|mo|zen|te|se *f*: Lungenpunktion; Ⓔ *pneumonocentesis, pneumocentesis*
Pneu|mo|ze|pha|lus *m*: ***Syn:*** *Pneumatozephalus*; Luftansammlung im Schädel oder in den Hirnventrikeln; Ⓔ *pneumocephalus, pneumatocephalus, pneumocrania, pneumocranium, intracranial pneumatocele*
Pneu|mo|zis|ter|no|gra|fie, -gra|phie *f*: Röntgendarstellung der Hirnzisternen mit Luft als Negativkontrastmittel; Ⓔ *pneumocisternography*
Pneu|mo|zys|to|gra|fie, -gra|phie *f*: Röntgendarstellung der Blase mit Luft als Negativkontrastmittel; Ⓔ *pneumocystography, aerocystography*
Pneu|mo|zys|to|sko|pie *f*: Zystoskopie* nach Auffüllung mit Luft; Ⓔ *aerocystoscopy*
Pneu|mo|zy|ten *pl*: ***Syn:*** *Alveolarzellen, Alveolarepithelzellen*; Epithelzellen der Lungenbläschen; Ⓔ *pneumonocytes, pneumocytes, alveolar cells, alveolar epithelial cells*
-pnoe *suf.*: Wortelement mit der Bedeutung „Atmen/Atmung"; Ⓔ *-pnea*
-pnoisch *suf.*: in Adjektiven verwendetes Wortelement mit der Bedeutung „atmend"; Ⓔ *-pneic*
Po|cken *pl*: ***Syn:*** *Variola major, Blattern*; durch das Pockenvirus **Orthopoxvirus variola** verursachte Infektionskrankheit, die seit 1977 ausgerottet ist; Ⓔ *smallpox, variola*
weiße Pocken: ***Syn:*** *Alastrim, Variola minor*; meldepflichtige Pockenkrankheit durch das **Alastrimvirus**; der Verlauf ist mild und ohne Narbenbildung; Ⓔ *alastrim, variola minor, cottonpox, whitepox, Ribas-Torres disease, Cuban itch, milkpox, glasspox, pseudosmallpox*
Po|cken|fleck|fie|ber *nt*: ***Syn:*** *Rickettsienpocken*; pockenartige Erkrankung durch Rickettsia* akari; Ⓔ *vesicular rickettsiosis, rickettsial pox, Kew Gardens fever, Kew Gardens spotted fever*
Po|cken|vi|ren *pl*: → *Poxviridae*
Pod-, pod- *präf.*: → *Podo-*
Pod|ag|ra *nt/f*: akute Gicht des Großzehengrundgelenks; Ⓔ *podagra*
po|dag|risch *adj*: Podagra betreffend, durch sie bedingt, an Podagra leidend; Ⓔ *relating to or suffering from podagra, podagral, podagric, podagrous*
Pod|al|gie *f*: ***Syn:*** *Pododynie*; Schmerzen im Fuß, Fußschmerz(en); Ⓔ *pain in the foot, podalgia, pododynia*
Pod|ar|thri|tis *f, pl* **-ti|den**: ***Syn:*** *Fußgelenkentzündung*; Entzündung der Fußgelenke; Ⓔ *inflammation of the joints of the foot, podarthritis*
po|dar|thri|tisch *adj*: Podarthritis betreffend, von ihr betroffen oder gekennzeichnet; Ⓔ *relating to or marked by podarthritis*
Podo-, podo- *präf.*: Wortelement mit der Bedeutung „Fuß"; Ⓔ *foot, podalic, pod(o)-*
Po|do|dy|nie *f*: → *Podalgie*
Po|do|gramm *nt*: Fußabdruck; Ⓔ *podogram*
Po|do|spas|mus *m*: Fußkrampf, Fußmuskelkrampf; Ⓔ *spasm of the foot, podospasm, podismus, podospasmus*
-poese *suf.*: Wortelement mit der Bedeutung „Bildung"; Ⓔ *-poiesis*
-poetisch *suf.*: in Adjektiven verwendetes Wortelement mit der Bedeutung „bildend"; Ⓔ *-poietic*
-poiese *suf.*: → *-poese*
Poikilo-, poikilo- *präf.*: Wortelement mit der Bedeutung „bunt"; Ⓔ *poikil(o)-, pecil(o)-*
Po|i|ki|lo|der|mie *f*: Dermatose* mit diffuser Atrophie, fleckiger Hypo- und Hyperpigmentierung*, Teleangiektasien* und Erythem*; Ⓔ *poikiloderma*
Po|i|ki|los|mo|se *f*: (*biolog.*) Anpassung der Osmolarität von Zellen und Geweben an die Umweltbedingungen; Ⓔ *poikilosmosis*
po|i|ki|los|mo|tisch *adj*: Poikilosmose betreffend, mittels Poikilosmose; Ⓔ *poikilosmotic*
po|i|ki|lo|therm *adj*: ***Syn:*** *allotherm, heterotherm*; (***biolog.***) wechselwarm; Ⓔ *cold-blooded, poikilothermic, poikilothermal, hematocryal*
Po|i|ki|lo|zyt|hä|mie *f*: → *Poikilozytose*
po|i|ki|lo|zyt|hä|misch *adj*: → *poikilozytotisch*
Po|i|ki|lo|zy|to|se *f*: ***Syn:*** *Poikilozythämie*; Vorkommen verschieden geformter Erythrozyten [**Poikilozyten**] im peripheren Blut; Ⓔ *poikilocytosis, poikilocythemia*
po|i|ki|lo|zy|to|tisch *adj*: ***Syn:*** *poikilozythämisch*; Poikilozytose betreffend, von ihr gekennzeichnet; Ⓔ *relating to or marked by poikilocytosis, poikilocytotic*
po|lar *adj*: Pole betreffend, zu den Polen gehörend; Ⓔ *relating to a pole, having poles, polar*
Po|la|ri|me|ter *nt*: Gerät zur Polarimetrie*; Ⓔ *polarimeter*
Po|la|ri|me|trie *f*: Messung der Drehung des Lichts durch optisch aktive Substanzen; Ⓔ *polarimetry*
po|la|ri|me|trisch *adj*: Polarimetrie oder Polarimeter betreffend, mittels Polarimetrie oder Polarimeter; Ⓔ *relating to polarimetry or a polarimeter, polarimetric*
Po|la|ri|sa|ti|ons|mi|kro|skop *nt*: Mikroskop* mit Polarisator zur Untersuchung von doppelbrechenden Objekten; Ⓔ *polarizing microscope*
Polio *f*: → *Poliomyelitis*
Polio-, polio- *präf.*: Wortelement mit Bezug auf „graue Substanz"; Ⓔ *poli(o)-*
Po|li|o|dys|tro|phia *f*: ***Syn:*** *Poliodystrophie*; Dystrophie* der grauen Hirnsubstanz; Ⓔ *poliodystrophy, poliodystrophia*
Poliodystrophia cerebri progressiva infantilis: ***Syn:*** *Alpers-Syndrom*; erbliche, im Kleinkindalter beginnende, fortschreitende diffuse Hirnatrophie; Ⓔ *Alpers' syndrome, Alpers' disease, progressive cerebral poliodystrophy*
Po|li|o|en|ce|pha|li|tis *f, pl* **-ti|den**: ***Syn:*** *Polioenzephalitis*; Entzündung der grauen Hirnsubstanz; Ⓔ *polioencephalitis, poliencephalitis, cerebral poliomyelitis*
Polioencephalitis haemorrhagica superior (Wernicke): ***Syn:*** *Wernicke-Syndrom, Encephalopathia haemorrhagica superior (Wernicke), Wernicke-Enzephalopathie*; durch Niacinmangel bedingte, aber auch bei Hämodialyse* auftretende, zu Parenchymnekrosen führende Enzephalopathie* mit schlechter Prognose;

Ⓔ *superior hemorrhagic polioencephalitis*
Po|li|o|en|ce|pha|lo|pa|thia *f*: →*Polioenzephalopathie*
Po|li|o|en|ze|pha|li|tis *f, pl* **-ti|den:** *Syn: Polioencephalitis*; Entzündung der grauen Hirnsubstanz; Ⓔ *polioencephalitis, poliencephalitis, cerebral poliomyelitis*
po|li|o|en|ze|pha|li|tisch *adj*: Polioenzephalitis betreffend, von ihr betroffen oder gekennzeichnet; Ⓔ *relating to or marked by polioencephalitis, polioencephalitic*
Po|li|o|en|ze|pha|lo|me|nin|go|my|e|li|tis *f, pl* **-ti|den:** Entzündung der grauen Hirn- und Rückenmarksubstanz unter Mitbeteiligung der Hirn- und Rückenmarkhäute; Ⓔ *polioencephalomeningomyelitis*
Po|li|o|en|ze|pha|lo|my|e|li|tis *f, pl* **-ti|den:** *Syn: Poliomyeloenzephalitis*; Entzündung der grauen Substanz von Hirn und Rückenmark; Ⓔ *polioencephalomyelitis, poliencephalomyelitis*
po|li|o|en|ze|pha|lo|my|e|li|tisch *adj*: *Syn: poliomyeloenzephalitisch*; Polioenzephalomyelitis betreffend, von ihr betroffen oder gekennzeichnet; Ⓔ *relating to or marked by polioencephalomyelitis, polioencephalomyelitic*
Po|li|o|en|ze|pha|lo|pa|thie *f*: *Syn: Polioencephalopathia*; Erkrankung der grauen Hirnsubstanz; Ⓔ *polioencephalopathy*
Po|li|o|my|e|li|tis *f, pl* **-ti|den:** *Syn: Polio*; Entzündung der grauen Rückenmarksubstanz; meist gleichgesetzt mit Poliomyelitis anterior acuta; Ⓔ *inflammation of the gray matter of the spinal cord, poliomyelitis, polio*
Poliomyelitis anterior acuta: *Syn: epidemische Poliomyelitis, (epidemische/spinale) Kinderlähmung, Heine-Medin-Krankheit, Poliomyelitis epidemica anterior acuta*; epidemisch auftretende, durch das Poliomyelitis-Virus* hervorgerufene Entzündung mit Zerstörung der motorischen Vorderhornzellen und nachfolgender motorischer Parese; Ⓔ *Heine-Medin disease, acute atrophic paralysis, anterior spinal paralysis, atrophic spinal paralysis, acute anterior poliomyelitis, infantile paralysis, spodiomyelitis, myogenic paralysis*
aparalytische Poliomyelitis: ohne Lähmungserscheinungen verlaufende, abortive Form der Kinderlähmung; Ⓔ *nonparalytic poliomyelitis*
endemische Poliomyelitis: meist im Sommer/Herbst auftretende, endemische Form der Kinderlähmung; Ⓔ *endemic poliomyelitis*
Poliomyelitis epidemica anterior acuta: →*Poliomyelitis anterior acuta*
epidemische Poliomyelitis: →*Poliomyelitis anterior acuta*
po|li|o|my|e|li|tisch *adj*: Poliomyelitis betreffend, von ihr betroffen oder gekennzeichnet; Ⓔ *relating to or marked by poliomyelitis, poliomyelitic*
Poliomyelitis-Virus *nt*: *Syn: Polio-Virus*; RNA-Virus, das in drei Typen **Brunhilde** [Typ I], **Lansing** [Typ II] und **Leon** [Typ III] vorkommt; alle drei Stämme werden fäkal-oral übertragen; Ⓔ *poliovirus, poliomyelitis virus*
Po|li|o|my|e|lo|en|ze|pha|li|tis *f, pl* **-ti|den:** *Syn: Polioenzephalomyelitis*; Entzündung der grauen Substanz von Hirn und Rückenmark; Ⓔ *poliomyelencephalitis, poliomyeloencephalitis*
po|li|o|my|e|lo|en|ze|pha|li|tisch *adj*: *Syn: polioenzephalomyelitisch*; Poliomyeloenzephalitis betreffend, von ihr betroffen oder gekennzeichnet; Ⓔ *relating to or marked by poliomyeloencephalitis, poliomyeloencephalitic*
Po|li|o|my|e|lo|pa|thie *f*: Erkrankung der grauen Rückenmarksubstanz; Ⓔ *poliomyelopathy*
Po|li|o|sis *f, pl* **-ses:** *Syn: Canities*; Grauhaarigkeit, Weißhaarigkeit; Ⓔ *poliosis*
Polio-Virus *nt*: →*Poliomyelitis-Virus*
Pol|la|kis|u|rie *f*: *Syn: Pollakiurie*; häufige Blasenentleerung; Ⓔ *pollakiuria, pollakisuria, sychnuria*
Pol|la|ki|u|rie *f*: →*Pollakisurie*
Pol|len|al|ler|gie *f*: →*Pollinose*
Pol|len|schnup|fen *m*: *Syn: Heuschnupfen, Heufieber*; durch eine Pollenallergie ausgelöste Entzündung der Nasenschleimhaut, die auf die oberen Luftwege übergreifen kann; Ⓔ *hay fever, pollen allergy, pollen asthma, pollinosis, pollenosis, June cold, Bostock's catarrh, Bostock's disease, atopic conjunctivitis, autumnal catarrh, allergic cold, allergic coryza, allergic conjunctivitis, seasonal allergic rhinitis, anaphylactic conjunctivitis, corasthma*
Pol|lex *m, pl* **-li|ces:** *Syn: Digitus primus manus*; Daumen; Ⓔ *thumb, first finger, pollex*
Pol|li|no|se *f*: *Syn: Pollinosis, Pollenallergie*; Bezeichnung für durch eine Allergie auf Blütenstaub hervorgerufene Erkrankungen; meist gleichgesetzt mit Heuschnupfen*; Ⓔ *pollinosis, pollenosis*
Pol|li|zi|sa|ti|on *f*: plastischer Daumenersatz; Ⓔ *pollicization*
Pol|lu|ti|on *f*: unwillkürlicher Samenerguss im Schlaf; Ⓔ *emission, nocturnal emission, wet dream*
Pol|star *m*: *Syn: Cataracta polaris*; Katarakt am vorderen oder hinteren Linsenpol; Ⓔ *polar cataract*
Po|lus *m, pl* **-li:** Pol; vorderes oder hinteres Ende; Ⓔ *pole, polus, extremity*
Polus anterior bulbi oculi: vorderer Augenpol; Ⓔ *anterior pole of the eyeball*
Polus anterior lentis: vorderer Linsenpol; Ⓔ *anterior pole of the lens*
Polus bulbi oculi: Augenpol; Ⓔ *pole of the eyeball*
Polus frontalis: *Syn: Frontalpol*; Vorderende einer Großhirnhemisphäre; Ⓔ *frontal pole of a cerebral hemisphere*
Polus inferior renis: unterer Nierenpol; Ⓔ *inferior extremity of kidney*
Polus occipitalis: *Syn: Okzipitalpol*; Hinterende einer Großhirnhemisphäre; Ⓔ *occipital pole of a cerebral hemisphere*
Polus posterior bulbi oculi: hinterer Augenpol; Ⓔ *posterior pole of the eyeball*
Polus posterior lentis: hinterer Linsenpol; Ⓔ *posterior pole of the lens*
Polus superior renis: oberer Nierenpol; Ⓔ *superior extremity of kidney*
Polus temporalis: *Syn: Schläfenpol*; oberer Pol einer Großhirnhemisphäre; Ⓔ *temporal pole of a cerebral hemisphere*
Poly-, poly- *präf.*: Wortelement mit der Bedeutung „viel/zahlreich"; Ⓔ *poly-, pleo-, pleio-, pluri-, multi-*
Po|ly|a|de|ni|tis *f, pl* **-ti|den:** Entzündung mehrerer Drüsen; Ⓔ *polyadenitis*
po|ly|a|de|ni|tisch *adj*: Polyadenitis betreffend, von ihr betroffen oder gekennzeichnet; Ⓔ *relating to or marked by polyadenitis*
Po|ly|a|de|no|ma|to|se *f*: *Syn: Polyadenomatosis*; Vorkommen multipler Adenome; auch gleichgesetzt mit multipler endokriner Adenopathie*; Ⓔ *polyadenomatosis*
Po|ly|a|de|no|pa|thie *f*: Erkrankung mehrerer Drüsen; Ⓔ *polyadenopathy*
Po|ly|a|de|no|se *f*: *Syn: Polyadenosis*; mehrere (endokrine) Drüsen betreffende Erkrankung; auch gleichgesetzt mit multipler endokriner Adenopathie*; Ⓔ *polyadenosis*
Po|ly|an|gi|i|tis *f, pl* **-ti|den:** *Syn: Polyvaskulitis*; Entzündung mehrerer Blut- oder Lymphgefäße; Ⓔ *polyangiitis*
po|ly|an|gi|i|tisch *adj*: *Syn: polyvaskulitisch*; Polyangiitis betreffend, von ihr betroffen oder gekennzeichnet; Ⓔ *relating to or marked by polyangiitis, polyangiitic*
Po|ly|ar|te|ri|i|tis *f, pl* **-ti|den:** mehrere Arterien betreffende Entzündung; Ⓔ *polyarteritis*
Polyarteriitis nodosa: →*Periarteriitis nodosa*

P

pol|y|ar|te|ri|i|tisch *adj*: Polyarteriitis betreffend, von ihr betroffen oder gekennzeichnet; Ⓔ *relating to or marked by polyarteritis*

Pol|y|ar|thri|tis *f, pl* **-ti|den**: Entzündung mehrerer Gelenke; Ⓔ *inflammation of several joints, polyarthritis*

chronische Polyarthritis: →*primär chronische Polyarthritis*

juvenile Form der chronischen Polyarthritis: *Syn: Chauffard-Ramon-Still-Syndrom, Still-Syndrom*; schon im Kindesalter einsetzende Form der chronischen Polyarthritis; Ⓔ *Chauffard's syndrome, Chauffard-Still syndrome*

primär chronische Polyarthritis: *Syn: progrediente/chronische Polyarthritis, rheumatoide Arthritis*; durch Immunreaktionen ausgelöste Polyarthritis* mit Befall großer und kleiner Gelenke und extraartikulärer Strukturen (Sehnenscheiden, Schleimbeutel); Ⓔ *rheumatoid arthritis*

progrediente Polyarthritis: →*primär chronische Polyarthritis*

Polyarthritis rheumatica acuta: *Syn: rheumatisches Fieber, Febris rheumatica, akuter Gelenkrheumatismus*; zu den Poststreptokokkenerkrankungen gehörende, akute Entzündung der großen Gelenke; charakteristisch sind u.a. Fieber, Herzbeteiligung und Weichteilschwellungen; Ⓔ *rheumatic fever, acute rheumatic polyarthritis, acute articular rheumatism, acute rheumatic arthritis, rheumapyra, rheumatopyra, inflammatory rheumatism*

pol|y|ar|thri|tisch *adj*: Polyarthritis betreffend, von ihr betroffen oder gekennzeichnet; Ⓔ *holarthritic*

Pol|y|ar|thro|se *f*: Arthrose* mehrerer Gelenke; Ⓔ *polyarthropathy, polyarthritis*

pol|y|ar|ti|ku|lär *adj*: *Syn: multiartikulär*; mehrere/viele Gelenke betreffend; Ⓔ *affecting many joints, multiarticular, polyarticular, polyarthric*

Pol|y|a|vit|a|mi|no|se *f*: durch Mangel an mehreren Vitaminen hervorgerufene Erkrankung; Ⓔ *polyavitaminosis*

Pol|y|chei|rie *f*: *Syn: Polychirie*; Fehlbildung mit mehr als zwei Händen; Ⓔ *polycheiria*

Pol|y|che|mo|the|ra|pie *f*: Chemotherapie* mit mehreren Substanzen; Ⓔ *polychemotherapy*

Pol|y|chi|rie *f*: →*Polycheirie*

Pol|y|chon|dri|tis *f, pl* **-ti|den**: Entzündung mehrerer Knorpel oder knorpeliger Strukturen; Ⓔ *polychondritis*

Polychondritis chronica atrophicans: →*Polychondritis recidivans et atrophicans*

Polychondritis recidivans et atrophicans: *Syn: rezidivierende Polychondritis, Polychondritis chronica atrophicans, von Meyenburg-Altherr-Uehlinger-Syndrom, systematisierte Chondromalazie*; ätiologisch ungeklärte, seltene Entzündung von knorpeligen Teilen der Nase [Sattelnase*], des Ohrs [Blumenkohlohr], der oberen Luftwege und der Augen; Ⓔ *Meyenburg's disease, von Meyenburg's disease, Meyenburg-Altherr-Uehlinger syndrome, polychondropathy, polychondropathia, generalized chondromalacia, systemic chondromalacia, relapsing polychondritis, relapsing perichondritis*

rezidivierende Polychondritis: →*Polychondritis recidivans et atrophicans*

pol|y|chon|dri|tisch *adj*: Polychondritis betreffend, von ihr betroffen oder gekennzeichnet; Ⓔ *relating to or marked by polychondritis*

pol|y|chrom *adj*: vielfarbig, bunt, polychromatisch; Ⓔ *polychromic, polychromatic*

Pol|y|chro|ma|sie *f*: **1.** normales Farbensehen **2.** *Syn: Polychromatophilie*; Anfärbbarkeit mit mehreren Farbstoffen; Ⓔ **1.** *chromatic vision, color vision, colored vision, chromatopsia* **2.** *polychromasia, polychromatia, polychromatocytosis, polychromatophilia, polychromatosis, polychromophilia*

pol|y|chro|ma|tisch *adj*: →*polychrom*

Pol|y|chro|ma|to|phi|lie *f*: *Syn: Polychromasie*; Anfärbbarkeit mit mehreren Farbstoffen; Ⓔ *polychromasia, polychromatia, polychromatocytosis, polychromatophilia, polychromatosis, polychromophilia*

Pol|y|cyt|hae|mia *f*: *Syn: Polyzythämie*; Vermehrung der roten Blutkörperchen im Blut; Ⓔ *polycythemia, erythrocythemia*

Polycythaemia hypertonica: →*Polycythaemia rubra hypertonica*

Polycythaemia rubra hypertonica: *Syn: Gaisböck-Syndrom, Polycythaemia hypertonica*; Polyzythämie kombiniert mit Hypertonie*; Ⓔ *Gaisböck's syndrome, Gaisböck's disease, benign polycythemia*

Polycythaemia rubra vera: *Syn: Osler-Krankheit, Osler-Vaquez-Krankheit, Vaquez-Osler-Syndrom, Morbus Vaquez-Osler, Polycythaemia vera, Erythrämie*; myeloproliferative Erkrankung mit Vermehrung der roten Blutkörperchen im peripheren Blut; Ⓔ *Osler-Vaquez disease, Osler's disease, Vaquez's disease, Vaquez-Osler disease, erythremia, erythrocythemia, myelopathic polycythemia, primary polycythemia, leukemic erythrocytosis, splenomegalic polycythemia*

Polycythaemia vera: →*Polycythaemia rubra vera*

pol|y|dak|tyl *adj*: *Syn: mehrfingrig*; Polydaktylie betreffend; Ⓔ *relating to polydactyly, polydactylous*

Pol|y|dak|ty|lie *f*: *Syn: Hyperdaktylie*; angeborene Überzahl von Fingern oder Zehen; Ⓔ *polydactyly, polydactylia, polydactylism, hyperdactyly, hyperdactylia, hyperdactylism*

Pol|y|des|oxy|ri|bo|nu|cle|o|tid|syn|tha|se *f*: →*Polynucleotidligase*

Pol|y|dip|sie *f*: krankhaft gesteigerter Durst, Vieltrinken; Ⓔ *polydipsia*

Pol|y|dys|pla|sia *f*: →*Polydysplasie*

Polydysplasia ectodermica Typ Cole-Rauschkolb-Toomey: *Syn: Zinsser-Cole-Engman-Syndrom, kongenitale Dyskeratose, Dyskeratosis congenita*; ausschließlich Männer betreffende, zu den Poikilodermien* gehörende Erkrankung von Nägeln [Paronychie*], Schleimhäuten [Mund, Anus, Urethra] und Haut; Ⓔ *Zinsser-Cole-Engman syndrome, congenital dyskeratosis*

Pol|y|dys|pla|sie *f*: *Syn: Polydysplasia*; Dysplasie* mehrerer Organe oder Organsysteme; Ⓔ *polydysplasia*

Pol|y|dys|tro|phie *f*: *Syn: Polydystrophia*; Dystrophie* mehrerer Organe oder Strukturen; Ⓔ *polydystrophy, polydystrophia*

pol|y|dys|tro|phisch *adj*: Polydystrophie betreffend, von ihr betroffen oder gekennzeichnet, durch sie bedingt; Ⓔ *relating to polydystrophy, polydystrophic*

pol|y|e|drisch *adj*: Polyeder betreffend, in der Form eines Polyeders; Ⓔ *polyhedral, polyhedric*

Pol|y|em|bry|o|nie *f*: Entstehung mehrerer Embryos aus einem Ei; Ⓔ *polyembryony*

Pol|y|en *nt*: Verbindung mit mehreren Doppelbindungen; Ⓔ *polyene*

pol|y|en|do|krin *adj*: mehrere endokrine Drüsen betreffend; Ⓔ *polyendocrine*

Pol|y|en|do|kri|no|pa|thie *f*: Erkrankung mehrerer endokriner Drüsen; Ⓔ *polyendocrinopathy*

Pol|y|en|fett|säu|re *f*: →*Polyensäure*

Pol|y|en|säu|re *f*: *Syn: Polyenfettsäure*; mehrfach ungesättigte Fettsäure; Ⓔ *polyenoic fatty acid, polyunsaturated fatty acid*

Pol|y|fruc|to|se *f*: *Syn: Fruktosan, Fructosan, Levulan, Laevulan*; aus Fructose*-Einheiten aufgebautes Polysaccharid*; Ⓔ *polyfructose*

Pol|y|ga|lak|tie *f*: *Syn: Hypergalaktie*; übermäßige Milchsekretion; Ⓔ *polygalactia*

pol|y|gan|gli|o|när *adj*: mehrere Ganglien betreffend; Ⓔ *polyganglionic*

Pol|y|ge|mi|nie *f*: Herzrhythmusstörung mit variabler

Zahl von Extrasystolen; Ⓔ *polygeminy*

pol|ly|gen *adj*: ***Syn:*** *polygenisch*; Polygenie betreffend; Ⓔ *polygenic*

Pol|ly|ge|nie *f*: Beteiligung mehrerer Gene an der Ausbildung eines Phänotyps; Ⓔ *polygenia, polygeny*

pol|ly|ge|nisch *adj*: →*polygen*

pol|ly|glan|du|lär *adj*: ***Syn:*** *multiglandulär, pluriglandulär*; mehrere Drüsen/Glandulae betreffend; Ⓔ *polyadenous, polyglandular, pluriglandular*

Pol|ly|glo|bu|lie *f*: ***Syn:*** *Hyperglobulie*; Vermehrung der roten Blutkörperchen im peripherem Blut; Ⓔ *hyperglobulia, hyperglobulism*

Pol|ly|graf, -graph *m*: Gerät zur Polygrafie*; Ⓔ *polygraph*

Pol|ly|gra|fie, -gra|phie *f*: simultane Aufzeichnung mehrerer biophysiologischer Parameter; Ⓔ *polygraphy*

Pol|ly|gramm *nt*: bei der Polygrafie* erhaltene grafische Darstellung; Ⓔ *polygram*

Pol|ly|gy|rie *f*: ***Syn:*** *Polymikrogyrie*; Entwicklungsanomalie des Gehirns mit Ausbildung zahlreicher kleiner Hirnwindungen; Ⓔ *polygyria*

Pol|ly|he|xo|se *f*: aus Hexose*-Einheiten aufgebautes Polysaccharid*; Ⓔ *polyhexose*

Pol|ly|hid|ro|se *f*: ***Syn:*** *übermäßiges Schwitzen, Hyperhidrose, Hyperhidrosis, Hyperidrosis, Polyhidrosis, Polyidrosis*; vermehrte Schweißsekretion unterschiedlicher Genese; zum Teil konstitutionell bedingt, zum Teil symptomatisch bei endokrinen oder neurologischen Störungen; Ⓔ *polyhidrosis, polyidrosis, hyperhidrosis, hyperidrosis, hyperephidrosis, sudorrhea*

pol|ly|hid|ro|tisch *adj*: ***Syn:*** *hyperhidrotisch*; Polyhidrose betreffend, von ihr betroffen oder gekennzeichnet; Ⓔ *relating to or marked by polyhidrosis, polyhidrotic, hyperhidrotic*

Pol|ly|hy|dram|nie *f*: →*Polyhydramnion*

Pol|ly|hy|dram|ni|on *nt*: ***Syn:*** *Polyhydramnie, Hydramnion*; übermäßige Fruchtwassermenge; Ⓔ *polyhydramnios*

Pol|ly|hy|per|me|nor|rhoe *f, pl* **-rho|en**: zu häufige und zu starke Menstruationsblutung; Ⓔ *polyhypermenorrhea*

Pol|ly|hy|po|me|nor|rhoe *f, pl* **-rho|en**: zu häufige und zu schwache Menstruationsblutung; Ⓔ *polyhypomenorrhea*

Pol|ly|i|dro|sis *f, pl* **-ses**: →*Polyhidrose*

Pol|ly|ka|ry|o|zyt *m*: vielkernige Riesenzelle; Ⓔ *polykaryocyte, pleokaryocyte, pleocaryocyte*

pol|ly|klo|nal *adj*: aus vielen Klonen (bestehend); Ⓔ *polyclonal*

Pol|ly|ko|rie *f*: Vorkommen überzähliger Pupillen; Ⓔ *polycoria*

pol|ly|krot *adj*: ***Syn:*** *mehrgipfelig*; Polykrotie betreffend; Ⓔ *polycrotic*

Pol|ly|mas|tie *f*: ***Syn:*** *akzessorische Mammae, Mammae accessoriae*; Vorkommen zusätzlicher Brustdrüsen; Ⓔ *polymastia, polymasty, pleomastia, pleomazia, multimammae, hypermastia*

Pol|ly|me|lie *f*: Vorkommen überzähliger Gliedmaßen; Ⓔ *polymelia, polymely*

Pol|ly|me|nor|rhoe *f, pl* **-rho|en**: zu häufige Menstruationsblutung; Ⓔ *polymenorrhea, polymenia, plurimenorrhea*

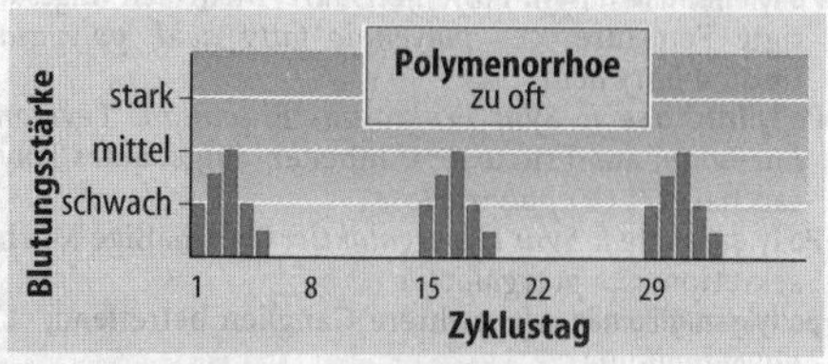

Abb. 74. Polymenorrhoe

Pol|ly|mer *nt*: aus Einzelmolekülen [Monomere] zusammengesetztes Makromolekül; Ⓔ *polymer, polymerid*

pol|ly|mer *adj*: durch Polymerisation entstanden, auf Polymerisation beruhend, die Eigenschaften eines Polymers habend; Ⓔ *polymeric*

Pol|ly|me|ra|se|ket|ten|re|ak|ti|on *f*: Verfahren der Gentechnologie, bei der bereits synthetisierte DNA-Abschnitte als Matrize dienen; Ⓔ *polymerase chain reaction*

Pol|ly|me|rie *f*: Vorkommen überzähliger Organe oder Körperteile; Ⓔ *polymeria*

Pol|ly|me|ri|sa|ti|on *f*: Bildung eines Polymers aus Monomeren; Ⓔ *polymerization*

Pol|ly|mi|kro|gy|rie *f*: →*Polygyrie*

Pol|ly|mor|bi|di|tät *f*: ***Syn:*** *Mehrfacherkrankung, Polypathie, Multimorbidität*; Vorkommen mehrerer Erkrankungen bei einem Patienten; Ⓔ *polymorbidity*

pol|ly|morph *adj*: ***Syn:*** *multiform, mehrgestaltig, vielförmig, vielgestaltig, multimorph, pleomorph*; in vielen Erscheinungsformen/Gestalten vorkommend; Ⓔ *polymorphic, polymorphous, pleomorphic, pleomorphous, multiform*

Pol|ly|mor|phie *f*: →*Polymorphismus*

Pol|ly|mor|phis|mus *m*: ***Syn:*** *Polymorphie*; Vielförmigkeit, Vielgestaltigkeit von Zellen oder Chromosomen; Ⓔ *pleomorphism, polymorphism*

pol|ly|morph|ker|nig *adj*: mit vielgestaltigem Kern; Ⓔ *polymorphonuclear*

pol|ly|morph|zel|lig *adj*: aus unterschiedlichen Zellen bestehend; Ⓔ *polymorphocellular*

Pol|ly|my|al|gia rheu|ma|ti|ca *f*: ätiologisch ungeklärte Muskelerkrankung, die vorwiegend ältere Patienten befällt; der Verlauf ist von nächtlichen und morgendlichen Muskelschmerzen und Muskelsteifigkeit gekennzeichnet; Ⓔ *polymyalgia rheumatica*

Pol|ly|my|al|gie *f*: Schmerzen in mehreren Muskeln; Ⓔ *pain in several muscles, polymyalgia*

Pol|ly|my|o|pa|thie *f*: Erkrankung mehrerer Muskeln; Ⓔ *polymyopathy*

Pol|ly|my|o|si|tis *f, pl* **-ti|den**: Entzündung mehrerer Muskeln oder Muskelgruppen; Ⓔ *polymyositis, multiple myositis*

pol|ly|my|o|si|tisch *adj*: Polymyositis betreffend, von ihr betroffen oder gekennzeichnet; Ⓔ *relating to or marked by polymyositis*

Pol|ly|my|xi|ne *pl*: Peptidantibiotika mit Wirkung gegen gramnegative Keime; Ⓔ *polymyxins*

Polymyxin E: ***Syn:*** *Colistin*; von **Bacillus colistinus** und **Bacillus polymyxa** gebildetes Antibiotikum mit Wirkung gegen gramnegative Bakterien; Ⓔ *colistin, colimycin, polymyxin E*

Pol|ly|neur|al|gie *f*: mehrere Nerven betreffende Neuralgie*; Ⓔ *polyneuralgia*

Pol|ly|neu|ri|tis *f, pl* **-ti|den**: Entzündung mehrerer peripherer Nerven oder Hirnnerven; Ⓔ *multiple neuritis, polyneuritis, disseminated neuritis*

pol|ly|neu|ri|tisch *adj*: Polyneuritis betreffend, von ihr betroffen oder gekennzeichnet; Ⓔ *relating to or suffering from polyneuritis, polyneuritic*

Pol|ly|neu|ro|my|o|si|tis *f, pl* **-ti|den**: Entzündung mehrerer Nerven und Muskeln; Ⓔ *polyneuromyositis*

pol|ly|neu|ro|my|o|si|tisch *adj*: Polyneuromyositis betreffend, von ihr betroffen oder gekennzeichnet; Ⓔ *relating to or marked by polyneuromyositis*

Pol|ly|neu|ro|ni|tis *f, pl* **-ti|den**: Entzündung mehrerer Nervenzellgruppen; Ⓔ *polyneuronitis*

pol|ly|neu|ro|ni|tisch *adj*: Polyneuronitis betreffend, von ihr betroffen oder gekennzeichnet; Ⓔ *relating to or marked by polyneuronitis*

Pol|ly|neu|ro|pa|thie *f*: Erkrankung mehrerer Nerven; Ⓔ *polyneuropathy*

Pol|ly|neu|ro|ra|di|ku|li|tis *f, pl* **-ti|den**: mehrere Spinalnerven und Spinalnervenwurzeln betreffende Entzündung; oft gleichsetzt mit Polyradikuloneuritis*; Ⓔ *polyneuroradiculitis*

Po|ly|nu|cle|o|tid *nt*: aus Nucleotiden bestehendes Polymer; Nucleinsäure; Ⓔ *polynucleotide*

Po|ly|nu|cle|o|tid|li|ga|se *f*: ***Syn:*** *DNA-Ligase, DNS-Ligase, Polydesoxyribonucleotidsynthase (ATP)*; Enzym, das die Bildung der Phosphodiesterbindung bei der DNA-Synthese katalysiert; Ⓔ *polynucleotide ligase*

po|ly|nu|kle|är *adj*: ***Syn:*** *vielkernig, mehrkernig, multinukleär, multinuklear*; viele Kerne/Nuclei enthaltend; Ⓔ *multinuclear, multinucleate, plurinuclear, polynuclear, polynucleate, polynucleated*

Po|ly|o|ma|vi|rus *nt, pl* **-ren**: ***Syn:*** *Miopapovavirus*; Gattung onkogener DNA-Viren, die bei Wirbeltieren und Menschen Tumoren verursachen können; Ⓔ *polyomavirus, miopapovavirus, Polyoma virus*

Po|ly|o|ny|chie *f*: Vorkommen überzähliger Finger- oder Zehennägel; Ⓔ *polyonychia, polyunguia*

Po|ly|o|pie *f*: →*Polyopsie*

Po|ly|op|sie *f*: ***Syn:*** *Polyopie*; Mehrfachsehen; Ⓔ *multiple vision, polyopia, polyopsia, polyopy*

Po|ly|or|chi|die *f*: ***Syn:*** *Polyorchie*; Vorkommen überzähliger Hoden; Ⓔ *polyorchidism, polyorchism*

Po|ly|or|chie *f*: →*Polyorchidie*

po|ly|os|to|tisch *adj*: mehrere Knochen betreffend; Ⓔ *relating to or affecting many bones, polyostotic*

Po|ly|o|tie *f*: Vorkommen überzähliger Ohrmuscheln; Ⓔ *polyotia*

po|ly|o|vu|lär *adj*: mehr als ein Ei/Ovum enthaltend, aus mehr als einem Ei entstanden; Ⓔ *polyovular, polyzygotic*

Po|ly|o|vu|la|ti|on *f*: gleichzeitige Ovulation* mehrerer Eier; kann zu Mehrlingsschwangerschaft führen; Ⓔ *polyovulation*

Po|lyp *m*: ***Syn:*** *Polypus*; gutartiger, gestielter Schleimhauttumor; Ⓔ *polyp, polypus*

Po|ly|pa|pil|lo|ma tro|pi|cum *nt*: →*Frambösie*

Po|ly|pa|thie *f*: ***Syn:*** *Mehrfachleiden, Mehrfacherkrankung, Polymorbidität, Multimorbidität*; gleichzeitiges Vorkommen mehrerer Erkrankungen bei einem Patienten; Ⓔ *polypathia*

Po|ly|pek|to|mie *f*: Polypenabtragung, Polypenentfernung; Ⓔ *polypectomy*

Po|ly|pep|tid *nt*: Peptid aus mehr als 10 Aminosäuren; Ⓔ *polypeptide*

Po|ly|pep|tid|ä|mie *f*: ***Syn:*** *Hyperpolypeptidämie*; erhöhter Polypeptidgehalt des Blutes; Ⓔ *polypeptidemia, hyperpolypeptidemia*

Po|ly|pep|tid|hor|mon *nt*: ***Syn:*** *Proteohormon*; aus Aminosäuren aufgebautes Hormon*; Ⓔ *polypeptide hormone, proteohormone*

Po|ly|pe|ri|os|ti|tis *f, pl* **-ti|ti|den**: Entzündung der Knochenhaut mehrerer Knochen; Ⓔ *polyperiostitis*

po|ly|pe|ri|os|ti|tisch *adj*: Polyperiostitis betreffend, von ihr betroffen oder gekennzeichnet; Ⓔ *relating to or marked by polyperiostitis*

Po|ly|pha|gie *f*: krankhafte Gefräßigkeit; Ⓔ *excessive eating, polyphagia*

Po|ly|pha|lan|gie *f*: ***Syn:*** *Vielgliedrigkeit, Hyperphalangie*; Vorkommen überzähliger Finger- oder Zehenglieder; Ⓔ *hyperphalangia, hyperphalangism, polyphalangia, polyphalangism*

po|ly|phän *adj*: ***Syn:*** *pleiotrop*; Polyphänie betreffend, auf ihr beruhend; Ⓔ *relating to or characterized by pleiotropy, pleiotropic, polyphenic*

Po|ly|phä|nie *f*: ***Syn:*** *Pleiotropie*; Kontrolle mehrerer phänotypischer Merkmale durch ein Gen; Ⓔ *pleiotropy, pleiotropia, pleiotropism*

po|ly|phob *adj*: Polyphobie betreffend, durch sie gekennzeichnet; Ⓔ *relating to or marked by polyphobia, polyphobic*

Po|ly|pho|bie *f*: krankhafte Angst vor mehreren Gegenständen, Situationen usw.; Ⓔ *irrational fear of many things, polyphobia*

Po|ly|phra|sie *f*: ***Syn:*** *Redesucht, Zungendelirium, Logorrhö*; bei verschiedenen Psychosen auftretender ungehemmter Redefluss; Ⓔ *polyphrasia, extreme talkativeness, logorrhea, lalorrhea*

Po|ly|ple|gie *f*: Lähmung mehrerer Muskeln; Ⓔ *polyplegia*

po|ly|plo|id *adj*: Polyploidie betreffend, mehr als zwei Chromosomensätze besitzend; Ⓔ *polyploid, polypiform*

Po|ly|plo|i|die *f*: Vorhandensein von mehr als zwei vollständigen Chromosomensätzen; Ⓔ *polyploidy*

Po|ly|po|die *f*: Fehlbildung mit mehr als zwei Füßen; Ⓔ *polypodia*

po|ly|po|id *adj*: →*polypös*

po|ly|pös *adj*: ***Syn:*** *polypoid*; Polyp(en) betreffend, in Polypenform, polypenartig, polypenähnlich, polypenförmig; Ⓔ *polypoid, polypous, polypiform*

Po|ly|po|se *f*: ***Syn:*** *Polyposis*; Vorkommen multipler Polypen; Ⓔ *polyposis*

entzündliche Polypose: ***Syn:*** *Pseudopolyposis*; durch eine entzündliche Schleimhautwucherung vorgetäuschtes Vorkommen multipler Polypen; Ⓔ *pseudopolyposis*

familiäre Polypose: ***Syn:*** *Polyposis familiaris, Adenomatosis coli*; mit einem hohen Entartungsrisiko [70–100 %] behaftete, familiäre Adenomatose* mit Ausbildung zahlreicher Dickdarmpolypen; Ⓔ *adenomatosis of the colon, adenomatous polyposis coli, multiple familial polyposis, familial polyposis syndrome, familial intestinal polyposis, familial polyposis*

gastrointestinale Polypose: ***Syn:*** *Polyposis intestinalis*; meist erbliche Polypose des Gastrointestinaltrakts mit multiplen Schleimhautpolypen; Ⓔ *intestinal polyposis, small bowel polyposis*

Po|ly|po|sis *f, pl* **-ses**: →*Polypose*

Polyposis familiaris: →*familiäre Polypose*

Polyposis gastrici: ***Syn:*** *Polyposis ventriculi*; den Magen betreffende Polypose; Ⓔ *gastric polyposis*

Polyposis intestinalis: ***Syn:*** *gastrointestinale Polypose*; meist erbliche Polypose des Gastrointestinaltrakts mit multiplen Schleimhautpolypen; Ⓔ *intestinal polyposis, small bowel polyposis*

Polyposis intestini Peutz-Jeghers: ***Syn:*** *Peutz-Jeghers-Syndrom, Pigmentfleckenpolypose, Lentigopolypose, Hutchinson-Weber-Peutz-Syndrom*; autosomal-dominantes Syndrom mit Pigmentflecken [Lentigo*] und Dünndarmpolypen; Ⓔ *Peutz' syndrome, Peutz-Jeghers intestinal polyposis, Peutz-Jeghers syndrome*

Polyposis ventriculi: →*Polyposis gastrici*

Po|ly|prag|ma|sie *f*: gleichzeitige Verabreichung mehrerer Arzneimittel; Ⓔ *polypharmacy, polypragmasy*

Po|ly|pus *m*: →*Polyp*

Po|ly|ra|di|ku|li|tis *f, pl* **-ti|den**: Entzündung mehrerer Spinalnervenwurzeln; Ⓔ *inflammation of the nerve roots, polyradiculitis*

po|ly|ra|di|ku|li|tisch *adj*: Polyradikulitis betreffend, von ihr betroffen oder gekennzeichnet; Ⓔ *relating to or marked by polyradiculitis*

Po|ly|ra|di|ku|lo|neu|ri|tis *f, pl* **-ti|den**: ***Syn:*** *Guillain-Barré-Syndrom, Radikuloneuritis, Neuronitis*; meist im Anschluss an einen Virusinfekt auftretende, aufsteigende motorische Lähmung mit guter Prognose; Ⓔ *Guillain-Barré syndrome, Guillain-Barré polyneuritis, Barré-Guillain syndrome, polyradiculoneuritis, polyradiculoneuropathy, postinfectious polyneuritis, neuronitis, idiopathic polyneuritis, infective polyneuritis, radiculoneuritis, acute ascending spinal paralysis, acute postinfectious polyneuropathy, acute febrile polyneuritis, encephalomyeloradiculoneuritis*

Po|ly|ri|bo|som *nt*: ***Syn:*** *Polysom, Ergosom*; aus mehreren

Ribosomen und einem Molekül Messenger-RNA bestehender aktiver Eiweißsynthesekomplex der Zelle; Ⓔ *polyribosome, polysome, ergosome*

Pollylrlhoe *f, pl* **-rholen**: übermäßige Flüssigkeitsausscheidung; Ⓔ *polyrrhea*

Pollylsaclchalrid *nt*: hochmolekulares Kohlenhydrat*; Ⓔ *polysaccharide, polysaccharose*

Pollylselmie *f*: *Syn: Polyspermie*; erhöhte Ejakulatmenge; Ⓔ *polyspermia, polyspermism*

Pollylselriltis *f, pl* **-tilden**: →*Polyserositis*

pollylselriltisch *adj*: →*polyserositisch*

Pollylselrolsiltis *f, pl* **-tilden**: *Syn: Polyseritis*; Entzündung mehrerer seröser Häute; Ⓔ *polyserositis, multiple serositis*

familiäre rekurrente Polyserositis: *Syn: familiäres Mittelmeerfieber*; zu Nierenamyloidose führende, rezidivierende Entzündung seröser Häute [Pleura*, Peritoneum*] ungeklärter Ätiologie; Ⓔ *familial recurrent polyserositis, benign paroxysmal peritonitis, familial Mediterranean fever, Mediterranean fever, recurrent polyserositis, familial paroxysmal polyserositis, periodic polyserositis, periodic peritonitis*

pollylselrolsiltisch *adj*: *Syn: polyseritisch*; Polyserositis betreffend, von ihr betroffen oder gekennzeichnet; Ⓔ *relating to or marked by polyserositis*

Pollylsilalilie *f*: *Syn: Ptyalismus*; vermehrter Speichelfluss; Ⓔ *ptyalism, ptyalorrhea, polysialia, sialism, sialismus, sialorrhea, sialosis, hygrostomia, hyperptyalism, hypersalivation*

Pollylsilnulsiltis *f, pl* **-tilden**: Entzündung mehrerer Nasennebenhöhlen; Ⓔ *polysinusitis, polysinuitis*

pollylsilnulsiltisch *adj*: Polysinusitis betreffend, von ihr betroffen oder gekennzeichnet; Ⓔ *relating to or marked by polysinusitis*

Pollylsklelraldelniltis *f, pl* **-tilden**: zu Verhärtung führende Entzündung mehrerer Lymphknoten; Ⓔ *polyscleradenitis*

pollylsklelraldelniltisch *adj*: Polyskleradenitis betreffend, von ihr betroffen oder gekennzeichnet; Ⓔ *relating to or marked by polyscleradenitis*

Pollylsklelrolse *f*: *Syn: multiple Sklerose, Sclerosis multiplex, Encephalomyelitis disseminata*; chronisch-progrediente, in Schüben verlaufende, demyelinisierende Erkrankung unklarer Genese (Slow-virus-Infektion*, Autoimmunkrankheit*?); Ⓔ *multiple sclerosis, disseminated sclerosis, focal sclerosis, insular sclerosis*

Pollylsom *nt*: →*Polyribosom*

Pollylsolmie *f*: Vorkommen überzähliger Chromosomen im Genom; Ⓔ *polysomy*

Pollylsperlmie *f*: **1.** Eindringen vom mehr als einem Spermium in das Ei **2.** *Syn: Polysemie*; erhöhte Ejakulatmenge **3.** *Syn: Polyzoospermie*; Erhöhung der Samenzellen im Sperma **4.** *Syn: Spermatorrhoe, Samenfluss*; unwillkürlicher Samenausfluss; Ⓔ **1.** *polyspermia, polyspermism, polyspermy* **2.** *polyspermia, polyspermism* **3.** *polyspermia, polyspermism* **4.** *spermatorrhea, polyspermia, polyspermism, gonacratia*

Pollylsplelnie *f*: angeborenes Vorkommen von zwei oder mehreren Milzen; Ⓔ *polysplenia*

posttraumatische Polysplenie: *Syn: Splenose*; klinisch meist asymptomatisch verlaufende Versprengung von Milzgewebe im Bauchraum und/oder Thorax; entsteht durch traumatische Milzruptur oder als Folge von chirurgischen Eingriffen; Ⓔ *splenosis*

Pollylstilchilalsis *f, pl* **-ses**: angeborene Fehlbildung der Wimpern mit mehreren Wimpernreihen; Ⓔ *polystichia*

pollylsylnapltisch *adj*: *Syn: multisynaptisch*; mehrere Synapsen umfassend; Ⓔ *polysynaptic, multisynaptic*

Pollylsynldakltylie *f*: Polydaktylie* mit Verwachsung der Finger oder Zehen; Ⓔ *polysyndactyly*

Pollylsynlolviltis *f, pl* **-tilden**: mehrere Gelenke betreffende Synovitis*; Ⓔ *polysynovitis*

pollylsynlolviltisch *adj*: Polysynovitis betreffend, von ihr betroffen oder gekennzeichnet; Ⓔ *relating to or marked by polysynovitis*

Pollyltenldilniltis *f, pl* **-tilden**: mehrere Sehnen betreffende Entzündung; Ⓔ *polytendinitis*

pollyltenldilniltisch *adj*: Polytendinitis betreffend, von ihr betroffen oder gekennzeichnet; Ⓔ *relating to or marked by polytendinitis*

Pollyltenldilnolburlsiltis *f, pl* **-tilden**: →*Polytenosynovitis*

Pollyltelnolsynlolviltis *f, pl* **-tilden**: *Syn: Polytendinobursitis*; mehrere Sehnen und Schleimbeutel betreffende Entzündung; Ⓔ *polytenosynovitis*

pollyltelnolsynlolviltisch *adj*: Polytenosynovitis betreffend, von ihr betroffen oder gekennzeichnet; Ⓔ *relating to or marked by polytenosynovitis*

Pollylthellie *f*: *Syn: Hyperthelie*; überzählige Brustwarzen; Ⓔ *polythelia, polythelism, hyperthelia, accessory nipples, supernumerary nipples*

Pollyltolmolgralfie, -gralphie *f*: Tomografie* in mehreren Ebenen; Ⓔ *polytomography*

pollyltolmolgralfisch *adj*: Polytomografie betreffend, mittels Polytomografie; Ⓔ *relating to polytomography, polytomographic*

Pollyltolmolgramm *nt*: bei der Polytomografie* erhaltene Aufnahme; Ⓔ *polytomogram*

pollyltop *adj*: an mehreren Stellen vorkommend; Ⓔ *polytopic*

Pollyltolxilkolmalnie *f*: gleichzeitige Abhängigkeit von mehreren Suchtmitteln; Ⓔ *multiple drug dependence*

Pollyltraulma *nt*: Mehrfachverletzung, bei der eine Verletzung oder eine Kombination mehrere Verletzungen lebensbedrohlich ist; Ⓔ *multiple injuries, multiple trauma*

Pollyltrilchie *f*: *Syn: Hypertrichie, Hypertrichose*; übermäßige Behaarung; Ⓔ *excessive hairness, polytrichia, polytrichosis*

Pollylulrie *f*: übermäßige Harnausscheidung; Ⓔ *polyuria, hydruria, hydrouria*

pollylulrisch *adj*: Polyurie betreffend, von ihr betroffen oder gekennzeichnet, durch sie bedingt; Ⓔ *hydruric, polyuric*

pollylvallent *adj*: *Syn: mehrwertig, multivalent*; mit mehreren Valenzen; Ⓔ *polyvalent, multivalent*

Pollylvallenz *f*: Mehrwertigkeit, Vielwertigkeit; Ⓔ *polyvalence*

Pollylvaslkulliltis *f, pl* **-tilden**: *Syn: Polyangiitis*; Entzündung mehrerer Blut- oder Lymphgefäße; Ⓔ *polyangiitis*

pollylvaslkulliltisch *adj*: *Syn: polyangiitisch*; Polyvaskulitis betreffend, von ihr betroffen oder gekennzeichnet; Ⓔ *relating to or marked by polyangiitis*

pollylzelllullär *adj*: *Syn: vielzellig, multizellulär*; aus vielen Zellen bestehend; Ⓔ *polycellular*

pollylzenltrisch *adj*: mehrere Zentren besitzend; Ⓔ *polycentric, multicentric*

Pollylzololsperlmie *f*: *Syn: Polyspermie*; Erhöhung der Samenzellzahl im Sperma; Ⓔ *polyspermia, polyspermism*

pollylzysltisch *adj*: aus mehreren Zysten bestehend; Ⓔ *polycystic, multicystic*

Pollylzytlhälmie *f*: →*Polycythaemia*

Pompe-Krankheit *f*: *Syn: generalisierte maligne Glykogenose, Glykogenose Typ II*; autosomal-rezessiv vererbter Mangel an lysosomaler α-1,4-Glucosidase mit Glykogeneinlagerung in Muskeln, Leber, Herz, Milz, Lunge und ZNS; klinisch gibt es drei Verlaufsformen, **frühinfantile, spätinfantile** und **adulte Form**, die alle tödlich verlaufen; Ⓔ *Pompe's disease, generalized glycogenosis, α-1,4-glucosidase deficiency, acid-maltase deficiency, type II glycogen storage disease*

Pomlphollyx *f*: *Syn: Dysidrose, Dyshidrosis, Dysidrosis, Dyshidrose, dyshidrotisches Ekzem, Dyshidrose-Syn-*

drom; mit klaren, intraepidermalen Bläschen an Händen und Fußsohlen einhergehende Dermatose* unterschiedlicher Ätiologie [u.a. endogenes Ekzem*, Kontaktekzem*]; Ⓔ *dyshidrosis, dyshidria, dyshydrosis, dysidria, dysidrosis, pompholyx*

Pons *m*: Brücke; Teil des Mittelhirn; Ⓔ *pons, bridge of Varolius*

Pontiac-Fieber *nt*: durch Legionella*-Species verursachte fieberhafte Erkrankung der Atemwege; Ⓔ *Pontiac fever*

pon|tin *adj*: Brücke/Pons cerebri betreffend; Ⓔ *relating to the pons, pontine, pontil, pontile*

Ponto-, ponto- *präf.*: Wortelement mit der Bedeutung „Brücke/Pons"; Ⓔ *pontine, pontil, pontile, ponto-*

pon|to|bul|bär *adj*: →*pontomedullär*

pon|to|me|dul|lär *adj*: *Syn: pontobulbär*; Brücke und Markhirn/Medulla oblongata betreffend oder verbindend; Ⓔ *relating to both pons and medulla oblongata, pontomedullary*

pon|to|me|sen|ze|phal *adj*: Brücke und Mittelhirn/Mesenzephalon betreffend oder verbindend; Ⓔ *relating to both pons and mesencephalon, pontomesencephalic*

pon|to|ze|re|bel|lar *adj*: *Syn: pontozerebellär*; Brücke und Kleinhirn/Zerebellum betreffend oder verbindend; Ⓔ *pontocerebellar*

Pool|plas|ma *nt*: Mischplasma von verschiedenen Spendern; Ⓔ *pool plasma*

Pop|les *m, pl* **Pop|li|tes**: Kniekehle, Kniebeuge; Ⓔ *poplitea fossa, poples*

pop|li|te|al *adj*: Kniekehle/Fossa poplitea betreffend; Ⓔ *relating to the politeal fossa, popliteal*

Po|pu|la|ti|on *f*: Bevölkerung; Bevölkerungszahl, Einwohnerzahl; Ⓔ *population*

Por|a|de|ni|tis *f, pl* **-ti|den**: Entzündung der Leistenlymphknoten; Ⓔ *poradenitis, poradenia*

Poradenitis inguinalis: *Syn: Morbus Durand-Nicolas-Favre, klimatischer Bubo, vierte Geschlechtskrankheit, Lymphogranuloma inguinale/venereum, Lymphopathia venerea*; durch Chlamydia* trachomatis hervorgerufene Geschlechtskrankheit*; kennzeichnend ist die ausgeprägte Schwellung der Leistenlymphknoten; Ⓔ *lymphogranuloma venereum, lymphogranuloma inguinale, lymphopathia venereum, Durand-Nicolas-Favre disease, Favre-Durand-Nicolas disease, Favre-Nicolas-Durand disease, Frei's disease, Nicolas-Favre disease, poradenolymphitis, poradenitis nostras, poradenitis venerea, fifth venereal disease, fourth venereal disease, sixth venereal disease, tropical bubo, pudendal ulcer, climatic bubo, donovanosis*

por|a|de|ni|tisch *adj*: Poradenitis betreffend, von ihr betroffen oder gekennzeichnet; Ⓔ *relating to or marked by poradenitis*

Po|re *f*: Öffnung der Schweißdrüsenausführungsgänge auf der Haut, Hautpore; Ⓔ *pore, porosity, porousness*

Por|en|ze|pha|lie *f*: angeborene oder erworbene Einschmelzung von Hirngewebe mit Höhlenbildung; u.U. Entwicklung eines **Blasenhirns**; Ⓔ *cerebral porosis, porencephaly, porencephalia, perencephaly*

Por|en|ze|pha|li|tis *f, pl* **-ti|den**: zu Porenzephalie* führende Entzündung des Großhirns; Ⓔ *porencephalitis*

por|en|ze|pha|li|tisch *adj*: Porenzephalitis betreffend, von ihr betroffen oder gekennzeichnet; Ⓔ *relating to or marked by porencephalitis*

Po|ri|o|ma|nie *f*: krankhafter Wandertrieb; Ⓔ *poriomania*

Po|ro|ke|ra|to|se *f*: *Syn: Porokeratosis*; klinische Bezeichnung für Erkrankungen mit zentraler Atrophie und zentrifugaler Hyperkeratose; Ⓔ *porokeratosis*

Po|ro|ke|ra|to|sis *f, pl* **-ses**: →*Porokeratose*

Porokeratosis Mibelli: *Syn: Mibelli-Krankheit, Parakeratosis Mibelli, Parakeratosis centrifuga atrophicans, Keratoatrophodermie, Hyperkeratosis figurata centrifugata atrophicans, Hyperkeratosis concentrica, Keratodermia excentrica*; autosomal-dominante Erkrankung mit Hyperkeratose* und Porokeratose* der Haut von Extremitäten und Gesicht; Ⓔ *Mibelli's disease, porokeratosis of Mibelli, keratoatrophoderma*

po|ro|ke|ra|to|tisch *adj*: Porokeratose betreffend, von ihr betroffen oder gekennzeichnet, durch sie bedingt; Ⓔ *relating to or affected with porokeratosis, porokeratotic*

Po|rom *nt*: Verhornung, Hornschwiele; Ⓔ *poroma, callus, callosity*

follikuläres Porom: *Syn: Akrotrichom, invertierte follikuläre Keratose, Keratosis follicularis inversa*; gehäuft ältere Männer betreffende Keratose* mit nach innen wachsenden, gutartigen follikulären Tumoren; Ⓔ *inverted follicular keratosis*

Po|ro|se *f*: **1.** *Syn: Porosis*; entzündliche Gewebeverhärtung, Kallusbildung **2.** *Syn: Porosis*; Höhlen- oder Kavernenbildung; Ⓔ **1.** *porosis, porosity* **2.** *porosis, porosity*

Po|ro|sper|mo|sis cu|ta|nea *f*: →*Porospermosis follicularis vegetans*

Po|ro|sper|mo|sis fol|li|cu|la|ris ve|ge|tans *f*: *Syn: Darier-Krankheit, Dyskeratosis follicularis vegetans, Porospermosis cutanea, Keratosis vegetans, Dyskeratosis follicularis*; durch typische Verhornungsstörungen im Bereich von Kopf, Handflächen, Fußsohlen und Nägeln gekennzeichnete, autosomal-dominante Keratose*; Ⓔ *Darier's disease, Darier-White disease*

Por|phin *nt*: aus vier Pyrrolringen bestehender Grundkörper der Porphyrine*; Ⓔ *porphin, porphine*

Por|pho|bi|li|no|gen *nt*: Zwischenstufe bei der Porphyrinsynthese; Ⓔ *porphobilinogen*

Por|pho|bi|li|no|gen|u|rie *f*: Porphobilinogenausscheidung im Harn; Ⓔ *porphobilinogenuria*

Por|phy|ria *f*: →*Porphyrie*

Porphyria acuta intermittens: *Syn: akute intermittierende Porphyrie, schwedischer Typ der Porphyrie*; meist erst nach der Pubertät auftretende, angeborene erythrohepatische Porphyrie; Ⓔ *pyrroloporphyria, Swedish genetic porphyria, acute intermittent porphyria, acute porphyria*

Porphyria congenita Günther: →*kongenitale erythropoetische Porphyrie*

Porphyria cutanea tarda: *Syn: chronische hepatische Porphyrie*; angeborene oder erworbene Porphyrie, die meist erst im Alter als Lichtdermatose in Erscheinung tritt; Ⓔ *symptomatic porphyria, hepatic-cutaneous porphyria, urocoproporphyria*

Porphyria erythrohepatica: →*erythrohepatische Porphyrie*

Porphyria erythropoietica congenita: →*kongenitale erythropoetische Porphyrie*

Porphyria hepatica: →*hepatische Porphyrie*

Porphyria variegata: *Syn: gemischte hepatische Porphyrie, gemischte Porphyrie, südafrikanische genetische Porphyrie, (hereditäre) Protokoproporphyrie*; autosomal-dominante Porphyrie, bei der es zur Ausscheidung von Koproporphyrin in Stuhl und Harn kommt; Ⓔ *mixed porphyria, variegate porphyria, South African genetic porphyria*

Por|phy|rie *f*: *Syn: Porphyria*; angeborene oder erworbene Störung der Porphyrinsynthese, die zur Anreicherung und vermehrten Ausscheidung von Porphyrinen und ihrer Vorstufen führt; Ⓔ *porphyria, porphyrism, hematoporphyria*

akute intermittierende Porphyrie: →*Porphyria acuta intermittens*

chronische hepatische Porphyrie: →*Porphyria cutanea tarda*

erythrohepatische Porphyrie: *Syn: Porphyria erythrohepatica*; angeborene Porphyrie mit ausgeprägter Lichtdermatose und milder hämolytischer Anämie;

P

Ⓔ *erythrohepatic protoporphyria, erythropoietic protoporphyria*

gemischte Porphyrie: →*Porphyria variegata*

gemischte hepatische Porphyrie: →*Porphyria variegata*

hepatische Porphyrie: *Syn: Porphyria hepatica*; angeborene oder erworbene Störung der Hämsynthese in der Leber; Ⓔ *hepatic porphyria*

kongenitale erythropoetische Porphyrie: *Syn: Günther-Krankheit, Morbus Günther, Porphyria erythropoietica congenita, Porphyria congenita Günther*; autosomal-rezessive Störung der Hämsynthese mit Rotfärbung der Zähne, hämolytischer Anämie* und Splenomegalie*; Ⓔ *Günther's disease, erythropoietic uroporphyria, congenital erythropoietic porphyria, congenital photosensitive porphyria, hematoporphyria*

schwedischer Typ der Porphyrie: →*Porphyria acuta intermittens*

südafrikanische genetische Porphyrie: →*Porphyria variegata*

Por|phy|rin|ä|mie *f*: Auftreten von Porphyrin im Blut; Ⓔ *porphyrinemia*

Por|phy|ri|ne *pl*: vom Porphyrin abgeleitete Farbstoffe und ihrer Vorstufen; Ⓔ *porphyrins*

Por|phy|ri|no|pa|thie *f*: Störung des Porphyrinstoffwechsels; Ⓔ *porphyrinopathy*

Por|phy|rin|u|rie *f*: erhöhte Porphyrinausscheidung im Harn; Ⓔ *porphyrinuria, porphyruria*

Por|phy|ro|blas|ten *pl*: bei Porphyrie vermehrt auftretende Erythrozyten mit erhöhtem Porphyringehalt; Ⓔ *fluorescent erythrocytes*

Por|phy|rop|sin *nt*: Farbstoff in den Stäbchen der Retina; Ⓔ *porphyropsin*

Por|phy|ro|zyt *m*: Erythrozyt mit erhöhtem Porphyringehalt; Ⓔ *fluorescent erythrocyte*

Por|ta *f*: →*Pfortader*

Porta hepatis: *Syn: Leberhilus, Leberpforte, Leberhilum*; Ein- und Austrittsstelle der Lebergefäße und -nerven zwischen Lobus quadratus und Lobus caudatus; Ⓔ *hepatic portal, portal fissure*

por|tal *adj*: **1.** Pforte/Porta betreffend, insbesondere die Pfortader/Vena portae **2.** Leberpforte/Porta hepatis betreffend; Ⓔ **1.** *relating to a porta, portal* **2.** *relating to the porta hepatis, portal*

P

Por|tio *f, pl* **-tio|nes**: Teil, Anteil; Ⓔ *part, portion*

Portio vaginalis cervicis: *Syn: Portio*; in die Scheide hineinragender Teil des Gebärmutterhalses; Ⓔ *vaginal part of cervix uteri, vaginal part of uterus, exocervix, ectocervix*

Por|ti|o|e|ro|si|on *f*: *Syn: Erosio portionis, Erosio vera, Erosio simplex*; oberflächlicher Epitheldefekt der Portio; Ⓔ *exocervical erosion*

Por|ti|o|kap|pe *f*: *Syn: Okklusivpessar*; Pessar*, das über die Portio gestülpt wird; Ⓔ *cup pessary*

Por|ti|o|kar|zi|nom *nt*: von der Portio ausgehendes Karzinom*; Ⓔ *exocervical carcinoma*

Por|ti|o|ko|ni|sa|ti|on *f*: *Syn: Konisation, Zervixkonisation*; konusförmige Gewebeausschneidung aus der Portio* vaginalis zur Biopsieentnahme [**Konusbiopsie**] oder Therapie; Ⓔ *conization*

Por|to|gra|fie, -gra|phie *f*: Röntgenkontrastdarstellung der Pfortader; Ⓔ *portography, portal venography, portovenography*

Por|to|gramm *nt*: Röntgenkontrastaufnahme der Pfortader; Ⓔ *portogram, portovenogram*

por|to|ka|val *adj*: Pfortader und Hohlvene/Vena cava betreffend oder verbindend; Ⓔ *relating to the portal system, portosystemic, portocaval*

Port|wein|fleck *m*: *Syn: Feuermal, Gefäßmal, Weinfleck, Naevus flammeus*; großer tiefroter Gefäßnävus, der oft mit anderen Gefäßneubildungen oder -fehlbildungen assoziiert ist; Ⓔ *port-wine mark, port-wine nevus, port-wine stain, flammeous nevus, salmon patch*

Po|rus *m, pl* **-ri**: kleine Öffnung, Pore; Ⓔ *pore, porus, meatus, foramen*

Porus acusticus externus: äußere Öffnung des knöchernen Gehörgangs; Ⓔ *external acoustic pore, opening of external acoustic meatus*

Porus acusticus internus: Eingang des inneren Gehörgangs; Ⓔ *internal acoustic pore*

Porus gustatorius: Geschmackspore; Ⓔ *gustatory pore, taste pore*

Porus sudoriferus: Schweißdrüsenpore; Ⓔ *sweat pore, sudoriferous pore, pore of sweat duct*

Por|zel|lan|er|de *f*: *Syn: Argilla alba, weißer Ton, Bolus alba*; Aluminiumsilikat, das als Adsorbens verwendet wird; Ⓔ *kaolin, argilla, China clay, bolus alba*

Por|zel|lan|gal|len|bla|se *f*: Gallenblase mit verdickter und verkalkter Wand; Ⓔ *porcelain gallbladder*

Posadas-Mykose *f*: *Syn: Wüstenfieber, Wüstenrheumatismus, Talfieber, kokzidioidales Granulom, Kokzidioidomykose, Coccidioidomycose, Granuloma coccidioides*; in den USA vorkommende, akut oder chronisch verlaufende, systemische Mykose* durch Coccidioides* immitis mit Lungenbefall und hämatogener Streuung in verschiedene Organe; Ⓔ *Posadas' mycosis, Posadas-Wernicke disease, Posadas' disease, California disease, coccidioidomycosis, coccidioidosis, coccidioidal granuloma, desert fever*

Po|si|tio *f, pl* **-ti|o|nes**: Lage, Stellung, Haltung, Position; Ⓔ *position, posture*

Positio uteri: Lage der Gebärmutter im kleinen Becken; Ⓔ *position of the uterus*

Po|si|ti|vum *nt, pl* **-va**: positive Eigenschaft, positiver Sachverhalt, positiver Faktor; Ⓔ *positive*

Po|si|tron *nt*: *Syn: Antielektron*; positives Elektron; Ⓔ *positive electron, positron*

Po|si|tro|nen|e|mis|si|ons|to|mo|gra|fie, -gra|phie *f*: der Computertomografie ähnliches Verfahren, bei dem die von Positronenstrahlern abgegebenen Photonen registriert werden; Ⓔ *positron-emission tomography*

Post-, post- *präf.*: Wortelement mit der Bedeutung „nach/später/hinter"; Ⓔ *after, behind, posterior, post-*

Post|a|do|les|zenz *f*: der Zeitraum unmittelbar nach der Pubertät; Ⓔ *postadolescence*

Post|ag|gres|si|ons|stoff|wech|sel *m*: *Syn: Postaggressionssyndrom*; gesteigerter Stoffwechsel in der Phase nach einer starken Belastung [Verletzung, Operation]; Ⓔ *postaggression metabolism*

Post|ag|gres|si|ons|syn|drom *nt*: →*Postaggressionsstoffwechsel*

post|a|kut *adj*: nach dem akuten Stadium einer Krankheit (auftretend); Ⓔ *post-acute*

post|a|li|men|tär *adj*: *Syn: postprandial, postzenal, postzönal*; nach dem Essen (auftretend); Ⓔ *postprandial, postcibal*

post|an|äs|the|tisch *adj*: nach einer Narkose/Anästhesie (auftretend); Ⓔ *postanesthetic*

post|a|po|plek|tisch *adj*: nach einem apoplektischen Anfall (auftretend); Ⓔ *postapoplectic*

post|au|ral *adj*: hinter dem Ohr (liegend); Ⓔ *opisthotic*

post|au|ri|ku|lär *adj*: hinter der Ohrmuschel/Concha auricularis (liegend); Ⓔ *postauricular, retroauricular*

post|a|xi|al *adj*: hinter einer Achse (liegend); Ⓔ *postaxial*

post|bra|chi|al *adj*: auf der Rückseite des Oberarms (liegend); Ⓔ *postbrachial*

post|di|a|sto|lisch *adj*: nach der Diastole (auftretend); Ⓔ *postdiastolic*

post|diph|the|risch *adj*: nach einer Diphtherie auftretend, im Anschluss an eine Diphtherie; Ⓔ *postdiphtheric, postdiphtheritic*

post|em|bry|o|nal *adj*: nach dem Embryonalstadium (auftretend); Ⓔ *postembryonic*

post|ent|zünd|lich *adj*: nach einer Entzündung (auftretend); Ⓔ *postinflammatory*
post|en|ze|pha|li|tisch *adj*: nach einer Gehirnentzündung/Enzephalitis (auftretend); Ⓔ *postencephalitic*
post|e|pi|lep|tisch *adj*: *Syn: postiktal*; nach einem epileptischen Anfall (auftretend); Ⓔ *postepileptic*
pos|te|ri|or *adj*: *Syn: dorsal*; hinten (liegend), dorsal (liegend), hinterer; Ⓔ *posterior, dorsal*
posterior-anterior *adj*: *Syn: posteroanterior*; von hinten nach vorne (verlaufend); Ⓔ *posteroanterior*
posterior-inferior *adj*: *Syn: posteroinferior*; hinten und unten (liegend); Ⓔ *posteroinferior*
posterior-lateral *adj*: *Syn: posterolateral*; hinten und außen oder seitlich (liegend); Ⓔ *posterolateral, posteroexternal*
posterior-medial *adj*: *Syn: posteromedial*; hinten und in der Mitte (liegend); Ⓔ *posteromedial, posterointernal*
posterior-median *adj*: *Syn: posteromedian*; hinten und in der Mittellinie (liegend); Ⓔ *posteromedian*
posterior-superior *adj*: *Syn: posterosuperior*; hinten und oben (liegend); Ⓔ *posterosuperior*
Postero-, postero- *präf.*: Wortelement mit der Bedeutung „hintere/posterior"; Ⓔ *posterior, postero-*
pos|te|ro|an|te|ri|or *adj*: →*posterior-anterior*
pos|te|ro|in|fe|ri|or *adj*: →*posterior-inferior*
pos|te|ro|la|te|ral *adj*: →*posterior-lateral*
Pos|te|ro|la|te|ral|in|farkt *m*: Myokardinfarkt* der Hinter- und Seitenwand; Ⓔ *posterolateral myocardial infarction*
pos|te|ro|me|di|al *adj*: →*posterior-medial*
pos|te|ro|me|di|an *adj*: →*posterior-median*
pos|te|ro|su|pe|ri|or *adj*: →*posterior-superior*
post|ex|tra|sy|sto|lisch *adj*: nach einer Extrasystole auftretend, im Anschluss an eine Extrasystole; Ⓔ *postextrasystolic*
post|gan|gli|o|när *adj*: distal eines Ganglions (liegend); Ⓔ *postganglionic*
Post|gas|trek|to|mie|syn|drom *nt*: Oberbegriff für Symptomenkomplexe nach einer Magenentfernung, z.B. Dumpingsyndrom; Ⓔ *postgastrectomy syndrome*
post|glo|me|ru|lär *adj*: distal eines Nierenglomerulus (auftretend oder liegend); Ⓔ *postglomerular*
post|go|nor|rho|isch *adj*: nach einer Gonorrhoe auftretend, im Anschluss an eine Gonorrhoe; Ⓔ *postgonococcal*
post|hä|mor|rha|gisch *adj*: nach einer Blutung (auftretend); Ⓔ *posthemorrhagic*
post|he|mi|ple|gisch *adj*: nach einer Halbseitenlähmung/Hemiplegie (auftretend); Ⓔ *posthemiplegic*
post|he|pa|tisch *adj*: nach/hinter der Leber (auftretend oder liegend); Ⓔ *posthepatic*
post|he|pa|ti|tisch *adj*: nach einer Leberentzündung/Hepatitis (auftretend); Ⓔ *posthepatitic*
Pos|thi|tis *f, pl* **-ti|den**: *Syn: Vorhautentzündung*; Entzündung des inneren Vorhautblatts; meist zusammen mit einer Entzündung der Eichel [Balanoposthitis*]; Ⓔ *inflammation of the prepuce, posthitis, acrobystitis, acroposthitis*
pos|thi|tisch *adj*: Vorhautentzündung/Posthitis betreffend, von ihr betroffen oder gekennzeichnet; Ⓔ *relating to or marked by posthitis*
post|hum *adj*: nach dem Tod erfolgend; nach dem Tod des Vaters geboren; Ⓔ *posthumous*
post|hyp|no|tisch *adj*: nach der Hypnose (auftretend); Ⓔ *posthypnotic*
post|ik|tal *adj*: *Syn: postepileptisch*; nach einem (epileptischen) Anfall (auftretend); Ⓔ *postepileptic*
post|ik|te|risch *adj*: nach einem Ikterus (auftretend); Ⓔ *posticteric*
Post|in|farkt|syn|drom *nt*: →*Postmyokardinfarktsyndrom*
post|in|fek|ti|ös *adj*: nach einer Infektion(skrankheit) (auftretend); Ⓔ *postinfectious, postinfective*
post|is|chä|misch *adj*: nach einer Ischämie (auftretend); Ⓔ *postischemic*
Post-Kala-Azar-Dermatose *f*: *Syn: Post-Kala-Azar-Hautleishmanid, Post-Kala-Azar-Hautleishmanoid, Post-Kala-Azar dermale Leishmaniose, Post-Kala-Azar dermale Leishmanoide*; Monate bis Jahre nach Abheilung einer viszeralen Leishmaniase* auftretende hypopigmentierte, kleinknotige oder verruköse, leishmanienhaltige Herde; Ⓔ *dermal leishmanoid, post-kala-azar dermal leishmaniasis*
Post-Kala-Azar-Hautleishmanid *nt*: →*Post-Kala-Azar-Dermatose*
Post-Kala-Azar-Hautleishmanoid *nt*: →*Post-Kala-Azar-Dermatose*
post|ko|i|tal *adj*: nach dem Geschlechtsverkehr (auftretend); Ⓔ *postcoital*
post|kom|mis|su|ral *adj*: hinter einer Kommissur (liegend); Ⓔ *postcommissural*
post|kom|mo|ti|o|nell *adj*: nach einer Gehirnerschütterung/Commotio cerebri (auftretend); Ⓔ *postconcussional*
post|kon|zep|ti|o|nell *adj*: nach der Befruchtung/Konzeption (auftretend); Ⓔ *postconceptional*
post|ma|tur *adj*: (*Säugling*) viel später als zum errechneten Termin geboren, übertragen; Ⓔ *postmature*
post|mei|o|tisch *adj*: nach der Meiose (auftretend); Ⓔ *postmeiotic, postmiotic*
post|me|nin|gi|tisch *adj*: nach einer Hirnhautentzündung/Meningitis (auftretend); Ⓔ *postmeningitic*
post|me|no|pau|sal *adj*: nach der Menopause (auftretend); Ⓔ *postmenopausal*
Post|me|no|pau|se *f*: die Zeit nach der Menopause*; Ⓔ *postmenopause*
Post|me|no|pau|sen|a|tro|phie *f*: *Syn: postmenopausale Atrophie*; durch das Fehlen von Hormonen verursachte Atrophie der Haut und anderer Organe nach der Menopause*; Ⓔ *postmenopausal atrophy*
post|mens|tru|al *adj*: *Syn: postmenstruell*; nach der Monatsblutung/Menstruation; Ⓔ *postmenstrual*
Post|mens|tru|al|pha|se *f*: →*Postmenstruum*
post|mens|tru|ell *adj*: →*postmenstrual*
Post|mens|tru|um *nt*: *Syn: Postmenstrualphase*; die Zeit unmittelbar nach der Menstruation*; Ⓔ *postmenstrual stage, postmenstruum*
post|me|sen|te|ri|al *adj*: *Syn: retromesenterial*; hinter dem Mesenterium (liegend); Ⓔ *postmesenteric*
post|mi|to|tisch *adj*: nach der Mitose (auftretend); Ⓔ *postmitotic*
post|mor|tal *adj*: *Syn: post mortem*; nach dem Tode (auf- oder eintretend); Ⓔ *postmortem, after death, postmortal*
post mortem: →*postmortal*
Post|my|o|kard|in|farkt|syn|drom *nt*: *Syn: Dressler-Myokarditis, Dressler-Syndrom, Postinfarktsyndrom*; Tage bis Wochen nach einem Herzinfarkt auftretender Komplex von Brustschmerzen, Fieber, Perikarditis* und Pleuritis*; Ⓔ *postmyocardial infarction syndrome, Dressler's syndrome*
post|na|sal *adj*: hinter der Nase (liegend); Ⓔ *postnasal*
post|na|tal *adj*: *Syn: nachgeburtlich, postpartal*; nach der Geburt (eintretend); Ⓔ *postnatal*
Post|na|tal|pe|ri|o|de *f*: die Zeit nach der Geburt; Ⓔ *postnatal life*
post|ne|kro|tisch *adj*: nach der Nekrose (auftretend); Ⓔ *postnecrotic*
post|ne|o|na|tal *adj*: nach der Neugeborenenperiode (auftretend); Ⓔ *postneonatal*
post|o|pe|ra|tiv *adj*: nach einer Operation (eintretend oder auftretend); Ⓔ *postoperative, postsurgical*
post|par|tal *adj*: *Syn: post partum, postpartual, postnatal*; nach der Geburt (eintretend oder auftretend); Ⓔ *postpartal, postpartum*

P

post|par|tu|al *adj*: →*postpartal*
post partum: →*postpartal*
Postperikardiotomie-Syndrom *nt*: *Syn: Postperikardiotomie*; nach Herzoperationen auftretendes Syndrom mit Perikarditis*, Herzrhythmusstörungen, Fieber u.Ä.; Ⓔ *postpericardiotomy syndrome*
post|pneu|mo|nisch *adj*: *Syn: metapneumonisch*; nach einer Lungenentzündung/Pneumonie (auftretend); Ⓔ *postpneumonic, metapneumonic*
post|po|nie|rend *adj*: (*Symptom*) verspätet eintretend; Ⓔ *postponed*
post|pran|di|al *adj*: *Syn: postalimentär, postzenal, postzönal*; nach der Mahlzeit/Nahrungsaufnahme; Ⓔ *postprandial, postcibal*
post|pu|be|ral *adj*: →*postpubertär*
post|pu|ber|tal *adj*: →*postpubertär*
post|pu|ber|tär *adj*: *Syn: postpuberal, postpubertal*; nach der Pubertät (auftretend); Ⓔ *postpubertal, postpuberal, postpubescent*
Post|pu|ber|tät *f*: der Zeitraum unmittelbar nach der Pubertät; Ⓔ *postadolescence, postpuberty, postpubescence*
post|py|lo|risch *adj*: hinter dem Magenpförtner/Pylorus (liegend); Ⓔ *postpyloric*
post|re|nal *adj*: hinter der Niere (liegend); nach Passieren der Niere (auftretend); Ⓔ *postrenal*
Post|rhi|no|sko|pie *f*: *Syn: Epipharyngoskopie, Rhinoscopia posterior*; Nasenhöhlenspiegelung vom Nasenrachen aus; Ⓔ *posterior rhinoscopy*
Post-Splenektomiesepsis *f*: *Syn: Post-Splenektomiesepsissyndrom, OPSI-Syndrom, overwhelming post-splenectomy sepsis syndrome, overwhelming post-splenectomy infection*; durch eine Beeinträchtigung der Immunabwehr nach einer Milzentfernung auftretende akute Sepsis*, z.B. durch Pneumokokken, Meningokokken, Haemophilus influenzae; Ⓔ *overwhelming post-splenectomy sepsis, overwhelming post-splenectomy sepsis syndrome, overwhelming post-splenectomy infection*
Post-Splenektomiesepsissyndrom *f*: →*Post-Splenektomiesepsis*
post|sple|nisch *adj*: hinter der Milz/Splen (liegend); Ⓔ *postsplenic*
post|ste|no|tisch *adj*: hinter einer Stenose (liegend); Ⓔ *poststenotic*
Post|strep|to|kok|ken|glo|me|ru|lo|ne|phri|tis *f, pl* **-ti|den**: *Syn: akute/endokapilläre/exsudative/exsudativ-proliferative/postinfektiöse Glomerulonephritis*; im Anschluss an eine Streptokokkeninfektion auftretende Sekundärkrankheit durch Immunkomplexbildung; Ⓔ *poststreptococcal glomerulonephritis*
post|sy|nap|tisch *adj*: hinter einer Synapse (liegend); Ⓔ *postsynaptic*
post|throm|bo|tisch *adj*: nach einer Thrombose (auftretend); Ⓔ *post-thrombotic*
post|trans|fu|si|o|nell *adj*: nach einer (Blut-)Transfusion (auftretend); Ⓔ *posttransfusional*
Post|trans|fu|si|ons|he|pa|ti|tis *f, pl* **-ti|ti|den**: *Syn: Transfusionshepatitis*; klinische Bezeichnung für eine im Anschluss an eine Transfusion auftretende, akute Hepatitis* durch das Hepatitis-B-Virus oder Hepatitis-C-Virus; früher auch als Synonym für Hepatitis B verwendet; Ⓔ *post-transfusion hepatitis, transfusion hepatitis*
post|trau|ma|tisch *adj*: *Syn: traumatisch*; nach einem Unfall (auftretend), durch eine Verletzung hervorgerufen, als Folge eines Unfalls; Ⓔ *post-traumatic, traumatic*
pos|tu|ral *adj*: (Körper-)Haltung oder Lage betreffend; Ⓔ *relating to posture, postural*
Post|va|go|to|mie|syn|drom *nt*: nach einer Vagotomie* auftretende Verdauungsstörungen; Ⓔ *postvagotomy diarrhea*
post|vak|zi|nal *adj*: nach einer Impfung (auftretend), als Folge einer Impfung; Ⓔ *postvaccinal*
post|val|vu|lär *adj*: hinter einer Klappe/Valva (liegend); Ⓔ *postvalvular, postvalvar*
post|ze|nal *adj*: *Syn: postzönal, postalimentär, postprandial*; nach dem Essen (auftretend); Ⓔ *postprandial, postcibal*
post|zen|tral *adj*: *Syn: retrozentral*; hinter einem Zentrum (liegend); Ⓔ *postcentral*
post|zö|nal *adj*: →*postzenal*
po|tent *adj*: **1.** Potenz besitzend, zum Geschlechtsverkehr fähig; zeugungsfähig **2.** (*Arzneimittel*) wirksam, leistungsfähig, stark; Ⓔ **1.** *potent; virile* **2.** *potent*
Po|ten|tia *f*: Potenz; Wirksamkeit, Stärke, Kraft; Ⓔ *potence, potency, virility, potentia*
Potentia coeundi: Fähigkeit des Mannes, den Beischlaf auszuüben, männliche Potenz, Beischlaffähigkeit; Ⓔ *sexual, potence, potency*
Potentia concipiendi: Empfängnisfähigkeit; Ⓔ *ability to conceive*
Potentia generandi: Zeugungsfähigkeit; Ⓔ *ability to father a child*
Po|tenz *f*: Stärke, Macht, Kraft; sexuelle Potenz; Ⓔ *potence, potency; sexual potency, virile power, virility*
Po|ten|zi|al *nt*: **1.** (*physik.*) Maß für die Größe der Energie eines Körpers an einem Punkt **2.** Reserven, (Kraft-)Vorrat; Leistungsfähigkeit; (Entwicklungs-)Möglichkeit, Potenzialität; Ⓔ **1.–2.** *potential*
akustisch evoziertes Potenzial: durch akustische Reize ausgelöstes Potenzial; Ⓔ *auditory evoked potential*
evoziertes Potenzial: durch Reizung eines Rezeptor ausgelöste Potenzialänderung, die im EEG sichtbar wird; Ⓔ *evoked potential*
somatisch evoziertes Potenzial: *Syn: somatosensorisch evoziertes Potenzial*; nach Stimulation sensibler oder gemischter Nerven auftretendes Potenzial; Ⓔ *somatic evoked potential*
somatosensorisch evoziertes Potenzial: →*somatisch evoziertes Potenzial*
visuell evoziertes Potenzial: nach optischer Reizung messbares, evoziertes Potenzial; Ⓔ *visual evoked potential*
Po|to|ma|nie *f*: Trunksucht; Ⓔ *potomania*
Pott-Lähmung *f*: *Syn: Pott-Paraplegie*; Querschnittslähmung durch Rückenmarkkompression bei Wirbeltuberkulose; Ⓔ *Pott's paraplegia, Pott's paralysis*
Pott-Paraplegie *f*: →*Pott-Lähmung*
Pox|vi|ri|dae *pl*: *Syn: Pockenviren*; Familie der größten DNA-Viren; enthält u.a. Parapoxvirus* und Orthopoxvirus*; Ⓔ *pox viruses, Poxviridae*
PP-Typ *m*: *Syn: Pink puffer*; Lungenemphysematiker mit schwerer Dyspnoe*, aber nur leichter Hypoxämie und normalem Hämatokrit*; Ⓔ *pink puffer*
PP-Zellen *pl*: *s.u. Langerhans-Inseln*; Ⓔ *PP cells*
Prä-, prä- *präf.*: Wortelement mit der Bedeutung „vor/davor/voraus/vorzeitig"; Ⓔ *before, anterior, pre-, prae-*
prä|a|do|les|zent *adj*: vor der späten Kindheit/Präadoleszenz (auftretend); Ⓔ *preadolescent*
Prä|a|do|les|zenz *f*: späte Kindheit; Ⓔ *preadolescence*
Prä|al|bu|min *nt*: Transportprotein für Thyroxin*, das in der Elektrophorese vor der Albuminfraktion läuft; Ⓔ *prealbumin*
prä|a|or|tal *adj*: vor der Aorta (liegend); Ⓔ *preaortic*
Prä|ar|thro|se *f*: Bezeichnung für Gelenkveränderungen, die einer Arthrose vorausgehen; Ⓔ *prearthritic lesions*
prä|ar|thro|tisch *adj*: Präarthrose betreffend, von ihr betroffen; Ⓔ *prearthritic*
prä|au|ri|ku|lär *adj*: vor der Ohrmuschel/Aurikel (liegend); Ⓔ *preauricular*
prä|a|xi|al *adj*: vor einer Achse (liegend); Ⓔ *preaxial*

P

Prä|be|ta|li|po|pro|te|in *nt*: *Syn: Lipoprotein mit sehr geringer Dichte, very low-density lipoprotein, prä-β-Lipoprotein*; v.a. in der Leber gebildetes Lipoprotein mit hohem Triglyceridanteil; Ⓔ *prebeta-lipoprotein, very low-density lipoprotein*

Prä|cal|ci|fe|ro|le *pl*: Vitamin D-Vorstufen; Ⓔ *pre-calciferols*

prä|chi|as|mal *adj*: *Syn: prächiasmatisch, präoptisch*; vor der Sehnervenkreuzung/dem Chiasma opticum (liegend); Ⓔ *prechiasmatic*

prä|chi|as|ma|tisch *adj*: →*prächiasmal*

Prä|de|lir *nt*: Anfangsstadium des Alkoholdelirs; Ⓔ *predelirium*

Prä|den|tin *nt*: *Syn: Dentinoid, Odontoid*; unverkalkte Dentinmatrix; Ⓔ *predentin, dentinoid*

Prä|di|a|be|tes *m*: das Stadium vor Ausbruch eines klinisch manifesten Diabetes* mellitus; Ⓔ *prediabetes, preclinical diabetes*

Prä|di|a|sto|le *f*: die Phase unmittelbar vor der Diastole; Ⓔ *prediastole, peridiastole, late systole*

prä|di|a|sto|lisch *adj*: vor der Diastole (auftretend); Ⓔ *relating to the beginning of the diastole, prediastolic, peridiastolic*

Prä|dis|po|si|ti|on *f*: Veranlagung, Neigung, Empfänglichkeit, Anfälligkeit; Ⓔ *predisposition*

prä|duk|tal *adj*: vor der Mündung des Ductus Botalli (liegend); Ⓔ *preductal*

Prae-, prae- *präf*.: →*Prä-*

Prae|co|ma *nt, pl* **-malta**: →*Präkoma*

Prä|ek|lamp|sie *f*: Gestoseform mit Hypertonie, Proteinurie und Ödemen; Ⓔ *preeclampsia, preeclamptic toxemia*

prä|e|pi|glot|tisch *adj*: vor dem Kehldeckel/der Epiglottis (liegend); Ⓔ *preepiglotic*

Prä|e|pi|lep|sie *f*: *Syn: larvierte Epilepsie, bioelektrische Epilepsie, latente Epilepsie*; Zustand mit Epilepsie-typischen EEG-Veränderungen, ohne Anfall in der Vorgeschichte; Ⓔ *latent epilepsy, larval epilepsy*

prä|e|rup|tiv *adj*: vor dem Ausbruch einer Krankheit; Ⓔ *preeruptive*

Prae|sen|ta|tio (fetus) *f*: Fruchteinstellung, Einstellung; Ⓔ *presentation*

prä|exis|tent *adj*: vorbestehend, schon vorhanden; Ⓔ *preexisting*

Prä|ex|zi|ta|ti|on *f*: vorzeitige Erregung von Teilen der Herzkammermuskulatur, z.B. beim Wolff-Parkinson-White-Syndrom; Ⓔ *preexcitation*

Prä|ex|zi|ta|ti|ons|syn|drom *nt*: *Syn: WPW-Syndrom, Wolff-Parkinson-White-Syndrom*; durch ein akzessorisches Bündel [Kent-Bündel] verursachte Präexzitation*; Ⓔ *Wolff-Parkinson-White syndrome, preexcitation syndrome, ventricular preexcitation*

prä|fi|nal *adj*: *Syn: prämortal, präterminal*; vor dem Tod, dem Tod vorausgehend; Ⓔ *premortal, before death*

prä|for|miert *adj*: im Keim angelegt, vorgebildet; Ⓔ *preformed*

prä|fron|tal *adj*: im vorderen Stirnlappenbereich (liegend); Ⓔ *prefrontal*

prä|gan|gli|o|när *adj*: vor einem Ganglion (liegend); Ⓔ *preganglionic*

Prag|ma|ta|gno|sie *f*: Unfähigkeit, Gegenstände wiederzuerkennen; Ⓔ *pragmatagnosia*

prä|he|pa|tisch *adj*: *Syn: antehepatisch*; vor der Leber/Hepar (liegend); Ⓔ *prehepatic*

Prä|im|mu|ni|tät *f*: →*Prämunition*

Prä|in|farkt *m*: →*Präinfarktsyndrom*

Prä|in|farkt|syn|drom *nt*: *Syn: Präinfarkt*; die vor einem Infarkt auftretenden Symptome; Ⓔ *preinfarction syndrome*

Prä|kal|li|krein *nt*: *Syn: Kallikreinogen, Fletscher-Faktor*; inaktive Vorstufe von Kallikrein*; Ⓔ *prekallikrein, prokallikrein, kallikreinogen, Fletscher's factor*

prä|kan|ze|rös *adj*: **1.** *Syn: präkarzinomatös, prämaligne*; Präkanzerose betreffend, zu kanzeröser Entartung neigend **2.** *Syn: prämaligne, präneoplastisch*; vor einem Karzinom auftretend, einem Karzinom vorausgehend; Ⓔ **1.** *precancerous, precarcinomatous, premalignant* **2.** *precancerous, precarcinomatous, premalignant*

Prä|kan|ze|ro|se *f*: *Syn: prämaligne Läsion, Präneoplasie*; Gewebeveränderungen oder Erkrankungen die zur Entwicklung eines malignen Tumors führen können, aber nicht müssen; Ⓔ *precancer, precancerosis, precancerous lesion, precancerous condition*

Tab. 21. Präkanzerosen

Obligate	Fakultative
Aktinische Keratosen	Chronische Entzündungen
Aktinische Cheilitis	Pyodermien
Arsenkeratosen	Osteomyelitis
Röntgenkeratosen	Akne conglobata
Verruköse Leukoplakie	Lupus vulgaris
Morbus Bowen	Fisteln
Bowenoide Papulose	Chronische Ulzera
Erythroplasie	Venöse Ulcera cruris
	Gummen
	Lichen sclerosus
	CDLE (?)
	Lichen ruber mucosae

melanotische Präkanzerose: *Syn: prämaligne Melanose, Lentigo maligna, Dubreuilh-Erkrankung, Dubreuilh-Hutchinson-Erkrankung, Melanosis circumscripta praeblastomatosa (Dubreuilh), Melanosis circumscripta praecancerosa (Dubreuilh)*; aus einem Altersfleck entstehendes, langsam wachsendes malignes Melanom*; unbehandelt Übergang in ein Lentigo-maligna Melanom; Ⓔ *Hutchinson's freckle, circumscribed precancerous melanosis of Dubreuilh, melanotic freckle (of Hutchinson), malignant lentigo, lentigo maligna*

prä|ka|pil|lär *adj*: *Syn: präkapillar*; vor einer Kapillare (liegend); Ⓔ *precapillary*

prä|kar|di|al *adj*: *Syn: präkordial*; vor dem Herzen (liegend); Ⓔ *precardiac, precordial*

prä|kar|ti|la|gi|när *adj*: aus Vorknorpel bestehend; Ⓔ *precartilaginous*

prä|kar|zi|no|ma|tös *adj*: →*präkanzerös*

prä|ka|val *adj*: vor der Vena* cava inferior liegend; Ⓔ *precaval*

prä|kli|mak|te|risch *adj*: *Syn: prämenopausal*; vor der Menopause; Ⓔ *premenopausal*

prä|kli|nisch *adj*: vor dem Ausbruch einer Krankheit oder dem Auftreten von Symptomen; Ⓔ *preclinical*

Prä|kog|ni|ti|on *f*: Hellsehen; Ⓔ *precognition, clairvoyance, cryptesthesia*

Prä|ko|ma *nt, pl* **-ma|ta**: *Syn: Praecoma*; drohendes Koma; Ⓔ *precoma*

prä|ko|ma|tös *adj*: Präkoma betreffend, im Präkoma; Ⓔ *precomatose*

prä|kon|zep|ti|o|nell *adj*: vor der Befruchtung/Konzeption (vorhanden); Ⓔ *preconceptional*

prä|kor|di|al *adj*: *Syn: präkardial*; vor dem Herzen (liegend); Ⓔ *precardiac, precordial*

Prä|kor|di|al|angst *f*: Druck- und Beklemmungsgefühl in der Herzgegend; Ⓔ *precordial pressure*

Prä|kor|di|al|schmerz *m*: Schmerz in der Herzgegend; Ⓔ *precordialgia*

prä|kos|tal *adj*: vor den Rippen/Costae (liegend); Ⓔ *precostal*

Prä|kur|sor *m*: Vorläufer(zelle), Vorstufe; Ⓔ *precursor*

prä|la|ryn|ge|al *adj*: vor dem Kehlkopf/Larynx (liegend);

Ⓔ *prelaryngeal*

Prälleuklälmie *f*: *Syn: präleukämisches Syndrom*; Begriff für Störungen der Blutbildung, die ein erhöhtes Leukämierisiko haben; Ⓔ *preleukemia*

prälleuklälmisch *adj*: Präleukämie betreffend, von Präleukämie betroffen; Ⓔ *relating to or suffering from preleukemia, preleukemic*

prällilmilnar *adj*: einleitend, vorausgehend; Ⓔ *preliminary*

prä-β-Lipoprotein *nt*: *Syn: Lipoprotein mit sehr geringer Dichte, very low-density lipoprotein, Präbetalipoprotein*; v.a. in der Leber gebildetes Lipoprotein mit hohem Triglyceridanteil; Ⓔ *very low-density lipoprotein, prebeta-lipoprotein*

prälmallilgne *adj*: *Syn: präkanzerös, präneoplastisch*; vor einem Malignom auftretend, einem Malignom vorausgehend; (*Geschwulst*) noch nicht bösartig/maligne; Ⓔ *precancerous, precarcinomatous, premalignant*

prälmaltur *adj*: *Syn: vorzeitig, frühzeitig*; nicht ausgereift, verfrüht (auftretend); Ⓔ *premature*

prälmalxilllär *adj*: vor dem Oberkiefer/der Maxilla (liegend); Ⓔ *premaxillary*

Prälmeldilkaltilon *f*: Medikamentengabe zur Vorbereitung des Patienten auf eine Narkose; Ⓔ *premedication, preanesthetic medication*

prälmeiloltisch *adj*: vor der Meiose; Ⓔ *premeiotic*

prälmelnolpaulsal *adj*: *Syn: präklimakterisch*; vor der Menopause; Ⓔ *premenopausal*

Prälmelnolpaulse *f*: Beginn der Pubertät bis zur ersten Regelblutung; Ⓔ *premenopause*

prälmensltrulal *adj*: *Syn: prämenstruell*; vor der Monatsblutung/Menstruation; Ⓔ *premenstrual*

Prälmenslltrulallstaldilum *nt*: → *Prämenstruum*

prälmenslltrulell *adj*: → *prämenstrual*

Prälmenslltrulum *nt*: *Syn: Prämenstrualstadium*; die Zeit unmittelbar vor der Menstruation; Ⓔ *premenstrual stage, premenstruum*

prälmiltoltisch *adj*: vor der Mitose; Ⓔ *premitotic*

Prälmollar *m*: *Syn: Prämolarzahn, Dens premolaris*; vorderer/kleiner Backenzahn; Ⓔ *premolar, premolar tooth, bicuspid tooth, bicuspid*

Prälmollarlzahn *m*: → *Prämolar*

prälmolniltolrisch *adj*: (vor-)warnend, ankündigend; Ⓔ *premonitory*

prälmorlbid *adj*: vor Krankheitsausbruch (auftretend); Ⓔ *premorbid*

prälmorltal *adj*: *Syn: präfinal, präterminal*; vor dem Tod (eintretend), dem Tod vorausgehend; Ⓔ *premortal, before death*

Prälmulniltät *f*: → *Prämunition*

Prälmulniltilon *f*: *Syn: begleitende Immunität, Prämunität, Präimmunität*; Immunität, die nur während der Infektion vorhanden ist und nach Verschwinden des Erregers erlischt; Ⓔ *premunition, concomitant immunity, relative immunity*

Prälnarlkolse *f*: **1.** durch die Prämedikation ausgelöste allgemeine Bewusstseinsdämpfung **2.** das Anfangsstadium einer Allgemeinnarkose; Ⓔ **1.** *prenarcosis* **2.** *prenarcosis*

prälnarlkoltisch *adj*: vor einer Narkose/Anästhesie, Pränarkose betreffend; Ⓔ *prenarcotic*

prälnaltal *adj*: *Syn: antenatal*; vor der Geburt oder während der Schwangerschaft (auftretend oder entstehend); Ⓔ *prenatal, antenatal*

Prälnaltalldilalgnoslltik *f*: Untersuchungen zur Entdeckung genetischer Erkrankungen oder Fehlbildungen vor der Geburt; Ⓔ *prenatal diagnosis*

Prälnaltallpelrilolde *f*: der Zeitraum vor der Geburt; Ⓔ *prenatal life*

pranldilal *adj*: Essen oder Mahlzeit betreffend; während des Essens (auftretend); Ⓔ *prandial*

Prälnelolplalsie *f*: → *Präkanzerose*

prälnelolplasltisch *adj*: *Syn: prämaligne, präkanzerös*; vor einem Neoplasma auftretend, einem Neoplasma vorausgehend; Ⓔ *precancerous, precarcinomatous, premalignant*

Prälöldem *nt*: vermehrte Wassereinlagerung, die aber noch nicht als Ödem imponiert; Ⓔ *pre-edematous swelling*

prälolpelraltiv *adj*: vor einer Operation; Ⓔ *preoperative, presurgical*

prälopltisch *adj*: *Syn: prächiasmal, prächiasmatisch*; vor der Sehnervenkreuzung/dem Chiasma opticum (liegend); Ⓔ *preoptic*

prälolvullaltolrisch *adj*: vor dem Eisprung/der Ovulation; Ⓔ *preovulatory*

prälpalrallyltisch *adj*: vor der Lähmung/Paralyse; Ⓔ *preparalytic*

prälparltal *adj*: *Syn: vorgeburtlich, antepartal*; unmittelbar vor der Entbindung/Geburt (auftretend oder entstehend); Ⓔ *prepartal, antepartal, antepartum*

prälpaltelllar *adj*: vor der Kniescheibe/Patella (liegend); Ⓔ *prepatellar*

Prälpaltentlpelrilolde *f*: → *Präpatenz*

Prälpaltenz *f*: *Syn: Präpatentperiode*; Zeitraum von der Infektion mit einem Parasiten bis zum Auftreten von Geschlechtsprodukten in den Körperausscheidungen des Wirtes; Ⓔ *prepatent period*

prälpelriltolnelal *adj*: zwischen dem parietalem Peritoneum und der Bauchwand (liegend); vor dem Bauchfell/Peritoneum (liegend); Ⓔ *preperitoneal, properitoneal*

prälpranldilal *adj*: vor der Mahlzeit/Nahrungsaufnahme; Ⓔ *preprandial*

prälpulbelral *adj*: → *präpubertär*

prälpulberltal *adj*: → *präpubertär*

prälpulberltär *adj*: *Syn: präpuberal, präpubertal*; vor der Pubertät (auftretend); Ⓔ *prepubertal, prepuberal, prepubescent*

Prälpulberltät *f*: der Zeitraum unmittelbar vor der Pubertät; Ⓔ *prepuberty, prepubescence*

prälpultilal *adj*: Vorhaut/Präputium betreffend; Ⓔ *relating to the prepuce, preputial*

Prälpultilalldrüsen *pl*: *Syn: Vorhautdrüsen, Tyson-Drüsen, präputiale Drüsen, Glandulae preputiales*; talgproduzierende Drüsen der Penisvorhaut; Ⓔ *preputial glands, crypts of Littre, crypts of Haller, glands of Haller, glands of Tyson, odoriferous crypts of prepuce*

Prälpultilum *nt*: *Syn: Preputium*; Vorhaut; Ⓔ *foreskin, prepuce, preputium*

prälpyllolrisch *adj*: vor dem Magenpförtner/Pylorus (liegend); Ⓔ *prepyloric*

prälrelnal *adj*: vor der Niere/Ren (liegend); Ⓔ *prerenal*

prälsalkral *adj*: vor dem Kreuzbein/Sakrum (liegend); Ⓔ *presacral*

prälselkreltolrisch *adj*: vor der Sekretion/Abgabe; Ⓔ *presecretory*

prälselnil *adj*: vor dem Greisenalter/Senium (auftretend), im Präsenium; Ⓔ *presenile*

Prälselnilliltät *f*: vorzeitige Alterung; Ⓔ *premature old age, presenility*

Prälserlvaltiv *nt*: *Syn: Kondom*; meist aus Latex bestehendes, über den Penis gestreiftes mechanisches Kontrazeptivum*; Ⓔ *condom, sheath*

Prälsklelrolse *f*: Vorstadium der Arteriosklerose mit nur minimalen Veränderungen oder Symptomen; Ⓔ *Huchard's disease, continued arterial hypertension*

prälsklelroltisch *adj*: Präsklerose betreffend, vor der Sklerose (auftretend); Ⓔ *presclerotic*

Prälstalse *f*: verlangsamte Blutströmung als Vorstufe der Stase; Ⓔ *prestasis*

Prälsumltilon *f*: Vermutung, Annahme; Ⓔ *presumption*

prälsumltiv *adj*: wahrscheinlich, voraussichtlich, vermutlich, erwartungsgemäß; Ⓔ *presumptive*

prälsylnapltisch *adj*: vor einer Synapse (liegend); Ⓔ *pre-*

P

synaptic
prä|syn|the|tisch *adj*: vor der Synthese; Ⓔ *presynthetic*
Prä|sy|sto|le *f*: die Phase unmittelbar vor der Systole; Ⓔ *presystole, perisystole*
prä|sy|sto|lisch *adj*: Präsystole betreffend, in der Präsystole; vor der Systole (auftretend); Ⓔ *relating to the beginning of the systole, presystolic, perisystolic, late diastolic*
prä|ter|mi|nal *adj*: *Syn: präfinal, prämortal*; vor dem Tod, vor dem Ende; Ⓔ *premortal, before death*
prä|the|ra|peu|tisch *adj*: vor der Behandlung/Therapie; Ⓔ *pretherapeutic*
prä|thy|re|oi|dal *adj*: →*präthyroidal*
prä|thy|ro|i|dal *adj*: *Syn: präthyreoidal*; vor der Schilddrüse/Glandula thyroidea oder dem Schildknorpel/Cartilago thyroidea (liegend); Ⓔ *prethyroid, prethyroideal, prethyroidean*
prä|ti|bi|al *adj*: vor dem Schienbein/der Tibia (liegend); Ⓔ *pretibial*
prä|tra|che|al *adj*: vor der Luftröhre/Trachea (liegend); Ⓔ *pretracheal*
prä|ur|ä|misch *adj*: einer Harnvergiftung/Urämie vorangehend; Ⓔ *preuremic*
prä|vak|zi|nal *adj*: vor einer Impfung (auftretend); Ⓔ *prevaccinal*
Prä|va|lenz *f*: Häufigkeit einer Erkrankung in einer bestimmten Population zu einem bestimmten Zeitpunkt; Ⓔ *prevalence*
Prä|ven|ti|on *f*: Verhinderung/Verhütung von Erkrankungen oder Gesundheitsschäden; oft gleichgesetzt mit Prophylaxe; Ⓔ *prevention*
prä|ven|tiv *adj*: verhütend, vorbeugend; Ⓔ *preventive, preventative, prophylactic*
Prä|ven|tiv|be|hand|lung *f*: *Syn: Prophylaxe*; Vorbeugung einer Krankheit, vorbeugende Behandlung; Ⓔ *preventive treatment, prophylaxis*
Prä|ven|tiv|me|di|zin *f*: *Syn: Vorsorgemedizin, prophylaktische Medizin*; Teilgebiet der Medizin, das sich mit der Verhütung von Krankheiten befasst; Ⓔ *preventive medicine*
prä|ver|te|bral *adj*: vor der Wirbelsäule/Columna vertebralis oder einem Wirbelkörper (liegend); Ⓔ *prevertebral*
prä|ve|si|kal *adj*: vor der Harnblase/Vesica urinaria (liegend); Ⓔ *prevesical, prevesicular*
prä|zä|kal *adj*: vor dem Zäkum* (liegend); Ⓔ *prececal*
prä|zen|tral *adj*: vor dem Zentrum (liegend), insbesondere dem Sulcus centralis; Ⓔ *precentral*
Prä|zi|pi|tat *nt*: Niederschlag, Kondensat; Ⓔ *precipitate*
Prä|zi|pi|ta|ti|on *f*: (Aus-)Fällung, Ausflockung; Ⓔ *precipitation*
prä|zi|pi|tier|bar *adj*: niederschlagbar, (aus-)fällbar, abscheidbar; Ⓔ *precipitable*
Prä|zi|pi|tin *nt*: Antikörper, der mit einem Antigen ein Präzipitat bildet; Ⓔ *precipitin, precipitating antibody*
Prä|zi|pi|ti|no|gen *nt*: Antigen, das mit einem Antikörper ein Präzipitat bildet; Ⓔ *precipitinogen, precipitogen*
Prä|zi|si|on *f*: Genauigkeit, Exaktheit; Ⓔ *precision, preciseness, exactness; (Test, Diagnose) accuracy*
prä|zy|got *adj*: vor der Befruchtung; Ⓔ *prezygotic*
Pre-, pre- *präf.*: →*Prä-*
Pred|ni|son *nt*: synthetisches Glucocorticoid; Ⓔ *prednisone, metacortandracin, deltacortisone*
Preg|nan|di|ol *nt*: Stoffwechselprodukt des Progesterons; Ⓔ *pregnanediol*
Pre|gne|no|lon *nt*: Zwischenprodukt bei der Synthese aller Steroidhormone; Ⓔ *pregnenolone*
Preisz-Nocard-Bazillus *m*: *Syn: Corynebacterium pseudotuberculosis*; selten auf den Menschen übertragenes Bakterium; befällt meist Schafe, Ziegen oder Pferde; Ⓔ *Preisz-Nocard bacillus, Corynebacterium pseudotuberculosis*
pre|kär *adj*: unsicher, bedenklich; Ⓔ *precarious, critical*
Pre|load *nt*: *Syn: Vorlast*; durch die Dehnung während der Füllung hervorgerufene Vorbelastung des Herzmuskel vor der Kontraktion; Ⓔ *preload*
Presby-, presby- *präf.*: Wortelement mit der Bedeutung „alt"; Ⓔ *old age, presby-*
Pres|by|a|ku|sis *f*: *Syn: Altersschwerhörigkeit*; physiologische Abnahme des Hörvermögens im Alter; betrifft v.a. die höheren Frequenzen; Ⓔ *presbycusis, presbyacousia, presbyacusia, presbyacusis*
Pres|by|a|trie *f*: *Syn: Geriatrie*; Altersheilkunde, Greisenheilkunde; Ⓔ *presbyatrics, geriatrics, geriatric medicine*
Pres|by|kar|die *f*: *Syn: Altersherz*; senile Herzkrankheit; Ⓔ *presbycardia*
pres|by|op *adj*: *Syn: presbyopisch*; Presbyopie betreffend, von ihr betroffen oder durch sie bedingt; Ⓔ *relating to presbyopia, presbyopic*
Pres|by|o|phre|nie *f*: *Syn: senile Demenz, Altersdemenz*; Abnahme der geistigen Leistungsfähigkeit im Alter; Ⓔ *presbyophrenia, presbyphrenia, Wernicke's dementia*
Pres|by|o|pie *f*: *Syn: Alterssichtigkeit, Altersweitsichtigkeit*; durch Alterung des Linsenapparats hervorgerufene Weitsichtigkeit; Ⓔ *old sight, presbyopia, presbytia, presbytism*
pres|by|o|pisch *adj*: →*presbyop*
Pres|by|ö|so|pha|gus *m*: *Syn: Altersspeiseröhre*; senile Abnahme von Tonus und Kontraktion der Speiseröhre; Ⓔ *presbyesophagus*
Presso-, presso- *präf.*: Wortelement mit der Bedeutung „Druck"; Ⓔ *pressure, presso-; baro-*
pres|so|re|zep|tiv *adj*: *Syn: pressozeptiv, pressosensorisch*; auf Druckänderung ansprechend; Ⓔ *pressoreceptive, pressosensitive*
Pres|so|re|zep|tor *m*: *Syn: Pressozeptor, Pressosensor*; auf Druckänderung ansprechender Rezeptor der Gefäßwand; Ⓔ *pressoreceptor, pressosensor*
Pres|so|sen|sor *m*: →*Pressorezeptor*
pres|so|sen|so|risch *adj*: →*pressorezeptiv*
pres|so|zep|tiv *adj*: →*pressorezeptiv*
Pres|so|zep|tor *m*: →*Pressorezeptor*
Press|we|hen *pl*: Wehen während der Austreibung des Kindes; Ⓔ *pushing*
Pri|a|pis|mus *m*: schmerzhafte Dauererektion des Penis ohne sexuelle Erregung; Ⓔ *priapism*
Price-Jones-Kurve *f*: grafische Darstellung der Größenverteilung von Erythrozyten; Ⓔ *Price-Jones method, Price-Jones curve*
Priesel-Tumor *m*: *Syn: Thekazelltumor, Thekom, Loeffler-Priesel-Tumor, Fibroma thecacellulare xanthomatodes*; von den Thekazellen* des Eierstocks ausgehendes Fibrom mit lipidhaltigen Zellen; Ⓔ *Priesel tumor, thecoma, theca tumor, theca cell tumor*
pri|mär *adj*: **1.** zuerst vorhanden, erst, ursprünglich, anfänglich **2.** *Syn: essentiell, idiopathisch, protopathisch*; ohne erkennbare Ursache (entstanden), unabhängig von anderen Krankheiten; Ⓔ **1.** *primary, first; main, principal* **2.** *primary, essential, idiopathic*
Pri|mär|af|fekt *m*: erste sichtbare Manifestation einer Krankheit; Ⓔ *primary lesion*
syphilitischer Primäraffekt: *Syn: Hunter-Schanker, harter Schanker, Ulcus durum*; primäres Hautgeschwür bei Syphilis*; Ⓔ *chancre, hard chancre, hard sore, hard ulcer, syphilitic ulcer, hunterian chancre, true chancre*
Pri|mär|ant|wort *f*: *Syn: Primärreaktion*; die auf einen ersten Kontakt mit einem Antigen **[Primärkontakt]** folgende Immunreaktion; Ⓔ *primary reaction, primary immune response, primary response*
Pri|mär|bron|chus *m*: *Syn: Stammbronchus, Hauptbronchus, Bronchus principalis*; noch außerhalb der Lunge

entstehender rechter [**Bronchus principalis dexter**] und linker [**Bronchus principalis sinister**] größter Bronchus; Ⓔ *primary bronchus, main bronchus, principal bronchus, stem bronchus*

Prilmärlerlkranlkung *f*: Grundleiden, das von einer Sekundärerkrankung überdeckt wird; Ⓔ *primary disease*

Prilmärlfolllilkel *pl*: aus den Primordialfollikeln entstehende Eierstockfollikel, die sich zu Sekundär- und Tertiärfollikeln entwickeln; Ⓔ *primary ovarian follicle, primary follicle*

Prilmärlharn *m*: *s.u. Glomerulusfiltrat*; Ⓔ *glomerular ultrafiltrate*

Prilmärlheillung *f*: *Syn: primäre Wundheilung, Heilung per primam intentionem, p.p.-Heilung*; direkte Wundheilung durch Verkleben der Wundränder und Ausfüllung des Defektes mit Bindegewebe; Ⓔ *primary healing, primary adhesion, healing by first intention*

Prilmärlkonltakt *m*: *s.u. Primärantwort*; Ⓔ *primary contact*

Prilmärlrelakltilon *f*: → *Primärantwort*

Prilmärlstaldilum *f*: *Syn: Syphilis I*; ca. 3 Wochen nach Infektion beginnendes Stadium mit Bildung eines syphilitischen Primäraffekts an der Eintrittspforte; Ⓔ *primary stage, primary syphilis*

Prilmärlstrukltur *f*: Aminosäuresequenz eines Proteins; Ⓔ *primary structure, covalent structure*

Prilmärltulberlkullolse *f*: zur Ausbildung eines Primärkomplexes führende Erstinfektion mit Tuberkulosebakterien; Ⓔ *childhood tuberculosis, childhood type tuberculosis, primary tuberculosis*

Prilmärltulmor *m*: ursprünglicher Tumor, von dem Metastasen ihren Ausgang nehmen; Ⓔ *primary tumor*

Prilmaltenllülcke *f*: *Syn: Affenlücke*; physiologische Lücke zwischen oberem Schneidezahn und Eckzahn im Milchgebiss; Ⓔ *true distema*

Prilmilgralvilda *f*: erstmals Schwangere; Ⓔ *primigravida, unigravida*

prilmilpar *adj*: erstgebärend; Ⓔ *primiparous, uniparous*

Prilmilpalra *f*: Erstgebärende; Ⓔ *I-para, primipara, primiparous woman, unipara*

prilmorldilal *adj*: von Anfang an, ursprünglich; im Ansatz vorhanden, im Keim angelegt; Ⓔ *relating to a primordium, primordial*

Prilmorldilallfolllilkel *pl*: bereits vor der Geburt angelegte Eifollikel, aus denen die Primärfollikel entstehen; Ⓔ *primordial follicle, unilaminar follicle*

Prilmorldilallkralnilum *nt*: *Syn: Knorpelschädel, Chondrokranium, Chondrocranium*; knorpelig vorgebildete Teile des Schädels [v.a. Schädelbasis], die später durch Knochen ersetzt werden; Ⓔ *cartilaginous neurocranium, chondrocranium*

Prilmorldilum *nt*: Embryonalanlage; Ⓔ *primordium, anlage*

Pringle-Bourneville-Phakomatose *f*: → *Pringle-Bourneville-Syndrom*

Pringle-Bourneville-Syndrom *nt*: *Syn: Bourneville-Pringle-Syndrom, Pringle-Bourneville-Phakomatose*; autosomal-dominantes Syndrom mit Adenoma* sebaceum, tuberöser Hirnsklerose*, Epilepsie* und geistiger Retardierung; Ⓔ *Pringle-Bourneville disease, Pringle-Bourneville syndrome, Bourneville-Pringle disease, Bourneville-Pringle syndrome*

Prinzmetal-Angina *f*: *Syn: vasospastische Angina*; Sonderform der Angina* pectoris, bei der kurzdauernde Krämpfe der Koronararterien auftreten; Ⓔ *Prinzmetal's angina, variant angina pectoris*

Prilolnen *pl*: nur aus Aminosäuren bestehende Partikel [proteinaceous infectious particles], die wahrscheinlich verschiedene Erkrankungen auslösen, die früher als Slow-virus-Erkrankungen angesehen wurden [z.B. Creutzfeld-Jakob-Erkrankung*, Rinderwahnsinn*]; Ⓔ *prions*

Prislma *nt*: dreikantiger, durchsichtiger Glaskörper, der das einfallende Licht in ein Spektrum zerlegt; Ⓔ *prism*

prislmaltisch *adj*: durch ein Prisma verursacht, prismenförmig, prismatisch; Ⓔ *relating to a prism, prismatic*

prislmolid *adj*: prismaähnlich, prismenförmig; Ⓔ *prismoid*

Prilvatlanltilgelne *pl*: *Syn: seltene/private Antigene*; Antigene, die nur bei wenigen Menschen auftreten; Ⓔ *private antigens*

Pro-, pro- *präf.*: Wortelement mit der Bedeutung **1.** „vor/vorn/vorher" **2.** „für/zugunsten"; Ⓔ **1.** *pro-, before, forward* **2.** *in favor of*

Prolaclcelleirin *nt*: → *Proakzelerin*

Prolaklzellelrin *nt*: *Syn: Proaccelerin, Acceleratorglobulin, Akzeleratorglobulin, labiler Faktor, Faktor V, Plasmaakzeleratorglobulin*; thermolabiler Blutgerinnungsfaktor; ist an der Umwandlung von Prothrombin zu Thrombin* beteiligt; Ⓔ *proaccelerin, factor V, labile factor, accelerator globulin, plasma labile factor, plasmin prothrombin conversion factor, thrombogene, accelerator factor, cofactor of thromboplastin, component A of prothrombin*

Prolband *m*: Versuchsperson; Ⓔ *candidate, proband, propositus*

prolbaltolrisch *adj*: probeweise; Ⓔ *probative, probatory*

Prolbelexlzilsilon *f*: operative Probenentnahme; Ⓔ *excisional biopsy*

Prolbellalpalroltolmie *f*: *Syn: explorative Laparotomie, Explorativlaparotomie*; Bauchhöhleneröffnung zur Diagnostik von Erkrankungen, z.B. akutes Abdomen*, Tumorstaging; Ⓔ *explorative laparotomy*

Prolbeltholralkoltolmie *f*: *Syn: explorative Thorakotomie*; Brustkorberöffnung zur Diagnostik von Erkrankungen; Ⓔ *exploratory thoracotomy*

Prolcesisus *m, pl* **-sus**: Fortsatz, Vorsprung; Ⓔ *process, processus, prominence, projection, outgrowth*

Processus accessorius: seitlicher Fortsatz der Lendenwirbel [Vertebrae lumbales]; Ⓔ *accessory process*

Processus alveolaris maxillae: Alveolarfortsatz des Oberkiefers; Ⓔ *alveolar process of maxilla, alveolar ridge, alveolar body, alveolar border, dental process*

Processus anterior mallei: vorderer Hammerfortsatz; Ⓔ *anterior process of malleus, folian process, Rau's process, ravian process, process of Folius*

Processus articularis: Gelenkfortsatz; Ⓔ *articular process*

Processus articularis inferior vertebrae: *Syn: Zygapophysis inferior*; unterer Gelenkfortsatz des Wirbels [Vertebra]; Ⓔ *inferior articular process*

Processus articularis superior vertebrae: *Syn: Zygapophysis superior*; oberer Gelenkfortsatz des Wirbels [Vertebra]; Ⓔ *superior articular process*

Processus axillaris: *Syn: Processus lateralis mammae*; Achselfortsatz der Brustdrüse; Ⓔ *axillary process of mammary gland, lateral process of mammary gland, axillary tail of mammary gland*

Processus calcaneus ossis cuboidei: Vorsprung am hinteren plantaren Ende des Os* cuboideusm, der das Fersenbein [Calcaneus] stützt; Ⓔ *calcaneal process of cuboid*

Processus caudatus lobi caudati hepatis: schmales Gewebeband, das Lobus caudatus und rechten Leberlappen verbindet; Ⓔ *caudate process*

Processus ciliares: Ziliarfortsätze des Ziliarkörpers, die das Kammerwasser absondern; Ⓔ *ciliary processes*

Processus clinoideus anterior, medius, posterior: gekrümmte Fortsätze des Keilbeins; Ⓔ *clinoid processes*

Processus cochleariformis: löffelförmiger Vorsprung der Paukenhöhlenwand; Ⓔ *cochleariform process*

Processus condylaris mandibularis: *Syn: Unterkieferköpfchen*; Gelenkfortsatz des Unterkiefers; Ⓔ *little*

P

head of mandible, condylar process, condyle of mandible, mandibular condyle
Processus coracoideus: *Syn: Rabenschnabelfortsatz*; nach vorne gerichteter, hakenförmiger Vorsprung des Schulterblattes über dem Schultergelenk; Ⓔ *coracoid process, coracoid, scapular tuberosity of Henle, scapular tuberosity of Henle*
Processus coronoideus mandibulae: Kronenfortsatz des Unterkiefers; Ⓔ *corone, coronoid process of mandible*
Processus coronoideus ulnae: Fortsatz der Elle am Ellenbogengelenk; Ⓔ *coronoid process of ulna*
Processus costalis: Querfortsatz der Lendenwirbel; Ⓔ *costal process*
Processus ethmoidalis conchae nasalis inferioris: Fortsatz der unteren Nasenmuschel [Concha nasalis inferior], der mit dem Os ethmoidale artikuliert; Ⓔ *ethmoidal process*
Processus falciformis: knöcherne Fortsetzung des Ligamentum sacrotuberale auf der Innenfläche des Sitzbeinastes [Ramus ossis ischii]; Ⓔ *falciform process*
Processus frontalis maxillae: Stirnfortsatz des Oberkiefers; Ⓔ *frontal process of maxilla*
Processus frontalis ossis zygomatici: Stirnfortsatz des Jochbeins; Ⓔ *frontal process of zygomatic bone*
Processus intrajugularis: vom Os* occipitale [**Processus intrajugularis ossis occipitalis**] und dem Os* temporale [**Processus intrajugularis ossis temporalis**] ausgehender Knochenvorsprung, der das Foramen* jugulare in zwei Abschnitte unterteilt; Ⓔ *intrajugular process of temporal bone*
Processus jugularis: Knochenvorsprung des Hinterhauptsbeins [Os* occipitale], der den Hinterrand des Foramen* jugulare bildet; Ⓔ *jugular process*
Processus lacrimalis conchae nasalis inferioris: Fortsatz der unteren Nasenmuschel [Concha nasalis inferior], die sich mit dem Tränenbein [Os* lacrimale] verbindet; Ⓔ *lacrimal process of inferior nasal concha*
Processus lateralis mallei: seitlicher Hammerfortsatz; Ⓔ *lateral process of malleus*
Processus lateralis mammae: →*Processus axillaris*
Processus lateralis tali: Knochenfortsatz des Sprungbeinkörpers [Corpus* tali] unterhalb der Facies malleolaris lateralis; Ⓔ *lateral process of talus*
Processus lateralis tuberis calcanei: lateral gelegener Vorsprung des Tuber* calcanei, an der Stelle, an der er auf dem Boden aufsitzt; Ⓔ *lateral process of calcaneal tuberosity*
Processus mamillaris: →*Processus mammillaris*
Processus mammillaris: *Syn: Processus mamillaris*; warzenförmiger Fortsatz, der den Processus articularis superior der Lendenwirbel [Vertebrae lumbales] verstärkt; Ⓔ *mamillary tubercle*
Processus mastoideus: *Syn: Warzenfortsatz, Mastoid*; mit der Paukenhöhle verbundener, luftgefüllte Hohlräume [Cellulae mastoideae] enthaltender Außenteil des Felsenbeins hinter der Ohrmuschel; Ⓔ *mastoid process, mamillary process of temporal bone, mastoid bone, mastoideum, mastoidea, mastoid, temporal apophysis*
Processus maxillaris conchae nasalis inferioris: Knochenvorsprung der unteren Nasenmuschel [Concha nasalis inferior], der die Kieferhöhle [Sinus maxillaris] einengt; Ⓔ *maxillary process of inferior nasal concha*
Processus medialis tuberis calcanei: medial gelegener Vorsprung des Tuber* calcanei; Ⓔ *medial process of calcaneal tuberosity*
Processus muscularis cartilaginis arytenoideae: Muskelfortsatz des Aryknorpels; Ⓔ *muscular process of arytenoid cartilage*
Processus palatinus maxillae: Gaumenfortsatz des Oberkieferknochens; Ⓔ *palatine process of maxilla, palatine lamina of maxilla*
Processus papillaris lobi caudati hepatis: Papillenvorsprung des Lobus* caudatus hepatis; Ⓔ *papillary process of liver*
Processus paramastoideus: inkonstanter Knochenvorsprung, der vom Processus jugularis des Os* occipitale nach innen zieht; Ⓔ *paramastoid process*
Processus posterior tali: hinterer Knochenvorsprung des Corpus* tali, der eine Furche für die Sehne des Musculus* flexor hallucis longus aufweist; Ⓔ *posterior process of talus*
Processus pterygoideus: Flügelfortsatz des Keilbeins; Ⓔ *pterygoid process, pterygoid bone, inferior lamina of sphenoid bone*
Processus pterygospinosus: spitzer Vorsprung an der Hinterkante der Lamina lateralis des Processus* pterygoideus; Ⓔ *pterygospinous process*
Processus pyramidalis ossis palatini: Fortsatz am unteren hinteren Rand der Lamina perpendicularis des Os* palatinum; Ⓔ *pyramidal process of palatine bone*
Processus spinosus vertebrae: Dornfortsatz der Wirbel; Ⓔ *spinous process, spine of vertebra, spinal crest of Rauber*
Processus styloideus ossis metacarpalis tertii: Griffelfortsatz an der Basis des 3. Mittelhandknochens; Ⓔ *styloid process of third metacarpal bone*
Processus styloideus ossis temporalis: Griffelfortsatz des Schläfenbeins; Ⓔ *styloid process of temporal bone, plectrum*
Processus styloideus radii: Griffelfortsatz des Radius; Ⓔ *styloid process of radius, radial malleolus*
Processus styloideus ulnae: Griffelfortsatz der Ulna; Ⓔ *styloid process of ulna, ulnar malleolus*
Processus supracondylaris: inkonstanter Vorsprung an der anteromedialen Seite des Humerus*; Ⓔ *supracondylar process*
Processus temporalis ossis zygomatici: Fortsatz des Os* zygomaticum, der sich mit dem Processus zygomaticus ossis temporalis verbindet; Ⓔ *temporal process of zygomatic bone*
Processus transversus vertebrae: Querfortsatz der Wirbelkörper; Ⓔ *transverse process*
Processus uncinatus ossis ethmoidalis: Hakenfortsatz des Siebbeins; Ⓔ *uncinate process of ethmoid bone, Blumenbach's process, hamulus of ethmoid bone*
Processus uncinatus pancreatis: hakenförmiger unterer Teil des Pankreaskopfes; Ⓔ *uncinate process of pancreas, lesser pancreas, small pancreas, uncinate pancreas, unciform pancreas, Willis' pancreas, Winslow's pancreas*
Processus uncinatus vertebrae cervicales: *Syn: Uncus corporis vertebrae cervicales*; wulstförmige Erhöhung des lateralen Oberrandes der Halswirbelkörper; Ⓔ *uncinate process of cervical vertebra*
Processus uncinatus vertebrae thoracicae primae: *Syn: Uncus corporis vertebrae thoracicae primae*; wulstförmige Erhöhung des lateralen Oberrandes des 1. Brustwirbels; Ⓔ *uncinate process of first thoracic vertebrae*
Processus vaginalis ossis sphenoidalis: dünne Knochenplatte auf der Medialseite der Lamina medialis des Processus pterygoideus; Ⓔ *vaginal process of sphenoid bone*
Processus vaginalis peritonei: während der Embryonalperiode eine fingerförmige Ausstülpung des parietalen Bauchfells, die durch den Leistenkanal zieht; Ⓔ *vaginal process of peritoneum*
Processus vocalis cartilaginis arytenoideae: Stimmbandfortsatz des Aryknorpels; Ⓔ *vocal process of arytenoid cartilage*
Processus xiphoideus: *Syn: Schwertfortsatz*; unteres Ende des Brustbeins; Ⓔ *xiphoid process, ensiform appendix, ensiform cartilage, xiphoid appendix, xiphoid*

P

cartilage, metasternum, xiphoid, xyphoid, xiphisternum, ensisternum

Processus zygomaticus maxillae: Jochfortsatz des Oberkiefers; Ⓔ *zygomatic process of maxilla, malar process*

Processus zygomaticus ossis frontalis: Jochfortsatz des Stirnbeins; Ⓔ *zygomatic process of frontal bone*

Processus zygomaticus ossis temporalis: Jochfortsatz des Schläfenbeins; Ⓔ *zygomatic process of temporal bone, zygoma*

Pro|con|ver|tin *nt:* →*Prokonvertin*

Proc|tal|gia *f:* →*Proktalgie*

Proc|ti|tis *f, pl* **-ti|ti|den:** →*Proktitis*

Pro|drom *nt: Syn: Prodromalerscheinung*; Vorzeichen, Frühsymptom; Ⓔ *premonitory symptom, prodrome, prodroma, early symptom, prodromus, precursor, antecedent sign*

pro|dro|mal *adj:* Prodrom betreffend, ankündigend, vorangehend; Ⓔ *relating to a prodrome, premonitory, prodromal, prodromic, prodromous, proemial*

Pro|dro|mal|er|schei|nung *f:* →*Prodrom*

Pro|dro|mal|sta|di|um *nt:* Vorläuferstadium, in dem die ersten Frühysmptome auftreten; Ⓔ *prodromal period, prodromal phase, prodromal stage*

Pro|drug *nt/f:* Vorstufe eines Arzneimittels, die erst im Körper in die aktive Form umgewandelt wird; Ⓔ *prodrug*

Pro|en|zym *nt: Syn: Zymogen*; Enzymvorstufe, aus der das aktive Enzym freigesetzt wird; Ⓔ *proenzyme, proferment, zymogen*

Pro|e|ry|thro|blast *m: Syn: Pronormoblast*; unreifste Zelle der Erythropoese*; Ⓔ *proerythroblast, pronormoblast, lymphoid hemoblast of Pappenheim, rubriblast*

Pro|e|ry|thro|zyt *m:* →*Retikulozyt*

Pro|fi|bri|no|ly|sin *nt:* →*Plasminogen*

Profichet-Krankheit *f: Syn: Kalkgicht, Hautsteine, Profichet-Syndrom, Calcinosis circumscripta*; durch subkutane Ablagerung von Calciumphosphatsteinen gekennzeichnete Erkrankung unbekannter Genese; Ⓔ *Profichet's disease, Profichet's syndrome, calcium gout*

pro|fus *adj:* (*Blutung*) reichlich, stark; Ⓔ *in great amount, profuse, abundant*

Pro|gas|trin *nt:* inaktive Vorstufe von Gastrin; Ⓔ *progastrin*

Pro|ge|ne|se *f: Syn: Vorentwicklung*; Entwicklung der Keimzellen und Befruchtung; Ⓔ *progenesis*

Pro|ge|nie *f:* Vorstehen des Unterkiefers; Ⓔ *prognatism, progenia, prognathia, exognathia*

Pro|ge|ni|tur *f:* Nachkommen, Abkömmlinge, Kinder; Ⓔ *progeny, offspring, descendents*

Pro|ge|ria *f:* →*Progerie*

Progeria adultorum: *Syn: Werner-Syndrom*; im 3. Lebensjahrzehnt einsetzende, autosomal-rezessive Form der Progerie, die zu vorzeitiger Vergreisung und Einschränkung der Lebenserwartung führt; Ⓔ *Werner syndrome*

Progeria Hutchinson-Gilford: →*Progerie*

Progeria infantilis: →*Progerie*

Pro|ge|rie *f: Syn: Hutchinson-Gilford-Syndrom, Gilford-Syndrom, Progeria Hutchinson-Gilford, Progeria infantilis, Progeria*; autosomal-rezessive Entwicklungsstörung mit Minderwuchs, hochgradiger Vergreisung, Knochen-, Gelenk- und Zahnfehlbildungen; Ⓔ *progeria*

Pro|ges|ta|gen *nt: Syn: Progestogen*; Substanz mit progesteronartiger Wirkung; Ⓔ *progestogen, progestagen*

Pro|ges|te|ro|id *nt:* progesteron-ähnliche Substanz; Ⓔ *progesteroid*

Pro|ges|te|ron *nt: Syn: Gelbkörperhormon, Corpus-luteum-Hormon, Luteohormon*; vom Gelbkörper des Eierstocks während des Genitalzyklus und der Plazenta während der Schwangerschaft gebildetes Hormon, das u.a. die Uterusschleimhaut für die Einnistung vorbereitet und die Schwangerschaft erhält; Ⓔ *progestational hormone, progesterone, corpus luteum hormone, luteohormone*

Progesteronrezeptor-Antagonisten *pl: Syn: Antiprogesterone, Antigestagene*; Substanzen, die mit Progesteron am Rezeptor konkurrieren; Ⓔ *gestagen inhibitors*

Pro|ges|to|gen *nt:* →*Progestagen*

Pro|glot|ti|den *pl:* Bandwurmglieder; Ⓔ *proglottids, proglottides*

pro|gnath *adj:* Prognathie betreffend, von ihr betroffen oder gekennzeichnet; Ⓔ *relating to or characterized by prognathism, prognathous, prognathic*

Pro|gna|thie *f:* Vorstehen des Oberkiefers; Ⓔ *prognathism, progenia, prognathia, exognathia*

Pro|gno|se *f:* Vorhersage des möglichen Verlaufs und Ausgang einer Erkrankung; Ⓔ *prognosis, prognostication, forecast*

Pro|gnos|tik *f:* Lehre von den Prognosen; Ⓔ *prognostics*

Pro|gnos|ti|kon *nt:* →*Prognostikum*

Pro|gnos|ti|kum *nt, pl* **-ka:** *Syn: Prognostikon*; Vorzeichen, Krankheitszeichen mit Bedeutung für die Prognose; Ⓔ *prognostic*

pro|gnos|tisch *adj:* Prognose betreffen, vorhersagend; Ⓔ *relating to prognosis, prognostic*

pro|gre|di|ent *adj:* fortschreitend, zunehmend, sich weiterentwickelnd; Ⓔ *progressive*

Pro|gres|si|on *f:* Fortschreiten, Weiterentwicklung; Ⓔ *progression*

pro|gres|siv *adj:* fortschreitend, zunehmend, sich weiterentwickelnd, sich verschlimmernd; Ⓔ *progressive, advancing*

Pro|hor|mon *nt: Syn: Hormonogen, Hormogen*; Hormonvorläufer, aus dem das Hormon freigesetzt wird; Ⓔ *prohormone, hormonogen, hormone preprotein*

Pro|in|su|lin *nt:* einkettige Insulinvorstufe, aus der durch Abspaltung der **C-Kette** [connecting peptide], das aus zwei Ketten [**A-Kette, B-Kette**] bestehende aktive Insulin entsteht; Ⓔ *proinsulin*

Pro|jek|ti|on *f:* **1.** Fortleitung eines Nervenimpulses in den Projektionsfasern* **2.** psychologischer Abwehrmechanismus, bei dem eigene Wünsche, Gefühle und Vorstellungen auf andere übertragen werden; Ⓔ **1.** *projection* **2.** *projection*

Pro|jek|tions|bah|nen *pl:* aus Projektionsfasern* aufgebaute Leitungsbahnen des ZNS; Ⓔ *projection tracts*

Pro|jek|tions|fa|ser *f: Syn: Fibra projectionis*; Großhirnrinde und Hirnstamm [**kurze Projektionsfaser**] oder Rückenmark [**lange Projektionsfaser**] verbindende Nervenfaser; Ⓔ *projection neurofiber, projection fiber*

Pro|ka|ry|ont *m: Syn: Prokaryot*; Einzeller, ohne abgegrenzten Zellkern; Ⓔ *prokaryote, procaryote, prokaryotic protist, lower protist*

Pro|ka|ry|ot *m:* →*Prokaryont*

Pro|kol|la|gen *nt:* von Fibroblasten gebildete Kollagenvorstufe; Ⓔ *procollagen*

Pro|kon|ver|tin *nt: Syn: Proconvertin, Faktor VII, Autothrombin I, Serum-Prothrombin-Conversion-Accelerator, stabiler Faktor*; in der Leber gebildeter Faktor der Blutgerinnung; Mangel führt zu Hypoprokonvertinämie*; Ⓔ *proconvertin, factor VII, prothrombin conversion factor, prothrombin converting factor, stable factor, serum prothrombin conversion accelerator, prothrombokinase, cofactor V, convertin, cothromboplastin, autoprothrombin I*

Prokt-, prokt- *präf.:* →*Prokto-*

Prok|tal|gie *f: Syn: Proctalgia, Proktodynie*; Schmerzen im unteren Mastdarm/Rektum, Anusschmerz; Ⓔ *pain in the rectum or at the anus, proctalgia, proctagra, rectalgia, proctodynia*

Prok|tek|to|mie *f:* Rektumamputation, Rektumresektion; Ⓔ *proctectomy, rectectomy*

Prok|ti|tis *f, pl* **-ti|ti|den**: *Syn: Rektumentzündung, Mastdarmentzündung, Proctitis, Rektitis*; Entzündung der Mastdarmschleimhaut oder Mastdarmwand; Ⓔ *inflammation of the rectum, proctitis, rectitis*
aktinische Proktitis: *Syn: Strahlenproktitis*; meist im Rahmen einer Strahlentherapie auftretende Mastdarmentzündung; Ⓔ *radiation proctitis, radiation rectitis, factitial proctitis, factitial rectitis*
prok|ti|tisch *adj*: *Syn: rektitisch*; Mastdarmentzündung/Proktitis betreffend, von ihr betroffen oder gekennzeichnet; Ⓔ *relating to or marked by proctitis, proctitic*
Prokto-, prokto- *präf.*: Wortelement mit der Bedeutung „Mastdarm/Enddarm/Rektum"; Ⓔ *rectum, anus, an(o)-, proct(o)-, rect(o)-*
Prok|to|dy|nie *f*: →*Proktalgie*
Prok|to|kok|zy|go|pe|xie *f*: Mastdarmanheftung an das Steißbein; Ⓔ *proctococcypexy, rectococcypexy*
Prok|to|kol|ek|to|mie *f*: *Syn: Koloproktektomie*; Resektion von Kolon und Rektum; Ⓔ *proctocolectomy, coloproctectomy*
Prok|to|ko|li|tis *f, pl* **-ti|den**: *Syn: Koloproktitis, Rektokolitis*; Entzündung von Mastdarm und Dickdarm/Kolon; Ⓔ *inflammation of the rectum and colon, proctocolitis, coloproctitis, colorectitis, rectocolitis*
prok|to|ko|li|tisch *adj*: *Syn: koloproktitisch, rektokolitisch*; Proktokolitis betreffend, von ihr betroffen oder gekennzeichnet; Ⓔ *relating to or marked by proctocolitis, proctocolitic*
Prok|to|ko|lo|sko|pie *f*: endoskopische Untersuchung von Mastdarm und Kolon; Ⓔ *proctocolonoscopy*
Prok|to|lo|gie *f*: Lehre von den Erkrankungen des Enddarms; Ⓔ *proctology*
Prok|to|pe|xie *f*: Mastdarmanheftung; Ⓔ *proctopexy, rectopexy*
Prok|to|plas|tik *f*: Mastdarmplastik, Rektumplastik; Ⓔ *rectoplasty, proctoplasty*
Prok|to|rek|to|sig|mo|i|do|sko|pie *f*: endoskopische Untersuchung von Mastdarm, Rektum und Sigmoid; Ⓔ *proctosigmoidoscopy*
Prok|to|sig|mo|i|dek|to|mie *f*: operative Entfernung von Rektum und Sigma; Ⓔ *proctosigmoidectomy*
Prok|to|sig|mo|i|de|o|skop *nt*: →*Proktosigmoidoskop*
Prok|to|sig|mo|i|de|o|sko|pie *f*: →*Proktosigmoidoskopie*
Prok|to|sig|mo|i|di|tis *f, pl* **-ti|den**: Entzündung von Mastdarm und Sigmoid; Ⓔ *inflammation of the rectum and sigmoid, proctosigmoiditis*
prok|to|sig|mo|i|di|tisch *adj*: Proktosigmoiditis betreffend, von ihr betroffen oder gekennzeichnet; Ⓔ *relating to or marked by proctosigmoiditis, proctosigmoiditic*
Prok|to|sig|mo|i|do|skop *nt*: *Syn: Proktosigmoideoskop, Rektosigmoidoskop, Rektosigmoideoskop*; flexibles Endoskop* für die Proktosigmoidoskopie*; Ⓔ *proctosigmoidoscope*
Prok|to|sig|mo|i|do|sko|pie *f*: *Syn: Proktosigmoideoskopie, Rektosigmoidoskopie, Rektosigmoideoskopie*; endoskopische Untersuchung von Mastdarm und Sigmoid; Ⓔ *proctosigmoidoscopy*
Prok|to|skop *nt*: *Syn: Rektoskop*; starres Endoskop* für die Proktoskopie*; Ⓔ *rectal speculum, rectoscope, proctoscope*
Prok|to|sko|pie *f*: *Syn: Mastdarmspiegelung, Rektoskopie*; endoskopische Untersuchung des Mastdarms/Rektums; Ⓔ *rectoscopy, proctoscopy*
Prok|to|spas|mus *m*: schmerzhafter Krampf des Afterschließmuskels; Ⓔ *proctospasm*
Prok|to|ste|no|se *f*: *Syn: Anusstenose, Mastdarmstenose, Rektumstenose*; angeborene [Analatresie*] oder erworbene Einengung des Afters; Ⓔ *proctencleisis, proctenclisis, proctostenosis*
Prok|to|sto|mie *f*: *Syn: Rektostomie*; Anlegen einer äußeren Rektumfistel; Ⓔ *proctostomy, rectostomy*
Prok|to|to|mie *f*: *Syn: Rektotomie*; Rektuminzision, Rektumschnitt; Ⓔ *proctotomy, rectotomy*
Prok|to|ze|le *f*: **1.** *Syn: Rektozele*; Vorfall der vorderen Mastdarmwand bei Schwäche des Septum* rectovaginale **2.** *Syn: Rektozele, Mastdarmbruch, Hernia rectalis*; sich in das Rektum vorwölbender Dammbruch; Ⓔ **1.** *rectocele, proctocele* **2.** *rectocele, proctocele*
pro|la|biert *adj*: Vorfall/Prolaps betreffend, vorgefallen; Ⓔ *prolapsed*
Pro|lac|tin *nt*: →*Prolaktin*
Pro|lak|tin *nt*: *Syn: Prolactin, laktogenes Hormon, Milchhormon, Mammotropin, Laktationshormon*; Hypophysenvorderlappenhormon, das die Entwicklung der Brustdrüse und die Milchsekretion reguliert; Ⓔ *prolactin, galactopoietic factor, galactopoietic hormone, lactation hormone, lactogenic factor, lactogenic hormone, luteotropic lactogenic hormone, lactogen, lactotrophin, lactotropin*
Pro|lak|ti|nom *nt*: *Syn: Prolactinom*; prolaktinsezernierendes Adenom* des Hypophysenvorderlappens*; Ⓔ *prolactin-producing tumor, prolactinoma*
Pro|laps *m*: Vorfall eines Organs oder Gewebes durch eine natürliche Körperöffnung; Ⓔ *prolapse, prolapsus, falling down, sinking*
Pro|lap|sus *m, pl* **-sus**: →*Prolaps*
Prolapsus ani: *Syn: Analprolaps*; Vorfall der Analschleimhaut [**inkompletter Analprolaps**] oder aller Wandschichten [**kompletter Analprolaps, Rektumprolaps**]; Ⓔ *prolapse of the anus, anal prolaps*
Prolapsus iridis: →*Iridoptose*
Prolapsus recti: *Syn: Mastdarmprolaps, Mastdarmvorfall, Rektumprolaps, Rektumvorfall*; meist bei Frauen auftretender Vorfall der Mastdarmwand durch den After; Ⓔ *prolapse of the rectum, rectal prolapse*
Prolapsus uteri: *Syn: Uterusprolaps*; Gebärmuttervorfall durch die Scheide; Ⓔ *prolapse of the uterus*
Prolapsus vaginae: *Syn: Scheidenvorfall, Vaginalprolaps, Scheidenprolaps, Kolpoptose*; schwerste Form der Scheidensenkung*, bei der die Scheidenwand, in Form einer Rektozele* oder Zystozele*, vor der Vulva* sichtbar wird; oft gleichgesetzt mit Kolpozele*; Ⓔ *colpoptosis, colpocele*
Pro|li|da|se *f*: *Syn: Prolindipeptidase*; Peptidase*, die prolinhaltige Dipeptide spaltet; Ⓔ *proline dipetidase, prolidase, imidodipeptidase*
Pro|li|fe|ra|ti|on *f*: Wucherung; Gewebevermehrung; Ⓔ *proliferation*
Pro|li|fe|ra|ti|ons|hy|per|ke|ra|to|se *f*: *s.u. Hyperkeratose*; Ⓔ *proliferative hyperkeratosis*
Pro|li|fe|ra|ti|ons|pha|se *f*: *Syn: östrogene/proliferative Phase, Follikelreifungsphase*; Phase des Menstrualzyklus [5.–15. Tag], während der die Gebärmutterschleimhaut unter dem Einfluss von Östrogen proliferiert; Ⓔ *proliferative phase, proliferative stage, alpha phase, estrin phase, estrogenic phase, estrogenic stage, follicular phase, follicular stage, follicle-maturation phase, follicle-maturation stage*
pro|li|fe|ra|tiv *adj*: proliferierend, wuchernd; Ⓔ *proliferative, proliferous*
Pro|lin *nt*: im Körper gebildete Aminosäure, die v.a. in Kollagen und Elastin vorkommt; Ⓔ *proline*
Pro|li|na|se *f*: *Syn: Prolyldipeptidase*; Peptidase*, die Dipeptide spaltet, die Prolin oder Hydroxyprolin als N-terminale Aminosäure enthält; Ⓔ *prolyl dipeptidase, prolinase*
Pro|lin|di|pep|ti|da|se *f*: →*Prolidase*
Pro|lyl|di|pep|ti|da|se *f*: →*Prolinase*
Pro|lym|pho|zyt *m*: unreife Lymphozytenvorstufe; Ⓔ *prolymphocyte*
Pro|me|ga|ka|ry|o|zyt *m*: unreife Vostufe der Megakaryozyten; Ⓔ *promegakaryocyte*
Pro|me|ga|lo|blast *m*: unreife Vostufe der Megaloblasten;

Ⓔ *promegaloblast, erythrogone, erythrogonium*

Pro|mi|nens *m*: *Syn: VII. Halswirbel, Vertebra prominens*; unterster Halswirbel, der einen stark vorspringenden Dornfortsatz hat; Ⓔ *prominent vertebra*

Pro|mi|nen|tia *f, pl* **-ti|ae**: Vorsprung, Vorwölbung, Wölbung; Ⓔ *prominence, projection, protrusion, prominentia*

Prominentia canalis facialis: Vorwölbung der medialen Paukenhöhlenwand durch den Fazialiskanal; Ⓔ *prominence of facial canal*

Prominentia canalis semicircularis lateralis: Vorwölbung der medialen Paukenhöhlenwand durch den lateralen Bogengang; Ⓔ *prominence of lateral semicircular canal*

Prominentia laryngea: Adamsapfel; Ⓔ *laryngeal prominence, Adam's apple, thyroid eminence, laryngeal protuberance*

Prominentia mallearis: Vorwölbung des Trommelfells durch den lateralen Fortsatz des Hammers; Ⓔ *mallear prominence of tympanic membrane*

Prominentia spiralis ductus cochlearis: spiraliger Wulst der Stria vascularis des Ductus* cochlearis; Ⓔ *spiral prominence*

Prominentia styloidea: Vorwölbung der unteren Paukenhöhlenwand durch den Griffelfortsatz des Schläfenbeins; Ⓔ *styloid prominence*

Pro|mis|kui|tät *f*: Sexualverkehr mit wechselnden Partnern; Ⓔ *promiscuity, sexual promiscuity*

pro|mis|kui|tiv *adj*: *Syn: promiskuos, promiskuös*; Promiskuität betreffend, häufig den Sexualpartner wechselnd; Ⓔ *promiscuous*

pro|mis|kuös *adj*: → *promiskuitiv*

Pro|mo|no|zyt *m*: unreife Monozytenvorstufe; Ⓔ *promonocyte, premonocyte*

Pro|mon|to|ri|um *nt*: Vorsprung; Ⓔ *promontory, promontorium*

Promontorium ossis sacri: ins Becken vorspringender Vorsprung der Wirbelsäule am Übergang vom 5. Lendenwirbel zum Kreuzbein; Ⓔ *pelvic promontory, promontory of sacral bone, cochlear eminence of sacral bone*

Promontorium tympani: Vorwölbung der medialen Paukenhöhlenwand durch die basale Schneckenwindung; Ⓔ *tympanic promontory, promontory of tympanic cavity*

Pro|mo|tor *m*: *Syn: Aktivator*; Stoff, der die Katalysatorwirkung verstärkt, ohne selbst als Katalysator zu wirken; Ⓔ *promoter*

Pro|my|e|lo|zyt *m*: unreife Myelozytenvorstufe; größte Zelle der Granulopoese*; Ⓔ *promyelocyte, progranulocyte, premyelocyte, granular leukoblast*

pro|my|e|lo|zy|tär *adj*: Promyelozyt(en) betreffend; Ⓔ *relating to a promyelocyte, promyelocytic*

Pro|my|e|lo|zy|ten|leuk|ä|mie *f*: *Syn: (akute) promyelozytäre Leukämie*; Unterform der akuten myeloischen Leukämie*; Ⓔ *promyelocytic leukemia, acute promyelocytic leukemia*

Pro|na|se *f*: aus **Streptomyces griseus** gewonnenes Proteasengemisch; Ⓔ *pronase*

Pro|na|tio *f, pl* **-ti|o|nes**: → *Pronation*

Pronatio dolorosa: *Syn: Chassaignac-Lähmung, Subluxatio radii peranularis*; durch eine Subluxation des Radiusköpfchens hervorgerufene, schmerzhafte Scheinlähmung; meist durch plötzliches Hochreißen von Kleinkindern bedingt; Ⓔ *pulled elbow, nursemaid's elbow, Goyrand's injury, Goyrand's trauma, Malgaigne's luxation*

Pro|na|ti|on *f*: *Syn: Pronatio*; Einwärtsdrehung um die Längsachse; Ⓔ *pronation*

pro|ne|phro|gen *adj*: Vorniere/Pronephros betreffend; Ⓔ *relating to the pronephros, pronephric*

Pro|ne|phros *m*: embryonale Vorniere; Ⓔ *primordial kidney, head kidney, pronephros, pronephron, protonephron, protonephros, forekidney*

pro|niert *adj*: **1.** auf dem Bauch liegend, mit dem Gesicht nach unten liegend; (flach) hingestreckt liegend **2.** mit nach unten gedrehter Handfläche; Ⓔ **1.** *prone; lying face downward* **2.** *prone*

Pro|nor|mo|blast *m*: *Syn: Proerythroblast*; unreifste Zelle der Erythropoese*; Ⓔ *proerythroblast, pronormoblast*

Pro|nuk|le|us *m, pl* **-klei**: *Syn: Pronucleus*; haploider Vorkern von Eizelle und Spermium; Ⓔ *pronucleus*

Pro|pa|ga|ti|on *f*: **1.** (*Licht, Schall*) Fortleitung, Weiterleitung; (*Seuche*) Übertragung, Verbreitung **2.** Vermehrung, Fortpflanzung; Ⓔ **1.** *propagation* **2.** *propagation*

Pro|pan *nt*: gesättigter Kohlenwasserstoff [Alkan] mit drei Kohlenstoffatomen; Ⓔ *propane*

Pro|pa|non *nt*: *Syn: Azeton, Dimethylketon, Aceton*; farblose, mit Wasser mischbare Flüssigkeit; einfachstes Keton; wird im Stoffwechsel aus Acetoacetat gebildet und über den Citratzyklus abgebaut; wird bei gestörtem Kohlenhydratstoffwechsel [u.a. Diabetes* mellitus] vermehrt in der Leber gebildet; Ⓔ *acetone, dimethylketone*

Pro|pan|säu|re *f*: → *Propionsäure*

Propan-1,2,3-triol *nt*: → *Glycerin*

Pro|pen|säu|re *f*: *Syn: Akrylsäure, Acrylsäure, Vinylcarbonsäure*; ungesättigte Monocarbonsäure; Ausgangsstoff von Kunststoffen [Acrylharze]; Ⓔ *acrylic acid*

Pro|per|din *nt*: im Plasma vorkommendes Protein, das das Komplementsystem aktivieren kann; Ⓔ *properdin, factor P*

Properdin-System *nt*: *Syn: alternativer Weg der Komplementaktivierung*; Aktivierung des Komplements durch angeregtes Properdin; Ⓔ *properdin system*

Pro|pha|ge *m*: die in das Bakterienchromosom integrierte Phagen-DNA; Ⓔ *prophage, probacteriophage*

Pro|pha|se *f*: erste Phase der Kernteilung, während der die Chromosomen sichtbar werden; Ⓔ *prophase*

pro|phy|lak|tisch *adj*: vorbeugend; Ⓔ *relating to prophylaxis, prophylactic, preventive, preventative, synteretic*

Pro|phy|la|xe *f*: *Syn: Präventivbehandlung*; Vorbeugung einer Krankheit, vorbeugende Behandlung; Ⓔ *prophylaxis, prevention, preventive treatment, synteresis*

Pro|pi|cil|lin *nt*: *Syn: Phenoxypropylpenicillin*; säurestabiles Oralpenicillin; Ⓔ *propicillin*

Pro|pi|on|a|zid|ä|mie *f*: erhöhter Propionsäuregehalt des Blutes; Ⓔ *propionic acidemia*

Pro|pi|o|ni|bac|te|ri|um *nt*: Gattung gramnegativer, unbeweglicher Stäbchenbakterien; Ⓔ *Propionibacterium*

Propionibacterium acnes: *Syn: Corynebacterium acnes*; häufig in Aknepusteln gefundenes Bakterium; Ⓔ *acne bacillus, Propionibacterium acnes, Corynebacterium acnes*

Pro|pi|on|säu|re *f*: *Syn: Propansäure*; gesättigte Monocarbonsäure, die als Zwischenprodukt des Fettsäurestoffwechsels auftritt; Ⓔ *propionic acid, propanoic acid*

Pro|pri|o|re|zep|ti|on *f*: → *Propriozeption*

pro|pri|o|re|zep|tiv *adj*: *Syn: propriozeptiv*; die körpereigenen Empfindungen aufnehmend, Proprio(re)zeption betreffend; Ⓔ *proprioreceptive*

Pro|pri|o|re|zep|to|ren *pl*: *Syn: Propriozeptoren*; Mechanorezeptoren, die Informationen über die aktuelle Lage des Körpers im Raum aufnehmen; Ⓔ *proprioceptors*

pro|pri|o|spi|nal *adj*: ausschließlich das Rückenmark/die Medulla spinalis betreffend; Ⓔ *propriospinal*

Pro|pri|o|zep|ti|on *f*: *Syn: propriozeptive/propriorezeptive/kinästhetische Sensibilität, Tiefensensibilität, Propriorezeption*; über die Propriorezeptoren* aufgenommene Eigenempfindung des Körpers; Ⓔ *proprioception, proprioceptive sensibility, deep sensibility, kinesthetic sensibility, proprioceptive sense, somesthetic sensibility*

pro|pri|o|zep|tiv *adj*: →*propriorezeptiv*
Pro|pri|o|zep|to|ren *pl*: →*Propriorezeptoren*
Pro|pul|si|on *f*: überschießende Vorwärtsbewegung, z.B. bei Parkinson*-Krankheit; Ⓔ *propulsion*
pro|pul|siv *adj*: vorantreibend, vorwärtsdrängend, vorwärtstreibend; Ⓔ *propulsive*
Propulsiv-petit-mal *nt*: *Syn*: *Blitz-Nick-Salaam-Krämpfe, BNS-Krämpfe*; Form der Petit-mal-Epilepsie* mit charakteristischem Anfallsmuster [Nachvorneschleudern von Armen und Beinen, Kopfnicken, Vorbeugen des Rumpfs]; Ⓔ *salaam spasms, salaam seizures, salaam convulsions, West's syndrome*
Pros-, pros- *präf*.: →*Proso-*
Pro|sen|ce|phal|on *nt, pl* **-la**: →*Prosenzephalon*
Pro|sen|ze|phal|on *nt, pl* **-la**: *Syn*: *Prosencephalon*; das aus Dienzephalon* und Telenzephalon* bestehende Vorderhirn; Ⓔ *forebrain, prosencephalon, proencephalon*
Proso-, proso- *präf*.: Wortelement mit der Bedeutung „vorn/nach vorne/vorwärts/weiter"; Ⓔ *forward, in front, proso-*
Prosop-, prosop- *präf*.: →*Prosopo-*
Pros|op|a|gno|sie *f*: Unfähigkeit, zur Wiedererkennung von Gesichtern; Ⓔ *prosopagnosia, prosophenosia*
Pros|op|al|gie *f*: Gesichtsneuralgie, neuralgischer Gesichtsschmerz; Ⓔ *facial neuralgia, prosopalgia, prosoponeuralgia*
Pro|so|pla|sie *f*: höhere Differenzierung eines Gewebes; Ⓔ *prosoplasia*
Prosopo-, prosopo- *präf*.: Wortelement mit der Bedeutung „Gesicht"; Ⓔ *face, facio-, prosop(o)-*
Pros|o|po|di|ple|gie *f*: beidseitige Gesichtslähmung/Fazialislähmung; Ⓔ *prosopodiplegia*
Pros|o|po|ple|gie *f*: *Syn*: *Fazialislähmung, Fazialisparese, Gesichtslähmung, Fazioplegie*; angeborene oder erworbene Lähmung des Nervus* facialis und der von ihm versorgten Gesichtsmuskeln; Ⓔ *facial paralysis, facial nerve paralysis, facial nerve palsy, facial palsy, fallopian neuritis, facioplegia, prosopoplegia*
Pros|o|po|schi|sis *f*: *Syn*: *Fissura facialis*; angeborene Gesichtsspalte; Ⓔ *facial cleft, prosoposchisis*
Pros|ta|cy|clin *nt*: →*Prostazyklin*
Pros|ta|glan|di|ne *pl*: aus Arachidonsäure gebildete Gewebehormone, die u.a. als Mediatoren der Entzündungsreaktion, Neurotransmitter und bei der Schmerzempfindung von Bedeutung sind; Ⓔ *prostaglandins*
Prostaglandin E_1: *Syn*: *Alprostadil*; Prostaglandin mit gefäßerweiternder Wirkung; Ⓔ *alprostadil, prostaglandin E_1*
Prostaglandin E_2: *Syn*: *Dinoproston*; als Wehenmittel verwendetes Prostaglandin*; Ⓔ *prostaglandin E_2, dinoprostone*
Prostaglandin $F_{2\alpha}$: *Syn*: *Dinoprost*; als Wehenmittel verwendetes Prostaglandin*; Ⓔ *dinoprost, prostaglandin $F_{2\alpha}$*
Prostaglandin I_2: →*Prostazyklin*

Tab. 22. Biologische Effekte von Prostaglandinen und Thromboxan

Verbindung	An der Synthese beteiligtes Enzym	Wichtigste biologische Aktivität
Prostaglandin E_2	Zyklooxigenase, PGE-Synthase	Bronchodilatation, Vasodilatation Hemmung der Cl^--Sekretion im Magen, Antilipolyse im Fettgewebe
Prostaglandin D_2	Zyklooxigenase, PGE-Synthase	Bronchokonstriktion
Prostaglandin $F_{2\alpha}$	Zyklooxigenase, PGE-Synthase	Bronchokonstriktion, Vasokonstriktion, Konstriktion der glatten Muskulatur
Thromboxan A_2	Zyklooxigenase, Thromboxan A_2-Synthase	Bronchokonstriktion, Vasokonstriktion, Plättchenaggregation
Prostaglandin I_2 (Prostacyclin)	Zyklooxigenase, PG I-Synthase	Vasodilatation, Zunahme der Gefäßpermeabilität, Hemmung der Plättchenaggregation

Pro|sta|ta *f, pl* **-tae**: *Syn*: *Vorsteherdrüse*; kastaniengroßes Organ, das beim Mann den Anfangsteil der Harnröhre nach dem Austritt aus der Harnblase umgibt; bildet ein alkalisches Sekret, das die Beweglichkeit der Samenzellen stimuliert; Ⓔ *prostata, prostate, prostate gland*
Pro|sta|ta|ade|nom *nt*: →*Prostatahypertrophie*
Pro|sta|ta|ade|nom|ek|to|mie *f*: operative Entfernung vergrößerter Prostatateile; wird heute i.d.R. als transurethrale Resektion durchgeführt; Ⓔ *prostatectomy*
Pro|sta|ta|blind|sack *m*: *Syn*: *Utrikulus, Utriculus prostaticus*; kurzer, blinder Schlauch zwischen den Einmündungen der Ductus* ejaculatorii; Ⓔ *urethral utricle, prostatic utricle*
Pro|sta|ta|hy|per|pla|sie *f*: →*Prostatahypertrophie*
Pro|sta|ta|hy|per|tro|phie *f*: *Syn*: *Blasenhalsadenom, benigne Prostatahypertrophie, benigne Prostatahyperplasie, Prostataadenom, Blasenhalskropf, Adenomyomatose der Prostata*; gutartige Vergrößerung der Prostata durch eine Vermehrung von Drüsengewebe; führt zu Einengung der Harnröhre und Miktionsbeschwerden; typische Erkrankung älterer Männer [30 % aller Männer über 50 Jahre leiden an Miktionsstörungen], deren Ätiologie weiterhin umstritten ist; in den letzten Jahren hat sich z.T. der Terminus **lower urinary tract symptoms** eingebürgert, andere Autoren bevorzugen den Begriff **benignes Prostatasyndrom**; Ⓔ *prostatic adenoma, prostatic hypertrophy, prostatic hyperplasia, adenomatous prostatic hypertrophy, benign prostatic hypertrophy, nodular prostatic hypertrophy*
Pro|sta|ta|isth|mus *m*: *Syn*: *Isthmus prostatae*; die beiden Seitenlappen der Vorsteherdrüse verbindender Mittelteil; Ⓔ *isthmus of prostate (gland)*
Pro|sta|ta|kar|zi|nom *nt*: *Syn*: *Prostatakrebs*; häufigster bösartiger Tumor des Urogenitaltraktes des Mannes, der v.a. im höheren Alter diagnostiziert wird; pro Jahr versterben ca. 12.000 Männer an einem Prostatakarzinom; damit ist es bei Männern die zweithäufigste Todesursache nach dem Bronchialkarzinom; da viele Patienten vor der Diagnosestellung an anderen Erkrankungen versterben, ist das Prostatakarzinom ein häufiger Zufallsbefund bei Autopsien; [früher als **latentes Prostatakarzinom** bezeichnet]; über die Ätiologie ist wenig bekannt; genetische, hormonelle, diätetische Faktoren und Infektionen sollen eine Rolle bei der Krebsentstehung spielen; Ⓔ *prostatic carcinoma*
Pro|sta|ta|krebs *m*: →*Prostatakarzinom*
Pro|sta|ta|syn|drom, be|nig|nes *nt*: *s.u. Prostatahypertrophie*; Ⓔ *benign prostate syndrome*
Pro|sta|ta|tu|ber|ku|lo|se *f*: *Syn*: *Prostatitis tuberculosa*; klinisch stumm verlaufende, tuberkulöse Prostataentzündung; Ⓔ *prostate tuberculosis*
Pro|sta|tek|to|mie *f*: Prostataentfernung; Ⓔ *prostatectomy*

radikale Prostatektomie: bei der Radikalentfernung werden die gesamte Prostata, die Samenbläschen* und

P

die umgebende Faszie abgetragen; der Harnröhrenstumpf wird mit der Blase anastomosiert; die Operation führt zu erektiler Dysfunktion, Harninkontinenz [5 %] oder Urethrastriktur [5 %]; Ⓔ *radical prostatectomy*

pro|sta|tisch *adj*: Vorsteherdrüse/Prostata betreffend, von der Prostata ausgehend; Ⓔ *relating to the prostate, prostatic, prostate*

Pro|sta|ti|tis *f, pl* **-ti|ti|den**: *Syn: Prostataentzündung*; i.d.R. bakterielle Entzündung der Prostata; meist zusammen mit einer Entzündung der Samenblase; Ⓔ *inflammation of the prostate, prostatitis*

Prostatitis tuberculosa: *Syn: Prostatatuberkulose*; klinisch stumm verlaufende, tuberkulöse Prostataentzündung; Ⓔ *prostate tuberculosis*

pro|sta|ti|tisch *adj*: Prostatitis betreffend, von ihr betroffen oder gekennzeichnet; Ⓔ *relating to prostatitis, prostatitic*

Pro|sta|to|dy|nie *f*: Prostataschmerz; Ⓔ *pain in the prostate, prostatodynia, prostatalgia*

Pro|sta|to|li|tho|to|mie *f*: Eröffnung der Prostata und Entfernung von Prostatasteinen; Ⓔ *prostatolithotomy*

Pro|sta|to|pa|thie *f*: Erkrankung der Prostata; Ⓔ *prostatopathy*

Pro|sta|tor|rhoe *f, pl* **-rho|en**: Ausfluss von Prostatasekret aus der Harnröhre; Ⓔ *prostatorrhea*

Pro|sta|to|to|mie *f*: Eröffnung der Prostata, Prostataschnitt; Ⓔ *prostatotomy, prostatomy*

Pro|sta|to|ve|si|ku|lek|to|mie *f*: Entfernung von Prostata und Bläschendrüsen; Ⓔ *prostatovesiculectomy*

Pro|sta|to|zys|ti|tis *f, pl* **-ti|ti|den**: Entzündung von Prostata und Harnblase; Ⓔ *inflammation of prostate and bladder, prostatocystitis*

pro|sta|to|zys|ti|tisch *adj*: Prostatozystitis betreffend, von ihr betroffen oder gekennzeichnet; Ⓔ *relating to or marked by prostatocystitis, prostatocystitic*

Pro|sta|to|zys|to|to|mie *f*: Eröffnung von Prostata und Harnröhre; Ⓔ *prostatocystotomy*

Pros|ta|zy|klin *nt*: *Syn: Prostacyclin, Prostaglandin I_2*; in den Wänden von Arterien und Venen gebildetes Prostaglandin*, das die Aggregation der Blutplättchen hemmt; Ⓔ *prostacyclin, prostaglandin I_2, epoprostenol*

Pros|tra|ti|on *f*: extreme Erschöpfung, extreme Kraftlosigkeit; Ⓔ *prostration, extreme exhaustion*

P

Prot-, prot- *präf*.: → *Proto-*

Pro|ta|mi|ne *nt*: Gruppe stark basischer Proteine, die v.a. in Fischsperma gefunden werden; Ⓔ *protamines*

prot|a|no|mal *adj*: Rotschwäche betreffend, von ihr betroffen; Ⓔ *relating to protanomaly, protan, protanomalous*

Prot|a|no|ma|lie *f*: *Syn: Rotschwäche*; Farbsehschwäche für Rot; Ⓔ *protanomaly*

prot|an|op *adj*: *Syn: rotblind*; Rotblindheit betreffend, von ihr betroffen; Ⓔ *protan, relating to protanopia, protanopic*

Prot|an|o|pie *f*: *Syn: Rotblindheit, Protanopsie*; Farbenfehlsichtigkeit für Rot; Ⓔ *protanopia, protanopsia, red blindness*

Prot|an|op|sie *f*: → *Protanopie*

Pro|te|a|se *f*: *Syn: Proteinase*; eiweißspaltendes/proteolytisches Enzym; Ⓔ *protease, proteolytic, proteolytic enzyme*

Pro|te|a|se|hem|mer *pl*: *Syn: Proteaseinhibitoren*; Substanzen, die Proteasen hemmen; werden z.B. in der AIDS-Therapie verwendet; Ⓔ *protease inhibitors*

Pro|te|a|se|in|hi|bi|to|ren *pl*: → *Proteasehemmer*

Pro|te|id *nt*: zusammengesetztes Protein*, das auch Nichtproteine [Lipide, Kohlenhydrate] enthält; Ⓔ *proteid*

Pro|te|in *nt*: *Syn: Eiweiß*; aus mehr als 100 Aminosäuren aufgebaute Makromoleküle; nach der Struktur unterscheidet man kugelige [**globuläres Protein**] und gestreckte [**fibrilläres Protein**] Formen; Proteine, die auch andere Bausteine als Aminosäuren enthalten, werden als **zusammengesetzte** oder **gemischte Proteine** bezeichnet; Ⓔ *protein, proteid, protide*

Pro|te|in|ä|mie *f*: erhöhter Proteingehalt des Blutes; Ⓔ *proteinemia*

Pro|te|i|na|se *f*: *Syn: Protease*; eiweißspaltendes/proteolytisches Enzym; Ⓔ *proteinase, endopeptidase*

Pro|te|i|nat|puf|fer *m*: → *Proteinpuffersystem*

Pro|te|i|nat|puf|fer|sys|tem *nt*: → *Proteinpuffersystem*

Pro|te|in|bi|o|syn|the|se *f*: Eiweißsynthese im Körper; Ⓔ *protein biosynthesis*

Protein-C-Mangel *m*: autosomal-dominante Enzymopathie* mit erhöhter Thromboseneigung; Ⓔ *protein C deficiency*

Protein C: Vitamin K-abhängiger Inhibitor der Blutgerinnung; Ⓔ *protein C*

C-reaktives Protein: Akute-Phase-Protein*, das mit der C-Substanz von Pneumokokken reagiert; Ⓔ *C-reactive protein*

Protein S: Vitamin K-abhängig in der Leber gebildeter Kofaktor von Protein C; Ⓔ *protein S*

Pro|te|in|ki|na|sen *pl*: Enzyme, die Phosphatreste auf Proteine übertragen; Ⓔ *phosphorylase kinase kinases, protein kinases*

Pro|te|in|man|gel|an|ä|mie *f*: *Syn: Eiweißmangelanämie*; Anämie* bei schwerem Eiweißmangel und dadurch verursachter Störung der Hämoglobinbildung; Ⓔ *protein deficiency anemia*

Pro|te|in|man|gel|er|kran|kung *f*: *Syn: Hypoproteinose*; durch eine Hypoproteinämie* hervorgerufene Mangelerkrankung [z.B. Kwashiorkor*]; Ⓔ *hypoproteinosis*

Pro|te|in|me|ta|bo|lis|mus *m*: Eiweißstoffwechsel; Ⓔ *proteometabolism, protein metabolism*

pro|te|i|no|gen *adj*: von Proteinen abstammend, aus Proteinen gebildet; Ⓔ *proteinogenous*

Pro|te|i|no|se *f*: übermäßige Eiweißablagerung im Gewebe; oft gleichgesetzt mit Alveolarproteinose*; Ⓔ *proteinosis*

pulmonale alveoläre Proteinose: *Syn: Alveolarproteinose, Lungenproteinose*; seltene chronisch-verlaufende Lungenerkrankung durch eine übermäßige Produktion von Surfactant-Faktor*; Ⓔ *pulmonary alveolar proteinosis*

Pro|te|in|po|ly|sac|cha|rid *nt*: Proteid* aus Eiweiß und Polysaccharid*; Ⓔ *protein-polysaccharide*

Pro|te|in|puf|fer *m*: → *Proteinpuffersystem*

Pro|te|in|puf|fer|sys|tem *nt*: *Syn: Proteinpuffer, Proteinatpuffer, Proteinatpuffersystem*; Teil des Puffersystems zur Konstanthaltung des pH-Wertes des Blutes; Ⓔ *proteinate buffer, proteinate buffer system, protein buffer, protein buffer system*

Protein-S-Mangel *m*: autosomal-dominante Enzymopathie* mit erhöhter Thromboseneigung; Ⓔ *proein S deficiency*

Pro|te|in|stoff|wech|sel *m*: *Syn: Eiweißstoffwechsel*; Gesamtheit von Resorption, Verdauung und Synthese von Eiweißen im Körper; Ⓔ *proteometabolism, protein metabolism*

Pro|te|in|syn|the|se *f*: Eiweißsynthese; Ⓔ *protein synthesis*

Pro|te|in|u|rie *f*: Eiweißausscheidung im Harn; meist gleichgesetzt mit Albuminurie; Ⓔ *proteinuria, albuminuria, serumuria*

akzidentelle Proteinurie: *Syn: akzidentelle/falsche/extrarenale Albuminurie, falsche/extrarenale Proteinurie*; nicht durch die Niere verursachte Eiweißausscheidung; meist durch eine Entzündung der ableitenden Harnwege bedingt; Ⓔ *accidental albuminuria, accidental proteinuria, adventitious albuminuria, adventitious proteinuria, false albuminuria, false proteinuria*

diätetische Proteinurie: *Syn: diätetische Albuminurie*; durch die Nahrung verursachte Eiweißausscheidung; Ⓔ *dietetic albuminuria, dietetic proteinuria, digestive proteinuria, digestive albuminuria*
echte Proteinurie: *Syn: echte/renale Albuminurie, renale Proteinurie*; durch Erkrankungen oder Veränderungen des Nierenparenchyms oder der Glomeruli verursachte Eiweißausscheidung; Ⓔ *intrinsic albuminuria, intrinsic proteinuria, true albuminuria, true proteinuria, serous proteinuria, serous albuminuria, nephrogenous proteinuria, renal proteinuria*
essentielle Proteinurie: *Syn: essentielle Albuminurie*; Eiweißausscheidung ohne pathologische Ursache, z.B. orthostatische Proteinurie; Ⓔ *essential albuminuria, essential proteinuria, benign albuminuria, benign proteinuria*
extrarenale Proteinurie: → *akzidentelle Proteinurie*
falsche Proteinurie: → *akzidentelle Proteinurie*
febrile Proteinurie: *Syn: Fieberalbuminurie, Fieberproteinurie, febrile Albuminurie*; Eiweißausscheidung bei fieberhaften Erkrankungen; Ⓔ *febrile albuminuria, febrile proteinuria*
funktionelle Proteinurie: *Syn: funktionelle Albuminurie, physiologische Proteinurie/Albuminurie, intermittierende Proteinurie/Albuminurie*; vorübergehende, nicht-pathologische Eiweißausscheidung unterschiedlicher Genese [z.B. in der Schwangerschaft]; Ⓔ *functional albuminuria, functional proteinuria, physiologic albuminuria, physiologic proteinuria, intermittent albuminuria, intermittent proteinuria*
intermittierende Proteinurie: → *funktionelle Proteinurie*
kardial-bedingte Proteinurie: *Syn: kardial-bedingte Albuminurie*; prärenale Proteinurie bei kreislaufbedingter Nierenstauung; Ⓔ *cardiac proteinuria, cardiac albuminuria*
lordotische Proteinurie: → *orthostatische Proteinurie*
orthostatische Proteinurie: *Syn: orthostatische Albuminurie, lordotische Albuminurie/Proteinurie*; funktionelle Albuminurie, die bei Jugendlichen im Stehen auftritt und im Liegen wieder verschwindet; Ⓔ *lordotic albuminuria, lordotic proteinuria, postural albuminuria, postural proteinuria, orthostatic albuminuria, orthostatic proteinuria*
palpatorische Proteinurie: *Syn: palpatorische Albuminurie*; durch eine manuelle Untersuchung [Palpation] der Niere ausgelöste Proteinurie; Ⓔ *palpatory albuminuria, palpatory proteinuria*
paroxysmale Proteinurie: *Syn: transiente Proteinurie, paroxysmale/transiente Albuminurie*; vorübergehende Proteinurie; Ⓔ *paroxysmal albuminuria, paroxysmal proteinuria, transitory functional albuminuria, transitory functional proteinuria*
physiologische Proteinurie: → *funktionelle Proteinurie*
postrenale Proteinurie: *Syn: postrenale Albuminurie*; durch eine (physiologisch) hinter der Niere, d.h. in den ableitenden Harnwegen liegende Ursache ausgelöste Proteinurie; Ⓔ *postrenal proteinuria, postrenal albuminuria*
prärenale Proteinurie: *Syn: prärenale Albuminurie*; durch eine (physiologisch) vor der Niere liegende Ursache ausgelöste Proteinurie; Ⓔ *prerenal albuminuria, prerenal proteinuria*
renale Proteinurie: → *echte Proteinurie*
transiente Proteinurie: → *paroxysmale Proteinurie*
zyklische Proteinurie: *Syn: zyklische/intermittierende Albuminurie, intermittierende Proteinurie*; wiederholt auftretende Proteinurie; Ⓔ *recurrent albuminuria, cyclic albuminuria, pseudalbuminuria, pseudoalbuminuria*

pro|te|in|u|risch *adj*: *Syn: albuminurisch*; Proteinurie betreffend, von ihr betroffen oder gekennzeichnet; Ⓔ *relating to or marked by proteinuria, proteinuric, albuminuric*

Proteo-, proteo- *präf.*: Wortelement mit der Bedeutung „Eiweiß/Protein"; Ⓔ *protein, proteinaceous, proteinic, proteidic, prote(o)-*

Pro|te|o|gly|kan *nt*: Proteid* aus Eiweiß und Glykosaminoglykan; Ⓔ *proteoglycan*

Pro|te|o|hor|mon *nt*: *Syn: Polypeptidhormon*; aus Aminosäuren aufgebautes Hormon; Ⓔ *polypeptide hormone, proteohormone*

pro|te|o|klas|tisch *adj*: eiweißspaltend; Ⓔ *proteoclastic*

Pro|te|o|ly|se *f*: Eiweißabbau, Eiweißspaltung, Proteinspaltung; Ⓔ *protein hydrolysis, proteolysis, albuminolysis*

pro|te|o|ly|tisch *adj*: *Syn: eiweißspaltend, eiweißabbauend*; Proteolyse betreffend; Ⓔ *relating to or promoting proteolysis, proteolytic*

Pro|te|o|my|ces *f*: → *Trichosporon*

pro|te|o|pep|tisch *adj*: *Syn: eiweißverdauend*; Eiweißverdauung betreffend; Ⓔ *proteopeptic*

Pro|te|us *m*: zur Familie Enterobacteriaceae* zählende Gattung gramnegativer, peritrich begeißelter Stäbchenbakterien; Ⓔ *Proteus*
Proteus mirabilis: häufigste Proteus-Species; Erreger von Harnwegs- und Mittelohrinfekten; Ⓔ *Proteus mirabilis*
Proteus vulgaris: häufig bei Wund- und Harnwegsinfekten gefundene Species; Ⓔ *Proteus vulgarius*

Pro|the|se *f*: aus körperfremdem Material gefertigter Ersatz für Gliedmaßen oder andere Körperteile; Gliedersatz, Kunstglied; Ⓔ *replacement, prosthesis, artificial limb*

Pro|the|tik *f*: Gliederersatzkunde; Ⓔ *prosthetics*
zahnärztliche Prothetik: Zahnersatzkunde, Zahntechnik; Ⓔ *dental prosthetics, denture prosthetics, prosthodontics, prosthetic dentistry, prosthodontia*

pro|the|tisch *adj*: Prothese oder Prothetik betreffend; Ⓔ *relating to a prosthesis, prosthetic*

Pro|throm|bin *nt*: *Syn: Faktor II*; in der Leber gebildeter, Vitamin K-abhängiger Blutgerinnungsfaktor; inaktive Vorstufe des Thrombins; Ⓔ *prothrombin, plasmozyme, factor II, thrombogen, serozyme*

Pro|throm|bin|ak|ti|va|tor *m*: *Syn: Thrombokinase, Thromboplastin*; Lipoproteinkomplex, der im Rahmen der Gerinnungskaskade Prothrombin* in Thrombin* umwandelt; Ⓔ *thrombokinase, thromboplastin, thrombozyme, platelet tissue factor*

Pro|throm|bi|na|se *f*: *Syn: Gewebethromboplastin, Gewebethrombokinase, Faktor III*; aus verschiedenen Komponenten [u.a. aktivierter Faktor V, Faktor X] bestehender Komplex, der Prothrombin [Faktor II] in Thrombin umwandelt; Ⓔ *thrombokinase, thromboplastin, thrombozyme, platelet tissue factor*

Pro|throm|bin|kom|plex *m*: Bezeichnung für die Vitamin K-abhängig in der Leber gebildeten Gerinnungsfaktoren II, VII, IX und X; Ⓔ *prothrombin complex*

Pro|throm|bin|kon|sump|tions|test *m*: Gerinnungstest, der den Prothrombinverbrauch bei Spontangerinnung misst; Ⓔ *prothrombin-consumption test*

Pro|throm|bin|zeit *f*: *Syn: Thromboplastinzeit, Quickwert, Quickzeit, Quick*; Gerinnungstest zur Diagnose von Störungen der Faktoren II, V, VII und X; Ⓔ *prothrombin test, prothrombin time, thromboplastin time, Quick's time, Quick test, Quick's method, Quick's value*

Pro|tis|ta *pl*: *Syn: Protisten*; Einzeller; Ⓔ *Protista*

Pro|tis|ten *pl*: *Syn: Protista*; Einzeller; Ⓔ *Protista*

Proto-, proto- *präf.*: Wortelement mit der Bedeutung „erster/wichtigster"; Ⓔ *prot(o)-*

pro|to|di|a|sto|lisch *adj*: *Syn: frühdiastolisch*; Protodiastole betreffend, am Anfang der Diastole; Ⓔ *protodiastolic, early diastolic*

Pro|to|kol|la|gen *nt*: Kollagenvorstufe; Ⓔ *protocollagen*

Pro|to|ko|pro|por|phy|rie, he|re|di|tä|re *f*: *Syn: gemischte hepatische Porphyrie, gemischte Porphyrie, südafrikanische genetische Porphyrie, Porphyria variegata*; autosomal-dominante Porphyrie, bei der es zur Ausscheidung von Koproporphyrin in Stuhl und Harn kommt; Ⓔ *mixed porphyria, variegate porphyria, South African genetic porphyria*

Pro|to|nen *pl*: positiv geladene Kernteilchen, Wasserstoffkerne; Ⓔ *protons*

Pro|to|nen|pum|pe *f*: Enzym der Belegzellen [H^+/K^+-ATPase], das Kaliumionen im Austausch gegen Wasserstoffionen in die Zelle pumpt; Ⓔ *proton pump*

Pro|to|nen|pum|pen|hem|mer *pl*: Substanzen, die die Salzsäurebildung im Magen durch Hemmung der H^+/K^+-ATPase herabsetzen; Ⓔ *proton pump inhibitors*

pro|to|pa|thisch *adj*: **1.** *Syn: idiopathisch, selbstständig, essentiell, primär, genuin*; ohne erkennbare Ursache (entstanden), unabhängig von anderen Krankheiten **2.** gestört, entdifferenziert, desintegriert; Ⓔ **1.** *protopathic, idiopathic, primary* **2.** *protopathic*

Pro|to|plas|ma *nt*: Grundplasma der Zelle; besteht aus Wasser, Eiweißen, Fetten, Kohlenhydraten und Elektrolyten; Ⓔ *plasma, protoplasm, plasmogen, bioplasm, cytoplasm*

pro|to|plas|ma|tisch *adj*: Protoplasma betreffend oder enthaltend, aus Protoplasma bestehend; Ⓔ *relating to protoplasm, protoplasmic, protoplasmal, protoplasmatic, bioplasmic*

Pro|to|por|phy|ria ery|thro|po|e|ti|ca *f*: *Syn: erythrohepatische Protoporphyrie, erythropoetische Protoporphyrie, protoporphyrinämische Lichtdermatose*; schon in der Kindheit beginnende Variante der erythrohepatischen Porphyrie*; die klinische Symptomatik hängt vom jeweiligen Subtyp [Dermatitis-, Pruritus-, Urtikaria-, Hydro-vacciniformia-Typ] ab; Ⓔ *erythrohepatic protoporphyria, erythropoietic protoporphyria*

Pro|to|por|phy|rie, erythrohepatische/erythropoetische *f*: →*Protoporphyria erythropoetica*

Pro|to|por|phy|rin *nt*: Derivat des Porphyrins; Ⓔ *protoporphyrin*

Pro|to|por|phy|rin|u|rie *f*: Protoporphyrinausscheidung im Harn; Ⓔ *protoporphyrinuria*

Pro|top|sis bul|bi *f*: →*Protrusio bulbi*

Pro|to|zoa *pl*: *Syn: Protozoen*; Urtierchen, tierische Einzeller; Ⓔ *Protozoa*

Pro|to|zo|en *pl*: →*Protozoa*

pro|tra|hie|ren *v*: über einen längeren Zeitraum strecken, verlängern, verzögern, aufschieben, verschleppen; Ⓔ *protract*

pro|tra|hiert *adj*: *Syn: verzögert, verlängert, aufgeschoben*; über einen längeren Zeitraum (wirkend oder anhaltend); Ⓔ *protracted, prolonged*

Pro|tra|hie|rung *f*: →*Protraktion*

Pro|trak|ti|on *f*: Hinausschieben, Hinausziehen, Hinauszögern, Verschleppen, Verzögern, Verzögerung, Protrahierung; Ⓔ *protraction*

Pro|tru|sio *f*: *Syn: Protrusion*; Vorstehen, Vortreten, Herausragen; Ⓔ *protrusion, projection, protrusio*

Protrusio acetabuli: Vorwölbung des Pfannenbodens in das kleine Becken; Ⓔ *intrapelvic protrusion, protrusion of the acetabulum, Otto's pelvis, Otto's disease*

Protrusio bulbi: *Syn: Exophthalmos, Exophthalmus, Exophthalmie, Ophthalmoptose, Protopsis bulbi*; ein- oder beidseitiges Hervortreten des Augapfels aus der Augenhöhle; kann durch Tumoren der Augenhöhle oder andere raumfordernde Prozesse verursacht werden; klassisch bei Basedow*-Krankheit; Ⓔ *exophthalmos, exophthalmus, exorbitism, protrusion of the bulb, protrusion of the eyeball, proptosis, ophthalmocele, ophthalmoptosis*

Pro|tru|si|on *f*: *Syn: Protrusio*; Vorstehen, Vortreten, Herausragen; Ⓔ *protrusion, projection, protrusio*

Pro|tru|si|ons|be|cken *nt*: *Syn: Otto-Chrobak-Becken*; durch eine Protrusio* acetabuli verursachte Beckenanomalie; Ⓔ *intrapelvic protrusion, protrusion of the acetabulum, Otto's pelvis, Otto's disease*

Pro|tu|be|ran|tia *f, pl* **-ti|ae**: höckerartiger Vorsprung; Ⓔ *protuberantia, protuberance, prominence, eminence, projection*

Protuberantia mentalis: Kinnvorsprung, Kinn; Ⓔ *protuberance of chin, mental process, mental protuberance*

Proust-Raum *m*: *Syn: Excavatio rectovesicalis*; Bauchfelltasche zwischen Blase und Rektum; beim Mann tiefste Stelle der Peritonealhöhle; Ⓔ *Proust's space, rectovesical pouch, rectovesical excavation*

Pro|ve|ni|enz *f*: Herkunft, Ursprung; Ⓔ *origin, provenience*

Pro|vi|den|cia *f*: Gattung gramnegativer, peritrich begeißelter Stäbchenbakterien; selten Erreger von Harnwegsinfekten oder Durchfallerkrankungen; Ⓔ *Providencia*

Pro|vi|rus *nt, pl* **-ren**: in das Genom der Wirtszelle integrierte Virus-DNA, aus der Viren entstehen können; Ⓔ *provirus*

Pro|vit|a|min *nt*: unwirksame Vitaminvorstufe; Ⓔ *provitamin*

Provitamin D_2: *Syn: Ergosterin*; Vorstufe von Ergocalciferol*; Ⓔ *ergosterol, ergosterin*

Provitamin D_3: *Syn: 7-Dehydrocholesterin*; im Körper aus Cholesterin gebildetes Provitamin, das in der Haut von UV-Strahlen in Vitamin D_3 umgewandelt wird; Ⓔ *7-dehydrocholesterol, provitamin D_3*

Pro|vo|ka|ti|on *f*: *Syn: Provokationstest, Provokationsprobe*; Auslösung von Krankheitssymptomen durch kontrollierte Reize, z.B. bei der Allergietestung; Ⓔ *provocative test*

Pro|vo|ka|ti|ons|pro|be *f*: →*Provokation*

Pro|vo|ka|ti|ons|test *m*: →*Provokation*

Prowazek-Einschlusskörperchen *pl*: *Syn: Prowazek-Körperchen, Halberstädter-Prowazek-Körperchen, Halberstädter-Prowazek-Einschlusskörperchen*; Einschlusskörperchen der Bindehautzellen bei Trachom*; Ⓔ *trachoma bodies, Halberstaedter-Prowazek bodies, Prowazek's bodies, Prowazek-Greeff bodies*

Prowazek-Körperchen *pl*: →*Prowazek-Einschlusskörperchen*

pro|xi|mal *adj*: rumpfwärts (liegend), zur Körpermitte hin (liegend); Ⓔ *proximal*

Pro|zer|ko|id *nt*: *Syn: Vorfinne*; erste Finnenstufe, z.B. von Diphyllobothrium*; Ⓔ *procercoid*

prune-belly syndrome *nt*: →*Pflaumenbauchsyndrom*

pru|ri|gi|nös *adj*: Prurigo betreffend, von ihr betroffen oder gekennzeichnet, durch sie bedingt; juckend, mit Jucken einhergehend; Ⓔ *relating to or suffering from prurigo, pruriginous*

Pru|ri|go *f*: *Syn: Juckblattersucht*; Oberbegriff für stark juckende Hautkrankheiten mit Knötchen- oder Knotenbildung; Ⓔ *prurigo*

Prurigo aestivalis: *Syn: polymorphe Lichtdermatose (Haxthausen), Lichtekzem, polymorpher Lichtausschlag, Sommerprurigo, Lupus erythematodes-artige Lichtdermatose, Eccema solare, Dermatopathia photoelectrica*; ätiologisch ungeklärte, durch Sonnenlicht hervorgerufene Lichtdermatose*; die Art der Hautveränderung ist extrem variabel [ekzem-artig, plaque-artig, urtikariell, erythematös] und wechselt oft von Mal zu Mal; Ⓔ *Hutchinson's syndrome, summer prurigo of Hutchinson, Hutchinson's disease, light sensitive eruption, polymorphic light eruption, summer eruption, summer prurigo*

Prurigo Besnier: →*endogenes Ekzem*

P

Prurigo nodularis Hyde: *Syn: nodulöse Prurigo, Hyde-Krankheit*; v.a. Frauen im mittleren oder höheren Alter befallende chronische Dermatose* mit großen heftig juckenden Knoten der Extremitätenstreckseiten; Ⓔ *Hyde's disease, nodular prurigo*
nodulöse Prurigo: → *Prurigo nodularis Hyde*
Prurigo simplex acuta et subacuta adultorum: → *Prurigo simplex subacuta*
Prurigo simplex subacuta: *Syn: Urticaria papulosa chronica, Prurigo simplex acuta et subacuta adultorum, Strophulus adultorum, Lichen urticatus*; subakut oder chronisch verlaufende, papulöse Dermatitis* mit heftigem Juckreiz; Ⓔ *subacute papular urticaria*
Pru|ri|tus *m*: (Haut-)Jucken, Juckreiz; Ⓔ *pruritus, itch, itchiness, itching*
Pruritus ani: *Syn: Afterjucken*; durch verschiedene Ursachen [Ekzem, Hämorrhoiden] ausgelöster starker Juckreiz der Haut um den After; Ⓔ *anal pruritus*
Pruritus gravidarum: im letzten Schwangerschaftsdrittel auftretender generalisierter Juckreiz; Ⓔ *pruritus gravidarum*
Prussak-Raum *m*: *Syn: Recessus superior*; obere Trommelfelltasche; Ⓔ *Prussak's space, superior recess of tympanic membrane*
Psal|li|do|don|tie *f*: *Syn: Scherenbiss, Überbiss*; normale Bissform, bei der die oberen Schneidezähne über die unteren ragen; Ⓔ *scissors bite, scissors-bite*
Psamm-, psamm- *präf*.: Wortelement mit der Bedeutung „Sand"; Ⓔ *sand, psamm(o)-*
Psam|mo|kar|zi|nom *nt*: Karzinom* mit feinkörniger Verkalkung; Ⓔ *psammocarcinoma*
Psam|mom *nt*: *Syn: Sandgeschwulst*; sandartige Verkalkung innerhalb einer Hirnhautgeschwulst; Ⓔ *psammoma, sand tumor, Virchow's psammoma*
Psam|mom|kör|ner *pl*: *Syn: Sandkörner, Hirnsand, Acervulus, Corpora arenacea*; im Zentralnervensystem vorkommende weißliche, sandartige Konkremente unbekannter Bedeutung; Ⓔ *psammoma bodies*
Psel|lis|mus *m*: Stammeln, Stottern; Ⓔ *stutter, stuttering, psellism*
Pseud-, pseud- *präf*.: → *Pseudo-*
Pseud|an|ky|lo|se *f*: *Syn: Pseudoankylose*; scheinbare Gelenkversteifung durch Fibrose der Gelenkkapsel; Ⓔ *fibrous ankylosis, pseudankylosis*
Pseud|ar|thro|se *f*: *Syn: Falschgelenk, Scheingelenk, Pseudogelenk, Pseudoarthrose*; bei fehlender Ausheilung einer Fraktur entstehendes echtes Gelenk [Nearthrose] oder bindegewebig-fibröse Knochenverbindung; Ⓔ *false joint, false articulation, pseudarthrosis, pseudoarthrosis, nonunion, nearthrosis, neoarthrosis*
Pseud|äs|the|sie *f*: Scheinempfindung, Empfindung ohne entsprechenden Reiz; Ⓔ *pseudesthesia, pseudoesthesia*
Pseudo-, pseudo- *präf*.: Wortelement mit der Bedeutung „falsch/scheinbar"; Ⓔ *false, spurious, pseud(o)-*
Pseu|do|a|can|tho|sis *f, pl* **-ses**: → *Pseudoakanthose*
Pseu|do|a|chon|dro|pla|sie *f*: *Syn: Pseudoachondroplasie-Syndrom*; autosomal-dominante Entwicklungsstörung von Knorpel und Knochen mit Minderwuchs; Ⓔ *pseudoachondroplasia*
Pseu|do|ag|glu|ti|na|ti|on *f*: *Syn: Geldrollenbildung, Pseudohämagglutination*; Aggregation von Erythrozyten in Form geldrollenförmiger Ketten bei Änderung der Plasmaproteinzusammensetzung; Ⓔ *pseudoagglutination, pseudohemagglutination, rouleaux formation*
Pseu|do|a|kan|tho|se *f*: *Syn: Pseudoacanthosis*; an eine Akanthose* erinnernde Dermatose*; Ⓔ *pseudoacanthosis*
Pseu|do|al|ler|gie *f*: *Syn: pseudoallergische Reaktion*; Unverträglichkeitsreaktion, die nicht auf einer Immunreaktion beruht; Ⓔ *pseudoallergic reaction*
pseu|do|al|ler|gisch *adj*: scheinbar auf einer allergischen Reaktion beruhend; Ⓔ *pseudoallergic*
Pseu|do|an|ky|lo|se *f*: → *Pseudankylose*
Pseu|do|a|or|ten|in|suf|fi|zi|enz *f*: funktionelle Aortenklappeninsuffizienz*; Ⓔ *funtional aortic regurgitation, funtional aortic insufficiency*
Pseu|do|ap|pen|di|zi|tis *f, pl* **-ti|den**: *Syn: Brennemann-Syndrom*; klinische Bezeichnung für eine pseudoappendizitische Symptomatik durch eine Entzündung und Schwellung mesenterialer Lymphknoten; Ⓔ *pseudoappendicitis*
pseu|do|ap|pen|di|zi|tisch *adj*: Pseudoappendizitis betreffend, von ihr betroffen oder gekennzeichnet; Ⓔ *relating to or marked by pseudoappendicitis, pseudoappendicitic*
Pseudo-Argyll Robertson-Syndrom *nt*: *Syn: Adie-Syndrom, Adie-Pupillotonie, Pseudo-Robertson-Syndrom, Pseudotabes pupillotonica, pupillotonischer Pseudotabes*; meist einseitige Pupillotonie mit Hypo- oder Areflexie*; Ⓔ *pupillotonic pseudotabes, Holmes-Adie syndrome, Adie's syndrome*
Pseu|do|ar|thro|se *f*: → *Pseudarthrose*
Pseu|do|bul|bär|pa|ra|ly|se *f*: Schwäche von Lippen-, Zungen-, Gaumen- und Kehlkopfmuskeln ohne Ausfall der Hirnnervenkerne; Ⓔ *pseudobulbar palsy, pseudobulbar paralysis, laughing sickness*
Pseu|do|chol|e|zys|ti|tis *f, pl* **-ti|ti|den**: durch eine Nahrungsmittelallergie hervorgerufene Symptome einer Gallenblasenentzündung; Ⓔ *pseudocholecystitis*
pseu|do|chol|e|zys|ti|tisch *adj*: Pseudocholezystitis betreffend, von ihr betroffen oder gekennzeichnet; Ⓔ *relating to or marked by pseudocholecystitis*
Pseu|do|cho|lin|es|te|ra|se *f*: *Syn: unspezifische/unechte Cholinesterase, β-Cholinesterase, Butyrylcholinesterase, Typ II-Cholinesterase*; in Serum, Darmschleimhaut und Pankreas vorkommendes Enzym, das außer Acetylcholin auch andere Cholinester spaltet; Ⓔ *pseudocholinesterase, nonspecific cholinesterase, cholinesterase, choline esterase II, unspecific cholinesterase, serum cholinesterase, benzoylcholinesterase, butyrocholinesterase, butyrylcholine esterase, acylcholine acylhydrolase*
Pseu|do|chrom|hid|ro|se *f*: *Syn: falsche Chromhidrose, Pseudochromidrose*; durch Farbstoffe hervorgerufene Färbung des Schweißes; Ⓔ *pseudochromhidrosis, pseudochromidrosis*
Pseu|do|chrom|i|dro|se *f*: → *Pseudochromhidrose*
pseu|do|chy|lös *adj*: dem Milchsaft/Chylus ähnelnd; Ⓔ *pseudochylous*
Pseu|do|croup *m*: → *Pseudokrupp*
Pseu|do|de|menz *f*: *Syn: Ganser-Syndrom, Scheinblödsinn, Zweckpsychose*; schwer von Simulation zu unterscheidendes Vorkommen von Vorbeireden, Vorbeihandeln und Nichtwissenwollen; wurde ursprünglich bei Häftlingen beschrieben, kann aber auch organische Ursachen haben; Ⓔ *Ganser's syndrome, pseudopsychosis, pseudodementia, syndrome of approximate relevant answers, syndrome of deviously relevant answers, nonsense syndrome*
Pseu|do|diph|the|rie *f*: *Syn: Diphtheroid*; diphtherieähnlich Erkrankung; Ⓔ *diphtheroid*
Pseu|do|di|ver|ti|kel *nt*: *Syn: falsches Divertikel*; Divertikel, bei dem nur die Schleimhaut ausgebuchtet ist; Ⓔ *pseudodiverticulum*
Pseu|do|dys|tro|phia a|di|po|so|ge|ni|ta|lis *f*: → *Pseudo-Fröhlich-Syndrom*
Pseu|do|en|do|kri|no|pa|thie *f*: durch fehlende Ansprechbarkeit des oder der Erfolgsorgane vorgetäuschte Endokrinopathie*; Ⓔ *pseudoendocrinopathy*
Pseu|do|e|ry|si|pel *nt*: *Syn: Rosenbach-Krankheit, falsche Rose, Fischrose, Fischhändlerrotlauf, Rotlauf, Schweinerotlauf, Erysipeloid, Erythema migrans*; durch **Erysipelothrix rhusiopathiae** verursachte, meist die Fin-

P

ger/Hände betreffende, schmerzlose livide Entzündung; Ⓔ *pseudoerysipelas, erysipeloid, rose disease, Rosenbach's disease, swine rotlauf, swine erysipelas, rotlauf, crab hand*

Pseu|do|fol|li|cu|li|tis bar|bae *f*: *Syn: Pili incarnati/recurvati*; reaktive Entzündung durch Einwachsen von (Bart-) Haaren; Ⓔ *pseudofolliculitis, barber's itch, barber's rash, ingrown hairs*

Pseu|do|frak|tur *f*: *Syn: Scheinfraktur*; feine Aufhellungslinie im Röntgenbild, die eine Fraktur vortäuscht; Ⓔ *pseudofracture*

Pseudo-Fröhlich-Syndrom *nt*: *Syn: Pseudodystrophia adiposogenitalis*; durch eine Pubertätsfettsucht vorgetäuschtes Babinski-Fröhlich-Syndrom*; Ⓔ *puberal adiposity*

Pseu|do|gelb|sucht *f*: *Syn: Pseudoikterus*; Gelbfärbung der Haut durch Farbstoffe [z.B. Karotin]; Ⓔ *pseudoicterus, pseudojaundice*

Pseu|do|ge|lenk *nt*: →*Pseudarthrose*

Pseu|do|gicht *f*: *Syn: Chondrokalzinose, Chondrokalzinose-Syndrom, Pyrophosphatarthropathie, Calciumpyrophosphatdihydratablagerung, Chondrocalcinosis, CPPD-Ablagerung*; durch Ablagerung von Calciumpyrophosphatdihydrat in einem [meist Kniegelenk] oder mehreren Gelenken hervorgerufene Arthropathie*; Ⓔ *pseudogout, articular chondrocalcinosis, chondrocalcinosis, CPPD disease, calcium pyrophosphate dihydrate (crystal deposition) disease, CPPD crystal deposition disease*

Pseu|do|glo|bu|lie *f*: →*Pseudopolyglobulie*

Pseu|do|gra|vi|di|tät *f*: →*Pseudokyesis*

Pseu|do|gy|nä|ko|mas|tie *f*: unechte Gynäkomastie* bei Fettsucht; Ⓔ *pseudogynecomastia*

Pseu|do|häm|ag|glu|ti|na|ti|on *f*: →*Pseudoagglutination*

Pseu|do|hä|mat|u|rie *f*: durch rote Farbstoffe vorgetäuschte Hämaturie*; Ⓔ *false hematuria, pseudohematuria*

Pseu|do|hä|mo|phi|lie, he|re|di|tä|re *f*: →*Pseudohämophilie, vaskuläre*

Pseu|do|hä|mo|phi|lie, vas|ku|lä|re *f*: *Syn: hereditäre Pseudohämophilie, Angiohämophilie, von Willebrand-Jürgens-Syndrom, konstitutionelle Thrombopathie*; durch einen Mangel oder Defekt an von Willebrand-Faktor* hervorgerufene Blutungsneigung; Ⓔ *angiohemophilia, von Willebrand's disease, Minot-von Willebrand syndrome, von Willebrand's syndrome, Willebrand's syndrome, constitutional thrombopathy, vascular hemophilia, hereditary pseudohemophilia, pseudohemophilia*

Pseu|do|herm|a|phro|dis|mus *m*: →*Pseudohermaphroditismus*

Pseu|do|herm|a|phro|di|tis|mus *m*: *Syn: Pseudohermaphrodismus, Scheinzwittertum, falscher Hermaphroditismus, Hermaphroditismus spurius*; Form der Intersexualität, bei der eine Differenz zwischen chromosomalem und gonadalem Geschlecht sowie äußeren Genitalen und sekundären Geschlechtsmerkmalen vorliegt; Ⓔ *false hermaphroditism, spurious hermaphroditism, pseudohermaphroditism, pseudohermaphrodism*

Pseudohermaphroditismus femininus: *Syn: Gynandrie, Gynandrismus*; Patientin mit chromosomal weiblichem Geschlecht und männlichen oder gemischten Geschlechtsmerkmalen; Ⓔ *female pseudohermaphroditism, gynandria, gynandry, gynandrism*

Pseudohermaphroditismus masculinus: *Syn: Androgynie*; chromosomal (XY) männliche Patienten mit äußeren weiblichen Geschlechtsorganen; Ⓔ *male pseudohermaphroditism, androgynism, androgyny*

Pseu|do|her|nie *f*: *Syn: Scheinbruch, Hernia spuria*; kompletter oder teilweiser Eingeweidevorfall ohne Bruchsack; Ⓔ *pseudohernia*

Pseudo-Hurler-Dystrophie *f*: *Syn: Pseudo-Hurler-Krankheit, Mukolipidose III*; leichtere Verlaufsform der Mukolipidose* II mit Hepatomegalie, Wachstumsstörungen und Retardierung; Ⓔ *pseudo-Hurler polydystrophy, mucolipidosis III*

Pseudo-Hurler-Krankheit *f*: →*Pseudo-Hurler-Dystrophie*

Pseu|do|hy|dro|ne|phro|se *f*: *Syn: pararenale Zyste, paranephritische Zyste*; durch eine Zyste vorgetäuschte Wassersackniere; Ⓔ *pseudohydronephrosis*

Pseu|do|hy|per|pa|ra|thy|re|o|i|dis|mus *m*: *Syn: paraneoplastischer Hyperparathyreoidismus*; durch hormonbildende Karzinome hervorgerufener Hyperparathyreoidismus; Ⓔ *ectopic hyperparathyroidism, paraneoplastic hyperparathyroidism, pseudohyperparathyroidism*

pseu|do|hy|per|troph *adj*: →*pseudohypertrophisch*

Pseu|do|hy|per|tro|phie *f*: Muskelvergrößerung durch Fettgewebs- und Bindgewebshypertrophie bei gleichzeitigem Schwund des Muskelgewebes; Ⓔ *false hypertrophy, pseudohypertrophy*

pseu|do|hy|per|tro|phisch *adj*: *Syn: pseudohypertroph*; Pseudohypertrophie betreffend, von ihr betroffen oder gekennzeichnet, durch sie bedingt; Ⓔ *relating to or characterized by pseudohypertrophy, pseudohypertrophic*

Pseu|do|hy|po|pa|ra|thy|re|o|i|dis|mus *m*: *Syn: paraneoplastischer Hyperparathyreoidismus*; durch hormonbildende Tumoren verursachter Hyperparathyreoidismus*; Ⓔ *pseudohypoparathyroidism, Seabright bantam syndrome*

Pseu|do|ik|te|rus *m*: *Syn: Pseudogelbsucht*; Gelbfärbung der Haut durch Farbstoffe [z.B. Karotin]; Ⓔ *pseudoicterus, pseudojaundice*

pseu|do|i|so|chro|ma|tisch *adj*: scheinbar von derselben Farbe; Ⓔ *pseudoisochromatic*

Pseudo-Kaposi-Syndrom *nt*: *Syn: Akroangiodermatitis, Pseudosarcoma Kaposi*; an ein Kaposi*-Sarkom erinnernde bräunlich-livide Flecken an Unterschenkel und Füßen; Ⓔ *pseudo-Kaposi sarcoma*

Pseu|do|ko|ma *nt, pl* **-ma|ta**: *Syn: Elektrolytkoma*; komatöser Zustand bei Störungen des Elektrolythaushaltes; Ⓔ *electrolyte coma*

Pseu|do|krupp *m*: *Syn: falscher Krupp, Pseudocroup*; meist durch Virusinfekte der oberen Atemwege ausgelöste Symptomatik, die an einen echten Krupp* erinnert; Ⓔ *pseudocroup, false croup, laryngismus stridulus, spasmodic croup, crowing convulsion, croup*

Pseu|do|krypt|or|chis|mus *m*: *Syn: Wanderhoden, Pendelhoden*; Hoden mit normaler Position im Skrotum, der bei Kremasteranspannung in den Leistenkanal hochgezogen wird; Ⓔ *retractile testis*

Pseu|do|ky|e|sis *f*: *Syn: Scheinschwangerschaft, Pseudogravidität*; eingebildete Schwangerschaft bei starkem Kinderwunsch; Ⓔ *false pregnancy, phantom pregnancy, spurious pregnancy, pseudocyesis, pseudopregnancy, pseudogestation*

Pseu|do|le|ber|zir|rho|se *f*: →*Pseudozirrhose*

perikarditische Pseudoleberzirrhose: *Syn: Pick-Zirrhose*; durch eine chronische Leberstauung hervorgerufene Veränderung der Leberoberfläche ohne zirrhotische Veränderung der Läppchen; Ⓔ *Pick's cirrhosis, Pick's disease, pericardial pseudocirrhosis of the liver*

Pseu|do|leuk|ä|mie *f*: *Syn: Hyperleukozytose, leukämoide Reaktion, leukämische Reaktion*; extreme Leukozytose* mit einer Erhöhung der Leukozytenzahl auf Werte über 20.000/μl und starker Linksverschiebung*; Ⓔ *pseudoleukemia, hyperleukocytosis*

Pseudo-Lupus-erythematodes-Syndrom *nt*: durch verschiedene Arzneimittel verursachte lupus-artige Erkrankung, die nach Absetzen des Medikamentes verschwindet; Ⓔ *drug-induced lupus*

Pseu|do|lym|phom *nt*: gutartige Schwellung des lymphatischen Gewebes, die nach Wegfall des auslösenden Reizes wieder verschwindet; Ⓔ *pseudolymphoma, lymphocytoma*

Pseu|do|lys|sa *f*: →*Pseudowut*

P

Pseu|do|mal|le|us *m*: → *Pseudorotz*

Pseu|do|man|gel|ra|chi|tis *f, pl* **-ti|den**: *Syn: familiäre Hypophosphatämie, Vitamin D-resistente Rachitis, Vitamin D-refraktäre Rachitis, refraktäre Rachitis*; autosomal-dominante Rachitis* mit Vitamin D-refraktärer Hypokalzämie und nur geringer Hypophosphatämie; Ⓔ *pseudodeficiency ricketts*

Pseu|do|mas|to|i|di|tis *f, pl* **-ti|den**: meist durch eine schwere Otitis* externa hervorgerufene Schwellung der retroaurikulären Lymphknoten; Ⓔ *pseudomastoiditis*

pseu|do|mas|to|i|di|tisch *adj*: Pseudomastoiditis betreffend, von ihr betroffen oder gekennzeichnet; Ⓔ *relating to or marked by pseudomastoiditis*

Pseu|do|mas|tur|ba|ti|on *f*: → *Peotillomanie*

Pseu|do|me|la|no|se *f*: postmortale Schwarzfärbung von Darmschleimhaut, Leber- und Milzunterfläche; Ⓔ *pseudomelanosis*

Pseu|do|mem|bran *f*: bei fibrinösen Entzündungen entstehender Film aus Fibrin, Blut- und Gewebezellen; Ⓔ *false membrane, croupous membrane, accidental membrane, pseudomembrane*

pseu|do|mem|bra|nös *adj*: eine Pseudomembran bildend, entzündlich-fibrinös; Ⓔ *relating to or marked by a false membrane, pseudomembranous, croupous*

Pseu|do|me|nin|gi|tis *f, pl* **-ti|den**: *Syn: Meningismus, meningeales Syndrom*; durch eine Reizung der Hirnhäute entstehender Symptomenkomplex [Kopfschmerz, Nackensteife], der eine Hirnhautentzündung vortäuschen kann; Ⓔ *pseudomeningitis, meningism*

pseu|do|me|nin|gi|tisch *adj*: Pseudomeningitis betreffend, von ihr betroffen oder gekennzeichnet; Ⓔ *relating to or marked by pseudomeningitis, pseudomeningitic*

Pseu|do|mens|tru|a|ti|on *f*: Gebärmutterblutung um die Zeit der Menstruation; Ⓔ *pseudomenstruation*

Pseu|do|me|ta|pla|sie *f*: histologische Anpassung; Ⓔ *pseudometaplasia, histologic accommodation*

Pseu|do|mi|li|um col|lo|i|da|le *nt*: *Syn: Kolloidknoten, Kolloidmilium*; gallerthaltige Knötchen im Gesicht, am Hals und der Brust; Ⓔ *colloid nodule*

Pseu|do|mne|sie *f*: positive Erinnerungstäuschung, bei der nicht stattgefundene Ereignisse erinnert werden; Ⓔ *pseudomnesia*

Pseu|do|mo|nas *f*: Gattung gramnegativer, lophotrich begeißelter Stäbchenbakterien; Ⓔ *Pseudomonas*

Pseudomonas aeruginosa: *Syn: Pyozyaneus, Pseudomonas pyocyanea, Bacterium pyocyaneum*; ubiquitär verbreiteter Eitererreger, der z.T. leuchtende Farbstoffe bildet; häufiger Krankenhauskeim, der Infektion der Harn- und Atemwege, Hirnhäute und von Brandwunden verursacht; Ⓔ *blue pus bacillus, Pseudomonas aeruginosa, Pseudomonas pyocyanea*

Pseudomonas mallei: *Syn: Bacillus mallei, Actinobacillus mallei*; Erreger des Maliasmus*; Ⓔ *glanders bacillus, Pseudomonas mallei, Bacillus mallei, Actinobacillus mallei*

Pseudomonas pseudomallei: *Syn: Malleomyces pseudomallei, Actinobacillus pseudomallei*; Erreger der Malleoidose*; Ⓔ *Whitmore's bacillus, Pseudomonas pseudomallei, Actinobacillus pseudomallei*

Pseudomonas pyocyanea: → *Pseudomonas aeruginosa*

Pseu|do|mu|zin *nt*: *Syn: Pseudomucin, Metalbumin*; in Eierstockzysten vorhandenes Glykoproteid; Ⓔ *pseudomucin, metalbumin*

pseu|do|mu|zi|nös *adj*: Pseudomuzin betreffend; Ⓔ *relating to pseudomucin, pseudomucinous*

Pseu|do|my|i|a|sis *f, pl* **-ses**: durch apathogene Larven vorgetäuschte Larveninfektion; Ⓔ *pseudomyiasis*

Pseu|do|my|ko|se *f*: an eine Pilzinfektion erinnernde Infektionskrankheit durch andere Erreger [z.B. Aktinomykose*, Nokardiose*]; Ⓔ *pseudomycosis, pseudomycotic infection*

Pseu|do|my|o|pie *f*: durch verstärkte Akkommodation [Akkommodationskrampf, zu starke Brillengläser] vorgetäuschte Kurzsichtigkeit; Ⓔ *pseudomyopia*

Pseu|do|my|xo|ma pe|ri|to|nei *nt*: *Syn: Gallertbauch, Hydrops spurius*; Ansammlung gallertartiger Massen in der Bauchhöhle bei Ruptur von gallertartigen Kystomen von Eierstock oder Appendix; Ⓔ *gelatinous ascites, peritoneal pseudomyxoma, pseudomyxoma peritonei*

Pseu|do|my|zel *nt*: von Hefen gebildetes Scheinmyzel; Ⓔ *pseudomycelium*

pseu|do|neu|ri|tisch *adj*: Pseudoneuritis betreffend, von ihr betroffen oder gekennzeichnet; Ⓔ *relating to or marked by pseudoneuritis, pseudoneuritic*

Pseu|do|neu|ri|tis (op|ti|ca) *f*: *Syn: Scheinneuritis*; angeborene Anomalie der Sehnervenpapille ohne pathologischen Wert; Ⓔ *pseudoneuritis*

Pseu|do|neu|ro|se *f*: durch organische Ursachen hervorgerufenes Krankheitsbild, das klinisch die Symptome einer Neurose zeigt; Ⓔ *pseudoneurosis*

pseu|do|neu|ro|tisch *adj*: Pseudoneurose betreffend, von ihr betroffen oder gekennzeichnet, durch sie bedingt; Ⓔ *pseudoneurotic*

pseu|do|pa|pil|li|tisch *adj*: Pseudopapillitis betreffend, von ihr betroffen oder gekennzeichnet; Ⓔ *relating to or marked by pseudopapillitis*

Pseu|do|pa|pil|li|tis vas|cu|la|ris *f*: *Syn: Pseudostauungspapille*; angeborene Anomalie der Sehnervenpapille ohne pathologischen Wert; Ⓔ *pseudopapilledema*

Pseu|do|pa|ra|ly|se *f*: *Syn: Pseudoparalysis, Pseudoparese, Scheinlähmung*; Schwäche oder Bewegungseinschränkung von Muskeln; Ⓔ *false paralysis, pseudoparalysis, pseudoparesis, pseudoplegia*

Pseu|do|pa|ra|ple|gie *f*: Scheinlähmung der Beine bei Muskelschwäche; Ⓔ *pseudoparaplegia*

Pseu|do|pa|re|se *f*: → *Pseudoparalyse*

Pseu|do|pe|la|de *f*: *Syn: Pseudopelade Brocq, Alopecia areata atrophicans, Alopecia atrophicans*; erworbene vernarbende Alopezie* mit kleinen, scharf begrenzten Herden; Ⓔ *pseudopelade*

Pseudopelade Brocq: → *Pseudopelade*

Pseu|do|pe|ri|to|ni|tis *f, pl* **-ti|den**: *Syn: Scheinperitonitis, Peritonismus*; durch eine Bauchfellreizung entstehende Symptomatik [Abwehrspannung, Bauchspannung, Brechreiz], die an eine Bauchfellentzündung erinnert; häufigste Form ist die **Pseudoperitonitis diabetica**; Ⓔ *pseudoperitonitis, peritonism*

pseu|do|pe|ri|to|ni|tisch *adj*: Pseudoperitonitis betreffend, von ihr betroffen oder gekennzeichnet; Ⓔ *relating to or marked by pseudoperitonitis, pseudoperitonitic*

Pseu|do|po|di|en *pl*: Scheinfüßchen der Amöben; Ⓔ *pseudopodia, pseudopods*

Pseu|do|po|ly|glo|bu|lie *f*: *Syn: Pseudoglobulie*; relative Polyglobulie durch Verminderung des Plasmavolumens; Ⓔ *pseudopolycythemia*

Pseu|do|po|ly|po|sis *f, pl* **-ses**: *Syn: entzündliche Polypose*; durch entzündliche Schleimhautwucherung vorgetäuschtes Vorkommen multipler Polypen; Ⓔ *pseudopolyposis*

Pseu|do|pte|ry|gi|um *nt*: *Syn: Narbenpterygium, Pterygium conjunctivae*; auf die Bindehaut übergreifende narbige Bindehautduplikatur; Ⓔ *scar pterygium, pseudopterygium*

Pseu|do|pto|se *f*: scheinbare Lidsenkung, z.B. bei Fehlen des Augapfels; Ⓔ *false ptosis, pseudoptosis*

Pseu|do|pu|ber|tas prae|cox *f*: vorzeitiges Auftreten der Pubertät ohne Reifung der Keimdrüsen; Ⓔ *precocious pseudopuberty*

Pseu|do|ra|bies *f*: → *Pseudowut*

Pseu|do|rheu|ma|tis|mus *m*: rheumaartige Symptomatik bei langdauernder Steroidtherapie; Ⓔ *pseudorheumatism*

Pseudo-Robertson-Syndrom *nt*: → *Pseudo-Argyll Robert-*

son-Syndrom

Pseu|do|rotz *m*: *Syn:* *Whitmore-Krankheit, Pseudomalleus, Melioidose, Melioidosis, Malleoidose*; in Asien und Australien auftretende, durch **Pseudomonas pseudomallei** hervorgerufene Infektionskrankheit von Ratten, Schweinen und Katzen, die selten auf den Menschen übertragen wird; Ⓔ *pseudoglanders, Whitmore's disease, Whitmore's fever, melioidosis*

Pseu|do|ru|bel|la *f*: *Syn:* *Dreitagefieber, sechste Krankheit, Exanthema subitum, Roseola infantum*; wahrscheinlich virusbedingte Kleinkinderkrankheit [4 Monate-2 Jahre], die durch ein plötzlich einsetzendes hohes Fieber [40°] gekennzeichnet ist; nach drei Tagen kommt es zu Entfieberung und Auftreten eines flüchtigen hellroten Ausschlages [Exanthem*]; Ⓔ *pseudorubella, roseola infantum, roseola, exanthema subitum, sixth disease, Zahorsky's disease*

Pseudosarcoma Kaposi: *Syn:* *Pseudo-Kaposi-Syndrom, Akroangiodermatitis*; an ein Kaposi*-Sarkom erinnernde bräunlich-livide Flecken an Unterschenkel und Füßen; Ⓔ *pseudo-Kaposi sarcoma*

Pseu|do|sar|kom *nt*: Bindegewebstumor der Haut mit benignem Wachstum, der histologisch an ein Sarkom erinnert; Ⓔ *pseudosarcoma*

pseu|do|sar|ko|ma|tös *adj*: Pseudosarkom betreffend, in der Art eines Pseudosarkoms; Ⓔ *pseudosarcomatous*

Pseu|do|sar|ko|ma|to|se *f*: durch multiple Pseudosarkome charakterisierte Erkrankung; Ⓔ *pseudosarcomatosis*

Pseu|do|skle|ro|der|mie *f*: straffe Hautatrophie; Ⓔ *pseudoscleroderma*

Pseu|do|skle|ro|se *f*: **1.** *Syn:* *Pseudosklerosierung*; an multiple Sklerose erinnernde Erkrankung, ohne pathohistologisches Korrelat **2.** →*Pseudosklerose Westphal-Strümpell* **3.** →*Creutzfeldt-Jakob-Erkrankung*; Ⓔ **1.** *pseudosclerosis* **2.** →*Pseudosklerose Westphal-Strümpell* **3.** →*Creutzfeldt-Jakob-Erkrankung*

Pseudosklerose Westphal-Strümpell: *Syn:* *Westphal-Strümpell-Syndrom, Westphal-Strümpell-Pseudosklerose*; Spätform der hepatolentikulären Degeneration* mit Manifestation im Erwachsenenalter und langsam progredientem Verlauf; Ⓔ *Westphal-Strümpell pseudosclerosis, Westphal-Strümpell disease, Westphal's pseudosclerosis, Westphal's disease, Westphal-Strümpell syndrome, Strümpell-Westphal disease, Strümpell-Westphal pseudosclerosis, pseudosclerosis*

Pseu|do|skle|ro|sie|rung *f*: *Syn:* *Pseudosklerose*; an multiple Sklerose erinnernde Erkrankung ohne pathohistologisches Korrelat; Ⓔ *pseudosclerosis*

Pseud|os|mie *f*: osmische Halluzination, Geruchshalluzination; Ⓔ *pseudosmia*

Pseu|do|stau|ungs|pa|pil|le *f*: *Syn:* *Pseudopapillitis vascularis*; angeborene Anomalie der Sehnervenpapille ohne pathologischen Wert; Ⓔ *pseudopapilledema*

Pseu|do|stra|bis|mus *m*: *Syn:* *Scheinschielen*; durch eine Abweichung von optischer und anatomischer Augenachse vorgetäuschtes Schielen; Ⓔ *pseudostrabismus*

Pseu|do|ta|bes *f*: tabesartige Symptomatik bei neurologischen Erkrankungen; Ⓔ *pseudotabes, peripheral tabes, pseudoataxia, Leyden's ataxia*

Pseudotabes pupillotonica: →*pupillotonische Pseudotabes*

pupillotonische Pseudotabes: *Syn:* *Adie-Pupillotonie, Adie-Syndrom, Pseudo-Robertson-Syndrom, Pseudo-Argyll Robertson-Syndrom, Pseudotabes pupillotonica*; meist einseitige Pupillotonie mit Hypo- oder Areflexie*; Ⓔ *pupillotonic pseudotabes, Holmes-Adie syndrome, Adie's syndrome*

Pseu|do|tu|ber|kel *nt*: an Tuberkulose erinnernde Lymphknotenveränderung; Ⓔ *pseudotubercle*

Pseu|do|tu|ber|ku|lo|se *f*: selten auf den Menschen übertragene **Nagertuberkulose** durch **Yersinia pseudotuberculosis**; Ⓔ *pseudotuberculosis, paratuberculosis, paratuberculous lymphadenitis, perituberculosis, caseous lymphadenitis*

Pseu|do|tu|mor *m*: *Syn:* *Scheingeschwulst, falsche Geschwulst*; durch eine entzündliche Schwellung vorgetäuschte Tumorbildung; Ⓔ *pseudotumor, false tumor*

fibröser Pseudotumor: *Syn:* *pseudofibromatöse Periorchitis*; idiopathische Fibrosierung der Hodenhüllen, die v.a. zwischen dem 30. und 60. Lebensjahr auftritt; führt zur Bildung solitärer oder multipler Knoten der Hodenhülle, seltener des Hodens oder Nebenhodens; Ⓔ *fibrous pseudotumor*

pseu|do|u|ni|po|lar *adj*: (*Neuron*) mit scheinbar nur einem Fortsatz; Ⓔ *pseudounipolar*

Pseu|do|u|ri|din *nt*: Uridinabkömmling mit Uracil* in der Fünferstellung; Ⓔ *pseudouridine, 5-ribosyluridine*

Pseu|do|wut *f*: *Syn:* *Pseudolyssa, Pseudorabies, Aujeszky-Krankheit*; selten auf den Menschen übertragene [Laborinfektion] Enzephalomyelitis von Haustieren durch das Pseudowutvirus **Herpesvirus suis**; Ⓔ *pseudorabies, infectious bulbar paralysis, Aujeszky's itch, Aujeszky's disease, mad itch*

Pseu|do|wut|vi|rus *nt, pl* **-ren**: *s.u. Pseudowut*; Ⓔ *Aujeszky's disease virus, pseudorabies virus*

Pseu|do|xan|tho|ma e|las|ti|cum *nt*: *Syn:* *Darier-Grönblad-Strandberg-Syndrom, systemische Elastorrhexis, Grönblad-Strandberg-Syndrom*; generalisierte, degenerative Erkrankung des elastischen Bindegewebes mit gelblichen Papeln und Hautflecken; Ⓔ *Grönblad-Strandberg syndrome, pseudoxanthoma elasticum*

Pseu|do|zir|rho|se *f*: *Syn:* *Pseudoleberzirrhose*; an eine Zirrhose* erinnernde Veränderungen der Leber bei chronischer Leberstauung; Ⓔ *cardiac liver, cardiac cirrhosis, congestive cirrhosis (of liver), cyanotic atrophy of liver, stasis cirrhosis (of liver), cardiocirrhosis, pseudocirrhosis*

Pseu|do|zy|a|no|se *f*: *Syn:* *falsche Zyanose*; bläuliche Hautverfärbung durch Pigmenteinlagerung; auch Bezeichnung für die dunkelrote Haut- und Schleimhautfärbung bei Polycythaemia* vera; Ⓔ *false cyanosis*

Pseu|do|zy|lin|der *m*: *Syn:* *Zylindroid*; Schleimzylinder oder zylinderartige Leukozytenanhäufung im Harn, die einen echten Harnzylinder vortäuschen; Ⓔ *false cast, mucous cast, spurious cast, spurious tube cast, pseudocylindroid, pseudocast, cylindroid*

Pseu|do|zys|te *f*: *Syn:* *falsche Zyste*; nicht mit Epithel ausgekleidete Zyste, z.B. Erweichungszyste* oder parasitäre Zyste; Ⓔ *pseudocyst, adventitious cyst, false cyst, cystoid*

pseu|do|zys|tisch *adj*: Pseudozyste(n) betreffend, aus Pseudozysten bestehend; Ⓔ *relating to pseudocyst, pseudocystic*

Psi|lo|sis *f, pl* **-ses**: **1.** Haarlosigkeit, Kahlheit, Alopezie **2.** →*Psilosis linguae*; Ⓔ **1.** *psilosis, alopecia, calvities, hair loss, loss of hair, baldness, pelade, acomia* **2.** →*Psilosis linguae*

Psilosis linguae: *Syn:* *tropische Aphthen*; bei Sprue* vorkommende glatte rote Zunge mit Aphthenbildung; Ⓔ *psilosis of the tongue*

Psit|ta|ko|se *f*: *Syn:* *Papageienkrankheit, Ornithose*; von Vögeln auf den Menschen übertragene Infektionskrankheit durch **Chlamydia psittaci**; i.d.R. hochfieberhafter, grippeähnlicher Verlauf mit atypischer Pneumonie; Ⓔ *parrot disease, parrot fever, psittacosis, ornithosis*

Pso|as|abs|zess *m*: meist von der Wirbelsäule ausgehender Senkungsabszess auf dem Musculus psoas; Ⓔ *psoas abscess*

Pso|as|ar|ka|de *f*: *Syn:* *Ligamentum arcuatum mediale*; den Musculus psoas überspannender Sehnenbogen am 1. Lendenwirbel; Ⓔ *Haller's arch, medial arcuate ligament, internal tendinous arch of diaphragm, internal arcuate ligament of diaphragm*

Pso|as ma|jor *m*: → *Musculus psoas major*
Pso|as mi|nor *m*: → *Musculus psoas minor*
Pso|i|tis *f, pl* **-ti|den**: Entzündung des Musculus psoas major oder minor; Ⓔ *inflammation of a psoas muscle, psoitis*
pso|i|tisch *adj*: Psoitis betreffend, von ihr betroffen oder gekennzeichnet; Ⓔ *relating to or marked by psoitis*
Pso|ra|le|ne *pl*: in verschiedenen Pflanzen vorkommende Stoffe, die UV-Licht absorbieren und z.T. phototoxisch wirken; Ⓔ *psoralens*
pso|ri|a|si|form *adj*: *Syn: psoriatisch*; psoriasisartig, psoriasisähnlich; Ⓔ *resembling psoriasis, psoriasiform*
Pso|ri|a|sis *f, pl* **-ses**: *Syn: Schuppenflechte*; häufige, chronische Hautkrankheit mit rötlicher Schuppung und evtl. entzündlicher Gelenkbeteiligung; neben einer genetischen Disposition spielen Triggerfaktoren eine Rolle bei der Auslösung; die meisten Formen sind auf die Haut beschränkt, daneben gibt es aber auch Varianten mit schweren extrakutanen Symptomen; am weitaus häufigsten ist die Psoriasis* vulgaris; Ⓔ *psoriasis, psora, alphos*
Psoriasis anularis: Psoriasis vulgaris mit runden Herden; Ⓔ *annular psoriasis, circinate psoriasis*
Psoriasis discoidea: Psoriasis vulgaris mit scheibenförmigen Herden; Ⓔ *discoid psoriasis*
Psoriasis erythrodermica: *Syn: psoriatische Erythrodermie, Erythrodermia psoriatica*; durch eine große Körperflächen umfassende Hautrötung [Erythrodermie] gekennzeichnete Form der Psoriasis vulgaris; Ⓔ *exfoliative psoriasis, erythrodermic psoriasis*
Psoriasis generalisata: *Syn: Psoriasis universalis*; die gesamte Haut betreffende Psoriasis vulgaris; Ⓔ *generalized psoriasis*
Psoriasis guttata: Psoriasis vulgaris mit tropfenförmigen Herden; Ⓔ *guttate psoriasis*
Psoriasis gyrata: Psoriasis vulgaris mit bogenförmigen, gyrierten Herden; Ⓔ *gyrate psoriasis*
Psoriasis inversa: Psoriasis vulgaris mit Befall der Beugeseiten und der intertriginösen Räume; Ⓔ *flexural psoriasis, inverse psoriasis, volar psoriasis, seborrheic psoriasis, seborrhiasis*
Psoriasis nummularis: Psoriasis vulgaris mit münzenförmigen Herden; Ⓔ *nummular psoriasis*
Psoriasis ostracea: Psoriasis vulgaris mit aufgetürmten Schuppen; Ⓔ *ostraceous psoriasis*
Psoriasis palmaris et plantaris: *Syn: Psoriasis palmoplantaris*; Psoriasis mit Befall der Handflächen und Fußsohlen; Ⓔ *palmoplantar psoriasis*
Psoriasis palmoplantaris: → *Psoriasis palmaris et plantaris*
Psoriasis pustulosa: pustulöse Psoriasis vulgaris; Ⓔ *pustular psoriasis*
Psoriasis pustulosa generalisata: *Syn: Psoriasis pustulosa vom Typ Zumbusch, Psoriasis pustulosa gravis Zumbusch*; schwer verlaufende Form mit sterilen Pusteln, disseminierten Erythemen und Beeinträchtigung des Allgemeinbefindens; Ⓔ *von Zumbusch's psoriasis, generalized pustular psoriasis of Zumbusch, generalized pustular psoriasis, pustular psoriasis*
Psoriasis pustulosa gravis Zumbusch: → *Psoriasis pustulosa generalisata*
Psoriasis pustulosa palmaris et plantaris: → *Psoriasis pustulosa Typ Königsbeck-Barber*
Psoriasis pustulosa Typ Königsbeck-Barber: Variante der Psoriasis palmaris et plantaris mit Pustelbildung; Ⓔ *Barber's psoriasis*
Psoriasis pustulosa vom Typ Zumbusch: → *Psoriasis pustulosa generalisata*
Psoriasis rupoides: → *Psoriasis ostracea*
Psoriasis universalis: → *Psoriasis generalisata*
Psoriasis vulgaris: *Syn: Schuppenflechte*; häufigste Psoriasisform mit charakteristischen scharf begrenzten, erythematösen Plaques und silbrigen Schuppen; sie ist weltweit verbreitet, tritt aber bei Weißen am häufigsten auf; jenseits des 50. Lebensjahres beträgt ihre Prävalenz ca. 5 %; Personen mit HLA-Cw6 haben ein zehnfach erhöhtes Erkrankungsrisiko, bei HLA-B27 besteht eine Disposition für Psoriasisarthritis*; die Erkrankung kann in jedem Lebensalter beginnen; früher Krankheitsbeginn ist mit schwererem Verlauf und schlechterem Ansprechen auf Therapie assoziiert als später Krankheitsbeginn; der klinische Verlauf ist individuell verschieden und kaum voraussagbar; die Bereitschaft zur Ausbildung psoriatischer Herde wird von äußeren und inneren Faktoren beeinflusst; die psoriatische Läsion ist ein kreisrunder, scharf begrenzter, ziegelroter Herd mit groblamellöser Schuppung, der meist an den Extremitätenstreckseiten, Ellenbogen, Knie, Lendenbereich oder der behaarten Kopfhaut sitzt; die Herde vergrößern sich durch peripheres Wachstum und können sich später entweder spontan rückbilden oder in eine chronisch-stabile Plaqueform übergehen; in ca. 50 % der Fälle finden sich typische, meist beidseitige Veränderungen der Nägel; man findet sie besonders stark ausgeprägt bei gleichzeitiger Psoriasisarthritis; bisher ist keine kausale **Therapie** möglich; man unterscheidet Allgemeinmaßnahmen [Ölbäder, Pflegesalben, Keratolytika, Klimatherapie am Toten Meer], lokale Therapie [Vitamin-D3-Präparate, Teerpräparate, Corticosteroide] und systemische Therapie [PUVA, Methotrexat, Cyclosporin A], die je nach klinischem Bild und Leidensdruck des Patienten angewandt werden; Ⓔ *psoriasis, psora, alphos*

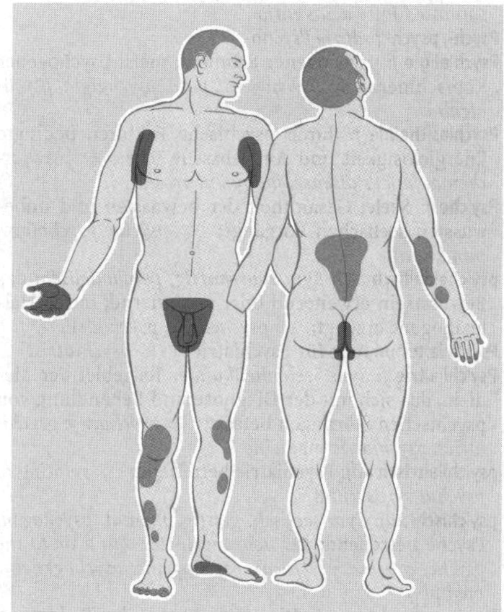
Abb. 75. Prädilektionsstellen der Psoriasis vulgaris. Blau: typische Psoriasis, Grau: Psoriasis inversa

Pso|ri|a|sis|ar|thri|tis *f, pl* **-ti|den**: *Syn: Arthritis psoriatica, Osteoarthropathia psoriatica*; chronische Gelenkerkrankung mit Knochenbeteiligung im Rahmen einer Psoriasis; Ⓔ *psoriatic arthritis, arthritic psoriasis, psoriatic arthropathy*
pso|ri|a|tisch *adj*: *Syn: psoriasiform*; Schuppenflechte/Psoriasis betreffend, von Psoriasis betroffen; Ⓔ *relating to or affected with psoriasis, psoriatic, psoriasic*
P/S-Quotient *m*: Quotient aus mehrfach ungesättigten [polyunsaturated] und gesättigten [saturated] Fettsäuren in der Nahrung; Ⓔ *P/S ratio, polyunsaturated-to-*

saturated fatty acids ratio

Psych-, psych- *präf.*: →*Psycho-*

Psych|al|gie *f.*: psychogener Schmerz; meist psychogener Kopfschmerz; Ⓔ *psychogenic pain, psychalgia, psychalgalia*

Psych|as|the|nie *f.*: durch psychische Faktoren bedingte Energielosigkeit und Antriebsschwäche; Ⓔ *psychasthenia, Janet's disease, fatigue neurosis*

Psy|che *f.*: Seele; Gesamtheit der bewussten und unbewussten seelischen Vorgänge; Ⓔ *psyche, psychology, mind, soul*

psy|che|de|lisch *adj*: *Syn: rauschartig, psychodelisch*; das Bewusstsein erweiternd oder verändernd; durch Halluzinogene erzeugt; Ⓔ *psychedelic, psychodelic*

Psy|chi|a|ter *m*: Arzt für Psychiatrie*; Ⓔ *psychiatrist*

Psy|chi|a|trie *f.*: *Syn: Seelenheilkunde*; Teilgebiet der Medizin, das sich mit der Diagnose und Behandlung von psychischen Störungen befasst; Ⓔ *psychiatry, psychiatrics, psychiatric medicine*

psy|chi|a|trisch *adj*: Psychiatrie betreffend; Ⓔ *relating to psychiatry, psychiatric*

psy|chisch *adj*: *Syn: seelisch, geistig; mental, psychogen*; Psyche betreffend; Ⓔ *relating to the mind or to the psyche, psychic, psychical, psychogenic, psychogenetic, mental*

Psycho-, psycho- *präf.*: Wortelement mit der Bedeutung „Seele/Gemüt"; Ⓔ *psych(o)-*

Psy|cho|a|na|lep|ti|kum *nt, pl* **-ka**: psychoanaleptisches Mittel; Ⓔ *psychoanaleptic*

psy|cho|a|na|lep|tisch *adj*: die psychische Aktivität erhöhend/steigernde; Ⓔ *psychoanaleptic*

Psy|cho|a|na|ly|se *f.*: auf der Lehre von Sigmund Freud aufbauende Methode zur Diagnose und Behandlung psychischer Störungen; Ⓔ *psychoanalysis, psychanalysis, analysis*

psy|cho|a|na|ly|sie|ren *v*: eine Psychoanalyse durchführen, psychoanalytisch untersuchen oder behandeln; Ⓔ *psychoanalyze*

Psy|cho|a|na|ly|ti|ker *m*: Psychologe* auf dem Gebiet der Psychoanalyse; Ⓔ *psychoanalyst, analyst, analyzer, analysor*

Psy|cho|a|na|ly|ti|ke|rin *f.*: Psychologin* auf dem Gebiet der Psychoanalyse*; Ⓔ *psychoanalyst, analyst, analyzer, analysor*

psy|cho|a|na|ly|tisch *adj*: Psychoanalyse betreffend, mittels Psychoanalyse; Ⓔ *relating to psychoanalysis, psychoanalytic, psychoanalytical, analytic, analytical*

psy|cho|de|lisch *adj*: →*psychedelisch*

Psy|cho|di|a|gnos|tik *f.*: Diagnose psychischer Störungen mit psychologischen Methoden; Ⓔ *psychodiagnosis, psychodiagnostics*

Psy|cho|dra|ma *nt*: Gruppentherapie, bei der Probleme schauspielerisch dargestellt werden; Ⓔ *psychodrama*

Psy|cho|dy|na|mik *f.*: Gesamtheit der intrapersonellen Energie; Ⓔ *psychodynamics*

Psy|cho|dys|lep|ti|kum *nt, pl* **-ka**: *Syn: Halluzinogen, Psychomimetikum, Psychotomimetikum*; Substanz, die Halluzinationen auslöst; Ⓔ *psychodysleptic, psychotomimetic, psychosomimetic*

psy|cho|dys|lep|tisch *adj*: seelisch enthemmend, halluzinogen; Ⓔ *psychodysleptic, psychotomimetic, psychosomimetic*

psy|cho|gen *adj*: psychisch/seelisch bedingt, in der Psyche begründet; oft gleichgesetzt mit hysterisch; Ⓔ *psychic, psychical, psychogenic, psychogenetic, mental, thymogenic*

psy|cho|ge|ne|tisch *adj*: **1.** die geistige Entwicklung oder Psychogenie betreffend **2.** *Syn: psychogenetisch*; psychisch/seelisch bedingt, in der Psyche begründet; oft gleichgesetzt mit hysterisch; Ⓔ **1.** *relating to psychogenesis, psychogenetic* **2.** *psychic, psychical, psychogenic, psychogenetic, mental, thymogenic*

Psy|cho|ge|ri|a|trie *f.*: Behandlung psychischer Probleme älterer Patienten; Ⓔ *psychogeriatrics*

Psy|cho|lo|ge *m*: Wissenschaftler auf dem Gebiet der Psychologie*; Ⓔ *psychologist*

Psy|cho|lo|gie *f.*: *Syn: Seelenkunde*; Wissenschaft von den seelischen Vorgängen, d.h., vom Erleben und Verhalten des Menschen in Bezug auf sich selbst oder die Umwelt; Ⓔ *psychology*

physiologische Psychologie: *Syn: Psychophysiologie*; Untersuchung der Verbindung von psychischen und physiologischen Prozessen; Ⓔ *physiologic psychology, physiological psychology, psychophysiology*

Psy|cho|lo|gin *f.*: Wissenschaftlerin auf dem Gebiet der Psychologie*; Ⓔ *psychologist*

psy|cho|lo|gisch *adj*: Psychologie betreffend, auf ihr beruhend, mit den Methoden der Psychologie; Ⓔ *relating to psychology, psychologic, psychological*

Psy|cho|me|trie *f.*: objektive Messung von psychischen Funktionen und Verhaltensweisen; Ⓔ *psychometry, psychometrics*

Psy|cho|mi|me|ti|kum *nt, pl* **-ka**: →*Psychodysleptikum*

psy|cho|mi|me|tisch *adj*: die Psyche anregend; oft gleichgesetzt mit halluzinogen; Ⓔ *psychodysleptic, psychotomimetic, psychosomimetic*

Psy|cho|mo|to|rik *f.*: Gesamtheit der durch psychische Vorgänge ausgelösten Bewegungen; Ⓔ *ideomotion*

psy|cho|mo|to|risch *adj*: Psychomotorik betreffend; Ⓔ *ideomotor, ideokinetic, ideomuscular, psychomotor*

Psy|cho|neu|ro|se *f.*: durch psychogene Ursachen hervorgerufene Neurose; Ⓔ *psychoneurosis*

psy|cho|neu|ro|tisch *adj*: Psychoneurose betreffend, von ihr betroffen oder gekennzeichnet, durch sie bedingt; Ⓔ *relating to or marked by psychoneurosis, psychoneurotic*

Psy|cho|path *m*: Patient mit abnormer Persönlichkeit; Ⓔ *psychopathic personality, psychopath*

Psy|cho|pa|thie *f.*: kaum noch verwendete Bezeichnung für Persönlichkeitsstörung; Ⓔ *psychopathy, personality, personality disorder*

Psy|cho|pa|thin *f.*: Patientin mit abnormer Persönlichkeit; Ⓔ *psychopathic personality, psychopath*

psy|cho|pa|thisch *adj*: Psychopathie betreffend, an Psychopathie leidend, seelisch-charakterlich gestört; Ⓔ *relating to psychopathy, psychopathic*

Psy|cho|pa|tho|lo|gie *f.*: Lehre von den krankhaften seelischen Vorgängen; Ⓔ *psychopathology*

Psy|cho|phar|ma|ka *pl*: *Syn: psychotrope Substanzen*; Arzneimittel, die auf das ZNS einwirken und damit psychische Vorgänge beeinflussen; Ⓔ *psychoactive drugs, psychotropic drugs, psychoactive substances*

Psy|cho|phar|ma|ko|lo|gie *f.*: interdisziplinäre Lehre von den Wirkungen von Pharmaka auf das Erleben, Befinden und Verhalten; Ⓔ *psychopharmacology, neuropsychopharmacology*

Psy|cho|phy|si|o|lo|gie *f.*: *Syn: physiologische Psychologie*; Untersuchung der Verbindung von psychischen und physiologischen Prozessen; Ⓔ *physiologic psychology, physiological psychology, psychophysiology*

psy|cho|phy|si|o|lo|gisch *adj*: Psychophysiologie betreffend; Ⓔ *relating to psychophysiology, psychophysiologic*

psy|cho|phy|sisch *adj*: *Syn: seelisch-leiblich, seelisch-körperlich psychosomatisch*; Psychophysik betreffend; Geist/Psyche und Körper betreffend; Ⓔ *psychophysical*

Psy|cho|ple|gi|kum *nt, pl* **-ka**: die geistige Aktivität dämpfende Substanz; Ⓔ *psychoplegic*

Psy|cho|se *f.*: allgemeine Bezeichnung für psychische Krankheiten, die durch aktuelle oder vermutete Organ- oder Gehirnerkrankungen hervorgerufen werden; Ⓔ *psychosis*

affektive Psychosen: *Syn: Affektpsychose*; Psychose mit erheblicher und anhaltender Verstimmung; Ⓔ *affective psychosis, mood disorder, affective disorder*

endogene Psychose: ohne erkennbare Ursache entstehende Psychose; Ⓔ *endogenous psychosis*

exogene Psychose: Psychose, die durch nachweisbare körperliche Erkrankungen verursacht wird; Ⓔ *exogenous psychosis*

klimakterische Psychose: ***Syn:*** *Rückbildungspsychose, Involutionspsychose*; im 50.–60. Lebensjahr auftretende paranoide oder depressive Psychose; Ⓔ *climacteric melancholia, involutional psychosis, involutional melancholia*

manisch-depressive Psychose: ***Syn:*** *manisch-depressive Krankheit/Erkrankung*; endogene Psychose mit abwechselnd manischen und depressiven Phasen; Ⓔ *bipolar disorder, bipolar psychosis, manic-depressive disorder, manic-depressive illness, manic-depressive psychosis, cyclophrenia, circular psychosis*

organische Psychose: durch Erkrankungen des Gehirns hervorgerufene Psychose; Ⓔ *organic psychosis, organic mental disorder, pathopsychosis*

paranoide Psychose: Psychose, die durch Wahnvorstellungen gekennzeichnet ist; Ⓔ *paranoid disorder*

postoperative Psychose: bis zu 15 Tage nach einer Operation auftretende symptomatische Psychose; Ⓔ *postoperative psychosis*

posttraumatische Psychose: durch ein Hirntrauma verursachte akute Psychose; Ⓔ *post-traumatic psychosis, traumatic psychosis*

schizoaffektive Psychosen: Sonderform der Schizophrenie*, bei der Anfangs affektive Störungen im Vordergrund stehen; Ⓔ *schizoaffective schizophrenia, schizoaffective psychosis, schizoaffective disorder*

senile Psychose: nach dem 60. Lebensjahr beginnende Psychose; Ⓔ *senile psychosis*

symbiotische Psychose: schon im Kindesalter einsetzende Psychose mit ausgeprägt starker Angst; Ⓔ *symbiotic psychosis, symbiotic infantile psychosis*

symptomatische Psychose: Psychose als Begleiterscheinung [Symptom] einer körperlichen Erkrankung; Ⓔ *organic psychosis, organic mental disorder, pathopsychosis*

toxische Psychose: ***Syn:*** *Intoxikationspsychose*; durch verschiedene Giftstoffe [Arsen, Thallium, Pilzgifte], Medikamente, Alkohol oder Nikotin hervorgerufenes psychotisches Zustandsbild; Ⓔ *toxic psychosis*

psy|cho|se|da|tiv *adj*: mit beruhigender Wirkung auf das Zentralnervensystem; Ⓔ *psychosedative*

Psy|cho|se|da|ti|vum *nt, pl* **-va**: ***Syn:*** *Tranquilizer, Ataraktikum, Sedativum*; Beruhigungsmittel; Ⓔ *psychosedative*

psy|cho|se|xu|ell *adj*: die geistigen oder emotionalen Aspekte der Sexualität betreffend; Ⓔ *psychosexual*

Psy|cho|so|ma|tik *f*: die Wechselwirkung von Körper und Seele/Psyche; Ⓔ *psychophysiology*

psy|cho|so|ma|tisch *adj*: ***Syn:*** *seelisch-körperlich, seelisch-leiblich, psychophysisch*; Psychosomatik betreffend; Geist/Psyche und Körper/Soma betreffend, seelisch-körperliche Wechselwirkungen betreffend; Ⓔ *relating to the body-mind relationship, psychosomatic, psychophysiologic, psychophysical, somatopsychic*

Psy|cho|sti|mu|lans *nt, pl* **-lan|zi|en, -lan|ti|en**: ***Syn:*** *Psychotonikum*; die geistige Aktivität anregende Substanz; Ⓔ *psychostimulant*

Psy|cho|syn|drom *nt*: unspezifische Bezeichnung für psychische Störungen auf organischer Basis; Ⓔ *neuropsychologic disorder, mental syndrome, brain syndrome*

hirnorganisches Psychosyndrom: ***Syn:*** *psychoorganisches Syndrom, organisches Psychosyndrom*; durch Gehirnerkrankungen verursachte psychische Symptomatik mit Hirnleistungsschwäche und Persönlichkeitsveränderung; Ⓔ *organic brain syndrome, organic mental syndrome*

organisches Psychosyndrom: → *hirnorganisches Psychosyndrom*

psy|cho|the|ra|peu|tisch *adj*: Psychotherapeutik oder Psychotherapie betreffend; Ⓔ *psychotherapeutic*

Psy|cho|the|ra|pie *f*: Behandlung von psychischen oder psychosomatischen Störungen mit psychologischen Methoden; Ⓔ *psychotherapy, psychotherapeutics*

psy|cho|tisch *adj*: Psychose betreffend, an einer Psychose leidend, von ihr betroffen oder gekennzeichnet, durch sie bedingt, mit den Symptomen einer Psychose; Ⓔ *relating to or suffering from psychosis, psychotic*

Psy|cho|to|mi|me|ti|kum *nt, pl* **-ka**: → *Psychodysleptikum*

Psy|cho|to|ni|kum *nt, pl* **-ka**: ***Syn:*** *Psychostimulans*; die geistige Aktivität anregende Substanz; Ⓔ *psychostimulant*

psy|cho|to|nisch *adj*: die Psyche anregend; Ⓔ *psychostimulant*

Psychro-, psychro- *präf.*: Wortelement mit der Bedeutung „Kälte/Frost"; Ⓔ *cold, psychr(o)-, cry(o)-, crym(o)*

Psy|chro|al|gie *f*: ***Syn:*** *Psychrohyperästhesie*; schmerzhafte Kälteempfindung; Ⓔ *psychroalgia*

Psy|chro|bak|te|ri|en *pl*: kälteliebende/psychrophile Bakterien; Ⓔ *psychrophilic bacteria*

Psy|chro|hy|per|äs|the|sie *f*: ***Syn:*** *Psychroalgie*; schmerzhafte Kälteempfindung; Ⓔ *psychroalgia*

psy|chro|phil *adj*: kälteliebend, z.B. kälteliebender/psychrophiler Mikroorganismus; Ⓔ *psychrophilic, cryophilic, crymophilic*

PTA-Mangel *m*: ***Syn:*** *Faktor XI-Mangel, PTA-Mangelsyndrom, Hämophilie C, Rosenthal-Krankheit*; durch autosomal-rezessiv vererbten Mangel an Faktor XI bedingte erbliche Blutungsneigung; Ⓔ *hemophilia C, factor XI deficiency, PTA deficiency*

Ptar|mus *m*: Nieskrampf; Ⓔ *ptarmus, spasmodic sneezing*

Pte|ri|din *nt*: bizyklische Verbindung; Bestandteil der Pteroylglutaminsäure*; Ⓔ *pteridine*

Pte|ro|yl|glu|ta|min|säu|re *f*: ***Syn:*** *Folsäure, Vitamin B_c*; essentieller, zum Vitamin B-Komplex gehörender Nahrungsbestandteil; Mangel führt zu neurologischen Störungen und Anämie*; Ⓔ *pteroylglutamic acid, folic acid, folacin, Wills' factor, Day's factor, Lactobacillus casei factor, liver Lactobacillus casei factor*

Pte|ry|gi|um *nt*: **1.** Nagelhäutchen **2.** ***Syn:*** *Flügelfell*; flughautartige Haut- oder Schleimhautfalte; Ⓔ **1.** *pterygium* **2.** *pterygium*

Pterygium colli: Flügelfellbildung am Hals; Ⓔ *webbed neck, cervical pterygium*

Pterygium conjunctivae: ***Syn:*** *Narbenpterygium, Pseudopterygium*; auf die Bindehaut übergreifende narbige Bindehautduplikatur; Ⓔ *scar pterygium, pseudopterygium*

Pterygium-Syndrom *nt*: ***Syn:*** *Bonnevie-Ullrich-Syndrom*; Flügelfellbildung an Hals und Gelenken; Ⓔ *Bonnevie-Ullrich syndrome, pseudo-Turner's syndrome, pterygium colli syndrome*

Pti|lo|sis *f, pl* **-ses**: Verlust der Wimpern; Ⓔ *ptilosis*

-ptoe *suf.*: → *-ptyse*

Pto|ma|in *nt*: ***Syn:*** *Leichengift, Leichenalkaloid*; bei der Zersetzung von totem Gewebe entstehendes Alkaloid; Ⓔ *ptomaine, ptomatine, putrefactive alkaloid, cadaveric alkaloid, animal alkaloid*

Pto|se *f*: ***Syn:*** *Ptosis*; (Organ-)Senkung; Ⓔ **1.** *ptosis, sinking down, prolapse, lapse, lapsus.* **2.** *ptosis, palpebral ptosis, blepharoptosis*

-ptose *suf.*: Wortelement mit der Bedeutung „Senkung/Vorfall"; Ⓔ *-ptosis*

Pto|sis *f, pl* **-ses**: → *Ptose*

Ptosis palpebrae: ***Syn:*** *Oberlidptose, Lidptose, Ptose, Blepharoptose*; Herabhängen des Oberlids; Ⓔ *ptosis (of the upper eyelid)*

-ptosis *suf.*: → *-ptose*
ptoltisch *adj*: Ptose betreffend, von Ptose betroffen, herabhängend; nach unten verlagert; Ⓔ *relating to or marked by ptosis, ptosed, ptotic*
-ptotisch *suf.*: in Adjektiven verwendetes Wortelement mit der Bedeutung „gesenkt/herabhängend/vorfallend"; Ⓔ *-ptotic*
Ptyal-, ptyal- *präf.*: Wortelement mit der Bedeutung „Speichel"; Ⓔ *sialic, sial(o)-, ptyal(o)-*
Ptylallin *nt*: ***Syn:*** *Speicheldiastase*; stärkespaltendes Enzym des Speichels; Ⓔ *ptyalin, alpha-amylase, α-amylase, endo-amylase*
Ptylallislmus *m*: ***Syn:*** *Sialorrhoe, Hypersalivation*; (übermäßiger) Speichelfluss; Ⓔ *ptyalism, ptyalorrhea, polysialia, sialism, sialismus, sialorrhea, sialosis, hygrostomia, hyperptyalism, hypersalivation*
Ptylallollilthilalsis *f, pl* **-ses**: ***Syn:*** *Sialolithiasis*; meist asymptomatisches Vorkommen von Speichelsteinen; kann zu Ausflussstaung und schmerzhafter Drüsenschwellung führen; Ⓔ *ptyalolithiasis, sialolithiasis, salivolithiasis*
-ptyse *suf.*: Wortelement mit der Bedeutung „Spucken"; Ⓔ *-ptysis*
-ptysis *suf.*: → *-ptyse*
Publarlche *f*: Beginn des Wachstums der Schamhaare in der Pubertät; Ⓔ *pubarche*
Pulbelolplasltik *f*: ***Syn:*** *Pubioplastik*; Schambeinplastik; Ⓔ *pubioplasty*
Pulbeloltolmie *f*: → *Pubiotomie*
pulbelral *adj*: → *pubertär*
pulberltär *adj*: ***Syn:*** *pubertierend, puberal*; Geschlechtsreife/Pubertät betreffend, während der Pubertät auftretend; Ⓔ *relating to puberty, puberal, pubertal, hebetic*
Pulberltas *f*: → *Pubertät*
Pubertas praecox: vorzeitige Pubertät; bei Mädchen vor dem 8. Lebensjahr, bei Jungen vor dem 10. Lebensjahr; Ⓔ *precocious puberty*
Pubertas tarda: verspätete Pubertät; bei Mädchen nach dem 14. Lebensjahr, bei Jungen nach dem 16. Lebensjahr; Ⓔ *delayed puberty*
Pulberltät *f*: ***Syn:*** *Pubertas*; Entwicklungsperiode von Beginn der Ausbildung der sekundären Geschlechtsmerkmale bis zur vollen Geschlechtsreife; Ⓔ *puberty, pubertas*
Pulberltätslallbulminlulrie *f*: ***Syn:*** *Adoleszentenalbuminurie, Adoleszentenproteinurie, Pubertätsproteinurie*; Eiweißausscheidung im Harn während der Pubertät; ohne pathologischen Wert; Ⓔ *adolescent albuminuria, adolescent proteinuria*
Pulberltätslfettlsucht *f*: übermäßige Gewichtszunahme während der Pubertät; Ⓔ *puberal adiposity*
Pulberltätslgylnälkolmasltie *f*: harmlose, vorübergehende Brustschwellung bei Jungen während der Pubertät; Ⓔ *puberal gynecomastia*
Pulberltätslkrilse *f*: psychische Labilität während der Pubertät; Ⓔ *adolescent crisis*
Pulberltätslmalgerlsucht *f*: ***Syn:*** *Magersucht, Anorexia nervosa, Anorexia mentalis*; fast ausschließlich Mädchen im Alter von 12–21 Jahren betreffende, psychisch bedingte Essstörung mit extremer Abmagerung und Zeichen allgemeiner Körperschwäche und Fehlernährung; oft kombiniert mit periodischer Bulimie* [**Anorexia-Bulimie-Syndrom**]; Ⓔ *anorexia nervosa*
Pulberltätslproltelinlulrie *f*: → *Pubertätsalbuminurie*
Pulberltätslstreilfen *pl*: ***Syn:*** *Striae adolescentium, Striae pubertalis*; in der Pubertät entstehende Striae* distensae, v.a. lumbosakral und am Oberschenkel; Ⓔ *striae distensae of puberty*
pulberltielrend *adj*: → *pubertär*
Pulbes *f*: **1.** ***Syn:*** *Hypogastrium, Regio pubica*; Scham, Schambeinregion; Ⓔ **1.** *pubic region, pubes* **2.** *pubic hair(s), pubes*
pulbeslzent *adj*: in der Pubertät befindlich, heranwachsend; Ⓔ *relating to pubescence, pubescent*
Pulbilolplasltik *f*: ***Syn:*** *Pubeoplastik*; Schambeinplastik; Ⓔ *pubioplasty*
Pulbilotolmie *f*: ***Syn:*** *Pubeotomie, Hebetomie, Hebotomie, Beckenringosteotomie*; Durchtrennung des Beckenrings, z.B. zur Geburtserleichterung; Ⓔ *pubiotomy*
Pulbis *f*: ***Syn:*** *Schambein, Os pubis*; vorderer Teil des Hüftbeins; bildet den medialen Teil der Hüftpfanne; Ⓔ *pubic bone, pubis, os pubis*
pulbisch *adj*: Schambein/Os pubis oder Schamgegend betreffend; Ⓔ *pubic, pudendal, pudic, pectineal, pectinal*
Pulbolalnallis *m*: → *Musculus puboanalis*
pulbolfelmolral *adj*: Schambein und Oberschenkel/Femur betreffend oder verbindend; Ⓔ *relating to both pubic bone and femur, pubofemoral*
pulbolprolstaltisch *adj*: Schambein und Vorsteherdrüse/Prostata betreffend oder verbindend; Ⓔ *relating to both pubic bone and prostate, puboprostatic*
pulbolrekltal *adj*: Schambein und Mastdarm/Rektum betreffend oder verbindend; Ⓔ *relating to both pubis and rectum, puborectal*
pulbolvalgilnal *adj*: Schambein und Scheide/Vagina betreffend oder verbindend; Ⓔ *relating to both pubes and vagina, pubovaginal*
pulbolvelsilkal *adj*: Schambein und Harnblase/Vesica urinaria betreffend oder verbindend; Ⓔ *relating to both pubes and bladder, pubovesical*
puldenldal *adj*: Scham(gegend) betreffend, zur Scham(gegend) gehörend; Ⓔ *relating to the pudendum, pudendal, pudic*
Puldenldum felmilnilnum *nt*: weibliche Scham, Vulva, äußere weibliche Geschlechtsorgane/Genitalien; Ⓔ *female pudendum, vulva, cunnus*
Puldenlduslanlästhelsie *f*: → *Pudendusblock*
Puldenldusblock *m*: ***Syn:*** *Pudendusanästhesie*; Leitungsanästhesie des Nervus* pudendus durch Injektion durch die Scheide oder den Damm; Ⓔ *pudendal block, pudendal anesthesia*
Puldenldusneurlalgie *f*: Neuralgie* des Nervus* pudendus; Ⓔ *pudendal neuralgia*
pulelril *adj*: **1.** Kind oder Kindheit betreffend, kindlich, im Kindesalter **2.** zurückgeblieben, kindisch, kindhaft; Ⓔ **1.** *relating to children or childhood, puerile, childish* **2.** *puerile, childish*
Pulelrilislmus *m*: ***Syn:*** *Puerilität*; kindliches Verhalten von Erwachsenen, z.B. bei Psychosen; Ⓔ *puerilism, childishness*
Pulelrililtät *f*: → *Puerilismus*
Pulerlpelra *f*: Wöchnerin; Ⓔ *puerpera, puerperant*
pulerlpelral *adj*: Wochenbett/Puerperium betreffend, während des Kindbetts auftretend; Ⓔ *relating to the puerperium, puerperal, puerperant*
Pulerlpelrallfielber *nt*: ***Syn:*** *Wochenbettfieber, Kindbettfieber, Puerperalsepsis, Febris puerperalis*; durch Eindringen von Erregern [Streptokokken, Staphylokokken, Escherichia coli] in die Gebärmutter verursachte hochfieberhafte Erkrankung mit septischen Symptomen; Ⓔ *puerperal sepsis, puerperal septicemia, puerperal fever, childbed fever, lochiopyra*
Pulerlpelrallpsylcholse *f*: ***Syn:*** *Wochenbettpsychose*; innerhalb von 60 Tagen nach der Entbindung auftretende endogene oder symptomatische Psychose; Ⓔ *puerperal psychosis, postpartum psychosis*
Pulerlpelrallseplsis *f*: → *Puerperalfieber*
Pulerlpelrilum *nt*: Wochenbett, Kindbett; Ⓔ *puerperium, childbed, lying-in*
Puflfer *m*: ***Syn:*** *Pufferlösung*; wässrige Lösung einer schwachen Säure und einer korrespondierenden Base [**Pufferpaar**], die als **Puffersystem** den pH-Wert der

Lösung bei Zusatz von Säure oder Lauge konstant halten; Ⓔ *buffer*

Puf|fer|ba|sen *pl*: Gesamtheit der im Blut vorhandenen Anionen; Ⓔ *buffer bases*

Puf|fer|ka|pa|zi|tät *f*: Maß für das Puffervermögen einer Pufferlösung; Ⓔ *buffer capacity, buffering capacity, buffering power*

Puf|fer|lö|sung *f*: → *Puffer*

Puf|fer|paar *nt*: *s.u. Puffer*; Ⓔ *buffer pair*

Puf|fer|sys|tem *nt*: *s.u. Puffer*; Ⓔ *buffer system*

Pu|lex *m, pl* **-li|ces**: Flohgattung, die als Krankheitsüberträger von Bedeutung ist; Ⓔ *flea, Pulex*

Pulex cheopis: *Syn: Pestfloh, Rattenfloh, Xenopsylla cheopis*; Ektoparasit bei Ratten; Überträger des Pestbakteriums Yersinia* pestis; Ⓔ *Pulex cheopis, Xenopsylla cheopis*

Pulex irritans: Menschenfloh; potentieller Überträger der Pest; Ⓔ *human flea, common flea, Pulex irritans, Pulex dugesi*

Pu|li|co|sis *f, pl* **-ses**: → *Pulikose*

Pu|li|ko|se *f*: *Syn: Pulicosis*; Befall mit Flöhen der Gattung Pulex*; Ⓔ *flea infestation*

Pul|mo *m, pl* **-mo|nes**: *Syn: Lunge*; aus zwei Flügeln [rechter und linker Lungenflügel] bestehendes Organ des Brustraums, das dem Gasaustauch zwischen Körper und Umwelt dient; Ⓔ *lung, pulmo*

Pulmo dexter: rechte Lunge, rechter Lungenflügel; Ⓔ *right lung*

Pulmo sinister: linke Lunge, linker Lungenflügel; Ⓔ *left lung*

Pulmo-, pulmo- *präf.*: Wortelement mit der Bedeutung „Lunge/Pulmo"; Ⓔ *lung, pulmonary, pulmonal, pulmonic, pulmo-, pulmon(o)-, pneuma-, pneum(o)-, pneumato-, pneumono-*

Pul|mo|lith *m*: *Syn: Lungenstein, Pneumolith*; Steinbildung im Lungengewebe; Ⓔ *pulmonary calculus, lung stone, pneumolith, pulmolith*

Pul|mo|lo|gie *f*: → *Pneumonologie*

pul|mo|nal *adj*: Lunge/Pulmo betreffend; Ⓔ *relating to the lungs, pulmonary, pulmonal, pulmonic, pneumal, pneumonic*

Pul|mo|nal|an|gi|o|gra|fie, -gra|phie *f*: → *Pulmonalarteriografie*

Pul|mo|nal|ar|te|ri|o|gra|fie, -gra|phie *f*: *Syn: Pulmonalangiografie*; Angiografie* der Pulmonalarterien; Ⓔ *pulmonary arteriography*

Pul|mo|nal|a|tre|sie *f*: angeborenes Fehlen der Pulmonalklappe; Ⓔ *pulmonary atresia*

Pul|mo|nal|in|suf|fi|zi|enz *f*: → *Pulmonalisinsuffizienz*

Pul|mo|na|lis|in|suf|fi|zi|enz *f*: *Syn: Pulmonalklappeninsuffizienz*; i.d.R. erworbene Schlussunfähigkeit der Pulmonalklappe; Ⓔ *pulmonary regurgitation, pulmonic incompetence, pulmonic regurgitation, pulmonary incompetence, pulmonary insufficiency*

Pul|mo|na|lis|klap|pe *f*: → *Pulmonalklappe*

Pul|mo|na|lis|ste|no|se *f*: → *Pulmonalstenose*

Pul|mo|nal|klap|pe *f*: *Syn: Pulmonalisklappe, Valva trunci pulmonalis*; aus drei Taschenklappen bestehende Herzklappe am Ausgang der linken Kammer in den Truncus* pulmonalis; Ⓔ *pulmonary valve, pulmonary trunk valve*

Pul|mo|nal|klap|pen|in|suf|fi|zi|enz *f*: → *Pulmonalisinsuffizienz*

Pul|mo|nal|klap|pen|ste|no|se *f*: → *Pulmonalstenose*

Pul|mo|nal|skle|ro|se *f*: Arteriosklerose* der Pulmonalarterie und ihrer Äste; Ⓔ *sclerosis of the pulmonary artery*

primäre Pulmonalsklerose: *Syn: Ayerza-Krankheit*; ätiologisch ungeklärte Arteriosklerose der Pulmonalgefäße mit Dyspnoe*, Zyanose, Rechtsherzhypertrophie und Hepatosplenomegalie; Ⓔ *Ayerza's disease, plexogenic pulmonary arteriopathy*

Pul|mo|nal|ste|no|se *f*: *Syn: Pulmonalisstenose, Pulmonalklappenstenose*; meist angeborene, häufig mit anderen Fehlbildungen [Fallot*-Tetralogie] verbundene Stenose der Pulmonalklappe, die (unbehandelt) zu Rechtsherzhypertrophie führt; Ⓔ *pulmonary stenosis*

infundibuläre Pulmonalstenose: *Syn: Konusstenose, Infundibulumstenose, subvalvuläre Pulmonalstenose*; angeborene Verengung der Ausflussbahn des rechten Ventrikels; häufig zusammen mit Fallot-Tetralogie*; die Ausflussbehinderung führt zu Rechtsherzbelastung und Rechtsherzhypertrophie*; zur Ausbildung einer Zyanose* kommt es erst nach Dekompensation; Ⓔ *Dittrich's stenosis, infundibular pulmonary stenosis, infundibular stenosis, subvalvular pulmonary stenosis*

subvalvuläre Pulmonalstenose: → *infundibuläre Pulmonalstenose*

supravalvuläre Pulmonalstenose: Stenose oberhalb der Pulmonalklappe; Ⓔ *supravalvular pulmonary stenosis*

valvuläre Pulmonalstenose: Stenose im Bereich der Semilunarklappen; Ⓔ *valvular pulmonary stenosis*

Pul|mo|nal|ve|nen|trans|po|si|ti|on *f*: *Syn: Lungenvenentransposition*; angeborene Angiokardiopathie* mit Einmündung der Lungenvenen in den rechten Vorhof; Ⓔ *transposition of pulmonary veins*

Pulmono-, pulmono- *präf.*: Wortelement mit der Bedeutung „Lunge/Pulmo"; Ⓔ *lung, pulmonary, pulmonal, pulmonic, pulmo-, pulmon(o)-, pneuma-, pneum(o)-, pneumato-, pneumono-*

Pul|mo|no|lo|gie *f*: → *Pneumonologie*

pul|mo|pe|ri|to|ne|al *adj*: Lunge(n) und Bauchfell/Peritoneum betreffend oder verbindend; Ⓔ *relating to both lungs and peritoneum, pulmonoperitoneal*

Pul|pa *f, pl* **-pae**: (*Organ*) Mark; Parenchym; Ⓔ *pulp, pulpa*

Pulpa alba: → *weiße Pulpa*

Pulpa coronalis: *Syn: Kronenpulpa*; in der Zahnkrone liegender Teil der Zahnpulpa; Ⓔ *coronal pulp*

Pulpa dentis: *Syn: Zahnpulpa, Pulpa, Zahnmark*; die Pulpahöhle und Zahnwurzel ausfüllendes Zahngewebe; Ⓔ *dental pulp, dentinal pulp, tooth pulp, pulp, endodontium*

Pulpa lienis: → *Pulpa splenica*

Pulpa radicularis: *Syn: Wurzelpulpa*; Wurzelabschnitt der Zahnpulpa*; Ⓔ *root part of pulp, radicular pulp*

rote Pulpa: → *Pulpa rubra*

Pulpa rubra: *Syn: rote Pulpa*; aus retikulärem Bindegewebe und extravasalen Erythrozyten bestehender Teil der Milzpulpa; Ⓔ *red pulp of spleen*

Pulpa splenica: Milzpulpa, Milzparenchym; Ⓔ *pulp of spleen, splenic pulp, splenic tissue*

weiße Pulpa: *Syn: Milzknötchen, Milzfollikel, Malpighi-Körperchen der Milz, Noduli lymphoidei lienalis, Noduli lymphoidei splenici*; Lymphfollikel der Milz; Ⓔ *white pulp, malpighian bodies (of spleen), malpighian corpuscles (of spleen), splenic corpuscles*

Pul|pa|a|my|lo|i|do|se *f*: Amyloidose* der Milzpulpa; Ⓔ *pulp amyloidosis*

Pul|pa|ent|zün|dung *f*: → *Pulpitis*

Pul|pa|höh|le *f*: *Syn: Zahnhöhle, Cavitas pulparis, Cavitas dentis*; im Inneren des Zahns liegender Raum, der die Zahnpulpa* enthält; wird unterteilt in **Kronenabschnitt** [Cavitas coronae] und **Wurzelkanal** [Canalis radicis]; Ⓔ *pulp cavity*

Pul|p|al|gie *f*: Schmerzen in der Zahnpulpa; Ⓔ *pain in the tooth pulp, pulpalgia*

Pul|pa|zel|len *pl*: *Syn: Pulpazyten*; Bindegewebszellen der Zahnpulpa; Ⓔ *pulpal cells*

Pul|pa|zy|ten *pl*: *Syn: Pulpazellen*; Bindegewebszellen der Zahnpulpa; Ⓔ *pulpal cells*

Pul|pi|tis *f, pl* **-ti|den**: *Syn: Zahnmarkentzündung, Pulpaentzündung*; Entzündung der Zahnpulpa; Ⓔ *inflam-*

P

mation of the tooth pulp, pulpitis, odontitis

pul|pi|tisch *adj*: Pulpaentzündung/Pulpitis betreffend, von ihr betroffen oder gekennzeichnet; Ⓔ *relating to or marked by pulpitis*

pul|pös *adj*: weich, breiig, fleischig, markartig, markig; Ⓔ *pulpy*

Puls *m*: *Syn: Pulsus*; Pulsschlag, Druckwelle im Blutkreislauf; Ⓔ *pulse*

dikroter Puls: *Syn: Dikrotie, Pulsus dicrotus*; Doppelgipfligkeit der peripheren Pulswelle; Ⓔ *dicrotic pulse*

Puls|ader *f*: →*Arteria*

pul|sa|til *adj*: (rhythmisch) schlagend oder klopfend, pochend, pulsierend; Ⓔ *pulsatile, pulsative, pulsatory, throbbing*

Puls|fre|quenz *f*: Pulsschläge pro Minute; stimmt i.d.R. mit der Herzfrequenz überein; Ⓔ *pulse rate*

Pul|si|ons|di|ver|ti|kel *nt*: durch einen erhöhten Innendruck und Wandschwäche verursachtes Divertikel*; Ⓔ *pulsion diverticulum, pressure diverticulum*

Puls|kur|ve *f*: Sphygmogramm; Ⓔ *pulse curve, sphygmogram*

Pulslos-Krankheit *f*: *Syn: Martorell-Syndrom, Takayasu-Syndrom, Arteriitis brachiocephalica*; Entzündung des Truncus* brachiocephalicus am Abgang aus der Aorta; Ⓔ *Takayasu's disease, Takayasu's syndrome, Takayasu's arteritis, reversed coarctation, pulseless disease, Martorell's syndrome, brachiocephalic arteritis*

Puls|schrei|ber *m*: Sphygmograf*; Ⓔ *sphygmograph*

Puls|schrei|bung *f*: Sphygmografie*; Ⓔ *sphygmography*

Pul|sus *m*: *Syn: Puls*; Pulsschlag, Druckwelle im Blutkreislauf; Ⓔ *pulse, pulsus*

Pulsus aequalis: gleichmäßig starker Puls; Ⓔ *equal pulse, pulsus aequalis*

Pulsus alternans: abwechselnd starker und schwacher Puls; Ⓔ *alternating pulse, pulsus alternans*

Pulsus altus: hoher Puls mit großer Blutdruckamplitude; Ⓔ *strong pulse, pulsus magnus*

Pulsus bigeminus: *s.u. Bigeminus*; Ⓔ *bigeminal pulse, coupled pulse, bigemina, coupled rhythm*

Pulsus celer: schnellender Puls; Ⓔ *short pulse*

Pulsus contractus: kleiner, harter Puls; Ⓔ *contracted pulse*

Pulsus dicrotus: *Syn: Dikrotie, dikroter Puls*; Doppelgipfligkeit der peripheren Pulswelle; Ⓔ *dicrotic pulse*

Pulsus durus: harter, gespannter Puls; Ⓔ *hard pulse*

Pulsus filiformis: feiner, fadenförmiger Puls; Ⓔ *filiform pulse, thready pulse*

Pulsus frequens: schneller/häufiger Puls; Ⓔ *frequent pulse*

Pulsus intermittens: aussetzender Puls; Pulsdefizit; Ⓔ *intermittent pulse, dropped-beat pulse*

Pulsus irregularis: unregelmäßiger Puls; Ⓔ *irregular pulse*

Pulsus magnus: großer Puls mit starker Pulswelle; Ⓔ *strong pulse, pulsus magnus*

Pulsus mollis: weicher, leicht unterdrückbarer Puls; Ⓔ *soft pulse*

Pulsus parvus: kleiner Puls; Ⓔ *weak pulse*

Pulsus rarus: langsamer Puls; Ⓔ *infrequent pulse, rare pulse, slow pulse*

Pulsus regularis: regelmäßiger Puls; Ⓔ *regular pulse*

Pulsus tardus: schleichender Puls mit langsamem Anstieg; Ⓔ *long pulse*

Pulsus vibrans: Puls mit Schwirren der Arterienwand; Ⓔ *vibrating pulse*

Pul|vis *m*: Pulver; Ⓔ *pulvis, powder*

Punc|tio *f, pl* **-ti|o|nes**: →*Punktion*

Punc|tum *nt, pl* **-ta**: Punkt; Ⓔ *punctum, point*

Punctum lacrimale: *Syn: Tränenpünktchen*; grübchenförmiger Anfang des Tränenröhrchens auf der Tränenpapille; Ⓔ *lacrimal point, lacrimal opening*

Punctum maximum: Stelle auf der Körperoberfläche, an der ein bestimmtes Herzgeräusch oder ein Herzton am besten zu hören ist; Ⓔ *auscultation point*

Punctum proximum: *Syn: Nahpunkt*; der dem Auge am nächsten gelegene Punkt, der bei maximaler Akkommodation noch scharf gesehen werden kann; Ⓔ *near point*

Punctum remotum: *Syn: Fernpunkt*; Punkt, auf den das Auge bei voller Erschlaffung des Akkommodationsapparates eingestellt ist; Ⓔ *far point*

punk|tie|ren *v*: eine Punktion vornehmen oder durchführen; Ⓔ *puncture, tap; (Gelenk) aspirate*

Punk|ti|on *f*: *Syn: Punktur, Punctio*; Einführen einer Kanüle in einen anatomischen oder pathologischen Hohlraum oder ein Gewebe zur Probenentnahme; Ⓔ *puncture, tap, piqûre, nyxis*

Punkt|mu|ta|ti|on *f*: Mutation eines einzigen Nucleotids; Ⓔ *single-point mutation, point mutation*

Punk|tur *f*: →*Punktion*

Pu|pil|la *f, pl* **-lae**: →*Pupille*

pu|pil|lär *adj*: *Syn: pupillar, okulopupillär*; Pupille betreffend; Ⓔ *relating to the pupil, pupillary, oculopupillary*

Pu|pil|lar|mem|bran *f*: *Syn: Membrana pupillaris*; während der Embryonalperiode die Pupille* bedeckende Membran, die nach der 32. Woche verschwindet; bleibt manchmal erhalten [**Membrana pupillaris persistenz**]; Reste können als pigmentierte Fasern über die Pupille hinwegziehen oder als abgerissene Fäden in die Pupille hineinragen; Ⓔ *pupillary membrane*

Pu|pil|lar|re|flex *m*: →*Pupillenreflex*

Pu|pil|le *f*: *Syn: Pupilla, Sehloch*; kreisrunde Öffnung in der Mitte der Regenbogenhaut [Iris], die wie eine Blende am Fotoapparat den Lichteinfall reguliert; Ⓔ *pupil (of the eye), pupilla*

Pu|pil|len|a|tre|sie *f*: *Syn: Atresia iridis/pupillae, Atretopsie*; angeborener Pupillenverschluss; Ⓔ *atretopsia*

Pu|pil|len|dif|fe|renz *f*: *Syn: Anisokorie*; unterschiedliche Pupillenweite; Ⓔ *anisocoria*

Pu|pil|len|di|la|ta|ti|on *f*: Pupillenvergrößerung, Pupillenerweiterung; Ⓔ *pupil dilation, mydriasis, corediastasis, corodiastasis, corectasis, corectasia*

Pu|pil|len|ex|ka|va|ti|on *f*: *Syn: Excavatio disci, Excavatio pupillae*; Vertiefung der Sehnervenpapille; Eintrittsstelle von Arteria und Vena centralis retinae; Ⓔ *optic cup, depression of optic disk, physiologic cup, physiological cup*

Pu|pil|len|re|ak|ti|on *f*: →*Pupillenreflex*

Pu|pil|len|re|flex *m*: *Syn: Pupillenreaktion, Pupillarreflex*; Veränderung der Pupillengröße bei Veränderung der einfallenden Lichtmenge, bei Anpassung an Nah- und Fernsehen oder bei Berührung der Hornhaut; Ⓔ *iris contraction reflex, light reflex, pupillary reflex, pupillary reaction, pupillary phenomenon*

Pu|pil|len|star|re *f*: Ausfall des Pupillenreflexes; Ⓔ *fixed pupil*

Pu|pil|len|zit|tern *nt*: *Syn: Irisblinzeln, Hippus (pupillae)*; durch eine zentralnervöse Schädigung hervorgerufenes Zittern der Pupille; Ⓔ *pupillary athetosis, hippus*

Pupillo-, pupillo- *präf.*: Wortelement mit der Bedeutung „Pupille"; Ⓔ *pupil, pupill(o)-, coreo-*

Pu|pil|lo|graf, -graph *m*: Gerät zur Pupillografie*; Ⓔ *pupillograph*

Pu|pil|lo|gra|fie, -gra|phie *f*: Aufzeichnung der Pupillenreaktion auf Lichtreize; Ⓔ *pupillography*

Pu|pil|lo|me|ter *nt*: *Syn: Koriometer*; Pupillenmesser; Ⓔ *pupillometer, coreometer*

Pu|pil|lo|me|trie *f*: *Syn: Koriometrie*; Pupillenmessung; Ⓔ *pupillometry, coreometry*

pu|pil|lo|mo|to|risch *adj*: die Pupillenbewegung betreffend; Ⓔ *pupillomotor*

Pu|pil|lo|to|nie *f*: *Syn: Adie-Pupille*; fehlende Pupillenreaktion bei Änderung der einfallenden Lichtmenge; Ⓔ *pupilloplegia, pupillatonia, pupillotonia, tonic pupil,*

Adie's pupil
Pup|pen|ge|sicht *nt*: ausdrucksloses, puppenartiges Gesicht, z.B. bei Dystrophia adiposogenitalis; Ⓔ *doll's face*
pure red cell aplasia *nt*: *Syn: Diamond-Blackfan-Syndrom, Blackfan-Diamond-Anämie, chronische kongenitale aregenerative Anämie, kongenitale hypoplastische Anämie*; autosomal-rezessive, hypo- oder aplastische, normochrome Anämie mit isolierter Störung der Erythropoese; Ⓔ *Blackfan-Diamond anemia, Blackfan-Diamond syndrome, Diamond-Blackfan syndrome, congenital hypoplastic anemia, chronic congenital aregenerative anemia, pure red cell anemia, pure red cell aplasia*
Pur|ga|tiv *nt*: *Syn: Purgativum*; Abführmittel; Ⓔ *eccoprotic, cathartic, purgative, cathartical, laxative*
pur|ga|tiv *adj*: *Syn: abführend, entleerend, purgierend, laxativ, laxierend*; den Darm reinigend, den Stuhlgang fördernd; Ⓔ *laxative, cathartic, aperient*
Pur|ga|ti|vum *nt, pl* **-va**: *Syn: Purgativ*; Abführmittel; Ⓔ *purgative, cathartic, eccoprotic*
pur|gie|rend *adj*: → *purgativ*
pu|ri|form *adj*: *Syn: pyoid*; Eiter betreffend, eiterartig, eiterähnlich, eitrig; Ⓔ *resembling pus, puriform, puruloid*
Pu|rin *nt*: aus zwei Ringen bestehende aromatische Verbindung; Grundkörper wichtiger biochemischer Moleküle; Ⓔ *purine*
Pu|rin|ba|sen *pl*: die auf dem Puringerüst aufgebauten Basen Guanin*, Xanthin* und Hypoxanthin*; Ⓔ *purine bases, purine bodies*

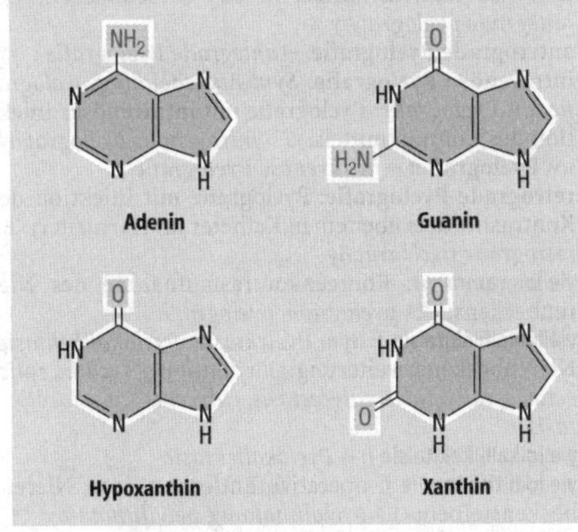

Abb. 76. Purinbasen

Pu|rin|des|a|mi|na|sen *pl*: Desaminasen*, die spezifisch Purinbasen desaminieren; Ⓔ *purine deaminases*
Purkinje-Fasern *pl*: Endfasern des Erregungsleitungssystems des Herzens im Myokard; Ⓔ *Purkinje's fibers, impulse-conducting fibers*
Pur|pu|ra *f*: kleinfleckige Blutungen von Haut und Schleimhaut bei hämorrhagischer Diathese; Ⓔ *purpura, peliosis*
Purpura anaphylactoides: → *Purpura Schoenlein-Henoch*
anaphylaktoide Purpura Schoenlein-Henoch: → *Purpura Schoenlein-Henoch*
Purpura anularis teleangiectodes: → *Purpura Majocchi*
Purpura anularis teleangiectodes atrophicans: → *Purpura Majocchi*
athrombopenische Purpura: → *Purpura Schoenlein-Henoch*
autoerythrozytäre Purpura: *Syn: Erythrozytenautosensibilisierung, schmerzhafte Ekchymosen-Syndrom, Syndrom der blauen Flecken, painful bruising syndrome*; fast ausschließlich bei Frauen auftretendes Syndrom mit rezidivierenden schmerzhaften Hautblutungen; neben einer allergischen Genese [Autoantikörper gegen Erythrozyten] wird auch eine psychogene Auslösung [Konversionsneurose*] diskutiert; Ⓔ *autoerythrocyte sensitization syndrome*
Purpura cerebri: *Syn: Hirnpurpura*; petechiale Blutungen durch Schädigung der Hirnkapillaren, z.B. bei Fettembolie; Ⓔ *brain purpura, cerebral toxic pericapillary hemorrhage, cerebral toxic pericapillary bleeding, cerebral purpura*
Purpura fulminans: akute verlaufende Form der Purpura Schoenlein-Henoch; Ⓔ *Schönlein-Henoch disease, Schönlein-Henoch syndrome, Henoch-Schönlein syndrome, Henoch-Schönlein purpura, Henoch's disease, Henoch's purpura, Schönlein's disease, Schönlein's purpura, acute vascular purpura, allergic purpura, allergic vascular purpura, rheumatocelis, anaphylactoid purpura, hemorrhagic exudative erythema*
Purpura hyperglobulinaemica: *Syn: Waldenström-Krankheit*; schubweise Purpura bei Paraproteinämie*; Ⓔ *Waldenström's purpura, hyperglobulinemic purpura*
idiopathische thrombozytopenische Purpura: *Syn: essentielle/idiopathische Thrombozytopenie, Morbus Werlhof, Werlhof-Krankheit*; chronische oder in akuten Schüben verlaufende Purpura durch einen vorübergehenden Thrombozytenmangel; Ⓔ *idiopathic thrombocytopenic purpura, Werlhof's disease, thrombocytopenic purpura, thrombopenic purpura, land scurvy, essential thrombocytopenia*
Purpura Majocchi: *Syn: Majocchi-Krankheit, Purpura anularis teleangiectodes (atrophicans), Teleangiectasia follicularis anulata*; chronisch verlaufende, v.a. Männer betreffende kleinfleckige Purpura unbekannter Ätiologie; Ⓔ *Majocchi's disease, Majocchi's purpura*
Purpura Moschcowitz: → *thrombotisch-thrombozytopenische Purpura*
Purpura pigmentosa progressiva: *Syn: Schamberg-Krankheit, Schamberg-Syndrom, Morbus Schamberg, progressive Pigmentpurpura, progressive pigmentöse Dermatose, Capillaritis haemorrhagica maculosa, Purpura Schamberg, Carbamidpurpura, Karbamidpurpura, Dermatosis pigmentaria progressiva*; durch eine allergische Reaktion vom Spättyp ausgelöste Entzündung mit braunroten Herden und Petechien*, primär an den Unterschenkeln und später auch am Stamm; zu den Auslösefaktoren gehören Medikamente [Karbamid*], Nahrungsmittelzusätze und Hausstaub; Ⓔ *Schamberg's disease, Schamberg's progressive pigmented purpuric dermatosis, progressive pigmentary dermatosis*
Purpura rheumatica: → *Purpura Schoenlein-Henoch*
rheumatoide Purpura: → *Purpura Schoenlein-Henoch*
Purpura Schamberg: → *Purpura pigmentosa progressiva*
Purpura Schoenlein-Henoch: *Syn: Schoenlein-Henoch-Syndrom, anaphylaktoide Purpura Schoenlein-Henoch, Immunkomplexpurpura, Immunkomplexvaskulitis, rheumatoide/athrombopenische Purpura, Purpura anaphylactoides, Purpura rheumatica*; durch Arznei- und Nahrungsmittel sowie Infektionen ausgelöste (autoimmun-)allergische Gefäßentzündung mit Purpura der Streckseiten der Extremitäten, Gelenk- und Leibschmerzen; Ⓔ *Schönlein-Henoch disease, Henoch-Schönlein purpura, Henoch's disease, anaphylactoid purpura, acute vascular purpura, allergic purpura, allergic vascular purpura*
Purpura senilis: Hautblutungen im Alter, die durch die erhöhter Brüchigkeit der Kapillaren bedingt sind; Ⓔ

purpura senilis
Purpura thrombotica: →*thrombotisch-thrombozytopenische Purpura*
Purpura thrombotica thrombocytopenica: →*thrombotisch-thrombozytopenische Purpura*
thrombotisch-thrombozytopenische Purpura: ***Syn:*** *thrombotische Mikroangiopathie, Moschcowitz-Syndrom, Moschcowitz-Singer-Symmers-Syndrom, Purpura thrombotica, Purpura thrombotica thrombocytopenica, Purpura Moschcowitz*; ätiologisch unklare [evtl. Autoimmunerkrankung, Allergie] Purpura* mit multiplen Thrombosen, hämolytischer Anämie und neurologischen Ausfallserscheinungen; Ⓔ *Moszkowicz's disease, Moschcowitz disease, thrombotic thrombocytopenic purpura, thrombotic microangiopathy, microangiopathic hemolytic anemia, microangiopathic anemia*

pur|pu|risch *adj*: Purpura betreffend, von ihr betroffen oder gekennzeichnet, durch sie bedingt; Ⓔ *relating to or suffering from purpura, purpuric*

Purtscher-Netzhautschädigung *f*: ***Syn:*** *Purtscher-Syndrom, Angiopathia retinae traumatica*; Schädigung der Netzhaut, die nicht durch eine direkte Gewalteinwirkung hervorgerufen wird; typisch sind Netzhaut- und Glaskörperblutungen, Gefäßspasmus und Netzhautödem; Ⓔ *Purtscher's disease, Purtscher's angiopathic retinopathy, Purtscher's syndrome*

Purtscher-Syndrom *nt*: →*Purtscher-Netzhautschädigung*

pu|ru|lent *adj*: ***Syn:*** *suppurativ*; eiterbildend, mit Eiter gefüllt, aus Eiter bestehend, eitrig, eiternd; Ⓔ *purulent, suppurative, ichorous*

Pus *m*: Eiter; Ⓔ *pus, matter*

Push-back-Operation *f*: Gaumenrückverlagerung; Ⓔ *push-back technique*

Pus|tel *f*: ***Syn:*** *Pustula*; Eiterbläschen; Ⓔ *pustule, pustula*

Pus|tu|la *f*: →*Pustel*

pus|tu|lös *adj*: Pustel/Pustula betreffend, mit Pustelbildung einhergehend; Ⓔ *relating to pustules, pustular*

Pus|tu|lo|se *f*: ***Syn:*** *Pustulosis*; durch multiple Pustelbildung gekennzeichnete Hauterkrankung; Ⓔ *pustulosis*
subkorneale Pustulose: →*Pustulosis subcornealis*

Pus|tu|lo|sis *f, pl* **-ses**: →*Pustulose*
Pustulosis acuta varicelliformis: ***Syn:*** *Kaposi-Dermatitis, Eczema herpeticatum, Eccema herpeticatum, Eccema herpetiformis, varizelliforme Eruption Kaposi, Pustulosis acuta varioliformis*; meist bei Patienten mit endogenem Ekzem* auftretende disseminierte Aussaat von Herpes-simplex-Bläschen; Ⓔ *eczema herpeticum, Kaposi's varicelliform eruption*
Pustulosis acuta varioliformis: →*Pustulosis acuta varicelliformis*
Pustulosis subcornealis: ***Syn:*** *Snedden-Wilkinson-Syndrom, subkorneale Pustulose*; chronisch rezidivierende Hauterkrankung mit Bildung steriler subkutaner Eiterbläschen; Ⓔ *Sneddon-Wilkinson disease, subcorneal pustular dermatitis, subcorneal pustular dermatosis*

Pu|ta|men *nt*: äußerer Teil des Linsenkerns/Nucleus lentiformis; Ⓔ *putamen*

Put|re|fak|ti|on *f*: Fäulnis, Verwesung, Zersetzung; Ⓔ *putrefaction, decay*

Put|res|cin *nt*: ***Syn:*** *Putreszin, 1,4-Diaminobutan, Tetramethylendiamin*; bei der Eiweißzersetzung entstehendes Leichengift; Ⓔ *putrescine, tetramethylenediamine*

Put|res|zenz *f*: Faulen, Fäulnis; Ⓔ *putrescence, putrescency*

Put|res|zin *nt*: →*Putrescin*

put|rid *adj*: faulig, übelriechend; Ⓔ *putrid, rotten*

Putti-Syndrom *nt*: ***Syn:*** *lumbales Vertebralsyndrom*; Ischialgie* bei Arthrose* oder Arthritis* der Lendenwirbelsäule mit Einengung der Intervertebralforamina; Ⓔ *lumbar spine syndrome*

P-Wel|le *f*: ***Syn:*** *P-Zacke*; die Vorhoferregung im EKG; Ⓔ *P wave, atrial complex, auricular complex*

Py-, py- *präf.*: →*Pyo-*

Py|ä|mie *f*: ***Syn:*** *Pyohämie*; Vorkommen von Eitererregern im Blut; Ⓔ *pyemia, pyohemia, pyogenic fever, metastatic infection*

py|ä|misch *adj*: Pyämie betreffend, von ihr betroffen oder gekennzeichnet, durch sie bedingt; Ⓔ *relating to or suffering from pyemia, pyemic*

Py|ar|thros *m*: →*Pyarthrose*

Py|ar|thro|se *f*: ***Syn:*** *Gelenkeiterung, Gelenkempyem, Pyarthros*; durch Bakterien und selten auch Pilze hervorgerufene eitrige Gelenkentzündung; Ⓔ *purulent synovitis, suppurative arthritis, bacterial arthritis, suppurative synovitis, pyarthrosis, pyoarthrosis*

Pyel-, pyel- *präf.*: →*Pyelo-*

Py|e|l|ek|ta|sie *f*: ***Syn:*** *Pyelokaliektasie, Pyelokalikektasie*; Nierenbeckenerweiterung; Ⓔ *pyelectasis, pyelectasia, pyelocaliectasis*

Py|e|li|tis *f, pl* **-ti|den**: ***Syn:*** *Nierenbeckenentzündung*; Entzündung des Nierenbeckens; meist mit Beteiligung des Nierenparenchyms; Ⓔ *inflammation of the renal pelvis, pyelitis*

py|e|li|tisch *adj*: Nierenbeckenentzündung/Pyelitis betreffend, von ihr betroffen oder gekennzeichnet; Ⓔ *relating to pyelitis, pyelitic*

Pyelo-, pyelo- *präf.*: Wortelement mit der Bedeutung „Becken"; Ⓔ *pelvis, pyelic, pyel(o)-*

Py|e|lo|gra|fie, -gra|phie *f*: Röntgenkontrastdarstellung des Nierenbeckens; Ⓔ *pyelography, pelviureterography, pyeloureterography, ureteropyelography*
antegrade Pyelografie: Pyelografie mit direkter Injektion des Kontrastmittels in das Nierenbecken; Ⓔ *antegrade pyelography*
anterograde Pyelografie: →*antegrade Pyelografie*
intravenöse Pyelografie: ***Syn:*** *Ausscheidungspyelografie, i.v. Pyelografie*; Pyelografie mit intravenöser Injektion des Kontrastmittels; Ⓔ *intravenous pyelography*
i.v. Pyelografie: →*intravenöse Pyelografie*
retrograde Pyelografie: Pyelografie mit Injektion des Kontrastmittels über einen Katheter im Harnleiter; Ⓔ *retrograde pyelography*

Py|e|lo|gramm *nt*: Röntgenkontrastaufnahme des Nierenbeckens; Ⓔ *pyelogram, pyelograph*

Py|e|lo|ka|li|ek|ta|sie *f*: ***Syn:*** *Pyelektasie, Pyelokalikektasie*; Nierenbeckenerweiterung; Ⓔ *dilation of a calix, calicectasis, caliectasis, calycectasis, calyectasis, pyelocaliectasis*

Py|e|lo|ka|li|kek|ta|sie *f*: →*Pyelokaliektasie*

Py|e|lo|li|tho|to|mie *f*: operative Entfernung von Nierenbeckensteinen; Ⓔ *pyelolithotomy, pelvilithotomy*

Py|e|lon *nt*: ***Syn:*** *Nierenbecken, Pelvis renalis*; trichterförmiges Sammelbecken des Harns im Nierenhilus; geht in die Harnleiter über; Ⓔ *renal pelvis, pelvis of ureter*

Py|e|lo|ne|o|sto|mie *f*: Neueinpflanzung des Harnleiters in das Nierenbecken; Ⓔ *pyeloneostomy*

Py|e|lo|ne|phri|tis *f, pl* **-ti|den**: Entzündung von Nierenbecken und Nierenparenchym; Ⓔ *inflammation of the kidney and its pelvis, pyelonephritis, nephropyelitis*
akute Pyelonephritis: akute bakterielle Entzündung, deren Entstehung durch eine Reihe von Faktoren [Diabetes*, Schwangerschaft*, Harnabflussstörung] gefördert wird; Ⓔ *acute pyelonephritis*
aszendierende Pyelonephritis: meist durch eine Harnabflussstörung [auch in der Schwangerschaft] ausgelöste, aufsteigende Entzündung; Ⓔ *ascending pyelonephritis*
chronische Pyelonephritis: mit Parenchymzerstörung einhergehende, meist in Schüben verlaufende Entzündung, die zu Niereninsuffizienz* führt; Ⓔ *chronic pyelonephritis*
Pyelonephritis gravidarum: ***Syn:*** *Pyelonephritis der*

P

Schwangeren, Schwangerschaftspyelonephritis; bakterielle [Escherichia* coli] Pyelonephritis, die durch Abflussstörung bzw. metabolische und hormonelle Änderungen bedingt ist; Ⓔ *pyelonephritis of pregnancy*
Pyelonephritis der Schwangeren: → *Pyelonephritis gravidarum*
xanthogranulomatöse Pyelonephritis: ***Syn:*** *xanthomatöse Pyelonephritis*; durch das Auftreten von Schaumzellen und evtl. von Riesenzellen gekennzeichnete, chronische Pyelonephritis bakterieller Genese [Proteus*]; Ⓔ *xanthogranulomatous pyelonephritis*
xanthomatöse Pyelonephritis: → *xanthogranulomatöse Pyelonephritis*

py|e|lo|ne|phri|tisch *adj*: Pyelonephritis betreffend, von ihr betroffen oder gekennzeichnet; Ⓔ *relating to pyelonephritis, pyelonephritic*

Py|e|lo|ne|phro|se *f*: nicht-entzündliche Erkrankung von Niere und Nierenbecken; Ⓔ *pyelonephrosis*

Py|e|lo|pa|thie *f*: Nierenbeckenerkrankung; Ⓔ *pyelopathy*

Py|e|lo|plas|tik *f*: Nierenbeckenplastk; Ⓔ *pyeloplasty, pelvioplasty*

Py|e|lo|sko|pie *f*: endoskopische Untersuchung des Nierenbeckens; Ⓔ *pyeloscopy, pelvioscopy*

Py|e|lo|sto|mie *f*: Anlegen einer Nierenbeckenfistel; Ⓔ *pyelostomy, pelviostomy*

Py|e|lo|to|mie *f*: Eröffnung des Nierenbeckens; Ⓔ *pyelotomy, pelviotomy*

Py|e|lo|u|re|te|rek|ta|sie *f*: Erweiterung von Nierenbecken und Harnleiter; Ⓔ *pyeloureterectasis*

Py|e|lo|u|re|te|ro|ly|se *f*: operative Lösung von Verwachsungen um Nierenbecken und Harnleiter; Ⓔ *pyeloureterolysis*

Py|e|lo|u|re|te|ro|plas|tik *f*: Nierenbecken-Ureter-Plastik; Ⓔ *pyeloureteroplasty*

Py|e|lo|zys|ti|tis *f, pl* **-ti|ti|den**: Entzündung von Nierenbecken und Harnblase; Ⓔ *inflammation of the renal pelvis and bladder, pyelocystitis*

py|e|lo|zys|ti|tisch *adj*: Pyelozystitis betreffend, von ihr betroffen oder gekennzeichnet; Ⓔ *relating to or marked by pyelocystitis, pyelocystitic*

Pygo-, pygo- *präf.*: Wortelement mit der Bedeutung „Gesäß/Steiß"; Ⓔ *pygal, pyg(o)-*

Py|go|di|dy|mus *m*: Fetus mit Verdoppelung von Becken und Hüfte; Ⓔ *pygodidymus*

Py|go|me|lus *m*: Fetus mit überzähligem Bein im Gesäßbereich; Ⓔ *pygomelus*

Py|go|pa|gus *m*: Doppelfehlbildung mit Verschmelzung am Kreuzbein; Ⓔ *pygopagus*

pyk|nisch *adj*: untersetzt, stämmig; Ⓔ *pyknic*

Pyk|no|dys|os|to|se *f*: angeborenes Fehlbildungssyndrom mit Minderwuchs, generalisierter Osteosklerose*, brüchigen Nägeln und Zahnungsanomalien; Ⓔ *pyknodysostosis*

Pyk|no|e|pi|lep|sie *f*: ***Syn:*** *Pyknolepsie*; Form der Petitmal-Epilepsie* mit reinen Absencen; Ⓔ *pyknoepilepsy*

Pyk|no|lep|sie *f*: → *Pyknoepilepsie*

Pyk|no|se *f*: ***Syn:*** *Kernschrumpfung, Kernverdichtung, Kernpyknose, Karyopyknose*; Schrumpfung und Verdichtung des Zellkerns; Ⓔ *pyknosis, pycnosis, karyopyknosis*

pyk|no|tisch *adj*: ***Syn:*** *karyopyknotisch*; Pyknose betreffend, von ihr betroffen oder gekennzeichnet; Ⓔ *relating to pyknosis, pyknotic, pycnotic, condensed*

Pyk|no|zyt *m*: Zelle mit Kernverdichtung; Ⓔ *pyknocyte*

Pyk|no|zy|ten *pl*: ***Syn:*** *Onkozyten*; veränderte Epithelzellen mit kleinem Kern und eosinophilen Granula; Ⓔ *oncocytes*

Pyk|no|zy|to|se *f*: Erhöhung der Pyknozyten im Blut; Ⓔ *pyknocytosis*

Pyle-Syndrom *nt*: ***Syn:*** *familäre metaphysäre Dysplasie*; autosomal-rezessive Dysplasie der Metaphysen langer Knochen; Ⓔ *Pyle's disease, familial metaphyseal dysplasia, metaphyseal dysplasia*

Pyle-, pyle- *präf.*: Wortelement mit Bezug auf „Pfortader"; Ⓔ *pylic, pyle-*

Py|le|phle|bi|tis *f, pl* **-ti|den**: ***Syn:*** *Pfortaderentzündung*; Entzündung der Pfortader; Ⓔ *inflammation of the portal vein, pylephlebitis*

py|le|phle|bi|tisch *adj*: Pfortaderentzündung/Pylephlebitis betreffend, von ihr betroffen oder gekennzeichnet; Ⓔ *relating to or marked by pylephlebitis, pylephlebitic*

Py|le|throm|bo|phle|bi|tis *f, pl* **-ti|den**: Thrombose und Entzündung der Pfortader; Ⓔ *pylethrombophlebitis*

Py|le|throm|bo|se *f*: ***Syn:*** *Pfortaderthrombose*; Thrombose* des Pfortadergebiets mit prähepatischem Block und portaler Hypertonie; Ⓔ *portal vein thrombosis, pylethrombosis*

Pylor-, pylor- *präf.*: → *Pyloro-*

Py|lo|rek|to|mie *f*: Pylorusentfernung, Pylorusresektion; Ⓔ *pylorectomy, pylorogastrectomy*

py|lo|risch *adj*: Magenpförtner/Pylorus oder Pars pylorica betreffend; Ⓔ *relating to the pylorus, pyloric*

Py|lo|ri|tis *f, pl* **-ti|den**: ***Syn:*** *Pylorusentzündung*; Entzündung des Pylorus; Ⓔ *inflammation of the pylorus, pyloritis*

py|lo|ri|tisch *adj*: Pylorusentzündung/Pyloritis betreffend, von ihr betroffen oder gekennzeichnet; Ⓔ *relating to or marked by pyloritis*

Pyloro-, pyloro- *präf.*: Wortelement mit Bezug auf „Pförtner/Magenpförtner/Pylorus"; Ⓔ *pyloric, pylor(o)-*

Py|lo|ro|duo|de|ni|tis *f, pl* **-ti|den**: Entzündung von Pylorus und Zwölffingerdarm/Duodenum; Ⓔ *inflammation of pylorus and duodenum, pyloroduodenitis*

py|lo|ro|duo|de|ni|tisch *adj*: Pyloroduodenitis betreffend, von ihr betroffen oder gekennzeichnet; Ⓔ *relating to or marked by pyloroduodenitis*

Py|lo|ro|my|o|to|mie *f*: ***Syn:*** *Weber-Ramstedt-Operation, Pylorotomie, Ramstedt-Operation*; Längsspaltung der verdickten Pylorusmuskulatur bei Pylorushypertrophie*; Ⓔ *Fredet-Ramstedt operation, Ramstedt's operation, Weber-Ramstedt operation, pyloromyotomy*

Py|lo|ro|plas|tik *f*: Pylorusplastik zur Erweiterung des Magenausgangs; Ⓔ *pyloroplasty*

Py|lo|ro|spas|mus *m*: Magenpförtnerkrampf; Ⓔ *pylorospasm*

Py|lo|ro|sto|mie *f*: Anlegen einer Magenfistel in der Pylorusregion; Ⓔ *pylorostomy*

Py|lo|ro|to|mie *f*: → *Pyloromyotomie*

Py|lo|rus *m*: Magenpförtner, Magenausgang; Ⓔ *pylorus*

Py|lo|rus|drü|sen *pl*: ***Syn:*** *Glandulae pyloricae*; Drüsen der Pylorusregion des Magens; bilden einen neutralen Schleim und in speziellen Zellen [G-Zellen*] das Peptidhormon Gastrin*; Ⓔ *pyloric glands*

Py|lo|rus|hy|per|tro|phie *f*: ***Syn:*** *Pylorusstenose der Säuglinge, kongenitale/hypertrophe Pylorusstenose*; angeborene Magenausgangsstenose, die ca. 4–6 Wochen nach der Geburt klinisch auffällig wird; charakteristisch sind schwallartiges Erbrechen und dadurch bedingte Dehydratation und Gewichtsabnahme; Ⓔ *pyloric hypertrophy, hypertrophy of pylorus*

Py|lo|rus|ka|nal *m*: ***Syn:*** *Pförtnerkanal, Canalis pyloricus*; Fortsetzung der Magenstraße* in der Pars* pylorica; Ⓔ *pyloric canal*

Py|lo|rus|ste|no|se *f*: ***Syn:*** *Magenausgangsstenose*; angeborene oder erworbene Einengung des Magenausgangs; Ⓔ *pyloric stenosis, pyloristenosis, pylorostenosis*
Pylorusstenose der Säuglinge: → *Pylorushypertrophie*

Pyo-, pyo- *präf.*: Wortelement mit der Bedeutung „Eiter"; Ⓔ *pus, py(o)-*

Py|o|cin *nt*: ***Syn:*** *Pyozin*; von Pseudomonas* aeruginosa gebildetes Bacteriocin; Ⓔ *pyocin*

Py|o|cy|a|nin *nt*: ***Syn:*** *Pyozyanin*; von Pseudomonas* ae-

P

ruginosa gebildeter blau-grüner Farbstoff; Ⓔ *pyocyanin*

Py|o|der|mie *f*: *Syn: Eiterausschlag, Grindausschlag, Pyodermitis, Pyodermia*; durch Eitererreger [Staphylokokken, Streptokokken] verursachte Hautkrankheit; Ⓔ *pyoderma, pyodermatitis, pyodermatosis, pyodermia*

Py|o|der|mi|tis *f, pl* **-ti|den**: →*Pyodermie*

py|o|der|mi|tisch *adj*: Pyodermitis betreffend, von ihr betroffen oder gekennzeichnet; Ⓔ *relating to or marked by pyodermatitis*

py|o|gen *adj*: *Syn: pyogenetisch, suppurativ, purulent*; eiterbildend; Ⓔ *relating to pus formation, pus-forming, pyogenic, pyogenous, pyopoietic*

Py|o|ge|ne|se *f*: Eiterbildung; Ⓔ *pus formation, pyogenesis, pyopoiesis, suppuration*

py|o|ge|ne|tisch *adj*: →*pyogen*

Py|o|hä|mie *f*: →*Pyämie*

Py|o|hä|mo|tho|rax *m*: Eiter- und Blutansammlung im Pleuraraum; Ⓔ *pyohemothorax*

Py|o|hy|dro|ne|phro|se *f*: Eiter- und Wasseransammlung in der Niere und meist auch im Nierenbecken; Ⓔ *pyohydronephrosis*

py|o|id *adj*: *Syn: puriform*; Eiter betreffend, eiterartig, eiterähnlich, eitrig; Ⓔ *resembling pus, pyoid*

Py|o|kok|ken *pl*: *Syn: Eiterkokken*; eitererregende Kokken; Ⓔ *pyococci*

Py|o|kol|pos *m*: Eiteransammlung in der Scheide; Ⓔ *pyocolpos*

Py|o|kol|po|zel|le *f*: eiterhaltiger Scheidentumor; Ⓔ *pyocolpocele*

Py|o|me|tra *f*: Eiteransammlung in der Gebärmutter; Ⓔ *pyometra, pyometrium*

Py|o|me|tri|tis *f, pl* **-ti|den**: *Syn: suppurative Gebärmutterentzündung, eitrige Metritis, suppurative Metritis*; meist bei Puerperalsepsis* auftretende, eitrige Gebärmutterentzündung; Ⓔ *purulent inflammation of the uterus, pyometritis*

py|o|me|tri|tisch *adj*: Pyometritis betreffend, von ihr betroffen oder gekennzeichnet; Ⓔ *relating to or marked by pyometritis*

Py|o|my|o|si|tis *f, pl* **-ti|den**: *Syn: Myositis purulenta, suppurative Myositis*; eitrige Muskelentzündung unterschiedlicher Genese; Ⓔ *pyomyositis*

tropische Pyomyositis: *Syn: Myositis purulenta tropica*; in tropischen Regionen vorkommende, meist bakterielle [Staphylokokken*] Entzündung der Skelettmuskulatur; Ⓔ *tropical pyomyositis, spontaneous bacterial myositis*

py|o|my|o|si|tisch *adj*: Pyomyositis betreffend, von ihr betroffen oder gekennzeichnet; Ⓔ *relating to or marked by pyomyositis*

Py|o|ne|phri|tis *f, pl* **-ti|den**: eitrige, abszedierende, interstitielle Nierenentzündung; Ⓔ *purulent inflammation of the kidney(s), pyonephritis*

py|o|ne|phri|tisch *adj*: Pyonephritis betreffend, von ihr betroffen oder gekennzeichnet; Ⓔ *relating to or marked by pyonephritis, pyonephritic*

Py|o|ne|phro|li|thi|a|sis *f, pl* **-ses**: gleichzeitiges Vorkommen von Nierenstein und Eiter in der Niere; Ⓔ *pyonephrolithiasis*

Py|o|ne|phro|se *f*: Eiteransammlung in der Niere und meist auch im Nierenbecken; Ⓔ *pyonephrosis*

py|o|ne|phro|tisch *adj*: Pyonephrose betreffend, von ihr betroffen oder gekennzeichnet, durch sie bedingt; Ⓔ *relating to pyonephrosis, pyonephrotic*

Py|o|o|var *nt*: *Syn: Pyovar*; Eiteransammlung im Eierstock; Ⓔ *pyo-ovarium*

Py|o|pe|ri|kard *nt*: Eiteransammlung im Herzbeutel; Ⓔ *pyopericardium, empyema of the pericardium*

Py|o|pe|ri|kar|di|tis *f, pl* **-ti|den**: *Syn: eitrige Perikarditis, Pericarditis purulenta*; meist durch Bakterien [Staphylo-, Strepto-, Pneumokokken] oder auch Pilze hervorgerufene, akute eitrige Herzbeutelentzündung; Ⓔ *purulent inflammation of the pericardium, pyopericarditis*

py|o|pe|ri|kar|di|tisch *adj*: Pyoperikarditis betreffend, von ihr betroffen oder gekennzeichnet; Ⓔ *relating to or marked by pyopericarditis, pyopericarditic*

Py|o|pe|ri|to|ne|um *nt*: Eiteransammlung in der Bauchhöhle; Ⓔ *pyocelia, pyoperitoneum*

Py|o|pe|ri|to|ni|tis *f, pl* **-ti|den**: *Syn: eitrige Peritonitis, Peritonitis purulenta*; i.d.R. durch Bakterien hervorgerufene, akute Bauchfellentzündung mit eitrigem Erguss; Ⓔ *purulent inflammation of the peritoneum, pyoperitonitis*

py|o|pe|ri|to|ni|tisch *adj*: Pyoperitonitis betreffend, von ihr betroffen oder gekennzeichnet; Ⓔ *relating to or marked by pyoperitonitis, pyoperitonitic*

Py|oph|thal|mie *f*: eitrige Augenentzündung; Ⓔ *purulent inflammation of the eye, pyopthalmia, pyophthalmitis*

Py|o|pneu|mo|kard *nt*: →*Pyopneumoperikard*

Py|o|pneu|mo|me|tra *f*: Eiter- und Luftansammlung in der Gebärmutter; Ⓔ *pyophysometra*

Py|o|pneu|mo|pe|ri|kard *nt*: *Syn: Pyopneumokard*; Eiter- und Luftansammlung im Herzbeutel; Ⓔ *pyopneumopericardium*

Py|o|pneu|mo|pe|ri|to|ne|um *nt*: Eiter- und Luftansammlung in der Bauchhöhle; Ⓔ *pyopneumoperitoneum*

Py|o|pneu|mo|pe|ri|to|ni|tis *f, pl* **-ti|den**: mit Gasbildung einhergehende, eitrige Bauchfellentzündung; Ⓔ *pyopneumoperitonitis*

Py|o|pneu|mo|tho|rax *m*: Luft- und Eiteransammlung im Pleuraraum; Ⓔ *pyopneumothorax, pneumoempyema*

Py|o|pneu|mo|zys|te *f*: luft- und eiterhaltige Zyste; Ⓔ *pyopneumocyst*

Py|o|pty|se *f*: Eiterspucken; Ⓔ *purulent expectoration, pyoptysis, spitting of pus*

Py|or|rhö *f, pl* **-rhö|en**: *Syn: Pyorrhoe*; Eiterfluss; Ⓔ *pyorrhea*

Py|o|sal|pin|gi|tis *f, pl* **-ti|den**: *Syn: eitrige Salpingitis, Salpingitis purulenta*; eitrige Eileiterentzündung mit Ausbildung einer Pyosalpinx*; Ⓔ *purulent inflammation of the salpinx, purulent salpingitis, pyosalpingitis*

py|o|sal|pin|gi|tisch *adj*: Pyosalpingitis betreffend, von ihr betroffen oder gekennzeichnet; Ⓔ *relating to or marked by pyosalpingitis, pyosalpingitic*

Pyosalpingo-oophoritis *f*: eitrige Entzündung von Eileiter und Eierstock; Ⓔ *purulent inflammation of ovary and oviduct, pyosalpingo-oophoritis, pyosalpingo-oothecitis*

Py|o|sal|pinx *f*: Eiteransammlung im Eileiter; Ⓔ *pyosalpinx, pus tube*

Py|o|sep|sis *f*: →*Pyoseptikämie*

Py|o|sep|tik|ä|mie *f*: *Syn: Pyosepsis*; kombinierte Pyämie* und Septikämie*; Ⓔ *pyosepticemia*

Py|o|sis *f, pl* **-ses**: Eiterung; Ⓔ *pyosis, suppuration*

Py|o|sper|mie *f*: eitriges Sperma; Ⓔ *pyospermia*

Py|o|sto|ma|ti|tis *f, pl* **-ti|ti|den**: *Syn: eitrige Stomatitis, Stomatitis purulenta*; eitrige Entzündung der Mundschleimhaut; Ⓔ *pyostomatitis*

Pyostomatitis vegetans: *Syn: Pemphigus vegetans, Neumann-Krankheit, Erythema bullosum vegetans*; Mund und Naseneingang betreffende, schmerzhafte Entzündung mit Eiterbläschen und Geschwürsbildung; Ⓔ *Neumann's disease, Neumann type pemphigus vegetans*

py|o|sto|ma|ti|tisch *adj*: Pyostomatitis betreffend, von ihr betroffen oder gekennzeichnet; Ⓔ *relating to or marked by pyostomatitis*

Py|o|tho|rax *m*: *Syn: Thoraxempyem, Pleuraempyem*; Eiteransammlung in der Pleurahöhle; Ⓔ *pyothorax, thoracic empyema, empyema of the chest*

Py|o|to|xin|ä|mie *f*: kombinierte Pyämie* und Toxinämie*; Ⓔ *pyotoxinemia*

Py|o|u|re|ter *m*: Eiteransammlung in der Harnröhre; Ⓔ *pyoureter*

Py|o|var *nt*: *Syn: Pyoovar*; Eiteransammlung im Eierstock; Ⓔ *pyo-ovarium; ovarian abscess*

Py|o|zel|e *f*: eitrige Hydrozele*; Ⓔ *pyocele*

Py|o|ze|pha|lus *m*: Eiteransammlung im Gehirn/in der Schädelhöhle; Ⓔ *pyencephalus, pyocephalus*

Py|o|zin *nt*: → *Pyocin*

Py|o|zy|a|ne|us *m*: → *Pseudomonas aeruginosa*

Py|o|zy|a|nin *nt*: *Syn: Pyocyanin*; von Pseudomonas* aeruginosa gebildeter blau-grüner Farbstoff; Ⓔ *pyocyanin*

Py|o|zys|te *f*: eiterhaltige Zyste, Eiterzyste; Ⓔ *pyocyst*

Pyr-, pyr- *präf.*: → *Pyro-*

py|ra|mi|dal *adj*: pyramidenartig, pyramidenförmig; eine Pyramide betreffend; Ⓔ *shaped like a pyramid, pyramidal*

Py|ra|mi|de *f*: *Syn: Pyramis medullae oblongatae*; durch die Pyramidenbahn verursachte Vorwölbung der Medulla* oblongata; Ⓔ *pyramid of medulla oblongata, anterior column of medulla oblongata*

Py|ra|mi|den|bahn *nt*: *Syn: Tractus corticospinalis*; in den motorischen Zellen der Großhirnrinde entspringende Leitungsbahn, deren Fasern in der Pyramidenbahnkreuzung teilweise zur anderen Seite kreuzen; die Pyramidenbahn koordiniert Großhirnrinde und Kleinhirn bei der Willkürbewegung von Muskeln; Ⓔ *corticospinal tract, pyramidal tract*

direkte Pyramidenbahn: → *Pyramidenvorderstrangbahn*

gekreuzte Pyramidenbahn: → *Pyramidenseitenstrangbahn*

seitliche Pyramidenbahn: → *Pyramidenseitenstrangbahn*

vordere Pyramidenbahn: → *Pyramidenvorderstrangbahn*

Py|ra|mi|den|bahn|kreu|zung *f*: *Syn: Pyramidenkreuzung, Decussatio motoria, Decussatio pyramidum*; Kreuzung der Pyramidenbahn* in der Medulla* oblongata; Ⓔ *pyramidal decussation, motor decussation, decussation of pyramids*

Py|ra|mi|den|bahn|lä|si|on *f*: → *Pyramidenbahnschädigung*

Py|ra|mi|den|bahn|schä|di|gung *f*: *Syn: Pyramidenbahnläsion*; Schädigung der Pyramidenbahn im Gehirn oder Rückenmark; führt zur Ausbildung eines **Pyramidenbahnsyndroms** mit erhöhtem Muskeltonus und Reflexstörungen; Ⓔ *pyramidal-tract lesion*

Py|ra|mi|den|bahn|syn|drom *nt*: *s.u. Pyramidenbahnschädigung*; Ⓔ *pyramidal-tract syndrome*

Py|ra|mi|den|bahn|zei|chen *nt*: bei Pyramidenbahnschädigung* auftretende pathologische Reflexe; Ⓔ *pyramidal signs, pyramid signs*

Py|ra|mi|den|kreu|zung *f*: → *Pyramidenbahnkreuzung*

Py|ra|mi|den|sei|ten|strang|bahn *f*: *Syn: seitliche/gekreuzte Pyramidenbahn, Tractus corticospinalis lateralis*; gekreuzte Fasern der Pyramidenbahn; Ⓔ *crossed corticospinal tract, lateral corticospinal tract, crossed pyramidal tract, lateral pyramidal tract*

Py|ra|mi|den|vor|der|strang|bahn *f*: *Syn: direkte/vordere Pyramidenbahn, Tractus corticospinalis anterior*; ungekreuzte Fasern der Pyramidenbahn; Ⓔ *Türck's column, anterior corticospinal tract, direct corticospinal tract, ventral corticospinal tract, anterior pyramidal tract, direct pyramidal tract*

Py|ra|mi|den|zel|len *pl*: pyramidenförmige Nervenzellen der Großhirnrinde; Ⓔ *pyramidal neurons, pyramidal cells*

Py|ra|mi|do|to|mie *f*: Pyramidenbahndurchtrennung; Ⓔ *pyramidotomy*

Py|ra|mis *f*: pyramidenförmige Struktur, Pyramide; Ⓔ *pyramid*

Pyramis medullae oblongatae: → *Pyramide*

Pyramis ossis temporalis: *Syn: Pars petrosa ossis temporalis*; Felsenbein, Felsenbeinpyramide; Ⓔ *petrosal bone, petrous bone, petrous pyramid*

Pyramides renales: *Syn: Nierenpyramiden, Malpighi-Pyramiden*; das Nierenmark bildende pyramidenförmige Segmente, die mit der Spitze in die Nierenkelche münden; Ⓔ *pyramids of Malpighi, renal pyramids, medullary pyramids*

Py|ra|no|se *f*: Monosaccharid* mit einem aus sechs Kohlenstoffatomem bestehenden Ring; Ⓔ *pyranose*

Pyret-, pyret- *präf.*: → *Pyreto-*

Py|re|ti|cum *nt*: → *Pyretikum*

Py|re|ti|kum *nt, pl* **-ka**: *Syn: Pyreticum*; fiebererzeugendes Mittel; Ⓔ *pyretic, pyrectic, pyretogen, febrifacient, febricant*

py|re|tisch *adj*: *Syn: pyrogen*; fiebererzeugend, fieberverursachend; Ⓔ *relating to fever, pyretic, pyrectic, febrifacient, febricant, febrific*

Pyreto-, pyreto- *präf.*: Wortelement mit der Bedeutung „Fieber/Feuer/Hitze“; Ⓔ *fever, pyret(o)-*

py|re|to|gen *adj*: *Syn: pyrogen*; fieberauslösend; Ⓔ *causing fever, pyretogenic, pyretogenetic, pyretogenous, pyrexiogenic, pyrogenetic, pyrogenic, pyrogenous*

Py|re|to|ge|ne|se *f*: Fieberauslösung; Ⓔ *pyretogenesis*

Py|re|xie *f*: Fieber, fieberhafte Erkrankung; Ⓔ *fever, pyrexia, pyrexy, fire, febris*

Py|ri|din *nt*: heterozyklischer Aromat mit einem Stickstoffatom; Baustein wichtiger biochemischer Verbindungen [z.B. Nicotin]; Ⓔ *pyridine*

Pyridin-4-carbonsäurehydrazid *nt*: *Syn: Isonicotinsäurehydrazid, Isonikotinsäurehydrazid, Isoniazid*; Tuberkulostatikum* mit Wirkung auf schnell wachsende Tuberkulosebakterien; Ⓔ *isoniazid, isonicotinic acid hydrazide, isonicotinoylhydrazine, isonicotinylhydrazine, 4-pyridine carboxylic acid hydrazide*

Py|ri|do|xal *nt*: zur Vitamin B_6-Gruppe gehörendes Pyridoxinderivat; *s.u. Vitamin B_6*; Ⓔ *pyridoxal*

Py|ri|do|xal|phos|phat *nt*: zur Vitamin B_6-Gruppe gehörendes Pyridoxinderivat; *s.u. Vitamin B_6*; Ⓔ *pyridoxal phosphate, codecarboxylase*

Py|ri|dox|a|min *nt*: zur Vitamin B_6-Gruppe gehörendes Pyridoxinderivat; *s.u. Vitamin B_6*; Ⓔ *pyridoxamine*

Py|ri|do|xin *nt*: Grundsubstanz der Vitamin B_6-Gruppe; *s.u. Vitamin B_6*; Ⓔ *pyridoxine, yeast eluate factor, eluate factor, antiacrodynia factor*

Py|ri|do|xin|säu|re *f*: zur Vitamin B_6-Gruppe gehörendes Pyridoxinderivat; *s.u. Vitamin B_6*; Ⓔ *pyridoxic acid*

Py|ri|mi|din *nt*: heterozyklischer Aromat mit zwei Stickstoffatomen im Sechserring; Grundgerüst der Pyrimidinbasen; Ⓔ *pyrimidine*

Py|ri|mi|din|ba|sen *pl*: die vom Pyrimidin* abgeleiteten Basen Thymin*, Cytosin* und Uracil*; Ⓔ *pyrimidine bases*

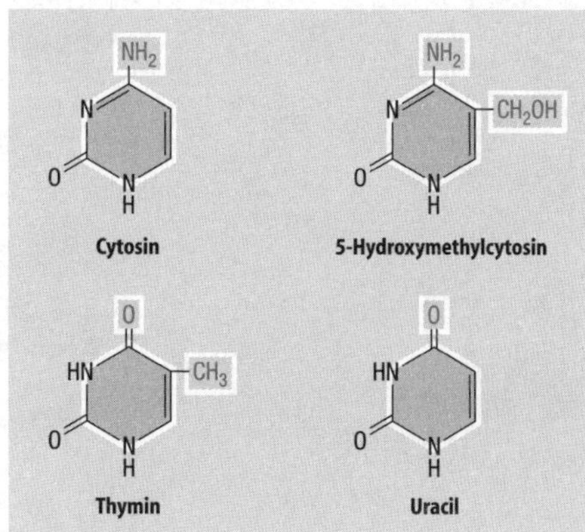

Abb. 77. Pyrimidinbasen

P

Pyro-, pyro- *präf.*: Wortelement mit der Bedeutung „Feuer/Hitze"; Ⓔ *pyr(o)-*

Py|ro|gen *nt*: fieberauslösende/pyrogene Substanz; Ⓔ *pyrogen, febrifacient, febricant*

py|ro|gen *adj*: ***Syn:*** *pyretisch*; fiebererzeugend, fieberverursachend; Ⓔ *causing fever, febrifacient, febricant, febrific, pyretogenic, pyretogenetic, pyretogenous, pyrexiogenic, pyrogenetic, pyrogenic, pyrogenous*

Py|ro|glo|bu|lin *nt*: anormales Immunglobulin, das bei Erhitzen des Serums ausfällt; Ⓔ *pyroglobulin*

Py|ro|ma|nie *f*: ***Syn:*** *Brandstiftungstrieb*; zwanghafter Trieb, Brände zu legen; Ⓔ *incendiarism, pyromania*

py|ro|phob *adj*: Pyrophobie betreffend, durch sie gekennzeichnet; Ⓔ *relating to or marked by pyrophobia, pyrophobic*

Py|ro|pho|bie *f*: krankhafte Angst vor Feuer; Ⓔ *irrational fear of fire, pyrophobia*

Py|ro|phos|phat *nt*: Salz der Pyrophosphorsäure; Ⓔ *pyrophosphate*

Py|ro|phos|phat|ar|thro|pa|thie *f*: ***Syn:*** *Chondrokalzinose, Chondrokalzinose-Syndrom, Pseudogicht, CPPD-Ablagerung, Chondrocalcinosis, Calciumpyrophosphatdihydratablagerung*; durch Ablagerung von Calciumpyrophosphatdihydrat in einem [meist Kniegelenk] oder mehreren Gelenken hervorgerufene Arthropathie*; Ⓔ *pseudogout, articular chondrocalcinosis, chondrocalcinosis, CPPD disease, CPPD crystal deposition disease, calcium pyrophosphate dihydrate disease, calcium pyrophosphate dihydrate crystal deposition disease*

Py|ro|phos|pha|ta|se *f*: die Pyrophosphatbindung spaltendes Enzym; Ⓔ *pyrophosphatase*

Py|ro|phos|phor|säu|re *f*: durch Wasserabspaltung aus zwei Molekülen Phosphorsäure gebildete Diphosphorsäure; Ⓔ *pyrophosphoric acid*

Py|ro|sis *f, pl* **-ses**: ***Syn:*** *Sodbrennen*; brennendes Gefühl in der Speiseröhre und der Magengrube durch gastroösophagealen Reflux* von Mageninhalt; Ⓔ *pyrosis, heartburn, brash, water brash*

Pyr|rol *nt*: heterozyklische Verbindung; Baustein vieler Farbstoffe [Hämoblobin, Bilirubin, Chlorophyll]; Ⓔ *pyrrole*

Pyr|ro|li|din *nt*: ***Syn:*** *Tetrahydropyrrol*; Grundkörper von Prolin* und Hydroxyprolin*; Ⓔ *pyrrolidine*

Py|ru|vat *nt*: Salz der Brenztraubensäure; Zwischenprodukt bei der Glykolyse* und der Gluconeogenese*; Ⓔ *pyruvate*

Py|ru|vat|carb|o|xy|la|se *f*: Carboxylase*, die den Einbau von Kohlendioxid in Pyruvat bei der Gluconeogenese* katalysiert; Ⓔ *pyruvate carboxylase*

Py|ru|vat|carb|o|xy|la|se|man|gel *m*: autosomal-rezessive Enzymopathie*, die zu Krampfanfällen und ausgeprägter Azidose* führt; Ⓔ *pyruvate carboxylase deficiency, PC deficiency*

Py|ru|vat|de|hy|dro|ge|na|se *f*: Multienzymkomplex, der die Abspaltung von Kohlendioxid aus Pyruvat katalysiert und Citratzyklus* und Glykolyse* miteinander verbindet; Ⓔ *pyruvate dehydrogenase*

Py|ru|vat|de|hy|dro|ge|na|se|man|gel *m*: autosomal-rezessive Enzymopathie* mit Muskelhypotonie, Optikusatrophie und geistiger Retardierung; Ⓔ *pyruvate dehydrogenase complex deficiency, PDHC deficiency*

Py|ru|vat|ki|na|se *f*: Enzym der Glykolyse*, das Pyruvat aus Phosphoenolpyruvat bildet; Ⓔ *pyruvate kinase*

Py|u|re|ter *m*: Eiteransammlung im Harnleiter; Ⓔ *pyoureter*

Py|u|rie *f*: ***Syn:*** *Eiterharn*; Ausscheidung von eitrigem Harn; Ⓔ *pyuria*

P-Za|cke *f*: ***Syn:*** *P-Welle*; die Vorhoferregung im EKG; Ⓔ *P wave, atrial complex, auricular complex*

P

Q

Q-Fie|ber *nt*: *Syn: Balkangrippe, Balkanfieber, Krimfieber, Schlachthausfieber*; meldepflichtige, weltweit vorkommende Infektionskrankheit durch Coxiella* burnetii; die Übertragung erfolgt durch kontaminierte Staubpartikel; Ⓔ *Q fever, nine-mile fever, query fever, Australian Q fever*

QRS-Komplex *m*: Kammerkomplex im EKG; Ⓔ *QRS complex*

QT-Syndrom *nt*: → *Jervell-Lange-Nielsen-Syndrom*

Quad|del *f*: → *Urtica*

Qua|dran|ten|an|o|pie *f*: → *Quadrantenanopsie*

Qua|dran|ten|an|op|sie *f*: *Syn: Quadrantenhemianopie, Quadrantenanopie, Quadrantenhemianopsie*; quadrantenförmiger, beidseitiger Gesichtsfeldausfall; Ⓔ *tetartanopia, tetartanopsia, tetranopsia, quadrant hemianopia, quadrantanopia, quadrantanopsia, quadrant hemianopsia, quadrantic hemianopia, quadrantic hemianopsia*

Qua|dran|ten|he|mi|an|o|pie *f*: → *Quadrantenanopsie*

Qua|dran|ten|he|mi|an|op|sie *f*: → *Quadrantenanopsie*

Qua|dran|ten|re|sek|ti|on *f*: *Syn: Segmentresektion, Lumpektomie, Tylektomie*; Form der brusterhaltenden Tumorentfernung bei Brustkrebs*, bei der nur der Tumor und angrenzendes Gewebe entfernt werden; Ⓔ *partial mastectomy, tylectomy, segmental mastectomy, segmental breast resection, lumpectomy*

Qua|dra|tus|ar|ka|de *f*: *Syn: Ligamentum arcuatum laterale*; Sehnenbogen am 1. Lendenwirbel; Ursprung des lumbalen Teils des Zwerchfells; Ⓔ *external arcuate ligament of diaphragm, lateral arcuate ligament*

Quadri-, quadri- *präf.*: Wortelement mit der Bedeutung „vier"; Ⓔ *four, tetra-, quadri-*

Qua|dri|ple|gie *f*: *Syn: hohe Querschnittslähmung, Tetraplegie*; Lähmung von Beinen und Armen; Ⓔ *tetraplegia, quadriplegia*

qua|dri|ple|gisch *adj*: *Syn: tetraplegisch*; Quadriplegie betreffend, von ihr betroffen oder gekennzeichnet, durch sie bedingt; Ⓔ *relating to or suffering from quadriplegia, quadriplegic, tetraplegic*

Qua|dri|zeps *m*: → *Musculus quadriceps femoris*

Qua|dri|zeps|seh|nen|re|flex *m*: *Syn: Patellarsehnenreflex, Patellarreflex*; Schlag auf die Patellarsehne unterhalb des Kniegelenks führt zur Streckung des Beines; Ⓔ *knee-jerk reflex, knee phenomenon, knee reflex, knee jerk, patellar reflex, patellar tendon reflex, quadriceps reflex, quadriceps jerk*

Quant *nt*: *Syn: Lichtquant, Strahlungsquant, Photon*; Elementarteilchen der Lichtwellen; Ⓔ *light quantum, quantum, photon*

quan|ti|fi|zier|bar *adj*: quantitativ bestimmbar, mengenmäßig erfassbar, messbar; Ⓔ *quantifiable*

Qua|ran|tä|ne *f*: befristete Isolierung von Personen, die ansteckungsverdächtig oder an einer bestimmten Infektionskrankheit erkrankt sind; Ⓔ *quarantine*

Quar|tal|sau|fen *nt*: *Syn: Dipsomanie*; periodisch auftretende Trunksucht; Ⓔ *spree-drinking, dipsomania, epsilon alcoholism*

Quar|ta|na *f*: → *Malaria quartana*

Quar|tär|struk|tur *f*: Anordnung der Untereinheiten in einem oligomeren Protein; Ⓔ *quaternary structure*

quar|ter|när *adj*: vier Elemente oder Gruppen enthaltend; Ⓔ *quaternary*

Quarz *nt*: *Syn: Siliziumdioxid*; hartes, beständiges Mineral; häufigste Verbindung der Erdkruste; Ⓔ *quartz*

Quarz|staub|lun|ge *f*: *Syn: Silikose, Lungensilikose, Kieselstaublunge, Quarzstaublungenerkrankung, Steinstaublunge*; durch Einatmen von quarzhaltigem Staub hervorgerufene Pneumokoniose* mit chronisch progredienter Lungenfibrose*; führt im Laufe der Zeit zu obstruktiver und restriktiver Ventilationsstörung*; Ⓔ *grinder's disease, silicosis*

Quarz|staub|lun|gen|er|kran|kung *f*: → *Quarzstaublunge*

Queck|sil|ber *nt*: *Syn: Hydrargyrum*; silberweißes, flüssiges Element; Quecksilberdämpfe sind toxisch, feste Quecksilberverbindungen [Amalgam] aber ungiftig; Ⓔ *quicksilver, mercury, hydrargyrum*

Quecksilber-I-Chlorid *nt*: *Syn: Kalomel, Calomel, Hydrargyrum chloratum*; heute nicht mehr verwendetes Laxans* und Diuretikum*; Ⓔ *mercurous chloride, calomel*

Queck|sil|ber|le|gie|rung *f*: → *Amalgam*

Queens|land|ze|cken|fie|ber *nt*: *Syn: Nordqueensland-Zeckenfieber*; durch Rickettsia* australis verursachtes Zeckenbissfieber in Australien; Ⓔ *Queensland tick typhus, Queensland fever, Australian tick typhus, North Queensland tick typhus, North Queensland tick fever*

Quel|lungs|ne|kro|se *f*: Gewebsuntergang mit Schwellung; Ⓔ *edematous necrosis, swelling necrosis*

Quer|bruch *m*: *Syn: Querfraktur*; Fraktur* mit querverlaufender Bruchlinie; Ⓔ *transverse fracture*

Quer|frak|tur *f*: → *Querbruch*

Quer|la|ge *f*: seltene Kindslage [1 % aller Schwangerschaften], bei der der Fetus quer zur Körperachse der Mutter liegt; Ⓔ *oblique presentation, oblique transverse lie, transverse presentation, trunk presentation, crossbirth*

Quer|schnitts|bla|se *f*: *s.u. Rückenmarksblase*; Ⓔ *paraplegic bladder*

quer|schnitts|ge|lähmt *adj*: paraplegisch; Ⓔ *paraplegic, paraplectic*

Quer|schnitts|läh|mung *f*: *Syn: Paraplegie, Paraplegia*; vollständige, beidseitige Lähmung von Armen oder Beinen; Ⓔ *paraplegia*

hohe Querschnittslähmung: *Syn: Tetraplegie, Quadriplegie*; Lähmung von Beinen und Armen; Ⓔ *tetraplegia, quadriplegia*

tiefe Querschnittslähmung: Lähmung der Beine; Ⓔ *paraplegia*

Quer|schnitts|my|e|li|tis *f, pl* **-ti|den**: *Syn: Myelitis transversa*; zu einer vollständigen Querschnittslähmung* führende, akute bis subakute Rückenmarkentzündung unklarer Genese; Ⓔ *transverse myelitis*

Quer|schnitts|syn|drom *nt*: Begriff für die neurologische Symptomatik bei kompletter Querschnittslähmung; Ⓔ *paraplegic syndrome*

Quervain-Krankheit *f*: → *De Quervain-Krankheit*

Que|sen|band|wurm *m*: Multiceps multiceps; *s.u. Multiceps*; Ⓔ *Multiceps multiceps*

Quetelet-Index *m*: *Syn: Körpermasseindex, body mass index*; Quotient aus Körpergewicht und dem Quadrat der Körpergröße zur Bestimmung des Normalgewichts; Ⓔ *Quetelet index, body mass index*

Quet|schungs|syn|drom *nt*: *Syn: Crush-Niere, Bywaters-Krankheit, Verschüttungssyndrom, Muskelzerfallssyndrom, Crush-Syndrom, myorenales/tubulovaskuläres Syndrom*; durch einen massiven Zerfall von Muskelgewebe verursachte akute Niereninsuffizienz; Ⓔ *crush syndrome, compression syndrome*

Queyrat-Syndrom *nt*: *Syn: Erythroplasie Queyrat*; als Präkanzerose* aufgefasste Veränderung der Mund- oder Lippenschleimhaut oder der Haut von Penis und Vulva; Ⓔ *erythroplasia of Queyrat*

Quick *m*: → *Quickzeit*

Quick|wert *m*: → *Quickzeit*

Quick|zeit *f*: *Syn:* *Thromboplastinzeit, Quickwert, Prothrombinzeit, Quick*; Gerinnungstest zur Diagnose von Störungen der Faktoren II, V, VII und X; Ⓔ *Quick's method, Quick's value, Quick's time, Quick test, prothrombin test, prothrombin time, thromboplastin time*

Quincke-Kapillarpuls *m*: *Syn:* *Kapillarpuls, Quincke-Zeichen*; sichtbares Pulsieren von Kapillaren [z.B. Nagelpuls] bei Aorteninsuffizienz*; Ⓔ *Quincke's sign, Quincke's pulse, capillary pulse*

Quincke-Ödem *nt*: *Syn:* *Bannister-Krankheit, angioneurotisches Ödem, idiopathisches/sporadisches Quincke-Ödem; Urticaria gigantea, Urticaria profunda, Riesenurtikaria Milton*; vorwiegend junge Frauen betreffende, allergische Reaktion [Typ I] mit Schwellung der Haut und Schleimhaut [v.a. Kehlkopf] durch subkutane Ödembildung; das plötzlich einsetzende Glottisödem kann lebensbedrohlich sein; Ⓔ *Quincke's disease, Quincke's edema, Bannister's disease, Milton's disease, Milton's edema, angioedema, angioneurotic edema, atrophedema, circumscribed edema, periodic edema, giant edema, giant urticaria*

Qui|nol|lo|ne *pl*: *Syn:* *Gyrasehemmer, Chinolonantibiotika*; das Enzym Gyrase* hemmende Antibiotika mit breitem Wirkungsspektrum; Ⓔ *gyrase inhibitors*

Quinquaud-Krankheit *f*: *Syn:* *Folliculitis decalvans, Folliculitis depilans*; seltene, bei Männern auftretende Folliculitis* der Kopfhaare, die zur Zerstörung der Haarbälge führt; Ⓔ *Quinquaud's disease*

Quin|ta|na *f*: → *Febris quintana*

Quo|ti|di|a|na *f*: → *Febris quotidiana*

Q-Wel|le *f*: → *Q-Zacke*

Q-Za|cke *f*: *Syn:* *Q-Welle*; erste negative Welle/Zacke im EKG; Beginn der Kammererregung; Ⓔ *Q wave*

R

RAA-System *nt*: →*Renin-Angiotensin-Aldosteron-System*

Ra|ben|schna|bel|fort|satz *m*: *Syn: Processus coracoideus*; nach vorne gerichteter, hakenförmiger Vorsprung des Schulterblattes über dem Schultergelenk; Ⓔ *coracoid process, coracoid*

Ra|bi|es *f*: *Syn: Tollwut, Lyssa*; durch infizierten Speichel übertragene Infektionskrankheit durch das **Rabiesvirus**, die vorwiegend das Nervensystem befällt; auffällig sind die extreme Wasserscheu [Hydrophobie] und die sich schnell entwickelnde Lähmung mit Tod innerhalb von 3–5 Tagen; Ⓔ *rabies, lyssa, lytta, hydrophobia*

Ra|bi|es|vi|rus *nt, pl* **-ren**: *s.u. Rabies*; Ⓔ *rabies virus*

ra|bi|form *adj*: tollwutähnlich, tollwutartig; Ⓔ *resembling rabies, rabiform*

Ra|ce|mat *nt*: *Syn: Razemat*; optisch inaktives Gemisch zweier optisch aktiver Substanzen; Ⓔ *racemate, raceme, racemic form, racemic mixture, racemic modification*

Ra|chen *m*: Pharynx; Ⓔ *throat, pharynx*

Ra|chen|bräu|ne *f*: →*Rachendiphtherie*

Ra|chen|diph|the|rie *f*: *Syn: Rachenbräune*; häufigste Form der Diphtherie* mit Bildung weißlicher, festhaftender Pseudomembranen; Ⓔ *pharyngeal diphtheria, diphtheritic pharyngitis, faucial diphtheria*

Ra|chen|en|ge *f*: *Syn: Schlundenge, Isthmus faucium*; Engstelle am Übergang von Mund- und Rachenhöhle zwischen den Gaumenbögen; Ⓔ *isthmus of fauces, oropharyngeal isthmus, pharyngo-oral isthmus*

Ra|chen|ent|zün|dung *f*: →*Rachenkatarrh*

Ra|chen|ka|tarr *m*: →*Rachenkatarrh*

Ra|chen|ka|tarrh *m*: *Syn: Rachenschleimhautentzündung, Pharyngitis*; Entzündung der Rachenschleimhaut; Ⓔ *inflammation of the pharynx, pharyngitis*

akuter Rachenkatarrh: *Syn: akute Pharyngitis*; meist durch Viren oder Bakterien hervorgerufene, oft zusammen mit einer Angina* oder Seitenstrangangina* auftretende Entzündung mit ausgeprägtem Krankheitsgefühl; Ⓔ *acute pharyngitis*

Ra|chen|man|del *f*: *Syn: Tonsilla pharyngea, Tonsilla adenoidea, Tonsilla pharyngealis*; Tonsille am Rachendach; Ⓔ *pharyngeal tonsil, adenoid tonsil, Luschka's tonsil, third tonsil*

Ra|chen|man|del|hy|per|pla|sie *f*: *Syn: adenoide Vegetationen, Adenoide*; im Kindesalter häufige Wucherung der Rachenmandel, die zu Atembeschwerden, krankhafter Mundatmung, Mundgeruch und Mittelohrbeschwerden führen kann; Ⓔ *adenoid disease, adenoid vegetation, adenoids*

Ra|chen|man|del|kryp|ten *pl*: *Syn: Cryptae tonsillares tonsillae pharyngeae*; Mandelkrypten* der Rachenmandel [Tonsilla pharyngea]; Ⓔ *tonsillar crypts of pharyngeal tonsil*

Ra|chen|my|ko|se *f*: Pilzinfektion des Rachens; Ⓔ *pharyngomycosis*

Ra|chen|re|flex *m*: durch Berühren der hinteren Rachenwand ausgelöster Würgereflex; Ⓔ *pharyngeal reflex*

Ra|chen|schleim|haut|ent|zün|dung *f*: →*Rachenkatarrh*

Rachi-, rachi- *präf.*: →*Rachio-*

Rachio-, rachio- *präf.*: Wortelement mit der Bedeutung „Rücken/Rückgrat/Wirbelsäule"; Ⓔ *rachidial, rachidial, rachidian, spinal, rachi(o)-, spino-*

Ra|chi|pa|gus *m*: *Syn: Rhachipagus*; Doppelfehlbildung mit gemeinsamer Wirbelsäule; Ⓔ *rachipagus*

Ra|chi|schi|sis *f*: *Syn: Rhachischisis*; Spaltbildung der Wirbelsäule, die entweder die Wirbelkörper [**Rachischisis anterior**] oder die Wirbelbögen [**Rachischisis posterior**] betrifft; Ⓔ *rachischisis, schistorachis*

Ra|chi|tis *f, pl* **-ti|den**: Oberbegriff für die typischen, durch eine Störung des Calcium-Phosphat-Haushaltes auftretenden, Symptome bei Vitamin D-Mangel [Vitamin-D-Mangel-Rachitis*] oder Vitamin D-Resistenz [Vitamin D-resistende Rachitis]; Ⓔ *rickets, English disease, Glisson's disease, rachitis*

familiäre hypophosphatämische Rachitis: *Syn: genuine Vitamin D-resistente Rachitis, Phosphatdiabetes*; X-chromosomal-dominante Störung der Phosphatresorption in der Niere, die zur Ausbildung einer Rachitis* führt; Ⓔ *phosphate diabetes*

genuine Vitamin D-resistente Rachitis: →*familiäre hypophosphatämische Rachitis*

refraktäre Rachitis: →*Vitamin D-refraktäre Rachitis*

renale Rachitis: *Syn: Rachitis renalis*; durch Störung der Reabsorption von Calcium und Phosphat in der Niere hervorgerufene Form der Vitamin-D-resistenten Rachitis; Ⓔ *pseudorickets, renal rickets*

Rachitis renalis: →*renale Rachitis*

Vitamin D-refraktäre Rachitis: *Syn: familiäre Hypophosphatämie, Vitamin D-resistente Rachitis, refraktäre Rachitis, Pseudomangelrachitis*; autosomal-dominante Rachitis* mit Vitamin D-refraktärer Hypokalzämie und nur geringer Hypophosphatämie; Ⓔ *vitamin D refractory rickets*

Vitamin D-resistente Rachitis: →*Vitamin D-refraktäre Rachitis*

ra|chi|tisch *adj*: Rachitis betreffend, von ihr betroffen oder gekennzeichnet; Ⓔ *relating to or suffering from rickets, rickety, rachitic*

ra|chi|to|gen *adj*: Rachitis verursachend oder auslösend; Ⓔ *causing rickets, rachitogenic*

Rad|ge|lenk *nt*: *Syn: Drehgelenk, Zapfengelenk, Articulatio trochoidea*; sich um eine Achse drehendes Gelenk; Ⓔ *trochoidal articulation, trochoidal joint, pivot articulation, pivot joint, rotary articulation, rotary joint, rotatory articulation, rotatory joint, trochoid articulation, trochoid joint, trochoid, trochoides*

ra|di|al *adj*: **1.** Halbmesser/Radius betreffend, in Richtung des Radius **2.** Speiche/Radius betreffend, zur Radialseite hin **3.** *Syn: radiär*; strahlenförmig (angeordnet), strahlig; Ⓔ **1.** *relating to a radius, radial* **2.** *relating to the radius, radial* **3.** *radial, radiate, radiating*

Ra|di|a|lis *f/m*: **1.** →*Arteria radialis* **2.** →*Nervus radialis*

Ra|di|a|lis|läh|mung *f*: *Syn: Radialisparalyse, Radialisparese*; periphere Lähmung des Nervus* radialis; die Symptomatik hängt von der Höhe der Läsion ab [**obere, mittlere oder untere Radialislähmung**]; Ⓔ *radial palsy, radial paralysis*

Ra|di|a|lis|pa|ra|ly|se *f*: →*Radialislähmung*

Ra|di|a|lis|pa|re|se *f*: →*Radialislähmung*

Ra|di|a|lis|puls *m*: proximal des Handgelenkes fühlbarer Puls der Arteria* radialis; Ⓔ *radial pulse*

Ra|di|a|lis|rin|ne *f*: *Syn: Sulcus nervi radialis*; spiralförmige Rinne auf der Rückseite des Oberarmknochens für den Nervus* radialis; Ⓔ *radial sulcus, spiral sulcus, musculospiral groove, radial groove, groove for radial nerve, spiral groove, spiral sulcus of humerus, sulcus of radial nerve*

ra|di|är *adj*: *Syn: radial*; strahlenförmig (angeordnet), strahlig; Ⓔ *radial*

Ra|di|a|tio *f, pl* **-ti|o|nes**: (*anatom.*) Strahlung; Ⓔ *radiation, radiatio*

Radiatio acustica: Hörstrahlung; Teil der Hörbahn; Ⓔ *acoustic radiation, auditory radiation, thalamotem-*

R

poral radiation

Radiatio anterior thalami: zur weißen Substanz des Thalamus* gehörende Leitungsbahn; Ⓔ *anterior thalamic radiation*

Radiatio centralis thalami: zur weißen Substanz des Thalamus* gehörende Leitungsbahn; Ⓔ *central thalamic radiation*

Radiatio corporis callosi: Kommissurenfasern des Balkens [Corpus* callosum]; strahlen auf beiden Seiten in die Großhirnhemisphären ein; Ⓔ *radiation of corpus callosum*

Radiatio inferior thalami: zur weißen Substanz des Thalamus gehörende kräftige Leitungsbahn, die vom anterioren Teil ausgeht; Ⓔ *inferior thalamic radiation*

Radiatio optica: Gratiolet-Sehstrahlung; Teil der Sehbahn; Ⓔ *radiation of Gratiolet, Gratiolet's radiating fibers, Gratiolet's fibers, optic radiation, occipitothalamic radiation, visual radiation, thalamooccipital tract, geniculocalcarine radiation, geniculocalcarine tract*

Radiatio posterior thalami: zur weißen Substanz des Thalamus gehörende Leitungsbahn; Ⓔ *posterior thalamic radiation*

Radiatio thalami anterior: aus dem Thalamus* stammendes Faserbündel, das in der Crus anterior der Capsula* interna liegt; Ⓔ *anterior thalamic radiation*

Radiatio thalamica posterior: aus dem Thalamus* stammendes Faserbündel, das in der Pars sublentiformis der Capsula* interna verläuft; Ⓔ *posterior thalamic radiation*

Radiatio thalami centralis: aus dem Thalamus* stammendes Faserbündel, das in der Crus posterior der Capsula* interna liegt; Ⓔ *central thalamic radiation*

Ra|di|a|ti|on *f*: **1.** (Aus-)Strahlung, (Aus-)Strahlen **2.** → *Radiotherapie*; Ⓔ **1.** *radiation* **2.** *radiotherapy, radiotherapeutics, ray treatment, radiation therapy, radiation treatment*

Ra|di|ces *pl*: → *Radix*

Ra|di|cu|li|tis *f, pl* **-ti|den**: → *Radikulitis*

Radiculitis sacralis: *Syn: Elsberg-Syndrom*; Entzündung der sakralen Spinalnervenwurzeln bei Guillain*-Barré-Syndrom oder bei Infektion mit Herpes-simplex-Virus Typ II oder Zytomegalievirus; führt zu Dysästhesien und Parästhesein sowie häufig zu Blasenstörungen; Ⓔ *sacral radiculitis*

Radik-, radik- *präf.*: Wortelement mit der Bedeutung „Wurzel"; Ⓔ *root, radicular, radicul(o)-*

Ra|di|kal *nt*: Atomgruppe oder Molekül mit einem oder mehreren reaktionsfähigen/ungepaarten Elektronen; Ⓔ *radical*

ra|di|kal *adj*: gründlich, umfassend, vollständig, drastisch, bis auf die Wurzel, rigoros, restlos; Ⓔ *radical, fundamental, complete*

Ra|di|kal|o|pe|ra|ti|on *f*: vollständige Entfernung eines Organs einschließlich der Nachbarstrukturen; Ⓔ *radical operation*

Ra|di|ko|to|mie *f*: → *Radikulotomie*

Radikul-, radikul- *präf.*: → *Radikulo-*

ra|di|ku|lär *adj*: Wurzel/Radix betreffend, von einer Wurzel ausgehend; Ⓔ *relating to a root, radicular*

Ra|di|ku|lek|to|mie *f*: Resektion einer Nervenwurzel, Wurzelresektion; Ⓔ *rhizotomy, radicotomy, radiculectomy*

Ra|di|ku|li|tis *f, pl* **-ti|den**: *Syn: Wurzelneuritis, Wurzelentzündung*; Entzündung der Spinalnervenwurzel; Ⓔ *radiculitis, radicular neuritis, radiculoneuritis*

ra|di|ku|li|tisch *adj*: Wurzelneuritis/Radikulitis betreffend, von ihr betroffen oder gekennzeichnet; Ⓔ *relating to or marked by radiculitis, radiculitic*

Radikulo-, radikulo- *präf.*: Wortelement mit der Bedeutung „Wurzel"; Ⓔ *radicular, radicul(o)-*

Ra|di|ku|lo|gan|gli|o|ni|tis *f, pl* **-ti|den**: Entzündung von Spinalnervenwurzel und Ganglion; Ⓔ *radiculoganglionitis*

ra|di|ku|lo|gan|gli|o|ni|tisch *adj*: Radikuloganglionitis betreffend, von ihr betroffen oder gekennzeichnet; Ⓔ *relating to or marked by radiculitis*

Ra|di|ku|lo|gra|fie, -gra|phie *f*: Röntgenkontrastdarstellung der Spinalnervenwurzeln; Ⓔ *radiculography*

Ra|di|ku|lo|me|nin|go|my|e|li|tis *f, pl* **-ti|den**: *Syn: Meningomyeloradikulitis*; Entzündung des Rückenmarks, der Rückenmarkshäute und der Spinalnervenwurzeln; Ⓔ *radiculomeningomyelitis, rhizomeningomyelitis*

Ra|di|ku|lo|my|e|li|tis *f, pl* **-ti|den**: *Syn: Myeloradikulitis*; Entzündung von Rückenmark und Spinalnervenwurzeln; Ⓔ *inflammation of the spinal cord and nerve roots, myeloradiculitis*

ra|di|ku|lo|my|e|li|tisch *adj*: *Syn: myeloradikulitisch*; Radikulomyelitis betreffend, von ihr betroffen oder gekennzeichnet; Ⓔ *relating to or marked by myeloradiculitis*

Ra|di|ku|lo|my|e|lo|pa|thie *f*: Erkrankung von Rückenmark und Spinalnervenwurzel; Ⓔ *radiculomyelopathy, myeloradiculopathy*

Ra|di|ku|lo|neu|ri|tis *f, pl* **-ti|den**: *Syn: Guillain-Barré-Syndrom, Polyradikuloneuritis, Neuronitis*; meist im Anschluss an einen Virusinfekt auftretende, aufsteigende motorische Lähmung mit guter Prognose; Ⓔ *Guillain-Barré syndrome, Guillain-Barré polyneuritis, Barré-Guillain syndrome, radiculoneuritis, infective polyneuritis, neuronitis, idiopathic polyneuritis, acute ascending spinal paralysis, encephalomyeloradiculoneuritis, polyradiculoneuropathy, postinfectious polyneuritis, acute postinfectious polyneuropathy, acute febrile polyneuritis*

ra|di|ku|lo|neu|ri|tisch *adj*: Radikuloneuritis betreffend, von ihr betroffen oder gekennzeichnet; Ⓔ *relating to or marked by radiculoneuritis*

Ra|di|ku|lo|neu|ro|pa|thie *f*: Erkrankung von Spinalnervenwurzel und peripherem Nerv; Ⓔ *radiculoneuropathy*

Ra|di|ku|lo|pa|thie *f*: Erkrankung der Spinalnervenwurzel; Ⓔ *radiculopathy*

Ra|di|ku|lo|to|mie *f*: *Syn: Rhizotomie, Rhizotomia, Radikotomie*; Durchtrennung einer Nervenwurzel; Ⓔ *rhizotomy, radicotomy, radiculectomy*

Radio-, radio- *präf.*: Wortelement mit der Bedeutung **1.** „Strahl/Strahlungs" **2.** „Speiche/Radius" **3.** „Radium"; Ⓔ **1.** *radio-, ray, radiation* **2.** *radius* **3.** *radium*

ra|di|o|ak|tiv *adj*: Radioaktivität betreffend oder aufweisend; Ⓔ *radioactive*

Ra|di|o|ak|ti|vi|tät *f*: spontane Aussendung ionisierender Strahlung aus instabilen Atomkernen; Ⓔ *radioactivity, radioaction, nuclear radiation*

Radio-Allergen-Sorbent-Test *m*: Test zum Nachweis von allergiespezifischem Immunglobulin E; Ⓔ *radioallergosorbent test*

Ra|di|o|bi|o|lo|gie *f*: *Syn: Strahlenbiologie, Strahlungsbiologie, Strahlenforschung*; befasst sich mit der Wirkung von (radioaktiver) Strahlung auf Lebewesen; Ⓔ *radiobiology, radiation biology*

Ra|di|o|cal|ci|um *nt*: *Syn: Radiokalzium*; radioaktives Calciumisotop [^{45} Ca]; Ⓔ *radiocalcium*

Ra|di|o|car|bon *nt*: *Syn: Radiokohlenstoff, Radiokarbon*; radioaktives Kohlenstoffisotop [^{14}C]; Ⓔ *radiocarbon*

Ra|di|o|derm *nt*: → *Radiodermatitis chronica*

Ra|di|o|der|ma|ti|tis *f, pl* **-ti|ti|den**: *Syn: Strahlendermatitis, Radiumdermatitis, Röntgendermatitis*; akute oder chronische, durch Einwirkung ionisierender Strahlung hervorgerufene Dermatitis*, die mit einer erhöhten Gefahr der Karzinomentstehung belastet ist; Ⓔ *radiodermatitis, radiation dermatitis, x-ray dermatitis, roentgen-ray dermatitis, radioepidermitis, radioepithelitis*

Radiodermatitis acuta: *Syn: akute Radiodermatitis,*

R

akute Strahlenreaktion; zeigt 3 Grade: **Radiodermatitis 1. Grades**: dosisabhängig entwickelt sich ein **Früherythem**, das nach 2–3 Tagen wieder verschwindet; 1–2 Wochen nach der Bestrahlung erscheint dann das **Strahlenerythem**, das nach ca. 3 Wochen wieder abklingt; gleichzeitig kommt es zu einem reversiblen Haarausfall [ca. 3 Wochen nach der Bestrahlung] **Radiodermatitis 2. Grades**: bullöses Stadium mit Rötung, Ödem, Blasenbildung und Nässen; führt zu Atrophie mit Verlust der Behaarung und der anderen Hautanhangsgebilde **Radiodermatitis 3. Grades**: ulzeröses Stadium mit tiefer Gewebsnekrose und **akutem Röntgenulkus**; langwierige Abheilung mit Narbenbildung; Ⓔ *radiodermatitis*

akute Radiodermatitis: → *Radiodermatitis acuta*

Radiodermatitis chronica: ***Syn:*** *chronischer Strahlenschaden, chronische Radiodermatitis, Radioderm, Radiodermie, Röntgenoderm*; im Anschluss an eine Radiodermatitis* acuta 2. Grades oder wiederholte Strahlenbelastung entstehende Atrophie der Haut, des subkutanen Gewebes und evtl. der Muskulatur; die Haut ist glatt und sowohl hyper- als auch hypopigmentiert und zeigt Teleangiektasien [**Röntgenpoikiloderm**]; kann zur Bildung eines **chronischen Röntgenulkus** und von **Röntgenkeratosen** führen, aus denen langfristig Plattenepithelkarzinome hervorgehen können; Ⓔ *chronic radiation dermatitis*

chronische Radiodermatitis: → *Radiodermatitis chronica*

ra|di|o|der|ma|ti|tisch *adj*: Radiodermatitis betreffend, von ihr betroffen oder gekennzeichnet; Ⓔ *relating to or marked by radiodermatitis*

Ra|di|o|der|mie *f*: → *Radiodermatitis chronica*

ra|di|o|di|gi|tal *adj*: Speiche/Radius und Finger/Digiti betreffend; Ⓔ *radiodigital*

Ra|di|o|ei|sen *nt*: radioaktives Eisen [^{52}Fe oder ^{59}Fe]; Ⓔ *radioiron, radioactive iron*

Ra|di|o|e|lek|tro|kar|di|o|gra|fie, -gra|phie *f*: ***Syn:*** *telemetrische Elektrokardiografie, Teleelektrokardiografie, Telekardiografie*; drahtlose Elektrokardiografie* mit Übermittlung der Messwerte durch einen Sender; Ⓔ *radioelectrocardiography*

Ra|di|o|en|ze|pha|lo|gra|fie, -gra|phie *f*: drahtlose Elektroenzephalografie* mit Übermittlung der Messwerte durch einen Sender; Ⓔ *radioencephalography*

Ra|di|o|gen *nt*: radioaktive Substanz; Ⓔ *radiogen*

ra|di|o|gen *adj*: von radioaktiver Herkunft; Ⓔ *radiogenic*

Ra|di|o|gold *nt*: *s.u. Goldseeds*; Ⓔ *radiogold*

Ra|di|o|gra|fie, -gra|phie *f*: Anfertigung von Röntgenbildern, Röntgen; Ⓔ *radiography*

ra|di|o|gra|fisch *adj*: Radiografie betreffend, mittels Radiografie; Ⓔ *relating to radiography, radiographic, roentgenographic*

Ra|di|o|gramm *nt*: Röntgenbild; Ⓔ *radiogram, radiograph*

ra|di|o|hu|me|ral *adj*: ***Syn:*** *humeroradial*; Speiche/Radius und Oberarmknochen/Humerus betreffend oder verbindend; Ⓔ *relating to both radius and humerus, radiohumeral*

Ra|di|o|im|mun|e|lek|tro|pho|re|se *f*: → *Radioimmunoelektrophorese*

Ra|di|o|im|mu|no|as|say *m*: Untersuchungsmethode, die mit Hilfe von Antikörpern und radioaktivmarkierten Antigenen kleinste Substanzmengen erfasst; Ⓔ *radioimmunoassay*

Ra|di|o|im|mu|no|e|lek|tro|pho|re|se *f*: ***Syn:*** *Radioimmunelektrophorese*; Immunelektrophorese mit radioaktivmarkierten Antigenen oder Antikörpern; Ⓔ *radioimmunoelectrophoresis*

Ra|di|o|im|mu|no|sor|bent|test *m*: radioimmunologischer Test mit auf einer Oberfläche aufgebrachten Antikörpern, die Antigen absorbieren; Ⓔ *radioimmunosorbent test*

Ra|di|o|iod *nt*: ***Syn:*** *Radiojod*; radioaktives Iod [^{131}I]; Ⓔ *radioiodine, radioactive iodine*

Ra|di|o|iod|test *m*: ***Syn:*** *Radiojodtest*; nuklearmedizinischer Test zur Überprüfung des Iodstoffwechsels der Schilddrüse mit ^{131}I; wird heute wegen der Strahlenbelastung der Patienten nur noch selten verwendet; Ⓔ *radioiodine uptake test*

Ra|di|o|iod|the|ra|pie *f*: ***Syn:*** *Radiojodtherapie*; Strahlentherapie von Schilddrüsentumoren oder ihren Metastasen durch Verbreichung von radioaktivem Iod [^{131}I]; Ⓔ *radioiodine therapy, radioactive iodine therapy*

Ra|di|o|i|so|top *nt*: radioaktives Isotop*; Ⓔ *radioisotope, radioactive isotope*

Ra|di|o|i|so|to|pen|ne|phro|gra|fie, -gra|phie *f*: ***Syn:*** *Nierensequenzszintigrafie, Radionephrografie*; Messung von im Harn ausgeschiedenen Radioisotopen zur Diagnostik der Nierenfunktion; Ⓔ *radioisotope kidney scan, radioisotope nephrography*

Ra|di|o|jod *nt*: → *Radioiod*

Ra|di|o|jod|test *m*: → *Radioiodtest*

Ra|di|o|jod|the|ra|pie *f*: → *Radioiodtherapie*

Ra|di|o|ka|li|um *nt*: radioaktives Kalium [^{40}K]; Ⓔ *radiopotassium*

Ra|di|o|kal|zi|um *nt*: radioaktives Calciumisotop [^{54} Ca]; Ⓔ *radiocalcium*

Ra|di|o|kar|bon *nt*: ***Syn:*** *RadioKohlenstoff*; radioaktives Kohlenstoffisotop [^{14}C]; Ⓔ *radiocarbon, radioactive carbon*

Ra|di|o|kar|di|o|gra|fie, -gra|phie *f*: Kardiografie* unter Verwendung von Radionukliden*; Ⓔ *radiocardiography*

Ra|di|o|kar|di|o|gramm *nt*: bei der Radiokardiografie* erhaltene Aufnahme; Ⓔ *radiocardiogram*

ra|di|o|kar|pal *adj*: Speiche/Radius und Handwurzel/Karpus betreffend oder verbindend; Ⓔ *relating to both radius and carpus, radiocarpal*

Ra|di|o|kar|pal|ge|lenk *nt*: ***Syn:*** *proximales Handgelenk, Articulatio radiocarpalis*; Gelenk zwischen Speiche/Radius und Handwurzel/Carpus; Ⓔ *radiocarpal articulation, radiocarpal joint, wrist joint, brachiocarpal articulation, brachiocarpal joint*

Ra|di|o|koh|len|stoff *nt*: ***Syn:*** *Radiokarbon*; radioaktives Kohlenstoffisotop [^{14}C]; Ⓔ *radiocarbon, radioactive carbon*

Ra|di|o|lo|ge *m*: Arzt für Radiologie*; Ⓔ *radiologist*

Ra|di|o|lo|gie *f*: ***Syn:*** *Strahlenkunde, Strahlenheilkunde*; Teilgebiet der Medizin, das sich mit der diagnostischen und therapeutischen Anwendung ionisierender Strahlung beschäftigt; Ⓔ *radiology*

Ra|di|o|lo|gin *f*: Ärztin für Radiologie*; Ⓔ *radiologist*

ra|di|o|lo|gisch *adj*: Radiologie betreffend; Ⓔ *relating to radiology, radiologic, radiological*

Ra|di|o|me|ter *nt*: Strahlungsmesser; Ⓔ *radiometer, roentgenometer*

Ra|di|o|mi|me|ti|kum *nt, pl* **-ka**: Substanz, die ähnlich wie ionisierende Strahlung, eine mitosehemmende oder -störende Wirkung hat [z.B. Alkylanzien*]; Ⓔ *radiomimetic agent*

ra|di|o|mus|ku|lär *adj*: Speiche/Radius und angrenzende Muskeln betreffend; Ⓔ *radiomuscular*

Ra|di|o|na|tri|um *nt*: radioaktives Natrium [^{22}Na oder ^{24}Na]; Ⓔ *radiosodium*

Ra|di|o|ne|kro|se *f*: durch Strahleneinwirkung verursacht Nekrose*; Ⓔ *radionecrosis*

Ra|di|o|ne|phro|gra|fie, -gra|phie *f*: → *Radioisotopennephrografie*

Ra|di|o|neu|ri|tis *f, pl* **-tiden**: ***Syn:*** *Strahlenneuritis*; durch Einwirkung ionisierender Strahlung hervorgerufene Nervenentzündung; Ⓔ *radioneuritis, radiation neuritis*

R

ra|di|o|neu|ri|tisch *adj*: Radioneuritis betreffend, von ihr betroffen oder gekennzeichnet; Ⓔ *relating to or marked by radioneuritis*

Ra|di|o|nu|klid *nt*: radioaktives Nuklid*; Ⓔ *radionuclide, radioactive nuclide*

Ra|di|o|nu|klid|an|gi|o|gra|fie, -gra|phie *f*: Angiografie* unter Verwendung von Radionukliden*; Ⓔ *radionuclide angiography*

Ra|di|o|nu|klid|ven|tri|ku|lo|gra|fie, -gra|phie *f*: Szintigrafie* der Herzventrikel mit Radionukliden*; Ⓔ *radionuclide ventriculography*

Ra|di|o|os|te|o|ne|kro|se *f*: *Syn: Strahlungsosteonekrose, Strahlenosteonekrose, Osteoradionekrose*; nach Strahlentherapie auftretende Knochennekrose; Ⓔ *radiation osteonecrosis, osteoradionecrosis*

Ra|di|o|phar|ma|ka *pl*: *Syn: Nuklearpharmaka*; mit einem Radionuklid markierte Arzneimittel, die zur Diagnose und Therapie eingesetzt werden; Ⓔ *radiopharmaceuticals*

ra|di|o|phob *adj*: Radiophobie betreffend, durch sie gekennzeichnet; Ⓔ *relating to or marked by radiophobia, radiophobic*

Ra|di|o|pho|bie *f*: krankhafte Angst vor Strahlen oder Strahlung; Ⓔ *irrational fear of radiation, radiophobia*

Ra|di|o|phos|phor *nt*: radioaktives Phosphor [^{32}P]; Ⓔ *radiophosphorus, radioactive phosphorus, labeled phosphorus*

Ra|di|o|re|sek|ti|on *f*: Zerstörung eines Karzinoms oder seiner Metastasen durch Radioisotope, z.B. Radioiodtherapie*; Ⓔ *radioablation*

Ra|di|o|sko|pie *f*: *Syn: Röntgenoskopie*; Röntgenuntersuchung, Röntgendurchleuchtung; Ⓔ *radioscopy*

ra|di|o|sko|pisch *adj*: Radioskopie betreffend, mittels Röntgenuntersuchung; Ⓔ *relating to radioscopy, radioscopic*

Ra|di|o|stron|ti|um *nt*: radioaktives Strontium [^{90}Sr]; Ⓔ *radiostrontium, radioactive strontium*

Ra|di|o|the|ra|pie *f*: Bestrahlung, Strahlentherapie, Strahlenbehandlung, Radiation; Ⓔ *radiotherapy, radiotherapeutics, ray treatment, radiation therapy, radiation treatment*

ra|di|o|ul|nar *adj*: *Syn: ulnoradial*; Speiche/Radius und Elle/Ulna betreffend oder verbindend; Ⓔ *relating to both radius and ulna, cubitoradial, radioulnar, ulnoradial*

Ra|di|o|ul|nar|ge|lenk *nt*: Gelenk zwischen Speiche/Radius und Elle/Ulna; Ⓔ *radioulnar articulation*

distales Radioulnargelenk: *Syn: unteres Radioulnargelenk, Articulatio radioulnaris distalis*; Drehgelenk zwischen unteren Ende von Speiche/Radius und Elle/Ulna; Ⓔ *distal radioulnar joint, inferior radioulnar joint, distal radial-ulnar joint*

oberes Radioulnargelenk: → *proximales Radioulnargelenk*

proximales Radioulnargelenk: *Syn: oberes Radioulnargelenk, Articulatio radioulnaris proximalis*; Drehgelenk zwischen oberem Ende von Speiche/Radius und Elle/Ulna; Teil des Ellenbogengelenks; Ⓔ *proximal radioulnar joint, superior radioulnar joint, cubitoradial joint, proximal radial-ulnar joint*

unteres Radioulnargelenk: → *distales Radioulnargelenk*

Ra|di|o|zys|ti|tis *f, pl* **-ti|ti|den**: *Syn: Strahlenzystitis*; meist durch therapeutische Bestrahlung, v.a. gynäkologischer Tumoren, hervorgerufene Harnblasenentzündung; Ⓔ *radiocystitis*

ra|di|o|zys|ti|tisch *adj*: Radiozystitis betreffend, von ihr betroffen oder gekennzeichnet; Ⓔ *relating to or marked by radiocystitis*

Ra|di|um *nt*: beim Uranzerfall entstehendes radioaktives Erdalkalimetall; Ⓔ *radium*

Ra|di|um|der|ma|ti|tis *f, pl* **-ti|ti|den**: → *Radiodermatitis*

Ra|di|um|e|ma|na|ti|on *f*: → *Radon*

Ra|di|us *m, pl* **-dii, -di|en**: **1.** Speiche **2.** Halbmesser; Ⓔ **1.** *radial bone, radius* **2.** *radius*

Radii lentium: feine Linien auf der Vorder- und Rückseite der Linse*, die vom oberen und unteren Pol zum Äquator ziehen; Ⓔ *radii of lens*

Ra|di|us|a|pla|sie *f*: einseitiges oder beidseitiges, vollständiges oder partielles Fehlen des Radius; Ⓔ *radial aplasia, radius aplasia*

Radiusaplasie-Thrombozytopenie-Syndrom *nt*: *Syn: Thrombozytopenie mit Radiusaplasie, TAR-Syndrom*; autosomal-rezessive Kombination von Thrombozytopenie* und beidseitigem, vollständigem Fehlen der Radii; oft auch mit Herzfehlern, Hüftdysplasie, Fußdeformitäten oder Mikrognathie kombiniert; Ⓔ *thrombocytopenia-absent radius syndrome*

Ra|di|us|di|a|phy|se *f*: → *Radiusschaft*

Ra|di|us|fle|xi|ons|frak|tur *f*: → *Smith-Fraktur*

Ra|di|us|frak|tur *f*: Speichenbruch, Speichenfraktur; Ⓔ *radial fracture, fractured radius*

Ra|di|us|hals *m*: *Syn: Speichenhals, Collum radii*; kurzer Hals des Radius*, der im Bereich der Tuberositas radii in den Radiusschaft [Corpus radii] übergeht; Ⓔ *neck of radius*

Ra|di|us|hy|po|pla|sie *f*: angeborene Verkürzung und Verschmälerung der Speiche; Ⓔ *radius hypoplasia*

Ra|di|us|kopf *m*: *Syn: Speichenkopf, Radiusköpfchen, Caput radii*; oberer, walzenförmiger Kopf des Radius; Ⓔ *head of radius*

Ra|di|us|köpf|chen *nt*: → *Radiuskopf*

Ra|di|us|köpf|chen|frak|tur *f*: entsteht meist durch Sturz auf die ausgestreckte Hand; je nach der Art der Schädigung spricht man von **Meißelfraktur**, **Impressionsfraktur** und **Radiushalsfraktur**; Ⓔ *radial head fracture*

Ra|di|us|pe|ri|ost|re|flex *m*: → *Radiusreflex*

Ra|di|us|re|flex *m*: durch Schlag auf die Seitenkante des unteren Radiusendes hervorgerufene Beugung des Unterarms im Ellenbogengelenk; Ⓔ *radial reflex, radioperiostal reflex, brachioradial reflex, spinator reflex, styloradial reflex*

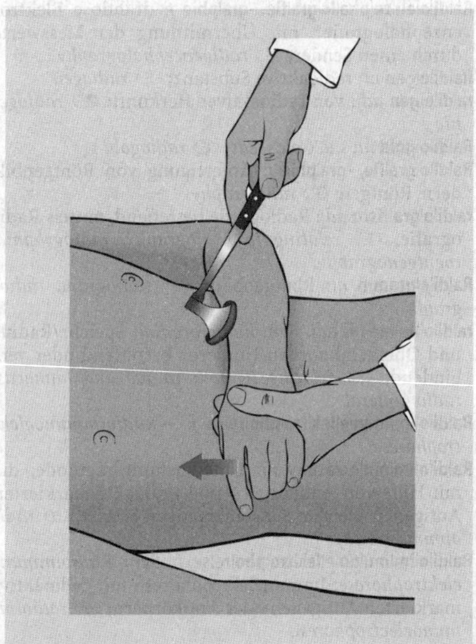

Abb. 78. Auslösen des Radiusreflexes

R

Ra|di|us|schaft *m*: *Syn:* *Radiusdiaphyse, Speichenschaft, Corpus radii*; im Querschnitt dreieckiger Schaft des Radius; Ⓔ *shaft of radius*

Ra|dix *f, pl* **-di|ces**: Wurzel; Ⓔ *root, radix*

Radix anterior: *Syn:* *Vorderwurzel, Radix motoria nervi spinalis*; vordere, motorische Spinalnervenwurzel; Ⓔ *anterior root (of spinal nerves), motor root (of spinal nerves), ventral root (of spinal nerves)*

Radix clinica dentis: klinische Zahnwurzel; Ⓔ *clinical root (of tooth)*

Radix cranialis nervi accessorii: *Syn:* *Pars vagalis nervi accessorii*; kraniale Akzessoriuswurzel; Ⓔ *cranial root of accessory nerve*

Radix dentis: Zahnwurzel, Wurzel; Ⓔ *dental root, anatomical root (of tooth)*

Radix inferior ansae cervicalis: untere/vordere Wurzel der Ansa* cervicalis; Ⓔ *posterior root of ansa cervicalis, posterior root of cervical loop, descending cervical nerve, inferior root of ansa cervicalis, inferior root of cervical loop*

Radix intermedia ganglii pterygopalatini: → *Radix parasympathica ganglii pterygopalatini*

Radix lateralis nervi mediani: laterale Medianuswurzel; Ⓔ *lateral root of median nerve*

Radix lateralis tractus optici: lateraler Ast des Tractus* opticus; Ⓔ *lateral root of optic tract*

Radix linguae: Zungenwurzel; Ⓔ *root of tongue*

Radix medialis nervi mediani: mediale Medianuswurzel; Ⓔ *medial root of median nerve*

Radix medialis tractus optici: medialer Ast des Tractus* opticus; Ⓔ *medial root of optic tract*

Radix mesenterii: Mesenterialwurzel, Gekrösewurzel; Ⓔ *root of mesentery*

Radix motoria nervi spinalis: → *Radix anterior*

Radix motoria nervi trigemini: motorische Trigeminuswurzel; Ⓔ *motor root of trigeminal nerve*

Radix nasi: Nasenwurzel; Ⓔ *nasal root, root of nose, summit of nose*

Radix nasociliaris ganglii ciliaris: *Syn:* *Radix sensoria ganglii ciliaris, Ramus communicans cum ganglio ciliaris*; sensorische Fasern des Nervus* nasociliaris zum Ganglion* ciliare; Ⓔ *nasociliary root of ciliary ganglion*

Radix parasympathica ganglii otici: *Syn:* *Nervus petrosus minor*; parasympathische Fasern des Nervus* glossopharyngeus zum Ganglion* oticum ziehen; Ⓔ *parasympathetic root of otic ganglion*

Radix parasympathica ganglii pterygopalatini: *Syn:* *Radix intermedia ganglii pterygopalatini, Nervus petrosus major*; parasympathische Fasern des Nervus* intermedius zum Ganglion* pterygopalatinum verlaufen; Ⓔ *parasympathetic root of pterygopalatine ganglion*

Radix parasympathica ganglii sublingualis: parasympathische Fasern des Ganglion* sublinguale zur Chorda* tympani; Ⓔ *parasympathetic root of sublingual ganglion*

Radix parasympathica ganglii submandibularis: parasympathische Fasern des Ganglion* submandibulare zur Chorda* tympani; Ⓔ *parasympathetic root of submandibular ganglion*

Radix parasympathica gangliorum pelvicorum: → *Nervi splanchnici pelvici*

Radix penis: Peniswurzel; Ⓔ *root of penis*

Radix pili: Haarwurzel; Ⓔ *hair root*

Radix posterior: *Syn:* *Hinterwurzel, Radix sensoria nervi spinalis*; hintere, sensible Spinalnervenwurzel; Ⓔ *dorsal root (of spinal nerves), posterior root (of spinal nerves), sensory root (of spinal nerves)*

Radix pulmonis: Lungenwurzel; Ⓔ *root of lung, pedicle of lung*

Radix sensoria ganglii ciliaris: → *Radix nasociliaris ganglii ciliaris*

Radix sensoria ganglii otici: *Syn:* *Rami ganglionares ad ganglion oticum*; Äste des Nervus* mandibularis zum Ganglion* oticum; Ⓔ *sensory root of otic ganglion*

Radix sensoria ganglii pterygopalatini: *Syn:* *Rami ganglionares nervi maxillaris*; sensorische Fasern des Nervus* maxillaris zum Ganglion* pterygopalatinum; Ⓔ *sensory root of pterygopalatine ganglion*

Radix sensoria ganglii sublingualis: *Syn:* *Rami ganglionares nervi mandibularis*; sensorische Fasern des Nervus* mandibularis zum Ganglion* sublinguale; Ⓔ *sensory root of sublingual ganglion*

Radix sensoria ganglii submandibularis: *Syn:* *Rami ganglionares nervi mandibularis*; sensorische Fasern des Nervus* mandibularis zum Ganglion* submandibulare; Ⓔ *sensory root of submandibular ganglion*

Radix sensoria gangliorum pelvicorum: sensible Wurzel der Beckenganglien [Ganglia* pelvica]; Ⓔ *sensory root of pelvic ganglia*

Radix sensoria nervi spinalis: → *Radix posterior*

Radix sensoria nervi trigemini: sensible Trigeminuswurzel; Ⓔ *sensory root of trigeminal nerve*

Radices spinales nervi accessorii: *Syn:* *Pars spinalis nervi accessorii*; untere/spinale Akzessoriuswurzeln; Ⓔ *spinal roots of accessory nerve*

Radix superior ansae cervicalis: obere/hintere Wurzel der Ansa* cervicalis; Ⓔ *anterior root of ansa cervicalis, anterior root of cervial loop, superior root of ansa cervicalis, superior root of cervial loop*

Radix sympathica ganglii pterygopalatini: *Syn:* *Nervus petrosus profundus*; sympathische Fasern aus dem Plexus* caroticus internus zum Ganglion* pterygopalatinum; Ⓔ *sympathetic root of pterygopalatine ganglion*

Radix unguis: Nagelwurzel; Ⓔ *nail root*

Ra|don *nt*: *Syn:* *Radiumemanation*; beim Uranzerfall entstehendes radioaktives Edelgas; Ⓔ *radon, niton*

Rad|spei|chen|kern *m*: *Syn:* *Radspeichenstruktur*; kreisrunder Kern mit speichenförmig angeordnetem Chromatin; Ⓔ *cartwheel nucleus*

Rad|spei|chen|struk|tur *f*: → *Radspeichenkern*

Raf|fi|no|se *f*: *Syn:* *Melitose, Melitriose*; aus Glucose, Galaktose und Fructose bestehendes pflanzliches Trisaccharid; Ⓔ *raffinose, melitose, melitriose*

Ra|go|zyt *m*: → *Rhagozyt*

Ra|mi|ko|to|mie *f*: *Syn:* *Ramisektion*; operative Durchtrennung oder Teilentfernung grauer Verbindungsäste [Rami communicantes grisei] des Sympathikus; Ⓔ *ramisection, ramicotomy, ramisectomy*

Ra|mi|sek|ti|on *f*: → *Ramikotomie*

Ramsay Hunt-Syndrom *nt*: **1.** *Syn:* *Genikulatumneuralgie, Neuralgia geniculata, Zoster oticus, Herpes zoster oticus*; schmerzhafte Gürtelrose* mit besonderer Beteiligung der Ohrmuschel, des äußeren Gehörgangs und des Innenohrs; kann zu Schwerhörigkeit oder Ertaubung führen **2.** *Syn:* *zerebellare myoklonische Dyssynergie, Hunt-Syndrom, Dyssynergia cerebellaris myoclonica*; angeborene Degeneration des Nucleus dentatus mit Myoklonien* und Asynergie*; Ⓔ **1.** *Ramsey Hunt syndrome, Ramsey Hunt disease, Hunt's neuralgia, Hunt's syndrome, Hunt's disease, herpes zoster auricularis, herpes zoster oticus, otic neuralgia, geniculate otalgia, geniculate neuralgia, opsialgia* **2.** *Hunt's disease, dyssynergia cerebellaris myoclonica*

Ramstedt-Operation *f*: *Syn:* *Weber-Ramstedt-Operation, Pyloromyotomie, Pylorotomie*; Längsspaltung der verdickten Pylorusmuskulatur bei Pylorushypertrophie*; Ⓔ *Fredet-Ramstedt operation, Ramstedt's operation, Weber-Ramstedt operation, pyloromyotomy*

Ra|mus *m*: Ast, Zweig, Abzweigung; Ⓔ *ramus, branch; division, twig*

Ramus acetabularis arteriae circumflexae femoris medialis: Acetabulumast der Arteria circumflexa femoris

R

medialis; Ⓔ *acetabular artery, acetabular branch of medial circumflex femoral artery*

Ramus acetabularis arteriae obturatoriae: ***Syn:*** *Hüftkopfarterie, Arteria acetabuli*; Acetabulumast der Arteria obturatoria; Ⓔ *acetabular artery, acetabular branch of obturator artery*

Ramus acromialis arteriae subscapularis: Arteria subscapularis-Ast zum Akromion; Ⓔ *acromial branch of subscapular artery*

Ramus acromialis arteriae thoracoacromialis: Arteria thoracoacromialis-Ast zum Akromion; Ⓔ *acromial branch of thoracoacromial artery*

Rami ad pontem arteriae basilaris: ***Syn:*** *Brückenarterien, Arteriae pontis*; Brückenäste der Arteria basilaris; Ⓔ *pontine arteries, pontine branches of basilar artery*

Ramus anastomoticus arteriae lacrimalis cum arteria meningea media: Ast der Arteria* lacrimalis, der mit der Arteria* meningea media anastomosiert; Ⓔ *anastomotic branch of lacrimal artery with medial meningeal artery*

Ramus anastomoticus arteriae meningeae mediae cum arteria lacrimalis: Ast der Arteria* meningea media, der mit der Arteria* lacrimalis anastomosiert; Ⓔ *anastomotic branch of medial meningeal artery with lacrimal artery*

Ramus anterior: ***Syn:*** *Ramus ventralis*; vorderer/ventraler Ast; Vorderast; Bauchast; Ⓔ *anterior branch*

Ramus anterior arteriae obturatoriae: vorderer (End-) Ast der Arteria obturatoria; Ⓔ *anterior branch of obturator artery*

Ramus anterior arteriae recurrentis ulnaris: vorderer Ast der Arteria recurrens ulnaris; Ⓔ *anterior branch of recurrent ulnar artery*

Ramus anterior arteriae renalis: vorderer Ast der Nierenarterie; Ⓔ *anterior branch of renal artery*

Ramus anterior arteriae thyroideae superioris: vorderer (Drüsen-)Ast der Arteria thyroidea superior; Ⓔ *anterior branch of superior thyroid artery*

Rami anteriores nervorum cervicalium: ***Syn:*** *Rami ventrales nervorum cervicalium*; vordere/ventrale Äste der Halsnerven; Ⓔ *anterior branches of cervical nerves, ventral branches of cervical nerves*

Rami anteriores nervorum lumbalium: ***Syn:*** *Rami ventrales nervorum lumbalium*; vordere/ventrale Äste der Lumbalnerven; Ⓔ *anterior branches of lumbar nerves, ventral branches of lumbar nerves*

Rami anteriores nervorum sacralium: ***Syn:*** *Rami ventrales nervorum sacralium*; vordere/ventrale Äste der Sakralnerven; Ⓔ *anterior branches of sacral nerves, ventral branches of sacral nerves*

Rami anteriores nervorum thoracicorum: ***Syn:*** *Zwischenrippennerven, Interkostalnerven, Nervi intercostales*; gemischte Bauchäste der thorakalen Spinalnerven, die die Interkostalmuskeln und die Haut der Rumpfwand versorgen; Ⓔ *anterior branches of thoracic nerves, ventral branches of thoracic nerves, intercostal nerves*

Ramus anterior nervi coccygei: ***Syn:*** *Ramus ventralis nervi coccygei*; vorderer/ventraler Ast des Nervus coccygeus; Ⓔ *anterior branch of coccygeal nerve, ventral branch of coccygeal nerve*

Ramus anterior nervorum spinalium: ***Syn:*** *Ramus ventralis nervorum spinalium*; vorderer Ast oder Bauchast der Spinalnerven; Ⓔ *anterior branch of spinal nerves, ventral branch of spinal nerves*

Ramus articularis: Gelenkast eines Nervs oder Blutgefäßes; Ⓔ *articular branch*

Ramus ascendens: aufsteigender Ast; Ⓔ *ascending branch*

Rami atriales arteriae coronariae dextrae: Vorhofäste der Arteria coronaria dextra; Ⓔ *atrial branches of right coronary artery*

Rami atriales arteriae coronariae sinistrae: Vorhofäste der Arteria coronaria sinistra; Ⓔ *atrial branches of left coronary artery*

Rami atrioventriculares arteriae coronariae dextrae: Vorhof-Kammer-Äste der Arteria coronaria dextra; Ⓔ *atrioventricular branches of right coronary artery*

Rami atrioventriculares arteriae coronariae sinistrae: Vorhof-Kammer-Äste der Arteria coronaria sinistra; Ⓔ *atrioventricular branches of left coronary artery*

Ramus auricularis: Ohrmuschelast; Ⓔ *auricular branch*

Ramus auricularis arteriae occipitalis: Ohrmuschelast der Arteria* occipitalis; Ⓔ *auricular branch of occipital artery*

Ramus auricularis nervi auricularis posterioris: Ohrmuschelast des Nervus* auricularis posterior; Ⓔ *auricular branch of posterior auricular nerve*

Ramus auricularis nervi vagi: sensibler Ast des Nervus* vagus zu Trommelfell und äußerem Gehörgang; Ⓔ *auricular branch of vagus nerve*

Ramus autonomicus: Nervenast, der vegetative Fasern führt; Ⓔ *autonomic branch*

Rami bronchiales aortae thoracicae: ***Syn:*** *Bronchialarterien, Arteriae bronchiales*; Bronchialäste der Aorta thoracica; Ⓔ *bronchial branches of thoracic aorta*

Rami bronchiales arteriae thoracicae internae: Bronchialäste der Arteria thoracica interna; Ⓔ *bronchial branches of internal thoracic artery*

Rami bronchiales nervi vagi: Vagusäste zum Lungenhilus; Ⓔ *bronchial branches of vagus nerve*

Rami buccales nervi facialis: Wangenäste des Nervus* facialis; Ⓔ *buccal branches of facial nerve*

Rami calcanei arteriae fibularis: Außenknöcheläste der Arteria* fibularis; Ⓔ *calcaneal branches of fibular artery*

Rami calcanei arteriae tibialis posterioris: Außenknöcheläste der Arteria* tibialis posterior; Ⓔ *calcaneal branches of posterior tibial artery*

Rami calcanei laterales nervi suralis: Außenknöcheläste des Nervus suralis; Ⓔ *lateral calcaneal branches of sural nerve*

Rami calcanei mediales nervi tibialis: Innenknöcheläste des Nervus tibialis; Ⓔ *medial calcaneal branches of tibial nerve*

Rami capsularis: ***Syn:*** *Arteriae capsulares, Arteriae perirenales*; Kapseläste der Nierenarterie; Ⓔ *capsular branches of renal artery*

Rami cardiaci cervicales inferiores: untere Vagusäste zum Plexus cardiacus; Ⓔ *inferior cervical cardiac branches of vagus nerve, inferior cardiac branches of recurrent laryngeal nerve*

Rami cardiaci cervicales superiores: obere Vagusäste zum Plexus cardiacus; Ⓔ *superior cervical cardiac branches of vagus nerve*

Rami cardiaci thoracici nervi vagi: thorakale Herzäste des Nervus vagus; Ⓔ *thoracic cardiac branches of vagus nerve*

Ramus carpalis dorsalis arteriae radialis: dorsaler Handwurzelast der Arteria radialis; Ⓔ *dorsal carpal branch of radial artery*

Ramus carpalis dorsalis arteriae ulnaris: dorsaler Handwurzelast der Arteria ulnaris; Ⓔ *dorsal carpal branch of ulnar artery*

Ramus carpalis palmaris arteriae radialis: palmarer Handwurzelast der Arteria radialis; Ⓔ *palmar carpal branch of radial artery*

Ramus carpalis palmaris arteriae ulnaris: palmarer Handwurzelast der Arteria ulnaris; Ⓔ *palmar carpal branch of ulnar artery*

Ramus cervicalis nervi facialis: ***Syn:*** *Ramus colli nervi facialis*; Halsast des Nervus facialis; Ⓔ *cervical branch of facial nerve*

Ramus chiasmaticus arteriae communicantis posteri-

oris: Ast der Arteria* communicans posterior zum Chiasma* opticum; Ⓔ *chiasmatic branch of posterior communicating artery*
Rami choroidei ventriculi lateralis: Ast der Arteria* choroidea anterior zum Plexus* choroideus des Seitenventrikels*; Ⓔ *choroidal branches of lateral ventricle*
Rami choroidei ventriculi tertii: Ast der Arteria* choroidea anterior zum Plexus* choroideus des III. Ventrikels*; Ⓔ *choroidal branches of third ventricle*
Ramus choroideus ventriculi quarti: Ast der Arteria* choroidea anterior zum Plexus* choroideus des IV. Ventrikels*; Ⓔ *choroid branch of fourth ventricle*
Ramus clavicularis arteriae thoracoacromialis: Schlüsselbeinast der Arteria* thoracoacromialis; Ⓔ *clavicular branch of thoracoacromial artery*
Ramus clivalis: Ast der Arteria* carotis interna zum Clivus*; Ⓔ *clivus branch of internal carotid artery*
Ramus cochlearis: Kochleaast der Arteria labyrinthina; Ⓔ *cochlear artery, cochlear branch of labyrinthine artery*
Rami coeliaci: Vagusäste zum Plexus* coeliacus; Ⓔ *celiac branches of vagus nerve, celiac nerves*
Ramus colicus: Kolonast der Arteria* ileocolica; Ⓔ *colic branch of ileocolic artery*
Ramus colli nervi facialis: *Syn: Ramus cervicalis nervi facialis*; Halsast des Nervus facialis; Ⓔ *cervical branch of facial nerve*
Ramus communicans: Verbindungsast; Ⓔ *communicating branch*
Ramus communicans albus: weißer Verbindungsast zwischen Rückenmark und Grenzstrang; Ⓔ *white communicating branch, communicans white ramus*
Ramus communicans arteriae fibularis: Verbindungsast der Arteria* fibularis; Ⓔ *communicating branch of fibular artery*
Ramus communicans cum ganglio ciliari: →*Radix nasociliaris ganglii ciliaris*
Ramus communicans griseus: grauer Verbindungsast zwischen Grenzstrang und Spinalnerven; Ⓔ *grey communicating branch, communicans gray ramus*
Ramus communicans nervi intermedii cum nervo vago: Verbindungsast zwischen Nervus* intermedius und Nervus* vagus; Ⓔ *communicating branch of intermediate nerve with vagus nerve*
Ramus communicans nervi intermedii cum plexu tympanico: Verbindungsast zwischen Nervus* intermedius und Plexus* tympanicus; Ⓔ *communicating branch of intermediate nerve with tympanic plexus*
Ramus communicans nervi lacrimalis cum nervo zygomatico: Verbindungsast zwischen Nervus* lacrimalis und Nervus* zygomaticus; Ⓔ *communicating branch of lacrimal nerve with zygomatic nerve*
Ramus communicans nervi laryngealis superioris cum nervo laryngeali recurrenti: Verbindungsast zwischen Nervus* laryngeus superior und Nervus* laryngeus recurrens; Ⓔ *communicating branch of superior laryngeal nerve with recurrent laryngeal nerve*
Ramus communicans nervi lingualis cum chorda tympani: Verbindungsast zwischen Nervus* lingualis und Chorda* tympani; Ⓔ *communicating branch of lingual nerve with chorda tympani*
Ramus communicans nervi mediani cum nervo ulnari: Verbindungsast zwischen Nervus* medianus und Nervus* ulnaris; Ⓔ *communicating branch of median nerve with ulnar nerve*
Ramus communicans nervi nasociliaris cum ganglione ciliari: Verbindungsast zwischen Nervus* nasociliaris und Ganglion* ciliare; Ⓔ *communicating branch of nasociliary nerve with ciliary ganglion*
Ramus communicans nervi vagi cum nervo glossopharyngeo: Verbindungsast zwischen Nervus* vagus und Nervus* glossopharyngeus; Ⓔ *communicating branch of vagus nerve with hypoglossal nerve*
Ramus communicans ulnaris nervi radialis: Verbindungsast zwischen Nervus* radialis und Nervus* ulnaris; Ⓔ *ulnar communicating branch of radial nerve*
Rami communicantes nervi auriculotemporalis cum nervo faciali: Verbindungsäste zwischen Nervus* auriculotemporalis und Nervus* facialis; Ⓔ *communicating branches of auriculotemporal nerve with facial nerve*
Rami communicantes nervi lingualis cum nervo hypoglosso: Verbindungsäste zwischen Nervus* lingualis und Nervus* hypoglossus; Ⓔ *communicating branches of lingual nerve with hypoglossal nerve*
Rami communicantes nervorum spinalium: Verbindungsäste der Spinalnerven zum Grenzstrang; Ⓔ *communicating branches of spinal nerves*
Ramus coni arteriosi arteriae coronariae dextrae: Arteria coronaria dextra-Ast zum Conus arteriosus; Ⓔ *(right) conus branch of right coronary artery, right conus artery, third conus artery, right conal artery*
Ramus coni arteriosi arteriae coronariae sinistrae: Arteria coronaria sinistra-Ast zum Conus arteriosus; Ⓔ *(left) conus branch of left coronary artery, left conus artery, left conal artery*
Rami corporis amygdaloidei: Äste der Arteria* choroidea anterior zum Corpus* amygdaloideum; Ⓔ *branches of amygdaloid body*
Rami corporis geniculati lateralis: Äste der Arteria* choroidea anterior zum Corpus* geniculatum laterale; Ⓔ *branches of lateral geniculate body*
Ramus cutaneus: Hautast; Ⓔ *cutaneous branch*
Ramus cutaneus anterior: vorderer Hautast der Interkostalnerven; Ⓔ *anterior cutaneous branch*
Ramus cutaneus anterior nervi iliohypogastrici: vorderer Hautast des Nervus iliohypogastricus; Ⓔ *anterior cutaneous branch of iliohypogastric nerve*
Ramus cutaneus lateralis: seitlicher Hautast der Interkostalnerven; Ⓔ *lateral cutaneous branch*
Ramus cutaneus lateralis nervi iliohypogastrici: seitlicher Hautast des Nervus iliohypogastricus; Ⓔ *lateral cutaneous branch of iliohypogastric nerve*
Ramus deltoideus arteriae profundae brachii: Ast der Arteria* profunda brachii zum Musculus* deltoideus; Ⓔ *deltoid branch of deep brachial artery*
Ramus deltoideus arteriae thoracoacromialis: Ast der Arteria* thoracoacromialis zum Musculus* deltoideus; Ⓔ *deltoid branch of thoracoacromial artery*
Rami dentales arteriae alveolaris inferioris: Zahnäste der Arteria alveolaris inferioris; Ⓔ *dental branches of inferior alveolar artery*
Rami dentales arteriae alveolaris superioris posterioris: Zahnäste der oberen hinteren Alveolararterie; Ⓔ *dental branches of posterior superior alveolar artery*
Rami dentales arteriarum alveolarium superiorum anteriorum: Zahnäste der oberen vorderen Alveolararterien; Ⓔ *dental branches of anterior superior alveolar arteries*
Rami dentales inferiores: Zahnwurzeläste des Plexus dentalis inferior; Ⓔ *inferior dental branches of inferior dental plexus*
Rami dentales superiores: Zahnwurzeläste des Plexus dentalis superior; Ⓔ *superior dental branches of superior dental plexus*
Ramus descendens: absteigender Ast; Ⓔ *descending branch*
Ramus descendens arteriae occipitalis: absteigender Ast der Arteria* occipitalis; Ⓔ *descending branch of occipital artery*
Ramus dexter arteriae hepaticae: Arteria hepatica-Ast zum rechten Leberlappen; Ⓔ *right branch of hepatic artery*

R

Ramus dexter venae portae hepatis: rechter Ast der Pfortader [Vena portae hepatis]; führt mit seinen beiden Ästen [**Ramus anterior, posterior**] Blut zum rechten Leberlappen [Lobus* hepatis dexter]; Ⓔ *right branch of portal vein*
Ramus digastricus nervi facialis: Nervus facialis-Ast zum hinteren Digastrikusbauch; Ⓔ *digastric branch of facial nerve, digastric nerve*
Rami dorsales linguae arteriae lingualis: Zungenrückenarterien; Ⓔ *dorsal lingual branches of lingual artery, dorsal arteries of tongue*
Rami dorsales nervorum cervicalium: ***Syn:*** *Rami posteriores nervorum cervicalium*; hintere Äste/Rückenäste der Zervikalnerven; Ⓔ *dorsal branches of cervical nerves, posterior branches of cervical nerves*
Rami dorsales nervorum lumbalium: ***Syn:*** *Rami posteriores nervorum lumbalium*; hintere Äste/Rückenäste der Lendennerven; Ⓔ *dorsal branches of lumbar nerves, posterior branches of lumbar nerves*
Rami dorsales nervorum sacralium: ***Syn:*** *Rami posteriores nervorum sacralium*; hintere Äste/Rückenäste der Sakralnerven; Ⓔ *dorsal branches of sacral nerves, posterior branches of sacral nerves*
Rami dorsales nervorum thoracicorum: ***Syn:*** *Rami posteriores nervorum thoracicorum*; hintere Äste/Rückenäste der Thorakalnerven; Ⓔ *dorsal branches of thoracic nerves, posterior branches of thoracic nerves*
Ramus dorsalis: hinterer Ast, Rückenast; Ⓔ *dorsal branch*
Ramus dorsalis nervi coccygei: ***Syn:*** *Ramus posterior nervi coccygei*; hinterer Ast des Nervus coccygeus; Ⓔ *dorsal branch of coccygeal nerve, posterior branch of coccygeal nerve*
Ramus dorsalis nervi ulnaris: dorsaler (Haupt-)Ast des Nervus ulnaris; Ⓔ *dorsal branch of ulnar nerve*
Ramus dorsalis nervorum spinalium: ***Syn:*** *Ramus posterior nervorum spinalium*; hinterer Ast oder Rückenast der Spinalnerven; Ⓔ *dorsal branch of spinal nerves, posterior branch of spinal nerves*
Rami duodenales: Duodenumäste; Ⓔ *duodenal branches*
Rami epididymales arteriae testicularis: Nebenhodenäste der Arteria testicularis; Ⓔ *epididymal branches of testicular artery*
Ramus externus nervi laryngei superioris: äußerer Ast des Nervus laryngeus superior; Ⓔ *external branch of superior laryngeal nerve*
Rami fauciales nervi lingualis: Äste des Nervus* lingualis zum Isthmus* faucium; Ⓔ *branches to isthmus of faucium of lingual nerve*
Ramus femoralis nervi genitofemoralis: ***Syn:*** *Nervus lumboinguinalis*; Femoralast des Nervus* genitofemoralis; Ⓔ *lumboinguinal nerve, femoral branch of genitofemoral nerve*
Ramus frontalis arteriae meningeae mediae: Stirnast/vorderer Endast der Arteria meningea media; Ⓔ *frontal branch of middle meningeal artery*
Ramus frontalis arteriae temporalis superficialis: Stirnast der Arteria temporalis superficialis; Ⓔ *frontal branch of superficial temporal artery*
Ramus frontalis nervi frontalis: Stirnast des Nervus* frontalis; Ⓔ *frontal branch of frontal nerve*
Rami ganglionares ad ganglion oticum: →*Radix sensoria ganglii otici*
Rami ganglionares nervi mandibularis: 1. →*Radix sensoria ganglii submandibularis* **2.** →*Radix sensoria ganglii sublingualis*
Rami ganglionares nervi maxillaris: →*Radix sensoria ganglii pterygopalatini*
Rami gastricae: Magenäste; Ⓔ *gastric branches*
Rami gastricae arteriae gastroomentalis dextrae: Magenäste der Arteria gastroomentalis dextra; Ⓔ *gastric branches of right gastroepiploic artery, gastric branches of right gastroomental artery*
Rami gastricae arteriae gastroomentalis sinistrae: Magenäste der Arteria gastroomentalis sinistra; Ⓔ *gastric branches of left gastroepiploic artery, gastric branches of left gastroomental artery*
Rami gastrici anteriores trunci vagalis anterioris: vordere Magenäste des Nervus* vagus; Ⓔ *anterior gastric branches of vagus nerve, anterior gastric plexus*
Rami gastrici posteriores trunci vagalis posterioris: hintere Magenäste des Nervus* vagus; Ⓔ *posterior gastric branches of vagus nerve, posterior gastric plexus*
Ramus genitalis nervi genitofemoralis: ***Syn:*** *Nervus spermaticus externus*; Genitalast des Nervus genitofemoralis; Ⓔ *external spermatic nerve, genital branch of genitofemoral nerve*
Rami gingivales inferiores: Zahnfleischäste des Plexus dentalis inferior; Ⓔ *inferior gingival branches of inferior dental plexus*
Rami gingivales nervi mentalis: Zahnfleischäste des Nervus mentalis; Ⓔ *gingival branches of mental nerve*
Rami gingivales superiores: Zahnfleischäste des Plexus dentalis superior; Ⓔ *superior gingival branches of superior dental plexus*
Rami glandulares arteriae facialis: Arteria facialis-Äste zur Glandula* submandibularis; Ⓔ *glandular branches of facial artery*
Rami glandulares arteriae thyroideae inferioris: Arteria thyroidea inferior-Äste zu Schilddrüse und Nebenschilddrüse; Ⓔ *glandular branches of inferior thyroid artery*
Rami glandulares arteriae thyroideae superioris: Drüsenäste der Arteria thyroidea superior; Ⓔ *glandular branches of superior thyroid artery*
Rami globi pallidi: Äste der Arteria* choroidea anterior zum Globus* pallidus; Ⓔ *branches of globus pallidus*
Rami helicini arteriae uterinae: aus der Arteria* uterina stammende Rankenarterien der Gebärmuttermuskulatur [Myometrium*]; Ⓔ *helicine branches of uterine artery*
Rami hepatici trunci vagalis anterioris: Leberäste des Nervus* vagus; Ⓔ *hepatic branches of vagus nerve*
Ramus ilealis arteriae ileocolicae: Ileumast der Arteria ileocolica; Ⓔ *ileal branch of ileocolic artery*
Ramus iliacus arteriae iliolumbalis: Beckenkammast der Arteria iliolumbalis; Ⓔ *iliac branch of iliolumbar artery*
Ramus inferior arteriae gluteae superioris: unterer Ast der Arteria glutea superior; Ⓔ *inferior branch of superior gluteal artery*
Rami inferiores nervi transversi colli: untere Äste des Nervus transversus colli; Ⓔ *inferior branches of transverse cervical nerve*
Ramus inferior nervi oculomotorii: unterer Okulomotoriusast; Ⓔ *inferior branch of oculomotor nerve*
Ramus inferior ossis pubis: unterer Schambeinast; Ⓔ *descending ramus of pubis, lower ramus of pubis, inferior pubic ramus, inferior ramus of pubis*
Rami inguinales arteriae femoralis: Arteria femoralis-Äste zur Leistenregion; Ⓔ *inguinal branches of femoral artery, inguinal arteries*
Rami interganglionares: Verbindungsäste der Grenzstrangganglien; Ⓔ *interganglionic branches*
Ramus internus nervi laryngei superioris: innerer Ast des Nervus laryngeus superior; Ⓔ *internal superior laryngeal nerve, internal branch of superior laryngeal nerve*
Ramus interventricularis anterior arteriae coronariae sinistrae: ***Syn:*** *vordere Interventrikulararterie*; Ast der Arteria coronaria sinistra im Sulcus interventricularis anterior; Ⓔ *anterior interventricular branch of left*

R

coronary artery, anterior interventricular artery, anterior descending (coronary) artery
Ramus interventricularis posterior arteriae coronariae dextrae: ***Syn:*** *hintere Interventrikulararterie*; Ast der Arteria coronaria dextra im Sulcus interventricularis posterior; Ⓔ *posterior interventricular branch of right coronary artery, posterior descending (coronary) artery, posterior interventricular artery*
Rami isthmi faucium: Äste des Nervus* lingualis zum Isthmus* faucium; Ⓔ *branches to isthmus of faucium of lingual nerve*
Rami labiales anteriores arteriae femoralis: Schamlippenäste der Arteria femoralis; Ⓔ *anterior labial branches of femoral artery*
Rami labiales inferiores nervi mentalis: Unterlippenäste des Nervus mentalis; Ⓔ *inferior labial branches of mental nerve*
Rami labiales posteriores arteriae pudendae internae: Schamlippenäste der Arteria pudenda interna; Ⓔ *posterior labial branches of internal pudendal artery, greater labial arteries of vulva, posterior labial arteries of vulva*
Rami labiales superiores nervi infraorbitalis: Oberlippenäste des Nervus infraorbitalis; Ⓔ *superior labial branches of infraorbital nerve*
Rami lienales arteriae splenicae: ***Syn:*** *Rami splenici arteriae splenicae*; Milzäste der Milzarterie; Ⓔ *splenic branches of splenic artery*
Rami linguales nervi glossopharyngei: Zungenäste des Nervus glossopharyngeus; Ⓔ *lingual branches of glossopharyngeal nerve*
Rami linguales nervi hypoglossi: Zungenäste des Nervus hypoglossus; Ⓔ *lingual branches of hypoglossal nerve*
Rami linguales nervi lingualis: Zungenäste des Nervus lingualis; Ⓔ *lingual branches of lingual nerve*
Ramus lingualis nervi facialis: Zungenast des Nervus facialis; Ⓔ *lingual branch of facial nerve*
Rami malleolares laterales arteriae fibularis: Außenknöcheläste der Arteria fibularis; Ⓔ *lateral posterior malleolar arteries, lateral malleolar branches of fibular artery*
Rami malleolares mediales arteriae tibialis posterioris: Innenknöcheläste der Arteria tibialis posterior; Ⓔ *medial malleolar branches of posterior tibial artery, medial posterior malleolar arteries*
Rami mammarii laterales arteriae thoracicae lateralis: Brust(drüsen)-Äste der Arteria thoracica lateralis; Ⓔ *lateral mammary branches of lateral thoracic artery*
Rami mammarii mediales arteriae thoracicae internae: Brust(drüsen)-Äste der Arteria thoracica interna; Ⓔ *(medial) mammary branches of internal thoracic artery*
Ramus mandibulae: ***Syn:*** *Unterkieferast*; aufsteigender hinterer Teil des Unterkiefers; Ⓔ *ramus of mandible*
Ramus marginalis mandibularis nervi facialis: Ast des Nervus* facialis zu Musculus* risorius, Musculus* depressor labii inferioris und Musculus* mentalis; Ⓔ *marginal mandibular branch of facial nerve*
Ramus marginalis tentorii: Ast der Arteria* carotis interna zum Tentorium* cerebelli; Ⓔ *marginal tentorial branch of internal carotid artery*
Rami mastoidei arteriae auricularis posterioris: Ast der Arteria* auricularis posterior zum Processus* mastoideus; Ⓔ *mastoid branches of posterior auricular artery*
Ramus mastoideus arteriae occipitalis: Ast der Arteria* occipitalis zum Processus* mastoideus; Ⓔ *mastoid branch of occipital artery*
Ramus medialis nervi supraorbitalis: medialer Ast des Nervus supraorbitalis; Ⓔ *medial branch of supraorbital nerve*
Rami mediastinales arteriae thoracicae internae: Mediastinumäste der Arteria thoracica interna; Ⓔ *mediastinal branches of internal thoracic artery, anterior mediastinal arteries*
Rami mediastinales partis thoraciae aortae: Mediastinumäste der Aorta thoracica; Ⓔ *posterior mediastinal arteries, mediastinal branches of thoracic aorta*
Rami membranae tympani nervi auriculotemporalis: Äste des Nervus* auriculotemporalis zum Trommelfell; Ⓔ *branches to tympanic membrane of auriculotemporal nerve*
Rami meningei arteriae vertebralis: Hirnhautäste der Arteria vertebralis; Ⓔ *meningeal branches of vertebral artery*
Ramus meningeus: Hirnhautast, Meningealast; Ⓔ *meningeal branch*
Ramus meningeus anterior arteriae ethmoidalis anterioris: ***Syn:*** *vordere Hirnhautarterie, Meningea anterior, Arteria meningea anterior*; Hirnhautast der Arteria* ethmoidalis anterior; versorgt die Dura* mater der vorderen Schädelgrube; Ⓔ *anterior meningeal branch of anterior ethmoidal artery*
Ramus meningeus arteriae carotidis internae: Hirnhautast der Arteria* carotis interna; Ⓔ *meningeal branch of internal carotid artery*
Ramus meningeus arteriae occipitalis: Hirnhautast der Arteria occipitalis; Ⓔ *meningeal branch of occipital artery*
Ramus meningeus nervi mandibularis: Hirnhautast des Nervus mandibularis; Ⓔ *meningeal branch of mandibular nerve*
Ramus meningeus nervi maxillaris: Hirnhautast des Nervus maxillaris; Ⓔ *middle meningeal branch of maxillary nerve, meningeal nerve, Luschka's nerve*
Ramus meningeus nervi ophthalmici: Hirnhautast des Nervus* ophthalmicus; Ⓔ *tentorial branch of ophthalmic nerve*
Ramus meningeus nervi spinalis: Spinalnervenast zur Rückenmarkshaut; Ⓔ *meningeal branch of spinal nerve, sinu-vertebral nerve*
Ramus meningeus nervi vagi: Hirnhautast des Nervus vagus; Ⓔ *meningeal branch of vagus nerve*
Ramus meningeus recurrens arteriae lacrimalis: rückläufiger Ast der Arteria* lacrimalis zur Dura* mater der vorderen Schädelgrube; Ⓔ *recurrent meningeal branch of lacrimal artery*
Rami mentales nervi mentalis: Kinnäste des Nervus mentalis; Ⓔ *mental branches of mental nerve*
Ramus mentalis arteriae alveolaris inferioris: ***Syn:*** *Arteria mentalis*; Kinnschlagader; Ⓔ *mental branch of inferior alveolar artery, mental artery*
Rami musculares nervi accessorii: Muskeläste des Nervus accessorius; Ⓔ *muscular branches of accessory nerve*
Rami musculares arteriae vertebralis: Muskeläste der Arteria vertebralis; Ⓔ *muscular branches of vertebral artery*
Rami musculares nervi axillaris: Muskeläste des Nervus axillaris; Ⓔ *muscular branches of axillary nerve*
Rami musculares nervi femoralis: Muskeläste des Nervus femoralis; Ⓔ *muscular branches of femoral nerve*
Rami musculares nervi fibularis profundi: ***Syn:*** *Rami musculares nervi peronei profundi*; Muskeläste des Nervus peroneus profundus; Ⓔ *muscular branches of deep peroneal nerve*
Rami musculares nervi fibularis superficialis: ***Syn:*** *Rami musculares nervi peronei superficialis*; Muskeläste des Nervus peroneus superficialis; Ⓔ *muscular branches of superficial peroneal nerve*
Rami musculares nervi iliohypogastrici: Muskeläste des Nervus iliohypogastricus; Ⓔ *muscular branches of iliohypogastric nerve*

R

Rami musculares nervi intercostalis: Muskeläste der Interkostalnerven; Ⓔ *muscular branches of intercostal nerve*

Rami musculares nervi ischiadici: Muskeläste des Nervus ischiadicus; Ⓔ *muscular branches of sciatic nerve*

Rami musculares nervi mediani: Muskeläste des Nervus medianus; Ⓔ *muscular branches of median nerve*

Rami musculares nervi musculocutanei: Muskeläste des Nervus musculocotaneus; Ⓔ *muscular branches of musculocutaneous nerve*

Rami musculares nervi obturatorii: Muskeläste des Nervus obturatorius; Ⓔ *muscular branches of obturator nerve*

Rami musculares nervi radialis: Muskeläste des Nervus radialis; Ⓔ *muscular branches of radial nerve*

Rami musculares nervi tibialis: Muskeläste des Nervus tibialis; Ⓔ *muscular branches of tibial nerve*

Rami musculares nervi ulnaris: Muskeläste des Nervus ulnaris; Ⓔ *muscular branches of ulnar nerve*

Ramus muscularis: Muskelast; Ⓔ *muscular branch*

Ramus musculi stylopharyngei nervi glossopharyngei: Ast des Nervus* glossopharyngeus zum Musculus* stylopharyngeus; Ⓔ *stylopharyngeal branch of glossopharyngeal nerve*

Rami nasales externi nervi infraorbitalis: (äußere) Nasenflügeläste des Nervus infraorbitalis; Ⓔ *external nasal branches of infraorbital nerve*

Rami nasales interni nervi infraorbitalis: (innere) Nasenäste des Nervus infraorbitalis; Ⓔ *internal nasal branches of infraorbital nerve*

Rami nasales nervi ethmoidalis anterioris: sensible Äste des Nervus* ethmoidalis anterior für die Schleimhaut der Nasenhöhle; Ⓔ *nasal branches of anterior ethmoidal nerve*

Ramus nodi atrioventricularis arteriae coronariae dextrae: Ast der rechten Kranzarterie zum Nodus atrioventricularis; Ⓔ *atrioventricular nodal branch of right coronary artery, atrioventricular nodal artery*

Ramus nodi atrioventricularis arteriae coronariae sinistrae: Ast der linken Kranzarterie zum Nodus atrioventricularis; Ⓔ *atrioventricular nodal artery, atrioventricular nodal branch of left coronary artery*

Ramus nodi sinuatrialis arteriae coronariae dextrae: Ast der rechten Kranzarterie zum Sinusknoten; Ⓔ *sinoatrial nodal branch of right coronary artery, sinus node artery, sinoatrial nodal artery, sinuatrial nodal artery, nodal artery*

Ramus nodi sinuatrialis arteriae coronariae sinistrae: Ast der linken Kranzarterie zum Sinusknoten; Ⓔ *sinoatrial nodal branch of left coronary artery, sinus node artery, sinoatrial nodal artery, sinuatrial nodal artery, nodal artery*

Rami nucleorum hypothalami: Äste der Arteria* choroidea anterior zu den Hypothalamuskernen; Ⓔ *branches to hypothalamic nuclei*

Rami occipitales arteriae occipitalis: Hinterhauptsäste der Arteria occipitalis; Ⓔ *occipital branches of occipital artery, deep descending cervical artery*

Ramus occipitalis arteriae auricularis posterioris: Hinterhauptsast der Arteria auricularis posterior; Ⓔ *occipital branch of posterior auricular artery, myomastoid artery*

Ramus occipitotemporalis arteriae occipitalis medialis: Ast der Arteria* occipitalis medialis zum oberen und hinteren Teil des Schläfenlappens; Ⓔ *occipitotemporal branch of medial occipital artery*

Rami oesophageales arteriae gastricae sinistrae: Ösophagusäste der Arteria gastrica sinistra; Ⓔ *esophageal branches of left gastric artery*

Rami oesophageales arteriae thyroideae inferioris: Ösophagusäste der Arteria thyroidea inferior; Ⓔ *esophageal branches of inferior thyroid artery*

Rami oesophageales nervi laryngei recurrentis: Ösophagusäste des Nervus laryngeus recurrens; Ⓔ *esophageal branches of recurrent laryngeal nerve*

Rami oesophageales partis thoracicae aortae: Ösophagusäste der Brustaorta; Ⓔ *esophageal branches of thoracic aorta*

Rami omentales arteriae gastroomentalis dextrae: Netzbeuteläste der Arteria gastroomentalis dextra; Ⓔ *epiploic branches of right gastroepiploic artery, epiploic branches of right gastroomental artery, omental branches of right gastroepiploic artery, omental branches of right gastroomental artery*

Rami omentales arteriae gastroomentalis sinistrae: Netzbeuteläste der Arteria gastroomentalis sinistra; Ⓔ *epiploic branches of left gastroepiploic artery, epiploic branches of left gastroomental artery, omental branches of left gastroepiploic artery, omental branches of left gastroomental artery*

Ramus orbitalis arteriae meningeae mediae: Orbitaast der Arteria meningea media; Ⓔ *orbital branch of middle meningeal artery*

Ramus ossis ischii: Sitzbeinast; Ⓔ *ischial ramus, ramus of ischium*

Ramus ossis pubis: Schambeinast; Ⓔ *pubic ramus, ramus of pubis*

Ramus ovaricus arteriae uterinae: Eierstockast der Arteria uterina; Ⓔ *ovarian branch of uterine artery*

Ramus palmaris nervi mediani: Hohlhandast des Nervus medianus; Ⓔ *palmar branch of median nerve*

Ramus palmaris nervi ulnaris: Hohlhandast des Nervus ulnaris; Ⓔ *palmar branch of ulnar nerve, volar branch of ulnar nerve*

Ramus palmaris profundus arteriae ulnaris: tiefer Hohlhandast der Arteria ulnaris; Ⓔ *deep palmar branch of ulnar artery, deep volar metacarpal artery*

Ramus palmaris superficialis arteriae radialis: oberflächlicher palmarer Handwurzelast der Arteria radialis; Ⓔ *superficial palmar branch of radial artery*

Rami palpebrales nervi infratrochlearis: Augenlidäste des Nervus infratrochlearis; Ⓔ *palpebral branches of infratrochlear nerve*

Rami pancreatici arteriae lienalis: Pankreasäste der Milzarterie; Ⓔ *pancreatic branches of splenic artery*

Rami pancreatici arteriae pancreaticoduodenalis superioris anterioris: Pankreasäste der Arteria* pancreaticoduodenalis superior anterior; Ⓔ *pancreatic branches of anterior superior pancreaticoduodenal artery*

Rami pancreatici arteriae pancreaticoduodenalis superioris posterioris: Pankreasäste der Arteria* pancreaticoduodenalis superior posterior; Ⓔ *pancreatic branches of posterior superior pancreaticoduodenal artery*

Ramus parietalis arteriae meningeae mediae: Scheitelast der Arteria meningea media; Ⓔ *parietal branch of middle meningeal artery*

Ramus parietalis arteriae occipitalis medialis: Scheitellappenast der Arteria occipitalis medialis; Ⓔ *parietal branch of medial occipital artery*

Ramus parietalis arteriae temporalis superficialis: Scheitellappenast der Arteria* temporalis superficialis; Ⓔ *parietal branch of superficial temporal artery*

Ramus parietooccipitalis arteriae cerebri posterioris: Ast der Arteria* cerebri posterior zu Scheitellappen und Okzipitallappen; Ⓔ *parieto-occipital branch of posterior cerebral artery*

Ramus parietooccipitalis arteriae occipitalis medialis: Ast der Arteria* occipitalis medialis zu Scheitellappen und Okzipitallappen; Ⓔ *parieto-occipital branch of medial occipital artery*

Rami parotidei nervi auriculotemporalis: Parotisäste des Nervus auriculotemporalis; Ⓔ *parotid branches of*

R

auriculotemporal nerve, parotid nerves

Rami parotidei venae facialis: Parotisäste zur Vena facialis; Ⓔ *parotid branches of facial vein, anterior parotid veins*

Ramus parotideus arteriae auricularis posterioris: Parotisast der Arteria auricularis posterior; Ⓔ *parotid branch of posterior auricular artery*

Ramus parotideus arteriae temporalis superficialis: Parotisast der Arteria temporalis superficialis; Ⓔ *parotid branch of superficial temporal artery*

Ramus perforans: *Syn: Perforansast*; Arterienast, der durch einen Muskel oder ein Septum von einer Seite zur anderen Seite oder von vorne nach hinten zieht; Ⓔ *perforating branch*

Ramus perforans arteriae fibularis: Perforansast der Arteria fibularis; Ⓔ *perforating branch of fibular artery*

Rami perforantes arteriae thoracicae internae: Perforansäste der Arteria thoracica interna; Ⓔ *perforating branches of internal thoracic artery*

Rami perforantes arteriarum metacarpalium palmarium: Perforansäste der palmaren Metakarpalarterien; Ⓔ *perforating branches of palmar metacarpal arteries*

Rami perforantes arteriarum metatarsalium plantarium: Perforansäste der plantaren Metatarsalarterien; Ⓔ *perforating branches of plantar metatarsal arteries*

Rami pericardiaci aortae thoracicae: Herzbeuteläste der Aorta thoracica; Ⓔ *pericardiac branches of thoracic aorta, posterior pericardiac arteries*

Ramus pericardiacus nervi phrenici: Herzbeutelast des Nervus phrenicus; Ⓔ *pericardiac branch of phrenic nerve*

Rami peridentales arteriae alveolaris inferioris: Äste der Arteria* alveolaris inferior zum Zahnfleisch des Unterkiefers; Ⓔ *peridental branches of inferior alveolar artery*

Rami peridentales arteriae alveolaris superioris posterioris: Äste der Arteria* alveolaris superior posterior zum Zahnfleisch des Oberkiefers; Ⓔ *peridental branches of posterior superior alveolar artery*

Rami peridentales arteriae infraorbitalis: Äste der Arteria* infraorbitalis zu den Weichteilen des Oberkiefers; Ⓔ *peridental branches of infraorbital artery*

Rami perineales nervi cutanei femoris posterioris: Dammäste des Nervus cutaneus femoris posterior; Ⓔ *perineal branches of posterior femoral cutaneous nerve*

Ramus petrosus arteriae meningeae mediae: Felsenbeinast der Arteria meningea media; Ⓔ *petrosal branch of middle meningeal artery*

Rami pharyngeales arteriae pharyngeae ascendentis: Äste der Arteria* pharyngea ascendens zur Rachenmuskulatur; Ⓔ *pharyngeal branches of ascending pharyngeal artery*

Rami pharyngeales arteriae thyroideae inferioris: Pharynxäste der Arteria thyroidea inferior; Ⓔ *pharyngeal branches of inferior thyroid artery*

Rami pharyngeales arteriae thyroideae superioris: Pharynxäste der Arteria thyroidea superior; Ⓔ *pharyngeal branches of superior thyroid artery*

Rami pharyngeales nervi glossopharyngei: *Syn: Rami pharyngei nervi glossopharyngei*; Pharynxäste des Nervus glossopharyngeus; Ⓔ *pharyngeal branches of glossopharyngeal nerve*

Rami pharyngei nervi glossopharyngei: →*Rami pharyngeales nervi glossopharyngei*

Rami pharyngei nervi laryngei recurrentis: Rachenäste des Nervus* laryngeus recurrens; Ⓔ *pharyngeal branches of recurrent laryngeal nerve*

Rami pharyngei nervi vagi: sensible, motorische und sekretorische Fasern des Nervus* vagus zum Rachen, die den Plexus* pharyngeus bilden; Ⓔ *pharyngeal branches of vagus nerve*

Ramus pharyngeus nervi vagi: Pharynxast des Nervus vagus; Ⓔ *pharyngeal branch of vagus nerve, Bock's nerve*

Ramus posterior: hinterer/dorsaler Ast; Ⓔ *dorsal branch*

Ramus posterior arteriae obturatoriae: hinterer Ast der Arteria* obturatoria; Ⓔ *posterior branch of obturator artery*

Ramus posterior arteriae renalis: hinterer Ast der Nierenarterie [Arteria* renalis]; Ⓔ *posterior branch of renal artery*

Rami posteriores nervorum sacralium: *Syn: Rami dorsales nervorum sacralium*; hintere Äste/Rückenäste der Sakralnerven; Ⓔ *posterior branches of sacral nerves*

Rami posteriores nervorum cervicalium: *Syn: Rami dorsales nervorum cervicalium*; hintere Äste/Rückenäste der Zervikalnerven; Ⓔ *dorsal branches of cervical nerves, posterior branches of cervical nerves*

Rami posteriores nervorum lumbalium: *Syn: Rami dorsales nervorum lumbalium*; hintere Äste/Rückenäste der Lendennerven; Ⓔ *dorsal branches of lumbar nerves, posterior branches of lumbar nerves*

Rami posteriores nervorum thoracicorum: *Syn: Rami dorsales nervorum thoracicorum*; hintere Äste/Rückenäste der Thorakalnerven; Ⓔ *dorsal branches of thoracic nerves, posterior branches of thoracic nerves*

Ramus posterior nervi coccygei: hinterer Ast des Nervus coccygeus; Ⓔ *dorsal branch of coccygeal nerve, posterior branch of coccygeal nerve*

Ramus posterior nervorum spinalium: *Syn: Ramus dorsalis nervorum spinalium*; hinterer Ast oder Rückenast der Spinalnerven; Ⓔ *dorsal branch of spinal nerves, posterior branch of spinal nerves*

Ramus profundus: tiefer Ast; Ⓔ *deep branch*

Ramus profundus arteriae plantaris medialis: tiefer Ast der Arteria* plantaris medialis; Ⓔ *deep branch of medial plantar artery*

Ramus profundus arteriae transversae cervicis: →*Ramus profundus arteriae transversae colli*

Ramus profundus arteriae transversae colli: *Syn: Ramus profundus arteriae transversae cervicis*; tiefer Ast der Arteria* transversa colli; Ⓔ *deep branch of transverse artery of neck*

Ramus profundus nervi radialis: tiefer Radialisast; Ⓔ *deep branch of radial nerve, deep radial nerve*

Ramus profundus nervi ulnaris: tiefer Ulnarisast; Ⓔ *deep branch of ulnar nerve*

Rami prostatici arteriae vesicalis inferioris: Prostataäste der Arteria* vesicalis inferior; Ⓔ *prostatic branches of inferior vesical artery*

Ramus pubicus arteriae epigastricae inferioris: Schambeinast der Arteria epigastrica inferior; Ⓔ *pubic branch of inferior epigastric artery, pubic artery*

Ramus pubicus arteriae obturatoriae: Schambeinast der Arteria obturatoria; Ⓔ *pubic branch of obturator artery*

Ramus pubicus venae epigastricae inferioris: *Syn: Vena obturatoria accessoria, Vena pubica*; Ast der Vena* epigastrica inferior, der Blut aus dem Schambereich führt; Ⓔ *pubic vein*

Rami pulmonales: Lungenfasern des autonomen Nervensystems; Ⓔ *pulmonary branches of autonomic nervous system*

Rami pulmonales plexus pulmonalis: Äste des Plexus* pulmonalis entlang der Bronchien und Arterien ins Lungengewebe; Ⓔ *pulmonary branches of pulmonary plexus*

Rami pulmonales thoracici: Lungenfasern des Plexus* pulmonalis; Ⓔ *pulmonary branches of thoracic ganglia*

Rami radiculares arteriae vertebralis: Rückenäste der

Arteria vertebralis; Ⓔ *spinal branches of vertebral artery, radicular branches of vertebral artery, radicular arteries, spinal arteries*

Rami renales nervi vagi: Vagusäste zum Plexus renalis; Ⓔ *renal branches of vagus nerve*

Ramus renalis nervi splanchnici minoris: Nierenast des Nervus splanchnicus minor; Ⓔ *renal branch of minor splanchnic nerve*

Rami scrotales anteriores arteriae femoralis: Äste der Arteria* femoralis zum vorderen Skrotumbereich; Ⓔ *anterior scrotal branches of femoral artery*

Rami scrotales posteriores arteriae pudendae internae: Äste der Arteria* pudenda interna zum hinteren Skrotumbereich; Ⓔ *posterior scrotal branches of internal pudendal artery*

Ramus sinister arteriae hepaticae: Arteria hepatica propria-Ast zum linken Leberlappen; Ⓔ *left branch of hepatic artery*

Ramus sinister venae portae hepatis: Ast der Pfortader [Vena portae hepatis] zum linken Leberlappen [Lobus* hepatis sinister] und zum Lobus* quadratus und caudatus hepatis; seine **Pars transversa** sendet Äste zum Lobus quadratus hepatis [**Rami lobi caudati**]; die **Pars umbilicalis** hat Äste zur lateralen und medialen Seite der linken Leber [**Rami laterales, mediales**] und gibt die Vena* umbilicalis ab; Ⓔ *left branch of portal vein*

Ramus sinus carotici nervi glossopharyngei: ***Syn:*** *Hering-Blutdruckzügler, Karotissinusnerv*; Ast des Nervus glossopharyngeus zum Sinus caroticus; Ⓔ *carotid sinus branch of glossopharyngeal nerve, Hering's nerve, Hering's sinus nerve, sinus nerve, carotid sinus nerve*

Ramus sinus cavernosi: Karotis interna-Ast zum Sinus cavernosus; Ⓔ *cavernous sinus branch of internal carotid artery*

Rami spinales arteriae cervicalis ascendentis: Rückenmarksäste der Arteria cervicalis ascendens; Ⓔ *spinal branches of ascending cervical artery*

Rami spinales arteriae intercostalis supremae: Rückenmarksäste der Arteria intercostalis suprema; Ⓔ *spinal branches of superior intercostal artery*

Rami spinales arteriae vertebralis: Rückenäste der Arteria vertebralis; Ⓔ *spinal branches of vertebral artery, radicular branches of vertebral artery, radicular arteries, spinal arteries, spinal arteries, spinal branches of vertebral artery*

Rami spinales arteriarum sacralium lateralium: Wirbelkanaläste der Arteriae* sacrales laterales; Ⓔ *spinal branches of lateral sacral arteries*

Ramus spinalis: Rückenmarksast; Ⓔ *spinal branch*

Ramus spinalis arteriae iliolumbalis: Wirbelkanalast der Arteria iliolumbalis; Ⓔ *spinal branch of iliolumbar artery*

Ramus spinalis arteriae subcostalis: Rückenmarksast der Arteria subcostalis; Ⓔ *spinal branch of subcostal artery*

Ramus spinalis arteriarum intercostalium posteriorum: Rückenmarksast der hinteren Interkostalarterien; Ⓔ *spinal branch of posterior intercostal arteries*

Ramus spinalis arteriarum lumbalium: Rückenmarksast der Lumbalarterien; Ⓔ *spinal branch of lumbar arteries*

Rami splenici arteriae splenicae: ***Syn:*** *Rami lienales arteriae splenicae*; Milzäste der Milzarterie; Ⓔ *splenic branches of splenic artery*

Ramus stapedius arteriae stylomastoideae: Ast der Arteria* stylomastoidea zum Musculus* stapedius; Ⓔ *stapedial branch of stylomastoid artery*

Rami sternales arteriae thoracicae internae: Äste der Arteria* thoracica interna zum Musculus* transversus thoracis und zur Sternumrückseite; Ⓔ *sternal branches of internal thoracic artery*

Rami sternocleidomastoidei arteriae occipitalis: Ast der Arteria* occipitalis zum Musculus* sternocleidomastoideus; Ⓔ *sternocleidomastoid branches of occipital artery*

Ramus sternocleidomastoideus arteriae thyroideae superioris: Ast der Arteria* occipitalis zum Musculus* sternocleidomastoideus; Ⓔ *sternocleidomastoid branch of superior thyroid artery*

Ramus stylohyoideus nervi facialis: Ast des Nervus* facialis zum Musculus* stylohyoideus; Ⓔ *stylohyoid branch of facial nerve*

Rami subscapulares arteriae axillaris: Äste der Arteria* axillaris zum Musculus* subscapularis; Ⓔ *subscapular branches of axillary artery*

Ramus superficialis: oberflächlicher Ast; Ⓔ *superficial branch*

Ramus superficialis arteriae plantaris medialis: oberflächlicher Ast der Arteria* plantaris medialis; Ⓔ *superficial branch of medial plantar artery*

Ramus superficialis arteriae transversa colli: ***Syn:*** *oberflächliche Halsarterie, Arteria cervicalis superficialis*; Ast der Arteria* transversa colli, der den Musculus* trapezius und tiefe Nackenmuskeln versorgt; Ⓔ *superficial cervical artery*

Ramus superficialis nervi radialis: oberflächlicher Radialisast; Ⓔ *superficial branch of radial nerve, superficial radial nerve*

Ramus superficialis nervi ulnaris: oberflächlicher Ulnarisast; Ⓔ *superficial branch of ulnar nerve*

Ramus superior nervi oculomotorii: oberer Okulomotoriusast; Ⓔ *superior branch of oculomotor nerve*

Ramus superior ossis pubis: oberer Schambeinast; Ⓔ *ascending ramus of pubis, superior ramus of pubis, upper ramus of pubis, superior pubic ramus*

Rami temporales nervi facialis: Äste des Nervus* facialis zu Musculus* auricularis anterior und superior, Musculus* occipitalis, Musculus* orbicularis oculi und Musculus* corrugator supercilii; Ⓔ *temporal branches of facial nerve*

Ramus tentorius nervi ophthalmici: Tentoriumast des Nervus ophthalmicus; Ⓔ *ophthalmic recurrent nerve, tentorial branch of ophthalmic nerve*

Rami thalamici arteriae cerebri posterioris: Äste der Arteria* cerebri posterior zum Thalamus*; Ⓔ *thalamic branches of posterior cerebral artery*

Ramus thalamicus arteriae communicantis posterioris: Äste der Arteria* communicans posterior zum Thalamus*; Ⓔ *thalamic branch of posterior communicating artery*

Rami thymici arteriae thoracicae internae: Thymusäste der Arteria thoracica interna; Ⓔ *thymic branches of internal thoracic artery, thymic arteries*

Ramus thyrohyoideus ansae cervicalis: Ast der Ansa* cervicalis zum Musculus* thyrohyoideus; Ⓔ *thyrohyoid branch of ansa cervicalis*

Rami tonsillares nervi glossopharyngei: Tonsillenäste des Nervus glossopharyngeus; Ⓔ *tonsillar branches of glossopharyngeal nerve, tonsillar nerves*

Rami tonsillares nervorum palatini minores: Tonsillenäste der Nervi* palatini minores; Ⓔ *tonsillar branches of minor palatine nerves*

Ramus tonsillaris arteriae facialis: Gaumenmandelast der Arteria facialis; Ⓔ *tonsillar branch of facial artery, tonsillar artery*

Rami tracheales arteriae thoracicae internae: Luftröhrenäste der Arteria thoracica interna; Ⓔ *tracheal branches of internal thoracic artery*

Rami tracheales arteriae thyroideae inferioris: Luftröhrenäste der Arteria thyroidea inferior; Ⓔ *tracheal branches of inferior thyroid artery*

Rami tracheales nervi laryngei recurrentis: Luftröhrenäste des Nervus laryngealis recurrens; Ⓔ *tracheal*

R

branches of recurrent laryngeal nerve

Rami tubarii arteriae ovaricae: Eileiteräste der Arteria ovarica; Ⓔ *tubal branches of ovarian artery*

Ramus tubarius arteriae uterinae: Eileiterast der Arteria uterina; Ⓔ *tubal branch of uterine artery*

Ramus tubarius plexus tympanici: Ast des Plexus* tympanicus zur Ohrtrompete [Tuba* auditiva]; Ⓔ *tubal branch of tympanic plexus*

Rami ureterici arteriae ductus deferentis: Harnleiteräste der Arteria ductus deferentis; Ⓔ *ureteral branches of artery of ductus deferens, ureteric branches of artery of ductus deferens*

Rami ureterici arteriae ovaricae: Harnleiteräste der Arteria ovarica; Ⓔ *ureteral branches of ovarian artery, ureteric branches of ovarian artery*

Rami ureterici arteriae renalis: Harnleiteräste der Arteria renalis; Ⓔ *ureteral branches of renal artery, ureteric branches of renal artery*

Rami ureterici arteriae testicularis: Harnleiteräste der Arteria testicularis; Ⓔ *ureteral branches of testicular artery, ureteric branches of testicular artery*

Rami vaginales arteriae rectalis mediae: Vaginaäste der Arteria rectalis media; Ⓔ *vaginal branches of middle rectal artery*

Rami vaginales arteriae uterinae: Vaginaäste der Arteria uterina; Ⓔ *vaginal branches of uterine artery, azygos arteries of vagina*

Rami ventrales nervorum cervicalium: ***Syn:*** *Rami anteriores nervorum cervicalium*; vordere/ventrale Äste der Halsnerven; Ⓔ *anterior branches of cervical nerves, ventral branches of cervical nerves*

Rami ventrales nervorum lumbalium: ***Syn:*** *Rami anteriores nervorum lumbalium*; vordere/ventrale Äste der Lumbalnerven; Ⓔ *anterior branches of lumbar nerves, ventral branches of lumbar nerves*

Rami ventrales nervorum sacralium: ***Syn:*** *Rami anteriores nervorum sacralium*; vordere/ventrale Äste der Sakralnerven; Ⓔ *anterior branches of sacral nerves, ventral branches of sacral nerves*

Rami ventrales nervorum thoracicum: ***Syn:*** *Rami anteriores nervorum thoracicorum*; vordere/ventrale Äste der Thorakalnerven; Ⓔ *anterior branches of thoracic nerves, ventral branches of thoracic nerves, intercostal nerves*

Ramus ventralis: vorderer/ventraler Ast; Ⓔ *ventral branch*

Ramus ventralis nervi coccygei: ***Syn:*** *Ramus anterior nervi coccygei*; vorderer/ventraler Ast des Nervus coccygeus; Ⓔ *anterior branch of coccygeal nerve, ventral branch of coccygeal nerve*

Ramus ventralis nervorum spinalium: ***Syn:*** *Ramus anterior nervorum spinalium*; vorderer Ast oder Bauchast der Spinalnerven; Ⓔ *anterior branch of spinal nerves, ventral branch of spinal nerves*

Ramus visceralis: Eingeweideast; Ⓔ *autonomic branch*

Rami zygomatici nervi facialis: Äste des Nervus* facialis zu Musculus* zygomaticus major und minor; Ⓔ *zygomatic branches of facial nerve*

Ramus-interventricularis-anterior-Stenose *f*: ***Syn:*** *RIVA-Stenose*; Stenose* des Ramus interventricularis anterior der linken Koronararterie; Ⓔ *stenosis of the anterior interventricular branch*

Randlkelraltiltis *f, pl* **-tiltilden:** ***Syn:*** *Keratitis marginalis*; ätiologisch inhomogene Keratitis* mit Ulzeration der Hornhautränder; Ⓔ *annular keratitis, marginal keratitis*

Ranldolmilsielren *nt*: → *Randomisierung*

Ranldolmilsielrung *f*: ***Syn:*** *Randomisieren*; Zufallszuteilung von Probanden zu verschiedenen Gruppen, z.B. Behandlungsgruppe, Kontrollgruppe; Ⓔ *randomization*

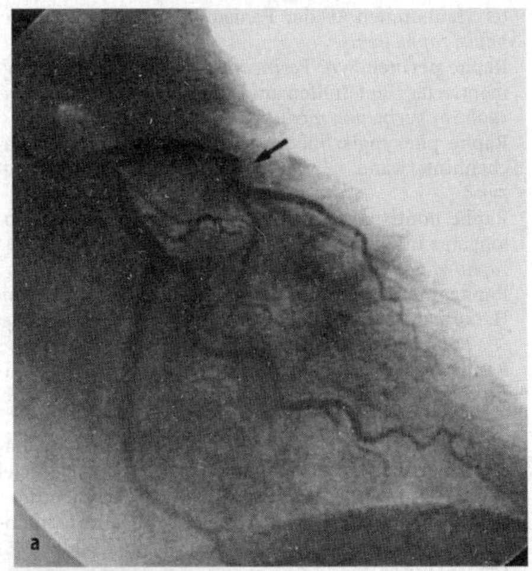

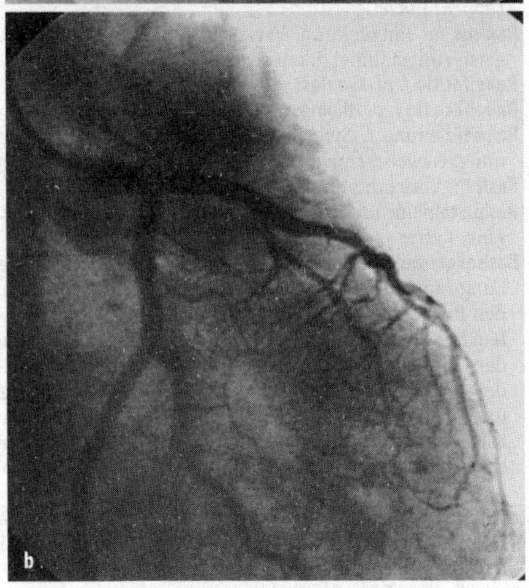

Abb. 79. Ramus-interventricularis-anterior-Stenose. **a** akuter Verschluss, **b** Zustand nach Koronarangioplastie

Ranlkenlanleulryslma *nt*: ***Syn:*** *Aneurysma racemosum*; rankenförmiges Aneurysma*; Ⓔ *serpentine aneurysm*

Ranlkenlanlgilom *nt*: ***Syn:*** *Angioma racemosum*; rankenförmiges Angiom; Ⓔ *racemose angioma*

R-Anltilgen *nt*: ***Syn:*** *Rauhantigen, Rauantigen*; bei Rauformen von Bakterien vorkommendes Antigen; Ⓔ *R antigen*

Ralnulla *f*: zystische Geschwulst des Ausführungsganges der Unterzungendrüse; Ⓔ *ranula, sublingual ptyalocele, sublingual cyst*

Ranvier-Schnürringe *pl*: zirkuläre Einschnürungen der Markscheide der Nervenfasern; Ⓔ *nodes of Ranvier*

Ralphe *f*: ***Syn:*** *Rhaphe*; Naht, Verwachsungsnaht; Ⓔ *raphe, rhaphe, seam*

Raphe medullae oblongatae: nahtartige Mittelzone der Medulla* oblongata; Ⓔ *raphe of medulla oblongata*

Raphe palati: ***Syn:*** *Gaumenleiste*; mediane, längsverlaufende Schleimhautleiste über der Verwachsungslinie der beiden Gaumenfortsätze; Ⓔ *raphe of palate, palatine raphe*

Raphe penis: ***Syn:*** *Penisnaht, Penisraphe*; pigmentierter Hautstreifen an der Penisunterseite; Ⓔ *raphe of penis, raphe penis*

Raphe perinei: *Syn: Perinealraphe, Perinealnaht*; pigmentierter Hautstreifen am Damm; Ⓔ *perineal raphe, raphe of perineum, median raphe of perineum*

Raphe pharyngis: medianer Sehnenstreifen der Rachenhinterwand; Ⓔ *pharyngeal raphe, raphe of pharynx*

Raphe pontis: Fortsetzung der Raphe* medullae oblongatae in den dorsalen Teil der Brücke [Pons*]; Ⓔ *raphe of pons*

Raphe pterygomandibularis: Bindegewebsnaht vom Hamulus* pterygoideus zum Ramus* mandibulae; Ⓔ *pterygomandibular raphe*

Raphe scroti: *Syn: Skrotalnaht, Skrotalraphe*; pigmentierter Hautstreifen in der Mitte des Skrotums; Ⓔ *raphe of scrotum, scrotal raphe*

Ra|phe|ker|ne *pl*: *Syn: Nuclei raphes*; im Bereich der Raphe* medullae oblongatae [**untere Raphekerne, Nuclei raphes in medulla oblongata**] und des Tegmentum* pontis [**obere Raphekerne, Nuclei raphes in tegmentum pontis**] liegende Kerne, die Serotonin* bilden; Ⓔ *rapheal nuclei*

Rap|tus *m*: Entzückung, Verzückung, Begeisterung; Begeisterungstaumel, Ekstase; Ⓔ *rapture*

Ra|re|fac|tio *f, pl* **-tio|nes**: →*Rarefizierung*

Ra|re|fi|ca|tio *f, pl* **-tio|nes**: →*Rarefizierung*

Ra|re|fi|zie|rung *f*: *Syn: Rarefactio, Rareficatio*; Ausdünnung, Gewebeschwund; Ⓔ *rarefaction*

Rash *nt*: Vorexanthem, flüchtiger Ausschlag; Ⓔ *rash*

Ras|pa|to|ri|um *nt*: Knochenschaber; Ⓔ *raspatory, rugine, xyster*

Ras|sel|ge|räu|sche *pl*: *Syn: Rasseln, Rhonchi*; über der Lunge auskultierbare Geräusche, die ihren Ursprung in den Bronchien haben; Ⓔ *rales, rhonchi*

feuchte Rasselgeräusche: durch Sekretansammlung in den Bronchien verursachte Rasselgeräusche; je nach der Art unterscheidet man **großblasige, mittelblasige** und **kleinblasige Rasselgeräusche**; nach dem Klangcharakter unterteilt man in **klingende** [ohrnah, hochfrequent] oder **nicht-klingende Rasselgeräusche** [ohrfern, tieffrequent]; Ⓔ *moist rales*

trockene Rasselgeräusche: *Syn: Rhonchi sibilantes et sonori*; v.a. bei der Ausatmung hörbares Giemen, Pfeifen, Schnurren und Brummen; Ⓔ *dry rales*

Ras|seln *nt*: →*Rasselgeräusche*

Ras|ter|e|lek|tro|nen|mi|kro|skop *nt*: *Syn: Elektronenrastermikroskop*; Elektronenmikroskop*, bei dem die Probe von oben mit einem Elektronenstrahl abgetastet wird, dadurch entsteht eine große Plastizität der Bilder; Ⓔ *scanning electron microscope, scanning microscope*

Ras|ter|ver|schie|bungs|an|gi|o|ky|mo|gra|fie, -gra|phie *f*: *Syn: Angiokymografie*; kymografische Darstellung der Strömungsverhältnisse in den Arterien; Ⓔ *angiokymography*

Rathbun-Syndrom *nt*: *Syn: Hypophosphatasie, Phosphatmangelrachitis*; durch einen angeborenen Mangel an alkalischer Phosphatase* verursachte Störung des Calcium- und Phosphatstoffwechsels; Ⓔ *hypophosphatasia, hypophosphatasemia*

Rathke-Tasche *f*: embryonale Hypophysenanlage im Dach der Mundbucht; Ⓔ *Rathke's diverticulum, Rathke's pouch, pituitary diverticulum, craniobuccal pouch, craniopharyngeal pouch, craniopharyngeal duct, neurobuccal pouch*

Ra|ti|o|na|li|sie|rung *f*: Abwehrmechanismus, bei dem eine logisch-vernünftige Erklärung für unrationale Handlungen oder Emotionen gegeben wird; Ⓔ *rationalization*

Rat|ten|band|wurm *m*: *Syn: Mäusebandwurm, Hymenolepis diminuta*; weltweit verbreiteter Dünndarmparasit von Nagetieren und Menschen; Ⓔ *rat tapeworm, Hymenolepis diminuta*

Rat|ten|biss|fie|ber I *nt*: *Syn: Rattenbisskrankheit, Sodoku*; durch Nagerbisse [Ratten, Mäuse] übertragene Infektionskrankheit durch **Spirillum minus**; meist subakuter Verlauf mit Polyarthritis* und Lymphknotenschwellung; Ⓔ *rat-bite disease, rat-bite fever, sodoku, sokosho*

Rat|ten|biss|fie|ber II *nt*: *Syn: Rattenbisskrankheit, atypisches Rattenbissfieber, Haverhill-Fieber, Bakterienrattenbissfieber, Streptobazillenrattenbissfieber, Erythema arthriticum epidemicum*; durch Rattenbisse oder verdorbene Lebensmittel übertragene Infektionskrankheit durch **Streptobacillus moniliformis**; verläuft hochfieberhaft mit Befall mehrerer Gelenke; Ⓔ *Haverhill fever, epidemic arthritic erythema, rat- bite disease, rat-bite fever*

Rat|ten|biss|fie|ber, a|ty|pi|sches *nt*: →*Rattenbissfieber II*

Rat|ten|biss|krank|heit *nt*: **1.** →*Rattenbissfieber I* **2.** →*Rattenbissfieber II*

Rat|ten|fleck|fie|ber *nt*: *Syn: endemisches/murines Fleckfieber, Flohfleckfieber*; durch Flöhe [Pestfloh, Katzenfloh] übertragenes Fleckfieber durch **Rickettsia typhi**; Ⓔ *endemic typhus, flea-borne typhus, murine typhus, Manchurian typhus, Mexican typhus, Moscow typhus, tabardillo, tarbadillo, red fever (of the Congo), Congolian red fever, Congo red fever*

Rat|ten|floh *m*: *Syn: Pestfloh, Xenopsylla cheopis, Pulex cheopis*; Ektoparasit bei Ratten; Überträger des Pestbakteriums Yersinia* pestis; Ⓔ *rat flea, Nosopsyllus fasciatus*

Rat|ten|lun|gen|wurm *m*: *Syn: Angiostrongylus cantonensis*; Erreger der Angiostrongylose*; Ⓔ *rat lungworm, Angiostrongylus cantonensis*

Rau|an|ti|gen *nt*: →*R-Antigen*

Raub|wan|zen *pl*: →*Reduviidae*

Rau|form *f*: →*Rauhform*

Rauh|an|ti|gen *nt*: →*R-Antigen*

Rauh|form *f*: *Syn: R-Form, R-Stamm, Rauform*; Bakterienstamm, der Kolonien mit rauer Oberfläche bildet; Ⓔ *rough strain, R strain*

Raum *m*: Spatium*; Ⓔ *space, cavity, cavum, cavitation, chamber, compartment*

extrazellulärer Raum: *Syn: Extrazellulärraum*; Gesamtheit der Extrazellulärflüssigkeit enthaltenden Räume des Körpers; Ⓔ *extracellular space*

intrazellulärer Raum: *Syn: Intrazellularraum*; Raum innerhalb der Zelle; Gesamtheit der intrazellulären Räume; Ⓔ *intracellular space*

peripharyngealer Raum: Bindegewebsraum um den Rachen; Ⓔ *peripharyngeal space*

perisinusoidaler Raum: *Syn: Disse-Raum*; Raum zwischen den Leberepithelzellen und der Wand der intralobulären Kapillaren; Ⓔ *Disse's space, perisinusoidal space*

Raum|do|sis *f, pl* **-sen**: *Syn: Integraldosis, Volumendosis*; die gesamte, auf das Volumen des Zielbereiches übertragene Energiedosis* bei einer Bestrahlung; Ⓔ *integral dose, integral absorbed dose, volume dose*

Raum|i|so|me|rie *f*: →*Stereoisomerie*

Rau|pen|der|ma|ti|tis *f, pl* **-ti|ti|den**: *Syn: Raupenhaardermatitis*; durch verschiedene Lepidopteren-Larven hervorgerufene toxische Kontaktdermatitis*; Ⓔ *caterpillar dermatitis*

Rau|pen|haar|der|ma|ti|tis *f, pl* **-ti|ti|den**: →*Raupendermatitis*

Rau|pen|haar|kon|junk|ti|vi|tis *f, pl* **-ti|den**: *Syn: Raupenkonjunktivitis, Conjunctivitis nodosa, Ophthalmia nodosa*; toxische Bindehautentzündung mit Knötchenbildung durch Haare verschiedener Lepidopteren [**Brombeerspinner, Prozessionsspinner**]; Ⓔ *caterpillar-hair ophthalmia, pseudotuberculous ophthalmia, nodular conjunctivitis*

Rau|pen|kon|junk|ti|vi|tis *f, pl* **-ti|den**: →*Raupenhaarkon-*

R

junktivitis

Rausch *m*: durch Rauschmittel hervorgerufener Zustand mit positiver Veränderung von Erleben und Gefühlen; Ⓔ *intoxication, drunkenness, inebriation*

Rausch|mit|tel *nt*: natürliche oder künstlich hergestellte Substanz, die einen Rauschzustand hervorrufen kann; Ⓔ *narcotic, drug, intoxicant*

Rau|ten|gru|be *f*: *Syn: Fossa rhomboidea*; rautenförmiger Boden des IV. Ventrikels; Ⓔ *rhomboid fossa, ventricle of Arantius*

Rau|ten|hirn *nt*: → *Rhombencephalon*

Rau|ten|zun|ge *f*: *Syn: Glossitis mediana rhombica, Glossitis rhombica mediana*; ätiologisch unklare Anomalie mit rautenförmigem, rotem Schleimhautbezirk des Zungenrückens; Ⓔ *median rhomboid glossitis*

Raynaud-Krankheit *f*: *Syn: echte/essentielle/primäre Raynaud-Krankheit*; idiopathische, anfallsweise Gefäßkrämpfe und dadurch bedingte Durchblutungsstörungen an Händen und Füßen; Ⓔ *Raynaud's disease*

sekundäre Raynaud-Krankheit: → *Raynaud-Syndrom*

Raynaud-Syndrom *nt*: *Syn: sekundäre Raynaud-Krankheit*; durch andere Erkrankungen [progressive Sklerodermie*, Kälteagglutininkrankheit, Presslufthammerkrankheit] verursachte anfallsweise Gefäßkrämpfe; Ⓔ *Raynaud's syndrome, Raynaud's disease, secondary Raynaud's disease*

RA-Zelle *f*: → *Rhagozyt*

Ra|ze|mat *nt*: → *Racemat*

Re-, re- *präf.*: Wortelement mit der Bedeutung „zurück/rückläufig/wieder/wiederholt"; Ⓔ *again, back, reverse, re-*

Re|ab|sorp|ti|on *f*: → *Resorption*

Re|a|gens *nt, pl* **-gen|zi|en, -gen|ti|en**: *Syn: Reagenz*; Stoff, der in einer chemischem Reaktion mit einem anderen Stoff reagiert; Ⓔ *reagent*

Re|a|genz *nt*: → *Reagens*

Re|a|gi|bi|li|tät *f*: Reaktionsfähigkeit; Ⓔ *responsiveness*

Re|a|gin *nt*: veraltet für IgE-Antikörper; Ⓔ *reagin*

Re|ak|ti|on *f*: **1.** Rückwirkung, Gegenwirkung **2.** (*chem.*) Umsetzung zweier oder mehrerer Reaktionspartner unter Bildung neuer Endprodukte **3.** (*physiolog.*) Antwort von Zellen, Geweben und Organen auf chemische oder physikalische Reize; Ⓔ **1.** *response, reaction* **2.** *reaction* **3.** *response, reaction, answer* (auf *to*; gegen *against*)

anamnestische Reaktion: *Syn: Sekundärantwort, Booster-Effekt, Erinnerungsreaktion*; beschleunigte und vermehrte Antikörperbildung bei wiederholtem Antigenkontakt; Ⓔ *anamnestic reaction, anamnestic response*

anaphylaktische Reaktion: *Syn: Anaphylaxie*; Allergie* nach wiederholter Antigeninjektion; kann zur Ausbildung eines **allergischen** oder **anaphylaktischen Schocks** mit akuter Lebensgefahr führen; Ⓔ *anaphylaxis, generalized anaphylaxis, systemic anaphylaxis*

anaphylaktoide Reaktion: mit den Symptomen einer Anaphylaxie verlaufende Reaktion; Ⓔ *anaphylactoid reaction, anaphylactoid crisis, anaphylactoid shock, pseudoanaphylaxis*

anaplerotische Reaktion: *Syn: Auffüllungsreaktion*; (*chem.*) Reaktion, deren Endprodukt als Ausgangs- oder Zwischenprodukt in einer anderen Reaktion verbraucht wird; Ⓔ *anaplerotic reaction, anaplerosis*

depressive Reaktion: *Syn: psychogene Depression, psychoreaktive Depression, motivierte Depression, reaktive Depression*; durch äußere Ereignisse ausgelöste Depression, die nach Verschwinden der Ursache wieder abklingt; Ⓔ *reactive depression, situational depression*

hysterische Reaktion: *Syn: Konversionsreaktion, Konversionsneurose, hysterische Neurose, Konversionshysterie*; primär durch Konversionssymptome [Schmerzen, Lähmung, Sprechstörungen, Schwerhörigkeit, Sehstörungen] gekennzeichnete Neurose; Ⓔ *conversion disorder, conversion hysteria, conversion hysteric neurosis, conversion type, conversion reaction, hysteria, hysterical neurosis*

immunologische Reaktion: *Syn: Immunantwort, Immunreaktion*; Reaktion des Körpers auf ein eingedrungenes Antigen; Ⓔ *immunoreaction, immune reaction, immune response, immunological reaction, immunological response*

konditionierte Reaktion: *s.u. Konditionierung*; Ⓔ *conditioned response*

leukämische Reaktion: → *leukämoide Reaktion*

leukämoide Reaktion: *Syn: leukämische Reaktion, Pseudoleukämie, Hyperleukozytose*; extreme Leukozytose* mit einer Erhöhung der Leukozytenzahl auf Werte über 20.000/µl und starker Linksverschiebung*; Ⓔ *leukemoid, leukemoid reaction, leukemic reaction, hyperleukocytosis*

obsessiv-kompulsive Reaktion: *Syn: Anankasmus, Zwangskrankheit, anankastisches Syndrom, Zwangsneurose*; Neurose*, die von Zwangserscheinungen [Zwangshandlungen, -impulsen, -gedanken] beherrscht wird; Ⓔ *obsessive-compulsive neurosis, obsessional neurosis, compulsion neurosis, compulsive neurosis*

parallergische Reaktion: → *Parallergie*

pseudoallergische Reaktion: *Syn: Pseudoallergie*; Unverträglichkeitsreaktion, die nicht auf einer Immunreaktion beruht; Ⓔ *pseudoallergic reaction*

re|ak|tiv *adj*: rückwirkend, gegenwirkend; empfänglich; Ⓔ *reactive*

Re|ak|ti|vie|rung *f*: Wiederherstellung einer Funktion oder einer Reaktionsbereitschaft; Ⓔ *reactivation*

Real-time-Technik *f*: *Syn: Echt-Zeit-Verfahren, Real-time-Verfahren*; Ultraschalltechnik, bei der Vorgänge direkt am Monitor beobachtet werden können; Ⓔ *real-time sonographic examination*

Real-time-Verfahren *nt*: → *Real-time-Technik*

Re|a|na|sto|mo|sie|rung *f*: operative Wiedervereinigung getrennter Hohlorgane, Gefäße oder Nerven; Ⓔ *reanastomosis*

Re|a|ni|ma|ti|on *f*: *Syn: Wiederbelebung, Resuszitation*; Gesamtheit aller Maßnahmen zur Wiederherstellung einen ausreichenden Kreislauf- und Atemfunktion nach Herz-Kreislauf- und/oder Atemstillstand; Ⓔ *resuscitation, restoration to life*

kardiale Reanimation: *Syn: Herzwiederbelebung*; Wiederbelebung bei Herzstillstand; Ⓔ *cardiac resuscitation*

kardiopulmonale Reanimation: *Syn: Herz-Lungen-Wiederbelebung, kardiorespiratorische Reanimation*; Wiederbelebung bei Herz-Kreislauf-Stillstand*; Ⓔ *cardiopulmonary resuscitation*

kardiorespiratorische Reanimation: → *kardiopulmonale Reanimation*

respiratorische Reanimation: *Syn: Lungenwiederbelebung*; Wiederbelebung bei Atemstillstand; Ⓔ *respiratory resuscitation, pulmonary resuscitation*

Re|bound|phä|no|men *nt*: *Syn: Holmes-Phänomen, Rückstossphänomen, Holmes-Stewart-Phänomen, Rückschlagphänomen*; bei Kleinhirnerkrankungen auftretende, überschießende Rückbewegung nach plötzlicher Aufhebung eines entgegengerichteten Widerstandes; Ⓔ *rebound phenomenon, Holmes' phenomenon, Holmes's sign, Holmes-Stewart phenomenon, Stewart-Holmes sign*

Re|ces|sus *m, pl* **-sus**: Ausbuchtung, Höhlung, Vertiefung, Nische; Ⓔ *recess, recessus, space, hollow, pouch, cavity*

Recessus anterior membranae tympanicae: vordere Schleimhauttasche des Trommelfells, vordere Trommelfelltasche; Ⓔ *anterior recess of tympanic membrane, anterior pouch of Tröltsch*

Recessus cochlearis: Ausbuchtung der Vorhofwand am Eingang in die Schnecke; Ⓔ *cochlear recess (of vestibule), Reichert's recess*
Recessus costodiaphragmaticus: *Syn: Kostodiaphragmalsinus, Kostodiaphragmalspalte, Sinus phrenicocostalis*; Spaltraum zwischen Pleura costalis und Pleura diaphragmatica; Ⓔ *phrenicocostal recess, costodiaphragmatic recess, costodiaphragmatic sinus, phrenicocostal sinus*
Recessus costomediastinalis: *Syn: Kostomediastinalsinus, Kostomediastinalspalte*; Spaltraum zwischen Pleura costalis und Pleura mediastinalis; Ⓔ *costomediastinal recess, costomediastinal sinus*
Recessus duodenalis inferior: untere Bauchfelltasche an der Flexura* duodenojejunalis; Ⓔ *inferior duodenal fossa, inferior duodenal recess, paraduodenal fossa, Landzert's fossa, Gruber-Landzert fossa*
Recessus duodenalis superior: *Syn: Treitz-Grube*; obere Bauchfelltasche an der Flexura* duodenojejunalis; Ⓔ *Treitz's fossa, superior duodenal recess, superior duodenal fossa, duodenojejunal recess, duodenojejunal fossa, mesogastric fossa, Jonnesco's fossa*
Recessus ellipticus: flache Vertiefung der medialen Vorhofwand für den Utriculus; Ⓔ *elliptical recess (of vestibule)*
Recessus epitympanicus: *Syn: Kuppelraum, Attikus, Epitympanum*; kuppelartige Ausbuchtung an der Decke der Paukenhöhle; Ⓔ *Hyrtl's recess, epitympanic recess, tympanic attic, epitympanum, attic, attic of middle ear*
Recessus hepatorenalis: Bauchfelltasche zwischen Leber und rechter Niere; Ⓔ *hepatorenal recess, hepatorenal pouch, Morison's pouch*
Recessus ileocaecalis inferior: Bauchfelltasche unterhalb der Ileumeinmündung in das Zäkum; Ⓔ *inferior ileocecal recess, inferior ileocecal fossa*
Recessus ileocaecalis superior: Bauchfelltasche oberhalb der Ileumeinmündung in das Zäkum; Ⓔ *Luschka's fossa, superior ileocecal recess, superior ileocecal fossa, ileocolic fossa*
Recessus inferior bursae omentalis: untere Bucht des Netzbeutels; Ⓔ *inferior fossa of omental sac, inferior omental recess*
Recessus infundibularis/infundibuli: trichterförmige Ausbuchtung des Bodens des III. Ventrikels in den Hypophysenstiel; Ⓔ *infundibular recess, recess of infundibulum*
Recessus intersigmoideus: Bauchfelltasche auf der linken Seiten der Mesosigmawurzel; Ⓔ *intersigmoidal recess, intersigmoid fossa*
Recessus lateralis ventriculi quarti: seitliche Ausstülpung des IV. Ventrikels; Ⓔ *lateral recess of fourth ventricle*
Recessus lienalis: *Syn: Recessus splenicus*; Ausbuchtung des Netzbeutels zu Milzhilus; Ⓔ *splenic sac, splenic recess*
Recessus membranae tympanicae: Trommelfelltaschen; Ⓔ *recesses of tympanic membrane*
Recessus opticus: Ausbuchtung des Bodens des III. Ventrikels über der Sehnervenkreuzung; Ⓔ *optic recess, chiasmatic recess*
Recessus paraduodenalis: Bauchfelltasche hinter der Plica paraduodenalis; Ⓔ *paraduodenal recess*
Recessus pharyngeus: *Syn: Rosenmüller-Grube*; seitliche Ausbuchtung des Nasenrachenraums hinter der Tubenmündung; Ⓔ *Rosenmüller's recess, Rosenmüller's fossa, Rosenmüller's cavity, pharyngeal recess, infundibuliform recess, lateral recess of nasopharynx*
Recessus phrenicomediastinalis: *Syn: Phrenikomediastinalsinus, Phrenikomediastinalspalte*; Spaltraum zwischen Pleura diaphragmatica und Pleura mediastinalis; Ⓔ *phrenicomediastinal sinus, phrenicomediastinal recess*
Recessus pinealis: Ausbuchtung des III. Ventrikels in das Corpus* pineale; Ⓔ *pineal recess*
Recessus piriformis: Schleimhautbucht zu beiden Seiten des Kehlkopfeingangs; Ⓔ *laryngopharyngeal recess, piriform fossa, piriform recess, foot gutter*
Recessus pleurales: *Syn: Pleurasinus, Pleurabuchten*; Ausbuchtungen der Pleurahöhle*, die sich bei maximaler Einatmung öffnen; Ⓔ *pleural sinuses, pleural recesses*
Recessus posterior membranae tympanicae: hintere Schleimhauttasche des Trommelfells, hintere Trommelfelltasche; Ⓔ *posterior pouch of Tröltsch, posterior recess of tympanic membrane*
Recessus retrocaecalis: *Syn: Retrozäkalgrube*; Bauchfelltasche hinter dem Blinddarm/Zäkum; Ⓔ *retrocecal recess, cecal recess, retroceal fossa*
Recessus retroduodenalis: Bauchfelltasche hinter dem Zwölffingerdarm/Duodenum; Ⓔ *infraduodenal fossa, retroduodenal fossa, retroduodenal recess*
Recessus sacciformis articulationis cubiti: sackförmige Ausbuchtung der Gelenkkapsel des Ellenbogengelenks [Articulatio* cubiti]; Ⓔ *sacciform recess of elbow joint*
Recessus sacciformis articulationis radioulnaris distalis: sackförmige Ausbuchtung der Gelenkkapsel der Articulatio* radioulnaris distalis; Ⓔ *sacciform recess of distal radioulnar joint*
Recessus sphenoethmoidalis: spaltförmige Vertiefung der Seitenwand der Nasenhöhle [Cavitas* nasalis] oberhalb der oberen Nasenmuschel; Ⓔ *sphenoethmoidal recess*
Recessus sphericus: Vertiefung der Vorhofwand für den Sacculus* vestibuli; Ⓔ *spherical recess (of vestibule)*
Recessus splenicus: →*Recessus lienalis*
Recessus subhepaticus: Bauchfelltasche zwischen Leber und Querkolon; Ⓔ *subhepatic recess*
Recessus subphrenicus: Bauchfelltasche zwischen Zwerchfell und Leber; Ⓔ *subphrenic recess*
Recessus subpopliteus: mit dem Kniegelenk kommunizierender Schleimbeutel unter dem Musculus popliteus; Ⓔ *subpopliteal recess, popliteal bursa, bursa of popliteal muscle*
Recessus superior: *Syn: Prussak-Raum*; obere Trommelfelltasche; Ⓔ *superior recess of tympanic membrane, Prussak's space, Prussak's pouch*
Recessus superior bursae omentalis: obere Bucht des Netzbeutels; Ⓔ *superior fossa of omental sac, superior omental recess*
Recessus supraopticus: Ausbuchtung des III. Ventrikels über dem Chiasma* opticum; Ⓔ *supraoptic recess*
Recessus suprapinealis: Ausbuchtung des III. Ventrikels über dem Corpus* pineale; Ⓔ *suprapineal recess*
Recessus utricularis: *Syn: Recessus ellipticus*; flache Vertiefung der medialen Wand des Innenohrvorhofs [Vestibulum* labyrinthi] für den Utriculus*; Ⓔ *utricular recess*
Recessus vertebromediastinalis: über der Wirbelsäule liegender Teil des Recessus* costomediastinalis; Ⓔ *vertebromediastinal recess*
Re|chen|un|fä|hig|keit *f*: Akalkulie; Ⓔ *acalculia*
Rechts|herz *nt*: rechte Herzkammer, rechter Ventrikel; Ⓔ *pulmonary heart, right heart, right ventricle*
Rechts|herz|di|la|ta|ti|on *f*: *Syn: rechtsventrikuläre Dilatation*; Erweiterung der rechten Herzkammer als Zeichen einer Rechtsherzinsuffizienz*; Ⓔ *right heart dilatation, right ventricular dilatation, dilatation of right ventricle*
Rechts|herz|er|wei|te|rung *f*: →*Rechtsherzdilatation*
Rechts|herz|hy|per|tro|phie *f*: *Syn: rechtsventrikuläre Hy-*

R

pertrophie, Rechtshypertrophie; Arbeitshypertrophie der rechten Herzkammermuskulatur bei chronischer Überbelastung; Ⓔ *right heart hypertrophy, right ventricular hypertrophy*

Rechts|herz|in|suf|fi|zi|enz *f*: *Syn: Rechtsinsuffizienz*; Unfähigkeit der rechten Herzkammer das Blut in ausreichender Menge in den Lungenkreislauf zu pumpen; führt zu Rückstau des Blutes in den venösen Kreislauf; Ⓔ *right-sided heart failure, right-ventricular failure, right-ventricular heart failure*

Rechts|herz|ka|the|ter *m*: *s.u. Herzkatheterisierung*; Ⓔ *right heart catheter*

Rechts|hy|per|tro|phie *f*: → *Rechtsherzhypertrophie*

Rechts|in|suf|fi|zi|enz *f*: → *Rechtsherzinsuffizienz*

Rechts-Links-Shunt *m*: Übertritt von Blut aus dem venösen System in das arterielle System, z.B. bei Ostium-secundum-Defekt; Ⓔ *reversed shunt, right-to-left shunt*

Rechts|me|di|zin *f*: *Syn: Gerichtsmedizin, forensische Medizin*; Teilgebiet der Medizin, das sich mit allen Rechtsfragen befasst, die die Medizin berühren; Ⓔ *forensic medicine, medical jurisprudence, legal medicine*

Rechts|schen|kel|block *m*: Verzögerung der Erregungsausbreitung im rechten Tawara*-Schenkel; Ⓔ *right bundle-branch heart block, right bundle-branch block*

Rechts|ver|schie|bung *f*: Vermehrung der reifen Zellformen im Blutbild; Ⓔ *deviation to the right, rightward shift, shift to the right*

Recklinghausen-Appelbaum-Krankheit *f*: *Syn: von Recklinghausen-Appelbaum-Krankheit, idiopathische Hämochromatose*; autosomal-rezessive Eisenspeicherkrankheit*, die erst relativ spät in Erscheinung tritt [Männer nach dem 30. Jahr, Frauen nach der Menopause]; Ⓔ *Recklinghausen-Applebaum disease, von Recklinghausen-Applebaum disease*

Recklinghausen-Krankheit *f*: **1.** *Syn: von Recklinghausen-Krankheit, Neurofibromatosis generalisata*; autosomal-dominante, neuroektodermale Systemerkrankung mit zahlreichen schmerzhaften Neurofibromen und Pigmentflecken; Gefahr der sarkomatösen Entartung der Neurofibrome **2.** *Syn: Engel-Recklinghausen-Syndrom, Engel-von Recklinghausen-Syndrom, von Recklinghausen-Krankheit, Osteodystrophia fibrosa cystica generalisata, Ostitis fibrosa cystica, Ostitis fibrosa cystica generalisata*; Knochendystrophie mit Zystenbildung durch eine Störung des Calcium-Phosphat-Stoffwechsels im Rahmen eines primären Hyperparathyreoidismus*; Ⓔ **1.** *Recklinghausen's disease, von Recklinghausen's disease, multiple neurofibroma, neurofibromatosis, neuromatosis* **2.** *Recklinghausen's disease of bone, Engel-Recklinghausen disease, von Recklinghausen's disease of bone*

Recto-, recto- *präf.*: Wortelement mit der Bedeutung „Mastdarm/Enddarm/Rektum"; Ⓔ *rectum, recto-, procto-*

Rec|tum *nt*: → *Rektum*

Red-, red- *präf.*: → *Re-*

Re|de|sucht *f*: *Syn: Polyphrasie, Zungendelirium, Logorrhö*; bei verschiedenen Psychosen auftretender ungehemmter Redefluss; Ⓔ *logorrhea, lalorrhea*

Re|dia *f*: → *Redie*

Re|die *f*: *Syn: Redia, Stablarve*; dritte Larvengeneration von Trematoden*; Ⓔ *redia*

Re|dox|po|ten|ti|al *nt*: Maß für das Oxidations- und Reduktionsvermögen eines Redoxsystem; Ⓔ *redox potential, oxidation-reduction potential*

Redox-Reaktion *f*: *Syn: Oxidation-Reduktion, Oxidations-Reduktions-Reaktion*; chemische Reaktion, bei der eine Substanz oxidiert und eine andere Substanz reduziert wird; Ⓔ *redox, redox reaction, oxidation-reduction reaction, oxidation-reduction, oxidoreduction*

Re|dox|sys|tem *nt*: aus einem Oxidationsmittel und einem Reduktionsmittel bestehendes reversibles Reaktionssystem; Ⓔ *redox system, oxidation-reduction system, O-R system*

Re|dres|se|ment *nt*: manuelle Korrektur von Gelenk- oder Gliedmaßenfehlstellungen und Fixation durch feste Verbände; Ⓔ *redressement*

Re|duk|ta|se *f*: Enzym, das eine Reduktion katalysiert; Ⓔ *reductase, reducing enzyme*

Re|duk|ti|on *f*: chemische Reaktion, bei der Wasserstoff in eine Verbindung eingeführt oder Sauerstoff entzogen wird; Ⓔ *reduction*

Re|duk|tions|di|ät *f*: Diät zur Gewichtsabnahme; Ⓔ *weight reduction diet, low-caloric diet*

Re|duk|tions|plas|tik *f*: plastische Operation zur Verkleinerung eines Organs oder Körperteils; Ⓔ *reduction plasty*

Re|duk|ti|ons|tei|lung *f*: *Syn: Reifeteilung, Meiosis, Meiose*; in zwei Schritten ablaufende Zellteilung, die zu einer Reduktion der Chromosomenzahl auf 23 führt; Ⓔ *reduction, reduction division, reduction cell division, meiotic cell division, meiotic division, maturation division, meiosis, miosis*

Re|dup|li|ka|ti|on *f*: Verdopplung, Verdoppelung, Vervielfältigung; Ⓔ *reduplication, redoubling*
identische Reduplikation: *Syn: Autoreduplikation*; Selbstvermehrung durch identische Verdoppelung; Ⓔ *autoreduplication, identical reduplication*

re|dup|li|zie|rend *adj*: verdoppelnd; Ⓔ *reduplicative, doubling*

Re|du|vi|i|dae *pl*: *Syn: Schreitwanzen, Raubwanzen, Reduviiden*; in Süd- und Mittelamerika vorkommende geflügelte Wanzen, die zum Teil als blutsaugende Parasiten Krankheiten übertragen; Ⓔ *kissing bugs, assassin bugs, Malay bugs, cone-nose bugs, cone-nosed bugs, cone-nose, reduviid, Reduviidae*

Re|du|vi|iden *pl*: → *Reduviidae*

re|du|zi|bel *adj*: reduzierbar; Ⓔ *reducible*

Re|fer|ti|li|sie|rung *f*: Wiederherstellung der Zeugungsfähigkeit bzw. Empfängnisfähigkeit; Ⓔ *refertilisation*

re|flek|tie|rend *adj*: zurückstrahlend, zurückwerfend, (wieder)spiegelnd; Ⓔ *reverberant, reverberate, reflective*

re|flek|tiert *adj*: (*Licht*) zurückgeworfen, gespiegelt; Ⓔ *reflex*

Re|flek|tor *m*: *Syn: Reflektorspiegel*; konkaver Beleuchtungsspiegel; Ⓔ *reflector, mirror*

re|flek|to|risch *adj*: Reflex(e) betreffend, durch einen Reflex bedingt; Ⓔ *reflex*

Re|flex *m*: automatische Reaktion des Körpers auf einen Reiz; Ⓔ *reflex, jerk, response*
angeborener Reflex: → *unbedingter Reflex*
bedingter Reflex: durch Konditionierung* ausgelöster Reflex; Ⓔ *conditioned reflex, acquired reflex, behavior reflex, trained reflex, learned reflex*
erworbener Reflex: → *bedingter Reflex*
heterozeptiver Reflex: → *polysynaptischer Reflex*
monosynaptischer Reflex: *Syn: Muskeleigenreflex, Eigenreflex, propriozeptiver Reflex*; Reflex, bei dem Reizort und Erfolgsorgan identisch sind; Ⓔ *monosynaptic reflex*
okulokardialer Reflex: *Syn: Aschner-Dagnigni-Bulbusreflex, Bulbusdruckreflex, Aschner-Versuch, Aschner-Dagnini-Versuch, Bulbusdruckversuch*; Druck auf den Augapfel führt zu Bradykardie, Hautblässe und Brechreiz; Ⓔ *eyeball compression reflex, eyeball-heart reflex, oculocardiac reflex, Ashley's phenomenon, Aschner's reflex, Aschner's sign*
polysynaptischer Reflex: *Syn: heterozeptiver Reflex, Fremdreflex*; Reflex, bei dem Reizort und Erfolgsorgan nicht identisch sind; Ⓔ *multisynaptic reflex, polysynaptic reflex*
propriozeptiver Reflex: → *monosynaptischer Reflex*
unbedingter Reflex: *Syn: angeborener Reflex*; natürli-

R

cher Reflex, der ohne vorhergehende Konditionierung* auftritt; Ⓔ *unconditioned reflex, innate reflex, inborn reflex*

Re|fle|xe|pi|lep|sie *f*: durch sensible oder sensorische Reize ausgelöste Epilepsie*; Ⓔ *reflex epilepsy*

Re|fle|xi|on *f*: (*Licht, Hitze*) Zurückstrahlen, Zurückwerfen; Ⓔ *reflex, reflection, reflexion, reverberation*

Re|flex|krampf, sal|ta|to|ri|scher *m*: *Syn: Bamberger-Krankheit*; bei verschiedenen neurologischen Erkrankungen auftretende hüpfend-tanzende Bewegungen durch Muskelkrämpfe beim Auftreten; Ⓔ *Bamberger's disease, palmus, dancing spasm, saltatory tic, saltatory spasm*

re|fle|xo|gen *adj*: Reflexe auslösend, eine Reflexaktion verstärkend; Ⓔ *reflexogenic, reflexogenous*

Re|flex|syn|ko|pe *f*: → *vasovagale Synkope*

Re|flex|tod *m*: durch einen Reflex ausgelöster Tod, z.B. beim Schlag auf den Karotissinus; Ⓔ *reflexogenic cardiac arrest*

Re|flux *m*: Zurückfließen, Rückfluss; Ⓔ *reflux, backward flow, return flow; (kardiol.) regurgitation*

duodenogastraler Reflux: Rückfluss von Dünndarminhalt in den Magensaft; Ⓔ *duodenogastric reflux*

gastroösophagealer Reflux: Rückfluss von Magensaft in die Speiseröhre; Ⓔ *gastroesophageal reflux, chalasia, chalasis, esophageal reflux*

vesikorenaler Reflux: Rückfluss von Harn aus der Harnblase in den Harnleiter und das Nierenbecken; Ⓔ *intrarenal reflux*

vesikoureteraler Reflux: Rückfluss von Harn aus der Harnblase in den Harnleiter; Ⓔ *vesicoureteral reflux, vesicoureteric reflux*

Re|flux|gas|tri|tis *f, pl* **-ti|den**: chronisch-atrophische Entzündung der Magenschleimhaut bei Rückfluss von Duodenalsaft in den Magen; Ⓔ *reflux gastritis*

Re|flux|ö|so|pha|gi|tis *f, pl* **-ti|den**: *Syn: chronisch peptische Ösophagitis*; Entzündung des distalen Ösophagus durch Reflux von Magensaft in die Speiseröhre; Ⓔ *reflux esophagitis, chronic peptic esophagitis*

Re|flux|plas|tik *f*: plastische Operation zur Beseitigung eines Refluxes; Ⓔ *reflux surgery*

re|frak|tär *adj*: **1.** (reiz-)unempfindlich **2.** (*Krankheit*) hartnäckig; widerstandsfähig, nicht auf eine Therapie ansprechend; Ⓔ **1.** *refractory* **2.** *refractory*

Re|frak|tär|pe|ri|o|de *f*: → *Refraktärphase*

Re|frak|tär|pha|se *f*: *Syn: Refraktärstadium, Refraktärperiode*; auf eine Depolarisation folgende Phase, in der ein Gewebe/Nerv nicht [**absolute Refraktärphase**] oder nur schwer [**relative Refraktärphase**] erregbar ist; Ⓔ *refractory period, refractory state*

Re|frak|tär|sta|di|um *nt*: → *Refraktärphase*

Re|frak|ti|on *f*: (*Licht, Wellen*) Brechung; Brechkraft des Auges; Ⓔ *refraction*

Re|frak|tions|a|no|ma|lie *f*: *Syn: Brechungsfehler, Refraktionsfehler*; Abweichung von der normalen Brechkraft des Auges; Ⓔ *refractive anomalies, refractive errors*

Re|frak|tions|feh|ler *m*: → *Refraktionsanomalie*

Re|frak|ti|ons|leh|re *f*: *Syn: Brechungslehre, Dioptrik*; Lehre von der Lichtbrechung; Ⓔ *dioptrics*

Re|frak|ti|ons|mes|ser *m*: *Syn: Dioptometer, Optometer*; Gerät zur Messung der Brechkraft der Augen; Ⓔ *refractometer*

Re|frak|ti|ons|mes|sung *f*: *Syn: Dioptometrie, Optometrie*; Bestimmung der Brechkraft der Augen; Ⓔ *refractometry*

Re|frak|ti|ons|oph|thal|mo|skop *nt*: Ophthalmoskop* zur Bestimmung der Augenrefraktion; Ⓔ *refractometer*

re|frak|tiv *adj*: Refraktion betreffend, brechend; Ⓔ *relating to refraction, refractive, refringent*

Re|frak|to|me|ter *m*: Gerät zur Bestimmung des Brechungsindex oder der Brechkraft; Ⓔ *refractometer*

Re|fri|ge|ra|tio *f, pl* **-ti|o|nes**: (Ab-)Kühlung; Ⓔ *cold*

Refsum-Syndrom *nt*: *Syn: Heredopathia atactica polyneuritiformis*; autosomal-rezessive Lipidstoffwechselstörung; führt zu zerebellarer Ataxie, Knochenanomalien und Schwerhörigkeit; Ⓔ *Refsum syndrome, Refsum disease, phytanic acid storage disease*

Re|gel|biss *m*: *Syn: Eugnathie, Neutrogenie, Neutralbiss*; normaler Schlussbiss der Zahnreihen; Ⓔ *neutral occlusion, normal occlusion*

Re|gen|bo|gen|far|ben|se|hen *nt*: *Syn: Iridopsie, Regenbogensehen*; für den akuten Glaukomanfall typisches Sehen von Farbringen um Lichtquellen; Ⓔ *irisopsia*

Re|gen|bo|gen|haut *f*: → *Iris*

Re|gen|bo|gen|haut|ent|zün|dung *f*: → *Iritis*

Re|gen|bo|gen|se|hen *nt*: → *Regenbogenfarbensehen*

Re|ge|ne|ra|ti|on *f*: Neubildung, Erneuerung; Ⓔ *regeneration, reconstitution, reproduction*

Re|ge|ne|ra|ti|ons|schicht *f*: *Syn: Stratum germinativum epidermidis*; Basalschicht der Epidermis*, von der die Hautzellen nach außen wachsen; Ⓔ *regenerative layer of epidermis, germinative layer of epidermis, malpighian layer*

re|ge|ne|ra|tiv *adj*: Regeneration betreffend, regenerationsfähig, sich regenerierend, sich erneuernd; Ⓔ *relating to or characterized by regeneration, regenerative*

Re|gio *f, pl* **-gi|o|nes**: Region, Körpergegend; Ⓔ *region, regio, area, zone, field, space*

Regiones abdominales: Bauchwandfelder, Bauchwandregionen; Ⓔ *abdominal regions, abdominal zones*

Regio analis: Analgegend, Analregion; Ⓔ *anal triangle, anal region*

Regio antebrachialis: Unterarmfläche, Unterarmregion; Ⓔ *antebrachial region*

Regio antebrachialis anterior: Unterarmvorderfläche, Unterarmvorderseite, vordere Unterarmfläche; Ⓔ *anterior antebrachial region, volar antebrachial region, anterior antebrachial surface*

Regio antebrachialis posterior: Unterarmhinterfläche, Unterarmhinterseite, hintere Unterarmfläche; Ⓔ *posterior antebrachial region, posterior antebrachial surface*

Regio antebrachialis radialis: Radialseite des Unterarms; Ⓔ *radial antebrachial region*

Regio antebrachialis ulnaris: Ulnarseite des Unterarms; Ⓔ *ulnar antebrachial region*

Regio auricularis: *Syn: Ohrregion, Ohrgegend*; umfasst äußere Ohr und die umliegende Region; Ⓔ *auricular region*

Regio axillaris: Achselgegend, Achselregion; Ⓔ *axillary region*

Regio brachialis: Oberarmregion, Oberarmfläche; Ⓔ *brachial surface*

Regio brachialis anterior: Oberarmvorderfläche, Oberarmvorderseite, vordere Oberarmregion; Ⓔ *anterior brachial region, anterior brachial surface*

Regio brachialis posterior: Oberarmhinterfläche, Oberarmhinterseite, hintere Oberarmregion; Ⓔ *posterior brachial surface, posterior brachial region*

Regio buccalis: Wangengegend, Wangenregion; Ⓔ *buccal region, cheek region, cheek area*

Regio calcanea: *Syn: Calx*; Ferse, Fersenregion; Ⓔ *heel, calcaneal region, calx*

Regiones capitis: Kopfregionen; Ⓔ *head regions*

Regio carpalis: Handwurzel, Handwurzelgegend, Handwurzelregion; Ⓔ *carpal region, wrist*

Regio carpalis anterior: Vorder-/Beugeseite der Handwurzel; Ⓔ *anterior carpal region, flexor side of wrist*

Regio carpalis posterior: Rück-/Streckseite der Handwurzel; Ⓔ *posterior carpal region, extensor side of wrist*

Regiones cervicales: Halsregionen; Ⓔ *cervical regions, areas of throat*

Regio cervicalis anterior: *Syn: Trigonum cervicale an-*

R

terius; vorderes Halsdreieck; Ⓔ *anterior cervical region, anterior region of neck, anterior cervical triangle, anterior triangle*
Regio cervicalis lateralis: ***Syn:*** *Trigonum cervicale posterius*; hinteres Halsdreieck; Ⓔ *posterior triangle of neck, occipital triangle, posterior cervical triangle, lateral cervical region, lateral region of neck, lateral neck region, occipital trigone*
Regio cervicalis posterior: ***Syn:*** *Regio nuchalis*; Nackengegend, Nacken; Ⓔ *posterior cervical region, neck region, nuchal region, region of nape*
Regio clavicularis: Schlüsselbeinregion; Ⓔ *clavicular region*
Regiones colli: Halsregionen; Ⓔ *regions of the neck*
Regio colli posterior: ***Syn:*** *Regio nuchalis*; Nackengegend, Nacken; Ⓔ *posterior cervical region, neck region, nuchal region, region of nape*
Regiones corporis: Körperregionen; Ⓔ *regions of the body*
Regio coxae: ***Syn:*** ***Hüftregion, Hüftgegend***; Bezirk über dem Hüftbein [Os* coxae]; Ⓔ *hip region*
Regio cruralis: Unterschenkel, Unterschenkelregion; Ⓔ *crural region, crural surface*
Regio cruralis anterior: Unterschenkelvorderseite; Ⓔ *anterior crural surface, anterior crural region*
Regio cruralis posterior: Unterschenkelrückseite; Ⓔ *posterior crural surface, posterior crural region*
Regio cruris: ***Syn:*** *Unterschenkelregion*; Beinregion zwischen Knie und Fuß; Ⓔ *crural region*
Regio cruris anterior: ***Syn:*** *Unterschenkelvorderseite*; Vorderfläche des Unterschenkels; Ⓔ *anterior crural region*
Regio cruris posterior: ***Syn:*** *Unterschenkelrückseite*; Hinterfläche des Unterschenkels; Ⓔ *posterior crural region*
Regio cubitalis: Ellenbogengegend, Ellenbogenregion; Ⓔ *elbow region*
Regio cubitalis anterior: vordere Ellenbogenregion; Ⓔ *anterior elbow region, anterior cubital region*
Regio cubitalis posterior: hintere Ellenbogenregion; Ⓔ *posterior elbow region, posterior cubital region*
Regio deltoidea: Deltoidgegend, Deltoidregion; Ⓔ *deltoid region*
Regiones dorsales: Rückenfelder, Rückenregionen; Ⓔ *dorsal regions, regions of the back*
Regio dorsalis manus: ***Syn:*** *Dorsum manus*; Handrücken; Ⓔ *back of hand*
Regio dorsalis pedis: Fußrücken; Ⓔ *dorsum of foot*
Regiones dorsi: ***Syn:*** *Rückenfelder, Rückenregionen, Regiones dorsales*; am Rücken unterscheidet man Regio* vertebralis, sacralis, scapularis, infrascapularis und lumbalis sowie Trigonum* auscultationis; Ⓔ *regions of the back*
Regio epigastrica: ***Syn:*** *Epigastrium*; Oberbauch, Oberbauchgegend; Ⓔ *epigastric region, epigastric zone, epigastrium, antecardium, anticardium*
Regiones faciales: Gesichtsregionen; Ⓔ *facial regions, regions of the face*
Regio facialis: ***Syn:*** *Gesichtsregion*; wird unterteilt in Regio* orbitalis, infraorbitalis, buccalis, parotideomasseterica, zygomatica, nasalis, oralis und mentalis; Ⓔ *facial region*
Regio femoris: Oberschenkelregion; Ⓔ *femoral region*
Regio femoris anterior: Oberschenkelvorderfläche, Oberschenkelvorderseite; Ⓔ *anterior femoral region*
Regio femoris posterior: Oberschenkelrückfläche, Oberschenkelrückseite; Ⓔ *posterior femoral region*
Regio frontalis: Stirngegend, Frontalregion; Ⓔ *frontal region*
Regio genus: Kniegegend, Knieregion; Ⓔ *knee region*
Regio genus anterior: Knievorderseite; Ⓔ *anterior knee region*
Regio genus posterior: Knierückseite; Ⓔ *posterior knee region*
Regio glutealis: Gesäßgegend, Gesäßregion; Ⓔ *gluteal region*
Regio hypochondriaca: ***Syn:*** *Hypochondrium*; unter dem Rippenbogen liegender Teil des Oberbauchs; Ⓔ *hypochondriac region, hypochondrium*
Regio inframammaria: Brustkorbregion unterhalb der Brust [Mamma*]; Ⓔ *inframammary region*
Regio infraorbitalis: Infraorbitalregion; Ⓔ *infraorbital region*
Regio infrascapularis: Unterschulterblattregion; Ⓔ *infrascapular region*
Regio inguinalis: ***Syn:*** *Inguen*; Leiste, Leistengegend, Leistenregion; Ⓔ *inguinal region, inguen, iliac region, groin*
Regio labialis inferior: Unterlippenregion; Ⓔ *inferior labial region*
Regio labialis superior: Oberlippenregion; Ⓔ *superior labial region*
Regio lateralis: ***Syn:*** *Latus*; Seiten-/Lateralregion der Bauchwand; Ⓔ *lateral region*
Regio lateralis dextra: rechte Seiten-/Lateralregion der Bauchwand; Ⓔ *right lateral region*
Regio lateralis sinistra: linke Seiten-/Lateralregion der Bauchwand; Ⓔ *left lateral region*
Regio lumbalis: Lende, Lendengegend, Lendenregion; Ⓔ *lumbar region*
Regio mammaria: Mammaregion; Ⓔ *mammary region*
Regio manus: Handregion; Ⓔ *hand region*
Regio mastoidea: ***Syn:*** *Mastoidregion*; Schädelregion über dem Warzenfortsatz [Processus* mastoideus]; Ⓔ *mastoid region*
Regiones membri inferioris: Regionen der oberen Extremität [Schulter und Arm]; Ⓔ *regions of the inferior limb*
Regiones membri superioris: Regionen der unteren Extremität [Becken und Bein]; Ⓔ *regions of the superior limb*
Regio mentalis: Kinngegend, Kinnregion; Ⓔ *chin area, mental region, chin region*
Regio metacarpalis: ***Syn:*** *Metakarpalregion*; Handregion über den Mittelhandknochen; Ⓔ *metacarpal region*
Regio metatarsalis: ***Syn:*** *Metatarsalregion*; Fußregion über den Mittelfußknochen; Ⓔ *metatarsal region*
Regio nasalis: Nasengegend, Nasenregion; Ⓔ *nasal region*
Regio nuchalis: →*Regio cervicalis posterior*
Regio occipitalis: Hinterhauptsgegend, Okzipitalregion; Ⓔ *occipital region*
Regio olfactoria: Riechschleimhaut der Nase; Ⓔ *olfactory mucosa*
Regio oralis: Mundgegend, Mundregion; Ⓔ *oral region*
Regio orbitalis: Orbitaregion; Ⓔ *orbital region, ocular region, orbital area*
Regio palmaris: ***Syn:*** *Palma, Vola*; Handteller, Hohlhand; Ⓔ *palm*
Regio palpebralis inferior: Unterlidregion; Ⓔ *inferior palpebral region*
Regio palpebralis superior: Oberlidregion; Ⓔ *superior palpebral region*
Regio parietalis: Parietalregion, Scheitelregion; Ⓔ *parietal region*
Regio parotideomasseterica: Gesichtsregion über der Ohrspeicheldrüse [Glandula* parotidea] und dem Musculus* masseter; Ⓔ *parotideomasseteric region*
Regio pectoralis: Pektoralisgegend, Pektoralisregion; Ⓔ *pectoral region*

R

Regio pectoralis lateralis: Brustkorbregion seitlich der Brustregion [Regio* mammaria]; Ⓔ *lateral pectoral region*
Regio pedis: Fußregion; Ⓔ *foot region*
Regio perinealis: Dammregion, Dammgegend; Ⓔ *perineal region*
Regio plantaris: *Syn: Planta pedis*; Fußsohle; Ⓔ *sole (of the foot), planta pedis*
Regio presternalis: Brustbeingegend, Brustbeinregion; Ⓔ *presternal region*
Regio pubica: *Syn: Pubes, Hypogastrium*; Scham, Schambeinregion; Ⓔ *pubic region, hypogastric zone, hypogastric region, hypogastrium, pubes*
Regio respiratoria: *Syn: Pars respiratoria*; aus Flimmerepithel* bestehender größter Teil der Nasenschleimhaut; Ⓔ *respiratory region*
Regio retromalleolaris lateralis: Region hinter dem Außenknöchel [Malleolus* lateralis]; Ⓔ *lateral retromalleolar region*
Regio retromalleolaris medialis: Region hinter dem Innenknöchel [Malleolus* medialis]; Ⓔ *medial retromalleolar region*
Regio sacralis: Kreuzbeinregion, Kreuzbeingegend; Ⓔ *sacral region*
Regio scapularis: Schulterblattregion, Schulterblattgegend; Ⓔ *scapular region*
Regio sternocleidomastoidea: Halsregion über dem Musculus* sternocleidomastoideus; Ⓔ *sternocleidomastoid region*
Regio supraorbitalis: Supraorbitalregion; Ⓔ *supraorbital region*
Regio surae: Wadenregion; Ⓔ *sural region*
Regio talocruralis anterior: vordere Knöchelregion; Ⓔ *anterior malleolar region, anterior talocrural region*
Regio talocruralis posterior: hintere Knöchelregion; Ⓔ *posterior malleolar region, posterior talocrural region*
Regio tarsalis: Region über der Fußwurzel [Tarsus]; Ⓔ *tarsal region*
Regio temporalis: Schläfenregion, Temporalregion; Ⓔ *temporal region*
Regio umbilicalis: Nabelregion, Nabelgegend; Ⓔ *umbilical region*
Regio urogenitalis: Urogenitalgegend, Urogenitalregion; Ⓔ *urogenital region, genitourinary region*
Regio vertebralis: Wirbelsäulengegend, Wirbelsäulenregion, Vertebralregion; Ⓔ *vertebral region*
Regio zygomatica: Jochbeingegend, Jochbeinregion; Ⓔ *zygomatic region*

Re|gi|on *f*: *Syn: Regio*; Bezirk; (Körper-)Gegend; Ⓔ *region*

Re|gi|o|nal|an|äs|the|sie *f*: *Syn: Lokalanästhesie, örtliche Betäubung*; lokale Schmerzausschaltung durch eine Blockierung der Schmerzrezeptoren oder der Erregungsleitung in den Nervenfasern; Ⓔ *conduction anesthesia, block anesthesia, nerve block, nerve block anesthesia, regional anesthesia, block, local nerve block, local anesthesia*

Re|gres|si|on *f*: Rückbildung, Rückentwicklung, rückläufige Entwicklung; Ⓔ *regress, regression; retrogression*
kaudale Regression: *Syn: sakrokokzygeale Agenesie, Syndrom der kaudalen Regression, Symptom der kaudalen Regression*; Fehlbildungssyndrom mit Unterentwicklung von unterer Wirbelsäule und Becken, kombiniert mit anderen Fehlbildungen [Darm, Herz]; Ⓔ *caudal dysplasia syndrome, caudal regressin syndrome, sacral agenesis*

re|gres|siv *adj*: *Syn: retrogressiv*; sich zurückbildend, sich zurückentwickelnd; Ⓔ *relating to or characterized by regression, regressive, retrogressive*

Re|gur|gi|ta|ti|on *f*: **1.** Rückströmen, Rückstau von Blut bei Klappeninsuffizienz **2.** Reflux, Rückströmen von Speisebrei aus dem Magen in die Mundhöhle; Ⓔ **1.** *backward flow, regurgitation* **2.** *regurgitation*

Re|ha|bi|li|tand *m*: Person, die in einer Rehabilitation ist; Ⓔ *patient in rehabilitation*

Re|ha|bi|li|ta|ti|on *f*: Maßnahmen zur Verhinderung, Linderung oder Beseitigung chronischer Leiden und zur Wiedereingliederung im Berufs- und Privatleben; Ⓔ *rehabilitation, restoration*

Rei|be|ge|räusch *nt*: durch das Reiben zweier seröser Häute verursachtes Geräusch, z.B. Pleurareiben; Ⓔ *crepitation, crepitus; friction murmur, friction sound, friction rub, rub*

Reichel-Syndrom *nt*: *Syn: polytope Gelenkchondromatose, Henderson-Jones-Syndrom*; Chondromatose* mit multiplen gestielten Knorpelknoten; führt zu Ergussbildung und Bildung freier Gelenkkörper; Ⓔ *Henderson-Jones syndrome, Henderson-Jones disease*

Rei|fe|tei|lung *f*: *Syn: Reduktionsteilung, Meiosis, Meiose*; in zwei Schritten ablaufende Zellteilung, die zu einer Reduktion der Chromosomenzahl auf 23 führt; Ⓔ *meiotic cell division, meiosis, meiotic division, miosis, maturation division, reduction, reduction division, reduction cell division*

Rei|fe|zei|chen des Neugeborenen *pl*: körperliche Entwicklungsmerkmale des Neugeborenen, die eine Bestimmung des Gestationsalter ermöglichen; beurteilt werden u.a. Körperlänge, Gewicht, Lanugohaare, Fingernägel, Nasen- und Ohrmuschelknorpel; Ⓔ *signs of maturity*

Reil-Furchen *pl*: →*Beau-Reil-Querfurchen*

Re|im|plan|ta|ti|on *f*: Wiedereinpflanzung von Gewebe oder Organen; Ⓔ *reimplantation, replantation*

rein|er|big *adj*: homozygot*; Ⓔ *homozygous, homogenic, homozygotic*

Re|in|farkt *m*: jeder auf den ersten Myokardinfarkt* folgende Infarkt; Ⓔ *reinfarction*

Re|in|fekt *m*: *Syn: Reinfektion*; erneute Infektion mit einem Erreger nach Abheilung der Erstinfektion; Ⓔ *reinfection*
apikaler Reinfekt: *Syn: Lungenspitzentuberkulose, Spitzentuberkulose*; im Rahmen einer lokalisierten hämatogenen Streuung einer Lungentuberkulose* auftretender Befall der Lungenspitzen; Ⓔ *apical reinfection*

Re|in|fek|ti|on *f*: →*Reinfekt*

Rein|in|fek|ti|on *f*: *Syn: Monoinfektion*; Infektion mit nur einem Erreger; Ⓔ *monoinfection*

Rein|kul|tur *f*: Kultur eines Bakterienstammes; Ⓔ *pure culture, axenic culture*

Rei|se|di|ar|rhö *f, pl* **-rhöen**: *Syn: Turista, Montezumas Rache*; meist durch kontaminierte Lebensmittel und Wasser übertragene Durchfallerkrankung durch verschiedenste Bakterien [Escherichia coli, Salmonellen, Shigellen], die Reisende in südliche Länder befällt; Ⓔ *traveler's diarrhea, turista*

Rei|se|krank|heit *f*: *Syn: Bewegungskrankheit, Kinetose*; Oberbegriff für durch Reizung des Vestibularapparats ausgelöste Erkrankungen; typisch sind Schwindel, Schweißausbrüche, Übelkeit, Erbrechen, Hypotonie und Kopfschmerzen; Ⓔ *motion sickness, kinetosis, kinesia, riders' vertigo*

Reis|feld|fie|ber *nt*: *Syn: Bataviafieber, Reisfeldleptospirose, Leptospirosis bataviae*; akut fieberhafte Leptospirose* mit oder ohne Gelbsucht; tritt hauptsächlich in Südostasien auf; Ⓔ *rice-field fever, field fever*

Reis|feld|lep|to|spi|ro|se *f*: →*Reisfeldfieber*

Reis|kör|per *pl*: →*Reiskörperchen*

Reis|kör|per|chen *pl*: *Syn: Reiskörper, Corpora oryzoidea*; von den Synovialzotten gebildete Firbrinkörperchen in Gelenken und Sehnenscheiden; Ⓔ *rice bodies, oryzoid bodies*

R

Reissner-Membran *f.* ***Syn:*** *Membrana vestibularis, Paries vestibularis ductus cochlearis*; dünne Haut zwischen Schneckengang und Scala* vestibuli; Ⓔ *Reissner's membrane, vestibular wall of cochlear duct, vestibular membrane of cochlear duct*

Reis|was|ser|stüh|le *pl*: typische Stühle bei Cholera*; Ⓔ *rice-water stools*

Rei|ter|kno|chen *m*: → *Reitknochen*

Reiter-Krankheit *f.* → *Reiter-Syndrom*

Reiter-Syndrom *nt*: ***Syn:*** *Morbus Reiter, Reiter-Krankheit, Fiessinger-Leroy-Reiter-Syndrom, venerische Arthritis, Okulourethrosynovitis, urethro-okulo-synoviales Syndrom*; durch die Trias Arthritis*, Urethritis* und Konjunktivitis* gekennzeichnete, reaktiv entzündliche Systemerkrankung, die wahrscheinlich durch Bakterien (Chlamydien) hervorgerufen wird; Ⓔ *Reiter's syndrome, Reiter's disease, venereal arthritis, Fiessinger-Leroy-Reiter syndrome*

Reit|ho|sen|an|äs|the|sie *f.* durch Läsion der Cauda* equina oder der Rückenmarksegmente S_3–S_5 ausgelöster Sensibilitätsausfall im Anogenitalbereich und der Innenseite des Oberschenkels; Ⓔ *saddle anesthesia*

Reit|kno|chen *m*: ***Syn:*** *Reiterknochen*; durch Verkalkung von Hämatomen verursachte Muskelverhärtung im Adduktorenbereich bei Reitern; Ⓔ *rider's bone*

Reiz|bil|dungs|stö|run|gen *pl*: Störung der normalen Reizbildung im Herzmuskelgewebe; Ⓔ *excitation disturbances*

Reiz|bla|se *f.* unspezifische Bezeichnung für einen Reizzustand der Blase, der Symptome einer akuten Entzündungen zeigt, ohne entsprechende histologische Veränderungen; Ⓔ *irritable bladder*

Reiz|ko|lon *nt*: ***Syn:*** *irritables Kolon, spastisches Kolon, Kolonneurose, Colon irritabile, Colon spasticum*; durch ein Reihe von Faktoren [postinfektös, allergisch, psychogen] hervorgerufene Stuhlregulationsstörung; klinisch auffällig sind krampfartige Leibschmerzen, Durchfälle (meist abwechselnd mit Verstopfung), Völlegefühl und Blähungen; Ⓔ *spastic colon, irritable bowel, irritable bowel syndrome, irritable colon, irritable colon syndrome*

Reiz|lei|tungs|stö|run|gen *f.* Störungen der normalen Reizleitung im Herzmuskelgewebe; Ⓔ *disturbances in stimulus conduction*

Reiz|lei|tungs|sys|tem *nt*: ***Syn:*** *Erregungsleitungssystem*; spezifisches Gewebe der Herzmuskulatur, in dem die Erregung entsteht und auf die anderen Teile des Herzmuskels übertragen wird; Ⓔ *conduction system, conducting system*

Reiz|ma|gen *m*: funktionelle Magenbeschwerden, die Symptome eines Magengeschwürs zeigen; Ⓔ *functional dyspepsia*

Reiz|pe|ri|to|ni|tis *f, pl* **-ti|den**: aseptische, durch chemisch-physikalische Schädigung hervorgerufene Bauchfellentzündung; Ⓔ *chemical peritonitis*

Reiz|po|ly|glo|bu|lie *f.* reaktive Polyglobulie*, z.B. bei Aufenthalt in großer Höhe; Ⓔ *secondary polycythemia*

Reiz|schwel|le *f.* minimale Stärke eines Reizes zur Auslösung einer Reizantwort; Ⓔ *absolute threshold, sensitivity threshold, stimulus threshold, stimulus limen*

Re|jek|ti|on *f.* **1.** Abstoßung, Abstoßungsreaktion **2.** Ablehnung, Zurückweisung; Ⓔ **1.** *rejection* **2.** *rejection*

Re|kal|zi|fi|ka|ti|on *f.* → *Rekalzifizierung*

Re|kal|zi|fi|zie|rung *f.* ***Syn:*** *Rekalzifikation*; Wiederherstellung des normalen Calciumgehaltes eines Gewebes; Ⓔ *recalcification*

Re|kal|zi|fi|zie|rungs|zeit *f.* Gerinnungstest, bei dem die Zeit bis zur Gerinnung nach Zusatz von Calciumionen gemessen wird; Ⓔ *recalcification time*

Re|ka|na|li|sa|ti|on *f.* ***Syn:*** *Rekanalisierung*; Wiederherstellung der Durchgängigkeit eines Gefäßes; Ⓔ *recanalization*

Re|ka|na|li|sie|rung *f.* → *Rekanalisation*

Re|kli|na|ti|on *f.* Zurückbiegen, Rückwärtsbiegen; Ⓔ *reclination*

Re|kom|bi|na|ti|on *f.* Umlagerung von Genmaterial während der Zellteilung; Ⓔ *recombination*

re|kon|sti|tu|iert *adj*: wieder hergestellt; Ⓔ *reconstituted*

Re|kon|sti|tu|ti|on *f.* Wiederherstellung, Neubildung; Ⓔ *reconstitution, restitution*

Re|kon|struk|ti|on *f.* Wiederaufbau, Wiederherstellung; rekonstruktive Chirurgie; Ⓔ *restoration, reconstruction; reconstructive surgery*

re|kon|struk|tiv *adj*: (*Operation*) wiederaufbauend; Ⓔ *reconstructive*

Re|kon|va|les|zent *m*: Genesende; Ⓔ *convalescent*

Re|kon|va|les|zen|ten|se|rum *nt, pl* **-se|ren**: während der Rekonvaleszenzphase gewonnenes Serum, das wegen des Antikörpergehaltes zur passiven Immunisierung verwendet werden kann; Ⓔ *convalescent serum, convalescent human serum, convalescence serum, convalescents' serum*

Re|kon|va|les|zenz *f.* Genesung (von einer Krankheit/Operation usw.); Ⓔ *recovery, convalescence*

re|kru|des|zent *adj*: sich wieder verschlimmernd; Ⓔ *relating to a recrudescence, recrudescent*

Re|kru|des|zenz *f.* Wiederverschlimmerung; Ⓔ *recrudescence*

Rekt-, rekt- *präf.*: → *Rekto-*

rek|tal *adj*: Mastdarm/Rektum betreffend, zum Rektum gehörend, im Rektum befindlich, durch den Mastdarm; Ⓔ *relating to the rectum, rectal*

Rek|tal|fis|tel *f.* ***Syn:*** *Mastdarmfistel, Fistula rectalis*; vom Rektum ausgehende Fistel, die in andere Organe mündet [**innere Rektalfistel**] oder nach außen führt [**äußere Rektalfistel**]; Ⓔ *rectal fistula*

Rek|tal|tem|pe|ra|tur *f.* die im Rektum gemessene Körpertemperatur; Ⓔ *rectal temperature*

Rek|ti|tis *f, pl* **-ti|ti|den**: ***Syn:*** *Rektumentzündung, Mastdarmentzündung, Proktitis, Proctitis*; Entzündung der Mastdarmschleimhaut oder Mastdarmwand; Ⓔ *inflammation of the rectum, rectitis, proctitis*

rek|ti|tisch *adj*: ***Syn:*** *proktitisch*; Mastdarmentzündung/Rektitis betreffend, von ihr betroffen oder gekennzeichnet; Ⓔ *relating to or marked by rectitis, rectitic, proctitic*

Rekto-, rekto- *präf.*: Wortelement mit der Bedeutung „Mastdarm/Enddarm/Rektum"; Ⓔ *rectum, rect(o)-, rectal, proct(o)-*

rek|to|ab|do|mi|nal *adj*: Rektum und Bauch/Abdomen betreffend; Ⓔ *relating to both rectum and abdomen, rectoabdominal*

rek|to|kok|zy|ge|al *adj*: Rektum und Steißbein/Os coccygis betreffend oder verbindend; Ⓔ *relating to both rectum and coccyx, rectococcygeal*

Rek|to|ko|li|tis *f, pl* **-ti|den**: ***Syn:*** *Proktokolitis, Koloproktitis*; Entzündung von Mastdarm und Dickdarm/Kolon; Ⓔ *inflammation of rectum and colon, rectocolitis, proctocolitis, coloproctitis*

rek|to|ko|li|tisch *adj*: ***Syn:*** *koloproktitisch, proktokolitisch*; Rektokolitis betreffend, von ihr betroffen oder gekennzeichnet; Ⓔ *relating to or marked by rectocolitis, rectocolitic, proctocolitic*

rek|to|pe|ri|ne|al *adj*: Rektum und Damm/Perineum betreffend; Ⓔ *relating to both rectum and perineum, rectoperineal*

Rek|to|pe|xie *f.* operative Fixierung des Rektums; Ⓔ *rectopexy, proctopexy*

rek|to|sig|mo|i|dal *adj*: Rektum und Sigma betreffend oder verbindend, Rektosigmoid betreffend; Ⓔ *rectosigmoid*

Rek|to|sig|mo|i|dek|to|mie *f.* operative Entfernung/Resektion von Sigma und Rektum; Ⓔ *rectosigmoidectomy*

Rek|to|sig|mo|i|de|o|skop *nt*: → *Rektosigmoidoskop*

R

Rek|to|sig|mo|i|de|o|sko|pie *f*: →*Rektosigmoidoskopie*

Rek|to|sig|mo|i|do|skop *nt*: *Syn: Proktosigmoideoskop, Proktosigmoidoskop, Rektosigmoideoskop*; flexibles Endoskop* für die Rektosigmoidoskopie*; Ⓔ *rectoromanoscope, proctosigmoidoscope*

Rek|to|sig|mo|i|do|sko|pie *f*: *Syn: Proktosigmoideoskopie, Proktosigmoidoskopie, Rektosigmoideoskopie*; endoskopische Untersuchung von Mastdarm und Sigmoid; Ⓔ *rectoromanoscopy, proctosigmoidoscopy*

Rek|to|skop *nt*: *Syn: Proktoskop*; starres Endoskop* für die Rektoskopie*; Ⓔ *proctoscope, rectoscope*

Rek|to|sko|pie *f*: *Syn: Mastdarmspiegelung, Proktoskopie*; endoskopische Untersuchung des Mastdarms/Rektums; Ⓔ *proctoscopy, rectoscopy*

Rek|to|sto|mie *f*: *Syn: Proktostomie*; Anlegen einer äußeren Rektumfistel; Ⓔ *proctostomy, rectostomy*

Rek|to|to|mie *f*: Rektumschnitt, Rektuminzision; Ⓔ *proctotomy, rectotomy*

rek|to|u|re|thral *adj*: Rektum und Harnröhre/Urethra betreffend; Ⓔ *relating to both rectum and urethra, rectourethral*

Rek|to|u|re|thral|fis|tel *f*: *Syn: Mastdarm-Harnröhren-Fistel, Fistula rectourethralis*; innere Mastdarmfistel mit Mündung in die Harnröhre; Ⓔ *rectourethral fistula*

rek|to|u|te|rin *adj*: *Syn: uterorektal*; Rektum und Gebärmutter/Uterus betreffend oder verbindend; Ⓔ *relating to both rectum and uterus, rectouterine, uterorectal*

rek|to|va|gi|nal *adj*: Rektum und Scheide/Vagina betreffend oder verbindend; Ⓔ *relating to both rectum and vagina, rectovaginal*

Rek|to|va|gi|nal|fis|tel *f*: *Syn: Fistula rectovaginalis, Mastdarm-Scheiden-Fistel*; innere Mastdarmfistel mit Mündung in die Scheide; Ⓔ *rectovaginal fistula*

rek|to|ve|si|kal *adj*: *Syn: vesikorektal*; Rektum und Harnblase/Vesica urinaria betreffend oder verbindend; Ⓔ *relating to both rectum and bladder, rectovesical*

Rek|to|ve|si|kal|fis|tel *f*: *Syn: Mastdarm-Blasen-Fistel, Fistula rectovesicalis*; innere Mastdarmfistel mit Mündung in die Blase; Ⓔ *rectovesical fistula*

Rek|to|ves|ti|bu|lär|fis|tel *f*: *Syn: Mastdarm-Scheidenvorhof-Fistel, Fistula rectovestibularis*; innere Mastdarmfistel mit Mündung in den Scheidenvorhof; Ⓔ *rectovestibular fistula, rectofourchette fistula*

rek|to|vul|var *adj*: →*rektovulvär*

rek|to|vul|vär *adj*: *Syn: rektovulvar, vulvorektal*; Rektum und Scham/Vulva betreffend oder verbindend; Ⓔ *relating to both rectum and vulva, rectovulvar*

Rek|to|ze|le *f*: **1.** *Syn: Proktozele*; Vorfall der vorderen Mastdarmwand bei Schwäche des Septum* rectovaginale **2.** *Syn: Proktozele, Mastdarmbruch, Hernia rectalis*; sich in das Rektum vorwölbender Dammbruch; Ⓔ **1.** *rectocele, rectovaginal hernia, proctocele* **2.** *rectocele, proctocele*

Rek|tum *nt*: *Syn: Enddarm, Mastdarm, Rectum, Intestinum rectum*; letzter Abschnitt des Dickdarms vor dem After; Ⓔ *rectum, straight intestine*

Rek|tum|a|tre|sie *f*: *Syn: Mastdarmatresie, Atresia recti*; angeborener Mastdarmverschluss mit Fehlen der Verbindung zum After; Ⓔ *rectal atresia*

Rek|tum|bla|se *f*: künstliche Harnausleitung durch das Rektum; die Stuhlentleerung erfolgt über einen künstlichen Darmausgang; Ⓔ *rectal conduit*

Rek|tum|blu|tung *f*: *Syn: rektale Blutung, Mastdarmblutung*; Blutung aus dem After; Ⓔ *rectal hemorrhage, proctorrhagia, hemoproctia*

Rek|tum|ent|zün|dung *f*: →*Proktitis*

Rek|tum|kar|zi|nom *nt*: *Syn: Mastdarmkarzinom*; Kolonkarzinom* im Rektum; Ⓔ *rectal carcinoma*

Rek|tum|po|lyp *m*: von der Rektumschleimhaut ausgehender Polyp; kann u. U. durch den After nach außen treten; Ⓔ *proctopolypus*

Rek|tum|pro|laps *m*: *Syn: Mastdarmprolaps, Mastdarmvorfall, Rektumvorfall, Prolapsus recti*; meist bei Frauen auftretender Vorfall der Mastdarmwand durch den After; Ⓔ *prolapse of the rectum, rectal prolapse, exania*

Rek|tum|re|sek|ti|on *f*: Teilentfernung des Rektums; Ⓔ *rectal resection, rectectomy, proctectomy*

Rek|tum|ste|no|se *f*: *Syn: Anusstenose, Mastdarmstenose, Proktostenose*; angeborene [Analatresie*] oder erworbene Einengung des Afters; Ⓔ *rectostenosis, proctencleisis, proctenclisis, proctostenosis*

Rek|tum|ve|nen *pl*: *Syn: Venae rectales*; Venen vom Plexus* venosus rectalis zur Vena* pudenda interna [**Venae rectales inferiores**]; Vena* iliaca interna [**Venae rectales mediae**] und Vena* mesenterica inferior [**Vena rectalis superior**]; bilden Anastomosen untereinander und verbinden Pfortadersystem und Vena* cava inferior; Ⓔ *rectal veins*

Rek|tum|vor|fall *m*: →*Rektumprolaps*

Rektum-Vulva-Fistel *f*: *Syn: rektovulväre Fistel*; Rektum und Vulva verbindende Fistel; Ⓔ *rectovulvar fistula*

Rek|tus *m*: *Syn: Musculus rectus*; gerader Muskel; Ⓔ *rectus*

Rek|tus|di|as|ta|se *f*: Auseinanderweichen der beiden Musculi rectus abdominis, z.B. in der Schwangerschaft oder als angeborene Anomalie; Ⓔ *diastasis recti*

Rek|tus|schei|de *f*: *Syn: Vagina musculi recti abdominis*; von den Aponeurosen der Bauchmuskeln gebildete Scheide des Musculus rectus abdominis; Ⓔ *rectus sheath, sheath of rectus abdominis muscle*

Re|kur|rens *m*: →*Nervus laryngeus recurrens*

Re|kur|rens|fie|ber *nt*: →*Rückfallfieber*

Re|kur|rens|pa|ra|ly|se *f*: →*Rekurrensparese*

Re|kur|rens|pa|re|se *f*: *Syn: Rekurrenslähmung, Rekurrensparalyse*; Lähmung des Nervus* laryngeus recurrens mit Stimmbandlähmung und Heiserkeit; Ⓔ *recurrent laryngeal paralysis, recurrent laryngeal nerve palsy, recurrent nerve palsy*

re|kur|rent *adj*: (regelmäßig oder ständig) wiederkehrend, sich wiederholend; Ⓔ *recurrent*

Re|laps *m*: Rückfall; Ⓔ *relapse, recurrence*

Re|la|xans *nt, pl* **-xan|zi|en, -xan|ti|en**: entspannungsförderndes Mittel; Ⓔ *relaxant*

re|la|xie|rend *adj*: entspannend; (*Muskel*) erschlaffend; Ⓔ *relaxant, relaxing, causing relaxation, reducing tension*

Re|la|xin *nt*: im Schwangerschaftsgelbkörper gebildetes Hormon, das zur Auflockerung des Bindegewebes vor der Geburt führt; Ⓔ *relaxin*

Release-inhibiting-Faktor *m*: *Syn: Inhibiting-Faktor, Inhibiting-Hormon*; im Hypothalamus gebildetes Hormon, das die Bildung und/oder Freisetzung von Hypophysenvorderlappenhormonen hemmt; Ⓔ *inhibiting factor, release inhibiting factor*

Re|lea|sing|fak|tor *m*: *Syn: Releasinghormon*; im Hypothalamus gebildetes Hormon, das die Freisetzung eines anderen Hormons bewirkt; Ⓔ *releasing factor*

Re|lea|sing|hor|mon *nt*: →*Releasingfaktor*

Re|li|a|bi|li|tät *f*: Zuverlässigkeit, Verlässlichkeit; Ⓔ *reliability*

Rem *nt*: [**r**oentgen **e**quivalent **m**an] veraltete Einheit der Äquivalentdosis; durch Sievert* ersetzt; Ⓔ *rem, roentgen equivalent man*

Remak-Fasern *pl*: *Syn: marklose Fasern, marklose Nervenfasern*; nicht von einer Myelinscheide* umgebene Nervenfasern; Ⓔ *Remak's fibers, nonmedullated fibers, nonmyelinated fibers, nonmyelinated nerve fibers, unmyelinated nerve fibers, unmyelinated fibers, gray fibers*

Remak-Ganglien *pl*: →*Remak-Haufen*

Remak-Haufen *pl*: *Syn: Bidder-Haufen, Bidder-Remak-Ganglien, Bidder-Ganglien, Remak-Ganglien*; Ganglienzellhaufen des Nervus* vagus im Vorhofseptum; Ⓔ

R

Bidder's ganglia, Remak's ganglia, sinoatrial ganglia
re|ma|nent *adj*: zurückbleibend, übrig, restlich; Ⓔ *remanent*
Re|me|di|um *nt, pl* **-dia, -di|en**: (Heil-)Mittel, Arzneimittel, Arznei; Ⓔ *remedy (gegen for, against)*
Re|mi|ne|ra|li|sa|ti|on *f*: Wiedereinlagerung von Mineralien nach vorhergehender Demineralisierung; Ⓔ *remineralization*
Re|mis|si|on *f*: vorübergehende Besserung; Ⓔ *remission*
komplette Remission: ***Syn:*** *Vollremission*; vorübergehendes Verschwinden aller Symptome und Krankheitszeichen eines malignen Tumors unter Therapie; Ⓔ *complete remission*
partielle Remission: ***Syn:*** *Teilremission*; deutliche Besserung des Allgemeinbefindens ohne Normalisierung aller Parameter; Ⓔ *partial remission*
re|mit|tie|rend *adj*: (vorübergehend) nachlassend, abklingend, in Remission gehend; Ⓔ *remittent*
REM-Schlaf *m*: ***Syn:*** *Traumschlaf, paradoxer/desynchronisierter Schlaf*; Schlafphase mit raschen, ruckartigen Augenbewegungen; Ⓔ *REM sleep, active sleep, desynchronized sleep, dreaming sleep, fast wave sleep, FW sleep, paradoxical sleep, rapid eye movement sleep, rapid eye movement state*
REM-Syndrom *nt*: → *retikuläre erythematöse Muzinose*
Ren *m*: ***Syn:*** *Niere*; paariges, im Retroperitonealraum liegendes Organ, das eine Zentralrolle bei der Ausscheidung von Stoffwechselprodukten und bei der Konstanthaltung des Wasser- und Elektrolythaushaltes spielt; Ⓔ *kidney, ren, nephros*
Ren arcuatus: ***Syn:*** *Hufeisenniere*; angeborene Nierenfehlbildung mit hufeisenförmiger Verschmelzungsniere; Ⓔ *horseshoe kidney*
Ren elongatus: ***Syn:*** *Langniere*; längliche Verschmelzungsniere; Ⓔ *long fused kidney*
Ren informis: ***Syn:*** *Klumpenniere, Kuchenniere*; klumpenförmige, angeborene Verschmelzungsniere; Ⓔ *clump kidney*
Ren migrans: → *Ren mobilis*
Ren mobilis: ***Syn:*** *Wanderniere, Ren migrans*; abnorm bewegliche Niere; Ⓔ *floating kidney, hypermobile kidney, movable kidney, wandering kidney*
Ren pelvicus: ***Syn:*** *Beckenniere, pelvine Nierendystopie*; angeborener Tiefstand der Niere im Becken; Ⓔ *pelvic kidney*
Ren-, ren- *präf.*: → *Reno-*
re|nal *adj*: ***Syn:*** *nephrogen*; Niere/Ren betreffend, von der Niere ausgehend, durch die Nieren bedingt; Ⓔ *relating to the kidney, renal, renogenic, nephric, nephritic, nephrogenous, nephrogenic*
Ren|cu|lus *m, pl* **-li**: fetales Nierenläppchen; Ⓔ *reniculus, renculus, renunculus*
Rendu-Osler-Weber-Krankheit *f*: ***Syn:*** *hereditäre Teleangiektasie, Osler-Rendu-Weber-Krankheit, Morbus Osler, Osler-Rendu-Weber-Syndrom, Teleangiectasia hereditaria haemorrhagica, Rendu-Osler-Weber-Syndrom*; autosomal-dominante Erkrankung mit Bildung von Teleangiektasien in Haut und Schleimhaut; Ⓔ *Rendu-Osler-Weber syndrome, Rendu-Osler-Weber disease, Osler-Weber-Rendu disease, Osler's disease, Goldstein's disease, hereditary hemorrhagic telangiectasia*
re|ni|form *adj*: ***Syn:*** *nephroid*; nierenförmig, nierenartig; Ⓔ *kidney-shaped, nephroid, reniform*
Re|nin *nt*: von der Niere gebildetes Gewebehormon; Teil des Renin-Angiotensin-Aldosteron-Systems; Ⓔ *renin*
Renin-Angiotensin-Aldosteron-System *nt*: ***Syn:*** *RAA-System*; Regulationssystem zur Konstanthaltung von Blutvolumen, -osmolarität, und -druck; Ⓔ *renin-angiotensin-aldosterone system*
Re|nin|sub|strat *nt*: ***Syn:*** *Angiotensinogen*; inaktive Muttersubstanz der Angiotensine*; Ⓔ *angiotensinogen, angiotensin precursor*

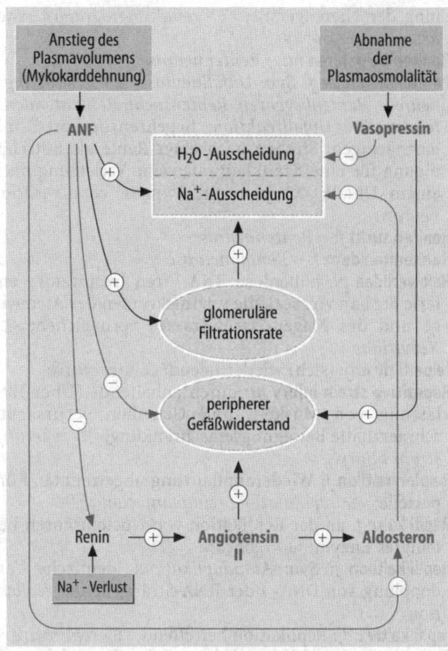

Abb. 80. Renin-Angiotensin-Aldosteron-System

Ren|nin *nt*: ***Syn:*** *Chymosin, Labferment*; eiweißspaltendes und die Milch gerinnendes Enzym im Labmagen der Wiederkäuer und im Säuglingsmagen; Ⓔ *rennin, rennet, chymosin, pexin*
Reno-, reno- *präf.*: Wortelement mit der Bedeutung „Niere/Ren"; Ⓔ *kidney, renal, nephr(o)-, ren(o)-*
re|no|ab|do|mi|nal *adj*: ***Syn:*** *nephroabdominal*; Niere(n) und Bauch(wand)/Abdomen betreffend; Ⓔ *relating to both kidney and the abdominal wall, nephroabdominal*
re|no|gas|tral *adj*: ***Syn:*** *gastrorenal*; Niere(n) und Magen/Gaster betreffend; Ⓔ *relating to both kidney and stomach, renogastric*
Re|no|gra|fie, -gra|phie *f*: Röntgenkontrastdarstellung des Nierengewebes oder der Nierengefäße; Ⓔ *renography*
Re|no|gramm *nt*: Röntgenkontrastaufnahme des Nierengewebes oder der Nierengefäße; Ⓔ *renogram, renocystogram*
re|no|in|tes|ti|nal *adj*: Niere(n) und Darm/Intestinum betreffend; Ⓔ *relating to both kidney and intestine, renointestinal*
re|no|kar|di|al *adj*: ***Syn:*** *kardiorenal*; Niere(n) und Herz betreffend; Ⓔ *relating to both kidney and heart, nephrocardiac, cardionephric, cardiorenal*
re|no|par|en|chy|mal *adj*: das Nierenparenchym betreffend, vom Nierenparenchym ausgehend; Ⓔ *renoparenchymal*
Re|no|pa|thie *f*: ***Syn:*** *Nephropathie*; Nierenerkrankung, Nierenleiden; Ⓔ *renopathy*
re|no|priv *adj*: durch einen Ausfall der Nieren bedingt; Ⓔ *renoprival*
Re|no|szin|ti|gra|fie, -gra|phie *f*: Szintigrafie* der Niere; Ⓔ *renal scintigraphy*
re|no|trop *adj*: ***Syn:*** *nephrotrop*; mit besonderer Affinität für Nierengewebe/zur Niere, auf die Niere einwirkend; Ⓔ *renotropic*
re|no|vas|ku|lär *adj*: die Nierengefäße betreffend; Ⓔ *relating to the renal vessels, renovascular*
Re|no|va|so|gra|fie, -gra|phie *f*: Röntgenkontrastdarstel-

R

lung der Nierengefäße; Ⓔ *renal angiography, renal artery angiography*

Ren|ten|be|geh|ren *nt*: →*Rentenneurose*

Ren|ten|neu|ro|se *f*: *Syn: Unfallneurose, Entschädigungsneurose, Rentenbegehren, Rentensucht, Rententendenz, tendenziöse Unfallreaktion*; Begehrensneurose* mit hartnäckigem Streben nach einer Rente als Entschädigung für eine Krankheit oder eine Verletzung nach einem Unfall; Ⓔ *pension neurosis, compensation neurosis*

Ren|ten|sucht *f*: →*Rentenneurose*

Ren|ten|ten|denz *f*: →*Rentenneurose*

Re|o|vi|ri|dae *pl*: hüllenlose RNA-Viren [respiratory enteric orphan viruses], die v.a. Infektionen der Atemwege und des Magen-Darm-Traktes verursachen; Ⓔ *Reoviridae*

re|pe|ti|tiv *adj*: (sich) wiederholend; Ⓔ *repetitive*

Repetitive strain injury *nt*: durch anhaltende (Über-)Belastung von Muskeln und Gelenken verursachte schmerzhafte Bewegungseinschränkung; Ⓔ *repetitive strain injury*

Re|plan|ta|ti|on *f*: Wiederanpflanzung abgetrennter Körperteile; Ⓔ *replantation, reimplantation*

Rep|li|ka|se *f*: an der Replikation von Nucleinsäuren beteiligtes Enzym; Ⓔ *replicase*

Rep|li|ka|ti|on *f*: *Syn: Autoduplikation*; identische Verdopplung von DNA- oder RNA-Strängen; Ⓔ *replication*

rep|li|ka|tiv *adj*: Replikation betreffend; Ⓔ *replicative*

Re|po|la|ri|sa|ti|on *f*: Normalisierung des Potenzials nach Depolarisation; Ⓔ *repolarization*

re|po|ni|bel *adj*: *Syn: reponierbar*; (*Fraktur*) einrenkbar, einrichtbar; Ⓔ *reducible*

re|po|nier|bar *adj*: →*reponibel*

Re|po|si|ti|on *f*: **1.** Wiedereinrenkung verschobener Bruchfragmente **2.** Wiedereinrenkung einer Luxation **3.** manuelle Rückverlagerung einer Hernie; Ⓔ **1.** *reduction* **2.** *reduction, repositioning* **3.** *reduction of hernia*

Re|pres|si|on *f*: **1.** Unterdrückung, Hemmung eines Enzyms oder Gens **2.** Verdrängung von Impulsen oder Gefühlen; Ⓔ **1.** *repression, inhibition, suppression; repression, gene repression* **2.** *repression*

re|pres|siv *adj*: hemmend, unterdrückend; Ⓔ *repressive*

Re|pres|sor *m*: Substanz, die die Ausprägung eines Genes hemmt; Ⓔ *repressor*

re|pri|mier|bar *adj*: hemmenbar, unterdrückbar; Ⓔ *repressible*

re|pri|miert *adj*: gehemmt, unterdrückt; Ⓔ *repressed*

Re|pri|se *f*: ziehende Einatmung bei Keuchhusten; Ⓔ *crowing*

Re|pro|duk|ti|on *f*: Fortpflanzung, Vermehrung; Ⓔ *reproduction, procreation, generation*

Rep|ti|la|se *f*: aus Schlangengift gewonnenes Enzym, das die Blutgerinnung fördert; Ⓔ *reptilase*

Rep|ti|la|se|zeit *f*: Gerinnungstest, der die Zeit bis zum Gerinnungseintritt nach Zugabe von Reptilase misst; Ⓔ *reptilase clotting time*

Re|sec|tio *f, pl* **-ti|o|nes**: →*Resektion*

Re|sek|ti|on *f*: *Syn: Resectio*; operative Teilentfernung; Ⓔ *resection, partial excision, excision, exeresis*

kolorektale Resektion: Resektion von Kolon und Rektum; Ⓔ *colorectal resection*

Re|sek|ti|ons|zys|to|skop *nt*: *Syn: Resektoskop*; Operationszystoskop zur transurethralen Elektroresektion; Ⓔ *resectoscope*

Re|sek|to|skop *nt*: →*Resektionszystoskop*

Re|ser|ve|fett *nt*: *Syn: Depotfett, Speicherfett*; vom Körper angelegte Speicher im Fettgewebe; Ⓔ *depot fat, storage fat, depot lipid, storage lipid*

Re|ser|ve|luft *f*: *Syn: Reservevolumen*; die nach normaler Atmung noch zusätzlich ein- oder ausatembare Luftmenge; Ⓔ *reserve air*

Re|ser|ve|vo|lu|men *nt*: **1.** *Syn: Restvolumen, Restblut*; das am Ende der Systole noch im Herzen vorhandene Blut **2.** *Syn: Reserveluft*; die nach normaler Atmung noch zusätzlich ein- oder ausatembare Luftmenge; Ⓔ **1.** *reserve volume* **2.** *reserve volume, residual volume, residual air*

exspiratorisches Reservevolumen: Luftmenge, die nach normaler Ausatmung noch zusätzlich ausgeatmet werden kann; Ⓔ *expiratory reserve volume*

inspiratorisches Reservevolumen: *Syn: Komplementärluft*; Luftmenge, die nach normaler Einatmung noch zusätzlich eingeatmet werden kann; Ⓔ *inspiratory reserve volume*

re|se|zier|bar *adj*: durch Resektion entfernbar; Ⓔ *resectable*

re|se|zie|ren *v*: wegschneiden, ausschneiden, operativ entfernen; Ⓔ *resect, remove, excise, cut off*

re|si|du|al *adj*: übrig, übriggeblieben, restlich; Ⓔ *residual, remaining*

Re|si|du|al|frak|ti|on *f*: Verhältnis von endsystolischem Restvolumen und enddiastolischem Füllungsvolumen des Herzens; Ⓔ *residual fraction*

Re|si|du|al|harn *m*: *Syn: Restharn*; nach Entleerung der Harnblase noch vorhandene Harnmenge; Ⓔ *residual urine*

Re|si|du|al|ka|pa|zi|tät, funk|ti|o|nel|le *f*: das nach normaler Ausatmung noch in der Lunge vorhanden Luftvolumen; Ⓔ *functional residual capacity*

Re|si|du|al|luft *f*: →*Residualvolumen*

Re|si|du|al|vo|lu|men *nt*: *Syn: Residualluft*; die nach maximaler Ausatmung noch in der Lunge vorhandene Luft; Ⓔ *reserve volume, residual volume, residual air*

Re|si|du|al|wahn *m*: *Syn: Restwahn*; nach Rückbildung einer Psychose* verbleibende Wahnidee; Ⓔ *residual delusion*

Re|si|du|um *nt, pl* **-dua, -du|en**: Rückstand, Rest, Überbleibsel; Ⓔ *residue, residuum, remnant*

Re|si|li|enz *f*: Spannkraft, Elastizität, Nachgiebigkeit; Ⓔ *resilience*

Re|si|na *f*: Harz; Ⓔ *resin*

Re|si|ne *pl*: Ionenaustauscher, Ionenaustauscherharze; Ⓔ *resins, ion-exchange resins*

Re|sis|tan|ce *f*: *Syn: Atemwegwiderstand*; Widerstand der Atemwege gegen den Luftstrom, der bei der Atmung überwunden werden muss; Ⓔ *resistance, airway resistance*

re|sis|tent *adj*: widerstandsfähig, nicht anfällig, immun; Ⓔ *resistant (gegen to)*

Re|sis|tenz *f*: Widerstandskraft, Widerstandsfähigkeit, Abwehr(kraft); (*Erreger*) Widerstandsfähigkeit gegen Antibiotika; Ⓔ *resistance*

Re|so|lu|ti|on *f*: **1.** optisches Auflösungsvermögen **2.** (Auf-)Lösung, Rückbildung; Ⓔ **1.** *optical resolution, resolution* **2.** *resolution*

Re|sol|vens *nt, pl* **-ven|zi|en, -ven|ti|en**: Lösungsmittel; Lösemittel; Ⓔ *resolvent*

re|so|nant *adj*: Resonanz betreffend oder erzeugend, mitschwingend, widerhallend; Ⓔ *relating to or producing resonance, resonant, echoing, resounding*

Re|so|nanz *f*: Mitschwingen, Nachhall, Widerhall; Ⓔ *resonance*

Re|so|nanz|spek|tros|ko|pie, pa|ra|mag|ne|ti|sche *f*: *Syn: ESR-Spektroskopie, Elektronenspinresonanzspektroskopie*; Spektroskopie*, die künstlich erzeugte paramagnetische Resonanz misst; Ⓔ *electron spin resonance spectroscopy, electron paramagnetic resonance spectroscopy, EPR spectroscopy, ESR spectroscopy*

Re|sor|ben|zi|en *pl*: Substanzen mit resorptionsfördernder Wirkung; Ⓔ *resorbents*

re|sor|bier|bar *adj*: durch Resorption aufnehmbar; Ⓔ *absorbable*

re|sor|bie|rend *adj*: einsaugend, aufsaugend, aufnehmend; Ⓔ *resorbent, reabsorbing, absorbefacient, absorbent, absorbing*

Re|sor|cin|phtha|le|in *nt*: *Syn: Fluoreszein, Fluorescein*; fluoreszierender Xanthinfarbstoff; Ⓔ *fluorescein, dihydroxyfluorane, resorcinolphthalein*

Re|sorp|ti|on *f*: *Syn: Reabsorption*; (Flüssigkeits-)Aufnahme, Aufsaugung; Ⓔ *resorption, resorbence, reabsorption, absorption*

Re|sorp|ti|ons|a|tel|ek|ta|se *f*: hinter einem Bronchienverschluss liegende Atelektase* durch Resoption der Alveolarluft; Ⓔ *absorption atelectasis*

Re|sorp|ti|ons|fie|ber *nt*: Temperaturerhöhung während der postoperativen/posttraumatischen Resorption von Blutergüssen etc.; Ⓔ *aseptic fever*

Re|sorp|ti|ons|ik|te|rus *m*: durch Rückresorption ausgeschiedener Gallenfarbstoffe entstehender posthepatischer Ikterus*; Ⓔ *resorption jaundice*

re|spi|ra|bel *adj*: zum Einatmen geeignet, atembar; Ⓔ *respirable*

Re|spi|ra|ti|on *f*: Lungenatmung, (äußere) Atmung, Atmen; Ⓔ *respiration, breathing, external respiration, pulmonary respiration*

Re|spi|ra|ti|ons|trakt *m*: Gesamtheit der Atemwege; Ⓔ *respiratory tract, respiratory system, respiratory apparatus, respiratory passages*

Re|spi|ra|tor *m*: Beatmungsgerät, Atemgerät; Ⓔ *respirator*

re|spi|ra|to|risch *adj*: *Syn: atmungsbedingt*; Atmung/Respiration betreffend, mit der Atmung verbunden; Ⓔ *relating to respiration, respiratory*

Respiratory-distress-Syndrom des Neugeborenen *nt*: *Syn: Atemnotsyndrom des Neugeborenen*; durch eine Lungenunreife oder Erkrankungen der Atemwege hervorgerufener Komplex von Zyanose* und Dyspnoe*; Ⓔ *respiratory distress syndrome (of the newborn), idiopathic respiratory distress of the newborn, congenital alveolar dysplasia*

Respiratory-syncitial-Virus *nt*: → *RS-Virus*

Rest|blut *nt*: *Syn: Restvolumen, Reservevolumen*; das am Ende der Systole noch im Herzen vorhandene Blut; Ⓔ *reserve volume*

Re|ste|no|se *f*: erneute Stenose einer operative aufgeweiteten Einegung; Ⓔ *restenosis*

Rest|harn *m*: *Syn: Residualharn*; nach Entleerung der Harnblase noch vorhandene Harnmenge; Ⓔ *residual urine*

Re|sti|tu|tio *f, pl* **-ti|o|nes**: Wiederherstellung, Restitution; Ⓔ *restitution, restitutio, restoration*

Restitutio ad integrum: vollständige oder komplette Wiederherstellung/Heilung/Erholung; Ⓔ *full recovery, complete recovery*

Restless-legs-Syndrom *nt*: *Syn: Wittmaack-Ekbom-Syndrom, Syndrom der unruhigen Beine, nächtliche Bewegungsstörungen*; ätiologisch ungeklärte Erkrankung, deren Leitsymptom nächtliche, unangenehme, als ziehend-reißend beschriebene Dysästhesien der Beine sind, die von einem nicht unterdrückbaren Drang, die Beine zu bewegen, begleitet werden; die Bewegung schafft aber nur kurzzeitige Linderung, bevor der Drang erneut einsetzt; tritt autosomal-dominant, essentiell und symptomatisch [Schwangerschaft, Niereninsuffizienz] auf; Ⓔ *restless legs syndrome*

Rest-N *m*: → *Reststickstoff*

Re|strik|ti|on *f*: **1.** Einschränkung, Beschränkung **2.** Verhinderung der Replikation bestimmter DNA-Phagen durch Restriktionsenzyme*; Ⓔ **1.–2.** *restriction*

Re|strik|ti|ons|en|do|nu|cle|a|sen *pl*: → *Restriktionsenzyme*

Re|strik|ti|ons|en|do|nu|kle|a|sen *pl*: → *Restriktionsenzyme*

Re|strik|ti|ons|en|zy|me *pl*: *Syn: Restriktionsendonucleasen*; Enzyme, die Doppelstrang-DNA an spezifischen Stellen spalten; Ⓔ *restriction enzymes, restrictive enzymes*

re|strik|tiv *adj*: einschränkend, beschränkend, begrenzend; Ⓔ *restrictive*

Rest|stick|stoff *m*: *Syn: Rest-N*; nach Entfernung der Proteine noch verbleibender Stickstoff des Blutplasmas; Ⓔ *rest nitrogen, nonprotein nitrogen*

Rest|vo|lu|men *nt*: → *Restblut*

Rest|wahn *m*: → *Residualwahn*

Re|sus|zi|ta|tion *f*: → *Reanimation*

Re|tar|da|ti|on *f*: *Syn: Retardierung*; Verlangsamung, (Entwicklungs-)Hemmung, Verzögerung; Ⓔ *delayed development, retardation, delay, hindrance*

re|tar|diert *adj*: (geistig oder körperlich) zurückgeblieben, verspätet, verzögert; Ⓔ *retarded*

Re|tar|die|rung *f*: → *Retardation*

Re|tard|prä|pa|ra|te *pl*: Depotpräparate* zur peroralen Applikation; Ⓔ *retard preparation*

Re|te *nt*: Netz, Netzwerk; Ⓔ *rete, network, net*

Rete acromiale: Arteriennetz des Akromions; Ⓔ *acromial rete, acromial network*

Rete arteriosum: Arteriengeflecht, Arteriennetz; Ⓔ *arterial network, arterial rete, arterial rete mirabile*

Rete articulare cubiti: Arteriengeflecht des Ellenbogengelenks; Ⓔ *articular cubital rete, articular rete of elbow (joint), articular cubital network, articular network of elbow (joint)*

Rete articulare genus: Arteriengeflecht des Kniegelenks; Ⓔ *articular network of knee, articular rete of knee*

Rete calcaneum: Arteriennetz am Fersenbein/Kalkaneus; Ⓔ *calcaneal rete, calcaneal network*

Rete carpale dorsale: Arteriennetz des Handwurzelrückens; Ⓔ *dorsal carpal network, dorsal carpal arch, posterior carpal arch, dorsal carpal rete*

Rete lymphocapillare: Lymphkapillarennetz, Lymphkapillarengeflecht; Ⓔ *lymphocapillary rete, lymphocapillary network*

Rete malleolare laterale: Arteriengeflecht am Außenknöchel; Ⓔ *lateral malleolar network, lateral malleolar rete*

Rete malleolare mediale: Arteriengeflecht des Innenknöchels; Ⓔ *medial malleolar network, medial malleolar rete*

Rete Malpighii: Bezeichnung für das Netzwerk der Papillarschicht [Stratum papillare] der Unterhaut [Dermis*]; Ⓔ *malpighian rete*

Rete mirabile: *Syn: Wundernetz*; aus kleinsten Arterien oder Kapillaren bestehendes Gefäßknäuel; Ⓔ *rete mirabile*

Rete patellare: Arteriengeflecht der Kniescheibe; Ⓔ *rete of patella, arterial rete of patella, arterial network of patella*

Rete testis: *Syn: Haller-Netz*; Netz von Hodenkanälchen, das Ausgangspunkt eines bösartigen Tumors [**Rete-Tumor**] sein kann; Ⓔ *rete of Haller, rete testis*

Rete vasculosum articulare: Gefäßgeflecht eines Gelenks; Ⓔ *articular rete*

Rete venosum: Venengeflecht, Venennetz; Ⓔ *venous rete, venous rete mirabile, venous network*

Rete venosum dorsale manus: Venengeflecht des Handrückens; Ⓔ *dorsal network of hand, dorsal venous network of hand, dorsal venous plexus of hand, dorsal rete of hand, dorsal venous rete of hand*

Rete venosum dorsale pedis: Venengeflecht des Fußrückens; Ⓔ *dorsal rete of foot, dorsal venous rete of foot, dorsal network of foot, dorsal venous network of foot, dorsal venous plexus of foot*

Rete venosum plantare: Venengeflecht der Fußsohle; Ⓔ *plantar network, plantar venous network, plantar rete, plantar venous rete*

Re|ten|tio *f, pl* **-ti|o|nes**: → *Retention*

Retentio alvi: Stuhlverhaltung, Verstopfung; Ⓔ *fecal*

R

retention, constipation
Retentio placentae: →*Plazentaretention*
Retentio testis: *Syn: Hodenretention, Kryptorchismus, Maldescensus testis*; Fehlen des Hodens im Hodensack bei Bauch- oder Leistenhoden; Ⓔ *retained testicle, retained testis, undescended testicle, undescended testis, cryptorchidism, cryptorchidy, cryptorchism*
Retentio testis abdominalis: Bauchhoden bei Retentio testis; Ⓔ *abdominal testis*
Retentio testis inguinalis: Leistenhoden bei Retentio testis; Ⓔ *inguinal testis, orchiocele*
Retentio urinae: Harnverhalt, Harnverhaltung; Ⓔ *urinary retention, uroschesis, anuresis*
Re|ten|ti|on *f: Syn: Retentio*; Zurückhaltung, Zurückhalten, Verhaltung; Ⓔ *retention*
Re|ten|ti|ons|a|the|rom *nt: Syn: falsches Atherom, Follikelzyste, Sebozystom*; Retentionszyste* einer Talgdrüse durch Verlegung des Ausführungsgangs; Ⓔ *steatocystoma, steatoma*
Re|ten|ti|ons|a|zi|do|se *f:* metabolische Azidose* durch ungenügende Ausscheidung von Sulfat und Phosphat bei Niereninsuffizienz; Ⓔ *retention acidosis*
Re|ten|ti|ons|a|zot|ä|mie *f: Syn: renale Azotämie*; Azotämie* bei Nierenfunktionsstörungen; Ⓔ *renal azotemia*
Re|ten|ti|ons|hy|per|ke|ra|to|se *f: s.u. Hyperkeratose*; Ⓔ *retention hyperkeratosis*
Re|ten|ti|ons|to|xi|ko|se *f:* durch die vermehrte Zurückhaltung von körpereigenen oder körperfremden Stoffen hervorgerufene Intoxikation [z.B. Urämie*]; Ⓔ *retention toxicosis*
Re|ten|ti|ons|zys|te *f:* durch eine Abflussbehinderung entstandene Zyste; Ⓔ *distention cyst, retention cyst, secretory cyst*
seröse Retentionszyste: *Syn: seröse Zyste, Hydrozyste*; durch Flüssigkeitsansammlung entstandene Zyste; Ⓔ *hydrocyst*
Rete-Tumor *m: s.u. Rete testis*; Ⓔ *rete tumor*
Reticul-, reticul- *präf.:* →*Reticulo-*
Re|ti|cu|lin *nt:* →*Retikulin*
Reticulo-, reticulo- *präf.:* Wortelement mit der Bedeutung „kleines Netz/Retikulum“; Ⓔ *reticular, reticul(o)-*
Re|ti|cu|lo|his|ti|o|cy|to|sis *f, pl* **-ses:** →*Retikulohistiozytose*
Reticulohistiocytosis disseminata: *Syn: Lipoiddermatoarthritis, multiple Retikulohistiozytome, multizentrische Retikulohistiozytose*; multizentrische Histiozytose* mit Polyarthritis* und nodulären Histiozytomen in Haut und Schleimhaut; Ⓔ *reticulohistiocytomata, lipid dermatoarthritis, lipoid dermatoarthritis, multicentric reticulohistiocytosis, granulomata*
Re|ti|cu|lum *nt, pl* **-la:** kleines Netz; Ⓔ *reticulum, network*
Reticulum trabeculare: *Syn: Stenon-Band, Hueck-Band, iridokorneales Balkenwerk, Ligamentum pectinatum*; bindegewebiges Balkennetz zwischen Sinus* venosus sclerae und vorderer Augenkammer; Ⓔ *trabecular reticulum, Hueck's ligament, pectinal ligament of iris, pectinate ligament of iridocorneal angle, pectinal ligament of iris*
Retikul-, retikul- *präf.:* →*Retikulo-*
re|ti|ku|lär *adj: Syn: retikular*; das Retikulum betreffend, zum Retikulum gehörend; netzförmig, netzartig; Ⓔ *relating to a reticulum, reticular, reticulate, reticulated*
Re|ti|ku|lin *nt: Syn: Reticulin*; vorwiegend aus Kollagen Typ 3 aufgebaute feine Bindegewebsfasern; Ⓔ *reticulin*
Re|ti|ku|lin|fa|sern *pl: Syn: retikuläre Fasern, Gitterfasern, argyrophile Fasern, Retikulumfasern*; mit Silbersalzen anfärbbare Bindegewebsfasern, die aus Retikulin* bestehen; Ⓔ *reticular fibers*
Retikulo-, retikulo- *präf.:* Wortelement mit der Bedeutung „kleines Netz/Retikulum“; Ⓔ *reticular, reticul(o)-*
Re|ti|ku|lo|an|gi|o|ma|to|se *f: Syn: Kaposi-Sarkom, Morbus Kaposi, Angioretikulomatose, idiopathisches multiples Pigmentsarkom Kaposi, Sarcoma idiopathicum multiplex haemorrhagicum*; früher nur sporadisch auftretendes [**klassisches/sporadisches Kaposi-Sarkom**] Sarkom*, als Komplikation einer HIV-Infektion [**epidemisches Kaposi-Sarkom**] aber von zunehmender Bedeutung; initial braunrot-livide, knotige Effloreszenzen der Haut und Schleimhaut mit Tendenz zur Ulzeration; im weiteren Verlauf Befall von Lymphknoten und Organen [Leber, Herz, Lunge]; Ⓔ *Kaposi's sarcoma, idiopathic multiple pigmented hemorrhagic sarcoma, multiple idiopathic hemorrhagic sarcoma, angioreticuloendothelioma, endotheliosarcoma*
re|ti|ku|lo|en|do|the|li|al *adj: Syn: retikulohistiozytär*; retikuloendotheliales Gewebe oder System betreffend; Ⓔ *relating to reticuloendothelium, reticuloendothelial, retothel*
Re|ti|ku|lo|en|do|the|li|om *nt: Syn: Retikulumzellensarkom, Retikulumzellsarkom, Retikulosarkom, Retothelsarkom*; Non-Hodgkin-Lymphom, das von den Retothelzellen ausgeht; Ⓔ *reticulum cell sarcoma, reticulocytic sarcoma, reticuloendothelial sarcoma, retothelial sarcoma, clasmocytoma*
Re|ti|ku|lo|en|do|the|li|o|se *f: Syn: Endotheliose*; Oberbegriff für Erkrankungen des retikuloendothelialen Systems; Ⓔ *reticuloendotheliosis, endotheliosis, hemohistioblastic syndrome*
leukämische Retikuloendotheliose: *Syn: Haarzellenleukämie*; seltenes, langsam fortschreitendes Non-Hodgkin-Lymphom* mit Haarzellen* im Blutausstrich; Ⓔ *hairy cell leukemia, leukemic reticuloendotheliosis*
re|ti|ku|lo|his|ti|o|zy|tär *adj:* →*retikuloendothelial*
Re|ti|ku|lo|his|ti|o|zy|tom *nt: Syn: retikulohistiozytisches Granulom, Riesenzellenhistiozytom*; Histiozytom [Dermatofibrom*] mit Riesenzellen; gutartiger Tumor, der meist solitär an Kopf und Nacken vorkommt; Ⓔ *reticulohistiocytoma*
Re|ti|ku|lo|his|ti|o|zy|to|me, multiple *pl: Syn: Lipoiddermatoarthritis, multizentrische Retikulohistiozytose, Reticulohistiocytosis disseminata*; multizentrische Histiozytose* mit Polyarthritis* und nodulären Histiozytomen in Haut und Schleimhaut; Ⓔ *lipid dermatoarthritis, lipoid dermatoarthritis, reticulohistiocytoma, reticulohistiocytic granulomata, multicentric reticulohistiocytosis*
Re|ti|ku|lo|his|ti|o|zy|to|se *f: Syn: Reticulohistiocytosis*; Vorkommen multipler Retikulohistiozytome; Ⓔ *reticulohistiocytosis*
maligne Retikulohistiozytose: *Syn: histiozytäre medulläre Retikulose, maligne Histiozytose*; systemische Histiozytenproliferation im Anschluss an einen Virusinfekt [meist Herpes-Viren] oder bei Immundefekten; durch Befall des Knochenmarks kommt es zu Panzytopenie* und einem tödlichen Verlauf in 50 % der Fälle; Ⓔ *familial hemophagocytic reticulosis, familial histiocytic reticulosis, histiocytic medullary reticulosis*
multizentrische Retikulohistiozytose: *Syn: Lipoiddermatoarthritis, multiple Retikulohistiozytome, Reticulohistiocytosis disseminata*; multizentrische Histiozytose* mit Polyarthritis* und nodulären Histiozytomen in Haut und Schleimhaut; Ⓔ *multicentric reticulohistiocytosis, reticulohistiocytomata, lipoid dermatoarthritis, lipid dermatoarthritis, granulomata*
Re|ti|ku|lo|id, ak|ti|ni|sches *nt: Syn: aktinische retikuläre Hyperplasie, Aktinoretikulose*; auf dem Boden einer Lichtdermatose* entstehende chronisch ekzematöse Hauterkrankung, die zu den Pseudolymphomen* gerechnet wird; kann leicht mit einer Mycosis* fungoides verwechselt werden; Ⓔ *actinic reticuloid*
Re|ti|ku|lo|pe|nie *f: Syn: Retikulozytopenie*; Verminderung der Retikulozytenzahl im peripheren Blut; Ⓔ

reticulocytopenia, reticulopenia
Re|ti|ku|lo|sar|kom *nt*: →*Retikuloendotheliom*
Re|ti|ku|lo|se *f*: Oberbegriff für Erkrankungen mit Wucherung der Retikulumzellen und/oder Histiozyten; Ⓔ *reticulosis*
epidermotrope Retikulose: →*pagetoide Retikulose*
histiozytäre medulläre Retikulose: *Syn: maligne Histiozytose, maligne Retikulohistiozytose*; systemische Histiozytenproliferation im Anschluss an einen Virusinfekt [meist Herpes-Viren] oder bei Immundefekten; durch Befall des Knochenmarks kommt es zu Panzytopenie* und einem tödlichen Verlauf in 50 % der Fälle; Ⓔ *familial hemophagocytic reticulosis, familial histiocytic reticulosis, histiocytic medullary reticulosis*
lipomelanotische Retikulose: *Syn: dermatopathische Lymphopathie, dermatopathische Lymphadenopathie, dermatopathische Lymphadenitis, Pautrier-Woringer-Syndrom*; reversible, reaktive Lymphknotenschwellung, besonders der Achsel- und Leistenlymphknoten, als Begleitsymptom bei ausgedehnten Dermatosen; Ⓔ *dermatopathic lymphadenopathy, lipomelanic reticulosis*
pagetoide Retikulose: *Syn: Morbus Woringer-Kolopp, epidermotrope Retikulose*; lokalisiertes oder disseminiertes T-Zell-Lymphom der Haut; Ⓔ *Woringer-Kolopp disease, pagetoid reticulosis, Woringer-Kolopp syndrome*
Re|ti|ku|lo|zyt *m*: *Syn: Proerythozyt*; junger Erythrozyt, der noch anfärbare Kernreste [**Substantia reticulogranulofilamentosa**] enthält; Ⓔ *reticulocyte, skein cell*
Re|ti|ku|lo|zy|ten|kri|se *f*: sprunghafte Vermehrung der Retikulozyten im peripheren Blut; Ⓔ *reticulocyte crisis*
Re|ti|ku|lo|zy|to|pe|nie *f*: →*Retikulopenie*
Re|ti|ku|lo|zy|to|se *f*: Erhöhung der Retikulozyten im peripheren Blut; Ⓔ *reticulocytosis*
Re|ti|ku|lum *nt, pl* **-la**: retikuläres Hohlraumsystem der Zelle; Ⓔ *reticulum, network*
agranuläres endoplasmatisches Retikulum: →*glattes endoplasmatisches Retikulum*
glattes endoplasmatisches Retikulum: *Syn: agranuläres endoplasmatisches Retikulum*; im Zellplasma liegendes Membransystem, das eine Rolle bei der Steroid- und Glykogensynthese spielt; Ⓔ *smooth endoplasmic reticulum, agranular reticulum, agranular endoplasmic reticulum, smooth reticulum*
granuläres endoplasmatisches Retikulum: →*rauhes endoplasmatisches Retikulum*
raues endoplasmatisches Retikulum: →*rauhes endoplasmatisches Retikulum*
rauhes endoplasmatisches Retikulum: *Syn: granuläres endoplasmatisches Retikulum, raues endoplasmatisches Retikulum*; mit Ribosomen* besetztes Membransystem des Zellplasmas, an dem Proteine synthetisiert werden; Ⓔ *rough endoplasmic reticulum, granular endoplasmic reticulum, ergastoplasm, ergoplasm, chromidial substance*
sarkoplasmatisches Retikulum: glattes endoplasmatisches Retikulum der Muskelzellen; Ⓔ *sarcoplasmic reticulum*
Re|ti|ku|lum|fa|sern *pl*: →*Retikulinfasern*
Re|ti|ku|lum|zel|len *pl*: sternförmige Zellen im Bindegewebe von z.B. Milz, Lymphknoten und Tonsillen; Ⓔ *reticular cells, reticulum cells*
Re|ti|ku|lum|zel|len|sar|kom *nt*: →*Retikuloendotheliom*
Re|ti|ku|lum|zell|sar|kom *nt*: →*Retikuloendotheliom*
Retin-, retin- *präf.*: →*Retino-*
Re|ti|na *f*: *Syn: Netzhaut*; innerste Schicht des Augapfels; im lichtempfindlichen Teil sitzen die Sinnes- und Ganglienzellen des Sehnervs; Ⓔ *retina, nervous tunic of eyeball, optomeninx*
Re|ti|na|cu|lum *nt, pl* **-la**: *Syn: Retinakulum*; Halteband; Ⓔ *retinaculum, frenum, band, ligament*
Retinaculum caudale: bindegewebiger Rest der embryonalen Chorda dorsalis, der von der Haut über dem Steißbein zum Steißbein zieht und das **Steißbeingrübchen** [Foveola coccygea] hervorruft; Ⓔ *caudal retinaculum*
Retinacula cutis: straffe Bindegewebszüge zwischen Lederhaut und Faszien oder Periost; Ⓔ *retinacula of skin*
Retinaculum cutis mammae: *Syn: Ligamenta suspensoria mammaria*; Aufhängebänder/Haltebänder der Brust; Ⓔ *suspensory retinaculum of breast*
Retinaculum extensorum manus: Strecksehnenband der Hand; Ⓔ *extensor retinaculum of hand*
Retinaculum flexorum manus: Band über dem Karpaltunnel; Ⓔ *carpal retinaculum, flexor retinaculum of hand, transverse ligament of carpus, transverse ligament of wrist*
Retinaculum musculorum extensorum: Strecksehnenband auf der Rückseite der Hand mit 6 Fächern für die Sehnen von Musculus* abductor pollicis longus und Musculus* extensor pollicis brevis [1. Fach], Musculus* extensor carpi radialis longus und brevis [2. Fach], Musculus* extensor pollicis longus [3. Fach], Musculus* extensor digitorum und Musculus* extensor indicis [4. Fach], Musculus* extensor digiti minimi [5. Fach] und Musculus* extensor carpi ulnaris [6. Fach]; Ⓔ *extensor retinaculum*
Retinaculum musculorum extensorum inferius: *Syn: Y-Band*; unteres Strecksehnenband des Fußes; Ⓔ *inferior extensor retinaculum of foot, cruciate ligament of ankle (joint)*
Retinaculum musculorum extensorum superius: oberes Strecksehnenband des Fußes; Ⓔ *superior extensor retinaculum of foot, transverse ligament of ankle (joint)*
Retinaculum musculorum fibularium inferius: →*Retinaculum musculorum peroneorum inferius*
Retinaculum musculorum fibularium superius: →*Retinaculum musculorum peroneorum superius*
Retinaculum musculorum flexorum manus: straffes Band, das den Sulcus* carpalis zum Karpaltunnel* [Canalis carpi] ergänzt; Ⓔ *flexor retinaculum of hand*
Retinaculum musculorum flexorum pedis: Halteband der Plantarflexoren; Ⓔ *flexor retinaculum of foot, internal annular ligament of ankle, laciniate ligament*
Retinaculum musculorum peroneorum inferius: *Syn: Retinaculum musculorum fibularium inferius*; unteres Halteband der Peronäussehnen; Ⓔ *inferior peroneal retinaculum, superior peroneal retinaculum, peroneal retinaculum*
Retinaculum musculorum peroneorum superius: *Syn: Retinaculum musculorum fibularium superius*; oberes Halteband der Peronäussehnen; Ⓔ *superior peroneal retinaculum, external annular ligament of ankle*
Retinaculum patellae laterale: äußeres Halteband der Kniescheibe; Ⓔ *lateral patellar retinaculum*
Retinaculum patellae mediale: inneres Halteband der Kniescheibe; Ⓔ *medial patellar retinaculum*
Retinacula unguis: Bindegewebszüge der Lederhaut zur Befestigung der Nägel; Ⓔ *retinacula of nail*
Retinaculum uteri: *Syn: Parametrium*; verdichtetes Bindegewebe neben der Gebärmutter; Ⓔ *parametrium*
Re|ti|na|ku|lum *nt, pl* **-la**: →*Retinaculum*
re|ti|nal *adj*: Netzhaut/Retina betreffend; Ⓔ *relating to the retina, retinal*
Re|ti|na|ö|dem *nt*: meist traumatisch bedingtes Netzhautödem; Ⓔ *retinal edema*
Re|ti|ni|tis *f, pl* **-ti|den**: *Syn: Netzhautentzündung*; entzündliche oder entzündlich-degenerative Erkrankung der Netzhaut; Ⓔ *inflammation of the retina, retinitis*

R

aktinische Retinitis: *Syn: aktinische Retinopathie*; Strahlenschaden der Nerzhaut; Ⓔ *actinic retinitis*
Retinitis arteriosclerotica: →*Retinopathia arteriosclerotica*
azotämische Retinitis: bei Niereninsuffizienz* auftretende Netzhautschädigung; Ⓔ *azotemic retinitis*
Retinitis centralis serosa: *Syn: Chorioretinopathia centralis serosa*; ätiologisch unklare [Stress, Alkoholabusus, Nikotin], oft rezidivierende Netzhautentzündung mit guter Prognose; Ⓔ *central serous retinopathy, central angiospastic retinitis, central angiospastic retinopathy*
Retinitis circinata: *Syn: Retinopathia circinata*; im Rahmen einer Retinopathia* arteriosclerotica oder Retinopathia* diabetica auftretende, girlandenförmige, weiße Degenerationsherde der Netzhaut; Ⓔ *circinate retinitis, circinate retinopathy*
Retinitis exsudativa (externa): *Syn: Coats-Syndrom, Morbus Coats, Retinitis haemorrhagica externa*; seltene, von angeborenen Gefäßanomalien begünstigte, Netzhautschädigung mit grauweißem Exsudat; Ⓔ *Coats' disease, Coats' retinitis, external exudative retinopathy, exudative retinitis, exudative retinopathy*
Retinitis haemorrhagica: *Syn: hämorrhagische Retinitis*; mit Netzhauteinblutungen einhergehende Retinitis; Ⓔ *hemorrhagic retinopathy*
Retinitis haemorrhagica externa: →*Retinitis exsudativa (externa)*
hämorrhagische Retinitis: →*Retinitis haemorrhagica*
Retinitis pigmentosa: →*Retinopathia pigmentosa*
Retinitis punctata albescens: Sonderform der Retinopathia pigmentosa mit feinen weißen Pünktchen am hinteren Pol; Ⓔ *retinitis punctata albescens*
septische Retinitis: hämatogene Netzhautentzündung bei Septikämie*; Ⓔ *metastatic retinitis, septic retinitis*
Retinitis serosa: *Syn: seröse Retinitis*; einfache, unkomplizierte Entzündung der oberflächlichen Netzhautschichten; Ⓔ *serous retinitis, simple retinitis*
seröse Retinitis: →*Retinitis serosa*
Retinitis syphilitica: seltene, von typischen Fundusveränderungen [Pfeffer-und-Salz-Fundus] geprägte Netzhautentzündung bei Syphilis*; Ⓔ *syphilitic retinitis, Jacobson's retinitis*
urämische Retinitis: Netzhautschädigung bei Urämie*; Ⓔ *uremic retinitis*

re|ti|ni|tisch *adj*: Netzhautentzündung/Retinitis betreffend, von ihr betroffen oder gekennzeichnet; Ⓔ *relating to or marked by retinitis, retinitic*

Retino-, retino- *präf.*: Wortelement mit der Bedeutung „Netzhaut/Retina"; Ⓔ *retina, retino-*

Re|ti|no|blas|tom *nt*: bösartiger Netzhauttumor, der zu Erblindung führt; Ⓔ *retinoblastoma*

Re|ti|no|cho|ri|o|i|di|tis *f, pl* **-ti|den:** *Syn: Chorioretinitis*; Entzündung von Aderhaut und Netzhaut; Ⓔ *inflammation of retina and choroid, retinochoroiditis, chorioretinitis, choroidoretinitis*
Retinochorioiditis juxtapapillaris Jensen: wahrscheinlich durch Toxoplasma* hervorgerufene rezidivierende nekrotisierende Entzündung mit sektorförmigem Gesichtsfeldausfall; Ⓔ *Jensen's disease, Jensen's retinitis, Jensen's retinochoroiditis*

re|ti|no|cho|ri|o|i|di|tisch *adj*: *Syn: chorioretinitisch*; Retinochorioiditis betreffend, von ihr betroffen oder gekennzeichnet; Ⓔ *relating to or marked by retinochoroiditis, retinochoroiditic*

Re|ti|no|graf, -graph *m*: *Syn: Funduskamera*; Kamera zur Fotografie der Netzhaut/des Augenhintergrundes; Ⓔ *retinograph*

Re|ti|no|gra|fie, -gra|phie *f*: Fotografie der Netzhaut/des Augenhintergrundes; Ⓔ *retinography*

re|ti|no|id *adj*: der Netzhaut/Retina ähnlich; Ⓔ *retinoid*

Re|ti|no|i|de *pl*: synthetische Vitamin A-Derivate, die zur Therapie verschiedener Dermatosen* verwendet werden; Ⓔ *retinoids*

Retinoid-Embryopathie *f*: durch Retinoide* verursachte Embryopathie*; führt u.a. zu Mikrozephalie, Mikrophthalmie, Helixaplasie, Herzfehler, Thymusaplasie, Gesichtsdysmorphien und schwerer mentaler Retardierung; Ⓔ *retinoic acid embryopathy*

Re|ti|nol *nt*: *Syn: Vitamin A_1, Vitamin-A-Alkohol*: Vitamin A_1, Vitamin-A-Alkohol; *s.u. Vitamin A*; Ⓔ *retinol, retinol$_1$, vitamin A_1, vitamin A*

Re|ti|no|pa|pil|li|tis *f, pl* **-ti|den:** *Syn: Papilloretinitis*; Entzündung von Netzhaut und Sehnervenpapille; Ⓔ *inflammation of retina and optic disk, retinopapillitis, papilloretinitis*

re|ti|no|pa|pil|li|tisch *adj*: Retinopapillitis betreffend, von ihr betroffen oder gekennzeichnet; Ⓔ *relating to or marked by retinopapillitis*

Re|ti|no|pa|thia *f*: →*Retinopathie*
Retinopathia actinica: *Syn: aktinische Retinopathie*; Strahlenschaden der Netzhaut; Ⓔ *actinic retinitis, photoretinitis, photoretinopathy*
Retinopathia angiospastica: Retinopathie bei spastischer Engstellung von Gefäßen; Ⓔ *angiospastic retinopathy*
Retinopathia arteriosclerotica: *Syn: arteriosklerotische Retinopathie*; Retinopathie bei Arteriosklerose*; Ⓔ *arteriosclerotic retinopathy*
Retinopathia centralis serosa: →*Retinitis centralis serosa*
Retinopathia circinata: →*Retinitis circinata*
Retinopathia diabetica: *Syn: diabetische Retinopathie*; Retinopathie durch eine Mikroangiopathie von Netzhautgefäßen bei Diabetes* mellitus; Ⓔ *diabetic retinitis, diabetic retinopathy*
Retinopathia hypertensiva: →*Retinopathia hypertonica*
Retinopathia hypertonica: *Syn: Retinopathia hypertensiva*; Retinopathie bei anhaltendem Bluthochdruck; Ⓔ *fundus hypertonicus*
Retinopathia pigmentosa: angeborene Pigmentdegeneration der Netzhaut, die schon im Kindesalter zu Nachtblindheit führt; Ⓔ *pigmentary retinopathy*
Retinopathia praematurorum: *Syn: retrolentale Fibroplasie, Frühgeborenenretinopathie, Terry-Syndrom*; Netzhauterkrankung von untergewichtigen Frühgeborenen, die vermutlich durch die toxische Wirkung von Sauerstoff im Brutkasten verursacht wird; in schweren Fällen kommt es zur Erblindung; Ⓔ *Terry's syndrome, retinopathy of prematurity, retinopapillitis of premature infants, retrolental fibroplasia*
Retinopathia solaris: Retinoparthie durch direkt in das Auge einfallendes Sonnenlicht; Ⓔ *actinic retinitis, photoretinitis, photoretinopathy*

Re|ti|no|pa|thie *f*: *Syn: Retinopathia, Retinose*; (nicht-entzündliche) Netzhauterkrankung; Ⓔ *retinopathy, retinosis*
aktinische Retinopathie: →*Retinopathia actinica*
arteriosklerotische Retinopathie: *Syn: Retinopathia arteriosclerotica*; Retinopathie bei Arteriosklerose*; Ⓔ *arteriosclerotic retinopathy*
diabetische Retinopathie: →*Retinopathia diabetica*

Re|ti|no|schi|sis *f*: angeborene Netzhautspalte; Ⓔ *retinoschisis*

Re|ti|no|se *f*: →*Retinopathie*

Re|ti|no|skop *nt*: *Syn: Skiaskop*; Gerät zur Retinoskopie*; Ⓔ *retinoscope, skiascope*

Re|ti|no|sko|pie *f*: *Syn: Koroskopie, Skiaskopie, Schattenprobe*; Methode zur objektiven Bestimmung des Fernpunktes des Auges; Ⓔ *retinoscopy, pupilloscopy, shadow test, skiametry, skiascopy, scotoscopy, koroscopy, umbrascopy, coroscopy*

re|ti|no|to|xisch *adj*: die Netzhaut/Retina schädigend, netzhautschädlich, netzhautschädigend; Ⓔ *retinotoxic*

Re|ti|n|säu|re *f*: *Syn: Vitamin A_1-Säure, Tretinoin*; zur Therapie der Akne* verwendetes Mittel; Ⓔ *tretinoin, retinoic acid, vitamin A acid*

Re|tor|ten|ba|by *nt*: durch In-vitro-Fertilisation gezeugter Embryo; Ⓔ *test-tube baby*

Re|to|thel *nt*: Gesamtheit der Retikulumzellen des lymphatischen Gewebes [**Retothelzellen**]; Ⓔ *reticulothelium, retothelium*

re|to|the|li|al *adj*: das Retothel betreffend; Ⓔ *relating to the retothelium, retothelial*

Re|to|the|li|sar|kom *nt*: → *Retikuloendotheliom*

Re|to|thel|zel|len *pl*: *s.u. Retothel*; Ⓔ *retothelial cells, reticuloendothelial cells*

re|trak|til *adj*: zurückziehbar, einziehbar, retraktionsfähig; Ⓔ *retractable, retractible, retractile*

Re|trak|ti|on *f*: Zurückziehen, Zusammenziehen, Einziehen, Einziehung; Schrumpfung, Verkürzung; Ⓔ *retraction, retractation*

Re|trans|fu|si|on *f*: intra- oder postoperative Transfusion von patienteneigenem Blut, das vor der Operation entnommen oder während der Operation gesammelt wurde; Ⓔ *autotransfusion, autoreinfusion*

Re|trans|plan|ta|ti|on *f*: Wiedereinpflanzung eines entnommenen Organs; Ⓔ *retransplantation*

Retro-, retro- *präf.*: Wortelement mit der Bedeutung „hinten/hinter/rückwärts/zurück“; Ⓔ *backward, behind, retro-*

re|tro|ak|tiv *adj*: umgekehrt wirkend; Ⓔ *retroactive*

re|tro|au|ri|ku|lär *adj*: hinter der Ohrmuschel/Aurikel (liegend); Ⓔ *behind the auricle, retroauricular, postauricular*

re|tro|buk|kal *adj*: hinter der Wange/Bucca (liegend); Ⓔ *retrobuccal*

re|tro|bul|bär *adj*: hinter dem Augapfel/Bulbus oculi (liegend); Ⓔ *behind the eyeball, retrobulbar, retro-ocular*

Re|tro|bul|bär|neu|ri|tis *f, pl* **-ti|den**: *Syn: Neuritis retrobulbaris, Neuritis nervi optici retrobulbaris, Neuritis optica retrobulbaris*; von Gesichtsfeldausfällen [Skotom*] begleitete, akut oder chronisch verlaufende Sehnervenerkrankung; häufigste Ursache ist multiple Sklerose*; Ⓔ *retrobulbar neuritis, orbital optic neuritis, postocular neuritis*

re|tro|ca|val *adj*: → *retrokaval*

re|tro|du|o|de|nal *adj*: hinter dem Zwölffingerdarm/Duodenum (liegend); Ⓔ *retroduodenal*

re|tro|flek|tiert *adj*: *Syn: retroflex*; nach hinten abgeknickt oder gebogen, zurückgebogen; Ⓔ *bent backward, retroflected, retroflex, retroflexed*

re|tro|flex *adj*: → *retroflektiert*

Re|tro|fle|xio *f*: *Syn: Retroflexion*; Rückwärtsbiegung, Rückwärtsbeugung; Ⓔ *backward bending, retroflexion, retroflection*

Retroflexio uteri: Retroflexion des Uterus; Ⓔ *retroflexion, retroflection, uterine retroflexion*

Retroflexio uteri gravidi: fehlende Aufrichtung der Gebärmutter während der Schwangerschaft; Ⓔ *retroflexion of the gravid uterus*

Re|tro|fle|xi|on *f*: *Syn: Retroflexio*; Rückwärtsbiegung, Rückwärtsbeugung; Ⓔ *backward bending, retroflexion, retroflection*

re|tro|gnath *adj*: Retrognathie betreffend, von ihr betroffen oder gekennzeichnet, durch sie bedingt; Ⓔ *retrognathic*

Re|tro|gna|thie *f*: Rückverlagerung des Oberkiefers; Ⓔ *retrognathia, retrognathism*

re|tro|grad *adj*: von hinten her, örtlich/zeitlich zurückliegend, rückläufig, rückwirkend; Ⓔ *moving backward, retrograde*

re|tro|gres|siv *adj*: in Rückbildung begriffen; Ⓔ *retrogressive*

re|tro|i|le|al *adj*: hinter dem Ileum (liegend); Ⓔ *behind the ileum, retroileal*

Re|tro|in|fek|ti|on *f*: *Syn: Pingpong-Infektion*; gegenseitige Reinfektion von Partnern, z.B. bei Geschlechtskrankheiten; Ⓔ *retroinfection*

re|tro|in|gu|i|nal *adj*: hinter dem Leistenband (liegend); Ⓔ *retroinguinal*

Re|tro|in|gu|i|nal|raum *m*: *Syn: Bogros-Raum*; Raum hinter dem Leistenband; Ⓔ *retroinguinal space, Bogros's space*

re|tro|kar|di|al *adj*: hinter dem Herzen (liegend); Ⓔ *behind the heart, retrocardiac*

Re|tro|kar|di|al|raum *m*: *Syn: Holzknecht-Raum*; Raum zwischen Herz und Wirbelsäule; Ⓔ *retrocardiac space, H space, Holzknecht's space, prevertebral space*

re|tro|ka|val *adj*: *Syn: retrocaval*; hinter der Vena* cava inferior (liegend); Ⓔ *relating to the inferior vena cava, postcaval*

re|tro|koch|le|är *adj*: *Syn: retrokochlear*; hinter der Gehörgangsschnecke/Kochlea (liegend); Ⓔ *behind the cochlea, retrocochlear*

re|tro|ko|lisch *adj*: hinter dem Kolon (liegend); Ⓔ *behind the colon, retrocolic*

re|tro|kris|tal|lin *adj*: → *retrolental*

re|tro|kur|siv *adj*: rückwärts gehend oder laufend; Ⓔ *retrocursive*

re|tro|la|by|rin|thär *adj*: (*Innenohr*) hinter dem Labyrinth (liegend); Ⓔ *behind the labyrinth, retrolabyrinthine*

re|tro|len|tal *adj*: *Syn: retrokristallin*; hinter der Augenlinse/Lens cristallina (liegend); Ⓔ *behind the lens of the eye, retrolental*

re|tro|len|ti|ku|lär *adj*: hinter dem Linsenkern/Nucleus lentiformis (liegend); Ⓔ *behind the lenticular nucleus, retrolenticular, retrolentiform*

re|tro|lin|gu|al *adj*: hinter der Zunge/Lingua (liegend); den hinteren Teil der Zunge betreffend; Ⓔ *retrolingual*

re|tro|mal|le|o|lär *adj*: hinter dem Knöchel/Malleolus (liegend); Ⓔ *behind the ankle, retromalleolar*

re|tro|ma|mil|lär *adj*: hinter der Brustwarze/Mamille (liegend); Ⓔ *behind the nipple, retromamillary*

re|tro|mam|mär *adj*: hinter der Brust(drüse)/Mamma (liegend); Ⓔ *retromammary*

re|tro|man|di|bu|lar *adj*: hinter dem Unterkiefer/der Mandibula (liegend); Ⓔ *behind the mandible, retromandibular*

re|tro|ma|xil|lär *adj*: hinter dem Oberkiefer/der Maxilla (liegend); Ⓔ *retromaxillary*

re|tro|me|sen|te|ri|al *adj*: → *postmesenterial*

Re|tro|mo|lar *m*: *Syn: Distomolar*; überzähliger Backenzahn am Ende der Zahnreihe; Ⓔ *fourth molar, distomolar, retromolar*

re|tro|na|sal *adj*: hinter der Nase (liegend), im Nasenrachenraum (liegend); Ⓔ *behind the nose, retronasal*

re|tro|ö|so|pha|ge|al *adj*: hinter der Speiseröhre/dem Ösophagus (liegend); Ⓔ *behind the esophagus, retroesophageal*

re|tro|pa|tel|lar *adj*: hinter der Kniescheibe/Patella (liegend); Ⓔ *behind the patella, retrapatellar*

re|tro|pe|ri|to|ne|al *adj*: hinter dem Bauchfell/Peritoneum (liegend), im Retroperitonealraum (liegend); Ⓔ *retroperitoneal*

Re|tro|pe|ri|to|ne|al|fi|bro|se *f*: → *Ormond-Syndrom*

Re|tro|pe|ri|to|ne|al|raum *m*: *Syn: Spatium retroperitoneale*; Raum zwischen Bauchfell und Wirbelsäule; enthält u.a. die Nieren; Ⓔ *retroperitoneal space, retroperitoneum*

Re|tro|pe|ri|to|ni|tis *f, pl* **-ti|den**: Entzündung des Retroperitonealraums; Ⓔ *retroperitonitis*

re|tro|pe|ri|to|ni|tisch *adj*: Retroperitonitis betreffend, von ihr betroffen oder gekennzeichnet; Ⓔ *relating to or marked by retroperitonitis*

R

re|tro|pha|ryn|ge|al *adj*: hinter dem Rachen/Pharynx (liegend); Ⓔ *retropharyngeal*

Re|tro|pha|ryn|ge|al|abs|zess *m*: *Syn: retropharyngealer Abszess*; Abszess zwischen Rachenhinterwand und Halswirbelsäule; Ⓔ *hippocratic angina, retropharyngeal abscess*

Re|tro|pha|ryn|ge|al|raum *m*: *Syn: retropharyngealer Raum, Spatium retropharyngeum*; der Raum hinter dem Rachen; Ⓔ *retropharyngeal space*

Re|tro|pha|ryn|gi|tis *f, pl* **-ti|den**: Entzündung im Retropharyngealraum; Ⓔ *retropharyngitis*

re|tro|pha|ryn|gi|tisch *adj*: Retropharyngitis betreffend, von ihr betroffen oder gekennzeichnet; Ⓔ *relating to or marked by retropharyngitis*

re|tro|pla|zen|tar *adj*: hinter dem Mutterkuchen/der Plazenta (liegend), zwischen Plazenta und Uteruswand (ablaufend); Ⓔ *behind the placenta, retroplacental*

Re|tro|pneu|mo|pe|ri|to|ne|um *nt*: *Syn: Pneumoretroperitoneum*; Luftansammlung im Retroperitonealraum; Ⓔ *pneumoretroperitoneum*

Re|tro|po|si|tio *f, pl* **-ti|o|nes**: *Syn: Retroposition*; Rückwärtsverlagerung; Ⓔ *retroposition*

Retropositio uteri: Rückwärtsverlagerung der Gebärmutter; Ⓔ *retroposition of uterus*

Re|tro|po|si|ti|on *f*: *Syn: Retropositio*; Rückwärtsverlagerung; Ⓔ *retroposition*

re|tro|pu|bisch *adj*: hinter dem Schambein/Os pubis (liegend); Ⓔ *retropubic*

Re|tro|pul|si|on *f*: Nachhintenfallen beim Rückwärtsgehen, z.B. bei Parkinson*-Krankheit; Ⓔ *retropulsion*

Retropulsiv-Petit-mal *nt*: Absence* mit Rumpfüberstreckung; Ⓔ *retropulsive petit mal*

re|tros|pek|tiv *adj*: nach rückwärts gerichtet, zurückschauend, zurückblickend; Ⓔ *relating to retrospection, retrospective*

Re|tro|spon|dy|lo|lis|the|se *f*: Spondylolisthese* mit Abgleiten nach hinten; Ⓔ *retrospondylolisthesis*

re|tro|ster|nal *adj*: *Syn: substernal*; hinter dem Brustbein/Sternum (liegend); Ⓔ *behind the sternum, retrosternal, substernal*

Re|tro|ster|nal|raum *m*: Raum zwischen Brustbein und Herzbeutel im Röntgenbild; Ⓔ *retrosternal space*

Re|tro|ster|nal|schmerz *m*: *Syn: retrosternaler Schmerz*; v.a. bei Angina* pectoris auftretender Schmerz hinter dem Brustbein; Ⓔ *substernal pain*

re|tro|ton|sil|lär *adj*: hinter der Gaumenmandel/Tonsilla palatina (liegend); Ⓔ *retrotonsillar*

Re|tro|ton|sil|lar|abs|zess *m*: *Syn: retrotonsillärer Abszess*; durch eine Tonsillitis* ausgelöster Abszess im Retrotonsillargewebe; Ⓔ *retrotonsillar abscess*

re|tro|u|re|thral *adj*: hinter der Harnröhre/Urethra (liegend); Ⓔ *behind the urethra, retrourethral*

re|tro|u|te|rin *adj*: hinter der Gebärmutter/dem Uterus (liegend); Ⓔ *behind the uterus, retrouterine*

Re|tro|ver|sio *f*: → *Retroversion*

Retroversio uteri: Retroversion des Uterus; Ⓔ *retroversion (of uterus)*

Re|tro|ver|si|on *f*: *Syn: Retroversio*; Rückwärtsneigung, Rückwärtsbeugung; Ⓔ *retroversion*

re|tro|ver|tiert *adj*: nach hinten oder rückwärts geneigt, rückwärtsverlagert; Ⓔ *retroverted, retroverse*

Re|tro|vi|ren *pl*: *Syn: Retroviridae*; RNA-Viren*, bei denen die Virusreplikation mit der Rückwandlung der RNA in DNA durch das Enzym reverse Transcriptase beginnt; das HIV-Virus ist das bekannteste Retrovirus; Ⓔ *Retroviridae*

Re|tro|vi|ri|dae *pl*: → *Retroviren*

re|tro|zä|kal *adj*: *Syn: retrozökal*; hinter dem Blinddarm/Zäkum (liegend); Ⓔ *behind the cecum, retrocecal*

Re|tro|zä|kal|gru|be *f*: *Syn: Recessus retrocaecalis*; Bauchfelltasche hinter dem Blinddarm/Zäkum; Ⓔ *retrocecal recess, cecal recess*

re|tro|zen|tral *adj*: *Syn: postzentral*; hinter einem Zentrum (liegend); Ⓔ *postcentral*

re|tro|zer|vi|kal *adj*: hinter dem Gebärmutterhals/der Zervix (liegend); Ⓔ *behind the cervix of uterus, retrocervical*

Re|tro|zes|si|on *f*: Verschiebung der Erstinfektion auf höhere Lebensalter; Ⓔ *retrocession, retrocedence*

re|tro|zö|kal *adj*: → *retrozäkal*

Re|tru|si|on *f*: Zurückverlagerung; Ⓔ *retrusion*

Retzius-Raum *m*: *Syn: Spatium retropubicum*; bindegewebiger Raum zwischen Schambein und Blase; Ⓔ *prevesical space, retropubic space, Retzius' space, Retzius' cavity*

Re|vak|zi|na|ti|on *f*: Wiederholungsimpfung, Wiederimpfung; Ⓔ *revaccination*

Re|vas|ku|la|ri|sa|ti|on *f*: **1.** Kapillareinsprossung, Revaskularisierung **2.** operative Wiederherstellung der Durchblutung, Revaskularisierung; Ⓔ **1.** *revascularization* **2.** *revascularization*

Reverdin-Läppchen *nt*: → *Reverdin-Transplantation*

Reverdin-Lappen *pl*: → *Reverdin-Transplantation*

Reverdin-Transplantation *f*: Übertragung kleiner Hautinseln [**Reverdin-Läppchen, Reverdin-Lappen**] zur Deckung von Hautdefekten; Ⓔ *Reverdin graft*

re|ver|si|bel *adj*: (*Prozess*) umkehrbar; (*Krankheit*) heilbar; Ⓔ *reversible*

Re|ver|si|on *f*: Umkehrung, Umkehr; Rückmutation; Ⓔ *reversion*

Re|ver|tan|te *f*: durch Rückmutation entstandener Wildtyp; Ⓔ *revertant*

Reye-Syndrom *nt*: idiopathische Enzephalopathie* in Kombination mit Hepatopathie*; Ⓔ *Reye's syndrome*

Reynier-Nager-Syndrom *nt*: *Syn: Nager-Syndrom, Nager-Reynier-Syndrom, Dysostosis mandibularis*; autosomal vererbtes Syndrom mit Gesichts-, Kiefer- und Ohrmuschelfehlbildungen; Ⓔ *Nager's acrofacial dysostosis*

re|zep|tiv *adj*: Rezeptor(en) oder Rezeption betreffend, aufnahmefähig, empfänglich; Ⓔ *responsive to stimulus, receptive*

Re|zep|ti|vi|tät *f*: Aufnahmefähigkeit, Empfänglichkeit; Ⓔ *receptivity, receptiveness*

Re|zep|tor *m*: **1.** *Syn: Sensor*; (*physiolog.*) Struktur zur Aufnahme von mechanischen [**Mechanorezeptor**], chemischen [**Chemorezeptor**], thermischen [**Thermorezeptor**] u.a. Reizen **2.** *Syn: Membranrezeptor*; definierter Bindungsort für Moleküle auf Membranoberflächen; Ⓔ **1.** *receptor; sensor* **2.** *receptor*

α-Rezeptoren: → *alphaadrenerge Rezeptoren*

β-adrenerge Rezeptoren: → *β-Rezeptoren*

alphaadrenerge Rezeptoren: *Syn: Alpharezeptoren, α-Rezeptoren*; auf Adrenalin und andere Catecholamine ansprechende Rezeptoren des sympathischen Nervensystems; Ⓔ *alpha receptors, α-receptors, α-adrenergic receptors*

β-Rezeptoren: *Syn: β-adrenerge Rezeptoren, Betarezeptoren*; Rezeptoren, die auf adrenerge Transmitter im sympathischen System ansprechen; werden unterteilt in **β_1-Rezeptoren** [Herz, Niere] und **β_2-Rezeptoren** [Bronchien, Gefäße, Fettgewebe]; Ⓔ *beta-adrenergic receptors, beta receptors*

cholinerger Rezeptor: *Syn: Cholinorezeptor, Cholinozeptor*; Rezeptor für Acetylcholin* oder Substanzen mit cholinerger Wirkung; Ⓔ *cholinergic receptor, cholinoreceptor, cholinoceptor*

mechanosensitiver Rezeptor: *Syn: Mechanosensor*; auf mechanische Reize ansprechender Rezeptor; Ⓔ *mechanosensitive receptor, mechanosensor*

re|zes|siv *adj*: (*genet.*) von einem dominanten Gen überdeckt; Ⓔ *recessive*

Re|zi|div *nt*: *Syn: Rückfall*; Wiederauftreten einer Krankheit nach (scheinbar) völliger Ausheilung; Ⓔ *relapse,* *recidivation*

re|zi|di|vie|rend *adj*: wiederkehrend, wiederauftretend; Ⓔ *relapsing, recrudescent, recurrent, palindromic*

R-Form *f*: →*Rauhform*

RFSE-Virus *nt*: ***Syn:*** *russische Frühsommer-Enzephalitis-Virus, RSSE-Virus*; durch Zecken übertragenes Arbovirus*, Erreger der russischen Frühsommer-Enzephalitis*; Ⓔ *RSSE virus, Russian spring-summer encephalitis virus*

Rhabd-, rhabd- *präf.*: →*Rhabdo-*

Rhabdo-, rhabdo- *präf.*: Wortelement mit der Bedeutung „Stab"; Ⓔ *rhabd(o)-*

Rhab|do|my|o|ly|se *f*: Auflösung quergestreifter Muskelfasern; Ⓔ *rhabdomyolysis*

Rhab|do|my|om *nt*: gutartiger Tumor der quergestreiften Muskulatur; Ⓔ *rhabdomyoma*

Rhab|do|my|o|sar|kom *nt*: ***Syn:*** *Rhabdosarkom*; bösartiger Tumor der quergestreiften Muskulatur; Ⓔ *rhabdomyoblastoma, rhabdomyosarcoma, rhabdosarcoma*

Rhab|do|sar|kom *nt*: →*Rhabdomyosarkom*

Rhab|do|vi|ren *pl*: →*Rhabdoviridae*

Rhab|do|vi|ri|dae *pl*: ***Syn:*** *Rhabdoviren*; Virusfamilie mit geschossförmiger Struktur; wichtigster Vertreter ist das Tollwutvirus; Ⓔ *Rhabdoviridae*

Rhachi-, rhachi- *präf.*: →*Rhachio-*

Rha|chi|al|gie *f*: ***Syn:*** *Rhachioalgie, Rhachiodynie*; Schmerzen in der Wirbelsäule, Wirbelsäulenschmerz; Ⓔ *pain in the spinal column, rachialgia, rachiodynia*

Rhachio-, rhachio- *präf.*: Wortelement mit der Bedeutung „Rücken/Rückgrat/Wirbelsäule"; Ⓔ *spinal, rachidial, rachial, rachidian, rachi(o)-, spino-*

Rha|chi|o|al|gie *f*: →*Rhachialgie*

Rha|chi|o|dy|nie *f*: →*Rhachialgie*

Rha|chi|o|to|mie *f*: ***Syn:*** *Kolumnotomie, Rhachitomie*; Osteotomie* der Wirbelsäule, z.B. zur Korrektur von Skoliose* oder Kyphose*; Ⓔ *rachiotomy, rachitomy, spondylotomy*

Rha|chi|pa|gus *m*: ***Syn:*** *Rachipagus*; Doppelfehlbildung mit gemeinsamer Wirbelsäule; Ⓔ *rachipagus*

Rha|chi|sa|gra *nt*: gichtbedingte Wirbelsäulenschmerzen; Ⓔ *rachisagra*

Rha|chi|schi|sis *f*: ***Syn:*** *Rachischisis*; Spaltbildung der Wirbelsäule, die entweder die Wirbelkörper [**Rhachischisis anterior**] oder die Wirbelbögen [**Rhachischisis posterior**] betrifft; Ⓔ *rachischisis, schistorachis*

Rha|chi|to|mie *f*: →*Rhachiotomie*

Rha|ga|den *pl*: Hautschrunden, Hautfissuren; Ⓔ *fissures, chaps, cracks*

Rha|go|zyt *m*: ***Syn:*** *Ragozyt, RA-Zelle*; bei rheumatischen Entzündungen im Gelenkerguss gefundener hypersegmentierter Leukozyt; Ⓔ *ragocyte, RA cell*

Rham|no|se *f*: ***Syn:*** *Isodulcit, 6-Desoxy-L-mannose*; in verschiedenen Glykosiden* vorkommende Desoxyhexose*; Ⓔ *isodulcite*

Rha|phe *f*: →*Raphe*

Rh-Blutgruppensystem *nt*: →*Rhesus-Blutgruppen*

Rheo-, rheo- *präf.*: Wortelement mit der Bedeutung „Fluss/Fließen"; Ⓔ *flow, current, rheo-*

Rhe|o|ba|se *f*: minimale Stromstärke, die noch eine Reizantwort auslöst; Ⓔ *rheobase, galvanic threshold*

Rhe|o|gra|fie, -gra|phie *f*: Verfahren zur Messung von Durchblutungsstörungen durch Messung des elektrischen Widerstandes; Ⓔ *rheography*

Rhe|o|lo|gie *f*: Fließlehre; Ⓔ *rheology*

rhe|o|tak|tisch *adj*: Rheotaxis betreffend, Rheotaxis zeigend; Ⓔ *relating to or exhibiting rheotaxis, rheotactic*

Rhe|o|ta|xis *f*: Bewegung in einem Flüssigkeitsstrom; Ⓔ *rheotaxis*

negative Rheotaxis: Bewegung mit einem Flüssigkeitsstrom; Ⓔ *negative rheotaxis*

positive Rheotaxis: Bewegung gegen einen Flüssigkeitsstrom; Ⓔ *positive rheotaxis*

Rhesus-Blutgruppen *pl*: ***Syn:*** *Rhesussystem, Rh-System, Rh-Blutgruppensystem*; Blutgruppensystem, das durch Antikörper gegen die Erythrozyten von Rhesusaffen entdeckt wurde; häufigste Ursache von Transfusionszwischenfällen und der Entwicklung eines Morbus* haemolyticus neonatorum; Ⓔ *Rhesus blood groups, Rh blood group system, rhesus system, Rh system*

Rhesus-Blutgruppenunverträglichkeit *f*. →*Rhesus-Inkompatibilität*

Rhesus-Erythroblastose *f*: Morbus* haemolyticus neonatorum durch Rhesus-Inkompatibilität*; Ⓔ *Rh erythroblastosis*

Rhesus-Inkompatibilität *f*: ***Syn:*** *Rhesus-Blutgruppenunverträglichkeit, Rh-Inkompatibilität*; Blutgruppenunverträglichkeit im Rhesussystem; v.a. die Rhesus-Inkompatibilität zwischen einer Rh-negativen Mutter und einem Rh-positiven Feten; Ⓔ *Rh incompatibility*

Rhe|sus|sys|tem *nt*: →*Rhesus-Blutgruppen*

Rheu|ma *nt*: ***Syn:*** *rheumatische Erkrankung, Erkrankung des rheumatischen Formenkreises, Rheumatismus*; Oberbegriff für ätiologisch unterschiedliche Erkrankungen des Bewegungsapparates mit fließenden, ziehenden Schmerzen; dazu gehören z.B. die primär chronische Polyarthritis und der Weichteilrheumatismus; Ⓔ *rheumatic disease, rheumatism*

Rheu|ma|fak|tor *m*: bei rheumatischen Erkrankungen auftretender unspezifischer Autoantikörper; Ⓔ *rheumatoid factor*

Rheu|ma|knöt|chen *nt*: ***Syn:*** *Aschoff-Knötchen, Aschoff-Geipel-Knötchen, rheumatisches Knötchen, rheumatisches Granulom, Nodulus rheumaticus*; bei rheumatischem Fieber auftretendes, knötchenförmiges Granulom, v.a. im interstitiellen Herzmuskelgewebe; Ⓔ *rheumatic nodule, rheumatoid nodule*

Rheu|ma|mit|tel *nt*: ***Syn:*** *Antirheumatikum*; gegen rheumatische Erkrankungen wirkendes Mittel; Ⓔ *antirheumatic, antirheumatic agent, antirheumatic drug*

rheu|ma|tisch *adj*: Rheuma betreffend, an Rheuma leidend; Ⓔ *relating to or suffering from rheumatism, rheumatic, rheumatismal, rheumatoid*

Rheu|ma|tis|mus *m*: →*Rheuma*

rheu|ma|to|gen *adj*: Rheuma verursachend; Ⓔ *causing rheumatism, rheumatogenic*

rheu|ma|to|id *adj*: rheumaähnlich, mit rheumaartigen Symptomen; Ⓔ *resembling rheumatism, rheumatoid*

Rheu|ma|to|lo|ge *m*: Arzt für Rheumatologie*; Ⓔ *rheumatologist*

Rheu|ma|to|lo|gie *f*: Teilgebiet der inneren Medizin, das sich mit Diagnose und Therapie rheumatischer Erkrankungen befasst; Ⓔ *rheumatology*

Rheu|ma|to|lo|gin *f*: Ärztin für Rheumatologie*; Ⓔ *rheumatologist*

Rhe|xis *f*: Zerreißen, Zerreißung, Riss; Ⓔ *rhexis, bursting, rupture*

Rhin-, rhin- *präf.*: →*Rhino-*

Rhin|al|gie *f*: →*Rhinodynie*

Rhin|al|ler|go|se *f*: →*Rhinitis allergica*

Rhin|en|ce|pha|lon *nt*: ***Syn:*** *Riechhirn, Rhinenzephalon*; dem Geruchssinn dienender Teil des Gehirns; Ⓔ *rhinencephalon, olfactory brain, smell brain, olfactory cortex*

Rhin|en|ze|pha|lie *f*: Schädelfehlbildung mit einer rüsselartigen Nase und teilweiser oder vollständiger Fusion der Augenanlage; Ⓔ *rhinocephaly, rhinencephalia, rhinocephalia*

Rhi|nen|ze|pha|lon *nt*: →*Rhinencephalon*

Rhin|en|ze|pha|lus *m*: ***Syn:*** *Rhinozephalus*; Fetus mit Rhinenzephalie*; Ⓔ *rhinocephalus, rhinencephalus*

Rhi|ni|tis *f, pl* **-ti|den**: ***Syn:*** *Nasenschleimhautentzündung; Schnupfen, Nasenkatarrh, Koryza, Coryza*; Entzündung der Nasenschleimhaut; meist gleichgesetzt mit Rhinitis acuta; Ⓔ *inflammation of the nasal mucous mem-*

R

brane, rhinitis, nasal catarrh
Rhinitis acuta: *Syn: akuter Schnupfen, akute Rhinitis, akuter Nasenkatarrh, Koryza, Coryza*; i.d.R. durch **Schnupfenviren** hervorgerufener **Virusschnupfen** oder als **Begleitschnupfen** [bei z.B. Virusgrippe] auftretender **banaler Schnupfen** mit Ausheilung innerhalb einer Woche; Ⓔ *cold in the head, coryza, acute rhinitis, acute catarrhal rhinitis*
akute Rhinitis: →*Rhinitis acuta*
Rhinitis allergica: *Syn: allergische Rhinitis, allergische Rhinopathie, Rhinopathia vasomotorica allergica*; allergisch-bedingte saisonale oder saisonunabhängige Entzündung der Nasenschleimhaut; Verlauf und Prognose hängen von der Art des Allergens* ab; Ⓔ *rhinallergosis, pollen coryza, allergic rhinitis, allergic rhinopathy, allergic vasomotor rhinitis, anaphylactic rhinitis*
allergische Rhinitis: →*Rhinitis allergica*
allergische saisongebundende Rhinitis: meist durch Pollen [Heuschnupfen*] hervorgerufener, allergischer Nasenkatarrh; Ⓔ *seasonal allergic rhinitis*
Rhinitis atrophicans: *Syn: atrophische Rhinitis*; chronische, zu Schleimhautatrophie führende Entzündung unbekannter Genese; Ⓔ *atrophic rhinitis*
Rhinitis atrophicans cum foetore: *Syn: Stinknase, Ozäna*; chronisch-atrophische Rhinitis mit Nasengeruch; Ⓔ *ozena*
atrophische Rhinitis: →*Rhinitis atrophicans*
bakterielle Rhinitis: meist als Superinfektion* auftretende, i.d.R. eitrige Rhinitis durch z.B. Pneumokokken*; Ⓔ *bacterial rhinitis*
chronische Rhinitis: *Syn: chronische Rhinopathie*; Oberbegriff für chronische Entzündungszustände der Nasenschleimhaut; Ⓔ *chronic rhinitis*
chronisch-hyperplastische Rhinitis: →*Rhinitis hyperplastica*
eitrige Rhinitis: →*Rhinitis purulenta*
fibrinöse Rhinitis: →*Rhinitis pseudomembranacea*
Rhinitis hyperplastica: *Syn: chronische hyperplastische Rhinitis/Rhinopathie, Rhinitis hypertrophicans, Rhinopathia chronica hyperplastica*; chronische, zu Hypertrophie* der Nasenschleimhaut (insbesondere der Muschelschleimhaut) führende Entzündung unterschiedlicher Genese [Staub, Tabakrauch, gewerbliche Noxen, endokrine Störungen]; Ⓔ *chronic hyperplastic rhinitis, hyperplastic rhinitis, hypertrophic rhinitis*
Rhinitis hypertrophicans: →*Rhinitis hyperplastica*
perenniale Rhinitis: *Syn: perenniale allergische Rhinitis, pereniale allergische Rhinopathie*; durch unabhängig von den Jahreszeiten auftretende Allergene* [Schimmelpilze, Tierhaare, Hausstaub, Berufsallergene] hervorgerufene allergische Rhinopathie; Ⓔ *perennial rhinitis*
perenniale allergische Rhinitis: →*perenniale Rhinitis*
Rhinitis pseudomembranacea: *Syn: pseudomembranöse/fibrinöse Rhinitis*; Entzündung der Nasenschleimhaut mit Bildung von Pseudomembranen, z.B. bei Nasendiphtherie; Ⓔ *pseudomembranous rhinitis, croupous rhinitis, membranous rhinitis*
pseudomembranöse Rhinitis: →*Rhinitis pseudomembranacea*
Rhinitis purulenta: *Syn: eitrige Rhinitis*; bakterielle oder durch Fremdkörper in der Nase [einseitige, chronisch-eitrige Rhinitis bei Kleinkindern] hervorgerufene eitrige Entzündung; Ⓔ *purulent rhinitis*
Rhinitis vasomotorica: *Syn: vasomotorische Rhinitis, vasomotorische Rhinopathie, Rhinitis vasomotorica nonallergica*; wie eine perenniale allergische Rhinitis verlaufender, saisonunabhängiger neurovaskulärer Schnupfen; Ⓔ *vasomotor rhinitis*
Rhinitis vasomotorica nonallergica: →*Rhinitis vasomotorica*
vasomotorische Rhinitis: →*Rhinitis vasomotorica*

rhi|ni|tisch *adj*: Rhinitis betreffend, von ihr betroffen oder gekennzeichnet; Ⓔ *relating to or marked by rhinitis, rhinitic*

Rh-Inkompatibilität *f*: →*Rhesus-Inkompatibilität*

Rhino-, rhino- *präf.*: Wortelement mit der Bedeutung „Nase“; Ⓔ *nose, nasal, rhinal, rhin(o)-, nas(o)-*

Rhi|no|blen|nor|rhoe *f, pl* **-rho|en**: Eiterabsonderung aus der Nase; eitrige Rhinitis*; Ⓔ *rhinoblennorrhea*

Rhi|no|dy|nie *f*: Schmerzen in der Nase, Nasenschmerz(en); Ⓔ *pain in the nose, rhinalgia, rhinodynia*

Rhi|no|en|do|sko|pie *f*: endoskopische Untersuchung der Nasenhöhle; Ⓔ *nasal endoscopy*

Rhi|no|en|to|moph|tho|ro|my|ko|se *f*: *Syn: Rhinophykomykose*; in den Tropen [Zentralafrika, Indonesien] vorkommende Mykose* durch verschiedene Schimmelpilze [Conodiobolus]; i.d.R. Ausbildung nasaler oder pulmonaler Granulome; Ⓔ *rhinoentomophthoromycosis, rhinophycomycosis*

rhi|no|gen *adj*: von der Nase ausgehend; Ⓔ *rhinogenous, rhinogenic*

Rhi|no|la|lia *f*: *Syn: Rhinophonie*; näselnde Sprache, Näseln; Ⓔ *nasalized speech, rhinolalia, rhinophonia*
Rhinolalia aperta: *Syn: Rhinophasie, Rhinophasia*; offenes Näseln; Ⓔ *open rhinolalia, rhinolalia aperta, rhinophonia*
Rhinolalia clausa: *Syn: Hyporhinolalie*; geschlossenes Näseln; Ⓔ *closed rhinolalia, rhinolalia clausa*

Rhi|no|la|ryn|gi|tis *f, pl* **-ti|den**: *Syn: Nasen-Rachen-Katarrh*; Entzündung von Nasen- und Rachenschleimhaut; Ⓔ *inflammation of the nasal mucous membrane and larynx, rhinolaryngitis*

rhi|no|la|ryn|gi|tisch *adj*: Rhinolaryngitis betreffend, von ihr betroffen oder gekennzeichnet; Ⓔ *relating to or marked by rhinolaryngitis, rhinolaryngitic*

Rhi|no|la|ryn|go|lo|gie *f*: Teilgebiet der Hals-Nasen-Ohrenheilkunde, das sich mit den Erkrankungen von Nase und Kehlkopf beschäftigt; Ⓔ *rhinolaryngology*

Rhi|no|lith *m*: *Syn: Nasenstein*; meist durch Fremdkörper [Erdnüsse] induzierte Steinbildung, die zu chronischer Reizung und meist einseitigem eitrigen Ausfluss führt; Ⓔ *nasal calculus, nasal concrement, nasal stone, rhinolith, rhinolite*

Rhi|no|li|thi|a|sis *f, pl* **-ses**: durch Nasensteine [**Rhinolithen**] verursachte Erkrankung; Ⓔ *rhinolithiasis*

Rhi|no|lo|gie *f*: *Syn: Nasenheilkunde*; Teilgebiet der Hals-Nasen-Ohrenheilkunde, das sich mit den Erkrankungen der Nase befasst; Ⓔ *rhinology*

Rhi|no|ma|no|me|trie *f*: *Syn: Rhinorheografie*; Bestimmung des Nasenwiderstandes gegen den Luftstrom; Ⓔ *rhinomanometry*

Rhi|no|my|ko|se *f*: Pilzerkrankung der Nasenschleimhaut; Ⓔ *rhinomycosis*

Rhi|no|pa|thia *f*: *Syn: Rhinopathie*; Nasenerkrankung; Ⓔ *rhinopathy, rhinopathia*
Rhinopathia atrophicans: Atrophie* der Nasenschleimhaut; Ⓔ *atrophic rhinitis*
Rhinopathia medicamentosa: durch Medikamente [v.a. abschwellende Nasentropfen] verursachte Atrophie* der Nasenschleimhaut; Ⓔ *drug-induced rhinitis*

Rhi|no|pa|thie *f*: *Syn: Rhinopathia*; Nasenerkrankung; Ⓔ *rhinopathy, rhinopathia*

rhi|no|pha|ryn|ge|al *adj*: *Syn: epipharyngeal, nasopharyngeal, pharyngonasal*; Nase und Rachen/Pharynx betreffend oder verbindend; Nasenrachen/Rhinopharynx betreffend; Ⓔ *relating to the epipharynx/nasopharynx, epipharyngeal, nasopharyngeal*

Rhi|no|pha|ryn|gi|tis *f, pl* **-ti|den**: *Syn: Epipharynxentzündung, Nasopharynxentzündung, Epipharyngitis, Nasopharyngitis*; Entzündung des Nasenrachens/Rhinopharynx; Ⓔ *inflammation of the nasopharynx, rhino-*

pharyngitis, nasopharyngitis

Rhinopharyngitis mutilans: ***Syn:*** *Gangosa*; im Verlauf der Frambösie* auftretende Zerstörung von Knochen- und Knorpelgewebe mit Mutilation von Nase und Oberlippe; Ⓔ *gangosa*

rhi|no|pha|ryn|gi|tisch *adj*: Rhinopharyngitis betreffend, von ihr betroffen oder gekennzeichnet; Ⓔ *relating to or marked by rhinopharyngitis, rhinopharyngitic*

Rhi|no|pha|ryn|go|zel|le *f*: Luftzyste des Nasenrachenraums; Ⓔ *rhinopharyngocele*

Rhi|no|pha|rynx *m*: ***Syn:*** *Nasenrachenraum, Nasopharynx, Epipharynx, Pars nasalis pharyngis*; Raum zwischen Nasenhöhle und Rachen; Ⓔ *rhinopharynx, nasopharyngeal space, pharyngonasal cavity, epipharynx, nasopharynx*

Rhi|no|pha|sie *f*: → *Rhinolalia aperta*

Rhi|no|pho|nie *f*: → *Rhinolalia*

Rhi|no|phy|ko|my|ko|se *f*: → *Rhinoentomophthoromykose*

Rhi|no|phym *nt*: ***Syn:*** *Kartoffelnase, Säufernase, Pfundnase, Knollennase, Rhinophyma*; v.a. ältere Männer betreffende, allmählich zunehmende, unförmige Auftreibung der Nase durch eine Hyperplasie der Talgdrüsen; meist Teilsyndrom der Rosacea*; Ⓔ *rhinophyma, hammer nose, rum nose, toper's nose, rum-blossom, hum nose, bulbous nose, copper nose, potato nose*

Rhi|no|plas|tik *f*: plastische Nasenoperation, Nasenplastik; Ⓔ *rhinoplasty*

rhi|no|plas|tisch *adj*: Rhinoplastik betreffend; Ⓔ *relating to rhinoplasty, rhinoplastic*

Rhi|no|rhe|o|gra|fie, -gra|phie *f*: → *Rhinomanometrie*

Rhi|no|rhe|o|gra|phie *f*: → *Rhinomanometrie*

Rhi|nor|rha|gie *f*: ***Syn:*** *Epistaxis*; (starkes) Nasenbluten; Ⓔ *nosebleed, epistaxis, rhinorrhagia*

Rhi|nor|rhoe *f, pl* **-rho|en**: Nasenausfluss, Nasenfluss; Ⓔ *rhinorrhea, nasal hydrorrhea*

Rhi|no|sal|pin|gi|tis *f, pl* **-ti|den**: Entzündung der Schleimhaut von Nase und Ohrtrompete; Ⓔ *inflammation of the nasal mucous membrane and eustachian tube, rhinosalpingitis*

rhi|no|sal|pin|gi|tisch *adj*: Rhinosalpingitis betreffend, von ihr betroffen oder gekennzeichnet; Ⓔ *relating to or marked by rhinosalpingitis, rhinosalpingitic*

Rhi|no|sco|pia *f*: → *Rhinoskopie*

Rhinoscopia anterior: Untersuchung der vorderen Nasenhöhle mit einem Nasenspiegel; Ⓔ *anterior rhinoscopy*

Rhinoscopia posterior: ***Syn:*** *Postrhinoskopie, Epipharyngoskopie*; Nasenhöhlenspiegelung vom Nasenrachen aus; Ⓔ *posterior rhinoscopy*

Rhi|no|skle|rom *nt*: granulomatöse Entzündung der Nasenschleimhaut mit Bildung knotiger Verdickungen; kann auf die Schleimhaut von Rachen und Luftröhre übergreifen; Ⓔ *rhinoscleroma*

Rhi|no|skop *nt*: ***Syn:*** *Nasenspiegel, Nasenspekulum*; Nasenspiegel; Ⓔ *nasal speculum, rhinoscope, nasoscope*

Rhi|no|sko|pie *f*: ***Syn:*** *Nasenspiegelung, Nasenhöhlenspiegelung, Rhinoscopia*; direkte Untersuchung der Nasenhöhle mit einem Nasenspiegel oder Endoskop*; Ⓔ *rhinoscopy*

rhi|no|sko|pisch *adj*: Rhinoskopie betreffend, mittels Rhinoskopie; Ⓔ *relating to rhinoscopy or the rhinoscope, rhinoscopic*

Rhi|no|spo|ri|di|o|se *f*: ***Syn:*** *Rhinosporidium-Mykose*; Pilzinfektion der Schleimhaut der Atemwege durch Rhinosporidium* seeberi; Ⓔ *rhinosporidiosis*

Rhi|no|spo|ri|di|um see|be|ri *nt*: humanpathogener Pilz, der nicht in der Kultur gezüchtet werden kann; Ⓔ *Rhinosporidium seeberi*

Rhi|no|ste|no|se *f*: Einengung oder Verlegung der Nasenwege; Ⓔ *nasal obstruction, rhinostenosis, rhinocleisis*

Rhi|no|to|mie *f*: Naseninzision; Ⓔ *rhinotomy*

Rhi|no|tra|che|i|tis *f, pl* **-ti|den**: Entzündung der Schleimhaut von Nase und Luftröhre/Trachea; Ⓔ *inflammation of the mucous membrane of nose and trachea, rhinotracheitis*

rhi|no|tra|che|i|tisch *adj*: Rhinotracheitis betreffend, von ihr betroffen oder gekennzeichnet; Ⓔ *relating to or marked by rhinotracheitis*

Rhi|no|vi|ren *pl*: ***Syn:*** *Schnupfenviren, CC-Viren, Common-cold-Viren*; Schnupfen verursachende RNA-Viren; Ⓔ *cold viruses, common cold viruses*

Rhi|no|vi|rus *nt, pl* **-ren**: zu den Picornaviren gehörende Virusfamilie; Erreger des Virusschnupfens; Ⓔ *coryza virus, Rhinovirus*

Rhi|no|ze|pha|lie *f*: → *Rhinenzephalie*

Rhi|no|ze|pha|lus *m*: ***Syn:*** *Rhinenzephalus*; Fetus mit Rhinenzephalie*; Ⓔ *rhinocephalus, rhinencephalus*

Rhi|pi|ce|pha|lus *m*: Schildzeckengattung, die u.a. Boutonneusefieber und Q-Fieber überträgt; Ⓔ *Rhipicephalus*

Rhiz-, rhiz- *präf.*: → *Rhizo-*

Rhiz|ar|thro|se *f*: Arthrose* des Daumengrundgelenkes; Ⓔ *rhizarthritis*

Rhizo-, rhizo- *präf.*: Wortelement mit der Bedeutung „Wurzel"; Ⓔ *root, rhiz(o)-*

rhi|zo|id *adj*: wurzelähnlich; Ⓔ *root-like, rhizoid, rhizoidal*

Rhi|zo|ly|se *f*: indirekte Durchtrennung/Zerstörung von Spinalnervenwurzeln; Ⓔ *rhizolysis*

Rhi|zo|po|da *pl*: ***Syn:*** *Wurzelfüßler, Rhizopoden*; Unterklasse der Protozoen, zu der u.a. die Amöben gehören; Ⓔ *Rhizopoda*

Rhi|zo|po|den *pl*: → *Rhizopoda*

Rhi|zo|pus *m*: ***Syn:*** *Wurzelkopfschimmel*; zu den Zygomyceten gehörende Pilzgattung; Erreger von Mukormykosen*; Ⓔ *Rhizopus*

Rhi|zo|to|mie *f*: ***Syn:*** *Rhizotomia, Radikulotomie*; Durchtrennung einer Nervenwurzel; Ⓔ *rhizotomy, radicotomy, radiculectomy*

Rhod-, rhod- *präf.*: → *Rhodo-*

Rhod|ni|us *m*: Raubwanzengattung; Ⓔ *Rhodnius*

Rhodnius prolixus: ***Syn:*** *venezolanische Schreitwanze*; Raubwanze, die in Südamerika die Chagas-Krankheit* überträgt; Ⓔ *Rhodnius prolixus*

Rhodo-, rhodo- *präf.*: Wortelement mit der Bedeutung „rosenfarben/rot"; Ⓔ *rhod(o)-*

Rho|dop|sin *nt*: ***Syn:*** *Sehpurpur*; für das Dämmerungssehen wichtige Substanz der Netzhautstäbchen; Ⓔ *rhodopsin, visual purple, erythropsin*

Rhomb|en|ce|pha|lon *nt, pl* **-la**: ***Syn:*** *Rautenhirn, Rhombenzephalon*; aus Hinterhirn [Metencephalon*] und Nachhirn [Myelencephalon*] bestehender Teil des Gehirns; Ⓔ *rhombencephalon, hindbrain, hindbrain vesicle, rhombencephalon vesicle*

Rhomb|en|ze|pha|lon *nt, pl* **-la**: → *Rhombencephalon*

Rhom|bo|i|de|us major *m*: → *Musculus rhomboideus major*

Rhom|bo|i|de|us mi|nor *m*: → *Musculus rhomboideus minor*

Rhon|chi *pl*: → *Rasselgeräusche*

Rhonchi sibilantes et sonori: → *trockene Rasselgeräusche*

Rh-System *nt*: → *Rhesus-Blutgruppen*

Rhy|pia *f*: → *Rupia*

Rhyth|mo|ge|ne|se *f*: Rhythmusbildung, Rhythmusentstehung; Ⓔ *rhythmogenesis*

Rhyth|mus *m*: periodische Wiederholung eines Vorgangs; Ⓔ *rhythm*

biologischer Rhythmus: ***Syn:*** *Biorhythmus*; durch äußere [Tag-Nacht-Wechsel] oder innere Faktoren [biologische Uhr*] beeinflusste, rhythmische Schwankung verschiedener Körperfunktionen; Ⓔ *biorhythm, biological rhythm, body rhythm*

parasystolischer Rhythmus: ***Syn:*** *Parasystolie*; gleichzeitiges Vorkommen von zwei Schrittmacherzentren im Herz; Ⓔ *parasystole, parasystolic rhythm, parasystolic beat*

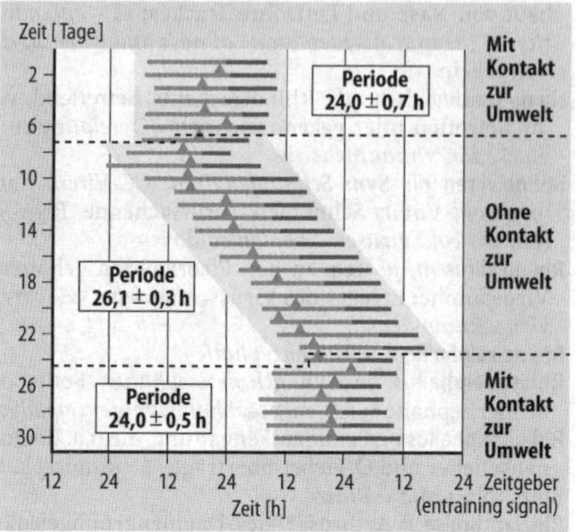

Abb. 81. Zirkadianer Rhythmus. Schlaf-Wachrhythmus mit und ohne Umweltkontakt

zirkadianer Rhythmus: *Syn: Tagesrhythmus, 24-Stunden-Rhythmus*; endogen gesteuerte Schwankung des Körperstoffwechsels und der Reaktionsbereitschaft des Körpers, die etwa einem 24-Stunden-Zyklus entspricht; Ⓔ *circadian rhythm*

Rhyth|mus|me|tho|de *f*: natürliche Empfängnisverhütung durch Beschränkung des Beischlafs auf die unfruchtbaren Tage des Menstruationszyklus; Ⓔ *rhythm method*

Rhy|ti|dek|to|mie *f*: *Syn: Face-Lifting*; Straffung der Gesichtshaut zur Glättung von Falten, Doppelkinn u.ä.; Ⓔ *face-lift, rhytidectomy, rhytidoplasty*

Ri|bit *nt*: →*Ribitol*

Ri|bi|tol *nt*: *Syn: Ribit*; von Ribose* abgeleiteter Zuckeralkohol; Bestandteil des Riboflavins*; Ⓔ *ribitol*

Ri|bo|fla|vin *nt*: *Syn: Lactoflavin, Vitamin B_2*; in Milch und Milchprodukten, Leber und Hülsenfrüchten vorkommendes Vitamin, das ein wichtiger Bestandteil von Enzymen ist; bei Mangel kommt es zu Haut-, Hornhaut- und Nervenentzündungen; Ⓔ *riboflavin, lactochrome, lactoflavin, vitamin B_2*

Ri|bo|fla|vin|man|gel *m*: *Syn: Ariboflavinose, Vitamin-B_2-Mangel, Ariboflavinosesyndrom*; durch chronische Unterversorgung mit Riboflavin auftretende Avitaminose* mit ekzematösen Hautveränderungen und evtl. Sehstörungen; Ⓔ *hyporiboflavinosis, ariboflavinosis*

Riboflavin-5'-phosphat *nt*: *Syn: Flavinmononucleotid*; aus Isoalloxazin, Ribitol und Phosphat aufgebaute prosthetische Gruppe vieler Flavinenzyme; Ⓔ *riboflavin-5'-phosphate, flavin mononucleotide*

Ri|bo|ke|to|se *f*: *Syn: Ribulose*; in der D-Form vorliegende Ketopentose; Ketoderivat der Ribose*; Ⓔ *ribulose*

Ri|bo|nu|cle|a|se *f*: *Syn: Ribonuklease*; RNA-spaltendes Enzym; Ⓔ *ribonuclease*

Ri|bo|nu|cle|in|säu|re *f*: *Syn: Ribonukleinsäure*; aus Ribonucleotiden aufgebautes Makromolekül, das eine zentrale Rolle bei der Eiweißsynthese einnimmt; bei RNA-Viren fungiert sie als Träger des Erbmaterials; Ⓔ *ribonucleic acid*

Ri|bo|nu|cle|o|pro|te|in *nt*: aus Eiweiß/Protein und Ribonucleinsäure bestehendes Molekül; Ⓔ *ribonucleoprotein*

Ri|bo|nu|cle|o|sid *nt*: *Syn: Ribonukleosid*; Nucleosid* aus Ribose* und einer Purin- oder Pyrimidinbase; Ⓔ *ribonucleoside*

Ri|bo|nu|cle|o|tid *nt*: *Syn: Ribonukleotid*; Nucleotid* mit Ribose* und Purin- oder Pyrimidinbase; Bausteine der Ribonucleinsäure*; Ⓔ *ribonucleotide*

Ri|bo|nu|kle|a|se *f*: →*Ribonuclease*

Ri|bo|nu|kle|in|säu|re *f*: →*Ribonucleinsäure*

Ri|bo|nu|kle|o|sid *nt*: →*Ribonucleosid*

Ri|bo|nu|kle|o|tid *nt*: →*Ribonucleotid*

Ri|bo|se *f*: in der D-Form vorliegende Aldopentose*; wichtiger Bestandteil von Ribonucleinsäure, Nucleotiden und verschiedener Enzyme; Ⓔ *ribose*

Ribose-5-phosphat *nt*: wichtiges Zwischenprodukt im Pentosephosphatzyklus* und bei der Nucleotidsynthese; Ⓔ *ribose-5-phosphate*

Ri|bo|se|phos|phat|i|so|me|ra|se *f*: *Syn: Phosphoriboisomerase*; wichtiges Enzym des Pentosephosphatzyklus*; katalysiert die Konversion von Ribulose-5-phosphat und Ribose-5-phosphat; Ⓔ *ribose(-5-)phosphate isomerase, phosphoriboisomerase*

Ri|bo|se|phos|phat|py|ro|phos|pho|ki|na|se *f*: *Syn: Phosphoribosylpyrophosphatsynthetase*; Enzym der Purin- und Pyrimidinnucleotidsynthese; erhöhte Enzymaktivität verursacht primäre Gicht*; Ⓔ *ribose-phosphate pyrophosphokinase, pyrophosphate ribose-P-synthase, phosphoribosylpyrophosphate synthetase*

ri|bo|so|mal *adj*: Ribosomen betreffend; Ⓔ *relating to a ribosome, ribosomal*

Ri|bo|so|men *pl*: *Syn: Palade-Granula*; mikroskopisch kleine Zellpartikel, an denen die Biosynthese von Eiweißen abläuft; Ⓔ *Palade's granules, ribosomes*

Ri|bos|u|rie *f*: erhöhte Riboseausscheidung im Harn; Ⓔ *ribosuria*

Ri|bu|lo|se *f*: *Syn: Riboketose*; in der D-Form vorliegende Ketopentose; Ketoderivat der Ribose*; Ⓔ *ribulose*

Ribulose-5-phosphat *nt*: im Stoffwechsel aus Glucose-6-phosphat gebildet; wird durch Ribosephosphatisomerase in Ribose-5-phosphat umgewandelt; Ⓔ *ribulose-5-phosphate*

Richner-Hanhart-Syndrom *nt*: *Syn: TAT-Mangel, Tyrosinaminotransferasemangel*; autosomal-rezessive Enzymopathie* mit Hornhautdystrophie, Keratose von Händen und Füßen und geistiger Retardierung; Ⓔ *Richner-Hanhart syndrome, tyrosine aminotransferase deficiency, type II tyrosinemia*

Ri|ckett|sia *f*: nur intrazellulär vorkommende, gramnegative Stäbchen- oder Kugelbakterien; Ⓔ *Rickettsia*

Rickettsia akari: Erreger der Rickettsienpocken*; Ⓔ *Rickettsia akari*

Rickettsia australis: Erreger des Queenslandzeckenfiebers*; Ⓔ *Rickettsia australis*

Rickettsia conorii: von Zecken übertragener Erreger des Boutonneusefiebers*; Ⓔ *Rickettsia conorii*

Rickettsia prowazekii: Erreger des epidemischen Fleckfiebers*; Ⓔ *Rickettsia prowazekii*

Rickettsia quintana: durch Läuse übertragener Erreger des Fünftagefiebers*; Ⓔ *Rochalimaea quintana, Rickettsia pediculi, Rickettsia quintana, Rickettsia wolhynica*

Rickettsia rickettsii: Erreger des Rocky Mountain spotted fever*; Ⓔ *Rickettsia rickettsii*

Rickettsia tsutsugamushi: Erreger des Tsutsugamushi-Fiebers*; Ⓔ *Rickettsia tsutsugamushi, Rickettsia akamushi, Rickettsia nipponica, Rickettsia orientalis*

Rickettsia typhi: Erreger des weltweit auftretenden endemischen Fleckfiebers*; Ⓔ *Rickettsia typhi, Rickettsia mooseri, Rickettsia muricola*

Ri|ckett|si|a|ceae *pl*: früher als große Viren bezeichnete Familie intrazellulärer Bakterien; umfasst die Gattungen Coxiella*, Rickettsia* und Rochalimaea*; Ⓔ *Rickettsiaceae*

Ri|ckett|si|en|en|do|kar|di|tis *f, pl* **-tiden**: relativ seltene Form der Endokarditis* durch Coxiella* burnetii; Ⓔ *rickettsial endocarditis*

Ri|ckett|si|en|in|fek|ti|on *f*: →*Rickettsiose*

Ri|ckett|si|en|po|cken *pl*: *Syn: Pockenfleckfieber*; durch Rickettsia akari verursachte pockenartige Erkrankung; Ⓔ *vesicular rickettsiosis, rickettsialpox, Kew Gardens*

R

fever, Kew Gardens spotted fever

Ri|ckett|si|o|se *f*: ***Syn:*** *Rickettsieninfektion*; durch Arthropoden übertragene Infektionskrankheit durch **Rickettsia-Species**; Ⓔ *rickettsiosis, rickettsial infection, rickettsial disease*

Ri|ckett|si|o|sta|ti|kum *nt, pl* **-ka**: das Rickettsienwachstum hemmendes Mittel; Ⓔ *rickettsiostatic*

ri|ckett|si|o|sta|tisch *adj*: das Rickettsienwachstum hemmend; Ⓔ *rickettsiostatic*

ri|ckett|si|zid *adj*: rickettsienabtötend; Ⓔ *rickettsicidal*

Riech|bahn *f*: ***Syn:*** *Tractus olfactorius*; Fasern zwischen Bulbus* olfactorium und Trigonum* olfactorium; Ⓔ *olfactory tract*

Riech|e|pi|thel *nt*: → *Riechschleimhaut*

Riech|fä|den *pl*: ***Syn:*** *Fila olfactoria*; marklose Nervenfasern, die zusammen den Riechnerv [Nervus olfactorius] bilden; Ⓔ *olfactory fibers, olfactory nerves, first nerves, first cranial nerves, nerves of smell*

Riech|feld *nt*: → *Riechschleimhaut*

Riech|hirn *nt*: → *Rhinencephalon*

Riech|kol|ben *m*: ***Syn:*** *Bulbus olfactorius*; Anschwellung an der vorderen Hirnbasis, in die die Riechfäden einstrahlen; Ⓔ *olfactory knob, olfactory vesicle, olfactory bulb, Morgagni's tubercle*

Riech|nerv *m*: ***Syn:*** *Olfaktorius, Nervus olfactorius, I. Hirnnerv*; aus den Riechfäden* entstehender Nerv, der zum Bulbus* olfactorius zieht; Ⓔ *olfactory nerve, first nerve, first cranial nerve, nerve of smell*

Riech|schleim|haut *f*: vom **Riechepithel** gebildete Schleimhaut der Regio olfactoria der Nase, die die Geruchsrezeptoren [**Riechzellen**] enthält; Ⓔ *olfactory mucosa*

Riech|zel|len *pl*: → *Riechschleimhaut*

Riech|zo|ne *f*: → *Riechschleimhaut*

Riedel-Struma *f*: ***Syn:*** *chronische hypertrophische Thyreoiditis, eisenharte Struma Riedel, hypertrophische Thyreoiditis*; ätiologisch unklare, meist Frauen betreffende, chronische Schilddrüsenentzündung mit Sklerosierung des Gewebes; Ⓔ *Riedel's disease, Riedel's struma, Riedel's thyroiditis, chronic fibrous thyroiditis, chronic thyroiditis, ligneous thyroiditis, ligneous struma, invasive thyroiditis, iron-hard thyroiditis, woody thyroiditis*

Riehl-Melanose *f*: ***Syn:*** *Riehl-Syndrom, Kriegsmelanose, Melanosis toxica lichenoides, Civatte-Krankheit, Civatte-Poikilodermie*; ätiologisch ungeklärte, aus einer entzündlichen Fleckenbildung hervorgehende, graubraune, flächenhafte Pigmentierung der Gesichtshaut; Ⓔ *Riehl's melanosis*

Rie|sen|darm|e|gel *m*: ***Syn:*** *großer Darmegel, Fasciolopsis buski*; v.a. in Südostasien vorkommender Erreger der Fasciolopsiasis*; Ⓔ *giant intestinal fluke, Fasciolopsis buski*

Rie|sen|fal|ten|gas|tri|tis *f, pl* **-tiden**: ***Syn:*** *Ménétrier-Syndrom, Morbus Ménétrier, Riesenfaltenmagen, Riesenfaltengastropathie, Gastropathia hypertrophica gigantea*; zu Vergröberung des Faltenreliefs führende, chronische Entzündung der Magenschleimhaut unbekannter Genese; Ⓔ *Ménétrier's disease, Ménétrier's syndrome, hypertrophic gastritis, giant hypertrophic gastritis, giant hypertrophy of gastric mucosa*

Rie|sen|fal|ten|gas|tro|pa|thie *f*: → *Riesenfaltengastritis*

Rie|sen|fal|ten|ma|gen *m*: → *Riesenfaltengastritis*

Rie|sen|kind *nt*: Neugeborenes mit einem Geburtsgewicht von mehr als 4500 Gramm, z.B. bei Diabetes* mellitus der Mutter; Ⓔ *large-for date baby*

Rie|sen|krat|zer *m*: ***Syn:*** *Macracanthorhynchus*; Dünndarmparasit des Schweines; selten auf den Menschen übertragen; Ⓔ *giant thorny-headed worm, Macracanthorhynchus*

Rie|sen|ma|gen|ge|schwür der alten Menschen *nt*: ***Syn:*** *Altersulkus des Magens*; durch arteriosklerotische Veränderungen von Magengefäßen hervorgerufenes ausgedehntes Magengeschwür, das relativ symptomlos verläuft; Ⓔ *senile gastric ulcer*

Riesenurtikaria Milton *f*: ***Syn:*** *Quincke-Ödem, angioneurotisches Ödem, Bannister-Krankheit, idiopathisches Quincke-Ödem, sporadisches Quincke-Ödem; Urticaria gigantea, Urticaria profunda*; vorwiegend junge Frauen betreffende allergische Reaktion [Typ I] mit Schwellung der Haut und Schleimhaut [v.a. Kehlkopf] durch subkutane Ödembildung; das plötzlich einsetzende Glottisödem kann lebensbedrohlich sein; Ⓔ *Quincke's disease, Quincke's edema, Bannister's disease, Milton's disease, Milton's edema, angioedema, angioneurotic edema, atrophedema, circumscribed edema, periodic edema, giant edema, giant urticaria*

Rie|sen|wuchs *m*: ***Syn:*** *Gigantismus, Hypersomie*; ausgeprägter Hochwuchs mit erhaltenen Proportionen der Körperteile; Ⓔ *gigantism, giantism, gigantosoma, somatomegaly, hypersomia*

Rie|sen|zell|a|or|ti|tis *f, pl* **-ti|ti|den**: Riesenzellarteriitis* der Aorta; Ⓔ *giant cell aortitis*

Rie|sen|zell|ar|te|ri|i|tis *f, pl* **-i|den**: ***Syn:*** *senile Riesenzellarteriitis, Horton-Magath-Brown-Syndrom, Horton-Syndrom, Horton-Riesenzellarteriitis, Arteriitis cranialis/gigantocellularis/temporalis*; subakute granulomatöse Entzündung der Kopfschlagadern; Ⓔ *Horton's arteritis, Horton's syndrome, Horton's disease, temporal arteritis, cranial arteritis, granulomatous arteritis, giant-cell arteritis*

Rie|sen|zel|len *pl*: besonders große Zellen mit einem [**einkernige Riesenzellen**] oder mehreren [**mehrkernige Riesenzellen**] Zellkernen; Ⓔ *giant cells*

Rie|sen|zel|len|his|ti|o|zy|tom *nt*: ***Syn:*** *retikulohistiozytisches Granulom, Retikulohistiozytom*; Histiozytom [Dermatofibrom*] mit Riesenzellen; gutartiger Tumor, der meist solitär an Kopf und Nacken vorkommt; Ⓔ *reticulohistiocytoma*

Rie|sen|zell|he|pa|ti|tis *f, pl* **-ti|ti|den**: durch das Zytomegalievirus* verursachte Hepatitis* mit Riesenzellbildung; Ⓔ *neonatal giant cell hepatitis, giant cell hepatitis, neonatal hepatitis*

neonatale Riesenzellhepatitis: bei α_1-Antitrypsinmangel* vorkommende Leberschädigung mit Riesenzellformation; Ⓔ *neonatal giant cell hepatitis, giant cell hepatitis, neonatal hepatitis*

Rie|sen|zell|my|o|kar|di|tis *f, pl* **-tiden**: durch Riesenzellbildung gekennzeichnete Herzmuskelentzündung; Ⓔ *tuberculoid myocarditis, giant cell myocarditis*

akute idiopathische Riesenzellmyokarditis: ***Syn:*** *Fiedler-Myokarditis, idiopathische Myokarditis*; oft tödlich verlaufende Herzmuskelentzündung des Kindesalters; Ⓔ *idiopathic myocarditis*

granulomatöse Riesenzellmyokarditis: ***Syn:*** *granulomatöse Myokarditis*; Riesenzellmyokarditis mit der Bildung von Granulomen; Ⓔ *granulomatous myocarditis*

Rie|sen|zell|thy|re|o|i|di|tis *f, pl* **-tiden**: ***Syn:*** *de Quervain-Thyreoiditis, granulomatöse Thyreoiditis, subakute nicht-eitrige Thyreoiditis, Riesenzellthyroiditis*; vermutlich durch Viren [Coxsackievirus, Mumpsvirus] verursachte Entzündung der Schilddrüse, die histopathologisch von Riesenzellgranulomen gekennzeichnet ist; Ⓔ *de Quervain's thyroiditis, pseudotuberculous thyroiditis, giant cell thyroiditis, giant follicular thyroiditis, granulomatous thyroiditis, subacute granulomatous thyroiditis*

Rie|sen|zell|thy|ro|i|di|tis *f, pl* **-tiden**: → *Riesenzellthyreoiditis*

Rie|sen|zell|tu|mor *m*: Granulationsgeschwulst mit Riesenzellen; Ⓔ *giant cell tumor*

aneurysmatischer Riesenzelltumor: ***Syn:*** *aneurysmatische/hämorrhagische/hämangiomatöse Knochenzyste, benignes Knochenaneurysma*; in den Metaphysen langer Röhrenknochen auftretende, mehrkammerige, blutgefüllte Zyste; Ⓔ *aneurysmal bone cyst, hemangiomatous bone cyst, hemorrhagic bone cyst, aneurysmal giant cell tumor*

Riesenzelltumor der Sehnenscheide: *Syn: benignes Synovialom, Arthritis villonodularis pigmentosa, Tendosynovitis nodosa, pigmentierte villonoduläre Synovitis*; lokalisierte knottig-zottige Synovialiswucherung, die im Endstadium einen gutartigen Riesenzelltumor der Sehnenscheide bildet; Ⓔ *pigmented villonodular synovitis, chronic hemorrhagic villous synovitis, tendinous xanthoma, pigmented villonodular arthritis*

Rieux-Hernie *f*: *Syn: retrozäkale Hernie*; hinter dem Zäkum liegende innere Hernie; Ⓔ *retrocecal hernia, Rieux's hernia*

Rift-Tal-Fieber *nt*: → *Rift-Valley-Fieber*

Rift-Valley-Fieber *nt*: *Syn: Rift-Tal-Fieber*; im südlichen Afrika vorkommende fieberhafte Arbovirose* durch das **Rift-Valley-Fieber-Virus**; Ⓔ *Rift Valley fever, enzootic hepatitis*

Rift-Valley-Fieber-Virus *nt*: *s.u. Rift-Valley-Fieber*; Ⓔ *Rift Valley fever virus*

Riga-Geschwür *nt*: *Syn: Keuchhustengeschwür, Fede-Riga-Geschwür*; Aphthe am Zungenbändchen bei Keuchhusten; Ⓔ *Riga-Fede disease*

rilgid *adj*: → *rigide*

rilgilde *adj*: *Syn: rigid*; starr, steif, unbiegsam; unbeweglich; Ⓔ *rigid, stiff, inflexible*

Rilgildiltät *f*: → *Rigor*

Rilgor *m*: *Syn: Rigidität*; verstärkter Muskeltonus; Ⓔ *rigidity, stiffness, rigor*

Rigor mortis: *Syn: Leichenstarre, Totenstarre*; langsam fortschreitende Muskelstarre, die sich später wieder in derselben Reihenfolge löst; Ⓔ *postmortem rigidity, cadaveric rigidity, death rigor*

Riley-Day-Syndrom *nt*: *Syn: Dysautonomie, familiäre Dysautonomie*; autosomal-rezessives Syndrom mit Störung des vegetativen Nervensystems; Ⓔ *Riley-Day syndrome, dysautonomia, familial autonomic dysfunction, familial dysautonomia*

Rilma *f, pl* **-mae**: Ritze, Spalt, Spalte, Furche; Ⓔ *rima, slit, fissure, cleft*

Rima ani: *Syn: Crena analis, Crena ani, Crena interglutealis*; Gesäßspalte, Afterfurche; Ⓔ *gluteal cleft, natal cleft, anal cleft, cluneal cleft*

Rima glottidis: *Syn: Stimmritze, Rima vocalis*; Spalt zwischen den Stimmbändern; Ⓔ *fissure of glottis, true glottis, aperture of glottis*

Rima oris: Mundspalte; Ⓔ *oral fissure, orifice of mouth*

Rima palpebrarum: Lidspalte; Ⓔ *palpebral fissure*

Rima pudendi: Schamspalte; Ⓔ *vulval cleft, vulvar slit, urogenital cleft, pudendal cleavage, pudendal fissure, pudendal slit*

Rima vestibuli: *Syn: Vorhofspalte*; Spalt zwischen den Taschenbändern des Kehlkopfes; Ⓔ *false glottis, fissure of laryngeal vestibule, fissure of vestibule*

Rima vocalis: → *Rima glottidis*

Rinlde *f*: Cortex, Kortex; Ⓔ *cortex*

Rinldenlblindlheit *f*: Erblindung durch Zerstörung der Sehzentren in der Hirnrinde; Ⓔ *cortical blindness*

Rinldenlelpillepsie *f*: *Syn: Epilepsia corticalis*; von einem bestimmten Bezirk der Hirnrinde ausgehende fokale Epilepsie*; Ⓔ *cortical epilepsy*

Rinldenlrelflex der Pupille *m*: *Syn: Haab-Reflex*; Engstellung der Pupille bei Konzentration auf ein Objekt in der Peripherie des Gesichtsfeldes; Ⓔ *Haab's reflex, cerebral cortex reflex, cerebropupillary reflex, corticopupillary reflex*

Rinldenlstar *m*: *Syn: Cataracta corticalis*; Katarakt* der Linsenrinde; Ⓔ *cortical cataract*

Rinlderlbandlwurm *m*: *Syn: Rinderfinnenbandwurm, Taenia saginata, Taeniarhynchus saginatus*; in Europa häufigster Bandwurm des Menschen, der eine Länge von bis zu 10 Metern erreichen kann; Ⓔ *beef tapeworm, African tapeworm, unarmed tapeworm, hookless tapeworm, Taenia saginata, Taenia africana, Taenia inermis, Taenia mediocanellata, Taenia philippina, Taeniarhynchus saginata*

Rinlderlbrulcelllolse *f*: *Syn: Bang-Krankheit*; auf den Menschen übertragbare, primär Rinder, Pferde und Schafe betreffende Infektionskrankheit durch **Brucella abortus**-Arten, die zu Fehlgeburten führt; Ⓔ *Bang's disease, bovine brucellosis*

Rinlderlfinlne *f*: *Syn: Cysticercus bovis*; Finne des Rinderbandwurms* (Taenia saginata); Ⓔ *Cysticercus bovis*

Rinlderlfinlnenlbandlwurm *m*: → *Rinderbandwurm*

Rinlderltulberlkellbakltelrilen *pl*: → *Mycobacterium bovis*

Rinlderltulberlkullolse *f*: in Europa kaum noch vorkommende Tuberkulose* durch **Mycobacterium bovis**, die auf den Menschen übertragen werden kann; Ⓔ *bovine tuberculosis*

Rinlderlwahn *m*: bovine spongiforme Enzephalopathie; *s.u. subakute spongiforme Enzephalopathie*; Ⓔ *mad cow disease, bovine spongiform encephalopathy*

Rinlderlwahnlsinn *m*: bovine spongiforme Enzephalopathie; *s.u. subakute spongiforme Enzephalopathie*; Ⓔ *mad cow disease, bovine spongiform encephalopathy*

Rinlgellhaalre *pl*: *Syn: Pili anulati*; angeborene Verhornungsstörung der Haare mit abwechselnd hellen und dunklen Banden; Ⓔ *ringed hairs*

Rinlgellrölteln *pl*: *Syn: fünfte Krankheit, Morbus quintus, Megalerythem, Sticker-Krankheit, Erythema infectiosum, Megalerythema epidemicum/infectiosum*; meist Kinder unter 14 Jahren betreffende Viruskrankheit [Parvovirus B 19] mit Krankheitsgefühl, Fieber und gitter- oder girlandenförmigen Erythemen der Extremitätenstreckseiten; Ⓔ *Sticker's disease, fifth disease, erythema infectiosum*

Rinlgellwürlmer *pl*: *Syn: Gliederwürmer, Anneliden, Annelida*; Würmerstamm, zu dem u.a. die Blutegel gehören; Ⓔ *Annelida*

Ringer-Glucose *f*: Modifikation der Ringer-Lösung mit Glucosezsatz; Ⓔ *Ringer's glucose*

Ringer-Lösung *f*: physiologische Salzlösung; Ⓔ *Ringer's mixture, Ringer's solution, Ringer's irrigation*

Ringlknorlpel *m*: Cartilago* cricoidea; Ⓔ *cricoid cartilage, cricoid, annular cartilage, innominate cartilage*

Ringlmuslkel *m*: Musculus* orbicularis; Ⓔ *orbicular muscle*

Ringlplalzenlta *f*: *Syn: Gürtelplazenta, Placenta anularis*; ringförmige Plazenta; Ⓔ *annular placenta, zonary placenta, zonular placenta*

Rinne-Versuch *m*: Hörpüfung mit einer Stimmgabel; Aufsetzen der Stimmgabel auf den Warzenfortsatz prüft die Knochenleitung, Halten der Stimmgabel vor die Ohrmuschel die Luftleitung; Ⓔ *Rinne's test*

Riolan-Anastomose *f*: nicht immer vorhandene Verbindung von oberer und unterer Mesenterialarterie; Ⓔ *Riolan's anastomosis*

Riplpe *f*: *Syn: Costa*; jede Rippe besteht aus einem hinteren knöchernen Teil [**Os costale**] und dem vorderen knorpeligen Teil [**Cartilago costalis**]; Ⓔ *rib*

echte Rippen: *Syn: Costae verae*; die direkt mit dem Brustbein verbundene Rippen 1–7; Ⓔ *true ribs*

erste Rippe: *Syn: Costa prima*; kurze oberste Rippe, an der der Musculus* scalenus anterior ansetzt; auf ihrer Oberseite liegen der Sulcus* arteriae subclaviae und der Sulcus* venae subclaviae, in denen die Arteria* und Vena* subclavia verlaufen; Ⓔ *first rib*

falsche Rippen: *Syn: Costae spuriae*; die 8.–12. Rippe ist entweder nur indirekt über die Articulationes* interchondrales [8.–10. Rippe] mit dem Brustbein verbunden oder hat keine Verbindung mit dem Brustbein [11.

und 12. Rippe]; Ⓔ *false ribs*
zweite Rippe: ***Syn:*** *Costa secunda*; hat auf der Oberseite die Tuberositas* musculi serrati anterioris, die dem Musculus* serratus anterior als Ansatzpunkt dient; Ⓔ *second rib*
Ripipenlalplalsie *f*: ***Syn:*** *Apleurie*; unvollständige Entwicklung einzelner oder mehrerer Rippen; Ⓔ *apleuria*
Riplpenlbolgenlwinlkel *m*: ***Syn:*** *epigastrischer Winkel, Angulus infrasternalis*; Winkel zwischen rechtem und linkem Rippenbogen; Ⓔ *infrasternal angle*
Riplpenlfell *nt*: ***Syn:*** *Pleura costalis*; das die Rippen bedeckende Brustfell; Ⓔ *costal pleura*
Riplpenlfelllentlzünldung *f*: *s.u. Pleuritis*; Ⓔ *inflammation of the pleura, costal pleurisy, pleurisy, pleuritis*
Riplpenlfurlche *f*: ***Syn:*** *Sulcus costae*; Furche am unteren Innenrand der Rippen für die Rippengefäße und -nerven; Ⓔ *costal sulcus, costal groove*
Riplpenlknorlpellentlzündung *f*: Kostochondritis*; Ⓔ *inflammation of costal cartilage(s), costal chondritis, costochondritis*
Riplpenlkopflgellenk *nt*: ***Syn:*** *Articulatio capitis costae*; von den Rippenköpfchen der 2.–10. Rippen gebildetes Gelenk mit der Fovea* costalis superior und der Fovea* costalis inferior des nächst höheren Wirbelkörpers; die Bandscheibe [Discus* intervertebralis] ist Teil dieses Gelenks; Ⓔ *capitular joint of rib*
Riplpenlrelsekltilon *f*: (Teil-)Entfernung einer Rippe; Ⓔ *costectomy, costatectomy*
Riplpenlselrilenlfrakltur *f*: Fraktur* mehrerer Rippen; kann zu Instabilität des Thorax und Störung der Atemmechanik führen; Ⓔ *multiple rib fractures*
Riplpenlwirlbellgellenlke *pl*: ***Syn:*** *Kostovertebralgelenke, Articulationes costovertebrales*; Gelenke zwischen Rippen und Wirbeln; Ⓔ *costovertebral joints, costovertebral articulations*
Rilsilkolfakltolren *pl*: endogene oder exogene Faktoren, die das Risiko an einer bestimmten Krankheit zu erkranken erhöhen; Ⓔ *risk factors*
Rilsilkolgelburt *nt*: Geburt, bei der auf Grund der Vorgeschichte oder der Schwangerschaftsverlaufes mit einem erhöhten Risiko für Mutter und/oder Kind gerechnet werden muss; Ⓔ *high-risk delivery*
Rilsilkolschwanlgerschaft *f*: Schwangerschaft mit vorbestehenden Risikofaktoren bei der Mutter; Ⓔ *high-risk pregnancy*
Rilsolrilus *m*: → *Musculus risorius*
Rilsus sarldolnilcus *m*: ***Syn:*** *sardonisches Lachen*; maskenartiges Grinsen durch eine Kontraktur der mimischen Muskulatur bei Wundstarrkrampf; Ⓔ *sardonic laugh, canine laugh, canine spasm, cynic spasm*
Ritter-Dermatitis *f*: → *Ritter-Krankheit*
Ritter-Krankheit *f*: ***Syn:*** *Dermatitis exfoliativa neonatorum, Ritter-Dermatitis, Morbus Ritter von Rittershain, Pemphigoid der Säuglinge, Syndrom der verbrühten Haut, staphylogenes Lyell-Syndrom, Epidermolysis toxica acuta*; durch Bakterientoxine von Staphylococcus* aureus hervorgerufene flächenhafte Hautablösung; Ⓔ *Ritter's disease, staphylococcal scalded skin syndrome*
Riva-Rocci-Apparat *m*: Gerät zur unblutigen Blutdruckmessung; Ⓔ *Riva-Rocci sphygmomanometer*
RIVA-Stenose *f*: ***Syn:*** *Ramus-interventricularis-anterior-Stenose*; Stenose* des Ramus interventricularis anterior der linken Koronararterie; Ⓔ *stenosis of the anterior interventricular branch*
RNA-Polymerase *f*: ***Syn:*** *RNS-Polymerase*; Enzym, das die RNA-Synthese katalysiert; Ⓔ *RNA polymerase*
DNA-abhängige RNA-Polymerase: ***Syn:*** *DNS-abhängige RNS-Polymerase, Transkriptase*; Enzym, das bei der Transkription die RNA-Synthese katalysiert; Ⓔ *RNA nucleotidyltransferase, transcriptase, DNA-directed RNA polymerase*
RNA-Viren *pl*: Viren, die Einzelstrang- oder Doppelstrang-RNA als Nucleinsäure enthalten; Ⓔ *RNA viruses, RNA-containing viruses, riboviruses*
RNS-Polymerase *f*: → *RNA-Polymerase*
DNS-abhängige RNS-Polymerase: → *DNA-abhängige RNA-Polymerase*
Roblbenlgliedlriglkeit *f*: ***Syn:*** *Phokomelie*; Fehlbildung der langen Röhrenknochen mit flossenartigem Sitz der Hände an der Schulter bzw. der Füße an der Hüfte, z.B. beim Contergan-Syndrom; Ⓔ *phocomelia, phocomely, phokomelia*
Robin-Syndrom *nt*: ***Syn:*** *Pierre-Robin-Syndrom*; Fehlbildungssyndrom mit Glossoptose*, Mikrogenie* und Gaumenspalte; Ⓔ *Pierre Robin anomalad, Pierre Robin syndrome, Robin's anomalad, Robin's syndrome*
Robison-Ester *m*: ***Syn:*** *Glucose-6-phosphat*; zentrales Zwischenprodukt des Kohlehydratstoffwechsels; Ⓔ *Robison ester, glucose-6-phosphate*
Rolbolrans *nt, pl* **-ranlzilen, -ranltilen:** ***Syn:*** *Roborantium*; Stärkungsmittel; Ⓔ *roborant, reconstituent*
Rolbolranltilum *nt, pl* **-ranlzilen, -ranltilen:** → *Roborans*
Rolchallilmaea *f*: Gattung intrazellulärer Parasiten, die zur Familie der Rickettsiaceae* gehört; Ⓔ *Rochalimaea*
Rochalimaea quintana: neue Bezeichnung für Rickettsia* quintana; Ⓔ *Rochalimaea quintana, Rickettsia pediculi, Rickettsia quintana, Rickettsia wolhynica*
Rocky Mountain spotted fever *nt*: ***Syn:*** *Felsengebirgsfleckfieber, amerikanisches Zeckenbissfieber*; von Schildzecken [Dermacentor* andersoni] übertragene Infektionskrankheit durch Rickettsia* rickettsii; Ⓔ *Rocky Mountain spotted fever, tick fever, Tobia fever, blue fever, Brazilian spotted fever, Choix fever, Colombian tick fever, Mexican spotted fever, mountain fever, pinta fever, São Paulo fever, black fever, blue disease*
Roldenltia *pl*: Nager, Nagetiere; Ⓔ *rodents, Rodentia*
Roldenltilzid *nt*: Nagetiere abtötendes Mittel; Ⓔ *rodenticide*
roldenltilzid *adj*: Nagetiere abtötend; Ⓔ *rodenticide*
Roederer-Kopfeinstellung *f*: extreme Beugung als Anpassung der Kopfhaltung an ein allgemein verkleinertes Becken; Ⓔ *Roederer's position*
Roemheld-Syndrom *nt*: ***Syn:*** *gastrokardialer Symptomenkomplex*; funktionelle Herzbeschwerden bei Meteorismus von Magen und Darm, Zwerchfellhochstand und Verschiebung des Herzens nach oben; Ⓔ *gastrocardiac syndrome*
Roger-Syndrom *nt*: ***Syn:*** *Morbus Roger*; meist von alleine abheilender, angeborener Ventrikelseptumdefekt*; Ⓔ *Roger's disease, maladie de Roger*
Rohrlzulcker *m*: ***Syn:*** *Rübenzucker, Kochzucker, Saccharose, Saccharum album*; aus Glucose und Fructose bestehendes Disaccharid*; Ⓔ *cane sugar, sucrose, saccharose, saccharum*
Rokitansky-Divertikel *nt*: Traktionsdivertikel der Speiseröhre; Ⓔ *Rokitansky's diverticulum*
Rokitansky-Küster-Syndrom *nt*: ***Syn:*** *Mayer-Rokitansky-Küster-Syndrom, MRK-Syndrom*; Hemmungsfehlbildung mit Fehlen der Scheide, Unterentwicklung der äußeren Genitale und Gebärmutterfehlbildung; Ⓔ *Rokitansky-Küster-Hauser syndrome, Mayer-Rokitansky-Küster-Hauser syndrome*
Rolando-Fissur *f*: → *Rolando-Furche*
Rolando-Furche *f*: ***Syn:*** *Rolando-Fissur, Sulcus centralis cerebri*; Zentralfurche des Großhirns; Ⓔ *fissure of Rolando, central sulcus of cerebrum, central fissure*
Roller-Kern *m*: ***Syn:*** *Nucleus vestibularis inferior*; unterer Vestibulariskern; Ⓔ *Roller's nucleus, caudal vestibular nucleus, inferior vestibular nucleus*
Rolllhülgel *m*: Trochanter*; Ⓔ *trochanter*
Romberg-Parry-Syndrom *nt*: → *Romberg-Parry-Trophoneurose*

R

Romberg-Parry-Trophoneurose *f*: ***Syn:*** *Romberg-Syndrom, Romberg-Trophoneurose, progressive halbseitige Gesichtsatrophie, Romberg-Parry-Syndrom, Hemiatrophia progressiva faciei, Hemiatrophia progressiva facialis*; ätiologisch ungeklärte, evtl. durch Trigeminusschädigung hervorgerufene Verkleinerung einer Gesichtshälfte mit Atrophie von Haut und Muskeln; Ⓔ *Parry-Romberg syndrome, Romberg's disease, Romberg's syndrome, Romberg's trophoneurosis, facial hemiatrophy, facial trophoneurosis, progressive unilateral facial atrophy, facial atrophy, prosopodysmorphia*

Romberg-Phänomen *nt*: ***Syn:*** *Romberg-Zeichen*; starkes Schwanken beim Stehen mit geschlossenen Augen; Ⓔ *Brauch-Romberg symptom, Howship-Romberg sign, Romberg's sign*

Romberg-Syndrom *nt*: → *Romberg-Parry-Trophoneurose*

Romberg-Trophoneurose *f*: → *Romberg-Parry-Trophoneurose*

Romberg-Zeichen *nt*: → *Romberg-Phänomen*

Röntlgenlauflnahlme *f*: ***Syn:*** *Röntgenbild*; mittels Durchstrahlung mit Röntgenstrahlen hergestellte Aufnahme; Ⓔ *roentgenogram, roentgenograph, radiogram, radiograph, x-ray, x-ray picture, x-ray photograph, roentgenographic film, x-ray film*

Röntlgenlbild *nt*: → *Röntgenaufnahme*

Röntlgenlderlmaltiltis *f*: entzündliche Hautreaktion nach Belastung mit Röntgenstrahlen; Ⓔ *radiation dermatitis, x-ray dermatitis, roentgen-ray dermatitis, radiodermatitis, radioepidermitis, radioepithelitis*

Röntlgenldilalgnosltik *f*: Diagnostik von Erkrankungen und Verletzungen mittels Röntgenaufnahmen oder -durchleuchtung; Ⓔ *x-ray diagnostics, radiodiagnostics*

Röntlgenldurchlleuchltung *f*: direkte Beobachtung des Körpers durch Sichtbarmachung der Röntgenstrahlen auf einem Leuchtschirm; Ⓔ *fluoroscopy, radioscopy, roentgenoscopy, x-ray fluoroscopy, cryptoscopy, photoscopy*

Röntlgenlelrylthem *nt*: Hautrötung nach Belastung mit Röntgenstrahlen; Ⓔ *radiation erythema*

Röntlgenlfillme *pl*: Spezialfilme zur Anfertigung von Röntgenaufnahmen; Ⓔ *roentgenographic films, x-ray films*

Röntlgenlkarlzilnom *nt*: ***Syn:*** *Röntgenkrebs*; bösartiger Tumor durch Röntgenstrahlen; Ⓔ *radiation cancer*

Röntlgenlkasltraltilon *f*: ***Syn:*** *Kastrationsbestrahlung*; Kastration mittels Röntgenbestrahlung; Ⓔ *radiation castration*

Röntlgenlkalter *m*: → *Strahlenkater*

Röntlgenlkilnelmaltolgralfie, -gralphie *f*: → *Kineradiografie*

Röntlgenlkonltrastldarlstelllung *f*: Anfertigung von Röntgenbildern unter Verwendung von Röntgenkontrastmitteln*; Ⓔ *contrast radiography, contrast roentgenography*

Röntlgenlkonltrastlmitltel *nt*: ***Syn:*** *Kontrastmittel*; zur Verstärkung der Kontraste von Röntgenaufnahmen eingesetzte Mittel, die Röntgenstrahlen stärker [**positive Kontrastmittel**] oder schwächer [**negative Kontrastmittel**] absorbieren, als die benachbarten Gewebe; Ⓔ *contrast medium*

Röntlgenlkrebs *m*: → *Röntgenkarzinom*

Röntlgenlkylmolgraf, -graph *m*: Gerät zur Röntgenkymografie*; Ⓔ *roentgenkymograph, roentgenokymograph*

Röntlgenlkylmolgralfie, -gralphie *f*: Kymografie* mit Aufnahme von Röntgenbildern; Ⓔ *roentgenkymography, radiokymography, roentgenography*

Röntlgenlleerlauflnahlme *f*: ***Syn:*** *Nativaufnahme, Leeraufnahme, Röntgennativaufnahme*; Röntgenaufnahme ohne Kontrastmittel; Ⓔ *plain film, plain x-ray, plain radiograph, plain roentgenogram*

Röntlgenlnaltivlauflnahlme *f*: → *Röntgenleeraufnahme*

Röntlgelnolderm *nt*: → *Radiodermatitis chronica*

Röntlgelnolgralfie, -gralphie *f*: ***Syn:*** *Radiografie*; Anfertigung von Röntgenbildern, Röntgen; Ⓔ *radiography, roentgenography*

Röntlgelnolgramm *nt*: ***Syn:*** *Radiogramm*; Röntgenbild; Ⓔ *radiogram, radiograph, roentgenogram*

Röntlgelnollolgie *f*: Lehre von den Röntgenstrahlen und ihrer diagnostischen und therapeutischen Anwendung; Ⓔ *roentgenology*

röntlgelnollolgisch *adj*: Röntgenologie betreffend; Ⓔ *roentgenological, roentgenologic*

Röntlgelnolskolpie *f*: → *Radioskopie*

röntlgelnolskolpisch *adj*: → *radioskopisch*

Röntlgenlstelrelolgralfie, -gralphie *f*: dreidimensionale Röntgenaufnahmetechnik; Ⓔ *stereoradiography, stereoroentgenography, stereoskiagraphy*

Röntlgenlstrahllen *pl*: in Röntgenröhren erzeugte, kurzwellige elektromagnetische Strahlen; Ⓔ *x-radiation, roentgen rays, x-rays*

Röntlgenlstrahller *m*: Gerät zur Erzeugung von Röntgenstrahlen; Ⓔ *x-ray unit*

Röntlgenlthelralpie *f*: Strahlentherapie* mit Röntgenstrahlen; Ⓔ *x-ray therapy, roentgenotherapy, roentgen therapy*

Rorschach-Test *m*: psychologischer Test, bei dem die Probanden Kleckfiguren deuten; Ⓔ *Rorschach test*

Rolsalcea *f*: → *Rosazea*

Rolsalkranklheit *f*: ***Syn:*** *Feer-Krankheit, vegetative Neurose der Kleinkinder, Swift-Syndrom, Selter-Swift-Feer-Krankheit, Feer-Selter-Swift-Krankheit, Akrodynie, Acrodynia*; vermutlich durch eine Quecksilbervergiftung verursachte Schädigung des Stammhirns mit Haut- und Organsymptomen bei Kleinkindern; Ⓔ *Feer's disease, Bilderbeck's disease, Selter's disease, Swift's disease, Swift-Feer disease, trophodermatoneurosis, acrodynia, acrodynic erythema, epidemic erythema, erythredema, erythredema polyneuropathy, dermatopolyneuritis*

Rolsalzea *f*: ***Syn:*** *Kupferfinnen, Rotfinnen, Rosacea, Akne rosacea*; bevorzugt die Haut von Stirn, Wange, Kinn und Nase befallende chronische Dermatose* unklarer Genese mit fleckiger Rötung und kleinlamellärer Schuppung; Ⓔ *rosacea, acne rosacea*

Rosazea-Keratitis *f*: ***Syn:*** *Acne-rosacea-Keratitis, Akne-rosacea-Dermatitis*; Hornhautentzündung im Rahmen der Rosazea*; Ⓔ *rosacea keratitis, acne rosacea keratitis*

Röslchenlflechlte *f*: ***Syn:*** *Gibert-Krankheit, Schuppenröschen, Pityriasis rosea*; von einen Primärfleck ausgehende fortschreitende Erkrankung mit schuppenden Erythemen; Ⓔ *pityriasis rosea*

Rose-Waaler-Test *m*: ***Syn:*** *Waaler-Rose-Test*; indirekter Hämagglutinationstest zum Nachweis von Rheumafaktoren*; Ⓔ *Rose-Waaler test, Waaler-Rose test*

Rolse *f*: ***Syn:*** *Wundrose, Erysipel, Erysipelas, Streptodermia cutanea lymphatica*; durch β-hämolytische Streptokokken* verursachte akute Infektion der oberen Hautschichten mit Rötung und evtl. Blasenbildung [**Erysipelas vesiculosum; Erysipelas bullosum**]; manchmal Entwicklung einer Phlegmone* [**Erysipelas phlegmonosum**] oder einer Gangrän* [**Erysipelas gangraenosum**]; Ⓔ *fire, rose, erysipelas, rose disease, St. Anthony's fire*

falsche Rose: → *Rosenbach-Krankheit*

Rosenbach-Krankheit *f*: ***Syn:*** *Fischrose, Fischhändlerrotlauf, Rotlauf, falsche Rose, Schweinerotlauf, Erysipeloid, Pseudoerysipel, Erythema migrans*; durch **Erysipelothrix rhusiopathiae** verursachte, meist die Finger/Hände betreffende, schmerzlose livide Entzündung; Ⓔ *Rosenbach's disease, erysipeloid, crab hand, pseudoerysipelas, rose disease, swine rotlauf, swine erysipelas, rotlauf*

Rosenmüller-Cloquet-Drüse *f*: ***Syn:*** *Rosenmüller-Drüse,*

R

Cloquet-Drüse; zu den tiefen Leistenlymphknoten gehöriger kleiner Lymphknoten unter dem Leistenband in der Lacuna vasorum; Ⓔ *Rosenmüller's node, Rosenmüller's lymph node, Cloquet's node*

Rosenmüller-Drüse *f*: **1.** *Syn: Cloquet-Drüse, Rosenmüller-Cloquet-Drüse*; zu den tiefen Leistenlymphknoten gehörender kleiner Lymphknoten unter dem Leistenband in der Lacuna vasorum **2.** *Syn: Pars palpebralis glandulae lacrimalis*; Lidteil der Tränendrüse; Ⓔ **1.** *Rosenmüller's node, Rosenmüller's lymph node, Cloquet's node* **2.** *palpebral part of lacrimal gland*

Rosenmüller-Grube *f*: *Syn: Recessus pharyngeus*; seitliche Ausbuchtung des Nasenrachenraums hinter der Tubenmündung; Ⓔ *Rosenmüller's recess, Rosenmüller's fossa, Rosenmüller's cavity, pharyngeal recess, infundibuliform recess, lateral recess of nasopharynx*

Rosenmüller-Organ *nt*: *Syn: Nebeneierstock, Parovarium, Epoophoron*; entwicklungsgeschichtlich dem Nebenhoden des Mannes entsprechender kranialer Rest der Urniere; liegt unter der Tube zwischen den Blättern des Ligamentum* latum uteri; Ⓔ *epoophoron, ovarian appendage, Rosenmüller's body, Rosenmüller's organ, pampiniform body, parovarium*

Rosenthal-Faktor *m*: *Syn: Faktor XI, Plasmathromboplastinantecedent, antihämophiler Faktor C*; Faktor der Blutgerinnungskaskade; ein angeborener Mangel führt zu Rosenthal-Krankheit; Ⓔ *factor XI, antihemophilic factor C, PTA factor, plasma thromboplastin antecedent*

Rosenthal-Fasern *pl*: bei Spongioblastom* gefundene, keulenförmig aufgetriebene Gliafasern; Ⓔ *Rosenthal fibers*

Rosenthal-Ferré-Ganglion *nt*: *Syn: Ganglion vestibulare, Scarpa-Ganglion*; im Boden des inneren Gehörgangs liegendes Ganglion des vestibulären Teils des VIII. Hirnnerven; Ⓔ *vestibular ganglion, Scarpa's ganglion*

Rosenthal-Kanal *m*: *Syn: Schneckenspindelkanal, Canalis ganglionaris, Canalis spiralis modioli*; spiraliger Gang im Inneren der Schneckenspindel, enthält das Ganglion* spirale cochleae; Ⓔ *spiral canal of modiolus, ganglionic canal, Rosenthal's canal*

Rosenthal-Krankheit *f*: *Syn: Faktor XI-Mangel, PTA-Mangel, PTA-Mangelsyndrom, Hämophilie C*; durch autosomal-rezessiv vererbten Mangel an Faktor XI bedingte erbliche Blutungsneigung; Ⓔ *Rosenthal syndrome*

Rosenthal-Vene *f*: *Syn: Vena basalis*; in die Vena magna cerebri einmündende Vene an der Basalfläche des Gehirns; Ⓔ *basal vein, Rosenthal's vein*

Ro|se|o|la *f*: *Syn: Roseole*; durch eine toxische Gefäßerweiterung entstehende, hellrote, stecknadelkopf- bis pfenniggroße, unscharf begrenzte Hautflecke, die auf Glasspateldruck verschwinden; Ⓔ *macular erythema, roseola*

Roseola infantum: *Syn: sechste Krankheit, Dreitagefieber, Exanthema subitum, Pseudorubella*; wahrscheinlich virusbedingte Kleinkinderkrankheit [4 Monate-2 Jahre], die durch ein plötzlich einsetzendes hohes Fieber [40°] gekennzeichnet ist; nach drei Tagen kommt es zu Entfieberung und Auftreten eines flüchtigen hellroten Ausschlages [Exanthem*]; Ⓔ *exanthema subitum, sixth disease, Zahorsky's disease, pseudorubella, roseola infantum, roseola*

Roseola syphilitica: *Syn: makulöses Syphilid*; im Rahmen einer sekundären Syphilis* auftretende Roseola; Ⓔ *erythrematous syphilid, macular syphilid, syphilitic roseola*

Roseola typhosa: beim Typhus* abdominalis auftretendes Exanthem, vorwiegend am Bauch lokalisiert; Ⓔ *roseola typhosa*

Ro|se|o|le *f*: → *Roseola*

Ro|set|te *f*: *s.u. Rosettentest*; Ⓔ *roset, rosette*

Ro|set|ten|star *m*: rosettenförmige Linsentrübung; meist nach Linsenkontusion; Ⓔ *rosette cataract*

Ro|set|ten|test *m*: immunologischer In-vitro-Test zur Bestimmung von Rezeptoren durch Bindung von vorbehandelten Erythrozyten an die Lymphozytenoberfläche und Entstehung von **Rosetten**; Ⓔ *rosette assay*

ros|tral *adj*: **1.** kopfwärts, zum Körperende oder Kopf hin (liegend) **2.** (*ZNS*) das Rostrum betreffend; Ⓔ **1.** *rostral; cranial* **2.** *rostral*

Ros|trum (cor|po|ris cal|lo|si) *nt*: Balkenvorderende, Balkenschnabel; Ⓔ *rostrum of corpus callosum, beak of corpus callosum*

Rot|angst *f*: *Syn: Erythrophobie*; krankhafte Angst vor roter Farbe; Ⓔ *irrational fear of of red colors, erythrophobia*

Ro|ta|ti|on *f*: (Um-)Drehung, Drehbewegung; Ⓔ *rotation*

Ro|ta|ti|ons|bruch *m*: → *Rotationsfraktur*

Ro|ta|ti|ons|frak|tur *f*: *Syn: Rotationsbruch*; durch Drehkräfte verursachte Fraktur langer Röhrenknochen; Ⓔ *spiral fracture, helical fracture, torsion fracture*

Ro|ta|to|ren|man|schet|te *f*: durch die Schulter-Arm-Muskeln gebildete Muskelmanschette des Oberarms; Ⓔ *musculotendinous cuff, rotator cuff*

Ro|ta|vi|rus *nt, pl* **-ren**: weltweit verbreitete Virusgattung der Familie Reoviridae*; häufiger Erreger von Gastroenteritis* im Säuglings- und Kleinkindalter, die in Entwicklungsländern die häufigste Todesursache ist; Ⓔ *duovirus, Rotavirus*

rot|blind *adj*: Rotblindheit betreffend, von ihr betroffen; Ⓔ *red-blind, protan, protanopic*

Rot|blind|heit *f*: *Syn: Protanopie, Protanopsie*; Farbenfehlsichtigkeit für Rot; Ⓔ *red blindness, protanopia, protanopsia*

Rö|teln *pl*: *Syn: Rubella, Rubeola, Rubeolen*; durch das Rötelnvirus* verursachte Infektionskrankheit des Kindesalters, die durch ein masernähnliches Exanthem gekennzeichnet ist; Ⓔ *German measles, three-day measles, rubella, roeteln, röteln, third disease*

Rö|teln|em|bry|o|pa|thie *f*: *Syn: Rubeolaembryopathie, Embryopathia rubeolosa*; Schädigung des Embryos durch eine intrauterine Rötelninfektion; die Art der Schädigung hängt vom Zeitpunkt der Infektion ab; Ⓔ *rubella embryopathy*

Rö|teln|pan|en|ze|pha|li|tis, pro|gres|si|ve *f*: im Anschluss an eine intrauterin oder frühkindlich erworbene Rötelninfektion auftretende Slow-Virus-Infektion* mit schlechter Prognose; Ⓔ *progressive rubella panencephalitis*

Rö|teln|vi|rus *nt, pl* **-ren**: *Syn: Rubellavirus*; weltweit verbreitetes Virus mit niedriger Kontagiosität; Erreger der Röteln*; Ⓔ *rubella virus, German measles virus*

Roter Hund *m*: *Syn: Miliaria rubra*; Miliaria* mit Schweißbläschen, die von einem roten Hof umgeben sind; Ⓔ *tropical lichen, prickly heat, heat rash, wildfire rash, summer rash*

Rot|fin|nen *pl*: → *Rosazea*

Rot|grün|a|no|ma|lie *f*: → *Rot-Grün-Blindheit*

Rot-Grün-Blindheit *f*: *Syn: Daltonismus, Rotgrünanomalie*; angeborene Farbsinnesstörung, bei der Rot und Grün als Grautöne gesehen werden; Ⓔ *red-green blindness, daltonism*

Rot-Grün-Dichromasie *f*: *Syn: Grünblindheit, Deuteranop(s)ie*; Farbenfehlsichtigkeit für Grün; Ⓔ *red-green blindness, deuteranopia, deuteranopsia, daltonism*

Rothmann-Makai-Syndrom *nt*: *Syn: Lipogranulomatosis subcutanea, Spontanpannikulitis Rothmann-Makai*; chronisch-idiopathische, herdförmige Entzündung des Unterhautfettgewebes mit bevorzugtem Befall der Unterschenkel; Ⓔ *Rothmann-Makai syndrome*

Rot|lauf *m*: *Syn: Rosenbach-Krankheit, falsche Rose, Fischhändlerrotlauf, Schweinerotlauf, Fischrose, Erysipeloid, Pseudoerysipel, Erythema migrans*; durch **Erysipelothrix rhusiopathiae** verursachte, meist die Finger/Hände betreffende, schmerzlose livide Entzün-

R

dung; Ⓔ *rotlauf, erysipeloid, rose disease, Rosenbach's disease, crab hand*

Rotor-Syndrom *nt*: autosomal-rezessive Störung des Bilirubinstoffwechsels mit chronischem Ikterus; Ⓔ *Rotor's syndrome*

Rot|schwä|che *f*: *Syn: Protanomalie*; Farbsehschwäche für Rot; Ⓔ *red blindness, protanomaly*

Rot|se|hen *nt*: *Syn: Erythropie, Erythropsie*; Form der Chromatopsie*, bei der alles rot ist; Ⓔ *red vision, erythropsia, erythropia*

Rotz *m*: *Syn: Malleus, Maliasmus*; auf den Menschen übertragbare, chronische Erkrankung von Pferden und Eseln durch Pseudomonas* mallei; Ⓔ *glanders, malleus, maliasmus*

Rouget-Zellen *pl*: Adventitiazellen der Blutkapillaren; Ⓔ *Rouget's cells, capillary pericytes, spider cells*

Rous-Sarkom *nt*: durch Viren [**Rous-Sarkom-Virus**] verursachtes Sarkom beim Huhn, das auf andere Hühner übertragen werden kann; Ⓔ *Rous tumor, Rous sarcoma, avian sarcoma*

Roux-Y-Anastomose *f*: *Syn: Roux-Y-Schlinge, Y-Schlinge, Y-Anastomose, Y-Roux-Schlinge, Y-Roux-Anastomose*; y-förmige Anastomose von Magen und stillgelegter Jejunumschlinge; Ⓔ *Roux's anastomosis, Roux-en-Y anastomosis, Roux-en-Y operation*

Roux-Y-Schlinge *f*: →*Roux-Y-Anastomose*

Rovsing-Zeichen *nt*: Schmerzen im rechten Unterbauch bei Druck auf das absteigende Kolon bei Appendizitis; Ⓔ *Rovsing's sign*

-rrhagia *suf.*: →*-rrhagie*

-rrhagie *suf.*: Wortelement mit der Bedeutung „Blutung"; Ⓔ *-rrhagia*

-rrhagisch *suf.*: in Adjektiven verwendetes Wortelement mit der Bedeutung „blutend"; Ⓔ *-rrhagic*

-rrhaphia *suf.*: →*-rrhaphie*

-rrhaphie *suf.*: Wortelement mit der Bedeutung „Naht"; Ⓔ *-rrhaphy*

-rrhexis *suf.*: Wortelement mit der Bedeutung „Reißen/Riss/Ruptur"; Ⓔ *-rrhexis*

-rrhö *suf.*: Wortelement mit der Bedeutung „Fließen/Fluss"; Ⓔ *-rrhea*

-rrhoe *suf.*: →*-rrhö*

-rrhöe *suf.*: →*-rrhö*

-rrhoea *suf.*: →*-rrhö*

-rrhoisch *suf.*: in Adjektiven verwendetes Wortelement mit der Bedeutung „fließend"; Ⓔ *-rrheic*

RSSE-Virus *nt*: *Syn: RFSE-Virus, russische Frühsommer-Enzephalitis-Virus*; durch Zecken übertragenes Arbovirus*, Erreger der russischen Frühsommer-Enzephalitis*; Ⓔ *RSSE virus, Russian spring-summer encephalitis virus*

R-Stamm *m*: →*Rauhform*

RS-Virus *nt*: *Syn: Respiratory-syncytial-Virus*; Haupterreger von Erkältungskrankheiten im Kindesalter; Ⓔ *respiratory syncytial virus, RS virus, CCA virus*

Ru|be|fa|ci|ens *nt, pl* **-en|zi|en, -en|ti|en**: *Syn: Hyperämikum*; hyperämisierendes Mittel; Ⓔ *rubefacient*

Ru|bel|la *f*: →*Röteln*

Ru|bel|la|vi|rus *nt, pl* **-ren**: →*Rötelnvirus*

Rü|ben|zu|cker *m*: *Syn: Rohrzucker, Kochzucker, Saccharose, Saccharum album*; aus Glucose und Fructose bestehendes Disaccharid*; Ⓔ *saccharose, saccharum, sucrose, beet sugar*

Ru|be|o|la *f*: →*Röteln*

Ru|be|o|la|em|bry|o|pa|thie *f*: →*Rötelnembryopathie*

Ru|be|o|len *pl*: →*Röteln*

Ru|be|o|se *f*: *Syn: Rubeosis*; Hautrötung, Rötung; Ⓔ *redness, reddening, rubeosis*

Ru|be|o|sis *f, pl* **-ses**: →*Rubeose*

Rubeosis faciei: bleibende Gesichtsrötung; Ⓔ *facial redness*

ru|bi|gi|nös *adj*: (*Sputum*) rostfarben; Ⓔ *rusty, rubiginous, rubiginose*

Ru|bin|ik|te|rus *m*: Ikterus* mit intensiver gelb-roter Hautfärbung; Ⓔ *ruby-colored jaundice*

Ru|bor *m*: Rötung; klassisches Entzündungszeichen; Ⓔ *redness*

Rück|bil|dungs|psy|cho|se *f*: *Syn: Involutionspsychose, klimakterische Psychose*; im 50.–60. Lebensjahr auftretende paranoide oder depressive Psychose*; Ⓔ *climacteric melancholia, involutional psychosis, involutional melancholia*

Rück|biss *m*: *Syn: Distalbiss, Distalokklusion*; durch eine Rückverlagerung des Unterkiefers verursachte Okklusionsanomalie; Ⓔ *distoclusion, disto-occlusion, posterior occlusion, retrusive occlusion, posteroclusion, disclusion*

Rü|cken *m*: Dorsum*; Ⓔ *back, dorsum*

Rü|cken|fel|der *pl*: →*Regiones dorsi*

Rü|cken|mark *nt*: *Syn: Medulla spinalis*; ist ca. 45 cm lang und besteht aus 31–33 Rückenmarkssegmenten: 8 **Zervikalsegmenten** [Segmenta* cervicalia, C_{1-8}], 12 **Thorakalsegmenten** [Segmenta* thoracica, Th_{1-12}], 5 **Lumbalsegmenten** [Segmenta* lumbalia, L_{1-5}], 5 **Sakralsegmenten** [Segmenta* sacralia, S_{1-5}] und 1–3 **Kokzygealsegment(en)** [Segmenta* coccygea, Co_{1-3}]; Ⓔ *spinal marrow, spinal medulla, spinal cord, pith*

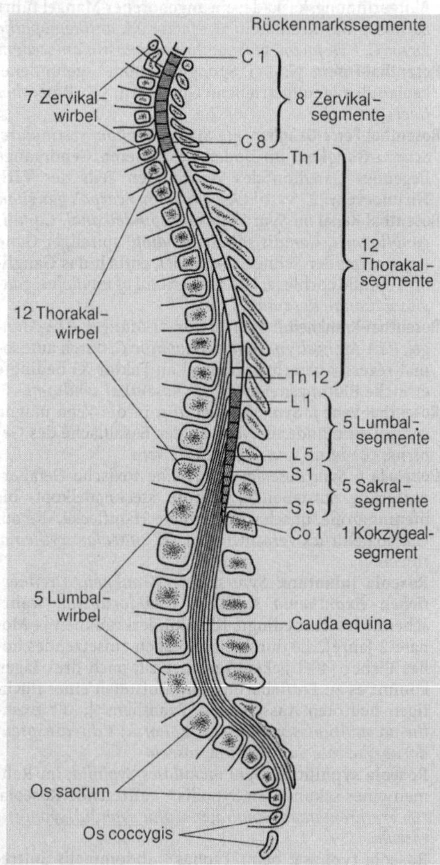

Abb. 82. Topographie der Rückenmarkssegmente

Rü|cken|mark|a|po|ple|xie *f*: *Syn: Apoplexia spinalis, Hämatorrhachis, spinale Meningealapoplexie*; Rückenmarkeinblutung, die u.U. zu Querschnittslähmung führt; Ⓔ *spinal apoplexy, hematorrhachis, hemorrhachis*

Rü|cken|mark|dar|re *f*: → *Tabes dorsalis*

Rü|cken|mark|ent|zün|dung *f*: → *Myelitis*

Rü|cken|mark|haut|bruch *m*: ***Syn:*** *spinale Meningozele*; Meningozele* der Rückenmarkhaut durch einen Wirbelsäulendefekt; Ⓔ *spinal meningocele, meningomyelocele, myelomeningocele, hydromyelomeningocele*

Rü|cken|mark|ner|ven *pl*: ***Syn:*** *Spinalnerven, Nervi spinales*; vom Rückenmark abgehende Nerven; Ⓔ *spinal nerves*

Rü|cken|mark|prel|lung *f*: ***Syn:*** *Rückenmarkquetschung, Contusio medullae spinalis, Contusio spinalis*; Zerstörung von Rückenmarkgewebe durch direkte oder indirekte Gewalteinwirkung; Ⓔ *contusion of the spinal cord*

Rü|cken|mark|quet|schung *f*: → *Rückenmarkprellung*

Rü|cken|marks|a|pla|sie *f*: ***Syn:*** *Amyelie*; angeborenes Fehlen des Rückenmarks; Ⓔ *amyelia*

Rü|cken|marks|bla|se *f*: ***Syn:*** *Blasenautomatie*; sich unwillkürlich entleerende Blase bei Störung der willkürlichen Entleerungsfunktion, z.B. bei Querschnittslähmung [**Querschnittsblase**]; Ⓔ *reflex neurogenic bladder*

Rü|cken|mark|schwind|sucht *f*: → *Tabes dorsalis*

Rü|cken|marks|er|schüt|te|rung *f*: ***Syn:*** *Commotio medullae spinalis, Commotio spinalis*; vorübergehende komplette oder inkomplette Querschnittssymptomatik bei stumpfer Gewalteinwirkung auf das Rückenmark; Ⓔ *spinal concussion, concussion of the spinal cord*

Rü|cken|marks|haut|ent|zün|dung *f*: → *Meningitis*

Rü|cken|re|gi|o|nen *pl*: → *Regiones dorsi*

Rü|cken|sai|te *f*: ***Syn:*** *Chorda dorsalis*; axiales Stützorgan während der Embryonalentwicklung; Ⓔ *notochord*

Rück|fall *m*: → *Rezidiv*

Rück|fall|fie|ber *nt*: ***Syn:*** *Febris recurrens*; Fieber mit regelmäßigen Fieberanfällen und fieberfreien Intervallen; Ⓔ *recurrent fever, relapsing fever, spirillum fever, famine fever*

endemisches Rückfallfieber: ***Syn:*** *Zeckenrückfallfieber*; in Zentral- und Südafrika vorkommendes Rückfallfieber durch Borrelia* duttonii; Ⓔ *endemic relapsing fever, tick fever, tick-borne relapsing fever*

epidemisches Rückfallfieber: ***Syn:*** *epidemisches europäisches Rückfallfieber, Läuserückfallfieber*; durch Läuse übertragenes Rückfallfieber durch Borrelia* recurrentis; Ⓔ *epidemic relapsing fever, cosmopolitan relapsing fever, European relapsing fever, louse-borne relapsing fever*

epidemisches europäisches Rückfallfieber: → *epidemisches Rückfallfieber*

Rück|grat *f*: → *Columna vertebralis*

Rück|kopp|lungs|hem|mung *f*: ***Syn:*** *Endprodukthemmung, Feedback-Hemmung*; Hemmung einer biochemischen Reaktion(skette) durch das Endprodukt; Ⓔ *end-product inhibition, feedback inhibition, feedback mechanism, retroinhibition*

Rück|mu|ta|ti|on *f*: Mutation, bei der es zur Bildung der ursprünglichen Wildform kommt; Ⓔ *reversion*

Ruck|sack|läh|mung *f*: Lähmung des oberen Teils des Armplexus* durch eine chronische Druckbelastung; Ⓔ *rucksack paralysis*

Rück|schlag|phä|no|men *nt*: → *Reboundphänomen*

Rück|stoß|phä|no|men *nt*: → *Reboundphänomen*

Ruc|ta|tio *f, pl* **-ti|o|nes**: ***Syn:*** *Ruktation, Ruktus, Ructus, Eruktation*; Aufstoßen, Rülpsen; Ⓔ *eructation, ructus, belch, belching, burp*

Ruc|tus *m*: → *Ructatio*

ru|di|men|tär *adj*: zurückgebildet, verkümmert; Ⓔ *rudimentary, rudimental, vestigial, elementary*

Ruffini-Körperchen *pl*: Thermorezeptoren im subkutanen Gewebe; Ⓔ *Ruffini's cylinders, Ruffini's corpuscle*

Ru|ga *f, pl* **-gae**: Runzel, Falte; Ⓔ *ruga, rugosity, fold, ridge, crease, wrinkle*

Rugae gastricae: Magenfalten, Magenrunzeln; Ⓔ *rugae of stomach*

Rugae palatinae: ***Syn:*** *Plicae palatinae transversae*; Querfalten der Schleimhaut des vorderen Gaumens; Ⓔ *palatine folds*

Rugae vaginales: Querfalten der Scheidenschleimhaut; Ⓔ *rugae of vagina, vaginal rugae*

Rug|ek|to|mie *f*: operative Entfernung einer Haut- oder Weichteilfalte; Ⓔ *rugectomy*

Ru|he|in|suf|fi|zi|enz *f*: *s.u. Herzinsuffizienz*; Ⓔ *heart failure at rest*

Ru|he|mem|bran|po|ten|zi|al *nt*: ***Syn:*** *Ruhepotenzial*; die im Ruhezustand bestehende Potenzialdifferenz zwischen Innen- und Außenfläche einer Membran; Ⓔ *resting potential*

Ru|he|pha|se, post|mi|to|ti|sche *f*: *s.u. Zellzyklus*; Ⓔ *postmitotic resting phases*

Ru|he|pha|se, prä|mi|to|ti|sche *f*: *s.u. Zellzyklus*; Ⓔ *premitotic resting phase*

Ru|he|po|ten|zi|al *nt*: → *Ruhemembranpotenzial*

Ru|he|stoff|wech|sel *m*: ***Syn:*** *Ruheumsatz*; Energieumsatz des Körpers in körperlicher Ruhe; Ⓔ *basal metabolism*

Ru|he|tre|mor *m*: Zittern im Ruhezustand, das bei Aktivität verschwindet; Ⓔ *rest tremor, passive tremor*

Ru|he|um|satz *m*: → *Ruhestoffwechsel*

Ruhr *f*: durch Bakterien [**bakterielle Ruhr**] oder Amöben [**Amöbenruhr**] verursachte Entzündung der Darmschleimhaut mit massiven Durchfällen; Ⓔ *dysentery*

bakterielle Ruhr: ***Syn:*** *Bakterienruhr, Dysenterie*; durch von **Shigella**-Species gebildete Toxine verursachte, schwere Infektionskrankheit des Dickdarms mit blutig-schleimigem Durchfall, Exsikkation und evtl. tödlichem Verlauf; Ⓔ *bacillary dysentery, Flexner's dysentery, Japanese dysentery*

Ruhr|a|mö|be *f*: ***Syn:*** *Entamoeba histolytica, Entamoeba dysenteriae*; Erreger der Amöbenruhr*; kommt in zwei Formen vor, **Magnaform** [pathogene Gewebeform] und **Minutaform** [apathogene Darmlumenform]; Ⓔ *Entamoeba histolytica*

Ruiter-Pompen-Weyers-Syndrom *nt*: ***Syn:*** *Fabry-Syndrom, Morbus Fabry, hereditäre Thesaurismose Ruiter-Pompen-Weyers, Thesaurismosis hereditaria lipoidica, Angiokeratoma corporis diffusum (Fabry), Angiokeratoma universale*; X-chromosomal vererbte Sphingolipidose* mit multiplen Angiokeratomen und Befall innerer Organe [Nieren, Herz-Kreislaufsystem]; der Befall der Niere führt meist zu terminaler Niereninsuffizienz; Ⓔ *glycolipid lipidosis, glycosphingolipidosis, Fabry's disease, hereditary dystopic lipidosis, ceramide trihexosidase deficiency, α-(D)-galactosidase A deficiency, diffuse angiokeratoma*

Ruk|ta|ti|on *f*: → *Ructatio*

Ruk|tus *m*: → *Ructatio*

Ru|mi|na|ti|on *f*: wiederholtes Hochwürgen und Kauen der Nahrung; v.a. bei psychisch vernachlässigten Kindern beobachtet; Ⓔ *rumination*

Ru|mor *m*: Geräusch; Ⓔ *murmur, sound*

Rumor venosus: → *Nonnensausen*

Rumpel-Leede-Test *m*: Erzeugung einer Blutstauung im Oberarm durch eine Blutdruckmanschette; bei Störungen der Kapillarresistenz kommt es zu petechialen Hautblutungen [**Rumpel-Leede-Phänomen**]; Ⓔ *Hess' test, Rumpel-Leede test*

Rund|herd *m*: ***Syn:*** *Rundschatten, Lungenrundherd*; runder Verdichtungsherd im Lungenröntgenbild; Ⓔ *coin lesion, coin-shaped density*

rund|köp|fig *adj*: ***Syn:*** *kurzköpfig, breitköpfig, brachykephal, brachyzephal*; Rundköpfigkeit/Brachyzephalie betreffend, von ihr betroffen oder gekennzeichnet; Ⓔ

R

brachycephalic, brachycephalous

Rund|köp|fig|keit *f*: *Syn: Breitköpfigkeit, Kurzköpfigkeit, Brachyzephalie, Brachykephalie*; runde Kopfform mit Abflachung des Hinterkopfs, z.B. bei Down-Syndrom; Ⓔ *brachycephaly, brachycephalia, brachycephalism*

Rund|rü|cken *m*: verstärkte Kyphosierung der Brustwirbelsäule, z.B. bei Fehlhaltung, Morbus* Scheuermann; Ⓔ *round back*

Rund|schat|ten *m*: →*Rundherd*

Rund|wür|mer *pl*: *Syn: Schlauchwürmer, Nemathelminthes, Aschelminthes*; zu den Fadenwürmern zählende Parasiten; zu ihnen gehören u.a. die Klassen Nematodes* und Acanthocephala*; Ⓔ *Nemathelminthes, Nematoda, Aschelminthes*

Rund|zel|len|sar|kom *nt*: *Syn: rundzelliges Sarkom*; extrem bösartiges Sarkom aus kleinen, runden Zellen; Ⓔ *round cell sarcoma*

Rund|zell|e|ry|thro|ma|to|se *f*: →*retikuläre erythematöse Muzinose*

Ru|pia *f*: *Syn: Rhypia*; dicke, borkenartige Hauteffloreszenz; Ⓔ *rupia*

Rup|tur *f*: Bruch, Riss; Brechen, Zerplatzen, Zerreißen; Ⓔ *rupture, tear, break*

Russell-Körperchen *pl*: gut anfärbbare Immunglobulineinschlüsse in Plasmazellen; Ⓔ *Russell's bodies, cancer bodies, fuchsin bodies*

Ruß|zel|le *f*: *Syn: Alveolarmakrophag, Alveolarphagozyt, Staubzelle, Körnchenzelle*; in den Septen der Lungenalveolen sitzende Monozyten, die Kohle- und Staubpartikel aufnehmen und Zellen phagozytieren; Ⓔ *dust cell, alveolar phagocyte*

Ru|ti|lis|mus *m*: Rothaarigkeit; Ⓔ *erythrism*

R-Za|cke *f*: positive Zacke im QRS-Komplex*; Ⓔ *R wave*

S

Sälbellscheildenltilbia *f.*: Verbiegung des Schienbeins mit Konvexität nach vorne, z.B. bei Rachitis; Ⓔ *saber shin*

Sälbellscheildenltralchea *f.*: durch Druck von außen [Struma] plattgedrückte Luftröhre; Ⓔ *scabbard trachea*

Sabin-Feldman-Test *m*: Serofarbtest zum Nachweis von Toxoplasma* gondii; Ⓔ *Sabin-Feldman dye test*

Sabin-Impfstoff *m*: *Syn: Sabin-Vakzine*; oraler Lebendpolioimpfstoff zur Schluckimpfung; Ⓔ *Sabin's vaccine, live oral poliovirus vaccine, live trivalent oral poliovirus vaccine*

Sabin-Impfung *f.*: Polioschluckimpfung mit Sabin*-Impfstoff; Ⓔ *Sabin's vaccination, live oral poliovirus vaccination*

Sabin-Vakzine *f.*: →*Sabin-Impfstoff*

SA-Block *m*: *Syn: sinuaurikulärer Block, sinuatrialer Block*; Unterbrechung der Erregungsleitung vom Sinusknoten* zum Vorhof; Ⓔ *sinuatrial block, sinuauricular block, sinus block, S-A block, sinoatrial block, sinoatrial heart block, sinoauricular heart block, sinus heart block*

Sabouraud-Agar *m/nt*: →*Sabouraud-Glucose-Pepton-Agar*

Sabouraud-Glucose-Pepton-Agar *m/nt*: *Syn: Sabouraud-Agar*; als Pilznährboden verwendetes Kulturmedium; Ⓔ *Sabouraud dextrose and brain heart infusion agar*

Sacchar-, sacchar- *präf.*: →*Saccharo-*

Saclchalralse *f.*: Enzym, das Saccharose spaltet; Ⓔ *saccharase, β-fructofuranosidase, fructosidase*

Saccharase-Isomaltase-Mangel *m*: →*Saccharoseintoleranz*

Saclchalrilde *pl*: *Syn: Kohlenhydrate, Zucker*; aus Wasserstoff, Kohlenstoff und Sauerstoff zusammengesetzte organische Verbindungen mit der allgemeinen Summenformel $C_n(H_2O)_n$; je nach der Molekülgröße unterscheidet man **Monosaccharide, Oligosaccharide** und **Polysaccharide**; Ⓔ *saccharides, carbohydrates*

Saclchalrin *nt*: *Syn: o-Benzoesäuresulfimid, Glusidum, o-Sulfobenzoesäureimid*; als Süßstoff verwendetes schwefelhaltiges Toluolderivat, das 550-mal süßer schmeckt als Rohrzucker; wird vom Körper unverändert ausgeschieden; Ⓔ *saccharin*

Saccharo-, saccharo- *präf.*: Wortelement mit der Bedeutung „Zucker/Saccharum"; Ⓔ *sugar, sacchar(o)-*

Saclchalrolgenlalmyllalse *f.*: *Syn: Betaamylase, β-Amylase, Exoamylase, Glykogenase*; in Pflanzen und Mikroorganismen vorkommende Amylase*, die schrittweise Maltose abspaltet; Ⓔ *beta-amylase, exo-amylase, diastase, glycogenase, saccharogen amylase*

saclchalrollyltisch *adj*: zuckerspaltend; Ⓔ *saccharolytic*

Saclchalrolmylces *m*: Gattung einzelliger Pilze, zu der u.a. Saccharomyces cerevisiae [Backhefe, Bierhefe] und andere Hefen gehören; Ⓔ *saccharomyces, Saccharomyces*

Saclchalroslälmie *f.*: Vorkommen von Saccharose im Blut; Ⓔ *sucrosemia*

Saclchalrolse *f.*: *Syn: Rübenzucker, Rohrzucker, Kochzucker, Saccharum album*; aus Glucose und Fructose bestehendes Disaccharid*; Ⓔ *sucrose, cane sugar, saccharose, saccharum*

Saccharose-α-glucosidase *f.*: *Syn: Sucrase*; Hydrolase* der Darmschleimhaut, die Saccharose und Maltose spaltet; Mangel oder Inaktivität führt zu Saccharoseintoleranz; Ⓔ *sucrose α-glucosidase, sucrase, sucrose α-D-glucohydrolase*

Saclchalrolselinltollelranz *f.*: *Syn: Saccharose-Isomaltose-Intoleranz, Saccharase-Isomaltase-Mangel*; autosomal-rezessive Enzymopathie, bei der es zu Malabsorption von Disacchariden und Durchfällen kommt; Ⓔ *congenital sucrase-isomaltase malabsorption*

Saccharose-Isomaltose-Intoleranz *m*: →*Saccharoseintoleranz*

Saclchalroslulrie *f.*: *Syn: Sucrosuria*; übermäßige Saccharoseausscheidung im Harn; Ⓔ *sucrosuria, saccharosuria*

Saclchalrum *nt*: Zucker; Ⓔ *saccharum*

Saccharum album: →*Saccharose*

Saccharum lactis: →*Milchzucker*

Saclcoltolmie *f.*: operative Eröffnung und Drainage des Saccus* endolymphaticus; Ⓔ *sacculotomy*

Saclcullaltio *f, pl* **-tiolnes**: Aussackung, Sacculation; Ⓔ *sacculation*

Sacculationes coli: *Syn: Dickdarmhaustren, Kolonhaustren, Haustra coli*; halbkugelige Ausbuchtungen der Dickdarmwand; Ⓔ *sacculations of colon, haustra of colon*

saclcullolkochllelar *adj*: Sacculus und Cochlea betreffend; Ⓔ *relating to both sacculus and cochlear canal, sacculocochlear*

Saclcullus *m, pl* **-li**: kleine Aussackung, Säckchen; Ⓔ *saccule, sacculus, sac, pouch*

Sacculi alveolares: *Syn: Alveolarsäckchen, Alveolensäckchen*; blinde Enden der Alveolargänge, von denen die Lungenbläschen ausgehen; Ⓔ *alveolar sacs, air sacs, air saccules, alveolar saccules*

Sacculus laryngis: *Syn: Kehlkopfblindsack, Appendix ventriculi laryngis*; kleiner, nach oben gerichteter Blindsack des Morgagni*-Ventrikels; Ⓔ *laryngeal pouch, Hilton's sac, laryngeal sacculus*

Sacculus vestibuli: *Syn: Sakkulus*; rundes Bläschen im Innenohrvorhof; Ⓔ *saccule (of the vestibule), sacculus*

Saclcus *m, pl* **-ci**: Sack, Aussackung, Beutel; Ⓔ *sac, saccus, bag, pouch, bursa*

Saccus conjunctivalis: Bindehautsack; Ⓔ *conjunctival sac*

Saccus endolymphaticus: Blindsack des Ductus* endolymphaticus; Ⓔ *endolymphatic sac, Böttcher's space, Cotunnius' space*

Saccus lacrimalis: Tränensack; Ⓔ *lacrimal sac, tear sac, dacryocyst, dacryocystis*

Saccus profundus perinei: →*Spatium profundum perinei*

Sackllunlge *f.*: angeborene oder erworbene Hohlraumbildung in der Lunge; Ⓔ *saccular lung*

Sacklnielre *f.*: Bezeichnung für eine Niere mit ausgedehntem Hohlsystem, v.a. die Wassersackniere*; Ⓔ *sacciform kidney*

Sacr-, sacr- *präf.*: →*Sacro-*

Saclrallia *pl*: →*Sakralmark*

Sacro-, sacro- *präf.*: Wortelement mit der Bedeutung „Kreuzbein/Sacrum"; Ⓔ *sacral, sacr(o)-*

Salcrolcolxiltis *f, pl* **-tilden**: →*Sakrokoxitis*

Salcrum *nt*: →*Sakrum*

Sacltolsallpinx *f.*: *Syn: Saktosalpinx*; sackartige Auftreibung des Eileiters; Ⓔ *sactosalpinx*

Sactosalpinx serosa: *Syn: Hydrosalpinx, Hydrops tubae*; Flüssigkeitsansammlung im Eileiter; Ⓔ *salpingian dropsy, hydrosalpinx*

Saldislmus *m*: Sexualverhalten, bei dem die physische und psychische Demütigung des Partners im Mittelpunkt steht; Ⓔ *active algolagnia, sadism*

saldisltisch *adj*: Sadismus betreffend, durch Sadismus oder sadistische Handlungen gekennzeichnet; Ⓔ *relating to or characterized by sadism, sadistic*

Saldolmalsolchislmus *m*: Kombination von Sadismus*

S

und Masochismus*; Ⓔ *sadomasochism*
sa|do|ma|so|chis|tisch *adj*: Sadomasochismus betreffend; Ⓔ *sadomasochistic*
Saf|ran|le|ber *f*: *Syn: Hepar crocatum*; Gelbfärbung und Verfettung der Leber; Ⓔ *saffron liver*
sa|git|tal *adj*: in Pfeilrichtung; die Sagittalebene betreffend; Ⓔ *sagittal*
Sa|git|ta|le|be|ne *f*: *Syn: Planum sagittale*; in der Sagittalachse [d.h. von vorne nach hinten] verlaufende Körperebene; Ⓔ *sagittal plane*
Sak|ka|de *f*: ruckartige Augenbewegung; Ⓔ *saccade*
sak|ka|diert *adj*: →*sakkadisch*
sak|ka|disch *adj*: *Syn: sakkadiert*; ruckartig, stoßartig, ruckartig unterbrochen; Ⓔ *saccadic*
Sak|ku|lus *m*: *Syn: Sacculus vestibuli*; rundes Bläschen im Innenohrvorhof; Ⓔ *saccule (of the vestibule), sacculus*
SA-Knoten *m*: →*Sinusknoten*
Sakr-, sakr- *präf.*: →*Sakro-*
sa|kral *adj*: Kreuzbein/Sakrum oder die Kreuzbeinregion betreffend; Ⓔ *relating to the sacrum, sacral*
Sa|kral|an|äs|the|sie *f*: *Syn: Kaudalanästhesie, Hiatusanästhesie*; Periduralanästhesie* mit Injektion des Lokalanästhetikums durch den Hiatus sacralis in den Sakralkanal; Ⓔ *sacral block, sacral anesthesia*
Sa|kral|der|mo|id *nt*: *Syn: Steißbeinfistel, Steißbeinzyste, pilonidaler Abszess, Sinus pilonidalis, Pilonidalfistel, Kokzygealfistel, Haarnestfistel, Haarnestgrübchen, Pilonidalzyste, Fistula coccygealis, Fistula pilonidalis*; epithelausgekleideter Fistelgang in der medianen Steißbeingegend/Analfalte; Ⓔ *sacral dermoid*
Sa|kral|fle|xur des Rektums *f*: *Syn: Flexura sacralis recti*; nach vorne gerichtete Krümmung der Ampulla* recti oberhalb des Diaphragma* pelvis; Ⓔ *sacral flexure of rectum*
Sa|kral|gie *f*: →*Sakrodynie*
Sa|kra|li|sa|ti|on *f*: Verschmelzung des fünften Lendenwirbels mit dem Kreuzbein; Ⓔ *sacralization*
Sa|kral|ka|nal *m*: *Syn: Kreuzbeinkanal, Canalis sacralis*; Kreuzbeinabschnitt des Wirbelkanals; Ⓔ *sacral canal*
Sak|ral|mark *nt*: *Syn: Kreuzbeinsegmente, Sakralsegmente, Pars sacralis medullae spinalis, Sacralia*; Sakralabschnitt des Rückenmarks; Ⓔ *sacral segments of spinal cord, sacral cord, sacral part of spinal cord, sacralia*
Sa|kral|ner|ven *pl*: *Syn: sakrale Spinalnerven, Kreuzbeinnerven, Nervi sacrales*; Spinalnerven des Sakralmarks; Ⓔ *sacral nerves, sacral spinal nerves*
Sak|ral|ple|xus *m*: *Syn: Kreuzbeinplexus, Plexus sacralis*; aus den vorderen Ästen der Spinalnerven L_4–S_4 gebildeter Plexus; Ⓔ *ischiadic plexus, sacral plexus*
Sa|kral|seg|men|te *pl*: →*Sakralmark*
Sa|kral|wir|bel *pl*: *Syn: Kreuzwirbel, Kreuzbeinwirbel, Vertebrae sacrales*; 5 zum Kreuzbein verschmolzene Wirbel; Ⓔ *sacral vertebrae*
Sa|krek|to|mie *f*: Kreuzbeinentfernung, Kreuzbeinresektion; Ⓔ *sacrectomy*
Sakro-, sakro- *präf.*: Wortelement mit der Bedeutung „Kreuzbein/Sakrum“; Ⓔ *sacral, sacr(o)-*
Sa|kro|dy|nie *f*: *Syn: Sakralgie*; Kreuzbeinschmerz; Ⓔ *pain in the sacrum, sacralgia, sacrodynia*
sa|kro|i|li|a|kal *adj*: *Syn: iliosakral*; Kreuzbein und Darmbein/Ilium betreffend oder verbindend; Ⓔ *relating to both sacrum and ilium, sacroiliac*
Sa|kro|i|li|a|kal|ge|lenk *nt*: *Syn: Kreuzbein-Darmbein-Gelenk, Iliosakralgelenk, Articulatio sacroiliaca*; Gelenk zwischen Kreuzbein und Darmbein; Ⓔ *iliosacral articulation, iliosacral joint, sacroiliac joint, sacroiliac articulation, sacroiliac symphysis*
sa|kro|kok|zy|ge|al *adj*: Kreuzbein und Steißbein/Os coccygis betreffend oder verbindend; Ⓔ *relating to both sacrum and coccyx, sacrococcygeal*
Sa|kro|kok|zy|ge|al|ge|lenk *nt*: *Syn: Kreuzbein-Steißbein-Gelenk, Articulatio sacrococcygea*; Gelenk zwischen Kreuzbein und Steißbein; Ⓔ *sacrococcygeal articulation, sacrococcygeal joint, sacrococcygeal symphysis*
Sa|kro|ko|xal|gie *f*: Schmerzen im Iliosakralgelenk; Ⓔ *pain in the sacroiliac joint, sacrocoxalgia*
Sa|kro|ko|xi|tis *f, pl* **-ti|den**: *Syn: Sakrocoxitis*; Entzündung des Iliosakralgelenks; Ⓔ *inflammation of the sacroiliac joint, sacrocoxitis, sacroiliitis*
sa|kro|ko|xi|tisch *adj*: Sakrokoxitis betreffend, von ihr betroffen oder gekennzeichnet; Ⓔ *relating to or marked by sacrocoxitis*
sa|kro|lum|bal *adj*: *Syn: lumbosakral*; Kreuzbein/Os sacrum und Lendenregion oder Lendenwirbel betreffend; Ⓔ *relating to both lumbar vertebrae and sacrum, lumbosacral, sacrolumbar*
sa|kro|pe|ri|ne|al *adj*: *Syn: perineosakral*; Kreuzbein und Damm/Perineum betreffend oder verbindend; Ⓔ *relating to both sacrum and perineum, sacroperineal*
sa|kro|spi|nal *adj*: *Syn: spinosakral*; Kreuzbein und Wirbelsäule/Columna vertebralis betreffend oder verbindend; Ⓔ *relating to both sacrum and spine, sacrospinal, sacrospinous, spinosacral*
Sa|kro|to|mie *f*: Kreuzbeininzision; Ⓔ *sacrotomy*
sa|kro|tu|be|ral *adj*: *Syn: tuberosakral*; Kreuzbein und Tuber ischiadicum betreffend; Ⓔ *sacrotuberal, sacrotuberous*
sa|kro|u|te|rin *adj*: *Syn: uterosakral*; Kreuzbein und Gebärmutter/Uterus betreffend; Ⓔ *relating to both sacrum and uterus, sacrouterine, uterosacral*
sa|kro|ver|te|bral *adj*: *Syn: vertebrosakral*; Kreuzbein und Wirbel/Vertebra betreffend oder verbindend; Ⓔ *relating to both sacrum and vertebral column, sacrovertebral, vertebrosacral*
Sa|krum *nt*: *Syn: Kreuzbein, Sacrum, Os sacrum*; durch Verschmelzung der fünf Sakralwirbel entstandener Teil der Wirbelsäule und des Beckenrings; Ⓔ *sacrum, os sacrum*
Sak|to|sal|pinx *f*: →*Sactosalpinx*
Sal *nt*: Salz; Ⓔ *salt, sal*
Sal|ben|ge|sicht *nt*: glänzende Gesichtshaut bei vermehrter Talgabsonderung; Ⓔ *seborrheic facies*
Sal|ben|stuhl *m*: weicher, salbenartiger Stuhl bei Steatorrhoe*; Ⓔ *fatty stool*
Sa|li|cyl|a|mid *nt*: *Syn: Salizylamid, Salicylsäureamid, o-Hydroxybenzamid*; Derivat der Salicylsäure*; Ⓔ *salicylamide, 2-hydroxybenzamide*
Sa|li|cyl|ä|mie *f*: *Syn: Salizylämie*; Vorkommen von Salicylat im Blut; Ⓔ *salicylemia*
Sa|li|cy|lis|mus *m*: Salicylsäurevergiftung; Ⓔ *salicylism*
Sa|li|cyl|säu|re *f*: *Syn: Salizylsäure, o-Hydroxybenzoesäure*; farblose Substanz mit antipyretischer, antiphlogistischer, analgetischer und keratolytischer Wirkung; Ⓔ *salicylic acid, 2-hydroxybenzoic acid*
Sa|li|cyl|säu|re|a|mid *nt*: →*Salicylamid*
Sa|li|di|u|re|se *f*: →*Salurese*
sa|li|nisch *adj*: salzig, salzhaltig, salzartig; Ⓔ *salt-containing, saline, salty*
Sa|li|va|ti|on *f*: Speichelbildung, Speichelabsonderung; Ⓔ *salivation*
Sa|li|zyl|a|mid *nt*: →*Salicylamid*
Sa|li|zyl|ä|mie *f*: →*Salicylämie*
Sa|li|zyl|säu|re *f*: →*Salicylsäure*
Salk-Impfung *f*: Schutzimpfung gegen Poliomyelitis mit Formaldehyd-inaktivierten Polioviren [**Salk-Vakzine**]; Ⓔ *Salks vaccination*
Salk-Vakzine *f*: *s.u. Salk-Impfung*; Ⓔ *Salk vaccine, poliovirus vaccine inactivated*
Sal|mi|ak *nt*: Ammoniumchlorid; Ⓔ *salmiac, ammonium chloride*
Sal|mi|ak|geist *m*: wässrige Ammoniumhydroxidlösung; Ⓔ *ammonia solution*
Sal|mo|nel|la *f*: *Syn: Salmonelle, TPE-Bakterien, Typhus-Paratyphus-Enteritisbakterien*; endotoxinbildende

S

Gattung gramnegativer, beweglicher Stäbchenbakterien der Familie Enterobacteriaceae*; enthält mehr als 2000 Serovarianten, die nach dem **Kauffmann-White-Schema** eingeteilt werden; Ⓔ *Salmonella*

Salmonella enteritidis: *Syn: Gärtner-Bazillus*; Erreger einer akuten Gastroenteritis; Ⓔ *Gärtner's bacillus, Salmonella enteritidis*

Salmonella paratyphi: Erreger des Paratyphus*; Ⓔ *Salmonella paratyphi A, Salmonella enteritidis serovar paratyphi A*

Salmonella typhi: *Syn: Typhusbazillus*; durch Wasser, Lebensmittel und Schmierinfektion übertragener Erreger des Typhus* abdominalis; Ⓔ *Eberth's bacillus, typhoid bacillus, typhoid bacterium, Salmonella typhi*

Salmonella typhimurium: Erreger von Salmonellenenteritis* und einer schwerverlaufenden Darminfektion von Säuglingen; Ⓔ *Salmonella typhimurium, Salmonella enteritidis serotype typhimurium*

Sal|mo|nel|len|en|te|ri|tis *f, pl* **-ti|den:** *Syn: enterische Salmonellose*; durch verschiedene **Salmonella**-Arten verursachte akute meldepflichtige Lebensmittelvergiftung mit Schüttelfrost, Übelkeit, Erbrechen und Durchfall; Ⓔ *enteric fever, paratyphoid*

Sal|mo|nel|len|in|fek|ti|on *f*: → *Salmonellose*

Sal|mo|nel|lo|se *f*: *Syn: Salmonelleninfektion*; allgemeine Bezeichnung für durch **Salmomella**-Species hervorgerufene Infektionskrankheiten; Ⓔ *salmonellosis, salmonellal infection*

enterische Salmonellose: *Syn: Salmonellenenteritis*; → *Salmonellenenteritis*; Ⓔ *enteric fever, paratyphoid*

Salping-, salping- *präf.*: → *Salpingo-*

Sal|pin|gek|to|mie *f*: Eileiterentfernung, Eileiterresektion; Ⓔ *salpingectomy, tubectomy*

Sal|pin|gi|tis *f, pl* **-ti|den: 1.** *Syn: Eileiterentzündung, Tubenentzündung*; Entzündung der Eileiterschleimhaut **2.** → *Syringitis*; Ⓔ **1.** *inflammation of the fallopian tube, salpingitisi* **2.** *nflammation of the eustachian tube, syringitis, salpingitis, eustachian salpingitis*

chronisch interstitielle Salpingitis: zu Verdickung und Hypomobilität der Eileiter führende Entzündung der Eileiterwand; Ⓔ *chronic interstitial salpingitis, pachysalpingitis*

eitrige Salpingitis: → *Salpingitis purulenta*

Salpingitis follicularis: *Syn: follikuläre Salpingitis*; herdförmig begrenzte Eileiterentzündung; Ⓔ *follicular salpingitis*

follikuläre Salpingitis: → *Salpingitis follicularis*

Salpingitis isthmica nodosa: *Syn: Tubenwandendometriose*; Sonderform der Endometriose* mit Knotenbildung am Tubenabgang; findet sich gehäuft nach Fehlgeburten oder Schwangerschaftsabbrüchen; Ⓔ *salpingitis isthmica nodosa*

Salpingitis purulenta: *Syn: eitrige Salpingitis, Pyosalpingitis*; eitrige Eileiterentzündung mit Ausbildung einer Pyosalpinx*; Ⓔ *purulent salpingitis, pyosalpingitis*

Salpingitis tuberculosa: *Syn: tuberkulöse Salpingitis*; tuberkulöse Eileiterentzündung im Rahmen einer Genitaltuberkulose*; Ⓔ *tuberculous salpingitis*

tuberkulöse Salpingitis: → *Salpingitis tuberculosa*

sal|pin|gi|tisch *adj*: Salpingitis betreffend, von ihr betroffen oder gekennzeichnet; Ⓔ *relating to salpingitis, salpingitic*

Salpingo-, salpingo- *präf.*: Wortelement mit Bezug auf **1.** „Ohrtrompete/Salpinx" **2.** „Eileiter/Salpinx"; Ⓔ **1.** *salpingo-, salpingian, eustachian tube* **2.** *salpingo-, salpingian, fallopian tube*

Sal|pin|go|gra|fie, -gra|phie *f*: Röntgenkontrastdarstellung der Eileiter; Ⓔ *salpingography*

Sal|pin|go|li|thi|a|sis *f, pl* **-ses:** Vorkommen verkalkter Konkremente in der Eileiterwand; Ⓔ *salpingolithiasis*

Sal|pin|go|ly|se *f*: *Syn: Salpingolysis*; operative Eileiterlösung; Ⓔ *salpingolysis*

Sal|pin|go|ly|sis *f, pl* **-ses:** → *Salpingolyse*

Salpingo-Oophorektomie *f*: *Syn: Salpingo-Ovariektomie, Salpingoophorektomie*; Entfernung von Eileiter und Eierstock; Ⓔ *salpingo-oophorectomy, salpingo-ovariectomy, salpingo-ovariotomy, tubo-ovariotomy*

Salpingo-Oophoritis *f*: *Syn: Ovariosalpingitis, Oophorosalpingitis*; Entzündung von Eierstock und Eileiter; Ⓔ *inflammation of fallopian tube and ovary, salpingo-oophoritis, salpingo-oothecitis, tubo-ovaritis*

Salpingo-Oophorozele *f*: Eingeweidebruch mit Eileiter und Eierstock im Bruchsack; Ⓔ *salpingo-oophorocele, salpingo-oothecocele*

Sal|pin|go|o|phor|ek|to|mie *f*: → *Salpingo-Oophorektomie*

Salpingo-Ovariektomie *f*: → *Salpingo-Oophorektomie*

Sal|pin|go|pe|ri|to|ni|tis *f, pl* **-ti|den:** auf das angrenzende Bauchfell/Peritoneum übergreifende Eileiterentzündung; Ⓔ *salpingoperitonitis*

sal|pin|go|pe|ri|to|ni|tisch *adj*: Salpingoperitonitis betreffend, von ihr betroffen oder gekennzeichnet; Ⓔ *relating to or marked by salpingoperitonitis*

Sal|pin|go|pe|xie *f*: operative Eileiterfixation; Ⓔ *salpingopexy*

Sal|pin|go|plas|tik *f*: Eileiterplastik, Tubenplastik; Ⓔ *salpingoplasty, tuboplasty*

Sal|pin|gor|rha|gie *f*: Eileiterblutung; Ⓔ *salpingorrhagia*

Sal|pin|gor|rha|phie *f*: Eileiternaht, Tubennaht; Ⓔ *salpingorrhaphy*

Sal|pin|go|sko|pie *f*: **1.** endoskopische Untersuchung der Eileiter **2.** endoskopische Untersuchung der Ohrtrompete; Ⓔ **1.** *salpingoscopy* **2.** *salpingoscopy*

Sal|pin|go|sto|ma|to|mie *f*: *Syn: Salpingostomie, Salpingostomatotomie*; operative Entfernung der Tubenfimbrien und des Tubentrichters und Bildung eines neuen Tubentrichters; Ⓔ *salpingostomatomy, salpingostomatoplasty, salpingostomy*

Sal|pin|go|sto|ma|to|to|mie *f*: → *Salpingostomatomie*

Sal|pin|go|sto|mie *f*: → *Salpingostomatomie*

Sal|pin|go|to|mie *f*: Eileitereröffnung, Eileiterschnitt; Ⓔ *salpingotomy*

Sal|pin|go|zel|le *f*: Eingeweidebruch mit Eileiter im Bruchsack; Ⓔ *salpingocele*

Sal|pinx *f, pl* **-pin|ges, -pin|gen: 1.** *Syn: Tube, Tuba uterina*; Eierstock und Gebärmutter verbindender muskulöser Schlauch **2.** *Syn: Tube, Tuba auditiva/auditoria*; die den Nasenrachen und das Mittelohr verbindende Ohrtrompete; Ⓔ **1.** *salpinx, tube, fallopian tube, uterine tube, oviduct, ovarian canal* **2.** *eustachian canal, eustachian tube, eustachium, otosalpinx, auditory tube, pharyngotympanic tube, otopharyngeal tube, guttural duct*

sal|ta|to|risch *adj*: sprunghaft, (über-)springend, hüpfend; Ⓔ *saltatory, saltatorial, saltatoric*

sa|lu|ber *adj*: gesund, bekömmlich, heilsam; Ⓔ *salubrious, healthful*

Sa|lu|re|se *f*: *Syn: Salidiurese*; (erhöhte) Elektrolytausscheidung im Harn; Ⓔ *saluresis*

Sa|lu|re|ti|kum *nt, pl* **-ka:** Diuretikum*, das die Elektrolytausscheidung im Harn fördert; Ⓔ *saluretic*

sa|lu|re|tisch *adj*: Salurese betreffend oder fördernd; Ⓔ *relating to or promoting saluresis, saluretic*

Salz|fie|ber *nt*: *Syn: Kochsalzhyperthermie, Durstfieber*; bei Säuglingen auftretendes Fieber bei Wasserverlust oder Salzzufuhr; Ⓔ *salt fever*

Salz|man|gel|syn|drom *nt*: durch Natriumchloridverlust bedingte Störung des Elektrolythaushaltes mit Hyponatriämie* und Hypochloridämie*; Ⓔ *salt-depletion syndrome, low salt syndrome, low sodium syndrome, salt-depletion crisis*

Salz|säu|re *f*: wässrige Lösung von Chlorwasserstoff; stark ätzende Säure; Ⓔ *hydrochloric acid*

salz|ver|lie|rend *adj*: zu einer erhöhten Ausscheidung von

Elektrolyten im Harn führend; Ⓔ *salt-losing*

Salzlverllustlnelphriltis *f, pl* **-tilden**: *Syn: Thorn-Syndrom, renales Salzverlustsyndrom*; zu erheblichen Elektrolytverlusten führende, interstitielle Nierenschädigung als Folge einer Analgetikanephropathie* oder bei chronischer Pyelonephritis*; Ⓔ *Thorn's syndrome, salt-losing nephritis*

Salzlverllustlsynldrom, relnalles *nt*: →*Salzverlustnephritis*

Salmen *m*: →*Sperma*

Salmenlbläslchen *nt*: *Syn: Bläschendrüse, Samenblase, Gonecystis, Spermatozystis, Vesicula seminalis*; zwischen Blasengrund und Rektum liegende blindendende Aussackung; bildet ein alkalisches, fructosereiches Sekret, das über den Ductus* excretorius in den Samenleiter abgegeben wird; Ⓔ *seminal vesicle, seminal capsule, seminal gland, vesicular gland, gonecyst, gonecystis, spermatocyst*

Salmenlblalse *f*: →*Samenbläschen*

Salmenlblalsenlentlzünldung *f*: →*Spermatozystitis*

Salmenlbruch *m*: →*Spermatozele*

Salmenlfalden *m*: →*Spermium*

Salmenlfluss *m*: *Syn: Spermatorrhoe, Polyspermie*; unwillkürlicher Samenausfluss; Ⓔ *gonacratia, spermatorrhea*

Salmenlhülgel *m*: *Syn: Colliculus seminalis*; durch die Mündung von rechtem und linkem Ductus* ejaculatorius in den Prostataabschnitt der Harnröhre verursachte Vorwölbung; Ⓔ *seminal colliculus, seminal crest, seminal hillock, verumontanum*

Salmenlhülgellentlzünldung *f*: →*Colliculitis*

Salmenlleilter *m*: *Syn: Ductus deferens*; Fortsetzung des Nebenhodengangs; zieht im Samenstrang zur Prostata; Ⓔ *deferent duct, deferens canal, excretory duct of testis, spermatic duct, testicular duct, vas deferens*

Salmenlleilterlamlpulle *f*: *Syn: Ampulla ductus deferentis*; ampullärer Endabschnitt des Samenleiters; Ⓔ *ampulla of deferent duct, ampulla of vas deferens, Henle's ampulla*

Salmenlleilterlentlzünldung *f*: →*Spermatitis*

Salmenlmutlterlzellle *f*: →*Spermatozyt*

Salmenlstrang *m*: *Syn: Funiculus spermaticus*; aus dem Samenleiter und Blut- und Lymphgefäßen bestehender Strang, der vom oberen Hodenpol zum inneren Leistenring zieht; Ⓔ *spermatic cord, testicular cord*

Samlmellllinlse *f*: *Syn: konvexe Linse, Konvexlinse*; Linse, die Licht nach innen beugt und in einem Brennpunkt vereinigt; Ⓔ *focusing lens, collecting lens, convex lens, condensing lens, converging lens, plus lens, positive lens*

Sanarelli-Shwartzman-Phänomen *nt*: *Syn: Shwartzman-Sanarelli-Phänomen, Sanarelli-Shwartzman-Reaktion*; lokale oder generalisierte Reaktion nach wiederholter Endotoxininjektion; Ⓔ *Sanarelli's phenomenon, Sanarelli-Shwartzman phenomenon, Shwartzman phenomenon, generalized Shwartzman phenomenon*

Sandlflielgen *pl*: →*Phlebotominae*

Sandlfloh *m*: *Syn: Tunga penetrans, Dermatophilus penetrans*; weltweit verbreiteter Floh; Befall verursacht Tungiasis*; Ⓔ *sand flea, chigoe, chigo, jigger, chigoe flea, chegre flea, Sarcopsylla penetrans, Tunga penetrans, Pulex penetrans*

Sandlflohlbelfall *m*: *Syn: Tungiasis*; entzündliche Hauterkrankung durch Befall mit **Tunga penetrans**; Ⓔ *tungiasis*

Sandlgelschwulst *f*: *Syn: Psammom*; sandartige Verkalkung innerhalb einer Hirnhautgeschwulst; Ⓔ *Virchow's psammoma, sand tumor, psammoma*

Sandhoff-Jatzekewitz-Syndrom *nt*: *Syn: GM_2-Gangliosidose Typ II, Sandhoff-Jatzekewitz-Variante, Sandhoff-Krankheit*; kombinierter Hexosaminidase A und B-Mangel; klinischer Verlauf wie GM_2-Gangliosidose* Typ I; zusätzlich noch Kardiomyopathie*; Ⓔ *Sandhoff's disease*

Sandhoff-Jatzekewitz-Variante *f*: →*Sandhoff-Jatzekewitz-Syndrom*

Sandhoff-Krankheit *f*: →*Sandhoff-Jatzekewitz-Syndrom*

Sandlkörlner *pl*: *Syn: Psammomkörner, Sandkörperchen, Hirnsand, Acervulus, Corpora arenacea*; im Zentralnervensystem vorkommende weißliche, sandartige Konkremente unbekannter Bedeutung; Ⓔ *sand bodies*

Sandlmülcken *pl*: →*Phlebotominae*

Sandluhrlmalgen *m*: durch Geschwüre, Tumoren etc. verursachte ringförmige Mageneinschnürung, die im Röntgenbild als Sanduhrform imponiert; Ⓔ *hourglass stomach, bilocular stomach*

Sanfilippo-Syndrom *nt*: *Syn: Morbus Sanfilippo, polydystrophische Oligophrenie, Mukopolysaccharidose III*; durch Enzymdefekte verursachtes Syndrom mit Knochendysplasie, Hepatomegalie, Wachstumsstörungen und rasch progredientem geistigem Verfall; Ⓔ *Sanfilippo's syndrome, polydystrophic oligophrenia, mucopolysaccharidosis III*

Sänlgerlknötlchen *pl*: →*Stimmbandknötchen*

Sangui-, sangui- *präf.*: Wortelement mit der Bedeutung „Blut"; Ⓔ *blood, hema-, hemat(o)-, memo-, sangui-*

sanlgulilnollent *adj*: Blut enthaltend, mit Blut vermischt, blutig; Ⓔ *tinged with blood, sanguinolent, bloody*

Sanlgulis *m*: Blut*; Ⓔ *blood, sanguis*

Santorini-Band *nt*: *Syn: Ligamentum cricopharyngeum*; bindegewebiges Band zwischen Ringknorpelplatte und Rachenhinterwand; Ⓔ *Santorini's ligament, cricopharyngeal ligament*

Santorini-Gang *m*: *Syn: Ductus pancreaticus accessorius*; manchmal vorhandener zusätzlicher Ausführungsgang der Bauchspeicheldrüse; mündet auf der Papilla* duodeni minor in den Zwölffingerdarm; Ⓔ *Santorini's canal, Santorini's duct, accessory pancreatic duct, minor pancreatic duct, Bernard's duct*

Santorini-Knorpel *m*: *Syn: Cartilago corniculata*; elastische Knorpelstücke auf der Spitze der Aryknorpel; Ⓔ *Santorini's cartilage, corniculum, corniculate cartilage*

Salphelnekltolmie *f*: operative Entfernung der Vena* saphena magna oder parva; meist als Venenstripping*; Ⓔ *saphenectomy*

Salpo *m*: Seife; Ⓔ *soap, sapo*

Salpolnilfilkaltilon *f*: Verseifung von Körperfetten nach dem Tode; Ⓔ *conversion into soap, saponification*

Salpolnilne *pl*: in Pflanzen enthaltene oberflächenaktive Alkaloide; Ⓔ *saponins*

Sappey-Venen *pl*: *Syn: Venae paraumbilicales*; kleine Bauchwandvenen um den Nabel; Ⓔ *paraumbilical veins, parumbilical veins, veins of Sappey*

Saplphislmus *m*: *Syn: lesbische Liebe, Lesbianismus, Tribadie, weibliche Homosexualität*; sexuelle Beziehungen zwischen zwei oder mehreren Frauen; Ⓔ *lesbianism, sapphism, female homosexuality*

Sapr-, sapr- *präf.*: →*Sapro-*

Saprlälmie *f*: Septikämie* durch Fäulnisbakterien; Ⓔ *sapremia*

Sapro-, sapro- *präf.*: Wortelement mit der Bedeutung „faul/verfault"; Ⓔ *sapr(o)-*

Salprolbie *f*: →*Saprobiont*

Salprolbilont *m*: *Syn: Saprobie*; Fäulnisbewohner; Ⓔ *saprobiont, saprobe*

salprolbisch *adj*: Saprobiont(en) betreffend; Ⓔ *relating to a saprobe, saprobic*

salprolgen *adj*: fäulniserregend; Ⓔ *saprogenic, saprogenous*

Salprolnolse *f*: durch Umweltorganismen verursachte Erkrankung; Ⓔ *sapronosis*

salprolphil *adj*: (*biolog.*) fäulnisliebend; Ⓔ *saprophile, saprophilous*

Sarc-, sarc- *präf.*: →*Sarco-*

Sarco-, sarco- *präf.*: Wortelement mit der Bedeutung

„Fleisch"; Ⓔ *muscle, flesh, sarc(o)-*

Sar|co|cys|tis *f*: zu den Kokzidien gehörende Gattung parasitischer Einzeller; Ⓔ *sarcocyst, Sarcocystis*

Sar|co|cys|to|sis *f, pl* **-ses**: *Syn: Sarcocystis-Infektion, Sarkozystose, Sarkosporidiose*; durch Sporozoen* [**Sarcocystis**] hervorgerufene Infektionskrankheit; Ⓔ *sarcocystosis, sarcosporidiasis, sarcosporidiosis*

Sar|co|lem|ma *nt*: *Syn: Sarkolemm*; Plasmalemm* der Muskelfaser; Ⓔ *sarcolemma, myolemma*

Sar|co|ma *nt, pl* **-ma|ta**: → *Sarkom*

Sarcoma idiopathicum multiplex haemorrhagicum: *Syn: Kaposi-Sarkom, Morbus Kaposi, Retikuloangiomatose, Angioretikulomatose, idiopathisches multiples Pigmentsarkom Kaposi*; früher nur sporadisch auftretendes [**klassisches/sporadisches Kaposi-Sarkom**] Sarkom*, als Komplikation einer HIV-Infektion [**epidemisches Kaposi-Sarkom**] aber von zunehmender Bedeutung; initial braunrot-livide knotige Effloreszenzen der Haut und Schleimhaut mit Tendenz zur Ulzeration; im weiteren Verlauf Befall von Lymphknoten und Organen [Leber, Herz, Lunge]; Ⓔ *Kaposi's sarcoma, angioreticuloendothelioma, endotheliosarcoma, idiopathic multiple pigmented hemorrhagic sarcoma, multiple idiopathic hemorrhagic sarcoma*

Sar|co|ma|to|sis *f, pl* **-ses**: → *Sarkomatose*

Sar|co|pha|ga *f*: *Syn: Fleischfliege*; Fliegengattung, deren Larven Erreger der Myiasis* sind; Ⓔ *Sarcophaga*

Sar|cop|tes *f*: *Syn: Grabmilbe*; Milbengattung, zu der u.a. der Krätzeerreger Sarcoptes scabiei gehört; Ⓔ *Sarcoptes*

Sarcoptes scabiei: *Syn: Krätzmilbe, Acarus scabiei*; Milbenart, deren Weibchen die Krätze* verursachen; Ⓔ *itch mite, Acarus scabiei, Sarcoptes scabiei*

Sarg|de|ckel|kris|tal|le *pl*: aus Tripelphosphat bestehende Kristallformen im Harn; Ⓔ *knife rest crystals, coffin lid crystals*

Sark-, sark- *präf.*: → *Sarko-*

Sarko-, sarko- *präf.*: Wortelement mit der Bedeutung „Fleisch"; Ⓔ *muscle, flesh, sarc(o)-*

Sar|ko|hy|dro|ze|le *f*: kombinierte Sarkozele* und Hydrozele*; Ⓔ *sarcohydrocele*

Sar|koid, multiples *nt*: *Syn: Lymphozytom, benigne Lymphoplasie der Haut, Lymphocytoma cutis, Lymphadenosis benigna cutis, Bäfverstedt-Syndrom*; polyätiologische [u.a. Lyme-Disease*], gutartige, tumoröse Proliferation der Haut von Gesicht [v.a. Ohrläppchen], Nacken, Achselhöhlen und Genitalbereich; Ⓔ *Bäfverstedt's syndrome, lymphocytoma, cutaneous lymphoplasia, Spiegler-Fendt pseudolymphoma, Spiegler-Fendt sarcoid*

Sar|ko|i|do|se *f*: *Syn: Morbus Boeck, Boeck-Sarkoid, Morbus Besnier-Boeck-Schaumann, Besnier-Boeck-Schaumann-Krankheit, benignes Miliarlupoid, benigne Lymphogranulomatose, Lymphogranulomatosa benigna*; ätiologisch ungeklärte, familiär gehäuft auftretende Systemerkrankung mit Granulomen der Haut, innerer Organe [Milz, Leber, Lunge] und mediastinaler und peripherer Lymphknoten; Ⓔ *sarcoidosis, Boeck's disease, Boeck's sarcoid, sarcoid, Besnier-Boeck disease, Besnier-Boeck-Schaumann syndrome, Schaumann's disease, Schaumann's sarcoid, Schaumann's syndrome, Besnier-Boeck-Schaumann disease, benign lymphogranulomatosis*

Sar|ko|lemm *nt*: *Syn: Myolemm, Sarcolemma*; Plasmalemm* der Muskelfaser; Ⓔ *sarcolemma, myolemma*

sar|ko|lem|mal *adj*: Sarkolemm betreffend; Ⓔ *relating to the sarcolemma, sarcolemmal, sarcolemmic, sarcolemmous*

Sar|kom *nt*: *Syn: Sarcoma*; von mesenchymalem Gewebe [v.a. Bindegewebe] ausgehender bösartiger Tumor; Ⓔ *sarcoma*

rundzelliges Sarkom: *Syn: Rundzellensarkom*; extrem bösartiges Sarkom aus kleinen, runden Zellen; Ⓔ *round cell sarcoma*

spindelzelliges Sarkom: *Syn: Spindelzellsarkom*; aus spindelförmigen Zellen bestehendes Sarkom; Ⓔ *spindle cell sarcoma, fascicular sarcoma*

sar|ko|ma|tös *adj*: Sarkom betreffend, in der Art eines Sarkoms; Ⓔ *sarcomatoid, sarcoma-like, sarcomatous*

Sar|ko|ma|to|se *f*: *Syn: Sarcomatosis*; lokal ausgebreitete oder generalisierte Sarkombildung; auch Metastasierung eines Saarkoms; Ⓔ *sarcomatosis*

Sar|ko|plas|ma *nt*: Protoplasma der Muskelzelle; Ⓔ *sarcoplasm*

sar|ko|plas|ma|tisch *adj*: Sarkoplasma betreffend, im Sarkoplasma (liegend); Ⓔ *relating to sarcoplasm, sarcoplasmic*

Sar|ko|sin *nt*: *Syn: Methylglykokoll, Methylglycin*; im Muskelgewebe vorkommende Aminosäure; Ⓔ *sarcosine, methylglycine*

Sar|ko|sin|ä|mie *f*: *Syn: Hypersarkosinämie*; erhöhter Sarkosingehalt des Blutes; Ⓔ *sarcosinemia, hypersarcosinemia*

Sar|ko|so|men *pl*: Mitochondrien der Muskelfaser; Ⓔ *sarcosomes*

Sar|ko|spo|ri|di|o|se *f*: → *Sarcocystosis*

Sar|ko|ze|le *f*: *Syn: Hernia carnosa*; entzündliche oder neoplastische Hodenschwellung; Ⓔ *sarcocele*

Sar|ko|zys|to|se *f*: → *Sarcocystosis*

Sa|tel|li|ten *pl*: **1.** Satellitenzellen* **2.** durch eine Einschnürung abgetrennte Chromosomenanhängsel; Ⓔ **1.** *covering cells, cover cells, satellite cells, amphicytes, lemnocytes* **2.** *satellites*

Sa|tel|li|ten|chro|mo|so|men *pl*: *Syn: Trabantenchromosomen*; Chromosomen mit, durch eine Einschnürung abgetrennten Anhängseln; Ⓔ *satellite chromosomes, SAT-chromosomes*

Sa|tel|li|ten|phä|no|men *nt*: *Syn: Ammenphänomen, Ammenwachstum, Satellitenwachstum*; stärkeres Wachstum von Bakterien [Haemophilus] im Hämolysehof von Staphylococcus* aureus; Ⓔ *satellite phenomenon, satellitism*

Sa|tel|li|ten|vi|rus *nt, pl* **-ren**: defektes Virus, das nur in Gegenwart eines Helfervirus replizieren kann; Ⓔ *satellite virus*

Sa|tel|li|ten|wachs|tum *nt*: → *Satellitenphänomen*

Sa|tel|li|ten|zel|le *f*: *Syn: Mantelzelle, Hüllzelle, Lemnozyt, Amphizyt*; zur Neuroglia* gehörende Zelle des peripheren Nervensystems; Ⓔ *satellite cell, sarcoplast*

Sa|tel|li|to|se *f*: nach einer Schädigung auftretende Akkumulation von Neurogliazellen um ein Neuron herum; Ⓔ *satellitosis*

Sat|tel|ge|lenk *nt*: *Syn: Articulatio sellaris*; Gelenk mit zwei sattelförmigen Gelenkflächen; Ⓔ *saddle articulation, saddle joint, ovoid articulation, ovoid joint, sellar articulation, sellar joint*

Sat|tel|kopf *m*: *Syn: Klinozephalie, Klinokephalie*; Fehlentwicklung des Schädels mit Ausbildung einer Sattelform; Ⓔ *saddle head, clinocephaly, clinocephalism*

Sat|tel|na|se *f*: angeborene oder erworbene Einsenkung der Nasenwurzel; Ⓔ *swayback nose, saddle-back nose, saddle nose*

Sät|ti|gungs|do|sis *f, pl* **-sen**: Summe der Einzeldosen bis zum Erreichen des Vollwirkspiegels; Ⓔ *saturation dosage*

Sa|tur|ni|a|lis|mus *m*: → *Saturnismus*

Sa|tur|nis|mus *m*: *Syn: Saturnialismus*; (chronische) Bleivergiftung; Ⓔ *lead poisoning, saturnine poisoning, saturnism*

Sa|ty|ri|a|sis *f*: *Syn: Satyrismus, Satyromanie, Satyriomanie*; der Nymphomanie* entsprechender, krankhaft gesteigerter Geschlechtstrieb des Mannes; Ⓔ *satyriasis, satyromania, gynecomania*

Sa|ty|ri|o|ma|nie *f*: → *Satyriasis*

S

Sa|ty|ris|mus *m*: →*Satyriasis*
Sa|ty|ro|ma|nie *f*: →*Satyriasis*
Sau|er|stoff *m*: *Syn:* *Oxygenium*; farb-, geruch- und geschmackloses gasförmiges Element, das in der Atmosphäre in molekularer Form [O_2] vorliegt; Ⓔ *oxygen*

Tab. 23. Durchblutung und Sauerstoffverbrauch verschiedener Organe

Organ	Durchblutung Q [ml × g^{-1} × min^{-1}]	O_2-Verbrauch VO_2 [ml × g^{-1} × min^{-1}]
Gehirn (ges.)	0,4–0,6	3 × 10^{-2}–4 × 10^{-2}
Rinde	0,6–1,0	5 × 10^{-2}–10 × 10^{-2}
Mark	0,2–0,3	1 × 10^{-2}–2 × 10^{-2}
Herzmuskel		
körperl. Ruhe	0,8–0,9	7 × 10^{-2}–10 × 10^{-2}
starke Belastung	bis ca. 4,0	bis ca. 40 × 10^{-2}
Niere (ges.)	4,0	6 × 10^{-2}
Rinde	4,0–5,0	9 × 10^{-2}
äußeres Mark	1,2	6 × 10^{-2}
inneres Mark	0,25	0,4 × 10^{-2}
Skelettmuskel		
in Ruhe	0,03	0,3 × 10^{-2}–0,5 × 10^{-2}
starke Belastung	0,5–1,3	0,1–0,2

Sau|er|stoff|aus|nut|zung *f*: die aus 1 l Luft vom Körper entnommene Sauerstoffmenge [ca. 30–45 ml in Ruhe]; Ⓔ *oxygen utilization*
Sau|er|stoff|bin|dungs|kur|ve *f*: →*Sauerstoffdissoziationskurve*
Sau|er|stoff|de|fi|zit *nt*: *Syn:* *Sauerstoffschuld*; die Differenz zwischen Sauerstoffbedarf bei Belastung und dem Sauerstoffangebot; Ⓔ *oxygen deficit*
Sau|er|stoff|dis|so|zi|a|ti|ons|kur|ve *f*: *Syn:* *Sauerstoffbindungskurve*; grafische Darstellung der Beziehung zwischen Sauerstoffpartialdruck im Blut und dem Anteil von Oxyhämoglobin am Gesamthämoglobin; Ⓔ *oxygen dissociation curve, oxygen-hemoglobin dissociation curve, oxyhemoglobin dissociation curve*
Sau|er|stoff|ka|pa|zi|tät *f*: Bindungskapazität von Hämoglobin für Sauerstoff; Ⓔ *oxygen capacity*
Sau|er|stoff|man|gel|a|tro|phie *f*: *Syn:* *zyanotische Atrophie*; durch einen chronischen Sauerstoffmangel verursachte Atrophie; Ⓔ *cyanotic atrophy*
Sau|er|stoff|par|ti|al|druck *m*: Anteil des Sauerstoffs am Gesamtdruck der Gase im Blut oder Alveolargas; Ⓔ *O_2 partial pressure, oxygen partial pressure*
Sau|er|stoff|schuld *f*: →*Sauerstoffdefizit*
Sau|er|stoff|the|ra|pie *f*: Inhalation von Sauerstoff bei akutem oder chronischen Sauerstoffmangel durch äußere oder innere Ursachen; Ⓔ *oxygen therapy*
hyperbare Sauerstofftherapie: →*Sauerstoffüberdrucktherapie*
Sau|er|stoff|trans|fe|ra|se *f*: *Syn:* *Dioxygenase*; sauerstoffübertragendes Enzym; Ⓔ *dioxygenase, oxygen transferase*
Sau|er|stoff|über|druck|the|ra|pie *f*: *Syn:* *hyperbare Sauerstofftherapie, hyperbare Oxygenation*; Sauerstofftherapie durch Einatmung von Sauerstoff in einer Überdruckkammer, z.B. bei Kohlenmonoxidvergiftung; Ⓔ *hyperbaric oxygen therapy, high-pressure oxygen, hyperbaric oxygen, hybaroxia*
Säu|fer|na|se *f*: *Syn:* *Kartoffelnase, Pfundnase, Knollennase, Rhinophym, Rhinophyma*; v.a. ältere Männer betreffende, allmählich zunehmende, unförmige Auftreibung der Nase durch eine Hyperplasie der Talgdrüsen; meist Teilsyndrom der Rosacea*; Ⓔ *hammer nose, rum nose, toper's nose, rum-blossom, bottle nose, hum nose, bulbous nose, copper nose, potato nose, rhinophyma*
Saug|bi|op|sie *f*: *Syn:* *Aspirationsbiopsie*; Biopsie* mit Aspiration von Flüssigkeit oder Gewebe; Ⓔ *aspiration biopsy*
Saug|glo|cke *f*: *s.u.* *Vakuumextraktion*; Ⓔ *suction cup*
Saug|kü|ret|ta|ge *f*: *Syn:* *Vakuumkürettage*; Gebärmutterausschabung mit Absaugung; Ⓔ *suction curettage, vacuum aspiration, vacuum curettage*
Säug|ling *m*: Kleinkind von der Geburt bis zur Vollendung des ersten Lebensjahres; Ⓔ *suckling, newborn, nursling, nurseling, baby, child, infant*
zyanotischer Säugling: *Syn:* *blue baby*; Bezeichnung für Säuglinge mit Blaufärbung bei angeborenen Herzfehlern mit Rechts-Links-Shunt* oder bei Methämoglobinämie*; Ⓔ *blue baby*
Säug|lings|de|pres|si|on *f*: *Syn:* *Anlehnungsdepression, Affektentzugssyndrom, anaklitische Depression*; Depressionssyndrom bei Kindern durch die Trennung von Bezugspersonen; Ⓔ *anaclitic depression*
Säug|lings|dys|pep|sie *f*: *Syn:* *Säuglingsenteritis*; akute, von Diarrhö gekennzeichnete Ernährungsstörung von Säuglingen unterschiedlicher Genese [Infektion, Malabsorption, Nahrungsmittelallergie]; Ⓔ *infantile*
infektiöse Säuglingsdyspepsie: *Syn:* *infektiöse Säuglingsenteritis*; meist durch Rotaviren*, seltener auch durch Bakterien verursachte Enteritis* mit der Gefahr einer Säuglingstoxikose*; Ⓔ *epidemic diarrhea of newborn, neonatal diarrhea*
Säug|lings|dys|tro|phie *f*: *Syn:* *Atrepsie, Pädatrophie*; chronische Gedeihstörung von Säuglingen, z.B. durch Fehlernährung oder chronische Infekte; Ⓔ *infantile atrophy, marantic atrophy, pedatrophia, pedatrophy, athrepsia, athrepsy, atrepsy*
Säug|lings|ek|zem, kons|ti|tu|ti|o|nel|les *nt*: *Syn:* *Milchschorf, frühexsudatives Ekzematoid, Eccema infantum, Crusta lactea*; Frühform des seborrhoischen Ekzems*, die u.a. durch Allergene [Milcheiweiß] ausgelöst wird; beginnt meist im 1. oder 2. Monat an den Wangen und breitet sich langsam auf Gesicht, Kopfhaut und Hals aus; aus den ursprünglich kleinen Papeln und Papulovesikeln entwickeln sich nässende, verkrustende Herde, die oft Sekundärinfektionen zeigen; die Therapie besteht aus einer Vermeidung auslösender Ursachen und der symptomatischen Behandlung des Ekzems [Ölbäder]; das Ekzem kann abheilen oder in ein endogenes Ekzem übergehen; Ⓔ *milk crust, milk scall, milk tetter, milky tetter*
Säug|lings|en|te|ri|tis *f, pl* **-ti|den**: *Syn:* *Säuglingsdyspepsie*; akute, von Diarrhö gekennzeichnete Ernährungsstörung von Säuglingen unterschiedlicher Genese [Malabsorption, Nahrungsmittelallergie, Infektion]; Ⓔ *infantile diarrhea*
infektiöse Säuglingsenteritis: *Syn:* *infektiöse Säuglingsdyspepsie*; meist durch Rotaviren*, seltener auch durch Bakterien verursachte Enteritis* mit der Gefahr einer Säuglingstoxikose*; Ⓔ *epidemic diarrhea of newborn, neonatal diarrhea*
Säug|lings|glat|ze *f*: *Syn:* *Dekubitalalopezie, Alopecia decubitalis*; durch Liegen auf dem Rücken hervorgerufener mechanischer Haarausfall; Ⓔ *infantile pressure alopecia*
Säug|lings|ko|xi|tis *f, pl* **-ti|den**: hämatogene oder iatrogene [Punktion] eitrige Hüftgelenksentzündung mit meist schwerer Schädigung des Gelenks; Ⓔ *infantile coxitis*
Säug|lings|re|ti|ku|lo|se, a|ku|te *f*: →*Säuglingsretikulose, maligne*
Säug|lings|re|ti|ku|lo|se, ma|li|gne *f*: *Syn:* *Abt-Letterer-Siwe-Krankheit, Morbus Letterer-Siwe, Letterer-Siwe-Krankheit, maligne generalisierte Histiozytose, akute Säuglingsretikulose*; bevorzugt Kleinkinder betreffende, generalisierte Variante der Histiozytose mit Granulomen in Haut, Milz, Lymphknoten, Leber, Lunge und Kno-

chen; akuter Verlauf mit hoher Sterberate [90 %]; Ⓔ *Letterer-Siwe disease, L-S disease, non-lipid histiocytosis, acute disseminated histiocytosis X, acute histiocytosis of the newborn*

Säuglingslskollilolse *f.*: schon bei Säuglingen sichtbare Skoliose*; Ⓔ *infantile scoliosis*

Säuglingslskorlbut, ralchiltilscher *m*: *Syn: Möller-Barlow-Krankheit*; Vitamin C-Mangel bei Kindern, der zu rachitis-artigen Symptomen führt; Ⓔ *Barlow's disease, Cheadle's disease, scurvy rickets, infantile scurvy, hemorrhagic rickets, hemorrhagic scurvy, acute rickets*

Säuglingslsterbllichlkeit *f.*: Sterblichkeit von Kindern im ersten Lebensjahr; Ⓔ *infant mortality, infant mortality rate*

Säuglingsltolxilkolse *f.*: *Syn: Enzephaloenteritis, Encephaloenteritis acuta*; schwere, durch toxische Symptome gekennzeichnete Form der Dyspepsie*; Ⓔ *infantile gastroenteritis, endemic nonbacteriel infantile gastroenteritis*

Sauglrelflex *m*: physiologischer Reflex bei Säuglingen, der durch Berührung der Lippen oder Mundumgebung ausgelöst wird; Ⓔ *sucking reflex*

Sauglwürlmer *pl*: *Syn: Trematoden, Trematoda, Trematodes*; mit zwei Saugnäpfen versehene Plattwürmer, die als Darm-, Leber- und Lungenegel* des Menschen von Bedeutung sind; Ⓔ *Trematoda*

Säure-Basen-Haushalt *m*: Gesamtheit der Mechanismen zur Konstanthaltung eines optimalen pH-Wertes im Körper; Ⓔ *acid-base balance*

Säulren *pl*: Substanzen, die in wässriger Lösung Wasserstoffionen freisetzen; Ⓔ *acids*

Säulrelselkreltion, balsalle *f.*: *Syn: Basalsekretion, basal acid output*; die pro Stunde sezernierte Menge an Magensäure bei Ausschaltung aller Reize (Nüchternsekretion); Ⓔ *basal acid output*

Saulrilalsis *f, pl* **-ses**: *Syn: Saurierhaut, Ichthyosis hystrix, Hyperkeratosis monstruosa*; Oberbegriff für alle Hyperkeratosen* mit schwarz-braunen, krokodilartigen Schuppen; Ⓔ *sauriderma, sauriasis, sauriosis, sauroderma, alligator skin, crocodile skin, fish skin, epidermolytic hyperkeratosis*

Saulrilerlhaut *f.*: → *Sauriasis*

Scalbiles *f.*: → *Skabies*

Scabies crustosa: → *norwegische Skabies*

Scabies norvegica: → *norwegische Skabies*

Scalla *f, pl* **-lae**: Treppe, Stufe; Ⓔ *scala*

Scala tympani: *Syn: Paukentreppe*; Gang der Innenohrschnecke unterhalb der Lamina spiralis ossea; Ⓔ *tympanic scala*

Scala vestibuli: *Syn: Vorhoftreppe*; Gang der Innenohrschnecke oberhalb der Lamina spiralis ossea; Ⓔ *vestibular scala, vestibular canal*

Scanlner *m*: Abtastgerät, Abtaster; Ⓔ *scanner, scintiscanner*

Scanlning *nt*: → *Szintigrafie*

Scaph-, scaph- *präf.*: → *Scapho-*

Scapho-, scapho- *präf.*: Wortelement mit der Bedeutung „Kahn/Wanne"; Ⓔ *scaph(o)-*

Scalpulla *f, pl* **-lae**: Schulterblatt; Ⓔ *scapula, shoulder blade, blade bone*

Scapulae alatae: flügelförmig abstehende Schulterblätter bei Muskellähmung; Ⓔ *winged scapulae*

Scalpus *m, pl* **-pi**: Schaft, Stiel; Ⓔ *stem, shaft, scapus*

Scapus pili: Haarschaft; Ⓔ *hair shaft*

Scarllaltilna *f.*: → *Scharlach*

Scarpa-Dreieck *nt*: *Syn: Schenkeldreieck, Trigonum femorale*; dreiseitige Grube, die vom Leistenband und den Musculi sartorius und adductor longus begrenzt wird; Ⓔ *Scarpa's triangle, femoral trigone, Scarpa's trigone, greater fossa of Scarpa, femoral triangle, subinguinal triangle*

Scarpa-Ganglion *nt*: *Syn: Ganglion vestibulare, Rosenthal-Ferré-Ganglion*; im Boden des inneren Gehörgangs liegendes Ganglion des vestibulären Teils des VIII. Hirnnerven; Ⓔ *vestibular ganglion, Scarpa's ganglion*

Schacher-Ganglion *nt*: *Syn: Ziliarganglion, Ganglion ciliare*; parasympathisches Ganglion hinter dem Augapfel; enthält Fasern für Ziliarmuskel und Pupillensphinkter; Ⓔ *ciliary ganglion, Schacher's ganglion*

Schäldel *m*: Cranium*; Ⓔ *cranium, skull*

Schäldellbalsis *f.*: Basis* cranii; Ⓔ *base of skull, base of cranium, cranial base*

Schäldellbalsislarltelrie *f.*: *Syn: Arteria basilaris, Basilaris*; Basisarterie des Hirnstamms; Ⓔ *basilar artery, basal artery*

Schäldellbalsislbruch *m*: *Syn: Schädelbasisfraktur*; auf die Schädelbasis begrenzte Fraktur; kann zur Ruptur der Hirnhäute führen; Ⓔ *basal skull fracture, basilar skull fracture*

Schäldellbalsislfilbrom *nt*: *Syn: juveniles Nasenrachenfibrom, Nasenrachenfibrom, Basalfibroid, Basalfibrom*; lokal wachsender Tumor des Nasenrachens, der meist zwischen dem 10. und 20. Lebensjahr auftritt; Ⓔ *juvenile angiofibroma, juvenile nasopharyngeal fibroma, nasopharyngeal angiofibroma, nasopharyngeal fibroangioma*

Schäldellbalsislfrakltur *f.*: → *Schädelbasisbruch*

Schäldellbruch *m*: → *Schädelfraktur*

Schäldelldachlbruch *m*: → *Schädeldachfraktur*

Schäldelldachlfrakltur *f.*: *Syn: Schädeldachbruch*; Fraktur* des Schädeldaches mit oder ohne Eröffnung der Schädelhöhle [**offene** bzw. **geschlossene Schädeldachfraktur**]; Ⓔ *skull fracture, fractured skull*

Schäldellfrakltur *f.*: *Syn: Schädelbruch*; Fraktur* eines oder mehrerer Schädelknochen mit oder ohne Eröffnung der Schädelhöhle [**offene** bzw. **geschlossene Schädelfraktur**]; Ⓔ *skull fracture, fractured skull*

Schäldellhirnltraulma *f.*: offene oder gedeckte Schädelverletzung mit Schädigung von Gehirngewebe; Ⓔ *head injury*

Schäldellimlpresslilonslfrakltur *f.*: Schädelfraktur* mit eingedrückten Bruchfragmenten; Ⓔ *depressed skull fracture, depressed fracture*

Schäldelllalge *f.*: *Syn: Kopflage*; Kindslage, bei der der Kopf führt; häufigste Geburtslage; Ⓔ *head presentation, cephalic presentation*

Schäldelltrelpalnaltilon *f.*: *Syn: Trepanation*; Schädeleröffnung mit einem Schädelbohrer [**Trepan**]; Ⓔ *trepanation, trephination, craniotrypesis*

Schaflblatltern *pl*: → *Windpocken*

Schaflhaut *f.*: → *Schafshaut*

Schaflpolcken, altylpilsche *pl*: *Syn: Orf, Steinpocken, Ecthyma contagiosum, Stomatitis pustulosa contagiosa*; von Schafen oder Ziegen auf den Menschen [Melker] übertragene Hautkrankheit, die durch rötliche, nässende Knoten charakterisiert ist; der Erreger [Parapoxvirus* ovis] wird durch direkten Kontakt mit befallenen Tieren übertragen; nach 3–10 Tagen kommt es zur Entwicklung makulopapulöser Effloreszenzen, die im weiteren Verlauf ulzerieren; die Abheilung beginnt i.d.R. nach 4–6 Wochen; Ⓔ *orf, contagious ecthyma, contagious pustular dermatitis, sore mouth*

Schafslhaut *f.*: *Syn: Amnion, innere Eihaut, Schafhaut*; dünne innere Haut der Fruchtblase, deren Epithel das Fruchtwasser bildet; Ⓔ *amnion*

Schällblalsenlauslschlag *m*: *Syn: Pemphigoid der Neugeborenen, Impetigo bullosa, Pemphigus neonatorum*; durch Eitererreger [v.a. Staphylokokken] verursachte Pyodermie* mit geröteten Blasen; Ⓔ *impetigo, pemphigus neonatorum, staphylococcal impetigo*

Schallleiltungslschwerlhölriglkeit *f.*: *Syn: Mittelohrschwerhörigkeit, Schallleitungsstörung, Mittelohrtaubheit*; Schwerhörigkeit durch Störung der Schallübermittlung zwischen Mittelohr und Gehörgang; Ⓔ *middle*

S

ear deafness, middle ear hearing loss, conduction hearing loss, conductive hearing loss, transmission hearing loss, transmission deafness, conduction deafness, conductive deafness

Schall|lei|tungs|stö|rung *f*: →*Schallleitungsschwerhörigkeit*

Schalt|kno|chen *pl*: ***Syn:*** *Nahtknochen, Ossa suturalia*; gelegentlich vorkommende Knochen innerhalb der Schädelnähte; Ⓔ *sutural bones, epactal bones, wormian bones*

Schalt|neu|ron *nt*: ***Syn:*** *Zwischenneuron, Interneuron*; andere Neuronen verbindende Nervenzelle; Ⓔ *interneuron, relay neuron, synaptic neuron, integrator cell, internuncial neuron, intermediate neuron, intercalary neuron*

Scham *f*: Schamgegend, Pudendum; Ⓔ *external genitalia, pudendum*

Scham|bein *nt*: ***Syn:*** *Pubis, Os pubis*; vorderer Teil des Hüftbeins; bildet den medialen Teil der Hüftpfanne; Ⓔ *pubic bone, pubis, os pubis*

Scham|bein|fu|ge *f*: →*Schamfuge*

Scham|bein|kamm *m*: ***Syn:*** *Pecten ossis pubis*; oberer Rand des Schambeins; Ⓔ *pecten of pubis, pectineal line*

Scham|bein|win|kel *m*: ***Syn:*** *Angulus subpubicus*; Winkel zwischen den beiden Schambeinen; Ⓔ *subpubic angle, pubic angle, subpubic arch*

Scham|berg *m*: →*Schamhügel*

Schamberg-Krankheit *f*: ***Syn:*** *Schamberg-Syndrom, Morbus Schamberg, progressive Pigmentpurpura, progressive pigmentöse Dermatose, Carbamidpurpura, Karbamidpurpura, Purpura pigmentosa progressiva, Purpura Schamberg, Dermatosis pigmentaria progressiva, Capillaritis haemorrhagica maculosa*; durch eine allergische Reaktion vom Spättyp ausgelöste Entzündung mit braunroten Herden und Petechien*, primär an den Unterschenkeln und später auch am Stamm; zu den Auslösefaktoren gehören Medikamente [Karbamid*], Nahrungsmittelzusätze und Hausstaub; Ⓔ *Schamberg's dermatosis, Schamberg's progressive pigmented purpuric dermatosis, Schamberg's disease, Schamberg's dermatitis, progressive pigmentary dermatosis*

Scham|bo|gen *m*: ***Syn:*** *Arcus pubicus*; von den unteren Schambeinästen und der Symphyse gebildeter Bogen; Ⓔ *pubic arch*

Scham|fu|ge *f*: ***Syn:*** *Schambeinfuge, Symphyse, Symphysis pubica*; Knorpelverbindung der beiden Schambeine; Ⓔ *pubic symphysis, pubic synchondrosis*

Scham|haa|re *pl*: Pubes; Ⓔ *pubic hair(s), pubes*

Scham|hü|gel *m*: ***Syn:*** *Schamberg, Venushügel, Mons pubis/veneris*; durch subkutanes Fettgewebe gebildeter Wulst vor und oberhalb der Beckensymphyse der Frau; Ⓔ *mons pubis, mons veneris*

Scham|laus *f*: ***Syn:*** *Filzlaus, Phthirus pubis, Pediculus pubis*; v.a. die Schamhaare, aber auch Bart und u.U. Kopfhaare befallender Blutsauger, der durch direkten Kontakt [Geschlechtsverkehr] übertragen wird; Ⓔ *crab louse, pubic louse, Phthirus pubis*

Scham|lip|pen *pl*: Hautfalten, die die Schamspalte begrenzen [**große Schamlippe, Labium majus**] und den Scheidenvorhof umgeben [**kleine Schamlippe, Labium minus**]; Ⓔ *lips of pudendum, pudendal lips*

Schan|ker *m*: primäres Hautgeschwür (bei Geschlechtskrankheiten); Ⓔ *chancre, primary lesion*

harter Schanker: ***Syn:*** *Hunter-Schanker, syphilitischer Primäraffekt, Ulcus durum*; primäres Hautgeschwür bei Syphilis*; Ⓔ *hard ulcer, syphilitic ulcer, chancre, hunterian chancre, hard chancre, hard sore, true chancre*

weicher Schanker: ***Syn:*** *Chankroid, Ulcus molle*; v.a. in Afrika, Asien und Südamerika vorkommende Geschlechtskrankheit durch Haemophilus* ducrey; Ⓔ *soft chancre, soft sore, soft ulcer, venereal sore, venereal ulcer, chancroidal ulcer, chancroid*

schank|rös *adj*: schankerähnlich, schankerförmig; Ⓔ *resembling chancre, chancriform, chancrous*

Schar|bock *m*: →*Skorbut*

Schardinger-Enzym *nt*: ***Syn:*** *Xanthinoxidase*; Eisen und Molybdän enthaltendes Enzym, das Xanthin und Hypoxanthin zu Harnsäure oxidiert; Ⓔ *Schardinger's enzyme, xanthine oxidase, hypoxanthine oxidase*

Schar|lach *m*: ***Syn:*** *Scharlachfieber, Scarlatina*; akute Infektionskrankheit durch β-hämolysierende Streptokokken der Gruppe A, die **erythrogenes Toxin** bilden; typisch ist ein hochfieberhafter Verlauf mit Enanthem [**Himbeerzunge**] und **Scharlachexanthem**; Ⓔ *scarlatina, scarlet fever*

septischer Scharlach: ***Syn:*** *Scarlatina septica*; Scharlach mit septischer Streuung, nekrotisierender Angina, Sinusitis*, Hirnsinusthrombose und Meningitis*; verläuft meist tödlich; Ⓔ *septic scarlet fever*

Schar|lach|fie|ber *nt*: →*Scharlach*

Schar|lach|my|o|kar|di|tis *f, pl* **-ti|den**: infekttoxische Myokarditis* als Spätkomplikation eines Scharlachs; Ⓔ *scarlet fever myocarditis*

Schar|lach|ne|phri|tis *f, pl* **-ti|den**: infekttoxische interstitielle Nephritis* als Spätkomplikation eines Scharlachs; Ⓔ *scarlatinal nephritis*

Schar|lach|to|xin *nt*: erythrogenes Toxin; *s.u. Scharlach*; Ⓔ *erythrogenic toxin, Dick toxin, Dick test toxin, streptococcal erythrogenic toxin*

Schar|nier|ge|lenk *nt*: ***Syn:*** *Ginglymus*; Gelenk, das nur Bewegungen in einer Ebene erlaubt; Ⓔ *ginglymus, ginglymoid articulation, ginglymoid joint, hinge articulation, hinge joint*

Schat|ten|pro|be *f*: →*Skiaskopie*

Schau|an|fall *m*: ***Syn:*** *Blickkrampf*; Minuten bis Stunden anhaltende Verdrehung der Augen (meist) nach oben, z.B. nach Enzephalitis*; Ⓔ *oculogyric crisis*

Schaudinn-Krankheit *f*: →*Syphilis*

Schau|fens|ter|krank|heit *f*: →*Claudicatio intermittens*

Schau|lust *f*: →*Skopophilie*

Schaum|zel|len *pl*: Xanthomzellen; *s.u. Xanthom*; Ⓔ *foam cells*

Scheck|haut *f*: ***Syn:*** *Weißfleckenkrankheit, Vitiligo*; ätiologisch ungeklärter Pigmentmangel der Haut, der zur Bildung umschriebener oder generalisierter weißer Flecken führt; Ⓔ *vitiligo, piebald skin*

Schei|ben|rose *f*: →*Erythema exsudativum multiforme*

Schei|de *f*: Vagina*; Ⓔ *vagina, sheath, involucrum, involucre*

Schei|den|a|tre|sie *f*: ***Syn:*** *Vaginalatresie, Atresia vaginalis*; angeborener oder erworbener Verschluss der Scheidenlichtung; Ⓔ *vaginal atresia, colpatresia, ankylocolpos*

Schei|den|bak|te|ri|en *pl*: ***Syn:*** *Scheidenflora*; die physiologisch in der Scheide vorkommenden Bakterien, z.B. Döderlein-Stäbchen; Ⓔ *vaginal bacteria*

Scheiden-Blasen-Fistel *f*: ***Syn:*** *vaginovesikale Fistel*; Scheide und Blase verbindende Fistel; Ⓔ *vaginovesical fistula*

Schei|den|bruch *m*: **1.** ***Syn:*** *Kolpozele*; Scheidenprolaps mit Vortreten der Scheide vor die Vulva **2.** ***Syn:*** *Kolpozele, Hernia vaginalis*; Dammbruch in Richtung zur Scheide; Ⓔ **1.** *vaginal hernia, colpocele, vaginocele, coleocele* **2.** *vaginal hernia, colpocele, vaginocele, coleocele*

Scheiden-Damm-Fistel *f*: ***Syn:*** *perineovaginale Fistel*; Scheide und Damm verbindende Fistel; Ⓔ *perineovaginal fistula*

Schei|den|damm|riss *m*: Einreißen von Damm und vorderem Scheidendrittel während der Geburt; Ⓔ *perineal laceration*

Schei|den|damm|schnitt *m*: →*Episiotomie*

Schei|den|di|a|phrag|ma *nt*: ***Syn:*** *Diaphragma, Diaphragmapessar*; Gummikappe, die als mechanisches Verhütungsmittel den Muttermund bedeckt; Ⓔ *diaphragm,*

diaphragm pessary, contraceptive diaphragm, vaginal diaphragm

Schei|den|ent|zün|dung *f*: → *Kolpitis*

Schei|den|fis|tel *f*: von der Scheide ausgehende Fistel, die in andere Organe mündet [**innere Scheidenfistel**] oder nach außen führt [**äußere Scheidenfistel**]; Ⓔ *vaginal fistula*

Schei|den|flo|ra *f*: → *Scheidenbakterien*

Schei|den|kar|zi|nom *nt*: ***Syn:*** *Vaginalkarzinom*; vom Plattenepithel der Scheide ausgehende bösartige Geschwulst; Ⓔ *vaginal carcinoma*

Schei|den|krampf *m*: ***Syn:*** *Vaginismus*; meist psychogen bedingter Krampf der Scheide bei Eindringen des Penis; Ⓔ *vaginal spasm, colpismus, colpospasm, vaginismus, vaginism, vulvismus*

Schei|den|mi|li|eu *nt*: ***Syn:*** *Vaginalmilieu*; das Scheidenmilieu der geschlechtsreifen Frau ist sauer [pH 3,8–4,5] und die Scheidenflora enthält v.a. Lactobazillen [Döderlein*-Stäbchen]; damit werden viele prinzipiell pathogene aerobe [Escherichia coli, Enterobakterien, Staphylokokken, Streptokokken] und anaerobe Erreger [Peptokokken, Bacteroides, Clostridien] sowie Chlamydien und Mycoplasma an der Ausbreitung gehindert; deshalb sind Scheideninfektionen relativ selten und entstehen meist durch Pilze, da diese im Bereich von pH 3–9 optimal wachsen können; andererseits führen alle Veränderungen des Milieus zu einer Herabsetzung der physiologischen Schutzfunktion und evtl. zu Kolpitis; da das saure Scheidenmilieu v.a. von der Anwesenheit von Östrogenen abhängt, ist es vor der Pubertät und nach der Menopause alkalisch und die Frequenz von bakteriellen Infektionen ist wesentlich höher; Ⓔ *vaginal environment*

Schei|den|my|ko|se *f*: ***Syn:*** *Vaginalmykose, Vaginomykose, Kolpomykose*; Pilzerkrankung der Scheide; Ⓔ *colpomycosis, vaginomycosis*

Schei|den|naht *f*: ***Syn:*** *Vaginalnaht, Kolporrhaphie*; Naht der Scheide(nwand) nach traumatischer oder operativer Durchtrennung; Ⓔ *colporrhaphy*

Schei|den|pro|laps *m*: → *Scheidenvorfall*

Schei|den|re|ten|ti|ons|zys|te *f*: ***Syn:*** *Hydrokolpos*; Flüssigkeitsansammlung in der Scheide bei Verschluss des Scheideneingangs; Ⓔ *hydrocolpos, hydrocolpocele*

Schei|den|riss *m*: Einriss der Scheide unter der Geburt; meist als Scheidendammriss*; Ⓔ *vaginal laceration, colporrhexis*

Schei|den|schleim|haut *f*: ***Syn:*** *Vaginaschleimhaut, Tunica mucosa vaginae*; die Scheide ist von einem mehrschichtigen, unverhornten Plattenepithel überzogen, das an der Portio* vaginalis cervicis in das Zervixepithel übergeht; Ⓔ *vaginal mucosa*

Schei|den|schnitt *m*: Kolpotomie; Episiotomie; Ⓔ *coleotomy, vaginotomy, colpotomy*

Schei|den|sen|kung *f*: ***Syn:*** *Descensus vaginae*; Tiefertreten der Scheide; Ⓔ *falling of the vagina*

Schei|den|spe|ku|lum *nt*: Instrument zur Entfaltung und direkten Betrachtung der Scheide; Ⓔ *vaginal speculum, vaginoscope*

Schei|den|spie|ge|lung *f*: ***Syn:*** *Kolposkopie, Vaginoskopie*; endoskopische Untersuchung der Scheide; Ⓔ *vaginoscopy*

Schei|den|ver|en|ge|rung *f*: ***Syn:*** *Kolpostenose*; Einengung der Scheidenlichtung; Ⓔ *colpostenosis*

Schei|den|vor|fall *m*: ***Syn:*** *Vaginalprolaps, Prolapsus vaginae, Scheidenprolaps, Kolpoptose*; schwerste Form der Scheidensenkung*, bei der die Scheidenwand, in Form einer Rektozele* oder Zystozele*, vor der Vulva* sichtbar wird; oft gleichgesetzt mit Kolpozele*; Ⓔ *colpoptosis, colpocele*

Schei|den|xe|ro|se *f*: abnormale Trockenheit der Scheidenschleimhaut; Ⓔ *colpoxerosis*

Schei|de|wand|knor|pel *m*: ***Syn:*** *Septumknorpel, Cartilago septi nasi*; Knorpel des Nasenseptums; Ⓔ *cartilage of nasal septum*

Scheie-Krankheit *f*: ***Syn:*** *Scheie-Syndrom, Ullrich-Scheie-Krankheit, Morbus Scheie, Ullrich-Scheie-Syndrom, Mukopolysaccharidose I-S*; erst im Erwachsenenalter auftretende Mukopolysaccharidspeicherkrankheit mit relativ leichten Symptomen [Skelettveränderungen, Herzklappenfehler, Hornhauttrübung] und normaler Intelligenz; Ⓔ *Scheie's type, Scheie's syndrome, mucopolysaccharidosis I S*

Schein|blöd|sinn *m*: ***Syn:*** *Pseudodemenz, Ganser-Syndrom, Zweckpsychose*; schwer von Simulation zu unterscheidendes Vorkommen von Vorbeireden, Vorbeihandeln und Nichtwissenwollen; wurde ursprünglich bei Häftlingen beschrieben, kann aber auch organische Ursachen haben; Ⓔ *Ganser's syndrome, pseudopsychosis, syndrome of approximate relevant answers, syndrome of deviously relevant answers, nonsense syndrome*

Schein|bruch *m*: ***Syn:*** *Pseudohernie, Hernia spuria*; vollständiger oder teilweiser Eingeweidevorfall ohne Bruchsack; Ⓔ *pseudohernia*

Schein|frak|tur *f*: ***Syn:*** *Pseudofraktur*; feine Aufhellungslinie im Röntgenbild, die eine Fraktur vortäuscht; Ⓔ *pseudofracture*

Schein|ge|lenk *nt*: ***Syn:*** *Pseudogelenk, Pseudarthrose, Falschgelenk, Pseudoarthrose*; bei fehlender Ausheilung einer Fraktur entstehendes echtes Gelenk [Nearthrose] oder bindegewebig-fibröse Knochenverbindung; Ⓔ *pseudarthrosis, pseudoarthrosis, false articulation, false joint*

Schein|ge|schwulst *f*: ***Syn:*** *falsche Geschwulst, Pseudotumor*; durch eine entzündliche Schwellung vorgetäuschte Tumorbildung; Ⓔ *phantom tumor, pseudotumor*

Schein|läh|mung *f*: ***Syn:*** *Pseudoparalyse, Pseudoparalysis, Pseudoparese*; Schwäche oder Bewegungseinschränkung von Muskeln; Ⓔ *pseudoparalysis, pseudoparesis, pseudoplegia*

Schein|me|di|ka|ment *nt*: Plazebo*; Ⓔ *placebo, dummy*

Schein|neu|ri|tis *f, pl* **-ti|den**: ***Syn:*** *Pseudoneuritis (optica)*; angeborene Anomalie der Sehnervenpapille ohne pathologischen Wert; Ⓔ *pseudoneuritis optica*

Schein|pe|ri|to|ni|tis *f, pl* **-ti|den**: ***Syn:*** *Peritonismus, Pseudoperitonitis*; durch eine Bauchfellreizung entstehende Symptomatik [Abwehrspannung, Bauchspannung, Brechreiz], die an eine Bauchfellentzündung erinnert; häufigste Form ist die **Pseudoperitonitis diabetica**; Ⓔ *pseudoperitonitis, peritonism*

Schein|schie|len *nt*: ***Syn:*** *Pseudostrabismus*; durch eine Abweichung von optischer und anatomischer Augenachse vorgetäuschtes Schielen; Ⓔ *pseudostrabismus*

Schein|schwan|ger|schaft *f*: ***Syn:*** *Pseudokyesis, Pseudogravidität*; eingebildete Schwangerschaft bei starkem Kinderwunsch; Ⓔ *false pregnancy, phantom pregnancy, spurious pregnancy, pseudocyesis, pseudopregnancy, pseudogestation*

Schein|tod *m*: komatöser Zustand mit kaum oder nicht nachweisbaren Lebenszeichen; Ⓔ *suspended animation*

Schein|zwit|ter|tum *nt*: ***Syn:*** *Pseudohermaphroditismus, Pseudohermaphrodismus, falscher Hermaphroditismus, Hermaphroditismus spurius*; Form der Intersexualität, bei der eine Differenz zwischen chromosomalem und gonadalem Geschlecht sowie äußeren Genitalen und sekundären Geschlechtsmerkmalen vorliegt; Ⓔ *false hermaphroditism, spurious hermaphroditism, pseudohermaphroditism, pseudohermaphrodism*

Schei|tel|bein *nt*: Os parietale; Ⓔ *parietal bone, parietal, bregmatic bone*

Schei|tel|la|ge *f*: Einstellungsanomalie, bei der die Scheitelgegend führt; Ⓔ *vertex presentation*

S

Schei|tel|naht *f.*: *Syn:* *Pfeilnaht, Sutura sagittalis*; Naht zwischen den beiden Scheitelbeinen; Ⓔ *sagittal suture, jugal suture, biparietal suture, longitudinal suture*

Schellong-Test *m*: Kreislauffunktionstest durch Messen von Puls und Blutdruck im Liegen und Stehen; Ⓔ *Schellong test*

Schen|kel|block *m*: Störung der Erregungsleitung im rechten [**Rechtsschenkelblock**] oder linken [**Linksschenkelblock**] Schenkel der Tawara*-Schenkel; Ⓔ *bundle-branch block, bundle-branch heart block, interventricular block, interventricular heart block*

Schen|kel|bruch *m*: **1.** →*Schenkelhernie* **2.** →*Oberschenkelfraktur*

Schen|kel|drei|eck *nt*: *Syn:* *Scarpa-Dreieck, Trigonum femorale*; dreiseitige Grube, die vom Leistenband und den Musculi sartorius und adductor longus begrenzt wird; Ⓔ *subinguinal triangle, femoral triangle, femoral trigone, Scarpa's trigone, Scarpa's triangle*

Schen|kel|hals *m*: *Syn:* *Oberschenkelhals, Collum femoris*; Abschnitt des Oberschenkelknochens zwischen Schaft und Kopf; Ⓔ *neck of femur, neck of thigh bone, femoral neck*

Schen|kel|hals|bruch *m*: →*Schenkelhalsfraktur*

Schen|kel|hals|frak|tur *f*: *Syn:* *Femurhalsfraktur, Schenkelhalsbruch*; Femurfraktur* im Bereich des Oberschenkelhalses; je nach Lage unterscheidet man **intertrochantäre Schenkelhalsfraktur, mediale** bzw. **subkapitale Schenkelhalsfraktur** und **laterale Schenkelhalsfraktur**; Ⓔ *femoral neck fracture, fractured neck of femur*

Schen|kel|her|nie *f*: *Syn:* *Schenkelbruch, Merozele, Hernia femoralis/cruralis*; Eingeweidehernie mit der Lacuna* vasorum als Bruchpforte; Ⓔ *crural hernia, femoral hernia, merocele, enteromerocele, femorocele*

Schen|kel|ka|nal *m*: *Syn:* *Canalis femoralis*; Kanal zwischen Anulus femoralis und Hiatus saphenus; Bruchpforte der Schenkelhernien; Ⓔ *adductor canal, crural canal of Henle, Hunter's canal, subarterial canal, canal of Henle*

Schen|kel|ring *m*: *Syn:* *Anulus femoralis*; Eingang in den Canalis* femoralis in der Lacuna* vasorum retroinguinalis; Ⓔ *femoral ring*

Schen|kel|schall *m*: gedämpfter Klopfschall bei der Perkussion*; Ⓔ *dull percussion note*

Sche|ren|biss *m*: *Syn:* *Überbiss, Psalidodontie*; normale Bissform, bei der die oberen Schneidezähne über die unteren ragen; Ⓔ *scissors bite, scissors-bite*

Scheuermann-Krankheit *f*: *Syn:* *Osteochondritis deformans juvenilis, Morbus Scheuermann, Adoleszentenkyphose, Osteochondrosis deformans juvenilis*; sich in der Adoleszenz [11.–18. Lebensjahr] manifestierende, zur Ausbildung eines Rundrückens führende Erkrankung der Wirbelsäule unklarer Ätiologie; Ⓔ *Scheuermann's disease, Scheuermann's kyphosis, vertebral epiphysitis, juvenile kyphosis*

Scheuthauer-Marie-Sainton-Syndrom *nt*: →*Scheuthauer-Marie-Syndrom*

Scheuthauer-Marie-Syndrom *nt*: *Syn:* *kleidokraniale Dysplasie, Dysplasia cleidocranialis, Scheuthauer-Marie-Sainton-Syndrom, Dysostosis cleidocranialis*; autosomal-dominantes Syndrom mit Fehlbildung des Schlüsselbeins [Hypoplasie* oder Aplasie*] und des Schädels [vorspringender Stirnhöcker, Sattelnase, kleiner Unterkiefer], kombiniert mit sonstigen Skelettfehlbildungen [Hypoplasie* von Beckenschaufel, Sitzbein und Schambein]; Ⓔ *craniocleidodysostosis, cleidocranial dysostosis, cleidocranial dysplasia, clidocranial dysostosis*

Schicht|auf|nah|me|ver|fah|ren *f*: →*Schichtröntgen*

Schicht|bild *nt*: Tomogramm*; Ⓔ *tomogram*

Schicht|rönt|gen *nt*: *Syn:* *Tomografie, Planigrafie, Stratigrafie, Schichtaufnahmeverfahren*; Anfertigung von Schichtröntgenaufnahmen; Ⓔ *sectional roentgenography, tomography, laminography, laminagraphy, planigraphy, planography, stratigraph*

Schicht|star *m*: *Syn:* *Cataracta zonularis*; Trübung der tiefen Linsenrinde; Ⓔ *lamellar cataract, zonular cataract*

Schicht|szin|ti|gra|fie, -gra|phie *f*: *Syn:* *Emissionscomputertomografie*; computergesteuerte Szintigrafie* zur Gewinnung von Schichtaufnahmen; Ⓔ *emission computed tomography*

Schick-Test *m*: Intrakutantest mit **Schick-Testtoxin** zum Nachweis von Antikörpern gegen Diphtherietoxin; Ⓔ *Schick's method, Schick's test*

Schick-Testtoxin *nt*: *s.u. Schick-Test*; Ⓔ *Schick test toxin, diagnostic diphtheria toxin, diphtheria toxin for Schick test*

Schief|hals *m*: *Syn:* *Torticollis, Caput obstipum*; angeborene oder erworbene Schräghaltung des Kopfes mit Drehung zur Gegenseite; Ⓔ *wryneck, wry neck, stiff neck, stiffneck, torticollis, trachelocyllosis, loxia, rhaebocrania, fixed torticollis, fixed wryneck*

akuter Schiefhals: *Syn:* *Torticollis acuta*; Sonderform des lokalen Zervikalsyndroms, die von Fehlhaltung und Bewegungseinschränkung gekennzeichnet ist; Ⓔ *acute torticollis*

muskulärer Schiefhals: *Syn:* *Torticollis muscularis*; meist schon bei der Geburt vorhandener Schiefhals durch eine einseitige Verkürzung des Musculus* sternocleidomastoideus; selten auch nach traumatischer Schädigung; Ⓔ *muscular torticollis*

okulärer Schiefhals: *Syn:* *Torticollis opticus*; Schiefhals bei Kompensation einer Parese des Musculus* obliquus superior bulbi; Ⓔ *ocular torticollis*

ossärer Schiefhals: *Syn:* *Torticollis osseus*; sich langsam entwickelnder Schiefhals bei angeborenen Fehlbildungen der Halswirbel oder nach traumatischer Schädigung; Ⓔ *osseous torticollis*

otogener Schiefhals: *Syn:* *Torticollis acusticus*; sich langsam entwickelnder Schiefhals bei einseitiger Schwerhörigkeit; aus der habituellen Fehlhaltung entwickelt sich langfristig eine fixierte Schiefhaltung; Ⓔ *otogenic torticollis*

Schief|köp|fig|keit *f*: *Syn:* *Plagiozephalie*; durch einen vorzeitigen Verschluss der Kranznaht verursachte Schädelform; Ⓔ *plagiocephaly, plagiocephalism*

Schie|len *nt*: →*Strabismus*

Schiel|mes|ser *m*: *Syn:* *Deviometer*; Gerät zur Bestimmung des Schielwinkels; Ⓔ *deviometer*

Schiel|o|pe|ra|ti|on *f*: →*Strabismotomie*

Schiel|win|kel *m*: *Syn:* *Deviationswinkel*; Winkel zwischen den Sehlinien von gesundem und schielendem Auge bei Fernblick; Ⓔ *squint angle, squint deviation, angle of strabismus*

Schien|bein *nt*: Tibia; Ⓔ *shin, shinbone, shin bone, shank bone, tibia, cnemis, anticnemion*

Schienbein-Wadenbein-Gelenk *nt*: *Syn:* *oberes Tibiofibulargelenk, Articulatio tibiofibularis*; straffes Gelenk zwischen Wadenbein(köpfchen) und Schienbein; Ⓔ *tibiofibular joint, tibiofibular articulation, superior tibiofibular joint, superior tibiofibular articulation*

Schieß|schei|ben|zel|len *pl*: *Syn:* *Targetzellen, Kokardenzellen*; dünne hypochrome Erythrozyten, die im Mikroskop einer Zielscheibe ähneln; Ⓔ *target erythrocytes, target cells, Mexican hat cells*

Schild|drü|se *f*: *Syn:* *Thyroidea, Thyreoidea, Glandula thyroidea*; aus zwei Seitenlappen und einem sie verbindenden Isthmus bestehende endokrine Drüse, die unterhalb des Kehlkopfes auf der Luftröhre liegt; die Schilddrüsenhormone Thyroxin* und Triiodthyronin* spielen eine wichtige Rolle in der Stoffwechselregulation; Ⓔ *thyroidea, thyroid, thyroid gland*

Schild|drü|sen|a|de|nom *nt*: von der Schilddrüse ausge-

S

hender gutartiger Tumor; Ⓔ *thyroid adenoma*

oxyphiles Schilddrüsenadenom: ***Syn:*** *Hürthle-Tumor, Hürthle-Struma, Hürthle-Zelladenom*; von den **Hürthle-Zellen** ausgehender Schilddrüsentumor, der nur selten maligne entartet; Ⓔ *oxyphil cell tumor, Hürthle cell adenoma, Hürthle cell tumor, oncocytoma, pyknocytoma*

Schild|drü|sen|an|ti|kör|per *m*: ***Syn:*** *Antischilddrüsenantikörper*; Antikörper* gegen Schilddrüsengewebe; Ⓔ *antithyroid antibody, thyroid antibody*

Schild|drü|sen|a|pla|sie *f*: angeborenes Fehlen der Schilddrüse; Ⓔ *thyroaplasia*

Schild|drü|sen|ent|zün|dung *f*: → *Thyreoiditis*

Schild|drü|sen|fol|li|kel *pl*: ***Syn:*** *Folliculi glandulae thyroideae*; Speicherfollikel der Schilddrüse; Ⓔ *thyroid follicles, follicles of thyroid gland*

Schild|drü|sen|hor|mo|ne *pl*: Oberbegriff für Thyroxin*, Triiodthyronin* und Calcitonin*; Ⓔ *thyroid hormones*

Schild|drü|sen|hy|per|pla|sie *f*: Vermehrung von Schilddrüsenzellen mit lokaler [Schilddrüsenadenom*] oder genereller Vergrößerung [Struma*] der Schilddrüse; Ⓔ *thyroid hyperplasia*

Schild|drü|sen|isth|mus *m*: ***Syn:*** *Isthmus glandulae thyroideae*; die beiden Schilddrüsenlappen verbindende Gewebsbrücke vor der Luftröhre; Ⓔ *isthmus of thyroid (gland)*

Schild|drü|sen|kar|zi|nom *nt*: bösartiger Tumor der Schilddrüse; Ⓔ *thyroid malignant disease, malignant goiter, thyroid carcinoma*

medulläres Schilddrüsenkarzinom: ***Syn:*** *C-Zellen-Karzinom*; von den C-Zellen ausgehender bösartiger Tumor; Ⓔ *medullary thyroid carcinoma*

Schild|drü|sen|kno|ten *m*: sicht- oder tastbare knotige Veränderung der Schilddrüse, die sich im Schilddrüsenszintigramm als kalter oder heißer Knoten darstellt; Ⓔ *thyroid nodule*

heißer Schilddrüsenknoten: ***Syn:*** *heißer Knoten*; Struktur, die im Schilddrüsenszintigramm vermehrt Radioaktivität speichert; Ⓔ *hot thyroid nodule*

kalter Schilddrüsenknoten: ***Syn:*** *kalter Knoten*; Struktur, die im Schilddrüsenszintigramm keine Radioaktivität speichert; Ⓔ *cold thyroid nodule*

Schild|drü|sen|szin|ti|gra|fie, -gra|phie *f*: Szintigrafie* der Schilddrüse nach Injektion von ^{123}I oder ^{99m}Tc; Ⓔ *thyroid scan*

Schild|drü|sen|szin|ti|gramm *nt*: bei der Schilddrüsenszintigrafie* erhaltene Aufnahme; Ⓔ *thyroid scan*

Schild|drü|sen|ü|ber|funk|ti|on *f*: ***Syn:*** *Hyperthyreose, Hyperthyreoidismus, Hyperthyreoidie*; Überfunktion der Schilddrüse mit gesteigerter Bildung und Abgabe von Schilddrüsenhormonen [Triiodthyronin*, Thyroxin*] in den Blutkreislauf; klinisch auffällig sind psychomotorische Unruhe, Augensymptome [Exophthalmus*], Hyperhidose, Durchfälle, Heißhunger, Gewichtsverlust, Haarausfall und Muskelschwäche; Ⓔ *thyroid overactivity, thyrotoxicosis, thyrointoxication, thyrotoxemia, hyperthyroidism, hyperthyrea, hyperthyreosis, hyperthyroidosis*

Schild|drü|sen|un|ter|funk|ti|on *f*: ***Syn:*** *Hypothyreose, Hypothyroidismus, Hypothyreoidismus*; Unterfunktion der Schilddrüse mit verminderter Bildung und Abgabe von Schilddrüsenhormonen [Triiodthyronin*, Thyroxin*] in den Blutkreislauf, mit oder ohne Struma*; klinisch auffällig sind Apathie und Antriebslosigkeit, Hypothermie* mit Kälteempfindlichkeit, diffuses und zirkumskriptes Myxödem*, struppiges Haar, Hypotension* und Bradykardie*; bei **angeborener Hypothyreose** kommt es zur Ausbildung eines Kretinismus*; Ⓔ *hypothyroidism, hypothyrea, hypothyreosis, hypothyroidea, hypothyrosis*

Schilder-Krankheit *f*: ***Syn:*** *diffuse Zerebralsklerose Schilder, Encephalitis periaxialis diffusa*; im Kindes- oder Jugendalter auftretende, chronisch-progrediente Enzephalitis mit Demyelinisation* und Sklerose; Ⓔ *diffuse inflammatory sclerosis of Schilder, Schilder's disease, Flatau-Schilder disease, Schilder's encephalitis, diffuse periaxial encephalitis, progressive subcortical encephalopathy, diffuse sclerosis*

Schild|knor|pel *m*: Cartilago* thyroidea; Ⓔ *thyroid cartilage, scutiform cartilage*

Schild|ze|cken *pl*: ***Syn:*** *Haftzecken, Ixodidae*; blutsaugende Zecken von Vögeln, Säugetieren und Menschen, deren Körper mit chitinhaltigen Schilden bedeckt ist; Ⓔ *hard ticks, hard-bodied ticks, Ixodidae*

Schiller-Addison-Syndrom *nt*: ***Syn:*** *Fanconi-Prader-Syndrom, Siemerling-Creutzfeld-Syndrom, Adrenoleukodystrophie*; X-chromosomal-rezessive Erkrankung mit Atrophie der Nebennierenrinde und herdförmiger Entmarkung im Gehirn; Ⓔ *adrenoleukodystrophy*

Schilling-Halbmond *m*: ***Syn:*** *Achromoretikulozyt, Achromozyt, Halbmondkörper*; bei Anämien vorkommender, halbmondförmiger Zellschatten; Ⓔ *achromocyte, Ponfick's shadow, crescent body, selenoid body*

Schilling-Zählkammer *f*: Zählkammer für rote und weiße Blutkörperchen; Ⓔ *Schilling's counting chamber*

Schin|ken|milz *f*: Bezeichnung für eine durch Amyloidablagerung veränderte Milz; Ⓔ *bacon spleen*

Schiötz-Tonometer *nt*: Instrument zur Messung des Augeninnendrucks durch Aufsetzen auf die Hornhaut; Ⓔ *Schiötz tonometer*

Schip|per|krank|heit *f*: Ermüdungsbruch von Dornfortsätzen der Wirbel bei chronischer Überbelastung; Ⓔ *clay-shoveller's fracture*

Schirmer-Test *m*: Prüfung der Tränensekretion durch Einlegen eines Filterpapierstreifens hinter die Unterlidkante; Ⓔ *Schirmer's test*

-schisis *suf.*: Wortelement mit der Bedeutung „Spalte/Spaltung"; Ⓔ *-schisis*

Schist-, schist- *präf.*: → *Schisto-*

Schisto-, schisto- *präf.*: Wortelement mit der Bedeutung „gespalten/Spaltung"; Ⓔ *split, cleft, schist(o)-, schiz(o)-*

Schis|to|coe|lia *f*: angeborene Bauchspalte; Ⓔ *schistocoelia, schistocelia*

Schis|to|glos|sia *f*: angeborene Zungenspalte; Ⓔ *schistoglossia*

Schis|to|kor|mie *f*: ***Syn:*** *Schistosomie*; angeborene Rumpfspalte; Ⓔ *schistocormia, schistosomia*

Schis|to|mel|lie *f*: ***Syn:*** *Schistomelia*; angeborene Gliedmaßenspalte; Ⓔ *schistomelia*

Schis|to|pros|o|pie *f*: ***Syn:*** *Schizoprosopie*; angeborene Gesichtsspalte; Ⓔ *schistoprosopia, schizoprosopia*

Schis|to|so|ma *nt, pl* **-malta**: ***Syn:*** *Pärchenegel, Bilharzia*; in den Tropen und Subtropen vorkommende Gattung von Saugwürmern; Erreger der Bilharziose*; Ⓔ *blood fluke, schistosome, bilharzia worm, Schistosoma, Schistosomum, Bilharzia*

Schistosoma haematobium: ***Syn:*** *Blasenpärchenegel*; Erreger der Blasenbilharziose [Schistosomiasis* uro-

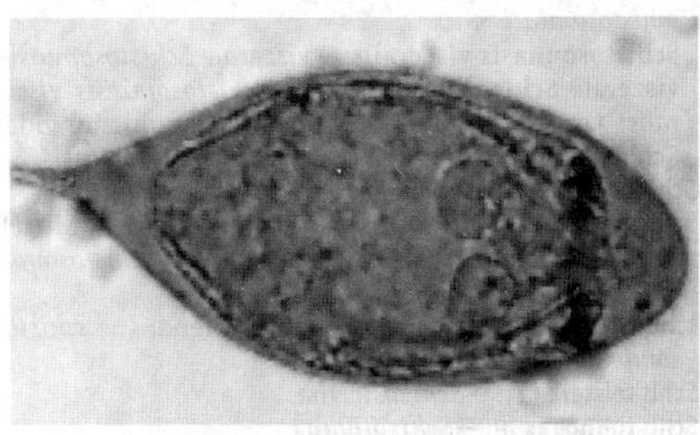

Abb. 83. Schistosoma haematobium. Ei im Urin

S

genitalis]; Ⓔ *vesicular blood fluke, Schistosoma haematobium*

Schistosoma intercalatum: *Syn: Darmpärchenegel*; Erreger einer Darm- und Leberschistosomiasis in Afrika; Ⓔ *Schistosoma intercalatum*

Schistosoma japonicum: *Syn: japanischer Pärchenegel*; Erreger der Schistosomiasis* japonica; Ⓔ *Japanese blood fluke, oriental blood fluke, Schistosoma japonicum*

Schistosoma mansoni: Erreger der Schistosomiasis* mansoni; Ⓔ *Manson's blood fluke, Schistosoma mansoni*

Schis|to|so|men|der|ma|ti|tis *f, pl* **-ti|ti|den**: *Syn: Schwimmbadkrätze, Badekrätze, Weiherhippel, Badedermatitis, Zerkariendermatitis*; durch Zerkarien hervorgerufene Dermatitis* mit Juckreiz und Quaddelbildung; Ⓔ *cutaneous schistosomiasis, swimmer's itch, swimmer's dermatitis, cercarial dermatitis, schistosome dermatitis, clam digger's itch*

Schis|to|so|mi|a|sis *f, pl* **-ses**: *Syn: Bilharziose*; tropische Infektionskrankheit durch Pärchenegel [**Schistosoma**]; Ⓔ *snail fever, hemic distomiasis, bilharziasis, bilharziosis, schistosomiasis*

hepatolienale Schistosomiasis: chronische Form der Schistosomiasis japonica und Schistosomiasis mansoni mit Leberbeteiligung; führt zu Pfortaderfibrose und portaler Hypertension*; Ⓔ *hepatic schistosomiasis*

Schistosomiasis intestinalis: →*Schistosomiasis mansoni*

japanische Schistosomiasis: →*Schistosomiasis japonica*

Schistosomiasis japonica: *Syn: japanische Schistosomiasis/Bilharziose*; durch **Schistosoma japonicum** verursachte Bilharziose, die vorwiegend Lunge, Leber, Darm, Milz oder Gehirn befällt; Ⓔ *schistosomiasis japonica, Japanese schistosomiasis, Oriental schistosomiasis, urticarial fever, Yangtze Valley fever, Asiatic schistosomiasis, Eastern schistosomiasis, Hankow fever, Kinkiang fever, kabure*

Schistosomiasis mansoni: *Syn: Manson-Bilharziose, Manson-Krankheit*; durch **Schistosoma mansoni** hervorgerufene Darmschistosomiasis mit Leber- und Milzvergrößerung sowie Aszites; Ⓔ *Manson's disease, Manson's schistosomiasis, intestinal bilharziasis, intestinal schistosomiasis*

Schistosomiasis pulmonalis: *Syn: Lungenbilharziose*; seltene, mit unspezifischen Symptomen verlaufende Infektion durch Schistosoma* mansoni; in Ausnahmefällen kommt es zu Nekrose* und Zeichen einer pulmonalen Hypertension*; Ⓔ *pulmonary schistosomiasis*

urogenitale Schistosomiasis: →*Schistosomiasis urogenitalis*

Schistosomiasis urogenitalis: *Syn: Blasenbilharziose, Harnblasenbilharziose, ägyptische Hämaturie/Bilharziose, Urogenitalschistosomiasis, Urogenitalbilharziose, urogenitale Schistosomiasis*; durch Blasenpärchenegel hervorgerufene chronische Infektion der Blase und anderer Beckenorgane; Ⓔ *endemic hematuria, urinary schistosomiasis, genitourinary schistosomiasis, vesical schistosomiasis*

Schistosomiasis visceralis: →*viszerale Schistosomiasis*

viszerale Schistosomiasis: *Syn: Schistosomiasis visceralis*; Organbefall mit **Schistosoma japonicum** oder **Schistosoma mansoni**; Ⓔ *visceral schistosomiasis*

Schis|to|so|mie *f*: →*Schistokormie*

Schis|to|so|mi|zid *nt*: schistosomenabtötendes Mittel, Schistosomenmittel; Ⓔ *schistosomicide, schistosomacide*

schis|to|so|mi|zid *adj*: schistosomenabtötend; Ⓔ *schistosomicidal, schistosomacidal*

Schis|to|ster|nia *f*: →*Schizosternia*

Schis|to|tho|rax *m*: →*Schizothorax*

Schis|to|ze|phal|us *m*: *Syn: Schizozephalus*; Fetus mit angeborenem Spaltschädel; Ⓔ *schistocephalus*

Schis|to|zys|tis *f*: angeborene Blasenspalte; Ⓔ *schistocystis*

Schis|to|zyt *m*: *Syn: Schizozyt*; kugelförmiger, deformierter Erythrozyt bei mechanischer Schädigung [künstliche Herzklappen], Anämie und Hämolyse; Ⓔ *helmet cell, schistocyte, schizocyte*

Schis|to|zy|to|se *f*: *Syn: Schizozytose*; Vorkommen von Schistozyten im Blut; Ⓔ *schistocytosis, schizocytosis*

Schiz-, schiz- *präf.*: →*Schizo-*

Schiz|en|ze|pha|lie *f*: Porenzephalie* mit Spaltenbildung; Ⓔ *schizencephaly*

Schizo-, schizo- *präf.*: Wortelement mit der Bedeutung „gespalten/Spaltung"; Ⓔ *split, cleft, schist(o)-, schiz(o)-*

Schi|zo|go|nie *f*: (*biolog.*) Zerfallsteilung; Ⓔ *schizogony, agamocytogeny*

Schi|zo|gy|rie *f*: Gehirnfehlbildung mit Spaltenbildung der Gehirnwindungen; Ⓔ *schizogyria*

schi|zo|id *adj*: schizophrenieähnlich; Ⓔ *schizophrenia-like, schizoid, schizophreniform*

Schi|zo|my|ce|tes *pl*: →*Spaltpilze*

Schi|zo|my|ze|ten *pl*: →*Spaltpilze*

Schi|zo|o|ny|chie *f*: Aufsplitterung der Nagelenden; Ⓔ *schizonychia*

schi|zo|phren *adj*: Schizophrenie betreffend, von ihr betroffen oder gekennzeichnet, durch sie bedingt; Ⓔ *relating to or characterized by schizophrenia, schizophrenic*

Schi|zo|phre|nie *f*: *Syn: Schizophrenia, Spaltungsirresein*; Oberbegriff für endogene Psychosen, die durch ein Nebeneinander von gesunden und veränderten Verhaltensweisen gekennzeichnet sind; Ⓔ *schizophrenia, parergasia*

hebephrene Schizophrenie: *Syn: Hebephrenie*; meist schon im Jugendalter beginnende, zu hochgradiger Persönlichkeitszerstörung führende Schizophrenieform; Ⓔ *disorganized schizophrenia, hebephrenic schizophrenia, hebephrenia*

katatone Schizophrenie: *Syn: Katatonie*; psychische Erkrankung, bei der Störungen der Willkürmotorik im Vordergrund stehen; Ⓔ *catatonic schizophrenia, catatonia*

latente Schizophrenie: *Syn: Borderline-Psychose, Borderline-Schizophrenie*; nicht eindeutig definierte Schizophrenieform mit sowohl psychotischer als auch neurotischer Symptomatik; Ⓔ *latent schizophrenia, borderline schizophrenia, prepsychotic schizophrenia*

pseudoneurotische Schizophrenie: *Syn: Schizose*; psychotische Erkrankung mit einer Mischung von neurotischen und psychotischen Symptome; entwickelt sich nicht zu einer Schizophrenie; Ⓔ *pseudoneurotic schizophrenia*

Schi|zo|pros|o|pie *f*: →*Schistoprosopie*

Schi|zo|se *f*: *Syn: pseudoneurotische Schizophrenie*; psychotische Erkrankung mit einer Mischung von neurotischen und psychotischen Symptome; entwickelt sich nicht zu einer Schizophrenie; Ⓔ *pseudoneurotic schizophrenia*

Schi|zo|ster|nia *f*: *Syn: Schistosternia*; Brustbeinspalte; Ⓔ *schistosternia, schistothorax*

Schi|zo|tho|rax *m*: *Syn: Schistothorax*; Brustkorbspalte; Ⓔ *schistosternia, schistothorax*

Schi|zo|tri|chie *f*: *Syn: Schizotrichia*; Aufspaltung/Aufsplitterung der Haare; Ⓔ *schizotrichia*

Schi|zo|try|pa|num cru|zi *nt*: →*Trypanosoma cruzi*

Schi|zo|ze|phal|us *m*: →*Schistozephalus*

Schi|zo|zyt *m*: →*Schistozyt*

Schi|zo|zy|to|se *f*: →*Schistozytose*

Schlach|ter|tu|ber|ku|lo|se *f*: *Syn: Wilk-Krankheit, warzige Tuberkulose der Haut, Leichentuberkel, Tuberculosis cutis verrucosa, Verruca necrogenica, Tuberculum anatomicum*; meist als Berufskrankheit auftretende, postprimäre Tuberkulose* mit rundlichen, indolenten, verrukösen Papeln an Fingern, Händen, Ferse oder Füßen; Ⓔ *necrogenic wart, tuberculous wart, warty tuberculosis, postmortem wart, prosector's wart, anatomical tubercle, anatomical wart*

Schlacht|haus|fie|ber *nt*: ***Syn:*** *Balkangrippe, Balkanfieber, Krimfieber, Q-Fieber*; meldepflichtige, weltweit vorkommende Infektionskrankheit durch Coxiella* burnetii; die Übertragung erfolgt durch kontaminierte Staubpartikel; Ⓔ *Q fever, nine-mile fever, query fever, Australian Q fever*

Schlaf|a|pnoe *f, pl* **-o|en**: → *Schlafapnoesyndrom*

Schlaf|a|pnoe|syn|drom *nt*: ***Syn:*** *Schlafapnoe*; anfallsweises Auftreten von verlängerten Atempausen im Schlaf; Ⓔ *sleep apnea syndrome, sleep apnea, sleep-induced apnea, sleep-induced apnea syndrome*

Schlaf, desynchronisierter *m*: → *Schlaf, paradoxer*

Schlä|fen|bein *nt*: Os temporale; Ⓔ *temporal bone, temporal*

Schlä|fen|bein|os|te|o|my|e|li|tis *f, pl* **-ti|den**: Entzündung der Diploë des Schläfenbeins/Os temporale als Komplikation einer Mittelohrentzündung oder einer Mastoiditis*; Ⓔ *osteomyelitis of temporal bone*

Schlä|fen|lap|pen|e|pi|lep|sie *f*: ***Syn:*** *Temporallappenepilepsie*; partielle Epilepsie* mit Herd im Temporallappen; Ⓔ *temporal lobe epilepsy*

Schlä|fen|pol *m*: ***Syn:*** *Polus temporalis*; oberer Pol einer Großhirnhemisphäre; Ⓔ *temporal pole of a cerebral hemisphere*

Schlaf|e|pi|lep|sie *f*: ***Syn:*** *Epilepsia nocturna*; nur im Schlaf auftretende Epilepsieform; Ⓔ *sleep epilepsy*

Schlaff|haut *f*: ***Syn:*** *Fallhaut, Cutis-laxa-Syndrom, generalisierte Elastolyse, Zuviel-Haut-Syndrom, Dermatochalasis, Dermatolysis, Dermatomegalie, Chalazodermie, Chalodermie*; inhomogene Krankheitsgruppe, die durch von der Unterlage abhebbare, schlaffe, in Falten hängende Haut gekennzeichnet ist; Ⓔ *lax skin, loose skin, pachydermatocele, chalastodermia, chalazodermia, cutis laxa, dermatochalasis, dermatochalazia, dermatolysis, dermatomegaly, dermolysis, generalized elastolysis*

Schlaf|krank|heit *f*: durch Trypanosoma*-Species verursachte Infektionskrankheit; Ⓔ *sleeping sickness*

afrikanische Schlafkrankheit: ***Syn:*** *afrikanische Trypanosomiasis*; durch Tsetsefliegen übertragene Infektionskrankheit durch **Trypanosoma gambiense** oder **rhodesiense**, die unbehandelt zum Tode führt; Ⓔ *African trypanosomiasis, African sleeping sickness*

europäische Schlafkrankheit: ***Syn:*** *von Economo-Krankheit, Economo-Krankheit, von Economo-Enzephalitis, Economo-Enzephalitis, Encephalitis epidemica/lethargica*; epidemische Enzephalitis* vermutlich viraler Genese, die primär zwischen 1915 und 1925 in Europa auftrat; Ⓔ *Economo's disease, von Economo's disease, Economo's encephalitis, von Economo's encephalitis, epidemic encephalitis, lethargic encephalitis, Vienna encephalitis*

ostafrikanische Schlafkrankheit: ***Syn:*** *ostafrikanische Trypanosomiasis*; durch **Trypanosoma brucei rhodesiense** verursachte Variante, die akuter verläuft als die westafrikanische Schlafkrankheit; Ⓔ *East African sleeping sickness*

westafrikanische Schlafkrankheit: ***Syn:*** *westafrikanische Trypanosomiasis*; Trypanosomiasis* durch **Trypanosoma brucei gambiense**; verläuft langsamer als die ostafrikanische Variante; Ⓔ *West African sleeping sickness*

Schlaf, paradoxer *m*: ***Syn:*** *Traumschlaf, desynchronisierter Schlaf, REM-Schlaf*; Schlafphase mit raschen, ruckartigen Augenbewegungen; Ⓔ *dreaming sleep, REM sleep, active sleep, desynchronized sleep, fast wave sleep, FW sleep, paradoxical sleep, rapid eye movement sleep, rapid eye movement state*

Schlag|a|der *f*: → *Arteria*

Schlag|an|fall *m*: ***Syn:*** *Gehirnschlag, apoplektischer Insult, Apoplexie, Apoplexia cerebri*; durch eine akute Ischämie* oder Hirnblutung verursachte zentrale Ausfallssymptomatik; je nach Schwere und Dauer der Symptome unterscheidet man: **1. transitorische ischämische Attacke** [TIA] mit Rückbildung der Symptome innerhalb von 24 Stunden **2. prolongiertes reversibles ischämisches neurologisches Defizit** [PRIND] bzw. **reversibles ischämisches neurologisches Defizit** [RIND] mit vollständig reversibler Symptomatik, die länger als 24 Stunden anhält **3. partiell reversible ischämische neurologische Symptomatik** [PRINS], die sich langsam entwickelt und nicht oder nur teilweise reversibel ist **4. persistierender Hirninfarkt** mit bleibenden neurologischen Schäden; Ⓔ *cerebrovascular accident, cerebral apoplexy, encephalorrhagia, stroke syndrome, cerebral crisis, apoplexy, apoplexia, apoplectic fit, apoplectic stroke*

Schlag|vo|lu|men *nt*: ***Syn:*** *Herzschlagvolumen*; das pro Herzschlag ausgestoßene Blutvolumen; Ⓔ *stroke volume, systolic discharge*

Schlamm|fie|ber *nt*: ***Syn:*** *Feldfieber, Erntefieber, Sumpffieber, Erbsenpflückerkrankheit, Leptospirosis grippotyphosa*; epidemisch auftretende anikterische Leptospirose*; verläuft meist als hochfieberhafte grippeähnliche Erkrankung; am häufigsten ist die durch Leptospira* grippotyphosa hervorgerufene Form; Ⓔ *mud fever, marsh fever, autumn fever, field fever, swamp fever, slime fever, seven-day fever*

Schlatter-Osgood-Syndrom *nt*: ***Syn:*** *Osgood-Schlatter-Syndrom, Schlatter-Osgood-Krankheit, Apophysitis tibialis adolescentium*; ein- oder beidseitige aseptische Nekrose der Tibiaapophyse im Wachstumsalter; Ⓔ *Schlatter's disease, Schlatter's sprain, Osgood-Schlatter disease, Schlatter-Osgood disease, rugby knee, apophyseopathy*

Schlauch|pil|ze *pl*: ***Syn:*** *Askomyzeten, Ascomycetes, Ascomycotina*; zu den echten Pilzen gehörende größte Klasse der Pilze; vermehrt sich sexuell [Askosporen*] und asexuell [Konidiosporen*]; Ⓔ *sac fungi, Ascomycetes, Ascomycetae, Ascomycotina*

Schlauch|wür|mer *pl*: ***Syn:*** *Rundwürmer, Nemathelminthes, Aschelminthes*; zu den Fadenwürmern zählende Parasiten; zu ihnen gehören u.a. die Klassen Nematodes* und Acanthocephala*; Ⓔ *Nemathelminthes, Aschelminthes*

Schlei|fen|di|u|re|ti|kum *nt, pl* **-ka**: Diuretikum, das die Rückresorption von Wasser in den Henle-Schleifen hemmt; Ⓔ *loop diuretic, high-ceiling diuretic*

Schleim *m*: ***Syn:*** *Mucus*; von den Schleimdrüsen gebildetes zähflüssiges Sekret; Ⓔ *mucus, phlegm*

Schleim|beu|tel *m*: Bursa* synovialis; Ⓔ *bursa, mucous bursa, synovial bursa*

Schleim|beu|tel|ent|zün|dung *f*: → *Bursitis*

Schleim|drü|se *f*: ***Syn:*** *muköse Drüse, muzinöse Drüse, Glandula mucosa*; schleimbildende Drüse; Ⓔ *mucous gland, muciparous gland*

Schleim|drü|sen|ent|zün|dung *f*: → *Myxadenitis*

Schleim|fluss *m*: → *Myxorrhoe*

Schleim|haut *f*: ***Syn:*** *Mukosa, Tunica mucosa*; Auskleidung der Hohlorgane und des Magen-Darm-Traktes; Ⓔ *mucous membrane, mucous tunic, mucous coat, mucosa*

Schleim|haut|an|äs|the|sie *f*: Lokalanästhesie* der Schleimhaut; Ⓔ *mucosal anesthesia*

Schleim|haut|ei|te|rung, chro|ni|sche *f*: ***Syn:*** *chronische Mittelohrentzündung, Otitis media chronica*; primär chronische Entzündung der Mittelohrschleimhaut, die protrahiert, aber komplikationslos verläuft; Ⓔ *chronic otitis media*

S

Schleim|haut|ent|zün|dung *f*: →*Mukositis*
Schleim|haut|ge|schwüre, tu|ber|ku|löse *pl*: →*Schleimhauttuberkulose, ulzeröse*
Schleim|haut|kan|di|do|se *f*: Pilzinfektion der Schleimhaut durch **Candida**-Arten; Ⓔ *mucosal candidosis, candidosis of mucous membrane*
Schleim|haut|pem|phi|go|id, be|nig|nes *nt*: *Syn: vernarbendes Pemphigoid, okulärer Pemphigus, Dermatitis pemphigoides mucocutanea chronica*; chronisches, vernarbendes Pemphigoid* der Haut und Schleimhaut; Ⓔ *ocular pemphigoid, benign mucosal pemphigoid, benign mucous membrane pemphigoid, cicatricial pemphigoid*
Schleim|haut|tu|ber|ku|lo|se, ul|ze|rö|se *f*. *Syn: tuberkulöse Schleimhautgeschwüre, Tuberculosis cutis orificialis, Tuberculosis miliaris ulcerosa mucosae et cutis*; v.a. Mundhöhle und Lippen, aber auch Anus und Harnröhrenöffnung betreffende schmerzhafte Schleimhautgeschwüre bei autogener Reinfektion; Ⓔ *orificial tuberculosis*
Schleim|kar|zi|nom *nt*: →*Schleimkrebs*
Schleim|ko|lik *f*: Dickdarmkolik mit Schleimabgang; Ⓔ *mucous colitis*
Schleim|kör|per|chen *pl*: aus Epithelzellen und Leukozyten bestehende Körperchen im schleimigen Sekret bei Bronchitis*; Ⓔ *mucous corpuscles*
Schleim|krebs *m*: *Syn: Gallertkrebs, Schleimkarzinom, Kolloidkrebs, Kolloidkarzinom, Carcinoma colloides/gelatinosum/mucoides/mucosum*; schleimproduzierendes Adenokarzinom*, meist mit Siegelringzellen; Ⓔ *mucinous cancer, mucous cancer, mucinous carcinoma, mucous carcinoma, mucinous adenocarcinoma, gelatiniform cancer, gelatinous cancer, gelatiniform carcinoma, gelatinous carcinoma, colloid cancer, colloid carcinoma*
Schleim|pil|ze *pl*: →*Myxomyzeten*
Schleim|zys|te *f*: *Syn: Mukozele*; schleimgefüllte Zyste; Ⓔ *mucocele, mucous cyst*
Schlemm-Kanal *m*: *Syn: Sinus venosus sclerae*; ringförmige Vene an der Kornea-Sklera-Grenze; Abflussgefäß des Kammerwassers; Ⓔ *Schlemm's canal, Lauth's sinus, Lauth's canal, venous sinus of sclera*
Schleu|der|trau|ma *nt*: *Syn: whiplash injury, Peitschenschlagphänomen, HWS-Schleudertrauma*; Verletzung der Halswirbelsäule durch plötzliche Überstreckung und nachfolgendes Nachvorneschleudern bei Auffahrunfällen; Ⓔ *whiplash, whiplash trauma, whiplash injury*
Schlot|ter|ge|lenk *nt*: Gelenkinstabilität mit abnormer Beweglichkeit; Ⓔ *flail joint*
Schluck|angst *f*: *Syn: Phagophobie*; krankhafte Angst vor dem Schlucken; Ⓔ *irrational fear of eating, phagophobia*
Schluck|auf *m*: Singultus; Ⓔ *hiccup, hic-cough, singultus, singultation*
Schluck|imp|fung *f*: aktive Immunisierung* durch orale Aufnahme von Impfstoff; Ⓔ *oral vaccination, endovaccination*
Schlund *m*: Pharynx*; Ⓔ *pharynx, throat, gullet*
Schlund|bö|gen *pl*: *Syn: Kiemenbögen, Pharyngialbögen, Viszeralbögen, Branchialbögen*; während der Embryonalentwicklung auftretende Mesenchymwülste am Hals; Ⓔ *pharyngeal arches, branchial arches*
Schlund|en|ge *f*: *Syn: Rachenenge, Isthmus faucium*; Engstelle am Übergang von Mund- und Rachenhöhle zwischen den Gaumenbögen; Ⓔ *isthmus of fauces, oropharyngeal isthmus, pharyngo-oral isthmus*
Schlund|krampf *m*: *Syn: Pharyngismus, Glossopharyngeuskrampf*; Krampf der vom Nervus* glossopharyngeus versorgten Schlundmuskulatur; Ⓔ *pharyngismus, pharyngism, pharyngospasm*
Schlund|schnü|rer, unterer, mittlerer und oberer *m*: Musculus* constrictor pharyngis inferior, medius, superior; Ⓔ *constrictor muscles of pharynx*
Schlund|ta|schen *pl*: *Syn: Kiemengänge, Viszeralspalten, Branchialspalten, Kiemenspalten*; während der Embryonalentwicklung auftretende seitliche Ausbuchtungen am Vorderdarm des Embryos; Ⓔ *pharnygeal pouches, branchial pouches*
Schlund|ta|schen|syn|drom *nt*: →*Thymusaplasie*
Schlupf|war|ze *f*: →*Hohlwarze*
Schluss|biss *m*: *Syn: Biss*; Zusammentreffen und Ineinandergreifen der Zahnreihen bei Okklusion*; Ⓔ *terminal occlusion*
Schlüs|sel|bein *nt*: *Syn: Klavikel, Klavikula, Clavicula*; S-förmiger Knochen, der Schulterblatt und Brustbein verbindet; Ⓔ *collar bone, clavicle, clavicula*
Schlüs|sel|bein|a|pla|sie *f*: meist beidseitiges, angeborenes Fehlen des Schlüsselbeins; Ⓔ *clavicle aplasia*
Schlüs|sel|bein|ge|lenk, äu|ße|res *nt*: *Syn: Akromioklavikulargelenk, Schultereckgelenk, Articulatio acromioclavicularis*; Gelenk zwischen Acromion und Schlüsselbein; Ⓔ *acromioclavicular articulation, acromioclavicular joint, AC joint, scapuloclavicular articulation, scapuloclavicular joint*
Schlüs|sel|bein|ge|lenk, inneres *nt*: *Syn: Sternoklavikulargelenk, Articulatio sternoclavicularis*; Gelenk zwischen Schlüsselbein und Brustbein; Ⓔ *sternoclavicular articulation, sternoclavicular joint*
Schlüs|sel|bein|hy|po|pla|sie *f*. angeborene Unterentwicklung des Schlüsselbeins; Ⓔ *clavicle hypoplasia*
Schma|rot|zer *m*: *s.u. Parasit*; Ⓔ *parasite*
Schmeiß|flie|gen *pl*: *Syn: Goldfliegen, Calliphoridae*; metallisch glänzende große Fliegen, die als Myiasiserreger und Vektoren medizinische Bedeutung haben; Ⓔ *Lucilia, Calliphoridae*
Schmelz *m*: *Syn: Adamantin, Zahnschmelz, Substantia adamantina, Enamelum*; emailleartige, transparente äußere Zahnschicht; härteste Substanz des menschlichen Körpers; Ⓔ *enamel, enamelum, dental enamel, adamantine substance of tooth, adamantine layer*
Schmelz|fle|cken|krank|heit *f*. *Syn: Dentalfluorose*; durch eine langfristige erhöhte Fluorzufuhr hervorgerufene fleckige Störung der Zahnschmelzbildung; Ⓔ *dental fluorosis*
Schmelz|hy|po|pla|sie *f*. Unterentwicklung des Zahnschmelzes; Ⓔ *enamel hypoplasia, hypoplastic enamel, enamel agenesia*
Schmelz|o|ber|häut|chen *nt*: auf dem Zahnschmelz liegende dünne Haut; Ⓔ *dental cuticle, secondary cuticle*
Schmer|fluss *m*: →*Seborrhoe*
Schmerz *m*: Dolor; Ⓔ *pain*
retrosternaler Schmerz: *Syn: Retrosternalschmerz*; v.a. bei Angina* pectoris auftretender Schmerz hinter dem Brustbein; Ⓔ *substernal pain*
Schmerz|lo|sig|keit *f*. Analgesie, Analgie; Ⓔ *painlessness, analgesia, analgia, alganesthesia, indolence*
Schmerz|mit|tel *nt*: Analgetikum; Ⓔ *painkiller, antalgic, antalgesic, analgesic, analgetic*
Schmerz|un|emp|find|lich|keit *f*. Analgesie; Ⓔ *insensibility to pain, indolence, anaesthesia, analgesia, alganesthesia, anesthesia*
Schmerz|wol|lust *f*. *Syn: Algolagnie*; sexuelle Lust am Zufügen oder Erleiden von Schmerzen oder Demütigungen; Ⓔ *algolagnia*
Schmet|ter|lings|e|ry|them *nt*: schmetterlingsförmige Rötung von Nase und Wangen, z.B. bei Lupus* erythematodes; Ⓔ *butterfly rash*
Schmet|ter|lings|flech|te *f*: →*Lupus erythematodes*
Schmet|ter|lings|wir|bel *m*: angeborene Wirbelfehlbildung mit sagittaler Spaltbildung; Ⓔ *butterfly-shaped vertebra*
Schmidt-Lanterman-Einkerbungen *pl*: *Syn: Schmidt-Lanterman-Inzisuren*; regelmäßige Einkerbungen der

S

Markscheide peripherer Nerven; Ⓔ *Lanterman-Schmidt's clefts, Lantermann-Schmidt's incisures, Schmidt-Lanterman clefts, Schmidt-Lantermann incisures, Lantermann's incisures, Lanterman's clefts*

Schmie|de|star *m*: *Syn:* *Feuerstar, Glasbläserstar, Infrarotkatarakt, Infrarotstar, Wärmestar, Cataracta calorica*; durch Infrarotstrahlen hervorgerufene Linsentrübung; Ⓔ *infrared cataract, furnacemen's cataract, glassblower's cataract, glassworker's cataract, heat cataract, thermal cataract*

Schmier|blu|tung *f*: schwache genitale Blutung; Ⓔ *spotting*

Schmier|in|fek|ti|on *f*: unmittelbare Übertragung von Erregern durch direkten Kontakt; Ⓔ *indirect infection*

Schmincke-Tumor *m*: *Syn:* *lymphoepitheliales Karzinom, Lymphoepitheliom*; in Afrika und Asien auftretendes Karzinom des Nasenrachens durch das Epstein-Barr*-Virus; Ⓔ *Schmincke tumor, Regaud's tumor, lymphoepithelial tumor, lymphoepithelial carcinoma, lymphoepithelioma, lymphepithelioma*

Schmorl-Knorpelknötchen *pl*: bei der Scheuermann*-Krankheit vorkommende Einbrüche der Wirbeldeckplatte, die knorpelig umgewandelt sind; Ⓔ *Schmorl's node, Schmorl's body*

Schmutz|gin|gi|vi|tis *f, pl* **-ti|den**: *Syn:* *unspezifische Gingivitis, Gingivitis simplex*; unspezifische Zahnfleischentzündung mit Schwellung, Rötung und evtl. Blutungsneigung der Gingiva; Ⓔ *catarrhal gingivitis*

Schnapp|at|mung *f*: krampfhaftes, tiefes Nach-Luft-Schnappen; Ⓔ *gasp, gasping*

Schne|cke *f*: *Syn:* *Gehörgangsschnecke, Kochlea, Cochlea*; die aus Schneckenspindel und Schneckengang bestehende Innenohrschnecke; Teil des Hörorgans; Ⓔ *cochlea*

Schne|cken|ach|se *f*: → *Schneckenspindel*

Schne|cken|ba|sis *f*: *Syn:* *Basis cochleae*; Basis der Innenohrschnecke; Ⓔ *base of cochlea*

Schne|cken|fens|ter *nt*: *Syn:* *rundes Fenster, Fenestra cochleae*; durch die Membrana* tympanica secundaria verschlossene Öffnung zwischen Mittelohr und Innenohr; Ⓔ *cochlear window, round window, fenestra of cochlea*

Schne|cken|gang *m*: *Syn:* *Schneckenkanal, Canalis spiralis cochleae*; korkenzieherartig verlaufender Kanal, der sich gegen den Uhrzeigersinn an der Schneckenspindel* nach oben windet; wird durch die Lamina* spiralis ossea in die obere Scala* vestibuli und die untere Scala* tympani unterteilt; Ⓔ *cochlear canal*

Schne|cken|ka|nal *m*: → *Schneckengang*

Schne|cken|ka|näl|chen *nt*: *Syn:* *Canaliculus cochleae*; Kanälchen zwischen Scala* tympani und Spatium* subarachnoideum; Ⓔ *cochlear canaliculus*

Schne|cken|loch *nt*: *Syn:* *Breschet-Hiatus, Helicotrema*; Verbindung von Scala* tympani und vestibuli an der Schneckenspitze; Ⓔ *helicotrema, Breschet's hiatus, Scarpa's hiatus*

Schne|cken|spin|del *f*: *Syn:* *Schneckenachse, Modiolus (cochleae)*; knöcherne Achse der Innenohrschnecke; Ⓔ *modiolus, central columella of cochlea, central pillar of cochlea*

Schne|cken|spin|del|ka|nal *m*: *Syn:* *Rosenthal-Kanal, Canalis ganglionaris, Canalis spiralis modioli*; spiraliger Gang im Inneren der Schneckenspindel, enthält das Ganglion* spirale cochleae; Ⓔ *spiral canal of modiolus, ganglionic canal, Rosenthal's canal*

Schnee|blind|heit *f*: *Syn:* *Schneeophthalmie, Conjunctivitis nivalis*; Keratoconjunctivitis* photoelectrica durch vom Schnee reflektierte UV-Strahlung; Ⓔ *snow blindness, chionablepsia*

Schnee|oph|thal|mie *f*: → *Schneeblindheit*

Schnei|der|mus|kel *m*: → *Musculus sartorius*

Schnei|de|zahn *m*: Dens incisivus; Ⓔ *incisor, incisor tooth, incisive tooth, foretooth*

Schnitt|ent|bin|dung *f*: *Syn:* *Kaiserschnitt, Sectio, Sectio caesarea*; operative Entbindung mit Eröffnung von Bauchraum und Gebärmutter; Ⓔ *cesarean operation, cesarean section*

Schnüf|fel|sucht *f*: Substanzabhängigkeit, bei der Lösungsmittel durch die Nase eingeatmet werden; Ⓔ *sniffing*

Schnup|fen *m*: *s.u.* *Rhinitis*; Ⓔ *common cold, cold, coryza, cold in the head, acute rhinitis, acute catarrhal rhinitis*

Schnup|fen|vi|ren *pl*: *Syn:* *Common-cold-Viren, CC-Viren, Rhinoviren*; Schnupfen verursachende RNA-Viren; Ⓔ *cold viruses, common cold viruses*

Schock *m*: akutes Kreislaufversagen durch ein Missverhältnis von Durchblutung und Durchblutungsbedarf; Ⓔ *shock*

allergischer Schock: *s.u.* *Anaphylaxie*; Ⓔ *allergic shock, anaphylactic shock, anaphylaxis, systemic anaphylaxis, generalized anaphylaxis*

anaphylaktischer Schock: *s.u.* *Anaphylaxie*; Ⓔ *allergic shock, anaphylactic shock, anaphylaxis, systemic anaphylaxis, generalized anaphylaxis*

elektrischer Schock: Schock durch einen Elektrounfall; Ⓔ *electric shock, electroplexy, electroshock*

hämorrhagischer Schock: *Syn:* *Blutungsschock*; durch einen massiven Blutverlust ausgelöster Schockzustand; Ⓔ *hemorrhagic shock*

hypoglykämischer Schock: *Syn:* *hypoglykämisches Koma, Coma hypoglycaemicum*; komatöser Zustand bei Hypoglykämie*; Ⓔ *hypoglycemic shock*

hypovolämischer Schock: *Syn:* *Volumenmangelschock*; durch einen massiven Flüssigkeitsverlust nach außen oder innen ausgelöster Schock; Ⓔ *hematogenic shock, hypovolemic shock, oliguric shock, oligemic shock*

kardialer Schock: → *kardiogener Schock*

kardiogener Schock: *Syn:* *kardialer Schock*; durch eine akute Einschränkung der Auswurfleistung des Herzens bedingter Schock; Ⓔ *cardiac shock, cardiogenic shock, cardiovascular shock*

neurogener Schock: Schock durch eine Störung der neuralen Kreislaufkontrollmechanismen; Ⓔ *neurogenic shock*

osmotischer Schock: Zellzerfall durch Schwellung in einem hypotonen Medium; Ⓔ *osmotic shock*

septischer Schock: Sepsis* mit Hypotonus [systolischer Wert <90 mm Hg], Mikroperfusionsstörungen, Laktatazidose, Oligurie* und Bewusstseinsstörung; Ⓔ *septic shock*

toxischer Schock: durch Bakterientoxine ausgelöster Schock; Ⓔ *toxic shock*

Schock|lun|ge *f*: *Syn:* *adult respiratory distress syndrome*; meist im Rahmen von Sepsis, Trauma oder Schock auftretendes akutes Lungenversagen mit alveolärer Hypoventilation* und Hypoxämie*; Ⓔ *shock lung, wet lung, adult respiratory distress syndrome, posttraumatic respiratory insufficiency syndrome, pulmonary fat embolism syndrome*

Schock|nie|re *f*: akute Niereninsuffizienz durch die Minderdurchblutung im Schock; Ⓔ *shock kidney, traumashock kidney*

Schocksyndrom-Toxin-1, toxisches *nt*: *s.u.* *Schocksyndrom, toxisches*; Ⓔ *toxic shock-syndrome toxin-1, pyrogenic exotoxin C*

Schock|syn|drom, to|xi|sches *nt*: *Syn:* *Syndrom des toxischen Schocks, Toxinschocksyndrom*; akutes Schocksyndrom durch Staphylokokkentoxine [**toxisches Schocksyndrom-Toxin-1**], das nach Tamponanwendung auftrat; Ⓔ *toxic shock syndrome*

Schoenlein-Henoch-Syndrom *nt*: *Syn:* *(anaphylaktoide) Purpura Schoenlein-Henoch, rheumatoide/athrombopenische Purpura, Immunkomplexpurpura, Immun-*

komplexvaskulitis, Purpura anaphylactoides, Purpura rheumatica; durch Arznei- und Nahrungsmittel sowie Infektionen ausgelöste (autoimmun-)allergische Gefäßentzündung mit Purpura der Streckseiten der Extremitäten, Gelenk- und Leibschmerzen; Ⓔ *Schönlein-Henoch disease, Henoch-Schönlein purpura, Henoch's disease, anaphylactoid purpura, acute vascular purpura, allergic purpura, allergic vascular purpura*

Scho|ko|la|den|zys|te *f*: *Syn: Teerzyste*; Eierstockzyste mit eingedickten Blut; Ⓔ *chocolate cyst*

Schol|len|mus|kel *m*: →*Musculus soleus*

Scholz-Bielschowsky-Henneberg-Sklerosetyp *m*: *Syn: metachromatische Leukodystrophie Typ Scholz, Scholz-Syndrom*; tödlich verlaufende, autosomal-rezessive Form der metachromatischen Leukodystrophie* mit geistiger Retardierung, progredienter spastischer Tetraparese*, Schluckstörungen und epileptiformen Anfällen; Ⓔ *Scholz's disease, juvenile form of metachromatic leukodystrophy*

Scholz-Syndrom *nt*: →*Scholz-Bielschowsky-Henneberg-Sklerosetyp*

Schön|heits|chi|rur|gie *f*: *Syn: kosmetische Chirurgie*; operativer Eingriff zur Verbesserung der äußeren Erscheinung; Ⓔ *esthetic surgery, cosmetic surgery*

Schorf *m*: fest Kruste auf Haut- oder Schleimhautdefekten; Ⓔ *scab, slough, crust, incrustation, scall*

Schorn|stein|fe|ger|krebs *m*: früher häufiger Skrotalkrebs bei Schornsteinfegern; Ⓔ *chimney sweeper's cancer, chimney sweep's cancer, soot cancer, soot wart*

Schräg|lage *f*: Variante der Querlage*, bei der die Kopfachse die Körperachse der Mutter im spitzen Winkel schneidet; Ⓔ *tilt, declination*

Schrau|ben|os|te|o|syn|the|se *f*: Osteosynthese* mit Verwendung von Schrauben zur Fixierung der Fragmente; Ⓔ *screw fixation*

Schreck|läh|mung *f*: *Syn: Kataplexie, Gelolepsie, Geloplegie, Lachschlag, Tonusverlustsyndrom*; plötzlicher Tonusverlust der Halte- und Streckmuskulatur bei starker affektiver Belastung [Schreck, unkontrolliertes Lachen]; Ⓔ *cataplexy, cataplexis*

Schreib|krampf *m*: *Syn: Mogigraphie, Graphospasmus*; durch Überbelastung der Handmuskeln beim Schreiben auftretender Krampf; Ⓔ *scriveners' palsy, writer's cramp, writer's paralysis, writer's spasm, cheirospasm, chirospasm, mogigraphia, graphospasm*

Schreib-Leseschwäche *f*: Legasthenie*; Ⓔ *dyslexia*

Schreib|un|fä|hig|keit *f*: Agrafie*; Ⓔ *agraphia*

Schrei|gesicht, schie|fes *nt*: *Syn: Crying-face-Syndrom*; angeborene Hypoplasie* oder Aplasie* des Musculus* depressor anguli oris; Ⓔ *crying face, crying face syndrome*

Schrei|knöt|chen *pl*: →*Stimmbandknötchen*

Schreit|wan|zen *pl*: →*Reduviidae*

brasilianische Schreitwanze: *Syn: Triatoma megista, Panstrongylus megistus*; blutsaugende Raubwanze; Überträger der Chagas*-Krankheit; Ⓔ *barbeiro, Triatoma megista, Panstrongylus megistus*

venezolanische Schreitwanze: →*Rhodnius prolixus*

Schritt|ma|cher *m*: *Syn: Pacemaker, künstlicher Herzschrittmacher*; Gerät zur künstlichen Anregung des Herzmuskels; Ⓔ *pacemaker*

Schröder-Zeichen *nt*: Ansteigen des Gebärmutterfundus als Plazentalösungszeichen nach der Geburt; Ⓔ *Schroeder's sign*

Schrumpf|bla|se *f*: Verkleinerung der Harnblase bei chronischer Entzündung; Ⓔ *contracted bladder*

Schrumpf|gal|len|bla|se *f*: Verkleinerung der Gallenblase bei chronischer Entzündung; Ⓔ *contracted gallbladder*

Schrumpf|ma|gen, ent|zünd|li|cher *m*: *Syn: Magenszirrhus, Brinton-Krankheit, Linitis plastica*; diffus-infiltrierende, alle Magenwandschichten erfassende, entzündliche Veränderung, die meist als Symptom eines szirrhös wachsenden Magenkarzinoms* zu sehen ist; Ⓔ *cirrhotic gastritis, cirrhosis of stomach, gastric cirrhosis, gastric sclerosis, Brinton's disease, sclerotic stomach, leather bottle stomach*

Schrumpf|ne|kro|se *f*: mit Schrumpfung des Gewebes oder Organs einhergehende Nekrose*; Ⓔ *shrinkage necrosis*

Schrumpf|nie|re *f*: durch eine auffällige Verkleinerung gekennzeichnetes Endstadium chronischer Nierenerkrankungen mit Zirrhose* oder Untergang des Parenchyms; Ⓔ *shrunken kidney, contracted kidney*

arteriosklerotische Schrumpfniere: durch eine Sklerose der Arterien und Arteriolen hervorgerufene häufigste Form der Schrumpfniere; Ⓔ *arteriosclerotic kidney*

narbige Schrumpfniere: *Syn: Narbenniere*; durch Vernarbung von Infarktgebieten entstandene Schrumpfniere; Ⓔ *cicatricial kidney, scarred kidney*

Schub|la|den|phä|no|men *nt*: abnorme Beweglichkeit des Schienbeins bei Riss des vorderen [**vordere Schublade**] oder hinteren [**hintere Schublade**] Kreuzbandes des Kniegelenks; Ⓔ *drawer test, drawer sign, Rocher's sign, drawer phenomenon*

Schüffner-Tüpfelung *f*: feine Granulierung von Erythrozyten bei Malaria* tertiana; Ⓔ *Schüffner's dots, Schüffner's punctuation, Schüffner's stippling, Schüffner's granules*

Schuh|form *f*: *Syn: Aortenkonfiguration, Entenform, Aortenherz*; typische Form des Herzens im Röntgenbild bei Erweiterung des linken Ventrikels [Aortenklappeninsuffizienz]; Ⓔ *boat shaped heart*

Schüller-Christian-Hand-Krankheit *f*: →*Schüller-Hand-Christian-Krankheit*

Schüller-Hand-Christian-Krankheit *f*: *Syn: Schüller-Krankheit, Hand-Schüller-Christian-Krankheit, Schüller-Christian-Hand-Krankheit*; im Kindesalter auftretende Retikulohistiozytose mit Speicherung von Cholesterinkristallen; Ⓔ *Schüller's disease, Schüller's syndrome, Schüller-Christian disease, Schüller-Christian syndrome, Hand-Schüller-Christian disease, Hand-Schüller-Christian syndrome, Hand's disease, Hand's syndrome, Christian's disease, Christian's syndrome, cholesterol lipoidosis, cholesterol thesaurismosis, chronic idiopathic xanthomatosis*

Schüller-Krankheit *f*: →*Schüller-Hand-Christian-Krankheit*

Schulter-Arm-Syndrom *nt*: *Syn: Schulter-Hand-Syndrom, Zervikobrachialsyndrom*; Oberbegriff für chronische Schmerzzustände im Schulter-Arm-Handbereich, die meist durch Überbelastung ausgelöst werden; Ⓔ *Steinbrocker's syndrome, hand-shoulder syndrome, shoulder hand syndrome*

Schul|ter|blatt *nt*: *Syn: Scapula, Skapula*; dreieckiger Knochen, der zusammen mit dem Schlüsselbein [Clavicula*] den Schultergürtel [Cingulum pectorale] bildet; Ⓔ *scapula, shoulder blade, blade bone*

Schul|ter|blatt|grä|te *f*: *Syn: Spina scapulae*; Knochenkamm auf der Hinterfläche des Schulterblattes; endet als Acromion*; Ⓔ *spine of scapula, scapular spine*

Schul|ter|eck|ge|lenk *nt*: *Syn: äußeres Schlüsselbeingelenk, Akromioklavikulargelenk, Articulatio acromioclavicularis*; Gelenk zwischen Acromion und Schlüsselbein; Ⓔ *acromioclavicular joint, AC joint, scapuloclavicular joint, acromioclavicular articulation*

Schul|ter|ent|zün|dung *f*: →*Omarthritis*

Schul|ter|ge|lenk *nt*: *Syn: Articulatio glenohumeralis, Articulatio humeri*; Gelenk zwischen Oberarmknochen/Humerus und Cavitas glenoidalis des Schulterblatts; Ⓔ *shoulder, shoulder joint, glenohumeral articulation, glenohumeral joint, articulation (of the head) of humerus*

S

Schul|ter|ge|lenk|ent|zün|dung *f*: → *Omarthritis*
Schul|ter|ge|lenk|lu|xa|ti|on *f*: *Syn: Schulterverrenkung, Luxatio humeri*; meist nach unten [**Luxatio axillaris**] oder vorne [**Luxatio subcoracoidea**] erfolgende Luxation des Schultergelenks; Ⓔ *shoulder dislocation*
Schulter-Hand-Syndrom *nt*: → *Schulter-Arm-Syndrom*
Schul|ter|hö|he *f*: *Syn: Acromion, Akromion*; äußeres Ende der Spina scapulae; Ⓔ *acromion, acromial process, acromion process, acromial bone*
Schul|ter|la|ge *f*: Form der Querlage*, bei der die Schulter führt; Ⓔ *acromion presentation, shoulder presentation*
Schul|ter|stei|fe, schmerzhafte *f*: *Syn: Periarthropathia humeroscapularis, Periarthrosis humeroscapularis, Periarthritis humeroscapularis*; zu Einschränkung der Bewegungsfreiheit [**frozen shoulder**] führende, entzündlich-degenerative Erkrankung des Schultergelenks unklarer Ätiologie; Ⓔ *frozen shoulder, adhesive peritendinitis, adhesive bursitis, adhesive capsulitis, periarthritis of shoulder*
Schul|ter|ver|ren|kung *f*: → *Schultergelenkluxation*
Schultze-Komma *nt*: *Syn: Fasciculus semilunaris, Fasciculus interfascicularis*; kommaförmiges Faserbündel zwischen den langen Bahnen des Hinterstrangs des Rückenmarks; Ⓔ *comma tract of Schultze, comma bundle of Schultze, Schultze's bundle, Schultze's tract, Schultze's fasciculus, semilunar tract, interfascicular fasciculus, semilunar fasciculus*
Schup|pen|e|pi|thel *nt*: *Syn: Plattenepithel, Epithelium squamosum*; aus flachen Zellen bestehendes Epithel* der äußeren Haut und Schleimhaut; kann einschichtig oder mehrschichtig, verhornt oder unverhornt sein; Ⓔ *squamous epithelium*
Schup|pen|flech|te *f*: **1.** *Syn: Psoriasis*; häufige chronische Hautkrankheit mit rötlicher Schuppung und möglicher entzündlicher Gelenkbeteiligung; neben einer genetischen Disposition spielen Triggerfaktoren eine Rolle bei der Auslösung **2.** *Syn: Psoriasis vulgaris*; häufigste Psoriasisform mit charakteristischen scharf begrenzten erythematösen Plaques und silbrigen Schuppen; Ⓔ **1.** *psoriasis* **2.** *psoriasis, psora, alphos*
Schup|pen|naht *f*: *Syn: Sutura squamosa*; Knochennaht, bei der sich die Nahtränder schuppenartig überlappen; Ⓔ *squamosal suture, squamous suture*
Schup|pen|rös|chen *nt*: *Syn: Gibert-Krankheit, Röschenflechte, Pityriasis rosea*; von einen Primärfleck ausgehende, fortschreitende Erkrankung mit schuppenden Erythemen; Ⓔ *pityriasis rosea*
Schus|ter|brust *f*: erworbene Eindellung des Brustbeins/Sternums bei Schustern; Ⓔ *cobbler's chest*
Schüt|tel|frost *m*: unwillkürliches starkes Zittern des ganzen Körpers mit Zähneklappern und meist auch Kältegefühl und Gänsehaut; Ⓔ *chill, chills, chills and fever, shaking chill(s), shakes*
Schüt|tel|krank|heit *f*: → *Kuru*
Schüt|tel|mix|tur *f*: Lotion* mit hohem Feststoffanteil; Ⓔ *lotion*
Schütz-Bündel *nt*: *Syn: Schütz-Längsbündel, dorsales Längsbündel, Fasciculus longitudinalis posterior, Fasciculus longitudinalis dorsalis*; vom Zwischenhirn [Diencephalon*] bis in die Medulla* oblongata reichendes Bündel markarmer Fasern, die Hypothalamuszentren mit Hirnstammzentren verbinden; Ⓔ *Schütz' bundle*
Schütz-Längsbündel *nt*: → *Schütz-Bündel*
Schutz|imp|fung *f*: *s.u. Impfung*; Ⓔ *vaccination*
Schwach|sich|tig|keit *f*: Amblyopie*; Ⓔ *weak-sightedness*
Schwach|sinn *m*: nicht mehr gebräuchliche Bezeichnung für Intelligenzminderung; Ⓔ *mental retardation, hypophrenia, feeble-mindedness*
Schwalbe-Kern *m*: *Syn: Nucleus vestibularis medialis*; medialer Vestibulariskern; Ⓔ *medial vestibular nucleus, Schwalbe's nucleus, triangular nucleus*
Schwamm|nie|re *f*: *Syn: Markschwammniere*; angeborene Nierenfehlbildung mit kleinen Zysten der Marksubstanz; Ⓔ *Cacchi-Ricci disease, sponge kidney, medullary sponge kidney*
Schwan|ger|schaft *f*: *Syn: Gravidität, Graviditas*; Zeitraum von der Befruchtung* bis zur Geburt*; beträgt im Durchschnitt 280 Tage; oft wird der Begriff aber für den „Zustand" der Schwangeren und die physiologischen Veränderungen des Körpers als Anpassung an die Schwangerschaft verwendet; dazu gehören u.a. Steigerung von Ventilation und Herzminutenvolumen, Zunahme von Gesamtkörperwasser, Plasmavolumen und renalem Blutfluss, Abnahme der Osmolalität und des Gesamtgefäßwiderstandes, Vorbereitung der Brust auf die Lactation; Ⓔ *pregnancy, fetation, foetation, gestation, gravidity, gravidism, graviditas, cyesis, cyophoria, encyesis*
abdominale Schwangerschaft: *Syn: Bauchhöhlenschwangerschaft, Abdominalschwangerschaft, Abdominalgravidität, Graviditas abdominalis*; Einnistung der Frucht in der Bauchhöhle; Ⓔ *abdominal pregnancy, intraperitoneal pregnancy, abdominocyesis*
ektopische Schwangerschaft: *Syn: Extrauteringravidität, Extrauterinschwangerschaft, Graviditas extrauterina, ektopische Gravidität, extrauterine Gravidität*; Einnistung der Frucht außerhalb der Gebärmutter; die mit Abstand häufigste Form ist die Eileiterschwangerschaft* [95–98 %], gefolgt von Eierstockschwangerschaft* und Bauchhöhlenschwangerschaft*; **Zervikalgravidität** [Einnistung im Zervikalkanal], **intramurale Gravidität** [Einnistung in der Tiefe des Myometriums] und **heterotope Schwangerschaft** [Zwillingsschwangerschaft mit gleichzeitiger intra- und extrauteriner Einnistung] sind sehr selten; der Verlauf ist variabel; die meisten Extrauterinschwangerschaften gehen frühzeitig zu Grunde und bleiben klinisch stumm, es kann aber auch zur Ausbildung eines Akuten* Abdomens kommen; Ⓔ *extrauterine pregnancy, ectopic pregnancy, heterotopic pregnancy, paracyesis, eccyesis, metacyesis*
eutopische Schwangerschaft: *Syn: intrauterine Schwangerschaft*; Schwangerschaft mit Einnistung der Frucht in der Gebärmutter; Ⓔ *intrauterine pregnancy, eutopic pregnancy, uterine pregnancy, uterogestation, encyesis*
interstitielle Schwangerschaft: → *intramurale Schwangerschaft*
intramurale Schwangerschaft: *Syn: Graviditas interstitialis, interstitielle Schwangerschaft*; Einnistung der Frucht im intramuralen Abschnitt des Eileiters; Ⓔ *parietal pregnancy, mural pregnancy, interstitial pregnancy, tubouterine pregnancy, intramural pregnancy*
intrauterine Schwangerschaft: → *eutopische Schwangerschaft*
Schwan|ger|schafts|ab|bruch *m*: *Syn: induzierter/artifizieller Abort, Abortus artificialis*; künstlich herbeigeführte Fehlgeburt; Ⓔ *termination of pregnancy, interruption of pregnancy, induced abortion, abort, abortion, artificial abortion, voluntary abortion*
Schwan|ger|schafts|a|me|nor|rhoe *f, pl* **-rho|en**: physiologische Amenorrhoe* der Schwangeren; Ⓔ *amenorrhea of pregnancy*
Schwan|ger|schafts|an|ä|mie *f*: makrozytäre Anämie* durch Folsäuremangel oder Vitamin B_{12}-Mangel in der Schwangerschaft; Ⓔ *anemia of pregnancy*
Schwan|ger|schafts|cho|rea *f*: *Syn: Chorea gravidarum*; in der Schwangerschft auftretende Chorea*; Ⓔ *chorea in pregnancy*
Schwan|ger|schafts|de|pres|si|on *f*: während oder direkt nach einer Schwangerschaft auftretende Depression; Ⓔ *depression of pregnancy*
Schwan|ger|schafts|der|ma|to|sen *pl*: während der Schwan-

gerschaft auftretende Dermatosen*, z.B. Chloasma*, Schwangerschaftsstreifen*; Ⓔ *dermatoses of pregnancy*

Schwanlgerlschaftsldilalbeltes *m*: ***Syn:*** *Gestationsdiabetes, Graviditätsdiabetes*; während der Schwangerschaft bestehende diabetische Stoffwechsellage; Ⓔ *gestational diabetes*

Schwanlgerlschaftslerlbrelchen *nt*: ***Syn:*** *Emesis gravidarum*; meist frühmorgens auftretendes Erbrechen in der Frühphase der Schwangerschaft; Ⓔ *vomiting of pregnancy; morning sickness*

Schwanlgerlschaftslgelblsucht *f*: ***Syn:*** *Icterus gravidarum/gravidarum, Schwangerschaftsikterus*; von Gelbsucht geprägte Leberschädigung während der Schwangerschaft; Ⓔ *jaundice of pregnancy, hepatopathy of pregnancy*

Schwanlgerlschaftslginlgilviltis *f, pl* **-tilden**: ***Syn:*** *Gingivitis gravidarum*; durch die verbesserte Durchblutung begünstigte Zahnfleischentzündung; Ⓔ *pregnancy gingivitis*

Schwanlgerlschaftslglulkoslurlie *f*: durch eine Veränderung der Nierenschwelle bedingte Zuckerausscheidung im Harn; Ⓔ *glycosuria of pregnancy*

Schwanlgerlschaftslikltelrus *m*: →*Schwangerschaftsgelbsucht*

Schwanlgerlschaftslnelphriltis *f, pl* **-tilden**: ***Syn:*** *Schwangerschaftsnephropathie, Nephritis gravidarum*; mit Hypertonie* und Proteinurie* einhergehende, durch die Erweiterung der Harnleiter und Nierenkelche [Pyelonephritis* gravidarum] geförderte Nierenentzündung; Ⓔ *nephritis of pregnancy*

Schwanlgerlschaftslnelphrolpalthie *f*: →*Schwangerschaftsnephritis*

Schwanlgerlschaftslprolteiline *pl*: schwangerschaftsspezifische Proteine im Serum der Mutter; Ⓔ *gestational proteins*

Schwanlgerlschaftslprolteinlurlie *pl*: durch eine Veränderung der Nierenschwelle bedingte Eiweißausscheidung im Harn; Ⓔ *gestational proteinuria*

Schwanlgerlschaftslpsylcholse *f*: in der Schwangerschaft auftretende endogene oder symptomatische Psychose*; Ⓔ *gestational psychosis*

Schwanlgerlschaftslpylelliltis *f, pl* **-tilden**: selten isoliert auftretende Nierenbeckenentzündung der Schwangeren; meist als Schwangerschaftspyelonephritis*; Ⓔ *encyopyelitis*

Schwanlgerlschaftslpylellolnelphriltis *f, pl* **-tilden**: ***Syn:*** *Pyelonephritis der Schwangeren, Pyelonephritis gravidarum*; bakterielle [Escherichia* coli] Pyelonephritis, die durch Abflussstörung bzw. metabolische und hormonelle Änderungen bedingt ist; Ⓔ *pyelonephritis of pregnancy*

Schwanlgerlschaftslstreilfen *pl*: ***Syn:*** *Striae gravidarum, Striae distensae, Striae cutis atrophicae*; durch Zerreißung elastischer Fasern entstehende typische Hautveränderungen; Ⓔ *stretch marks*

Schwanlgerlschaftsltolxilkolse *f*: ***Syn:*** *Gestationstoxikose, Gestose*; Oberbegriff für Erkrankungen, die nur im Zusammenhang mit einer Schwangerschaft auftreten; je nach dem Zeitpunkt des Auftretens unterscheidet man Frühgestose* und Spätgestose*; oft werden Gestose und Spätgestose gleichgesetzt; Ⓔ *eclamptogenic toxemia, gestational toxicosis, gestosis, eclamptic toxemia, toxemia of pregnancy*

Schwanklschwinldel *m*: Schwindel mit dem Gefühl, dass die Umgebung schwankt; Ⓔ *systematic vertigo*

Schwann-Scheide *f*: ***Syn:*** *Neurilemm, Neurolemm, Neurilemma*; äußere Schicht der Axonscheide; Ⓔ *neurilemma, neurolemma, neurolemmoma, Schwann's membrane, Schwann's sheath, endoneural membrane, neurilemmal sheath*

Schwanlnom *nt*: ***Syn:*** *Neurilemom, Neurilemmom, Neurinom*; von der Schwann-Scheide* ausgehender gutartiger Tumor der Nervenscheide; Ⓔ *Schwann-cell tumor, schwannoma, schwannoglioma, peripheral glioma, neurilemoma, neurilemmoma, neurinoma, neuroschwannoma, myoschwannoma*

Schwanzllarlve *f*: ***Syn:*** *Zerkarie, Cercaria*; infektiöses Entwicklungsstadium [1. Larvenstadium] von Trematoden; Ⓔ *cercaria*

Schwanzlthromlbus *m, pl* **-ben**: ***Syn:*** *Gerinnungsthrombus, roter Thrombus*; durch rasche Blutgerinnung entstehender Thrombus*, der durch Erythrozyten rotgefärbt ist; Ⓔ *coagulation thrombus, red thrombus*

Schwartz-Bartter-Syndrom *nt*: →*Syndrom der inadäquaten ADH-Sekretion*

Schwarzlwaslserlfielber *nt*: ***Syn:*** *Febris biliosa et haemoglobinurica*; bei Malaria* tropica auftretende schwere Erkrankung mit massiver Hämolyse*, Hämoglobinurie* und hohem Fieber; Ⓔ *hemolytic malaria, malarial hemoglobinuria, blackwater fever, hematuric bilious fever, hemoglobinuric fever, West African fever*

Schwarzlwulcherlhaut *f*: ***Syn:*** *Acanthosis nigricans, Akanthosis nigricans*; grau-braune, papillomatöse Wucherung der Haut der großen Gelenkbeugen; Ⓔ *frozen shoulder, adhesive peritendinitis, adhesive bursitis, adhesive capsulitis, periarthritis of shoulder*

Schwelfel *m*: ***Syn:*** *Sulfur*; gelber, in elementarer Form vorkommender Grundstoff; Ⓔ *sulfur*

Schwelfelldilolxid *nt*: farbloses, stechend riechendes Gas; löst sich in Wasser unter Bildung von schwefeliger Säure; Ⓔ *sulfur dioxide, sulfurous anhydride, sulfurous oxide*

Schwelfellsäulre *f*: ***Syn:*** *Acidum sulfuricum*; zweiwertige Mineralsäure; stark ätzend; Ⓔ *sulfuric acid, oil of vitriol*

Schwelfellwaslserlstoff *m*: giftiges, nach faulen Eiern riechendes Gas; wird im Darm bei der Eiweißvergärung gebildet; Ⓔ *sulfhydric acid, hydrogen sulfide, hydrosulfuric acid*

Schweilnelbandlwurm *m*: ***Syn:*** *Schweinefinnenbandwurm, Taenia solium*; weltweit verbreiteter Bandwurm, der über rohes oder ungares Fleisch auf den Menschen übertragen wird; Ⓔ *armed tapeworm, pork tapeworm, measly tapeworm, solitary tapeworm, Taenia solium*

Schweilnelbrulcelllolse *f*: selten auf den Menschen übertragene Anthropozoonose* durch Brucella* suis; Ⓔ *swine brucellosis, porcine brucellosis*

Schweilnelfinlne *f*: ***Syn:*** *Cysticercus cellulosae*; Finne des Schweinebandwurms* (Taenia solium); Ⓔ *Cysticercus cellulosae*

Schweilnelfinlnenlbandlwurm *m*: →*Schweinebandwurm*

Schweilnelhülterlkranklheit *f*: ***Syn:*** *Bouchet-Gsell-Krankheit, Leptospirosis pomona*; weltweit auftretende, akute Infektionskrankheit durch Leptospira* pomona; der Verlauf ist klinisch durch Kopf- und Muskelschmerzen, Meningismus* (evtl. sogar Meningitis*) und der Leberbeteiligung [Ikterus*] gekennzeichnet; Ⓔ *swineherd's disease, Bouchet-Gsell disease*

Schweilnelrotllauf *m*: ***Syn:*** *Rosenbach-Krankheit, falsche Rose, Fischrose, Fischhändlerrotlauf, Rotlauf, Erysipeloid, Pseudoerysipel, Erythema migrans*; durch **Erysipelothrix rhusiopathiae** verursachte, meist die Finger/Hände betreffende, schmerzlose livide Entzündung; Ⓔ *erysipeloid, swine rotlauf, swine erysipelas, rose disease, Rosenbach's disease, rotlauf, crab hand, pseudoerysipelas*

Schweinerotlauf-Bakterium *nt*: Erysipelothrix rhusiopathiae; *s.u. Schweinerotlauf*; Ⓔ *swine rotlauf bacillus, Erysipelothrix insidiosa/rhusiopathiae*

Schweiß *m*: ***Syn:*** *Sudor*; von den Schweißdrüsen der Haut abgesondertes Sekret; Ⓔ *sweat, perspiration, sudor, transpiration*

Schweißlablsonlderung *f*: Hidrose, Hidrosis; Ⓔ *sweat*

S

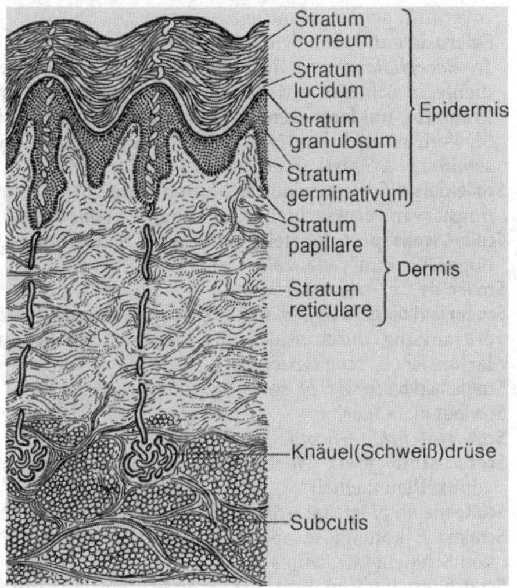

Abb. 84. Schweißdrüse. Schnitt durch Haut und Unterhaut

secretion, hidrosis, idrosus, sweating

Schweiß|bläs|chen *pl*: →*Schweißfrieseln*

Schweiß|drü|sen *f*: *Syn: Glandula sudorifera*; die Haut hat ca. 2 Millionen Schweißdrüsen, die ungleichmäßig verteilt sind; die Haut von Stirn, Handteller und Fußsohle ist besonders reich an Schweißdrüsen; der von den dunklen Zellen der Endstücke ekkrin sezernierte Schweiß ist sauer [pH 4,5] und bildet den Hauptteil des Säureschutzmantels* der Haut; die Schweißabsonderung spielt eine wichtige Rolle bei der Wärmeregulation und dient der Ausscheidung verschiedener Stoffe [z.B. NaCl]; Ⓔ *Boerhaave's glands, sweat glands, sudoriferous glands, sudoriparous glands*

Schweiß|drü|sen|abs|zess *m*: *Syn: apokriner Achselhöhlenabszess, Hidradenitis suppurativa*; meist chronisch rezidivierende, eitrige Schweißdrüsenentzündung; Ⓔ *sudoriparous abscess, sweat gland abscess, spiradenitis, apocrinitis*

Schweiß|drü|sen|a|de|nom *nt*: *Syn: Hidradenom, Syringom, Adenoma sudoriparum*; benignes Adenom* der Schweißdrüsen; Ⓔ *sweat gland adenoma, spiradenoma, spiroma, syringoma, hidradenoma, hidroadenoma, hydradenoma*

Schweiß|drü|sen|aus|füh|rungs|gang *m*: *Syn: Ductus sudoriferus*; Ausführungsgang einer Schweißdrüse [Glandula* sudorifera]; mündet frei auf der Haut oder in einen Haarbalg; Ⓔ *sweat duct*

Schweiß|drü|sen|ent|zün|dung *f*: →*Hidradenitis*

Schweiß|drü|sen|frie|seln *pl*: →*Schweißfrieseln*

Schweiß|drü|sen|zys|te *f*: *Syn: Hidrokystom, Hidrozystom*; bläschenförmige Auftreibung des Ausführungsganges einer Schweißdrüse; Ⓔ *hidrocystoma, syringocystoma*

Schwei|ßer|lun|ge *f*: *Syn: Eisenlunge, Eisenstaublunge, Lungensiderose, Siderosis pulmonum*; benigne, rückbildungsfähige Pneumokoniose* durch Ablagerung von Eisenstaub; Ⓔ *arcwelder lung, siderosis, pulmonary siderosis*

Schweiß|frie|seln *pl*: *Syn: Hitzepickel, Hitzeblattern, Schweißbläschen, Schwitzbläschen, Miliaria, Schweißdrüsenfrieseln*; meist juckender Hautausschlag bei starkem Schwitzen; Ⓔ *heat spots, miliaria, heat rash, summer rash*

Schweizer-Typ der Agammaglobulinämie *m*: *Syn: schwerer kombinierter Immundefekt*; autosomal-rezessiv vererbter schwerer Immundefekt mit Fehlen der Immunglobuline und hochgradiger Hypoplasie der lymphatischen Gewebe; ohne Knochenmarkstransplantation meist tödlicher Verlauf im 1. Lebensjahr; Ⓔ *Swiss type agammaglobulinemia, thymic alymphoplasia, lymphopenic agammaglobulinemia, leukopenic agammaglobulinemia, severe combined immunodeficiency, severe combined immunodeficiency disease, thymic alymphoplasia*

Schwel|len|do|sis *f, pl* **-sen**: *Syn: Grenzdosis*; zur Erzielung eines Effekts notwendige minimale Strahlendosis; Ⓔ *threshold dose*

Schwell|kör|per *pl*: Oberbegriff für die schwellfähigen Gewebe von Penis und Klitoris; Ⓔ *cavernous body of penis, spongy body of penis*

Schwell|kör|per|ent|zün|dung *f*: →*Spongiitis*

Schwell|strom|be|hand|lung *f*: *Syn: Elektrogymnastik*; Anregung gelähmter Muskeln mit elektrischem Strom; Ⓔ *electrogymnastics*

Schwer|har|nen *nt*: *Syn: Fehlharnen, Dysurie, Dysuria*; schmerzhafte Miktion, schmerzhaftes Wasserlassen; Ⓔ *dysuria, dysuresia, dysury*

Schwer|hö|rig|keit *f*: Verminderung des Hörvermögens durch Abnahme der Schallleitung [Schallleitungsschwerhörigkeit*] oder der Schallempfindung [Schallempfindungsschwerhörigkeit*]; Ⓔ *hearing loss, hearing difficulty, deafness*

neurale Schwerhörigkeit: →*retrokochleäre Schwerhörigkeit*

retrokochleäre Schwerhörigkeit: *Syn: neurale Schwerhörigkeit, Nervenschwerhörigkeit*; die Schädigung der Nervenleitung liegt physiologisch hinter dem Innenohr; findet sich z.B. bei Akustikusneurinom* oder multipler Sklerose*; Ⓔ *retrocochlear deafness*

Schwer|ket|ten|krank|heit *f*: *Syn: Franklin-Syndrom, H-Krankheit*; monoklonale Paraproteinämie* mit Bildung schwerer Ketten der Immunglobuline G [**Gamma-Ketten-Krankheit, γ-Typ**], M [**M-Ketten-Krankheit, μ-Typ**], oder A [**Alpha-Ketten-Krankheit, α-Typ**]; Ⓔ *heavy-chain disease, Franklin's disease*

Schwer|me|tal|le *pl*: Bezeichnung für Metalle mit einem spezifischen Gewicht von >5; Ⓔ *heavy metals*

Schwer|spat|staub|lun|ge *f*: *Syn: Barytose, Bariumstaublunge, Barytstaublunge*; durch chronisches Einatmen von Bariumsulfatstaub entstehende, gutartige nicht zu Einschränkungen der Lungenfunktion führende Staublunge*; Ⓔ *baritosis, barytosis*

Schwert|fort|satz *m*: *Syn: Processus xiphoideus*; unteres Ende des Brustbeins; Ⓔ *ensiform appendix, ensiform cartilage, xiphoid process, xiphoid, xyphoid, xiphisternum, ensisternum, metasternum*

Schwimm|bad|kon|junk|ti|vi|tis *f, pl* **-ti|den**: *Syn: Einschlusskonjunktivitis*; durch Chlamydia*-Species hervorgerufene Bindehautentzündung mit Einschlusskörperchen; Ⓔ *inclusion conjunctivitis, swimming pool conjunctivitis, swimming pool blennorrhea*

Schwimm|bad|krät|ze *f*: *Syn: Badekrätze, Badedermatitis, Weiherhippel, Schistosomendermatitis, Zerkariendermatitis*; durch Zerkarien hervorgerufene Dermatitis* mit Juckreiz und Quaddelbildung; Ⓔ *swimmer's itch, swimmer's dermatitis, cercarial dermatitis, clam digger's itch, cutaneous schistosomiasis, schistosome dermatitis*

Schwimm|ho|sen|nä|vus *m, pl* **-vi**: *Syn: Badehosennävus*; mit der Gefahr einer malignen Entartung einhergehender Naevus* giganteus im Lenden- und Gesäßbereich; Ⓔ *bathing trunk nevus, giant hairy nevus, giant pigmented nevus*

Schwin|del *m*: *Syn: Vertigo*; subjektive Gleichgewichtsstörung; wird i.d.R. von Übelkeit, Schweißausbruch und anderen vegetativen Symptomen begleitet; Ⓔ *vertigo, giddiness, dizziness*

S

arteriosklerotischer Schwindel: durch eine arteriosklerotische Veränderung der Hirngefäße und die dadurch bedingte Minderdurchblutung hervorgerufene Schwindelneigung; Ⓔ *arteriosclerotic vertigo, angiopathic vertigo*

Schwind|sucht *f*: veraltete Bezeichnung für Lungentuberkulose* mit Auszehrung; Ⓔ *consumption, phthisis, tabes*

Schwitz|bläs|chen *pl*: → *Schweißfrieseln*

Schwitz|ur|ti|ka|ria *f*. *Syn: Anstrengungsurtikaria, cholinergische Urtikaria*; bei erhöhter Acetylcholinempfindlichkeit auftretende Urtikaria* nach körperlicher oder psychischer Belastung; Ⓔ *cholinergic urticaria*

Schwur|hand *f*: Fingerstellung bei Lähmung des Nervus* medianus; Ⓔ *benediction hand*

Scir|rhus *m*: *Syn: szirrhöses Karzinom, Faserkrebs, Szirrhus, Skirrhus, Carcinoma scirrhosum*; Karzinom* mit harter Konsistenz durch ein Überwiegen von Stromaanteilen; Ⓔ *scirrhous cancer, scirrhous carcinoma, hard cancer, fibrocarcinoma, scirrhus, scirrhoma*

Scler-, scler- *präf.*: → *Sclero-*

Scle|ra *f, pl* **-rae**: *Syn: Sklera*; Lederhaut des Auges; hinterer Teil der äußeren Augenhaut; Ⓔ *sclera, sclerotica, sclerotic coat, white of the eye*

Scle|re|ma *nt*: an eine Sklerodermie* erinnernde Dermatose*; Ⓔ *sclerema*

Sclerema adiposum neonatorum: *Syn: Underwood-Krankheit, Sklerem, Fettdarre, Fettsklerem (der Neugeborenen)*; bei Säuglingen auftretende teigig-ödematöse Verhärtung der Haut; Ⓔ *Underwood's disease, subcutaneous fat necrosis of the newborn, sclerema*

Scler|en|ce|pha|lia *f*. *Syn: Sklerenzephalie*; Hirnsklerose; Ⓔ *sclerencephalia, sclerencephaly*

Scle|ri|a|sis *f, pl* **-ses**: *Syn: Skleriasis*; Augenlidverhärtung; Ⓔ *scleriasis*

Scle|ri|tis *f, pl* **-tiden**: → *Skleritis*

Sclero-, sclero- *präf.*: Wortelement mit der Bedeutung **1.** „verhärtet/hart/trocken" **2.** „Lederhaut/Sklera"; Ⓔ **1.** *sclero-, sclerotic, hardened* **2.** *sclera, sclero-*

Scle|ro|der|mia *f*: *Syn: Skleroderm, Sklerodermie*; Autoimmunerkrankung* der Haut mit Entzündung und Verhärtung; Ⓔ *scleroderma, dermatosclerosis, hidebound disease, skinbound disease*

Sclerodermia circumscripta: *Syn: zirkumskripte/lokalisierte Sklerodermie, Morphaea, Morphoea*; ätiologisch ungeklärte, sklerotische Verhärtung des Bindegewebes der Haut, die auf schmale Bezirke beschränkt ist; Ⓔ *localized scleroderma, circumscribed scleroderma, morphea*

Sclerodermia diffusa: → *Sclerodermia progressiva*

Sclerodermia progressiva: *Syn: systemische Sklerose, Systemsklerose, progressive Sklerodermie, diffuse Sklerodermie, systemische Sklerodermie, Sclerodermia diffusa*; zu den Autoimmunerkrankungen gerechnete Kollagenose* mit Verdickung und Verhärtung von Haut und Unterhaut und meist auch Beteiligung innerer Organe (Herz, Niere, Speiseröhre, Dünndarm); Ⓔ *diffuse scleroderma, generalized scleroderma, systemic sclerosis, diffuse systemic sclerosis, progressive systemic sclerosis, systemic scleroderma, diffuse sclerosis*

Scle|ro|e|de|ma *nt*: *Syn: Sklerödem*; Ödem der Lederhaut/Sklera; Ⓔ *scleredema*

Scle|ro|ma *nt, pl* **-malta**: → *Sklerom*

Scle|ro|ma|la|cia *f*: → *Skleromalazie*

Scle|ro|ny|chia *f*: → *Skleronychie*

Scle|ro|sis *f, pl* **-ses**: → *Sklerose*

Sclerosis fibrosa penis: *Syn: Peyronie-Krankheit, Penisfibromatose, Induratio penis plastica*; meist nach dem 40. Lebensjahr auftretende, ätiologisch ungeklärte Verhärtung und Schwielenbildung der Tunica* albuginea mit schmerzhafter Abknickung des Penis bei Erektion; Ⓔ *Peyronie's disease, van Buren's disease, fibrous cavernitis, penile induration*

Sclerosis multiplex: *Syn: multiple Sklerose, Polysklerose, Encephalomyelitis disseminata*; chronisch-progrediente, in Schüben verlaufende demyelinisierende Erkrankung unklarer Genese (Autoimmunkrankheit*?, Slow-virus-Infektion*?); Ⓔ *multiple sclerosis, disseminated sclerosis, focal sclerosis, insular sclerosis*

Sco|le|ci|a|sis *f, pl* **-ses**: durch Motten- oder Schmetterlingslarven verursachte Erkrankung; Ⓔ *scoleciasis*

Scolio-, scolio- *präf.*: Wortelement mit der Bedeutung „gebogen/krumm"; Ⓔ *scolio-*

Scol|li|o|sis *f, pl* **-ses**: → *Skoliose*

Sco|pu|la|ri|op|si|do|sis *f, pl* **-ses**: *Syn: Scopulariopsosis*; Pilzerkrankung durch Fadenpilze der Gattung **Scopulariopsis**; Ⓔ *scopulariopsosis*

Sco|pu|la|ri|op|so|sis *f, pl* **-ses**: → *Scopulariopsidosis*

Scor|but *m*: → *Skorbut*

Scot-, scot- *präf.*: → *Scoto-*

Scoto-, scoto- *präf.*: Wortelement mit der Bedeutung „dunkel/Dunkelheit"; Ⓔ *dark, darkness, scot(o)-*

Sco|to|ma *nt, pl* **-malta**: → *Skotom*

Scra|pie *f*: kontagiöse spongiforme Enzephalopathie* von Schafen; Ⓔ *scrapie*

Scratch|test *m*: *Syn: Kratztest, Skarifikationstest*; Intrakutantest, bei dem das Allergen in die Haut eingekratzt wird; Ⓔ *scratch test*

Scree|ning|test *m*: *Syn: Vortest, Suchtest, Siebtest*; grober Test, der symptomlose Träger einer Erkrankung oder potentielle Träger/Überträger identifiziert; Ⓔ *screening, screening test*

Scro|ti|tis *f, pl* **-ti|tiden**: *Syn: Hodensackentzündung, Skrotumentzündung, Skrotitis*; Entzündung des Hodensacks; Ⓔ *inflammation of the scrotum, scrotitis*

Scro|tum *nt*: *Syn: Skrotum*; Hodensack; Ⓔ *scrotum, testicular bag, marsupial pouch, marsupium*

Scrub-Typhus *m*: *Syn: Tsutsugamushi-Fieber, Milbenfleckfieber, Buschfleckfieber, japanisches Fleckfieber*; von Milben übertragene, hoch fieberhafte Infektionskrankheit durch Rickettsia* tsutsugamushi; Ⓔ *scrub typhus, mite typhus, mite-borne typhus, tropical typhus, tsutsugamushi fever, tsutsugamushi disease, flood fever, inundation fever, island fever, island disease, Japanese river fever, Japanese flood fever, Kedani fever, Mossman fever, akamushi disease, shimamushi disease*

Scu|tu|lum *nt, pl* **-la**: *Syn: Favusskutulum, Skutulum, Favusschildchen*; bei Favus* vorkommende schildartige Effloreszenzen aus Pilzgeflecht und Hautdetritus; Ⓔ *scutulum*

Scy|ba|lum *nt, pl* **-la**: *Syn: Skybalum*; harter Kotballen; Ⓔ *scybalum*

Seb-, seb- *präf.*: → *Sebo-*

se|bi|par *adj*: Fett oder fettige Substanzen bildend; Ⓔ *sebiparous, sebiagogic, sebiferous*

Sebo-, sebo- *präf.*: Wortelement mit der Bedeutung „Talg/Sebum"; Ⓔ *sebum, sebaceous, seb(o)-, sebi-*

Se|bor|rhi|a|sis *f, pl* **-ses**: Erkrankung mit Symptomen von Psoriasis* vulgaris und seborrhoischem Ekzem*; Ⓔ *seborrhiasis, inverse psoriasis*

Se|bor|rhö *f, pl* **-rhö|en**: → *Seborrhoe*

Se|bor|rhoe *f, pl* **-rho|en**: *Syn: Seborrhö, Seborrhoea, Talgfluss, Schmerfluss*; vermehrte Talgabsonderung der Haut; Ⓔ *seborrhea; hypersteatosis*

Se|bor|rhoea *f, pl* **-rhoe|ae**: → *Seborrhoe*

se|bor|rho|isch *adj*: Seborrhoe betreffend, von ihr betroffen oder gekennzeichnet; Ⓔ *relating to seborrhea, seborrheal, seborrheic*

Se|bo|sta|se *f*: verminderte Talgproduktion; Ⓔ *sebostasis*

Se|bo|zys|tom *nt*: *Syn: falsches Atherom, Follikelretentionszyste, Talgretentionszyste, Ölretentionszyste, Steatom*; meist multipel auftretende Retentionszysten der Haut mit punktförmiger Follikelmündung; gleicht dem

S

echten Atherom*; Ⓔ *steatocystoma, steatoma*

Se|bo|zys|to|ma|to|se *f*: *Syn: Steatomatosis*; Vorkommen multipler Steatome; Ⓔ *steatomatosis*

Se|bum *nt, pl* **Se|ba**: Talg, Hauttalg; Ⓔ *sebum*

Se|ca|le|al|ka|lo|i|de *pl*: *Syn: Mutterkornalkaloide, Ergotamine, Ergopeptine, Ergotalkaloide*; aus Mutterkorn [Secale cornutum] gewonnene Alkaloide, die sich chemisch von der Lysergsäure ableiten; Ⓔ *ergot alkaloids*

Se|ca|le cor|nu|tum *nt*: Mutterkorn; *s.u. Mutterkornpilz*; Ⓔ *ergot, rye smut, Secale cornutum*

Sechs|jahr|molar *m*: erster bleibender Molar, der ungefähr im sechsten Lebensjahr durchbricht; Ⓔ *first molar, first molar tooth, sixth-year molar*

Se|clu|sio pu|pil|lae *f*: Verwachsung der Iris* mit der Linsenkapsel; führt zur Napfkucheniris*; Ⓔ *seclusion of pupil*

Second-look-Operation *f*: Zweitoperation nach einer Karzinomentfernung zur Kontrolle eines Rezidivs; Ⓔ *second-look operation*

Se|cre|tin *nt*: *Syn: Sekretin*; im Zwölffingerdarm gebildetes Gewebshormon, das die Magensäureproduktion hemmt und die Bicarbonatbildung in der Bauchspeicheldrüse anregt; Ⓔ *secretin*

Se|cre|tum *nt, pl* **-ta**: Absonderung, Sekret; Ⓔ *secretion*

Sec|tio *f, pl* **-ti|o|nes**: Einschnitt, Schnitt; Ⓔ *incision, cut*

Sectio caesarea: *Syn: Schnittentbindung, Kaiserschnitt, Sectio*; operative Entbindung mit Eröffnung von Bauchraum und Gebärmutter; Ⓔ *cesarean operation, cesarean section*

Se|da|tiv *nt*: → *Sedativum*

se|da|tiv *adj*: beruhigend, sedierend; Ⓔ *sedative, calming, quieting, tranquilizing, calmative*

Se|da|ti|vum *nt, pl* **-va**: *Syn: Ataraktikum, Psychosedativum, Tranquilizer*; Beruhigungsmittel; Ⓔ *sedative agent, sedative, tranqilizer, contrastimulant, ataractic, ataraxic, calmative*

Se|di|ment *nt*: Niederschlag, Bodensatz, Satz; Ⓔ *sediment, deposit*

Se|do|hep|tu|lo|se *f*: Ketose* mit sieben Kohlenstoffatomen; ihr Derivat **Sedoheptulose-7-phosphat** ist ein Zwischenprodukt des Pentosephosphatzyklus*; Ⓔ *sedoheptulose*

See|len|blind|heit *f*: *Syn: optische Agnosie, visuelle Agnosie, visuelle Amnesie*; Nichterkennen von optisch wahrgenommenen Objekten; Ⓔ *optical agnosia, optic agnosia, visual agnosia*

See|len|heil|kun|de *f*: Psychiatrie*; Ⓔ *psychiatry*

See|len|kun|de *f*: Psychologie*; Ⓔ *psychology*

See|len|taub|heit *f*: *Syn: auditive Agnosie, Worttaubheit*; Nichterkennen von gehörten Tönen oder Geräuschen; Ⓔ *acoustic agnosia, auditory agnosia, sensory deafmutism*

seelisch-körperlich *adj*: → *seelisch-leiblich*

seelisch-leiblich *adj*: *Syn: seelisch-körperlich*; Seele und Körper betreffend, psychosomatisch, psychophysisch; Ⓔ *relating to the body-mind relationship, psychosomatic, psychophysiologic, psychophysical, somatopsychic*

See|manns|haut *f*: *Syn: Farmerhaut, Landmannshaut*; durch Wettereinflüsse hervorgerufene Hautalterung, die z.T. als Präkanzerose betrachtet wird; Ⓔ *farmer's skin, sailor's skin*

Se|gel|klap|pe *f*: *Syn: Atrioventrikularklappe, Vorhof-Kammerklappe, Valva atrioventricularis*; Herzklappe zwischen rechtem/linkem Vorhof und rechter/linker Kammer; Ⓔ *atrioventricular valve*

Seg|ment *nt*: *Syn: Segmentum*; Teil, Abschnitt; Ⓔ *segment, segmentum, section, part, portion*

apikoposteriores Segment: → *Segmentum apicoposterius pulmonis sinistri*

interanuläres Segment: → *internodales Segment*

internodales Segment: *Syn: interanuläres Segment, Internodium*; Nervenabschnitt zwischen zwei Ranvier-Schnürringen; Ⓔ *internode of Ranvier, Ranvier's segment, internodal segment, internode, interannular segment*

seg|men|tal *adj*: → *segmentär*

seg|men|tär *adj*: *Syn: segmental, segmentar*; Segment oder Segmentation betreffend; Ⓔ *relating to a segment, segmental, segmentary*

Seg|men|ta|ti|on *f*: Unterteilung oder Gliederung in Segmente; Ⓔ *segmentation*

Seg|ment|bron|chus *m*: *Syn: Bronchus segmentalis*; aus den Lappenbronchien hervorgehende kleinere, die Lungensegment versorgende Bronchien; Ⓔ *segmental bronchus, segment bronchus*

Seg|ment|ker|ni|ge *pl*: *Syn: segmentkernige Granulozyten*; reife Granulozyten mit segmentiertem Kern; Ⓔ *segmented cells, segmented granulocytes*

Seg|ment|re|sek|ti|on *f*: *Syn: Lumpektomie, Quadrantenresektion, Tylektomie*; Form der brusterhaltenden Tumorentfernung bei Brustkrebs*, bei der nur der Tumor und angrenzendes Gewebe entfernt werden; Ⓔ *segmental mastectomy, segmental breast resection, partial mastectomy, tylectomy, lumpectomy*

Seg|men|tum *nt, pl* **-ta**: *Syn: Segment*; Teil, Abschnitt; Ⓔ *segment, segmentum, section, part, portion*

Segmentum A1: selten verwendete Bezeichnung für die Pars precommunicalis der Arteria* cerebri anterior; Ⓔ *segment A1*

Segmentum A2: selten verwendete Bezeichnung für die Pars postcommunicalis der Arteria* cerebri anterior; Ⓔ *segment A2*

Segmentum anterius bulbi oculi: der vordere Teil des Augapfels; umfasst Hornhaut [Cornea*], Regenbogenhaut [Iris*], Linse* und die beiden Augenkammern [Camerae* bulbi]; Ⓔ *anterior segment of eyeball*

Segmentum anterius pulmonis: *Syn: Vordersegment*; vorderes Segment des Oberlappens der rechten [**Segmentum anterius pulmonis dextri**] oder linken [**Segmentum anterius pulmonis sinistri**] Lunge; Ⓔ *anterior segment of lung*

Segmentum apicale pulmonis dextri: *Syn: Spitzensegment, Apikalsegment*; oberstes Segment des Oberlappens der rechten Lunge; Ⓔ *apical segment of lung*

Segmentum apicoposterius pulmonis sinistri: *Syn: apikoposteriores Segment*; durch Vereinigung von oberem und hinterem Segment entstandenes Spitzen- und Hintersegment des Oberlappens der linken Lunge; Ⓔ *apicoposterior segment of lung*

Segmentum basale anterius pulmonis: *Syn: vorderes Basalsegment*; vorderes, basales Segment des Unterlappens der rechten [**Segmentum basale anterius pulmonis dextri**] oder linken [**Segmentum basale anterius pulmonis sinistri**] Lunge; Ⓔ *anterior basal segment of lung*

Segmentum basale laterale pulmonis: *Syn: seitliches Basalsegment*; seitliches Segment der Basis des Unterlappens der rechten [**Segmentum basale laterale pulmonis dextri**] oder linken [**Segmentum basale laterale pulmonis sinistri**] Lunge; Ⓔ *lateral basal segment of lung*

Segmentum basale mediale pulmonis: *Syn: mediales Basalsegment, Segmentum cardiacum pulmonis*; mediales Segment der Basis des Unterlappens der rechten [**Segmentum basale mediale pulmonis dextri**] oder linken [**Segmentum basale mediale pulmonis sinistri**] Lunge; Ⓔ *medial basal segment of lung*

Segmentum basale posterius pulmonis: *Syn: hinteres Basalsegment*; hinteres Segment der Basis des Unterlappens der rechten [**Segmentum basale posterius pulmonis dextri**] oder linken [**Segmentum basale posterius pulmonis sinistri**] Lunge; Ⓔ *posterior basal segment of lung*

S

Segmentum basale pulmonis: ***Syn:*** *Basalsegment*; Lungensegment* der Basis der rechten oder linken Lunge*; Ⓔ *basal segment of lung*

Segmenta bronchopulmonalia: ***Syn:*** *bronchopulmonale Segmente, Lungensegmente*; keil- oder pyramidenförmige Abschnitte der **Lungenlappen** [Lobi pulmonales]; jedes Segment besteht aus einem Lappenabschnitt, der durch Bindegewebssepten [unvollständig] von den anderen Segmenten abgetrennt wird; in der Mitte des Segmentes liegt jeweils ein **Segmentbronchus** [Bronchus segmentalis], der von einer Arterie begleitet wird; die entsprechende Vene verläuft in den Bindegewebssepten; die Lungensegmente werden in der Peripherie durch Bindegewebssepten in **Lungenläppchen** [Lobuli pulmonis] unterteilt, die auf der Lungenoberfläche ein deutliches polygonales Muster erzeugen; im Lappenzentrum fehlt diese Aufteilung; Ⓔ *bronchopulmonary segments, lobules of lung*

Segmentum cardiacum pulmonis: → *Segmentum basale mediale pulmonis*

Segmenta cervicalia: ***Syn:*** *Halssegmente, Zervikalsegmente, Zervikalmark, Halsmark, Cervicalia, Pars cervicalis medullae spinalis*; der Halsabschnitt des Rückenmarks besteht aus acht Zervikalsegmenten [C_{1-8}]; aus ihnen gehen die acht Spinalnerven des Halsmarks [Nervi cervicales] hervor; jeder Zervikalnerv hat einen vorderen [**Ramus anterior**] und einen hinteren Ast [**Ramus posterior**]; die vorderen Äste bilden den Plexus* cervicalis und Teile des Plexus* brachialis; die hinteren Äste teilen sich jeweils in einen medialen Ast [**Ramus medialis**] und einen lateralen Ast [**Ramus lateralis**] auf, die motorisch die Muskeln des Nackens versorgen; der Hautast [**Ramus cutaneus posterior**] entspringt aus dem Ramus lateralis; Ⓔ *cervical segments of spinal cord*

Segmenta coccygea: ***Syn:*** *Steißbeinsegmente, Kokzygealsegmente, Coccygea, Pars coccygea medullae spinalis*; Steißbeinabschnitt des Rückenmarks [Medulla* spinalis]; besteht aus 1–3 Segmenten [Co_{1-3}], von denen der letzte Spinalnerv [Nervus coccygeus] abgeht, der die Haut über dem Steißbein versorgt; Ⓔ *coccygeal segments of spinal cord*

Segmenta hepatis: Lebersegmente; Ⓔ *hepatic segments, segments of liver*

Segmentum laterale pulmonis dextri: ***Syn:*** *Lateralsegment*; äußeres Segment des Mittellappens der rechten Lunge; Ⓔ *lateral segment of lung*

Segmentum lingulare inferius pulmonis: ***Syn:*** *unteres Lingularsegment*; unteres Segment der Lingula* pulmonis sinistri des Oberlappens der linken Lunge; Ⓔ *inferior lingular segment of lung*

Segmentum lingulare superius pulmonis: ***Syn:*** *oberes Lingularsegment*; oberes Segment der Lingula* pulmonis sinistri des Oberlappens der linken Lunge; Ⓔ *superior lingular segment of lung*

Segmenta lumbalia: ***Syn:*** *Lendensegmente, Lumbalsegmente, Lendenmark, Lumbaria, Pars lumbalis medullae spinalis*; aus fünf Segmenten [L_{1-5}] bestehender Lendenabschnitt des Rückenmarks; von ihm gehen fünf Spinalnerven [Nervi lumbales] aus; ihre Bauchäste [**Rami anteriores**] beteiligen sich an der Bildung des Plexus* lumbosacralis; die Rückenäste [**Rami posteriores**] teilen sich jeweils in einen medialen und lateralen Ast [**Ramus medialis** und **lateralis**] zur Versorgung der Rückenmuskulatur und in einen Hautast [**Ramus cutaneus posterior**]; die **Rami laterales I-III** bilden die Nervi* clunium superiores; Ⓔ *lumbar segments of spinal cord*

Segmentum M1: selten verwendete Bezeichnung für die Pars sphenoidalis der Arteria* cerebri media; Ⓔ *segment M1*

Segmentum M2: selten verwendete Bezeichnung für die Pars insularis der Arteria* cerebri media; Ⓔ *segment M2*

Segmentum mediale pulmonis: ***Syn:*** *Medialsegment*; mediales Segment des Mittellappens der rechten Lunge*; Ⓔ *medial segment of right lung*

Segmenta medullae spinalis: ***Syn:*** *Rückenmarkssegmente*; das Rückenmark ist aus insgesamt 31–33 Segmenten aufgebaut: 8 Halssegmenten [Segmenta* cervicalia], 12 Thorakalsegmenten [Segmenta* thoracica], 5 Lumbalsegmenten [Segmenta* lumbalia], 5 Sakralsegmenten [Segmenta* sacralia] und 1–3 Kokzygealsegmenten [Segmenta* coccygea]; Ⓔ *segments of spinal cord*

Segmentum P1: selten verwendete Bezeichnung für die Pars precommunicalis der Arteria* cerebri posterior; Ⓔ *segment P1*

Segmentum P2: selten verwendete Bezeichnung für die Pars postcommunicalis der Arteria* cerebri posterior; Ⓔ *segment P2*

Segmentum P3: selten verwendete Bezeichnung für die Arteria* occipitalis lateralis; Ⓔ *segment P3*

Segmentum P4: selten verwendete Bezeichnung für die Arteria* occipitalis medialis; Ⓔ *segment P4*

Segmentum posterius bulbi oculi: der hintere Teil des Augapfels; umfasst alle Strukturen hinter der hinteren Augenkammer [Camera posterior], d.h., Glaskörper [Corpus vitreum], Netzhaut [Retina*] und den Anfang des Sehnervens [Nervus* opticus]; Ⓔ *posterior segment of eyeball*

Segmenta renalia: ***Syn:*** *Nierensegmente*; das Nierenparenchym kann in keilförmige Segmente eingeteilt werden, die von Endästen der Arteria* renalis versorgt werden; man unterscheidet 5 Segmente: **Segmentum superius, anterius superius, anterius inferius, inferius** und **posterius**; Ⓔ *renal segments*

Segmenta sacralia: ***Syn:*** *Sakralmark, Kreuzbeinsegmente, Sakralsegmente, Sacralia, Pars sacralis medullae spinalis*; Sakralabschnitt des Rückenmarks; die von den fünf Segmenten [S_{1-5}] ausgehenden Spinalnerven werden als **Sakralnerven** [Nervi sacrales] bezeichnet; ihre vorderen Äste [**Rami anteriores**] beteiligen sich am Plexus* lumbosacralis; die Rückenäste [**Rami posteriores**] teilen sich jeweils in einen medialen und lateralen Ast [**Ramus medialis** und **lateralis**] und einen Hautast [**Ramus cutaneus posterior**] auf; die **Rami laterales I-III** bilden die Nervi* clunium medii; Ⓔ *sacral segments of spinal cord*

Segmentum superius pulmonis: oberes Segment des Unterlappens der rechten [**Segmentum superius pulmonis dextri**] oder linken [**Segmentum superius pulmonis sinistri**] Lunge; Ⓔ *superior segment of lung*

Segmenta thoracica: ***Syn:*** *Brustsegmente, Thorakalsegmente, Brustmark, Thoracica, Pars thoracica medullae spinalis*; der Brustabschnitt des Rückenmarks besteht aus 12 Segmenten [Th_{1-12}]; die von ihnen ausgehenden Spinalnerven [**Nervi thoracici**] versorgen mit ihren Bauchästen [**Rami anteriores**] als Interkostalnerven [Nervi* intercostales] die Haut und Muskeln der seitlichen und vorderen Thoraxwand; die **Rückenäste** [Rami posteriores] innervieren mit ihrem **Ramus lateralis** und **Ramus medius** die autochthone Rückenmuskulatur und mit dem **Ramus cutaneus posterior** die zugehörigen Hautbezirke; Ⓔ *thoracic segments of spinal cord*

Seh|ach|se *f*: ***Syn:*** *optische Augenachse, Axis opticus*; Linie durch den Mittelpunkt der Hornhaut zur Fovea* centralis der Netzhaut; Ⓔ *optic axis (of eye), sagittal axis of eye*

Seh|bahn *f*: Gesamtheit der Leitungsbahnen von den Ganglienzellen der Netzhaut bis zur Sehrinde; Ⓔ *optic tract, optic pathway, visual pathway*

Se|hen *nt*: Wahrnehmung von Objekten mit dem Ge-

S

sichtssinn; Ⓔ *sense of sight, sight, vision*

binokulares Sehen: ***Syn:*** *Binokularsehen*; beidäugiges Einfachsehen; Ⓔ *binocular vision*

photopisches Sehen: ***Syn:*** *Zapfensehen*; durch Absorption von Rot, Grün und Violett erzeugtes Farbensehen durch photosensible Substanzen der Zapfenzellen der Netzhaut; Ⓔ *day vision, daylight vision, photopic vision, cone vision, photopia*

skotopes Sehen: ***Syn:*** *Nachtsehen, Skotopie, Dämmerungssehen, Skotopsie*; durch die Stäbchenzellen der Netzhaut ermöglichtes Sehen bei niedriger Lichtintensität; Ⓔ *scotopic vision, night vision, twilight vision, scotopia, rod vision*

stereoskopisches Sehen: ***Syn:*** *Stereopsis*; räumliches Sehen; Ⓔ *stereoscopic vision, stereopsis*

Sehlfeld *nt*: ***Syn:*** *Gesichtsfeld*; Bereich, in dem mit dem unbewegten Auge Gegenstände wahrgenommen werden können; Ⓔ *visual field, field of vision, range of vision*

Sehlgrulbe *f*: ***Syn:*** *Fovea centralis*; zentrale Grube im gelben Fleck [Macula lutea] der Netzhaut; Stelle des schärfsten Sehens; Ⓔ *Soemmering's foramen, central pit, central fovea of retina*

Sehlhülgel *m*: → *Thalamus*

Sehlloch *nt*: Pupille, Pupilla; Ⓔ *pupil*

Sehlne *f*: ***Syn:*** *Tendo*; bindegewebiges Endstück der Muskeln an Ursprung und Ansatz am Knochen; Ⓔ *muscle tendon, tendon, tendo, sinew*

Sehlnenlentlzünldung *f*: → *Tendinitis*

Sehlnenlfäldenlablriss *m*: ***Syn:*** *Chordafadenabriss*; Riss der Chordae* tendinae der Mitral- oder Trikuspidalklappe; führt zur Ausbildung einer Klappeninsuffizienz; Ⓔ *rupture of tendinous cords*

Sehlnenlphleglmolne *f*: ***Syn:*** *akute eitrige Tendovaginitis, Sehnenscheidenphlegmone, Tendosynovitis acuta purulenta*; akute eitrige Sehnenscheidenentzündung mit diffuser Ausbreitung; oft gleichgesetzt mit V-Phlegmone; Ⓔ *acute suppurative tenosynovitis*

Sehlnenlscheilde *f*: ***Syn:*** *Vagina tendinis*; aus einer äußeren Schicht [Stratum fibrosum] und einer inneren Synovialhaut [Startum synoviale] bestehende Gleitröhre der Sehnen; Ⓔ *synovial sheath (of tendon), mucous sheath of tendon, tendon sheath*

Sehlnenlscheilldenlentlzünldung *f*: → *Tendovaginitis*

Sehlnenlscheildenlphleglmolne *f*: → *Sehnenphlegmone*

Sehlnerv *m*: ***Syn:*** *Optikus, II. Hirnnerv, Nervus opticus*; aus den Ganglienzellen der Netzhaut entspringender Nerv, der vom Augapfel zum Chiasma* opticum zieht; Ⓔ *optic nerve, second cranial nerve, second nerve*

Sehlnerlvenlaltrolphie *f*: ***Syn:*** *Optikusatrophie, Atrophia nervi optici*; zu Erblindung führende Degeneration der Sehnervenfasern; Ⓔ *Behr's disease, optic atrophy*

Sehlnerlvenlentlzündung *f*: → *Optikusneuritis*

Sehlnerlvenlkalnal *m*: ***Syn:*** *Optikuskanal, Canalis opticus*; Kanal im kleinen Keilbeinflügel, durch den Nervus* opticus und Arteria ophthalmica ziehen; Ⓔ *optic canal*

Sehlnerlvenlkreulzung *f*: ***Syn:*** *Chiasma opticum*; Überkreuzung der beiden Sehnerven; die nasalen Fasern kreuzen über zur anderen Seite, während die temporalen Fasern ungekreuzt verlaufen; Ⓔ *optic chiasma, optic chiasm, optic decussation, decussation of optic nerve*

Sehlnerlvenlpalpillle *f*: ***Syn:*** *Discus nervi optici, Papilla nervi optici*; Erhebung an der Austrittsstelle der Sehnervenfasern aus der Netzhaut; Ⓔ *optic nerve papilla, optic papilla, optic disk, optic nerve head, optic nerve disk*

Sehlpurlpur *nt*: ***Syn:*** *Rhodopsin*; für das Dämmerungssehen wichtige Substanz der Netzhautstäbchen; Ⓔ *visual purple, erythropsin, rhodopsin*

Sehlschärlfe *f*: ***Syn:*** *Visus*; Fähigkeit der Netzhaut, zwei Punkte gerade noch als getrennt zu erkennen; Ⓔ *visual acuity, vision, acuteness of sight, acuity*

Sehlzeilchen *pl*: ***Syn:*** *Optotypen*; Zeichen [Zahlen, Buchstaben] zur Bestimmung der Sehschärfe; Ⓔ *optotype, test type, test letter*

Seildellbast *m*: *s.u. Daphnismus*; Ⓔ *Daphne mezereum*

Seilfen *pl*: Alkalisalze von Fettsäuren; Ⓔ *soaps*

Seilfenlalbort *m*: Abort durch Einspritzen von Seifenlösung in die Gebärmutter; kaum noch durchgeführt; Ⓔ *soap abortion*

Seilfenlstuhl *m*: ***Syn:*** *Kalkseifenstuhl*; grau-weißer, faulig riechender Stuhl mit Kalkseifen; Ⓔ *putty stool*

Seiltenlfonltalnellle, hinltelre *f*: ***Syn:*** *Warzenfontanelle, Fonticulus posterolateralis, Fonticulus mastoideus*; Fontanelle* hinter dem Warzenfortsatz; Ⓔ *mastoid fontanella, posterolateral fontanella, posterotemporal fontanella, Casser's fontanella, casserian fontanella, Casserio's fontanella, Casserius fontanella*

Seiltenlfonltalnellle, vorldelre *f*: ***Syn:*** *Keilbeinfontanelle, Fonticulus anterolateralis, Fonticulus sphenoidalis*; zwischen Stirn- und Scheitelbein liegende Fontanelle*; Ⓔ *anterolateral fontanella, sphenoidal fontanella*

Seiltenlhorn des Rückenmarks *m*: ***Syn:*** *Cornu laterale medullae spinalis*; von der **Lamina spinalis VII** gebildetes seitliches Horn der grauen Rückenmarkssubstanz [Substantia* grisea medullae spinalis] im Bereich von C_7–L_2; enthält u.a. den Nucleus* thoracicus posterior; Ⓔ *lateral horn of spinal cord*

Seiltenlinlfarkt *m*: → *Seitenwandinfarkt*

Seiltenlsäulle *f*: ***Syn:*** *Columna intermedia*; von C_8–L_{1-2} reichendes kleines Horn der grauen Rückenmarkssubstanz [Substantia* grisea]; enthält vorwiegend vegetative Kerngebiete; Ⓔ *lateral column of spinal cord*

Seiltenlstranglanlgilna *f*: ***Syn:*** *Pharyngitis lateralis, Angina lateralis*; mit Schwellung, Rötung und Schluckbeschwerden einhergehende Entzündung der Seitenstränge, v.a. nach Tonsillektomie*; Ⓔ *lateral pharyngitis*

Seiltenlwandlinlfarkt *m*: ***Syn:*** *Lateralinfarkt, Seiteninfarkt*; Myokardinfarkt* an der Grenze von Vorder- und Hinterwand; Ⓔ *lateral myocardial infarction*

Seit-zu-Seit-Anastomose *f*: ***Syn:*** *laterolaterale Anastomose*; Seit-zu-Seit-Naht von Gefäßen, Hohlorganen oder Nerven, z.B. einer zuführenden und abführenden Darmschlinge; Ⓔ *laterolateral anastomosis, side-to-side anastomosis*

Selkret *nt*: ***Syn:*** *Secretum*; von Drüsen gebildeter Stoff, der im Organismus eine Funktion erfüllt; Ⓔ *secretion*

selkreltalgog *adj*: die Sekretion anregend, sekretorisch; Ⓔ *secretagogue, secretogogue*

Selkreltalgolgum *nt, pl* **-ga**: ***Syn:*** *Sekretogogum*; die Sekretion anregendes Mittel; Ⓔ *secretagogue, secretogogue*

Selkreltin *nt*: → *Secretin*

Selkreltilon *f*: Absonderung aus der Zelle; Ⓔ *secretion*

äußere Sekretion: → *exokrine Sekretion*

endokrine Sekretion: ***Syn:*** *innere Sekretion*; Sekretion nach innen, z.B. ins Blut; Ⓔ *endocrine secretion*

exokrine Sekretion: ***Syn:*** *äußere Sekretion*; Sekretion nach außen, z.B. auf die Haut; Ⓔ *exocrine secretion*

innere Sekretion: → *endokrine Sekretion*

Selkreltilonslphase *f*: ***Syn:*** *gestagene Phase, Lutealphase, Gelbkörperphase, Transformationsphase*; zweite Phase des Menstruationszyklus; die Zeit vom Eisprung bis zur Monatsblutung; Ⓔ *gestagenic stage, luteal stage, progestational stage, secretory stage, progestional stage, gestagenic phase, beta phase, luteal phase, progestional phase, secretory phase*

Selkreltolgolgum *nt, pl* **-ga**: → *Sekretagogum*

Selkreltollyltikum *nt, pl* **-ka**: Substanz, die Sekret verflüssigt und damit die Ausscheidung fördert; Ⓔ *expectorant*

se|kre|to|mo|to|risch *adj*: die Sekretion stimulierend; Ⓔ *stimulating secretion, secretomotor, secretomotory*
se|kre|to|risch *adj*: Sekret oder Sekretion betreffend, auf Sekretion beruhend; Ⓔ *relating to secretion, secretive, secretory*
Sek|ti|on *f*: **1.** Leichenöffnung, Obduktion **2.** Schnitt, Inzision **3.** Teil; Abschnitt, Ausschnitt **4.** Schnittentbindung, Sectio caesarea; Ⓔ **1.** *postmortem, postmortem examination, obduction, dissection; autopsy, necropsy* **2.** *cut, incision* **3.** *section* **4.** *cesarean operation, cesarean section*
se|kun|där *adj*: **1.** nachfolgend, nachträglich hinzukommend **2.** zweitrangig, zweitklassig, untergeordnet, nebensächlich, an zweiter Stelle; im zweiten Stadium; Ⓔ **1.** *secondary* **2.** *secondary*
Se|kun|där|ant|wort *f*: *Syn:* *Erinnerungsreaktion, anamnestische Reaktion, Booster-Effekt*; beschleunigte und vermehrte Antikörperbildung bei wiederholtem Antigenkontakt; Ⓔ *secondary reaction, secondary immune response, secondary response*
Se|kun|där|er|kran|kung *f*: →*Sekundärkrankheit*
Se|kun|där|fol|li|kel *m*: aus dem Primärfollikel entstehender Eifollikel, der während des Menstrualzyklus zum Tertiärfollikel reift; Ⓔ *secondary ovarian follicle, enlarging follicle, secondary follicle*
Se|kun|där|hei|lung *f*: *Syn:* *sekundäre Wundheilung, p.s.-Heilung, Heilung per secundam intentionem*; verzögerte Wundheilung mit Granulationsgewebe und Narbenbildung; Ⓔ *healing by second intention, healing by granulation, secondary adhesion, second intention*
Se|kun|där|in|fekt *m*: →*Sekundärinfektion*
Se|kun|där|in|fek|ti|on *f*: *Syn:* *Sekundärinfekt*; Infektion eines bereits infizierten Organismus mit einem zweiten Erreger; Ⓔ *secondary infection*
Se|kun|där|krank|heit *f*: *Syn:* *Sekundärerkrankung, Zweiterkrankung, Zweitkrankheit*; zu einer bestehenden Krankheit hinzukommende Erkrankung; Ⓔ *secondary disease*
Se|kun|där|sta|di|um der Syphilis *nt*: *Syn:* *Syphilis II*; ab der 8.–12. Woche nach Infektion kommt es zu Allgemeinerscheinungen an Haut und Schleimhaut [Exanthem, nässende Papeln]; ein Befall innerer Organe oder des Nervensystems ist möglich; Ⓔ *secondary syphilis*
Se|kun|den|ka|pa|zi|tät *f*: *Syn:* *Atemstoßtest, Tiffeneau-Test, Ein-Sekundenkapazität*; Bestimmung der Luftmenge, die nach tiefer Einatmung in einer Sekunde ausgeatmet werden kann; Ⓔ *Tiffeneau's test, forced expiratory volume*
Se|kun|den|tod *m*: *Syn:* *akuter Herztod, Herzschlag*; innerhalb weniger Sekunden eintretender Herztod*; Ⓔ *sudden cardiac death*
se|kun|di|par *adj*: zweitgebärend; Ⓔ *secundiparous*
Selbst|ent|wick|lung *f*: Spontangeburt eines Kindes aus Querlage* ohne vorherige Drehung; Ⓔ *spontaneous evolution*
Selbst|hyp|no|se *f*: *Syn:* *Idiohypnose, Autohypnose*; durch Autosuggestion* erzeugte Hypnose*; Ⓔ *idiohypnotism, autohypnosis, self-hypnosis*
Selbst|mord *m*: Suizid; Ⓔ *suicide*
Selbst|ver|gif|tung *f*: *Syn:* *Autointoxikation, Autotoxikose, Endointoxikation*; durch körpereigene Stoffwechselprodukte entstandene Vergiftung, z.B. bei verminderter Ausscheidung [Leberinsuffizienz*, Niereninsuffizienz*]; Ⓔ *self-poisoning, autointoxication, endogenic toxicosis*
Selbst|wen|dung *f*: spontane Umwandlung einer Querlage* in eine Längslage*; Ⓔ *spontaneous version*
Se|lek|ti|ne *pl*: in der Membran von Leukozyten [L-Selektine], Plättchen [P-Selektine] und im Endothel der Gefäße [E-Selektine] sitzende Adhäsionsmoleküle; Ⓔ *selectins*
se|lek|tiv *adj*: auswählend, abgetrennt; Ⓔ *selective*
Se|len *nt*: Halbmetall; essentielles Spurenelement; Ⓔ *selenium*
Se|le|no|se *f*: *Syn:* *Selenvergiftung, Selenosis*; meist chronische Vergiftung durch Staubinhalation oder orale Aufnahme von Selen; Ⓔ *selenium poisoning, selenosis*
Sella turcica *f*: *Syn:* *Türkensattel*; Grube auf dem Keilbeinkörper, in der die Hypophyse* liegt; Ⓔ *sella turcica*
Selter-Swift-Feer-Krankheit *f*: →*Swift-Syndrom*
Se|men *nt*: Samen; Sperma*; Ⓔ *semen, seminal fluid, sperm, sperma*
Semi-, semi- *präf.*: Wortelement mit der Bedeutung „halb/teilweise"; Ⓔ *half, semi-, demi-*
se|mi|kar|ti|la|gi|när *adj*: teilweise aus Knorpel bestehend; Ⓔ *semicartilaginous*
Se|mi|kas|tra|ti|on *f*: einseitige Gonadenentfernung; Ⓔ *hemicastration, unilateral removal of gonad*
se|mi|kon|ser|va|tiv *adj*: auf eine DNA-Replikation bezüglich, bei der nur ein Strang neugebildet wird; Ⓔ *semiconservative*
se|mi|la|te|ral *adj*: *Syn:* *hemilateral, halbseitig, einseitig*; nur eine Körperhälfte betreffend; Ⓔ *hemilateral*
se|mi|lu|nar *adj*: *Syn:* *lunular*; halbmondförmig, mondsichelförmig; Ⓔ *crescent-shaped, semilunar*
Se|mi|lu|nar|klap|pe *f*: *Syn:* *Taschenklappe, Valvula semilunaris*; halbmondförmige Klappe; Ⓔ *semilunar cusp*
se|mi|ma|lig|ne *adj*: noch gutartig, aber zur Bösartigkeit neigend; Ⓔ *semimalignant*
se|mi|mem|bra|nös *adj*: teilweise aus Faszie oder Membran bestehend; Ⓔ *semimembranous*
se|mi|nal *adj*: *Syn:* *spermatisch*; Samen/Sperma oder Samenflüssigkeit betreffend; Ⓔ *relating to the semen, spermatic, seminal*
se|mi|ni|fer *adj*: Samen produzierend oder ableitend, samenführend; Ⓔ *conveying semen, seminiferous*
Se|mi|nom *nt*: vom Keimgewebe ausgehender bösartiger Hodentumor; Ⓔ *seminoma*
Seminom des Ovars: *Syn:* *Dysgerminom*; niedrig maligner Keimzelltumor des Eierstocks; Ⓔ *dysgerminoma, disgerminoma, ovarian seminoma*
Se|min|u|rie *f*: *Syn:* *Spermaturie*; Spermaausscheidung im Harn; Ⓔ *spermaturia, semenuria, seminuria*
Se|mi|o|lo|gie *f*: *Syn:* *Symptomatologie, Semiotik*; Lehre von der Bedeutung einzelner Symptome; Ⓔ *semeiology, semeiotics, symptomatology, semiology*
Se|mi|o|tik *f*: →*Semiologie*
se|mi|per|me|a|bel *adj*: halbdurchlässig; Ⓔ *semipermeable*
se|mi|so|lid *adj*: halbfest; Ⓔ *semisolid*
se|mi|so|li|de *adj*: halbfest; Ⓔ *semisolid*
se|mi|ten|di|nös *adj*: zur Hälfte aus Sehne bestehend; Ⓔ *semitendinous*
se|mi|zir|ku|lär *adj*: halbbogenförmig, halbkreisförmig; Ⓔ *semicircular*
Sendlinger Beiß *m*: *Syn:* *Erntekrätze, Heukrätze, Giesinger Beiß, Herbstbeiße, Herbstkrätze, Gardnerbeiß, Trombidiose, Trombidiosis, Erythema autumnale*; durch Milben der Gattung Trombicula verursachte, heftig juckende Dermatose* mit Quaddelbildung; Ⓔ *trombiculiasis, trombidiiasis, trombidiosis*
Senear-Usher-Syndrom *nt*: *Syn:* *Pemphigus erythematosus/seborrhoicus, Lupus erythematosus pemphigoides*; Mischform von Pemphigus* foliaceus und Lupus* erythematosus; Ⓔ *Senear Usher disease, Senear Usher syndrome*
Sengstaken-Blakemore-Sonde *f*: Doppelballonsonde zur Notfalltherapie von blutenden Ösophagusvarizen; Ⓔ *Sengstaken-Blakemore tube*
se|nil *adj*: **1.** *Syn:* *altersschwach, greisenhaft*; im Greisenalter/Senium auftretend; vergreist **2.** *Syn:* *altersbedingt*; Senilität betreffend, durch Senilität bedingt; Ⓔ **1.** *senile* **2.** *senile*

Se|ni|lis|mus *m*: vorzeitige Alterung, Vergreisung; Ⓔ *premature senility, senilism*

Se|ni|li|tas *f*: **1.** → *Senium* **2.** → *Senilität*

Senilitas praecox: vorzeitige Vergreisung; Ⓔ *precocious senility*

Se|ni|li|tät *f*: *Syn: Senilitas*; Altern, Älterwerden, Vergreisung, Altersschwäche; Ⓔ *senility, old age, senium*

Se|ni|um *nt*: *Syn: Senilitas*; (Greisen-)Alter; Ⓔ *old age, senium, senility*

Senk|fuß *m*: leichter Plattfuß; Ⓔ *falt foot*

Senk|nie|re *f*: *Syn: Nierensenkung, Nephroptose*; meist die rechte Niere betreffende Senkung bei langem Gefäßstiel oder im Rahmen einer Enteroptose*; oft gleichgesetzt mit Wanderniere*; Ⓔ *nephroptosis, nephroptosia*

Sen|kungs|abs|zess *m*: Abszess, der vom Bildungsort ausbricht und nach unten absinkt; Ⓔ *hypostatic abscess, gravidation abscess, gravity abscess, migrating abscess, wandering abscess*

Senk|waa|ge *f*: *Syn: Tauchwaage, Flüssigkeitswaage, Aräometer*; Messgerät zur Bestimmung der Flüssigkeitsdichte durch Messung der Eintauchtiefe; Ⓔ *areometer, hydrometer*

Senk|we|hen *pl*: leichte Wehen, die das Kind in den Beckeneingang einstellen; Ⓔ *false labor, false pains*

sen|si|bel *adj*: Sensibilität betreffend, empfänglich, (reiz-)empfindlich; Ⓔ *sensitive; (Nerv) sensory*

Sen|si|bi|li|sie|rung *f*: Schaffung einer Empfindlichkeit für einen Reiz, ein Antigen usw.; Ⓔ *sensitization, sensibilization, immunization*

Sen|si|bi|li|tät *f*: Empfindung(svermögen), Empfindungsfähigkeit, Empfindlichkeit; Ⓔ *sensibility, sensitivity, sensitiveness, susceptibility*

kinästhetische Sensibilität: *Syn: propriozeptive/propriorezeptive Sensibilität, Tiefensensibilität, Propriozeption, Propriorezeption*; über die Propriorezeptoren* aufgenommene Eigenempfindung des Körpers; Ⓔ *proprioceptive sensibility, deep sensibility, kinesthetic sensibility, somesthetic sensibility, proprioceptive sense, proprioception*

propriorezeptive/propriozeptive Sensibilität: → *kinästhetische Sensibilität*

sen|si|tiv *adj*: (über-)empfindlich; Ⓔ *sensitive*

Sen|si|ti|vi|tät *f*: Empfindlichkeit; Überempfindlichkeit; Ⓔ *sensitivity, sensitiveness*

sen|so|mo|to|risch *adj*: *Syn: sensorisch-motorisch*; sowohl sensorisch als auch motorisch; Ⓔ *sensorimotor, sensomotor*

sen|so|ri|ell *adj*: → *sensorisch*

sen|so|risch *adj*: *Syn: sensoriell*; Sensorium betreffend, mit den Sinnesorganen/Sinnen wahrnehmend; Ⓔ *relating to or connected with the senses or sensation, sensitive, sensory, sensorial, receptive*

sensorisch-motorisch *adj*: → *sensomotorisch*

Sen|so|ri|um *nt*: **1.** Bewusstsein **2.** *Syn: sensorisches System*; Gesamtheit der nervalen Strukturen zur Aufnahme und Verarbeitung von Sinnesreizen; Ⓔ **1.** *consciousness* **2.** *sensorium, perceptorium*

sen|su|al *adj*: **1.** die Sinne betreffend, mit den Sinnen, sinnlich **2.** sinnlich, wollüstig; Ⓔ **1.** *relating to the senses or sensation, sensational, sensate, sensual, sensory, sensorial* **2.** *sensual, sensible, sensory*

sen|su|ell *adj*: **1.** die Sinne betreffend, mit den Sinnen, sinnlich **2.** sinnlich, wollüstig; Ⓔ **1.** *relating to the senses or sensation, sensational, sensate, sensual, sensory, sensorial* **2.** *sensual, sensible, sensory*

se|pa|ra|bel *adj*: trennbar; Ⓔ *separable*

Se|pa|ra|bi|li|tät *f*: Trennbarkeit; Ⓔ *separability, separableness*

Sep|sis *f*: *Syn: Blutvergiftung*; durch das Eindringen von Erregern in die Blutbahn [Septikämie*] verursachte Generalisierung einer Erkrankung mit meist hohem intermittierendem Fieber, Schüttelfrost, beeinträchtigtem Allgemeinbefinden, weicher Leber- und Milzschwellung und Zeichen toxischer Organschädigungen; Ⓔ *sepsis, septicemia, septemia, septic intoxication, blood poisoning*

tonsillogene Sepsis: von einer Angina* lacunaris ausgehende Sepsis; die Erreger können hämatogen, lymphogen oder über einen Abszess/eine Phlegmone des Parapharyngealraumes in die Blutbahn gelangen; Ⓔ *tonsillogenic septicemia*

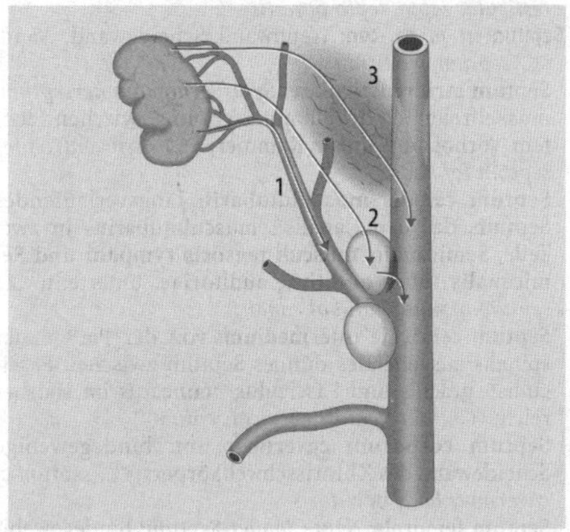

Abb. 85. Tonsillogene Sepsis. Erregereinbruch in die Blutbahn über die kleinen Mandelvenen [1], die Lymphbahn [2] oder die Kieferwinkellymphknoten [3]

Sepsis tuberculosa acutissima: *Syn: Landouzy-Sepsis, Landouzy-Typhobazillose*; meist tödlich verlaufende, akut generalisierte Tuberkulose bei Abwehrschwäche des Organismus; Ⓔ *fulminating tuberculous sepsis*

Sept-, sept- *präf.*: → *Septo-*

sep|tal *adj*: Scheidewand/Septum betreffend; Ⓔ *relating to a septum, septal, septile*

Sep|ta|no|se *f*: ringförmiges Monosaccharid* mit sieben Kohlenstoffatomen; Ⓔ *septanose*

Sep|tek|to|mie *f*: operative Entfernung eines Septums, Septumexzision, Septumresektion; Ⓔ *septectomy*

sep|tiert *adj*: durch ein Septum abgetrennt; Ⓔ *divided by septa, septate*

Sep|tik|ä|mie *f*: *Syn: Hämatosepsis, Septikhämie, Blutvergiftung, septikämisches Syndrom*; generalisierte Erkrankung mit dem Auftreten von Krankheitserregern [Bakterien, Viren, Pilzen] oder ihren Toxinen im Blut; oft gleichgesetzt mit Sepsis*; Ⓔ *septicemia, septemia, septic intoxication, blood poisoning, septic fever, hematosepsis*

sep|tik|ä|misch *adj*: Septikämie betreffend, von ihr betroffen oder gekennzeichnet, durch sie bedingt; Ⓔ *relating to or caused by sepsis, septic, septicemic*

Sep|tik|hä|mie *f*: → *Septikämie*

Sep|ti|ko|py|ä|mie *f*: Sepsis* durch Eitererreger; Ⓔ *septicopyemia*

sep|ti|ko|py|ä|misch *adj*: Septikopyämie betreffend, von ihr betroffen oder gekennzeichnet, durch sie bedingt; Ⓔ *relating to septicopyemia, septicopyemic*

Sep|ti|me|tri|tis *f, pl* **-tiden**: *Syn: septische Metritis*; septische Gebärmutterentzündung; Ⓔ *septic inflammation of the uterus, septimetritis*

sep|tisch *adj*: **1.** Sepsis betreffend, von ihr betroffen oder gekennzeichnet, durch sie bedingt, eine Sepsis verursachend **2.** nicht-keimfrei; infiziert; verschmutzt; Ⓔ **1.** *relating to or caused by sepsis, septic, septicemic* **2.** *infected, dirty; putrefactive, infective*

Septo-, septo- *präf.*: Wortelement mit der Bedeutung „Scheidewand/Septum"; Ⓔ *septal, septile, sept(o)-*

Sep|to|rhi|no|plas|tik *f*: plastische Operation zur Korrektur einer Schiefnase, bei der sowohl das Septum als auch das Nasenskelett korrigiert werden; Ⓔ *septorhinoplasty*

Sep|to|sto|mie *f*: Septumfensterung; Ⓔ *septostomy*

Sep|to|to|mie *f*: Durchtrennung des Nasenseptums; Ⓔ *septotomy*

Sep|tu|lum *nt, pl* **-la**: kleines Septum; Ⓔ *septulum*

Septula testis: Hodenscheidewände, Hodensepten; Ⓔ *testicular septa, septa of testis*

Sep|tum *nt, pl* **-ta, -ten**: Trennwand, Scheidewand, Wand; Ⓔ *septum, partition*

Septum atrioventriculare: *Syn: Vorhofkammerseptum*; muskelfreier Teil des Kammerseptums zwischen rechtem Vorhof und linker Kammer; Ⓔ *atrioventricular septum (of heart)*

Septum canalis musculotubarii: längsverlaufendes Septum, das den Canalis* musculotubarius in zwei Teile, **Semicanalis musculi tensoris tympani** und **Semicanalis tubae auditivae/auditoriae**, unterteilt; Ⓔ *septum of musculotubal canal*

Septum cervicale intermedium: von der Pia* mater spinalis ausgehendes dünnes Septum zwischen Fasciculus* gracilis und Fasciculus* cuneatus im Halsbereich; Ⓔ *intermediate cervical septum*

Septum corporum cavernosorum: bindegewebige Scheidewand des Klitorisschwellkörpers; Ⓔ *septum of cavernous body of clitoris*

Septum femorale: *Syn: Cloquet-Septum*; bindegewebiger Verschluss des Anulus femoralis; Ⓔ *Cloquet's septum, crural septum, femoral septum, cribriform lamina of transverse fascia, cribriform fascia*

Septum glandis penis: bindegewebige Scheidewand der Eichel; Ⓔ *septum of glans penis*

Septa interalveolaria: Trennwände zwischen benachbarten Zahnalveolen, interalveolare Trennwände; Ⓔ *interalveolar septa, alveolar septa, septal bone, interdental septa*

Septum interatriale: *Syn: Vorhofseptum*; Scheidewand zwischen rechtem und linkem Herzvorhof; Ⓔ *interatrial septum (of heart), interauricular septum*

Septa interlobularia: Läppchengrenzmembranen der Lunge; Ⓔ *interlobular septa (of lung)*

Septum intermusculare: bindegewebige Scheidewand zwischen Muskelgruppen; Ⓔ *intermuscular ligament, intermuscular septum*

Septum intermusculare brachii laterale: Septum von der lateralen Humeruskante zur Oberarmfaszie, das die Flexoren [vorne] von den Extensoren [hinten] trennt; Ⓔ *lateral intermuscular ligament of arm*

Septum intermusculare brachii mediale: Septum von der medialen Humeruskante zur Oberarmfaszie, das die Flexoren [vorne] von den Extensoren [hinten] trennt; Ⓔ *medial intermuscular septum of arm*

Septum intermusculare cruris posterius: Septum von der Unterschenkelfaszie zum Periost der Tibia*, das die Flexorenloge [Compartimentum* cruris flexorum] von der Peronäusloge [Compartimentum* cruris peroneorum] trennt; Ⓔ *posterior intermuscular septum of lower leg*

Septum intermusculare curis anterius: Septum von der Unterschenkelfaszie zum Periost der Tibia*, das die Extensorenloge [Compartimentum* cruris extensorum] von der Peronäusloge [Compartimentum* cruris peroneorum] trennt; Ⓔ *anterior intermuscular septum of lower leg*

Septum intermusculare femoris laterale: laterales Septum von der Fascia* lata zur Linea* aspera des Femurs; Ⓔ *lateral intermuscular ligament of thigh*

Septum intermusculare femoris mediale: mediales Septum von der Fascia* lata zur Linea* aspera des Femurs; Ⓔ *medial intermuscular septum of thigh*

Septum intermusculare vastoadductorium: Septum von der Fascia* lata zum Femur*, das die Adduktorengruppe von den Musculi* vastus trennt; Ⓔ *anteromedial intermuscular septum of thigh*

Septa interradicularia: Scheidewände zwischen den einzelnen Wurzeln eines mehrwurzeligen Zahnes; Ⓔ *interradicular septa, septal bone*

Septum interventriculare: *Syn: Kammerseptum, Interventrikularseptum, Ventrikelseptum*; Scheidewand zwischen rechter und linker Herzkammer; Ⓔ *interventricular septum (of heart), ventricular septum*

Septum linguale: *Syn: Zungenseptum*; Scheidewand, die die Zunge in der Mitte teilt; Ⓔ *lingual septum*

Septum lucidum: → *Septum pellucidum*

Septum medianum posterius: hinteres Rückenmarksseptum; Ⓔ *dorsal median septum, posterior median septum*

Septum nasi: Nasenscheidewand, Nasenseptum; Ⓔ *nasal septum*

Septum nasi osseum: knöcherner Teil des Nasenseptums, knöchernes Nasenseptum; Ⓔ *osseous nasal septum, bony septum of nose, bony nasal septum, osseous septum of nose*

Septum orbitale: Orbitaseptum; Ⓔ *orbital septum, tarsal membrane*

Septum pellucidum: *Syn: Septum lucidum*; Scheidewand zwischen den Vorderhörnern der Seitenventrikel; Ⓔ *pellucid septum*

Septum penis: *Syn: Penistrennwand, Penisseptum*; mediane Scheidewand der Schwellkörper; Ⓔ *septum of penis*

Septum primum: erste Vorhofscheidewand des embryonalen Herzens; Ⓔ *valve of foramen ovale*

Septum rectovaginale: rektovaginale Scheidewand, rektovaginales Septum; Ⓔ *rectovaginal septum*

Septum rectovesicale: Harnblasen-Rektum-Scheidewand, rektovesikales Septum; Ⓔ *Denonvilliers' aponeurosis, Denonvilliers' fascia, rectovesical septum, Tyrrell's fascia*

Septum scroti: *Syn: Skrotalseptum*; Medianseptum des Skrotums; Ⓔ *septum of scrotum, scrotal septum*

Septum sinuum frontalium: Scheidewand der Stirnhöhle; Ⓔ *septum of frontal sinuses*

Septum sinuum sphenoidalium: Trennwand der Keilbeinhöhlen; Ⓔ *septum of sphenoidal sinuses, sphenoidal septum*

Sep|tum|de|fekt *m*: Defekt des Septums zwischen den Herzvorhöfen [Vorhofseptumdefekt*] oder den Herzkammern [Ventrikelseptumdefekt*]; Ⓔ *septal defect*

Sep|tum|de|vi|a|ti|on *f*: Abweichen des Nasenseptums zu einer Seite; kann zu Behinderung der Nasenatmung führen; Ⓔ *septal deviation*

Sep|tum|knor|pel *m*: *Syn: Scheidewandknorpel, Cartilago septi nasi*; Knorpel des Nasenseptums; Ⓔ *cartilage of nasal septum*

Septum-pellucidum-Zyste *f*: zystische Auftreibung des Cavum* septi pellucidi; Ⓔ *cyst of pellucid septum*

Sep|tum|per|fo|ra|ti|on *f*: Perforation der Nasenscheidewand durch Verletzung, Entzündung oder Tumor; Ⓔ *septal perforation*

Sep|tum|plas|tik *f*: Plastik des Nasenseptums; Ⓔ *septoplasty*

Se|quen|ti|al|prä|pa|rat *nt*: *Syn: Zweiphasenpräparat*; Antibabypille, die in der ersten Zyklusphase nur Östrogen enthält und in der zweiten Phase Östrogen und Gestagen; Ⓔ *sequential oral contraceptive*

Se|quenz *f*: Reihe, Folge, Aufeinanderfolge, Reihenfolge; Ⓔ *sequence*

Se|ques|ter *m*: abgestorbener Gewebe- oder Organteil, der vom restlichen Gewebe/Organ abgetrennt/demarkiert ist, z.B. Knochensequester bei Osteomyelitis*; Ⓔ *sequestrum*

Se|ques|te|ro|to|mie *f*: → *Sequestrektomie*

Se|ques|tra|ti|on *f*: Sequesterbildung, Sequestrierung; Ⓔ *sequestration*

Se|ques|trek|to|mie *f*: *Syn: Sequesterotomie*; operative Entfernung eines Sequesters, Sequesterentfernung; Ⓔ *sequestrectomy, sequestrotomy*

Se|rin *nt*: nicht-essentielle Aminosäure, die in praktisch allen Eiweißen vorkommt; Ⓔ *serine*

Se|rin|en|zy|me *pl*: Gruppe hydrolytischer [**Serinhydrolasen**] oder proteolytischer Enzyme [**Serinproteasen**], die Serin im aktiven Zentrum enthalten; Ⓔ *serine enzymes*

Se|rin|hy|dro|la|sen *pl*: *s.u. Serinenzyme*; Ⓔ *serine hydrolases*

Se|rin|pro|te|a|sen *pl*: *s.u. Serinenzyme*; Ⓔ *serine proteases*

Sero-, sero- *präf.*: Wortelement mit der Bedeutung „Serum"; Ⓔ *serum, serous, sero-*

Se|ro|di|a|gnos|tik *f*: *Syn: Serumdiagnostik*; Diagnostik von Krankheiten durch Analyse des Blutserums; Ⓔ *serodiagnosis, serum diagnosis, immunodiagnosis, diagnostic serology*

se|ro|di|a|gnos|tisch *adj*: Serodiagnostik betreffend; Ⓔ *relating to serodiagnosis, serodiagnostic*

se|ro|fi|bri|nös *adj*: *Syn: serös-fibrinös*; aus Serum und Fibrin bestehend, sowohl serös als auch fibrinös; Ⓔ *serofibrinous, seroplastic*

se|ro|fi|brös *adj*: *Syn: fibroserös, fibrös-serös*; sowohl serös als auch faserig/fibrös; Ⓔ *serofibrous, fibroserous*

Se|ro|kon|ver|si|on *f*: Übergang des Antikörperstatus von seropositiv zu seronegativ im Laufe einer Erkrankung oder Therapie; Ⓔ *seroconversion*

Se|ro|lo|gie *f*: *Syn: Serumkunde*; Lehre von den Immuneigenschaften des Serums; Ⓔ *serology*

se|ro|lo|gisch *adj*: Serologie betreffend; Ⓔ *relating to serology, serologic, serological*

Se|rom *nt*: Serum- oder Lymphansammlung im Gewebe; Ⓔ *seroma*

se|ro|mem|bra|nös *adj*: *Syn: serös-membranös*; eine seröse Haut/Serosa betreffend; sowohl serös als auch membranös; Ⓔ *seromembranous*

se|ro|mu|kös *adj*: *Syn: mukoserös, mukös-serös*; aus Serum und Schleim/Mukus bestehend, gemischt serös und mukös; Ⓔ *seromucous, seromucoid*

Se|ro|mu|ko|tym|pa|non *nt*: seromuköse Otitis* media chronica; Ⓔ *glue ear, chronic seromucinous otitis media*

se|ro|ne|ga|tiv *adj*: mit negativer Seroreaktion, nichtreaktiv; Ⓔ *serologically negative, seronegative*

Se|ro|pa|pel *f*: kleine Papel mit zentralem Bläschen; Ⓔ *seropapule*

Se|ro|pneu|mo|tho|rax *m*: Ansammlung von Flüssigkeit und Luft im Pleuraspalt; Ⓔ *seropneumothorax*

se|ro|po|si|tiv *adj*: mit positiver Seroreaktion, reaktiv; Ⓔ *serologically positive, seropositive*

se|ro|pu|ru|lent *adj*: *Syn: eitrig-serös, serös-eitrig*; sowohl serös als auch eitrig; Ⓔ *seropurulent*

se|rös *adj*: *Syn: serumhaltig, serumartig*; Serum betreffend, aus Serum bestehend; serumartige Flüssigkeit enthaltend oder produzierend oder absondernd; Ⓔ *relating to or resembling serum, serous*

Se|ro|sa *f*: *Syn: Tunica serosa*; seröse Haut; Ⓔ *serous tunic, serous coat, serous membrane, serosa*

Se|ro|sa|ent|zün|dung *f*: → *Serositis*

se|ro|san|gui|nös *adj*: *Syn: blutig-serös*; sowohl serös als auch blutig; Ⓔ *serosanguineous*

Se|ro|sa|zys|te *f*: zystenartige Flüssigkeitsansammlung zwischen Serosablättern; Ⓔ *serosal cyst*

serös-eitrig *adj*: → *seropurulent*

se|ro|se|rös *adj*: Bezeichnung für eine Naht, die zwei Serosaschichten miteinander verbindet; Ⓔ *seroserous*

serös-fibrinös *adj*: → *serofibrinös*

Se|ro|si|tis *f, pl* **-ti|den**: *Syn: Serosaentzündung*; Entzündung einer serösen Haut; Ⓔ *inflammation of a serous membrane, serositis, oromeningitis, orrhomeningitis*

se|ro|si|tisch *adj*: Serosaentzündung/Serositis betreffend, von ihr betroffen oder gekennzeichnet; Ⓔ *relating to or marked by serositis*

serös-membranös *adj*: → *seromembranös*

se|ro|syn|o|vi|al *adj*: Serum und Gelenkschmiere/Synovia betreffend; Ⓔ *relating to both serum and synovia, serosynovial*

Se|ro|the|ra|pie *f*: *Syn: Serumtherapie*; passive Immunisierung durch Gabe von antikörperhaltigem Serum; Ⓔ *serum therapy, serotherapy*

Se|ro|tho|rax *m*: *Syn: Hydrothorax*; Ansammlung von Flüssigkeit im Pleuraspalt; Ⓔ *serothorax, hydrothorax*

se|ro|ton|erg *adj*: → *serotoninerg*

Se|ro|to|nin *nt*: *Syn: 5-Hydroxytryptamin*; aus Tryptophan* entstehendes biogenes Amin, das eine Vorstufe von Melatonin* ist; Neurotransmitter; Ⓔ *serotonin, 5-hydroxytryptamine, thrombotonin, thrombocytin, enteramine*

se|ro|to|nin|erg *adj*: *Syn: serotonerg*; auf Serotonin als Transmitter ansprechend; Ⓔ *serotoninergic, serotonergic*

Se|ro|typ *m*: → *Serovar*

Se|ro|vak|zi|na|ti|on *f*: *Syn: Simultanimpfung*; gleichzeitige Impfung mit Impfstoff [aktive Immunisierung] und Serum [passive Immunisierung]; Ⓔ *serovaccination*

Se|ro|var *m*: *Syn: Serotyp*; durch Antikörper unterscheidbare Unterform eines Bakteriums; Ⓔ *serovar, serotype*

Se|ro|ze|le *f*: abgekapselter, seröser Erguss; Ⓔ *serocele*

ser|pi|gi|nös *adj*: girlandenförmig, schlangenförmig; Ⓔ *serpiginous, serpent-like*

Ser|ra|tia *f*: Gattung gramnegativer, beweglicher Stäbchenbakterien; treten als Erreger von Nosokomialinfektionen auf; Ⓔ *Serratia*

Sertoli-cell-only-Syndrom *nt*: → *Sertoli-Zell-Syndrom*

Sertoli-Zellen *pl*: *Syn: Stützzellen, Ammenzellen, Fußzellen*; pyramidenförmige Zellen des Hodens, die für die Ernährung der Samenzellen von Bedeutung sind; Ⓔ *Sertoli's cells, sustentacular cells, nurse cells, nursing cells, foot cells*

Sertoli-Zell-Syndrom *nt*: *Syn: del Castillo-Syndrom, Castillo-Syndrom, Sertoli-cell-only-Syndrom, Germinalaplasie, Germinalzellaplasie*; Aspermie* durch ein angeborenes Fehlen des Keimepithels der Hodenkanälchen; Ⓔ *Sertoli-cell-only syndrome, Del Castillo syndrome*

Sertoli-Zelltumor *m*: von den Sertoli-Zellen* des Hodens ausgehender bösartiger Tumor; Ⓔ *Sertoli cell tumor*

Se|rum *nt, pl* **Se|ra, Se|ren**: *Syn: Blutserum*; fibrinfreies und damit nicht-gerinnbares Blutplasma; Ⓔ *blood serum, serum*

heterologes Serum: *Syn: Heteroserum*; Serum einer anderen Tierart oder ein Serum mit heterologen Antikörpern; Ⓔ *heterologous serum*

monovalentes Serum: *Syn: spezifisches Serum*; Serum, das nur Antikörper gegen ein Antigen enthält; Ⓔ *monovalent serum, specific serum*

polyvalentes Serum: Serum, das Antikörper gegen mehrere Antigene enthält; Ⓔ *polyvalent serum*

spezifisches Serum: → *monovalentes Serum*

se|rum|ar|tig *adj*: → *serös*

Se|rum|di|a|gnos|tik *f*: → *Serodiagnostik*

Serum-Glutamatoxalacetattransaminase *f*: → *Aspartataminotransferase*

Serum-Glutamatpyruvattransaminase *f*: → *Alaninaminotransferase*

se|rum|hal|tig *adj*: → *serös*

Se|rum|he|pa|ti|tis *f, pl* **-ti|ti|den**: → *Hepatitis B*

Se|rum|krank|heit *f*: verzögert oder akut [Serumschock]

S

auftretende Unverträglichkeitsreaktion gegen artfremdes Serum; beruht auf der Bildung von Antigen-Antikörper-Komplexen, die u.a. eine Immunkomplexvaskulitis* oder -nephritis* [Serumnephritis*] auslösen können; Ⓔ *serum sickness, serum disease*

Se|rum|kun|de *f*: → *Serologie*

Se|rum|nähr|bö|den *pl*: Nährböden mit Serumzusatz; Ⓔ *serocultures*

Se|rum|ne|phri|tis *f, pl* **-ti|den**: zum Komplex der Serumkrankheit* gehörende, durch Ablagerung zirkulierender Immunkomplexe* entstehende Immunkomplexnephritis*; Ⓔ *serum nephritis, induced glomerulonephritis*

Se|rum|pro|phy|la|xe *f*: passive Immunisierung mit spezifischem Serum zur Infektionsprophylaxe; Ⓔ *serum prophylaxis*

Serum-Prothrombin-Conversion-Accelerator *m*: ***Syn:*** *Prokonvertin, Proconvertin, Faktor VII, Autothrombin I, stabiler Faktor*; in der Leber gebildeter Faktor der Blutgerinnung; Mangel führt zu Hypoprokonvertinämie*; Ⓔ *serum prothrombin conversion accelerator, factor VII, prothrombokinase, cofactor V, convertin, cothromboplastin, proconvertin, autoprothrombin I, prothrombin conversion factor, prothrombin converting factor, stable factor*

Se|rum|schock *m*: *s.u. Serumkrankheit*; Ⓔ *serum shock*

Se|rum|the|ra|pie *f*: → *Serotherapie*

Se|sam|bei|ne *pl*: ***Syn:*** *Sesamknochen, Ossa sesamoidea*; kleine, in die Muskelsehne eingelagerte Knochen; Ⓔ *sesamoids, sesamoid bones*

Se|sam|kno|chen *pl*: → *Sesambeine*

ses|sil *adj*: (*Polyp*) festsitzend, breit aufsitzend; Ⓔ *sessile*

Seu|che *f*: historischer Begriff für die Massenausbreitung einer Infektionskrankheit; heute kaum noch verwendet; Ⓔ *plague; pest, pestilence, pestis*

Seuf|zer|at|mung *f*: flache Atmung mit intermittierenden tiefen Atemzügen; Ⓔ *sigh, periodic deep inspiration*

Sever-Krankheit *f*: ***Syn:*** *Haglund-Syndrom, Apophysitis calcanei*; Entzündung der Fersenbeinapophyse; Ⓔ *Sever's disease, epiphysitis of calcaneus*

Sex-, sex- *präf.*: → *Sexual-*

Sex|chro|ma|tin *nt*: ***Syn:*** *Geschlechtschromatin, Barr-Körper, X-Chromatin*; bei Frauen in der Nähe der Kernmembran liegender Chromatinkörper, der vom inaktivierten X-Chromosom gebildet wird; Ⓔ *sex chromatin, Barr body*

Sexo-, sexo- *präf.*: → *Sexual-*

Se|xo|lo|ge *m*: Sexualwissenschaftler; Ⓔ *sexologist*

Se|xo|lo|gie *f*: Sexualforschung, Sexualwissenschaft; Ⓔ *sexology*

Se|xo|lo|gin *f*: Sexualwissenschaftlerin; Ⓔ *sexologist*

se|xu|al *adj*: → *sexuell*

Sexual-, sexual- *präf.*: Wortelement mit der Bedeutung „Geschlecht"; Ⓔ *sex, sexual, venereal*

Se|xu|al|hor|mo|ne *pl*: ***Syn:*** *Geschlechtshormone*; Oberbegriff für alle Hormone, die an der Ausbildung der primären und sekundären Geschlechtsmerkmale beteiligt sind und Einfluss auf die Sexualfunktion haben; Ⓔ *sex hormones*

Se|xu|al|zy|klus *m*: ***Syn:*** *Genitalzyklus, Monatszyklus, Menstrualzyklus, Menstruationszyklus*; wiederkehrender Zyklus vom ersten Tag einer Monatsblutung bis zum letzen Tag vor der nächsten Blutung; Ⓔ *menstrual cycle, genital cycle, sex cycle, sexual cycle, rhythm*

se|xu|ell *adj*: ***Syn:*** *geschlechtlich, sexual*; die Sexualität betreffend, auf ihr beruhend; Ⓔ *relating to sex, sexual, venereal*

se|zer|nie|ren *v*: (*Sekret*) ausscheiden, absondern; Ⓔ *secrete; excrete*

se|zie|ren *v*: ***Syn:*** *anatomieren*; einen (toten) Körper zerlegen; Ⓔ *dissect, cut apart*

S-Form *f*: ***Syn:*** *S-Stamm, Glattform*; Bakterienstamm, der Kolonien mit glatter Oberfläche bildet; Ⓔ *smooth strain, S bacteria, smooth bacteria*

Sharpey-Fasern *pl*: vom Periost in den Zahn einstrahlende kollagene Fasern; Ⓔ *Sharpey's fibers, perforating fibers, bone fibers, claviculus*

Shaver-Syndrom *nt*: ***Syn:*** *Korundlunge, Korundschmelzerlunge*; durch Einatmen von Korunddämpfen verursachte Lungenfibrose*, die nicht von einer Aluminiumlunge* zu unterscheiden ist; Ⓔ *corundum smelter's lung, bauxite lung, bauxite pneumoconiosis, bauxite worker's disease, Shaver's disease*

Sheehan-Syndrom *nt*: postpartale Hypophysenvorderlappeninsuffizienz*; Ⓔ *Sheehan syndrome, postpartum pituitary necrosis, postpartum pituitary necrosis syndrome, thyrohypophyseal syndrome*

Shiga-Kruse-Ruhrbakterium *nt*: ***Syn:*** *Shigella dysenteriae Typ 1*; exotoxinbildender Serovar von Shigella* dysenteriae [Shigatoxin*]; Erreger der schwersten Form von Bakterienruhr; Ⓔ *Shiga bacillus, Shiga-Kruse bacillus, Shigella dysenteriae type 1*

Shi|ga|to|xin *nt*: von Shigella* dysenteriae Typ 1 gebildetes Neurotoxin; Ⓔ *Shiga toxin*

Shi|gel|la *f*: zu den Enterobacteriaceae* gehörende Gattung gramnegativer, unbeweglicher Stäbchenbakterien; Ⓔ *shigella, Shigella*

Shigella ambigua: → *Shigella dysenteriae Typ 2*

Shigella boydii: aus ca. 15 Serovarianten bestehende Gruppe C der Shigellen; Erreger einer bakteriellen Ruhr; Ⓔ *Shigella boydii*

Shigella dysenteriae: Gruppe A der Shigellen; enthält 10 Serovarianten, die z.T. Exotoxin bilden; Ⓔ *Shigella dysenteriae*

Shigella dysenteriae Typ 1: ***Syn:*** *Shiga-Kruse-Ruhrbakterium*; exotoxinbildender Serovar [Shigatoxin*]; Erreger der schwersten Form von Bakterienruhr; Ⓔ *Shigella dysenteriae type 1*

Shigella dysenteriae Typ 2: ***Syn:*** *Shigella schmitzii/ambigua*; exotoxinbildender Serovar, der aber nur eine milde Bakterienruhr verursacht; Ⓔ *Shigella dysenteriae type 2*

Shigella flexneri: ***Syn:*** *Flexner-Bacillus*; weltweit verbreitete Gruppe B der Shigellen; die Infektionen verlaufen relativ leicht, da keine Enterotoxine gebildet werden; Ⓔ *Flexner's bacillus, Strong's bacillus, paradysentery bacillus, Shigella flexneri*

Shigella schmitzii: → *Shigella dysenteriae Typ 2*

Shigella sonnei: ***Syn:*** *Kruse-Sonne-Ruhrbakterium, Kruse-Sonne-Bakterium, E-Ruhrbakterium*; nicht-toxinbildender Erreger der Sommerdiarrhö*; Ⓔ *Sonne bacillus, Sonne-Duval bacillus, Shigella sonnei*

Shi|gel|lo|se *f*: ***Syn:*** *Shigellainfektion*; durch **Shigella**-Arten verursachte bakterielle Infektionskrankheit; meist gleichgesetzt mit Bakterienruhr*; Ⓔ *shigellosis*

Shrapnell-Membran *f*: ***Syn:*** *Flaccida, Pars flaccida membranae tympanicae*; schlaffer oberer Abschnitt des Trommelfells; Ⓔ *Shrapnell's membrane, flaccida, pars flaccida*

Shunt *m*: **1.** Kurzschluss zwischen Gefäßen oder Hohlorganen **2.** ***Syn:*** *Nebenschluss; Bypass*; operativ angelegte Verbindung zwischen Gefäßen oder Hohlorganen; Ⓔ **1.** *shunt* **2.** *shunt, bypass*

arteriovenöser Shunt: ***Syn:*** *arteriovenöser Bypass, arteriovenöse Fistel*; operative Verbindung einer Arterie und einer Vene; Ⓔ *arteriovenous shunt, arteriovenous fistula, A-V shunt*

biliodigestiver Shunt: ***Syn:*** *biliodigestiver Bypass, biliodigestive Anastomose/Fistel, biliointestinaler Shunt*; operative Verbindung von Gallenblase/Gallengängen und Darm; Ⓔ *biliodigestive anastomosis, biliary-enteric anastomosis, biliary-enteric bypass, biliary-intestinal bypass*

biliointestinaler Shunt: → *biliodigestiver Shunt*

mesoatrialer Shunt: *Syn: mesoatriale Anastomose*; operative Verbindung von Vena* mesenterica superior und rechtem Herzvorhof; Ⓔ *mesoatrial shunt*
mesokavaler Shunt: *Syn: mesokavale Anastomose*; operative Verbindung von Vena* mesenterica superior und Vena* cava inferior; Ⓔ *mesocaval shunt*
ventrikulovenöser Shunt: *Syn: Ventrikulovenostomie*; operative Verbindung von Seitenventrikel und Vena* jugularis interna zur Liquorableitung bei Hydrozephalus; Ⓔ *ventriculovenostomy, ventriculovenous shunt*

Shunt-Zyanose *f*: durch einen Rechts-Links-Shunt* hervorgerufene Zyanose*; Ⓔ *shunt cyanosis*

Shwartzman-Sanarelli-Phänomen *nt*: → *Sanarelli-Shwartzman-Phänomen*

Sial-, sial- *präf.*: → *Sialo-*

Si|al|a|de|nek|to|mie *f*: *Syn: Sialoadenektomie*; operative Entfernung einer Speicheldrüse, Speicheldrüsenexzision; Ⓔ *sialoadenectomy, sialadenectomy*

Si|al|a|de|ni|tis *f, pl* **-ti|den**: *Syn: Sialoadenitis*; Speicheldrüsenentzündung; Ⓔ *inflammation of a salivary gland, sialadenitis, sialadenosis, sialoadenitis*

si|al|a|de|ni|tisch *adj*: *Syn: sialoadenitisch*; Speicheldrüsenentzündung/Sialadenitis betreffend, von ihr betroffen oder gekennzeichnet; Ⓔ *relating to or marked by sialadenitis, sialadenitic, sialoadenitic*

Si|al|a|de|no|gra|fie, -gra|phie *f*: → *Sialografie*

Si|al|a|de|no|se *f*: nichtentzündliche Speicheldrüsenerkrankung; auch gleichgesetzt mit Sialadenitis; Ⓔ *sialadenosis*

Si|al|a|de|no|to|mie *f*: *Syn: Sialoadenotomie*; operative Eröffnung einer Speicheldrüse; Ⓔ *sialoadenotomy, sialadenotomy*

si|al|a|gog *adj*: den Speichelfluss anregend; Ⓔ *sialagogic, sialagogue, sialogogue, sialogogic, ptyalagogue*

Si|al|a|go|gum *nt, pl* **-ga**: den Speichelfluss anregendes Mittel; Ⓔ *ptyalagogue, sialagogue, sialogogue*

Si|al|an|gi|ek|ta|sie *f*: → *Sialoangiektasie*

Si|al|an|gi|o|gra|fie, -gra|phie *f*: *Syn: Sialoangiografie*; Röntgenkontrastdarstellung der Ausführungsgänge der Speicheldrüsen; Ⓔ *sialoangiography*

Si|al|an|gi|tis *f, pl* **-ti|den**: *Syn: Sialoangitis, Sialdochitis, Sialductitis, Sialodochitis, Sialoductitis*; Entzündung des Ausführungsganges einer Speicheldrüse; Ⓔ *inflammation of the salivary ducts, sialoangiitis, sialoangitis, sialodochitis, sialoductitis*

si|al|an|gi|tisch *adj*: *Syn: sialdochitisch, sialductitisch, sialoangitisch, sialodochitisch, sialoductitisch*; Sialangitis betreffend, von ihr betroffen oder gekennzeichnet; Ⓔ *relating to or marked by sialoangiitis*

Si|al|do|chi|tis *f, pl* **-ti|den**: → *Sialangitis*

si|al|do|chi|tisch *adj*: → *sialangitisch*

Si|al|duc|ti|tis *f, pl* **-ti|ti|den**: → *Sialangitis*

si|al|duc|ti|tisch *adj*: → *sialangitisch*

Si|al|ek|ta|sie *f*: Erweiterung eines Speicheldrüsenganges; Ⓔ *ptyalectasis, sialectasis, sialectasia*

Si|al|e|me|sis *f*: Speichelerbrechen; Ⓔ *vomiting of saliva, sialemesis, sialemesia*

Si|al|i|da|se *f*: *Syn: Neuraminidase*; Hydrolase*, die Neuraminsäure-Reste abspaltet; Ⓔ *sialidase, neuraminidase*

Si|al|in|säu|ren *pl*: in Glykolipiden* und Glykoproteinen* vorkommende Derivate der Neuraminsäure; Ⓔ *sialic acids*

Sialo-, sialo- *präf.*: Wortelement mit der Bedeutung „Speichel"; Ⓔ *sialic, salivary, sialine, ptyal(o)-, sial(o)-*

Si|a|lo|a|de|nek|to|mie *f*: → *Sialadenektomie*

Si|a|lo|a|de|ni|tis *f, pl* **-ti|den**: → *Sialadenitis*

si|a|lo|a|de|ni|tisch *adj*: → *sialadenitisch*

Si|a|lo|a|de|no|gra|fie, -gra|phie *f*: → *Sialografie*

Si|a|lo|a|de|no|to|mie *f*: → *Sialadenotomie*

Si|a|lo|a|e|ro|pha|gie *f*: Verschlucken von Luft und Speichel; Ⓔ *sialoaerophagia, sialoaerophagy, aerosialophagy*

Si|a|lo|an|gi|ek|ta|sie *f*: *Syn: Sialangiektasie*; Ausweitung eines Speicheldrüsenausführungsganges; Ⓔ *sialoangiectasis*

Si|a|lo|an|gi|o|gra|fie, -gra|phie *f*: → *Sialoangiografie*

Si|a|lo|an|gi|tis *f, pl* **-ti|den**: → *Sialangitis*

si|a|lo|an|gi|tisch *adj*: → *sialangitisch*

Si|a|lo|do|chi|tis *f, pl* **-ti|den**: → *Sialangitis*

si|a|lo|do|chi|tisch *adj*: → *sialangitisch*

Si|a|lo|duc|ti|tis *f, pl* **-ti|ti|den**: → *Sialangitis*

si|a|lo|duc|ti|tisch *adj*: → *sialangitisch*

si|a|lo|gen *adj*: speichelbildend; Ⓔ *producing saliva, sialogenous*

Si|a|lo|gra|fie, -gra|phie *f*: *Syn: Sialadenografie, Sialoadenografie*; Röntgenkontrastdarstellung der Speicheldrüsen; Ⓔ *sialography, ptyalography*

Si|a|lo|gramm *nt*: Röntgenkontrastaufnahme der Speicheldrüsen; Ⓔ *sialogram, sialograph*

Si|a|lo|lith *m*: *Syn: Speichelstein*; Konkrement in einer Speicheldrüse; Ⓔ *salivary calculus, salivary stone, sialolith, ptyalolith*

Si|a|lo|li|thi|a|sis *f, pl* **-ses**: *Syn: Ptyalolithiasis*; meist asymptomatisches Vorkommen von Speichelsteinen; kann zu Ausflussstauung und schmerzhafter Drüsenschwellung führen; Ⓔ *ptyalolithiasis, sialolithiasis, salivolithiasis*

Si|a|lo|li|tho|to|mie *f*: operative Entfernung von Speichelsteinen; Ⓔ *sialolithotomy, ptyalolithotomy*

Si|a|lom *nt*: gutartige Speicheldrüsengeschwulst; Ⓔ *salivary tumor, sialoma*

Si|a|lo|pha|gie *f*: (übermäßiges) Speichelverschlucken; Ⓔ *sialophagia*

Si|a|lor|rhoe *f, pl* **-rho|en**: *Syn: Ptyalismus, Hypersalivation*; (übermäßiger) Speichelfluss; Ⓔ *sialism, sialismus, sialorrhea, sialosis, salivation, hygrostomia, hyperptyalism, hypersalivation, ptyalorrhea*

Si|a|lo|se *f*: chronische Speicheldrüsenerkrankung; Ⓔ *sialadenosis*

Si|a|lo|ste|no|se *f*: Einengung oder Verschluss des Ausführungsganges einer Speicheldrüse; Ⓔ *sialostenosis*

Si|a|lo|ze|le *f*: Speicheldrüsenschwellung; Speicheldrüsentumor; Ⓔ *sialocele, ranula*

Si|chel|fuß *m*: *Syn: Pes adductus*; Fußfehlstellung mit Adduktion des Vorfußes; Ⓔ *talipes varus, pes adductus, strephenopodia*

Si|chel|re|ti|no|pa|thie *f*: → *Sichelzellenretinopathie*

Si|chel|zell|an|ä|mie *f*: → *Sichelzellenanämie*

Si|chel|zell|dak|ty|li|tis *f, pl* **-ti|den**: *Syn: Hand-Fuß-Syndrom*; bei Sichelzellanämie* auftretende, schmerzhafte Schwellung von Händen und Füßen; Ⓔ *sickle cell dactylitis, hand-and-foot syndrome*

Si|chel|zel|len *pl*: *s.u. Sichelzellenanämie*; Ⓔ *sickle cells, crescent cells, meniscocytes, drepanocytes*

Si|chel|zel|len|an|ä|mie *f*: *Syn: Sichelzellanämie, Herrick-Syndrom, Drepanozytose*; autosomal-rezessive Hämoglobinopathie* mit schwerer hämolytischer Anämie*; das abnorm geformte **Sichelzellenhämoglobin** führt bei sinkender Sauerstoffsättigung zur sichelförmigen Verformung von Erythrozyten [**Sichelzellen**]; die meist schwarzafrikanischen und afroamerikanischen heterozygoten Träger besitzen eine erhöhte Malariaresistenz; Ⓔ *sickle cell anemia, crescent cell anemia, drepanocytic anemia, drepanocytemia, Herrick's anemia, sicklemia, African anemia, meniscocytosis*

Si|chel|zel|len|hä|mo|glo|bin *nt*: *s.u. Sichelzellenanämie*; Ⓔ *hemoglobin S, sickle-cell hemoglobin*

Si|chel|zel|len|re|ti|no|pa|thie *f*: *Syn: Sichelretinopathie*; Netzhautschädigung durch Störung der Mikrozirkulation bei Sichelzellenanämie*; Ⓔ *sickle cell retinopathy*

Si|chel|zel|len|tha|las|sä|mie *f*: *Syn: Sichelzellthalassämie, HbS-Thalassämie, Mikrodrepanozytenkrankheit*; kom-

S

binierte Heterozygotie für Hämoglobin* S und Thalassämie*; imponiert klinisch als Sichelzellenanämie* mit Symptomen der Thalassämie; Ⓔ *sickle-cell thalassemia, sickle cell-thalassemia disease, microdrepanocytic anemia, microdrepanocytic disease, thalassemia-sickle cell disease, microdrepanocytosis*

Sick-Sinus-Syndrom *nt*: *Syn: Bradykardie-Tachykardie-Syndrom, Sinusknotensyndrom*; durch eine Funktionsstörung des Sinusknotens ausgelöste Herzrhythmusstörung, die abwechselnd zu Bradykardie* und Tachykardie* führt; Ⓔ *sick sinus syndrome*

Sidero-, sidero- *präf.*: Wortelement mit der Bedeutung „Eisen"; Ⓔ *iron, sider(o)-*

Si|de|ro|blas|ten *pl*: siderinhaltige Erythroblasten*; Ⓔ *sideroblasts*

si|de|ro|dro|mo|phob *adj*: Siderodromophobie betreffend, durch sie gekennzeichnet; Ⓔ *relating to or marked by siderodromophobia, siderodromophobic*

Si|de|ro|dro|mo|pho|bie *f*: krankhafte Angst vor Eisenbahnfahrten; Ⓔ *siderodromophobia*

Si|de|ro|fi|bro|se *f*: Organfibrose mit Einlagerung von Eisen; oft verwendet als Bezeichnung für Lungensiderose [Siderosis* pulmonum]; Ⓔ *siderofibrosis*

Si|de|ro|pe|nie *f*: *Syn: Asiderose, Asiderosis*; Eisenmangel; Ⓔ *sideropenia*

si|de|ro|pe|nisch *adj*: Eisenmangel/Sideropenie betreffend, von ihm betroffen oder ihn bedingt; Ⓔ *relating to or characterized by sideropenia, sideropenic, hypoferric*

Si|de|ro|pha|gen *pl*: *Syn: Herzfehlerzellen*; bei herzbedingter Lungenstauung im Sputum auftretende, mit Hämosiderin beladene Alveolarmakrophagen; Ⓔ *siderophages, siderophores*

si|de|ro|phil *adj*: mit Affinität für Eisen, mit eisenhaltigen Farbstoffen färbend, eisenliebend; Ⓔ *siderophil, siderophilous*

Si|de|ro|phi|lie *f*: *Syn: Eisenspeicherkrankheit, Hämochromatose, Bronzediabetes*; chronische Speicherkrankheit* mit erhöhter Eisenresorption und Hämosiderinablagerung in verschiedenen Organen [Leber, Bauchspeicheldrüse]; klinisch auffällig sind Leberzirrhose*, Diabetes* mellitus und eine blau-braun-bronzefarbene Hautpigmentierung; Ⓔ *hemochromatosis, hemachromatosis, hematochromatosis, bronze diabetes, bronzed diabetes*

Si|de|ro|phi|lin *nt*: *Syn: Transferrin*; in der Leber gebildetes Glykoprotein; Transportprotein für Eisen im Blut; Ⓔ *siderophilin, transferrin*

Si|de|ro|se *f*: *Syn: Siderosis*; (übermäßige) Ablagerung von Eisen in Organen oder Geweben; Ⓔ *siderosis*

Siderose der Leber: *Syn: Lebersiderose*; sowohl bei primärer als auch sekundärer Siderose kommt es zu Eisenablagerung und langfristig zu Parenchymschädigung mit der Entwicklung einer Leberzirrhose; Ⓔ *hepatic siderosis*

Si|de|ro|si|li|ko|se *f*: → *Silikosiderose*

Si|de|ro|sis *f, pl* **-ses**: → *Siderose*

Siderosis pulmonum: *Syn: Eisenlunge, Eisenstaublunge, Schweißerlunge, Lungensiderose*; benigne, rückbildungsfähige Pneumokoniose* durch Ablagerung von Eisenstaub; Ⓔ *siderosis, arcwelder lung, pulmonary siderosis*

Si|de|ro|so|men *pl*: eisenhaltige Granula in Siderozyten*; Ⓔ *siderosomes*

si|de|ro|tisch *adj*: Siderose betreffend, von ihr betroffen oder gekennzeichnet, durch sie bedingt; Ⓔ *relating to siderosis, siderotic*

Si|de|ro|zyt *m*: *Syn: Ferrozyt*; Erythrozyt* oder Retikulozyt* mit Eisengranula; Ⓔ *siderocyte*

Sieb|bein *nt*: *Syn: Ethmoid, Os ethmoidale*; zwischen den beiden Augenhöhlen liegender Schädelbasisknochen; Ⓔ *ethmoid, ethmoid bone, cribriform bone*

Sieb|bein|ent|zün|dung *f*: → *Ethmoiditis*

Sieb|bein|plat|te *f*: *Syn: Lamina cribrosa ossis ethmoidalis*; schmale Knochenplatte zu beiden Seiten der Crista* galli, durch die die Riechfäden ziehen; Ⓔ *cribriform lamina of ethmoid bone, cribriform plate of ethmoid bone, sieve bone, sieve plate, cribrum*

Sieb|bein|zel|len *pl*: *Syn: Cellula ethmoidales*; lufthaltige Zellen des Siebbeins; Ⓔ *ethmoidal sinuses, ethmoidal cells, ethmoidal aircells*

Sieb|bein|zel|len|ent|zün|dung *f*: → *Ethmoiditis*

Sieb|plat|te der Sclera *f*: *Syn: Lamina cribrosa sclerae*; Schicht der Sclera*, durch die ca. 1 Million Neuriten des Stratum* nervosum der Netzhaut [Retina*] ziehen und den Sehnerven [Nervus* opticus] bilden; Ⓔ *cribrous lamina of sclera*

Sieb|test *m*: *Syn: Vortest, Suchtest, Screeningtest*; grober Test, der symptomlose Träger einer Erkrankung oder potentielle Träger/Überträger identifiziert; Ⓔ *screening, screening test*

Sie|gel|ring|zel|len *pl*: bei malignen Tumoren [**Siegelringzellkarzinom, Siegelringzelllymphom**] auftretende Zellen mit schleimreichem Plasma und randständigem Kern; Ⓔ *signet-ring cells*

Siegle-Ohrtrichter *m*: *Syn: Siegle-Otoskop*; pneumatischer Ohrtrichter mit Lupe und Gummiballon zur Beurteilung der Trommelfellbeweglichkeit; Ⓔ *Siegle's otoscope, Siegle's speculum*

SI-Einheiten *pl*: die Maßeinheiten des internationalen Einheitensystems [Système **Inter**national d'Unités]; das SI-System definiert **Grundgrößen** [Länge, Zeit, Masse, elektrische Stromstärke, Temperatur, Stoffmenge und Lichtstärke] und ordnet ihnen **Grundeinheiten** [Meter, Sekunde, Kilogramm, Ampere, Kelvin, Mol und Candela] zu; andere Größen haben abgeleitete SI-Einheiten, z.B. Quadratmeter für Fläche oder Kubikmeter für Volumen; einige häufiger gebrauchte abgeleitete Einheiten haben eigene Namen, wie z.B. Newton*, die abgeleitete SI-Einheit der Kraft, oder Pascal*, die abgeleitete SI-Einheit des Druckes; Ⓔ *SI units*

Sie|mens *nt*: SI-Einheit des elektrischen Leitwerts; Umkehrung des elektrischen Widerstandes; Ⓔ *siemens, mho*

Siemerling-Creutzfeld-Syndrom *nt*: *Syn: Fanconi-Prader-Syndrom, Adrenoleukodystrophie, Schiller-Addison-Syndrom*; X-chromosomal-rezessive Erkrankung mit Atrophie der Nebennierenrinde und herdförmiger Entmarkung im Gehirn; Ⓔ *adrenoleukodystrophy*

Sie|vert *nt*: Einheit der Äquivalentdosis*; Ⓔ *sievert*

Sig|ma *nt*: *Syn: Sigmoid, Colon sigmoideum*; S-förmiger Kolonabschnitt im linken Unterbauch; Ⓔ *sigmoid colon, pelvic colon, sigmoid flexure, sigmoid*

Sig|ma|bla|se *f*: → *Sigma-Conduit*

Sigma-Blasen-Fistel *f*: *Syn: sigmoidovesikale Fistel*; innere Sigmafistel mit Mündung in die Blase; Ⓔ *sigmoidovesical fistula*

Sigma-Conduit *m*: *Syn: Sigmablase*; aus dem Sigma gebildete Ersatzblase; Ⓔ *sigmoid bladder*

Sig|ma|ent|zün|dung *f*: → *Sigmoiditis*

Sigma-Rektum-Anastomose *f*: *Syn: Sigmoideoproktostomie, Sigmoidoproktostomie, Sigmoidorektostomie, Sigmoideorektostomie*; operative Verbindung von Sigma und Enddarm/Rektum; Ⓔ *sigmoidoproctostomy, sigmoidorectostomy*

Sig|ma|re|sek|ti|on *f*: operative Entfernung des Sigmas; Ⓔ *sigmoidectomy*

Sig|ma|tis|mus *m*: *Syn: Lispeln*; fehlerhafte Bildung und Aussprache der Zischlaute S, Z, X, Sch; Ⓔ *sigmatism, sigmasism, lisp, lisping*

Sig|mo|id *nt*: **1.** S-förmig, sigmaförmig, sigmaähnlich **2.** Sigma/Colon sigmoideum betreffend; Ⓔ **1.–2.** *sigmoid*

Sigmoid-, sigmoid- *präf.*: Wortelement mit der Bedeutung

„Sigma/Colon sigmoideum"; Ⓔ *sigmoid, sigmoid(o)-*
Sig|mo|i|dek|to|mie *f:* Sigmaentfernung, Sigmaresektion; Ⓔ *sigmoidectomy*
Sigmoideo-, sigmoideo- *präf.:* →*Sigmoido-*
Sig|mo|i|de|o|prok|to|sto|mie *f:* →*Sigmoideorektostomie*
Sig|mo|i|de|o|rek|to|sto|mie *f: Syn: Sigma-Rektum-Anastomose, Sigmoideoproktostomie, Sigmoidoproktostomie, Sigmoidorektostomie*; operative Verbindung von Sigma und Enddarm/Rektum; Ⓔ *sigmoidoproctostomy, sigmoidorectostomy*
Sig|mo|i|de|o|skop *nt:* →*Sigmoidoskop*
Sig|mo|i|de|o|sko|pie *f:* →*Sigmoidoskopie*
Sig|mo|i|de|o|sto|mie *f:* →*Sigmoidostomie*
Sig|mo|i|de|o|to|mie *f:* →*Sigmoidotomie*
sig|mo|i|de|o|ve|si|kal *adj:* →*sigmoidovesikal*
Sig|mo|i|di|tis *f, pl* **-ti|den:** *Syn: Sigmaentzündung*; Entzündung der Schleimhaut des Sigmas; Ⓔ *inflammation of the sigmoid colon, sigmoiditis*
sig|mo|i|di|tisch *adj:* Sigmaentzündung/Sigmoiditis betreffend, von ihr betroffen oder gekennzeichnet; Ⓔ *relating to or marked by sigmoiditis*
Sigmoido-, sigmoido- *präf.:* Wortelement mit der Bedeutung „Sigma/Colon sigmoideum"; Ⓔ *sigmoid, sigmoid(o)-*
Sig|mo|i|do|pe|xie *f:* operative Sigmaanheftung; Ⓔ *sigmoidopexy*
Sig|mo|i|do|prok|to|sto|mie *f:* →*Sigmoideorektostomie*
Sig|mo|i|do|rek|to|sto|mie *f:* →*Sigmoideorektostomie*
Sig|mo|i|do|sig|mo|i|de|o|sto|mie *f: Syn: Sigmoidosigmoidostomie*; operative Verbindung von zwei Sigmaabschnitten; Ⓔ *sigmoidosigmoidostomy*
Sig|mo|i|do|sig|mo|i|do|sto|mie *f:* →*Sigmoidosigmoideostomie*
Sig|mo|i|do|skop *nt: Syn: Sigmoideoskop*; flexibles Endoskop* für die Sigmoidoskopie*; Ⓔ *sigmoidoscope, sigmoscope*
Sig|mo|i|do|sko|pie *f: Syn: Sigmoideoskopie*; endoskopische Untersuchung des Sigmoids; Ⓔ *sigmoidoscopy*
Sig|mo|i|do|sto|mie *f:* **1.** *Syn: Sigmoideostomie*; Anlegen eines Sigmaafters **2.** *Syn: Sigmoideostomie*; Sigmaafter; Ⓔ **1.** *sigmoidostomy* **2.** *sigmoidostomy*
Sig|mo|i|do|to|mie *f: Syn: Sigmoideotomie*; Sigmaeröffnung; Ⓔ *sigmoidotomy*
sig|mo|i|do|ve|si|kal *adj: Syn: sigmoideovesikal, vesikosigmoid*; Sigma und Harnblase/Vesica urinaria betreffend oder verbindend; Ⓔ *relating to both sigmoid colon and urinary bladder, sigmoidovesical*
sig|ni|fi|kant *adj:* bedeutsam, wichtig, von Bedeutung; Ⓔ *significant*
Sig|num *nt, pl* **-na:** Zeichen, Symptom; Ⓔ *sign, mark*
Signa mortis: Todeszeichen; Ⓔ *death signs*
Sil|ber *nt: Syn: Argentum*; weiches, weißglänzendes Edelmetall der Kupfergruppe; Ⓔ *silver, argentum*
Sil|ber|draht|ar|te|ri|en *pl:* enggestellte, drahtfeine Netzhautarterien bei arteriosklerotischer Retinopathie*; Ⓔ *silver-wire arterioles, silver-wire vessels, silver-wire reflexes*
Sil|ber|nit|rat *nt: Syn: Höllenstein, Argentum nitricum*; Silberverbindung mit antiseptischer und kaustischer Wirkung; Ⓔ *silver nitrate, Credé's antiseptic*
Si|li|ci|um *nt: Syn: Silizium*; Halbmetall der Kohlenstoffgruppe; Ⓔ *silicon*
Si|li|co|sis *f, pl* **-ses:** →*Silikose*
Si|li|ka|to|se *f: Syn: Silikoanthrakose, Anthrasilikose*; zu Lungenfibose führende Pneumokoniose* durch Inhalation silikathaltiger Stäube; Ⓔ *silicatosis*
Si|li|ko|an|thra|ko|se *f: Syn: Anthrakosilikose, Anthrasilikose*; zu den Berufskrankheiten* gerechnete Pneumokoniose* durch langjähriges Einatmen kieselsäurehaltigen Kohlenstaubs; Ⓔ *silicoanthracosis*
Si|li|ko|ar|thri|tis *f, pl* **-ti|den:** *Syn: Caplan-Syndrom, Caplan-Colinet-Petry-Syndrom, Silikoarthrose*; zu den Pneumokoniosen* gehörendes, meist bei Bergleuten auftretendes Syndrom von Silikose* und rheumatoider Arthritis*; Ⓔ *rheumatoid pneumoconiosis, Caplan's syndrome, Caplan's nodules*
Si|li|ko|ar|thro|se *f:* →*Silikoarthritis*
Si|li|ko|se *f: Syn: Quarzstaublunge, Steinstaublunge, Lungensilikose, Quarzstaublungenerkrankung, Kieselstaublunge, Silicosis*; durch Einatmen von quarzhaltigem Staub hervorgerufene Pneumokoniose* mit chronisch progredienter Lungenfibrose*; führt im Laufe der Zeit zu obstruktiver und restriktiver Ventilationsstörung*; Ⓔ *silicosis, grinder's disease, pneumosilicosis*
Si|li|ko|si|de|ro|se *f: Syn: Siderosilikose*; Mischpneumokoniose bei langfristiger Inhalation von quarz- und eisenhaltigem Staub; Ⓔ *siderosilicosis, silicosiderosis*
si|li|ko|tisch *adj:* Silikose betreffend, von ihr betroffen oder gekennzeichnet, durch sie bedingt; Ⓔ *relating to or characterized by silicosis, silicotic*
Si|li|ko|tu|ber|ku|lo|se *f: Syn: Tuberkulosilikose*; gleichzeitiges Auftreten von Silikose* und Lungentuberkulose*; Ⓔ *silicotuberculosis, infective silicosis*
Si|li|zi|um *nt: Syn: Silicium*; Halbmetall der Kohlenstoffgruppe; Ⓔ *silicon*
Si|li|zi|um|di|o|xid *nt: Syn: Quarz*; hartes, beständiges Mineral; häufigste Verbindung der Erdkruste; Ⓔ *silica, silicic anhydride, silicon dioxide*
Simmonds-Syndrom *nt: Syn: Hypophysenvorderlappeninsuffizienz, Hypopituitarismus, Hypophyseninsuffizienz, HVL-Insuffizienz*; Unterfunktion der Hormonbildung im Hypophysenvorderlappen, die alle [**Panhypopituitarismus**] oder nur einzelne Hormone betreffen kann; Ⓔ *Simmonds' syndrome, Simmonds' disease, apituitarism, hypopituitarism*
Simonart-Bänder *pl: Syn: Amnionstränge*; Verwachsungsstränge zwischen Amnion und Fetus; können zu intrauteriner Amputation führen; Ⓔ *Simonart's bands, Simonart's ligaments, Simonart's threads, Streeter's bands, amniotic bands, amniotic adhesions, annular bands*
Simon-Herd *m: Syn: Simon-Spitzenherd*; durch hämatogene Streuung entstandener Tuberkuloseherd in der Lungenspitze; Ⓔ *Simon's apical focus, Simon's focus*
Simon-Spitzenherd *m:* →*Simon-Herd*
sim|plex *adj:* einfach; unkompliziert; Ⓔ *simple*
Sim|plex|glau|kom *nt: Syn: Weitwinkelglaukom, Glaucoma simplex*; primäres Glaukom* durch Abflussbehinderung im Schlemm*-Kanal ohne Einengung des Kammerwinkels*; Ⓔ *simple glaucoma, open-angle glaucoma, wide-angle glaucoma, chronic glaucoma, noncongestive glaucoma, compensated glaucoma, Donders' glaucoma*
Sims-Huhner-Test *m: Syn: Huhner-Test, postkoitaler Spermakompatibilitätstest*; Untersuchung von Zervixschleim nach dem Beischlaf zur Beurteilung der männlichen Zeugungsfähigkeit; Ⓔ *Huhner test, Sims' test*
Si|mu|lant *m:* Patient, der eine Erkrankung vortäuscht; Ⓔ *simulator, malingerer*
Si|mu|la|ti|on *f:* Vorspiegelung oder Vortäuschung einer Erkrankung; Ⓔ *simulation, pretending, feigning, malingering*
si|mu|lie|ren *v:* eine Erkrankung vortäuschen oder vorspiegeln; Ⓔ *simulate, pretend, feign*
Si|mu|li|i|dae *pl: Syn: Kriebelmücken*; blutsaugende Mücken, die als Krankheitsüberträger von Bedeutung sind; Ⓔ *Simuliidae*
si|mul|tan *adj:* gleichzeitig; Ⓔ *simultaneous (mit with)*
Si|mul|tan|imp|fung *f:* →*Serovakzination*
Si|mul|tan|in|fek|ti|on *f:* gleichzeitige Infektion mit zwei verschiedenen Erregern; Ⓔ *simultaneous infection*
Sin|ci|put *nt:* Vorderkopf; Ⓔ *sinciput, synciput*
Sindbis-Fieber *nt:* nur kurzdauerndes tropisches Fieber

S

durch das Sindbisvirus*; Ⓔ *Sindbis fever*

Sind|bis|vi|rus *nt*: durch Mücken übertragenes Arbovirus*; Ⓔ *Sindbis virus*

Single-Photon-Emissionscomputertomografie *f*: Emissionscomputertomografie* bei der Gammastrahler verwendet werden; Ⓔ *single photon emission computed tomography, single photon emission tomography*

Sin|gul|tus *m*: Schluckauf; Ⓔ *hiccup, hic-cough, singultus, singultation*

Sinistro-, sinistro- *präf.*: Wortelement mit der Bedeutung „links"; Ⓔ *left, sinistr(o)-*

Sin|ka|lin *nt*: *Syn: Cholin, Bilineurin*; über die Nahrung aufgenommener Baustein von Acetylcholin* und Lecithin*; Ⓔ *sinkaline, choline*

Sin|nes|e|pi|thel *nt*: *Syn: Neuroepithel*; zur Aufnahme von Reizen befähigtes Epithel; Ⓔ *sensory epithelium, sense epithelium, neuroepithelium, neurepithelium*

Sino-, sino- *präf.*: Wortelement mit der Bedeutung „Hohlraum/Höhle/Gang/Sinus"; Ⓔ *sinal, sinusal, sino-, sinu-*

Si|no|bron|chi|tis *f, pl* **-ti|den**: → *Sinubronchitis*

si|no|bron|chi|tisch *adj*: → *sinubronchitisch*

Si|no|gra|fie, -gra|phie *f*: Röntgenkontrastdarstellung der Nasennebenhöhlen; Ⓔ *sinography*

Si|no|gramm *nt*: Röntgenkontrastaufnahme der Nasennebenhöhlen; Ⓔ *sinogram*

Si|no|sko|pie *f*: → *Sinuskopie*

Sinu-, sinu- *präf.*: Wortelement mit der Bedeutung „Hohlraum/Höhle/Gang/Sinus"; Ⓔ *sinal, sinusal, sino-, sinu-*

si|nu|a|tri|al *adj*: *Syn: sinuaurikulär*; Sinusknoten und Vorhof/Atrium betreffend oder verbindend; Ⓔ *sinoatrial, sinoauricular, sinuatrial, sinuauricular*

Si|nu|a|tri|al|kno|ten *m*: → *Sinusknoten*

si|nu|au|ri|ku|lär *adj*: → *sinuatrial*

si|nu|bron|chi|al *adj*: → *sinupulmonal*

Si|nu|bron|chi|tis *f, pl* **-ti|den**: *Syn: Sinobronchitis, sinubronchiales/sinupulmonales Syndrom, Bronchosinusitis*; subakute oder chronische Sinusitis* mit folgender Bronchitis* oder Bronchopneumonie*; Ⓔ *sinobronchial syndrome, sinopulmonary syndrome, bronchosinusitis, sinobronchitis*

si|nu|bron|chi|tisch *adj*: *Syn: sinobronchitisch*; Sinubronchitis betreffend, von ihr betroffen oder gekennzeichnet; Ⓔ *relating to or marked by sinobronchitis, sinobronchitic*

Si|nu|i|tis *f, pl* **-ti|den**: → *Sinusitis*

si|nu|i|tisch *adj*: → *sinusitisch*

si|nu|pul|mo|nal *adj*: *Syn: sinubronchial*; Nasennebenhöhlen und Lunge(n)/Pulmo betreffend; Ⓔ *relating to both paranasal sinuses and lungs, sinopulmonary, sinobronchial*

Si|nus *m, pl* **Si|nus**: Höhle, Höhlung, Bucht, Tasche; Ⓔ *sinus, cavity, canal*

Sinus anales: *Syn: Morgagni-Krypten, Analkrypten*; Krypten der Afterschleimhaut; Ⓔ *rectal sinuses, anal sinuses, anal crypts, crypts of Morgagni, semilunar valves of Morgagni*

Sinus anteriores: *Syn: Cellulae ethmoidales anteriores*; vordere Siebbeinzellen; Ⓔ *anterior cells, anterior sinuses*

Sinus aortae: *Syn: Aortensinus, Valsalva-Sinus*; taschenförmige Buchten zwischen den Semilunarklappen und der Aortenwand; Ⓔ *sinus of Valsalva, sinus of Morgagni, aortic sinus, Petit's sinus*

Sinus caroticus: *Syn: Karotissinus, Carotissinus*; Erweiterung der Arteria carotis communis an der Karotisgabel; Ⓔ *carotid bulbus, carotid sinus*

Sinus cavernosus: schwammartiges Venengeflecht zu beiden Seiten der Sella turcica; Ⓔ *cavernous sinus*

Sinus coronarius: Sammelgefäß für Koronarvenen an der Hinterfläche des Herzens; Ⓔ *coronary sinus*

Sinus durae matris: *Syn: Durasinus, Hirnsinus, Sinus venosi durales*; venöse Sinus der Dura mater encephali, die Blut aus Gehirn und Hirnhäuten zur Vena jugularis interna führen; Ⓔ *sinuses of dura mater, cranial sinuses, venous sinuses of dura mater*

Sinus epididymidis: enger Spaltraum zwischen Hoden [Testis] und Nebenhodenkörper [Corpus epididymidis]; Ⓔ *sinus of epididymis*

Sinus frontalis: Stirnhöhle; Ⓔ *frontal sinus, frotal antrum*

Sinus intercavernosi: Querverbindungen der Sinus cavernosi; Ⓔ *intercavernous sinuses, Ridley's sinuses, Ridley's circles*

Sinus intercavernosus: vor [**Sinus intercavernosus anterior**] und hinter [**Sinus intercavernosus posterior**] der Sella* turcica liegende venöse Sinus, die zusammen mit dem Sinus* cavernosi ein Ringsystem bilden; Ⓔ *intervavernous sinus*

Sinus lactiferi: Milchsäckchen der Milchgänge; Ⓔ *lacteal sinuses, lactiferous sinuses*

Sinus lienalis: *Syn: Sinus splenicus*; Milzsinus; Ⓔ *sinus of spleen, splenic sinus*

Sinus marginalis: venöser Hirnsinus um das Foramen* magnum; Ⓔ *marginal sinus*

Sinus maxillaris: Kieferhöhle, Oberkieferhöhle; Ⓔ *maxillary sinus, antrum of Highmore, maxillary antrum*

Sinus medii: *Syn: Cellulae ethmoidales mediae*; mittlere Siebbeinzellen; Ⓔ *middle sinuses, middle cells*

Sinus obliquus pericardii: Herzbeutelbucht zwischen den Lungenvenen und der unteren Hohlvene; Ⓔ *oblique sinus of pericardium*

Sinus occipitalis: Hirnsinus am Hinterhaupt; Ⓔ *occipital sinus*

Sinus paranasales: Nasennebenhöhlen, Nebenhöhlen; Ⓔ *paranasal sinuses, accessory sinuses of nose, nasal sinuses, air sinuses*

Sinus petrosquamosus: inkonstanter Hirnsinus entlang der Fissura* petrosquamosa; Ⓔ *petrosquamous sinus*

Sinus petrosus inferior: Hirnsinus am unteren Rand der Felsenbeinpyramide; Ⓔ *Englisch's sinus, inferior petrosal sinus*

Sinus petrosus superior: Hirnsinus auf der oberen Kante der Felsenbeinpyramide; Ⓔ *superior petrosal sinus*

Sinus phrenicocostalis: *Syn: Kostodiaphragmalsinus, Kostodiaphragmalspalte, Recessus costodiaphragmaticus*; Spaltraum zwischen Pleura costalis und Pleura diaphragmatica; Ⓔ *costodiaphragmatic sinus, phrenicocostal sinus, phrenicocostal recess, costodiaphragmatic recess*

Sinus pilonidalis: *Syn: Steißbeinfistel, Steißbeinzyste, pilonidaler Abszess, Pilonidalfistel, Kokzygealfistel, Haarnestfistel, Haarnestgrübchen, Pilonidalzyste, Sakraldermoid, Fistula coccygealis, Fistula pilonidalis*; epithelausgekleideter Fistelgang in der medianen Steißbeingegend/Analfalte; Ⓔ *pilonidal sinus*

Sinus splenicus: *Syn: Sinus lienalis*; Milzsinus; Ⓔ *sinus of spleen*

Sinus posterior cavi tympani: seichte Furche der Rückwand der Paukenhöhle [Cavitas tympani]; Ⓔ *posterior sinus of tympanic cavity*

Sinus posteriores: *Syn: Cellulae ethmoidales posteriores*; hintere Siebbeinzellen; Ⓔ *posterior cells, posterior sinuses*

Sinus prostaticus: Prostatasinus, Prostatarinne; Ⓔ *prostatic sinus*

Sinus rectus: Hirnsinus zwischen Sinus sagittalis inferior und Confluens sinuum; Ⓔ *straight sinus*

Sinus renalis: Nierensinus; Ⓔ *renal sinus*

Sinus sagittalis inferior: Hirnsinus im freien Rand der

Großhirnsichel; Ⓔ *inferior sagittal sinus, inferior longitudinal sinus*
Sinus sagittalis superior: Hirnsinus an der Basis der Großhirnsichel; Ⓔ *superior sagittal sinus, superior longitudinal sinus*
Sinus sigmoideus: s-förmige Fortsetzung des Sinus transversus zur Vena jugularis interna; Ⓔ *sigmoid sinus*
Sinus sphenoidalis: Keilbeinhöhle; Ⓔ *sphenoidal sinus*
Sinus sphenoparietalis: Hirnsinus unter dem kleinen Keilbeinflügel; Ⓔ *sphenoparietal sinus, Breschet's sinus*
Sinus tarsi: ***Syn:*** *Tarsalkanal*; Spaltraum zwischen Sprungbein und Fersenbein; Ⓔ *tarsal sinus, tarsal canal*
Sinus transversus: Hirnsinus im Sulcus transversus des Hinterhauptsbeines; Ⓔ *transverse sinus (of dura mater)*
Sinus transversus pericardii: Spaltraum des Herzbeutels zwischen Aorta und Lungenvenen; Ⓔ *transverse sinus of pericardium, Theile's canal*
Sinus trunci pulmonalis: Ausbuchtungen der Truncus pulmonalis-Wand hinter den Pulmonalklappen; Ⓔ *sinuses of pulmonary trunk*
Sinus tympani: Sinus an der hinteren Paukenhöhlenwand; Ⓔ *tympanic sinus*
Sinus unguis: Nageltasche; Ⓔ *nail sinus*
Sinus urogenitalis: embryonaler Sinus, aus dem Harnblase und Harnröhre hervorgehen; bildet bei der Frau auch das Vestibulum* vaginae; Ⓔ *urogenital sinus*
Sinus venarum cavarum: Venensinus des rechten Vorhofs; Ⓔ *sinus of venae cavae*
Sinus venosi durales: →*Sinus durae matris*
Sinus venosus: venöser Sinus; Ⓔ *venous sinus*
Sinus venosus sclerae: ***Syn:*** *Schlemm-Kanal*; ringförmige Vene an der Kornea-Sklera-Grenze; Abflussgefäß des Kammerwassers; Ⓔ *Fontana's canal, Lauth's canal, Schlemm's canal, Lauth's sinus, venous sinus of sclera*

Si|nus|ar|rhyth|mie *f*: vom Sinusknoten* ausgehende Arrhythmie; Ⓔ *sinus arrhythmia*

si|nus|ar|tig *adj*: sinusoid; Ⓔ *sinusoidal, sinusoid*

Si|nus|bra|dy|kar|die *f*: vom Sinusknoten* ausgehende Bradykardie*; Ⓔ *sinoatrial bradycardia, sinus bradycardia*

Sinus-cavernosus-Fistel *f*: traumatisch bedingte Fistel zwischen Sinus* cavernosus und Arteria* carotis interna; Ⓔ *cavernous sinus fistula*

Sinus-cavernosus-Thrombose *f*: ***Syn:*** *Kavernosusthrombose*; Thrombose* des Sinus* cavernosus durch entzündliche Prozesse der Nasenhöhle oder Hirnhäute oder durch Weiterleitung aus der Vena angularis; Ⓔ *cavernous sinus thrombosis*

Si|nus|his|ti|o|zy|to|se *f*: ***Syn:*** *Sinuskatarrh, akute unspezifische Lymphadenitis*; Histiozytenvermehrung im Lymphknotensinus bei akuter oder chronischer unspezifischer Entzündung; Ⓔ *acute nonspecific lymphadenitis, sinus catarrh, sinus histiocytosis*

Si|nu|si|tis *f, pl* **-ti|den**: **1.** ***Syn:*** *Nasennebenhöhlenentzündung, Nebenhöhlenentzündung, Sinuitis*; Entzündung einer oder mehrerer Nasennebenhöhle(n) **2.** ***Syn:*** *Sinuitis*; Entzündung eines venösen Hirnsinus; Ⓔ **1.** *inflammation of a sinus, nasosinusitis, paranasal sinusitis, sinusitis* **2.** *sinusitis*
allergische Sinusitis: im Rahmen des Heufiebers auftretende **Begleitsinusitis** auf allergischer Basis; Ⓔ *allergic sinusitis*
eitrige Sinusitis: →*Sinusitis purulenta*
Sinusitis ethmoidalis: ***Syn:*** *Ethmoiditis*; Entzündung der Siebbeinzellen; Ⓔ *ethmoidal sinusitis, ethmoiditis*
Sinusitis frontalis: ***Syn:*** *Stirnhöhlenentzündung*; Entzündung der Stirnhöhle; Ⓔ *frontal sinusitis*
latente Sinusitis: ***Syn:*** *okkulte Sinusitis*; klinisch stumm verlaufende, chronische Nebenhöhlenentzündung; Ⓔ *latent sinusitis, occult sinusitis*
Sinusitis maxillaris: ***Syn:*** *Kieferhöhlenentzündung*; Entzündung der Kieferhöhle; Ⓔ *maxillary sinusitis*
okkulte Sinusitis: →*latente Sinusitis*
Sinusitis purulenta: ***Syn:*** *eitrige Sinusitis*; Nebenhöhlenentzündung mit Eiterbildung und Nasengeruch; Ⓔ *purulent sinusitis*
Sinusitis sphenoidalis: ***Syn:*** *Keilbeinhöhlenentzündung, Sphenoiditis*; Entzündung der Keilbeinhöhle; Ⓔ *sphenoidal sinusitis, sphenoiditis*

si|nu|si|tisch *adj*: ***Syn:*** *sinuitisch*; Sinusitis betreffend, von ihr betroffen oder gekennzeichnet; Ⓔ *relating to or marked by sinusitis, sinusitic*

Si|nus|ka|tarr *m*: →*Sinushistiozytose*

Si|nus|ka|tarrh *m*: →*Sinushistiozytose*

Si|nus|klap|pe *f*: ***Syn:*** *Thebesius-Klappe, Thebesius-Sinusklappe, Valvula sinus coronarii*; Falte an der Einmündung des Sinus* coronarius in den rechten Vorhof; Ⓔ *coronary valve, thebesian valve*

Si|nus|kno|ten *m*: ***Syn:*** *Sinuatrialknoten, SA-Knoten, Keith-Flack-Knoten, Nodus sinuatrialis*; primäres Erregungszentrum des Herzens im rechten Vorhof; Ⓔ *sinus node, sinoatrial node, sinuatrial node, Flack's node, Keith-Flack's node, Keith's node, atrionector*

Si|nus|kno|ten|dys|funk|ti|on *f*: →*Sinusknotensyndrom*

Si|nus|kno|ten|syn|drom *nt*: ***Syn:*** *Bradykardie-Tachykardie-Syndrom, Sick-Sinus-Syndrom, Sinusknotendysfunktion*; durch eine Funktionsstörung des Sinusknotens ausgelöste Herzrhythmusstörung, die abwechselnd zu Bradykardie* und Tachykardie* führt; Ⓔ *sick sinus syndrome*

Si|nu|sko|pie *f*: ***Syn:*** *Sinoskopie*; endoskopische Untersuchung der Nasennebenhöhlen; Ⓔ *sinoscopy*

Si|nu|so|id *nt*: ***Syn:*** *Sinusoidgefäß, Vas sinusoideum*; weite, dünnwandige Blutkapillare, z.B. in den Leberläppchen; Ⓔ *sinusoid, sinusoidal vessel, sinusoidal capillary*

si|nu|so|i|dal *adj*: →*sinusoid*

Si|nu|so|id|ge|fäß *nt*: →*Sinusoid*

Si|nu|so|to|mie *f*: operative Eröffnung eines (Hirn-)Sinus; Ⓔ *sinusotomy*

Si|nus|rhyth|mus *m*: normaler, vom Sinusknoten ausgehender Herzrhythmus; Ⓔ *SA rhythm, sinus rhythm*

Sinus-sagittalis-superior-Thrombose *f*: i.d.R. aseptische Sinusthrombose* des Sinus* sagittalis superior; führt zu Kopfschmerzen, fokalen epileptischen Anfällen, motorischen Lähmungen [Hemiparese*] und neurologischen Herdsymptomen; Ⓔ *superior sagittal sinus thrombosis*

Si|nus|ta|chy|kar|die *f*: vom Sinusknoten ausgehende Tachykardie*; Ⓔ *sinus tachycardia*

Si|nus|throm|bo|se *f*: ***Syn:*** *Thrombosinusitis, Hirnsinusthrombose*; Thrombose* eines Hirnsinus; Ⓔ *sinus thrombosis*

Sinus-transversus-Thrombose *f*: Thrombose* des Sinus* transversus; entsteht manchmal retrograd bei Thrombose der Vena jugularis interna; Ⓔ *transverse sinus thrombosis*

si|nu|ven|tri|ku|lär *adj*: Sinusknoten und Herzkammer/Ventrikel betreffend oder verbindend; Ⓔ *relating to both sinus node and ventricle of the heart, sinoventricular, sinuventricular*

Si|phon|ap|te|ra *pl*: ***Syn:*** *Flöhe, Aphaniptera*; kleine blutsaugende Insekten, die wichtige Krankheitsüberträger sind; Ⓔ *fleas, Siphonaptera, Aphaniptera*

Si|re|ne *f*: →*Sirenomelie*

Si|re|nen|bil|dung *f*: →*Sirenomelie*

Si|re|no|me|lie *f*: ***Syn:*** *Sirenenbildung, Sirene, Sympodie*; Fehlbildung mit Verschmelzung der Beine; Ⓔ *mermaid deformity, sirenomelia, sympodia*

Sitio-, sitio- *präf.*: Wortelement mit der Bedeutung „Nahrung"; Ⓔ *food, sit(o)-*

Siltilollolgie *f.*: *Syn: Sitologie*; Lehre von den Nahrungsmitteln; Ⓔ *sitiology, sitology*

siltilolphob *adj*: *Syn: sitophob, cibophob*; Sitiophobia betreffend, durch sie gekennzeichnet; Ⓔ *relating to or marked by sitophobia, sitophobic*

Siltilolpholbia *f.*: *Syn: Sitophobie, Cibophobie*; krankhafte Abneigung gegen Nahrung oder Nahrungsmittel; Ⓔ *irrational fear of food or eating, sitophobia*

Sito-, sito- *präf.*: Wortelement mit der Bedeutung „Nahrung"; Ⓔ *food, sit(o)-*

Siltollolgie *f.*: → *Sitiologie*

Siltolpholbia *f.*: → *Sitiophobia*

Siltulaltilonslangst *f.*: krankhafte Angst vor bestimmten Situationen, wie z.B. Platzangst* oder Menschenscheu*; Ⓔ *irrational fear of certain places or situations, topophobia*

Siltus *m*: Lage; Ⓔ *situs, site, place, location, seat, situation, position, locus*

Situs inversus viscerum: spiegelbildliche Umkehrung der Eingeweide; kann alle Organe [**Situs inversus totalis**] oder nur einen Teil [**Situs inversus partialis**] der Organe betreffen, z.B. **Situs inversus cordis** [Rechtslage des Herzens]; Ⓔ *visceral inversion, situs inversus, situs transversus*

Sitzlbein *nt*: *Syn: Ischium, Os ischii*; Teil des Hüftbeins*; bildet den seitlichen Teil der Hüftpfanne; Ⓔ *ischial bone, ischium*

Sitzlbulckel *m*: → *Sitzkyphose*

Sitzlkylpholse *f.*: *Syn: Sitzbuckel*; im Sitzen auffällige Kyphose* von Säuglingen und Kleinkindern; Ⓔ *rachitic humpback, rachitic cat-back*

Skalbiles *f.*: *Syn: Krätze, Scabies; Akariasis, Acariasis*; durch die Krätzmilbe* verursachte stark juckende Dermatose* mit Milbengängen in der Haut und Exanthem*; Ⓔ *scabies, itch*

norwegische Skabies: *Syn: Borkenkrätze, Scabies crustosa/norvegica*; v.a. Patienten mit geschwächter Immunabwehr [AIDS, Zytostatikatherapie] befallende, seltene Form der Skabies mit massivem Milbenbefall; Ⓔ *norwegian scabies, norwegian itch, crusted scabies*

skalbilös *adj*: Krätze/Skabies betreffend, von Skabies betroffen, krätzig; Ⓔ *relating to scabies, scabietic, scabetic, scabious*

Skallelnekltolmie *f.*: Skalenusresektion; Ⓔ *scalenectomy*

Skallelnoltolmie *f.*: Skalenusdurchtrennung; Ⓔ *scalenotomy*

Skallelnus *m*: Musculus* scalenus anterior, medius, minimus, posterior; Ⓔ *scalenus muscle*

Skalp *m*: behaarte Kopfhaut und die darunter liegende Kopfschwarte; Ⓔ *scalp*

Skallpell *nt*: chirurgisches Messer; Ⓔ *scalpel, surgical knife, knife*

Skaph-, skaph- *präf.*: → *Skaph-*

Skapho-, skapho- *präf.*: Wortelement mit der Bedeutung „Kahn/Wanne"; Ⓔ *boat, scaph(o)-*

Skalpholidlfrakltur *f.*: Kahnbeinbruch der Hand; Ⓔ *scaphoid fracture*

skalpholkelphal *adj*: → *skaphozephal*

Skalpholkelphallie *f.*: → *Skaphozephalie*

skalpholzelphal *adj*: *Syn: skaphokephal*; Skaphozephalie betr., von Skaphozephalie gekennzeichnet; Ⓔ *scaphocephalic, scaphocephalous, tecticephalic, cymbocephalic, cymbocephalous*

Skalpholzelphallie *f.*: *Syn: Kahnschädel, Leistenschädel, Skaphokephalie, Zymbozephalie*; bei vorzeitigem Verschluss der Schädelnähte entstehende schmale Kopfform mit kielförmiger Verjüngung des Schädeldaches; Ⓔ *cymbocephaly, cymbocephalia, scaphocephaly, scaphocephalia, scaphocephalism, tectocephaly, sagittal synostosis*

Skalpulla *f.*: → *Schulterblatt*

Skalpullallgie *f.*: → *Skapulodynie*

Skalpullarllilnie *f.*: *Syn: Linea scapularis*; durch die untere Schulterblattspitze verlaufende senkrechte anatomische Hilfslinie; Ⓔ *scapular line*

Skalpullekltolmie *f.*: Schulterblattentfernung; Ⓔ *scapulectomy*

Skalpulloldylnie *f.*: *Syn: Skapulalgie*; Schmerzen in der Schulterblattgegend; Ⓔ *pain in the shoulder blades, scapulodynia, scapulalgia*

skalpullolhulmelral *adj*: *Syn: humeroskapular*; Schulterblatt und Oberarmknochen/Humerus betreffend oder verbindend; Ⓔ *relating to both scapula and humerus, scapulohumeral, humeroscapular*

skalpullolkosltal *adj*: *Syn: kostoskapular*; Schulterblatt und Rippen/Costae betreffend; Ⓔ *relating to both scapula and ribs, scapulocostal*

Skalpullolpelxie *f.*: Schulterblattfixierung; Ⓔ *scapulopexy*

skalpullolsterlnal *adj*: *Syn: sternoskapular*; Schulterblatt und Brustbein/Sternum betreffend; Ⓔ *relating to both scapula and sternum, sternoscapular*

Skalrilfilkaltilon *f.*: Hautritzung zur Einbringung vom Impfstoffen oder Testsubstanzen; Ⓔ *scarification*

Skalrilfilkaltilonsltest *m*: *Syn: Scratchtest, Kratztest*; Intrakutantest, bei dem das Allergen in die Haut eingekratzt wird; Ⓔ *scratch test, scarification test*

skarllaltilnilform *adj*: *Syn: skarlatinös, skarlatinoid*; dem Scharlach(exanthem) ähnlich; Ⓔ *resembling scarlatina, scarlatiniform, scarlatinoid*

skarllaltilnolid *adj*: → *skarlatiniform*

skarllaltilnös *adj*: → *skarlatiniform*

Skato-, skato- *präf.*: Wortelement mit der Bedeutung „Kot"; Ⓔ *scat(o)-, scatologic*

Skaltol *nt*: bei der Eiweißvergärung im Darm aus Tryptophan entstehende Substanz, die dem Kot seinen typischen Geruch verleiht; Ⓔ *skatole, scatol*

Skaltollolgie *f.*: Lehre von Physiologie und Pathologie des Stuhls; Ⓔ *scatology*

Skellet *nt*: → *Skelett*

skelleltolgen *adj*: Skeletogenese betreffend, skelettbildend; Ⓔ *skeletogenous*

Skelleltolgelnelse *f.*: Skelettentwicklung, Skelettbildung; Ⓔ *skeletogeny*

Skellett *nt*: *Syn: Skelet*; Knochengerüst, Gerippe; auch für das bindegewebige Stützgerüst von Organen verwendeter Begriff; Ⓔ *Skeleton*

skelleltal *adj*: das Skelett betreffend; Ⓔ *relating to the skeleton, skeletal*

Skellettlmuslkeltyp *m*: *s.u. Creatinkinase*; Ⓔ *skeltal muscle type*

Skellettlszinltilgralfie, -gralphie *f.*: Szintigrafie* des gesamten Knochenskeletts; Ⓔ *bone scan, bone scanning*

Skene-Gänge *pl*: *Syn: Ductus paraurethrales urethrae femininae*; Ausführungsgänge der Harnröhrendrüsen in der Umgebung der Harnröhrenmündung der Frau; Ⓔ *Skene's ducts, Schüller's ducts, Skene's tubules, Skene's glands, Schüller's glands, paraurethral glands of female urethra, paraurethral ducts of female urethra*

Skelnelilitis *f*, *pl* **-tilden**: → *Skenitis*

skelnelilitisch *adj*: → *skenitisch*

Skelniltis *f*, *pl* **-tilden**: *Syn: Skeneitis*; Entzündung der Skene-Gänge; Ⓔ *inflammation of Skene's ducts, skenitis, skeneitis*

skelniltisch *adj*: *Syn: skeneitisch*; Skenitis betreffend, von ihr betroffen oder gekennzeichnet; Ⓔ *relating to or marked by skenitis*

Skia-, skia- *präf.*: Wortelement mit der Bedeutung „Schatten"; Ⓔ *shadow, skia-*

Skilalskop *nt*: *Syn: Retinoskop*; Gerät zur Skiaskopie*; Ⓔ *skiascope, retinoscope*

Skilalskolpie *f.*: *Syn: Koroskopie, Retinoskopie, Schattenprobe*; Methode zur objektiven Bestimmung des Fern-

S

punktes des Auges; Ⓔ *retinoscopy, shadow test, skiametry, skiascopy, scotoscopy, koroscopy, umbrascopy, pupilloscopy, coroscopy*

Ski|dau|men *m*: Ruptur der Kollateralbänder des Daumengrundgelenkes durch Hängenbleiben des Daumens am Skistock; Ⓔ *skier's thumb, gamekeeper's thumb*

Skir|rhus *m*: → *Scirrhus*

Skler-, skler- *präf.*: → *Sklero-*

Skle|ra *f*: *Syn: Sclera*; Lederhaut des Auges; hinterer Teil der äußeren Augenhaut; Ⓔ *sclera, sclerotica, sclerotic coat, white of the eye*

Skler|a|de|ni|tis *f, pl* **-ti|den**: zu Verhärtung führende Drüsenentzündung; Ⓔ *scleradenitis*

skler|a|de|ni|tisch *adj*: Skleradenitis betreffend, von ihr betroffen oder gekennzeichnet; Ⓔ *relating to or marked by scleradenitis, scleradenitic*

Skle|ra|ent|zün|dung *f*: → *Skleritis*

skle|ral *adj*: Lederhaut/Sklera betreffend; Ⓔ *relating to the sclera, scleral, sclerotic*

Skler|ek|ta|sie *f*: Ausbuchtung der Sklera an ausgedünnten Stellen; Ⓔ *sclerectasia, scleral ectasia*

Skler|ek|to|i|ri|dek|to|mie *f*: *Syn: Lagrange-Operation*; Teilentfernung von Sklera und Iris bei Glaukom*; Ⓔ *sclerectoiridectomy, Lagrange's operation*

Skler|ek|to|mie *f*: Teilentfernung der Sklera, z.B. bei Glaukom*; Ⓔ *sclerectomy*

Skle|rem *nt*: *Syn: Underwood-Krankheit, Fettdarre, Fettsklerem (der Neugeborenen), Sclerema adiposum neonatorum*; bei Säuglingen auftretende teigig-ödematöse Verhärtung der Haut; Ⓔ *sclerema*

Skle|ren|ik|te|rus *m*: Gelbfärbung der Sklera; Ⓔ *scleral icterus*

Skler|en|ze|pha|lie *f*: *Syn: Sclerencephalia*; Hirnsklerose; Ⓔ *sclerencephalia, sclerencephaly*

Skle|ri|a|sis *f, pl* **-ses**: *Syn: Scleriasis*; Augenlidverhärtung; Ⓔ *scleriasis*

Skle|ri|ri|to|mie *f*: Inzision von Sklera und Iris; Ⓔ *scleriritomy*

Skle|ri|tis *f, pl* **-ti|den**: *Syn: Lederhautentzündung, Skleraentzündung, Scleritis*; Entzündung der Lederhaut des Auges; Ⓔ *inflammation of the sclera, scleritis, scleratitis, sclerotitis, leucitis*

Skleritis anularis: ringförmige, zum Teil auf die Hornhaut übergreifende Lederhautentzündung; Ⓔ *anular scleritis*

Skleritis anterior: Entzündung des oberflächlichen Lederhautgewebes; Ⓔ *anterior scleritis*

diffuse Skleritis: diffuse Form der tiefen Lederhautentzündung; Ⓔ *diffuse scleritis*

nekrotisierende Skleritis: nekrotisierende Form der tiefen Lederhautentzündung; Ⓔ *necrotizing scleritis*

noduläre Skleritis: noduläre Form der tiefen Lederhautentzündung; Ⓔ *nodular scleritis*

Skleritis posterior: Entzündung des tiefen Lederhautgewebes; zum Teil mit Beteiligung der Aderhaut; Ⓔ *posterior scleritis*

skle|ri|tisch *adj*: Lederhautentzündung/Skleritis betreffend, von ihr betroffen oder gekennzeichnet; Ⓔ *relating to or marked by scleritis, scleritic*

Sklero-, sklero- *präf.*: Wortelement mit der Bedeutung **1.** „verhärtet/hart/trocken" **2.** „Lederhaut/Sklera"; Ⓔ **1.** *sclero-, sclerotic, hardened* **2.** *sclera, sclero-*

Skle|ro|cho|ri|o|i|di|tis *f, pl* **-ti|den**: Entzündung von Lederhaut und Aderhaut/Choroidea; Ⓔ *inflammation of sclera and choroid, sclerochoroiditis, scleroticochoroiditis*

skle|ro|cho|ri|o|i|di|tisch *adj*: Sklerochorioiditis betreffend, von ihr betroffen oder gekennzeichnet; Ⓔ *relating to or marked by sclerochoroiditis*

Skle|ro|dak|ty|lie *f*: Akrosklerose* von Fingern oder Zehen; Ⓔ *sclerodactyly, sclerodactylia*

Skler|ö|dem *nt*: *Syn: Scleroedema*; Ödem der Lederhaut/Sklera; Ⓔ *scleredema*

Skle|ro|derm *nt*: → *Sklerodermie*

Skle|ro|der|mie *f*: *Syn: Skleroderm, Sclerodermia*; Autoimmunerkrankung* der Haut mit Entzündung und Verhärtung; Ⓔ *dermatosclerosis, hidebound disease, skinbound disease*

diffuse Sklerodermie: → *systemische Sklerodermie*

lokalisierte Sklerodermie: → *zirkumskripte Sklerodermie*

progressive Sklerodermie: → *systemische Sklerodermie*

systemische Sklerodermie: *Syn: systemische Sklerose, Systemsklerose, progressive Sklerodermie, diffuse Sklerodermie, Sclerodermia diffusa, Sclerodermia progressiva*; zu den Autoimmunerkrankungen* gerechnete Kollagenose* mit Verdickung und Verhärtung von Haut und Unterhaut und meist auch Beteiligung innerer Organe (Herz, Niere, Speiseröhre, Dünndarm); Ⓔ *diffuse scleroderma, generalized scleroderma, systemic sclerosis, diffuse systemic sclerosis, progressive systemic sclerosis, systemic scleroderma, diffuse sclerosis*

zirkumskripte Sklerodermie: *Syn: lokalisierte Sklerodermie, Sclerodermia circumscripta, Morphaea, Morphoea*; ätiologisch ungeklärte, sklerotische Verhärtung des Bindegewebes der Haut, die auf schmale Bezirke beschränkt ist; Ⓔ *morphea, localized scleroderma, circumscribed scleroderma*

skle|ro|gen *adj*: Sklerose verursachend; Ⓔ *causing sclerosis, sclerogenous, scleratogenous, sclerogenic*

Skle|ro|i|ri|tis *f, pl* **-ti|den**: *Syn: Iridoskleritis*; Entzündung von Lederhaut und Regenbogenhaut/Iris; Ⓔ *inflammation of sklera and iris, scleroiritis*

skle|ro|i|ri|tisch *adj*: Skleroiritis betreffend, von ihr betroffen oder gekennzeichnet; Ⓔ *relating to or marked by scleroiritis*

Skle|ro|ke|ra|ti|tis *f, pl* **-ti|ti|den**: **1.** *Syn: Korneoskleritis*; Entzündung von Lederhaut und Hornhaut/Kornea **2.** *Syn: sklerosierende Keratitis*; zu Sklerosierung der Hornhaut führende Erkrankung unklarer Ätiologie; Ⓔ **1.** *sclerokeratitis, sclerokeratosis* **2.** *sclerosing keratitis, sclerokeratitis, sclerokeratosis*

skle|ro|ke|ra|ti|tisch *adj*: Sklerokeratitis betreffend, von ihr betroffen oder gekennzeichnet; Ⓔ *relating to or marked by sclerokeratitis*

Skle|ro|ke|ra|to|i|ri|tis *f, pl* **-ti|den**: Entzündung von Lederhaut, Hornhaut/Kornea und Regenbogenhaut/Iris; Ⓔ *inflammation of sclera, cornea, and iris, sclerokeratoiritis*

skle|ro|kon|junk|ti|val *adj*: Lederhaut/Sklera und Bindehaut/Konjunktiva betreffend; Ⓔ *relating to both sclera and conjunctiva, scleroconjunctival*

Skle|ro|kon|junk|ti|vi|tis *f, pl* **-ti|den**: Entzündung von Lederhaut und Bindehaut/Konjunktiva; Ⓔ *inflammation of sclera and conjunctiva, scleroconjunctivitis*

skle|ro|kon|junk|ti|vi|tisch *adj*: Sklerokonjunktivitis betreffend, von ihr betroffen oder gekennzeichnet; Ⓔ *relating to or marked by scleroconjunctivitis*

Skle|ro|kor|nea *f*: angeborene Gefäßbildung in der Hornhaut mit Vernarbung und Verschmelzung mit der Sklera; Ⓔ *sclerocornea*

skle|ro|kor|ne|al *adj*: *Syn: korneoskleral*; Lederhaut/Sklera und Hornhaut/Kornea betreffend; Ⓔ *relating to both sclera and cornea, sclerocorneal*

Skle|rom *nt*: *Syn: Scleroma*; granulomatöse Entzündung der Atemwegsschleimhaut mit Bildung knotiger Verdickungen; Ⓔ *scleroma*

Skle|ro|ma|la|zie *f*: *Syn: Scleromalacia*; Skleraerweichung; Ⓔ *scleromalacia*

Skle|ro|myx|ö|dem *nt*: *Syn: Arndt-Gottron-Syndrom*; ätiologisch ungeklärte Hauterkrankung mit lichenoiden Papeln und flächenhafter Verdickung und Verhärtung der Haut durch Einlagerung mukoider Substanzen; Ⓔ

S

scleromyxedema, Arndt-Gottron syndrome

Skle|ro|ny|chie *f*: *Syn:* *Pachyonychie, Pachyonychia, Scleronychia, Onychauxis*; Verdickung der Nagelplatte; Ⓔ *scleronychia*

Skle|ro|ny|xis *f*: Sklerapunktion; Ⓔ *puncture of the sclera, scleronyxis*

Skler|oph|thal|mie *f*: sklerosierende Augenerkrankung; Ⓔ *sclerophthalmia*

Skle|ro|pro|tei|ne *pl*: *Syn:* *Gerüsteiweiße*; wasserunlösliche, fibrilläre Eiweiße, die im Körper als Stütz- und Gerüstsubstanzen dienen; Ⓔ *scleroproteins, albuminoids, fibrillar proteins, fibrous proteins*

Skle|ro|se *f*: *Syn:* *Sclerosis*; krankhafte Verhärtung von Geweben oder Organen als Folge entzündlicher oder degenerativer Prozesse; Ⓔ *sclerosis, induration, hardening*

konzentrische Sklerose: *Syn:* *Baló-Krankheit, Encephalitis periaxialis, Leucoencephalitis periaxialis concentrica*; allmählich progrediente Enzephalitis mit sklerosierender Entmarkung; Ⓔ *Baló's disease, concentric sclerosis of Baló, concentric periaxial encephalitis, concentric periaxial leukoencephalitis*

multiple Sklerose: *Syn:* *Polysklerose, Sclerosis multiplex, Encephalomyelitis disseminata*; chronisch-progrediente, in Schüben verlaufende demyelinisierende Erkrankung unklarer Genese (Autoimmunkrankheit*?, Slow-virus-Infektion*?); Ⓔ *multiple sclerosis, disseminated sclerosis, focal sclerosis, insular sclerosis*

systemische Sklerose: *Syn:* *Systemsklerose, progressive Sklerodermie, diffuse Sklerodermie, systemische Sklerodermie, Sclerodermia diffusa, Sclerodermia progressiva*; zu den Autoimmunerkrankungen* gerechnete Kollagenose* mit Verdickung und Verhärtung von Haut und Unterhaut und meist auch Beteiligung innerer Organe (Herz, Niere, Speiseröhre, Dünndarm); Ⓔ *diffuse scleroderma, generalized scleroderma, systemic sclerosis, diffuse systemic sclerosis, progressive systemic sclerosis, systemic scleroderma, diffuse sclerosis*

tuberöse Sklerose: *Syn:* *Morbus Bourneville, Bourneville-Pringle-Syndrom, Bourneville-Syndrom, tuberöse Hirnsklerose, Epiloia*; autosomal-dominant vererbte, zu den Phakomatosen* gehörende Erkrankung mit epileptischen Anfällen, psychomotorischer Retardierung*, intrakraniellen Verkalkungen, Adenoma* sebaceum und knotigen Tumoren verschiedener Organe [Herz, Niere, Retina]; Ⓔ *Bourneville's disease, epiloia, tuberous sclerosis (of brain)*

skle|ro|sie|rend *adj*: Sklerose verursachend oder bewirkend; sich verhärtend; Ⓔ *sclerosing, hardening, indurating*

Skle|ro|sie|rung *f*: **1.** Verhärtung, Sklerosebildung **2.** →*Sklerotherapie*; Ⓔ **1.** *sclerosis, induration, hardening* **2.** *sclerotherapy, sclerosing therapy*

Skle|ro|ste|no|se *f*: kombinierte Sklerose* und Stenose*; Ⓔ *sclerostenosis*

Skle|ro|sto|mie *f*: Fensterung der Sklera; Ⓔ *sclerostomy*

Skle|ro|the|ra|pie *f*: *Syn:* *Sklerosierung, Verödung*; therapeutische Auslösung einer lokalen Sklerose zum Verschluss von Gefäßen; Ⓔ *sclerotherapy, sclerosing therapy*

skle|ro|tisch *adj*: Sklerose betreffend, von ihr betroffen, durch sie bedingt; verhärtet, hart; Ⓔ *relating to or affected with sclerosis, sclerotic, scleroid, sclerosal, sclerous, sclerosed*

Skle|ro|to|mie *f*: Durchtrennung/Eröffnung der Sklera; Ⓔ *sclerotomy*

Sko|lex *m, pl* **-li|ces**: Bandwurmkopf; Ⓔ *scolex*

Skolio-, skolio- *präf.*: Wortelement mit der Bedeutung „gebogen/krumm"; Ⓔ *scolio-*

Sko|li|o|ky|pho|se *f*: *Syn:* *Kyphoskoliose*; gleichzeitiges Bestehen von dorsaler [Kyphose*] und seitlicher [Skoliose*] Krümmung der Wirbelsäule; Ⓔ *scoliokyphosis*

Sko|li|o|se *f*: *Syn:* *Scoliosis*; seitliche Verkrümmung der Wirbelsäule; Ⓔ *scoliosis*

angeborene Skoliose: *Syn:* *kongenitale Skoliose*; durch Fehlbildungen der Wirbelsäule hervorgerufene Skoliose; Ⓔ *congenital scoliosis*

C-förmige Skoliose: *Syn:* *totale Skoliose*; Skoliose mit Krümmumg nach einer Seite; Ⓔ *C-shaped scoliosis*

idiopathische Skoliose: Skoliose unbekannter Ursache, häufigste Form [80 %] der Skoliose; Ⓔ *idiopathic scoliosis*

infektiös-bedingte Skoliose: durch eine Wirbelentzündung [meist Tuberkulose] verursachte Skoliose; Ⓔ *inflammatory scoliosis*

kompensatorische Skoliose: Skoliose durch Fehlhaltung, z.B. bei Beinlängendifferenz; Ⓔ *compensatory scoliosis*

kongenitale Skoliose: →*angeborene Skoliose*

myopathische Skoliose: Skoliose bei Muskeldystrophie; Ⓔ *myopathic scoliosis*

neuromuskuläre Skoliose: *Syn:* *neuropathische Skoliose, paralytische Skoliose*; Skoliose bei Muskellähmung; Ⓔ *neuromuscular scoliosis*

neuropathische Skoliose: →*neuromuskuläre Skoliose*

osteopathische Skoliose: Skoliose durch Erkrankung der Wirbelsäule; Ⓔ *osteopathic scoliosis*

paralytische Skoliose: →*neuromuskuläre Skoliose*

posttraumatische Skoliose: durch eine Wirbelsäulenverletzung bedingte Skoliose; Ⓔ *post-traumatic scoliosis*

rachitische Skoliose: Skoliose bei Rachitis; Ⓔ *rachitic scoliosis*

S-förmige Skoliose: *Syn:* *zusammengesetzte Skoliose*; Skoliose mit Krümmung und Gegenkrümmung; Ⓔ *S-shaped scoliosis*

statische Skoliose: durch Beinlängendifferenz oder Veränderung des Beckengürtels hervorgerufene Skoliose; Ⓔ *static scoliosis*

thorakale Skoliose: Skoliose der Brustwirbelsäule; Ⓔ *thoracic scoliosis*

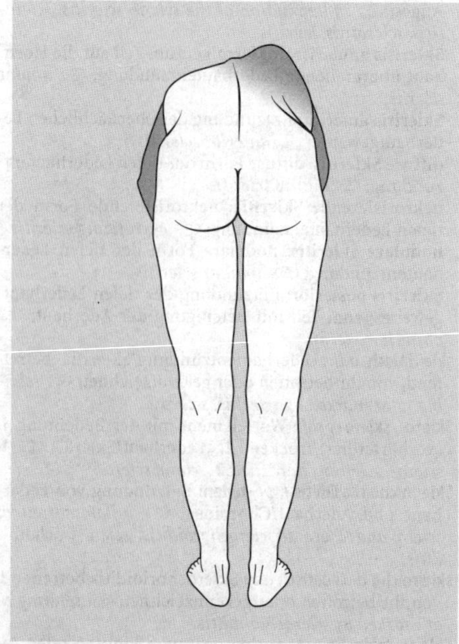

Abb. 86. Rippenbuckel bei Skoliose

thorakolumbale Skoliose: Skoliose von Brust- und Lendenwirbelsäule; Ⓔ *thoracolumbar scoliosis*
totale Skoliose: → *C-förmige Skoliose*
zusammengesetzte Skoliose: → *S-förmige Skoliose*

sko|li|o|tisch *adj*: Skoliosebetreffend, durch Skoliose gekennzeichnet; Ⓔ *relating to or characterized by scoliosis, scoliotic*

-skop *suf.*: Wortelement mit der Bedeutung „Messgerät/Instrument"; Ⓔ *-scope*

-skopie *suf.*: Wortelement mit Bezug auf „Untersuchung/Erforschung"; Ⓔ *-scopy*

-skopisch *suf.*: Wortelement mit der Bedeutung „betrachtend/untersuchend"; Ⓔ *-scopic*

Sko|po|phi|lie *f*: *Syn: Skoptophilie, Schaulust, Voyeurismus, Voyeurtum*; sexuelle Lustempfindung durch heimliches oder verbotenes Beobachten, z.B. von Nackten, anderen Paaren; Ⓔ *scopophilia, scoptophilia, voyeurism*

sko|po|phob *adj*: *Syn: skoptophob*; Skopophobie betreffend, durch sie gekennzeichnet; Ⓔ *relating to or marked by scopophobia, scopophobic, scoptophobic*

Sko|po|pho|bie *f*: *Syn: Skoptophobie*; krankhafte Angst vor dem Gesehenwerden; Ⓔ *irrational fear of being seen, scopophobia, scoptophobia*

Skop|to|phi|lie *f*: → *Skopophilie*

skop|to|phob *adj*: → *skopophob*

Skop|to|pho|bie *f*: → *Skopophobie*

Skor|but *m*: *Syn: Scharbock, Scorbut*; durch einen Mangel an Vitamin C ausgelöste Erkrankung; die auffälligsten Symptome sind Müdigkeit, Blutungsneigung, Zahnfleischbluten und Zahnausfall sowie verzögerte Wundheilung; Ⓔ *true scurvy, scurvy, sea scurvy*

skor|bu|ti|gen *adj*: Skorbut verursachend; Ⓔ *scurvy-producing, scorbutigenic*

skor|bu|tisch *adj*: Skorbut betreffend, von Skorbut gekennzeichnet; Ⓔ *relating to or affected with scurvy, scorbutic*

Skot-, skot- *präf.*: → *Skoto-*

Skoto-, skoto- *präf.*: Wortelement mit der Bedeutung „dunkel/Dunkelheit"; Ⓔ *scot(o)-*

sko|to|chro|mo|gen *adj*: Bezeichnung für Mykobakterien, die auch im Dunkeln Pigment bilden; Ⓔ *scotochromogenic*

Sko|tom *nt*: *Syn: Gesichtsfeldausfall*; Ausfall [**absolutes Skotom**] oder Abschwächung [**relatives Skotom**] eines Teils des normalen Gesichtsfeldes; Skotome, die vom Patienten wahrgenommen werden heißen **positive** oder **subjektive Skotome**; Skotome, die nicht vom Patienten wahrgenommen werden heißen **negative** oder **objektive Skotome**; nach der Lage im Sehfeld unterscheidet man **zentrale** und **periphere Skotome**; Ⓔ *visual-field defect, scotoma*

sko|to|phob *adj*: *Syn: nyktalophob, nyktophob*; Nachtangst/Skotophobie betreffend, durch sie gekennzeichnet; Ⓔ *relating to or marked by scotophobia, scotophobic, nyctophobic*

Sko|to|pho|bie *f*: *Syn: Nachtangst, Dunkelangst, Nyktalophobie, Nyktophobie*; krankhafte Angst vor der Dunkelheit oder der Nacht; Ⓔ *irrational fear of darkness, nyctophobia, scotophobia*

Sko|to|pie *f*: → *Skotopsie*

Sko|top|sie *f*: *Syn: Dämmerungssehen, Nachtsehen, skotopes Sehen, Skotopie*; durch die Stäbchenzellen der Netzhaut ermöglichtes Sehen bei niedriger Lichtintensität; Ⓔ *scotopic vision, night vision, twilight vision, scotopia, rod vision*

Skro|fu|lo|derm *nt*: → *Skrophuloderm*

Skro|phu|lo|derm *nt*: *Syn: tuberkulöses Gumma, Skrofuloderm, Tuberculosis cutis colliquativa*; postprimäre subakute Hauttuberkulose mit Bildung subkutaner livider Knoten, die zu Ulzeration und Fistelbildung neigen; Ⓔ *scrofuloderma*

skro|tal *adj*: Hodensack/Skrotum betreffend; Ⓔ *relating to the scrotum, oscheal, scrotal*

Skro|tal|e|le|phan|ti|a|sis *f, pl* **-ses**: mit hochgradiger Schwellung von Skrotum und Penis einhergehende Elephantiasis* des Anogenitalbereiches; Ⓔ *oscheleephantiasis*

Skro|tal|gan|grän *f*: *Syn: Fournier-Gangrän, Fournier-Krankheit*; fiebrige, nekrotische Gangrän* des Skrotums; Ⓔ *Fournier's disease, Fournier's gangrene, syphiloma of Fournier*

Skro|tal|her|nie *f*: *Syn: Hodenbruch, Hernia scrotalis*; bis in den Hodensack reichender Leistenbruch; Ⓔ *scrotal hernia, oscheocele, orchiocele, scrotocele*

Skro|tal|naht *f*: → *Skrotalraphe*

Skro|tal|ra|phe *f*: *Syn: Skrotalnaht, Raphe scroti*; pigmentierter Hautstreifen in der Mitte des Skrotums; Ⓔ *raphe of scrotum, scrotal raphe*

Skro|tal|sep|tum *nt*: *Syn: Septum scroti*; Medianseptum des Skrotums; Ⓔ *septum of scrotum, scrotal septum*

Skro|tek|to|mie *f*: Hodensack(teil)entfernung, Hodensackexzision, Skrotumexzision; Ⓔ *scrotectomy*

Skro|ti|tis *f, pl* **-ti|ti|den**: *Syn: Hodensackentzündung, Skrotumentzündung, Scrotitis*; Entzündung des Hodensacks; Ⓔ *inflammation of the scrotum, scrotitis, oscheitis, oschitis*

skro|ti|tisch *adj*: Hodensackentzündung/Skrotitis betreffend, von ihr betroffen oder gekennzeichnet; Ⓔ *relating to or marked by scrotitis*

Skro|tum *nt*: *Syn: Scrotum*; Hodensack; Ⓔ *scrotum, testicular bag, marsupial pouch, marsupium*

Skro|tum|ent|zün|dung *f*: → *Skrotitis*

Skro|tum|kar|zi|nom *nt*: seltener maligner Tumor des Hodensacks; Ⓔ *carcinoma of scrotum*

Sku|tu|lum *nt, pl* **-la**: → *Scutulum*

Sky|ba|lum *nt, pl* **-la**: → *Scybalum*

SLE-Virus *nt*: → *St. Louis-Enzephalitis-Virus*

Slow-Virus *nt*: Virus mit extrem langer Inkubationszeit [Monate bis Jahre], z.B. HIV-Virus; Ⓔ *slow virus*

Slow-Virus-Infektion *f*: durch ein Slow-Virus* verursachte Erkrankung; z.T. werden diese Infektionen durch Prionen verursacht; Ⓔ *slow virus disease, slow virus infection*

Sluder-Neuralgie *f*: *Syn: Neuralgia sphenopalatina, Sluder-Syndrom*; Gesichtsneuralgie durch eine Entzündung des Ganglion pterygopalatinum; Ⓔ *Sluder's neuralgia, Sluder's syndrome, neuralgia of the sphenopalatine ganglion, sphenopalatine neuralgia*

Sludge-Phänomen *nt*: *Syn: Sludging*; reversible Aggregation von Erythrozyten bei Veränderung der Fließeigenschaften des Blutes; Ⓔ *sludging (of blood)*

Sludg|ing *nt*: → *Sludge-Phänomen*

Sly-Syndrom *nt*: *Syn: Mukopolysaccharidose VII*; mit milden Symptomen [Skelettfehlbildungen, Hornhauttrübung] verlaufende Mukopolysaccharidspeicherkrankheit mit normaler Intelligenz; Ⓔ *Sly syndrome, β-glucuronidase deficiency, mucopolysaccharidosis VII*

Smear *nt*: (Zell-)Ausstrich; Abstrich; Ⓔ *smear*

Smeg|ma *nt*: *Syn: Vorhauttalg*; von den Vorhautdrüsen gebildeter Talg; Ⓔ *smegma*

Smith-Fraktur *f*: Form der distalen Radiusfraktur*; Ⓔ *Smith's fracture, reverse Colles' fracture*

Snedden-Wilkinson-Syndrom *nt*: *Syn: subkorneale Pustulose, subkorneale pustulöse Dermatose, Pustulosis subcornealis*; chronisch rezidivierende Hauterkrankung mit Bildung steriler subkutaner Eiterbläschen; Ⓔ *Sneddon-Wilkinson disease, subcorneal pustular dermatosis, subcorneal pustular dermatitis*

Snellen-Sehproben *pl*: *s.u. Snellen-Sehschärfentest*; Ⓔ *Snellen's test types*

Snellen-Sehprobentafeln *pl*: *s.u. Snellen-Sehschärfentest*; Ⓔ *Snellen's charts*

Snellen-Sehschärfentest *m*: Sehschärfeprüfung unter Verwendung von **Snellen-Sehprobentafeln** mit speziellen Optotypen [**Snellen-Sehproben**]; Ⓔ *Snellen's test*

Sod|bren|nen *nt*: *Syn: Pyrosis*; brennendes Gefühl in der Speiseröhre und der Magengrube durch gastroösophagealen Reflux* von Mageninhalt; Ⓔ *heartburn, water brash, brash, pyrosis, cardialgia*

So|do|ku *nt*: *Syn: Rattenbisskrankheit, Rattenbissfieber I*; durch Nagerbisse [Ratten, Mäuse] übertragene Infektionskrankheit durch **Spirillum minus**; meist subakuter Verlauf mit Polyarthritis und Lymphknotenschwellung; Ⓔ *rat-bite disease, rat-bite fever, sodoku, sokosho*

So|do|mie *f*: *Syn: Zooerastie*; sexuelle Handlungen an oder mit Tieren; Ⓔ *zooerastia, zoophilia, zoophilism, sodomy*

So|fort|pro|the|se *f*: *Syn: Immediatprothese*; Zahnprothese, die unmittelbar nach der Zahnextraktion eingesetzt wird; Ⓔ *immediate replacement denture, immediate denture, immediate insertion denture, intermediary base*

Sohl|len|war|ze *f*: *Syn: Dornwarze, Plantarwarze, Fußsohlenwarze, Verruca plantaris*; nach innen wachsende, gewöhnliche Warze [Verruca vulgaris] der Fußsohle; Ⓔ *plantar wart, plantar verruca*

So|la|na|ceae *pl*: *s.u. Solanin*; Ⓔ *nightshades, Solanaceae*

So|la|nin *nt*: in verschiedenen Nachtschattengewächsen [Solanaceae] vorkommendes giftiges Alkaloid; Ⓔ *solanine*

So|la|nis|mus *m*: Solaninvergiftung; Ⓔ *solanine poisoning*

so|lar *adj*: die Sonne betreffend, durch Sonnenstrahlen hervorgerufen; Ⓔ *relating to the sun, solar*

So|lar|ple|xus *m*: *Syn: Sonnengeflecht, Plexus solaris, Plexus coeliacus*; um den Truncus* coeliacus herum liegendes größtes vegetatives Geflecht; Ⓔ *celiac plexus, epigastric plexus, solar plexus*

Sol|da|ten|herz *nt*: *Syn: Effort-Syndrom, DaCosta-Syndrom, Phrenikokardie, neurozirkulatorische Asthenie*; meist bei jüngeren Männern auftretende, belastungsunabhängige Symptomatik mit Hyperventilation*, Tachykardie*, Herzschmerzen und Engegefühl; neben einer psychosomatischen Komponente wird auch eine Übererregbarkeit des Atemzentrums als Ursache diskutiert; Ⓔ *DaCosta's syndrome, effort syndrome, cardiophrenia, functional cardiovascular disease, phrenocardia, disordered action of the heart, irritable heart, soldier's heart, neurocirculatory asthenia*

So|le *f*: natürliche, Natriumchlorid-haltige Quelle; Ⓔ *salt water, brine*

so|li|tär *adj*: allein, abgesondert, vereinzelt, einzeln; Ⓔ *solitary*

So|li|tär|bün|del *nt*: *Syn: Tractus solitarius*; zu den Nuclei tractus solitarius am Boden der Rautengrube [Fossa* rhomboidea] ziehende Geschmacksfasern von Nervus* facialis, glossopharyngeus und vagus; Ⓔ *solitary tract*

So|li|tär|stein *m*: *s.u. Gallenstein*; Ⓔ *solitary calculus*

So|li|tär|zys|te des Knochens *f*: *Syn: einfache/solitäre Knochenzyste*; meist im Wachstumsalter auftretende Zyste in den Metaphysen langer Röhrenknochen; Ⓔ *solitary bone cyst, simple bone cyst, unicameral bone cyst, hemorrhagic bone cyst*

so|lu|bel *adj*: löslich, (auf-)lösbar; Ⓔ *soluble, solvable*

So|lu|tio *f, pl* **-ti|o|nes**: Lösung, Solution; Ⓔ *(pathol.)* solution, loosening, separation; *(pharmakol.)* solution

So|lu|ti|on *f*: Lösung, Solutio; Ⓔ *solution*

Sol|vens *nt, pl* **-ven|zi|en, -ven|ti|en**: *Syn: Dissolvens*; Lösungsmittel; Ⓔ *solvent, menstruum*

-som *suf.*: in Adjektiven verwendetes Wortelement mit der Bedeutung „-wüchsig"; Ⓔ *-somic, -somatic*

So|ma *nt, pl* **-ma|ta**: **1.** Körper [im Gegensatz zur Psyche] **2.** Zellkörper; Ⓔ **1.** *body, soma* **2.** *cell body, soma*

Somat-, somat- *präf.*: →*Somato-*

So|ma|tal|gie *f*: Körperschmerz, körperlicher Schmerz, somatischer Schmerz; Ⓔ *bodily pain, somatalgia*

so|ma|tisch *adj*: *Syn: körperlich*; den Körper/das Soma betreffend, zum Körper gehörend; Ⓔ *relating to the body, somatic, somal, physical, bodily*

Somato-, somato- *präf.*: Wortelement mit der Bedeutung „Körper/Soma"; Ⓔ *body, bodily, somatic, somal, somat(o)-*

so|ma|to|gen *adj*: vom Körper verursacht, körperlich bedingt; in der Psychiatrie als Gegensatz zu endogen definiert; Ⓔ *somatogenic, somatogenetic*

So|ma|to|gramm *nt*: grafische Darstellung quantitativer Messwerte [z.B. Gewicht, Körpergröße] zur Beurteilung der Entwicklung; Ⓔ *somatogram*

So|ma|to|li|be|rin *nt*: *Syn: Somatotropin-releasing-Faktor*; im Hypothalamus* gebildetes Liberin, das die Freisetzung von Somatotropin* anregt; Ⓔ *somatoliberin, somatotropin releasing factor, somatotropin releasing hormone, growth hormone releasing factor, growth hormone releasing hormone*

So|ma|to|lo|gie *f*: Körperlehre; Ⓔ *somatology*

So|ma|to|me|di|ne *pl*: unter dem Einfluss von Somatotropin* gebildete Proteine, die als Mediatoren von Somatotropin in den Geweben wirken; Ⓔ *somatomedins, sulfation factors*

So|ma|to|me|ga|lie *f*: *Syn: Gigantismus*; Riesenwuchs; Ⓔ *somatomegaly, gigantism*

so|ma|to|pleu|ral *adj*: Somatopleura betreffend; Ⓔ *relating to the somatopleure, somatopleuric*

So|ma|to|sen|so|rik *f*: *Syn: somatosensorisches System*; Reize der propriozeptiven Sensibilität* verarbeitendes System; Ⓔ *somatosensory system*

so|ma|to|sen|so|risch *adj*: Bezeichnung für aus der Haut und tieferen Strukturen stammende Sinnesreize; Ⓔ *somatosensory*

So|ma|to|sta|tin *nt*: *Syn: Somatotropin-release-inhibiting-Faktor, Somatotropin-inhibiting-Faktor*; im Hypothalamus* gebildetes Statin*, das die Ausschüttung von Somatotropin* hemmt; Ⓔ *somatostatin, somatotropin inhibiting factor, somatotropin release inhibiting factor, somatotropin release inhibiting hormone, growth hormone release inhibiting hormone, growth hormone inhibiting hormone, growth hormone release inhibiting factor, growth hormone inhibiting factor*

So|ma|to|sta|ti|nom *nt*: *Syn: D-Zell-Tumor, D-Zellen-Tumor*; von den D-Zellen* des Pankreas ausgehender Somatostatin*-bildender Tumor; Ⓔ *somatostatinoma, delta cell tumor, D-cell tumor*

so|ma|to|trop *adj*: auf Körperzellen wirkend; Ⓔ *somatotropic, somatotrophic*

So|ma|to|tro|pin *nt*: *Syn: somatotropes Hormon, Wachstumshormon*; im Hypophysenvorderlappen* gebildetes Hormon, das die DNA- und Eiweißsynthese anregt und die Fettsynthese hemmt; Ⓔ *somatotropin, somatotrophin, somatropin, somatotrophic hormone, somatotropic hormone, growth hormone, chondrotropic hormone, human growth hormone*

Somatotropin-inhibiting-Faktor *m*: →*Somatostatin*

Somatotropin-release-inhibiting-Faktor *m*: →*Somatostatin*

Somatotropin-releasing-Faktor *nt*: →*Somatoliberin*

so|ma|to|vis|ze|ral *adj*: Körper/Soma und Eingeweide/Viszera betreffend; Ⓔ *somaticovisceral, somaticosplanchnic, somatovisceral*

-somie *suf.*: Wortelement mit Bezug auf „Körperbau/Beschaffenheit"; Ⓔ *-somia, -somy*

Som|mer|ak|ne *f*: *Syn: Mallorca-Akne, Frühjahrsakne; Akne aestivalis*; meist Frauen betreffende Akne sonnenexponierter Hautareale; Ⓔ *Mallorca acne*

Som|mer|cho|le|ra *f*: *Syn: Cholera aestiva, Sommerdiarrhö, Sommerdiarrhoe*; in den Sommermonaten auftretende Cholera* nostras durch Viren oder Bakterien; Ⓔ *cholera morbus, summer cholera, summer complaint*

S

Som|mer|di|ar|rhö *f, pl* **-rhö|en:** →*Sommercholera*
Som|mer|di|ar|rhoe *f, pl* **-rho|en:** →*Sommercholera*
Som|mer|grip|pe *f*: durch verschiedene Viren hervorgerufener grippaler Infekt in den Sommermonaten; Ⓔ *summer minor illness*
Som|mer|pru|ri|go *f*: *Syn: polymorphe Lichtdermatose (Haxthausen), polymorpher Lichtausschlag, Lichtekzem, Lupus erythematodes-artige Lichtdermatose, Prurigo aestivalis, Eccema solare, Dermatopathia photoelectrica*; ätiologisch ungeklärte, durch Sonnenlicht hervorgerufene Lichtdermatose*; die Art der Hautveränderung ist extrem variabel [ekzem-artig, plaque-artig, urtikariell, erythematös] und wechselt oft von Mal zu Mal; Ⓔ *summer eruption, summer prurigo, summer prurigo of Hutchinson, Hutchinson's disease, polymorphic light eruption, light sensitive eruption*
Som|mer|ur|ti|ka|ria *f*: →*Sonnenurtikaria*
Somn-, somn- *präf.*: Wortelement mit der Bedeutung „Schlaf"; Ⓔ *sleep, somn-*
Som|nam|bu|lis|mus *m*: *Syn: Noktambulismus*; Schlafwandeln; Ⓔ *sleepwalking, sleepwalking disorder, somnambulism, somnambulance, somnambulation, noctambulation, noctambulism*
Somni-, somni- *präf.*: →*Somn-*
Som|ni|fe|rum *nt*: *Syn: Hypnotikum*; Schlafmittel; Ⓔ *soporific, somnifacient*
Som|ni|lo|quie *f*: Sprechen im Schlaf; Ⓔ *sleeptalking, somniloquism, somniloquence, somniloquy*
Somno-, somno- *präf.*: →*Somn-*
Som|no|ki|ne|ma|to|graf, -graph *m*: *Syn: Hypnokinematograf*; Gerät zur Aufzeichnung der Bewegungen im Schlaf; Ⓔ *somnocinematograph, somnokinematograph, hypnocinematograph*
som|no|lent *adj*: schläfrig; bewusstseinseingetrübt, bewusstseinsbeeinträchtigt; Ⓔ *somnolent, drowsy, sleep-drunken, sleepy*
Som|no|lenz *f*: (krankhafte) Schläfrigkeit, Benommenheit; Ⓔ *unnatural drowsiness, somnolence, somnolentia, sleepiness, sleep drunkenness*
Son|de *f*: starres oder biegsames, stab- oder röhrenförmiges Instrument aus Metall oder Plastik zur Einführung in Gefäße, Hohlorgane oder Hohlräume; Ⓔ *sound, probe, searcher; tube*
Son|die|ren *nt*: →*Sondierung*
Son|die|rung *f*: *Syn: Sondieren*; Einführung einer Sonde; diagnostische Austastung mit einer Sonde; Ⓔ *probing*
Son|nen|al|ler|gie *f*: →*Sonnenurtikaria*
Son|nen|blu|men|ka|ta|rakt *f*: *Syn: Kupferstar, Sonnenblumenstar, Chalkosis, Chalcosis lentis*; durch Kupferablagerung entstandene Verfärbung der Linse; Ⓔ *copper cataract*
Son|nen|blu|men|star *m*: →*Sonnenblumenkatarakt*
Son|nen|ge|flecht *nt*: *Syn: Plexus solaris, Plexus coeliacus, Bauchhirn, Bauchhöhlengeflecht*; um den Truncus* coeliacus herum liegendes größtes vegetatives Geflecht; Ⓔ *celiac plexus, epigastric plexus, solar plexus*
Son|nen|stich *f*: *Syn: Heliosis*; durch übermäßige Sonnenbestrahlung des Kopfes ausgelöstes Krankheitsbild mit Erbrechen, Kopfschmerzen, und Schwindelgefühl; evtl. Übergang in einen Hitzschlag*; Ⓔ *sunstroke, sun stroke, heat stroke, solar fever, siriasis, insolation, heliosis*
Son|nen|ur|ti|ka|ria *f*: *Syn: Sonnenallergie, Sommerurtikaria, Lichturtikaria, photoallergische Urtikaria, Urticaria solaris/photogenica*; akute Reaktion der Haut auf Sonnenlichteinstrahlung mit Rötung, Juckreiz und Quaddelbildung; Ⓔ *solar urticaria, light urticaria*
So|no|graf, -graph *m*: *Syn: Echograf*; Ultraschallgerät; Ⓔ *echograph, sonograph*
So|no|gra|fie, -gra|phie *f*: Ultraschalluntersuchung; Ⓔ *sonography, echography, ultrasonography*
so|no|gra|fisch *adj*: Sonografie betreffend, mittels Sonografie; Ⓔ *relating to sonography, ultrasonographic, sonographic*
So|no|gramm *nt*: bei der Sonografie* erhaltenes Bild; Ⓔ *sonogram, echogram, ultrasonogram*
so|nor *adj*: tönend, resonant, klangvoll; Ⓔ *sonorous*
Soor *m*: *Syn: Kandidamykose, Candidamykose, Candidose, Soormykose, Candidiasis, Moniliasis, Moniliose*; lokalisierte oder systemische Mykose* durch Candida*-Species [meist Candida albicans]; Ⓔ *moniliasis, moniliosis, candidiasis, candidosis*
vaginaler Soor: *Syn: vulvovaginale Candidose, Candidavulvitis, Candidakolpitis, Soorkolpitis, Vaginalsoor, Vulvovaginitis candidamycetica, Candidavulvovaginitis*; durch Candida (albicans) hervorgerufene Vulvovaginitis*; betrifft v.a. junge Frauen, Patientinnen mit Diabetes* mellitus und Schwangere im letzten Trimenon; orale Kontrazeptiva begünstigen die Entwicklung; Ⓔ *vaginal thrush*
Soor|gra|nu|lom *nt*: *Syn: Candidagranulom*; Granulom* bei Candidose* der Mundschleimhaut; Ⓔ *candida granuloma, candidal granuloma, monilial granuloma*
Soor|kol|pi|tis *f, pl* **-ti|den:** Scheidenmykose durch Candida* albicans; Ⓔ *candidal vulvovaginitis, vulvovaginal candidiasis, vaginal candidiasis*
Soor|my|ko|se *f*: →*Soor*
Soormykose der Mundschleimhaut: *Syn: Mundsoor, Candidose der Mundschleimhaut, Stomatitis candidamycetica*; vor allem die Zunge und Wangenschleimhaut betreffende Entzündung durch Candida* albicans; Ⓔ *oral candidiasis, mycotic stomatitis, thrush*
Soor|öso|pha|gi|tis *f, pl* **-ti|den:** Entzündung der Speiseröhrenschleimhaut durch Candida* albicans; Ⓔ *candida esophagitis, esophageal candidiasis*
Soor|pilz *m*: →*Candida albicans*
So|por *m*: *Syn: Topor*; schlafähnliche, schwere Bewusstseinseintrübung; Ⓔ *sopor, unnaturally deep sleep*
Sor|bin|säu|re *f*: *Syn: 2,4-Hexadiensäure, Acidum sorbicum*; als Konservierungsmittel verwendete ungesättigte Säure; Ⓔ *sorbic acid, 2,4-hexadienoic acid*
Sor|bit *nt*: *Syn: Sorbitol, Glucit, Glucitol*; als Süßstoff verwendeter sechswertiger Zuckeralkohol; Ⓔ *sorbitol, sorbite, glucitol*
Sor|bi|tol *nt*: →*Sorbit*
Sor|bo|se *f*: pflanzliche Aldohexose*; Ⓔ *sorbose, sorbin, sorbinose*
so|zi|a|bel *adj*: gesellig, umgänglich; Ⓔ *sociable*
So|zi|a|bi|li|tät *f*: soziales Verhalten, Geselligkeit, Umgänglichkeit; Ⓔ *sociability*
so|zi|al *adj*: die Gesellschaft betreffend; Ⓔ *social*
So|zi|a|li|sa|ti|on *f*: *Syn: Sozialisierung*; Eingliederung in die soziale Gemeinschaft bzw. in die bestehende gesellschaftliche Ordnung; Ⓔ *socialization*
So|zi|al|me|di|zin *nt*: Teilgebiet der Medizin, das sich mit der Rolle der sozialen Umwelt bei der Krankheitsentstehung befasst; Ⓔ *social medicine*
Sozio-, sozio- *präf.*: Wortelement mit der Bedeutung „Gesellschaft/Gemeinschaft"; Ⓔ *socio-*
So|zi|o|ge|ne|se *f*: Krankheitsverursachung durch soziale Bedingungen, wie z.B. Hunger oder Armut; Ⓔ *sociogenesis*
So|zi|o|lo|gie *f*: Lehre vom Zusammenleben von Menschen in einer Gemeinschaft; Ⓔ *sociology*
so|zi|o|lo|gisch *adj*: Soziologie betreffend; Ⓔ *relating to sociology, sociological*
Spalt|bla|se *f*: *Syn: Blasenekstrophie, Blasenexstrophie*; Blasenfehlbildung mit fehlendem Verschluss der Blasenvorderwand; Teilbild einer Bauchwandspalte; Ⓔ *exstrophy of bladder, bladder exstrophy, schistocystis*
Spalt|fuß *m*: angeborene Spaltbildung des Fußes; Ⓔ *cleft foot, split foot*
Spalt|hand *m*: angeborene Spaltbildung der Hand; Ⓔ *cleft hand, split hand, lobster-claw*

Spaltlimpflstoff *m*: *Syn:* *Spaltvakzine*; Impfstoff, der aus Bestandteilen des Erregers oder Toxins besteht; Ⓔ *SP vaccine, split-protein vaccine, split-virus vaccine, subvirion vaccine, subunit vaccine*
Spaltllamlpe *f*: Lampe, die ein spaltförmiges Lichtbündel emittiert; Ⓔ *slitlamp*
Spaltllamlpenlmilkrolskop *nt*: Hornhautmikroskop mit Spaltlampe zur Untersuchung der vorderen Augenabschnitte; Ⓔ *slit lamp microscope*
Spaltlpillze *pl*: *Syn:* *Schizomyzeten, Schizomycetes*; alte Bezeichnung für Mikroorganismen, die sich durch Spaltung vermehren; Ⓔ *schizomycetes, fission fungi, Schizomycetes*
Spaltlraum, pelrilnulklelälrer *m*: *Syn:* *perinukleäre Zisterne, Cisterna caryothecae, Cisterna nucleolemmae*; Flüssigkeitsraum um den Zellkern; Ⓔ *perinuclear space, cistern of nuclear envelope, perinuclear cistern*
Spalltungslirlrelsein *nt*: →*Schizophrenie*
Spaltlvaklzilne *f*: →*Spaltimpfstoff*
Spaltlwirlbel *m*: *Syn:* *Spina bifida*; angeborene Spaltbildung eines oder mehrerer Wirbel; Ⓔ *cleft vertebra*
Spaltlzunlge *f*: *Syn:* *Zungenspalte, Lingua bifida, Glossoschisis*; angeborene Längsspaltung der Zunge; Ⓔ *bifid tongue, cleft tongue*
Spalnilscher Kralgen *m*: *Syn:* *Paraphimose, Capistratio*; Abschnürung der Eichel durch Einklemmung der zu engen Vorhaut hinter dem Eichelkranz; Ⓔ *paraphimosis, capistration, Spanish collar*
spaslmisch *adj*: *Syn:* *spasmodisch*; krampfartig; Ⓔ *spasmodic*
Spasmo-, spasmo- *präf.*: Wortelement mit der Bedeutung „Krampf/Verkrampfung/Spasmus"; Ⓔ *spasm(o)-*
spaslmoldisch *adj*: →*spasmisch*
spaslmolgen *adj*: krampfauslösend, krampferzeugend; Ⓔ *spasmogenic*
Spaslmollyglmus *m*: krampfartiger Schluckauf; Ⓔ *spasmolygmus, spasmodic hiccup*
Spaslmollylse *f*: Krampflösung; Ⓔ *spasmolysis*
Spaslmollyltilkum *nt, pl* **-ka**: krampflösende Substanz; Ⓔ *antispasmodic agent, antispasmodic drug, spasmolysant, antispasmodic*
spaslmollyltisch *adj*: krampflösend, krampfmildernd; Ⓔ *checking spasms, antispasmodic, spasmolytic*
spaslmolphil *adj*: zu Krämpfen neigend; Ⓔ *spasmophilic, spasmophile*
Spaslmolphillie *f*: *Syn:* *spasmophile Diathese*; Neigung zu Krämpfen; Ⓔ *spasmophilia, spasmophilic diathesis*
Spaslmus *m*: Krampf, Verkrampfung; Muskelkrampf; Ⓔ *spasm, spasmus, cramp; muscle cramp*
Spasmus facialis: *Syn:* *Gesichtskrampf*; Krampf der Gesichtsmuskulatur, z.B. bei Tetanus; Ⓔ *facial spasm, Bell's spasm, mimetic convulsion, mimic convulsion, mimic tic, histrionic spasm, mimic spasm, facial tic*
Spasmus glottidis: Stimmritzenkrampf; Ⓔ *glottic spasm, laryngeal spasm, laryngospastic reflex, laryngospasm, laryngismus stridulus, Millar's asthma, Wichmann's asthma, Kopp's asthma*
Spasmus rotatorius: *Syn:* *Drehkrampf*; unwillkürliche Kopfdrehung mit Krampf der Halsmuskulatur; Ⓔ *rotatory spasm, rotatory tic*
Spasltik *f*: eingeschränkte Muskelbeweglichkeit durch eine Tonuserhöhung; Ⓔ *spasticity*
spasltisch *adj*: Spastik oder Spasmen betreffend, krampfend, krampfartig; Ⓔ *relating to spasticity, spastic*
Spasltilziltät *f*: verstärker Widerstand von Muskeln gegen eine passive Bewegung; Ⓔ *spasticity*
Spätlalbort *m*: Abort nach der 16. Schwangerschaftswoche; Ⓔ *late abortion*
Spät-Dumping *nt*: *Syn:* *reaktive Hypoglykämie, postalimentäres Spätsyndrom*; nach Magenentfernung auftretendes Syndrom; 2–3 Stunden nach Nahrungsaufnahme kommt es zu einer hypoglykämischen Phase mit Schwitzen, Übelkeit und evtl. Kreislaufkollaps; Ⓔ *late postprandial dumping, late postprandial dumping syndrome, reactive hypoglycemia*
Spätldyslkilnelsie *f*: *Syn:* *tardive Dyskinesie, Dyskinesia tarda*; bei Langzeittherapie mit Neuroleptika* auftretendes extrapyramidales Syndrom mit Hyperkinesien; Ⓔ *tardive dyskinesia, lingual-facial-buccal dyskinesia*
Spätlelpillelpsie *f*: *Syn:* *Epilepsia tarda, Epilepsia tardiva*; erstmalig nach dem 30. Lebensjahr auftretende Epilepsie; Ⓔ *tardy epilepsy, delayed epilepsy*
Spätlgelburt *f*: Geburt, die später als 14 Tagen nach dem errechneten Entbindungstermin erfolgt; Ⓔ *late delivery*
Spätlgesltolse *f*: *Syn:* *EPH-Gestose, Spättoxikose*; im letzten Schwangerschaftsdrittel auftretende Gestose* mit Ödemen (engl. edemas), Proteinurie und Hypertonie; Ⓔ *preeclampsia*
Spaltilum *nt, pl* **-tia, -tilen**: Raum; Zwischenraum, Abstand, Lücke, Spalt; Ⓔ *space*
Spatia anguli iridocornealis: *Syn:* *Fontana-Räume*; Lücken zwischen den Faserbündeln des Hueck-Bandes; Ⓔ *spaces of Fontana, spaces of iridocorneal angle, ciliary canals*
Spatium endolymphaticum: der mit Endolymphe* gefüllte Innenraum des membranösen Labyrinths; Ⓔ *endolymphatic space*
Spatium epidurale: *Syn:* *Epiduralraum, Epiduralspalt, Spatium extradurale*; Raum zwischen dem äußeren und dem inneren Blatt der Dura* mater des Rückenmarks; Ⓔ *epidural space, extradural space, epidural cavity*
Spatium episclerale: *Syn:* *Tenon-Raum*; Raum zwischen Sklera und Augapfelscheide; Ⓔ *episcleral space, interfascial space, intervaginal space, Tenon's space*
Spatium extradurale: →*Spatium epidurale*
Spatium extraperitoneale: *Syn:* *Extraperitonealraum*; Raum außerhalb der Peritonealhöhle; Ⓔ *extraperitoneal space*
Spatium intercostale: *Syn:* *Zwischenrippenraum, Interkostalraum*; Raum zwischen zwei Rippen; Ⓔ *intercostal space*
Spatia interglobularia: *Syn:* *Czermak-Räume, Interglobularräume*; nicht mineralisierte Räume im Zahndentin; Ⓔ *globular spaces of Czermak, interglobular spaces of Owen, Czermak's lines, Czermak's spaces*
Spatia interossea metacarpi: *Syn:* *Metakarpalräume*; Räume zwischen den Metakarpalknochen; Ⓔ *interosseous spaces of metacarpus*
Spatia interossea metatarsi: *Syn:* *Metatarsalräume*; Räume zwischen den Metatarsalknochen; Ⓔ *interosseous spaces of metatarsus*
Spatium intervaginale nervi optici: Spalt zwischen der inneren und äußeren Hülle des Sehnervens; Ⓔ *intervaginal space of optic nerve, Schwalbe's space*
Spatium intervaginale subarachnoidale nervi optici: *Syn:* *Spatium leptomeningeum*; Spalt zwischen der inneren und äußeren Hülle des Sehnervens [Nervus* opticus]; Ⓔ *subarachnoid space of optic nerve*
Spatium lateropharyngeum: *Syn:* *Lateropharyngealraum, Spatium pharyngeum laterale*; Bindegewebsraum neben dem Rachen; Ⓔ *lateropharyngeal space, lateral pharyngeal space*
Spatium parapharyngeum: →*Spatium lateropharyngeum*
Spatium perichoroideum: perichoroidaler Spaltraum; Ⓔ *perichoroidal space*
Spatium peridurale: *Syn:* *Periduralraum*; zervikaler, thorakaler und lumbaler Teil des Epiduralraumes; Ⓔ *peridural space*
Spatium perilymphaticum: perilymphatischer Raum des Innenohrlabyrinths; Ⓔ *perilymphatic space, perilymphatic labyrinth*

S

Spatium peripharyngeum: *Syn: peripharyngealer Raum*; Bindegewebsraum um den Rachen; Ⓔ *peripharyngeal space*

Spatium pharyngeum laterale: →*Spatium laterophar yngeum*

Spatium profundum perinei: *Syn: Saccus profundus perinei*; Raum zwischen dem Musculus* transversus perinei profundus und der Membrana* perinei; wird von der Harnröhre, der Scheide und verschiedenen Arterien durchzogen; Ⓔ *deep perineal space*

Spatium retroinguinale: *Syn: Retroinguinalraum, Bogros-Raum*; Spaltraum zwischen Bauchfell [Peritoneum] und Bauchwand in der Leistenregion [Regio inguinalis]; Ⓔ *retroinguinal space*

Spatium retroperitoneale: *Syn: Retroperitonealraum*; Raum zwischen Bauchfell und Wirbelsäule; enthält u.a. die Nieren; Ⓔ *retroperitoneal space, retroperitoneum*

Spatium retropharyngeum: *Syn: retropharyngealer Raum, Retropharyngealraum*; der Raum hinter dem Rachen; Ⓔ *retropharyngeal space*

Spatium retropubicum: *Syn: Retzius-Raum*; bindegewebiger Raum zwischen Schambein und Blase; Ⓔ *prevesical space, retropubic space, Retzius' space, Retzius' cavity*

Spatium retrozonulare: Bezeichnung für den Spaltraum hinter dem Glaskörper [Corpus* vitreum]; enthält Kammerwasser und steht mit der hinteren Augenkammer [Camera posterior bulbi oculi] in Verbindung; Ⓔ *retrozonular space*

Spatium subarachnoideum: *Syn: Subarachnoidalraum, Subarachnoidalspalt*; Spaltraum zwischen Arachnoidea* und Pia* mater in Gehirn und Rückenmark; Ⓔ *subarachnoid space, subarachnoid cavity, subarachnoidal space*

Spatium subdurale: *Syn: Subduralraum, Subduralspalt*; Spaltraum zwischen Dura* mater und Arachnoidea* in Gehirn und Rückenmark; Ⓔ *subdural cavity, subdural space*

Spatium superficiale perinei: *Syn: Compartimentum superficiale perinei*; Raum zwischen Fascia perinei und Membrana perinei; Ⓔ *superficial perineal space*

Spatium suprasternale: mit Fett gefüllter Raum zwischen der Lamina superficialis und der Lamina pretrachealis der Fascia* cervicalis oberhalb des Brustbeins [Sternum*]; Ⓔ *suprasternal space*

Spatia zonularia: *Syn: Petit-Kanal*; mit Kammerwasser gefüllte Räume zwischen den Fasern der Zonula ciliaris; Ⓔ *Petit's canals, zonular spaces*

Spät|re|ak|ti|on *f*: *Syn: T-zellvermittelte Überempfindlichkeitsreaktion, Spät-Typ der Überempfindlichkeitsreaktion, Tuberkulin-Typ, Typ IV der Überempfindlichkeitsreaktion*; zellvermittelte Immunreaktion, die ca. 24 Stunden nach Antigenkontakt auftritt; Ⓔ *late reaction, late response, late-phase response*

Spät|re|zi|div *nt*: nach einem längeren, krankheitsfreien Intervall auftretendes Rezidiv*; Ⓔ *late relapse, late recurrence*

Spät|sterb|lich|keit *f*: Säuglingssterblichkeit* zwischen dem 8. Lebenstag und dem Ende des 1. Lebensjahres; Ⓔ *late infant mortality*

Spät|syn|drom, post|al|li|men|tä|res *nt*: *Syn: reaktive Hypoglykämie, Spät-Dumping*; nach Magenentfernung auftretendes Syndrom; 2–3 Stunden nach Nahrungsaufnahme kommt es zu einer hypoglykämischen Phase mit Schwitzen, Übelkeit und evtl. Kreislaufkollaps; Ⓔ *late postprandial dumping, late postprandial dumping syndrome, reactive hypoglycemia*

Spät|sy|phi|lis *f*: *Syn: Tertiärstadium, Lues III*; Monate bis Jahre nach der Erstinfektion auftretende Syphilisform mit Bildung von Gummen und Beteiligung multipler Organe; Ⓔ *late syphilis, tertiary syphilis*

Spät|te|ta|nus *m*: Monate bis Jahre nach einer Verletzung auftretender Wundstarrkrampf; Ⓔ *delayed tetanus*

Spät|to|xi|ko|se *f*: →*Spätgestose*

Spe|zi|es *f*: *Syn: Spezies*; Art; Ⓔ *species*

Speck|haut|ge|rinn|sel *nt*: gelblich-weißes, aus Fibrin, Blutplättchen und Leukozyten bestehendes, Leichengerinnsel; Ⓔ *bacon-rind clot, chicken fat clot, chicken fat thrombus*

Speck|le|ber *f*: speckige Beschaffenheit der Leber bei Amyloidose*; Ⓔ *amyloid liver, waxy liver, albuminoid liver*

Speck|milz *f*: speckige Beschaffenheit der Milz bei Amyloidose*; Ⓔ *waxy spleen, lardaceous spleen*

Speck|nie|re *f*: speckige Beschaffenheit der Niere bei Amyloidose*; Ⓔ *amyloid kidney, Rokitansky's kidney, waxy kidney*

Spe|cu|lum *nt, pl* **-la**: *Syn: Spiegel, Spekulum*; trichter-, rinnen- oder röhrenförmiges Instrument zur Betrachtung von Hohlräumen; Ⓔ *speculum*

Spei|che *f*: →*Radius*

Spei|chel *m*: *Syn: Saliva*; Sekret der Speicheldrüsen; je nach Art der Drüse mehr serös oder mehr schleimig; Ⓔ *saliva, spittle*

Spei|chel|di|a|sta|se *f*: *Syn: Ptyalin*; stärkespaltendes Enzym des Speichels; Ⓔ *ptyalin, alpha-amylase, α-amylase, endo-amylase*

Spei|chel|drü|sen|ent|zün|dung *f*: →*Sialadenitis*

Spei|chel|fis|tel *f*: von einer Speicheldrüse (meist Parotis) ausgehende Fistel mit Mündung in der Mundhöhle [**innere Speichelfistel**] oder auf der Gesichtshaut [**äußere Speichelfistel**]; Ⓔ *sialosyrinx, salivary fistula*

Spei|chel|fluss *m*: *Syn: Sialorrhoe, Ptyalismus, Hypersalivation*; übermäßige Speichelabsonderung; Ⓔ *sialism, sialismus, sialorrhea, sialosis, salivation, hyperptyalism, hypersalivation, hygrostomia, ptyalism, ptyalorrhea*

Spei|chel|stein *m*: →*Sialolith*

Spei|chen|bruch *m*: Radiusfraktur; Ⓔ *radial fracture, fractured radius*

Spei|chen|hals *m*: →*Radiushals*

Spei|chen|kopf *m*: →*Radiuskopf*

Spei|chen|nerv *m*: →*Nervus radialis*

Spei|chen|schaft *m*: →*Radiusschaft*

Spei|cher|fett *nt*: *Syn: Depotfett, Reservefett*; vom Körper angelegte Speicher im Fettgewebe; Ⓔ *depot lipid, storage lipid, depot fat, storage fat*

Spei|cher|krank|heit *f*: *Syn: Thesaurismose, Thesaurismosis, Thesaurose*; Oberbegriff für die, durch Stoffwechselstörungen verursachte Einlagerung von Stoffwechselprodukten und die dadurch entstehenden Erkrankungen, wie z.B. Glykogenose*, Lipidose*, Mukopolysaccharidose*; Ⓔ *storage disease, accumulation disease, thesaurismosis, thesaurosis*

Spei|se|brei *m*: *Syn: Chymus*; der im Magen gebildete, aus vorverdauter Nahrung bestehende Brei; Ⓔ *chyme, chymus*

Spei|se|röh|re *f*: *Syn: Ösophagus, Oesophagus*; ca. 25 cm langer Muskelschlauch, der Rachen [Pharynx] und Magen [Gaster] verbindet; Ⓔ *esophagus, gullet*

Spei|se|röh|ren|a|pla|sie *f*: angeborenes Fehlen der Speiseröhre; Ⓔ *esophagus aplasia*

Spei|se|röh|ren|bruch *m*: *Syn: Ösophagozele*; Aussackung der Speiseröhre durch einen Schleimhautdefekt; Ⓔ *esophagocele*

Spei|se|röh|ren|ent|zün|dung *f*: →*Ösophagitis*

Spei|se|röh|ren|kar|zi|nom *nt*: *Syn: Ösophaguskarzinom*; Speiseröhrenkrebs; Rauchen und Alkoholgenuss erhöhen das Krebsrisiko; Ⓔ *esophageal cancer, esophageal carcinoma*

Speiseröhren-Magen-Anastomose *f*: *Syn: Speiseröhren-Magen-Fistel, Ösophagogastrostomie*; operative Verbindung von Speiseröhre und Magen; Ⓔ *esophagogastrostomy, esophagogastroanastomosis*

Speiseröhren-Magen-Fistel *f*: *Syn: Speiseröhren-Magen-Anastomose, Ösophagogastrostomie*; operative Verbindung von Speiseröhre und Magen; Ⓔ *esophagogastrostomy, esophagogastroanastomosis*

Speilselröhlrenlmylkolse *f*: Pilzerkrankung der Speiseröhre; Ⓔ *esophagomycosis*

Speilselröhlrenlspielgellung *f*: *Syn: Ösophagoskopie*; endoskopische Untersuchung der Speiseröhre; Ⓔ *esophagoscopy*

Speilselröhlrenlstelnolse *f*: Einengung oder Verschluss der Speiseröhre; Ⓔ *esophageal stenosis, esophagus stenosis, esophagostenosis, lemostenosis*

Speilselröhlrenlullkus *nt, pl* **-ullzelra**: *Syn: Ösophagusulkus*; meist durch Medikamente verursachte Geschwürbildung der Speiseröhrenschleimhaut; Ⓔ *esophageal ulcer*

speklral *adj*: Spektrum betreffend; Ⓔ *relating to a spectrum, spectral*

Spektro-, spektro- *präf.*: Wortelement mit Bezug auf „Bandbreite/Spektrum"; Ⓔ *spectrum, spectral, spectro-*

Speklrolgraf, -graph *m*: Gerät zur Spektrografie*; Ⓔ *spectrograph*

Speklrolgralfie, -gralphie *f*: Spektroskopie* mit Fotografie des Spektrums; Ⓔ *spectrography*

Speklrolgramm *nt*: bei der Spektrografie* erhaltenes Bild; Ⓔ *spectrogram*

Speklrolskop *nt*: Gerät zur direkten Beobachtung von Spektren; Ⓔ *spectrometer, spectroscope*

Speklrolskolpie *f*: Messung von Auswertung von Spektren; Ⓔ *spectroscopy*

speklrolskolpisch *adj*: Spektroskop betreffend, mittels Spektroskop; Ⓔ *relating to a spectroscope, spectroscopic, spectroscopical*

Speklrum *nt*: Darstellung elektromagnetischer Strahlen nach der Wellenlänge; Ⓔ *spectrum*

Spelkullum *nt, pl* **-la**: →*Speculum*

Spellelolskolpie *nt*: *Syn: Kavernoskopie*; endoskopische Untersuchung einer Lungenkaverne; Ⓔ *celoscopy, cavernoscopy*

Spellelolstolmie *f*: *Syn: Kavernostomie*; operative Eröffnung einer Lungenkaverne mit Schaffung einer äußeren Fistel; Ⓔ *cavernostomy, speleostomy*

Spellelolitolmie *f*: *Syn: Kaverneneröffnung, Kavernotomie*; operative Eröffnung einer Lungenkaverne; Ⓔ *cavernotomy*

Sperm-, sperm- *präf.*: Wortelement mit der Bedeutung „Samen/Sperma"; Ⓔ *seminal, spermatic, spermat(o)-, sperm(o)-*

Sperlma *nt*: *Syn: Samenflüssigkeit, Semen, Ejakulat*; bei der Ejakulation ausgespritzte Flüssigkeit; besteht aus den Sekreten von Nebenhoden*, Samenbläschen* und Prostata*, Spermien* und gelösten Bestandteilen [Fett, Eiweiß, Fructose]; die durchschnittliche Menge beträgt ca. 3–5 ml, der pH liegt im Bereich von 7–8; die Anzahl der Spermien beträgt 20–120 Millionen/ml Ejakulat, mit einem Mittelwert von 60 Millionen/ml; Ⓔ *sperm, sperma, semen, seminal fluid*

Sperlmalkomlpaltilbillilätsltest, postlkolitaller *m*: *Syn: Sims-Huhner-Test, Huhner-Test*; Untersuchung von Zervixschleim nach dem Beischlaf zur Beurteilung der männlichen Zeugungsfähigkeit; Ⓔ *Huhner test, Sims' test*

Spermati-, spermati- *präf.*: →*Spermato-*

Sperlmaltilden *pl*: *Syn: Spermiden*; Vorstufen der Spermien; Ⓔ *spermatids, spermatoblasts, spermids, spermoblasts*

sperlmaltisch *adj*: *Syn: seminal*; Samen/Sperma betreffend; Ⓔ *relating to the sperm, spermatic, seminal*

Sperlmaltiltis *f, pl* **-tiltilden**: **1.** *Syn: Samenleiterentzündung, Deferentitis*; Entzündung des Samenleiters/Ductus deferens **2.** *Syn: Samenstrangentzündung, Funikulitis, Funiculitis, Deferentitis*; Entzündung des Samenstrangs/Funiculus spermaticus; Ⓔ **1.** *inflammation of a deferent duct, spermatitis, deferentitis* **2.** *funiculitis, deferentitis*

sperlmaltiltisch *adj*: Spermatitis betreffend, von ihr betroffen oder gekennzeichnet; Ⓔ *relating to or marked by spermatitis, spermatitic*

Spermato-, spermato- *präf.*: Wortelement mit der Bedeutung „Samen/Sperma"; Ⓔ *seminal, spermatic, spermat(o)-, sperm(o)-*

sperlmaltolgen *adj*: Samen/Sperma oder Spermien produzierend; Ⓔ *relating to spermatogenesis, sperm-producing, spermatogenic, spermatogenetic, spermatogenous, spermatogonial*

Sperlmaltolgelnelse *f*: *Syn: Spermatozytogenese*; Samenbildung, Samenzellbildung; Ⓔ *spermatogenesis, spermatogeny*

Sperlmaltolgramm *nt*: →*Spermiogramm*

sperlmaltolid *adj*: samenähnlich, spermaähnlich; Ⓔ *resembling a sperm, spermatoid*

Sperlmaltollolgie *f*: Lehre von Physiologie und Pathologie des Samens; Ⓔ *spermatology*

Sperlmaltollylse *f*: Auflösung von Samenzellen; Ⓔ *spermatolysis, spermolysis*

sperlmaltollylitisch *adj*: Spermatolyse betreffend, von ihr betroffen oder durch sie bedingt; Ⓔ *relating to spermatolysis, spermatolytic, spermolytic*

Sperlmaltolpalthie *f*: pathologische Veränderung des Spermas; Ⓔ *spermatopathy, spermatopathia*

sperlmaltolpoleltisch *adj*: *Syn: spermatopoietisch*; Spermabildung oder Spermasekretion fördernd; Ⓔ *spermatopoietic*

Sperlmaltorlrhoe *f, pl* **-rholen**: *Syn: Samenfluss, Polyspermie*; Samenausfluss aus der Harnröhre ohne Ejakulation; Ⓔ *spermatorrhea, polyspermia, polyspermism, gonacratia*

Sperlmaltolzelle *f*: *Syn: Samenbruch, Gonozele*; mit Sperma gefüllte Retentionszyste; meist im Nebenhoden; Ⓔ *spermatocele, spermatocyst, gonocele*

Sperlmaltolzellekltolmie *f*: Ausschneidung einer Spermatozele, Spermatozelenexzision; Ⓔ *spermatocelectomy*

Sperlmaltolzolon *nt, pl* **-zola, -zolen**: →*Spermium*

Sperlmaltolzysltekltolmie *f*: Samenblasenentfernung, Samenblasenexstirpation; Ⓔ *spermatocystectomy, vesiculectomy*

Sperlmaltolzysltis *f*: →*Samenbläschen*

Sperlmaltolzysltiltis *f, pl* **-tiltilden**: *Syn: Samenblasenentzündung, Spermatocystitis, Vesikulitis, Vesiculitis*; Entzündung der Samenblase*; Ⓔ *inflammation of the seminal vesicle, seminal vesiculitis, cystospermitis, gonecystitis, spermatocystitis*

sperlmaltolzysltiltisch *adj*: Samenblasenentzündung/Spermatozystitis betreffend, von ihr betroffen oder gekennzeichnet; Ⓔ *relating to or marked by spermatocystitis*

Sperlmaltolzysltoltolmie *f*: Inzision der Samenblase, Samenblasenschnitt; Ⓔ *spermatocystotomy*

Sperlmaltolzyt *m*: *Syn: Samenmutterzelle*; Zwischenstufe bei der Spermatogenese*; Ⓔ *spermatocyte*

sperlmaltolzyltisch *adj*: Spermatozyt betreffend; Ⓔ *relating to spermatocytes, spermatocytal, spermatocytic*

Sperlmaltolzyltolgelnelse *f*: →*Spermatogenese*

Sperlmatlulrie *f*: →*Seminurie*

Sperlmilden *pl*: *Syn: Spermatiden*; Vorstufen der Spermien; Ⓔ *spermatids, spermatoblasts, spermids, spermoblasts*

Sperlmie *f*: →*Spermium*

Sperlmilen *pl*: →*Spermium*

Sperlmilenlanltilgelne *pl*: auf den Spermien sitzende Antigene; Ⓔ *sperm antigens*

Sperlmilenlanltilkörlper *pl*: Antikörper gegen Spermienantigene*; können Ursache einer Befruchtungshemmung sein; Ⓔ *antibodies to spermatozoa, sperm antibodies*

Sper|mi|en|mo|ti|li|tät *f*: Beweglichkeit der Spermien; Ⓔ *sperm motility*

Sper|min *nt*: in der Prostata* gebildetes Polyamin, das dem Samen seinen typischen Geruch verleiht; Ⓔ *spermine, gerontin, gerontine*

Spermio-, spermio- *präf.*: Wortelement mit der Bedeutung „Samen/Sperma"; Ⓔ *spermat(o)-, sperm(o)-, spermio-*

Sper|mi|o|ge|ne|se *f*: *Syn: Spermiohistogenese*; Phase der Spermatogenese mit Umwandlung von Spermatiden in Spermien; Ⓔ *spermiogenesis, spermateliosis, spermioteleosis*

sper|mi|o|ge|ne|tisch *adj*: Spermiogenese betreffend; Ⓔ *relating to spermiogenesis, spermiogenetic*

Sper|mi|o|gramm *nt*: *Syn: Spermatogramm*; Auflistung der Ergebnisse der quantitativen Spermaanalyse; Ⓔ *spermiogram*

Tab. 24. Spermiogramm

Volumen	≥ 2,0 ml
pH	7,2–8,0
Verflüssigung	< 60 min
Konzentration der Spermatozoen	≥ 20 × 10^6/ml
Gesamtzahl der Spermatozoen	≥ 40 × 10^6/Ejakulat
Motilität	≥ 25 %
Morphologie (Normalformen)	≥ 30 %
Vitalität	≥ 75 %
Leukozyten	< 1 × 10^6/ml
Fructose	≥ 13 mmol/Ejakulat
α-Glucosidase	≥ 20 mU/Ejakulat
Zink	≥ 2,4 mmol/Ejakulat
Zitronensäure	≥ 52 µmol/Ejakulat
Saure Phosphatase	≥ 200 U/Ejakulat

Sper|mi|o|his|to|ge|ne|se *f*: → *Spermiogenese*

Sper|mi|um *nt, pl* **-mia, -mi|en**: *Syn: Spermie, Spermatozoon, männliche Keimzelle, Samenfaden*; die reife Samenzelle ist ca. 60 µm lang und besteht aus Kopf und Schwanz; der **Kopf** [Caput] enthält das männliche Erbmaterial; er ist abgeplattet [4–5 µm lang, 2–3 µm dick] und erscheint von der Seite her keilförmig und von oben oval; die vorderen 2/3 werden von der sog. **Kopfkappe** [Akrosom] bedeckt; sie besteht aus einer Doppelmembran, die am Kopfäquator ineinander übergehen; die dichte **Kernsubstanz** [Nukleus] enthält zahlreiche **Kernvakuolen,** der Rest des Spermiums bildet den **Schwanz** [Cauda, Flagellum], dessen Aufgabe es ist, den Kopf zum gesprungenen Ei zu transportieren; man unterscheidet den 0,3 µm langen **Hals** [Pars conjugens], ein kurzes [5 µm] **Mittelstück** [Pars intermedia], das lange [45 µm] **Hauptstück** [Pars principalis] und ein **Endstück** [Pars terminalis]; zentral im Schwanz liegt der Achsenfaden, der das Spermium vorwärtstreibt; Ⓔ *sperm cell, spermatozoon, sperm, seed, spermatosome, spermatozoid, spermium, zoosperm*

Sper|mi|zid *nt*: spermienabtötendes Mittel; Ⓔ *spermicide*

sper|mi|zid *adj*: spermienabtötend; Ⓔ *spermicidal, spermatocidal*

Spha|cel|lus *m, pl* **-li**: *Syn: Sphakelus*; feuchter Brand, Gangrän*; Ⓔ *sphacelus*

Sphaer-, sphaer- *präf.*: → *Sphaero-*

Sphaero-, sphaero- *präf.*: Wortelement mit der Bedeutung „Kugel/Ball"; Ⓔ *sphere, spherical, spher(o)-, sphaer(o)-*

Spha|kel|lus *m, pl* **-li**: *Syn: Sphacelus*; feuchter Brand, Gangrän*; Ⓔ *sphacelus*

Sphär-, sphär- *präf.*: → *Sphäro-*

Sphäro-, sphäro- *präf.*: Wortelement mit der Bedeutung „Kugel/Ball"; Ⓔ *sphere, spherical, spher(o)-, sphaer(o)-*

Sphä|ro|pha|kie *f*: *Syn: Kugellinse*; kugelförmig gewölbte Linse; angeborene Fehlbildung; Ⓔ *spherophakia*

Sphä|ro|pro|te|i|ne *pl*: globuläre Proteine*; Ⓔ *globular proteins, simple proteins*

Sphä|ro|zy|ten *pl*: *Syn: Kugelzellen*; bei verschiedenen Anämien* auftretende runde Erythrozyten*; Ⓔ *microspherocytes, spherocytes*

Sphä|ro|zy|to|se *f*: Vorkommen von Sphärozyten im peripheren Blut; Ⓔ *spherocytosis, microspherocytosis*

hereditäre Sphärozytose: *Syn: Minkowski-Chauffard-Syndrom, Minkowski-Chauffard-Gänsslen-Syndrom, konstitutionelle hämolytische Kugelzellanämie, familiärer hämolytischer Ikterus, Morbus Minkowski-Chauffard*; häufigste erbliche hämolytische Anämie* in Europa mit meist autosomal-dominantem Erbgang; charakteristisch sind kugelförmige Erythrozyten [Kugelzellen] im Blutbild, Hämolyse*, Milzvergrößerung und Gelbsucht; Ⓔ *Minkowski-Chauffard syndrome, congenital hemolytic icterus, congenital hemolytic jaundice, congenital hyperbilirubinemia, congenital familial icterus, constitutional hemolytic anemia, chronic acholuric jaundice, acholuric jaundice, acholuric familial jaundice, familial acholuric jaundice, globe cell anemia, hereditary spherocytosis, spherocytic anemia, chronic familial icterus, chronic familial jaundice*

S-Pha|se *f*: *Syn: Synthesephase*; Phase des Zellzyklus, in der die DNA verdoppelt wird; Ⓔ *synthesis period, S period*

Spheno-, spheno- *präf.*: Wortelement mit der Bedeutung „Keil/keilförmig"; Ⓔ *sphenoid, sphenoid bone, sphen(o)-*

sphe|no|eth|mo|i|dal *adj*: Keilbein/Os sphenoidale und Siebbein/Os ethmoidale betreffend oder verbindend; Ⓔ *relating to both spenoid and ethmoid bones, sphenoethmoid, sphenethmoid, sphenoethmoidal*

sphe|no|fron|tal *adj*: Keilbein/Os sphenoidale und Stirnbein/Os frontale betreffend oder verbindend; Ⓔ *relating to both sphenoid and frontal bones, sphenofrontal*

sphe|no|id *adj*: **1.** keilförmig **2.** Keilbein/Os sphenoidale betreffend; Ⓔ **1.** *wedge-shaped, sphenoid, sphenoidal* **2.** *relating to the sphenoid bone, sphenoid, sphenoidal*

Sphe|no|i|di|tis *f, pl* **-ti|den**: *Syn: Keilbeinhöhlenentzündung, Sinusitis sphenoidalis*; Entzündung der Keilbeinhöhle; Ⓔ *inflammation of the sphenoid sinus, sphenoidal sinusitis, sphenoiditis*

sphe|no|i|di|tisch *adj*: Keilbeinhöhlenentzündung/Sphenoiditis betreffend, von ihr betroffen oder gekennzeichnet; Ⓔ *relating to or marked by sphenoiditis, sphenoiditic*

Sphe|no|i|do|sto|mie *f*: Eröffnung der Keilbeinhöhle durch Exzision der Vorderwand; Ⓔ *sphenoidostomy*

Sphe|no|i|do|to|mie *f*: Eröffnung der Keilbeinhöhle; Ⓔ *sphenoidotomy*

Sphe|no|ke|pha|lie *f*: *Syn: Sphenozephalie*; keilförmige Schädelfehlbildung; Ⓔ *sphenocephaly*

sphe|no|man|di|bu|lar *adj*: Keilbein/Os sphenoidale und Unterkiefer/Mandibula betreffend; Ⓔ *relating to both sphenoid bone and mandible, sphenomandibular*

sphe|no|ma|xil|lär *adj*: Keilbein/Os sphenoidale und Oberkiefer/Maxilla betreffend oder verbindend; Ⓔ *relating to both sphenoid bone and maxilla, sphenomaxillary*

sphe|no|ok|zi|pi|tal *adj*: Keilbein/Os sphenoidale und Hinterhauptsbein/Os occipitale betreffend; Ⓔ *relating to both sphenoid and occipital bones, sphenooccipital, sphenoccipital*

sphe|no|or|bi|tal *adj*: *Syn: sphenorbital*; Keilbein/Os sphenoidale und Augenhöhle/Orbita betreffend oder ver-

S

bindend; Ⓔ *relating to both spenoid bone and the orbits, sphenorbital*

sphe|no|pa|la|ti|nal *adj*: Keilbein/Os sphenoidale und Gaumenbein/Palatum betreffend oder verbindend; Ⓔ *relating to both sphenoid and palatine bones, sphenopalatine*

sphe|no|pa|ri|e|tal *adj*: ***Syn:*** *parietosphenoidal*; Keilbein/Os sphenoidale und Scheitelbein/Os parietale betreffend; Ⓔ *relating to both sphenoid and parietal bones, sphenoparietal*

sphe|no|pe|tro|sal *adj*: Keilbein/Os sphenoidale und Felsenbein betreffend; Ⓔ *relating to both sphenoid bone and petrosa, sphenopetrosal*

sphen|or|bi|tal *adj*: →*sphenoorbital*

sphe|no|squa|mös *adj*: ***Syn:*** *squamosphenoidal*; Keilbein/Os sphenoidale und Schläfenbeinschuppe betreffend; Ⓔ *relating to both temporal squama and sphenoid bone, squamosphenoid, sphenosquamosal*

sphe|no|tem|po|ral *adj*: Keilbein/Os sphenoidale und Schläfenbein/Os temporale betreffend oder verbindend; Ⓔ *relating to both sphenoid and temporal bones, sphenotemporal*

Sphe|no|ze|pha|lie *f*: →*Sphenokephalie*

sphe|no|zy|go|ma|tisch *adj*: Keilbein/Os sphenoidale und Jochbein/Os zygomaticum betreffend; Ⓔ *relating to both sphenoid and zygomatic bones, sphenozygomatic, sphenomalar*

Sphin|go|gly|ko|li|pi|de *pl*: ***Syn:*** *Glykosphingolipide*; Sphingolipide* mit einem Kohlenhydratanteil; Ⓔ *glycosphingolipids*

Sphin|go|li|pi|de *pl*: komplexe Lipide, die den ungesättigten C_{18}-Alkohol Sphingosin an Stelle von Glycerin* enthalten; Ⓔ *sphingolipids*

Sphin|go|li|pi|do|se *f*: ***Syn:*** *Sphingolipidspeicherkrankheit*; Oberbegriff für durch Enzymdefekte verursachte intrazelluläre Speicherkrankheiten mit Einlagerung von Sphingolipiden in verschiedenen Organen und dem ZNS; Ⓔ *sphingolipidosis, sphingolipodystrophy*

zerebrale Sphingolipidose: ***Syn:*** *zerebrale Lipidose*; Lipidspeicherkrankheit mit Lipideinlagerung im Gehirn; Ⓔ *cerebral sphingolipidosis, cerebral lipidosis*

Sphin|go|li|pid|spei|cher|krank|heit *f*: →*Sphingolipidose*

Sphin|go|mye|li|ne *pl*: in den Markscheiden vorkommende Sphingolipide*; Ⓔ *sphingomyelins*

Sphin|go|mye|lin|li|pi|do|se *f*: →*Sphingomyelinose*

Sphin|go|mye|li|no|se *f*: ***Syn:*** *Niemann-Pick-Krankheit, Sphingomyelinlipidose*; autosomal-rezessive Sphingolipidose* mit Einlagerung von Sphingomyelin und Cholesterin in Zellen des retikulohistiozytären Systems und des ZNS; es gibt mehr als 5 Varianten mit unterschiedlichem Schweregrad und Verlauf; Ⓔ *Niemann-Pick disease, Niemann disease, Pick's disease, Niemann splenomegaly, sphingomyelinase deficiency, sphingomyelin lipidosis, sphingomyelinosis, sphingolipidosis, sphingolipodystrophy*

Sphin|go|phos|pho|li|pi|de *pl*: in den Markscheiden vorkommende Sphingolipide*, die Phosphorylcholin enthalten; Ⓔ *sphingophospholipids*

Sphin|go|sin *nt*: *s.u. Sphingolipide*; Ⓔ *sphingosine, 4-sphingenine*

Sphink|ter *m*: ***Syn:*** *Musculus sphincter*; Schließmuskel; Ⓔ *sphincter, sphincter muscle*

Sphinkter ampullae: →*Musculus sphincter ampullae hepatopancreaticae*

Sphinkter Oddii: →*Musculus sphincter ampullae hepatopancreaticae*

Sphinkter pupillae: →*Musculus sphincter pupillae*

Sphinkter pylori: →*Musculus sphincter pyloricus*

Sphinkter urethrae: →*Musculus sphincter urethrae*

Sphink|ter|al|gie *f*: Schmerzen im Afterschließmuskel/Musculus* sphincter ani; Ⓔ *pain in a sphincter muscle, sphincteralgia*

Sphink|te|rek|to|mie *f*: operative (Teil-)Entfernung eines Schließmuskels/Sphinkters; Ⓔ *sphincterectomy*

Sphink|ter|ent|zün|dung *f*: →*Sphinkteritis*

Sphink|ter|fi|bro|se *f*: →*Sphinktersklerose*

Sphink|ter|hy|per|to|nie *f*: vermehrter Spannungszustand des Blasenschließmuskels; Ⓔ *hypertonic sphincter*

Sphink|te|ri|tis *f, pl* **-ti|den**: ***Syn:*** *Sphinkterentzündung*; Entzündung eines Schließmuskels; Ⓔ *inflammation of a sphincter, sphincteritis*

sphink|te|ri|tisch *adj*: Sphinkterentzündung/Sphinkteritis betreffend, von ihr betroffen oder gekennzeichnet; Ⓔ *relating to or marked by sphincteritis*

Sphink|te|ro|ly|se *f*: operative Ablösung des Pupillenschließmuskels; Ⓔ *sphincterolysis*

Sphink|te|ro|skop *nt*: Spekulum zur Untersuchung des Afterschließmuskels; Ⓔ *sphincteroscope*

Sphink|te|ro|sko|pie *f*: endoskopische Untersuchung eines Schließmuskels/Sphinkters; Ⓔ *sphincteroscopy*

Sphink|te|ro|to|mie *f*: **1.** operative Durchtrennung/Spaltung eines Schließmuskels/Sphinkters **2.** ***Syn:*** *Papillosphinkterotomie, Papillotomie*; Spaltung einer verengten Vater*-Papille; Ⓔ **1.** *sphincterotomy* **2.** *papillotomy, sphincterotomy, papillosphincterotomy*

Sphink|ter|plas|tik *f*: plastische Operation zur Wiederherstellung der Funktion eines Schließmuskels; Ⓔ *sphincteroplasty*

Sphink|ter|skle|ro|se *f*: ***Syn:*** *Papillenstenose, Sphinkterfibrose*; Einengung der Vater*-Papille; meist sklerotisch bedingt als Folge einer Entzündung; Ⓔ *sphincteral sclerosis*

Sphink|ter|to|nus *m*: Spannungszustand eines Schließmuskels; Ⓔ *sphincter tone*

Sphinx|ge|sicht *nt*: ***Syn:*** *Facies myopathica*; typischer Gesichtsausdruck bei Muskeldystrophie; Ⓔ *myopathic facies*

Sphygmo-, sphygmo- *präf.*: Wortelement mit der Bedeutung „Puls"; Ⓔ *pulse, sphygmic, sphygm(o)-*

Sphyg|mo|graf, -graph *m*: ***Syn:*** *Pulsschreiber*; Gerät zur Sphygmografie*; Ⓔ *sphygmograph*

Sphyg|mo|gra|fie, -gra|phie *f*: ***Syn:*** *Pulsschreibung*; Registrierung der Pulskurve; Ⓔ *sphygmography*

Sphyg|mo|gramm *nt*: ***Syn:*** *Pulskurve*; bei der Sphygmografie* erhaltene Kurve; Ⓔ *sphygmogram, pulse curve*

Sphyg|mo|skop *nt*: Gerät zur Aufzeichnung der Pulskurve; Ⓔ *sphygmoscope*

Sphyg|mo|sko|pie *f*: Aufzeichnung und Beurteilung der Pulskurve; Ⓔ *sphygmoscopy*

Spi|ca *f, pl* **-cae**: Kornährenverband; Ⓔ *spica, spica bandage*

Spider naevus *nt*: →*Spinnennävus*

Spie|gel|bild|i|so|me|rie *f*: ***Syn:*** *Diastereomerie, Diastomerie, Diastereoisomerie*; Isomerie*, bei der sich die Moleküle wie Bild und Spiegelbild unterscheiden; Ⓔ *optical isomerism, enantiomerism, enantiomorphism*

Spieghel-Hernie *f*: seitliche Bauchwandhernie, Hernia ventralis lateralis; *s.u. Bauchwandhernie*; Ⓔ *spigelian hernia*

Spieghel-Leberlappen *m*: ***Syn:*** *Lobus caudatus hepatis*; kleiner Leberlappen an der Ventralfläche der Leber; Ⓔ *caudate lobe of liver, Spigelius' lobe, spigelian lobe*

Spieghel-Linie *f*: ***Syn:*** *Linea semilunaris*; bogenförmiger Übergang der Muskelfasern des Musculus* transversus abdominis in die Transversusaponeurose; Ⓔ *Spieghel's line*

Spiegler-Tumor *m*: ***Syn:*** *Zylindrom, Cylindroma, Endothelioma cutis, Naevus epithelioma-cylindromatosus*; familiär gehäuft auftretender benigner Tumor, v.a. der Kopfhaut [**Turbantumor**]; Ⓔ *cylindroma, cylindroadenoma*

Spike *nt*: **1.** Spitze, Kurvenzacke **2.** Spitzen der äußeren Virushülle; Ⓔ **1.** *spike* **2.** *spike*

Spin *m*: Drehimpuls von Elementarteilchen; Ⓔ *spin,*

torque impulse

Spi|na *f, pl* **-nae**: Dorn, Stachel, Fortsatz; Ⓔ *spine, spina, process, projection*

Spina bifida: *Syn: Spaltwirbel*; angeborene Spaltbildung eines oder mehrerer Wirbel, bei der der Wirbelbogen teilweise oder vollständig fehlt; Ⓔ *spina bifida, cleft vertebra*

Spina geni inferior: → *Spina mentalis inferior*

Spina geni superior: → *Spina mentalis superior*

Spina helicis: Helixhöcker; Ⓔ *spine of helix, acute process of helix*

Spina iliaca anterior inferior: *Syn: vorderer unterer Darmbeinstachel*; unterer Knochenvorsprung am vorderen Ende des Beckenkamms [Crista* iliaca]; Ansatz von Musculus* rectus femoris und Ligamentum* iliofemorale; Ⓔ *anterior inferior iliac spine*

Spina iliaca anterior superior: *Syn: vorderer oberer Darmbeinstachel*; oberer Knochenvorsprung am vorderen Ende des Beckenkamms [Crista* iliaca]; Ansatz von Musculus* sartorius, Musculus* tensor fasciae latae und Ligamentum* inguinale; Ⓔ *anterior superior iliac spine*

Spina iliaca posterior inferior: *Syn: hinterer unterer Darmbeinstachel*; Knochenvorsprung unterhalb der Spina* iliaca posterior superior; Ⓔ *posterior inferior iliac spine*

Spina iliaca posterior superior: *Syn: hinterer oberer Darmbeinstachel*; hinteres Ende des Beckenkamms [Crista* iliaca]; Ⓔ *posterior superior iliac spine*

Spina ischiadica: Sitzbeinstachel; Ⓔ *ischial spine, sciatic spine, spine of ischium*

Spina mentalis inferior: *Syn: Spina geni inferior*; kleiner Knochenvorsprung auf der Rückseite des Unterkieferkörpers [Corpus mandibulae]; Ansatz des Musculus* geniohyoideus; Ⓔ *inferior mental spine*

Spina mentalis superior: *Syn: Spina geni superior*; kleiner Knochenvorsprung auf der Rückseite des Unterkieferkörpers [Corpus mandibulae]; Ansatz des Musculus* genioglossus; Ⓔ *superior mental spine*

Spina nasalis anterior: spitze Verlängerung der Incisura* nasalis der Maxilla*, an der die knorpelige Nasenscheidewand ansetzt; Ⓔ *anterior nasal spine*

Spina nasalis ossis frontalis: nach unten gerichteter Fortsatz der Pars nasalis des Stirnbeins [Os* frontale], der zwischen den beiden Ossa nasales und dem Os ethmoideus liegt; Ⓔ *nasal spine of frontal bone*

Spina nasalis posterior: spitzes Ende der Crista* nasalis des Gaumenbeins [Os* palatinum]; Ⓔ *posterior nasal spine*

Spina ossis sphenoidalis: kleiner Knochenvorsprung an der Unterseite des großen Keilbeinflügels [Ala* major ossis sphenoidalis]; Ⓔ *spine of sphenoid bone*

Spinae palatinae: Knochenleisten der Lamina horizontalis des Gaumenbeins [Os* palatinum]; Ⓔ *palatine spines*

Spina scapulae: *Syn: Schulterblattgräte*; Knochenkamm auf der Hinterfläche des Schulterblattes; endet als Acromion*; Ⓔ *spine of scapula, scapular spine*

Spina suprameatalis: *Syn: Spina suprameatica*; inkonstanter, spitzer Knochenvorsprung des Schläfenbeins [Os* temporale] über der Öffnung des äußeren Gehörganges; Ⓔ *suprameatal spine*

Spina suprameatica: → *Spina suprameatalis*

Spina trochlearis: inkonstanter Knochenvorsprung auf der Pars orbitalis des Stirnbeins [Os* frontale]; Ⓔ *trochlear spine*

spi|nal *adj*: Wirbelsäule/Columna vertebralis betreffend; das Rückenmark/die Medulla spinalis betreffend; Ⓔ *relating to the spine or the spinal cord, spinal*

Spi|nal|an|äs|the|sie *f*: *Syn: Intraduralanästhesie, Spinalblock*; Leitungsanästhesie* mit Injektion des Anästhetikums in den Durasack; Ⓔ *spinal anesthesia, spinal, Corning's method, spinal block, intraspinal block, subarachnoid block, Corning's anesthesia, intraspinal anesthesia, subarachnoid anesthesia, rachianalgesia, rachianesthesia*

kontinuierliche Spinalanästhesie: *Syn: Dauerspinalanästhesie*; fortlaufende Spinalanästhesie über einen liegenden Katheter; Ⓔ *continuous spinal anesthesia, fractional spinal anesthesia*

Spi|nal|block *m*: → *Spinalanästhesie*

Spi|nal|er|kran|kung, fu|ni|ku|lä|re *f*: *Syn: Dana-Lichtheim-Krankheit, Lichtheim-Syndrom, Dana-Syndrom, Dana-Lichtheim-Putman-Syndrom, funikuläre Myelose*; bevorzugt das Hinterstrangsystem und die Pyramidenbahn befallende Entmarkungskrankheit mit neurologischen Ausfällen, Muskelhypotonie, Ataxie, Depression und evtl. Psychose; Ⓔ *Lichtheim's syndrome, Putnam-Dana syndrome, combined sclerosis, posterolateral sclerosis, funicular myelitis, funicular myelosis*

Spi|nal|gan|gli|on *nt*: *Syn: Ganglion sensorium nervi spinalis*; in den Hinterwurzeln der Spinalnerven* liegende Ganglien*, die pseudounipolare Nervenzellen enthalten, die von sog. Mantelzellen umfasst werden; Ⓔ *spinal ganglion*

Spi|na|lis *m*: *Syn: Dornfortsatzmuskel, Musculus spinalis*; benachbarte Dornfortsätze verbindende Muskelfasern; Teil des Musculus* erector spinae; Ⓔ *spinalis muscle*

Spinalis capitis: → *Musculus spinalis capitis*

Spinalis cervicis: → *Musculus spinalis cervicis*

Spinalis thoracis: → *Musculus spinalis thoracis*

Spi|nal|ka|nal *m*: *Syn: Wirbelkanal, Wirbelsäulenkanal, Vertebralkanal, Canalis vertebralis*; von den Wirbelkörpern und -bögen gebildeter Kanal, in dem das Rückenmark liegt; Ⓔ *neurocanal, vertebral canal, neural canal, spinal canal*

Spi|nal|ner|ven *pl*: *Syn: Rückenmarknerven, Nervi spinales*; vom Rückenmark abgehende Nerven; Ⓔ *spinal nerves*

lumbale Spinalnerven: *Syn: Nervi lumbales, Lendennerven*; Spinalnerven des Lendenmarks; Ⓔ *lumbar nerves, lumbar spinal nerves*

sakrale Spinalnerven: *Syn: Sakralnerven, Kreuzbeinnerven, Nervi sacrales*; Spinalnerven des Sakralmarks; Ⓔ *sacral nerves, sacral spinal nerves*

thorakale Spinalnerven: *Syn: Brustnerven, Nervi thoracici*; Spinalnerven des Brustmarks; Ⓔ *thoracic nerves, thoracic spinal nerves*

Spi|nal|ner|ven|ple|xus *m*: *Syn: Plexus nervorum spinalium*; von den Vorderästen der Spinalnerven gebildeter Plexus, z.B. Plexus* brachialis oder lumbalis; Ⓔ *plexus of spinal nerves*

Spi|nal|pa|ra|ly|se *f*: Lähmung durch Ausfall von Rückenmarkabschnitten; Ⓔ *spinal paralysis, rachioplegia, myeloplegia*

spastische Spinalparalyse: *Syn: Erb-Charcot-Krankheit, Erb-Charcot-Syndrom, Diplegia spastica progressiva*; Systemerkrankung des Rückenmarks mit fortschreitender Degeneration von motorischen Neuronen; Ⓔ *spastic spinal paralysis, spastic diplegia, Erb-Charcot disease, Erb's sclerosis, primary lateral spinal sclerosis*

Spin|del|ba|sis *f*: *Syn: Basis modioli*; Basis der Schneckenspindel [Modiolus]; Ⓔ *base of modiolus*

Spin|del|haa|re *pl*: *Syn: Monilethrichie, Monilethrix, Monilethrix-Syndrom, Aplasia pilorum intermittens*; angeborene Störung des Haarwachstums mit unregelmäßiger Verdickung und Verdünnung der Haare; Ⓔ *moniliform hair, beaded hair, monilethrix*

Spin|del|zell|nä|vus *m*: *Syn: Spitz-Tumor, Allen-Spitz-Nävus, Spitz-Nävus, Nävus Spitz, Epitheloidzellnävus, benignes juveniles Melanom*; v.a. bei Kindern auftretender benigner Nävuszellnävus*, der histologisch an ein malignes Melanom erinnert; Ⓔ *Spitz nevus, Spitz-*

Allen nevus, spindle cell nevus, epithelioid cell nevus, spindle and epithelioid cell nevus, benign juvenile melanoma, juvenile melanoma

Spin|del|zell|sar|kom *nt*: *Syn:* *spindelzelliges Sarkom*; aus spindelförmigen Zellen bestehendes Sarkom; Ⓔ *spindle cell sarcoma, fascicular sarcoma*

spi|ni|fu|gal *adj*: *Syn:* *spinofugal*; vom Rückenmark wegführend; Ⓔ *spinifugal*

spi|ni|pe|tal *adj*: *Syn:* *spinopetal*; zum Rückenmark hinführend; Ⓔ *spinipetal, spinopetal*

Spin|nen|fing|rig|keit *f*: *Syn:* *Dolichostenomelie, Arachnodaktylie*; grazil verlängerte Finger; Ⓔ *spider fingers, dolichostenomelia, arachnodactyly, arachnodactylia, acromacria*

Spin|nen|ge|we|be|ge|rinn|sel *nt*: Fibringerinnsel, das sich im Liquor* cerebrospinalis bei z.B. Hirnhauttuberkulose bildet; Ⓔ *spider-web clot*

Spin|nen|nä|vus *m, pl* **-vi**: *Syn:* *Sternnävus, Gefäßspinne, Spider naevus, Naevus araneus*; v.a. im Gesicht auftretende, stecknadelkopfgroße Papel mit radiären feinen Gefäßreisern; Ⓔ *spider angioma, spider, spider mole, spider telangiectasia, spider nevus, stellar nevus, vascular spider*

Spin|nen|zel|len *pl*: *Syn:* *Astrozyten*; sternenförmige Zelle der Neuroglia*; Ⓔ *fibrous astrocytes, spider cells*

Spinn|we|ben|haut *f*: *Syn:* *Arachnoidea*; äußeres Blatt der weichen Hirn- und Rückenmarkhaut; Ⓔ *arachnoid, arachnoidea, arachnoid membrane*

Spino-, spino- *präf.*: Wortelement mit der Bedeutung **1.** „Dorn/Stachel" **2.** „Rückgrat/Wirbelsäule"; Ⓔ **1.** *spino-, spine, spinous* **2.** *spine, spinal*

spi|no|bul|bär *adj*: *Syn:* *bulbospinal*; Rückenmark und Bulbus medullae spinalis betreffend oder verbindend; Ⓔ *relating to both spinal cord and medulla oblongata, spinobulbar, bulbospinal*

spi|no|fu|gal *adj*: → *spinifugal*

spi|no|gle|no|i|dal *adj*: Spina scapulae und Cavitas glenoidalis betreffend; Ⓔ *relating to both the spine of the scapula and the glenoid cavity, spinoglenoid*

spi|no|kos|tal *adj*: *Syn:* *kostospinal*; Wirbelsäule und Rippe(n)/Costa(e) betreffend oder verbindend; Ⓔ *relating to both spine and ribs, costispinal*

spi|no|pe|tal *adj*: → *spinipetal*

spi|no|sa|kral *adj*: *Syn:* *sakrospinal*; Wirbelsäule und Kreuzbein/Os sacrum betreffend oder verbindend; Ⓔ *relating to both spine and sacrum, sacrospinal, sacrospinous, spinosacral*

spi|no|ze|re|bel|lar *adj*: *Syn:* *spinozerebellär*; Rückenmark/Medulla spinalis und Kleinhirn/Zerebellum betreffend oder verbindend; Ⓔ *relating to both spinal cord and cerebellum, spinocerebellar*

spi|no|ze|re|bral *adj*: *Syn:* *cerebrospinal, zerebrospinal, enzephalospinal*; Rückenmark und Gehirn/Zerebrum betreffend oder verbindend; Ⓔ *relating to both spinal cord and brain, medulloencephalic, myeloencephalic*

Spin|the|ris|mus *m*: *Syn:* *Spintheropie, Glaskörperglitzern, Synchisis scintillans*; Funkensehen; Ⓔ *spintherism, spintheropia*

Spin|the|ro|pie *f*: → *Spintherismus*

Spir-, spir- *präf.*: → *Spiro-*

Spir|a|de|nom *nt*: *Syn:* *Adenoma sudoriparum*; Schweißdrüsenadenom; Ⓔ *spiradenoma, spiroma*

Spi|ral|bruch *m*: *Syn:* *Torsionsbruch, Torsionsfraktur, Drehbruch, Drehfraktur, Spiralfraktur*; durch Drehkräfte verursachte Fraktur langer Röhrenknochen; Ⓔ *spiral fracture, helical fracture, torsion fracture*

Spi|ral|frak|tur *f*: → *Spiralbruch*

Spi|ril|len|krank|heit *f*: → *Spirillose*

Spi|ril|li|zid *nt*: spirillenabtötendes Mittel; Ⓔ *spirillicide*

spi|ril|li|zid *adj*: spirillenabtötend; Ⓔ *spirillicidal, spirillicide*

Spi|ril|lo|se *f*: *Syn:* *Spirillenkrankheit*; durch **Spirillum**-Species hervorgerufene bakterielle Infektionskrankheit; Ⓔ *spirillosis*

Spi|ril|lum *nt*: Gattung gramnegativer, spiralförmiger Bakterien; Ⓔ *spirillum, Spirillum*

Spirillum minus: *Syn:* *Spirochaeta muris*; Erreger des Rattenbissfiebers*; Ⓔ *Spirillum minus*

Spiro-, spiro- *präf.*: Wortelement mit der Bedeutung „Windung/Schneckenlinie/Spirale"; Ⓔ *spir(o)-*

Spi|ro|chae|ta *f*: Gattung gramnegativer, schraubenförmiger Bakterien; Ⓔ *Spirochaeta*

Spirochaeta duttoni: → *Borrelia duttonii*

Spirochaeta muris: → *Spirillum minus*

Spirochaeta obermeieri: → *Borrelia recurrentis*

Spirochaeta pallida: → *Treponema pallidum*

Spi|ro|chae|ta|ceae *pl*: Familie spiralig gewundener Bakterien; enthält u.a. die Gattungen Spirochaeta*, Borrelia*, Treponema* und Leptospira*; Ⓔ *Spirochaetaceae*

Spi|ro|chä|ten|in|fek|ti|on *f*: → *Spirochätose*

Spi|ro|chä|ti|zid *nt*: spirochätenabtötendes Mittel; Ⓔ *spirocheticide*

spi|ro|chä|ti|zid *adj*: spirochätenabtötend; Ⓔ *spirocheticidal*

Spi|ro|chä|to|se *f*: *Syn:* *Spirochäteninfektion*; durch **Spirochaeta**-Species hervorgerufene bakterielle Infektionskrankheit; Ⓔ *spirochetosis*

Spi|ro|chät|u|rie *f*: Spirochätenausscheidung im Harn; Ⓔ *spirocheturia*

Spi|ro|er|go|me|trie *f*: kombinierte Spirometrie* und Ergometrie*; Ⓔ *ergospirometry*

Spi|ro|graf, -graph *m*: Gerät zur fortlaufenden Aufzeichnung der Lungenvolumina und Ventilationsgrößen als Zeit-Volumen-Diagramm; Ⓔ *pneumograph, pneumatograph, pneograph, spirograph*

Spi|ro|gra|fie, -gra|phie *f*: Aufzeichnung der Lungenvolumina und Ventilationsgrößen mit einem Spirografen; Ⓔ *spirography*

Spi|ro|gramm *nt*: bei der Spirografie* erhaltene Kurve; Ⓔ *spirogram, pneumatogram, pneogram, pneumogram*

Spi|ro|me|ter *nt*: Gerät zur Messung der ein- und ausgeatmeten Gasmengen; Ⓔ *spirometer, pneumatometer, pneometer, pneumometer*

Spi|ro|me|tra *f*: weltweit verbreitete Bandwurmgattung; selten auf den Menschen übertragen; Ⓔ *Spirometra*

Spi|ro|me|trie *f*: Messung der Lungenvolumina und Ventilationsgrößen mit einem Spirometer; Ⓔ *spirometry, pneumatometry*

spi|ro|me|trisch *adj*: Spirometrie oder Spirometer betreffend, mittels Spirometrie oder Spirometer; Ⓔ *relating to spirometry or the spirometer, spirometric*

Spitz|bu|ckel *m*: *Syn:* *anguläre Kyphose, knickförmige Kyphose, Gibbus*; stärkste Ausprägung einer Kyphose* mit spitzwinkliger Abknickung; meist als Folge einer tuberkulösen Spondylitis* [Pott-Buckel]; Ⓔ *gibbus*

Spit|zen|seg|ment *nt*: *Syn:* *Apikalsegment, Segmentum apicale pulmonis dextri*; oberstes Segment des Oberlappens der rechten Lunge; Ⓔ *apical segment of lung*

Spit|zen|stoß *m*: → *Herzspitzenstoß*

Spit|zen|tu|ber|ku|lo|se *f*: *Syn:* *Lungenspitzentuberkulose, apikaler Reinfekt*; im Rahmen einer lokalisierten hämatogenen Streuung einer Lungentuberkulose* auftretender Befall der Lungenspitzen; Ⓔ *apical tuberculosis, apical pulmonary tuberculosis*

Spitz|fuß *m*: *Syn:* *Pes equinus*; angeborene oder erworbene Fußfehlstellung mit Beugung im oberen Sprunggelenk; Ⓔ *equinus, pes equinus, talipes equinus, strephopodia*

Spitz-Nävus *m*: → *Spitz-Tumor*

Spitz|po|cken *pl*: → *Windpocken*

Spitz|schä|del *m*: *Syn:* *Turmschädel, Akrozephalie, Oxyzephalie, Hypsizephalie, Turrizephalie*; anomale Schädelform mit turmartigem Wachstum; meist durch einen vorzeitigen Verschluss der Kranznaht bedingt; Ⓔ *steeple skull, steeple head, tower head, tower skull, acrocephalia, acrocephaly, turricephaly, oxycephaly, oxycephalia, hypsicephaly, hypsocephaly*

spitz|schä|de|lig *adj*: turrizephal, akrozephal; Ⓔ *acrocephalic, acrocephalous, hypsicephalic, hypsicephalous, hypsocephalous, oxycephalic, oxycephalous*

Spitz-Tumor *m*: *Syn: Spindelzellnävus, Allen-Spitz-Nävus, Spitz-Nävus, Nävus Spitz, Epitheloidzellnävus, benignes juveniles Melanom*; v.a. bei Kindern auftretender benigner Nävuszellnävus*, der histologisch an ein malignes Melanom erinnert; Ⓔ *Spitz nevus, Spitz-Allen nevus, spindle cell nevus, benign juvenile melanoma, juvenile melanoma, epithelioid cell nevus, spindle and epithelioid cell nevus, compound melanocytoma*

Splanchn-, splanchn- *präf.*: → *Splanchno-*

Splanch|ni|kek|to|mie *f*: *Syn: Splanchnikusresektion*; operative Teilentfernung des Nervus splanchnicus; Ⓔ *splanchnic neurectomy, splanchnicectomy*

Splanch|ni|ko|to|mie *f*: Splanchnikusdurchtrennung, Durchtrennung des Nervus* splanchnicus; Ⓔ *splanchnicotomy*

Splanch|ni|kus *m*: Nervus* splanchnicus; Ⓔ *splanchnic nerve*

Splanchno-, splanchno- *präf.*: Wortelement mit der Bedeutung „Eingeweide"; Ⓔ *splanchnic, visceral, splanchn(o)-, viscer(o)-*

Splanch|no|cra|ni|um *nt*: *Syn: Viszerokranium, Viscerocranium, Splanchnokranium, Cranium viscerale*; Gesichts- und Eingeweideschädel; Ⓔ *visceral cranium, splanchnocranium, viscerocranium*

Splanch|no|lo|gie *f*: Lehre von den Eingeweiden; Ⓔ *splanchnologia, splanchnology*

Splanch|no|me|ga|lie *f*: *Syn: Viszeromegalie*; Eingeweidevergrößerung; Ⓔ *splanchnomegaly, splanchnomegalia, visceromegaly, organomegaly*

Splanch|no|pa|thie *f*: Eingeweideerkrankung; Ⓔ *splanchnopathy*

Splanch|no|pto|se *f*: *Syn: Darmsenkung, Eingeweidesenkung, Enteroptose*; angeborene oder erworbene Senkung der Baucheingeweide; klinisch auffällig sind eine chronische Obstipation* und Rücken- oder Kreuzschmerzen beim Stehen; Ⓔ *splanchnoptosis, splanchnoptosia, visceroptosis, visceroptosia, enteroptosis, enteroptosia*

Splanch|no|skle|ro|se *f*: Eingeweidesklerose; Ⓔ *splanchnosclerosis*

splanch|no|so|ma|tisch *adj*: *Syn: viszerosomatisch*; Eingeweide/Viszera und Körper betreffend; Ⓔ *splanchnosomatic, viscerosomatic*

splanch|no|trop *adj*: *Syn: viszerotrop*; mit besonderer Affinität zu den Eingeweiden/Viszera; Ⓔ *viscerotropic*

Splanch|no|zele *f*: *Syn: Eingeweidebruch*; Verlagerung von Baucheingeweiden in eine angeborene oder erworbene Ausstülpung des Bauchfells; Ⓔ *splanchnocele*

Splen *m*: *Syn: Lien, Milz*; tief im linken Oberbauch liegendes lymphatisches Organ, in dem gealterte Erythrozyten und Thrombozyten abgebaut werden; ist auch Bildungsort von Antikörpern und Proliferationsort von Lymphozyten; Ⓔ *spleen, lien, splen*

Splen accessorius: *Syn: Nebenmilz, Lien accessorius*; versprengtes Milzgewebe; Ⓔ *accessory spleen, splenculus, spleneolus, spleniculus, splenule, splenulus, splenunculus*

Splen-, splen- *präf.*: → *Spleno-*

Splen|al|gie *f*: *Syn: Splenodynie*; Schmerzen in der Milz, Milzschmerzen; Ⓔ *pain in the spleen, splenodynia, splenalgia*

Splen|a|tro|phie *f*: Milzatrophie; Ⓔ *splenatrophy*

Splen|ek|to|mie *f*: Milzentfernung, Milzexstirpation; Ⓔ *lienectomy, splenectomy*

splen|ek|to|mie|ren *v*: die Milz entfernen, eine Splenektomie durchführen; Ⓔ *splenectomize*

sple|ni|form *adj*: *Syn: splenoid*; milzartig, milzförmig; Ⓔ *resembling the spleen, splenoid, spleniform*

sple|nisch *adj*: *Syn: lienal*; Milz/Splen betreffend, von der Milz ausgehend; Ⓔ *relating to the spleen, splenic, splenetic, splenical, lienal*

Sple|ni|tis *f, pl* **-ti|den**: *Syn: Lienitis*; Milzentzündung; Ⓔ *inflammation of the spleen, lienitis, splenitis*

sple|ni|tisch *adj*: Milzentzündung/Splenitis betreffend, von ihr betroffen oder gekennzeichnet; Ⓔ *relating to or marked by splenitis*

Sple|ni|us *m*: → *Musculus splenius*

Spleno-, spleno- *präf.*: Wortelement mit der Bedeutung „Milz/Lien/Splen"; Ⓔ *splenic, splenetic, splenical, lienal, splen(o)-, lien(o)-*

Sple|no|dy|nie *f*: → *Splenalgie*

sple|no|gen *adj*: durch die Milz bedingt oder verursacht, von der Milz ausgehend, aus der Milz stammend, in der Milz gebildet; Ⓔ *splenogenous*

Sple|no|gra|fie, -gra|phie *f*: Röntgenkontrastdarstellung der Milz; Ⓔ *splenography, lienography*

Sple|no|gramm *nt*: Röntgenkontrastaufnahme der Milz; Ⓔ *splenogram*

Sple|no|he|pa|to|me|ga|lie *f*: *Syn: Hepatosplenomegalie*; Vergrößerung/Schwellung von Leber und Milz; Ⓔ *splenohepatomegaly, splenohepatomegalia*

sple|no|id *adj*: *Syn: spleniform*; milzartig, milzähnlich; Ⓔ *resembling the spleen, splenoid, spleniform*

sple|no|ko|lisch *adj*: Milz und Kolon betreffend oder verbindend; Ⓔ *relating to both spleen and colon, splenocolic*

Sple|nom *nt*: gutartiger Milztumor; Ⓔ *splenoma, splenocele, splenoncus, lienocele*

sple|no|me|dul|lär *adj*: Milz und Knochenmark/Medulla ossium betreffend; Ⓔ *relating to both spleen and spinal cord, splenomedullary, splenomyelogenous, lienomedullary, lienomyelogenous*

sple|no|me|gal *adj*: Splenomegalie betreffend, von ihr betroffen oder gekennzeichnet, durch sie bedingt; Ⓔ *relating to or marked by splenomegaly, splenomegalic*

Sple|no|me|ga|lia *f*: → *Splenomegalie*

Splenomegalia tropica: *Syn: viszerale Leishmaniase, Kala-Azar, Dum-Dum-Fieber*; in subtropischen und tropischen Ländern sowie im Mittelmeerraum vorkommende chronische Erkrankung der Haut und des retikuloendothelialen Systems von Leber, Milz und Knochenmark durch Leishmania* donovani; Ⓔ *visceral leishmaniasis, kala-azar, Dumdum fever, Assam fever, Burdwan fever, black fever, cachectic fever, cachexial fever*

Sple|no|me|ga|lie *f*: *Syn: Splenomegalia*; Milzvergrößerung, Milzschwellung, Milztumor; Ⓔ *splenic enlargement, enlarged spleen, spleen tumor, splenic tumor, splenomegaly, splenauxe, splenectasis, splenomegalia, splenoncus, megalosplenia*

siderotische Splenomegalie: durch Eisenablagerung verursachte Milzvergrößerung; Ⓔ *Gandy-Nanta disease, Gandy-Gamna spleen, siderotic splenomegaly*

Sple|no|ne|phro|pto|se *f*: kombinierte Milz- und Nierensenkung; meist im Rahmen einer allgemeinen Enteroptose*; Ⓔ *splenonephroptosis*

sple|no|pan|kre|a|tisch *adj*: *Syn: lienopankreatisch*; Milz und Bauchspeicheldrüse/Pankreas betreffend; Ⓔ *relating to both spleen and pancreas, lienopancreatic, splenopancreatic*

Sple|no|pa|thie *f*: Milzerkrankung; Ⓔ *lienopathy, splenopathy*

Sple|no|pe|xie *f*: operative Milzfixation, Milzanheftung; Ⓔ *splenopexy, splenopexia*

sple|no|por|tal *adj*: Milz und Pfortader/Vena portae

hepatis betreffend; Ⓔ *splenoportal*

Sple|no|por|to|gra|fie, -gra|phie *f*: *Syn:* *Hepatolienografie, Hepatosplenografie*; Röntgenkontrastdarstellung von Leber, Pfortader und Milz; Ⓔ *splenic portography, splenic venography, splenoportography, hepatolienography, hepatosplenography*

Sple|no|por|to|gramm *nt*: *Syn:* *Hepatolienogramm, Hepatosplenogramm*; Röntgenkontrastaufnahme von Leber, Pfortader und Milz; Ⓔ *splenoportogram*

Sple|no|pto|se *f*: Milzsenkung; meist im Rahmen einer allgemeinen Enteroptose*; Ⓔ *splenoptosis, splenoptosia*

sple|no|re|nal *adj*: *Syn:* *lienorenal*; Milz und Niere/Ren betreffend; Ⓔ *relating to both spleen and kidney, splenorenal, splenonephric, lienorenal*

Sple|nor|rha|gie *f*: Milzblutung; Ⓔ *splenorrhagia*

Sple|nor|rha|phie *f*: Milznaht; Ⓔ *splenorrhaphy*

Sple|no|se *f*: *Syn:* *posttraumatische Polysplenie*; klinisch meist asymptomatisch verlaufende Versprengung von Milzgewebe im Bauchraum und/oder Thorax; entsteht durch traumatische Milzruptur oder als Folge von chirurgischen Eingriffen; Ⓔ *splenosis*

Sple|no|to|mie *f*: Inzision der Milz; Ⓔ *splenotomy*

Sple|no|zel|le *f*: Eingeweidebruch mit Milz im Bruchsack; Ⓔ *splenocele, lienocele*

spo|do|gen *adj*: durch Abfallprodukte/Zersetzungsprodukte bedingt; Ⓔ *spodogenous*

Spo|do|gra|fie, -gra|phie *f*: Anfertigung eines Spodogramms; Ⓔ *spodography*

Spo|do|gramm *nt*: *Syn:* *Aschenbild*; nach Veraschung der organischen Substanz sichtbare Verteilung anorganischer Bestandteile in einem Gewebeschnitt; Ⓔ *spodogram, ash picture*

Spondyl-, spondyl- *präf.*: →*Spondylo-*

Spon|dyl|al|gie *f*: *Syn:* *Spondylodynie*; Schmerzen in einem Wirbel oder der Wirbelsäule, Wirbelschmerz; Ⓔ *pain in the spine, spondylalgia, spondylodynia*

Spon|dyl|ar|thri|tis *f, pl* **-ti|den**: Entzündung der Wirbelgelenke; Ⓔ *inflammation of the intervertebral articulations, spondylarthritis*

Spondylarthritis ankylopoetica: →*Spondylarthritis ankylosans*

Spondylarthritis ankylosans: *Syn:* *Bechterew-Krankheit, Morbus Bechterew, Bechterew-Strümpell-Marie-Krankheit, Marie-Strümpell-Krankheit, Spondylarthritis ankylopoetica, Spondylitis ankylopoetica/ankylosans*; chronisch degenerative Entzündung des Achsenskeletts und der Extremitäten unklarer Genese; typisch ist die Versteifung [Ankylosierung] des Iliosakralgelenkes und der Wirbelsäule; Ⓔ *Bechterew's disease, Marie-Strümpell disease, Strümpell's disease, Strümpell-Marie disease, rheumatoid spondylitis, poker back*

spon|dyl|ar|thri|tisch *adj*: Spondylarthritis betreffend, von ihr betroffen oder gekennzeichnet; Ⓔ *relating to or marked by spondylarthritis, spondylarthritic*

Spon|dyl|ar|thro|pa|thie *f*: Erkrankung der Wirbelgelenke; Ⓔ *spondylarthropathy*

Spon|dyl|ar|thro|se *f*: nichtentzündliche oder degenerative entzündliche Erkrankung der Wirbelgelenke, die zu Deformierung der Wirbelsäule führen kann; Ⓔ *degenerative spondylarthritis, spondylarthritis*

Spon|dy|li|tis *f, pl* **-ti|den**: Wirbelentzündung; Ⓔ *inflammation of the vertebrae, spondylitis*

Spondylitis ankylopoetica: →*Spondylarthritis ankylosans*

Spondylitis ankylosans: →*Spondylarthritis ankylosans*

Spondylitis infectiosa: meist hämatogene Wirbelentzündung [Staphylococcus* aureus] oder Mitbeteiligung bei spezifischen Entzündungen [Tuberkulose*, Brucellose*]; Ⓔ *infectious spondylitis*

Spondylitis tuberculosa: *Syn:* *Wirbeltuberkulose, Wirbelsäulentuberkulose, Wirbelkaries*; klinisch unauffällig verlaufende, häufigste Form der Knochentuberkulose*; durch die Zerstörung der Wirbel kommt es zu vielfältigen Veränderungen [Keilwirbel*, Blockwirbel*, Gibbus*] und zur Bildung kalter Abszesse* [Senkungsabszess*]; Ⓔ *Pott's caries, Pott's disease, David's disease, spinal tuberculosis, tuberculosis of the spine, tuberculous spondylitis, dorsal phthisis, spinal caries, trachelocyrtosis, trachelokyphosis, spondylocace, spondylarthrocace*

spon|dy|li|tisch *adj*: Wirbelentzündung/Spondylitis betreffend, von ihr betroffen oder gekennzeichnet; Ⓔ *relating to spondylitis, spondylitic*

Spondylo-, spondylo- *präf.*: Wortelement mit der Bedeutung „Wirbel/Vertebra"; Ⓔ *spine, vertebra, spondylous, spondyl(o)-*

Spon|dy|lo|de|se *f*: operative Wirbelsäulenversteifung; Ⓔ *vertebra fusion, spinal fusion, spine fusion, spondylosyndesis*

Spon|dy|lo|dis|zi|tis *f, pl* **-ti|den**: Entzündung des Wirbelkörpers und der Bandscheibe; Ⓔ *spondylodiskitis*

Spon|dy|lo|dy|nie *f*: →*Spondylalgie*

Spon|dy|lo|lis|the|se *f*: *Syn:* *Wirbelgleiten, Spondylolisthesis*; Abgleiten eines Wirbelkörpers vom nächsten Wirbel nach vorne; Ⓔ *slipping of vertebrae, spondylolisthesis, sacrolisthesis*

Spon|dy|lo|lis|the|sis *f*: →*Spondylolisthese*

spon|dy|lo|lis|the|tisch *adj*: Spondylolisthese betreffend, von ihr betroffen oder durch sie bedingt; Ⓔ *relating to spondylolisthesis, spondylolisthetic*

Spon|dy|lo|ly|se *f*: **1.** seitliche Wirbelbogenspalte **2.** operative Lösung von verwachsenen Wirbeln; Ⓔ **1.** *spondylolysis* **2.** *spondylolysis*

Spon|dy|lo|ma|la|zie *f*: Wirbelerweichung; Ⓔ *spondylomalacia*

Spon|dy|lo|pa|thia *f*: →*Spondylopathie*

Spondylopathia deformans: →*Spondylose*

Spondylopathia traumatica: *Syn:* *Kümmell-Verneuil-Krankheit, Kümmell-Verneuil-Syndrom, traumatische Kyphose*; oft erst Monate oder Jahre nach einem geringfügigen Trauma der Wirbelsäule auftretende Buckelbildung [**Kümmel-Buckel**]; Ⓔ *Kümmell-Verneuil disease, Kümmell's disease, Kümmell's spondylitis, traumatic spondylopathy*

Spon|dy|lo|pa|thie *f*: *Syn:* *Spondylopathia*; Wirbelerkrankung; Ⓔ *rachiopathy, spondylopathy*

Spon|dy|lo|pto|se *f*: schwerste Form des Spondylolisthesis* mit i.d.R. völligem Abgleiten des 5. Lendenwirbels vom Kreuzbein; Ⓔ *spondyloptosis*

Spon|dy|lo|schi|sis *f*: Wirbelbogenspalte; Ⓔ *spondyloschisis, cleft spine*

Spon|dy|lo|se *f*: *Syn:* *Wirbelsäulenversteifung, Spondylosis, Spondylopathia/Spondylosis deformans*; durch eine Randleistenbildung charakterisierte degenerative Erkrankung der Wirbelsäule, die zu Bewegungseinschränkung oder Versteifung und ausstrahlenden Schmerzen führt; Ⓔ *spondylosis*

hyperostotische Spondylose: *Syn:* *Forestier-Krankheit, Forestier-Syndrom, Morbus Forestier, Spondylosis hyperostotica, Hyperostosis vertebralis senilis ankylosans*; meist ältere Patienten betreffende Hyperostose der (Brust-)Wirbelsäule mit ausgeprägter Spangenbildung; vermutlich durch Stoffwechselstörungen [Diabetes* mellitus, Hyperurikämie] ausgelöst; Ⓔ *Forestier's disease, senile ankylosing hyperostosis of spine, hyperostotic spondylosis, ankylosing hyperostosis of spine*

Spon|dy|lo|sis *f, pl* **-ses**: →*Spondylose*

Spondylosis deformans: →*Spondylose*

Spondylosis hyperostotica: →*hyperostotische Spondylose*

Spondylosis intervertebralis: *Syn:* *Unkovertebralarthrose, Unkarthrose, Spondylosis uncovertebralis*; hauptsächlich die Halswirbelsäule betreffende degenerative Erkrankung mit Einengung der Zwischenwirbellöcher und evtl. Radikuloneuritis*; Ⓔ *intervertebral spondylosis, lateral spondylosis of the vertebral body, uncovertebral spondylosis*

Spondylosis uncovertebralis: → *Spondylosis intervertebralis*

spon|dy|lo|tisch *adj*: Spondylose betreffend, von ihr betroffen oder gekennzeichnet, durch sie bedingt; Ⓔ *relating to spondylosis, spondylotic*

Spon|dy|lus *m, pl* **-li:** Wirbel, Vertebra*; Ⓔ *vertebra*

Spongi-, spongi- *präf.*: → *Spongio-*

spon|gi|form *adj*: schwammartig, schwammförmig; Ⓔ *sponge-like, spongiform, spongioid, spongy*

Spon|gi|i|tis *f, pl* **-ti|den:** *Syn: Schwellkörperentzündung, Spongitis, Spongiositis*; Entzündung des Penisschwellkörpers; Ⓔ *inflammation of the corpus spongiosum penis, spongiitis, spongeitis, spongiositis, periurethritis*

spon|gi|i|tisch *adj*: *Syn: spongiositisch, spongitisch*; Schwellkörperentzündung/Spongiitis betreffend, von ihr betroffen oder gekennzeichnet; Ⓔ *relating to or marked by spongiitis*

Spongio-, spongio- *präf.*: Wortelement mit der Bedeutung „Schwamm/schwammig"; Ⓔ *spongy, spongi(o)-*

Spon|gi|o|blast *m*: *Syn: Glioblast*; embryonale Zelle, aus der Gliazellen hervorgehen; Ⓔ *spongioblast, glioblast, gliablast*

Spon|gi|o|blas|ten *pl*: embryonale Gliazellen, aus denen sich das Ependym* entwickelt; Ⓔ *spongioblasts, glioblasts, gliablasts*

Spon|gi|o|blas|tom *nt*: langsam wachsendes, bösartiges Gliom*; Ⓔ *spongioblastoma, spongiocytoma*

spon|gi|ös *adj*: schwammartig, schwammförmig; Ⓔ *ponge-like, spongy, spongioid, spongiose*

Spon|gi|o|sa *f*: **1.** *Syn: Lamina spongiosa, Pars spongiosa, Stratum spongiosum endometrii*; schwammige Schicht der Gebärmutterschleimhaut; tiefe Schicht des Stratum* functionale endometrii **2.** *Syn: Substantia spongiosa/trabecularis*; schwammartige innere Knochenschicht; Ⓔ **1.** *spongiosa, spongy layer of endometrium* **2.** *spongy bone, spongy bone substance, spongy substance of bone, cancellated bone, cancellous bone, trabecular substance of bone, cancellous tissue*

Spon|gi|o|si|tis *f, pl* **-ti|den:** → *Spongiitis*

spon|gi|o|si|tisch *adj*: → *spongiitisch*

Spon|gi|tis *f, pl* **-ti|den:** → *Spongiitis*

spon|gi|tisch *adj*: → *spongiitisch*

spon|tan *adj*: von selbst (entstanden), von innen heraus (kommend), selbsttätig, unwillkürlich; Ⓔ *spontaneous; involuntary, impulsive, automatic*

Spon|tan|a|bort *f*: Fehlgeburt, Abort; Ⓔ *spontaneous abortion, miscarriage*

Spon|tan|at|mung *f*: normale, vom Atemzentrum gesteuerte Atmung; Ⓔ *spontaneous breathing, spontaneous respiration*

Spon|tan|ent|bin|dung *f*: → *Spontangeburt*

Spon|tan|frak|tur *f*: nicht durch traumatische Schädigung hervorgerufene Fraktur eines bereits krankhaft veränderten Knochens; Ⓔ *pathologic fracture, secondary fracture, spontaneous fracture*

Spon|tan|ge|burt *f*: *Syn: Spontanentbindung*; normale Geburt ohne mechanische oder medikamentöse Einleitung; Ⓔ *spontaneous delivery, spontaneous labor*

Spon|tan|mu|ta|ti|on *f*: Mutation, die nicht von außen ausgelöst wird; Ⓔ *spontaneous mutation*

Spon|tan|nys|tag|mus *m*: in Ruhestellung auftretender Nystagmus*; Ⓔ *spontaneous nystagmus*

Spon|tan|pan|ni|ku|li|tis Rothmann-Makai *f*: *Syn: Rothmann-Makai-Syndrom, Lipogranulomatosis subcutanea*; chronisch-idiopathische, herdförmige Entzündung des Unterhautfettgewebes mit bevorzugtem Befall der Unterschenkel; Ⓔ *Rothmann-Makai syndrome*

Spon|tan|pneu *m*: → *Spontanpneumothorax*

Spon|tan|pneu|mo|tho|rax *m*: *Syn: Spontanpneu*; spontan, d.h. ohne Verletzung, auftretender Pneumothorax*; entweder ohne erkennbare Ursache [**idiopathischer Spontanpneumothorax**] oder als **symptomatischer Spontanpneumothorax** als Folge einer ablaufenden Erkrankung oder Vorschädigung; Ⓔ *spontaneous pneumothorax*

Spor-, spor- *präf.*: → *Sporo-*

spo|ra|disch *adj*: vereinzelt, verstreut (vorkommend), unregelmäßig; Ⓔ *sporadic*

Spo|ran|gi|um *nt*: *Syn: Sporenbehälter, Fruchtbehälter*; ein- oder mehrzelliger Sporenbehälter von Bakterien und Pilzen; Ⓔ *sporangium, spore case*

Spo|ren *pl*: **1.** Keimzellen/Vermehrungsformen von Pilzen **2.** beständige Dauerformen von Mikroorganismen; Ⓔ **1.** *spores* **2.** *spores*

Spo|ren|be|häl|ter *m*: Sporangium*; Ⓔ *spore case, sporangium*

Spo|ren|bild|ner *pl*: sporenbildende Mikroorganismen; Ⓔ *spore-forming bacilli*

Spo|ren|schlauch *m*: *Syn: Askus*; zylindrische Zelle im Fruchtkörper von Schlauchpilzen, in dem die Askosporen gebildet werden; Ⓔ *ascus*

Spo|ren|stän|der *m*: *Syn: Basidie, Basidium*; keulenförmige Hyphenzelle der Ständerpilze, die durch Abschnürung Ständersporen bildet; Ⓔ *basidium*

Spo|ren|tier|chen *pl*: → *Sporozoa*

Spo|ri|zid *nt*: sporenabtötendes Mittel; Ⓔ *sporicide*

spo|ri|zid *adj*: sporenzerstörend, sporenabtötend; Ⓔ *sporicidal*

Sporn|fur|che *f*: *Syn: Kalkarina, Fissura calcarina, Sulcus calcarinus*; Furche an der Innenfläche des Hinterhauptlappens; Ⓔ *calcarine sulcus, calcarine fissure*

Sporo-, sporo- *präf.*: Wortelement mit Bezug auf „Spore"; Ⓔ *spore, spor(o)-*

spo|ro|gen *adj*: sporenbildend; Ⓔ *producing spores, sporiparous, sporogenic, sporogenous*

Spo|ro|ge|ne|se *f*: *Syn: Sporogenie*; Sporenbildung; Ⓔ *spore formation, sporogenesis, sporogeny*

Spo|ro|ge|nie *f*: → *Sporogenese*

Sporothrix-Mykose *f*: → *Sporotrichose*

Spo|ro|thrix schen|ckii *f*: imperfekter Fadenpilz; Erreger der Sporotrichose*; Ⓔ *Sporotrichum schenckii, Sporothrix schenckii*

Spo|ro|tri|cho|se *f*: *Syn: Sporothrix-Mykose, De Beurmann-Gougerot-Krankheit*; subakute oder chronische, durch **Sporothrix schenkii** hervorgerufene Pilzinfektion, die i.d.R. auf Haut und Unterhaut beschränkt bleibt; Ⓔ *sporotrichosis, Schenck's disease*

Spo|ro|zoa *pl*: *Syn: Sporentierchen, Sporozoen*; parasitäre Einzeller, zu denen u.a. Toxoplasma* gondii und Plasmodium* gehören; Ⓔ *Sporozoa, Sporozoea*

Spo|ro|zo|en *pl*: → *Sporozoa*

Sport|al|bu|min|u|rie *f*: → *Sportproteinurie*

Sport|herz *nt*: *Syn: Sportlerherz*; vergrößertes Herz von Leistungssportlern; Ⓔ *athletic heart*

Sport|ler|fuß *m*: *Syn: Athletenfuß, Fußpilz, Fußpilzerkrankung, Fußmykose, Tinea der Füße, Tinea pedis/pedum, Epidermophytia pedis/pedum*; durch Dermatophyten* hervorgerufene Pilzerkrankung der Füße; häufigste Pilzerkrankung überhaupt; je nach Form findet man Erosionen und Rhagaden der Zehenzwischenräume [**intertriginöser Typ**], schuppende Hyperkeratosen der Fußränder und Ferse [**squamös-hyperkeratotischer Typ**] oder Rötung der Zehenzwischenräume zusammen mit feinlamellärer Schuppung der Fußränder [**oligosymptomatischer Typ**]; Ⓔ *ringworm of the feet, athlete's foot, Hong Kong toe, tinea pedis, tinea pedum*

Sport|ler|herz *nt*: → *Sportherz*

Sport|pro|te|in|u|rie *f*: *Syn: Sportalbuminurie*; bei sportlicher Anstrengung auftretende, vorübergehende Eiweißausscheidung im Harn; Ⓔ *albuminuria of athletes*

Spo|ru|la|ti|on *f*: Sporenbildung; Ⓔ *multiple fissions, sporulation, sporation, spore formation*

Spot|ting *nt*: Schmierblutung*; Ⓔ *spotting*

Sprach|ver|sa|gen *nt*: *Syn: Aphasie, Aphemie, Aphasia*; durch eine Hirnschädigung bedingte Sprachstörung bei intaktem Gehör und Sprachapparat; Ⓔ *failure of speech, aphasia*

Sprech|scheu *f*: *Syn: Glossophobie, Lalophobie*; krankhafte Angst vorm Sprechen; Ⓔ *irrational fear of speaking, lalophobia*

Spreiz|fuß *m*: *Syn: Pes transversus*; erworbene Fußdeformität mit Abflachung und Verbreiterung des Quergewölbes; Ⓔ *splay foot, spread foot, broad foot*

Sprengel-Deformität *f*: kongenitaler Schulterblatthochstand; Ⓔ *Sprengel's deformity*

Spross|ko|ni|die *f*: *Syn: Blastospore*; asexuell durch Knospung aus Pilzhyphen entstehende Spore; Ⓔ *blastospore, blastoconidium*

Spross|pilze *pl*: *Syn: hefeartige Pilze*; Pilze, die sich durch Sprossung* vermehren; Ⓔ *yeasts, yeast fungi, yeast-like fungi*

Spros|sung *f*: Vermehrung durch Abschnürung von Tochterzellen; Ⓔ *budding*

Sprue *f*: ätiologisch unklare Erkrankung mit Fettdurchfall, Anämie* und Abmagerung; Ⓔ *psilosis, sprue, sprew, catarrhal dysentery*

einheimische Sprue: Erwachsenenform der Zöliakie*; Ⓔ *adult celiac disease, nontropical sprue*

tropische Sprue: in den Tropen vorkommendes allgemeines Malabsorptionssyndrom unbekannter Genese; Ⓔ *Cochin China diarrhea, tropical diarrhea, tropical sprue*

Sprung|bein *nt*: Talus*; Ⓔ *ankle bone, ankle, talus, astragaloid bone, astragalus*

Sprung|ge|lenk *nt*: aus drei Anteilen bestehendes Gelenk; Ⓔ *ankle joint, ankle, articulation of ankle, mortise joint, talocrural articulation, talocrural joint, talotibiofibular articulation, talotibiofibular joint, crurotalar articulation, crurotalar joint*

hintere Abteilung des unteren Sprunggelenks: *Syn: Subtalargelenk, Articulatio subtalaris, Articulatio talocalcanea*; Gelenk zwischen den hinteren Gelenkflächen von Talus und Kalkaneus; Ⓔ *subtalar joint*

oberes Sprunggelenk: *Syn: Talokruralgelenk, Articulatio talocruralis*; Gelenk zwischen unterem Ende von Schienbein und Wadenbein und dem Sprungbein/Talus; Ⓔ *ankle joint, ankle, articulation of ankle, mortise joint, talocrural articulation, talocrural joint, talotibiofibular articulation, talotibiofibular joint, crurotalar articulation, crurotalar joint*

vordere Abteilung des unteren Sprunggelenks: *Syn: Talokalkaneonavikulargelenk, Articulatio talocalcaneonavicularis*; Gelenk zwischen Gelenkflächen von Talus, Kalkaneus und Kahnbein; Ⓔ *talocalcaneonavicular joint*

Spul|wurm *m*: *Syn: Ascaris lumbricoides*; im Dünndarm des Menschen parasitierender Erreger der Askariasis*; Ⓔ *ascaris, maw worm, umbricoid, common roundworm, eelworm, Ascaris lumbricoides*

Spul|wurm|in|fek|ti|on *f*: *Syn: Askariasis, Askariose, Askaridose, Ascariasis*; durch Befall mit dem Ascaris* lumbricoides hervorgerufene Erkrankung; Ⓔ *lumbricosis, ascariasis, ascaridiasis, ascaridosis, ascariosis*

Spu|ren|e|le|men|te *pl*: *Syn: Mikroelemente*; essentielle Elemente, die in kleinsten Mengen im Körper vorhanden sind; Ⓔ *trace elements*

Spu|tum *nt*: *Syn: Expektoration*; Auswurf; Ⓔ *sputum, sputamentum, expectoration*

Spu|tum|zy|to|lo|gie *f*: zytologische Untersuchung von Sputum; Ⓔ *sputum cytology*

Squa|ma *f*, *pl* **-mae**: Schuppe, schuppenartiger Knochen; Hautschuppe; Ⓔ *squama, squame, scale plate*

squa|mo|fron|tal *adj*: Stirnbeinschuppe/Squama frontalis betreffend; Ⓔ *relating to the squama frontalis, squamofrontal*

squa|mo|mas|to|id *adj*: Schläfenbeinschuppe/Squama ossis temporalis und Warzenfortsatz/Mastoid betreffend oder verbindend; Ⓔ *relating to both temporal squama and mastoid, squamomastoid*

squa|mo|ok|zi|pi|tal *adj*: die Hinterhauptsschuppe/Squama occipitalis betreffend; Ⓔ *relating to the occipital squama, squamo-occipital*

squa|mo|pa|ri|e|tal *adj*: Schläfenbeinschuppe/Squama ossis temporalis und Scheitelbein/Os parietalis betreffend oder verbindend; Ⓔ *relating to both temporal squama and parietal bone, squamoparietal, squamosoparietal*

squa|mös *adj*: schuppenförmig, schuppig, schuppenähnlich; mit Schuppen bedeckt; Ⓔ *squamous, squamosal, squamose, scaly*

squa|mo|sphe|no|i|dal *adj*: *Syn: sphenosquamös*; Schläfenbeinschuppe und Keilbein/Os sphenoidale betreffend; Ⓔ *relating to both temporal squama and sphenoid bone, squamosphenoid, sphenosquamosal*

squa|mo|tem|po|ral *adj*: zur Schläfenbeinschuppe/Squama ossis temporalis gehörend; Ⓔ *relating to temporal squama, squamotemporal*

Squat|ting *nt*: *Syn: Hocken, Hockerstellung*; typische Haltung von Kindern bei Fallot*-Tetralogie; Ⓔ *squatting*

S-R-Formenwechsel *m*: Übergang von Glattform* zu Rauform*; Ⓔ *smooth-rough variation, S-R variation*

S-Stamm *m*: →*S-Form*

Stäb|chen *pl*: **1.** stäbchenförmige Bakterien, Stäbchenbakterien **2.** Stäbchenzellen der Netzhaut; Ⓔ **1.** *rod-shaped bacteria* **2.** *retinal rods, rod cells, rods*

sta|bil *adj*: beständig, unveränderlich, konstant, gleichbleibend; dauerhaft, fest; widerstandsfähig; Ⓔ *stable, stabile, solid; (konstant) steady*

Sta|bi|li|sa|tor *m*: zur Blutkonservierung verwendete gerinnungshemmende Substanz, die die natürlichen Eigenschaften des Blutes nicht verändert; Ⓔ *stabilizer*

Stab|ker|ni|ge *pl*: *Syn: stabkernige Granulozyten*; jugendliche Granulozyten mit einem stabförmigen Kern; Ⓔ *Schilling's band cell, stab cell, staff cell, stab neutrophil, rod nuclear cell, band cell, band form, band granulocyte, band neutrophil*

Stab|kranz *m*: *Syn: Corona radiata*; fächerförmige Anordnung der Projektionsbahnen zwischen Hirnrinde und Capsula* interna; Ⓔ *corona radiata*

Stab|lar|ve *f*: →*Redie*

stab|sich|tig *adj*: astigmatisch; Ⓔ *astigmatic*

Stab|sich|tig|keit *f*: *Syn: Brennpunktlosigkeit, Astigmatismus*; Refraktionsanomalie des Auges, bei der das Licht nicht in einem Punkt, sondern nur als Linie fokussiert werden kann; Ⓔ *astigmia, astigmatism*

Sta|chel|flech|te *f*: *Syn: Besnier-Flechte, Besnier-Krankheit, Pityriasis rubra pilaris*; chronische Dermatose* mit follikulären Keratosen und schuppendem Erythem*; Ⓔ *pityriasis rubra pilaris*

Sta|chel|zel|len *pl*: stachelförmige Zellen der Epidermis*; Ⓔ *spine cells, prickle cells, heckle cells*

Sta|chel|zel|len|krebs *m*: →*Plattenepithelkarzinom*

Sta|chel|zell|kar|zi|nom, selbstheilendes *nt*: *Syn: Keratoakanthom, selbstheilender Stachelzellkrebs, Molluscum sebaceum/pseudocarcinomatosum*; v.a. Hände und Gesicht befallender, gutartiger Hauttumor älterer Patienten, der sich spontan zurückbildet; Ⓔ *keratoacanthoma, multiple self-healing squamous epithelioma*

Sta|chel|zell|krebs, selbstheilender *m*: →*Stachelzellkarzinom, selbstheilendes*

Sta|chel|zell|schicht *f*: *Syn: Stratum spinosum epidermidis*; auf das Stratum* basale folgende Schicht, die typische

Stachelzellen enthält; Ⓔ *spinous layer of epidermis, prickle cell layer*

Sta|di|um de|cre|men|ti *nt*: Stadium des Fieberabfalls; Ⓔ *defervescent stage, decrement*

Sta|di|um in|cre|men|ti *nt*: Stadium des Fieberanstiegs; Ⓔ *pyrogenetic stage, pyretogenic stage, stage of fervescence*

Stadt|gelb|fie|ber *nt*: *s.u. Gelbfieber*; Ⓔ *urban yellow fever, classic yellow fever*

Sta|ging *nt*: Stadieneinteilung von Malignomen; wichtig für Prognose und Therapieplanung; Ⓔ *staging*

Stag|na|ti|on *nt*: Stockung, Stillstand; Stauung; Ⓔ *stagnation, stagnancy*

Stag|na|ti|ons|an|o|xie *f*: ***Syn:*** *ischämische Anoxie*; durch eine Minderdurchblutung hervorgerufene Anoxie*; Ⓔ *stagnant anoxia, ischemic anoxia*

Stag|na|ti|ons|hyp|o|xie *f*: ***Syn:*** *ischämische Hypoxie*; durch eine Minderdurchblutung hervorgerufene Hypoxie*; Ⓔ *stagnant hypoxia, ischemic hypoxia*

Stag|na|ti|ons|throm|bo|se *f*: Thrombose* bei Stagnation des Blutflusses; Ⓔ *stagnant thrombosis*

stag|nie|rend *adj*: stockend, stillstehend; Ⓔ *stagnant, stationary*

Stainton-Syndrom *nt*: ***Syn:*** *Capdepont-Zahndysplasie, Capdepont-Syndrom, Glaszähne, Dentinogenesis imperfecta hereditaria*; autosomal-dominante Strukturanomalie des Dentins mit atypischem Dentin und leicht splitterndem Schmelz; Ⓔ *Capdepont's disease, hereditary opalescent dentin, dentinal dysplasia*

Stamm|bron|chus *m*: ***Syn:*** *Primärbronchus, Hauptbronchus, Bronchus principalis*; noch außerhalb der Lunge entstehender rechter [**Bronchus principalis dexter**] und linker [**Bronchus principalis sinister**] Bronchus; Ⓔ *primary bronchus, main bronchus, principal bronchus, stem bronchus*

Stam|meln *nt*: ***Syn:*** *Dyslalie*; Unfähigkeit, Vokale und/oder Konsonanten deutlich auszusprechen; Ⓔ *stammer, stammering, lingual titubation, dyslalia, psellism*

Stam|mes|ge|schich|te *f*: ***Syn:*** *Phylogenie, Phylogenese*; Entwicklungsgeschichte vom frühesten Vorfahr bis heute; Ⓔ *phylogeny, phylogenesis*

Stamm|gan|gli|en *pl*: ***Syn:*** *Basalganglien*; zum extrapyramidalmotorischen System gehörende Endhirn- und Zwischenhirnkerne mit Bedeutung für die Motorik; Ⓔ *basal ganglia, basal nuclei*

Stamm|hirn *nt*: ***Syn:*** *Hirnstamm, Truncus encephali, Truncus cerebri*; verlängertes Mark, Brücke und Mittelhirn umfassender Hirnabschnitt; Ⓔ *encephalic trunk, brain stem, brainstem, brain axis*

Stamm|zel|len *pl*: ***Syn:*** *Blutstammzellen*; pluripotente Zellen im Knochenmark, aus denen sich die Blutzellen entwickeln; Ⓔ *hemopoietic stem cells, stem cells, hemocytoblasts, hematoblasts, hematocytoblasts, hemoblasts*

Stamm|zel|len|leuk|ä|mie *f*: ***Syn:*** *akute undifferenzierte Leukämie*; Leukämie, bei der Stammzellen der Leukozytopoese im peripheren Blut auftreten; Ⓔ *stem cell leukemia, blast cell leukemia, undifferentiated cell leukemia, embryonal leukemia, hemoblastic leukemia, hemocytoblastic leukemia*

Stan|dard|ka|lo|rie *f*: *s.u. Kalorie*; Ⓔ *gram calorie, small calorie, standard calorie, calorie, calory*

Stän|der|pil|ze *pl*: ***Syn:*** *Basidiomyzeten, Basidiomycetes*; zu den Eumycetes* gehörende Unterklasse der Pilze, die essbare und giftige Arten enthält; Ⓔ *club fungi, Basidiomycetes*

Stän|der|spo|re *f*: ***Syn:*** *Basidiospore*; auf der Basidie von Ständerpilzen gebildete sexuelle Spore; Ⓔ *basidiospore*

Stan|no|se *f*: ***Syn:*** *Zinnoxidpneumokoniose*; durch Inhalation von Zinnoxid-haltigem Staub hervorgerufene seltene Pneumokoniose*; Ⓔ *stannosis*

Stanz|bi|op|sie *f*: Biopsie mit einem Stanzgerät; Ⓔ *punch biopsy, trephine biopsy*

Sta|pe|dek|to|mie *f*: operative Entfernung des Steigbügels/Stapes, Stapesresektion; Ⓔ *stapedectomy*

Sta|pe|di|o|ly|se *f*: operative Lösung des Steigbügels/Stapes; Ⓔ *stapediolysis*

Sta|pe|di|o|te|no|to|mie *f*: Durchtrennung der Sehne des Musculus stapedius; Ⓔ *stapediotenotomy*

sta|pe|di|o|ves|ti|bu|lär *adj*: ***Syn:*** *stapediovestibular*; Steigbügel/Stapes und Vestibulum auris betreffend; Ⓔ *relating to both stapes and vestibule, stapediovestibular*

Sta|pes *m*: ***Syn:*** *Steigbügel*; letztes Knöchelchen der Gehörknöchelchenkette im Mittelohr; Ⓔ *stirrup bone, stirrup, stapes*

Sta|pes|an|ky|lo|se *f*: bei Otosklerose* auftretende knöcherne Fixierung des Stapes im ovalen Fenster, die zu Schallleitungsschwerhörigkeit führt; Ⓔ *stapedial ankylosis*

Sta|pes|mem|bran *f*: ***Syn:*** *Membrana stapedialis*; Membran zwischen den beiden Steigbügelschenkeln; Ⓔ *stapedial membrane*

Sta|pes|plas|tik *f*: Steigbügelplastik nach operativer Steigbügelentfernung mit Einpflanzen einer **Stapesprothese**; Ⓔ *stapedioplasty*

Staphyl-, staphyl- *präf.*: →*Staphylo-*

Sta|phy|li|tis *f, pl* **-ti|den**: ***Syn:*** *Zäpfchenentzündung, Uvulitis, Kionitis, Cionitis*; Entzündung des Gaumenzäpfchens; Ⓔ *inflammation of the uvula, staphylitis, uvulitis*

sta|phy|li|tisch *adj*: Zäpfchenentzündung/Staphylitis betreffend, von ihr betroffen oder gekennzeichnet; Ⓔ *relating to or marked by staphylitis*

Staphylo-, staphylo- *präf.*: Wortelement mit der Bedeutung **1.** „Traube/traubenförmig" **2.** „Gaumenzäpfchen" **3.** „Staphylokokken"; Ⓔ **1.** *staphylo-, grape* **2.** *staphyline, uvular* **3.** *staphyloccocal*

Sta|phy|lo|coc|cus *m, pl* **-coc|ci**: ***Syn:*** *Traubenkokkus, Staphylokokkus*; Gattung gramnegativer, unbeweglicher Kugelbakterien, die sich traubenförmig zusammenlagern; Ⓔ *Staphylococcus, staph*

Staphylococcus aureus: exotoxin-bildender Erreger von eitrigen Hauterkrankungen [Staphylodermie*],

Tab. 25. Staphylococcus. Species und Krankheiten

Arten	Krankheiten
Koagulasepositiv	
S. aureus	Lokalinfektionen
	oberflächlich-eitrig
	tief-invasiv
	Sepsis, Endokarditis
	toxinbedingte Syndrome
	Staphylococcal-Scalded-Skin-Syndrom (SSSS)
	Toxic-Shock-Syndrom (TSS)
	Nahrungsmittelintoxi-kation
Koagulasenegativ	
S.-epidermidis-Gruppe	
S. epidermidis	Endoplastitis
	Sepsis
	Peritonitis
S. hominis	
S. haemolyticus	
S. warneri	
S. capitis	
S.-saprophyticus-Gruppe	
S. saprohyticus	Harnwegsinfektionen
S. xylosus	
S. cohnii	

S

Wundinfektionen, Lebensmittelvergiftung und staphylogenem Lyell*-Syndrom; Ⓔ *staph, Staphylococcus aureus, Staphylococcus pyogenes*

Staphylococcus epidermidis: auf Haut und Schleimhaut lebender Stamm; opportunistischer Erreger von Wundinfektion, Endokarditis* und Septikämie*; Ⓔ *Staphylococcus epidermidis, Staphylococcus albus*

Staphylococcus saprophyticus: gelegentlich Erreger von Harnwegsinfekten; Ⓔ *Staphylococcus saprophyticus*

Sta|phy|lo|der|mia *f.*: → *Staphylodermie*

Staphylodermia Bockhart: *Syn: Staphyloderma follicularis, Impetigo follicularis Bockhart, Ostiofollikulitis/Ostiofolliculitis/Impetigo Bockhart, Folliculitis staphylogenes superficialis, Folliculitis pustulosa*; (rezidivierende) superfizielle Staphylokokkeninfektion der Haarfollikel mit Restitutio* ad integrum; Ⓔ *Bockhart's impetigo, follicular impetigo, superficial pustular perifolliculitis*

Staphylodermia superficialis bullosa manuum: *Syn: Bulla repens, Bulla rodens, Streptodermia superficialis bullosa manuum*; meist durch Staphylococcus* aureus verursachte eitrige Hand- oder Fingerblase; Ⓔ *bulla repens, bulla rodens*

Sta|phy|lo|der|mie *f.*: *Syn: Staphylodermia*; meist eitrige Hautentzündung [Pyodermie] durch Staphylokokken; Ⓔ *staphyloderma*

Sta|phy|lo|kokk|ä|mie *f.*: *Syn: Staphylokokkensepsis*; Auftreten von Staphylokokken im Blut; Ⓔ *staphylococcal sepsis, staphylococcemia, staphylohemia*

Sta|phy|lo|kok|ken *pl*: → *Staphylococcus*

Sta|phy|lo|kok|ken|bron|chi|tis *f, pl* **-ti|den**: durch Staphylokokken hervorgerufene eitrige Bronchitis*; Ⓔ *staphylococcal bronchitis*

Sta|phy|lo|kok|ken|en|te|ri|tis *f, pl* **-ti|den**: Enteritis* durch Enterotoxine verschiedener Staphylokokkenarten; meist als Lebensmittelvergiftung*; Ⓔ *staphylococcal enteritis*

Sta|phy|lo|kok|ken|hä|mo|ly|si|ne *pl*: → *Staphylolysine*

Sta|phy|lo|kok|ken|in|fek|ti|on *f.*: → *Staphylokokkose*

Sta|phy|lo|kok|ken|me|nin|gi|tis *f, pl* **-ti|den**: meist hämatogen ausgelöste, selten iatrogene oder posttraumatische, akute eitrige Hirnhautentzündung; Ⓔ *staphylococcal meningitis*

Sta|phy|lo|kok|ken|par|o|ti|tis *f, pl* **-ti|ti|den**: häufig postoperativ auftretende, akut eitrige Speicheldrüsenentzündung mit der Gefahr der phlegmonösen Ausbreitung; Ⓔ *staphylococcal parotiditis, staphylococcal parotitis*

Sta|phy|lo|kok|ken|sep|sis *f.*: → *Staphylokokkämie*

Sta|phy|lo|kok|ko|se *f.*: *Syn: Staphylokokkeninfektion*; durch **Staphylococcus**-Species hervorgerufene bakterielle Infektionskrankheit; Ⓔ *staphylococcosis, staphylococcal infection*

Sta|phy|lo|kok|kus *m, pl* **-ken**: → *Staphylococcus*

Sta|phy|lo|ly|si|ne *pl*: *Syn: Staphylokokkenhämolysine*; hämolyse-verursachende Staphylotoxine*; Ⓔ *staphylolysins, staphylococcolysins*

Sta|phy|lom *nt*: *Syn: Beerengeschwulst, Staphyloma*; beerenartige Vorwölbung der Augenhornhaut; Ⓔ *staphyloma*

Sta|phy|lo|ma *nt, pl* **-ma|ta**: → *Staphylom*

Staphyloma anterius: *Syn: Hornhautstaphylom, Konophthalmus*; meist traumatisch bedingte Vorwölbung der Augenhornhaut; Ⓔ *corneal staphyloma, projecting staphyloma, anterior staphyloma, conophthalmus, keratectasia, keratoectasia, kerectasis, corneal ectasia, ceratectomy*

sta|phy|lo|ma|tös *adj*: Staphylom betreffend, von ihr betroffen oder gekennzeichnet, staphylomartig; Ⓔ *relating to staphyloma, staphylomatous*

Sta|phy|lo|pha|ryn|gor|rha|phie *f.*: *Syn: Palatopharyngorrhaphie, Staphylouranorrhaphie*; operativer Verschluss einer Gaumenspalte; Ⓔ *staphylopharyngorrhaphy, palatopharyngorrhaphy*

Sta|phy|lo|plas|tik *f.*: Zäpfchenplastik, z.B. bei Zäpfchenspalte; Ⓔ *staphyloplasty, uranoplasty, uraniscoplasty, palatoplasty*

Sta|phy|lo|pto|se *f.*: *Syn: Zäpfchensenkung, Zäpfchentiefstand, Uvuloptose*; Zäpfchensenkung oder Zäpfchentiefstand, z.B. bei Lähmung des Gaumensegels; Ⓔ *staphylodialysis, staphyloptosia, staphyloptosis, uvuloptosis, uvulaptosis*

Sta|phy|lor|rha|phie *f.*: *Syn: Uvulorrhaphie*; Zäpfchennaht; Ⓔ *staphylorrhaphy, uraniscorrhaphy, uranorrhaphy, cionorrhaphy, palatorrhaphy*

Sta|phy|lo|schi|sis *f.*: Zäpfchenspalte, Gaumenspalte im Zäpfchenbereich; Ⓔ *staphyloschisis*

Sta|phy|lo|to|mie *f.*: **1.** *Syn: Uvulotomie*; Inzision des Gaumenzäpfchens **2.** Ausschneidung eines Staphyloms; Ⓔ **1.** *uvulotomy, staphylotomy* **2.** *staphylotomy*

Sta|phy|lo|to|xi|ne *pl*: von Staphylokokken gebildete Toxine; Ⓔ *staphylotoxins*

Sta|phy|lo|u|ra|nor|rha|phie *f.*: → *Staphylopharyngorrhaphie*

Star *m*: kurz für → *grauer Star*

grauer Star: *Syn: Katarakt, Cataracta*; angeborene oder erworbene Linsentrübung; die Bezeichnung grauer Star beruht auf der grauen Farbe der Pupille bei totaler Linsentrübung; die häufigste Kataraktform und die häufigste Augenerkrankung, die operativ behandelt werden muss, ist der sog. **Altersstar** [Cataracta senilis]; alle anderen angeborenen oder erworbenen Starformen sind wesentlich seltener; Ⓔ *cataract, cataracta*

grüner Star: → *Glaukom*

kompletter Star: vollständiger Star; Ⓔ *complete cataract, total cataract*

komplizierter Star: *Syn: Cataracta complicata*; Katarakt als Folge einer anderen Augenerkrankung; Ⓔ *complicated cataract, secondary cataract*

post-traumatischer Star: → *traumatischer Star*

traumatischer Star: *Syn: Wundstar, post-traumatischer Star, Cataracta traumatica*; Katarakt im Anschluss an eine Augenverletzung; Ⓔ *traumatic cataract*

vollständiger Star: *Syn: kompletter Star, Totalstar, Cataracta totalis*; vollständig ausgeprägte Katarakt mit Verlust der Sehkraft; Ⓔ *total cataract*

Stargardt-Krankheit *f.*: *Syn: Morbus Stargardt, juvenile Makuladegeneration, Fundus flavimaculatus*; meist autosomal-rezessive Makuladegeneration, die im 1. oder 2. Lebensjahrzehnt beginnt; es bilden sich kleine, oft bizarr geformte gelbe Flecken über dem gesamten Fundus; die Sehschärfe ist stark herabgesetzt, wird aber selten schlechter als 0,05; Ⓔ *Stargardt's disease*

Stär|ke *f.*: *Syn: Amylum*; aus Amylose* und Amylopektin* aufgebautes Polysaccharid; wichtigstes Speicherkohlenhydrat; Ⓔ *starch, amylum, fecula*

tierische Stärke: → *Glykogen*

Stär|ke|gum|mi *nt*: *Syn: Dextrin, Dextrinum*; bei Stärkehydrolyse entstehende, chemisch nicht definierte Polysaccharide; Ⓔ *dextrin, starch sugar, starch gum, British gum*

Starr|krampf *m*: → *Tetanus*

-stase *suf.*: Wortelement mit der Bedeutung „Stauung"; Ⓔ *-stasis*

-stasie *suf.*: → *-stase*

-stasis *suf.*: → *-stase*

Sta|tin *nt*: **1.** *Syn: Mitosehemmer, Chalon*; die Mitose hemmendes Gift; therapeutisch zur Chemotherapie maligner Tumoren verwendet **2.** Inhibiting-Hormon, z.B. Somatostatin*; Ⓔ **1.** *statin, chalone* **2.** *chalone, statin*

-statisch *suf.*: in Adjektiven verwendetes Wortelement mit der Bedeutung „gestaut"; Ⓔ *-static*

sta|to|a|kus|tisch *adj*: *Syn: vestibulokochleär*; Gleichgewichtssinn und Gehör betreffend; Ⓔ *relating to both*

S

balance and hearing, statoacoustic, vestibulocochlear
Sta|to|co|nia *pl*: → *Statolithen*
Sta|to|ko|ni|en *pl*: → *Statolithen*
Sta|to|li|then *pl*: *Syn: Ohrkristalle, Otokonien, Otolithen, Statokonien, Statoconia, Otoconia*; kleinste Kalkkristalle des Innenohrs; Teil des Gleichgewichtssystems; Ⓔ *ear crystals, otoconia, otoconites, otolites, otoliths, statoconia, statoliths*
sta|to|mo|to|risch *adj*: Gleichgewichtssinn und Bewegung/Motorik betreffend; Ⓔ *statomotoric*
Sta|tus *m*: Zustand; Verfassung; Ⓔ *state, condition, status; status, physical status, clinical status*
Status anginosus: anhaltender Angina* pectoris-Anfall; Ⓔ *preinfarction angina, status anginosus*
Status asthmaticus: anhaltende, dicht aufeinanderfolgende Asthma* bronchiale-Anfälle, die u.U. zu einem Daueranfall führen; Ⓔ *status asthmaticus*
Status epilepticus: aufeinanderfolgende epileptische Anfälle, zwischen denen der Patient nicht zu Bewusstsein kommt; Ⓔ *epileptic state, status epilepticus*
Status idem: unveränderter Befund; Ⓔ *status idem*
Status praesens: gegenwärtiger Zustand, aktueller klinischer Befund; Ⓔ *present status, status praesens*
Staub-Traugott-Versuch *m*: *Syn: Glukose-Doppelbelastung*; oraler Glukosetoleranztest* mit zweimaliger Glucosezufuhr im Abstand von 90 Minuten; Ⓔ *Staub-Traugott test*
Staub|ab|la|ge|rungs|krank|heit *f*: → *Staubkrankheit*
Staub|der|ma|to|se *f*: *Syn: Dermatokoniose*; durch Staubexposition hervorgerufene Dermatitis* oder Dermatose*; Ⓔ *dermatoconiosis*
Staub|krank|heit *f*: *Syn: Staubablagerungskrankheit, Koniose*; durch eine Staubablagerung im Gewebe hervorgerufene Erkrankung; wichtig ist v.a. die Staublunge*; Ⓔ *coniosis*
Staub|lun|ge *f*: *Syn: Staublungenerkrankung, Pneumokoniose*; durch chronische Inhalation von Staubpartikeln hervorgerufene reaktive Veränderung des Lungengewebes mit oder ohne Funktionsstörung; zum Teil entschädigungspflichtige Berufskrankheiten; Ⓔ *pneumoconiosis, pneumokoniosis, pneumonoconiosis, pneumonokoniosis, anthracotic tuberculosis*
Staub|lun|gen|er|kran|kung *f*: → *Staublunge*
Staub|zel|le *f*: *Syn: Alveolarmakrophag, Alveolarphagozyt, Körnchenzelle, Rußzelle*; in den Septen der Lungenalveolen sitzende Monozyten, die Kohle- und Staubpartikel aufnehmen und Zellen phagozytieren; Ⓔ *dust cell, alveolar phagocyte*
Stau|chungs|bruch *m*: → *Stauchungsfraktur*
Stau|chungs|frak|tur *f*: *Syn: Kompressionsfraktur, Kompressionsbruch, Stauchungsbruch*; kompletter oder inkompletter Knochenbruch durch Stauchungskräfte; Ⓔ *compression fracture*
Stau|ungs|a|tro|phie *f*: Parenchymschwund eines Organs bei chronischer venöser Blutstauung; Ⓔ *congestive atrophy, stasis atrophy*
Stau|ungs|bron|chi|tis *f, pl* **-tiden**: durch eine Stauungslunge hervorgerufene chronische Bronchitis* mit Dyspnoe*, Husten und Herzfehlerzellen* im Sputum; Ⓔ *congestive bronchitis*
Stau|ungs|der|ma|ti|tis *f, pl* **-ti|ti|den**: *Syn: Stauungsekzem, Dermatitis hypostatica/statica/varicosa/haemostatica, Stauungsdermatose*; ekzematisierte Dermatitis* bei venöser Insuffizienz; Ⓔ *stasis eczema, stasis dermatitis*
Stau|ungs|der|ma|to|se *f*: → *Stauungsdermatitis*
Stau|ungs|ek|zem *nt*: → *Stauungsdermatitis*
Stau|ungs|gal|len|bla|se *f*: *Syn: Gallenblasenhydrops*; Vergrößerung der Gallenblase bei einem Verschluss des Ductus* cysticus; Ⓔ *stasis gallbladder*
Stau|ungs|gas|tri|tis *f, pl* **-tiden**: durch eine passive Hyperämie* der Magenschleimhaut bei Herzinsuffizienz* verursachte Magenbeschwerden; Ⓔ *congestive gastritis*
Stau|ungs|hy|drops *m*: Hydrops* bei venöser Stauung; Ⓔ *stasis edema*
Stau|ungs|hy|per|ä|mie *f*: *Syn: venöse Hyperämie, passive Hyperämie*; Hyperämie* durch eine Abflussbehinderung im venösen Schenkel; Ⓔ *venous congestion, venous hyperemia*
Stau|ungs|in|du|ra|ti|on *f*: durch chronische Blutstauung hervorgerufene Verfestigung des Organgewebes durch Zunahme der kollagenen Fasern; Ⓔ *congestive induration*
Stauungsinduration der Leber: *Syn: Cirrhose cardiaque*; durch eine Rechtsherzinsuffizienz* hervorgerufene Leberstauung mit Verbreiterung der Periportalsepten; keine Zirrhose* im pathologisch-anatomischen Sinn; Ⓔ *congestive cirrhosis*
Stau|ungs|le|ber *f*: Leberveränderung durch eine chronische Abflussstörung; Ⓔ *congested liver, stasis liver*
Stau|ungs|lun|ge *f*: Veränderung der Lungenstruktur bei chronischer Blutstauung im kleinen Kreislauf; Ⓔ *congested lung*
Stau|ungs|mas|ti|tis *f, pl* **-ti|ti|den**: durch eine Milchstauung hervorgerufene häufige Form der Mastitis* der (stillenden) Wöchnerinnen; Ⓔ *stagnation mastitis, caked breast*
Stau|ungs|milz *f*: Vergrößerung und Verhärtung bei chronischer Abflussstauung; Ⓔ *congested spleen, splenemia*
Stau|ungs|nie|re *f*: blutgefüllte, dunkelrote Niere bei chronischer Herzinsuffizienz; Ⓔ *congested kidney, large red kidney, nephrohemia, nephredema, nephremia*
Stau|ungs|pa|pil|le *f*: ödematöse Schwellung und Vorwölbung der Sehnervenpapille bei intrakranieller Drucksteigerung; Ⓔ *choked disk, edema of optic disk, papilledema*
Stau|ungs|zir|rho|se *f*: bei chronischer Leberstauung entstehende Verhärtung und Fibrosierung des Lebergewebes mit Ausbildung einer Leberzirrhose; Ⓔ *congestive cirrhosis, stasis cirrhosis*
steady state *nt*: Fließgleichgewicht*; Ⓔ *steady state*
Steal-Effekt *m*: *Syn: Anzapfsyndrom, Entzugseffekt, Entzugsyndrom, Steal-Phänomen*; durch Umleitung oder Ableitung von Blut hervorgerufene Symptomatik; Ⓔ *steal phenomenon, steal*
Steal-Phänomen *nt*: → *Steal-Effekt*
Stear-, stear- *präf.*: → *Stearo-*
Ste|a|rin|säu|re *f*: gesättigte C_{18}-Fettsäure; Ⓔ *stearic acid, octadecanoic acid*
Stearo-, stearo- *präf.*: Wortelement mit der Bedeutung „Fett"; Ⓔ *fat, stear(o)-, steat(o)-*
Ste|ar|rhoe *f, pl* **-rhoen**: → *Steatorrhö*
Steat-, steat- *präf.*: → *Steato-*
Ste|a|ti|tis *f, pl* **-ti|ti|den**: *Syn: Pimelitis*; Fettgewebsentzündung; Ⓔ *inflammation of the adipose tissue, steatitis*
ste|a|ti|tisch *adj*: Fettgewebsentzündung/Steatitis betreffend, von ihr betroffen oder gekennzeichnet; Ⓔ *relating to or marked by steatitis*
Steato-, steato- *präf.*: Wortelement mit der Bedeutung „Fett"; Ⓔ *fat, stear(o)-, steat(o)-*
Ste|a|to|cir|rho|sis *f, pl* **-ses**: *Syn: Fettzirrhose*; sich auf dem Boden einer Fettleber* entwickelnde Leberzirrhose*; Ⓔ *fatty cirrhosis*
Ste|a|to|ly|se *f*: *Syn: Lipolyse*; Fettspaltung, Fettabbau; Ⓔ *steatolysis*
ste|a|to|ly|tisch *adj*: Steatolyse betreffend oder verursachend, fettspaltend; Ⓔ *relating to or causing steatolysis, steatolytic*
Ste|a|tom *nt*: *Syn: falsches Atherom, Follikelretentionszyste, Talgretentionszyste, Ölretentionszyste, Sebozystom*; meist multipel auftretende Retentionszysten der Haut mit punktförmiger Follikelmündung; gleicht dem

S

echten Atherom*; Ⓔ *steatocystoma, steatoma*
Ste|a|to|ma|to|sis *f, pl* **-ses**: ***Syn:*** *Sebozystomatose*; Vorkommen multipler Steatome; Ⓔ *steatocystoma multiplex, steatomatosis*
Ste|a|to|ne|kro|se *f*: Fettgewebsnekrose; Ⓔ *fat necrosis, steatonecrosis*
Ste|a|tor|rhö *f, pl* **-rhö|en**: ***Syn:*** *Fettdurchfall, Steatorrhoe, Stearrhoe, Steatorrhoea*; erhöhte Fettausscheidung im Stuhl bei mangelhafter Verdauung oder Aufnahme durch den Darm; Ⓔ *fatty diarrhea, pimelorrhea, steatorrhea, stearrhea*
Ste|a|tor|rhoe *f, pl* **-rho|en**: → *Steatorrhö*
Ste|a|tor|rho|ea *f, pl* **-rho|e|ae**: → *Steatorrhö*
Ste|a|to|sis *f, pl* **-ses**: **1.** ***Syn:*** *Adipositas*; Fettsucht, Verfettung **2.** ***Syn:*** *fettige Degeneration, Degeneratio adiposa*; degenerative Verfettung von Zellen, Geweben oder Organen; Ⓔ **1.** *adiposity, obesity* **2.** *fatty degeneration, steatosis*
Steatosis hepatis: ***Syn:*** *Fettleber, Hepar adiposum*; übermäßiger Fettgehalt der Leberzellen bei vermehrtem Fettangebot aus der Nahrung oder Störungen des Fettabbaus; Ⓔ *fatty liver*
Ste|a|to|zel|le *f*: ***Syn:*** *Fettgewebsbruch, Fetthernie*; Vorfall von Fettgewebe oder eines Fetttumors in das Unterhautgewebe; Ⓔ *steatocele*
Stech|ap|fel *m*: *s.u. Atropin*; Ⓔ *thorn apple, datura*
Stech|ap|fel|form *f*: ***Syn:*** *Akanthozyt*; stechapfelförmiger Erythrozyt; Ⓔ *burr cell, crenated erythrocyte, crenation, crenocyte, burr erythrocyte, echinocyte*
Stech|ap|fel|ver|gif|tung *m*: ***Syn:*** *Daturismus*; Vergiftung durch im Stechapfel* [Datura starmonium] enthaltene Alkaloide; Ⓔ *daturism*
Stech|mü|cken *pl*: ***Syn:*** *Moskitos, Culicidae*; Mückenfamilie, deren Weibchen Blutsauger sind und damit Krankheitserreger übertragen können; wichtige Gattungen sind Anopheles*, Aedes* und Culex*; Ⓔ *mosquitos, Culicidae*
Steell-Geräusch *nt*: ***Syn:*** *Graham Steell-Geräusch*; frühdiastolisches Herzgeräusch bei relativer Pulmonalisinsuffizienz; Ⓔ *Graham Steell's murmur, Steell's murmur*
Steig|bü|gel *m*: Stapes*; Ⓔ *stirrup bone, stirrup, stapes*
Steig|bü|gel|fal|te *f*: ***Syn:*** *Plica stapedialis*; Schleimhautfalte zwischen Steigbügel und Paukenhöhlenwand; Ⓔ *stapedial fold*
Steig|bü|gel|plat|te *f*: Basis* stapedis; Ⓔ *base of stapes*
Stein-Leventhal-Syndrom *nt*: ***Syn:*** *PCO-Syndrom, Syndrom der polyzystischen Ovarien*; Syndrom mit vergrößerten Eierstöcken mit multiplen Zysten, Hypertrichose*, Fettsucht und Zyklusstörungen; Ⓔ *Stein-Leventhal syndrome, polycystic ovary syndrome, polycystic ovary disease*
Stein|lei|den *nt*: ***Syn:*** *Lithiasis, Calculosis*; Oberbegriff für durch eine Stein- oder Konkrementbildung hervorgerufene Erkrankungen; Ⓔ *lithiasis, calculosis*
Stein|mo|le *f*: *s.u. Blutmole*; Ⓔ *lithokelyphos*
Stein|po|cken *pl*: ***Syn:*** *Orf, atypische Schafpocken, Ecthyma contagiosum, Stomatitis pustulosa contagiosa*; von Schafen oder Ziegen auf den Menschen [Melker] übertragene Hautkrankheit, die durch rötliche, nässende Knoten charakterisiert ist; der Erreger [Parapoxvirus* ovis] wird durch direkten Kontakt mit befallenen Tieren übertragen; nach 3–10 Tagen kommt es zur Entwicklung makulopapulöser Effloreszenzen, die im weiteren Verlauf ulzerieren; die Abheilung beginnt i.d.R. nach 4–6 Wochen; Ⓔ *sore mouth, orf, contagious ecthyma, contagious pustular dermatitis*
Stein|schnitt *m*: ***Syn:*** *Lithotomie*; operative Entfernung eines Konkrements/Steins; Ⓔ *lithotomy, lithectomy*
Stein|schnitt|la|ge *f*: Rückenlage des Patienten, die Beine im Hüft- und Kniegelenk gebeugt und gespreizt; Ⓔ *dorsosacral position, lithotomy position*
Stein|staub|lun|ge *f*: ***Syn:*** *Silikose, Lungensilikose, Quarzstaublunge, Quarzstaublungenerkrankung, Kieselstaublunge*; durch Einatmen von quarzhaltigem Staub hervorgerufene Pneumokoniose* mit chronisch progredienter Lungenfibrose*; führt im Laufe der Zeit zu obstruktiver und restriktiver Ventilationsstörung*; Ⓔ *silicosis, grinder's disease*
Steiß|bein *nt*: Os* coccygis; Ⓔ *coccygeal bone, tailbone, coccyx*
Steiß|bein|fis|tel *f*: ***Syn:*** *Pilonidalsinus, Pilonidalfistel, Fistula pilonidalis, Steißbeinzyste, Haarnestgrübchen*; durch Eindringen von Haaren in die Subkutis oder als Hemmungsfehlbildung entstandene Taschenbildung über der Steißbeinspitze; Ⓔ *coccygeal fistula*
Steiß|bein|grüb|chen *nt*: ***Syn:*** *Foveola coccygea*; Hautgrube über der Steißbeinspitze; Ⓔ *coccygeal dimple*
Steiß|bein|knäu|el *nt*: → *Steißknäuel*
Steiß|bein|seg|men|te *pl*: ***Syn:*** *Kokzygealsegmente, Coccygea, Pars coccygea medullae spinalis*; Steißbeinabschnitt des Rückenmarks; Ⓔ *coccygeal segments of spinal cord, coccygeal part of spinal cord, coccygea*
Steiß|bein|wir|bel *pl*: → *Steißwirbel*
Steiß|bein|zys|te *f*: → *Steißbeinfistel*
Steiß-Fuß-Lage *f*: Beckenendlage*, bei der der Steiß und ein Fuß [**unvollkommene Steiß-Fuß-Lage**] oder beide Füße [**vollkommene Steiß-Fuß-Lage**] führen; Ⓔ *complete breech presentation, double breech presentation*
Steiß|knäu|el *nt*: ***Syn:*** *Steißbeinknäuel, Glomus coccygeum*; Gefäßknäuel an der Steißbeinspitze; Ⓔ *coccygeal gland, coccygeal body, Luschka's body, coccygeal glomus, arteriococcygeal gland, azygous ganglion*
Steiß|knöt|chen *nt*: ***Syn:*** *Corpus coccygeum*; Endstück der Arteria* sacralis mediana; Ⓔ *coccygeal body*
Steiß|la|ge *f*: Beckenendlage*, bei der der Steiß führt; Ⓔ *pelvic presentation, breech presentation*
Steiß|wir|bel *pl*: ***Syn:*** *Steißbeinwirbel, Vertebrae coccygeae*; 4–5, meist miteinander verschmolzene Wirbel des Steißbeins; Ⓔ *coccygeal vertebrae, caudal vertebrae, caudate vertebrae*
Stel|la|ta|ve|nen *pl*: ***Syn:*** *Venulae stellatae*; Sternvenen unter der Nierenkapsel; Ⓔ *stellate veins of kidney*
Stel|la|tum|blo|cka|de *f*: Anästhesie* des Ganglion* stellatum; Ⓔ *stellate block*
Stel|la|tum|re|sek|ti|on *f*: → *Stellektomie*
Stel|lek|to|mie *f*: ***Syn:*** *Stellatumresektion*; operative Entfernung des Ganglion* cervicothoracicum/stellatum; Ⓔ *stellectomy, stellate ganglionectomy*
Stell|knor|pel *m*: ***Syn:*** *Gießbeckenknorpel, Aryknorpel, Cartilago arytenoidea*; auf der Ringknorpelplatte sitzender Knorpel, der die Spannung der Stimmbänder reguliert; Ⓔ *arytenoid, arytenoid cartilage, guttural cartilage, pyramidal cartilage, triquetral cartilage, triquetrous cartilage*
Stell|re|flexe *pl*: Reflexe, die Kopf und Körper in eine normale Stellung bringen; Ⓔ *righting reflexes, statotonic reflexes, attitudinal reflexes*
Stem|pel|test *m*: ***Syn:*** *Nadeltest, Multipunkturtest, Tine-Test*; Tuberkulintest*, bei dem das Tuberkulin mit einem speziellen Stempel in die Haut eingedrückt wird; Ⓔ *tine (tuberculin) test*
Steno-, steno- *präf.*: Wortelement mit der Bedeutung „Enge/Verengung/eng/schmal"; Ⓔ *constriction, constricted, narrow, steno-*
Ste|no|kar|die *f*: → *Angina pectoris*
ste|no|ke|phal *adj*: → *stenozephal*
Ste|no|ke|pha|lie *f*: → *Stenozephalie*
Ste|no|ko|rie *f*: Verengung/Engstellung der Pupille; Miosis; Ⓔ *stenocoriasis*
Stenon-Band *nt*: ***Syn:*** *Hueck-Band, iridokorneales Balkenwerk, Reticulum trabeculare, Ligamentum pectinatum*; bindegewebiges Balkennetz zwischen Sinus* venosus sclerae und vorderer Augenkammer; Ⓔ *Hueck's liga-*

S

ment, pectinal ligament of iris, pectinate ligament of iridocorneal angle, trabecular reticulum

Stenon-Gang *m*: ***Syn:*** *Parotisgang, Stensen-Gang, Ductus parotideus*; Ausführungsgang der Ohrspeicheldrüse; Ⓔ *Blasius' duct, duct of Stenon, Stensen's duct, canal of Stenon, Stensen's canal, parotid duct*

ste|no|pä|isch *adj*: (*Brille*) mit einem Loch versehen, engsichtig; Ⓔ *stenopeic*

Ste|no|se *f*: ***Syn:*** *Einengung, Verengung, Enge, Stenosis*; angeborene oder erworbene Einengung von Gefäßen, Hohlorganen oder Ausgängen/Mündungen; Ⓔ *stenosis, narrowing, stricture, stenochoria*

idiopathische hypertrophische subaortale Stenose: ***Syn:*** *Subaortenstenose*; durch Einengung der Ausflussbahn unterhalb der Klappe verursachte Aortenstenose*; Ⓔ *muscular subaortic stenosis*

narbige Stenose: durch Narbenbildung und/oder Narbenzug verursachte Einengung; Ⓔ *cicatricial stenosis*

Ste|no|se|ge|räusch *nt*: **1.** Gefäßgeräusch über einem verengten Gefäßabschnitt **2.** Herzgeräusch durch Stenose einer Herzklappe **3.** hörbares Atemgeräusch bei Einengung im Kehlkopf- oder Luftröhrenbereich; Ⓔ **1.** *stenosal murmur* **2.** *stenosal murmur* **3.** *stenosal murmur*

ste|no|sie|rend *adj*: zur Stenose führend, verengend, einengend; Ⓔ *stenosing*

Ste|no|sis *f*: → *Stenose*

ste|no|therm *adj*: (*biolog.*) nur in ganz bestimmten Temperaturbereichen lebensfähig; Ⓔ *stenothermal, stenothermic*

Ste|no|to|mie *f*: Inzision/Spaltung einer Stenose; Ⓔ *stenotomy*

ste|no|xen *adj*: (*Parasit*) auf wenige Wirte beschränkt; Ⓔ *stenoxenous*

ste|no|ze|phal *adj*: ***Syn:*** *stenokephal*; Stenozephalie betreffend, von ihr gekennzeichnet; Ⓔ *relating to stenocephaly, stenocephalic, stenocephalous*

Ste|no|ze|pha|lie *f*: ***Syn:*** *Stenokephalie, Kraniostenose*; durch einen vorzeitigen Verschluss der Schädelnähte [Kraniosynostose*] hervorgerufene Fehlbildung des Schädels [Dyszephalie*]; Ⓔ *stenocephaly, stenocephalia*

Stensen-Gang *m*: ***Syn:*** *Parotisgang, Stenon-Gang, Ductus parotideus*; Ausführungsgang der Ohrspeicheldrüse; Ⓔ *Stensen's canal, Stensen's duct, parotid duct, Blasius' duct, duct of Stenon, canal of Stenon*

Stent *m*: Spiraldrahtprothese zum Offenhalten von Gefäßen oder Hohlorganen; Ⓔ *stent*

Step|per|gang *m*: typische Gangart bei Lähmung des Nervus* peroneus; das Bein wird hoch angehoben und der Fuß setzt erst mit der Spitze und dann mit der Hacke auf; Ⓔ *steppage gait, drop-foot gait, equine gait, high steppage gait*

Sterb|be|zif|fer *f*: ***Syn:*** *Sterberate, Mortalitätsrate, Mortalitätsziffer*; Anzahl der Sterbefälle in einem bestimmten Zeitraum pro 1000 Personen; Ⓔ *mortality, death rate, fatality rate, mortality rate*

Sterb|lich|keit *f*: Mortalität; Ⓔ *mortality*

neonatale Sterblichkeit: ***Syn:*** *Neugeborenensterblichkeit, neonatale Mortalität*; Sterblichkeit in der Neugeborenenperiode; Ⓔ *neonatal mortality rate*

perinatale Sterblichkeit: Sterblichkeit in der Perinatalperiode*; Ⓔ *perinatal mortality, perinatal mortality rate*

Sterco-, sterco- *präf.*: → *Sterko-*

Ster|cus *nt*: Kot, Stuhl*; Ⓔ *stercus, bowel movement, feces, fecal matter, excrement, stool, dejection, eccrisis, ordure, diachorema*

Stereo-, stereo- *präf.*: Wortelement mit der Bedeutung **1.** „räumlich/körperlich" **2.** „fest/hart/starr"; Ⓔ **1.** *stereo-, spatial* **2.** *solid, hard*

Ste|re|o|a|gno|sie *f*: ***Syn:*** *taktile Agnosie, Tastlähmung, Astereognosie, Astereognosis*; Verlust der Fähigkeit, Formen durch Betasten zu Erkennen; Ⓔ *tactile agnosia, tactile amnesia, astereoagnosis, stereoagnosis*

ste|re|o|a|gnos|tisch *adj*: ***Syn:*** *astereognostisch*; Tastlähmung/Stereoagnosie betreffend, von ihr betroffen oder gekennzeichnet; Ⓔ *relating to or marked by stereoagnosis, stereoagnostic, astereoagnostic*

Ste|re|o|ci|li|um *nt*: → *Stereozilie*

Ste|re|o|gno|sie *f*: Fähigkeit, ein Objekt nur durch Betasten zu erkennen; Ⓔ *stereognosis, stereocognosy*

ste|re|o|gnos|tisch *adj*: Stereognosie betreffend; Ⓔ *relating to stereognosis, stereognostic*

ste|re|o|i|so|mer *adj*: Stereoisomerie betreffend, auf ihr beruhend; Ⓔ *relating to stereoisomerism, stereoisomeric*

Ste|re|o|i|so|me|rie *f*: ***Syn:*** *Raumisomerie*; Unterschied in der räumlichen Struktur von Verbindungen mit gleicher Summenformel; Ⓔ *stereoisomerism, stereochemical isomerism, chirality, spatial isomerism, configurational isomerism*

Ste|re|o|mi|kro|skop *nt*: Mikroskop* mit zwei getrennten optischen Systemen zur Erzeugung eines stereoskopischen Bildes; Ⓔ *stereoscopic microscope*

Ste|re|o|oph|thal|mo|skop *nt*: → *Stereophthalmoskop*

Ste|re|oph|thal|mo|skop *nt*: ***Syn:*** *binokuläres Ophthalmoskop, Stereoophthalmoskop*; Ophthalmoskop* zur stereoskopischen Betrachtung des Augenhintergrundes; Ⓔ *binocular ophthalmoscope, stereo-ophthalmoscope*

Ste|re|op|sis *f*: ***Syn:*** *stereoskopisches Sehen*; räumliches Sehen; Ⓔ *stereoscopic vision, stereopsis*

Ste|re|o|ra|di|o|gra|fie, -gra|phie *f*: Anfertigung stereoskopischer Röntgenaufnahmen; Ⓔ *stereoradiography, stereoroentgenography, stereoskiagraphy*

Ste|re|o|skop *nt*: Gerät zur stereoskopischen Betrachtung von Objekten; jedes Auge sieht nur eine Hälte des Bildes, daraus konstruiert des Gehirn ein räumliches Bild; Ⓔ *stereoscope*

Ste|re|o|sko|pie *f*: Betrachtung eines Objektes mit einem Stereoskop*; Ⓔ *stereoscopy*

ste|re|o|sko|pisch *adj*: Stereoskop oder Stereoskopie betreffend; räumlich wirkend oder sehend; Ⓔ *relating to a stereoscope, stereoscopic*

Ste|re|o|zi|lie *f*: ***Syn:*** *Stereocilium*; nicht beweglicher langer Mikrovillus, z.B. des Nebenhodengangs; Ⓔ *stereocilium*

ste|ril *adj*: **1.** keimfrei; aseptisch **2.** unfruchtbar, infertil; Ⓔ **1.** *sterile, aseptic, free from germs* **2.** *sterile, infecund, infertile, barren*

Ste|ri|li|sa|ti|on *f*: **1.** Entkeimung **2.** Herbeiführen von Sterilität von Mann oder Frau; Ⓔ **1.** *sterilization, asepsis* **2.** *sterilization*

Ste|ri|li|sie|rung *f*: → *Sterilisation*

Ste|ri|li|tät *f*: **1.** Keimfreiheit; Asepsis **2.** Unfruchtbarkeit; Ⓔ **1.** *sterility* **2.** *sterility, infertility, infertilitas, barrenness; infecundity*

Ste|ri|li|täts|o|pe|ra|ti|on *f*: Operation zur Wiederherstellung der Zeugungsfähigkeit bzw. Empfängnisfähigkeit; Ⓔ *fertility operation*

Ste|ri|ne *pl*: ***Syn:*** *Sterole*; bei Pflanzen und Tieren vorkommende polyzyklische Verbindungen mit einer OH-Gruppe, z.B. Cholesterin*, Ergosterin; Ⓔ *sterols*

Sterk-, sterk- *präf.*: → *Sterko-*

Sterko-, sterko- *präf.*: Wortelement mit der Bedeutung „Kot/Schmutz"; Ⓔ *feces, fecal, sterc(o)-, copr(o)-*

Ster|ko|bi|lin *nt*: gelbbrauner Gallenfarbstoff; verleiht dem Stuhl seine typische Farbe; Ⓔ *stercobilin*

Ster|ko|bi|li|no|gen *nt*: aus Bilirubin* entstehender Gallenfarbstoff; Ⓔ *stercobilinogen*

Ster|ko|bi|lin|u|rie *f*: Ausscheidung von Sterkobilin* im Harn; Ⓔ *stercobilinuria*

ster|ko|ral *adj*: ***Syn:*** *fäkulent*; Stuhl/Kot betreffend, kotig, kotartig, fäkal; kothaltig; Ⓔ *relating to or containing*

S

feces, stercoraceous, stercoral, stercorous

Ster|ko|ral|ap|pen|di|zi|tis *f, pl* **-ti|den**: *Syn: Fäkalappendizitis*; durch Kotsteine hervorgerufene Appendizitis*; Ⓔ *stercoral appendicitis*

Ster|ko|rom *nt*: *Syn: Kotgeschwulst, Fäkulom, Koprom*; durch die Bauchdecke tastbare Masse aus verhärtetem Stuhl im Dickdarm; Ⓔ *fecal tumor, fecaloma, scatoma, coproma, stercoroma*

ster|nal *adj*: das Brustbein/Sternum betreffend; Ⓔ *relating to the sternum, sternal*

Ster|nal|gie *f*: *Syn: Sternodynie*; Brustbeinschmerz; Ⓔ *pain in the sternum, sternodynia, sternalgia*

Ster|nal|li|nie *f*: *Syn: Linea sternalis*; am Seitenrand des Brustbeins verlaufende senkrechte anatomische Hilfslinie; Ⓔ *sternal line*

Ster|nal|punk|ti|on *f*: *Syn: Brustbeinpunktion*; Knochenmarkentnahme aus dem Brustbein; Ⓔ *sternal puncture*

Sternberg-Reed-Riesenzellen *pl*: *Syn: Sternberg-Riesenzellen*; mehrkernige Riesenzellen bei Lymphogranulomatose*; Ⓔ *Dorothy Reed cells, Sternberg's giant cells, Sternberg-Reed cells, Reed's cells, Reed-Sternberg cells, lymphadenoma cells*

Stern|gan|gli|on *nt*: *Syn: Ganglion cervicothoracicum, Ganglion stellatum*; durch Verschmelzung von unterem Halsganglion und 1. Brustganglion des Grenzstranges entstandenes Ganglion; Ⓔ *cervicothoracic ganglion, stellate ganglion*

Stern|nä|vus *m, pl* **-vi**: →*Spinnennävus*

Sterno-, sterno- *präf.*: Wortelement mit Bezug auf „Brustbein/Sternum"; Ⓔ *sternum, sternal, sterno-*

ster|no|chon|dral *adj*: Rippenknorpel einer (echten) Rippe betreffend; Brustbein/Sternum und Rippenknorpel betreffend; Ⓔ *chondrosternal*

Ster|no|dy|nie *f*: →*Sternalgie*

ster|no|hy|o|id *adj*: Sternum und Zungenbein/Os hyoideum betreffend; Ⓔ *relating to both sternum and hyoid bone, sternohyoid*

ster|no|id *adj*: sternumartig, sternumähnlich; Ⓔ *resembling the sternum, sternoid*

ster|no|kla|vi|ku|lär *adj*: Sternum und Schlüsselbein/Klavikel betreffend oder verbindend; Ⓔ *relating to both sternum and clavicle, sternoclavicular, sternocleidal*

Ster|no|kla|vi|ku|lar|ge|lenk *nt*: *Syn: inneres Schlüsselbeingelenk, Articulatio sternoclavicularis*; Gelenk zwischen Schlüsselbein und Brustbein; Ⓔ *sternoclavicular articulation, sternoclavicular joint*

ster|no|kos|tal *adj*: *Syn: kostosternal*; Sternum und Rippen/Costae betreffend oder verbindend; Ⓔ *relating to both sternum and ribs, sternocostal, costosternal, chondrosternal*

Ster|no|kos|tal|ge|len|ke *pl*: *Syn: Brustbein-Rippen-Gelenke, Articulationes sternocostales*; Gelenke zwischen Brustbein und Rippen; Ⓔ *sternocostal joints, sternocostal articulations, costosternal articulations, costosternal joints, chondrosternal articulations, chondrosternal joints*

ster|no|pe|ri|kar|di|al *adj*: Sternum und Herzbeutel/Perikard betreffend oder verbindend; Ⓔ *relating to both sternum and pericardium, sternopericardial*

ster|no|ska|pu|lar *adj*: *Syn: skapulosternal*; Sternum und Schulterblatt/Skapula betreffend; Ⓔ *relating to both sternum and scapula, sternoscapular*

ster|no|thy|re|o|id *adj*: →*sternothyroid*

ster|no|thy|ro|id *adj*: *Syn: sternothyreoid*; Sternum und Schilddrüse/Thyroidea oder Schildknorpel/Cartilago thyroidea betreffend; Ⓔ *relating to both sternum and thyroid (cartilage), sternothyroid*

Ster|no|to|mie *f*: Brustbeinspaltung, Brustbeindurchtrennung; Ⓔ *sternotomy*

ster|no|tra|che|al *adj*: Sternum und Luftröhre/Trachea betreffend; Ⓔ *relating to both sternum and trachea, sternotracheal*

ster|no|ver|te|bral *adj*: *Syn: vertebrosternal*; Sternum und Wirbel/Vertebrae betreffend; Ⓔ *relating to both sternum and vertebrae, sternovertebral, vertebrosternal*

Ster|num *nt*: Brustbein; Ⓔ *breast bone, xiphoid bone, breastbone, sternum*

Ster|num|a|pla|sie *f*: *Syn: Asternie*; mangelnde Ausbildung des Brustbeins/Sternums; Ⓔ *asternia*

Ster|nu|ta|tio *f, pl* **-ti|o|nes**: Niesen; Ⓔ *sneezing, sternutation, sternutatio*

Stern|zel|le *f*: *Syn: Astrozyt*; sternenförmige Zelle der Neuroglia*; Ⓔ *astrocyte*

Stero-, stero- *präf.*: Wortelement mit der Bedeutung „fest/hart/starr"; Ⓔ *hard, stero-*

Ste|ro|id|di|a|be|tes *m*: bei hochdosierter Corticosteroidtherapie auftretender Diabetes* mellitus; Ⓔ *steroid diabetes, steroidogenic diabetes*

Ste|ro|i|de *pl*: natürliche oder synthetisch hergestellte Verbindungen, die ein Grundgerüst aus drei Sechserringen und einem Fünferring enthalten; Ⓔ *steroids*

Ste|ro|id|hor|mo|ne *pl*: Hormone mit Steroidstruktur, z.B. die Nebennierenrindenhormone; Ⓔ *steroid hormones*

Ste|ro|id|ka|ta|rakt *f*: Katarakt bei langfristiger lokaler oder systemischer Glucocorticoidtherapie; Ⓔ *steroid-induced cataract, corticosteroid-induced cataract*

ste|ro|i|do|gen *adj*: Steroide bildend; Ⓔ *producing steroids, steroidogenic*

Ste|ro|id|os|te|o|po|ro|se *f*: *Syn: steroidinduzierte Osteoporose*; endogen [Cushing*-Syndrom] oder exogen [Langzeittherapie mit Corticosteroiden] bedingte Osteoporose* mit erhöhter Frakturneigung; Ⓔ *steroid-induced osteoporosis, steroid osteoporosis*

Ste|ro|le *pl*: →*Sterine*

Ster|tor *m*: röchelnde/stertoröse Atmung; Ⓔ *stertorous breathing, sonorous breathing, stertor*

ster|to|rös *adj*: röchelnd; Ⓔ *relating to or characterized by stertor, stertorous*

Stetho-, stetho- *präf.*: Wortelement mit der Bedeutung „Brust"; Ⓔ *chest, steth(o)-*

Ste|tho|graf, -graph *m*: Gerät zur Aufzeichnung der Brustkorbbewegungen; Ⓔ *stethograph*

Ste|tho|gra|fie, -gra|phie *f*: Aufzeichnung der Brustkorbbewegungen; Ⓔ *stethography*

Ste|tho|my|o|si|tis *f, pl* **-ti|den**: Entzündung der Brustwandmuskeln; Ⓔ *inflammation of the chest muscles, stethomyitis, stethomyositis*

ste|tho|my|o|si|tisch *adj*: Stethomyositis betreffend, von ihr betroffen oder gekennzeichnet; Ⓔ *relating to or marked by stethomyositis*

Ste|tho|skop *nt*: Instrument zum Abhören [Auskultation] von Funktionsgeräschen von Organen, Körperhöhlen, Gefäßen u.ä.; Ⓔ *stethoscope*

Ste|tho|sko|pie *f*: stethoskopische Untersuchung, Auskultation mit einem Stethoskop*; Ⓔ *stethoscopy*

ste|tho|sko|pisch *adj*: Stethoskop betreffend, mittels Stethoskop; Ⓔ *relating to the stethoscope, stethoscopic*

Stevens-Johnson-Fuchs-Syndrom *nt*: →*Stevens-Johnson-Syndrom*

Stevens-Johnson-Syndrom *nt*: *Syn: Stevens-Johnson-Fuchs-Syndrom, Dermatostomatitis Baader, Fiesinger-Rendu-Syndrom, Ectodermose érosive pluriorificielle, Erythema exsudativum multiforme majus*; akut auftretendes, durch verschiedene Faktoren [Arzneimittel, Infektionen] hervorgerufenes Exanthem mit scheibenförmigen, rötlich-lividen Effloreszenzen und schwerer Störung des Allgemeinbefindens; Ⓔ *Johnson-Stevens disease, Stevens-Johnson syndrome*

Stewardessen-Krankheit *f*: *Syn: perorale Dermatitis, Rosazea-artige Dermatitis, Dermatitis perioralis*; papulöse Dermatitis* der perioralen Haut; Ⓔ *perioral dermatitis*

Sti|bi|um *nt*: *Syn: Antimon*; zur Stickstoffgruppe gehö-

S

rendes Metall; Ⓔ *stibium, antimony, antimonium*

Sticker-Krankheit *f*: *Syn:* *Ringelröteln, fünfte Krankheit, Morbus quintus, Megalerythem, Erythema infectiosum, Megalerythema epidemicum/infectiosum*; meist Kinder unter 14 Jahren betreffende Viruskrankheit [Parvovirus B 19] mit Krankheitsgefühl, Fieber und gitter- oder girlandenförmigen Erythemen der Extremitätenstreckseiten; Ⓔ *Sticker's disease, fifth disease, erythema infectiosum*

Stick|hus|ten *m*: *Syn:* *Keuchhusten, Pertussis, Tussis convulsiva*; durch Bordetella* pertussis hervorgerufene Infektionskrankheit, deren klinisches Erscheinungsbild von andauernden Hustenanfällen geprägt ist; Ⓔ *whooping cough, pertussis*

Stickler-Syndrom *nt*: *Syn:* *hereditäre progressive Arthro-Ophthalmopathie*; autosomal-dominantes Syndrom mit schweren Augen- und Gelenkveränderungen; Ⓔ *Stickler's syndrome, hereditary progressive arthro-ophthalmopathy*

Stick|o|xid *nt*: → *Stickstoffmonoxid*

Stick|oxy|dul *nt*: *Syn:* *Lachgas, Distickstoffoxid*; farbloses Gas mit narkotisierender und berauschender Wirkung; Ⓔ *gas, laughing gas, nitrous oxide*

Stick|stoff *m*: *Syn:* *Nitrogenium*; farb-, geruch- und geschmackloses, reaktionsträges Gas; bildet ca. 78 % der Erdatmosphäre; Ⓔ *azote, nitrogen*

Stick|stoff|mon|o|xid *nt*: *Syn:* *Stickoxid*; farbloses Gas; wird im Gefäßendothel gebildet [endothelial derived relaxing factor, EDRF] und führt über Aktivierung der Guanylatcyclase zur Gefäßdilatation; Ⓔ *nitrogen monoxide, nitric oxide*

Stiel|knol|len *pl*: *Syn:* *eruptives Angiom, proliferierendes Angiom, Botryomykose, Botryomykom, Botryomycosis, Granuloma pediculatum, Granuloma pyogenicum, Granuloma teleangiectaticum*; gutartige, chronisch-eitrige, granulomatöse Erkrankung der Mundschleimhaut und der Haut von Gesicht, Händen und Zehen; tritt meist nach traumatischer Hautschädigung auf; Ⓔ *botryomycosis, actinophytosis*

Stiel|war|ze *f*: *Syn:* *Akrochordon, Acrochordom, weiches Fibrom, Fibroma molle*; harmlose faden- oder stielförmige Hautfibrome, v.a. am Hals, in den Achselhöhlen und unter der Brust; Ⓔ *skin tag, cutaneous tag, soft tag, soft wart, senile fibroma, acrochordon, cutaneous papilloma*

Stig|ma *nt*: (typisches) Merkmal, (Kenn-)Zeichen, Symptom; Ⓔ *stigma, mark, sign*

Stil|bös|trol *nt*: *Syn:* *Diäthylstilböstrol, Diethylstilbestrol*; synthetisches Östrogen* mit karzinogener Wirkung; Ⓔ *estrostilben, diethylstilbestrol*

Still-Syndrom *nt*: *Syn:* *Chauffard-Ramon-Still-Syndrom, juvenile Form der chronischen Polyarthritis*; schon im Kindesalter einsetzende Form der chronischen Polyarthritis*; Ⓔ *Still's disease, Still-Chauffard syndrome, Chauffard's syndrome, Chauffard-Still syndrome, juvenile rheumatoid arthritis*

Stilling-Kern *m*: *Syn:* *Clarke-Säule, Clarke-Stilling-Säule, Nucleus thoracicus, Columna thoracica*; Ganglienzellgruppe in der Hintersäule des Rückenmarks; Ⓔ *Stilling's nucleus, Stilling column, Clarke's column, Clarke's nucleus, thoracic nucleus, dorsal nucleus (of Clarke), thoracic column*

Still|we|hen *pl*: *Syn:* *Wochenbettwehen, Nachwehen*; Wehen in den ersten 2–3 Tagen nach der Geburt; durch Stillen verstärkt; Ⓔ *afterpains*

Still|zeit *f*: *Syn:* *Laktationsperiode*; Periode der Milchbildung und Brustfütterung nach der Geburt; Ⓔ *nursing period, lactation period, lactation*

Stimm|band *nt*: *Syn:* *Ligamentum vocale*; in der Stimmlippe verlaufendes Band zwischen Schildknorpel und Stellknorpel; Ⓔ *vocal ligament*

falsches Stimmband: *Syn:* *Taschenband, Ligamentum vestibulare*; Bindegewebszug zwischen Schildknorpel und Stellknorpel; Ⓔ *vestibular ligament, ventricular ligament (of larynx)*

Stimm|band|ent|zün|dung *f*: → *Chorditis*

Stimm|band|knöt|chen *pl*: *Syn:* *Sängerknötchen, Schreiknötchen, Noduli vocales*; bei Überbelastung der Stimmbänder auftretende Wucherungen; Ⓔ *vocal nodules, singer's nodules, singer's nodes*

Stimm|band|mus|kel *m*: → *Musculus vocalis*

Stimm|bruch *m*: *Syn:* *Stimmwechsel, Mutatio, Mutation*; durch des Wachstum des Kehlkopfs hervorgerufene Veränderung der Stimme während der Pubertät; Ⓔ *change of voice, breaking of the voice, puberty vocal change, heterophonia, heterophthongia*

Stimm|fal|te *f*: *Syn:* *Stimmlippe, Plica vocalis*; das Stimmband enthaltende Längsfalte zwischen Schildknorpel und Aryknorpel; Ⓔ *vocal cord, true vocal cord, vocal fold*

Stimm|fre|mi|tus *m*: *Syn:* *Pektoralfremitus, Fremitus pectoralis*; Übertragung von Stimmlauten auf die Thoraxwand; Ⓔ *pectoral fremitus, vocal fremitus*

Stimm|lip|pe *f*: → *Stimmfalte*

Stimm|mus|kel|ent|zün|dung *f*: → *Myochorditis*

Stimm|rit|ze *f*: *Syn:* *Rima glottidis, Rima vocalis*; Spalt zwischen den Stimmbändern; Ⓔ *true glottis, aperture of glottis, fissure of glottis*

Stimm|wech|sel *m*: → *Stimmbruch*

Sti|mu|lans *nt, pl* **-lan|zi|en, -lan|ti|en**: Anregungsmittel, Reizmittel, Aufputschmittel; Ⓔ *stimulant, stimulating drug, stimulator, excitant*

Sti|mu|la|ti|on *f*: Reiz, Reizung; Ⓔ *stimulation, stimulating*

Sti|mu|lus *m, pl* **-li**: Reiz; Ⓔ *stimulus*

Stink|na|se *f*: *Syn:* *Ozäna, Rhinitis atrophicans cum foetore*; chronisch-atrophische Nasenschleimhautentzündung mit Nasengeruch; Ⓔ *ozena*

Stink|schweiß *m*: *Syn:* *Bromhidrose, Bromidrosis, Bromhidrosis, Kakhidrosis, Osmihidrosis*; Ausscheidung eines übelriechenden Schweißes mit unangenehmem Körpergeruch; Ⓔ *bromhidrosis, bromidrosis, tragomaschalia, osmidrosis, ozochrotia*

Stipp|chen|gal|len|bla|se *f*: *Syn:* *Gallenblasencholesteatose, Cholesteatosis vesicae, Cholesteatosis vesicularis*; Cholesteatose* der Gallenblase mit stippchenförmigen Lipoidflecken; Ⓔ *gallbladder cholesteatosis, gallbladder cholesterolosis, gallbladder lipoidosis, strawberry gallbladder*

Stirn *f*: Frons; Ⓔ *brow, forehead*

Stirn|bein *nt*: Os* frontale; Ⓔ *frontal bone, coronale*

Stirn|fon|ta|nel|le *f*: *Syn:* *vordere/große Fontanelle, Fonticulus anterior*; rautenförmige Fontanelle* am vorderen Ende der Pfeilnaht; Ⓔ *anterior fontanella, bregmatic fontanella, frontal fontanella, quadrangular fontanella*

Stirn|höl|cker *m*: *Syn:* *Tuber frontale, Eminentia frontalis*; Höcker oberhalb des Augenbrauenbogens; Ⓔ *frontal tuber, frontal eminence*

Stirn|höh|le *f*: Sinus* frontalis; Ⓔ *frontal sinus, frontal antrum*

Stirn|höh|len|ent|zün|dung *f*: → *Sinusitis frontalis*

Stirn|la|ge *f*: seltene Deflexionslage, bei der die Stirn während der Geburt führt; Ⓔ *brow presentation*

Stirn|naht *f*: *Syn:* *Sutura frontalis/metopica*; Naht zwischen den beiden Stirnbeinen; Ⓔ *frontal suture, metopic suture*

St. Louis-Enzephalitis *f*: in weiten Teilen der USA im Sommer/Herbst auftretende Arbovirus-Enzephalitis* durch das **St. Louis-Enzephalitis-Virus**; Ⓔ *encephalitis C, St. Louis encephalitis*

St. Louis-Enzephalitis-Virus *nt*: *Syn:* *SLE-Virus*; Arbovirus*; Erreger der St. Louis-Enzephalitis*; Ⓔ *St. Louis encephalitis virus*

S

sto|chas|tisch *adj*: dem Zufall unterworfen; Ⓔ *stochastic*

Stock-Vogt-Spielmeyer-Syndrom *nt*: *Syn: juvenile Form der amaurotischen Idiotie, juvenile Ceroidlipofuscinose, juvenile Zeroidlipofuszinose, Batten-Spielmeyer-Vogt-Syndrom*; primär durch eine progrediente Visusabnahme mit Erblindung und der Entwicklung einer Demenz* gekennzeichnete Form der Zeroidlipofuszinose*; Ⓔ *Spielmeyer-Vogt disease, Vogt-Spielmeyer disease, Batten-Mayou disease, Batten disease, neuronal ceroid lipofuscinosis, juvenile type of amaurotic idiocy, late juvenile type of cerebral sphingolipidosis*

Stoff|wech|sel *m*: *Syn: Metabolismus*; Gesamtheit aller biochemischen Reaktionen im Körper; Ⓔ *metabolism, metabolic activity, tissue change*

Stoff|wech|sel|stö|rung *f*: *Syn: Dysmetabolismus*; Stoffwechselanomalie; Ⓔ *metabolic disorder, metabolic disease, dysmetabolism*

Stokvis-Talma-Syndrom *nt*: *Syn: autotoxische Zyanose*; chronische Methämoglobinämie* mit Zyanose*, Durchfall und herabgesetztem Allgemeinbefinden; Ⓔ *Stokvis-Talma syndrome, autotoxic cyanosis, van den Bergh's disease, enterogenous cyanosis*

Sto|ma *nt*: **1.** Öffnung, Mund **2.** künstliche Öffnung oder künstlicher Ausgang eines Hohlorgans; Ⓔ **1.** *mouth, opening, orifice, stoma* **2.** *stoma*

Sto|ma|chi|kum *nt, pl* **-ka**: Magenmittel; Ⓔ *stomachic*

Sto|ma|ka|ke *f*: *Syn: ulzerative Stomatitis, Stomatitis ulcerosa*; bakterielle [Spirochaeten*], ulzerierende Entzündung der Mundschleimhaut und des Zahnfleischs; durch mangelnde Hygiene begünstigt; Ⓔ *ulcerative stomatitis, stomatocace, stomacace*

Stomat-, stomat- *präf.*: →*Stomato-*

Sto|ma|tal|gie *f*: *Syn: Stomatodynie*; Schmerzen im Mund; Ⓔ *pain in the mouth, stomatalgia, stomalgia, stomatodynia*

Sto|ma|ti|tis *f, pl* **-ti|ti|den**: *Syn: Mundschleimhautentzündung*; Entzündung der Mundschleimhaut; Ⓔ *inflammation of the oral mucosa, stomatitis*

Stomatitis angularis: *Syn: Faulecken, Mundwinkelcheilitis, Mundwinkelrhagaden, Angulus infectiosus oris/candidamycetica, Cheilitis angularis, Perlèche*; schmerzhaftes, akutes oder chronisches Ekzem* des Mundwinkels; Ⓔ *angular stomatitis, angular cheilitis, angular cheilosis, bridou, migrating cheilitis, migrating cheilosis, perlèche*

Stomatitis aphthosa: *Syn: aphthöse Stomatitis, Gingivostomatitis herpetica, Stomatitis herpetica, Stomatitis maculo-fibrinosa*; akut verlaufende Entzündung durch Herpes* simplex mit schmerzhaften, stecknadelkopfgroßen Aphthen*, die narbenlos abheilen; Ⓔ *vesicular stomatitis, herpetic gingivostomatitis, herpetic stomatitis, aphthous stomatitis*

aphthöse Stomatitis: →*Stomatitis aphthosa*

Stomatitis bismutica: *Syn: Wismutstomatitis*; Stomatitis mit blau-schwarzem **Wismutsaum** und Ulzerationen; Ⓔ *bismuth stomatitis, bismuth gingivitis*

Stomatitis candidamycetica: *Syn: Mundsoor, Soormykose/Candidose der Mundschleimhaut*; vor allem die Zunge und Wangenschleimhaut betreffende Entzündung durch Candida* albicans; Ⓔ *oral candidiasis, mycotic stomatitis, thrush*

Stomatitis catarrhalis: *Syn: katarrhalische Stomatitis*; einfache, nur mit Rötung der Schleimhaut einhergehende, katarrhalische Entzündung; Ⓔ *catarrhal stomatitis*

eitrige Stomatitis: →*Stomatitis purulenta*

Stomatitis epidemica: *Syn: (echte) Maul- und Klauenseuche, Febris aphthosa, Aphthosis epizootica*; relativ selten auf den Menschen übertragene Viruskrankheit von Wiederkäuern und Schweinen; oft schwer von einer Stomatitis aphthosa zu unterscheiden; Ⓔ *foot-and-mouth disease, hoof-and-mouth disease, epidemic stomatitis, epizootic stomatitis, epizootic aphthae, malignant aphthae, aphthous fever, aphthobulbous stomatitis*

Stomatitis gangraenosa: *Syn: Noma, Wangenbrand, Wasserkrebs, infektiöse Gangrän des Mundes, Cancer aquaticus, Chancrum oris*; vor allem bei Kleinkindern in Afrika, Asien und Südamerika auftretende, gangränöse Entzündung der Mundschleimhaut; Ⓔ *gangrenous stomatitis, water canker, corrosive ulcer, noma, stomatonecrosis, stomatonoma*

Stomatitis herpetica: →*Stomatitis aphthosa*

katarrhalische Stomatitis: →*Stomatitis catarrhalis*

Stomatitis maculo-fibrinosa: →*Stomatitis aphthosa*

Stomatitis mercurialis: Stomatitis bei Quecksilbervergiftung; Ⓔ *mercurial stomatitis*

Stomatitis mycotica: *Syn: Stomatomykose, Stomatomycosis*; pilzbedingte Stomatitis; meist gleichgesetzt mit Stomatitis candidamycetica; Ⓔ *stomatomycosis*

Stomatitis purulenta: *Syn: eitrige Stomatitis, Pyostomatitis*; eitrige Entzündung der Mundschleimhaut; Ⓔ *pyostomatitis*

Stomatitis pustulosa contagiosa: *Syn: Orf, atypische Schafpocken, Steinpocken, Ecthyma contagiosum*; von Schafen oder Ziegen auf den Menschen [Melker] übertragene Hautkrankheit, die durch rötliche, nässende Knoten charakterisiert ist; der Erreger [Parapoxvirus* ovis] wird durch direkten Kontakt mit befallenen Tieren übertragen; nach 3–10 Tagen kommt es zur Entwicklung makulopapulöser Effloreszenzen, die im weiteren Verlauf ulzerieren; die Abheilung beginnt i.d.R. nach 4–6 Wochen; Ⓔ *sore mouth, orf, contagious ecthyma, contagious pustular dermatitis*

Stomatitis saturnina: Stomatitis bei Bleivergiftung*; Ⓔ *lead stomatitis*

Stomatitis simplex: leicht verlaufende, katarrhalische Stomatitis mit Rötung, Schwellung und evtl. Schleimhauterosionen; Ⓔ *catarrhal stomatitis*

Stomatitis ulcerosa: *Syn: ulzerative Stomatitis, Stomakake*; bakterielle [Spirochaeten*] ulzerierende Entzündung der Schleimhaut und des Zahnfleischs; durch mangelnde Hygiene begünstigt; Ⓔ *ulcerative stomatitis, stomatocace, stomacace*

ulzerative Stomatitis: →*Stomatitis ulcerosa*

sto|ma|ti|tisch *adj*: Mundschleimhautentzündung/Stomatitis betreffend, von ihr betroffen oder gekennzeichnet; Ⓔ *relating to or marked by stomatitis, stomatitic*

Stomato-, stomato- *präf.*: Wortelement mit der Bedeutung „Mund/Mundhöhle"; Ⓔ *mouth, stomatic, stomat(o)-, stom(o)-*

Sto|ma|to|dy|nie *f*: →*Stomatalgie*

Sto|ma|to|glos|si|tis *f, pl* **-ti|den**: Entzündung von Mundschleimhaut und Zunge; Ⓔ *stomatoglossitis*

sto|ma|to|glos|si|tisch *adj*: Stomatoglossitis betreffend, von ihr betroffen oder gekennzeichnet; Ⓔ *relating to or marked by stomatoglossitis*

Sto|ma|to|lo|gie *f*: Lehre von den Erkrankungen der Mundhöhle; Ⓔ *stomatology*

sto|ma|to|lo|gisch *adj*: Stomatologie betreffend; Ⓔ *relating to stomatology, stomatological*

Sto|ma|to|mie *f*: *Syn: Stomatotomie*; Inzision des Muttermundes, Muttermundschnitt; Ⓔ *stomatomy, stomatotomy*

Sto|ma|to|my|co|sis *f, pl* **-ses**: *Syn: Stomatitis mycotica, Stomatomykose*; pilzbedingte Stomatitis*; meist gleichgesetzt mit Stomatitis candidamycetica; Ⓔ *stomatomycosis*

Sto|ma|to|my|ko|se *f*: →*Stomatomycosis*

Sto|ma|to|pa|thie *f*: Erkrankung des Mundes oder der Mundhöhle, Munderkrankung; Ⓔ *stomatopathy*

Sto|ma|to|plas|tik *f*: Mundplastik; Ⓔ *stomatoplasty*

Sto|ma|tor|rha|gie *f*: Blutung aus dem Mund; Ⓔ *stomatorrhagia*

Sto|ma|to|schi|sis *f*: Lippenspalte, Mundspalte, Hasenscharte; Ⓔ *stomatoschisis, stomoschisis*
Sto|ma|to|skop *nt*: Mikroskop* für die direkte Untersuchung der Mundschleimhaut; Ⓔ *stomatoscope*
Sto|ma|to|to|mie *f*: → *Stomatomie*
Sto|ma|to|zy|ten *pl*: Erythrozyten* mit schlitz- oder mundförmiger Aufhellung im Ausstrich; Ⓔ *stomatocytes*
Sto|ma|to|zy|to|se *f*: durch das Auftreten von Stomatozyten* im Blutbild gekennzeichnete angeborene hämolytische Anämie; Ⓔ *stomatocytosis*
-stomia *suf.*: → *-stomie*
-stomie *suf.*: Wortelement mit der Bedeutung „Mund/Mündung"; Ⓔ *-stomy*
Stor|chen|biss *m*: angeborener Naevus* flammeus am Nacken; Ⓔ *Unna's nevus, nape nevus, nuchal nevus*
Stö|run|gen, dysrhaphische *pl*: *Syn: Dysrhaphiesyndrome*; durch einen unvollständigen Schluss des Neuralrohrs während der Embryonalperiode hervorgerufene Störungen; Ⓔ *dysraphia syndromes*
Stoß|wel|len|li|tho|trip|sie, ex|tra|kor|po|ra|le *f*: Zertrümmerung von Nieren- oder Gallensteinen durch Stoßwellen; Ⓔ *extracorporeal shock wave lithotripsy*
Stra|bis|mo|to|mie *f*: *Syn: Schieloperation, Strabotomie*; Durchtrennung der Augenmuskelsehnen zur Schielbehandlung; Ⓔ *strabotomy*
Stra|bis|mus *m*: Abweichung der Augenachsen von der Parallelstellung bei Fernsicht; Ⓔ *strabismus, squint, cast, deviation, manifest deviation, heterotropia, heterotropy, anorthopia*
Strabismus concomitans: *Syn: Begleitschielen*; Schielen, bei dem ein Auge das andere begleitet; Ⓔ *manifest strabismus, heterotropia, heterotropy*
Strabismus convergens: *Syn: Esotropie, Strabismus internus*; Einwärtsschielen; Ⓔ *esotropia, esodeviation, internal squint, internal strabismus, convergent squint, convergent strabismus, cross-eye, crossed eyes*
Strabismus convergens latens: *Syn: Esophorie, Endophorie*; latentes Einwärtsschielen; Ⓔ *esophoria, esodeviation*
Strabismus deorsum vergens: *Syn: Hypotropie*; Schielen nach unten; Ⓔ *hypotropia*
Strabismus divergens: *Syn: Exotropie*; Auswärtsschielen; Ⓔ *exotropia, external strabismus, divergent strabismus, divergent squint, external squint, walleye*
Strabismus internus: → *Strabismus convergens*
Strabismus paralyticus: *Syn: Lähmungsschielen*; durch Lähmung von Augenmuskeln verursachtes Schielen; Ⓔ *paralytic strabismus, muscular strabismus, incomitant strabismus, nonconcomitant strabismus, noncomitant strabismus*
Strabismus rotatorius: *Syn: Zyklotropie*; Schielstellung des Auges mit Verrollung um die Sagittalachse; Ⓔ *cyclotropia*
Strabismus unilateralis: einseitiges/unilaterales Schielen; Ⓔ *monocular strabismus, monolateral strabismus, unilateral strabismus, uniocular strabismus*
Strabismus verticalis: *Syn: Höhenschielen, Hypertropie*; Strabismus, bei dem ein Auge nach oben abwandert; Ⓔ *vertical strabismus, hypertropia*
Stra|bo|to|mie *f*: → *Strabismotomie*
Strah|len|an|ä|mie *f*: durch eine Schädigung des Knochenmarks hervorgerufene Anämie* nach einer Strahlenbehandlung; Ⓔ *radiation anemia*
Strah|len|ap|pa|rat *m*: → *Strahlenkörper*
Strah|len|bi|o|lo|gie *f*: → *Radiobiologie*
Strah|len|bla|se *f*: Schrumpfblase* nach Strahlenbehandlung; Ⓔ *radiation bladder*
Strah|len|der|ma|ti|tis *f, pl* **-ti|ti|den**: *Syn: Radiodermatitis, Radiumdermatitis, Röntgendermatitis*; akute oder chronische, durch Einwirkung ionisierender Strahlung hervorgerufene Dermatitis*, die mit einer erhöhten Gefahr der Karzinomentstehung belastet ist; Ⓔ *radiation dermatitis, x-ray dermatitis, roentgen-ray dermatitis, radiodermatitis, radioepidermitis, radioepithelitis*
Strah|len|der|ma|to|se *f*: durch Strahlung ausgelöste Hautschädigung; meist gleichgesetzt mit Strahlendermatitis*; Ⓔ *radiation dermatosis*
Strah|len|do|sis *f, pl* **-sen**: die einem Patienten oder Objekt verabreichte Dosis an ionisierender Strahlung; Ⓔ *radiation dose, dose*
kumulierte Strahlendosis: *Syn: kumulierte Dosis*; Bezeichnung für die, durch wiederholte Strahlenbelastung erzielte Gesamtdosis; Ⓔ *cumulative dose, cumulative radiation dose*
Strah|len|do|sis|mes|sung *f*: *Syn: Dosimetrie*; quantitative Messung ionisierender Strahlung in Luft oder in bestrahlten Objekten mit Hilfe von Dosimetern; Ⓔ *dosimetry*
Strah|len|en|te|ri|tis *f, pl* **-ti|den**: Enteritis* als Folge einer Strahlentherapie; Ⓔ *radiation enteritis*
Strah|len|ex|po|si|ti|on *f*: Strahlenbelastung; Ⓔ *exposure to radiation, radiation load*
Strah|len|fi|bro|se *f*: Organ- oder Gewebefibrose im Anschluss an eine Bestrahlung mit ionisierender Strahlung; Ⓔ *radiation fibrosis*
Strah|len|gas|tri|tis *f, pl* **-ti|den**: Entzündung der Magenschleimhaut als Folge einer Strahlentherapie; Ⓔ *radiation gastritis*
Strah|len|heil|kun|de *f*: Radiologie; Ⓔ *radiology, radiotherapeutics*
Strah|len|ka|ta|rakt *f*: *Syn: Strahlenstar*; Katarakt* durch Einwirkung ionisierender Strahlung; Ⓔ *radiation cataract*
Strah|len|ka|ter *m*: vorübergehende Kopfschmerzen, Übelkeit, Abgeschlagenheit und Schwindelgefühl nach Bestrahlung; Ⓔ *radiation sickness*
Strah|len|ko|li|tis *f, pl* **-ti|den**: *Syn: aktinische Kolitis*; Kolitis als Folge einer Strahlentherapie; Ⓔ *radiation colitis*
Strah|len|kör|per *m*: *Syn: Strahlenapparat, Ziliarkörper, Ziliarapparat, Corpus ciliare*; Abschnitt der mittleren Augenhaut, der den Ziliarmuskel enthält und das Kammerwasser bildet; Ⓔ *ciliary body, ciliary apparatus*
Strah|len|kun|de *f*: Radiologie*; Ⓔ *radiology, radiotherapeutics*
Strah|len|my|e|li|tis *f, pl* **-ti|den**: *Syn: Strahlenmyelopathie*; meist im Rahmen einer Strahlentherapie entstehende, in schweren Fällen zu Querschnittslähmung* führende Schädigung des Rückenmarks; Ⓔ *radiation myelitis*
strah|len|my|e|li|tisch *f*: → *Strahlenmyelitis*
Strah|len|ne|kro|se *f*: *Syn: Strahlungsnekrose*; Gewebe- oder Organtod nach Bestrahlung mit ionisierender Strahlung; Ⓔ *radiation necrosis*
Strah|len|neu|ri|tis *f, pl* **-ti|den**: *Syn: Radioneuritis*; durch Einwirkung ionisierender Strahlung hervorgerufene Nervenentzündung; Ⓔ *radioneuritis, radiation neuritis, actinoneuritis*
Strah|len|os|te|o|ne|kro|se *f*: *Syn: Strahlungsosteonekrose, Radioosteonekrose, Osteoradionekrose*; nach Strahlentherapie auftretende Knochennekrose; Ⓔ *radiation osteonecrosis, osteoradionecrosis*
Strah|len|pilz *m*: *Syn: Actinomyces israelii*; Erreger der Aktinomykose*; Ⓔ *Actinomyces israelii*
Strah|len|pilz|krank|heit *f*: Aktinomykose*; Ⓔ *actinomycosis, actinophytosis*
Strah|len|pneu|mo|nie *f*: → *Strahlenpneumonitis*
Strah|len|pneu|mo|ni|tis *f, pl* **-ti|den**: *Syn: Strahlenpneumonie*; nach Bestrahlung auftretende entzündliche Reaktion und Schädigung des interstitiellen Lungengewebes; Ⓔ *radiation pneumonitis*
Strah|len|prok|ti|tis *f, pl* **-ti|ti|den**: *Syn: aktinische Proktitis*; meist im Rahmen einer Strahlentherapie auftretende

S

Mastdarmentzündung; Ⓔ *radiation proctitis, radiation rectitis, factitial proctitis, factitial rectitis*

Strahllenlschalden *m*: → *Strahlenschädigung*

chronischer Strahlenschaden: → *Radiodermatitis chronica*

Strahllenlschäldilgung *f*: *Syn: Strahlenschaden*; Schädigung durch therapeutisch oder akzidentell aufgenommene ionisierende Strahlung; Ⓔ *radiation trauma, radiation injury*

Strahllenlstar *m*: → *Strahlenkatarakt*

Strahllenlthelralpie *f*: Anwendung ionisierender Strahlen zur Behandlung von Erkrankungen; Ⓔ *radiation therapy, roentgen therapy, radiotherapy, therapeutic radiation, irradiation*

Strahllenlzyslitltis *f, pl* **-tiltilden**: *Syn: Radiozystitis*; meist durch therapeutische Bestrahlung, v.a. gynäkologischer Tumoren, hervorgerufene Harnblasenentzündung; Ⓔ *radiocystitis*

Strahllung *f*: Energieausbreitung als Welle oder Teilchen; Ⓔ *radiation*

α-Strahlung: *Syn: Alphastrahlung*; aus Alphateilchen* bestehende Korpuskularstrahlung; Ⓔ *alpha radiation, α radiation*

β-Strahlung: *Syn: Betastrahlung*; aus Kernteilchen bestehende Strahlung [**Korpuskularstrahlung**], die beim Betazerfall von Radionukliden abgestrahlt wird; Ⓔ *beta radiation, β radiation*

γ-Strahlung: *Syn: Gammastrahlung*; energiereiche Strahlung, die beim radioaktiven Zerfall freigesetzt wird; Ⓔ *gamma radiation, γ radiation*

Strahllungslnelkrolse *f*: → *Strahlennekrose*

Strahllungslosltelolnelkrolse *f*: → *Strahlenosteonekrose*

Strahllungslquant *nt*: *Syn: Lichtquant, Quant, Photon*; Elementarteilchen der Lichtwellen; Ⓔ *light quantum, quantum, photon*

Stranlgullaltilon *f*: **1.** Erdrosselung, Strangulierung **2.** (*chirurg.*) Abschnürung, Abbindung; Ⓔ **1.** *strangulation* **2.** *strangulation*

Stranlgullaltilonslilleus *m*: Ileus* durch Abschnürung einer Darmschlinge; Ⓔ *strangulation ileus, strangulated bowel obstruction*

Stranglulrie *f*: *Syn: Harnzwang*; schmerzhafter Harndrang; Ⓔ *stranguria, strangury*

Stratilgralfie, -gralphie *f*: *Syn: Schichtröntgen, Planigrafie, Tomografie*; Anfertigung von Schichtröntgenaufnahmen; Ⓔ *sectional roentgenography, tomography, laminography, laminagraphy, planigraphy, planography, stratigraph*

Straltum *nt, pl* **-ta**: Lage, Schicht; Ⓔ *stratum, layer, lamina*

Stratum basale: *Syn: Basalisschicht, Lamina basalis, Basalis*; Basalschicht der Gebärmutterschleimhaut, die nicht während der Menstruation abgestoßen wird; Ⓔ *basal layer of epidermis*

Stratum basale epidermidis: *Syn: Basalzellschicht, Basalschicht*; Wachstumsschicht der Haut; Ⓔ *basal layer of epidermis, columnar layer*

Stratum cerebrale: *Syn: Pars nervosa retinae*; Sinnesnervenschicht der Netzhaut/Retina; Ⓔ *cerebral part of retina, nervous part of retina, neural part of retina, cerebral layer of retina, nervous layer of retina, neural layer of retina, nervous stratum of retina, neural stratum of retina, cerebral stratum of retina*

Stratum circulare membranae tympani: zirkuläre Trommelfellfasern; Ⓔ *circular layer of tympanic membrane, circular layer of drumhead*

Stratum circulare tunicae muscularis coli: zirkuläre Muskelschicht des Kolons; Ⓔ *circular layer of muscular tunic of colon*

Stratum circulare tunicae muscularis gastricae: zirkuläre Muskelschicht des Magens; Ⓔ *circular layer of muscular tunic of stomach*

Stratum circulare tunicae muscularis intestini tenuis: zirkuläre Muskelschicht des Dünndarms; Ⓔ *circular layer of muscular tunic of small intestine*

Stratum circulare tunicae muscularis recti: zirkuläre Muskelschicht des Rektums; Ⓔ *circular layer of muscular tunic of rectum*

Stratum circulare tunicae muscularis urethrae: zirkuläre Muskelschicht der Tunica muscularis der weiblichen Harnröhre [Urethra feminina]; Ⓔ *circular layer of muscular tunic of female urethra*

Stratum circulare tunicae muscularis urethrae prostaticae: zirkuläre Muskelschicht der Tunica muscularis der Pars prostatica der männlichen Harnröhre [Urethra masculina]; Ⓔ *circular layer of muscular tunic of male urethra*

Stratum compactum: *Syn: Compacta, Kompakta, Lamina compacta, Pars compacta*; oberflächliche kompakte Schicht des Stratum functionale der Gebärmutterschleimhaut; Ⓔ *compact layer*

Stratum corneum epidermidis: *Syn: Hornschicht*; oberste Schicht der Epidermis*; Ⓔ *horny layer of epidermis*

Stratum corneum unguis: verhornter Nagelteil; Ⓔ *horny layer of nail*

Stratum cutaneum membranae tympani: (Platten-) Epithel der Trommelfellaußenseite, Kutisschicht; Ⓔ *cutaneous layer of tympanic membrane, cuticular layer of tympanic membrane, epithelial layer of tympanic membrane*

Stratum fibrosum: *Syn: Fibrosa, Membrana fibrosa*; fibröse Außenschicht der Gelenkkapsel; Ⓔ *fibrous layer of articular capsule, fibrous membrane of articular capsule, fibrous articular capsule*

Stratum fibrosum vagina tendinis: → *Vagina fibrosa*

Stratum functionale: *Syn: Lamina functionalis, Pars functionalis, Funktionalis*; oberflächliche Schicht der Gebärmutterschleimhaut, die während der Proliferationsphase an Dicke zunimmt und in der Menstruation abgestoßen wird; in der Schwangerschaft dient sie der Einnistung der Frucht; Ⓔ *functional layer*

Stratum ganglionicum retinae: Ganglienzellschicht der Netzhaut/Retina; Ⓔ *ganglionic stratum of retina, ganglionic layer of retina*

Stratum germinativum epidermidis: *Syn: Regenerationsschicht*; Basalschicht der Epidermis*, von der die Hautzellen nach außen wachsen; Ⓔ *regenerative layer of epidermis, germinative layer of epidermis, malpighian layer, mucous layer, malpighian rete*

Stratum germinativum unguis: Wachstumsschicht des Nagels; Ⓔ *germinative layer of nail*

Stratum granulosum: innere Körnerschicht der Kleinhirnrinde; Ⓔ *granular layer of cerebellum, granule layer, nuclear layer of cerebellum*

Stratum longitudinale tunicae muscularis coli: Längsmuskelschicht des Kolons; Ⓔ *longitudinal layer of muscular tunic of colon*

Stratum longitudinale tunicae muscularis gastricae: Längsmuskelschicht des Magens; Ⓔ *longitudinal layer of muscular tunic of stomach*

Stratum longitudinale tunicae muscularis intestini tenuis: Längsmuskelschicht des Dünndarms; Ⓔ *longitudinal layer of muscular tunic of small intestine*

Stratum longitudinale tunicae muscularis recti: Längsmuskelschicht des Rektums; Ⓔ *longitudinal layer of muscular tunic of rectum*

Stratum longitudinale tunicae muscularis urethrae: Längsmuskelschicht der Tunica muscularis der weiblichen Harnröhre [Urethra feminina]; Ⓔ *longitudinal layer of muscular tunic of male urethra*

Stratum longitudinale tunicae muscularis urethrae prostaticae: Längsmuskelschicht der Tunica muscularis der Pars prostatica der männlichen Harnröhre

[Urethra masculina]; Ⓔ *longitudinal layer of muscular tunic of female urethra*

Stratum lucidum epidermidis: helle Schicht der Epidermis*; Ⓔ *clear layer of epidermis, translucent layer of epidermis*

Stratum moleculare corticis cerebelli: *Syn: Stratum plexiforme corticis cerebelli*; Molekularschicht der Kleinhirnrinde; Ⓔ *molecular layer of cerebellum, plexiform layer of cerebellum*

Stratum mucosum membranae tympanii: (Platten-) Epithel der Trommelfellinnenseite; Ⓔ *mucous layer of tympanic membrane*

Stratum neuroepitheliale retinae: Schicht der Stäbchen und Zapfen; Ⓔ *layer of rods and cones, neuroepithelial stratum of retina, bacillary layer, neuroepithelial layer, photosensory layer of retina, Jacob's membrane*

Stratum osteogenicum: *Syn: Kambiumschicht*; gefäß-, zell- und nervenreiche Innenschicht der Knochenhaut*, von der das Dickenwachstum des Knochens ausgeht; Ⓔ *cambium layer*

Stratum papillare dermis: *Syn: Papillarschicht, Papillarkörperschicht*; wellenförmig mit der Epidermis* verbundene obere Schicht der Dermis*; Ⓔ *papillary layer of dermis, papillary layer of corium*

Stratum pigmenti corporis ciliaris: Pigmentepithel des Ziliarkörpers; Ⓔ *pigmented stratum of ciliary body, pigmented layer of ciliary body*

Stratum pigmenti iridis: Pigmentepithel der Regenbogenhaut/Iris; Ⓔ *pigmented layer of iris*

Stratum pigmentosum retinae: Pigmentepithel der Netzhaut/Retina; Ⓔ *pigmented stratum of retina, pigmented layer of retina, pigmented part of retina*

Stratum plexiforme corticis cerebelli: → *Stratum moleculare corticis cerebelli*

Stratum radiatum: äußere radiäre Trommelfellfasern; Ⓔ *stratum radiatum, radiate layer of tympanic membrane*

Stratum reticulare dermis: Geflechtschicht des Koriums; Ⓔ *reticular layer of dermis, reticular layer of corium, proper coat of corium, proper coat of dermis*

Stratum spinosum epidermidis: *Syn: Stachelzellschicht*; auf das Stratum basale folgende Schicht, die typische Stachelzellen enthält; Ⓔ *spinous layer of epidermis, prickle cell layer*

Stratum spongiosum: *Syn: Spongiosa, Pars spongiosa, Lamina spongiosa*; schwammige Schicht der Gebärmutterschleimhaut; tiefe Schicht des Stratum* functionale; Ⓔ *spongy layer of endometrium*

Stratum subvasculare myometrii: subvaskuläre Schicht des Myometriums; Ⓔ *internal layer of myometrium, subvascular layer of myometrium*

Stratum supravasculare myometrii: supravaskuläre Schicht des Myometriums; Ⓔ *external layer of myometrium, supravascular layer of myometrium*

Stratum synoviale: *Syn: Synovialis, Membrana synovialis*; Innenschicht der Gelenkkapsel, die die Gelenkschmiere [Synovia] produziert; Ⓔ *synovial layer of articular capsule, synovium, synovial membrane (of articular capsule)*

Stratum synoviale vagina tendinis: → *Vagina synovialis*

Stratum vasculare myometrii: Vaskulärschicht des Myometriums; Ⓔ *middle layer of myometrium, vascular layer of myometrium*

Strebllolodakltyllie *f*: abnorme Beugungsfähigkeit der Finger; Ⓔ *streblodactyly*

Streckllverlband *m*: *Syn: Extensionsverband*; Verband, z.B. Pflasterzugverband, zur Dauerextension von Extremitäten; Ⓔ *extension bandage*

Streilfenlhülgel *m*: → *Streifenkörper*

Streilfenlkörlper *m*: *Syn: Streifenhügel, Striatum, Corpus striatum*; Basalganglion neben dem Thalamus*; Ⓔ *striate body*

Strept-, strept- *präf.*: → *Strepto-*

Strepto-, strepto- *präf.*: Wortelement mit Bezug auf „Streptokokke"; Ⓔ *strept(o)-*

Streptolbalcilllus *m, pl* **-li**: *Syn: Streptobazillus*; Gattung gramnegativer, unbeweglicher Stäbchenbakterien; Ⓔ *streptobacillus, Streptobacillus*

Streptobacillus moniliformis: Erreger des Streptobazillenrattenbissfiebers*; Ⓔ *Actinomyces muris/murisratti, Haverhillia multiformis, Streptobacillus moniliformis*

Streptolbalzilllenlratltenlbisslfielber *nt*: *Syn: Rattenbisskrankheit, Rattenbissfieber II, atypisches Rattenbissfieber, Haverhill-Fieber, Bakterienrattenbissfieber, Erythema arthriticum epidemicum*; durch Rattenbisse oder verdorbene Lebensmittel übertragene Infektionskrankheit durch **Streptobacillus moniliformis**; verläuft hochfieberhaft mit Befall mehrerer Gelenke; Ⓔ *epidemic arthritic erythema, Haverhill fever, rat-bite fever, rat-bite disease*

Streptolbalzilllus *m, pl* **-li**: → *Streptobacillus*

Streptobazillus des weichen Schankers: *Syn: Ducrey-Streptobakterium, Haemophilus ducreyi, Coccobacillus ducreyi*; Erreger des Ulcus* molle; Ⓔ *Ducrey's bacillus, Haemophilus ducreyi*

Streptolcoclcus *m, pl* **-coclci**: *Syn: Streptokokke, Streptokokkus*; in Paaren oder Ketten angeordnete, gamnegative, unbewegliche Kugelbakterien; Ⓔ *streptococcus, Streptococcus*

Streptococcus agalactiae: *Syn: Streptococcus mastitidis, Streptokokken der Gruppe B, B-Streptokokken*; meist Tiere, seltener auch den Menschen befallende Streptokokken, die Wundinfektionen, Meningitis [Neugeborene] und Entzündungen des Nasenrachenraums hervorrufen können; Ⓔ *Streptococcus agalactiae, Streptococcus mastitidis*

Streptococcus anginosus: Erreger von Atemwegsinfekten und atypischer Pneumonie; Ⓔ *Streptococcus anginosus*

Streptococcus equisimilis: betahämolytische C-Streptokokken; Erreger von Wundinfektionen und Pharyngitis*; Ⓔ *Streptococcus equisimilis*

Streptococcus erysipelatis: → *Streptococcus pyogenes*

Streptococcus haemolyticus: → *Streptococcus pyogenes*

Streptococcus lanceolatus: → *Streptococcus pneumoniae*

Streptococcus mastitidis: → *Streptococcus agalactiae*

Streptococcus pneumoniae: *Syn: Fränkel-Pneumokokkus, Pneumokokkus, Pneumococcus, Diplococcus pneumoniae, Streptococcus lanceolatus*; von einer Polysaccharidkapsel umgebene, lanzettförmige Diplokokke; klassischer Erreger der Pneumonie*; Ⓔ *pneumococcus, pneumonococcus, Diplococcus pneumoniae, Diplococcus lanceolatus, Streptococcus pneumoniae*

Streptococcus pyogenes: *Syn: A-Streptokokken, Streptokokken der Gruppe A, Streptococcus pyogenes/haemolyticus/erysipelatis*; Streptokokken, die in der Kultur Betahämolyse* zeigen; u.a. Erreger von Atemwegserkrankungen, Scharlach* und Erysipel*; wichtig sind auch die im Anschluss an die Akuterkrankungen auftretenden Folgerkrankungen wie z.B. rheumatisches

Tab. 26. α-hämolysierende Streptokokken. Species und Krankheiten

Arten	Krankheiten
S.-bovis-Gruppe	Sepsis, Endokarditis
S.-mutans-Gruppe	Endokarditis, Karies
S.-sanguis-Gruppe	Sepsis, Endokarditis
S.-anginosus-Gruppe	Abszesse, Sinusitis, Meningitis

S

Fieber*; Ⓔ *Streptococcus pyogenes, Streptococcus erysipelatis, Streptococcus hemolyticus, Streptococcus scarlatinae, group A streptococci*

Streptococcus viridans: *Syn: Viridans-Streptokokken, vergrünende Streptokokken*; Streptokokken-Gruppe, die auf Blutagar mit einer grünlichen Zone wächst; Erreger von Zahnerkrankungen [Karies] und Endokarditiden; Ⓔ *Streptococcus viridans, viridans streptococci*

Strep|to|der|mia *f*: →*Streptodermie*

Streptodermia cutanea lymphatica: *Syn: Wundrose, Rose, Erysipel, Erysipelas*; durch β-hämolytische Streptokokken* verursachte akute Infektion der oberen Hautschichten mit Rötung und evtl. Blasenbildung [**Erysipelas vesiculosum; Erysipelas bullosum**]; manchmal Entwicklung einer Phlegmone* [**Erysipelas phlegmonosum**] oder einer Gangrän* [**Erysipelas gangraenosum**]; Ⓔ *erysipelas, St. Anthony's fire, fire, rose, rose disease*

Streptodermia superficialis bullosa manuum: *Syn: Bulla repens, Bulla rodens, Staphylodermia superficialis bullosa manuum*; meist durch Streptokokken* oder Staphylococcus* aureus verursachte eitrige Hand- oder Fingerblase; Ⓔ *bulla repens, bulla rodens*

Strep|to|der|mie *f*: eitrige Hauterkrankung [Pyodermie] durch Streptococcus-Species; Ⓔ *streptoderma*

Strep|to|dor|na|se *f*: *Syn: Streptokokken-Desoxyribonuclease*; als Fibrinolytikum* verwendetes Streptokokkenenzym; Ⓔ *streptodornase, streptococcal deoxyribonuclease*

Strep|to|ki|na|se *f*: von β-hämolysierenden Streptokokken gebildetes Globulin, das im Körper zusammen mit Plasminogen einen Aktivatorkomplex der Fibrinolyse bildet; Ⓔ *streptokinase, streptococcal fibrinolysin*

Strep|to|kokk|ä|mie *f*: *Syn: Streptokokkensepsis*; Auftreten von Streptokokken im Blut; Ⓔ *streptosepticemia, streptococcemia, strepticemia*

Strep|to|kok|ken *pl*: →*Streptococcus*

Streptokokken-Desoxyribonuclease *f*: →*Streptodornase*

Strep|to|kok|ken|in|fek|ti|on *f*: →*Streptokokkose*

Strep|to|kok|ken|me|nin|gi|tis *f, pl* **-ti|den:** eitrige Hirnhautentzündung [oft als Haubenmeningitis*] mit primärer Beschränkung auf die weichen Hirnhäute; Ⓔ *streptococcal meningitis*

Strep|to|kok|ken|sep|sis *f*: →*Streptokokkämie*

Strep|to|kok|ko|se *f*: *Syn: Streptokokkeninfektion*; durch **Streptococcus**-Species hervorgerufene bakterielle Infektionskrankheit; Ⓔ *streptococcal infection, streptococcosis*

Strep|to|kok|kus *m, pl* **-ken:** →*Streptococcus*

Streptokokken der Gruppe A: *Syn: Streptococcus pyogenes/haemolyticus/erysipelatis, A-Streptokokken*; Streptokokken, die in der Kultur Betahämolyse* zeigen; u.a. Erreger von Atemwegserkrankungen, Scharlach* und Erysipel*; wichtig sind auch die im Anschluss an die Akuterkrankungen auftretenden Folgerkrankungen wie z.B. rheumatisches Fieber*; Ⓔ *group A streptococci, Streptococcus pyogenes, Streptococcus erysipelatis, Streptococcus hemolyticus, Streptococcus scarlatinae*

Streptokokken der Gruppe B: →*Streptococcus agalactiae*

Streptokokken der Gruppe C: →*Streptococcus equisimilis*

vergrünende Streptokokken: →*Streptococcus viridans*

Strep|to|ly|si|ne *pl*: die von β-hämolysierenden Streptokokken gebildeten Hämolysine* **Streptolysin O** und **Streptolysin S**; Ⓔ *streptolysins, streptococcolysins, streptohemolysins*

Strep|to|my|ces *m*: myzelbildende, grampositive Bakteriengattung der Familie Streptomycetaceae*; als Krankheitserreger unbedeutend; Ⓔ *streptomycete, streptomyces*

Streptomyces-Infektion *f*: →*Streptomykose*

Strep|to|my|ce|ta|ceae *pl*: *Syn: Strahlenpilze*; Familie grampositiver, fadenförmiger Bakterien, die als Antibiotikabildner wichtig sind; Ⓔ *Streptomycetaceae*

Strep|to|my|cin *nt*: von **Streptomyces griseus** gebildetes bakterizides Antibiotikum, das u.a. gegen Mycobacterium* tuberculosis wirksam ist; Ⓔ *streptomycin*

Strep|to|my|ko|se *f*: *Syn: Streptomyces-Infektion*; durch Streptomyces*-Species hervorgerufene bakterielle Infektionskrankheit; Ⓔ *streptomycosis*

Strep|to|tri|cho|se *f*: *Syn: Streptotrichosis*; veraltete Bezeichnung für Infektionskrankheiten durch Aktinomyzeten oder **Streptothrix**-Arten; Ⓔ *streptotrichiasis, streptotrichosis, streptothrichosis, streptothricosis*

Stress|bruch *m*: →*Stressfraktur*

Stress|frak|tur *f*: *Syn: Stressbruch, Ermüdungsbruch, Ermüdungsfraktur*; Knochenbruch durch Langzeitbelastung; Ⓔ *fatigue fracture, stress fracture*

Stress|in|kon|ti|nenz *f*: *Syn: Belastungsinkontinenz*; unwillkürlicher Harnabgang bei Erhöhung des intraabdominellen Drucks; Ⓔ *stress incontinence*

Stress|leu|ko|zy|to|se *f*: durch physische oder psychische Belastung ausgelöste Erhöhung der Leukozytenzahl; Ⓔ *emotional leukocytosis*

Streu|ung *f*: von einem Herd [Infekt, Tumor] ausgehende Aussaat von Erregern oder Zellen; Ⓔ *spread*

Streu|ungs|lin|se *f*: *Syn: konkave Linse, Konkavlinse, Zerstreuungslinse*; nach innen gewölbte Linse, die Lichtstrahlen streut; Ⓔ *concave lens, diverging lens, minus lens*

Stria *f*: Streifen; Linie, Furche; Ⓔ *stria, striation, stripe, band, streak, line*

Striae adolescentium: *Syn: Pubertätsstreifen, Striae pubertalis*; in der Pubertät entstehende Striae* distensae, v.a. lumbosakral und am Oberschenkel; Ⓔ *striae distensae of puberty*

Striae cutis atrophicae: →*Striae gravidarum*

Striae cutis distensae: →*Striae gravidarum*

Striae distensae: →*Striae gravidarum*

Striae gravidarum: *Syn: Schwangerschaftsstreifen, Striae distensae, Striae cutis atrophicae/dustensae*; durch Zerreißung elastischer Fasern entstehende typische Hautveränderungen; Ⓔ *stretch marks*

Stria laminae granularis externa: Tangenzialfaserschicht der äußeren Körnerschicht; Ⓔ *stria of external granular layer*

Stria laminae granularis interna: äußerer Baillarger-Streifen; Ⓔ *stria of internal granular layer, external stria of Baillarger, external band of Baillarger, external line of Baillarger, external stripe of Baillarger, outer band of Baillarger, outer line of Baillarger, outer stripe of Baillarger, outer stria of Baillarger*

Stria laminae molecularis: *Syn: Stria laminae plexiformis*; Tangenzialfaserschicht der Molekularschicht; Ⓔ *stria of molecular layer, stria of plexiform layer*

Stria laminae plexiformis: →*Stria laminae molecularis*

Stria laminae pyramidalis ganglionaris: *Syn: Stria laminae pyramidalis interna*; innere Baillarger-Schicht; Ⓔ *stria of internal pyramidal layer, stria of ganglionic pyramidal layer, inner band of Baillarger, inner line of Baillarger, inner stripe of Baillarger, inner stria of Baillarger, internal band of Baillarger, internal line of Baillarger, internal stripe of Baillarger, internal stria of Baillarger*

Stria laminae pyramidalis interna: →*Stria laminae pyramidalis ganglionaris*

Stria longitudinalis lateralis: lateraler Längsstreifen des Balkens; Ⓔ *lateral longitudinal stria of corpus callosum, lateral Lancisi's stria*

Stria longitudinalis medialis: medialer Längsstreifen des Balkens; Ⓔ *medial longitudinal stria of corpus*

callosum, medial Lancisi's stria
Stria medullaris thalami: Markstreifen des Thalamus; Ⓔ *medullary stria of thalamus*
Striae obesitatis: durch eine rasche Gewichtszunahme verursachte Striae* distensae; betrifft meist Bauch, Gesäß, Oberschenkel und Achselfalten; Ⓔ *stretch marks due to obesity*
Striae olfactoriae: aus dem Tractus* olfactorius hervorgehende Faserzüge, die als **Stria olfactoria lateralis** und **Stria olfactoria medialis** das Trigonum* olfactorium umfassen; Ⓔ *olfactory striae*
Striae pubertalis: →*Striae adolescentium*
Stria terminalis: aus markhaltigen Fasern bestehender Längsstreifen an der Oberfläche des Thalamus* im Seitenventrikel [Ventriculus* lateralis]; Ⓔ *terminal stria*
Stria vascularis ductus cochlearis: Blutgefäßschicht unter dem Epithel der Außenwand des Ductus* cochlearis, die die Endolymphe* bildet; Ⓔ *vascular stria of cochlear duct*

stri|är *adj*: gestreift, streifig, streifenförmig; Ⓔ *striated, striate, striped*

Stri|a|tum *nt*: *Syn:* *Corpus striatum, Streifenkörper, Streifenhügel*; Basalganglion neben dem Thalamus*; Ⓔ *striatum, striate body*

Strich|ab|ra|sio *f*: *Syn:* *Strichkürettage*; Biopsie von Gebärmutterschleimhaut mit einer Kürette; Ⓔ *endometrial biopsy*

Strich|kul|tur *f*: durch strichförmiges Ausstreichen angelegte Bakterienkultur; Ⓔ *streak culture*

Strich|kü|ret|ta|ge *f*: →*Strichabrasio*

Stric|tu|ra *f*: *Syn:* *Striktur*; (hochgradige) Verengung; Ⓔ *stricture, narrowing, stenosis, constriction*
Strictura urethrae: Harnröhrenverengung; Ⓔ *urethral stricture*

Stri|dor *m*: pfeifendes Atemgeräuch beim Ein- oder Ausatmen; Ⓔ *stridor*

stri|do|rös *adj*: *Syn:* *stridulös*; in Form eines Stridors; Ⓔ *stridulous*

stri|du|lös *adj*: →*stridorös*

Strik|tur *f*: *Syn:* *Strictura*; (hochgradige) Verengung; Ⓔ *stricture, narrowing, stenosis, coarctation, constriction*

Strik|tu|ro|to|mie *f*: Inzision/Spaltung einer Striktur; Ⓔ *stricturotomy, coarctotomy*

strin|gent *adj*: zwingend (vorgeschrieben); Ⓔ *stringent*

stri|o|ni|gral *adj*: Corpus striatum und Substantia nigra betreffend; Ⓔ *striatonigral, strionigral*

stri|o|pal|li|där *adj*: *Syn:* *pallidostriär*; Corpus striatum und Globus pallidus betreffend; Ⓔ *striopallidal*

stri|o|ze|re|bel|lär *adj*: Corpus striatum und Kleinhirn/Zerebellum betreffend; Ⓔ *relating to both corpus striatum and cerebellum, striocerebellar*

Strip|ping *nt*: *Syn:* *Venenstripping*; Venenentfernung durch Herausziehen mit einem **Stripper**; Ⓔ *stripping*

Stro|bo|skop *nt*: Gerät zur Sichtbarmachung schneller Bewegungen; Ⓔ *stroboscope, zoescope*

Stro|bo|sko|pie *f*: Untersuchung mit einem Stroboskop*; Ⓔ *stroboscopy*

stro|bo|skopisch *adj*: Stroboskop betreffend, mittels Stroboskop; Ⓔ *relating to the stroboscope, stroboscopic*

Stroke *nt*: Schlaganfall*; Ⓔ *cerebrovascular accident, apoplexy, cerebral apoplexy, stroke syndrome, apoplectic fit, apoplectic stroke*

Stro|ma *nt, pl* **-ma|ta**: (Stütz-)Gerüst eines Organs; Ⓔ *stroma, framework*
Stroma glandulae thyroideae: Schilddrüsenstroma; Ⓔ *stroma of thyroid (gland)*
Stroma iridis: Irisgrundgerüst, Irisstroma; Ⓔ *stroma of iris*
Stroma ovarii: Eierstockstroma, Ovarialstroma; Ⓔ *stroma of ovary*
Stroma vitreum: Glaskörperfaserwerk, Glaskörperstroma; Ⓔ *vitreous stroma*

Stro|ma|en|do|me|tri|o|se *f*: potenziell maligne Bildung multipler Gewebsherde mit Endometrium-artiger Struktur in der Gebärmutterwand; Ⓔ *stromal endometriosis, stromatosis, stromal adenomyosis*

stro|mal *adj*: Stroma betreffend; Ⓔ *relating to stroma, stromal, stromatic, stromatous*

Stro|ma|sar|kom *nt*: vom Gebärmutterstroma ausgehender bösartiger Tumor; Ⓔ *stromal sarcoma*

stro|ma|to|gen *adj*: vom Stroma abstammend; Ⓔ *stromatogenous*

Stro|ma|to|se *f*: →*Stromaendometriose*

Strom|bahn, ter|mi|nal|le *f*: *Syn:* *Endstrombahn*; Gesamtheit der Arteriolen, Kapillaren und postkapillaren Venen, die die Mikrozirkulation der Gewebe bewirken; Ⓔ *terminal vascular bed*

Strongyloides-Infektion *f*: →*Strongyloidose*

Stron|gy|lo|i|des ster|co|ra|lis *m*: *Syn:* *Zwergfadenwurm, Kotälchen, Anguillula stercoralis*; häufiger Darmparasit in tropischen und subtropischen Ländern; Erreger der Strongyloidose*; Ⓔ *Strongyloides intestinalis/stercoralis, Anguillula intestinalis/stercoralis*

Stron|gy|lo|i|di|a|sis *f, pl* **-ses**: →*Strongyloidose*

Stron|gy|lo|i|do|se *f*: *Syn:* *Strongyloides-Infektion, Strongyloidiasis, Strongyloidosis, Strongylosis*; durch Fadenwürmer [**Strongyloides**] hervorgerufene Wurmkrankheit des Menschen; Ⓔ *strongyloidiasis, strongyloidosis*

Stron|gy|lo|i|do|sis *f, pl* **-ses**: →*Strongyloidose*

Stron|gy|lo|sis *f, pl* **-ses**: →*Strongyloidose*

Stron|ti|um *nt*: Erdalkalimetall; Ⓔ *strontium*

Stron|ti|u|re|se *f*: Strontiumausscheidung im Harn; Ⓔ *strontiuresis*

Stro|phan|thin *nt*: aus Strophanthus-Arten gewonnenes Herzglykosid; Ⓔ *strophanthin*

Stro|pho|ze|pha|lie *f*: Schädelfehlbildung mit kombinierter Gesichtsfehlbildung; Ⓔ *strophocephaly*

Stro|phu|lus a|dul|to|rum *m*: *Syn:* *Urticaria papulosa chronica, Prurigo simplex subacuta, Prurigo simplex acuta et subacuta adultorum, Lichen urticatus*; subakut oder chronisch verlaufende, papulöse Dermatitis* mit heftigem Juckreiz; Ⓔ *papular urticaria, strophulus*

Struk|tur|a|no|ma|lie *f*: abnormale Chromosomenstruktur; Ⓔ *structural chromosome abnormality, structural abnormality*

Struk|tur|fett *nt*: *Syn:* *Baufett*; Fett, das am Aufbau von Zellen und Geweben beteiligt ist, z.B. Membranlipide; Ⓔ *structural fat*

Struk|tur|pro|te|i|ne *pl*: *Syn:* *Gerüsteiweiße*; Proteine, die am Aufbau von Zellen und Geweben beteiligt sind; Ⓔ *structural proteins*

Stru|ma *f, pl* **-mae**: *Syn:* *Kropf*; Vergrößerung der gesamten Schilddrüse oder von Teilen der Schilddrüse; Ⓔ *goiter*
Struma adolescentium: →*Adoleszentenstruma*
Struma basedowiana: *Syn:* *Basedow-Struma, Struma basedowificata*; Bezeichnung für eine hyperthyreote Struma bei Basedow-Krankheit; Ⓔ *Basedow's goiter*
Struma basedowificata: →*Struma basedowiana*
blande Struma: nicht-entzündliche Struma ohne Knotenbildung bei euthyreoter Stoffwechsellage; Ⓔ *nontoxic goiter, simple goiter*
Struma colloides: *Syn:* *Kolloidstruma, Gallertstruma*; Struma* mit Einlagerung von Kolloid in große [**Struma colloides macrofolliculares**] oder kleine [**Struma colloides microfolliculares**] Follikel; Ⓔ *colloid goiter*
Struma connata: *Syn:* *Neugeborenenstruma, Struma neonatorum*; angeborene Struma bei Iodmangel während der Schwangerschaft; Ⓔ *congenital goiter*
Struma diffusa: diffuse Schilddrüsenvergrößerung ohne Knotenbildung; Ⓔ *diffuse goiter*
eisenharte Struma Riedel: *Syn:* *Riedel-Struma, hypertrophische Thyreoiditis, chronische hypertrophische*

S

Thyreoiditis; ätiologisch unklare, meist Frauen betreffende, chronische Schilddrüsenentzündung mit Sklerosierung des Gewebes; Ⓔ *Riedel's disease, Riedel's struma, Riedel's thyroiditis, invasive thyroiditis, ironhard thyroiditis, ligneous thyroiditis, ligneous struma, woody thyroiditis, chronic fibrous thyroiditis, chronic thyroiditis*

Struma fibrosa: derbe Schilddrüsenvergrößerung; Ⓔ *fibrous goiter*

Struma juvenilis: → *Adoleszentenstruma*

Struma lymphomatosa: ***Syn:*** *Autoimmunthyreoiditis, Autoimmunthyroiditis, Hashimoto-Thyreoiditis, Immunthyreoiditis, Immunthyreoiditis*; Autoimmunkrankheit* der Schilddrüse mit organspezifischen Autoantikörpern*; Ⓔ *lymphadenoid goiter, Hashimoto's disease, Hashimoto struma, Hashimoto thyroiditis, lymphocytic thyroiditis, lymphoid thyroiditis, immune thyroiditis, autoimmune thyroiditis, chronic lymphadenoid thyroiditis, chronic lymphocytic thyroiditis*

Struma maligna: Schilddrüsenkarzinom; Ⓔ *struma maligna*

Struma neonatorum: → *Struma connata*

Struma nodosa: ***Syn:*** *Knotenkropf, Knotenstruma*; euthyreote Struma mit knotigen Hyperplasien; Ⓔ *nodular goiter*

organoide Struma: → *wuchernde Struma Langhans*

Struma retrosternalis: hinter dem Brustbein liegende Struma; Ⓔ *substernal goiter*

Struma vasculosa: meist bei Hyperthyreose auftretende gefäßreiche Struma; Ⓔ *vascular goiter*

wuchernde Struma Langhans: ***Syn:*** *organoide Struma, Langhans-Struma*; semimalignes Schilddrüsenadenom; Ⓔ *Langhans' proliferating goiter, Langhans' struma, organoid thyroid carcinoma*

Stru|ma|re|sek|ti|on *f*: → *Strumektomie*

Stru|mek|to|mie *f*: ***Syn:*** *Strumaresektion*; Kropfentfernung, Strumaentfernung; Ⓔ *strumectomy*

stru|mi|gen *adj*: eine Kropfbildung fördernd oder verursachend; Ⓔ *goitrogenic, goitrogenous*

Stru|mi|tis *f, pl* **-ti|den**: ***Syn:*** *Kropfentzündung*; Entzündung einer Struma; Ⓔ *strumitis*

stru|mi|tisch *adj*: Kropfentzündung/Strumitis betreffend, von ihr betroffen oder gekennzeichnet; Ⓔ *relating to or marked by strumitis*

stru|mös *adj*: kropfartig, strumaartig, strumaähnlich; Ⓔ *strumiform*

Strych|nin *nt*: kaum noch verwendetes giftiges Alkaloid der **Brechnuss** [Strychnos nux-vomica]; Ⓔ *strychnine*

Strych|nis|mus *m*: Strychninvergiftung; Ⓔ *strychninism*

Stuart-Prower-Faktor *m*: ***Syn:*** *Faktor X, Autothrombin III*; in der Leber gebildeter Faktor der Blutgerinnung; ein Mangel führt zu erhöhter Blutungsneigung; Ⓔ *Stuart-Prower factor, Prower factor, Stuart factor, autoprothrombin C, factor X*

Stuhl *m*: ***Syn:*** *Kot, Fäzes, Faeces, Fäkalien*; aus unverdauten Nahrungsresten, Abfallprodukten des Stoffwechsels, Wasser und Mikroorganismen bestehende meist breiige oder feste Masse; die durchschnittliche tägliche Menge beträgt ca. 200–250 Gramm; Ⓔ *feces, stool, fecal matter, excrement*

blutiger Stuhl: ***Syn:*** *Blutstuhl, Hämatochezie*; sichtbare Blutbeimengung zum Stuhl; färbt das Blut den Stuhl schwarz, spricht man von **Teerstuhl** [Melaena]; **okkultes Blut** im Stuhl ist nur durch Tests nachweisbar; Ⓔ *hemafecia*

Stuhl|in|kon|ti|nenz *f*: ***Syn:*** *Darminkontinenz, Incontinentia alvi*; Unfähigkeit, den Stuhl zurückzuhalten; Ⓔ *incontinence of feces, fecal incontinence, rectal incontinence, scatacratia, scoracratia*

Stuhl|kon|ti|nenz *f*: ***Syn:*** *Darmkontinenz*; Fähigkeit, den Stuhl zurückzuhalten; Ⓔ *rectal continence, fecal continence, copracrasia*

Stum|mel|fing|rig|keit *f*: Perodaktylie*; Ⓔ *stub fingers, perodactyly*

Stum|mel|glied|rig|keit *f*: Peromelie*; Ⓔ *peromelia, peromely*

Stumm|heit *f*: Mutitas, Mutismus; Ⓔ *dumbness, muteness*

Stumpf|kar|zi|nom *nt*: im Bereich eines Organstumpfes [Magen-, Gebärmutterstumpf] auftretendes Karzinom; Ⓔ *stump cancer*

Stumpf|neur|al|gie *f*: neuralgische Schmerzen in einem Amputationsstumpf durch Bildung eines Neuroms [**Stumpfneurom, Amputationsneurom**]; Ⓔ *stump neuralgia*

Stumpf|neu|rom *nt*: *s.u. Stumpfneuralgie*; Ⓔ *stump neuroma*

24-Stunden-Rhythmus *m*: ***Syn:*** *Tagesrhythmus, zirkadianer Rhythmus*; endogen gesteuerte Schwankung des Körperstoffwechsels und der Reaktionsbereitschaft des Körpers, die etwa einem 24-Stunden-Zyklus entspricht; Ⓔ *circadian rhythm*

Stu|por *m*: bei verschiedenen psychischen Erkrankungen vorkommender Zustand mit Fehlen jeder geistigen oder körperlichen Aktivität bei erhaltenem Bewusstsein; Ⓔ *stupor*

stu|po|rös *adj*: Stupor betreffend, von ihm gekennzeichnet; Ⓔ *stuporous, narcose, narcous, carotic*

Sturge-Weber-Krabbe-Syndrom *nt*: ***Syn:*** *Sturge-Weber-Syndrom, enzephalofaziale Angiomatose, Neuroangiomatosis encephalofacialis, Angiomatosis encephalotrigeminalis, Angiomatosis encephalo-oculo-cutanea*; ätiologisch ungeklärte, kongenitale, neurokutane Phakomatose* mit Naevus* flammeus im Trigeminusbereich, Uveahämangiom und verkalkenden Angiomen der Hirnhäute und Hirnrinde; Ⓔ *Sturge-Weber syndrome, Sturge-Kalischer-Weber syndrome, Weber's disease, encephalofacial angiomatosis, encephalotrigeminal angiomatosis*

Sturge-Weber-Syndrom *nt*: → *Sturge-Weber-Krabbe-Syndrom*

Sturz|ge|burt *f*: **1.** extrem schnelle Geburt, bei der das Kind mit einer Wehe ausgetrieben wird **2.** Geburt, bei der das Kind auf den Boden stürzt; Ⓔ **1.–2.** *rapid parturition, oxytocia*

Stuttgarter-Hundeseuche *f*: ***Syn:*** *Kanikolafieber, Canicolafieber, Leptospirosis canicola*; primär Hunde betreffende, selten auf den Menschen übertragene Leptospirose; verläuft milder als die Leptospirosis* icterohaemorrhagica; Ⓔ *canine typhus, canine leptospirosis, canicola fever*

Stütz|ap|pa|rat *m*: → *Orthese*

Stütz|ge|we|be *nt*: aus Knorpel oder Knochen aufgebautes festes Bindegewebe; Ⓔ *supporting tissue*

Stütz|zel|len *pl*: ***Syn:*** *Sertoli-Zellen, Ammenzellen, Fußzellen*; pyramidenförmige Zellen des Hodens, die für die Ernährung der Samenzellen von Bedeutung sind; Ⓔ *Sertoli's cells, nurse cells, nursing cells, foot cells*

sty|lo|hy|o|id *adj*: Processus styloideus und Zungenbein/Os hyoideum betreffend; Ⓔ *relating to both styloid process and hyoid bone, stylohyal, stylohyoid*

sty|lo|id *adj*: griffelförmig, griffelähnlich; Ⓔ *peg-shaped, styloid, styliform*

Sty|lo|i|di|tis *f, pl* **-ti|den**: Entzündung des Processus styloideus radii oder ulnae; Ⓔ *inflammation of a styloid process, styloiditis*

sty|lo|i|di|tisch *adj*: Styloiditis betreffend, von ihr betroffen oder gekennzeichnet; Ⓔ *relating to or marked by styloiditis*

sty|lo|man|di|bu|lär *adj*: Processus styloideus und Unterkiefer/Mandibula betreffend; Ⓔ *relating to both styloid process and mandible, stylomandibular*

sty|lo|ma|xil|lär *adj*: Processus styloideus und Oberkiefer/Maxilla betreffend; Ⓔ *relating to both styloid pro-*

cess and maxilla, stylomaxillary

Styp|sis *f*: Blutstillung; Ⓔ *stypsis, hemostasis, hemostasia*

Styp|ti|kum *nt, pl* **-ka**: *Syn: Adstringens, Hämostyptikum*; blutstillendes Mittel, das durch Zusammenziehung der Blutgefäße wirkt; Ⓔ *styptic, staltic, hematostatic, hemostatic, hemostyptic, antihemorrhagic, anthemorrhagic*

styp|tisch *adj*: *Syn: hämostyptisch, adstringierend*; blutstillend; Ⓔ *arresting hemorrhage, styptic, staltic, hematostatic, hemostatic, hemostyptic, antihemorrhagic, anthemorrhagic*

Sub-, sub- *präf.*: Wortelement mit der Bedeutung „unter/unterhalb/nahe"; Ⓔ *sub-, infra-*

sub|ab|do|mi|nal *adj*: unterhalb des Bauch(raums)/Abdomens (liegend); Ⓔ *below the abdomen, subabdominal*

sub|a|kro|mi|al *adj*: unter dem Akromion (liegend); Ⓔ *below the acromion, subacromial*

sub|a|kut *adj*: mäßig akut, nicht akut verlaufend; Ⓔ *subacute*

sub|a|nal *adj*: unterhalb des Afters/Anus (liegend); Ⓔ *below the anus, subanal*

Sub|a|or|ten|ste|no|se *f*. *Syn: idiopathische hypertrophische subaortale Stenose*; durch Einengung der Ausflussbahn unterhalb der Klappe verursachte Aortenstenose*; Ⓔ *muscular subaortic stenosis*

sub|a|pi|kal *adj*: unterhalb eines Apex (liegend); Ⓔ *below the apex, subapical*

sub|a|po|neu|ro|tisch *adj*: unterhalb einer Aponeurose (liegend); Ⓔ *subaponeurotic*

sub|a|rach|no|i|dal *adj*: unter der Arachnoidea (liegend); Ⓔ *subarachnoid, subarachnoidal*

Sub|a|rach|no|i|dal|blu|tung *f*. Einblutung in den Subarachnoidalraum*; Ⓔ *subarachnoid hemorrhage, subarachnoid bleeding*

Sub|a|rach|no|i|dal|raum *m*: *Syn: Subarachnoidalspalt*; Spaltraum zwischen Dura* mater und Arachnoidea* in Gehirn und Rückenmark; Ⓔ *subarachnoid cavity, subarachnoidal space, subarachnoid space*

Sub|a|rach|no|i|dal|spalt *m*: → *Subarachnoidalraum*

Sub|a|rach|no|i|dal|zis|ter|nen *pl*: *Syn: Cisternae subarachnoideae*; liquorhaltige Erweiterungen des Subarachnoidalraums; Ⓔ *subarachnoid cisterns, subarachnoidal sinuses, subarachnoidal cisterns*

sub|a|re|o|lar *adj*: → *subareolär*

sub|a|re|o|lär *adj*: *Syn: subareolar*; unter dem Warzenvorhof/der Areola mammae (liegend); Ⓔ *below the areola, subareolar*

sub|au|ral *adj*: unterhalb des Ohres/der Auris (liegend); Ⓔ *below the ear, subaural*

sub|au|ri|ku|lär *adj*: unter der Ohrmuschel/Aurikel (liegend); Ⓔ *below the auricle, subauricular*

sub|a|xi|al *adj*: unterhalb einer Achse (liegend); Ⓔ *below an axis, subaxial*

sub|a|xil|lär *adj*: *Syn: infraaxillär, subaxillar*; unterhalb der Achselhöhle/Axilla (liegend); Ⓔ *below the axilla, subaxillary, infra-axillary*

sub|a|ze|ta|bu|lar *adj*: → *subazetabulär*

sub|a|ze|ta|bu|lär *adj*: *Syn: subazetabular*; unterhalb der Hüftgelenkspfanne/des Acetabulums (liegend); Ⓔ *below the acetabulum, subacetabular, infracotyloid*

sub|a|zid *adj*: schwach sauer, vermindert säurehaltig; Ⓔ *subacid*

Sub|a|zi|di|tät *f*. *Syn: Hypoazidität, Hypazidität*; Säuremangel des Magens; Ⓔ *subacidity, hypoacidity*

sub|ba|sal *adj*: unterhalb einer Basis (liegend); Ⓔ *below a base, subbasal*

sub|chond|ral *adj*: *Syn: subkartilaginär*; unterhalb eines Knorpels (liegend); unter Knorpel (liegend); Ⓔ *subcartilaginous, subchondral*

sub|chor|dal *adj*: **1.** unter der Chorda dorsalis (liegend) **2.** unterhalb des Stimmbandes/Ligamentum vocale (liegend); Ⓔ **1.** *subchordal, subnotochordal* **2.** *subchordal*

sub|cho|ri|al *adj*: → *subchorional*

sub|cho|ri|o|nal *adj*: *Syn: subchorial*; unter dem Chorion (liegend); Ⓔ *beneath the chorion, subchorionic*

sub|chro|nisch *adj*: (*Krankheit*) nicht ausgeprägt chronisch verlaufend; Ⓔ *subchronic*

Sub|cla|via *f*. Arteria* subclavia; Ⓔ *subclavian artery*

Subclavian-Steal-Syndrom *nt*: *Syn: Subklavia-Anzapfsyndrom*; intermittierende Mangeldurchblutung des Gehirns mit Schwindelgefühl bei proximalem Verschluss der Arteria* subclavia; Ⓔ *subclavian steal, subclavian steal syndrome*

sub|del|to|id *adj*: unter dem Deltamuskel/Musculus deltoideus (liegend); Ⓔ *subdeltoid*

sub|den|tal *adj*: unter einem Zahn (liegend); unterhalb der Dens axis (liegend); Ⓔ *beneath the teeth, subdental*

sub|der|mal *adj*: → *subkutan*

sub|di|a|phrag|mal *adj*: *Syn: subdiaphragmatisch, subphrenisch, hypophrenisch, infradiaphragmal, infradiaphragmatisch*; unterhalb des Zwerchfells/Diaphragma (liegend); Ⓔ *beneath the diaphragm, subphrenic, subdiaphragmatic, infradiaphragmatic*

sub|di|a|phrag|ma|tisch *adj*: → *subdiaphragmal*

sub|du|ral *adj*: unter der Dura mater (liegend); im Subduralraum (liegend); Ⓔ *subdural*

Sub|du|ral|raum *m*: *Syn: Subduralspalt, Spatium subdurale*; Spaltraum zwischen Dura* mater und Arachnoidea* in Gehirn und Rückenmark; Ⓔ *subdural cavity, subdural space*

Sub|du|ral|spalt *m*: → *Subduralraum*

sub|en|do|kar|di|al *adj*: unter dem Endokard (liegend); Ⓔ *beneath the endocardium, subendocardial*

sub|en|do|the|li|al *adj*: unter dem Endothel (liegend); Ⓔ *beneath an endothelium, subendothelial*

sub|e|pen|dy|mal *adj*: *Syn: subependymär*; unter dem Ependym (liegend); Ⓔ *subependymal, subendymal*

sub|e|pen|dy|mär *adj*: → *subependymal*

sub|e|pi|der|mal *adj*: unter der Oberhaut/Epidermis (liegend); Ⓔ *beneath the epidermis, subcuticular, subepidermal, subepidermic*

sub|e|pi|glot|tisch *adj*: unterhalb des Kehldeckels/der Epiglottis (liegend); Ⓔ *below the epiglottis, subepiglottic*

sub|e|pi|kar|di|al *adj*: unter dem Epikard (liegend); Ⓔ *subepicardial*

sub|e|pi|the|li|al *adj*: unter dem Deckgewebe/Epithel (liegend); Ⓔ *beneath the epithelium, subepithelial*

Su|be|ro|sis *f, pl* **-ses**: *Syn: Korkstaublunge*; in Portugal vorkommende, exogen allergische Alveolitis* durch Inhalation von **Penicillium frequetans**; Ⓔ *suberosis*

sub|fas|zi|al *adj*: unter einer Faszie (liegend); Ⓔ *beneath a fascia, subfascial, subaponeurotic*

sub|feb|ril *adj*: leicht fieberhaft; (*Temperatur*) leicht erhöht; Ⓔ *subfebrile*

sub|fer|til *adj*: vermindert fruchtbar; Ⓔ *subfertile*

Sub|for|ni|kal|or|gan *nt*: *Syn: Organum subfornicale*; stecknadelkopfgroßes Organ unterhalb des Fornix, an dem die Plexus* choroideus der Seitenventrikel und des III. Ventrikels angeheftet sind; Ⓔ *subfornical organ*

sub|gem|mal *adj*: unter einer Knospe, insbesondere einer Geschmacksknospe/Gemma gustatoria (liegend); Ⓔ *below a gemma, subgemmal*

sub|gin|gi|val *adj*: unter dem Zahnfleisch/der Gingiva (liegend); Ⓔ *beneath the gingiva, subgingival*

sub|gle|no|i|dal *adj*: *Syn: infraglenoidal*; unterhalb der Cavitas glenoidalis (liegend); Ⓔ *infraglenoid, subglenoid*

Sub|glos|si|tis *f, pl* **-ti|den**: Entzündung der Zungenunterseite; Ⓔ *subglossitis*

sub|glos|si|tisch *adj*: Subglossitis betreffend, von ihr betroffen oder gekennzeichnet; Ⓔ *relating to or marked by subglossitis*

sub|glot|tisch *adj*: *Syn: infraglottisch*; unterhalb der Glottis (liegend); Ⓔ *beneath the glottis, subglottal, subglottic, infraglottic*

sub|gra|nu|lär *adj*: fein-granuliert, fein-körnig; Ⓔ *subgranular*

sub|he|pa|tisch *adj*: unterhalb der Leber (liegend); Ⓔ *below the liver, subhepatic, infrahepatic*

sub|hy|o|id *adj*: → *subhyoidal*

sub|hy|o|i|dal *adj*: *Syn: infrahyoidal, subhyoid*; unterhalb des Zungenbeins/Os hyoideum (liegend); Ⓔ *below the hyoid, infrahyoid, subhyoid, subhyoidean*

sub|ik|te|risch *adj*: leicht gelbsüchtig, leicht ikterisch; Ⓔ *subicteric, slightly jaundiced*

Sub|i|le|us *m*: unvollständiger oder beginnender Ileus*; Ⓔ *incomplete intestinal obstruction*

sub|i|li|a|kal *adj*: *Syn: subilisch*; unterhalb des Darmbeins/Iliums (liegend); Ⓔ *below the ilium, subiliac*

sub|i|lisch *adj*: → *subiliakal*

sub|in|ti|mal *adj*: unter der Intima (liegend); Ⓔ *beneath the intima, subintimal*

Sub|in|vo|lu|tio u|te|ri *f*: unvollständige Rückbildung der Gebärmutter nach der Geburt; Ⓔ *subinvolution*

sub|jek|tiv *adj*: nur für das Subjekt vorhanden, nichtsachlich, voreingenommen, persönlich; Ⓔ *subjective*

sub|kal|ka|ne|al *adj*: unterhalb des Fersenbeins/Kalkaneus (liegend); Ⓔ *below the calcaneus, subcalcaneal*

sub|ka|pi|tal *adj*: unterhalb eines Gelenkkopfes (liegend); Ⓔ *below the head, subcapital*

sub|kap|su|lär *adj*: unter einer Kapsel (liegend); Ⓔ *below a capsule, subcapsular*

sub|kar|di|al *adj*: *Syn: infrakardial*; unterhalb des Herzens oder der Herzebene (liegend); Ⓔ *below the heart, infracardiac*

sub|kar|ti|la|gi|när *adj*: *Syn: subchondral*; unterhalb eines Knorpels (liegend); unter Knorpel (liegend); Ⓔ *beneath a cartilage, subcartilaginous*

Sub|kla|via *f*: Arteria* subclavia; Ⓔ *subclavian artery*

Subklavia-Anzapfsyndrom *nt*: → *Subclavian-Steal-Syndrom*

Sub|kla|vi|a|schlin|ge *f*: *Syn: Ansa subclavia*; Nervenschlinge um die Arteria* subclavia; Ⓔ *ansa subclavia, ansa of Vieussen*

sub|kla|vi|ku|lär *adj*: *Syn: infraklavikulär*; unterhalb des Schlüsselbeins/der Klavikula (liegend); Ⓔ *subclavian, subclavicular, infraclavicular*

sub|kli|nisch *adj*: ohne klinische Symptome (verlaufend); Ⓔ *without clinical manifestations, subclinical*

Sub|kom|mis|su|ral|or|gan *nt*: *Syn: Organum subcommissurale*; zum Epithalamus* gerechnetes zirkumventrikuläres Organ*; Ⓔ *subcommissural organ*

sub|kon|junk|ti|val *adj*: unterhalb der Bindehaut/Konjunktiva (liegend); Ⓔ *beneath the conjunctiva, subconjunctival*

sub|ko|ra|ko|id *adj*: unterhalb des Processus coracoideus (liegend); Ⓔ *beneath the coracoid process, subcoracoid*

sub|kor|ne|al *adj*: **1.** (*Auge*) unter der Hornhaut/Kornea (liegend) **2.** (*Epidermis, Nagel*) unter dem Stratum corneum (liegend); Ⓔ **1.** *beneath the cornea, subcorneal* **2.** *subcorneal*

sub|kor|ti|kal *adj*: *Syn: infrakortikal*; unterhalb der Rinde/des Kortex (liegend); Ⓔ *beneath a cortex, subcortical, infracortical*

sub|kos|tal *adj*: *Syn: infrakostal*; unterhalb einer Rippe oder der Rippen (liegend); Ⓔ *beneath a rib/the ribs, subcostal, infracostal*

Sub|kos|tal|mus|keln *pl*: → *Musculi subcostales*

sub|kra|ni|al *adj*: unterhalb des Schädels/Kranium (liegend); Ⓔ *below the cranium, subcranial*

sub|ku|tan *adj*: *Syn: hypodermal, subdermal*; unter der Haut (liegend), in der Unterhaut/Subkutis (liegend); Ⓔ *beneath the skin, subcutaneous, hypodermal, hypodermatic, hypodermic*

Sub|ku|tis *f*: *Syn: Unterhaut, Tela subcutanea*; aus Binde- und Fettgewebe bestehende Schicht zwischen Haut und Muskeln; Ⓔ *subcutis, hypoderm, hypoderma, hypodermis, superficial fascia, subcutaneous fascia*

sub|le|thal *adj*: nicht tödlich, beinahe tödlich; Ⓔ *sublethal*

Sub|leuk|ä|mie *f*: *Syn: subleukämische Leukämie*; akute Leukämie* mit nicht oder nur mäßig erhöhter Leukozytenzahl; Ⓔ *subleukemic leukemia, leukopenic leukemia, hypoleukemia*

sub|leuk|ä|misch *adj*: (*Leukämie*) mit nicht oder nur mäßig erhöhter Leukozytenzahl; Ⓔ *subleukemic*

Sub|li|mat *nt*: Quecksilber-II-chlorid; als Desinfektionsmittel verwendet; Ⓔ *sublimate, mercury bichloride, mercuric chloride, mercury perchloride*

Sub|li|ma|ti|on *f*: **1.** (*chem.*) direkter Übergang vom festen in den gasförmigen Zustand **2.** (*psychiat.*) unbewusste Umwandlung sexueller Energie in kreative Energie; Ⓔ **1.** *sublimation* **2.** *sublimation*

Sub|li|mat|ne|phro|se *f*: *Syn: Sublimatniere*; durch chronische Sublimatvergiftung hervorgerufene Nierenschädigung mit nephrotischem Syndrom*; Ⓔ *mercury bichloride nephrosis*

Sub|li|mat|nie|re *f*: → *Sublimatnephrose*

Sub|li|mie|rung *f*: → *Sublimation*

sub|li|mi|nal *adj*: unterschwellig; Ⓔ *below the limen, subliminal*

sub|lin|gu|al *adj*: unter der Zunge/Lingua (liegend); Ⓔ *beneath the tongue, sublingual, subglossal, hypoglossal*

Sub|lin|gual|ta|blet|te *f*: Tablette, die unter die Zunge gelegt wird; Ⓔ *sublingual tablet*

Sub|lin|gu|i|tis *f, pl* **-ti|den**: Entzündung der Unterzungendrüse/Glandula sublingualis; Ⓔ *inflammation of the sublingual gland, sublinguitis*

sub|lin|gu|i|tisch *adj*: Sublinguitis betreffend; Ⓔ *relating to or marked by sublinguitis*

Sub|lu|xa|tio *f, pl* **-ti|o|nes**: → *Subluxation*

Subluxatio radii peranularis: *Syn: Chassaignac-Lähmung, Pronatio dolorosa*; durch eine Subluxation des Radiusköpfchens hervorgerufene schmerzhafte Scheinlähmung; meist durch plötzliches Hochreißen von Kleinkindern bedingt; Ⓔ *nursemaid's elbow, pulled elbow, Goyrand's injury, Goyrand's trauma, Malgaigne's luxation*

Sub|lu|xa|ti|on *f*: *Syn: Subluxatio*; unvollständige Verrenkung/Ausrenkung; Ⓔ *partial dislocation, incomplete dislocation, subluxation, semiluxation*

sub|ma|mil|lär *adj*: *Syn: inframamillär*; unterhalb der Brustwarze/Mamille (liegend); Ⓔ *below the nipple, inframamillary*

sub|mam|mär *adj*: *Syn: inframammär*; unterhalb der Brust(drüse)/Mamma (liegend); Ⓔ *below the breast, inframammary, submammary*

sub|man|di|bu|lär *adj*: *Syn: submandibular, inframandibular, inframandibulär*; unterhalb des Unterkiefers/der Mandibula (liegend); Ⓔ *below the mandible, inframandibular, submandibular*

sub|mar|gi|nal *adj*: *Syn: inframarginal*; unterhalb einer Grenze/eines Randes (liegend); Ⓔ *submarginal, inframarginal*

sub|ma|xil|lär *adj*: *Syn: inframaxillar, inframaxillär, submaxillar*; unterhalb des Oberkiefers/der Maxilla (liegend); Ⓔ *beneath the maxilla, inframaxillary, submaxillary*

Sub|ma|xil|la|ri|tis *f, pl* **-ti|den**: *Syn: Submaxillitis*; Entzündung der Unterkieferspeicheldrüse/Glandula submandibularis; Ⓔ *inflammation of the submaxillary gland, submaxillaritis, submaxillitis*

sub|ma|xil|la|ri|tisch *adj*: *Syn: submaxillitisch*; Submaxillaritis betreffend, von ihr betroffen oder gekennzeichnet; Ⓔ *relating to or marked by submaxillaritis*

Sub|ma|xil|li|tis *f, pl* **-ti|den**: → *Submaxillaritis*

sub|ma|xil|li|tisch *adj*: → *submaxillaritisch*

sub|me|di|al *adj*: *Syn: submedian*; fast in der Mitte (liegend); Ⓔ *submedial, submedian*

sub|me|di|an *adj*: → *submedial*

sub|men|tal *adj*: unterhalb des Kinns/Mentum (liegend); Ⓔ *below the chin, submental*

Sub|men|ta|lis *f*: → *Arteria submentalis*

Sub|mer|si|on *f*: Eintauchen, Untertauchen; Ⓔ *submergence, submersion*

sub|mi|kro|sko|pisch *adj*: *Syn: ultravisibel, ultramikroskopisch*; nicht mit dem (Licht-)Mikroskop sichtbar; Ⓔ *submicroscopic, submicroscopical, ultramicroscopic, ultravisible, amicroscopic*

sub|mu|kös *adj*: unter der Schleimhaut/Mukosa (liegend); die Submukosa betreffend, in der Submukosa (liegend); Ⓔ *beneath a mucous membrane, submucosal, submucous*

Sub|mu|ko|sa *f*: *Syn: Tela submucosa*; lockere Bindegewebsschicht unter der Schleimhaut; Ⓔ *submucous layer, submucosa, submucosal coat, submucous coat, submucous membrane*

sub|mus|ku|lär *adj*: unter einem Muskel (liegend); Ⓔ *beneath a muscle, submuscular*

sub|nar|ko|tisch *adj*: leicht narkotisch; Ⓔ *subnarcotic, slightly narcotic*

sub|na|sal *adj*: unterhalb der Nase (liegend); Ⓔ *below the nose, subnasal*

sub|neu|ral *adj*: unterhalb eines Nervs (liegend); Ⓔ *beneath a nerve, subneural*

sub|nor|mal *adj*: unter der Norm, unterdurchschnittlich; Ⓔ *below (the) normal, subnormal*

sub|nu|kle|är *adj*: *Syn: subnuklear, infranuklear, infranukleär*; unterhalb eines Kerns/Nucleus (liegend); Ⓔ *infranuclear*

sub|ok|zi|pi|tal *adj*: unter dem Hinterhaupt/Okziput oder dem Hinterhauptsbein/Os occipitale (liegend); Ⓔ *below the occiput, suboccipital*

Sub|ok|zi|pi|tal|punk|ti|on *f*: *Syn: Hirnzisternenpunktion, Zisternenpunktion*; Punktion der Cisterna* cerebellomedullaris zur Entnahme von Liquor* cerebrospinalis oder Applikation von Chemotherapeutika; Ⓔ *cranial puncture, cisternal puncture, suboccipital puncture, intracisternal puncture*

sub|op|ti|mal *adj*: nicht optimal, unteroptimal; Ⓔ *below (the) optimum, suboptimal*

sub|or|bi|tal *adj*: *Syn: infraorbital*; unterhalb der Augenhöhle/Orbita (liegend), auf dem Orbitaboden liegend; Ⓔ *below the orbit, suborbital, infraorbital*

sub|pa|pil|lär *adj*: unter einer Papille (liegend); Ⓔ *subpapillary*

sub|pa|tel|lar *adj*: *Syn: infrapatellär, infrapatellar*; unterhalb der Kniescheibe/Patella (liegend); Ⓔ *below the patella, subpatellar, infrapatellar*

sub|pek|to|ral *adj*: unter(halb) der Pektoralisgegend/Regio pectoralis oder den Pektoralismuskeln; Ⓔ *subpectoral*

sub|pe|ri|kar|di|al *adj*: unter dem Herzbeutel/Perikard (liegend); Ⓔ *beneath the pericardium, subpericardial*

sub|pe|ri|os|tal *adj*: unter der Knochenhaut/dem Periost (liegend); Ⓔ *beneath the periosteum, subperiosteal*

sub|pe|ri|to|ne|al *adj*: unter dem Bauchfell/Peritoneum (liegend); Ⓔ *beneath the peritoneum, subperitoneal, subperitoneoabdominal, subabdominoperitoneal*

sub|pha|ryn|ge|al *adj*: unterhalb des Rachens/Pharynx (liegend); Ⓔ *below the pharynx, subpharyngeal*

sub|phre|nisch *adj*: → *subdiaphragmal*

sub|pi|al *adj*: unter der Pia mater (liegend); Ⓔ *beneath the pia, subpial*

sub|pla|zen|tar *adj*: unter dem Mutterkuchen/der Plazenta (liegend); die Decidua basalis betreffend; Ⓔ *beneath the placenta, subplacental*

sub|pleu|ral *adj*: unter der Pleura (liegend); Ⓔ *beneath the pleura, subpleural*

sub|pu|bisch *adj*: unterhalb des Schambeins (liegend); Ⓔ *below the pubic arch, subpubic*

sub|pul|mo|nal *adj*: *Syn: infrapulmonal*; unterhalb der Lunge(n)/Pulmo (liegend); Ⓔ *below the lung(s), subpulmonary*

sub|pul|pal *adj*: unter der Zahnpulpa (liegend); Ⓔ *below the dental pulp, subpulpal*

sub|rek|tal *adj*: *Syn: infrarektal*; unterhalb des Rektums (liegend); Ⓔ *below the rectum, subrectal*

sub|re|ti|nal *adj*: unter der Netzhaut/Retina (liegend); Ⓔ *beneath the retina, subretinal*

sub|se|rös *adj*: unter einer serösen Haut/Serosa (liegend); Ⓔ *beneath a serous membrane, subserous, subserosal*

Sub|se|ro|sa *f*: *Syn: Tela subserosa*; subseröse Bindegewebsschicht; Ⓔ *subserosa, subserous coat, subserous layer*

sub|ska|pu|lär *adj*: *Syn: subskapular, infraskapular, infraskapulär*; unterhalb des Schulterblattes/der Skapula (liegend); Ⓔ *below the scapula, infrascapular, subscapular*

sub|skle|ral *adj*: *Syn: hyposkleral*; unter der Sklera (liegend); Ⓔ *beneath the sclera, subscleral, subsclerotic, hyposcleral*

sub|spi|nal *adj*: *Syn: infraspinal*; unter einem Dornfortsatz/Processus spinosus (liegend); Ⓔ *below a spinal process, infraspinous, subspinous*

sub|sple|nisch *adj*: unterhalb der Milz (liegend); Ⓔ *below the spleen, infrasplenic*

Sub|stan|tia *f, pl* **-tiae**: Substanz, Masse; Ⓔ *substance, matter, stuff, material*

Substantia adamantina: *Syn: Zahnschmelz, Schmelz, Adamantin, Enamelum*; emailleartige, transparente äußere Zahnschicht; härteste Substanz des menschlichen Körpers; Ⓔ *enamel, enamelum, dental enamel, adamantine substance of tooth, adamantine layer*

Substantia alba: aus markhaltigen Nervenfasern aufgebaute weiße Hirn- und Rückenmarkssubstanz; Ⓔ *white matter, myelinated matter, white substance, myelinated substance*

Substantia alba hypothalami: weiße Substanz des Hypothalamus*; Ⓔ *white matter of hypothalamus*

Substantia alba medullae oblongatae: weiße Substanz der Medulla* oblongata; Ⓔ *white matter of medulla oblongata*

Substantia alba medullae spinalis: weiße Rückenmarkssubstanz; Ⓔ *white substance of spinal cord, myelinated substance of spinal cord, white matter of spinal cord, myelinated matter of spinal cord*

Substantia compacta: *Syn: Kompakta*; feste Außenzone des Knochens; Ⓔ *compact substance of bone, compact tissue, compact bone, solid bone*

Substantia corticalis: *Syn: Kortikalis*; dichte Knochenschicht unter dem Periost*; Ⓔ *cortical substance of bone, cortical bone*

Substantia eburna: *Syn: Zahnbein, Dentin, Dentinum*; zwischen Zahnpulpa und Schmelz liegende Hauptmasse des Zahns; Ⓔ *dentin, dentine, dentinum*

Substantia gelatinosa centralis: helle, glasige Schicht um den Zentralkanal des Rückenmarks; Ⓔ *central gelatinous substance*

Substantia glandularis prostatae: Drüsensubstanz der Prostata; Ⓔ *glandular substance of prostate*

Substantia grisea: graue Gehirn- und Rückenmarkssubstanz, graue Substanz; Ⓔ *gray substance, nonmyelinated substance, gray matter, nonmyelinated matter, gray, cinerea*

Substantia grisea centralis: zentrale graue Substanz; Ⓔ *central gray, central gray substance*

Substantia grisea cerebri: zentrales Höhlengrau; Ⓔ *central gray matter of cerebrum*

Substantia grisea medullae oblongatae: graue Sub-

S

stanz der Medulla* oblongata; Ⓔ *gray matter of medulla oblongata*

Substantia grisea medullae spinalis: graue Rückenmarkssubstanz; Ⓔ *gray matter of spinal cord, nonmyelinated matter of spinal cord, gray substance of spinal cord, nonmyelinated substance of spinal cord*

Substantia grisea partis basilaris pontis: graue Substanz der Pars basilaris pontis der Brücke [Pons]; Ⓔ *gray matter of basilar part of pons*

Substantia grisea thalami: graue Substanz des Thalamus*; Ⓔ *gray matter of thalamus*

Substantia innominata: *Syn: Meynert-Ganglion*; an der medialen Seite des Mandelkörpers [Corpus* amygdaloideum] liegendes klar abgegrenztes Nervengewebe, das Acetylcholin* bildet; Ausfall dieser Sekretion wird mit der Alzheimer-Krankheit in Verbindung gebracht; Ⓔ *substantia innominata*

Substantia intermedia centralis: graue Rückenmarkssubstanz [Substantia grisea medullae spinalis] um den Zentralkanal; Ⓔ *central intermediate gray matter of spinal cord*

Substantia intermedia lateralis: graue Rückenmarkssubstanz [Substantia* grisea medullae spinalis], die Vorder- und Hinterhorn im Bereich des Seitenhorns trennt; Ⓔ *lateral intermediate gray matter of spinal cord*

Substantia lentis: Linsensubstanz; Ⓔ *substance of lens*

Substantia muscularis prostatae: glatte Prostatamuskulatur; Ⓔ *muscular substance of prostate*

Substantia nigra: grau-schwarzer Mittelhirnkern, der Dopamin produziert; Ⓔ *black substance, substantia nigra, body of Vicq d'Azur, Soemmering's ganglion, nigra*

Substantia ossea dentis: *Syn: Zahnzement, Zement, Cementum*; knochenähnliche Substanz des Zahnes; Ⓔ *tooth cement, dental cement, cement, cementum*

Substantia propria corneae: Grund-/Hauptschicht der Hornhaut; Ⓔ *proper substance of cornea, mesocornea*

Substantia propria sclerae: Hauptschicht der Sklera; Ⓔ *proper substance of sclera*

Substantia reticulogranulofilamentosa: *s.u. Retikulozyt*; Ⓔ *reticular substance, alpha substance*

Substantia spongiosa: *Syn: Spongiosa, Substantia trabecularis*; schwammartige innere Knochenschicht; Ⓔ *cancellated bone, cancellous bone, spongy bone, spongy bone substance, spongy substance of bone, trabecular substance of bone, spongiosa, cancellous tissue*

Substantia trabecularis: →*Substantia spongiosa*

Sub|stanz *f*: Stoff, Materie; (*anatom.*) Substantia; Ⓔ *substance*

Substanz P: zu den Neurotransmittern* gehörendes Peptid aus 11 Aminosäuren; kommt im gesamten Intestinaltrakt und im Zentralnervensystem vor; bewirkt eine Kontraktion der glatten Muskulatur; Ⓔ *substance P*

psychotrope Substanzen: *Syn: Psychopharmaka*; Arzneimittel, die auf das ZNS einwirken und damit psychische Vorgänge beeinflussen; Ⓔ *psychoactive drugs, psychotropic drugs, psychoactive substances*

sub|ster|nal *adj*: **1.** *Syn: infrasternal*; unterhalb des Brustbeins/Sternums (liegend) **2.** *Syn: retrosternal*; hinter dem Brustbein/Sternum (liegend); Ⓔ **1.** *beneath the sternum, substernal, infrasternal* **2.** *behind the sternum, retrosternal*

Sub|sti|tu|ti|on *f*: Ersatz, Austausch; Ⓔ *substitution*

Sub|strat *nt*: Substanz, die von einem Enzym umgesetzt wird; Ⓔ *substrate*

sub|sy|nap|tisch *adj*: unterhalb einer Synapse (liegend); Ⓔ *beneath a synapse, subsynaptic*

sub|syn|o|vi|al *adj*: unter der Membrana* synovialis (liegend); Ⓔ *beneath the synovium, subsynovial*

sub|ta|lar *adj*: unterhalb des Sprungbeins/Talus (liegend); Ⓔ *beneath the talus, subtalar, subastragalar*

Sub|ta|lar|ge|lenk *nt*: *Syn: hintere Abteilung des unteren Sprunggelenks, Articulatio subtalaris, Articulatio talocalcanea*; Gelenk zwischen den hinteren Gelenkflächen von Talus und Kalkaneus; Ⓔ *subtalar articulation, subtalar joint, talocalcaneal articulation, talocalcaneal joint*

sub|tem|po|ral *adj*: unter(halb) der Schläfe (liegend); Ⓔ *beneath the temple, subtemporal*

sub|ten|di|nös *adj*: unter einer Sehne (liegend); Ⓔ *beneath a tendon, subtendinous*

sub|ten|to|ri|al *adj*: *Syn: infratentorial*; unterhalb des Tentorium cerebelli (liegend); Ⓔ *beneath the tentorium, subtentorial, infratentorial*

sub|tha|la|misch *adj*: unterhalb des Thalamus (liegend); Ⓔ *relating to the subthalamus, below the thalamus, subthalamic*

sub|ton|sil|lär *adj*: *Syn: infratonsillär*; unterhalb einer Mandel/Tonsille (liegend); Ⓔ *beneath a tonsil, infratonsillar*

sub|tra|che|al *adj*: unter der Luftröhre/Trachea (liegend); Ⓔ *beneath the trachea, infratracheal*

Sub|trak|ti|ons|al|ka|lo|se *f*: durch Wasserstoffionenverluste verursachte Alkalose*; Ⓔ *subtraction alkalosis*

Sub|trak|ti|ons|an|gi|o|gra|fie, di|gi|ta|le *f*: Röntgenkontrastdarstellung von Herz und/oder Gefäßen mit computergesteuerter Entfernung (Subtraktion) störender Strukturen aus dem Bild; Ⓔ *digital subtraction angiography*

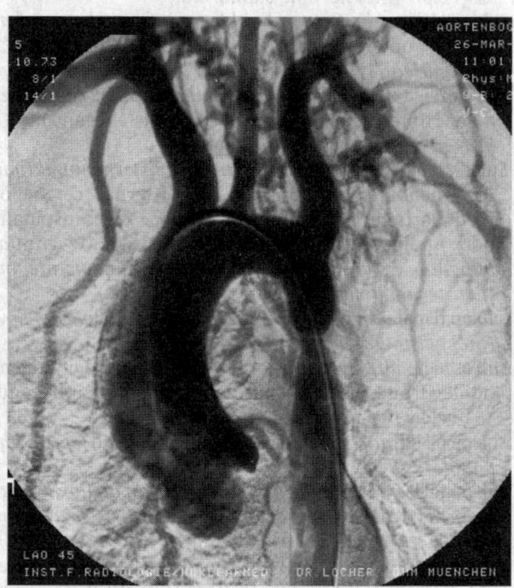

Abb. 87. Digitale Subtraktionsangiographie einer postduktalen Aortenisthmusstenose

Sub|trak|ti|ons|a|zi|do|se *f*: durch Verlust von Bicarbonat verursachte Azidose*; Ⓔ *bicarbonate depletion acidosis*

sub|tro|chan|tär *adj*: unter dem Trochanter (liegend); Ⓔ *below a trochanter, subtrochanteric*

sub|um|bi|li|kal *adj*: *Syn: infraumbilikal*; unterhalb des Nabels/Umbilikus (liegend); Ⓔ *beneath the navel, subumbilical, infraumbilical*

sub|un|gu|al *adj*: *Syn: hyponychial*; unter dem Nagel (liegend); Ⓔ *beneath the nail, subungual, subunguial, hyponychial*

sub|u|re|thral *adj*: unter der Harnröhre/Urethra (liegend); Ⓔ *beneath the urethra, suburethral*

sub|va|gi|nal *adj*: unter(halb) der Scheide/Vagina (liegend); Ⓔ *below the vagina, subvaginal*

sub|val|vu|lar *adj*: unterhalb einer Klappe/Valva (liegend); Ⓔ *below a valve, subvalvular*

Suc-, suc- *präf.*: Wortelement mit der Bedeutung „unter/unterhalb/nahe"; Ⓔ *below, suc-*

Suc|ci|nat *nt*: Salz der Bernsteinsäure; Zwischenprodukt im Citratzyklus*; Ⓔ *succinate*

Suc|ci|nat|de|hy|dro|ge|na|se *f*: Enzym des Citratzyklus*, das Succinat zu Fumarat oxidiert; Ⓔ *succinate dehydrogenase*

Suc|cus *m, pl* **-ci**: *Syn: Sucus*; Saft; Sekret; Ⓔ *fluid, juice, succus*

Such|test *m*: *Syn: Vortest, Siebtest, Screeningtest*; grober Test, der symptomlose Träger einer Erkrankung oder potentielle Träger/Überträger identifiziert; Ⓔ *screening, screening test*

Su|cra|se *f*: *Syn: Saccharose-α-glucosidase*; Hydrolase* der Darmschleimhaut, die Saccharose und Maltose spaltet; Mangel oder Inaktivität führt zu Saccharose-Isomaltose-Intoleranz; Ⓔ *sucrase, sucrose α-glucosidase, sucrose α-D-glucohydrolase*

Su|cros|u|ria *f*: *Syn: Saccharosurie*; übermäßige Saccharoseausscheidung im Harn; Ⓔ *sucrosuria, saccharosuria*

Su|cus *m, pl* **-ci**: *Syn: Succus*; Saft; Sekret; Ⓔ *fluid, juice, succus*

Sucus gastricus: *Syn: Magensaft, Magenspeichel*; von den Magendrüsen gebildetes Sekret, das primär aus Wasser, Salzsäure und Enzymen besteht; Ⓔ *gastric juice, stomach secrete*

Su|da|mi|na *pl*: Schweißbläschen; Ⓔ *sudamina, crystal rash, miliaria crystallina*

Su|dan|farb|stof|fe *pl*: wasserunlösliche Azofarbstoffe, die zur Fettfärbung verwendet werden; Ⓔ *Sudan dyes*

su|da|no|phil *adj*: mit Sudanfarbstoffen färbend; Ⓔ *sudanophilic, sudanophil, sudanophilous*

Su|da|no|phi|lie *f*: Anfärbbarkeit mit Sudanfarbstoffen; Ⓔ *sudanophilia*

su|da|no|phob *adj*: nicht mit Sudan anfärbbar; Ⓔ *sudanophobic*

Sudan-Zaire-Virus *nt*: Ebola-Virus; *s.u. Ebolaviruskrankheit*; Ⓔ *Ebola virus*

sudden infant death syndrome *nt*: *Syn: plötzlicher Kindstod, Krippentod, Mors subita infantum*; ätiologisch unklarer, plötzlicher Tod von Säuglingen; Ⓔ *cot death, crib death, sudden infant death syndrome*

Sudeck-Dystrophie *f*: →*Sudeck-Syndrom*

Sudeck-Syndrom *nt*: *Syn: Sudeck-Dystrophie, Morbus Sudeck*; meist nach Verletzung oder Entzündung auftretende progressive Dystrophie* von Muskeln und Knochen einer Gliedmaße; Ⓔ *Sudeck's syndrome, Sudeck's atrophy, post-traumatic osteoporosis, localized transient osteoporosis, reflex sympathetic dystrophy*

Su|dor *m*: Schweiß; Ⓔ *sweat, sudor, perspiration*

Sudor urinosus: *Syn: Urhidrosis, Uridrosis, urämischer Frost*; Ausscheidung von Harnstoff und Harnsäure im Schweiß bei Urämie*; Ⓔ *urhidrosis, uridrosis, urinidrosis*

Sudor-, sudor- *präf.*: Wortelement mit der Bedeutung „Schweiß/Schwitzen"; Ⓔ *sweat, sudor-*

su|do|ri|fer *adj*: schweißtreibend; Ⓔ *causing sweat, sudorific*

Su|do|ri|fe|rum *nt*: *Syn: Diaphoretikum, Diaphoreticum*; schweißtreibendes Mittel; Ⓔ *sudorific, diaphoretic*

Suf-, suf- *präf.*: Wortelement mit der Bedeutung „unter/unterhalb/nahe"; Ⓔ *below, suf-*

suf|fi|zi|ent *adj*: ausreichend (funktionsfähig); Ⓔ *sufficient*

Suf|fo|ca|tio *f, pl* **-ti|o|nes**: →*Erstickung*

Suf|fu|si|on *f*: flächenhafte Blutung; Ⓔ *suffusion*

Sug-, sug- *präf.*: Wortelement mit der Bedeutung „unter/unterhalb/nahe"; Ⓔ *below, sug-*

sug|ges|ti|bel *adj*: beeinflussbar; Ⓔ *suggestible*

Sug|ges|ti|on *f*: (seelische) Beeinflussung; Ⓔ *suggestion*

Su|gil|la|ti|on *f*: flächenhafte Hautblutung; Ⓔ *suggillation, ecchymosis, bruise*

Su|i|cid *f*: →*Suizid*

su|i|ci|dal *adj*: →*suizidal*

Su|i|zid *m*: *Syn: Suicid*; Selbstmord, Freitod; Ⓔ *suicide, voluntary death*

su|i|zi|dal *adj*: *Syn: suicidal*; Selbstmord/Suizid betreffend; selbstmordgefährdet; Ⓔ *suicidal, self-destructive*

Su|i|zi|da|li|tät *f*: Neigung zum Selbstmord; Ⓔ *suicidal tendency*

Suk-, suk- *präf.*: Wortelement mit der Bedeutung „unter/unterhalb/nahe"; Ⓔ *below, suc-*

Su|kor|rhoe *f, pl* **-rho|en**: übermäßige Sekretabsonderung; Ⓔ *succorrhea*

suk|ze|dan *adj*: nachfolgend; Ⓔ *succedaneous*

suk|zes|siv *adj*: (aufeinander-)folgend; fortlaufend, stufenweise; Ⓔ *successive; consecutive*

Sul|cus *m, pl* **-ci**: Furche, Rinne, Sulkus; Ⓔ *sulcus, groove, furrow, trench, depression*

Sulcus ampullaris: Ampullenrinne des Innenohrlabyrinths; Ⓔ *ampullary sulcus*

Sulcus anterolateralis medullae oblongatae: Vorderseitenfurche der Medulla* oblongata; Ⓔ *anterolateral sulcus of medulla oblongata, anterolateral groove of medulla oblongata, anterior lateral sulcus of medulla oblongata, ventrolateral sulcus of medulla oblongata, ventrolateral groove of medulla oblongata*

Sulcus anterolateralis medullae spinalis: Vorderseitenfurche des Rückenmarks; Ⓔ *anterolateral groove of spinal cord, anterolateral sulcus of spinal cord, ventrolateral groove of spinal cord, ventrolateral sulcus of spinal cord, anterior lateral sulcus of spinal cord*

Sulcus arteriae meningeae mediae: Furche auf der Innenseite des Scheitelbeins für die Arteria* meningea media; Ⓔ *groove for medial meningeal artery*

Sulcus arteriae occipitalis: Furche auf der Außenseite des Felsenbeins für die Arteria* occipitalis; Ⓔ *groove for occipital artery*

Sulcus arteriae subclaviae: Furche auf der Oberseite der 1. Rippe, in der die Arteria* subclavia verläuft; Ⓔ *subclavian sulcus*

Sulcus arteriae temporalis mediae: Furche auf der Außenseite des Schläfenbeins für die Arteria* temporalis media; Ⓔ *sulcus of middle temporal artery*

Sulci arteriosi: Schädelwandfurchen für die Meningealarterien; Ⓔ *arterial grooves, arterial sulci, meningeal sulci, arterial impressions*

Sulcus basilaris: Brückenfurche für die Arteria basilaris; Ⓔ *basilar groove, basilar groove of pons, basilar sulcus of pons*

Sulcus bicipitalis lateralis: *Syn: Sulcus bicipitalis radialis*; seitliche/radiale Bizepsrinne des Oberarms; Ⓔ *lateral bicipital fissure, radial bicipital fissure, lateral bicipital groove, radial bicipital groove, lateral bicipital sulcus, radial bicipital sulcus*

Sulcus bicipitalis medialis: *Syn: Sulcus bicipitalis ulnaris*; mediale/ulnare Bizepsrinne des Oberarms; Ⓔ *medial bicipital fissure, ulnar bicipital fissure, medial bicipital groove, ulnar bicipital groove, medial bicipital sulcus, ulnar bicipital sulcus*

Sulcus bicipitalis radialis: →*Sulcus bicipitalis lateralis*

Sulcus bicipitalis ulnaris: →*Sulcus bicipitalis medialis*

Sulcus bulbopontinus: querverlaufende Rinne, die die Brücke [Pons] von der Medulla* oblongata trennt; Ⓔ *bulbopontine sulcus*

Sulcus calcanei: Rinne zwischen der Facies articularis talaris posterior und media des Fersenbeins; Ⓔ *calcaneal sulcus*

S

Sulcus calcarinus: ***Syn:*** *Spornfurche, Kalkarina, Fissura calcarina*; Furche an der Innenfläche des Hinterhauptlappens; Ⓔ *calcarine sulcus, calcarine fissure*
Sulcus caroticus: Rinne an der Seite der Sella* turcica, in der die Arteria* carotis interna verläuft; Ⓔ *carotid sulcus*
Sulcus carpi: Hohlhandrinne der Handwurzel, die durch das Retinaculum* flexorum zum Karpaltunnel geschlossen wird; Ⓔ *carpal sulcus*
Sulcus centralis cerebri: ***Syn:*** *Rolando-Fissur*; Zentralfurche des Großhirns; Ⓔ *central sulcus of cerebrum, central fissure, fissure of Rolando*
Sulcus centralis insulae: Zentralfurche des Lobus* insularis; Ⓔ *central sulcus of insula*
Sulci cerebri: Großhirnfurchen; Ⓔ *sulci of cerebrum*
Sulcus cinguli: Furche auf der medialen Hirnseite; trennt den Gyrus* cinguli vom Gyrus* frontalis medialis und dem Lobulus paracentralis; Ⓔ *cingulate sulcus*
Sulcus circularis insulae: Ringfurche der Insel; Ⓔ *circular sulcus of insula, limiting sulcus of Reil, Reil's sulcus*
Sulcus collateralis: Furche auf der Unterseite des Großhirns zwischen Gyrus* occipitotemporalis und parahippocampalis; Ⓔ *collateral sulcus*
Sulcus coronarius: ***Syn:*** *Herzkranzfurche, Kranzfurche*; Furche an der Vorhof-Kammer-Grenze, in der die Herzkranzgefäße verlaufen; Ⓔ *coronary sulcus of heart, atrioventricular sulcus, artrioventricular groove, auriculoventricular groove*
Sulcus costae: ***Syn:*** *Rippenfurche*; Furche am unteren Innenrand der Rippen für die Rippengefäße und -nerven; Ⓔ *costal sulcus, costal groove*
Sulcus cruris helicis: Furche auf der Rückseite der Ohrmuschel [Auricula]; Ⓔ *sulcus of crus of helix*
Sulci cutis: Hautfurchen; Ⓔ *skin grooves, sulci of skin, skin furrows*
Sulcus ethmoidalis: Furche auf der posteromedialen Seite des Nasenbeins, in der der Nervus* ethmoidalis anterior verläuft; Ⓔ *ethmoidal groove*
Sulcus fimbriodentatus: seichte Rinne zwischen dem Gyrus* dentatus und der Fimbria* hippocampi; Ⓔ *fimbriodentate sulcus*
Sulcus frontalis inferior: Hirnfurche zwischen Gyrus* frontalis medius und inferior; Ⓔ *inferior frontal sulcus*
Sulcus frontalis superior: Hirnfurche zwischen Gyrus* frontalis superior und medius; Ⓔ *superior frontal sulcus*
Sulcus gingivalis: Zahnfleischtasche; Ⓔ *gingival sulcus*
Sulcus glutealis: Gesäßfurche, Gesäßfalte; Ⓔ *gluteal sulcus, gluteal furrow, gluteal groove*
Sulcus hamuli pterygoidei: Furche des Hamulus* pterygoideus, in der die Sehne des Musculus* tensor veli palatini verläuft; Ⓔ *hamular groove*
Sulcus hippocampalis: Furche an der Medialseite des Gyrus* parahippocampalis; Ⓔ *hippocampal sulcus*
Sulcus hypothalamicus: ***Syn:*** *Hypothalamusrinne*; Furche an der Medialfläche des Mittelhirns zwischen Thalamus und Hypothalamus; Ⓔ *fissure of Monro, Monro's sulcus, hypothalamic sulcus*
Sulcus infraorbitalis: Infraorbitalfurche des Oberkiefers; Ⓔ *infraorbital sulcus of maxilla, infraorbital groove of maxilla*
Sulcus infrapalpebralis: Unterlidfurche; Ⓔ *infrapalpebral sulcus*
Sulci interlobares cerebri: Interlobarfurchen des Großhirns; Ⓔ *interlobar sulci of cerebrum, interlobar grooves*
Sulcus intermammarius: die Rinne zwischen den beiden Brüsten; Ⓔ *intermammary cleft*
Sulcus intermedius posterior: flache Rinne auf der Rückseite des Rückenmarks zwischen Sulcus* medianus posterior und Sulcus* posterolateralis; Ⓔ *posterior intermediate sulcus of spinal cord*
Sulcus intertubercularis: Bizepsrinne des Humerus; Ⓔ *intertubercular sulcus of humerus, bicipital groove of humerus, intertubercular groove*
Sulcus interventricularis anterior: vordere Interventrikularfurche; Ⓔ *anterior interventricular groove, anterior interventricular sulcus, anterior longitudinal sulcus of heart*
Sulcus interventricularis posterior: hintere Interventrikularfurche; Ⓔ *posterior interventricular sulcus, inferior interventricular sulcus, posterior longitudinal sulcus of heart, inferior interventricular groove*
Sulcus intraparietalis: Hirnfurche auf der konvexen Seite des Scheitellappens [Lobus* parietalis]; Ⓔ *intraparietal sulcus*
Sulcus lacrimalis maxillae: Tränenfurche der Maxilla*; Ⓔ *lacrimal sulcus of maxilla*
Sulcus lacrimalis ossis lacrimalis: Tränenfurche des Tränenbeins; Ⓔ *lacrimal sulcus of lacrimal bone, groove of lacrimal bone, lacrimal fossa, lacrimal fissure*
Sulcus lacrimalis ossis maxillae: Tränenkanalfurche der Maxilla*; Ⓔ *lacrimal sulcus of maxilla*
Sulcus lateralis cerebri: ***Syn:*** *Sylvius-Furche*; tiefe Großhirnfurche zwischen Schläfen-, Stirn- und Scheitellappen; Ⓔ *sylvian fossa, fossa of Sylvius, lateral cerebral sulcus, sylvian fissure, fissure of Sylvius, lateral fissure of cerebrum*
Sulcus limitans: Seitenfurche der Rautengrube; Ⓔ *limiting sulcus of brain, limiting sulcus of rhomboid fossa*
Sulcus lunatus: kleine, halbmondförmige Furche auf der Außenseite des Hinterhauptslappens [Lobus* occipitalis]; Ⓔ *lunate sulcus*
Sulcus matricis unguis: Nagelfalz; Ⓔ *nail fold, sulcus of nail matrix*
Sulcus medianus: Medianfurche des IV. Ventrikels; Ⓔ *median sulcus of fourth ventricle*
Sulcus medianus linguae: mediane Zungenlängsfurche; Ⓔ *median sulcus of tongue, longitudinal raphe of tongue, median longitudinal raphe of tongue*
Sulcus medianus posterior medullae oblongatae: hintere Mittelfurche der Medulla* oblongata; Ⓔ *dorsal median sulcus of medulla oblongata, posterior median sulcus of medulla oblongata, dorsal median fissure of medulla oblongata, posterior median fissure of medulla oblongata*
Sulcus medianus posterior medullae spinalis: hintere Rückenmarksfurche; Ⓔ *dorsal median sulcus of spinal cord, posterior median sulcus of spinal cord, dorsal median fissure of spinal cord, posterior median fissure of spinal cord*
Sulcus mentolabialis: Lippenkinnfurche; Ⓔ *mentolabial sulcus, mentolabial furrow*
Sulcus musculi subclavii: Rinne auf der Unterseite des Schlüsselbeinkörpers, in der der Musculus* subclavius ansetzt; Ⓔ *sulcus for subclavian muscle*
Sulcus mylohyoideus: gebogene Rinne auf der Innenseite des Ramus* mandibulae, in der der Nervus* mylohyoideus liegt; Ⓔ *mylohyoid sulcus of mandible*
Sulcus nasolabialis: ***Syn:*** *Nasolabialfurche, Nasolabialfalte*; schräge Furche vom Nasenflügel zum Mundwinkel; Ⓔ *nasolabial sulcus*
Sulcus nervi petrosi majoris: Fortsetzung des Hiatus* canalis nervi petrosi majoris auf der Vorderfläche des Felsenbeins; Ⓔ *sulcus of greater petrosal nerve*
Sulcus nervi petrosi minoris: Fortsetzung des Hiatus* canalis nervi petrosi minoris auf der Vorderfläche des Felsenbeins; Ⓔ *sulcus of lesser petrosal nerve*
Sulcus nervi radialis: ***Syn:*** *Radialisrinne*; spiralförmige

S

Rinne auf der Rückseite des Oberarmknochens für den Nervus* radialis; Ⓔ *radial sulcus, spiral sulcus, radial groove, groove for radial nerve, spiral groove, spiral sulcus of humerus, sulcus of radial nerve, musculospiral groove*

Sulcus nervi spinalis: Rinne zwischen Tuberculum anterius und posterius der Halswirbel; Ⓔ *spinal nerve sulcus*

Sulcus nervi ulnaris: Rinne an der Hinterfläche des Epicondylus* medialis humeri für den Nervus* ulnaris; Ⓔ *sulcus of ulnar nerve, ulnar groove, groove of ulnar nerve*

Sulcus obturatorius: Rinne auf der Unterseite des oberen Schambeinasts; Ⓔ *obturator groove*

Sulcus occipitalis transversus: vertikale Furche hinter dem Gyrus* angularis; Ⓔ *transverse occipital sulcus*

Sulcus occipitotemporalis: Hirnfurche auf der Unterseite des Lobus* occipitalis; Ⓔ *occipitotemporal sulcus*

Sulcus olfactorius lobi frontalis: längsverlaufende Furche auf der Unterseite des Lobus* frontalis, in dem Bulbus* und Tractus* olfactorius liegen; Ⓔ *olfactory sulcus of frontal lobe*

Sulcus olfactorius nasi: seichte Rinne in der Wand der Nasenhöhle; Ⓔ *olfactory sulcus of nose*

Sulci orbitales: Furchen zwischen den Gyri frontales auf der Unterseite des Stirnlappens [Lobus* frontalis]; Ⓔ *orbital sulci of frontal lobe*

Sulci palatini: kleine Furchen des Gaumenfortsatzes [Processus palatinus] der Maxilla*; Ⓔ *palatine sulci of maxilla*

Sulcus palatinus major maxillae: Furche auf der Nasenfläche der Maxilla*; Ⓔ *greater palatine sulcus of maxilla*

Sulcus palatinus major ossis palatini: Furche auf der Lamina perpendicularis des Gaumenbeins; Ⓔ *greater palatine sulcus of palatine bone*

Sulcus palatovaginalis: Rinne im Processus vaginalis des Os* sphenoidale; Ⓔ *palatovaginal sulcus*

Sulcus paracentralis: Hirnfurche zwischen Gyrus frontalis medialis und Lobulus paracentralis; Ⓔ *paracentral sulcus*

Sulci paracolici: parakolische Bauchfellnischen; Ⓔ *paracolic sulci, paracolic recesses*

Sulci paraolfactorii: Furchen der Area paraolfactoria; Ⓔ *paraolfactory sulci*

Sulcus parietooccipitalis: Hirnfurche im hinteren Teil des Großhirns; Ⓔ *parietooccipital sulcus*

Sulcus popliteus: Rinne auf der Rückseite des Condylus* medialis des Femurs*, in der die Sehne des Musculus* popliteus verläuft; Ⓔ *popliteal sulcus*

Sulcus postcentralis: Hirnfurche hinter dem Gyrus* postcentralis; Ⓔ *postcentral fissure, postcentral sulcus, retrocentral sulcus*

Sulcus posterolateralis medullae oblongatae: Hinterseitenfurche der Medulla* oblongata; Ⓔ *dorsolateral groove of medulla oblongata, posterior lateral groove of medulla oblongata, posterolateral groove of medulla oblongata, dorsolateral sulcus of medulla oblongata, posterior lateral sulcus of medulla oblongata, posterolateral sulcus of medulla oblongata*

Sulcus posterolateralis medullae spinalis: Hinterseitenfurche des Rückenmarks; Ⓔ *dorsolateral groove of spinal cord, posterolateral groove of spinal cord, dorsolateral sulcus of spinal cord, posterior lateral sulcus of spinal cord, posterolateral sulcus of spinal cord*

Sulcus precentralis: Hirnfurche vor dem Gyrus* precentralis; Ⓔ *precentral sulcus, prerolandic sulcus, precentral fissure*

Sulcus prechiasmaticus: Chiasma opticum-Rinne; Ⓔ *prechiasmatic sulcus, chiasmatic sulcus, optic sulcus*

Sulcus promontorii tympani: Rinne auf dem Promontorium* tympani; Ⓔ *promontory sulcus of tympanic cavity*

Sulcus pulmonalis: hinterer Teil der Brusthöhle [Cavitas* thoracis] zu beiden Seiten der Wirbelsäule; Ⓔ *pulmonary sulcus*

Sulcus radialis: → *Sulcus nervi radialis*

Sulcus rhinalis: Hirnfurche auf der Unterseite des Lobus* limbicus; Ⓔ *rhinal sulcus*

Sulcus sclerae: Rinne am Übergang von Sclera* und Cornea*; Ⓔ *scleral sulcus*

Sulcus sinus marginalis: Rinne um das Foramen* magnum für den Sinus* marginalis; Ⓔ *sulcus of marginal sinus*

Sulcus sinus occipitalis: Rinne des Os* occipitale für den Sinus* occipitalis; Ⓔ *sulcus of occipital sinus*

Sulcus sinus petrosi inferioris: Rinne an der Grenze von Os* occipitale und Os* temporale in der hinteren Schädelgrube, in der der Sinus* petrosus inferior verläuft; Ⓔ *sulcus of inferior petrosal sinus*

Sulcus sinus petrosi superioris: Rinne am Oberrand des Os* temporale, in der der Sinus* petrosus superior verläuft; Ⓔ *sulcus of superior petrosal sinus*

Sulcus sinus sagittalis superioris: Rinne für den Sinus* sagittalis superior; Ⓔ *sagittal sulcus*

Sulcus sinus sigmoidei: S-förmiger Sulkus für den Sinus* sigmoideus; Ⓔ *sulcus of sigmoid sinus*

Sulcus sinus transversi: Rinne auf der Innenseite der Hinterhauptsschuppe [Squama* occipitalis] für den Sinus* transversus; Ⓔ *sulcus of transverse sinus*

Sulcus spiralis externus: *Syn: äußere Spiralfurche*; Rinne des Ductus* cochlearis oberhalb der Crista* spiralis ductus cochlearis; Ⓔ *external spiral sulcus*

Sulcus subparietalis: Furche auf der Medialseite der Großhirnhälften*; Ⓔ *subparietal sulcus*

Sulcus supraacetabularis: Rinne oberhalb des Acetabulumrandes; Ⓔ *supra-acetabular sulcus*

Sulcus tali: Rinne auf der Unterseite des Talus*; Ⓔ *talar sulcus*

Sulcus temporalis inferior: Hirnfurche zwischen Gyrus temporalis medius und inferior; Ⓔ *inferior temporal sulcus*

Sulcus temporalis superior: Hirnfurche zwischen Gyrus temporalis superior und medius; Ⓔ *superior temporal sulcus*

Sulcus temporalis transversus: Hirnfurche zwischen Gyrus temporalis transversus anterior und posterior; Ⓔ *transverse temporal sulcus*

Sulcus tendinis musculi fibularis longi calcanei: → *Sulcus tendinis musculi peronei longi calcanei*

Sulcus tendinis musculi fibularis longi ossis cuboidei: → *Sulcus tendinis musculi peronei longi ossis cuboidei*

Sulcus tendinis musculi flexoris hallucis longi: Furche für die Sehne des Musculus* flexor hallucis longus auf dem Processus* posterior tali; Ⓔ *groove for tendon of flexor hallucis longus*

Sulcus tendinis musculi peronei longi calcanei: *Syn: Sulcus tendinis musculi fibularis longi calcanei*; Rinne unterhalb der Trochlea peronealis auf der Außenseite des Fersenbeins, in der die Sehne des Musculus* peroneus longus verläuft; Ⓔ *sulcus of tendon of peroneus longus muscle of calcaneus*

Sulcus tendinis musculi peronei longi ossis cuboidei: *Syn: Sulcus tendinis musculi fibularis longi ossis cuboidei*; Rinne auf der Unterseite des Os* cuboideum], in der die Sehne des Musculus* peroneus longus verläuft; Ⓔ *sulcus of tendon of peroneus longus muscle of cuboid bone*

Sulcus terminalis cordis: Rinne auf der Außenseite des rechten Herzvorhofs; Ⓔ *terminal sulcus of right atrium*

Sulcus tubae auditivae/auditoriae: *Syn: Sulcus tubae auditoriae*; Rinne an der Basis des Sinus ossis spheno-

idalis der Ala* major ossis sphenoidalis; Ⓔ *sulcus of auditory tube*
Sulcus tympanicus: schmale Rinne in der Wand des äußeren Gehörgangs [Meatus acusticus internus], in der das Trommelfell [Membrana* tympanica] befestigt ist; Ⓔ *tympanic sulcus*
Sulcus venae cavae: Furche auf der Area* nuda der Leber, in der die Vena* cava inferior liegt; Ⓔ *sulcus of vena cava*
Sulcus venae subclaviae: Furche auf der Oberseite der 1. Rippe für die Vena* subclavia; Ⓔ *sulcus of subclavian vein*
Sulcus venae umbilicalis: Furche auf der Leberoberfläche des Embryos, in der die Vena* umbilicalis liegt; Ⓔ *sulcus of umbilical vein*
Sulci venosi: Furchen auf der Innenseite der Schädelknochen für die Venae* meningeae; Ⓔ *venous sulci*
Sulcus ventrolateralis medullae oblongatae: →*Sulcus anterolateralis medullae oblongatae*
Sulcus ventrolateralis medullae spinalis: →*Sulcus anterolateralis medullae spinalis*
Sulcus vomeris: Rinne im unteren Teil des Vorderrandes des Pflugscharbeines [Vomer], in die sich der Knorpel des Nasenseptums einfügt; Ⓔ *vomeral sulcus*
Sulcus vomerovaginalis: Furche des Processus* vaginalis ossis sphenoidalis; bildet einen Teil des Canalis* vomerovaginalis; Ⓔ *vomerovaginal sulcus*

Sulf-, sulf- *präf.*: →*Sulfo-*
Sul|fat *nt*: Salz der Schwefelsäure; Ⓔ *sulfate*
Sul|fat|ämie *f*: Vorkommen von Sulfaten im Blut; Ⓔ *sulfatemia*
Sul|fa|ti|de *pl*: v.a. in der weißen Marksubstanz vorkommende Schwefelsäureester von Cerebrosiden*; Ⓔ *sulfatides*
Sul|fa|tid|li|pi|do|se *f*: *Syn: metachromatische Leukodystrophie/Leukoenzephalopathie, Sulfatidose*; autosomal-rezessive Speicherkrankheit mit Einlagerung von Sulfatiden ins ZNS, periphere Nerven und Niere; Ⓔ *sulfatidosis, sulfatide lipidosis*
Sul|fa|ti|do|se *f*: →*Sulfatidlipidose*
Sulf|hä|mo|glo|bin *nt*: durch Einwirkung von Schwefelwasserstoff entstehendes Oxidationsprodukt von Hämoglobin*, das keinen Sauerstoff transportiert; Ⓔ *sulfhemoglobin, sulfmethemoglobin*
Sulf|hä|mo|glo|bin|ämie *f*: Vorkommen von Sulfhämoglobin* im Blut; Ⓔ *sulfhemoglobinemia*
Sul|fid *nt*: Salz des Schwefelwasserstoffs; Ⓔ *sulfide, sulfuret*
Sul|fit *nt*: Salz der schwefligen Säure; Ⓔ *sulfite*
Sulfo-, sulfo- *präf.*: Wortelement mit der Bedeutung „Schwefel/Sulfur"; Ⓔ *sulfur, thio, sulf(o)-, sulph(o)-*
o-Sul|fo|ben|zo|e|säu|re|imid *nt*: →*Saccharin*
Sul|fon|ami|de *pl*: Amide aromatischer Sulfonsäuren, die als Antibiotika, Antidiabetika und Diuretika eingesetzt werden; Ⓔ *sulfonamides*
Sul|fo|ne *pl*: organische Verbindungen mit der allgemeinen Formel $R_1–SO_2–R_2$; Ⓔ *sulfones*
Sul|fur *m*: →*Schwefel*
Sul|kus *m*: →*Sulcus*
Sul|kus|tu|mor, api|ka|ler *m*: *Syn: Pancoast-Tumor*; Bronchialkarzinom* in der Lungenspitze; Ⓔ *Pancoast's tumor, superior sulcus tumor, superior pulmonary sulcus tumor, pulmonary sulcus tumor*
Sumpf|fie|ber *nt*: →*Malaria*
Sumpf|gas *nt*: Methan*; Ⓔ *methane, marsh gas, methyl hydride*
Sup-, sup- *präf.*: Wortelement mit der Bedeutung „unter/unterhalb/nahe"; Ⓔ *below, sup-*
Super-, super- *präf.*: Wortelement mit der Bedeutung „über/oben/darüber"; Ⓔ *super-. hyper-*
Su|per|an|ti|ge|ne *pl*: Antigene, die schon in geringer Konzentration zur T-Zell-Stimulation befähigt sind; Ⓔ *superantigens*
su|per|a|zid *adj*: *Syn: hyperazid*; übermäßig sauer; Ⓔ *hyperacid, superacid*
Su|per|a|zi|di|tät *f*: *Syn: Hyperazidität*; Übersäuerung des Magensaftes; Ⓔ *gastric hyperacidity, acid indigestion, hyperchlorhydria, hyperhydrochloria, hyperhydrochloridia*
Su|per|ci|li|um *nt, pl* **-cilia**: Augenbraue; Ⓔ *supercilium, eyebrow*
Su|per|fe|cun|da|tio *f, pl* **-ti|o|nes**: *Syn: Überschwängerung, Superfekundation*; Befruchtung von mehr als einem Ei während desselben Zyklus; Ⓔ *superfecundation*
Su|per|fe|kun|da|ti|on *f*: →*Superfecundatio*
Su|per|fe|ma|le *f*: *Syn: Überweibchen*; Patientin mit mehr als zwei X-Chromosomen; Ⓔ *superfemale*
Su|per|fe|ta|tio *f, pl* **-ti|o|nes**: *Syn: Überbefruchtung, Superfetation*; Befruchtung eines Eis, während schon eine Schwangerschaft besteht; Ⓔ *superfetation, superimpregnation, hypercyesis, hypercyesia*
Su|per|fe|ta|ti|on *f*: →*Superfetatio*
su|per|fi|zi|ell *adj*: oberflächlich, oben oder außen (liegend), äußerlich, äußere(r, s); Ⓔ *superficial*
Su|per|in|fek|ti|on *f*: erneute Infektion mit dem selben Erreger, bevor die erste Infektion ausgeheilt ist; Ⓔ *superinfection*
su|per|in|fi|ziert *adj*: Superinfektion betreffend, von Superinfektion betroffen; Ⓔ *superinfected*
Su|per|in|vo|lu|tio *f, pl* **-ti|o|nes**: →*Superinvolution*
Su|per|in|vo|lu|ti|on *f*: *Syn: Hyperinvolution, Superinvolutio*; übermäßige Organrückbildung/Involution; Ⓔ *superinvolution, hyperinvolution*
su|pe|ri|or *adj*: höhere, obere, höher oder weiter oben liegend, nach oben gerichtet; Ⓔ *superior*
Su|per|o|xid|dis|mu|ta|se *f*: *Syn: Hyperoxiddismutase, Hämocuprein, Erythrocuprein*; in Erythrozyten vorhandenes Enzym, das Superoxid-Ionen abbaut; Ⓔ *superoxide dismutase, hemocuprein, hepatocuprein, erythrocuprein, cytocuprein*
su|per|zi|li|är *adj*: Augenbraue/Supercilium betreffend; Ⓔ *superciliary, supraciliary*
Su|pi|na|ti|on *f*: Auswärtsdrehung (um die Längsachse); Ⓔ *supination*
Su|pi|na|tor *m*: →*Musculus supinator*
su|pi|niert *adj*: nach außen gedreht; auf dem Rücken liegend; Ⓔ *supine*
Sup|ple|men|tär|zäh|ne *pl*: *Syn: Dentes supplementarii*; normal geformte Dentes* supernumerarii; Ⓔ *supplemental teeth*
Sup|po|si|to|ri|um *nt*: Zäpfchen; Ⓔ *suppository*
Sup|pres|si|on *f*: **1.** Unterdrückung, Hemmung **2.** Unterdrückung der Ausprägung einer Mutation durch eine zweite, kompensierende Mutation; Ⓔ **1.** *suppression* **2.** *suppression*
Sup|pres|sor|ge|ne *pl*: Gene, die die phänotypische Ausprägung anderer Gene unterdrücken; Ⓔ *suppressor genes*
Suppressor-Zellen *pl*: *Syn: T-Suppressor-Zellen*; T-Lymphozyten, die die Immunantwort dämpfen; Ⓔ *suppressor cells*
Sup|pu|ra|ti|on *f*: Eiterbildung, Vereiterung, Eiterung; Ⓔ *pus formation, suppuration, pyopoiesis, pyesis, pyogenesis, pyosis*
sup|pu|ra|tiv *adj*: *Syn: purulent*; eiterbildend, eitrig, eiternd; Ⓔ *pus-forming, purulent, suppurative*
Supra-, supra- *präf.*: Wortelement mit der Bedeutung „oberhalb/über"; Ⓔ *above, over, supra-*
su|pra|akro|mi|al *adj*: über dem Akromion (liegend); Ⓔ *above the acromion, supra-acromial, superacromial*
su|pra|a|nal *adj*: über dem After/Anus (liegend); Ⓔ *above the anus, supra-anal, superanal*
su|pra|au|ri|ku|lär *adj*: über dem Ohr (liegend); Ⓔ *above the auricle, supra-auricular*

su|pra|a|xil|lär *adj*: oberhalb der Achselhöhle (liegend); Ⓔ *above the axilla, supra-axillary*
su|pra|a|ze|ta|bu|lär *adj*: über/oberhalb der Hüftpfanne/des Acetabulums (liegend); Ⓔ *above the acetabulum, supra-acetabular, supracotyloid*
su|pra|du|ral *adj*: *Syn: epidural*; auf der Dura mater (liegend); Ⓔ *epidural*
su|pra|e|pi|kon|dy|lär *adj*: oberhalb einer Epikondyle (liegend); Ⓔ *above an epicondyle, supraepicondylar*
su|pra|gin|gi|val *adj*: oberhalb des Zahnfleischs (liegend); Ⓔ *supragingival*
su|pra|glot|tisch *adj*: oberhalb der Glottis (liegend); Ⓔ *above the glottis, supraglottic*
su|pra|he|pa|tisch *adj*: oberhalb der Leber (liegend); Ⓔ *above the liver, suprahepatic*
su|pra|hy|o|i|dal *adj*: oberhalb des Zungenbeins/Os hyoideum (liegend); Ⓔ *above the hyoid, suprahyoid*
Su|pra|hy|o|i|dal|mus|keln *pl*: *Syn: obere Zungenbeinmuskeln, suprahyoidale Muskulatur, Musculi suprahyoidei*; vom Zungenbein nach oben ziehende Muskeln; Ⓔ *suprahyoid muscles*
su|pra|in|gu|i|nal *adj*: oberhalb der Leiste (liegend); Ⓔ *above the groin, suprainguinal*
su|pra|kar|di|al *adj*: oberhalb des Herzens (liegend); Ⓔ *above the heart, supracardiac, supracardial*
su|pra|kla|vi|ku|lär *adj*: oberhalb des Schlüsselbeins/der Klavikula (liegend); Ⓔ *above the clavicle, supraclavicular*
su|pra|kon|dy|lär *adj*: oberhalb einer Kondyle (liegend); Ⓔ *above a condyle, supracondylar, supracondyloid*
su|pra|kos|tal *adj*: über oder auf einer Rippe (liegend); Ⓔ *above the ribs, supracostal*
su|pra|kra|ni|al *adj*: über dem Schädel/Cranium (liegend); Ⓔ *supracranial*
su|pra|ku|bi|tal *adj*: oberhalb des Ell(en)bogens (liegend); Ⓔ *supra-anconeal*
su|pra|lum|bal *adj*: über der Lende(nregion) (liegend); Ⓔ *above the loin, supralumbar*
su|pra|mal|le|o|lär *adj*: oberhalb des (Fuß-)Knöchels (liegend); Ⓔ *above a malleolus, supramalleolar*
su|pra|mam|mär *adj*: oberhalb der Brustdrüse (liegend); Ⓔ *above the breast, supramammary*
su|pra|man|di|bu|lär *adj*: über dem Unterkiefer (liegend); Ⓔ *above the mandible, supramandibular*
su|pra|na|sal *adj*: oberhalb der Nase (liegend); Ⓔ *above the nose, supranasal*
su|pra|nu|kle|är *adj*: oberhalb eines Kerns/Nucleus (liegend); Ⓔ *supranuclear*
su|pra|o|ku|lär *adj*: oberhalb des Auges (liegend); Ⓔ *above the eye, supraocular*
su|pra|op|ti|mal *adj*: über dem Optimum, über das Optimum hinaus; Ⓔ *above (the) optimum, supraoptimal*
su|pra|or|bi|tal *adj*: über/oberhalb der Augenhöhle/Orbita (liegend); Ⓔ *above the orbit, supraorbital*
Su|pra|or|bi|tal|ar|te|rie *f*: → *Arteria supraorbitalis*
Su|pra|or|bi|tal|neur|al|gie *f*: Neuralgie* des Versorgungsgebietes des Nervus supraorbitalis; häufig bei Trigeminusneuralgie*; Ⓔ *supraorbital neuralgia, brow pang*
su|pra|pa|tel|lar *adj*: oberhalb der Kniescheibe/Patella (liegend); Ⓔ *above the patella, suprapatellar*
su|pra|pel|vin *adj*: oberhalb des Beckens (liegend); Ⓔ *above the pelvis, suprapelvic*
su|pra|pu|bisch *adj*: oberhalb des Schambeins (liegend); Ⓔ *above the pubic arch, suprapubic*
su|pra|re|nal *adj*: oberhalb der Niere/Ren (liegend); Ⓔ *above the kidney, suprarenal*
su|pra|sep|tal *adj*: oberhalb eines Septums (liegend); Ⓔ *above a septum, supraseptal*
su|pra|ska|pu|lar *adj*: oberhalb der Spina scapulae (liegend); Ⓔ *above the scapula, suprascapular*
Su|pra|ska|pu|la|ris *m*: → *Nervus suprascapularis*
su|pra|skle|ral *adj*: auf der Sklera (liegend); Ⓔ *suprascleral*
su|pra|spi|nal *adj*: über oder oberhalb der Wirbelsäule (liegend); Ⓔ *supraspinal, supraspinous*
su|pra|ster|nal *adj*: *Syn: episternal*; auf oder über dem Brustbein/Sternum (liegend); Ⓔ *above the sternum, suprasternal, episternal*
su|pra|ten|to|ri|al *adj*: oberhalb des Tentoriums (liegend); Ⓔ *above the tentorium, supratentorial*
su|pra|tho|ra|kal *adj*: oberhalb des Brustkorbs/Thorax (liegend); Ⓔ *above the thorax, suprathoracic*
su|pra|ton|sil|lär *adj*: oberhalb einer Mandel/Tonsille (liegend); Ⓔ *above a tonsil, supratonsillar*
Su|pra|troch|le|a|ris *f*: → *Arteria supratrochlearis*
su|pra|tym|pa|nal *adj*: *Syn: supratympanisch*; oberhalb der Paukenhöhle/des Tympanons (liegend); Ⓔ *above the tympanic cavity, supratympanic*
su|pra|tym|pa|nisch *adj*: → *supratympanal*
su|pra|um|bi|li|kal *adj*: oberhalb des Nabels (liegend); Ⓔ *above the umbilicus, supraumbilical*
su|pra|va|gi|nal *adj*: oberhalb der Scheide/Vagina (liegend); Ⓔ *above the vagina, supravaginal*
su|pra|val|vu|lär *adj*: oberhalb einer Klappe/Valva (liegend); Ⓔ *above a valve, supravalvular, supravalva*
su|pra|vas|ku|lär *adj*: über einem Gefäß (liegend); Ⓔ *above a vessel, supravascular*
su|pra|vent|ri|ku|lär *adj*: oberhalb eines Ventrikels (liegend); Ⓔ *above the ventricle(s), supraventricular*
su|pra|vi|tal *adj*: überlebend, über den Tod hinaus; Ⓔ *supravital*
Su|pra|vi|tal|fär|bung *f*: Anfärbung noch lebender Zellen; Ⓔ *supravital staining*
Sur-, sur- *präf.*: Wortelement mit der Bedeutung „unter/unterhalb/nahe“; Ⓔ *below, sur-*
Su|ra *f, pl* **-rae**: *Syn: Regio suralis*; Wade, Wadenregion; Ⓔ *calf, sural region, sura*
su|ral *adj*: Wade betreffend; Ⓔ *relating to the calf of the leg, sural*
Su|ra|lis *m*: → *Nervus suralis*
Sur|di|tas *f*: *Syn: Taubheit, Gehörlosigkeit, Kophosis*; angeborener [Rötelnembryopathie*] oder erworbener [Innenohrschaden nach Entzündung oder Trauma], einseitiger oder beidseitiger Verlust der Hörempfindung; in der täglichen Praxis nicht immer klar von Schwerhörigkeit abgegrenzt; Ⓔ *deafness, surdity, surditas*
Sur|face *nt*: Oberfläche; Ⓔ *surface*
Surface-Ag *nt*: Oberflächenantigen; Ⓔ *surface antigen*
Sur|fac|tant *nt/m*: → *Surfactant-Faktor*
Surfactant-Faktor *m*: *Syn: Surfactant, Antiatelektasefaktor*; in den Lungenalveolen vorhandene oberflächenaktive Substanz, die die Oberflächenspannung herabsetzt; Ⓔ *surfactant, surfactant factor*
Sur|ro|gat *nt*: Ersatz, Ersatzstoff; Ⓔ *substitute, surrogate (für of, for)*
Sur|ro|gat|mut|ter *f*: *Syn: Ersatzmutter, Leihmutter*; Frau, die ein künstlich befruchtetes Ei einer anderen Frau austrägt; Ⓔ *surrogate mother*
Sus|pen|si|on *f*: **1.** Aufschwemmung feiner Teilchen in einer Flüssigkeit **2.** Aufhängen; Aufhängevorrichtung; Aufhängung; Ⓔ **1.** *suspension, coarse dispersion* **2.** *suspension*
Sus|pen|so|ri|um *nt*: Tragvorrichtung, Tragbeutel; Ⓔ *suspensory*
sus|zep|ti|bel *adj*: empfindlich; anfällig, empfänglich; Ⓔ *susceptible (für to)*
Sus|zep|ti|bi|li|tät *f*: Empfindlichkeit; Anfälligkeit, Empfänglichkeit, Reizbarkeit; Ⓔ *susceptibility (für to)*
Sutton-Nävus *m*: *Syn: Halo-Nävus, perinaevische Vitiligo, Leucoderma centrifugum acquisitum, Vitiligo circumnaevalis*; Nävuszellnävus* mit hellem Hof; kommt v.a. bei Jugendlichen vor; Ⓔ *Sutton's nevus, Sutton's disease, halo nevus*
Su|tu|ra *f, pl* **-rae**: *Syn: Knochennaht*; Naht, Verwach-

sungslinie von Knochen; Ⓔ *suture, sutura, bony suture, suture joint*
Sutura coronalis: ***Syn:*** *Kranznaht*; Naht zwischen Stirn- und Scheitelbeinen; Ⓔ *arcuate suture, coronal suture*
Suturae cranii: ***Syn:*** *Schädelnähte*; Nähte zwischen den Schädelknochen; Ⓔ *cranial sutures, skull sutures*
Sutura ethmoidolacrimalis: Naht zwischen Tränenbein und Siebbein; Ⓔ *ethmoidolacrimal suture*
Sutura ethmoidomaxillaris: Naht zwischen Tränenbein und Maxilla; Ⓔ *ethmoidomaxillary suture*
Sutura frontalis: ***Syn:*** *Stirnnaht, Sutura metopica*; Naht zwischen den beiden Stirnbeinen; Ⓔ *frontal suture, metopic suture*
Sutura frontoethmoidalis: Naht zwischen Stirnbein und Siebbein; Ⓔ *frontoethmoidal suture*
Sutura frontolacrimalis: Naht zwischen Stirnbeinund dem Oberrand des Tränenbeins; Ⓔ *frontolacrimal suture*
Sutura frontomaxillaris: Naht zwischen Stirnbeinund dem Processus frontalis der Maxilla*; Ⓔ *frontomaxillary suture*
Sutura frontonasalis: Naht zwischen Stirnbein und den beiden Nasenbeinen; Ⓔ *frontonasal suture*
Sutura frontozygomatica: Naht zwischen dem Processus zygomaticus des Stirnbeins und dem Jochbein; Ⓔ *frontozygomatic suture*
Sutura incisiva: ***Syn:*** *Zwischenkiefernaht*; beim Kind noch deutlich sichtbare Naht; zieht von den Foramina* incisiva seitlich nach vorne; markiert die Verschmelzungslinie von Maxilla und Prämaxilla; Ⓔ *incisive suture*
Sutura infraorbitalis: inkonstante Naht vom Foramen* infraorbitale zum Sulcus* infraorbitale; Ⓔ *infraorbital suture*
Sutura intermaxillaris: Naht zwischen den beiden Oberkieferknochen; Ⓔ *intermaxillary suture*
Sutura internasalis: Naht zwischen den beiden Nasenbeinen; Ⓔ *internasal suture*
Sutura lacrimoconchalis: Naht zwischen Tränenbein und unterer Nasenmuschel; Ⓔ *lacrimoconchal suture*
Sutura lacrimomaxillaris: Naht auf der Medialseite der Orbita* zwischen Tränenbein und Maxilla; Ⓔ *lacrimomaxillary suture*
Sutura lambdoidea: ***Syn:*** *Lambdanaht*; λ-förmige Naht zwischen dem Hinterhauptsbein und den Schläfenbeinen; Ⓔ *lambdoid suture*
Sutura metopica: →*Sutura frontalis*
Sutura nasomaxillaris: Naht zwischen der Außenseite des Nasenbeins und dem Processus frontalis der Maxilla*; Ⓔ *nasomaxillary suture*
Sutura occipitomastoidea: Naht zwischen dem Hinterhauptsbein und dem Hinterrand des Warzenfortsatzes; Ⓔ *occipitomastoid suture*
Sutura palatina mediana: mediane Gaumennaht; Ⓔ *median palatine suture*
Sutura palatina transversa: quere Gaumennaht; Ⓔ *transverse palatine suture*
Sutura palatoethmoidalis: Naht zwischen dem Processus orbitalis des Gaumenbeins und der Lamina orbitalis des Siebbeins; Ⓔ *palatoethmoidal suture*
Sutura palatomaxillaris: Naht am Boden der Orbita* zwischen dem Processus orbitalis des Gaumenbeins und der Pars orbitalis der Maxilla*; Ⓔ *palatomaxillary suture*
Sutura parietomastoidea: Naht zwischen dem Scheitelbein und dem Warzenfortsatz; Ⓔ *parietomastoid suture*
Sutura plana: Knochennaht mit ebenen Flächen; Ⓔ *flat suture, harmonic suture, plane suture, harmonia*
Sutura sagittalis: ***Syn:*** *Pfeilnaht, Scheitelnaht*; Naht zwischen den beiden Scheitelbeinen; Ⓔ *longitudinal suture, biparietal suture, sagittal suture, jugal suture*
Sutura serrata: ***Syn:*** *Zackennaht*; Knochennaht mit unregelmäßigen Flächen; Ⓔ *serrate suture, serrated suture*
Sutura sphenoethmoidalis: Naht zwischen Keilbeinkörper und der Lamina orbitalis des Siebbeins; Ⓔ *sphenoethmoidal suture*
Sutura sphenofrontalis: Naht zwischen dem kleinen Keilbeinflügel und der Pars orbitalis des Stirnbeins; Ⓔ *sphenofrontal suture*
Sutura sphenomaxillaris: Naht zwischen dem Processus pterygoideus des Keilbeins und der Maxilla*; Ⓔ *sphenomaxillary suture*
Sutura sphenoparietalis: Naht zwischen dem großen Keilbeinflügel und dem Scheitelbein; Ⓔ *sphenoparietal suture*
Sutura sphenosquamosa: Naht zwischen dem großen Keilbeinflügel und der Pars squamosa des Schläfenbeins; Ⓔ *sphenosquamosal suture*
Sutura sphenovomeralis: Verwachsungslinie zwischen Processus vaginalis des Keilbeins und der Ala* vomeris; Ⓔ *sphenovomerian suture*
Sutura sphenozygomatica: Naht zwischen großem Keilbeinflügel und Jochbein; Ⓔ *sphenozygomatic suture*
Sutura squamomastoidea: Verwachsungslinie zwischen der Pars squamosa und dem Processus mastoideus des Schläfenbeins; Ⓔ *squamosomastoid suture*
Sutura squamosa: ***Syn:*** *Schuppennaht*; Knochennaht, bei der sich die Nahtränder schuppenartig überlappen; Ⓔ *squamosal suture, squamous suture*
Sutura temporozygomatica: Naht zwischen dem Processus zygomaticus des Schläfenbeins und dem Processus temporalis des Jochbeins; Ⓔ *temporozygomatic suture*
Sutura zygomaticomaxillaris: Naht zwischen Jochbein und Processus zygomaticus der Maxilla*; Ⓔ *zygomaticomaxillary suture*

Swan-Ganz-Katheter *m*: doppellumiger Balloneinschwemmkatheter, der zur Messung des Pulmonalarteriendrucks und des Drucks im rechten Vorhof verwendet wird; Ⓔ *Swan-Ganz catheter*

Sweet-Syndrom *nt*: ***Syn:*** *akute febrile neutrophile Dermatose*; durch Neutrophilie*, Fieber, schwere Allgemeinsymptome und schmerzhafte, dunkelrote, plaqueförmige Hautveränderungen gekennzeichnete Erkrankung unbekannter Genese; Ⓔ *Sweet's disease, Sweet's syndrome, acute neutrophilic dermatosis, acute febrile neutrophilic dermatosis*

Swift-Syndrom *nt*: ***Syn:*** *Feer-Krankheit, Rosakrankheit, vegetative Neurose der Kleinkinder, Selter-Swift-Feer-Krankhei, Akrodynie, Acrodyniat, Feer-Selter-Swift-Krankheit*; vermutlich durch eine Quecksilbervergiftung verursachte Schädigung des Stammhirns mit Haut- und Organsymptomen bei Kleinkindern; Ⓔ *Swift's disease, Swift-Feer disease, Feer's disease, Bilderbeck's disease, Selter's disease, acrodynia, acrodynic erythema, dermatopolyneuritis, epidemic erythema, erythredema, erythredema polyneuropathy, trophodermatoneurosis*

Sy-, sy- *präf.*: Wortelement mit der Bedeutung „zusammen/gleichzeitig/mit"; Ⓔ *together with, sy-*

Sy|co|sis *f, pl* **-ses**: ***Syn:*** *Sykose*; selten verwendete Bezeichnung für eine chronische Haarfollikelentzündung; Ⓔ *sycosis, ficosis, mentagra*

Sydenham-Chorea *f*: ***Syn:*** *Chorea minor, Chorea minor Sydenham, Chorea juvenilis/rheumatica/infectiosa/simplex*; v.a. Mädchen betreffende Choreaform, die im Anschluss an Streptokokkenerkrankungen zusammen mit rheumatischem Fieber auftritt; Ⓔ *Sydenham's chorea, acute chorea, rheumatic chorea, simple chorea, juvenile chorea, St. Anthony's dance, St. Guy's dance, St.*

S

John's dance, St. Vitus' dance

Sy|ko|se *f*: → *Sycosis*

Syl-, syl- *präf.*: Wortelement mit der Bedeutung „zusammen/gleichzeitig/mit"; Ⓔ *together with, syl-*

Sylvius-Furche *f*: *Syn: Sulcus lateralis cerebri*; tiefe Großhirnfurche zwischen Schläfen-, Stirn- und Scheitellappen; Ⓔ *fossa of Sylvius, fissure of Sylvius, lateral cerebral sulcus, lateral cerebral fissure, sylvian fossa, sylvian fissure*

Sylvius-Klappe *f*: *Syn: Eustachio-Klappe, Valvula venae cavae inferioris*; Falte an der Einmündung der unteren Hohlvene in den rechten Vorhof; Ⓔ *caval valve, eustachian valve, valve of inferior vena cava, valve of Sylvius*

Sym-, sym- *präf.*: Wortelement mit der Bedeutung „zusammen/gleichzeitig/mit"; Ⓔ *together with, sym-*

sym|bi|on|tisch *adj*: → *symbiotisch*

Sym|bi|o|se *f*: dauerhaftes Zusammenleben von zwei oder mehreren Organismen zum gegenseitigen Nutzen; Ⓔ *symbiosis*

fusospirilläre Symbiose: *s.u. Fusoborreliose*; Ⓔ *fusospirillary symbiosis*

sym|bi|o|tisch *adj*: *Syn: symbiontisch*; Symbiose betreffend, in der Art einer Symbiose; Ⓔ *symbionic, symbiotic*

Sym|ble|pha|ron *nt*: *Syn: Blepharosynechie, Blepharosymphysis, Symblepharose, Lidverklebung*; Verwachsung/Verklebung von Lid und Bindehaut; Ⓔ *symblepharon, blepharosynechia, pantankyloblepharon, atretoblepharia*

Sym|ble|pha|ro|se *f*: → *Symblepharon*

sym|bo|lo|phob *adj*: Symbolophobie betreffend, durch sie gekennzeichnet; Ⓔ *relating to or marked by symbolism*

Sym|bo|lo|pho|bie *f*: krankhafte Angst vor der symbolischen Bedeutung von Handlungen oder Ereignissen; Ⓔ *symbolism*

Sym|bra|chy|dak|ty|lie *f*: angeborene Verwachsung und Verkürzung von Fingern oder Zehen; Ⓔ *symbrachydactyly, symbrachydactylia, symbrachydactylism*

Sym|me|lie *f*: angeborene Verwachsung der Beine; Ⓔ *symmelia*

monopodale Symmelie: *Syn: Monopodie*; Fehlbildung mit nur einem Fuß; Ⓔ *monopodia*

Sympath-, sympath- *präf.*: → *Sympathiko-*

Sym|pa|thek|to|mie *f*: *Syn: Grenzstrangresektion*; teilweise oder vollständige Entfernung von Grenzstrangganglien; Ⓔ *sympathectomy, sympathetectomy, sympathicectomy*

sym|pa|the|tisch *adj*: *Syn: sympathisch, miterkrankend*; auf ein nichterkranktes Organ übergreifend; Ⓔ *sympathetic*

Sympathiko-, sympathiko- *präf.*: Wortelement mit Bezug auf „Grenzstrang/Sympathikus"; Ⓔ *sympathetic, sympathic, orthosympathetic, sympath(o)-, sympathetico-, sympathic(o)-*

Sym|pa|thi|ko|blas|tom *nt*: → *Sympathoblastom*

Sym|pa|thi|ko|go|ni|om *nt*: → *Sympathoblastom*

Sym|pa|thi|ko|ly|ti|kum *nt, pl* **-ka**: → *Sympatholytikum*

Sym|pa|thi|ko|mi|me|ti|kum *nt, pl* **-ka**: → *Sympathikomimetikum*

Sym|pa|thi|ko|pa|thie *f*: *Syn: Sympathopathie*; Erkrankung des sympathischen Nervensystems; Ⓔ *sympathicopathy*

Sym|pa|thi|ko|to|nie *f*: erhöhte Erregbarkeit des sympathischen Nervensystems; Ⓔ *sympatheticotonia, sympathicotonia*

Sym|pa|thi|kus *m*: *Syn: sympathisches System, Pars sympathica*; sympathischer Teil des vegetativen Nervensystems; Ⓔ *sympathetic nervous system, sympathicus, thoracolumbar system, thoracicolumbar division of autonomic nervous system, thoracolumbar division of autonomic nervous system*

Sym|pa|thi|kus|aus|schal|tung *f*: → *Sympathikusblockade*

Sym|pa|thi|kus|blo|cka|de *f*: *Syn: Sympathikusausschaltung*; lokale oder totale Leitungsanästhesie* des Grenzstrangs; Ⓔ *sympathetic block*

sym|pa|thisch *adj*: **1.** *Syn: orthosympathisch*; sympathisches Nervensystem/Sympathikus betreffend **2.** mitfühlend, teilnehmend, gleichgestimmt **3.** *Syn: sympathetisch, miterkrankend*; auf ein nichterkranktes Organ übergreifend; Ⓔ **1.** *relating to the sympathetic nervous system, sympathetic, sympathic, orthosympathetic* **2.** *sympathetic* **3.** *sympathetic*

Sympatho-, sympatho- *präf.*: → *Sympathiko-*

Sym|pa|tho|blas|tom *nt*: *Syn: Sympathikoblastom, Sympathikogoniom, Sympathogoniom*; vom Grenzstrang oder Nebennierenmark ausgehender bösartiger Tumor des Kindesalters; Ⓔ *sympathoblastoma, sympathetoblastoma, sympathicoblastoma, sympathicogonioma, sympathogonioma*

Sym|pa|tho|go|ni|om *nt*: → *Sympathoblastom*

Sym|pa|tho|ly|ti|kum *nt, pl* **-ka**: *Syn: Sympathikolytikum, Adrenalinantagonist, Antiadrenergikum, Adrenorezeptorenblocker, Adrenolytikum*; Substanzen, die durch Blockade der Adrenorezeptoren die Wirkung von Adrenalin und Noradrenalin hemmen; Ⓔ *sympatholytic, sympathicolytic, sympathoparalytic, adrenolytic, antiadrenergic, antisympathetic*

sym|pa|tho|ly|tisch *adj*: *Syn: antiadrenerg, adrenolytisch*; die Wirkung von Adrenalin aufhebend; das sympathische System hemmend; Ⓔ *sympatholytic, sympathicolytic, sympathoparalytic, antisympathetic, adrenolytic, antiadrenergic*

Sym|pa|tho|mi|me|ti|kum *nt, pl* **-ka**: *Syn: Sympathikomimetikum, Adrenomimetikum, Adrenozeptoragonist, Adrenozeptorantagonist*; das sympathische System anregende Substanz; Ⓔ *sympathomimetic, sympatheticomimetic, sympathicomimetic, adrenergic, adrenomimetic*

sym|pa|tho|mi|me|tisch *adj*: *Syn: adrenomimetisch*; das sympathische System anregend, mit stimulierender Wirkung auf das sympathische System; Ⓔ *sympathomimetic, sympatheticomimetic, sympathicomimetic, adrenomimetic*

Sym|pa|tho|pa|thie *f*: → *Sympathikopathie*

Sym|phy|se *f*: **1.** → *Symphysis* **2.** → *Symphysis pubica*

Sym|phy|sen|naht *f*: Symphysiorrhaphie*; Ⓔ *symphysiorrhaphy*

Sym|phy|sen|rup|tur *f*: durch direkte Gewalteinwirkung verursachte, seltener unter der Geburt auftretende Sprengung der Beckensymphyse, die zu rotatorischer Instabilität des Beckenrings führt [Typ B 1 der Beckenringfraktur*]; Ⓔ *rupture of the symphysis pubis*

Sym|phy|sen|spren|gung *f*: → *Symphysiotomie*

Sym|phy|se|o|to|mie *f*: → *Symphysiotomie*

Sym|phy|si|o|ly|se *f*: operative Symphysenlösung; Ⓔ *symphysiolysis*

Sym|phy|si|or|rha|phie *f*: Symphysennaht; Ⓔ *symphysiorrhaphy, symphyseorrhaphy*

Sym|phy|si|o|to|mie *f*: *Syn: Symphysensprengung, Symphyseotomie*; Spaltung des Symphysenknorpels zur Beckenerweiterung; Ⓔ *symphysiotomy, symphyseotomy, pelviotomy*

Sym|phy|sis *f, pl* **-ses**: *Syn: Knorpelfuge, Symphyse*; Knochenverbindung durch Faserknorpel; Ⓔ *symphysis, fibrocartilaginous articulation/joint*

Symphysis intervertebralis: Intervertebralverbindung, besteht aus Bandscheibe und vorderem und hinterem Längsband; Ⓔ *intervertebral symphysis*

Symphysis mandibulae: Unterkiefersymphyse; Ⓔ *mental symphysis, mandibular symphysis*

Symphysis manubriosternalis: *Syn: Manubriosternalgelenk, Synchondrosis manubriosternalis*; knorpelige Verbindung von Schwertgriff und Brustbeinkörper;

S

Ⓔ *manubriosternal symphysis, manubriosternal articulation, manubriosternal joint*

Symphysis mentalis: Unterkiefersymphyse; Ⓔ *mental symphysis, mandibular symphysis*

Symphysis pubica: *Syn: Schambeinfuge, Schamfuge, Symphyse*; Knorpelverbindung der beiden Schambeine; Ⓔ *pubic symphysis, articulation of pubis, pubic synchondrosis*

Sym|plas|ma *nt*: vielkernige Zytoplasmamasse; Ⓔ *symplasm, symplast*

Sym|po|die *f*: →*Sirenomelie*

Sym|port *m*: *Syn: gekoppelter Transport, Cotransport*; gleichzeitiger Transport zweier Substanzen durch die Zellmembran, wobei eine Substanz mit und die andere gegen ein Konzentrazionsgefälle transportiert wird; Ⓔ *symport, coupled transport, cotransport*

Symp|tom *nt*: Zeichen, Krankheitszeichen; Ⓔ *symptom, sign* (für, von *of*)

Symptom der kaudalen Regression: *Syn: sakrokokzygeale Agenesie, Syndrom der kaudalen Regression, kaudale Regression*; Fehlbildungssyndrom mit Unterentwicklung von unterer Wirbelsäule und Becken, kombiniert mit anderen Fehlbildungen [Darm, Herz]; Ⓔ *sacral agenesis, caudal dysplasia syndrome, caudal regression syndrome*

Symp|to|ma|tik *f*: *Syn: Symptomatologie*; Gesamtheit der Krankheitssymptome; Ⓔ *symptomatology; semiology, semeiology, semeiotics*

reversible ischämische neurologische Symptomatik: *s.u. Apoplexia cerebri*; Ⓔ *reversible ischemic neurologic symptoms*

symp|to|ma|tisch *adj*: Symptom(e) betreffend, auf Symptomen beruhend, kennzeichnend, bezeichnend; Ⓔ *symptomatic, symptomatical, endeictic, characteristic* (für *of*)

Symp|to|ma|to|lo|gie *f*: **1.** *Syn: Semiologie*; Lehre von der Bedeutung einzelner Symptome **2.** *Syn: Symptomatik*; Gesamtheit der Krankheitssymptome; Ⓔ **1.** *symptomatology, semiology, semeiology, semeiotics* **2.** *symptoms, symptomatology*

Symp|to|men|kom|plex *m*: aus mehreren abgrenzbaren Symptomen bestehendes Beschwerdebild; Syndrom; Ⓔ *symptom complex; syndrome*

gastrokardialer Symptomenkomplex: *Syn: Roemheld-Syndrom*; funktionelle Herzbeschwerden bei Meteorismus von Magen und Darm, Zwerchfellhochstand und Verschiebung des Herzens nach oben; Ⓔ *gastrocardiac syndrome*

hypothalamischer Symptomenkomplex: *Syn: Babinski-Fröhlich-Syndrom, Morbus Fröhlich, Dystrophia adiposogenitalis, hypothalamisches Syndrom*; bei Kindern auftretende plötzliche Fettsucht in Kombination mit Minderwuchs und Hypogonadismus*; Ⓔ *Babinski-Fröhlich syndrome, Fröhlich's syndrome, Launois-Cléret syndrome, adiposogenital degeneration, adiposogenital dystrophy, adiposogenital syndrome*

postthrombotischer Symptomenkomplex: *Syn: postthrombotisches Syndrom*; meist Unterschenkel und Fuß betreffende Hauterscheinungen nach abgelaufener Phlebothrombose* mit Bildung sekundärer Varizen*, Hautverfärbung und Stauungsödem; Ⓔ *postphlebitic syndrome, post-thrombotic syndrome*

Syn-, syn- *präf.*: Wortelement mit der Bedeutung „zusammen/gleichzeitig/mit"; Ⓔ *together with, syn-*

Syn|a|del|phus *m*: Doppelfehlbildung mit einem Kopf und acht Armen und Beinen; Ⓔ *synadelphus, syndelphus*

Syn|al|gie *f*: Schmerzempfindung fernab vom Krankheitsherd; Ⓔ *referred pain, synalgia*

Syn|ap|se *f*: Kontaktstelle zur Informationsübertragung von Nervenzellen auf andere Zellen; Ⓔ *synapse*

Syn|ap|sis *f*: Chromosomenpaarung; Ⓔ *synapsis, syndesis, synaptic phase*

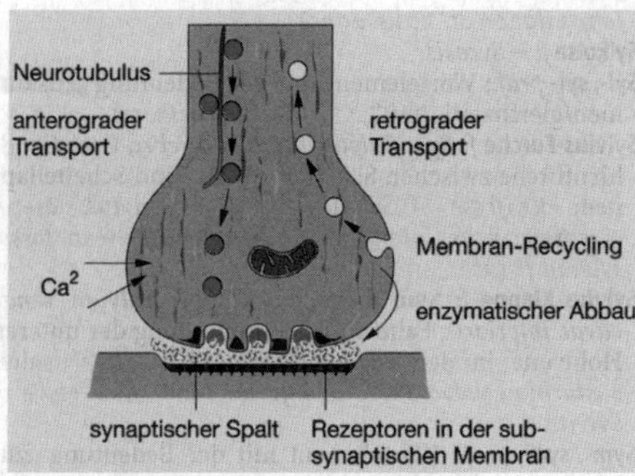

Abb. 88. Chemische Synapse

syn|ap|tisch *adj*: Synapse betreffend, mittels Synapse; Ⓔ *relating to synapse, synaptic, synaptical*

Syn|ar|thro|se *f*: *Syn: kontinuierliche Knochenverbindung, Knochenfuge, Synarthrosis, Articulatio fibrosa, Junctura fibrosa*; ununterbrochene, starre Verbindung zweier Knochen; Oberbegriff für Synchondrose*, Syndesmose* und Synostose*; Ⓔ *synarthrosis, synarthrodia, synarthrodial joint, non-synovial articulation, non-synovial joint, synchondrodial joint*

Syn|äs|the|sie *f*: abnorme Mitempfindung, z.B. von Lichtreize bei Hörempfindung; Ⓔ *synesthesia*

Syn|ce|phal|us *m*: →*Synkephalus*

Syn|chei|lia *f*: *Syn: Syncheilie, Synchilia, Synchilie*; angeborene Verwachsung der Lippen; Ⓔ *syncheilia, synchilia*

Syn|chei|lie *f*: →*Syncheilia*

Syn|chi|lia *f*: →*Syncheilia*

Syn|chi|lie *f*: →*Syncheilia*

Syn|chi|sis *f*: Verflüssigung; Ⓔ *synchysis, synchesis*

Synchisis albescens nivea: v.a. im höheren Alter auftretende weiße, rundliche Kristalle im Glaskörper; Ⓔ *synchysis albescens nivea*

Synchisis corporis vitrei: Glaskörperverflüssigung; Ⓔ *synchysis, synchesis*

Synchisis scintillans: *Syn: Glaskörperglitzern*; Vorkommen glitzernder Cholesterinkristalle im Glaskörper; Ⓔ *spintherism, spintheropia*

Syn|chon|drek|to|mie *f*: operative Entfernung einer Synchondrose*; Ⓔ *synchondrectomy*

Syn|chon|dro|se *f*: *Syn: Knorpelfuge, Knorpelhaft, Synchondrosis*; unbewegliche knorpelige Verbindung zweier Knochen; Ⓔ *synchondrosis, synchondrodial joint*

kraniale Synchondrosen: *Syn: Synchondroses cranii*; Synchondrosen der Schädelknochen; Ⓔ *synchondroses of cranium, cranial synchondroses, synchondroses of skull*

Syn|chon|dro|sis *f, pl* **-ses**: *Syn: Knorpelfuge, Knorpelhaft, Synchondrose*; unbewegliche knorpelige Verbindung zweier Knochen; Ⓔ *synchondrosis, synchondrodial joint*

Synchondroses columnae vertebrales: Synchondrosen der Wirbelsäule; Ⓔ *synchondroses of vertebral column*

Synchondrosis costae primae: Synchondrose der 1. Rippe; Ⓔ *synchondrosis of first rib*

Synchondroses cranii: Synchondrosen der Schädelknochen; Ⓔ *synchondroses of cranium, cranial synchondroses, synchondroses of skull*

Synchondrosis intraoccipitalis: vordere [**Synchondrosis intraoccipitalis anterior**] oder hintere [**Synchondrosis intraoccipitalis posterior**] Synchondrose der Hinterhauptsbeine; Ⓔ *intraoccipital synchondrosis*

Synchondrosis manubriosternalis: veraltet für Symphysis* manubriosternalis; Ⓔ *manubriosternal syn-*

chondrosis, manubriosternal symphysis, manubriosternal articulation, manubriosternal joint

Synchondrosis petrooccipitalis: Synchondrose zwischen der Pars petrosa des Schläfenbeins und der Pars basilaris des Hinterhauptsbeins; Ⓔ *petro-occipital synchondrosis*

Synchondrosis sphenoethmoidalis: Synchondrose zwischen dem Keilbeinkörper und dem Siebbein; Ⓔ *sphenoethmoidal synchondrosis*

Synchondrosis sphenooccipitalis: Synchondrose zwischen dem Keilbeinkörper und der Pars basilaris des Hinterhauptsbeins; Ⓔ *spheno-occipital synchondrosis*

Synchondrosis sphenopetrosa: Synchondrose zwischen dem großen Keilbeinflügel und der Pars petrosa des Schläfenbeins; Ⓔ *sphenopetrosal synchondrosis*

Synchondroses sternales: Oberbegriff für die knöchernen Verbindung der Brustbeinteile; Ⓔ *sternal synchondroses*

Synchondroses thoracis: die Synchondrosen des Brustkorbs; Ⓔ *synchondroses of thorax*

Synchondrosis xiphosternalis: knorpelige Verbindung von Schwertfortsatz und Brustbeinkörper; Ⓔ *xiphosternal synchondrosis, xiphosternal joint*

Syn|chon|dro|to|mie *f.:* operative Spaltung einer Synchondrose*; Ⓔ *synchondrotomy*

syn|chron *adj:* gleichzeitig, gleichlaufend; Ⓔ *synchronous, homochronous (mit with)*

Syn|chron|de|fi|bril|la|ti|on *f.: Syn: Elektrokonversion, elektrische Kardioversion, Elektrokardioversion, Elektroversion, Elektroreduktion*; der Elektrodefibrillation* verwandtes Verfahren zur Therapie von Vorhofflimmern* und Vorhofflattern*; der Gleichstromstoß wird von der P-Welle des EKGs ausgelöst und stellt den normalen Sinusrhythmus wieder her; wird meist intraoperativ oder auf der Intensivstation eingesetzt; Ⓔ *electroversion*

Syn|chro|nie *f.:* → *Synchronismus*

Syn|chro|nis|mus *m: Syn: Synchronie*; Gleichzeitigkeit, zeitliche Übereinstimmung; Ⓔ *synchronism, synchronia, synchrony*

Syn|cre|tio *f, pl* **-ti|o|nes:** Zusammenwachsen, Verwachsen; Ⓔ *syncretio*

Syn|cy|ti|um *nt:* → *Synzytium*

syn|dak|tyl *adj:* Syndaktylie betreffend, von ihr betroffen oder gekennzeichnet, durch sie bedingt; Ⓔ *syndactylous, syndactylic, syndactyl, syndactyle*

Syn|dak|ty|lie *f.:* Verwachsung von Fingern oder Zehen; Ⓔ *syndactyly, syndactylia, syndactylism, zygodactyly, dactylia, dactylion, dactylium, symphysodactylia, symphysodactyly, aschistodactylia*

Syndesm-, syndesm- *präf.:* → *Syndesmo-*

Syn|des|mek|to|mie *f.:* Bandexzision, Bandresektion, Ligamentexzision, Ligamentresektion; Ⓔ *syndesmectomy*

Syn|des|mi|tis *f, pl* **-ti|den: 1.** *Syn: Bandentzündung, Ligamententzündung*; Entzündung eines Bandes oder Ligaments **2.** seltener gebrauchte Bezeichnung für Conjunctivitis*; Ⓔ **1.** *inflammation of a ligament, syndesmitis* **2.** → *Conjunctivitis*

syn|des|mi|tisch *adj:* Syndesmitis betreffend, von ihr betroffen oder gekennzeichnet; Ⓔ *relating to or marked by syndesmitis*

Syndesmo-, syndesmo- *präf.:* Wortelement mit der Bedeutung „Band/Ligament"; Ⓔ *syndesm(o)-*

Syn|des|mo|pe|xie *f.:* Wiederanheftung eines Bandes/Ligamentes; Ⓔ *syndesmopexy*

Syn|des|mo|phy|ten *pl:* Bandverknöcherungen, z.B. der Bandscheiben; Ⓔ *syndesmophytes*

Syn|des|mo|plas|tik *f.:* Bänderplastik; Ⓔ *syndesmoplasty*

Syn|des|mor|rha|phie *f.:* Bandnaht, Bändernaht; Ⓔ *syndesmorrhaphy*

Syn|des|mo|se *f.:* → *Syndesmosis*

Syn|des|mo|sis *f, pl* **-ses:** *Syn: Bandhaft, Syndesmose*; bandartige Verbindung zweier Knochen durch kollagenes oder elastisches Bindegewebe; Ⓔ *syndesmosis, synneurosis, syndesmodial joint, syndesmotic joint*

Syndesmosis columnae vertebralis: Bezeichnung für die Verspannung der Wirbelsäule durch ein System von Bändern; dazu gehören die Ligamenta* interspinalia, flava, intertransversaria, transversa, supraspinale, nuchae, longitudinale anterius und longitudinale posterius; Ⓔ *syndesmoses of vertebral column*

Syndesmosis dentolaveolaris: *Syn: Gomphosis*; Verankerung des Zahns im Zahnfach durch die Sharpey*-Fasern; Ⓔ *dento-alveolar syndesmosis*

Syndesmosis radioulnaris: Syndesmose von Speiche und Elle unterhalb des Ellenbogens; Ⓔ *radioulnar synarthrosis, radioulnar syndesmosis*

Syndesmoses thoracis: Bezeichnung für die Verspannung des knöchernen Thorax durch die Membrana* intercostalis interna und externa; Ⓔ *syndesmoses of thorax*

Syndesmosis tibiofibularis: *Syn: unteres Tibiofibulargelenk*; Bandhaft von Schienbein und Wadenbein oberhalb des Sprunggelenks; Ⓔ *tibiofibular syndesmosis, tibiofibular ligament, tibiofibular articulation, tibiofibular joint, inferior tibiofibular articulation, inferior tibiofibular joint*

Syndesmosis tympanostapedialis: Verankerung der Fußplatte des Steigbügels am Vorhoffenster*; Ⓔ *tympanostapedial syndesmosis*

Syn|des|mo|to|mie *f.:* Banddurchtrennung, Bänderdurchtrennung, Ligamentdurchtrennung; Ⓔ *syndesmotomy*

Syn|drom *nt:* Symptomenkomplex; früher Bezeichnung für eine Gruppe von Krankheitszeichen, die für eine bestimmte Erkrankung charakteristisch sind; heute wird der Begriff mehr und mehr für Erkrankungen mit mehreren oder komplexen Symptomen verwendet; Ⓔ *syndrome, symptom complex*

Syndrom der abführenden Schlinge: Funktionsbehinderung der abführenden Schlinge nach Magenresektion; führt zu postprandialem Erbrechen; Ⓔ *efferent loop syndrome*

amentielles Syndrom: *Syn: Amenz, Amentia*; leichte Bewusstseinseinschränkung mit Zusammenhangslosigkeit des Denkens, Ratlosigkeit, Desorientiertheit und Halluzinationen; Ⓔ *amential syndrome*

amnestisches Syndrom: *Syn: Korsakow-Syndrom, Korsakow-Psychose*; durch eine Reihe von Pathomechanismen [Alkoholabusus, CO-Vergiftung] ausgelöstes Psychosyndrom mit Merkschwäche bei erhaltenem Altgedächtnis; Ⓔ *amnestic syndrome, amnesic syndrome, amnestic-confabulatory syndrome, amnestic psychosis, dysmnesic psychosis, dysmnesic syndrome*

anankastisches Syndrom: *Syn: Anankasmus, Zwangskrankheit, Zwangsneurose, obsessiv-kompulsive Reaktion*; Neurose*, die von Zwangserscheinungen [Zwangsgedanken, -impulsen, -handlungen] beherrscht wird; Ⓔ *compulsion neurosis, compulsive neurosis, obsessive-compulsive neurosis, obsessional neurosis*

angio-osteo-hypertrophisches Syndrom: *Syn: Klippel-Trénaunay-Syndrom, Klippel-Trénaunay-Weber-Syndrom, Osteoangiohypertrophie-Syndrom, Haemangiectasia hypertrophicans*; angeborene Entwicklungsstörung mit örtlichem Riesenwuchs, Hämangiomen der Haut und Gefäßdysplasien; Ⓔ *Klippel-Trénaunay syndrome, Klippel-Trénaunay-Weber syndrome, angioosteohypertrophy syndrome*

ballistisches Syndrom: *Syn: Ballismus*; durch blitzartige Schleuderbewegungen charakterisierte extrapyramidale, hyperkinetische Bewegungsstörung; Ⓔ *ballismus, ballism*

Syndrom der blauen Flecken: *Syn: Erythrozytenautosensibilisierung, schmerzhafte Ekchymosen-Syndrom, autoerythrozytäre Purpura, painful bruising syndrome*;

S

fast ausschließlich bei Frauen auftretendes Syndrom mit rezidivierenden schmerzhaften Hautblutungen; neben einer allergischen Genese [Autoantikörper gegen Erythrozyten] wird auch eine psychogene Auslösung [Konversionsneurose*] diskutiert; Ⓔ *Gardner-Diamond syndrome, autoerythrocyte sensitization syndrome, erythrocyte autosensitization syndrome, painful bruising syndrome*
Syndrom der blinden Schlinge: ***Syn:*** *Blindsack-Syndrom, Blind-loop-Syndrom*; durch chronische Stauung von Darminhalt in einer nebengeschlossenen Darmschlinge entstehende Beschwerden [u.a. Völlegefühl, Durchfall, Anämie]; Ⓔ *blind-loop syndrome*
Syndrom der brennenden Füße: ***Syn:*** *Gopalan-Syndrom, heiße Greisenfüße, Burning-feet-Syndrom*; durch verschiedene Ursachen [Vitaminmangel, Lebererkrankungen, Diabetes] hervorgerufenes schmerzhaftes Brennen der Füße während der Nacht; Ⓔ *Gopalan's syndrome, burning feet syndrome*
delirantes Syndrom: ***Syn:*** *Delirium, Delir*; rückbildungsfähiges akutes Psychosyndrom mit Desorientiertheit, Verwirrtheit, (optischen) Halluzinationen, ängstlicher Erregung und motorischer Unruhe; Ⓔ *delirium, acute brain syndrome, acute neuropsychologic disorder, acute confusional state*
fazio-genito-digitales Syndrom: ***Syn:*** *Aarskog-Syndrom*; Fehlbildungssyndrom mit Kleinwuchs und Fehlbildungen im Gesichts-, Extremitäten- und Genitalbereich; Ⓔ *Aarskog's syndrome, Aarskog-Scott syndrome, faciodigitogenital syndrome, faciogenital dysplasia*
fibromyalgisches Syndrom: ***Syn:*** *Weichteilrheumatismus, Muskelrheumatismus, Fibrositis, Fibrositis-Syndrom, Fibromyalgie*; Oberbegriff für chronische, nichtrheumatische Erkrankungen mit typischen extraartikulären Schmerzen [Muskulatur, Skelettweichteile]; Ⓔ *soft tissue rheumatism*
Syndrom des fragilen X-Chromosoms: ***Syn:*** *Marker-X-Syndrom, Fragiles-X-Syndrom, Martin-Bell-Syndrom*; v.a. das männliche Geschlecht betreffendes Syndrom mit Gesichtsfehlbildungen, Hyperaktivität und verzögerter körperlicher und geistiger Entwicklung; Ⓔ *fragile X syndrome*
Syndrom der geschlagenen Eltern: ***Syn:*** *Battered-parents-Syndrom*; Bezeichnung für die sichtbaren Verletzungszeichen bei körperlicher Misshandlung der Eltern durch ihre Kinder; Ⓔ *battered parents syndrome*
Syndrom des geschlagenen Kindes: ***Syn:*** *Battered-child-Syndrom*; Bezeichnung für die sichtbaren Verletzungszeichen bei körperlicher Kindesmisshandlung; Ⓔ *battered child syndrome*
hämolytisch-urämisches Syndrom: ***Syn:*** *Gasser-Syndrom*; vorwiegend im Kindesalter auftretende Mikroangiopathie* der Nierengefäße mit Niereninsuffizienz; Ⓔ *Gasser's syndrome, hemolytic-uremic syndrome*
hypothalamisches Syndrom: ***Syn:*** *Babinski-Fröhlich-Syndrom, Morbus Fröhlich, hypothalamischer Symptomenkomplex*; bei Kindern auftretende plötzliche Fettsucht in Kombination mit Minderwuchs und Hypogonadismus*; Ⓔ *Fröhlich's syndrome, Launois-Cléret syndrome, adiposogenital syndrome, adiposogenital degeneration, adiposogenital dystrophy*
Syndrom der immotilen Zilien: →*Kartagener-Syndrom*
Syndrom der inadäquaten ADH-Sekretion: ***Syn:*** *inadäquate ADH-Sekretion, Schwartz-Bartter-Syndrom*; als Ursachen für eine vermehrte ADH-Sekretion oder ein erhöhtes Wirksamwerden von antidiuretischem Hormon [ADH] findet man eine vermehrte Sekretion bei zerebralen Erkrankungen, durch verschiedene Medikamente oder bei ektoper Hormonproduktion bei malignen Tumoren oder Lymphomen; weitere Ursachen sind chronische Lungenerkrankungen, Erkrankungen mit Natriumretention und Ödembildung und Erkrankungen, die zu Hypovolämie oder Hypotension führen; Ⓔ *syndrome of inappropriate secretion of antidiuretic hormone*
kardiokutanes Syndrom: ***Syn:*** *Lentiginosis-Syndrom, progressive kardiomyopathische Lentiginose, Lentiginosis-profusa-Syndrom, LEOPARD-Syndrom*; autosomal-dominantes Syndrom mit multiplen Lentigoflecken, Erregungsleitungsstörungen, Hypertelorismus*, Pulmonalstenose*, Fehlbildungen der Genitale, Wachstumsstörungen und Taubheit; Ⓔ *multiple lentigines syndrome, leopard syndrome*
kardiopulmonales Syndrom der Adipösen: ***Syn:*** *Pickwickier-Syndrom, Pickwick-Syndrom*; Kombination von Fettleibigkeit und Schlafsuchtsanfällen mit Muskelzucken und Herz-Kreislauf-Störungen; Ⓔ *pickwickian syndrome*
Syndrom der kaudalen Regression: ***Syn:*** *sakrokokzygeale Agenesie, Symptom der kaudalen Regression, kaudale Regression*; Fehlbildungssyndrom mit Unterentwicklung von unterer Wirbelsäule und Becken, kombiniert mit anderen Fehlbildungen [Darm, Herz]; Ⓔ *sacral agenesis, caudal dysplasia syndrome, caudal regression syndrome*
Syndrom der langen Wimpern: ***Syn:*** *Trichomegalie-Syndrom, Oliver-McFarlane-Syndrom*; familiär gehäuft auftretendes Syndrom mit abnorm langen und kräftigen Wimpern, Pigmentmangel der Netzhaut [Retina], proportioniertem Minderwuchs und Wachstumsverzögerung; Ⓔ *trichomegaly*
meningeales Syndrom: ***Syn:*** *Pseudomeningitis, Meningismus*; durch eine Reizung der Hirnhäute entstehender Symptomenkomplex [Kopfschmerz, Nackensteife], der auch ohne eine Hirnhautentzündung auftreten kann; Ⓔ *pseudomeningitis, meningism*
myorenales Syndrom: →*tubulovaskuläres Syndrom*
nephrotisches Syndrom: ***Syn:*** *Nephrose*; durch verschiedene Ursachen [entzündliche oder degenerative Nierenerkrankungen] ausgelöstes klinisches Syndrom mit Proteinurie*, Hypo- und Dysproteinämie*, Hypoalbuminämie*, Hyperlipidämie* und Hypercholesterinämie* sowie Ödemen; kann spontan ausheilen, aber auch zu chronischer Niereninsuffizienz führen; Ⓔ *nephrosis, nephrotic syndrome, Epstein's nephrosis, Epstein's syndrome, dropsical nephritis, hydremic nephritis, hydropigenous nephritis*
neurokutanes Syndrom: ***Syn:*** *Phakomatose*; Oberbegriff für Syndrome mit Hautveränderungen und Fehlbildungen verschiedener Organe [u.a. ZNS, Auge]; Ⓔ *neurocutaneous syndrome, phakomatosis, phacomatosis*
okulo-zerebro-renales Syndrom: ***Syn:*** *Lowe-Syndrom, Lowe-Terrey-MacLachlan-Syndrom*; X-chromosomal-rezessives Fehlbildungssyndrom mit Intelligenzminderung, Katarakt und Nierenfehlbildungen; Ⓔ *oculocerebrorenal dystrophy, oculocerebrorenal syndrome, Lowe's disease, Lowe's syndrome, Lowe-Terrey-MacLachlan syndrome*
orofaziodigitales Syndrom: ***Syn:*** *orodigitofaziale Dysostose, OFD-Syndrom, Papillon-Léage-Psaume-Syndrom*; X-chromosomal vererbtes Syndrom mit oralen [Lappenzunge, Gaumenspalte], digitalen [Brachydaktylie*, Syndaktylie*] und fazialen [Lippenspalte, Nasenknorpelhypoplasie] Fehlbildungen; evtl. geistige Retardierung; Ⓔ *orodigitofacial syndrome*
paraneoplastisches Syndrom: ***Syn:*** *Paraneoplasie*; Bezeichnung für im Rahmen einer Tumorerkrankung auftretende Symptome, die weder vom Primärtumor noch den Metastasen direkt verursacht werden; Ⓔ *paraneoplastic syndrome*
Syndrom der polyzystischen Ovarien: ***Syn:*** *Stein-Leventhal-Syndrom, PCO-Syndrom*; Syndrom mit vergrö-

S

ßerten Eierstöcken mit multiplen Zysten, Hypertrichose*, Fettsucht und Zyklusstörungen; Ⓔ *Stein-Leventhal syndrome, polycystic ovary syndrome, polycystic ovary disease*

postthrombotisches Syndrom: *Syn:* *postthrombotischer Symptomenkomplex*; meist Unterschenkel und Fuß betreffende Hauterscheinungen nach abgelaufener Phlebothrombose* mit Bildung sekundärer Varizen*, Hautverfärbung und Stauungsödem; Ⓔ *postphlebitic syndrome, post-thrombotic syndrome*

präleukämisches Syndrom: *Syn:* *Präleukämie*; Begriff für Störungen der Blutbildung, die ein erhöhtes Leukämierisiko haben; Ⓔ *preleukemia*

pseudomyasthenisches Syndrom: *Syn:* *Lambert-Eaton-Rooke-Syndrom*; bei Autoimmunerkrankungen und kleinzelligem Bronchialkarzinom* vorkommende vorzeitige Ermüdbarkeit der Muskulatur; Ⓔ *myasthenic syndrome, carcinomatous myopathy, Eaton-Lambert syndrome, Lambert-Eaton syndrome*

psychoorganisches Syndrom: *Syn:* *organisches Psychosyndrom, hirnorganisches Psychosyndrom*; durch Gehirnerkrankungen verursachte psychische Symptomatik mit Hirnleistungsschwäche und Persönlichkeitsveränderung; Ⓔ *organic brain syndrome, organic mental syndrome*

septikämisches Syndrom: *Syn:* *Septikämie, Hämatosepsis, Septikhämie, Blutvergiftung*; generalisierte Erkrankung mit dem Auftreten von Krankheitserregern [Bakterien, Viren, Pilzen] oder ihren Toxinen im Blut; oft gleichgesetzt mit Sepsis*; Ⓔ *septicemia, septemia, septic intoxication, blood poisoning, septic fever, hematosepsis*

sinubronchiales Syndrom: *Syn:* *Sinobronchitis, Sinubronchitis, sinupulmonales Syndrom*; subakute oder chronische Sinusitis* mit folgender Bronchitis* oder Bronchopneumonie*; Ⓔ *sinobronchial syndrome, sinopulmonary syndrome, bronchosinusitis, sinobronchitis*

sinupulmonales Syndrom: → *sinubronchiales Syndrom*

temporomandibuläres Syndrom: *Syn:* *Costen-Syndrom*; vom Kiefergelenk ausgehende neuralgiforme Beschwerden; Ⓔ *Costen's syndrome, pain dysfunction syndrome, temporomandibular joint syndrome, temporomandibular dysfunction syndrome, myofacial pain dysfunction, myofacial pain dysfunction syndrome*

tödliches kutaneointestinales Syndrom: *Syn:* *Köhlmeier-Degos-Syndrom, Degos-Delort-Tricot-Syndrom, Papulosis maligna atrophicans (Degos), Papulosis atrophicans maligna, Thrombangiitis cutaneaintestinalis disseminata*; ätiologisch ungeklärte, durch eine Thrombosierung kleiner Arterien und Papelbildung gekennzeichnete Erkrankung mit schlechter Prognose; Ⓔ *Degos' disease, Degos' syndrome, Köhlmeier-Degos disease, malignant atrophic papulosis*

Syndrom des toxischen Schocks: *Syn:* *toxisches Schocksyndrom, Toxinschocksyndrom*; akutes Schocksyndrom durch Staphylokokkentoxine [**toxisches Schocksyndrom-Toxin-1**], das nach Tamponanwendung auftrat; Ⓔ *toxic shock syndrome*

tubulovaskuläres Syndrom: *Syn:* *Bywaters-Krankheit, Quetschungssyndrom, Verschüttungssyndrom, Muskelzerfallssyndrom, Crush-Syndrom, Crush-Niere, myorenales Syndrom*; durch einen massiven Zerfall von Muskelgewebe verursachte akute Niereninsuffizienz; Ⓔ *crush syndrome, compression syndrome*

Syndrom der unruhigen Beine: *Syn:* *Wittmaack-Ekbom-Syndrom, Restless-legs-Syndrom*; ätiologisch ungeklärte Erkrankung, deren Leitsymptom nächtliche, unangenehme, als ziehend-reißend beschriebene Dysästhesien der Beine sind, die von einem nicht unterdrückbaren Drang, die Beine zu bewegen, begleitet werden; die Bewegung schafft aber nur kurzzeitige Linderung, bevor der Drang erneut einsetzt; tritt autosomal-dominant, essentiell und symptomatisch [Niereninsuffizienz, Schwangerschaft] auf; Ⓔ *restless legs syndrome*

unteres Syndrom des Nucleus ruber: *Syn:* *Claude-Syndrom, unteres Ruber-Syndrom*; von Okulomotoriuslähmung und Halbseitenlähmung gekennzeichnete Schädigung des Nucleus* ruber; Ⓔ *rubrospinal cerebellar peduncle syndrome, inferior syndrome of red nucleus, Claude's syndrome*

urethro-okulo-synoviales Syndrom: *Syn:* *Morbus Reiter, Reiter-Krankheit, Reiter-Syndrom, venerische Arthritis, Okulourethrosynovitis, Fiessinger-Leroy-Reiter-Syndrom*; durch die Trias Arthritis*, Urethritis* und Konjunktivitis* gekennzeichnete, reaktiv entzündliche Systemerkrankung, die wahrscheinlich durch Bakterien (Chlamydien) hervorgerufen wird; Ⓔ *Reiter's disease, Reiter's syndrome, Fiessinger-Leroy-Reiter syndrome*

vasospastisches Syndrom: → *Raynaud-Krankheit*

Syndrom der verbrühten Haut: **1.** → *staphylogenes Lyell-Syndrom* **2.** → *medikamentöses Lyell-Syndrom*

Syndrom der zuführenden Schlinge: *Syn:* *Afferent-loop-Syndrom*; nach Magenresektion auftretender Beschwerdekomplex durch eine Abflussbehinderung der zuführenden Darmschlinge; Ⓔ *afferent loop syndrome*

Syn|e|chie *f*: *Syn:* *Synechia*; Verwachsung; Ⓔ *synechia, adhesion*

Syn|e|chi|o|to|mie *f*: *Syn:* *Synechotomie*; Lösung von Synechien des Auges; Ⓔ *synechiotomy, synechotomy, corelysis*

Syn|e|cho|to|mie *f*: → *Synechiotomie*

Syn|en|ze|phal|us *m*: Doppelfehlbildung mit einem Kopf; Ⓔ *synencephalus*

syn|er|ge|tisch *adj*: zusammenwirkend; Ⓔ *working or acting together, synergetic, synergic*

Syn|er|gie *f*: Zusammenwirken, Zusammenspiel; Ⓔ *synergy, synergia*

Syn|er|gis|mus *m*: gleichsinnige Wirkung zweier Substanzen; kann zu Addition oder Potenzierung der Wirkungen führen; Ⓔ *synergism, synergy, synergia*

syn|er|gis|tisch *adj*: Synergismus betreffend, auf Synergismus beruhend, zusammenwirkend; Ⓔ *relating to synergism, acting together, synergistic*

Syn|ga|mie *f*: *Syn:* *Gametenverschmelzung*; Verschmelzung von Ei und Spermium; Ⓔ *syngamy*

syn|gen *adj*: *Syn:* *isogen, isogenetisch, syngenetisch*; artgleich und genetisch identisch; Ⓔ *syngeneic, syngenetic, isologous, isogeneic, isogenic*

syn|ge|ne|tisch *adj*: → *syngen*

Syn|kar|zi|no|ge|ne|se *f*: Zusammenwirkung mehrerer Faktoren bei der Krebsentstehung; Ⓔ *cocarcinogenesis*

Syn|ke|phal|us *m*: *Syn:* *Syncephalus*; Doppelfehlbildung mit einem Kopf mit einem Gesicht und vier Ohren; Ⓔ *syncephalus, sycephalus*

Syn|ki|ne|se *f*: Mitbewegung; Ⓔ *synkinesis, synkinesia, syncinesis*

syn|kli|tisch *adj*: Synklitismus betreffend, achsengerecht; Ⓔ *relating to synclitism, synclitic*

Syn|kli|tis|mus *m*: achsengerechte Einstellung des Schädels bei der Geburt; Ⓔ *synclitism, syncliticism*

Syn|ko|pe *f*: plötzliche kurze Bewusstlosigkeit durch Sauerstoffmangel des Gehirns; Ⓔ *syncope, swoon, faint, fainting, swooning, deliquium, ictus*

autonom-nervale Synkope: → *vasovagale Synkope*

vasovagale Synkope: *Syn:* *Reflexsynkope, autonom-nervale Synkope*; Oberbegriff für alle Synkopenformen, die durch eine Vaguswirkung ausgelöst werden; dazu gehören u.a. **Karotissinussynkopen** bei Karotissinussyndrom*, **viszerale Reflexsynkopen** [z.B. Husten-,

S

Miktions-, Schmerzsynkope], **zentral induzierte Synkopen** [Situationssynkope, Emotionssynkope] und **neurokardiogene Synkopen**; bei allen Formen ist die Vermeidung der auslösenden Ursache Zentralpunkt der Therapie; Ⓔ *vasovagal syncope*

synlkolpisch *adj*: Synkope betreffend; Ⓔ *relating to syncope, syncopal, syncopic*

Synlolphrys *f*: zusammengewachsene Augenbrauen; Ⓔ *synophrys, synophridia*

Synlophlthallmus *m*: *Syn: Zyklop, Zyklozephalus*; Patient mit Zyklopie*; Ⓔ *synophthalmus, monoculus, monophthalmus, monops, cyclops, cyclocephalus*

Synlorlchildie *f*: angeborene Hodenverschmelzung; Ⓔ *synorchism, synorchidism*

Synloslchelos *m*: angeborene Verwachsung von Penis und Skrotum; Ⓔ *synoscheos*

Synlosltolse *f*: *Syn: Synostosis*; knöcherne Vereinigung/Verbindung benachbarter Knochen; Ⓔ *bony ankylosis, true ankylosis, synostosis, synosteosis*

synlosltoltisch *adj*: Synostose betreffend, in der Art einer Synostose; Ⓔ *relating to synostosis, synostotic, synosteotic*

Synov-, synov- *präf.*: Wortelement mit Bezug auf „Gelenkschmiere/Synovia"; Ⓔ *synovial, synovi(o)-*

Synlovlekltolmie *f*: *Syn: Synovialektomie, Gelenksynovektomie, Synovialisentfernung, Synovialisexzision, Synovialisresektion*; operative Entfernung der Membrana* synovialis; Ⓔ *synovectomy, villusectomy*

Synlolvia *f*: *Syn: Gelenkschmiere*; von der Synovialis* gebildete Gleitflüssigkeit der Gelenke; Ⓔ *synovia, synovial fluid, articular serum, joint oil*

synlolvilal *adj*: Synovia* oder Membrana* synovialis betreffend; Ⓔ *relating to or consisting of synovia, synovial*

Synlolvilallekltolmie *f*: →*Synovektomie*

Synlolvilallis *f*: *Syn: Membrana synovialis, Stratum synoviale*; Innenschicht der Gelenkkapsel, die die Gelenkschmiere [Synovia] produziert; Ⓔ *synovium, synovial layer of articular capsule, synovial membrane (of articular capsule)*

Synlolvilallislexlzilsilon *f*: →*Synovektomie*

Synlolvilallislrelsekltilon *f*: →*Synovektomie*

Synlolvilallilitis *f, pl* **-tiden**: →*Synovitis*

synlolvilallilitisch *adj*: →*synovitisch*

Synlolvilallom *nt*: *Syn: Synoviom*; von der Synovialis* ausgehender Tumor; Ⓔ *synovioma, synovialoma*

benignes Synovialom: *Syn: Arthritis villonodularis pigmentosa, Riesenzelltumor der Sehnenscheide, Tendosynovitis nodosa, pigmentierte villonoduläre Synovitis*; lokalisierte, knottig-zottige Synovialiswucherung, die im Endstadium einen gutartigen Riesenzelltumor* der Sehnenscheide bildet; Ⓔ *pigmented villonodular synovitis, chronic hemorrhagic villous synovitis, tendinous xanthoma, pigmented villonodular arthritis*

malignes Synovialom: *Syn: Synovialsarkom*; bösartiger Tumor der Synovialis*; Ⓔ *synoviosarcoma, synovial sarcoma, synovial cell sarcoma, malignant synovialoma, malignant synovioma*

Synlolvilallsarlkom *nt*: *Syn: malignes Synovialom*; bösartiger Tumor der Synovialis*; Ⓔ *synoviosarcoma, synovial sarcoma, synovial cell sarcoma, malignant synovialoma, malignant synovioma*

Synlolvilallzotlten *pl*: *Syn: Villi articulares, Villi synoviales*; Zotten der Gelenkinnenhaut/Membrana synovialis; Ⓔ *synovial villi, synovial glands, synovial fringes, haversian glands*

Synlolvilallzyslte *f*: *Syn: Ganglion, Überbein*; mukoide Zystenbildung einer Gelenkkapsel oder des Sehnengleitgewebes; Ⓔ *myxoid cyst, synovial cyst*

Synlolvilitis *f, pl* **-tilden**: →*Synovitis*

synlolvilitisch *adj*: →*synovitisch*

Synovio-, synovio- *präf.*: Wortelement mit Bezug auf „Gelenkschmiere/Synovia"; Ⓔ *synovial, synovi(o)-*

Synlolvilom *nt*: →*Synovialom*

Synlolvilorlthelse *f*: Therapie der chronischen/rheumatoiden Synovitis durch Zytostika, Radioisotope u.ä.; Ⓔ *synoviorthesis, synoviorthese*

Synlolviltis *f, pl* **-tilden**: *Syn: Synoviitis, Synovialitis*; Entzündung der Membrana* synovialis; Ⓔ *inflammation of a synovial membrane, synovitis, arthrosynovitis, arthromeningitis*

pigmentierte villonoduläre Synovitis: *Syn: benignes Synovialom, Riesenzelltumor der Sehnenscheide, Tendosynovitis nodosa, Arthritis villonodularis pigmentosa*; lokalisierte, knottig-zottige Synovialiswucherung, die im Endstadium einen gutartigen Riesenzelltumor* der Sehnenscheide bildet; Ⓔ *pigmented villonodular synovitis, nodular tenosynovitis, chronic hemorrhagic villous synovitis, pigmented villonodular arthritis, xanthosarcoma, tendinous xanthoma, giant cell tumor of tendon sheath*

proliferative Synovitis: Synovitis mit Proliferation der Membrana* synovialis; Ⓔ *proliferative synovitis*

rheumatoide Synovitis: Synovitis bei rheumatoider Arthritis*; Ⓔ *rheumatoid synovitis*

Synovitis sicca: fibrinöse Synovitis ohne Ergussbildung; imponiert klinisch durch Gelenkreiben; Ⓔ *dry synovitis*

villonoduläre Synovitis: →*Synovitis villosa*

Synovitis villosa: *Syn: villonoduläre Synovitis, villöse Synovitis*; häufigster gutartiger Gelenktumor mit hyperplastischer Proliferation der Membrana* synovialis; Ⓔ *villous synovitis, villonodular synovitis, dendritic synovitis*

villöse Synovitis: →*Synovitis villosa*

synlolviltisch *adj*: *Syn: synovialitisch, synoviitisch*; Synovitis betreffend, von ihr betroffen oder gekennzeichnet; Ⓔ *relating to or marked by synovitis, synovitic*

synltakltisch *adj*: Syntaxis betreffend, durch sie gekennzeichnet; Ⓔ *relating to syntaxis, syntactical*

Synltalxis *f*: harmonischer Bewegungsablauf, harmonische Bewegung; Ⓔ *syntaxis*

Synlthalse *f*: Enzym, das zwei Verbindungen, unter Bildung einer neuen Verbindung, miteinander verknüpft; Ⓔ *synthase, lyase*

Synlthelse *f*: Aufbau einer Struktur oder Verbindung aus Einzelteilen; Ⓔ *synthesis*

Synlthelselphalse *f*: *Syn: S-Phase*; Phase des Zellzyklus, in der die DNA verdoppelt wird; Ⓔ *synthesis phase*

Synltheltalse *f*: *Syn: Ligase*; Enzym, das zwei Moleküle durch Bildung einer C-C-, C-O-, C-S- oder C-N-Bindung verbindet; Ⓔ *synthetase, ligase*

synlthelitisch *adj*: Synthese betreffend, durch Synthese; synthetisch hergestellt; künstlich, artifiziell; Ⓔ *relating to synthesis, made by synthesis, synthetic, artificial*

Synltholrax *m*: *Syn: Thorakopagus*; Doppelfehlbildung mit Verwachsung am Brustkorb; Ⓔ *synthorax, thoracopagus*

synlton *adj*: in gefühlsmäßiger Harmonie mit der Umwelt; Ⓔ *syntonic*

synltrop *adj*: *Syn: syntropisch*; Syntropie betreffend; Ⓔ *relating to syntropy, syntropic*

Synltrolpie *f*: gehäuftes gleichzeitiges Auftreten von zwei Krankheiten; Ⓔ *syntropy*

synltrolpisch *adj*: →*syntrop*

Synlullolsis *f, pl* **-ses**: Narbenbildung; Ⓔ *synulosis, cicatrization*

synlzyltilal *adj*: Synzytium betreffend; Ⓔ *relating to a syncytium, syncytial*

Synlzyltilolltrolpholblast *m*: synzytiale Außenschicht der Plazentazotten; Ⓔ *syncytiotrophoblast, syntrophoblast, plasmodiblast, plasmoditrophoblast, plasmotrophoblast*

Synlzyltilum *nt*: *Syn: Syncytium*; durch Verschmelzung enstandener Zellverband ohne klare Zellgrenzen; Ⓔ *syncytium*

Sy|phi|lid *nt*: Haut- oder Schleimhautausschlag bei Syphilis II oder III; Ⓔ *syphilid, syphilide, syphiloderm, syphiloderma*

makulöses Syphilid: ***Syn:*** *Roseola syphilitica*; im Rahmen einer sekundären Syphilis* auftretende Roseola; Ⓔ *syphilitic roseola, erythrematous syphilid, macular syphilid*

Syphilido-, syphilido- *präf.*: Wortelement mit Bezug auf „Syphilis"; Ⓔ *syphilitic, syphilous, luetic, syphil(o)-*

sy|phi|li|do|phob *adj*: ***Syn:*** *syphilophob*; Syphilidophobie betreffend, durch sie gekennzeichnet; Ⓔ *relating to or marked by syphilophobia, syphilophobic*

Sy|phi|li|do|pho|bie *f*: ***Syn:*** *Syphilophobie*; krankhafte Angst vor (einer Ansteckung mit) Syphilis; Ⓔ *irrational fear of syphilis, syphilophobia*

Sy|phi|lis *f*: ***Syn:*** *harter Schanker, Morbus Schaudinn, Schaudinn-Krankheit, Lues (venerea)*; erworbene [**Syphilis acquisita**] oder angeborene [**Syphilis connata**] Geschlechtskrankheit durch Treponema* pallidum; unbehandelt verläuft die Infektion in vier abgrenzbaren Stadien; Ⓔ *syphilis, lues, treponemiasis*

Syphilis I: ***Syn:*** *Primärstadium*; ca. 3 Wochen nach Infektion beginnendes Stadium mit Bildung eines syphilitischen Primäraffekts an der Eintrittspforte; Ⓔ *primary syphilis*

Syphilis II: ***Syn:*** *Sekundärstadium*; ab der 8.–12. Woche nach Infektion kommt es zu Allgemeinerscheinungen an Haut und Schleimhaut [Exanthem, nässende Papeln]; ein Befall innerer Organe oder des Nervensystems ist möglich; Ⓔ *secondary syphilis*

Syphilis III: ***Syn:*** *Spätsyphilis, Tertiärstadium*; Monate bis Jahre nach der Erstinfektion auftretende Syphilisform mit Bildung von Gummen und Beteiligung multipler Organe; Ⓔ *tertiary syphilis*

Syphilis IV: ***Syn:*** *Tertiärstadium, Neurosyphilis*; Jahre nach der Erstinfektion beginnendes Stadium mit Befall des Zentralnervensystems, der Knochen und innerer Organe; Ⓔ *late syphilis*

endemische Syphilis: ***Syn:*** *Bejel*; meist schon im Kindesalter auftretende, nicht-venerische Syphilis in Südeuropa, Afrika und Asien; Ⓔ *endemic syphilis, nonvenereal syphilis, bejel*

Sy|phi|lis|spi|ro|chä|te *f*: Treponema* pallidum; Ⓔ *Treponema pallidum*

sy|phi|li|tisch *adj*: ***Syn:*** *luetisch*; Syphilis betreffend, von ihr betroffen oder gekennzeichnet, durch sie bedingt; Ⓔ *relating to or affected with syphilis, luetic, syphilitic, syphilous*

Syphilo-, syphilo- *präf.*: Wortelement mit Bezug auf „Syphilis"; Ⓔ *syphilitic, syphilous, luetic, syphil(o)-*

sy|phi|lo|id *adj*: syphilisähnlich, syphilisartig; Ⓔ *syphiloid*

Sy|phi|lom *nt*: im Tertiärstadium der Syphilis* auftretende Gumma*; Ⓔ *gumma, gummatous syphilid, luetic granuloma, tuberculous syphilid, nodular syphilid, syphiloma, gummy tumor*

sy|phi|lo|phob *adj*: → *syphilidophob*

Sy|phi|lo|pho|bie *f*: → *Syphilidophobie*

Syring-, Syring- *präf.*: → *Syringo-*

Sy|rin|gek|to|mie *f*: ***Syn:*** *Fistulektomie*; komplette operative Entfernung eines Fistelgangs; Ⓔ *fistulectomy, syringectomy*

Sy|rin|gi|tis *f, pl* **-ti|den**: ***Syn:*** *Salpingitis*; Entzündung der Ohrtrompete/Tuba auditiva; Ⓔ *inflammation of the auditory tube, eustachian salpingitis, syringitis, eustachitis*

sy|rin|gi|tisch *adj*: ***Syn:*** *salpingitisch*; Syringitis betreffend, von ihr betroffen oder gekennzeichnet; Ⓔ *relating to salpingitis, salpingitic*

Syringo-, syringo- *präf.*: Wortelement mit Bezug auf **1.** „Höhle/Hohlraum" **2.** „Fistel" **3.** „Eileiter" **4.** „Ohrtrompete"; Ⓔ **1.** *syringo-, cavity, syrinx* **2.** *syringo-, fistula, syrinx* **3.** *syringo-, ovarian tube* **4.** *syringo-, auditory tube*

Sy|rin|go|bul|bie *f*: angeborene Höhlenbildung in der Medulla* oblongata; Ⓔ *syringobulbia, pontobulbia*

Sy|rin|go|en|ce|pha|lia *f*: → *Syringoenzephalie*

Sy|rin|go|en|ze|pha|lie *f*: ***Syn:*** *Syringoencephalia*; Höhlenbildung im Gehirn; Ⓔ *syringoencephalia*

Sy|rin|go|en|ze|pha|lo|my|e|lie *f*: Höhlenbildung in Gehirn und Rückenmark; Ⓔ *syringoencephalomyelia*

Sy|rin|gom *nt*: ***Syn:*** *Hidradenom, Schweißdrüsenadenom, Adenoma sudoriparum*; benignes Adenom* der Schweißdrüsen; Ⓔ *syringoma, hidradenoma, hidroadenoma, hydradenoma, sweat gland adenoma*

Sy|rin|go|my|e|lia *f*: → *Syringomyelie*

Sy|rin|go|my|e|lie *f*: ***Syn:*** *Hydrosyringomyelie, Syringomyelia*; angeborene Höhlenbildung im Rückenmark; Ⓔ *Morvan's disease, Morvan's syndrome, myelosyringosis, syringomyelia, syringomyelus, syringomyelic syndrome, hydrosyringomyelia*

Sy|rin|go|sto|mie *f*: ***Syn:*** *Fistulostomie*; operative Eröffnung einer Fistel* und Bildung einer äußeren Fistel zur Ableitung; Ⓔ *syringostomy*

Sy|rin|go|to|mie *f*: ***Syn:*** *Fistelspaltung, Fistulotomie*; operative Eröffnung einer Fistel und Umwandlung in ein Geschwür; Ⓔ *fistulotomy, syringotomy*

Sys|sar|co|sis *f, pl* **-ses**: Verbindung zweier Knochen durch einen Muskel; Ⓔ *syssarcosis*

sys|tal|tisch *adj*: sich rhythmisch zusammenziehend, rhythmisch pulsierend; Ⓔ *systaltic, pulsating*

Sys|tem *nt*: ***Syn:*** *Systema*; Gesamtheit von funktionell und/oder strukturell verbundenen Organen oder Geweben; Ⓔ *system*

chromaffines System: Gesamtheit der chromaffinen Zellen in u.a. Nebennierenmark und Paraganglien; Teil des parasympathischen Nervensystems; Ⓔ *chromaffin system*

hypothalamisch-neurohypophysäres System: ***Syn:*** *Hypothalamus-Hypophysen-System*; Regelkreislauf, der die Bildung und Abgabe von Hypophysen- und Hypothalamushormonen kontrolliert; Ⓔ *hypothalamic-posterior pituitary system*

hypothalamo-hypophysäres System: ***Syn:*** *Tractus hypothalamohypophysialis*; marklose Nervenfasern, die Neurosekrete vom Hypothalamus zur Hypophyse transportieren; Ⓔ *Meynert's tract, hypothalamohypophysial tract, hypothalamicohypophysial tract*

kolloiddisperses System: ***Syn:*** *Kolloid*; Lösung, in der eine Stoff [**Kolloid**] homogen in einem anderen Stoff [**Dispersionsmittel**] gelöst ist; Ⓔ *colloid*

mononukleär-phagozytierendes System: → *retikulohistiozytäres System*

neuroendokrines System: ***Syn:*** *Neuroendokrinium*; Gesamtheit, der an der Bildung und Ausschüttung von Neurohormonen beteiligten Strukturen; Ⓔ *neuroendocrine system*

parasympathisches System: ***Syn:*** *Parasympathikus, Pars parasympathica*; parasympathischer Teil des vegetativen Nervensystems; Ⓔ *parasympathetic nervous system, craniosacral system, parasympathetic part of autonomic nervous system*

retikuloendotheliales System: → *retikulohistiozytäres System*

retikulohistiozytäres System: ***Syn:*** *retikuloendotheliales System, mononukleär-phagozytierendes System*; aus Monozyten und Makrophagen bestehendes System, dessen Hauptaufgabe die Beseitigung von Abfall- und Fremdstoffen, einschließlich Erregern, ist; Ⓔ *reticuloendothelial system, reticulohistiocytic system, system of macrophages*

sensorisches System: ***Syn:*** *Sensorium*; Gesamtheit der nervalen Strukturen zur Aufnahme und Verarbeitung von Sinnesreizen; Ⓔ *sensory system*

somatosensorisches System: *Syn: Somatosensorik*; Reize der propriozeptiven Sensibilität* verarbeitendes System; Ⓔ *somatosensory system*

sympathisches System: *Syn: Sympathikus, Pars sympathica*; sympathischer Teil des vegetativen Nervensystems; Ⓔ *sympathetic nervous system, sympathicus, thoracolumbar system, thoracicolumbar division of autonomic nervous system, thoracolumbar division of autonomic nervous system*

Sys|te|ma *f*: →*System*

Systema alimentarium: *Syn: Apparatus digestorius*; Verdauungsapparat, Digestitionssystem; Ⓔ *digestive apparatus, digestive system, alimentary apparatus, alimentary system*

Systema articulare: *Syn: Juncturae*; Gelenke und Verbindungen des Körpers; Ⓔ *articular system*

Systema cardiovasculare: kardiovaskuläres System, Herz-Kreislauf-System, Kreislauf; Ⓔ *cardiovascular system*

Systema conducente cordis: Erregungsleitungssystem des Herzens; Ⓔ *cardiac conducting system, cardiac conduction system, conducting system of heart, conduction system of heart, cardionector*

Systema digestorium: *Syn: Verdauungsapparat, Digestitionssystem*; aus Mundhöhle, Speiseröhre, Magen, Darm und Anhangsdrüsen bestehender Komplex, der die Nahrung aufnimmt und verdaut; Ⓔ *digestive apparatus, digestive system, alimentary system, alimentary tract*

Systema lymphoideum: Lymphsystem, lymphatisches System; Ⓔ *lymphatic system, absorbent system*

Systema nervosum: *Syn: Nervensystem*; Gesamtheit der nervösen Strukturen; Ⓔ *nervous system*

Systema nervosum autonomicum: *Syn: autonomes/vegetatives Nervensystem, Pars autonomica*; nicht dem Einfluss von Willen und Bewusstsein unterworfener Teil des Nervensystems; besteht aus sympathischem Nervensystem*, parasympathischem Nervensystem* und intramuralen Nervenfasern; Ⓔ *autonomic nervous system, sympathetic nervous system, vegetative nervous system, visceral nervous system, involuntary nervous system*

Systema nervosum centrale: *Syn: Pars centralis systemae nervosi*; Zentralnervensystem, Gehirn und Rückenmark; Ⓔ *neural axis, neuraxis, central nervous system, cerebrospinal system, cerebrospinal axis, encephalomyelonic axis, encephalospinal axis*

Systema nervosum periphericum: *Syn: Pars peripherica*; peripheres Nervensystem; Ⓔ *peripheral nervous system*

Systema respiratorium: *Syn: Apparatus respiratorius*; Luftwege, Atemwege, Respirationstrakt; Ⓔ *respiratory apparatus, respiratory tract, respiratory system, respiratory passages*

Systema skeletale: Skelettsystem; Ⓔ *skeletal system*

Systema urogenitale: *Syn: Apparatus urogenitalis*; Urogenitalsystem, Urogenitaltrakt, Harn- und Geschlechtsorgane; Ⓔ *urogenital apparatus, genitourinary apparatus, urogenital tract, genitourinary tract, genitourinary system, urogenital system*

Sys|tem|a|my|lo|i|do|se *f*: *Syn: systemische Amyloidose*; primäre oder sekundäre Amyloidose* mit Ablagerung von Amyloid in mehreren Organen oder Organsystemen; Ⓔ *systemic amyloidosis*

Sys|tem|e|ry|the|ma|to|des *m*: →*Lupus erythematodes visceralis*

sys|te|misch *adj*: den Gesamtorganismus oder ein Organsystem betreffend, generalisiert; Ⓔ *relating to a system, relating to the body as a whole, systemic*

Sys|tem|kan|di|do|se *f*: durch **Candida**-Species verursachte Systemmykose*; Ⓔ *systemic candidosis*

Sys|tem|my|ko|se *f*: *Syn: tiefe Mykose, viszerale Mykose, Endomykose*; Pilzerkrankung mit hauptsächlichem Befall innerer Organe; Ⓔ *deep mycosis, systemic mycosis*

Sys|tem|skle|ro|se *f*: *Syn: systemische Sklerose, progressive Sklerodermie, diffuse Sklerodermie, systemische Sklerodermie, Sclerodermia diffusa, Sclerodermia progressiva*; zu den Autoimmunerkrankungen* gerechnete Kollagenose* mit Verdickung und Verhärtung von Haut und Unterhaut und meist auch Beteiligung innerer Organe (Herz, Niere, Speiseröhre, Dünndarm); Ⓔ *systemic scleroderma, systemic sclerosis, progressive systemic sclerosis, diffuse scleroderma, generalized scleroderma, diffuse sclerosis, diffuse systemic sclerosis*

Sy|sto|le *f*: Phase des Herzzyklus, in der sich die Kammermuskulatur zusammenzieht und das Blut aus dem Herzen in den Körperkreislauf bzw. die Lunge gepumpt wird; Ⓔ *systole, miocardia*

Sy|sto|li|kum *nt, pl* **-ka**: *Syn: systolisches Herzgeräusch*; während der Systole* auftretendes Herzgeräusch; Ⓔ *systolic murmur*

sy|sto|lisch *adj*: Systole betreffend, während der Systole; Ⓔ *relating to the systole, systolic*

Szinti-, szinti- *präf.*: Wortelement mit der Bedeutung „funkeln/flackern/aufblitzen"; Ⓔ *flickering, scinti-*

Szin|ti|gra|fie, -gra|phie *f*: *Syn: Scanning*; bildgebendes Verfahren unter Verwendung von Radionukliden* oder mit Radionukliden markierten Pharmaka; Ⓔ *scintiscanning, scintillation scanning, scanning, scansion, radioisotope scanning, radionuclide imaging*

szin|ti|gra|fisch *adj*: Szintigrafie betreffend, mittels Szintigrafie; Ⓔ *relating to scintigraphy, scintigraphic*

Szin|ti|gramm *nt*: bei der Szintigrafie* erhaltenes Bild; Ⓔ *scan, scintiscan, scintigram, gammagram*

szir|rhös *adj*: Szirrhus betreffend, derb, verhärtet; Ⓔ *relating to a scirrhus, scirrhous, hard*

Szir|rhus *m*: *Syn: szirrhöses Karzinom, Faserkrebs, Skirrhus, Carcinoma scirrhosum*; Karzinom* mit Überwiegen der bindegewebigen Elemente und damit Verhärtung; Ⓔ *scirrhous cancer, scirrhous carcinoma, hard cancer, fibrocarcinoma, scirrhus, scirrhoma*

T

Ta|ba|ni|dae *pl*: Bremsen; Ⓔ *tabanid flies, Tabanidae*
Ta|bar|dil|lo|fie|ber *nt*: in Mittelamerika vorkommendes endemisches Fleckfieber*; Ⓔ *flea-borne typhus, murine typhus, endemic typhus, Congolian red fever, Congo red fever, tabardillo, tarbadillo*
Ta|ba|tière *f*: *Syn: Fovea radialis*; Hautgrube zwischen den Sehnen des Musculus* extensor pollicis brevis [radial] und Musculus* extensor pollicis longus [ulnar] über dem 1. Mittelhandknochen; in der Tiefe der Fovea liegt die Arteria* radialis; Ⓔ *snuff box*
Ta|bes *f*: Auszehrung, Schwindsucht; Ⓔ *tabes, wasting, emaciation*
Tabes dorsalis: *Syn: Rückenmarkschwindsucht, Duchenne-Syndrom, Rückenmarkdarre*; zur Neurosyphilis* gehörende Schädigung des Rückenmarks mit Degeneration der Hinterstränge; führt u.a. zu Pupillen- und Blasenstörungen [**Tabikerblase**] und schmerzhaften tabischen Krisen* innerer Organe; Ⓔ *posterior sclerosis, posterior spinal sclerosis, tabes, tabes dorsalis, tabetic neurosyphilis, Duchenne's disease*
ta|be|ti|form *adj*: tabesartig, tabesähnlich; Ⓔ *resembling tabes, tabetiform*
Ta|bi|ker|bla|se *f*: *s.u. Tabes dorsalis*; Ⓔ *tabic bladder*
ta|bisch *adj*: Tabes (dorsalis) betreffend; Ⓔ *relating to tabes, tabetic, tabic, tabid*
Tache *f*: Fleck, Mal; Ⓔ *tache, spot, blemish*
Taches bleues: bläuliche Flecken an den Einstichen von Filzläusen; Ⓔ *blue spots*
Tacho-, tacho- *präf.*: Wortelement mit der Bedeutung „Geschwindigkeit"; Ⓔ *speed, tacho-*
Tachy-, tachy- *präf.*: Wortelement mit der Bedeutung „schnell/rasch"; Ⓔ *rapid, swift, tachy-*
Ta|chy|ar|rhyth|mie *f*: schnelle Form der absoluten Arrhythmie*; Ⓔ *cardiac tachyarrhythmia, tachyarrhythmia*
ta|chy|kard *adj*: Tachykardie betreffend, von ihr betroffen oder gekennzeichnet, durch sie bedingt; Ⓔ *relating to tachycardia, tachycardiac, tachycardic*
Ta|chy|kar|die *f*: *Syn: Herzjagen*; Erhöhung der Herzfrequenz auf über 100/min in Ruhe; Ⓔ *heart hurry, tachycardia, tachysystole, polycardia*
atriale Tachykardie: *Syn: Vorhoftachykardie*; vom Vorhof ausgehende Tachykardie; Ⓔ *atrial tachycardia, auricular tachycardia*
paroxysmale Tachykardie: *Syn: Bouveret-Syndrom*; vorübergehende Tachykardie ohne Extrasystolen; Ⓔ *paroxysmal tachycardia, Bouveret's syndrome, Bouveret's disease*
ventrikuläre Tachykardie: *Syn: Kammertachykardie*; Tachykardie mit Erregungsursprung in den Tawara*-Schenkeln; Ⓔ *ventricular tachycardia*
Ta|chy|la|lie *f*: beschleunigtes/hastiges Sprechen; Ⓔ *voluble speech, rapid speech, tachylalia, tachylogia, tachyphasia, tachyphemia, tachyphrasia*
Ta|chy|me|ta|bo|lis|mus *m*: beschleunigter Stoffwechsel/Metabolismus; Ⓔ *rapid metabolism, tachymetabolism, tachytrophism*
Ta|chy|pha|gie *f*: hastiges/überstürztes Essen; Ⓔ *rapid eating, hasty eating, tachyphagia*
Ta|chy|phy|la|xie *f*: Wirkungsabschwächung eines Medikaments bei wiederholter Gabe; Ⓔ *tachyphylaxis*
Ta|chy|pnoe *f, pl* **-o|en**: beschleunigte/schnelle Atmung; Ⓔ *rapid breathing, tachypnea, polypnea*
Tac|tus *m*: Tastsinn; Ⓔ *tactile sense, sense of touch, taction, tactus, touch*
Tae|nia *f, pl* **-ni|ae**: **1.** bandartige Formation, Tänie **2.** Bandwurmgattung, die als Dünndarmparasit von Bedeutung ist; Ⓔ **1.** *taenia, tenia, band* **2.** *Taenia*
Taenia choroidea: Anheftungslinie des Plexus* choroideus des Seitenventrikels [Ventriculus* lateralis] am Thalamus*; Ⓔ *choroidal tenia*
Taeniae coli: *Syn: Kolontänien*; aus glatter Muskulatur bestehende Längsstreifen des Kolons; Ⓔ *colic taeniae, taeniae of Valsalva, ligaments of colon, longitudinal bands of colon*
Taenia echinococcus: *Syn: Blasenbandwurm, Hundebandwurm, Echinococcus granulosus*; 3–6 mm langer Bandwurm, der bei Hunden und anderen Caniden vorkommt; beim Menschen [Fehlzwischenwirt] Erreger der Echinokokkose*; Ⓔ *hydatid tapeworm, Taenia echinococcus, Echinococcus granulosus*
Taenia fornicis: Anheftungslinie des Plexus* choroideus des Seitenventrikels [Ventriculus* lateralis] am Fornix* cerebri; Ⓔ *tenia of fornix*
Taenia libera coli: *Syn: freie Tänie*; Längsmuskelstreifen an der Vorderfläche des Kolons; Ⓔ *free taenia of colon, free band of colon, anterior band of colon*
Taenia mesocolica: *Syn: mesokolische Tänie*; Kolontänie am Ansatz des Mesokolons; Ⓔ *mesocolic taenia, mesocolic band*
Taenia omentalis: *Syn: omentale Tänie*; Kolontänie am Ansatz des großen Netzes; Ⓔ *omental band, omental taenia, anterior ligament of colon, lateral ligament of colon*
Taenia saginata: *Syn: Rinderfinnenbandwurm, Rinderbandwurm, Taeniarhynchus saginatus*; in Europa häufigster Bandwurm des Menschen, der eine Länge von bis zu 10 Metern erreichen kann; Ⓔ *beef tapeworm, hookless tapeworm, African tapeworm, unarmed tapeworm, Taenia saginata, Taenia africana, Taenia inermis, Taenia mediocanellata, Taenia philippina, Taeniarhynchus saginata*
Taenia solium: *Syn: Schweinebandwurm, Schweinefinnenbandwurm*; weltweit verbreiteter Bandwurm, der über rohes oder ungares Fleisch auf den Menschen übertragen wird; Ⓔ *armed tapeworm, measly tapeworm, pork tapeworm, solitary tapeworm, Taenia solium, Taeniia armata, Taenia cucurbitina, Taenia dentata*

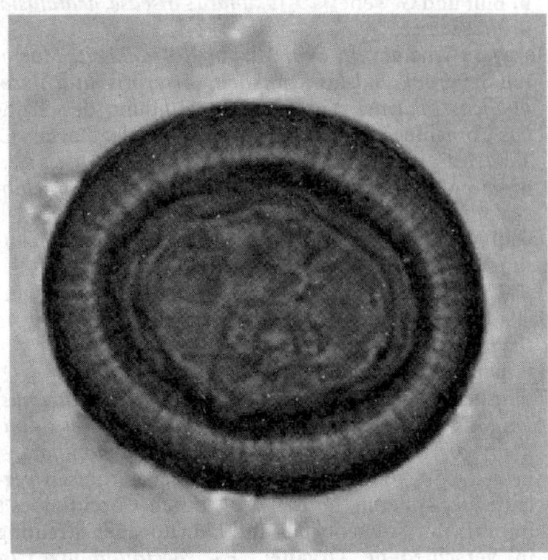

Abb. 89. Taenia solium. Ei im Stuhl

T

Taenia thalami: Anheftungsstelle des Daches des III. Ventrikels [Ventriculus* tertius] am Thalamus*; Ⓔ *thalamic tenia*

Tae|ni|a|fu|gum *nt, pl* **-ga**: bandwürmer-abtreibendes Mittel; Ⓔ *taeniafuge, teniafuge, tenifuge*

Tae|ni|a|rhyn|chus sa|gi|na|tus *m*: *Syn: Rinderfinnenbandwurm, Rinderbandwurm, Taenia saginata*; in Europa häufigster Bandwurm des Menschen, der eine Länge von bis zu 10 Metern erreichen kann; Ⓔ *beef tapeworm, African tapeworm, unarmed tapeworm, hookless tapeworm, Taenia saginata, Taenia africana, Taenia inermis, Taenia mediocanellata, Taenia philippina, Taeniarhynchus saginata*

Tae|ni|a|sis *f, pl* **-ses**: *Syn: Taenienbefall; Bandwurmbefall*; durch Bandwürmer der Gattung **Taenia** hervorgerufene Wurmerkrankung; Ⓔ *taeniasis, teniasis*

Tae|ni|ci|dum *nt, pl* **-da**: → *Taenizid*

Tae|ni|en|be|fall *m*: → *Taeniasis*

Tae|ni|zid *nt*: *Syn: Bandwurmmittel, Taenicidum*; taeniaabtötendes Mittel; Ⓔ *taeniacide, teniacide, tenicide*

tae|ni|zid *adj*: Bandwürmer abtötend, taeniaabtötend; Ⓔ *taeniacide, teniacide, tenicide*

ta|fe|phob *adj*: → *taphophob*

Ta|fe|pho|bie *f*: → *Taphophobie*

Tag|blind|heit *f*: *Syn: Nykteralopie, Nyktalopie, Nachtsichtigkeit*; angeborene oder erworbene Störung des Sehens bei Tageslicht; Ⓔ *night sight, day blindness, hemeralopia, hemeranopia*

Ta|ges|do|sis *f, pl* **-sen**: pro Tag verabreichte Arzneimitteldosis; Ⓔ *daily dose*

Ta|ges|rhyth|mus *m*: *Syn: zirkadianer Rhythmus, 24-Stunden-Rhythmus*; endogen gesteuerte Schwankung des Körperstoffwechsels und der Reaktionsbereitschaft des Körpers, die etwa einem 24-Stunden-Zyklus entspricht; Ⓔ *diurnal rhythm, circadian rhythm*

Ta|ges|seh|stoff *m*: → *Jodopsin*

T-Ag|glu|ti|na|ti|ons|phä|no|men *nt*: *Syn: Thomsen-Phänomen, Hübener-Thomsen-Friedenreich-Phänomen*; enzymatische Freilegung der T-Antigene* führt zu Agglutination der Erythrozyten durch im Serum vorhandene Antikörper; Ⓔ *Hübener-Thomsen-Friedenreich phenomenon, Thomsen phenomenon*

Tag|lar|ven|fi|la|rie *f*: *Syn: Augenwurm, Wanderfilarie, Loa loa*; in Afrika vorkommender parasitärer Fadenwurm, der durch Bremsen übertragen wird; Ⓔ *eye worm, Loa loa, Filaria loa, Filaria diurna*

Tag|sich|tig|keit *f*: → *Hemeralopie*

Takahara-Krankheit *f*: *Syn: Akatalasämie, Akatalasie*; angeborene Enzymopathie* durch Fehlen von Katalase in Blut und Gewebe; Ⓔ *Takahara's disease, acatalasia, acatalasemia*

Takayasu-Syndrom *nt*: *Syn: Martorell-Krankheit, Martorell-Syndrom, Pulslos-Krankheit, Arteriitis brachiocephalica, Takayasu-Krankheit*; Entzündung des Truncus* brachiocephalicus am Abgang aus der Aorta; Ⓔ *Takayasu's arteritis, Takayasu's disease, Takayasu's syndrome, Martorell's syndrome, pulseless disease, brachiocephalic arteritis, reversed coarctation*

tak|til *adj*: *Syn: haptisch*; Tastsinn betreffend; Ⓔ *relating to touch, tactile, tactual, tactilogical, haptic*

Ta|lal|gie *f*: Fersenschmerz; Ⓔ *pain in the heel, talalgia*

ta|lar *adj*: Sprungbein/Talus betreffend; Ⓔ *relating to the talus, talar, astragalar*

Tal|cum *nt*: → *Talkum*

Tal|fie|ber *f*: *Syn: Wüstenfieber, Wüstenrheumatismus, Posadas-Mykose, kokzidioidales Granulom, Kokzidioidomykose, Coccidioidomycose, Granuloma coccidioides*; in den USA vorkommende, akut oder chronisch verlaufende, systemische Mykose* durch Coccidioides* immitis mit Lungenbefall und hämatogener Streuung in verschiedene Organe; Ⓔ *coccidioidomycosis, coccidioidosis, Posadas-Wernicke disease, Posadas' disease, Posadas' mycosis, desert fever, California disease, coccidioidal granuloma*

freie Talgdrüsen: → *ektopische Talgdrüsen*

Talg|drü|sen *pl*: *Syn: Glandulae sebaceae*; talgbildende Drüsen der Haut und Schleimhaut; Ⓔ *sebaceous glands, oil glands*

ektopische Talgdrüsen: *Syn: Fordyce-Drüsen, Fordyce-Zustand, freie Talgdrüsen*; vereinzelt oder multipel vorkommende Talgdrüsen, v.a. an der Mundschleimhaut; Ⓔ *Fordyce's granules, Fordyce's disease, Fordyce's spots*

Talg|drü|sen|zys|te *f*: → *Talgretentionszyste*

Talg|fluss *m*: → *Seborrhoe*

Talg|re|ten|ti|ons|zys|te *f*: *Syn: falsches Atherom, Follikelretentionszyste, Talgzyste, Talgdrüsenzyste, Ölretentionszyste, Sebozystom, Steatom*; meist multipel auftretende Retentionszysten der Haut mit punktförmiger Follikelmündung; gleicht dem echten Atherom*; Ⓔ *atheromatous cyst, epidermal cyst, epidermoid cyst, epithelial cyst, sebaceous cyst, steatocystoma, steatoma, epidermoid, wen*

Talg|zys|te *f*: → *Talgretentionszyste*

Tal|ko|se *f*: *Syn: Talkumlunge, Talkumpneumokoniose, Talkumstaublunge*; Pneumokoniose* durch Inhalation von Talkum-haltigem Staub; der Verlauf hängt von Verunreinigung durch Asbest- oder Quarzstaub ab; Ⓔ *talcosis, talc pneumoconiosis, pulmonary talcosis*

Tal|kum *nt, pl* **-ka**: *Syn: Speckstein, Talcum*; gereinigtes und pulverisiertes Magnesiumsilikat; Ⓔ *talc, talcum, French chalk*

Tal|kum|gra|nu|lom *nt*: durch Talkum verursachtes Fremdkörpergranulom; Ⓔ *talc granuloma*

Tal|kum|lun|ge *f*: → *Talkose*

Tal|kum|pneu|mo|ko|ni|o|se *f*: → *Talkose*

Tal|kum|staub|lun|ge *f*: → *Talkose*

ta|lo|fi|bu|lar *adj*: Sprungbein/Talus und Wadenbein/Fibula betreffend oder verbindend; Ⓔ *relating to both talus and fibula, talofibular*

ta|lo|kal|ka|ne|al *adj*: Sprungbein/Talus und Fersenbein/Kalkaneus betreffend oder verbindend; Ⓔ *relating to both talus and calcaneus, talocalcaneal, talocalcanean, calcaneoastragaloid, astragalocalcanean*

Ta|lo|kal|ka|ne|o|na|vi|ku|lar|ge|lenk *nt*: *Syn: vordere Abteilung des unteren Sprunggelenks, Articulatio talocalcaneonavicularis*; Gelenk zwischen Gelenkflächen von Talus, Kalkaneus und Kahnbein; Ⓔ *talocalcaneonavicular articulation/joint*

ta|lo|kru|ral *adj*: Sprungbein/Talus und Unterschenkel(knochen) betreffend oder verbindend; Ⓔ *talocrural, crurotalar, astragalocrural*

Ta|lo|kru|ral|ge|lenk *nt*: *Syn: oberes Sprunggelenk, Articulatio talocruralis*; Gelenk zwischen unterem Ende von Schienbein und Wadenbein und dem Sprungbein/Talus; Ⓔ *ankle, ankle joint, articulation of ankle, crurotalar articulation, crurotalar joint, mortise joint, talocrural joint, talotibiofibular joint, talocrural articulation, talotibiofibular articulation*

ta|lo|me|ta|tar|sal *adj*: Sprungbein/Talus und Mittelfuß/Metatarsus betreffend oder verbindend; Ⓔ *relating to both talus and metatarsus, talometatarsal*

ta|lo|na|vi|ku|lar *adj*: Sprungbein/Talus und Kahnbein/Os naviculare betreffend oder verbindend; Ⓔ *relating to both talus and navicular bone, talonavicular, taloscaphoid, astragaloscaphoid*

ta|lo|ti|bi|al *adj*: Sprungbein/Talus und Schienbein/Tibia betreffend oder verbindend; Ⓔ *relating to both talus and tibia, talotibial, astragalotibial*

Ta|lus *m, pl* **-li**: *Syn: Sprungbein, Astragalus*; oberster Fußwurzelknochen, der mit den unteren Enden von Schienbein und Wadenbein das obere Sprunggelenk* [Articulatio talocruralis] bildet und am unteren Sprunggelenk* beteiligt ist; Ⓔ *talus, ankle, ankle bone, astragaloid bone, astragalus*

Ta|lus|frak|tur *f*: Sprungbeinfraktur; Ⓔ *fractured talus, talar fracture*

Ta|lus|kör|per *m*: *Syn: Corpus tali*; hinterer Hauptteil des Sprungbeins [Talus*], der oben die Trochlea tali für das Talokruralgelenk* trägt und unten eine für das Talokalkanealgelenk* hat; Ⓔ *body of talus*

Ta|lus|rol|le *f*: *Syn: Trochlea tali*; gewölbte obere Gelenkfläche des Sprungbeins; Ⓔ *trochlea of talus*

Ta|mo|xi|fen *nt*: synthetisches Antiöstrogen; wird zur Behandlung des Mammakarzinoms eingesetzt; Ⓔ *tamoxifen*

Tam|pon *m*: (Watte-)Bausch; Ⓔ *tampon, stype*

Tam|po|na|de *f*: Ausstopfung von Wunden oder Hohlräumen mit Tampons; Ⓔ *tamponade, tamponage*

Tangier-Krankheit *f*: *Syn: Analphalipoproteinämie*; autosomal-rezessives Fehlen der Alpha$_1$-Lipoproteine; Ⓔ *Tangier disease, familial HDL deficiency, familial high density lipoprotein deficiency, α-lipoproteinemia, analphalipoproteinemia*

Tä|nie *f*: → *Taenia*

freie Tänie: → *Taenia libera coli*

mesokolische Tänie: → *Taenia mesocolica*

omentale Tänie: → *Taenia omentalis*

T-An|ti|gen *nt*: **1.** *Syn: Tumorantigen*; auf Tumorzellen gefundenes Antigen **2.** *Syn: Thomsen-Antigen, Thomsen-Friedenreich-Antigen*; durch Neuraminidase freilegbares Antigen auf der Erythrozytenoberfläche; Ⓔ **1.** *tumor antigen, T antigen* **2.** *T antigen*

ta|pho|phob *adj*: Taphophobie betreffend, durch sie gekennzeichnet; Ⓔ *relating to or marked by taphophobia, taphophobic*

Ta|pho|pho|bie *f*: *Syn: Tafephobie*; krankhafte Angst davor, lebendig begraben zu werden; Ⓔ *irrational fear of being buried alive, taphophobia*

Tar|get|zel|len *pl*: *Syn: Schießscheibenzellen, Kokardenzellen*; dünne hypochrome Erythrozyten, die im Mikroskop einer Zielscheibe ähneln; Ⓔ *Mexican hat cells, Mexican hat erythrocytes, target cells, target erythrocytes*

Tars-, tars- *präf.*: → *Tarso-*

Tars|a|de|ni|tis *f, pl* **-ti|den**: selten gebrauchte Bezeichnung für eine Entzündung des Lidrandes und der Meibom-Drüsen*; Ⓔ *tarsadenitis*

tar|sal *adj*: **1.** Fußwurzel(knochen) betreffend **2.** Lidknorpel betreffend; Ⓔ **1.** *tarsal* **2.** *tarsal*

Tars|al|gie *f*: Schmerzen in der Fußwurzel; Ⓔ *pain in the tarsus, tarsalgia*

Tar|sa|lia *pl*: → *Tarsalknochen*

Tar|sal|ka|nal *m*: *Syn: Sinus tarsi*; Spaltraum zwischen Sprungbein und Fersenbein; Ⓔ *tarsal sinus*

Tar|sal|kno|chen *pl*: *Syn: Tarsalia, Ossa tarsalia, Ossa tarsi*; Fußwurzelknochen; Ⓔ *tarsalia, tarsal bones*

Tar|sal|tun|nel *m*: Tunnel unter dem Retinaculum musculorum flexorum; Ⓔ *tarsal tunnel*

Tar|sal|tun|nel|syn|drom *nt*: Schädigung des Nervus tibialis posterior im Tarsaltunnel*; Ⓔ *tarsal tunnel syndrome*

Tar|sek|to|mie *f*: **1.** operative (Teil-)Entfernung der Fußwurzel **2.** operative Entfernung der Lidplatte, Tarsusexzision; Ⓔ **1.** *tarsectomy* **2.** *tarsectomy*

Tar|si|tis *f, pl* **-ti|den**: *Syn: Lidknorpelentzündung, Tarsusentzündung*; Entzündung des Lidknorpels; oft gleichgesetzt mit Blepharitis*; Ⓔ *inflammation of the tarsus, tarsitis*

tar|si|tisch *adj*: Lidknorpelentzündung/Tarsitis betreffend, von ihr betroffen oder gekennzeichnet; Ⓔ *relating to or marked by tarsitis*

Tarso-, tarso- *präf.*: Wortelement mit Bezug auf **1.** „Fußwurzel/Tarsus“ **2.** „Lidknorpel/Tarsus“; Ⓔ **1.–2.** *tarso-, tarsus*

Tar|so|me|ga|lie *f*: angeborene Vergrößerung des Fersenbeins; Ⓔ *tarsomegaly*

tar|so|me|ta|tar|sal *adj*: Fußwurzel/Tarsus und Mittelfuß/Metatarsus betreffend oder verbindend; Ⓔ *relating to both tarsus and metatarsus, tarsometatarsal*

Tar|so|me|ta|tar|sal|ge|len|ke *pl*: *Syn: Articulationes tarsometatarsales*; Gelenke zwischen Fußwurzel- und Mittelfußknochen; Ⓔ *tarsometatarsal joints, tarsometatarsal articulations*

tar|so|or|bi|tal *adj*: Lidknorpel/Tarsus und Augenhöhle/Orbita betreffend; Ⓔ *tarso-orbital*

tar|so|pha|lan|ge|al *adj*: Fußwurzel/Tarsus und Phalangen betreffend oder verbindend; Ⓔ *relating to both tarsus and phalanges, tarsophalangeal*

Tar|so|rha|phie *f*: *Syn: Blepharorhaphie, Blepharorrhaphie, Tarsorrhaphie*; Vernähung von Ober- und Unterlid; Ⓔ *blepharorrhaphy, tarsorrhaphy*

Tar|sor|rha|phie *f*: → *Tarsorhaphie*

tar|so|tar|sal *adj*: zwischen Fußwurzelknochen/Tarsalknochen (liegend), Tarsalknochen verbindend; Ⓔ *tarsotarsal, mediotarsal*

tar|so|ti|bi|al *adj*: Fußwurzel/Tarsus und Schienbein/Tibia betreffend oder verbindend; Ⓔ *relating to both tarsus and tibia, tibiotarsal, tarsotibial*

Tar|so|to|mie *f*: *Syn: Blepharotomie*; Durchtrennung der Lidplatte; Ⓔ *tarsotomy, blepharotomy*

Tar|sus *m, pl* **-si**: **1.** Lidknorpel, Lidplatte, Tarsalplatte **2.** Fußwurzel; Ⓔ **1.** *tarsus, tarsal plate, tarsal cartilage, ciliary cartilage, palpebral cartilage* **2.** *root of the foot, tarsus, bony tarsus, instep*

Tar|sus|ent|zün|dung *f*: → *Tarsitis*

TAR-Syndrom *nt*: *Syn: Radiusaplasie-Thrombozytopenie-Syndrom, Thrombozytopenie mit Radiusaplasie*; autosomal-rezessive Kombination von Thrombozytopenie* und beidseitigem, vollständigem Fehlen der Radii; oft auch mit Herzfehlern, Hüftdysplasie, Fußdeformitäten oder Mikrognathie kombiniert; Ⓔ *TAR syndrome*

Tarui-Krankheit *f*: *Syn: Muskelphosphofructokinaseinsuffizienz, Glykogenose Typ VII*; autosomal-rezessiver Mangel an Phosphofructokinase in der Skelettmuskulatur mit Ablagerung von normalem Glykogen; klinisch stehen Muskelkrämpfe und rasche Muskelerschöpfung sowie eine Myoglobinurie* im Vordergrund; Ⓔ *Tarui disease, muscle phosphofructokinase deficiency, type VII glycogen storage disease*

Ta|schen|band *nt*: *Syn: falsches Stimmband, Ligamentum vestibulare*; Bindegewebszug zwischen Schildknorpel und Stellknorpel; Ⓔ *vestibular ligament, ventricular ligament (of larynx)*

Ta|schen|fal|te *f*: *Syn: Plica vestibularis, Plica ventricularis*; durch das Taschenband hervorgerufene Falte oberhalb der Stimmfalte; Ⓔ *ventricular fold, vestibular fold, false vocal fold, false vocal cord*

Ta|schen|klap|pe *f*: *Syn: Semilunarklappe, Valvula semilunaris*; halbmondförmige Klappe; Ⓔ *semilunar cusp, semilunar valve, flap valve*

Tast|bal|len *pl*: → *Toruli tactiles*

tast|bar *adj*: palpabel; Ⓔ *touchable, palpable, tactile, tangible*

Tast|blind|heit *f*: → *Tastlähmung*

Tast|kör|per|chen *pl*: Tastrezeptoren der Haut; Ⓔ *tactile corpuscles*

Tast|läh|mung *f*: *Syn: taktile Agnosie, Astereognosie, Stereoagnosie, Astereognosis, Tastblindheit*; Verlust der Fähigkeit, Formen durch Betasten zu Erkennen; Ⓔ *tactile hypoesthesia, hypopselaphesia*

Tast|leis|ten *pl*: *Syn: Hautleisten, Papillarleisten, Cristae cutis*; genetisch determiniertes Leistenmuster der Haut; Ⓔ *epidermal ridges, skin ridges, dermal ridges*

TAT-Mangel *m*: → *Tyrosinaminotransferasemangel*

Tat|zen|hand *f*: *Syn: Chiromegalie, Cheiromegalie*; pathologische Vergrößerung der Hand, z.B. bei Akromegalie*; Ⓔ *Marinesco's succulent hand, Marinesco's* *sign*

Tau|ben|züch|ter|lun|ge *f*: *Syn:* ***Geflügelzüchterlunge***, ***Vogelzüchterlunge***, ***Wellensittichhalterlunge***; exogen allergische Alveolitis* durch Inhalation von Kot- oder Federstaub von Vögeln; Ⓔ *bird-breeder's lung, bird-fancier's lung, pigeon-breeder's lung*

Taub|heit *f*: Surditas*; Ⓔ *hearing loss, deafness, anakusis, anacusis, anacousia, surdity, surditas*

Taub|stumm|heit *f*: Mutisurditas, Surdomutitas; Ⓔ *deaf-muteness, deaf-mutism, surdimutism, surdimutitas*

Tau|cher|krank|heit *f*: *Syn:* ***Druckluftkrankheit***, ***Druckfallkrankheit***, ***Caissonkrankheit***; durch die Entwicklung von Gasblasen im Blut entstehende Krankheit bei zu schnellem Druckabfall; Ⓔ *caisson sickness, decompression sickness, caisson disease, compressed-air disease, compressed-air sickness, compressed-air illness, diver's palsy*

Tauch|kropf *m*: Struma*, die bei der Einatmung (teilweise) hinter das Brustbein absinkt; Ⓔ *intrathoracic goiter, diving goiter, wandering goiter*

Tauch|waa|ge *f*: *Syn:* ***Senkwaage***, ***Flüssigkeitswaage***, ***Aräometer***; Messgerät zur Bestimmung der Flüssigkeitsdichte durch Messung der Eintauchtiefe; Ⓔ *areometer, hydrometer*

Tau|rin *nt*: *Syn:* ***Äthanolaminsulfonsäure***, ***Aminoäthylsulfonsäure***; Abbauprodukt von Cystein*; wird an Gallensäuren gekoppelt in der Galle ausgeschieden; Ⓔ *taurine, ethanolaminesulfonic acid*

Tau|ro|che|no|des|o|xy|chol|säu|re *f*: Gallensäure*; Ⓔ *taurochenodeoxycholic acid, chenodeoxycholyltaurine*

Tau|ro|chol|säu|re *f*: mit Taurin* konjugierte Cholsäure; Ⓔ *taurocholic acid, cholyltaurine, cholaic acid*

Taussig-Bing-Syndrom *nt*: angeborene Angiokardiopathie* mit inkompletter Transposition* der großen Gefäße; Ⓔ *Taussig-Bing syndrome, Taussig-Bing disease, partial transposition of great vessels*

Tawara-Knoten *m*: → *Atrioventrikularknoten*

Tawara-Schenkel *m*: rechter [**Crus dextrum**] und linker [**Crus sinistrum**] Schenkel des His*-Bündels; Ⓔ *right and left leg of av-bundle, right and left bundle branch, right and left branch of av-bundle*

Ta|xis *f*: durch einen Reiz ausgelöste Bewegung; Ⓔ *taxis*

Ta|xo|no|mie *f*: systematische Beschreibung und Klassifizierung von Organismen; Ⓔ *taxonomy, taxology, biotaxis*

ta|xo|no|misch *adj*: Taxonomie betreffend; Ⓔ *relating to taxonomy, taxonomic, taxonomical*

Tay-Sachs-Erkrankung *f*: *Syn:* ***Tay-Sachs-Syndrom***, ***infantile amaurotische Idiotie***, ***GM_2-GangliosidoseTyp I***; Hexosaminidase-A-Mangel mit geistiger Retardierung*, Krampfanfällen, Spastik und Hepatosplenomegalie*; auffällig oft findet man einen kirschroten Fleck [**cherry-red spot**] der Makula; Ⓔ *Tay-Sachs disease, Sachs' disease, infantile amaurotic (familial) idiocy, GM_2-gangliosidosis*

Tay-Sachs-Syndrom *nt*: → *Tay-Sachs-Erkrankung*

TB-Bazillus *m*: → *Tuberkulosebakterium*

TB-Erreger *m*: → *Tuberkulosebakterium*

Tech|ne|ti|um *nt*: künstlich erzeugtes Metall der Mangangruppe mit einer biologischen Halbwertzeit von 30 Tagen; radioaktive Isotope werden in der Nuklearmedizin angewendet; Ⓔ *technetium*

Tec|tum *nt, pl* **-ta**: Dach; Ⓔ *tectum, roof*

Tectum mesencephali: *Syn:* ***Mittelhirndach***; dorsaler Teil des Mittelhirns; Ⓔ *tectum of mesencephalon, roof of mesencephalon, tectum*

Teer|ak|ne *f*: *Syn:* ***Akne picea***; durch Hautkontakt mit Teer ausgelöste Akne*; Ⓔ *tar acne*

Teer|kar|zi|nom *nt*: *Syn:* ***Teerkrebs***; durch in Teer enthaltene aromatische Kohlenwasserstoffe ausgelöster Krebs von Blase, Lunge oder Haut; Ⓔ *tar cancer*

Teer|ke|ra|to|se *f*: *Syn:* ***Teerwarzen***, ***Pechwarzen***; zu den Präkanzerosen* gerechnete Berufskrankheit nach jahrelanger Exposition; typisch sind keratotische Papeln und warzenartige Keratosen; Ⓔ *tar keratosis*

Teer|krebs *m*: → *Teerkarzinom*

Teer|stuhl *m*: *s.u.* *Blutstuhl*; Ⓔ *tarry stool, melanorrhagia, melanorrhea, melena*

Teer|war|zen *pl*: → *Teerkeratose*

Teer|zys|te *f*: *Syn:* ***Schokoladenzyste***; Eierstockzyste mit eingedickten Blut; Ⓔ *chocolate cyst, tarry cyst*

Teg|men *nt*: Decke, Dach; Ⓔ *tegmen*

Tegmen tympani: *Syn:* ***Paries tegmentalis cavi tympani***; Dach der Paukenhöhle; Ⓔ *roof of tympanic cavity, roof of tympanum, tegmental wall of tympanic cavity*

Tegmen ventriculi quarti: Dach des IV. Ventrikels; Ⓔ *roof of fourth ventricle*

teg|men|tal *adj*: Tegmen oder Tegmentum betreffend; Ⓔ *relating to a tegmentum or tegmen, tegmental*

Teg|men|tum *nt, pl* **-ta**: Decke; Ⓔ *tegmentum, cover*

Tegmentum mesencephali: *Syn:* ***Mittelhirnhaube***; mittlere Schicht des Mittelhirns; Ⓔ *mesencephalic tegmentum, midbrain tegmentum*

Tegmentum pontis: *Syn:* ***Brückenhaube***; der hintere Teil der Brücke [Pons*] besteht sowohl aus weißer als auch grauer Substanz; Ⓔ *pontine tegmentum*

Tei|cho|in|säu|ren *pl*: → *Teichonsäuren*

Tei|chon|säu|ren *pl*: *Syn:* ***Teichoinsäuren***; als Polymer Bestandteil der Zellwand von Bakterien; Ⓔ *teichoic acids*

Teich|op|sie *f*: *Syn:* ***Teichoskopie***, ***Zackensehen***; Flimmerskotom mit zackenförmigem Gesichtsfeldausfall; Ⓔ *fortification spectrum, teichopsia*

Tei|cho|sko|pie *f*: → *Teichopsie*

Teil|chen *nt*: Elementarteilchen, Korpuskel, Partikel; Ⓔ *particle, corpuscle*

α-Teilchen: *Syn:* ***Alphateilchen***; aus zwei Protonen und zwei Neutronen bestehende zweifach positive Teilchen; entsprechen dem Heliumkern; Ⓔ *alpha particle, α-particle*

β-Teilchen: *Syn:* ***Betateilchen***; negativ oder positiv geladene Kernteilchen, die beim Kernzerfall emittiert werden; Ⓔ *beta particle, β-particle*

Teil|chen|strah|lung *f*: *Syn:* ***Partikelstrahlung***, ***Korpuskelstrahlung***; aus geladenen oder ungeladenen Teilchen bestehende Strahlung; Ⓔ *corpuscular radiation, particulate radiation*

Teil|re|mis|si|on *f*: *Syn:* ***partielle Remission***; deutliche Besserung des Allgemeinbefindens ohne Normalisierung aller Parameter; Ⓔ *partial remission, incomplete remission*

tek|tal *adj*: Tectum betreffend; Ⓔ *relating to a tectum, tectal*

Tel-, tel- *präf.*: → *Tele-*

Te|la *f, pl* **-lae**: Gewebeschicht; Gewebe; Ⓔ *tela; tissue, web*

Tela choroidea: von der weichen Hirnhaut ausgehende Bindegewebsschicht, die die Plexus* choroidei bildet; Ⓔ *tela choroidea*

Tela choroidea ventriculi tertii: zwischen den beiden Striae medullares thalami ausgespannte Tela choroidea des III. Ventrikels; Ⓔ *tela choroidea of third ventricle*

Tela subcutanea: *Syn:* ***Unterhaut***, ***Subkutis***; aus Binde- und Fettgewebe bestehende Schicht zwischen Haut und Muskeln; Ⓔ *superficial fascia, subcutaneous fascia, subcutis, hypoderm, hypoderma, hypodermis*

Tela subcutanea abdominis: Unterhautgewebe der Bauchwand; Ⓔ *subcutaneous tissue of abdominal wall*

Tela subcutanea penis: lockere Bindegewebsschicht, die oft als **oberflächliche Penisfaszie** [Fascia penis superficialis] bezeichnet wird; Ⓔ *subcutaneous tissue of penis*

Tela submucosa: *Syn:* ***Submukosa***; lockere Bindegewebsschicht unter der Schleimhaut; Ⓔ *submucous*

T

layer, submucosa, submucosal coat, submucous coat, submucous membrane, vascular membrane of viscera
Tela submucosa bronchi: Tela submucosa der Bronchien; Ⓔ *submucous layer of bronchus*
Tela submucosa coli: Tela submucosa des Kolons; Ⓔ *submucous layer of colon*
Tela submucosa gastricae: Tela submucosa des Magens; Ⓔ *submucous layer of stomach*
Tela submucosa intestini crassi: Tela submucosa des Dickdarms; Ⓔ *submucous layer of large intestine*
Tela submucosa intestini tenuis: Tela submucosa des Dünndarms; Ⓔ *submucous layer of small intestine*
Tela submucosa oesophageae: Tela submucosa der Speiseröhre; Ⓔ *submucous layer of esophagus*
Tela submucosa pharyngea: Tela submucosa des Rachens; Ⓔ *submucous layer of pharynx*
Tela submucosa vesicae: Tela submucosa der Blase; Ⓔ *submucous layer of bladder*
Tela subserosa: *Syn: Subserosa*; subseröse Bindegewebsschicht; Ⓔ *subserous layer, subserosa, subserous coat*
Tela subserosa gastricae: Tela subserosa des Magens; Ⓔ *subserous layer of stomach*
Tela subserosa hepatis: Tela subserosa der Leber; Ⓔ *subserous layer of liver*
Tela subserosa intestini crassi: Tela subserosa des Dickdarms; Ⓔ *subserous layer of large intestine*
Tela subserosa intestini tenuis: Tela subserosa des Dünndarms; Ⓔ *subserous layer of small intestine*
Tela subserosa oesophageae: Tela subserosa der Speiseröhre; Ⓔ *subserous layer of esophagus*
Tela subserosa pericardii: Tela subserosa des Pericardium serosum; Ⓔ *subserous layer of serous pericardium*
Tela subserosa pleurae parietalis: Tela subserosa der Pleura parietalis; Ⓔ *subserous layer of parietal pleura*
Tela subserosa pleurae visceralis: Tela subserosa der Pleura visceralis; Ⓔ *subserous layer of visceral pleura*
Tela subserosa testis: Tela subserosa des Hodens; Ⓔ *subserous layer of testis*
Tela subserosa tubae uterinae: Tela subserosa des Eileiters; Ⓔ *subserous layer of uterine tube*
Tela subserosa uteri: Tela subserosa der Gebärmutter; Ⓔ *subserous layer of uterus*
Tela subserosa vesicae: Tela subserosa der Harnblase; Ⓔ *subserous layer of bladder*
Tela subserosa vesicae biliaris: Tela subserosa der Gallenblase; Ⓔ *subserous layer of gallbladder*

Tellanlgilecltalsia *f.* → *Teleangiektasie*

Tellanlgilekltalsie *f.* → *Teleangiektasie*

Tele-, tele- *präf.*: Wortelement mit der Bedeutung **1.** „Ende/Ziel" **2.** „fern/in der Ferne"; Ⓔ **1.** *tele-, end, finish* **2.** *distance, end, tele-*

Tellelanlgilecltalsia *f.* → *Teleangiektasie*
Teleangiectasia follicularis anulata: *Syn: Purpura Majocchi, Majocchi-Krankheit, Purpura anularis teleangiectodes (atrophicans)*; chronisch verlaufende, v.a. Männer betreffende kleinfleckige Purpura* unbekannter Ätiologie; Ⓔ *Majocchi's disease, Majocchi's purpura*
Teleangiectasia hereditaria haemorrhagica: *Syn: hereditäre Teleangiektasie, Morbus Osler, Osler-Rendu-Weber-Syndrom, Rendu-Osler-Weber-Syndrom*; autosomal-dominante Erkrankung mit Bildung von Teleangiektasien in Haut und Schleimhaut; Ⓔ *Osler-Weber-Rendu disease, Osler's disease, Goldstein's disease, Rendu-Osler-Weber disease, Rendu-Osler-Weber syndrome, hereditary hemorrhagic telangiectasia*

Tellelanlgilekltalsie *f.*: *Syn: Telangiektasie, Telangiectasia, Teleangiectasia*; Erweiterung und Schlängelung von Endstrombahngefäßen [Kapillaren, Venolen]; Ⓔ *telangiectasia, telangiectasis*
hereditäre Teleangiektasie: → *Teleangiectasia hereditaria haemorrhagica*

Teleangiektasie-Ataxie-Syndrom *nt*: *Syn: progressive zerebelläre Ataxie, Louis-Bar-Syndrom, Ataxia-Teleangiectasia, Ataxia teleangiectatica*; autosomal-rezessive Erbkrankheit mit progredienten zerebellären und extrapyramidal motorischen Störungen; Ⓔ *ataxia-teleangiectasia, ataxia-teleangiectasia syndrome*

tellelanlgilekltaltisch *adj*: Teleangiektasie betreffend, von ihr betroffen oder gekennzeichnet, durch sie bedingt; Ⓔ *relating to telangiectasia, telangiectatic*

Tellelculrielthelralpie *f.* → *Telegammatherapie*

Telleldilalgnolse *f.*: *Syn: Ferndiagnose*; Diagnose* einer Erkrankung ohne direkten Patientenkontakt auf der Basis übermittelter Daten und Informationen; Ⓔ *telediagnosis*

Tellelellekltrolkarldilolgralfie, -gralphie *f.*: *Syn: telemetrische Elektrokardiografie, Telekardiografie, Radioelektrokardiografie*; drahtlose Elektrokardiografie* mit Übermittlung der Messwerte durch einen Sender; Ⓔ *telecardiography, telelectrocardiography*

Tellelgamlmalthelralpie *f.*: *Syn: Telecurietherapie*; Strahlentherapie mit γ-Strahlen und einem großen Abstand zwischen Strahler und Haut; Ⓔ *telecurietherapy*

Tellelkarldilolgralfie, -gralphie *f.* → *Teleelektrokardiografie*

Tellelmeltrie *f.*: Fernübertragung von Messwerten; Ⓔ *telemetry*

Tellenlcelphallon *nt, pl* **-la:** → *Telenzephalon*

tellenlzelphal *adj*: Telenzephalon betreffend; Ⓔ *telencephalic*

Tellenlzelphallon *nt, pl* **-la:** *Syn: Endhirn, Telencephalon*; aus den beiden Großhirnhälten und ihren Verbindungen bestehender Teil des Gehirns; Ⓔ *telencephalon, endbrain*

Tellelolmiltolse *f.*: abgeschlossene Mitose; Ⓔ *teleomitosis*

Tellelolplsie *f.*: Sehstörung, bei der Objekte weit(er) entfernt erscheinen; Ⓔ *teleopsia*

Tellelraldilolgralfie, -gralphie *f.* → *Teleröntgengrafie*

Tellelröntlgenlgralfie, -gralphie *f.*: *Syn: Teleradiografie*; Fernübertragung von Röntgenbildern; Ⓔ *teleroentgenography, teleoroentgenography, teleradiography*

Tellelröntlgenlthelralpie *f.*: *Syn: Teletherapie, Telestrahlentherapie*; Strahlentherapie mit großem Quelle-Haut-Abstand; Ⓔ *teleroentgentherapy*

Tellelstheltolskop *nt*: Stethoskop* mit eingebautem Sender zur Datenübertragung; Ⓔ *telesthetoscope*

Tellelstrahllenlthelralpie *f.* → *Teleröntgentherapie*

Tellelthelralpie *f.* → *Teleröntgentherapie*

Tellur *nt*: Halbmetallelement; Ⓔ *tellurium*

tellulrig *adj*: tellurhaltig, tellurisch; Ⓔ *telluric*

tellulrisch *adj*: **1.** Erde betreffend **2.** tellurhaltig, tellurig; Ⓔ **1.** *relating to earth* **2.** *telluric*

Tellulritlplatlte *f.* → *Tellur-Nährboden*

Tellur-Nährboden *m*: *Syn: Telluritplatte*; Spezialnährboden zur Züchtung von Corynebacterium* diphtheriae; Ⓔ *tellurite medium*

Telo-, telo- *präf.*: Wortelement mit der Bedeutung „Ende/Ziel"; Ⓔ *end, tele-, tel(o)-*

Telloldendlrilon *nt*: *Syn: Endbäumchen, Telodendron*; feinste Endverzweigungen des Achsenzylinders; Ⓔ *end-brush, telodendron, telodendrion, teledendrite, teledendron, dendraxon*

Telloldendlron *nt*: → *Telodendrion*

telloldilenlzelphal *adj*: Endhirn/Telenzephalon und Zwischenhirn/Dienzephalon betreffend; Ⓔ *telodiencephalic*

Tellolphalse *f.*: Endphase der Mitose*; Ⓔ *telophase, telocinesia, telocinesis, telokinesia, telokinesis*

Temlpelranltia *pl*: *Syn: Sedativa*; Beruhigungsmittel; Ⓔ *sedatives, temperantia*

temlpelrent *adj*: gemäßigt, maßvoll; Ⓔ *temperate*

temlpolral *adj*: Schläfe oder Schläfenbein betreffend; Ⓔ

T

relating to the temple, temporal

Tem|po|ral|lap|pen|e|pi|lep|sie *f*: *Syn: Schläfenlappenepilepsie*; partielle Epilepsie* mit Herd im Temporallappen; Ⓔ *temporal lobe epilepsy*

tem|po|rär *adj*: vorübergehend, vorläufig, zeitweilig; Ⓔ *temporal, temporary*

tem|po|ro|au|ri|ku|lär *adj*: *Syn: aurikulotemporal*; Schläfenregion und Ohrmuschel/Auricula betreffend; Ⓔ *relating to both temporal region and auricle, temporoauricular*

tem|po|ro|fa|zi|al *adj*: Schläfe und Gesicht betreffend oder verbindend; Ⓔ *relating to both temple and face, temporofacial*

tem|po|ro|fron|tal *adj*: Schläfe und Stirn betreffend oder verbindend; Ⓔ *temporofrontal*

tem|po|ro|man|di|bu|lar *adj*: *Syn: mandibulotemporal*; Schläfenbein und Unterkiefer/Mandibula betreffend oder verbindend; Ⓔ *relating to both temporal bone and mandible, temporomandibular*

Tem|po|ro|man|di|bu|lar|ge|lenk *nt*: *Syn: Unterkiefergelenk, Kiefergelenk, Articulatio temporomandibularis*; Gelenk zwischen dem Unterkieferköpfchen und der Gelenkgrube des Schläfenbeins; Ⓔ *mandibular articulation, mandibular joint, maxillary articulation, maxillary joint, temporomandibular articulation, temporomandibular joint, temporomaxillary articulation, temporomaxillary joint*

tem|po|ro|ma|xil|lär *adj*: Schläfe und Oberkiefer/Maxilla betreffend oder verbindend; Ⓔ *relating to both temporal bone and maxilla, temporomaxillary*

tem|po|ro|ok|zi|pi|tal *adj*: Schläfe und Hinterhaupt betreffend oder verbindend; Ⓔ *temporo-occipital*

tem|po|ro|pa|ri|e|tal *adj*: *Syn: parietotemporal*; Schläfenbein und Scheitelbein/Os parietale betreffend oder verbindend; Ⓔ *temporoparietal*

tem|po|ro|pon|tin *adj*: Schläfenlappen und Brücke/Pons betreffend oder verbindend; Ⓔ *relating to both temporal lobe and pons, temporopontine*

tem|po|ro|sphe|no|i|dal *adj*: Schläfenbein/Os temporale und Keilbein/Os sphenoidale betreffend oder verbindend; Ⓔ *relating to both temporal and sphenoid bones, temporosphenoid*

Ten-, ten- *präf.*: Wortelement mit der Bedeutung „Sehne/Tendo"; Ⓔ *tendon, ten(o)-, tenont(o)-*

Ten|al|gia *f*: → *Tendodynie*

Ten|al|gie *f*: → *Tendodynie*

Te|na|zi|tät *f*: **1.** (*psychol.*) Hartnäckigkeit, Zähigkeit, Durchhaltevermögen **2.** (*biolog.*) Widerstandsfähigkeit gegen Temperatur, Strahlen etc.; Ⓔ **1.** *tenacity, tenaciousness* **2.** *tenacity, tenaciousness*

Ten|denz|neu|ro|se *f*: *Syn: Begehrungsneurose, Begehrensneurose*; sich im Anschluss an eine Schädigung, Verletzung oder Krankheit halbbewusst oder unbewusst entwickelndes übertriebenes Begehren nach (finanzieller) Entschädigung; Ⓔ *pension neurosis, compensation neurosis*

Ten|di|ni|tis *f, pl* **-ti|den**: *Syn: Tendonitis*; Sehnenentzündung; Ⓔ *inflammation of a tendon, tendinitis, tendonitis, tenonitis, tenontitis, tenositis*

ten|di|ni|tisch *adj*: *Syn: tendonitisch*; Sehnenentzündung/Tendinitis betreffend, von ihr betroffen oder gekennzeichnet; Ⓔ *relating to or marked by tendinitis*

Ten|di|no|se *f*: → *Tendopathie*

Ten|do *m, pl* **-di|nes**: Sehne; Ⓔ *tendon, tendo*

Tendo calcaneus: *Syn: Achillessehne*; die am Tuber* calcanei ansetzende Sehne des Musculus* triceps surae; Ⓔ *heel tendon, Achilles tendon, calcaneal tendon, tendon of Hector, tendo Achillis*

Tendo conjunctivus: *Syn: Leistensichel, Falx inguinalis*; dünne, sehnenartige Platte an der Leistenkanalhinterwand; Ⓔ *conjoined tendon, Henle's ligament, inguinal falx*

Tendo cricooesophageus: Faser aus der Speiseröhrenwand, die auf der Rückseite des Ringknorpels [Cartilago* cricoidea] ansetzen; Ⓔ *cricoesophageal tendon*

Tendo intermedius: *Syn: Zwischensehne*; Sehne zwischen zwei Muskelteilen; Ⓔ *intermediate tendon*

Tendo-, tendo- *präf.*: Wortelement mit der Bedeutung „Sehne/Tendo"; Ⓔ *tendon, ten(o)-, tenont(o)-*

Ten|do|dy|nie *f*: *Syn: Tenalgie, Tenalgia, Tenodynie*; Sehnenschmerz; Ⓔ *pain in a tendon, tenalgia, teinodynia, tenodynia, tenontodynia*

Ten|do|ly|se *f*: *Syn: Tenolyse*; operative Sehnenlösung; Ⓔ *tenolysis, tendolysis*

ten|do|my|o|gen *adj*: von der Muskelsehne ausgehend, durch sie bedingt; Ⓔ *tendomyogenic*

Ten|do|my|o|pa|thie *f*: Erkrankung eines Muskels und seiner Sehne; Ⓔ *tenomyopathy*

Ten|do|ni|tis *f, pl* **-ti|den**: → *Tendinitis*

ten|do|ni|tisch *adj*: → *tendinitisch*

Ten|do|pa|thie *f*: *Syn: Tendinose*; degenerative Sehnenerkrankung; Ⓔ *enthesopathy*

Ten|do|plas|tik *f*: *Syn: Tenoplastik*; Sehnenplastik; Ⓔ *tenoplasty, tenontoplasty, tendoplasty*

Ten|do|syn|o|vi|tis *f, pl* **-ti|den**: *Syn: Tenosynovitis, Tendovaginitis*; Sehnenscheidenentzündung; Ⓔ *inflammation of a tendon sheath, tenosynovitis, tendinous synovitis, vaginal synovitis, tendosynovitis, tendovaginitis, tenontolemmitis, tenontothecitis, tenosynitis, tenovaginitis, thecitis, peritendinitis, peritenonitis, peritenontitis*

Tendosynovitis acuta purulenta: *Syn: akute eitrige Tendovaginitis, Sehnenphlegmone, Sehnenscheidenphlegmone*; akute eitrige Sehnenscheidenentzündung mit diffuser Ausbreitung; oft gleichgesetzt mit V-Phlegmone; Ⓔ *acute suppurative tenosynovitis*

Tendosynovitis nodosa: *Syn: pigmentierte villonoduläre Synovitis, benignes Synovialom, Riesenzelltumor der Sehnenscheide, Arthritis villonodularis pigmentosa*; lokalisierte, knottig-zottige Synovialiswucherung, die im Endstadium einen gutartigen Riesenzelltumor bildet; Ⓔ *nodular tenosynovitis, chronic hemorrhagic villous synovitis, pigmented villonodular arthritis, pigmented villonodular synovitis, tendinous xanthoma, xanthosarcoma, benign synovialoma, giant cell tumor of tendon sheath, benign synovioma*

ten|do|syn|o|vi|tisch *adj*: *Syn: tendovaginitisch, tenosynovitisch, tenovaginitisch*; Sehnenscheidenentzündung/Tendosynovitis betreffend, von ihr betroffen oder gekennzeichnet; Ⓔ *relating to or marked by tendosynovitis, tendosynovitic*

Ten|do|va|gi|ni|tis *f, pl* **-ti|den**: *Syn: Tenosynovitis, Tendosynovitis*; Sehnenscheidenentzündung; Ⓔ *tenosynovitis, tendinous synovitis, vaginal synovitis, tendosynovitis, tendovaginitis*

akute eitrige Tendovaginitis: → *Tendosynovitis acuta purulenta*

Tendovaginitis crepitans: fibrinöse Sehnenscheidenentzündung mit Reibegeräusch; Ⓔ *tenosynovitis crepitans*

Tendovaginitis purulenta: eitrige Sehnenscheidenentzündung; Ⓔ *suppuratve tenosynovitis*

Tendovaginitis sclerosans (de Quervain): → *Tendovaginitis stenosans (de Quervain)*

Tendovaginitis stenosans (de Quervain): *Syn: De Quervain-Krankheit, Tendovaginitis sclerosans (de Quervain)*; chronisch entzündliche Reizung der gemeinsam verlaufenden Sehnen von Musculus* abductor pollicis longus und Musculus* extensor pollicis brevis; Ⓔ *stenosing tenosynovitis*

ten|do|va|gi|ni|tisch *adj*: *Syn: tendosynovitisch, tenosynovitisch, tenovaginitisch*; Sehnenscheidenentzündung/Tendovaginitis betreffend, von ihr betroffen oder gekennzeichnet; Ⓔ *relating to or marked by tendovaginitis, tendovaginitic*

Ten|do|va|gi|no|pa|thie *f*: Erkrankung der Sehnenscheide; meist als chronische Sehnenscheidenentzündung [Tendovaginitis*] bei rheumatischer Arthritis oder Stoffwechselerkrankungen [Hyperurikämie, Lipoidgranulomatose, Xanthomatose]; Ⓔ *tendovaginitis*

Te|nes|mus *m*: schmerzhafter Stuhl- [**Tenesmus alvi/ani**] oder Harndrang [**Tenesmus vesicae**]; Ⓔ *tenesmus*

Ten|nis|el|len|bo|gen *m*: *Syn: Epicondylitis humeri radialis*; Entzündung des Epicondylus* lateralis humeri; Ⓔ *radiohumeral epicondylitis, radiohumeral bursitis, lawn tennis arm, tennis elbow*

Ten|nis|fer|se *f*: *Syn: Basketballferse, Black heel*; Blutergüsse über der Ferse bei wiederholter traumatischer Belastung; Ⓔ *black heel, calcaneal petechiae*

Teno-, teno- *präf.*: Wortelement mit der Bedeutung „Sehne/Tendo"; Ⓔ *tendon, ten(o)-, tenont(o)-*

Te|no|de|se *f*: Sehnenfixierung, Sehnenanheftung; Ⓔ *tenodesis*

Te|no|dy|nie *f*: → *Tendodynie*

Te|no|ly|se *f*: *Syn: Tendolyse*; operative Sehnenlösung; Ⓔ *tenolysis, tendolysis*

Te|no|my|o|plas|tik *f*: Sehnen-Muskel-Plastik; Ⓔ *tenomyoplasty, tenontomyoplasty, myotenontoplasty*

Te|no|my|o|to|mie *f*: Durchtrennung einer Muskelsehne; Ⓔ *tenomyotomy, tenontomyotomy*

Tenon-Kapsel *f*: *Syn: Vagina bulbi*; bindegewebige Augenkapsel; Ⓔ *Tenon's membrane, Tenon's capsule, sheath of eyeball, bulbar fascia, bulbar sheath, vagina of bulb, ocular capsule*

Tenon-Raum *m*: *Syn: Spatium episclerale*; Raum zwischen Sklera und Augapfelscheide; Ⓔ *episcleral space, interfascial space, intervaginal space, Tenon's space*

Te|non *m*: Sehne; Ⓔ *tendon*

Te|no|nek|to|mie *f*: Sehnenexzision, Sehnenresektion; Ⓔ *tenectomy, tenonectomy*

Te|no|ni|tis *f, pl* **-ti|den**: Entzündung der Tenon*-Kapsel; Ⓔ *inflammation of Tenon's capsule, tenonitis*

te|no|ni|tisch *adj*: Tenonitis betreffend, von ihr betroffen oder gekennzeichnet; Ⓔ *relating to or marked by tenonitis*

Te|no|plas|tik *f*: *Syn: Tendoplastik*; Sehnenplastik; Ⓔ *tenoplasty, tenontoplasty*

te|no|plas|tisch *adj*: Tenoplastik betreffend, mittels Tenoplastik; Ⓔ *relating to tenoplasty, tenoplastic*

Te|nor|rha|phie *f*: Sehnennaht; Ⓔ *tendon suture, tendon repair, tenorrhaphy, tenosuture, tendinosuture*

Te|no|syn|o|vek|to|mie *f*: *Syn: Tenosynovialektomie*; Sehnenscheidenexzision, Sehnenscheidenresektion; Ⓔ *tenosynovectomy, tendon synovectomy*

Te|no|syn|o|vi|al|ek|to|mie *f*: → *Tenosynovektomie*

Te|no|syn|o|vi|tis *f, pl* **-ti|den**: → *Tendosynovitis*

te|no|syn|o|vi|tisch *adj*: → *tendosynovitisch*

Te|no|to|mie *f*: operative Durchtrennung einer Sehne; Ⓔ *tenotomy, tendotomy, tenontotomy*

Te|no|va|gi|ni|tis *f, pl* **-ti|den**: → *Tendovaginitis*

te|no|va|gi|ni|tisch *adj*: → *tendovaginitisch*

Ten|sa *f*: *Syn: Pars tensa membranae tympanicae*; unterer straffer Teil des Trommelfells; Ⓔ *pars tensa*

Ten|si|on *f*: Spannung; (Muskel-)Anspannung; Ⓔ *tension*

Ten|sor *m*: Spannmuskel, Musculus tensor; Ⓔ *tensor, tensor muscle*

Ten|ta|men *nt*: Versuch; Ⓔ *trial*

Tentamen suicidii: Selbstmordversuch; Ⓔ *attempted suicide, attempt at suicide*

ten|ta|tiv *adj*: versuchsweise, vorübergehend, probeweise; Ⓔ *tentative, experimental*

ten|to|ri|al *adj*: *Syn: tentoriell*; Tentorium cerebelli betreffend; Ⓔ *relating to a tentorium, tentorial*

ten|to|ri|ell *adj*: → *tentorial*

Ten|to|ri|um (ce|re|bel|li) *nt*: *Syn: Kleinhirnzelt*; zwischen Kleinhirn und Hinterhauptslappen liegende Duraplatte; Ⓔ *tentorium of cerebellum*

Ten|to|ri|um|schlitz *m*: *Syn: Incisura tentorii*; Öffnung des Kleinhirnzeltes für den Durchtritt des Hirnstamms; Ⓔ *tentorial notch*

Terato-, terato- *präf.*: Wortelement mit Bezug auf „Missbildung/Fehlbildung"; Ⓔ *terat(o)-*

te|ra|to|gen *adj*: Missbildungen/Fehlbildungen verursachend oder auslösend; Ⓔ *teratogenic*

Te|ra|to|ge|ne|se *f*: Entstehung/Entwicklung von Fehlbildungen; Ⓔ *teratogenesis, teratogeny*

te|ra|to|ge|ne|tisch *adj*: Teratogenese betreffend, von ihr betroffen oder durch sie bedingt; Ⓔ *relating to teratogenesis, teratogenetic*

Te|ra|to|ge|ni|tät *f*: teratogenes Potenzial; Ⓔ *teratogenicity*

Te|ra|to|kar|zi|nom *nt*: bösartiges Teratom*; Ⓔ *teratocarcinoma*

Te|ra|to|lo|gie *f*: Lehre von den Missbildungen/Fehlbildungen; Ⓔ *teratology*

te|ra|to|lo|gisch *adj*: Teratologie betreffend; Ⓔ *relating to teratology, teratologic, teratological*

Te|ra|tom *nt*: *Syn: teratoide/teratogene Geschwulst, Teratoma, Wundergeschwulst*; meist gutartige, angeborene Geschwulst mit Anteilen aller Keimblätter; Ⓔ *teratoma, organoid tumor, teratoid tumor*

embryonales Teratom: *Syn: Dysembryom, Teratoma embryonale*; embryonales Gewebe enthaltendes Teratom*; Ⓔ *immature teratoma, malignant teratoma, solid teratoma, embryonal teratoma*

zystisches Teratom: *Syn: Dermoid, Dermoidzyste*; zystischer Keimzelltumor des Eierstocks, der neben Hautanhangsgebilden auch andere Strukturen enthalten kann; Ⓔ *mature teratoma, benign cystic teratoma, cystic teratoma*

Te|ra|to|ma *nt, pl* **-ma|ta**: → *Teratom*

Teratoma embryonale: → *embryonales Teratom*

te|ra|to|ma|tös *adj*: in der Art eines Teratoms, teratomartig; Ⓔ *teratomatous*

te|ra|to|phob *adj*: Teratophobie betreffend, durch sie gekennzeichnet; Ⓔ *relating to or marked by teratophobia, teratophobic*

Te|ra|to|pho|bie *f*: krankhafte Angst davor, ein missgebildetes Kind zu gebären; Ⓔ *teratophobia*

Te|ra|to|sper|mie *f*: → *Teratozoospermie*

Te|ra|to|zo|o|sper|mie *f*: *Syn: Teratospermie*; weniger als 30 % normale Spermien im Ejakulat; Ⓔ *teratospermia*

ter|mi|nal *adj*: **1.** endständig; abschließend, begrenzend **2.** unheilbar, im Endstadium, im Sterben; Ⓔ **1.** *relating to an end or ending, terminal* **2.** *relating to the end, terminal, final*

Ter|mi|nal|kör|per|chen *nt*: *Syn: sensible Endorgane, Nervenendkörperchen, Endkörperchen, Corpuscula nervosa terminalia*; in vielen Formen vorkommende Rezeptoren [meist Mechanorezeptoren], die aus einer Nervenendigung [Neurit*] und einem nicht neuronalen Anteil [Bindegewebe, Kapsel] bestehen; Ⓔ *terminal nerve corpuscle*

ter|när *adj*: (*chem.*) dreifach, dreigliedrig; Ⓔ *ternary*

Terry-Syndrom *nt*: *Syn: retrolentale Fibroplasie, Retinopathia praematurorum, Frühgeborenenretinopathie*; Netzhauterkrankung von untergewichtigen Frühgeborenen, die vermutlich durch die toxische Wirkung von Sauerstoff im Brutkasten verursacht wird; in schweren Fällen kommt es zur Erblindung; Ⓔ *Terry's syndrome, retrolental fibroplasia, retinopathy of prematurity, retinopapillitis of premature infants*

ter|ti|an *adj*: jeden dritten Tag auftretend; Ⓔ *tertian*

Ter|ti|a|na *f*: → *Malaria tertiana*

ter|ti|är *adj*: dritten Grades, drittgradig, an dritter Stelle; Ⓔ *tertiary, ternary*

Ter|ti|är|fol|li|kel *pl*: *Syn:* *Graaf-Follikel, reife Follikel, Folliculi ovarici vesiculosi*; ausgereifte Eifollikel vor der Ovulation; Ⓔ *graafian follicles, graafian vesicles, tertiary ovarian follicles, vesicular ovarian follicles, tertiary follicles, vesicular follicles, Baer's vesicles*

Ter|ti|är|sta|di|um *nt*: *Syn:* *Syphilis IV, Neurosyphilis*; Jahre nach der Erstinfektion beginnendes Syphilisstadium mit Befall des Zentralnervensystems, der Knochen und innerer Organe; Ⓔ *tertiary syphilis, late syphilis*

Ter|ti|är|struk|tur *f*: dreidimensionale Struktur von Polypeptidketten; Ⓔ *tertiary structure*

Tes|ti|cu|lus *m, pl* **-li**: → *Testis*

tes|ti|ku|lär *adj*: Hoden/Testis betreffend, von den Hoden ausgehend; Ⓔ *relating to the testes, testicular*

Tes|tis *m, pl* **-tes**: *Syn:* *Hoden, Testikel, Testiculus*; männliche Keimdrüse; Ort der Spermabildung; pflaumenförmiges, paariges Organ mit einer durchschnittlichen Länge von 4–5 cm, Breite von 2–3 cm und Dicke von 1,8–2,5 cm; wird während der Embryonalentwicklung in der Genitalleiste im Lendenbereich angelegt und wandert hinter dem Bauchfell [Peritoneum] nach unten; im 7. Embryonalmonat erreichen die Hoden den Leistenkanal und kommen zur Zeit der Geburt im Skrotum* an; Samenleiter [Ductus* deferens], Gefäße, Nerven, Muskelfasern und Bauchfaszien begleiten den Hoden auf dieser Wanderung [**Descensus testis**] und bilden dann die Hodenhüllen und Teile des Samenstrangs; Ⓔ *testis, testicle, testiculus, orchis, male gonad, didymus*

Testis mobilis: abnorm beweglicher Hoden; Ⓔ *retractile testis*

Tes|to|ste|ron *nt*: in den Leydig-Zellen des Hodens gebildetes wichtigstes Sexualhormon des Mannes; Ⓔ *testicular hormone, testis hormone, testosterone*

Tes|to|ste|ron|re|sis|tenz *f*: *Syn:* *Androgenresistenz*; fehlende oder abgeschwächte Wirkung von Androgenen durch einen Defekt der Rezeptoren; Ⓔ *androgen insensitivity (syndrome)*

Test|o|var *m*: → *Ovotestis*

Tes|tu|do *m*: Schildkrötenverband; Ⓔ *figure-of-eight bandage*

Te|ta|nie *f*: Krampfbereitschaft der Muskulatur und neuromuskuläre Übererregbarkeit; Ⓔ *tetany, tetania, apyretic tetanus, benign tetanus, intermittent cramp, intermittent tetanus, tetanilla, tetanic spasm*

te|ta|ni|form *adj*: *Syn:* *tetanoid*; tetanieartig, tetanusartig; Ⓔ *resembling tetany, tetaniform, tetanoid*

te|ta|ni|gen *adj*: Tetanus oder Tetanie hervorrufend; Ⓔ *tetanigenous*

te|ta|nisch *adj*: **1.** Tetanus oder Tetanie betreffend oder auslösend **2.** Wundstarrkrampf/Tetanus betreffend; Ⓔ **1.** *relating to tetanus, tetanic* **2.** *relating to tetanus, tetanic*

te|ta|no|id *adj*: → *tetaniform*

Te|ta|no|ly|sin *nt*: *s.u. Tetanusbazillus*; Ⓔ *tetanolysin*

Te|ta|no|spas|min *nt*: *s.u. Tetanusbazillus*; Ⓔ *tetanospasmin*

Te|ta|nus *m*: **1.** tetanische Muskelkontraktion, Muskelkrampf **2.** *Syn:* *Wundstarrkrampf, Starrkrampf*; durch das toxinbildende Bakterium **Clostridium tetani** hervorgerufene Krankheit, die durch eine Lähmung der Atemmuskulatur tödlich verlaufen kann; Ⓔ **1.** *tetany, tetania, tetanic spasm* **2.** *tetanus*

Tetanus neonatorum: *Syn:* *Neugeborenentetanus*; durch eine Infektion der Nabelwunde ausgelöster Wundstarrkrampf; Ⓔ *neonatal tetanus*

Tetanus uteri: Dauerkontraktion der Gebärmutter bei Geburtshindernissen oder Überdosierung von Wehenmitteln; Ⓔ *uterine tetanus*

Te|ta|nus|ba|zil|lus *m, pl* **-li**: *Syn:* *Tetanuserreger, Wundstarrkrampfbazillus, Wundstarrkrampferreger, Clostridium tetani, Plectridium tetani*; extrem widerstandsfähige [bis zu 100° feuchte Hitze] Sporen bildendes, bewegliches Stäbchen mit typischer **Trommelschlegelform**; bildet zwei Toxine, das neurotoxische **Tetanospasmin** und das hämolytische **Tetanolysin**; Ⓔ *tetanus bacillus, Nicolaier's bacillus, Clostridium tetani*

Te|ta|nus|er|re|ger *m*: → *Tetanusbazillus*

Tetr-, tetr- *präf.*: → *Tetra-*

Tetra-, tetra- *präf.*: Wortelement mit der Bedeutung „vier"; Ⓔ *four, tetra-, quadri-*

Te|tra|ä|thyl|thi|ur|a|mid|sul|fid *nt*: *Syn:* *Disulfiram*; in der Alkoholentzugstherapie verwendetes Mittel, das bei Alkoholgenuss zu schweren Unverträglichkeitserscheinungen [**Antabussyndrom** mit Übelkeit, Kopfschmerz, Erbrechen, Hypotonie] führt; Ⓔ *tetraethylthiuram disulfide, tetraethylthioperoxydicarbonic diamide, disulfiram*

Te|tra|chlor|ä|thy|len *nt*: *Syn:* *Tetrachlorethylen, Perchloräthylen, Äthylentetrachlorid*; halogenierter Kohlenwasserstoff; weitverbreitetes Lösungsmittel mit geringer Toxizität; Ⓔ *tetrachloroethylene, perchloroethylene*

Te|tra|chlor|e|thy|len *nt*: → *Tetrachloräthylen*

Te|tra|cy|cli|ne *pl*: → *Tetrazykline*

te|tra|dak|tyl *adj*: Tetradaktylie betreffend, von ihr betroffen oder gekennzeichnet, vierfingrig, vierzehig; Ⓔ *tetradactylous, quadridigitate*

Te|tra|dak|ty|lie *f*: angeborene Vierfingrigkeit oder Vierzehigkeit; Ⓔ *tetradactyly*

Te|tra|de *f*: → *Tetralogie*

Te|tra|hy|dro|fol|säu|re *f*: biologisch aktive Form der Folsäure*; Ⓔ *tetrahydrofolic acid*

Te|tra|hy|dro|pyr|rol *nt*: *Syn:* *Pyrrolidin*; Grundkörper von Prolin* und Hydroxyprolin*; Ⓔ *pyrrolidine*

Te|tra|iod|thy|ro|nin *nt*: → *Thyroxin*

D-Te|tra|iod|thy|ro|nin *nt*: *Syn:* *D-Thyroxin*; D-Isomer von Thyroxin*; Ⓔ *dextrothyroxine, dextrothyroxine sodium*

Te|tra|jod|thy|ro|nin *nt*: → *Thyroxin*

Tab. 27. Tetanusprophylaxe

Zahl der bisherigen aktiven Impfungen	Saubere, gering-fügige Wunden[a]		Alle anderen Wunden	
	DT bzw. Td[b]	Tetanus-Immunglobulin	DT bzw. Td[b]	Tetanus-Immunglobulin
Unbekannt	Ja	Nein	Ja	Ja[d]
≤ 1	Ja	Nein	Ja	Ja[d]
2	Ja	Nein	Ja	Nein[f]
≥ 3	Nein[c]	Nein	Nein[e]	Nein

[a] Oberflächlich, nicht verschmutzt
[b] Diphtherie-Tetanustoxoid-Kombinationswirkstoff
[c] Vorausgesetzt, die letzte Immunisierung liegt < 10 Jahre zurück
[d] Simultan mit DT bzw. Td
[e] Vorausgesetzt, die letzte Immunisierung liegt < 5 Jahre zurück
[f] Vorausgesetzt, die Verletzung liegt < 24 h zurück

Te|tra|lo|gie *f*. *Syn: Tetrade*; Erkrankung mit vier Hauptsymptomen; Ⓔ *tetralogy, tetrad*

Te|tra|mas|tie *f*. Vorkommen von zwei überzähligen Brüsten; Ⓔ *tetramastia, tetramazia*

Te|tra|me|thyl|en|di|amin *nt*: *Syn: Putreszin, 1,4-Diaminobutan, Putrescin*; bei der Eiweißzersetzung entstehendes Leichengift; Ⓔ *tetramethylenediamine, putrescine*

Te|tra|pa|ra|ly|se *f*. → *Tetraplegie*

Te|tra|pa|re|se *f*. → *Tetraplegie*

Te|tra|ple|gie *f*. *Syn: hohe Querschnittslähmung, Quadriplegie, Tetraparese, Tetraparalyse*; Lähmung von Beinen und Armen; Ⓔ *tetraplegia, quadriplegia*

te|tra|ple|gisch *adj*: *Syn: quadriplegisch*; Tetraplegie betreffend, von ihr betroffen oder gekennzeichnet, durch sie bedingt; Ⓔ *relating to tetraplegia, tetraplegic, quadriplegic*

te|tra|plo|id *adj*: Tetraploidie betreffend, von ihr betroffen oder gekennzeichnet, mit vier Chromosomensätzen; Ⓔ *tetraploid*

Te|tra|plo|i|die *f*. Genom aus vier Chromosomensätzen; Ⓔ *tetraploidy*

te|tra|som *adj*: Tetrasomie betreffend, von ihr betroffen durch sie bedingt; Ⓔ *tetrasomic*

Te|tra|so|mie *f*. Vorkommen von zwei überzähligen Kopien eines Chromosoms; Ⓔ *tetrasomy*

te|tra|va|lent *adj*: vierwertig; Ⓔ *tetravalent, quadrivalent*

Te|tra|zy|kli|ne *pl*: *Syn: Tetracycline*; Gruppe halbsynthetischer, bakteriostatischer Antibiotika, die sich von dem von Streptomyces*-Species gebildeten Tetracyclin ableiten; Ⓔ *tetracyclines*

Te|tro|se *f*. *Syn: C_4-Zucker*; Monosaccharid* mit vier Kohlenstoffatomen; Ⓔ *tetrose*

Teutschländer-Krankheit *f*. *Syn: Lipokalzinogranulomatose, Lipocalcinogranulomatose, Calcinosis metabolica universalis, Calcinosis interstitialis, Lipoidkalkgicht, Teutschländer-Syndrom*; familiär gehäufte Kalzinose* mit Ablagerung von Kalksalzen in Haut, Muskeln, Schleimbeuteln und Sehnenscheiden; Ⓔ *lipocalcigranulomatosis*

Thalam-, thalam- *präf*.: → *Thalamo-*

Tha|lam|en|ce|pha|lon *nt*: aus Thalamus, Epi-, Meta- und Subthalamus bestehender Teil des Zwischenhirns; Ⓔ *thalamencephalon*

tha|la|misch *adj*: Thalamus betreffend; Ⓔ *relating to the talamus, thalamic*

Thalamo-, thalamo- *präf*.: Wortelement mit Bezug auf „Thalamus"; Ⓔ *thalam(o)-, thalamic*

tha|la|mo|kor|ti|kal *adj*: Thalamus und Hirnrinde/Cortex betreffend oder verbindend; Ⓔ *relating to both thalamus and cerebral cortex, thalamocortical*

tha|la|mo|ok|zi|pi|tal *adj*: *Syn: okzipitothalamisch*; Thalamus und Hinterhauptslappen/Lobus occipitalis betreffend oder verbindend; Ⓔ *occipitothalamic*

tha|la|mo|teg|men|tal *adj*: Thalamus und Tegmentum betreffend; Ⓔ *relating to both thalamus and tegmentum, thalamotegmental*

Tha|la|mo|to|mie *f*. stereotaktische Hirnoperation mit Zerstörung spezifischer Thalamusstrukturen, z.B. zur Therapie unstillbarer Schmerzen; Ⓔ *thalamotomy, thalamectomy*

Tha|la|mus *m, pl* **-mi**: *Syn: Sehhügel*; größte Kerngruppe des Zwischenhirns, die als Umschaltstation für optische und akustische Bahnen fungiert; Ⓔ *thalamus, optic thalamus*

Tha|las|sae|mia *f*. → *Thalassämie*

Thalassaemia major: *Syn: Cooley-Anämie, homozygote β-Thalassämie*; Thalassämieform mit hohem Hämoglobin F-Gehalt bei Erwachsenen mit Erythroblastose*, hämolytischem Ikterus*, Leber- und Milzvergrößerung; Ⓔ *thalassemia major, Cooley's disease, Cooley's anemia, erythroblastic anemia of childhood, primary erythroblastic anemia, Mediterranean anemia, homozygous β-thalassemia, homozygous form of β-thalassemia*

Thalassaemia minor: *Syn: (familiäre) Erythroblastenanämie, heterozygote β-Thalassämie*; mild verlaufende heterozygote Form der β-Thalassämie mit Überproduktion von Hb A_2; Ⓔ *familial erythroblastic anemia, thalassemia minor, heterozygous form of β-thalassemia, heterozygous β-thalassemia*

Tha|lass|ä|mie *f*. *Syn: Mittelmeeranämie, Thalassaemia*; autosomal-dominante Störung der Bildung von Unterketten des Hämoglobins, die zur Entwicklung einer hämolytischen Anämie* führt; Ⓔ *thalassemia, thalassanemia*

α-Thalassämie: Thalassämie mit Störung der Bildung der α-Kette; Ⓔ *α- thalassemia, hemoglobin H disease*

β-Thalassämie: Thalassämie mit Störung der Bildung der β-Kette; Ⓔ *β-thalassemia*

heterozygote β-Thalassämie: → *Thalassaemia minor*

homozygote β-Thalassämie: → *Thalassaemia major*

tha|las|so|phob *adj*: Thalassophobie betreffend, durch sie gekennzeichnet; Ⓔ *relating to or marked by thalassophobia, thalassophobic*

Tha|las|so|pho|bie *f*. krankhafte Angst vor dem Meer; Ⓔ *irrational fear of the sea, thalassophobia*

Tha|las|so|the|ra|pie *f*. *Syn: Meeresheilkunde*; therapeutische Anwendung von Seebädern oder Seeklima; Ⓔ *thalassotherapy*

Tha|li|do|mid *nt*: *s.u. Thalidomidembryopathie*; Ⓔ *thalidomide*

Tha|li|do|mid|em|bry|o|pa|thie *f*. *Syn: Contergan-Syndrom, Beckwith-Syndrom*; durch Einnahme des Schlafmittels Thalidomid hervorgerufene Embryopathie mit Extremitätenfehlbildungen oder Ohrmuschelfehlbildungen und Fazialisparese; Ⓔ *thalidomide embryopathy, dysmelia syndrome*

Thal|li|um *nt*: hoch toxisches Schwermetall; Ⓔ *thallium*

Thanato-, thanato- *präf*.: Wortelement mit der Bedeutung „Tod"; Ⓔ *death, thanat(o)-*

tha|na|to|gno|mo|nisch *adj*: *Syn: thanatognostisch*; auf den nahenden Tod hinweisend; Ⓔ *thanatognomonic*

tha|na|to|gnos|tisch *adj*: → *thanatognomonisch*

Tha|na|to|lo|gie *f*. Lehre vom Sterben und Tod; Ⓔ *thanatology*

tha|na|to|phob *adj*: Thanatophobie betreffend, durch sie gekennzeichnet; Ⓔ *relating to or marked by thanatophobia, thanatophobic*

Tha|na|to|pho|bie *f*. krankhafte Angst vor dem Tod; Ⓔ *irrational fear of death, thanatophobia*

tha|na|to|phor *adj*: tödlich, letal; Ⓔ *leading to death, lethal, deadly, thanatophoric*

Thebesius-Klappe *f*. *Syn: Sinusklappe, Thebesius-Sinusklappe, Valvula sinus coronarii*; Falte an der Einmündung des Sinus* coronarius in den rechten Vorhof; Ⓔ *coronary valve, thebesian valve*

Thebesius-Sinusklappe *f*. → *Thebesius-Klappe*

Thebesius-Venen *pl*: *Syn: Venae cordis minimae*; kleinste Herzvenen; Ⓔ *veins of Thebesius, smallest cardiac veins, thebesian veins*

The|ca *f*. *Syn: Theka*; Hülle, Kapsel; Ⓔ *theca, sheath, coat, case, capsule*

Theca folliculi: Bindegewebshülle des Sekundärfollikels; Ⓔ *theca of follicle, fibrous coat of ovary*

Thei|le|ri|a|in|fek|ti|on *f*. → *Theileriose*

Thei|le|ri|a|sis *f, pl* **-ses**: → *Theileriose*

Thei|le|ri|o|se *f*. *Syn: Theileriainfektion, Theileriasis*; durch Theileria-Species hervorgerufene bakterielle Erkrankung, die selten auf den Menschen übertragen wird; Ⓔ *theileriasis, theileriosis*

bovine Theileriose: *Syn: East-Coast-Fieber, bovine Piroplasmose*; in Ostafrika vorkommende, selten auf den Menschen übertragene Erkrankung; Ⓔ *East Coast* *fever, African Coast fever, Rhodesian fever, Rhodesian redwater fever, Rhodesian tick fever, bovine theileriasis, bovine theileriosis*

The|in *nt*: ***Syn:*** *Koffein, Coffein, 1,3,7-Trimethylxanthin, Methyltheobromin*; in verschiedenen Kaffee- und Teearten enthaltene Purinbase mit zentralstimulierender Wirkung; Ⓔ *theine*

The|ka *f*: ***Syn:*** *Theca*; Hülle, Kapsel; Ⓔ *theca, sheath, coat, case, capsule*

the|kal *adj*: Theka betreffend, von der Theka stammend; Ⓔ *relating to a theca, thecal*

The|ka|zel|len *pl*: Bindegewebszellen der Theca* folliculi; Ⓔ *theca cells*

The|ka|zel|len|hy|per|pla|sie *f*: ***Syn:*** *Thekomatose, Hyperthecosis ovarii, Hyperthekose*; familiär auftretende Hyperplasie* der Thekazellen* des Eierstocks; Ⓔ *hyperthecosis*

The|ka|zell|tu|mor *m*: ***Syn:*** *Thekom, Priesel-Tumor, Loeffler-Priesel-Tumor, Fibroma thecacellulare xanthomatodes*; von den Thekazellen* des Eierstocks ausgehendes Fibrom mit lipidhaltigen Zellen; Ⓔ *thecoma, Priesel tumor, theca tumor, theca cell tumor*

The|kom *nt*: → *Thekazelltumor*

The|ko|ma|to|se *f*: ***Syn:*** *Thekazellenhyperplasie, Hyperthecosis ovarii, Hyperthekose*; familiär auftretende Hyperplasie* der Thekazellen* des Eierstocks; Ⓔ *ovarian stromal hyperplasia, thecomatosis*

Thel-, thel- *präf.*: → *Thelo-*

Thel|al|gie *f*: Brustwarzenschmerz; Ⓔ *pain in the nipple, thelalgia*

Thel|ar|che *f*: Reifung der Brust während der Pubertät; Ⓔ *thelarche, telarche*

The|la|zi|a|in|fek|ti|on *f*: → *Thelaziasis*

The|la|zi|a|sis *f, pl* **-ses**: ***Syn:*** *Thelaziainfektion*; durch Augenwürmer [**Thelazia**] hervorgerufene Entzündung der Tränendrüsen; Ⓔ *thelaziasis*

T-Helfer-Lymphozyten *pl*: → *Helferzellen*

T-Hel|fer|zel|len *pl*: → *Helferzellen*

The|li|tis *f, pl* **-ti|den**: ***Syn:*** *Brustwarzenentzündung, Mamillitis*; Entzündung der Brustwarze; Ⓔ *inflammation of a nipple, thelitis, mamillitis*

the|li|tisch *adj*: Brustwarzenentzündung/Thelitis betreffend, von ihr betroffen oder gekennzeichnet; Ⓔ *relating to or marked by thelitis*

Thelo-, thelo- *präf.*: Wortelement mit der Bedeutung „Brust/Brustwarze"; Ⓔ *nipple, thel(o)-, thele-*

The|lor|rha|gie *f*: Blutung aus der Brustwarze; Ⓔ *thelorrhagia*

The|nar *m*: ***Syn:*** *Eminentia thenaris*; Daumenballen; Ⓔ *thenar eminence, thenar prominence, thenar, ball of thumb*

The|nar|a|tro|phie *f*: Atrophie des Daumenballens/der Daumenballenmuskulatur; Ⓔ *thenar atrophy*

the|ra|peu|tisch *adj*: Therapie/Behandlung betreffend, der Heilung dienend, heilend, kurativ; Ⓔ *relating to therapy or therapeutics, therapeutic, therapeutical; curative*

The|ra|pie *f*: ***Syn:*** *Therapia*; (Krankheits-)Behandlung; Heilverfahren; Ⓔ *therapy, treatment, cure, therapia, therapeutics, therapeusis*

physikalische Therapie: ***Syn:*** *Physiotherapie*; Behandlung mit natürlichen physikalischen Mitteln [z.B. Wasser, Licht]; Ⓔ *physical treatment, physical therapy, physicotherapeutics, physicotherapy*

the|ra|pie|re|frak|tär *adj*: nicht auf eine Therapie ansprechend; Ⓔ *resistant to treatment, refractory, intractable*

Therm-, therm- *präf.*: → *Thermo-*

ther|mal *adj*: ***Syn:*** *thermisch*; Wärme oder Hitze betreffend, warm, heiß; Ⓔ *relating to or caused by heat, thermic, thermal*

Therm|al|gie *f*: brennender Schmerz; Ⓔ *burning pain, thermalgia, causalgia*

Therm|an|al|ge|sie *f*: → *Thermoanästhesie*

Therm|an|äs|the|sie *f*: → *Thermoanästhesie*

Therm|äs|the|sie *f*: → *Thermoästhesie*

Ther|ma|to|lo|gie *f*: Lehre von der therapeutischen Anwendung von Wärme; Ⓔ *thermatology*

Ther|me *f*: Thermalquelle; Ⓔ *thermal spring*

Therm|hyp|äs|the|sie *f*: → *Thermohypästhesie*

ther|misch *adj*: → *thermal*

Thermo-, thermo- *präf.*: Wortelement mit der Bedeutung „Wärme/Hitze"; Ⓔ *heat, thermic, thermal, therm(o)-*

Ther|mo|an|al|ge|sie *f*: → *Thermoanästhesie*

Ther|mo|an|äs|the|sie *f*: ***Syn:*** *Thermanalgesie, Thermoanalgesie, Thermanästhesie*; Verlust der Temperaturempfindung; Ⓔ *insensibility to heat, thermic anesthesia, thermal anesthesia, temperature anesthesia, thermanesthesia, thermoanesthesia, ardanesthesia*

Ther|mo|äs|the|sie *f*: ***Syn:*** *Thermästhesie*; Temperatursinn; Ⓔ *thermal sense, thermic sense, temperature sense, thermesthesia, thermoaesthesia, thermoesthesia*

ther|mo|gen *adj*: durch Wärme hervorgerufen; Ⓔ *caused by heat, thermogenic*

Ther|mo|ge|ne|se *f*: Wärmebildung; Ⓔ *thermogenesis*

ther|mo|ge|ne|tisch *adj*: Thermogenese betreffend, wärmebildend; Ⓔ *relating to thermogenesis, thermogenous, thermogenic, thermogenetic*

Ther|mo|graf, -graph *m*: Gerät zur Thermografie*; Ⓔ *thermograph*

Ther|mo|gra|fie, -gra|phie *f*: Abbildung der Wärmestrahlung eines Objekte; Ⓔ *thermography*

ther|mo|gra|fisch *adj*: Thermografie betreffend, mittels Thermografie; Ⓔ *relating to thermography, thermographic*

Ther|mo|gramm *nt*: ***Syn:*** *Wärmebild*; bei der Thermografie* erhaltenes Bild; Ⓔ *thermogram, thermograph*

Ther|mo|hyp|äs|the|sie *f*: ***Syn:*** *Thermhypästhesie*; Verminderung der Temperaturempfindung; Ⓔ *diminished heat perception, thermhypesthesia, thermohypesthesia, thermohypoesthesia*

ther|mo|in|sen|si|tiv *adj*: nicht auf Wärme ansprechend; Ⓔ *thermoinsensitive*

Ther|mo|kau|ter *m*: ***Syn:*** *Elektrokauter, Galvanokauter*; elektrisches Brenneisen zur Durchtrennung oder Verschorfung von Gewebe; Ⓔ *hot wire, hot point*

ther|mo|la|bil *adj*: hitzeunbeständig, wärmeunbeständig, wärmeempfindlich; Ⓔ *thermolabile*

Ther|mo|la|bi|li|tät *f*: Wärmeunbeständigkeit, Hitzeunbeständigkeit; Ⓔ *thermolability, thermal instability, thermoinstability*

Ther|mo|mam|mo|gra|fie, -gra|phie *f*: Thermografie* der Brust; Ⓔ *thermomastography*

Ther|mo|me|ter *nt*: Gerät zur Temperaturmessung; Ⓔ *thermometer*

Ther|mo|me|trie *f*: Temperaturmessung; Ⓔ *measurement of temperature, thermometry*

ther|mo|me|trisch *adj*: Thermometer betreffend, mittels Thermometer; Ⓔ *relating to themometer or thermometry, thermometric, thermometrical*

ther|mo|phil *adj*: (*biolog.*) wärmeliebend; Ⓔ *thermophilic*

Ther|mo|ple|gie *f*: Hitzschlag; Ⓔ *thermoplegia, thermic fever, heatstroke, heat stroke, heat hyperpyrexia, heat apoplexy*

Ther|mo|prä|zi|pi|ta|ti|ons|test *m*: ***Syn:*** *Ascoli-Reaktion, Ascoli-Test*; Ringtest zum Nachweis von Milzbrandantigen; Ⓔ *Ascoli's test*

Ther|mo|re|gu|la|ti|on *f*: Wärmeregelung, Temperaturregelung; Ⓔ *temperature control, thermoregulation*

ther|mo|re|gu|la|to|risch *adj*: Thermoregulation betreffend; Ⓔ *thermoregulatory, thermoregulator*

ther|mo|re|sis|tent *adj*: resistent gegen Wärme/Hitze; Ⓔ *thermoresistant*

Ther|mo|re|sis|tenz *f*: Widerstandsfähigkeit gegen Wärme/Hitze; Ⓔ *thermoresistance*
ther|mo|re|spon|siv *adj*: auf Wärme ansprechend; Ⓔ *thermoresponsive*
Ther|mo|re|zep|ti|on *f*. Temperatursinn; Ⓔ *temperature sense, thermal sense, thermic sense, thermesthesia, thermoaesthesia, thermoesthesia*
Ther|mo|re|zep|to|ren *pl*: Rezeptoren für Wärme [**Wärmerezeptoren**] oder Kälte [**Kälterezeptoren**]; Ⓔ *thermoreceptors*
Ther|mo|sen|si|bi|li|tät *f*: Temperaturempfindlichkeit; Ⓔ *thermosensitivity*
ther|mo|sen|si|tiv *adj*: temperaturempfindlich; Ⓔ *thermosensitive*
Ther|mo|sen|sor *m*: temperaturempfindlicher Sensor; Ⓔ *thermosensor*
ther|mo|sta|bil *adj*: wärmebeständig, hitzebeständig; Ⓔ *heatproof, heat-resistant, heat-resisting, heat-stable, thermostable*
Ther|mo|sta|bi|li|tät *f*: Wärmebeständigkeit, Hitzebeständigkeit; Ⓔ *thermostability*
Ther|mo|sta|se *f*: Aufrechterhaltung der Körpertemperatur; Ⓔ *thermostasis*
ther|mo|sta|tisch *adj*: Thermostase betreffend; Ⓔ *thermostatic*
ther|mo|tak|tisch *adj*: Thermotaxis betreffend, durch sie bedingt; Ⓔ *relating to thermotaxis, thermotactic, thermotaxic*
Ther|mo|ta|xis *f*: durch Temperaturreize hervorgerufene Bewegung; Ⓔ *thermotaxis*
Ther|mo|the|ra|pie *f*: Wärmebehandlung, Wärmetherapie, Wärmeanwendung; Ⓔ *thermotherapy*
The|sau|ris|mo|se *f*: ***Syn:*** *Speicherkrankheit, Thesaurismosis, Thesaurose*; Oberbegriff für die durch Stoffwechselstörungen verursachte Einlagerung von Stoffwechselprodukten und die dadurch entstehenden Erkrankungen, wie z.B. Glykogenose*, Lipidose*, Mukopolysaccharidose*; Ⓔ *thesaurismosis, thesaurosis, accumulation disease, storage disease*
hereditäre Thesaurismose Ruiter-Pompen-Weyers: → *Thesaurismosis hereditaria lipoidica*
The|sau|ris|mo|sis *f, pl* **-ses**: → *Thesaurismose*
Thesaurismosis hereditaria lipoidica: ***Syn:*** *Fabry-Syndrom, Morbus Fabry, hereditäre Thesaurismose Ruiter-Pompen-Weyers, Ruiter-Pompen-Weyers-Syndrom, Angiokeratoma corporis diffusum (Fabry), Angiokeratoma universale*; X-chromosomal vererbte Sphingolipidose* mit multiplen Angiokeratomen und Befall innerer Organe [Nieren, Herz-Kreislaufsystem]; der Befall der Niere führt meist zu terminaler Niereninsuffizienz; Ⓔ *Fabry's disease, glycolipid lipidosis, glycosphingolipidosis, hereditary dystopic lipidosis, ceramide trihexosidase deficiency, α-(D)-galactosidase A deficiency, diffuse angiokeratoma*
The|sau|ro|se *f*: → *Thesaurismose*
Thi-, thi- *präf.*: → *Thio-*
Thi|a|min *nt*: ***Syn:*** *Vitamin B_1*; zur Vitamin B-Gruppe gehörendes Pyrimidinderivat; wirkt als Coenzym bei verschiedenen Reaktionen; Ⓔ *thiamine, thiamin, vitamin B_1, aneurin, aneurine, antiberiberi, antiberiberi factor, antiberiberi substance, antineuritic factor, antineuritic vitamin*
Thi|a|min|man|gel *m*: ***Syn:*** *Beriberi, Vitamin B_1-Mangel, Vitamin B_1-Mangelkrankheit, Thiaminmangelkrankheit*; durch einen Mangel an Vitamin B_1 verursachte Vitaminmangelkrankheit mit Ödemen, neurologischen Störungen und Herzinsuffizienz; Ⓔ *beriberi, rice disease, dietetic neuritis, endemic neuritis, endemic polyneuritis, asjike, kakke, hinchazon, inchacao, loempe*
Thi|a|min|man|gel|krank|heit *f*: → *Thiaminmangel*
Thi|a|zid|di|u|re|ti|ka *pl*: → *Thiazide*
Thi|a|zi|de *pl*: ***Syn:*** *Benzothiadiazine, Benzothiadiazin-Derivate, Thiaziddiuretika*; Saluretika*, die durch Hemmung der Rückresorption von Na^+ und Cl^- zur Wasserausscheidung führen; Ⓔ *thiazides, thiadiazides, thiadiazines*
Thiemann-Krankheit *f*: im Wachstumsalter auftretende aseptische Osteonekrose* der Epiphysen von Fingern und Zehen; Ⓔ *Thiemann's syndrome, Thiemann's disease, familial osteoarthropathy of fingers*
Thiersch-Lappen *m*: → *Thiersch-Transplantat*
Thiersch-Transplantat *nt*: ***Syn:*** *Thiersch-Lappen*; aus Epidermis und Korium bestehender Hautlappen zur Transplantation; Ⓔ *Thiersch's graft*
Thigmo-, thigmo- *präf.*: Wortelement mit der Bedeutung „Berührung"; Ⓔ *touch, thigm(o)-*
Thio-, thio- *präf.*: Wortelement mit der Bedeutung „Schwefel"; Ⓔ *sulfur, thi(o)-*
Thi|o|glu|co|se *f*: ***Syn:*** *Thioglukose*; Glucosederivat mit Schwefel anstatt Sauerstoff in der Aldehydgruppe; Ⓔ *thioglucose*
Thi|o|nin *nt*: basischer Farbstoff und Indikator; Ⓔ *thionin, Lauth's violet*
Thi|o|oc|tan|säu|re *f*: ***Syn:*** *Liponsäure*; Kofaktor bei der Pyruvatoxidation; Ⓔ *thioctic acid, lipoic acid, acetate replacement factor, acetate replacing factor, pyruvate oxidation factor*
Thoma-Zeiss-Zählkammer *f*: ***Syn:*** *Abbé-Zählkammer*; Zählkammer für Blutkörperchen; Ⓔ *Thoma-Zeiss counting cell, Thoma-Zeiss counting chamber, Thoma-Zeiss hemocytometer, Abbé-Zeiss counting cell, Abbé-Zeiss apparatus, Abbé-Zeiss counting chamber*
Thomsen-Antigen *nt*: ***Syn:*** *Thomsen-Friedenreich-Antigen, T-Antigen*; durch Neuraminidase freilegbares Antigen auf der Erythrozytenoberfläche; Ⓔ *T antigen*
Thomsen-Friedenreich-Antigen *nt*: → *Thomsen-Antigen*
Thomsen-Phänomen *nt*: ***Syn:*** *Hübener-Thomsen-Friedenreich-Phänomen, T-Agglutinationsphänomen*; enzymatische Freilegung der T-Antigene* führt zu Agglutination der Erythrozyten durch im Serum vorhandene Antikörper; Ⓔ *Hübener-Thomsen-Friedenreich phenomenon, Thomsen phenomenon*
Tho|ra|ci|ca *pl*: ***Syn:*** *Brustsegmente, Thorakalsegmente, Brustmark, Pars thoracica medullae spinalis*; Brustabschnitt des Rückenmarks; Ⓔ *thoracic segments of spinal cord, thoracic part of spinal cord, thoracica*
Tho|ra|ci|ca la|te|ra|lis *f*: → *Arteria thoracica lateralis*
Tho|ra|del|phus *m*: → *Thorakodelphus*
Thorak-, thorak- *präf.*: → *Thorako-*
tho|ra|kal *adj*: Brustkorb/Thorax oder Brustraum betreffend; Ⓔ *relating to the thorax, thoracic, thoracal, pectoral*
Tho|ra|kal|at|mung *f*: ***Syn:*** *Brustatmung, Kostalatmung*; flacher Atmungstyp, bei dem nur die Brustmuskeln eingesetzt werden; Ⓔ *costal respiration, thoracic respiration*
Tho|rak|al|gie *f*: → *Thorakodynie*
Tho|ra|kal|seg|men|te *pl*: ***Syn:*** *Brustsegmente, Brustmark, Thoracica, Pars thoracica medullae spinalis*; Brustabschnitt des Rückenmarks; Ⓔ *thoracic segments of spinal cord, thoracic part of spinal cord, thoracica*
Tho|ra|kal|wir|bel *pl*: ***Syn:*** *Brustwirbel, Vertebrae thoracicae*; die 12 Wirbel der Brustwirbelsäule; Ⓔ *thoracic vertebrae, dorsal vertebrae*
Thorako-, thorako- *präf.*: Wortelement mit der Bedeutung „Brust/Brustkorb/Thorax"; Ⓔ *thorax, chest, thorac(o)-*
tho|ra|ko|ab|do|mi|nal *adj*: ***Syn:*** *abdominothorakal*; Thorax und Bauch/Abdomen betreffend oder verbindend; Ⓔ *relating to both thorax and abdomen, thoracoabdominal, thoracicoabdominal, abdominothoracic*
tho|ra|ko|a|kro|mi|al *adj*: Thorax und Akromion betreffend oder verbindend; Ⓔ *relating to both thorax and acromion, thoracoacromial, acromiothoracic*

Tho|ra|ko|a|kro|mi|a|lis *f*: → *Arteria thoracoacromialis*

Tho|ra|ko|del|phus *m*: *Syn: Thoradelphus*; über dem Nabel zusammengewachsene Doppelfehlbildung mit einem Kopf und Oberkörper, aber zwei Becken und vier Beinen; Ⓔ *thoracodelphus, thoradelphus*

Tho|ra|ko|di|dy|mus *m*: am Brustkorb zusammengewachsene siamesische Zwillinge; Ⓔ *thoracodidymus*

Tho|ra|ko|dor|sa|lis *f*: → *Arteria thoracodorsalis*

Tho|ra|ko|dy|nie *f*: Schmerzen im Brustkorb; Ⓔ *pain in the chest, thoracodynia, thoracalgia*

Tho|ra|ko|graf, -graph *m*: → *Thorakopneumograf*

tho|ra|ko|hu|me|ral *adj*: Thorax und Humerus betreffend oder verbindend; Ⓔ *relating to both thorax and humerus, thoracicohumeral*

tho|ra|ko|kra|ni|al *adj*: *Syn: kephalothorakal, kraniothorakal*; Thorax und Kopf/Kranium betreffend; Ⓔ *relating to both thorax and head, cephalothoracic*

Tho|ra|ko|la|pa|ro|to|mie *f*: kombinierte Thorakotomie* und Laparotomie*; Ⓔ *thoracolaparotomy*

tho|ra|ko|lum|bal *adj*: *Syn: lumbothorakal*; Thorax und Lendenwirbelsäule betreffend; Ⓔ *thoracolumbar, thoracicolumbar*

Tho|ra|ko|ly|se *f*: operative Lösung von Brustwandverklebungen; Ⓔ *thoracolysis*

Tho|ra|ko|me|lus *m*: Fetus mit überzähliger Extremität, die am Brustkorb angewachsen ist; Ⓔ *thoracomelus*

Tho|ra|ko|my|o|dy|nie *f*: Schmerzen in den Brustmuskeln, Brustmuskelschmerzen; Ⓔ *pain in the muscles of the chest, thoracomyodynia*

Tho|ra|ko|pa|gus *m*: *Syn: Synthorax*; Doppelfehlbildung mit Verwachsung am Brustkorb; Ⓔ *thoracopagus, synthorax*

Tho|ra|ko|pa|thie *f*: Brustkorberkrankung; Ⓔ *thoracopathy*

Tho|ra|ko|plas|tik *f*: Brustkorbplastik, Thoraxplastik; Ⓔ *thoracoplasty*

Tho|ra|ko|pneu|mo|graf, -graph *m*: *Syn: Thorakograf*; Gerät zur Aufzeichnung der Atembewegungen des Brustkorbs; Ⓔ *thoracograph, thoracopneumograph*

Tho|ra|ko|schi|sis *f*: *Syn: Fissura thoracica*; angeborene Brustkorbspalte; Ⓔ *thoracoschisis*

Tho|ra|ko|skop *nt*: starres Endoskop* für die Thorakoskopie*; Ⓔ *thoracoscope*

Tho|ra|ko|sko|pie *f*: endoskopische Untersuchung der Brusthöhle oder des Pleuraraums; Ⓔ *thoracoscopy*

Tho|ra|ko|sto|mie *f*: Anlegen einer äußeren Thoraxfistel, z.B. zur Drainage von Flüssigkeit; Ⓔ *thoracostomy*

Tho|ra|ko|to|mie *f*: Brustkorberöffnung; Ⓔ *thoracotomy, pleuracotomy, pleurotomy*

explorative Thorakotomie: *Syn: Probethorakotomie*; Brustkorberöffnung zur Diagnostik von Erkrankungen; Ⓔ *exploratory thoracotomy*

Tho|ra|ko|zen|te|se *f*: Punktion der Pleurahöhle, Pleurapunktion; Ⓔ *thoracocentesis, thoracentesis, pleuracentesis, pleurocentesis*

Tho|rax *m, pl* **Tho|ra|xe, Tho|ra|ces**: Brustkorb; Ⓔ *thorax, chest*

fassförmiger Thorax: *Syn: Fassthorax*; typische Thoraxform bei Lungenemphysem*; Ⓔ *barrel chest, barrel-shaped thorax*

Tho|rax|em|py|em *nt*: *Syn: Pyothorax, Pleuraempyem*; Eiteransammlung in der Pleurahöhle; Ⓔ *thoracic empyema, suppurative pleurisy, purulent pleurisy, pyothorax*

Tho|rax|lymph|kno|ten *pl*: *Syn: Nodi lymphoidei thoracis*; Lymphknoten, die die Lymphe der äußeren und inneren Brustwand und der Thoraxeingeweide aufnehmen; Ⓔ *thoracic lymph nodes*

Tho|rax|quet|schung *f*: *Syn: Brustkorbquetschung, Brustkorbprellung, Contusio thoracis*; durch stumpfe Gewalteinwirkung [Verkehrsunfall] verursachte Prellung des knöchernen Thorax; kann von Rippenfrakturen und Schäden der Brustorgane begleitet sein; Ⓔ *chest bruise, bruised ribs*

Tho|ri|um *nt*: radioaktives Element; Ⓔ *thorium*

Thorn-Syndrom *nt*: *Syn: Salzverlustnephritis, renales Salzverlustsyndrom*; zu erheblichen Elektrolytverlusten führende, interstitielle Nierenschädigung als Folge einer Analgetikanephropathie* oder bei chronischer Pyelonephritis*; Ⓔ *Thorn's syndrome, salt-losing nephritis*

Thre|o|nin *nt*: *Syn: α-Amino-β-hydroxybuttersäure*; essentielle Aminosäure*; Ⓔ *threonine*

Thre|o|se *f*: natürlich vorkommende Aldose* mit vier Kohlenstoffatomen; epimer mit Erythrose; Ⓔ *threose*

-thrix *suf.*: Wortelement mit der Bedeutung „Haar"; Ⓔ *-thrix*

Thromb-, thromb- *präf.*: → *Thrombo-*

Thromb|ag|glu|ti|na|ti|on *f*: *Syn: Thromozytenagglutination*; Agglutination von Thrombozyten duch Thrombozytenantikörper; Ⓔ *thromboagglutination, platelet agglutination*

Thromb|an|gi|i|tis *f, pl* **-ti|den**: *Syn: Gefäßwandentzündung, Thrombangitis, Thromboangiitis; Thrombendangiitis*; Entzündung der Gefäßwand einer Arterie [Thrombarteriitis] oder Vene [Thrombophlebitis]; Ⓔ *thromboangitis*

Thrombangiitis cutaneaintestinalis disseminata: *Syn: Köhlmeier-Degos-Syndrom, Degos-Delort-Tricot-Syndrom, tödliches kutaneointestinales Syndrom, Papulosis maligna atrophicans (Degos), Papulosis atrophicans maligna*; ätiologisch ungeklärte, durch eine Thrombosierung kleiner Arterien und Papelbildung gekennzeichnete Erkrankung mit schlechter Prognose; Ⓔ *Degos' disease, Degos' syndrome, Köhlmeier-Degos disease, malignant atrophic papulosis*

Thrombangiitis obliterans: → *Thrombendangiitis obliterans*

thromb|an|gi|i|tisch *adj*: *Syn: thromboangiitisch, thrombangitisch, thrombendangiitisch*; Gefäßwandentzündung/Thrombangiitis betreffend, von ihr betroffen oder gekennzeichnet; Ⓔ *relating to or marked by thromboangitis, thromboangitic*

Thromb|an|gi|tis *f, pl* **-ti|den**: → *Thrombangiitis*

thromb|an|gi|tisch *adj*: → *thrombangiitisch*

Thromb|ar|te|ri|i|tis *f, pl* **-ti|den**: *Syn: Thromboarteriitis*; Entzündung der Arterienwand; Ⓔ *thromboarteritis*

thromb|ar|te|ri|i|tisch *adj*: *Syn: thromboarteriitisch*; Thrombarteriitis betreffend, von ihr betroffen oder gekennzeichnet; Ⓔ *relating to or marked by thromboarteritis, thromboarteritic*

Thromb|as|the|nie *f*: *Syn: Glanzmann-Naegeli-Syndrom*; autosomal-rezessiver Defekt der Thrombozytenfunktion mit vermehrter Blutungsneigung; Ⓔ *thrombasthenia, thromboasthenia, Glanzmann's thrombasthenia, Glanzmann's disease, hereditary hemorrhagic thrombasthenia, constitutional thrombopathy*

Thromb|ek|to|mie *f*: operative Thrombusentfernung; Ⓔ *thrombectomy*

Thromb|e|las|to|gra|fie, -gra|phie *f*: simultane Bestimmung und Aufzeichnung von Reaktionszeit bis zum Gerinnungseintritt, Gerinnungsbildungszeit und maximaler Elastizität des Thrombus; Ⓔ *thromboelastography, thrombelastography*

Thromb|e|las|to|gramm *nt*: bei der Thrombelastografie* erhaltene grafische Darstellung; Ⓔ *thromboelastogram, thrombelastogram*

Thromb|em|bo|lek|to|mie *f*: *Syn: Thromboembolektomie*; operative Embolusentfernung; Ⓔ *thromboembolectomy*

Thromb|em|bo|lie *f*: → *Thromboembolie*

Thromb|end|an|gi|i|tis *f, pl* **-ti|den**: → *Thrombangiitis*

Thrombendangiitis obliterans: *Syn: Morbus Winiwarter-Buerger, Winiwarter-Buerger-Krankheit, Endan-*

giitis/Endarteritis/Thrombangiitis obliterans; meist bei Rauchern (Männer, 20–40 Jahre) auftretende, arterielle Verschlusskrankheit mit Befall kleiner und mittelgroßer Arterien der Extremitäten mit begleitender Phlebitis* oder Thrombophlebitis*; Ⓔ *thromboangiitis obliterans, Winiwarter-Buerger disease, Buerger's disease*

thromb|end|an|gi|i|tisch *adj*: → *thrombangiitisch*

Thromb|end|ar|te|ri|ek|to|mie *f*: *Syn: Thromboendarteriektomie*; operative Entfernung eines arteriellen Thrombus mit Ausschälung der Gefäßinnenwand; Ⓔ *thromboendarterectomy*

Thromb|en|do|kar|di|tis *f, pl* **-ti|den**: *Syn: Thromboendokarditis*; selten gebrauchte Bezeichnung für eine Endokarditis* mit Thrombusbildung; Ⓔ *thromboendocarditis*

thromb|en|do|kar|di|tisch *adj*: *Syn: thromboendokarditisch*; Thrombendokarditis betreffend, von ihr betroffen oder gekennzeichnet; Ⓔ *relating to or marked by thromboendocarditis, thromboendocarditic*

Throm|bin *nt*: *Syn: Faktor IIa*; proteolytischer Faktor der Blutgerinnung; wird aus Prothrombin [Faktor II] gebildet; Ⓔ *thrombin, thrombase, thrombosin, fibrinogenase*

Throm|bin|in|hi|bi|to|ren *pl*: *Syn: Antithrombine*; Substanzen, die die Bildung oder Aktivität von Thrombin hemmen; Ⓔ *thrombin inhibitors, antithrombins*

Throm|bin|zeit *f*: *Syn: Plasmathrombinzeit, Antithrombinzeit*; Gerinnungstest zur Kontrolle der zweiten Phase der Blutgerinnung; Ⓔ *thrombin time, thrombin clotting time*

Thrombo-, thrombo- *präf*.: Wortelement mit der Bedeutung „Blutpfropf/Thrombus"; Ⓔ *clot, thrombus, thromb(o)-*

Throm|bo|an|gi|i|tis *f, pl* **-ti|den**: → *Thrombangiitis*

throm|bo|an|gi|i|tisch *adj*: → *thrombangiitisch*

Throm|bo|ar|te|ri|i|tis *f, pl* **-ti|den**: → *Thrombarteriitis*

throm|bo|ar|te|ri|i|tisch *adj*: → *thrombarteriitisch*

Throm|bo|em|bol|ek|to|mie *f*: → *Thrombembolektomie*

Throm|bo|em|bo|lie *f*: *Syn: Thrombembolie*; durch einen in den Kreislauf verschleppten Thrombus* ausgelöste Embolie*; am häufigsten als Lungenembolie*; Ⓔ *thromboembolism, thrombembolia, thromboembolia*

Throm|bo|end|ar|te|ri|ek|to|mie *f*: → *Thrombendarteriektomie*

Throm|bo|en|do|kar|di|tis *f, pl* **-ti|den**: → *Thrombendokarditis*

throm|bo|en|do|kar|di|tisch *adj*: → *thrombendokarditisch*

throm|bo|gen *adj*: die Thrombusbildung fördernd; Ⓔ *causing thrombosis, thrombogenic*

Throm|bo|ge|ne|se *f*: Thrombusbildung; Ⓔ *formation of blood clots, thrombogenesis, thrombopoiesis*

throm|bo|id *adj*: thrombusartig; Ⓔ *resembling a thrombus, thromboid*

Throm|bo|ki|na|se *f*: → *Thromboplastin*

Throm|bo|lymph|an|gi|tis *f, pl* **-ti|den**: Lymphgefäßentzündung mit Bildung eines Lymphgerinnsels; Ⓔ *thrombolymphangitis*

throm|bo|lymph|an|gi|tisch *adj*: Thrombolymphangitis betreffend, von ihr betroffen oder gekennzeichnet; Ⓔ *relating to or marked by thrombolymphangitis*

Throm|bo|ly|se *f*: Thrombusauflösung; Ⓔ *thrombolysis, thromboclasis*

Throm|bo|ly|ti|kum *nt, pl* **-ka**: *Syn: Fibrinolytikum*; Substanz, die direkt oder über eine Aktivierung des körpereigenen Fibrinolysesystems intravasale Thromben auflöst; Ⓔ *thrombolytic, thromboclastic*

throm|bo|ly|tisch *adj*: Thrombolyse betreffend oder fördernd, durch sie bedingt; Ⓔ *thrombolytic, thromboclastic*

Throm|bo|mo|du|lin *nt*: Rezeptor des Gefäßendothels, der Thrombin bindet und inaktiviert; Ⓔ *thrombomodulin*

Throm|bo|pa|thie *f*: *Syn: Thrombozytopathie*; Störung der Thrombozytenfunktion; Ⓔ *thrombopathia, thrombopathy, thrombocytopathia, thrombocytopathy*

konstitutionelle Thrombopathie: *Syn: Angiohämophilie, von Willebrand-Jürgens-Syndrom, hereditäre/vaskuläre Pseudohämophilie*; durch einen Mangel oder Defekt an von Willebrand-Faktor* hervorgerufene Blutungsneigung; Ⓔ *von Willebrand's disease, von Willebrand's syndrome, Minot-von Willebrand syndrome, Willebrand's syndrome, pseudohemophilia, constitutional thrombopathy, vascular hemophilia, angiohemophilia, hereditary pseudohemophilia*

throm|bo|pa|thisch *adj*: *Syn: thrombozytopathisch*; Thrombopathie betreffend, von ihr betroffen oder gekennzeichnet, durch sie bedingt; Ⓔ *relating to thrombopathia, thrombocytopathic*

Throm|bo|pe|nie *f*: → *Thrombozytopenie*

Thrombopenie-Hämangiom-Syndrom *nt*: *Syn: Hämangiom-Thrombopenie-Syndrom, Kasabach-Merritt-Syndrom, Thrombozytopenie-Hämangiom-Syndrom*; Syndrom mit Riesenhämangiomen, Thrombopenie* und Blutungsneigung; Ⓔ *hemangioma-thrombocytopenia syndrome, Kasabach-Merritt syndrome*

Throm|bo|phe|re|se *f*: *Syn: Thrombozytopherese*; Abtrennung der Blutplättchen/Thrombozyten aus dem Blut; Ⓔ *thrombocytapheresis, thrombapheresis, plateletpheresis*

throm|bo|phil *adj*: zu [Entwicklung einer] Thrombose neigend; Ⓔ *relating to or caused by thrombophilia, thrombophilic*

Throm|bo|phi|lie *f*: → *Thromboseneigung*

Throm|bo|phle|bi|tis *f, pl* **-ti|den**: *Syn: blande nicht-eitrige Venenthrombose*; Entzündung der Venenwand (oberflächlicher Venen) mit Verschluss des Lumens; Ⓔ *thrombophlebitis*

Thrombophlebitis umbilicalis: *Syn: Nabelvenenentzündung, Omphalophlebitis*; meist iatrogen [Nabelschnurkatheter] erzeugte Entzündung der Nabelvenen; Ⓔ *omphalophlebitis*

throm|bo|phle|bi|tisch *adj*: Thrombophlebitis betreffend, von ihr betroffen oder gekennzeichnet; Ⓔ *relating to thrombophlebitis, thrombophlebitic*

Throm|bo|plas|tin *nt*: *Syn: Thrombokinase, Prothrombinaktivator*; Lipoproteinkomplex, der im Rahmen der Gerinnungskaskade Prothrombin* in Thrombin* umwandelt; Ⓔ *thrombokinase, thromboplastin, platelet tissue factor, thrombozyme, prothrombin activator, prothrombinase*

Throm|bo|plas|tin|zeit *f*: *Syn: Quick, Quickwert, Quickzeit, Prothrombinzeit*; Gerinnungstest zur Diagnose von Störungen der Faktoren II, V, VII und X; Ⓔ *prothrombin time, Quick's time, Quick's method, Quick value, Quick test, thromboplastin time, prothrombin test*

throm|bo|plas|tisch *adj*: eine Thrombusbildung auslösend oder fördernd; Ⓔ *thromboplastic*

Throm|bo|po|e|se *f*: *Syn: Thrombozytopoese*; Thrombozytenbildung; Ⓔ *thrombocytopoiesis, thrombopoiesis*

Throm|bo|po|e|tin *nt*: *Syn: Thrombopoietin, thrombozytopoesestimulierender Faktor*; Substanz, die die Thrombozytenbildung im Knochenmark anregt; Ⓔ *thrombopoietin*

throm|bo|po|e|tisch *adj*: *Syn: thrombozytopoetisch*; Thrombopoese betreffend oder stimulierend; Ⓔ *relating to thrombocytopoiesis, thrombocytopoietic*

Throm|bo|po|i|e|tin *nt*: → *Thrombopoetin*

Throm|bo|se *f*: *Syn: Blutpfropfbildung, Thrombusbildung*; intravitale Blutpropfbildung in Arterien oder Venen; der klinische Begriff umfasst auch die dadurch hervorgerufenen Symptome; Ⓔ *thrombosis*

Throm|bo|se|nei|gung *f*: *Syn: Thrombophilie, thrombophile Diathese*; angeborene oder erworbene Neigung zur Thrombosebildung durch Störungen der Blutgerinnung oder Veränderungen der Blutzellen oder Gefäß-

T

wände; Ⓔ *thrombotic tendency, thrombophilia*
throm|bo|siert *adj*: von Thrombose betroffen; Ⓔ *thrombosed*
Throm|bo|si|nu|si|tis *f, pl* **-ti|den**: *Syn: Hirnsinusthrombose, Sinusthrombose*; Thrombose* eines Hirnsinus; Ⓔ *thrombosinusitis*
throm|bo|si|nu|si|tisch *adj*: Sinusthrombose/Thrombosinusitis betreffend, von ihr betroffen oder gekennzeichnet; Ⓔ *relating to or marked by thrombosinusitis*
throm|bo|tisch *adj*: Thrombose betreffend, von ihr betroffen oder gekennzeichnet, durch sie bedingt; Ⓔ *relating to or caused by thrombosis, thrombotic*
thrombotisch-thrombozytopenisch *adj*: sowohl durch Thrombose* als auch Thrombozytopenie* gekennzeichnet; Ⓔ *thrombotic thrombocytopenic*
Throm|bo|xa|ne *pl*: zu den Prostaglandinen* gehörende Substanzen, die die Thrombozytenaggregation fördern; Ⓔ *thromboxanes*
throm|bo|zy|tär *adj*: Thrombozyten betreffend; Ⓔ *relating to blood platelets, thrombocytic*
Throm|bo|zy|ten *pl*: *Syn: Blutplättchen, Plättchen*; von Megakaryozyten im Knochenmark gebildete, kleine kernlose scheibenförmige Blutkörperchen; Thrombozyten sind von wesentlicher Bedeutung für Blutgerinnung; Ⓔ *platelets, blood platelets, blood disks, thrombocytes, thromboplastids*
Throm|bo|zy|ten|ag|glu|ti|na|ti|on *f*: → *Thrombagglutination*
Throm|bo|zy|ten|ag|gre|ga|ti|on *f*: Zusammenballung der Thrombozyten im Rahmen der Blutgerinnung; Ⓔ *platelet aggregation, thrombocyte aggregation*
Throm|bo|zy|ten|ag|gre|ga|ti|ons|hem|mer *pl*: *Syn: Aggregationshemmer*; Substanzen, die die Zusammenballung von Blutplättchen verhindern oder hemmen; Ⓔ *aggregation inhibitors*
Throm|bo|zy|ten|an|ti|ge|ne *pl*: auf der Thrombozytenoberfläche sitzende Antigene, gegen die Antikörper gebildet werden können; Ⓔ *platelet antigens*
Throm|bo|zy|ten|fak|to|ren *pl*: *Syn: Plättchenfaktoren*; bei der Thrombozytenaggregation freigesetzte, gerinnungsaktive Substanzen; Ⓔ *platelet factors*
Throm|bo|zy|ten|kon|zen|trat *nt*: aus Frischblut gewonnenes, thrombozytenreiches Plasma; Ⓔ *platelet concentrate*
Throm|bo|zy|ten|throm|bus *m, pl* **-ben**: *Syn: Plättchenthrombus*; aus Thrombozyten bestehender heller Thrombus*; Ⓔ *plate thrombus, platelet thrombus, blood platelet thrombus*
Throm|bo|zyt|hä|mie *f*: permanente Erhöhung der Thrombozytenzahl im Blut; Ⓔ *thrombocythemia*
hämorrhagische Thrombozythämie: → *essentielle Thrombozythämie*
essentielle Thrombozythämie: *Syn: Megakaryozytenleukämie, megakaryozytäre Myelose, hämorrhagische Thrombozythämie*; seltene Form der myeloischen Leukämie* mit klonaler Proliferation atypischer Megakaryozyten im Knochenmark; die Thrombozytenzahl ist i.d.R. erhöht; Ⓔ *megakaryocytic leukemia, hemorrhagic thrombocythemia, idiopathic thrombocythemia, primary thrombocythemia, essential thrombocythemia*
Throm|bo|zy|to|ly|se *f*: Thrombozytenauflösung, Plättchenauflösung; Ⓔ *thrombocytolysis*
Throm|bo|zy|to|pa|thie *f*: → *Thrombopathie*
throm|bo|zy|to|pa|thisch *adj*: → *thrombopathisch*
Throm|bo|zy|to|pe|nie *f*: *Syn: Thrombopenie*; verminderte Thrombozytenzahl, Plättchenmangel, Blutplättchenmangel; Ⓔ *thrombocytopenia, thrombopenia, thrombopeny*
essentielle Thrombozytopenie: → *idiopathische Thrombozytopenie*
idiopathische Thrombozytopenie: *Syn: idiopathische thrombozytopenische Purpura, essentielle Thrombozytopenie, Morbus Werlhof, Werlhof-Krankheit*; chronische oder in akuten Schüben verlaufende Purpura* durch einen vorübergehenden Thrombozytenmangel; Ⓔ *idiopathic thrombocytopenic purpura, Werlhof's disease, thrombocytopenic purpura, thrombopenic purpura, land scurvy, essential thrombocytopenia*
Thrombozytopenie mit Radiusaplasie: → *TAR-Syndrom*
Thrombozytopenie-Hämangiom-Syndrom *nt*: → *Thrombopenie-Hämangiom-Syndrom*
throm|bo|zy|to|pe|nisch *adj*: *Syn: thrombopenisch*; Thrombozytopenie betreffend, von ihr betroffen oder gekennzeichnet, durch sie bedingt; Ⓔ *relating to thrombocytopenia, thrombocytopenic, thrombopenic*
Throm|bo|zy|to|phe|re|se *f*: → *Thrombopherese*
Throm|bo|zy|to|po|e|se *f*: → *Thrombopoese*
throm|bo|zy|to|po|e|tisch *adj*: → *thrombopoetisch*
Throm|bo|zy|to|se *f*: temporäre Erhöhung der Thrombozytenzahl im Blut; Ⓔ *thrombocytosis*
Throm|bus *m, pl* **-ben**: *Syn: Blutpfropf*; in einem Blutgefäß entstandenes Blutgerinnsel; Ⓔ *thrombus, clot, blood clot*
gemischter Thrombus: aus einem weißen Kopf und rotem Schwanz bestehender Kombinationsthrombus; Ⓔ *mixed clot*
grauer Thrombus: → *weißer Thrombus*
roter Thrombus: *Syn: Gerinnungsthrombus, Schwanzthrombus*; durch rasche Blutgerinnung entstehender Thrombus, der durch Erythrozyten rotgefärbt ist; Ⓔ *red thrombus, coagulation thrombus*
weißer Thrombus: *Syn: Abscheidungsthrombus, Konglutinationsthrombus, grauer Thrombus*; an der geschädigten Gefäßwand entstehender Thrombus, der außen von einer weiß-grauen Leukozytenschicht umgeben ist; Ⓔ *pale thrombus, conglutination-agglutination thrombus, plain thrombus, washed clot, white thrombus, white clot*
Throm|bus|bil|dung *f*: → *Thrombose*
Thym-, thym- *präf.*: → *Thymo-*
Thy|mek|to|mie *f*: Thymusentfernung; Ⓔ *thymectomy, thymusectomy*
Thy|mi|din *nt*: in DNA vorkommendes Nucleosid* von Thymin*; Ⓔ *thymidine*
thy|mi|ko|lym|pha|tisch *adj*: Thymus und lymphatisches System betreffend; Ⓔ *relating to both thymus and lymphatic system, thymicolymphatic*
Thy|min *nt*: **1.** *Syn: 5-Methyluracil*; Pyrimidinbase*; Baustein der DNA **2.** → *Thymopoietin*; Ⓔ **1.** *thymine, 5-methyluracil* **2.** → *Thymopoietin*
Thy|mi|tis *f, pl* **-ti|den**: Thymusentzündung; Ⓔ *inflammation of the thymus, thymitis*
thy|mi|tisch *adj*: Thymusentzündung/Thymitis betreffend, von ihr betroffen oder gekennzeichnet; Ⓔ *relating to or marked by thymitis*
Thymo-, thymo- *präf.*: Wortelement mit der Bedeutung **1.** „Gemüt/Seele" **2.** „Thymus/Thymusdrüse"; Ⓔ **1.** *thymo-, mind, soul, emotions* **2.** *thymus*
thy|mo|gen *adj*: **1.** *Syn: gefühlsmäßig, emotional*; durch Gemütsbewegungen entstanden **2.** vom Thymus ausgehend; Ⓔ **1.** *thymogenic* **2.** *thymogenic*
thy|mo|ki|ne|tisch *adj*: den Thymus anregend; Ⓔ *thymokinetic*
Thy|mo|lep|ti|kum *nt, pl* **-ka**: stimmungshebendes/thymoleptisches Mittel; Ⓔ *thymoleptic*
thy|mo|lep|tisch *adj*: (*Mittel*) stimmungshebend, stimmungsaufhellend; Ⓔ *thymoleptic*
Thy|mom *nt*: Thymusgeschwulst, Thymustumor; Ⓔ *thymoma*
Thy|mo|pa|thie *f*: Thymuserkrankung; Ⓔ *thymopathy*
Thy|mo|po|e|tin *nt*: → *Thymopoietin*
Thy|mo|po|i|e|tin *nt*: *Syn: Thymopoetin, Thymin*; Peptidhormon des Thymus, das die Proliferation von Thymo-

T

zyten zu T-Lymphozyten anregt; Ⓔ *thymopoietin, thymin, thymic lymphopoietic factor, nucleosin*
thy|mo|priv *adj*: durch Thymusatrophie oder Thymusresektion bedingt; Ⓔ *thymoprivous, thymoprival, thymoprivic*
Thy|mo|sin *nt*: Peptidhormon des Thymus, das die Proliferation von Thymozyten zu T-Lymphozyten anregt; Ⓔ *thymosin*
thy|mo|troph *adj*: den Thymus beeinflussend; Ⓔ *thymotrophic*
Thy|mo|zy|ten *pl*: lymphoide Thymuszellen, die sich zu T-Lymphozyten entwickeln; Ⓔ *thymocytes*
Thy|mus *m*: hinter dem Brustbein liegendes Organ, das nach der Pubertät atrophiert; während der Kindheit werden im Thymus T-Lymphozyten gebildet; Ⓔ *thymus, thymus gland*
Thy|mus|a|ge|ne|sie *f*: → *Thymusaplasie*
Thy|mus|a|pla|sie *f*: *Syn: DiGeorge-Syndrom, Schlundtaschensyndrom, Thymusagenesie*; angeborenes Fehlen oder starke Unterentwicklung des Thymus; meist kombiniert mit anderen Fehlbildungen; Ⓔ *thymic aplasia, DiGeorge syndrome, pharyngeal pouch syndrome, thymic hypoplasia, thymic-parathyroid aplasia, third and fourth pharyngeal pouch syndrome*
Thy|mus|hy|per|pla|sie *f*: Vergrößerung des Thymus im frühen Säuglingsalter; Ⓔ *thymus hyperplasia*
Thy|mus|lym|pho|zy|ten *pl*: selten verwendete Bezeichnung für T-Lymphozyten*; Ⓔ *T-lymphocytes, T-cells, thymus-dependent lymphocytes*
Thy|mus|rin|de *f*: *Syn: Cortex thymi*; Rindenschicht des Thymus*, in der im jugendlichen Thymus die Vermehrung der T-Lymphozyten* stattfindet; wird während der Thymusinvolution nach der Pubertät durch Fettgewebe ausgefüllt; Ⓔ *thymic cortex*
Thyreo-, thyreo- *präf.*: Wortelement mit der Bedeutung „Schilddrüse/Thyroidea"; Ⓔ *thyr(o)-, thyre(o)-*
Thy|re|o|a|pla|sia *f*: Schilddrüsenaplasie; Ⓔ *thyroaplasia*
thy|re|o|a|ry|tä|no|id *adj*: Schilddrüse und Aryknorpel betreffend; Ⓔ *relating to both thyroid and arytenoid cartilages, thyroarytenoid*
Thy|re|o|cal|ci|to|nin *nt*: *Syn: Calcitonin, Kalzitonin*; in der Schilddrüse gebildetes Proteohormon, das den Calciumspiegel des Blutes senkt; Ⓔ *thyrocalcitonin, calcitonin*
Thy|re|o|chon|dro|to|mie *f*: *Syn: Thyreotomie*; Schildknorpelspaltung; Ⓔ *thyrochondrotomy, thyrotomy, thyroidotomy*
thy|re|o|e|pi|glot|tisch *adj*: *Syn: thyroepiglottisch*; Schilddrüse und Kehldeckel betreffend; Ⓔ *relating to both thyroid cartilage and epiglottis, thyroepiglottic*
thy|re|o|gen *adj*: von der Schilddrüse ausgehend, durch Schilddrüsenhormone verursacht; Ⓔ *of thyroid origin, thyrogenous, thyrogenic*
Thy|re|o|glo|bu|lin *nt*: in der Schilddrüse gebildetes Glykoprotein, an dem die Synthese der Schilddrüsenhormone abläuft; Hauptbestandteil des Schilddrüsenkolloids; Ⓔ *thyroglobulin, thyroprotein, iodothyroglobulin*
Thy|re|o|glo|bu|lin|an|ti|kör|per *m*: *Syn: Antithyreoglobulinantikörper*; Antikörper* gegen Thyreoglobulin; Ⓔ *antithyroglobulin antibodies*
thy|re|o|hy|o|id *adj*: *Syn: thyrohyoid*; Schilddrüse oder Schildknorpel und Zungenbein betreffend; Ⓔ *relating to both thyroid cartilage and hyoid bone, hyothyroid, thyrohyoid, thyrohyal*
Thy|re|o|i|dea *f*: → *Schilddrüse*
Thy|re|o|id|ek|to|mie *f*: *Syn: Thyroidektomie*; Schilddrüsenentfernung, Schilddrüsenresektion; Ⓔ *thyroidectomy*
Thy|re|o|i|di|tis *f, pl* **-ti|den**: *Syn: Thyroiditis*; Schilddrüsenentzündung; Ⓔ *inflammation of the thyroid gland, thyroiditis, thyroadenitis, strumitis*
chronische hypertrophische Thyreoiditis: *Syn: eisenharte Struma Riedel, Riedel-Struma, hypertrophische Thyreoiditis*; ätiologisch unklare, meist Frauen betreffende, chronische Schilddrüsenentzündung mit Sklerosierung des Gewebes; Ⓔ *Riedel's disease, Riedel's struma, Riedel's thyroiditis, invasive thyroiditis, ironhard thyroiditis, ligneous thyroiditis, ligneous struma, woody thyroiditis, chronic fibrous thyroiditis, chronic thyroiditis*
granulomatöse Thyreoiditis: *Syn: de Quervain-Thyroiditis, granulomatöse Thyroiditis, Riesenzellthyroiditis, Riesenzellthyreoiditis, subakute nicht-eitrige Thyreoiditis/Thyroiditis*; vermutlich durch Viren [Coxsackievirus, Mumpsvirus] verursachte Entzündung der Schilddrüse, die histopathologisch von Riesenzellgranulomen gekennzeichnet ist; Ⓔ *granulomatous thyroiditis*
hypertrophische Thyreoiditis: → *chronische hypertrophische Thyreoiditis*
subakute nicht-eitrige Thyreoiditis: → *granulomatöse Thyreoiditis*
thy|re|o|i|di|tisch *adj*: *Syn: thyroiditisch*; Schilddrüsenentzündung/Thyreoiditis betreffend, von ihr betroffen oder gekennzeichnet; Ⓔ *relating to or marked by thyroiditis*
thy|re|o|kar|di|al *adj*: Herz und Schilddrüse betreffend; Ⓔ *thyrocardiac*
Thy|re|o|kar|di|o|pa|thie *f*: durch eine unbehandelte Hyperthyreose* hervorgerufene Schädigung des Herzens; Ⓔ *thyroid cardiomyopathy, thyrocardiac disease, thyrotoxic heart disease, cardiothyrotoxicosis*
Thy|re|o|kri|ko|to|mie *f*: Spaltung von Schildknorpel und Ringknorpel; Ⓔ *thyrocricotomy*
thy|re|o|ly|tisch *adj*: Schilddrüsengewebe zerstörend; Ⓔ *thyrolytic*
Thy|re|o|pa|rat|hy|re|o|id|ek|to|mie *f*: *Syn: Thyroparathyroidektomie*; operative Entfernung von Schilddrüse und Nebenschilddrüsen; Ⓔ *thyroparathyroidectomy*
thy|re|o|pa|ra|thy|re|o|priv *adj*: durch ein Fehlen von Schilddrüse und Nebenschilddrüsen bedingt; Ⓔ *thyroparathyroprivic*
Thy|re|o|pa|thie *f*: Schilddrüsenerkrankung; Ⓔ *thyropathy*
thy|re|o|priv *adj*: durch Schilddrüsenausfall oder -entfernung bedingt; Ⓔ *thyroprival, thyroprivic, thyroprivous*
Thy|re|o|pto|se *f*: *Syn: Thyroptose*; Schilddrüsensenkung; Ⓔ *thyroptosis*
Thy|re|o|sta|ti|ka *pl*: Substanzen, die Bildung und Freisetzung der Schilddrüsenhormone hemmen; Ⓔ *thyroid inhibitors*
Thy|re|o|to|mie *f*: → *Thyreochondrotomie*
Thy|re|o|to|xi|ko|se *f*: *Syn: Schilddrüsenüberfunktion; Hyperthyreose*; Bezeichnung für eine Überfunktion der Schilddrüse unabhängig von der Ursache; oft gleichgesetzt mit Hyperthyreose*; Ⓔ *thyroid toxicosis, thyrotoxicosis, thyrointoxication, thyrotoxemia, triiodothyronine toxicosis, t_3 toxicosis*
thy|re|o|to|xisch *adj*: durch eine Schilddrüsenüberfunktion bedingt; Ⓔ *thyrotoxic*
thy|re|o|trop *adj*: *Syn: thyrotrop*; die Schilddrüse(nfunktion) beeinflussend; Ⓔ *thyrotropic, thyrotrophic*
Thy|re|o|tro|pin *nt*: *Syn: Thyrotropin, thyreotropes Hormon*; im Hypophysenvorderlappen gebildetes Hormon, das die Schilddrüse stimuliert; Ⓔ *thyrotropin, thyrotrophin, thyroid-stimulating hormone, thyrotropic hormone*
Thyro-, thyro- *präf.*: Wortelement mit der Bedeutung „Schilddrüse/Thyroidea"; Ⓔ *thyroid, thyr(o)-, thyre(o)-*
Thy|ro|e|pi|glot|ti|kus *m*: → *Musculus thyroepiglotticus*
thy|ro|e|pi|glot|tisch *adj*: → *thyreoepiglottisch*
Thy|ro|glos|sus|fis|tel *f*: angeborene Fistel, die von den

Resten des Ductus* thyroglossalis ausgeht; Ⓔ *thyroglossal fistula*

Thy|ro|glos|sus|zys|te *f*: *Syn: mediane Halszyste*; von den Resten des Ductus* thyroglossalis ausgehende Zyste in der Medianlinie des Halses; Ⓔ *median cervical cyst, thyroglossal cyst, thyroglossal duct cyst, thyrolingual cyst*

thy|ro|hy|o|id *adj*: → *thyreohyoid*

Thy|ro|i|dea *f*: → *Schilddrüse*

Thy|ro|id|ek|to|mie *f*: → *Thyreoidektomie*

Thy|ro|i|di|tis *f, pl* **-ti|den**: → *Thyreoiditis*

thy|ro|i|di|tisch *adj*: → *thyreoiditisch*

Thy|ro|pa|ra|thy|ro|id|ek|to|mie *f*: → *Thyreoparathyreoidektomie*

Thy|ro|pto|se *f*: → *Thyreoptose*

thy|ro|trop *adj*: → *thyreotrop*

Thy|ro|tro|pin *nt*: → *Thyreotropin*

Thy|ro|xin *nt*: *Syn: Tetrajodthyronin, Tetraiodthyronin*; in der Schilddrüse gebildetes Hormon; weniger wirksam als Triiodthyronin; Ⓔ *thyroxine, thyro-oxyindole, thyroxin, tetraiodothyronine*

D-Thy|ro|xin *nt*: *Syn: D-Tetraiodthyronin*; D-Isomer von Thyroxin*; Ⓔ *dextrothyroxine, dextrothyroxine sodium*

Thy|ro|zel|le *f*: Schilddrüsentumor, Schilddrüsenvergrößerung; Ⓔ *thyrocele*

Ti|bia *f, pl* **Ti|bi|ae, Ti|bi|en**: *Syn: Schienbein*; kräftigsterKnochen des menschlichen Körpers; artikuliert mit seinem oberen Teil mit dem Femur* im Kniegelenk [Articulatio genus] und bildet zusammen mit dem Wadenbein [Fibula*] eine Gabel, die am oberen Sprunggelenk* [Articulatio talocruralis] beteiligt ist; Ⓔ *tibia, shinbone, shank bone*

Ti|bi|a|frak|tur *f*: Schienbeinbruch, Schienbeinfraktur; Ⓔ *tibial fracture, fractured tibia*

ti|bi|al *adj*: Schienbein/Tibia betreffend; Ⓔ *relating to the tibia, tibial*

Ti|bi|a|lis pos|te|ri|or *f/m*: **1.** → *Arteria tibialis posterior* **2.** → *Musculus tibialis posterior*

Tibio-, tibio- *präf.*: Wortelement mit der Bedeutung „Schienbein/Tibia"; Ⓔ *tibia, tibial, tibio-*

ti|bi|o|fe|mo|ral *adj*: *Syn: femorotibial*; Schienbein/Tibia und Femur betreffend oder verbindend; Ⓔ *relating to both tibia and femur, tibiofemoral*

ti|bi|o|fi|bu|lar *adj*: *Syn: fibulotibial, peroneotibial*; Schienbein/Tibia und Wadenbein/Fibula betreffend oder verbindend; Ⓔ *relating to both tibia and fibula, tibiofibular, tibioperoneal, peroneotibial*

Ti|bi|o|fi|bu|lar|ge|lenk *nt*: Gelenk zwischen Wadenbein und Schienbein; Ⓔ *tibiofibular articulation, tibiofibular joint*

oberes Tibiofibulargelenk: *Syn: Schienbein-Wadenbein-Gelenk, Articulatio tibiofibularis*; straffes Gelenk zwischen Wadenbein(köpfchen) und Schienbein; Ⓔ *superior tibiofibular joint, superior tibiofibular articulation*

unteres Tibiofibulargelenk: *Syn: Syndesmosis tibiofibularis*; Bandhaft von Schienbein und Wadenbein oberhalb des Sprunggelenks; Ⓔ *tibiofibular syndesmosis, tibiofibular ligament, inferior tibiofibular articulation, inferior tibiofibular joint*

ti|bi|o|kal|ka|ne|ar *adj*: *Syn: kalkaneotibial*; Tibia und Fersenbein/Kalkaneus betreffend oder verbindend; Ⓔ *relating to both tibia and calcaneus, tibiocalcanean, tibiocalcaneal*

ti|bi|o|na|vi|ku|lar *adj*: Schienbein/Tibia und Kahnbein/Os naviculare betreffend oder verbindend; Ⓔ *relating to both tibia and navicular bone, tibionavicular, tibioscaphoid*

ti|bi|o|tar|sal *adj*: Schienbein/Tibia und Fußwurzel/Tarsus betreffend oder verbindend; Ⓔ *relating to both tibia and tarsus, tarsotibial, tibiotarsal*

Tic *m*: *Syn: Tick*; (nervöses) Zucken; Muskelzucken, Gesichtszucken; Ⓔ *tic, habit spasm, twitching*

Tic convulsiv: → *Tic facial*

Tic douloureux: Schmerzattacken bei Trigeminusneuralgie*; Ⓔ *trigeminal neuralgia, trifacial neuralgia, trifocal neuralgia, epileptiform neuralgia, facial neuralgia, Fothergill's neuralgia, Fothergill's disease, prosopalgia, prosoponeuralgia, opalgia, faceache, tic douloureux*

Tic facial: *Syn: Bell-Spasmus, Fazialis-Tic, Fazialiskrampf, Gesichtszucken, mimischer Gesichtskrampf, Tic convulsiv*; unwillkürliches Zucken der vom Nervus* facialis versorgten Gesichtsmuskeln; Ⓔ *convulsive tic, facial spasm, facial tic, Bell's spasm, palmus, prosopospasm, mimetic convulsion, mimic convulsion, mimic tic, mimic spasm, histrionic spasm*

Tick *m*: → *Tic*

Tie|fen|angst *f*: *Syn: Höhenangst, Höhenfurcht, Höhenschwindel, Bathophobie*; durch große Höhenunterschiede ausgelöster Angstzustand; Ⓔ *irrational fear of a deep place, bathophobia*

Tie|fen|do|sis *f, pl* **-sen**: Dosis einer ionisierenden Strahlung in einer bestimmten Tiefe des bestrahlten Objekts; Ⓔ *depth dose*

Tie|fen|psy|cho|lo|gie *f*: Psychologie des Unbewussten; zusammenfassender Begriff für Psychoanalyse und verwandte Lehren; Ⓔ *depth psychology*

Tie|fen|sen|si|bi|li|tät *f*: *Syn: propriozeptive/propriorezeptive/kinästhetische Sensibilität, Propriozeption, Propriorezeption*; über die Propriorezeptoren* aufgenommene Eigenempfindung des Körpers; Ⓔ *deep sensation, deep sensibility, kinesthetic sensibility, proprioceptive sense, somesthetic sensibility, proprioception*

Tiemann-Katheter *m*: Blasenkatheter mit leicht geschwungener Krümmung; besonders für Männer mit Prostatahyperplasie geeignet; Ⓔ *Tiemann's catheter*

Tier|fell|nä|vus *m, pl* **-vi**: *Syn: Naevus pellinus, Naevus pellitus, Naevus pigmentosus et pilosus*; dunkel pigmentierter, stark behaarter Nävus*; Ⓔ *nevus pigmentosus et papillomatosus*

Tier|pas|sa|ge *f*: Verimpfung von Erregern von einem Tier zum nächsten; kann zur Veränderung der Virulenz [Attenuierung] führen; Ⓔ *animal passage*

Tietze-Syndrom *nt*: *Syn: Chondropathia tuberosa*; ätiologisch ungeklärte, schmerzhafte Anschwellung von Rippenknorpeln; Ⓔ *Tietze's disease, Tietze's syndrome, peristernal perichondritis, costal chondritis*

Tiffeneau-Test *m*: *Syn: Ein-Sekundenkapazität, Sekundenkapazität, Atemstoßtest*; Bestimmung der Luftmenge, die nach tiefer Einatmung in einer Sekunde ausgeatmet werden kann; Ⓔ *Tiffeneau's test, forced expiratory volume*

Ti|ger|herz *nt*: Tigerung der Herzmuskels durch Fetteinlagerung; Ⓔ *tiger heart*

Tight junction *nt*: *Syn: Verschlusskontakt, Zonula occludens*; Form der Zellverbindung, bei der die äußeren Schichten der Zellmembranen verschmelzen; Ⓔ *occludent junction, occluding junction, tight junction, zonula occludens*

ti|gro|id *adj*: gefleckt; Ⓔ *tigroid*

Ti|gro|id|schol|len *pl*: *Syn: Nissl-Schollen, Nissl-Substanz, Nissl-Granula*; das raue endoplasmatische Retikulum der Nervenzellen; liegt als schollenförmige, basophile Substanz in der Zelle; Ⓔ *Nissl bodies, Nissl granules, Nissl substance, chromatic granules, chromophilous bodies, chromophil corpuscles, chromophilic granules, tigroid masses, tigroid spindles, tigroid bodies, tigroid substance, chromophil substance, basophil substance*

Ti|gro|ly|se *f*: *Syn: Chromatinolyse, Chromatolyse*; Auflösung der Nissl-Substanz von Nervenzellen, Chromatinauflösung; Ⓔ *tigrolysis, chromatolysis, chromatinolysis, chromolysis*

Ti|nea *f*: *Syn:* *Trichophytie, Trichophytia*; oberflächliche Pilzerkrankung der Haut durch Dermatophyten*; Ⓔ *ringworm, tinea, serpigo, tetter*

Tinea amiantacea (Alibert): → *Tinea asbestina*

Tinea asbestina: *Syn:* *Asbestgrind, Tinea amiantacea (Alibert), Pityriasis amiantacea, Keratosis follicularis amiantacea, Impetigo scabida*; meist im Rahmen anderer Erkrankungen [Seborrhoe*, endogenes Ekzem*] auftretende asbestartige, weiß-schimmernde Schuppen; Ⓔ *asbestos-like tinea, tinea amiantacea*

Tinea barbae: *Syn:* *Trichophytia (profunda) barbae*; (tiefe) Bartflechte; Ⓔ *ringworm of the beard, barber's itch, barber's rash, tinea barbae*

Tinea capitis favosa: → *Tinea favosa*

Tinea corporis: *Syn:* *Trichophytia corporis, Epidermophytia corporis*; oberflächliche Trichophytie des Körpers; Ⓔ *ringworm of the body, tinea corporis, tinea circinata*

Tinea faciei: oberflächliche Tinea des Gesichts; Ⓔ *ringworm of the face, tinea faciale, tinea faciei*

Tinea favosa: *Syn:* *Erbgrind, Flechtengrind, Kopfgrind, Pilzgrind, Favus, Tinea capitis favosa, Dermatomycosis favosa*; Dermatomykose durch Trichophyton* schoenleinii; typisch sind die Bildung von schildförmigen Schuppen [**Scutula**] und ein penetranter, an Mäuseurin erinnernder Geruch; evtl. Abheilung mit Favusalopezie; Ⓔ *honeycomb ringworm, crusted ringworm, tinea favosa, favus*

Tinea der Füße: → *Tinea pedis*

Tinea imbricata: *Syn:* *orientalische/indische/chinesische Flechte, Tinea imbricata (Tokelau), Trichophytia corporis superficialis*; v.a. in Afrika, Asien und Südamerika vorkommende oberflächliche Tinea mit typischen kokardenförmigen Herden; Ⓔ *Tokelau ringworm, Oriental ringworm, scaly ringworm, tinea imbricata, tokelau*

Tinea pedis: *Syn:* *Sportlerfuß, Fußpilz, Fußpilzerkrankung, Athletenfuß, Fußmykose, Tinea der Füße, Tinea pedum, Epidermophytia pedis/pedum*; durch Dermatophyten* hervorgerufene Pilzerkrankung der Füße; häufigste Pilzerkrankung überhaupt; je nach Form findet man Erosionen und Rhagaden der Zehenzwischenräume [**intertriginöser Typ**], schuppende Hyperkeratosen der Fußränder und Ferse [**squamös-hyperkeratotischer Typ**] oder Rötung der Zehenzwischenräume zusammen mit feinlamellärer Schuppung der Fußränder [**oligosymptomatischer Typ**]; Ⓔ *athlete's foot, Hong Kong toe, ringworm of the feet, tinea pedis, tinea pedum*

Tinea pedum: → *Tinea pedis*

Tinea unguium: *Syn:* *Onychomycosis, Onychomykose, Nagelmykose*; meist die Fußnägel betreffende Pilzinfektion mit Dermatophyten; Ⓔ *ringworm of the nail, dermatophytic onychomycosis, onychomycosis, tinea unguium*

Tinea versicolor: *Syn:* *Eichstedt-Krankheit, Willan-Krankheit, Kleienpilzflechte, Pityriasis versicolor*; häufige, oberflächliche Hautmykose durch **Malassezia furfur** mit variablem Krankheitsbild; Ⓔ *tinea versicolor, tinea furfuracea, pityriasis versicolor*

Tine-Test *m*: *Syn:* *Nadeltest, Stempeltest, Multipunkturtest*; Tuberkulintest*, bei dem das Tuberkulin mit einem speziellen Stempel in die Haut eingedrückt wird; Ⓔ *tine test, tine tuberculin test*

tin|gi|bel *adj*: (an-)färbbar; Ⓔ *tinctable, tingible*

tin|gie|ren *v*: tönen, (leicht) färben, anfärben; Ⓔ *tinge, stain*

Tin|ni|tus (au|ri|um) *m*: *Syn:* *Ohrenklingen, Ohrensausen, Ohrgeräusche*; durch verschiedene Ursachen [Innenohrerkrankungen, Hörsturz] verursachte Dauergeräusche im Ohr; Ⓔ *ringing/buzzing/whistling in the ears, tinnitus (aurium), tympanophonie, tympanophony, syrigmus*

Ti|ter *m*: **1.** Gehalt einer Maßlösung an einem Reagens **2.** letzte Verdünnungsstufe einer Antigen- oder Antikörperprobe, die gerade noch eine erkennbare Reaktion ergibt; Ⓔ **1.** *titer* **2.** *titer*

Ti|tra|ti|on *f*: Bestimmung des Titers*; Ⓔ *titration*

Ti|tri|me|trie *f*: *Syn:* *Maßanalyse*; (*chem.*) quantitative Bestimmung der Konzentration einer gelösten Substanz; Ⓔ *titrimetry, volumetric analysis*

ti|tri|me|trisch *adj*: Titrimetrie betreffend, mittels Titrimetrie; Ⓔ *relating to titrimetry, titrimetric*

T-Lym|pho|zy|ten *pl*: *Syn:* *T-Zellen, T-Lymphocyten*; primär im Thymus [deshalb auch als thymusabhängige Lymphozyten oder Thymuslymphozyten bezeichnet] gebildete Lymphozyten, die für die zelluläre Immunabwehr zuständig sind; Ⓔ *T-lymphocytes, T-cells, thymus-dependent lymphocytes*

T4$^+$-Lym|pho|zy|ten *pl*: → *Helferzellen*

TNF-α *nt*: *s.u. Tumor-Nekrose-Faktor*; Ⓔ *tumor necrosis factor* α

TNF-β *nt*: *s.u. Tumor-Nekrose-Faktor*; Ⓔ *lymphotoxin, tumor necrosis factor* β

TNM-Klassifikation *f*: *Syn:* *TNM-System*; Stadieneinteilung maligner Tumoren, nach der Ausdehnung des Primärtumors [**T**], dem Befall der regionären Lymphknoten [**N**] und dem Vorhandensein von Fernmetastasen [**M**]; Ⓔ *TNM classification*

TNM-Sys|tem *nt*: → *TNM-Klassifikation*

To|bra|my|cin *nt*: von **Streptomyces tenebrarius** gebildetes Aminoglykosid-Antibiotikum; Ⓔ *tobramycin, tenebrimycin, tenemycen*

Toch|ter|ge|ne|ra|ti|on *f*: *Syn:* *F_1-Generation*; erste Generation von Nachkommen; Ⓔ *first filial generation, filial generation 1*

Toch|ter|ge|schwulst *f*: Metastase*; Ⓔ *metastasis*

Toco-, toco- *präf.*: → *Toko-*

To|co|phe|ro|le *pl*: *Syn:* *Tokopherole, Vitamin E*; Gruppe fettlöslicher Vitamine, die im Körper als Antioxidanzien wirken; Ⓔ *tocopherols, vitamin E*

To|des|wurm *m*: *Syn:* *Necator americanus*; v.a. in den Tropen vorkommender Dünndarmparasit, der eine Ankylostomiasis* verursachen kann; Ⓔ *New World hookworm, American hookworm, Ancylostoma americanum, Necator americanus, Uncinaria americana*

To|ga|vi|ren *pl*: → *Togaviridae*

To|ga|vi|ri|dae *pl*: *Syn:* *Togaviren*; RNA-Viren, die von einer Hülle [Envelope] umgeben sind; enthält viele Arboviren und das Rötelnvirus*; Ⓔ *Togaviridae*

Toko-, toko- *präf.*: Wortelement mit der Bedeutung „Geburt/Gebären/Wehen"; Ⓔ *childbirth, labor, tok(o)-, toc(o)-*

To|ko|gra|fie, -gra|phie *f*: *Syn:* *Wehenmessung*; Aufzeichnung der Wehentätigkeit; Ⓔ *tokography, tocography*

To|ko|gramm *nt*: *Syn:* *Wehenmesser*; Gerät zur Tokografie*; Ⓔ *tokodynagraph, tocodynagraph*

To|ko|ly|se *f*: Wehenhemmung; Ⓔ *tocolysis*

To|ko|ly|ti|kum *nt, pl* **-ka**: wehenhemmendes Mittel; Ⓔ *tocolytic*

To|ko|phe|ro|le *pl*: → *Tocopherole*

to|ko|phob *adj*: *Syn:* *maieusiophob*; Tokophobie betreffend, durch sie gekennzeichnet; Ⓔ *relating to or marked by tocophobia, tocophobic*

To|ko|pho|bie *f*: *Syn:* *Maieusiophobie*; krankhafte Angst vor Niederkunft und Geburt; Ⓔ *irrational fear of childbirth, tocophobia*

To|le|ranz *f*: **1.** Widerstandsfähigkeit **2.** Verträglichkeit (eines Mittels, einer Therapie) **3.** *Syn:* *Immuntoleranz*; Ausbleiben der Immunreaktion gegen ein bestimmtes Antigen **4.** verminderte Ansprechbarkeit auf ein Medikament u.ä.; Ⓔ **1.** *tolerance (gegen to)* **2.** *tolerance* **3.** *immunologic tolerance, immunological tolerance, immunotolerance, immune tolerance, tolerance* **4.** *toler-*

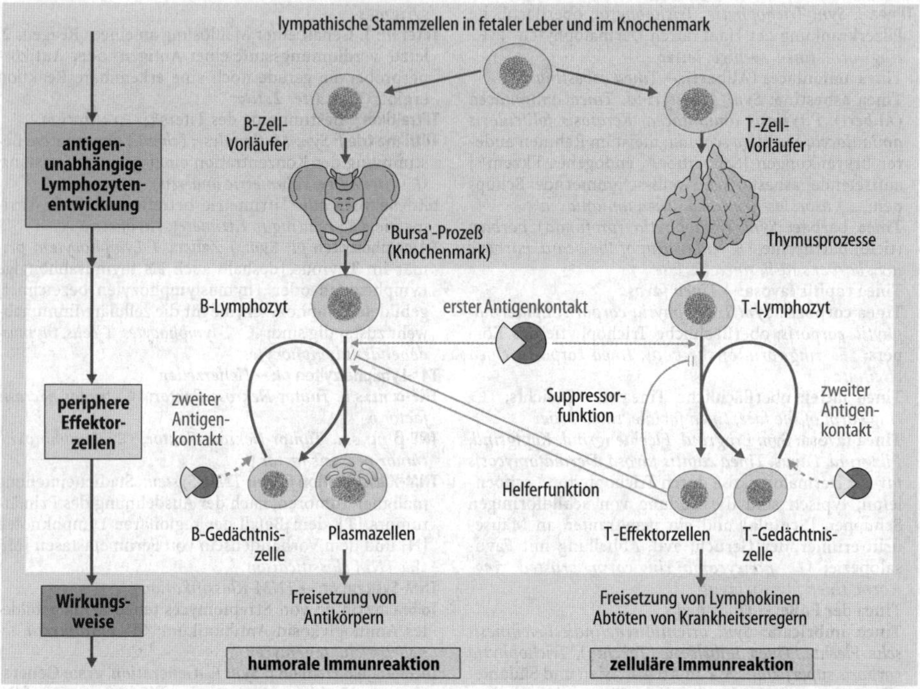

lympathische Stammzellen in fetaler Leber und im Knochenmark
B-Zell-Vorläufer
T-Zell-Vorläufer
antigen-unabhängige Lymphozyten-entwicklung
'Bursa'-Prozeß (Knochenmark)
Thymusprozesse
B-Lymphozyt
erster Antigenkontakt
T-Lymphozyt
periphere Effektor-zellen
zweiter Antigen-kontakt
Suppressor-funktion
zweiter Antigen-kontakt
Helferfunktion
B-Gedächtnis-zelle
Plasmazellen
T-Effektorzellen
T-Gedächtnis-zelle
Wirkungs-weise
Freisetzung von Antikörpern
Freisetzung von Lymphokinen Abtöten von Krankheitserregern
humorale Immunreaktion
zelluläre Immunreaktion

Abb. 90. Entwicklung von B- und T-Lymphozyten

ance

To|le|ranz|do|sis *f, pl* **-sen**: *Syn: Dosis tolerata*; maximal zulässige (Gesamt-)Dosis, die ohne Schädigung vertragen wird; Ⓔ *tolerance dose*

To|le|ranz|ent|wick|lung *f*: *Syn: Habituation, Gewöhnung*; Anpassung des Körpers an immer höhere Mengen einer Substanz; erster Schritt der Suchtentwicklung; Ⓔ *habituation*

To|le|ro|gen *nt*: (*immunolog.*) toleranzinduzierende Substanz; Ⓔ *tolerogen*

to|le|ro|gen *adj*: (*immunolog.*) toleranzinduzierend; Ⓔ *tolerogenic, inducing tolerance*

To|le|ro|ge|ne|se *f*: (*immunolog.*) Toleranzinduktion; Ⓔ *tolerogenesis*

Toll|kir|sche *f*: *Syn: Belladonna, Atropa belladonna*; zu den Nachtschattengewächsen gehörende Pflanze; enthält zahlreiche Alkaloide [z.B. Atropin*]; Ⓔ *banewort, deadly nightshade, belladonna*

Toll|wut *f*: *Syn: Rabies, Lyssa*; durch infizierten Speichel übertragene Infektionskrankheit durch das **Tollwutvirus**, die vorwiegend das Nervensystem befällt; auffällig sind die extreme Wasserscheu [Hydrophobie] und die sich schnell entwickelnde Lähmung mit Tod innerhalb von 3–5 Tagen; Ⓔ *rabies, lyssa, lytta, hydrophobia*

Toll|wut|vi|rus *nt, pl* **-ren**: *s.u. Tollwut*; Ⓔ *rabies virus*

-tom *suf.*: Wortelement mit Bezug auf „Schnitt/Schneideinstrument"; Ⓔ *-tome*

-tomia *suf.*: → *-tomie*

-tomie *suf.*: Wortelement mit der Bedeutung „Schneiden/Schnitt/Zerlegung"; Ⓔ *-tomy*

Tomo-, tomo- *präf.*: Wortelement mit der Bedeutung „Schnitt/Abschnitt"; Ⓔ *cutting, layer, tom(o)-*

To|mo|graf, -graph *m*: Gerät zur Tomografie*; Ⓔ *tomograph*

To|mo|gra|fie, -gra|phie *f*: *Syn: Schichtröntgen, Planigrafie, Stratigrafie*; Anfertigung von Schichtröntgenaufnahmen; Ⓔ *laminagraphy, laminography, tomography, planigraphy, planography, stratigraphy*

To|mo|gramm *nt*: *Syn: Schichtbild*; bei der Tomografie* erhaltene Aufnahme; Ⓔ *laminagram, laminogram, tomogram, planigram, planogram, stratigram*

Ton-, ton- *präf.*: → *Tono-*

-ton *suf.*: → *-tonisch*

-tonia *suf.*: → *-tonie*

-tonie *suf.*: Wortelement mit der Bedeutung „Spannung/Tonus"; Ⓔ *-tonia*

To|ni|kum *nt, pl* **-ka**: kräftigendes Mittel, Stärkungsmittel; Ⓔ *tonic*

-tonisch *suf.*: in Adjektiven verwendetes Wortelement mit Bezug auf „Spannung/Tonus"; Ⓔ *-tonic*

Ton|nen|kar|zi|nom *nt*: Karzinom* der Zervixhöhle, das zu tonnenförmiger Auftreibung der Zervix führt; Ⓔ *barrel cervix*

Tono-, tono- *präf.*: Wortelement mit der Bedeutung „Spannen/Spannung/Tonus"; Ⓔ *tone, tension, pressure, ton(o)-*

To|no|graf, -graph *m*: Gerät zur Tonografie*; Ⓔ *tonograph*

To|no|gra|fie, -gra|phie *f*: fortlaufende Aufzeichnung des Augendrucks bei der Tonometrie*; Ⓔ *tonography*

To|no|me|ter *nt*: *Syn: Ophthalmotonometer*; Gerät zur Messung des Augeninnendrucks; Ⓔ *ophthalmotonometer, tonometer, tenonometer*

To|no|me|trie *f*: *Syn: Ophthalmotonometrie*; Augeninnendruckmessung; Ⓔ *ophthalmotonometry, tonometry*

Tonsill-, tonsill- *präf.*: → *Tonsillo-*

Ton|sil|la *f, pl* **-lae**: *Syn: Mandel, Tonsille*; lymphoretikukäre Gewebe des Nasenrachenraums, die zusammen den lymphatischen Rachenring bilden; Ⓔ *tonsil, tonsilla, amygdala*

Tonsilla adenoidea: → *Tonsilla pharyngea*

Tonsilla cerebelli: *Syn: Kleinhirnmandel, Kleinhirntonsille*; mandelförmiger Lappen an der Unterseite der Kleinhirnhemisphären; Ⓔ *tonsil of cerebellum, cere-*

bellar tonsil, amygdala of cerebellum
Tonsilla lingualis: *Syn:* *Zungenmandel, Zungengrundmandel*; lymphoepitheliales Gewebe am Zungengrund; Ⓔ *lingual tonsil*
Tonsilla palatina: *Syn:* *Gaumenmandel*; zwischen den Gaumenbögen liegende Tonsille; Ⓔ *faucial tonsil, palatine tonsil, tonsil*
Tonsilla pharyngea: *Syn:* *Rachenmandel, Tonsilla adenoidea, Tonsilla pharyngealis*; Tonsille am Rachendach; Ⓔ *pharyngeal tonsil, adenoid tonsil, Luschka's tonsil, third tonsil*
Tonsilla pharyngealis: → *Tonsilla pharyngea*
Tonsilla tubaria: *Syn:* *Tubenmandel*; lymphatisches Gewebe an der Rachenmündung der Ohrtrompete; Ⓔ *tonsil of torus tubarius, tubal tonsil, Gerlach's tonsil, eustachian tonsil*
ton|sil|lar *adj*: → *tonsillär*
ton|sil|lär *adj*: *Syn:* *tonsillar*; Mandel/Tonsille betreffend, mandelförmig; Ⓔ *relating to a tonsil, tonsillar, tonsillary, amygdaline*
Ton|sil|le *f*: → *Tonsilla*
Ton|sil|lek|to|mie *f*: operative Mandelentfernung, Tonsillenentfernung; Ⓔ *tonsillectomy*
Ton|sil|len|kryp|ten *pl*: *Syn:* *Mandelkrypten, Cryptae tonsillares*; von den Fossulae tonsillares ausgehende tiefe, verzweigte Krypten der Tonsillen; im Epithel der Krypten liegen zahlreiche Primär- und Sekundärfollikel* [Noduli lymphoidei]; Ⓔ *tonsillar crypts*
Ton|sil|len|my|ko|se *f*: Pilzerkrankung der Rachenmandel; Ⓔ *tonsillomycosis*
Ton|sil|li|tis *f, pl* **-ti|den**: Mandelentzündung; meist gleichgesetzt mit der akuten Entzündung der Gaumenmandel; Ⓔ *inflammation of a tonsil, tonsillitis*
Tonsillitis acuta: *Syn:* *akute Tonsillitis, Angina tonsillaris*; akute, mit zum Teil schwerem Krankheitsgefühl [Fieber, Schüttelfrost, Schluckbeschwerden] einhergehende Entzündung der Gaumenmandel und des lymphoepithelialen Gewebes der Rachenenge; Ⓔ *acute tonsillitis*
akute Tonsillitis: → *Tonsillitis acuta*
Tonsillitis catarrhalis: *Syn:* *katarrhalische Tonsillitis, Angina catarrhalis*; einfache, katarrhalisch verlaufende Form der Tonsillitis palatina; Ⓔ *catarrhal tonsillitis*
chronische Tonsillitis: zum Teil klinisch unauffällig verlaufende, chronisch rezidivierende Tonsillitis mit Abgeschlagenheit, Appetitlosigkeit und Erkältungsneigung; Ⓔ *chronic tonsillitis*
katarrhalische Tonsillitis: → *Tonsillitis catarrhalis*
Tonsillitis lacunaris: *Syn:* *Kryptentonsillitis, Angina lacunaris*; akute Tonsillitis mit Belägen in den Kryptenmündungen; Ⓔ *caseous tonsillitis, lacunar tonsillitis, lacunar angina*
Tonsillitis palatina: Entzündung der Gaumenmandel; Ⓔ *inflammation of the palatine tonsil*
ton|sil|li|tisch *adj*: Mandelentzündung/Tonsillitis betreffend, von ihr betroffen oder gekennzeichnet; Ⓔ *relating to or affected with tonsillitis, tonsillitic*
Tonsillo-, tonsillo- *präf.*: Wortelement mit der Bedeutung „Mandel/Tonsilla"; Ⓔ *tonsillar, amygdaline, tonsillary, tonsill(o)-*
Ton|sil|lo|a|de|no|id|ek|to|mie *f*: operative Entfernung von Gaumenmandel und Adenoiden; Ⓔ *tonsilloadenoidectomy*
Ton|sil|lo|pa|thie *f*: Mandelerkrankung, Tonsillenerkrankung; Ⓔ *tonsillopathy*
Ton|sil|lo|to|mie *f*: Inzision einer Mandel/Tonsille; (Teil-) Entfernung der Gaumenmandel; Ⓔ *tonsillotomy*
To|nus *m*: Spannung, Spannungszustand, Spannkraft; Ⓔ *tone, tension, tonicity, tonus*
basaler Tonus: *Syn:* *Basistonus*; Grundspannung eines Gefäßes oder Hohlorgans; Ⓔ *basal tone*
To|nus|ver|lust|syn|drom *nt*: *Syn:* *Kataplexie, Schrecklähmung, Gelolepsie, Geloplegie, Lachschlag*; plötzlicher Tonusverlust der Halte- und Streckmuskulatur bei starker affektiver Belastung [Schreck, unkontrolliertes Lachen]; Ⓔ *cataplexy, cataplexis*
Top-, top- *präf.*: → *Topo-*
Top|a|gno|sie *f*: *Syn:* *Atopognosie*; Verlust des Ortssinns; Ⓔ *atopognosia, atopognosis*
Top|ek|to|mie *f*: *Syn:* *Kortikektomie*; spezifische Entfernung oder Ausschaltung von Hirnrindenarealen; Ⓔ *topectomy*
To|phus *m, pl* **-phi**: Knoten; Gichtknoten, Tophus arthriticus; Ⓔ *tophus; gouty tophus, arthritic tophus, uratoma*
to|pisch *adj*: örtlich, lokal; äußerlich (wirkend); Ⓔ *topic, topistic, topical*
Topo-, topo- *präf.*: Wortelement mit der Bedeutung „Ort/Stelle/Bezirk"; Ⓔ *place, top(o)-*
To|po|gra|fie, -gra|phie *f*: Orts-/Lagebeschreibung von Organen und Strukturen im Körper; topografische Anatomie; Ⓔ *topography*
to|po|gra|fisch *adj*: Topografie betreffend, ortsbeschreibend, lagebeschreibend; Ⓔ *relating to topography, topographical, topographic*
to|po|phob *adj*: Topophobie betreffend, durch sie gekennzeichnet; Ⓔ *relating to or marked by topophobia, topophobic*
To|po|pho|bie *f*: Oberbegriff für Situationsängste mit krankhafter Angst vor bestimmten Plätzen oder Orten [Agoraphobie*, Klaustrophobie*]; Ⓔ *irrational fear of a place or locality, topophobia*
To|por *m*: → *Sopor*
TORCH-Komplex *m*: Akronym für die wichtigsten pränatalen Krankheitserreger, die bei Infektion zu Embryo- oder Fetopathie* führen können; steht für: Toxoplasma*, Other agents [*engl.* andere Erreger, wie z.B. Masern-, Mumpsvirus*, Treponema* pallidum, Listeria*], Rötelnvirus*, Cytomegalievirus* und Herpes simplex-Virus*; Ⓔ *TORCH syndrome*
Torkildsen-Operation *f*: *Syn:* *Ventrikulozisternostomie, Torkildsen-Drainage*; operative Verbindung von Seitenventrikel und Cisterna* magna zur Liquorableitung bei Hydrozephalus; Ⓔ *Torkildsen's operation, ventriculocisternostomy*
Tornwaldt-Bursa *f*: *Syn:* *Bursa pharyngealis*; inkonstant auftretender zystischer Rest der Chorda* dorsalis in der Rachenwand unterhalb der Rachenmandel [Tonsilla* pharyngea]; Ⓔ *Tornwaldt's cyst*
tor|pid *adj*: träge, schlaff, ohne Aktivität, langsam, apathisch, stumpf, starr, erstarrt, betäubt; Ⓔ *inactive, sluggish, torpid, torpent, comatose*
Tor|pi|di|tät *f*: *Syn:* *Torpor*; Trägheit, Schlaffheit, Apathie, Stumpfheit, Erstarrung, Betäubung; Ⓔ *inactivity, sluggishness, torpidness, torpidity, torpor*
Tor|por *m*: → *Torpidität*
Torr *nt*: veraltete Maßeinheit des Drucks; Ⓔ *torr*
Torre-Muir-Syndrom *nt*: *Syn:* *Torre-Syndrom*; autosomal-dominantes oder sporadisches Tumorsyndrom mit multiplen benignen und malignen Talgdrüsentumoren, Keratoakanthomen* und Karzinomen innerer Organe [v.a. Gastrointestinaltrakt]; die Hautveränderungen beginnen i.d.R. in der späten Kindheit, die Tumoren treten etwa 10 Jahre später auf; Ⓔ *Torre's syndrome*
Torre-Syndrom *nt*: → *Torre-Muir-Syndrom*
Tor|si|on *f*: Drehung, Verdrehung; Ⓔ *torsion, twisting, turning, rotating*
Tor|si|ons|bruch *m*: *Syn:* *Drehbruch, Drehfraktur, Torsionsfraktur, Spiralbruch, Spiralfraktur*; durch Drehkräfte verursachte Fraktur langer Röhrenknochen; Ⓔ *spiral fracture, helical fracture, torsion fracture*
Tor|si|ons|dys|to|nie *f*: *Syn:* *Ziehen-Oppenheim-Syndrom, Ziehen-Oppenheim-Krankheit, Torsionsneurose, Dys-*

T

basia lordotica; Erbkrankheit mit wechselndem Bild von Muskelhypotonie und Muskelhypertonie mit tonisch-klonischen Zwangsbewegungen; Ⓔ *Ziehen-Oppenheim disease, torsion dystonia, torsion neurosis, progressive torsion spasm of childhood*
Tor|si|ons|frak|tur *f*: → *Torsionsbruch*
Tor|si|ons|neu|ro|se *f*: → *Torsionsdystonie*
Tor|ti|col|lis *m*: *Syn: Schiefhals, Caput obstipum*; angeborene oder erworbene Schräghaltung des Kopfes mit Drehung zur Gegenseite; Ⓔ *stiff neck, stiffneck, wryneck, wry neck, torticollis, trachelocyllosis, loxia, rhaebocrania*
Torticollis acusticus: *Syn: otogener Schiefhals*; sich langsam entwickelnder Schiefhals bei einseitiger Schwerhörigkeit; aus der habituellen Fehlhaltung entwickelt sich langfristig eine fixierte Schiefhaltung; Ⓔ *otogenic torticollis*
Torticollis acuta: *Syn: akuter Schiefhals*; Sonderform des lokalen Zervikalsyndroms, die von Fehlhaltung und Bewegungseinschränkung gekennzeichnet ist; Ⓔ *acute torticollis*
Torticollis cutaneus: *Syn: Narbenschiefhals*; Schiefhals durch Narben der Haut am Hals oder der Halsweichteile, z.B. nach Verbrennung oder neck* dissection; Ⓔ *dermatogenic torticollis*
Torticollis muscularis: → *muskulärer Schiefhals*
Torticollis ocularis: Kopfschiefhalten zum Ausgleich von Doppelbildern beim Lähmungsschielen; Ⓔ *ocular torticollis*
Torticollis opticus: *Syn: okulärer Schiefhals*; Schiefhals bei Kompensation einer Parese des Musculus* obliquus superior bulbi; Ⓔ *ocular torticollis*
Torticollis osseus: *Syn: ossärer Schiefhals*; sich langsam entwickelnder Schiefhals bei angeborenen Fehlbildungen der Halswirbel oder nach traumatischer Schädigung; Ⓔ *osseous torticollis*
Torticollis spasmodicus: *Syn: Torticollis spasticus*; spastischer Schiefhals; Ⓔ *intermittent torticollis, spasmodic torticollis*
Torticollis spasticus: → *Torticollis spasmodicus*
Tor|tu|o|si|tas *f, pl* **-ta|tes**: Krümmung, Windung; Gewundenheit, Schlängelung; Ⓔ *tortuosity*
Tortuositas vasorum: Schlängelung der Netzhautgefäße; Ⓔ *tortuosity of retinal vessels*
To|rul|op|si|do|se *f*: *Syn: Torulopsosis*; früher verwendeter Begriff für Pilzinfektion durch **Torulopsis**-Species, die heute der Gattung **Candida** zugeordnet sind; Ⓔ *torulopsosis*
To|rul|op|sis *f, pl* **-ses**: *s.u. Torulopsidose*; Ⓔ *Torulopsis*
To|rul|op|so|sis *f, pl* **-ses**: → *Torulopsidose*
To|ru|lo|se *f*: *Syn: Kryptokokkose, Kryptokokkusmykose, Cryptococcose, Cryptococcus-Mykose, Busse-Buschke-Krankheit, europäische Blastomykose*; durch Cryptococcus* neoformans hervorgerufene Mykose* der Lunge, Meningen, Leber und seltener der Haut; tritt meist bei Patienten mit geschwächter Abwehrlage [Frühgeborene, Tumoren, HIV-Infektion] auf; Ⓔ *torulosis, cryptococcosis, Busse-Buschke disease, Buschke's disease, European blastomycosis*
To|ru|lus *m, pl* **To|ru|li**: kleiner Wulst, kleine Erhebung; Ⓔ *torulus*
Toruli tactiles: *Syn: Tastballen*; umschriebene Bezirke der Haut von Händen [v.a. Fingerbeeren] und Füßen, die reich an Mechanorezeptoren [Merkel*-Zellen, Meissner*-Tastkörperchen, Ruffini*-Körperchen, Vater*-Pacini-Lamellenkörperchen] sind; Ⓔ *tactile elevations*
To|rus *m*: Wulst, Erhebung; Ⓔ *torus*
Torus levatorius: *Syn: Levatorwulst*; durch den Musculus* levator veli palatini hervorgerufener Wulst unter der Rachenmündung der Ohrtrompete; Ⓔ *levator swelling, levator cushion, torus levatorius*
Torus mandibularis: inkonstanter, symmetrischer Knochenwulst auf der Innenseite des Unterkieferkörpers; wird v.a. bei Eskimos und Lappen gefunden; Ⓔ *mandibular torus*
Torus palatinus: *Syn: Gaumenwulst*; beidseitiger Knochenwulst am Gaumen; Ⓔ *palatine protuberance, palatine torus*
Torus tubarius: *Syn: Tubenwulst*; durch den Tubenknorpel hervorgerufener Wulst am Hinterrand der Rachenmündung der Ohrtrompete; Ⓔ *eustachian cushion, tubal protuberance, tubal prominence, torus tubarius*
To|tal|en|do|pro|the|se *f*: → *Totalprothese*
To|tal|ex|stir|pa|ti|on *f*: vollständige Organentfernung; Ⓔ *total extirpation, total removal*
To|tal|ka|pa|zi|tät *f*: *Syn: totale Lungenkapazität*; in der Lunge vorhandenes Gasvolumen nach maximaler Einatmung; Ⓔ *total capacity, total lung capacity*
To|tal|pro|the|se *f*: *Syn: Totalendoprothese*; Prothese zum vollständigen Ersatz aller knöchernen Strukturen eines Gelenks; Ⓔ *total endoprosthesis, total joint replacement, total prosthesis*
To|tal|star *m*: *Syn: kompletter/vollständiger Star, Cataracta totalis*; vollständig ausgeprägte Katarakt* mit Verlust der Sehkraft; Ⓔ *complete cataract, total cataract*
To|ten|fle|cke *pl*: *Syn: Leichenflecke, Livores mortis*; nach dem Tod auftretende Hauteinblutungen, die anfangs noch weggedrückt werden können; Ⓔ *postmortem lividity, postmortem hypostasis, postmortem livedo, postmortem suggillation, livor mortis, livor, suggillation*
To|ten|star|re *f*: *Syn: Leichenstarre, Rigor mortis*; langsam fortschreitende Muskelstarre, die sich später wieder in derselben Reihenfolge löst; Ⓔ *death rigor, postmortem rigidity, cadaveric rigidity*
Toti-Operation *f*: *Syn: Dakryorhinostomie, Dakryozystorhinostomie*; operative Anastomosierung von Tränensack und mittlerem Nasengang bei Verlegung der Tränenwege; Ⓔ *Toti's operation, dacryocystorhinostomy, dacryorhinocystotomy*
Tot|impf|stoff *m*: *s.u. Impfstoff*; Ⓔ *inactivated vaccine, killed vaccine*
to|ti|po|tent *adj*: *Syn: omnipotent*; allmächtig; (*Zelle, Gewebe*) über sämtliche Entwicklungsmöglichkeiten verfügend; Ⓔ *totipotential, totipotent*
Tot|raum *m*: Teil der Atemwege, der nicht am Gasaustausch beteiligt ist; Ⓔ *dead space*
anatomischer Totraum: Volumen der zuführenden Atemwege bis zu den Alveolen; Ⓔ *anatomical dead space*
physiologischer Totraum: anatomischer Totraum plus die nicht oder nur schlecht belüfteten oder durchbluteten Alveolen; Ⓔ *functional dead space, physiological dead space*
Tot|raum|ven|ti|la|ti|on *f*: Teil der Gesamtventilation, die auf die Belüftung des Totraums entfällt; Ⓔ *dead space ventilation*
Tot|vak|zi|ne *f*: Totimpfstoff; *s.u. Impfstoff*; Ⓔ *inactivated vaccine, killed vaccine*
tou|chie|ren *v*: **1.** berühren, angreifen, (be-)tasten **2.** mit einem Ätzstift ätzen; Ⓔ **1.** *touch* **2.** *cauterize*
Touraine-Solente-Golé-Syndrom *nt*: *Syn: Pachydermoperiostose, familiäre Pachydermoperiostose, primäre Pachydermoperiostose, idiopathische hypertrophische Osteoarthropathie, Akropachydermie mit Pachydermoperiostose, Hyperostosis generalisata mit Pachydermie*; unregelmäßig autosomal-dominantes Syndrom mit Hyperostosen [Periost der langen Röhrenknochen], Pachydermie* [Gesicht, Arme, Beine], Trommelschlegelfingern* und Akrozyanose*; Ⓔ *Touraine-Solente-Golé syndrome, acropachyderma with pachyperiostitis, pachydermoperiostosis, pachydermoperiostosis syn-*

drome, primary hypertrophic osteoarthropathy, idiopathic hypertrophic osteoarthropathy

Tour|ni|quet *nt*: (Abschnür-)Binde; Ⓔ *tourniquet*

Tourniquet-Syndrom *nt*: ischämische Muskelnekrose mit Schocksymptomen nach längerer Unterbrechung der Blutzufuhr zu einer Extremität; Ⓔ *reperfusion syndrome*

Towey-Krankheit *f*. ***Syn:*** *Ahornrindenkrankheit, Ahornrindenschälerkrankheit, Koniosporose*; durch den Schimmelpilz **Coniosporium** verursachte exogen allergische Alveolitis* bei Holzarbeitern; Ⓔ *maple bark disease*

Tox-, tox- *präf.*: → *Toxi-*

Tox|ä|mie *f*. **1.** → *Toxikämie* **2.** → *Toxinämie*

endogene Toxämie: ***Syn:*** *Endotoxämie*; Vorkommen von Endotoxinen im Blut; Ⓔ *endotoxemia*

Toxi-, toxi- *präf.*: Wortelement mit der Bedeutung „Gift/Giftstoff"; Ⓔ *poison, toxin, toxic(o)-, toxi-, tox(o)-*

Toxic-, toxic- *präf.*: → *Toxico-*

Toxico-, toxico- *präf.*: Wortelement mit der Bedeutung „Gift/Giftstoff"; Ⓔ *poison, toxin, toxic(o)-, toxi-, tox(o)-*

To|xi|co|sis *f, pl* **-ses**: → *Toxikose*

to|xi|gen *adj*: ***Syn:*** *toxogen*; giftbildend, toxinbildend; Ⓔ *producing a toxin, toxigenic, toxicogenic, toxinogenic*

Toxik-, toxik- *präf.*: → *Toxiko-*

To|xik|ä|mie *f*. ***Syn:*** *Blutvergiftung, Toxämie*; Schädigung der Blutzellen durch Toxine; Ⓔ *toxemia, toxicemia, toxicohemia, toxinemia*

to|xik|ä|misch *adj*: Toxikämie betreffend, von ihr betroffen oder gekennzeichnet; Ⓔ *relating to toxemia, toxemic*

Toxiko-, toxiko- *präf.*: Wortelement mit der Bedeutung „Gift/Giftstoff"; Ⓔ *poison, toxin, toxic(o)-, toxi-, tox(o)-*

To|xi|ko|lo|gie *f*. Giftkunde; Ⓔ *toxicology*

to|xi|ko|lo|gisch *adj*: Toxikologie betreffend; Ⓔ *relating to toxicology, toxicologic, toxicological*

To|xi|ko|no|se *f*. → *Toxikose*

To|xi|ko|pa|thie *f*. durch eine giftige Substanz hervorgerufene Schädigung; Vergiftung; Ⓔ *toxicopathy, toxipathy*

to|xi|ko|pa|thisch *adj*: Toxikopathie betreffend; Ⓔ *relating to toxipathy, toxicopathic, toxipathic*

to|xi|ko|phob *adj*: Toxikophobie betreffend, durch sie gekennzeichnet; Ⓔ *relating to or marked by toxicophobia, toxicophobic*

To|xi|ko|pho|bie *f*. ***Syn:*** *Toxiphobie*; krankhafte Angst vor Giften und Vergiftung; Ⓔ *irrational fear of being poisoned, toxicophobia, toxiphobia*

To|xi|ko|se *f*. ***Syn:*** *Toxicosis, Toxinose, Toxikonose*; durch im Körper entstandene (endogene) oder von außen zugeführte (exogene) Gifte hervorgerufenes Krankheitsbild; Ⓔ *toxicosis, toxonosis, nosotoxicosis*

hyperpyretische Toxikose: ***Syn:*** *Hyperpyrexiesyndrom*; bei Darminfekten vorkommende Störung der Temperaturregelung mit Fieber von 41° oder höher; Ⓔ *hyperpyrexia syndrome*

To|xin *nt*: Gift, Giftstoff; Ⓔ *toxin, poison, bane*

Toxin A: *s.u. Clostridium difficile*; Ⓔ *toxin A*

Toxin B: *s.u. Clostridium difficile*; Ⓔ *toxin B*

erythrogenes Toxin: *s.u. Scharlach*; Ⓔ *erythrogenic toxin, Dick toxin, Dick test toxin, streptococcal erythrogenic toxin*

To|xin|ä|mie *f*. ***Syn:*** *Blutvergiftung, Toxämie*; Überschwemmung des Blutes mit Bakterientoxinen; Ⓔ *toxinemia, toxemia, toxicemia, toxicohemia*

To|xin|an|ti|kör|per *m*: ***Syn:*** *Anti-Toxinantikörper, Antitoxin*; gegen ein Toxin gerichteter Antikörper*; Ⓔ *antitoxin, antitoxinum, antitoxic serum*

To|xi|no|se *f*. → *Toxikose*

To|xin|schock|syn|drom *nt*: → *Syndrom des toxischen Schocks*

to|xi|phob *adj*: → *toxikophob*

To|xi|pho|bie *f*. → *Toxikophobie*

to|xisch *adj*: als Gift wirkend, Gift(e) enthaltend, giftig; Ⓔ *toxic, toxicant, poisonous*

To|xi|zi|tät *f*. Giftigkeit, Schädlichkeit; Ⓔ *toxicity*

Toxo-, toxo- *präf.*: Wortelement mit der Bedeutung „Gift/Giftstoff"; Ⓔ *poison, toxin, toxic(o)-, toxi-, tox(o)-*

To|xo|ca|ra *f*. Spulwurmgattung; Ⓔ *toxic*

Toxocara canis: ***Syn:*** *Hundespulwurm*; selten auf den Menschen übertragener Erreger von Toxocariasis* und Larva* migrans; Ⓔ *Toxocara canis*

Toxocara cati: ***Syn:*** *Katzenspulwurm, Toxocara mystax*; selten auf den Menschen übertragener Erreger der Toxocariasis*; Ⓔ *Toxocara cati, Toxocara mystax*

Toxocara mystax: → *Toxocara cati*

To|xo|ca|ra|in|fek|ti|on *f*. → *Toxocariasis*

To|xo|ca|ri|a|sis *f, pl* **-ses**: ***Syn:*** *Toxocarainfektion, Toxokarose*; durch **Toxocara**-Species hervorgerufene Wurmerkrankung; Ⓔ *toxocariasis*

to|xo|gen *adj*: → *toxigen*

To|xo|id *nt*: ***Syn:*** *Anatoxin, Formoltoxoid*; durch Formaldehyd entgiftetes Toxin, das aber noch als Antigen wirkt; Ⓔ *toxoid, anatoxin*

to|xo|id *adj*: giftartig, giftähnlich; Ⓔ *toxicoid*

To|xo|ka|ro|se *f*. → *Toxocariasis*

to|xo|phor *adj*: gifttragend, gifthaltig; Ⓔ *toxophorous*

Toxoplasma-Enzephalomyelitis *f*. angeborene oder postnatal erworbene Toxoplasmainfektion mit Befall des Gehirns; Ⓔ *toxoplasmic encephalomyelitis*

To|xo|plas|ma gon|dii *f*. weltweit verbreiteter, intrazellulärer Parasit; kann über die Plazenta von der Mutter auf den Fetus übertragen werden; Erreger der Toxoplasmose*; Toxoplasma gondii kann diaplazentar auf den Fetus übertragen werden, wobei das Übertragungsrisiko im Verlauf der Schwangerschaft zunimmt; die Schädigung des Fetus hängt von Zeitpunkt und Schwere der Infektion ab; es kann zu Abort, Totgeburt, Hydrozephalus* und intrazerebralen Verkalkungen kommen; Ⓔ *Toxoplasma gondii*

To|xo|plas|ma|in|fek|ti|on *f*. → *Toxoplasmose*

To|xo|plas|min *nt*: Toxoplasmaantigen, das zur Intrakutantestung auf Toxoplasmose [Frenkel-Test] verwendet wird; Ⓔ *toxoplasmin*

To|xo|plas|mo|se *f*. ***Syn:*** *Toxoplasmainfektion*; angeborene oder erworbene, meldepflichtige Infektionskrankheit durch **Toxoplasma gondii**; Ⓔ *toxoplasmosis*

konnatale Toxoplasmose: ***Syn:*** *Fetopathia toxoplasmotica*; durch diaplazentare Übertragung auf den Feten in der 2. Schwangerschaftshälfte ausgelöste Toxoplasmose; kann zu Früh- oder Totgeburt und oft erst nach Monaten auftretende Vergrößerung von Leber und Milz, Herzmuskelentzündung, Chorioretinitis* und Meningoenzephalitis* führen; Ⓔ *congenital toxoplasmosis*

postnatale Toxoplasmose: meist asymptomatisch verlaufende erworbene Toxoplasmose; Ⓔ *postnatal toxoplasmosis*

Toxoplasmose-Chorioretinitis *f*. angeborene oder erworbene Augentoxoplasmose mit retinochoroiditischen Solitärherden; Ⓔ *toxoplasmic chorioretinitis, toxoplasmic retinochorioiditis, ocular toxoplasmosis*

Toxoplasmose-Enzephalitis *f*. ***Syn:*** *Encephalitis toxoplasmatica*; durch Toxoplasma* gondii hervorgerufene Encephalitis*; Ⓔ *toxoplasmic encephalitis*

to|xo|plas|mo|tisch *adj*: Toxoplasmose betreffend, von ihr betroffen oder durch sie bedingt; Ⓔ *relating to or caused by toxoplasmosis, toxoplasmic*

TPE-Bakterien *pl*: → *Salmonella*

TPHA-Test *m*: → *Treponema-pallidum-Hämagglutinationstest*

TPI-Test *m*: ***Syn:*** *Treponema-Pallidum-Immobilisations-*

test, Nelson-Test; Syphilistest, bei dem Syphiliserreger durch Antikörper im Testserum immobilisiert werden; Ⓔ *Treponema pallidum immobilization test, TPI test, Treponema pallidum immobilization reaction*

Tra|ban|ten|chro|mo|so|men *pl*: *Syn: Satellitenchromosomen*; Chromosomen mit durch eine Einschnürung abgetrennten Anhängseln; Ⓔ *SAT-chromosomes, satellite chromosomes*

Tra|be|cu|la *f, pl* **-lae**: Bälkchen, Trabekel; Ⓔ *trabecula*
Trabeculae arachnoideae: *Syn: Arachnoidaltrabekel*; von der Arachnoidea mater cranialis ausgehende Gewebebälkchen, die den Subduralraum durchziehen; Ⓔ *arachnoid trabeculae*
Trabeculae carneae cordis: *Syn: Herztrabekel*; netzförmige Muskelbälkchen an der Innenfläche der Herzkammern; Ⓔ *fleshy trabeculae of heart, fleshy columns of heart, muscular trabeculae of heart*
Trabeculae corporis spongiosi: Trabekel des Harnröhrenschwellkörpers; Ⓔ *trabeculae of spongy body*
Trabeculae corporum cavernosum: Bindegewebstrabekel der Schwellkörper; Ⓔ *trabeculae of cavernous bodies*
Trabecula septomarginalis: Muskelleiste vom Kammerseptum zum rechten Herzrand; Ⓔ *septomarginal band, moderator band, septomarginal trabecula*
Trabeculae splenicae: *Syn: Milzbalken, Milztrabekel*; Bindegewebsgerüst der Milz; Ⓔ *splenic trabeculae, Billroth's strands, Billroth's cords*

Tra|be|kel *m*: → *Trabecula*

Tra|be|kel|bla|se *f*: *Syn: Balkenblase*; stark erweiterte Blase mit Hypertrophie der Blasenwandmuskulatur; Ⓔ *trabecular bladder, trabeculated bladder*

tra|be|ku|lär *adj*: Trabekel betreffend oder bildend; Ⓔ *trabecular, trabeculate, trabeculated*

Tra|be|ku|lek|to|mie *f*: operative Teilentfernung von fehlgebildeten Trabekeln im Kammerwinkel bei verschiedenen Glaukomformen; Ⓔ *trabeculectomy*

Tra|be|ku|lo|plas|tik *f*: *Syn: Gonioplastik*; Plastik des Kammerwinkels zur Verbesserung des Kammerwasserabflusses; Ⓔ *trabeculoplasty*

Tra|be|ku|lo|to|mie *f*: *Syn: Goniotomie, Goniotrabekulotomie*; Durchtrennung von fehlgebildeten Trabekeln im Kammerwinkel bei verschiedenen Glaukomformen; Ⓔ *Barkan's operation, trabeculectomy, goniotomy*

Tra|cer *m/nt*: radioaktiver Marker; Ⓔ *tracer; radioactive tracer, radiotracer*

Trache-, trache- *präf.*: → *Tracheo-*

Tra|chea *f, pl* **-che|ae, -che|en**: *Syn: Luftröhre*; 10–12 cm langes, biegsames Rohr, das an der Unterseite des Ringknorpels [Cartilago cricoidea] beginnt und sich in Höhe des 4. Brustwirbels in den rechten und linken Stammbronchus [Bronchus principalis dexter und sinister] teilt; Ⓔ *windpipe, trachea*

Tra|che|a|ent|zün|dung *f*: → *Tracheitis*

Tra|che|a|fis|tel *f*: *Syn: Trachealfistel, Luftröhrenfistel*; von der Luftröhre ausgehende Fistel, die in andere Organe mündet [**innere Tracheafistel**] oder nach außen führt [**äußere Tracheafistel**]; Ⓔ *tracheal fistula*

tra|che|al *adj*: Luftröhre/Trachea betreffend; Ⓔ *relating to the trachea, tracheal*

Tra|che|al|bi|fur|ka|ti|on *f*: *Syn: Luftröhrengabelung, Bifurcatio tracheae*; Aufgabelung der Luftröhre in die beiden Hauptbronchien in Höhe des 4. Brustwirbels; Ⓔ *bifurcation of trachea*

Tra|che|al|di|ver|ti|kel *nt*: → *Tracheozele*

Tra|che|al|drü|sen *pl*: *Syn: Luftröhrendrüsen, Glandulae tracheales*; seromuköse Drüsen der Luftröhrenschleimhaut; Ⓔ *tracheal glands*

Tra|che|al|fis|tel *f*: → *Tracheafistel*

Tra|che|al|gie *f*: *Syn: Tracheodynie*; Luftröhrenschmerz, Tracheaschmerz; Ⓔ *pain in the trachea, trachealgia*

Tra|che|al|her|nie *f*: → *Tracheozele*

Tra|che|al|ka|nül|le *f*: spezielle Kanüle, die nach einer Tracheotomie* in die Luftröhre eingelegt wird; Ⓔ *tracheal cannula*

Tra|che|al|ste|no|se *f*: *Syn: Tracheostenose*; Einengung der Luftröhre; Ⓔ *tracheostenosis*

Tra|che|al|tu|bus *m*: *Syn: Endotrachealtubus*; Tubus zur Einführung in die Luftröhre; Ⓔ *tracheal tube, endotracheal tube*

Tra|che|a|ne|kro|se *f*: meist durch Druck [Intubation!] ausgelöste Nekrose der Luftröhrenwand; Ⓔ *tracheal necrosis*

Tra|che|i|tis *f, pl* **-ti|den**: *Syn: Luftröhrenentzündung, Tracheaentzündung*; Entzündung der Luftröhrenschleimhaut; Ⓔ *inflammation of the trachea, tracheal catarrh, tracheitis, trachitis*

tra|che|i|tisch *adj*: Luftröhrenentzündung/Tracheitis betreffend, von ihr betroffen oder gekennzeichnet; Ⓔ *relating to or marked by tracheitis, tracheitic*

Trachel-, trachel- *präf.*: → *Trachel-*

Trachelo-, trachelo- *präf.*: Wortelement mit der Bedeutung „Hals/Nacken/Zervix"; Ⓔ *neck, trachel(o)-*

Tra|che|lo|cys|ti|tis *f*: *Syn: Trachelozystitis, Zystokollitis, Cystitis colli*; Blasenhalsentzündung; Ⓔ *inflammation of the neck of the bladder, trachelocystitis*

Tra|che|lo|ky|pho|se *f*: **1.** *Syn: Halswirbelsäulenkyphose, HWS-Kyphose*; Kyphose* der Halswirbelsäule **2.** *Syn: Spondylitis tuberculosa*; Wirbeltuberkulose; Ⓔ **1.** *trachelocyrtosis, trachelokyphosis* **2.** *trachelocyrtosis, trachelokyphosis, tuberculous spondylitis*

Tra|che|lo|my|i|tis *f, pl* **-ti|den**: Halsmuskelentzündung; Ⓔ *inflammation of the muscles of the neck, trachelomyitis*

tra|che|lo|my|i|tisch *adj*: Trachelomyitis betreffend, von ihr betroffen oder gekennzeichnet; Ⓔ *relating to or marked by trachelomyitis*

Tra|che|lo|pe|xie *f*: *Syn: Zervikopexie*; operative Fixierung des Gebärmutterhalses; Ⓔ *trachelopexy, trachelopexia*

Tra|che|lo|phym *nt*: Halsschwellung, Halstumor; Ⓔ *trachelophyma*

Tra|che|lor|rha|phie *f*: *Syn: Zervikorrhaphie*; Zervixnaht; Ⓔ *Emmet's operation, trachelorrhaphy*

Tra|che|lo|schi|sis *f*: kongenitale Halsspalte; Ⓔ *tracheloschisis*

Tra|che|lo|to|mie *f*: *Syn: Zervikotomie*; Zervixschnitt, Zervixdurchtrennung; Ⓔ *trachelotomy, cervicotomy*

Tra|che|lo|zys|ti|tis *f*: *Syn: Trachelocystitis, Zystokollitis, Cystitis colli*; Blasenhalsentzündung; Ⓔ *trachelocystitis*

tra|che|lo|zys|ti|tisch *adj*: Blasenhalsentzündung/Trachelozystitis betreffend, von ihr betroffen oder gekennzeichnet; Ⓔ *relating to or marked by trachelocystitis, trachelocystitic*

Tracheo-, tracheo- *präf.*: Wortelement mit der Bedeutung „Luftröhre/Trachea"; Ⓔ *tracheal, trache(o)-*

tra|che|o|bron|chi|al *adj*: *Syn: bronchotracheal*; Luftröhre und Bronchien betreffend oder verbindend; Ⓔ *relating to both trachea and bronchi, tracheobronchial, bronchotracheal*

Tra|che|o|bron|chi|tis *f, pl* **-ti|den**: Entzündung von Luftröhre und Bronchien; Ⓔ *inflammation of trachea and bronchi, tracheobronchitis*

tra|che|o|bron|chi|tisch *adj*: Tracheobronchitis betreffend, von ihr betroffen oder gekennzeichnet; Ⓔ *relating to or marked by tracheobronchitis, tracheobronchitic*

Tra|che|o|bron|cho|me|ga|lie *f*: *Syn: Mounier-Kuhn-Syndrom*; angeborene Vergrößerung von Luftröhre und Bronchien; Ⓔ *Mounier-Kuhn syndrome, tracheobronchomegaly*

Tra|che|o|bron|cho|sko|pie *f*: endoskopische Untersuchung von Luftröhre und Bronchien; Ⓔ *tracheobronchoscopy*

Tra|che|o|dy|nie *f*: → *Trachealgie*

tra|che|o|gen *adj*: aus der Luftröhre stammend; Ⓔ *tracheogenic*
tra|che|o|la|ryn|ge|al *adj*: Luftröhre und Kehlkopf/Larynx betreffend; Ⓔ *relating to both trachea and larynx, tracheolaryngeal*
Tra|che|o|la|ryn|go|to|mie *f*: *Syn: Laryngotracheotomie*; Eröffnung von Kehlkopf und Luftröhre; Ⓔ *laryngotracheotomy*
Tra|che|o|ma|la|zie *f*: Luftröhrenerweichung; Ⓔ *tracheomalacia*
tra|che|o|ö|so|pha|ge|al *adj*: *Syn: ösophagotracheal*; Luftröhre und Speiseröhre/Ösophagus betreffend oder verbindend; Ⓔ *relating to both trachea and esophagus, tracheoesophageal*
Tra|che|o|ö|so|pha|ge|al|fis|tel *f*: *Syn: Ösophagotrachealfistel, Ösophagus-Trachea-Fistel*; angeborene oder erworbene Fistel zwischen Speiseröhre und Luftröhre; Ⓔ *esophagotracheal fistula, esophageal fistula, tracheoesophageal fistula*
Tra|che|o|pa|thie *f*: Luftröhrenerkrankung, Tracheaerkrankung; Ⓔ *tracheopathia, tracheopathy*
tra|che|o|pha|ryn|ge|al *adj*: *Syn: pharyngotracheal*; Luftröhre und Rachen/Pharynx betreffend oder verbindend; Ⓔ *relating to both trachea and pharynx, tracheopharyngeal*
Tra|che|o|plas|tik *f*: Luftröhrenplastik; Ⓔ *tracheoplasty*
Tra|che|or|rha|gie *f*: Luftröhrenblutung, Trachealblutung; Ⓔ *tracheorrhagia*
Tra|che|or|rha|phie *f*: Luftröhrennaht, Tracheanaht; Ⓔ *tracheorrhaphy*
Tra|che|o|skop *nt*: Endoskop* für die Tracheoskopie*; Ⓔ *tracheoscope*
Tra|che|o|sko|pie *f*: *Syn: Luftröhrenspiegelung*; endoskopische Untersuchung der Luftröhre; Ⓔ *tracheoscopy*
tra|che|o|sko|pisch *adj*: Tracheoskopie betreffend, mittels Tracheoskopie; Ⓔ *relating to tracheoscopy, tracheoscopic*
Tra|che|o|ste|no|se *f*: *Syn: Trachealstenose*; Einengung der Luftröhre; Ⓔ *tracheostenosis*
Tra|che|o|sto|ma *nt*: operativ angelegte äußere Luftröhrenfistel; Ⓔ *tracheostoma, tracheostomy*
Tra|che|o|sto|mie *f*: *Syn: Luftröhrenfistelung*; Anlage einer äußeren Luftröhrenfistel; Ⓔ *tracheostomy*
tra|che|o|sto|mie|ren *v*: eine Tracheostomie durchführen, ein Tracheostoma anlegen; Ⓔ *tracheostomize*
Tra|che|o|to|mia *f*: → *Tracheotomie*
Tracheotomia inferior: → *untere Tracheotomie*
Tracheotomia media: → *transisthmische Tracheotomie*
Tracheotomia superior: → *obere Tracheotomie*
Tra|che|o|to|mie *f*: *Syn: Tracheotomia*; Luftröhrenschnitt; Ⓔ *tracheotomy*
obere Tracheotomie: *Syn: Tracheotomia superior*; Tracheotomie oberhalb des Schilddrüsenisthmus; Ⓔ *superior tracheotomy*
transisthmische Tracheotomie: *Syn: Tracheotomia media*; Tracheotomie nach Spaltung des Schilddrüsenisthmus; Ⓔ *median tracheotomy*
untere Tracheotomie: *Syn: Tracheotomia inferior*; Tracheotomie unterhalb des Schilddrüsenisthmus; Ⓔ *inferior tracheotomy*
tra|che|o|to|mie|ren *v*: eine Tracheotomie durchführen; Ⓔ *tracheotomize*
Tra|che|o|zel|e *f*: *Syn: Luftröhrenbruch, Trachealhernie, Trachealdivertikel*; Ausstülpung der Luftröhrenschleimhaut durch eine angeborene Wandschwäche; Ⓔ *tracheal hernia, tracheocele, trachelocele*
Tra|chom *nt*: *Syn: Trachoma, ägyptische Körnerkrankheit, trachomatöse Einschlusskonjunktivitis, Conjunctivitis (granulosa) trachomatosa*; durch Chlamydia* trachomatis hervorgerufene Bindehautentzündung mit Follikelbildung und Vernarbung; Ⓔ *trachoma, trachomatous conjunctivitis, Arlt's trachoma, granular conjunctivitis, granular lids, granular ophthalmia, Egyptian conjunctivitis, Egyptian ophthalmia*

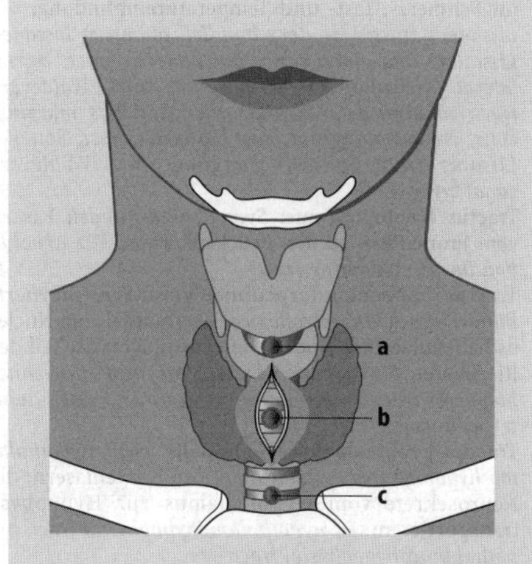

Abb. 91. Tracheotomie. **a** Koniotomie, **b** Tracheotomie, **c** Punktionstracheotomie

tra|cho|ma|tös *adj*: Trachom betreffend, trachomartig; Ⓔ *trachomatous*
Trac|tus *m, pl* **-tus**: Strang, Bahn, Trakt; Ⓔ *tract, tractus; path, fascicle*
Tractus alimentarius: *Syn: Verdauungskanal, Verdauungstrakt, Canalis digestivus*; aus Speiseröhre, Magen und Darm bestehender Teil des Verdauungsapparates; Ⓔ *alimentary tract*
Tractus bulboreticulospinalis: Trakt vom Nucleus gigantocellularis der Medulla oblongata zum Rückenmark; Ⓔ *bulboreticulospinal tract*
Tractus bulbothalamicus: sensible Fasern von Nucleus gracilis und Nucleus cuneatus zum Thalamus*; Ⓔ *bulbothalamic tract*
Tractus caerulospinalis: Fasern vom Nucleus caeruleus zum Rückenmark; Ⓔ *cerulospinal tract*
Tractus corticonuclearis: *Syn: kortikobulbäre Bahn*; Teil der Pyramidenbahn; endet in den motorischen Hirnnervenkernen; Ⓔ *corticonuclear tract, corticobulbar tract*
Tractus corticopontinus: Trakt, der Fasern von der Großhirnrinde zur Brücke [Pons*] führt; Ⓔ *corticopontine tract*
Tractus corticospinalis: *Syn: Pyramidenbahn*; in den motorischen Zellen der Großhirnrinde entspringende Leitungsbahn, deren Fasern in der Pyramidenbahnkreuzung teilweise zur anderen Seite kreuzen; die Pyramidenbahn koordiniert Großhirnrinde und Kleinhirn bei der Willkürbewegung von Muskeln; Ⓔ *corticospinal tract, pyramidal tract*
Tractus corticospinalis anterior: *Syn: direkte/vordere Pyramidenbahn, Pyramidenvorderstrangbahn*; ungekreuzte Fasern der Pyramidenbahn; Ⓔ *Türck's column, anterior corticospinal tract, direct corticospinal tract, ventral corticospinal tract, anterior pyramidal tract, direct pyramidal tract*
Tractus corticospinalis lateralis: *Syn: Pyramidenseitenstrangbahn, seitliche/gekreuzte Pyramidenbahn*; gekreuzte Fasern der Pyramidenbahn; Ⓔ *crossed corticospinal tract, lateral corticospinal tract, crossed pyramidal tract, lateral pyramidal tract*
Tractus dorsolateralis: *Syn: Lissauer-Bündel, Lissauer-Randbündel*; Fasern zwischen der Hinterwurzel der Spinalnerven und dem Hinterhorn des Rückenmarks

für Schmerz-, Tast- und Temperaturempfindung; Ⓔ *Lissauer's tract, Lissauer's bundle, column of Lissauer, Lissauer's marginal zone, dorsolateral tract, dorsolateral fasciculus, dorsal marginal tract, Waldeyer's tract, column of Spitzka-Lissauer, Spitzka's marginal zone, crossed marginal tract, Spitzka's tract, Spitzka-Lissauer tract, Spitzka's marginal tract, Waldeyer's zonal layer*

Tractus frontopontinus: ***Syn:*** *Arnold-Bündel*; Fasern vom Frontalhirn zu den Brückenkernen; Ⓔ *Arnold's bundle, frontopontine tract*

Tractus habenulointerpeduncularis: ***Syn:*** *Meynert-Bündel, Fasciculus retroflexus*; Faserbündel vom Nucleus habenulae zum Nucleus interpeduncularis; Teil der Riechbahn; Ⓔ *Meynert's bundle, Meynert's fasciculus, Meynert's tract, habenulopeduncular tract, habenulointerpeduncular tract*

Tractus hypothalamohypophysialis: ***Syn:*** *hypothalamo-hypophysäres System*; marklose Nervenfasern, die Neurosekrete vom Hypothalamus zur Hypophyse transportieren; Ⓔ *hypothalamohypophysial tract, hypothalamicohypophysial tract*

Tractus iliopubicus: verdickter unterer Rand der Fascia transversalis, der die Hinterwand des Leistenkanals verstärkt; Ⓔ *iliopubic tract*

Tractus iliotibialis: ***Syn:*** *Maissiat-Streifen, Maissiat-Band*; die Fascia* lata verstärkender Faserzug; Ⓔ *iliotibial tract, iliotibial band, iliotibial ligament of Maissiat, Maissiat's band, Maissiat's tract, ligament of Maissiat, Maissiat's ligament*

Tractus mamillothalamicus: Faserbündel von den Corpora mammillaria zu den Nuclei anteriores thalami; Ⓔ *mamillothalamic tract*

Tractus mesencephalicus nervi trigemini: Mittelhirnabschnitt des Nervus* trigeminus; Ⓔ *mesencephalic tract of trigeminal nerve*

Tractus olfactorius: ***Syn:*** *Riechbahn*; Fasern zwischen Bulbus* olfactorium und Trigonum* olfactorium; Ⓔ *olfactory tract*

Tractus olivocerebellaris: ***Syn:*** *Oliven-Kleinhirn-Bahn*; Fasern von der Olive* zum Kleinhirn [Cerebellum*]; Ⓔ *olivocerebellar tract*

Tractus olivocochlearis: Fasern aus Kernen der Olive, die mit dem Nervus* cochlearis zu den äußeren Haarzellen des Corti-Organs im Innenohr ziehen; Ⓔ *olivocochlear tract*

Tractus olivospinalis: ***Syn:*** *Helweg-Dreikantenbahn*; Teil der extrapyramidal-motorischen Bahn im Halsmark; Ⓔ *Helweg's bundle, Helweg's tract, olivospinal tract, triangular tract*

Tractus opticus: Abschnitt der Sehbahn zwischen Chiasma* opticum und Corpus* geniculatum laterale; enthält gekreuzte Fasern von der nasalen Netzhauthälfte [**Radix medialis**] und ungekreuzte Fasern von der temporalen Netzhaut [**Radix lateralis**]; Ⓔ *optic tract*

Tractus paraventriculohypophysialis: Fasern vom Nucleus paraventricularis des Hypothalamus* zur Hypophyse*; Ⓔ *paraventriculohypophysial tract*

Tractus pontoreticulospinalis: Fasern der Nuclei reticulares der Brücke [Pons*] zum Rückenmark; Ⓔ *pontoreticulospinal tract*

Tractus pyramidalis: → *Tractus corticospinalis*

Tractus pyramidalis anterior: → *Tractus corticospinalis anterior*

Tractus pyramidalis lateralis: → *Tractus corticospinalis lateralis*

Tractus reticulospinalis anterior: Faserbahn von der Formatio reticularis der Brücke [Pons*] und der Medulla* oblongata zu den Vorderhornzellen des Rückenmarks; Ⓔ *anterior reticulospinal tract*

Tractus rubrospinalis: ***Syn:*** *Monakow-Bündel*; Fasern vom Nucleus* ruber zum Mittelhirn; Ⓔ *Monakow's fasciculus, Monakow's tract, Monakow's bundle, extrapyramidal motor fasciculus, rubrospinal tract*

Tractus solitarius: ***Syn:*** *Solitärbündel*; Geschmacksfasern von Nervus* facialis, glossopharyngeus und vagus zu den Nuclei* tractus solitarius; Ⓔ *solitary tract*

Tractus spinalis nervi trigemini: absteigende Fasern des Nervus* trigeminus, die Signale der Schmerz- und Temperaturempfindung zu den Zellen des Nucleus spinalis nervi trigemini führen; Ⓔ *spinal tract of trigeminal nerve*

Tractus spinocerebellaris anterior: ***Syn:*** *Gowers-Bündel*; vordere Kleinhirn-Seitenstrang-Bahn; Ⓔ *Gowers' tract, Gowers' column, Gowers' fasciculus, ventral spinocerebellar tract, anterior spinocerebellar tract*

Tractus spinocerebellaris posterior: ***Syn:*** *Flechsig-Bündel*; hintere Kleinhirn-Seitenstrang-Bahn; Ⓔ *Flechsig's tract, direct spinocerebellar tract, dorsal spinocerebellar tract, posterior spinocerebellar tract*

Tractus spinoolivaris: aufsteigende Fasern vom Hinterhorn des Rückenmarks [Medulla* spinalis] zur Olive; Ⓔ *spino-olivary tract*

Tractus spinoreticularis: aufsteigende Fasern vom Seitenstrang des Rückenmarks zur Formatio reticularis; Ⓔ *spinoreticular tract*

Tractus spinotectalis: meist gekreuzte, aufsteigende Fasern vom Seitenstrang des Rückenmarks zur Lamina* tecti; Ⓔ *spinotectal tract*

Tractus spinothalamicus: gekreuzte, aufsteigende Fasern vom Seitenstrang des Rückenmarks zum Thalamus*; die vorderen Fasern [**Tractus spinothalamicus anterior**] führen Signale für Druck- und Berührungsempfindung, die seitlichen [**Tractus spinothalamicus lateralis**] Afferenzen für Schmerz- und Temperaturempfindung; Ⓔ *spinothalamic tract*

Tractus spinovestibularis: aufsteigende Rückenmarksfasern zu den Nuclei* vestibulares; Ⓔ *spinovestibular tract*

Tractus spiralis foraminosus: kleiner Bezirk am Boden des inneren Gehörganges [Meatus acusticus internus], der zahlreiche kleinste Öffnungen enthält, durch die Äste des Nervus* vestibulocochlearis in den inneren Gehörgang ziehen; Ⓔ *spiral foraminous tract*

Tractus supraopticohypophysialis: Fasern vom Nucleus supraopticus des Hypothalamus* zur Hypophyse*; Ⓔ *supraopticohypophysial tract*

Tractus tectobulbaris: Fasern vom Colliculus* superior zum mittleren Teil der Brücke [Pons*]; Ⓔ *tectobulbar tract*

Tractus tectopontinus: Fasern vom Colliculus* superior zum vorderen Teil der Brücke [Pons*]; Ⓔ *tectopontine tract*

Tractus tectospinalis: ***Syn:*** *Löwenthal-Bahn*; Bahn vom Tectum mesencephali zu den Motoneuronen des Rückenmarks; Ⓔ *tectospinal tract, Löwenthal's tract, Marchi's tract*

Tractus tegmentalis centralis: ***Syn:*** *zentrale Haubenbahn*; Nucleus* ruber und Olive verbindende Bahn; Ⓔ *central tegmental tract, Bekhterev's tract*

Tractus temporopontinus: ***Syn:*** *Türck-Bündel*; Fasern von den Schläfenwindungen zu den Brückenkernen; Ⓔ *fasciculus of Türck, Türck's bundle, Türck's tract, temporopontine tract*

Tractus trigeminospinalis: absteigende Fasern des Nervus* trigeminus zum Rückenmark; Ⓔ *trigeminospinal tract*

Tractus trigeminothalamicus: ***Syn:*** *Lemniscus trigeminalis*; wird vorwiegend von Fasern aus den Trigeminuskernen gebildet, die sich dann dem Lemniscus* medialis anlegen und gemeinsam zum Thalamus* ziehen; man unterscheidet eine vordere [**Tractus trige-**

T

minothalamicus anterior] und eine hintere Bahn [Tractus trigeminothalamicus posterior]; Ⓔ *trigeminothalamic tract*

Tractus tuberoinfundibularis: *Syn: tuberoinfundibuläres System*; im Hypophysenstiel [Infundibulum] verlaufende neurosekretorische Fasern aus dem Tuber* cinereum; Ⓔ *tuberoinfundibular tract, tuberohypophysial tract, tuberoinfundibular system, tuberohypophysial system*

Tractus vestibulospinalis: *Syn: Held-Bündel*; Fasern vom Nucleus vestibularis lateralis zu den Vorderwurzelzellen des Rückenmarks; Ⓔ *Held's bundle, vestibulospinal tract, Deiters' tract*

Tractus vestibulospinalis lateralis: von den Vestibulariskernen im Rautenhirn ausgehende Fasern, die im Vorderseitenstrang nach unten ziehen; vermitteln Signale für Lage- und Gleichgewichtsreflexe; Ⓔ *lateral vestibulospinal tract*

Tractus vestibulospinalis medialis: von den Vestibulariskernen im Rautenhirn ausgehende Fasern zu den Motoneuronen von Halsmark und oberem Brustmark; Ⓔ *medial vestibulospinal tract*

Tra|gi *pl*: Haare im äußeren Gehörgang; Ⓔ *tragi, hairs of external acoustic meatus*

Tra|gus *m*: knorpeliger Vorsprung der Ohrmuschel vor dem äußeren Gehörgang; Ⓔ *tragus, antilobium, hircus*

Trak|ti|ons|di|ver|ti|kel *nt*: durch Zug von außen entstandenes Divertikel*; Ⓔ *traction diverticulum*

Trak|to|to|mie *f*: operative Traktusdurchtrennung, z.B. zur Schmerztherapie; Ⓔ *tractotomy*

Tran|ce *f*: hypnoseähnlicher Zustand mit Einengung des Bewusstseins; Ⓔ *trance*

Trä|nen|bein *nt*: *Syn: Os lacrimale*; kleiner Knochen im inneren Augenwinkel; Teil der Augenhöhlenwand; Ⓔ *lacrimal bone*

Trä|nen|drü|se *f*: *Syn: Glandula lacrimalis*; tubuloalveoläre Drüse, die ein dünnflüssiges eiweißarmes Sekret bildet; Ⓔ *lacrimal gland*

Trä|nen|drü|sen|ent|zün|dung *f*: → *Dakryoadenitis*

Trä|nen|gangs|am|pul|le *f*: *Syn: Ampulla canaliculi lacrimalis*; Ausbuchtung des Tränengangs; Ⓔ *ampulla of lacrimal duct*

Trä|nen|gangs|ste|no|se *f*: *Syn: Dakryostenose*; zu Störung des Tränenabflusses führende Einengung des Tränengangs durch entzündliche Prozesse, Verwachsungen oder Fremdkörper; Ⓔ *dacryostenosis*

Trä|nen|ka|näl|chen *nt*: *Syn: Canaliculus lacrimalis*; leitet die Tränenflüssigkeit vom Tränenpünktchen zum Tränensack; Ⓔ *lacrimal canaliculus, lacrimal duct, dacryagogue, dacryosyrinx*

Trä|nen|na|sen|gang *m*: *Syn: Ductus nasolacrimalis*; Abflussgang der Tränen aus dem Tränensack in den unteren Nasengang; Ⓔ *nasolacrimal duct, lacrimonasal duct, nasal duct, tear duct*

Tränen-Nasenkanal *m*: *Syn: Canalis nasolacrimalis*; Kanal für den Ductus* nasolacrimalis; Ⓔ *nasolacrimal canal, lacrimal canal, nasal canal*

Trä|nen|pa|pil|le *f*: *Syn: Papilla lacrimalis*; kegelförmige Erhebung im medialen Augenwinkel, an deren Spitze das Tränenpünktchen liegt; Ⓔ *lacrimal papilla*

Trä|nen|pünkt|chen *nt*: *Syn: Punctum lacrimale*; grübchenförmiger Anfang des Tränenröhrchens auf der Tränenpapille; Ⓔ *lacrimal point*

Trä|nen|röhr|chen|ent|zün|dung *f*: **1.** → *Dakryokanalikulitis* **2.** → *Dakryosolenitis*

Trä|nen|sack|ent|zün|dung *f*: → *Dakryozystitis*

Trä|nen|sack|sen|kung *f*: Dakryozystoptose; Ⓔ *dacryocystoptosis*

Trä|nen|sack|ste|no|se *f*: *Syn: Dakryozystostenose*; meist durch eine Schrumpfung hervorgerufene Stenose des Tränensacks; Ⓔ *dacryocystostenosis*

Trä|nen|see *m*: *Syn: Lacus lacrimalis*; vom inneren Lidwinkel umfasster Raum, in dem sich die Tränen sammeln; Ⓔ *lacus lacrimalis, lacrimal bay, lacrimal lake*

Trä|nen|träu|feln *nt*: *Syn: Dakryorrhoe, Epiphora*; übermäßiger Tränenfluss; Ⓔ *watery eye, tearing, dacryorrhea, epiphora, illacrimation*

Trä|nen|wärz|chen *nt*: *Syn: Karunkel, Caruncula lacrimalis*; Schleimhauthöcker im inneren Augenwinkel; Ⓔ *lacrimal caruncle*

Trä|nen|we|ge *pl*: Abflusswege der Tränenflüssigkeit vom inneren Augenwinkel in die Nase; Ⓔ *lacrimal passages*

Tran|quil|li|zer *m*: *Syn: Ataraktikum, Psychosedativum, Sedativum*; Beruhigungsmittel; Ⓔ *tranquilizer, ataractic, ataraxic, psychosedative, tranquilizing agent*

Trans-, trans- *präf.*: Wortelement mit der Bedeutung „hindurch/hinüber/über"; Ⓔ *through, across, beyond, trans-*

trans|ab|do|mi|nal *adj*: *Syn: transabdominell*; durch die Bauchwand; Ⓔ *through the abdominal wall, transabdominal*

trans|ab|do|mi|nell *adj*: → *transabdominal*

Trans|al|do|la|se *f*: Enzym des Pentosephosphatzyklus*; Ⓔ *transaldolase*

Trans|a|mi|na|se *f*: *Syn: Aminotransferase*; Enzym, das die Aminogruppe von einer Substanz auf eine andere überträgt; Ⓔ *transaminase, aminotransferase, aminopherase*

Trans|a|mi|nie|rung *f*: Übertragung einer Aminogruppe; Ⓔ *transamination*

trans|a|or|tal *adj*: durch die Aorta; Ⓔ *through the aorta, transaortic*

trans|a|tri|al *adj*: durch den Vorhof; Ⓔ *through the atrium, transatrial*

trans|ba|sal *adj*: durch die Basis; Ⓔ *through the base, transbasal*

Trans|co|ba|la|min *nt*: *Syn: Vitamin-B_{12}-bindendes Globulin*; Transportprotein für Vitamin-B_{12} im Blut; Ⓔ *transcobalamin, vitamin B_{12}-binding globulin*

Trans|cor|tin *nt*: *Syn: Transkortin, Cortisol-bindendes Globulin*; Transportprotein für Cortisol im Blut; Ⓔ *transcortin, cortisol-binding globulin, corticosteroid-binding globulin, corticosteroid-binding protein*

trans|der|mal *adj*: → *transkutan*

Trans|duk|ti|on *f*: Übertragung von Genen durch Phagen; Ⓔ *transduction*

trans|du|o|de|nal *adj*: durch das Duodenum; Ⓔ *through the duodenum, transduodenal*

trans|du|ral *adj*: durch die Dura mater; Ⓔ *through the dura, transdural*

trans|du|zier|bar *adj*: durch Transduktion übertragbar; Ⓔ *transducible*

trans|e|pi|der|mal *adj*: durch die Epidermis; Ⓔ *through the epidermis, transepidermal*

trans|eth|mo|i|dal *adj*: durch das Siebbein/Os ethmoidale; Ⓔ *through the ethmoid bone, transethmoidal*

Trans|fer *m*: Übertragung, Verlagerung; Ⓔ *transfer, transference (auf to)*

Trans|fe|ra|se *f*: Enzym, das die Übertragung einer Gruppe katalysiert; Ⓔ *transferase*

Trans|fer|rin *nt*: *Syn: Siderophilin*; in der Leber gebildetes Glykoprotein; Transportprotein für Eisen im Blut; Ⓔ *transferrin, siderophilin*

Transfer-RNA *f*: *Syn: Transfer-RNS*; niedermolekulare RNA, die als Überträgerprotein für spezifische Aminosäuren bei der Proteinsynthese fungiert; Ⓔ *soluble-RNA, transfer-RNA, transfer ribonucleic acid, soluble ribonucleic acid*

Transfer-RNS *f*: → *Transfer-RNA*

trans-Form *f*: *s.u. cis-trans Isomerie*; Ⓔ *trans configuration*

Trans|for|ma|ti|on *f*: Umwandlung, Umbildung, Umgestal-

T

tung, Umformung; Ⓔ *transformation*

Trans|for|ma|ti|ons|pha|se *f*: *Syn:* *gestagene Phase, Sekretionsphase, Lutealphase, Gelbkörperphase*; zweite Phase des Menstruationszyklus; die Zeit vom Eisprung bis zur Monatsblutung; Ⓔ *gestagenic phase, gestagenic stage, beta phase, luteal phase, luteal stage, progestional phase, progestional stage, secretory phase, secretory stage*

Trans|fu|si|on *f*: *Syn:* *Blutübertragung, Bluttransfusion*; Übertragung von Blut oder Blutbestandteilen von einem Spender auf einen Empfänger; Ⓔ *transfusion*

fetofetale Transfusion: *Syn:* *Zwillingstransfusionssyndrom, fetofetales Transfusionssyndrom*; intrauterine Übertragung von Blut eines Zwillings auf den anderen; Ⓔ *placental transfusion syndrome, intrauterine parabiotic syndrome, transfusion syndrome*

fetomaternale Transfusion: *Syn:* *fetomaternales Transfusionssyndrom*; intrauterine Übertragung von Blut des Feten auf die Mutter; Ⓔ *fetomaternale transfusion, fetomaternal hemorrhage*

maternofetale Transfusion: *Syn:* *maternofetales Transfusionssyndrom*; intrauterine Übertragung von Blut der Mutter auf den Feten; Ⓔ *maternofetal transfusion*

Trans|fu|si|ons|hä|mo|ly|se *f*: → *hämolytischer Transfusionszwischenfall*

Trans|fu|si|ons|hä|mo|si|de|ro|se *f*: → *Transfusionssiderose*

Trans|fu|si|ons|im|mu|no|lo|gie *f*: Immunologie* der Bluttransfusion; Ⓔ *transfusion immunology*

Trans|fu|si|ons|pe|pa|ti|tis *f, pl* **-ti|ti|den**: → *Posttransfusionshepatitis*

Trans|fu|si|ons|si|de|ro|se *f*: *Syn:* *Transfusionshämosiderose*; Eisenüberladung durch häufige Bluttransfusionen; Ⓔ *post-transfusion hemosiderosis, transfusion hemosiderosis*

Trans|fu|si|ons|stö|run|gen *pl*: → *Transfusionszwischenfälle*

Trans|fu|si|ons|syn|drom, fe|to|fe|ta|les *nt*: → *fetofetale Transfusion*

Trans|fu|si|ons|syn|drom, fe|to|ma|ter|na|les *nt*: → *fetomaternale Transfusion*

Trans|fu|si|ons|syn|drom, ma|ter|no|fe|ta|les *nt*: → *maternofetale Transfusion*

Trans|fu|si|ons|the|ra|pie *f*: *Syn:* *Hämatotherapie, Hämotherapie, Bluttherapie*; therapeutische Transfusion von Blut oder Blutbestandteilen; Ⓔ *hemotherapy, hematherapy, hematotherapy, hemotherapeutics*

Trans|fu|si|ons|zwi|schen|fäl|le *pl*: *Syn:* *Transfusionsstörungen*; unerwünschte Nebenwirkungen bei der Übertragung von Blut oder Blutpräparaten; Ⓔ *transfusion reactions, incompatible blood transfusion reactions*

hämolytischer Transfusionszwischenfall: *Syn:* *Transfusionshämolyse*; durch Antikörper gegen die Spendererythrozyten ausgelöste Hämolyse; Ⓔ *hemolytic transfusion reaction*

trans|he|pa|tisch *adj*: durch die Leber; Ⓔ *through the liver, transhepatic*

trans|hi|a|tal *adj*: durch einen Hiatus; Ⓔ *through a hiatus, transhiatal*

tran|si|ent *adj*: *Syn:* *transitorisch*; vergänglich, flüchtig, kurz(dauernd), unbeständig, vorübergehend; Ⓔ *transient, transitory, ephemeral*

trans|i|li|a|kal *adj*: durch den Beckenkamm; Ⓔ *transilial, transiliac*

Trans|il|lu|mi|na|ti|on *f*: *Syn:* *Diaphanie, Diaphanoskopie*; Durchleuchten eines Körperteils oder Organs mit einer starken Lichtquelle; Ⓔ *transillumination, diaphanoscopy, electrodiaphanoscopy, diascopy*

Tran|si|ti|on *f*: Punktmutation* durch Austausch von Basen in der DNA; Ⓔ *transition, transitional mutation*

tran|si|to|risch *adj*: → *transient*

trans|ka|pil|lär *adj*: durch eine Kapillare; Ⓔ *transcapillary*

Trans|ke|to|la|se *nt*: Enzym des Pentosephosphatzyklus; Ⓔ *transketolase, ketotransferase*

trans|kon|dy|lär *adj*: durch die Kondylen; Ⓔ *through the condyles, transcondylar, transcondyloid, diacondylar*

trans|kor|ti|kal *adj*: durch die Rinde; Ⓔ *transcortical*

Trans|kor|tin *nt*: → *Transcortin*

Trans|krip|ta|se *f*: *Syn:* *DNA-abhängige RNA-Polymerase, DNS-abhängige RNS-Polymerase*; Enzym, das bei der Transkription die RNA-Synthese katalysiert; Ⓔ *transcriptase, RNA nucleotidyltransferase, DNA-directed RNA polymerase*

reverse Transkriptase: *Syn:* *RNS-abhängige DNS-Polymerase, RNA-abhängige DNA-Polymerase*; Enzym, das in RNA-Viren die Transkription von RNA zu DNA katalysiert; Ⓔ *reverse transcriptase, RNA-directed DNA polymerase, DNA polymerase II*

Trans|krip|ti|on *f*: RNA-Synthese an einer DNA-Matrize durch RNA-Polymerase; Ⓔ *transcription*

trans|ku|tan *adj*: *Syn:* *transdermal, perkutan*; durch die Haut hindurch (wirkend); Ⓔ *through the skin, percutaneous, transcutaneous, transdermal, transdermic*

Trans|la|ti|on *f*: Übersetzung des DNA-Kodes in einen RNA-Strang mit Hilfe der Transfer-RNA*; Ⓔ *translation*

Trans|lo|ka|ti|on *f*: **1.** *Syn:* *Chromosomentranslokation*; Verlagerung eines Chromosomenteils auf ein anderes Chromosom **2.** operative Verlagerung eines Sehnenansatzes; Ⓔ **1.** *translocation* **2.** *translocation, transposition, interchange*

trans|lu|mi|nal *adj*: durch das Gefäßlumen; Ⓔ *transluminal*

trans|lu|zent *adj*: *Syn:* *transluzent*; (licht-)durchlässig, durchscheinend, durchig; Ⓔ *translucent, partially transparent*

Trans|lu|zenz *f*: Lichtdurchlässigkeit, Durchsichtigkeit; Ⓔ *translucence, translucency*

trans|lu|zid *adj*: → *transluzent*

trans|ma|xil|lär *adj*: durch den Oberkiefer/die Maxilla; Ⓔ *transmaxillary*

trans|mem|bra|nös *adj*: durch eine Membran; Ⓔ *through or across a membrane, transmembrane*

Trans|mi|gra|ti|on *f*: Auswandern von Zellen aus den Blutgefäßen; Ⓔ *transmigration*

Trans|mis|si|on *f*: **1.** (Erreger-, Krankheits-)Übertragung **2.** (*Schall*) Weiterleitung, Fortpflanzung; Ⓔ **1.** *transmission, transfer, passage* **2.** *transmission, transmittance*

Trans|mit|ter *m*: *Syn:* *Überträgersubstanz*; Substanz, die im Körper als Informations- oder Signalüberträger eingesetzt wird; Ⓔ *transmitter*

trans|mit|tie|rend *adj*: übertragend; Ⓔ *transmitting*

trans|mu|ral *adj*: durch die Organwand; Ⓔ *through the wall of an organ, transmural*

trans|na|sal *adj*: durch die Nase/Nasenhöhle; Ⓔ *through the nose, transnasal*

trans|or|bi|tal *adj*: durch die Augenhöhle/Orbita; Ⓔ *through the orbita, transorbital*

trans|o|va|ri|al *adj*: durch den Eierstock; Ⓔ *through the ovary, transovarial, transovarian*

trans|pa|pil|lär *adj*: durch die Vater-Papille; Ⓔ *through the papilla of Vater, transvaterian*

trans|pa|rent *adj*: (licht-)durchlässig, durchsichtig; Ⓔ *transparent, clear, pellucid, limpid*

Trans|pa|renz *f*: (Licht-)Durchlässigkeit, Durchsichtigkeit; Ⓔ *transparency, transparence*

trans|pe|ri|ne|al *adj*: durch den Damm; Ⓔ *through the perineum, transperineal*

trans|pe|ri|to|ne|al *adj*: durch das Bauchfell/Peritoneum; Ⓔ *through the peritoneum, transperitoneal*

Trans|pi|ra|ti|on *f*: Ausdünstung; Schwitzen; Ⓔ *transpiration, sensible perspiration, glandular water loss, sensible water loss*

trans|plan|ta|bel *adj*: transplantierbar; Ⓔ *transplantable*

Trans|plan|tat *nt*: transplantiertes Organ oder Gewebe; Ⓔ *transplant, graft*

autogenes Transplantat: *Syn: autologes Transplantat, Autotransplantat*; vom eigenen Körper stammendes Transplantat; Ⓔ *autograft, autoplast, autotransplant, autologous graft, autochthonous graft, autogenous graft, autoplastic graft*

autologes Transplantat: → *autogenes Transplantat*

gemischtes Transplantat: *Syn: Mehrorgantransplantat, composite graft*; aus zwei oder mehreren Organen bestehendes Transplantat, z.B. Herz-Lungen-Transplantat; Ⓔ *composite graft, composite transplant*

Trans|plan|ta|ti|on *f*: Übertragung von Zellen, Geweben oder Organen eines Spenders [Donor] auf einen Empfänger [Rezipient]; die Übertragung kann auf den gleichen [autogene Transplantation] oder auf einen anderen Organismus [heterogene Transplantation] erfolgen; Ⓔ *transplantation, transplant, graft, grafting*

allogene Transplantation: → *homologe Transplantation*

allogenetische Transplantation: → *homologe Transplantation*

autogene Transplantation: Transplantation von körpereigenem Gewebe; Ⓔ *autografting, autotransplantation, autologous transplantation, autochthonous transplantation*

autologe Transplantation: → *autogene Transplantation*

heterogene Transplantation: *Syn: heterologe/xenogene/xenogenetische Transplantation, Xenotransplantation, Heterotransplantation*; Übertragung von artfremdem Gewebe; Ⓔ *heterotransplantation, heteroplasty, heterologous transplantation, heteroplastic transplantation, xenogeneic transplantation, xenotransplantation*

heterologe Transplantation: → *heterogene Transplantation*

homologe Transplantation: *Syn: allogene/allogenetische Transplantation, Homotransplantation, Allotransplantation*; Übertragung von homologem Gewebe; Ⓔ *allograft, allotransplantation, allogeneic transplantation, homologous transplantation, homotransplantation*

Trans|plan|ta|ti|ons|an|ti|ge|ne *pl*: → *Histokompatibilitätsantigene*

Transplantat-Wirt-Reaktion *f*: *Syn: GvH-Reaktion, Graft-versus-Host-Reaktion*; Abstoßungsreaktion, bei der das transplantierte Gewebe eine Immunreaktion gegen Wirtsgewebe zeigt; Ⓔ *graft-versus-host reaction, GVH reaction, graft-versus-host disease, GVH disease*

trans|pla|zen|tar *adj*: *Syn: diaplazentar*; durch die Plazenta; Ⓔ *through or across the placenta, transplacental*

trans|pleu|ral *adj*: durch das Lungenfell/die Pleura; Ⓔ *through the pleura, transpleural*

Trans|po|si|ti|on *f*: **1.** (Gewebe-, Organ-)Verlagerung **2.** Umstellung von DNA innerhalb eines Chromosoms oder Übertragung auf ein anderes Chromosom; Ⓔ **1.** *transposition, translocation* **2.** *transposition*

Transposition der großen Arterien: → *Transposition der großen Gefäße*

Transposition der großen Gefäße: in verschiedenen Formen vorkommende, angeborene Angiokardiopathie mit Ursprung der Aorta aus dem rechten Ventrikel und der Arteria pulmonalis aus dem linken Ventrikel; Ⓔ *transposition of the great vessels, transposition of the great arteries*

Trans|po|son *nt*: DNA-Sequenz, die aus dem Chromosom herausgelöst und an anderer Stelle wieder eingefügt werden kann; Ⓔ *transposon*

trans|pu|bisch *adj*: durch das Schambein; Ⓔ *transpubic*

trans|sa|kral *adj*: durch das Kreuzbein; Ⓔ *through or across the sacrum, transsacral*

trans|sep|tal *adj*: durch ein Septum; Ⓔ *through or across a septum, transseptal*

Trans|se|xu|a|lis|mus *m*: *Syn: Transsexualität*; meist mit dem Wunsch nach einer Geschlechtsumwandlung verbundene Identifikation mit dem anderen Geschlecht; Ⓔ *transsexualism*

Trans|se|xu|a|li|tät *f*: → *Transsexualismus*

trans|se|xu|ell *adj*: Transsexualismus betreffend, von ihm betroffen; Ⓔ *transsexual*

trans|skro|tal *adj*: durch den Hodensack/das Skrotum; Ⓔ *transscrotal*

trans|sphe|no|i|dal *adj*: durch das Keilbein/Os sphenoidale; Ⓔ *through or across the sphenoid bone, transsphenoidal*

trans|ster|nal *adj*: durch das Brustbein/Sternum; Ⓔ *through the sternum, transsternal*

Trans|su|dat *nt*: eiweißarmer, nicht-entzündlicher Erguss; Ⓔ *transudate, transudation*

trans|sy|nap|tisch *adj*: über eine Synapse; Ⓔ *transsynaptic*

trans|tho|ra|kal *adj*: durch den Brustkorb/Thorax oder die Brusthöhle; Ⓔ *transthoracic*

trans|tra|che|al *adj*: durch die Luftröhre/Trachea; Ⓔ *through the trachea, transtracheal*

trans|tym|pa|nal *adj*: durch die Paukenhöhle; Ⓔ *transtympanic*

trans|u|re|thral *adj*: durch die Harnröhre/Urethra; Ⓔ *through the urethra, transurethral*

trans|va|gi|nal *adj*: durch die Scheide/Vagina; Ⓔ *through the vagina, transvaginal*

trans|vent|ri|ku|lär *adj*: durch die Kammer/den Ventrikel; Ⓔ *through the ventricle, transventricular*

Trans|ver|sa col|li *f*: → *Arteria transversa colli*

Trans|ver|sa fa|ci|ei *f*: → *Arteria transversa faciei*

trans|ver|sal *adj*: quer, quer(ver)laufend, querstehend, schräg, diagonal; Ⓔ *transverse, crosswise*

Trans|ver|sal|e|be|ne *f*: *Syn: Planum transversale*; anatomische Bezeichnung horizontal liegender Schnittebenen; Ⓔ *transverse plane*

Trans|ver|sek|to|mie *f*: operative Entfernung des Querfortsatzes eines Wirbels, Querfortsatzresektion; Ⓔ *transversectomy*

Trans|ver|si|on *f*: Punktmutation*, bei der Pyrimidinbasen gegen Purinbasen ausgetauscht werden oder umgekehrt; Ⓔ *transversion, transversional mutation*

Trans|ver|so|ko|lo|sto|mie *f*: Anlegen einer äußeren Kolonfistel ins Querkolon; Ⓔ *transverse colostomy*

Trans|ver|so|sig|mo|i|de|o|sto|mie *f*: operative Verbindung von Querkolon und Sigma; Ⓔ *transverse-sigmoid colocolostomy*

Trans|ver|so|to|mie *f*: Durchtrennung des Querfortsatzes eines Wirbels; Ⓔ *transversotomy*

Trans|ver|sus|a|po|neu|ro|se *f*: Aponeurose des Musculus* transversus abdominis; Ⓔ *aponeurosis of transverse muscle of abdomen*

Trans|ver|sus au|ri|cu|lae *m*: → *Musculus transversus auriculae*

Trans|ver|sus men|ti *m*: → *Musculus transversus menti*

Trans|ver|sus nu|chae *m*: → *Musculus transversus nuchae*

Trans|ver|sus pe|ri|nei pro|fun|dus *m*: → *Musculus transversus perinei profundus*

Trans|ver|sus pe|ri|nei su|per|fi|ci|a|lis *m*: → *Musculus transversus perinei superficialis*

Trans|ver|sus tho|ra|cis *m*: → *Musculus transversus thoracis*

trans|ve|si|kal *adj*: durch die Harnblase; Ⓔ *through the bladder, transvesical*

trans|zel|lu|lär *adj*: durch die Zelle; Ⓔ *through or across the cell, transcellular*

trans|zer|vi|kal *adj*: durch die Zervix; Ⓔ *through the cervix, transcervical*

Tra|pe|zi|us *m*: → *Musculus trapezius*

Tra|pez|kör|per *m*: *Syn: Corpus trapezoideum*; im Tegmentum* pontis liegende Hauptkeuzung der Hör-

T

bahn; Ⓔ *trapezoid body*
tra|pe|zo|id *adj*: trapezförmig; Ⓔ *trapezoid, trapezoidal, trapeziform*
Traube-Doppelton *m*: über den großen Gefäßen hörbarer systolischer Doppelton bei Aorteninsuffizienz*; Ⓔ *Traube's double tone, Traube's sign, pistol-shot sound*
Trau|ben|kok|kus *m, pl* **-ken**: →*Staphylococcus*
Trau|ben|mo|le *f*: →*Blasenmole*
Trau|ben|zu|cker *m*: →*Glucose*
Trau|ma *nt*: **1.** (körperliche) Verletzung, Wunde **2.** seelische Erschütterung, Schock; Ⓔ **1.** *trauma, injury* **2.** *trauma, shock*
Traumat-, traumat- *präf.*: →*Traumato-*
trau|ma|tisch *adj*: *Syn: posttraumatisch*; Trauma betreffend, durch ein Trauma hervorgerufen, durch Gewalteinwirkung entstanden; Ⓔ *relating to or caused by trauma, traumatic, post-traumatic*
Traumato-, traumato- *präf.*: Wortelement mit der Bedeutung „Verletzung/Wunde/Trauma"; Ⓔ *traumatized, traumatic, wound, traumat(o)-*
trau|ma|to|gen *adj*: **1.** durch eine Verletzung/ein Trauma hervorgerufen **2.** ein Trauma verursachend; Ⓔ **1.** *relating to or caused by trauma, traumatic, post-traumatic* **2.** *causing trauma, traumatogenic*
Trau|ma|to|lo|gie *f*: *Syn: Unfallchirurgie*; Teilgebiet der Chirurgie, das sich mit der Verhütung und Behandlung von Verletzungen beschäftigt; Ⓔ *traumatology*
trau|ma|to|phob *adj*: Traumatophobie betreffend, durch sie gekennzeichnet; Ⓔ *relating to or marked by traumatophobia, traumatophobic*
Trau|ma|to|pho|bie *f*: krankhafte Angst vor Unfällen oder Verletzungen; Ⓔ *irrational fear of injury or trauma, traumatophobia*
Traum|schlaf *m*: *Syn: paradoxer/desynchronisierter Schlaf, REM-Schlaf*; Schlafphase mit raschen, ruckartigen Augenbewegungen; Ⓔ *dreaming sleep, REM sleep, active sleep, desynchronized sleep, fast wave sleep, FW sleep, paradoxical sleep, rapid eye movement sleep, rapid eye movement state*
Treacher-Collins-Syndrom *nt*: *Syn: Berry-Syndrom, Franceschetti-Syndrom, Franceschetti-Zwahlen-Syndrom, Dysostosis mandibulo-facialis*; autosomal-dominantes Syndrom mit Fehlbildungen des Unterkiefers und des Gesichtsschädels; typisch sind Unter- und Oberkieferhypoplasie, Ohrmuscheldysplasie und Gehörgangsatresie mit Taubheit; Ⓔ *Treacher-Collins-Franceschetti syndrome, Treacher-Collins syndrome, Franceschetti syndrome, mandibulofacial syndrome, mandibulofacial dysostosis, mandibulofacial dysplasia*
Tre|ha|lo|se *f*: *Syn: Mykose*; aus zwei Glucose-Einheiten aufgebautes Disaccharid*, das häufig bei Pilzen und anderen Mikroorganismen vorkommt; Ⓔ *trehalose, mycose*
Treitz-Grube *f*: *Syn: Recessus duodenalis superior*; obere Bauchfelltasche an der Flexura* duodenojejunalis; Ⓔ *Treitz's fossa, superior duodenal recess, superior duodenal fossa, duodenojejunal recess, duodenojejunal fossa, mesogastric fossa, Jonnesco's fossa*
Treitz-Hernie *f*: *Syn: Hernia duodenojejunalis*; innere Hernie durch die Plica* duodenojejunalis; Ⓔ *Treitz's hernia, duodenojejunal hernia, retroperitoneal hernia*
Treitz-Muskel *m*: *Syn: Musculus suspensorius duodeni*; glatter Muskel an der Flexura* duodenojejunalis; Ⓔ *suspensorius duodeni (muscle), suspensory muscle of duodenum, Treitz's muscle, Treitz's ligament*
Tre|ma *nt*: Öffnung, Loch, Foramen; Ⓔ *trema*
Tre|ma|to|da *pl*: *Syn: Trematoden, Trematodes, Saugwürmer*; mit zwei Saugnäpfen versehene Plattwürmer, die als Darm-, Leber- und Lungenegel* des Menschen von Bedeutung sind; Ⓔ *Trematoda*
Tre|ma|to|den *pl*: →*Trematoda*
Tre|mor *m*: (unwillkürliches) Zittern; Ⓔ *tremor, involuntary trembling, quivering*
Trendelenburg-Lagerung *f*: Kopftieflage während einer Operation; Ⓔ *Trendelenburg's position*
Trendelenburg-Operation *f*: **1.** transthorakale pulmonale Embolektomie* **2.** Resektion der Vena* saphena magna bei Krampfadern; Ⓔ **1.** *Trendelenburg's operation* **2.** *Trendelenburg's operation*
Trendelenburg-Test *m*: Überprüfung der Klappensuffizienz der Vena* saphena magna bei Krampfadern; Ⓔ *Trendelenburg's test*
Tre|pan *m*: (Schädel-)Bohrer; Ⓔ *trepan, trephine*
Tre|pa|na|ti|on *f*: **1.** *Syn: Schädeltrepanation*; Schädeleröffnung mit einem Schädelbohrer [Trepan] **2.** Eröffnung der Pulpahöhle eines Zahns; Ⓔ **1.** *trepanation, craniotomy, trephination* **2.** *dental trepanation, dental trephination*
Tre|po|ne|ma *nt*: Gattung gramnegativer, spiralförmiger Bakterien; Ⓔ *treponeme, Treponema*
Treponema carateum: Erreger der Pinta*; Ⓔ *Treponema carateum, Treponema herrejoni*
Treponema pallidum: *Syn: Syphilisspirochäte, Spirochaeta pallida*; durch Geschlechtsverkehr übertragener Erreger der Syphilis*; Ⓔ *Treponema pallidum*
Treponema pertenue: nicht venerisch übertragener Erreger der Frambösie*; Ⓔ *Treponema pertenue, Treponema pallidum subspecies pertenue*
Treponema vincentii: *Syn: Borrelia vincentii*; Bakterium des Rachenraums; Miterreger der Plaut-Vincent-Angina; Ⓔ *spirillum of Vincent, Borrelia vincentii, Treponema vincentii*
Tre|po|ne|ma|in|fek|ti|on *f*: →*Treponematose*
Treponema-Pallidum-Hämagglutinationstest *m*: *Syn: TPHA-Test*; spezifischer Syphilistest mit Schaferythrozyten; Ⓔ *Treponema pallidum hemagglutination assay, Treponema pallidum hemagglutination test, TPHA test*
Treponema-Pallidum-Immobilisationstest *m*: *Syn: TPI-Test, Nelson-Test*; Syphilistest, bei dem Syphiliserreger durch Antikörper im Testserum immobilisiert werden; Ⓔ *Treponema pallidum immobilization test, TPI test, Treponema pallidum immobilization reaction*
Tre|po|ne|ma|to|se *f*: *Syn: Treponemainfektion*; durch Treponema-Species hervorgerufene Infektionskrankheit; oft gleichgesetzt mit Syphilis*; Ⓔ *treponematosis, treponemiasis*
Tre|po|ne|ma|zid *nt*: *Syn: Treponemizid*; treponemenabtötendes Mittel; Ⓔ *treponemicide*
tre|po|ne|ma|zid *adj*: *Syn: treponemizid*; treponemenabtötend; Ⓔ *antitreponemal, treponemicidal*
Tre|po|ne|mi|zid *nt*: →*Treponemazid*
tre|po|ne|mi|zid *adj*: →*treponemazid*
Tre|ti|no|in *nt*: *Syn: Retinsäure, Vitamin A_1-Säure*; zur Therapie der Akne* verwendetes Mittel; Ⓔ *tretinoin, vitamin A acid, retinoic acid*
Trevor-Erkrankung *f*: *Syn: Trevor-Syndrom, Dysplasia epiphysealis hemimelica*; meist einseitige Knochen-Knorpelwucherung eines Gelenks; Ⓔ *Trevor's disease, osteochondroma of the epiphysis, tarsoepiphyseal aclasis*
Tri-, tri- *präf.*: Wortelement mit der Bedeutung „drei/dreifach"; Ⓔ *three, tri-*
Tri|a|de *f*: →*Trilogie*
tri|an|gu|lär *adj*: dreieckig, dreiwink(e)lig, dreiseitig; Ⓔ *triangular*
Tri|an|gu|lum *nt*: *Syn: Trigonum*; Dreieck, dreieckige Struktur oder Fläche; Ⓔ *triangle, trigone*
Tri|as *f*: →*Trilogie*
Tri|a|to|ma me|gis|ta *f*: *Syn: brasilianische Schreitwanze, Panstrongylus megistus*; blutsaugende Raubwanze; Überträger der Chagas*-Krankheit; Ⓔ *barbeiro, Triatoma megista, Panstrongylus megistus*
tri|a|to|mar *adj*: dreiatomig, aus drei Atomen bestehend;

Ⓔ *triatomic*

Trilbaldie *f*: *Syn:* *lesbische Liebe, Lesbianismus, Sapphismus, weibliche Homosexualität*; sexuelle Beziehungen zwischen zwei oder mehreren Frauen; Ⓔ *tribadism, tribady*

Trilbromlmelthan *nt*: *Syn:* *Bromoform*; dem Chloroform* ähnliche, süßlich riechende toxische Flüssigkeit; Ⓔ *bromoform*

Trilbus *m*: *(biolog.)* Klasse; Stamm; Ⓔ *tribe*

Trilcarlbonlsäulren *pl*: Carbonsäuren* mit drei Carboxylgruppen, z.B. Citronensäure; Ⓔ *tricarboxylic acids*

Trilcarlbonlsäulrelzylklus *m*: *Syn:* *Krebs-Zyklus, Citronensäurezyklus, Zitratzyklus, Citratzyklus*; in den Mitochondrien der Zelle ablaufender Reaktionszyklus des Intermediärstoffwechsels; aus Kohlenhydraten, Eiweißen und Fettsäuren stammendes Acetyl-CoA wird oxidativ zur Energiegewinnung der Zelle abgebaut; Ⓔ *citric acid cycle, Krebs cycle, tricarboxylic acid cycle*

Triceps-surae-Reflex *m*: Dorsalflexion des Fußes bei Schlag auf die Achillessehne; Ⓔ *ankle jerk, Achilles jerk, Achilles reflex, Achilles tendon reflex, ankle reflex, triceps surae reflex, triceps surae jerk*

TRIC-Gruppe *f*: → *Chlamydia trachomatis*

Trich-, trich- *präf.*: → *Tricho-*

-trich *suf.*: in Adjektiven verwendetes Wortelement mit der Bedeutung „-haarig"; Ⓔ *-trichous*

Trichlalgie *f*: schmerzhafte Berührungsempfindlichkeit der Haare; Ⓔ *trichalgia, trichodynia*

-trichia *suf.*: Wortelement mit der Bedeutung „Haar"; Ⓔ *-trichia*

Trilchilalsis *f, pl* **-ses**: Einwärtskehrung der Wimpern; führt zu mechanischer Reizung der Kornea und evtl. rezidivierenden Infektionen; Ⓔ *trichoma, trichomatosis, trichiasis*

-trichie *suf.*: → *-trichia*

Trilchillemlmallzylste *f*: *Syn:* *trichilemmale Zyste, Trichilemmzyste*; meist die Kopfhaut betreffende Zyste des Haarfollikels; Ⓔ *trichilemmal cyst*

Trilchillemmlzylste *f*: → *Trichilemmalzyste*

Trilchilne *f*: → *Trichinella spiralis*

Trilchilnella spilrallis *f*: *Syn:* *Trichine*; zu den Nematoden gehörender parasitärer Fadenwurm; Erreger der Trichinose*; Ⓔ *pork worm, trichina worm, Trichinella spiralis*

Trilchilnellilalsis *f, pl* **-ses**: → *Trichinose*

Trilchilnellolse *f*: → *Trichinose*

Trilchilnenlinlfekltilon *f*: → *Trichinose*

trilchilnolphob *adj*: Trichinophobie betreffend, durch sie gekennzeichnet; Ⓔ *relating to or marked by trichinophobia, trichinophobic*

Trilchilnolpholbie *f*: krankhafte Angst vor einer Trichineninfektion; Ⓔ *irrational fear of trichinosis, trichinophobia*

Trilchilnolse *f*: *Syn:* *Trichinenbefall, Trichineninfektion, Trichinellose, Trichinelliasis*; meldepflichtige Infektionskrankheit durch Aufnahme von Trichinen [**Trichinella spiralis**] mit der Nahrung [ungares Fleisch]; im Hauptstadium kommt es zum Befall der Muskulatur [**Muskeltrichinose**] mit evtl. lebensbedrohlicher Symptomatik; Ⓔ *trichinosis, trichinelliasis, trichinellosis, trichiniasis, trichinous polymyositis, trichinization*

Trilchiltis *f, pl* **-tilden**: Haarbalgentzündung; Ⓔ *inflammation of the hair bulbs, trichitis*

trilchiltisch *adj*: Haarbalgentzündung/Trichitis betreffend, von ihr betroffen oder gekennzeichnet; Ⓔ *relating to or marked by trichitis*

Trilchlorlalcetlalldelhydlmolnolhyldrat *nt*: *Syn:* *Chloralhydrat, Chloralum hydratum*; als Schlaf- und Beruhigungsmittel verwendetes Kristallpulver; Ⓔ *chloral hydrate, chloral*

Trilchlorlmelthan *nt*: *Syn:* *Chloroform*; Halogenwasserstoff mit narkotisierender Wirkung; heute nicht mehr verwendet; Ⓔ *chloroform, trichloromethane*

Tricho-, tricho- *präf.*: Wortelement mit der Bedeutung „Haar"; Ⓔ *hair, pilar, pilary, pil(o)-, trich(o)-, trichi-*

Trilcholaldelnom *nt*: → *Trichom*

Trilcholbacltelrilolsis axilllalris *f*: → *Trichonocardiosis*

Trilcholbelzolar *m*: *Syn:* *Haarball*; aus verschluckten Haaren gebildeter Magen- oder Darmstein; Ⓔ *trichobezoar, hairball, pilobezoar, egagropilus*

Trilcholcelphallus dislpar *m*: → *Trichuris trichiura*

Trilcholelpilthellilom *nt*: *Syn:* *Haarbalgknötchen, Trichoepithelioma*; gutartiger Tumor des Haarbalgs mit Zystenbildung; Ⓔ *trichoepithelioma*

multiple Trichoepitheliome: *Syn:* *Trichoepithelioma papulosum multiplex, Epithelioma adenoides cysticum, Brooke-Krankheit*; autosomal-dominantes Auftreten multipler Trichoepitheliome; Ⓔ *trichoepithelioma, Brooke's tumor, Brooke's disease, hereditary multiple trichoepithelioma*

Trilcholelpilthellilolma *nt, pl* **-malta**: → *Trichoepitheliom*

Trichoepithelioma papulosum multiplex: → *multiple Trichoepitheliom*

Trilcholglosslsie *f*: *Syn:* *Haarzunge, Glossotrichie, Lingua pilosa/villosa*; Hypertrophie* der Papillae* filiformes; Ⓔ *hairy tongue, glossotrichia, trichoglossia*

trilcholid *adj*: haarartig, haarähnlich, haarförmig; Ⓔ *hairlike, trichoid*

Trilcholkilnelsis *f, pl* **-ses**: → *Trichotortosis*

Trilchom *nt*: *Syn:* *Trichoadenom*; gutartiger Tumor der Epithelzellen des Haarfollikels; Ⓔ *trichoma, trichomatosis*

trilcholmaltös *adj*: Trichom betreffend, trichomartig; Ⓔ *relating to trichoma, trichomatous, trichomatose*

Trilcholmelgallie *f*: außergewöhnliche lange Augenwimpern; Ⓔ *trichomegaly*

Trichomegalie-Syndrom *nt*: *Syn:* *Syndrom der langen Wimpern, Oliver-McFarlane-Syndrom*; familiär gehäuft auftretendes Syndrom mit abnorm langen und kräftigen Wimpern, Pigmentmangel der Netzhaut [Retina], proportioniertem Minderwuchs und Wachstumsverzögerung; Ⓔ *trichomegaly*

Trilcholmolnaldenlinlfekltilon *f*: → *Trichomoniasis*

Trilcholmolnaldilzid *nt*: → *Trichomonazid*

trilcholmolnaldilzid *adj*: → *trichomonazid*

Trilcholmolnas *f*: parasitäre Flagellaten* mit 4–6 Geißeln, die in der Mundhöhle [**Trichomonas buccalis, Trichomonas tenax**], dem Darm [**Trichomonas intestinalis**] und der Scheide [**Trichomonas vaginalis**] vorkommen; Ⓔ *trichomonad, Trichomonas*

Trichomonas vaginalis: in der Scheide vorkommender Parasit, der beim Geschlechtsverkehr auf den Mann übertragen werden kann; Erreger der Trichomoniasis*; Ⓔ *Trichomonas vaginalis*

Trilcholmolnaslinlfekltilon *f*: → *Trichomoniasis*

Trilcholmolnalsis *f*: → *Trichomoniasis*

Trilcholmolnalzid *nt*: *Syn:* *Trichomonadizid*; trichomonadenabtötendes Mittel; Ⓔ *trichomonacide*

trilcholmolnalzid *adj*: trichomonadenabtötend; Ⓔ *trichomonacidal, antitrichomonal*

Trilcholmolnilalsis *f, pl* **-ses**: *Syn:* *Trichomonadeninfektion, Trichomonasinfektion, Trichomonasis*; weltweit verbreitete Entzündung des Urogenitaltraktes von Männern und Frauen; typisch ist ein gelbgrüner Ausfluss aus der Scheide bei quälendem Juckreiz; Ⓔ *trichomoniasis*

Trilcholmylcolsis *f, pl* **-ses**: → *Trichomykose*

Trichomycosis axillaris: → *Trichonocardiosis*

Trichomycosis nodosa: *Syn:* *weiße Piedra, Piedra alba, Beigel-Krankheit*; meist die Barthaare betreffende Pilzinfektion der Haarbälge mit Knötchenbildung; Ⓔ *Beigel's disease, white piedra*

Trichomycosis palmellina: → *Trichonocardiosis*

Trilcholmylkolse *f*: *Syn:* *Trichomycosis*; Pilzerkrankung der

Haare; Ⓔ *trichomycosis, trichomycetosis*

Tri|cho|no|car|di|o|sis *f, pl* **-ses**: *Syn: Trichonokardiose, Trichobacteriosis axillaris, Trichomycosis axillaris, Trichomycosis palmellina*; durch mangelhafte Hygiene, Hyperhidrose* und feuchte Wärme erleichterte Besiedlung der Achselhaare mit normalen Korynebakterien der Haut; Ⓔ *trichonocardiosis, lepothrix, Paxton's disease*

Tri|cho|no|do|se *f*: *Syn: Trichonodosis*; Verknotung der Haare ohne erkennbare Ursache; Ⓔ *knotted hair, trichonodosis*

Tri|cho|no|do|sis *f, pl* **-ses**: → *Trichonodose*

Tri|cho|no|kar|di|o|se *f*: → *Trichonocardiosis*

Tri|cho|no|sis *f, pl* **-ses**: → *Trichopathie*

Tri|cho|pa|thie *f*: *Syn: Trichonosis, Trichose, Trichosis*; Haarerkrankung; Ⓔ *trichopathy, trichonosis, trichonosus, trichosis*

Tri|cho|phy|tia *f*: → *Trichophytie*

Trichophytia barbae: *Syn: Tinea barbae, Trichophytia (profunda) barbae*; (tiefe) Bartflechte; Ⓔ *barber's itch, barber's rash, ringworm of the beard, tinea barbae*

Trichophytia corporis: *Syn: Tinea corporis, Epidermophytia corporis*; oberflächliche Trichophytie des Körpers; Ⓔ *ringworm of the body, tinea corporis, tinea circinata*

Trichophytia corporis superficialis: *Syn: orientalische/indische/chinesische Flechte, Tinea imbricata (Tokelau)*; v.a. in Afrika, Asien und Südamerika vorkommende oberflächliche Tinea* mit typischen kokardenförmigen Herden; Ⓔ *tokelau, Tokelau ringworm, Oriental ringworm, scaly ringworm, tinea imbricata*

Trichophytia profunda barbae: → *Trichophytia barbae*

Tri|cho|phy|tid *nt*: allergische Hautrektion [Mykid*] bei Trichophytie*; Ⓔ *trichophytid*

Tri|cho|phy|tie *f*: *Syn: Trichophytia, Trichophytose*; durch Trichophyton*-Species verursachte oberflächliche Hautpilzerkrankung, die auch Generalisieren kann; oft gleichgesetzt mit Tinea*; Ⓔ *trichophytosis, ringworm*

Tri|cho|phy|ton *nt*: humanpathogene Pilze [Fungi* imperfecti], die Haut, Haare und Nägel befallen; Ⓔ *Trichophyton, Sabouraudia, Achorion*

Tri|cho|phy|to|se *f*: → *Trichophytie*

Tri|cho|ptil|o|se *f*: *Syn: Haarspaltung, Trichoptilosis, Trichoschisis*; meist von der Spitze ausgehende Längsspaltung der Haare; Ⓔ *trichoptilosis, trichoschisis*

Tri|cho|ptil|o|sis *f*: → *Trichoptilose*

Tri|chor|rhe|xis *f*: Brüchigkeit der Haare; Ⓔ *trichorrhexis, trichoschisis*

Trichorrhexis invaginata: *Syn: Trichorrhexis-Syndrom, Bambus-Haare*; Verhornungsdefekt der Haare mit knotigen Auftreibungen; Ⓔ *trichorrhexis invaginata*

Trichorrhexis nodosa: *Syn: Haarknötchenkrankheit, Nodositas crinium*; Trichorrhexis mit knötchenförmiger Auftreibung und pinselförmiger Auffaserung der Haarenden; Ⓔ *knotted hair, trichonodosis, trichorrhexis nodosa, trichoclasia, trichoclasis, clastothrix*

Trichorrhexis-Syndrom *nt*: *Syn: Bambus-Haare, Trichorrhexis invaginata*; Verhornungsdefekt der Haare mit knotigen Auftreibungen; Ⓔ *trichorrhexis invaginata*

Tri|cho|schi|sis *f, pl* **-ses**: → *Trichoptilose*

Tri|cho|se *f*: **1.** → *Trichopathie* **2.** → *Trichiasis*

Tri|cho|sko|pie *f*: Haaruntersuchung; Ⓔ *trichoscopy*

Tri|cho|spo|rie *f*: *Syn: Haarknötchenkrankheit, Piedra*; Pilzinfektion des Haarschaftes mit zahlreichen Knoten; Ⓔ *piedra, Beigel's disease, tinea nodosa*

Tri|cho|spo|ron *nt*: *Syn: Trichosporum, Proteomyces*; Gattung hefeartiger Sprosspilze; Ⓔ *Trichosporon, Trichosporum, Proteomyces*

Trichosporon hortai: *Syn: Microsporon hortai, Piedraia hortai*; Erreger der Piedra* nigra; Ⓔ *Piedraia hortai*

Tri|cho|spo|ron|in|fek|ti|on *f*: → *Trichosporose*

Tri|cho|spo|ro|se *f*: *Syn: Trichosporoninfektion*; durch Sprosspilze [**Trichosporon**] verursachte kutane oder systemische Mykose*; Ⓔ *trichosporosis*

Tri|cho|spo|rum *nt*: → *Trichosporon*

Tri|cho|stron|gy|li|a|sis *f, pl* **-ses**: → *Trichostrongylose*

Tri|cho|stron|gy|lo|se *f*: *Syn: Trichostrongylusinfektion, Trichostrongyliasis*; durch **Trichostrongylus** verursachte Wurmerkrankung des Menschen; Ⓔ *trichostrongyliasis, trichostrongylosis*

Tri|cho|stron|gy|lus *m*: Nematodengattung, die häufig als Dünndarmparasit in Erscheinung tritt; Ⓔ *hairworm, bankrupt worm, black scour worm, Trichostrongylus*

Tri|cho|stron|gy|lus|in|fek|ti|on *f*: → *Trichostrongylose*

Tri|cho|til|lo|ma|nie *f*: *Syn: Haarrupfsucht*; zwanghaftes Ausrupfen der Haare; Ⓔ *trichotillomania, trichologia, trichomania*

tri|cho|tom *adj*: dreigeteilt; Ⓔ *trichotomous*

Tri|cho|tor|to|sis *f, pl* **-ses**: *Syn: Trichokinesis, Pili torti*; v.a. Mädchen betreffende, familiär gehäuft auftretende Verdrehung der Haare um die Längsachse; Ⓔ *twisted hairs*

tri|chrom *adj*: (*Farbensehen*) normalsichtig, euchrom; Ⓔ *trichromic, trichromatic*

Tri|chro|ma|sie *f*: *Syn: Euchromasie*; normales Farbensehen, trichromatisches Sehen; Ⓔ *trichromatic vision, trichromasy, trichromatism, trichromatopsia*

Trich|ter|be|cken *nt*: spitzzulaufendes Becken bei Kleinheit des Kreuzbeins; Ⓔ *funnel-shaped pelvis*

Trich|ter|brust *f*: *Syn: Pectus excavatum/infundibulum/recurvatum*; durch eine Einziehung und Eindellung des Brustbeins hervorgerufene Trichterform des Brustkorbs; Ⓔ *funnel breast, funnel chest, foveated chest, trichterbrust*

Trich|ter|lap|pen *m*: *Syn: Pars infundibularis adenohypophysis, Pars tuberalis adenohypophysis*; Teil der Adenohypophyse*, der keine Hormone bildet; Ⓔ *infundibular part of adenohypophysis, tubular part of adenohypophysis*

Tri|chu|ri|a|sis *f, pl* **-ses**: *Syn: Peitschenwurmbefall, Peitschenwurminfektion, Trichurisbefall, Trichurisinfektion, Trichuriose*; durch den Peitschenwurm **Trichuris trichiura** verursachte weltweit verbreitete Wurmkrankheit des Menschen; verläuft meist asymptomatisch oder als Durchfallerkrankung; Ⓔ *trichuriasis, trichocephaliasis, trichocephalosis*

Tri|chu|ri|o|se *f*: → *Trichuriasis*

Tri|chu|ris|in|fek|ti|on *f*: → *Trichuriasis*

Tri|chu|ris tri|chi|u|ra *f*: *Syn: Peitschenwurm, Trichocephalus dispar*; parasitischer Wurm in Blinddarm und Wurmfortsatz; Erreger der Trichuriasis*; Ⓔ *whipworm, Trichuris trichiura*

Tri|cus|pi|da|lis *f*: → *Trikuspidalklappe*

tri|dak|tyl *adj*: Tridaktylie betreffend, von ihr betroffen oder gekennzeichnet, dreifingrig, dreizehig; Ⓔ *tridactylous, tridigitate*

Tri|dak|ty|lie *f*: angeborene Fehlbildung mit nur drei Fingern oder Zehen, Dreifingrigkeit, Dreizehigkeit; Ⓔ *tridactylism*

Trief|au|ge *nt*: *Syn: Lidrandentzündung, Lippitudo, Blepharitis angularis*; Entzündung des Lidrandes; Ⓔ *marginal blepharitis, blear eye, ciliary blepharitis, lippitude, lippa, lippitudo*

Tri|fo|kal|glas *nt*: → *Trifokallinse*

Tri|fo|kal|lin|se *f*: *Syn: Dreistärkenlinse, Dreistärkenglas, Trifokalglas*; Linse mit drei verschiedenen Zonen mit verschiedenen optischen Eigenschaften; Ⓔ *trifocal glass, trifocal lens*

tri|ge|mi|nal *adj*: dreifach; Nervus* trigeminus betreffend; Ⓔ *relating to the trigeminal nerve, trifacial, trigeminal*

Tri|ge|mi|nie *f*: Herzrhythmusstörung mit zwei Extrasy-

T

stolen nach jeder normalen Systole; Ⓔ *trigeminy, trigeminal rhythm, trigeminal pulse*

Tri|ge|mi|nus *m*: **1.** Drilling **2.** ***Syn:*** *Drillingsnerv, V. Hirnnerv, Nervus trigeminus*; gemischter Hirnnerv, der sich im Ganglion trigeminale in die Nervi ophthalmicus, maxillaris und mandibularis teilt; Ⓔ **1.** *trigeminus, triplet* **2.** *trigeminus, trigeminal nerve, fifth cranial nerve, fifth nerve*

Tri|ge|mi|nus|ast, drit|ter *m*: → *Nervus mandibularis*

Tri|ge|mi|nus|ast, ers|ter *m*: → *Nervus ophthalmicus*

Tri|ge|mi|nus|ast, zwei|ter *m*: → *Nervus maxillaris*

Tri|ge|mi|nus|neur|al|gie *f*: ***Syn:*** *Neuralgia trigeminalis*; fast immer einseitige, heftige Schmerzattacken im Versorgungsgebiet der Äste des Nervus* trigeminus; Ⓔ *trigeminal neuralgia, trifacial neuralgia, trifocal neuralgia, epileptiform neuralgia, facial neuralgia, Fothergill's neuralgia, Fothergill's disease, prosopalgia, prosoponeuralgia, opalgia, faceache, tic douloureux*

Tri|ge|mi|nus|pa|ra|ly|se *f*: Lähmung des Nervus* trigeminus; Ⓔ *trigeminal paralysis*

Trig|ger *m*: Auslöser; Ⓔ *trigger*

Trig|ger|punkt *m*: Reizpunkt, der bei Berührung Schmerzen auslöst; Ⓔ *trigger area, trigger point*

Trig|ger|zo|ne *f*: Gesichtsareal, das bei Druck eine Trigeminusneuralgie* auslösen kann; Ⓔ *trigger area, trigger zone, dolorogenic zone*

Tri|gly|ce|rid *nt*: ***Syn:*** *Triglyzerid, Triacylglycerin*; aus Glycerin und Fettsäuren bestehendes Neutralfett; Ⓔ *triacylglycerol, triglyceride*

Tri|gly|ce|rid|ä|mie *f*: ***Syn:*** *Hypertriglyceridämie*; erhöhter Triglyceridgehalt des Blutes; Ⓔ *hypertriglyceridemia*

Tri|go|nek|to|mie *f*: Ausschneidung des Trigonum* vesicae; Ⓔ *trigonectomy*

Tri|go|ni|tis *f, pl* **-ti|den**: Entzündung des Blasendreiecks/Trigonum* vesicae; Ⓔ *inflammation of the vesical trigone, trigonitis*

tri|go|ni|tisch *adj*: Trigonitis betreffend, von ihr betroffen oder gekennzeichnet; Ⓔ *relating to or marked by trigonitis*

tri|go|no|ze|phal *adj*: Trigonozephalie betreffend, von ihr betroffen oder gekennzeichnet; Ⓔ *relating to trigonocephaly, trigonocephalic*

Tri|go|no|ze|pha|lie *f*: Schädelfehlbildung mit Ausbildung eines Dreieckschädels bei vorzeitiger Fusion des Stirnbeins; Ⓔ *trigonocephaly, trigonocephalia*

Tri|go|num *nt, pl* **-na**: Dreieck, dreieckige Struktur oder Fläche; Ⓔ *triangle, trigon, trigone, trigonum*

Trigonum auscultationis: vom Seitenrand des Musculus* trapezius, dem Innenrand des Musculus* rhomboideus major und dem Oberrand des Musculus* latissimus dorsi begrenztes Dreieck auf dem Rücken; Ⓔ *auscultatory triangle*

Trigonum caroticum: ***Syn:*** *Karotisdreieck*; muskulär begrenztes Dreieck am Hals; Teilungsort der Arteria* carotis communis in Arteria* carotis externa und interna; die Radix superior der Ansa* cervicalis zieht zwischen Arteria* carotis externa und interna durch das Karotisdreieck; Teil des vorderen Halsdreiecks [Trigonum* cervicale anterius]; Ⓔ *carotid triangle, carotid trigone, Gerdy's hyoid fossa, Malgaigne's fossa, Malgaigne's triangle*

Trigonum cervicale anterius: ***Syn:*** *vorderes Halsdreieck, Regio cervicalis anterior, Trigonum colli anterius*; dreieckiger Bezirk, dessen Spitze auf dem Manubrium sterni steht und dessen Basis vom Unterkiefer [Mandibula*] gebildet wird; der Vorderrand des Musculus* sternocleidomastoideus bildet die Seiten des Dreiecks; wird in vier Teile unterteilt: Trigonum* submandibulare, caroticum, omotracheale und submentale; Ⓔ *anterior cervical triangle, anterior cervical region, anterior region of neck, anterior triangle*

Trigonum cervicale posterius: ***Syn:*** *hinteres Halsdreieck, Trigonum colli posterius, Regio cervicalis lateralis, Trigonum colli laterale*; dreieckiger Bezirk, der vorne vom Hinterrand des Musculus* sternocleidomastoideus, hinten durch den Musculus* trapezius und unten durch den Venter anterior des Musculus* digastricus begrenzt wird; Ⓔ *posterior cervical triangle, lateral cervical region, lateral region of neck, lateral neck region, posterior triangle of neck, occipital triangle, occipital trigone*

Trigonum clavipectorale: ***Syn:*** *Trigonum deltopectorale*; dreieckige Grube unterhalb des äußeren Endes des Schlüsselbeins [Clavicula]; wird oben vom Schlüsselbein, seitlich vom Musculus* deltoideus und innen vom Musculus* pectoralis major begrenzt; enthält die Mohrenheim-Grube [Fossa infraclavicularis], in der die Vena* cephalica verläuft; in der Tiefe liegen Vena* und Arteria* axillaris sowie der Plexus* brachialis; Ⓔ *clavipectoral triangle*

Trigonum collaterale: dreieckige Erhebung am Boden des Seitenventrikels [Ventriculus* lateralis]; Ⓔ *collateral trigone of lateral ventricle*

Trigonum colli anterius: → *Trigonum cervicale anterius*

Trigonum colli laterale: → *Trigonum cervicale posterius*

Trigonum colli posterius: → *Trigonum cervicale posterius*

Trigonum deltopectorale: → *Trigonum clavipectorale*

Trigonum femorale: ***Syn:*** *Schenkeldreieck, Scarpa-Dreieck*; dreiseitige Grube, die vom Leistenband und den Musculi sartorius und adductor longus begrenzt wird; Ⓔ *femoral triangle, femoral trigone, Scarpa's triangle, Scarpa's trigone, greater fossa of Scarpa, subinguinal triangle*

Trigonum femoris: der dreieckige Hautbezirk über dem Trigonum* femorale; Ⓔ *femoral trigone*

Trigonum fibrosum dextrum: dreieckiger, aus Faserknorpel bestehender Teil des Herzskeletts zwischen rechtem Vorhof und rechter Kammer; Ⓔ *right fibrous trigone of heart*

Trigonum fibrosum sinistrum: dreieckiger, aus Faserknorpel bestehender Teil des Herzskeletts zwischen linkem Vorhof und linker Kammer; Ⓔ *left fibrous trigone of heart*

Trigonum habenulare: paariger Seitenabschnitt der Habenula*; die Commissura* habenularum verbindet die beiden Trigona; Ⓔ *habenular trigone*

Trigonum inguinale: dreieckiges Bauchfellfeld zwischen Leistenband [Ligamentum* inguinale], Plica* umbilicalis lateralis und lateralem Rand des Musculus* rectus abdominis; Ⓔ *inguinal triangle*

Trigonum lemnisci lateralis: dreieckige Vorwölbung der seitlichen Oberfläche des Mittelhirns [Mesencephalon*]; Ⓔ *trigone of lateral lemniscus*

Trigonum lumbale: ***Syn:*** *Lumbaldreieck, Petit-Dreieck*; vom Darmbeinkamm und den Musculi obliquus externus abdominis und latissimus dorsi begrenztes Dreieck; Ⓔ *lumbar triangle, lumbar trigone, Petit's triangle, Petit's trigone*

Trigonum lumbale superius: ***Syn:*** *Grynfelt-Dreieck*; dreieckige Muskellücke zwischen 12. Rippe und Musculus* obliquus internus abdominis und quadratus lumborum; da die Bauchwand in diesem Bereich nur muskelschwach ist, kann es zur Hernienbildung [Grynfelt*-Hernie] oder zum Durchbruch von Abszessen nach außen kommen; Ⓔ *superior lumbar triangle*

Trigonum lumbocostale: ***Syn:*** *Bochdalek-Dreieck*; Muskellücke zwischen 12. Rippe und den Partes costalis und lumbalis des Zwerchfells; Ⓔ *Bochdalek's triangle*

Trigonum musculare: → *Trigonum omoclaviculare*

Trigonum nervi hypoglossi: kleines Dreieck über dem Ursprungskern des Nervus* hypoglossus in der

T

Rautengrube; Ⓔ *hypoglossal trigone, trigone of hypoglossal nerve*

Trigonum olfactorium: dreieckige Verbreiterung am Ende des Tractus olfactorius; Ⓔ *olfactory trigone*

Trigonum omoclaviculare: *Syn: Trigonum musculare*; Dreieck zwischen Schlüsselbein [unten], Rand des Musculus* sternocleidomastoideus [medial] und Venter* inferior musculi omohyoidei [laterokranial], das durch die **Fascia omoclavicularis** in zwei Etagen gegliedert wird; Ⓔ *omoclavicular triangle, subclavian triangle, omoclavicular trigone, subclavian trigone*

Trigonum omotracheale: *Syn: Trigonum musculare*; Dreieck auf der Halsvorderseite; wird inferolateral vom Vorderrand des Musculus* sternocleidomastoideus begrenzt und superolateral vom Venter superior des Musculus* omohyoideus; die Medianlinie des Halses bildet die mittlere Begrenzung; unter ihm liegen Kehlkopf und Schilddrüse; Teil des vorderen Halsdreiecks [Trigonum* cervicale anterius]; Ⓔ *omotracheal triangle*

Trigonum retromolare: dreieckiger, poröser Knochenabschnitt hinter dem letzten Molaren des Unterkiefers; Ⓔ *retromolar triangle*

Trigonum sternocostale: *Syn: Larrey-Spalte*; Muskellücke zwischen den Partes costalis und sternalis des Zwerchfells; kann zur Hernienbildung [Larrey*-Hernie] führen; Ⓔ *sternocostal triangle*

Trigonum submandibulare: *Syn: Unterkieferdreieck*; vom Musculus* digastricus und der Mandibula gebildetes Dreieck, in dem die Unterzungendrüse liegt; Ⓔ *submandibular triangle, submandibular trigone, submaxillary triangle, digastric triangle*

Trigonum submentale: über dem Musculus* mylohyoideus liegendes Dreieck, das vom Zungenbein [Os* hyoideum], dem Venter anterior des Musculus digastricus und der Medianlinie begrenzt wird; Teil des vorderen Halsdreiecks [Trigonum* cervicale anterius]; Ⓔ *submental triangle*

Trigonum vesicae: *Syn: Harnblasendreieck, Blasendreieck, Lieutaud-Dreieck*; von den beiden Harnleitermündungen und dem Harnröhrenabgang gebildetes Dreieck am Boden der Harnblase; Ⓔ *vesical triangle, vesical trigone, trigone of bladder, Lieutaud's triangle, Lieutaud's trigone, Lieutaud's body*

2,6,8-Trilhyldrolxylpulrin *nt*: → *Harnsäure*

Triliodlthylrolnin *nt*: *Syn: Trijodthyronin*; iodhaltiges Schilddrüsenhormon; biologisch aktiver als Thyroxin*; Ⓔ *triiodothyronine*

Triljodlthylrolnin *nt*: → *Triiodthyronin*

trilkuslpildal *adj*: dreizipfelig; Trikuspidalklappe betreffend; Ⓔ *tricuspid, tricuspidal, tricuspidate*

Trilkuslpildallaltrelsie *f*: *Syn: Trikuspidalklappenatresie*; angeborenes Fehlen der Trikuspidalklappe*; Ⓔ *tricuspid atresia, tricuspid valve atresia*

Trilkuslpildallinlsuflfilzilenz *f*: *Syn: Trikuspidalklappeninsuffizienz, Trikuspidalisinsuffizienz*; meist erworbene Schlussunfähigkeit der Trikuspidalklappe*; führt zu systolischem Rückstrom von Blut in den rechten Vorhof, venöser Einflussstauung und Hepatomegalie*; Ⓔ *tricuspid regurgitation, tricuspid incompetence, tricuspid insufficiency*

Trilkuslpildallislinlsuflfilzilenz *f*: → *Trikuspidalinsuffizienz*

Trilkuslpildallklaplpe *f*: *Syn: Tricuspidalis, Valva tricuspidalis, Valva atrioventricularis dextra*; aus drei Segelklappen bestehende Herzklappe zwischen rechtem Vorhof und rechter Kammer; Ⓔ *right atrioventricular valve, tricuspid valve*

Trilkuslpildallklaplpenlaltrelsie *f*: → *Trikuspidalatresie*

Trilkuslpildallklaplpenlinlsuflfilzilenz *f*: → *Trikuspidalinsuffizienz*

Trilkuslpildallklaplpenlstelnolse *f*: *Syn: Trikuspidalstenose*; angeborene oder erworbene [Entzündung] Einengung der Trikuspidalklappe mit Rückstau in die obere und untere Hohlvene; Ⓔ *tricuspid stenosis*

Trilkuslpildallöfflnungslton *m*: bei Trikuspidalklappenstenose* hörbarer frühdiastolischer Ton; Ⓔ *tricuspid murmur*

Trilkuslpildallstelnolse *f*: → *Trikuspidalklappenstenose*

trilalmilnär *adj*: dreischichtig, aus drei Schichten/Lagen bestehend; Ⓔ *trilaminar, trilaminate*

Trillolgie *f*: *Syn: Trias, Triade*; Erkrankung mit drei Hauptsymptomen; Ⓔ *trilogy, triad*

Trilmelnon *nt*: drei Monate, Trimester; Ⓔ *trimenon, trimester*

Trilmelnonlanlälmie *f*: *Syn: physiologische Anämie, Drei-Monats-Anämie, Trimenonreduktion*; im dritten Monat nach der Geburt auftretende Anämie der Säuglinge, die ohne Behandlung wieder verschwindet; Ⓔ *physiological anemia*

Trilmelnonlreldukltilon *f*: → *Trimenonanämie*

trilmenlsulal *adj*: *Syn: trimensuell*; alle drei Monate auftretend; Ⓔ *trimensual*

trilmenlsulell *adj*: → *trimensual*

trilmer *adj*: aus drei Einzelmolekülen bestehend; Ⓔ *trimeric*

Trilmeslter *nt*: drei Monate, Trimenon; Ⓔ *trimenon, trimester*

1,3,7-Trilmelthyllxanlthin *nt*: *Syn: Koffein, Thein, Coffein, Methyltheobromin*; in verschiedenen Kaffee- und Teearten enthaltene Purinbase mit zentralstimulierender Wirkung; Ⓔ *trimethylxanthine, caffeine, caffein, methyltheobromine, guaranine*

Trilophlthallmos *m*: → *Triophthalmus*

Trilophlthallmus *m*: *Syn: Triophthalmos*; Fetus mit drei Augen; Ⓔ *triophthalmos*

Trilolpoldylmus *m*: *Syn: Triprosopus*; Fetus mit drei Gesichtern; Ⓔ *triopodymus*

Trilorlchildie *f*: *Syn: Triorchidismus, Triorchismus*; Vorkommen eines überzähligen Hodens; Ⓔ *triorchidism, triorchism*

Trilorlchildislmus *m*: → *Triorchidie*

Trilorlchislmus *m*: → *Triorchidie*

Trilolse *f*: *Syn: C_3-Zucker*; Monosaccharid* mit drei Kohlenstoffatomen; Ⓔ *triose*

Trilolselphoslphat *nt*: durch Phosphorylierung* von Triosen entstehende Zwischenprodukte der Glykolyse*, Gluconeogenese* und des Pentosephosphatzyklus*; Ⓔ *triosephosphate, phosphotriose*

Trilolselphoslphatlilsolmelralse *f*: wichtiges Enzym von Glykolyse* und Gluconeogenese*; katalysiert die Umwandlung von Glyceroaldehyd-3-phosphat zu Dihydroxyacetonphosphat; Ⓔ *triosephosphate isomerase*

Trilpalrelse *f*: *Syn: Triplegie*; Lähmung von drei Extremitäten; Ⓔ *triparesis*

Tripel-, tripel- *präf.*: Wortelement mit der Bedeutung „drei/dreifach"; Ⓔ *triple*

Trilpellarlthroldelse *f*: operative Versteifung von drei Gelenken; Ⓔ *triple arthrodesis*

Trilpellimplfung *f*: Dreifachimpfung, z.B. Mumps-Masern-Röteln; Ⓔ *triple vaccination*

Trilpepltid *nt*: aus drei Aminosäuremolekülen aufgebautes Peptid; Ⓔ *tripeptide*

trilphallanlgelal *adj*: aus drei Gliedern/Phalangen aufgebaut, dreigliedrig; Ⓔ *triphalangeal*

Trilphallanlgie *f*: Dreigliedrigkeit von Daumen oder Großzehe; Ⓔ *triphalangism, triphalangia*

Trilplelgie *f*: *Syn: Triparese*; Lähmung von drei Extremitäten; Ⓔ *triplegia*

trilplolid *adj*: Triploidie betreffend, mit einem dreifachen Chromosomensatz; Ⓔ *triploid*

Trilplolildie *f*: Genom mit einem dreifachen Chromosomensatz; Ⓔ *triploidy*

Triplo-X-Syndrom *nt*: *Syn: XXX-Syndrom, Drei-X-Syndrom*; Trisomie* mit drei X-Chromosomen; klinisch meist unauffällig; Ⓔ *triple-X, metafemale*

Trip|per *m*: → *Gonorrhoe*

Tri|pro|so|pus *m*: ***Syn:*** *Triopodymus*; Fetus mit drei Gesichtern; Ⓔ *triprosopus*

Tris|mus *m*: ***Syn:*** *Kieferklemme*; Kaumuskelkrampf, z.B. bei Tetanus; Ⓔ *trismus, lockjaw*

tri|som *adj*: Trisomie betreffend, von ihr betroffen oder gekennzeichnet, durch sie bedingt; Ⓔ *relating to trisomy, trisomic*

Tri|so|mie *f*: Anomalie der Chromosomenzahl mit einem überzähligen Chromosom; Ⓔ *trisomy, trisomia*

Trisomie 13: → *Trisomie 13-Syndrom*

Trisomie 18: → *Trisomie 18-Syndrom*

Trisomie 21: → *Trisomie 21-Syndrom*

Trisomie 13-Syndrom *nt*: ***Syn:*** *Patau-Syndrom, D_1-Trisomiesyndrom*; Trisomie* mit Fehlbildungen des Skeletts, des Auges und innerer Organe; Ⓔ *Patau's syndrome, trisomy D syndrome, trisomy 13 syndrome*

Trisomie 18-Syndrom *nt*: ***Syn:*** *Edwards-Syndrom, Trisomie 18*; durch eine Trisomie* von Chromosom 18 verursachtes Fehlbildungssyndrom mit Schädel- und Knochenfehlbildungen, Skoliose* und körperlicher und geistiger Unterentwicklung; **Häufigkeit**: ca. 1 : 5000 Lebendgeburten; **Prognose**: 90 % der Patienten versterben im 1. Lebensjahr; Ⓔ *Edwards' syndrome, trisomy E syndrome, trisomy 18 syndrome*

Trisomie 21-Syndrom *nt*: ***Syn:*** *Down-Syndrom, Trisomie 21, Mongolismus*; durch eine Trisomie* von Chromosom 21 verursachtes Syndrom mit variabler geistiger Behinderung und körperlichen Fehlbildungen [Minderwuchs, Brachyzephalie*, tiefsitzende Ohren, Epikanthus*]; häufigste Chromosomenaberration, die mit dem Alter der Mutter bei der Geburt korreliert; Ⓔ *Down's syndrome, Down's disease, trisomy 21 syndrome, Kalmuk type, Kalmuck type*

Tab. 28. Risikoscreening für Trisomie 21. Einfluss des Alters der Mutter

Mütterliches Alter (Jahre)	Wahrscheinlichkeit für positives Testergebnis (%)	Entdeckungsrate (%)
Unter 25	2,3	37
25–29	3,2	42
30–34	6,3	54
35–39	19,3	76
40–44	48,0	93
45 und mehr	85,0	> 99
Alle	5,1	59

Tri|sti|chi|a|sis *f, pl* **-ses**: Anomalie mit drei Wimperreihen; führt zu mechanischer Irritation und Schädigung der Hornhaut; Ⓔ *tristichia*

Trit-, trit- *präf.*: Wortelement mit der Bedeutung „drei/dreifach"; Ⓔ *triple, trit-*

trit|a|no|mal *adj*: Tritanomalie betreffend, von ihr betroffen; Ⓔ *relating to tritanomaly, tritanomalous*

Trit|a|no|ma|lie *f*: ***Syn:*** *Blauschwäche*; Farbsehschwäche für Blau; Ⓔ *tritanomaly, blue-yellow blindness*

trit|an|op *adj*: ***Syn:*** *blaublind*; Blaublindheit betreffend, von ihr betroffen; Ⓔ *relating to tritanopia, tritanopic*

Trit|an|o|pie *f*: ***Syn:*** *Azyanoblepsie, Tritanopsie. Blaublindheit*; Farbenfehlsichtigkeit für Blau; Ⓔ *tritanopia, tritanopsia, blue blindness*

Trit|an|op|sie *f*: → *Tritanopie*

Tri|ti|um *nt*: radioaktives Wasserstoffisotop mit einer Halbwertzeit von 12,26 Jahren; Ⓔ *tritium, hydrogen-3*

tri|va|lent *adj*: dreiwertig; Ⓔ *trivalent*

tri|zel|lu|lar *adj*: → *trizellulär*

tri|zel|lu|lär *adj*: ***Syn:*** *trizellular*; aus drei Zellen bestehend; Ⓔ *tricellular*

Tri|zeps *m*: dreiköpfiger Muskel; Ⓔ *triceps muscle*

Trizeps brachii: → *Musculus triceps brachii*

Trizeps surae: → *Musculus triceps surae*

Tri|zeps|seh|nen|re|flex *m*: Beklopfen der Bizepssehne bei gebeugtem Arm führt zur Unterarmstreckung; Ⓔ *triceps reflex, elbow reflex*

tri|zy|klisch *adj*: (*chem.*) aus drei Ringen bestehend; Ⓔ *tricyclic*

tro|chan|tär *adj*: Trochanter betreffend; Ⓔ *relating to a trochanter, trochanteric, trochanterian*

Tro|chan|ter *m*: ***Syn:*** *Rollhügel*; Knochenvorsprung am oberen Oberschenkelknochen; Ⓔ *trochanter*

Trochanter major: äußerer, größerer Trochanter; Ansatzstelle der Musculi glutei medius und minimus, piriformis, obturatorius internus und gemelli; Ⓔ *greater trochanter*

Trochanter minor: innerer, hinterer Trochanter; Ansatzstelle des Musculus iliopsoas; Ⓔ *lesser trochanter, small trochanter, trochantin*

Troch|lea *f, pl* **-le|ae**: Walze, Rolle; Ⓔ *trochlea*

Trochlea fibularis: ***Syn:*** *Trochlea peronealis*; Knochenvorsprung auf der Außenseite des Fersenbeins [Calcaneus*] zwischen den Sehnen der Musculi* peroneus longus und brevis; Ⓔ *fibular trochlea*

Trochlea humeri: Gelenkwalze des Humerus; Ⓔ *trochlea of humerus*

Trochlea muscularis: Faser- oder Bindegewebsschlinge, durch die die Sehne eines Muskels läuft und umgelenkt wird; Ⓔ *muscular trochlea*

Trochlea musculi obliqui superioris: rinnenförmiger Knorpel an der medialen Augenhöhlenwand, in der die Sehne des Musculus* obliquus superior bulbi verläuft; Ⓔ *trochlea of superior oblique muscle*

Trochlea peronealis: → *Trochlea fibularis*

Trochlea phalangis: Rinne auf der Palmarseite der Fingerglieder [**Trochlea phalangis manus**] bzw. der Plantarseite der Zehenglieder [**Trochlea phalangis pedia**], in der die Sehne der langen Finger- und Zehenbeuger verläuft; Ⓔ *trcohlea of phalanx*

Trochlea tali: ***Syn:*** *Talusrolle*; gewölbte obere Gelenkfläche des Sprungbeins; Ⓔ *trochlea of talus*

Troch|le|a|ris *m*: ***Syn:*** *IV. Hirnnerv, Nervus trochlearis*; motorischer Hirnnerv zum Musculus* obliquus superior bulbi; Ⓔ *trochlear nerve, fourth cranial nerve, fourth nerve*

Troch|le|a|ris|kern *m*: ***Syn:*** *Nucleus nervi trochlearis*; motorischer Ursprungskern des Nervus* trochlearis im Mittelhirn [Mesencephalon]; Ⓔ *nucleus of trochlear nerve*

Troch|le|a|ris|pa|re|se *f*: Lähmung des Nervus* trochlearis; führt zu Lähmungsschielen; Ⓔ *fourth nerve palsy, trochlear nerve paralysis*

Tro|cho|ke|pha|lie *f*: ***Syn:*** *Trochozephalie*; durch frühzeitige Verknöcherung von Schädelfugen verursachte runde Schädelform; Ⓔ *trochocephaly, trochocephalia*

Tro|cho|ze|pha|lie *f*: → *Trochokephalie*

Tro|cken|eis *nt*: ***Syn:*** *Kohlensäureschnee*; gefrorenes Kohlendioxid; Ⓔ *dry ice, carbon dioxide snow*

Troi|cart *m*: → *Trokar*

Tro|kar *m*: ***Syn:*** *Troicart*; Röhre, in der eine Nadel mit Griff und dreikantiger Spitze steckt; nach Einstechen in eine Körperhöhle wird die Nadel entfernt; Ⓔ *trocar*

Trom|bi|cu|la *f*: zu den Laufmilben gehörende Milbengattung; Ⓔ *chigger mite, Trombicula*

Trombicula autumnalis: ***Syn:*** *Erntemilbe*; Erreger der Trombidiose*; Ⓔ *autumnal chigger, Trombicula autumnalis*

Trom|bi|cu|li|dae *pl*: ***Syn:*** *Laufmilben*; freilebende Milben, deren Larven als Ektoparasiten vorkommen; Ⓔ *trombiculidae*

Trom|bi|di|o|se *f*: *Syn: Erntekrätze, Heukrätze, Sendlinger Beiß, Giesinger Beiß, Herbstbeiße, Herbstkrätze, Gardnerbeiß, Trombidiosis, Trombikulose, Erythema autumnale*; durch Milben der Gattung Trombicula* verursachte heftig juckende Dermatose* mit Quaddelbildung; Ⓔ *trombiculiasis, trombidiiasis, trombidiosis*
Trom|bi|di|o|sis *f, pl* **-ses**: → *Trombidiose*
Trom|bi|ku|lo|se *f*: → *Trombidiose*
Trom|mel|bauch *m*: *Syn: Blähsucht, Meteorismus, Tympania*; übermäßige Gasansammlung im Bauchraum; Ⓔ *meteorism, tympanites*
Trom|mel|fell *nt*: *Syn: Membrana tympanica*; äußeres Ohr und Mittelohr trennende Membran; Ⓔ *tympanic membrane, eardrum, drumhead, drum membrane, drum, tympanum, myringa, myrinx*
Trom|mel|fell|ent|zün|dung *f*: → *Myringitis*
Trom|mel|fell|rup|tur *f*: traumatisch bedingte Trommelfellzerreißung, z.B. als Barotrauma* oder bei Schlag aufs Ohr; Ⓔ *myringorupture*
Trom|mel|schle|gel|fin|ger *pl*: *Syn: Kolbenfinger, Digiti hippocratici*; bei verschiedenen Erkrankungen vorkommende rundliche Auftreibung der Endglieder der Finger; oft zusammen mit Uhrglasnägeln*; Ⓔ *drumstick fingers, clubbed fingers, clubbed digits, hippocratic fingers*
Trom|mel|schle|gel|form *f*: *s.u. Tetanusbazillus*; Ⓔ *drumstick form*
Trom|pe|ter|mus|kel *m*: → *Musculus buccinator*
-trop *suf.*: in Adjektiven verwendetes Wortelement mit der Bedeutung „zu etwas neigend"; Ⓔ *-tropic*
Tro|pen|fie|ber *nt*: → *Malaria tropica*
Tro|pen|krank|hei|ten *pl*: Krankheiten, die typischerweise in den Tropen auftreten, weil die Erreger oder Überträger an die dort herrschenden Klimabedingungen angepasst sind; Ⓔ *tropical diseases*
Tro|pen|me|di|zin *f*: Teilgebiet der Medizin, das sich mit Tropenkrankheiten* beschäftigt; Ⓔ *tropical medicine*
Tröpf|chen|in|fek|ti|on *f*: Infektionsübertragung durch beim Sprechen, Husten oder Niesen abgegebene Sekrettröpfchen mit Erreger; Ⓔ *aerosol infection, droplet infection*
Trop|fen|herz *nt*: *Syn: Cor pendulum*; Tropfenform des Herzens bei Zwerchfelltiefstand; Ⓔ *pendulous heart*
Troph-, troph- *präf.*: → *Tropho-*
-troph *suf.*: in Adjektiven verwendetes Wortelement mit der Bedeutung „ernährend"; Ⓔ *-trophic*
Troph|e|ry|ma whip|pe|lii *nt*: *s.u. Whipple-Krankheit*; Ⓔ *Tropheryma whippelii*
-trophia *suf.*: → *-trophie*
-trophie *suf.*: Wortelement mit der Bedeutung „Nahrung/Ernährung"; Ⓔ *-trophy*
Tro|phik *f*: Ernährungszustand eines Gewebes; Ⓔ *trophic status*
tro|phisch *adj*: Nahrung/Ernährung betreffend; Ⓔ *relating to nutrition, trophic*
Tropho-, tropho- *präf.*: Wortelement mit der Bedeutung „Nahrung/Ernährung"; Ⓔ *food, nutrition, troph(o)-*
Tro|pho|blast *m*: äußere Wand des Keimbläschens [Blastozyste]; Ⓔ *trophoblast, trophoderm*
Troph|ö|dem *nt*: neurotrophisch bedingtes Lymphödem*; Ⓔ *trophedema, trophoedema*
chronisch hereditäres Trophödem: *Syn: Nonne-Milroy-Meige-Syndrom, chronisch kongenitales Lymphödem, Elephantiasis congenita hereditaria*; genetisch bedingtes Lymphödem, das v.a. die Füße und Unterschenkel, seltener auch die Hände und Unterarme betrifft; Ⓔ *Milroy's edema, Nonne-Milroy-Meige syndrome, congenital trophedema*
Tro|pho|der|ma|to|neu|ro|se *f*: *Syn: Feer-Krankheit, Rosakrankheit, vegetative Neurose der Kleinkinder, Swift-Syndrom, Selter-Swift-Feer-Krankheit, Feer-Selter-Swift-Krankheit, Akrodynie, Acrodynia*; vermutlich durch eine Quecksilbervergiftung verursachte Schädigung des Stammhirns mit Haut- und Organsymptomen bei Kleinkindern; Ⓔ *acrodynia, Feer's disease, Bilderbeck's disease, Selter's disease, Swift's disease, Swift-Feer disease, dermatopolyneuritis, trophodermatoneurosis, acrodynic erythema, epidemic erythema, erythredema, erythredema polyneuropathy, pink disease*
Tro|pho|lo|gie *f*: Ernährungslehre; Ⓔ *trophology*
Tro|pho|neu|ro|se *f*: Sammelbegriff für trophische Störungen durch nervale Schädigung; Ⓔ *trophoneurosis, trophoneurotic atrophy*
tro|pho|neu|ro|tisch *adj*: Trophoneurose betreffend, von ihr betroffen oder gekennzeichnet, durch sie bedingt; Ⓔ *relating to trophoneurosis, trophoneurotic*
Tro|pho|pa|thie *f*: Ernährungsfehler, Ernährungsmangel; Ⓔ *trophopathy, trophopathia*
tro|pho|trop *adj*: die Ernährung/Trophik betreffend, auf die Ernährung gerichtet; Ⓔ *relating to trophotropism, trophotropic*
-tropie *suf.*: Wortelement mit der Bedeutung „Neigung/Wendung"; Ⓔ *-tropy*
-tropisch *suf.*: → *-trop*
Tro|pis|mus *m*: *Syn: tropistische Bewegung*; gezieltes Wachstum in Richtung auf einen Reiz; Ⓔ *tropism*
Tro|po|nin *nt*: Muskelprotein, das für die Muskelkontraktion von Bedeutung ist; Ⓔ *troponin*
Trousseau-Zeichen *nt*: Pfötchenstellung* der Hand bei Tetanie*; Ⓔ *Trousseau's sign, Trousseau's phenomenon*
Trü|bungs|re|ak|ti|on *f*: *Syn: Ballungsreaktion, Klärungsreaktion, Flockungsreaktion*; Reaktion, die zur Ausflockung der Probe führt; Ⓔ *flocculation test, flocculation reaction*
Trüm|mer|frak|tur *f*: Knochenbruch mit Bildung mehrerer Fragmente; Ⓔ *comminuted fracture*
Trüm|mer|zys|te *f*: *Syn: Geröllzyste, Detrituszyste*; gelenknahe Knochenzyste mit Knochenresten und proliferierendem Bindegewebe; Ⓔ *ganglionic cyst, subchondral cyst*
Trun|cus *m, pl* **-ci**: Stamm, Rumpf; Gefäßstamm, Nervenstamm; Ⓔ *truncus, trunk, stem, body*
Truncus arteriosus: gemeinsamer Arterienstamm des embryonalen Herzens; Ⓔ *truncus arteriosus*
Truncus brachiocephalicus: aus dem Aortenbogen entspringender Arterienstamm; teilt sich in rechte Arteria* subclavia und Arteria* carotis communis; Ⓔ *brachiocephalic trunk, brachiocephalic artery, innominate artery*
Truncus bronchomediastinalis: Lymphstamm, der die Lymphe aus der rechten Lunge und dem Mediastinum zum Ductus* thoracicus führt; Ⓔ *bronchomediastinal trunk*
Truncus cerebri: *Syn: Hirnstamm, Stammhirn, Truncus encephali*; verlängertes Mark, Brücke und Mittelhirn umfassender Hirnabschnitt; Ⓔ *encephalic trunk, brain stem, brainstem, brain axis*
Truncus coeliacus: Arterienstamm der Bauchaorta; aus ihm gehen die Arteriae splenica, hepatica communis und gastrica sinistra hervor; Ⓔ *Haller's tripod, celiac axis, celiac trunk*
Truncus costocervicalis: gemeinsamer Stamm der Arteriae cervicalis profunda und intercostalis suprema aus der Arteria subclavia; Ⓔ *costocervical trunk, costocervical axis, costocervical arterial axis*
Truncus encephali: → *Truncus cerebri*
Truncus fasciculi atrioventricularis: Stamm des His*-Bündels; Ⓔ *trunk of atrioventricular bundle*
Truncus inferior plexus brachialis: unterer Primärfaszikel des Plexus* brachialis; Ⓔ *inferior trunk of brachial plexus*
Trunci intestinales: intestinale Lymphstämme, die die

Lymphe der Bauchorgane zum Ductus* thoracicus führen; Ⓔ *intestinal trunks*
Truncus jugularis dexter: kurzer Lymphstamm, der die Lymphe der rechten Kopf-Hals-Seite zum Ductus* lymphaticus dexter führt; Ⓔ *right jugular trunk*
Truncus jugularis sinister: kurzer Lymphstamm, der die Lymphe der linken Kopf-Hals-Seite zum Ductus* thoracicus führt; Ⓔ *left jugular trunk*
Truncus linguofacialis: inkonstanter gemeinsamer Ursprung der Arteria* lingualis und facialis aus der Arteria* carotis externa; Ⓔ *linguofacial trunk*
Truncus lumbalis: Lymphstämme, die die Lymphe aus den Beinen und dem Becken führen; vereinigen sich mit den Trunci intestinales zur Cisterna* chyli; Ⓔ *lumbar trunk*
Truncus lumbosacralis: Nervenstrang aus den Vorderwurzeln der Lumbalnerven L_{4-5}; Ⓔ *lumbosacral trunk, lumbosacral cord*
Trunci lymphatici: Lymphstämme, Hauptlymphgefäße; Ⓔ *lymphatic trunks*
Truncus lymphaticus bronchomediastinalis: → *Truncus bronchomediastinalis*
Trunci lymphatici intestinales: → *Trunci intestinales*
Truncus lymphaticus jugularis dexter: → *Truncus jugularis dexter*
Truncus lymphaticus jugularis sinister: → *Truncus jugularis sinister*
Truncus lymphaticus lumbalis: → *Truncus lumbalis*
Truncus lymphaticus subclavius dexter: → *Truncus subclavius dexter*
Truncus lymphaticus subclavius sinister: → *Truncus subclavius sinister*
Truncus medius plexus brachialis: mittlerer Primärfaszikel des Plexus* brachialis; Ⓔ *middle trunk of brachial plexus*
Truncus nervi accessorii: Akzessoriusstamm; Ⓔ *trunk of accessory nerve*
Truncus nervi spinalis: Spinalnervenstamm; Ⓔ *trunk of spinal nerve*
Trunci plexus brachialis: die drei Primärfaszikel des Plexus* brachialis; Ⓔ *trunks of brachial plexus*
Truncus pulmonalis: aus der rechten Herzkammer entspringender Stamm der Pulmonalarterien; teilt sich in rechte und linke Arteria pulmonalis; Ⓔ *pulmonary trunk, pulmonary artery, arterial vein*
Truncus subclavius dexter: Lymphstamm für die Lymphe aus dem rechten Arm-Schulter-Bereich; mündet in den Ductus* lymphaticus dexter; Ⓔ *right subclavian trunk*
Truncus subclavius sinister: Lymphstamm für die Lymphe aus dem linken Arm-Schulter-Bereich; mündet in den Venenwinkel; Ⓔ *left subclavian trunk*
Truncus superior plexus brachialis: oberer Primärfaszikel des Plexus brachialis; Ⓔ *superior trunk of brachial plexus*
Truncus sympathicus: ***Syn:*** *Grenzstrang*; aus den Grenzstrangganglien und ihren Verbindungsfasern bestehender Teil des Sympathikus*, zu beiden Seiten der Wirbelsäule; Ⓔ *sympathetic chain, sympathetic trunk, sympathetic nerve, gangliated cord, ganglionated cord*
Truncus thyrocervicalis: Arterienstamm aus der Arteria* subclavia; gibt die Arteriae thyroidea inferior, cervicalis ascendens, suprascapularis, cervicalis superficialis und dorsalis scapulae ab; Ⓔ *thyrocervical trunk, thyroid axis*
Truncus vagalis anterior: vorderer Vagusstamm; Ⓔ *anterior vagal trunk, anterior vagal nerve*
Truncus vagalis posterior: hinterer Vagusstamm; Ⓔ *posterior vagal trunk, posterior vagal nerve*

Trunk|sucht *f*: → *Alkoholismus*

trun|ku|lär *adj*: Rumpf/Truncus betreffend; Ⓔ *truncal*

Trun|kus|bi|fur|ka|ti|on *f*: ***Syn:*** *Bifurcatio trunci pulmonalis*; Teilung des Truncus* pulmonalis in rechte und linke Arteria* pulmonalis; Ⓔ *bifurcation of pulmonary trunk*

Try|pa|no|ly|se *f*: Trypanosomenauflösung; Ⓔ *trypanolysis*

try|pa|no|ly|tisch *adj*: trypanosomenauflösend; Ⓔ *trypanolytic*

Try|pa|no|mi|a|sis *f, pl* **-ses:** → *Trypanosomiasis*

Try|pa|no|so|ma *nt, pl* **-ma|ta**: Gattung eingeißeliger Flagellaten; Trypanosomiasis*-Erreger; Ⓔ *Trypanosoma*
Trypanosoma brucei gambiense: Erreger der westafrikanischen Trypanosomiasis; Ⓔ *Trypanosoma gambiense, Trypanosoma brucei gambiense, Trypanosoma hominis, Trypanosoma ugandense*
Trypanosoma brucei rhodesiense: Erreger der ostafrikanischen Trypanosomiasis; Ⓔ *Trypanosoma rhodesiense, Trypanosoma brucei rhodesiense*
Trypanosoma cruzi: Erreger der amerikanischen Trypanosomiasis; Ⓔ *American trypanosome, Trypanosoma cruzi, Trypanosoma triatomae, Schizotrypanum cruzi*

Try|pa|no|so|ma|in|fek|ti|on *f*: → *Trypanosomiasis*

Try|pa|no|so|ma|ti|dae *pl*: Flagellatenfamilie mit charakteristischem Polymorphismus; je nach Ausbildung der Geißel unterscheidet man **amastigote Form** [Leishmania*], **promastigote Form** [Leptomonas], **epimastigote Form** [Crithidiaform] und **trypomastigote Form** [Trypanosoma*]; Ⓔ *Trypanosomatidae, Trypanosomatina*

Try|pa|no|so|men|in|fek|ti|on *f*: → *Trypanosomiasis*

Try|pa|no|so|mi|a|sis *f, pl* **-ses:** ***Syn:*** *Trypanosomainfektion, Trypanosomeninfektion, Trypanomiasis*; durch **Trypanosoma**-Arten hervorgerufene Tropenkrankheit; Ⓔ *trypanosomiasis*
afrikanische Trypanosomiasis: ***Syn:*** *afrikanische Schlafkrankheit*; durch Tsetsefliegen übertragene Infektionskrankheit durch **Trypanosoma brucei gambiense** oder **Trypanosoma brucei rhodesiense**, die unbehandelt zum Tode führt; Ⓔ *African trypanosomiasis, African sleeping sickness*
amerikanische Trypanosomiasis: ***Syn:*** *Chagas-Krankheit*; durch Raubwanzen [**Triatoma**] übertragene Infektionskrankheit durch **Trypanosoma cruzi**; anfangs stehen Hautsymptome [**Chagom**] im Vordergrund, langfristig kommt es aber zu Befall und Schädigung innerer Organe [Myokarditis*, Herzinsuffizienz, Achalasie*, Megakolon*]; Ⓔ *Chagas' disease, Chagas-Cruz disease, Cruz-Chagas disease, Cruz's trypanosomiasis, South American trypanosomiasis, American trypanosomiasis, schizotrypanosomiasis*
ostafrikanische Trypanosomiasis: ***Syn:*** *ostafrikanische Schlafkrankheit*; durch **Trypanosoma brucei rhodesiense** verursachte Variante, die akuter verläuft als die westafrikanische Trypanosomiasis; Ⓔ *acute sleeping sickness, Rhodesian sleeping sickness, Rhodesian trypanosomiasis, East African sleeping sickness*
westafrikanische Trypanosomiasis: ***Syn:*** *westafrikanische Schlafkrankheit*; Trypanosomiasis durch **Trypanosoma brucei gambiense**; verläuft langsamer als die ostafrikanische Variante; Ⓔ *chronic sleeping sickness, West African sleeping sickness, West African trypanosomiasis, Gambian trypanosomiasis, Gambian sleeping sickness*

Try|pa|no|so|mi|zid *nt*: ***Syn:*** *Trypanozid*; trypanosomenabtötendes Mittel; Ⓔ *trypanosomicide*

try|pa|no|so|mi|zid *adj*: ***Syn:*** *trypanozid*; trypanosomenabtötend; Ⓔ *trypanosomicidal, trypanocidal, trypanosomicide*

Try|pa|no|zid *nt*: → *Trypanosomizid*

try|pa|no|zid *adj*: → *trypanosomizid*

Tryp|sin *nt*: Verdauungsenzym, das als inaktive Vorstufe in der Bauchspeicheldrüse gebildet wird; Ⓔ *trypsin*

Tryp|sin|hem|mer *m*: → *Trypsininhibitor*

Tryp|sin|in|hi|bi|tor *m*: *Syn: Trypsinhemmer, Antitrypsin*; die Wirkung von Trypsin hemmende Substanz; Ⓔ *trypsin inhibitor*

Tryp|si|no|gen *nt*: inaktive Vorstufe von Trypsin*; Ⓔ *trypsinogen, protrypsin*

Trypt|a|min *nt*: aus Tryptophan* entstehendes biogenes Amin; Ⓔ *tryptamine*

tryp|tisch *adj*: (tryptische) Verdauung betreffend; Ⓔ *relating to trypsin, tryptic*

Tryp|to|phan *nt*: essentielle heterozyklische Aminosäure; Ⓔ *tryptophan, tryptophane*

Tryp|to|phan|u|rie *f*: Tryptophanausscheidung im Harn; Ⓔ *tryptophanuria*

Tse|tse|flie|ge *f*: *Syn: Zungenfliege, Glossina*; in Afrika verbreitete Fliege; Überträger der Schlafkrankheit; Ⓔ *tsetse, tsetse fly, tzetze, tzetze fly, Glossina*

T-Sup|pres|sor|zel|len *pl*: *Syn: Suppressor-Zellen*; T-Lymphozyten, die die Immunantwort dämpfen; Ⓔ *suppressor cells*

Tsutsugamushi-Fieber *nt*: *Syn: japanisches Fleckfieber, Milbenfleckfieber, Buschfleckfieber, Scrub-Typhus*; von Milben übertragene, hoch fieberhafte Infektionskrankheit durch Rickettsia* tsutsugamushi; Ⓔ *tsutsugamushi disease, tsutsugamushi fever, mite typhus, mite-borne typhus, scrub typhus, tropical typhus, akamushi disease, island disease, shimamushi disease, flood fever, inundation fever, island fever, Japanese river fever, Japanese flood fever, Kedani fever, Mossman fever*

Tu|ba *f, pl* **-bae**: Röhre, Kanal, Tube; Ⓔ *tube, tuba, canal*

Tuba auditiva: *Syn: Ohrtrompete, Eustach-Kanal, Eustach-Röhre, Tuba auditoria*; Verbindung zwischen Paukenhöhle und Rachen; Ⓔ *auditory tube, eustachian tube, eustachian canal, eustachium, otopharyngeal tube, pharyngotympanic tube, salpinx, otosalpinx, syrinx, guttural duct*

Tuba auditoria: → *Tuba auditiva*

Tuba uterina: *Syn: Eileiter, Salpinx, Tube*; Eierstock und Gebärmutter verbindender muskulöser Schlauch; Ⓔ *ovarian canal, fallopian tube, uterine tube, tube, gonaduct, oviduct, salpinx*

tu|bal *adj*: *Syn: tubar, tubär*; Tuba (auditiva oder uterina) betreffend, in einer Tube liegend oder ablaufend; Ⓔ *relating to a tube, tubal*

tu|bar *adj*: → *tubal*

Tu|bar|a|bort *m*: *Syn: tubarer Abort*; Ausstoßung einer Tubenschwangerschaft* in die Bauchhöhle; Ⓔ *tubal abortion*

Tu|bar|gra|vi|di|tät *f*: → *Tubenschwangerschaft*

Tu|bar|rup|tur *f*: *Syn: Tubenruptur*; durch eine Tubenschwangerschaft* verursachtes Platzen des Eileiters; Ⓔ *tubal rupture*

Tu|bar|schwan|ger|schaft *f*: → *Tubenschwangerschaft*

Tu|be *f*: **1.** → *Tuba uterina* **2.** → *Tuba auditiva*

Tu|ben|am|pul|le *f*: *Syn: Ampulla tubae uterinae*; Ampulle des Eileiters; Ⓔ *ampulla of (uterine) tube, ampullary part of (uterine) tube*

Tu|ben|buch|ten *pl*: *Syn: Tubenzellen, Cellulae pneumaticae*; kleine lufthaltige Buchten im knöchernen Teil der Ohrtrompete [Tuba* auditiva]; Ⓔ *tubal air cells*

Tu|ben|drü|sen *pl*: *Syn: Glandulae tubariae*; muköse Drüsen der Schleimhaut der Tuba* auditiva; Ⓔ *mucous glands of auditory tube*

Tu|ben|durch|bla|sung *f*: → *Tubenperflation*

Tu|ben|en|do|me|tri|o|se *f*: *Syn: Endometriosis tubae*; Endometriosis* genitalis interna mit Sitz im Eileiter; Ⓔ *endosalpingosis, endosalpingiosis*

Tu|ben|en|ge *f*: → *Tubenisthmus*

Tu|ben|ent|zün|dung *f*: **1.** → *Salpingitis* **2.** → *Syringitis*

Tu|ben|fal|ten *pl*: *Syn: Plicae tubariae*; Schleimhautfalten des Eileiters; Ⓔ *tubal folds (of uterine tube), folds of uterine tube*

Tu|ben|fim|bri|en *pl*: *Syn: Eileiterfransen, Fimbriae tubae uterinae*; fransenförmige Fortsätze des trichterförmigen Endes des Eileiters* [Infundibulum* tubae uterinae]; Ⓔ *fimbriae of uterine tube*

Tu|ben|in|fun|di|bu|lum *nt*: *Syn: Tubentrichter, Infundibulum tubae uterinae*; trichterförmiger Anfangsteil des Eileiters, der am Rand mit den Eileiterfransen besetzt ist; Ⓔ *infundibulum of uterine tube*

Tu|ben|isth|mus *m*: **1.** *Syn: Tubenenge, Isthmus tubae auditivae/auditoriae*; engste Stelle der Ohrtrompete am Übergang vom knorpeligen zum knöchernen Abschnitt **2.** *Syn: Tubenenge, Isthmus tubae uterinae*; enger Abschnitt des Eileiters vor dem Eintritt in die Gebärmutter; Ⓔ **1.** *isthmus of auditory tube, isthmus of eustachian tube* **2.** *isthmus of uterine tube, isthmus of fallopian tube*

Tu|ben|ka|tarr *m*: → *Tubenkatarrh*

Tu|ben|ka|tarrh *m*: katarrhalische Entzündung der Ohrtrompete; Ⓔ *eustachian salpingitis, eustachitis*

Tu|ben|knor|pel *m*: *Syn: Ohrtrompetenknorpel, Cartilago tubae auditivae/auditoriae*; Knorpel der Ohrtrompete*; Ⓔ *tubal cartilage*

Tu|ben|man|del *f*: *Syn: Tonsilla tubaria*; lymphatisches Gewebe an der Rachenmündung der Ohrtrompete; Ⓔ *eustachian tonsil, Gerlach's tonsil, tonsil of torus tubarius, tubal tonsil*

Tu|ben|man|del|kryp|ten *pl*: *Syn: Cryptae tonsillares tonsillae tubariae*; Mandelkrypten* der Tubenmandel [Tonsilla tubaria]; Ⓔ *tonsillar crypts of tubal tonsil*

Tu|ben|mit|tel|ohr|ka|tarrh *m*: *Syn: Tubenmittelohrkatarr*; i.d.R. akute Entzündung von Ohrtrompete [Tuba auditiva] und Mittelohr, die von einer akuten Rhinitis* ausgeht; die aufsteigende Entzündung führt zu einer entzündlichen Schwellung der Tubenschleimhaut und damit zu einer ungenügenden Belüftung des Mittelohrs; Druckwechsel [Fliegen, Tauchen] kann zu extrem starken Ohrenschmerzen und Barotrauma* führen; Ⓔ *inflammation of middle ear and auditory tube*

chronischer Tubenmittelohrkatarrh: *Syn: chronische seromuköse Otitis media, Seromukotympanum, Seromukotympanon*; chronische Mittelohrentzündung, die zu einer Verschleimung der Paukenhöhle führt; Ⓔ *glue ear, chronic seromucinous otitis media*

Tu|ben|mu|ko|sa *f*: *Syn: Tubenschleimhaut, Endosalpinx, Tunica mucosa tubae uterinae*; Eileiterschleimhaut; Ⓔ *endosalpinx*

Tu|ben|mün|dung *f*: *Syn: Ostium uterinum tubae uterinae*; Einmündung des Eileiters [Tuba uterina] in den oberen Teil der Gebärmutter; Ⓔ *uterine opening of uterine tube*

Tu|ben|naht *f*: *Syn: Eileiternaht, Salpingorrhaphie*; Naht eines oder beider Eileiter nach traumatischer oder operativer Durchtrennung oder Inzision; Ⓔ *salpingorrhaphy*

Tu|ben|öff|nung, ab|do|mi|nel|le *f*: *Syn: abdominelle Eileiteröffnung, Ostium abdominale tubae uterinae*; freie Öffnung des Eileiters zur Bauchhöhle hin; wird vom **Infundibulum tubae uterinae** gebildet, das am Rand mit den Eileiterfransen [Fimbriae tubae uterinae] besetzt ist; Ⓔ *abdominal ostium*

Tu|ben|per|fla|ti|on *f*: *Syn: Pertubation, Persufflation, Insufflation, Tubendurchblasung*; Durchblasen der Eileiter zur Überprüfung der Durchgängigkeit bei Sterilität; Ⓔ *pertubation, perflation, insufflation*

Tu|ben|plas|tik *f*: Eileiterplastik; Ⓔ *salpingoplasty, tuboplasty*

Tu|ben|rup|tur *f*: → *Tubarruptur*

Tu|ben|schleim|haut *f*: → *Tubenmukosa*

Tu|ben|schwan|ger|schaft *f*: *Syn: Tubarschwangerschaft, Tubargravidität, Eileiterschwangerschaft, Graviditas tubaria*; häufigste Form der Extrauteringravidität mit

T

Einnistung der Frucht im Tuben; meist liegt eine Störung der Tubendurchgängigkeit vor [Verklebungen] oder die Tubenperistaltik ist gestört; das Ei kann sich im Anfangsteil des Tubens [**ampulläre Tubenschwangerschaft**], im mittleren Tubenabschnitt [**isthmische Tubenschwangerschaft**] oder im uterinen Tubenabschnitt [**interstitielle Tubenschwangerschaft**] einnisten; **Klinik:** der klinische Verlauf ist variabel; die meisten Tubenschwangerschaften gehen früh zu Grunde und bleiben klinisch unentdeckt; **ampulläre Tubenschwangerschaften** führen meist zu einem Tubarabort*; selten kommt es zum Wachstum des Trophoblasten über das Fimbrienende hinaus und damit zur Entwicklung einer sekundären Abdominalgravidität; bei **isthmischen** und **interstitiellen Tubenschwangerschaften** penetrieren die Plazentazotten zunehmend die Tubenwand, bis es in der 6.–8. Woche zur Ruptur kommt [Tubarruptur]; die Ruptur führt zu einer starken intraabdominellen Blutung, Unterleibsschmerzen und der Entwicklung eines Akuten Abdomens*; Ⓔ *tubal pregnancy, fallopian pregnancy, oviductal pregnancy, salpingocyesis*

Tulbenlstelrillilsaltilon *f*: Unterbindung oder Unterbrechung der Eileiter; Ⓔ *tubal sterilization*

Tulbenltrichlter *m*: → *Tubeninfundibulum*

Tulbenlwandlenldolmeltrilolse *f*. *Syn: Salpingitis isthmica nodosa*; Sonderform der Endometriose* mit Knotenbildung am Tubenabgang; findet sich gehäuft nach Fehlgeburten oder Schwangerschaftsabbrüchen; Ⓔ *salpingitis isthmica nodosa*

Tulbenlwulst *m*: **1.** *Syn: Torus tubarius*; durch den Tubenknorpel hervorgerufener Wulst am Hinterrand der Rachenmündung der Ohrtrompete **2.** *Syn: Plica salpingopalatina*; Schleimhautfalte von der Tubenmündung zum seitlichen Gaumen; Ⓔ **1.** *torus tubarius* **2.** *salpingopalatine fold, nasopharyngeal fold, torus tubarius*

Tulbenlzelllen *pl*: → *Tubenbuchten*

Tulber *nt*: Höcker, Wulst, Vorsprung; Ⓔ *tuber, tuberosity, swelling, ptotuberance*

Tuber calcanei: *Syn: Fersenbeinhöcker*; hinterer Teil des Fersenbeins; Ⓔ *tuberosity of calcaneus, calcaneal tuber, calcaneal tuberosity*

Tuber cinereum: grauer Höcker an der Unterseite des Zwischenhirns; Ⓔ *gray tubercle, gray tuber, ashen tuber, ashen tubercle*

Tuber frontale: *Syn: Stirnhöcker, Eminentia frontalis*; Höcker oberhalb des Augenbrauenbogens; Ⓔ *frontal tuber, frontal eminence, frontal prominence*

Tuber ischiadicum: Sitzbeinhöcker; Ⓔ *ischial tuberosity, tuberosity of ischium, tuber of ischium, sciatic tuber*

Tuber maxillae: *Syn: Eminentia maxillae*; dünnwandige Erhebung der hinteren Wand der Kieferhöhle, die die Foramina* alveolaria enthält; Ⓔ *maxillary tuber*

Tuber omentale hepatis: kleiner Höcker auf der Facies visceralis des linken Leberlappens; Ⓔ *omental tuber of liver*

Tuber omentale pancreatis: nach vorne vorspringender Teil des Corpus pancreatis, der die Hinterwand der Bursa omentalis vorwölbt; Ⓔ *omental tuber of pancreas*

Tuber parietale: *Syn: Eminentia parietale*; kleiner Vorsprung oberhalb der Linea temporalis superior; Ⓔ *parietal tuber*

Tuber vermis: zwischen Folium und Pyramis liegender Teil des Kleinhirns; Ⓔ *tuber of vermis*

Tulberlcullolma *nt, pl* **-malta**: → *Tuberkulom*

Tulberlcullolsis *f, pl* **-ses**: *Syn: Tuberkulose*; meldepflichtige Infektionskrankheit durch **Mycobacterium**-Arten, die durch die Bildung spezifischer Granulome gekennzeichnet ist; Ⓔ *tuberculosis*

Tuberculosis acuta miliaris: akute Miliartuberkulose*; Ⓔ *acute miliary tuberculosis*

Tuberculosis cutis: *Syn: Hauttuberkulose*; Oberbegriff für die verschiedenen primären oder sekundären Tuberkuloseformen der Haut; Ⓔ *cutaneous tuberculosis, dermal tuberculosis, tuberculosis of the skin, tuberculoderma*

Tuberculosis cutis colliquativa: *Syn: Skrophuloderm, tuberkulöses Gumma*; postprimäre subakute Hauttuberkulose mit Bildung subkutaner livider Knoten, die zu Ulzeration und Fistelbildung neigen; Ⓔ *tuberculous gumma, scrofuloderma, metastatic tuberculous abscess*

Tuberculosis cutis indurativa: → *Erythema induratum*

Tuberculosis cutis lichenoides: *Syn: lichenoide Tuberkulide, Lichen scrophulosorum*; seltenes Auftreten von lichenoiden Papeln als allergische Hautreaktion; Ⓔ *tuberculosis cutis lichenoides*

Tuberculosis cutis luposa: *Syn: Tuberculosis luposa cutis et mucosae, Lupus vulgaris*; v.a. das Gesicht betreffende häufigste Form der Hauttuberkulose; Ⓔ *tuberculosis cutis luposa*

Tuberculosis cutis miliaris: Miliartuberkulose* der Haut; tritt v.a bei immungeschwächten Säuglingen und Kleinkindern auf; Ⓔ *tuberculosis cutis miliaris*

Tuberculosis cutis orificialis: *Syn: tuberkulöse Schleimhautgeschwüre, ulzeröse Schleimhauttuberkulose, Tuberculosis miliaris ulcerosa mucosae et cutis*; v.a. Mundhöhle und Lippen, aber auch Anus und Harnröhrenöffnung betreffende schmerzhafte Schleimhautgeschwüre bei autogener Reinfektion; Ⓔ *orificial tuberculosis*

Tuberculosis cutis papulonecrotica: *Syn: papulonekrotisches Tuberkulid*; meist die Streckseiten von Armen und Beinen sowie die Gesäßregion betreffende chronisch-rezidivierende Papeln, die mit Narbenbildung verheilen; Ⓔ *papulonecrotic tuberculid, papulonecrotic tuberculosis*

Tuberculosis cutis verrucosa: *Syn: Wilk-Krankheit, warzige Tuberkulose der Haut, Schlachtertuberkulose, Leichentuberkel, Verruca necrogenica, Tuberculum anatomicum*; meist als Berufskrankheit auftretende postprimäre Tuberkulose* mit rundlichen, indolenten, verrukösen Papeln an Fingern, Händen, Ferse oder Füßen; Ⓔ *postmortem wart, prosector's wart, anatomical tubercle, anatomical wart, necrogenic wart, tuberculous wart, warty tuberculosis*

Tuberculosis luposa cutis et mucosae: → *Tuberculosis cutis luposa*

Tuberculosis miliaris: → *miliare Tuberkulose*

Tuberculosis miliaris ulcerosa mucosae et cutis: → *Tuberculosis cutis orificialis*

Tuberculosis urogenitalis: *Syn: Urogenitaltuberkulose, Urophthise*; i.d.R. chronische Tuberkulose der Urogenitalorgane; befällt beim Mann meist die Prostata, bei der Frau Adnexe oder Endometrium; Ⓔ *genitourinary tuberulosis*

Tulberlcullum *nt, pl* **-la**: **1.** Höcker, Schwellung, Knoten, Knötchen **2.** → *Tuberkel*; Ⓔ **1.** *tuberculum, tubercle* **2.** → *Tuberkel*

Tuberculum adductorium femoris: kleiner Knochenhöcker oberhalb des Epicondylus medialis des Femurs*, an dem die Sehne des Musculus* adductor magnus ansetzt; Ⓔ *adductor tubercle of femur*

Tuberculum anatomicum: *Syn: Wilk-Krankheit, warzige Tuberkulose der Haut, Leichentuberkel, Schlachtertuberkulose, Tuberculosis cutis verrucosa, Verruca necrogenica*; meist als Berufskrankheit auftretende postprimäre Tuberkulose* mit rundlichen, indolenten, verrukösen Papeln an Fingern, Händen, Ferse oder Füßen; Ⓔ *necrogenic wart, tuberculous wart, warty tuberculosis, postmortem wart, prosector's wart,*

T

anatomical tubercle, anatomical wart
Tuberculum anomale dentis: zusätzlicher Zahnhöcker; meist an den oberen Molaren; Ⓔ *anomal tubercle*
Tuberculum anterius atlantis: Höckerchen in der Mitte des vorderen Atlasbogens [Arcus anterior atlantis]; Ⓔ *anterior tubercle of atlas*
Tuberculum anterius thalami: Vorwölbung der Vorderseite des Thalamus* durch die Nuclei* anteriores thalami; Ⓔ *anterior tubercle of thalamus*
Tuberculum anterius vertebrae cervicalis: Höckerchen an der Vorderseite des Querfortsatzes der Halswirbel 3–7, an dem Muskeln ansetzen; wird als Rippenrudiment betrachtet; Ⓔ *anterior tubercle of cervical vertebrae*
Tubercula areolae: *Syn: Montgomery-Knötchen*; vor allem bei Kontraktion der glatten Muskulatur sichtbare Knötchen des Warzenhofs, die durch die Schweißdrüsen des Vorhofes [Glandulae* areolares] verursacht werden; Ⓔ *areolar tubercles*
Tuberculum articulare ossis temporalis: Knochenwulst vor der Fossa* mandibularis der Schläfenbeinschuppe [Pars squamosa ossis temporalis]; Ⓔ *articular tubercle of temporal bone*
Tuberculum auriculare: *Syn: Darwin-Höcker*; Höcker am oberen Rand der Ohrmuschelhelix; Ⓔ *auricular tubercle, Darwin tubercle, darwinian tubercle*
Tuberculum calcanei: Höcker an der Unterseite des Fersenbeins [Calcaneus*]; Ⓔ *calcaneal tubercle*
Tuberculum caroticum: Tuberculum* anterius des 6. Halswirbels, vor dem die Arteria* carotis communis nach oben zieht; Ⓔ *carotid tubercle*
Tuberculum conoideum: Höckerchen an der Unterseite des Schlüsselbeins [Clavicula*], an dem das Ligamentum* conoideum ansetzt; Ⓔ *conoid tubercle*
Tuberculum corniculatum: unteres Schleimhauthöckerchen der Plica* aryepiglottica; Ⓔ *corniculate tubercle, Santorini's tubercle, tubercle of Santorini*
Tuberculum coronae: → *Tuberculum dentis*
Tuberculum cuneatum: Vorwölbung der Hinterseite der Medulla* oblongata durch den Nucleus* cuneatus; Ⓔ *cuneate tubercle*
Tuberculum cuneiforme: *Syn: Wrisberg-Höckerchen, Wrisberg-Knötchen*; oberes Schleimhauthöckerchen der Plica* aryepiglottica; Ⓔ *cuneiform tubercle, Wrisberg's tubercle*
Tuberculum dentis: *Syn: Tuberculum coronae*; Zahnhöcker auf der Zungenseite von Frontzähnen; Ⓔ *dental tubercle*
Tuberculum dorsale: kleiner Vorsprung am unteren Radiusende, der als Trochlea* für die Sehne des Musculus* extensor pollicis longus wirkt; Ⓔ *dorsal tubercle of radius*
Tuberculum epiglotticum: *Syn: Epiglottishöckerchen*; Schleimhauthöckerchen über dem Epiglottisstiel im Vestibulum* laryngis; Ⓔ *epiglottic tubercle*
Tuberculum gracile: Vorwölbung der Hinterseite der Medulla* oblongata durch den Nucleus* gracilis; Ⓔ *gracile tubercle*
Tuberculum iliacum: ca. 5 cm hinter der Spina iliaca anterior superior liegendes Höckerchen der Crista* iliaca; Ⓔ *iliac tubercle*
Tuberculum infraglenoidale: Ursprung des Caput longum des Musculus* triceps brachii unterhalb der Gelenkpfanne [Cavitas glenoidalis] des Schultergelenks; Ⓔ *infraglenoid tubercle*
Tuberculum intervenosum: kleine Vorwölbung der Wand des rechten Vorhofs [Atrium* cordis dextrum] zwischen den Öffnungen der beiden Hohlvenen [Ostium venae cavae inferioris und superioris]; Ⓔ *intervenous tubercle*
Tuberculum jugulare: Höckerchen auf der Innenseite der Pars lateralis des Os* occipitale oberhalb des Canalis* nervi hypoglossi; Ⓔ *jugular tubercle*
Tuberculum laterale tali: Höckerchen auf dem Processus* posterior tali; Ⓔ *lateral tubercle of posterior process of talus*
Tuberculum majus, minus: größerer und kleinerer Muskelansatzhöcker am Oberarm; Ⓔ *greater and lesser tuberosity of humerus*
Tuberculum marginale: inkonstanter Vorsprung des Jochbeins [Os* zygomaticum]; Ansatzstelle für die Fascia* temporalis; Ⓔ *marginal tubercle of zygomatic bone*
Tuberculum mediale tali: Höckerchen auf dem Processus* posterior tali; Ⓔ *medial tubercle of posterior process of talus*
Tuberculum mentale: paariger Vorsprung der Protuberantia mentalis auf der Außenseite des Unterkiefers [Mandibula*]; Ⓔ *mental tubercle*
Tuberculum musculi scaleni anterioris: Höckerchen der 1. Rippe, an dem der Musculus* scalenus anterior ansetzt; Ⓔ *tubercle of anterior scalene muscle*
Tuberculum obturatorium anterius: Höckerchen am Vorderrand des Sulcus* obturatorius des Schambeins [Os* pubis]; Ⓔ *anterior obturator tubercle*
Tuberculum obturatorium posterius: Höckerchen am Hinterrand des Sulcus* obturatorius des Schambeins [Os* pubis]; Ⓔ *posterior obturator tubercle*
Tuberculum olfactorium: kleiner, ovaler Bezirk im vorderen Bereich der Substantia perforata anterior; Ⓔ *olfactory tubercle*
Tuberculum orbitale: kleiner Höcker auf der Facies orbitalis des Jochbeins [Os* zygomaticum]; Ⓔ *orbital tubercle*
Tuberculum ossis scaphoidei: Höckerchen auf der Palmarseite des Kahnbeins [Os* scaphoideum]; Ⓔ *scaphoid tubercle*
Tuberculum ossis trapezii: Höckerchen auf der Palmarseite des großen Vieleckbeins [Os* trapezoideum]; Ⓔ *tubercle of trapezium*
Tuberculum pharyngeum: Knochenwulst auf der Außenfläche der Pars basilaris des Os* occipitale; Ⓔ *pharyngeal tubercle*
Tuberculum posterius atlantis: Höcker in der Mitte des hinteren Atlasbogens [Arcus posterior atlantis]; Ⓔ *posterior tubercle of atlas*
Tuberculum posterius vertebrae cervicalis: Höckerchen an der Rückseite des Querfortsatzes der Halswirbel 3–7; Ⓔ *posterior tubercle of cervical vertebra*
Tuberculum pubicum: Knochenhöckerchen am Ansatz des Leistenbands am oberen Schambeinrand; Ⓔ *pubic tubercle, tuberosity of pubic bone*
Tuberculum quadratum: Höckerchen oberhalb der Crista* intertrochanterica des Femurs*; Ⓔ *quadrate tubercle of femur*
Tuberculum sellae: Knochenvorsprung, der die Vorderwand der Sella* turcica bildet; Ⓔ *tubercle of sella turcica*
Tuberculum supraglenoidale: Knochenhöckerchen am Ansatz des langen Trizepskopfes oberhalb der Schultergelenkspfanne; Ⓔ *supraglenoid tubercle, supraglenoid tuberosity*
Tuberculum thyroideum inferius: unterer Schildknorpelhöcker; Ⓔ *inferior thyroid tubercle*
Tuberculum thyroideum superius: oberer Schildknorpelhöcker; Ⓔ *superior thyroid tubercle*
Tuberculum trigeminale: länglicher Wulst auf der posterolateralen Oberfläche der Medulla* oblongata, der durch den Tractus* spinalis nervi trigemini verursacht wird; Ⓔ *trigeminal tubercle*

Tu|ber|kel *m*: *Syn: Tuberkelknötchen, Tuberculum*; knötchenförmiges Granulom mit Epitheloidzellen und Langhans-Riesenzellen bei Tuberkulose; evtl. mit zentraler Nekrose [Verkäsung]; Ⓔ *tuberculum, tubercle*

T

Tu|ber|kel|bak|te|ri|um *nt, pl* **-ri|en:** → *Tuberkulosebakterium*
Tu|ber|kel|ba|zil|lus *m, pl* **-li:** → *Tuberkulosebakterium*
Tu|ber|kel|knöt|chen *nt:* → *Tuberkel*
tu|ber|ku|lar *adj:* Tuberkel betreffend, tuberkelähnlich; Ⓔ *relating to tubercles, tubercular, tuberculate, tuberculated*
Tu|ber|ku|lid *nt:* allergische Hautreaktion auf Tuberkulosebakterien; Ⓔ *tuberculid*
lichenoide Tuberkulide: *Syn: Lichen scrophulosorum, Tuberculosis cutis lichenoides;* seltenes Auftreten von lichenoiden Papeln als allergische Hautreaktion; Ⓔ *lichenoid tuberculids*
nodöses Tuberkulid: *Syn: Bazin-Krankheit, Erythema induratum;* meist jüngere Frauen betreffende Vaskulitis* der kleinen und mittleren Subkutangefäße mit knotigen Schwellungen; Ⓔ *Bazin's disease, nodular tuberculid*
papulonekrotisches Tuberkulid: *Syn: Tuberculosis cutis papulonecrotica;* meist die Streckseiten von Armen und Beinen sowie die Gesäßregion betreffende chronisch-rezidivierende Papeln, die mit Narbenbildung verheilen; Ⓔ *papulonecrotic tuberculid, papulonecrotic tuberculosis*
Tu|ber|ku|lin *nt:* aus Kulturen von Tuberkulosebakterien gewonnenes Filtrat, das Stoffwechselprodukte und Zelltrümmer enthält; wirkt als Hapten* und kann damit eine zelluläre Antwort auslösen; Ⓔ *tuberculin*
Tu|ber|ku|lin|re|ak|ti|on *f:* Reaktion von Tuberkulin mit zellgebundenen Antikörpern gegen Tuberkulosebakterien; nach ca. 24 Stunden kommt es zu einer T-zellvermittelten Überempfindlichkeitsreaktion [Tuberkulin-Typ*]; Ⓔ *tuberculin reaction*
Tu|ber|ku|lin|test *m:* auf der Tuberkulinreaktion* basierender Hauttest; Ⓔ *tuberculin test, tuberculin skin test*
Tuberkulin-Typ *m:* *Syn: T-zellvermittelte Überempfindlichkeitsreaktion, Spät-Typ der Überempfindlichkeitsreaktion, Typ IV der Überempfindlichkeitsreaktion, Spätreaktion;* zellvermittelte Immunreaktion, die ca. 24 Stunden nach Antigenkontakt auftritt; Ⓔ *late reaction, late response, late-phase response*
Tu|ber|ku|li|tis *f, pl* **-ti|den:** Tuberkelentzündung; Ⓔ *inflammation of a tubercle, tuberculitis*
tu|ber|ku|li|tisch *adj:* Tuberkelentzündung/Tuberkulitis betreffend, von ihr betroffen oder gekennzeichnet; Ⓔ *relating to or marked by tuberculitis*
tu|ber|ku|lo|id *adj:* **1.** tuberkelähnlich, tuberkelartig **2.** tuberkuloseartig, tuberkuloseähnlich; Ⓔ **1.** *resembling a tubercle, tubercular, tuberculate, tuberculated, tuberculoid* **2.** *resembling tuberculosis, tuberculoid*
Tu|ber|ku|lom *nt:* *Syn: Tuberculoma;* tuberkulöser Rundherd mit zentraler Verkäsung und bindegewebiger Membran; Ⓔ *tuberculoma*
tu|ber|ku|lös *adj:* Tuberkulose betreffend, von ihr betroffen oder gekennzeichnet, durch sie bedingt; Ⓔ *relating to tuberculosis, tuberculous, tuberculotic, scrofulous, scrofular*
Tu|ber|ku|lo|se *f:* *Syn: Tuberculosis;* meldepflichtige Infektionskrankheit durch **Mycobacterium**-Arten, die durch die Bildung spezifischer Granulome gekennzeichnet ist; Ⓔ *tuberculosis*
disseminierte Tuberkulose: Tuberkulose mit Befall mehrere Organe; auch gleichgesetzt mit miliarer Tuberkulose; Ⓔ *disseminated tuberculosis*
exsudative Tuberkulose: exsudative Form/Phase der Lungentuberkulose; Ⓔ *exudative tuberculosis*
inaktive Tuberkulose: *Syn: vernarbte Tuberkulose, verheilte Tuberkulose;* Bezeichnung für meist abgekapselte Tuberkuloseherde, die klinisch inaktiv sind, aber selbst nach Jahren aufbrechen und zu einer späten postprimären Tuberkulose führen können; Ⓔ *healed tuberculosis, arrested tuberculosis, inactive tuberculosis*
kavernöse Tuberkulose: Lungentuberkulose* mit Kavernenbildung; Ⓔ *cavitary tuberculosis*
miliare Tuberkulose: *Syn: Miliartuberkulose, Tuberculosis miliaris;* v.a. bei abwehrgeschwächten Patienten [AIDS, Tumoren] auftretende generalisierte Tuberkulose mit Bildung zahlreicher **Miliartuberkel** in verschiedenen Organen; Ⓔ *miliary tuberculosis, disseminated tuberculosis, general tuberculosis*
offene Tuberkulose: *Syn: offene Lungentuberkulose;* infektiöse Form der Lungentuberkulose* mit Ausscheidung von Erregern im Sputum; meist bei kavernöser Lungentuberkulose mit Anschluss an einen Ableitungsbronchus; Ⓔ *open tuberculosis*
postprimäre Tuberkulose: Monate bis Jahre nach einer Primärtuberkulose einsetzende Reinfektion durch Streuung von Tuberkelbakterien aus einem Primärkomplex [**Frühform**] oder inaktiven Primärherden [**Spätform, Erwachsenenform**]; Ⓔ *postprimary tuberculosis, reinfection tuberculosis, adult tuberculosis, secondary tuberculosis*
synoviale Tuberkulose: Gelenktuberkulose mit Befall der Synovia; Ⓔ *synovial tuberculosis*
verheilte Tuberkulose: → *inaktive Tuberkulose*
vernarbte Tuberkulose: → *inaktive Tuberkulose*
warzige Tuberkulose der Haut: *Syn: Wilk-Krankheit, Leichentuberkel, Schlachtertuberkulose, Tuberculosis cutis verrucosa, Verruca necrogenica, Tuberculum anatomicum;* meist als Berufskrankheit auftretende postprimäre Tuberkulose* mit rundlichen, indolenten, verrukösen Papeln an Fingern, Händen, Ferse oder Füßen; Ⓔ *postmortem wart, prosector's wart, anatomical tubercle, anatomical wart, necrogenic wart, tuberculous wart, warty tuberculosis*
Tu|ber|ku|lo|se|bak|te|ri|um *nt, pl* **-ri|en:** *Syn: Tuberkelbazillus, Tuberkelbakterium, TB-Bazillus, TB-Erreger, Tuberkulosebazillus, Mycobacterium tuberculosis, Mycobacterium tuberculosis var. hominis;* aerobes, extrem langsam-wachsendes Mykobakterium*; Erreger der Tuberkulose* des Menschen und verschiedener Tiere [Affen, Hunde]; Ⓔ *Koch's bacillus, tubercle bacillus, Mycobacterium tuberculosis, Mycobacterium tuberculosis var. hominis*
Tu|ber|ku|lo|se|ba|zil|lus *m, pl* **-li:** → *Tuberkulosebakterium*
Tuberkulose-Lymphom *nt:* *Syn: Lymphknotentuberkulose, Lymphadenitis tuberculosa;* tuberkulöse Lymphknotenentzündung; Ⓔ *lymph node tuberculosis, tuberculous lymphadenitis, tuberculous lymphadenopathy*
Tu|ber|ku|lo|se|sep|sis *f:* *Syn: Landouzy-Sepsis, Landouzy-Typhobazillose, Sepsis tuberculosa acutissima;* meist tödlich verlaufende, akut generalisierte Tuberkulose bei Abwehrschwäche des Organismus; Ⓔ *tuberculous sepsis*
Tu|ber|ku|lo|si|li|ko|se *f:* *Syn: Silikotuberkulose;* gleichzeitiges Auftreten von Silikose* und Lungentuberkulose*; Ⓔ *tuberculosilicosis*
Tu|ber|ku|lo|sta|ti|kum *nt, pl* **-ka:** das Wachstum von Tuberkelbakterien hemmendes Mittel; meist gleichgesetzt mit Antituberkulotikum; Ⓔ *tuberculostat, antituberculotic*
tu|ber|ku|lo|sta|tisch *adj:* das Wachstum von Tuberkelbakterien hemmend; meist gleichgesetzt mit antituberkulös; Ⓔ *antituberculotic, antituberculous, tuberculostatic*
tu|ber|ku|lo|zid *adj:* Tuberkelbakterien-abtötend; Ⓔ *tuberculocidal*
tu|be|rös *adj:* knotig, in Knotenform; Ⓔ *tuberous, tuberose, tuberiferous, knobby, lumpy, nodular*
tu|be|ro|sa|kral *adj:* *Syn: sakrotuberal;* Tuber ischiadicum und Kreuzbein/Os sacrum betreffend; Ⓔ *sacrotuberal, sacrotuberous*
Tu|be|ro|si|tas *f, pl* **-ta|tes:** Vorsprung, Protuberanz; Ⓔ *tuberosity, tuberositas, tubercle, protuberance, eleva-*

T

tion
Tuberositas deltoidea: Rauigkeit am Ansatz des Musculus* deltoideus am Oberarmknochen; Ⓔ *deltoid tuberosity of humerus, deltoid ridge, deltoid eminence, deltoid tubercle, deltoid impression (of humerus), deltoid crest*
Tuberositas glutea: Rauigkeit am Ansatz des Musculus* gluteus maximus am Oberschenkelknochen; Ⓔ *gluteal eminence (of femur), gluteal tuberosity of femur, gluteal crest*
Tuberositas iliaca: Rauigkeit der Facies sacropelvina des Darmbeins [Ilium*], an der das Ligamentum* sacroiliacum posterius ansetzt; Ⓔ *iliac tuberosity*
Tuberositas ligamenti coracoclavicularis: Rauigkeit an der Unterseite des Schlüsselbeins, an der das Ligamentum* coracoclaviculare ansetzt; Ⓔ *tuberosity of coracoclavicular ligament*
Tuberositas masseterica: Rauigkeit außen am Übergang von Unterkieferkörper* zu Unterkieferast*; Ansatz des Musculus* masseter; Ⓔ *masseteric tuberosity*
Tuberositas musculi serrati anterioris: Rauigkeit an der Oberseite der 2. Rippe, an der der Musculus* serratus anterior ansetzt; Ⓔ *tuberosity for anterior serratus muscle*
Tuberositas ossis cuboidei: Knochenwulst an der Unterseite des Würfelbeins [Os* cuboideum]; trägt oft eine Gelenkfläche für ein Sesambein in der Sehne des Musculus* peroneus longus; Ⓔ *tuberosity of cuboid bone*
Tuberositas ossis metatarsi primi: Vorsprung an der Unterseite der Basis des 1. Mittelfußknochens, an der sich die Sehne des Musculus* peroneus longus befestigt; Ⓔ *tuberosity of first metatarsal bone*
Tuberositas ossis metatarsi quinti: Vorsprung an der Außenseite der Basis des 5. Mittelfußknochens dient der Sehne des Musculus* peroneus brevis als Ansatz; Ⓔ *tuberosity of fifth metatarsal bone*
Tuberositas ossis navicularis: Vorsprung an der medialen Seite des Kahnbeins [Os* naviculare], an der der Musculus* tibialis posterior ansetzt; Ⓔ *tuberosity of navicular bone*
Tuberositas ossis sacri: Knochenvorsprung lateral von der Crista* sacralis lateralis; Ursprungsort von Verstärkungsbändern für das Iliosakralgelenk*; Ⓔ *tuberosity of sacral bone*
Tuberositas phalangis distalis: Rauigkeit auf der Palmarseite der Phalanx* distalis der Hand [**Tuberositas phalangis distalis manus**] bzw. der Plantarseite der Phalanx* distalis der Zehen [**Tuberositas phalangis distalis pedis**]; Ⓔ *tuberosity of distal phalanx*
Tuberositas pronatoria: Rauigkeit auf der Außenseite des Radius*, an der der Musculus* pronator ansetzt; Ⓔ *pronator tuberosity*
Tuberositas pterygoidea: Rauigkeit innen am Übergang von Unterkieferkörper* zu Unterkieferast*; Ansatz des Musculus* pterygoideus medialis; Ⓔ *pterygoid tuberosity*
Tuberositas radii: Rauigkeit am Ansatz des Musculus* biceps brachii am oberen Speichenende; Ⓔ *tuberosity of radius, radial tuberosity, bicipital tuberosity, bicipital eminence*
Tuberositas tibiae: Rauigkeit am Ansatz des Ligamentum* patellae am oberen Schienbein; Ⓔ *tuberosity of tibia*
Tuberositas ulnae: Rauigkeit am Ansatz des Musculus* brachialis an der Elle; Ⓔ *tuberosity of ulna*

Tubo-, tubo- *präf.*: Wortelement mit Bezug auf **1.** „Eileiter/Tube" **2.** „Ohrtrompete/Tube"; Ⓔ **1.** *tubo-, ovarian tube* **2.** *tubo-, auditory tube*

tu|bo|ab|do|mi|nal *adj*: *Syn:* *tuboabdominell*; Eileiter und Bauchhöhle/Abdomen betreffend oder verbindend; Ⓔ *relating to both oviduct and abdomen, tuboabdominal*

tu|bo|ab|do|mi|nell *adj*: → *tuboabdominal*

Tu|bo|cu|ra|re *nt*: → *Curare*

Tu|bo|o|va|ri|al|abs|zess *m*: Abszess von Eierstock und Eileiter; Ⓔ *tubo-ovarian abscess*

tu|bo|pe|ri|to|ne|al *adj*: Eileiter und Bauchfell/Peritoneum betreffend oder verbindend; Ⓔ *relating to both oviduct and peritoneum, tuboperitoneal*

Tu|bor|rhoe *f, pl* **-rho|en**: Schleimausfluss aus der Ohrtrompete; Ⓔ *tuborrhea*

tu|bo|tym|pa|nal *adj*: Tuba auditiva und Paukenhöhle betreffend oder verbindend; Ⓔ *relating to both eustachian tube and tympanic cavity, tubotympanic, tubotympanal*

tu|bo|u|te|rin *adj*: Eileiter und Gebärmutter/Uterus betreffend oder verbindend; Ⓔ *relating to both oviduct and uterus, tubouterine, uterotubal*

tu|bo|va|gi|nal *adj*: Eileiter und Scheide/Vagina betreffend oder verbindend; Ⓔ *relating to both oviduct and vagina, tubovaginal*

tu|bu|lär *adj*: röhrenförmig, tubulös; Ⓔ *tube-shaped, tubular, tubuliform*

Tu|bu|lo|ne|phro|se *f*: *Syn:* *Tubulusnephrose*; durch verschiedene Noxen hervorgerufene Schädigung des Epithels der Nierentubuli; Ⓔ *tubular nephrosis*

Tu|bu|lo|pa|thie *f*: Schädigung der Nierentubuli; Ⓔ *tubulopathy*

Tu|bu|lus *m, pl* **-li**: Röhrchen, Kanälchen; Ⓔ *tubule, tubulus*
Tubuli dentinales: *Syn:* *Dentinkanälchen, Canaliculi dentinales*; von der Pulpa zur Peripherie ziehende Kanälchen; Ⓔ *dentinal tubules*
Tubuli renales: Nierenkanälchen, Nierentubuli; Ⓔ *renal tubules, uriniferous tubules, uriniparous tubules*
Tubuli renales contorti: gewundene Nierentubuli, (Nieren-)Konvolut; Ⓔ *convoluted renal tubules*
Tubuli renales recti: gerade Abschnitte der Nierentubuli; Ⓔ *straight renal tubules, Bellini's ducts, Bellini's tubules*
Tubuli seminiferi: Hodenkanälchen; Ⓔ *seminiferous tubules*
Tubuli seminiferi contorti: gewundene Hodenkanälchen; Ⓔ *convoluted seminiferous tubules*
Tubuli seminiferi recti: gerade Hodenkanälchen; Ⓔ *straight seminiferous tubules*

Tu|bu|lus|ne|kro|se *f*: zu Nierenversagen führende meist toxische Schädigung der Nierentubuli; Ⓔ *tubular necrosis*
akute Tubulusnekrose: zu akutem Nierenversagen führende toxische Schädigung; Ⓔ *acute tubular necrosis, lower nephron nephrosis*
akute ischämische Tubulusnekrose: akute Tubulusnekrose bei Ischämie; Ⓔ *acute ischemic tubular necrosis*
akute toxische Tubulusnekrose: toxisch bedingte akute Tubulusnekrose; Ⓔ *acute toxic tubular necrosis*

Tu|bu|lus|ne|phro|se *f*: → *Tubulonephrose*

Tu|bus *m, pl* **-ben, -bus|se**: **1.** Metall-, Gummi- oder Kunststoffrohr zum Einführen in die Luftröhre **2.** nichtverstellbare, feste Blende des Röntgenapparates zur Einengung des Strahlenfeldes; Ⓔ **1.** *tube* **2.** *tube*

Tuff|stein|lun|ge *f*: *Syn:* *Pneumokalzinose, metastatische Lungenkalzinose, Bimssteinlunge*; metastatische Verkalkung des Lungengewebes bei einer länger bestehenden Hyperkalzämie*; Ⓔ *pumice lung, metastatic pulmonary calcinosis, tufa lung*

Tu|lar|ä|mie *f*: *Syn:* *Hasenpest, Nagerpest, Lemming-Fieber, Ohara-Krankheit, Francis-Krankheit*; durch **Francisella tularensis** hervorgerufene Infektionskrankheit, die von Bremsen und Zecken von Nagetieren auf den Menschen übertragen wird; von den verschiedenen Formen [**glanduläre, glandulopharyn-**

geale, kutanoglanduläre, okuloglanduläre, oropharyngeale, ulzeroglanduläre], ist die ulzeroglanduläre Tularämie am häufigsten; Ⓔ *tularemia, Francis disease, Ohara's disease, Pahvant Valley fever, Pahvant Valley plague, rabbit fever, deer-fly fever, deer-fly disease*

Tu|mes|zenz *f*: (diffuse) Anschwellung/Schwellung; Ⓔ *tumescence, tumefaction, turgescence*

Tu|mor *m*: **1.** Schwellung, Anschwellung [klassisches Entzündungszeichen] **2.** Geschwulst, Neubildung, Gewächs, Neoplasma; Ⓔ **1.** *tumor, swell, swelling, lump, tumescence, tumefaction* **2.** *tumor, new growth, growth, neoplasm, swelling, oncoma*

chromaffiner Tumor: *Syn: Chromaffinom*; vom chromaffinen System ausgehender Tumor; Ⓔ *chromaffin tumor, chromaffinoma*

dyskeratotischer Tumor: *Syn: warziges Dyskeratom, Dyskeratoma segregans, Dyskeratoma verrucosum, Dyskeratoma lymphadenoides, Dyskeratosis segregans, Dyskeratosis follicularis isolata*; meist isolierte Dyskeratose* des Kopfes oder Gesichts, seltener der Mundschleimhaut; Ⓔ *dyskeratoma*

fibroepithelialer Tumor (Pinkus): *Syn: Pinkus-Tumor, prämalignes Fibroepitheliom, Fibroepithelioma Pinkus*; semimaligner Hauttumor; nicht-invasive Form des Basalzellkarzinoms; Ⓔ *Pinkus tumor, premalignant fibroepithelioma, premalignant fibroepithelial tumor*

tu|mor|af|fin *adj*: *Syn: onkotrop*; mit besonderer Affinität zu Tumoren; Ⓔ *tumoraffin, oncotropic*

Tu|mor|an|ti|gen *nt*: *Syn: T-Antigen*; auf Tumorzellen gefundenes Antigen; Ⓔ *tumor antigen, T antigen, neoantigen*

Tu|mor|ge|ne|se *f*: Tumorentstehung, Tumorbildung; Ⓔ *oncogenesis, blastomatosis, tumorigenesis*

Tu|mor|im|mu|no|lo|gie *f*: Immunologie* der Tumorentstehung und -ausbreitung; Ⓔ *tumor immunology*

tu|mo|ri|zid *adj*: krebszellenzerstörend, krebszellenabtötend; Ⓔ *tumoricidal*

Tu|mor|mar|ker *pl*: Stoffe, deren Auftreten oder Konzentration in Körperflüssigkeiten oder Blut Hinweise auf die Aktivität eines Tumors geben kann; Ⓔ *tumor marker*

Tumor-Nekrose-Faktor *m*: *Syn: Cachectin*; in zwei Formen [**TNF-α** und **TNF-β**] vorkommendes Zytokin*; Mediator der Entzündungs- und Immunreaktion; löst bei manchen Tumoren hämorrhagische Nekrosen aus; Ⓔ *cachectin, tumor necrosis factor*

tu|mo|rös *adj*: tumorartig; Ⓔ *tumor-like, tumorous*

Tu|mor|vi|ren *pl*: *Syn: Onkoviren, onkogene Viren*; Viren, die einen gutartigen oder bösartigen Tumor auslösen können; Ⓔ *tumor viruses*

Tun|ga pe|ne|trans *f*: *Syn: Sandfloh, Dermatophilus penetrans*; weltweit verbreiteter Floh; Befall verursacht Tungiasis*; Ⓔ *sand flea, chigoe, chigo, jigger, chigoe flea, chegre flea, Sarcopsylla penetrans, Tunga penetrans, Pulex penetrans*

Tun|gi|a|sis *f, pl* **-ses**: *Syn: Sandflohbefall*; entzündliche Hauterkrankung durch Befall mit **Tunga penetrans**; Ⓔ *tungiasis*

Tu|ni|ca *f, pl* **-cae**: Hüllschicht, Hülle, Haut, Häutchen; Ⓔ *tunic, tunica, coat, covering*

Tunica adventitia: *Syn: Adventitia*; äußere Bindegewebsschicht von Gefäßen und Organen; Ⓔ *adventitia, external coat, adventitial coat*

Tunica albuginea corporis spongiosi: Bindegewebshülle des Harnröhrenschwellkörpers; Ⓔ *fibrous coat of spongy body, tunica albuginea of spongy body*

Tunica albuginea corporum cavernosum: Bindegewebshülle der Schwellkörper; Ⓔ *tunica albuginea of cavernous body, fibrous coat of corpus cavernosum*

Tunica albuginea ovarii: Eierstockkapsel; Ⓔ *albuginea of ovary, albugineous coat, albugineous tunic, white coat*

Tunica albuginea testis: *Syn: Albuginea*; bindegewebige Hodenhülle; Ⓔ *albuginea, albugineous tunic, fibrous coat of testis, albugineous coat, white coat*

Tunica conjunctiva: *Syn: Bindehaut, Konjunktiva, Conjunctiva*; Bindehaut des Auges; Ⓔ *conjunctiva*

Tunica conjunctiva palpebrarum: Bindehaut des Augenlids; Ⓔ *palpebral conjunctiva*

Tunica dartos: Muskelhaut des Hodensacks; Ⓔ *dartos fascia of scrotum*

Tunica elastica: *Syn: Elastika, Elastica, Membrana elastica*; aus elastischen Fasern bestehende innere [Membrana elastica interna] oder äußere [Membrana elastica externa] Schicht der Wand von Arterien vom muskulären Typ; Ⓔ *elastic tunic*

Tunica externa: *Syn: Adventitia*; äußere Gefäßschicht; Ⓔ *external coat, adventitial coat, adventitia*

Tunica fibrosa: faserig-bindegewebige Organhüllschicht/Organkapsel; Ⓔ *fibrous tunic, fibrous coat*

Tunica fibrosa bulbi: äußere Augenhaut; Ⓔ *fibrous tunic of eye ball, fibrous coat of eyeball*

Tunica fibrosa hepatis: Bindegewebskapsel der Leber; Ⓔ *fibrous coat of liver, fibrous tunic of liver*

Tunica fibrosa splenica: fibröse Milzkapsel; Ⓔ *fibrous*

Tab. 29. Tumormarker

Freigesetzte Substanz	Tumor	Nicht-maligne Erkrankung
Onkofetale Antigene		
Carcinoembryonales Antigen (CEA)	Karzinom (Kolon, Rektum, Pankreas, Gallenblase u.a.)	Gewebenekrose, starkes Rauchen, Darmerkrankungen
α-Fetoprotein	Hepatom, malignes Teratom	Leberzirrhose, Hepatitis
CA 19-9	Pankreaskarzinom	
CA 12-5	Ovarialkarzinom	
Enzyme		
Saure Phosphatase	Prostatakarzinom	Morbus Paget
Alkalische Phosphatase (Knochenisoenzym)	Osteosarkom, Knochenmetastasen (besonders Brust, Prostata, Schilddrüse)	Osteomalazie
Hormone		
Choriongonadotropin (HCG)	Choriokarzinom	
Calcitonin	Medulläres Schilddrüsenkarzinom	
(Pro-)ACTH	Lungentumoren	

capsule of spleen

Tunica interna bulbi: innere Augenhaut; Ⓔ *internal nervous tunic of eye*

Tunica intima: *Syn: Intima*; innerste Gefäßschicht; Ⓔ *Bichat's tunic, intima, endangium*

Tunica media: *Syn: Media*; mittlere Gefäßschicht; Ⓔ *media*

Tunica mucosa: *Syn: Schleimhaut, Mukosa*; Auskleidung der Hohlorgane und des Magen-Darm-Traktes; Ⓔ *mucous coat, mucous membrane, mucous tunic, mucosa*

Tunica mucosa bronchi: Bronchialschleimhaut; Ⓔ *bronchial mucosa*

Tunica mucosa cavitatis tympanicae: Paukenhöhlenschleimhaut; Ⓔ *mucosa of tympanic cavity*

Tunica mucosa coli: Kolonschleimhaut; Ⓔ *mucosa of colon, colonic mucosa, mucous membrane of colon*

Tunica mucosa gastricae: Magenschleimhaut; Ⓔ *mucosa of stomach, mucous membrane of stomach*

Tunica mucosa intestini tenuis: Dünndarmschleimhaut; Ⓔ *mucous membrane of small intestine, mucosa of small intestine*

Tunica mucosa laryngis: Kehlkopfschleimhaut; Ⓔ *laryngeal mucosa, mucosa of larynx*

Tunica mucosa linguae: *Syn: Periglottis*; Zungenschleimhaut; Ⓔ *lingual mucosa, mucosa of tongue, mucous membrane of tongue*

Tunica mucosa nasi: Nasenschleimhaut; Ⓔ *nasal mucosa, pituitary membrane (of nose), schneiderian membrane*

Tunica mucosa oesophageae: Speiseröhrenschleimhaut, Ösophagusschleimhaut; Ⓔ *esophageal mucosa, mucosa of esophagus, mucous membrane of esophagus*

Tunica mucosa oris: Mundschleimhaut; Ⓔ *mucosa of mouth, mucous membrane of mouth, oral mucosa*

Tunica mucosa pharyngea: Rachenschleimhaut; Ⓔ *mucous membrane of pharynx*

Tunica mucosa recti: Rektumschleimhaut; Ⓔ *mucous membrane of rectum, mucosa of rectum*

Tunica mucosa tracheae: Luftröhrenschleimhaut, Trachealschleimhaut; Ⓔ *mucosa of trachea, tracheal mucosa*

Tunica mucosa tubae auditivae: Tubenschleimhaut, Schleimhaut der Ohrtrompete; Ⓔ *mucosa of auditory tube*

Tunica mucosa tubae uterinae: Eileiterschleimhaut, Tubenschleimhaut; Ⓔ *mucosa of uterine tube, endosalpinx*

Tunica mucosa ureteris: Harnleiterschleimhaut, Ureterschleimhaut; Ⓔ *mucous membrane of ureter, mucosa of ureter*

Tunica mucosa uteri: *Syn: Endometrium*; Gebärmutterschleimhaut, Uterusschleimhaut; Ⓔ *uterine mucosa, mucosa of uterus, endometrium*

Tunica mucosa vaginae: Scheidenschleimhaut, Vaginaschleimhaut; Ⓔ *mucosa of vagina, vaginal mucosa*

Tunica mucosa vesicae biliaris/felleae: Gallenblasenschleimhaut; Ⓔ *mucosa of gallbladder, mucous membrane of gallbladder*

Tunica mucosa vesicae urinariae: Blasenschleimhaut, Harnbasenschleimhaut; Ⓔ *mucosa of urinary bladder, mucosa of bladder, mucous membrane of urinary bladder*

Tunica muscularis: glattmuskuläre Wandschicht von Hohlorganen; Ⓔ *muscular coat, muscular tunic, muscularis*

Tunica muscularis pharyngis: *Syn: Musculi pharyngis*; Muskelschicht der Rachenwand; Ⓔ *muscular coat of pharynx*

Tunica muscularis uteri: *Syn: Myometrium*; Muskelschicht der Gebärmutter, Uterusmuskulatur; Ⓔ *muscular coat of uterus, mesometrium, myometrium*

Tunica serosa: *Syn: Serosa*; seröse Haut; Ⓔ *serous tunic, serous coat, serous membrane, serosa*

Tunica serosa tubae uterina: *Syn: Perisalpinx*; Bauchfellüberzug der Eileiter; Ⓔ *perisalpinx*

Tunica serosa uteri: *Syn: Perimetrium*; das die Gebärmutter bedeckende Bauchfell; Ⓔ *serous coat of uterus, perimetrium*

Tunica vaginalis testis: seröse Hodenhülle; Ⓔ *vaginal coat of testis, vaginal tunic of testis, peridídymis*

Tunica vasculosa bulbis: *Syn: mittlere Augenhaut, Uvea*; aus Choroidea*, Iris* und Corpus* ciliare bestehende mittlere Schicht des Auges; Ⓔ *vascular tunic of eye, vascular coat of eye, uveal coat, uveal tract, uvea*

Tun|nel|an|ä|mie *f*: *Syn: Hakenwurmbefall, Hakenwurminfektion, Wurmkrankheit der Bergarbeiter, Ankylostomatosis, Ankylostomatidose, Ankylostomiasis*; meist durch Ancylostoma* duodenale oder Necator* americanus hervorgerufene Erkrankung mit Anämie*, Magen-Darm-Symptomen und evtl. Herzinsuffizienz*; Ⓔ *hookworm disease, miner's disease, tunnel disease, tropical hyphemia, intertropical hyphemia, ancylostomiasis, ankylostomiasis, uncinariasis, necatoriasis*

Tüp|fel|nä|gel *pl*: *Syn: Grübchennägel*; grübchenförmige, kleine Nageldefekte, z.B. bei Psoriasis; Ⓔ *pitted nails*

Tur|ban|tu|mor *m*: *s.u. Zylindrom*; Ⓔ *turban tumor*

Tur|bi|di|me|trie *f*: Trübungsmessung einer Flüssigkeit zur Konzentrationsbestimmung; Ⓔ *turbidimetry*

Tur|bin|ek|to|mie *f*: *Syn: Nasenmuschelresektion, Muschelresektion, Konchotomie*; Teilentfernung einer Nasenmuschel; Ⓔ *turbinectomy, conchotomy*

Tur|bi|no|to|mie *f*: Durchtrennung einer Nasenmuschel; Ⓔ *turbinotomy*

Türck-Bündel *nt*: *Syn: Tractus temporopontinus*; Fasern von den Schläfenwindungen zu den Brückenkernen; Ⓔ *fasciculus of Türck, Türck's bundle, Türck's tract, temporopontine tract*

Tur|ges|zenz *f*: (An-)Schwellung, Geschwulst; Ⓔ *turgescence, tumescence, tumefaction, swelling*

Tur|gor *m*: Spannungs-/Quellungszustand von Zellen oder Geweben; Ⓔ *turgor*

Tu|ris|ta *f*: *Syn: Reisediarrhö, Montezumas Rache*; meist durch kontaminierte Lebensmittel und Wasser übertragene Durchfallerkrankung durch verschiedenste Bakterien [Escherichia coli, Salmonellen, Shigellen], die Reisende in südliche Länder befällt; Ⓔ *traveler's diarrhea, turista*

Tür|ken|sat|tel *m*: Sella turcica; Ⓔ *sella turcica*

Turm|schä|del *m*: → *Turrizephalie*

turm|schä|del|ig *adj*: → *turrizephal*

Turner-Syndrom *nt*: *Syn: Ullrich-Turner-Syndrom, X0-Syndrom*; Chromosomenanomalie [meist 45,X0], die zu Minderwuchs und Gonadendysgenesie der äußerlich weiblichen Patienten führt; Ⓔ *Turner's syndrome, XO syndrome*

tur|ri|ce|phal *adj*: → *turrizephal*

Tur|ri|ce|pha|lie *f*: → *Turrizephalie*

tur|ri|ze|phal *adj*: *Syn: spitzschädelig, turmschädelig, akrozephal, oxyzephal, turricephal, hypsicephal, hypsizephal*; Turrizephalie betreffend, von ihr betroffen oder gekennzeichnet; Ⓔ *acrocephalic, acrocephalous, oxycephalic, oxycephalous, hypsicephalic, hypsicephalous, hypsocephalous*

Tur|ri|ze|pha|lie *f*: *Syn: Spitzschädel, Turmschädel, Akrozephalie, Oxyzephalie, Hypsizephalie*; anomale Schädelform mit turmartigem Wachstum; meist durch einen vorzeitigen Verschluss der Kranznaht* bedingt; Ⓔ *tower skull, tower head, steeple head, steeple skull, acrocephalia, acrocephaly, turricephaly, oxycephaly, oxycephalia, hypsicephaly, hypsocephaly*

tus|si|gen *adj*: *Syn: tussipar*; hustenerregend; Ⓔ *causing cough, tussigenic*

tus|si|par *adj*: → *tussigen*

Tus|sis *m*: Husten; Ⓔ *cough, tussis*
Tussis convulsiva: *Syn: Keuchhusten, Stickhusten, Pertussis*; durch Bordetella* pertussis hervorgerufene Infektionskrankheit, deren klinisches Erscheinungsbild von andauernden Hustenanfällen geprägt ist; Ⓔ *whooping cough, pertussis*
Tu|tor *m*: zirkulärer (Gips-)Verband; Ⓔ *tutor*
T-Wel|le *f*: *Syn: T-Zacke*; letzte Welle im EKG; Ⓔ *T wave*
Twort-d'Herelle-Phänomen *nt*: *Syn: d'Herelle-Phänomen, Bakteriophagie*; Zerstörung von Bakterien durch Bakteriophagen; Ⓔ *Twort-d'Herelle phenomenon, d'Herelle phenomenon, Twort phenomenon*
Ty|l|ek|to|mie *f*: *Syn: Segmentresektion, Quadrantenresektion, Lumpektomie*; Form der brusterhaltenden Tumorentfernung bei Brustkrebs*, bei der nur der Tumor und angrenzendes Gewebe entfernt werden; Ⓔ *partial mastectomy, segmental mastectomy, segmental breast resection, lumpectomy, tylectomy*
Ty|lo|ma *nt, pl* **-ma|ta**: → *Tylosis*
Ty|lo|sis *f, pl* **-ses**: *Syn: Tyloma, Tylositas, Callus, Callositas*; Schwielenbildung, Schwiele, Hornschwiele; Ⓔ *tyloma, tyle, callus, callositas, callosity, keratoma*
Tylosis ciliaris: Lidrandverhärtung bei chronischer Entzündung; Ⓔ *pachyblepharon, pachyblepharosis*
Ty|lo|si|tas *f, pl* **-ta|tes**: → *Tylosis*
Tympan-, tympan- *präf.*: → *Tympano-*
tym|pa|nal *adj*: Trommelfell oder Paukenhöhle betreffend; Ⓔ *relating to tympanic membrane or cavity, tympanal, tympanic*
Tym|pa|nek|to|mie *f*: Trommelfellentfernung; Ⓔ *tympanectomy*
Tym|pa|nia *f*: *Syn: Blähsucht, Trommelbauch, Meteorismus*; übermäßige Gasansammlung im Bauchraum; Ⓔ *flatulent colic, tympanites, tympania, tympanism, tympany, meteorism*
Tympania uteri: *Syn: Physometra, Uterustympanie*; Gasansammlung in der Gebärmutter; Ⓔ *uterine tympanites, physometra*
tym|pa|nisch *adj*: *Syn: tympanitisch*; (*Schall*) paukenartig; Ⓔ *tympanic, tympanitic*
tym|pa|ni|tisch *adj*: → *tympanisch*
Tympano-, tympano- *präf.*: Wortelement mit der Bedeutung „Paukenhöhle"; Ⓔ *tympanal, tympanic, tympan(o)-*
tym|pa|no|gen *adj*: aus der Paukenhöhle stammend; Ⓔ *tympanogenic*
Tym|pa|no|gramm *nt*: bei der Tympanometrie erhaltene grafische Darstellung; Ⓔ *tympanogram*
tym|pa|no|mal|le|al *adj*: Paukenhöhle und Hammer/Malleus; Ⓔ *relating to both tympanic membrane and malleus, tympanomalleal*
Tym|pa|no|mas|to|i|di|tis *f, pl* **-ti|den**: Entzündung von Paukenhöhle und Warzenfortsatzzellen/Cellulae mastoideae; Ⓔ *inflammation of middle ear and mastoid cells, tympanomastoiditis*
tym|pa|no|mas|to|i|di|tisch *adj*: Tympanomastoiditis betreffend, von ihr betroffen oder gekennzeichnet; Ⓔ *relating to or marked by tympanomastoiditis*
Tym|pa|non *nt*: → *Tympanum*
Tym|pa|no|plas|tik *f*: Paukenhöhlenplastik; Ⓔ *tympanoplasty*
tym|pa|no|plas|tisch *adj*: Tympanoplastik betreffend, mittels Tympanoplastik; Ⓔ *relating to tympanoplasty, tympanoplastic*
Tym|pa|no|skle|ro|se *f*: *Syn: Paukensklerose, Paukenhöhlensklerose*; zu Verklebung und Sklerose von Trommelfell und Gehörknöchelchen führende Erkrankung mit Entwicklung einer Schwerhörigkeit; Ⓔ *tympanosclerosis*
tym|pa|no|sta|pe|di|al *adj*: Paukenhöhle und Steigbügel/Stapes betreffend; Ⓔ *relating to both tympanic cavity and stapes, tympanostapedial*
Tym|pa|no|to|mie *f*: Inzision des Trommelfells, Paukenhöhlenpunktion, Paukenpunktion; Ⓔ *tympanotomy, myringotomy*
Tym|pa|num *nt*: *Syn: Tympanon, Cavitas tympani*; die Gehörknöchelchen enthaltende Paukenhöhle des Mittelohrs; Ⓔ *tympanum, tympanic cavity, drum, eardrum*
Tyndall-Effekt *m*: Lichtstreuung durch kolloidal gelöste Teilchen; Ⓔ *Tyndall phenomenon, Tyndall effect*
Typhl-, typhl- *präf.*: → *Typhlo-*
Typh|lek|to|mie *f*: *Syn: Zäkektomie*; operative Blinddarmentfernung, Blinddarmresektion, Zäkumresektion; Ⓔ *typhlectomy, cecectomy*
Typh|li|tis *f, pl* **-ti|den**: *Syn: Zäkumentzündung, Blinddarmentzündung*; Entzündung des Blinddarms/Zäkums; klinisch nicht von einer Appendizitis* zu unterscheiden; Ⓔ *inflammation of the cecum, typhlenteritis, typhlitis, typhloenteritis, typhloteritis, cecitis*
typh|li|tisch *adj*: Blinddarmentzündung/Typhlitis betreffend, von ihr betroffen oder gekennzeichnet; Ⓔ *relating to or marked by typhlitis, typhlitic*
Typhlo-, typhlo- *präf.*: Wortelement mit der Bedeutung **1.** „blind" **2.** „Blinddarm/Zäkum/Typhlon"; Ⓔ **1.** *typhlo-, blind* **2.** *cecum, typhlon*
Typh|lo|ko|li|tis *f, pl* **-ti|den**: Entzündung von Blinddarm/Zäkum und Kolon; Ⓔ *typhlocolitis*
typh|lo|ko|li|tisch *adj*: Typhlokolitis betreffend, von ihr betroffen oder gekennzeichnet; Ⓔ *relating to or marked by typhlocolitis, typhlocolitic*
Typh|lo|li|thi|a|sis *f, pl* **-ses**: *Syn: Zäkolithiasis*; Vorkommen von Darmsteinen im Zäkum; Ⓔ *typhlolithiasis*
Typh|lo|me|ga|lie *f*: *Syn: Zäkomegalie*; Zäkumvergrößerung; Ⓔ *typhlomegaly*
Typh|lon *nt, pl* **-la**: *Syn: Blinddarm, Zäkum, Zökum, Caecum*; sackförmiger Anfang des Dickdarms; am unteren Ende befindet sich der Wurmfortsatz [Appendix vermiformis], der oft als Blinddarm bezeichnet wird; Ⓔ *blind gut, blind intestine, cecum, typhlon*
Typh|lo|pe|xie *f*: *Syn: Zäkopexie*; Zäkumfixation, Zäkumanheftung; Ⓔ *typhlopexy, cecopexy, cecofixation*
Typh|lo|pto|se *f*: Zäkumsenkung; meist im Rahmen einer Enteroptose*; Ⓔ *typhloptosis, cecoptosis*
Typh|lo|sto|mie *f*: *Syn: Zäkostomie*; (Anlegen einer) Zäkumfistel, Zäkumfistelung; Ⓔ *typhlostomy, cecostomy*
Typh|lo|to|mie *f*: *Syn: Zäkotomie*; operative Zäkumeröffnung; Ⓔ *cecotomy, typhlotomy*
Ty|pho|id *nt*: typhusartige Erkrankung; Ⓔ *typhus-like, typhoid, typhoidal, typhous*
Ty|phom *nt*: *Syn: Typhusgranulom*; bei Typhus* abdominalis auftretendes Granulom, v.a. in Leber, Milz und Lymphknoten; Ⓔ *typhoid nodule*
ty|phös *adj*: Typhus betreffend, typhusartig, typhusähnlich; Ⓔ *typhus-like, typhoid, typhoidal, typhous*
Ty|phus (ab|do|mi|na|lis) *m*: *Syn: Bauchtyphus, Unterleibstyphus, typhoides Fieber, Febris typhoides*; durch Salmonella* typhi verursachte, melde- und isolierpflichtige Infektionskrankheit; klinisch stehen Fieber, Milzschwellung, Bewusstseinseintrübung und massive Durchfälle [**Erbsenbreistühle**] im Vordergrund; Ⓔ *typhoid fever, enteric fever, typhoid, typhia, abdominal typhoid*
Typhus ambulatorius: *Syn: Typhus levissimus*; leichte, grippeartige Form des Typhus abdominalis; Ⓔ *ambulatory typhoid, latent typhoid, walking typhoid*
Typhus exanthematicus: *Syn: epidemisches Fleckfieber, klassisches Fleckfieber, Läusefleckfieber, Flecktyphus, Hungertyphus, Kriegstyphus*; weltweit verbreitete, durch schlechte hygienische Bedingungen geförderte Infektionskrankheit; der Erreger [Rickettsia* prowazeki] wird v.a. durch die Kleiderlaus* von Mensch zu Mensch übertragen; neben hohem Fieber und einem charakteristischen fleckförmigen Hautausschlag im-

T

poniert die Erkrankung durch Bewusstseinseintrübung und neurologische Schäden; Ⓔ *classic typhus, epidemic typhus, European typhus, exanthematous typhus, louse-borne typhus, camp fever, fleckfieber, hospital fever, prison fever, ship fever, jail fever, war fever*

Typhus levissimus: → *Typhus ambulatorius*

Ty|phus|ba|zil|lus *m, pl* **-li**: *Syn: Salmonella typhi*; durch Wasser, Lebensmittel und Schmierinfektion übertragener Erreger des Typhus* abdominalis; Ⓔ *typhoid bacterium, typhoid bacillus, Eberth's bacillus, Bacillus typhi, Bacillus typhosus, Salmonella typhi, Salmonella typhosa*

Ty|phus|gra|nu|lom *nt*: → *Typhom*

Typhus-Paratyphus-Enteritisbakterien *pl*: → *Salmonella*

Ty|phus|zel|len *pl*: *Syn: Rindfleischzellen*; in Typhusgranulomen vorkommende typische Zellen; Ⓔ *typhic corpuscles*

Tyr-, tyr- *präf.*: → *Tyro-*

Ty|ra|min *nt*: *Syn: Tyrosamin*; aus Tyrosin* entstehendes biogenes Amin; Ⓔ *tyramine, tyrosamine, systogene, hydroxyphenylethylamine, oxyphenylethylamine*

Ty|ra|mi|na|se *f*: → *Tyraminoxidase*

Ty|ra|min|o|xi|da|se *f*: *Syn: Monoaminooxidase, Monoaminoxidase, Adrenalinoxidase, Tyraminase*; Enzym, das die Oxidation von primären, sekundären und tertiären Aminen katalysiert; Ⓔ *monoamine oxidase, tyramine oxidase, amine oxidase (flavin-containing)*

Tyro-, tyro- *präf.*: Wortelement mit der Bedeutung „Käse"; Ⓔ *cheese, tyr(o)-*

ty|ro|gen *adj*: aus Käse stammend, durch Käse hervorgerufen; Ⓔ *tyrogenous*

Ty|ro|sa|min *nt*: → *Tyramin*

Ty|ro|sin *nt*: essentielle Aminosäure; Ausgangssubstanz für die Synthese von Schilddrüsenhormonen und Katecholaminen; Ⓔ *oxyphenylaminopropionic acid, hydroxyphenylalanine, tyrosine*

Ty|ro|sin|ä|mie *f*: *Syn: Hypertyrosinämie*; erhöhter Tyrosingehalt des Blutes; Ⓔ *tyrosinemia, hypertyrosinemia*

hepatorenale Tyrosinämie: *Syn: hereditäre Tyrosinämie, Tyrosinose*; angeborene Abbaustörung des Tyrosins mit Leber und Nierensschädigung; Ⓔ *type I tyrosinemia, tyrosinosis, hypermethioninemia, type VIII hyperphenylalaninemia, hereditary tyrosinemia, hepatorenal tyrosinemia*

hereditäre Tyrosinämie: → *hepatorenale Tyrosinämie*

Ty|ro|sin|a|mi|no|trans|fe|ra|se|man|gel *m*: *Syn: TAT-Mangel, Richner-Hanhart-Syndrom*; autosomal-rezessive Enzymopathie* mit Hornhautdystrophie, Keratose von Händen und Füßen und geistiger Retardierung; Ⓔ *tyrosine aminotransferase deficiency, type II tyrosinemia, Richner-Hanhart syndrome*

Ty|ro|si|na|se *f*: kupferhaltiges Enzym, das Melanin* aus Tyrosin bildet; Ⓔ *tyrosinase, monophenol monooxygenase*

Ty|ro|si|no|se *f*: *Syn: hereditäre Tyrosinämie, hepatorenale Tyrosinämie*; angeborene Abbaustörung des Tyrosins mit Leber und Nierensschädigung; Ⓔ *type I tyrosinemia, tyrosinosis, hypermethioninemia, type VIII hyperphenylalaninemia, hereditary tyrosinemia, hepatorenal tyrosinemia*

Ty|ro|sin|u|rie *f*: Tyrosinausscheidung im Harn; Ⓔ *tyrosinuria*

Ty|ro|sis *f, pl* **-ses**: pathologische Bezeichnung für die Verkäsung von Gewebe, z.B. bei Tuberkulose; Ⓔ *tyrosis, caseation*

Ty|ro|to|xi|ko|se *f*: *Syn: Käsevergiftung*; bei Patienten mit Monoaminooxidasehemmern auftretende akute Hochdruckkrise nach Verzehr amin-reicher Käsesorten; Ⓔ *cheese poisoning, tyrotoxicosis, tyrotoxism*

Tyson-Drüsen *pl*: *Syn: Vorhautdrüsen, Präputialdrüsen, präputiale Drüsen, Glandulae preputiales*; talgproduzierende Drüsen der Penisvorhaut; Ⓔ *glands of Tyson, crypts of Tyson, preputial glands, glands of Haller, crypts of Littre, crypts of Haller, odoriferous crypts of prepuce*

T-Za|cke *f*: → *T-Welle*

T-Zel|len *pl*: → *T-Lymphozyten*

T4+-Zel|len *pl*: → *Helferzellen*

T-Zell-Pseudolymphom *nt*: *Syn: lymphomatoide Papulose*; ätiologisch ungeklärte Erkrankung mit Bildung schmerzhafter, geröteter Papeln durch eine Proliferation aktiver T-Lymphozyten in der Haut; Ⓔ *lymphomatoid papulosis*

T

U

Über|be|fruch|tung *f*: *Syn: Superfetation, Superfetatio*; Befruchtung eines Eis, während schon eine Schwangerschaft besteht; Ⓔ *superfetation, superimpregnation, hypercyesis, hypercyesia*

Über|bein *nt*: *Syn: Synovialzyste, Ganglion*; mukoide Zystenbildung einer Gelenkkapsel oder des Sehnengleitgewebes; Ⓔ *myxoid cyst, synovial cyst, ganglion*

Über|biss *m*: *Syn: Scherenbiss, Psalidodontie*; normale Bissform, bei der die oberen Schneidezähne über die unteren ragen; Ⓔ *overbite, vertical overlap*

Über|do|sis *f, pl* **-sen**: über die zulässige oder empfohlene Dosis hinausgehende Arzneimittel- oder Strahlendosis; Ⓔ *overdose*

Über|druck|be|at|mung *f*: Standardform der Beatmung, bei der während der Einatmung ein positiver Druck aufgebaut wird; Ⓔ *positive pressure ventilation*

Über|druck|kam|mer *f*: Druckammer für die hyperbare Oxygenation*; Ⓔ *hyperbaric chamber*

Über|emp|find|lich|keit *f*: Reizüberempfindlichkeit, Hypersensitivität; Allergie; Ⓔ *irritability, sensitiveness, sensitivity, hypersensitivenes, supersensitiveness, oversensitivity, oversensitiveness, allergy, hypersusceptibility* (gegen *to*)

Über|er|reg|bar|keit, ner|vö|se *f*: *Syn: Beard-Syndrom, Nervenschwäche, Neurasthenie, Neurasthenia*; nervöses Erschöpfungssyndrom mit u.a. Kopfschmerzen, Schwitzen, Schlafstörungen, Schwindel, Durchfall oder Verstopfung; Ⓔ *neurasthenia, nervous exhaustion, nervous prostration, neurasthenic neurosis, fatigue neurosis, Beard's disease*

Über|gangs|nä|vus *m, pl* **-vi**: *Syn: Grenznävus, Abtropfungsnävus, Junktionsnävus, junktionaler Nävus*; Nävuszellnävus* im Übergangsbereich von Dermis* und Epidermis*; Ⓔ *junction nevus, epidermic-dermic nevus, junctional nevus*

Über|gangs|wir|bel *m*: *Syn: Assimilationswirbel*; erster oder letzter Wirbel einer Wirbelgruppe, der Merkmale der angrenzenden Wirbelgruppe aufweist; Ⓔ *transitional vertebra*

Über|imp|fung *f*: *Syn: Beimpfung, Inokulation, Impfung*; Einbringen eines Erregers in einen Nährboden oder Organismus; Ⓔ *inoculation*

Über|rei|fe|syn|drom *nt*: → *Übertragungssyndrom*

Über|schwän|ge|rung *f*: *Syn: Superfekundation, Superfecundatio*; Befruchtung von mehr als einem Ei während desselben Zyklus; Ⓔ *superfecundation*

Über|trä|ger|stoff *m*: Transmitter*; Ⓔ *transmitter*

Über|trä|ger|sub|stanz *f*: Transmitter*; Ⓔ *transmitter*

Über|tra|gung *f*: **1.** Überschreitung des errechneten Geburtstermins um mehr als eine Woche **2.** während einer psychoanalytischen Behandlung auftretende Übertragung unbewusster Wünsche vom Patienten auf den Therapeuten; die Umkehrung wird als **Gegenübertragung** bezeichnet; Ⓔ **1.** *over-term pregnancy* **2.** *transference*

Über|tra|gungs|neu|ro|se *f*: *Syn: Übertragung*; während der psychoanalytischen Behandlung auftretende Neurose* durch Übertragung des Konfliktes auf den Therapeuten; Ⓔ *transference neurosis*

Über|tra|gungs|syn|drom *nt*: *Syn: Ballantyne-Runge-Syndrom, Überreifesyndrom, Clifford-Syndrom, Dysmaturitätssyndrom*; durch eine Übertragung des Säuglings hervorgerufene Störungen [reduziertes Fettpolster, Fehlen der Käseschmiere, Grünfärbung der Haut]; Ⓔ *Ballantyne-Runge syndrome, Clifford's syndrome*

Über|ven|ti|la|ti|on *f*: → *Hyperventilation*

Über|wan|de|rungs|e|lek|tro|pho|re|se *f*: *Syn: Gegenstromelektrophorese, Gegenstromimmunoelektrophorese*; Elektrophorese* mit entgegengesetzter Wanderungsrichtung von Antigen und Antikörper; Ⓔ *counterimmunoelectrophoresis*

U|bi|chi|non *nt*: *Syn: Coenzym Q*; in den Mitochondrien vorkommender Elektronenüberträger der Atmungskette; Ⓔ *ubiquinone*

u|bi|qui|tär *adj*: überall vorkommend, allgegenwärtig; Ⓔ *ubiquitous*

UDP-Galaktose *f*: *Syn: Uridindiphosphat-D-Galaktose, aktive Galaktose*; an Uridindiphosphat* gebundene aktivierte Galaktose; Ⓔ *UDPgalactose*

UDP-Galaktose-4-Epimerase *f*: → *UDP-Glucose-4-Epimerase*

UDP-Glucose *f*: *Syn: Uridindiphosphat-Glucose, aktive Glucose*; an Uridindiphosphat* gebundene aktivierte Glucose; Ⓔ *UDPglucose*

UDP-Glucose-4-Epimerase *f*: *Syn: UDP-Glukose-4-Epimerase, UDP-Galaktose-4-Epimerase, Galaktowaldenase*; die sog. Walden-Umkehr katalysierendes Enzym; Ⓔ *UDPglucose 4-epimerase*

UDP-Glucuronyltransferase *f*: in der Leber vorkommendes Enzyn, das Glucuronsäure mit Bilirubin und anderen Substanzen konjugiert; Ⓔ *UDP-glucuronosyltransferase*

U|fer|zel|len *pl*: Retikulumzellen der Wand von Lymph- und Blutsinus; Ⓔ *reticular cells*

Uhl-Anomalie *f*: angeborener Herzfehler mit Unterentwicklung der Muskulatur der rechten Kammer; Ⓔ *Uhl's anomaly*

Uhr, bi|o|lo|gi|sche *f*: *Syn: innere Uhr*; interner Zeitgeber, der den zirkadianen Rhythmus des Körpers synchronisiert; Ⓔ *biological clock*

Uhr|glas|nä|gel *pl*: *Syn: hippokratische Nägel, Unguis hippocraticus*; gewölbte Nägel bei chronischem Sauerstoffmangel; Ⓔ *hippocratic nails*

Uhr|glas|ver|band *m*: luftdichter Augenverband mit einer Kunststoffscheibe zum Durchschauen; Ⓔ *protective glass*

Uhr, in|ne|re *f*: → *Uhr, biologische*

Ul-, ul- *präf.*: → *Ulo-*

Ulcer-, ulcer- *präf.*: → *Ulcero-*

Ulcero-, ulcero- *präf.*: Wortelement mit der Bedeutung „Geschwür/Ulkus"; Ⓔ *ulcer, ulceration, ulcer(o)-*

Ul|cus *nt, pl* **Ul|ce|ra**: → *Ulkus*

Ulcus ad pylorum: → *Ulcus pyloricum*

Ulcus callosum: chronisches Ulcus ventriculi oder Ulcus duodeni mit schwieligem Rand; Ⓔ *callus ulcer*

Ulcus corneae: *Syn: Hornhautgeschwür, Hornhautulkus*; bei viraler Entzündung der Hornhaut auftretendes Geschwür; Ⓔ *corneal ulcer, helcome*

Ulcus cruris: *Syn: Unterschenkelgeschwür, Beingeschwür*; Geschwür der Unterschenkel- oder Fußhaut; meist als Folge einer chronisch venösen Insuffizienz [**Ulcus cruris venosum**] oder einer arteriellen Verschlusskrankheit [**Ulcus cruris arteriosum**]; Ⓔ *chronic leg ulcer*

Ulcus cruris arteriosum: *s.u. Ulcus cruris*; Ⓔ *arterial leg ulcer*

Ulcus cruris venosum: *s.u. Ulcus cruris*; Ⓔ *gravitational ulcer, stasis ulcer*

Ulcus Dieulafoy: auf die Schleimhaut beschränktes Magengeschwür; Ⓔ *Dieulafoy's ulcer, Dieulafoy's erosion*

Ulcus duodeni: *Syn: Zwölffingerdarmgeschwür, Duode-*

nalulkus; häufigstes Geschwür des Magen-Darm-Traktes; meist mit Überproduktion von Magensäure und Helicobacter-pylori-Infektion des Magens; typisch sind Nüchternschmerz und Druckschmerz im Oberbauch; Ⓔ *duodenal ulcer*

Ulcus durum: *Syn:* *harter Schanker, Hunter-Schanker, syphilitischer Primäraffekt*; primäres Hautgeschwür bei Syphilis*; Ⓔ *hard ulcer, syphilitic ulcer, chancre, hunterian chancre, hard chancre, hard sore, true chancre*

Ulcus molle: *Syn:* *weicher Schanker, Chankroid*; v.a. in Afrika, Asien und Südamerika vorkommende Geschlechtskrankheit durch Haemophilus* ducrey; Ⓔ *soft chancre, soft sore, soft ulcer, venereal sore, venereal ulcer, chancroidal ulcer, chancroid*

Ulcus pepticum: durch Magensäure und Pepsin verursachte Geschwür des Magen-Darm-Traktes; Ⓔ *peptic ulcer*

Ulcus perforans: *Syn:* *Ulkusperforation*; die Wand von Magen oder Dünndarm durchbrechendes Geschwür; Ⓔ *perforated ulcer*

Ulcus pyloricum: *Syn:* *Ulcus ad pylorum*; pylorusnahes Magengeschwür; Ⓔ *pyloric ulcer*

Ulcus rodens: *Syn:* *knotiges/solides/noduläres/nodulo-ulzeröses Basaliom, Basalioma exulcerans*; flaches, langsam fortschreitendes Basaliom*; Ⓔ *rodent ulcer, rodent cancer, Clarke's ulcer, Krompecher's tumor*

Ulcus simplex vesicae: *s.u.* *Ulcus vesicae*; Ⓔ *Hunner's ulcer, Fenwick-Hunner ulcer, elusive ulcer*

Ulcus trophoneuroticum: → *trophoneurotisches Ulkus*

Ulcus varicosum: Ulcus cruris bei ausgedehnter Varikose*; Ⓔ *varicose ulcer, stasis ulcer*

Ulcus ventriculi: *Syn:* *Magengeschwür, Magenulkus*; v.a. Männer befallendes Geschwür der Magenschleimhaut; das durch Reflux von Darminhalt, Stress, Medikamente und Helicobacter* pylori verursacht werden kann; Ⓔ *gastric ulcer, ventricular ulcer, ulcer of the stomach*

Ulcus vesicae: *Syn:* *Harnblasengeschwür, Blasengeschwür*; Geschwür der Blasenschleimhaut; meist als kleines Geschwür bei Frauen [**Ulcus simplex vesicae**]; Ⓔ *bladder ulceration*

Ule-, ule- *präf.*: → *Ulo-*

Ulle|gy|rie *f*: Hirnrindenvernarbung; Ⓔ *ulegyria*

Ulle|ry|the|ma oph|ry|o|ge|nes *nt*: **1.** *Syn:* *Keratosis pilaris rubra faciei, Keratosis pilaris faciei*; angeborene Verhornungsstörung mit follikulärer Hyperkeratose* und Rötung der Gesichtshaut **2.** *Syn:* *Keratosis pilaris faciei, Keratosis pilaris rubra atrophicans faciei*; autosomal-dominante Verhornungsstörung der Gesichtshaut mit diffuser Hautrötung und Follikelatrophie der Augenbrauen; Ⓔ **1.** *ulerythema, keratosis pilaris rubra faciei ophryogenes* **2.** *ulerythema ophryogenes, keratosis pilaris rubra atrophicans faciei*

Ul|kus *nt, pl* **Ul|ze|ra**: *Syn:* *Geschwür, Ulcus*; lokale Entzündung von Haut oder Schleimhaut mit in die Tiefe gehendem Substanzverlust; Ⓔ *ulcer, ulceration, ulcus, fester*

trophoneurotisches Ulkus: *Syn:* *neurotrophische Ulzeration, Ulcus trophoneuroticum*; durch Nervenschädigung verursachte chronische, schmerzlose, nichtentzündliche Hautgeschwüre; Ⓔ *neurotrophic ulcer, trophoneurotic ulcer*

Ul|kus|kar|zi|nom *nt*: aus einem chronischen Geschwür hervorgehendes Karzinom*; Ⓔ *ulcer carcinoma, ulcerocarcinoma*

Ul|kus|krank|heit *f*: *Syn:* *Geschwürsleiden, Geschwürskrankheit*; chronisch rezidivierendes Ulkus von Magen oder Dünndarm; Ⓔ *peptic ulcer disease, ulcer disease*

Ul|kus|per|fo|ra|ti|on *f*: *Syn:* *Ulcus perforans*; die Wand von Magen oder Dünndarm durchbrechendes Geschwür; Ⓔ *ulcer perforation*

Ullrich-Scheie-Krankheit *f*: *Syn:* *Morbus Scheie, Scheie-Krankheit, Scheie-Syndrom, Ullrich-Scheie-Syndrom, Mukopolysaccharidose I-S*; erst im Erwachsenenalter auftretende Mukopolysaccharidspeicherkrankheit mit relativ leichten Symptomen [Skelettveränderungen, Herzklappenfehler, Hornhauttrübung] und normaler Intelligenz; Ⓔ *Scheie's type, Scheie's syndrome, mucopolysaccharidosis I S*

Ullrich-Turner-Syndrom *nt*: *Syn:* *Turner-Syndrom, X0-Syndrom*; Chromosomenanomalie [meist 45,X0], die zu Minderwuchs und Gonadendysgenesie der äußerlich weiblichen Patienten führt; Ⓔ *Turner's syndrome, XO syndrome*

Ul|na *f, pl* **-nae**: *Syn:* *Elle*; innen liegender Unterarmknochen, der mit seinem proximalen Ende mit dem Humerus* artikuliert und dessen distales Ende mit dem Radius* das distale Radioulnargelenk bildet; Ⓔ *ulna, elbow bone, cubitus*

Ul|na|a|pla|sie *f*: angeborenes Fehlen der Elle/Ulna; Ⓔ *ulna aplasia*

Ul|na|frak|tur *f*: *Syn:* *Ellenbruch, Ellenfraktur*; die Ulna kann im Bereich des Olekranons, des Schaftes oder der distalen Ulna frakturieren; am häufigsten sind isolierte Schaftbrüche [Parierfraktur*], Schaftbrüche von Ulna und Radius [Unterarmschaftfraktur*] und die proximale Ulnafraktur mit ventraler Luxation des Radiusköpfchens [Monteggia*-Fraktur]; Ⓔ *ulnar fracture, fractured ulna*

Ul|na|hy|po|pla|sie *f*: mangelnde Entwicklung der Elle/Ulna; Ⓔ *ulna hypoplasia*

ul|nar *adj*: Elle/Ulna betreffend, auf der Ulnarseite liegend; Ⓔ *relating to the ulna, ulnar, cubital*

Ul|na|ris|läh|mung *f*: Lähmung des Nervus* ulnaris; Ⓔ *ulnar nerve palsy, ulnar nerve paralysis*

Ul|na|ris|throm|bo|se *f*: Thrombose der Arteria* ulnaris; Ⓔ *ulnar artery thrombosis*

Ulno-, ulno- *präf.*: Wortelement mit der Bedeutung „Elle/Ellbogenknochen/Ulna"; Ⓔ *ulnar, ulno-*

ul|no|kar|pal *adj*: *Syn:* *karpoulnar*; Elle/Ulna und Handwurzel/Karpus betreffend oder verbindend; Ⓔ *relating to both ulna and carpus, ulnocarpal*

ul|no|ra|di|al *adj*: *Syn:* *radioulnar*; Elle/Ulna und Speiche/Radius betreffend oder verbindend; Ⓔ *relating to both ulna and radius, ulnoradial*

Ulo-, ulo- *präf.*: Wortelement mit der Bedeutung **1.** „Narbe/vernarbte Wunde" **2.** „Zahnfleisch"; Ⓔ **1.** *ulo-, scar, cicatrix* **2.** *gum, gingiva*

Ultra-, ultra- *präf.*: Wortelement mit der Bedeutung „jenseits/darüber/äußerst"; Ⓔ *ultra-*

Ul|tra|kurz|wel|len *pl*: elektromagnetische Wellen mit einer Wellenlänge von 1–10 m; Ⓔ *ultrashort waves*

Ul|tra|mi|kro|skop *nt*: spezielles Dunkelfeldmikroskop zur Darstellung submikroskopischer Teilchen; Ⓔ *ultramicroscope*

Ul|tra|mi|kro|sko|pie *f*: Untersuchung mit einem Ultramikroskop*; Ⓔ *ultramicroscopy*

ul|tra|mi|kro|sko|pisch *adj*: **1.** *Syn:* *ultravisibel, submikroskopisch*; nicht mit dem (Licht-)Mikroskop sichtbar **2.** Ultramikroskop oder Ultramikroskopie betreffend; Ⓔ **1.** *ultramicroscopic, ultravisible* **2.** *ultramicroscopic*

Ul|tra|rot *nt*: *Syn:* *Infrarotlicht, Ultrarotlicht, IR-Licht, UR-Licht, Infrarot*; jenseits des roten Lichts liegende elektromagnetischen Wärmestrahlung; Ⓔ *infrared, infrared light, ultrared, ultrared light*

Ul|tra|rot|licht *nt*: → *Ultrarot*

Ul|tra|schall *m*: Schallwellen mit einer Frequenz von mehr als 20 kHz, d.h. jenseits der oberen Hörgrenze des Menschen; werden in Diagnose und Therapie eingesetzt; Ⓔ *ultrasound*

Ul|tra|schall|di|a|gnos|tik *f*: bildgebende, nichtinvasive Verfahren, bei denen Ultraschall als Impuls [**Sonografie**] oder Dauerton [**Doppler-Methode**] ausgesendet wird;

U

Ⓔ *echography, ultrasonography, sonography*

Ul|tra|schall|e|cho|kar|di|o|gra|fie, -gra|phie *f*: → *Ultraschallkardiografie*

Ul|tra|schall|e|cho|kar|di|o|gramm *nt*: → *Ultraschallkardiogramm*

Ul|tra|schall|kar|di|o|gra|fie, -gra|phie *f*: *Syn: Ultraschallechokardiografie, Echokardiografie*; Ultraschalluntersuchung des Herzens; Ⓔ *echocardiography, ultrasonic cardiography, ultrasound cardiography*

ul|tra|schall|kar|di|o|gra|fisch *adj*: *Syn: ultraschallechokardiografisch, echokardiografisch*; Ultraschallkardiografie betreffend, mittels Ultraschallkardiografie; Ⓔ *relating to echocardiography, echocardiographic*

Ul|tra|schall|kar|di|o|gramm *nt*: *Syn: Ultraschallechokardiogramm, Echokardiogramm*; bei der Ultraschallkardiografie gewonnene Aufnahme; Ⓔ *echocardiogram*

Ul|tra|schall|mam|mo|gra|fie, -gra|phie *f*: Ultraschalluntersuchung der Brust; Ⓔ *ultrasound mammography*

Ul|tra|schall|mi|kro|skop *nt*: Mikroskop* mit Ultraschallabtastung des Objektes; Ⓔ *ultrasonic microscope*

Ul|tra|schall|pho|no|kar|di|o|gra|fie, -gra|phie *f*: kombinierte Ultraschall- und Phonokardiografie; Ⓔ *echophonocardiography*

Ul|tra|vi|o|lett *nt*: *Syn: Ultraviolettlicht, Ultraviolettstrahlung, UV-Licht, UV-Strahlung*; elektromagnetische Wellen, die jenseits des sichtbaren blauen Lichts liegen; je nach Wellenlänge in **Ultraviolett A** [UV-A, 315–400 nm], **Ultraviolett B** [UV-B, 280–315 nm] und **Ultraviolett C** [UV-C, 100–280 nm] eingeteilt; Ⓔ *ultraviolet, ultraviolet light*

Ul|tra|vi|o|lett|licht *nt*: → *Ultraviolett*

Ul|tra|vi|o|lett|mi|kro|skop *nt*: *Syn: UV-Mikroskop*; Mikroskop* mit UV-Licht; Ⓔ *ultraviolet microscope*

Ul|tra|vi|o|lett|strah|lung *f*: → *Ultraviolett*

ul|tra|vi|si|bel *adj*: *Syn: submikroskopisch, ultramikroskopisch*; nicht mit dem (Licht-)Mikroskop sichtbar; Ⓔ *ultramicroscopic, ultravisible*

Ultzmann-Katheter *m*: Blasenkatheter mit vielen kleinen Löchern im Katheterschnabel für Harnröhrenspülungen; Ⓔ *Ultzmann catheter*

Ulzer-, ulzer- *präf.*: → *Ulzero-*

Ul|ze|ra|ti|on *f*: Geschwür(sbildung); Ulkus; Ⓔ *ulcer formation, ulceration, helcosis*

neurotrophische Ulzeration: → *trophoneurotisches Ulkus*

ul|ze|ra|tiv *adj*: *Syn: ulzerös*; Ulzeration betreffend, ein Geschwür bildend; Ⓔ *ulcerative, ulcerous*

Ulzero-, ulzero- *präf.*: Wortelement mit der Bedeutung „Geschwür/Ulkus"; Ⓔ *ulcer, ulceration, ulcer(o)-*

ul|ze|ro|gen *adj*: Geschwüre hervorrufend; Ⓔ *ulcer-producing, ulcerative, ulcerous, ulcerogenic*

Ul|ze|ro|ge|ne|se *f*: Ulkusentstehung, Ulkusbildung; Ⓔ *ulcer formation, ulcerogenesis*

ul|ze|rös *adj*: → *ulzerativ*

Um|bau|gas|tri|tis *f, pl* **-tiden**: durch eine Metaplasie* der Schleimhaut gekennzeichnete chronisch atrophische Gastritis*; Ⓔ *transformation gastritis*

Um|bi|li|cus *m*: *Syn: Umbilikus, Omphalos, Umbo, Nabel*; narbiger Rest des embryonalen Nabelschnuransatzes; sitzt über dem **Nabelring** [Anulus umbilicalis], der von der bindegewebigen **Nabelplatte** verschlossen ist; auf ihr sitzt die **Papilla umbilicalis**, ein Rest der verödeten Nabelschnurgefäße; Ⓔ *navel, belly-button, umbilicus, umbo, omphalos, omphalus*

um|bi|li|kal *adj*: Nabel/Umbilicus betreffend, zum Nabel gehörend; Ⓔ *relating to the umbilicus, umbilical, omphalic*

Um|bi|li|kal|her|nie *f*: *Syn: Nabelbruch, Exomphalos, Exomphalozele, Hernia umbilicalis*; angeborener oder erworbener Bauchwandbruch durch den Nabelring; Ⓔ *umbilical hernia, umbilical eventration, exomphalos, omphalocele*

Um|bi|li|kus *m*: → *Umbilicus*

Um|bo *m, pl* **-bo|nes**: → *Umbilicus*

Umbo membranae tympani: Trommelfellnabel; Ⓔ *umbo of tympanic membrane*

Um|ge|hungs|a|na|sto|mo|se *f*: *Syn: Umgehungsplastik, Bypass; Shunt*; operative Anastomose zur Umgehung/Ausschaltung eines Hindernisses; Ⓔ *bypass, shunt*

Um|ge|hungs|plas|tik *f*: → *Umgehungsanastomose*

Um|lauf *m*: Paronychie*; Ⓔ *paronychia*

Um|stel|lungs|os|te|o|to|mie *f*: Osteotomie* zur Korrektur von Fehlstellungen oder Fehlbildungen; Ⓔ *displacement osteotomy*

un|be|wusst *adj*: nicht vom Bewusstsein bestimmt, nicht bewusst, ohne es zu wissen, unwillkürlich; Ⓔ *unconscious, instinctive; involuntary*

Unc-, unc- *präf.*: → *Unco-*

Un|ci|na|ri|a|sis *f, pl* **-ses**: Hakenwurmerkrankung durch Uncinaria-Species; Ⓔ *uncinariasis*

Unco-, unco- *präf.*: Wortelement mit der Bedeutung „Haken"; Ⓔ *hook, unc(o)-*

Un|cus *m, pl* **-ci**: **1.** Haken, hakenförmiger Vorsprung **2.** hakenförmiges vorderes Ende des Gyrus* parahippocampalis; Ⓔ **1.** *hook* **2.** *uncus*

Uncus corporis vertebrae cervicales: *Syn: Processus uncinatus vertebrae cervicales*; wulstförmige Erhöhung des lateralen Oberrandes der Halswirbelkörper; Ⓔ *uncus of body*

Uncus corporis vertebrae thoracicae primae: *Syn: Processus uncinatus vertebrae thoracicae primae*; wulstförmige Erhöhung des lateralen Oberrandes des 1. Brustwirbels; Ⓔ *uncinate process*

Underwood-Krankheit *f*: *Syn: Sklerem, Fettdarre, Fettsklerem (der Neugeborenen), Sclerema adiposum neonatorum*; bei Säuglingen auftretende teigig-ödematöse Verhärtung der Haut; Ⓔ *Underwood's disease, sclerema, subcutaneous fat necrosis of the newborn*

un|dif|fe|ren|ziert *adj*: gleichartig, homogen; Ⓔ *undifferentiated*

Undine-Syndrom *nt*: Störung der zentralen Atemregulation mit periodischem Atemstillstand; Ⓔ *sleep apnea syndrome, sleep apnea, sleep-induced apnea, sleep-induced apnea syndrome, Ondine's curse*

un|du|lie|rend *adj*: wellig, wellenförmig (verlaufend), gewellt; Ⓔ *undulating, undulant, undulatory*

Un|fall|chi|rur|gie *f*: → *Traumatologie*

Un|fall|neu|ro|se *f*: **1.** *Syn: posttraumatische Neurose, traumatische Neurose*; im Anschluss an eine plötzliche, starke seelische Belastung auftretende Neurose **2.** *Syn: Entschädigungsneurose, Rentenbegehren, Rentensucht, Rententendenz, tendenziöse Unfallreaktion*; Begehrensneurose* mit hartnäckigem Streben nach einer Rente als Entschädigung für eine Krankheit oder eine Verletzung nach einem Unfall; Ⓔ **1.** *post-traumatic neurosis* **2.** *pension neurosis, compensation neurosis*

Un|fall|re|ak|ti|on, ten|den|zi|ö|se *f*: *Syn: Rentenbegehren, Rentensucht, Rententendenz, Unfallneurose, Entschädigungsneurose*; Begehrensneurose* mit hartnäckigem Streben nach einer Rente als Entschädigung für eine Krankheit oder eine Verletzung nach einem Unfall; Ⓔ *post-traumatic neurosis*

Un|frucht|bar|keit *f*: Sterilität*; Ⓔ *sterility, infecundity, infertility, infertilitas, barrenness*

Un|ge|zie|fer|wahn *m*: *Syn: Dermatozoenwahn, Epidermozoophobie, chronisch taktile Halluzinose*; wahnhafte Vorstellung an einer parasitären Hautkrankheit zu leiden; häufig bei senilen und präsenilen Patienten und bei chronischem Alkoholismus*; Ⓔ *dermatozoic delusion*

Un|gu|en|tum *nt, pl* **-ta**: Salbe; Ⓔ *ointment, unguent, unguentum, salve*

Un|gu|is *m*: Nagel*; Ⓔ *nail, nail plate, unguis, onyx*

Unguis hippocraticus: *Syn: hippokratische Nägel,*

Uhrglasnägel; gewölbte Nägel bei chronischem Sauerstoffmangel; Ⓔ *hippocratic nails*

Unguis incarnatus: eingewachsener Nagel; Ⓔ *ingrown nail, onyxis*

Uni-, uni- *präf.*: Wortelement mit der Bedeutung „einmal/einzig"; Ⓔ *single, mono-, uni-*

u|ni|a|xi|al *adj*: → *monaxial*

u|ni|di|rek|ti|o|nal *adj*: nur in eine Richtung (verlaufend); Ⓔ *unidirectional*

u|ni|fak|to|ri|ell *adj*: *Syn: monofaktoriell*; nur durch einen Faktor bedingt; Ⓔ *monofactorial*

u|ni|fo|kal *adj*: einen Fokus betreffend, von einem Herd ausgehend; Ⓔ *unifocal*

u|ni|form *adj*: einheitlich; gleichförmig; gleichbleibend, konstant; Ⓔ *uniform*

u|ni|ka|me|ral *adj*: *Syn: unilokulär, unilokular*; (*Zyste*) einkammerig; Ⓔ *unicameral, unicamerate, unilocular*

u|ni|la|te|ral *adj*: nur eine Seite betreffend, einseitig, halbseitig; Ⓔ *unilateral, monolateral*

u|ni|lo|bar *adj*: aus einem Lappen bestehend; Ⓔ *unilobar*

u|ni|lo|ku|lar *adj*: → *unikameral*

u|ni|o|ku|lär *adj*: *Syn: einäugig, monokular, monokulär*; nur ein Auge betreffend, nur für ein Auge; Ⓔ *relating to one eye only, uniocular*

u|ni|po|lar *adj*: *Syn: einpolig, monopolar*; (*Nervenzelle*) mit nur einem Pol versehen; Ⓔ *unipolar*

U|ni|port *m*: *Syn: Uniportsystem*; aktiver Transport einer Substanz durch eine Membran; Ⓔ *uniport, uniport system*

U|ni|port|sys|tem *nt*: → *Uniport*

u|ni|va|lent *adj*: *Syn: einwertig, monovalent*; mit nur einer Valenz; Ⓔ *univalent, monovalent*

u|ni|ver|sal *adj*: global, allumfassend, gesamt; Ⓔ *universal, general*

U|ni|ver|sal|emp|fän|ger *pl*: Empfänger mit der Blutgruppe AB; haben keine Antikörper gegen A- oder B-Erythrozyten; Ⓔ *universal recipient, general recipient*

U|ni|ver|sal|spen|der *pl*: Spender mit der Blutgruppe 0; Ⓔ *universal donor, general donor*

u|ni|ver|sell *adj*: generell, allgemein, allgemeingültig; Ⓔ *universal, general*

u|ni|zel|lu|lär *adj*: *Syn: einzellig, monozellulär*; aus einer Zelle bestehend; Ⓔ *unicellular, monocellular, monocelled*

u|ni|zen|tral *adj*: *Syn: monozentral, monozentrisch, unizentrisch*; nur ein Zentrum betreffend oder besitzend; Ⓔ *unicentral, unicentric*

u|ni|zen|trisch *adj*: → *unizentral*

Unk-, unk- *präf.*: → *Unko-*

Unk|ar|thro|se *f*: → *Unkovertebralarthrose*

Unko-, unko- *präf.*: Wortelement mit der Bedeutung „Haken"; Ⓔ *hook, unc(o)-*

Un|ko|ver|te|bral|ar|thro|se *f*: *Syn: Unkarthrose, Spondylosis uncovertebralis, Spondylosis intervertebralis*; hauptsächlich die Halswirbelsäule betreffende degenerative Erkrankung mit Einengung der Zwischenwirbellöcher und evtl. Radikuloneuritis*; Ⓔ *uncovertebral spondylosis, intervertebral spondylosis, lateral spondylosis of the vertebral body, uncarthrosis*

Unk|ti|on *f*: Einreibung, (Ein-)Salbung; Ⓔ *unction*

Unna-Krankheit *f*: *Syn: seborrhoisches Ekzem, seborrhoische/dysseborrhoische Dermatitis, Morbus Unna, Dermatitis seborrhoides*; ätiologisch ungeklärtes Ekzem mit unscharf begrenzten Erythemen, v.a. am behaarten Kopf, im Gesicht und auf der Brust; Ⓔ *Unna's disease, seborrhea, seborrheic dermatosis, seborrheic eczema, seborrheic dermatitis*

un|phy|si|o|lo|gisch *adj*: nicht physiologisch; pathologisch; Ⓔ *unphysiologic*

un|po|lar *adj*: nicht polar; Ⓔ *nonpolar*

Un|ru|he, mo|to|ri|sche *f*: Bezeichnung für die oft übermäßigen Spontanbewegungen bei psychischen Erkrankungen; Ⓔ *unrest, restlessness*

un|spe|zi|fisch *adj*: nicht charakteristisch, nicht kennzeichnend, nicht spezifisch; Ⓔ *unspecific, aspecific, nonspecific, not caused by a specific organism*

Un|ter|arm *m*: Antebrachium; Ⓔ *forearm, antibrachium, antebrachium*

Un|ter|arm|frak|tur *f*: *Syn: Vorderarmfraktur*; Fraktur eines oder beider Unterarmknochen; Ⓔ *forearm fracture*

Un|ter|arm|schaft|frak|tur *f*: Fraktur beider Unterarmknochen; Ⓔ *forearm fracture*

Un|ter|haut *f*: *Syn: Subkutis, Tela subcutanea*; aus Binde- und Fettgewebe bestehende Schicht zwischen Haut und Muskeln; Ⓔ *subcutis, hypoderm, hypoderma, hypodermis, superficial fascia, subcutaneous fascia*

Un|ter|kie|fer *m*: *Syn: Mandibel, Mandibula, Unterkieferknochen*; besteht aus dem **Unterkieferkörper** [Corpus mandibulae], der die Zahnreihe trägt, und dem **Unterkieferast** [Ramus mandibulae], der mit dem Schläfenbein [Os* temporale] das Unterkiefergelenk* [Articulatio temporomandibularis] bildet; Ⓔ *mandible, mandibula, submaxilla, lower jaw, lower jaw bone*

Un|ter|kie|fer|ast *m*: *Syn: Ramus mandibulae*; aufsteigender hinterer Teil des Unterkiefers; Ⓔ *ramus of mandible*

Un|ter|kie|fer|drei|eck *nt*: *Syn: Trigonum submandibulare*; vom Musculus* digastricus und der Mandibula gebildetes Dreieck, in dem die Unterzungendrüse liegt; Ⓔ *submandibular trigone, submandibular triangle, digastric triangle, submaxillary triangle*

Un|ter|kie|fer|ge|lenk *nt*: *Syn: Kiefergelenk, Temporomandibulargelenk, Articulatio temporomandibularis*; Gelenk zwischen dem Unterkieferköpfchen und der Gelenkgrube des Schläfenbeins; Ⓔ *mandibular articulation, mandibular joint, maxillary articulation, maxillary joint, temporomandibular articulation, temporomandibular joint, temporomaxillary articulation, temporomaxillary joint*

Un|ter|kie|fer|ka|nal *m*: *Syn: Canalis mandibulae*; Kanal im Unterkiefer für Arteria, Vena und Nervus alveolaris inferior; Ⓔ *mandibular canal, inferior dental canal*

Un|ter|kie|fer|köpf|chen *nt*: *Syn: Processus condylaris mandibularis*; Gelenkfortsatz des Unterkiefers; Ⓔ *condyle of mandible, mandibular condyle, condylar process*

Un|ter|kie|fer|kör|per *m*: *Syn: Corpus mandibulae*; aus der Basis* mandibulae und der Pars* alveolaris bestehender Körper des Unterkiefers, der hinten in den Ramus* mandibulae übergeht; Ⓔ *mandibular body*

Un|ter|kie|fer|nerv *m*: *Syn: Nervus alveolaris inferior*; Ast des Nervus* mandibularis, der Unterkieferzähne, Zahnfleisch und die Haut von Unterlippe und Kinn versorgt; Ⓔ *inferior alveolar nerve, inferior dental nerve*

Un|ter|kie|fer|re|flex *m*: *Syn: Masseterreflex, Mandibularreflex*; Masseterkontraktion bei Beklopfen des Unterkiefers; Ⓔ *chin jerk, chin reflex, mandibular reflex, jaw reflex, jaw jerk*

Un|ter|kie|fer|win|kel *m*: *Syn: Angulus mandibulae*; Winkel zwischen Corpus und Arcus mandibulae; Ⓔ *angle of mandible, submaxillary angle*

Un|ter|kinn|schlag|a|der *f*: → *Arteria submentalis*

Un|ter|leibs|ty|phus *m*: → *Typhus (abdominalis)*

Un|ter|rip|pen|mus|keln *pl*: → *Musculi subcostales*

Un|ter|schen|kel|ge|schwür *nt*: → *Ulcus cruris*

Un|ter|schen|kel|re|gi|on *f*: *Syn: Regio cruris*; Körperregion zwischen Knie und Fuß; Ⓔ *crural region*

Un|ter|schen|kel|rück|sei|te *f*: *Syn: Regio cruris posterior*; Hinterfläche des Unterschenkels; Ⓔ *posterior crural region*

Un|ter|schen|kel|vor|der|sei|te *f*: *Syn: Regio cruris anterior*;

Vorderfläche des Unterschenkels; Ⓔ *anterior crural region*
Un|ter|schlä|fen|gru|be *f*: → *Fossa infratemporalis*
Un|ter|zun|gen|bein|mus|keln *m*: *Syn:* *infrahyoidale Muskulatur, Infrahyoidalmuskeln, Musculi infrahyoidei*; vom Zungenbein nach unten ziehende Muskeln; Ⓔ *infrahyoid muscles*
Un|ter|zun|gen|drü|se *f*: Unterzungenspeicheldrüse, Glandula sublingualis; Ⓔ *sublingual gland, Rivinus gland*
Unverricht-Syndrom *nt*: *Syn:* *Lafora-Syndrom, Myoklonus-epilepsie, myoklonische Epilepsie*; autosomal-rezessive Epilepsie* mit ausgeprägten Muskelzuckungen; Ⓔ *Unverricht's disease, Unverricht's syndrome, Lafora's disease, myoclonus epilepsy, progressive familial myoclonic epilepsy*
un|will|kür|lich *adj*: unbewusst, ohne Absicht, nicht absichtlich, wie von selbst; Ⓔ *not volitional, involuntary; instinctive, unconscious; automatic, consensual*
Up|take *nt*: Aufnahme von Substanzen in den Körper/in ein Gewebe oder eine Zelle; Ⓔ *uptake*
Ur-, ur- *präf.*: Wortelement mit der Bedeutung „Harn/Urin"; Ⓔ *urinary, urin(o)-, ur(o)-, uron(o)-*
U|ra|chus *m*: embryonaler Harngang von der Blase zum Nabel; Ⓔ *urachus*
U|ra|chus|fal|te *f*: *Syn:* *Plica umbilicalis mediana*; Bauchfellfalte von der Blasenspitze zum Nabel; enthält den Urachusstrang; Ⓔ *median umbilical fold*
U|ra|chus|fis|tel *f*: von nicht-verödeten Resten des Urachus* ausgehende Fistel, die meist auf dem Nabel mündet; Ⓔ *urachal fistula*
U|ra|chus|strang *m*: *Syn:* *Chorda urachi, Ligamentum umbilicale medianum*; bindegewebiger Rest des verödeten Urachus; Ⓔ *median umbilical ligament*
U|ra|chus|zys|te *f*: flüssigkeitsgefüllte Zyste bei unvollständiger Verödung des Urachus*; Ⓔ *allantoic cyst, urachal cyst*
U|ra|cil *nt*: in RNA vorkommende Pyrimidinbase; Ⓔ *uracil*
U|rä|mie *f*: *Syn:* *Harnvergiftung*; bei akuter oder chronischer Niereninsuffizienz auftretende Erhöhung des Harnstoffspiegels im Blut; führt zu Appetitlosigkeit, Erbrechen, Anämie, Verwirrtheit, Unruhe, Krampfneigung und evtl. Bewusstlosigkeit; Ⓔ *uremia, azotemia, urinemia, urinaemia, toxuria*
u|rä|mi|gen *adj*: eine Urämie* auslösend; Ⓔ *causing uremia, uremigenic*
u|rä|misch *adj*: Urämie betreffend, von ihr betroffen oder gekennzeichnet, durch sie bedingt; Ⓔ *relating to or caused by uremia, uremic, uremigenic*
U|ran *nt*: radioaktives Element, das in mehreren Isotopen vorkommt; Ⓔ *uranium*
U|ra|nis|mus *m*: *Syn:* *männliche Homosexualität*; sexuelle Beziehungen zwischen zwei oder mehreren Männern; Ⓔ *male homosexuality*
U|ra|ni|tis *f, pl* **-ti|den**: Gaumenentzündung; Ⓔ *inflammation of the palate, uranisconitis, palatitis*
u|ra|ni|tisch *adj*: Gaumenentzündung/Uranitis betreffend, von ihr betroffen oder gekennzeichnet; Ⓔ *relating to or marked by uranisconitis*
Urano-, urano- *präf.*: Wortelement mit der Bedeutung „Gaumen"; Ⓔ *palate, palat(o)-, uran(o)-, uranisc(o)-*
U|ra|no|plas|tik *f*: Gaumenplastik; Ⓔ *palatoplasty, staphyloplasty, uranoplasty, uraniscoplasty*
U|ra|nor|rha|phie *f*: Gaumennaht; Ⓔ *uranorrhaphy, uraniscorrhaphy, palatorrhaphy, staphylorrhaphy*
U|ra|no|schi|sis *f*: *Syn:* *Palatoschisis, Palatum fissum*; Gaumenspalte; Ⓔ *cleft palate, palatoschisis, uranoschisis, uraniscochasm, uraniscochasma, uranoschism*
U|ra|no|sta|phy|lo|plas|tik *f*: Gaumen-Zäpfchen-Plastik; Ⓔ *uranostaphyloplasty, uranostaphylorrhaphy*
U|ra|no|sta|phy|lo|schi|sis *f*: Gaumen-Zäpfchen-Spalte; Ⓔ *uranostaphyloschisis, uranoveloschisis*
U|rat *nt*: Salz der Harnsäure; Ⓔ *urate*
U|rat|ä|mie *f*: Vorkommen von Uraten im Blut; Ⓔ *uratemia*
u|ra|tisch *adj*: Urat betreffend; Ⓔ *uratic*
U|rat|ne|phro|pa|thie *f*: *Syn:* *Gichtnephropathie, Gichtniere, Uratniere*; Nierenerkrankung und -schädigung bei chronischer Gicht; Ⓔ *urate nephropathy, gout nephropathy, gouty nephropathy*
U|rat|nie|re *f*: → *Uratnephropathie*
U|ra|to|ly|se *f*: Uratauflösung; Ⓔ *uratolysis*
u|ra|to|ly|tisch *adj*: uratauflösend; Ⓔ *uratolytic*
U|ra|to|se *f*: Ablagerung von Uratkristallen im Gewebe; Ⓔ *uratosis*
U|rat|o|xi|da|se *f*: *Syn:* *Urikase, Uricase*; Enzym, das Harnsäure in Allantoin umwandelt; Ⓔ *urate oxidase, uricase, urico-oxidase*
U|rat|u|rie *f*: erhöhte Uratausscheidung im Harn; Ⓔ *uraturia*
Urbach-Wiethe-Syndrom *nt*: *Syn:* *Lipoidproteinose (Urbach-Wiethe), Hyalinosis cutis et mucosae*; vermutlich autosomal-rezessive Erkrankung mit der Einlagerung von Hyalin* in Haut und Schleimhaut; charakteristisch sind Heiserkeit durch Befall der Kehlkopfschleimhaut und neurologische Symptome [Krampfanfälle, Retardierung*]; Ⓔ *Urbach-Wiethe disease, lipoproteinosis, lipid proteinosis, lipoid proteinosis, lipoidproteinosis*
Ur|darm|öff|nung *f*: → *Urmund*
U|rea *nt*: *Syn:* *Harnstoff, Karbamid, Carbamid*; im Harn ausgeschiedenes stickstoffhaltiges Endprodukt des Eiweißstoffwechsels; Ⓔ *urea, carbamide*
U|re|a|plas|ma *nt*: harnstoffspaltende Bakteriengattung, die früher als **T-Mykoplasma** bezeichnet wurde; Ⓔ *Ureaplasma, T-strain mycoplasma, T-mycoplasma*
Ureaplasma urealyticum: Erreger einer nicht gonorrhoischen Urethritis* und anderer Harnwegsinfekte; Ⓔ *T-strain mycoplasma, Ureaplasma urealyticum*
U|re|a|se *f*: Enzym, das Harnstoff in Ammoniak und Kohlendioxid spaltet; Ⓔ *urease*
Ur|el|ko|sis *f, pl* **-ses**: Harnwegsgeschwür; Ⓔ *urelcosis*
Ureo-, ureo- *präf.*: Wortelement mit der Bedeutung „Harnstoff/Urea"; Ⓔ *ure(o)-, urea-*
U|re|o|ly|se *f*: Harnstoffspaltung; Ⓔ *ureolysis*
u|re|o|ly|tisch *adj*: Ureolyse betreffend, harnstoffspaltend; Ⓔ *relating to ureolysis, ureolytic*
U|re|se *f*: Harnen, Wasserlassen; Ⓔ *passing of urin, urinating, urination, uresis, miction, micturition, emiction*
U|re|ter *m*: *Syn:* *Harnleiter*; Kanal vom Nierenbecken zur Blase; Ⓔ *ureter*
Ureter-, ureter- *präf.*: → *Uretero-*
U|re|ter|al|gie *f*: Harnleiterschmerz, Harnleiterneuralgie; Ⓔ *pain in the ureter, ureteralgia*
U|re|ter|ek|ta|sie *f*: Harnleitererweiterung; Ⓔ *ureterectasis, ureterectasia*
U|re|ter|ek|to|mie *f*: operative Entfernung eines oder beider Harnleiter, Harnleiterresektion; Ⓔ *ureterectomy*
U|re|ter|fis|tel *f*: **1.** *Syn:* *Harnfistel, Fistula ureterica*; vom Harnleiter ausgehende Fistel, die in andere Organe mündet [**innere Harnfistel**] oder nach außen führt [**äußere Harnfistel**] **2.** *Syn:* *Harnfistel, Ureterostoma*; operativ angelegte äußere Harnleiterfistel; Ⓔ **1.** *ureteral fistula, ureterostoma* **2.** *ureterostoma*
äußere Ureterfistel: **1.** *Syn:* *ureterokutane Fistel, Fistula ureterocutanea*; auf der Haut mündende Harnleiterfistel **2.** *Syn:* *Harnfistel, Ureterostoma*; operativ angelegte äußere Harnleiterfistel; Ⓔ **1.** *ureterocutaneous fistula* **2.** *ureterostoma*
U|re|ter|im|plan|ta|ti|on *f*: Einpflanzung der Harnleiter in Blase, Haut oder Darm; Ⓔ *ureteral implant*
u|re|te|risch *adj*: Harnleiter/Ureter betreffend; Ⓔ *relating to the ureter, ureteric, uretal, ureteral*
U|re|te|ri|tis *f, pl* **-ti|den**: Harnleiterentzündung; Ⓔ *in-*

U

flammation of an ureter, ureteritis
Ureteritis cystica: *Syn: zystische Ureteritis*; durch die Bildung submuköser Zysten gekennzeichnete Harnleiterentzündung; Ⓔ *cystic ureteritis*
Ureteritis follicularis: *Syn: follikuläre Ureteritis*; Ureteritis mit hirseartig gekörnter Schleimhaut durch Anschwellung von Lymphfollikeln; Ⓔ *follicular ureteritis*
follikuläre Ureteritis: → *Ureteritis follicularis*
zystische Ureteritis: → *Ureteritis cystica*
u|re|te|ri|tisch *adj*: Harnleiterentzündung/Ureteritis betreffend, von ihr betroffen oder gekennzeichnet; Ⓔ *relating to or marked by ureteritis, ureteritic*
U|re|ter|ka|the|ter *m*: Harnleiterkatheter; Ⓔ *ureteral catheter*
Uretero-, uretero- *präf.*: Wortelement mit der Bedeutung „Harnleiter/Ureter"; Ⓔ *ureteric, uretal, ureteral, ureter(o)-*
u|re|te|ro|du|o|de|nal *adj*: Harnleiter/Ureter und Zwölffingerdarm/Duodenum betreffend oder verbindend; Ⓔ *relating to both ureter and duodenum, ureteroduodenal*
U|re|te|ro|en|te|ro|a|na|sto|mo|se *f*: → *Ureteroenterostomie*
U|re|te|ro|en|te|ro|sto|mie *f*: *Syn: Harnleiter-Dünndarm-Anastomose, Ureteroenteroanastomose*; operative Verbindung von Harnleiter und Dünndarm; Ⓔ *ureteroenterostomy, ureteroenteroanastomosis*
U|re|te|ro|gra|fie, -gra|phie *f*: Röntgenkontrastdarstellung der Harnleiter; Ⓔ *ureterography*
U|re|te|ro|gramm *nt*: Röntgenkontrastaufnahme der Harnleiter; Ⓔ *ureterogram*
U|re|te|ro|hy|dro|ne|phro|se *f*: auch die Harnleiter mit einbeziehende Wassersackniere*; Ⓔ *ureterohydronephrosis*
U|re|te|ro|i|le|o|ne|o|zys|to|sto|mie *f*: Anastomosierung des Harnleiters mit der Blase unter Zwischenschaltung einer isolierten Ileumschlinge; Ⓔ *ureteroileoneocystostomy*
U|re|te|ro|i|le|o|sto|mie *f*: *Syn: Harnleiter-Ileum-Anastomose*; operative Verbindung von Harnleiter und Ileum; Ⓔ *ureteroileostomy*
u|re|te|ro|in|tes|ti|nal *adj*: Harnleiter/Ureter und Darm/Intestinum betreffend oder verbindend; Ⓔ *relating to both an ureter and the intestine, ureterointestinal, ureteroenteric*
u|re|te|ro|ko|lisch *adj*: Harnleiter/Ureter und Kolon betreffend oder verbindend; Ⓔ *relating to both ureter and colon, ureterocolic*
U|re|te|ro|ko|lo|sto|mie *f*: *Syn: Harnleiter-Kolon-Anastomose*; operative Verbindung von Harnleiter und Dickdarm/Kolon; Ⓔ *ureterocolostomy*
u|re|te|ro|ku|tan *adj*: Harnleiter/Ureter und Haut betreffend oder verbindend; Ⓔ *relating to both ureter and skin, ureterocutaneous*
U|re|te|ro|ku|ta|ne|o|sto|mie *f*: *Syn: Harnleiter-Haut-Fistel*; operative Verlagerung der Harnleitermündung in die Haut; Ⓔ *cutaneous ureterostomy, ureterocutaneostomy*
U|re|te|ro|li|thi|a|sis *f, pl* **-ses**: Vorkommen von Harnleitersteinen; Ⓔ *ureterolithiasis, lithureteria*
U|re|te|ro|li|tho|to|mie *f*: operative Entfernung von Harnleitersteinen; Ⓔ *ureterolithotomy*
U|re|te|ro|ly|se *f*: operative Harnleiterlösung; Ⓔ *freeing of the ureter, ureterolysis*
U|re|te|ro|me|a|to|to|mie *f*: Inzision/Schlitzung des Harnleitermündung in die Blase; Ⓔ *ureteromeatotomy*
U|re|te|ro|ne|o|py|e|lo|sto|mie *f*: *Syn: Ureteropyeloneostomie, Ureteropyelostomie*; operative Anastomosierung von Nierenbecken und Blase; Ⓔ *ureteropyeloneostomy, ureteroneopyelostomy, ureteropelvioneostomy, pelvioneostomy*
U|re|te|ro|ne|o|zys|to|sto|mie *f*: *Syn: Ureterozystoneostomie, Ureterozystostomie*; Neueinpflanzung des Harnleiters oder der Harnleiter in die Blase; Ⓔ *ureteroneocystostomy, ureterocystanastomosis, ureterocystostomy*
U|re|te|ro|ne|phrek|to|mie *f*: *Syn: Nephroureterektomie*; operative Entfernung von Niere und Harnleiter; Ⓔ *ureteronephrectomy*
U|re|te|ro|pa|thie *f*: Uretererkrankung, Harnleitererkrankung; Ⓔ *ureteropathy*
u|re|te|ro|pel|vin *adj*: Harnleiter/Ureter und Nierenbecken betreffend oder verbindend; Ⓔ *relating to both ureter and renal pelvis, ureteropelvic*
U|re|te|ro|plas|tik *f*: Harnleiterplastik, Ureterplastik; Ⓔ *ureteroplasty*
U|re|te|ro|prok|to|sto|mie *f*: *Syn: Ureterorektostomie, Ureterorektoneostomie*; operative Verbindung von Harnleiter und Rektum zur Harnableitung; Ⓔ *ureteroproctostomy, ureterorectoneostomy, ureterorectostomy*
U|re|te|ro|py|e|li|tis *f, pl* **-ti|den:** *Syn: Ureteropyelonephritis*; Entzündung von Harnleiter und Nierenbecken; Ⓔ *inflammation of ureter and renal pelvis, ureteropyelitis, ureteropyelonephritis*
u|re|te|ro|py|e|li|tisch *adj*: *Syn: ureteropyelonephritisch*; Ureteropyelitis betreffend, von ihr betroffen oder gekennzeichnet; Ⓔ *relating to or marked by ureteropyelitis, ureteropyelitic, ureteropyelonephritic*
U|re|te|ro|py|e|lo|gra|fie, -gra|phie *f*: Röntgenkontrastdarstellung von Nierenbecken und Harnleiter; Ⓔ *ureteropyelography*
U|re|te|ro|py|e|lo|ne|o|sto|mie *f*: → *Ureteroneopyelostomie*
U|re|te|ro|py|e|lo|ne|phri|tis *f, pl* **-ti|den:** → *Ureteropyelitis*
u|re|te|ro|py|e|lo|ne|phri|tisch *adj*: → *ureteropyelitisch*
U|re|te|ro|py|e|lo|ne|phro|sto|mie *f*: operative Verbindung von Harnleiter und Nierenbecken; Ⓔ *ureteropyelonephrostomy*
U|re|te|ro|py|e|lo|sto|mie *f*: → *Ureteroneopyelostomie*
u|re|te|ro|rek|tal *adj*: Harnleiter/Ureter und Enddarm/Rektum betreffend oder verbindend; Ⓔ *relating to both ureter and rectum, ureterorectal*
U|re|te|ro|rek|to|ne|o|sto|mie *f*: → *Ureteroproktostomie*
U|re|te|ro|rek|to|sto|mie *f*: → *Ureteroproktostomie*
U|re|te|ror|rha|gie *f*: Harnleiterblutung; Ⓔ *ureterorrhagia*
U|re|te|ror|rha|phie *f*: Harnleiternaht; Ⓔ *ureterorrhaphy*
U|re|te|ro|sig|mo|i|de|o|sto|mie *f*: → *Ureterosigmoidostomie*
U|re|te|ro|sig|mo|i|do|sto|mie *f*: *Syn: Harnleiter-Sigma-Fistel, Ureterosigmoideostomie*; operative Verbindung von Harnleiter und Sigma zur Harnableitung; Ⓔ *ureterosigmoidostomy*
U|re|te|ro|ste|no|se *f*: *Syn: Harnleiterstenose, Harnleiterverengung*; angeborene [Harnleiterklappe, Ureterozele*] oder erworbene [Entzündung, Tumor, retroperitoneale Fibrose*] Einengung des Harnleiterlumens; Ⓔ *ureterostenosis, ureterostegnosis, ureterostenoma*
U|re|te|ro|sto|ma *nt, pl* **-ma|ta:** *Syn: Harnfistel, Ureterfistel*; operativ angelegte äußere Harnleiterfistel; Ⓔ *ureterostoma*
U|re|te|ro|sto|mie *f*: *Syn: Harnleiterfistelung*; Anlegen einer äußeren Harnleiterfistel zur Harnableitung; Ⓔ *ureterostomy*
U|re|te|ro|to|mie *f*: operative Harnleiter-/Uretereröffnung; Ⓔ *ureterotomy*
U|re|te|ro|tri|go|no|en|te|ro|sto|mie *f*: Einpflanzung von Harnleiter(n) und Blasendreieck in die Darmwand; Ⓔ *ureterotrigonoenterostomy*
U|re|te|ro|tri|go|no|sig|mo|i|de|o|sto|mie *f*: *Syn: Ureterotrigonosigmoidostomie*; Einpflanzung von Harnleiter(n) und Blasendreieck in die Sigmawand; Ⓔ *ureterotrigonosigmoidostomy*
U|re|te|ro|tri|go|no|sig|mo|i|do|sto|mie *f*: → *Ureterotrigonosigmoideostomie*
u|re|te|ro|u|re|te|ral *adj*: zwei Harnleiterabschnitte verbindend; Ⓔ *ureteroureteral*
U|re|te|ro|u|re|te|ro|sto|mie *f*: operative Verbindung von zwei Harnleiterabschnitten oder den beiden Harnlei-

tern; Ⓔ *ureteroureterostomy*

u|re|te|ro|u|te|rin *adj*: Harnleiter/Ureter und Gebärmutter/Uterus betreffend oder verbindend; Ⓔ *relating to both ureter and uterus, ureterouterine*

u|re|te|ro|va|gi|nal *adj*: Harnleiter/Ureter und Scheide/Vagina betreffend oder verbindend; Ⓔ *relating to both ureter and vagina, ureterovaginal*

u|re|te|ro|ve|si|kal *adj*: Harnleiter/Ureter und Harnblase betreffend oder verbindend; Ⓔ *relating to both ureter and bladder, ureterovesical*

U|re|te|ro|ve|si|ko|plas|tik *f*: Harnleiter-Blasen-Plastik; Ⓔ *ureterovesicoplasty*

U|re|te|ro|ve|si|ko|sto|mie *f*: Wiedereinpflanzung der Harnleiter in die Blasenwand; Ⓔ *ureterovesicostomy*

U|re|te|ro|zel|le *f*: *Syn: Ureterzyste*; ballonartige Auftreibung der Harnleitermündung in die Harnblase; Ⓔ *ureterocele*

u|re|te|ro|zer|vi|kal *adj*: Harnleiter/Ureter und Gebärmutterhals/Cervix uteri betreffend oder verbindend; Ⓔ *relating to both ureter and cervix uteri, ureterocervical*

U|re|te|ro|zys|to|ne|o|sto|mie *f*: → *Ureteroneozystostomie*

U|re|te|ro|zys|to|skop *nt*: endoskopische Untersuchung von Blase und Harnleiter; Ⓔ *ureterocystoscope*

U|re|te|ro|zys|to|sto|mie *f*: → *Ureteroneozystostomie*

U|re|ter|stein *m*: Harnleiterstein; Ⓔ *ureteral calculus*

U|re|ter|ste|no|se *f*: Harnleiterverengung, Harnleiterstenose; Ⓔ *ureteral stenosis*

U|re|ter|zys|te *f*: → *Ureterozele*

Urethr-, urethr- *präf.*: → *Urethro-*

U|re|thra *f, pl* **-rae**: *Syn: Harnröhre*; zu den äußeren Geschlechtsorganen gehörende Röhre, die den Harn von der Harnblase an führt; männliche und weibliche Harnröhre unterscheiden sich sehr stark, da die männliche Harnröhre auch als Samenröhre dient; Ⓔ *urethra, urethral*

Urethra feminina: *Syn: weibliche Harnröhre*; die Harnröhre der Frau ist ca. 3–5 cm lang; Ⓔ *female urethra*

Urethra masculina: *Syn: männliche Harnröhre, Harnsamenröhre*; die Harnröhre des Mannes dient sowohl als Harn- als auch als Samenweg: sie ist ca. 20 cm lang und reicht von der inneren Harnröhrenöffnung [**Ostium urethrae internum**] in der Blasenwand im Bereich des Blasendreiecks [Trigonum* vesicae] bis zur Mündung auf der Eichel des Penis*; Ⓔ *male urethra*

U|re|thra|a|tre|sie *f*: *Syn: Harnröhrenatresie, Atresia urethrae, Atreturethrie*; angeborener Verschluss der Harnröhre; Ⓔ *urethratresia, atreturethria*

u|re|thral *adj*: Harnröhre/Urethra betreffend; Ⓔ *relating to the urethra, urethral*

U|re|thral|buch|ten *pl*: → *Urethrallakunen*

U|re|thral|drü|sen *pl*: *Syn: Littré-Drüsen, Glandulae urethrales urethrae masculinae*; muköse Drüsen der Schleimhaut der männlichen Harnröhre; Ⓔ *Littre's glands, Morgagni's glands, urethral glands of male urethra*

U|re|thral|fie|ber *nt*: *Syn: Katheterfieber, Harnfieber, Febris urethralis*; akutes Fieber bei Keimverschleppung beim Katheterisieren oder Eingriffen an der Harnröhre; Ⓔ *urinary fever, urethral fever, catheter fever*

U|re|thral|gie *f*: *Syn: Urethrodynie*; Harnröhrenschmerz; Ⓔ *pain in the urethra, urethralgia, urethrodynia*

U|re|thral|la|ku|nen *pl*: *Syn: Urethralbuchten, Lacunae urethrales*; Buchten der Harnröhrenschleimhaut mit den Mündungen der Harnröhrendrüsen; Ⓔ *lacunae of urethra, urethral lacunae, urethral lacunae of Morgagni*

U|re|thral|po|lyp *m*: Harnröhrenpolyp; Ⓔ *urethral polyp*

U|re|thra|ste|no|se *f*: *Syn: Harnröhrenverengung, Harnröhrenstenose*; angeborene [Harnröhrenklappe] oder häufiger erworbene [Entzündung, Tumor, Prostatahypertrophie, Verletzung (Katheterismus!)] Einengung des Harnröhrenlumens; Ⓔ *urethrostenosis*

U|re|thri|tis *f, pl* **-ti|den**: *Syn: Harnröhrenentzündung*; Entzündung der Harnröhrenschleimhaut; Ⓔ *inflammation of the urethra, urethritis*

Urethritis anterior: Entzündung des vorderen Harnröhrenabschnitts; Ⓔ *anterior urethritis*

Urethritis gonorrhoica: *Syn: gonorrhoische Urethritis*; i.d.R. Primärform der Gonorrhoe* mit Brennen beim Wasserlassen und gelb-grünem, eitrigem Ausfluss; Ⓔ *gonococcal urethritis, gonorrheal urethritis, specific urethritis*

gonorrhoische Urethritis: → *Urethritis gonorrhoica*

nicht-gonorrhoische Urethritis: *Syn: unspezifische Urethritis, Urethritis simplex, Urethritis nongonorrhoica*; Oberbegriff für alle nicht durch Neisseria* gonorrhoeae verursachten Harnröhrenentzündungen, unabhängig von der Ätiologie [bakteriell, pilzbedingt, traumatisch, allergisch]; Ⓔ *simple urethritis, nongonococcal urethritis, pseudogonorrhea*

Urethritis nongonorrhoica: → *nicht-gonorrhoische Urethritis*

Urethritis posterior: Entzündung des hinteren Harnröhrenabschnitts; Ⓔ *posterior urethritis*

postgonorrhoische Urethritis: nach abgeheilter Gonorrhoe* persistierende, meist durch Chlamydia* hervorgerufene Harnröhrenentzündung; Ⓔ *postgonococcal urethritis*

Urethritis simplex: → *nicht-gonorrhoische Urethritis*

unspezifische Urethritis: → *nicht-gonorrhoische Urethritis*

u|re|thri|tisch *adj*: Harnröhrenentzündung/Urethritis betreffend, von ihr betroffen oder gekennzeichnet; Ⓔ *relating to or marked by urethritis, urethritic*

Urethro-, urethro- *präf.*: Wortelement mit der Bedeutung „Harnröhre/Urethra"; Ⓔ *urethral, urethr(o)-*

U|re|thro|blen|nor|rhoe *f, pl* **-rho|en**: Schleimausfluss aus der Harnröhre; Ⓔ *urethroblennorrhea*

u|re|thro|bul|bär *adj*: *Syn: bulbourethral*; Harnröhre und Bulbus penis betreffend; Ⓔ *relating to both urethra and bulb of penis, urethrobulbar, bulbourethral*

U|re|thro|dy|nie *f*: → *Urethralgie*

U|re|thro|gra|fie, -gra|phie *f*: Röntgenkontrastdarstellung der Harnröhre; Ⓔ *urethrography*

u|re|thro|pe|ri|ne|al *adj*: Harnröhre/Urethra und Damm/Perineum betreffend oder verbindend; Ⓔ *relating to both urethra and perineum, urethroperineal*

u|re|thro|pe|ri|ne|o|skro|tal *adj*: Harnröhre/Urethra, Damm/Perineum und Hodensack/Skrotum betreffend oder verbindend; Ⓔ *relating to urethra, perineum, and scrotum, urethroperineoscrotal*

U|re|thro|plas|tik *f*: Harnröhrenplastik, Urethraplastik; Ⓔ *urethroplasty*

u|re|thro|pro|sta|tisch *adj*: Harnröhre/Urethra und Vorsteherdrüse/Prostata betreffend oder verbindend; Ⓔ *relating to both urethra and prostate, urethroprostatic*

u|re|thro|rek|tal *adj*: Harnröhre/Urethra und Enddarm/Rektum betreffend oder verbindend; Ⓔ *relating to both urethra and rectum, urethrorectal*

U|re|thror|rha|gie *f*: Harnröhrenblutung; Ⓔ *urethrorrhagia, urethremorrhagia*

U|re|thror|rha|phie *f*: Harnröhrennaht; Ⓔ *urethrorrhaphy*

U|re|thror|rhoe *f, pl* **-rhoen**: Harnröhrenausfluss; Ⓔ *urethrorrhea, medorrhea*

U|re|thro|skop *nt*: Endoskop* für die Urethroskopie*; Ⓔ *urethroscope, urethrascope*

U|re|thro|sko|pie *f*: *Syn: Harnröhrenspiegelung*; endoskopische Untersuchung der Harnröhre; Ⓔ *urethroscopy; meatoscopy*

u|re|thro|sko|pisch *adj*: Urethroskopie betreffend, mittels Urethroskopie; Ⓔ *relating to urethroscopy, urethroscopic*

u|re|thro|skro|tal *adj*: Harnröhre/Urethra und Hoden-

sack/Skrotum betreffend oder verbindend; Ⓔ *relating to both urethra and scrotum, urethroscrotal*
U|re|thro|sto|mie *f*: *Syn: Harnröhren-Damm-Fistel*; Anlegen einer äußeren Harnröhrenfistel zum Damm; Ⓔ *urethrostomy*
U|re|thro|to|mia *f*: → *Urethrotomie*
Urethrotomia interna: → *endourethrale Urethrotomie*
U|re|thro|to|mie *f*: *Syn: Urethrotomia*; Harnröhreneröffnung, Harnröhrenschnitt; Ⓔ *urethrotomy*
endourethrale Urethrotomie: *Syn: Urethrotomia interna*; Spaltung der Harnröhre von der Lichtung aus; Ⓔ *internal urethrotomy*
u|re|thro|va|gi|nal *adj*: Harnröhre/Urethra und Scheide/Vagina betreffend oder verbindend; Ⓔ *relating to both urethra and vagina, urethrovaginal*
u|re|thro|ve|si|kal *adj*: Harnröhre/Urethra und Harnblase betreffend; Ⓔ *relating to both urethra and bladder, urethrovesical*
U|re|thro|zele *f*: **1.** Harnröhrendivertikel **2.** Harnröhrenprolaps; Ⓔ **1.** *urethrocele* **2.** *urethrocele*
U|re|thro|zys|ti|tis *f, pl* **-ti|ti|den**: Entzündung von Harnröhre und Harnblase; Ⓔ *inflammation of urethra and bladder, urethrocystitis*
u|re|thro|zys|ti|tisch *adj*: Urethrozystitis betreffend, von ihr betroffen oder gekennzeichnet; Ⓔ *relating to or marked by urethrocystitis, urethrocystitic*
U|re|thro|zys|to|gra|fie, -gra|phie *f*: *Syn: Zystourethrografie*; Röntgenkontrastdarstellung von Harnblase und Harnröhre; Ⓔ *urethrocystography, cystourethrography*
u|re|thro|zys|to|gra|fisch *adj*: *Syn: zystourethrografisch*; Urethrozystografie betreffend, mittels Urethrozystografie; Ⓔ *relating to urethrocystography, urethrocystographic*
U|re|thro|zys|to|gramm *nt*: *Syn: Zystourethrogramm*; Röntgenkontrastaufnahme von Harnblase und Harnröhre; Ⓔ *urethrocystogram*
U|re|thro|zys|to|skop *nt*: *Syn: Zystourethroskop*; Endoskop* für die Harnröhren- und Harnblasenspiegelung; Ⓔ *cystourethroscope*
U|re|thro|zys|to|sko|pie *f*: *Syn: Zystourethroskopie*; kombinierte Harnröhren- und Harnblasenspiegelung; Ⓔ *cystourethroscopy*
u|re|thro|zys|to|sko|pisch *adj*: *Syn: zystourethroskopisch*; Urethrozystoskopie betreffend, mittels Urethrozystoskopie; Ⓔ *relating to cystourethroscopy, cystourethroscopic*
Ur|hid|ro|sis *f, pl* **-ses**: *Syn: Uridrosis, Sudor urinosus, urämischer Frost*; Ausscheidung von Harnstoff und Harnsäure im Schweiß bei Urämie*; Ⓔ *urhidrosis, uridrosis, urinidrosis*
Uric-, uric- *präf.*: → *Urico-*
U|ri|ca|se *f*: *Syn: Urikase, Uratoxidase*; Enzym, das Harnsäure in Allantoin umwandelt; Ⓔ *urate oxidase, uricase, urico-oxidase*
Urico-, urico- *präf.*: Wortelement mit Bezug auf „Harnsäure"; Ⓔ *uric acid, uric(o)-*
U|ri|din *nt*: Nucleosid* aus Uracil* und Ribose; Ⓔ *uridine*
U|ri|din|di|phos|phat *nt*: *Syn: Uridin-5'-diphosphat*; von Uridin* abgeleitetes Diphosphat, das ein wichtiger Aktivator von Monosacchariden im Stoffwechsel ist; Ⓔ *uridine(-5'-)diphosphate*
Uridin-5'-diphosphat *nt*: → *Uridindiphosphat*
Uridindiphosphat-D-Galaktose *f*: *Syn: UDP-Galaktose, aktive Galaktose*; an Uridindiphosphat gebundene aktivierte Galaktose; Ⓔ *UDPgalactose, uridine diphosphate D-galactose*
Uridindiphosphat-Glucose *f*: *Syn: aktive Glucose, UDP-Glucose*; an Uridindiphosphat gebundene aktivierte Glucose*; Ⓔ *UDPglucose*
U|ri|din|mo|no|phos|phat *nt*: *Syn: Uridylsäure*; Phosphorsäureester des Uridins; Ⓔ *uridine monophosphate, uridylic acid*
U|ri|din|tri|phos|phat *nt*: *Syn: Uridin-5'-triphosphat*; von Uridin* abgeleitetes energiereiches Phosphat; Ⓔ *uridine(-5'-)triphosphate*
Uridin-5'-triphosphat *nt*: → *Uridintriphosphat*
U|ri|dro|sis *f, pl* **-ses**: → *Urhidrosis*
U|ri|dyl|säu|re *f*: → *Uridinmonophosphat*
-urie *suf.*: Wortelement mit der Bedeutung „Harnen/(Ausscheidung mit dem) Harn"; Ⓔ *-uria*
Urik-, urik- *präf.*: → *Uriko-*
U|ri|ka|se *f*: *Syn: Uratoxidase, Uricase*; Enzym, das Harnsäure in Allantoin umwandelt; Ⓔ *urate oxidase, uricase, urico-oxidase*
Uriko-, uriko- *präf.*: Wortelement mit Bezug auf „Harnsäure"; Ⓔ *uric(o)-*
U|ri|ko|cho|lie *f*: Vorkommen von Harnsäure im Blut; Ⓔ *uricocholia*
U|ri|ko|ly|se *f*: Harnsäurespaltung, Uratspaltung; Ⓔ *uricolysis*
u|ri|ko|ly|tisch *adj*: Urikolyse betreffend oder fördernd; Ⓔ *relating to uricolysis, uricolytic*
U|ri|ko|po|e|se *f*: *Syn: Urikopoiese*; Harnsäurebildung; Ⓔ *uricopoiesis*
U|ri|kos|u|rie *f*: Harnsäureausscheidung; vermehrte Harnsäureausscheidung; Ⓔ *uricosuria*
U|ri|ko|su|ri|kum *nt, pl* **-ka**: die Harnsäureausscheidung förderndes Mittel; Ⓔ *uricosuric, uricosuric agent*
u|ri|kos|u|risch *adj*: die Harnsäureausscheidung betreffend, die Harnsäureausscheidung fördernd; Ⓔ *relating to uricosuria, uricosuric*
U|rin *m*: *Syn: Harn, Urina*; in der Niere gebildete Flüssigkeit zur Ausscheidung harnpflichtiger Stoffwechselprodukte; Ⓔ *urine, urina*

Tab. 30. Organische Bestandteile des Urins

Tägliche Ausscheidung	
Harnstoff (abhängig von der Aminosäurezufuhr)	0,33–0,58 mol
Harnsäure (abhängig von der Nahrungszufuhr)	350–2000 mg
Kreatinin Frauen: 99–222 μmol/kg KG Männer: 160–280 μmol/kg KG	8–17 mmol
Kreatin	54–135 μmol
Aminosäuren	1–3 g
Glucose	Bis 1,1 mmol
Ketonkörper	30–150 mmol
δ-Aminolävulinat	< 45 μmol
Porphobilinogen	< 2,4 mg
Koprorphyrine	< 280 μg
Uroporphyrine	< 20 μg
Proteine	3–40 mg
α-Amylase (Diastase)	100–2000 U/l

U|ri|na *f*: → *Urin*
U|ri|nal *nt*: Urinflasche, Harnglas; Ⓔ *urinal, urodochium*
u|ri|ni|fer *adj*: Harn transportierend oder ableitend, harnführend; Ⓔ *uriniferous*
u|ri|no|gen *adj*: aus dem Harn stammend, vom Harn ausgehend; Ⓔ *producing urine, urogenous, urinogenous*
u|ri|no|phil *adj*: (*biolog.*) mit besonderer Affinität zu Harn; Ⓔ *urinophilous*
u|ri|nös *adj*: Urin betreffend, harnartig; Ⓔ *relating to urine, urinous*
-urisch *suf.*: in Adjektiven verwendetes Wortelement mit der Bedeutung „(mit dem Harn) ausscheidend"; Ⓔ -

uric
UR-Licht *nt*: → *Ultrarot*
Urlmund *m*: *Syn: Urdarmöffnung, Blastoporus*; äußere Öffnung des Urdarms; Ⓔ *Rusconi's anus, protostoma, archistome, blastopore*
Urnieren-Leistenband *nt*: *Syn: Ligamentum genito-inguinale*; während der Embryonalperiode Verbindungsstrang zwischen Urniere und Gonadenanlage; bildet beim Mann das Gubernaculum* testis, bei der Frau Ligamentum* teres uteri und Ligamentum* ovarii proprium; Ⓔ *genito-inguinal ligament*
Uro-, uro- *präf.*: Wortelement mit der Bedeutung „Harn/Urin"; Ⓔ *urine, ure(o)-, urea-, uric(o)-, urin(o)-, ur(o)-, uron(o)-*
Ulrolbillin *nt*: Abbauprodukt von Bilirubin*; Ⓔ *urobilin, urohematoporphyrin, urohematin*
Ulrolbillinlälmie *f*: Vorkommen von Urobilin im Blut; Ⓔ *urobilinemia*
Ulrolbillilnolgen *nt*: von Bakterien im Darm gebildetes farbloses Abbauprodukt von Bilirubin*; Ⓔ *urobilinogen*
Ulrolbillilnolgenlälmie *f*: Vorkommen von Urobilinogen im Blut; Ⓔ *urobilinogenemia*
Ulrolbillilnolgenlulrie *f*: Urobilinogenausscheidung im Harn; Ⓔ *urobilinogenuria*
ulrolbillilnolid *adj*: urobilinartig; Ⓔ *urobilinoid*
Ulrolbillinlulrie *f*: vermehrte Urobilinausscheidung im Harn; Ⓔ *urobilinuria*
Ulrolchrolme *pl*: stickstoff-haltige Harnfarbstoffe; Ⓔ *urochromes, urians*
Ulroldylnie *f*: schmerzhaftes Wasserlassen, Schmerzen beim Wasserlassen; Ⓔ *pain on urination, urodynia*
Ulrolflowlmeltrie *f*: Messung des Harnflusses; Ⓔ *measuring of urinary flow, uroflowmetry*
ulrolgen *adj*: harnbildend, urinbildend; Ⓔ *producing urine, urogenous, urinogenous*
ulrolgelniltal *adj*: Harn- und Geschlechtsorgane betreffend; Ⓔ *relating to the urogenital apparatus, urogenital, urinogenital, urinosexual, genitourinary*
Ulrolgelniltallbillharlzilolse *f*: → *Urogenitalschistosomiasis*
Ulrolgelniltallschisltolsolmilalsis *f, pl* **-ses**: *Syn: Blasenbilharziose, ägyptische Hämaturie, ägyptische Bilharziose, Schistosomiasis urogenitalis*; durch Blasenpärchenegel hervorgerufene chronische Infektion der Blase und anderer Beckenorgane; Ⓔ *genitourinary schistosomiasis, vesical schistosomiasis, endemic hematuria, urinary schistosomiasis*
Ulrolgelniltalltulberlkullolse *f*: *Syn: Tuberculosis urogenitalis, Urophthise*; i.d.R. chronische Tuberkulose* der Urogenitalorgane; befällt beim Mann meist die Prostata, bei der Frau Adnexe oder Endometrium; Ⓔ *genitourinary tuberculosis*
Ulrolgralfie, -gralphie *f*: Röntgenkontrastdarstellung der ableitenden Harnwege; Ⓔ *urography*
antegrade Urografie: Urografie mit direkter Injektion des Kontrastmittels in das Nierenbecken; Ⓔ *antegrade urography*
retrograde Urografie: Urografie mit Injektion des Kontrastmittels über einen Harnleiterkatheter; Ⓔ *retrograde urography*
Ulrolgramm *nt*: Röntgenkontrastaufnahme der ableitenden Harnwege; Ⓔ *urogram*
Ulrolhälmaltolnelphrolse *f*: Blut- und Urinansammlung im Nierenbecken; Ⓔ *urohematonephrosis*
Ulrolkilnalse *f*: in der Niere gebildetes Enzym, das Plasminogen* in Plasmin* umwandelt; Ⓔ *urokinase, uropepsin, plasminogen activator*
Ulrollith *m*: Harnstein, Harnkonkrement; Ⓔ *urinary calculus, urinary stone, urolith*
Ulrollilthilalsis *f, pl* **-ses**: *Syn: Harnsteinleiden*; durch multiple Harnsteine ausgelöstes klinisches Krankheitsbild; Ⓔ *urolithiasis*
Ulrollilthollylse *f*: medikamentöse Auflösung von Harnsteinen; Ⓔ *urolitholysis, lysis of urinary calculi*
Ulrollolge *m*: Arzt für Urologie*; Ⓔ *urologist, urinologist*
Ulrollolgie *f*: Teilgebiet der Medizin, das sich mit Diagnose und Therapie von Erkrankungen der Harnwege und der männlichen Geschlechtsorgane befasst; Ⓔ *urology, urinology, uronology*
Ulrollolgin *f*: Ärztin für Urologie*; Ⓔ *urologist, urinologist*
ulrollolgisch *adj*: Urologie betreffend; Ⓔ *relating to urology, urologic, urological*
Ulrolmelter *m*: *Syn: Harnwaage*; Spindelaräometer zur Bestimmung des spezifischen Gewichts von Harn; Ⓔ *urometer, urinometer*
Ulrolnelphrolse *f*: *Syn: Harnstauungsniere, Wassersackniere, Hydronephrose*; angeborene [selten] oder erworbene, sackartige Ausweitung des Nierenhohlsystems und evtl. der Harnleiter [Hydroureteronephrose*]; Ⓔ *uronephrosis, nephrohydrosis, nephrydrosis, hydronephrosis*
ulrolnelphroltisch *adj*: *Syn: hydronephrotisch*; Uronephrose betreffend, von ihr betroffen oder gekennzeichnet; Ⓔ *relating to hydronephrosis, hydronephrotic*
Ulronlsäulren *pl*: durch Oxidation der primären Alkoholgruppe von Aldosen* entstehende Aldehydcarbonsäuren; Ⓔ *uronic acids*
Ulrolpalthie *f*: Harnwegserkrankung; Ⓔ *uropathy*
Ulrolpelnie *f*: verminderte Harnbildung oder Harnausscheidung; Ⓔ *uropenia*
ulrolphob *adj*: Urophobie betreffend, durch sie gekennzeichnet; Ⓔ *relating to or marked by urophobia, urophobic*
Ulrolpholbie *f*: krankhafte Angst vor dem Wasserlassen; Ⓔ *irrational fear of passing urine, urophobia*
Ulrolphthilse *f*: → *Urogenitaltuberkulose*
Ulrolpolelse *f*: Harnbereitung, Harnproduktion, Harnbildung; Ⓔ *uropoiesis*
ulrolpoleltisch *adj*: Harnbildung/Uropoese betreffend, harnbildend; Ⓔ *relating to uropoiesis, uropoietic*
Ulrolpylolnelphrolse *f*: eitrige Uronephrose*; Ⓔ *uropyonephrosis*
ulrolpylolnelphroltisch *adj*: *Syn: hydropyonephrotisch*; Uropyonephrose betreffend, von ihr betroffen oder gekennzeichnet; Ⓔ *relating to or marked by uropyonephrosis, uropyonephrotic*
ulrolrekltal *adj*: Harnwege und Rektum betreffend oder verbindend; Ⓔ *relating to both urinary tract and rectum, urorectal*
Ulrolrolselin *nt*: bei verschiedenen Erkrankungen [Typhus, Nephritis] im Harn auftretendes Indolderivat, das nach Zusatz von konzentrierter Salzsäure eine kräftig rote Farbe annimmt; Ⓔ *urorrhodin, urorosein, urosacin, urrhodin*
Urlosichelolzelle *f*: → *Urozele*
Ulrolseplsis *f*: *Syn: Harnsepsis*; von den Harnwegen ausgehende Sepsis*; Ⓔ *urosepsis*
ulrolsepltisch *adj*: Urosepsis betreffend, von ihr betroffen oder gekennzeichnet, durch sie bedingt; Ⓔ *relating to urosepsis, uroseptic*
Ulrolskolpie *f*: diagnostische Harnuntersuchung; Ⓔ *uroscopy, urinoscopy, uronoscopy*
ulrolskolpisch *adj*: Uroskopie betreffend; Ⓔ *uroscopic*
Ulrolthel *nt*: Epithel der ableitenden Harnwege; Ⓔ *urothelium*
Ulroltulberlkullolse *f*: Tuberkulose* des Urogenitaltraktes; Ⓔ *genitourinary tuberculosis*
Ulrolzelle *f*: *Syn: Uroscheozele*; Hodensackschwellung durch Harninfiltration; Ⓔ *urocele, uroscheocele*
Urlsoldelolxylcholsäulre *f*: Gallensäure, die die Gallensekretion anregt; Ⓔ *ursodeoxycholic acid*
Urlsprungslalpolneulrolse *f*: Aponeurose* am Muskelur-

U

sprung; Ⓔ *aponeurosis of origin*

Ur|ti|ca *f, pl* **-cae**: *Syn: Quaddel, Urtika*; durch ein Ödem bedingte weiße [**Urtica alba**] oder rote [**Urtica rubra**] juckende Hautverdickung; Ⓔ *hive, wheal*

Ur|ti|ca|ria *f*: → *Urtikaria*

Urticaria cimicina: *s.u. Cimicosis*; Ⓔ *urticaria cimicina*

Urticaria e calore: *Syn: Wärmeurtikaria*; durch Hitzeeinwirkung hervorgerufene physikalische Urtikaria; Ⓔ *heat urticaria*

Urticaria e frigore: *Syn: Kälteurtikaria*; durch Kälteeinwirkung hervorgerufene physikalische Urtikaria; Ⓔ *cold urticaria, congelation urticaria*

Urticaria factitia: *Syn: urtikarieller Dermographismus*; durch mechanische Reizung der Haut ausgelöste Urtikaria; Ⓔ *factitious urticaria*

Urticaria gigantea: *Syn: Quincke-Ödem, angioneurotisches Ödem, Bannister-Krankheit, idiopathisches Quincke-Ödem, sporadisches Quincke-Ödem, Urticaria profunda, Riesenurtikaria Milton*; vorwiegend junge Frauen betreffende allergische Reaktion [Typ I] mit Schwellung der Haut und Schleimhaut [v.a. Kehlkopf] durch subkutane Ödembildung; das plötzlich einsetzende Glottisödem kann lebensbedrohlich sein; Ⓔ *Quincke's disease, Quincke's edema, Bannister's disease, Milton's disease, Milton's edema, angioedema, angioneurotic edema, atrophedema, circumscribed edema, periodic edema, giant edema, giant urticaria*

Urticaria mechanica: *Syn: Druckurtikaria*; durch Druck ausgelöste Urtikaria*; Ⓔ *pressure urticaria*

Urticaria papulosa chronica: *Syn: Prurigo simplex subacuta, Prurigo simplex acuta et subacuta adultorum, Strophulus adultorum, Lichen urticatus*; subakut oder chronisch verlaufende, papulöse Dermatitis* mit heftigem Juckreiz; Ⓔ *papular urticaria, stropholus*

Urticaria photogenica: → *Urticaria solaris*

Urticaria pigmentosa: *Syn: Nettleship-Krankheit, Nettleship-Syndrom, kutane Mastozytose, Mastozytose-Syndrom*; ätiologisch ungeklärte, kutane Mastozytose mit bräunlichen Flecken und Urtikariabildung nach physikalischer Reizung; Ⓔ *Nettleship's disease*

Urticaria profunda: → *Urticaria gigantea*

Urticaria solaris: *Syn: Sonnenurtikaria, Sommerurtikaria, Lichturtikaria, photoallergische Urtikaria, Urticaria photogenica*; akute Reaktion der Haut auf Sonnenlichteinstrahlung mit Rötung, Juckreiz und Quaddelbildung; Ⓔ *light urticaria, solar urticaria*

Ur|tier|chen *pl*: Protozoa*; Ⓔ *Protozoa*

Ur|ti|ka *f, pl* **-kä**: → *Urtica*

Ur|ti|ka|ria *f*: *Syn: Nesselausschlag, Nesselfieber, Nesselsucht, Urticaria*; akute oder chronische, durch Quaddelbildung gekennzeichnete Hauterkrankung unterschiedlicher Genese; Ⓔ *nettle rash, hives, urticaria, uredo, urtication, cnidosis*

cholinergische Urtikaria: *Syn: Anstrengungsurtikaria, Schwitzurtikaria*; bei erhöhter Acetylcholinempfindlichkeit auftretende Urtikaria nach körperlicher oder psychischer Belastung; Ⓔ *cholinergic urticaria*

photoallergische Urtikaria: *Syn: Lichturtikaria, Urticaria solaris/photogenica, Sonnenurtikaria, Sommerurtikaria*; akute Reaktion der Haut auf Sonnenlichteinstrahlung mit Rötung, Juckreiz und Quaddelbildung; Ⓔ *light urticaria, solar urticaria*

ur|ti|ka|ri|ell *adj*: Urtikaria betreffend, von ihr betroffen oder gekennzeichnet; Ⓔ *relating to or characterized by urticaria, urticarial, urticarious*

Ur|zeu|gung *f*: *Syn: Abiogenese*; (*biolog.*) Entstehung von Leben aus toter Materie; Ⓔ *spontaneous generation*

U|sur *f*: durch mechanische Belastung verursachter Knochen- oder Knorpelschwund; Ⓔ *usure*

Uter-, uter- *präf.*: → *Utero-*

u|te|rin *adj*: Gebärmutter/Uterus betreffend; Ⓔ *relating to uterus, uterine*

Utero-, utero- *präf.*: Wortelement mit der Bedeutung „Gebärmutter/Uterus“; Ⓔ *uterus, uterine, uter(o)-, hyster(o)-, metr(o)-*

u|te|ro|ab|do|mi|nal *adj*: *Syn: uteroabdominell*; Gebärmutter/Uterus und Bauchhöhle/Abdomen betreffend oder verbindend; Ⓔ *relating to both uterus and abdomen, uteroabdominal, uteroventral*

u|te|ro|ab|do|mi|nell *adj*: → *uteroabdominal*

u|te|ro|gen *adj*: in der Gebärmutter gebildet, aus der Gebärmutter stammend; Ⓔ *uterogenic*

U|te|ro|gra|fie, -gra|phie *f*: *Syn: Hysterografie*; Röntgenkontrastdarstellung der Gebärmutterhöhle; Ⓔ *uterography, metrography, hysterography*

U|te|ro|pa|thie *f*: *Syn: Hysteropathie, Metropathie*; Uteruserkrankung, Gebärmuttererkrankung; Ⓔ *hysteropathy*

u|te|ro|pe|ri|to|ne|al *adj*: Gebärmutter und Bauchfell/Peritoneum betreffend oder verbindend; Ⓔ *relating to both uterus and peritoneum, uteroperitoneal*

U|te|ro|pe|xie *f*: *Syn: Hysteropexie*; Gebärmutterfixierung, Gebärmutteranheftung; Ⓔ *hysteropexy, hysterorrhaphy, uterofixation, uteropexy*

u|te|ro|pla|zen|tar *adj*: *Syn: uteroplazentär*; Gebärmutter/Uterus und Mutterkuchen/Plazenta betreffend oder verbindend; Ⓔ *relating to both uterus and placenta, uteroplacental*

u|te|ro|pla|zen|tär *adj*: → *uteroplazentar*

u|te|ro|rek|tal *adj*: *Syn: rektouterin*; Gebärmutter und Enddarm/Rektum betreffend oder verbindend; Ⓔ *relating to both uterus and rectum, uterorectal*

u|te|ro|sa|kral *adj*: *Syn: sakrouterin*; Gebärmutter und Kreuzbein/Os sacrum betreffend oder verbindend; Ⓔ *relating to both uterus and sacrum, uterosacral, sacrouterine*

U|te|ro|sal|pin|go|gra|fie, -gra|phie *f*: *Syn: Uterotubografie, Metrotubografie, Hysterotubografie, Metrosalpingografie, Hysterosalpingografie*; Röntgenkontrastdarstellung von Gebärmutterhöhle und Eileitern; Ⓔ *uterosalpingography, uterotubography, metrosalpingography, metrotubography, hysterosalpingography, hysterotubography, gynecography*

u|te|ro|trop *adj*: mit besonderer Affinität zur Gebärmutter; Ⓔ *uterotropic*

u|te|ro|tu|bal *adj*: Gebärmutter/Uterus und Eileiter/Tuba betreffend; Ⓔ *uterotubal*

U|te|ro|tu|bo|gra|fie, -gra|phie *f*: → *Uterosalpingografie*

u|te|ro|va|gi|nal *adj*: Gebärmutter/Uterus und Scheide/Vagina betreffend oder verbindend; Ⓔ *relating to both uterus and vagina, uterovaginal*

u|te|ro|ve|si|kal *adj*: Gebärmutter/Uterus und Harnblase betreffend oder verbindend; Ⓔ *relating to both uterus and bladder, uterovesical, hysterocystic*

U|te|ro|ve|si|kal|fis|tel *f*: Fistel zwischen Gebärmutter/Uterus und Harnblase; Ⓔ *vesicouterine fistula*

u|te|ro|zer|vi|kal *adj*: Gebärmutter/Uterus und Gebärmutterhals/Cervix uteri betreffend oder verbindend; Ⓔ *relating to both uterus and cervix uteri, uterocervical*

U|te|rus *m, pl* **-ri**: *Syn: Gebärmutter, Metra*; 7–8 cm langes, abgeplattetes, birnenförmiges Organ, das der Harnblase hinten und oben aufliegt; die oberen zwei Drittel werden als **Gebärmutterkörper** [Corpus uteri] bezeichnet; innerhalb des Korpus liegt die **Gebärmutterhöhle** [Cavitas* uteri], in die oben im **Gebärmutterzipfel** [Cornu uteri] die Eileiter* einmünden; oberhalb der Eileitermündung liegt der **Gebärmutterfundus** [Fundus uteri]; der auf den Körper folgende enge Abschnitt ist der **Gebärmutteristhmus** [Isthmus uteri], auf den der **Gebärmutterhals** [Cervix uteri] folgt; man unterscheidet einen oberhalb der Scheide liegenden Abschnitt [**Portio supravaginalis cervicis**] und einen in die Scheide hineinragenden Teil [**Portio vaginalis**

cervicis] mit dem äußeren Muttermund* [Ostium uteri]; innerhalb der Zervix liegt der spindelförmige Zervikalkanal [Canalis* cervicis uteri]; das **Ostium anatomicum uteri internum** [früher Orificium internum canalis cervicis] ist der Anfang des Zervikalkanals; Ⓔ *womb, uterus, metra, belly*

U|te|rus|a|pla|sie *f.*: ***Syn:*** *Gebärmutteraplasie*; unvollständige Gebärmutterentwicklung; Ⓔ *uterine aplasia, ametria*

U|te|rus|a|po|ple|xie *f.*: ***Syn:*** *Couvelaire-Uterus, Couvelaire-Syndrom, uteroplazentare Apoplexie, Apoplexia uteroplacentaris*; schwere Form der vorzeitigen Plazentalösung mit Blutung in die Uteruswand und u.U. Schockentwicklung; Ⓔ *Couvelaire syndrome, Couvelaire uterus, uterine apoplexy, uteroplacental apoplexy, apoplexia uteri*

U|te|rus|a|tre|sie *f.*: ***Syn:*** *Gebärmutteratresie, Atresia uteri, Atretometrie*; angeborener Verschluss der Gebärmutterhöhle; Ⓔ *hysteratresia, atretometria*

U|te|rus|a|tro|phie *f.*: Rückbildung der Gebärmutter im Alter oder während der Stillphase; Ⓔ *metratrophia*

U|te|rus|band, brei|tes *nt*: ***Syn:*** *breites Mutterband, Ligamentum latum uteri*; von der Seitenwand des Beckens zur Gebärmutter ziehende Bauchfellplatte; enthält Eileiter, Eierstock und rundes Mutterband; Ⓔ *broad ligament of uterus*

U|te|rus|band, run|des *nt*: ***Syn:*** *rundes Mutterband, Ligamentum teres uteri*; rundes Halteband der Gebärmutter vom Tubenwinkel zu den großen Schamlippen; Ⓔ *round ligament of uterus, Hunter's ligament*

U|te|rus|ent|zün|dung *f.*: → *Metritis*

U|te|rus|fun|dus *m*: ***Syn:*** *Gebärmutterfundus, Fundus uteri*; oberster Teil der Gebärmutter; Ⓔ *fundus of uterus*

U|te|rus|hy|po|pla|sie *f.*: ***Syn:*** *Gebärmutterhypoplasie*; angeborene Kleinheit der Gebärmutter; Ⓔ *uterine hypoplasia*

U|te|rus|in|vo|lu|ti|on, post|par|ta|le *f.*: ***Syn:*** *Involutio uteri*; Rückbildung der Gebärmutter nach der Geburt; Ⓔ *postpartum involution of uterus*

U|te|rus|isth|mus *m*: ***Syn:*** *Gebärmutteristhmus, Isthmus uteri*; zwischen Gebärmutterhals und -körper liegender enger Abschnitt; Ⓔ *isthmus of uterus*

U|te|rus|kar|zi|nom *nt*: ***Syn:*** *Gebärmutterkrebs*; von der Gebärmutter ausgehender bösartiger Tumor; je nach der Lage unterscheidet man Zervixkarzinom* und Korpuskarzinom*; Ⓔ *uterine carcinoma*

U|te|rus|my|om *nt*: ***Syn:*** *Gebärmuttermyom, Myoma uteri, Uterus myomatosus*; gutartige Geschwulst der Gebärmuttermuskulatur, die nur in 2–3 % entartet; sie entstehen durch chromosomale Aberration einer Muskelzelle, d.h., es handelt sich um einen Zellklon; Myome kommen familiär gehäuft vor und treten vermehrt nach oraler Kontrazeption auf, wenn diese früh [13.–16. Lebensjahr] begonnen wurde; Hormonersatztherapie kann ebenfalls zu einem verstärktem Myomwachstum führen; vor dem 25. Lebensjahr sind Myome selten, danach nimmt die Häufigkeit zu [ca. 20 % im Alter von 35 Jahren], nach der Menopause bilden sich Myome oft zurück; Ⓔ *uterine leiomyoma, hysteromyoma*

U|te|rus|po|lyp *m*: gutartige Wucherung der Korpus- oder Zervixschleimhaut; häufig Ursache von Gebärmutterblutungen; Ⓔ *uterine polyp*

U|te|rus|pro|laps *m*: ***Syn:*** *Uterusvorfall, Prolapsus uteri*; Gebärmuttervorfall durch die Scheide; Ⓔ *prolapse of the uterus*

U|te|rus|sar|kom *nt*: von der Gebärmuttermuskulatur ausgehender bösartiger Tumor; Ⓔ *uterine sarcoma*

U|te|rus|tym|pa|nie *f.*: ***Syn:*** *Physometra, Tympania uteri*; Gasansammlung in der Gebärmutter; Ⓔ *uterine tympanites, physometra*

U|te|rus|vor|fall *m*: → *Uterusprolaps*

U|tri|cu|li|tis *f, pl* **-ti|den**: → *Utrikulitis*

U|tri|cu|lus *m, pl* **-li**: kleiner/kurzer Schlauch; Ⓔ *utricle, utriculus*

Utriculus prostaticus: ***Syn:*** *Prostatablindsack, Utrikulus*; kurzer, blinder Schlauch zwischen den Einmündungen der Ductus* ejaculatorii; Ⓔ *urethral utricle, prostatic utricle, Weber's corpuscle, Weber's organ*

Utriculus vestibularis: ***Syn:*** *Vorhofbläschen, Utrikulus*; schlauchförmiges Bläschen im Labyrinthvorhof, aus dem die drei Bogengänge abgehen; Ⓔ *utricle, utriculus*

U|tri|ku|li|tis *f, pl* **-ti|den**: ***Syn:*** *Utriculitis*; Entzündung des Utriculus* prostaticus; Ⓔ *utriculitis*

u|tri|ku|li|tisch *adj*: Utrikulitis betreffend, von ihr betroffen oder gekennzeichnet; Ⓔ *relating to or marked by utriculitis, utriculitic*

U|tri|ku|lus *m, pl* **-li**: **1.** → *Utriculus prostaticus* **2.** → *Utriculus vestibularis*

U|vea *f.*: ***Syn:*** *mittlere Augenhaut, Tunica vasculosa bulbis*; aus Choroidea*, Iris* und Corpus* ciliare bestehende mittlere Schicht des Auges; Ⓔ *vascular coat of eye, vascular tunic of eye, uveal coat, uveal tract, uvea*

U|ve|a|ent|zün|dung *f.*: → *Uveitis*

u|ve|al *adj*: Uvea betreffend; Ⓔ *relating to the uvea, uveal, uveous*

U|ve|al|sta|phyl|om *nt*: ***Syn:*** *Uveastaphylom*; Staphylom* der gesamten Uvea*; Ⓔ *uveal staphyloma*

U|ve|a|sta|phyl|om *nt*: → *Uvealstaphylom*

U|ve|i|tis *f, pl* **-ti|den**: ***Syn:*** *Uveaentzündung*; Entzündung der mittleren Augenhaut/Uvea; Ⓔ *inflammation of the uvea, uveitis*

Uveitis anterior: vordere Uveitis; entspricht der Entzündung von Regenbogenhaut/Iris und Ziliarkörper; Ⓔ *anterior uveitis*

intermediäre Uveitis: die Pars planaris des Ziliarkörpers betreffende, meist beidseitige Entzündung bei Jugendlichen [**jugendliche Uveitis**]; Ⓔ *intermediary uveitis*

jugendliche Uveitis: *s.u. intermediäre Uveitis*; Ⓔ *juvenile uveitis*

phakoantigene Uveitis: ***Syn:*** *phakogene Uveitis*; durch Linsenantigene hervorgerufene allergische Uveitis nach extrakapsulärerer Kataraktextraktion; Ⓔ *phacoantigenic uveitis, phacoanaphylactic endophthalmitis*

phakogene Uveitis: → *phakoantigene Uveitis*

Uveitis posterior: hintere Uveitis; entspricht der Entzündung von Aderhaut/Choroidea und Netzhaut/Retina; Ⓔ *posterior uveitis*

u|ve|i|tisch *adj*: Uveaentzündung/Uveitis betreffend, von ihr betroffen oder gekennzeichnet; Ⓔ *relating to uveitis, uveitic*

U|ve|i|tis|ka|ta|rakt *f.*: komplizierter Star* als Komplikation einer vorderen Uveitis*; Ⓔ *choroidal cataract*

UV-empfindlich *adj*: empfindlich/sensibel gegen UV-Strahlen; Ⓔ *sensitive to ultraviolet rays, uviosensitive*

U|ve|o|par|o|ti|tis *f.*: ***Syn:*** *Heerfordt-Syndrom, Febris uveoparotidea*; von Iridozyklitis* und chronischer Parotitis* gekennzeichnete Sonderform der Sarkoidose*; Ⓔ *uveoparotitis*

u|ve|o|par|o|ti|tisch *adj*: Uveoparotitis betreffend, von ihr betroffen oder gekennzeichnet; Ⓔ *relating to or marked by uveoparotitis*

U|ve|o|skle|ri|tis *f, pl* **-ti|den**: Entzündung von Uvea und Lederhaut/Sklera; Ⓔ *uveoscleritis*

u|ve|o|skle|ri|tisch *adj*: Uveoskleritis betreffend, von ihr betroffen oder gekennzeichnet; Ⓔ *relating to or marked by uveoscleritis*

UV-Licht *nt*: → *Ultraviolett*

UV-Mikroskop *nt*: → *Ultraviolettmikroskop*

UV-resistent *adj*: widerstandsfähig gegen UV-Strahlen; Ⓔ *uvioresistant, uviofast*

UV-Strahlung *f.*: → *Ultraviolett*

U

Uvul-, uvula- *präf.*: → *Uvulo-*

U|vu|la *f, pl* **-lae**: Zäpfchen, zapfenförmige Struktur; Ⓔ *uvula*

Uvula bifida: Zäpfchenspalte, Uvulaspalte; Ⓔ *bifid uvula, forked uvula, split uvula, staphyloschisis*

Uvula palatina: Gaumenzäpfchen, Zäpfchen; Ⓔ *palatine uvula, pendulous palate, plectrum, uvula*

Uvula vermis: Kleinhirnzäpfchen; Ⓔ *uvula of cerebellum*

Uvula vesicae: Blasenzäpfchen; Ⓔ *Lieutaud's uvula, uvula of bladder*

u|vu|lär *adj*: Zäpfchen/Uvula betreffend, zum Zäpfchen/zur Uvula gehörend; Ⓔ *relating to the uvula, uvular, staphyline*

U|vu|lek|to|mie *f*: operative Zäpfchenentfernung, Uvularesektion; Ⓔ *cionectomy, uvulectomy, staphylectomy*

U|vu|li|tis *f, pl* **-ti|den**: *Syn: Zäpfchenentzündung, Staphylitis, Kionitis, Cionitis*; Entzündung des Gaumenzäpfchens; Ⓔ *inflammation of the uvula, uvulitis, staphylitis, cionitis*

u|vu|li|tisch *adj*: *Syn: staphylitisch*; Zäpfchenentzündung/Uvulitis betreffend, von ihr betroffen oder gekennzeichnet; Ⓔ *relating to or marked by uvulitis, uvulitic, staphylitic*

Uvulo-, uvulo- *präf.*: Wortelement mit der Bedeutung **1.** „Traube/traubenförmig" **2.** „Zäpfchen/Gaumenzäpfchen/Uvula"; Ⓔ **1.** *uvulo-, grape* **2.** *uvulo-, uvula*

U|vu|lo|pto|se *f*: *Syn: Zäpfchensenkung, Zäpfchentiefstand, Staphyloptose*; Zäpfchensenkung oder Zäpfchentiefstand, z.B. bei Lähmung des Gaumensegels; Ⓔ *staphylodialysis, staphyloptosia, staphyloptosis, uvuloptosis, uvulaptosis, cionoptosis*

U|vu|lor|rha|phie *f*: *Syn: Staphylorrhaphie*; Zäpfchennaht; Ⓔ *staphylorrhaphy, uraniscorrhaphy, uranorrhaphy, cionorrhaphy, palatorrhaphy*

U|vu|lo|tom *nt*: Zäpfchenmesser; Ⓔ *uvulotome, uvulatome, cionotome, staphylotome*

U|vu|lo|to|mie *f*: *Syn: Staphylotomie*; Inzision des Gaumenzäpfchens; Ⓔ *staphylotomy, uvulotomy, cionotomy*

U

V

Vaal-Seynhaeve-Syndrom *nt*: *Syn: retikuläre Dysgenesie*; autosomal-rezessive Variante des schweren kombinierten Immundefektes*; Ⓔ *reticular dysgenesis*

Vac|ci|ni|a|vi|rus *nt, pl* **-ren**: *Syn: Vakzinevirus*; früher zur Pockenschutzimpfung verwendetes Virus*; Ⓔ *vaccinia virus*

vac|ci|no|id *adj*: vacciniaähnlich, vacciniaartig; Ⓔ *vacciniform, vaccinoid*

Va|ga|bun|den|haut *f*: *Syn: Vagantenhaut, Cutis vagantium*; schmutzig-braune Haut mit Ekzematisation und Impetiginisation bei mangelnder Hygiene; Ⓔ *Greenhow's disease, vagabond's disease, vagrant's disease, parasitic melanoderma*

va|gal *adj*: Vagusnerv/Nervus vagus betreffend; Ⓔ *relating to the vagus nerve, vagal*

Va|gan|ten|haut *f*: → *Vagabundenhaut*

Vag|ek|to|mie *f*: operative Teilentfernung des Nervus* vagus, Vagusresektion; Ⓔ *vagectomy*

Vagin-, vagin- *präf.*: → *Vagino-*

Va|gi|na *f, pl* **-nae, -nen**: **1.** Scheide, Hülle, Umscheidung **2.** *Syn: Kolpos*; (weibliche) Scheide; Ⓔ **1.** *vagina, sheath* **2.** *vagina*

Vagina bulbi: *Syn: Tenon-Kapsel*; bindegewebige Augenkapsel; Ⓔ *vagina of bulb, bulbar fascia, sheath of eyeball, bulbar sheath, ocular capsule, Tenon's membrane, Tenon's capsule*

Vagina carotica: *Syn: Karotisscheide*; bindegewebige Scheide um die Halsgefäße; Ⓔ *carotid sheath*

Vagina communis tendinum musculorum fibularium: → *Vagina communis tendinum musculorum peroneorum*

Vagina communis tendinum musculorum flexorum: gemeinsame Sehnenscheide der tiefen und oberflächlichen Fingerbeuger im Karpaltunnel [Canalis* carpi]; Ⓔ *common tendinous sheath of flexor muscles*

Vagina communis tendinum musculorum peroneorum: *Syn: Vagina communis tendinum musculorum fibularium*; gemeinsame Sehnenscheide der Musculi* peroneus longus und brevis hinter dem Außenknöchel; Ⓔ *common tendinous sheath of peroneal muscles*

Vagina externa nervi optici: äußere Durahülle des Nervus* opticus; Ⓔ *external sheath of optic nerve, fibrous sheath of optic nerve*

Vagina fibrosa: fibröse Sehnenscheide; Ⓔ *fibrous tendon sheath*

Vaginae fibrosae digitorum manus: an den Fingerknochen [Phalangen] befestigte Führungsröhren für die Sehnen der oberflächlichen und tiefen Fingerbeuger; Ⓔ *fibrous tendon sheaths of hand*

Vaginae fibrosae digitorum pedis: an den Zehenknochen [Phalangen] befestigte Führungsröhren für die Sehnen der langen und kurzen Zehenbeuger; Ⓔ *fibrous tendon sheaths of foot*

Vagina interna nervi optici: innere Meningealscheide des Nervus* opticus; Ⓔ *inner sheath of optic nerve, internal sheath of optic nerve*

Vagina musculi recti abdominis: *Syn: Rektusscheide*; von den Aponeurosen der Bauchmuskeln gebildete Scheide des Musculus rectus abdominis; Ⓔ *rectus sheath, sheath of rectus abdominis muscle*

Vagina plantaris tendinis musculi fibularis longi: → *Vagina plantaris tendinis musculi peronei longi*

Vagina plantaris tendinis musculi peronei longi: *Syn: Vagina plantaris tendinis musculi fibularis longi*; Sehnenscheide des Musculus* peroneus longus an der Fußsohle; Ⓔ *plantar tendinous sheath of peroneus longus muscle*

Vaginae synoviales digitorum manus: Sehnenscheiden der Beugersehnen der Hand; Ⓔ *synovial sheaths of hand*

Vaginae synoviales digitorum pedis: Sehnenscheiden der Beugersehnen der Zehen; Ⓔ *synovial sheaths of foot*

Vagina synovialis: inneres Blatt der Sehnenscheide; Ⓔ *synovial sheath of tendon, mucous sheath of tendon*

Vagina tendinis: Sehnenscheide; Ⓔ *tendon sheath*

Vagina tendinis intertubercularis: Sehnenscheide des langen Kopfes des Musculus* biceps brachii, die im Sulcus intertubercularis des Humerus* verläuft; Ⓔ *synovial sheath of intertubercular groove*

Vaginae tendinum carpales: Sehnenscheiden der Handwurzelregion; Oberbegriff für Vaginae* tendinum carpales palmares und Vaginae* tendinum carpales dorsales; Ⓔ *carpal tendinous sheaths*

Vaginae tendinum carpales dorsales: die Sehnenscheiden der Rückseite der Handwurzel schützen die Sehnen der Hand- und Fingerstrecker im Retinaculum* musculorum extensorum; Ⓔ *dorsal carpal tendinous sheaths*

Vaginae tendinum carpales palmares: die Sehnenscheiden der Palmarseite der Handwurzel schützen die Sehnen der Flexoren im Retinaculum* musculorum flexorum manus; Ⓔ *palmar carpal tendinous sheaths*

Vaginae tendinum digitorum pedis: Sehnenscheiden der Zehen; Ⓔ *tendinous sheaths of tendons of toes*

Vaginae tendinum tarsales anteriores: die Sehnenscheiden auf der Vorderseite der Fußwurzel, die die Streckersehnen unter dem Retinaculum* musculorum extensorum inferius und Retinaculum* musculorum extensorum superius schützen; Ⓔ *anterior tarsal tendinous sheaths*

Vaginae tendinum tarsales fibulares: die hinter dem Außenknöchel liegenden Sehnenscheiden für Musculus* peroneus longus und brevis; Ⓔ *fibular tarsal tendinous sheaths*

Vaginae tendinum tarsales tibiales: Sehnenscheiden, die die Sehnen der Plantarflexoren unter dem Retinaculum* musculorum flexorum pedis schützen; Ⓔ *tibial tarsal tendinous sheaths*

va|gi|nal *adj*: Scheide/Vagina betreffend; Ⓔ *relating to the vagina, vaginal*

Va|gi|nal|ab|strich *m*: *Syn: Vaginalsmear*; Scheidenabstrich; Ⓔ *vaginal smear, vaginal swab*

Va|gi|nal|a|tre|sie *f*: *Syn: Scheidenatresie, Atresia vaginalis*; angeborener oder erworbener Verschluss der Scheidenlichtung; Ⓔ *vaginal atresia, colpatresia, ankylocolpos*

Va|gi|nal|flu|or *m*: → *Fluor vaginalis*

Va|gi|na|li|tis *f, pl* **-ti|den**: *Syn: Perididymisentzündung, Perididymitis; Hodenhüllenentzündung, Hodenscheidenentzündung*; Entzündung der Perididymis/Tunica vaginalis testis; oft gleichgesetzt mit Periorchitis*; Ⓔ *vaginalitis*

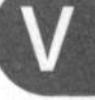

va|gi|na|li|tisch *adj*: Vaginalitis betreffend, von ihr betroffen oder gekennzeichnet; Ⓔ *relating to or marked by vaginalitis*

Va|gi|nal|kan|di|do|se *f*: Kandidose* der Vaginaschleimhaut; Ⓔ *vaginal candidiasis*

Va|gi|nal|kar|zi|nom *nt*: *Syn: Scheidenkarzinom*; vom Plattenepithel der Scheide ausgehende bösartige Geschwulst; Ⓔ *vaginal carcinoma*

Va|gi|nal|mi|li|eu *nt*: *Syn: Scheidenmilieu*; das Vaginalmilieu der geschlechtsreifen Frau ist sauer [pH 3,8–4,5] und die Scheidenflora enthält v.a. Lactobazillen [Döderlein*-Stäbchen]; damit werden viele prinzipiell pathogene aerobe [Escherichia coli, Enterobakterien, Staphylokokken, Streptokokken] und anaerobe Erreger [Peptokokken, Bacteroides, Clostridien] sowie Chlamydien und Mycoplasma an der Ausbreitung gehindert; deshalb sind Scheideninfektionen relativ selten und entstehen meist durch Pilze, da sie im Bereich von pH 3–9 optimal wachsen können; andererseits führen alle Veränderungen des Milieus zu einer Herabsetzung der physiologischen Schutzfunktion und evtl. zu Kolpitis*; da das saure Vaginalmilieu v.a. von der Anwesenheit von Östrogenen abhängt, ist das Vaginalmilieu vor der Pubertät und nach der Menopause alkalisch und die Frequenz von bakteriellen Infektionen ist wesentlich höher; Ⓔ *vaginal environment*

Va|gi|nal|my|ko|se *f*: *Syn:* *Kolpomykose, Scheidenmykose, Vaginomykose*; Pilzerkrankung der Scheide; Ⓔ *colpomycosis*

Va|gi|nal|naht *f*: *Syn:* *Scheidennaht, Kolporrhaphie*; Naht der Scheide(nwand) nach traumatischer oder operativer Durchtrennung; Ⓔ *colporrhaphy*

Va|gi|nal|plas|tik *f*: *Syn:* *Kolpoplastik, Vaginoplastik*; Scheidenplastik; Ⓔ *colpoplasty, vaginoplasty*

Va|gi|nal|pro|laps *m*: *Syn:* *Scheidenvorfall, Prolapsus vaginae, Scheidenprolaps, Kolpoptose*; schwerste Form der Scheidensenkung*, bei der die Scheidenwand, in Form einer Rektozele* oder Zystozele*, vor der Vulva* sichtbar wird; oft gleichgesetzt mit Kolpozele*; Ⓔ *colpoptosis, colpocele*

Va|gi|nal|smear *nt*: *Syn:* *Vaginalabstrich*; Scheidenabstrich; Ⓔ *vaginal smear, vaginal swab*

Va|gi|nal|soor *m*: → *Vulvovaginitis candidamycetica*

Va|gi|nal|spü|lung *f*: Scheidenspülung; Ⓔ *vaginal irrigation*

Va|gi|nal|zys|te *f*: die meisten Zysten entstehen aus Resten der Wolff*-Gänge [im seitlichen oberen Drittel der Vagina] oder Müller*-Gänge [in der oberen Vaginahälfte]; Einschlusszysten und Zystenbildung bei vaginaler Endometriose* sind selten; die Zysten bleiben i.d.R. symptomlos und benötigen keine Therapie; kommt es zu Spannungsschmerzen, v.a. beim Verkehr, werden sie operativ entfernt; Ⓔ *vaginal cyst*

Va|gi|nal|zy|to|lo|gie *f*: *Syn:* *Kolpozytologie*; Beurteilung von Epithelabstrichen der Scheidenschleimhaut; Ⓔ *colpocytology*

Va|gi|nal|schleim|haut *f*: *Syn:* *Scheidenschleimhaut, Tunica mucosa vaginae*; die Scheide ist von einem mehrschichtigen, unverhornten Plattenepithel überzogen, das an der Portio* vaginalis cervicis in das Zervixepithel übergeht; Ⓔ *vaginal mucosa*

Va|gi|nis|mus *m*: *Syn:* *Scheidenkrampf*; meist psychogen bedingter Krampf der Scheide bei Eindringen des Penis; Ⓔ *colpismus, vaginismus, vaginism, vulvismus*

Va|gi|ni|tis *f, pl* **-ti|den**: *Syn:* *Scheidenentzündung, Kolpitis, Colpitis*; Entzündung der Scheide/Vagina; Ⓔ *inflammation of the vagina, vaginitis, colpitis, coleitis*

Vaginitis testis: → *Vaginalitis*

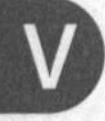

va|gi|ni|tisch *adj*: *Syn:* *kolpitisch*; Scheidenentzündung/Vaginitis betreffend, von ihr betroffen oder gekennzeichnet; Ⓔ *relating to or marked by vaginitis, vaginitic, colpitic*

Vagino-, vagino- *präf.*: Wortelement mit der Bedeutung „Scheide/Vagina"; Ⓔ *vaginal, coleo-, colp(o)-, vagin(o)-*

va|gi|no|ab|do|mi|nal *adj*: Scheide/Vagina und Bauchhöhle/Abdomen betreffend oder verbindend; Ⓔ *relating to both vagina and abdomen, vaginoabdominal*

Va|gi|no|dy|nie *f*: *Syn:* *Kolpalgie*; Scheidenschmerz; Ⓔ *pain in the vagina, vaginal pain, vaginodynia, colpalgia, colpodynia*

Va|gi|no|gra|fie, -gra|phie *f*: Röntgenkontrastdarstellung der Scheide; Ⓔ *vaginography*

Va|gi|no|gramm *nt*: Röntgenkontrastaufnahme der Scheide; Ⓔ *vaginogram*

va|gi|no|ku|tan *adj*: Scheide/Vagina und Haut betreffend oder verbindend; Ⓔ *relating to both vagina and skin, vaginocutaneous*

va|gi|no|la|bi|al *adj*: Scheide/Vagina und Schamlippen betreffend; Ⓔ *relating to both vagina and pudendal labia, vaginolabial*

Va|gi|no|my|ko|se *f*: → *Vaginalmykose*

Va|gi|no|pa|thie *f*: *Syn:* *Kolpopathie*; Scheidenerkrankung, Vaginalerkrankung; Ⓔ *vaginopathy, colpopathy*

va|gi|no|pe|ri|ne|al *adj*: *Syn:* *perineovaginal*; Scheide und Damm/Perineum betreffend oder verbindend; Ⓔ *relating to both vagina and perineum, vaginoperineal*

Va|gi|no|pe|ri|ne|o|plas|tik *f*: *Syn:* *Kolpoperineoplastik*; Scheidendammplastik; Ⓔ *vaginoperineoplasty, colpoperineoplasty*

Va|gi|no|pe|ri|ne|or|rha|phie *f*: *Syn:* *Kolpoperineorrhaphie*; Scheidendammnaht; Ⓔ *vaginoperineorrhaphy, colpoperineorrhaphy*

va|gi|no|pe|ri|to|ne|al *adj*: Scheide/Vagina und Bauchfell/Peritoneum betreffend; Ⓔ *relating to both vagina and peritoneum, vaginoperitoneal*

Va|gi|no|pe|xie *f*: *Syn:* *Kolpopexie*; Scheidenanheftung; Ⓔ *vaginofixation, vaginopexy, vaginapexy, colpopexy*

Va|gi|no|plas|tik *f*: *Syn:* *Vaginalplastik, Kolpoplastik*; Scheidenplastik; Ⓔ *colpoplasty, vaginoplasty*

Va|gi|no|se *f*: Scheidenerkrankung, Vaginaerkrankung; Ⓔ *vaginosis*

bakterielle Vaginose: *Syn:* *Aminkolpitis*; Besiedlung der Scheide mit **Gardnerella vaginalis** und anderen Bakterien [Staphylokokken, Streptokokken, Escherichia coli] die zu grau-weißem Ausfluss mit fischähnlichem Geruch führt; Ⓔ *bacterial vaginosis, nonspecific vaginosis*

Va|gi|no|skop *nt*: **1.** Scheidenspekulum **2.** Kolposkop*; Ⓔ **1.** *vaginal speculum, vaginoscope* **2.** *colposcope; vaginoscope*

Va|gi|no|sko|pie *f*: **1.** Scheidenuntersuchung **2.** *Syn:* *Scheidenspiegelung, Kolposkopie*; endoskopische Untersuchung der Scheide; Ⓔ **1.** *vaginoscopy* **2.** *colposcopy; vaginoscopy*

Va|gi|no|to|mie *f*: *Syn:* *Kolpotomie*; Scheidenschnitt, Vaginalschnitt; Ⓔ *vaginotomy, colpotomy, coleotomy*

va|gi|no|ve|si|kal *adj*: Scheide/Vagina und Harnblase betreffend oder verbindend; Ⓔ *relating to both vagina and bladder, vaginovesical*

Va|gi|no|ve|si|kal|fis|tel *f*: *Syn:* *Scheiden-Blasen-Fistel, vaginovesikale Fistel*; Scheide und Blase verbindende Fistel; Ⓔ *vaginovesical fistula*

va|gi|no|zer|vi|kal *adj*: Scheide/Vagina und Gebärmutterhals/Cervix uteri betreffend oder verbindend; Ⓔ *relating to both vagina and cervix uteri, cervicovaginal*

Va|gi|tus ute|ri|nus *m*: Schrei des Fetus in der Gebärmutter; Ⓔ *vagitus uterinus*

Vago-, vago- *präf.*: Wortelement mit Bezug auf „Vagus/Nervus vagus"; Ⓔ *vagus, vagal, vago-*

Va|go|gramm *nt*: *Syn:* *Elektrovagogramm*; Aufzeichnung der Aktivität des Nervus* vagus; Ⓔ *vagogram, electrovagogram*

Va|go|ly|se *f*: Neurolyse* des Nervus* vagus; Ⓔ *vagolysis*

Va|go|ly|ti|kum *nt, pl* **-ka**: *Syn:* *Anticholinergikum, Parasympathikolytikum, Parasympatholytikum*; die Wirkung von Acetylcholin hemmendes Arzneimittel; Ⓔ *vagolytic, vagolytic agent*

va|go|ly|tisch *adj*: *Syn:* *parasympatholytisch, anticholinerg*; die Wirkung von Acetylcholin hemmend; das parasympathische System hemmend; Ⓔ *vagolytic*

Va|go|mi|me|ti|kum *nt, pl* **-ka**: *Syn:* *Cholinergikum, Para-*

sympathomimetikum; Arzneimittel mit aktivierender Wirkung auf das parasympathische Nervensystem; Ⓔ *vagomimetic*

va|go|mi|me|tisch *adj*: *Syn: parasympathomimetisch*; mit aktivierender Wirkung auf das parasympathische Nervensystem; Ⓔ *vagomimetic*

Va|go|to|mie *f*: Durchtrennung des Nervus* vagus, Vagusdurchtrennung, Vagusschnitt; Ⓔ *vagotomy*

selektive proximale Vagotomie: *Syn: Parietalzellvagotomie, superselektive Vagotomie*; bevorzugte Vagotomieform, die selektiv die säurebildenden Zellen des Magens denerviert; Ⓔ *parietal cell vagotomy*

selektiv gastrale Vagotomie: selektive Durchtrennung der Magenäste des Nervus vagus in Kombination mit einer Pyloroplastik*; Ⓔ *selective vagotomy*

superselektive Vagotomie: → *selektive proximale Vagotomie*

trunkuläre Vagotomie: nur noch selten durchgeführte Durchtrennung des vorderen und hinteren Vagusstamms im Bereich der unteren Speiseröhre; Ⓔ *truncal vagotomy*

va|go|ton *adj*: Vagotonie betreffend, von ihr betroffen oder gekennzeichnet, durch sie bedingt; Ⓔ *relating to or marked by vagotonia, vagotonic*

Va|go|to|nie *f*: *Syn: Parasympathikotonie*; erhöhte Erregbarkeit des parasympathischen Nervensystems, Überwiegen des parasympathischen Nervensystems; Ⓔ *vagotonia, vagotony, sympathic imbalance, sympathetic imbalance, parasympathicotonia, parasympathotonia*

va|go|trop *adj*: auf den Nervus* vagus einwirkend; Ⓔ *vagotropic, vagotrope*

Va|gus *m*: *Syn: X. Hirnnerv, Nervus vagus*; gemischter Hirnnerv mit motorischen, sensiblen und parasympathischen Fasern; innerviert u.a. die Muskulatur von Gaumen, Rachen, oberer Speiseröhre und Kehlkopf; versorgt sensibel Teile des Rachens, Kehlkopf, Luftröhre, Speiseröhre, Brust- und Bauchorgane; Ⓔ *vagus, vagus nerve, tenth cranial nerve, tenth nerve*

va|ku|o|lär *adj*: vakuolenartig; vakuolenhaltig; Ⓔ *vacuolar, vacuolated, vacuolate*

Va|ku|o|le *f*: flüssigkeitsgefüllter Hohlraum im Plasma oder Zellkern; Ⓔ *vacuole*

autophagische Vakuole: *Syn: Autophagosom*; intrazelluläre Vakuole in der Autophagie* abläuft; Ⓔ *autophagosome, autophagic vesicle, autosome, cytolysosome*

Va|ku|um *nt*: luftleerer Raum; Ⓔ *vacuum*

Va|ku|um|ex|trak|ti|on *f*: Entbindung mit Hilfe einer Saugglocke; Ⓔ *vacuum extraction*

Va|ku|um|ex|trak|tor *m*: Saugglocke; Ⓔ *vacuum extractor*

Va|ku|um|kü|ret|ta|ge *f*: *Syn: Saugkürettage*; Gebärmutterausschabung mit Absaugung; Ⓔ *vacuum aspiration, vacuum curettage, evacuation, suction curettage*

Vak|zin *nt*: → *Vakzine*

vak|zi|nal *adj*: Impfung/Vakzination oder Impfstoff/Vakzine betreffend; Ⓔ *relating to vaccine or vaccination, vaccinal, vaccine*

Vak|zi|na|ti|on *f*: Impfung*, Schutzimpfung; Ⓔ *vaccination*

Vak|zi|na|ti|ons|en|ze|pha|li|tis *f, pl* **-ti|den**: *Syn: Impfenzephalitis, Impfenzephalomyelitis, Impfenzephalopathie, Encephalomyelitis postvaccinalis*; nach einer Impfung (Masern, Röteln) auftretende, akute oder subakute Enzephalitis*, die auf einer Immunreaktion beruht; Ⓔ *acute disseminated encephalitis, postinfectious encephalitis, postvaccinal encephalitis, acute disseminated encephalomyelitis, postinfectious encephalomyelitis, postvaccinal encephalomyelitis*

Vak|zi|ne *f*: *Syn: Impfstoff, Vakzin*; aus abgetöteten [**Totimpfstoff**] oder lebenden [**Lebendimpfstoff**] Krankheitserregern, Teilen oder Stoffwechselprodukten von Krankheitserregern hergestellter Stoff zur aktiven Immunisierung gegen einen Erreger; Ⓔ *vaccine, vaccinum*

Vak|zi|ne|vi|rus *nt, pl* **-ren**: → *Vacciniavirus*

vak|zi|no|phob *adj*: Vakzinophobie betreffend, durch sie gekennzeichnet; Ⓔ *relating to or marked by vaccinophobia, vaccinophobic*

Vak|zi|no|pho|bie *f*: krankhafte Angst vor einer Impfung; Ⓔ *irrational fear of vaccination, vaccinophobia*

Va|lenz *f*: Wertigkeit; Ⓔ *valence, valency*

Val|gi|sie|rung *f*: in eine (verstärkte) Valgusstellung* bringen; Ⓔ *valgus osteotomy*

val|gus *adj*: krumm, nach innen gewölbt; Ⓔ *bent, twisted inwards, valgus*

Val|gus|stel|lung *f*: X-Stellung, z.B. der Beine; Ⓔ *valgus deformity*

Va|li|di|tät *f*: Gültigkeit von Messergebnissen oder Beobachtungen; Ⓔ *validity*

Va|lin *nt*: *Syn: α-Aminoisovaleriansäure*; essentielle Aminosäure; Ⓔ *valine, isopropyl-aminacetic acid, 2-aminoisovaleric acid*

Va|lin|ä|mie *f*: *Syn: Hypervalinämie*; erhöhter Valingehalt des Blutes; Ⓔ *valinemia, hypervalinemia*

Valin-Leucin-Isoleucinurie *f*: *Syn: Ahornsirup-Krankheit, Leuzinose, Leucinose, Verzweigtkettendecarboxylase-Mangel*; autosomal-rezessive Störung des Aminosäurestoffwechsels mit Erhöhung der Blut- und Urinspiegel von Leucin, Isoleucin und Valin; auffällig ist ein Uringeruch nach Ahornsirup; schon bei Säuglingen kommt es zu Trinkschwäche, Muskelhypotonie, Krämpfen, Opisthotonus* und Bewusstseinseintrübung; Ⓔ *maple syrup urine disease, maple sugar disease, maple syrup disease, ketoaminoacidemia, keto acid decarboxylase deficiency, branched-chain ketoaciduria, branched-chain ketoacidemia, branched-chain ketoaminoacidemia, branched-chain ketonuria*

Val|le|cu|la *f*: kleine Ritze, Spalte, Furche; Ⓔ *vallecula, valley*

Vallecula cerebelli: mediane Kleinhirnfurche; Ⓔ *vallecula cerebelli, valley of cerebellum, vallis*

Vallecula epiglottica: Einsenkung der Schleimhaut zwischen Zungengrund und Epiglottis; Ⓔ *epiglottic vallecula, vallecula*

Valleix-Punkte *pl*: Druckpunkte im Verlauf des Nervus* ischiadicus; Ⓔ *Valleix's points, painful points, tender points*

Val|pro|in|säu|re *f*: *Syn: Dipropylessigsäure*; Antiepileptikum*; Ⓔ *valproic acid, 2-propyl-pentanoic acid*

Valsalva-Sinus *m*: *Syn: Aortensinus, Sinus aortae*; taschenförmige Buchten zwischen den Semilunarklappen und der Aortenwand; Ⓔ *sinus of Valsalva, sinus of Morgagni, aortic sinus, Petit's sinus, Valsalva's sinus*

Valsalva-Versuch *m*: **1.** *Syn: Valsalva-Pressdruckversuch*; Pressen bei geschlossener Stimmritze führt zu Drucksteigerung im Brustkorb und zur Veränderung von Blutdruck und Puls **2.** Pressen bei geschlossenem Mund und geschlossener Nase führt zur Belüftung des Mittelohrs; Ⓔ **1.** *Valsalva's test, Valsalva's maneuver* **2.** *Valsalva's test, Valsalva's maneuver*

Val|va *f, pl* **-vae**: Klappe; Ⓔ *valva, valve*

Valva aortae: *Syn: Aortenklappe*; aus drei Taschenklappen bestehende Klappe am Ausgang der linken Herzkammer in die Aorta; Ⓔ *aortic valve*

Valva atrioventricularis: *Syn: Atrioventrikularklappe, Segelklappe, Vorhof-Kammerklappe*; Herzklappe zwischen rechtem/linkem Vorhof und rechter/linker Kammer; Ⓔ *atrioventricular valve, auriculoventricular valve*

Valva atrioventricularis dextra: → *Valva tricuspidalis*

Valva atrioventricularis sinistra: *Syn: Mitralklappe, Mitralis, Bicuspidalis, Valva mitralis, Valva bicuspidalis*; aus zwei Segelklappen bestehendes Ventilsystem zwischen linkem Herzvorhof und linker Kammer; verhindert während der Systole den Rückstrom von

Blut in den Vorhof und lässt während der Diastole Blut aus dem Vorhof in die Kammer; Ⓔ *left atrioventricular valve, bicuspid valve, mitral valve*

Valva bicuspidalis: → *Valva mitralis*

Valvae cordis: Herzklappen; Ⓔ *heart valves, cardiac valves*

Valva ilealis: → *Valva ileocaecalis*

Valva ileocaecalis: *Syn: Bauhin-Klappe, Ileozäkalklappe, Ileozökalklappe, Valva ileocaecalis/ilealis*; Klappe an der Einmündung des Ileums in das Zäkum; Ⓔ *Bauhin's valve, Tulp's valve, Tulpius' valve, fallopian valve, ileocecal valve, ileocolic valve, valve of Macalister, valve of Varolius*

Valva mitralis: → *Valva atrioventricularis sinistra*

Valva tricuspidalis: *Syn: Trikuspidalklappe, Tricuspidalis, Valva atrioventricularis dextra*; aus drei Segelklappen bestehende Herzklappe zwischen rechtem Vorhof und rechter Kammer; Ⓔ *right atrioventricular valve, tricuspid valve*

Valva trunci pulmonalis: *Syn: Pulmonalklappe, Pulmonalisklappe*; aus drei Taschenklappen bestehende Herzklappe am Ausgang der linken Kammer in den Truncus* pulmonalis; Ⓔ *pulmonary valve, pulmonary trunk valve*

Val|vo|plas|tik *f*: → *Valvuloplastik*

Val|vo|to|mie *f*: *Syn: Valvulotomie*; Herzklappenspaltung, Klappenspaltung; Ⓔ *valvotomy, valvulotomy*

Val|vu|la *f, pl* **-lae**: kleine Klappe; Ⓔ *valvula, valvule, valve*

Valvulae anales: sichelförmige Schleimhautfalten am unteren Ende der Analsäulen; Ⓔ *anal valves, Ball's valves, Morgagni's valves*

Valvula foraminis ovalis: Rest des embryonalen Septum primum am Vorhofseptum im linken Vorhof; Ⓔ *valve of foramen ovale*

Valvula fossae navicularis: Schleimhautfalte in der Fossa navicularis der männlichen Harnröhre*; Ⓔ *valve of navicular fossa*

Valvula lymphatica: Lymphklappe, Lymphgefäßklappe; Ⓔ *lymphatic valve*

Valvula semilunaris: *Syn: Taschenklappe, Semilunarklappe*; halbmondförmige Klappe; Ⓔ *semilunar valve, semilunar cusp*

Valvula semilunaris anterior: vordere Taschenklappe der Pulmonalklappe; Ⓔ *anterior semilunar cusp*

Valvula semilunaris dextra: rechte Taschenklappe der Aortenklappe oder Pulmonalklappe; Ⓔ *right semilunar cusp*

Valvula semilunaris posterior: hintere Taschenklappe der Aortenklappe; Ⓔ *posterior semilunar cusp*

Valvula semilunaris sinistra: linke Taschenklappe der Aortenklappe oder Pulmonalklappe; Ⓔ *left semilunar cusp*

Valvula sinus coronarii: *Syn: Sinusklappe, Thebesius-Klappe, Thebesius-Sinusklappe*; Falte an der Einmündung des Sinus* coronarius in den rechten Vorhof; Ⓔ *coronary valve, thebesian valve*

Valvula venae cavae inferioris: *Syn: Eustachio-Klappe, Sylvius-Klappe*; Falte an der Einmündung der unteren Hohlvene in den rechten Vorhof; Ⓔ *caval valve, eustachian valve, valve of inferior vena cava, valve of Sylvius*

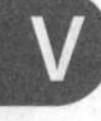

Valvula venosa: Venenklappe; Ⓔ *valve of veins, venous valve*

val|vu|lär *adj*: Klappe(n) betreffend, mit Klappen versehen, klappenförmig; Ⓔ *valvular*

Val|vu|li|tis *f, pl* **-ti|den: 1.** Klappenentzündung **2.** *Syn: Klappenentzündung; Endocarditis valvularis*; Herzklappenentzündung; Ⓔ **1.** *inflammation of a valve, valvulitis inflammation of a cardiac valve, valvulitis*

val|vu|li|tisch *adj*: Klappenentzündung/Valvulitis betreffend, von ihr betroffen oder gekennzeichnet; Ⓔ *relating to or marked by valvulitis*

Val|vu|lo|plas|tik *f*: *Syn: Valvoplastik*; Herzklappenplastik, Klappenplastik; Ⓔ *valvoplasty, valvuloplasty*

Val|vu|lo|to|mie *f*: → *Valvotomie*

Va|na|din *nt*: → *Vanadium*

Va|na|dis|mus *m*: chronische Vanadiumvergiftung; Ⓔ *vanadiumism*

Va|na|di|um *nt*: *Syn: Vanadin*; giftiges Schwermetall; Ⓔ *vanadium*

van Bogaert-Bertrand-Syndrom *nt*: *Syn: Canavan-Syndrom, frühinfantile spongiöse Dystrophie, Canavan-van Bogaert-Bertrand-Syndrom*; autosomal-rezessive Degeneration des ZNS, die bereits bei Säuglingen einsetzt; Ⓔ *Canavan's sclerosis, Canavan's disease, Canavan-van Bogaert-Bertrand disease, spongy degeneration (of central nervous system/of white matter), spongiform leukodystrophy*

van Buchem-Syndrom *nt*: *Syn: Hyperostosis corticalis generalisata*; familiäre, meist nach der Pubertät auftretende Hyperostose* mit Vergrößerung von zunächst Kinn und Schlüsselbein; später progrediente Generalisierung [Wirbelsäule, Becken, Schädel]; Ⓔ *van Buchem's syndrome, generalized cortical hyperostosis*

Van|co|my|cin *nt*: von **Streptomyces orientalis** gebildetes bakterizides Antibiotikum*; Ⓔ *vancomycin*

van Creveld-von Gierke-Krankheit *f*: *Syn: Gierke-Krankheit, von Gierke-Krankheit, hepatorenale Glykogenose, Glykogenose Typ I*; durch einen autosomal-rezessiven Defekt der Glucose-6-phosphatase kommt es zur Ablagerung normalen Glykogens in Leber und Niere [Hepatorenomegalie]; klinisch auffällig sind schwere Hypoglykämie*, Hyperlipämie* und Minderwuchs*; Ⓔ *Gierke's disease, von Gierke's disease, glucose-6-phosphatase deficiency, type I glycogen storage disease, hepatorenal glycogen storage disease, hepatorenal glycogenosis*

Va|nil|lin|man|del|säu|re *f*: im Harn ausgeschiedenes Abbauprodukt der Katecholamine; Ⓔ *vanillylmandelic acid*

van Neck-Odelberg-Syndrom *nt*: *Syn: Neck-Odelberg-Syndrom*; aseptische Nekrose* der Verbindung von Schambein und Sitzbein; Ⓔ *Neck's disease, van Neck's disease*

Vanzetti-Zeichen *nt*: gebeugte Haltung [Skoliose*] bei Ischiassyndrom; Ⓔ *Vanzetti's sign*

Va|por *m*: Dampf, Dunst, Nebel; Ⓔ *vapor*

Va|po|ri|zer *m*: Zerstäuber; Verdampfer, Verdampfungsgerät; Ⓔ *vaporizer*

Vaquez-Osler-Syndrom *nt*: *Syn: Osler-Krankheit, Osler-Vaquez-Krankheit, Morbus Vaquez-Osler, Polycythaemia rubra vera, Polycythaemia vera, Erythrämie*; myeloproliferative Erkrankung mit Vermehrung der roten Blutkörperchen [Erythrozyten] im peripheren Blut; Ⓔ *Osler-Vaquez disease, Osler's disease, Vaquez's disease, Vaquez-Osler disease, erythremia, erythrocythemia, myelopathic polycythemia, leukemic erythrocytosis, splenomegalic polycythemia, primary polycythemia*

Va|ri|a|bi|li|tät *f*: Veränderlichkeit; Unbeständigkeit, Wechselhaftigkeit, Variationsfähigkeit; Ⓔ *variability, variableness*

Va|ri|a|ble *f*: variable Größe, Veränderliche; Ⓔ *variable, variate*

Va|ri|an|te *f*: Abart, Spielart, Spielform; Ⓔ *variant, variation, variety*

Va|ri|anz *f*: Streuungsmaß einer Verteilung; Ⓔ *variance*

Va|ri|a|ti|on *f*: Veränderung, Abwandlung, Wechsel, Abweichung; Ⓔ *variation*

Va|ri|cel|la *f*: → *Windpocken*

Varicella-Zoster-Immunglobulin *nt*: zur passiven Immunisierung gegen das Varicella-Zoster-Virus* verwendetes Immunglobulin; Ⓔ *varicella-zoster immune* *globulin*

Varicella-Zoster-Virus *nt*: *Syn: Herpes-zoster-Virus, Zoster-Virus, Herpesvirus varicellae*; DNA-Virus; Erreger der Windpocken* [Varicella] und der Gürtelrose* [Zoster]; Ⓔ *varicella-zoster virus, chickenpox virus, human herpesvirus 3*

va|ri|cel|li|form *adj*: Windpocken-ähnlich, an Windpocken erinnernd; Ⓔ *resembling varicella, varicelliform, varicelloid*

Varico-, varico- *präf.*: Wortelement mit Bezug auf „Krampfader/Varize/Varix"; Ⓔ *variceal, varicose, varic(o)-*

Va|ri|co|sis *f, pl* **-ses**: → *Varikose*

Varicosis spinalis: *Syn: Foix-Alajouanine-Syndrom, subakute nekrotisierende Myelitis, angiodysplastische Myelomalazie, Myelitis necroticans*; i.d.R. zu einer Querschnittslähmung* führende Rückenmarkschädigung durch (extra-/intra-)medulläre Gefäßfehlbildungen; Ⓔ *Foix-Alajouanine myelitis*

Va|ri|e|tas *f, pl* **-ta|tes**: Varietät, Typ; Stamm, Rasse, Variante, Spielart; Ⓔ *strain, variety*

Va|ri|kek|to|mie *f*: Varizenentfernung; Ⓔ *varicose vein resection*

Variko-, variko- *präf.*: Wortelement mit Bezug auf „Krampfader/Varize/Varix"; Ⓔ *variceal, varicose, varic(o)-*

Va|ri|ko|gra|fie, -gra|phie *f*: Röntgenkontrastdarstellung von Krampfadern/Varizen; Ⓔ *varicography*

Va|ri|ko|phle|bi|tis *f, pl* **-ti|den**: *Syn: Krampfaderentzündung, Varizenentzündung*; Entzündung einer (oberflächlichen) Krampfader*; Ⓔ *inflammation of varicose veins, varicophlebitis*

va|ri|ko|phle|bi|tisch *adj*: Krampfaderentzündung/Varikophlebitis betreffend, von ihr betroffen oder gekennzeichnet; Ⓔ *relating to or marked by varicophlebitis, varicophlebitic*

va|ri|kös *adj*: Varize oder Varikose betreffend, varizenähnlich; Ⓔ *varicose, variciform, varicoid*

Va|ri|ko|se *f*: *Syn: Varicosis*; ausgedehnte Krampfaderbildung; Ⓔ *varicosis, varicose condition*

spinale Varikose: *Syn: Foix-Alajouanine-Syndrom, subakute nekrotisierende Myelitis, angiodysplastische Myelomalazie, Varicosis spinalis, Myelitis necroticans*; durch (extra-/intra-)medulläre Gefäßfehlbildungen [venöses Angioma racemosum] verursachte Rückenmarksschädigung, die i.d.R. zu einer Querschnittslähmung führt; klinisch nicht von einer **Myelitis transversa** bei viraler oder postinfektiöser Myelitis* zu unterscheiden; Ⓔ *spinal thrombophlebitis*

Va|ri|ko|si|tät *f*: → *Varize*

Va|ri|ko|to|mie *f*: Inzision einer Krampfader, Krampfaderschnitt; Ⓔ *varicotomy*

Va|ri|ko|ze|le *f*: *Syn: Krampfaderbruch, Cirsozele, Cirsocele, Hernia varicosa*; hochgradige Erweiterung und Schlängelung des Plexus* pampiniformis; Ⓔ *varicocele, varicole, cirsocele, pampinocele*

Va|ri|o|la *f*: *Syn: Pocken, Blattern*; durch das Pockenvirus **Orthopoxvirus variola** verursachte Infektionskrankheit, die seit 1977 ausgerottet ist; Ⓔ *variola, smallpox*

Variola major: schwere Hauptform der Pocken; Ⓔ *variola, smallpox*

Variola minor: *Syn: weiße Pocken, Alastrim*; meldepflichtige Pockenkrankheit durch das **Alastrimvirus**; der Verlauf ist mild und ohne Narbenbildung; Ⓔ *alastrim, variola minor, cottonpox, whitepox, Ribas-Torres disease, Cuban itch, milkpox, glasspox, pseudosmallpox*

Va|ri|o|la|vi|rus *nt, pl* **-ren**: Pockenvirus, Orthopoxvirus variola; Ⓔ *smallpox virus, variola virus*

va|ri|o|li|form *adj*: pockenähnlich, pockenartig; Ⓔ *varioliform, varioloid*

Va|ri|sie|rung *f*: in eine Varusstellung* bringen; Ⓔ *varus osteotomy*

Va|rix *f, pl* **-ri|ces**: → *Varize*

Va|rix|kno|ten *m*: → *Varize*

Va|ri|ze *f*: *Syn: Varix, Varixknoten, Krampfader, Krampfaderknoten, Varikosität*; unregelmäßig erweiterte und geschlängelte oberflächliche Vene; die Venenklappen sind entweder insuffizient, zerstört oder fehlen vollständig; damit kommt es zu einer Umkehr der Strömungsrichtung in den Varizen, d.h., die Muskelpumpe des Beines pumpt das Blut nicht zum Herzen, sondern das Blut fließt in den Varizen nach distal, also retrograd; beim ruhigen entspannten Stehen steht das Blut in den Varizen still oder fließt nur sehr langsam; der insgesamt ungenügende venöse Abtransport aus den

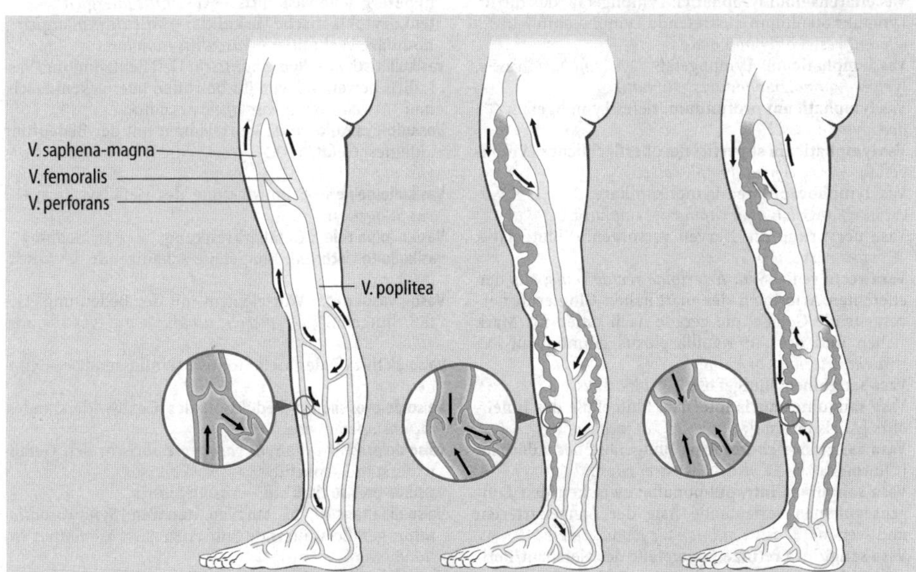

Abb. 92. Varize. Oberflächliche und tiefe Venen und Blutfluss bei Saphena-Varikose

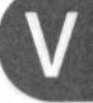

Hautbezirken des Beines führt zu chronischer Veneninsuffizienz und den damit verbundenen Komplikationen; unkomplizierte Varizen können konservativ [Bewegungsübungen, v.a. der Waden, Schwimmen, kalte Duschen, Kompressionsstrümpfe, Vermeidung von Übergewicht] behandelt werden; bei Beschwerden oder Komplikationen Verödung oder Entfernung; das heute gebräuchlichste Verfahren zur Exstirpation von primären Varizen der Stammvenen ist die Babcock-Methode; bei Nebenastvarizen und Perforansinsuffizienz ist auch eine Verödung oder Ligatur möglich; Ⓔ *varicose veins, varices*

Va|ri|zel|len *pl*: → *Windpocken*

Varizellen-Enzephalitis *f*: seltene Virusenzephalitis*, meist unter Mitbeteiligung der Hirnhäute [**Varizellen-Meningoenzephalitis**]; Ⓔ *varicella encephalitis*

Varizellen-Meningoenzephalitis *f*: *s.u. Varizellen-Enzephalitis*

Va|ri|zen|ent|zün|dung *f*: → *Varikophlebitis*

Va|ri|zen|ver|ö|dung *f*: Krampfaderverödung durch Injektion eines Verödungsmittels; Ⓔ *sclerotherapy*

Va|rus|stel|lung *f*: O-Stellung, z.B. O-Beine; Ⓔ *varus deformity*

Vas *nt, pl* **Va|sa**: Gefäß; Blutgefäß; Ⓔ *vas, vessel, duct, canal*

Vas afferens: zuführendes Gefäß; Ⓔ *afferent vessel*

Vas afferens glomeruli: → *Arteriola glomerularis afferens*

Vas afferens nodi lymphatici: Lymphgefäß, das Lymphe zu einem Lymphknoten* führt; Ⓔ *afferent vessel of lymph node*

Vas anastomoticum: Gefäß, das andere Gefäße [Arterien, Venen, Lymphgefäße] miteinander verbindet; Ⓔ *anastomotic vessel*

Vas capillare: *Syn: Haargefäß, Blutkapillare, Kapillare*; kleinste Blutgefäße, die zwischen arteriellem und venösem Schenkel des Kreislaufs liegen; Ⓔ *capillary vessel, capillary*

Vas collaterale: Kollateralgefäß; Ⓔ *collateral vessel*

Vas efferens: abführendes Gefäß; Ⓔ *efferent vessel*

Vas efferens glomeruli: → *Arteriola glomerularis efferens*

Vas efferens nodi lymphatici: Lymphgefäß, das die im Lymphknotenhilum austretende Lymphe abführt; Ⓔ *efferent vessel of lymph node*

Vas lymphaticum: Lymphgefäß; Ⓔ *lymphatic vessel, lymphangion, lymphoduct, lymphatic*

Vas lymphaticum profundum: tiefes Lymphgefäß; Ⓔ *deep lymph vessel*

Vas lymphaticum superficiale: oberflächliches Lymphgefäß; Ⓔ *superficial lymph vessel*

Vas lymphocapillare: Lymphkapillare; Ⓔ *lymphocapillary vessel, lymph capillary, lymphatic capillary*

Vasa nervorum: die Nerven versorgende Blutgefäße; Ⓔ *vasa nervorum*

Vasa recta renis: *Syn: Arteriolae rectae renis*; aus den efferenten Arteriolen der marknahen Glomeruli hervorgehende Gefäße, die gerade nach unten ins Mark ziehen und dort in Kapillarplexus einmünden; Ⓔ *straight arterioles of kidney*

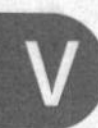

Vasa sanguinea: Blutgefäße; Ⓔ *blood vessels*

Vasa sanguinea auris internae: Blutgefäße des Innenohrs [Auris interna]; Ⓔ *vessels of internal ear*

Vasa sanguinea choroideae: Blutgefäße der Aderhaut [Choroidea*]; Ⓔ *blood vessels of choroid*

Vasa sanguinea intrapulmonalia: zwischen den Lungensegmenten verlaufende Äste der Lungenarterien und -venen; Ⓔ *intrapulmonary blood vessels*

Vasa sanguinea retinae: Blutgefäße der Netzhaut/Retina; Ⓔ *blood vessels of retina*

Vas sinusoideum: *Syn: Sinusoidgefäß, Sinusoid*; weite, dünnwandige Blutkapillare, z.B. in den Leberläppchen; Ⓔ *sinusoidal vessel, sinusoid, sinusoidal capillary*

Vasa vasorum: die Blutgefäßwand versorgende kleinste Blutgefäße; Ⓔ *vessels of vessels, vasa vasorum*

Vas-, vas- *präf.*: → *Vaso-*

Vas|al|gie *f*: *Syn: Vasodynie*; Gefäßschmerz; Ⓔ *pain in a vessel, vasalgia*

Vas|cu|li|tis *f*: → *Vaskulitis*

Vasculitis allergica: *Syn: Immunkomplexvaskulitis, leukozytoklastische Vaskulitis, hyperergische Vaskulitis, Vasculitis hyperergica cutis, Arteriitis allergica cutis*; zu den Immunkomplexkrankheiten* zählende Gefäßentzündung, die durch Medikamente, bakterielle und virale Infekte ausgelöst wird oder idiopathisch auftritt; Ⓔ *allergic vasculitis, hypersensitivity vasculitis, localized visceral arteritis, leukocytoclastic vasculitis, leukocytoclastic angiitis*

Vasculitis hyperergica cutis: → *Vasculitis allergica*

Vasculitis nodularis: *Syn: noduläre Vaskulitis, Phlebitis nodularis, Hypodermitis nodularis subacuta saltans (O'Leary)*; bei Hypertonikern auftretende, an den Beugeseiten der Unterschenkel lokalisierte, schmerzhafte Knoten; Ⓔ *nodular vasculitis*

Va|sek|to|mie *f*: *Syn: Deferentektomie, Vasoresektion*; (Teil-)Entfernung oder Unterbrechung des Samenleiters; Ⓔ *vasectomy, vasoresection, deferentectomy, gonangiectomy*

Va|se|li|ne *f*: *Syn: Vaselinum*; aus Petroleum gewonnenes Fett, das v.a. als Salbengrundlage verwendet wird; Ⓔ *petroleum jelly, mineral jelly, petrolate, petrolatum*

Va|se|li|no|derm *nt*: Dunkelfärbung und Verhärtung der Haut bei langfristiger Vaselineapplikation; Ⓔ *petrolatum dermatosis*

Va|se|li|num *nt*: → *Vaseline*

va|si|form *adj*: gefäßförmig, gefäßartig; Ⓔ *vasiform*

Vaskul-, vaskul- *präf.*: → *Vaskulo-*

vas|ku|lär *adj*: *Syn: vaskular*; Gefäß(e) betreffend; Ⓔ *relating to (blood) vessels, vascular*

Vas|ku|la|ri|sa|ti|on *f*: Gefäßversorgung, Gefäßbildung; Ⓔ *vascularization, arterialization*

Vas|ku|li|tis *f*: *Syn: Gefäßwandentzündung, Gefäßentzündung, Angiitis, Vasculitis*; Entzündung der Gefäßwand; Ⓔ *inflammation of a vessel, vasculitis, angiitis, angitis*

hyperergische Vaskulitis: → *Vasculitis allergica*

leukozytoklastische Vaskulitis: → *Vasculitis allergica*

noduläre Vaskulitis: → *Vasculitis nodularis*

vas|ku|li|tisch *adj*: *Syn: angiitisch*; Gefäßentzündung/Vaskulitis betreffend, von ihr betroffen oder gekennzeichnet; Ⓔ *relating to vasculitis, vasculitic*

Vaskulo-, vaskulo- *präf.*: Wortelement mit der Bedeutung „kleines Gefäß"; Ⓔ *vessel, vascular, vasal, vas(o)-, vasculo-*

Vas|ku|lo|ge|ne|se *f*: Entwicklung des Gefäßsystems; Ⓔ *vasculogenesis*

Vas|ku|lo|pa|thie *f*: Gefäßerkrankung; Ⓔ *vasculopathy*

vas|ku|lo|to|xisch *adj*: Blutgefäße schädigend; Ⓔ *vasculotoxic*

Vaso-, vaso- *präf.*: Wortelement mit der Bedeutung „Gefäß/Blutgefäß"; Ⓔ *vessel, vascular, vasal, vas(o)-, vasculo-*

va|so|ak|tiv *adj*: den Gefäßtonus beeinflussend; Ⓔ *vasoactive*

Va|so|de|pres|si|on *f*: Reduktion des Gefäßwiderstandes; Ⓔ *vasodepression*

va|so|de|pres|siv *adj*: *Syn: vasodepressorisch*; den Gefäßwiderstand senkend; Ⓔ *vasodepressor*

va|so|de|pres|so|risch *adj*: → *vasodepressiv*

Va|so|di|la|tans *nt, pl* **-tan|zi|en, -tan|ti|en**: *Syn: Vasodilatator*; gefäßerweiternde Substanz; Ⓔ *vasodilator, vasohypotonic*

Va|so|di|la|ta|ti|on *f*: Gefäßerweiterung; Ⓔ *vasodilation, vasodilatation*

Va|so|di|la|ta|tor *m*: → *Vasodilatans*

va|so|di|la|ta|to|risch *adj*: Vasodilatation betreffend oder hervorrufend, gefäßerweiternd; Ⓔ *vasodilative, vasodilator, vasohypotonic*
Va|so|dy|nie *f*: → *Vasalgie*
Va|so|e|pi|di|dy|mo|sto|mie *f*: operative Verbindung von Samenleiter und Nebenhoden; Ⓔ *vasoepididymostomy*
va|so|gen *adj*: von einem Gefäß ausgehend; Ⓔ *vasogenic*
Va|so|gra|fie, -gra|phie *f*: **1.** *Syn:* *Angiografie*; Röntgenkontrastdarstellung von Gefäßen **2.** → *Vasovesikulografie*; Ⓔ **1.** *vasography* **2.** *vasography*
Va|so|kon|strik|ti|on *f*: Engstellung von Blutgefäßen; Ⓔ *vasoconstriction*
Va|so|kon|strik|tor *m*: *Syn:* *Vasokonstringens*; vasokonstriktorische Substanz; Ⓔ *vasoconstrictor, vasohypertonic*
va|so|kon|strik|to|risch *adj*: Vasokonstriktion bewirkend, Gefäße engstellend; Ⓔ *vasoconstrictor, vasohypertonic, vasoconstrictive*
Va|so|kon|strin|gens *nt, pl* **-en|zi|en, en|ti|en**: → *Vasokonstriktor*
Va|so|li|ga|tur *f*: **1.** Unterbindung eines Gefäßes **2.** Unterbindung des Samenleiters; Ⓔ **1.** *vasoligation* **2.** *vasoligation*
Va|so|mo|to|ren *pl*: vasomotorische Nerven; Ⓔ *vasomotor nerves*
Va|so|mo|to|rik *f*: Kontrolle von Weitstellung/Dilatation und Engstellung/Konstriktion von Gefäßen; Ⓔ *vasomotor function, angiokinesis*
va|so|mo|to|risch *adj*: Vasomotorik betreffend; Ⓔ *angiokinetic, vasomotor, vasomotory, vasculomotor*
Va|so|neu|ro|pa|thie *f*: durch einen Ausfall der nervalen Versorgung verursachte Gefäßerkrankung; Ⓔ *vasoneuropathy*
Va|so|neu|ro|se *f*: *Syn:* *Gefäßneurose, Angioneurose*; selten gebrauchte Bezeichnung für Störungen der vegetativen Gefäßregulation; Ⓔ *vasoneurosis, angioneurosis*
va|so|neu|ro|tisch *adj*: Vasoneurose betreffend, durch sie bedingt; Ⓔ *relating to or marked by vasoneurosis, vasoneurotic, angioneurotic*
Va|so|or|chi|do|sto|mie *f*: operative Verbindung von Samenleiter und Hoden; Ⓔ *vaso-orchidostomy*
Va|so|pa|ra|ly|se *f*: *Syn:* *vasomotorische Lähmung, Vasoparese*; Gefäßlähmung durch Störung der nervalen Versorgung; Ⓔ *vasoparalysis, angioparalysis*
Va|so|pa|re|se *f*: → *Vasoparalyse*
Va|so|pa|thie *f*: Gefäßerkrankung; Ⓔ *angiopathy*
Va|so|pres|sin *nt*: *Syn:* *antidiuretisches Hormon, Adiuretin*; im Hypothalamus* gebildetes Hormon, das die Rückresorption von Wasser in der Niere reguliert; Ⓔ *vasopressin, antidiuretic hormone*
va|so|pres|so|risch *adj*: den Gefäßtonus oder Gefäßdruck steigernd; Ⓔ *vasopressor*
Va|so|punk|tur *f*: Punktion des Samenleiters; Ⓔ *vasopuncture*
Va|so|re|la|xa|ti|on *f*: Abnahme der Gefäßspannung; Ⓔ *vasorelaxation*
Va|so|re|sek|ti|on *f*: → *Vasektomie*
Va|sor|rha|phie *f*: Naht des Samenleiters; Ⓔ *vasorrhaphy*
Va|so|spas|mus *m*: *Syn:* *Gefäßspasmus, Angiospasmus*; spastische Engstellung eines Gefäßes; Ⓔ *vasospasm, angiospasm*
va|so|spas|tisch *adj*: *Syn:* *angiospastisch*; Vasospasmus betreffend oder auslösend; Ⓔ *angiospastic, vasospastic*
Va|so|sto|mie *f*: → *Vasovasostomie*
Va|so|to|mie *f*: Samenleitereröffnung, Samenleiterdurchtrennung, Samenleiterschnitt; Ⓔ *vasotomy, vasosection*
va|so|to|nisch *adj*: den Gefäßtonus erhöhend; Ⓔ *relating to vasotonia, vasotonic, angiotonic*
Va|so|to|nus *m*: *Syn:* *Angiotonus*; Gefäßtonus; Ⓔ *angiotonia, vasotonia*
va|so|tro|phisch *adj*: *Syn:* *angiotrophisch*; gefäßernährend; Ⓔ *angiotrophic, vasotrophic*
Va|so|va|so|sto|mie *f*: *Syn:* *Vasostomie*; operative Anastomosierung von zwei Abschnitten des Samenleiters; meist zur Refertilisation nach Vasektomie*; Ⓔ *vasovasostomy*
Va|so|ve|si|ku|lek|to|mie *f*: operative Entfernung von Samenleiter und Samenbläschen; Ⓔ *vasovesiculectomy*
Va|so|ve|si|ku|li|tis *f, pl* **-ti|den**: Entzündung von Samenleiter und Samenbläschen; Ⓔ *vasovesiculitis*
va|so|ve|si|ku|li|tisch *adj*: Vasovesikulitis betreffend, von ihr betroffen oder gekennzeichnet; Ⓔ *relating to or marked by vasovesiculitis*
Va|so|ve|si|ku|lo|gra|fie, -gra|phie *f*: *Syn:* *Vasografie*; Röntgenkontrastdarstellung der ableitenden Samenwege; Ⓔ *vasography*
Vas|tus in|ter|me|di|us *m*: → *Musculus vastus intermedius*
Vas|tus la|te|ra|lis *m*: → *Musculus vastus lateralis*
Vas|tus me|di|a|lis *m*: → *Musculus vastus medialis*
Vater-Ampulle *f*: *Syn:* *Ampulla hepatopancreatica*; Endstück des Ductus* choledochus; Ⓔ *hepatopancreatic ampulla, Vater's ampulla, ampulla of Vater, duodenal ampulla*
Vater-Pacini-Körperchen *pl*: *Syn:* *Vater-Pacini-Lamellenkörperchen, Corpuscula lamellosa, Lamellenkörperchen*; Hautrezeptoren für Vibrationen; Ⓔ *Vater-Pacini corpuscles, lamellar corpuscles, Pacini's corpuscles, pacinian corpuscles, Vater's corpuscles*
Vater-Papille *f*: *Syn:* *Papilla duodeni major, Papilla Vateri, große Duodenalpapille*; Schleimhautpapille an der Mündung von Ductus* choledochus und Ductus* pancreaticus in den Zwölffingerdarm; Ⓔ *Vater's papilla, Santorini's major caruncle, Santorini's papilla, major duodenal papilla, bile papilla, major caruncle of Santorini*
VEE-Virus *nt*: → *Venezuelan-Equine-Enzephalitis-Virus*
Ve|ga|nis|mus *m*: streng vegetarische Lebensweise; Ⓔ *veganism*
ve|ge|ta|bil *adj*: *Syn:* *vegetabilisch*; Pflanzen betreffend, von Pflanzen stammen, pflanzlich; Ⓔ *vegetable, vegetal*
ve|ge|ta|bi|lisch *adj*: → *vegetabil*
Ve|ge|ta|ri|a|nis|mus *m*: → *Vegetarismus*
Ve|ge|ta|ri|er *m*: Vertreter des Vegetarismus*; Ⓔ *vegetarian*
ve|ge|ta|risch *adj*: Vegetarismus betreffend; Ⓔ *vegetarian*
Ve|ge|ta|ris|mus *m*: *Syn:* *Vegetarianismus*; vegetarische Lebensweise, d.h. Ernährung durch vegetabile Lebensmittel; Ⓔ *vegetarianism*
Ve|ge|ta|ti|on *f*: Wucherung, Gewächs; Ⓔ *vegetation*
adenoide Vegetationen: *Syn:* *Adenoide, Rachenmandelhyperplasie*; im Kindesalter häufige Wucherung der Rachenmandel, die zu Atembeschwerden, krankhafter Mundatmung, Mundgeruch und Mittelohrbeschwerden führen kann; Ⓔ *adenoids, adenoid vegetation, Meyer's disease, adenoid disease*
ve|ge|ta|tiv *adj*: **1.** Pflanzenwachstum/Vegetation betreffend **2.** (*Fortpflanzung*) ungeschlechtlich **3.** (*physiolog.*) unwillkürlich, autonom; Ⓔ **1.** *vegetative* **2.** *vegetative* **3.** *vegetative, autonomous*
Ve|ge|ta|ti|vum *nt, pl* **-va**: vegetatives Nervensystem*; Ⓔ *autonomic nervous system, vegetative nervous system, visceral nervous system, involuntary nervous system*
Veil|lo|nel|la *f*: gramnegative, unbewegliche Diplokokken; werden häufig in der Mundhöhle gefunden; selten Erreger von Infektionen von Mundhöhle und Atemwegen; Ⓔ *Veillonella*
Veit-Smellie-Handgriff *m*: Handgriff zur Entwicklung des Kopfes bei Beckenendlage; Ⓔ *Smellie-Veit method, Smellie method*
Veits|tanz *m*: *Syn:* *Erbchorea, Chorea Huntington, Chorea chronica progressiva hereditaria, Chorea major*; auto-

V

somal-dominante Form der Chorea*, die meist im 4. Lebensjahrzehnt einsetzt; neben choreatischen Symptomen imponiert der progressive geistige Verfall; Ⓔ *chorea, saltation*

Vek|ti|on *f*: (Krankheits-)Übertragung; Ⓔ *vection*

Vek|tor *m*: **1.** (*physik.*) gerichtete Größe **2.** (Über-)Träger; Carrier; Ⓔ **1.** *vector* **2.** *vector, carrier*

Vek|tor|kar|di|o|graf, -graph *m*: Gerät zur Vektorkardiografie*; Ⓔ *vectorcardiograph*

Vek|tor|kar|di|o|gra|fie, -gra|phie *f*: kontinuierliche Darstellung des Integralvektors der Herzaktionsströme in drei Ebenen; Ⓔ *vectorcardiography*

Vek|tor|kar|di|o|gramm *nt*: bei der Vektorkardiografie* erhaltene grafische Darstellung; Ⓔ *vectorcardiogram*

Ve|la|men|tum *nt*: Hülle, Umhüllung; Ⓔ *velamentum*

ve|lo|pha|ryn|ge|al *adj*: weichen Gaumen und Pharynx betreffend; Ⓔ *relating to both soft palate and pharynx, velopharyngeal*

Ve|lum *nt, pl* **-la**: Segel, segelähnliche Struktur; Ⓔ *velum*

Velum fissum: *Syn: Velumspalte*; Gaumensegelspalte; Ⓔ *soft palate cleft*

Velum medullare inferius, superius: unteres und oberes Marksegel des Kleinhirns; Ⓔ *inferior and superior medullary velum*

Velum palatinum: *Syn: Palatum molle, Gaumensegel*; weicher Gaumen; Ⓔ *soft palate*

Ve|lum|spal|te *f*: *Syn: Velum fissum*; Gaumensegelspalte; Ⓔ *soft palate cleft*

Ven-, ven- *präf.*: → *veno-*

Ve|na *f, pl* **-nae**: *Syn: Vene*; Gefäß, das Blut zum Herzen führt; alle Venen, außer den Lungenvenen, enthalten sauerstoffarmes Blut; Ⓔ *vein*

Vena anastomotica inferior: untere Verbindungsvene zwischen Vena* media superficialis cerebri und Sinus* transversus; Ⓔ *inferior anastomotic vein*

Vena anastomotica superior: obere Verbindungsvene zwischen Vena* media superficialis cerebri und Sinus* transversus; Ⓔ *superior anastomotic vein*

Vena angularis: *Syn: Augenwinkelvene*; Anfang der Gesichtsvene im Augenwinkel; Ⓔ *angular vein*

Venae anteriores cerebri: Begleitvenen der Arteria cerebri anterior; Ⓔ *anterior cerebral veins*

Vena anterior septi pellucidi: führt Blut aus dem vorderen Teil des Septum* pellucidum zur Vena* thalamostriata superior; Ⓔ *anterior vein of septum pellucidum*

Vena appendicularis: *Syn: Appendixvene*; Vene von der Appendix* vermiformis; Ⓔ *appendicular vein*

Vena aqueductus cochleae: versorgt den unteren Teil der Cochlea* versorgt; Ⓔ *vein of aqueduct of cochlea*

Vena aqueductus vestibuli: kleine Vene neben dem Ductus* endolymphaticus; Ⓔ *vein of aqueduct of vestibule*

Venae arcuatae renis: Bogenvenen der Niere; Ⓔ *arcuate veins of kidney, arciform veins of kidney, venous arches of kidney*

Venae articulares: Venen des Kiefergelenkes; Ⓔ *temporomandibular articular veins*

Venae atriales: *Syn: Vorhofvenen*; Venenäste der rechten [**Venae atriales dextrae**] und linken Vorhofwand [**Venae atriales sinistrae**]; münden in die Venae* cardiacae minimae; Ⓔ *atrial veins*

Venae atrioventriculares: *Syn: Atrioventrikularvenen*; Venen an der Vorhof-Kammer-Grenze; Ⓔ *atrioventricular veins*

Venae auriculares anteriores: vordere Ohrvenen; Ⓔ *anterior auricular veins*

Vena auricularis posterior: hintere Ohrvene; Ⓔ *posterior auricular vein*

Vena axillaris: *Syn: Achselvene*; aus den Oberarmvenen entstehende kräftige Vene; Ⓔ *axillary vein*

Vena azygos: *Syn: Azygos*; große Vene, die auf der rechten Seite der Wirbelkörper zur oberen Hohlvene zieht; Ⓔ *azygos vein, azygos, azygous*

Vena basalis: *Syn: Rosenthal-Vene*; in die Vena* magna cerebri einmündende Vene an der Basalfläche des Gehirns; Ⓔ *basal vein, Rosenthal's vein*

Vena basalis communis: gemeinsame Vene der basalen Lungensegmente; Ⓔ *common basal vein*

Vena basalis inferior: untere Basalvene; Ⓔ *inferior basal vein*

Vena basalis superior: obere Basalvene; Ⓔ *superior basal vein*

Vena basilica: *Syn: Basilika*; Hautvene auf der Ulnarseite des Unterarms; Ⓔ *basilic vein, ulnar cutaneous vein*

Venae basivertebrales: Wirbelkörpervenen; Ⓔ *basivertebral veins*

Venae brachiales: Oberarmvenen; Ⓔ *brachial veins*

Vena brachiocephalica: gemeinsamer Venenstamm der Vena jugularis interna und Vena subclavia; Ⓔ *brachiocephalic vein*

Venae bronchiales: Bronchialvenen; Ⓔ *bronchial veins*

Vena bulbi penis: führt Blut vom Bulbus* penis zur Vena* iliaca interna; Ⓔ *vein of bulb of penis*

Vena bulbi vestibuli: führt Blut vom Bulbus* vestibuli zur Vena* iliaca interna; Ⓔ *vein of bulb of vestibule*

Vena canalis pterygoidei: Begleitvene der Arteria* canalis pterygoide; Ⓔ *vein of pterygoid canal*

Venae capsulares: Venen aus der Nierenkapsel; münden in die Venae* renales; Ⓔ *capsular veins of kidney*

Venae cardiacae: *Syn: Herzvenen, Venae cordis*; Venen der Herzwand; münden in den Sinus* coronarius, der das Blut in den rechten Vorhof führt; Ⓔ *cardiac veins*

Venae cardiacae anteriores: *Syn: vordere Herzvenen, Venae cordis anteriores, Venae ventriculi dextri anteriores*; Herzvenen in der Vorderwand der rechten Kammer; Ⓔ *anterior cardiac veins*

Venae cardiacae minimae: *Syn: Thebesi-Venen*; kleinste Herzvenen; Ⓔ *smallest cardiac veins, thebesian veins, veins of Thebesius*

Vena cardiaca magna: *Syn: Vena cordis magna*; große Herzvene; Ⓔ *great cardiac vein*

Vena cardiaca media: *Syn: Vena cordis media*; mittlere Herzvene; Ⓔ *middle cardiac vein*

Vena cardiaca parva: *Syn: Vena cordis parva*; kleine Herzvene; Ⓔ *small cardiac vein*

Vena cava inferior: *Syn: untere Hohlvene*; das Blut der unteren Extremitäten und der Organe der Bauch- und Beckenhöhle sammelnde Vene; mündet in den rechten Herzvorhof; Ⓔ *inferior vena cava, postcava*

Vena cava superior: *Syn: obere Hohlvene*; unpaare kurze Sammelvene des Blutes der oberen Körperhälfte; mündet in den rechten Herzvorhof; Ⓔ *superior vena cava, precava*

Venae cavernosae: Schwellkörpervenen des Penis; Ⓔ *cavernous veins (of penis)*

Venae centrales hepatis: Zentralvenen der Leber; Ⓔ *central veins of liver, central veins of hepatic lobules, Krukenberg's veins*

Vena centralis glandulae suprarenalis: Zentralvene der Nebenniere; Ⓔ *central vein of suprarenal gland*

Vena centralis retinae: Zentralvene der Netzhaut; Ⓔ *central vein of retina*

Vena cephalica: Hautvene auf der Radialseite des Unterarms; Ⓔ *cephalic vein*

Vena cephalica accessoria: Hautvene auf der Radialseite des Unterarms; Ⓔ *accessory cephalic vein*

Venae cerebelli: Kleinhirnvenen; Ⓔ *veins of cerebellum, cerebellar veins*

Venae cerebri: Großhirnvenen; Ⓔ *cerebral veins*

Vena cervicalis profunda: tiefe Halsvene, Begleitvene der Arteria cervicalis profunda; Ⓔ *deep cervical vein*

Venae choroideae oculi: ***Syn:*** *Venae vorticosae*; hintere Ziliarvenen; Ⓔ *Ruysch's veins, Stensen's veins, posterior ciliary veins, posterior ciliary veins, vorticose veins*
Vena choroidea inferior: führt Blut aus dem unteren Teil des Plexus* choroideus des Seitenventrikels zur Vena* basalis; Ⓔ *inferior choroid vein*
Vena choroidea superior: führt Blut aus dem oberen Teil des Plexus* choroideus des Seitenventrikels zu den Venae* internae cerebri; Ⓔ *superior choroid vein*
Venae ciliares: ***Syn:*** *Ziliarvenen*; Venen der mittleren und äußeren Augenhaut; Ⓔ *ciliary veins*
Venae ciliares anteriores: vordere Ziliarvenen; Ⓔ *anterior ciliary veins*
Venae circumflexae femoris laterales: Begleitvenen der Arteria* circumflexa femoris lateralis; Ⓔ *lateral circumflex femoral veins*
Venae circumflexae femoris mediales: Begleitvenen der Arteria* circumflexa femoris medialis; Ⓔ *medial circumflex femoral veins*
Vena circumflexa humeri anterior: Begleitvene der Arteria* circumflexa humeri anterior; Ⓔ *anterior circumflex vein of humerus*
Vena circumflexa humeri posterior: Begleitvene der Arteria* circumflexa humeri posterior; Ⓔ *posterior circumflex vein of humerus*
Vena circumflexa ilium profunda: Begleitvene der Arteria* circumflexa ilium profunda; Ⓔ *deep circumflex iliac vein*
Vena circumflexa ilium superficialis: Begleitvene der Arteria* circumflexa ilium superficialis; Ⓔ *superficial circumflex iliac vein*
Vena circumflexa scapulae: Begleitvene der Arteria* circumflexa scapulae; Ⓔ *circumflex vein of scapula*
Venae colicae: ***Syn:*** *Kolonvenen*; das Blut aus dem Kolon wird von drei Venen abgeleitet; die rechte Kolonvene [**Vena colica dextra**] führt Blut vom aufsteigenden Kolon* und der rechten Kolonflexur* zur Vena* mesenterica superior, die mittlere Kolonvene [**Vena colica media**] vom aufsteigenden Kolon* und der rechten Kolonflexur* zur Vena* mesenterica superior und die linke Kolonvene [**Vena colica sinistra**] vom absteigenden Kolon* zur Vena* mesenterica inferior; Ⓔ *colic veins*
Vena colli profunda: tiefe Halsvene, Begleitvene der Arteria cervicalis profunda; Ⓔ *deep cervical vein*
Venae columnae vertebralis: Wirbelsäulenvenen; Ⓔ *veins of vertebral column*
Vena comitans: Begleitvene; Ⓔ *accompanying vein*
Vena comitans nervi hypoglossi: Vene, die neben dem Nervus* hypoglossus verläuft; Ⓔ *accompanying vein of hypoglossal nerve*
Venae conjunctivales: Bindehautvenen; Ⓔ *conjunctival veins*
Venae cordis: Herzvenen, Venen des Herzens; Ⓔ *cardiac veins*
Venae cordis anteriores: vordere Herzvenen; Ⓔ *anterior cardiac veins, veins of Vieussens*
Vena cordis magna: ***Syn:*** *Vena cardiaca magna*; große Herzvene; Ⓔ *great cardiac vein*
Vena cordis media: ***Syn:*** *Vena cardiaca media*; mittlere Herzvene; Ⓔ *middle cardiac vein*
Venae cordis minimae: → *Venae cardiacae minimae*
Vena cordis parva: ***Syn:*** *Vena cardiaca parva*; kleine Herzvene; Ⓔ *small cardiac vein*
Vena coronaria dextra: rechte Kranzvene des Magens; Ⓔ *right coronary vein*
Vena coronaria sinistra: linke Kranzvene des Magens; Ⓔ *left coronary vein*
Vena cutanea: Hautvene; Ⓔ *cutaneous vein*
Vena cystica: Gallenblasenvene; Ⓔ *cystic vein*
Venae digitales dorsales pedis: Venen des Zehenrückens; Ⓔ *dorsal digital veins of foot*
Venae digitales palmares: palmare Fingervenen; Ⓔ *palmar digital veins*
Venae digitales plantares: Venen der Zehenbeugeseite; Ⓔ *plantar digital veins*
Venae diploicae: ***Syn:*** *Breschet-Venen*; Diploëvenen; Ⓔ *diploic veins, Breschet's veins*
Venae directae laterales: Venen von der medialen Wand des Seitenventrikels zur Vena* magna cerebri; Ⓔ *lateral direct veins*
Venae dorsales linguae: Zungenrückenvenen; Ⓔ *dorsal lingual veins*
Venae dorsales superficiales clitoridis: oberflächliche hintere Klitorisvenen; Ⓔ *superficial dorsal veins of clitoris*
Venae dorsales superficiales penis: oberflächliche Penisrückenvenen; Ⓔ *superficial dorsal veins of penis*
Vena dorsalis corporis callosi: ***Syn:*** *Vena posterior corporis callosi*; Vene auf der Oberseite des Balkens; Ⓔ *dorsal vein of corpus callosum*
Vena dorsalis profunda clitoridis: tiefe hintere Klitorisvene; Ⓔ *deep dorsal vein of clitoris*
Vena dorsalis profunda penis: Penisrückenvene; Ⓔ *deep dorsal vein of penis*
Venae ductuum semicircularium: kleine Venen, die das Blut der Bogengänge zur Vena* aqueductus vestibuli leiten; Ⓔ *veins of semicircular ducts*
Venae duodenales: Duodenumvenen; Ⓔ *duodenal veins*
Vena emissaria: ***Syn:*** *Emissarium*; innere und äußere Schädelvenen verbindende Vene; Ⓔ *emissary vein, emissarium, emissary*
Vena emissaria condylaris: im Canalis* condylaris verlaufende Vene; Ⓔ *condylar emissary*
Vena emissaria mastoidea: durch das Foramen* mastoideum verlaufendes Emissarium; Ⓔ *mastoid emissary*
Vena emissaria occipitalis: inkonstantes Emissarium, das Vena* occipitalis und Confluens* sinuum verbindet; Ⓔ *occipital emissary*
Vena emissaria parietalis: verbindet Sinus* sagittalis superior mit den Venae* temporales superficiales; Ⓔ *parietal emissary*
Venae epigastricae superiores: obere Bauchwandvenen; Ⓔ *superior epigastric veins*
Vena epigastrica inferior: untere Bauchwandvene; Ⓔ *inferior epigastric vein*
Vena epigastrica superficialis: oberflächliche Bauchwandvene; Ⓔ *superficial epigastric vein*
Venae episclerales: ***Syn:*** *Episkleralvenen*; Venen an der Oberfläche der Sklera; Ⓔ *episcleral veins*
Venae ethmoidales: Siebbeinvenen, Ethmoidalvenen; Ⓔ *ethmoidal veins*
Vena facialis: Gesichtsvene; Ⓔ *facial vein, anterior facial vein, common facial vein*
Vena femoralis: Oberschenkelvene; Ⓔ *femoral vein*
Venae fibulares: Wadenbeinvenen; Ⓔ *fibular veins, peroneal veins*
Venae frontales: Stirnlappenvenen, Frontallappenvenen; Ⓔ *frontal veins, supratrochlear veins, frontal veins*
Vena gastrica dextra: rechte Magenkranzvene; Ⓔ *right gastric vein, pyloric vein*
Venae gastricae breves: kurze Magenvenen; Ⓔ *short gastric veins*
Vena gastrica sinistra: linke Magenkranzvene; Ⓔ *left gastric vein*
Vena gastroepiploica dextra: → *Vena gastroomentalis dextra*
Vena gastroepiploica sinistra: → *Vena gastroomentalis sinistra*
Vena gastroomentalis dextra: ***Syn:*** *Vena gastroepiploica dextra*; Begleitvene der Arteria gastroomentalis

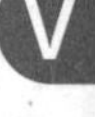

dextra; Ⓔ *right gastroomental vein, right epiploic vein, right gastroepiploic vein*
Vena gastroomentalis sinistra: ***Syn:*** *Vena gastroepiploica sinistra*; Begleitvene der Arteria gastroomentalis sinistra; Ⓔ *left gastroomental vein, left epiploic vein, left gastroepiploic vein*
Venae geniculares: Knievenen, Kniegelenksvenen; Ⓔ *genicular veins*
Venae gluteae inferiores: Begleitvenen der Arteria glutaea inferior; Ⓔ *inferior gluteal veins*
Venae gluteae superiores: Begleitvenen der Arteria glutaea superior; Ⓔ *superior gluteal veins*
Vena gyri olfactorii: Vene vom Gyrus olfactorius zur Vena* basalis; Ⓔ *vein of olfactory gyrus*
Vena hemiazygos: ***Syn:*** *Hemiazygos*; parallel zur Vena azygos verlaufende Vene; Ⓔ *hemiazygos vein, hemiazygous vein, left azygos vein*
Vena hemiazygos accessoria: Fortsetzung des Stammes der Vena* hemiazygos nach oben; Ⓔ *accessory hemiazygos vein*
Venae hepaticae: Leberbinnenvenen, Lebervenen; Ⓔ *hepatic veins*
Venae hepaticae dextrae: Venen aus dem rechten Leberlappen; Ⓔ *right hepatic veins*
Venae hepaticae intermediae: Venen aus dem Lobus caudatus; Ⓔ *intermediate hepatic veins, middle hepatic veins*
Venae hepaticae sinistrae: Venen aus dem linken Leberlappen; Ⓔ *left hepatic veins*
Vena hypogastrica: → *Vena iliaca interna*
Venae ileales: Ileumvenen; Ⓔ *ileal veins*
Vena ileocolica: Ileozäkalvene; Ⓔ *ileocolic vein*
Vena iliaca communis: gemeinsame Hüftvene; Ⓔ *common iliac vein*
Vena iliaca externa: äußere Hüftvene; Ⓔ *external iliac vein*
Vena iliaca interna: ***Syn:*** *Vena hypogastrica*; innere Hüftvene; Ⓔ *internal iliac vein, hypogastric vein*
Vena iliolumbalis: Begleitvene der Arteria iliolumbalis; Ⓔ *iliolumbar vein*
Venae inferiores cerebelli: Venen an der Unterseite des Kleinhins; Ⓔ *inferior veins of cerebellar hemisphere*
Venae inferiores cerebri: Hirnbasisvenen; Ⓔ *inferior cerebral veins*
Vena inferior vermis: untere Kleinhirnwurmvene; Ⓔ *inferior vein of vermis*
Vena infraorbitalis: Begleitvene der Arteria* infraorbitalis; Ⓔ *infraorbital vein*
Venae insulares: Inselvenen, Anfangsäste der Vena cerebri media profunda; Ⓔ *insular veins*
Venae intercapitulares manus: kurze Verbindungsäste zwischen den palmaren Venen und den Handrückenvenen; Ⓔ *intercapitular veins of hand*
Venae intercapitulares pedis: kurze Verbindungsäste zwischen den plantaren Venen und den Fußrückenvenen; Ⓔ *intercapitular veins of foot*
Venae intercostales: Zwischenrippenvenen, Interkostalvenen; Ⓔ *intercostal veins*
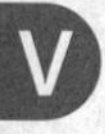
Venae intercostales anteriores: vordere Interkostalvenen; Ⓔ *anterior intercostal veins*
Venae intercostales posteriores: hintere Interkostalvenen; Ⓔ *posterior intercostal veins*
Vena intercostalis suprema: oberste Interkostalvene; Ⓔ *highest intercostal vein*
Venae interlobares renis: Zwischenlappenvenen/Interlobarvenen der Niere; Ⓔ *interlobar veins of kidney*
Venae interlobulares hepatis: Interlobularvenen der Leber; Ⓔ *interlobular veins of liver*
Venae interlobulares renis: Interlobularvenen der Niere; Ⓔ *interlobular veins of kidney*
Venae internae cerebri: innere Hirnvenen; Ⓔ *internal cerebral veins*
Venae interosseae anteriores: auf der Vorderseite der Membrana* interossea antebrachii verlaufende Vene; Ⓔ *anterior interosseous veins*
Venae interosseae posteriores: auf der Rückseite der Membrana* interossea antebrachii verlaufende Vene; Ⓔ *posterior interosseous veins*
Vena interventricularis anterior: Vene im Sulcus* interventricularis anterior; Ⓔ *anterior interventricular vein*
Vena interventricularis posterior: → *Vena cardiaca media*
Vena intervertebralis: Intervertebralvene; Ⓔ *intervertebral vein*
Venae intrarenales: Binnenvenen den Niere; Ⓔ *intrarenal veins*
Venae jejunales: Jejunumvenen; Ⓔ *jejunal veins*
Vena jugularis: Drosselvene, Jugularvene, Jugularis; Ⓔ *jugular vein, jugular*
Vena jugularis anterior: ***Syn:*** *vordere Drosselvene, Jugularis anterior*; sammelt das Blut von Kinn und Hals; mündet in die Vena jugularis externa oder Vena subclavia; Ⓔ *anterior jugular vein*
Vena jugularis externa: ***Syn:*** *äußere Drosselvene, Jugularis externa*; sammelt das Blut von Hinterkopf, Hals und Schultergegend; mündet in die Vena subclavia oder Vena jugularis interna; Ⓔ *external jugular vein*
Vena jugularis interna: ***Syn:*** *innere Drosselvene, Jugularis interna*; das Blut von Gehirn, Zunge, Rachen und Kehlkopf sammelnde Vene; bildet zusammen mit der Vena subclavia die Vena brachiocephalica; Ⓔ *internal jugular vein*
Venae labiales anteriores: vordere Schamlippenvenen; Ⓔ *anterior labial veins*
Venae labiales inferiores: Unterlippenvenen; Ⓔ *inferior labial veins*
Venae labiales posteriores: hintere Schamlippenvenen; Ⓔ *posterior labial veins*
Vena labialis superior: Oberlippenvene; Ⓔ *superior labial vein*
Venae labyrinthi: Labyrinthvenen; Ⓔ *veins of labyrinth, labyrinthine veins*
Vena lacrimalis: Tränendrüsenvene; Ⓔ *lacrimal vein*
Vena laryngea inferior: untere Kehlkopfvene; Ⓔ *inferior laryngeal vein*
Vena laryngea superior: obere Kehlkopfvene, Begleitvene der Arteria laryngea superior; Ⓔ *superior laryngeal vein*
Vena lateralis ventriculi lateralis: Vene, die durch die Seitenwand des Seitenventrikels zur Vena thalamostriata superior zieht; Ⓔ *lateral atrial vein*
Vena lienalis: ***Syn:*** *Milzvene, Lienalis, Vena splenica*; aus der Milz kommende Vene, die sich mit der Vena mesenterica superior zur Pfortader vereinigt; Ⓔ *splenic vein, lienal vein*
Vena lingualis: Zungenvene; Ⓔ *lingual vein*
Venae lumbales: Lumbalvenen, Lendenvenen; Ⓔ *lumbar veins*
Vena lumbalis ascendens: aufsteigende Lendenvene; Ⓔ *ascending lumbar vein*
Vena magna cerebri: ***Syn:*** *Galen-Vene*; in den Sinus* rectus mündende größte Hirnvene; Ⓔ *great cerebral vein, Galen's vein*
Vena marginalis dextra: Vene am rechten Herzrand; mündet in die Vena* cardiaca parva; Ⓔ *right marginal vein*
Vena marginalis lateralis: Vene am Fußaußenrand; mündet in die Vena* saphena parva; Ⓔ *lateral marginal vein*
Vena marginalis medialis: Vene am Fußinnenrand; mündet in die Vena* saphena parva; Ⓔ *medial marginal vein*

Vena marginalis sinistra: Vene am linken Herzrand; mündet in die Vena* cardiaca magna; Ⓔ *left marginal vein*
Venae maxillares: Oberkiefervenen; Ⓔ *maxillary veins*
Vena medialis ventriculi lateralis: zieht durch die mediale Wand des Seitenventrikels zur Vena* thalamostriata superior; Ⓔ *medial atrial vein*
Vena mediana antebrachii: mittlere Hautvene des Unterarms; Ⓔ *intermedian antebrachial vein, median antebrachial vein, median vein of forearm*
Vena mediana cubiti: Verbindung zwischen Vena basilica und Vena cephalica in der Ellenbeuge; Ⓔ *intermedian cubital vein, median cubital vein, median vein of elbow*
Vena media profunda cerebri: Begleitvene der Arteria cerebri media; Ⓔ *deep middle cerebral vein*
Venae mediastinales: Mediastinumvenen; Ⓔ *mediastinal veins*
Vena media superficialis cerebri: oberflächliche Hirnvene, die Blut von der Seitenfläche des Großhirns zum Sinus* cavernosus führt; Ⓔ *superficial middle cerebral vein*
Venae medullae oblongatae: Medulla oblongata-Venen; Ⓔ *veins of medulla oblongata*
Venae medullae spinalis: Rückenmarksvenen; Ⓔ *veins of spinal cord*
Venae membri inferioris: Venen der unteren Extremität; Ⓔ *veins of inferior limbs*
Venae membri superioris: Venen der oberen Extremität; Ⓔ *veins of superior limbs*
Venae meningeae: Hirnhautvenen, Duravenen; Ⓔ *meningeal veins*
Venae meningeae mediae: mittlere Duravenen; Ⓔ *middle meningeal veins*
Venae mesencephalicae: ***Syn:*** ***Venae trunci encephalici***; Mittelhirnvenen, Hirnstammvenen; Ⓔ *veins of midbrain, mesencephalic veins, veins of encephalic trunk*
Vena mesenterica inferior: untere Mesenterialvene; mündet in die Vena lienalis; Ⓔ *inferior mesenteric vein*
Vena mesenterica superior: obere Mesenterialvene; vereinigt sich mit der Vena lienalis zur Pfortader; Ⓔ *superior mesenteric vein*
Venae metacarpales dorsales: dorsale Mittelhandvenen; Ⓔ *dorsal metacarpal veins, interosseous metacarpal veins*
Venae metacarpales palmares: palmare Mittelhandvenen; Ⓔ *palmar metacarpal veins*
Venae metatarsales dorsales: dorsale Mittelfußvenen; Ⓔ *dorsal metatarsal veins, dorsal interosseous veins of foot*
Venae metatarsales plantares: plantare Mittelfußvenen; Ⓔ *plantar metatarsal veins*
Venae musculophrenicae: Begleitvenen der Arteria* musculophrenica; Ⓔ *musculophrenic veins*
Venae nasales externae: äußere Nasenvenen; Ⓔ *external nasal veins*
Vena nasofrontalis: zieht von der Incisura* frontalis durch die Orbita* zur Vena* ophthalmica superior; Ⓔ *nasofrontal vein*
Venae nuclei caudati: Venen vom Nucleus* caudatus zur Vena* thalamostriata superior; Ⓔ *veins of caudate nucleus*
Vena obliqua atrii sinistri: ***Syn:*** ***Marshall-Vene***; kleine Vene an der Rückwand des linken Vorhofs; Ⓔ *oblique vein of left atrium, Marshall's oblique vein, vein of Marshall*
Vena obturatoria accessoria: → *Vena pubica*
Venae obturatoriae: führen Blut aus der Hüftgegend durch den Canalis obturatorius zur Vena* iliaca interna; Ⓔ *obturator veins*
Venae occipitales: Venen des Hinterhauptlappens; Ⓔ *occipital veins*
Vena occipitalis: Hinterhauptsvene; Ⓔ *occipital vein*
Venae oesophageales: Speiseröhrenvenen, Ösophagusvenen; Ⓔ *esophageal veins*
Vena ophthalmica inferior: untere Augenhöhlenvene; Ⓔ *inferior ophthalmic vein*
Vena ophthalmica superior: obere Augenhöhlenvene; Ⓔ *superior ophthalmic vein*
Venae orbitae: Augenhöhlenvenen; Oberbegriff für Vena* ophthalmica inferior und superior; Ⓔ *orbital veins*
Vena ovarica dextra: rechte Eierstockvene; mündet in die untere Hohlvene; Ⓔ *right ovarian vein*
Vena ovarica sinistra: linke Eierstockvene; mündet in die linke Nierenvene; Ⓔ *left ovarian vein*
Vena palatina externa: Gaumenvene; Ⓔ *(external) palatine vein*
Venae palpebrales inferiores: Unterlidvenen; Ⓔ *inferior palpebral veins*
Venae palpebrales superiores: Oberlidvenen; Ⓔ *superior palpebral veins*
Venae pancreaticae: Bauchspeicheldrüsenvenen, Pankreasvenen; Ⓔ *pancreatic veins*
Venae pancreaticoduodenales: führen Blut von Pankreas und Duodenum zur Vena* mesenterica superior; Ⓔ *pancreaticoduodenal veins*
Vena pancreaticoduodenalis superior posterior: führt Blut von Pankreas und Duodenum zur Vena* portae hepatis; Ⓔ *superior posterior pancreaticoduodenal vein*
Venae paraumbilicales: ***Syn:*** ***Sappey-Venen***; kleine Bauchwandvenen um den Nabel; Ⓔ *paraumbilical veins, parumbilical veins, veins of Sappey*
Venae parietales: Scheitellappenvenen; Ⓔ *parietal veins*
Venae parotideae: Parotisvenen, Venen der Ohrspeicheldrüse; Ⓔ *parotid veins*
Venae pectorales: führen Blut der Brustregion zur Vena* subclavia; Ⓔ *pectoral veins*
Venae pedunculares: führen Blut aus dem Hirnschenkel zur Vena* basalis; Ⓔ *peduncular veins*
Venae perforantes: ***Syn:*** ***Perforansvenen***; Verbindungsvenen zwischen tiefen und oberflächlichen Venen der Extremitäten; Ⓔ *perforating veins, communicating veins*
Venae pericardiacae: Perikardvenen; Ⓔ *pericardiac veins*
Venae pericardicophrenicae: Begleitvenen der Arteria pericardicophrenica; Ⓔ *pericardicophrenic veins*
Venae peroneales: → *Venae fibulares*
Vena petrosa: Felsenbeinvene; Ⓔ *petrosal vein*
Venae pharyngeae: Rachenvenen, Pharynxvenen; Ⓔ *pharyngeal veins*
Venae phrenicae inferiores: untere Zwerchfellvenen; Ⓔ *inferior phrenic veins*
Venae phrenicae superiores: obere Zwerchfellvenen; Ⓔ *superior phrenic veins*
Venae pontis: Brückenvenen; Ⓔ *veins of pons*
Vena pontomesencephalica: Vene an der Vorderseite der Brücke [Pons*]; Ⓔ *pontomesencephalic vein*
Vena poplitea: ***Syn:*** ***Kniekehlenvene***; aus den Venae tibiales anteriores und posteriores entstehende Vene, die in die Vena femoralis übergeht; Ⓔ *popliteal vein*
Vena portae hepatis: ***Syn:*** ***Pfortader, Porta***; durch Vereinigung von Vena lienalis und Vena mesenterica superior entstehender Venenstamm, der das Blut von Magen, Darm, Milz und Pankreas zur Leber führt; Ⓔ *portal vein (of liver), portal*
Vena posterior septi pellucidi: führt Blut vom hinteren Teil des Septum pellucidum zur Vena* thalamostriata

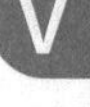

superior; Ⓔ *posterior vein of septum pellucidum*
Vena precentralis cerebelli: Präzentralvene; Ⓔ *precentral vein (of cerebellum)*
Venae prefrontales: Stirnpolvenen; Ⓔ *prefrontal veins*
Vena prepylorica: Pylorusvene; Ⓔ *prepyloric vein, Mayo's vein*
Vena profunda: tiefe Vene; Ⓔ *deep vein*
Venae profundae cerebri: tiefe Hirnvenen; Ⓔ *deep cerebral veins*
Venae profundae clitoridis: tiefe Klitorisvenen; Ⓔ *deep veins of clitoris*
Venae profundae membri inferioris: tiefe Venen der unteren Extremität; Ⓔ *deep veins of inferior limbs*
Venae profundae membri superioris: tiefe Venen der oberen Extremität; Ⓔ *deep veins of superior limbs*
Venae profundae penis: tiefe Penisvenen; Ⓔ *deep veins of penis*
Vena profunda faciei: tiefe Gesichtsvene; Ⓔ *deep facial vein*
Vena profunda femoris: tiefe Oberschenkelvene; Ⓔ *deep femoral vein*
Vena profunda linguae: tiefe Zungenvene; Ⓔ *deep lingual vein*
Vena pubica: ***Syn:*** *Ramus pubicus venae epigastricae inferioris, Vena obturatoria accessoria*; Ast der Vena* epigastrica inferior, der Blut aus dem Schambereich führt; Ⓔ *pubic vein*
Venae pudendae externae: äußere Schamvenen; Ⓔ *external pudendal veins*
Vena pudenda interna: innere Scham(bein)vene; Ⓔ *internal pudendal vein*
Venae pulmonales: Lungenvenen; Ⓔ *pulmonary veins*
Venae pulmonales dextrae: rechte Lungenvenen; Ⓔ *right pulmonary veins*
Venae pulmonales sinistrae: linke Lungenvenen; Ⓔ *left pulmonary veins*
Vena pulmonalis dextra inferior: untere rechte Lungenvene; Ⓔ *inferior right pulmonary vein*
Vena pulmonalis dextra superior: obere rechte Lungenvene; Ⓔ *superior right pulmonary vein*
Vena pulmonalis sinistra inferior: untere linke Lungenvene; Ⓔ *inferior left pulmonary vein*
Vena pulmonalis sinistra superior: obere linke Lungenvene; Ⓔ *superior left pulmonary vein*
Venae radiales: Begleitvenen der Arteria radialis; Ⓔ *radial veins*
Vena recessus lateralis ventriculi quarti: kleine Vene, die durch den Recessus* lateralis ventriculi quarti zur Vena* petrosa zieht; Ⓔ *vein of lateral recess of fourth ventricle*
Venae rectales: ***Syn:*** *Rektumvenen*; Venen vom Plexus* venosus rectalis zur Vena* pudenda interna [**Venae rectales inferiores**]; Vena* iliaca interna [**Venae rectales mediae**] und Vena* mesenterica inferior [**Vena rectalis superior**]; bilden Anastomosen untereinander und verbinden Pfortadersystem und Vena* cava inferior; Ⓔ *rectal veins*
Venae renales: Nierenvenen; Ⓔ *veins of kidney, renal veins*
Vena renalis: Nierenvene; Ⓔ *renal vein*
Vena retromandibularis: entsteht durch Vereinigung der Venae* maxillares und temporales superficiales am oberen, hinteren Teil der Parotis; Ⓔ *retromandibular vein*
Venae sacrales laterales: Begleitvenen der Arteriae* sacrales laterales; Ⓔ *lateral sacral veins*
Vena sacralis mediana: Begleitvene der Arteria* sacralis mediana; Ⓔ *middle sacral vein*
Vena saphena accessoria: Vene auf der Innenseite des Oberschenkels; mündet in die Vena saphena magna; Ⓔ *accessory saphenous vein*
Vena saphena magna: ***Syn:*** *Magna*; an der Innenseite von Fuß, Unter- und Oberschenkel verlaufende Vene, die im Hiatus saphenus in die Vena femoralis mündet; Ⓔ *great saphenous vein*
Vena saphena parva: ***Syn:*** *Parva*; vom äußeren Fußrand in die Kniekehle ziehende Vene; Ⓔ *small saphenous vein*
Vena scapularis dorsalis: Begleitvene der Arteria* dorsalis scapulae; Ⓔ *dorsal scapular vein*
Venae sclerales: Skleravenen; Ⓔ *scleral veins*
Venae scrotales anteriores: vordere Skrotalvenen; Ⓔ *anterior scrotal veins*
Venae scrotales posteriores: hintere Skrotalvenen; Ⓔ *posterior scrotal veins*
Venae sectio: **1.** ***Syn:*** *Phlebotomie*; Venenschnitt **2.** ***Syn:*** *Phlebotomie*; Veneneröffnung; Ⓔ **1.–2.** *venesection*
Venae sigmoideae: Sigmavenen; Ⓔ *sigmoid veins*
Venae spinales anteriores: vordere Rückenmarksvenen; Ⓔ *anterior spinal veins*
Venae spinales posteriores: hintere Rückenmarksvenen; Ⓔ *posterior spinal veins*
Vena spinalis: Vene vom Rückenmark, die in die Venae* intercostales posteriores mündet; Ⓔ *spinal vein*
Vena splenica: → *Vena lienalis*
Venae stellatae renis: ***Syn:*** *Stellatavenen*; kleine Venen an der Oberfläche der Nierenrinde; Ⓔ *stellate veins*
Vena sternocleidomastoidea: Begleitvene der Rami sternocleidomastoidei; Ⓔ *sternocleidomastoid vein*
Vena stylomastoidea: leitet Blut zum Plexus* pterygoideus; Ⓔ *stylomastoid vein*
Vena subclavia: Fortsetzung der Vena axillaris; vereinigt sich mit der Vena jugularis interna zur Vena brachiocephalica; Ⓔ *subclavian vein*
Vena subcostalis: Begleitvene der Arteria* subcostalis; vereinigt sich mit der Vena* lumbalis ascendens zur Vena* azygos [rechts] bzw. Vena* hemiazygos [links]; Ⓔ *subcostal vein*
Venae subcutaneae abdominis: subkutane Bauchdeckenvenen; Ⓔ *subcutaneous abdominal veins*
Vena sublingualis: Unterzungenvene; Ⓔ *sublingual vein*
Vena submentalis: Unterkinnvene; Ⓔ *submental vein*
Vena subscapularis: Begleitvene der Arteria* subscapularis; Ⓔ *subscapular vein*
Venae superficiales cerebri: oberflächliche Hirnvenen; Ⓔ *superficial cerebral veins*
Venae superficiales membri inferioris: oberflächliche Venen der unteren Extremität; Ⓔ *superficial veins of inferior limbs*
Venae superficiales membri superioris: oberflächliche Venen der oberen Extremität; Ⓔ *superficial veins of superior limbs*
Vena superficialis: oberflächliche Vene; Ⓔ *superficial vein*
Venae superiores cerebelli: ***Syn:*** *obere Kleinhirnvenen*; leiten das Blut des oberen Teils der Kleinhirnhemisphären zur Vena* petrosa oder zum Sinus* petrosus superior; Ⓔ *superior cerebellar veins*
Venae superiores cerebri: obere Hirnmantelvenen; Ⓔ *superior cerebral veins*
Vena superior vermis: Vene auf dem oberen Teil der Vermis* cerebelli; Ⓔ *superior vein of vermis*
Vena supraorbitalis: Supraorbitalvene; Ⓔ *supraorbital vein*
Vena suprarenalis dextra: ***Syn:*** *rechte Nebennierenvene*; mündet in die Vena* cava inferior; Ⓔ *right suprarenal vein*
Vena suprarenalis sinistra: ***Syn:*** *linke Nebennierenvene*; mündet in die Venae* renales sinistrae; Ⓔ *left suprarenal vein*
Vena suprascapularis: Begleitvene der Arteria* suprascapularis; mündet in die Vena* jugularis externa oder Vena* subclavia; Ⓔ *suprascapular vein*

Venae supratrochleares: von der Stirn kommende Venen; Ⓔ *supratrochlear veins*
Venae surales: führen das Blut der Wade zur Vena* poplitea; Ⓔ *sural veins*
Venae temporales profundae: tiefe Schläfenvenen; Ⓔ *deep temporal veins*
Venae temporales superficiales: oberflächliche Schläfenvenen; Ⓔ *superficial temporal veins*
Vena temporalis media: mittlere Schläfenvene; Ⓔ *middle temporal vein*
Vena terminalis: → *Vena thalamostriata superior*
Vena testicularis: Hodenvene; Ⓔ *testicular vein, spermatic vein*
Vena testicularis dextra: ***Syn:*** *rechte Hodenvene*; zieht vom Plexus* pampiniformis des rechten Samenstrangs zur Vena* cava inferior; Ⓔ *right testicular vein*
Vena testicularis sinistra: ***Syn:*** *linke Hodenvene*; zieht vom Plexus* pampiniformis des linken Samenstrangs zu den Venae* renales sinistrae; Ⓔ *left testicular vein*
Venae thalamostriatae inferiores: tiefe Hirnvenen, die Blut von Thalamus*, Nucleus* caudatus und Nucleus* lentiformis zur Vena* basalis führen; Ⓔ *inferior thalamostriate veins*
Vena thalamostriata superior: ***Syn:*** *Vena terminalis*; tiefe Hirnvene, die Blut vom Stirn- und Scheitellappen zur Vena* magna cerebri führt; Ⓔ *superior thalamostriate vein*
Venae thoracicae internae: innere Brust(wand)venen; Ⓔ *internal thoracic veins*
Vena thoracica lateralis: Begleitvene der Arteria thoracica lateralis; Ⓔ *lateral thoracic vein*
Vena thoracoacromialis: Begleitvene der Arteria thoracoacromialis; Ⓔ *thoracoacromial vein*
Vena thoracodorsalis: Begleitvene der Arteria* thoracodorsalis; Ⓔ *thoracodorsal vein*
Venae thoracoepigastricae: seitliche Rumpfwandvenen; Ⓔ *thoracoepigastric veins*
Venae thymicae: Thymusvenen; Ⓔ *thymic veins*
Venae thyroideae inferiores: untere Schilddrüsenvenen; Ⓔ *inferior thyroid veins*
Venae thyroideae mediae: mittlere Schilddrüsenvenen; Ⓔ *middle thyroid veins*
Vena thyroidea superior: obere Schilddrüsenvene; Ⓔ *superior thyroid vein*
Venae tibiales anteriores: vordere Schienbeinvenen; Ⓔ *anterior tibial veins*
Venae tibiales posteriores: hintere Schienbeinvenen; Ⓔ *posterior tibial veins*
Venae tracheales: Luftröhrenvenen, Tracheavenen; Ⓔ *tracheal veins*
Venae transversae cervicis: ***Syn:*** *Venae transversae colli*; Begleitvenen der Arteria transversa colli; Ⓔ *transverse cervical veins*
Venae transversae colli: → *Venae transversae cervicis*
Vena transversa faciei: quere Gesichtsvene, Begleitvene der Arteria transversa faciei; Ⓔ *transverse facial vein*
Venae trunci encephali: ***Syn:*** *Hirnstammvenen*; führen Blut aus dem Stammhirn [Truncus* encephali] zu Vena* basalis und magna cerebri; Ⓔ *veins of encephalic trunk*
Venae trunci encephalici: → *Venae mesencephalicae*
Venae tympanicae: Paukenhöhlenvenen; Ⓔ *tympanic veins*
Venae ulnares: Begleitvenen der Arteria ulnaris; Ⓔ *ulnar veins*
Vena umbilicalis: ***Syn:*** *Nabelschnurvene*; führt sauerstoff- und nährstoffreiches Blut von der Plazenta* zum Fötus; Ⓔ *vein of umbilicus*
Vena uncalis: führt Blut vom Uncus* zu den Venae* inferiores cerebri; Ⓔ *vein of uncus*
Venae uterinae: Gebärmuttervenen, Uterusvenen; Ⓔ *uterine veins*
Venae ventriculares: Venenäste aus der Ventrikelwand, Ventrikelvenen; Ⓔ *ventricular veins*
Venae ventriculares dextrae: Venen aus dem rechten Ventrikel; münden in die Venae* cardiacae minimae; Ⓔ *right ventricular veins*
Venae ventriculares sinistrae: Venen aus dem linken Ventrikel; münden in die Venae* cardiacae minimae; Ⓔ *left ventricular veins*
Vena ventricularis inferior: führt Blut aus dem Schläfenlappen zur Vena* basalis; Ⓔ *inferior ventricular vein*
Venae ventriculi dextri anteriores: → *Venae cardiacae anteriores*
Vena ventriculi sinistri posterior: Vene von der Hinterwand des linken Ventrikels; mündet in den Sinus* coronarius; Ⓔ *posterior vein of left ventricle*
Vena vertebralis: Begleitvene der Arteria vertebralis; Ⓔ *vertebral vein*
Vena vertebralis accessoria: inkonstante Vene vom Plexus* venosus suboccipitalis zur Vena* brachiocephalica; Ⓔ *accessory vertebral vein*
Vena vertebralis anterior: kleine Begleitvene der Arteria* cervicalis ascendens; Ⓔ *anterior vertebral vein*
Venae vesicales: Blasenvenen, Harnblasenvenen; Ⓔ *vesical veins*
Venae vestibulares: Bogengangsvenen; Ⓔ *vestibular veins*
Venae vorticosae: ***Syn:*** *Venae choroideae oculi*; hintere Ziliarvenen; Ⓔ *Ruysch's veins, Stensen's veins, posterior ciliary veins, vorticose veins*

Vena-cava-Blockade *f*: ***Syn:*** *Kavasperroperation*; zur Embolieprophylaxe durchgeführte Blockierung der Vena* cava inferior von außen [**Vena-cava-Clip**] oder innen [**Vena-cava-Filter**]; Ⓔ *vena caval block*

Vena-cava-inferior-Syndrom *nt*: → *Vena-cava-Kompressionssyndrom*

Vena-cava-Kompressionssyndrom *nt*: ***Syn:*** *Vena-cava-inferior-Syndrom*; bei Rückenlage der Hochschwangeren kann der Uterus durch Druck auf die Vena* cava inferior zu einer vorübergehenden Minderdurchblutung der Plazenta* führen; Ⓔ *inferior vena cava syndrome*

Vena-cava-superior-Syndrom *nt*: Einengung des Lumens der Vena cava superior von außen [Bronchial-, Mediastinaltumoren, Lymphknotenvergrößerung, Aortenaneurysma] oder innen [Thrombose, selten] führt zu einer oberen Einflussstauung mit Stokes*-Kragen, Zyanose*, Armödem, Schwindel, Kopf-, Brustschmerzen und Atemnot; Ⓔ *superior vena cava syndrome*

Velne *f*: → *Vena*

Venlekltalsie *f*: ***Syn:*** *Phlebektasie, Phlebectasia*; Venenerweiterung; Ⓔ *venectasia, phlebectasia, phlebectasis*

Venlekltolmie *f*: ***Syn:*** *Phlebektomie*; operative Entfernung einer Vene, Venenresektion; Ⓔ *venectomy, phlebectomy*

Velnenlbylpass *m*: Bypass* unter Verwendung eines Stückes einer Vene; Ⓔ *venous bypass*

Velnenldruck *m*: Druck im venösen Schenkel des Kreislaufs; Ⓔ *venous pressure*
zentraler Venendruck: ***Syn:*** *zentralvenöser Druck*; Druck im rechten Vorhof oder der oberen Hohlvene; Ⓔ *central venous pressure*

Velnenlentlzünldung *f*: → *Phlebitis*

Velnenlexlailrelse *f*: → *Venenexhairese*

Velnenlexlhailrelse *f*: ***Syn:*** *Phlebexhairese, Phlebexairese, Venenexhärese, Venenexairese*; Exhairese* von varikös veränderten Venen; Ⓔ *phlebexairesis*

Velnenlexlhälrelse *f*: → *Venenexhairese*

Velnenlkaltholter *m*: Katheter zur Einführung in eine Vene; Ⓔ *venous catheter, venous line*
zentraler Venenkatheter: ***Syn:*** *Kavakatheter, Cavakatheter*; meist über Arm- oder Jugularvenen eingeführ-

V

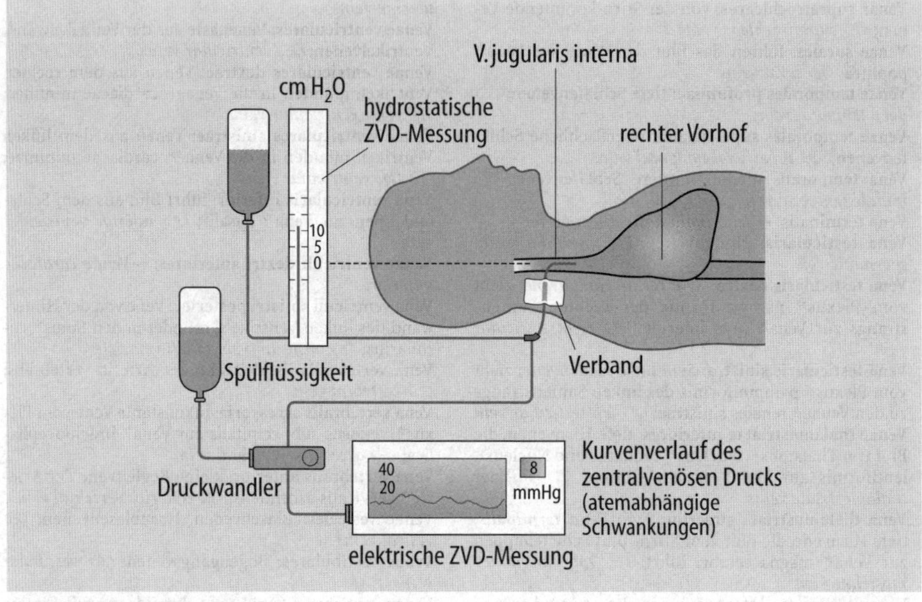

Abb. 93. Messung des zentralen Venendrucks

ter Katheter, der in der oberen oder unteren Hohlvene plaziert wird; Ⓔ *central line, central venous catheter*

ve|ne|nös *adj*: giftig; Ⓔ *venenous, poisonous*

Ve|nen|stein *m*: ***Syn:*** *Phlebolith*; durch Verkalkung eines Thrombus* entstandenes Konkrement; Ⓔ *phlebolith, phlebolite vein stone*

Ve|nen|strip|per *m*: *s.u. Venenstripping*; Ⓔ *stripper, vein stripper*

Ve|nen|strip|ping *nt*: ***Syn:*** *Stripping*; Venenentfernung durch Herausziehen mit einem **Venenstripper;** Ⓔ *stripping, vein stripping*

Ve|nen|throm|bo|se *f*: ***Syn:*** *Phlebothrombose*; die tiefen Venen betreffende nichtentzündliche Thrombose mit Verschluss des Lumens; Ⓔ *venous thrombosis, phlebemphraxis*

blande nicht-eitrige Venenthrombose: ***Syn:*** *Thrombophlebitis*; Entzündung der Venenwand (oberflächlicher Venen) mit Verschluss des Lumens; Ⓔ *thrombophlebitis*

tiefe Venenthrombose: meist die großen Bein- und Beckenvenen betreffende Thrombose durch eine Verlangsamung des Blutkreislaufs oder eine erhöhte Gerinnungsbereitschaft des Blutes; Ⓔ *deep vein thrombosis*

Ve|ne|num *nt, pl* **-na**: Gift; Ⓔ *venenum, poison*

Venen-Venen-Anastomose *f*: → *Venovenostomie*

Ve|nen|ver|ö|dung *f*: durch Injektion einer endothelschädigenden Substanz verursachte Sklerosierung der Venenwand, die zum Verschluss [Verödung] der Lichtung führt; Ⓔ *sclerotherapy*

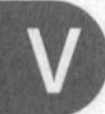

Ve|nen|win|kel *m*: ***Syn:*** *Angulus venosus*; Winkel zwischen Vena jugularis interna und Vena subclavia; auf der linken Seite Mündungsort des Ductus* thoracicus; Ⓔ *venous angle, Pirogoff's angle*

ve|ne|risch *adj*: durch Geschlechtsverkehr übertragen, Geschlechtskrankheiten betreffend; Ⓔ *relating to or transmitted by sexual contact, venereal*

Ve|ne|ro|lo|ge *m*: Arzt für Venerologie; Ⓔ *venereologist*

Ve|ne|ro|lo|gie *f*: Lehre von den durch Geschlechtsverkehr übertragenen Erkankungen; Ⓔ *venereology*

Ve|ne|ro|lo|gin *f*: Ärztin für Venerologie; Ⓔ *venereologist*

Venezuelan-Equine-Enzephalitis *f*: → *Venezuelan-equine-Enzephalomyelitis*

Venezuelan-Equine-Enzephalitis-Virus *nt*: ***Syn:*** *VEE-Virus*; durch Moskitos übertragener Erreger der Venezuelan-equine-Enzephalomyelitis*; Ⓔ *VEE virus, Venezuelan equine encephalitis virus, Venezuelan equine encephalomyelitis virus*

Venezuelan-Equine-Enzephalomyelitis *f*: ***Syn:*** *venezuelanische Pferdeenzephalitis, Venezuelan-equine-Enzephalitis*; durch das Venezuelan-equine-Enzephalitis-Virus hervorgerufene leicht verlaufende Encephalomyelitis* in Mittel- und Südamerika; Ⓔ *Venezuelan equine encephalitis, Venezuelan equine encephalomyelitis*

Veno-, veno- *präf.*: Wortelement mit der Bedeutung „Blutader/Vene"; Ⓔ *venous, veinous, ven(o)-, veni-, phleb(o)-*

ve|no|a|tri|al *adj*: Vena cava und rechten Vorhof betreffend; Ⓔ *relating to both vena cava and right atrium, venoatrial, venoauricular, venosinal*

Ve|no|gra|fie, -gra|phie *f*: → *Phlebografie*

Ve|no|le *f*: → *Venula*

Ve|no|pe|ri|to|ne|o|sto|mie *f*: operative Verbindung von Vena saphena und Peritonealhöhle zur Aszitesdrainage; Ⓔ *venoperitoneostomy*

ve|nös *adj*: Venen oder venöses System betreffend; Ⓔ *relating to a vein or veins, venous, veinous, phleboid*

ve|no|ve|nös *adj*: zwei Venen verbindend; Ⓔ *venovenous*

Ve|no|ve|no|sto|mie *f*: ***Syn:*** *Venen-Venen-Anastomose, Phlebophlebostomie*; operative Verbindung von Venen; Ⓔ *venovenostomy, phlebophlebostomy*

Ven|ter *m*: Bauch; Muskelbauch; Ⓔ *muscle belly, belly, venter*

Venter anterior musculi digastrici: vorderer Digastrikusbauch, vorderer Bauch des Musculus* digastricus; Ⓔ *anterior belly of digastric muscle*

Venter inferior musculi omohyoidei: unterer Bauch des Musculus* omohyoideus; Ⓔ *inferior belly of omohyoid muscle*

Venter posterior musculi digastrici: hinterer Digastrikusbauch, hinterer Bauch des Musculus* digastricus;

Ⓔ *posterior belly of digastric muscle*
Venter superior musculi omohyoidei: oberer Bauch des Musculus* omohyoideus; Ⓔ *superior belly of omohyoid muscle*
Venltillaltilon *f:* Lungenbelüftung; Ⓔ *ventilation, respiration*
spezifische Ventilation: → *Ventilationsäquivalent*
Venltillaltilonsläquilvallent *nt: Syn: spezifische Ventilation, Atemäquivalent;* Verhältnis von Atemminutenvolumen zu Sauerstoffaufnahme; ist z.B. bei körperlicher Arbeit erhöht; Ⓔ *ventilation equivalent*
Venltillaltilonslstölrung *f:* Störung der Lungenbelüftung; Ⓔ *ventilation disorder*
obstruktive Ventilationsstörung: Behinderung der Ventilation durch eine Erhöhung des Atemwegswiderstandes, z.B. durch Einengung der Atemwege; Ⓔ *obstructive ventilation disorder*
restriktive Ventilationsstörung: Ventilationsstörung bei Einschränkung der Dehnfähigkeit der Lunge; Ⓔ *restrictive ventilation disorder*
Venltillpneulmoltholrax *m:* Pneumothorax, der nur bei der Einatmung Anschluss an die Außenluft hat; Ⓔ *valvular pneumothorax*
Venltillstelnolse *f:* Stenose des Tracheobronchialbaums, die sich bei Einatmung öffnet und bei Ausatmung schließt; damit kommt es zur Überblähung der Lunge; die häufigste Ursache sind Tumoren oder Fremdkörper; Ⓔ *ventilatory stenosis*
ventlral *adj:* Bauch oder Vorderseite betreffend, bauchwärts (liegend oder gerichtet); Ⓔ *relating to the belly or a venter, ventral*
Ventri-, ventri- *präf.:* Wortelement mit der Bedeutung „Bauch"; Ⓔ *abdomen, ventral, ventri-, ventr(o)-*
Ventlrilcullus *m, pl* **-li: 1.** Kammer, Ventrikel **2.** Magen, Gaster; Ⓔ **1.** *ventricle, cavity, chamber, ventriculus* **2.** *stomach, ventricle, gaster, ventriculus*
Ventriculus cerebri: *Syn: Hirnventrikel, Hirnkammer, Ventrikel;* mit Liquor* cerebrospinalis gefüllter physiologischer Hohlraum des Gehirns; Ⓔ *ventricle of brain, ventricle of cerebrum*
Ventriculus cordis: Herzkammer, Kammer, Ventrikel; Ⓔ *ventricle of the heart*
Ventriculus cordis dexter: *Syn: rechte Herzkammer, rechter Ventrikel, Ventriculus dexter;* vorne liegende Herzkammer, die sauerstoffarmes Blut aus dem Körperkreislauf über die Pulmonalarterien in den Lungenkreislauf pumpt; Ⓔ *right ventricle (of heart)*
Ventriculus cordis sinister: *Syn: linke Herzkammer, linker Ventrikel, Ventriculus sinister;* hinten liegende, muskelstarke Herzkammer, die sauerstoffreiches Blut in den Körperkreislauf pumpt; Ⓔ *left ventricle (of heart), aortic ventricle (of heart)*
Ventriculus dexter: → *Ventriculus cordis dexter*
Ventriculus laryngis: *Syn: Morgagni-Ventrikel, Morgagni-Tasche, Galen-Ventrikel, Galen-Tasche, Kehlkopftasche;* seitliche Ausbuchtung des Kehlkopfinnenraums zwischen Taschen- und Stimmfalte; Ⓔ *laryngeal ventricle, laryngeal sinus, ventricle of Galen, Morgagni's ventricle, sinus of Morgagni, ventricle of Morgagni*
Ventriculus lateralis: Seitenventrikel; Ⓔ *lateral ventricle (of brain/cerebrum), tricorn*
Ventriculus quartus: IV. Ventrikel; Ⓔ *fourth ventricle (of brain/cerebrum)*
Ventriculus sinister: → *Ventriculus cordis sinister*
Ventriculus terminalis: sackförmige Auftreibung des Spinalkanals [Canalis* centralis medullae spinalis] im Conus* medullaris; Ⓔ *terminal ventricle of spinal cord*
Ventriculus tertius: III. Ventrikel; Ⓔ *third ventricle (of brain/cerebrum), thalamocele*
Ventlrilkel *m:* Kammer; Herzkammer; Hirnventrikel; Ⓔ *ventricle, ventriculus*
hypoplastischer linker Ventrikel: *Syn: Linksherzhypoplasie-Syndrom;* angeborener Herzfehler mit Unterentwicklung des linken Ventrikels und meist auch der aufsteigenden Aorta; Ⓔ *hypoplastic left-heart syndrome*
linker Ventrikel: *Syn: linke Herzkammer, Ventriculus cordis sinister, Ventriculus sinister;* hinten liegende, muskelstarke Herzkammer, die sauerstoffreiches Blut in den Körperkreislauf pumpt; Ⓔ *left ventricle (of heart), aortic ventricle (of heart)*
rechter Ventrikel: *Syn: rechte Herzkammer, Ventriculus cordis dexter, Ventriculus dexter;* vorne liegende Herzkammer, die sauerstoffarmes Blut aus dem Körperkreislauf über die Pulmonalarterien in den Lungenkreislauf pumpt; Ⓔ *right ventricle (of heart)*
Venltrilkellblultung *f:* Einblutung in einen Hirnventrikel; Ⓔ *intraventricular bleeding, intraventricular hemorrhage*
Ventlrilkelldrailnalge *f:* Ableitung von Hirnflüssigkeit, z.B. bei Hydrozephalus*; Ⓔ *ventricular drainage*
Ventlrilkelldruck *m:* Druck in einer Herzkammer; Ⓔ *intraventricular pressure*
Ventlrilkellgalopp *m: Syn: protodiastolischer Galopp, diastolischer Galopp, 3. Herztongalopp, Dritter-Ton-Galopp;* Galopprhythmus mit kräftigem 3. Herzton am Anfang der Diastole*; Ⓔ *protodiastolic gallop*
Ventlrilkellhylperltrolphie *f:* Hypertrophie* einer Herzkammer; Ⓔ *ventricular hypertrophy*
Ventlrilkellpunkltilon *f:* Punktion eines Hirnventrikels, meist eines Seitenventrikels; Ⓔ *ventricular puncture, ventriculopuncture*
Ventlrilkellsepltum *nt: Syn: Kammerseptum, Interventrikularseptum, Septum interventriculare;* Scheidewand zwischen rechter und linker Herzkammer; Ⓔ *interventricular septum (of heart), ventricular septum*
Ventlrilkellsepltumldelfekt *m: Syn: Kammerseptumdefekt;* angeborener oder erworbener Defekt der Kammerscheidewand; Ⓔ *ventricular septal defect*
Ventrikel-Vorhof-Shunt *m:* → *Ventrikuloaurikulostomie*
Ventrikul-, ventrikul- *präf.:* → *Ventrikulo-*
ventlrilkullär *adj: Syn: ventrikular;* Kammer/Ventrikel betreffend; Ⓔ *relating to a ventricle, ventricular*
Ventlrilkulliltis *f, pl* **-tilden:** *Syn: Ventrikelentzündung;* Entzündung eines Hirnventrikels; Ⓔ *inflammation of a ventricle, ventriculitis*
ventlrilkulliltisch *adj:* Ventrikelentzündung/Ventrikulitis betreffend, von ihr betroffen oder gekennzeichnet; Ⓔ *relating to or marked by ventriculitis*
Ventrikulo-, ventrikulo- *präf.:* Wortelement mit der Bedeutung **1.** „Bauch/Magen/Ventrikel" **2.** „Kammer/Ventrikel"; Ⓔ **1.** *ventriculo-, stomach, ventricle* **2.** *ventricle, cavity, chamber*
ventlrilkullolaltrilal *adj: Syn: atrioventrikular, ventrikuloaurikulär;* Kammer/Ventrikel und Vorhof/Atrium betreffend; Ⓔ *relating to both ventricle and atrium, ventriculoatrial*
ventlrilkullolaulrilkullär *adj:* → *ventrikuloatrial*
Ventlrilkullolaulrilkullolstolmie *f: Syn: Ventrikel-Vorhof-Shunt;* operative Verbindung von Hirnventrikel und Herzvorhof zur Liquorableitung bei Hydrozephalus*; Ⓔ *ventriculoatrial shunt, ventriculoatriostomy*
Ventlrilkullolgralfie, -gralphie *f:* **1.** Röntgendarstellung der Herzkammern mit Kontrastmittel oder Radionukliden **2.** kaum noch durchgeführte Röntgenkontrastdarstellung der Hirnventrikel; Ⓔ **1.** *ventriculography* **2.** *ventriculography*
Ventlrilkullolgramm *nt:* bei der Ventrikulografie* erhaltene Aufnahme; Ⓔ *ventriculogram*
Ventlrilkullolmyloltolmie *f:* Inzision der Herzkammermuskulatur; Ⓔ *ventriculomyotomy*
Ventlrilkullolskop *nt:* flexibles Endoskop* für die Ventri-

V

kuloskopie*; Ⓔ *ventriculoscope*
Ven|tri|ku|lo|sko|pie *f*: endoskopische Untersuchung der Hirnventrikel; Ⓔ *ventriculoscopy*
Ven|tri|ku|lo|sto|mie *f*: operative Eröffnung eines Hirnventrikels; Ⓔ *ventriculostomy*
Ven|tri|ku|lo|to|mie *f*: Inzision eines Hirnventrikels oder einer Herzkammer; Ⓔ *ventriculotomy*
Ven|tri|ku|lo|ve|no|sto|mie *f*: ***Syn:*** *ventrikulovenöser Shunt*; operative Verbindung von Seitenventrikel und Vena* jugularis interna zur Liquorableitung bei Hydrozephalus*; Ⓔ *ventriculovenostomy, ventriculovenous shunt*
Ven|tri|ku|lo|zis|ter|no|sto|mie *f*: ***Syn:*** *Torkildsen-Operation*; operative Verbindung von Seitenventrikel und Cisterna* magna zur Liquorableitung bei Hydrozephalus*; Ⓔ *ventriculocisternostomy, Torkildsen's operation*
Ventro-, ventro- *präf.*: Wortelement mit der Bedeutung „Bauch"; Ⓔ *ventral, ventr(o)-*
Ve|nu|la *f, pl* **-lae**: ***Syn:*** *Venole, Venule*; kleine Vene; Ⓔ *venule, venula, capillary vein, veinlet, veinule, veinulet*
Venula macularis inferior: untere Makulavene; Ⓔ *inferior macular venule*
Venula macularis superior: obere Makulavene; Ⓔ *superior macular venule*
Venula medialis retinae: ***Syn:*** *Venula retinae medialis*; mediale Netzhautvene; Ⓔ *medial venule of retina*
Venula nasalis retinae inferior: untere mediale/nasale Netzhautvene; Ⓔ *inferior nasal venule of retina*
Venula nasalis retinae superior: obere mediale/nasale Netzhautvene; Ⓔ *superior nasal venule of retina*
Venulae rectae: gestreckte Venen der Marksubstanz der Niere; Ⓔ *straight venules of kidney*
Venula retinae medialis: → *Venula medialis retinae*
Venulae stellatae: ***Syn:*** *Stellatavenen*; Sternvenen unter der Nierenkapsel; Ⓔ *stellate venules of kidney, stellate veins of kidney*
Venula temporalis retinae inferior: untere temporale Netzhautvene; Ⓔ *inferior temporal venule of retina*
Venula temporalis retinae superior: obere temporale Netzhautvene; Ⓔ *superior temporal venule of retina*
Ve|nu|le *f*: → *Venula*
Ve|nus|hü|gel *m*: ***Syn:*** *Schamhügel, Schamberg, Mons pubis/veneris*; durch subkutanes Fettgewebe gebildeter Wulst vor und oberhalb der Beckensymphyse der Frau; Ⓔ *mons pubis, mons veneris*
Ver|at|mungs|py|e|lo|gra|fie, -gra|phie *f*: Pyelografie* mit Doppelbelichtung in Inspiration und Exspiration zur Beurteilung der Beweglichkeit der Nieren; Ⓔ *respiratory pyelography*
Ver|ät|zung *f*: Gewebezerstörung durch ätzende Substanzen; Ⓔ *caustic burn, chemical burn, chemical injury, corrosive injury, chemical trauma, corrosive trauma, corrosive burn*
ver|bal *adj*: mit Worten, wörtlich; mündlich; Ⓔ *verbal*
Ver|bal|hal|lu|zi|no|se *f*: ***Syn:*** *akustische Halluzinose*; Halluzinose bei der Worte oder Sätze halluziniert werden; Ⓔ *acoustic hallucinosis*
Ver|bi|ge|ra|ti|on *f*: ständiges Wiederholen von Sätzen, Wörtern oder Lauten; Ⓔ *oral stereotypy, verbigeration, catalogia, cataphasia*
Ver|bin|dung *f*: aus zwei oder mehreren Elementen bestehendes Molekül; Ⓔ *compound*
Ver|blu|tung *f*: Tod durch massiven Blutverlust nach innen oder außen; Ⓔ *exsanguination*
Ver|brauchs|ko|a|gu|lo|pa|thie *f*: ***Syn:*** *disseminierte intravasale Koagulation, disseminierte intravasale Gerinnung*; erhöhte Blutungsneigung durch einen erhöhten Verbrauch an Gerinnungsfaktoren und Thrombozyten; Ⓔ *diffuse intravascular coagulation, disseminated intravascular coagulation, consumption coagulopathy*
Ver|bren|nung *f*: **1.** (*chem.*) unter Abgabe von Energie verlaufende Vereinigung von Stoffen mit Sauerstoff; Oxidation* **2.** ***Syn:*** *Brandwunde, Combustio*; (*patholog.*) Gewebeschädigung durch externe oder interne Hitzeeinwirkung; Verlauf und Prognose hängen vom Grad der Verbrennung und der Größe der verbrannten Körperoberfläche ab; Ⓔ **1.** *burning, combustion* **2.** *burn, burn injury, burn trauma, burn wound*
Verbrennung 1. Grades: thermische Schädigung der Oberhaut mit Rötung und Schwellung durch das reaktive Ödem; heilt ohne Narbenbildung ab; Ⓔ *superficial burn, first degree burn*
Verbrennung Grad 2a: Abheben der Epidermis* und Blasenbildung; narbenlose Abheilung; Ⓔ *second degree burn type a*
Verbrennung Grad 2b: partielle Epithelzerstörung, die mit oder ohne Narbenbildung abheilt; Ⓔ *second degree burn type b*
Verbrennung 3. Grades: totale Zerstörung der Haut samt Anhangsgebilden; kann auch tiefere, unter der Haut liegende Strukturen betreffen; narbige Abheilung mit möglicher Keloidbildung und Kontrakturen; Ⓔ *full-thickness burn, third degree burn*
Ver|brü|hung *f*: Verbrennung* durch eine heiße Flüssigkeit oder durch heißen Dampf; Ⓔ *scald, scald injury, scald trauma, ambustion*
Ver|dau|ung *f*: ***Syn:*** *Digestion*; Gesamtheit von mechanischer und enzymatischer Zerkleinerung der Nahrung im Magen-Darmtrakt und der Resorption durch die Darmschleimhaut; Ⓔ *digestion*
peptische Verdauung: ***Syn:*** *Magenverdauung*; erste Phase der Verdauung, bei der die Nahrung durch Pepsin u.a. Enzyme des Magens angedaut wird; Ⓔ *gastric digestion, peptic digestion*
Ver|dau|ungs|ap|pa|rat *m*: ***Syn:*** *Digestitionssystem, Systema digestorium*; aus Mundhöhle, Speiseröhre, Magen, Darm und Anhangsdrüsen bestehender Komplex, der die Nahrung aufnimmt und verdaut; Ⓔ *digestive apparatus, digestive system, alimentary system, alimentary tract*
Ver|dau|ungs|ka|nal *m*: → *Verdauungstrakt*
Ver|dau|ungs|leu|ko|zy|to|se *f*: ***Syn:*** *postprandiale Leukozytose*; physiologische Leukozytose* in der postprandialen Verdauungsphase; Ⓔ *digestive leukocytosis*
Ver|dau|ungs|trakt *m*: ***Syn:*** *Verdauungskanal, Canalis alimentarius, Canalis digestivus, Tractus alimentarius*; aus Speiseröhre, Magen und Darm bestehender Teil des Verdauungsapparates; Ⓔ *alimentary tract*
Ver|din|ik|te|rus *m*: grünlicher Ikterus* durch Umwandlung des Bilirubins* in grünes Biliverdin*; Ⓔ *biliverdin icterus*
Ver|do|glo|bin *nt*: → *Verdohämoglobin*
Ver|do|hä|mo|glo|bin *nt*: ***Syn:*** *Choleglobin, Verdoglobin*; im ersten Schritt des Hämoglobinabbaus entstehendes grünes Pigment; Ⓔ *verdohemoglobin, choleglobin, bile pigment hemoglobin, green hemoglobin*
Ver|dopp|lungs|do|sis *f, pl* **-sen**: Strahlendosis, die zu einer Verdopplung der natürlich vorhandenen Mutationsrate führt; Ⓔ *doubling dose*
Ver|drän|gung *f*: Abwehrmechanismus, der unerwünschte Erinnerungen oder Triebe an der Bewusstwerdung hindert; Ⓔ *(unbewusst) repression; (bewusst) suppression*
Ver|dün|nungs|a|nä|mie *f*: durch Vermehrung des Plasmas bzw. der Blutflüssigkeit verursachte Anämie*; Ⓔ *dilution anemia, polyplasmia, hydremia*
Ver|dün|nungs|hy|po|na|trä|mie *f*: ***Syn:*** *Verdünnungshyponatriämie*; durch Vermehrung des Plasmas bzw. der Blutflüssigkeit verursachte Hyponaträmie*; Ⓔ *dilutional hyponatremia*
Ver|dün|nungs|hy|po|na|tri|ä|mie *f*: → *Verdünnungshyponaträmie*
Ver|dün|nungs|ko|a|gu|lo|pa|thie *f*: erhöhte Blutungsneigung durch eine Vermehrung des Flüssigkeitsgehaltes

des Blutes; Ⓔ *dilution coagulopathy*

Ver|ei|sung *f*: → *Kälteanästhesie*

Ver|er|bung *f*: Übertragung von Merkmalen oder Eigenschaften auf die Nachkommen; Ⓔ *hereditary transmission, heredity, inheritance*

Ver|er|bungs|leh|re *f*: *Syn: Genetik*; Lehre von der Vererbung; Ⓔ *genetics*

Ver|es|te|rung *f*: Esterbildung aus Alkohol/Phenol und Säure unter Wasserabspaltung; Ⓔ *esterification*

Ver|fol|gungs|wahn *m*: krankhafte Überzeugung verfolgt zu werden; häufigste Wahnform; Ⓔ *persecutional mania, persecution mania, persecutory delusion, delusion of persecution*

Ver|füg|bar|keit, bi|o|lo|gi|sche *f*: *Syn: Bioverfügbarkeit*; Geschwindigkeit und Ausmaß, mit der der therapeutisch wirksame Anteil eines Medikamentes freigesetzt, resorbiert und am Wirkort zur Verfügung gestellt wird; Ⓔ *bioavailability*

Ver|gäl|len *nt*: *Syn: Denaturieren*; durch schlecht schmeckende oder riechende Zusätze ungenießbar machen; Ⓔ *denaturation*

ver|gällt *adj*: *Syn: denaturiert*; durch Zusätze ungenießbar gemacht; Ⓔ *denatured*

Ver|gif|tung *f*: *Syn: Intoxikation*; Erkrankung durch Einnahme [**exogene Intoxikation**] oder Bildung [**Autointoxikation**] einer giftigen Substanz im Körper; Ⓔ *poisoning, intoxication*

Ver|gleichs|mi|kro|skop *nt*: Mikroskop* zum gleichzeitigen Betrachten zweier Objekte; Ⓔ *comparascope, comparoscope*

Ver|hal|tens|the|ra|pie *f*: psychotherapeutische Behandlung von auffälligem oder unerwünschtem Verhalten; Ⓔ *behavior therapy, behavior modification, conditioning therapy*

Ve|ri|fi|ka|ti|on *f*: (Nach-, Über-)Prüfung; Ⓔ *verification*

Ver|kal|kung *f*: **1.** Kalkeinlagerung in die Knochengrundsubstanz **2.** Kalkeinlagerung in Gewebe; Ⓔ **1.** *calcification* **2.** *calcification*

metastatische Verkalkung: *Syn: metastatische Kalzinose, Calcinosis metastatica*; durch Störung des Calcium und/oder Phosphatstoffwechsels hervorgerufene Ablagerung von Calciumsalzen in die Haut; Ⓔ *metastatic calcification, metastatic calcinosis*

Ver|kä|sung *f*: *Syn: verkäsende Degeneration, verkäsende Nekrose*; Koagulationsnekrose* mit Bildung käseartiger Massen von zäher, gelblicher Konsistenz; häufig bei Tuberkulose*; Ⓔ *caseous degeneration, cheesy degeneration, caseation, tyromatosis, tyrosis*

Ver|knö|che|rung *f*: Ossifikation*; Ⓔ *ossification*

Ver|koh|lung *f*: Zerstörung des Gewebes bei Verbrennung 3. Grades; Ⓔ *carbonization*

Ver|lau|sung *f*: *s.u. Pediculosis*; Ⓔ *lousiness, pediculation, pediculosis*

Ver|leug|nung *f*: Abwehrmechanismus, bei dem unerwünschte äußere Reize vom Bewusstsein ausgeschlossen werden; Ⓔ *denial*

Ver|lust|hy|po|nat|rä|mie *f*: *Syn: Verlusthyponatriämie*; durch vermehrte Natriumausscheidung verursachte Hyponaträmie*; Ⓔ *depletional hyponatremia*

Ver|lust|hy|po|na|tri|ä|mie *f*: → *Verlusthyponaträmie*

Vermi-, vermi- *präf.*: Wortelement mit der Bedeutung „Wurm"; Ⓔ *worm, vermi-*

Ver|mi|ci|dum *nt, pl* **-da**: → *Vermizid*

ver|mi|form *adj*: wurmartig, wurmähnlich, wurmförmig; Ⓔ *worm-shaped, vermiform, vermicular*

ver|mi|fug *adj*: wurmabtreibend; Ⓔ *vermifugal, anthelmintic*

Ver|mi|fu|gum *nt, pl* **-ga**: wurmabtreibendes Mittel; Ⓔ *vermifuge, anthelmintic*

Ver|mis *m*: Wurm; Ⓔ *worm, vermis*

Vermis cerebelli: *Syn: Kleinhirnwurm*; mittlerer Teil des Kleinhirns; Ⓔ *worm of cerebellum, vermis cerebelli, vermis*

Ver|mi|zid *nt*: *Syn: Vermicidum*; wurmabtötendes Mittel; Ⓔ *vermicide*

ver|mi|zid *adj*: wurmabtötend, Würmer abtötend; Ⓔ *vermicidal*

Verner-Morrison-Syndrom *nt*: *Syn: pankreatische Cholera, WDHA-Syndrom*; durch einen endokrinaktiven Tumor der Bauchspeicheldrüse verursachtes Syndrom mit wässrigen Durchfällen, Hypokaliämie* und Achlorhydrie*; Ⓔ *WDHA syndrome, Verner-Morrison syndrome, pancreatic cholera*

Ver|nix ca|se|o|sa *f*: *Syn: Käseschmiere, Fruchtschmiere*; aus Epidermiszellen und Talgdrüsensekret bestehende Schmiere auf der Haut von Säuglingen, die das Herausgleiten bei der Geburt erleichtert; Ⓔ *vernix caseosa*

Ver|ö|dung *f*: *Syn: Sklerosierung, Sklerotherapie*; therapeutische Auslösung einer lokalen Sklerose zum Verschluss von Gefäßen; Ⓔ *sclerotherapy, sclerosing therapy*

Ver|ren|kung *f*: Luxation*; Ⓔ *dislocation, dislocatio, luxation, luxatio, displacement*

Ver|ren|kungs|bruch *m*: *Syn: Luxationsfraktur, Frakturdislokation*; Fraktur* mit Luxation* der Fragmente oder eines angrenzenden Knochens; Ⓔ *fracture-dislocation, fractured dislocation, dislocation fracture*

Ver|ru|ca *f, pl* **-cae**: (virusbedingte) Warze; Ⓔ *wart, verruca, verruga*

Verrucae filiformes: *Syn: Pinselwarzen, filiforme Warzen*; fadenförmige Verrucae vulgares; Ⓔ *filiform warts, verrucae filiformes*

Verruca necrogenica: *Syn: Wilk-Krankheit, warzige Tuberkulose der Haut, Leichentuberkel, Schlachtertuberkulose, Tuberculosis cutis verrucosa, Tuberculum anatomicum*; meist als Berufskrankheit auftretende postprimäre Tuberkulose* mit rundlichen, indolenten, verrukösen Papeln an Fingern, Händen, Ferse oder Füßen; Ⓔ *postmortem wart, prosector's wart, anatomical tubercle, anatomical wart, necrogenic wart, tuberculous wart, warty tuberculosis*

Verruca peruana: *Syn: Peruwarze, Verruga peruana*; warzenähnliche Hauteffloreszenz bei Bartonellose*; Ⓔ *Peruvian wart, verruca peruana, verruca peruviana, verruga peruana, hemorrhagic pian*

Verrucae planae juveniles: bei Kindern und Jugendlichen vorkommende Warzen, die selbst nach Jahren noch narbenlos abheilen; Ⓔ *flat verrucae, fugitive verrucae, plane verrucae, juvenile verrucae, fugitive warts, flat warts, juvenile warts, plane warts*

Verruca plantaris: *Syn: Sohlenwarze, Dornwarze, Plantarwarze, Fußsohlenwarze*; nach innen wachsende gewöhnliche Warze [Verruca vulgaris] der Fußsohle; Ⓔ *plantar wart, plantar verruca*

Verruca seborrhoica: → *Verruca senilis*

Verruca seborrhoica senilis: → *Verruca senilis*

Verruca senilis: *Syn: (seborrhoische) Alterswarze, seborrhoische Warze, seborrhoische Keratose, Verruca seborrhoica, Verruca seborrhoica senilis*; im höheren Alter gehäuft auftretender gutartiger, verruköser Tumor mit schmutzig-grauer zerklüfteter Oberfläche; Ⓔ *senile wart, seborrheic keratosis, seborrheic verruca*

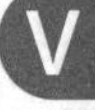

Verrucae vulgares: *Syn: vulgäre Warzen, gewöhnliche Warzen*; durch Papillomviren verursachte infektiöse Warzen, die v.a. die Hände befallen; Ⓔ *infectious warts, common warts, common verrucae, seed warts*

Ver|ru|co|sis *f, pl* **-ses**: Vorkommen multipler Warzen; Ⓔ *verrucosis*

Verrucosis generalisata (Lewandowsky-Lutz): *Syn: Lewandowsky-Lutz-Syndrom, Epidermodysplasia verruciformis*; meist schon im Säuglings- oder Kindesalter beginnende, z.T. durch Viren [**HP-Viren**] hervorgerufene, z.T. familiär gehäuft auftretende generalisierte Warzenerkrankung mit hoher Wahrscheinlichkeit einer malignen Entartung; Ⓔ *Lewandowsky-Lutz disease*

Ver|ru|ga pe|ru|a|na *f*: *Syn: Peruwarze, Verruca peruana*; warzenähnliche Hauteffloreszenz bei Bartonellose*; Ⓔ *Peruvian wart, hemorrhagic pian, verruca peruana, verruca peruviana, verruga peruana*

ver|ru|kös *adj*: Verruca betreffend, warzenartig, warzig; Ⓔ *resembling a wart, verrucous, verrucose*

Ver|schluss|ik|te|rus *m*: *Syn: Obstruktionsikterus*; Ikterus* durch Verschluss der Gallenwege; Ⓔ *obstructive icterus, obstructive jaundice, mechanical jaundice*

Ver|schluss|kon|takt *m*: *Syn: Tight junction, Zonula occludens*; Form der Zellverbindung, bei der die äußeren Schichten der Zellmembranen verschmelzen; Ⓔ *occludent junction, occluding junction, tight junction, zonula occludens*

Ver|schmel|zungs|nie|re *f*: *Syn: Fusionsniere*; angeborene Verschmelzung der beiden Nieren; Ⓔ *fused kidney*

Ver|schüt|tungs|syn|drom *nt*: *Syn: Crush-Syndrom, Bywaters-Krankheit, Quetschungssyndrom, Muskelzerfallssyndrom, Crush-Niere, myorenales/tubulovaskuläres Syndrom*; durch einen massiven Zerfall von Muskelgewebe verursachte akute Niereninsuffizienz; Ⓔ *crush syndrome, compression syndrome*

Ver|si|on *f*: **1.** Drehung, Wendung **2.** *Syn: Versio uteri*; Gebärmutterneigung nach vorne [Anteversio] oder hinten [Retroversio] **3.** *Syn: Versio spontanea*; Selbstwendung, Drehung der Frucht; Ⓔ **1.** *version* **2.** *version* **3.** *version, spontaneous version*

Ver|stau|chung *f*: *Syn: Distorsion, Distorsio*; Gelenkverstauchung; Ⓔ *sprain, distortion*

Ver|stop|fung *f*: Obstipation*; Ⓔ *constipation, costiveness, obstipation*

Ver|stop|fungs|durch|fall *m*: *Syn: uneigentlicher Durchfall, Diarrhoea stercoralis, Diarrhoea paradoxa*; Entleerung von festem und dünnflüssigem Stuhl; Ⓔ *stercoral diarrhea, paradoxical diarrhea*

Ver|te|bra *f, pl* **-brae**: Wirbel; Ⓔ *vertebra*

Vertebrae cervicales: *Syn: Halswirbel*; die 7 Wirbel der Halswirbelsäule; Ⓔ *cervical vertebrae*

Vertebrae coccygeae: *Syn: Steißwirbel, Steißbeinwirbel*; 4–5, meist miteinander verschmolzene Wirbel des Steißbeins; Ⓔ *coccygeal vertebrae, caudal vertebrae, caudate vertebrae*

Vertebrae lumbales: *Syn: Lendenwirbel, Lumbalwirbel*; die 5 Wirbel der Lendenwirbelsäule; Ⓔ *lumbar vertebrae, abdominal vertebrae*

Vertebra plana: *Syn: Flachwirbel, Platyspondylie*; angeborene oder erworbene Abflachung eines oder mehrerer Wirbel; Ⓔ *Calvé's disease*

Vertebra plana osteonecrotica: *Syn: Calvé-Syndrom, Calvé-Wirbel, Calvé-Krankheit*; Plattwirbelbildung bei aseptischer Knochennekrose; Ⓔ *Calvé's disease*

Vertebra prominens: *Syn: VII. Halswirbel, Prominens*; unterster Halswirbel, der einen stark vorspringenden Dornfortsatz hat; Ⓔ *prominent vertebra, nuchal tubercle*

Vertebrae sacrales: *Syn: Kreuzwirbel, Kreuzbeinwirbel, Sakralwirbel*; 5 zum Kreuzbein verschmolzene Wirbel; Ⓔ *sacral vertebrae*

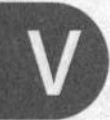

Vertebrae spuriae: die unbeweglichen Wirbel des Kreuz- und Steißbeines; Ⓔ *false vertebrae*

Vertebrae thoracicae: *Syn: Thorakalwirbel, Brustwirbel*; die 12 Wirbel der Brustwirbelsäule; Ⓔ *thoracic vertebrae, dorsal vertebrae*

Vertebrae verae: die beweglichen Wirbel der Hals-, Brust- und Lendenwirbelsäule; Ⓔ *true vertebrae*

Vertebra-, vertebra- *präf.*: → *Vertebro-*

ver|te|bral *adj*: Wirbel(säule) betreffend; Ⓔ *relating to a vertebra, spondylous, vertebral*

Ver|te|bra|lis|an|gio|gra|fie, -gra|phie *f*: Röntgenkontrastdarstellung der Arteria* vertebralis; Ⓔ *vertebral angiography*

Ver|te|bra|lis|in|suf|fi|zi|enz *f*: *Syn: Arteria-vertebralis-Insuffizienz*; einseitige Einengung bleibt i.d.R. symptomlos, erst beidseitige hochgradige Stenosierung kann zu vorübergehenden neurologischen Symptomen [TIA*, Schwindel, Nystagmus*, Doppelbilder, Tonusverlust] führen; Ⓔ *vertebrobasilar insufficiency*

Ver|te|bral|ka|nal *m*: *Syn: Wirbelkanal, Wirbelsäulenkanal, Spinalkanal, Canalis vertebralis*; von den Wirbelkörpern und -bögen gebildeter Kanal, in dem das Rückenmark liegt; Ⓔ *medullary canal, vertebral canal, neural canal, spinal canal*

Ver|te|bral|syn|drom, lum|bal|es *nt*: *Syn: Putti-Syndrom*; Ischialgie* bei Arthrose* oder Arthritis* der Lendenwirbelsäule mit Einengung der Intervertebralforamina; Ⓔ *lumbar spine syndrome*

Vertebro-, vertebro- *präf.*: Wortelement mit der Bedeutung „Wirbel/Vertebra"; Ⓔ *vertebral, vertebr(o)-*

ver|te|bro|chon|dral *adj*: Wirbel und Rippenknorpel betreffend; Ⓔ *relating to both a vertebra and costal cartilage, vertebrochondral*

ver|te|bro|i|li|a|kal *adj*: Wirbel und Darmbein/Os ilium betreffend; Ⓔ *relating to both vertebrae and ilium, vertebroiliac*

ver|te|bro|kos|tal *adj*: *Syn: kostovertebral, kostozentral*; Wirbel und Rippe(n)/Costa(e) betreffend oder verbindend; Ⓔ *relating to both vertebrae and ribs, costovertebral, vertebrocostal*

ver|te|bro|sa|kral *adj*: *Syn: sakrovertebral*; Wirbel und Kreuzbein/Os sacrum betreffend oder verbindend; Ⓔ *relating to both vertebrae and sacrum, vertebrosacral*

ver|te|bro|ster|nal *adj*: *Syn: sternovertebral*; Wirbel und Brustbein/Sternum betreffend oder verbindend; Ⓔ *relating to both vertebrae and sternum, sternovertebral, vertebrosternal*

Ver|tex *m, pl* **-ti|ces**: Scheitel; Ⓔ *crown of the head, vertex*

ver|ti|gi|nös *adj*: schwind(e)lig; Ⓔ *relating to vertigo, vertiginous, dizzy, giddy*

Ver|ti|go *f*: *Syn: Schwindel*; subjektive Gleichgewichtsstörung; wird i.d.R. von Übelkeit, Schweißausbruch und anderen vegetativen Symptomen begleitet; Ⓔ *vertigo, giddiness, dizziness*

Vertigo auralis: Vertigo durch eine Erkrankung des Mittelohrs; Ⓔ *aural vertigo, otogenic vertigo*

Vertigo ocularis: *Syn: Augenschwindel, Gesichtsschwindel*; durch eine Augenmuskellähmung* hervorgerufenes Schwindelgefühl; Ⓔ *ocular vertigo*

Vertigo rotatoria: *Syn: Drehschwindel*; Schwindelgefühl, bei dem sich alles zu drehen scheint; Ⓔ *rotary vertigo, rotatory vertigo, systematic vertigo*

ver|ti|kal *adj*: senkrecht; Ⓔ *vertical, perpendicular*

Ver|weil|ka|the|ter *m*: *Syn: Dauerkatheter*; über längere Zeit belassener Blasen- oder Nierenkatheter bei Harnabflussstörung; Ⓔ *indwelling catheter*

Verzweigtkettendecarboxylase-Mangel *m*: *Syn: Ahornsirup-Krankheit, Valin-Leucin-Isoleucinurie, Leuzinose, Leucinose*; autosomal-rezessive Störung des Aminosäurestoffwechsels mit Erhöhung der Blut- und Urinspiegel von Leucin, Isoleucin und Valin; auffällig ist ein Uringeruch nach Ahornsirup; schon bei Säuglingen kommt es zu Trinkschwäche, Muskelhypotonie, Krämpfen, Opisthotonus* und Bewusstseinseintrübung; Ⓔ *maple syrup urine disease, maple sugar disease, maple syrup disease, ketoaminoacidemia, branched-chain ketoaciduria, keto acid decarboxylase deficiency, branched-chain ketoacidemia, branched-chain ketoaminoacidemia, branched-chain ketonuria*

Ver|zwei|gungs|block *m*: *Syn: Arborisationsblock, Astblock*; Herzblock durch eine Störung der Erregungsleitung in den Ästen der Tawara*-Schenkel; Ⓔ *arborization heart block, arborization block*

Ve|si|ca *f, pl* **-cae**: Blase; Ⓔ *vesica, bladder, sac*
Vesica biliaris: *Syn: Gallenblase, Galle, Vesica fellea*; an der Leberunterfläche liegende birnenförmige Struktur, die die in der Leber gebildete Gallenflüssigkeit speichert und bei Bedarf in den Darm abgibt; Ⓔ *gallbladder, gall bladder, bile cyst, cholecyst, cholecystis*
Vesica fellea: → *Vesica biliaris*
Vesica urinaria: *Syn: Blase, Harnblase*; muskulöses Hohlorgan; sammelt den aus den Nieren kommenden Harn; Ⓔ *urinary bladder, bladder, urocyst, urocystis*
Ve|si|cu|la *f, pl* **-lae**: *Syn: Vesikel*; kleine Blase, Bläschen; Ⓔ *vesicle, vesicula*
Vesicula cutanea: kleines Hautbläschen; Ⓔ *vesicle, blister*
Ve|si|cu|li|tis *f, pl* **-ti|den**: → *Vesikulitis*
Ve|si|cu|lum *nt, pl* **-la**: Bläschen; Ⓔ *vesicle*
Vesicula seminalis: *Syn: Bläschendrüse, Samenblase, Samenbläschen, Gonecystis, Spermatozystis*; zwischen Blasengrund und Rektum liegende, blindendende Aussackung; bildet ein alkalisches, fructosereiches Sekret, das über den Ductus excretorius in den Samenleiter abgegeben wird; Ⓔ *seminal vesicle*
Vesik-, vesik- *präf.*: → *Vesiko-*
ve|si|kal *adj*: Blase/Vesica betreffend, die Harnblase betreffend; Ⓔ *relating to the bladder, vesical*
Ve|si|kel *f*: *Syn: Vesicula*; kleine Blase, Bläschen; Ⓔ *vesicle*
Vesiko-, vesiko- *präf.*: Wortelement mit der Bedeutung **1.** „Blase" **2.** „Blase/Harnblase"; Ⓔ **1.** *vesico-, blister* **2.** *vesico-, bladder, urinary bladder*
ve|si|ko|ab|do|mi|nal *adj*: *Syn: abdominovesikal*; Harnblase und Bauch/Abdomen betreffend oder verbindend; Ⓔ *relating to both urinary bladder and abdomen, vesicoabdominal, abdominovesical*
ve|si|ko|in|tes|ti|nal *adj*: Harnblase und Darm/Intestinum betreffend oder verbindend; Ⓔ *relating to both urinary bladder and intestine, cystoenteric, vesicointestinal, vesicoenteric*
ve|si|ko|ko|lisch *adj*: Harnblase und Kolon betreffend oder verbindend; Ⓔ *relating to both urinary bladder and colon, vesicocolic, vesicocolonic*
ve|si|ko|ku|tan *adj*: Harnblase und Haut betreffend oder verbindend; Ⓔ *relating to both urinary bladder and skin, vesicocutaneous*
ve|si|ko|pe|ri|ne|al *adj*: Harnblase und Damm/Perineum betreffend oder verbindend; Ⓔ *relating to both urinary bladder and perineum, vesicoperineal*
ve|si|ko|pro|sta|tisch *adj*: Harnblase und Vorsteherdrüse/Prostata betreffend oder verbindend; Ⓔ *relating to both urinary bladder and prostate, vesicoprostatic*
ve|si|ko|pu|bisch *adj*: Harnblase und Scham(gegend)/Pubes betreffend oder verbindend; Ⓔ *relating to both urinary bladder and pubes, vesicopubic*
ve|si|ko|rek|tal *adj*: *Syn: rektovesikal*; Harnblase und Enddarm/Rektum betreffend oder verbindend; Ⓔ *relating to both urinary bladder and rectum, vesicorectal*
Ve|si|ko|rek|tal|fis|tel *f*: *Syn: Harnblasen-Rektum-Fistel, Blasen-Rektum-Fistel, vesikorektale Fistel, Fistula vesicorectalis*; innere Blasenfistel mit Mündung in das Rektum; Ⓔ *vesicorectal fistula*
Ve|si|ko|rek|to|sto|mie *f*: *Syn: Zystorektostomie, Blasen-Enddarm-Fistel, Blasen-Rektum-Fistel*; operative Verbindung von Blase und Enddarm/Rektum; Ⓔ *vesicorectostomy, cystoproctostomy, cystorectostomy*
ve|si|ko|re|nal *adj*: Harnblase und Niere/Ren betreffend oder verbindend; Ⓔ *relating to both urinary bladder and kidney, vesicorenal*
ve|si|ko|sig|mo|id *adj*: *Syn: sigmoidovesikal, sigmoideovesikal*; Harnblase und Sigmoid/Colon sigmoideum betreffend oder verbindend; Ⓔ *relating to both urinary bladder and sigmoid colon, vesicosigmoid*
Ve|si|ko|sig|mo|i|de|o|sto|mie *f*: *Syn: Vesikosigmoidostomie, Harnblasen-Sigma-Fistel, Blasen-Sigma-Fistel*; operative Verbindung von Blase und Sigmoid zur Harnableitung; Ⓔ *vesicosigmoidostomy*
Ve|si|ko|sig|mo|i|do|sto|mie *f*: → *Vesikosigmoideostomie*
ve|si|ko|spi|nal *adj*: Harnblase und Wirbelsäule oder Rückenmark betreffend; Ⓔ *relating to both urinary bladder and spinal cord, vesicospinal*
Ve|si|ko|sto|mie *f*: *Syn: Zystostomie, künstliche Blasenfistel*; operativ angelegte äußere Blasenfistel, Blasenfistelung; Ⓔ *vesicostomy*
ve|si|ko|um|bi|li|kal *adj*: Harnblase und Nabel betreffend oder verbindend; Ⓔ *relating to both urinary bladder and umbilicus, vesicoumbilical*
Ve|si|ko|um|bi|li|kal|fis|tel *f*: *Syn: Harnblasen-Nabel-Fistel, Blasen-Nabel-Fistel, vesikoumbilikale Fistel, Fistula vesicoumbilicalis*; äußere Blasenfistel* mit Mündung am Nabel; Ⓔ *vesicoumbilical fistula*
ve|si|ko|u|re|te|risch *adj*: Harnblase und Harnleiter/Ureter betreffend oder verbindend; Ⓔ *relating to both urinary bladder and ureter(s), vesicoureteric, vesicoureteral*
ve|si|ko|u|re|thral *adj*: Harnblase und Harnröhre/Urethra betreffend oder verbindend; Ⓔ *relating to both urinary bladder and urethra, vesicourethral*
ve|si|ko|u|te|rin *adj*: Harnblase und Gebärmutter/Uterus betreffend oder verbindend; Ⓔ *relating to both urinary bladder and uterus, vesicouterine, uterovesical*
ve|si|ko|u|te|ro|va|gi|nal *adj*: Harnblase, Gebärmutter/Uterus und Scheide/Vagina betreffend oder verbindend; Ⓔ *relating to urinary bladder, uterus, and vagina, vesicouterovaginal*
ve|si|ko|va|gi|nal *adj*: Harnblase und Scheide/Vagina betreffend oder verbindend; Ⓔ *relating to both urinary bladder and vagina, vesicovaginal, vaginovesical*
Ve|si|ko|va|gi|nal|fis|tel *f*: *Syn: Harnblasen-Scheiden-Fistel, Blasen-Scheiden-Fistel, vesikovaginale Fistel, Fistula vesicovaginalis*; innere Blasenfistel mit Mündung in der Scheide; Ⓔ *vaginovesical fistula, vesicovaginal fistula*
ve|si|ko|va|gi|no|rek|tal *adj*: Harnblase, Scheide/Vagina und Enddarm/Rektum betreffend oder verbindend; Ⓔ *relating to urinary bladder, vagina, and rectum, vesicovaginorectal*
ve|si|ko|zer|vi|kal *adj*: Harnblase und Gebärmutterhals/Cervix uteri betreffend oder verbindend; Ⓔ *relating to both urinary bladder and cervix uteri, vesicocervical, cervicovesical*
ve|si|ku|lär *adj*: (Haut-)Bläschen/Vesicula betreffend, aus Bläschen bestehend, blasig, bläschenförmig, bläschenartig; Ⓔ *vesicular, vesical, vesiculose, vesiculous, vesiculate, vesiculated*
Ve|si|ku|lär|at|men *nt*: *Syn: Bläschenatmen, vesikuläres Atemgeräusch, vesikuläres Atmen*; normales Atemgeräusch, das durch die Ausdehnung der Lungenalveolen entsteht; Ⓔ *vesicular breath sounds, vesicular breathing, vesicular murmur, vesicular respiration*
Ve|si|ku|lar|trans|port *m*: *Syn: Zytopempsis*; aktiver transzellulärer Transport von Substanzen durch Verpacken in Transportvesikel auf der Aufnahmeseite und Entleerung der Vesikel auf der Abgabeseite; Ⓔ *cytopempsis, cytopemphis*
Ve|si|ku|lek|to|mie *f*: operative Entfernung der Samenblase, Samenblasenresektion; Ⓔ *vesiculectomy*
Ve|si|ku|li|tis *f, pl* **-ti|den**: *Syn: Samenblasenentzündung, Spermatozystitis, Vesiculitis*; Entzündung der Samenblase; Ⓔ *vesiculitis, spermatocystitis*
ve|si|ku|li|tisch *adj*: Samenblasenentzündung/Vesikulitis betreffend, von ihr betroffen oder gekennzeichnet; Ⓔ *relating to or marked by vesiculitis, vesiculitic*
Vesikulo-, vesikulo- *präf.*: Wortelement mit der Bedeutung „Bläschen/Vesicula"; Ⓔ *vesical, vesicular*
Ve|si|ku|lo|gra|fie, -gra|phie *f*: Röntgenkontrastdarstellung

des Samenbläschens; Ⓔ *vesiculography*

Ve|si|ku|lo|gramm *nt*: Röntgenkontrastaufnahme des Samenbläschens; Ⓔ *vesiculogram*

Ve|si|ku|lo|to|mie *f*: Inzision der Samenblase; Ⓔ *vesiculotomy*

Ves|ti|bu|lar|ap|pa|rat *m*: Gleichgewichtsorgan im Innenohr; Ⓔ *vestibular apparatus*

Ves|ti|bu|la|ris *m*: → *Nervus vestibularis*

Ves|ti|bu|la|ris|aus|fall, a|ku|ter u|ni|la|te|ra|ler *m*: → *Vestibularisneuronitis*

Ves|ti|bu|la|ris|ker|ne *pl*: *Syn: Nuclei vestibulares*; die vier Endkerne des Nervus* vestibularis, **Nucleus vestibularis inferior** [Roller-Kern], **Nucleus vestibularis lateralis** [Deiters-Kern], **Nucleus vestibularis medialis** [Schwalbe-Kern] und **Nucleus vestibularis superior** [Bechterew-Kern], die im Boden der Rautengrube [Fossa* rhomboidea] liegen; Ⓔ *vestibular nuclei*

Ves|ti|bu|la|ris|neu|ro|ni|tis *f, pl* **-ti|den**: *Syn: Neurolabyrinthitis, akuter unilateraler Vestibularisausfall, Neuronitis vestibularis*; isolierte Entzündung des Nervus* vestibularis mit Drehschwindel, Übelkeit, Erbrechen und Nystagmus*; Ⓔ *vestibular neuronitis, acute vestibular paralysis*

Vestibulo-, vestibulo- *präf.*: Wortelement mit der Bedeutung „Vorhof/Vestibulum"; Ⓔ *vestibular, vestibulo-*

Ves|ti|bu|lo|ce|re|bel|lum *nt*: *Syn: Vestibulozerebellum*; entwicklungsgeschichtlich alte Teile des Kleinhirns [Paleocerebellum], die vorwiegend Afferenzen aus den Vestibulariskernen erhalten; Ⓔ *vestibulocerebellum*

ves|ti|bu|lo|koch|le|är *adj*: **1.** *Syn: statoakustisch*; Gleichgewichtssinn und Gehör betreffend **2.** (*Ohr*) Vestibulum auris und Gehörgangsschnecke/Kochlea betreffend; Ⓔ **1.** *vestibulocochlear; statoacoustic* **2.** *relating to both vestibulum and cochlea of ear, vestibulocochlear; statoacoustic*

Ves|ti|bu|lo|koch|le|a|ris *m*: → *Nervus vestibulocochlearis*

Ves|ti|bu|lo|rek|tal|fis|tel *f*: *Syn: Mastdarm-Scheidenvorhof-Fistel, Rektovestibulärfistel, Fistula rectovestibularis*; äußere Mastdarmfistel* mit Mündung in den Scheidenvorhof; Ⓔ *vestibulorectal fistula*

Ves|ti|bu|lo|to|mie *f*: operative Eröffnung des Innenohrvorhofs; Ⓔ *vestibulotomy*

ves|ti|bu|lo|u|re|thral *adj*: Scheidenvorhof/Vestibulum vaginae und Harnröhre/Urethra betreffend oder verbindend; Ⓔ *relating to both vestibulum vaginae and urethra, vestibulourethral*

Ves|ti|bu|lo|ze|re|bel|lum *nt*: → *Vestibulocerebellum*

Ves|ti|bu|lum *nt, pl* **-la**: Vorhof, Eingang; Ⓔ *vestibule, vestibulum*

Vestibulum aortae: der Bereich des linken Ventrikels unterhalb des Ostium* aortae; Ⓔ *aortic vestibule*

Vestibulum auris: Innenohrvorhof; Ⓔ *vestibule of ear*

Vestibulum bursae omentalis: Vorhof des Netzbeutels; Ⓔ *vestibule of omental bursa, vestibulum of omental bursa*

Vestibulum labyrinthi: *Syn: Innenohrvorhof*; ovaler Raum im knöchernen Labyrinth [Labyrinthus* osseus]; steht vorne dem Mittelohr [Auris media] und der Cochlea* in Verbindung und hinten mit den Bogengängen [Canales* semicirculares]; Ⓔ *vestibule of ear*

Vestibulum laryngis: Kehlkopfvorhof, oberer Kehlkopfinnenraum; Ⓔ *laryngeal vestibule, vestibulum of larynx, atrium of glottis, atrium of larynx*

Vestibulum nasi: Nasenvorhof, Naseneingang; Ⓔ *nasal vestibule, vestibule of nose*

Vestibulum oris: Mundvorhof; Ⓔ *oral vestibule, vestibulum of mouth, buccal cavity, external oral cavity*

Vestibulum vaginae: Scheidenvorhof; Ⓔ *vestibule of vagina, vestibulum of vulva*

Ves|ti|gi|um *nt, pl* **-gia**: Rest, Rudiment; Überbleibsel, Überrest; Ⓔ *vestige*

Vestigium processus vaginalis: inkonstanter Überrest des Processus* vaginalis peritonei im Bereich des Samenstrangs [Funiculus* spermaticus]; Ⓔ *vestige of vaginal process*

Ve|te|ra|nen|krank|heit *f*: *Syn: Legionärskrankheit, Legionellose*; durch Legionella* pneumophila hervorgerufene atypische Pneumonie*, die erstmals 1976 in Philadelphia auftrat; Ⓔ *legionnaires' disease, legionellosis*

ve|te|ri|när *adj*: *Syn: veterinärmedizinisch*; Tiermedizin betreffend; Ⓔ *relating to domestic animals and their diseases, veterinary*

Ve|te|ri|när|me|di|zin *f*: Tiermedizin, Tierheilkunde; Ⓔ *veterinary medicine*

ve|te|ri|när|me|di|zi|nisch *adj*: → *veterinär*

Vi|bex *m, pl* **-bi|ces**: streifenförmiger Bluterguss, Striemen, Strieme; Ⓔ *vibex*

Vi|brio *m, pl* **-bri|o|nen**: Gattung gramnegativer, beweglicher Stäbchenbakterien; Ⓔ *vibrio*

Vibrio cholerae: *Syn: Komma-Bazillus, Vibrio comma*; in mehr als 70 Serovarianten auftretender Erreger der klassischen Cholera*; wird in die Biovare **El-Tor** und **cholerae** unterteilt; beide Biovare können jeweils als **Ogawavariante**, **Inabavariante** und **Hikojimavariante** auftreten; Ⓔ *Koch's bacillus, cholera bacillus, comma bacillus, cholera vibrio, Vibrio cholerae, Vibrio comma*

Vibrio cholerae 0:1: nicht durch Antiserum gegen das O-1-Gruppenantigen agglutinierbares Vibrio; Ⓔ *Vibrio cholerae (subgroup) 01*

Vibrio cholerae Biovar cholerae: *s.u. Vibrio cholerae*; Ⓔ *Vibrio cholerae biotype cholerae*

Vibrio cholerae Biovar El-Tor: *s.u. Vibrio cholerae*; Ⓔ *El Tor vibrio, Celebes vibrio, Vibrio cholerae biotype eltor, Vibrio elto*

Vibrio cholerae Biovar proteus: Erreger einer Cholera* nostras; Ⓔ *spirillum of Finkler and Prior, Vibrio metschnikovii, Vibrio cholerae biotype proteus, Vibrio proteus*

Vibrio cholerae non-01: *Syn: nicht-agglutinable Vibrionen, NAG-Vibrionen*; nicht durch Antiserum gegen das O-1-Gruppenantigen agglutinierbare Vibrionen; nur selten Erreger choleraartiger Durchfallerkrankungen; Ⓔ *Vibrio cholerae (serogroup) non-01, NAG vibrios, non-agglutinating vibrios*

Vibrio comma: → *Vibrio cholerae*

Vibrio El-Tor: *s.u. Vibrio cholerae*; Ⓔ *El Tor vibrio, Celebes vibrio, Vibrio cholerae biotype eltor, Vibrio eltor*

Vibrio fetus: → *Campylobacter fetus*

Vibrio jejuni: → *Campylobacter jejuni*

Vibrio metschnikovii: veraltet für → *Vibrio cholerae Biovar proteus*

nicht-agglutinable Vibrionen: → *Vibrio cholerae non-01*

vi|bri|o|zid *adj*: vibrionenabtötend, vibrioabtötend; Ⓔ *vibriocidal*

Vi|bris|sae *pl*: Nasenhaare; Ⓔ *vibrissae, hairs of nose, hairs of vestibule of nose*

Vicq d'Azyr-Bündel *nt*: *Syn: Fasciculus mammillothalamicus*; Faserbündel der weißen Hypothalamussubstanz, das den Hypothalamus* mit der Mittelhirnhaube [Tegmentum* mesencephali] und der Formatio* reticularis des Hirnstamms verbindet; Ⓔ *bundle of Vicq d'Azyr*

Vidal-Krankheit *f*: *Syn: Lichen Vidal, Lichen simplex chronicus (Vidal), Lichen chronicus Vidal, Neurodermitis circumscripta*; chronische, in Schüben verlaufende, juckende Hauterkrankung mit Lichenifikation*; Ⓔ *Vidal's disease, neurodermatitis, localized neurodermatitis, circumscribed neurodermatitis*

Vid|a|ra|bin *nt*: *Syn: Adenin-Arabinosid, Ara-A*; gegen Herpesviren und Varicella-Zoster-Virus wirksames topisches Virostatikum*; Ⓔ *adenine arabinoside, vidarabine, arabinoadenosine, arabinosyladenine*

Viel|eck|bein, gro|ßes *nt*: *Syn: Os trapezium*; großer unre-

V

gelmäßiger Handwurzelknochen; Ⓔ *greater multangular bone, trapezium bone, larger multangular bone, first carpal bone*

Vielleckbein, kleines *nt*: *Syn: Os trapezoideum*; kleiner unregelmäßiger Handwurzelknochen; Ⓔ *trapezoid bone, smaller multangular bone, lesser trapezium bone, trapezium bone of Lyser, trapezoid, lesser multangular bone, second carpal bone*

Vielgliedrigkeit *f*: *Syn: Polyphalangie, Hyperphalangie*; Vorkommen überzähliger Finger- oder Zehenglieder; Ⓔ *polyphalangia, polyphalangism*

Vierhügelplatte *f*: *Syn: Lamina quadrigemina, Lamina tecti*; dorsaler Abschnitt des Mittelhirns; Ⓔ *quadrigeminal plate, tectal lamina of mesencephalon, tectal plate, lamina of tectum of mesencephalon*

Viertagefieber *nt*: *Syn: Febris quartana*; jeden vierten Tag auftretendes Fieber bei Malaria* quartana; Ⓔ *quartan fever*

vigilant *adj*: aufmerksam, wachsam; Ⓔ *vigilant*

Vigilanz *f*: *Syn: Vigilität*; Aufmerksamkeit, Reaktionsbereitschaft; Ⓔ *vigilance, wakefulness, watchfulness, arousal*

Vigilität *f*: → *Vigilanz*

vikariierend *adj*: stellvertretend, ersatzweise; Ⓔ *vicarious*

Villikinin *nt*: gastrointestinales Hormon, das die Bewegung der Darmzotten fördert; Ⓔ *villikinin*

villös *adj*: mit Zotten/Villi besetzt, zottig, zottenförmig; Ⓔ *villous, villose, shaggy*

Villositis *f, pl* **-tiden**: *Syn: Zottenentzündung*; Entzündung der Plazentazotten; Ⓔ *villositis*

villositisch *adj*: Villositis betreffend, von ihr betroffen oder gekennzeichnet; Ⓔ *relating to or marked by villositis*

Villus *m, pl* **-li**: Zotte; Ⓔ *villus*

Villi articulares: → *Villi synoviales*

Villi intestinales: *Syn: Darmzotten*; fingerförmige Ausstülpungen der Dünndarmschleimhaut, die die Nahrung resorbieren; Ⓔ *intestinal villi, villi of small intestine*

Villi synoviales: *Syn: Synovialzotten, Villi articulares*; Zotten der Gelenkinnenhaut/Membrana synovialis; Ⓔ *synovial villi, haversian glands, synovial glands, synovial fringes*

Vinblastin *nt*: *Syn: Vincaleukoblastin*; zu den Vinca-Alkaloiden* gehörendes Zytostatikum*; Ⓔ *vinblastine, vincaleukoblastine*

Vinca-Alkaloide *pl*: in **Vinca rosea** [Madagaskar Immergrün] und anderen Vinca- und Catharanthus-Species vorkommende Alkaloide, die z.T. in der Medizin als Zytostatika* eingesetzt werden; Ⓔ *vinca alkaloids*

Vincaleukoblastin *nt*: → *Vinblastin*

Vincent-Angina *f*: *Syn: Fusospirillose, Plaut-Vincent-Angina, ulzeromembranöse Angina, Angina ulcerosa/ulceromembranacea, Angina Plaut-Vincent*; Fusoborreliose* durch Fusobacterium* fusiforme und Borrelia* vincenti; meist einseitige ulzeröse Mandelentzündung mit Schluckbeschwerden und evtl. Zahnfleischbefall; i.d.R. kein Fieber und nur leichtes Krankheitsgefühl; Ⓔ *Vincent's disease, Plaut's angina, acute necrotizing ulcerative gingivitis, fusospirillary gingivitis, fusospirillary stomatitis, fusospirillosis, fusospirochetal gingivitis, fusospirochetal stomatitis, acute ulcerative gingivitis, acute ulceromembranous gingivitis, trench mouth, phagedenic gingivitis*

Vincristin *nt*: zu den Vinca-Alkaloiden* gehörendes Zytostatikum*; Ⓔ *vincristine*

Vinculum *nt, pl* **-la**: Band, Fessel; Ⓔ *vinculum, frenum, frenulum, ligament*

Vinculum breve: fächerförmige Bindegewebszüge, die die Sehne der kurzen Fingerbeuger an den Fingerknochen befestigen; Ⓔ *short vinculum*

Vinculum longum: fächerförmige Bindegewebszüge, die die Sehne der langen Fingerbeuger an den Fingerknochen befestigen; Ⓔ *long vinculum*

Vincula tendinum digitorum manus: Oberbegriff für Vinculum* breve und Vinculum* longum; Ⓔ *vincula of tendons of fingers*

Vincula tendinum digitorum pedis: fächerförmige Bindegewebszüge, die die Sehnen der Zehenbeuger an den Zehenknochen befestigen; Ⓔ *vincula of tendons of toes*

Vindesin *nt*: zu den Vinca-Alkaloiden* gehörendes Zytostatikum*; Ⓔ *vindesine, VP-16*

Vinylchlorid *nt*: *Syn: Monochloräthylen*; kanzerogenes Gas; Ausgangsstoff für Polyvinylchlorid [PVC]; Ⓔ *chloroethylene, vinyl chloride*

Vinylkarbonsäure *f*: *Syn: Akrylsäure, Acrylsäure, Propensäure*; ungesättigte Monocarbonsäure; Ausgangsstoff von Kunststoffen [Acrylharze]; Ⓔ *acrylic acid*

Vipom *nt*: *Syn: VIPom, VIP-produzierendes Inselzelladenom, D_1-Tumor*; gutartiger Tumor der Bauchspeicheldrüse, der vasoaktive intestinale Peptide bildet; Ⓔ *vipoma, VIPoma, D_1 tumor*

Vir-, vir- *präf*.: → *Viro-*

viral *adj*: Virus/Viren betreffend, durch Viren verursacht; Ⓔ *relating to or caused by a virus, viral*

Virämie *f*: Vorkommen von Viren im Blut; Ⓔ *viremia, virusemia*

Virchow-Drüse *f*: *Syn: Klavikulardrüse, Virchow-Knoten*; tastbare Lymphknotenmetastase über dem linken Schlüsselbein bei bösartigen Tumoren im Bauchraum; Ⓔ *Virchow's gland, Virchow's node, sentinel node, signal node, Ewald's node*

Virchow-Knötchen *nt*: → *Virchow-Drüse*

Virchow-Knoten *m*: → *Virchow-Drüse*

Viren *pl*: → *Virus*

Virginität *f*: Unschuld; Jungfräulichkeit, Jungfernschaft; Ⓔ *virginity*

Virgo *f*: Jungfrau; Ⓔ *virgin*

Viridans-Endokarditis *f*: durch Streptococcus* viridans hervorgerufene subakute Endokardentzündung [Endocarditis* lenta]; Ⓔ *viridans endocarditis*

Viridans-Streptokokken *pl*: Streptococcus* viridans; Ⓔ *viridans streptococci, Streptococcus viridans*

viril *adj*: männlich, maskulin; Ⓔ *virile, manly, masculine*

Virilisierung *f*: *Syn: Maskulinisierung, Maskulinierung*; Vermännlichung von Frauen; Ⓔ *virilization, virilescence, masculinization*

Virion *nt*: *Syn: Viruspartikel*; reifes, infektiöses Virus; Ⓔ *virion, virus particle, viral particle*

Viro-, viro- *präf*.: Wortelement mit Bezug auf „Virus"; Ⓔ *virus, vir(o)-*

virogen *adj*: durch Viren verursacht, von Viren abstammend; Ⓔ *caused by a virus, virogenetic*

Viroid *nt*: *Syn: nacktes Minivirus*; nur aus Ribonucleinsäure bestehendes infektiöses Agens; Ⓔ *viroid*

Virologie *f*: Lehre von den Viren und den Viruskrankheiten; Ⓔ *virology*

virologisch *adj*: Virologie betreffend; Ⓔ *virological*

Viropexis *nt*: Aufnahme des Virus in die Wirtszelle; Ⓔ *viropexis*

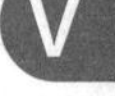

Virose *f*: Viruserkrankung; Ⓔ *viral disease, virosis*

Virostatikum *nt, pl* **-ka**: *Syn: Virustatikum*; virostatisches Mittel; Ⓔ *virostatic*

virostatisch *adj*: *Syn: virustatisch*; das Viruswachstum hemmend; Ⓔ *virostatic, antiviral, antivirotic, virustatic*

Virozyten *pl*: *Syn: atypische Lymphozyten, Lymphoidzellen*; morphologisch veränderte Lymphozyten, z.B. bei Mononukleose; Ⓔ *atypival lymphocytes*

virtual *adj*: *Syn: virtuell*; scheinbar; Ⓔ *virtual*

virtuell *adj*: *Syn: virtual*; scheinbar; Ⓔ *virtual*

Vi|ru|ko|prie *f*: Virusausscheidung im Stuhl; Ⓔ *virucopria*
vi|ru|lent *adj*: Virulenz betreffend, infektionsfähig; Ⓔ *virulent*
Vi|ru|lenz *f*: Infektionskraft eines Erregers; Ⓔ *virulence*
Vir|u|rie *f*: Virusausscheidung im Harn; Ⓔ *viruria*
Vi|rus *nt, pl* **Vi|ren**: kleinste Mikroorganismen ohne eigenen Zellstoffwechsel, die sich nur in lebenden Zellen vermehren können; nach der Art der Nucleinsäure unterscheidet man **DNA-Viren** und **RNA-Viren**; Ⓔ *virus*
bakterienpathogenes Virus: *Syn: Bakteriophage, Phage*; sich auf Kosten von Bakterien vermehrendes Virus; Ⓔ *phage, lysogenic factor, bacteriophage, bacterial virus*
onkogene Viren: *Syn: Onkoviren, Tumorviren*; Viren, die einen gutartigen oder bösartigen Tumor auslösen können; Ⓔ *tumor viruses*
Vi|rus|en|ze|pha|li|tis *f, pl* **-ti|den**: durch eine Reihe von Viren [Arboviren*, Coxsackievirus*, Grippeviren*, Mumpsvirus, Herpes-simplex-Virus*] hervorgerufene Entzündung des Gehirns, meist unter Beteiligung der Hirnhäute [**Virusenzephalomyelitis**]; Ⓔ *viral encephalitis, virus encephalitis*
Vi|rus|en|ze|pha|lo|my|e|li|tis *f, pl* **-ti|den**: klinisch kaum von einer Virusenzephalitis* zu unterscheidende Entzündung von Gehirn und Hirnhäuten, die durch die gleichen Viren hervorgerufen wird; Ⓔ *viral encephalomyelitis, virus encephalomyelitis*
Vi|rus|grip|pe *f*: *Syn: Influenza, Grippe*; akute Allgemeinerkrankung durch Grippeviren; kann endemisch, epidemisch oder pandemisch auftreten; Ⓔ *influenza, grippe, grip, flu*
Vi|rus|he|pa|ti|tis *f, pl* **-ti|ti|den**: durch Viren hervorgerufene akute oder chronische Entzündung des Leberparenchyms; Ⓔ *viral hepatitis, virus hepatitis*
Virushepatitis A: *Syn: Hepatitis A, epidemische Hepatitis, Hepatitis epidemica*; durch das Hepatitis-A-Virus* hervorgerufene akute Hepatitis* [Inkubationszeit 15–45 Tage], die oft anikterisch verläuft und meist innerhalb von 4–8 Wochen ausheilt; Ⓔ *hepatitis A, epidemic hepatitis, MS-1 hepatitis, short-incubation hepatitis, type A viral hepatitis, infectious jaundice, infectious hepatitis, infective jaundice, catarrhal jaundice, epidemic jaundice*
akute Virushepatitis: akut verlaufende virale Leberentzündung, die durch Ikterus*, gastrointestinale Symptome und einen Anstieg der Serumtransaminasen gekennzeichnet ist; Ⓔ *acute viral hepatitis*
Virushepatitis B: *Syn: Hepatitis B, Serumhepatitis, Transfusionshepatitis, Inokulationshepatitis*; Hepatitis* [Erreger: Hepatitis-B-Virus*] mit langer Inkubationszeit [45–160 Tage], die vor allem durch direkten Kontakt mit Blut oder Serum übertragen wird; die klassische akute B-Hepatitis verläuft klinisch auffälliger als eine Hepatitis A, führt aber in den meisten Fällen zur Ausheilung; 5–10 % der Patienten entwickeln eine chronische Hepatitis; Ⓔ *hepatitis B, inocculation hepatitis, long incubation hepatitis, MS-2 hepatitis, serum hepatitis, transfusion hepatitis, type B viral hepatitis, homologenous hepatitis, homologous serum jaundice, human serum jaundice*
Virushepatitis C: *Syn: Hepatitis C*; parenteral übertragene, häufigste Form der Posttransfusionshepatitis* [Erreger: Hepatitis-C-Virus*]; etwa die Hälfte der Patienten entwickelt eine mild verlaufende chronische Hepatitis; Ⓔ *hepatitis C*
chronische Virushepatitis: Sammelbezeichnung für chronisch verlaufende [mindestens 6 Monate] Virushepatitiden; Ⓔ *chronic viral hepatitis*
Virushepatitis D: *Syn: Deltahepatitis, Hepatitis D*; durch das Hepatitis-D-Virus* hervorgerufene Virushepatitis; Ⓔ *delta hepatitis, hepatitis D*
Virushepatitis E: *Syn: Hepatitis E*; früher zur Non-A-Non-B-Hepatitis* gerechnete, durch das Hepatitis-E-Virus hervorgerufene, epidemische Hepatitisform; Ⓔ *hepatitis E*
Vi|rus|in|fek|ti|on *f*: durch Viren verursachte Infektionskrankheit; Ⓔ *viral infection; virus*
Vi|rus|in|ter|fe|renz *f*: *Syn: Interferenz*; gegenseitige Vermehrungshemmung von Viren; Ⓔ *virus interference, cell blockade, interference, virus blockade*
Vi|rus|me|nin|gi|tis *f, pl* **-ti|den**: *Syn: virale Meningitis*; durch eine Vielzahl von Viren [Echoviren, Mumpsvirus, Herpesviren, Adenoviren, Arboviren] hervorgerufene lymphozytäre Meningitis*; Ⓔ *viral meningitis*
Vi|rus|my|o|kar|di|tis *f, pl* **-ti|den**: klinisch häufigste Form der Herzmuskelentzündung durch eine Reihe kardiotroper Viren [Echovirus, Coxsackievirus, Mumpsvirus]; Ⓔ *viral myocarditis*
Vi|rus|par|ti|kel *nt*: → *Virion*
Vi|rus|pneu|mo|nie *f*: durch Viren verursachte atypische Pneumonie*; Ⓔ *viral pneumonia*
Vi|rus|schnup|fen *m*: *s.u. Rhinitis*; Ⓔ *coryza, cold in the head, acute rhinitis, acute catarrhal rhinitis*
Vi|ru|sta|ti|kum *nt, pl* **-ka**: *Syn: Virostatikum*; virostatisches Mittel; Ⓔ *virostatic*
vi|ru|sta|tisch *adj*: *Syn: virostatisch*; das Viruswachstum hemmend; Ⓔ *virostatic, antiviral, antivirotic, virustatic*
Vi|ru|zid *nt*: virenabtötendes Mittel; Ⓔ *virucide, viricide*
vi|ru|zid *adj*: virenabtötend, vireninaktivierend; Ⓔ *virucidal, viricidal, antiviral, antivirotic*
Vis *f*: Kraft; Energie; Ⓔ *vis, force, energy, power*
Vis|ce|ra *pl*: *Syn: Viszera*; Eingeweide, innere Organe der Körperhöhlen; Ⓔ *internal organs, viscera, vitals*
Vis|ce|ro|cra|ni|um *nt*: *Syn: Viszerokranium, Splanchnokranium, Splanchnocranium, Cranium viscerale*; Gesichts- und Eingeweideschädel; Ⓔ *viscerocranium, visceral cranium, splanchnocranium*
Vis|cus *nt, pl* **Vis|ce|ra**: → *Viscera*
vis|kös *adj*: *Syn: viskos*; zäh, zähflüssig, zähfließend; Ⓔ *viscid, viscous, viscose*
Vis|ko|si|me|ter *nt*: Gerät zur Viskosimetrie; Ⓔ *viscosimeter, viscometer*
Vis|ko|si|me|trie *f*: Viskositätsmessung; Ⓔ *viscosimetry, viscometry*
vis|ko|si|me|trisch *adj*: Viskosimetrie betreffend, mittels Viskosimetrie; Ⓔ *relating to viscosimetry, viscosimetric*
Vis|ko|si|tät *f*: *Syn: innere Reibung*; Zähigkeit einer Flüssigkeit; Ⓔ *viscosity*
vi|su|ell *adj*: das Sehen betreffend, mit den Augen; optisch; Ⓔ *relating to vision, visual, visile, optic, optical*
Vi|sus *m*: *Syn: Sehschärfe*; Fähigkeit der Netzhaut, zwei Punkte gerade noch als getrennt zu erkennen; Ⓔ *eyesight, sight, vision*
Viszer-, viszer- *präf.*: → *Viszero-*
Vis|ze|ra *pl*: → *Viscera*
vis|ze|ral *adj*: Eingeweide/Viscera betreffend; Ⓔ *relating to the viscera, visceral*
Vis|ze|ral|bö|gen *pl*: *Syn: Kiemenbögen, Pharyngialbögen, Schlundbögen, Branchialbögen*; während der Embryonalentwicklung auftretende Mesenchymwülste am Hals; Ⓔ *pharyngeal arches, branchial arches*
Vis|zer|al|gie *f*: *Syn: Viszeralneuralgie*; Eingeweideschmerz; Ⓔ *pain in a viscus, visceral pain, visceralgia*
Vis|ze|ral|neur|al|gie *f*: → *Viszeralgie*
Vis|ze|ral|spal|ten *pl*: *Syn: Kiemengänge, Branchialspalten, Schlundtaschen, Kiemenspalten*; während der Embryonalentwicklung auftretende seitliche Ausbuchtungen am Vorderdarm des Embryos; Ⓔ *pharyngeal clefts, branchial clefts, branchial grooves, pharyngeal grooves,*

gill clefts

Viszero-, viszero- *präf.*: Wortelement mit der Bedeutung „Eingeweide"; Ⓔ *visceral, viscer(o)-*

vis|ze|ro|gen *adj*: von den Eingeweiden abstammend; Ⓔ *of visceral origin, viscerogenic*

vis|ze|ro|kar|di|al *adj*: Eingeweide/Viscera und Herz betreffend; Ⓔ *viscerocardiac*

Vis|ze|ro|kra|ni|um *nt*: → *Viscerocranium*

Vis|ze|ro|me|ga|lie *f*: *Syn: Splanchnomegalie*; Eingeweidevergrößerung; Ⓔ *visceromegaly, splanchnomegaly, splanchnomegalia, organomegaly*

vis|ze|ro|pa|ri|e|tal *adj*: Eingeweide/Viscera und Bauchwand betreffend; Ⓔ *relating to both viscera and abdominal wall, visceroparietal*

vis|ze|ro|pe|ri|to|ne|al *adj*: Eingeweide/Viscera und Bauchfell/Peritoneum betreffend; Ⓔ *relating to both viscera and peritoneum, visceroperitoneal*

vis|ze|ro|pleu|ral *adj*: *Syn: pleuroviszeral*; Eingeweide und Brustfell/Pleura betreffend; Ⓔ *relating to both viscera and pleura, pleurovisceral, visceropleural*

Vis|ze|ro|pto|se *f*: *Syn: Splanchnoptose, Eingeweidesenkung, Enteroptose*; angeborene oder erworbene Senkung der Baucheingeweide; klinisch auffällig sind eine chronische Obstipation* und Rücken- oder Kreuzschmerzen beim Stehen; Ⓔ *visceroptosis, visceroptosia, splanchnoptosis, splanchnoptosia*

vis|ze|ro|sen|so|risch *adj*: die Eingeweidesensibilität betreffend; Ⓔ *viscerosensory*

vis|ze|ro|so|ma|tisch *adj*: *Syn: splanchnosomatisch*; Eingeweide/Viscera und Körper betreffend; Ⓔ *viscerosomatic, splanchnosomatic*

vis|ze|ro|trop *adj*: *Syn: splanchnotrop*; mit besonderer Affinität zu den Eingeweiden/Viszera; Ⓔ *viscerotropic*

Vi|ta *f*: Leben; Ⓔ *life*

vi|tal *adj*: **1.** (lebens-)wichtig; wesentlich, grundlegend **2.** voller Leben, lebendig; kraftvoll, leistungsfähig; lebensbejahend; Ⓔ **1.** *vital, essential (für to)* **2.** *relating to life, vital; vigorous, energetic*

Vi|tal|fär|bung *f*: Färbung lebender Zellen oder Gewebe; Ⓔ *intravital staining, vital staining, vital stain, intravital stain*

Vi|ta|li|tät *f*: Lebenskraft; Ⓔ *vital force, vital energy, vitality, vigor, nervous energy*

Vi|tal|ka|pa|zi|tät *f*: das nach maximaler Ausatmung maximal einatembare Luftvolumen; Fassungvermögen der Lunge; Ⓔ *respiratory capacity, vital capacity*

Vit|a|min *nt*: essentielle organische Verbindungen, deren Fehlen eine Mangelerscheinung [Hypovitaminose*, Avitaminose*] auslöst; Vitamine können nicht vom Körper gebildet werden [Ausnahme: Vitamin K] und müssen mit der Nahrung aufgenommen werden; werden in **wasserlösliche Vitamine** [B, C] und **fettlösliche Vitamine** [A, D, E, F, K] unterteilt; Ⓔ *vitamin, vitamine, auxohormone*

Vitamin A: Bezeichnung für Retinol [Vitamin A_1] und 3-Dehydroretinol [Vitamin A_2], die eine wichtige Funktion beim Sehvorgang und bei der Stabilisierung von Zellmembranen haben; Ⓔ *vitamin A*

Vitamin A_1: *s.u. Vitamin A*; Ⓔ *vitamin A_1, vitamin A, retinol, retinol$_1$*

Vitamin A_2: *s.u. Vitamin A*; Ⓔ *vitamin A_2, retinol$_2$, (3-) dehydroretinol, dihydroretinol*

antirachitisches Vitamin: → *Vitamin D*

Vitamin B_1: *Syn: Thiamin, Aneurin*; Pyrimidinderivat; wirkt als Coenzym bei verschiedenen Reaktionen; Ⓔ *thiamine, thiamin, vitamin B_1, aneurin, aneurine, antiberiberi, antiberiberi factor, antiberiberi substance, antineuritic factor, antineuritic vitamin*

Vitamin B_2: *Syn: Riboflavin, Lactoflavin*; in Milch und Milchprodukten, Leber und Hülsenfrüchten vorkommendes Vitamin, das ein wichtiger Bestandteil von Enzymen ist; bei Mangel kommt es zu Haut-, Hornhaut- und Nervenentzündungen; Ⓔ *riboflavin, lactochrome, lactoflavin, vitamin B_2*

Tab. 31. Empfohlene Vitaminzufuhr für Erwachsene

Fettlösliche Vitamine	µmol	mg
Retinol	5,2	1,5
Cholecalciferol	0,026	0,01
Tocopherol	26–78	10–30 DL-α-Tocopherylacetat
Phyllochinone	2,2	1
Wasserlösliche Vitamine		
Thiamin	5,6	1,7
Riboflavin	4,8	1,8
Niacin	160	20
Pyridoxin	9–12	1,5–2,0
Pantothensäure	46	10
Biotin	1,2	0,3
Folsäuregruppe	0,1	0,05
Cobalamin	0,022–0,037	0,03–0,05
Ascorbinsäure	426	75

Vitamin B_3: *Syn: Pantothensäure*; Bestandteil von Coenzym A; Ⓔ *pantothenic acid, pantothen, yeast filtrate factor, antiachromotrichia factor*

Vitamin B_6: aus Pyridoxin und seinen Derivaten bestehende Vitamingruppe, die als Coenzyme von Bedeutung sind; bei Mangel kommt es u.a. zu Pigmentstörungen, Hautveränderungen und Anämie; Ⓔ *vitamin B_6, pyridoxine, adermine, antiacrodynia factor, eluate factor, yeast eluate factor*

Vitamin B_{12}: *Syn: Kobalamin, Cobalamin*; Cobalt-haltiges, in der Leber gespeichertes wasserlösliches Vitamin; ein Mangel führt langfristig zur Entwicklung einer perniziösen Anämie*; Ⓔ *vitamin B_{12}, extrinsic factor, antianemic factor, anti-pernicious anemia factor, Castle's factor, LLD factor, cyanocobalamin*

Vitamin B_{12b}: *Syn: Hydroxocobalamin, Aquocobalamin*; Hydroxyderivat von Cobalamin [Vitamin B_{12}]; Ⓔ *vitamin B_{12b}, aquocobalamin, aquacobalamin, hydroxocobalamin, hydroxocobemine*

Vitamin B_c: *Syn: Pteroylglutaminsäure, Folsäure*; essentieller, zum Vitamin B-Komplex gehörender Nahrungsbestandteil; Mangel führt zu neurologischen Störungen und Anämie*; Ⓔ *vitamin B_c, pteroylglutamic acid, pteropterin, folic acid, folacin, Day's factor, Wills' factor, liver Lactobacillus casei factor, Lactobacillus casei factor*

Vitamin C: *Syn: Askorbinsäure, Ascorbinsäure, Antiskorbutvitamin*; wasserlösliches, leicht oxidierbares Vitamin, das in vielen Früchten und Gemüsen vorkommt; Vitamin C-Mangel betrifft v.a. Knochen, Knorpel und Zähne; Ⓔ *vitamin C, antiscorbutic factor, antiscorbutic vitamin, cevitamic acid, ascorbic acid*

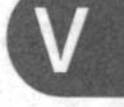

Vitamin D: *Syn: Calciferol, antirachitisches Vitamin*; Oberbegriff für eine Gruppe fettlöslicher Vitamine, die für die Regulation des Calciumspiegels bedeutend sind; Ⓔ *vitamin D, antirachitic factor, calciferol*

Vitamin D_2: *Syn: Ergocalciferol*; durch UV-Lichteinwirkung aus 7-Dehydrocholesterin in der Haut entstehendes aktives Vitamin D; Ⓔ *vitamin D_2, ergocalciferol, activated ergosterol, calciferol, viosterol, irradiated ergosterol*

Vitamin D_3: *Syn: Cholecalciferol, Cholekalziferol, Colecalciferol*; mit der Nahrung [Butter, Milch, Eier, Fischöle] aufgenommenes Vitamin D; Ⓔ *vitamin D_3, cholecalciferol*

Vitamin D_4: *Syn: Dihydrocalciferol*; zur Vitamin D-Gruppe gehörende Verbindung; Ⓔ *vitamin D_4, dihydrocalciferol*

Vitamin E: *Syn: Tokopherole, Tocopherole*; Gruppe fettlöslicher Vitamine, die im Körper als Antioxidanzien wirken; Ⓔ *vitamin E, alpha-tocopherol*

Vitamin F: *Syn: essentielle Fettsäuren*; Fettsäuren mit zwei oder mehr Doppelbindungen, die nicht im Körper synthetisiert werden können, z.B. Linolsäure, Linolensäure; Ⓔ *essential fatty acids*

Vitamin H: *Syn: Biotin*; durch Darmbakterien gebildetes Vitamin, das als Coenzym von Bedeutung ist; kann durch Avidin* irreversibel gebunden und damit der Resorption entzogen werden; Ⓔ *vitamin H, biotin, bios, anti-egg white factor*

Vitamin K: Gruppe fettlöslicher Vitamine, die für die Synthese von Gerinnungsfaktoren in der Leber von Bedeutung sind; Ⓔ *vitamin K, antihemorrhagic factor, antihemorrhagic vitamin*

Vitamin K_1: *Syn: Phytomenadion, Phytonadion; s.u. Vitamin K*; Ⓔ *vitamin K_1, phytonadione, phytomenadione, phylloquinone*

Vitamin K_2: Menachinon; *s.u. Vitamin K*; Ⓔ *vitamin K_2, farnoquinone, menaquinone*

Vitamin K_3: Menadion; *s.u. Vitamin K*; Ⓔ *vitamin K_3, menadione, menaphthone*

Vitamin PP: *Syn: Nikotinsäure, Nicotinsäure, Niacin, Antipellagravitamin*; durch die Nahrung zugeführte oder aus Tryptophan synthetisierte Substanz, die Baustein von NAD und NADP ist; Ⓔ *nicotinic acid, niacin, P.-P. factor, pellagramin, anti-black-tongue factor, antipellagra, antipellagra factor, antipellagra vitamin, pellagra-preventing factor*

Vitamin-A-Alkohol *m*: *s.u. Vitamin A*; Ⓔ *retinol, $retinol_1$, vitamin A_1, vitamin A*

Vitamin-A-Hypervitaminose *f*: *s.u. Hypervitaminose*; Ⓔ *vitamin A hypervitaminosis*

Vit|a|min|an|ta|go|nist *m*: *Syn: Antivitamin*; die Wirkung eines Vitamins aufhebende Substanz; meist strukturanaloge Verbindung ohne Vitaminwirkung; Ⓔ *vitagonist, antivitamin*

Vitamin A_1-Säure *f*: *Syn: Retinsäure, Tretinoin*; zur Therapie der Akne* verwendetes Mittel; Ⓔ *vitamin A acid, retinoic acid, tretinoin*

Vitamin-B_2-Mangel *m*: *Syn: Riboflavinmangel, Ariboflavinose, Ariboflavinosesyndrom*; durch chronische Unterversorgung mit Riboflavin auftretende Avitaminose* mit ekzematösen Hautveränderungen und evtl. Sehstörungen; Ⓔ *hyporiboflavinosis, ariboflavinosis*

Vitamin B_1-Mangel *m*: *Syn: Beriberi, Vitamin B_1-Mangelkrankheit, Thiaminmangel, Thiaminmangelkrankheit*; durch einen Mangel an Vitamin B_1 verursachte Vitaminmangelkrankheit mit Ödemen, neurologischen Störungen und Herzinsuffizienz; Ⓔ *beriberi, dietetic neuritis, endemic neuritis, endemic polyneuritis, rice disease, hinchazon, inchacao, loempe, kakke, asjike*

Vitamin B_6-Mangelanämie *f*: normochrome oder hypochrome Anämie bei Mangel an Vitamin B_6; Ⓔ *vitamin B_6 deficiency anemia*

Vitamin B_{12}-Mangelanämie *f*: *Syn: perniziöse Anämie, Biermer-Anämie, Addison-Anämie, Morbus Biermer, Perniziosa, Perniciosa, Anaemia perniciosa*; durch Vitamin B_{12}-Mangel hervorgerufene megaloblastäre Anämie*; Ⓔ *vitamin B_{12} deficiency anemia, Biermer's disease, Addison-Biermer disease, Addison's anemia, Addison-Biermer anemia, addisonian anemia, Biermer's anemia, Biermer-Ehrlich anemia, cytogenic anemia, malignant anemia, pernicious anemia*

Vitamin B_1-Mangelkrankheit *f*: → *Vitamin B_1-Mangel*

Vitamin B_2-Mangelsyndrom *nt*: *Syn: Pellagra, Niacinmangelsyndrom*; durch Diarrhoe, Dermatitis und Demenz [**3-D-Krankheit**] charakterisierte Vitamin B_2-Mangelkrankheit, die v.a. in Ländern auftritt, in denen Mais ein Hauptbestandteil der Nahrung ist [Italien, Spanien, Indien, China, Japan]; Ⓔ *pellagra, Alpine scurvy, maidism*

Vitamin-D-Hypervitaminose *f*: *s.u. Hypervitaminose*; Ⓔ *vitamin D hypervitaminosis*

Vitamin-D-Mangel-Rachitis *f*: *Syn: Englische Krankheit, Glisson-Krankheit*; von markanten Skelettveränderungen [Kraniotabes*, rachitischer Rosenkranz*] und Muskelhypotonie [**Froschbauch**] begleitete, meist bei Kleinkindern auftretende Hypovitaminose*; Ⓔ *vitamin D deficiency rickets*

Vit|a|min|man|gel *m*: **1.** unzureichende Zufuhr eines oder mehrerer Vitamine **2.** → *Vitaminmangelkrankheit*; Ⓔ **1.** *vitamin deficiency, poverty in vitamins* **2.** → *Vitaminmangelkrankheit*

Vit|a|min|man|gel|krank|heit *f*: *Syn: Vitaminmangel*; durch einen absoluten Vitaminmangel hervorgerufene Erkrankung; Ⓔ *vitamin deficiency, vitamin-deficiency disease, hypovitaminosis, avitaminosis*

vit|a|mi|no|gen *adj*: durch ein Vitamin hervorgerufen, durch Vitamine verursacht; Ⓔ *vitaminogenic*

vi|tel|lin *adj*: Eidotter betreffend; Ⓔ *relating to the yolk, vitelline, vitellary*

Vi|tel|lus *m, pl* **-li**: *Syn: Eidotter, Eigelb, Dotter*; Nährsubstanz der Eizelle für den Embryo; Ⓔ *vitellus, yolk*

vi|ti|li|gi|nös *adj*: Vitiligo betreffend, von ihr betroffen oder gekennzeichnet, in der Art einer Vitiligo; Ⓔ *relating to or characterized by vitiligo, vitiliginous*

Vi|ti|li|go *f*: *Syn: Scheckhaut, Weißfleckenkrankheit*; ätiologisch ungeklärter Pigmentmangel der Haut, der zur Bildung umschriebener oder generalisierter weißer Flecken führt; Ⓔ *vitiligo, piebald skin, acquired leukoderma, acquired leukopathia, leukasmus*

Vitiligo circumnaevalis: → *perinaevische Vitiligo*

perinaevische Vitiligo: *Syn: Halo-Nävus, Sutton-Nävus, Leucoderma centrifugum acquisitum, Vitiligo circumnaevalis*; Nävuszellnävus* mit hellem Hof; kommt v.a. bei Jugendlichen vor; Ⓔ *Sutton's disease, Sutton's nevus, halo nevus*

Vi|ti|um *nt, pl* **-tia**: **1.** Fehler **2.** → *Vitium cordis*; Ⓔ **1.** *defect* **2.** *heart defect, organic heart defect, vitium*

Vitium cordis: *Syn: Herzvitium, Herzfehler*; Oberbegriff für angeborene oder erworbene Fehlbildungen des Herzens oder der Herzklappen; Ⓔ *heart defect, organic heart defect, vitium*

Vitre-, vitre- *präf.*: → *Vitreo-*

Vit|rek|to|mie *f*: operative Entfernung des Glaskörpers, Glaskörperresektion; Ⓔ *vitrectomy*

Vitreo-, vitreo- *präf.*: Wortelement mit der Bedeutung „Glas/gläsern"; Ⓔ *vitreous, vitre(o)-*

Vi|tre|o|kap|su|li|tis *f, pl* **-ti|den**: Entzündung der Glaskörperkapsel; Ⓔ *vitreocapsulitis*

vi|tre|o|kap|su|li|tisch *adj*: Vitreokapsulitis betreffend, von ihr betroffen oder gekennzeichnet; Ⓔ *relating to or marked by vitreocapsulitis*

vi|tre|o|re|ti|nal *adj*: Glaskörper und Netzhaut/Retina betreffend; Ⓔ *relating to both vitreous and retina, vitreoretinal*

Vi|tre|o|re|ti|no|pa|thie *f*: Erkrankung von Glaskörper und Netzhaut/Retina; Ⓔ *vitreoretinopathy*

Vivax-Malaria *f*: → *Malaria tertiana*

Vi|vi|sek|ti|on *f*: Sektion von lebenden Tieren; Ⓔ *vivisection*

vi|vi|sek|to|risch *adj*: Vivisektion betreffend; Ⓔ *vivisectional*

Vo|gel|mil|be *f*: Dermanyssus gallinae; *s.u. Dermanyssidae*; Ⓔ *fowl mite, bird mite, chicken louse, chicken mite, poultry mite, Dermanyssus gallinae*

Volgellmillbenlkrätlze *f*: *Syn: Gamasidiosis*; durch blutsaugende Milben [Dermanyssus* avium, Dermanyssus* gallinae] hervorgerufene, flüchtige Urtikaria mit heftigem Juckreiz; Ⓔ *gamasoidosis*

Volgellzüchlterllunlge *f*: *Syn: Geflügelzüchterlunge, Taubenzüchterlunge, Wellensittichhalterlunge*; exogen allergische Alveolitis* durch Inhalation von Kot- oder Federstaub von Vögeln; Ⓔ *bird-breeder's lung, bird-fancier's lung, pigeon-breeder's lung*

Vogt-Waardenburg-Syndrom *nt*: *Syn: Waardenburg-Syndrom, Dyszephalosyndaktylie*; Fehlbildungssyndrom mit Beteiligung von Schädel, Gesicht, Skelett und inneren Organen; Ⓔ *Waardenburg's syndrome*

Vohwinkel-Syndrom *nt*: *Syn: Pseudoainhum-artige Dermatose, Keratoma hereditarium mutilans, Keratosis palmoplantaris mutilans*; vermutlich autosomal-dominant vererbte, polysymptomatische Erkrankung mit Hyperkeratose* der Handfläche und Fußsohle, Kontrakturen* und ringförmigen Schnürfurchen der Finger; Ⓔ *Vohwinkel's syndrome, progressive dystrophic hyperkeratosis*

Vojta-Methode *f*: neurophysiologische Methode der Krankengymnastik, die v.a. bei infantiler Zerebralparese angewandt wird; Ⓔ *Vojta's method*

volkal *adj*: Stimme betreffend, stimmlich; Vokale betreffend; Ⓔ *relating to the voice, vocal*

Volla *f*: *Syn: Regio palmaris, Palma*; Handteller, Hohlhand; Ⓔ *palm*

vollar *adj*: *Syn: palmar*; Handinnenfläche/Hohlhand betreffend, auf der Hohlhandseite (liegend), zur Hohlhand gehörend; Ⓔ *relating to the palm of the hand, volar, palmar*

Vollarlflelxilon *f*: *Syn: Palmarflexion*; Handbeugung; Ⓔ *palmar flexion, volar flexion*

vollaltil *adj*: (leicht) flüchtig, verdunstend, verdampfend, ätherisch; Ⓔ *volatile*

Volkmann-Cheilitis *f*: *Syn: Volkmann-Krankheit, Cheilitis glandularis apostematosa*; Lippenentzündung mit Ausbildung hyperplastischer Schleimdrüsen; Ⓔ *Volkmann's cheilitis, apostematous cheilitis*

Volkmann-Kanälchen *pl*: → *Volkmann-Kanäle*

Volkmann-Kanäle *pl*: *Syn: Volkmann-Kanälchen*; Gefäßkanälchen im Knochen; Ⓔ *Volkmann's canals*

Volkmann-Kontraktur *f*: *Syn: Volkmann ischämische Kontraktur, Volkmann-Lähmung*; ischämische Muskelatrophie und -kontraktur, z.B. durch zu enge Verbände; Ⓔ *Volkmann's ischemic contracture, Volkmann's ischemic paralysis, Volkmann's contracture, Volkmann's syndrome, ischemic muscular atrophy*

Volkmann-Krankheit *f*: → *Volkmann-Cheilitis*

Volkmann-Lähmung *f*: → *Volkmann-Kontraktur*

Volllanltilgen *nt*: *Syn: komplettes Antigen*; Antigen, das zur Immunisierung führen kann; Ⓔ *complete antigen, holoantigen*

Volllblutlkonlserlve *f*: *s.u. Blutkonserve*; Ⓔ *whole blood*

Volllfinlne *f*: *Syn: Plerozerkoid*; zweites Larvenstadium von z.B. Diphyllobothrius [Fischbandwurm]; Ⓔ *plerocercoid*

Volllnarlkolse *f*: *Syn: Allgemeinnarkose, Allgemeinanästhesie, Narkose*; durch Narkotika herbeigeführte reversible, künstliche Bewusstlosigkeit und Schmerzlosigkeit; Ⓔ *general anesthesia, narcosis, narcotism, anesthesia state*

Volllrelmislsilon *f*: *Syn: komplette Remission*; vorübergehendes Verschwinden aller Symptome und Krankheitszeichen eines malignen Tumors unter Therapie; Ⓔ *complete remission*

Volt *nt*: Maßeinheit der elektrischen Spannung; Ⓔ *volt*

Vollulmen *nt*: (Raum-)Inhalt, Gesamtmenge; Ⓔ *volume; (Inhalt) content, capacity*

Vollulmenldolsis *f, pl* **-sen**: *Syn: Raumdosis, Integraldosis*; die gesamte, auf das Volumen des Zielbereiches übertragene Energiedosis* bei einer Bestrahlung; Ⓔ *integral dose, integral absorbed dose, volume dose*

Vollulmenlkonlstanz *f*: *Syn: Isovolämie*; von Körper angestrebte Konstanz des Blutvolumens; Ⓔ *isovolumia*

Vollulmenlmanlgellschock *m*: *Syn: hypovolämischer Schock*; durch einen massiven Flüssigkeitsverlust nach außen oder innen ausgelöster Schock; Ⓔ *oliguric shock, hematogenic shock, hypovolemic shock, oligemic shock*

Vollvullus *m, pl* **-li**: Stiel-/Achsendrehung eines Organs; Ⓔ *volvulus*

Volvulus intestini: *Syn: Darmverschlingung*; meist Säuglinge betreffende Verdrehung und Verschlingung von Dünndarmteilen; kann zur Ausbildung eines Ileus* führen; Ⓔ *intestinal volvulus*

Volvulus ventriculi: *Syn: Magenvolvulus, Magentorsion*; Verdrehung des Magens, z.B. bei einer Hiatushernie*; Ⓔ *gastric volvulus*

Volmer *m*: *Syn: Pflugscharbein, Pflugschar*; Schädelknochen, der den größten Teil der unteren Nasenscheidewand bildet; Ⓔ *vomer, vomer bone*

Volmelrolnalsallorlgan *nt*: *Syn: Jacobson-Organ, Organum vomeronasale*; inkonstantes Rudiment eines älteren Riechorgans; Ⓔ *vomeronasal organ, Jacobson's organ*

Volmiltilvum *nt, pl* **-va**: *Syn: Emetikum*; Brechmittel; Ⓔ *emetic, vomitive, vomitory, vomitorium*

Volmiltus *m*: *Syn: Emesis, Erbrechen*; vom Brechzentrum gesteuerte rückläufige Entleerung des Magens; Ⓔ *vomit, vomition, vomitus, vomiting*

Vomitus biliosus: *Syn: Cholemesis*; Galleerbrechen; Ⓔ *bilious vomiting, cholemesis*

Vomitus cruentus: *Syn: Hämatemesis, Bluterbrechen*; Erbrechen von hellem oder dunkelbraunem [Kaffeesatzerbrechen] Blut; Ⓔ *blood vomiting, hematemesis*

Vomitus gravidarum: → *Emesis gravidarum*

von Ebner-Drüsen *pl*: *Syn: Ebner-Drüsen, von Ebner-Spüldrüsen, Ebner-Spüldrüsen*; seröse Drüsen der Wallpapillen [Papillae vallatae] der Zunge; Ⓔ *Ebner's glands, gustatory glands*

von Ebner-Halbmond *m*: *Syn: Ebner-Halbmond, Giannuzzi-Halbmond, seröser Halbmond, Heidenhain-Halbmond*; halbmondförmiges Endstück der gemischten Mundspeicheldrüsen; Ⓔ *Giannuzzi's body, Giannuzzi's cell, Giannuzzi's demilune, crescent of Giannuzzi, demilune of Giannuzzi, demilune of Heidenhain, serous crescent, marginal cell, crescent cell, demilune body, crescent body, demilune cell, semilunar body, semilunar cell*

von Ebner-Spüldrüsen *pl*: → *von Ebner-Drüsen*

von Economo-Enzephalitis *f*: *Syn: Economo-Krankheit, Economo-Enzephalitis, europäische Schlafkrankheit, Encephalitis epidemica/lethargica*; epidemische Enzephalitis* vermutlich viraler Genese, die primär zwischen 1915 und 1925 in Europa auftrat; Ⓔ *Economo's disease, von Economo's disease, von Economo's encephalitis, Economo's encephalitis, epidemic encephalitis, lethargic encephalitis, Vienna encephalitis*

von Economo-Krankheit *f*: → *von Economo-Enzephalitis*

von Euler-Liljestrand-Reflex *m*: *Syn: Euler-Liljestrand-Reflex*; Druckanstieg in der Arteria* pulmonalis bei einem Abfall des alveolären Sauerstoffpartialdruckes; Ⓔ *Euler-Liljestrand reflex, Euler-Liljestrand mechanism*

von Gierke-Krankheit *f*: *Syn: Gierke-Krankheit, van Creveld-von Gierke-Krankheit, hepatorenale Glykogenose, Glykogenose Typ I*; durch einen autosomal-rezessiven Defekt der Glucose-6-phosphatase kommt es zur Ablagerung normalen Glykogens in Leber und Niere [Hepatorenomegalie]; klinisch auffällig sind schwere Hypoglykämie*, Hyperlipämie* und Minderwuchs*; Ⓔ *Gierke's disease, von Gierke's disease, glucose-6-phosphatase deficiency, hepatorenal glycogenosis, type I* *glycogen storage disease, hepatorenal glycogen storage disease*

von Hippel-Lindau-Syndrom *nt*: ***Syn:*** *Netzhautangiomatose, Hippel-Lindau-Syndrom, Angiomatosis retinae cystica, Angiomatosis cerebelli et retinae*; zu den Phakomatosen* gehörige, wahrscheinlich dominant vererbte Systemerkrankung mit Naevus* flammeus lateralis sowie retinaler und zerebellarer Angiomatose; Ⓔ *von Hippel's disease, von Hippel-Lindau disease, Hippel-Lindau disease, Hippel's disease, Lindau's disease, Lindau-von Hippel disease, retinocerebral angiomatosis*

von Kupffer-Sternzellen *pl*: ***Syn:*** *Kupffer-Zellen, von Kupffer-Zellen, Kupffer-Sternzellen*; Endothelzellen der Lebersinusoide, die Stoffe aus dem Blut aufnehmen; Ⓔ *von Kupffer's cells, sternzellen*

von Kupffer-Zellen *pl*: →*von Kupffer-Sternzellen*

von Meyenburg-Altherr-Uehlinger-Syndrom *nt*: ***Syn:*** *rezidivierende Polychondritis, Polychondritis chronica atrophicans, Meyenburg-Altherr-Uehlinger-Syndrom, systematisierte Chondromalazie, Polychondritis recidivans et atrophicans*; ätiologisch ungeklärte, seltene Entzündung von knorpeligen Teilen der Nase [Sattelnase*], des Ohrs [Blumenkohlohr], der oberen Luftwege und der Augen; Ⓔ *Meyenburg's disease, von Meyenburg's disease, Meyenburg-Altherr-Uehlinger syndrome, polychondropathy, polychondropathia, generalized chondromalacia, systemic chondromalacia, relapsing polychondritis, relapsing perichondritis*

von Pfaundler-Hurler-Krankheit *f*: ***Syn:*** *Hurler-Krankheit, Hurler-Syndrom, Lipochondrodystrophie, Pfaundler-Hurler-Krankheit, (von) Pfaundler-Hurler-Syndrom, Dysostosis multiplex, Mukopolysaccharidose I-H*; autosomal-rezessive Speicherkrankheit durch einen Mangel an α-L-Iduronidase; typisch sind Knochenwachstumsstörungen [disproportionierter Zwergwuchs*, Lendenkyphose], Deformität des Gesichtsschädels [Wasserspeiergesicht*], Hepatosplenomegalie* sowie Hornhauttrübungen und evtl. eine geistige Retardierung; Ⓔ *Hurler's type, Hurler's syndrome, Pfaundler-Hurler syndrome, Hurler's disease, lipochondrodystrophy, α-L-iduronidase deficiency, mucopolysaccharidosis I H, gargoylism (autosomal recessive type)*

von Recklinghausen-Appelbaum-Krankheit *f*: ***Syn:*** *Recklinghausen-Appelbaum-Krankheit, idiopathische Hämochromatose*; autosomal-rezessive Eisenspeicherkrankheit, die erst relativ spät in Erscheinung tritt [Männer nach dem 30. Jahr, Frauen nach der Menopause]; Ⓔ *Recklinghausen-Applebaum disease, von Recklinghausen-Applebaum disease*

von Recklinghausen-Krankheit *f*: **1.** ***Syn:*** *von Recklinghausen-Krankheit, Neurofibromatosis generalisata*; autosomal-dominante, neuroektodermale Systemerkrankung mit zahlreichen schmerzhaften Neurofibromen und Pigmentflecken; Gefahr der sarkomatösen Entartung der Neurofibrome **2.** ***Syn:*** *Engel-Recklinghausen-Syndrom, Engel-von Recklinghausen-Syndrom, von Recklinghausen-Krankheit, Osteodystrophia fibrosa cystica generalisata, Ostitis fibrosa cystica, Ostitis fibrosa cystica generalisata*; Knochendystrophie mit Zystenbildung durch eine Störung des Calcium-Phosphat-Stoffwechsels im Rahmen eines primären Hyperparathyreoidismus*; Ⓔ **1.** *Recklinghausen's disease, von Recklinghausen's disease, multiple neurofibroma, neurofibromatosis, neuromatosis* **2.** *Recklinghausen's disease of bone, Engel-Recklinghausen disease, von Recklinghausen's disease of bone*

halbseitige von Recklinghausen-Krankheit: ***Syn:*** *Jaffé-Lichtenstein-Krankheit, Jaffé-Lichtenstein-Uehlinger-Syndrom, fibröse Knochendysplasie, fibröse Dysplasie, nicht-ossifizierendes juveniles Osteofibrom, Osteodystrophia fibrosa unilateralis, Osteofibrosis deformans juvenilis*; in der Kindheit [5.–15. Jahr] beginnende systemische Skeletterkrankung, die einen oder mehrere Knochen befallen kann; kommt i.d.R. nach Abschluss des Wachstums zum Stillstand; Ⓔ *Jaffé-Lichtenstein disease, Jaffé-Lichtenstein syndrome, cystic osteofibromatosis, fibrous dysplasia of bone*

von Willebrand-Faktor *m*: ***Syn:*** *Willebrand-Faktor, Faktor VIII assoziiertes-Antigen*; Untereinheit von Faktor* VIII der Blutgerinnung; Mangel führt zu von Willebrand-Jürgens-Syndrom*; Ⓔ *von Willebrand factor, factor VIII:vWF, factor VIII-associated antigen*

von Willebrand-Jürgens-Syndrom *nt*: ***Syn:*** *Angiohämophilie, konstitutionelle Thrombopathie, hereditäre/vaskuläre Pseudohämophilie, Willebrand-Jürgens-Syndrom*; durch einen Mangel oder Defekt an von Willebrand-Faktor* hervorgerufene Blutungsneigung; Ⓔ *von Willebrand's disease, Minot-von Willebrand syndrome, von Willebrand's syndrome, Willebrand's syndrome, constitutional thrombopathy, pseudohemophilia, vascular hemophilia, hereditary pseudohemophilia*

Vor|bei|re|den *nt*: →*Heterolalie*

Vor|be|strah|lung *f*: ***Syn:*** *präoperative Bestrahlung*; Bestrahlung eines Tumor zur Verkleinerung vor einer Operation; Ⓔ *preoperative irradiation, preoperative radiation*

Vor|der|arm *m*: Unterarm, Antebrachium; Ⓔ *forearm, antibrachium, antebrachium*

Vor|der|arm|frak|tur *f*: ***Syn:*** *Unterarmfraktur*; Fraktur eines oder beider Unterarmknochen; Ⓔ *forearm fracture*

Vor|der|damm *m*: *s.u. Damm*; Ⓔ *anterior perineum*

Vor|der|haupt|la|ge *f*: Deflexionslage, bei der die Stirnfontanelle führt; Ⓔ *brow presentation*

Vor|der|hirn *nt*: Prosenzephalon*; Ⓔ *forebrain, prosencephalon, proencephalon*

Vor|der|seg|ment *nt*: ***Syn:*** *Segmentum anterius pulmonis*; vorderes Segment des Oberlappens der rechten [**Segmentum anterius pulmonis dextri**] oder linken [**Segmentum anterius pulmonis sinistri**] Lunge*; Ⓔ *anterior segment of lung*

Vor|der|wand|in|farkt *m*: die Herzvorderwand betreffender Myokardinfarkt*; Ⓔ *anterior myocardial infarction*

Vor|der|wand|spit|zen|in|farkt *m*: Herzvorderwand und Herzspitze betreffender Myokardinfarkt*; Ⓔ *anteroinferior myocardial infarction*

Vor|der|wur|zel *f*: ***Syn:*** *Radix anterior*; vordere, motorische Spinalnervenwurzel; Ⓔ *anterior root (of spinal nerves)*

Vor|ent|wick|lung *f*: Progenese*; Ⓔ *progenesis*

Vor|ex|an|them *nt*: ***Syn:*** *Rash*; flüchtiger Ausschlag; Ⓔ *rash*

Vor|fin|ne *f*: ***Syn:*** *Prozerkoid*; erste Finnenstufe, z.B. von Diphyllobothrium*; Ⓔ *procercoid*

vor|ge|burt|lich *adj*: →*präpartal*

Vor|harn *m*: *s.u. Glomerulusfiltrat*; Ⓔ *primary urine*

Vor|haut *f*: Präputium*; Ⓔ *prepuce of penis, foreskin, prepuce, preputium*

Vor|haut|a|pla|sie *f*: angeborenes Fehlen der Vorhaut; Ⓔ *aposthia*

Vor|haut|drü|sen *pl*: ***Syn:*** *Präputialdrüsen, Tyson-Drüsen, präputiale Drüsen, Glandulae preputiales*; talgproduzierende Drüsen der Penisvorhaut; Ⓔ *preputial glands, crypts of Littre, crypts of Haller, crypts of Tyson, glands of Haller, glands of Tyson*

Vor|haut|ent|zün|dung *f*: →*Posthitis*

Vor|haut|talg *m*: ***Syn:*** *Smegma*; von den Vorhautdrüsen gebildeter Talg; Ⓔ *smegma (of prepuce)*

Vor|hof *m*: Atrium*; Vestibulum*; Ⓔ *atrium, vestibule, vestibulum*

Vor|hof|bläs|chen *nt*: ***Syn:*** *Utrikulus, Utriculus vestibularis*; schlauchförmiges Bläschen im Labyrinthvorhof, aus dem die drei Bogengänge abgehen; Ⓔ *utricle,* *utriculus*

Vor|hof|di|la|ta|ti|on *f*: *Syn:* *Atriomegalie*; Vergrößerung des Herzvorhofes; Ⓔ *atriomegaly*

Vor|hof|ex|tra|sy|sto|le *f*: *Syn:* *atriale Extrasystole*; von einem Reizbildungszentrum im Vorhof ausgehende Extrasystole*; Ⓔ *premature atrial contraction, atrial premature contraction, premature atrial systole, premature atrial beat, atrial extrasystole, auricular extrasystole*

Vor|hof|fens|ter *nt*: *Syn:* *ovales Fenster, Fenestra vestibuli*; durch die Steigbügelplatte verschlossene Öffnung zwischen Mittelohr und Innenohr; Ort der Schwingungsübertragung auf die Innenohrschnecke; Ⓔ *oval window, vestibular window*

Vor|hof|flat|tern *nt*: Herzrhythmusstörung, bei der der Vorhof mit einer Frequenz von 220–350 Schlägen pro Minute schlägt; Ⓔ *atrial flutter, auricular flutter*

Vor|hof|flim|mern *nt*: Herzrhythmusstörung, bei der die Vorhöfe ungeordnet flimmern; Ⓔ *atrial fibrillation, auricular fibrillation*

Vor|hof|ga|llopp *m*: *Syn:* *Atrialgalopp, Aurikulargalopp, präsystolischer Galopp*; Galopprhythmus mit dumpfem Vorhofton [4. Herzton]; Ⓔ *presystolic gallop, atrial gallop*

Vorhof-Kammerklappe *f*: *Syn:* *Atrioventrikularklappe, Segelklappe, Valva atrioventricularis*; Herzklappe zwischen rechtem/linkem Vorhof und rechter/linker Kammer; Ⓔ *atrioventricular valve*

Vor|hof|kam|mer|sep|tum *nt*: *Syn:* *Septum atrioventriculare*; muskelfreier Teil des Kammerseptums zwischen rechtem Vorhof und linker Kammer; Ⓔ *atrioventricular septum (of heart)*

Vor|hof|schei|de|wand|de|fekt *m*: → *Vorhofseptumdefekt*

Vor|hof|sep|tum *nt*: *Syn:* *Septum interatriale*; Scheidewand zwischen rechtem und linkem Herzvorhof; Ⓔ *interatrial septum (of heart), interauricular septum*

Vor|hof|sep|tum|de|fekt *m*: *Syn:* *Atriumseptumdefekt, Vorhofscheidewanddefekt*; angeborener Herzfehler mit Lückenbildung in der Scheidewand zwischen den beiden Vorhöfen; Ⓔ *atrial septal defect, atrioseptal defect*

hochsitzender Vorhofseptumdefekt: *Syn:* *Ostium-secundum-Defekt*; angeborener Herzfehler mit Defekt des Ostium secundum; Ⓔ *ostium secundum defect*

Vor|hof|sep|tum|plas|tik *f*: plastische Operation zum Verschluss eines Vorhofseptumdefekts; Ⓔ *atrioseptoplasty*

Vor|hof|spal|te *f*: *Syn:* *Rima vestibuli*; Spalt zwischen den Taschenbändern des Kehlkopfes; Ⓔ *fissure of laryngeal vestibule, fissure of vestibule*

Vor|hof|ta|chy|kar|die *f*: *Syn:* *atriale Tachykardie*; vom Vorhof ausgehende Tachykardie*; Ⓔ *atrial tachycardia, auricular tachycardia*

Vor|hof|throm|bus *m, pl* **-ben**: Blutgerinnsel im linken Vorhof; kann zu Hirninfarkt oder arterieller Embolie* führen; Ⓔ *atrial thrombus*

Vor|hof|trep|pe *f*: *Syn:* *Scala vestibuli*; Gang der Innenohrschnecke oberhalb der Lamina spiralis ossea; Ⓔ *vestibular scala, vestibular canal*

Vor|hof|ve|nen *pl*: *Syn:* *Venae atriales cordis dextrae, dextrae*; Venenäste der rechten/linken Vorhofwand; Ⓔ *atrial veins*

Vor|last *f*: → *Preload*

Vor|milch *f*: *Syn:* *Kolostrum, Colostrum*; schon während der Schwangerschaft gebildete Milch, die nach der Geburt durch reife Muttermilch ersetzt wird; Ⓔ *foremilk, colostrum*

Vor|sor|ge|me|di|zin *f*: *Syn:* *Präventivmedizin, prophylaktische Medizin*; Teilgebiet der Medizin, das sich mit der Verhütung von Krankheiten befasst; Ⓔ *preventive medicine*

Vor|ste|her|drü|se *f*: → *Prostata*

Vor|test *m*: *Syn:* *Suchtest, Siebtest, Screeningtest*; grober Test, der symptomlose Träger einer Erkrankung oder potentielle Träger/Überträger identifiziert; Ⓔ *screening, screening test*

Vor|tex *m, pl* **-ti|ces**: Wirbel; Ⓔ *vortex, whorl*

Vortex cordis: *Syn:* *Herzwirbel*; wirbelförmige Anordnung der Herzmuskelfasern über der Herzspitze; Ⓔ *vortex of heart, whorl*

Vor|was|ser *nt*: Fruchtwasser, das vor dem Kopf liegt und beim Blasensprung abfließt; Ⓔ *forewaters*

Vor|we|hen *pl*: meist schmerzlose Wehen am Ende der Schwangerschaft, die den Muttermund nicht eröffnen; Ⓔ *false pains*

Vox *f*: Stimme; Ⓔ *voice, vox*

Vo|yeu|ris|mus *m*: *Syn:* *Skoptophilie, Skopophilie, Schaulust, Voyeurtum*; sexuelle Lustempfindung durch heimliches oder verbotenes Beobachten, z.B. von Nackten, anderen Paaren; Ⓔ *active scopophilia, voyeurism*

Vo|yeur|tum *nt*: → *Voyeurismus*

Vrolik-Krankheit *f*: *Syn:* *Vrolik-Typ der Osteogenesis imperfecta, Osteogenesis imperfecta congenita, Osteogenesis imperfecta Typ Vrolik*; schwerste Form der Osteogenesis* imperfecta mit intrauterinen Frakturen und tödlichem Verlauf in den ersten Lebensmonaten; Ⓔ *Vrolik's disease, osteogenesis imperfecta congenita, lethal perinatal osteogenesis imperfecta, type II osteogenesis imperfecta*

Vrolik-Typ der Osteogenesis imperfecta *m*: → *Vrolik-Krankheit*

vul|ne|ra|bel *adj*: verwundbar, verletzbar, verletzlich, anfällig; Ⓔ *vulnerable, susceptible (für to)*

Vul|ne|ra|bi|li|tät *f*: Verwundbarkeit, Verletzbarkeit; Ⓔ *vulnerability, vulnerableness, susceptibility*

Vul|nus *m, pl* **Vul|ne|a**: Wunde; Ⓔ *vulnus, wound*

Vulpian-Atrophie *f*: *Syn:* *Vulpian-Syndrom, Vulpian-Bernhard-Atrophie, adult-proximale/skapulohumerale Form der spinalen Muskelatrophie, Vulpian-Bernhard-Syndrom*; im Erwachsenenalter beginnende Form der progressiven spinalen Muskelatrophie, die vornehmlich Schultergürtel- und Oberarmmuskeln befällt; Ⓔ *Vulpian's disease, Vulpian's atrophy, scapulohumeral atrophy, scapulohumeral type of spinal muscular atrophy*

Vulpian-Bernhard-Atrophie *f*: → *Vulpian-Atrophie*

Vulv-, vulv- *präf.*: → *Vulvo-*

Vul|va *f*: (weibliche) Scham, Schamgegend, äußere (weibliche) Geschlechtsorgane/Genitalien; Ⓔ *vulva, female pudendum, trema, cunnus*

Vul|va|ent|zün|dung *f*: → *Vulvitis*

Vul|va|kar|zi|nom *nt*: meist nach der Menopause* auftretendes Plattenepithelkarzinom im Bereich der Vulva*; betrifft meist die großen Schamlippen; Ⓔ *vulvar carcinoma*

Vulva-Rektum-Fistel *f*: *Syn:* *vulvorektale Fistel*; Vulva und Rektum verbindende Fistel; Ⓔ *vulvorectal fistula*

Vul|vek|to|mie *f*: operative Entfernung der Vulva*; Ⓔ *vulvectomy*

Vul|vi|tis *f, pl* **-ti|den**: *Syn:* *Vulvaentzündung*; Entzündung der weiblichen Scham/Vulva; Ⓔ *inflammation of the vulva, vulvitis*

Vulvitis chronica plasmacellularis: → *Vulvitis circumscripta chronica plasmacellularis (Zoon)*

Vulvitis circumscripta chronica plasmacellularis (Zoon): *Syn:* *Vulvitis chronica plasmacellularis*; chronisch entzündliche Vulvaentzündung mit braun-roten Läsionen; Ⓔ *plasma cell vulvitis*

Vulvitis diabetica: → *Vulvovaginitis diabetica*

diabetische Vulvitis: → *Vulvovaginitis diabetica*

leukoplakische Vulvitis: meist solitäre Leukoplakie* im Vulvabereich; Ⓔ *leukoplakic vulvitis*

vul|vi|tisch *adj*: Vulvaentzündung/Vulvitis betreffend, von ihr betroffen oder gekennzeichnet; Ⓔ *relating to or marked by vulvitis, vulvitic*

V

Vulvo-, vulvo- *präf.*: Wortelement mit der Bedeutung „Scham/Schamgegend/Vulva"; Ⓔ *vulval, vulvar, vulvo-, episi(o)-*

vul|vo|kru|ral *adj*: Scham/Vulva und Oberschenkel betreffend; Ⓔ *relating to both vulva and thigh, vulvocrural*

Vul|vo|pa|thie *f*: Vulvaerkrankung; Ⓔ *vulvopathy*

vul|vo|rek|tal *adj*: ***Syn:** rektovulvär*; Scham(gegend)/Vulva und Enddarm/Rektum betreffend oder verbindend; Ⓔ *relating to both vulva and rectum, vulvorectal*

vul|vo|ute|rin *adj*: Scham/Vulva und Gebärmutter/Uterus betreffend; Ⓔ *relating to both vulva and uterus, vulvouterine*

vul|vo|va|gi|nal *adj*: Scham/Vulva und Scheide/Vagina betreffend; Ⓔ *relating to both vulva and vagina, vulvovaginal, vaginovulvar*

Vul|vo|va|gi|ni|tis *f, pl* **-ti|den**: akute oder chronische Entzündung von Vulva und Scheide/Vagina; Ⓔ *inflammation of vulva and vagina, vulvovaginitis*

Vulvovaginitis candidamycetica: durch Hefen der Candida*-Gruppe hervorgerufene Entzündung; gehäuft bei Kleinkindern, in der Schwangerschaft und bei Diabetikerinnen; Ⓔ *candidal vulvovaginitis, vulvovaginal candidiasis, vaginal candidiasis*

Vulvovaginitis diabetica: ***Syn:** diabetische Vulvitis, diabetische Vulvovaginitis, Vulvitis diabetica*; meist durch Pilze [Candida*] oder Bakterien hervorgerufene chronische Entzündung bei Diabetikerinnen; Ⓔ *diabetic vulvitis*

diabetische Vulvovaginitis: → *Vulvovaginitis diabetica*

Vulvovaginitis gonorrhoica: meist bei älteren Frauen, in der Schwangerschaft und bei Kindern auftretende Entzündung durch Gonokokken*; Ⓔ *gonoccocal vulvovaginitis*

Vulvovaginitis herpetica: Herpesinfektion von Schamlippen und Scheide; Ⓔ *herpetic vulvovaginitis*

vul|vo|va|gi|ni|tisch *adj*: Vulvovaginitis betreffend, von ihr betroffen oder gekennzeichnet; Ⓔ *relating to or marked by vulvovaginitis, vulvovaginitic*

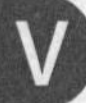

W

Waaler-Rose-Test *m*: *Syn:* *Rose-Waaler-Test*; indirekter Hämagglutinationstest zum Nachweis von Rheumafaktoren*; Ⓔ *Rose-Waaler test, Waaler-Rose test*

Waardenburg-Syndrom *nt*: *Syn:* *Vogt-Waardenburg-Syndrom, Dyszephalosyndaktylie*; Fehlbildungssyndrom mit Beteiligung von Schädel, Gesicht, Skelett und inneren Organen; Ⓔ *Klein-Waardenburg syndrome, Waardenburg's syndrome, acrocephalosyndactyly type IV*

Wa|ben|lun|ge *f*: *Syn:* *Zystenlunge*; angeborene oder erworbene kleinzystische Veränderung des Lungengewebes; Ⓔ *honeycomb lung*

Wach|se *pl*: *Syn:* *Cera*; an Bienenwachs erinnernde Lipide, die aus Estern langkettiger Fettsäuren mit höheren Alkoholen bestehen; Ⓔ *waxes*

Wachs|tums|fak|tor *m*: **1.** körpereigene Substanz, die das Wachstum von Zellen, Geweben und Organen stimuliert, z.B. Wachstumshormon **2.** Substanz, die das Wachstum von Mikroorganismen in der Kultur fördert oder ermöglicht; Ⓔ **1.** *growth factor* **2.** *growth factor, augmentation factor*

epidermaler Wachstumsfaktor: *Syn:* *Epidermiswachstumsfaktor, epidermal growth factor*; Faktor, der zu einer Proliferation von epithelialen und epidermalen Zellen führt; Ⓔ *epidermal growth factor*

Wachs|tums|hor|mon *nt*: *Syn:* *Somatotropin, somatotropes Hormon*; im Hypophysenvorderlappen gebildetes Hormon, das die DNA- und Eiweißsynthese anregt und die Fettsynthese hemmt; Ⓔ *growth hormone, human growth hormone, somatotropic hormone, chondrotropic hormone, somatotrophic hormone, somatotropin, somatotrophin, somatropin*

Wachs|tums|schmer|zen *pl*: v.a. in der Pubertät auftretende ziehende Schmerzen, die mit dem Wachstum der Stütz- und Bindegewebe in Zusammenhang gebracht werden; Ⓔ *growing pains*

Wachs|zy|lin|der *pl*: gelblich-wächserne Harnzylinder; Ⓔ *waxy cast*

Wa|ckel|ge|lenk *nt*: *Syn:* *Amphiarthrose, straffes Gelenk*; von straffen Bändern zusammengehaltenes Gelenk mit nur geringer Beweglichkeit [z.B. Iliosakralgelenk*]; Ⓔ *amphiarthrodial articulation, amphiarthrodial joint, amphiarthrosis*

Wa|den|ar|te|ri|en *pl*: → *Arteriae surales*

Wa|den|bein *nt*: *Syn:* *Fibula*; aus **Wadenbeinköpfchen** [Caput fibulae], **Wadenbeinhals** [Collum fibulae], **Wadenbeinschaft** [Corpus fibulae] und Außenknöchel [Malleolus* lateralis] bestehender äußerer Unterschenkelknochen; Ⓔ *calf bone, fibular bone, fibula*

Wa|den|re|gi|on *f*: *Syn:* *Regio surae*; Region über den Wadenmuskeln; Ⓔ *sural region*

Wahn *m*: *Syn:* *Wahngedanke, Wahnidee*; objektiv falsche Überzeugung, die gegen alle vernünftigen Einwände aufrechterhalten wird; Ⓔ *delusion*

expansiver Wahn: *Syn:* *Makromanie, Megalomanie*; Größenwahn; Ⓔ *delusion of grandeur, megalomania, macromania, expansive delusion, expansiveness, grandiose delusion*

hypochondrischer Wahn: *Syn:* *Krankheitswahn*; wahnhafte Überzeugung an einer unheilbaren Erkrankung zu leiden; Ⓔ *somatic delusion, nosomania*

persekutorischer Wahn: Verfolgungswahn*; Ⓔ *persecutional mania, persecution mania, persecutory delusion, delusion of persecution*

systematisierter Wahn: aus einzelnen Wahnideen bestehender, zusammenhängender und in sich logischer Wahn; erscheint Außenstehenden oft überzeugend und kann deshalb als induzierter Wahn von anderen übernommen werden; findet sich oft bei paranoider Schizophrenie*; Ⓔ *systematized delusion*

Wahn|ge|dan|ke *m*: → *Wahn*

Wahn|i|dee *f*: → *Wahn*

Waldenström-Krankheit *f*: **1.** *Syn:* *Morbus Waldenström, Makroglobulinämie Waldenström*; malignes Lymphom* der B-Lymphozyten mit Bildung von monoklonalem Immunglobulin **2.** *Syn:* *Purpura hyperglobulinaemica*; schubweise Purpura* bei Paraproteinämie*; Ⓔ **1.** *Waldenström's macroglobulinemia, Waldenström's syndrome, lymphoplasmacytic immunocytoma* **2.** *Waldenström's purpura*

Waldeyer-Band *nt*: *Syn:* *Carcassone-Band, Ligamentum transversum perinei*; querverlaufende Faszienverdickung unterhalb des Ligamentum* pubicum inferius; Ⓔ *Carcassonne's perineal ligament*

Waldeyer-Rachenring *m*: *Syn:* *lymphatischer Rachenring, Anulus lymphoideus pharyngis*; Gesamtheit der lymphatischen Gewebe im Bereich der Pars oralis pharyngis; umfasst das lymphoretikuläre Gewebe der Schleimhaut und die Tonsillen [Tonsilla lingualis, palatina, pharyngea, tubaria]; Ⓔ *Waldeyer's tonsillar ring*

Waller-Degeneration *f*: *Syn:* *sekundäre/orthograde Degeneration*; absteigende Degeneration nach Durchtrennung einer Nervenfaser; Ⓔ *wallerian degeneration, orthograde degeneration, Türck's degeneration, secondary degeneration*

Wall|un|gen *pl*: in den Wechseljahren auftretende Hitzewallungen; Ⓔ *hot flushes*

Wal|rat *m*: *Syn:* *Cetaceum*; heute durch synthetischen Walrat ersetzte, aus der Kopfhöhle des Pottwals gewonnene Salbengrundlage; Ⓔ *cetaceum, spermaceti*

Wam|men *pl*: *Syn:* *Lappenelephantiasis, Elephantiasis neuromatosis*; im Rahmen einer Neurofibromatosis* generalista auftretende, primär die Bauchdecke betreffende Schwellung der Haut; Ⓔ *pachydermatocele*

Wan|der|fi|la|rie *f*: *Syn:* *Augenwurm, Taglarvenfilarie, Loa loa*; in Afrika vorkommender parasitärer Fadenwurm, der durch Bremsen übertragen wird; Ⓔ *eye worm, Loa loa, Filaria loa, Filaria diurna*

Wan|der|herz *nt*: *Syn:* *Herzsenkung, Kardioptose*; Herztiefstand; meist in Verbindung mit einer Enteroptose*; Ⓔ *drop heart, Wenckebach's disease, bathycardia, cardioptosia, cardioptosis*

Wan|der|ho|den *m*: *Syn:* *Pendelhoden, Pseudokryptorchismus*; Hoden mit normaler Position im Skrotum, der bei Kremasteranspannung in den Leistenkanal hochgezogen wird; Ⓔ *retractile testis*

Wan|der|lap|pen|plas|tik *f*: Form der Hauttransplantation, bei der das Transplantat an einer Körperstelle zwischeneingepflanzt wird, bevor es zum Zielort transplantiert wird; Ⓔ *jump flap*

Wan|der|le|ber *f*: *Syn:* *Lebersenkung, Hepar migrans, Hepar mobile, Hepatoptose*; Tiefstand der Leber; meist im Rahmen einer Enteroptose*; Ⓔ *wandering liver, floating liver, hepatoptosis*

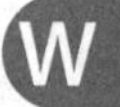

Wan|der|milz *f*: *Syn:* *Lien migrans/mobilis*; abnorm bewegliche Milz; Ⓔ *floating spleen, movable spleen, wandering spleen*

Wan|der|nie|re *f*: *Syn:* *Ren mobilis, Ren migrans*; abnorm bewegliche Niere; Ⓔ *floating kidney, hypermobile kidney, movable kidney, wandering kidney*

Wan|der|phlyk|tä|ne *f*: *Syn:* *Keratitis fascicularis*; Keratitis* mit Bildung eines zur Hornhautmitte wandernden

Infiltrats, das Gefäße bandförmig mit sich zieht [Gefäßbändchen]; Ⓔ *fascicular keratitis*

Wan|der|plaques *pl*: ***Syn:*** *Landkartenzunge, Lingua geographica, Glossitis exfoliativa marginata, Glossitis areata exsudativa*; gutartige Veränderung der Zunge mit flächenhafter Schleimhautabstoßung; Ⓔ *benign migratory glossitis, geographic tongue, mappy tongue, wandering rash*

Wan|der|rö|te *f*: ***Syn:*** *Erythema chronicum migrans*; nach Zeckenbiss entstehendes, sich langsam ausbreitendes Erythem; Ⓔ *erythema chronicum migrans*

Wan|ge *f*: Bucca; Ⓔ *cheek; mala, bucca, gena*

Wan|gen|brand *m*: ***Syn:*** *Noma, Wasserkrebs, infektiöse Gangrän des Mundes, Cancer aquaticus, Chancrum oris, Stomatitis gangraenosa*; vor allem bei Kleinkindern in Afrika, Asien und Südamerika auftretende, gangränöse Entzündung der Mundschleimhaut; Ⓔ *gangrenous stomatitis, corrosive ulcer, water canker, noma, stomatonecrosis, stomatonoma*

Wan|gen|fett|pfropf *m*: ***Syn:*** *Bichat-Fettpfropf, Bichat-Wangenfettpfropf, Corpus adiposum buccae*; Fettkörper in der Wange von Säuglingen, der das Einfallen der Wangen beim Saugen verhindert; Ⓔ *fatty ball of Bichat, fat body of cheek, buccal fat pad, sucking pad, suctorial pad*

Wan|zen *pl*: ***Syn:*** *Heteroptera*; mit stechenden und saugenden Mundwerkzeugen ausgestattete Insekten, die als Parasiten und Krankheitsübertragen wichtig sind; Ⓔ *bugs, Heteroptera*

Warburg-Atmungsferment *nt*: → *Cytochrom* a_3

Warburg-Dickens-Horecker-Zyklus *m*: ***Syn:*** *Pentosephosphatzyklus, Hexosemonophosphatweg, Phosphogluconatweg*; im Zytosol ablaufende, direkte Oxidation von Glucose-6-Phosphat zu Pentose-5-phosphat unter Bildung von NADPH; Ⓔ *pentose phosphate pathway, phosphogluconate pathway, hexose monophosphate shunt, pentose shunt, Warburg-Lipmann-Dickens shunt, Dickens shunt*

War|fa|rin *nt*: synthetisches Kumarinderivat, das als Antikoagulans* eingesetzt wird; Ⓔ *warfarin*

Warfarin-Embryopathie *f*: ***Syn:*** *Cumarin-Embryopathie*; Schädigung des Embryos bei Warfarin*-Therapie während der Schwangerschaft; Ⓔ *warfarin embryopathy*

Wär|me|ag|glu|ti|na|ti|on *f*: ***Syn:*** *Wärmehämagglutination*; Hämagglutination* durch Wärmeantikörper*; Ⓔ *warm agglutination, warm hemagglutination*

Wär|me|an|ti|kör|per *pl*: Antikörper mit einem Wirkungsoptimum bei mehr als 10° Celsius; Ⓔ *warm antibody, warm-reactive antibody*

Wär|me|bild *nt*: ***Syn:*** *Thermogramm*; bei der Thermografie* erhaltenes Bild; Ⓔ *thermogram, thermograph*

Wär|me|häm|ag|glu|ti|na|ti|on *f*: → *Wärmeagglutination*

Wär|me|haus|halt *m*: → *Wärmeregulation*

Wär|me|re|gu|la|ti|on *f*: ***Syn:*** *Wärmehaushalt*; Konstanthaltung der Körpertemperatur; Ⓔ *temperature control*

Wär|me|star *m*: ***Syn:*** *Feuerstar, Glasbläserstar, Infrarotkatarakt, Infrarotstar, Schmiedestar, Cataracta calorica*; durch Infrarotstrahlen hervorgerufene Linsentrübung; Ⓔ *infrared cataract, furnacemen's cataract, glassblower's cataract, glassworker's cataract, heat cataract, thermal cataract*

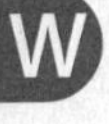

Wär|me|ur|ti|ka|ria *f*: durch Hitzeinwirkung hervorgerufene physikalische Urtikaria*; Ⓔ *heat urticaria*

Wartenberg-Syndrom *nt*: ***Syn:*** *idiopathische Akroparästhesie, Brachialgia statica paraesthetica*; meist bei älteren Frauen auftretende nächtliche Akroparästhesie* unbekannter Genese; Ⓔ *Wartenberg's symptom, Wartenberg's disease*

Warthin-Albrecht-Arzt-Tumor *m*: → *Warthin-Tumor*

Warthin-Tumor *m*: ***Syn:*** *Warthin-Albrecht-Arzt-Tumor, Cystadenoma lymphomatosum, Cystadenolymphoma papilliferum, Adenolymphom*; gutartiger Mischtumor der Ohrspeicheldrüse aus drüsigem und lymphatischem Gewebe; Ⓔ *Warthin's tumor, adenolymphoma, papillary cystadenoma lymphomatosum, papillary adenocystoma lymphomatosum*

War|ze *f*: → *Verruca*

filiforme Warzen: ***Syn:*** *Pinselwarzen, Verrucae filiformes*; fadenförmige Verrucae* vulgares; Ⓔ *filiform warts, verrucae filiformes*

gewöhnliche Warzen: → *Verrucae vulgares*

seborrhoische Warze: ***Syn:*** *(seborrhoische) Alterswarze, seborrhoische Keratose, Verruca seborrhoica, Verruca senilis, Verruca seborrhoica senilis*; im höheren Alter gehäuft auftretender gutartiger, verruköser Tumor mit schmutzig-grauer zerklüfteter Oberfläche; Ⓔ *seborrheic wart, seborrheic verruca, seborrheic keratosis, senile wart*

vulgäre Warzen: → *Verrucae vulgares*

War|zen|fon|ta|nel|le *f*: ***Syn:*** *hintere Seitenfontanelle, Fonticulus posterolateralis, Fonticulus mastoideus*; Fontanelle* hinter dem Warzenfortsatz; Ⓔ *mastoid fontanella, posterolateral fontanella, posterotemporal fontanella, Casser's fontanella, casserian fontanella, Casserio's fontanella, Casserius fontanella*

War|zen|fort|satz *m*: ***Syn:*** *Mastoid, Processus mastoideus*; mit der Paukenhöhle verbundener, luftgefüllte Hohlräume [Cellulae mastoideae] enthaltender Außenteil des Felsenbeins hinter der Ohrmuschel; Ⓔ *mastoid process, mamillary process of temporal bone, mastoid, temporal apophysis, mastoidea, mastoideum*

War|zen|fort|satz|ent|zün|dung *f*: → *Mastoiditis*

War|zen|fort|satz|höh|le *f*: ***Syn:*** *Antrum mastoideum*; größter Hohlraum des Warzenfortsatzes; Ⓔ *mastoid cavity*

War|zen|fort|satz|zel|len *pl*: ***Syn:*** *Cellulae mastoideae*; lufthaltige Zellen des Warzenfortsatzes; Ⓔ *mastoid cells, mastoid air cells, mastoid sinuses*

War|zen|vi|rus *nt, pl* **-ren**: → *Papillomavirus*

War|zen|vor|hof|drü|sen *pl*: ***Syn:*** *Montgomery-Knötchen, Glandulae areolares*; apokrine Schweißdrüsen im Warzenvorhof der Brust; Ⓔ *areolar glands, Montgomery's glands, Montgomery's tubercles*

War|zen|vor|hof|ent|zün|dung *f*: → *Areolitis*

Was|ser|ab|ga|be, ex|tra|glan|du|lä|re *f*: ***Syn:*** *Perspiratio insensibilis*; unmerklicher Wasserverlust durch die Haut und Schleimhaut; Ⓔ *insensible perspiration, extraglandular water loss, insensible water loss, extraglandular perspiration*

Was|ser|ab|ga|be, glan|du|lä|re *f*: ***Syn:*** *Perspiratio sensibilis*; Wasserverlust durch Schwitzen; Ⓔ *sensible perspiration, sensible water loss, glandular perspiration, glandular water loss*

Was|ser|bruch *m*: **1.** ***Syn:*** *Hydrozele, Hydrocele*; Wasser-/Exsudatansammlung in einer serösen Höhle **2.** ***Syn:*** *Hydrozele, Hydrocele testis*; Wasserbruch des Hodens mit Flüssigkeitsansammlung in der Tunica vaginalis; Ⓔ **1.** *hydrocele* **2.** *hydrocele of testis*

Was|ser|di|u|re|se *f*: vermehrte Wasserausscheidung bei übermäßiger Wasseraufnahme oder Hypoosmolarität des Blutes; Ⓔ *water diuresis, hydrodiuresis*

Was|ser|ge|schwulst *f*: → *Hygrom*

Was|ser|harn|ruhr *f*: → *Diabetes insipidus*

Was|ser|haut *f*: Amnion*; Ⓔ *amnion, amniotic sac*

Was|ser|heil|kun|de *f*: ***Syn:*** *Hydrotherapie, Hydriatrie*; therapeutische Anwendung von Wasser; Ⓔ *hydriatrics, hydrotherapy, hydrotherapeutics*

Was|ser|kopf *m*: → *Hydrocephalus*

Was|ser|krebs *m*: → *Wangenbrand*

Wassermann-Reaktion *f*: ***Syn:*** *Wassermann-Test, Komplementbindungsreaktion nach Wassermann*; unspezifische Komplementbindungsreaktion zum Nachweis bestimmter Reagine im Serum bei Syphilis; Ⓔ

complUetic reaction, Wassermann test, Wassermann reaction
Was|ser|po|cken *pl*: → *Windpocken*
Was|ser|sack|nie|re *f*: *Syn:* *Harnstauungsniere, Hydronephrose, Uronephrose*; angeborene [selten] oder erworbene, sackartige Ausweitung des Nierenhohlsystems und evtl. der Harnleiter [Hydroureteronephrose*]; Ⓔ *nephrohydrosis, nephrydrosis, hydronephrosis, uronephrosis*
Was|ser|scheu *f*: *Syn:* *Hydrophobie*; krankhafte Abneigung gegen Wasser; charakteristisches Zeichen bei Tollwut*; Ⓔ *hydrophobia, hydrophobism*
Was|ser|schier|ling *m*: Cicuta virosa; *s.u. Cicutin*; Ⓔ *European water hemlock, Cicuta virosa*
Was|ser|spei|er|ge|sicht *nt*: *Syn:* *Gargoylismus*; typische Gesichtsveränderung, z.B. beim Pfaundler-Hurler-Syndrom; Ⓔ *hurloid facies, gargoylism*
Was|ser|stoff *m*: *Syn:* *Hydrogenium*; einfachstes chemisches Element; Ⓔ *hydrogen*
schwerer Wasserstoff: *Syn:* *Deuterium, Deutohydrogen*; natürlich vorkommendes Wasserstoffisotop, das ein Deuteron* anstatt eines Protons im Kern hat; Ⓔ *deuterium, heavy hydrogen*
Was|ser|stoff|i|o|nen|kon|zen|tra|ti|on *f*: Konzentration von Wasserstoffionen in wässriger Lösung; Ⓔ *hydrogen ion concentration*
Was|ser|stoff|per|o|xid *nt*: *Syn:* *Wasserstoffsuperoxid*; starkes Oxidationsmittel; Ⓔ *hydrogen peroxide, hydrogen dioxide, hydroperoxide*
Was|ser|stoff|su|per|o|xid *nt*: → *Wasserstoffperoxid*
Was|ser|sucht *f*: → *Hydrops*
Waterhouse-Friderichsen-Syndrom *nt*: *Syn:* *Friderichsen-Waterhouse-Syndrom*; perakute Sepsis* bei Meningokokkenbefall mit Kreislaufschock und Ausfall der Nebennierenrinde; Ⓔ *Waterhouse-Friderichsen syndrome, Friderichsen-Waterhouse syndrome, acute fulminating meningococcemia*
Waterstone-Anastomose *f*: operative Verbindung von Aorta und Arteria pulmonalis bei angeborenen zyanotischen Herzfehlern; Ⓔ *Waterstone operation*
Wat|schel|gang *m*: *Syn:* *Entengang*; typischer Gang bei Lähmung des großen Gesäßmuskels; Ⓔ *waddle, waddle gait, waddling gait, dystrophic gait*
Watson-Schwartz-Test *m*: Nachweis von Porphobilinogen im Harn; Ⓔ *Watson-Schwartz test, porphobilinogen test*
Watt *nt*: Einheit der Leistung; Ⓔ *watt*
WDHA-Syndrom *nt*: *Syn:* *Verner-Morrison-Syndrom, pankreatische Cholera*; durch einen endokrinaktiven Tumor der Bauchspeicheldrüse verursachtes Syndrom mit wässrigen Durchfällen, Hypokaliämie* und Achlorhydrie*; Ⓔ *Verner-Morrison syndrome, WDHA syndrome, pancreatic cholera*
WDHH-Syndrom *nt*: WDHA-Syndrom* mit Hypochlorhydrie*; Ⓔ *Verner-Morrison syndrome, WDHA syndrome, pancreatic cholera*
Weber-Christian-Syndrom *nt*: *Syn:* *Pfeiffer-Weber-Christian-Syndrom, rezidivierende fieberhafte nicht-eitrige Pannikulitis, Panniculitis nodularis nonsuppurativa febrilis et recidivans*; durch die Ausbildung subkutaner Knoten gekennzeichnete, herdförmige, nicht-eitrige Entzündung des subkutanen Fettgewebes; Ⓔ *Weber-Christian syndrome, Weber-Christian disease, Weber-Christian panniculitis, Christian's disease, Christian's syndrome, Christian-Weber disease, nodular nonsuppurative panniculitis, relapsing febrile nodular nonsuppurative panniculitis*
Weber-Ramstedt-Operation *f*: *Syn:* *Pyloromyotomie, Pylorotomie, Ramstedt-Operation*; Längsspaltung der verdickten Pylorusmuskulatur bei Pylorushypertrophie*; Ⓔ *Fredet-Ramstedt operation, Ramstedt's operation, Weber-Ramstedt operation, pyloromyotomy*
Wech|sel|druck|be|at|mung *f*: *Syn:* *positive-negative Druckbeatmung*; Druckbeatmung, bei der die Einatmung durch einen Überdruck und die Ausatmung durch einen Sog erleichtert wird; Ⓔ *positive-negative pressure breathing, positive-negative pressure ventilation*
Wech|sel|fie|ber *nt*: → *Malaria*
Wech|sel|ge|biss *nt*: das Übergangsgebiss zwischen Milchgebiss und Dauergebiss; Ⓔ *transitional dentition*
Wech|sel|jah|re *pl*: *Syn:* *Klimakterium, Klimax, Climacter, Climacterium, Climax*; Übergangsphase von der vollen Geschlechtsreife zum Senium, die von Hitzewallungen, unregelmäßiger Menstruation, Stimmungsschwankungen, Schlafstörungen, Kreislaufbeschwerden u.ä. gekennzeichnet ist; Ⓔ *turn of life, climacterium, climacteric, climax*
Wechseljahre des Mannes: *Syn:* *Climacterium virile, Klimakterium virile*; durch das Absinken der Androgenbildung hervorgerufener Symptomenkomplex, der dem Klimakterium der Frau ähnelt; Ⓔ *male climacteric*
Wech|sel|tier|chen *pl*: → *Amöben*
Wech|sel|zahl *f*: Zahl der umgesetzten Mole Substrat pro Mol Enzym; Maß für die Enzymaktivität; Ⓔ *molar activity, molecular activity*
Weck|a|mine *pl*: Bezeichnung für Substanzen [Aphetamine], die den Antrieb steigern und die Psyche anregen; Ⓔ *amphetamines*
Weeks-Bazillus *m*: → *Koch-Weeks-Bazillus*
WEE-Virus *nt*: → *Western-Equine-Enzephalitis-Virus*
Wegener-Granulomatose *f*: *Syn:* *Wegener-Klinger-Granulomatose, maligne granulomatöse Angiitis, rhinogene Granulomatose*; ätiologisch ungeklärte, systemische Erkrankung mit Nekrose* der Blutgefäße und Bildung von Granulomen in Nasen-, Mund- und Rachenraum; Ⓔ *Wegener's granulomatosis, Wegener's syndrome*
Wegener-Klinger-Granulomatose *f*: → *Wegener-Granulomatose*
Wegner-Krankheit *f*: *Syn:* *kongenitale Knochensyphilis, Osteochondritis syphilitica*; meist schon im Säuglingsalter auftretende, zu Epiphysenlösung führende Manifestation der angeborenen Syphilis*; Ⓔ *Wegner's disease, syphilitic osteochondritis, congenital syphilis of bone, luetic osteochondritis*
We|hen *pl*: *Syn:* *Labores uteri*; Kontraktionen der Gebärmutter während Schwangerschaft und Geburt; Ⓔ *uterine contractions, contractions, labor pains, pains, travail, labor*
We|hen|hem|mung *f*: Tokolyse*; Ⓔ *tocolysis*
We|hen|mes|ser *m*: Tokogramm*; Ⓔ *tokodynamometer, tocodynamometer, tocometer*
We|hen|mes|sung *f*: Tokografie*; Ⓔ *tokography, tocography*
We|hen|schwä|che *f*: zu kurze, zu seltene oder zu schwache Wehen; Ⓔ *tedious labor, inertia uteri, uterine inertia, bradytocia*
Weich|tei|le *pl*: Bezeichnung für die nicht-knöchernen Gewebe und Organe; Ⓔ *soft parts, soft tissue*
Weich|teil|rheu|ma|tis|mus *m*: *Syn:* *Muskelrheumatismus, Fibrositis, Fibrositis-Syndrom, Fibromyalgie, fibromyalgisches Syndrom*; Oberbegriff für chronische, nichtrheumatische Erkrankungen mit typischen extraartikulären Schmerzen [Muskulatur, Skelettweichteile]; Ⓔ *soft tissue rheumatism, muscular rheumatism, fibrositis, fibrofascitis*
Wei|her|hip|pel *m*: *Syn:* *Schwimmbadkrätze, Badekrätze, Badedermatitis, Schistosomendermatitis, Zerkariendermatitis*; durch Zerkarien hervorgerufene Dermatitis* mit Juckreiz und Quaddelbildung; Ⓔ *cutaneous schistosomiasis, swimmer's itch, cercarial dermatitis, schistosome dermatitis, swimmer's dermatitis, clam digger's itch*
Weil-Felix-Reaktion *f*: *Syn:* *Weil-Felix-Test*; serologischer

W

Test zur Diagnose von Rickettsieninfektionen [Fleckfieber]; Ⓔ *Weil-Felix test, Weil-Felix reaction, Felix-Weil reaction*

Weil-Krankheit *f*: *Syn: Morbus Weil, Leptospirosis icterohaemorrhagica*; meldepflichtige, akute Infektionskrankheit durch Leptospira* interrogans-Subspecies; in der ersten Phase kommt es zu starken Kopf- und Muskelschmerzen, Konjunktivitis*, Exanthemen* und evtl. Meningismus*; in der zweiten Phase dominieren Ikterus*, Anämie*, Nephritis* und Meningitis* das klinische Bild; Ⓔ *Weil's disease, Weil's syndrome, Lancereaux-Mathieu disease, Landouzy's disease, Larrey-Weil disease, Fiedler's disease, infectious jaundice, infectious icterus, infective jaundice, infectious spirochetal jaundice, leptospiral jaundice, spirochetal jaundice, icterogenic spirochetosis*

Weil-Leptospire *f*: *Syn: Weil-Spirochaete, Leptospira interrogans serovar icterohaemorrhagiae*; Serovar von Leptospira* interrogans; Erreger der Weil-Krankheit*; Ⓔ *Leptospira icterohaemorrhagiae, Leptospira interrogans serogroup icterohaemorrhagiae*

Weil-Spirochaete *f*: →*Weil-Leptospire*

Wein|fleck *m*: *Syn: Feuermal, Gefäßmal, Portweinfleck, Naevus flammeus*; großer tiefroter Gefäßnävus, der oft mit anderen Gefäßneubildungen oder -fehlbildungen assoziiert ist; Ⓔ *salmon patch, flammeous nevus, portwine nevus, port-wine mark, port-wine stain*

Wein|geist *m*: →*Äthanol*

Weir-Mitchell-Krankheit *f*: *Syn: Gerhardt-Syndrom, Mitchell-Gerhardt-Syndrom, Akromelalgie, Erythromelalgie, Erythralgie, Erythermalgie*; ätiologisch ungeklärte, anfallsartige Hyperämie* der Akren nach Wärmeexposition; Ⓔ *Mitchell's disease, Weir-Mitchell's disease, Gerhardt's disease, erythromelalgia, erythremomelalgia, rodonalgia, acromelalgia, red neuralgia*

Weis|heits|zahn *m*: dritter Molar, Dens molaris tertius, Dens serotinus; Ⓔ *wisdom tooth, third molar, third molar tooth*

Weiß|fle|cken|krank|heit *f*: **1.** *Syn: Scheckhaut, Vitiligo*; ätiologisch ungeklärter Pigmentmangel der Haut, der zur Bildung umschriebener oder generalisierter weißer Flecken führt **2.** *Syn: White-Spot-Disease, Lichen sclerosus et atrophicus, Lichen albus*; erbsengroße, porzellanweiße, atrophische Flecken der Haut von Hals, Nacken, Schulter, Brust und Genitale; Ⓔ **1.** *vitiligo, piebald skin, acquired leukoderma, acquired leukopathia, leukasmus* **2.** *vitiligo, white-spot disease, Csillag's disease, piebald skin*

Weiß|fluss *m*: →*Leukorrhoe*

Weiß|haa|rig|keit *f*: Leukotrichosis, Leukotrichia; Ⓔ *whiteness, leukotrichia, canities*

Weiß|kör|per *m*: *Syn: Corpus albicans*; weißliche Bindegewebsnarbe im Eierstock als Rest eines Gelbkörpers; Ⓔ *white body of ovary*

Weiß|sche|cken|krank|heit *f*: *Syn: partieller/umschriebener Albinismus, Piebaldismus, Albinismus circumscriptus, Albinismus partialis*; angeborene, umschriebene pigmentlose Hautflecken; Ⓔ *localized albinism, circumscribed albinism, piebaldism, piebaldness*

Weiß|schwie|len *pl*: s.u. *Weißschwielenkrankheit*; Ⓔ *leukoplakia*

Weiß|schwie|len|krank|heit *f*: *Syn: Leukoplakie, Leukoplakia, Leucoplacia*; Verhornungsstörung der Schleimhaut mit Bildung weißer Herde [Weißschwielen]; Ⓔ *leukoplakia*

Weiß|sucht *f*: *Syn: Albinismus*; angeborener Pigmentmangel von Augen, Haut und Haaren; Ⓔ *congenital leukoderma, congenital leukopathia, albinism, albinismus*

Weit|sich|tig|keit *f*: Hyperopie; Ⓔ *far sight, long sight, farsightedness, long-sightedness, hyperopia, hypermetropia*

Weit|win|kel|glau|kom *nt*: *Syn: Simplexglaukom, Glaucoma simplex*; primäres Glaukom* durch Abflussbehinderung im Schlemm*-Kanal ohne Einengung des Kammerwinkels*; Ⓔ *simple glaucoma, wide-angle glaucoma, Donders' glaucoma, noncongestive glaucoma, chronic glaucoma, compensated glaucoma*

Welch-Fränkel-Bazillus *m*: *Syn: Clostridium perfringens, Welch-Fränkel-Gasbrandbazillus*; unbewegliches Stäbchen, das thermoresistente Sporen bildet; häufigster Gasbrand*-Erreger; Ⓔ *Welch's bacillus, gas bacillus, Bacillus aerogenes capsulatus, Bacillus welchii, Clostridium perfringens*

Welch-Fränkel-Gasbrandbazillus *m*: →*Welch-Fränkel-Bazillus*

Wel|len *pl*: periodische Ausbreitungsform von Energie; Ⓔ *waves*

α-Wellen: *Syn: Alphawellen*; normale Wellenform im Elektroenzephalogramm; Ⓔ *alpha waves, α waves*

β-Wellen: *Syn: Betawellen*; im Elektroenzephalogramm auftretende relativ schnelle Wellen (14–30/Sek.); Ⓔ *beta waves, β waves*

Wel|len|sit|tich|hal|ter|lun|ge *f*: *Syn: Geflügelzüchterlunge, Taubenzüchterlunge, Vogelzüchterlunge*; exogen allergische Alveolitis* durch Inhalation von Kot- oder Federstaub von Vögeln; Ⓔ *bird-breeder's lung, bird-fancier's lung, pigeon-breeder's lung*

Wenckebach-Periodik *f*: AV-Block* mit regelmäßigem Ausfall einer Überleitung; Ⓔ *Wenckebach heart block, Wenckebach block, Wenckebach period*

Wen|dung *f*: *Syn: Versio*; künstliche Änderung der Lage des Fetus in der Gebärmutter zur Geburtserleichterung; Ⓔ *version*

Werdnig-Hoffmann-Krankheit *f*: *Syn: infantile spinale Muskelatrophie (Werdnig-Hoffmann), Werdnig-Hoffmann-Syndrom*; bereits im ersten Lebensjahr einsetzende, autosomal-rezessive Form der spinalen Muskelatrophie*, die innerhalb von 2–3 Jahren zum Tode führt; Ⓔ *Werdnig-Hoffmann paralysis, Werdnig-Hoffmann atrophy, Werdnig-Hoffmann spinal muscular atrophy, Werdnig-Hoffmann type, Werdnig-Hoffmann disease, Hoffmann's muscular atrophy, Hoffmann-Werdnig syndrome, Hoffmann's atrophy, familial spinal muscular atrophy, infantile muscular atrophy, infantile progressive spinal muscular atrophy*

Werlhof-Krankheit *f*: *Syn: idiopathische thrombozytopenische Purpura, essentielle/idiopathische Thrombozytopenie, Morbus Werlhof*; chronische oder in akuten Schüben verlaufende Purpura durch einen vorübergehenden Thrombozytenmangel; Ⓔ *Werlhof's disease, idiopathic thrombocytopenic purpura*

Wer|mut *m*: →*Artemisia absinthium*

Wernekinck-Kreuzung *f*: *Syn: große Haubenkreuzung, Decussatio pedunculorum cerebellarium superiorum*; Kreuzung der oberen Kleinhirnstiele in Höhe der Vierhügelplatte [Lamina* tecti]; Ⓔ *decussation of superior cerebellar peduncles*

Werner-His-Krankheit *f*: →*Wolhyn-Fieber*

Werner-Syndrom *nt*: *Syn: Progeria adultorum*; im 3. Lebensjahrzehnt einsetzende, autosomal-rezessive Form der Progerie*, die zu vorzeitiger Vergreisung und Einschränkung der Lebenserwartung führt; Ⓔ *Werner syndrome*

Wernicke-Aphasie *f*: *Syn: sensorische Aphasie*; Aphasie* durch Ausfall des Sprachverständnisses; Ⓔ *Wernicke's aphasia, impressive aphasia, receptive aphasia, temporoparietal aphasia, sensory aphasia, psychosensory aphasia*

Wernicke-Enzephalopathie *f*: *Syn: Encephalopathia haemorrhagica superior (Wernicke), Polioencephalitis haemorrhagica superior (Wernicke), Wernicke-Syndrom*; durch Niacinmangel bedingte, aber auch bei Hämodialyse* auftretende, zu Parenchymnekrosen führende Enzephalopathie* mit schlechter Prognose; Ⓔ *Wernicke's syndrome, Wernicke's disease, Wernicke's encephalopathy, acute superior hemorrhagic polioencephalitis, superior hemorrhagic polioencephalitis*

Wernicke-Mann-Prädilektionstyp *m*: → *Wernicke-Prädilektionsparese*

Wernicke-Prädilektionsparese *f*: ***Syn:*** *Wernicke-Mann-Prädilektionstyp, Hemiplegie Typ Wernicke-Mann*; Halbseitenlähmung mit Beugestellung des Arms und Streckstellung von Bein und Fuß; führt zu einem typischen Gangbild mit Kreisbewegung [Zirkumduktion] des betroffenen Beins; Ⓔ *Wernicke-Mann hemiplegia, Wernicke-Mann type*

Wernicke-Syndrom *nt*: → *Wernicke-Enzephalopathie*

Wernicke-Zentrum *nt*: sensorisches Sprachzentrum im Schläfenlappen; Ⓔ *Wernicke's speech area, Wernicke's speech zone, Wernicke's temporal speech area, Wernicke's speech region*

Wert, ka|lo|ri|scher *m*: ***Syn:*** *Kalorienwert, Brennwert, Energiewert*; der bei der Oxidation von 1 Gramm eines Nahrungsmittels im Körper freigesetzte Energiebetrag; Ⓔ *caloric value*

Wes|pen|bein *nt*: → *Keilbein*

Westergren-Methode *f*: Bestimmung der Blutkörperchensenkung* mit **Westergren-Röhrchen**; Ⓔ *Westergren method*

Western-Equine-Enzephalitis *f*: → *Western-Equine-Enzephalomyelitis*

Western-Equine-Enzephalitis-Virus *nt*: ***Syn:*** *WEE-Virus*; durch Moskitos übertragener Erreger der Western-Equine-Enzephalomyelitis*; Ⓔ *Western equine encephalitis virus, Western equine encephalomyelitis virus, WEE virus*

Western-Equine-Enzephalomyelitis *f*: ***Syn:*** *westliche Pferdeenzephalitis, Western-Equine-Enzephalitis*; in den USA und Canada auftretende, durch das **Western-Equine-Enzephalitis-Virus** hervorgerufene, leicht verlaufende Enzephalomyelitis*; Ⓔ *Western equine encephalitis, Western equine encephalomyelitis*

West-Nile-Enzephalitis *f*: ***Syn:*** *West-Nile-Fieber*; durch Fliegen [Culex*] übertragene Arbovirose* durch das **West-Nile-Fieber-Virus**; der klinische Verlauf gleicht dem des Dengue-Fiebers*; Ⓔ *West Nile encephalitis, West Nile fever*

Westphal-Strümpell-Pseudosklerose *f*: ***Syn:*** *Westphal-Strümpell-Syndrom, Pseudosklerose Westphal-Strümpell*; Spätform der hepatolentikulären Degeneration* mit Manifestation im Erwachsenenalter und langsam progredientem Verlauf; Ⓔ *Westphal-Strümpell pseudosclerosis, Westphal-Strümpell disease, Westphal's pseudosclerosis, Westphal's disease, Westphal-Strümpell syndrome, Strümpell-Westphal disease, Strümpell-Westphal pseudosclerosis, pseudosclerosis*

Westphal-Syndrom *nt*: ***Syn:*** *periodische hypokaliämische Lähmung*; autosomal-rezessive Erkrankung mit periodischer Hypokaliämie* und schlaffer Lähmung; Ⓔ *hypokalemic periodic paralysis, type I periodic paralysis*

Weyers-Syndrom *nt*: ***Syn:*** *Dysostosis acrofacialis*; autosomal-dominantes Syndrom mit Fehlbildungen der Akren [Polydaktylie*, Synostose* der Mittelhandknochen] und des Unterkiefers [Unterkieferspalte, Diastema*]; Ⓔ *acrofacial dysostosis, acrofacial syndrome*

Wharton-Gang *m*: ***Syn:*** *Ductus submandibularis*; Ausführungsgang der Unterkieferdrüse; Ⓔ *Wharton's duct, submandibular duct*

Wharton-Sulze *f*: gallertartiges Bindegewebe der Nabelschnur; Ⓔ *Wharton's gelatine, Wharton's jelly*

whiplash injury *nt*: ***Syn:*** *HWS-Schleudertrauma, Schleudertrauma, Whiplash-Syndrom, Peitschenschlagphänomen*; Verletzung der Halswirbelsäule durch plötzliche Überstreckung und nachfolgendes Nachvorneschleudern bei Auffahrunfällen; Ⓔ *whiplash, whiplash trauma, whiplash injury*

Whiplash-Syndrom *nt*: → *whiplash injury*

Whipple-Krankheit *f*: ***Syn:*** *Morbus Whipple, intestinale Lipodystrophie, lipophage Intestinalgranulomatose, Lipodystrophia intestinalis*; bakterielle Darmerkrankung [**Tropheryma whippelii**] mit Fettresorptions- und Verdauungsstörung; Ⓔ *Whipple's disease, lipophagic intestinal granulomatosis, intestinal lipodystrophy*

whistling face *nt*: *s.u. Freeman-Sheldon-Syndrom*; Ⓔ *whistling face*

White-Spot-Disease *nt*: → *Weißfleckenkrankheit*

Whitmore-Krankheit *f*: ***Syn:*** *Pseudomalleus, Pseudorotz, Melioidose, Melioidosis*; in Asien und Australien auftretende, durch **Pseudomonas pseudomallei** hervorgerufene Infektionskrankheit von Ratten, Schweinen und Katzen, die selten auf den Menschen übertragen wird; Ⓔ *Whitmore's fever, Whitmore's disease, pseudoglanders, melioidosis*

Widal-Abrami-Anämie *f*: → *Widal-Anämie*

Widal-Abrami-Ikterus *m*: → *Widal-Anämie*

Widal-Anämie *f*: ***Syn:*** *Widal-Ikterus, Widal-Abrami-Anämie, Widal-Abrami-Ikterus*; immunhämolytische Anämie* durch Wärmeantikörper; Ⓔ *Widal's syndrome, Hayem-Widal syndrome, hemolytic icteroanemia, acquired hemolytic icterus, icteroanemia*

Widal-Ikterus *m*: → *Widal-Anämie*

Widal-Reaktion *f*: ***Syn:*** *Gruber-Widal-Reaktion, Gruber-Widal-Test, Widal-Test*; Agglutination von Bakterien mit Antiseren; Ⓔ *Widal's serum test, Widal's test, Widal's reaction, Gruber's test, Gruber-Widal test, Grünbaum-Widal test, Gruber's reaction, Gruber-Widal reaction*

Wi|der|stands|hoch|druck *m*: ***Syn:*** *Widerstandshypertonie*; arterielle Hypertonie* durch eine Erhöhung des peripheren Widerstands; Ⓔ *resistance hypertension*

Wi|der|stands|hy|per|to|nie *f*: → *Widerstandshochdruck*

Wiedemann-Beckwith-Syndrom *nt*: ***Syn:*** *Beckwith-Wiedemann-Syndrom, EMG-Syndrom, Exomphalos-Makroglossie-Gigantismus-Syndrom*; familiäres Fehlbildungssyndrom mit charakteristischen Gesichtsdysmorphien [Makroglossie, Exophthalmus] und Riesenwuchs; Ⓔ *Beckwith-Wiedemann syndrome, exomphalos-macroglossia-gigantism syndrome, EMG syndrome*

Wie|der|be|le|bung *f*: → *Reanimation*

Wie|der|be|le|bungs|zeit *f*: Zeitspanne, innerhalb der die Wiederbelebung zu einer vollständigen Erholung führt; Ⓔ *resuscitation limit*

Wie|sen|gras|der|ma|ti|tis *f, pl* **-ti|ti|den**: ***Syn:*** *Wiesengräserdermatitis, Phyto-Photodermatitis, phytophototoxische Dermatitis, Dermatitis bullosa pratensis, Dermatitis pratensis, Photodermatitis phytogenica, Pflanzendermatitis*; durch Kontakt mit Pflanzen erworbene, phototoxische Kontaktdermatitis*; Ⓔ *grass dermatitis, meadow dermatitis, meadow-grass dermatitis, phytophototoxic dermatitis, phytophotodermatitis*

Wie|sen|grä|ser|der|ma|ti|tis *f, pl* **-ti|ti|den**: → *Wiesengrasdermatitis*

Wild|typ *m*: natürlich vorkommende Ausprägung eines Gens; Ⓔ *wild type*

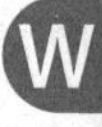

Wilk-Krankheit *f*: ***Syn:*** *warzige Tuberkulose der Haut, Leichentuberkel, Schlachtertuberkulose, Tuberculosis cutis verrucosa, Verruca necrogenica, Tuberculum anatomicum*; meist als Berufskrankheit auftretende postprimäre Tuberkulose* mit rundlichen, indolenten, verrukösen Papeln an Fingern, Händen, Ferse oder Füßen; Ⓔ *postmortem wart, prosector's wart, anatomical tubercle, anatomical wart, necrogenic wart, tuberculous wart, warty tuberculosis*

Wilkie-Syndrom *nt*: ***Syn:*** *Arteria-mesenterica-superior-*

Kompressionssyndrom, arteriomesenteriale Duodenalkompression, oberes Mesenterialarterien-Syndrom, Duodenalverschluss; Kompression des horizontalen Teils des Duodenums durch die Arteria* mesenterica superior; kann zu zeitweiliger Passagebehinderung und evtl. Ileus* führen; Ⓔ *Wilkie's syndrome*

Willan-Krankheit *f*: ***Syn:*** *Kleienpilzflechte, Eichstedt-Krankheit, Pityriasis versicolor, Tinea versicolor*; häufige, oberflächliche Hautmykose durch **Malassezia furfur** mit variablem Krankheitsbild; Ⓔ *pityriasis versicolor, tinea versicolor, tinea furfuracea*

Willebrand-Faktor *m*: ***Syn:*** *von Willebrand-Faktor, Faktor VIII assoziiertes-Antigen*; Untereinheit von Faktor* VIII der Blutgerinnung; Mangel führt zu Willebrand-Jürgens-Syndrom*; Ⓔ *von Willebrand factor, factor VIII:vWF, factor VIII-associated antigen*

Willebrand-Jürgens-Syndrom *nt*: ***Syn:*** *von Willebrand-Jürgens-Syndrom, Angiohämophilie, hereditäre/vaskuläre Pseudohämophilie, konstitutionelle Thrombopathie*; durch einen Mangel oder Defekt an Willebrand-Faktor* hervorgerufene Blutungsneigung; Ⓔ *Minot-von Willebrand syndrome, von Willebrand's syndrome, von Willebrand's disease, Willebrand's syndrome, constitutional thrombopathy, pseudohemophilia, hereditary pseudohemophilia, angiohemophilia*

Willis-Anastomosenkranz *m*: ***Syn:*** *Circulus arteriosus cerebri*; an der Gehirnbasis liegende Anastomose* von Arteria basilaris und Arteria carotis interna; Ⓔ *arterial circle of Willis, circle of Willis, arterial circle of cerebrum*

Wilms-Tumor *m*: ***Syn:*** *embryonales Adenosarkom, embryonales Adenomyosarkom, Nephroblastom, Adenomyorhabdosarkom der Niere*; bösartiger Tumor der Nieren, der drüsige und sarkomatöse Anteile enthält; tritt oft schon im Kindesalter auf; Ⓔ *Wilms' tumor, embryonal nephroma, embryoma of kidney, embryonal adenomyosarcoma, embryonal adenosarcoma, embryonal sarcoma, embryonal carcinosarcoma, renal carcinosarcoma, nephroblastoma, adenomyosarcoma of kidney*

Wilson-Ableitungen *pl*: EKG-Ableitungen von der Brustwand; Ⓔ *Wilson's precordial leads*

Wilson-Block *m*: häufigste Form des Rechtsschenkelblocks; Ⓔ *Wilson's block*

Wilson-Krankheit *f*: **1.** ***Syn:*** *Dermatitis exfoliativa, Pityriasis rubra Hebra, Pityriasis rubra Hebra-Jadassohn*; im Rahmen innere Erkrankungen auftretende Rötung der Haut (Erythrodermie*) mit Schuppung **2.** → *Wilson-Syndrom*; Ⓔ **1.** *Wilson's disease, exfoliative dermatitis* **2.** → *Wilson-Syndrom*

Wilson-Mikity-Syndrom *nt*: ***Syn:*** *bronchopulmonale Dysplasie*; v.a. bei Frühgeborenen auftretendes Syndrom mit Verdickung der Alveolarsepten, Emphysembildung und Atelektasen; Ⓔ *Wilson-Mikity syndrome, pulmonary dysmaturity*

Wilson-Syndrom *nt*: ***Syn:*** *Wilson-Krankheit, Morbus Wilson, hepatolentikuläre/hepatozerebrale Degeneration*; autosomal-rezessive Störung des Kupferstoffwechsels mit Ablagerung von Kupfer in den Geweben und erhöhter Ausscheidung im Harn; führt zu Leberzirrhose* und Hirnschäden; Ⓔ *Wilson's syndrome, Wilson's degeneration, Wilson's disease, hepatolenticular disease, hepatolenticular degeneration, Kayser's disease, amyostatic syndrome, familial hepatitis, lenticular progressive degeneration*

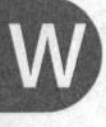

Wim|per|lar|ve *f*: ***Syn:*** *Flimmerlarve, Korazidium, Coracidium*; bewimpertes erstes Larvenstadium verschiedener Bandwürmer; Ⓔ *coracidium*

Wim|pern *pl*: Cilia, Zilien; Ⓔ *eyelashes, cilia*

Wim|pern|drü|sen *pl*: ***Syn:*** *Moll-Drüsen, Glandulae ciliares*; apokrine Schweißdrüsen am Lidrand; Ⓔ *Moll's glands, ciliary glands (of conjunctiva)*

Wim|per|tier|chen *pl*: ***Syn:*** *Ziliaten, Ciliata, Ciliophora*; teilweise oder vollständig bewimperte Einzeller, die in Süß- und Salzwasser vorkommen; zum Teil Parasiten oder Krankheitserreger des Menschen [z.B. Balantidium* coli]; Ⓔ *Ciliata, Infusoria*

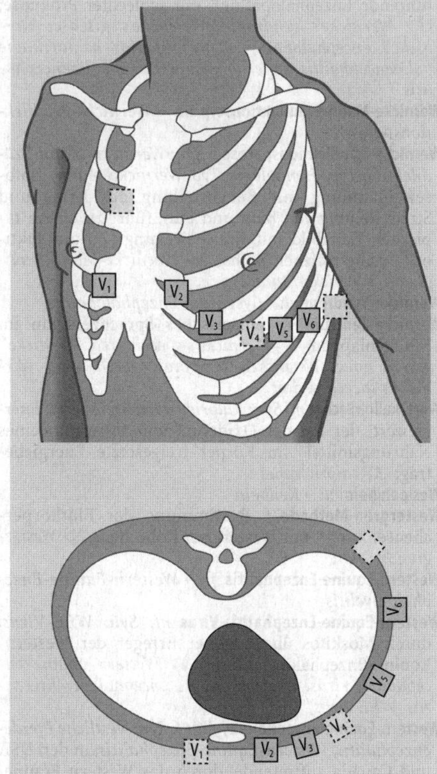

Abb. 94. Position der Elektroden bei Wilson-Ableitung

Wind|ei *nt*: ***Syn:*** *Molenei, Abortivei*; Ei, das keine Keimanlage enthält oder sich nur für wenige Wochen weiterentwickelt; Ⓔ *blighted ovum*

Win|del|der|ma|ti|tis *f, pl* **-ti|ti|den**: ***Syn:*** *Dermatitis pseudosyphilitica papulosa, Dermatitis ammoniacalis, Dermatitis glutaealis infantum, Erythema papulosum posterosivum, Erythema glutaeale*; flächenhafte irritative Hautentzündung im Windelbereich; Ⓔ *diaper dermatitis, diaper erythema, diaper rash, nappy rash, napkin dermatitis, ammonia dermatitis, Jacquet's dermatitis, Jacquet's erythema*

Wind|po|cken *pl*: ***Syn:*** *Wasserpocken, Schafblattern, Spitzpocken, Varizellen, Varicella*; durch das Varicella-Zoster-Virus hervorgerufene Infektionskrankheit, die durch einen stark juckenden Ausschlag mit Papeln und Bläschen charakterisiert ist; Ⓔ *varicella, waterpox, chickenpox*

Winiwarter-Buerger-Krankheit *f*: ***Syn:*** *Morbus Winiwarter-Buerger, Endangiitis/Endarteritis/Thrombangiitis/Thrombendangiitis obliterans*; meist bei Rauchern (Männer, 20–40 Jahre) auftretende arterielle Verschlusskrankheit mit Befall kleiner und mittelgroßer Arterien der Extremitäten mit begleitender Phlebitis* oder Thrombophlebitis*; Ⓔ *Winiwarter-Buerger disease, Buerger's disease, thromboangiitis obliterans*

Win|kel *m*: Angulus*; Ⓔ *angle; angulus*

epigastrischer Winkel: ***Syn:*** *Angulus infrasternalis, Rippenbogenwinkel*; Winkel zwischen rechtem und linkem Rippenbogen; Ⓔ *infrasternal angle, epigastric angle*

Win|kel|block|glau|kom, akutes *nt*: ***Syn:*** *akutes Engwinkelglaukom, Glaucoma acutum congestivum, Glaukomanfall, Winkelblockung*; anfallsartige starke Erhöhung des Augeninnendrucks durch Verlegung des Kammerwinkels; Ⓔ *angle-closure glaucoma, narrow-angle glaucoma, acute congestive glaucoma, acute glaucoma, pupillary block glaucoma, closed-angle glaucoma, congestive glaucoma*

Win|kel|blo|ckung *f*: → *Winkelblockglaukom, akutes*

Winkler-Krankheit *f*: ***Syn:*** *Chondrodermatitis nodularis circumscripta helicis*; schmerzhafte Ohrknötchen am freien Ohrmuschelrand; Ⓔ *Winkler's disease*

Winslow-Band *nt*: ***Syn:*** *Ligamentum popliteum obliquum*; Sehnenzug von der inneren Femurepikondlye zur inneren Tibiakondyle; Ⓔ *oblique popliteal ligament, Bourgery's ligament, posterior oblique ligament of knee, Winslow's ligament*

Winslow-Foramen *nt*: ***Syn:*** *Winslow-Loch, Foramen epiploicum, Foramen omentale*; Eingang in die Bursa* omentalis; Ⓔ *Winslow's foramen, foramen of Winslow, hiatus of Winslow, epiploic foramen, omental foramen, Duverney's foramen*

Wir|bel *m*: Vertebra*; Ⓔ *vertebra*

Wir|bel|bo|gen|ge|len|ke *pl*: ***Syn:*** *Intervertebralgelenke, kleine Wirbelgelenke, Articulationes zygapophysiales*; Gelenke zwischen dem oberen und unteren Gelenkfortsatz benachbarter Wirbel; im Halsbereich erlauben sie Beugung nach vorne [Ventralflexion] und hinten [Dorsalflexion], Drehbewegung [Rotation] und in geringem Umfang auch Seitwärtsneigung [Lateralflexion]; im Bereich der Brustwirbelsäule sind Ventral- und Dorsalflexion stark eingeschränkt, Drehbewegungen aber weiterhin möglich; im Lendenbereich erlauben die Wirbelbogengelenke wieder mehr Dorsalflexion; Ⓔ *facet joints*

Wir|bel|bo|gen|plat|te *f*: → *Wirbelplatte*

Wir|bel|bo|gen|re|sek|ti|on *f*: ***Syn:*** *Laminektomie*; operative Entfernung eines Wirbelbogens; Ⓔ *laminectomy*

Wir|bel|dre|her *pl*: → *Musculi rotatores*

Wir|bel|ent|zün|dung *f*: → *Spondylitis*

Wir|bel|glei|ten *nt*: → *Spondylolisthese*

Wir|bel|ka|nal *m*: ***Syn:*** *Wirbelsäulenkanal, Spinalkanal, Vertebralkanal, Canalis vertebralis*; von den Wirbelkörpern und -bögen gebildeter Kanal, in dem das Rückenmark liegt; Ⓔ *medullary canal, vertebral canal, neural canal, spinal canal, neurocanal*

Wir|bel|ka|ri|es *f*: → *Wirbeltuberkulose*

Wir|bel|loch *nt*: ***Syn:*** *Foramen vertebrale*; von Wirbelkörper und Wirbelbogen begrenztes Loch für das Rückenmark und seine Häute; Ⓔ *vertebral foramen, spinal foramen, foramen of spinal cord*

Wir|bel|plat|te *f*: ***Syn:*** *Wirbelbogenplatte, Lamina arcus vertebrae*; Endstück des Wirbelbogens mit dem Dornfortsatz; Ⓔ *lamina of vertebra, lamina, lamina of vertebral arch*

Wir|bel|säu|le *f*: → *Columna vertebralis*

Wir|bel|säu|len|ka|nal *m*: → *Wirbelkanal*

Wir|bel|säu|len|tu|ber|ku|lo|se *f*: → *Wirbeltuberkulose*

Wir|bel|tu|ber|ku|lo|se *f*: ***Syn:*** *Spondylitis tuberculosa, Wirbelsäulentuberkulose, Wirbelkaries*; klinisch unauffällig verlaufende, häufigste Form der Knochentuberkulose*; durch die Zerstörung der Wirbel kommt es zu vielfältigen Veränderungen [Keilwirbel*, Blockwirbel*, Gibbus*] und zur Bildung kalter Abszesse* [Senkungsabszess*]; Ⓔ *David's disease, Pott's disease, Pott's caries, trachelocyrtosis, trachelokyphosis, tuberculous spondylitis, spondylocace, spondylarthrocace, dorsal phthisis*

Wirk|do|sis *f, pl* **-sen**: ***Syn:*** *Effektivdosis, Dosis efficax, Dosis effectiva*; Bezeichnung für die effektiv wirksame Arzneimittelmenge; Ⓔ *effective dose*

Wirk|leit|wert *m*: ***Syn:*** *Konduktanz*; elektrische Leitfähigkeit; Ⓔ *conductance*

Wirsung-Gang *m*: ***Syn:*** *Wirsung-Kanal, Pankreasgang, Ductus pancreaticus*; Ausführungsgang der Bauchspeicheldrüse, der zusammen mit dem Ductus* choledochus auf der Papilla* duodeni major in den Zwölffingerdarm mündet; Ⓔ *Wirsung's duct, Wirsung's canal, hepatopancreatic duct, hepaticopancreatic duct, pancreatic duct*

Wirt-anti-Transplantat-Reaktion *f*: ***Syn:*** *Host-versus-Graft-Reaktion*; Abstoßungsreaktion, bei der das Immunsystem des Empfängers gegen das transplantierte Organ oder Gewebe reagiert; Ⓔ *host-versus-graft reaction, HVG reaction*

wirts|spe|zi|fisch *adj*: (*Parasit*) nur einen Wirt befallend; Ⓔ *host-specific*

Wirts|wech|sel *m*: für die Entwicklung mehrwirtiger Parasiten typischer Wechsel von Zwischenwirt und Endwirt; Ⓔ *host alternation, metoxeny*

Wiskott-Aldrich-Syndrom *nt*: ***Syn:*** *Aldrich-Syndrom*; X-chromosomal-rezessives Immundefektsyndrom; Ⓔ *Wiskott-Aldrich syndrome, Aldrich's syndrome, immunodeficiency with thrombocytopenia and eczema*

Wis|mut *nt*: ***Syn:*** *Bismutum*; zur Stickstoffgruppe gehörendes giftiges Halbmetall; Ⓔ *bismuth*

Wis|mut|saum *m*: *s.u. Wismutstomatitis*; Ⓔ *bismuth line*

Wis|mut|sto|ma|ti|tis *f, pl* **-ti|ti|den**: ***Syn:*** *Stomatitis bismutica*; Stomatitis* mit blau-schwarzem **Wismutsaum** und Ulzerationen; Ⓔ *bismuth stomatitis, bismuth gingivitis*

Wis|mut|ver|gif|tung *f*: ***Syn:*** *Bismutismus, Bismutose*; durch chronische Wismutaufnahme hervorgerufene Intoxikation, die meist das Zahnfleisch [Wismutstomatitis*] oder die Nieren [**Wismutnephropathie**] betrifft; Ⓔ *bismuthosis, bismuthism*

Wittmaack-Ekbom-Syndrom *nt*: ***Syn:*** *Restless-legs-Syndrom, Syndrom der unruhigen Beine*; ätiologisch ungeklärte Erkrankung, deren Leitsymptom nächtliche, unangenehme, als ziehend-reißend beschriebene Dysästhesien der Beine sind, die von einem nicht unterdrückbaren Drang, die Beine zu bewegen, begleitet werden; die Bewegung schafft aber nur kurzzeitige Linderung, bevor der Drang erneut einsetzt; tritt autosomal-dominant, essentiell und symptomatisch [Schwangerschaft, Niereninsuffizienz] auf; Ⓔ *Ekbom syndrome*

Witzel-Fistel *f*: ***Syn:*** *Witzel-Gastrostomie*; operativ angelegte Magenfistel zwischen Magenwand und Bauchdecke; Ⓔ *Witzel's gastrostomy, Witzel's operation*

Witzel-Gastrostomie *f*: → *Witzel-Fistel*

Wo|chen|bett *nt*: Puerperium*; Ⓔ *childbed*

Wo|chen|bett|de|pres|si|on *f*: ***Syn:*** *postpartale Depression*; depressives Zustandsbild bei Wochenbettpsychose*; Ⓔ *postpartum depression*

Wo|chen|bett|fie|ber *nt*: ***Syn:*** *Kindbettfieber, Puerperalfieber, Puerperalsepsis, Febris puerperalis*; durch Eindringen von Erregern [Streptokokken, Staphylokokken, Escherichia coli] in die Gebärmutter verursachte hochfieberhafte Erkrankung mit septischen Symptomen; Ⓔ *childbed fever, puerperal sepsis, puerperal fever, puerperal septicemia, lochiopyra, lechopyra*

Wo|chen|bett|psy|cho|se *f*: ***Syn:*** *Puerperalpsychose*; innerhalb von 60 Tagen nach der Entbindung auftretende endogene oder symptomatische Psychose; Ⓔ *postpartum psychosis, puerperal psychosis*

Wo|chen|bett|we|hen *pl*: ***Syn:*** *Stillwehen, Nachwehen*; Wehen in den ersten 2–3 Tagen nach der Geburt; durch Stillen verstärkt; Ⓔ *afterpains*

Wo|chen|fluss *m*: → *Lochia*

Wohl|fahr|tia *pl*: Schmeißfliegen; Ⓔ *Wohlfahrtia*

Wolf *m*: ***Syn:*** *Wundsein, Hautwolf, Intertrigo, Dermatitis* *intertriginosa*; rote, meist juckende Hautveränderung der Körperfalten; Ⓔ *soreness, intertrigo, eczema intertrigo*

Wolfe-Krause-Lappen *m*: *Syn: Krause-Wolfe-Lappen*; Vollhautlappen; Ⓔ *Wolfe's graft, Wolfe-Krause graft, Krause-Wolfe graft*

Wolff-Parkinson-White-Syndrom *nt*: *Syn: WPW-Syndrom, Präexzitationssyndrom*; durch ein akzessorisches Bündel [Kent-Bündel] verursachte Präexzitation*; Ⓔ *Wolff-Parkinson-White syndrome, preexcitation syndrome, ventricular preexcitation, preexcitation*

Wolf|ram *nt*: Metall der Chromgruppe; Ⓔ *tungsten, wolfram*

Wolfs|ra|chen *m*: *Syn: Lippen-Kiefer-Gaumen-Spalte, Cheilognathopalatoschisis*; angeborene Hemmungsfehlbildung mit Spalte der seitlichen Oberlippe, des Oberkiefers und des harten und weichen Gaumens; Ⓔ *cheilognathopalatoschisis, cheilognathoprosoposchisis, cheilognathouranoschisis, chilognathopalatoschisis, chilognathoprosoposchisis, chilognathouranoschisis*

Wolhyn-Fieber *nt*: *Syn: Fünftagefieber, Werner-His-Krankheit, Wolhynienfieber, Febris quintana*; heute seltenes Fieber durch **Rickettsia quintana**; Ⓔ *His' disease, His-Werner disease, Werner-His disease, five-day fever, trench fever, shin-bone fever, Wolhynia fever, Meuse fever, quintan fever*

Wol|hy|ni|en|fie|ber *nt*: → *Wolhyn-Fieber*

Woll|haar *nt*: → *Lanugo*

Woll|sor|tie|rer|krank|heit *f*: → *Lungenmilzbrand*

Wort|neu|bil|dung *nt*: Neologismus; Ⓔ *neologism*

Wort|taub|heit *f*: *Syn: auditive Agnosie, Seelentaubheit*; Nichterkennen von gehörten Tönen oder Geräuschen; Ⓔ *word deafness, auditory aphasia, acoustic aphasia, auditory amnesia, kophemia, logokophosis*

Wort|ver|ges|sen|heit *f*: *Syn: amnestische Aphasie*; Wortfindungsstörung mit normalem Sprachverständnis und intakter Spontansprache; Ⓔ *amnesic aphasia, amnestic aphasia, anomic aphasia*

WPW-Syndrom *nt*: → *Wolff-Parkinson-White-Syndrom*

Wrisberg-Ganglien *pl*: *Syn: Ganglia cardiaca*; Ganglien des Herzgeflechtes [Plexus cardiacus]; Ⓔ *Wrisberg's ganglia, cardiac ganglia*

Wrisberg-Höckerchen *nt*: *Syn: Wrisberg-Knötchen, Tuberculum cuneiforme*; oberes Schleimhauthöckerchen der Plica* aryepiglottica; Ⓔ *cuneiform tubercle, Wrisberg's tubercle*

Wrisberg-Knorpel *m*: *Syn: Cartilago cuneiformis*; neben der Cartilago* corniculata liegende elastische Knorpel; Ⓔ *cuneiform cartilage, Wrisberg's cartilage, Morgagni's cartilage, Morgagni's tubercle*

Wrisberg-Knötchen *nt*: → *Wrisberg-Höckerchen*

Wu|che|re|ria ban|crof|ti *f*: *Syn: Bancroft-Filarie*; durch Mücken übertragener parasitärer Fadenwurm; Erreger einer Filariose*; Ⓔ *Bancroft's filaria, Wuchereria bancrofti*

Wuchereria bancrofti-Filariose *f*: *Syn: Bancroftose, Wuchereriasis bancrofti, Filariasis bancrofti*; zu den Filariosen* gehörende Erkrankung durch Wuchereria bancrofti; Ⓔ *infection with Wuchereria bancrofti, Bancroft's filariasis, bancroftosis, bancroftian filariasis*

Wuchereria-Infektion *f*: → *Wuchereriasis*

Wu|che|re|ria ma|layi *f*: *Syn: Malayenfilarie, Brugia malayi*; zu den Nematoden* gehörender Parasit des Menschen, der im Lymphgefäßsystem lebt und zu Elephantiasis* und Brugiose* führt; Ⓔ *Brug's filaria, Brugia malayi, Wuchereria malayi, Wuchereria brugi*

Wu|che|re|ri|a|sis *f, pl* **-ses**: *Syn: Wuchereria-Infektion, Wuchereriose*; durch **Wuchereria**-Species hervorgerufene bakterielle Infektionskrankheit; Ⓔ *wuchereriasis*

Wuchereriasis bancrofti: *Syn: Bancroftose, Wuchereria bancrofti-Filariose, Filariasis bancrofti*; zu den Filariosen* gehörende Erkrankung durch Wuchereria* bancrofti; Ⓔ *infection with Wuchereria bancrofti, Bancroft's filariasis, bancroftosis, bancroftian filariasis*

Wu|che|re|ri|o|se *f*: → *Wuchereriasis*

Wulst|nar|be *f*: → *Keloid*

Wun|der|ge|schwulst *f*: *Syn: teratoide/teratogene Geschwulst, Teratoma, Teratom*; meist gutartige, angeborene Geschwulst mit Anteilen aller Keimblätter; Ⓔ *teratoma, organoid tumor, teratoid tumor*

Wun|der|netz *nt*: *Syn: Rete mirabile*; aus kleinsten Arterien oder Kapillaren bestehendes Gefäßknäuel; Ⓔ *rete mirabile*

Wund|ex|zi|si|on *f*: Wundausschneidung zur Auffrischung der Wundränder; Ⓔ *surgical debridement*

Wund|fie|ber *nt*: *Syn: zentrales Fieber, Febris traumatica*; bei Infektion von Verletzungen auftretendes Fieber; Ⓔ *traumatopyra, traumatic fever, symptomatic fever, wound fever*

Wund|frak|tur *f*: Knochenbruch mit Weichteilverletzung und evtl. offener Verbindung zur Körperoberfläche [offene Fraktur]; Ⓔ *compound fracture, open fracture*

Wund|hei|lung, primäre *f*: *Syn: Primärheilung, Heilung per primam intentionem, p.p.-Heilung*; direkte Wundheilung durch Verkleben der Wundränder und Ausfüllung des Defektes mit Bindegewebe; Ⓔ *primary healing, primary adhesion, healing by first intention*

Wund|hei|lung, sekundäre *f*: *Syn: Sekundärheilung, p.s.-Heilung, Heilung per secundam intentionem*; verzögerte Wundheilung mit Granulationsgewebe und Narbenbildung; Ⓔ *healing by second intention, healing by granulation, secondary adhesion, second intention*

Wund|lie|gen *nt*: *Syn: Dekubitalgeschwür, Dekubitus, Dekubitalulkus, Decubitus*; (meist superinfizierte) Nekrose- und Geschwürbildung bei längerer Bettlägrigkeit durch chronische Druckeinwirkung und die dadurch bedingte lokale Minderdurchblutung; Ⓔ *pressure sore, pressure gangrene, hospital gangrene, decubital gangrene, decubital ulcer, decubitus ulcer, decubitus, bedsore*

Wund|ro|se *f*: *Syn: Rose, Erysipel, Erysipelas, Streptodermia cutanea lymphatica*; durch β-hämolytische Streptokokken* verursachte akute Infektion der oberen Hautschichten mit Rötung und evtl. Blasenbildung [**Erysipelas vesiculosum; Erysipelas bullosum**]; manchmal Entwicklung einer Phlegmone* [**Erysipelas phlegmonosum**] oder einer Gangrän* [**Erysipelas gangraenosum**]; Ⓔ *rose, rose disease, fire, erysipelas, St. Anthony's fire*

Wund|sein *nt*: *Syn: Hautwolf, Wolf, Intertrigo, Dermatitis intertriginosa*; rote, meist juckende Hautveränderung der Körperfalten; Ⓔ *soreness, intertrigo, eczema intertrigo*

Wund|star *m*: *Syn: post-traumatischer Star, traumatischer Star, Cataracta traumatica*; Katarakt im Anschluss an eine Augenverletzung; Ⓔ *traumatic cataract*

Wund|starr|krampf *m*: *Syn: Tetanus*; durch das toxinbildende Bakterium **Clostridium tetani** hervorgerufene Krankheit, die durch eine Lähmung der Atemmuskulatur tödlich verlaufen kann; Ⓔ *tetanus*

Wund|starr|krampf|ba|zil|lus *m, pl* **-li**: *Syn: Tetanusbazillus, Tetanuserreger, Wundstarrkrampferreger, Clostridium tetani, Plectridium tetani*; extrem widerstandsfähige [bis zu 100° feuchte Hitze] Sporen bildendes, bewegliches Stäbchen mit typischer **Trommelschlegelform**; bildet zwei Toxine, das neurotoxische **Tetanospasmin** und das hämolytische **Tetanolysin**; Ⓔ *Nicolaier's bacillus, tetanus bacillus, Bacillus tetani, Clostridium tetani*

Wür|fel|bein *nt*: *Syn: Kuboid, Os cuboideum*; würfelförmiger Fußwurzelknochen; Ⓔ *cuboid bone*

Wurm|be|fall *m*: → *Wurminfektion*

Wurm|er|kran|kung *f*: → *Wurminfektion*

Wurm|fort|satz *m*: Appendix* vermiformis; Ⓔ *vermiform appendix, vermiform appendage, vermiform process, appendix, cecal appendage, cecal appendix, epityphlon, vermix*

Wurm|fort|satz|ent|zün|dung *f*: *Syn:* *Blinddarmentzündung, Appendizitis, Appendicitis*; Entzündung des Wurmfortsatzes/Appendix* vermiformis; Ⓔ *inflammation of the vermiform appendix, typhlitis, appendicitis, ecphyaditis, epityphlitis*

Wurm|in|fek|ti|on *f*: *Syn:* *Wurmerkrankung, Wurmbefall, Wurmkrankheit, Helminthiasis, Helminthose*; Oberbegriff für alle durch Befall und Infektion mit parasitierenden Würmern [Nematoden*, Zestoden*, Trematoden*] hervorgerufene Erkrankungen; Ⓔ *helminthic disease, helminthiasis, helminthism*

Wurm|krank|heit *f*: → *Wurminfektion*

Wurmkrankheit der Bergarbeiter: *Syn:* *Hakenwurmbefall, Hakenwurminfektion, Tunnel-Anämie, Ankylostomatosis, Ankylostomatidose, Ankylostomiasis*; meist durch Ancylostoma* duodenale oder Necator* americanus hervorgerufene Erkrankung mit Anämie*, Magen-Darm-Symptomen und evtl. Herzinsuffizienz*; Ⓔ *hookworm disease, miner's disease, tunnel disease, tropical hyphemia, intertropical hyphemia, ancylostomiasis, ankylostomiasis, uncinariasis, necatoriasis*

Wurm|mit|tel *nt*: Anthelmintikum; Ⓔ *vermifuge, helminthic, helminthagogue, anthelmintic, anthelminthic, antihelmintic*

Wurst|ver|gif|tung *f*: *Syn:* *Allantiasis*; Lebensmittelvergiftung durch in Fleisch- oder Wurstwaren enthaltene Botulinustoxine; Ⓔ *sausage poisoning, allantiasis*

Wur|zel *f*: Radix*; Ⓔ *root, radix, radicula, radicle*

Wur|zel|füß|ler *pl*: → *Rhizopoda*

Wur|zel|haut *f*: *Syn:* *Desmodontium, Periodontium*; Periost* der Zahnwurzel; Ⓔ *alveolodental membrane, peridental membrane, desmodontium, periodontal ligament, periodontal membrane, pericementum, periodontium, paradentium, periosteal lining of alveolar socket, alveolodental ligament, gingivodental ligament*

Wur|zel|haut|ent|zün|dung *f*: *Syn:* *Periodontitis; Parodontitis apicalis*; Entzündung der Zahnwurzelhaut; Ⓔ *periodontitis, parodontitis, paradentitis, juvenile paradentitis, juvenile periodontitis, cementoperiostitis, alveolodental periostitis*

Wur|zel|ka|nal *m*: *Syn:* *Zahnwurzelkanal, Canalis radicis dentis*; Kanal der Zahnwurzel; Ⓔ *pulp canal, root canal*

Wur|zel|kom|pres|sions|syn|drom *nt*: durch mechanischen Druck [Bandscheibenprolaps] ausgelöste Wurzelreizung oder -schädigung; Ⓔ *root compression syndrome*

Wur|zel|kopf|schim|mel *m*: → *Rhizopus*

Wur|zel|neu|ri|tis *f, pl* **-ti|den**: → *Radikulitis*

Wur|zel|pul|pa *f*: *Syn:* *Pulpa radicularis*; Wurzelabschnitt der Zahnpulpa*; Ⓔ *root part of pulp, radicular pulp*

Wur|zel|spit|zen|re|sek|ti|on *f*: *Syn:* *Apikoektomie, Apikotomie*; Entfernung/Resektion der Zahnwurzelspitze; Ⓔ *root resection, apicoectomy*

Wüs|ten|fie|ber *nt*: *Syn:* *Wüstenrheumatismus, Talfieber, Posadas-Mykose, kokzidioidales Granulom, Kokzidioidomykose, Coccidioidomycose, Granuloma coccidioides*; in den USA vorkommende, akut oder chronisch verlaufende, systemische Mykose* durch Coccidioides* immitis mit Lungenbefall und hämatogener Streuung in verschiedene Organe; Ⓔ *coccidioidomycosis, coccidioidosis, Posadas-Wernicke disease, Posadas' disease, Posadas' mycosis, desert fever, California disease, coccidioidal granuloma*

Wüs|ten|rheu|ma|tis|mus *m*: → *Wüstenfieber*

Wut|knöt|chen *pl*: *Syn:* *Babès-Knötchen*; bei Tollwut vorkommende lymphozytäre Knötchen in Gehirn und Rückenmark; Ⓔ *Babès' nodes, Babès' tubercles*

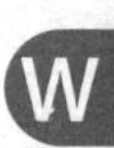

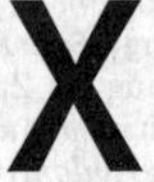

XO-Syndrom *nt*: *Syn: Ullrich-Turner-Syndrom, Turner-Syndrom*; Chromosomenanomalie [meist 45,X0], die zu Minderwuchs und Gonadendysgenesie der äußerlich weiblichen Patienten führt; Ⓔ *Turner's syndrome, XO syndrome*

Xanth-, xanth- *präf.*: →*Xantho-*

Xan|the|las|ma *nt, pl* **-men**: durch Cholesterineinlagerung in Speicherzellen der Haut entstehende weiß-gelbe, flache Plaques; Ⓔ *xanthelasma*

Xanthelasma palpebrarum: *Syn: Lidxanthelasma*; Xanthelasma* im Bereich der Lider; Ⓔ *xanthelasma*

Xan|thin *nt*: *Syn: 2,6-Dihydroxypurin*; Abbauprodukt der Purinbasen Guanin und Adenin; Ⓔ *2,6-dihydroxypurine, xanthine*

Xan|thin|o|xi|da|se *f*: *Syn: Schardinger-Enzym*; Eisen und Molybdän enthaltendes Enzym, das Xanthin und Hypoxanthin zu Harnsäure oxidiert; Ⓔ *xanthine oxidase, Schardinger's enzyme, hypoxanthine oxidase*

Xan|thin|stein *m*: xanthinhaltiger Harnstein; Ⓔ *xanthic stone, xanthine stone, xanthic calculus, xanthine calculus*

Xan|thin|u|rie *f*: Xanthinausscheidung im Harn; Ⓔ *lithoxiduria, xanthinuria, xanthiuria, xanthuria*

xan|thin|u|risch *adj*: Xanthinurie betreffend, von ihr betroffen oder gekennzeichnet; Ⓔ *relating to xanthinuria, xanthinuric*

Xantho-, xantho- *präf.*: Wortelement mit der Bedeutung „gelb/gelblich"; Ⓔ *yellow, xanth(o)-*

xan|tho|chrom *adj*: gelb; Ⓔ *yellow-colored, xanthochromic, xanchromatic, xanthochromatic*

Xan|tho|chro|mie *f*: *Syn: Liquorxanthochromie*; Gelbfärbung des Liquor* cerebrospinalis; Ⓔ *xanthochromia, xanthopathy*

Xan|tho|der|mie *f*: *Syn: Karotinikterus, Karotingelbsucht, Carotinosis, Carotingelbsucht, Carotinikterus, Karotinodermie, Carotinodermia, Carotinodermie, Aurantiasis cutis*; durch eine Erhöhung der Carotine* hervorgerufene Gelbfärbung der Haut; relativ häufig bei Säuglingen durch Karotten verursacht; Ⓔ *xanthochromia, xanthopathy, xanthoderma, flavedo, cholesteroderma*

Xan|thom *nt*: gutartiger Hauttumor, der typische gelbe Lipidspeicherzellen [Xanthomzellen] enthält; Ⓔ *xanthoma, xanthelasma, vitiligoidea*

xan|tho|ma|tös *adj*: Xanthom betreffend; Ⓔ *relating to xanthoma, xanthomatous*

Xan|tho|ma|to|se *f*: durch Bildung multipler Xanthome gekennzeichnete Erkrankung; Ⓔ *xanthomatosis, xanthelasmatosis, lipoid granulomatosis, lipid granulomatosis*

familiäre idiopathische hypercholesterinämische Xanthomatose: *Syn: Hyperlipoproteinämie Typ IIa, essentielle/familiäre Hypercholesterinämie, primäre Hyperbetalipoproteinämie, LDL-Rezeptordefekt*; Hyperlipoproteinämie* mit extrem hohen Cholesterinwerten und sehr hohem Arterioskleroserisiko; typisch sind tuberöse Xanthome, Xanthelasmen und ein Arcus* lipoides corneae; Ⓔ *familial hypercholesteremic xanthomatosis, familial hypercholesterolemia, LDL-receptor disorder, type IIa familial hyperlipoproteinemia, familial hyperbetalipoproteinemia*

Xan|thom|zel|len *pl*: *s.u. Xanthom*; Ⓔ *foam cells*

Xan|tho|pie *f*: →*Xanthopsie*

Xan|thop|sie *f*: *Syn: Gelbsehen, Xanthopie*; Chromatopsie* mit Gelbfärbung aller Gegenstände; Ⓔ *yellow vision, xanthopsia, xanthopia*

Xan|tho|se *f*: *Syn: Xanthosis*; Gelbfärbung von Geweben oder Organen; meist gleichgesetzt mit Xanthochromie*; Ⓔ *xanthosis*

Xan|tho|sis *f, pl* **-ses**: →*Xanthose*

X-Bein *nt*: Genu valgum; Ⓔ *knock-knee, in knee, tragopodia, gonycrotesis, genu valgum*

X-Chro|ma|tin *nt*: *Syn: Barr-Körper, Sexchromatin, Geschlechtschromatin*; bei Frauen in der Nähe der Kernmembran liegender Chromatinkörper, der vom inaktivierten X-Chromosom gebildet wird; Ⓔ *X chromatin*

X-Chro|mo|som *nt*: Geschlechtschromosom; Frauen haben zwei X-Chromosomen, Männer ein X- und ein Y-Chromosom; Ⓔ *X chromosome*

X-chromosomal *adj*: *Syn: X-gebunden*; an das X-Chromosom gebunden, mit dem X-Chromosom vererbt; Ⓔ *X-linked*

Xen-, xen- *präf.*: →*Xeno-*

Xeno-, xeno- *präf.*: Wortelement mit der Bedeutung „fremd"; Ⓔ *foreign, xen(o)-*

Xe|no|an|ti|kör|per *m*: *Syn: Heteroantikörper, heterogener/xenogener Antikörper*; Antikörper gegen ein artfremdes Antigen*; Ⓔ *heteroantibody*

xe|no|gen *adj*: **1.** durch einen Fremdkörper hervorgerufen, von außen stammend; exogen **2.** →*xenogenetisch*; Ⓔ **1.** *xenogeneic, xenogenous, xenogenic, exogenous* **2.** →*xenogenetisch*

xe|no|ge|ne|tisch *adj*: *Syn: heterogenetisch, heterogen, xenogen*; von verschiedener Herkunft, von einer anderen Art (stammend); Ⓔ *xenogeneic, xenogenous, xenogenic, heterologous, heteroplastic, heterogeneic, heterogenic, heterogenous*

Xe|non *nt*: farb- und geruchloses Edelgas; Ⓔ *xenon*

xe|no|phob *adj*: Xenophobie betreffend, durch sie gekennzeichnet; Ⓔ *xenophobic*

Xe|no|pho|bie *f*: krankhafte Angst vor Fremden oder allem Fremdartigen; Ⓔ *irrational fear of strangers, xenophobia*

Xe|no|plas|tik *f*: *Syn: heterogene/heterologe/xenogene/xenogenetische Transplantation, Xenotransplantation, Heterotransplantation, Heteroplastik*; plastische Operation mit Übertragung von artfremdem Gewebe; Ⓔ *xenotransplantation, heterologous transplantation, heteroplastic transplantation, xenogeneic transplantation*

Xe|no|psyl|la che|o|pis *f*: *Syn: Pestfloh, Rattenfloh, Pulex cheopis*; Ektoparasit bei Ratten; Überträger des Pestbakteriums Yersinia* pestis; Ⓔ *Pulex cheopis, Xenopsylla cheopis*

Xe|no|trans|plan|ta|ti|on *f*: →*Xenoplastik*

Xer-, xer- *präf.*: →*Xero-*

Xero-, xero- *präf.*: Wortelement mit der Bedeutung „trocken"; Ⓔ *dry, xer(o)-*

Xe|ro|chei|lie *f*: *Syn: Xerochilie*; Trockenheit der Lippen; Ⓔ *xerochilia*

Xe|ro|chi|lie *f*: →*Xerocheilie*

Xe|ro|der|ma *nt*: →*Xerodermie*

Xeroderma pigmentosum: *Syn: Lichtschrumpfhaut*; autosomal-rezessive Störung der DNA-Reparatur mit Lichtüberempfindlichkeit; führt zur Entwicklung bösartiger Hauttumoren; Ⓔ *xeroderma pigmentosum*

Xe|ro|der|mie *f*: *Syn: Xerodermia, Xeroderma*; trockene Haut; Ⓔ *xeroderma, xerodermia*

Xe|ro|gra|fie, -gra|phie *f*: →*Xeroradiografie*

Xe|ro|mam|mo|gra|fie, -gra|phie *f*: Xeroradiografie der Brust/Mamma; Ⓔ *xeromammography*

Xer|oph|thal|mie *f*: Austrocknung von Horn- und Bindehaut [Xerosis conjunctivae] bei Vitamin A-Mangel

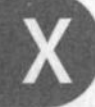

oder Störung der Tränensekretion; Ⓔ *xerophthalmia, xeroma, xerophthalmus, scheroma, ophthalmoxerosis*

Xe|ro|ra|di|o|gra|fie, -gra|phie *f*: *Syn: Xerografie*; Verfahren zur Erzeugung von Röntgenbildern unter Verwendung von mit einem Halbleiter [Selen] beschichteten Metallplatten; Ⓔ *xeroradiography, xerography*

Xe|ro|se *f*: *Syn: Xerosis*; pathologische Trockenheit der Haut oder Schleimhaut; Ⓔ *xerosis*

Xe|ro|sis *f, pl* **-ses**: **1.** → *Xerose* **2.** *Syn: Exsikkationsdermatitis, Exsikkationsekzem, asteatotisches Ekzem, xerotisches Ekzem, Austrocknungsekzem, Exsikkationsekzematid, Asteatosis cutis*; durch extrem trockene Haut hervorgerufenes chronisches Ekzem* durch Sebostase* bei älteren Menschen [**seniles/geriatrisches Ekzem**], bei übermäßiger Reinigung und Entfettung der Haut [**angewaschenes Ekzem**] oder durch Wettereinflüsse [Wind, Kälte]; **Therapie**: Verwendung ölhaltiger Badezusätze und rückfettender Salben; Harnstoffpräparate*; Ⓔ **1.** *xerosis* **2.** *winter eczema, winter itch, xerotic eczema, asteatosis, asteatotic eczema, asteatodes*

Xerosis conjunctivae: *s.u. Xerophthalmie*; Ⓔ *conjunctival xerosis*

Xe|ro|sto|mie *f*: *Syn: Asialie, Aptyalismus*; fehlende Speichelsekretion; Ⓔ *dryness of the mouth, xerostomia, aptyalia, aptyalism*

xe|ro|tisch *adj*: Xerose betreffend, von ihr betroffen oder gekennzeichnet, durch sie bedingt; Ⓔ *dry, xerotic*

X-Groß|ze|he *f*: *Syn: Ballengroßzehe, Hallux valgus*; X-förmige Abknickung der Großzehe im Grundgelenk; durch zu enges Schuhwerk gefördert; Ⓔ *hallux valgus*

Xiph|al|gie *f*: *Syn: Xiphoidalgie*; Schmerzen im Schwertfortsatz des Brustbeins; Ⓔ *pain in the xiphoid process, xiphodynia, xiphoidalgia*

Xi|pho|id|al|gie *f*: → *Xiphalgie*

Xi|pho|i|di|tis *f, pl* **-ti|den**: Entzündung des Schwertfortsatzes/Processus xiphoideus; Ⓔ *inflammation of the xiphoid process, xiphoiditis*

xi|pho|kos|tal *adj*: Schwertfortsatz/Processus xiphoideus und Rippen betreffend oder verbindend; Ⓔ *relating to both xiphoid process and ribs, xiphocostal*

xi|pho|ster|nal *adj*: Schwertfortsatz/Processus xiphoideus und Corpus sterni betreffend; Ⓔ *xiphosternal, xiphisternal*

X-Strah|len *pl*: von Röntgen verwendete Bezeichnung für Röntgenstrahlen*; Ⓔ *X-rays*

5-X-Syndrom *nt*: *Syn: Pentasomie, Penta-X-Syndrom*; Chromosomenaberration* mit fünf X-Chromosomen; Ⓔ *pentasomy*

XX-Mann *m*: äußerlich männliches Individuum mit weiblichem Chromosomensatz [46,XX]; Ⓔ *xx man*

XXX-Syndrom *nt*: *Syn: Drei-X-Syndrom, Triplo-X-Syndrom*; Trisomie* mit drei X-Chromosomen; klinisch meist unauffällig; Ⓔ *metafemale, triple-X*

Xyl-, xyl- *präf.*: → *Xylo-*

Xy|lit *nt*: *Syn: Xylitol*; als Zuckerersatz bei Diabetes verwendetes Pentosederivat; Ⓔ *xylitol*

Xy|li|tol *nt*: → *Xylit*

Xylo-, xylo- *präf.*: Wortelement mit der Bedeutung „Holz"; Ⓔ *xyl(o)-*

D-Xy|lo|se *f*: *Syn: Holzzucker*; in Pflanzen vorkommende Aldopentose*; Ⓔ *xylose, wood sugar*

D-Xy|lo|se|ab|sorp|ti|ons|test *m*: *Syn: D-Xylosetoleranztest*; klinischer Test zur Beurteilung der Kohlenhydratabsorptionsfähigkeit des Dünndarms; Ⓔ *D-xylose absorption test, D-xylose tolerance test*

D-Xy|lo|se|to|le|ranz|test *m*: → *D-Xyloseabsorptionstest*

Xy|los|u|rie *f*: Xyloseausscheidung im Harn; Ⓔ *xylosuria*

Xy|lu|lo|se *f*: Ketopentose* mit Bedeutung für die pflanzliche Photosynthese; tritt manchmal bei Pentosurie* im Harn auf; Ⓔ *xylulose, xyloketose*

Xy|lu|los|u|rie *f*: Xyluloseausscheidung im Harn; Ⓔ *L-xylulosuria, essential pentosuria, primary pentosuria*

XYY-Syndrom *nt*: Chromosomenaberration mit doppeltem Y-Chromosom; führt zu Hochwuchs, Hypogonadismus, Verhaltensstörungen und Intelligenzminderung; Ⓔ *XYY syndrome*

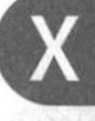

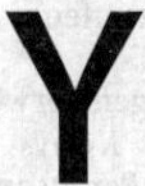

Y-A|na|sto|mo|se *f*: → *Y-Roux-Schlinge*

Yangste-Fieber *nt*: ***Syn:*** *Katayama-Fieber, Katayama-Syndrom*; akute Schistosomiasis* durch Schistosoma* japonicum; Ⓔ *Katayama syndrome, Katayama fever, Katayama disease*

Yaws *f*: ***Syn:*** *Frambösie, Pian, Parangi, Framboesia tropica*; chronische tropische Infektionskrankheit durch **Treponema pertenue**; im Endstadium kommt es zu schweren Schädigungen von Haut, Weichteilen und Knochen; Ⓔ *yaws, frambesia, framboesia, Breda's disease, Charlouis' disease, zymotic papilloma, thymiosis, tonga, granula tropicum, parangi, pian, polypapilloma tropicum, bouba*

Y-Band *nt*: ***Syn:*** *Retinaculum musculorum extensorum inferius*; unteres Strecksehnenband des Fußes; Ⓔ *cruciate ligament of ankle (joint), inferior extensor retinaculum of foot*

Y-Chro|ma|tin *nt*: im Ruhekern nachweisbares Chromatin des Y-Chromosoms; Ⓔ *Y chromatin*

Y-Chro|mo|som *nt*: nur beim männlichen Geschlecht vorhandenes Geschlechtschromosom; Ⓔ *Y chromosome*

Yer|si|nia *f*: Gattung gramnegativer, sporenloser Stäbchenbakterien; Ⓔ *Yersinia*

Yersinia enterocolitica: Erreger akuter, fieberhafter Darmentzündungen; Ⓔ *Yersinia enterocolitica*

Yersinia pestis: ***Syn:*** *Pestbakterium, Pasteurella pestis*; in mehreren Biovaren [antigua, medivalis, orientalis] vorkommender Erreger der Pest*; Ⓔ *plague bacillus, Kitasato's bacillus, Yersinia pestis, Bacterium pestis, Pasteurella pestis*

Yersinia pseudotuberculosis: Erreger der Nagertuberkulose, selten auch der Pseudotuberkulose* des Menschen; Ⓔ *Yersinia pseudotuberculosis, Pasteurella pseudotuberculosis*

Yersinia-Arthritis *f*: im Anschluss an eine Yersinia-Infektion des Darms auftretende reaktive Gelenkentzündung; Ⓔ *Yersinia arthritis*

Yersinia-Infektion *f*: → *Yersiniose*

Yer|si|ni|o|se *f*: ***Syn:*** *Yersinia-Infektion*; durch **Yersinia**-Species hervorgerufene bakterielle Infektionskrankheit; Ⓔ *yersiniosis*

Young-Helmholtz-Dreifarbentheorie *f*: ***Syn:*** *Dreifarbentheorie, Young-Helmholtz-Theorie*; Theorie des Farbensehens, die annimmt, dass die Netzhaut Rezeptoren für drei Farben [Rot, Grün und Blau] hat und dass Mischfarben durch Reizung von zwei oder drei Rezeptoren gesehen werden; Ⓔ *Young-Helmholtz theory*

Y-Roux-Anastomose *f*: → *Y-Roux-Schlinge*

Y-Roux-Schlinge *f*: ***Syn:*** *Roux-Y-Schlinge, Roux-Y-Anastomose, Y-Schlinge, Y-Anastomose, Y-Roux-Anastomose*; y-förmige Anastomose von Magen und stillgelegter Jejunumschlinge; Ⓔ *Roux's anastomosis, Roux-en-Y anastomosis, Roux-en-Y operation*

Y-Schlin|ge *f*: → *Y-Roux-Schlinge*

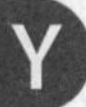

Z

Za|cken|naht *f*: *Syn:* *Sutura serrata*; Knochennaht mit unregelmäßigen Flächen; Ⓔ *serrated suture, serrate suture*

Za|cken|se|hen *nt*: → *Teichopsie*

Zä|hig|keit *f*: Viskosität; Ⓔ *viscidity, viscidness, viscosity, tenacity, tenaciousness*

Zähl|zwang *m*: *Syn:* *Arithmomanie*; im Rahmen einer Zwangsneurose* auftretendes zwanghaftes Zählen oder Rechnen; Ⓔ *arithmomania*

Zahn *m*: Dens*; Ⓔ *tooth, dens*

bleibende Zähne: *Syn:* *zweite Zähne, Dentes permanentes*; die 32 Zähne des bleibenden Gebisses; Ⓔ *permanent teeth*

zweite Zähne: → *bleibende Zähne*

Zahn|bein *nt*: *Syn:* *Dentin, Dentinum, Substantia eburna*; zwischen Zahnpulpa und Schmelz liegende Hauptmasse des Zahns; Ⓔ *dentin, dentine, dentinum*

Zahn|bein|bild|ner *m*: *Syn:* *Dentinoblast, Odontoblast*; das Dentin bildende Zahnzelle; Ⓔ *odontoblast*

Zahn|be|lag *m*: *Syn:* *dentale Plaque*; weicher Belag auf der Zahnoberfläche; Ⓔ *dental plaque, plaque*

Zahn|bett *nt*: Parodontium*; Ⓔ *alveolar periosteum, paradentium, parodontium, peridentium, periodontium, odontoperiosteum*

Zahn|bo|gen *m*: *Syn:* *Arcus dentalis*; Gesamtheit der Zähne des Ober- oder Unterkiefers; Ⓔ *dental arch*

Zahn|durch|bruch *m*: *Syn:* *Zahnen, Dentitio, Dentition, Zahnung*; der **1. Zahndurchbruch** [Milchzahndurchbruch] beginnt meist in der zweiten Hälfte des 1. Lebensjahres [6.–8. Monat] mit den Schneidezähnen, gefolgt von 1. Milchmolar, Eckzahn und 2. Milchmolar; der **2. Zahndurchbruch** [auch **Zahnwechsel**] beginnt etwa ab dem 5. Lebensjahr in der Reihenfolge 1. Molar, Schneidezähne, 1. Prämolar, Eckzahn, 2. Prämolar, 2.–3. Molar; Ⓔ *teething, odontiasis, dentition*

Zah|nen *nt*: → *Zahndurchbruch*

Zahn|er|satz|kun|de *f*: Zahntechnik, zahnärztliche Prothetik; Ⓔ *dental prosthetics, denture prosthetics, prosthodontics, prosthetic dentistry, prosthodontia*

Zahn|fäu|le *f*: → *Zahnkaries*

Zahn|fie|ber *nt*: Temperaturerhöhung als Begleiterscheinung des Durchbruchs der Milchzähne; Ⓔ *dentition fever*

Zahn|fleisch *nt*: Gingiva*; Ⓔ *gum, gingiva*

Zahn|fleisch|ab|tra|gung *f*: Gingivektomie; Ⓔ *gum resection, ulectomy, gingivectomy*

Zahn|fleisch|ent|zün|dung *f*: → *Gingivitis*

Zahn|fleisch|hy|per|pla|sie *f*: *Syn:* *Gingivahyperplasie, Gingiva hyperplastica*; generalisierte oder umschriebene Verdickung des Zahnfleischs; Ⓔ *gingival hyperplasia*

Zahn|fleisch|hy|per|tro|phie *f*: generalisierte oder umschriebene Zahnfleischwucherung; Ⓔ *gum hypertrophy*

Zahn|hals *m*: *Syn:* *Cervix dentis*; Zahnabschnitt zwischen Krone und Wurzel; Ⓔ *neck of tooth, dental neck*

Zahn|höh|le *f*: *Syn:* *Pulpahöhle, Cavitas pulparis, Cavitas dentis*; im Inneren eines Zahns liegender Raum, der die Zahnpulpa* enthält; wird unterteilt in **Kronenabschnitt** [Cavitas coronae] und **Wurzelkanal** [Canalis radicis]; Ⓔ *cavity of tooth*

Zahn|ka|ri|es *f*: *Syn:* *Karies, Zahnfäule, Caries dentium*; chronischer Demineralisierungsprozess der Zahnhartsubstanzen, der zu Kavitätenbildung und Zerstörung des Zahnes führt; entsteht durch prolongierte Einwirkung von schwachen organischen Säuren, die beim Abbau von Zuckern [Saccharose, aber auch andere Mono- und Disaccharide] durch Bakterien in Zahnbelägen entstehen; beginnt deshalb meist an Stellen, an denen sich bevorzugt Plaque bilden kann; Bildung und Verlauf wird durch drei Faktoren beeinflusst: **1.** Resistenz der Zähne **2.** Ernährung [v.a. häufige Zuckeraufnahme mit Nahrung oder Getränken] **3.** Zahnhygiene; Ⓔ *dental caries, tooth decay, caries*

Zahn|mark *nt*: → *Zahnpulpa*

Zahn|mark|ent|zün|dung *f*: → *Pulpitis*

Zahn|pa|pil|le *f*: *Syn:* *Papilla dentis*; Vorstufe der Zahnpulpa während der Zahnbildung; Ⓔ *dental papilla*

Zahn|pul|pa *f*: *Syn:* *Pulpa, Zahnmark, Pulpa dentis*; die Pulpahöhle und Zahnwurzel ausfüllendes Zahngewebe; Ⓔ *tooth pulp, dental pulp, endodontium*

Zahn|re|plan|ta|ti|on *f*: Wiedereinpflanzung eines Zahns; Ⓔ *tooth reimplantation, intentional tooth reimplantation*

Zahn|schmelz *m*: *Syn:* *Schmelz, Adamantin, Substantia adamantina, Enamelum*; emailleartige, transparente äußere Zahnschicht; härteste Substanz des menschlichen Körpers; Ⓔ *adamantine substance of tooth, adamantine layer, enamel, enamelum, dental enamel*

Zahn|schmelz|bild|ner *m*: *Syn:* *Adamantoblast, Ameloblast, Ganoblast*; den Zahnschmelz bildende Zelle; Ⓔ *ameloblast, adamantoblast, ganoblast, enamel cell, enameloblast*

Zahn|stein *m*: *Syn:* *Calculus dentalis/dentis*; harte Ablagerung [Kalksalze] auf der Zahnoberfläche; Ⓔ *tartar, scale, dental stone, dental calculus, dental tophus, odontolith*

Zahn|wur|zel|ka|nal *m*: *Syn:* *Wurzelkanal, Canalis radicis dentis*; Wurzelkanal des Zahns; Ⓔ *marrow canal, pulp canal, root canal*

Zahn|ze|ment *nt*: *Syn:* *Zement, Cementum, Substantia ossea dentis*; knochenähnliche Substanz des Zahnes; Ⓔ *tooth cement, dental cement, cement, cementum*

Zahorsky-Syndrom *nt*: *Syn:* *Herpangina, Angina herpetica*; durch **Coxsackievirus** A verursachte fieberhafte Entzündung des Rachens mit Bläschenbildung; Ⓔ *herpangina*

zä|kal *adj*: *Syn:* *zökal*; Zäkum, zum Zäkum gehörend; Ⓔ *relating to the cecum, cecal, caecal*

Zä|kek|to|mie *f*: *Syn:* *Typhlektomie*; operative Blinddarmentfernung, Blinddarmresektion, Zäkumresektion; Ⓔ *cecectomy, typhlectomy*

Zäko-, zäko- *präf.*: Wortelement mit der Bedeutung **1.** „blind" **2.** „Blinddarm/Zäkum/Typhlon"; Ⓔ **1.** *ceco-, blind* **2.** *cecum, typhlon*

Zä|ko|il|e|o|sto|mie *f*: *Syn:* *Ileum-Zäkum-Fistel, Ileozäkostomie*; operative Verbindung von Ileum und Zäkum; Ⓔ *cecoileostomy, ileocecostomy*

zä|ko|ko|lisch *adj*: Zäkum und Kolon betreffend; Ⓔ *relating to both cecum and colon, cecocolic*

Zä|ko|ko|lo|pe|xie *f*: operative Anheftung von Zäkum und aufsteigendem Kolon an die innere Bauchwand; Ⓔ *cecocolopexy*

Zä|ko|ko|lo|sto|mie *f*: *Syn:* *Zäkum-Kolon-Fistel, Kolozäkostomie*; operative Verbindung von Kolon und Zäkum; Ⓔ *colocecostomy, cecocolostomy*

Zä|ko|li|thi|a|sis *f, pl* **-ses**: *Syn:* *Typhlolithiasis*; Vorkommen von Darmsteinen im Blinddarm/Zäkum; Ⓔ *typhlolithiasis*

Zä|ko|me|ga|lie *f*: *Syn:* *Typhlomegalie*; Zäkumvergrößerung; Ⓔ *typhlomegaly*

Zä|ko|pe|xie *f*: *Syn:* *Typhlopexie*; Zäkumfixation, Zäkumanheftung; Ⓔ *typhlopexy, cecopexy, cecofixation*

Zä|ko|rek|to|sto|mie *f*: *Syn: Zäkum-Rektum-Fistel*; operative Verbindung von Zäkum und Rektum; Ⓔ *cecorectostomy*

Zä|kor|rha|phie *f*: Zäkumnaht; Ⓔ *cecorrhaphy, typhlorrhaphy*

Zä|ko|sig|mo|i|do|sto|mie *f*: *Syn: Zäkum-Sigma-Fistel*; operative Verbindung von Zäkum und Sigma; Ⓔ *cecosigmoidostomy*

Zä|ko|sto|mie *f*: *Syn: Typhlostomie*; (Anlegen einer) Zäkumfistel, Zäkumfistelung; Ⓔ *cecostomy, typhlostomy*

Zä|ko|to|mie *f*: *Syn: Typhlotomie*; operative Zäkumeröffnung; Ⓔ *typhlotomy, cecotomy*

Zä|ko|ze|le *f*: Eingeweidebruch mit Blinddarm/Zäkum im Bruchsack; Ⓔ *cecocele*

Zä|kum *nt*: *Syn: Blinddarm, Zökum, Caecum, Typhlon*; sackförmiger Anfang des Dickdarms; am unteren Ende befindet sich der Wurmfortsatz [Appendix vermiformis], der oft als Blinddarm bezeichnet wird; Ⓔ *blind gut, blind intestine, coecum, cecum, caecum, typhlon*

Zä|kum|ent|zün|dung *f*: → *Typhlitis*

Zä|kum|fis|tel *f*: → *Zäkostomie*

Zä|kum|fis|te|lung *f*: → *Zäkostomie*

Zäkum-Ileum-Fistel *f*: → *Zäkoileostomie*

Zäkum-Kolon-Fistel *f*: → *Zäkokolostomie*

Zäkum-Rektum-Fistel *f*: → *Zäkorektostomie*

Zäkum-Sigma-Fistel *f*: → *Zäkosigmoidostomie*

Zal|ci|ta|bin *nt*: *Syn: Dideoxycytidin*; zur Behandlung von HIV-Infektionen verwendeter Hemmer der reversen Transkriptase; Ⓔ *zalcitabine*

Zan|gen|biss *m*: *Syn: Kantenbiss, gerader Biss, Orthogenie, Labidodontie, Kopfbiss*; Bissform, bei der in Okklusionsstellung die Schneidekanten der Frontzähne aufeinanderbeißen; führt zu verstärkter Abnutzung; Ⓔ *edge-to-edge bite*

Zan|gen|ent|bin|dung *f*: *Syn: Zangengeburt, Zangenextraktion*; Entbindung mit Hilfe einer Geburtszange; Ⓔ *forceps delivery*

Zan|gen|ex|trak|ti|on *f*: → *Zangenentbindung*

Zan|gen|ge|burt *f*: → *Zangenentbindung*

Zäpf|chen|sen|kung *f*: Uvuloptose, Staphyloptose; Ⓔ *staphylodialysis, staphyloptosia, staphyloptosis, cionoptosis; uvuloptosis, uvulaptosis*

Zäpf|chen|tief|stand *m*: → *Zäpfchensenkung*

Zap|fen *pl*: → *Zapfenzellen*

Zap|fen|a|dap|ta|tion *f*: Anpassung der Zapfenzellen an unterschiedliche Helligkeitsgrade; Ⓔ *cone adaptation*

Zap|fen|blind|heit *f*: *Syn: Zapfenfarbenblindheit*; durch Ausfall der Zapfenzellen der Netzhaut verursachte Farbenblindheit; Ⓔ *cone achromatopsy, cone monochromasy*

Zap|fen|far|ben|blind|heit *f*: → *Zapfenblindheit*

Zap|fen|ge|lenk *nt*: *Syn: Drehgelenk, Radgelenk, Articulatio trochoidea*; sich um eine Achse drehendes Gelenk; Ⓔ *trochoid, trochoides, trochoidal articulation, trochoidal joint, trochoid joint, pivot joint, pivot articulation, rotary joint, rotatory joint, rotary articulation*

Zap|fen|se|hen *nt*: *Syn: photopisches Sehen*; durch Absorption von Rot, Grün und Violett erzeugtes Farbensehen durch photosensible Substanzen der Zapfenzellen der Netzhaut; Ⓔ *day vision, daylight vision, photopic vision, cone vision, photopia*

Zap|fen|zahn *m*: *Syn: Griffelzahn, Kegelzahn, Dens emboliformis*; ätiologisch ungeklärte, meist die oberen seitlichen Schneidezähne betreffende Zahnverkümmerung; Ⓔ *peg tooth*

Zap|fen|zel|len *pl*: *Syn: Zapfen*; für das scharfe Helligkeitssehen und das Farbensehen zuständige zapfenförmige Zellen der Netzhaut; Ⓔ *retinal cones, cones, cone cells*

Zä|ru|lo|plas|min *nt*: *Syn: Zöruloplasmin, Coeruloplasmin, Caeruloplasmin, Ferroxidase I*; kupferbindendes und -transportierendes Eiweiß, das als Oxidase wirkt; Ⓔ *ceruloplasmin, ferroxidase*

Ze|bo|ze|pha|lie *f*: *Syn: Affenkopf, Kebozephalie, Cebozephalie*; Entwicklungsanomalie mit affenähnlichem Schädel; Ⓔ *kebocephaly, cebocephaly*

Ze|cken *pl*: *Syn: Ixodides*; blutsaugende Spinnentiere, die als Parasiten und Krankheitsüberträger wichtig sind; unterteilt in Schildzecken* [Ixodidae] und Lederzecken* [Argasidae]; Ⓔ *ticks, Ixodides*

Ze|cken|biss|fie|ber *nt*: *Syn: Zeckenfleckfieber*; von Zecken übertragene Infektionskrankheit durch Rickettsia*-Species; Ⓔ *tick typhus, tick-borne typhus, eruptive fever, tick fever*

amerikanisches Zeckenbissfieber: *Syn: Felsengebirgsfleckfieber, Rocky Mountain spotted fever*; von Schildzecken [Dermacentor* andersoni] übertragene Infektionskrankheit durch Rickettsia* rickettsii; Ⓔ *Rocky Mountain spotted fever, tick fever, Tobia fever, blue fever, black fever, blue disease, Brazilian spotted fever, Choix fever, Colombian tick fever, Mexican spotted fever, mountain fever, pinta fever, São Paulo fever*

Ze|cken|bor|re|li|o|se *f*: *Syn: Lyme-Krankheit, Lyme-Borreliose, Lyme-Disease, Erythema-migrans-Krankheit*; meist durch Zecken, selten auch durch Stechmücken übertragene Infektionskrankheit durch Borrelia* burgdorferi; i.d.R. kommt es zu unspezifischen Symptomen [Kopf-, Gliederschmerzen, Fieber, gastrointestinale Beschwerden], gefolgt von dermatologischen [Erythema* chronicum migrans], orthopädischen [Arthritis*, Arthralgie*] oder neurologischen Krankheitsbildern [Bannwarth-Syndrom*]; Ⓔ *Lyme disease, Lyme arthritis*

Ze|cken|en|ze|pha|li|tis *f, pl* **-ti|den**: durch Zecken übertragene Arbovirus-Enzephalitis*; Ⓔ *tick-borne encephalitis*

russische Zeckenenzephalitis: *Syn: russische Frühjahr-Sommer-Enzephalitis, russische Frühsommer-Enzephalitis*; durch Zecken übertragene Virusenzephalitis [**RSSE-Virus, RFSE-Virus**] mit endemischen Herden in Mittel- und Osteuropa; Ⓔ *Russian spring-summer encephalitis*

zentraleuropäische Zeckenenzephalitis: *Syn: Frühsommer-Enzephalitis, Frühsommer-Meningoenzephalitis, Central European encephalitis*; durch das **FSME-Virus** verursachte Arbovirus-Enzephalitis Mitteleuropas, die meist unter Mitbeteiligung der Hirnhaut verläuft; Ⓔ *Central European encephalitis, diphasic meningoencephalitis, diphasic milk fever, Far East Russian encephalitis, Central European tick-borne fever*

Ze|cken|fleck|fie|ber *nt*: → *Zeckenbissfieber*

Ze|cken|rück|fall|fie|ber *nt*: *Syn: endemisches Rückfallfieber*; in Zentral- und Südafrika vorkommendes Rückfallfieber durch Borrelia* duttonii; Ⓔ *endemic relapsing fever, tick fever, tick-borne relapsing fever*

Ze|hen|ent|zün|dung *f*: Dactylitis*, Daktylitis; Ⓔ *inflammation of a toe, dactylitis*

Ze|hen|grund|ge|len|ke *pl*: *Syn: Metatarsophalangealgelenke, MT-Gelenke, Articulationes metatarsophalangeae*; Gelenke zwischen Mittelfuß und Zehen; Ⓔ *metatarsophalangeal joints, MTP joints, metatarsophalangeal articulations*

Ze|hen|ver|krüm|mung *f*: Daktylogrypose*; Ⓔ *dactylogryposis*

Zei|ge|fin|ger *m*: Index*; Ⓔ *index, index finger, second finger, forefinger*

Zeis-Drüsen *pl*: Talgdrüsen der Wimpern; Ⓔ *glands of Zeis, sebaceous glands of conjunctiva*

-zele *suf.*: Wortelement mit der Bedeutung **1.** „Bruch/Hernie" **2.** „Geschwulst"; Ⓔ **1.** *-cele, hernia* **2.** *swelling*

Zell|at|mung *f*: *Syn: innere Atmung, Gewebeatmung*; Gasaustausch der Zellen mit der Umgebung und Oxidation von Brennstoffen zur Energiegewinnung; Ⓔ

respiration, cell respiration, internal respiration, tissue respiration

Zell|di|a|gnos|tik *f.*: →*Zytodiagnostik*

Zel|le *f.*: *Syn:* *Cellula*; kleinste, selbständig lebensfähige Einheit von Pflanzen oder Tieren; alle Zellen enthalten einen Kern, Zellplasma, Zellorganellen [Mitochondrien, Golgi-Apparat etc.] und eine Zellmembran; Ⓔ *cell, cellula*

α-Zellen: **1.** *Syn:* *A-Zellen, Alphazellen*; das Hormon Glukagon bildende Zellen der Langerhans-Inseln der Bauchspeicheldrüse **2.** *Syn:* *azidophile Zellen, Alphazellen*; azidophile Zellen des Hypophysenvorderlappens, in denen STH gebildet wird; Ⓔ **1.** *alpha cells, A cells* **2.** *alpha cells, A cells*

argentaffine Zellen: →*enterochromaffine Zellen*

β-Zellen: **1.** *Syn:* *Betazellen, B-Zellen*; insulinbildende Zellen der Langerhans*-Inseln der Bauchspeicheldrüse **2.** *Syn:* *basophile Zellen, Betazellen*; in der Adenohypophyse* vorkommende Zellen, die TSH bilden; Ⓔ **1.** *beta cells (of pancreas), B cells* **2.** *beta cells (of adenohypophysis), B cells, basophilic cells, basophil cells, gonadotroph cells, gonadotropes, gonadotrophs*

δ-Zelle: *Syn:* *D-Zelle, Delta-Zelle*; Somatostatin*-bildende Zelle der Langerhans*-Inseln der Bauchspeicheldrüse; Ⓔ *delta cell, D cell*

enterochromaffine Zellen: *Syn:* *argentaffine/gelbe/enteroendokrine Zellen, Kultschitzky-Zellen, EC-Zellen*; u.a. Serotonin* enthaltende basalgekörnte Zellen des Magen-Darm-Traktes, die sich mit Silber anfärben; Ⓔ *Kulchitsky cells, argentaffine cells, enteroendocrine cells, enterochromaffin cells*

enteroendokrine Zellen: →*enterochromaffine Zellen*

epitheloide Zellen: *Syn:* *Epitheloidzellen*; epithelartige Zellen; Ⓔ *myoepithelioid cells, epithelioid cells*

gelbe Zellen: →*enterochromaffine Zellen*

immunkompetente Zelle: *Syn:* *Immunozyt, Immunzelle*; Zelle, die eine spezifische Funktion im Immunsystem wahrnimmt; Ⓔ *immunocyte*

monozytoide Zellen: *Syn:* *Downey-Zellen, Pfeiffer-Drüsenfieber-Zellen*; beim Pfeiffer*-Drüsenfieber im Blut auftretende mononukleäre, lymphomonozytäre Blutzellen; Ⓔ *Downey's cells*

myoepitheloide Zellen: *Syn:* *epitheloide Zellen, Myoepithelzellen*; kontraktile Zellen von Drüsenendstücken; Ⓔ *myoepithelial cells, basket cells*

parafollikuläre Zellen: *Syn:* *C-Zellen*; Calcitonin-produzierende Zellen der Schilddrüse; Ⓔ *parafollicular cells, C cells, light cells, ultimobranchial cells*

Zell|ge|ne|tik *f.*: →*Zytogenetik*

Zell|kern *m*: *Syn:* *Nukleus, Karyon*; von einer Doppelmembran [Karyolemm] umgebener Kern der Zelle, in dem die DNA bzw. die Chromosomen gespeichert sind; Ⓔ *nucleus, cell nucleus, karyon, karyoplast*

Zell|ly|se *f.*: Zellauflösung; Ⓔ *cytolysis*

Zell|mem|bran *f.*: *Syn:* *Zytomembran, Zellwand, Plasmalemm*; jede Zelle im Körper umfassende, lichtmikroskopisch nicht sichtbare Membran, die aus Lipiden und Eiweißen aufgebaut ist; Ⓔ *cell membrane, plasma membrane, plasmalemma, plasmolemma, ectoplast, cytoplasmic membrane, cytomembrane, cytolemma*

Zell|mi|gra|ti|on *f.*: Zellwanderung; Ⓔ *cell migration*

Zell|o|bi|o|se *f.*: *Syn:* *Zellose, Cellose, Cellubiose*; aus zwei Glucosemolekülen bestehendes Disaccharid*; Ⓔ *cellobiose*

Zell|o|se *f.*: →*Zellobiose*

Zell|pa|tho|lo|gie *f.*: →*Zytopathologie*

Zell|phy|si|o|lo|gie *f.*: Physiologie* der Zelle; Ⓔ *cytophysiology, cell physiology*

Zell|plas|ma *nt*: *Syn:* *Zytoplasma*; das von der Zellmembran umschlossene Plasma der Zelle; Ⓔ *cell plasma, plasma, plasm, cytoplasm*

Zell|ske|lett *nt*: →*Zytoskelett*

Zell|tei|lung *f.*: Bildung von zwei Tochterzellen aus einer Mutterzelle; Ⓔ *cell division, division, cellular fission, fission*

amitotische Zellteilung: *Syn:* *direkte Zellteilung*; ohne Ausbildung einer Teilungsspindel verlaufende Zellteilung; Ⓔ *direct cell division, direct nuclear division, amitosis, holoschisis*

direkte Zellteilung: →*amitotische Zellteilung*

meiotische Zellteilung: *Syn:* *Meiose, Reduktionsteilung, Meiosis, Reifeteilung*; in zwei Schritten ablaufende Zellteilung, die zu einer Reduktion der Chromosomenzahl auf 23 führt; Ⓔ *meiotic cell division, meiosis*

mitotische Zellteilung: *Syn:* *Mitose, indirekte Kernteilung, Karyokinese*; Zellteilung mit erbgleicher Verteilung der Chromosomen; während der Mitose kommt es zur Ausbildung einer Teilungsspindel und dem Sichtbarwerden der Chromosomen; Ⓔ *mitotic cell division, mitosis, mitoschisis*

Zell|tei|lungs|in|dex *m*: *Syn:* *Mitoseindex*; relativer Anteil an Zellen, die sich zum Beobachtungszeitraum in der Mitose* befindet; Ⓔ *mitotic index*

Zell|tei|lungs|ra|te *f.*: *Syn:* *Zellvermehrungsrate, Mitoserate*; prozentuale Zellteilung und -vermehrung eines Gewebes pro Zeiteinheit; Ⓔ *mitotic rate*

zel|lu|lär *adj*: *Syn:* *zellular*; Zelle(n) betreffend, aus Zellen bestehend, zellig; Ⓔ *made up of cells, cellular, cellulous*

Zel|lu|la|sen *pl*: Enzyme, die Zellulose* zu Zellobiose* abbauen; Ⓔ *cellulases*

Zel|lu|li|tis *f, pl* **-ti|den**: **1.** *Syn:* *Cellulitis*; Entzündung des Unterhautbindegewebes **2.** *Syn:* *Cellulitis, Cellulite, Dermopanniculosis deformans*; konstitutionell bedingte, nicht-entzündliche Veränderung des subkutanen Fettgewebes im Oberschenkel- und Gesäßbereich bei Frauen; Ⓔ **1.** *inflammation of cellular tissue, cellulitis* **2.** *cellulite*

zel|lu|li|tisch *adj*: Zellulitis betreffend, von ihr betroffen oder gekennzeichnet; Ⓔ *relating to or marked by cellulitis*

Zel|lu|lo|se *f.*: *Syn:* *Cellulose*; aus Zellobiose*-Einheiten aufgebautes Polysaccharid*; wird zur Zellstoffherstellung verwendet; Ⓔ *cellulose*

Zel|lu|lo|se|di|ni|trat *nt*: *s.u. Collodium*; Ⓔ *collodion*

Zell|ver|mehr|rungs|ra|te *f.*: →*Zellteilungsrate*

Zell|wand *f.*: →*Zellmembran*

Zell|zy|klus *m*: Lebenszyklus einer Zelle; besteht aus einer ersten Ruhephase [**postmitotische Ruhephase, G_1-Phase**], einer Synthesephase [**S-Phase**] in der die DNA

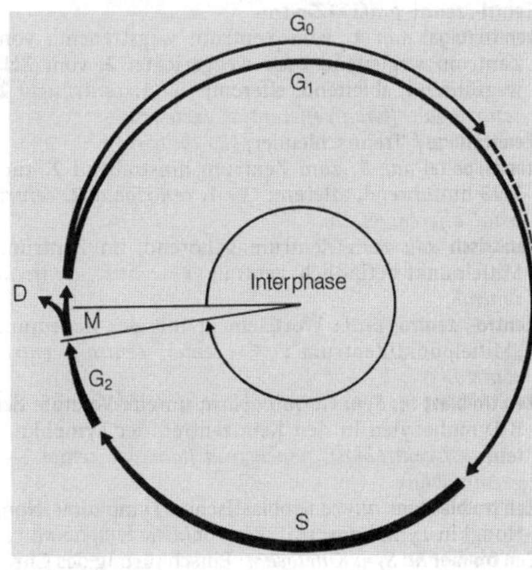

Abb. 95. Zellzyklus

verdoppelt wird, der zweiten Ruhephase [**prämitotische Ruhephase, G_2-Phase**] und der Teilungsphase [**M-Phase, Mitosephase**]; Ⓔ *cell cycle*

Ze|ment *nt*: ***Syn:*** *Zahnzement, Cementum, Substantia ossea dentis*; knochenähnliche Substanz des Zahnes; Ⓔ *dental cement, cement, cementum, tooth cement*

Ze|ment|hy|per|pla|sie *f*: →*Zementhypertrophie*

Ze|ment|hy|per|tro|phie *f*: ***Syn:*** *Hypercementose, Zementhyperplasie, Hyperzementose*; diffuse oder umschriebene Verdickung des Zahnwurzelzements; Ⓔ *hyperplastic cementum, hypertrophic cementum, cementum hyperplasia, hypercementosis, cementosis, cementum hypertrophy, hypercemented root*

Ze|men|to|ge|ne|se *f*: Zahnzementbildung, Zementbildung; Ⓔ *cementogenesis, cementification*

Zenker-Divertikel *nt*: ***Syn:*** *pharyngoösophageales Divertikel*; Pulsionsdivertikel am Übergang von Rachen/Pharynx und Speiseröhre/Ösophagus; Ⓔ *Zenker's diverticulum, Zenker's pouch, pharyngoesophageal diverticulum, hypopharyngeal diverticulum*

Zent-, Zent- *präf.*: →*Zenti-*

Zenti-, zenti- *präf.*: Wortelement mit der Bedeutung „hundertster Teil/Hundert"; Ⓔ *centi-*

Zentr-, zentr- *präf.*: →*Zentro-*

Zen|tral|ar|te|ri|en|em|bo|lie *f*: akuter Verschluss der Arteria* centralis retinae mit irreversibler Erblindung; Ⓔ *retinal embolism*

Zen|tral|ar|te|ri|en|throm|bo|se *f*: ***Syn:*** *Apoplexia retinae*; schlagartiger Verschluss der Arteria* centralis retinae des Auges mit irreversibler Erblindung; Ⓔ *apoplectic retinitis*

Zen|tral|fur|che *f*: Sulcus* centralis; Ⓔ *central sulcus of cerebrum, central fissure, fissure of Rolando*

Zen|tra|li|sa|ti|on *f*: ***Syn:*** *Kreislaufzentralisation*; Drosselung der Durchblutung der Körperperipherie bei verschiedenen Schockzuständen; Ⓔ *peripheral hypoperfusion*

Zen|tral|ka|nal *m*: Canalis* centralis; Ⓔ *central canal of spinal cord*

Zen|tral|ner|ven|sys|tem *nt*: ***Syn:*** *Systema nervosum centrale, Pars centralis systemae nervosi*; Gehirn und Rückenmark; Ⓔ *central nervous system, neural axis, neuraxis, cerebrospinal axis, encephalomyelonic axis, encephalospinal axis, cerebrospinal system*

Zen|tral|sko|tom *nt*: zentrales Skotom*; Ⓔ *central scotoma*

Zen|tral|star *m*: ***Syn:*** *Kernstar, Cataracta nuclearis, Cataracta nuclearis*; Katarakt* des Linsenkerns; Ⓔ *central cataract*

Zentri-, zentri- *präf.*: →*Zentro-*

zen|tri|fu|gal *adj*: **1.** vom Zentrum wegstrebend, vom Zentrum wegleitend oder weggerichtet **2.** vom ZNS wegführend, ableitend, efferent; Ⓔ **1.** *centrifugal* **2.** *centrifugal, efferent, efferential, excurrent*

Zen|tri|fu|ge *f*: Trennschleuder; Ⓔ *centrifuge*

zen|tri|pe|tal *adj*: **1.** zum Zentrum hinstrebend **2.** zum ZNS hinführend, afferent; Ⓔ **1.** *centripetal* **2.** *centripetal, afferent, esodic*

zen|trisch *adj*: zum Zentrum gehörend, im Zentrum/Mittelpunkt befindlich, zentral; Ⓔ *centric, centrical, central*

Zentro-, zentro- *präf.*: Wortelement mit der Bedeutung „Mittelpunkt/Zentrum"; Ⓔ *center, central, centri-, centr(o)-*

Zen|tro|blast *m*: ***Syn:*** *Germinoblast*; unreife Vorstufe der B-Lymphozyten in den Keimzentren der Lymphknoten; Ⓔ *centroblast, noncleaved follicular center cell, germinoblast*

Zen|tro|blas|tom *nt*: zentroblastisches Lymphom; Non-Hodgkin-Lymphom*; Ⓔ *centroblastic lymphoma*

Zen|tro|mer *nt*: ***Syn:*** *Kinetochor*; Einschnürung des Chromosoms; Ansatzstelle der Spindelfasern; Ⓔ *kinetochore, centromere, primary constriction*

Zen|tro|zyt *m*: ***Syn:*** *Germinozyt*; B-Lymphozyt in den Keimzentren der Lymphknoten; Ⓔ *centrocyte, cleaved follicular center cell, germinocyte*

Zephal-, zephal- *präf.*: →*Zephalo-*

Zeph|al|gie *f*: Kopfschmerzen*; Ⓔ *headache, cephalalgia, cephalgia, cephalodynia*

Zephalo-, zephalo- *präf.*: Wortelement mit der Bedeutung „Kopf/Schädel"; Ⓔ *head, cephal(o)-*

Ze|pha|lo|dak|ty|lie *f*: Fehlbildung von Kopf und Fingern oder Zehen; Ⓔ *cephalodactyly*

Ze|pha|lo|pa|gus *m*: ***Syn:*** *Kephalopagus, Kraniopagus*; Doppelfehlbildung mit Verwachsung im Schädelbereich; Ⓔ *cephalopagus*

Ze|pha|lo|ze|le *f*: ***Syn:*** *Kephalozele*; angeborene oder erworbene Schädellücke mit Vorfall von Hirnhäuten; Ⓔ *cephalocele, encephalocele*

Ze|pha|lo|zen|te|se *f*: Hirnpunktion; Ⓔ *cephalocentesis*

Ze|ra|mid *nt*: ***Syn:*** *Ceramid*; einfachstes Sphingolipid; Vorstufe von Sphingomyelinen, Gangliosiden und Cerebrosiden; Ⓔ *ceramide*

Ze|ra|mi|da|se|man|gel *m*: ***Syn:*** *Farber-Krankheit, disseminierte Lipogranulomatose, familiäre Lipogranulomatose, Ceramidasemangel*; autosomal-rezessive Enzymopathie* mit Ceramidablagerung in praktisch allen Körpergeweben; meist tödlicher Verlauf im Kindes- oder Jugendalter; Ⓔ *Farber's syndrome, Farber-Uzman syndrome, Farber's disease, Farber's lipogranulomatosis, disseminated lipogranulomatosis, ceramidase deficiency*

Ze|re|a|li|en *pl*: Getreidepflanzen, Kornfrucht; Ⓔ *cereal*

Zerebell-, zerebell- *präf.*: →*Zerebello-*

Ze|re|bel|li|tis *f, pl* **-ti|den**: ***Syn:*** *Cerebellitis*; Kleinhirnentzündung; Ⓔ *inflammation of the cerebellum, cerebellitis*

ze|re|bel|li|tisch *adj*: Kleinhirnentzündung/Zerebellitis betreffend, von ihr betroffen oder gekennzeichnet; Ⓔ *relating to or marked by cerebellitis*

Zerebello-, zerebello- *präf.*: Wortelement mit der Bedeutung „Kleinhirn/Zerebellum"; Ⓔ *cerebellum, cerebell(o)-*

ze|re|bel|lo|fu|gal *adj*: vom Kleinhirn wegführend; Ⓔ *cerebellofugal, cerebellifugal*

zerebello-olivär *adj*: Kleinhirn und Olive betreffend oder verbindend; Ⓔ *relating to both cerebellum and olive, cerebello-olivary*

ze|re|bel|lo|pe|tal *adj*: zum Kleinhirn hinführend; Ⓔ *cerebellopetal, cerebellipetal*

ze|re|bel|lo|pon|tin *adj*: Kleinhirn und Brücke/Pons betreffend oder verbindend; Ⓔ *relating to both cerebellum and pons, cerebellopontile, cerebellopontine*

ze|re|bel|lo|spi|nal *adj*: Kleinhirn/Cerebellum und Rückenmark/Medulla spinalis betreffend oder verbindend; Ⓔ *relating to both cerebellum and spinal cord, cerebellospinal*

Ze|re|bel|lum *nt, pl* **-la**: ***Syn:*** *Kleinhirn, Cerebellum*; in der hinteren Schädelgrube liegender Hirnteil, der aus den beiden Kleinhirnhemisphären und dem Kleinhirnwurm besteht; fungiert als Zentrum für die Willkürmotorik, für Bewegungsautomatie und -koordination, Gleichgewicht und Tiefensensibilität; Ⓔ *cerebellum*

Zerebr-, zerebr- *präf.*: →*Zerebro-*

ze|re|bral *adj*: ***Syn:*** *cerebral*; Großhirn/Cerebrum betreffend, zum Großhirn gehörend, aus dem Großhirn stammend; Ⓔ *relating to cerebrum, cerebral*

Ze|re|bral|an|gi|o|gra|fie, -gra|phie *f*: ***Syn:*** *Zerebralarteriografie*; Angiografie* der Hirngefäße; Ⓔ *cerebral angiography*

Ze|re|bral|ar|te|ri|en|skle|ro|se *f*: ***Syn:*** *zerebrale Arteriensklerose, zerebrale Gefäßsklerose, zerebrale Gefäßwandsklerose*; vorwiegend die Hirnarterien betreffende Arteriosklerose*; führt zu Schwindel, (geistiger) Leis-

Z

tungsminderung und evtl. Demenz*; mit einem erhöhten Risiko eines Schlaganfalls* verbunden; Ⓔ *cerebral arteriosclerosis*

Ze|re|bral|ar|te|ri|o|gra|fie, -gra|phie *f*: →*Zerebralangiografie*

Ze|re|bral|skle|ro|se *f*: *Syn: Hirnsklerose*; Sklerose* der Hirngefäße, v.a. der Arterien [Zerebralarteriensklerose*]; Ⓔ *cerebrosclerosis*

diffuse Zerebralsklerose Schilder: *Syn: Schilder-Krankheit, Encephalitis periaxialis diffusa*; im Kindes- oder Jugendalter auftretende, chronisch-progrediente Enzephalitis mit Demyelinisation* und Sklerose; Ⓔ *diffuse inflammatory sclerosis of Schilder, Schilder's disease, Flatau-Schilder disease, Schilder's encephalitis, diffuse periaxial encephalitis, progressive subcortical encephalopathy, diffuse sclerosis*

Ze|re|bri|tis *f, pl* **-ti|den**: *Syn: Cerebritis*; Großhirnentzündung; Ⓔ *inflammation of the cerebrum, cerebritis*

ze|re|bri|tisch *adj*: Großhirnentzündung/Zerebritis betreffend, von ihr betroffen oder gekennzeichnet; Ⓔ *relating to or marked by cerebritis*

Zerebro-, zerebro- *präf.*: Wortelement mit der Bedeutung „Hirn/Gehirn/Großhirn/Zerebrum"; Ⓔ *cerebral, cerebr(o)-*

ze|re|bro|id *adj*: an Hirnsubstanz erinnernd, hirnsubstanzähnlich; Ⓔ *resembling brain substance, cerebroid*

ze|re|bro|kar|di|al *adj*: Großhirn/Cerebrum und Herz betreffend; Ⓔ *relating to both brain and heart, cerebrocardiac*

ze|re|bro|me|nin|ge|al *adj*: *Syn: meningozerebral*; Hirnhäute und Gehirn/Zerebrum betreffend oder verbindend; Ⓔ *relating to the brain and its meninges, cerebromeningeal*

Ze|re|bro|pa|thie *f*: *Syn: Enzephalopathie, Encephalopathia, Cerebropathia*; nicht-entzündliche Gehirnerkrankung; Ⓔ *cerebropathy, cerebropathia*

ze|re|bro|pon|tin *adj*: Großhirn/Cerebrum und Brücke/Pons betreffend oder verbindend; Ⓔ *relating to both cerebrum and pons, cerebropontile*

Ze|re|bro|se *f*: *Syn: Cerebrose, D-Galaktose, Galactose, Galaktose*; in Gangliosiden*, Cerebrosiden*, Glykolipiden*, Mukopolysacchariden* u.a. vorkommende Aldohexose*; Stereoisomer der D-Glucose; Ⓔ *brain sugar, cerebrose, D-galactose*

Ze|re|bro|sid *nt*: *Syn: Cerebrosid*; zu den Glykosphingolipiden gehörendes komplexes Lipid*, das v.a. im Myelin* enthalten ist; Ⓔ *cerebroside, cerebrogalactoside*

Ze|re|bro|sid|li|pi|do|se *f*: *Syn: Gaucher-Krankheit, Gaucher-Syndrom, Morbus Gaucher, Cerebrosidose, Glucozerobrosidose, Cerebrosidlipidose, Glykosylceramidlipidose, Lipoidhistiozytose vom Kerasintyp*; seltene, durch ein Fehlen der Glucocerebrosidase hervorgerufene Sphingolipidose* mit Einlagerung von Cerebrosiden in Zellen des retikulohistiozytären Systems; je nach Verlaufsform kommt es zu verschiedenen klinischen Bildern mit unterschiedlicher Prognose; Ⓔ *Gaucher's splenomegaly, Gaucher's disease, glucosylceramide lipidosis, kerasin histiocytosis, cerebrosidosis, cerebroside lipidosis, cerebroside lipoidosis, familial splenic anemia, glycosylceramide lipidosis*

Ze|re|bro|si|do|se *f*: **1.** *Syn: Zerebrosidspeicherkrankheit, Cerebrosidose*; durch eine Cerebrosidspeicherung hervorgerufene Sphingolipidose* **2.** →*Zerebrosidlipidose*; Ⓔ **1.** *cerebrosidosis* **2.** →*Zerebrosidlipidose*

ze|re|bro|spi|nal *adj*: *Syn: cerebrospinal, spinozerebral, enzephalospinal*; Gehirn und Rückenmark/Medulla spinalis betreffend oder verbindend; Ⓔ *relating to cerebrum or brain and spinal cord, cerebrospinal, cerebromedullary, cerebrorachidian, encephalorachidian, encephalospinal, medulloencephalic, myeloencephalic*

Ze|re|bro|to|mie *f*: Hirnschnitt; Ⓔ *cerebrotomy*

ze|re|bro|vas|ku|lär *adj*: Hirngefäße betreffend; Ⓔ *cerebrovascular*

ze|re|bro|ze|re|bel|lar *adj*: →*zerebrozerebellär*

ze|re|bro|ze|re|bel|lär *adj*: *Syn: zerebrozerebellar*; Großhirn/Cerebrum und Kleinhirn/Cerebellum betreffend oder verbindend; Ⓔ *relating to both cerebrum and cerebellum, cerebrocerebellar*

Ze|re|brum *nt, pl* **-bra**: *Syn: Großhirn, Cerebrum*; der aus den Großhirnhemisphären, Fornix* cerebri und Kommissuren bestehende Teil des Gehirns; meist gleichgesetzt mit Gehirn/Encephalon oder Endhirn/Telencephalon; Ⓔ *cerebrum; brain*

α-Zer|fall *m*: *Syn: Alphazerfall*; radioaktiver Zerfall, bei dem Alphateilchen frei werden; Ⓔ *alpha decay*

β-Zer|fall *m*: *Syn: Betazerfall*; radioaktiver Zerfall mit Emission von Betateilchen aus dem Kern; Ⓔ *beta decay*

Zer|ka|rie *f*: *Syn: Schwanzlarve, Cercaria*; infektiöses Entwicklungsstadium [1. Larvenstadium] von Trematoden; Ⓔ *cercaria*

Zer|ka|ri|en|der|ma|ti|tis *f, pl* **-ti|ti|den**: *Syn: Schwimmbadkrätze, Badekrätze, Weiherhippel, Badedermatitis, Schistosomendermatitis*; durch Zerkarien hervorgerufene Dermatitis* mit Juckreiz und Quaddelbildung; Ⓔ *cercarial dermatitis, schistosome dermatitis, clam digger's itch, cutaneous schistosomiasis, swimmer's dermatitis, swimmer's itch*

zer|ka|ri|zid *adj*: zerkarienabtötend; Ⓔ *cercaricidal*

Zer|kla|ge *f*: *Syn: Cerclage*; Kreisnaht, Umschlingung [z.B. des Muttermundes]; Ⓔ *cerclage*

Ze|ro|id *nt*: *Syn: Ceroid*; braune, wachsähnliche Substanz in Körpergeweben; Ⓔ *ceroid*

Ze|ro|id|li|po|fus|zi|no|se *f*: *Syn: Ceroidlipofuscinose, neuronale Ceroidlipofuscinose, neuronale Zeroidlipofuszinose*; zu den Lipidspeicherkrankheiten* zählende Erkrankung mit Einlagerung von Zeroid-Lipofuszin-Granula innerhalb und außerhalb des Zentralnervensystems; Ⓔ *ceroid lipofuscinosis*

juvenile Zeroidlipofuszinose: *Syn: juvenile Form der amaurotischen Idiotie, juvenile Ceroidlipofuscinose, Stock-Vogt-Spielmeyer-Syndrom, Batten-Spielmeyer-Vogt-Syndrom*; primär durch eine progrediente Visusabnahme mit Erblindung und der Entwicklung einer Demenz* gekennzeichnete Form; Ⓔ *neuronal ceroid lipofuscinosis*

neuronale Zeroidlipofuszinose: →*Zeroidlipofuszinose*

Zer|rung *f*: Distorsion*; Ⓔ *strain, sprain*

Zer|streu|ungs|lin|se *f*: *Syn: konkave Linse, Konkavlinse, Streuungslinse*; nach innen gewölbte Linse, die Lichtstrahlen streut; Ⓔ *negative lens, concave lens, diverging lens, minus lens*

Ze|ru|men *nt*: *Syn: Cerumen*; Ohrenschmalz; Ⓔ *cerumen, earwax, wax*

Ze|ru|mi|nal|pfropf *m*: *Syn: Cerumen obturans*; Ohrenschmalzpfropf im äußeren Gehörgang; Ⓔ *impacted cerumen, impacted earwax, ceruminal impaction*

Ze|ru|mi|no|ly|se *f*: Auflösung von eingedicktem Ohrenschmalz/Zerumen; Ⓔ *ceruminolysis*

ze|ru|mi|no|ly|tisch *adj*: ohrenschmalzauflösend, zerumenauflösend; Ⓔ *ceruminolytic*

zer|vi|kal *adj*: **1.** Hals/Cervix betreffend **2.** Gebärmutterhals/Cervix uteri betreffend; Ⓔ **1.** *relating to a neck or cervix, cervical, trachelian* **2.** *relating to the cervix uteri, cervical*

Zer|vi|kal|gan|gli|en *pl*: Ganglien des Halsgrenzstrangs; Ⓔ *cervical ganglia*

Zer|vi|kal|ka|nal *m*: *Syn: Gebärmutterhalskanal, Canalis cervicis uteri*; Kanal durch den Gebärmutterhals; Ⓔ *cervical canal (of uterus), endocervix*

Zer|vi|kal|mark *nt*: →*Zervikalsegmente*

Zer|vi|kal|ner|ven *pl*: *Syn: Halsnerven, Nervi cervicales*; Spinalnerven des Halsmarks; Ⓔ *cervical nerves*

Zer|vi|kal|seg|men|te *pl*: *Syn: Halssegmente, Halsmark,*

Cervicalia, Pars cervicalis medullae spinalis; Halsabschnitt des Rückenmarks; Ⓔ *cervical part of spinal cord, cervical segments of spinal cord, cervicalia*

Zerviko-, zerviko- *präf.*: Wortelement mit der Bedeutung „Nacken/Hals/Zervix"; Ⓔ *cervical, cervix, neck, trachelian, cervico-, trachel(o)-*

zer|vi|ko|a|xil|lär *adj*: Hals/Cervix und Axilla betreffend; Ⓔ *relating to both neck and axilla, cervicoaxillary*

zer|vi|ko|bra|chi|al *adj*: Hals/Cervix und Arm/Brachium betreffend; Ⓔ *relating to both neck and arm, cervicobrachial*

Zer|vi|ko|bra|chi|al|gie *f*: Schmerzen im Hals-Schulter-Arm-Bereich, zervikobrachiale Neuralgie; Ⓔ *cervicobrachialgia*

Zer|vi|ko|bra|chi|al|syn|drom *nt*: Schulter-Arm-Syndrom*; Ⓔ *cervicobrachial syndrome, brachial syndrome, brachial plexopathy, brachial plexus neuropathy*

zer|vi|ko|dor|sal *adj*: Hals/Cervix und Rücken/Dorsum betreffend; Ⓔ *relating to both neck and back, cervicodorsal*

Zer|vi|ko|dy|nie *f*: Nackenschmerzen; Ⓔ *pain in the neck, neck pain, cervicodynia, trachelodynia*

zer|vi|ko|fa|zi|al *adj*: Hals/Cervix und Gesicht betreffend; Ⓔ *relating to both neck and face, cervicofacial*

Zer|vi|ko|kol|pi|tis *f, pl* **-ti|den**: *Syn: Zervikovaginitis*; Entzündung von Zervix und Scheide/Vagina; Ⓔ *inflammation of cervix uteri and vagina, cervicovaginitis, cervicocolpitis*

zer|vi|ko|kol|pi|tisch *adj*: *Syn: zervikovaginitisch*; Zervikokolpitis betreffend, von ihr betroffen; Ⓔ *relating to or marked by cervicocolpitis*

zerviko-okzipital *adj*: Hals/Cervix und Hinterhaupt/Occiput betreffend; Ⓔ *relating to both neck and occiput, cervico-occipital*

Zer|vi|ko|pe|xie *f*: *Syn: Trachelopexie*; operative Fixierung des Gebärmutterhalses; Ⓔ *cervicopexy, trachelopexy, trachelopexia*

Zer|vi|kor|rha|phie *f*: *Syn: Trachelorrhaphie*; Zervixnaht; Ⓔ *trachelorrhaphy*

zer|vi|ko|ska|pu|lar *adj*: Hals/Cervix und Schulterblatt/Scapula betreffend; Ⓔ *relating to both neck and scapula, cervicoscapular*

Zer|vi|ko|to|mie *f*: *Syn: Trachelotomie*; Zervixschnitt, Zervixdurchtrennung; Ⓔ *cervicotomy, trachelotomy*

zer|vi|ko|va|gi|nal *adj*: Gebärmutterhals/Cervix uteri und Scheide/Vagina betreffend oder verbindend; Ⓔ *relating to both cervix uteri and vagina, cervicovaginal*

Zer|vi|ko|va|gi|ni|tis *f, pl* **-ti|den**: →*Zervikokolpitis*

zer|vi|ko|va|gi|ni|tisch *adj*: →*zervikokolpitisch*

zer|vi|ko|ve|si|kal *adj*: Gebärmutterhals/Cervix uteri und Harnblase betreffend oder verbindend; Ⓔ *relating to cervix uteri and bladder, cervicovesical*

Zer|vix *f, pl* **-vi|ces**: **1.** *Syn: Cervix, Kollum, Collum*; Hals, halsförmige Struktur **2.** *Syn: Cervix uteri, Collum, Kollum*; Gebärmutterhals, Uterushals; Ⓔ **1.** *neck, cervix, collum* **2.** *cervix uteri, neck of uterus, uterine neck, neck of womb, collum*

Zer|vix|drü|sen *pl*: *Syn: Glandulae cervicales*; den glasklaren Zervixschleim bildende Drüsen des Gebärmutterhalses; Ⓔ *cervical glands (of uterus)*

Zer|vix|ent|zün|dung *f*: →*Zervizitis*

Zer|vix|höh|len|kar|zi|nom *nt*: im Zervikalkanal sitzendes Zervixkarzinom*; der Muttermund ist klinisch unauffällig; Ⓔ *endocervical carcinoma*

Zer|vix|in|suf|fi|zi|enz *f*: frühzeitige Eröffnung des Muttermundes mit Gefahr des Blasensprungs und der Frühgeburt; Ⓔ *cervical incompetence, incompetent cervix*

Zer|vix|kar|zi|nom *nt*: *Syn: Gebärmutterhalskrebs, Gebärmutterhalskarzinom, Kollumkarzinom, Carcinoma cervicis uteri*; früher häufigstes Karzinom des Genitalbereichs, heute ebenso häufig wie das Korpuskarzinom*; Vorsorgeuntersuchungen [Abstrich, Kolposkopie] können einen Großteil der Tumoren schon in der Frühphase [epitheliale Dysplasie, Carcinoma in situ] entdecken; Ⓔ *cervical carcinoma (of uterus), carcinoma of uterine cervix*

Zer|vix|ko|ni|sa|ti|on *f*: *Syn: Portiokonisation, Konisation*; konusförmige Gewebeausschneidung aus der Portio* vaginalis zur Biopsieentnahme [**Konusbiopsie**] oder Therapie; Ⓔ *conization*

Zer|vix|plas|tik *f*: *Syn: Hysterotracheloplastik*; plastische Operation des Gebärmutterhalses; Ⓔ *hysterotracheloplasty, tracheloplasty, cervicoplasty*

Zer|vix|po|lyp *m*: Polyp der Zervixschleimhaut; häufige Ursache von Zusatzblutungen; Ⓔ *cervical polyp*

Zer|vix|riss *m*: Riss der Zervix unter der Geburt; Ⓔ *cervical tear*

Zer|vix|schleim *m*: *Syn: Zervixsekret*; von den sekretorischen Zervixzellen abgesondertes Sekret, dessen Konsistenz sich im Laufe des Menstrualzyklus verändert; Ⓔ *cervical mucus*

Zer|vix|schleim|me|tho|de *f*: unzuverlässige natürliche Empfängnisverhütung durch Bestimmung der fruchtbaren Tage; Ⓔ *Billing's method*

Zer|vix|se|kret *nt*: →*Zervixschleim*

Zer|vi|zi|tis *f, pl* **-ti|den**: *Syn: Zervixentzündung, Cervicitis, Endometritis cervicis uteri*; Entzündung (der Schleimhaut) der Cervix* uteri; Ⓔ *cervicitis, trachelitis*

zer|vi|zi|tisch *adj*: Zervixentzündung/Zervizitis betreffend, von ihr betroffen oder gekennzeichnet; Ⓔ *relating to or marked by cervicitis*

Zes|to|den *pl*: *Syn: Bandwürmer, Cestoda, Cestodes*; aus dem Kopfteil [**Scolex**] und einer aus einzelnen Gliedern [**Proglottiden**] bestehenden Körperkette [**Strobila**] aufgebaute, bis zu 15 m lange, ubiqitär verbreitete Parasiten von Tier und Mensch; Bandwürmer haben keinen Darm, sondern nehmen Nahrung mittels Osmose* auf; medizinisch wichtige Gattungen sind u.a. Taenia*, Echinococcus*, Diphyllobothrium*; Ⓔ *tapeworms, Cestoda*

Zes|to|zid *nt*: *Syn: Cestocid*; Bandwurmmittel; Ⓔ *cestocide*

zes|to|zid *adj*: *Syn: cestocid*; gegen Bandwürmer wirkend, zestoden(ab)tötend; Ⓔ *cestocidal*

Zeu|gungs|un|fä|hig|keit *f*: Impotentia* generandi; Ⓔ *impotence, impotency, impotentia generandi*

-zid *suf.*: Wortelement mit der Bedeutung „(ab)tötend"; Ⓔ *-cide*

Zi|do|vu|din *nt*: *Syn: Azidothymidin*; vom Thymidin* abgeleitete antivirale Substanz; in der Therapie von HIV-Infektionen verwendet; Ⓔ *zidovudine*

Zie|gen|milch|a|nä|mie *f*: megaloblastäre Anämie* von Säuglingen durch Folsäure- und Vitamin B_{12}-Mangel bei alleiniger Ernährung mit Ziegenmilch; Ⓔ *goat's milk anemia*

Zie|gen|pe|ter *m*: *Syn: Mumps, Parotitis epidemica*; durch das Mumpsvirus hervorgerufene, mit typischer Schwellung der Ohrspeicheldrüse(n) einhergehende Entzündung; häufigste Ursache einseitiger frühkindlicher Schwerhörigkeit; Ⓔ *epidemic parotiditis, epidemic parotitis, mumps*

Ziehen-Oppenheim-Syndrom *nt*: *Syn: Ziehen-Oppenheim-Krankheit, Torsionsneurose, Torsionsdystonie, Dysbasia lordotica*; Erbkrankheit mit wechselndem Bild von Muskelhypotonie und Muskelhypertonie mit tonisch-klonischen Zwangsbewegungen; Ⓔ *Ziehen-Oppenheim disease, torsion dystonia, torsion neurosis, progressive torsion spasm of childhood*

Ziehl-Neelsen-Färbung *f*: Spezialfärbung für alkohol- und säurefeste Bakterien; Ⓔ *Ziehl-Neelsen stain*

Zieve-Syndrom *nt*: ätiologisch ungeklärte Trias von Alkoholhepatitis*, hämolytischer Anämie* und Hypertriglyceridämie*; Ⓔ *Zieve syndrome*

zi|ka|tri|zi|ell *adj*: Narbe betreffend, narbig, vernarbend;

Ⓔ *relating to a scar, epulotic, cicatricial*
zil|li|ar *adj*: ***Syn:*** *ciliar*; Wimpernhaare/Zilien oder Ziliarkörper betreffend; Ⓔ *ciliary*
Zil|li|ar|ap|pa|rat *m*: →*Ziliarkörper*
Zil|li|ar|gan|gli|on *nt*: ***Syn:*** *Schacher-Ganglion, Ganglion ciliare*; parasympathisches Ganglion hinter dem Augapfel; enthält Fasern für Ziliarmuskel und Pupillensphinkter; Ⓔ *ciliary ganglion, Schacher's ganglion*
Zil|li|a|ris *m*: →*Musculus ciliaris*
Zil|li|ar|kör|per *m*: ***Syn:*** *Strahlenkörper, Strahlenapparat, Ziliarapparat, Corpus ciliare*; Abschnitt der mittleren Augenhaut, der den Ziliarmuskel enthält und das Kammerwasser bildet; Ⓔ *ciliary apparatus, ciliary body*
Zil|li|ar|kör|per|ent|zün|dung *f*: →*Zyklitis*
Zil|li|ar|mus|kel *m*: →*Musculus ciliaris*
Zil|li|a|ro|to|mie *f*: Ziliarkörperdurchtrennung; Ⓔ *ciliarotomy*
Zil|li|ar|ve|nen *pl*: ***Syn:*** *Venae ciliares*; Venen der mittleren und äußeren Augenhaut; führen Blut aus Ziliarkörper* [Corpus ciliare], Sclera* und Conjunctiva* zur Vena* ophthalmica superior; Ⓔ *ciliary veins*
Zil|li|a|ten *pl*: ***Syn:*** *Wimpertierchen, Ciliata, Ciliophora*; teilweise oder vollständig bewimperte Einzeller, die in Süß- und Salzwasser vorkommen; zum Teil Parasiten oder Krankheitserreger des Menschen [z.B. Balantidium* coli]; Ⓔ *Ciliata, Ciliates*
Zil|li|ek|to|mie *f*: **1.** ***Syn:*** *Zyklektomie*; operative (Teil-)Entfernung des Ziliarkörpers **2.** ***Syn:*** *Ziliektomie*; Lidrandresektion; Ⓔ **1.** *ciliectomy, cyclectomy* **2.** *ciliectomy*
Zil|li|en *pl*: ***Syn:*** *Flimmerhaare, Kinozilien*; kleinste, haarähnliche Zellfortsätze, die aktiv bewegt werden; Ⓔ *cilia*
Zil|li|en|abs|zess *m*: ***Syn:*** *Gerstenkorn, Hordeolum*; Abszess der Liddrüsen; Ⓔ *sty, stye, hordeolum*
Zilio-, zilio- *präf.*: Wortelement mit der Bedeutung „Wimper/Zilie/Cilium"; Ⓔ *ciliary*
zil|li|o|re|ti|nal *adj*: Ziliarkörper/Corpius ciliare und Netzhaut/Retina betreffend; Ⓔ *relating to both ciliary body and retina, cilioretinal*
zil|li|o|skle|ral *adj*: Ziliarkörper/Corpius ciliare und Lederhaut/Sklera betreffend; Ⓔ *relating to both ciliary body and sclera, ciliosclerał*
zil|li|o|spi|nal *adj*: Ziliarkörper/Corpius ciliare und Rückenmark betreffend; Ⓔ *relating to both ciliary body and spinal cord, ciliospinal*
Zil|li|o|to|mie *f*: Ziliarnervendurchtrennung; Ⓔ *ciliotomy*
Zi|ne|ol *nt*: ***Syn:*** *Eukalyptol, Eucalyptol, Cineol*; als Sekretolytikum* verwendetes ätherisches Öl; Hauptbestandteil des Eukalyptusöls und anderer ätherischer Öle; Ⓔ *eucalyptol, cajeputol, cajoputol, cineol, cineole*
Zin|gu|lek|to|mie *f*: operative Teilentfernung des Gyrus cinguli; Ⓔ *cingulectomy*
Zin|gu|lo|to|mie *f*: operative Durchtrennung des Gyrus cinguli; Ⓔ *cingulotomy, cingulumotomy*
Zink *nt*: essentielles Spurenelement; Ⓔ *zinc*
Zink|fie|ber *nt*: ***Syn:*** *Metalldampffieber, Gießfieber, Gießerfieber*; durch Zinkdämpfe hervorgerufenes, vorübergehendes Fieber mit Muskelschmerzen und Abgeschlagenheit; Ⓔ *zinc chill, zinc fume fever, zinc fume chill, spelter's chill*
Zinn *nt*: ***Syn:*** *Stannum*; silberweißes Metall der Kohlenstoffgruppe; Ⓔ *stannum, tin*
Zinn-Gefäßkranz *m*: ***Syn:*** *Haller-Gefäßkranz, Circulus vasculosus nervi optici*; Arterienkranz an der Eintrittsstelle des Sehnervs in die Sklera; Ⓔ *Zinn's corona, circle of Zinn, circle of Haller, vascular circle of optic nerve*
Zinn|o|xid|pneu|mo|ko|ni|o|se *f*: ***Syn:*** *Stannose*; durch Inhalation von Zinnoxid-haltigem Staub hervorgerufene seltene Pneumokoniose*; Ⓔ *stannosis*
Zinn-Sehnenring *m*: ***Syn:*** *Anulus tendineus communis*; bindegewebiger Ring am Augenhöhlenausgang des Canalis* opticus; Ⓔ *common tendinous ring, Zinn's ligament, Zinn's tendon, Zinn's ring*
Zinn-Strahlenzone *f*: →*Zinn-Zone*
Zinn-Zone *f*: ***Syn:*** *Zinn-Strahlenzone, Zonula ciliaris*; Aufhängeapparat der Augenlinse; Ⓔ *ciliary zonule, lens zonule, suspensory ligament of lens, Zinn's membrane, Zinn's tendon, zone of Zinn, zonule of Zinn*
Zinsser-Cole-Engman-Syndrom *nt*: ***Syn:*** *kongenitale Dyskeratose, Polydysplasia ectodermica Typ Cole-Rauschkolb-Toomey, Dyskeratosis congenita*; ausschließlich Männer betreffende, zu den Poikilodermien* gehörende Erkrankung von Nägeln [Paronychie*], Schleimhäuten [Mund, Anus, Urethra] und Haut; Ⓔ *Zinsser-Cole-Engman syndrome, congenital dyskeratosis*
Zir|bel|drü|se *f*: ***Syn:*** *Pinealdrüse, Pinea, Corpus pineale, Glandula pinealis, Epiphyse, Epiphysis cerebri*; hormonproduzierende Drüse an der Hinterwand des III. Ventrikels; Ⓔ *pineal body, pineal gland, pineal, cerebral apophysis, pinus, conarium, epiphysis*
zir|ka|di|an *adj*: ***Syn:*** *circadian*; über den ganzen Tag (verteilt), ungefähr 24 Stunden dauernd oder umfassend, tagesrhythmisch; Ⓔ *circadian*
zir|ku|lar *adj*: →*zirkulär*
zir|ku|lär *adj*: ***Syn:*** *zirkular*; rund, ringförmig, kreisförmig; Ⓔ *circular, annular, circinate, orbicular*
zir|ku|la|to|risch *adj*: (Blut-)Kreislauf betreffend; Ⓔ *circulatory*
Zirkum-, zirkum- *präf.*: Wortelement mit der Bedeutung „um...herum"; Ⓔ *around, circum-*
zir|kum|a|nal *adj*: ***Syn:*** *perianal*; in der Umgebung des Afters/Anus (liegend), um den After herum (liegend); Ⓔ *perianal, periproctic, circumanal*
zir|kum|ar|ti|ku|lär *adj*: ***Syn:*** *periartikulär*; um ein Gelenk herum (liegend), in der Umgebung eines Gelenks; Ⓔ *around a joint, periarticular, periarthric, circumarticular*
zir|kum|a|xil|lär *adj*: ***Syn:*** *periaxillär*; in der Umgebung der Achselhöhle/Axilla (liegend); Ⓔ *around the axilla, circumaxillary, periaxillary*
zir|kum|bul|bär *adj*: ***Syn:*** *peribulbär*; um einen Bulbus herum (liegend), insbesondere den Augapfel/Bulbus oculi; Ⓔ *circumbulbar, peribulbar*
zir|kum|gem|mal *adj*: ***Syn:*** *perigemmal*; in der Umgebung einer Knospe, insbesondere einer Geschmacksknospe/Gemma gustatoria; Ⓔ *circumgemmal, perigemmal*
zir|kum|in|tes|ti|nal *adj*: ***Syn:*** *perienteral, periintestinal*; um den Darm/das Intestinum herum (liegend); Ⓔ *perienteric, circumintestinal*
zir|kum|kor|ne|al *adj*: ***Syn:*** *perikorneal*; (*Auge*) um die Hornhaut/Kornea herum (liegend); Ⓔ *circumcorneal, pericorneal, perikeratic*
zir|kum|len|tal *adj*: ***Syn:*** *perilental, perilentikulär, zirkumlentikulär*; um die Linse/Lens cristallina herum (liegend); Ⓔ *perilenticular, circumlental*
zir|kum|len|ti|ku|lär *adj*: →*zirkumlental*
zir|kum|nu|kle|är *adj*: ***Syn:*** *perinukleär*; um einen Kern/Nukleus herum (liegend), insbesondere den Zellkern; Ⓔ *circumnuclear, perinuclear*
zir|kum|o|ku|lär *adj*: ***Syn:*** *periokular, periokulär, periophthalmisch*; um das Auge/den Oculus herum (liegend); Ⓔ *around the eye, circumocular, periocular, periophthalmic*
zir|kum|o|ral *adj*: ***Syn:*** *perioral*; um den Mund/Os herum (liegend), in der Umgebung der Mundöffnung; Ⓔ *around the mouth, perioral, peristomatous, circumoral*
zir|kum|or|bi|tal *adj*: ***Syn:*** *periorbital*; um die Augenhöhle/Orbita herum (liegend); Ⓔ *around the orbit, periorbital, circumorbital*
zir|kum|re|nal *adj*: ***Syn:*** *perirenal*; um die Niere/Ren herum (liegend); Ⓔ *around the kidney, perirenal, perinephric, circumrenal*

zir|kum|skript *adj*: auf einen Bereich beschränkt, umschrieben, begrenzt; Ⓔ *circumscribed, limited, confined*

zir|kum|vas|ku|lär *adj*: *Syn: perivasal, perivaskulär*; um ein Gefäß herum (liegend); Ⓔ *circumvascular, perivascular*

zir|kum|vent|ri|ku|lär *adj*: um einen Ventrikel herum (liegend); Ⓔ *circumventricular*

Zir|kum|zi|si|on *f*: *Syn: Beschneidung*; operative Kürzung der Vorhaut; Ⓔ *circumcision, peritomy, posthetomy*

zir|rho|gen *adj*: die Zirrhoseentstehung fördernd oder auslösend; Ⓔ *cirrhogenous, cirrhogenic*

zir|rhös *adj*: *Syn: zirrhotisch*; Zirrhose betreffend, von ihr betroffen oder gekennzeichnet, durch sie bedingt; Ⓔ *relating to or characterized by cirrhosis, cirrhotic*

Zir|rho|se *f*: *Syn: Cirrhosis*; chronisch-entzündliche, evtl. von Nekrose* begleitete Organerkrankung mit fortschreitender Verhärtung und Schrumpfung des Gewebes; Ⓔ *cirrhosis, fibroid induration, granular induration*

biliäre Zirrhose: *Syn: biliäre Leberzirrhose, Cirrhosis biliaris*; von den Gallengängen ausgehende Leberzirrhose*; Ⓔ *Hanot's cirrhosis, Hanot's disease, Hanot's syndrome, biliary cirrhosis*

kryptogene Zirrhose: Zirrhose unbekannter Ursache; Ⓔ *cryptogenic cirrhosis*

primär biliäre Zirrhose: *Syn: Hanot-Zirrhose, primär biliäre Leberzirrhose*; vermutlich zu den Autoimmunerkrankungen gehörende, nicht-eitrige, destruierende Entzündung der intrahepatischen Gallengänge; 90 % der Fälle betreffen Frauen im mittleren Lebensalter; fast immer [95 % der Fälle] finden sich antimitochondriale Antikörper*; Ⓔ *primary biliary cirrhosis, hypertrophic hepatic cirrhosis, hypertrophic cirrhosis, Hanot's cirrhosis, Hanot's disease, Hanot's syndrome, chronic nonsuppurative destructive cholangitis, progressive nonsuppurative cholangitis, unilobular cirrhosis, Todd's cirrhosis*

sekundär biliäre Zirrhose: *Syn: sekundär biliäre Leberzirrhose*; durch eine chronische Gallenabflussstörung ausgelöste kleinknotige Leberzirrhose*; Ⓔ *secondary biliary cirrhosis*

zir|rho|tisch *adj*: → *zirrhös*

Zis|ter|ne *f*: Flüssigkeitsreservoir, Cisterna; Ⓔ *cistern, cisterna, reservoir*

perinukleäre Zisterne: *Syn: perinukleärer Spaltraum, Cisterna caryothecae, Cisterna nucleolemmae*; Flüssigkeitsraum um den Zellkern; Ⓔ *perinuclear space, cistern of nuclear envelope, perinuclear cistern*

Zis|ter|nen|punk|ti|on *f*: *Syn: Subokzipitalpunktion, Hirnzisternenpunktion*; Punktion der Cisterna* cerebellomedullaris zur Entnahme von Liquor* cerebrospinalis oder Applikation von Chemotherapeutika; Ⓔ *cranial puncture, cisternal puncture, suboccipital puncture, intracisternal puncture*

Zis|ter|no|gra|fie, -gra|phie *f*: Kontrastmitteldarstellung der Hirnzisternen; Ⓔ *cisternography*

zis|ter|no|gra|fisch *adj*: Zisternografie betreffend, mittels Zisternografie; Ⓔ *relating to cisternography, cisternographic*

Zitr-, zitr- *präf.*: → *Zitro-*

Zi|trat *nt*: *Syn: Citrat*; Salz der Zitronensäure; Ⓔ *citrate*

Zitrat-Pyruvat-Zyklus *m*: *Syn: Citrat-Pyruvat-Zyklus*; Mechanismus zum transmembranösen Transport von Acetyl-Resten und Elektronen während der Fettsäuresynthese; Ⓔ *citrate-pyruvate cycle*

Zi|trat|al|do|la|se *f*: → *Zitratlyase*

Zi|trat|blut *nt*: *Syn: Citratblut*; durch Zitratzusatz ungerinnbar gemachtes Blut; Ⓔ *citrated blood*

Zi|trat|ly|a|se *f*: *Syn: Zitrataldolase, Citrataldolase, Citratlyase*; die Spaltung von Zitrat in Oxalacetat und Acetyl-CoA katalysierendes Enzym; wichtig für die Fettsäuresynthese; Ⓔ *citrate lyase, citridesmolase, citrate aldolase, citratase, citrase*

Zi|trat|plas|ma *nt*: *Syn: Citratplasma*; durch Zitratzusatz ungerinnbar gemachtes Plasma; Ⓔ *citrated plasma*

Zi|trat|syn|tha|se *f*: *Syn: Citratsynthase*; katalysiert die Bildung von Zitrat im Zitronensäurezyklus*; Ⓔ *citrate synthase, citrate si-synthase, citrogenase*

Zi|trat|zy|klus *m*: → *Zitronensäurezyklus*

Zitro-, Zitro- *präf.*: Wortelement mit der Bedeutung „Zitrone"; Ⓔ *citrus, citro-*

Zi|tro|nen|säu|re *f*: *Syn: Citronensäure, Acidum citricum*; Tricarbonsäure, wichtiges Zwischenprodukt des Intermediärstoffwechsels; Ⓔ *citric acid*

Zi|tro|nen|säu|re|zy|klus *m*: *Syn: Krebs-Zyklus, Zitratzyklus, Citratzyklus, Tricarbonsäurezyklus*; in den Mitochondrien der Zelle ablaufender Reaktionszyklus des Intermediärstoffwechsels; aus Kohlenhydraten, Eiweißen und Fettsäuren stammendes Acetyl-CoA wird oxidativ zur Energiegewinnung der Zelle abgebaut; Ⓔ *citric acid cycle, Krebs cycle, tricarboxylic acid cycle*

Zi|trul|lin *nt*: *Syn: Citrullin*; tierische und pflanzliche [**Wassermelone, Citrullus vulgaris**] Aminosäure, die im Harnstoffzyklus anfällt; Ⓔ *citrulline*

zö|kal *adj*: → *zäkal*

Zöko-, zöko- *präf.*: Wortelement mit der Bedeutung **1.** „blind" **2.** „Blinddarm/Zäkum/Typhlon"; Ⓔ **1.** *ceco-, blind* **2.** *cecum, typhlon*

Zö|kum *nt*: → *Zäkum*

Zö|li|a|kie *f*: *Syn: Herter-Heubner-Syndrom, Heubner-Herter-Krankheit, Heubner-Herter-Krankheit, Gee-Herter-Heubner-Syndrom, glutenbedingte Enteropathie*; angeborene Unverträglichkeit von Gliadin*, die schon im Kleinkindalter zu Verdauungsinsuffizienz und Gedeihstörung führt; macht die lebenslange Einhaltung einer glutenfreien Diät nötig; Ⓔ *celiac disease, gluten enteropathy, Gee-Herter-Heubner syndrome, Gee-Herter-Heubner disease, Gee's disease, Gee-Herter disease, Herter's infantilism, Heubner-Herter disease, Herter-Heubner disease, Herter's disease, Heubner disease*

Tab. 32. Typische Symptome bei Zöliakie

Gastrointestinale Störungen	Durchfall, Erbrechen, Appetitlosigkeit, Bauchschmerzen, ausladendes Abdomen
Psychomotorische Symptome	Müdigkeit, Misslaunigkeit, Entwicklungsretardierung, muskuläre Hypotonie
Somatische Entwicklung	Wachstumsretardierung, Kleinwuchs, Gewichtsstillstand, -abnahme, Gedeih-störung
Mangelzustände mit Infektanfälligkeit	Eisen, Folsäure, Vitamin K und D, Kalzium, Phosphat, Eiweiß, Zink, Magnesium
Dermatologische Symptome	Neurodermitische Herde

Zö|li|a|ko|gra|fie, -gra|phie *f*: selektive Angiografie* des Truncus* coeliacus und seiner Äste; Ⓔ *celiac angiography, celiac arteriography*

Zölio-, zölio- *präf.*: Wortelement mit der Bedeutung „Bauch/Bauchhöhle/Unterleib"; Ⓔ *abdomen, abdomino-, laparo-, celi(o)-*

Zö|li|o|gas|tro|sto|mie *f*: *Syn: Laparogastrostomie*; Anlegen einer äußeren Magenfistel in der Bauchwand; Ⓔ *laparogastrostomy, celiogastrostomy*

Zö|li|o|gas|tro|to|mie *f*: *Syn: Laparogastrotomie*; Laparotomie* mit Eröffnung des Magens; Ⓔ *celiogastrotomy, laparogastrotomy*

Zö|li|o|hys|te|ro|to|mie *f*: *Syn: Laparohysterotomie, trans-*

Z

abdominelle Hysterotomie; Gebärmuttereröffnung durch den Bauchraum; Ⓔ *abdominal hysterotomy, abdominouterotomy, celiohysterotomy, laparohysterotomy, laparouterotomy*

Zö|li|or|rha|phie *f*: *Syn: Laparorrhaphie*; Bauchwandnaht; Ⓔ *laparorrhaphy, celiorrhaphy*

Zö|li|o|sal|pin|gek|to|mie *f*: *Syn: Laparosalpingektomie*; transabdominelle Eileiterentfernung/Salpingektomie*; Ⓔ *abdominal salpingectomy, celiosalpingectomy, laparosalpingectomy*

Zö|li|o|sal|pin|go|to|mie *f*: *Syn: Laparosalpingotomie*; transabdominelle Eileitereröffnung/Salpingotomie; Ⓔ *abdominal salpingotomy, celiosalpingotomy, laparosalpingotomy*

Zö|li|o|skop *nt*: Endoskop* für die Zölioskopie*; Ⓔ *celoscope, celioscope*

Zö|li|o|sko|pie *f*: endoskopische Untersuchung einer Körperhöhle; Ⓔ *celoscopy, celioscopy*

Zö|li|o|to|mie *f*: *Syn: Bauchschnitt, Laparotomie*; (operative) Bauchhöhleneröffnung; Ⓔ *abdominal section, celiotomy, ventrotomy*

Zö|li|o|zen|te|se *f*: *Syn: Bauchpunktion, Bauchhöhlenpunktion, Abdominozentese*; Punktion der Bauchhöhle; Ⓔ *celiocentesis, celioparacentesis, peritoneocentesis*

Zollinger-Ellison-Syndrom *nt*: gastrin-bildender Tumor der Inselzellen der Bauchspeicheldrüse; Ⓔ *Zollinger-Ellison syndrome, Z.-E. syndrome*

Zö|lom *nt*: *Syn: Zölomhöhle, Coeloma, Coelom*; primäre Leibeshöhle des Embryos; Ⓔ *celom, celoma, coelom, eucoelom, coeloma*

Zö|lom|höh|le *f*: →*Zölom*

Zo|na *f*, *pl* **-nae**: Zone, Region; Ⓔ *zone, zona, area, region*

Zona cutanea: unterhalb der Linea anocutanea liegender Teil des Analkanals [Canalis analis]; ist von verhorntem Plattenepithel überzogen, das Schweißdrüsen enthält; Ⓔ *cutaneous zone*

Zona hemorrhoidalis: *Syn: Hämorrhoidalzone, Hämorrhoidalring*; unterster Abschnitt des Mastdarms; Ⓔ *hemorrhoidal zone*

Zona incerta: dünner Streifen grauer Substanz im Subthalamus*; Ⓔ *zona incerta*

Zona orbicularis: Verstärkungsband der Kapsel des Hüftgelenkes [Articulatio* coxae], das sich ringförmig um den Oberschenkelhals legt; Ⓔ *orbicular zone of hip joint*

Zona pellucida: *Syn: Eihülle, Oolemma, Membrana pellucida*; von den Follikelzellen gebildete Umhüllung der Eizelle; Ⓔ *pellucid zone, striated membrane, zona pellucida, oolemma*

Zona terminalis medullae spinalis: *Syn: Lissauer-Zone*; weiße Substanz des Rückenmarks, die die graue Substanz zwischen Hinter- und Vorderseitenstrang umhüllt; Ⓔ *Lissauer's zone*

Zon|äs|the|sie *f*: Gürtelgefühl; Ⓔ *zonesthesia, cincture sensation, girdle sensation, strangalesthesia*

zon|äs|the|tisch *adj*: Zonästhesie betreffend; Ⓔ *relating to cenesthesia, cenesthesic, cenesthetic*

Zone des Antigenüberschusses *f*: *s.u. Äquivalenzzone*; Ⓔ *zone of antigen excess, postzone*

Zone des Antikörperüberschusses *f*: *s.u. Äquivalenzzone*; Ⓔ *zone of antibody excess, prezone, prozone*

Zo|nu|la *f*, *pl* **-lae**: kleiner Gürtel oder Bezirk, kleine Zone; Ⓔ *zonula, zonule*

Zonula adhaerens: *Syn: Haftzone, Desmosom*; Form der Zellverbindung, bei der das Plasma entlang der Membran verdichtet ist; Ⓔ *zonula adherens, adherent junction, intermediate junction*

Zonula ciliaris: *Syn: Zinn-Zone, Zinn-Strahlenzone*; Aufhängeapparat der Augenlinse; Ⓔ *ciliary zonule, lens zonule, suspensory ligament of lens, Zinn's membrane, Zinn's tendon, zone of Zinn, zonule of Zinn*

Zonula occludens: *Syn: Verschlusskontakt, Tight junction*; Form der Zellverbindung, bei der die äußeren Schichten der Zellmembranen verschmelzen; Ⓔ *zonula occludens, occludent junction, occluding junction, tight junction*

Zo|nu|lar|fa|sern *pl*: *Syn: Fibrae zonulares*; Aufhängefasern der Linse; Ⓔ *zonular fibers, aponeurosis of Zinn*

Zo|nu|li|tis *f*, *pl* **-ti|den**: Entzündung der Strahlenzone/Zonula ciliaris der Augenlinse; Ⓔ *inflammation of the ciliary zonule, zonulitis*

zo|nu|li|tisch *adj*: Zonulitis betreffend, von ihr betroffen oder gekennzeichnet; Ⓔ *relating to or marked by zonulitis*

Zo|nu|lo|ly|se *f*: enzymatische Auflösung/Andauung der Zonula-ciliaris-Fasern; Ⓔ *zonulysis, zonulolysis*

Zo|nu|lo|to|mie *f*: operative Durchtrennung von Fasern der Zonula* ciliaris; Ⓔ *zonulotomy*

Zoo-, zoo- *präf.*: Wortelement mit der Bedeutung „Tier/Lebewesen"; Ⓔ *animal, zo(o)-*

Zo|o|anth|ro|po|no|se *f*: von Menschen auf Tiere übertragene Erkrankung; Ⓔ *zooanthroponosis, anthropozoonosis*

Zo|o|e|ras|tie *f*: *Syn: Sodomie*; sexuelle Handlungen an oder mit Tieren; Ⓔ *zooerastia*

Zo|o|lo|gie *f*: Tierkunde; Ⓔ *zoology*

Zo|o|ma|nie *f*: krankhafte Tierliebe; Ⓔ *zoomania*

Zoon-Balanitis *f*: *Syn: Balanoposthitis chronica circumscripta benigna plasmacellularis, Balanoposthitis circumscripta benigna plasmacellularis, Balanitis chronica circumscripta benigna plasmacellularis, Balanitis plasmacellularis, Balanitis chronica circumscripta benigna plasmacellularis Zoon*; umschriebene, chronisch-verlaufende Entzündung von Eichel und Vorhaut; Ⓔ *chronic circumscribed plasmocytic balanoposthitis, Zoon's erythroplasia, balanitis of Zoon, plasma cell balanitis*

Zo|o|no|se *f*: bei Tieren und Menschen vorkommende, i.d.R. von Tieren auf Menschen übertragene Erkrankung; Ⓔ *zoonosis*

Zo|o|pa|ra|sit *m*: tierischer Parasit; *s.u. Parasit*; Ⓔ *zooparasite, animal parasite*

zo|o|phil *adj*: Zoophilie betreffend, von ihr betroffen oder gekennzeichnet; Ⓔ *zoophilic, zoophilous*

Zo|o|phi|lie *f*: **1.** krankhaft übertriebene Tierliebe **2.** *Syn: Zoophilia erotica*; geschlechtliche Zuneigung zu Tieren; Ⓔ **1.** *abnormal fondness for animals, zoophilia, zoophilism* **2.** *erotic zoophilism, zoophilia, zoophilism*

zo|o|phob *adj*: Zoophobie betreffend, durch sie gekennzeichnet; Ⓔ *relating to or marked by zoophobia, zoophobic*

Zo|o|pho|bie *f*: krankhafte Angst vor bestimmten Tieren; Ⓔ *irrational fear of animals, zoophobia*

Zo|o|to|xi|ne *pl*: von Tieren gebildete Gifte; Ⓔ *animal toxins, zootoxins*

Zö|ru|lo|plas|min *nt*: *Syn: Zäruloplasmin, Coeruloplasmin, Caeruloplasmin, Ferroxidase I*; kupferbindendes und kupfertransportierendes Eiweiß, das als Oxidase wirkt; Ⓔ *ceruloplasmin, ferroxidase*

Zos|ter *m*: *Syn: Gürtelrose, Zona, Herpes zoster*; akute, schmerzhafte Erkrankung durch ein Rezidiv einer vorausgegangenen Infektion [Windpocken*] mit dem Varicella-Zoster-Virus*; meist gürtelförmige Ausbreitung im Versorgungsgebiet eines Spinalnervens; Ⓔ *acute posterior ganglionitis, herpes zoster, zona, zoster, shingles*

Zoster generalisatus: bei Immunschwäche auftretende Generalisation mit Ausbreitung auf den ganzen Körper; Ⓔ *generalized herpes zoster*

Zoster haemorrhagicus: Zoster mit bluthaltigen Bläschen; Ⓔ *hemorrhagic herpes zoster*

Zoster ophthalmicus: *Syn: Herpes zoster ophthalmicus*; Zoster des Nervus* ophthalmicus mit halbseitigen Kopfschmerzen, Lidödem und evtl. Hornhautbeteiligung [Herpeskeratitis*, Herpeskeratokonjunktivitis*]; Ⓔ *ophthalmic zoster, gasserian ganglionitis, herpes zoster ophthalmicus, herpes ophthalmicus*

Zoster oticus: *Syn: Genikulatumneuralgie, Ramsay Hunt-Syndrom, Neuralgia geniculata, Herpes zoster oticus*; schmerzhafte Gürtelrose mit besonderer Beteiligung der Ohrmuschel, des äußeren Gehörgangs und des Innenohrs; kann zu Schwerhörigkeit oder Ertaubung führen; Ⓔ *herpes zoster auricularis, herpes zoster oticus, Ramsay Hunt disease, Ramsay Hunt syndrome, Hunt's disease, Hunt's neuralgia, Hunt's syndrome, geniculate neuralgia, geniculate otalgia, opsialgia, otic neuralgia*

Zoster symptomaticus: Zoster bei Schwächung der Immunabwehr durch HIV-Infektion, Karzinom, Strahlentherapie, etc.; Ⓔ *symptomatic herpes zoster*

zos|ter|ar|tig *adj*: in der Art eines Herper zoster, zosterähnlich; Ⓔ *zosteriform, zosteroid*

Zoster-Enzephalitis *f*: Enzephalitis* als Komplikation eines Zosters*; Ⓔ *zoster encephalitis*

Zoster-Enzephalomyelitis *f*: Enzephalomyelitis* im Rahmen eines Zosters*; Ⓔ *zoster encephalomyelitis*

Zos|ter|im|mun|glo|bu|lin *nt*: v.a. bei Kindern zur passiven Immunisierung gegen das Varicella-Zoster-Virus* eingesetztes Immunglobulin; Ⓔ *zoster immune globulin*

Zoster-Meningitis *f*: auf die Hirnhaut beschränkte Entzündung als Komplikation eines Zosters*; Ⓔ *zoster meningitis*

Zoster-Virus *nt*: → *Varicella-Zoster-Virus*

Zot|ten *pl*: fingerförmige Ausstülpungen zur Vergrößerung der Oberfläche des Darm oder der Plazenta; Ⓔ *villi*

Zot|ten|haut *f*: *Syn: Chorion*; mittlere Eihaut; Ⓔ *chorionic sac, chorion sac, chorion*

Zot|ten|herz *nt*: *Syn: Cor villosum*; bei Fibrinablagerung im Herzbeutel [Pericarditis* fibrinosa] entstehende raue Herzoberfläche; Ⓔ *hairy heart, trichocardia, cor villosum*

Zot|ten|krebs, fe|taler *m*: *Syn: Chorioblastom, (malignes) Chorionepitheliom, (malignes) Chorioepitheliom, Chorionkarzinom*; aus einer Blasenmole* hervorgehender maligner Tumor des Chorionepithels; Ⓔ *choriocarcinoma, chorioblastoma, trophoblastoma, chorionic carcinoma, deciduocellular carcinoma*

Zot|ten|mel|a|no|se *f*: *Syn: Dickdarmmelanose, braunes Kolon, Melanosis coli*; meist durch Laxantienabusus hervorgerufene Braunfärbung der Dickdarmschleimhaut; Ⓔ *brown colon, melanosis of the colon*

Zu|cker *pl*: *Syn: Saccharide, Kohlenhydrate*; aus Wasserstoff, Kohlenstoff und Sauerstoff zusammengesetzte organische Verbindungen mit der allgemeinen Summenformel $C_n(H_2O)_n$; je nach der Molekülgröße unterscheidet man **Monosaccharide, Oligosaccharide** und **Polysaccharide**; Ⓔ *sugar, saccharid, carbohydrate*

Zu|cker|guss|le|ber *f*: *Syn: Perihepatitis chronica hyperplastica*; zu typischen Veränderungen der Leberkapsel führende Entzündung; Ⓔ *zuckergussleber, Curschmann's disease, frosted liver, icing liver, sugar-icing liver*

Zu|cker|harn|ruhr *f*: → *Diabetes mellitus*

Zuckerkandl-Organ *nt*: *Syn: Paraganglion aorticum abdominale*; sympathisches Paraganglion am Abgang der Arteria mesenterica inferior; Ⓔ *Zuckerkandl's gland, Zuckerkandl's body, aortic paraganglion, organ of Zuckerkandl*

zu|cker|krank *adj*: → *diabetisch*

Zu|cker|krank|heit *f*: → *Diabetes mellitus*

Zu|cker|plan|ta|gen|lep|to|spi|ro|se *f*: *Syn: Zuckerrohrfieber, cane-field fever*; primär in Australien auftretende mild verlaufende Leptospirose* durch **Leptospira pyrogenes** oder **Leptospira australis**; Ⓔ *cane-field fever, field fever*

Zu|cker|rohr|fie|ber *nt*: → *Zuckerplantagenleptospirose*

Zu|cker|rohr|lun|ge *f*: *Syn: Bagassosis*; Bezeichnung für eine durch **Thermoactinomyces saccharii** hervorgerufene exogen allergische Alveolitis* bei Zuckerrohrarbeitern; Ⓔ *bagassosis*

Zu|cker|star *m*: *Syn: Cataracta diabetica*; Katarakt* bei Diabetes* mellitus; Ⓔ *diabetic cataract*

Zun|ge *f*: *Syn: Glossa, Lingua*; mit Schleimhaut überzogener Muskelkörper, der in drei Abschnitte unterteilt wird: **Zungenwurzel** [Radix linguae], **Zungenkörper** [Corpus linguae] und **Zungenspitze** [Apex linguae]; Ⓔ *tongue, glossa, lingua*

Zun|gen|am|pu|ta|ti|on *f*: Glossektomie; Ⓔ *glossectomy, glossosteresis, elinguation, lingulectomy*

Zun|gen|bänd|chen *nt*: Frenulum* linguae; Ⓔ *lingual frenulum, lingual frenum, sublingual ridge, frenulum of tongue, frenum of tongue*

Zun|gen|bein *nt*: Os* hyoideum; Ⓔ *hyoid, hyoid bone, lingual bone, tongue bone*

Zun|gen|bren|nen *nt*: *Syn: Glossopyrie, Glossopyrosis*; Parästhesie* der Zungenschleimhaut mit Brennen, Jucken und Schmerzreiz ohne erkennbare Schädigung; Teilaspekt der Glossodynie*; Ⓔ *burning tongue, psychogenic glossitis, glossalgia, glossodynia, glossopyrosis*

Zun|gen|de|li|ri|um *nt*: *Syn: Redesucht, Polyphrasie, Logorrhö*; bei verschiedenen Psychosen auftretender ungehemmter Redefluss; Ⓔ *logorrhea, lalorrhea*

Zun|gen|ent|zün|dung *f*: → *Glossitis*

Zun|gen|flie|ge *f*: *Syn: Tsetsefliege, Glossina*; in Afrika verbreitete Fliege; Überträger der Schlafkrankheit; Ⓔ *Glossina, tsetse, tsetse fly, tzetze, tzetze fly*

Zun|gen|grund|man|del *f*: → *Zungenmandel*

Zun|gen|kör|per *m*: *Syn: Corpus linguae*; vorderer Hauptteil der Zunge, der durch den Sulcus* terminalis linguae von der Wurzel getrennt wird; Ⓔ *body of tongue*

Zun|gen|man|del *f*: *Syn: Zungengrundmandel, Tonsilla lingualis*; lymphoepitheliales Gewebe am Zungengrund; Ⓔ *lingual tonsil*

Zun|gen|schleim|haut|ent|zün|dung *f*: → *Glossitis*

Zun|gen|sep|tum *nt*: *Syn: Septum linguale*; Scheidewand, die die Zunge in der Mitte teilt; Ⓔ *lingual septum*

Zun|gen|spal|te *f*: *Syn: Spaltzunge, Lingua bifida, Glossoschisis*; angeborene Längsspaltung der Zunge; Ⓔ *schistoglossia*

Zun|gen|spit|zen|drü|se *f*: *Syn: Blandin-Drüse, Glandula lingualis anterior*; Speicheldrüse der Zungenspitze; Ⓔ *anterior lingual gland, apical gland of tongue, Bauhin's gland, Blandin's gland, Blandin-Nuhn's gland, Nuhn's gland*

Zun|gen|wurm *m*: *Syn: Linguatula*; beim Menschen selten vorkommender Parasit der Atemwege; Ⓔ *tongue worms, Linguatula*

Zun|gen|wür|mer *pl*: *Syn: Pentastomida, Linguatulida, Pentastomiden*; wurmähnliche Endoparasiten von Mensch und Wirbeltieren; Ⓔ *tongue worms, Pentastomida, Linguatula*

Zu|satz|blu|tung *f*: Blutung außerhalb der Monatsblutung; Ⓔ *supernumeray bleeding*

Zuviel-Haut-Syndrom *nt*: *Syn: Fallhaut, Schlaffhaut, Cutis-laxa-Syndrom, generalisierte Elastolyse, Dermatochalasis, Dermatolysis, Dermatomegalie, Chalazodermie, Chalodermie*; inhomogene Krankheitsgruppe, die durch von der Unterlage abhebbare, schlaffe, in Falten hängende Haut gekennzeichnet ist; Ⓔ *chalazodermia, lax skin, loose skin, dermatochalasis, dermatochalazia, dermatolysis, dermatomegaly, dermolysis, generalized elastolysis, chalastodermia, pachydermatocele, cutis laxa*

Zwangs|krank|heit *f*: → *Zwangsneurose*

Zwangs|neu|ro|se *f*: *Syn: Zwangskrankheit, Anankasmus, anankastisches Syndrom, obsessiv-kompulsive Reaktion*; Neurose*, die von Zwangserscheinungen [**Zwangs-**

gedanken, Zwangshandlungen, Zwangsimpulsen] beherrscht wird; Ⓔ *compulsion neurosis, compulsive neurosis, obsessive-compulsive neurosis, obsessional neurosis*

zwangs|neu|ro|tisch *adj*: Zwangsneurose betreffend, von ihr betroffen oder gekennzeichnet; Ⓔ *relating to or marked by obsessive-compulsive neurosis*

Zweck|psy|cho|se *f*: *Syn: Ganser-Syndrom, Pseudodemenz, Scheinblödsinn*; schwer von Simulation zu unterscheidendes Vorkommen von Vorbeireden, Vorbeihandeln und Nichtwissenwollen; wurde ursprünglich bei Häftlingen beschrieben, kann aber auch organische Ursachen haben; Ⓔ *nonsense syndrome, Ganser's syndrome, pseudopsychosis, syndrome of approximate relevant answers, syndrome of deviously relevant answers*

zwei|ei|ig *adj*: (*Zwillinge*) dizygot; Ⓔ *dizygotic, dizygous, fraternal, binovular*

Zwei|fach|zu|cker *m*: *Syn: Disaccharid*; aus zwei Einfachzuckern bestehendes Molekül; Ⓔ *disaccharide, disaccharose*

Zwei|far|ben|se|hen *nt*: *Syn: Dichromasie, Bichromasie, Dichromatopsie*; Farbenfehlsichtigkeit mit Ausfall einer Farbe; Ⓔ *dichromasy, dichromatism, dichromatopsia, dyschromatopsia, parachromatopsia, parachromatism, dichromatic vision*

Zwei|flüg|ler *pl*: *Syn: Diptera*; Ordnung der Insekten, zu der u.a. Fliegen und Mücken gehören; Ⓔ *Diptera*

Zwei|pha|sen|prä|pa|rat *nt*: *Syn: Sequentialpräparat*; Antibabypille, die in der ersten Zyklusphase nur Östrogen enthält und in der zweiten Phase Östrogen und Gestagen; Ⓔ *sequential oral contraceptive*

Zwei|stär|ken|glä|ser *pl*: *Syn: Bifokallinsen, Bifokalgläser*; Brillengläser mit zwei verschiedenen Brennweiten; i.d.R. oben für Fernsehen, unten für Nahsehen; Ⓔ *bifocals, bifocal glasses*

Zweit|er|kran|kung *f*: *Syn: Sekundärerkrankung, Zweitkrankheit, Sekundärkrankheit*; zu einer bestehenden Krankheit hinzukommende Erkrankung; Ⓔ *secondary disease*

Zweit|krank|heit *f*: → *Zweiterkrankung*

Zwerch|fell *nt*: Diaphragma*; Ⓔ *diaphragm, diaphragma, midriff, midsection, diaphragmatic muscle, phren, muscular diaphragm, interseptum, diazomak*

Zwerch|fell|at|mung *f*: *Syn: basale Atmung, Bauchatmung*; Atmung, bei der sich das Zwerchfell bei der Einatmung anspannt und bei der Ausatmung entspannt und nach oben gedrückt wird; Ⓔ *diaphragmatic breathing, diaphragmatic respiration*

Zwerch|fell|her|nie *f*: *Syn: Hernia diaphragmatica*; Hernie durch eine (anatomische) Lücke im Zwerchfell; Ⓔ *diaphragmatic hernia, diaphragmatocele*

Zwerch|fell|hoch|stand *m*: Hochstand einer Zwerchfellhälfte bei halbseitiger Zwerchfelllähmung*; Ⓔ *diaphragmatic eventration*

Zwerch|fell|kri|se *f*: *s.u. tabische Krise*; Ⓔ *phrenic crisis*

Zwerch|fell|läh|mung *f*: *Syn: Zwerchfellparalyse*; durch einen Ausfall des Nervus* phrenikus hervorgerufene vollständige oder partielle Lähmung; Ⓔ *phrenoplegia, diaphragmatic paralysis*

Zwerch|fell|pa|ra|ly|se *f*: → *Zwerchfelllähmung*

Zwerch|fell|pleu|ra *f*: *Syn: Pleura diaphragmatica, Pars diaphragmatica pleurae parietalis*; über dem Zwerchfell [Diaphragma] liegender Abschnitt der Pleura* parietalis; Ⓔ *diaphragmatic pleura*

Zwerch|fell|rup|tur *f*: Riss des Zwerchfells bei stumpfem Thoraxtrauma; führt zum Vorfall von Baucheingeweiden in die Brusthöhle; Ⓔ *rupture of diaphragm*

Zwerch|fell|tief|stand *m*: ein- oder beidseitiges Tiefertreten des Zwerchfells, z.B. bei Pneumothorax*; Ⓔ *phrenoptosia*

Zwerg|band|wurm *m*: *Syn: Hymenolepis nana*; Dünndarmparasit von Nagetieren und Menschen; Ⓔ *dwarf tapeworm, Hymenolepis nana, Taenia nana*

Zwerg|band|wurm|in|fek|ti|on *f*: *Syn: Hymenolepiasis, Hymenolepidose*; Befall und Infektion mit Hymenolepsis* nana; führt v.a. bei Kindern zu Leibschmerzen, Durchfall und Pruritus* ani; Ⓔ *hymenolepiasis*

Zwerg|darm|e|gel *m*: *Syn: kleiner Darmegel, Heterophyes heterophyes*; in Afrika und Asien vorkommender Dünndarmparasit; Ⓔ *Egyptian intestinal fluke, small intestinal fluke, Heterophyes heterophyes*

Zwerg|fa|den|wurm *m*: *Syn: Kotälchen, Strongyloides stercoralis, Anguillula stercoralis*; häufiger Darmparasit in tropischen und subtropischen Ländern; Erreger der Strongyloidose*; Ⓔ *Strongyloides intestinalis/stercoralis, Anguillula intestinalis/stercoralis*

Zwergflechte Baerensprung *f*: *Syn: Baerensprung-Krankheit, Erythrasma, Erythrasma intertriginosum*; durch **Corynebacterium minutissimum** verursachte intertriginöse, braunrote Plaques mit feiner Schuppung; Ⓔ *erythrasma, Baerensprung's erythrasma*

Zwerg|nie|re *f*: *Syn: Nierenhypoplasie*; angeborene Kleinheit der Niere; Ⓔ *dwarf kidney*

Zwerg|wuchs *m*: *Syn: Minderwuchs, Nanismus, Nanosomie, Nannismus, Nannosomie*; Verminderung des Längenwachstums mit einer Körpergröße unterhalb der 3. Perzentile der Wachstumskurve; Ⓔ *dwarfism, dwarfishness, microplasia, nanism, nanosoma, nanosomia*

greisenhafter Zwergwuchs: → *Progerie*

Zwie|bel|schal|len|pe|ri|os|ti|tis *f, pl* **-ti|ti|den**: durch eine Reihe von Faktoren [meist Tumoren] ausgelöstete, entzündliche Knochenveränderung, die radiologisch eine **Zwiebelschalenstruktur** darstellt; Ⓔ *onion-skin periostitis*

Zwil|lin|ge *pl*: *Syn: Gemini, Gemelli*; zwei gleichzeitig ausgetragene und kurz nacheinander geborene Feten [ca. 1:85 Geburten]; Ⓔ *twins, gemini*

binovuläre Zwillinge: → *zweieiige Zwillinge*

dissimiläre Zwillinge: → *zweieiige Zwillinge*

dizygote Zwillinge: → *zweieiige Zwillinge*

eineiige Zwillinge: *Syn: erbgleiche/identische/monozygote/monovuläre Zwillinge*; aus einer befruchteten Eizelle entstandene Zwillinge, die sich genotypisch und phänotypisch extrem ähnlich sind; Ⓔ *enzygotic twins, uniovular twins, monochorionic twins, monochorial twins, mono-ovular twins, monovular twins, monozygotic twins*

erbgleiche Zwillinge: → *eineiige Zwillinge*

erbungleiche Zwillinge: → *zweieiige Zwillinge*

heteroovuläre Zwillinge: → *zweieiige Zwillinge*

identische Zwillinge: → *eineiige Zwillinge*

monovuläre Zwillinge: → *eineiige Zwillinge*

monozygote Zwillinge: → *eineiige Zwillinge*

zweieiige Zwillinge: *Syn: binovuläre/dissimiläre/dizygote/erbungleiche/heteroovuläre Zwillinge*; durch unabhängig Befruchtung von zwei Eizellen entstandene Zwillinge, die gleich- oder verschiedengeschlechtlich [Pärchenzwillinge] sind; Ⓔ *dizygotic twins, dichorial twins, dissimilar twins, nonidentical twins, fraternal twins, false twins, dichorionic` twins, heterologous twins, hetero-ovular twins*

Zwil|lings|trans|fu|sions|syn|drom *nt*: *Syn: fetofetale Transfusion, fetofetales Transfusionssyndrom*; intrauterine Übertragung von Blut eines Zwillings auf den anderen; Ⓔ *placental transfusion syndrome, intrauterine parabiotic syndrome, transfusion syndrome*

Zwil|lings|zel|len *pl*: *Syn: Doppelzellen, Hybridzellen*; durch Kreuzung von genetisch unterschiedlichen Zellen erhaltene Zellen; Ⓔ *double giant cells, twin cells*

Zwi|schen|fer|ment *nt*: *Syn: Glucose-6-phosphatdehydrogenase*; Oxidoreduktase*, die im Pentosephosphatzyklus* die Umwandlung von Glucose-6-phosphat in 6-Phosphogluconolacton katalysiert; Ⓔ *Robison ester dehydrogenase, glucose-6-phosphate dehydrogenase,* *zwischenferment*

Zwi|schen|ge|schlecht|lich|keit *f*: *Syn:* *Intersexualität*; Störung der Geschlechtsdifferenzierung mit Vorkommen von Geschlechtsmerkmalen beider Geschlechter; Ⓔ *intersexualism, intersex, intersexuality*

Zwi|schen|hirn *nt*: *Syn:* *Dienzephalon, Diencephalon*; zwischen Endhirn und Mittelhirn liegender Abschnitt, umfasst u.a. Hypothalamus* und III. Ventrikel; Ⓔ *interbrain, diencephalon, 'tween brain, betweenbrain*

Zwi|schen|kie|fer|kno|chen *m*: *Syn:* *Intermaxillarknochen, Goethe-Knochen, Os incisivum*; Schneidezahnregion der Maxilla; Ⓔ *incisive bone, Kölliker's dental crest, premaxillary*

Zwi|schen|kie|fer|naht *f*: *Syn:* *Sutura incisiva*; beim Kind noch deutlich sichtbare Naht; zieht von den Foramina* incisiva seitlich nach vorne; markiert die Verschmelzungslinie von Maxilla und Prämaxilla; Ⓔ *incisive suture*

Zwi|schen|kno|chen|mus|keln *pl*: → *Musculi interossei*

Zwi|schen|neu|ron *nt*: *Syn:* *Schaltneuron, Interneuron*; andere Neuronen verbindende Nervenzelle; Ⓔ *interneuron, integrator cell, internuncial neuron, intermediate neuron, intercalary neuron*

Zwi|schen|rip|pen|mus|keln *pl*: → *Musculi intercostales*

Zwi|schen|rip|pen|ner|ven *pl*: → *Nervi intercostales*

Zwi|schen|rip|pen|raum *m*: *Syn:* *Interkostalraum, Spatium intercostale*; Raum zwischen zwei Rippen; Ⓔ *intercostal space*

Zwi|schen|seh|ne *f*: *Syn:* *Tendo intermedius*; Sehne zwischen zwei Muskelteilen, z.B. die Sehne zwischen dem Venter anterior und dem Venter posterior des Musculus* digastricus; Ⓔ *intermediate tendon*

Zwi|schen|wir|bel|loch *nt*: *Syn:* *Foramen intervertebrale*; Öffnung zwischen zwei übereinander liegenden Wirbeln; Austrittsstelle der Spinalnerven aus dem Spinalkanal; Ⓔ *intervertebral foramen*

Zwi|schen|wir|bel|schei|be *f*: *Syn:* *Bandscheibe, Intervertebralscheibe, Discus intervertebralis*; aus einem gallertartigen Kern [Nucleus pulposus] und einem Faserknorpelring [Anulus fibrosus] aufgebaute Scheibe zwischen den Wirbelkörpern; die Bandscheiben machen 1/4 der Gesamtlänge der Wirbelsäule aus; da sie im Laufe des Tages unter der Belastung und durch Wasserverlust an Höhe verlieren, kann die Körpergröße um 2–3 cm abnehmen; Ⓔ *intervertebral disk, intervertebral cartilage, intervertebral ligament, intervertebral fibrocartilage*

Zwi|schen|wirt *m*: *Syn:* *Intermediärwirt*; Parasitenwirt, in dem ein Teil der Entwicklungsstadien des Parasiten ablaufen; Ⓔ *intermediate host, secondary host*

Zwi|schen|zell|sub|stanz *f*: *Syn:* *Grundsubstanz, Kittsubstanz, Interzellularsubstanz*; aus geformten [Fasern] und ungeformten [Proteinen, Sacchariden] Elementen bestehende Substanz zwischen den Zellen des Binde- und Stützgewebes; Ⓔ *interstitial substance, ground substance, intercellular substance, amorphous ground substance*

Zwit|ter *m*: *Syn:* *Hermaphrodit*; an Hermaphroditismus* leidender Patient; Ⓔ *hermaphrodite, gynander, gynandroid*

Zwit|ter|tum *nt*: → *Hermaphroditismus*

Zwitt|rig|keit *f*: → *Hermaphroditismus*

Zwölf|fin|ger|darm *m*: *Syn:* *Duodenum, Intestinum duodenum*; etwa 30 cm langer, hufeisenförmiger Dünndarmabschnitt zwischen Magenausgang und Jejunum; die Ausführungsgänge von Galle und Bauchspeicheldrüse münden ins Duodenum; Ⓔ *duodenum, dodecadactylon*

Zwölf|fin|ger|darm|ge|schwür *nt*: *Syn:* *Duodenalulkus, Ulcus duodeni*; häufigstes Geschwür des Magen-Darm-Traktes; meist mit Überproduktion von Magensäure und Helicobacter-pylori-Infektion des Magens; typisch sind Nüchternschmerz und Druckschmerz im Oberbauch; Ⓔ *duodenal ulcer*

Zyan-, zyan- *präf.*: → *Zyano-*

Zy|an|hä|mo|glo|bin|me|tho|de *f*: *Syn:* *Methämoglobincyanidmethode, Cyanhämoglobinmethode*; Bestimmung der Hämoglobinkonzentration nach Umwandlung in Zyanmethämoglobin; Ⓔ *cyanmethemoglobin method*

Zy|an|hi|dro|se *f*: *Syn:* *Cyanhidrosis*; Blaufärbung des Schweißes; Ⓔ *cyanhidrosis, cyanephidrosis*

zy|an|hi|dro|tisch *adj*: Zyanhidrose betreffend, von ihr betroffen oder gekennzeichnet; Ⓔ *relating to or marked by cyanhidrosis, cyanhidrotic*

Zy|a|nid *nt*: *Syn:* *Cyanid*; Salz der Blausäure; Ⓔ *cyanide, cyanid, prussiate*

Zy|a|nid|ver|gif|tung *f*: *Syn:* *Cyanidvergiftung, Blausäurevergiftung*; durch rosiges Aussehen, Bittermandelgeruch des Atems und Atemnot gekennzeichnete Vergiftung; evtl. Erstickung durch Hemmung der intrazellulären Atemenzyme; Ⓔ *cyanide poisoning*

Zy|an|ka|li *nt*: → *Zyankalium*

Zy|an|ka|li|um *nt*: *Syn:* *Cyankalium, Kaliumzyanid, Zyankali*; Kaliumsalz der Blausäure; Ⓔ *potassium cyanide*

Zy|an|met|hä|mo|glo|bin *nt*: *s.u. Zyanhämoglobinmethode*; Ⓔ *cyanide methemoglobin, cyanmethemoglobin*

Zyano-, zyano- *präf.*: Wortelement mit der Bedeutung „blau/schwarzblau/blau gefärbt"; Ⓔ *cyan(o)-*

Zy|a|no|co|bal|a|min *nt*: *Syn:* *Cyanocobalamin*; eine Cyano-Gruppe enthaltende Form des Cobalamins* [Vitamin B_{12}]; Ⓔ *vitamin B_{12}, cyanocobalamin, antianemic factor, anti-pernicious anemia factor, Castle's factor, LLD factor*

Zy|an|o|pie *f*: → *Zyanopsie*

Zy|an|op|sie *f*: *Syn:* *Blausehen, Zyanopie*; erworbene Störung des Farbensehens mit Blautönung aller Farben; Ⓔ *blue vision, cyanopsia, cyanopia*

Zy|a|no|se *f*: *Syn:* *Blausucht, Cyanosis*; durch eine Abnahme der Sauerstoffsättigung des Blutes hervorgerufene, bläulich-livide Verfärbung von Haut und Schleimhaut; Ⓔ *cyanosis, cyanoderma*

autotoxische Zyanose: *Syn:* *Stokvis-Talma-Syndrom*; chronische Methämoglobinämie* mit Zyanose, Durchfall und herabgesetztem Allgemeinbefinden; Ⓔ *Stokvis-Talma syndrome, autotoxic cyanosis, enterogenous cyanosis, van den Bergh's disease*

falsche Zyanose: *Syn:* *Pseudozyanose*; bläuliche Hautverfärbung durch Pigmenteinlagerung; auch Bezeichnung für die dunkelrote Haut- und Schleimhautfärbung bei Polycythaemia* vera; Ⓔ *false cyanosis*

periphere Zyanose: Zyanose mit großer arteriovenöser O_2-Differenz bei erhöhter peripherer Ausschöpfung des Sauerstoffs und/oder verlangsamter Zirkulation; Ⓔ *peripheral cyanosis*

pulmonale Zyanose: Zyanose durch Behinderung/Verminderung des alveolären Gasaustauchs in der Lunge bei Lungenerkrankung oder Hypoventilation*; Ⓔ *pulmonary cyanosis*

zentrale Zyanose: Zyanose durch eine verminderte Sauerstoffsättigung des Blutes durch kardiale Ursachen [Herzinsuffizienz, Rechts-Links-Shunt*] oder als pulmonale Zyanose; Ⓔ *central cyanosis*

zy|a|no|tisch *adj*: Zyanose betreffend, von ihr betroffen oder gekennzeichnet, durch sie bedingt; Ⓔ *relating to or marked by cyanosis, cyanotic, cyanochroic, cyanochrous, cyanosed*

Zy|an|u|rie *f*: Blaufärbung des Urins; Ⓔ *cyanuria*

Zy|an|was|ser|stoff|säu|re *f*: *Syn:* *Cyanwasserstoffsäure, Blausäure*; extrem giftige, wässrige Lösung von Cyanwasserstoff; Ⓔ *cyanhydric acid, hydrocyanic acid*

Zyg-, zyg- *präf.*: → *Zygo-*

Zyg|a|po|phy|sis in|fe|ri|or *f*: *Syn:* *Processus articularis inferior vertebrae*; unterer Gelenkfortsatz des Wirbels [Vertebra*]; trägt eine Gelenkfläche [Facies articularis inferior], die mit der Gelenkfläche des nächst unteren Wirbels in den Intervertebralgelenken [Articulationes* zygapophysiales] artikuliert; Ⓔ *inferior zygapophysis*

Zy|ga|po|phy|sis su|pe|ri|or *f*: *Syn: Processus articularis superior vertebrae*; oberer Gelenkfortsatz des Wirbels [Vertebra*]; trägt eine Gelenkfläche [Facies articularis superior], die mit der Gelenkfläche des nächst oberen Wirbels in den Intervertebralgelenken [Articulationes* zygapophysiales] artikuliert; Ⓔ *superior zygapophysis*

Zygo-, zygo- *präf.*: Wortelement mit der Bedeutung „Joch"; Ⓔ *zyg(o)-*

Zy|go|ma *nt*: Jochbogen, Arcus zygomaticus; Ⓔ *zygomatic arch, malar arch, zygoma*

zy|go|ma|ti|ko|fa|zi|al *adj*: Jochbein/Os zygomaticum und Gesicht betreffend; Ⓔ *relating to both zygomatic bone and face, zygomaticofacial*

zy|go|ma|ti|ko|fron|tal *adj*: Jochbein/Os zygomaticum und Stirnbein/Os frontale betreffend; Ⓔ *relating to both zygomatic bone and frontal bone, zygomaticofrontal*

zy|go|ma|ti|ko|ma|xil|lär *adj*: Jochbein/Os zygomaticum und Oberkiefer/Maxilla betreffend; Ⓔ *relating to both zygomatic bone and maxilla, zygomaticomaxillary, zygomaxillary*

zy|go|ma|ti|ko|or|bi|tal *adj*: Jochbein/Os zygomaticum und Augenhöhle/Orbita betreffend; Ⓔ *relating to both zygomatic bone and orbit, zygomatico-orbital*

zy|go|ma|ti|ko|sphe|no|i|dal *adj*: Jochbein/Os zygomaticum und Keilbein/Os sphenoidale betreffend; Ⓔ *relating to both zygomatic bone and sphenoid bone, zygomaticosphenoid*

zy|go|ma|ti|ko|tem|po|ral *adj*: Jochbein/Os zygomaticum und Schläfenbein/Os temporale betreffend; Ⓔ *relating to both zygomatic bone and temporal bone, zygomaticotemporal, temporozygomatic, temporomalar*

zy|go|ma|tisch *adj*: Jochbogen/Arcus zygomaticus betreffend, zum Jochbogen gehörend; Ⓔ *relating to the zygomatic bone, zygomatic*

Zy|go|ma|ti|tis *f*, *pl* **-ti|ti|den**: →*Zygomatizitis*

Zy|go|ma|ti|zi|tis *f*, *pl* **-ti|den**: *Syn: Zygomatitis*; Entzündung des Jochbogens; Ⓔ *zygomatic osteomyelitis*

Zy|go|my|ce|ta|les *pl*: →*Zygomycetes*

Zy|go|my|ce|tes *pl*: *Syn: Zygomyzeten, Zygomycetales, Jochpilze*; Unterklasse der Phycomycetes*; enthält u.a. Mucor* und Rhizopus*; Ⓔ *Zygomycetes*

Zy|go|my|ko|se *f*: *Syn: Zygomyzeteninfektion*; durch Jochpilze [Zygomycetes] hervorgerufene Mykose*; Ⓔ *zygomycosis*

Zy|go|my|ze|ten *pl*: →*Zygomycetes*

Zy|go|my|ze|ten|in|fek|ti|on *f*: →*Zygomykose*

Zy|go|se *f*: *Syn: Zygosis*; (*biolog.*) sexuelle Vereinigung zweier Einzeller; Ⓔ *zygosis*

Zy|go|sis *f*, *pl* **-ses**: →*Zygose*

Zy|go|te *f*: befruchtete Eizelle; Ⓔ *zygote, spermatoovum, spermatovum, archicyte*

zy|go|tisch *adj*: Zygote betreffend; Ⓔ *relating to a zygote, zygotic*

Zykl-, zykl- *präf.*: →*Zyklo-*

Zy|kla|mat *nt*: *Syn: Cyclamat*; als Ersatz für Kohlenhydrate verwendeter kalorienfreier Süßstoff; Ⓔ *cyclamate*

Zy|klek|to|mie *f*: operative (Teil-)Entfernung des Ziliarkörpers; Ⓔ *cyclectomy, ciliectomy*

Zy|klen|ze|pha|lie *f*: *Syn: Zykloenzephalie*; angeborene Verschmelzung der beiden Großhirnhälften; Ⓔ *cyclencephaly, cyclencephalia*

zy|klisch *adj*: **1.** *Syn: periodisch*; Kreislauf/Zyklus betreffend, regelmäßig (wiederkehrend) **2.** ringförmige Verbindung betreffend, ringförmig; Ⓔ **1.** *cyclic, cyclical, circular, periodic, periodical* **2.** *cyclic*

Zy|kli|sie|rung *f*: (*chem.*) Ringschluss, Ringbildung; Ⓔ *cyclization*

Zy|kli|tis *f*, *pl* **-ti|den**: *Syn: Ziliarkörperentzündung, Cyclitis*; Entzündung des Ziliarkörpers; Ⓔ *inflammation of the ciliary body, cyclitis*

heterochrome Zyklitis: *Syn: Heterochromiezyklitis Fuchs*; embryonale Entwicklungsstörung mit Farbunterschieden der Hornhaut [Heterochromie*] und Entzündungszeichen des Ziliarkörpers [Zyklitis]; Ⓔ *heterochromic cyclitis*

zy|kli|tisch *adj*: Ziliarkörperentzündung/Zyklitis betreffend, von ihr betroffen oder gekennzeichnet; Ⓔ *relating to or marked by cyclitis*

Zyklo-, zyklo- *präf.*: Wortelement mit der Bedeutung „Ring/Kreis/Zyklus"; Ⓔ *cyclic, cyclical, cycl(o)-*

Zyklo-AMP *nt*: *Syn: zyklisches Adenosin-3',5'-Phosphat, Cyclo-AMP, zyklisches Adenosinmonophosphat*; aus Adenosintriphosphat* gebildete Ringverbindung, die als extra- und intrazelluläre Botensubstanz von Bedeutung für den Stoffwechsel ist; Ⓔ *cyclic AMP, adenosine 3',5'-cyclic phosphate, cyclic adenosine monophosphate*

Zy|klo|cho|ri|o|i|di|tis *f*, *pl* **-ti|den**: Entzündung von Ziliarkörper und Aderhaut/Choroidea; Ⓔ *inflammation of ciliary body and choroid, cyclochoroiditis*

zy|klo|cho|ri|o|i|di|tisch *adj*: Zyklochorioiditis betreffend, von ihr betroffen oder gekennzeichnet; Ⓔ *relating to or marked by cyclochoroiditis*

Zy|klo|di|a|ly|se *f*: operative Ablösung des Ziliarkörpers und Ableitung des Kammerwassers in den Suprachoroidalraum; Ⓔ *cyclodialysis*

Zy|klo|duk|ti|on *f*: Einwärts- oder Auswärtsrollen des Auges um die Sagittalachse; Ⓔ *cycloduction, circumduction*

Zy|klo|en|ze|pha|lie *f*: →*Zyklenzephalie*

Zyklo-GMP *nt*: *Syn: zyklisches Guanosinmonophosphat, zyklisches Guanosin-3',5'-Phosphat, Cyclo-GMP*; als Neurotransmitter und Mediator der Histaminfreisetzung vorkommende Ringform von Guanosinmonophosphat; Ⓔ *cyclic GMP, guanosine 3',5'-cyclic phosphate, cyclic guanosine monophosphate*

zy|klo|id *adj*: abwechselnd manisch und depressiv; Ⓔ *cycloid*

Zy|klo|ke|ra|ti|tis *f*, *pl* **-ti|ti|den**: Entzündung von Ziliarkörper und Hornhaut/Kornea; Ⓔ *inflammation of ciliary body and cornea, cyclokeratitis, cycloceratitis, Dalrymple's disease*

zy|klo|ke|ra|ti|tisch *adj*: Zyklokeratitis betreffend, von ihr betroffen oder gekennzeichnet; Ⓔ *relating to or marked by cyclokeratitis*

Zy|klo|o|xi|ge|na|se *f*: *Syn: Cyclooxigenase*; Schlüsselenzym der Prostaglandin- und Prostazyklinsynthese; wird von Acetylsalicylsäure gehemmt; Ⓔ *cyclooxygenase*

Zy|klop *m*: *Syn: Zyklozephalus, Synophthalmus*; Patient mit Zyklopie*; Ⓔ *cyclops, cyclocephalus, monoculus, monophthalmus, monops, synophthalmus*

Zy|klo|pie *f*: *Syn: Zyklozephalie*; Fehlbildungssyndrom mit nur einem, meist über der Nasenwurzel liegendem Auge; Ⓔ *cyclopia, cyclocephalia, cyclocephaly, monopia, synophthalmia*

Zy|klo|ple|gie *f*: *Syn: Akkommodationslähmung*; Lähmung des Ziliarmuskels; Ⓔ *cycloplegia*

zy|klo|ple|gisch *adj*: Zykloplegie betreffend oder verursachend; Ⓔ *relating to cycloplegia, cycloplegic*

Zy|klo|sis *f*, *pl* **-ses**: Plasmazirkulation in der Zelle; Ⓔ *cyclosis, cytoplasmic streaming, protoplasmatic streaming*

Zy|klo|spas|mus *m*: Akkommodationskrampf; Ⓔ *cyclospasm*

zy|klo|thym *adj*: Zyklothymie betreffend, mit Symptomen der Zyklothymie; Ⓔ *relating to cyclothymia, cyclothymic, cyclothymiac*

Zy|klo|thy|mie *f*: *Syn: zyklothymes Temperament, zyklothyme Persönlichkeit*; durch eine Schwankung der Stimmung von heiter zu traurig charakterisierte Persönlichkeitsstruktur, die oft bei Pyknikern gefunden wird; Ⓔ *cyclothymia, cyclothymic personality, cyclothymic disorder, cycloid personality disorder, affective personality, cycloid personality, affective personality disorder, cycloid disorder*

Zy|klo|to|mie *f*: Ziliarmuskeldurchtrennung; Ⓔ *cyclotomy, cyclicotomy*

Zy|klo|tro|pie *f*: *Syn: Strabismus rotatorius*; Schielstellung des Auges mit Verrollung um die Sagittalachse; Ⓔ *cyclotropia*

Zy|klo|ze|pha|lie *f*: →*Zyklopie*

Zy|klo|ze|pha|lus *m*: *Syn: Zyklop, Synophthalmus*; Patient mit Zyklopie*; Ⓔ *cyclops, cyclocephalus, monoculus, monophthalmus, monops, synophthalmus*

Zyklus, anovulatorischer *m*: Menstruationszyklus ohne Eisprung; Ⓔ *anovulatory cycle*

Zyklus, biologischer *m*: *Syn: Biozyklus*; der sich wiederholende Ablauf von Vorgängen im Körper; Ⓔ *biocycle*

Zy|klus|stö|run|gen *pl*: Störungen des Menstruationszyklus; Ⓔ *menstruation irregularities, paramenia, disordered menstruation*

Zy|lin|der *pl*: *Syn: Harnzylinder*; im Harn vorkommende Tubulusabgüsse aus Eiweiß, Zellaggregaten u.ä.; Ⓔ *cylinders*

Zy|lin|der|e|pi|thel *nt*: aus hohen, zylindrischen Zellen bestehendes Epithel*; Ⓔ *columnar epithelium*

Zy|lin|der|glas *nt*: zylindrisches Brillenglas zur Korrektur eines Astigmatismus*; Ⓔ *cylinder, cylindrical lens, astigmatic lens*

zy|lin|d|risch *adj*: walzenförmig, zylinderförmig; Ⓔ *cylinder-shaped, cylindric, cylindrical, cylindriform*

Zy|lind|ro|id *nt*: *Syn: Pseudozylinder*; Schleimzylinder oder zylinderartige Leukozytenanhäufung im Harn, die einen echten Harnzylinder vortäuscht; Ⓔ *false cast, mucous cast, spurious cast, spurious tube cast, pseudocylindroid, pseudocast, cylindroid*

zy|lind|ro|id *adj*: zylinderähnlich, zylinderartig, zylinderförmig; Ⓔ *cylindroid*

Zy|lind|rom *nt*: *Syn: Cylindroma, Spiegler-Tumor, Endothelioma cutis, Naevus epithelioma-cylindromatosus*; familiär gehäuft auftretender benigner Tumor, v.a. der Kopfhaut [**Turbantumor**]; Ⓔ *cylindroma, cylindroadenoma*

Zy|lind|ru|rie *f*: Ausscheidung von Harnzylindern; Ⓔ *cylindruria*

Zym-, zym- *präf.*: →*Zymo-*

zym|bo|ze|phal *adj*: *Syn: skaphozephal, skaphokephal*; Zymbozephalie betreffend, von ihr betroffen oder gekennzeichnet; Ⓔ *relating to cymbocephaly, cymbocephalic, cymbocephalous*

Zym|bo|ze|pha|lie *f*: *Syn: Kahnschädel, Leistenschädel, Skaphokephalie, Skaphozephalie*; bei vorzeitigem Verschluss der Schädelnähte entstehende schmale Kopfform mit kielförmiger Verjüngung des Schädeldaches; Ⓔ *cymbocephaly, cymbocephalia*

Zymo-, zymo- *präf.*: Wortelement mit der Bedeutung „Enzym"; Ⓔ *zym(o)-*

Zy|mo|gen *nt*: *Syn: Proenzym*; Enzymvorstufe, aus der das aktive Enzym freigesetzt wird; Ⓔ *proenzyme, proferment, zymogen*

zy|mo|gen *adj*: Gärung betreffend oder auslösend; Ⓔ *zymogenic, zymogenous, zymogic*

Zy|mo|gramm *nt*: Enzymprofil einer Gewebeprobe; Ⓔ *zymogram*

zy|mo|id *adj*: enzymartig; Ⓔ *zymoid*

Zyst-, zyst- *präf.*: Wortelement mit der Bedeutung „Blase/Harnblase/Zyste"; Ⓔ *cyst; bladder; cyst(o), cysti-d(o)-*

Zyst|a|de|no|fi|brom *nt*: *Syn: Cystadenofibrom, Kystadenofibrom*; Adenofibrom* mit Zystenbildung; Ⓔ *cystadenofibroma*

Zyst|a|de|no|kar|zi|nom *nt*: *Syn: Cystadenokarzinom, Kystadenokarzinom, Cystadenocarcinoma*; Adenokarzinom* mit Zystenbildung; häufiger Tumor des Eierstocks; Ⓔ *cystadenocarcinoma*

Zyst|a|de|nom *nt*: *Syn: Cystadenom, Kystadenom, Adenokystom, zystisches Adenom*; Adenom* mit zystischer Erweiterung der Drüsenlichtungen; Ⓔ *cystadenoma, cystic adenoma, cystoadenoma*

Zyst|a|de|no|sar|kom *nt*: *Syn: Cystadenosarkom, Kystadenosarkom*; Adenosarkom* mit Zystenbildung; Ⓔ *cystadenosarcoma*

Zyst|al|gie *f*: Blasenschmerz, Blasenneuralgie, Harnblasenschmerz, Harnblasenneuralgie; Ⓔ *pain in the bladder, cystalgia, cystodynia*

Zys|ta|thi|o|nin *nt*: *Syn: Cystathionin*; Zwischenprodukt beim Abbau von Homocystein; Ⓔ *cystathionine*

Zys|ta|thi|o|nin|u|rie *f*: *Syn: Cystathioninurie*; erhöhte Zystathioninausscheidung im Harn; Ⓔ *cystathioninuria*

Zyst|a|tro|phie *f*: *Syn: Harnblasenatrophie, Blasenatrophie*; Atrophie* der Blasenmuskulatur bei chronischer Überdehnung; Ⓔ *atrophy of the bladder, cystatrophia*

Zyst|du|o|de|no|sto|mie *f*: →*Zystoduodenostomie*

Zys|te *f*: **1.** *Syn: Cyste, Kyste, Kystom*; sackartige Geschwulst mit Kapsel und flüssigkeitsgefülltem, ein- oder mehrkammerigem Hohlraum **2.** durch Gewebeerweichung oder -einschmelzung entstandener Hohlraum **3.** *Syn: parasitäre Zyste*; von verschiedenen Parasiten [Echinokokken, Amöben] im Körper gebildete zystenähnliche Struktur; Ⓔ **1.–3.** *cyst*

branchiogene Zyste: *Syn: laterale Halszyste, Kiemengangszyste*; bei teilweisem oder vollständigem Verschluss einer lateralen Halsfistel* entstehende Stauungszyste; Ⓔ *branchial cyst, branchiogenetic cyst, branchiogenous cyst*

dermale Zysten: →*kutane Zysten*

echte Zyste: mit Epithel ausgekleidete Zyste; Ⓔ *true cyst*

enterogene Zyste: *Syn: Dottergangszyste, Enterozyste, Enterozystom, Enterokystom*; angeborene Zyste als Rest des Dottergangs/Ductus omphaloentericus; Ⓔ *enteric cyst, enterogenous cyst, enterocystoma, enterocyst*

ependymale Zyste: *Syn: Ependymzyste*; vom Ependym der Hirnventrikel gebildete Zyste; Ⓔ *ependymal cyst*

falsche Zyste: nicht mit Epithel ausgekleidete Zyste, z.B. Erweichungszyste* oder parasitäre Zyste; Ⓔ *adventitious cyst, false cyst, pseudocyst*

hämorrhagische Zyste: blutgefüllte Zyste; Ⓔ *blood cyst, hemorrhagic cyst, sanguineous cyst, hematocyst*

intraepitheliale Zyste: im Epithel liegende Einschlusszyste; Ⓔ *intraepithelial cyst*

kutane Zysten: *Syn: dermale Zyste, Hautzyste*; echte, mit ektodermalen Anteilen ausgekleidete Zysten, die u.a. von der Epidermis, den Talgdrüsen oder den Schweißdrüsen ausgehen; Ⓔ *cutaneous cyst, dermatocyst, dermal cyst*

paranephritische Zyste: →*pararenale Zyste*

pararenale Zyste: *Syn: Pseudohydronephrose*; durch eine Zyste vorgetäuschte Wassersackniere; Ⓔ *pseudohydronephrosis*

parasitäre Zyste: *Syn: Parasitenzyste*; durch Parasiten [z.B. Echinococcus*] hervorgerufene Zystenbildung; Ⓔ *parasitic cyst*

radikuläre Zyste: Zyste in der Umgebung der Zahnwurzel; Ⓔ *radicular cyst, periapical cyst*

seröse Zyste: *Syn: seröse Retentionszyste, Hydrozyste*; durch Flüssigkeitsansammlung entstandene Zyste; Ⓔ *hydrocyst, serous cyst*

trichilemmale Zyste: *Syn: Trichilemmzyste, Trichilemmalzyste*; meist die Kopfhaut betreffende Zyste des

Z

Haarfollikels; Ⓔ *trichilemmal cyst*

Zys|te|in *nt*: *Syn: Cystein*; schwefelhaltige Aminosäure; Ⓔ *cysteine*

Zyst|ek|ta|sie *f*: Blasenerweiterung, Harnblasenerweiterung, Blasendilatation; Ⓔ *dilation of the bladder, cystectasy, cystectasia*

Zyst|ek|to|mie *f*: **1.** operative Entfernung der Harnblase, Blasenentfernung **2.** operative Entfernung oder Ausschneidung einer Zyste, Zystenausschneidung, Zystenentfernung; Ⓔ **1.** *removal of the bladder, cystectomy* **2.** *removal or excision of a cyst, cystectomy*

Zys|ten|aus|schnei|dung *f*: Zystektomie; Ⓔ *removal of a cyst, cystectomy*

Zys|ten|ent|fer|nung *f*: Zystektomie; Ⓔ *removal of a cyst, cystectomy*

Zys|ten|le|ber *f*: *Syn: kongenitale Leberzysten*; angeborene Fehlbildung der Gallengänge mit Ausbildung multipler Zysten; oft zusammen mit Zystenniere*; Ⓔ *polycystic disease of the liver, cystic disease of the liver*

Zys|ten|lun|ge *f*: *Syn: Wabenlunge*; angeborene oder erworbene kleinzystische Veränderung des Lungengewebes; Ⓔ *cystic disease of the lung, cystic lung, pseudocysts of lung, pulmonary pseudocysts*

Zys|ten|mam|ma *f*: *Syn: zystische/fibrös-zystische Mastopathie, Mammadysplasie, Mastopathia chronica cystica*; häufige, meist zwischen dem 35. und 50. Lebensjahr auftretende proliferative Veränderung des Brustgewebes mit Zystenbildung; wahrscheinlich durch ein Hormonungleichgewicht bedingt; es ist noch unklar ob eine direkte Beziehung zur Entwicklung eines Brustkrebses besteht; Ⓔ *cystic disease of the breast, fibrocystic disease (of the breast), chronic cystic mastitis, Bloodgood's disease, mammary dysplasia, cyclomastopathy, cystic hyperplasia of the breast, cystic mastopathia, shotty breast*

Zys|ten|nie|re *f*: *Syn: Zystonephrose*; familiär gehäuft vorkommende, meist doppelseitige Zystenbildung mit Verdrängung und Zerstörung des Nierenparenchyms; evtl. Kombination mit Zystenbildung in anderen Organen [Leber, Pankreas]; Ⓔ *cystonephrosis, cystic kidney*

Zyst|gas|tro|sto|mie *f*: →*Zystogastrostomie*

Zysti-, zysti- *präf.*: →*Zysto-*

Zys|ti|ko|lith|ek|to|mie *f*: Zystikussteinentfernung; Ⓔ *cysticolithectomy*

Zys|ti|ko|li|tho|trip|sie *f*: Zertrümmerung eines Zystikussteins; Ⓔ *cysticolithotripsy*

Zys|ti|kor|rha|phie *f*: Zystikusnaht; Ⓔ *cysticorrhaphy*

Zys|ti|ko|to|mie *f*: Zystikuseröffnung; Ⓔ *cysticotomy*

Zys|ti|kus *m*: *Syn: Gallenblasengang, Cysticus, Ductus cysticus*; Ausführungsgang der Gallenblase; vereinigt sich mit dem Ductus* hepaticus zum Ductus* choledochus; Ⓔ *cystic duct, excretory duct of gallbladder, duct of gallbladder*

Zys|ti|kus|kar|zi|nom *nt*: Karzinom* des Ductus* cysticus; Ⓔ *carcinoma of cystic duct*

Zys|ti|kus|stein *m*: Gallenstein* im Ductus* cysticus; Ⓔ *cystic duct stone*

Zys|tin *nt*: *Syn: Cystin, Dicystein*; aus zwei Molekülen Zystein* entstandene schwefelhaltige Aminosäure, deren Disulfidbrücken die Tertiärstruktur von Eiweißen stabilisieren; Ⓔ *cystine, dicysteine*

Zys|tin|ä|mie *f*: *Syn: Cystinämie*; Vorkommen von Zystin im Blut; Ⓔ *cystinemia*

Zys|ti|no|se *f*: *Syn: Zystinspeicherkrankheit, Lignac-Syndrom, Lignac-Fanconi-Krankheit, Abderhalden-Fanconi-Syndrom, Cystinose, Abderhalden-Fanconi-Lignac-Syndrom*; zu den lysosomalen Speicherkrankheiten* gehörende, autosomal-rezessive Erkrankung mit Zystinspeicherung in u.a. Kornea, Konjunktiva, Knochenmark, Niere, Lymphozyten; Ⓔ *cystinosis, cystine disease, cystine storage disease, Lignac-Fanconi syndrome, Lignac-Fanconi disease, Lignac's syndrome, Lignac's disease*

Zys|tin|spei|cher|krank|heit *f*: →*Zystinose*

Zys|tin|u|rie *f*: *Syn: Cystinurie*; Zystinausscheidung im Harn; Ⓔ *cystinuria*

zys|tin|u|risch *adj*: Zystinurie betreffend; Ⓔ *relating to cystinuria, cystinuric*

zys|tisch *adj*: zystenartig, blasenartig; Ⓔ *containing cysts, cystic, cystigerous, cystiphorous, cystiferous, cystophorous, cystous*

Zys|ti|tis *f, pl* **-ti|ti|den**: *Syn: Harnblasenentzündung, Blasenentzündung, Cystitis*; Entzündung der Harnblase, die auf die Schleimhaut beschränkt sein kann oder auch tiefere Wandschichten befällt; kann asymptomatisch verlaufen, meist finden sich aber erhebliche Blasensymptome, wie z.B. Pollakisurie [häufiges Wasserlassen], Algurie [Schmerzen beim Wasserlassen], Dysurie [erschwertes Wasserlassen], Strangurie [schmerzhafter Harndrang], Urgeinkontinenz* oder Hämaturie*; Fieber und Flankenschmerz treten nur selten auf; Ⓔ *inflammation of the bladder, bladder inflammation, cystitis, urocystitis*

akute katarrhalische Zystitis: akuter Blasenkatarrh*; Ⓔ *acute catarrhal cystitis*

chronisch interstitielle Zystitis: *Syn: Cystitis intermuralis, Cystitis interstitialis*; chronisch interstitielle Blasenentzündung mit Infiltration der Blasenwand; Ⓔ *submucous cystitis, chronic interstitial cystitis, panmural cystitis, panmural fibrosis of the bladder*

fibrinöse Zystitis: *Syn: Cystitis fibrinosa*; Blasenentzündung mit membranähnlichen Fibrinauflagerungen; Ⓔ *fibrinous cystitis*

gangränöse Zystitis: *Syn: Cystitis gangraenosa*; gangränöse Blasenentzündung mit Ablösung nekrotischer Schleimhautbezirke; Ⓔ *gangrenous cystitis*

interstitielle Zystitis: *Syn: Hunner-Zystitis*; vorwiegend Frauen im mittleren Alter betreffende chronisch unspezifische Blasenentzündung unklarer Genese; Ⓔ *chronic interstitial cystitis, panmural fibrosis of bladder*

mechanische Zystitis: durch mechanische Reizung [Blasenkatheter] verursachte Blasenentzündung; Ⓔ *mechanical cystitis*

nekrotisierende Zystitis: *Syn: Cystitis necroticans*; Zystitis mit Nekrose der Blasenwand; Ⓔ *necrotizing cystitis*

radiogene Zystitis: *Syn: Strahlenzystitis, Radiozystitis*; meist durch therapeutische Bestrahlung, v.a. gynäkologischer Tumoren, hervorgerufene Harnblasenentzündung; Ⓔ *radiocystitis*

zystische Zystitis: *Syn: Cystitis cystica*; chronische Blasenentzündung mit Zystenbildung der Schleimhaut; Ⓔ *cystic cystitis*

zys|ti|tisch *adj*: Blasenentzündung/Zystitis betreffend, von ihr betroffen oder gekennzeichnet; Ⓔ *relating to or marked by cystitis, cystitic*

Zys|ti|tom *nt*: *Syn: Kapselfliete*; Instrument zur Eröffnung der Linsenkapsel; Ⓔ *cystitome, cystotome*

Zys|ti|to|mie *f*: Eröffnung der Linsenkapsel, Kapselinzision; Ⓔ *cystitomy, cibisotome, kibisotome*

Zys|ti|zer|ko|se *f*: *Syn: Finnenkrankheit, Cysticercose*; durch Finnen* des Schweinebandwurms* und evtl. auch des Rinderbandwurms* hervorgerufene Erkrankung mit Befall verschiedener Organe; Ⓔ *cysticercus disease, cysticercosis*

Zys|ti|zer|kus *m*: *Syn: Blasenwurm, Cysticercus*; Bandwurmfinne (Blase mit Kopfteil/Scolex und Halszone), aus der im Endwirt der Bandwurm entsteht; Ⓔ *bladder worm, cysticercus*

Zysto-, zysto- *präf.*: Wortelement mit der Bedeutung „Blase/Harnblase/Zyste"; Ⓔ *cyst; bladder; cystic, cyst(o), cystid(o)-*

Zys|to|du|o|de|no|sto|mie *f*: *Syn: Zystduodenostomie*; Zys-

Z

tendrainage ins Duodenum; Ⓔ *cystoduodenostomy, cystduodenostomy*

Zys|to|dy|nie *f*: Harnblasenschmerz, Blasenschmerz; Ⓔ *pain in the bladder, cystalgia, cystodynia*

zys|to|en|te|risch *adj*: Harnblase und Darm betreffend oder verbindend; Ⓔ *cystoenteric*

Zys|to|en|te|ro|sto|mie *f*: Zystendrainage in den Darm; Ⓔ *cystoenterostomy*

Zys|to|en|te|ro|ze|le *f*: Hernie* mit Darm und Blasenwand im Bruchsack; Ⓔ *cystoenterocele*

Zys|to|e|pi|plo|ze|le *f*: Hernie* mit Darmnetz und Blasenwand im Bruchsack; Ⓔ *cystoepiplocele*

Zys|to|e|pi|the|li|om *nt*: *Syn*: *Cystoepithelioma*; Epitheliom* mit Zystenbildung; Ⓔ *cystoepithelioma*

Zys|to|fi|brom *nt*: *Syn*: *Cystofibroma*; Fibrom* mit Zystenbildung; Ⓔ *cystofibroma*

Zys|to|gas|tro|sto|mie *f*: *Syn*: *Zystgastrostomie*; Zystendrainage in den Magen; Ⓔ *cystogastrostomy, cystgastrostomy*

Zys|to|gra|fie, -gra|phie *f*: *Syn*: *Zystoradiografie*; Röntgenkontrastdarstellung der Harnblase; Ⓔ *cystography*

zys|to|gra|fisch *adj*: Zystografie betreffend, mittels Zystografie; Ⓔ *relating to cystography, cystographic*

Zys|to|gramm *nt*: Röntgenkontrastbild der Harnblase; Ⓔ *cystogram*

zys|to|id *adj*: zystenähnlich, zystenartig; Ⓔ *resembling a cyst, cystiform, cystomorphous, cystoid*

Zys|to|je|ju|no|sto|mie *f*: Zystendrainage ins Jejunum; Ⓔ *cystojejunostomy*

Zys|to|kar|zi|nom *nt*: *Syn*: *Cystocarcinoma*; Karzinom* mit Zystenbildung; Ⓔ *cystocarcinoma*

Zys|to|kol|li|tis *f, pl* **-ti|den**: *Syn*: *Cystitis colli, Trachelozystitis, Trachelocystitis*; Blasenhalsentzündung; Ⓔ *inflammation of the neck of the bladder, cystauchenitis, trachelocystitis*

zys|to|kol|li|tisch *adj*: Blasenhalsentzündung/Zystokollitis betreffend, von ihr betroffen oder gekennzeichnet; Ⓔ *relating to or marked by cystauchenitis, cystauchenitic*

Zys|to|ko|lo|sto|mie *f*: *Syn*: *Blasen-Kolon-Fistel*; operative Verbindung von Blase und Kolon; Ⓔ *cystocolostomy*

Zys|to|lith *m*: *Syn*: *Blasenstein, Calculus vesicae*; Harnstein* in der Blase; kann in der Blase entstehen [**primärer Blasenstein**] oder aus den oberen Harnwegen stammen [**sekundärer Blasenstein**]; Ⓔ *bladder calculus, bladder stone, vesical calculus, cystolith*

Zys|to|lith|ek|to|mie *f*: Blasensteinschnitt, Blasensteinoperation, Blasensteinentfernung; Ⓔ *cystolithectomy, cystolithotomy*

Zys|to|li|thi|a|sis *f, pl* **-ses**: Blasensteinleiden; Ⓔ *cystolithiasis, vesicolithiasis*

Zys|tom *nt*: →*Kystom*

Zys|to|ma|no|me|ter *nt*: *Syn*: *Zystometer*; Gerät zur Messung des Blasendrucks; Ⓔ *cystometer*

Zys|to|ma|no|me|trie *f*: *Syn*: *Zystometrie*; Messung des Blaseninnendrucks und des Miktionsdrucks beim Urinieren; Ⓔ *cystometry*

Zys|to|me|ter *nt*: →*Zystomanometer*

Zys|to|me|trie *f*: →*Zystomanometrie*

Zys|to|me|tro|gra|fie, -gra|phie *f*: Aufzeichnung der Messergebnisse der Zystomanometrie*; Ⓔ *cystometrography*

Zys|to|me|tro|gramm *nt*: bei der Zystomanometrie* erhaltene grafische Darstellung; Ⓔ *cystometrogram*

Zys|to|ne|phro|se *f*: →*Zystenniere*

Zys|to|pe|xie *f*: Blasenanheftung, Harnblasenanheftung; Ⓔ *cystopexy, vesicofixation*

Zys|to|plas|tik *f*: Harnblasenplastik, Blasenplastik; Ⓔ *cystoplasty*

Zys|to|ple|gie *f*: *Syn*: *Harnblasenlähmung, Blasenlähmung*; vollständige oder teilweise Lähmung der Blasenwandmuskulatur; Ⓔ *paralysis of the bladder, cystoplegia, cystoparalysis*

Zys|to|py|e|li|tis *f, pl* **-ti|den**: *Syn*: *Pyelozystitis*; Entzündung von Harnblase und Nierenbecken; Ⓔ *inflammation of bladder and pelvis of kidney, cystopyelitis*

zys|to|py|e|li|tisch *adj*: Zystopyelitis betreffend, von ihr betroffen oder gekennzeichnet; Ⓔ *relating to or marked by cystopyelitis, cystopyelitic*

Zys|to|py|e|lo|gra|fie, -gra|phie *f*: Röntgenkontrastdarstellung von Harnblase und Nierenbecken; Ⓔ *cystopyelography*

Zys|to|py|e|lo|ne|phri|tis *f, pl* **-ti|den**: Entzündung von Harnblase und Nierenbecken mit Beteiligung des interstitiellen Nierenparenchyms; Ⓔ *cystopyelonephritis*

zys|to|py|e|lo|ne|phri|tisch *adj*: Zystopyelonephritis betreffend, von ihr betroffen oder gekennzeichnet; Ⓔ *relating to or marked by cystopyelonephritis, cystopyelonephritic*

Zys|to|ra|di|o|gra|fie, -gra|phie *f*: →*Zystografie*

Zys|to|rek|to|sto|mie *f*: *Syn*: *Blasen-Enddarm-Fistel, Blasen-Rektum-Fistel, Vesikorektostomie*; operative Verbindung von Blase und Enddarm/Rektum; Ⓔ *cystoproctostomy, cystorectostomy, vesicoproctostomy*

Zys|tor|rha|gie *f*: Blutung aus der Harnblase, Blasenblutung; Ⓔ *cystorrhagia, cystirrhagia*

Zys|tor|rha|phie *f*: Harnblasennaht, Blasennaht; Ⓔ *cystorrhaphy*

Zys|to|schi|sis *f*: *Syn*: *Blasenspalte*; Entwicklungsstörung der Blase mit Spaltbildung; Ⓔ *cystoschisis*

Zys|to|skop *nt*: *Syn*: *Blasenspiegel*; Endoskop* für die Zystoskopie*; Ⓔ *cystoscope*

Zys|to|sko|pie *f*: *Syn*: *Harnblasenspiegelung, Blasenspiegelung*; endoskopische Untersuchung der Harnblase; Ⓔ *cystoscopy*

zys|to|sko|pisch *adj*: Zystoskopie betreffend, mittels Zystoskopie; Ⓔ *cystoscopic*

Zys|to|spas|mus *m*: Blasenkrampf, Harnblasenkrampf; Ⓔ *cystospasm*

Zys|to|sto|ma *nt, pl* **-ma|ta**: künstliche Blasenfistel; Ⓔ *cystostomy*

Zys|to|sto|mie *f*: *Syn*: *Vesikostomie, künstliche Blasenfistel*; operativ angelegte äußere Blasenfistel, Blasenfistelung; Ⓔ *cystostomy*

Zys|to|tom *nt*: Blasenmesser; Ⓔ *cystotome*

Zys|to|to|mie *f*: **1.** Harnblasenschnitt, Blasenschnitt **2.** Zystenöffnung; Ⓔ **1.** *vesicotomy, cystotomy* **2.** *cystotomy*

suprapubische Zystotomie: *Syn*: *Epizystotomie*; suprapubischer Blasenschnitt; Ⓔ *Franco's operation, suprapubic cystotomy*

transvaginale Zystotomie: *Syn*: *Kolpozystotomie*; Scheiden-Blasen-Schnitt; Ⓔ *colpocystotomy*

Zys|to|to|no|me|trie *f*: Blasendruckmessung; Ⓔ *cystometrography, cystometry*

Zys|to|u|re|te|ri|tis *f, pl* **-ti|den**: Entzündung von Harnblase und Harnleiter; Ⓔ *inflammation of bladder and ureter, cystoureteritis*

zys|to|u|re|te|ri|tisch *adj*: Zystoureteritis betreffend, von ihr betroffen oder gekennzeichnet; Ⓔ *relating to or marked by cystoureteritis*

Zys|to|u|re|te|ro|gra|fie, -gra|phie *f*: Röntgenkontrastdarstellung von Harnleiter und Harnblase; Ⓔ *cystoureterography*

zys|to|u|re|te|ro|gra|fisch *adj*: Zystoureterografie betreffend, mittels Zystoureterografie; Ⓔ *relating to cystoureterography, cystoureterographic*

Zys|to|u|re|te|ro|gramm *nt*: Röntgenkontrastaufnahme von Harnleiter und Harnblase; Ⓔ *cystoureterogram*

Zys|to|u|re|te|ro|py|e|li|tis *f, pl* **-ti|den**: Entzündung von Harnblase, Harnleiter und Nierenbecken; Ⓔ *inflammation of bladder, ureter, and pelvis of kidney, cystoureteropyelitis*

zys|to|u|re|te|ro|py|e|li|tisch *adj*: Zystoureteropyelitis betreffend, von ihr betroffen oder gekennzeichnet; Ⓔ *relating to or marked by cystoureteropyelitis*

Zys|to|u|re|te|ro|py|e|lo|ne|phri|tis *f, pl* **-ti|den**: Zystoureteropyelitis* mit Beteiligung des interstitiellen Nierengewebes; Ⓔ *cystoureteropyelonephritis*

zys|to|u|re|te|ro|py|e|lo|ne|phri|tisch *adj*: Zystoureteropyelonephritis betreffend, von ihr betroffen oder gekennzeichnet; Ⓔ *relating to or marked by cystoureteropyelonephritis*

Zys|to|u|re|thri|tis *f, pl* **-ti|den**: Entzündung von Harnblase und Harnröhre; Ⓔ *inflammation of bladder and urethra, cystourethritis*

zys|to|u|re|thri|tisch *adj*: Zystourethritis betreffend, von ihr betroffen oder gekennzeichnet; Ⓔ *relating to or marked by cystourethritis*

Zys|to|u|re|thro|gra|fie, -gra|phie *f*: ***Syn:*** *Urethrozystografie*; Röntgenkontrastdarstellung von Harnblase und Harnröhre; Ⓔ *cystourethrography*

zys|to|u|re|thro|gra|fisch *adj*: ***Syn:*** *urethrozystografisch*; Zystourethrografie betreffend, mittels Zystourethrografie; Ⓔ *relating to cystourethrography, cystourethrographic*

Zys|to|u|re|thro|gramm *nt*: ***Syn:*** *Urethrozystogramm*; Röntgenkontrastaufnahme von Harnblase und Harnröhre; Ⓔ *cystourethrogram*

Zys|to|u|re|thro|skop *nt*: ***Syn:*** *Urethrozystoskop*; Endoskop* für die Harnröhren- und Harnblasenspiegelung; Ⓔ *cystourethroscope*

Zys|to|u|re|thro|sko|pie *f*: ***Syn:*** *Urethrozystoskopie*; kombinierte Harnröhren- und Harnblasenspiegelung; Ⓔ *cystourethroscopy*

zys|to|u|re|thro|sko|pisch *adj*: ***Syn:*** *urethrozystoskopisch*; Zystourethroskopie betreffend, mittels Zystourethroskopie; Ⓔ *relating to or marked by cystourethroscopy, cystourethroscopic*

Zys|to|u|re|thro|ze|le *f*: Vorfall von Blase und Harnröhre in die Scheide; Ⓔ *cystourethrocele*

Zys|to|ze|le *f*: **1.** ***Syn:*** *Blasenhernie, Blasenbruch, Blasenvorfall, Cystocele*; Vorfall der Harnblasenwand durch eine Bruchpforte **2.** ***Syn:*** *Blasenvorfall, Cystocele*; Vorfall der Harnblase in die Scheide bei Scheidensenkung; Ⓔ **1.** *hernia of bladder, cystic hernia, vesical hernia, vesicocele, cystocele* **2.** *vesical hernia, vesicocele, cystocele*

Zyt-, zyt- *präf.*: → *Zyto-*

-zyt *suf.*: Wortelement mit der Bedeutung „Zelle"; Ⓔ *-cyte*

Zy|ti|din *nt*: ***Syn:*** *Cytidin*; Ribonucleosid* aus Cytosin* und Ribose*; bildet mit Phosphorsäure Nucleotide [**Zytidinmonophosphat, Zytidindiphosphat, Zytidintriphosphat**], die für Biosynthese von Phosphatiden* von Bedeutung sind; Ⓔ *cytidine*

Zy|ti|din|di|phos|phat *nt*: *s.u. Zytidin*; Ⓔ *cytidine(-5'-)diphosphate*

Zy|ti|din|mo|no|phos|phat *nt*: *s.u. Zytidin*; Ⓔ *cytidine monophosphate, cytidylic acid*

Zy|ti|din|tri|phos|phat *nt*: *s.u. Zytidin*; Ⓔ *cytidine(-5'-)triphosphate*

Zy|ti|sin *nt*: ***Syn:*** *Cytisin*; giftiges Alkaloid im **Goldregen** [Laburnum anagyroides]; Vergiftungsursache bei Kindern; Ⓔ *cytisine, ulexine, laburinine, sophorine*

Zy|ti|sis|mus *m*: Vergiftung durch Goldregen, Zytisinvergiftung; Ⓔ *cytisism*

Zyto-, zyto- *präf.*: Wortelement mit der Bedeutung „Zelle"; Ⓔ *cell, cellular, cyt(o)-, kyt(o)-*

Zy|to|bi|o|lo|gie *f*: Biologie der Zelle, Zellbiologie; Ⓔ *cytobiology, cell biology*

Zy|to|blast *m*: **1.** Zellkern **2.** → *Zytotrophoblast*; Ⓔ **1.** *nucleus, cell nucleus, karyon, karyoplast* **2.** *cytotrophoblast, cytoblast*

Zy|to|blas|tom *nt*: ***Syn:*** *Meristom*; bösartiger Tumor ohne Differenzierung der Zellen; Ⓔ *meristoma*

Zy|to|chro|me *pl*: ***Syn:*** *Cytochrome*; zu den Hämoproteinen gehörende Oxidoreduktasen, die eine zentrale Rolle in der Atmungskette* spielen; Ⓔ *cytochromes*

Zy|to|di|a|gnos|tik *f*: ***Syn:*** *Zelldiagnostik, zytologische Diagnostik*; mikroskopische Untersuchung von Zellen im Ausstrich zur Beurteilung krankhafter Veränderungen; Ⓔ *cytodiagnosis, cytology, cytologic diagnosis, cytohistologic diagnosis*

exfoliative Zytodiagnostik: ***Syn:*** *Exfoliativzytologie*; Entnahme und Untersuchung oberflächlicher Zellen; Ⓔ *exfoliative cytodiagnosis, exfoliative cytology*

zy|to|di|a|gnos|tisch *nt*: Zytodiagnostik betreffend, mittels Zytodiagnostik; Ⓔ *relating to cytodiagnosis, cytodiagnostic*

Zy|to|fo|to|me|trie *f*: → *Zytophotometrie*

zy|to|fo|to|me|trisch *adj*: → *zytophotometrisch*

zy|to|gen *adj*: **1.** Zytogenese betreffend, zellbildend **2.** → *zytogenetisch*; Ⓔ **1.** *cell-forming, cytogenic, cytogenous* **2.** *relating to cytogenetics, cytogenetic, cytogenetical*

Zy|to|ge|ne|se *f*: Zellbildung, Zellentwicklung; Ⓔ *cytogenesis, cytogeny*

Zy|to|ge|ne|tik *f*: ***Syn:*** *Zellgenetik*; sich mit der Veränderung von Erbmaterial und der Auswirkung auf die Zelle befassender Zweig der Genetik; Ⓔ *cytogenetics*

zy|to|ge|ne|tisch *adj*: ***Syn:*** *zytogen*; Zytogenetik betreffend, mittels Zytogenetik; Ⓔ *relating to cytogenetics, cytogenetic, cytogenetical*

Zy|to|his|to|lo|gie *f*: ***Syn:*** *zytohistologische Diagnostik*; Untersuchung von Zellen mit histologischen Methoden; Ⓔ *cytohistology*

zy|to|his|to|lo|gisch *adj*: Zytohistologie betreffend; Ⓔ *relating to cytohistology, cytohistologic*

Zy|to|hor|mon *nt*: Zellhormon; Ⓔ *cell hormone, cytohormone*

Zy|to|ki|ne *pl*: von Zellen gebildete Substanzen, die als Mediatoren die Aktivität anderer Zellen beeinflussen; Ⓔ *cytokines*

Zy|to|ki|ne|se *f*: Zellteilung, Zellleibteilung nach Abschluss der Kernteilung; Ⓔ *cytokinesis, cytocinesis*

Zy|to|kla|sis *f*: Zellfragmentierung; Ⓔ *cytoclasis*

zy|to|kla|stisch *adj*: Zytoklasis betreffend, von ihr betroffen oder durch sie bedingt; Ⓔ *relating to cytoclasis, cytoclastic*

Zy|to|lo|gie *f*: Zellenlehre, Zellenforschung; Ⓔ *cytology*

zy|to|lo|gisch *adj*: Zytologie betreffend; Ⓔ *relating to cytology, cytologic, cytological*

Zy|to|ly|se *f*: Zellauflösung, Zellzerfall; Ⓔ *cytolysis, cell lysis*

Zy|to|ly|sin *nt*: ***Syn:*** *zytolytischer Antikörper, zytotoxischer Antikörper*; Antikörper, der über eine Aktivierung des Komplementsystems zur Auflösung der Zelle führt; Ⓔ *cytolysin*

zy|to|ly|tisch *adj*: Zytolyse betreffend, von ihr betroffen oder durch sie bedingt, Zytolyse auslösend; Ⓔ *relating to cytolysis, cytolytic*

Zy|to|me|ga|lie *f*: ***Syn:*** *Zytomegalie-Syndrom, Zytomegalievirusinfektion, zytomegale Einschlusskörperkrankheit*; durch das Zytomegalievirus hervorgerufene Infektionskrankheit, die bei Patienten mit normaler Immunabwehr klinisch kaum in Erscheinung tritt; die **pränatale** oder **konnatale Zytomegalie** ist die häufigste Infektion in der Vorgeburtsperiode; je nach Schweregrad kann es zu bleibenden Schäden [geistige Retardierung] kommen; Ⓔ *cytomegalovirus infection, cytomegalic inclusion disease, inclusion body disease, salivary gland disease*

Zytomegalie-Syndrom *nt*: → *Zytomegalie*

Zy|to|me|ga|lie|vi|rus *nt, pl* **-ren**: ***Syn:*** *Cytomegalievirus*; weltweit verbreitetes DNA-Virus, das durch Tröpfchen- und Schmierinfektion, aber auch diaplazentar übertragen wird; Erreger der Zytomegalie*; Ⓔ *cytomegalo-*

virus, salivary gland virus, visceral disease virus, cytomegalic inclusion disease virus, human herpesvirus 5

Zy|to|me|ga|lie|vi|rus|he|pa|ti|tis *f, pl* **-ti|ti|den**: meist leicht verlaufende Entzündung des Leberparenchyms im Rahmen einer Zytomegalie*; Ⓔ *cytomegalovirus hepatitis*

Zy|to|me|ga|lie|vi|rus|in|fek|ti|on *f*: →*Zytomegalie*

Zy|to|me|ga|lie|vi|rus|mo|no|nu|kle|o|se *f*: *Syn: Paul-Bunnel-negative infektiöse Mononukleose, CMV-Mononukleose*; zur Zytomegalie* gehörende Speicheldrüsenentzündung, die nur schwer von der klassischen infektiösen Mononukleose* abgrenzbar ist; Ⓔ *cytomegalovirus mononucleosis*

Zy|to|mem|bran *f*: →*Zellmembran*

Zy|to|me|trie *f*: Zellmessung; Ⓔ *cytometry*

Zy|to|my|ko|se, re|ti|ku|lo|en|do|the|li|a|le *f*: *Syn: Darling-Krankheit, Histoplasmose*; Befall und Infektion mit Histoplasma* capsulatum; nach Einatmung von sporenhaltigem Staub kommt es primär zu einer Infektion der Atemwege und der Lunge, die klinisch kaum von Tuberkulose zu unterscheiden ist; später evtl. lymphogene Aussaat und Entwicklung einer Systemmykose*; Ⓔ *Darling's disease, histoplasmosis*

Zy|to|ne|kro|se *f*: Zelltod, Zelluntergang, Zellnekrose; Ⓔ *cell death, cytonecrosis, necrocytosis, cell necrosis*

zy|to|ne|kro|tisch *adj*: Zytonekrose betreffend, von ihr betroffen oder durch sie bedingt; Ⓔ *relating to or marked by cytonecrosis, cytonecrotic*

zy|to|pa|thisch *adj*: *Syn: zytopathogen*; zellschädigend; Ⓔ *cytopathic*

zy|to|pa|tho|gen *adj*: →*zytopathisch*

Zy|to|pa|tho|lo|gie *f*: *Syn: Zellpathologie*; Pathologie der Zelle; Ⓔ *cellular pathology, cytopathology*

zy|to|pa|tho|lo|gisch *adj*: Zytopathologie betreffend; Ⓔ *relating to cytopathology, cytopathologic, cytopathological*

Zy|to|pemp|sis *f*: *Syn: Vesikulartransport*; aktiver transzellulärer Transport von Substanzen durch Verpacken in Transportvesikel auf der Aufnahmeseite und Entleerung der Vesikel auf der Abgabeseite; Ⓔ *cytopempsis, cytopemphis*

Zy|to|pe|nie *f*: Verminderung einer Zellart im Blut; Ⓔ *cytopenia*

zy|to|phag *adj*: zellfressend; Ⓔ *cytophagous*

Zy|to|pha|gie *f*: Phagozytose* ganzer Zellen; Ⓔ *cytophagy, cytophagocytosis*

zy|to|phil *adj*: mit besonderer Affinität zu Zellen, z.B. zytophiler Antikörper; Ⓔ *cytophilic, cytotropic*

Zy|to|pho|to|me|ter *nt*: Spezialphotometer für die Zytophotometrie*; Ⓔ *cytophotometer*

Zy|to|pho|to|me|trie *f*: *Syn: Mikrospektrophotometrie, Mikrospektrofotometrie, Zytofotometrie*; quantitative Messung von Zellen oder Zellinhalt durch eine Kombination von Mikroskopie und Photometrie; Ⓔ *cytophotometry, microfluorometry*

zy|to|pho|to|me|trisch *adj*: Zytophotometrie betreffend, mittels Zytophotometrie; Ⓔ *relating to cytophotometry, cytophotometric*

Zy|to|phy|sik *f*: Physik der Zelle, Zellphysik; Ⓔ *cytophysics*

Zy|to|phy|si|o|lo|gie *f*: *Syn: Zellphysiologie*; Physiologie der Zelle; Ⓔ *cytophysiology, cell physiology*

Zy|to|pig|ment *nt*: Zellpigment; Ⓔ *cytopigment*

Zy|to|plas|ma *nt*: *Syn: Zellplasma*; das von der Zellmembran umschlossene Plasma der Zelle; Ⓔ *cytoplasm, cell plasma, plasma, plasm*

zy|to|plas|ma|tisch *adj*: Zytoplasma betreffend, aus Zytoplasma bestehend, im Zytoplasma ablaufend; Ⓔ *relating to cytoplasm, cytoplasmic*

Zy|to|po|e|se *f*: Zellbildung; Ⓔ *cytopoiesis*

zy|to|po|e|tisch *adj*: Zytopoese betreffend, zellenbildend; Ⓔ *relating to cytopoiesis, cytopoietic*

Zy|to|py|ge *nt*: (*biolog.*) Zellafter; Ⓔ *cytoproct, cytopyge*

Zy|tor|rhe|xis *f*: Zellzerfall; Ⓔ *cytorrhexis*

Zy|to|sin *nt*: *Syn: Cytosin*; Pyrimidinbase*, Baustein der Nucleinsäuren; Ⓔ *cytosine*

Zy|to|sin|a|ra|bi|no|sid *nt*: *Syn: Cytarabin, Cytosinarabinosid*; zu den Antimetaboliten gehörendes Zytostatikum*; Ⓔ *arabinosylcytosine, cytarabine, cytosine arabinoside, arabinocytidine*

Zy|to|skel|ett *nt*: *Syn: Zellskelett, Cytoskeleton*; intrazelluläre Eiweißstrukturen, die die Zellform aufrechterhalten; Ⓔ *cytoskeleton*

Zy|to|sol *nt*: flüssiger Teil des Zytoplasmas; Ⓔ *cell sap, cytosol*

Zy|to|so|ma *nt, pl* **-ma|ta**: Zellkörper; Ⓔ *cytosome*

Zy|to|sta|ti|ka *pl*: das Zellwachstum hemmende Substanzen, die besonders starke Wirkung auf schnellwachsende Zellen [Tumorzellen, Zellen des blutbildenden Systems und des Immunsystems, Schleimhautzellen, Haar] haben; auf Grund des Wirkungsmechanismus werden Antimetaboliten, Alkylanzien, zytostatische Antibiotika und Mitosehemmer unterschieden; Ⓔ *cytostatics, cytostatic agents*

zy|to|sta|tisch *adj*: das Zellwachstum hemmend; Ⓔ *cytostatic*

Zy|to|stom *nt*: (*biolog.*) Zellmund; Ⓔ *cytostome*

zy|to|tak|tisch *adj*: Zytotaxis betreffend; Ⓔ *relating to cytotaxis, cytotactic*

Zy|to|ta|xis *f*: durch einen Stimulus hervorgerufene Zellbewegung; Ⓔ *cytotaxis*

Zy|to|to|xin *nt*: Zellgift; Ⓔ *cytotoxin*

zy|to|to|xisch *adj*: zellschädigend, zellvergiftend; Ⓔ *cytotoxic, cellulotoxic*

Zy|to|to|xi|zi|tät *f*: Schädlichkeit/Giftigkeit für Zellen; Ⓔ *cytotoxicity*

zy|to|trop *adj*: auf Zellen gerichtet; Ⓔ *cytotropic, cytophilic*

Zy|to|tro|pho|blast *m*: *Syn: Langhans-Zellschicht, Zytoblast*; teilungsaktive Zellschicht des Trophoblasten*; Ⓔ *cytotrophoblast, cytoblast*

Zy|to|tro|pis|mus *m*: besondere Affinität zu lebenden Zellen; Ⓔ *cytotropism*

zy|to|zid *adj*: zellenzerstörend, zellenabtötend; Ⓔ *cytocidal, cellulicidal*

Zyt|u|rie *f*: Zellausscheidung im Harn; Ⓔ *cyturia*

English–German

A

A

a|bac|te|ri|al [ˌeɪbæk'tɪərɪəl] *adj* frei von Bakterien, bakterienfrei; (*Krankheit*) nicht von Bakterien verursacht, abakteriell

ab|ar|tic|u|lar [æbɑːr'tɪkjələr] *adj* außerhalb eines Gelenks (liegend), extraartikulär

a|ba|sia [ə'beɪzɪə, -ʒ(ɪ)ə] *noun* Abasie *f*

a|ba|sic [ə'beɪzɪk] *adj* Abasie betreffend, gehunfähig, abatisch

a|bat|ic [ə'bætɪk] *adj* Abasie betreffend, gehunfähig, abatisch

ab|do|men ['æbdəmən, æb'dəʊmən] *noun* Bauch *m*, Unterleib *m*, Abdomen *nt*

acute abdomen akutes Abdomen *nt*, Abdomen acutum

boat-shaped abdomen Kahnbauch *m*

carinate abdomen Kahnbauch *m*

lower abdomen Unterbauch *m*, Regio abdominalis inferior, Unterbauchgegend *f*

navicular abdomen Kahnbauch *m*

peracute abdomen perakutes Abdomen *nt*

scaphoid abdomen Kahnbauch *m*

subacute abdomen subakutes Abdomen *nt*

surgical abdomen akutes Abdomen *nt*, Abdomen acutum

upper abdomen Oberbauch *m*, Regio abdominalis superior, Oberbauchgegend *f*

abdomin- *präf.* Bauch(höhlen)-, abdomino-, Abdominal-, Abdomino-

ab|dom|i|nal [æb'dɑmɪnl] *adj* Abdomen/Bauch(höhle) betreffend, abdominal, abdominell

ab|dom|i|nal|gia [æbˌdɑmɪ'nældʒ(ɪ)ə] *noun* Abdominalschmerzen *pl*, Bauchschmerzen *pl*, Leibschmerzen *pl*, Abdominalgie *f*

abdomino- *präf.* Bauch(höhlen)-, abdomino-, Abdominal-, Abdomino-

ab|dom|i|no|car|di|ac [æbˌdɑmɪnəʊ'kɑːrdɪæk] *adj* Bauch und Herz betreffend, abdominokardial

ab|dom|i|no|cen|te|sis [æbˌdɑmɪnəʊsen'tiːsɪs] *noun* Bauchpunktion *f*, Abdominozentese *f*

ab|dom|i|no|cys|tic [ˌæbdɑmɪnəʊ'sɪstɪk] *adj* Abdomen und Gallenblase betreffend oder verbindend

ab|dom|i|no|gen|i|tal [ˌæbdɑmɪnəʊ'dʒenɪtl] *adj* Abdomen und Genitalien betreffend, abdominogenital

ab|dom|i|no|hys|ter|ec|to|my [æbˌdɑmɪnəʊ'hɪstə'rektəmɪ] *noun* transabdominelle Hysterektomie *f*, Laparohysterektomie *f*, Hysterectomia abdominalis

ab|dom|i|no|jug|u|lar [æbˌdɑmɪnəʊ'dʒʌgjələr] *adj* Leber und Jugularvene betreffend, hepatojugulär

ab|dom|i|no|pel|vic [ˌæbdɑmɪnəʊ'pelvɪk] *adj* Bauchhöhle und Beckenhöhle/Cavitas pelvis betreffend oder verbindend, abdominopelvin

ab|dom|i|no|per|i|ne|al [ˌæbdɑmɪnəʊperɪ'niːəl] *adj* Bauch und Damm/Perineum betreffend oder verbindend, abdominoperineal

ab|dom|i|no|sac|ro|per|i|ne|al [ˌæbdɑmɪnəʊˌsækrəʊperɪ'niːəl] *adj* abdominosakroperineal

ab|dom|i|nos|co|py [æbˌdɑmɪ'nɑskəpɪ] *noun* **1.** Untersuchung *f* oder Exploration *f* des Bauchraums **2.** Bauchspiegelung *f*, Laparoskopie *f*

ab|dom|i|no|scro|tal [æbˌdɑmɪnəʊ'skrəʊtl] *adj* Abdomen und Scrotum betreffend oder verbindend

ab|dom|i|no|tho|rac|ic [ˌæbdɑmɪnəʊ ɔː'ræsɪk, -θə-] *adj* Bauch und Brust(korb)/Thorax betreffend oder verbindend, abdominothorakal, thorakoabdominal

ab|dom|i|no|u|te|rot|o|my [æbˌdɑmɪnəʊ'juːtə'rɑtəmɪ] *noun* transabdominelle Hysterotomie *f*, Abdominohysterotomie *f*, Laparohysterotomie *f*, Zöliohysterotomie *f*

ab|dom|i|no|vag|i|nal [ˌæbdɑmɪnəʊ'vædʒənl, -və'dʒaɪnl] *adj* Bauch und Scheide/Vagina betreffend oder verbindend, abdominovaginal

ab|dom|i|no|ves|i|cal [ˌæbdɑmɪnəʊ'vesɪkl] *adj* Bauch und Harnblase/Vesica urinaria betreffend oder verbindend, abdominovesikal, vesikoabdominal

ab|du|cens [æb'd(j)uːsənz] *noun* Abduzens *m*, Abducens *m*, VI. Hirnnerv *m*, Nervus abducens

ab|du|cent [æb'd(j)uːsənt] *adj* von der Längsachse wegbewegend, abduzierend

ab|duct [æb'dʌkt] *v* **1.** von der Längsachse wegbewegen, abduzieren **2.** entführen, gewaltsam mitnehmen

ab|duc|tion [æb'dʌkʃn] *noun* **1.** Wegbewegung *f* von der Längsachse, Abduktion *f* **2.** Entführung *f*

ab|duc|tor [æb'dʌktər] *noun* Abduktionsmuskel *m*, Abduktor *m*, Musculus abductor

ab|em|bry|on|ic [æbˌembrɪ'ɑnɪk] *adj* abembryonal

ab|er|rant [ə'berənt, 'æbər-] *adj* **1.** an atypischer Stelle, atypisch gebildet, aberrant **2.** anomal, von der Norm abweichend

ab|er|ra|tio [ˌæbə'reɪʃɪəʊ] *noun* Aberration *f*

ab|er|ra|tion [ˌæbə'reɪʃn] *noun* Abweichung *f*, Aberration *f*

autosome aberration autosomale Chromosomenaberration *f*, Autosomenaberration *f*

autosome chromosome aberration Autosomenaberration *f*, autosomale Chromosomenaberration *f*

chromosome aberration Chromosomenaberration *f*

a|be|ta|lip|o|pro|tein|e|mia [eɪˌbeɪtəˌlɪpəˌprəʊtiː'niːmɪə] *noun* Abetalipoproteinämie *f*, A-Beta-Lipoproteinämie *f*, Bassen-Kornzweig-Syndrom *nt*

a|bil|i|ty [ə'bɪlətɪ] *noun*, *plural* **-ties 1.** Fähigkeit *f*, Vermögen *nt*, Können *nt* **2. abilities** *plural* Anlagen *pl*, Talente *pl*, Begabungen *pl*

a|bi|o|gen|e|sis [ˌeɪbaɪəʊ'dʒenəsɪs] *noun* Abiogenese *f*

a|bi|o|ge|net|ic [ˌeɪbaɪəʊdʒə'netɪk] *adj* Abiogenese betreffend, abiogenetisch

a|bi|og|e|nous [ˌeɪbaɪ'ɑdʒənəs] *adj* Abiogenese betreffend, abiogenetisch

a|bi|on|er|gy [ˌeɪbaɪ'ɑnərdʒɪ] *noun* Abiotrophie *f*, Vitalitätsverlust *m*

a|bi|o|sis [ˌeɪbaɪ'əʊsɪs] *noun* Abwesenheit *f* von Leben, Abiose *f*

a|bi|ot|ic [ˌeɪbaɪ'ɑtɪk] *adj* Abiose betreffend, ohne Leben; leblos, abiotisch

a|bi|o|tro|phia [ˌeɪbaɪə'trəʊfɪə] *noun* Abiotrophie *f*, Vitalitätsverlust *m*

a|bi|o|troph|ic [ˌeɪbaɪə'trɑfɪk] *adj* Abiotrophie betreffend, abiotroph, abiotrophisch

a|bi|ot|ro|phy [ˌeɪbaɪ'ɑtrəfɪ] *noun* Abiotrophie *f*, Vitalitätsverlust *m*

ab|ir|ri|tant [æb'ɪrɪtənt] **I** *noun* reizlinderndes Mittel *nt* **II** *adj* reizlindernd

ab|ir|ri|ta|tion [æbˌɪrɪ'teɪʃn] *noun* **1.** verminderte Reizbarkeit *f* **2.** Schwäche *f*, Schlaffheit *f*, Erschlaffung *f*, Tonusmangel *m*, Atonie *f*

ab|ir|ri|ta|tive [æb'ɪrɪteɪtɪv] *adj* reizlindernd

ab|lac|ta|tion [ˌæblæk'teɪʃn] *noun* Abstillen *nt*, Ablaktation *f*, Ablactatio *f*

ab|late [æb'leɪt] *v* entfernen, abtragen; amputieren

ab|la|tion [æb'leɪʃn] *noun* **1.** (*patholog.*) Ablösung *f*, Abtrennung *f*, Abhebung *f*, Ablation *f*, Ablatio *f* **2.** (*chirurg.*) (operative) Entfernung *f*, Abtragung *f*, Amputation *f*, Ablatio *f*

ab|la|tive [æb'leɪtɪv] *adj* (*chirurg.*) entfernend, amputierend, ablativ

a|bleph|a|ria [ˌeɪblef'eərɪə] *noun* Ablepharie *f*
a|bleph|a|ron [eɪ'blefərɑn] *noun* Ablepharie *f*
a|bleph|a|ry [eɪ'blefərɪ] *noun* Ablepharie *f*
a|blep|sia [eɪ'blepsɪə] *noun* Verlust *m* oder Verminderung *f* des Sehvermögens; Blindheit *f*, Erblindung *f*, Amaurose *f*
a|blep|sy [eɪ'blepsɪ] *noun* → *ablepsia*
ab|nor|mal [æb'nɔːrml] *adj* **1.** abnorm(al), von der Norm abweichend, anormal, ungewöhnlich **2.** ungewöhnlich hoch oder groß, abnorm(al)
ab|nor|mal|cy [æb'nɔːrmlsɪ] *noun, plural* **-cies 1.** Abnormalität *f* **2.** Anomalie *f*
ab|nor|mal|i|ty [ˌæbnɔːr'mælətɪ] *noun, plural* **-ties 1.** Abnormalität *f* **2.** Anomalie *f*
autosome abnormality autosomale Chromosomenanomalie *f*, Autosomenanomalie *f*
chromosome abnormality Chromosomenanomalie *f*, -aberration *f*
deflexion abnormalities Deflexionslagen *pl*
dental abnormality Gebissanomalien *pl*
fetal postural abnormalities Einstellungsanomalien *pl*
structural chromosome abnormality Strukturanomalie *f*
ab|nor|mi|ty [æb'nɔːrmətɪ] *noun, plural* **-ties** Fehlbildung *f*
ab|o|rad [æb'əʊræd] *adj* vom Mund weg (führend), aborad
ab|o|ral [æb'ɔːrəl] *adj* vom Mund entfernt (liegend), mundfern, aboral
a|bort [ə'bɔːrt] I *vt* (*Krankheit*) im Anfangsstadium unterdrücken II *vi* (*Organ*) verkümmern
a|bort|ed [ə'bɔːrtɪd] *adj* zu früh geboren; verkümmert, zurückgeblieben, abortiv
a|bor|ti|cide [ə'bɔːrtɪsaɪd] *noun* **1.** Abortivmittel *nt*, Abortivum *nt*, Abortifaciens *nt*, Abtreibemittel *nt* **2.** Abtötung *f* der Leibesfrucht
a|bor|ti|fa|cient [əˌbɔːrtə'feɪʃnt] I *noun* Abortivmittel *nt*, Abortivum *nt*, Abortifaciens *nt*, Abtreibemittel *nt* II *adj* eine Fehlgeburt verursachend, abortiv
a|bor|tion [ə'bɔːrʃn] *noun* **1.** Fehlgeburt *f*, Abgang *m*, Abort(us) *m* **2.** Schwangerschaftsunterbrechung *f*, Schwangerschaftsabbruch *m*, Abtreibung *f*
artificial abortion induzierter/artifizieller Abort *m*, Schwangerschaftsabbruch *m*, Abortus artificialis
complete abortion kompletter/vollständiger Abort *m*, Abortus completus
criminal abortion illegaler/krimineller Schwangerschaftsabbruch *f*, Abortus criminalis
early abortion Frühabort *m*, früher Abort *m*
febrile abortion Abortus febrilis
habitual abortion habitueller Abort *m*
idiopathic abortion idiopathischer Abort *m*
imminent abortion drohender Abort *m*, Abortus imminens
incipient abortion beginnender Abort *m*, Abortus incipiens
incomplete abortion inkompletter/unvollständiger Abort *m*, Abortus incompletus
induced abortion 1. artifizieller/induzierter Abort *m*, Schwangerschaftsabbruch *m*, Abortus artificialis **2.** indizierter Abort *m*
late abortion Spätabort *m*, später Abort *m*
recurrent abortion habitueller Abort *m*, habituelle Fehlgeburt *f*
septic abortion septischer Abort *m*
soap abortion Seifenabort *m*
spontaneous abortion Fehlgeburt *f*, Spontanabort *m*, Abgang *m*, Abort(us) *m*
tubal abortion Tubarabort *m*, tubarer Abort *m*
voluntary abortion Schwangerschaftsunterbrechung *f*, Schwangerschaftsabbruch *m*, Abtreibung *f*
a|bor|tive [ə'bɔːrtɪv] *adj* unfertig, unvollständig entwickelt, verkümmert, zurückgeblieben, abortiv
a|bor|tus [ə'bɔːrtəs] *noun* Abortivmittel *nt*, Abortivum *nt*, Abortifaciens *nt*, Abtreibemittel *nt*
a|bou|lia [ə'buːlɪə] *noun* Abulie *f*
above-average *adj* über dem Durchschnitt, überdurchschnittlich
above-elbow *adj* oberhalb des Ellenbogens, Oberarm-
above-knee *adj* oberhalb des Kniegelenks, Oberschenkel-, Bein-
a|bra|chia [eɪ'breɪkɪə] *noun* Abrachie *f*
a|bra|chi|a|tism [eɪ'breɪkɪətɪzəm] *noun* Abrachie *f*
a|bra|chi|o|ce|pha|lia [eɪˌbreɪkɪəʊsɪ'feɪlɪə] *noun* Abrachiozephalie *f*, Abrachiocephalie *f*
a|bra|chi|o|ceph|a|lus [eɪˌbreɪkɪəʊsɪ'sefələs] *noun* Abrachiocephalus *m*, Abrachius acephalus
a|bra|chi|us [eɪ'breɪkɪəs] *noun* Abrachius *m*
a|bra|sion [ə'breɪʒn] *noun* **1.** Abschürfen *nt*, Abschaben *nt*, Abreiben *nt* **2.** (Haut-)Abschürfung *f*, Ablederung *f*
abrasion of the cornea Abrasio corneae
tooth abrasion Abrasio dentium
a|brin ['eɪbrən, eɪ'brɪn, 'æb-] *noun* Abrin *nt*
ab|scess ['æbses] *noun* Abszess *m*
abdominal wall abscess Bauchdeckenabszess *m*
acute abscess akuter Abszess *m*
amebic abscess Amöbenabszess *m*
anal abscess Analabszess *m*
anastomotic abscess Anastomosenabszess *m*
anorectal abscess anorektaler Abszess *m*
appendiceal abscess appendizitischer Abszess *m*
appendicular abscess appendizitischer Abszess *m*
axillary sweat gland abscess Achseldrüsenabszess *m*
bartholinian abscess Bartholin-Abszess *m*
Bezold's abscess Bezold-Abszess *m*
biliary abscess biliärer/biliogener/cholangitischer Leberabszess *m*
bone abscess 1. Osteomyelitis *f* **2.** eitrige Periostitis *f* **3.** Knochenabszess *m*
brain abscess Hirnabszess *m*
broad ligament abscess parametraner Abszess *m*
Brodie's abscess Brodie-(Knochen-)Abszess *m*
callous abscess Schwielenabszess *m*
capsular abscess Kapselphlegmone *f*
caseous abscess verkäsender Abszess *m*
cerebellar abscess Kleinhirnabszess *m*
cerebral abscess Hirnabszess *m*
cheesy abscess verkäsender Abszess *m*
cholangitic abscess biliärer/biliogener/cholangitischer Leberabszess *m*
chronic abscess chronischer/kalter Abszess *m*
circumtonsillar abscess Peritonsillarabszess *m*
cold abscess 1. chronischer/kalter Abszess *m* **2.** tuberkulöser Abszess *m*
collar-button abscess Kragenknopfabszess *m*
cranial epidural abscess kranialer Epiduralabszess *m*
crypt abscess Kryptenabszess *m*
diffuse abscess Phlegmone *f*
Douglas' abscess Douglas-Abszess *m*, Abszess *m* im Douglas-Raum
embolic abscess embolischer Abszess *m*
epidural abscess epiduraler/extraduraler Abszess *m*, Epiduralabszess *m*
epiploic abscess epiploischer Abszess *m*, Abszess *m* des Bauchnetzes
extradural abscess epiduraler/extraduraler Abszess *m*, Epiduralabszess *m*
extrasphincteral abscess extrasphinktärer Abszess *m*
frontal-lobe abscess Stirnhirnabszess *m*
gingival abscess Zahnfleischabszess *m*
gravidation abscess Senkungsabszess *m*
gravity abscess Senkungsabszess *m*
hematogenous abscess hämatogener Abszess *m*
hepatic abscess Leberabszess *m*

A

hot abscess heißer Abszess *m*
hypostatic abscess Senkungsabszess *m*
iliac psoas abscess Iliakalabszess *m*
intersphincteral abscess intersphinktärer Abszess *m*
intra-abdominal abscess intraabdominaler/intraabdomineller Abszess *m*
intracranial abscess intrakranieller Abszess *m*
intraduraler abscess intraduraler Abszess
intramural abscess intramuraler Abszess *m*
intraperitoneal abscess intraperitonealer Abszess *m*
intrarenal abscess intrarenaler Abszess *m*, Nierenabszess *m*
ischiorectal abscess ischiorektaler Abszess *m*
kidney abscess Nierenabszess *m*
liver abscess Leberabszess *m*
mebic abscess Amöbenabszess *m*
metastatic abscess metastatischer Abszess *m*
metastatic tuberculous abscess metastatischer tuberkulöser Abszess *m*, Tuberculosis cutis colliquativa, Skrofuloderm *nt*, Scrophuloderma *nt*, Skrophuloderm *nt*
migrating abscess Senkungsabszess *m*
Munro abscesses Munro-Abszesse *pl*, Munro-Mikroabszesse *pl*
mycotic abscess mykotischer Abszess *m*
otic abscess otogener Abszess *m*
otogenic abscess otogener Abszess *m*
ovarian abscess Ovarialabszess *m*, Pyovar *nt*
parametrial abscess parametraner Abszess *m*
parametric abscess parametraner Abszess *m*
paranephric abscess paranephritischer Abszess *m*
pelvic abscess Beckenabszess *m*, Abszess *m* im Beckenbereich
pelvirectal abscess pelvirektaler Abszess *m*
perforating abscess perforierender Abszess *m*
perianal abscess perianaler Abszess *m*
perianastomotic abscess perianastomotischer Abszess *m*
periappendiceal abscess appendizealer/periappendizealer Abszess *m*
periappendicular abscess periappendizitischer Abszess *m*
periareolar abscess periareolarer Abszess *m*
pericecal abscess perityphlitischer Abszess *m*
pericholangiolar abscess pericholangiolärer Abszess *m*
pericholecystic abscess pericholezystischer Abszess *m*
periductal abscess periduktaler Abszess *m*
perinephric abscess perirenaler Abszess *m*
periodontal abscess Parodontalabszess *m*
peripleuritic abscess peripleuritischer Abszess *m*
perirectal abscess perirektaler Abszess *m*, Perirektalabszess *m*
perisinuous abscess perisinuöser Abszess *m*
peritoneal abscess Bauchfell-, Peritonealabszess *m*
peritonsillar abscess Peritonsillarabszess *m*
periurethral abscess periurethraler Abszess *m*
perivertebral abscess perivertebraler Abszess *m*
phlegmonous abscess Phlegmone *f*
phlegmonous bone abscess Markphlegmone *f*
prostatic abscess Prostataabszess *m*
psoas abscess Psoasabszess *m*
pulmonary abscess Lungenabszess *m*, pulmonaler Abszess *m*, intrapulmonaler Abszess *m*
pulp abscess Pulpaabszess *m*
pyelophlebitic abscess pyelophlebitischer Abszess *m*
pyelophlebitic hepatic abscess pyelophlebitischer Leberabszess *m*
pyelophlebitic liver abscess pyelophlebitischer Leberabszess *m*
pyemic abcsess pyämischer Abszess *m*
pyogenic abscess pyogener/metastatisch-pyämischer Abszess *m*
pyogenic liver abscess pyogener Leberabszess *m*
rectal abscess rektaler Abszess *m*
renal abscess Nierenabszess *m*
retrobulbar abscess retrobulbärer Abszess *m*
retrocecal abscess retrozäkaler Abszess *m*
retromammary abscess retroglandulärer/retromammärer Abszess *m*
retroperitoneal abscess retroperitonealer Abszess *m*
retropharyngeal abscess retropharyngealer Abszess *m*, Retropharyngealabszess *m*
retrotonsillar abscess retrotonsillärer Abszess *m*, Retrotonsillarabszess *m*
scrofulous abscess tuberkulöser Abszess *m*
septicemic abscess pyemischer Abszess *m*
shirt-stud abscess Kragenknopfabszess *m*
spinal epidural abscess spinaler Epiduralabszess *m*
sterile abscess steriler Abszess *m*
stitch abscess Faden-, Nahtabszess *m*
strumous abscess tuberkulöser Abszess *m*
subaponeurotic abscess subfaszialer Abszess *m*
subareolar abscess subareolärer Abszess *m*
subcutaneous abscess subkutaner Abszess *m*
subdiaphragmatic abscess subphrenischer Abszess *m*
subdural abscess subduraler Abszess *m*
subepidermal abscess subepidermaler Abszess *m*
subfascial abscess subfaszialer Abszess *m*
subhepatic abscess subhepatischer Abszess *m*
submammary abscess submammärer Abszess *m*
subpectoral abscess subpektoraler Abszess *m*
subperiosteal abscess subperiostaler Abszess *m*
subphrenic abscess subphrenischer Abszess *m*
subscapular abscess subskapulärer Abszess *m*
subungual abscess subungualer Abszess *m*
sudoriparous abscess Schweißdrüsenabszess *m*
suprahepatic abscess suprahepatischer Abszess *m*
supralevator abscess supralevatorischer Abszess *m*
suture abscess Faden-, Nahtabszess *m*
sweat gland abscess Schweißdrüsenabszess *m*
temporal lobe abscess Schläfenlappenabszess *m*
tuberculous abscess tuberkulöser Abszess *m*
tubo-ovarian abscess Tuboovarialabszess *m*
urinary abscess Harnabszess *m*
wandering abscess Senkungsabszess *m*
zygomatic abscess Jochbogenabszess *m*

abscess-forming *adj* einen Abszess bildend, zu einer Abszessbildung führend, abszessbildend, abszedierend

ab|sence ['æbsəns] *noun* **1.** Abwesenheit *f*, Fehlen *nt*, Nichtvorhandensein *nt*; Mangel *m* (*of* an); Fernbleiben *nt* (*from* von) **2.** (*neurol.*) Petit-mal *nt*, Petit-mal-Epilepsie *f*

absence of life Abiose *f*
absence of menses Amenorrhoe *f*, Amenorrhoea *f*

Ab|sid|ia [ən'siːdɪə] *noun* Absidia *f*

ab|so|lute ['æbsəluːt] *adj* **1.** absolut, uneingeschränkt, unumschränkt **2.** (*chem.*) rein, unvermischt, absolut

ab|sorb [æb'sɔːrb] *v* ab-, resorbieren, ein-, aufsaugen, in sich aufnehmen

ab|sorb|a|ble [æb'sɔːrbəbl] *adj* durch Resorption aufnehmbar, resorbierbar

ab|sorb|ate [æb'sɔːrbənt] *noun* absorbierte Substanz *f*, Absorbent *nt*

ab|sor|be|fa|cient [æbˌsɔːrbə'feɪʃnt] **I** *noun* absorptionsförderndes/absorbierendes Mittel *nt* **II** *adj* Absorption fördernd, re-, absorbierend

ab|sorb|ent [æb'sɔːrbənt] **I** *noun* saugfähiger Stoff *m*, absorbierende Struktur/Substanz *f*, Absorber *m*, Absorbens *nt* **II** *adj* saugfähig, ein-, aufsaugend, absorbierend, resorbierend

ab|sorb|ing [æb'sɔːrbɪŋ] *adj* saugfähig, einsaugend, aufsaugend, absorbierend

ab|sorp|tion [æb'sɔːrpʃn] *noun* **1.** Absorption *f*, Resorption *f*, Aufnahme *f*; Einverleibung *f* **2.** (*physik.*) Absorption *f*

ab|sorp|tive [æb'sɔːrptɪv] *adj* Absorption betreffend,

aufsaugend, absorbierend, absorptiv; mittels Adsorption, adsorbierend, adsorptiv

ab|sti|nent ['æbstənənt] *adj* enthaltsam; auf Geschlechtsverkehr verzichtend, abstinent

a|bu|lia [ə'b(j)uːlɪə] *noun* Abulie *f*

a|bun|dant [ə'bʌndənt] *adj* reichlich, ausgiebig, massenhaft, kopiös; (*Blutung*) reichlich, stark, profus

a|buse [ə'bjuːs] I *noun* **1.** Missbrauch *m*, missbräuchliche Anwendung *f*, Abusus *m* **2.** Misshandlung *f*; (sexueller) Missbrauch *m* II *v* **3.** missbrauchen; übermäßig beanspruchen; (*Gesundheit*) Raubbau treiben mit **4.** misshandeln; (sexuell) missbrauchen, sich vergehen an

alcohol abuse Alkoholmissbrauch *m*, -abusus *m*

drug abuse **1.** Arzneimittel-, Medikamentenmissbrauch *m* **2.** Drogenmissbrauch *m*

laxative abuse Abführmittelabusus *m*, -missbrauch *m*, Laxanzienabusus *m*, -missbrauch *m*

a|cal|cu|lia [ˌeɪkæl'kjuːlɪə] *noun* Akalkulie *f*

a|cal|cu|lous [eɪ'kælkjələs] *adj* nicht-steinbedingt

acanth- *präf.* Dorn(en)-, Akanth(o)-, Acanth(o)-

a|can|tha [ə'kænθə] *noun* Wirbelsäule *f*; Dornfortsatz *m*

ac|an|tha|ceous [ækən'θeɪʃəs] *adj* stachelig, dornig

a|can|tha|me|bi|a|sis [əˌkænθəmɪ'baɪəsɪs] *noun* Acanthamoeba-Infektion *f*

A|can|tha|moe|ba [əˌkænθə'miːbə] *noun* Akanthamöbe *f*, Acanthamoeba *f*

A|can|thi|a lec|tu|la|ria *noun* Bettwanze *f*, Cimex lectularius, Acanthia lectularia

acantho- *präf.* Dorn(en)-, Akanth(o)-, Acanth(o)-

A|can|tho|ceph|a|la [əˌkænθə'sefələ] *plural, sing* **-lus** [-ləs] Kratzer *pl*, Kratzwürmer *pl*, Acanthocephala *pl*

a|can|tho|ceph|a|lans [əˌkænθə'sefələns] *plural* Kratzer *pl*, Kratzwürmer *pl*, Acanthocephala *pl*

a|can|tho|ceph|a|li|a|sis [əˌkænθəsefə'laɪəsɪs] *noun* Akanthozephaliasis *f*

A|can|tho|chei|lo|ne|ma [əˌkænθəkeɪləʊ'niːmə] *noun* Acanthocheilonema *f*

a|can|tho|chei|lo|ne|mi|a|sis [əˌkænθəkeɪləʊnə'maɪəsɪs] *noun* Mansonellainfektion *f*, Mansonelliasis *f*, Mansonellose *f*

a|can|tho|cyte [ə'kænθəsaɪt] *noun* stechapfelförmiger Erythrozyt *m*, Akanthozyt *m*

a|can|tho|cy|to|sis [əˌkænθəsaɪ'təʊsɪs] *noun* Akanthozytose *f*

a|can|tho|cy|to|tic [əˌkænθəsaɪ'tɑtɪk] *adj* Akanthozytose betreffend, akanthozytotisch

a|can|thoid [ə'kænθɔɪd] *adj* stachelförmig, spitz, dornartig

ac|an|thol|y|sis [əˌkæn'θɑlɪsɪs] *noun* Akantholyse *f*

a|can|tho|lyt|ic [əˌkænθə'lɪtɪk] *adj* Akantholyse betreffend, akantholytisch

ac|an|tho|ma [əˌkən'θəʊmə] *noun, plural* **-ta, -mas** [-mətə] Akanthom *nt*, Acanthoma *nt*

ac|an|tho|sis [əˌkən'θəʊsɪs] *noun, plural* **-ses** [-siːz] Akanthose *f*, Acanthosis *f*

acanthosis nigrans Acanthosis nigrans, Schwarzwucherhaut *f*, Akanthosis nigricans

ac|an|thot|ic [əˌkən'θɑtɪk] *adj* Akanthose betreffend, akanthotisch

a|can|thro|cyte [ə'kænθrəsaɪt] *noun* stechapfelförmiger Erythrozyt *m*, Akanthozyt *m*

a|can|thro|cy|to|sis [əˌkænθrəsaɪ'təʊsɪs] *noun* Akanthozytose *f*

a|cap|nia [ə'kæpnɪə] *noun* Akapnie *f*; Hypokapnie *f*

a|cap|ni|al [ə'kæpnɪəl] *adj* Akapnie betreffend, akapnoisch

a|cap|nic [ə'kæpnɪk] *adj* Akapnie betreffend, akapnoisch

acar- *präf.* Milben-, Acar(o)-

a|car|bia [ə'kɑːrbɪə] *noun* Akarbie *f*

a|car|dia [eɪ'kɑːrdɪə] *noun* Akardie *f*

a|car|di|ac [eɪ'kɑːrdɪæk] *adj* Akardie betreffend, von Akardie betroffen, ohne Herz, akardial

a|car|di|a|cus [ˌeɪkɑːr'daɪəkəs] *noun* Akardier *m*, Akardi(k)us *m*, Acardi(c)us *m*

a|car|di|us [eɪ'kɑːrdɪəs] *noun* Akardier *m*, Akardi(k)us *m*, Acardi(c)us *m*

a|car|i|an [ə'kærɪən] *adj* Milben oder Zecken betreffend, Milben-, Zecken-

ac|a|ri|a|sis [ˌækə'raɪəsɪs] *noun, plural* **-ses** [-siːz] Akarinose *f*, Akariosis *f*, Acariasis *f*, Acarinosis *f*, Acaridosis *f*

a|car|i|cide [ə'kærəsaɪd] I *noun* Akarizid *nt* II *adj* milbentötend, milbenabtötend, akarizid

A|car|i|dae [ə'kærɪdiː] *plural* Acaridae *pl*

a|car|i|di|a|sis [əˌkærə'daɪəsɪs] *noun* Akarinose *f*, Akariosis *f*, Acariasis *f*, Acarinosis *f*, Acaridosis *f*

Ac|a|ri|na [ækə'raɪnə, -riːnə] *plural* Acarina *pl*

ac|a|rine ['ækəraɪn, -'riːn] *noun* Acarine *f*

ac|a|ri|no|sis [ˌækərɪ'nəʊsɪs] *noun* Akarinose *f*, Akariosis *f*, Acariasis *f*, Acarinosis *f*, Acaridosis *f*

a|car|i|o|sis [ˌækərɪ'əʊsɪs] *noun* Akarinose *f*, Akariosis *f*, Acariasis *f*, Acarinosis *f*, Acaridosis *f*

acaro- *präf.* Milben-, Acar(o)-

ac|a|ro|der|ma|ti|tis [ˌækərəʊˌdɜrmə'taɪtɪs] *noun* Milbendermatitis *f*, Acarodermatitis *f*, Skabies *f*

ac|a|roid ['ækərɔɪd] *adj* milbenähnlich, zeckenartig

ac|a|ro|tox|ic [ˌækərəʊ'tɑksɪk] *adj* milben(ab)tötend, mitizid

ac|a|rus ['ækərəs] *noun, plural* **ac|a|ri** [-raɪ, -riː] Acarus *m*

Acarus scabiei Krätzmilbe *f*, Acarus scabiei, Sarcoptes scabiei

a|car|y|ote [ə'kærɪəʊt eɪ-] *noun* kernlose Zelle *f*

a|cat|a|la|se|mia [eɪˌkætlə'siːmɪə] *noun* Akatalasämie *f*, Takahara-Krankheit *f*

a|cat|a|la|sia [eɪˌkætə'leɪʒ(ɪ)ə, -zɪə] *noun* Akatalasämie *f*, Akatalasie *f*, Takahara-Krankheit *f*

ac|a|this|ia [ˌækə'θiːʒ(ɪ)ə, -zɪə] *noun* Akathisie *f*

ac|cel|er|ant [æk'selərənt] I *noun* → *accelerator 1.* II *adj* beschleunigend, akzelerierend

ac|cel|er|ate [æk'seləreɪt] *v* beschleunigen, akzelerieren; (*Entwicklung*) fördern, beschleunigen

ac|cel|er|a|tion [ækˌselə'reɪʃn] *noun* **1.** Beschleunigung *f*, Geschwindigkeitsänderung *f*, Akzeleration *f* **2.** Akzeleration *f*, Entwicklungsbeschleunigung *f*

ac|cel|er|a|tor [æk'seləreɪtər] *noun* **1.** Beschleuniger *m*, Akzelerator *m* **2.** Katalysator *m*

ac|cel|er|in [æk'selərɪn] *noun* Akzelerin *nt*, Accelerin *nt*, Faktor VI *m*

ac|cel|er|om|e|ter [ækˌselə'rɑmɪtər] *noun* Beschleunigungsmesser *m*

ac|cep|tor [æk'septər] *noun* Akzeptor *m*, Acceptor *m*

ac|cess ['ækses] *noun* Zutritt *m*, Zugang *m* (*to* zu)

ac|ces|so|ry [æk'sesərɪ, ɪk-, ək-] *adj* **1.** akzessorisch, zusätzlich, begleitend, ergänzend, Neben-, Bei-, Hilfs-, Zusatz- **2.** untergeordnet, nebensächlich, Neben-

ac|ci|dent ['æksɪdənt] *noun* **1.** Unfall *m*, Unglück(sfall *m*) *nt* **have an accident** verunglücken, einen Unfall haben **2.** Zufall *m*, zufälliges Ereignis *nt* **by accident** zufällig; versehentlich

cerebrovascular accident Hirnschlag *m*, Schlaganfall *m*, apoplektischer Insult *m*, Apoplexie *f*, Apoplexia cerebri

electrical accident Elektrounfall *m*

ac|ci|den|tal [ˌæksɪ'dentl] *adj* **1.** Unfall betreffend, durch Unfall, Unfall- **2.** zufällig (hinzukommend oder eintretend), versehentlich, akzident(i)ell, Zufalls-

ac|cli|ma|ta|tion [ə'klaɪmə'teɪʃn] *noun* Eingewöhnung *f*, Anpassung *f*, Akklimatisation *f*, Akklimatisierung *f*

ac|cli|ma|tion [æklaɪ'meɪʃn, ˌæklə-] *noun* Eingewöhnung *f*, Anpassung *f*, Akklimatisation *f*, Akklimatisierung *f*

ac|cli|ma|ti|za|tion [əˌklaɪmətə'zeɪʃn, -taɪ-] *noun* Eingewöhnung *f*, Anpassung *f*, Akklimatisation *f*, Akklimatisierung *f*

ac|com|mo|da|tion [əˌkɑmə'deɪʃn] *noun* Einstellung *f*, Angleichung *f*, Anpassung *f*, Akkommodation *f* (*to* an)

A

histologic accommodation histologische Anpassung *f*, Pseudometaplasie *f*
ac|com|pa|ny|ing [ə'kʌmpəniːŋ] *adj* begleitend, Begleit-
ac|couche|ment [ə'kuːʃmənt] *noun* Geburt *f*, Entbindung *f*, Partus *m*
ac|cre|tio [ə'kriːʃɪəʊ] *noun* pathologische Verwachsung *f*, Verklebung *f*
ac|cre|tion [ə'kriːʃn] *noun* **1.** Anwachsen *nt*, Wachstum *nt*, Zuwachs *m*, Zunahme *f* **2.** → *accumulation*
ac|cu|mu|la|tion [əˌkjuːmjə'leɪʃn] *noun* Ansammlung *f*, Auf-, Anhäufung *f*, Akkumulation *f*; (Auf-)Speicherung *f*
ac|cu|mu|la|tive [ə'kjuːmjəleɪtɪv, -lətɪv] *adj* (an-)wachsend, anhäufend, aufhäufend, akkumulierend
a|cel|lu|lar [eɪ'seljələr] *adj* zellfrei, nicht aus Zellen bestehend, ohne Zellen, azellulär
a|ce|no|cou|ma|rin [əˌsiːnəʊ'kuːmərɪn] *noun* Acenocoumarol *nt*
a|ce|no|cou|ma|rol [əˌsiːnəʊ'kuːmərɔl, -əʊl] *noun* Acenocoumarol *nt*
a|cen|tric [eɪ'sentrɪk] *adj* nicht im Zentrum, nichtzentral, azentrisch
a|ce|pha|lia [ˌeɪsɪ'feɪlɪə] *noun* Azephalie *f*, Acephalie *f*
a|ceph|a|lism [eɪ'sefəlɪzəm] *noun* Azephalie *f*, Acephalie *f*
a|ceph|a|lo|bra|chia [eɪˌsefələʊ'breɪkɪə] *noun* Azephalobrachie *f*
a|ceph|a|lo|bra|chi|us [eɪˌsefələʊ'breɪkɪəs] *noun* Azephalobrachius *m*
a|ceph|a|lo|car|dia [eɪˌsefələʊ'kɑːrdɪə] *noun* Azephalokardie *f*
a|ceph|a|lo|car|di|us [eɪˌsefələʊ'kɑːrdɪəs] *noun* Azephalokardius *m*
a|ceph|a|lo|chi|ria [eɪˌsefələʊ'kaɪrɪə] *noun* Azephalochirie *f*
a|ceph|a|lo|chi|rus [eɪˌsefələʊ'kaɪrəs] *noun* Azephalochirus *m*
a|ceph|a|lo|gas|ter [eɪˌsefələʊ'gæstər] *noun* Azephalogaster *m*
a|ceph|a|lo|gas|tria [eɪˌsefələʊ'gæstrɪə] *noun* Azephalogastrie *f*
a|ceph|a|lo|po|dia [eɪˌsefələʊ'pəʊdɪə] *noun* Azephalopodie *f*
a|ceph|a|lo|po|di|us [eɪˌsefələʊ'pəʊdɪəs] *noun* Azephalopodius *m*
a|ceph|a|lo|rha|chia [eɪˌsefələʊ'reɪkɪə] *noun* Azephalorrhachie *f*
a|ceph|a|lo|sto|mia [eɪˌsefələʊ'stəʊmɪə] *noun* Azephalostomie *f*
a|ceph|a|los|to|mus [eɪˌsefə'lɑstəməs] *noun* Azephalostomus *m*
a|ceph|a|lo|tho|rus [eɪˌsefələʊ'θɔːrəs] *noun* Azephalothorus *m*
a|ceph|a|lous [eɪ'sefələs] *adj* Azephalie betreffend, ohne Kopf, kopflos, azephal
a|ceph|a|ly [eɪ'sefəlɪ] *noun* Azephalie *f*, Acephalie *f*
a|cer|vu|lus [ə'sɜrvjələs] *noun, plural* **-li** [-laɪ] Acervulus *m*, Sandkörner *pl*, Psammomkörner *pl*, Hirnsand *m*, Corpora arenacea
a|ces|o|dyne [ə'sesədaɪn] *adj* analgetisch, schmerzstillend
ac|e|tab|u|lar [ˌæsɪ'tæbjələr] *adj* Hüftgelenkspfanne/Azetabulum betreffend, azetabulär, azetabular
ac|e|tab|u|lec|to|my [ˌæsɪˌtæbjə'lektəmɪ] *noun* Azetabulumexzision *f*, Azetabulektomie *f*
ac|e|tab|u|lo|plas|ty [æsɪ'tæbjələʊˌplæstɪ] *noun* Azetabuloplastik *f*
ac|e|tab|u|lum [ˌæsɪ'tæbjələm] *noun, plural* **-la** [-lə] Hüft(gelenks)pfanne *f*, Azetabulum *nt*, Acetabulum *nt*
fractured acetabulum Hüftpfannenbruch *m*, Azetabulumfraktur *f*
ac|e|tal ['æsɪtæl] *noun* Acetal *nt*, Vollacetal *nt*
ac|et|al|de|hyde [ˌæsɪ'tældəhaɪd] *noun* Acetaldehyd *m*, Äthanal *nt*, Ethanal *nt*
a|cet|am|ide [ə'setəmaɪd] *noun* Acetamid *nt*
ac|et|a|mi|no|phen [ˌæsɪtə'miːnəfen] *noun* Paracetamol *nt*
ac|et|an|i|lid [ˌæsɪ'tænlɪd] *noun* Acetanilid *nt*, Phenylacetamid *nt*
ac|et|an|i|lide [ˌæsɪ'tænlaɪd] *noun* Acetanilid *nt*, Phenylacetamid *nt*
ac|et|an|i|line [ˌæsɪ'tænlɪn, -laɪn] *noun* Acetanilid *nt*, Phenylacetamid *nt*
ac|et|ar|sol [æsɪ'tɑːrsɔl, -əʊl] *noun* Acetarsol *nt*
ac|et|ar|sone [æsɪ'tɑːrsəʊn] *noun* Acetarsol *nt*
a|ce|tas [ə'siːtæs] *noun* Acetat *nt*
ac|e|tate ['æsɪteɪt] *noun* Acetat *nt*
a|ce|tic [ə'siːtɪk, ə'set-] *adj* **1.** Essig(säure) betreffend, Essig- **2.** sauer
ac|e|tim|e|ter [ˌæsɪ'tɪmɪtər] *noun* Säuremesser *m*
a|ce|to|ac|e|tate [əˌsiːtəʊ'æsɪteɪt, ˌæsɪtəʊ-] *noun* Acetoacetat *nt*
A|ce|to|bac|ter [əˌsiːtəʊ'bæktər] *noun* Essigbakterien *pl*, Essigsäurebakterien *pl*, Acetobacter *m*
A|ce|to|bac|te|ra|ce|ae [əˌsiːtəʊbæktɪ'reɪsɪiː] *plural* Acetobacteraceae *pl*
a|ce|to|in [ə'setəʊɪn] *noun* Acetoin *nt*
a|ce|to|lac|tate [əˌsiːtəʊ'lækteɪt] *noun* Acetolactat *nt*
ac|e|tol|y|sis [æsɪ'tɑlɪsɪs] *noun* Acetolyse *f*
ac|e|tone ['æsɪtəʊn] *noun* Aceton *nt*, Dimethylketon *nt*
a|ce|to|ne|mia [əˌsiːtə'niːmɪə, ˌæsɪtə-] *noun* Azetonämie *f*, Ketonämie *f*
a|ce|to|ne|mic [əˌsiːtəʊ'niːmɪk] *adj* Acetonämie betreffend, acetonämisch, azetonämisch, ketonämisch
ac|e|ton|gly|cos|u|ria [ˌæsətəʊnˌglaɪkəʊ'sjʊərɪə] *noun* Acetonglukosurie *f*
ac|e|ton|u|ria [ˌæsɪtəʊn'n(j)ʊərɪə] *noun* Acetonurie *f*, Ketonurie *f*
ac|e|to|phe|net|i|din [əˌsiːtəʊfɪ'netədiːn] *noun* Phenacetin *nt*
a|ce|to|sal [ə'siːtəsæl] *noun* Acetylsalicylsäure *f*
ac|e|tous ['æsɪtəs] *adj* Essigsäure betreffend oder bildend, Essigsäure-
ac|et|phe|net|i|din [ˌæsetfɪ'netədiːn] *noun* Phenacetin *nt*
ac|e|tri|zo|ate [ˌæsɪtraɪ'zəʊeɪt] *noun* Acetrizoat *nt*
a|ce|tum [ə'siːtəm] *noun, plural* **-ta** [ə'siːtə] **1.** Essig *m*, Acetum *nt* **2.** Essig(säure)lösung *f*
a|ce|tyl|a|mi|no|ben|zene [ˌæsətɪlˌæmɪnəʊ'benziːn, ˌæsətɪl-] *noun* Acetanilid *nt*, Phenylacetamid *nt*
a|ce|tyl|a|mi|no|flu|o|rene [ˌæsətɪlˌæmɪnəʊ'flʊəriːn] *noun* Acetylaminofluoren *nt*
a|cet|y|lase [ə'setleɪz] *noun* Acetyltransferase *f*
a|cet|y|la|tion [əˌsetə'leɪʃn] *noun* Acetylierung *f*
a|ce|tyl|car|ni|tine [ˌæsətɪl'kɑːrnətiːn, ˌæsətɪl-] *noun* Acetylcarnitin *nt*
a|ce|tyl|cho|line [ˌæsətɪl'kəʊliːn] *noun* Acetylcholin *nt*
a|ce|tyl|cho|lin|er|gic [ˌæsətɪlˌkəʊlə'nɜrdʒɪk, -ˌkɑlə-] *adj* acetylcholinerg
ac|e|tyl|cho|lin|es|ter|ase [ˌæsətɪlkəʊlɪ'nestəreɪz] *noun* Acetylcholinesterase *f*, echte Cholinesterase *f*
acetyl-CoA *noun* Acetylcoenzym A *nt*, Acetyl-CoA *nt*
ac|e|tyl|cys|te|ine [ˌæsətɪl'sɪstɪiːn, ˌæsətɪl-] *noun* Acetylcystein *nt*
4-a|ce|tyl|cyt|i|dine [ˌæsətɪl'sɪtɪdiːn] *noun* 4-Acetylcytidin *nt*
ac|e|tyl|di|gi|tox|in [ˌæsətɪlˌdɪdʒə'tɑksɪn] *noun* Acetyldigitoxin *nt*
a|cet|y|lene [ə'setəliːn, -lɪn] *noun* Acetylen *nt*, Äthin *nt*, Ethin *nt*
a|ce|tyl|glu|ta|mate [ˌæsətɪl'gluːtəmeɪt] *noun* Acetylglutamat *nt*
a|cet|y|li|za|tion [əˌsetlaɪ'zeɪʃn, -lɪ'z-] *noun* Acetylierung *f*
ac|e|tyl|trans|fer|ase [ˌæsətɪl'trænsfəreɪz] *noun* Acetyltransferase *f*
choline acetyltransferase Cholinacetyl(transfer)ase *f*
choline acetyltransferase I Acetylcholinesterase *f*,

echte Cholinesterase *f*

ach|a|la|sia [ˌækəˈleɪʒ(ɪ)ə, -zɪə] *noun* **1.** Achalasie *f* **2.** (Ösophagus-)Achalasie *f*, Kardiospasmus *m*

achalasia of the cardia Kardiochalasie *f*, Kardiospasmus *m*

esophageal achalasia (Ösophagus-)Achalasie *f*, Kardiospasmus *m*

pelvirectal achalasia aganglionäres/kongenitales Megakolon *nt*, Hirschsprung-Krankheit *f*, Morbus Hirschsprung *m*, Megacolon congenitum

ache [eɪk] I *noun* (anhaltender) Schmerz *m* II *v* (anhaltend) schmerzen, wehtun

stomach ache Bauchweh *nt*, Magenschmerzen *pl*, Gastralgie *f*, Gastrodynie *f*

a|chei|lia [əˈkaɪlɪə] *noun* Ach(e)ilie *f*

a|chei|ria [əˈkaɪrɪə] *noun* Ach(e)irie *f*

a|chil|ia [əˈkaɪlɪə] *noun* Achilie *f*, Acheilie *f*

a|chil|lo|bur|si|tis [əˌkiːləʊbɜrˈsaɪtɪs] *noun* Entzündung der Bursa tendinis calcanei, Achillobursitis *f*, Bursitis *f* achillea

a|chil|lo|dyn|ia [əˌkiːləˈdɪnɪə] *noun* Entzündung der Bursa tendinis calcanei, Achillobursitis *f*, Bursitis *f* achillea

ach|il|lor|rha|phy [ækɪˈlɑrəfɪ] *noun* **1.** Achillessehnennaht *f*, Achillorrhaphie *f* **2.** (operative) Achillessehnenverkürzung *f*, -raffung *f*, Achillorrhaphie *f*

a|chil|lo|te|not|o|my [əˌkɪləʊtəˈnɑtəmɪ] *noun* Achillotenotomie *f*

ach|il|lot|o|my [ækɪˈlɑtəmɪ] *noun* Achillotenotomie *f*

a|chi|ria [əˈkaɪrɪə] *noun* Acheirie *f*, Achirie *f*

a|chlor|hy|dria [ˌeɪklɔːrˈhaɪdrɪə] *noun* Magensäuremangel *m*, Magenanazidität *f*, Achlorhydrie *f*

a|chlor|hy|dric [ˌeɪklɔːrhaɪdrɪk] *adj* Achlorhydrie betreffend, achlorhydrisch

a|chol|ia [eɪˈkəʊlɪə] *noun* Gallenmangel *m*, Acholie *f*

a|chol|ic [eɪˈkɑlɪk] *adj* Acholie betreffend, frei von Galle, acholisch

ach|o|lu|ria [ækəˈlʊərɪə] *noun* Acholurie *f*

ach|o|lu|ric [ækəˈlʊərɪk] *adj* Acholurie betreffend, ohne Ausscheidung von Gallenpigment im Harn, acholurisch

a|chon|dro|gen|e|sis [eɪˌkɑndrəˈdʒenəsɪs] *noun* Achondrogenesie *f*

a|chon|dro|pla|sia [eɪˌkɑndrəˈpleɪʒ(ɪ)ə, -zɪə] *noun* Parrot-Krankheit *f*, -Syndrom *nt*, Parrot-Kauffmann-Syndrom *nt*, Achondroplasie *f*; Achondrodysplasia *f*, fetale Chondrodystrophie *f*, Chondrodystrophia fetalis

a|chon|dro|plas|tic [eɪˌkɑndrəˈplæstɪk] *adj* Achondroplasie betreffend, achondroplastisch

a|chon|dro|plas|ty [eɪˌkɑndrəˈplæstɪ] *noun* → *achondroplasia*

a|chres|tic [əˈkrestɪk] *adj* achrestisch

a|chro|ma|sia [ˌeɪkrəʊˈmeɪʒ(ɪ)ə] *noun* Achromasie *f*, Achromie *f*

a|chro|mate [ˈækrəmeɪt] *noun* Farbenblinder *m*

ach|ro|mat|ic [ˌækrəˈmætɪk, ˌeɪk-] *adj* **1.** unbunt, achromatisch **2.** Achromatin enthaltend **3.** nicht oder schwer anfärbbar

achro|ma|tin [eɪˈkrəʊmətɪn] *noun* Achromatin *nt*, Euchromatin *nt*

a|chro|ma|tism [eɪˈkrəʊmətɪzəm] *noun* Achromatopsie *f*, Achromasie *f*, Farbenblindheit *f*, Monochromasie *f*

a|chro|mat|o|phil [ˌeɪkrəˈmætəfɪl, ˌæk-, eɪˈkrəʊmətə-] *adj* schwer anfärbend, achromatophil, achromatophil

a|chro|mat|o|phil|ic [ˌeɪkrəˈmætəˈfɪlɪk] *adj* schwer anfärbend, achromatophil, achromatophil

a|chro|ma|top|sia [eɪˌkrəʊməˈtɑpsɪə] *noun* Achromatopsie *f*, Achromasie *f*, Farbenblindheit *f*, Monochromasie *f*

a|chro|ma|top|sy [eɪˌkrəʊməˈtɑpsɪ] *noun* Achromatopsie *f*, Achromasie *f*, Farbenblindheit *f*, Monochromasie *f*

complete achromatopsy (totale) Farbenblindheit *f*, Achromatop(s)ie *f*, Monochromasie *f*

cone achromatopsy Zapfen(farben)blindheit *f*

typical achromatopsy (totale) Farbenblindheit *f*, Achromatopsie *f*, Monochromasie *f*, Einfarbensehen *nt*

a|chro|ma|to|sis [ˌeɪkrəˈmæˈtəʊsɪs] *noun* **1.** Pigmentmangel *m*, Achromasie *f* **2.** fehlendes Färbevermögen *nt*, Achromatosis *f*

a|chro|ma|tous [eɪˈkrəʊmətəs] *adj* farblos, achromatisch

a|chro|ma|tu|ria [eɪˌkrəʊməˈt(j)ʊərɪə] *noun* Achromaturie *f*

a|chro|mia [eɪˈkrəʊmɪə] *noun* Achromie *f*, Achromasie *f*, Achromia *f*

a|chro|min [eɪˈkrəʊmɪn] *noun* Achromatin *nt*, Euchromatin *nt*

A|chro|mo|bac|ter [eɪˈkrəʊməbæktər] *noun* Achromobacter *m*

a|chro|mo|cyte [eɪˈkrəʊməsaɪt] *noun* Achromozyt *m*, Achromoretikulozyt *m*, Halbmondkörper *m*, Schilling-Halbmond *m*

a|chro|mo|phil [eɪˈkrəʊməfɪl] *adj* schwer anfärbend, achromatophil, achromatophil

a|chro|mophi|il|ous [eɪkrəʊˈmɑfɪləs] *adj* schwer anfärbend, achromatophil, achromatophil

a|chyl|ia [eɪˈkaɪlɪə] *noun* Achylie *f*, Achylia *f*

pancreatic achylia fehlende Pankreassekretion *f*, Achylia pancreatica

ac|id [ˈæsɪd] I *noun* Säure *f* II *adj* sauer, säurehaltig, Säure-

acetic acid Essigsäure *f*, Äthan-, Ethansäure *f*

acetoacetic acid Acetessigsäure *f*, β-Ketobuttersäure *f*

acetylformic acid Brenztraubensäure *f*

acetylsalicylic acid Acetylsalicylsäure *f*

acrylic acid Acrylsäure *f*

adenylic acid Adenosinmonophosphat *nt*, Adenylsäure *f*

alginic acid Alginsäure *f*

amino acids Aminosäuren *pl*

aminoacetic acid Aminoessigsäure *f*, Glyzin *nt*, Glykokoll *nt*, Glycin *nt*

4-aminofolic acid 4-Aminofolsäure *f*, Aminopterin *nt*

2-aminoisovaleric acid Valin *nt*, α-Aminoisovaleriansäure *f*

5-aminolevulinic acid 5-Aminolävulinsäure, Delta-aminolävulinsäure

δ-aminolevulinic acid δ-Aminolävulinsäure *f*

aminopteroylglutamic acid Aminopterin *nt*, 4-Aminofolsäure *f*

arachidonic acid Arachidonsäure *f*

ascorbic acid Askorbinsäure *f*, Ascorbinsäure *f*, Vitamin C *nt*

asparaginic acid Asparaginsäure *f*

aspartic acid Asparaginsäure *f*, α-Aminobernsteinsäure *f*

bacterial deoxyribonucleic acid Bakterien-DNA *f*, Bakterien-DNS *f*, bakterielle DNA *f*, bakterielle DNS *f*

barbituric acid Barbitursäure *f*, 4-Hydroyuracil *nt*, Malonylharnstoff *m*

benzoic acid Benzoesäure *f*

benzoylaminoacetic acid Hippursäure *f*, Benzoylaminoessigsäure *f*, Benzolglykokoll *nt*

beta-ketobutyric acid Acetessigsäure *f*, β-Ketobuttersäure *f*

bile acids Gallensäuren *pl*

boracic acid Borsäure *f*

boric acid Borsäure *f*

1,4-butanedioic acid Bernsteinsäure *f*

butanoic acid Buttersäure *f*, Butansäure *f*

butyric acid Buttersäure *f*, Butansäure *f*

caproic acid Kapron-, Capronsäure *f*, Butylessigsäure *f*, Hexansäure *f*

caprylic acid Kapryl-, Caprylsäure *f*, Oktansäure *f*

carbamic acid Carbaminsäure *f*, Carbamidsäure *f*

carbolic acid Phenol *nt*, Carbolsäure *f*, Monohydroxy-

A

benzol *nt*
carbonic acid Kohlensäure *f*
carboxylic acid Karbon-, Carbonsäure *f*
cevitamic acid Askorbinsäure *f*, Ascorbinsäure *f*, Vitamin C *nt*
chenodeoxycholic acid Chenodesoxycholsäure *f*
cholanic acid Cholansäure *f*
cholic acid Cholsäure *f*
chromonucleic acid Desoxyribonucleinsäure *f*
citric acid Citronensäure *f*
clavulanic acid Clavulansäure *f*
cromoglycic acid Cromoglicinsäure *f*, Cromoglycinsäure *f*, Cromolyn *nt*
cyanhydric acid Cyanwasserstoffsäure *f*, Blausäure *f*
dehydrocholic acid Dehydrocholsäure *f*
deoxyadenylic acid Desoxyadenosinmonophosphat *nt*, Desoxyadenylsäure *f*
deoxycholic acid Desoxycholsäure *f*
deoxypentosenucleic acid Desoxyribonucleinsäure *f*
deoxyribonucleic acid Desoxyribonucleinsäure *f*
desoxyribonucleic acid Desoxyribonucleinsäure *f*
diacetic acid Acetessigsäure *f*, β-Ketobuttersäure *f*
diamino acid Diaminosäure *f*
dicarboxylic acid Dicarbonsäure *f*
diethylbarbituric acid Barbital *nt*, Diäthylbarbitursäure *f*, Diethylbarbitursäure *f*
dihydoxycholnaic acid Dihydroxycholansäure *f*
dihydrofolic acid Dihydrofolsäure *f*
dihydroorotic acid Dihydroorotsäure *f*
2,5-dihydroxybenzoic acid Gentisinsäure *f*, Dihydroxybenzoesäure *f*
2,5-dihydroxyphenylacetic acid Homogentisinsäure *f*, 2,5-Dihydroxyphenylessigsäure *f*
dimercaptopropanoyl sulfonic acid Dimercaptopropansulfonsäure *f*
double-helical deoxyribonucleic acid Doppelhelix-, Duplex-, Doppelstrang-DNA *f*, Doppelhelix-, Duplex-, Doppelstrang-DNS *f*
double-stranded deoxyribonucleic acid Doppelhelix-, Duplex-, Doppelstrang-DNA *f*, Doppelhelix-, Duplex-, Doppelstrang-DNS *f*
duplex deoxyribonucleic acid Doppelhelix-, Duplex-, Doppelstrang-DNA *f*, Doppelhelix-, Duplex-, Doppelstrang-DNS *f*
edetic acid Äthylendiamintetraessigsäure *f*
essential fatty acids essenzielle Fettsäuren *pl*
ethanedioic acid Oxalsäure *f*, Kleesäure *f*
ethanoic acid Essigsäure *f*, Äthan-, Ethansäure *f*
ethanolaminesulfonic acid Ethanolaminsulfonsäure *f*, Äthanolaminsulfonsäure *f*, Taurin *nt*
ethylenediaminetetraacetic acid Äthylendiamintetraessigsäure *f*, Ethylendiamintetraessigsäure *f*, Edetinsäure *f*
fatty acids Fettsäuren *pl*
ω-fatty acids Omegafettsäuren *pl*
folic acid Folsäure *f*, Folacin *nt*, Pteroylglutaminsäure *f*, Vitamin B_c *nt*
folinic acid Folinsäure *f*, N^{10}-Formyl-Tetrahydrofolsäure *f*, Leukovorin *nt*, Leucovorin *nt*, Citrovorum-Faktor *m*
formic acid Ameisensäure *f*, Formylsäure *f*
free fatty acids freie Fettsäuren *pl*
fumaric acid Fumarsäure *f*
gentisic acid Gentisinsäure *f*, Dihydroxybenzoesäure *f*
glacial acetic acid Eisessig *m*
glucogenic amino acids glucoplastische Aminosäuren *pl*
glucoplastic amino acids glucoplastische Aminosäuren *pl*
glucuronic acid Glukuron-, Glucuronsäure *f*
glutamic acid Glutaminsäure *f*, α-Aminoglutarsäure *f*
glutaric acid Glutarsäure *f*
glycochenodeoxycholic acid Glykochenodesoxycholsäure *f*
glycocholic acid Glykocholsäure *f*
glycosuric acid Homogentisinsäure *f*, 2,5-Dihydroxyphenylessigsäure *f*
heparinic acid Heparin *nt*
hexadecanoic acid Palmitinsäure *f*, n-Hexadecansäure *f*
2,4-hexadienoic acid 2,4-Hexadiensäure *f*, Sorbinsäure *f*
hexanoic acid Kapron-, Capronsäure *f*, Butylessigsäure *f*, Hexansäure *f*
hippuric acid Hippursäure *f*, Benzoylaminoessigsäure *f*, Benzolglykokoll *nt*
homogentisic acid Homogentisinsäure *f*, 2,5-Dihydroxyphenylessigsäure *f*
homovanillic acid Homovanillinsäure *f*
hyaluronic acid Hyaluronsäure *f*
hydrochloric acid Salzsäure *f*
hydrocyanic acid Cyanwasserstoff *m*; Blausäure *f*
hydrofluoric acid Fluss-Säure *f*
hydroxy acid Hydroxysäure *f*
2-hydroxybenzoic acid Salizylsäure *f*, Salicylsäure *f*, o-Hydroxybenzoesäure *f*
5-hydroxyindoleacetic acid 5-Hydroxyindolessigsäure *f*
iduronic acid Iduronsäure *f*
informational ribonucleic acid Boten-RNA *f*, Matrizen-RNA *f*, Boten-RNS *f*, Matrizen-RNS *f*
isopropyl-aminacetic acid Valin *nt*, α-Aminoisovaleriansäure *f*
β-ketobutyric acid Acetessigsäure *f*, β-Ketobuttersäure *f*
ketoplastic amino acids ketoplastische Aminosäuren *pl*
α-ketopropionic acid Brenztraubensäure *f*, Acetylameisensäure *f*, α-Ketopropionsäure *f*
ketosuccinic acid Oxalessigsäure *f*
kynurenic acid Kynurensäure *f*
lactic acid Milchsäure *f*, α-Hydroxypropionsäure *f*
linoleic acid Linolsäure *f*, Leinölsäure *f*
linolenic acid Linolensäure *f*
linolic acid Linolsäure *f*, Leinölsäure *f*
lipoic acid Liponsäure *f*, Thiooctansäure *f*
lithic acid Harnsäure *f*
lithocholic acid Lithocholsäure *f*
lysergic acid Lysergsäure *f*
malic acid Äpfel-, Apfelsäure *f*
messenger ribonucleic acid Boten-RNA *f*, Matrizen-RNA *f*, Boten-RNS *f*, Matrizen-RNS *f*
methylmalonic acid Methylmalonsäure *f*
monocarboxylic acid Monocarbonsäure *f*
nervonic acid Nervonsäure *f*
neuraminic acid Neuraminsäure *f*
nicotinic acid Niacin *nt*, Nikotinsäure *f*, Nicotinsäure *f*
N-methyl-guanidinoacetic acid Kreatin *nt*, Creatin *nt*, α-Methylguanidinoessigsäure *f*
nucleic acid Nuklein-, Nucleinsäure *f*
nucleinic acid Nuklein-, Nucleinsäure *f*
octadecanoic acid Stearinsäure *f*, n-Octadecansäure *f*
octanoic acid Caprylsäure *f*, Oktansäure *f*
oleic acid Ölsäure *f*
orotic acid Orotsäure *f*, 6-Carboxyuracil *nt*
orthophosphoric acid (Ortho-)Phosphorsäure *f*
osmic acid 1. Osmiumsäure *f* **2.** Osmiumtetroxid *nt*
oxalic acid Oxal-, Kleesäure *f*
oxaloacetic acid Oxalessigsäure *f*
oxyphenylaminopropionic acid Tyrosin *nt*
palmitic acid Palmitinsäure *f*, n-Hexadecansäure *f*
pantothenic acid Pantothensäure *f*, Vitamin B_3 *nt*
penicillic acid Penizillin-, Penicillinsäure *f*
pentose nucleic acid Ribonucleinsäure *f*
phenylic acid Phenol *nt*, Carbolsäure *f*, Monohydroxybenzol *nt*
phenylpyruvic acid Phenylbrenztraubensäure *f*
phosphatidic acids Phosphatidsäuren *pl*
phosphoric acid Phosphorsäure *f*, Orthophosphorsäure *f*
phytanic acid Phytansäure *f*

plasmonucleic acid Ribonucleinsäure *f*
polyenoic fatty acid mehrfach ungesättigte Fettsäure *f*, Polyen(fett)säure *f*
polyunsaturated fatty acid mehrfach ungesättigte Fettsäure *f*, Polyen(fett)säure *f*
propanoic acid Propionsäure *f*, Propansäure *f*
propionic acid Propionsäure *f*, Propansäure *f*
prussic acid Blausäure *f*, Cyanwasserstoff *m*
pteroylglutamic acid Folsäure *f*, Folacin *nt*, Pteroylglutaminsäure *f*, Vitamin B_c *nt*
pyridoxic acid Pyridoxinsäure *f*
pyrophosphoric acid Pyrophosphorsäure *f*
pyruvic acid Brenztraubensäure *f*, Acetylameisensäure *f*, α-Ketopropionsäure *f*
retinoic acid Retinsäure *f*, Vitamin A_1-Säure *f*, Tretinoin *nt*
ribonucleic acid Ribonucleinsäure *f*
ribose nucleic acid Ribonucleinsäure *f*
salicylic acid Salizylsäure *f*, Salicylsäure *f*
sialic acids Sialinsäuren *pl*
soluble ribonucleic acid Transfer-RNA *f*, Transfer-RNS *f*
sorbic acid 2,4-Hexadiensäure *f*, Sorbinsäure *f*
stearic acid Stearinsäure *f*, n-Octadecansäure *f*
succinic acid Bernsteinsäure *f*
sulfhydric acid Schwefelwasserstoff *m*
sulfuric acid Schwefelsäure *f*
taurochenodeoxycholic acid Taurochenodesoxycholsäure *f*
taurocholic acid Taurocholsäure *f*
teichoic acids Teichonsäuren *pl*, Teichoinsäuren *pl*
template ribonucleic acid Boten-RNA *f*, Matrizen-RNA *f*, Boten-RNS *f*, Matrizen-RNS *f*
tetrahydrofolic acid Tetrahydrofolsäure *f*
thioctic acid Liponsäure *f*, Thiooctansäure *f*
transfer ribonucleic acid Transfer-RNA *f*, Transfer-RNS *f*
tricarboxylic acids Tricarbonsäuren *pl*
uric acid Harnsäure *f*
urobenzoic acid Hippursäure *f*, Benzoylglykokoll *nt*
uronic acids Uronsäuren *pl*
ursodeoxycholic acid Ursodesoxycholsäure *f*
valproic acid Valproinsäure *f*, Dipropylessigsäure *f*
vanillylmandelic acid Vanillinmandelsäure *f*
vitamin A acid Retinsäure *f*, Vitamin A_1-Säure *f*, Tretinoin *nt*

aclidlamlilnulria [æsɪd,æmɪ'n(j)ʊərɪə] *noun* Aminoazidurie *f*

aclildelmia [æsə'diːmɪə] *noun* Azidämie *f*, dekompensierte Azidose *f*

acid-fast *adj* säurefest

acid-fastness *noun* Säurefestigkeit *f*

alcidlic [ə'sɪdɪk] *adj* **1.** säurebildend, -reich, -haltig **2.** sauer, säurehaltig, Säure-

alcidlilfiler [ə'sɪdəfaɪər] *noun* ansäuernde Substanz *f*, Säuerungsmittel *nt*

aclildimleltry [æsɪ'dɪmətrɪ] *noun* **1.** Azidimetrie *f* **2.** Azidometrie *f*

acid-insoluble *adj* säureunlöslich

alcidlilty [ə'sɪdətɪ] *noun* **1.** Säuregrad *m*, -gehalt *m*, Azidität *f*, Acidität *f* **2.** Säure *f*, Schärfe *f*
total acidity Gesamtazidität *f*

acid-labile *adj* säurelabil

alcidlolgenlelsis [ə,sɪdə'dʒenəsɪs] *noun* Azidogenese *f*

alcidlolgenlic [ə,sɪdə'dʒenɪk] *adj* säurebildend, azidogen

alcidlolphil [ə'sɪdəʊfɪl, 'æsɪdəʊ-] **I** *noun* **1.** azidophile Zelle *f* **2.** (*Hypophyse*) azidophile Zelle *f*, α-Zelle *f* **II** *adj* mit sauren Farbstoffen färbend, azido-, acido-, oxyphil

acidlolphile [ə'sɪdəʊfaɪl] *adj* mit sauren Farbstoffen färbbar, oxyphil, azidophil

aclildolphillia [ə'sɪdəʊ'fiːlɪə] *noun* **1.** Eosinophilie *f*, Eosinophilämie *f* **2.** eosinophile Beschaffenheit *f*, Eosinophilie *f*

aclildolphillic [ə'sɪdəʊ'fɪlɪk] *adj* mit sauren Farbstoffen färbbar, oxyphil, azidophil

aclildolsic [æsɪ'dəʊsɪk] *adj* Azidose betreffend, azidotisch

aclildolsis [æsɪ'dəʊsɪs] *noun* Azidose *f*, Acidose *f*
bicarbonate depletion acidosis Subtraktionsazidose *f*
carbon dioxide acidosis atmungsbedingte Azidose *f*
compensated acidosis kompensierte Azidose *f*
diabetic acidosis diabetische/diabetogene Azidose *f*
hypercapnic acidosis respiratorische/atmungsbedingte Azidose *f*
lactic acidosis Laktazidose *f*, Laktatazidose *f*, Lactazidose *f*
metabolic acidosis metabolische/stoffwechselbedingte Azidose *f*
nonrespiratory acidosis metabolische/stoffwechselbedingte Azidose *f*
renal tubular acidosis renal-tubuläre Azidose *f*
respiratory acidosis respiratorische/atmungsbedingte Azidose *f*
retention acidosis Retentionsazidose *f*
starvation acidosis Hungerazidose *f*, nutritive (metabolische) Azidose *f*

aclildotlic [æsɪ'dɑtɪk] *adj* Azidose betreffend, azidotisch

acid-soluble *adj* säurelöslich

acid-stable *adj* säurestabil

aclildulria [æsɪ'd(j)ʊərɪə] *noun* Azidurie *f*
acetoacetic aciduria Acetessigsäureausscheidung *f* im Harn, Diazeturie *f*
argininosuccinic aciduria Argininbernsteinsäure-Krankheit *f*, -Schwachsinn *m*, Argininosukzinoazidurie *f*, -sukzinurie *f*, -succinurie *f*
glutaric aciduria Glutarsäureazidurie *f*
lactic aciduria Laktazidurie *f*, Lactazidurie *f*, Laktatazidurie *f*

aclildulric [æsə'd(j)uːrɪk] *adj* mit sauren Farbstoffen färbbar, oxyphil, azidophil

aclilnal ['æsɪnəl] *adj* Azinus betreffend; beerenförmig, azinär, azinös

aclilnar ['æsɪnər, -nɑːr] *adj* Azinus betreffend; beerenförmig, azinär, azinös

aclilnelsia [æsɪ'niːʒ(ɪ)ə] *noun* Akinese *f*

aclilnetlic [æsɪ'netɪk] *adj* Akinese betreffend oder verursachend, bewegungslos, bewegungsarm, akinetisch

Aclilnetlolbaclter [æsɪ,netə'bæktər] *noun* Acinetobacter *m*

alcinlic [ə'sɪnɪk] *adj* Azinus betreffend; beerenförmig, azinär, azinös

alcinlilform [ə'sɪnəfɔːrm] *adj* **1.** beerenförmig, azinös **2.** Kerne enthaltend, mit Kernen gefüllt

aclilnose ['æsɪnəʊs] *adj* Azinus betreffend; beerenförmig, azinär, azinös

aclilnous ['æsɪnəs] *adj* Azinus betreffend; beerenförmig, azinär, azinös

aclilnus ['æsɪnəs] *noun, plural* **-ni** [-naɪ] **1.** Azinus *m*, Acinus *m* **2.** (Lungen-)Azinus *m*

alcladlilolsis [eɪ,klædɪ'əʊsɪs] *noun* Akladiose *f*

aclme ['ækmɪ] *noun* Höhepunkt *m*, Kulminationspunkt *m*, Akme *f*

aclne ['æknɪ] *noun* Finnenausschlag *m*, Akne *f*, Acne *f*
bromide acne Bromakne *f*
chlorine acne Chlorakne *f*
common acne Akne/Acne vulgaris
conglobate acne Akne/Acne conglobata
contact acne Kontaktakne *f*, Akne vinenata, Acne vinenata
iodide acne Jodakne *f*
Mallorca acne Mallorca-Akne *f*, Akne/Acne aestivalis
mechanical acne Akne/Acne mechanica
neonatal acne Neugeborenenakne *f*, Akne/Acne neonatorum
occupational acne Berufsakne *f*, Akne/Acne occupationalis

oil acne Ölakne *f*, Ölfollikulitis *f*
perna acne Perna-Krankheit *f*, -Akne *f*, Perchlornaphthalinkrankheit *f*
acne rosacea Rosacea *f*, Rotfinnen *pl*
simple acne Akne/Acne vulgaris
tar acne Teerakne *f*, Akne/Acne picea, Folliculitis picea
ac|ne|form ['æknɪfɔːrm] *adj* Akne ähnlich, akneförmig, akniform
ac|ne|gen|ic [ˌæknɪ'dʒenɪk] *adj* Akne verursachend oder auslösend, aknegen
ac|ne|i|form [æk'neɪɪfɔːrm] *adj* Akne ähnlich, akneförmig, akniform
a|co|mia [ə'kɔːmɪə] *noun* Alopecia *f*, Alopezie *f*
a|con|i|tase [ə'kɑnɪteɪs] *noun* Aconitase *f*, Aconitathydratase *f*
a|con|i|tine [ə'kɑnətiːn, -tɪn] *noun* Akonitin *nt*, Aconitin *nt*
a|cor ['ækɔːr] *noun noun* **1.** Säuregrad *m*, -gehalt *m*, Azidität *f*, Acidität *f* **2.** Säure *f*, Schärfe *f*
a|co|rea [ækə'rɪə] *noun* Akorie *f*
a|co|ria [ə'kɔːrɪə] *noun* Akorie *f*
a|cor|tan [ə'kɔːrtæn] *noun* Kortikotropin *nt*, -trophin *nt*, Corticotrophin *nt*, (adreno-)corticotropes Hormon *nt*, Adrenokortikotropin *nt*
a|cous|tic [ə'kuːstɪk] *adj* das Gehör betreffend, mit dem Gehör wahrnehmbar; den Schall betreffend, akustisch
a|cous|tics [ə'kuːstɪks] *plural* Akustik *f*
ac|quired [ə'kwaɪərd] *adj* erworben, sekundär
ac|ral ['ækrəl] *adj* die Akren betreffend, akral
a|cra|nia [eɪ'kreɪnɪə] *noun* Akranie *f*, Acranie *f*
a|cra|ni|al [eɪ'kreɪnɪəl] *adj* Akranie betreffend, ohne Schädel, schädellos, acranial, akranial
a|cra|ni|us [eɪ'kreɪnɪəs] *noun* Akranius *m*, Acranius *m*
a|crat|u|re|sis [eɪˌkrætə'riːsɪs] *noun* erschwerte Miktion *f*
ac|re|mo|ni|o|sis [ˌækrɪˌməʊnɪ'əʊsɪs] *noun* Acremonium-Infektion *f*, Akremoniose *f*, Acremoniose *f*, Cephalosporiose *f*
ac|rid ['ækrɪd] *adj* scharf, beißend, reizend
ac|ri|din ['ækrədɪn] *noun* Akridin *nt*, Acridin *nt*
ac|ri|dine ['ækrədiːn] *noun* Akridin *nt*, Acridin *nt*
a|crit|o|chro|ma|cy [əˌkrɪtəʊ'krəʊməsɪ] *noun* (totale) Farbenblindheit *f*, Einfarbensehen *nt*, Monochromasie *f*, Achromatopsie *f*
ac|ro|an|es|the|sia [ˌækrəʊˌænɪs'θiːʒə] *noun* Akroanästhesie *f*
ac|ro|as|phyx|ia [ˌækrəʊæ'sfɪksɪə, -kʃə] *noun* Akrozyanose *f*
ac|ro|brach|y|ceph|a|ly [ˌækrəʊˌbrækɪ'sefəlɪ] *noun* Akrobrachyzephalie *f*
ac|ro|cen|tric [ˌækrəʊ'sentrɪk] *adj* akrozentrisch
ac|ro|ce|pha|lia [ˌækrəʊsɪ'feɪljə] *noun* Spitz-, Turmschädel *m*, Akrozephalie *f*, -cephalie *f*, Oxyzephalie *f*, -cephalie *f*, Hypsizephalie *f*, -cephalie *f*, Turrizephalie *f*, -cephalie *f*
ac|ro|ce|phal|ic [ˌækrəʊsɪ'fælɪk] *adj* Akrozephalie betreffend, akrozephal, spitzschädelig, turmschädelig, oxyzephal, turrizephal, turricephal, hypsicephal, hypsizephal
ac|ro|ceph|a|lo|pol|y|syn|dac|ty|ly [ˌækrəʊˌsefələʊˌpɑlɪsɪn'dæktəlɪ] *noun* Akrozephalopolysyndaktylie *f*
acrocephalopolysyndactyly II Carpenter-Syndrom *nt*
ac|ro|ceph|a|lo|syn|dac|tyl|ia [ˌækrəʊˌsefələʊˌsɪndæk'tiːlɪə] *noun* Apert-Syndrom *nt*
ac|ro|ceph|a|lo|syn|dac|tyl|ism [ˌækrəʊˌsefələʊsɪn'dæktəlɪzəm] *noun* Akrozephalosyndaktylie *f*
ac|ro|ceph|a|lo|syn|dac|ty|ly [ˌækrəʊˌsefələʊsɪn'dæktəlɪ] *noun* Akrozephalosyndaktylie *f*
ac|ro|ceph|a|lous [ˌækrəʊ'sefələs] *adj* Akrozephalie betreffend, akrozephal, spitzschädelig, turmschädelig, oxyzephal, turrizephal, turricephal, hypsicephal, hypsizephal
ac|ro|ceph|a|ly [ˌækrəʊ'sefəlɪ] *noun* Spitz-, Turmschädel *m*, Akrozephalie *f*, -cephalie *f*, Oxyzephalie *f*, -cephalie *f*, Hypsizephalie *f*, -cephalie *f*, Turrizephalie *f*, -cephalie *f*
ac|ro|chor|don [ˌækrəʊ'kɔːrdən] *noun* Akrochordon *nt*
ac|ro|cy|a|no|sis [ˌækrəʊˌsaɪə'nəʊsɪs] *noun* Akrozyanose *f*
ac|ro|der|ma|ti|tis [ˌækrəʊˌdɜrmə'taɪtɪs] *noun* Akrodermatitis *f*
enteropathic acrodermatitis Akrodermatitis enteropathica
Hallopeau's acrodermatitis Hallopeau-Krankheit *f*, Hallopeau-Eiterflechte *f*, Akrodermatitis suppurativa continua
infantile acrodermatitis Gianotti-Crosti-Syndrom *nt*, infantile papulöse Akrodermatitis *f*, Akrodermatitis papulosa eruptiva infantilis
infantile papular acrodermatitis → *infantile acrodermatitis*
papular acrodermatitis of childhood → *infantile acrodermatitis*
ac|ro|der|ma|to|sis [ˌækrəʊˌdɜrmə'təʊsɪs] *noun, plural* **-ses** [-siːz] Akrodermatose *f*
ac|ro|dyn|ia [ˌækrəʊ'diːnɪə] *noun* Feer-Krankheit *f*, Rosakrankheit *f*, vegetative Neurose *f* der Kleinkinder, Swift-Syndrom *nt*, Selter-Swift-Feer-Krankheit *f*, Feer-Selter-Swift-Krankheit *f*, Akrodynie *f*, Acrodynia *f*
ac|ro|dys|pla|sia [ˌækrəʊdɪs'pleɪʒ(ɪ)ə, -zɪə] *noun* Akrozephalosyndaktylie *f*
ac|ro|ker|a|to|sis [ˌækrəʊˌkerə'təʊsɪs] *noun* Akrokeratose *f*
paraneoplastic acrokeratosis Bazex-Syndrom *nt*, Akrokeratose Bazex *f*, Akrokeratosis paraneoplastica
ac|ro|ker|a|tot|ic [ˌækrəʊˌkerə'tɑtɪk] *adj* Akrokeratose betreffend, akrokeratotisch
ac|ro|mac|ria [ˌækrə'mækrɪə] *noun* Achard-Marfan-Syndrom *nt*, Arachnodaktylie *f*, Dolichostenomelie *f*, Marfan-Syndrom *nt*, Spinnenfingrigkeit *f*
ac|ro|me|gal|ic [ˌækrəmɪ'gælɪk] *adj* Akromegalie betreffend, akromegal
ac|ro|meg|a|loid [ˌækrəʊ'megəlɔɪd] *adj* einer Akromegalie ähnlich, akromegaloid
ac|ro|meg|a|ly [ækrə'megəlɪ] *noun* Akromegalie *f*, Marie-Krankheit *f*, Marie-Syndrom *nt*
ac|ro|mel|al|gia [ˌækrəmɪ'lældʒ(ɪ)ə] *noun* Gerhardt-Syndrom *nt*, Mitchell-Gerhardt-Syndrom *nt*, Weir-Mitchell-Krankheit *f*, Akromelalgie *f*, Erythromelalgie *f*, Erythralgie *f*, Erythermalgie *f*
ac|ro|mel|ic [ˌækrə'miːlɪk] *adj* Gliedmaßenende betreffend
acromi- *präf.* Akromio-
a|cro|mi|al [ə'krəʊmɪəl] *adj* Akromion betreffend, akromial
ac|ro|mic|ria [ˌækrəʊ'mɪkrɪə] *noun* Akromikrie *f*
acromio- *präf.* Akromio-
a|cro|mi|o|cla|vic|u|lar [əˌkrəʊmɪəʊklə'vɪkjələr] *adj* Akromion und Schlüsselbein/Klavikula betreffend oder verbindend, akromioklavikular
a|cro|mi|o|cor|a|coid [əˌkrəʊmɪəʊ'kɔːrəˌkɔɪd, -'kɑr-] *adj* Processus coracoideus und Akromion betreffend oder verbindend, korakoakromial
a|cro|mi|o|hu|mer|al [əˌkrəʊmɪəʊ'(h)juːmərəl] *adj* Akromion und Oberarmknochen/Humerus betreffend oder verbindend, akromiohumeral
a|cro|mi|on [ə'krəʊmɪən] *noun, plural* **-mia** [-mɪə] Akromion *nt*
ac|ro|mi|on|ec|to|my [əˌkrəʊmɪəʊ'nektəmɪ] *noun* Akromionresektion *f*, Akromionektomie *f*
a|cro|mi|o|scap|u|lar [əˌkrəʊmɪəʊ'skæpjələr] *adj* Akromion und Schulterblatt betreffend oder verbindend, akromioskapular
a|cro|mi|o|tho|rac|ic [əˌkrəʊmɪəʊθɔː'ræsɪk, -θə-] *adj* Akromion und Brust(korb)/Thorax betreffend oder verbindend, akromiothorakal
ac|ro|neu|ro|sis [ˌækrəʊˌnʊ'rəʊsɪs] *noun* Akroneurose *f*
ac|ro|neu|rot|ic [ˌækrəʊˌnʊ'rɑtɪk] *adj* Akroneurose be-

A

treffend, sie bedingt, akroneurotisch
acro-osteolysis *noun* Akroosteolyse *f*
aclrolpachly ['ækrəʊpækɪ, ə'krɑpəkɪ] *noun* Akropachie *f*
aclrolpachlylderlma [ˌækrəʊˌpækɪ'dɜrmə] *noun* Pachyakrie *f*
acropachyderma with pachyperiostitis Pachydermoperiostose *f*, Touraine-Solente-Golé-Syndrom *nt*, familiäre Pachydermoperiostose *f*, idiopathische hypertrophische Osteoarthropathie *f*, Akropachydermie *f* mit Pachydermoperiostose, Hyperostosis generalisata mit Pachydermie
aclrolpalrallylsis [ˌækrəʊpə'rælɪsɪs] *noun* Extremitätenlähmung *f*, Akroparalyse *f*
aclrolparleslthelsia [ˌækrəʊˌpærəs'θiːʒ(ɪ)ə] *noun* Akroparästhesie *f*
aclrolpholbia [ˌækrə'fəʊbɪə] *noun* Höhenangst *f*, Akrophobie *f*
aclrolsclelrolderlma [ˌækrəʊˌsklɪərə'dɜrmə, -ˌskler-] *noun* Akrosklerodermie *f*
aclrolsclelrolsis [ˌækrəʊsklɪ'rəʊsɪs] *noun* Akrosklerose *f*, Akrosklerodermie *f*, Acrosclerosis *f*
aclrolsclelrotlic [ˌækrəʊsklɪ'rɑtɪk] *adj* Akrosklerose betreffend, akrosklerotisch
aclrolsolmal ['ækrəʊ'səʊml] *adj* Akrosom betreffend, akrosomal
aclrolsome ['ækrəʊsəʊm] *noun* (*Spermium*) Kopfkappe *f*, Akrosom *nt*
aclrolsphelnolsynldacltylia [ækrəʊˌsfiːnəʊsɪndæk'tiːlɪə] *noun* Akrozephalosyndaktylie *f*
aclrolsynldacltylly [ækrəʊsɪn'dæktəlɪ] *noun* Akrosyndaktylie *f*
aclrolterlic [ækrəʊ'terɪk] *adj* die Akren betreffend, akral
alcrotlic [ə'krɑtɪk] *adj* pulslos, akrot
aclroltism ['ækrətɪzəm] *noun* Pulslosigkeit *f*, Akrotie *f*, Akrotismus *m*
aclroltrophlolneulrolsis [ækrəʊˌtrɑfəˌnʊ'rəʊsɪs] *noun* Akrotrophoneurose *f*
aclroltrophlolneulrotlic [ækrəʊˌtrɑfəˌnʊ'rɑtɪk] *adj* Akrotrophoneurose betreffend, akrotrophoneurotisch
aclryllalldelhyde [ˌækrɪl'ældəhaɪd] *noun* Akrolein *nt*, Acrolein *nt*, Acryl-, Allylaldehyd *m*
alcryllalmide [ə'krɪləmaɪd] *noun* Akrylamid *nt*, Acrylamid *nt*
aclryllate ['ækrɪleɪt] *noun* Acrylat *nt*, Akrylat *nt*
alcryllic [ə'krɪlɪk] *adj* Acrylat betreffend, Acrylat-, Acryl-
aclryllolniltrile [ˌækrɪləʊ'naɪtrɪl] *noun* Acrylnitril *nt*
acltin ['æktn] *noun* Aktin *nt*, Actin *nt*
actin- *präf.* Strahl(en)-, Aktino-, Actino-
acltinlic [æk'tɪnɪk] *adj* Strahlen/Strahlung betreffend, durch Strahlen/Strahlung bedingt, aktinisch
acltinlilform [æk'tɪnəfɔːrm] *adj* strahlenförmig; ausstrahlend
acltilnism ['æktənɪzəm] *noun* Lichtstrahlenwirkung *f*, Aktinität *f*
actino- *präf.* Strahl(en)-, Aktino-, Actino-
Acltilnolbacillus [ˌæktɪnəʊbə'sɪləs] *noun* Aktinobazillus *m*, Actinobacillus *m*
Actinobacillus mallei Actinobacillus/Malleomyces/Pseudomonas mallei
Actinobacillus pseudomallei Actinobacillus/Malleomyces/Pseudomonas pseudomallei
acltilnolcultiltis [ˌæktɪnəʊkjuː'taɪtɪs] *noun* Strahlendermatitis *f*, aktinische Dermatitis *f*
acltilnolderlmaltiltis [ˌæktɪnəʊˌdɜrmə'taɪtɪs] *noun* Aktinodermatitis *f*, Aktinodermatose *f*
acltilnomleltry [æktə'nɑmətrɪ] *noun* Strahlungsmessung *f*, Aktinometrie *f*
acltilnolmylcellilal [ˌæktɪnəʊmaɪ'siːlɪəl] *adj* **1.** Aktinomyzetenmyzel betreffend **2.** Aktinomyzet(en) betreffend, Aktinomyzeten-
Acltilnolmylces [ˌæktɪnəʊ'maɪsiːz] *noun* Actinomyces *m*
Actinomyces israelii Strahlenpilz *m*, Actinomyces israelii
Actinomyces muris Streptobacillus moniliformis
Actinomyces muris-ratti Streptobacillus moniliformis
Acltilnolmylceltalcelae [ˌæktɪnəʊˌmaɪsə'teɪsɪiː] *plural* Actinomycetaceae *pl*
Acltilnolmylceltalles [ˌæktɪnəʊˌmaɪsə'teɪliːz] *plural* Actinomycetales *pl*
acltilnolmylcete [ˌæktɪnəʊ'maɪsiːt] *noun* →*Actinomyces*
acltilnolmylceltic [ˌæktɪnəʊmaɪ'siːtɪk] *adj* Aktinomyzet(en) betreffend, Aktinomyzeten-
acltilnolmylceltin [ˌæktɪnəʊmaɪ'siːtn] *noun* Aktinomyzetin *nt*
acltilnolmylceltolma [ˌæktɪnəʊˌmaɪsə'təʊmə] *noun* Aktinomyzetom *nt*
acltilnolmylcin [ˌæktɪnəʊ'maɪsn] *noun* Aktinomyzin *nt*, Actinomycin *nt*
actinomycin D Aktinomyzin D *nt*, Dactinomycin *nt*
acltilnolmylcolma [ˌæktɪnəʊmaɪ'kəʊmə] *noun* Aktinomykom *nt*
acltilnolmylcolsis [ˌæktɪnəʊmaɪ'kəʊsɪs] *noun* Strahlenpilzkrankheit *f*, Aktinomykose *f*, Actinomycosis *f*
pelvic actinomycosis Beckenaktinomykose *f*
acltilnolmylcotlic [ˌæktɪnəʊmaɪ'kɑtɪk] *adj* Aktinomykose betreffend, aktinomykotisch
acltilnolneulritis [ˌæktɪnəʊnʊ'raɪtɪs] *noun* Strahlenneuritis *f*
acltilnolphyltolsis [ˌæktɪnəʊfaɪ'təʊsɪs] *noun* **1.** →*actinomycosis* **2.** Nokardieninfektion *f*, Nokardiose *f*, Nocardiosis *f* **3.** Botryomykose *f*, Botryomykom *nt*, Botryomykosis *f*, Granuloma pediculatum
acltilnotherlalpeultics [ˌæktɪnəʊˌθerə'pjuːtɪks] *plural* Bestrahlung *f*, Bestrahlungsbehandlung *f*
acltilnotherlalpy [ˌæktɪnəʊ'θerəpɪ] *noun* Bestrahlung *f*, Bestrahlungsbehandlung *f*
acltilvaltion [ˌæktɪ'veɪʃn] *noun* Aktivierung *f*, Anregung *f*
complement activation Komplementaktivierung *f*
acltilvaltor ['æktəveɪtər] *noun* Aktivator *m*
plasminogen activator Plasminaktivator *m*, Urokinase *f*
prothrombin activator Thrombokinase *f*, -plastin *nt*, Prothrombinaktivator *m*
acltive ['æktɪv] *adj* **1.** aktiv, wirksam, wirkend be active against wirksam sein/helfen gegen **2.** aktiv, tätig; rege, lebhaft
acltolmylolsin [ˌæktə'maɪəsɪn] *noun* Aktomyosin *nt*, Actomyosin *nt*
alculilty [ə'kjuːətɪ] *noun* **1.** Schärfe *f*, Klarheit *f*; Scharfsinn *m*, Klugheit *f* **2.** Sehschärfe *f*, Visus *m*
visual acuity Sehschärfe *f*, Visus *m*
aclulpreslsure ['ækjʊpreʃər] *noun* Akupressur *f*
aclulpunclture ['ækjʊpʌŋktʃər] *noun* Akupunktur *f*
alcute [ə'kjuːt] *adj* plötzlich einsetzend; schnell/kurz verlaufend, akut
alcutelness [ə'kjuːtnɪs] *noun* **1.** (*Krankheit*) akutes Stadium *nt*, Heftigkeit *f*, Akutsein *nt* **2.** (*Schmerz*) Intensität *f*, Schärfe *f*
acuteness of sight Sehschärfe *f*
alcylalnotlic [eɪˌsaɪə'nɑtɪk] *adj* ohne Zyanose (verlaufend), azyanotisch
alcylclia [eɪ'saɪklɪə] *noun* Kreislaufstillstand *m*
alcylclic [eɪ'saɪklɪk, -'sɪk-] *adj* **1.** (*chem.*) azyklisch, offenkettig; aliphatisch **2.** (*physiolog.*) nicht periodisch, azyklisch
alcylclolgualnolsine [eɪˌsaɪklə'gwɑnəsiːn] *noun* Aciclovir *nt*, Acycloguanosin *nt*
alcylclolvir [eɪ'saɪkləvɪər] *noun* Aciclovir *nt*, Acycloguanosin *nt*
aclyl ['æsɪl, -iːl] *noun* Azyl-, Acyl-(Radikal *nt*)
aclyllase ['æsəleɪz] *noun* Acylase *f*
aclyllglyclerlol [æsɪl'glɪsərɑl, -rɔl] *noun* Acylglycerin *nt*, Glycerid *nt*, Neutralfett *nt*
aclylltranslferlase [ˌæsɪl'trænsfəreɪz] *noun* Acyltransferase *f*, Transacylase *f*

A

phosphatidylcholine-sterol acyltransferase Phosphatidylcholin-Cholesterin-Acyltransferase *f*, Lecithin-Cholesterin-Acyltransferfase *f*
a|cys|tia [eɪ'sɪstɪə] *noun* kongenitale Harnblasenaplasie *f*, Acystie *f*
a|dac|tyl|ia [eɪˌdæk'tiːlɪə] *noun* Adaktylie *f*
a|dac|tyl|ism [eɪ'dæktɪlɪzəm] *noun* angeborenes Fehlen *nt* von Finger(n) oder Zehe(n), Adaktylie *f*
a|dac|tyl|ous [eɪ'dæktɪləs] *adj* Adaktylie betreffend, von Adaktylie betroffen, adaktyl
a|dac|tyl|y [eɪ'dæktəlɪ] *noun* angeborenes Fehlen *nt* von Finger(n) oder Zehe(n), Adaktylie *f*
ad|a|man|tine [ˌædə'mæntiːn, -tɪn, -taɪn] *adj* Zahnschmelz/Adamantin betreffend
ad|a|man|ti|no|car|ci|no|ma [ædəˌmæntɪnəʊˌkɑːrsə'nəʊmə] *noun* Ameloblastosarkom *nt*
ad|a|man|ti|no|ma [ædəˌmæntɪ'nəʊmə] *noun* Adamantinom *nt*, Ameloblastom *nt*
pituitary adamantinoma Erdheim-Tumor *m*, Kraniopharyngeom *nt*
ad|a|man|to|blast [ˌædə'mæntəblæst, -blɑːst] *noun* Zahnschmelzbildner *m*, Adamanto-, Amelo-, Ganoblast *m*
ad|a|man|to|blas|to|ma [ædəˌmæntəˌblæs'təʊmə] *noun* → *adamantinoma*
ad|a|man|to|ma [ædəmæn'təʊmə] *noun* → *adamantinoma*
ad|ap|ta|tion [ˌædæp'teɪʃn] *noun* Anpassung *f*, Gewöhnung *f*, Adaptation *f*, Adaption *f* (*to* an)
cone adaptation Zapfenadaptation *f*
dark adaptation Dunkeladaptation *f*, -anpassung *f*
light adaptation Helladaptation *f*, -anpassung *f*
photopic adaptation Helladaptation *f*, -anpassung *f*
scotopic adaptation Dunkeladaptation *f*, -anpassung *f*
a|dapt|a|tive [ə'dæptətɪv] *adj* auf Adaptation beruhend; anpassungsfähig, adaptiv
a|dap|tion [ə'dæpʃn] *noun* Anpassung *f*, Gewöhnung *f*, Adaptation *f*, Adaption *f* (*to* an)
a|dap|tive [ə'dæptɪv] *adj* auf Adaptation beruhend; anpassungsfähig, adaptiv
ad|dict [*noun* 'ædɪkt; *v* ə'dɪkt] **I** *noun* Süchtige(r *m*) *f*, Suchtkranke(r *m*) *f* **II** *vt* jdn. süchtig machen, jdn. gewöhnen (*to* an) **III** *vi* süchtig machen
ad|dict|ed [ə'dɪktɪd] *adj* süchtig, abhängig (*to* von) **be/become addicted to heroin/alcohol** heroin-/alkoholabhängig sein/werden
ad|dic|tion [ə'dɪkʃn] *noun* Sucht *f*, Abhängigkeit *f*
alcohol addiction Alkoholismus *m*, Alkoholkrankheit *f*
drug addiction **1.** Drogen-, Rauschgiftsucht *f* **2.** Arzneimittel-, Medikamentensucht *f*
morphine addiction Morphinismus *m*
ad|dic|tive [ə'dɪktɪv] *adj* suchterzeugend **be addictive** süchtig machend
ad|di|son|ism ['ædɪsɑnɪzəm] *noun* Addisonismus *m*
ad|di|tive ['ædɪtɪv] **I** *noun* Zusatz *m*, Additiv *nt* **II** *adj* zusätzlich, hinzukommend, additiv, Additions-
ad|duct [ə'dʌkt] **I** *noun* Addukt *nt* **II** *v* zur Längsachse hinbewegen, adduzieren
ad|duc|tion [ə'dʌkʃn] *noun* Hinbewegung *f* zur Längsachse, Adduktion *f*
ad|duc|tive [ə'dʌktɪv] *adj* zur Längsachse hinbewegend, adduzierend
ad|duc|tor [ə'dʌktər] *noun* Adduktor *m*, Adduktionsmuskel *m*, Musculus adductor
aden- *präf.* Drüsen-, Adeno-
ad|e|nal|gia [ædɪ'nældʒ(ɪ)ə] *noun* Drüsenschmerz *m*, Drüsenschmerzen *pl*, Adenodynie *f*
a|den|dric [ə'dendrɪk] *adj* ohne Dendriten, adendritisch
a|den|drit|ic [ˌæden'drɪtɪk] *adj* ohne Dendriten, adendritisch
ad|e|nec|to|my [ˌædə'nektəmɪ] *noun* Drüsenresektion *f*, Adenektomie *f*
a|de|nia [ə'diːnɪə] *noun* chronische Lymphknotenvergrößerung *f*
a|de|nic [ə'diːnɪk] *adj* Drüse betreffend, Drüsen-
a|den|i|form [ə'denəfɔːrm, -'diːnə-] *adj* drüsenähnlich, drüsenförmig
ad|e|nine ['ædənɪn, -niːn, -naɪn] *noun* 6-Aminopurin *nt*, Adenin *nt*
adenine arabinoside Vidarabin *nt*, Adenin-Arabinosid *nt*
ad|e|ni|tis [ædə'naɪtɪs] *noun* **1.** Drüsenentzündung *f*, Adenitis *f* **2.** Lymphknotenentzündung *f*, Lymphknotenvergrößerung *f*, Lymphadenitis *f*
mesenteric adenitis Lymphadenitis mesenterica, Mesenteriallymphadenitis *f*, Lymphadenitis mesenterialis
adeno- *präf.* Drüsen-, Adeno-
ad|e|no|a|can|tho|ma [ˌædənəʊˌækən'θəʊmə] *noun* Adenoakanthom *nt*
ad|e|no|am|e|lo|blas|to|ma [ˌædənəʊˌæmələʊblæs'təʊmə] *noun* Adenoameloblastom *nt*
ad|e|no|blast ['ædənəʊblæst] *noun* Adenoblast *m*
ad|e|no|can|croid [ˌædənəʊ'kæŋkrɔɪd] *noun* Adenokankroid *nt*
ad|e|no|car|ci|no|ma [ˌædənəʊˌkɑːrsə'nəʊmə] *noun* Adenokarzinom *nt*, Adenocarcinom *nt*, Carcinoma adenomatosum
bronchiolar adenocarcinoma bronchiolo-alveoläres Lungenkarzinom *nt*, Alveolarzellenkarzinom *nt*, Lungenadenomatose *f*, Carcinoma alveolocellulare, Carcinoma alveolare
clear cell adenocarcinoma **1.** hypernephroides Karzinom *nt*, klarzelliges Nierenkarzinom *nt*, (maligner) Grawitz-Tumor *m*, Hypernephrom *nt* **2.** Mesonephrom *nt*
adenocarcinoma of kidney hypernephroides Karzinom *nt*, klarzelliges Nierenkarzinom *nt*, (maligner) Grawitz-Tumor *m*, Hypernephrom *nt*
mucinous adenocarcinoma Gallertkrebs *m*, Gallertkarzinom *nt*, Schleimkrebs *m*, Schleimkarzinom *nt*, Kolloidkrebs *m*, Kolloidkarzinom *nt*, Carcinoma colloides, Carcinoma gelatinosum, Carcinoma mucoides, Carcinoma mucosum
renal adenocarcinoma hypernephroides Karzinom *nt*, klarzelliges Nierenkarzinom *nt*, maligner Grawitz-Tumor *m*, Grawitz-Tumor *m*, Hypernephrom *nt*
ad|e|no|cele ['ædənəʊsiːl] *noun* adenomatös-zystischer Tumor *m*, Adenozele *f*
ad|e|no|cel|lu|li|tis [ˌædənəʊseljə'laɪtɪs] *noun* Adenozellulitis *f*, Adenocellulitis *f*
ad|e|no|chon|dro|ma [ˌædənəʊkɑn'drəʊmə] *noun* Chondroadenom *nt*
ad|e|no|cyst ['ædənəʊsɪst] *noun* → *adenocystoma*
ad|e|no|cys|tic [ˌædənəʊ'sɪstɪk] *adj* adenoid-zystisch
ad|e|no|cys|to|ma [ˌædənəʊsɪs'təʊmə] *noun* Adenokystom *nt*, Kystadenom *nt*, Cystadenom *nt*
papillary adenocystoma lymphomatosum Whartin-Tumor *m*, Whartin-Albrecht-Arzt-Tumor *m*, Adenolymphom *nt*, Cystadenoma lymphomatosum, Cystadenolymphoma papilliferum
ad|e|no|cyte ['ædənəʊsaɪt] *noun* reife Drüsenzelle *f*
ad|e|no|dyn|ia [ˌædənəʊ'diːnɪə] *noun* Drüsenschmerzen *pl*, Drüsenschmerz *m*, Adenodynie *f*
ad|e|no|ep|i|the|li|o|ma [ˌædənəʊepəˌθiːlɪ'əʊmə] *noun* Adenoepitheliom *nt*
ad|e|no|fi|bro|ma [ˌædənəʊfaɪ'brəʊmə] *noun* Adenofibrom *nt*, Fibroadenom *nt*
ad|e|no|fi|bro|sis [ˌædənəʊfaɪ'brəʊsɪs] *noun* Drüsenfibrose *f*, Adenofibrose *f*
ad|e|nog|e|nous [ædə'nɑdʒənəs] *adj* von Drüsengewebe abstammend, adenogen
ad|e|no|graph|ic [ˌædənəʊ'græfɪk] *adj* Adenografie betreffend, mittels Adenografie, adenographisch, adenografisch
ad|e|nog|ra|phy [ædə'nɑgrəfɪ] *noun* Adenographie *f*, Adenografie *f*
ad|e|no|hy|poph|y|se|al [ˌædənəʊhaɪˌpɑfə'siːəl, -ˌhaɪpə-

A

'fiːzɪəl] *adj* Adenohypophyse betreffend, aus ihr stammend, adenohypophysär
ad|e|no|hy|poph|y|sec|to|my [ˌædənəʊhaɪˌpɑfə'sektəmɪ] *noun* Resektion *f* der Adenohypophyse, Adenohypophysektomie *f*
ad|e|no|hy|poph|y|si|al [ˌædənəʊhaɪˌpɑfə'siːəl, -ˌhaɪpə-'fiːzɪəl] *adj* Adenohypophyse betreffend, aus ihr stammend, adenohypophysär
ad|e|no|hy|poph|y|sis [ˌædənəʊhaɪ'pɑfəsɪs] *noun* Adenohypophyse *f*, Hypophysenvorderlappen *m*, Adenohypophysis *f*, Lobus anterior hypophysis
ad|e|noid ['ædnɔɪd] *adj* drüsenähnlich, von drüsenähnlichem Aufbau, adenoid
ad|e|noi|dal ['adənɔɪdl] *adj* drüsenähnlich, von drüsenähnlichem Aufbau, adenoid
ad|e|noid|ec|to|my ['ædnɔɪ'dektəmɪ] *noun* Adenotomie *f*
ad|e|noid|i|tis [ˌædnɔɪ'daɪtɪs] *noun* Adenoiditis *f*
ad|e|noids ['ædnɔɪds] *plural* Adenoide *pl*, adenoide Vegetationen *pl*, Rachenmandelhyperplasie *f*
ad|e|no|lei|o|my|o|fi|bro|ma [ˌædənəʊˌlaɪəʊˌmaɪəʊfaɪ-'brəʊmə] *noun* Adenoleiomyofibrom *nt*
ad|e|no|li|po|ma [ˌædənəʊlɪ'pəʊmə] *noun* Adenolipom *nt*, Lipoadenom *nt*
ad|e|no|li|po|ma|to|sis [ˌædənəʊˌlɪpəmə'təʊsɪs] *noun* Adenolipomatose *f*
ad|e|no|lym|phi|tis [ˌædənəʊlɪm'faɪtɪs] *noun* Lymphknotenentzündung *f*, Lymphadenitis *f*
ad|e|no|lym|pho|cele [ˌædənəʊ'lɪmfəsiːl] *noun* Lymphknotenzyste *f*, Lymphadenozele *f*
ad|e|no|lym|pho|ma [ˌædənəʊlɪm'fəʊmə] *noun* Warthin-Tumor *m*, Warthin-Albrecht-Arzt-Tumor *m*, Adenolymphom *nt*, Cystadenoma lymphomatosum, Cystadenolymphoma papilliferum
ad|e|no|ma [ædə'nəʊmə] *noun, plural* **-mas, -ma|ta** [ædə'nəʊmətə] Adenom *nt*, Adenoma *nt*
A cell adenoma A-Zelladenom *nt*, A-Zelladenokarzinom *nt*
acidophilic pituitary adenomas azidophile Hypophysenadenome *pl*, eosinophile Hypophysenadenome *pl*
adrenocortical adenoma Nebennierenrindenadenom *nt*, NNR-Adenom *nt*
alpha cell adenoma Alpha-Zelladenom *nt*, Alpha-Zelladenokarzinom *nt*
autonomous adenoma autonomes Schilddrüsenadenom *nt*, autonomes Adenom *nt*, unifokale Autonomie *f*
basal cell adenoma Basalzelladenom *nt*, Basalzellenadenom *nt*
basophilic pituitary adenomas basophile Hypophysenadenome *pl*
beta cell adenoma Beta-Zelladenom *nt*, B-Zelladenom *nt*
bile duct adenoma Gallengangsadenom *nt*, benignes Cholangiom *nt*
bronchial adenoma Bronchialadenom *nt*
chromophobic pituitary adenomas chromophobe Hypophysenadenome *pl*
cystic adenoma Cystadenom *nt*, Kystadenom *nt*, Zystadenom *nt*, Adenokystom *nt*, zystisches Adenom *nt*, Zystom *nt*, Kystom *nt*, Cystadenoma *nt*
delta cell adenoma Delta-Zelladenom *nt*, D-Zelladenom *nt*
endocrine-active pituitary adenomas hormonaktive Hypophysenadenome *pl*
endocrine-inactive pituitary adenomas hormoninaktive Hypophysenadenome *pl*
eosinophilic pituitary adenomas eosinophile Hypophysenadenome *pl*, azidophile Hypophysenadenome *pl*
fibroid adenoma Fibroadenom *nt*, Fibroadenoma *nt*, Adenofibrom *nt*, Adenoma fibrosum
follicular adenoma normofollikuläres Schilddrüsenadenom *nt*
hepatic cell adenoma Leberzelladenom *nt*
hepatocellular adenoma Leberzelladenom *nt*
Hürthle cell adenoma Hürthle-Tumor *m*, Hürthle-Zelladenom *nt*, Hürthle-Struma *f*, oxyphiles Schilddrüsenadenom *nt*
islet cell adenoma Inselzelladenom *nt*, Adenoma insulocellulare, Nesidioblastom *nt*, Nesidiom *nt*
liver cell adenoma Leberzelladenom *nt*
macrofollicular adenoma makrofollikuläres Schilddrüsenadenom *nt*
metastasizing thyroid adenoma metastasierendes Adenom *nt*
microfollicular adenoma mikrofollikuläres Schilddrüsenadenom *nt*
ovarian cystadenoma Ovarialkystom *nt*, Cystadenoma ovarii
ovarian tubular adenoma Arrhenoblastom *nt*
pancreatic adenoma Pankreasadenom *nt*
papillary adenoma papilläres Schilddrüsenadenom *nt*
parathyroid adenoma Nebenschilddrüsenadenom *nt*, Epithelkörperchenadenom *nt*, Parathyreoidom *nt*
Pick's tubular adenoma Androblastom *nt*
pituitary adenomas Hypophysenadenome *pl*
prostatic adenoma (benigne) Prostatahypertrophie *f*, (benigne) Prostatahyperplasie *f*, Prostataadenom *nt*, Blasenhalsadenom *nt*, Blasenhalskropf *m*, Adenomyomatose *f* der Prostata
sebaceous adenoma 1. Pringle-Tumor *m*, Naevus Pringle *m*, Adenoma sebaceum Pringle **2.** Adenoma sebaceum Balzer
sweat gland adenoma Schweißdrüsenadenom *nt*, Syringom *nt*
testicular tubular adenoma Androblastom *nt*
thyroid adenoma Schilddrüsenadenom *nt*
trabecular adenoma trabekuläres Schilddrüsenadenom *nt*
tubular adenoma tubuläres Schilddrüsenadenom *nt*
ad|e|no|ma|la|cia [ˌædnəʊmə'leɪʃ(ɪ)ə] *noun* Drüsenerweichung *f*, Adenomalazie *f*
ad|e|no|ma|toid [ædə'nəʊmətɔɪd] *adj* Adenomatose betreffend, adenomatös
ad|e|no|ma|to|sis [ˌædnəʊmə'təʊsɪs] *noun* Adenomatose *f*, Adenomatosis *f*
adenomatosis of the colon familiäre Polypose *f*, familiäre Polyposis *f*, Polyposis familiaris, Adenomatosis coli
multiple endocrine adenomatosis multiple endokrine Adenopathie *f*, multiple endokrine Neoplasie *f*, pluriglanduläre Adenomatose *f*
pluriglandular adenomatosis →*multiple endocrine adenomatosis*
polyendocrine adenomatosis →*multiple endocrine adenomatosis*
pulmonary adenomatosis bronchiolo-alveoläres Lungenkarzinom *nt*, Alveolarzellenkarzinom *nt*, Lungenadenomatose *f*, Carcinoma alveolocellulare, Carcinoma alveolare
ad|e|nom|a|tous [ædə'nɑmətəs] *adj* Adenomatose betreffend, adenomatös
ad|e|no|meg|a|ly [ˌædənəʊ'megəlɪ] *noun* Drüsenvergrößerung *f*, Adenomegalie *f*
ad|e|no|my|o|ep|i|the|li|o|ma [ædənəʊˌmaɪəˌepəˌθiːlɪ'əʊmə] *noun* adenoid-zystisches Karzinom *nt*, Carcinoma adenoides cysticum
ad|e|no|my|o|fi|bro|ma [ædənəʊˌmaɪəfaɪ'brəʊmə] *noun* Adenomyofibrom *nt*
ad|e|no|my|o|ma [ˌædənəʊmaɪ'əʊmə] *noun* Adenomyom *nt*
ad|e|no|my|o|ma|to|sis [ædənəʊˌmaɪəmə'təʊsɪs] *noun* Adenomyomatose *f*
ad|e|no|my|om|a|tous [ˌædənəʊmaɪ'ɑmətəs] *adj* Adenomyomatose betreffend, adenomyomatisch; an ein Adenomyom erinnernd, adenomyomatös
ad|e|no|my|o|sar|co|ma [ædənəʊˌmaɪəsɑːr'kəʊmə] *noun* Adenomyosarkom *nt*

adenomyosarcoma of kidney Wilms-Tumor *m*, embryonales Adenosarkom *nt*, embryonales Adenomyosarkom *nt*, Nephroblastom *nt*, Adenomyorhabdosarkom *nt* der Niere

ad|e|no|my|o|sis [ˌædənəʊmaɪ'əʊsɪs] *noun* Adenomyose *f*

ad|e|no|neu|ral [ˌædnəʊ'njʊərəl, -'nʊ-] *adj* Drüse(n) und Nerv(en) betreffend

ad|e|no|path|ic [ˌædənɑ'pæθɪk] *adj* Adenopathie betreffend, adenopathisch

ad|e|nop|a|thy [ædə'nɑpəθɪ] *noun* **1.** Drüsenschwellung *f*, Drüsenvergrößerung *f*, Adenopathie *f* **2.** Lymphknotenschwellung *f*, Lymphknotenvergrößerung *f*, Lymphadenopathie *f*

ad|e|no|phar|yn|gi|tis [ædnəʊˌfærɪn'dʒaɪtɪs] *noun* Adenopharyngitis *f*

ad|e|no|sar|co|ma [ˌædənəʊsɑːr'kəʊmə] *noun* Adenosarkom *nt*

embryonal adenosarcoma Wilms-Tumor *m*, embryonales Adenosarkom *nt*, embryonales Adenomyosarkom *nt*, Nephroblastom *nt*, Adenomyorhabdosarkom *nt* der Niere

ad|e|no|scle|ro|sis [ædənəʊˌsklɪə'rəʊsɪs] *noun* Drüsensklerose *f*, Adenosklerose *f*

ad|e|no|scle|rot|ic [ædənəʊˌsklɪə'rɑtɪk] *adj* Adenosklerose betreffend, adenosklerotisch

a|den|o|sine [ə'denəsiːn, -sɪn] *noun* Adenosin *nt*

adenosine 3',5'-cyclic phosphate zyklisches Adenosin-3',5-phosphat *nt*, cylco-AMP *nt*

adenosine diphosphate Adenosin(5-)diphosphat *nt*, Adenosin-5-pyrophosphat *nt*

adenosine monophosphate Adenosinmonophosphat *nt*, Adenylsäure *f*

adenosine triphosphate Adenosin(5-)triphosphat *nt*

adenosine-5'-diphosphate *noun* Adenosin(5-)diphosphat *nt*, Adenosin-5-pyrophosphat *nt*

adenosine-3'-phosphate *noun* Adenosin-3-phosphat *nt*

adenosine-5'-phosphate *noun* Adenosin-5-phosphat *nt*

a|den|o|sine|tri|phos|pha|tase [əˌdenəsiːntraɪ'fɑsfəteɪz] *noun* Adenosintriphosphatase *f*, ATPase *f*

adenosine-5'-triphosphate *noun* Adenosintriphosphat *nt*, Adenosin-5'-triphosphat *nt*

ad|e|no|sis [ædə'nəʊsɪs] *noun* **1.** Adenopathie *f* **2.** Adenomatose *f* **3.** sklerosierende Adenosis *f*, Korbzellenhyperplasie *f*

blunt duct adenosis sklerosierende Adenosis *f*, Korbzellenhyperplasie *f*

sclerosing adenosis sklerosierende Adenose *f*, Korbzellenhyperplasie *f*

a|den|o|syl|ho|mo|cys|te|i|nase [əˌdenəʊsɪlˌhəʊmə'sɪsteɪneɪz] *noun* Adenosylhomocysteinase *f*

a|den|o|syl|trans|fer|ase [əˌdenəʊsɪl'trænsfəreɪz] *noun* Adenosyltransferase *f*

ad|e|no|tome ['ædnəʊtəʊm] *noun* Adenotom *nt*

ad|e|not|o|my [ædə'nɑtəmɪ] *noun* Adenotomie *f*

ad|e|no|ton|sil|lec|to|my [ˌædnəʊˌtɑnsə'lektəmɪ] *noun* Adenotonsillektomie *f*

ad|e|no|trop|ic [ˌædnəʊ'trɑpɪk] *adj* aus Drüsen einwirkend, adenotrop

ad|e|nous ['ædnəs] *adj* Drüse betreffend, drüsig, drüsenartig, adenös

ad|e|no|vi|ral [ˌædənəʊ'vaɪrəl] *adj* Adenoviren betreffend, Adenoviren-, Adenovirus-

Ad|e|no|vir|i|dae [ˌædənəʊ'vɪərɪdiː] *plural* Adenoviridae *pl*

ad|e|no|vi|rus [ˌædənəʊ'vaɪrəs] *noun* Adenovirus *nt*

ad|e|nyl|pyr|o|phos|phate [ˌædnɪlˌpaɪrə'fɑsfeɪt] *noun* Adenosintriphosphat *nt*, Adenosin-5'-triphosphat *nt*

a|der|mo|gen|e|sis [eɪˌdɜrmə'dʒenəsɪs] *noun* unvollständige Hautentwicklung *f*, Adermogenese *f*

ad|her|ence [æd'hɪərəns, -'her-] *noun* (An-)Kleben *nt*, (An-)Haften *nt*, Adhärenz *f* (*to* an)

immune adherence Immunadhärenz *f*

ad|her|ent [æd'hɪərənt, -'her-] *adj* (an-)klebend, (an-)haftend; verklebt, verwachsen, adhärent

ad|he|sin [æd'hiːzɪn] *noun* Lektin *nt*, Lectin *nt*

ad|he|sion [æd'hiːʒn, əd-] *noun* **1.** →*adherence* **2.** Adhäsion *f*

amniotic adhesions amniotische Stränge *pl*, Schnürfurchen *pl*, Simonart-Bänder *pl*

ad|he|si|ot|o|my [ædˌhiːzɪ'ɑtəmɪ] *noun* Adhäsiotomie *f*, Adhäsiolyse *f*

ad|he|sive [æd'hiːsɪv, əd-] I *noun* Klebstoff *m*, Binde-, Haftmittel *nt* II *adj* (*auch physik.*) (an-)haftend, klebend, adhäsiv, Adhäsiv-, Adhäsions-, Haft-; Saug-

ad|i|a|bat|ic [ˌædɪə'bætɪk, aɪˌdaɪə-] *adj* ohne Wärmeaustausch verlaufend, adiabatisch

ad|i|ad|o|cho|ki|ne|sia [ˌædɪˌædəkəʊkɪ'niːʒ(ɪ)ə, -kaɪ-] *noun* Adiadochokinesie *f*

ad|i|ad|o|cho|ki|ne|sis [ˌædɪˌædəkəʊkɪ'niːsɪs] *noun* Adiadochokinese *f*, Adiadochokinese *f*

ad|i|a|spi|ro|my|co|sis [ˌædɪəˌspaɪrəmaɪ'kəʊsɪs] *noun* (Lungen-)Adiaspiromykose *f*

ad|i|a|ther|mal [ˌædɪə'θɜrml] *adj* wärmeundurchlässig, nicht durchlässig für Wärmestrahlen, atherman, adiatherman

a|di|a|ther|mance [ˌædɪə'θɜrməns] *noun* Wärmeundurchlässigkeit *f*, Adiathermanität *f*, Athermanität *f*

ad|i|cil|lin [ædɪ'sɪlɪn] *noun* Adicillin *nt*, Cephalosporin N *nt*, Penicillin N *nt*

adip- *präf.* Fett-, Adip(o)-, Lip(o)-

ad|i|pec|to|my [ædə'pektəmɪ] *noun* Fett(gewebs)entfernung *f*, Lipektomie *f*

a|dip|ic [ə'dɪpɪk] I *noun* (Speicher-)Fett *nt* II *adj* **1.** adipös, fetthaltig, fettig, Fett- **2.** fett, fettleibig

adipo- *präf.* Fett-, Adip(o)-, Lip(o)-

ad|i|po|cele ['ædɪpəʊsiːl] *noun* Adipozele *f*

ad|i|po|cel|lu|lar [ˌædɪpəʊ'seljələr] *adj* aus Bindegewebe und Fett bestehend, adipozellulär

ad|i|po|cere ['ædɪpəʊsɪər] *noun* Fettwachs *nt*, Leichenwachs *nt*, Adipocire *f*

ad|i|po|cyte ['ædɪpəʊsaɪt] *noun* Fett(speicher)zelle *f*, Lipo-, Adipozyt *m*

ad|i|po|fi|bro|ma [ˌædɪpəʊfaɪ'brəʊmə] *noun* Adipofibrom *nt*

ad|i|po|gen|e|sis [ˌædɪpəʊ'dʒenəsɪs] *noun* Fettbildung *f*, Lipogenese *f*

ad|i|po|gen|ic [ˌædɪpəʊ'dʒenɪk] *adj* Lipogenese betreffend, fettbildend, lipogen

ad|i|poid [ˌædɪpɔɪd] *adj* fettartig, fettähnlich, lipoid

ad|i|po|ki|ne|sis [ˌædɪpəʊkɪ'niːsɪs, -kaɪ-] *noun* Fettmobilisation *f*, Adipokinese *f*

ad|i|po|ki|net|ic [ˌædɪpəʊkɪ'netɪk, -kaɪ-] *adj* Adipokinese betreffend oder fördernd, adipokinetisch

ad|i|pol|y|sis [ædɪ'pɑlɪsɪs] *noun* Fettspaltung *f*, -abbau *m*, Lipolyse *f*

ad|i|po|lyt|ic [ˌædɪpəʊ'lɪtɪk] *adj* Lipolyse betreffend oder verursachend, fettspaltend, lipolytisch, steatolytisch

ad|i|po|ne|cro|sis [ˌædɪpəʊnɪ'krəʊsɪs] *noun* Fettgewebsnekrose *f*, Adiponecrosis *f*

ad|i|pos|al|gia [ˌædɪpəʊ'sældʒ(ɪ)ə] *noun* Adiposalgie *f*

ad|i|pose ['ædɪpəʊs] I *noun* (Speicher-)Fett *nt* II *adj* **1.** adipös, fetthaltig, fettig, Fett- **2.** fett, fettleibig

ad|i|po|sis [ædə'pəʊsɪs] *noun, plural* **-ses** [ædə'pəʊsiːz] **1.** →*adiposity* **2.** (*patholog.*) Verfettung *f*, Organverfettung *f*

ad|i|pos|i|ty [ˌædɪ'pɑsətɪ] *noun* Fettleibigkeit *f*, Adipositas *f*, Fettsucht *f*, Obesitas *f*, Obesität *f*

puberal adiposity Pseudo-Fröhlich-Syndrom *nt*, Pseudodystrophia adiposogenitalis, Pubertätsfettsucht *f*

ad|i|po|su|ria [ˌædɪpə'sjʊərɪə] *noun* Adiposurie *f*; Lipurie *f*, Lipidurie *f*

a|dip|sia [ə'dɪpsɪə] *noun* Durstlosigkeit *f*, Adipsie *f*

ad|i|tus ['ædɪtəs] *noun, plural* **ad|i|tus, -tus|es** Eingang *m*, Aditus *m*

A

aditus ad antrum Antrum-mastoideum-Eingang *m*, Aditus ad antrum mastoideum
ad|ja|cent [ə'dʒeɪsənt] *adj* (an-)grenzend, anstoßend (*to* an), benachbart, Neben-
ad|junct ['ædʒʌŋkt] *noun* Hilfsmittel *nt*, Hilfsmaßnahme *f*; Zusatz *m*, Beigabe *f*
ad|ju|vant ['ædʒəvənt] I *noun* Adjuvans *nt*; Hilfsmittel *nt* II *adj* helfend, förderlich, adjuvant, Hilfs-
ad|me|di|al [æd'miːdɪəl] *adj* nahe der Medianebene
ad|me|di|an [æd'miːdɪən] *adj* in Richtung zur Medianebene
ad|mi|nic|u|lum [ˌædmə'nɪkjələm] *noun, plural* **-la** [-lə] Sehnenverstärkung *f*, -verbreiterung *f*, Adminiculum *nt*
ad|min|is|tra|tion [ædˌmɪnə'streɪʃn] *noun* (*Medikament*) Verabreichung *f*, Gabe *f*
ad|mit|tance [æd'mɪtns] *noun* Scheinleitwert *m*, Admittanz *f*
ad|nerv|al [æd'nɜrvl] *adj* **1.** in der Nähe eines Nerven **2.** auf einen Nerven zu, in Richtung auf einen Nerv
ad|neu|ral [æd'njʊərəl, -'nʊ-] *adj* **1.** in der Nähe eines Nerven **2.** auf einen Nerven zu, in Richtung auf einen Nerven
ad|nex|a [æd'neksə] *plural* Anhangsgebilde *pl*, Adnexe *pl*, Adnexa *pl*
ad|nex|ec|to|my [ˌædnek'sektəmɪ] *noun* Adnexektomie *f*
ad|o|les|cence [ædə'lesəns] *noun* Jugendalter *nt*, Adoleszenz *f*
ad|o|les|cent [ædə'lesənt] I *noun* Jugendliche(r *m*) *f*, Heranwachsende(r *m*) *f* II *adj* heranwachsend, heranreifend, jugendlich, adoleszent, Adoleszenten-
ad|o|ral [æd'ɔːrəl, -'əʊr-] *adj* in der Nähe des Mundes (liegend), zum Mund hin, adoral
adren- *präf.* Nebennieren-, Adren(o)-
a|dre|nal [ə'driːnl] I *noun* Nebenniere *f*, Glandula suprarenalis II *adj* Nebenniere betreffend, adrenal, Nebennieren-
adrenal-cortical *adj* Nebennierenrinde betreffend, von ihr ausgehend, adrenokortikal, adrenocortical
a|dre|nal|ec|to|my [əˌdrenə'lektəmɪ] *noun* Adrenalektomie *f*
medical adrenalectomy pharmakologische Adrenalektomie *f*
a|dren|a|line [ə'drenlɪn, -liːn] *noun* Adrenalin *nt*, Epinephrin *nt*
a|dren|a|lin|e|mia [əˌdrenəlɪ'niːmɪə] *noun* (Hyper-)Adrenalinämie *f*
a|dren|a|lin|o|gen|e|sis [əˌdrenəlɪnə'dʒenəsɪs] *noun* Adrenalinbildung *f*
a|dren|a|lin|u|ria [əˌdrenəlɪ'njʊərɪə] *noun* Adrenalinurie *f*
a|dre|na|li|tis [əˌdrenə'laɪtɪs] *noun* Entzündung *f* der Nebenniere, Adrenalitis *f*
a|dren|a|lo|trop|ic [əˌdrenələʊ'trɑpɪk] *adj* auf die Nebenniere(n) einwirkend, adrenalotrop
ad|ren|ar|che [ˌædrə'nɑːrkɪ] *noun* Adrenarche *f*
ad|re|ner|gic [ˌædrə'nɜrdʒɪk] *adj* durch Adrenalin bewirkt, auf Adrenalin ansprechend, adrenerg, adrenergisch
a|dre|nic [ə'drenɪk, -'driː-] *adj* die Nebenniere(n) betreffend, adrenal
ad|re|ni|tis [ædrə'naɪtɪs] *noun* Entzündung *f* der Nebenniere, Adrenalitis *f*
adreno- *präf.* Nebennieren-, Adren(o)-
a|dre|no|blas|to|ma [əˌdriːnəʊblæs'təʊmə] *noun* Adrenoblastom *nt*
a|dre|no|cep|tive [əˌdriːnəʊ'septɪv] *adj* auf adrenerge Transmitter ansprechend, adrenorezeptiv, adrenozeptiv
a|dre|no|cep|tor [əˌdriːnəʊ'septər] *noun* Adreno(re)zeptor *m*, adrenerger Rezeptor *m*
a|dre|no|cor|ti|cal [əˌdriːnəʊ'kɔːrtɪkl] *adj* Nebennierenrinde betreffend, von ihr ausgehend, adrenokortikal, adrenocortical
a|dre|no|cor|ti|co|hy|per|pla|sia [əˌdriːnəʊˌkɔːrtɪkəʊˌhaɪpər'pleɪʒ(ɪ)ə, -zɪə] *noun* Nebennierenrindenhyperplasie *f*
a|dre|no|cor|ti|co|mi|met|ic [əˌdriːnəʊˌkɔːrtɪkəʊmɪ'metɪk, -maɪ-] *adj* adrenokortikomimetisch
a|dre|no|cor|ti|co|tro|phic [əˌdriːnəʊˌkɔːrtɪkəʊ'trəʊfɪk, -'trɑ-] *adj* auf die Nebennierenrinde einwirkend, corticotrop, corticotroph, adrenocorticotrop, adrenocorticotroph, kortikotrop, kortikotroph, adrenokortikotrop, adrenokortikotroph
a|dre|no|cor|ti|co|tro|phin [əˌdriːnəʊˌkɔːrtɪkəʊ'trəʊfɪn] *noun* adrenocorticotropes Hormon *nt*, corticotropes Hormon *nt*, Kortikotropin *nt*, Adrenokortikotropin *nt*
a|dre|no|cor|ti|co|tro|pic [əˌdriːnəʊˌkɔːrtɪkəʊ'trəʊpɪk, -'trɑp-] *adj* auf die Nebennierenrinde einwirkend, corticotrop, corticotroph, adrenocorticotrop, adrenocorticotroph, kortikotrop, kortikotroph, adrenokortikotrop, adrenokortikotroph
a|dre|no|cor|ti|co|tro|pin [əˌdriːnəʊˌkɔːrtɪkəʊ'trəʊpɪn] *noun* → *adrenocorticotrophin*
a|dre|no|gen|ic [əˌdriːnəʊ'dʒenɪk] *adj* durch die Nebenniere(n) verursacht, von ihr ausgelöst oder ausgehend, adrenogen
a|dre|no|gen|i|tal [əˌdriːnəʊ'dʒenɪtl] *adj* adrenogenital
ad|re|nog|e|nous [ædrə'nɑdʒənəs] *adj* durch die Nebenniere(n) verursacht, adrenogen
a|dre|no|ki|net|ic [əˌdriːnəʊkɪ'netɪk, -kaɪ-] *adj* die Nebenniere stimulierend, adrenokinetisch
a|dre|no|leu|ko|dys|tro|phy [əˌdriːnəʊˌluːkə'dɪstrəfɪ] *noun* Adrenoleukodystrophie *f*
a|dren|o|lyt|ic [əˌdriːnəʊ'lɪtɪk] I *noun* Adrenolytikum *nt*, Sympatholytikum *nt* II *adj* adrenolytisch, sympatholytisch
a|dre|no|med|ul|lo|tro|pic [əˌdriːnəʊˌmedʒələ'trəʊpɪk] *adj* das Nebennierenmark stimulierend, adrenomedullotrop
a|dre|no|meg|a|ly [əˌdriːnəʊ'megəlɪ] *noun* Nebennierenvergrößerung *f*, Adrenomegalie *f*
a|dre|no|mi|met|ic [əˌdriːnəʊmɪ'metɪk, -maɪ-] *adj* das sympathische System anregend, sympathomimetisch, adrenomimetisch
a|dre|no|pause [ə'driːnəpɔːz] *noun* Adrenopause *f*
a|dre|no|pri|val [əˌdriːnəʊ'praɪvl] *adj* adrenopriv
a|dre|no|re|cep|tor [əˌdriːnəʊrɪ'septər] *noun* Adreno(re)zeptor *m*, adrenerger Rezeptor *m*
a|dre|no|stat|ic [əˌdriːnəʊ'stætɪk] *adj* die Nebennierenfunktion hemmend, adrenostatisch
ad|re|no|ste|rone [əˌdriːnəʊstɪ'rəʊn, ˌædrɪ'nɑstə-] *noun* Adrenosteron *nt*
a|dre|no|tox|in [əˌdriːnəʊ'tɑksɪn] *noun* die Nebennieren schädigende Substanz *f*, Adrenotoxin *nt*
a|dre|no|tro|phic [əˌdriːnəʊ'trəʊfɪk, -'trɑf-] *adj* auf die Nebenniere(n) einwirkend, mit besonderer Affinität zur Nebenniere, adrenotrop
a|dre|no|tro|phin [əˌdriːnəʊ'trəʊfɪn, -'trɑf-] *adj* → *adrenocorticotrophin*
a|dre|no|tro|pic [əˌdriːnəʊ'trəʊpɪk, -'trɑp-] *adj* auf die Nebenniere(n) einwirkend, mit besonderer Affinität zur Nebenniere, adrenotrop
ad|ren|o|tro|pin [əˌdriːnəʊ'trəʊpɪn, -'trɑp-] *noun* → *adrenocorticotrophin*
ad|sorb|ate [æd'sɔːrbeɪt, -bət] *noun* Adsorbat *nt*, Adsorptiv *nt*, adsorbierte Substanz *f*
ad|sorb|ent [æd'sɔːrbənt] I *noun* adsorbierende Substanz *f*, Adsorbens *nt*, Adsorber *m* II *adj* adsorbierend
ad|sorp|tion [æd'sɔːrpʃn] *noun* Adsorption *f*
a|dult [ə'dʌlt, 'ædʌlt] I *noun* Erwachsene(r *m*) *f* II *adj* erwachsen, Erwachsenen-; ausgewachsen
ad|ven|ti|tia [ˌædven'tɪʃ(ɪ)ə] *noun* **1.** (*Gefäß*) Adventitia *f*, Tunica adventitia **2.** (*Organ*) Adventitia *f*, Tunica externa
ad|ven|ti|tial [ˌædven'tɪʃ(ɪ)əl] *adj* die Adventitia betref-

fend, adventitiell

ad|verse [æd'vɜrs, 'ædvɜrs] *adj* ungünstig, nachteilig (*to* für); gegensätzlich; widrig, entgegenwirkend

a|dy|na|mi|a [eɪdaɪ'næmɪə, -'neɪm-] *noun* Kraftlosigkeit *f*, Muskelschwäche *f*, Adynamie *f*, Asthenie *f*

a|dy|nam|ic [eɪdaɪ'næmɪk] *adj* kraftlos, schwach; ohne Schwung, adynamisch

A|e|des [eɪ'iːdiːz] *noun* Aedes *f*

Aedes aegypti Gelbfieberfliege *f*, Aedes aegypti

ae|lu|ro|pho|bia [aɪˌlʊərə'fəʊbɪə] *noun* Ailurophobie *f*

aer- *präf.* Luft-, Gas-, Aer(o)-

aer|ate ['eəreɪt, 'eɪəreɪt] *v* **1.** mit Sauerstoff anreichern, Sauerstoff zuführen **2.** mit Gas/Kohlensäure anreichern

aer|at|ed ['eəreɪtɪd, 'eɪər-] *adj* **1.** mit Luft beladen **2.** mit Gas/Kohlendioxid beladen **3.** mit Sauerstoff beladen, oxygeniert

aer|a|tion [eə'reɪʃn] *noun* **1.** (Be-, Durch-)Lüftung *f* **2.** Anreicherung *f* (*mit Luft* oder *Gas*) **3.** Sauerstoffzufuhr *f* **4.** Sauerstoff-Kohlendioxid-Austausch *m* in der Lunge

aer|e|mia [eə'riːmɪə] *noun* →*aeroembolism*

aer|i|al ['eərɪəl, eɪ'iːrɪəl] *adj* **1.** Luft betreffend, zur Luft gehörend, luftig, Luft- **2.** aus Luft bestehend, leicht, flüchtig, ätherisch

aero- *präf.* Luft-, Gas-, Aer(o)-

Aer|o|bac|ter ['eərəʊbæktər] *noun* Aerobacter *nt*

aer|obe ['eərəʊb] *noun* aerobe Zelle *f*, aerober Mikroorganismus *m*, Aerobier *m*, Aerobiont *m*, Oxybiont *m*

aer|o|bic [eə'rəʊbɪk] *adj* (*biolog.*) mit Sauerstoff lebend, auf Sauerstoff angewiesen; (*chem.*) in Gegenwart von Sauerstoff ablaufend, auf Sauerstoff angewiesen, aerob

aer|o|bi|lia ['eərəʊ'bɪlɪə] *noun* Aerobilie *f*

aer|o|bi|o|sis [ˌeərəʊbaɪ'əʊsɪs] *noun* Aerobiose *f*, Oxibiose *f*

aer|o|bi|ot|ic [ˌeərəʊbaɪ'ɑtɪk] *adj* Aerobiose betreffend, aerobiotisch, oxibiotisch

aer|o|cele ['eərəʊsiːl] *noun* Aerozele *f*

Aer|o|coc|cus [ˌeərəʊ'kɑkəs] *noun* Aerococcus *m*

aer|o|em|bo|lism [ˌeərəʊ'embəlɪzəm] *noun* Luftembolie *f*, Aeroembolismus *m*

aer|o|gram ['eərəgræm] *noun* Pneumogramm *nt*

Aer|o|mo|nas [ˌeərə'məʊnæs] *noun* Aeromonas *f*

aero-otitis *noun* Aerootitis *f*

aer|op|a|thy [eə'rɑpəθɪ] *noun* Aeropathie *f*

aer|o|pha|gia [ˌeərəʊ'feɪdʒ(ɪ)ə] *noun* (krankhaftes) Luft(ver)schlucken *nt*, Aerophagie *f*

aer|o|phil ['eərəfɪl] *noun* aerophiler Organismus *m*

aer|o|pho|bia [ˌeərə'fəʊbɪə] *noun* Luftscheu *f*, Aerophobie *f*

aer|o|si|al|oph|a|gy [ˌeərəʊˌsaɪə'lɑfədʒɪ] *noun* Sialoaerophagie *f*

aer|o|sol ['eərəsɑl] *noun* **1.** Aerosol *nt* **2.** Sprüh-, Spraydose *f*

aer|o|ti|tis [ˌeərəʊ'taɪtɪs] *noun* Aerootitis *f*

aer|o|tol|er|ant [ˌeərəʊ'tɑlərənt] *adj* sauerstofftolerant, aerotolerant

a|fe|brile [eɪ'febrɪl] *adj* ohne Fieber verlaufend, apyretisch, fieberfrei, fieberlos, afebril

a|fe|tal [eɪ'fiːtl] *adj* ohne einen Fötus

af|fect ['æfekt] I *noun* Affekt *m*, Erregung *f*, Gefühlswallung *f* II *v* **1.** betreffen, berühren, (ein-)wirken auf, beeinflussen, beeinträchtigen, in Mitleidenschaft ziehen **2.** angreifen, befallen, affizieren

labile affect Affektlabilität *f*

af|fer|ent ['æfərənt] I *noun* Afferenz *f* II *adj* hin-, zuführend, afferent

af|fin|i|ty [ə'fɪnətɪ] *noun, plural* **-ties** **1.** (*chem.*) Affinität *f*, Neigung *f* (*for, to* zu) **2.** Verbundenheit *f*, Übereinstimmung *f* (*for, to* mit); Neigung *f* (*for, to* zu)

af|flic|tion [ə'flɪkʃn] *noun* **1.** Gebrechen *nt*; afflictions *plural* Beschwerden *pl* **2.** Betrübnis *f*, Niedergeschlagenheit *f*; Kummer *m*

a|fi|brin|o|ge|ne|mia [eɪˌfaɪbrɪnədʒə'niːmɪə] *noun* Afibrinogenämie *f*

af|la|tox|ins [ˌæflə'tɑksɪnz] *plural* Aflatoxine *pl*

af|ter|birth ['æftərbɜrθ] *noun* Nachgeburt *f*

af|ter|brain ['æftərbreɪn] *noun* Nachhirn *nt*, Metencephalon *nt*

af|ter|care ['æftərkeər] *noun* Nachsorge *f*, Nachbehandlung *f*

af|ter|ef|fect [ˌæftərɪ'fekt] *noun* Nachwirkung *f*; Folge *f*

af|ter|load ['æftərləʊd] *noun* Nachlast *f*, -belastung *f*, Afterload *f*

af|ter|pains [ˌæftər'peɪns] *plural* Nachwehen *pl*

af|ter|treat|ment [æftər'triːtmənt] *noun* Nachsorge *f*, Nachbehandlung *f*

a|ga|lac|tia [eɪgə'lækʃ(ɪ)ə, -tɪə] *noun* Agalaktie *f*

a|ga|lac|to|su|ria [eɪgəˌlæktə'sjʊərɪə] *noun* Agalaktosurie *f*

a|gam|ete [eɪ'gæmiːt] *noun* Agamet *m*

a|gam|ic [eɪ'gæmɪk] *adj* **1.** agam **2.** geschlechtslos, ungeschlechtlich, asexuell

a|gam|ma|glob|u|li|ne|mia [eɪˌgæməˌglɑbjələ'niːmɪə] *noun* Agammaglobulinämie *f*

Bruton's agammaglobulinemia Bruton-Typ *m* der Agammaglobulinämie, kongenitale Agammaglobulinämie *f*, infantile X-chromosomale Agammaglobulinämie *f*, kongenitale geschlechtsgebundene Agammaglobulinämie *f*

Swiss type agammaglobulinemia schwerer kombinierter Immundefekt *m*, Schweizer-Typ *m* der Agammaglobulinämie

X-linked infantile agammaglobulinemia →*Bruton's agammaglobulinemia*

ag|a|mous ['ægəməs] *adj* **1.** agam **2.** geschlechtslos, ungeschlechtlich, asexuell

a|gan|gli|on|ic [eɪˌgæŋglɪ'ɑnɪk] *adj* ohne Ganglien, aganglionär

a|gan|gli|o|no|sis [eɪˌgæŋglɪə'nəʊsɪs] *noun* Aganglionose *f*

a|gar ['ɑːgɑːr, 'ægər, 'eɪ-] *noun* Agar *m/nt*

blood agar Blutagar *m/nt*

nutrient agar Nähragar *m/nt*

a|gas|tria [eɪ'gæstrɪə] *noun* Agastrie *f*

a|gas|tric [eɪ'gæstrɪk] *adj* ohne Magen, agastrisch

age [eɪdʒ] I *noun* **1.** Alter *nt*, Lebensalter *nt*; Altersstufe *f* **2.** Epoche *f*, Ära *f*, Periode *f* II *v* **3.** altern, alt werden **4.** altern, ablagern, reifen lassen

bone age Knochenalter *nt*

old age Alter *nt*; hohes Alter *nt*, Greisenalter *nt*, Senium *nt*, Senilität *f*

a|ge|ne|sia [ˌeɪdʒə'niːʒ(ɪ)ə, -sɪə] *noun* Agenesie *f*, Aplasie *f*

enamel agenesia Schmelzhypoplasie *f*, Zahnschmelzhypoplasie *f*

gonadal agenesia Gonadenagenesie *f*

a|gen|e|sis [eɪ'dʒenəsɪs] *noun, plural* **-ses** [-siːz] **1.** Agenesie *f*, Aplasie *f* **2.** Unfruchtbarkeit *f*, Sterilität *f*

a|ge|net|ic [ˌeɪdʒə'netɪk] *adj* Agenesie betreffend

a|gen|i|tal|ism [eɪ'dʒenɪtəlɪzəm] *noun* Agenitalismus *m*

a|gent ['eɪdʒənt] *noun* Wirkstoff *m*, Mittel *nt*, Agens *nt*

alkylating agents Alkylanzien *pl*, alkylierende Verbindungen *pl*

alpha blocking agent Alpha-Adrenorezeptorenblocker *m*, Alpha(rezeptoren)blocker *m*, α-Adrenorezeptorenblocker *m*

anesthetic agent Narkosemittel *nt*, Anästhetikum *nt*

beta-blocking agent Betablocker *m*, Betarezeptorenblocker *m*

calcium-blocking agent Calciumblocker *m*, -antagonist *m*, Ca-Blocker *m*, Ca-Antagonist *m*

contrast agent Kontrastmittel *nt*, Röntgenkontrastmittel *nt*

histamine receptor-blocking agent Histaminrezepto-

ren-Antagonist *m*, Histaminrezeptoren-Blocker *m*, Histaminblocker *m*, Antihistaminikum *nt*
radiomimetic agent Radiomimetikum *nt*
a|geu|sia [ə'gjuːzɪə] *noun* Ageusie *f*
ag|ger ['ædʒər] *noun* Vorsprung *m*, Wulst *m*, Agger *m*
ag|glom|er|ate [ə'glɑmərɪt, -reɪt] **I** *noun* Anhäufung *f*, (Zusammen-)Ballung *f*, Agglomerat *nt* **II** *adj* zusammengeballt, (an-)gehäuft, agglomeriert
ag|glu|tin|a|ble [ə'gluːtɪnəbl] *adj* agglutinierbar, agglutinabel
ag|glu|ti|na|tion [əˌgluːtə'neɪʃn] *noun* **1.** Zusammen-, Verkleben *nt*, Zusammenballung *f*, Verklumpen *nt*, Agglutination *f* **2.** Zusammen-, Verheilen *nt*
cold agglutination Kälteagglutination *f*
O agglutination O-Agglutination *f*
platelet agglutination Thrombozytenagglutination *f*, Plättchenagglutination *f*
somatic agglutination O-Agglutination *f*
warm agglutination Wärmeagglutination *f*, Wärmehämagglutination *f*
ag|glu|ti|na|tor [ə'gluːtneɪtər] *noun* **1.** agglutinierende Substanz *f* **2.** → *agglutinin*
ag|glu|ti|nin [ə'gluːtənɪn] *noun* Agglutinin *nt*, Immunagglutinin *nt*
cold agglutinin Kälteagglutinin *nt*
complete agglutinin kompletter Antikörper *m*, agglutinierender Antikörper *m*
immune agglutinin Immunagglutinin *nt*
incomplete agglutinin nicht-agglutinierender Antikörper *m*, inkompletter Antikörper *m*, blockierender Antikörper *m*
ag|glu|tin|o|gen [ˌæglʊ'tɪnədʒən, ə'gluːtɪnə-] *noun* Agglutinogen *nt*, agglutinable Substanz *f*
ag|glu|to|gen [ˌægluːtə'dʒen] *noun* Agglutinogen *nt*
ag|gra|vat|ing ['ægrəveɪtɪŋ] *adj* verschlimmernd, erschwerend, verschärfend, aggravierend
ag|gra|va|tion [ægrə'veɪʃn] *noun* Verschlimmerung *f*, Erschwerung *f*, Verschärfung *f*, Aggravation *f*
ag|gre|gate ['ægrɪgɪt, -geɪt] **I** *noun* Anhäufung *f*, Ansammlung *f*, Masse *f*, Aggregat *nt* **II** *adj* (an-)gehäuft, vereinigt, gesamt, Gesamt-; aggregiert
ag|gre|ga|tion [ˌægrɪ'geɪʃn] *noun* **1.** (An-)Häufung *f*, Ansammlung *f*, Aggregation *f*, Agglomeration *f* **2.** (*chem.*) Aggregation *f* **3.** Aggregat *nt*
platelet aggregation Plättchen-, Thrombozytenaggregation *f*
thrombocyte aggregation Plättchen-, Thrombozytenaggregation *f*
ag|gre|gom|e|ter [ægrɪ'gɑmɪtər] *noun* Thrombaggregometer *nt*
ag|gre|gom|e|try [ægrɪ'gɑmətrɪ] *noun* Thrombaggregometrie *f*
ag|gres|sin [ə'gresn] *noun* Aggressin *nt*
ag|i|tat|ed ['ædʒɪteɪtɪd] *adj* aufgeregt, erregt, unruhig, agitiert
a|glos|sia [eɪ'glɑsɪə] *noun* Aglossie *f*
a|glu|con [eɪ'gluːkɑn] *noun* Aglukon *nt*, Aglykon *nt*, Genin *nt*
a|gly|ce|mia [əˌglaɪ'siːmɪə] *noun* Aglukosämie *f*, Aglykämie *f*
a|gly|con [ə'glaɪkɑn, eɪ-] *noun* Aglykon *nt*, Aglycon *nt*, Genin *nt*
a|gly|cone [eɪ'glaɪkəʊn] *noun* Aglukon *nt*, Aglykon *nt*, Genin *nt*
a|gly|co|su|ric [əˌglaɪkəʊ's(j)ʊərɪk, eɪ-] *adj* ohne Glukosurie (verlaufend), aglukosurisch
ag|na|thia [æg'neɪθɪə] *noun* Agnathie *f*
ag|na|thous ['ægnəθəs] *adj* Agnathie betreffend, agnath
ag|no|gen|ic [ægnəʊ'dʒenɪk] *adj* ohne erkennbare Ursache (entstanden), unabhängig von anderen Krankheiten, idiopathisch, selbständig, protopathisch, essentiell, primär, genuin
ag|no|sia [æg'nəʊʒ(ɪ)ə, -zɪə] *noun* Agnosie *f*
ag|nos|ti|cal [æg'nɑstɪkl] *adj* Agnosie betreffend, agnostisch
a|gom|phi|a|sis [ˌægɑm'faɪəsɪs] *noun* (völlige) Zahnlosigkeit *f*, Anodontie *f*, Anodontia *f*, Agomphiasis *f*
a|gom|pho|sis [ægɑm'fəʊsɪs] *noun* (völlige) Zahnlosigkeit *f*, Anodontie *f*, Anodontia *f*, Agomphiasis *f*
a|go|nad|al [eɪ'gɑnædl] *adj* ohne Keimdrüsen/Gonaden, agonadal
a|go|nad|ism [eɪ'gɑnədɪzəm] *noun* Agonadismus *m*
ag|o|nal ['ægənl] *adj* Agonie betreffend, agonal
ag|o|nist ['ægənɪst] *noun* **1.** Agonist *m* **2.** → *agonistic muscle*
ag|o|nis|tic [ægə'nɪstɪk] *adj* Agonist oder Agonismus betreffend, agonistisch
ag|o|ny ['ægənɪ] *noun* **1.** Todeskampf *m*, Agonie *f* **2.** heftiger unerträglicher Schmerz *m*; Höllenqual *f*, Höllenqualen *pl*, Pein *f*; **be in agony** unerträgliche Schmerzen haben, Höllenqualen ausstehen
ag|o|ra|pho|bia [ˌægərə'fəʊbɪə] *noun* Platzangst *f*, Agoraphobie *f*
a|gram|mat|i|ca [ægrə'mætɪkæ] *noun* Agrammatismus *m*
a|gram|ma|tism [eɪ'græmətɪzəm] *noun* Agrammatismus *m*
a|gram|ma|to|lo|gia [eɪˌgræmətə'ləʊdʒɪə] *noun* Agrammatismus *m*
a|gran|u|lar [eɪ'grænjələr] *adj* ohne Granula; glatt, agranulär
a|gran|u|lo|cyte [eɪ'grænjələʊsaɪt] *noun* agranuläre/lymphoider Leukozyt *m*, Agranulozyt *m*
a|gran|u|lo|cyt|ic [eɪˌgrænjələʊ'sɪtɪk] *adj* Agranulozytose betreffend, agranulozytotisch
a|gran|u|lo|cy|to|sis [eɪˌgrænjələʊsaɪ'təʊsɪs] *noun* Agranulozytose *f*, maligne Neutropenie *f*, perniziöse Neutropenie *f*
infantile genetic agranulocytosis infantile hereditäre Agranulozytose *f*, Kostmann-Syndrom *nt*
a|graph|ia [eɪ'græfɪə, ə-] *noun* Agraphie *f*, Agrafie *f*
a|graph|ic [eɪ'græfɪk] *adj* Agrafie betreffend, schreibunfähig, agraphisch, agrafisch
ag|ri|mo|ny ['ægrəməʊnɪə] *noun* **1.** Odermennig *m*, Agrimonia eupatoria, Agrimonia procera **2.** Odermennigkraut *nt*, Agrimoniae herba
a|gue ['eɪgjuː] *noun* Sumpffieber *nt*, Wechselfieber *nt*, Malaria *f*
a|gy|ral [eɪ'dʒaɪrəl] *adj* Agyrie betreffend, agyral
a|gy|ria [eɪ'dʒaɪrɪə, ə-] *noun* Agyrie *f*
a|hap|to|glo|bi|ne|mia [ə'hæptəʊˌgləʊbɪ'niːmɪə] *noun* Ahaptoglobinämie *f*
aich|mo|pho|bia [ˌeɪkmə'fəʊbɪə] *noun* Aichmophobie *f*
aid [eɪd] **I** *noun* **1.** Hilfe *f* (*to* für), Unterstützung *f*, Beistand *m* **by/with aid of** mit Hilfe von, mittels **2.** Helfer *m*, Gehilfe *m*, Gehilfin *f*, Assistent *m*, Assistentin *f* **3.** Hilfsmittel *nt*, Hilfsgerät *nt* **II** *vt* **4.** unterstützen, beistehen, Hilfe/Beistand leisten, jmd. helfen (*in* bei; *to do* zu tun) **5.** (*Entwicklung*) fördern; etw. erleichtern **III** *vi* helfen (*in* bei)
ail|ment ['eɪlmənt] *noun* Krankheit *f*, Erkrankung *f*, Leiden *nt*, Gebrechen *nt*
ai|lu|ro|pho|bia [aɪˌlʊərə'fəʊbɪə] *noun* Angst *f* vor Katzen, Ailurophobie *f*
ain|hum [aɪ'njum] *noun* Ainhum(-Syndrom *nt*) *nt*, Dactylosis spontanea
air [eər] **I** *noun* Luft *f* **II** *adj* pneumatisch, Luft-
alveolar air Alveolarluft *f*, alveolares Gasgemisch *nt*
inspired air eingeatmetes Gas *nt*, eingeatmete Luft *f*, Inspirat *nt*; Inhalat *nt*
reserve air Reserveluft *f*
residual air (*Lunge*) Reserve-, Residualvolumen *nt*, Residualluft *f*
tidal air (*Lunge*) Atem(zug)volumen *nt*, Atemhubvolumen *nt*
air|borne ['eərbɔːrn] *adj* durch die Luft übertragen oder

verbreitet, aerogen
air|way ['eərweɪ] *noun* Atem-, Luftweg *m*
nasopharyngeal airway Nasopharyngealtubus *m*, -katheter *m*
nasotracheal airway Nasotrachealtubus *m*, -katheter *m*
oropharyngeal airway Oropharyngealkatheter *m*, -tubus *m*
a|ka|mu|shi [ækə'mu:ʃɪ] *noun* japanisches Fleckfieber *nt*, Scrub-Typhus *m*, Milbenfleckfieber *nt*, Tsutsugamushi-Fieber *nt*
a|kar|y|o|cyte [eɪ'kærɪəsaɪt] *noun* kernlose Zelle *f*, Akaryozyt *m*
a|kar|y|ote [eɪ'kærɪəʊt] *noun* kernlose Zelle *f*, Akaryozyt *m*
ak|a|this|ia [ækə'θɪzɪə] *noun* Akathisie *f*
A-kinase *noun* Adenylatkinase *f*, Myokinase *f*, AMP-Kinase *f*, A-Kinase *f*
a|ki|ne|sia [eɪkaɪ'ni:ʒ(ɪ)ə, -kɪ-] *noun* Akinese *f*
a|ki|ne|sis [eɪkaɪ'ni:sɪz] *noun* Akinese *f*
a|ki|net|ic [eɪkaɪ'netɪk] *adj* Akinese betreffend oder verursachend, bewegungslos, bewegungsarm, akinetisch
a|ki|ya|mi [ækɪ'jæmɪ] *noun* Sakushu-Fieber *nt*, Akiyami *nt*, Akiyami-Fieber *nt*, Hasamiyami *nt*, Hasamiyami-Fieber *nt*
a|ko|ria [ə'kɔ:rɪə] *noun* Akorie *f*
a|la ['eɪlə] *noun, plural* **a|lae** ['eɪli:] Flügel *m*, Ala *f*, flügelförmige Struktur *f*
ala of central lobule of cerebellum Ala lobuli centralis cerebelli
ala of ilium Becken-, Darmbeinschaufel *f*, Ala ossis ilii
ala of nose Nasenflügel *m*, Ala nasi
sacral ala Kreuzbeinflügel *m*, Ala sacri
ala of vomer Ala vomeris
a|lac|ta|sia [eɪlæk'teɪʒ(ɪ)ə, -zɪə] *noun* Alaktasie *f*
a|la|lia [eɪ'leɪlɪə] *noun* Alalie *f*
al|a|nine ['ælənɪ:n, -nɪn] *noun* Alanin *nt*, Aminopropionsäure *f*
β-al|a|nin|e|mia [ˌælənɪ'ni:mɪə] *noun* Hyperbetaalaninämie *f*, β-Alaninämie *f*
a|lar ['eɪlər] *adj* Ala betreffend, flügelähnlich, -förmig, Flügel-
al|as|trim ['ælәstrɪm] *noun* weiße Pocken *pl*, Alastrim *nt*, Variola minor
al|bi|du|ri|a [ælbɪ'd(j)ʊərɪə] *noun* Albidurie *f*
al|bi|nism ['ælbənɪzəm] *noun* Albinismus *m*
circumscribed albinism partieller/umschriebener Albinismus *m*, Piebaldismus *m*, Albinismus circumscriptus
localized albinism partieller/umschriebener Albinismus *m*, Albinismus circumscriptus, Piebaldismus *m*
oculocutaneous albinism okulokutaner Albinismus *m*
partial albinism partieller/umschriebener Albinismus *m*, Albinismus circumscriptus
al|bi|no [æl'baɪnəʊ] *noun* Patient(in *f*) *m* mit Albinismus, Albino *m/f*
al|bi|noid|ism [ælbɪ'nɔɪdɪzəm] *noun* Albinoidismus *m*
al|bi|nu|ria [ælbə'n(j)ʊərɪə] *noun* Albidurie *f*
al|bu|gin|ea [ælbju:'dʒɪnɪə] *noun* bindegewebige Hodenhülle *f*, Albuginea *f* (testis), Tunica albuginea testis
albuginea of ovary Eierstockkapsel *f*, Tunica albuginea ovarii
al|bu|gi|ne|ot|o|my [ˌælbju:dʒɪnɪ'ɑtəmɪ] *noun* Albugineotomie *f*
al|bu|gi|ni|tis [ˌælbju:dʒɪ'naɪtɪs] *noun* Entzündung der bindegewebigen Hodenhülle, Albuginitis *f*
al|bu|go [æl'bju:gəʊ] *noun* Leukom *nt*
al|bu|men [æl'bju:mən] *noun* **1.** Eiweiß *nt*, Albumen *nt* **2.** →*albumin*
al|bu|mim|e|ter [ælbju:'mɪmɪtər] *noun* Albuminimeter *nt*
al|bu|min [æl'bju:mɪn] *noun* **1.** Albumin *nt* **2.** Serumalbumin *nt*
Bence-Jones albumin Bence-Jones-Eiweiß *nt*, Bence-Jones-Protein *nt*
egg albumin Ovalbumin *nt*
al|bu|mi|nate [æl'bju:məneɪt] *noun* Albuminat *nt*
al|bu|mi|na|tu|ria [ælˌbju:mɪnə't(j)ʊərɪə] *noun* Albuminaturie *f*
al|bu|mi|ne|mia [ælˌbju:mɪ'ni:mɪə] *noun* Albuminämie *f*
al|bu|mi|nim|e|ter [ælˌbju:mɪ'nɪmɪtər] *noun* Albuminimeter *nt*
al|bu|mi|nim|e|try [ælˌbju:mɪ'nɪmətrɪ] *noun* Albuminimetrie *f*
al|bu|mi|no|cho|lia [ælˌbju:mɪnə'kəʊlɪə] *noun* Albuminocholie *f*
al|bu|mi|no|cy|to|log|i|cal [ælˌbju:mɪnəˌsaɪtə'lɑdʒɪkl] *adj* albumino-zytologisch
al|bu|mi|noid [æl'bju:mɪnɔɪd] **I** *noun* Gerüsteiweiß *nt*, Skleroprotein *nt*, Albuminoid *nt* **II** *adj* eiweißähnlich, -artig, albuminähnlich, -artig, albuminoid
al|bu|mi|nol|y|sis [ælˌbju:mə'nɑlɪsɪs] *noun* Albuminspaltung *f*, Albuminolyse *f*
al|bu|mi|nor|rhea [ælˌbju:mɪnə'ri:ə] *noun* übermäßige Albuminausscheidung *f*, Albuminorrhoe *f*
al|bu|mi|nous [æl'bju:mɪnəs] *adj* eiweißhaltig, albuminhaltig; serös, albuminös
al|bu|mi|nu|ret|ic [ælˌbju:mɪnə'retɪk] *adj* Albuminurie betreffend oder fördernd, albuminuretisch
al|bu|min|u|ria [ælˌbju:mɪ'n(j)ʊərɪə] *noun* Eiweißausscheidung *f* im Harn, Albuminurie *f*; Proteinurie *f*
al|bu|min|u|ric [ælˌbju:mɪ'n(j)ʊərɪk] *adj* Albuminurie betreffend, albuminurisch, proteinurisch
Al|ca|lig|e|nes [ˌælkə'lɪdʒəni:z] *noun* Alcaligenes *m*
al|cap|ton [æl'kæptɑn, -tən] *noun* →*alkapton*
al|cap|ton|u|ria [ælˌkæptə'n(j)ʊərɪə] *noun* →*alkaptonuria*
al|co|hol ['ælkəhɑl, -hɔl] *noun* **1.** Alkohol *m*, Alcohol *m* **2.** Äthylalkohol *m*, Äthanol *m*, Ethanol *m*
absolute alcohol absoluter Alkohol *m*, Alcoholus absolutus
dehydrated alcohol absoluter Alkohol *m*, Alcoholus absolutus
denatured alcohol vergällter/denaturierter Alkohol *m*
ethyl alcohol Äthanol *nt*, Ethanol *nt*, Äthylalkohol *m*; Alkohol *m*
isopropyl alcohol Isopropanol *nt*, Isopropylalkohol *m*
methyl alcohol Methanol *nt*, Methylalkohol *m*
methylated alcohol vergällter/denaturierter Alkohol *m*
al|co|hol|e|mia [ˌælkəhɔ'li:mɪə] *noun* Alkoholämie *f*
al|co|hol|ic [ˌælkə'hɑlɪk] *adj* Alkohol betreffend, alkoholartig, alkoholhaltig, alkoholisch
al|co|hol|ism ['ælkəhɑlɪzəm] *noun* Trunksucht *f*, Alkoholabhängigkeit *f*, Äthylismus *m*, Alkoholismus *m*
al|co|hol|u|ria [ˌælkəhɔ'l(j)ʊərɪə] *noun* Alkoholurie *f*
al|de|hyde ['ældəhaɪd] *noun* **1.** Aldehyd *m* **2.** Acetaldehyd *m*, Äthanal *nt*, Ethanal *nt*
acetic aldehyde Acetaldehyd *m*, Äthanal *nt*, Ethanal *nt*
formic aldehyde →*methyl aldehyde*
methyl aldehyde Formaldehyd *m*, Ameisensäurealdehyd *m*, Methanal *nt*
al|de|hy|dic [ˌældə'haɪdɪk] *adj* Aldehyd betreffend, aldehydisch
al|do|hep|tose [ˌældəʊ'heptəʊs] *noun* Aldoheptose *f*
al|do|hex|ose [ˌældəʊ'heksəʊs] *noun* Aldohexose *f*
al|dol ['ældɔl, -dɑl] *noun* Aldehydalkohol *m*
al|do|lase ['ældəʊleɪz] *noun* **1.** Aldehydlyase *f*, Aldolase *f* **2.** Fructosediphosphataldolase *f*, -bisphosphataldolase *f*, Aldolase *f*
al|do|no|lac|to|nase [ˌældənəʊ'læktəneɪz] *noun* Aldonolactonase *f*
al|do|oc|tose [ˌældəʊ'ɑktəʊs] *noun* Aldooctose *f*
al|do|pen|tose [ˌældəʊ'pentəʊs] *noun* Aldopentose *f*
al|dose ['ældəʊs] *noun* Aldose *f*, Aldehydzucker *m*
al|do|side ['ældəsaɪd] *noun* Aldosid *nt*
al|dos|ter|one [ˌældəʊ'stɪərəʊn, æl'dɑstərəʊn] *noun* Aldosteron *nt*

al|do|ste|ron|ism [ˌældəʊˈsterəʊnɪzəm] *noun* Hyperaldosteronismus *m*, Aldosteronismus *m*
al|do|ste|ro|no|gen|e|sis [ˌældəʊsterənəʊˈdʒenəsɪs] *noun* Aldosteronbildung *f*
al|do|ste|ro|no|ma [ˌældəʊˌsterəˈnəʊmə] *noun* aldosteronbildender Tumor *m*, Aldosteronom *nt*
al|do|ste|ro|no|pe|nia [ˌældəʊˌsterənəʊˈpiːnɪə] *noun* Aldosteronmangel *m*, Hypoaldosteronismus *m*
al|do|ste|ron|u|ria [ˌældəʊˌstɪərəˈn(j)ʊərɪə] *noun* Aldosteronurie *f*
al|do|tet|rose [ˌældəʊˈtetrəʊz] *noun* Aldotetrose *f*
al|do|tri|ose [ˌældəʊˈtraɪəʊz] *noun* Aldotriose *f*
al|dox|ime [ælˈdɑksiːm] *noun* Aldoxim *nt*
a|lec|i|thal [eɪˈlesɪθəl] *adj* ohne Dotter, dotterlos, alezithal
a|leu|ke|mia [æluːˈkiːmɪə] *noun* **1.** Leukozytopenie *f* **2.** aleukämische Leukämie *f*
a|leu|ke|mic [eɪluːˈkiːmɪk] *adj* ohne typische Leukämiezeichen (verlaufend), aleukämisch
a|leu|kia [eɪˈluːkɪə] *noun* Aleukie *f*; Leukopenie *f*
a|leu|ko|cyt|ic [eɪˌluːkəˈsɪtɪk] *adj* ohne Leukozyten, aleukozytär, aleukozytisch
a|leu|ko|cy|to|sis [eɪˌluːkəsaɪˈtəʊsɪs] *noun* Aleukozytose *f*; Leukopenie *f*
a|leu|ko|cy|tot|ic [eɪˌluːkəsaɪˈtɑtɪk] *adj* Aleukozytose betreffend, aleukozytotisch
a|lex|i|a [əˈleksɪə, eɪˈl-] *noun* Alexie *f*
a|lex|ic [əˈleksɪk] *adj* Alexie betreffend, alektisch
a|lex|i|phar|mic [əˌleksɪˈfɑːrmɪk] **I** *noun* Gegengift *nt*, Gegenmittel *nt*, Alexipharmakon *nt*, Antidot *nt* (*for, against, to* gegen) **II** *adj* als Gegengift wirkend
a|lex|i|thy|mia [əˌleksɪˈθaɪmɪə] *noun* Alexithymie *f*
alg- *präf.* Schmerz(en)-, Algesi(o)-, Algi(o)-, Alg(o)-
al|ga [ˈælgə] *noun, plural* **al|gas, al|gae** [ˈældʒɪ] Alge *f*, Alga *f*
al|gal [ˈælgəl] *adj* Algen betreffend, von Algen verursacht, Algen-
al|gan|es|the|sia [ælˌgænesˈθiːʒ(ɪ)ə] *noun* Analgesie *f*
algesi- *präf.* Schmerz(en)-, Algesi(o)-, Algi(o)-, Alg(o)-
al|ge|si|a [ælˈdʒiːzɪə] *noun* Schmerzempfindlichkeit *f*, Schmerzhaftigkeit *f*, Algesie *f*; Hyperalgesie *f*
al|ge|sic [ælˈdʒiːzɪk] *adj* schmerzhaft, schmerzend, algetisch
al|ge|sim|e|ter [ældʒəˈsɪmətər] *noun* Algemeter *nt*, Algesimeter *nt*
al|ge|sim|e|try [ældʒəˈsɪmətrɪ] *noun* Algimetrie *f*, Algesimetrie *f*
algesio- *präf.* Schmerz(en)-, Algesi(o)-, Algi(o)-, Alg(o)-
al|ge|si|o|gen|ic [ælˌdʒiːsɪəʊˈdʒenɪk] *adj* Schmerz(en) verursachend, algogen
al|ge|si|om|e|try [ælˌdʒiːsiːˈɑmətrɪ] *noun* Algimetrie *f*, Algesimetrie *f*
al|ges|the|sia [ˌældʒesˈθiːʒ(ɪ)ə] *noun* **1.** Schmerzempfindlichkeit *f*, Algästhesie *f* **2.** → *algesthesis*
al|ges|the|sis [ˌældʒesˈθiːsɪs] *noun* (*Gefühl*) Schmerzempfindung *f*, Schmerzwahrnehmung *f*, Algästhesie *f*
al|get|ic [ælˈdʒetɪk] *adj* schmerzhaft, schmerzend, algetisch
algi- *präf.* Schmerz(en)-, Algesi(o)-, Algi(o)-, Alg(o)-
-algia *suf.* Schmerz, -algie, -dynie, algia, -dynia
-algic *suf.* schmerzhaft, schmerzend, -algisch
al|gi|cide [ˈældʒəsaɪd] *noun* Algizid *nt*
-algie *suf.* Schmerz, -algie, -dynie, algia, -dynia
al|gin [ˈældʒɪn] *noun* Algin *nt*, Natiumalginat *nt*
al|gi|nate [ˈældʒɪneɪt] *noun* Alginat *nt*
al|gin|u|re|sis [ˌældʒɪnjəˈriːsɪs] *noun* Algurie *f*
algo- *präf.* Schmerz(en)-, Algesi(o)-, Algi(o)-, Alg(o)-
al|go|dys|tro|phy [ˌælgəˈdɪstrəfɪ] *noun* Algodystrophie (-Syndrom *nt*) *f*
al|go|gen|ic [ælgəʊˈdʒenɪk] *adj* Schmerz(en) verursachend, algogen
al|go|lag|nia [ˌælgəˈlægnɪə] *noun* Algolagnie *f*
active algolagnia Sadismus *m*
passive algolagnia Masochismus *m*, Passivismus *m*
al|gom|e|try [ælˈgɑmətrɪ] *noun* Algimetrie *f*, Algesimetrie *f*
al|go|phil|ia [ˌælgəʊˈfiːlɪə] *noun* Algolagnie *f*
al|go|pho|bia [ˌælgəˈfəʊbɪə] *noun* Algophobie *f*
al|go|pho|bic [ˌælgəˈfəʊbɪk] *adj* Algophobie betreffend, algophob, odynophob
al|i|cy|clic [ˌæləˈsaɪklɪk, -ˈsɪk-] *adj* (*chem.*) alizyklisch
al|ien|a|tion [ˌeɪljəˈneɪʃn] *noun* **1.** Entfremdung *f* (*from* von); Abwendung *f*, Abneigung *f* **2.** Entfremdung *f*, Depersonalisation *f*
mental alienation Entfremdungspsychose *f*, Alienation *f*
al|i|e|nia [eɪlaɪˈiːnɪə] *noun* Alienie *f*
al|i|ment [ˈæləmənt] *noun* Nahrung(smittel *nt*) *f*
al|i|men|ta|ry [ˌælɪˈmentərɪ] *adj* **1.** nahrhaft, nährend **2.** Nahrungs-, Ernährungs-; zum Unterhalt dienend, alimentär **3.** Verdauungs-, Speise-
al|i|men|ta|tion [ˌælɪmenˈteɪʃn] *noun* **1.** Ernährung *f* **2.** Unterhalt *m*
enteral alimentation enterale Ernährung *f*
parenteral alimentation parenterale Ernährung *f*
al|i|phat|ic [ˌæləˈfætɪk] *adj* (*chem.*) offenkettig, aliphatisch, azyklisch
al|i|po|gen|ic [əlɪpəˈdʒenɪk] *adj* nicht fettbildend, alipogen
al|i|poid|ic [əlɪpˈɔɪdɪk] *adj* alipoid
al|i|po|trop|ic [ˌəlɪpəˈtrɑpɪk] *adj* ohne Einfluss auf den Fettstoffwechsel, alipotrop
al|i|quor|rhea [ˌælɪkwəˈrɪə] *noun* Aliquorrhoe *f*
a|live [əˈlaɪv] *adj* lebend, lebendig, am Leben
a|liz|a|rin [əˈlɪzərɪn] *noun* Alizarin *nt*
al|ka|le|mia [ælkəˈliːmɪə] *noun* Alkalämie *f*, Alkaliämie *f*
al|ka|les|cence [ˌælkəˈlesəns] *noun* Alkaleszenz *f*
al|ka|les|cent [ˌælkəˈlesənt] *adj* leicht alkalisch, alkaleszent
al|ka|li [ˈælkəlaɪ] **I** *noun, plural* **-lies, -lis** Alkali *nt* **II** *adj* → *alkaline*
Al|ka|lig|e|nes [ælkəˈlɪdʒəniːz] *noun* Alcaligenes *m*
al|ka|lig|e|nous [ælkəˈlɪdʒɪnəs] *adj* alkalibildend, alkaligen
al|ka|li|met|ric [ˌælkəlɪˈmetrɪk] *adj* Alkalimetrie betreffend, mittels Alkalimetrie, alkalimetrisch
al|ka|lim|e|try [ˌælkəˈlɪmətrɪ] *noun* Alkalimetrie *f*
al|ka|line [ˈælkəlaɪn, -lɪn] *adj* Alkali(en) enthaltend, basisch reagierend, basisch, alkalisch
al|ka|lin|i|ty [ˌælkəˈlɪnətɪ] *noun* Alkalität *f*
al|ka|li|nu|ria [ˌælkəlɪˈn(j)ʊərɪə] *noun* Alkaliurie *f*
al|ka|loid [ˈælkəlɔɪd] **I** *noun* Alkaloid *nt* **II** *adj* alkaliähnlich, alkaloid
animal alkaloid Leichengift *nt*, Leichenalkaloid *nt*, Ptomain *nt*
belladonna alkaloids Belladonnaalkaloide *pl*
cadaveric alkaloid Leichengift *nt*, -alkaloid *nt*, Ptomain *nt*
ergot alkaloids Ergotalkaloide *pl*, Mutterkornalkaloide *pl*, Secalealkaloide *pl*
putrefactive alkaloid Leichengift *nt*, -alkaloid *nt*, Ptomain *nt*
vinca alkaloids Vinca-rosea-Alkaloide *pl*
al|ka|lom|e|try [ælkəˈlɑmətrɪ] *noun* Alkalometrie *f*
al|ka|lo|sis [ælkəˈləʊsɪs] *noun* Alkalose *f*
acapnial alkalosis atmungsbedingte Alkalose *f*, respiratorische Alkalose *f*
gaseous alkalosis atmungsbedingte Alkalose *f*, respiratorische Alkalose *f*
metabolic alkalosis metabolische/stoffwechselbedingte Alkalose *f*
nonrespiratory alkalosis metabolische/stoffwechselbedingte Alkalose *f*
respiratory alkalosis respiratorische/atmungsbedingte Alkalose *f*

subtraction alkalosis Subtraktionsalkalose *f*
al|ka|lot|ic [ælkə'lɑtɪk] *adj* Alkalose betreffend, alkalotisch
al|ka|lu|ria [ˌælkə'l(j)ʊərɪə] *noun* Alkalurie *f*
al|kane ['ælkeɪn] *noun* Alkan *nt*, Paraffin *nt*
al|ka|net ['ælkənet] *noun* Alkanna (tinctoria) *f*
al|kap|ton [æl'kæptɑn, -tən] *noun* Alkapton *nt*
al|kap|ton|u|ria [ælˌkæptə'n(j)ʊərɪə] *noun* Alkaptonurie *f*
al|kap|ton|u|ric [ælˌkæptə'n(j)ʊərɪk] *adj* Alkaptonurie betreffend, alkaptonurisch
al|kyl|a|tion [ælkə'leɪʃn] *noun* Alkylierung *f*
al|kyl|a|tor ['ælkəleɪtər] *noun* **1.** alkylierendes Agens *nt* **2.** Alkylanz *f*
all- *präf.* all(o)-, Fremd-, All(o)-
al|la|ches|the|sia [ˌæləkes'θiːʒ(ɪ)ə] *noun* Allästhesie *f*
al|lan|ti|a|sis [ælən'taɪəsɪs] *noun* Wurstvergiftung *f*, Allantiasis *f*
al|lan|to|cho|ri|on [əˌlæntəʊ'kɔːrɪɑn] *noun* Allantochorion *nt*
al|lan|to|gen|e|sis [əˌlæntəʊ'dʒenəsɪs] *noun* Harnsackbildung *f*, Allantogenese *f*
al|lan|to|ic [ˌælən'təʊɪk] *adj* Allantois betreffend, allantoisch
al|lan|toid [ə'læntɔɪd] *adj* **1.** allantoisähnlich **2.** wurstförmig
al|lan|to|in [ə'læntəʊɪn] *noun* Allantoin *nt*, Glyoxylsäurediureid *nt*
al|lan|to|in|u|ria [əˌlæntəwɪn'(j)ʊərɪə] *noun* Allantoinurie *f*
al|lan|to|is [ə'læntəʊɪs, -tɔɪs] *noun, plural* **-to|i|des** [ˌælən'təʊədiːz] embryonaler Harnsack *m*, Allantois *f*
al|lel [ə'lel] *noun* → *allele*
al|lele [ə'liːl] *noun* Allel *nt*, Allelomorph *nt*
al|lel|ic [ə'liːlɪk, -'lel-] *adj* Allel(e) betreffend, allel; Allelomorphismus betreffend, allelomorph
al|lel|ism ['æliːlɪzəm] *noun* Allelie *f*, Allelomorphismus *m*
al|le|lo|morph [ə'liːləmɔːrf, -lel-] *noun* → *allele*
al|le|lo|mor|phic [ə'liːlə'mɔːrfɪk] *adj* Allelomorphismus betreffend, allelomorph; Allel(e) betreffend, allel
al|le|lo|morph|ism [ə'liːlə'mɔːrfɪzəm] *noun* → *allelism*
al|ler|gen ['ælərdʒən] *noun* Allergen *nt*
airborne allergens Aeroallergene *pl*
alimentary allergens Nahrungsmittelallergene *pl*
contact allergen Kontaktallergen *nt*
al|ler|gen|ic [ælər'dʒenɪk] *adj* eine Allergie verursachend, als Allergen wirkend, allergen
allergen-induced *adj* allergeninduziert
al|ler|gic [ə'lɜrdʒɪk] *adj* Allergie betreffend, überempfindlich, allergisch
al|ler|gi|za|tion [ˌælərdʒaɪ'zeɪʃn] *noun* Allergisierung *f*
al|ler|goid ['ælərgɔɪd] *noun* Allergoid *nt*
al|ler|go|lo|gy [ælər'gɑlədʒɪ] *noun* Allergologie *f*
al|ler|go|sis [ælər'gəʊsɪs] *noun, plural* **-ses** [ælər'gəʊsiːz] allergische Erkrankung *f*, Allergose *f*
al|ler|gy ['ælərdʒɪ] *noun, plural* **-gies** Überempfindlichkeit *f*, Überempfindlichkeitsreaktion *f*, Allergie *f* (*to* gegen)
bronchial allergy Bronchialasthma *nt*, Asthma bronchiale
contact allergy Kontaktallergie *f*
cow milk allergy Kuhmilchallergie *f*
drug allergy Arzneimittelallergie *f*, Arzneimittelüberempfindlichkeit *f*
food allergy Nahrungsmittelallergie *f*
gastrointestinal allergy Nahrungsmittelallergie *f*
houst dust allergy Hausstauballergie *f*, Hausstaubmilbenallergie *f*
immediate allergy Sofortallergie *f*
insulin allergy Insulinallergie *f*
latex allergy Latexallergie *f*
penicillin allergy Penicillinallergie *f*
pollen allergy Heufieber *nt*, Heuschnupfen *m*
al|les|che|ri|a|sis [ˌæləskɪ'raɪəsɪs] *noun* Allescheriasis *f*, Allescheriose *f*
al|les|the|sia [ˌæles'θiːʒ(ɪ)ə] *noun* Allästhesie *f*
al|le|vi|ate [ə'liːvɪeɪt] *v* mildern, lindern, mindern
al|le|vi|a|tion [əˌliːvɪ'eɪʃn] *noun* **1.** Linderung *f*, Milderung *f* **2.** Linderungsmittel *nt*, Palliativ *nt*
Al|li|um ['ælɪəm] *noun* Allium *nt*
allo- *präf.* all(o)-, Fremd-, All(o)-
al|lo|al|bu|min [ˌæləæl'bjuːmən] *noun* Alloalbumin *nt*
al|lo|an|ti|bod|y [æləʊ'æntɪbɑdɪ] *noun* Alloantikörper *m*, Isoantikörper *m*
al|lo|an|ti|gen [æləʊ'æntɪdʒən] *noun* Alloantigen *nt*, Isoantigen *nt*
al|lo|an|ti|se|rum [æləʊ'æntɪ'sɪərəm] *noun* Alloantiserum *nt*
al|lo|cen|tric [æləʊ'sentrɪk] *adj* allozentrisch
al|lo|chei|ria [ˌælə'kaɪrɪə] *noun* Allocheirie *f*, Allochirie *f*
al|lo|ches|the|sia [ˌæləkes'θiːʒ(ɪ)ə] *noun* Allästhesie *f*
al|lo|che|zia [ˌælə'kiːzɪə] *noun* Allochezie *f*, -chezia *f*
al|lo|chi|ral [ˌælə'kaɪrəl] *adj* Allochirie betreffend, allochiral
al|lo|chi|ria [ˌælə'kaɪrɪə] *noun* Alloch(e)irie *f*
al|lo|cor|tex [ˌælə'kɔːrteks] *noun* Allocortex *m*
al|lo|crine ['æləʊkraɪn] *adj* (*Drüse*) mehr als ein Sekret absondernd, heterokrin
al|lo|dy|nia [ˌælə'diːnɪə] *noun* Allodynie *f*
al|lo|es|the|sia [ˌæləes'θiːʒ(ɪ)ə] *noun* Allästhesie *f*
al|lo|ge|ne|ic [ˌæləʊdʒə'niːɪk] *adj* → *allogenic*
al|lo|gen|ic [ˌæləʊ'dʒenɪk] *adj* von derselben Species stammend, allogen, allogenetisch, allogenisch, homolog
al|lo|graft ['æləʊgræft] *noun* **1.** allogenes/allogenetisches/homologes Transplantat *nt*, Homotransplantat *nt*, Allotransplantat *nt* **2.** allogene/allogenetische/homologe Transplantation *f*, Allotransplantation *f*, Homotransplantation *f*
al|lo|im|mune [ˌæləʊɪ'mjuːn] *adj* mit Immunität gegen ein Alloantigen, alloimmun
al|lo|ker|a|to|plas|ty [æləʊ'kerətəʊplæstɪ] *noun* Allokeratoplastik *f*
al|lo|ki|ne|sis [ˌæləkɪ'niːsɪs] *noun* Allokinese *f*
al|lo|ki|ne|tic [ˌæləkɪ'netɪk] *adj* Allokinese betreffend, allokinetisch
al|lom|er|ism [ə'lɑmərɪzəm] *noun* Allomerie *f*, Allomerismus *m*
al|lo|met|ric [ˌæləʊ'metrɪk] *adj* Allometrie betreffend, allometrisch
al|lom|e|try [ə'lɑmətrɪ] *noun* Allometrie *f*, Allomorphose *f*
al|lo|mor|phic [ˌælə'mɔːrfɪk] *adj* in verschiedenen Formen vorkommend, mit verschiedenen Formen, allomorph
al|lo|mor|phism [ˌæləʊ'mɔːrfɪzəm] *noun* Allomorphie *f*
al|lo|path|ic [ˌælə'pæθɪk] *adj* Allopathie betreffend, auf ihr beruhend, allopathisch
al|lop|a|thy [ə'lɑpəθɪ] *noun* Allopathie *f*
al|lo|phore ['æləʊfəʊər] *noun* Allophor *nt*, Erythrophor *nt*
al|lo|pla|sia [ælə'pleɪʒ(ɪ)ə] *noun* Alloplasie *f*, Heteroplasie *f*
al|lo|plast ['æləʊplæst] *noun* Alloplast *m*, Alloplastik *f*
al|lo|plas|tic [æləʊ'plæstɪk] *adj* aus körperfremdem Material bestehend, alloplastisch
al|lo|plas|ty ['æləʊplæstɪ] *noun* **1.** Alloplastik *f*, Alloendoprothese *f* **2.** (*Operation*) Alloplastik *f*
al|lo|psy|chic [ˌælə'saɪkɪk] *adj* sich auf die Vorstellung von der Außenwelt beziehend, allopsychisch
al|lo|psy|cho|sis [ˌæləsaɪ'kəʊsɪs] *noun* Allopsychose *f*
al|lo|rec|og|ni|tion [ˌælərekəg'nɪʃn] *noun* allogene Erkennung *f*
al|lo|rhyth|mia [ˌælə'rɪðmɪə] *noun* Allorrhythmie *f*
al|lo|rhyth|mic [ˌælə'rɪðmɪk] *adj* Allorhythmie betreffend, allorhythmisch, allorrhythmisch

al|lo|sen|si|ti|za|tion [ælə,sensətaɪ'zeɪʃn] *noun* Allosensitivierung *f*, Isosensitivierung *f*
al|lo|ster|ic [,æləʊ'sterɪk, -'stɪər-] *adj* Allosterie betreffend, allosterisch
al|lo|ster|ism ['æləʊsterɪzəm] *noun* Allosterie *f*
al|lo|tope ['ælətəʊp] *noun* Allotop *nt*
al|lo|to|pia [,ælə'təʊpɪə] *noun* Allo-, Dystopie *f*
al|lo|top|ic [,ælə'tɑpɪk] *adj* Allotopie betreffend, allotop, allotopisch, dystop, dystopisch
al|lo|tox|in [ælə'tɑksɪn] *noun* Allotoxin *nt*
al|lo|trans|plan|ta|tion [,æləʊtrænzplæn'teɪʃn] *noun* allogene/allogenetische/homologe Transplantation *f*, Allotransplantation *f*, Homotransplantation *f*
al|lot|ri|o|pha|gy [ə,lɑtrɪ'ɑfədʒɪ] *noun* Allotriophagie *f*
al|lo|trope ['ælətrəʊp] *noun* allotrope Form *f*, Allotrop *nt*
al|lo|tro|phic [ælə'trɑfɪk] *adj* allotroph
al|lo|tro|pic [,æləʊ'trəʊpɪk, -'trɑp-] *adj* allotrop, allomorph
al|lot|ro|pism [ə'lɑtrəpɪzəm] *noun* **1.** (*chem.*) Allotropie *f* **2.** (*histolog.*) Allotropismus *m*
al|lot|ro|py [ə'lɑtrəpɪ] *noun* **1.** (*chem.*) Allotropie *f* **2.** (*histolog.*) Allotropismus *m*
al|lo|type ['ælətaɪp] *noun* Allotyp *m*
al|lo|typ|ic [,ælə'tɪpɪk] *adj* Allotypie betreffend, allotypisch
al|lo|ty|py ['ælətaɪpɪ] *noun* Allotypie *f*
al|o|pe|cia [,ælə'piːʃɪə] *noun* Kahlheit *f*, Haarausfall *m*, Haarlosigkeit *f*, Alopezie *f*
androgenetic male alopecia Alopecia androgenetica, Alopecia hereditaria
Celsus' alopecia Pelade *f*, kreisrunder Haarausfall *m*, Alopecia areata, Area Celsi
cicatricial alopecia narbige Alopezie *f*, Alopecia cicatricans
climacteric alopecia Alopecia climacterica
congenital sutural alopecia Hallermann-Streiff(-Francois)-Syndrom *nt*, Dyskephaliesyndrom *nt* von Francois, Dysmorphia mandibulo-oculo-facialis
drug alopecia Alopecia medicamentosa
drug-induced alopecia Alopecia medicamentosa
infantile pressure alopecia Säuglingsglatze *f*, Dekubitalalopezie *f*, Alopecia decubitalis
Jonston's alopecia kreisrunder Haarausfall *m*, Pelade *f*, Alopecia areata, Area Celsi
male pattern alopecia androgenetische Alopezie *f*, Haarausfall *m* vom männlichen Typ, männliche Glatzenbildung *f*, androgenetisches Effluvium *nt*, Alopecia androgenetica, Calvities hippocratica
alopecia of the late type telogene Alopezie *f*, telogener Haarausfall *m*, telogenes Effluvium *nt*, Alopezie vom Spättyp
patternal alopecia androgenetische Alopezie *f*, Haarausfall *m* vom männlichen Typ, männliche Glatzenbildung *f*, androgenetisches Effluvium *nt*, Calvities hippocratica, Alopecia androgenetica
postpartum alopecia postpartale Alopezie *f*, Alopecia postpartalis
premature alopecia Alopecia praematura
pressure alopecia mechanische Alopezie *f*, Alopecia mechanica
scarring alopecia narbige Alopezie *f*, Alopecia cicatricans
seborrheic alopecia Alopecia seborrhoica
telogen alopecia telogene Alopezie *f*, Alopezie *f* vom Spättyp, telogener Haarausfall *m*, telogenes Effluvium *nt*
al|o|pe|cic [ælə'piːsɪk] *adj* Alopezie betreffend, von Alopezie betroffen
alpha-amylase *noun* Alphaamylase *f*, Endoamylase *f*, Ptyalin *f*
alpha$_1$-antitrypsin *noun* → *α$_1$-antitrypsin*
alpha-blocker *noun* Alpha(rezeptoren)blocker *m*, α-Adrenorezeptorenblocker *m*, Alpha-Adrenorezeptorenblocker *m*
alpha-fetoprotein *noun* alpha$_1$-Fetoprotein *nt*, α_1-Fetoprotein *nt*
alpha-hemolysis *noun* Alphahämolyse *f*, α-Hämolyse *f*
alpha-hemolytic *adj* Alphahämolyse betreffend, mittels Alphahämolyse, alphahämolytisch, α-hämolytisch
Al|pha|her|pes|vir|i|nae [ælfə,hɜrpiːz'vɪərəniː] *plural* Alphaherpesviren *pl*, Alphaherpesvirinae *pl*
alpha-lipoprotein *noun* Lipoprotein *nt* mit hoher Dichte, high density lipoprotein *nt*, α-Lipoprotein *nt*
al|pha|lyt|ic [,ælfə'lɪtɪk] *adj* Alpharezeptoren blockierend
alpha$_2$-macroglobulin *noun* (α_2-)Makroglobulin *nt*
al|pha|mi|met|ic [,ælfəmɪ'metɪk, -maɪ-] *adj* alpharezeptoren-stimmulierend, alphamimetisch
alpha-oxidation *noun* alpha-Oxidation *f*, α-Oxidation *f*
alpha-tocopherol *noun* α-Tocopherol *nt*, Vitamin E *nt*
al|pha|vi|rus ['ælfəvaɪrəs] *noun* Alphavirus *nt*
al|pros|ta|dil [æl'prɑstədɪl] *noun* Alprostadil *nt*, Prostaglandin E_1 *nt*
al|tru|ism ['æltrəwɪzəm] *noun* Nächstenliebe *f*, Selbstlosigkeit *f*, Altruismus *m*
al|tru|is|tic [æltrə'wɪstɪk] *adj* selbstlos, uneigennützig, altruistisch
al|um ['æləm] *noun* **1.** Alumen *nt*, Kalium-Aluminium-Sulfat *nt* **2.** Alaun *nt*
al|u|men [ə'luːmən] *noun* → *alum*
al|u|min|i|um [,æljʊ'mɪnɪəm] *noun* → *aluminum*
al|u|mi|no|sis [ə,luːmə'nəʊsɪs] *noun* **1.** Aluminose *f*, Kaolinlunge *f* **2.** Aluminium(staub)lunge *f*
al|u|mi|num [ə'luːmɪnəm] *noun* Aluminium *nt*, Alu *nt*
al|ve|o|bron|chi|o|lit|ic [,ælvɪə,brɑŋkɪəʊ'laɪtɪk] *adj* Alveobronchiolitis betreffend, alveobronchiolitisch, alveolobronchiolitisch
al|ve|o|bron|chi|o|li|tis [,ælvɪə,brɑŋkɪəʊ'laɪtɪs] *noun* Alveobronchiolitis *f*, Alveobronchiolitis *f*
al|ve|o|lar [æl'vɪələr; ,ælvɪ'əʊ-] *adj* **1.** mit Hohlräumen versehen, alveolär **2.** Zahn- oder Lungenalveolen betreffend, alveolär, Alveolen-, Alveolar-, Alveolo-
al|ve|o|late [æl'vɪəleɪt, -lɪt] *adj* (honig-)wabenförmig, zellenförmig, fächerig
al|ve|o|lec|to|my [,ælvɪə'lektəmɪ] *noun* Alveolektomie *f*
al|ve|o|li [æl'vɪəlaɪ] *plural* Lungenbläschen *pl*, Alveoli pulmonis
al|ve|o|lit|ic [,ælvɪə'laɪtɪk] *adj* Alveolitis betreffend, alveolitisch
al|ve|o|li|tis [,ælvɪə'laɪtɪs] *noun* Alveolitis *f*
allergic alveolitis exogen-allergische Alveolitis *f*, Hypersensitivitätspneumonitis *f*
extrinsic alveolitis exogen-allergische Alveolitis *f*, Hypersensitivitätspneumonitis *f*
extrinsic allergic alveolitis exogen-allergische Alveolitis *f*, Hypersensitivitätspneumonitis *f*
fibrosing alveolitis idiopathische Lungenfibrose *f*, fibrosierende Alveolitis *f*
alveolo- *präf.* Alveolen-, Alveolar-, Alveolo-; Zahnschmelz-, Amel(o)-, Adamant(o)-
al|ve|o|lo|den|tal [æl,vɪələʊ'dentl] *adj* Zahn und Zahnfach/Alveolus betreffend oder verbindend, dentoalveolär, alveolodental
al|ve|o|lot|o|my [,ælvɪə'lɑtəmɪ] *noun* Alveolotomie *f*
al|ve|o|lus [æl'vɪələs] *noun*, *plural* **-li** [-laɪ] **1.** Alveole *f*, kleine sackähnliche Ausbuchtung *f* **2.** (*Drüse*) Azinus *m*, Acinus *m*
dental alveoli Zahnfächer *pl*, Alveoli dentales
dental alveoli of mandible Alveoli dentales mandibulae
dental alveoli of maxilla Alveoli dentales maxillae
pulmonary alveoli Lungenalveolen *pl*, -bläschen *pl*, Alveoli pulmonis
a|lym|phia [eɪ'lɪmfɪə] *noun* Alymphie *f*
a|lym|pho|cy|to|sis [eɪ,lɪmfəsaɪ'təʊsɪs] *noun* Alympho-

zytose *f*
a|lym|pho|cy|to|tic [eɪˌlɪmfəsaɪ'tɑtɪk] *adj* Alymphozytose betreffend, alymphozytotisch
a|lym|pho|pla|sia [eɪˌlɪmfə'pleɪʒ(ɪ)ə] *noun* Alymphoplasie *f*, Alymphoplasia *f*
thymic alymphoplasia schwerer kombinierter Immundefekt *m*, Schweitzer-Typ *m* der Agammaglobulinämie
am|a|crine ['æməkraɪn, eɪ'mæ-] *adj* amakrin
am|a|krine ['æməkrɪn] *adj* amakrin
a|mal|gam [ə'mælgəm] *noun* Amalgam *nt*
Am|a|ni|ta [æmə'naɪtə] *noun* Amanita *f*
a|man|i|to|tox|in [əˌmænɪtəʊ'tɑksɪn] *noun* Amanitatoxin *nt*
a|man|ta|dine [ə'mæntədiːn] *noun* Amantadin *nt*
a|mas|tia [eɪ'mæstɪə] *noun* Mammaaplasie *f*, Amastie *f*
am|a|tho|pho|bia [ˌæməθə'fəʊbɪə] *noun* Amathophobie *f*
am|au|ro|sis [ˌæmɔ'rəʊsɪs] *noun* (totale) Blindheit *f*, Erblindung *f*, Amaurose *f*, Amaurosis *f*
cat's eye amaurosis amaurotisches Katzenauge *nt*
central amaurosis zentrale Amaurose *f*, Amaurosis centralis
cerebral amaurosis zerebrale/zentrale Blindheit/Amaurose *f*
diabetic amaurosis diabetische/diabetogene Blindheit/Amaurose *f*
amaurosis fugax Amaurosis fugax
intoxication amaurosis toxische Amblyopie *f*
Leber's congenital amaurosis kongenitale Amaurose (Leber) *f*
toxic amaurosis Intoxikationsamblyopie *f*
am|au|rot|ic [ˌæmɔ'rɑtɪk] *adj* Blindheit/Amaurose betreffend, amaurotisch
a|ma|zia [ə'meɪzɪə] *noun* Amastie *f*, Mammaaplasie *f*
ambi- *präf.* Beid-, Amb(i)-
am|bi|ent ['æmbɪənt] **I** *noun* **1.** Umwelt *f*, Milieu *nt* **2.** Atmosphäre *f* **II** *adj* umgebend, Umwelt-, Umgebungs-
am|bi|lat|er|al [ˌæmbɪ'lætərəl] *adj* beide Seiten betreffend, ambilateral
am|bi|o|pia [ˌæmbɪ'əʊpɪə] *noun* Doppel-, Doppeltsehen *nt*, Diplopie *f*, Diplopia *f*
am|bi|ver|sion [ˌæmbɪ'vɜrʒn] *noun* Ambiversion *f*
am|bi|vert|ed ['æmbɪvɜrted] *adj* sowohl intovertiert als auch extrovertiert, ambivertiert
am|bly|chro|ma|sia [ˌæmblɪkrəʊ'meɪʒ(ɪ)ə] *noun* Amblychromasie *f*
am|bly|chro|mat|ic [ˌæmblɪkrəʊ'mætɪk] *adj* amblychrom(atisch), schwach-färbend
Am|bly|om|ma [æmblɪ'ɑmə] *noun* Buntzecken *pl*, Amblyomma *nt*
am|bly|o|pia [ˌæmblɪ'əʊpɪə] *noun* Amblyopie *f*
color amblyopia Farbenamblyopie *f*
nocturnal amblyopia Nachtblindheit *f*, Hemeralopie *f*
toxic amblyopia toxische Amblyopie *f*
am|bly|op|ic [ˌæmbl'ɑpɪk] *adj* Amblyopie betreffend, amblyop, amblyopisch, schwachsichtig
am|bu|lant ['æmbjələnt] *adj* ohne stationäre Aufnahme, während einer Sprechstunde, ambulant, ambulatorisch
am|bu|la|to|ry ['æmbjələtɔːriː, -təʊ-] *adj* ohne stationäre Aufnahme, während einer Sprechstunde, ambulant, ambulatorisch
a|me|ba [ə'miːbə] *noun, plural* **-bas, -bae** [ə'miːbiː] Wechseltierchen *nt*, Amöbe *f*, Amoeba *f*
am|e|bi|a|sis [æmə'baɪəsɪs] *noun* Amöbiasis *f*
intestinal amebiasis Amöbenruhr *f*, -dysenterie *f*, intestinale Amöbiasis *f*
a|me|bic [ə'miːbɪk] *adj* Amöben betreffend, durch Amöben verursacht, amöbisch
a|me|bi|ci|dal [əˌmiːbə'saɪdl] *adj* amöbenababtötend, amöbizid
a|me|bi|cide [ə'miːbəsaɪd] *noun* amöbizides Mittel *nt*, Amöbizid *nt*
a|me|boid [ə'miːbɔɪd] *adj* amöbenähnlich oder amöbenartig (in Form oder Bewegung), amöboid
am|e|bo|ma [æmɪ'bəʊmə] *noun* Amöbengranulom *nt*, Amöbom *nt*
a|mel|a|no|sis [eɪˌmelə'nəʊsɪs] *noun* Amelanose *f*
a|mel|a|no|tic [eɪˌmelə'nɑtɪk] *adj* Amelanose betreffend, amelanotisch
a|mel|ia [ə'melɪə, eɪ'miːlɪə] *noun* angeborenes Fehlen *nt* einer oder mehrerer Gliedmaße, Amelie *f*, Amelia *f*
a|mel|ic [ə'miːlɪk] *adj* Amelie betreffend, amel
amelo- *präf.* Zahnschmelz-, Amel(o)-, Adamant(o)-
am|e|lo|blast ['æmələʊblæst] *noun* Adamantoblast *m*, Ameloblast *m*, Ganoblast *m*
am|e|lo|blas|tic [ˌæmələʊ'blæstɪk] *adj* Ameloblasten betreffend, ameloblastisch
am|e|lo|blas|to|fi|bro|ma ['æmələʊˌblæstəʊfaɪ'brəʊmə] *noun* Ameloblastofibrom *nt*
am|e|lo|blas|to|ma [ˌæmələʊblæs'təʊmə] *noun* Ameloblastom *nt*, Adamantinom *nt*
am|e|lo|gen|e|sis [ˌæmələʊ'dʒenəsɪs] *noun* Zahnschmelzbildung *f*, Amelogenese *f*
am|e|lo|gen|ic [ˌæmələʊ'dʒenɪk] *adj* **1.** Amelogenese betreffend **2.** zahnschmelzbildend, amelogen
am|e|lus ['æmələs, eɪ'miː-] *noun, plural* **-li** [-laɪ, -liː] Missgeburt *f* mit Amelie, Amelus *m*
a|men|or|rhea [əˌmænə'rɪə] *noun* Amenorrhoe *f*
dietary amenorrhea Notstandsamenorrhoe *f*, ernährungsbedingte/nutritive Amenorrhoe *f*
lactation amenorrhea Laktationsamenorrhoe *f*
nutritional amenorrhea Notstandsamenorrhoe *f*, ernährungsbedingte/nutritive Amenorrhoe *f*
amenorrhea of pregnancy Schwangerschaftsamenorrhoe *f*
a|men|tia [eɪ'mentʃ(ɪ)ə] *noun* Amentia *f*
a|me|thop|ter|in [æmɪ'θɑptərɪn] *noun* Amethopterin *nt*, Methotrexat *nt*
a|me|tria [ə'miːtrɪə, -'met-] *noun* Uterusaplasie *f*, Ametrie *f*
am|e|tro|pia [eɪˌme'trəʊpɪə] *noun* Ametropie *f*
index ametropia Indexametropie *f*
am|e|tro|pic [eɪˌme'trəʊpɪk, -'trɑp-] *adj* Ametropie betreffend, ametrop, ametropisch
am|i|an|tho|sis [ˌæmeæn'θəʊsɪs] *noun* Asbestose *f*
a|mi|cro|bic [eɪmaɪ'krəʊbɪk] *adj* nicht von Mikroben verursacht, amikrobiell
a|mi|cro|scop|ic [eɪˌmaɪkrə'skɑpɪk] *adj* nicht mit dem (Licht-)Mikroskop sichtbar, submikroskopisch, ultravisibel, ultramikroskopisch
am|i|dase ['æmɪdeɪz] *noun* Amidase *f*
am|ide ['æmaɪd] *noun* Amid *nt*
a|mi|do|hy|dro|lase [ˌæmɪdəʊ'haɪdrəleɪz] *noun* Amidohydrolase *f*, Desamidase *f*
am|i|ka|cin [æmɪ'kæsɪn] *noun* Amikacin *nt*
a|mim|ia [eɪ'mɪmɪə] *noun* Amimie *f*
a|mine [ə'miːn, 'æmɪn] *noun* Amin *nt*
biogenic amine biogenes Amin *nt*, Bioamin *nt*
a|mi|no|ac|i|de|mia [əˌmiːnəʊˌæsə'diːmɪə] *noun* Hyperaminoazidämie *f*
a|mi|no|ac|i|du|ria [əˌmiːnəʊˌæsə'd(j)ʊərɪə] *noun* Aminoazidurie *f*
a|mi|no|ac|y|lase [ˌəˌmiːnəʊ'æsɪleɪs] *noun* Aminoacylase *f*, Hippurikase *f*
a|mi|no|ac|yl|trans|fer|ase [əˌmiːnəʊˌæsɪl'trænsfəreɪz] *noun* Aminoacyltransferase *f*
α-a|mi|no|ben|zyl|pen|i|cil|lin [əˌmiːnəʊˌbenzɪlˌpenə'sɪlɪn] *noun* Ampicillin *nt*, alpha-Aminobenzylpenicillin *nt*
γ-a|mi|no|bu|tyr|ate [əˌmiːnəʊ'bjuːtəreɪt] *noun* γ-Aminobutyrat *nt*, gamma-Aminobutyrat *nt*
a|mi|no|gly|co|side [əˌmiːnəʊ'glaɪkəsaɪd] *noun* **1.** (*chem.*) Aminoglykosid *nt* **2.** (*pharmakol.*) Aminoglykosid *nt*, Aminoglykosid-Antibiotikum *nt*
a|mi|no|gram [ə'miːnəʊgræm] *noun* Aminogramm *nt*
a|mi|no|hy|dro|lase [əˌmiːnəʊ'haɪdrəleɪz] *noun* Desami-

A

nase *f*, Aminohydrolase *f*
a|mi|no|li|pid [ə,miːnəʊ'lɪpɪd, -'laɪ-] *noun* Aminolipid *nt*
a|mi|no|li|pin [ə,miːnəʊ'lɪpɪn] *noun* Aminolipid *nt*
a|mi|no|pep|ti|dase [ə,miːnəʊ'peptədeɪz] *noun* Aminopeptidase *f*
leucine aminopeptidase Leucinaminopeptidase *f*, Leucinarylamidase *f*
a|mi|no|po|ly|pep|ti|dase [ə,miːnəʊ,pɑlɪ'peptɪdeɪz] *noun* →*aminopeptidase*
am|i|nop|ter|in [æmɪ'nɑptərɪn] *noun* Aminopterin *nt*, 4-Aminofolsäure *f*
2-a|mi|no|pu|rine [ə,miːnəʊ'pjʊəriːn, -rɪn] *noun* 2-Aminopurin *nt*
6-a|mi|no|pu|rine [ə,miːnəʊ'pjʊəriːn, -rɪn] *noun* Alanin *nt*, Aminopropionsäure *f*
a|mi|no|sac|cha|ride [ə,miːnəʊ'sækəraɪd, -rɪd] *noun* Aminozucker *m*, -saccharid *nt*
a|mi|no|su|ria [ə,miːnəʊ's(j)ʊərɪə] *noun* Aminosurie *f*, Aminurie *f*
amino-terminal *adj* aminoterminal, N-terminal
a|mi|no|trans|fer|ase [ə,miːnəʊ'trænsfəreɪz] *noun* Aminotransferase *f*, Transaminase *f*
alanine aminotransferase Alaninaminotransferase *f*, Alanintransaminase *f*, Glutamatpyruvattransaminase *f*
aspartate aminotransferase Aspartataminotransferase *f*, Aspartattransaminase *f*, Glutamatoxalacetattransaminase *f*
am|i|nu|ri|a [æmɪ'n(j)ʊərɪə] *noun* Aminosurie *f*, Aminurie *f*
a|mi|to|sis [,æmɪ'təʊsɪs, ,eɪmaɪ-] *noun* direkte Zellteilung *f*, Amitose *f*
a|mi|tot|ic [,æmɪ'tɑtɪk] *adj* Amitose betreffend, ohne Ausbildung einer Teilungsspindel verlaufend, amitotisch
am|me|ter ['æmiːtər] *noun* Strom(stärke)messer *m*, Amperemeter *nt*
am|mo|ne|mia [,æmə'niːmɪə] *noun* Hyperammonämie *f*
am|mo|nia [ə'məʊnjə, -nɪə] *noun* Ammoniak *nt*
am|mo|ni|ac [ə'məʊnɪæk] *adj* Ammoniak enthaltend; (*Urin, Ausfluss*) nach Ammoniak riechend, ammoniakalisch
am|mo|ni|e|mia [,æmə'niːmɪə] *noun* Ammonämie *f*
am|mo|ni|um [ə'məʊnɪəm] *noun* Ammoniumion *nt*, Ammoniumradikal *nt*
ammonium chloride Ammoniumchlorid *nt*, Salmiak *m*
am|mo|ni|u|ria [ə,məʊnɪ'(j)ʊərɪə] *noun* Ammoniurie *f*
am|mo|nol|y|sis [æmə'nɑlɪsɪs] *noun* Ammonolyse *f*
am|ne|sia [æm'niːʒ(ɪ)ə] *noun* Erinnerungs-, Gedächtnisstörung *f*, Amnesie *f*, Amnesia *f*
am|ne|si|ac [æm'niːzɪæk, -ʒɪæk] *adj* Amnesie betreffend, von Amnesie betroffen, amnestisch
am|ne|sic [ɑm'niːzɪk] *adj* Amnesie betreffend, von Amnesie betroffen, amnestisch
am|nes|tic [æm'nestɪk] *adj* Amnesie betreffend, von Amnesie betroffen, amnestisch
am|nic ['æmnɪk] *adj* Amnion betreffend, vom Amnion abstammend, amniotisch
amnio- *präf.* Amnio(n)-
am|ni|o|blast ['æmnɪəʊblæst] *noun* Amnioblast *m*
am|ni|o|cele ['æmnɪəʊsiːl] *noun* Nabelschnurbruch *m*, Omphalozele *f*, -cele *f*
am|ni|o|cen|te|sis [,æmnɪəʊsen'tiːsɪs] *noun* Fruchtblasenpunktion *f*, Amnionpunktion *f*, Amniozentese *f*
am|ni|o|cyte ['æmnɪəʊ saɪt] *noun* Amniozyt *m*
am|ni|o|gen|e|sis [,æmnɪəʊ'dʒenəsɪs] *noun* Amnionentwicklung *f*, Amniogenese *f*
am|ni|o|graph|ic ['æmnɪ,ɑgrəfɪk] *adj* Amniografie betreffend, mittels Amniografie, amniographisch, amniografisch
am|ni|og|ra|phy [æmnɪ'ɑgrəfɪ] *noun* Amniographie *f*, Amniografie *f*
am|ni|on ['æmnɪən] *noun, plural* **-ni|ons, -ni|a** [-nɪə] Schafshaut *f*, innere Eihaut *f*, Amnion *nt*
am|ni|on|ic [,æmnɪ'ɑnɪk] *adj* Amnion betreffend, vom Amnion abstammend, amniotisch
am|ni|o|ni|tis [,æmnɪə'naɪtɪs] *noun* Entzündung der Schafshaut/des Amnions, Amnionitis *f*, Amnionentzündung *f*
am|ni|or|rhea [,æmnɪə'rɪə] *noun* Amniorrhoe *f*
am|ni|or|rhex|is [,æmnɪəʊ'reksɪs] *noun* Blasensprung *m*, Amnionruptur *f*
am|ni|o|scope ['æmnɪəʊskəʊp] *noun* Amnioskop *nt*
am|ni|os|co|py [,æmnɪ'ɑskəpɪ] *noun* Fruchtwasserspiegelung *f*, Amnioskopie *f*
am|ni|ote ['æmnɪəʊt] *noun* Amniot *m*
am|ni|ot|ic [,æmnɪəʊ'ɑtɪk] *adj* Amnion betreffend, vom Amnion abstammend, amniotisch
am|ni|o|tome ['æmnɪətəʊm] *noun* Amniotom *nt*
am|ni|ot|o|my [æmnɪ'ɑtəmɪ] *noun* Blasensprengung *f*
am|o|di|a|quine [æməʊ'daɪəkwɪn] *noun* Amodiaquin *nt*
a|moe|boid [ə'miːbɔɪd] *adj* amöbenähnlich oder amöbenartig (in Form oder Bewegung), amöboid
a|mor|phia [ə'mɔːrfə] *noun* Gestalt-, Formlosigkeit *f*, Amorphsein *nt*, Amorphismus *m*
a|mor|phous [ə'mɔːrfəs] *adj* **1.** gestalt-, form-, strukturlos, amorph **2.** amorph, nicht kristallin
a|mox|i|cil|lin [ə,mɑksə'sɪlɪn] *noun* Amoxicillin *nt*
am|per|age ['æmpərɪdʒ, æm'pɪər-] *noun* (elektrische) Stromstärke *f*
am|pere ['æmpɪər] *noun* Ampere *nt*
amphi- *präf.* zwei(fach)-, doppel-, amph(i)-
am|phi|ar|thro|sis [,æmfɪɑːr'θrəʊsɪs] *noun* Wackelgelenk *nt*, straffes Gelenk *nt*, Amphiarthrose *f*
am|phi|chro|mat|ic [,æmfɪkrəʊ'mætɪk] *adj* zweifarbig, amphichromatisch
am|phi|cyte ['æmfɪsaɪt] *noun* Mantelzelle *f*, Amphizyt *m*
am|phi|di|ar|thro|sis [,æmfɪdaɪɑːr'θrəʊsɪs] *noun* Amphidiarthrose *f*
am|phi|gon|a|dism [,æmfɪ'gɑnədɪzəm] *noun* Amphigonadismus *m*, echter Hermaphroditismus *m*, Hermaphroditismus verus
am|phi|kar|y|on [,æmfə'kærɪɑn] *noun* diploider Kern *m*, Amphikaryon *nt*
am|phi|leu|ke|mic [,æmfɪluː'kiːmɪk] *adj* amphileukämisch
am|phi|lous ['æmfɪləs] *adj* mit sauren und basischen Farbstoffen färbend, amphochromatophil, amphophil, amphochromophil
am|phit|ri|chous [æm'trɪtrəkəs] *adj* (*Bakterien*) mit Behaarrung an beiden Zellenden, amphitrich
am|pho|chro|mat|o|phil [,æmfəʊkrə'mætəfɪl] *adj* mit sauren und basischen Farbstoffen färbend, amphochromatophil, amphophil, amphochromophil
am|pho|chro|mo|phil [,æmfə'krəʊməfɪl] *adj* mit sauren und basischen Farbstoffen färbend, amphochromatophil, amphophil, amphochromophil
am|pho|lyte ['æmfəlaɪt] *noun* Ampholyt *m*
am|pho|lyt|ic [,æmfə'lɪtɪk] *adj* **1.** ampholytisch **2.** amphoter(isch)
am|pho|phil ['æmfəfɪl] **I** *noun* amphophile Zelle *f*, Amphozyt *m* **II** *adj* amphophil, amphochrom(at)ophil
am|pho|phil|ic [,æmfə'fɪlɪk] *adj* mit sauren und basischen Farbstoffen färbend, amphochromatophil, amphophil, amphochromophil
am|phor|ic [æm'fɔːrɪk] *adj* (*Schall*) hohl klingend, amphorisch
am|pho|roph|o|ny [,æmfə'rɑfənɪ] *noun* (*Auskultation*) Amphorenatmen *nt*, Amphorengeräusch *nt*, Amphorophonie *f*
am|pho|ter|ic [,æmfə'terɪk] *adj* teils sauer, teils basisch reagierend, amphoter, amphoterisch
am|pi|cil|lin [æmpə'sɪlɪn] *noun* Ampicillin *nt*, alpha-Aminobenzylpenicillin *nt*
am|pul|la [æm'pʌlə, -'pʊlə] *noun, plural* **-lae** [-liː] Am-

A

pulle *f*, Ampulla *f*
anterior membranaceous ampulla Ampulle des vorderen Bogengangs, Ampulla membranacea anterior
anterior osseous ampulla Ampulle des vorderen Bogengangs, Ampulla ossea anterior
ampulla of deferent duct Samenleiterampulle *f*, Ampulla ductus deferentis
duodenal ampulla Ampulla duodeni
Henle's ampulla Samenleiterampulle *f*, Ampulla ductus deferentis
hepatopancreatic ampulla Vater-Ampulle *f*, Ampulla hepatopancreatica
ampulla of lacrimal canaliculus Tränengangsampulle *f*, Ampulla canaliculi lacrimalis
ampulla of lacrimal duct Tränengangsampulle *f*, Ampulla canaliculi lacrimalis
lateral membranaceous ampulla Ampulle des seitlichen Bogengangs, Ampulla membranacea lateralis
lateral osseous ampulla Ampulle des seitlichen Bogengangs, Ampulla ossea lateralis
membranaceous ampulla Bogengangsampulle *f*, Ampulla membranacea
osseous ampulla knöcherne Ampulle der Bogengänge, Ampulla ossea
posterior membranaceous ampulla Ampulle des hinteres Bogengangs, Ampulla membranacea posterior
posterior osseous ampulla Ampulle des hinteren Bogengangs, Ampulla ossea posterior
rectal ampulla (Rektum-)Ampulle *f*, Ampulla recti
ampulla of rectum (Rektum-)Ampulle *f*, Ampulla recti
ampulla of (uterine) tube Tubenampulle *f*, Ampulla tubae uterinae
Vater's ampulla Vater-Ampulle *f*, Ampulla hepatopancreatica

am|pul|lar|y [æm'pʌlərɪ, -'pʊl-, 'æmpə,leriː] *adj* eine Ampulle betreffend; bauchig aufgetrieben oder erweitert, ampullär

am|pul|li|tis [,æmpʊ'laɪtɪs] *noun* Entzündung der Samenleiterampulle, Ampullitis *f*, Ampullenentzündung *f*

am|pu|tate ['æmpjʊteɪt] *v* abnehmen, amputieren

am|pu|ta|tion [,æmpjʊ'teɪʃn] *noun* Amputation *f*
Chopart's amputation Chopart-Amputation *f*, -Exartikulation *f*

am|y|cho|pho|bia [,æmɪkəʊ'fəʊbɪə] *noun* Kratzangst *f*, Amychophobie *f*

am|y|cho|pho|bic [,æmɪkəʊ'fəʊbɪk] *adj* Amychophobie betreffend, amychophob

a|my|e|len|ce|pha|lia [eɪ,maɪələnse'feɪlɪə] *noun* Amyelenzephalie *f*

am|y|e|lia [,æmaɪ'iːlɪə] *noun* Rückenmark(s)aplasie *f*, Amyelie *f*

a|my|e|lic [,æmaɪ'elɪk] *adj* Amyelie betreffend, von ihr betroffen, rückenmarkslos, ohne Rückenmark, amyel

a|my|e|lin|ic [eɪ,maɪə'lɪnɪk] *adj* ohne eine Myelinscheide, markfrei, markscheidenfrei, myelinlos, myelinfrei

a|my|e|lo|ic [,eɪ,maɪə'lɑɪk] *adj* Amyelie betreffend, von ihr betroffen, rückenmarkslos, ohne Rückenmark, amyel

a|my|e|lon|ic [,eɪ,maɪə'lɑnɪk] *adj* **1.** rückenmarkslos, ohne Rückenmark **2.** knochenmarkslos, ohne Knochenmark

a|my|e|lot|ro|phy [,eɪ,maɪə'lɑtrəfɪ] *noun* Rückenmarkatrophie *f*, Amyelotrophie *f*

a|my|e|lous [ə'maɪələs] *adj* Amyelie betreffend, von ihr betroffen, rückenmarkslos, ohne Rückenmark, amyel

a|myg|da|la [ə'mɪgdələ] *noun*, *plural* **-lae** [-liː, -laɪ] Mandelkern(komplex *m*) *m*, Mandelkörper *m*, Nucleus amygdalae, Corpus amygdaloideum
amygdala of cerebellum Kleinhirnmandel *f*, Tonsilla *f*, Tonsilla cerebelli

a|myg|da|line [ə'mɪgdəlɪn] *adj* Mandel/Tonsille betreffend, mandelförmig, tonsillär, tonsillar

a|myg|da|loid [ə'mɪgdələɪd] *adj* mandelförmig; Amygdal-, Mandel-

amyl- *präf.* Stärke-, Amyl(o)-

am|y|la|ce|ous [æmə'leɪʃəs] *adj* stärkeähnlich, -haltig, Stärke-

am|y|lase ['æmɪleɪz] *noun* Amylase *f*

am|y|las|e|mia [,æməleɪ'siːmɪə] *noun* Amylasenerhöhung *f*, Amylasämie *f*

am|y|las|u|ria [,æməleɪ's(j)ʊərɪə] *noun* Amylasurie *f*

amylo- *präf.* Stärke-, Amyl(o)-

am|y|lo|cel|lu|lose [,æmɪləʊ'seljələʊs] *noun* → *amylose*

am|y|lo|gen [ə'mɪlədʒən] *noun* Amylose *f*

am|y|lo|gen|e|sis [,æmɪləʊ'dʒenəsɪs] *noun* Stärkebildung *f*

am|y|lo|gen|ic [,æmɪləʊ'dʒenɪk] *adj* stärkebildend, amylogen, amyloplastisch

am|y|lo|hy|drol|y|sis [,æmɪləʊhaɪ'drɑlɪsɪs] *noun* Stärkehydrolyse *f*, Amylo(hydro)lyse *f*

am|y|loid ['æmələɪd] I *noun* Amyloid *nt* II *adj* stärkeähnlich, amyloid

am|y|loi|do|sis [æmə,lɔɪ'dəʊsɪs] *noun* Amyloidose *f*, amyloide Degeneration *f*
amyloidosis of aging Altersamyloidose *f*, senile Amyloidose *f*
cardiopathic amyloidosis kardiopathische Amyloidose *f*
cutaneous amyloidosis Hautamyloidose *f*
familial amyloidosis familiäre/hereditäre Amyloidose *f*
follicular amyloidosis (*Milz*) Follikelamyloidose *f*
hereditary amyloidosis familiäre/hereditäre Amyloidose *f*
heredofamilial amyloidosis familiäre/hereditäre Amyloidose *f*
myocardial amyloidosis Herz(muskel)-, Myokardamyloidose *f*
primary amyloidosis primäre Amyloidose *f*, idiopathische Amyloidose *f*, primäre Systemamyloidose *f*, idiopathische Systemamyloidose *f*, Paramyloidose *f*
pulp amyloidosis (*Milz*) Pulpaamyloidose *f*
secondary amyloidosis sekundäre Amyloidose *f*
senile amyloidosis Altersamyloidose *f*, senile Amyloidose *f*
systemic amyloidosis systemische Amyloidose *f*

am|y|loi|dot|ic [æmə,lɔɪ'dɑtɪk] *adj* Amyloidose betreffend, amyloidotisch

am|y|lol|y|sis [,æmə'lɑlɪsɪs] *noun* Stärkehydrolyse *f*, Amylo(hydro)lyse *f*

am|y|lo|lyt|ic [,æmɪləʊ'lɪtɪk] *adj* Amylolyse betreffend, stärkespaltend, stärkeauflösend, amylolytisch, amylohydrolytisch

am|y|lo|pec|tin [,æmɪləʊ'pektɪn] *noun* Amylopektin *nt*

am|y|lo|pec|ti|no|sis [,æmɪləʊ,pektɪ'nəʊsɪs] *noun* Amylopektinose *f*

am|y|lo|plast ['æmɪləʊplæst] *noun* Amyloplast *m*

am|y|lo|plas|tic [,æmɪləʊ'plæstɪk] *adj* stärkebildend, amylogen, amyloplastisch

am|y|lor|rhea [,æmɪləʊ'riːə] *noun* Amylorrhoe *f*

am|y|lose ['æmɪləʊz] *noun* Amylose *f*

am|y|lo|sis [æmɪ'ləʊsɪs] *noun* → *amyloidosis*

am|y|lo|su|ria [,æmɪləʊ's(j)ʊərɪə] *noun* Amylosurie *f*

am|y|lo|syn|the|sis [,æmɪləʊ'sɪnθəsɪs] *noun* Stärkeaufbau *m*, -synthese *f*, Amylosynthese *f*

amylo-1:4,1:6-transglucosidase *noun* Branchingenzym *nt*, Glucan-verzweigende Glykosyltransferase *f*, 1,4-α-Glucan-branching-Enzym *nt*

am|y|lum ['æmɪləm] *noun* Stärke *f*, Amylum *nt*

a|my|o|pla|sia [,æmaɪəʊ'pleɪʒ(ɪ)ə] *noun* Muskelaplasie *f*, Amyoplasie *f*, -plasia *f*

a|my|o|sta|sia [,æmaɪəʊ'steɪʒ(ɪ)ə] *noun* Amyostasis *f*

a|my|o|stat|ic [,æmaɪəʊ 'stætɪk] *adj* Amyostasis betreffend, amyostatisch

a|my|os|the|nia [eɪ,maɪɑs'θiːnɪə] *noun* Muskelschwäche *f*, Myasthenie *f*

a|my|os|then|ic [eɪ,maɪɑs'θiːnɪk] *adj* Myasthenie betreffend, myasthenisch
a|my|o|ta|xia [eɪ,maɪə'tæksɪə] *noun* Ataxie *f*
a|my|o|to|nia [eɪ,maɪə'təʊnɪə] *noun* Amyotonie *f*
a|my|o|troph|ic [eɪ,maɪə'trɑfɪk, -'trəʊf-] *adj* Amyotrophie betreffend, amyotrophisch, myatrophisch
a|my|ot|ro|phy [eɪmaɪ'ɑtrəfɪ] *noun* Muskelschwund *m*, -atrophie *f*, Amyotrophie *f*
a|myx|or|rhea [eɪ,mɪksə'riːə] *noun* Amyxorrhoe *f*
an|a|bat|ic [ænə'bætɪk] *adj* (auf-)steigend, sich verstärkend, anabatisch
an|a|bol|ic [,ə'næ'bɑlɪk] *adj* Anabolismus betreffend, aufbauend, anabol, anabolisch
a|nab|o|lism [ə'næbəlɪzəm] *noun* Aufbaustoffwechsel *m*, Anabolismus *m*
a|nab|o|lite [ə'næbəlaɪt] *noun* Anabolit *m*
an|a|cho|re|sis [,ænəkɔ'riːsɪs] *noun* Anachorese *f*
an|a|cid [æn'æsɪd] *adj* ohne Säure, anazid
an|a|cid|i|ty [,ænæ'sɪdətɪ] *noun* Anazidität *f*
gastric anacidity Magenanazidität *f*, Magensäuremangel *m*, Achlorhydrie *f*
renal anacidogenesis Anazidogenese *f*
an|a|cli|sis [,ænə'klaɪsɪs] *noun* Anaklisis *f*
an|a|clit|ic [,ænə'klɪtɪk] *adj* Anaklise betreffend, anaklitisch
an|a|cu|sis [,ænə'kuːzɪz] *noun* Anakusis *f*, Taubheit *f*
an|a|did|y|mus [,ə'næ'dɪdəməs] *noun* Anadidymus *m*
a|nae|mia [ə'niːmɪə] *noun* →*anemia*
an|aer|obe ['ænərəʊb, æn'eərəʊb] *noun* Anaerobier *m*, Anaerobiont *m*, Anoxybiont *m*
an|aer|o|bic [,ænə'rəʊbɪk] *adj* **1.** ohne Sauerstoff lebend, anaerob **2.** sauerstofffrei, ohne Sauerstoff
an|aer|o|bi|on [,ænə'rəʊbɪɑn] *noun, plural* **-bi|a** [-bɪə] Anaerobier *m*, Anaerobiont *m*, Anoxybiont *m*
an|aer|o|bi|o|sis [æn,eərəʊbaɪ'əʊsɪs] *noun* Anaerobiose *f*, Anoxybiose *f*
an|aer|o|bi|ot|ic [,ænərəʊbaɪ'ɑtɪk, æn,eərəʊ-] *adj* ohne Sauerstoff lebend, nicht auf Sauerstoff angewiesen, anaerob
an|aer|o|gen|ic [æn,eərəʊ'dʒenɪk] *adj* **1.** wenig oder kein Gas produzierend, anaerogen **2.** die Gasbildung unterdrückend, anaerogen
an|a|gen ['ænədʒen] *noun* (*Haar*) Wachstums-, Anagenphase *f*
an|a|glo|cy|tic [æn,ægəʊ'saɪtɪk] *adj* Zellwachstum hemmend
an|ak|me|sis [æn'ækmɪsɪs] *noun* Reifungshemmung *f*, Reifungsstillstand *m*
an|a|ku|sis [,ænə'kuːsɪs] *noun* (vollständige) Taubheit *f*, Anakusis *f*
a|nal ['eɪnl] *adj* After/Anus betreffend, zum After/Anus gehörend, anal
an|al|bu|mi|ne|mia [,ænælbjuːmə'niːmɪə] *noun* Analbuminämie *f*
an|a|lep|tic [ænə'leptɪk] **I** *noun* Analeptikum *nt* **II** *adj* belebend, anregend, stärkend, analeptisch
an|al|ge|sia [ænəl'dʒiːzɪə] *noun* Schmerzunempfindlichkeit *f*, Aufhebung *f* der Schmerzempfindlichkeit, Schmerzlosigkeit *f*, Analgesie *f*
caudal analgesia Kaudalanästhesie *f*
infiltration analgesia Infiltrationsanästhesie *f*, terminale Anästhesie *f*, Endanästhesie *f*
on-demand analgesia On-demand-Analgesie *f*, patientengesteuerte Analgesie *f*
patient controlled analgesia On-demand-Analgesie *f*, patientengesteuerte Analgesie *f*
permeation analgesia Oberflächenanästhesie *f*
surface analgesia Oberflächenanästhesie *f*
an|al|ge|sic [ænəl'dʒiːzɪk] **I** *noun* schmerzstillendes Medikament *nt*, Schmerzmittel *nt*, Analgetikum *nt* **II** *adj* **1.** schmerzstillend, analgetisch **2.** schmerzunempfindlich
an|al|get|ic [ænəl'dʒetɪk] *adj* schmerzstillend; schmerzunempfindlich, analgetisch
an|al|gia [æn'ældʒɪə] *noun* Schmerzlosigkeit *f*, Analgie *f*
an|al|gic [æn'ældʒɪk] *adj* schmerzunempfindlich
an|al|ler|gic [ænə'lɜrdʒɪk] *adj* nicht-allergisch; nicht-allergen (wirkend)
an|al|pha|lip|o|pro|tein|e|mia [æn,ælfə,lɪpə,prəʊtiː'niːmɪə] *noun* Tangier-Krankheit *f*, Analphalipoproteinämie *f*, Hypo-Alpha-Lipoproteinämie *f*
a|nal|y|sis [ə'nælɪsɪs] *noun, plural* **-ses** [-siːz] **1.** Analyse *f* **2.** (*mathemat.*) Analysis *f*
blood gas analysis Blutgasanalyse *f*
an|al|yte ['ænəlaɪt] *noun* analysierte Substanz *f*
an|al|yt|ic [,ænə'lɪtɪk] *adj* **1.** Analyse betreffend, mittels Analyse, analytisch **2.** Psychoanalyse betreffend, mittels Psychoanalyse, psychoanalytisch
an|am|ne|sis [,ænæm'niːsɪs] *noun* **1.** Wiedererinnerung *f*, Anamnese *f* **2.** (*Patient*) Vorgeschichte *f*, Krankengeschichte *f*, Anamnese *f* **3.** immunologisches Gedächtnis *nt*
foreign anamnesis Fremdanamnese *f*
an|am|nes|tic [,ænæm'nestɪk] *adj* Anamnese betreffend, anamnestisch, anamnetisch
an|an|a|phy|lax|is [æn,ænəfɪ'læksɪs] *noun* Antianaphylaxie *f*
an|an|casm [,ænən'kæsm] *noun* Anankasmus *m*
an|an|cas|tic [,ænən'kæstɪk] *adj* mit den Symptomen von Anankasmus, zwanghaft, obsessiv-kompulsiv, anankastisch
an|a|phase ['ænəfeɪz] *noun* Anaphase *f*
an|a|pho|re|sis [,ænəfəʊ'riːsɪs] *noun* Anaphorese *f*
an|a|phy|lac|tic [,ænəfɪ'laktɪk] *adj* Anaphylaxie betreffend, von ihr gekennzeichnet, anaphylaktisch
an|a|phy|lac|to|gen [,ænəfɪ'læktədʒən] *noun* Anaphylaktogen *nt*
an|a|phy|lac|to|gen|e|sis [,ænəfɪ,læktə'dʒenəsɪs] *noun* Anaphylaktogenese *f*
an|a|phy|lac|to|gen|ic [,ænəfɪ,læktə'dʒenɪk] *adj* eine Anaphylaxie verursachend, anaphylaktogen
an|a|phy|lac|toid [,ænəfɪ'læktɔɪd] *adj* anaphylaxieähnlich, mit den Symptomen einer Anaphylaxie, anaphylaktoid
an|a|phyl|a|tox|in [,ænəfɪlə'tɑksɪn] *noun* Anaphylatoxin *nt*
an|a|phy|lax|in [,ænəfɪ'læksɪn] *noun* Immunglobulin E *nt*
an|a|phy|lax|is [,ænəfɪ'læksɪs] *noun* **1.** →*generalized anaphylaxis* **2.** anaphylaktische Überempfindlichkeit *f*, anaphylaktische Allergie *f*, anaphylaktischer Typ *m* der Überempfindlichkeitsreaktion, Überempfindlichkeitsreaktion *f* vom Soforttyp, Typ I der Überempfindlichkeitsreaktion
generalized anaphylaxis allergischer Schock *m*, anaphylaktischer Schock *m*, Anaphylaxie *f*
systemic anaphylaxis allergischer Schock *m*, anaphylaktischer Schock *m*, Anaphylaxie *f*
an|a|phyl|o|tox|in [,ænəfɪlə'tɑksɪn] *noun* →*anaphylatoxin*
an|a|pla|sia [ænə'pleɪʒ(ɪ)ə] *noun* Anaplasie *f*
an|a|plas|tic [ænə'plæstɪk] *adj* Anaplasie betreffend, anaplastisch
an|ar|thria [æn'ɑːrθrɪə] *noun* Anarthrie *f*
an|a|sar|ca [ænə'sɑːrkə] *noun* Anasarka *f*
an|a|spa|di|as [ænə'speɪdɪæs] *noun* Anaspadie *f*
an|a|stig|mat|ic [,ænəstɪg'mætɪk] *adj* nicht-astigmatisch, anastigmatisch
a|nas|to|mose [ə'næstəməʊz] *v* eine Anastomose bilden, anastomosieren
a|nas|to|mo|sis [ə,næstə'məʊsɪs] *noun, plural* **-ses** [-siːz] Anastomose *f*, Anastomosis *f*
antiperistaltic anastomosis antiperistaltische (Entero-) Anastomose *f*
antireflux anastomosis refluxverhindernde Anastomose *f*, Antirefluxanastomose *f*, Antirefluxplastik *f*

A

arterial anastomosis Arterienanastomose *f*
arteriovenous anastomosis arteriovenöse Anastomose *f*, AV-Anastomose *f*, Anastomosis arteriolovenularis/arteriovenosa
AV anastomosis arteriovenöse Anastomose *f*, AV-Anastomose *f*, Anastomosis arteriolovenularis/arteriovenosa
biliary anastomosis Gallengangsanastomose *f*
biliary duct anastomosis Gallengangsanastomose *f*
biliodigestive anastomosis biliodigestive Anastomose
Blalock-Taussig anastomosis Blalock-Taussig-Anastomose *f*, -Operation *f*
bowel anastomosis Darm-, Enteroanastomose *f*
Braun's anastomosis Braun-(Fußpunkt-)Anastomose *f*
Coffey ureterointestinal anastomosis Coffey-Mayo-Operation *f*
cystoenteric anastomosis Blasen-Darm-Fistel *f*, vesikointestinale Anastomose *f*, Harnblasen-Darm-Anastomose *f*, Harnblasen-Darm-Fistel *f*, zystoenterische Anastomose *f*
end-to-end anastomosis End-zu-End-Anastomose *f*, terminoterminale Anastomose *f*
end-to-side anastomosis End-zu-Seit-Anastomose *f*, terminolaterale Anastomose *f*
gastroduodenal anastomosis gastroduodenale Anastomose *f*, Magen-Duodenum-Fistel, Gastroduodenostomie *f*
gastroenteric anastomosis Magen-Darm-Anastomose *f*, Gastroenteroanastomose *f*, gastrointestinale Anastomose *f*, Gastroenterostomie *f*
gastroileal anastomosis gastroileale Anastomose *f*, Magen-Ileum-Fistel, Gastroileostomie *f*
gastrointestinal anastomosis gastrointestinale Anastomose *f*, Gastroenterostomie *f*, Magen-Darm-Fistel, Magen-Dünndarm-Fistel, Gastroenteroanastomose *f*
gastrojejunal anastomosis gastrojejunale Anastomose *f*, Magen-Jejunum-Fistel, Gastrojejunostomie *f*
glossal-facial anastomosis Hypoglossus-Fazialis-Anastomose *f*
heterocladic anastomosis heterokladische Anastomose *f*
homocladic anastomosis homokladische Anastomose *f*
Hyrtl's anastomosis Hyrtl-Anastomose *f*
ileoanal anastomosis Ileoanostomie *f*
ileorectal anastomosis ileorektale Anastomose *f*, Ileoproktostomie *f*, Ileorektostomie *f*
intestinal anastomosis Darmanastomose *f*, Enteroanastomose *f*
isoperistaltic anastomosis isoperistaltische (Entero-) Anastomose/Enterostomie *f*
laterolateral anastomosis Seit-zu-Seit-Anastomose *f*, laterolaterale Anastomose *f*
lateroterminal anastomosis Seit-zu-End-Anastomose *f*, lateroterminale Anastomose *f*
Nakayama anastomosis Nakayama-Gefäßnaht *f*
nonrefluxing anastomosis (*Blase*) refluxverhindernde Anastomose *f*, Anti-Reflux-Anastomose *f*
portosystemic anastomosis portokavale Anastomose *f*, portokavaler Shunt *m*
precapillary anastomosis präkapilläre Anastomose *f*
Riolan's anastomosis Riolan-Anastomose *f*
Roux's anastomosis Roux-Y-Schlinge *f*, Roux-Y-Anastomose *f*, Y-Schlinge *f*, Y-Anastomose *f*, Y-Roux-Schlinge *f*, Y-Roux-Anastomose *f*
Roux-en-Y anastomosis Roux-Y-Anastomose *f*, Y-Schlinge *f*, Y-Roux-Schlinge *f*, Y-Anastomose *f*, Y-Roux-Anastomose *f*, Roux-Y-Schlinge *f*
side-to-end anastomosis Seit-zu-End-Anastomose *f*, lateroterminale Anastomose *f*
side-to-side anastomosis Seit-zu-Seit-Anastomose *f*, laterolaterale Anastomose *f*
terminolateral anastomosis terminolaterale Anastomose *f*, End-zu-Seit-Anastomose *f*

a|nas|to|mot|ic [əˌnæstəˈmɑtɪk] *adj* Anastomose betreffend, anastomotisch
an|a|tom|ic [ˌænəˈtɑmɪk] *adj* Anatomie betreffend, auf ihr beruhend, anatomisch
an|a|tom|i|co|med|i|cal [ænəˌtɑmɪkəʊˈmedɪkl] *adj* medizinisch-anatomisch
an|a|tom|i|co|path|o|log|i|cal [ænəˌtɑmɪkəʊˌpæθəˈlɑdʒɪkl] *adj* pathologisch-anatomisch
an|a|tom|i|co|phys|i|o|log|i|cal [ænəˌtɑmɪkəʊˌfɪzɪəˈlɑdʒɪkl] *adj* physiologisch-anatomisch
an|a|tom|i|co|sur|gi|cal [ænəˌtɑmɪkəʊˈsɜrdʒɪkl] *adj* Chirurgie und Anatomie betreffend, chirurgisch-anatomisch
a|nat|o|my [əˈnætəmɪ] *noun, plural* **-mies 1.** Anatomie *f*; Körperbau *m* **2.** Zergliederung *f*, Aufbau *m*, Analyse *f*
functional anatomy funktionelle Anatomie *f*
general anatomy allgemeine Anatomie *f*
macroscopic anatomy makroskopische Anatomie *f*
microscopic anatomy mikroskopische Anatomie *f*
special anatomy spezielle Anatomie *f*
an|a|tox|in [ænəˈtɑksɪn] *noun* Toxoid *nt*, Anatoxin *nt*
diphtheria anatoxin Diphtherie-Anatoxin *nt*, Diphtherietoxoid *nt*, Diphtherieformoltoxoid *nt*
an|a|troph|ic [ænəˈtrɑfɪk, -ˈtrəʊf-] *adj* Atrophie verhindernd, einer Atrophie vorbeugend, anatrophisch
an|co|ne|al [æŋˈkəʊnɪəl] *adj* Ell(en)bogen betreffend, zum Ell(en)bogen gehörend, Ell(en)bogen-
ancylo- *präf.* Ankyl(o)-, Ancyl(o)-
An|cy|los|to|ma [æŋkɪˈlɑstəmə] *noun* Ankylostoma *nt*, Ancylostoma *nt*
Ancylostoma americanum Todeswurm *m*, Necator americanus
Ancylostoma braziliense Ancylostoma braziliense
Ancylostoma caninum Ancylostoma caninum
Ancylostoma duodenale (europäischer) Hakenwurm *m*, Grubenwurm *m*, Ancylostoma duodenale
an|cy|lo|sto|mat|ic [ˌæŋkələʊstəˈmætɪk] *adj* durch Ancylostoma verursacht
an|cy|lo|stome [æŋˈkɪləstəʊm] *noun* **1.** Ankylostoma *nt*, Ancylostoma *nt* **2.** Hakenwurm *m*
an|cy|lo|sto|mi|a|sis [ˌæŋkɪləʊstəʊˈmaɪəsɪs] *noun* Hakenwurmbefall *m*, Hakenwurminfektion *f*, Ankylostomiasis *f*, Ankylostomatosis *f*, Ankylostomatidose *f*
An|cy|lo|stom|i|dae [ˌæŋkɪləʊˈstɑmədiː] *plural* Hakenwürmer *pl*, Ancylostomidae *pl*
an|dre|i|o|ma [ˌændrɪˈəʊmə] *noun* Arrhenoblastom *nt*
an|dre|o|blas|to|ma [ˌændrɪəʊblæsˈtəʊmə] *noun* Arrhenoblastom *nt*
andro- *präf.* Mann-, Männer-, Andr(o)-
an|dro|blas|to|ma [ˌændrəʊblæsˈtəʊmə] *noun* **1.** Androblastom *nt* **2.** Arrhenoblastom *nt* **3.** Sertoli-Leidig-Zelltumor *m*
an|dro|cyte [ˈændrəʊsaɪt] *noun* männliche Geschlechtszelle *f*, männliche Keimzelle *f*, Androzyt *m*
an|dro|gen [ˈændrəʊdʒən] *noun* Androgen *nt*, männliches Geschlechts-/Keimdrüsenhormon *nt*; androgene Substanz *f*
an|dro|gen|e|sis [ˌændrəʊˈdʒenəsɪs] *noun* Androgenese *f*
an|dro|ge|net|ic [ˌændrəʊdʒəˈnetɪk] *adj* durch Androgene bedingt, androgenetisch
an|dro|gen|ic [ˌændrəʊˈdʒenɪk] *adj* in der Art eines Androgens, mit androgener Wirkung, androgen
an|drog|y|nism [ænˈdrɑdʒənɪzəm] *noun* Androgynie *f*, Pseudohermaphroditismus masculinus
an|drog|y|nous [ænˈdrɑdʒɪnəs] *adj* Androgynie betreffend, zweigeschlechtlich, zwitterhaft, androgyn
an|droid [ˈændrɔɪd] **I** *noun* Android(e) *m* **II** *adj* vermännlicht, android
an|drol|o|gy [ænˈdrɑlədʒɪ] *noun* Andrologie *f*
an|dro|ma [ænˈdrəʊmə] *noun* → *arrhenoblastoma*
an|dro|mi|met|ic [ˌændrəʊmɪˈmetɪk] *adj* mit androgen-

A

ähnlicher Wirkung, andromimetisch
an|dro|phile ['ændrəfaɪl] *adj* den Menschen bevorzugend, anthropophil
an|dro|pho|bia [ˌændrə'fəʊbɪə] *noun* Androphobie *f*
an|dro|pho|bic [ˌændrə'fəʊbɪk] *adj* Androphobie betreffend, androphob
an|dros|ter|one [æn'drɑstərəʊn] *noun* Androsteron *nt*
an|e|lec|trot|o|nus [ˌænɪlek'trɑtənəs] *noun* Anelektrotonus *m*
a|ne|mia [ə'niːmɪə] *noun* Blutarmut *f*, Anämie *f*, Anaemia *f*
achlorhydric anemia Faber-Anämie *f*, Chloranämie *f*
achrestic anemia achrestische Anämie *f*
achylic anemia idiopathische hypochrome Anämie *f*
acquired anemia erworbene Anämie *f*, sekundäre Anämie *f*
acquired sideroachrestic anemia erworbene sideroachrestische Anämie *f*
acute anemia akute Anämie *f*
acute posthemorrhagic anemia akute Blutungsanämie *f*, Blutungsanämie *f*, akute post-hämorrhagische Anämie *f*, akute hämorrhagische Anämie *f*
Addison's anemia perniziöse Anämie *f*, Biermer-Anämie *f*, Addison-Anämie *f*, Morbus Biermer, Perniziosa *f*, Perniciosa *f*, Anaemia perniciosa, Vitamin B_{12}-Mangelanämie *f*
Addison-Biermer anemia perniziöse Anämie *f*, Biermer-Anämie *f*, Addison-Anämie *f*, Morbus Biermer, Perniziosa *f*, Perniciosa *f*, Anaemia perniciosa, Vitamin B_{12}-Mangelanämie *f*
angiopathic hemolytic anemia angiopathische hämolytische Anämie *f*
aplastic anemia aplastische Anämie *f*
aregenerative anemia aplastische Anämie *f*
autoimmune hemolytic anemia autoimmunhämolytische Anämie *f*
Biermer's anemia Biermer-Anämie *f*, Addison-Anämie *f*, Morbus Biermer, perniziöse Anämie *f*, Perniziosa *f*, Perniciosa *f*, Anaemia perniciosa, Vitamin B_{12}-Mangelanämie *f*
Blackfan-Diamond anemia Blackfan-Diamond-Anämie *f*, chronische kongenitale aregenerative Anämie *f*, pure red cell aplasia
cameloid anemia hereditäre Elliptozytose *f*, Ovalozytose *f*, Kamelozytose *f*, Elliptozytenanämie *f*
chronic congenital aregenerative anemia Blackfan-Diamond-Anämie *f*, chronische kongenitale aregenerative Anämie *f*, pure red cell aplasia
congenital aplastic anemia Fanconi-Anämie *f*, Fanconi-Syndrom *nt*, konstitutionelle infantile Panmyelopathie *f*
congenital anemia of the newborn fetale Erythroblastose *f*, Erythroblastosis fetalis
constitutional hemolytic anemia hereditäre Sphärozytose *f*, Kugelzellanämie *f*, Kugelzellenanämie *f*, Kugelzellikterus *m*, Kugelzellenikterus *m*, familiärer hämolytischer Ikterus *m*, Morbus Minkowski-Chauffard
Cooley's anemia Cooley-Anämie *f*, homozygote β-Thalassämie *f*, Thalassaemia major
cow's milk anemia Kuhmilchanämie *f*
crescent cell anemia Sichelzellanämie *f*, Sichelzellenanämie *f*, Herrick-Syndrom *nt*
deficiency anemia Mangelanämie *f*, nutritive Anämie *f*, alimentäre Anämie *f*
dilution anemia Verdünnungsanämie *f*; Hydrämie *f*, Hydroplasmie *f*
drepanocytic anemia Sichelzellanämie *f*, Sichelzellenanämie *f*, Herrick-Syndrom *nt*
elliptocytary anemia Dresbach-Syndrom *nt*, hereditäre Elliptozytose *f*, Ovalozytose *f*, Kamelozytose *f*, Elliptozytenanämie *f*
erythroblastic anemia of childhood Cooley-Anämie *f*, homozygote β-Thalassämie *f*, Thalassaemia major
Faber's anemia Faber-Anämie *f*, Chloranämie *f*
familial erythroblastic anemia Erythroblastenanämie *f*, familiäre Erythroblastenanämie *f*, Thalassaemia minor
familial megaloblastic anemia Imerslund-Gräsbeck-Syndrom *nt*
familial splenic anemia Gaucher-Erkrankung *f*, Gaucher-Krankheit *f*, Gaucher-Syndrom *nt*, Morbus Gaucher, Glucozerebrosidose *f*, Zerebrosidlipidose *f*, Lipoidhistiozytose *f* vom Kerasintyp, Glykosylzeramidlipidose *f*
Fanconi's anemia Fanconi-Anämie *f*, Fanconi-Syndrom *nt*, konstitutionelle infantile Panmyelopathie *f*
folic acid deficiency anemia Folsäuremangelanämie *f*
globe cell anemia hereditäre Sphärozytose *f*, Kugelzellanämie *f*, Kugelzellenanämie *f*, Kugelzellikterus *m*, Kugelzellenikterus *m*, familiärer hämolytischer Ikterus *m*, Morbus Minkowski-Chauffard
glucose-6-phosphate dehydrogenase deficiency anemia Anämie *f* durch Glucose-6-phosphatdehydrogenasemangel
goat's milk anemia Ziegenmilchanämie *f*
hemolytic anemia hämolytische Anämie *f*
hemolytic anemia of the newborn fetale Erythroblastose *f*, Erythroblastosis fetalis, Morbus haemolyticus neonatorum
hemorrhagic anemia akute Blutungsanämie *f*, akute posthämorrhagische Anämie *f*, akute hämorrhagische Anämie *f*
hemotoxic anemia hämotoxische Anämie *f*, toxische Anämie *f*
Herrick's anemia Sichelzellanämie *f*, Sichelzellenanämie *f*, Herrick-Syndrom *nt*
hyperchromic anemia hyperchrome Anämie *f*
hypoferric anemia Eisenmangelanämie *f*, sideropenische Anämie *f*
hypochromic anemia hypochrome Anämie *f*
hypoplastic anemia hypoplastische Anämie *f*
idiopathic anemia idiopathische Anämie *f*, essenzielle Anämie *f*, primäre Anämie *f*
immune hemolytic anemia immunhämolytische Anämie *f*, serogene hämolytische Anämie *f*, immunotoxisch-bedingte hämolytische Anämie *f*
iron deficiency anemia Eisenmangelanämie *f*, sideropenische Anämie *f*
isochromic anemia normochrome Anämie *f*
Jaksch's anemia von Jaksch-Hayem-Anämie *f*, von Jaksch-Hayem-Syndrom *nt*, Anaemia pseudoleucaemica infantum
Lederer's anemia Lederer-Anämie *f*
leukoerythroblastic anemia leukoerythroblastische Anämie *f*, idiopathische myeloische Metaplasie *f*, primäre myeloische Metaplasie *f*, Leukoerythroblastose *f*
macrocytic anemia makrozytäre Anämie *f*
macrocytic anemia of pregnancy makrozytäre Schwangerschaftsanämie *f*
malignant anemia perniziöse Anämie *f*, Biermer-Anämie *f*, Addison-Anämie *f*, Morbus Biermer, Perniciosa *f*, Perniziosa *f*, Anaemia perniciosa, Vitamin B_{12}-Mangelanämie *f*
Marchiafava-Micheli anemia Marchiafava-Micheli-Anämie *f*, paroxysmale nächtliche Hämoglobinurie *f*
Mediterranean anemia Cooley-Anämie *f*, homozygote β-Thalassämie *f*, Thalassaemia major
megaloblastic anemia megaloblastäre Anämie *f*
microangiopathic hemolytic anemia Moschcowitz-Syndrom *nt*, Moschcowitz-Singer-Symmers-Syndrom *nt*, thrombotisch-thrombozytopenische Purpura *f*, thrombotische Mikroangiopathie *f*, Purpura *f* Moschcowitz, Purpura thrombotica, Purpura thrombotica thrombocytopenica

A

microcytic anemia mikrozytäre Anämie *f*
microdrepanocytic anemia Sichelzellthalassämie *f*, Sichelzellenthalassämie *f*, Mikrodrepanozytenkrankheit *f*, HbS-Thalassämie *f*
milk anemia Kuhmilchanämie *f*
molecular anemia molekuläre Anämie *f*, Anämie *f* durch pathologisches Hämoglobin
myelopathic anemia leukoerythroblastische Anämie *f*, idiopathische myeloische Metaplasie *f*, primäre myeloische Metaplasie *f*, Leukoerythroblastose *f*
normochromic anemia normochrome Anämie *f*
normocytic anemia normozytäre Anämie *f*
nutritional anemia Mangelanämie *f*, nutritive Anämie *f*, alimentäre Anämie *f*
pernicious anemia Biermer-Anämie *f*, Addison-Anämie *f*, Morbus Biermer, perniziöse Anämie *f*, Perniziosa *f*, Perniciosa *f*, Anaemia perniciosa, Vitamin B_{12}-Mangelanämie *f*
physiological anemia physiologische Anämie *f*, Drei-Monats-Anämie *f*
posthemorrhagic anemia posthämorrhagische Anämie *f*
anemia of pregnancy Schwangerschaftsanämie *f*
primary anemia essenzielle Anämie *f*, primäre Anämie *f*, idiopathische Anämie *f*
protein deficiency anemia Eiweißmangelanämie *m*
pure red cell anemia **1.** aregenerative Anämie *f* **2.** chronische kongenitale aregenerative Anämie *f*, Blackfan-Diamond-Anämie *f*, pure red cell aplasia
radiation anemia Strahlenanämie *f*
renal anemia renale/nephrogene Anämie *f*
scorbutic anemia Vitamin C-Mangelanämie *f*
secondary anemia erworbene Anämie *f*, sekundäre Anämie *f*
sickle cell anemia Sichelzellanämie *f*, Sichelzellenanämie *f*, Herrick-Syndrom *nt*
sideroachrestic anemia sideroachrestische Anämie *f*
sideropenic anemia sideropenische Anämie *f*, Eisenmangelanämie *f*
spherocytic anemia hereditäre Sphärozytose *f*, Kugelzellenanämie *f*, Kugelzellenikterus *m*, familiärer hämolytischer Ikterus *m*, Morbus Minkowski-Chauffard
splenic anemia Banti-Krankheit *f*
target cell anemia Anämie *f* mit Schießscheibenzellen
toxic anemia hämotoxische Anämie *f*, toxische Anämie *f*
von Jaksch's anemia von Jaksch-Hayem-Anämie *f*, von Jaksch-Hayem-Syndrom *nt*, Anaemia pseudoleucaemica infantum

a|ne|mic [ə'niːmɪk] *adj* Anämie betreffend, anämisch, blutarm

an|e|mo|pho|bia [ˌænɪməʊ'fəʊbɪə] *noun* Anemophobie *f*

an|e|mo|pho|bic [ˌænɪməʊ'fəʊbɪk] *adj* Anemophobie betreffend, anemophob

an|en|ce|phal|ic [əˌnensɪ'fælɪk] *adj* Anenzephalie betreffend, anenzephal, hirnlos

an|en|ceph|a|lous [ˌænən'sefələs] *adj* Anenzephalie betreffend, anenzephal, hirnlos

an|en|ceph|a|ly [ˌænən'sefəlɪ] *noun* Hirnlosigkeit *f*, Anenzephalie *f*

a|neph|ric [ə'nefrɪk] *adj* ohne Nieren, anephrisch

an|er|gia [ə'nɜrdʒɪə] *noun* →*anergy*

an|er|gic [ə'nɜrdʒɪk] *adj* **1.** inaktiv, anerg, anergisch **2.** energielos, energiearm, anerg (*to*), anergisch (*to*)

an|er|gy ['ænɜrdʒɪ] *noun* **1.** Energielosigkeit *f*, Energiemangel *m*, Anergie *f* **2.** Unempfindlichkeit *f*, Reizlosigkeit *f*, Anergie *f* (*to*)

an|e|ryth|ro|pla|sia [ænɪˌrɪθrə'pleɪʒ(ɪ)ə] *noun* Anerythroplasie *f*

an|e|ryth|ro|plas|tic [ænɪˌrɪθrə'plæstɪk] *adj* Anerythroplasie betreffend, anerythroplastisch, anerythropoetisch

an|e|ryth|ro|poi|e|sis [ænɪˌrɪθrəpɔɪ'iːsɪs] *noun* Anerythropoese *f*, Anerythropoiese *f*

an|e|ryth|ro|re|gen|er|a|tive [ænɪˌrɪθrərɪ'dʒenəreɪtɪv] *adj* ohne Regeneration oder regenerative Prozesse ablaufend; aregenerativ

an|es|the|sia [ænəs'θiːʒə] *noun* **1.** Unempfindlichkeit *f*, Schmerzunempfindlichkeit *f*, Temperaturunempfindlichkeit *f*, Berührungsunempfindlichkeit *f*, Anästhesie *f* **2.** Narkose *f*, Betäubung *f*, Anästhesie *f*
axillary anesthesia Axillarisblock *m*, Axillaranästhesie *f*
block anesthesia Nervenblockade *f*, Leitungsanästhesie *f*, Leitungsblockade *f*, Block *m*
brachial anesthesia Brachialisblock *m*
caudal anesthesia Kaudalanästhesie *f*
conduction anesthesia Nervenblockade *f*, Leitungsanästhesie *f*, Leitungsblockade *f*, Block *m*
endobronchial anesthesia Endobronchialanästhesie *f*, -narkose *f*
endotracheal anesthesia Endotrachealanästhesie *f*, -narkose *f*
epidural anesthesia Epiduralanästhesie *f*, Periduralanästhesie *f*, Epidurale *f*, Peridurale *f*
field block anesthesia Feldblock *m*
general anesthesia Voll-, Allgemeinnarkose *f*, -anästhesie *f*, Narkose *f*
infiltration anesthesia Infiltrationsanästhesie *f*, terminale Anästhesie *f*, Endanästhesie *f*
inhalation anesthesia Inhalationsnarkose *f*
insufflation anesthesia Insufflationsnarkose *f*, -anästhesie *f*
local anesthesia Lokal-, Regionalanästhesie *f*
lumbar anesthesia Lumbalanästhesie *f*
nerve block anesthesia Nervenblockade *f*, Leitungsanästhesie *f*, Leitungsblockade *f*, Block *m*
paracervical block anesthesia Parazervikalblockade *f*
paravertebral anesthesia Paravertebralanästhesie *f*
peridural anesthesia Epiduralanästhesie *f*, Periduralanästhesie *f*, Epidurale *f*, Peridurale *f*
permeation anesthesia Oberflächenanästhesie *f*
plexus anesthesia Plexusanästhesie *f*
pudendal anesthesia Pudendusanästhesie *f*
refrigeration anesthesia Kälteanästhesie *f*, Kryoanästhesie *f*
regional anesthesia Regional-, Leitungsanästhesie *f*
sacral anesthesia Sakralanästhesie *f*, -blockade *f*
saddle anesthesia Reithosenanästhesie *f*
spinal anesthesia **1.** Spinalanästhesie *f*, Spinale *f* **2.** (*neurol.*) Sensibilitätsverlust *m* durch/bei Rückenmarksläsion
surface anesthesia Oberflächenanästhesie *f*

an|es|the|si|ol|o|gist [ˌænəsˌθiːzɪ'ɑlədʒɪst] *noun* Narkosearzt *m*, -ärztin *f*, Anästhesist(in *f*) *m*

an|es|the|si|ol|o|gy [ˌænəsˌθiːzɪ'ɑlədʒɪ] *noun* Anästhesiologie *f*

an|es|thet|ic [ænəs'θetɪk] I *noun* Betäubungsmittel *nt*, Narkosemittel *nt*, Narkotikum *nt*, Anästhetikum *nt* II *adj* Anästhesie betreffend oder auslösend, anästhetisch, narkotisch, betäubend, Anästhesie-, Narkose-
general anesthetic (Allgemein-)Narkotikum *nt*, Narkosemittel *nt*
topic anesthetic topisches Anästhetikum *nt*, Lokalanästhetikum *nt*

an|es|the|tist [ə'niːsθɪtɪst] *noun* **1.** in Narkoseverfahren ausgebildete Kraft **2.** Narkosearzt *m*, -ärztin *f*, Anästhesist(in *f*) *m*

an|es|the|tize [ə'nesθɪtaɪz] *v* betäuben, narkotisieren, anästhesieren

an|eu|rin ['ænjərɪn] *noun* Thiamin *nt*, Vitamin B_1 *nt*

an|eu|rysm ['ænjərɪzəm] *noun* Aneurysma *nt*
aortic aneurysm Aortenaneurysma *nt*
arteriosclerotic aneurysm arteriosklerotisches Aneurysma *nt*
arteriovenous aneurysm arteriovenöses Aneurysma

nt, Aneurysma arteriovenosum
arteriovenous pulmonary aneurysm arteriovenöse Lungenfistel *f*
atherosclerotic aneurysm arteriosklerotisches Aneurysma *nt*
cerebral aneurysm Hirn(arterien)aneurysma *nt*
dissecting aneurysm dissezierendes Aneurysma *nt*, Aneurysma dissecans
false aneurysm falsches Aneurysma *nt*, Aneurysma spurium
mural aneurysm (*Herz*) Kammerwandaneurysma *nt*
myocardial aneurysm Herzwand-, Kammerwand-, Ventrikelaneurysma *nt*, Aneurysma cordis
spurious aneurysm falsches Aneurysma *nt*, Aneurysma spurium
true aneurysm echtes Aneurysma *nt*, Aneurysma verum
ventricular aneurysm Herzwand-, Kammerwand-, Ventrikelaneurysma *nt*, Aneurysma cordis

an|eu|rys|mal [ænjə'rɪzml] *adj* Aneurysma betreffend, aneurysmatisch
an|eu|rys|mec|to|my [ˌænjərɪz'mektəmɪ] *noun* Aneurysmaexstirpation *f*, -resektion *f*, Aneurysmektomie *f*
an|eu|rys|mor|rha|phy [ænjərɪz'mɔrəfɪ] *noun* Aneurysmorrhaphie *f*
an|eu|rys|mot|o|my [ænjərɪz'mɑtəmɪ] *noun* Aneurysmotomie *f*
angi- *präf.* (Blut-)Gefäß-, Angio-
an|gi|al|gia [ˌændʒɪ'ældʒ(ɪ)ə] *noun* Angialgie *f*, Angiodynie *f*
an|gi|ec|ta|sia [ˌændʒɪ'ektəsɪə] *noun* Angiectasia *f*, Angiektasie *f*
an|gi|ec|ta|sis [ˌændʒɪ'ektəsɪs] *noun* Gefäßerweiterung *f*, Angiektasie *f*, Angiectasia *f*
an|gi|ec|tat|ic [ˌændʒɪek'tætɪk] *adj* Angiektasie betreffend, angiektatisch
an|gi|ec|to|my [ˌændʒɪ'ektəmɪ] *noun* Gefäßentfernung *f*, Angiektomie *f*
an|gi|i|tis [ændʒɪ'aɪtɪs] *noun* Entzündung der Gefäßwand, Vasculitis *f*, Gefäßwandentzündung *f*, Gefäßentzündung *f*, Angiitis *f*, Vaskulitis *f*
leukocytoclastic angiitis Immunkomplexvaskulitis *f*, leukozytoklastische Vaskulitis *f*, Vasculitis allergica, Vasculitis hyperergica cutis, Arteriitis allergica cutis
necrotizing angiitis nekrotisierende Angiitis/Vaskulitis *f*

an|gi|na [æn'dʒaɪnə] *noun* **1.** Halsentzündung *f*, Angina *f* **2.** → *angina pectoris*
abdominal angina Morbus Ortner *m*, Ortner-Syndrom II *nt*, Angina abdominalis/intestinalis, Claudicatio intermittens abdominalis
benign croupous angina Angina/Pharyngitis herpetica
Bretonneau's angina Diphtherie *f*, Diphtheria *f*
exudative angina Croup *m*, Krupp *m*
Heberden's angina → *angina pectoris*
intestinal angina Morbus Ortner *m*, Ortner-Syndrom II *nt*, Angina abdominalis/intestinalis, Claudicatio intermittens abdominalis
lacunar angina Angina/Tonsillitis lacunaris
Ludwig's angina Ludwig-Angina *f*, tiefe Halsphlegmone *f*, Angina Ludovici
monocytic angina Monozytenangina *f*
neutropenic angina Agranulozytose *f*
Plaut's angina Plaut-Vincent-Angina *f*, Vincent-Angina *f*, Fusospirillose *f*, Fusospirochätose *f*, Angina ulcerosa/ulceromembranacea
preinfarction angina Status anginosus
Prinzmetal's angina Prinzmetal-Angina *f*
pseudomembranous angina Plaut-Vincent-Angina *f*, Fusospirillose *f*, Fusospirochätose *f*, Angina ulcerosa/ulceromembranacea
Schultz's angina Agranulozytose *f*, maligne Neutropenie *f*, perniziöse Neutropenie *f*
Vincent's angina Vincent-Angina *f*, -Krankheit *f*, Plaut-Vincent-Angina *f*, Angina Plaut-Vincenti, Angina ulcerosa/ulceromembranacea, Fusospirochätose *f*, Fusospirillose *f*

an|gi|nal [æn'dʒaɪnl, 'ændʒənl] *adj* Angina betreffend, Angina-
an|gin|o|pho|bia [ˌændʒɪnəʊ'fəʊbɪə] *noun* Anginophobie *f*
an|gin|o|pho|bic [ˌændʒɪnəʊ'fəʊbɪk] *adj* Anginophobie betreffend, anginophob
an|gi|nose ['ændʒɪnəʊs] *adj* Angina pectoris betreffend, anginös, pektanginös
an|gi|nous ['ændʒɪnəs] *adj* Angina pectoris betreffend, anginös
angio- *präf.* (Blut-)Gefäß-, Angio-
an|gi|o|blast ['ændʒɪəʊblæst] *noun* Angioblast *nt*
an|gi|o|blas|to|ma [ˌændʒɪəʊblæs'təʊmə] *noun* Lindau-Tumor *m*, Angioblastom *nt*, Hämangioblastom *nt*
an|gi|o|car|di|o|graph|ic [ˌændʒɪəʊˌkɑːrdɪəʊ'græfɪk] *adj* Angiokardiografie betreffend, mittels Angiokardiografie, angiokardiographisch, angiokardiografisch
an|gi|o|car|di|og|ra|phy [ændʒɪəʊˌkɑːrdɪ'ɑgrəfɪ] *noun* Angiokardiographie *f*, Angiokardiografie *f*
an|gi|o|car|di|o|path|ic [ˌændʒɪəʊˌkɑːrdɪ'ɑpəθɪk] *adj* Angiokardiopathie betreffend, angiokardiopathisch
an|gi|o|car|di|op|a|thy [ændʒɪəʊˌkɑːrdɪ'ɑpəθɪ] *noun* Angiokardiopathie *f*
an|gi|o|car|dit|ic [ændʒɪəʊˌkɑːr'daɪtɪk] *adj* Angiokarditis betreffend, angiokarditisch, angiocarditisch
an|gi|o|car|di|tis [ændʒɪəʊˌkɑːr'daɪtɪs] *noun* Entzündung des Herzens und der großen Blutgefäße, Angiocarditis *f*, Angiokarditis *f*
an|gi|o|chol|i|tis [ændʒɪəʊ'kəʊ'laɪtɪs] *noun* Entzündung der Gallenwege/Gallengänge, Cholangitis *f*, Gallengangsentzündung *f*, Cholangiitis *f*, Angiocholitis *f*
an|gi|o|cyst ['ændʒɪəʊsɪst] *noun* angioblastische Zyste *f*, Angiozyste *f*
an|gi|o|der|ma|tit|ic [ˌændʒɪəʊˌdɜrmə'taɪtɪk] *adj* Angiodermatitis betreffend, angiodermatitisch
an|gi|o|der|ma|ti|tis [ˌændʒɪəʊˌdɜrmə'taɪtɪs] *noun* Entzündung von Hautgefäßen, Angiodermatitis *f*
an|gi|o|dyn|ia [ændʒɪəʊ'diːnɪə] *noun* Gefäßschmerzen *pl*, Angialgie *f*, Angiodynie *f*
an|gi|o|dys|pla|sia [ˌændʒɪəʊdɪs'pleɪʒ(ɪ)ə] *noun* Gefäßdysplasie *f*, Angiodysplasie *f*
an|gi|o|ec|tat|ic [ˌændʒɪəʊek'tætɪk] *adj* Angiektasie betreffend, angiektatisch
an|gi|o|e|de|ma [ˌændʒɪəʊɪ'diːmə] *noun* angioneurotisches Ödem *nt*, Quincke-Ödem *nt*
an|gi|o|e|dem|a|tous [ˌændʒɪəʊɪ'demətəs] *adj* angioneurotisches Ödem betreffend, durch ein angioneurotisches Ödem bedingt, angioödematös
an|gi|o|fi|bro|ma [ˌændʒɪəʊfaɪ'brəʊmə] *noun* Angiofibrom *nt*
juvenile/nasopharyngeal angiofibroma Nasenrachenfibrom *nt*, juveniles Nasenrachenfibrom *nt*, Schädelbasisfibrom *nt*, Basalfibroid *nt*, Basalfibrom *nt*

an|gi|o|fol|lic|u|lar [ˌændʒɪəʊfə'lɪkjələr] *adj* Lymphfollikel und Blutgefäße betreffend, angiofollikular, angiofollikulär
an|gi|o|gen|e|sis [ˌændʒɪəʊ'dʒenəsɪs] *noun* Blutgefäßbildung *f*, Angiogenese *f*
an|gi|o|gen|ic [ˌændʒɪəʊ'dʒenɪk] *adj* Angiogenese betreffend, Blut oder Blutgefäße bildend, angiogenetisch
an|gi|o|gli|o|ma|to|sis [ændʒɪəʊˌglaɪəʊmə'təʊsɪs] *noun* Angiogliomatose *f*
an|gi|o|gram ['ændʒɪəʊgræm] *noun* Angiogramm *nt*
an|gi|o|gran|u|lo|ma [ændʒɪəʊˌgrænjə'ləʊmə] *noun* Angiogranulom *nt*, Hämangiogranulom *nt*
an|gi|o|graph|ic [ændʒɪəʊ'græfɪk] *adj* Angiografie betreffend, mittels Angiografie, angiographisch, angio-

grafisch

an|gi|og|ra|phy [ændʒɪ'ɑgrəfɪ] *noun* Gefäßdarstellung *f*, Angiographie *f*, Angiografie *f*

aortic arch angiography Aortenbogenangiographie *f*, Aortenbogenangiografie *f*

carotid angiography Karotisangiographie *f*, Karotisangiografie *f*

catheter angiography Katheterangiographie *f*, Katheterangiografie *f*

celiac angiography Angiografie *f* des Truncus coeliacus und seiner Äste, Zöliakographie *f*, Zöliakografie *f*

cerebral angiography Zerebralangiographie *f*, Zerebralangiografie *f*

coronary angiography Koronarangiographie *f*, Koronarographie *f*, Koronarangiografie *f*, Koronarografie *f*

digital subtraction angiography digitale Subtraktionsangiographie *f*, digitale Subtraktionsangiografie *f*

fluorescence angiography Fluoreszenzangiographie *f*, Fluoreszenzangiografie *f*

radionuclide angiography Radionuklidangiographie *f*, Radionuklidangiografie *f*

renal angiography Nierenangiographie *f*, Nierenangiografie *f*, renale Angiographie *f*, renale Angiografie *f*, Renovasographie *f*, Renovasografie *f*

renal artery angiography Nierenangiographie *f*, Renovasographie *f*, Nierenangiografie *f*, Renovasografie *f*

selective angiography selektive Angiographie *f*, selektive Angiografie *f*

vertebral angiography Vertebralisangiographie *f*, Vertebralisangiografie *f*

an|gi|o|he|mo|phil|ia [ændʒɪəʊ,hiːmə'fɪlɪə] *noun* Angiohämophilie *f*, von Willebrand-Jürgens-Syndrom *nt*, konstitutionelle Thrombopathie *f*, hereditäre Pseudohämophilie *f*, vaskuläre Pseudohämophilie *f*

an|gi|o|hy|al|i|no|sis [ændʒɪəʊ,haɪələ'nəʊsɪs] *noun* Gefäßhyalinose *f*, Angiohyalinose *f*

an|gi|o|in|va|sive [,ændʒɪəʊɪn'veɪsɪv] *adj* gefäß-, angioinvasiv

an|gi|o|ker|a|to|ma [ændʒɪəʊ,kerə'təʊmə] *noun* Blutwarze *f*, Angiokeratom *nt*

diffuse angiokeratoma Fabry-Syndrom *nt*, Morbus Fabry *m*, Thesaurismosis hereditaria lipoidica, hereditäre Thesaurismose Ruiter-Pompen-Weyers *f*, Ruiter-Pompen-Weyers-Syndrom *nt*, Angiokeratoma corporis diffusum (Fabry), Angiokeratoma universale

angiokeratoma of Fordyce Fordyce-Krankheit *f*, Angiokeratoma scroti Fordyce

Mibelli's angiokeratoma Angiokeratoma *nt* Mibelli

an|gi|o|ker|a|to|sis [,ændʒɪəʊ,kerə'təʊsɪs] *noun* Angiokeratom *nt*, Blutwarze *f*

an|gi|o|leu|ci|tis [,ændʒɪəʊluː'saɪtɪs] *noun* Lymphgefäßentzündung *f*, Lymphangitis *f*, Lymphangiitis *f*

an|gi|o|li|po|ma [,ændʒɪəʊlaɪ'pəʊmə] *noun* Angiolipom *nt*

an|gi|o|lith ['ændʒɪəʊlɪθ] *noun* Gefäßstein *m*, Vasolith *m*, Angiolith *m*

an|gi|o|lo|gy [,ændʒɪ'ɑlədʒɪ] *noun* Angiologie *f*

an|gi|o|lu|poid [,ændʒɪəʊ'luːpɔɪd] *noun* Angiolupoid *nt*

an|gi|o|lym|phan|gi|o|ma [,ændʒɪəʊlɪm,fændʒɪ'əʊmə] *noun* Angiolymphangiom *nt*

an|gi|o|lym|phi|tis [,ændʒɪəʊlɪm'faɪtɪs] *noun* Lymphgefäßentzündung *f*, Lymphangitis *f*, Lymphangiitis *f*

an|gi|o|ma [ændʒɪ'əʊmə] *noun, plural* **-ma|ta, -mas** [ændʒɪ'əʊmətə] Gefäßtumor *m*, Angiom *nt*

capillary angioma **1.** Kapillarhämangiom *nt*, Haemangioma capillare **2.** Blutschwamm *m*, blastomatöses Hämangiom *nt*, Haemangioma planotuberosum, Haemangioma simplex

cavernous angioma kavernöses Hämangiom *nt*, Kavernom *nt*

spider angioma Sternnävus *m*, Spider naevus, Naevus araneus

an|gi|o|ma|to|sis [,ændʒɪəʊmə'təʊsɪs] *noun* Angiomatose *f*, Angiomatosis *f*

cephalotrigeminal angiomatosis → *encephalofacial angiomatosis*

cerebroretinal angiomatosis Netzhautangiomatose *f*, (von) Hippel-Lindau-Syndrom *nt*, Angiomatosis retinae cystica

encephalofacial angiomatosis Sturge-Weber(-Krabbe)-Krankheit *f*, -Syndrom *nt*, enzephalofaziale Angiomatose *f*, Neuroangiomatosis encephalofacialis, Angiomatosis encephalo-oculo-cutanea, Angiomatosis encephalotrigeminalis

encephalotrigeminal angiomatosis → *encephalofacial angiomatosis*

oculoencephalic angiomatosis Krabbe-Syndrom *nt*, okuloenzephalische/enzephalookuläre Angiomatose *f*, Angiomatosis encephalo-cutanea

retinocerebral angiomatosis → *cerebroretinal angiomatosis*

an|gi|om|a|tous [ændʒɪ'ɑmətəs] *adj* Angiome betreffend, in der Art eines Angioms, angiomatös

an|gi|o|meg|a|ly [,ændʒɪəʊ'megəlɪ] *noun* Gefäßvergrößerung *f*, Angiomegalie *f*

an|gi|o|my|o|ma [,ændʒɪəʊmaɪ'əʊmə] *noun* Angiomyom *nt*

an|gi|o|my|op|a|thy [,ændʒɪəʊmaɪ'ɑpəθɪ] *noun* Angiomyopathie *f*

an|gi|o|ne|cro|sis [,ændʒɪəʊnɪ'krəʊsɪs] *noun* Gefäß(wand)nekrose *f*, Angionekrose *f*

an|gi|o|ne|crot|ic [,ændʒɪəʊnɪ,krɑtɪk] *adj* Angionekrose betreffend, angionekrotisch

an|gi|o|ne|o|plasm [,ændʒɪəʊ'nɪəplæzəm] *noun* (Blut-)Gefäßneubildung *f*, -tumor *m*

an|gi|o|neu|ral|gia [,ændʒɪəʊnjʊə'rældʒə] *noun* Angioneuralgie *f*

an|gi|o|neu|rec|to|my [,ændʒɪəʊnjʊə'rektəmɪ] *noun* Gefäß- und Nervenexzision *f*, Angioneurektomie *f*

an|gi|o|neu|ro|path|ic [,ændʒɪəʊ,njʊərə'pæθɪk, -,nʊ-] *adj* Angioneuropathie betreffend, angioneuropathisch

an|gi|o|neu|rop|a|thy [,ændʒɪəʊnjʊə'rɑpəθɪ] *noun* Angioneuropathie *f*

an|gi|o|neu|ro|sis [ændʒɪəʊ,njʊə'rəʊsɪs] *noun* Gefäßneurose *f*, Angioneurose *f*, Vasoneurose *f*

an|gi|o|neu|rot|ic [ændʒɪəʊ,njʊə'rɑtɪk] *adj* Angioneurose betreffend, angioneurotisch, vasoneurotisch

an|gi|o|neu|rot|o|my [,ændʒɪəʊnjʊə'rɑtəmɪ] *noun* Angioneurotomie *f*

an|gi|o|pa|ral|y|sis [,ændʒɪəʊpə'rælɪsɪs] *noun* vasomotorische Lähmung *f*, Angioparalyse *f*, Angioparese *f*

an|gi|o|pa|re|sis [,ændʒɪəʊpə'riːsɪs] *noun* → *angioparalysis*

an|gi|o|path|ic [ændʒɪəʊ'pæθɪk] *adj* Angiopathie betreffend, die Gefäße schädigend, angiopathisch

an|gi|op|a|thy [ændʒɪ'ɑpəθɪ] *noun* Gefäßerkrankung *f*, Angiopathie *f*

diabetic angiopathy diabetische Angiopathie *f*

angiopathy of great vessels Makroangiopathie *f*

an|gi|o|plas|ty ['ændʒɪəʊplæstɪ] *noun* Angioplastie *f*

balloon angioplasty Ballonangioplastik *f*

coronary angioplasty Koronarangioplastie *f*

an|gi|o|poi|e|sis [,ændʒɪəʊpɔɪ'iːsɪs] *noun* Gefäßbildung *f*, Angiopoese *f*, Angiopoiese *f*

an|gi|o|poi|et|ic [,ændʒɪəʊpɔɪ'etɪk] *adj* Angiopoese betreffend oder auslösend, angiopoetisch

an|gi|o|re|tic|u|lo|en|do|the|li|o|ma [,ændʒɪəʊrɪ,tɪkjələʊ,endəʊ,θiːlɪ'əʊmə] *noun* Kaposi-Sarkom *nt*, Morbus Kaposi, Retikuloangiomatose *f*, Angioretikulomatose *f*, idiopathisches multiples Pigmentsarkom Kaposi *nt*, Sarcoma idiopathicum multiplex haemorrhagicum

an|gi|or|rha|phy [ændʒɪ'ɑrəfɪ] *noun* Angiorrhaphie *f*

an|gi|o|sar|co|ma [,ændʒɪəʊ'sɑːr'kəʊmə] *noun* Angiosarkom *nt*

an|gi|o|scle|ro|sis [,ændʒɪəʊsklɪ'rəʊsɪs] *noun* Gefäß(wand)sklerose *f*, Angiosklerose *f*

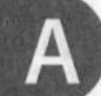

an|gi|o|scle|rot|ic [ˌændʒɪəʊsklɪˈrɑtɪk] *adj* Angiosklerose betreffend, angiosklerotisch
an|gi|o|scope [ˈændʒɪəʊskəʊp] *noun* Kapillarmikroskop *nt*, Angioskop *nt*
an|gi|os|co|py [ˈændʒɪəʊskəpɪ] *noun* Angioskopie *f*
an|gi|o|spasm [ˈændʒɪəʊspæzəm] *noun* Gefäßkrampf *m*, Angiospasmus *m*, Vasospasmus *m*
an|gi|o|spas|tic [ˌændʒɪəʊˈspæstɪk] *adj* Angiospasmus betreffend oder auslösend, angiospastisch, vasospastisch
an|gi|o|ste|no|sis [ˌændʒɪəʊstɪˈnəʊsɪs] *noun* Gefäßstenose *f*
an|gi|o|ste|not|ic [ˌændʒɪəʊstɪˈnɑtik] *adj* Angiostenose betreffend, angiostenotisch
an|gi|o|stron|gy|li|a|sis [ˌændʒɪəʊˌstrɑndʒɪˈlaɪəsɪs] *noun* Angiostrongyliasis *f*, Angiostrongylose *f*
An|gi|o|stron|gy|lus [ændʒɪəʊˈstrɑndʒɪləs] *noun* Angiostrongylus *m*
Angiostrongylus cantonensis Rattenlungenwurm *m*, Angiostrongylus cantonensis
an|gi|o|ten|sin [ˌændʒɪəʊˈtensɪn] *noun* Angiotensin *nt*
an|gi|o|ten|si|nase [ˌændʒɪəʊˈtensɪneɪz] *noun* Angiotensinase *f*
an|gi|o|ten|sin|o|gen [ˌændʒɪəʊtenˈsɪnədʒən] *noun* Angiotensinogen *nt*
an|gi|ot|o|my [ˌændʒɪˈɑtəmɪ] *noun* Angiotomie *f*
an|gi|o|troph|ic [ˌændʒɪəʊˈtrɑfɪk, -ˈtrəʊ] *adj* gefäßernährend, vasotrophisch, angiotrophisch
an|gi|tis [ænˈdʒaɪtɪs] *noun* Entzündung der Gefäßwand, Vasculitis *f*, Gefäßwandentzündung *f*, Gefäßentzündung *f*, Angiitis *f*, Vaskulitis *f*
allergic granulomatous angitis Churg-Strauss-Syndrom *nt*, allergische granulomatöse Angiitis *f*
an|gle [ˈæŋgl] *noun* Winkel *m*, Angulus *m*
acromial angle Angulus acromii
acromial angle of scapula Angulus lateralis scapulae
anterior inferior angle of parietal bone Angulus sphenoidalis ossis parietalis
anterior superior angle of parietal bone Angulus frontalis ossis parietalis
CE angle CE-Winkel *m*, Wiberg-Winkel *m*, Centrum-Ecken-Winkel *m*
cerebellopontile angle Kleinhirn-Brücken-Winkel *m*, Angulus pontocerebellaris
cerebellopontine angle Angulus pontocerebellaris, Kleinhirn-Brückenwinkel *m*
angle of chamber Iridokorneal-, Kammerwinkel *m*, Angulus iridocornealis
collodiaphyseal angle Schenkelhalsschaftwinkel *m*, Collum-Corpus-Winkel *m*, Collo-Diaphysen-Winkel *m*, Schenkelhalswinkel *m*, CD-Winkel *m*, Kollodiaphysenwinkel *m*
coronary angle Angulus frontalis ossis parietalis
costal angle Angulus costae
duodenojejunal angle Duodenojejunalflexur *f*, Flexura duodenojejunalis
epigastric angle epigastrischer Winkel *m*, Rippenbogenwinkel *m*, Angulus infrasternalis
esophagogastric angle ösophagogastrischer Winkel *m*, kardiofundaler Winkel *m*
external angle of scapula Angulus lateralis scapulae
filtration angle Iridokorneal-, Kammerwinkel *m*, Angulus iridocornealis
frontal angle of parietal bone Angulus frontalis ossis parietalis
gonial angle Angulus mandibulae
His' angle His-Winkel *m*, ösophagogastrischer Winkel *m*, kardiofundaler Winkel *m*
inferior angle of scapula Angulus inferior scapulae
infrasternal angle epigastrischer Winkel *m*, Rippenbogenwinkel *m*, Angulus infrasternalis
iridal angle → *iridocorneal angle*
iridocorneal angle Iridokorneal-, Kammerwinkel *m*, Angulus iridocornealis
angle of jaw Angulus mandibulae
lateral angle of border of tibia Margo interosseus tibiae
lateral angle of eye seitlicher/äußerer Augenwinkel *m*, Angulus oculi lateralis
lateral angle of scapula Angulus lateralis scapulae
Ludwig's angle Angulus Ludovici, Angulus sterni
angle of mandible Unterkieferwinkel *m*, Angulus mandibulae
mandibular angle Unterkieferwinkel *m*, Angulus mandibulae
mastoid angle Angulus mastoideus ossis parietalis
medial angle of eye medialer/innerer Augenwinkel *m*, Angulus oculi medialis
medial angle of scapula Angulus superior scapulae
angle of mouth Mundwinkel *m*, Angulus oris
occipital angle Angulus occipitalis ossis parietalis
occipital angle of parietal bone Angulus occipitalis ossis parietalis
Pirogoff's angle Venenwinkel *m*, Angulus venosus
pontine angle Kleinhirnbrückenwinkel *m*, Angulus pontocerebellaris
posterior inferior angle of parietal bone Angulus mastoideus ossis parietalis
posterior superior angle of parietal bone Angulus occipitalis ossis parietalis
pubic angle Schambogen *m*, Angulus subpubicus
sphenoid angle Angulus sphenoidalis ossis parietalis
squint angle Schielwinkel *m*, Deviationswinkel *m*
sternal angle Angulus sterni
angle of strabismus Schielwinkel *m*
subcostal angle Angulus infrasternalis
submaxillary angle Unterkieferwinkel *m*, Angulus mandibulae
subpubic angle Schambeinwinkel *m*, -bogen *m*, Angulus subpubicus
substernal angle Angulus infrasternalis
superior angle of scapula Angulus superior scapulae
venous angle Venenwinkel *m*, Angulus venosus
an|gor [ˈæŋgər] *noun* → *angina*
An|guil|lu|la [æŋˈgwɪljələ] *noun* Anguillula *f*
Anguillula intestinalis/stercoralis Zwergfadenwurm *m*, Kotälchen *nt*, Strongyloides stercoralis, Anguillula stercoralis
an|he|mo|lyt|ic [ænˌhiːməˈlɪtɪk] *adj* nichthämolytisch, nichthämolysierend, γ-hämolytisch, gamma-hämolytisch
an|hi|dro|sis [ænhɪˈdrəʊsɪs, -haɪ-] *noun* verminderte oder fehlende Schweißabsonderung *f*, An(h)idrose *f*, Anhidrosis *f*
thermogenic anhidrosis thermogene/tropische Anhidrose *f*, Anhidrosis tropica
an|hi|drot|ic [ˌænhɪˈdrɑtɪk] *adj* Anhidrose betreffend, anhidrotisch, anidrotisch
an|hy|drase [ænˈhaɪdreɪs] *noun* Dehydratase *f*, Hydratase *f*
carbonic anhydrase Kohlensäureanhydrase *f*, Carbonatdehydratase *f*, Carboanhydrase *f*
an|hy|dra|tion [ˌænhaɪˈdreɪʃn] *noun* **1.** Wassermangel *m*, Dehydra(ta)tion *f*, Hypohydratation *f* **2.** Entwässerung *f*, Dehydratation *f*
an|hy|dre|mia [ˌænhaɪˈdriːmɪə] *noun* Wassermangel *m* im Blut, Anhydrämie *f*
an|hy|dride [ænˈhaɪdraɪd, -drɪd] *noun* Anhydrid *nt*
an|hy|drous [ænˈhaɪdrəs] *adj* wasserfrei, anhydriert
an|ic|ter|ic [ænɪkˈterɪk] *adj* ohne Gelbsucht/Ikterus (verlaufend), anikterisch
an|i|dro|sis [ˌænɪˈdrəʊsɪs] *noun* verminderte oder fehlende Schweißabsonderung *f*, An(h)idrose *f*, Anhidrosis *f*

an|id|rot|ic [ˌænɪ'drɑtɪk] *adj* Anhidrose betreffend, anhidrotisch, anidrotisch
an|i|line ['ænlɪn, -laɪn] *noun* Anilin *nt*, Aminobenzol *nt*, Phenylamin *nt*
a|nil|in|gus [ˌeɪnə'lɪŋgəs] *noun* Anilingus *m*
an|i|lin|ism ['ænlənɪzəm] *noun* Anilinvergiftung *f*, Anilinismus *m*
an|i|ma ['ænəmə] *noun* **1.** Seele *f*, Anima *f* **2.** (*psychiat.*) Anima *f* **3.** (*pharmakol.*) Wirkstoff *m*, -substanz *f*
an|i|mal ['ænɪməl] I *noun* Tier *nt*, tierisches Lebewesen *nt* II *adj* animalisch, tierisch
an|i|on ['ænaɪən] *noun* Anion *nt*, negatives Ion *nt*
an|i|on|ic [ˌænaɪ'ɑnɪk] *adj* Anion betreffend, Anionen enthaltend, anionisch
an|i|rid|ia [ˌænaɪ'rɪdɪə] *noun* Aniridie *f*
an|i|sa|ki|a|sis [ˌænɪsə'kaɪəsɪs] *noun* Heringswurmkrankheit *f*, Anisakiasis *f*
An|i|sa|kis [ænɪ'sækɪs] *noun* Anisakis *m*
Anisakis marina Heringswurm *m*, Anisakis marina
an|ise ['ænɪs] *noun* Anis *m*, Pimpinella anisum
star anise Sternanis *nt*, Illicium verum, Illicium stellatum
an|is|ei|ko|nia [ˌænəsaɪ'kəʊnɪə] *noun* Aniseikonie *f*
aniso- *präf.* anis(o)-, Anis(o)-
an|i|so|chro|ma|sia [ænˌaɪsəkrəʊ'meɪʒɪə] *noun* Anisochromasie *f*
an|i|so|chro|mat|ic [ˌænˌaɪsəkrəʊ'mætɪk] *adj* von unterschiedlicher Farbe, uneinheitlich gefärbt, anisochromatisch
an|i|so|chro|mia [ˌænˌaɪsə'krəʊmɪə] *noun* Anisochromie *f*
an|i|so|co|ria [ˌænˌaɪsə'kɔːrɪə, -'kəʊr-] *noun* unterschiedliche Pupillenweite *f*, Pupillendifferenz *f*, Anisokorie *f*
an|i|so|cy|to|sis [ænˌaɪsəsaɪ'təʊsɪs] *noun* Anisozytose *f*, Anisocytose *f*
an|i|so|dac|ty|ly [ˌænˌaɪsə'dæktəlɪ] *noun* Anisodaktylie *f*
an|i|so|i|co|nia [ænˌaɪsəaɪ'kəʊnɪə] *noun* Aniseikonie *f*
an|i|so|mas|tia [ˌænˌaɪsə'mæstɪə] *noun* Anisomastie *f*
an|i|so|mel|ia [ˌænˌaɪsə'miːlɪə] *noun* Anisomelie *f*
an|i|so|me|tro|pia [ˌænˌaɪsəme'trəʊpɪə] *noun* Anisometropie *f*
an|i|so|me|trop|ic [ˌænˌaɪsəme'trɑpɪk] *adj* Anisometropie betreffend, anisometrop
an|i|so|pho|ria [ˌænˌaɪsə'fəʊrɪə] *noun* Höhenschielen *nt*, Anisophorie *f*
an|i|so|pia [ænɪ'səʊpɪə] *noun* ungleiche Sehschärfe *f*, Anisopie *f*
an|i|so|poi|kil|o|cy|to|sis [ænˌaɪsəpɔɪˌkɪləʊsaɪ'təʊsɪs] *noun* Anisopoikilozytose *f*
an|i|so|ton|ic [ˌænˌaɪsə'tɑnɪk] *adj* nicht-isoton, anisoton, anisotonisch
an|kle ['æŋkl] *noun* **1.** (Fuß-)Knöchel *m*; Knöchelregion *f*, Fessel *f* **2.** oberes Sprunggelenk *nt*, Talokruralgelenk *nt*, Articulatio talocruralis **3.** Sprungbein *nt*, Talus *m*
ankylo- *präf.* Ankyl(o)-
an|ky|lo|bleph|a|ron [ˌæŋkɪləʊ'blefərɑn] *noun* Ankyloblepharon *nt*
an|ky|lo|chei|lia [ˌæŋkɪləʊ'keɪlɪə] *noun* Lippenverwachsung *f*, Ankyloch(e)ilie *f*
an|ky|lo|col|pos [ˌæŋkɪləʊ'kɑlpəs] *noun* Scheiden-, Vaginalatresie *f*, Atresia vaginalis
an|ky|lo|dac|ty|ly [ˌæŋkɪləʊ'dæktəlɪ] *noun* Ankylodaktylie *f*
an|ky|lo|glos|sia [ˌæŋkɪləʊ'glɑsɪə] *noun* Ankyloglosson *nt*
an|ky|lo|poi|et|ic [ˌæŋkɪləʊpɔɪ'etɪk] *adj* Ankylose verursachend, versteifend, ankylosierend
an|ky|los|ing ['æŋkələʊsɪŋ] *adj* Ankylose verursachend, versteifend, ankylosierend
an|ky|lo|sis [ˌæŋkə'ləʊsɪs] *noun, plural* -ses [-siːz] Ankylose *f*
artificial ankylosis operative Gelenkversteifung *f*, Arthrodese *f*
bony ankylosis knöcherne Gelenkversteifung/Ankylose *f*, Ankylosis ossea
fibrous ankylosis fibröse Gelenkversteifung/Ankylose *f*, Ankylosis fibrosa
intervertebral ankylosis Intervertebralankylose *f*, Ankylosis intervertebralis
osseous ankylosis knöcherne Gelenkversteifung/Ankylose *f*, Ankylosis ossea
true ankylosis knöcherne Gelenkversteifung/Ankylose *f*, Ankylosis ossea
an|ky|lo|sto|mi|a|sis [ˌæŋkɪləʊstəʊ'maɪəsɪs] *noun* Hakenwurmbefall *m*, Hakenwurminfektion *f*, Ankylostomiasis *f*, Ankylostomatosis *f*, Ankylostomatidose *f*
an|ky|lot|ic [ˌænkə'lɑtɪk] *adj* Ankylose betreffend, ankylotisch
an|ky|lot|o|my [ˌænkə'lɑtəmɪ] *noun* Ankylotomie *f*
an|ne|lid ['ænəlɪd] *noun* Gliederwurm *m*, Ringelwurm *m*, Annelid *m*
an|nu|lar ['ænjələr] *adj* rund, ringförmig, kreisförmig, zirkulär, zirkular
an|nu|lo|plas|ty [ˌænjələʊ'plæstɪ] *noun* Anuloplastik *f*
an|nu|lor|rha|phy [ˌænjə'lɑrəfɪ] *noun* Anulo(r)rhaphie *f*
an|nu|lus ['ænjələs] *noun, plural* **-lus|es, -li** [-laɪ] Ring *m*, ringförmige Struktur *f*, Anulus *m*
fibrous annulus Faserring *m*, Anulus fibrosus
a|no|coc|cyg|e|al [ˌeɪnəkɑk'sɪdʒɪəl] *adj* After und Steißbein/Os coccygis betreffend oder verbindend, anokokzygeal
an|o|dal [æn'əʊdl] *adj* Anode betreffend, anodisch
an|ode ['ænəʊd] *noun* Anode *f*, positive Elektrode *f*, positiver Pol *m*
an|od|ic [æ'nɑdɪk, -'nəʊ-] *adj* Anode betreffend, anodisch
an|o|don|tia [ˌænə'dɑnʃ(ɪ)ə] *noun* (vollständige) Zahnlosigkeit *f*, Anodontie *f*, Anodontia *f*
partial anodontia Hypodontie *f*, Hypodontia *f*
an|o|dyne ['ænədaɪn] I *noun* schmerzlinderndes Mittel *nt*, Anodynum *nt* II *adj* schmerzlindernd, schmerzstillend, beruhigend
an|o|dyn|ia [ænə'diːnɪə] *noun* Schmerzfreiheit *f*
a|nom|a|lo|scope [ə'nɑmələˌskəʊp] *noun* Anomaloskop *nt*
a|nom|a|lous [ə'nɑmələs] *adj* nicht der Regel entsprechend, nicht normal, regelwidrig, normwidrig, abnorm; ungewöhnlich, anomal
a|nom|a|ly [ə'nɑməlɪ] *noun* Anomalie *f*, Abweichung *f* (von der Norm), Unregelmäßigkeit *f*, Ungewöhnlichkeit *f*; Missbildung *f*
aortic arch anomalies Aortenbogenanomalien *pl*
chromosome anomaly Chromosomenanomalie *f*
color anomaly Farbenfehlsichtigkeit *f*, -anomalie *f*, Chromatodysop(s)ie *f*, Dyschromatop(s)ie *f*
Ebstein's anomaly Ebstein-Anomalie *f*, -Syndrom *nt*
Pelger-Huët anomaly Pelger-Huët-Kernanomalie *f*
posture anomalies Haltungsanomalien *pl*, Lageanomalien *pl*
refractive anomalies Refraktionsanomalien *pl*
an|o|nych|o|sis [ˌænənɪ'kəʊsɪs] *noun* Anonychie *f*, Anonychosis *f*
a|no|per|i|ne|al [ˌeɪnəˌperɪ'niːəl] *adj* After und Damm/Perineum betreffend oder verbindend, anoperineal
A|noph|e|les [ə'nɑfəliːz] *noun, plural* **A|noph|e|les** Malariamücke *f*, Gabelmücke *f*, Fiebermücke *f*, Anopheles *f*
a|noph|e|li|cide [ə'nɑfəlɪsaɪd] I *noun* Anophelizid *nt* II *adj* Anopheliden abtötend
an|o|pho|ria [ænə'fəʊrɪə] *noun* latentes Höhenschielen *nt*, Hyperphorie *f*
an|oph|thal|mia [ˌænɑf'θælmɪə] *noun* Fehlen *nt* des Augapfels, Anophthalmie *f*, Anophthalmus *m*
a|no|plas|ty ['eɪnəplæstɪ] *noun* Anoplastik *f*
An|o|plu|ra [ænə'plʊərə] *plural* Anoplura *pl*
a|no|proc|to|plas|ty [eɪnəˌprɑktə'plæstɪ] *noun* Anus-Rektum-Plastik *f*, Anorektoplastik *f*

an|or|chia [æn'ɔːrkɪə] *noun* Anorchie *f*
an|or|chism [æn'ɔːrkɪzəm] *noun* Anorchie *f*
a|no|rec|tal [ˌeɪnə'rektl] *adj* After und Mastdarm/Rektum betreffend oder verbindend, anorektal
an|o|rec|tic [ˌænə'rektɪk] *adj* Anorexia betreffend; Appetitlosigkeit verursachend, appetithemmend, anorektisch
an|o|rec|ti|tis [ˌeɪnərek'taɪtɪs] *noun* Entzündung von After und Mastdarm, Anorektitis *f*
a|no|rec|to|plas|ty [ˌeɪnəˌrektə'plæstɪ] *noun* Anus-Rektum-Plastik *f*, Anorektoplastik *f*
a|no|rec|tum [ˌeɪnə'rektəm] *noun* Anorektum *nt*
an|o|ret|ic [ænə'retɪk] *adj* Anorexia betreffend; Appetitlosigkeit verursachend, appetithemmend, anorektisch
an|o|rex|ia [ænə'reksɪə] *noun* Appetitlosigkeit *f*, Anorexie *f*, Anorexia *f*
anorexia nervosa (Pubertäts-)Magersucht *f*, Anorexia nervosa/mentalis
an|o|rex|ic [ænə'reksɪk] *adj* Anorexia betreffend; Appetitlosigkeit verursachend, appetithemmend, anorektisch
an|o|rex|i|gen|ic [ænəˌreksɪ'dʒenɪk] I *noun* Appetitzügler *m*, -hemmer *m*, Anorektikum *nt* II *adj* Appetitlosigkeit verursachend, appetitzügelnd, -hemmend
an|or|gas|my [ænɔːr'gæzmɪ] *noun* Anorgasmie *f*
an|or|tho|pia [ˌænɔːr'θəʊpɪə] *noun* **1.** Anorthopie *f* **2.** Schielen *nt*, Strabismus *m*
a|nos|co|py [eɪ'nɑskəpɪ] *noun* Anoskopie *f*
a|no|sig|moid|o|scop|ic [eɪnəʊsɪgˌmɔɪd'skɑpɪk] *adj* Anosigmoidoskopie betreffend, mittels Anosigmoidoskopie, anosigmoideoskopisch, anosigmoidoskopisch
a|no|sig|moid|os|co|py [eɪnəˌsɪgmɔɪ'dɑskəpɪ] *noun* Anosigmoidoskopie *f*
an|os|mia [ə'nɑzmɪə] *noun* Anosmie *f*
an|os|mic [æn'ɑzmɪk] *adj* Anosmie betreffend oder von ihr betroffen, anosmisch
a|no|spi|nal [eɪnə'spaɪnl] *adj* After und Rückenmark/Medulla spinalis betreffend, anospinal
an|os|te|o|pla|sia [ænˌɑstɪə'pleɪʒ(ɪ)ə] *noun* fehlerhafte Knochenbildung *f*, Anosteoplasie *f*
an|o|tia [æn'əʊʃɪə] *noun* Anotie *f*
a|no|va|gi|nal [ˌeɪnə'vædʒənl, -və'dʒaɪnl] *adj* After und Scheide/Vagina betreffend oder verbindend, anovaginal
an|o|var|ia [ˌænəʊ'veərɪə] *noun* Fehlen der Eierstöcke, Anovarie *f*
a|no|ves|i|cal [ˌeɪnə'vesɪkl] *adj* After und Harnblase/Vesica urinaria betreffend oder verbindend, anovesikal
an|ov|u|la|to|ry [æn'ɑvjələtɔːriː, -təʊ-] *adj* ohne eine Ovulation/Eisprung, anovulatorisch
an|ox|e|mia [ˌænɑk'siːmɪə] *noun* Sauerstoffmangel *m* des Blutes, Anoxämie *f*, Anoxyhämie *f*
an|ox|e|mic [ˌænɑk'siːmɪk] *adj* Anoxämie betreffend, anoxämisch
an|ox|ia [æn'ɑksɪə] *noun* Sauerstoffmangel *m*, Anoxie *f*
anemic anoxia anämische Anoxie *f*
stagnant anoxia ischämische/zirkulatorische Anoxie/Hypoxie *f*, Stagnationsanoxie *f*, Stagnationshypoxie *f*
an|ox|ic [æn'ɑksɪk] *adj* Sauerstoffmangel/Anoxie betreffend, anoxisch
an|sa ['ænsə] *noun, plural* **-sae** [-siː] Schlinge *f*, Schleife *f*, Ansa *f*
cervical ansa Hypoglossusschlinge *f*, Ansa cervicalis
deep cervical ansa Ansa cervicalis profunda, untere Wurzel *f* der Ansa cervicalis
lenticular ansa Ansa lenticularis, Linsenkernschlinge *f*
peduncular ansa Ansa peduncularis, Hirnschenkelschlinge *f*
ansa subclavia Subklaviaschlinge *f*, Ansa subclavia
superficial cervical ansa Ansa cervicalis superficialis, obere Wurzel *f* der Ansa cervicalis
thyroid ansa Ansa thyroidea
an|si|form ['ænsɪfɔːrm] *adj* schleifen-, schlingenförmig
ant- *präf.* un-, nicht-, Gegen-, Ant(i)-
ant|ac|id [ænt'æsɪd] I *noun* Ant(i)azidum *nt* II *adj* säure(n)neutralisierend, antazid
an|tag|o|nism [æn'tægənɪzəm] *noun* **1.** Antagonismus *m*, Gegensatz *m* (*to, against*) **2.** Antagonismus *m*, Gegenspiel *nt* (*to, against*)
an|tag|o|nist [æn'tægənɪst] *noun* **1.** Gegner *m*, Gegenspieler *m*, Widersacher *m*, Antagonist *m* (*to, against*) **2.** Gegenmuskel *m*, -spieler *m*, Antagonist *m* (*to, against*) **3.** Hemmstoff *m*, Antagonist *m* (*to, against*)
angiotensin II antagonist Angiotensin-II-Blocker *m*
calcium antagonist Calciumblocker *m*, Calciumantagonist *m*, Ca-Blocker *m*, Ca-Antagonist *m*
competitive antagonist kompetitiver Antagonist *m*; Antimetabolit *m*
enzyme antagonist Enzymantagonist *m*, Antienzym *nt*
folic acid antagonists Folsäureantagonisten *pl*
insulin antagonists Insulinantagonisten *pl*
an|tag|o|nis|tic [ænˌtægə'nɪstɪk] *adj* Antagonismus betreffend, gegenwirkend, entgegengesetzt wirkend, antagonistisch
ant|al|ge|sic [æntæl'dʒiːzɪk] *noun, adj* → *antalgic*
ant|al|gic [ænt'ældʒɪk] I *noun* Schmerzmittel *nt*, Analgetikum *nt* II *adj* **1.** schmerzlindernd, analgetisch **2.** schmerzvermeidend
ant|asth|mat|ic [ˌæntæz'mætɪk] I *noun* Antasthmatikum *nt* II *adj* Asthma oder Asthmabeschwerden lindernd
an|te|bra|chi|al [ˌæntɪ'breɪkɪəl, -'bræ-] *adj* Unterarm/Antebrachium betreffend, antebrachial
an|te|bra|chi|um [ˌæntɪ'breɪkɪəm] *noun* Unter-, Vorderarm *m*, Antebrachium *nt*
an|te|car|di|um [ˌæntɪ'kɑːrdɪəm] *noun* Regio epigastrica, Epigastrium *nt*, Magengrube *f*
an|te|ce|dent [ˌæntɪ'siːdnt] I *noun* **1.** Vorläufer *m*, Vorstufe *f*, Antezedent *m* **2.** Vorgeschichte *f* II *adj* voran-, vorhergehend (*to*)
plasma thromboplastin antecedent Faktor XI *m*, Plasmathromboplastinantecedent *m*, antihämophiler Faktor C *m*, Rosenthal-Faktor *m*
an|te|colic [ˌæntə'kɑlɪk] *adj* vor dem Kolon (liegend), antekolisch
an|te|flexion [ˌæntɪ'flekʃn] *noun* **1.** Vorwärtsbeugung *f*, Anteflexion *f* **2.** physiologische Vorwärtsbeugung/Anteflexion *f* des Uterus, Anteflexio uteri
anteflexion of the uterus Anteflexio uteri, Anteversio-anteflexio uteri
an|te|grade ['æntɪgreɪd] *adj* nach vorne oder vorwärts (gerichtet/verlaufend), anterograd
an|te|mortem [ˌæntɪ'mɔːrtəm] *adj* vor dem Tode, ante mortem
an|te|na|tal [ˌæntɪ'neɪtl] *adj* vor der Geburt oder während der Schwangerschaft (auftretend oder entstehend), antenatal, pränatal
an|te|par|tal [æntɪ'pɑːrtl] *adj* unmittelbar vor der Entbindung/Geburt (auftretend oder entstehend), antepartal, vorgeburtlich, präpartal
an|te|par|tum [ˌæntɪ'pɑːrtəm] *adj* unmittelbar vor der Entbindung/Geburt (auftretend oder entstehend), präpartal, vorgeburtlich, antepartal
an|te|po|si|tion [ˌæntɪpə'zɪʃn] *noun* Vorwärtsverlagerung *f*, Anteposition *f*
ant|er|gic [æn'tɜrdʒɪk] *adj* Antagonismus betreffend, gegenwirkend, entgegengesetzt wirkend, antagonistisch
an|te|ri|or [æn'tɪərɪər] *adj* **1.** vorne, vordere(r, s), anterior, Vorder-, Vor- **2.** (*zeitlich*) früher (*to* als)
antero- *präf.* vorder-, antero-
an|ter|o|dor|sal [ˌæntərəʊ'dɔːrsl] *adj* vorne und dorsal, anterodorsal
an|ter|o|ex|ter|nal [ˌæntərəʊɪk'stɜrnl] *adj* vorne und seitlich (liegend), anterolateral

an|te|ro|grade ['æntərəʊgreɪd] *adj* nach vorne oder vorwärts (gerichtet/verlaufend), anterograd
an|te|ro|in|fe|ri|or [,æntərəʊɪn'fɪərɪər] *adj* vorne und unten (liegend), anteroinferior
an|te|ro|in|ter|nal [,æntərəʊɪn'tɜrnl] *adj* vorne und zur Mitte hin (liegend), anteromedial
an|te|ro|lat|er|al [,æntərəʊ'lætərəl] *adj* vorne und seitlich (liegend), anterolateral
an|te|ro|me|di|al [,æntərəʊ'miːdɪəl, -jəl] *adj* vorne und zur Mitte hin (liegend), anteromedial
an|te|ro|me|di|an [,æntərəʊ'miːdɪən] *adj* vorne und zur Medianebene hin (liegend), anteromedian
an|te|ro|pos|te|ri|or [,æntərəʊpɑ'stɪərɪər] *adj* von vorne nach hinten (gerichtet oder verlaufend), anteroposterior
an|te|ro|sep|tal [,æntərəʊ'septəl] *adj* vor dem Kammerseptum (liegend), anteroseptal
an|te|ro|su|pe|ri|or [,æntərəʊsuː'pɪərɪər] *adj* vorne und oben (liegend), anterosuperior
an|te|ro|ven|tral [,æntərəʊ'ventrəl] *adj* vorne und ventral, anteroventral
an|te|ver|sion [,æntɪ'vɜrʒn] *noun* Vorwärtsneigung *f*, Anteversion *f*
anteversion of the uterus Anteversio uteri
ant|he|lix [,ænt'hiːlɪks] *noun* Anthelix *f*
ant|hel|min|thic [,ænthel'mɪnθɪk] *adj* gegen Würmer wirkend, wurmtötend, anthelmintisch
ant|hel|min|tic [,ænthel'mɪntɪk] I *noun* Wurmmittel *nt*, Anthelmintikum *nt* II *adj* gegen Würmer wirkend, wurmtötend, wurmabtötend, anthelmintisch
ant|hem|or|rhag|ic [ænthemə'rædʒɪk] *adj* blutstillend, antihämorrhagisch, hämostatisch, styptisch, hämostyptisch, adstringierend
ant|her|pet|ic [,ænthər'petɪk] *adj* Herpes/Herpesinfektion verhindernd oder heilend
an|tho|pho|bia [,ænθə'fəʊbɪə] *noun* Angst *f* vor Blumen, Anthophobie *f*
an|thrac|ic [æn'θræsɪk] *adj* Milzbrand/Anthrax betreffend, Milzbrand-, Anthrax-
an|thra|coid ['ænθrəkɔɪd] *adj* **1.** milzbrandähnlich, anthraxähnlich, anthrakoid **2.** karbunkelähnlich
an|thra|co|ne|cro|sis [,ænθrəkəʊnɪ'krəʊsɪs] *noun* Anthrakonekrose *f*
an|thra|co|sil|i|co|sis [,ænθrəkəʊsɪlə'kəʊsɪs] *noun* Anthrakosilikose *f*
an|thra|co|sis [,ænθrə'kəʊsɪs] *noun* Kohlenstaublunge *f*, Anthrakose *f*, Anthracosis pulmonum
pulmonary anthracosis Lungenanthrakose *f*, Kohlenstaublunge *f*, Anthracosis pulmonum
an|thra|cot|ic [,ænθrə'kɑtɪk] *adj* Anthrakose betreffend, anthrakotisch
an|thrax ['ænθræks] *noun* Milzbrand *m*, Anthrax *m*
cutaneous anthrax Hautmilzbrand *m*
gastrointestinal anthrax Darmmilzbrand *m*, Anthrax intestinalis
inhalational anthrax → *pulmonary anthrax*
intestinal anthrax Darmmilzbrand *m*, Anthrax
pulmonary anthrax Lungenmilzbrand *m*, Wollsortierer-, Lumpensortierer-, Hadernkrankheit *f*
an|thro|po|phil|ic [ænθrəʊ'fɪlɪk] *adj* den Menschen bevorzugend, anthropophil
an|thro|po|pho|bia [,ænθrəpə'fəʊbɪə] *noun* Menschenscheu *f*, Anthropophobie *f*
an|thro|po|zo|o|no|sis [,ænθrəpə,zəʊə'nəʊsɪs] *noun* Anthropozoonose *f*, Zooanthroponose *f*
an|thro|po|zo|o|phil|ic [,ænθrəpə,zəʊə'fɪlɪk] *adj* sowohl Menschen als auch Tiere angreifend, anthropozoophil
anti- *präf.* un-, nicht-, Gegen-, Ant(i)-
an|ti|ac|id [,æntɪ'æsɪd] *noun, adj* → *antacid*
an|ti|ad|re|ner|gic [,æntɪ,ædrə'nɜrdʒɪk] *adj* die Wirkung von Adrenalin aufhebend; das sympathische System hemmend, sympatholytisch, antiadrenerg, adrenolytisch
an|ti|al|ex|in [,æntɪə'leksɪn] *noun* gegen Komplement wirkende Substanz *f*, Antikomplement *nt*
an|ti|al|ler|gic [,æntɪə'lɜrdʒɪk] I *noun* Antiallergikum *nt* II *adj* gegen Allergie gerichtet, antiallergisch
an|ti|a|me|bic [,æntɪə'miːbɪk] I *noun* gegen Amöben wirkendes Mittel *nt*, Amöbenmittel *nt* II *adj* gegen Amöben wirkend; amöbentötend, amöbizid
an|ti|an|a|bol|ic [æntɪ,ænə'bɑlɪk] *adj* den Anabolismus hemmend, antianabol
an|ti|an|a|phy|lac|tic [æntɪ,ænəfɪ'læktɪk] *adj* gegen Anaphylaxie gerichtet, antianaphylaktisch
an|ti|an|a|phy|lax|is [æntɪ,ænəfɪ'læksɪs] *noun* Antianaphylaxie *f*
an|ti|an|dro|gen [æntɪ'ændrədʒən] *noun* Antiandrogen *nt*
an|ti|a|ne|mic [,æntɪə'niːmɪk] I *noun* antianämische Substanz *f* II *adj* gegen Anämie gerichtet, antianämisch
an|ti|an|ti|body [æntɪ'æntɪbɑdɪ] *noun* Anti-Antikörper *m*
an|ti|an|ti|tox|in [æntɪ,æntɪ'tɑksɪn] *noun* Anti-Antitoxin *nt*, Antitoxinantikörper *m*
an|ti|anx|ious [,æntɪ'æŋ(k)ʃəs, ,æntaɪ-] *adj* angstlösend, anxiolytisch
an|ti|ap|o|plec|tic [,æntɪæpə'plektɪk] *adj* Apoplexie verhindernd, die Symptome von Apoplexie mildernd, antiapoplektisch
an|ti|ar|rhyth|mic [,æntɪə'rɪðmɪk] *adj* mit Wirkung gegen Arrhythmien, Arrhythmien verhindernd, antiarrhythmisch
an|ti|asth|mat|ic [,æntɪæz'mætɪk] I *noun* Antasthmatikum *nt* II *adj* Asthma oder Asthmabeschwerden lindernd
an|ti|ath|er|o|gen|ic [,æntɪ,æθərəʊ'dʒenɪk] *adj* die Atherombildung hemmend, antiatherogen
an|ti|bac|te|ri|al [,æntɪbæk'tɪərɪəl] I *noun* antibakteriell-wirkende Substanz *f* II *adj* gegen Bakterien (wirkend), antibakteriell
an|ti|bech|ic [,æntɪ'bekɪk] *adj* hustenstillend, antitussiv
an|ti|bi|o|gram [æntɪ'baɪəgræm] *noun* Antibiogramm *nt*
an|ti|bi|o|sis [,æntɪbaɪ'əʊsɪs] *noun* Antibiose *f*
an|ti|bi|ot|ic [,æntɪbaɪ'ɑtɪk] I *noun* Antibiotikum *nt* II *adj* antibiotisch
aminoglycoside antibiotic Aminoglykosid *nt*, Aminoglykosid-Antibiotikum *nt*
β-lactam antibiotics Betalaktam-Antibiotika *pl*, β-Laktamantibiotika *pl*
antibiotic-induced *adj* durch eine Antibiotikatherapie verursacht oder hervorgerufen, antibiotikainduziert
antibiotic-resistant *adj* nicht durch Antibiotika abtötbar oder im Wachstum hemmbar, antibiotikaresistent
broad-spectrum antibiotics Breitband-Antibiotika *pl*
an|ti|bod|y ['æntɪbɑdɪ] *noun, plural* **-bod|ies** Antikörper *m* (*to*)
agglutinating antibody kompletter Antikörper *m*, agglutinierender Antikörper *m*
anti-DNA antibody Anti-DNA-Antikörper *m*
anti-glomerular basement membrane antibody (*Niere*) Antibasalmembranantikörper *m*
antimicrosomal antibody (*Schilddrüse*) mikrosomaler Antikörper *m*
antimitochondrial antibodies Antimitochondrienantikörper *pl*, Mitochondrienantikörper *pl*
antinuclear antibodies antinukleäre Antikörper *pl*
antithyroglobulin antibodies Antithyreoglobulinantikörper *pl*, Thyreoglobulinantikörper *pl*
antithyroid antibody Antischilddrüsenantikörper *m*, Schilddrüsenantikörper *m*
autologous antibody Autoantikörper *m*, autologer Antikörper *m*
bivalent antibody bivalenter Antikörper *m*
blood-group antibody Blutgruppenantikörper *m*
cold-reactive antibody Kälteantikörper *m*
complement-fixing antibody komplementbindender

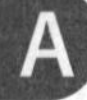

Antikörper *m*
complete antibody kompletter Antikörper *m*, agglutinierender Antikörper *m*
cross-reacting antibody kreuzreagierender Antikörper *m*
cytophilic antibody zytophiler Antikörper *m*
cytotoxic antibody zytotoxischer Antikörper *m*
cytotropic antibody zytophiler Antikörper *m*
immune antibody Immunantikörper *m*
incomplete antibody nicht-agglutinierender Antikörper *m*, inkompletter Antikörper *m*, blockierender Antikörper *m*
maternal antibodies mütterliche Antikörper *pl*, maternale Antikörper *pl*
membrane-bound antibody membrangebundener Antikörper *m*
mitochondrial antibodies Anti-Mitochondrienantikörper *pl*, Mitochondrienantikörper *pl*
monoclonal antibody monoklonaler Antikörper *m*
natural antibody natürlicher Antikörper *m*, regulärer Antikörper *m*
polyclonal antibodies polyklonale Antikörper *pl*
regular antibody natürlicher Antikörper *m*, regulärer Antikörper *m*
saline antibody kompletter Antikörper *m*, agglutinierender Antikörper *m*
sperm antibodies Sperma-Antikörper *pl*, Spermienantikörper *pl*
thyroid antibody Anti-Schilddrüsenantikörper *m*, Schilddrüsenantikörper *m*
univalent antibody univalenter Antikörper *m*, hemmender Antikörper *m*
warm antibody Wärmeantikörper *m*

antibody-mediated *adj* antikörpervermittelt

an|ti|can|cer [æntɪ'kænsər] *adj* gegen (maligne) Neoplasmen wirksam; zytostatisch, antineoplastisch

an|ti|car|cin|o|gen [ˌæntɪkɑːr'sɪnədʒən] *noun* antikarzinogene Substanz *f*, Antikarzinogen *nt*

an|ti|car|cin|o|gen|ic [æntɪˌkɑːrsɪnə'dʒenɪk] *adj* die Tumorentstehung hemmend, einer Tumorentwicklung vorbeugend, antikarzinogen

an|ti|car|i|o|gen|ic [ˌæntɪˌkeərɪə'dʒenɪk] *adj* gegen Karies wirkend, Karies vorbeugend, antikariös

an|ti|car|i|ous [ˌæntɪ'keərɪəs] *adj* gegen Karies wirkend, Karies vorbeugend, antikariös

an|ti|cho|lin|er|gic [ˌæntɪˌkəʊlə'nɜrdʒɪk, -ˌkɑl-] *adj* die Wirkung von Acetylcholin hemmend; das parasympathische System hemmend, parasympatholytisch, anticholinerg, vagolytisch

an|ti|cho|lin|es|ter|ase [æntɪˌkəʊlə'nestəreɪz] *noun* Cholinesterasehemmer *m*, Cholinesteraseinhibitor *m*, Acetylcholinesterasehemmer *m*, Acetylcholinesteraseinhibitor *m*

an|ti|co|ag|u|lant [ˌæntɪkəʊ'ægjələnt] I *noun* gerinnungshemmende Substanz *f*, Antikoagulans *nt*, Antikoagulantium *nt* II *adj* gerinnungshemmend, antikoagulierend

an|ti|co|ag|u|lat|ed [ˌæntɪkəʊ'ægjəleɪtɪd] *adj* mit Antikoagulantien versetzt, antikoaguliert

an|ti|com|ple|ment [æntɪ'kɑmpləmənt] *noun* gegen Komplement wirkende Substanz *f*, Antikomplement *nt*

an|ti|con|cep|tive [ˌæntɪkən'septɪv] *adj* empfängnisverhütend, konzeptionsverhütend, kontrazeptiv, antikonzeptionell

an|ti|con|cip|i|ens [ˌæntɪkən'sɪpɪəns] *noun* Verhütungsmittel *nt*, Kontrazeptivum *nt*, Antikonzeptivum *nt*

an|ti|con|vul|sant [ˌæntɪkən'vʌlsənt] *adj* krampflösend, krampfverhindernd, antikonvulsiv

an|ti|con|vul|sive [ˌæntɪkən'vʌlsɪv] *adj* krampflösend, krampfverhindernd, antikonvulsiv

an|ti|cy|to|ly|sin [ˌæntɪsaɪ'tɑləsɪn] *noun* Antizytolysin *nt*, Anticytolysin *nt*

an|ti|cy|to|tox|in [æntɪˌsaɪtə'tɑksɪn] *noun* Antizytotoxin *nt*

anti-D *noun* Anti-D *nt*, Anti-D-Antikörper *m*

anti-delta *noun* Anti-Delta *nt*, Anti-HD *nt*, Antikörper *m* gegen HDAg

an|ti|de|pres|sant [ˌæntɪdɪ'presənt] *adj* Depression(en) verhindernd oder lindernd, antidepressiv

an|ti|di|a|bet|ic [ˌæntɪdaɪə'betɪk] *adj* gegen Diabetes mellitus wirkend, den Blutzuckerspiegel senkend, antidiabetisch

an|ti|di|a|be|to|gen|ic [ˌæntɪˌdaɪəbiːtə'dʒenɪk] *adj* die Diabetesentwicklung verhindernd, antidiabetogen

an|ti|di|ar|rhe|ic [ˌæntɪdaɪə'riːɪk] *adj* gegen Durchfall/Diarrhö wirkend, Durchfallsymptome lindernd, antidiarrhoisch

an|ti|di|u|ret|ic [æntɪˌdaɪə'retɪk] I *noun* Antidiuretikum *nt* II *adj* antidiuretisch

an|ti|dot|al [æntɪ'dəʊtl] *adj* Antidot betreffend, als Gegengift wirkend, Gegengift-, Antidot-

an|ti|dote ['æntɪdəʊt] I *noun* Gegengift *nt*, Gegenmittel *nt*, Antidot *nt*, Antidoton *nt* (*to, against* gegen) II *v* ein Gegengift verabreichen oder anwenden; ein Gift neutralisieren

an|ti|drom|ic [ˌæntɪdrɑmɪk] *adj* gegenläufig, antidrom

an|ti|e|dem|ic [ˌæntɪə'diːmɪk] I *noun* Ödem(e) verhütendes oder linderndes Mittel *nt* II *adj* Ödem(e) verhindernd oder lindernd

an|ti|e|met|ic [ˌæntɪə'metɪk] I *noun* Antemetikum *nt*, Antiemetikum *nt* II *adj* antiemetisch

an|ti|en|zyme [æntɪ'enzaɪm] *noun* Antienzym *nt*, Antiferment *nt*

an|ti|ep|i|lep|tic [ˌæntɪepɪ'leptɪk] *adj* mit Wirkung gegen Epilepsie, epileptische Anfälle verhindernd, antiepileptisch, antikonvulsiv

an|ti|es|tro|gen [æntɪ'estrədʒən] I *noun* Antiöstrogen *nt*, Östrogenhemmer *m*, Östrogenantagonist *m* II *adj* Östrogen/Östrogenwirkung hemmend, Antiöstrogen-

an|ti|es|tro|gen|ic [æntɪˌestrə'dʒenɪk] *adj* Östrogen/Östrogenwirkung hemmend, Antiöstrogen-

an|ti|fe|brile [æntɪ'fiːbraɪl] *adj* fiebersenkend, antipyretisch, antifebril

an|ti|fi|bril|la|to|ry [ˌæntɪ'faɪbrɪlətɔːriː, -təʊ-] *adj* gegen Herzflimmern wirksam, antifibrillant

an|ti|fi|bri|no|ly|sin [æntɪˌfaɪbrə'nɑləsɪn] *noun* Antifibrinolysin *nt*; Antiplasmin *nt*

an|ti|fi|bri|no|ly|tics [æntɪˌfaɪbrɪnəʊ'lɪtɪkz] *plural* Antifibrinolytika *pl*, Fibrinolyseinhibitoren *pl*

an|ti|fi|lar|i|al [ˌæntɪfɪ'leərɪəl] I *noun* gegen Filarien wirkendes Mittel *nt*, Filarienmittel *nt* II *adj* gegen Filarien wirkend, filarientötend

an|ti|fo|late [æntɪ'fəʊleɪt] *noun* Folsäureantagonist *m*

an|ti|fun|gal [æntɪ'fʌŋgəl] I *noun* Antimykotikum *nt* II *adj* gegen Pilze/Fungi wirkend, antimykotisch, antifungal

an|ti|gen ['æntɪdʒən] *noun* Antigen *nt*
Australia antigen Australiaantigen *nt*, Hepatitis B surface-Antigen *nt*, HB_s-Antigen *nt*, Hepatits B-Oberflächenantigen *nt*
bacterial antigen Bakterienantigen *nt*
blood-group antigens Blutgruppenantigene *pl*
capsular antigen Kapselantigen *nt*, K-Antigen *nt*
complete antigen komplettes Antigen *nt*, Vollantigen *nt*
cross-reacting antigen kreuzreagierendes Antigen *nt*
factor VIII-associated antigen Faktor VIII-assoziiertes-Antigen *nt*, von Willebrand-Faktor *m*
flagellar antigen Geißelantigen *nt*, H-Antigen *nt*
H antigen Geißelantigen *nt*, H-Antigen *nt*
hepatitis B surface antigen Australiaantigen *nt*, Hepatitis B surface-Antigen *nt*, HB_s-Antigen *nt*, Hepatitis B-Oberflächenantigen *nt*
histocompatibility antigens Histokompatibilitätsantigene *pl*, Transplantationsantigene *pl*, humane Leukozytenantigene *pl*, HLA-Antigene *pl*
human leukocyte antigens Histokompatibilitätsanti-

gene *pl*, Transplantationsantigene *pl*, humane Leukozytenantigene *pl*, HLA-Antigene *pl*
K antigen Kapselantigen *nt*, K-Antigen *nt*
leukocyte antigens Leukozytenantigene *pl*
major histocompatibility antigens 1. Histokompatibilitätsantigene *pl*, Transplantationsantigene *pl*, HLA-Antigene *pl*, humane Leukozytenantigene *pl* **2.** MHC-Antigene *pl*
Mitsuda antigen Lepromin *nt*, Mitsuda-Antigen *nt*
O antigen 1. (*mikrobiol.*) O-Antigen *nt*, Körperantigen *nt* **2.** (*hämatolog.*) Antigen O *nt*
partial antigen Partialantigen *nt*, Teilantigen *nt*, Hapten *nt*
private antigens 1. seltene Antigene *pl*, private Antigene *pl* **2.** Individualantigene *pl*
serum hepatitis antigen Australiaantigen *nt*, Hepatitis B surface-Antigen *nt*, HB_s-Antigen *nt*, Hepatitis B-Oberflächenantigen *nt*
somatic antigen Körperantigen *nt*, O-Antigen *nt*
surface antigen Oberflächenantigen *nt*
transplantation antigens Transplantationsantigene *pl*, Histokompatibilitätsantigene *pl*, human leukocyte antigens *pl*
tumor antigen Tumorantigen *nt*, T-Antigen *nt*

antigen-antibody-reaction *noun* Antigen-Antikörper-Reaktion *f*

antigen-dependent *adj* antigenabhängig

an|ti|gen|ic [ˌæntɪ'dʒenɪk] *adj* Antigeneigenschaften besitzend, als Antigen wirkend, antigen

an|ti|ge|nic|i|ty [ˌæntɪdʒə'nɪsətɪ] *noun* Antigenität *f*

an|ti|glob|u|lin [ˌæntɪ'glɑbjəlɪn] *noun* Antiglobulin *nt*

an|ti|go|nad|o|trop|ic [æntɪˌgɑnədəʊ'trɑpɪk] *adj* gonadotrope Hormone hemmend, antigonadotrop

an|ti|he|lix [ˌæntɪ'hiːlɪks] *noun, plural* **-lix|es, -hel|i|ces** [æntɪ'helɪsiːz] Anthelix *f*

an|ti|hel|min|tic [ˌæntɪhel'mɪnθɪk] *adj* gegen Würmer wirkend, wurmtötend, anthelmintisch

an|ti|he|mo|lyt|ic [æntɪˌhiːmə'lɪtɪk] *adj* gegen Hämolyse wirkend, eine Hämolyse verhindernd, antihämolytisch

an|ti|he|mo|phil|ic [ˌæntɪˌhiːmə'fɪlɪk, -hem-] *adj* gegen Hämophilie wirkend, Hämophilie verhindernd, antihämophil

an|ti|hem|or|rhag|ic [ˌæntɪˌhemə'rædʒɪk] I *noun* blutstillendes Mittel *nt*, Antihämorrhagikum *nt*, Hämostatikum *nt*, Hämostyptikum *nt* II *adj* blutstillend, antihämorrhagisch, hämostatisch, hämostyptisch

an|ti|hep|a|rin [æntɪ'hepərɪn] *noun* Plättchenfaktor 4 *m*, Antiheparin *nt*

an|ti|hi|drot|ic [ˌæntɪhaɪ'drɑtɪk] *adj* die Schweißbildung/Schweißsekretion hemmend, schweißhemmend, antihidrotisch, anthidrotisch

an|ti|his|ta|mine [æntɪ'hɪstəmiːn] *noun* Antihistaminikum *nt*, Antihistamin *nt*, Histaminantagonist *m*

an|ti|his|ta|min|ic [æntɪˌhɪstə'mɪnɪk] I *noun* Antihistaminikum *nt*, Antihistamin *nt*, Histaminantagonist *m* II *adj* antihistaminisch

an|ti|hor|mone [æntɪ'hɔːrməʊn] *noun* Hormonblocker *m*, Hormonantagonist *m*, Antihormon *nt*

an|ti|hy|al|u|ron|i|dase [æntɪˌhaɪəlʊ'rɑnɪdeɪz] *noun* Antihyaluronidase *f*, Hyaluronidasehemmer *m*, Hyaluronidaseantagonist *m*

an|ti|hy|per|ten|sive [ˌæntɪˌhaɪpər'tensɪv] *adj* blutdrucksenkend, antihypertensiv, antihypertonisch

anti-icteric *adj* Gelbsucht/Ikterus lindernd oder verhindernd, antiikterisch

anti-infective I *noun* infektionsverhinderndes Mittel *nt*, Antiinfektiosum *nt* II *adj* infektionsverhindernd, antiinfektiös

anti-inflammatory I *noun* entzündungshemmendes Mittel *nt*, Entzündungshemmer *m*, Antiphlogistikum *nt* II *adj* entzündungshemmend, antiphlogistisch

an|ti|ke|to|gen|ic [ˌæntɪˌkiːtəʊ'dʒenɪk] *adj* die Ketonkörperbildung hemmend, antiketogen

an|ti|ki|nase [æntɪ'kɪneɪz] *noun* Kinasehemmer *m*, Kinaseantagonist *m*, Antikinase *f*

an|ti|leish|man|i|al [ˌæntɪliːʃ'mænɪəl] I *noun* gegen Leishmanien wirkendes Mittel *nt*, Leishmanienmittel *nt* II *adj* gegen Leishmanien wirkend; leishmanientötend

an|ti|lep|rot|ic [ˌæntɪlep'rɑtɪk] I *noun* Antileprotikum *nt* II *adj* gegen Lepra wirkend

an|ti|leu|ko|ci|din [ˌæntɪluː'kɑsədɪn] *noun* Antileukozidin *nt*, Antileukotoxin *nt*

an|ti|leu|ko|cyt|ic [æntɪˌluːkə'sɪtɪk] *adj* gegen Leukozyten gerichtet oder wirkend, antileukozytär

an|ti|leu|ko|pro|te|ase [æntɪˌluːkə'prəʊtɪeɪz] *noun* Leukoproteasehemmer *m*, Antileukoprotease *f*

an|ti|leu|ko|tox|in [æntɪˌluːkə'tɑksɪn] *noun* Antileukozidin *nt*, Antileukotoxin *nt*

an|ti|li|pe|mic [ˌæntɪlɪ'piːmɪk, -laɪ-] *adj* den Lipidspiegel senkend, antilipidämisch

an|ti|ma|lar|i|al [ˌæntɪmə'leərɪəl] I *noun* Malariamittel *nt*, Antimalariamittel *nt* II *adj* gegen Malaria wirkend, Antimalaria-

an|ti|me|tab|o|lite [ˌæntɪmə'tæbəlaɪt] *noun* Antimetabolit *m*

an|ti|mi|cro|bi|al [ˌæntɪmaɪ'krəʊbɪəl] I *noun* antimikrobielles Mittel *nt*; Antibiotikum *nt* II *adj* gegen Mikroorganismen wirkend, antimikrobiell

an|ti|mi|tot|ic [ˌæntɪmaɪ'tɑtɪk] I *noun* Mitosehemmer *m*, Antimitotikum *nt* II *adj* mitosehemmend, antimitotisch

an|ti|mo|ny ['æntɪməʊnɪ] *noun* Antimon *nt*; Stibium *nt*

an|ti|mu|ta|gen [ˌæntɪ'mjuːtədʒən] *noun* antimutagene Substanz *f*, Antimutagen *nt*

an|ti|my|co|bac|te|ri|al [æntɪˌmaɪkəʊbæk'tɪərɪəl] I *noun* gegen Mykobakterien wirkendes Mittel *nt* II *adj* gegen Mykobakterien wirkend

an|ti|my|cot|ic [ˌæntɪmaɪ'kɑtɪk] *adj* gegen Pilze/Fungi wirkend, antifungal, antimykotisch

an|ti|ne|o|plas|tic [æntɪˌniːəʊ'plæstɪk] I *noun* antineoplastische Substanz *f*, Antineoplastikum *nt* II *adj* antineoplastisch

an|ti|neu|ral|gic [ˌæntɪnʊ'ræld ʒɪk] *adj* gegen Neuralgie wirksam, antineuralgisch

an|ti|nu|cle|ar [æntɪ'n(j)uːklɪər] *adj* gegen den Zellkern oder Zellkernteile gerichtet, antinukleär

an|ti|ov|u|la|to|ry [ˌæntɪ'ɑvjələtɔːriː, -təʊ-] *adj* den Eisprung verhindernd, ovulationshemmend, antiovulatorisch

an|ti|ox|i|dant [ˌæntɪ'ɑksɪdənt] *noun* Antioxydans *nt*

an|ti|ox|i|dase [ˌæntɪ'ɑksɪdeɪz] *noun* Oxidasehemmer *m*, Antioxidase *f*

an|ti|par|a|sit|ic [æntɪˌpærə'sɪtɪk] I *noun* gegen Parasiten wirkendes Mittel *nt*, Antiparasitikum *nt* II *adj* gegen Parasiten wirkend, antiparasitisch, antiparasitär

an|ti|par|kin|so|ni|an [ˌæntɪˌpɑːrkɪn'səʊnɪən] *noun* Antiparkinsonmittel *nt*, Antiparkinsonikum *nt*

an|ti|pe|dic|u|lot|ic [ˌæntɪpɪˌdɪkjə'lɑtɪk] I *noun* Antipedikulosum *nt*, Läusemittel *nt* II *adj* gegen Läuse wirkend

an|ti|per|spi|rant [æntɪ'perspɪrənt] I *noun* schweißhemmendes Mittel *nt*, Antiperspirant *nt*, Antitranspirant *nt*, Anthidrotikum *nt*, Antihidrotikum *nt* II *adj* schweißhemmend, anthidrotisch, antihidrotisch

an|ti|phag|o|cyt|ic [æntɪˌfægə'sɪtɪk] *adj* gegen Phagozyten gerichtet, antiphagozytär, antiphagozytisch

an|ti|phlo|gis|tic [ˌæntɪfləʊ'dʒɪstɪk] I *noun* entzündungshemmendes Mittel *nt*, Entzündungshemmer *m*, Antiphlogistikum *nt* II *adj* entzündungshemmend, antiphlogistisch

an|ti|phthi|ri|ac [æntɪ'θɪərɪæk] *adj* gegen Läuse wirkend

an|ti|plas|min [ˌæntɪ'plæzmɪn] *noun* Antiplasmin *nt*, Antifibrinolysin *nt*

an|ti|plas|mo|di|an [ˌæntɪplæzˈməʊdɪən] *adj* gegen Plasmodien wirkend
an|ti|plas|tic [æntɪˈplæstɪk] I *noun* antiplastische Substanz *f* II *adj* antiplastisch
an|ti|plate|let [æntɪˈpleɪtlɪt] *adj* gegen Blutplättchen gerichtet, Antithrombozyten-
an|ti|pneu|mo|coc|cal [æntɪˌn(j)uːməˈkɑkl] *adj* Pneumokokken hemmend oder zerstörend, Anti-Pneumokokken-
an|ti|port [ˈæntɪpɔːrt] *noun* Austauschtransport *m*, Gegentransport *m*, Countertransport *m*, Antiport *m*
an|ti|pro|to|zo|al [æntɪˌprəʊtəˈzəʊəl] I *noun* gegen Protozoen wirkendes Mittel *nt*, Antiprotozoenmittel *nt*, Antiprotozoikum *nt* II *adj* gegen Protozoen wirkend, Antiprotozoen-
an|ti|pru|rit|ic [ˌæntɪprʊəˈrɪtɪk] *adj* gegen Juckreiz wirkend, antipruriginös
an|ti|pso|ri|at|ic [æntɪˌsɔːrɪˈætɪk] I *noun* Mittel *nt* gegen Psoriasis, Antipsorikum *nt* II *adj* gegen Psoriasis wirkend
an|ti|psy|chot|ic [ˌæntɪsaɪˈkɑtɪk] *adj* gegen Psychosen wirkend, antipsychotisch
an|ti|py|o|gen|ic [ˌæntɪpaɪəˈdʒenɪk] *adj* die Eiterbildung verhindernd, antipyogen
an|ti|py|re|sis [ˌæntɪpaɪˈriːsɪs] *noun* Fieberbekämpfung *f*, Antipyrese *f*
an|ti|py|ret|ic [ˌæntɪpaɪˈretɪk] I *noun* fiebersenkendes Mittel *nt*, Antipyretikum *nt*, Antifebrilium *nt* II *adj* fiebersenkend, antipyretisch, antifebril
an|ti|py|rot|ic [ˌæntɪpaɪˈrɑtɪk] I *noun* Mittel *nt* zur Behandlung von Brandwunden, Antipyrotikum *nt* II *adj* gegen Brandwunden wirkend
an|ti|ra|chit|ic [ˌæntɪrəˈkɪtɪk] *adj* gegen Rachitis wirksam, Rachitis vorbeugend oder verhindernd, antirachitisch
an|ti|rheu|mat|ic [ˌæntɪruːˈmætɪk] *adj* gegen rheumatische Erkrankungen wirkend, antirheumatisch
an|ti|rick|ett|si|al [ˌæntɪrɪˈketsɪəl] I *noun* gegen Rickettsien wirkendes Mittel *nt*, Rickettsienmittel *nt* II *adj* gegen Rickettsien wirkend
an|ti|schis|to|so|mal [æntɪˌʃɪstəˈsəʊml] I *noun* gegen Schistosomen wirkendes Mittel *nt*, Schistosomenmittel *nt* II *adj* gegen Schistosomen wirkend
an|ti|seb|or|rhe|ic [ˌæntɪsebəˈriːɪk] *adj* gegen Seborrhoe wirkend, antiseborrhoisch
an|ti|se|cre|to|ry [ˌæntɪsɪˈkriːtərɪ] *adj* sekretionshemmend, antisekretorisch
an|ti|sep|sis [ˌæntɪˈsepsɪs] *noun* Antisepsis *f*
an|ti|sep|tic [ˌæntɪˈseptɪk, ˌantaɪ-] *adj* Antisepsis betreffend oder herbeiführend, antiseptisch
an|ti|se|rum [æntɪˈsɪərəm] *noun* Immunserum *nt*, Antiserum *nt*
monovalent antiserum Faktorenserum *nt*
an|ti|spas|mod|ic [ˌæntɪspæzˈmɑdɪk] *adj* krampflösend, krampfmildernd, spasmolytisch
an|ti|spas|tic [ˌæntɪˈspæstɪk] *adj* krampflösend, Muskelkrämpfe verhindernd oder lindernd, antispastisch
an|ti|staph|y|lo|coc|cic [æntɪˌstæfɪləˈkɑksɪk] I *noun* gegen Staphylokokken wirkendes Mittel *nt* II *adj* gegen Staphylokokken wirkend, Anti-Staphylokokken-
an|ti|strep|to|coc|cic [æntɪˌstreptəˈkɑksɪk] I *noun* gegen Streptokokken wirkendes Mittel *nt* II *adj* gegen Streptokokken wirkend, Anti-Streptokokken-
an|ti|su|dor|if|ic [ˌæntɪˌsuːdəˈrɪfɪk] *adj* die Schweißbildung/Schweißsekretion hemmend, antihidrotisch, schweißhemmend, anthidrotisch
an|ti|sym|pa|thet|ic [ˌæntɪˌsɪmpəˈθetɪk] *adj* die Wirkung von Adrenalin aufhebend; das sympathische System hemmend, sympatholytisch, antiadrenerg, adrenolytisch
an|ti|syph|i|lit|ic [ˌæntɪsɪfəˈlɪtɪk] *adj* gegen Syphilis wirkend, antiluetisch, antisyphilitisch
an|ti|ther|mic [ˌæntɪˈθɜrmɪk] *adj* fiebersenkend, antipyretisch, antifebril
an|ti|throm|bin [ˌæntɪˈθrɑmbɪn] *noun* Antithrombin *nt*
antithrombin I Fibrin *nt*
antithrombin III Antithrombin III *nt*
an|ti|throm|bo|plas|tin [ˌæntɪˌθrɑmbəˈplæstɪn] *noun* Antithromboplastin *nt*
an|ti|throm|bot|ic [ˌæntɪθrɑmˈbɑtɪk] I *noun* Antithrombotikum *nt* II *adj* Thrombose oder Thrombusbildung verhindernd oder erschwerend, antithrombotisch, Anti-Thrombose(n)-
an|ti|thy|roid [æntɪˈθaɪrɔɪd] *adj* gegen die Schilddrüse gerichtet oder wirkend, antithyreoid, antithyroid, antithyreoidal, antithyroidal
an|ti|thy|ro|tox|ic [æntɪˌθaɪrəʊˈtɑksɪk] *adj* gegen Hyperthyreose wirksam, antithyreotoxisch
an|ti|thy|ro|trop|ic [æntɪˌθaɪrəˈtrɑpɪk] *adj* antithyreotrop
an|ti|tox|ic [æntɪˈtɑksɪk] *adj* Antitoxin betreffend, mit antitoxischer Wirkung, antitoxisch
an|ti|tox|in [æntɪˈtɑksɪn] *noun* **1.** (*pharmakol.*) Gegengift *nt*, Antitoxin *nt* **2.** (*immunolog.*) Antitoxinantikörper *m*, Toxinantikörper *m*, Antitoxin *nt*
botulinal antitoxin Botulinusantitoxin *nt*, antitoxisches Botulinusserum *nt*
diphtheria antitoxin Diphtherieantitoxin *nt*
an|ti|tox|in|o|gen [ˌæntɪtɑkˈsɪnədʒən] *noun* Antitoxigen *nt*, Antitoxinogen *nt*
an|ti|tra|gus [ˌæntɪˈtreɪgəs] *noun* Antitragus *m*
an|ti|trep|o|ne|mal [æntɪˌtrepəˈniːməl] I *noun* gegen Treponemen wirkendes Mittel *nt*, Treponemenmittel *nt* II *adj* gegen Treponemen wirkend, treponemazid
an|ti|trich|o|mon|al [æntɪˌtrɪkəˈmɑnl] I *noun* gegen Trichomonaden wirkendes Mittel *nt*, Trichomonadenmittel *nt*, Trichomonazid *nt*, Trichomonadizid *nt* II *adj* gegen Trichomonaden wirkend, trichomonazid, trichomonadizid
an|ti|try|pan|o|so|mal [ˌæntɪtrɪˌpænəˈsəʊml] I *noun* gegen Trypanosomen wirkendes Mittel *nt*, Trypanosomenmittel *nt* II *adj* gegen Trypanosomen wirkend
α_1-an|ti|tryp|sin [ˌæntɪˈtrɪpsɪn] *noun* α_1-Antitrypsin *nt*
an|ti|tryp|tic [ˌæntɪˈtrɪptɪk] *adj* antitryptisch
an|ti|tu|ber|cu|lin [ˌæntɪt(j)uːˈbɜrkjəlɪn] *noun* Tuberkulinantikörper *m*, Antituberkulin *nt*
an|ti|tu|ber|cu|lot|ic [ˌæntɪt(j)uːˌbɜrkjəˈlɑtɪk] I *noun* antituberkulöse Substanz *f*, Tuberkulostatikum *nt*, Antituberkulotikum *nt* II *adj* antituberkulös, tuberkulostatisch
an|ti|tu|mor|i|gen|ic [æntɪˌt(j)uːmərɪˈdʒenɪk] *adj* die Tumorbildung hemmend, antitumorigen
an|ti|tus|sive [ˌæntɪˈtʌsɪv] *adj* hustenstillend, antitussiv
an|ti|ty|phoid [æntɪˈtaɪfɔɪd] *adj* Typhus verhindernd, gegen Typhus wirkend, antityphös
an|ti|ven|in [æntɪˈvenɪn] *noun* Gegengift *nt*, Antitoxin *nt*, Antivenenum *nt*
an|ti|ven|om|ous [æntɪˈvenəməs] *adj* Antitoxin betreffend, mit antitoxischer Wirkung, antitoxisch
an|ti|vi|ral [æntɪˈvaɪrəl] I *noun* antivirale Substanz *f*, virustatische Substanz *f*, viruzide Substanz *f* II *adj* gegen Viren gerichtet, antiviral; virustatisch; viruzid
an|ti|vi|ta|min [ˌæntɪˈvaɪtəmɪn, -ˈvɪte-] *noun* Antivitamin *nt*, Vitaminantagonist *m*
an|ti|zyme [ˈæntɪzaɪm] *noun* Antizym *nt*, Antienzym *nt*
an|ti|zy|mot|ic [ˌæntɪzaɪˈmɑtɪk] *adj* gegen ein Enzym wirkend, ein Enzym hemmend, antienzymatisch
an|tral [ˈæntrəl] *adj* Antrum betreffend, antral
an|trec|to|my [ænˈtrektəmɪ] *noun* Antrumresektion *f*, Antrektomie *f*
an|tri|tis [ænˈtraɪtɪs] *noun* Entzündung des Antrum mastoideum, Antritis *f*, Antrumentzündung *f*
an|tro|at|ti|cot|o|my [ˌæntrəʊˌætɪˈkɑtəmɪ] *noun* Attikoantrotomie *f*

an|tro|buc|cal [ˌæntrəʊ'bʌkəl] *adj* Kieferhöhle und Mundhöhle betreffend oder verbindend, antrobukkal
an|tro|cele ['æntrəʊsiːl] *noun* Antrozele *f*
an|tro|du|o|de|nec|to|my [ˌæntrəʊˌd(j)uːəʊdɪ'nektəmɪ] *noun* Antroduodenektomie *f*
an|tro|nal|gia [ˌæntrəʊ'nældʒ(ɪ)ə] *noun* Schmerzen *pl* in der Kieferhöhle, Antronalgie *f*, Antrodynie *f*
an|tro|na|sal [ˌæntrəʊ'neɪzl] *adj* Kieferhöhle und Nase betreffend oder verbindend, antronasal
an|tro|py|lor|ic [ˌæntrəʊpaɪ'lɔːrɪk, -'lɑr-] *adj* Antrum pyloricum betreffend, antropylorisch
an|tros|co|py [æn'trɑskəpɪ] *noun* Antroskopie *f*
an|tros|to|my [æn'trɑstəmɪ] *noun* Antrostomie *f*, Kieferhöhlenfensterung *f*
an|trot|o|my [æn'trɑtəmɪ] *noun* Antrotomie *f*
an|tro|tym|pan|ic [ˌæntrəʊtɪm'pænɪk] *adj* Antrum mastoideum und Paukenhöhle/Tympanum betreffend oder verbindend, antrotympanisch
an|tro|tym|pa|ni|tis [ˌæntrəʊˌtɪmpə'naɪtɪs] *noun* Entzündung von Paukenhöhle und Antrum mastoideum, Antrotympanitis *f*
an|trum ['æntrəm] *noun, plural* **-tra** [-trə] Höhle *f*, Hohlraum *m*, Antrum *nt*
frontal antrum Stirnhöhle *f*, Sinus frontalis
gastric antrum präpylorischer Magenabschnitt *nt*, Antrum pyloricum
antrum of Highmore Kieferhöhle *f*, Sinus maxillaris
mastoid antrum Warzenfortsatzhöhle *f*, Antrum mastoideum
maxillary antrum Kieferhöhle *f*, Sinus maxillaris
pyloric antrum präpylorischer Magenabschnitt *m*, Antrum pyloricum
tympanic antrum Warzenfortsatzhöhle *f*, Antrum mastoideum
antrum of Willis präpylorischer Magenabschnitt *m*, Antrum pyloricum
a|nu|cle|ar [eɪ'n(j)uːklɪər] *adj* kernlos, ohne Kern, anukleär
an|u|lo|plas|ty [ˌænjələʊ'plæstɪ] *noun* Anuloplastik *f*
a|nu|lus ['ænjələs] *noun* → *annulus*
an|u|re|sis [ˌænjə'riːsɪs] *noun* **1.** Harnverhalt *m*, Anurese *f* **2.** Anurie *f*
an|u|ret|ic [ˌænjə'retɪk] *adj* Anurese betreffend, anuretisch
a|nu|ria [æn'(j)ʊərɪə] *noun* Anurie *f*
a|nu|ric [æn'(j)ʊərɪk] *adj* Anurie betreffend, anurisch
a|nus ['eɪnəs] *noun, plural* **a|nus|es, a|ni** ['eɪnaɪ] After *m*, Anus *m*
artificial anus künstlicher Darmausgang *m*, Kunstafter *m*, Stoma *nt*, Anus praeter (naturalis)
imperforate anus Analatresie *f*, Atresia ani
preternatural anus künstlicher Darmausgang *m*, Kunstafter *m*, Stoma *nt*, Anus praeter (naturalis)
a|nus|i|tis [eɪnə'saɪtɪs] *noun* Anusitis *f*, Afterentzündung *f*, Anusentzündung *f*
an|vil ['ænvɪl] *noun* Amboss *m*; (*anatom.*) Incus *m*
anx|i|e|ty [æŋ'zaɪətɪ] *noun* **1.** Angst *f*, Angstgefühl *nt*, Ängstlichkeit *f*; Unruhe *f* (*for, about* wegen, um) **2.** (*psychol.*) Beängstigung *f*, Beklemmung *f*
anx|i|o|lyt|ic [ˌæŋzɪə'lɪtɪk] *adj* angstlösend, anxiolytisch
an|y|dre|mia [ˌænɪ'driːmɪə] *noun* Anhydrämie *f*
a|or|ta [eɪ'ɔːrtə] *noun, plural* **-tas, -tae** [-tiː] große Körperschlagader *f*, Aorta *f*
abdominal aorta Bauchschlagader *f*, Abdominalaorta *f*, Aorta abdominalis, Pars abdominalis aortae
ascending aorta aufsteigende Aorta *f*, aufsteigender Aortenteil *m*, Aorta ascendens, Pars ascendens aortae
descending aorta absteigende Aorta *f*, Aorta descendens, Pars descendens aortae
thoracic aorta Brustschlagader *f*, Aorta thoracica, Pars thoracica aortae
a|or|tal|gia [eɪɔːr'tældʒ(ɪ)ə] *noun* Aortenschmerz *m*, Aortalgie *f*
a|or|tec|to|my [ˌeɪɔːr'tektəmɪ] *noun* Aorten(teil)resektion *f*, Aortektomie *f*
aor|tic [eɪ'ɔːrtɪk] *adj* Hauptschlagader/Aorta betreffend, aortal, aortisch
a|or|ti|co|pul|mo|nar|y [eɪˌɔːrtɪkəʊ'pʌlməˌneriː, -nərɪ] *adj* Aorta und Lungenschlagader/Truncus pulmonalis betreffend oder verbindend, aortikopulmonal, aortopulmonal
a|or|ti|co|re|nal [ˌeɪˌɔːrtɪkəʊ'riːnl] *adj* Aorta und Niere(n)/Ren betreffend, aortikorenal, aortorenal
a|or|tit|ic [ˌeɪɔːr'taɪtɪk] *adj* Aortitis betreffend, aortitisch
a|or|ti|tis [ˌeɪɔːr'taɪtɪs] *noun* Entzündung der Aorta bzw. der Aortenwand, Aortitis *f*
giant cell aortitis Riesenzellaortitis *f*
syphilitic aortitis Aortensyphilis *f*, Mesaortitis luetica, Aortitis syphilitica
a|or|to|cor|o|nar|y [eɪˌɔːrtə'kɔːrənerɪ, -'kɑr-] *adj* Aorta und Kranzarterien/Koronargefäße betreffend oder verbindend, aortokoronar
a|or|to|graph|ic [ˌeɪɔːrtɑ'grəfɪk] *adj* Aortografie betreffend, mittels Aortografie, aortographisch, aortografisch
a|or|tog|ra|phy [ˌeɪɔːr'tɑgrəfɪ] *noun* Kontrastdarstellung *f* der Aorta, Aortographie *f*, Aortografie *f*
a|or|top|to|sis [ˌeɪɔːrtɑp'təʊsɪs] *noun* Aortensenkung *f*, Aortoptose *f*
a|or|to|re|nal [eɪˌɔːrtə'riːnl] *adj* Aorta und Niere(n)/Ren betreffend, aortikorenal, aortorenal
a|or|tor|rha|phy [ˌeɪɔːr'tɑrəfɪ] *noun* Aortennaht *f*, Aortorrhaphie *f*
a|or|to|scle|ro|sis [eɪˌɔːrtəsklɪ'rəʊsɪs] *noun* Aortensklerose *f*
a|or|to|scle|rot|ic [eɪˌɔːrtəsklɪ'rɑtik] *adj* Aortensklerose betreffend, aortensklerotisch
a|or|to|ste|no|sis [eɪˌɔːrtəstɪ'nəʊsɪs] *noun* Aortenstenose *f*
a|or|tot|o|my [eɪɔːr'tɑtəmɪ] *noun* Aortotomie *f*
a|pan|cre|at|ic [eɪˌpæŋkrɪ'ætɪk] *adj* ohne Pankreas, durch ein Fehlen des Pankreas bedingt, apankreatisch
a|par|a|lyt|ic [eɪˌpærə'lɪtɪk] *adj* ohne Lähmung/Paralyse (verlaufend), aparalytisch
a|par|a|thy|ro|sis [eɪˌpærəθaɪ'rəʊsɪs] *noun* Aparathyreose *f*
ap|a|thet|ic [æpə'θetɪk] *adj* teilnahms-, leidenschaftslos, apathisch; träge, schwerfällig, phlegmatisch
ap|a|thy ['æpəθɪ] *noun* Apathie *f*
ap|a|tite ['æpətaɪt] *noun* Apatit *nt*
a|pe|ri|od|ic [ˌeɪpɪrɪ'ɑdɪk] *adj* nicht periodisch, ohne Periodizität, aperiodisch
a|per|i|stal|sis [ˌeɪpɪrɪ'stɔːlsɪs] *noun* Peristaltikmangel *m*, -schwäche *f*, Aperistaltik *f*, Aperistalsis *f*
a|per|i|stal|tic [ˌeɪpɪrɪ'stɔːltɪk, -'stɑl-] *adj* Aperistaltik betreffend, ohne Peristaltik, aperistaltisch
a|per|i|tive [ə'perɪtɪv] **I** *noun* (mildes) Abführmittel *nt*, Aperientium *nt*, Aperiens *nt* **II** *adj* **1.** appetitanregend **2.** abführend, laxativ
ap|er|tur|al ['æpərˌtʃʊərəl] *adj* Apertur(a) betreffend, Aperturen-
ap|er|ture ['æpərtʃʊər, -tjʊər] *noun* **1.** Öffnung *f*, Eingang *m*, Spalt *m*, Loch *nt*, Schlitz *m*, Apertur *f*, Apertura *f* **2.** Apertur *f*, (Blenden-)Öffnung *f*
anterior nasal aperture vordere Öffnung *f* der (knöchernen) Nasenhöhle, Apertura piriformis, Apertura nasalis anterior
external aperture of aqueduct of cochlea äußere Öffnung *f* des Aqueductus cochleae, Apertura externa aqueductus cochleae
external aperture of aqueduct of vestibule äußere Öffnung *f* des Aqueductus vestibuli, Apertura externa aqueductus vestibuli

A

external aperture of canaliculus of cochlea äußere Öffnung *f* des Canaliculus cochleae, Apertura externa canaliculi cochleae
external aperture of tympanic canaliculus äußere Öffnung *f* des Canaliculus tympanicus, Apertura inferior canaliculi tympanici
aperture of frontal sinus Stirnhöhlenmündung *f*, Apertura sinus frontalis
aperture of glottis Stimmritze *f*, Rima glottidis
inferior aperture of minor pelvis untere Öffnung *f* des kleinen Beckens, Beckenausgang *m*, Apertura pelvis inferior
inferior pelvic aperture Beckenausgang *m*, Apertura pelvis inferior
inferior aperture of thorax Brustkorbausgang *m*, untere Thoraxapertur *f*, Apertura thoracis inferior
inferior aperture of tympanic canaliculus äußere Öffnung *f* des Canaliculus tympanicus, Apertura inferior canaliculi tympanici
internal aperture of tympanic canaliculus innere Öffnung *f* des Canaliculus tympanicus, Apertura superior canaliculi tympanici
aperture of larynx Kehlkopfeingang *m*, Aditus laryngis
lateral aperture of fourth ventricle Luschka-Foramen *nt*, Apertura lateralis ventriculi quarti
lower thoracic aperture untere Thoraxapertur *f*, Brustkorbausgang *m*, Apertura thoracis inferior
orbital aperture Orbitaeingang *m*, Aditus orbitalis
pelvic aperture Beckenöffnung *f*, Apertura pelvis
piriform aperture vordere Öffnung *f* der (knöchernen) Nasenhöhle, Apertura piriformis, Apertura nasalis anterior
aperture of sphenoid sinus Apertura sinus sphenoidalis
superior pelvic aperture Beckeneingang *m*, Apertura pelvis superior
superior aperture of thorax obere Thoraxapertur *f*, Brustkorbeingang *m*, Arteria thoracis superior
superior aperture of tympanic canaliculus innere Öffnung *f* des Canaliculus tympanicus, Apertura superior canaliculi tympanici
thoracic aperture Brustkorböffnung *f*, Thoraxapertur *f*, Apertura thoracis
tympanic aperture of chorda tympani canal Paukenhöhlenmündung *f* des Chordakanals, Apertura tympanica canaliculi chordae tympani
upper thoracic aperture obere Thoraxapertur *f*, Brustkorbeingang *m*, Apertura thoracis superior

alpex ['eɪpeks] *noun, plural* **alpexles, alpilces** ['eɪpɪsiːz, 'æp-] Spitze *f*, Gipfel *m*, Scheitel *m*, Apex *m*
apex of arytenoid cartilage Spitze *f* des Aryknorpels, Apex cartilaginis arytenoideae
apex of bladder (Harn-)Blasenspitze *f*, Apex vesicae
apex of cochlea Schneckenspitze *f*, Cupula cochleae
apex of dorsal horn of spinal cord Hinterhornspitze *f*, Apex cornus posterioris medullae spinalis
apex of head of fibula Apex capitis fibulae
apex of heart Herzspitze *f*, Apex cordis
apex of lung Lungenspitze *f*, Apex pulmonis
apex of patella untere Patellaspitze *f*, Apex patellae
apex of petrous portion of temporal bone Felsenbeinspitze *f*, Apex partis petrosae ossis temporalis
apex of prostate Prostataspitze *f*, Apex prostatae
apex of sacrum Kreuzbeinspitze *f*, Apex ossis sacri
apex of tongue Zungenspitze *f*, Apex linguae

alpexlcarldiolgralphy [ˌeɪpeksˌkɑːrdɪ'ɑgrəfɪ] *noun* Apexkardiographie *f*, Apexkardiografie *f*

alphalgia [ə'feɪdʒɪə] *noun* Aphagie *f*

alphalkia [ə'feɪkɪə] *noun* Fehlen *nt* der Augenlinse, Aphakie *f*

alphalkic [ə'feɪkɪk] *adj* Aphakie betreffend, linsenlos, ohne Linse, aphak, aphakisch

alphallanlgia [æfə'lændʒɪə] *noun* Phalangenaplasie *f*, Aphalangie *f*

alphalsia [ə'feɪʒə, -zɪə] *noun* Aphasie *f*
Broca's aphasia motorische Aphasie *f*, Broca-Aphasie *f*
Wernicke's aphasia sensorische Aphasie *f*, Wernicke-Aphasie *f*

alphalsic [ə'feɪzɪk] *adj* Aphasie betreffend, aphasisch

alpherlelsis [æfə'riːsɪs] *noun* Apherese *f*

alpholnia [eɪ'fəʊnɪə] *noun* Stimmlosigkeit *f*, -verlust *m*, Aphonie *f*

alphonlic [eɪ'fɑnɪk, -'fəʊn-] *adj* Aphonie betreffend, von ihr betroffen, stimmlos, tonlos, aphon, aphonisch

alphotlelsthelsia [ˌeɪfəʊtes'θiːʒ(ɪ)ə] *noun* Aphotästhesie *f*

alphralsia [ə'freɪʒ(ɪ)ə] *noun* Aphrasie *f*

aphlroldilsia [ˌæfrə'dɪʒ(ɪ)ə] *noun* (übermäßige) sexuelle Erregung *f*, (krankhaft) gesteigerter Sexualtrieb *m*, Aphrodisie *f*

aphlroldislilac [ˌæfrə'dɪzɪæk] *adj* den Geschlechtstrieb anregend oder steigernd, aphrodisisch, aphroditisch

aphltha ['æfθə] *noun, plural* **-thae** ['æfθiː] Aphthe *f*
Bednar's aphthae Bednar-Aphthen *pl*
epizootic aphthae (echte) Maul- und Klauenseuche *f*, Febris aphthosa, Stomatitis epidemica, Aphthosis epizootica
malignant aphthae (echte) Maul- und Klauenseuche *f*, Febris aphthosa, Stomatitis epidemica, Aphthosis epizootica
Mikulicz's aphthae Mikulicz-Aphthen *pl*, habituelle Aphthen *pl*, chronisch rezidivierende Aphthen *pl*, rezidivierende benigne Aphthosis *f*, Periadenitis mucosa necrotica recurrens
recurrent scarring aphthae → *Mikulicz's aphthae*

aphlthoid ['æfθɔɪd] I *noun* Aphthoid *nt* Pospischill-Feyrter, vagantes Aphthoid *nt*, aphthoide Polypathie *f* II *adj* aphthenähnlich, aphthenförmig, aphthoid

aphltholsis [æf'θəʊsɪs] *noun, plural* **-ses** [æf'θəʊsiːz] Aphthose *f*, Aphthosis *f*
recurrent benign aphthosis Mikulicz-Aphthen *pl*, habituelle Aphthen *pl*, chronisch rezidivierende Aphthen *pl*, rezidivierende benigne Aphthosis *f*, Periadenitis mucosa necrotica recurrens

aphlthous ['æfθəs] *adj* Aphthen betreffend, aphthenartig, aphthös

aphltholvilrus [æfθə'vaɪrəs] *noun* Aphthovirus *nt*

alphyllacltic [eɪfaɪ'læktɪk] *adj* Aphylaxie betreffend, aphylaktisch

alphyllaxlis [eɪfaɪ'læksɪs] *noun* Aphylaxie *f*

alpilcal ['eɪpɪkl, 'æp-] *adj* Spitze/Apex betreffend, an der Spitze liegend, apikal

alpilcecltolmy [eɪpɪ'sektəmɪ] *noun* Apikektomie *f*

alpilciltis [ˌeɪpɪ'saɪtɪs] *noun* Entzündung einer (Organ-, Knochen-)Spitze, Apizitis *f*, Apicitis *f*

alpilcolecltolmy [ˌeɪpɪkəʊ'ektəmɪ, ˌæp-] *noun* Wurzelspitzenresektion *f*

alpilcollylsis [eɪpɪ'kɑlɪsɪs] *noun* Apikolyse *f*

alpilcotlolmy [ˌeɪpɪ'kɑtəmɪ] *noun* Apikotomie *f*, Apikoektomie *f*

alpinlelallism [eɪ'pɪnɪəlɪzəm] *noun* Fehlen *nt* der Zirbeldrüse, Apinealismus *m*

alpilpholbia [eɪpɪ'fəʊbɪə] *noun* Angst *f* vor Bienen, Apiphobie *f*

alpiltulilatrism [eɪpɪ't(j)uːəterɪzəm] *noun* **1.** Hypophysenaplasie *f* **2.** Hypophysenvorderlappeninsuffizienz *f*, HVL-Insuffizienz *f*, Simmonds-Syndrom *nt*, Hypopituitarismus *m*

apllalnatlic [ˌæplə'nætɪk] *adj* (*Linse*) ohne sphärische Aberration oder Asymmetriefehler, aplanatisch

alplalsia [ə'pleɪʒ(ɪ)ə] *noun* Aplasie *f*
pure red cell aplasia **1.** aregenerative Anämie *f* **2.** chronische kongenitale aregenerative Anämie *f*, Blackfan-Diamond-Anämie *f*, pure red cell aplasia
thymic-parathyroid aplasia DiGeorge-Syndrom *nt*,

Schlundtaschensyndrom *nt*, Thymusaplasie *f*
a|plas|tic [eɪ'plæstɪk] *adj* Aplasie betreffend, von ihr betroffen, durch sie bedingt; nicht gebildet, nicht bildend, aplastisch
a|pleu|ria [eɪ'plʊərɪə] *noun* Rippenaplasie *f*, Apleurie *f*
ap|nea ['æpnɪə, æp'niːə] *noun* **1.** Atemstillstand *m*, Apnoe *f* **2.** → *asphyxia*
deglutition apnea Apnoe *f* während des Schluckaktes, Deglutitionsapnoe *f*
sleep apnea Schlafapnoe(syndrom *nt*) *f*
ap|ne|ic [æp'niːɪk] *adj* Apnoe betreffend, apnoisch
ap|neu|ma|to|sis [ˌæpn(j)uːmə'təʊsɪs] *noun* (*Lunge*) angeborene Atelektase *f*, Apneumatose *f*
ap|neu|mia [æp'n(j)uːmɪə] *noun* Lungenaplasie *f*, Apneumie *f*
ap|o|chro|mat ['æpəkrəʊmeɪt, ˌæpə'krəʊ-] *noun* Apochromat *nt*, apochromatisches Objektiv *nt*
ap|o|chro|mat|ic [ˌæpəkrəʊ'mætɪk] *adj* frei von chromatischer Aberration, ohne chromatische Aberration, apochromatisch
ap|o|crine ['æpəkraɪn] *adj* (*Sekretion*) mit Ausscheidung des apikalen Teils der Drüse, apokrin
ap|o|crin|i|tis [æpəkrɪ'naɪtɪs] *noun* Schweißdrüsenabszess *m*
ap|o|dal ['æpədəl] *adj* ohne Fuß/Füße, fußlos, apodal, apodisch
ap|o|dy ['æpədɪ] *noun* angeborene Fußlosigkeit *f*, Apodie *f*
ap|o|en|zyme [ˌæpəʊ'enzaɪm] *noun* Apoenzym *nt*
a|po|lar [eɪ'pəʊlər] *adj* (*Zelle*) ohne Pol, apolar
ap|o|lip|o|pro|tein [ˌæpəʊˌlɪpə'prəʊtiːn, -tiːɪn] *noun* Apolipoprotein *nt*
ap|o|neu|rec|to|my [ˌæpəʊnjʊə'rektəmɪ] *noun* Aponeurosenresektion *f*, Aponeur(os)ektomie *f*
ap|o|neu|ror|rha|phy [ˌæpəʊnjʊə'rɑrəfɪ] *noun* Aponeurosennaht *f*, Aponeurorrhaphie *f*
ap|o|neu|ro|sis [ˌæpəʊnjʊə'rəʊsɪs, -nʊ'r-] *noun, plural* **-ses** [-siːz] Sehnenhaut *f*, -platte *f*, flächenhafte Sehne *f*, Aponeurose *f*, Aponeurosis *f*
bicipital aponeurosis Bizepsaponeurose *f*, Aponeurosis musculi bicipitis brachii, Aponeurosis bicipitalis
epicranial aponeurosis Kopfhautaponeurose *f*, Galea aponeurotica, Aponeurosis epicranialis
external oblique aponeurosis Externusaponeurose *f*, Aponeurosis musculi obliquus externus abdominis
aponeurosis of insertion Ansatz-, Insertionsaponeurose *f*
lingual aponeurosis Zungenaponeurose *f*, Aponeurosis lingualis
aponeurosis of origin Ursprungsaponeurose *f*
palatine aponeurosis Gaumenaponeurose *f*, Aponeurosis palatina
palmar aponeurosis Palmaraponeurose *f*, Aponeurosis palmaris
plantar aponeurosis Fußsohlen-, Plantaraponeurose *f*, Aponeurosis plantaris
thoracolumbar aponeurosis Aponeurosis lumbalis, Fascia thoracolumbalis
aponeurosis of transverse muscle of abdomen Transversusaponeurose *f*, Aponeurosis musculi transversus abdominis
ap|o|neu|ro|si|tis [ˌæpəʊnjʊərə'saɪtɪs, -nʊ-] *noun* Entzündung einer Aponeurose, Aponeurositis *f*
ap|o|neu|rot|ic [ˌæpəʊnjʊə'rɑtɪk, -nʊ'r-] *adj* Aponeurose betreffend, aponeurotisch
ap|o|neu|rot|o|my [ˌæpəʊnjʊə'rɑtəmɪ] *noun* Aponeurosenspaltung *f*, Aponeurotomie *f*
a|poph|y|sar|y [ə'pɑfɪseriː] *adj* Apophyse betreffend, apophysär
ap|o|phys|e|op|a|thy [ˌæpəfiːzɪ'ɑpəθɪ] *noun* **1.** Apophysenerkrankung *f* **2.** Osgood-Schlatter-Krankheit *f*, -Syndrom *nt*, Schlatter-Osgood-Krankheit *f*, -Syndrom *nt*, Apophysitis tibialis adolescentium
a|poph|y|sis [ə'pɑfəsɪs] *noun, plural* **-ses** [-siːz] Apophyse *f*, Apophysis *f*
cerebral apophysis Zirbel-, Pinealdrüse *f*, Pinea *f*, Corpus pineale, Glandula pinealis, Epiphyse *f*, Epiphysis cerebri
a|poph|y|si|tis [əˌpɑfɪ'saɪtɪs] *noun* Entzündung einer Apophyse, Apophysitis *f*
calcaneal apophysitis Haglund-Syndrom *nt*, Apophysitis calcanei
ap|o|plec|tic [æpə'plektɪk] *adj* Apoplexie betreffend, apoplektisch
ap|o|plec|ti|form [æpə'plektɪfɔːrm] *adj* in der Art einer Apoplexie, apoplexieartig, apoplexieähnlich, apoplektiform
ap|o|plex|y ['æpəpleksɪ] *noun* **1.** Schlaganfall *m*, Gehirnschlag *m*, apoplektischer Insult *m*, Apoplexie *f*, Apoplexia (cerebri) *f* **2.** Organ(ein)blutung *f*, Apoplexie *f*, -plexia *f*
cerebral apoplexy 1. Schlaganfall *m*, Gehirnschlag *m*, apoplektischer Insult *m*, Apoplexie *f*, Apoplexia (cerebri) *f* **2.** Hirnblutung *f*
embolic apoplexy embolische Apoplexie *f*, embolischer Hirninfarkt *m*
heat apoplexy Hitzschlag *m*, Thermoplegie *f*
pancreatic apoplexy Pankreasapoplexie *f*, Apoplexia pancreatis
spinal apoplexy Rückenmarks(ein)blutung *f*, -apoplexie *f*, Apoplexia spinalis, Hämatorrhachis *f*, spinale Meningealapoplexie *f*
thrombotic apoplexy thrombotische Apoplexie *f*; thrombotischer Hirninfarkt *m*
uteroplacental apoplexy Couvelaire-Syndrom *nt*, Couvelaire-Uterus *m*, Apoplexia uteroplacentaris, Uterusapoplexie *f*, uteroplazentare Apoplexie *f*
ap|o|pro|tein [ˌæpəʊ'prəʊtiːn, -tiːɪn] *noun* Apoprotein *nt*
a|pos|thia [ə'pɑsθɪə] *noun* Vorhautaplasie *f*, Aposthie *f*
ap|pa|ra|tus [ˌæpə'rætəs, -'reɪtəs] *noun, plural* **-tus, -tus|es** **1.** System *nt*, Trakt *m*, Apparat *m*; Organsystem *nt*, Apparatus *m* **2.** Apparat *m*, Gerät *nt*
Abbé-Zeiss apparatus (Thoma-)Zeiss-Zählkammer *f*
ciliary apparatus Strahlenkörper *m*, -apparat *m*, Ziliarkörper *m*, -apparat *m*, Corpus ciliare
digestive apparatus Verdauungsapparat *m*, Digestionssystem *nt*, Apparatus digestorius, Systema alimentarium
genitourinary apparatus Urogenitalsystem *nt*, -trakt *m*, Harn- und Geschlechtsapparat *m*, Apparatus urogenitalis, Systema urogenitalis
Golgi apparatus Golgi-Apparat *m*, -Komplex *m*
lacrimal apparatus Tränenapparat *m*, Apparatus lacrimalis
respiratory apparatus Atmungsorgane *pl*, Atemwege *f*, Respirationssystem *nt*, -trakt *m*, Apparatus respiratorius, Systema respiratorium
urogenital apparatus → *genitourinary apparatus*
vestibular apparatus Vestibularapparat *m*, Gleichgewichtsorgan *nt*
ap|par|ent [ə'pærənt] *adj* **1.** sichtbar, manifest, apparent **2.** offensichtlich, ersichtlich, klar; **without apparent cause** ohne ersichtlichen Grund
ap|pear|ance [ə'pɪərəns] *noun* **1.** Erscheinung(sbild *nt*) *f*, Phänomen *nt* **2.** äußerer (An-)Schein *m*, Erscheinung *f* **3.** Auftreten *nt*, Vorkommen *nt*; Erscheinen *nt*
onion-skin appearance Zwiebelschalenstruktur *f*, zwiebelschalenartige Reaktion *f*
ap|pend|age [ə'pendɪdʒ] *noun* Anhang *m*, Ansatz *m*, Anhängsel *nt*, Fortsatz *m*
atrial appendage (of heart) Herzohr *nt*, Aurikel *nt*, Auricula atrii
auricular appendage Herzohr *nt*, Auricula atrialis
cecal appendage → *vermiform appendage*

appendage of epididymis Nebenhodenhydatide *f*, Appendix epididymidis
epiploic appendages Appendices epiploicae/omentales
fibrous appendage of liver Appendix fibrosa hepatis, Leberzipfel *m*
omental appendages Appendices epiploicae/omentales
appendages of the skin Hautanhangsgebilde *pl*
testicular appendage Morgagni-Hydatide *f*, Appendix testis
vermiform appendage Wurmfortsatz *m* des Blinddarms, Wurm *m*, Blinddarm *m*, Appendix vermiformis

ap|pen|dal|gia [æpən'dældʒ(ɪ)ə] *noun* Schmerzen *pl* in der Blinddarmgegend, Appendalgie *f*

ap|pen|dec|to|my [ˌæpən'dektəmɪ] *noun* Appendektomie *f*

ap|pen|di|cal [ə'pendɪkl] *adj* Wurmfortsatz/Appendix betreffend, Appendic(o)-, Appendik(o)-, Appendix-

ap|pen|di|ce|al [ˌæpən'dɪʃl, əˌpendɪ'siːəl] *adj* →*appendical*

ap|pen|di|cec|to|my [əˌpendə'sektəmɪ] *noun* Appendektomie *f*

ap|pen|di|cial [ˌæpən'dɪʃl] *adj* →*appendical*

ap|pen|di|cit|ic [əˌpendə'saɪtɪk] *adj* Appendizitis betreffend, bei Appendizitis vorkommend, appendizitisch

ap|pen|di|ci|tis [əˌpendə'saɪtɪs] *noun* Entzündung des Wurmfortsatzes/Appendix vermiformis, Wurmfortsatzentzündung *f*, Blinddarmentzündung *f*, Appendizitis *f*, Appendicitis *f*
acute appendicitis Appendicitis acuta, akute Appendizitis *f*
amebic appendicitis Amöbenappendizitis *f*
chronic appendicitis Appendicitis chronica, chronische Appendizitis *f*
fulminating appendicitis fulminante/perakute Appendizitis *f*
helminthic appendicitis Appendicitis helminthica, Appendicitis vermicularis
left-sided appendicitis 1. linksseitige Appendizitis *f* bei Situs inversus **2.** Linksappendizitis *f*, Divertikulitis *f*
perforated appendicitis perforierende Appendizitis *f*, Appendicitis perforans/perforata
phlegmonous appendicitis phlegmonöse Appendizitis *f*, Appendicitis phlegmonosa
protective appendicitis Appendicitis obliterans, obliterierende Appendizitis *f*
purulent appendicitis eitrige Appendizitis *f*, Appendicitis purulenta
recurrent appendicitis rezidivierende Appendizitis *f*
stercoral appendicitis Fäkalappendizitis *f*, Sterkoralappendizitis *f*
suppurative appendicitis eitrige Appendizitis *f*, Appendicitis purulenta

ap|pen|di|co|ce|cos|to|my [əˌpendɪkəʊsɪ'kɑstəmɪ] *noun* Appendikozäkostomie *f*

ap|pen|di|co|cele [ə'pendɪkəʊsiːl] *noun* Appendikozele *f*

ap|pen|di|co|en|ter|os|to|my [əˌpendɪkəʊentər'ɑstəmɪ] *noun* Appendikoenterostomie *f*

ap|pen|di|co|li|thi|a|sis [əˌpendɪkəʊlɪ'θaɪəsɪs] *noun* Appendikolithiasis *f*

ap|pen|di|co|ly|sis [əˌpendɪ'kɑlɪsɪs] *noun* Appendikolyse *f*

ap|pen|di|cop|a|thy [əˌpendɪ'kɑpəθɪ] *noun* (nichtentzündliche) Wurmfortsatzerkrankung *f*, Appendikopathie *f*, Appendicopathia *f*

ap|pen|di|cos|to|my [əˌpendɪ'kɑstəmɪ] *noun* Appendikostomie *f*

ap|pen|dic|u|lar [ˌæpən'dɪkjələr] *adj* **1.** Wurmfortsatz/Appendix betreffend, Appendic(o)-, Appendik(o)-, Appendix- **2.** Gliedmaße betr. **3.** Anhang/Anhängsel betr.

ap|pen|dix [ə'pendɪks] *noun, plural* **-dix|es, -di|ces** [-dəsiːz] **1.** Anhang *m*, Anhängsel *nt*, Ansatz *m*, Fortsatz *m*; (*anatom.*) Appendix *f* **2.** Wurmfortsatz *m* des Blinddarms, Wurm *m*, Appendix *f*, Appendix vermiformis
anterocecal caudal appendix anterozäkale Kranialposition *f*
caudal appendix Kaudalposition *f*
cecal appendix Wurmfortsatz *m* des Blinddarms, Wurm *m*, Appendix *f*, Appendix *f* vermiformis
ensiform appendix Schwertfortsatz *m*, Processus xiphoideus
fibrous appendix of liver Leberzipfel *m*, Appendix fibrosa hepatis
lateral appendix Lateralposition *f*
medial appendix Medialposition *f*
Morgagni's appendix 1. Morgagni-Hydatide *f*, Appendix testis **2.** Lobus pyramidalis glandulae thyroideae
Morgagni's appendices Morgagni-Hydatiden *pl*, Appendices vesiculosae epoophori
retrocecal caudal appendix retrozäkale Kranialposition *f*
appendix of ventricle of larynx Appendix ventriculi laryngis, Kehlkopfblindsack *m*, Sacculus laryngis
vermiform appendix Wurmfortsatz *m* des Blinddarms, Wurm *m*, Blinddarm *m*, Appendix vermiformis
xiphoid appendix Schwertfortsatz *m*, Processus xiphoideus

ap|pen|do|li|thi|a|sis [əˌpendəʊlɪ'θaɪəsɪs] *noun* Appendikolithiasis *f*

ap|pe|tite ['æpɪtaɪt] *noun* **1.** Appetit *m* (*for* auf), Esslust *f* **have an appetite** Appetit haben (*for* auf) **have no appetite** keinen Appetit haben (*for* auf) **have a good appetite** einen guten oder gesunden Appetit haben **have a bad appetite** einen schlechten Appetit haben **2.** Verlangen *nt*, Begierde *f*, Gelüst *nt* (*for* nach); Hunger *m* (*for* nach), Neigung *f*, Trieb *m*, Lust *f* (*for* zu)

ap|pla|nom|e|ter [ˌæplə'nɑmɪtər] *noun* Applanationstonometer *nt*

ap|pli|ca|tion [ˌæplɪ'keɪʃn] *noun* **1.** Applikation *f* (*to* auf), Anwendung *f*, Verwendung *f*, Gebrauch *m* (*to* für); **for external application** zum äußeren Gebrauch **2.** (*Salbe*) Auftragen *nt*; (*Verband*) Anlegen *nt*; (*Medikament*) Verabreichung *f* **3.** Bewerbung *f*, Antrag *m*, Anmeldung *f* (*for* um, für)

ap|ply [ə'plaɪ] *v* **1.** (*Salbe*) auftragen; (*Pflaster*) anlegen; anbringen, auflegen (*to* an, auf) **2.** anwenden (*to* auf), verwenden (*to* für); **apply externally** äußerlich anwenden

ap|pre|hen|sion [ˌə'priː'henʃn] *noun* **1.** Erfassen *nt*, Begreifen *nt*, Apprehension *f* **2.** Auffassungsvermögen *nt*, -gabe *f*, -kraft *f*, Verstand *m* **3.** (*psychiat.*) Besorgnis *f*, Furcht *f*, Apprehension *f*

ap|pre|hen|sive [ˌə'priː'hensɪv] *adj* empfindlich, empfindsam; besorgt, ängstlich, apprehensiv

ap|pre|hen|sive|ness [ˌə'priː'hensɪvnɪs] *noun* **1.** schnelle Auffassungsgabe *f* **2.** (*psychiat.*) Besorgnis *f*, Furcht *f*, Apprehension *f*

a|prac|tic [ə'præktɪk] *adj* Apraxie betreffend, apraxisch, apraktisch

a|prax|ia [ə'præksɪə, eɪ-] *noun* Apraxie *f*
ocular motor apraxia Balint-Syndrom *nt*

a|proc|tia [eɪ'prɑkʃɪə] *noun* Anusaplasie *f*, Aproktie *f*

ap|sel|a|phe|sia [ˌæpsələ'fiːzɪə] *noun* Verminderung *f* des Tastsinnes, Apsel(h)aphesie *f*

ap|si|thy|ria [ˌæpsɪ'θaɪrɪə] *noun* psychogener Stimmverlust *m*, Apsithyrie *f*

ap|ti|tude ['æptɪt(j)uːd] *noun* **1.** Begabung *f*, Befähigung *f* (*for* für), Talent *nt* (*for* für), Geschick *nt*, Eignung *f* (*for* zu) **2.** Auffassungsgabe *f*, Intelligenz *f*

ap|ty|a|lia [ˌeɪtaɪ'eɪlɪə] *noun* verminderte oder fehlende Speichelsekretion *f*, Aptyalismus *m*, Asialie *f*, Xerostomie *f*

a|pud|o|ma [ˌeɪpə'dəʊmə] *noun* Apudom *nt*

APUD-system *noun* APUD-System *nt*

a|py|e|tous [ə'paɪətəs] *adj* nicht-eitrig, ohne Eiter, apurid

a|py|og|e|nous [eɪpaɪ'ɑdʒənəs] *adj* nicht durch Eiter verursacht, apyogen
a|py|ous [eɪ'paɪəs] *adj* nicht-eitrig, ohne Eiter, aputrid
a|py|ret|ic [ˌeɪpaɪ'retɪk] *adj* ohne Fieber verlaufend, apyretisch, fieberfrei, fieberlos, afebril
a|py|rex|ia [ˌeɪpaɪ'reksɪə] *noun* Fieberlosigkeit *f*, Apyrexie *f*
aq|ua|co|bal|a|min [ˌækwəkəʊ'bæləmɪn] *noun* Aquo-, Aquacobalamin *nt*, Vitamin B_{12b} *nt*
aq|ua|pho|bia [ˌækwə'fəʊbɪə] *noun* Angst *f* vor Wasser, Aquaphobie *f*
aq|ue|duct ['ækwədʌkt] *noun* Aquädukt *m/nt*, Aqueductus *m*
cerebral aqueduct Aquädukt *m*, Aqueductus cerebri/mesencephalici
Cotunnius' aqueduct 1. Cotunnius-Kanal *m*, Aqueductus vestibuli **2.** Canaliculus cochleae
aqueduct of mesencephalon Aquädukt *m*, Aqueductus cerebri/mesencephalici
ventricular aqueduct Aquädukt *m*, Aqueductus cerebri/mesencephalici
aqueduct of vestibule Endolymphgang *m*, Ductus endolymphaticus
a|que|ous ['eɪkwɪəs, 'æk-] I *noun* Kammerwasser *nt*, Humor aquosus II *adj* wässerig, wässrig, wasserhaltig, -artig, Wasser-
aq|uo|co|bal|a|min [ˌækwəʊkəʊ'bæləmɪn] *noun* → *aquacobalamin*
ar|a|bin|o|a|den|o|sine [ˌærəbɪnəʊə'denəsiːn] *noun* Vidarabin *nt*, Adenin-Arabinosid *nt*
ar|a|bin|o|cyt|i|dine [ˌærəbɪnəʊ'sɪtədiːn] *noun* → *arabinosylcytosine*
a|rab|i|nose [ə'ræbɪnəʊs] *noun* Arabinose *f*
a|rab|i|no|su|ria [əˌræbɪnə's(j)ʊərɪə] *noun* Arabinosurie *f*
ar|a|bin|o|syl|ad|e|nine [ˌærəbɪnəʊsɪl'ædəniːn] *noun* → *arabinoadenosine*
ar|a|bi|no|syl|cy|to|sine [ˌærəbɪnəʊsɪl'saɪtəsiːn] *noun* Cytarabin *nt*, Cytosin-Arabinosid *nt*
a|rach|i|date [ə'rækɪdeɪt] *noun* Arachidat *nt*, Eicosanoat *nt*
a|rach|i|don|ate [ə'rækɪˌdɑneɪt] *noun* Arachidonat *nt*
a|rach|ne|pho|bia [əˌræknɪ'fəʊbɪə] *noun* Angst *f* vor Spinnen, Arachnophobie *f*
A|rach|ni|da [ə'ræknɪdə] *plural* Arachnida *pl*
a|rach|nid|ism [ə'ræknədɪzəm] *noun* Arachnidismus *m*
ar|ach|ni|tis [ˌæræk'naɪtɪs] *noun* Entzündung der Spinnengewebshaut/Arachnoidea, Arachnoiditis *f*, Arachnitis *f*
a|rach|no|dac|ty|ly [əˌræknəʊ'dæktəlɪ] *noun* **1.** Spinnenfingrigkeit *f*, Arachnodaktylie *f* **2.** Marfan-Syndrom *nt*, Arachnodaktylie-Syndrom *nt*
congenital contractural arachnodactyly Beals-Hecht-Syndrom *nt*, kontrakturelle Arachnodaktylie *f*
a|rach|no|gas|tria [əˌræknəʊ'gæstrɪə] *noun* Medusenhaupt *nt*, Caput medusae
a|rach|noid [ə'ræknɔɪd] I *noun* Spinnwebenhaut *f*, Arachnoidea *f* II *adj* **1.** spinnenartig, spinnwebartig, spinnennetzähnlich **2.** Spinnwebenhaut/Arachnoidea betreffend, arachnoid, arachnoidal, Arachnoidal-
arachnoid of brain kranielle Spinnwebenhaut *f*, Arachnoidea mater encephali/cranialis
arachnoid of spine spinale Spinnwebenhaut *f*, Arachnoidea mater spinalis
a|rach|noid|ism [ə'ræknɔɪdɪzəm] *noun* Arachnidismus *m*
a|rach|noid|i|tis [əˌræknɔɪ'daɪtɪs] *noun* Entzündung der Spinnengewebshaut/Arachnoidea, Arachnitis *f*, Arachnoiditis *f*
a|rach|no|pho|bia [əˌræknəʊ'fəʊbɪə] *noun* Angst *f* vor Spinnen, Arachnophobie *f*
ar|bor ['ɑːrbər] *noun* Baum *m*
arbor vitae of vermis Markkörper *m*, Arbor vitae cerebelli
ar|bor|i|za|tion [ˌɑːrbərɪ'zeɪʃn] *noun* (baumartige) Ver-, Aufzweigung *f*, Verästelung *f*, dendritenartige Bildung *f*, Arborisation *f*
ar|bo|vi|ral [ˌɑːrbə'vaɪrəl] *adj* Arboviren betreffend, durch Arboviren verursacht, Arboviren-
ar|bo|vi|rus [ˌɑːrbə'vaɪrəs] *noun* Arbovirus *nt*, ARBO-Virus *nt*
arc [ɑːrk] *noun* **1.** Bogen *m* **2.** (Kreis-)Bogen *m*, Arcus *m* **3.** (Licht-)Bogen *m*
Jonston's arc kreisrunder Haarausfall *m*, Pelade *f*, Alopecia areata, Area Celsi
aortic arcade Aortenarkade *f*, Ligamentum arcuatum medianum
mandibular dental arcade mandibulärer Zahnbogen *m*, Unterkieferzahnreihe *f*, Arcus dentalis inferior, Arcus dentalis mandibularis
maxillary dental arcade maxillärer Zahnbogen *m*, Oberkieferzahnreihe *f*, Arcus dentalis superior, Arcus dentalis maxillaris
arch [ɑːrtʃ] I *noun* Bogen *m*, Wölbung *f*, Gewölbe *nt* II *v* sich wölben
alveolar arch Arcus alveolaris
anterior arch of atlas vorderer Atlasbogen *m*, Arcus anterior atlantis
anterior palatine arch vorderer Gaumenbogen *m*, Arcus palatoglossus
arch of aorta Aortenbogen *m*, Arcus aortae
aortic arch Aortenbogen *m*, Arcus aortae
arterial arch of lower eyelid Arcus palpebralis inferior
arterial arch of upper eyelid Arcus palpebralis superior
axillary arch Langer-Achselbogen *m*
arch of azygos vein Azygosbogen *m*, Arcus venae azygos
branchial arches Kiemenbögen *pl*, Viszeralbögen *pl*
costal arch Rippenbogen *m*, Arcus costalis
arch of cricoid (cartilage) Ringknorpelbogen *m*, Arcus cartilaginis cricoideae
crural arch Leistenband *nt*, Arcus inguinalis, Ligamentum inguinale
deep palmar arch Hohlhandbogen *m*, Arcus palmaris profundus
deep palmar arterial arch tiefer Hohlhandbogen *m*, Arcus palmaris profundus
deep palmar venous arch tiefer Venenbogen der Hohlhand, Arcus venosus palmaris profundus
deep plantar arch Arcus plantaris profundus, tiefer Fußsohlenbogen *m*
dental arch Zahnreihe *f*, -bogen *m*, Arcus dentalis
dorsal venous arch of foot Venenbogen *m* des Fußrückens, Arcus venosus dorsalis pedis
double aortic arch Aortenringbildung *f*, doppelter Aortenbogen *m*
fibrous arch of soleus muscle Arcus tendineus musculi solei
arch of foot Fußgewölbe *nt*
glossopalatine arch vorderer Gaumenbogen *m*, Arcus palatoglossus
Haller's arch 1. äußerer Haller-Bogen *m*, Quadratusarkade *f*, Ligamentum arcuatum laterale, Arcus lumbocostalis lateralis **2.** innerer Haller-Bogen *m*, Psoasarkade *f*, Ligamentum arcuatum mediale, Arcus lumbocostalis medialis
hyoid arch Hyoidbogen *m*, 2. Branchialbogen *nt*
iliopectineal arch Arcus iliopectineus
inferior dental arch Unterkieferzahnreihe *f*, mandibuläre Zahnreihe, *f* Arcus dentalis inferior
inferior palpebral arch Arcus palpebralis inferior
jugular venous arch Arcus venosus jugularis
Langer's axillary arch Langer-Achselbogen *m*
longitudinal arch of foot Fußlängsgewölbe *nt*
malar arch Jochbeinbogen *m*, Arcus zygomaticus
mandibular arch 1. (*embryolog.*) Mandibularbogen *m*, erster Schlundbogen *m* **2.** Unterkieferzahnreihe *f*,

mandibuläre Zahnreihe *f*, Arcus dentalis inferior
maxillary arch Oberkieferzahnreihe *f*, maxilläre Zahnreihe *f*, Arcus dentalis superior
neural arch of vertebra Wirbelbogen *m*, Arcus vertebrae
palatal arch Gaumenbogen *m*
palatoglossal arch Arcus palatoglossus, Gaumenzungenbogen *m*, Plica anterior faucium
palatopharyngeal arch Gaumenschlundbogen *m*, Arcus palatopharyngeus, Plica posterior faucium
pharyngeal arches Kiemenbögen *pl*, Viszeralbögen *pl*
pharyngobranchial arch Pharyngobranchialbogen *m*, 3. Branchialbogen *nt*
pharyngopalatine arch hinterer Gaumenbogen *m*, Arcus palatopharyngeus
plantar arch Fußsohlenbogen *m*, Arcus plantaris
plantar venous arch Venenboge *m* der Fußsohle, Arcus venosus plantaris
posterior arch of atlas hinterer Atlasbogen *m*, Arcus posterior atlantis
posterior palatine arch hinterer Gaumenbogen *m*, Arcus palatopharyngeus
pubic arch Schambogen *m*, Arcus pubicus
right aortic arch Rechtslage *f* des Aortenbogens, Arcus aortae dexter
Salus' arch Salus-Zeichen *nt*
superciliary arch Augenbrauenbogen *m*, Arcus superciliaris
superficial femoral arch Leistenband *nt*, Ligamentum inguinale, Arcus inguinale
superficial palmar arch oberflächlicher Hohlhandbogen *m*, Arcus palmaris superficialis
superficial palmar arterial arch oberflächlicher Hohlhandbogen *m*, Arcus palmaris superficialis
superficial palmar venous arch oberflächlicher Venenbogen der Hohlhand, Arcus venosus palmaris superficialis
superficial plantar arch Arcus plantaris superficialis, oberflächlicher Fußsohlenbogen *m*
superior dental arch Oberkieferzahnreihe, *f* maxilläre Zahnreihe *f*, Arcus dentalis superior
superior palpebral arch Arcus palpebralis superior
tendinous arch Sehnenbogen *m*, Arcus tendineus
tendinous arch of levator ani muscle Sehnenbogen *m* des Musculus levator ani, Arcus tendineus musculi levatoris ani
tendinous arch of pelvic fascia Sehnenbogen *m* der Fascia pelvis, Arcus tendineus fasciae pelvis
tendinous arch of soleus muscle Sehnenbogen *m* des Musculus soleus, Arcus tendineus musculi solei
arch of thoracic duct Ductus thoracicus-Bogen *m*, Arcus ductus thoracici
transverse arch of foot Fußquergewölbe *nt*
venous arch Venenbogen *m*, Arcus venosus
venous arches of kidney Bogenvenen *pl*, Venae arcuatae renis
vertebral arch Wirbelbogen *m*, Arcus vertebrae
zygomatic arch Jochbogen *m*, Arcus zygomaticus

archaeo- *präf.* Archä(o)-, Archi-

Ar|chae|o|bac|te|ri|a [ˌɑːrkɪəʊbæk'tɪərɪə] *plural* Archä(o)bakterien *pl*, Archaebacteria *pl*

ar|chae|o|cer|e|bel|lum [ˌɑːrkɪəʊˌserə'beləm] *noun* Archeocerebellum *nt*, Archicerebellum *nt*

ar|chae|o|cor|tex [ˌɑːrkɪəʊ'kɔːrteks] *noun* Archicortex *m*, Archipallium *nt*, Cortex medialis pallii, Archeocortex *m*

arche- *präf.* Archä(o)-, Archi-

arch|en|ceph|a|lon [ˌɑːrken'sefəlɑn] *noun* Urhirn *nt*, Archencephalon *nt*

arch|en|ter|on [ɑr'kentərɑn, -rən] *noun, plural* **-ter|a** [-tərə] Urdarm *m*, Archenteron *nt*

archeo- *präf.* Archä(o)-, Archi-

ar|che|type ['ɑːrkɪtaɪp] *noun* **1.** Urtyp *m*, -form *f*, -bild *nt*, Archetyp(us *m*) *m* **2.** (*psychiat.*) Archetypus *m*

archi- *präf.* Archä(o)-, Archi-

ar|chi|blast ['ɑːrkɪblæst] *noun* Archiblast *m*

ar|chi|blas|tic [ˌɑːrkɪ'blæstɪk] *adj* Archiblast betreffend, vom Archiblast abstammend, archiblastisch

ar|chi|cyte ['ɑːrkɪsaɪt] *noun* befruchtete Eizelle *f*, Zygote *f*

ar|chi|gas|ter [ˌɑːrkɪ'gæstər] *noun* → *archenteron*

ar|cho|cys|to|syr|inx [ˌɑːrkɑˌsɪstə'sɪrɪŋks] *noun* After-Blasen-Fistel *f*, anovesikale Fistel *f*

ar|ci|form ['ɑrsɪfɔːrm] *adj* bogenförmig, gebogen, gewölbt

ar|cu|ate ['ɑːrkjʊɪt, -ˌweɪt, -jəwət] *adj* bogenförmig, gewölbt, gebogen

ar|e|a ['eərɪə] *noun, plural* **ar|e|as, ar|e|ae** ['eərɪˌiː] **1.** Gebiet *nt*, Areal *nt*, Zone *f*, Bereich *m*, Gegend *f*, Region *f*, Area *f*; (*ZNS*) Zentrum *nt* **2.** Inhalt *m*, (Grund-)Fläche *f*
acoustic area Area vestibularis
anterior amygdaloid area vordere Zellgruppe *f* des Mandelkerns, Area amygdaloidea anterior
anterior hypothalamic area vordere Hypothalamusregion *f*, Area hypothalamica anterior
anterior intercondylar area of tibia Area intercondylaris anterior
association areas Assoziationsfelder *pl*
auditory area Area vestibularis
bare area of liver zwerchfellfreie nackte Leberoberfläche *f*, Area nuda facei diaphragmaticae hepatis, Pars affixa hepatis
body surface area Körperoberfläche *f*
Broca's area motorisches Sprachzentrum *nt*, motorische/frontale Broca-(Sprach-)Region *f*, Broca-Feld *nt*
Broca's parolfactory area Area subcallosa/paraolfactoria
Brodmann's areas Brodmann-Felder *pl*, -Areae *pl*
Celsus' area Alopecia areata, Pelade *f*
cheek area Wangengegend *f*, -region *f*, Regio buccalis
chin area Kinngegend *f*, -region *f*, Regio mentalis
contact area Kontaktfläche *f*
cortical area (*ZNS*) Rindenfeld *nt*, -areal *nt*, Area *f*
cribriform area of renal papilla Area cribrosa papillae renalis
cross-sectional area Querschnittsfläche *f*
dorsal hypothalamic area dorsale Hypothalamusregion *f*, Area hypothalamica dorsalis
exchange area Austauschfläche *f*
area of facial nerve Area nervi facialis
Forel's areas Forel-Felder *pl*
frontal speech area motorisches Sprachzentrum *nt*, motorische/frontale Broca-Region *f*, Broca-Feld *nt*
fronto-orbital area orbitofrontale Rinde *f*, orbitofrontaler Kortex *m*
gastric areas Magenschleimhautfelder *pl*, Areae gastricae
Head's areas Head-Zonen *pl*
inferior vestibular area Area vestibularis inferior
intercondylar area of tibia Area intercondylaris
Jonston's area kreisrunder Haarausfall *m*, Pelade *f*, Alopecia areata, Area Celsi
Kiesselbach's area Kiesselbach-Ort *m*, Locus Kiesselbachi
lateral hypothalamic area seitliche Hypothalamusregion *f*, Area hypothalamica lateralis
Little's area Kiesselbach-Ort *m*, Locus Kiesselbachi
motor speech area motorisches Sprachzentrum *nt*, motorische Sprachregion *f*, Broca-Feld *nt*
olfactory area basale Riechrinde *f*, Area olfactoria, Substantia perforata anterior/rostralis
orbital area Augenregion *f*, Regio orbitalis
posterior hypothalamic area hintere Hypothalamusregion *f*, Area hypothalamica posterior
posterior intercondylar area of tibia Area intercon-

dylaris posterior
postremal area Area postrema
preoptic area Area preoptica
pretectal area Area pretectalis
projection area Projektionsareal *nt*, -feld *nt*
retro-olivary area Area retroolivaris
striate area primäre Sehrinde *f*, Area striata
subcallosal area Area subcallosa, Area paraolfactoria
superior vestibular area Area vestibularis superior
temporal speech area **1.** Wernicke-Sprachzentrum *nt*, akustisches/sensorisches Sprachzentrum *nt* **2.** Wernicke-Sprachregion *f*, temporale Sprachregion *f*
thymus-dependent area (*Lymphknoten*) thymusabhängiges Areal *nt*, T-Areal *nt*, thymusabhängige/parakortikale Zone *f*
total body surface area Gesamtkörperoberfläche *f*
vestibular area Area vestibularis
Wernicke's temporal speech area Wernicke-Sprachregion *f*, temporale Sprachregion *f*

alrelflexlia [eɪrɪ'fleksɪə] *noun* Areflexie *f*

alrelgenlerlaltive [eɪrɪ'dʒenərətɪv] *adj* ohne Regeneration oder regenerative Prozesse ablaufend, aregenerativ

Arlelnalvirlildae [ˌærɪnə'vɪrədiː] *plural* Arenaviren *pl*, Arenaviridae *pl*

alrelolla [ə'rɪələ] *noun, plural* **-las, -lae** [-liː] **1.** (kleiner) Hof *m*, kleiner (Haut-)Bezirk *m*, Areola *f* **2.** Gewebsspalte *f*, -fissur *f*
areola of nipple Warzenvorhof *m*, Areola mammae

alrelollar [ə'rɪələr] *adj* Areola betreffend, areolar, zellig, netzförmig

arlelolliltis [ˌeərɪəʊ'laɪtɪs] *noun* Entzündung des Warzenvorhofs, Areolitis *f*, Warzenvorhofentzündung *f*

Arlgas ['ɑːrgəs, -gæs] *noun* Argas *f*

Arlgaslildae [ɑːr'gæsɪdiː] *noun* Lederzecken *pl*, Argasidae *pl*

arlgenltaflfine [ɑːr'dʒentəfiːn] *adj* durch ammoniakalische Silberlösung färbbar, argentaffin

arlgenltaflfinlilty [ɑːrˌdʒentə'fɪnətɪ] *noun* Argentaffinität *f*

arlgenltaflfilnolma [ɑːrˌdʒentəfɪ'nəʊmə] *noun* Argentaffinom *nt*; Karzinoid *nt*

arlgenltolphile [ɑːr'dʒentəfaɪl] *adj* durch ammoniakalische Silberlösung färbbar, argentaffin

arlgenltum [ɑːr'dʒentəm] *noun* Silber *nt*, Argentum *nt*

arlgilnine ['ɑːrdʒəniːn, -naɪn, -nɪn] *noun* Arginin *nt*

arlgilninlelmia [ˌɑːrdʒənɪ'niːmɪə] *noun* Argininämie *f*

arlgon ['ɑːrgɑn] *noun* Argon *nt*

arlgyria [ɑːr'dʒɪrɪə] *noun* Silberintoxikation *f*, Argyrie *f*, Argyrose *f*

arlgylrilalsis [ˌɑːrdʒɪ'raɪəsɪs] *noun* Argyrie *f*, Argyrose *f*

arlgyrlolphile ['ɑrdʒɪrəʊfaɪl] *adj* mit besonderer Affinität zu Silber oder Silberverbindungen, argyrophil

arlgylrolsis [ɑːrdʒə'rəʊsɪs] *noun* Argyrie *f*, Argyrose *f*

alrhinlia [ə'reɪnɪə] *noun* A(r)rhinie *f*

alrhythlmia [ə'rɪðmɪə] *noun* Arrhythmie *f*, Herzrhythmusstörungen *pl*

alrilbolflalvinlolsis [eɪˌraɪbəˌfleɪvə'nəʊsɪs] *noun* Riboflavinmangel *m*, Ariboflavinose *f*

alrithlmolmalnia [əˌrɪθmə'meɪnɪə] *noun* Zählzwang *m*

arm [ɑːrm] *noun* Arm *m*
golf arm Entzündung des Epicondylus medialis humeri, Golfspielerellenbogen *m*, Epicondylitis humeri ulnaris
lawn tennis arm Entzündung des Epicondylus lateralis humeri, Tennisellenbogen *m*, Epicondylitis humeri radialis

armlpit ['ɑːrmpɪt] *noun* Fossa axillaris

Arlnilca ['ɑːrnɪkə] *noun* Arnika *f*, Bergwohlverleih *m*, Arnica montana

alrolmalthelralpy [əˌrəʊmə'θerəpɪ] *noun* Aromatherapie *f*

arlolmatlic [ˌærə'mætɪk] **I** *noun* Aromat *m*, aromatische Verbindung *f* **II** *adj* aromatisch

alrouslal [ə'rəʊzl] *noun* Wachsamkeit *f*, Vigilanz *f*, Vigilität *f*

arlrest [ə'rest] **I** *noun* Anhalten *nt*, Aufhalten *nt*, Stillstehen *nt*, Stillstand *m*; Hemmung *f*, Stockung *f* **II** *v* **1.** anhalten, aufhalten, zum Stillstand bringen, hemmen, hindern **2.** sperren, feststellen, blockieren, arretieren
cardiac arrest Herzstillstand *m*
heart arrest Herzstillstand *m*
reflexogenic cardiac arrest Reflextod *m*
respiratory arrest Atemstillstand *m*, Apnoe *f*

arlrhelnolblasltolma [ˌærənəʊblæs'təʊmə] *noun* **1.** Arrhenoblastom *nt* **2.** Sertoli-Leidig-Zelltumor *m*

arlrhelnolma [ærɪ'nəʊmə] *noun* → *arrhenoblastoma*

arlrhinlenlcephlally [ˌeɪraɪnˌensə'fəlɪ] *noun* Arhinenzephalie *f*

arlrhinlia [ə'reɪnɪə] *noun* Arhinie *f*, Arrhinie *f*

arlrhythlmia [ə'rɪðmɪə] *noun* **1.** Arrhythmie *f* **2.** Herzrhythmusstörung *f*, Arrhythmie *f*, Arrhythmia *f*
continuous arrhythmia absolute Arrhythmie *f*, Arrhythmia absoluta/perpetua
nodal arrhythmia Knotenrhythmus *m*
perpetual arrhythmia absolute Arrhythmie *f*, Arrhythmia absoluta/perpetua
sinus arrhythmia Sinusarrhythmie *f*

arlrhythlmic [ə'rɪðmɪk] *adj* ohne Rhythmus, arrhythmisch, arhythmisch

arlrhythlmolgenlic [əˌrɪðmə'dʒenɪk] *adj* Arrhythmie verursachend oder fördernd, arrhythmogen

arlrhythlmolkilnelsis [əˌrɪðməkɪ'niːsɪs] *noun* Arrhythmokinese *f*

arlselnic ['ɑːrs(ə)nɪk] *noun* **1.** Arsen *nt* **2.** Arsentrioxid *nt*, Arsenik *nt*

artelfact ['ɑːrtəfækt] *noun* Kunstprodukt *nt*, artifizielle Veränderung *f*, Artefakt *nt*

arlterlecltolmy [ˌɑːrtə'rektəmɪ] *noun* Arterienresektion *f*

arltelrelnol [ɑːr'tɪərɪnəʊl] *noun* Noradrenalin *nt*, Norepinephrin *nt*, Arterenol *nt*, Levarterenol *nt*

arteri- *präf.* Archä(o)-, Archi-

arltelrilal [ɑːr'tɪərɪəl] *adj* Arterien betreffend, arteriell, arteriös

arltelrilallilzaltion [ɑːrˌtɪərɪəlɪ'zeɪʃn, -laɪ-] *noun* **1.** Arterialisierung *f*, Arterialisation *f* **2.** Grad *m* der Sauerstoffsättigung, Arterialisation *f*

arltelrilecltalsia [ˌɑːrtɪərɪek'teɪʒ(ɪ)ə] *noun* Arteriektasie *f*

arltelrilecltolmy [ˌɑːrtɪərɪ'ektəmɪ] *noun* Arterien(teil)-resektion *f*, Arteriektomie *f*

arterio- *präf.* Arterien-, Arterio-

arltelrilolbililiarly [ɑːrˌtɪərɪəʊ'bɪlɪˌeriː, -'bɪljərɪ] *adj* Arterien und Gallengänge betreffend oder verbindende, arteriobiliär

arltelrilolcaplillarly [ɑːrˌtɪərɪˌəʊ'kæpəˌleriː, -kə'pɪlərɪ] *adj* Arterien und Kapillaren betreffend oder verbindend, arteriokapillar

arltelrilolldillatling [ɑːrˌtɪərɪˌəʊdaɪ'leɪtɪŋ] *adj* arterien-, arteriolenerweiternd

arltelrilolgenlelsis [ɑːrˌtɪərɪˌəʊ'dʒenəsɪs] *noun* Arterienbildung *f*, Arteriogenese *f*

arltelrilolgraphlic [ɑːrˌtɪərɪ'ɑgrəfɪk] *adj* Arteriografie betreffend, mittels Arteriografie, arteriographisch, arteriografisch

arltelrilogrlalphy [ɑːrˌtɪərɪ'ɑgrəfɪ] *noun* Kontrastdarstellung *f* von Arterien, Arteriographie *f*, Arteriografie *f*
catheter arteriography Katheterarteriographie *f*, Katheterarteriografie *f*
celiac arteriography Zöliakographie *f*, Zöliakografie *f*
coronary arteriography Koronarangiographie *f*, Koronarangiografie *f*
pulmonary arteriography Pulmonalarteriographie *f*, Pulmonalisangiographie *f*, Pulmonalarteriografie *f*, Pulmonalisangiografie *f*
selective arteriography selektive Arteriographie *f*, selektive Arteriografie *f*

ar|te|ri|o|lar [ɑːrtə'rɪələr, ɑːr,tɪrɪ'əʊlər] *adj* Arteriole(n) betreffend, arteriolär

ar|te|ri|ole [ɑːr'tɪərɪəʊl] *noun* kleine Arterie *f*, Arteriole *f*, Arteriola *f*

afferent arteriole of glomerulus zuführende Glomerulusarterie/-arteriole *f*, Arteriola glomerularis afferens, Vas afferens glomeruli

efferent arteriole of glomerulus abführende/efferente Glomerulusarterie *f*, abführende/efferente Glomerulusarteriole *f*, Arteriola glomerularis efferens, Vas efferens glomeruli

inferior nasal arteriole of retinae untere nasale/mediale Netzhautarteriole *f*, Arteriola nasalis retinae inferior

inferior and superior macular arteriole Arteriola macularis inferior, superior

inferior and superior temporal arteriole of retina Arteriola temporalis retinae inferior, superior

inferior temporal arteriole of retina untere temporale Netzhautarteriole *f*, Arteriola temporalis retinae inferior

medial arteriole of retina mediale Netzhautarteriole *f*, Arteriola medialis retinae

middle macular arteriole Arteriola macularis media, mittlere Makulaarteriole *f*

silver-wire arterioles Silberdrahtarterien *pl*

straight arterioles of kidney Vasa recta renis, Arteriolae rectae renis

superior macular arteriole Arteriola macularis superior, obere Makulaarteriole *f*

superior nasal arteriole of retinae obere nasale/mediale Netzhautarteriole *f*, Arteriola nasalis retinae superior

superior temporal arteriole of retina obere temporale Netzhautarteriole *f*, Arteriola temporalis retinae superior

terminal arteriole terminale Arteriole *f*

ar|ter|i|o|li|tic [ɑːr,tɪərɪ'laɪtɪk] *adj* Arteriolitis betreffend, arteriolitisch

ar|ter|i|o|li|tis [ɑːr,tɪərɪ'laɪtɪs] *noun* Arteriolitis *f*, Arteriolenentzündung *f*

ar|te|ri|o|lo|gy [ɑːr,tɪərɪ'ɑlədʒɪ] *noun* Arteriologie *f*

ar|te|ri|o|lo|ne|cro|sis [ɑːr,tɪərɪ,əʊləʊnɪ'krəʊsɪs] *noun* Arteriolennekrose *f*, Arteriolonekrose *f*

ar|te|ri|o|lo|ne|cro|tic [ɑːr,tɪərɪ,əʊləʊnɪ'krɑtɪk] *adj* Arteriolonekrose betreffend, arteriolonekrotisch

ar|te|ri|o|lo|neph|ro|scle|ro|sis [ɑːr,tɪərɪ,əʊləʊ,nefrəsklɪ'rəʊsɪs] *noun* interkapilläre Nephrosklerose *f*, Glomerulosklerose *f*

ar|te|ri|o|lo|scle|ro|sis [,ɑːr,tɪərɪ,əʊləʊsklɪ'rəʊsɪs] *noun* Arteriolosklerose *f*

ar|te|ri|o|lo|scle|ro|tic [,ɑːr,tɪərɪ,əʊləʊsklɪ'rɑtɪk] *adj* Arteriolosklerose betreffend, arteriolosklerotisch

ar|te|ri|o|ne|cro|sis [ɑːr,tɪərɪnɪ'krəʊsɪs] *noun* Arterionekrose *f*

ar|te|ri|o|ne|cro|tic [ɑːr,tɪərɪnɪ'krɑtɪk] *adj* Arterionekrose betreffend, arterionekrotisch

ar|te|ri|o|neph|ro|scle|ro|sis [ɑːr,tɪərɪ,nefrəsklɪ'rəʊsɪs] *noun* senile Nephrosklerose *f*, Arterionephrosklerose *f*

ar|te|ri|op|a|thy [,ɑːrtərɪ'ɑpəθɪ] *noun* Arterienerkrankung *f*, Arteriopathie *f*, -pathia *f*

hypertensive arteriopathy hypertensive Arteriopathie *f*

plexogenic pulmonary arteriopathy primäre Pulmonalsklerose *f*, Ayerza-Krankheit *f*

ar|te|ri|o|re|nal [ɑːr,tɪərɪ,əʊ'riːnl] *adj* Arterie(n) und Niere betreffend oder verbindend, arteriorenal

ar|te|ri|o|scle|ro|sis [ɑːr,tɪərɪ,əʊsklɪ'rəʊsɪs] *noun* Arterienverkalkung *f*, Arteriosklerose *f*, -sclerosis *f*

cerebral arteriosclerosis Arteriosklerose *f* der Hirnarterien, Zerebralarteriensklerose *f*, zerebrale Arterien-/Gefäßsklerose *f*

coronary arteriosclerosis Koronar(arterien)sklerose *f*

Mönckeberg's arteriosclerosis Mönckeberg-Sklerose *f*, Mediakalzinose *f*

ar|te|ri|o|scle|ro|tic [ɑːr,tɪərɪ,əʊsklɪ'rɑtɪk] *adj* Arteriosklerose betreffend, arteriosklerotisch

ar|te|ri|o|spasm [ɑːr'tɪərɪəspæzəm] *noun* Arterienkrampf *m*, Arteriospasmus *m*

ar|te|ri|o|spas|tic [ɑːr,tɪərɪ,əʊ'spæstɪk] *adj* Arteriospasmus betreffend oder verursachend, arteriospastisch

ar|te|ri|o|ste|no|sis [ɑːr,tɪərɪ,əʊstɪ'nəʊsɪs] *noun* Arterienstriktur *f*, -stenose *f*

ar|te|ri|o|ste|no|tic [ɑːr,tɪərɪ,əʊstɪ'nɑtɪk] *adj* Arterienstenose betreffend, arterienstenotisch

ductus arteriosus Ductus Botalli, Ductus arteriosus

ar|te|ri|o|to|my [ɑːr,tɪərɪ,əʊ'ɑtəmɪ] *noun* Arteriotomie *f*

ar|te|ri|o|to|ny [ɑːr,tɪərɪ,əʊ'ɑtənɪ] *noun* Blutdruck *m*

ar|te|ri|o|ve|nous [ɑːr,tɪərɪ,əʊ'viːnəs] *adj* Arterie(n) und Vene(n) betreffend oder verbindend, arteriovenös

ar|te|rit|ic [ɑːrtə'raɪtɪk] *adj* Arterienentzündung/Arteriitis betreffend, arteriitisch

ar|te|ri|tis [ɑːrtə'raɪtɪs] *noun* Entzündung einer Arterie, Arteriitis *f*, Arterienentzündung *f*

brachiocephalic arteritis Pulslos-Krankheit *f*, Martorell-Krankheit *f*, Martorell-Syndrom *nt*, Takayasu-Krankheit *f*, Takayasu-Syndrom *nt*, Arteriitis brachiocephalica

coronary arteritis Entzündung der Herzkranzgefäße, Koronaritis *f*, Koronararterienentzündung *f*, Koronariitis *f*, Koronarangiitis *f*

cranial arteritis (senile) Riesenzellarteriitis *f*, Horton-Riesenzellarteriitis *f*, -Syndrom *nt*, Arteriitis cranialis/gigantocellularis/temporalis

giant-cell arteritis → *cranial arteritis*

granulomatous arteritis → *cranial arteritis*

Horton's arteritis → *cranial arteritis*

localized visceral arteritis Immunkomplexvaskulitis *f*, leukozytoklastische Vaskulitis *f*, Vasculitis allergica, Vasculitis hyperergica cutis, Arteriitis allergica cutis

arteritis nodosa Kussmaul-Meier-Krankheit *f*, Panarteriitis nodosa, Periarteriitis nodosa, Polyarteriitis nodosa

rheumatic arteritis rheumatische Arteriitis *f*, Arteriitis rheumatica

Takayasu's arteritis → *brachiocephalic arteritis*

temporal arteritis → *cranial arteritis*

ar|ter|y ['ɑːrtərɪ] *noun, plural* **-ries** Schlagader *f*, Pulsader *f*, Arterie *f*, Arteria *f*

accessory obturator artery Arteria obturatoria accessoria

accompanying artery Begleitarterie *f*, Arteria comitans

accompanying artery of ischiatic nerve Arteria comitans nervi ischiadici

accompanying artery of median nerve Arteria comitans nervi mediani

acetabular artery **1.** Azetabulumast *m* der Arteria circumflexa femoris medialis, Ramus acetabularis arteriae circumflexae femoris medialis **2.** Hüftkopfarterie *f*, Arteria acetabuli, Ramus acetabularis arteriae obturatoriae

adipose arteries of kidney Kapseläste *pl* der Nierenarterie, Arteriae capsulares/perirenales

anastomotic atrial artery anastomosierende Vorhofarterie *f*, Ramus atrialis anastomoticus arteriae coronariae sinistrae

angular artery Augenwinkelarterie *f*, Arteria angularis

artery of angular gyrus Arteria gyri angularis

anterior auricular arteries vordere Ohrmuscheläste *pl* der Arteria temporalis superficialis, Rami auriculares anteriores arteriae temporalis superficialis

anterior cecal artery vordere Blinddarmarterie *f*, Arteria caecalis anterior

anterior cerebral artery Arteria cerebri anterior

anterior choroidal artery Arteria choroidea anterior

anterior ciliary arteries vordere Ziliararterien *pl*, Arteriae ciliares anteriores

anterior communicating artery (of cerebrum) Arteria communicans anterior
anterior conjunctival arteries vordere Bindehautarterien *pl*, Arteriae conjunctivales anteriores
anterior deep temporal artery vordere tiefe Schläfenschlagader *f*, Arteria temporalis profunda anterior
anterior dental arteries vordere Oberkieferschlagadern *pl*, Arteriae alveolares superiores anteriores
anterior ethmoidal artery vordere Siebbeinarterie *f*, Arteria ethmoidalis anterior
anterior humeral circumflex artery vordere Kranzarterie *f* des Humerus, Arteria circumflexa humeri anterior
anterior inferior cerebellar artery vordere untere Kleinhirnarterie *f*, Arteria inferior anterior cerebelli
anterior inferior segmental artery Arteria segmenti anterioris inferioris
anterior intercostal arteries Rami intercostales anteriores arteriae thoracicae internae
anterior interosseous artery Arteria interossea anterior
anterior interventricular artery vordere Interventrikulararterie *f*, Ramus interventricularis anterior arteriae coronariae sinistrae
anterior interventricular septal arteries Septumäste *pl* der vorderen Interventrikulararterie, Rami interventriculares septales arteriae coronariae sinistrae
anterior meningeal artery vordere Hirnhautarterie *f*, Arteria meningea anterior, Ramus meningeus anterior arteriae ethmoidalis anterioris
anterior parietal artery vordere Scheitellappenarterie *f*, Arteria parietalis anterior
anterior radicular artery Arteria radicularis anterior
anterior scrotal arteries Skrotumäste *pl* der Arteria femoralis, Rami scrotales anteriores arteriae femoralis
anterior segmental artery Arteria segmentalis anterioris
anterior septal arteries Septumäste *pl* der vorderen Interventrikulararterie, Rami interventriculares septales arteriae coronariae sinistrae
anterior spinal artery vordere Rückenmarksarterie *f*, Arteria spinalis anterior
anterior superior alveolar arteries vordere Oberkieferschlagadern *pl*, Arteriae alveolares superiores anteriores
anterior superior pancreaticoduodenal artery Arteria pancreaticoduodenalis superior anterior
anterior superior segmental artery Arteria segmenti anterioris superioris
anterior temporal artery vordere Schläfenlappenarterie *f*, Arteria temporalis anterior
anterior tibial artery vordere Schienbeinschlagader *f*, Arteria tibialis anterior
anterior tibial recurrent artery Arteria recurrens tibialis anterior
anterior tympanic artery Arteria tympanica anterior
anterolateral central arteries Arteriae centrales anterolaterales
anterolateral thalamostriate arteries Arteriae centrales anterolaterales
anteromedial central arteries Arteriae centrales anteromediales
anteromedial thalamostriate arteries Arteriae centrales anteromediales
antral artery Arteria sulci centralis
aortic uterine artery Eierstockarterie *f*, Arteria ovarica
appendicular artery Appendixarterie *f*, Arteria appendicularis
arciform arteries of kidney Bogenarterien *pl*, Arteriae arcuatae renis
arcuate artery of foot Bogenarterie *f* des Fußes, Arteria arcuata
arcuate arteries of kidney Bogenarterien *pl*, Arteriae arcuatae renis
ascending artery Arteria ascendens
ascending cervical artery aufsteigende Halsschlagader *f*, Arteria cervicalis ascendens
ascending ileocolic artery Arteria ascendens ileocolica, Ramus colicus arteriae ileocolicae
ascending palatine artery aufsteigende Gaumenschlagader *f*, Arteria palatina ascendens
ascending pharyngeal artery Arteria pharyngea ascendens
atrioventricular nodal artery Ast *m* der Kranzarterie zum AV-Knoten, Ramus nodi atrioventricularis arteriae coronariae dextrae/sinistrae
axillary artery Achselschlagader *f*, Arteria axillaris
azygos arteries of vagina Vaginaäste *pl* der Arteria uterina, Rami vaginales auch uterinae, Artariae azygoi vaginae
azygous artery of vagina Arteria azygos vaginae
basilar artery Schädelbasisarterie *f*, Arteria basilaris
brachial artery (Ober-)Armschlagader *f*, Arteria brachialis
brachiocephalic artery Truncus brachiocephalicus
bronchial arteries Arteriae bronchiales, Bronchialarterien *pl*
buccal artery Backenschlagader *f*, Arteria buccalis
artery of bulb of penis Arteria bulbi penis
artery of bulb of vestibule of vagina Arteria bulbi vestibuli
bulbourethral artery Arteria bulbi penis
callosomarginal artery Arteria callosomarginalis
caroticotympanic arteries Arteriae caroticotympanicae
caudal artery mittlere Kreuzbeinarterie *f*, Arteria sacralis mediana
caudal pancreatic artery Arteria caudae pancreatis, Pankreasschwanzarterie *f*
artery of caudate lobe Lobus caudatus-Arterie *f*, Arteria lobi caudati
central artery of retina zentrale Netzhautschlagader *f*, Arteria centralis retinae
central arteries of spleen (*Milz*) Zentralarterien *pl*
artery of central sulcus Arteria sulci centralis
cerebral arteries (Ge-)Hirnarterien *pl*, Arteriae cerebrales
ciliary arteries Ziliararterien *pl*, Arteriae ciliares
circumflex artery Kranzarterie *f*, Arteria circumflexa
circumflex artery of scapula Kranzschlagader *f* des Schulterblattes, Arteria circumflexa scapulae
coccygeal artery mittlere Kreuzbeinarterie *f*, Arteria sacralis mediana
Cohnheim's artery Endarterie *f*, Cohnheim-Arterie *f*
collateral artery Kollateralarterie *f*, Arteria collateralis
collateral radial artery Arteria collateralis radialis
common carotid artery Halsschlagader *f*, Karotis *f* communis, Arteria carotis communis
common digital arteries of foot plantare Mittelfußarterien *pl*, Arteriae metatarsales plantares
common hepatic artery Arteria hepatica communis
common iliac artery gemeinsame Hüftschlagader *f*, Arteria iliaca communis
common interosseous artery Arteria interossea communis
common palmar digital arteries Arteriae digitales palmares communes
common plantar digital arteries Arteriae digitales plantares communes
communicating artery Verbindungsarterie *f*, Arteria communicans
copper wire arteries Kupferdrahtarterien *pl*
coronary artery **1.** (Herz-)Kranzarterie *f*, (Herz-)Kranzgefäß *nt*, Koronararterie *f*, Koronarie *f*, Arteria coronaria **2.** Kranzarterie *f*, Kranzgefäß *nt*, Arteria co-

ronaria
cremasteric artery Kremasterarterie *f*, Arteria cremasterica
cricothyroid artery Ramus cricothyroideus arteriae thyroideae superioris
crural artery Arteria femoralis
cystic artery Gallenblasenarterie *f*, Arteria cystica
deep auricular artery tiefe Ohrschlagader *f*, Arteria auricularis profunda
deep brachial artery tiefe Armschlagader *f*, Arteria profunda brachii
deep cervical artery tiefe Halsschlagader *f*, Arteria cervicalis profunda
deep circumflex iliac artery tiefe Hüftkranzarterie *f*, Arteria circumflexa ilium profunda
deep artery of clitoris Arteria profunda clitoridis
deep descending cervical arteries Rami occipitales arteriae occipitalis
deep external pudendal artery Arteria pudenda externa profunda
deep femoral artery tiefe Oberschenkelarterie *f*, Arteria profunda femoris
deep iliac circumflex artery tiefe Hüftkranzarterie *f*, Arteria circumflexa ilium profunda
deep lingual artery tiefe Zungenschlagader *f*, Arteria profunda linguae
deep artery of penis tiefe Penisarterie *f*, Arteria profunda penis
deep plantar artery tiefe Fußsohlenarterie *f*, Arteria plantaris profunda
deep and superficial external pudendal artery Arteria pudenda extern profunda, superficialis
deep temporal arteries tiefe Schläfenschlagadern *pl*, Arteriae temporales profundae
deep artery of thigh Arteria profunda femoris
deep artery of tongue Arteria profunda linguae
deep volar metacarpal artery Ramus palmaris profundus arteriae ulnaris
artery of deferent duct Samenleiterarterie *f*, Arteria ductus deferentis
deferential artery Samenleiterarterie *f*, Arteria ductus deferentis
descending genicular artery absteigende Kniegelenksarterie *f*, Arteria descendens genus
descending palatine artery absteigende Gaumenschlagader *f*, Arteria palatina descendens
descending scapular artery Arteria scapularis descendens, Ramus profundus arteriae transversae colli
diaphragmatic arteries untere Zwerchfellarterien *pl*, Arteriae phrenicae inferiores
digital arteries Zehen- oder Fingerarterien *pl*, Arteriae digitales
dorsal artery of clitoris Arteria dorsalis clitoridis
dorsal digital arteries of foot Zehenrückenarterien *pl*, dorsale Zehenarterien *pl*, Arteriae digitales dorsales pedis
dorsal digital arteries of hand dorsale Fingerarterien *pl*, Arteriae digitales dorsales manus
dorsal artery of foot Fußrückenschlagader *f*, Arteria dorsalis pedis
dorsal lingual arteries Zungenrückenarterien *pl*, Rami dorsales linguae arteriae lingualis
dorsal metacarpal arteries dorsale Mittelhandarterien *pl*, Arteriae metacarpales dorsales
dorsal metatarsal arteries dorsale Mittelfußarterien *pl*, Arteriae metatarsales dorsales
dorsal nasal artery Arteria dorsalis nasi, Nasenrückenarterie *f*
dorsal artery of nose Nasenrückenarterie *f*, Arteria dorsalis nasi, Arteria nasalis externa
dorsal pancreatic artery hintere Bauchspeicheldrüsenarterie *f*, Arteria pancreatica dorsalis
dorsal artery of penis dorsale Penisarterie *f*, Arteria dorsalis penis
dorsal scapular artery **1.** Arteria scapularis dorsalis, Arteria dorsalis scapulae **2.** →*descending scapular artery*
dorsal arteries of tongue Zungenrückenarterien *pl*, Rami dorsales linguae arteriae lingualis
duodenal artery Arteria pancreaticoduodenalis inferior
elastic artery Arterie *f* vom elastischen Typ
artery of elastic type Arterie *f* vom elastischen Typ
emulgent artery Nierenarterie *f*, Arteria renalis
end artery Endarterie *f*
episcleral arteries Arteriae episclerales
external carotid artery äußere Kopfschlagader *f*, Karotis *f* externa, Arteria carotis externa
external epigastric artery tiefe Hüftkranzarterie *f*, Arteria circumflexa ilium profunda
external iliac artery äußere Hüftarterie *f*, Arteria iliaca externa
external mammary artery seitliche Brustwandarterie *f*, Arteria thoracica lateralis
external plantar artery seitliche/laterale Fußsohlenarterie *f*, Arteria plantaris lateralis
external pudendal arteries äußere Schamarterien *pl*, Arteria pudendae externae
external spermatic artery Kremasterarterie *f*, Arteria cremasterica
facial artery Gesichtsschlagader *f*, Facialis *f*, Arteria facialis
fallopian artery Gebärmutter-, Uterusschlagader *f*, Arteria uterina
femoral artery Oberschenkelschlagader *f*, Femoralis *f*, Arteria femoralis
fibular artery Wadenbeinschlagader *f*, Arteria peronea, Arteria fibularis
first posterior intercostal artery Arteria intercostalis posterioris prima
follicular arteries of spleen (*Milz*) Zentralarterien *pl*
gastric artery Magenschlagader *f*, Arteria gastrica
gastric arteries Arteriae gastricae
gastroduodenal artery Magen-Duodenum-Arterie *f*, Arteria gastroduodenalis
greater palatine artery große Gaumenschlagader *f*, Arteria palatina major
great pancreatic artery große Bauchspeicheldrüsenarterie *f*, Arteria pancreatica magna
great phrenic arteries untere Zwerchfellarterien *pl*, Arteriae phrenicae inferiores
helicine arteries of penis Rankenarterien *pl* (des Penis), Arteriae helicinae penis
hepatic artery Leberarterie *f*, Hepatika *f*, Arteria hepatica propria
highest intercostal artery oberste Interkostalarterie *f*, Arteria intercostalis suprema
highest thoracic artery oberste Brustwandarterie *f*, Arteria thoracica suprema
hyaloid artery Glaskörperschlagader *f*, Arteria hyaloidea
hyoid artery Ramus suprahyoideus arteriae lingualis
hypogastric artery innere Hüftarterie *f*, Arteria hypogastrica, Arteria iliaca interna
ileal arteries Ileumarterien *pl*, Arteriae ileales
ileocolic artery Arteria ileocolica
iliolumbar artery Iliolumbalis *f*, Arteria iliolumbalis
inferior alveolar artery Unterkieferschlagader *f*, Arteria alveolaris inferior
inferior capsular artery untere Nebennierenarterie *f*, Arteria suprarenalis inferior
inferior dental artery Unterkieferschlagader *f*, Arteria alveolaris inferior
inferior epigastric artery untere Bauchdeckenarterie *f*, Arteria epigastrica inferior

inferior esophageal arteries Rami oesophageales arteriae gastricae sinistrae
inferior gluteal artery untere Gesäßarterie *f*, Arteria glutea inferior
inferior hemorrhoidal artery untere Mastdarmarterie *f*, Arteria rectalis inferior
inferior hypophysial artery untere Hypophysenarterie *f*, Arteria hypophysialis inferior
inferior labial artery Unterlippenschlagader *f*, Arteria labialis inferior
inferior laryngeal artery untere Kehlkopfschlagader *f*, Arteria laryngea inferior
inferior mesenteric artery Arteria mesenterica inferior
inferior pancreatic artery untere Bauchspeicheldrüsenarterie *f*, Arteria pancreatica inferior
inferior pancreaticoduodenal artery Arteria pancreaticoduodenalis inferior
inferior phrenic artery Arteria phrenica inferior, untere Zwerchfellarterie *f*
inferior rectal artery untere Mastdarmarterie *f*, Arteria rectalis inferior
inferior right colic artery Arteria ileocolica
inferior segmental artery Arteria segmenti inferioris
inferior suprarenal artery untere Nebennierenarterie *f*, Arteria suprarenalis inferior
inferior thyroid artery untere Schilddrüsenarterie *f*, Arteria thyroidea inferior
inferior tympanic artery Arteria tympanica inferior
inferior ulnar collateral artery untere ulnare Kollateralarterie *f*, Arteria collateralis ulnaris inferior
inferior vesical artery untere (Harn-)Blasenarterie *f*, Arteria vesicalis inferior
infracostal artery Ramus costalis lateralis arteriae thoracicae internae
infraorbital artery Augenhöhlenbodenschlagader *f*, Arteria infraorbitalis
innominate artery Truncus brachiocephalicus
insular arteries Inselarterien *pl*, Arteriae insulares
interlobar arteries of kidney renale Interlobararterien *pl*, Arteriae interlobares renis
interlobular arteries of kidney Interlobular-, Radialarterien *pl*, Arteriae interlobulares renis
interlobular arteries of liver Interlobulararterien *pl*, Arteriae interlobulares hepatis
intermediate temporal artery mittlere Schläfenlappenarterie *f*, Arteria temporalis intermedia
internal auditory artery **1.** Arteria labyrinthi, Ramus meatus acustici interni arteriae basilaris **2.** Arteria labyrinthina
internal carotid artery innere Kopfschlagader *f*, Karotis *f* interna, Arteria carotis interna
internal deep circumflex artery Ramus profundus arteriae circumflexae femoris medialis
internal iliac artery innere Hüftarterie *f*, Arteria hypogastrica, Arteria iliaca interna
internal mammary artery innere Brustwandarterie *f*, Arteria thoracica interna
internal pudendal artery innere Schamarterie *f*, Arteria pudenda interna
internal spermatic artery Hodenarterie *f*, Arteria testicularis
internal thoracic artery innere Brustwandarterie *f*, Arteria thoracica interna
intestinal arteries Darmarterien *pl*, Arteriae intestinales
jejunal arteries Jejunal-, Jejunumarterien *pl*, Arteriae jejunales
labyrinthine artery **1.** Arteria labyrinthi, Ramus meatus acustici interni arteriae basilaris **2.** Arteria labyrinthina
lacrimal artery Tränendrüsenarterie *f*, Arteria lacrimalis
lateral anterior malleolar artery vordere äußere Knöchelarterie *f*, Arteria malleolaris anterior lateralis
lateral circumflex femoral artery äußere Femurkranzarterie *f*, Arteria circumflexa femoris lateralis
lateral frontobasal artery Arteria frontobasalis lateralis, Ramus orbitofrontalis lateralis arteriae cerebri mediae
lateral inferior genicular artery Arteria inferior lateralis genus
lateral and medial palpebral arteries Arteriae palpebrales laterales, mediales
lateral occipital artery Arteria occipitalis lateralis
lateral palpebral arteries seitliche Lidarterien *pl*, Arteriae palpebrales laterales
lateral plantar artery Arteria plantaris lateralis
lateral sacral arteries Arteriae sacrales laterales
lateral segmental artery Arteria segmentalis lateralis
lateral superior genicular artery Arteria superior lateralis genus
lateral tarsal artery seitliche Fußwurzelarterie *f*, Arteria tarsalis lateralis
lateral thoracic artery seitliche Brustwandarterie *f*, Arteria thoracica lateralis
left auricular artery linke (Herz-)Kranzarterie *f*, Arteria coronaria sinistra
left colic artery linke Kolonschlagader *f*, Arteria colica sinistra
left coronary artery of heart linke (Herz-)Kranzarterie *f*, Arteria coronaria sinistra
left coronary artery of stomach linke Magen(kranz)arterie *f*, Arteria gastrica sinistra
left gastric artery linke Magen(kranz)arterie *f*, Arteria gastrica sinistra
left gastroepiploic artery linke Magen-Netz-Arterie *f*, Gastroepiploica *f* sinistra, Arteria gastroomentalis sinistra
left gastroomental artery → *left gastroepiploic artery*
left intermediate atrial artery Ramus atrialis intermedius arteriae coronariae sinistrae
left marginal artery Ramus marginalis sinister
left pulmonary artery linke Lungenschlagader *f*, Arteria pulmonalis sinistra
lesser palatine arteries kleine Gaumenarterien *pl*, Arteriae palatinae minores
lienal artery Milzarterie *f*, Arteria lienalis/splenica
lingual artery Zungenschlagader *f*, Arteria lingualis
long central artery Arteria centralis longa, Arteria recurrens
long ciliary arteries lange (hintere) Ziliararterien *pl*, Arteriae ciliares posteriores longae
long posterior ciliary arteries lange (hintere) Ziliararterien *pl*, Arteriae ciliares posteriores longae
arteries of the lower extremity Arteriae membri inferioris
lowest lumbar artery Arteria lumbalis ima
lowest thyroid artery unterste Schilddrüsenarterie *f*, Arteria thyroidea ima
lumbar arteries Lenden-, Lumbalarterien *pl*, Arteriae lumbales
mandibular artery Unterkieferschlagader *f*, Arteria alveolaris inferior
marginal artery of colon Arcus marginalis coli, Arteria marginalis coli, Arteria juxtacolica
masseteric artery Arteria masseterica
mastoid arteries Rami mastoidei arteriae auricularis posterioris
maxillary artery Oberkieferschlagader *f*, Arteria maxillaris
medial anterior malleolar artery Arteria malleolaris anterior medialis
medial circumflex femoral artery innere Femurkranzarterie *f*, Arteria circumflexa femoris medialis

A

medial frontobasal artery Arteria frontobasalis medialis, Ramus orbitofrontalis medialis arteriae cerebri anterioris
medial inferior genicular artery Arteria inferior medialis genus
medial occipital artery Arteria occipitalis medialis
medial palpebral arteries mediale Lidarterien *pl*, Arteriae palpebrales mediales
medial plantar artery innere/mediale Fußsohlenarterie *f*, Arteria plantaris medialis
medial segmental artery Arteria segmentalis medialis
medial superior genicular artery Arteria superior medialis genus
medial tarsal arteries mediale Fußwurzelarterien *pl*, Arteriae tarsales mediales
median artery Arteria comitans nervi mediani
median sacral artery mittlere Kreuzbeinarterie *f*, Arteria sacralis mediana
medullary artery Arteria nutricia/nutriens
meningeal artery Arteria meningea
mental artery Kinnschlagader *f*, Arteria mentalis, Ramus mentalis arteriae alveolaris inferioris
mesencephalic arteries Mittelhirnarterien *pl*, Arteriae mesencephalicae
metacarpal arteries Arteriae metacarpales
metatarsal artery Arteria arcuata
metatarsal arteries Arteriae metatarsales
middle capsular artery mittlere Nebennierenarterie *f*, Arteria suprarenalis media
middle cerebral artery mittlere Gehirnarterie *f*, Arteria cerebri media
middle colic artery mittlere Kolonschlagader *f*, Arteria colica media
middle collateral artery mittlere Kollateralarterie *f*, Arteria collateralis media
middle genicular artery Arteria media genus
middle hemorrhoidal artery mittlere Rektumarterie *f*, Arteria rectalis media
middle meningeal artery mittlere Hirnhautarterie *f*, Arteria meningea media
middle occipital artery Arteria occipitalis medialis
middle rectal artery mittlere Rektumarterie *f*, Arteria rectalis media
middle suprarenal artery mittlere Nebennierenarterie *f*, Arteria suprarenalis media
middle temporal artery mittlere Schläfenschlagader *f*, Arteria temporalis media
arteries of Müller Rankenarterien *pl* des Penis, Arteriae helicinae penis
muscular arteries Arterien *pl* vom muskulären Typ
artery of muscular type Arterie *f* vom muskulären Typ
musculophrenic artery Arteria musculophrenica
mylohyoid artery Ramus mylohyoideus arteriae alveolaris inferioris
myomastoid artery Ramus occipitalis arteriae auricularis posterioris
nasopalatine artery Sphenopalatina *f*, Arteria sphenopalatina
nodal artery Ramus nodi sinu-atrialis arteriae coronariae dextrae sive sinistrae
nutrient artery Arteria nutricia/nutriens
nutrient arteries of femur Arteriae nutriciae/nutrientes femoris
nutrient artery of fibula Arteria nutricia/nutriens fibulae
nutrient arteries of humerus Arteriae nutriciae/nutrientes humeri
nutrient arteries of kidney Arteriae capsulares/perirenales
nutrient artery of radius Arteria nutricia/nutriens radii
nutrient artery of tibia Arteria nutricia/nutriens tibiae
nutrient artery of ulna Arteria nutricia/nutriens ulnae
obturator artery Arteria obturatoria
occipital artery Hinterhauptsschlagader *f*, Arteria occipitalis
ophthalmic artery Augenschlagader *f*, Arteria ophthalmica
ovarian artery Eierstockarterie *f*, Arteria ovarica
overriding pulmonary artery überreitende Pulmonalis *f*, überreitende Arteria pulmonalis
palatine artery Gaumenschlagader *f*, Arteria palatina
palatine arteries Arteriae palatinae
palmar intermetacarpal arteries palmare Mittelhandarterien *pl*, Arteriae metacarpales palmares
palmar metacarpal arteries palmare Mittelhandarterien *pl*, Arteriae metacarpales palmares
pancreatic arteries Arteriae pancreaticae
pancreaticoduodenal arteries Arteriae pancreaticoduodenales
paracentral artery Arteria paracentralis
parieto-occipital artery Arteria parietooccipitalis
penicillar arteries (*Milz*) Pinselarterien *pl*, Endbäumchen *pl*, Penicilli *pl*, Penicilli arteriae splenicae
perforating arteries perforierende (Oberschenkel-)Arterien *pl*, Arteriae perforantes
pericallosal artery Pars postcommunicalis arteriae cerebri anterioris, Arteria pericallosa
pericardicophrenic artery Arteria pericardiacophrenica
perineal artery Dammarterie *f*, Perinealis *f*, Arteria perinealis
peroneal artery Wadenbeinschlagader *f*, Arteria peronea
phrenic arteries Arteriae phrenicae
plantar metatarsal arteries plantare Mittelfußarterien *pl*, Arteriae metatarsales plantares
arteries of pons Arteriae pontis
pontine arteries Brückenarterien *pl*, Arteriae pontis, Rami ad pontem
pontine branchs of basilar artery Arteriae pontis
popliteal artery Kniekehlenarterie *f*, Poplitea *f*, Arteria poplitea
postcentral artery Arteria sulci postcentralis
artery of postcentral sulcus Arteria sulci postcentralis
posterior and lateral nasal arteries hintere seitliche Nasenarterien *pl*, Arteriae nasales posteriores et laterales
posterior auricular artery hintere Ohrschlagader *f*, Arteria auricularis posterior
posterior cecal artery hintere Blinddarmarterie *f*, Arteria caecalis posterior
posterior cerebral artery hintere Gehirnarterie *f*, Arteria cerebri posterior
posterior communicating artery (of cerebrum) hintere Verbindungsarterie *f*, Arteria communicans posterior
posterior conjunctival arteries hintere Bindehautarterien *pl*, Arteriae conjunctivales posteriores
posterior deep temporal artery hintere tiefe Schläfenschlagader *f*, Arteria temporalis profunda posterior
posterior descending coronary artery Ramus interventricularis superior
posterior ethmoidal artery hintere Siebbeinarterie *f*, Arteria ethmoidalis posterior
posterior gastric artery Arteria gastrica posterior
posterior humeral circumflex artery hintere Kranzarterie *f* des Humerus, Arteria circumflexa humeri posterior
posterior inferior cerebellar artery hintere untere Kleinhirnarterie *f*, Arteria inferior posterior cerebelli
posterior intercostal arteries hintere Interkostalarterien *pl*, Arteriae intercostales posteriores
posterior interosseous artery Interossea *f* posterior, Arteria interossea posterior

posterior interventricular artery hintere Interventrikulararterie *f*, hinterer Interventrikularast *m*
posterior interventricular septal arteries Septumäste *pl* der hinteren Interventrikulararterie, Rami interventriculares septales arteriae coronariae dextrae
posterior lateral nasal arteries Arteriae nasales posteriores laterales
posterior meningeal artery hintere Hirnhautarterie *f*, Arteria meningea posterior
posterior parietal artery hintere Scheitellappenarterie *f*, Arteria parietalis posterior
posterior radicular artery Arteria radicularis posterior
posterior scrotal arteries Rami scrotales posteriores arteriae pudendae internae
posterior segmental artery Arteria segmenti posterioris
posterior septal arteries Rami interventriculares septales arteriae coronariae dextrae
posterior spinal artery hintere Rückenmarksarterie *f*, Arteria spinalis posterior
posterior superior alveolar artery hintere Oberkieferschlagader *f*, Arteria alveolaris superior posterior
posterior superior pancreaticoduodenal artery Arteria pancreaticoduodenalis superior posterior
posterior temporal artery hintere Schläfenlappenarterie *f*, Arteria temporalis posterior
posterior tibial artery hintere Schienbeinschlagader *f*, Arteria tibialis posterior
posterior tibial recurrent artery Arteria recurrens tibialis posterior
posterior tympanic artery Arteria tympanica posterior
posterolateral central arteries Arteriae centrales posterolaterales
posteromedial central arteries Arteriae centrales posteromediales
precentral artery Arteria sulci precentalis
artery of precentral sulcus Arteria sulci precentralis
precuneal artery Arteria precunealis
prefrontal artery Arteria prefrontalis
prepancreatic artery Arteria prepancreatica
principal artery of thumb Hauptschlagader *f* des Daumens, Arteria princeps pollicis
proper hepatic artery Arteria hepatica propria, Leberarterie *f*, Hepatica propria *f*
proper palmar digital arteries Arteriae digitales palmares propriae
proper plantar digital arteries Arteriae digitales plantares propriae
pterygoid arteries Rami pterygoidei arteriae maxillaris
artery of pterygoid canal Arteria canalis pterygoidei
pubic artery Ramus pubicus arteriae epigastricae inferioris
pulmonary artery Truncus pulmonalis
pulp arteries (*Milz*) Pulpaarterien *pl*
pyloric artery rechte Magen(kranz)arterie *f*, Arteria gastrica dextra
radial artery Radialis *f*, Arteria radialis
radial collateral artery radiale Kollateralarterie *f*, Arteria collateralis radialis
radial artery of index (finger) seitliche Zeigefingerarterie *f*, Arteria radialis indicis
radial recurrent artery Arteria recurrens radialis
radiate arteries of kidney Radial-, Interlobulararterien *pl*, Arteriae interlobulares renis
radicular arteries Rami radiculares arteriae vertebralis
ranine artery tiefe Zungenschlagader *f*, Arteria profunda linguae
recurrent artery Arteria centralis longa, Arteria recurrens
recurrent interosseous artery Arteria interossea recurrens
renal artery 1. Nierenarterie *f*, Arteria renalis **2. renal arteries** *plural* Nierenarterien *pl*, Arteriae renales
retrocostal artery Ramus costalis lateralis arteriae thoracicae internae
retroduodenal arteries Retroduodenalarterien *pl*, Arteriae retroduodenales
right auricular artery rechte (Herz-)Kranzarterie *f*, Arteria coronaria dextra
right colic artery rechte Kolonschlagader *f*, Arteria colica dextra
right conal artery Ramus coni arteriosi arteriae coronariae dextrae
right conus artery Ramus coni arteriosi arteriae coronariae dextrae
right coronary artery of heart rechte (Herz-)Kranzarterie *f*, Arteria coronaria dextra
right coronary artery of stomach rechte Magen(kranz)arterie *f*, Arteria gastrica dextra
right gastric artery rechte Magen(kranz)arterie *f*, Arteria gastrica dextra
right gastroepiploic artery rechte Magen-Netz-Arterie *f*, Arteria gastroomentalis dextra
right gastroomental artery → *right gastroepiploic artery*
right intermediate atrial artery Ramus atrialis intermedius arteriae coronariae dextrae
right marginal artery Ramus marginalis dexter
right pulmonary artery rechte Lungenschlagader *f*, Arteria pulmonalis dextra
artery of round ligament of uterus Arteria ligamenti teretis uteri
sciatic artery Arteria commitans nervi ischiadici
second posterior intercostal artery Arteria intercostalis posterioris secunda
segmental artery Segmentarterie *f*, Arteria segmenti
segmental arteries of kidney Arteria segmenti renalis
segmental arteries of liver Arteria segmenti hepatici
segmental arteries of lung Arteriae segmentales pulmones
segmental medullary artery Arteria medullaris segmentalis
sheathed arteries (*Milz*) Ellipsoid *nt*, Schweigger-Seidel-Hülse *f*
short central artery Arteria centralis brevis
short ciliary arteries kurze (hintere) Ziliararterien *pl*, Arteriae ciliares posteriores breves
short gastric arteries kurze Magenarterien *pl*, Arteriae gastricae breves
short posterior ciliary arteries kurze (hintere) Ziliararterien *pl*, Arteriae ciliares posteriores breves
sigmoid arteries Sigmaarterien *pl*, Arteriae sigmoideae
sinus node artery Ramus nodi sinu-atrialis arteriae coronariae dextrae sive sinistrae
sphenopalatine artery Arteria sphenopalatina
spiral arteries Rankenarterien *pl*
splenic artery Milzarterie *f*, Arteria lienalis/splenica
straight arteries of kidney Vasa recta renis, Arteriolae rectae
striate arteries Arteriae centrales anteromediales
stylomastoid artery Arteria stylomastoidea
subclavian artery Arteria subclavia
subcostal artery Arteria subcostalis
sublingual artery Unterzungenschlagader *f*, Arteria sublingualis
submental artery Arteria submentalis
subscapular artery Arteria subscapularis
superficial brachial artery oberflächliche Armschlagader *f*, Arteria brachialis superficialis
superficial branch of transverse cervical artery Arteria cervicalis superficialis
superficial cervical artery oberflächliche Halsarterie *f*,

A

Arteria cervicalis superficialis, Ramus superficialis arteriae transversae colli
superficial circumflex iliac artery oberflächliche Hüftkranzarterie *f*, Arteria circumflexa ilium superficialis
superficial epigastric artery oberflächliche Bauchdeckenarterie *f*, Arteria epigastrica superficialis
superficial external pudendal artery Arteria pudenda externa superficialis
superficial iliac circumflex artery oberflächliche Hüftkranzarterie *f*, Arteria circumflexa iliaca superficialis
superficial medial artery of foot Ramus superficialis arteriae plantaris medialis
superficial temporal artery oberflächliche Schläfenschlagader *f*, Arteria temporalis superficialis
superior cerebellar artery obere Kleinhirnarterie *f*, Arteria superior cerebelli
superior diaphragmatic arteries obere Zwerchfellarterien *pl*, Arteriae phrenicae superiores
superior epigastric artery obere Bauchdeckenarterie *f*, Arteria epigastrica superior
superior gluteal artery obere Gesäßarterie *f*, Arteria glutea superior
superior hemorrhoidal artery obere Rektumarterie *f*, Arteria rectalis superior
superior hypophysial artery obere Hypophysenarterie *f*, Arteria hypophysialis superior
superior labial artery Oberlippenschlagader *f*, Arteria labialis superior
superior laryngeal artery obere Kehlkopfschlagader *f*, Arteria laryngea superior
superior mesenteric artery Arteria mesenterica superior
superior phrenic arteries obere Zwerchfellarterien *pl*, Arteriae phrenicae superiores
superior phrenic artery Arteria pericardiacophrenica
superior rectal artery obere Rektumarterie *f*, Arteria rectalis superior
superior segmental artery Arteria segmentalis superioris
superior suprarenal arteries obere Nebennierenschlagadern *pl*, Arteriae suprarenales superiores
superior thoracic artery Arteria thoracica superior
superior thyroid artery obere Schilddrüsenarterie *f*, Arteria thyroidea superior
superior tympanic artery Arteria tympanica superior
superior ulnar collateral artery obere ulnare Kollateralarterie *f*, Arteria collateralis ulnaris superior
superior vesical arteries obere (Harn-)Blasenarterien *pl*, Arteriae vesicales superiores
supraduodenal artery Arteria supraduodenalis
supraorbital artery Supraorbitalarterie *f*, Arteria supraorbitalis
suprarenal arteries Arteriae suprarenales
suprascapular artery Arteria suprascapularis
supratrochlear artery innere Stirnarterie *f*, Arteria supratrochlearis
sural arteries Wadenarterien *pl*, Arteriae surales
sylvian artery mittlere Gehirnarterie *f*, Arteria cerebri media
artery of tail of pancreas Pankreasschwanzarterie *f*, Arteria caudae pancreatis
terminal artery Endarterie *f*, Cohnheim-Arterie *f*
testicular artery Hodenarterie *f*, Arteria testicularis
third conus artery Ramus coni arteriosi arteriae coronariae dextrae
thoracoacromial artery Arteria thoracoacromialis
thoracodorsal artery hintere Brustwandarterie *f*, Arteria thoracodorsalis
thymic arteries Rami thymici arteriae thoracicae internae
tonsillar artery Ramus tonsillaris arteriae facialis
trabecular arteries (*Milz*) Trabekel-, Bälkchenarterien *pl*
trachea-like arteries Gänsegurgelarterien *pl*
transverse cervical artery quere Halsschlagader *f*, Arteria transversa cervicis
transverse artery of face Arteria transversa faciei
transverse facial artery quere Gesichtsschlagader *f*, Arteria transversa faciei
transverse artery of neck Arteria transversa cervicis
tubo-ovarian artery Eierstockarterie *f*, Arteria ovarica
tympanic artery Paukenhöhlenschlagader *f*, Arteria tympanica
tympanic arteries Arteriae tympanicae
ulnar artery Arteria ulnaris
ulnar metacarpal arteries Arteriae digitales palmares communes
ulnar recurrent artery Arteria recurrens ulnaris
umbilical artery Nabel-, Umbilikalarterie *f*, Arteria umbilicalis
urethral artery Harnröhrenarterie *f*, Arteria urethralis
uterine artery Gebärmutter-, Uterusschlagader *f*, Arteria uterina
vaginal artery Scheidenarterie *f*, Arteria vaginalis
vermiform artery Appendixarterie *f*, Arteria appendicularis
vertebral artery Wirbelarterie *f*, Arteria vertebralis
vesical arteries Arteriae vesicales
vestibular arteries Rami vestibulares arteriae labyrinthi
vidian artery Arteria canalis pterygoidei
Zinn's artery zentrale Netzhautschlagader *f*, Arteria centralis retinae
zygomaticoorbital artery Arteria zygomaticoorbitalis

arthr- *präf.* Gelenk-, Arthr(o)-

ar|thra|gra [ɑːr'θrægrə] *noun* Gelenkgicht *f*, Arthragra *f*

ar|thral|gia [ɑːr'θrældʒ(ɪ)ə] *noun* Gelenkschmerz *m*, Gelenkschmerzen *pl*, Arthralgie *f*, Arthrodynia *f*

ar|thral|gic [ɑːr'θrældʒɪk] *adj* Arthralgie betreffend, arthralgisch

ar|threc|to|my [ɑːr'θrektəmɪ] *noun* Gelenkresektion *f*, -(teil)entfernung *f*, Arthrektomie *f*

ar|thrit|ic [ɑːr'θrɪtɪk] I *noun* Patient *m* mit Arthritis, Arthritiker *m* II *adj* Arthritis betreffend, von Arthritis betroffen, arthritisch

ar|thri|tis [ɑːr'θraɪtɪs] *noun* Entzündung eines oder mehrerer Gelenke, Arthritis *f*, Gelenkentzündung *f*
acute rheumatic arthritis rheumatisches Fieber *nt*, Febris rheumatica, akuter Gelenkrheumatismus *m*, Polyarthritis rheumatica acuta
allergic arthritis Arthritis allergica, allergische Arthritis *f*
bacterial arthritis akut-eitrige Gelenkentzündung/Arthritis *f*, Gelenkeiterung *f*, Gelenkempyem *nt*, Pyarthrose *f*, Arthritis purulenta
climacteric arthritis Arthropathia ovaripriva, klimakterische Arthropathie *f*
concomitant arthritis Begleitarthritis *f*, Rheumatoid *nt*, transitorische Synovitis *f*, Arthritis fugax
degenerative arthritis degenerative Gelenkentzündung *f*, Osteo-, Gelenkarthrose *f*, Arthrosis deformans
degenerative arthritis of hip joint Koxarthrose *f*, Coxarthrosis *f*, Arthrosis deformans coxae, Malum coxae senile
exudative arthritis Arthritis exsudativa, exsudative Arthritis *f*
filarial arthritis Filarienarthritis *f*
fungal arthritis Fungus articuli, Gelenkfungus *m*
gonococcal arthritis Gonokokkenarthritis *f*, gonorrhoische Arthritis *f*, Arthritis gonorrhoica
gonorrheal arthritis Gonokokkenarthritis *f*, gonorrhoische Arthritis *f*, Arthritis gonorrhoica
hemophilic arthritis Blutergelenk *nt*, hämophile Arthritis *f*, Arthropathia haemophilica

infectious arthritis Infektarthritis *f*
juvenile rheumatoid arthritis juvenile Form *f* der chronischen Polyarthritis, Morbus Still, Still-Syndrom *nt*, Chauffard-Ramon-Still-Krankheit *f*
neuropathic arthritis Arthropathia neuropathica
pigmented villonodular arthritis Arthritis villonodularis pigmentosa, benignes Synovialom *nt*, Riesenzelltumor der Sehnenscheide, Tendosynovitis nodosa, pigmentierte villonoduläre Synovitis *f*
psoriatic arthritis Arthritis/Arthropathia psoriatica
rheumatic arthritis Gelenkrheumatismus *m*
rheumatoid arthritis primär chronische Polyarthritis *f*, progressive chronische Polyarthritis *f*, chronischer Gelenkrheumatismus *m*, chronische Polyarthritis *f*, rheumatoide Arthritis *f*, progrediente Polyarthritis *f*
suppurative arthritis akut-eitrige Gelenkentzündung/Arthritis *f*, Gelenkeiterung *f*, Gelenkempyem *nt*, Pyarthrose *f*, Arthritis purulenta
tuberculous arthritis Arthritis tuberculosa, tuberkulöse Gelenkentzündung *f*
uratic arthritis Arthritis urica, Arthragra *f/nt*
venereal arthritis Reiter-Krankheit *f*, -Syndrom *nt*, Fiessinger-Leroy-Reiter-Syndrom *nt*, Okulourethrosynovitis *f*, venerische Arthritis *f*
Yersinia arthritis Yersinia-Arthritis *f*

arthro- *präf.* Gelenk-, Arthr(o)-
ar|thro|cele [ˈɑːrθrəsiːl] *noun* **1.** Gelenkschwellung *f*, Arthrozele *f* **2.** Synovialprolaps *m*, Arthrozele *f*
ar|thro|cen|te|sis [ˌɑːrθrəsenˈtiːsɪs] *noun* Gelenkpunktion *f*, Arthrozentese *f*
ar|thro|chon|drit|ic [ˌɑːrθrəkɑnˈdraɪtɪk] *adj* Arthrochondritis betreffend, arthrochondritisch
ar|thro|chon|dri|tis [ˌɑːrθrəkɑnˈdraɪtɪs] *noun* Gelenkknorpelentzündung *f*, Arthrochondritis *f*
ar|thro|cli|sis [ˌɑːrθrəˈklaɪsɪs] *noun* **1.** operative Gelenkversteifung *f*, Arthrodese *f* **2.** Gelenkversteifung *f*, Ankylose *f*
ar|throd|e|sis [ɑːrˈθrɑdəsɪs, ˌɑːrθrəˈdiːsɪs] *noun* Arthrodese *f*
triple arthrodesis Tripelarthrodese *f*
ar|thro|dia [ɑːrˈθrəʊdɪə] *noun* Arthrodialgelenk *nt*, Articulatio plana
ar|thro|di|al [ɑːrˈθrəʊdɪəl] *adj* Arthrodialgelenk betreffend, mit ebenen Gelenkflächen, arthrodial
ar|thro|dyn|i|a [ˌɑːrθrəˈdiːnɪə] *noun* Gelenkschmerz *m*, Arthrodynie *f*, Arthroalgia *f*
ar|thro|dys|pla|sia [ˌɑːrθrədɪsˈpleɪʒ(ɪ)ə] *noun* Gelenkdysplasie *f*, Arthrodysplasie *f*, -dysplasia *f*
ar|thro|en|dos|co|py [ˌɑːrθrəenˈdɑskəpɪ] *noun* Arthroskopie *f*
ar|thro|e|rei|sis [ˌɪˈraɪsɪs] *noun* Arthrorise *f*
ar|thro|gen|ic [ˌɑːrθrəˈdʒenɪk] *adj* vom Gelenk ausgehend, gelenkbedingt, arthrogen
ar|throg|raph|ic [ɑːrˈθrɑgrəfɪk] *adj* Arthrografie betreffend, mittels Arthrografie, arthrographisch, arthrografisch
ar|throg|ra|phy [ɑːrˈθrɑgrəfɪ] *noun* Kontrastdarstellung *f* eines Gelenkes, Arthrographie *f*, Arthrografie *f*
double-contrast arthrography Doppelkontrastarthrographie *f*, Doppelkontrastarthrografie *f*
ar|thro|gry|po|sis [ˌɑːrθrəgrɪˈpəʊsɪs] *noun* Arthrogryposis *f*
congenital multiple arthrogryposis Guérin-Stern-Syndrom *nt*, Arthrogryposis multiplex congenital
ar|thro|klei|sis [ˌɑːrθrəˈklaɪsɪs] *noun* **1.** operative Gelenkversteifung *f*, Arthrodese *f* **2.** Gelenkversteifung *f*, Ankylose *f*
ar|thro|lith [ˈɑːrθrəlɪθ] *noun* Gelenkstein *m*, -körper *m*, Arthrolith *m*
ar|throl|y|sis [ɑːrˈθrɑlɪsɪs] *noun* Arthrolyse *f*
arthro-onychodysplasia *noun* Nagel-Patella-Syndrom *nt*, Osteoonychodysplasie *f*, Osteoonychodysostose *f*, Onycho-osteodysplasie *f*
arthro-ophthalmopathy *noun* Arthro-Ophthalmopathie *f*
hereditary progressive arthro-ophthalmopathy erbliche progressive Arthro-Ophthalmopathie *f*, Stickler-Syndrom *nt*
ar|throp|a|thy [ɑːrˈθrɑpəθɪ] *noun* Gelenkerkrankung *f*, -leiden *nt*, Arthropathie *f*, -pathia *f*
Charcot's arthropathy → *tabetic arthropathy*
destructive arthropathy destruierende Arthropathie *f*
diabetic arthropathy diabetische Arthropathie *f*
dialysis arthropathy Dialysearthropathie *f*, Dialysearthritis *f*
hemophilic arthropathy Blutergelenk *nt*, hämophile Arthritis *f*, Arthropathia haemophilica
neuropathic arthropathy Arthropathia neuropathica
psoriatic arthropathy Arthritis/Arthropathia psoriatica
tabetic arthropathy tabische Arthropathie *f*, Arthropathia tabica, Charcot-Gelenk *nt*, -Krankheit *f*
ar|thro|plas|tic [ˌɑːrθrəˈplæstɪk] *adj* Arthroplastik betreffend, arthroplastisch
ar|thro|plas|ty [ˈɑːrθrəplæstɪ] *noun* **1.** Gelenkplastik *f*, Arthroplastik *f* **2.** Gelenkprothese *f*
hip arthroplasty künstliche Hüfte *f*, Hüftendoprothese *f*
ar|thro|pneu|mog|ra|phy [ˌɑːrθrən(j)uːˈmɑgrəfɪ] *noun* Pneumoarthrographie *f*, Arthropneumografie *f*
ar|thro|py|o|sis [ˌɑːrθrəpaɪˈəʊsɪs] *noun* Gelenkeiterung *f*
ar|thro|ri|sis [ˌɑːrθrəˈraɪsɪs] *noun* Arthrorise *f*
ar|thro|scin|tig|ra|phy [ˌɑːrθrəsɪnˈtɪgrəfɪ] *noun* Gelenkszintigraphie *f*, Gelenkszintigrafie *f*
ar|thro|scope [ˈɑːrθrəskəʊp] *noun* Arthroskop *nt*
ar|thro|scop|ic [ˈɑːrθrəskəʊpɪk] *adj* Arthroskopie betreffend, mittels Arthroskopie, arthroskopisch
ar|thros|co|py [ɑːrˈθrɑskəpɪ] *noun* Arthroskopie *f*
ar|thro|sis [ɑːrˈθrəʊsɪs] *noun* Gelenk *nt*, gelenkartige Verbindung *f*
ar|thro|syn|o|vi|tis [ˌɑːrθrəˌsɪnəˈvaɪtɪs] *noun* Entzündung der Membrana synovialis, Synovitis *f*, Synoviitis *f*, Synovialitis *f*
ar|throt|ic [ɑːrˈθrɑtɪk] *adj* Arthrose betreffend, arthrotisch
ar|throt|o|my [ɑːrˈθrɑtəmɪ] *noun* Arthrotomie *f*
ar|ti|choke [ˈɑːtitˌʃəʊk] *noun* Artischocke *f*, Cynara scolymus
ar|tic|u|lar [ɑːrˈtɪkjələr] *adj* ein Gelenk betreffend, artikulär
ar|tic|u|late [ɑːrˈtɪkjəlɪt] **I** *adj* **1.** gelenkig, gegliedert, durch Gelenke verbunden, Gelenk-, Glieder- **2.** artikuliert, klar oder deutlich ausgesprochen, verständlich **II** *vt* **3.** zusammenfügen, verbinden, durch Gelenke oder Glieder verbinden **4.** artikulieren, (deutlich) aussprechen oder ausdrücken **III** *vi* **5.** ein Gelenk bilden, (durch ein Gelenk) verbunden werden (*with* mit) **6.** artikulieren, deutlich sprechen
ar|tic|u|la|tion [ɑːrˌtɪkjəˈleɪʃn] *noun* **1.** Gelenk *nt*, Verbindung(sstelle *f*) *f*, Articulatio *f* **2.** Artikulation *f*, (deutliche) Aussprache *f*; Artikulieren *nt*, Aussprechen *nt*
arthrodial articulation Arthrodialgelenk *nt*, Articulatio plana
ball-and-socket articulation Kugelgelenk *nt*, Articulatio spheroidea
condylar articulation Ellipsoid-, Eigelenk *nt*, Articulatio ellipsoidea/condylaris
diarthrodial articulation echtes Gelenk *nt*, Diarthrose *f*, Articulatio/Junctura synovialis
enarthrodial articulation Nussgelenk *nt*, Enarthrose *f*, Articulatio cotylica, Enarthrosis spheroidea
fibrocartilaginous articulation Symphyse *f*, Synchondrose *f*
hinge articulation Scharniergelenk *nt*, Ginglymus *m*
multiaxial articulation Kugelgelenk *nt*, Articulatio spheroidea
nonsynovial articulation kontinuierliche Knochenver-

bindung *f*, Synarthrose *f*
peg-and-socket articulation 1. Einkeilung *f*, Einzapfung *f*, Gomphosis *f* **2.** Articulatio dentoalveolaris, Gomphosis *f*
pivot articulation Dreh-, Rad-, Zapfengelenk *nt*, Articulatio trochoidea
polyaxial articulation Kugelgelenk *nt*, Articulatio spheroidea
rotary articulation Dreh-, Rad-, Zapfengelenk *nt*, Articulatio trochoidea
saddle articulation Sattelgelenk *nt*, Articulatio sellaris
trochoidal articulation Dreh-, Zapfen-, Radgelenk *nt*, Articulatio trochoidea
ar|tic|u|la|tor [ɑːr'tɪkjəleɪtər] *noun* Artikulator *m*
dental articulator Artikulator *m*, Gelenksimulator *m*
ar|ti|fi|cial [ˌɑːrtɪ'fɪʃl] *adj* künstlich, nicht natürlich, artifiziell; Synthese betreffend, durch Synthese; synthetisch
ar|y|ep|i|glot|tic [ˌærɪˌepɪ'glɑtɪk] *adj* Aryknorpel und Kehldeckel/Epiglottis betreffend, aryepiglottisch
ar|y|te|no|ep|i|glot|tic [əˌrɪtnəʊˌepɪ'glɑtɪk, ˌærəˌtiːnəʊ-] *adj* Aryknorpel und Kehldeckel/Epiglottis betreffend, aryepiglottisch
ar|y|te|noid [ˌærɪ'tiːnɔɪd, ə'rɪtnɔɪd] I *noun* Stell-, Gießbecken-, Aryknorpel *m*, Cartilago arytenoidea II *adj* Aryknorpel betreffend, arytänoid
ar|y|te|noid|ec|to|my [ˌærɪˌtiːnɔɪ'dektəmɪ] *noun* Arytänoidektomie *f*
ar|y|te|noi|di|tis [əˌrɪtnɔɪ'daɪtɪs] *noun* Entzündung der Aryknorpel, Arytänoiditis *f*, Aryknorpelentzündung *f*
ar|y|te|noi|do|pex|y [ˌærɪtɪ'nɔɪdəʊˌpeksɪ] *noun* Kelly-Operation *f*, Kelly-Arytänoidopexie *f*
a|sac|ria [eɪ'seɪkrɪə, -'sæk-] *noun* Kreuzbeinaplasie *f*, Asakrie *f*
as|bes|ti|form [æs'bestɪfɔːrm] *adj* asbestförmig, asbestartig
as|bes|tos [æs'bestəs] *noun* Asbest *m*
A-scan *noun* (*Ultraschall*) A-Scan *m*, A-Mode *m/nt*
as|ca|ri|a|sis [æskə'raɪəsɪs] *noun* Spulwurminfektion *f*, Askariasis *f*, Askariose *f*, Askaridose *f*, Askaridiasis *f*
as|car|i|cid|al [ˌæskərɪ'saɪdl] *adj* askariden(ab)tötend, spulwurmtötend, askarizid
as|car|i|cide [ə'skærəsaɪd] *noun* askarizides Mittel *nt*, Askarizid *nt*
as|ca|rid ['æskərɪd] *noun, plural* **as|car|i|des** [ə'skærədiːz] Ascarid *m*
As|ca|ris ['æskərɪs] *noun* Askaris *f*, Ascaris *f*
Ascaris lumbricoides Spulwurm *m*, Ascaris lumbricoides
Ascaris vermicularis Madenwurm *m*, Enterobius vermicularis, Oxyuris vermicularis
as|cend|ing [ə'sendɪŋ] *adj* (auf-, an-)steigend, nach oben strebend, aszendierend
Asc|hel|min|thes [ˌæskhel'mɪnθiːz] *plural* Schlauchwürmer *pl*, Rundwürmer *pl*, Nemathelminthes *pl*, Aschelminthes *pl*
as|ci|tes [ə'saɪtiːz] *noun* Bauchwassersucht *f*, Aszites *m*, Ascites *m*
bile ascites galliger Aszites *m*; Choleperitoneum *nt*
bloody ascites hämorrhagischer Aszites *m*, blutiger Aszites *m*, Hämaskos *m*
fatty ascites fettiger/adipöser Aszites *m*
hemorrhagic ascites hämorrhagischer/blutiger Aszites *m*, Hämaskos *m*
milky ascites fettiger/adipöser Aszitis *m*
as|cit|ic [ə'sɪtɪk] *adj* Aszites betreffend, durch ihn bedingt, aszitisch
As|co|my|ce|tes [ˌæskəʊmaɪ'siːtiːz] *plural* Schlauchpilze *pl*, Askomyzeten *pl*, Ascomycetes *pl*, Ascomycotina *pl*
a|scor|bate [ə'skɔːrbeɪt, -bɪt] *noun* Askorbat *nt*, Ascorbat *nt*
a|scor|be|mia [æskɔːr'biːmɪə] *noun* Askorbinämie *f*
a|scor|bu|ria [æskɔːr'b(j)ʊərɪə] *noun* Ascorbinsäureausscheidung *f* im Harn, Askorburie *f*, Askorbinurie *f*
as|co|spore ['æskəspɔːr] *noun* Askospore *f*
-ase *suf.* Enzym, -ase
a|se|cre|to|ry [ə'siːkrəˌtɔːriː] *adj* ohne Sekretion, asekretorisch
a|se|mia [ə'siːmɪə] *noun* Asemie *f*, Asemia *f*, Asymbolie *f*
a|sep|sis [ə'sepsɪs, eɪ-] *noun, plural* **-ses** [-siːz] Asepsis *f*
a|sep|ti|cism [ə'septəsɪzəm] *noun* keimfreie Wundbehandlung *f*, Aseptik *f*
a|sex|u|al|i|ty [eɪˌseksʃə'wælətɪ] *noun* Asexualität *f*
ash [æʃ] *noun* Esche *f*, Fraxinus excelsior
a|si|a|lia [ˌeɪsaɪ'eɪlɪə] *noun* fehlende oder mangelnde Speichelsekretion *f*, Asialie *f*, Aptyalismus *m*
a|sid|er|o|sis [eɪˌsɪdə'rəʊsɪs] *noun* Eisenmangel *m*, Asiderose *f*
as|par|a|gus [ə'spærəgəs] *noun* Spargel *m*, Asparagus officinalis
a|spar|tame [ə'spɑːrteɪm, 'æspər-] *noun* Aspartam *nt*
a|spe|cif|ic [əspɪ'sɪfɪk] *adj* nicht charakteristisch, nicht kennzeichnend, nicht spezifisch, unspezifisch
as|per|gil|lin [ˌæspər'dʒɪlɪn] *noun* Aspergillin *nt*
as|per|gil|lo|ma [ˌæspərdʒɪ'ləʊmə] *noun* Aspergillom *nt*
pulmonary aspergilloma Aspergillom *nt* der Lunge, Lungenaspergillose *f*
as|per|gil|lo|my|co|sis [æspərˌdʒɪləmaɪ'kəʊsɪs] *noun* → *aspergillosis*
as|per|gil|lo|sis [ˌæspərdʒɪ'ləʊsɪs] *noun* Aspergillusmykose *f*, Aspergillose *f*
bronchopulmonary aspergillosis bronchopulmonale Aspergillose *f*
As|per|gil|lus [æspər'dʒɪləs] *noun* Kolbenschimmel *m*, Gießkannenschimmel *m*, Aspergillus *m*
as|per|gil|lus|tox|i|co|sis [æspərˌdʒɪləsˌtɑksɪ'kəʊsɪs] *noun* Aspergillustoxikose *f*
a|sper|ma|tic [ˌeɪspɜr'mætɪk] *adj* Aspermie betreffend, asperm, aspermatisch
a|sper|ma|tism [eɪ'spɜrmətɪzəm] *noun* **1.** Aspermatie *f*, Aspermatismus *m* **2.** Aspermie *f*
a|sper|ma|to|gen|e|sis [əˌspɜrmətə'dʒenəsɪs] *noun* Aspermatogenese *f*
a|sper|mia [eɪ'spɜrmɪə] *noun* Aspermie *f*
a|sper|mic [eɪ'spɜrmɪk] *adj* Aspermie betreffend, aspermatisch, asperm
as|phyc|tic [æs'fɪktɪk] *adj* Asphyxie betreffend, asphyktisch
as|phyg|mia [æs'fɪgmɪə] *noun* vorübergehende Pulslosigkeit *f*, Asphygmie *f*
as|phyx|ia [æs'fɪksɪə] *noun* Asphyxie *f*
neonatal asphyxia Neugeborenenasphyxie *f*, Atemdepressionszustand *m* des Neugeborenen, Asphyxia neonatorum
as|phyx|i|a|tion [æsˌfɪksɪ'eɪʃn] *noun* Erstickung *f*
as|pi|rate ['æspərɪt] I *noun* Aspirat *nt*; Punktat *nt* II *v* **1.** ab-, an-, aufsaugen, aspirieren; (*Gelenk*) punktieren **2.** aspirieren
as|pi|ra|tion [ˌæspə'reɪʃn] *noun* **1.** (Ein-)Atmen *nt*, Aspiration *f* **2.** An-, Ab-, Aufsaugen *nt*, Aspiration *f*
amniotic fluid aspiration Fruchtwasseraspiration *f*
foreign-body aspiration Fremdkörperaspiration *f*
as|pi|rin ['æspərɪn] *noun* Acetylsalicylsäure *f*
a|sple|nia [ə'spliːnɪə] *noun* Asplenie *f*
a|sple|nic [ə'splenɪk, -'spliːn-] *adj* Asplenie betreffend, asplenisch
as|say ['æseɪ, æ'seɪ] I *noun* Analyse *f*, Test *m*, Probe *f*, Nachweisverfahren *nt*, Bestimmung *f*, Assay *m* II *v* analysieren, testen, bestimmen, prüfen, untersuchen, messen
hemagglutination-inhibition assay Hämagglutinationshemmtest *m*, Hämagglutinationshemmungsreaktion *f*
Jerne plaque assay Jerne-Technik *f*, Hämolyseplaque-

technik *f*, Plaquetechnik *f*
latex agglutination assay Latextest *m*, Latexagglutinationstest *m*
plaque assay Plaque-Test *m*
rosette assay Rosettentest *m*
Treponema pallidum hemagglutination assay Treponema-Pallidum-Hämagglutinationstest *m*, TPHA-Test *m*
as|sim|i|la|tion [ə,sɪmə'leɪʃn] *noun* **1.** Assimilation *f*, Assimilierung *f* **2.** Einverleibung *f*, Aufnahme *f*, Assimilation *f* (*to* in)
primary assimilation Chylusbildung *f*, primäre Fettassimilation *f*
as|ta|sia [ə'steɪʒ(ɪ)ə, -zɪə] *noun* Astasie *f*
astasia-abasia *noun* Astasie-Abasie-Syndrom *nt*
as|tat|ic [ə'stætɪk] *adj* Astasie betreffend, astatisch
as|te|a|to|des [,æstɪə'təʊdiːz] *noun* Asteatose *f*, Eczéma craquelé
as|te|a|to|sis [,æstɪə'təʊsɪs] *noun* Exsikkationsekzem *nt*, -dermatitis *f*, asteatotisches/xerotisches Ekzem *nt*, Austrocknungsekzem *nt*, Exsikkationsekzematid *nt*, Asteatosis cutis, Xerosis *f*
as|te|a|tot|ic [,æstɪə'tɑtɪk, ə,stɪə-] *adj* Asteatose betreffend, asteatotisch
a|ster|e|og|no|sis [ə,stɪərɪɑg'nəʊsɪs] *noun* taktile Agnosie *f*, Astereognosie *f*, Asterognosis *f*
as|te|rix|is [,æstə'rɪksɪs] *noun* Flattertremor *m*, Flapping-Tremor *m*, Asterixis *f*
a|ster|nia [eɪ'stɜrnɪə] *noun* Sternumaplasie *f*, Asternie *f*
as|the|nia [æs'θiːnɪə] *noun* Kraft-, Energielosigkeit *f*, Schwäche *f*, Asthenie *f*
neurocirculatory asthenia neurozirkulatorische Asthenie *f*, Effort-Syndrom *nt*, DaCosta-Syndrom *nt*, Soldatenherz *nt*, Phrenikokardie *f*
as|the|no|co|ria [,æsθɪnəʊ'kəʊrɪə] *noun* Arrojo-Zeichen *nt*, Asthenokorie *f*
as|the|no|pho|bia [,æsθɪnəʊ'fəʊbɪə] *noun* Asthenophobie *f*
as|the|no|pia [,æsθə'nəʊpɪə] *noun* Schwachsichtigkeit *f*, Asthenopie *f*
color asthenopia Farbenasthenopie *f*
as|the|nop|ic [,æsθɪnəʊ'nɑpɪk] *adj* Asthenopie betreffend, asthenopisch
as|the|no|sper|mia [,æsθɪnəʊ'spɜrmɪə] *noun* Asthenospermie *f*, Asthenozoospermie *f*
as|the|no|sper|mic [,æsθɪnəʊ'spɜrmɪk] *adj* Asthenospermie betreffend, asthenosperm
asth|ma ['æzmə] *noun* **1.** anfallsweise Atemnot *m*, Asthma *nt* **2.** Bronchialasthma *nt*, Asthma bronchiale
bronchial asthma Bronchialasthma *nt*, Asthma bronchiale
bronchitic asthma bronchitisches Asthma *nt*, katarrhalisches/katarralisches Asthma *nt*, Asthmabronchitis *f*
cardiac asthma Herzasthma *nt*, Asthma cardiale
cardial asthma → *cardiac asthma*
catarrhal asthma bronchitisches/katarrhalisches Asthma *nt*, Asthmabronchitis *f*
Cheyne-Stokes asthma Herzasthma *nt*
exercise-induced asthma Anstrengungsasthma *nt*
Heberden's asthma Herzbräune *f*, Stenokardie *f*, Angina pectoris
miller's asthma Müller-, Mehlasthma *nt*
spasmodic asthma Bronchialasthma *nt*, Asthma bronchiale
asth|mat|ic [æz'mætɪk] I *noun* Asthmatiker *m* II *adj* Asthma betreffend, asthmatisch, kurzatmig, Asthma-
asth|mo|gen|ic [,æzmə'dʒenɪk] I *noun* asthmogene Substanz *f* II *adj* asthmaverursachend, asthmaauslösend, asthmogen
as|tig|mat|ic [,æstɪg'mætɪk] *adj* Astigmatismus betreffend, durch ihn bedingt, astigmatisch, stabsichtig
a|stig|ma|tism [ə'stɪgmətɪzəm] *noun* Stabsichtigkeit *f*, Astigmatismus *m*
corneal astigmatism Hornhautastigmatismus *m*, kornealer Astigmatismus *m*
a|stig|ma|tom|e|ter [ə,stɪgmə'tɑmɪtər] *noun* Astigmatometer *nt*, Astigmometer *nt*
a|stig|mia [ə'stɪgmɪə] *noun* Astigmatismus *m*, Stabsichtigkeit *f*
a|stig|mic [ə'stɪgmɪk] *adj* Astigmatismus betreffend, durch ihn bedingt, astigmatisch, stabsichtig
as|tig|mom|e|ter [,æstɪg'mɑmɪtər] *noun* Astigmatometer *nt*, Astigmometer *nt*
a|sto|mia [ə'stəʊmɪə] *noun* angeborenes Fehlen *nt* des Mundes, Astomie *f*
as|trag|a|lar [æ'strægələr] *adj* Sprungbein/Talus betreffend, talar
as|trag|a|lus [æ'strægələs] *noun* Sprungbein *nt*, Talus *m*
as|tral ['æstrəl] *adj* **1.** Teilungsstern/Aster betreffend, sternförmig, astral **2.** sternförmig, stellar, Astral-, Stern(en)-
as|tra|pho|bia [,æstrə'fəʊbɪə] *noun* Gewitterangst *f*, Astraphobie *f*
as|trin|gent [ə'strɪndʒənt] I *noun* Adstringens *nt* II *adj* adstringierend, zusammenziehend
as|tro|blas|to|ma [,æstrəblæs'təʊmə] *noun* Astroblastom *nt*
as|tro|cyte ['æstrəsaɪt] *noun* Sternzelle *f*, Astrozyt *m*
as|tro|cy|to|ma [,æstrəsaɪ'təʊmə] *noun* Astrozytom *nt*, Astrocytoma *nt*
anaplastic astrocytoma buntes Glioblastom *nt*, Glioblastoma multiforme
as|tro|cy|to|sis [,æstrəsaɪ'təʊsɪs] *noun* Astrozytose *f*
as|trog|li|a [æ'strɑglɪə, ,æstrə'glaɪə] *noun* Astroglia *f*, Makroglia *f*
a|syl|la|bia [eɪsɪ'leɪbɪə] *noun* Asyllabie *f*
a|sym|bo|lia [,æsɪm'bəʊlɪə] *noun* Asymbolie *f*
a|symp|to|mat|ic [eɪ,sɪm(p)tə'mætɪk] *adj* ohne Symptome (verlaufend), symptomlos, symptomarm, asymptomatisch
a|syn|er|gia [eɪ'sɪnɜrdʒ(ɪ)ə] *noun* Asynergie *f*
a|sys|to|li|a [eɪsɪs'təʊlɪə] *noun* Asystolie *f*, Herzstillstand *f*
a|sys|tol|ic [,eɪsɪs'tɑlɪk] *adj* Asystolie betreffend, asystolisch
a|tac|tic [ə'tæktɪk] *adj* Ataxie betreffend, durch Ataxie bedingt, ataxisch, ataktisch
at|a|vism ['ætəvɪzəm] *noun* Atavismus *m*
a|tax|ia [ə'tæksɪə] *noun* Ataxie *f*
cerebellar ataxia zerebelläre Ataxie *f*
familial ataxia Friedreich-Ataxie *f*, spinale/spinozerebellare Heredoataxie *f*, Heredoataxia spinalis
Friedreich's ataxia Friedreich-Ataxie *f*, spinale/spinozerebellare Heredoataxie *f*, Heredoataxia spinalis
ataxia of gait Gangataxie *f*, lokomotorische Ataxie *f*
hereditary ataxia Heredoataxie *f*
locomotor ataxia lokomotorische Ataxie *f*, Gangataxie *f*
motor ataxia motorische Ataxie *f*
spinal ataxia spinale Ataxie *f*
ataxia-teleangiectasia *noun* progressive zerebelläre Ataxie *f*, Louis-Bar-Syndrom *nt*, Ataxia-Teleangiectasia *f*, Teleangiektasie-Ataxie-Syndrom *nt*, Ataxia teleangiectatica
a|tax|ic [ə'tæksɪk] *adj* Ataxie betreffend, durch Ataxie bedingt, ataxisch, ataktisch
at|e|lec|ta|sis [,ætə'lektəsɪs] *noun* Atelektase *f*
absorption atelectasis Absorptions-, Resorptions-, Obstruktionsatelektase *f*
compression atelectasis Kompressionsatelektase *f*
at|e|lec|tat|ic [,ætlek'tætɪk] *adj* Atelektase betreffend, atelektatisch
a|te|lia [ə'tiːlɪə] *noun* Atelie *f*
at|e|lo|car|dia [,ætɪləʊ'kɑːrdɪə] *noun* Atelocardie *f*
at|e|lo|ceph|a|ly [,ætɪləʊ'sefəlɪ] *noun* Atelokephalie *f*, -cephalie *f*
at|e|lo|chei|lia [,ætɪləʊ'kaɪlɪə] *noun* Ateloch(e)ilie *f*

A

atlellolcheilria [,ætɪləʊ'keɪrɪə] *noun* Ateloch(e)irie *f*
atlellolenlcelphallia [,ætɪləʊensə'feɪljə, -lɪə] *noun* Atel(o)enzephalie *f*, -enkephalie *f*
atlellolgloslsia [,ætɪləʊ'glɑsɪə] *noun* Ateloglossie *f*
atlellolgnalthila [,ætɪləʊ'næθɪə, -'neɪθ-] *noun* Atelognathie *f*
atlellolmylellia [,ætɪləʊmaɪ'iːlɪə] *noun* Atelomyelie *f*
atlellolpoldia [,ætɪləʊ'pəʊdɪə] *noun* Atelopodie *f*
atlellolprolsolpia [,ætɪləʊprə'səʊpɪə] *noun* Ateloprosopie *f*
atlellolralchidlia [,ætɪləʊrə'kɪdɪə] *noun* Atelorachidie *f*
atlellolstolmia [,ætɪləʊ'stəʊmɪə] *noun* Atelostomie *f*
althellia [ə'θiːlɪə] *noun* angeborenes Fehlen *nt* der Brustwarze(n), Athelie *f*
altherlmic [eɪ'θɜrmɪk] *adj* ohne Fieber verlaufend, apyretisch, fieberfrei, fieberlos, afebril
athlerlolemlbollism [,æθərəʊ'embəlɪzəm] *noun* Atheroembolie *f*
athlerlolgenlelsis [,æθərəʊ'dʒenəsɪs] *noun* Atherombildung *f*, Atherogenese *f*
athlerlolgenlic [,æθərəʊ'dʒenɪk] *adj* die Atherombildung fördernd, zur Atherombildung führend, atherogen
athlerlolma [,æθə'rəʊmə] *noun* (*Gefäß*) Atherom *nt*, atherosklerotische Plaque *f*
athlerlolmaltolsis [,æθərəʊmə'təʊsɪs] *noun* Atheromatose *f*
athlerlomlaltous [æθə'rɑmətəs] *adj* Atheromatose betreffend, atheromatös
athlerlolsclelrolsis [,æθərəʊsklə'rəʊsɪs] *noun* Atherosklerose *f*
athlerlolsclelrotlic ['æθərəʊsklɪ'rɑtɪk] *adj* Atherosklerose betreffend, atherosklerotisch
athleltoid ['æθətɔɪd] *adj* athetosenähnlich, an eine Athetose erinnernd, athetoid
athleltolsis [,æθə'təʊsɪs] *noun* Athetose *f*
pupillary athetosis Pupillenzittern *nt*, Irisblinzeln *nt*, Hippus *m* (pupillae), Athetosis pupillaris
athleltotlic [,æθə'tɑtɪk] *adj* Athetose betreffend, athetotisch
althylmia [ə'θaɪmɪə] *noun* Athymie *nt*
althylrela [eɪ'θaɪrɪə] *noun* **1.** Fehlen *nt* der Schilddrüse, Athyrie *f* **2.** Schilddrüsenunterfunktion *f*, Hypothyreose *f*, Hypothyr(e)oidismus *m*
althylrelolsis [eɪ,θaɪrɪ'əʊsɪs] *noun, plural* **-ses** [-siːz] Athyreose *f*
althylroildolsis [eɪ,θaɪrɔɪ'dəʊsɪs] *noun* Athyreose *f*
atllanltal [æt'læntl] *adj* Atlas betreffend, Atlas-
atllanltolaxlilal [æt,læntəʊ'æksɪəl] *adj* Atlas und Axis betreffend oder verbindend, atlantoaxial
atlanto-occipital *adj* Atlas und Hinterhauptsbein/Os occipitale betreffend, atlanto-okzipital, atlanto-occipital
atlanto-odontoid *adj* Atlas und Dens axis betreffend oder verbindend, atlanto-odontoid, atlanto-dental
atllas ['ætləs] *noun, plural* **-lasles** erster Halswirbel *m*, Atlas *m*
atlmomlelter [æt'mɑmɪtər] *noun* Verdunstungsmesser *m*, Atmometer *nt*, Atmidometer *nt*
atlmolsphere ['ætməsfɪər] *noun* **1.** Atmosphäre *f*, Lufthülle *f*, Gashülle *f*; Luft *f* **2.** (*Druck*) Atmosphäre *f*
atlom ['ætəm] *noun* Atom *nt*
altomlic [ə'tɑmɪk] *adj* **1.** Atom betreffend, atomar, Atom- **2.** klein, extrem winzig
atlomlilzaltion [,ætəmaɪ'zeɪʃn] *noun* Zerstäubung *f*, Zerstäuben *nt*, Atomisierung *f*
altolnia [ə'təʊnɪə] *noun* Atonie *f*, Atonizität *f*
gastric atonia Magenatonie *f*
intestinal atonia Darmatonie *f*
altonlic [ə'tɑnɪk, eɪ-] *adj* ohne Tonus/Spannung, kraftlos, schlaff, atonisch
atlolny ['ætnɪ] *noun* Atonie *f*
bladder atony (Harn-)Blasenatonie *f*
uterine atony Atonia uteri

atlolpen ['ætəpen] *noun* Atopen *nt*
altoplic [eɪ'tɑpɪk, ə-] *adj* **1.** ursprungsfern, an atypischer Stelle liegend oder entstehend, (nach außen) verlagert, heterotopisch, ektop(isch) **2.** Ektopie betreffend, ektopisch
altoploglnolsia [eɪ,tɑpɑg'nəʊʒ(ɪ)ə] *noun* Atopognosie *f*
atlolpy ['ætəpɪ] *noun* **1.** Atopie *f* **2.** atopische Allergie *f*
altoxlic [eɪ'tɑksɪk] *adj* **1.** ungiftig, nicht-giftig, atoxisch **2.** nicht durch Gift verursacht
ATPase *noun* Adenosintriphosphatase *f*, ATPase *f*
altranslferlrilnelmia [eɪ,trænzferɪ'niːmɪə] *noun* Transferrinmangel *m*, Atransferrinämie *f*
altraulmatlic [eɪtrɔː'mætɪk, -trə-] *adj* (*Nadel, Technik*) nicht-gewebeschädigend, atraumatisch
altreplsy [ə'træpsɪ] *noun* Säuglingsdystrophie *f*, Marasmus *m*
altrelsia [ə'triːʒ(ɪ)ə] *noun* **1.** Atresie *f*, Atresia *f* **2.** Involution *f*, Rückbildung(sprozess *m*) *f*
anal atresia Analatresie *f*, Atresia ani
aural atresia Atresia auris
biliary atresia Gallengangsatresie *f*
cervical atresia Zervixatresie *f*, Atresia cervicalis
choanal atresia Choanalatresie *f*
colonic atresia Kolonatresie *f*
duodenal atresia Duodenal-, Duodenumatresie *f*
esophageal atresia Ösophagusatresie *f*
esophagus atresia Speiseröhren-, Ösophagusatresie *f*
hymenal atresia Hymenalatresie *f*, Atresia hymenalis
intestinal atresia Darmatresie *f*
pulmonary atresia Pulmonalatresie *f*
rectal atresia Mastdarm-, Rektumatresie *f*, Atresia recti
tricuspid atresia Trikuspidal(klappen)atresie *f*
vaginal atresia Scheiden-, Vaginalatresie *f*, Atresia vaginalis
altretlic [ə'tretɪk] *adj* Atresie betreffend, uneröffnet, ungeöffnet, geschlossen, atretisch
altreltolgasltria [ə,triːtəʊ'gæstrɪə] *noun* Magenatresie *f*, Atretogastrie *f*
altreltolmeltria [ə,triːtəʊ'miːtrɪə] *noun* Gebärmutteratresie *f*, Uterusatresie *f*, Atresia uteri, Atretometrie *f*
altreltoplsia [,ætrɪ'tɑpsɪə] *noun* Pupillenatresie *f*, Atresia iridis/pupillae, Atretopsie *f*
altreltorlrhinlia [ə,triːtəʊ'riːnɪə] *noun* Nasenatresie *f*, Nasengangsatresie *f*, *f* Atretorrhinie *f*
altreltolstolmia [ə,triːtəʊ'stəʊmɪə] *noun* Atresie *f* der Mundöffnung, Atretostomie *f*
altretlulrelthria [ə,tretjʊə'riːθrɪə] *noun* Harnröhrenatresie *f*, Urethraatresie *f*, Atresia urethrae, Atreturethrie *f*
altrilal ['eɪtrɪəl] *adj* Vorhof/Atrium betreffend, atrial, aurikulär
altrichlia [ə'trɪkɪə] *noun* Atrichie *f*
atrio- *präf.* Vorhof-, Atrio-
altrilolmeglally [,eɪtrɪəʊ'megəlɪ] *noun* Vorhofdilatation *f*, Atriomegalie *f*
atlrilolneclor [,eɪtrɪəʊ'nektər] *noun* Sinus-, Sinuatrialknoten *m*, SA-Knoten *m*, Keith-Flack-Knoten *m*, Nodus sinuatrialis
altrilolpepltide [,eɪtrɪəʊ'peptaɪd] *noun* atrialer natriuretischer Faktor *m*, Atriopeptid *nt*, Atriopeptin *nt*
altrilolsepltolplasty [,eɪtrɪəʊ,septəʊ'plæstɪ] *noun* Vorhofseptumplastik *f*, Atrioseptoplastik *f*
altrilolsepltosltolmy [,eɪtrɪəʊsep'tɑstəmɪ] *noun* Atrioseptostomie *f*
altrilotlolmy [eɪtrɪ'ɑtəmɪ] *noun* Vorhoferöffnung *f*, Atriotomie *f*
altrilolvenltriclullar [,eɪtrɪəʊven'trɪkjələr] *adj* Vorhof und Herzkammer/Ventrikel betreffend oder verbindend, atrioventrikulär, atrioventrikular
altrilum ['eɪtrɪəm] *noun, plural* **-trilums, -tria** [-trɪə] **1.** Vorhof *m*, Atrium *nt* **2.** (Herz-)Vorhof *m*, Kammervorhof *m*, Atrium cordis

atrium of larynx Kehlkopfvorhof *m*, oberer Kehlkopfinnenraum *m*, Vestibulum laryngis
left atrium linker (Herz-)Vorhof *m*, Atrium cordis sinistrum
right atrium rechter (Herz-)Vorhof *m*, Atrium cordis dextrum
a|troph|e|de|ma [əˌtrəʊfɪ'diːmə] *noun* angioneurotisches Ödem *nt*, Quincke-Ödem *nt*
a|troph|ic [ə'trɑfɪk] *adj* Atrophie betreffend, atrophisch; geschrumpft, verkümmert, atrophiert
at|ro|pho|der|ma [ˌætrəfəʊ'dɜrmə] *noun* Hautatrophie *f*, Atrophoderma *nt*, -dermia *f*
at|ro|phy ['ætrəfɪ] I *noun* Schwund *m*, Rückbildung *f*, Verkümmerung *f*, Atrophie *f*, Atrophia *f* II *vt* schwinden oder verkümmern oder schrumpfen lassen, atrophieren; auszehren, abzehren III *vi* schwinden, verkümmern, schrumpfen, atrophieren
acute reflex bone atrophy Sudeck-Dystrophie *f*, Sudeck-Syndrom *nt*, Morbus Sudeck *m*
adrenocortical atrophy Nebennierenrindenatrophie *f*, NNR-Atrophie *f*
Aran-Duchenne muscular atrophy Aran-Duchenne-Krankheit *f*, -Syndrom *nt*, Duchenne-Aran-Krankheit *f*, -Syndrom *nt*, adult-distale Form *f* der spinalen Muskelatrophie, spinale progressive Muskelatrophie
bone atrophy Knochenatrophie *f*
brain atrophy Hirnatrophie *f*
Charcot-Marie atrophy Charcot-Marie-Krankheit *f*, -Syndrom *nt*, Charcot-Marie-Tooth-Hoffmann-Krankheit *f*, -Syndrom *nt*
compression atrophy Druckatrophie *f*
congestive atrophy Stauungsatrophie *f*
Cruveilhier's atrophy Cruveilhier-Krankheit *f*, spinale progressive Muskelatrophie *f*
cyanotic atrophy zyanotische Atrophie *f*, Sauerstoffmangelatrophie *f*
disuse atrophy Inaktivitätsatrophie *f*
Duchenne atrophy Duchenne-Krankheit *f*, -Muskeldystrophie *f*, Duchenne-Typ *m* der progressiven Muskeldystrophie, pseudohypertrophe pelvifemorale Form *f*, Dystrophia musculorum progressiva Duchenne
Erb's atrophy Erb-Muskelatrophie *f*, -Muskeldystrophie *f*, -Syndrom *nt*, Dystrophia musculorum progressiva Erb
facial atrophy Romberg(-Parry)-Syndrom *nt*, Romberg-Trophoneurose *f*, progressive halbseitige Gesichtsatrophie *f*, Hemiatrophia faciei/facialis progressiva, Atrophia (hemi-)facialis
familial spinal muscular atrophy Hoffmann-Krankheit *f*, Werdnig-Hoffmann-Krankheit *f*
gastric atrophy Magen(schleimhaut)atrophie *f*
Hoffmann's atrophy Werdnig-Hoffmann-Krankheit *f*, infantile Form *f* der spinalen Muskelatrophie
idiopathic gastric atrophy chronisch-atrophische Gastritis *f*
idiopathic muscular atrophy progressive Muskeldystrophie *f*, Dystrophia musculorum progressiva
infantile atrophy Säuglingsdystrophie *f*, Marasmus *m*
ischemic muscular atrophy Volkmann-Kontraktur *f*
juvenile muscular atrophy Kugelberg-Welander-Krankheit *f*, -Syndrom *nt*, juvenile Form *f* der spinalen Muskelatrophie, Atrophia musculorum spinalis pseudomyopathica (Kugelberg-Welander)
Leber's optic atrophy Leber-Optikusatrophie *f*
liver atrophy Leberatrophie *f*
muscular atrophy Muskelatrophie *f*, -schwund *m*, Myatrophie *f*, Amyotrophie *f*
optic atrophy Optikusatrophie *f*
postmenopausal atrophy postmenopausale Atrophie *f*, Postmenopausenatrophie *f*
pressure atrophy Druckatrophie *f*
progressive neuropathic muscular atrophy Charcot-Marie-Tooth-HoffmannKrankheit *f*, -Syndrom *nt*, Charcot-Marie-Krankheit *f*, -Syndrom *nt*
progressive spinal muscular atrophy Cruveilhier-Krankheit *f*, spinale progressive Muskelatrophie *f*
pseudohypertrophic muscular atrophy Duchenne-Krankheit *f*, -Muskeldystrophie *f*, Duchenne-Typ *m* der progressiven Muskeldystrophie, pseudohypertrophe pelvifemorale Form *f*, Dystrophia musculorum progressiva Duchenne
scapulohumeral atrophy Vulpian-Atrophie *f*, -Syndrom *nt*, Vulpian-Bernhard-Atrophie *f*, -Syndrom *nt*, adult-proximale/skapulohumerale Form *f* der spinalen Muskelatrophie
senile atrophy Altersatrophie *f*, senile Atrophie *f*
spinal muscular atrophy spinale Muskelatrophie *f*, progressive spinale Muskelatrophie *f*
Sudeck's atrophy Sudeck-Dystrophie *f*, Sudeck-Syndrom *nt*, Morbus Sudeck *m*
testicular atrophy Hodenatrophie *f*
thenar atrophy Daumenballen-, Thenaatrophie *f*
Tooth atrophy Charcot-Marie-Krankheit *f*, -Syndrom *nt*, Charcot-Marie-Tooth-Hoffmann-Krankheit *f*, -Syndrom *nt*
Vulpian's atrophy Vulpian-Atrophie *f*, -Syndrom *nt*, Vulpian-Bernhard-Atrophie *f*, -Syndrom *nt*, adult-proximale/skapulohumerale Form *f* der spinalen Muskelatrophie
Werdnig-Hoffmann atrophy Werdnig-Hoffmann-Krankheit *f*, Werdnig-Hoffmann-Syndrom *nt*, infantile spinale Muskelatrophie *f* (Werdnig-Hoffmann)
at|ro|pine ['ætrəpiːn] *noun* Atropin *nt*
at|tack [ə'tæk] I *noun* **1.** Attacke *f*, Anfall *m* **2.** (*chem.*) Angriff *m*, Einwirkung *f* (*on* auf) II *v* (*Krankheit*) befallen; (*chem.*) angreifen
bilious attack Gallenkolik *f*, Colica hepatica
drop attack Drop-Anfall *m*, drop attack *nt*
petit mal attack Absence *f*
transient ischemic attack transitorische ischämische Attacke *f*
at|ten|u|a|tion [əˌtenjə'weɪʃn] *noun* **1.** Verdünnen *nt*, Abschwächen *nt*, Vermindern *nt* **2.** Dämpfung *f*
at|tic ['ætɪk] *noun* Kuppelraum *m*, Attikus *m*, Epitympanum *nt*, Recessus epitympanicus
at|ti|ci|tis [ætə'kaɪtɪs] *noun* Entzündung des Kuppelraums der Paukenhöhle, Kuppelraumentzündung *f*, Attizitis *f*
at|ti|co|an|tro|to|my [ˌætɪkəʊæn'trɑtəmɪ] *noun* Attikantrotomie *f*
at|ti|cot|o|my [ætɪ'kɑtəmɪ] *noun* Attikotomie *f*
atto- *präf.* Atto-
at|tract|ant [ə'træktənt] *noun* Lockstoff *m*, Attraktant *m*
chemical attractant chemischer Lockstoff *m*, Attraktant *m*
at|tri|tion [ə'trɪʃn] *noun* Abrieb *m*, Reibung *f*; (physiologische) Abnutzung *f*, Abreibung *f*, Verschleiß *m*
au|di|ble ['ɔːdɪbl] *adj* hörbar, vernehmbar, vernehmlich (*to* für)
au|di|mutism [ɔːdɪ'mjuːtɪzəm] *noun* (motorische) Hörstummheit *f*, Audimutitas *f*, fehlende oder verzögerte Sprachentwicklung *f*
audio- *präf.* Gehör-, Hör-, Audi(o)-
au|di|o|gen|ic [ˌɔːdɪə'dʒenɪk] *adj* **1.** durch Schall/Töne verursacht oder ausgelöst, audiogen **2.** laut-, schallbildend
au|di|o|gram ['ɔːdɪəgræm] *noun* Audiogramm *nt*
au|di|o|met|ric [ˌɔːdɪə'metrɪk] *adj* Audiometrie betreffend, mittels Audiometrie, audiometrisch
au|di|om|e|try [ɔːdɪ'ɑmətrɪ] *noun* Audiometrie *f*
electrocochleographic audiometry Elektrokochleographie *f*, Elektrokochleografie *f*
au|di|o|vis|u|al [ˌɔːdɪə'vɪʒəwəl, -zjʊəl] *adj* Hören und Sehen betreffend, audiovisuell

au|di|to|ry ['ɔːdɪt(ə)rɪ, -təʊ-, -tɔː-] *adj* Gehör oder Hören betreffend, auditiv
aug|men|ta|tion [,ɔgmen'teɪʃn] *noun* Vergrößerung *f*, Vermehrung *f*, Verstärkung *f*, Wachstum *nt*, Zunahme *f*; Zuwachs *m*
breast augmentation Mammaaugmentation *f*
au|ra ['ɔːrə] *noun, plural* **-ras, -rae** [-riː] Aura *f*
au|ral ['ɔːrəl] *adj* **1.** Ohr(en) oder Gehör betreffend, Ohr(en)-, Gehör-, Hör-; Ton- **2.** Aura betreffend
aur|an|ti|a|sis [,ɔːrən'taɪəsɪs] *noun* Karotin-, Carotingelbsucht *f*, -ikterus *m*, Aurantiasis *f* (cutis), Karotino-, Carotinodermie *f*, Carotinodermia *f*, Carotinosis *f*
au|ri|a|sis [ɔː'raɪəsɪs] *noun* Auriasis *f*, Pigmentatio aurosa
au|ri|cle ['ɔːrɪkl] *noun* **1.** Ohrmuschel *f*, Aurikel *f*, Auricula *f* **2.** Herzohr *nt*, Auricula atrii
atrial auricle Herzohr *nt*, Auricula atrii
au|ric|u|la [ɔː'rɪkjələ] *noun* → *auricle*
au|ric|u|lar [ɔː'rɪkjələr] *adj* **1.** Ohr oder ohrförmige Struktur betreffend, ohrförmig, aurikular, Ohr(en)-, Gehör-, Hör- **2.** → *atrial*
au|ric|u|lo|ven|tric|u|lar [,ɔː,rɪkjələʊven'trɪkjələr] *adj* Vorhof und Herzkammer/Ventrikel betreffend oder verbindend, atrioventrikulär, atrioventrikular
au|ris ['ɔːrɪs] *noun, plural* **-res** [-riːz] Ohr *nt*, Auris *f*
au|ri|scope ['ɔːrəskəʊp] *noun* Auriskop *nt*, Otoskop *nt*
au|ro|ther|a|py [,ɔːrə'θerəpɪ] *noun* Gold-, Auro-, Chrysotherapie *f*
aus|cul|ta|tion [,ɔːskəl'teɪʃn] *noun* Auskultation *f*
cardiac auscultation Herzauskultation *f*
aus|cul|ta|to|ry [ɔː'skʌltə,tɔːriː, -təʊ-] *adj* Auskultation betreffend, durch Auskultation feststellend oder feststellbar, auskultatorisch
au|tism ['ɔːtɪzəm] *noun* **1.** Autismus *m* **2.** frühkindlicher Autismus *m*, Kanner-Syndrom *nt*
early infantile autism frühkindlicher Autismus *m*, Kanner-Syndrom *nt*
au|tis|tic [ɔː'tɪstɪk] *adj* Autismus betreffend, autistisch
auto- *präf.* Selbst-, Eigen-, Aut(o)-
au|to|ag|glu|ti|na|tion [,ɔːtəʊə,gluːtə'neɪʃn] *noun* Autoagglutination *f*
au|to|ag|gres|sive [,ɔːtəʊə'gresɪv] *adj* gegen den eigenen Körper oder eigene Organe oder Gewebe gerichtet; autoimmun, autoaggressiv
au|to|al|ler|gy [,ɔːtəʊ'ælərdʒɪ] *noun* → *autoimmunity*
au|to|a|nal|y|sis [,ɔːtəʊə'nælɪsɪs] *noun* Auto(psycho)-analyse *f*
au|to|an|am|ne|sis [,ɔːtəʊ,ænəm'niːsɪs] *noun* Autoanamnese *f*
au|to|an|ti|bod|y [,ɔːtəʊ'æntɪbɑdɪ] *noun* Autoantikörper *m*
au|to|an|ti|gen [,ɔːtəʊ'æntɪdʒən] *noun* Autoantigen *nt*
au|to|an|ti|tox|in [,ɔːtəʊ,æntɪ'tɑksɪn] *noun* Autoantitoxin *nt*
au|toch|tho|nous [ɔː'tɑkθənəs] *adj* **1.** aus sich selbst heraus entstehend, an Ort und Stelle entstanden, autochthon **2.** eingeboren, bodenständig, autochthon
au|to|crine ['ɔːtəʊkrɪn] *adj* autokrin
au|to|cy|to|tox|in [ɔːtəʊ,saɪtə'tɑksɪn] *noun* Autotoxin *nt*, Autozytotoxin *nt*
au|to|de|struc|tion [,ɔːtəʊdɪ'strʌkʃn] *noun* Selbstzerstörung *f*, Autodestruktion *f*
au|to|di|ges|tion [,ɔːtəʊdɪ'dʒestʃn] *noun* Selbstverdauung *f*, Autodigestion *f*
au|to|di|ges|tive [,ɔːtəʊdɪ'dʒestɪv] *adj* Autodigestion betreffend, selbstverdauend, autodigestiv
au|to|gen|e|ic [,ɔːtəʊdʒə'niːɪk] *adj* von der selben Person stammend, autolog, autogenisch, autogen, autogenetisch
au|to|gen|e|sis [,ɔːtəʊ'dʒenəsɪs] *noun* Selbstentstehung *f*, Autogenese *f*
au|to|ge|net|ic [,ɔːtəʊdʒə'netɪk] *adj* von der selben Person stammend, autogenetisch, autogenisch, autogen, autolog
au|to|gen|ic [,ɔːtəʊ'dʒenɪk] *adj* aus dem Körper entstanden, autogen
au|tog|e|nous [ɔː'tɑdʒənəs] *adj* **1.** von selbst entstehend, autogen **2.** im Organismus selbst erzeugt, endogen, autogen, autolog
au|to|graft ['ɔːtəʊgræft] *noun* Autotransplantat *nt*, autogenes Transplantat *nt*, autologes Transplantat *nt*
au|to|he|mag|glu|ti|na|tion [,ɔːtəʊ,hiːməgluːtə'neɪʃn] *noun* Autohämagglutination *f*
au|to|he|mol|y|sin [,ɔːtəʊhɪ'mɑləsɪn] *noun* Autohämolysin *nt*, hämolysierender Autoantikörper *m*
au|to|he|mol|y|sis [,ɔːtəʊhɪ'mɑlɪsɪs] *noun* Autohämolyse *f*
au|to|he|mo|lyt|ic [ɔːtəʊ,hiːmə'lɪtɪk] *adj* Autohämolyse betreffend, autohämolytisch
au|to|he|mo|ther|a|py [ɔːtəʊ,hiːmə'θerəpɪ] *noun* Eigenblutbehandlung *f*, Autohämotherapie *f*
au|to|he|mo|trans|fu|sion [ɔːtəʊ,hiːmətræns'fjuːʒn] *noun* Eigenbluttransfusion *f*, Autotransfusion *f*
au|to|hyp|no|sis [,ɔːtəʊhɪp'nəʊsɪs] *noun* Selbst-, Autohypnose *f*
au|to|im|mune [,ɔːtəʊɪ'mjuːn] *adj* Autoimmunität betreffend, autoimmun
au|to|im|mu|ni|ty [,ɔːtəʊɪ'mjuːnətɪ] *noun* Autoimmunität *f*
au|to|in|fec|tion [,ɔːtəʊɪn'fekʃn] *noun* Selbstinfizierung *f*, Autoinfektion *f*
au|to|in|fu|sion [,ɔːtəʊɪn'fjuːʒn] *noun* Autoinfusion *f*
au|to|in|tox|i|cant [,ɔːtəʊɪn'tɑksɪkənt] *noun* Autotoxin *nt*, Endotoxin *nt*
au|to|in|tox|i|ca|tion [,ɔːtəʊɪn,tɑksɪ'keɪʃn] *noun* Selbstvergiftung *f*, Autointoxikation *f*
au|to|ki|ne|sis [,ɔːtəʊkɪ'niːsɪs] *noun* willkürliche Bewegung *f*, Willkürmotorik *f*, Autokinese *f*
au|to|ki|net|ic [,ɔːtəʊkɪ'netɪk, -kaɪ-] *adj* Autokinese betreffend, autokinetisch
au|to|leu|ko|ag|glu|ti|nin [ɔːtəʊ,luːkəə'gluːtənɪn] *noun* Autoleukoagglutinin *nt*, agglutinierender Leukozytenautoantikörper *m*
au|tol|o|gous [ɔː'tɑləgəs] *adj* von der selben Person stammend, autolog, autogenisch, autogen, autogenetisch
au|tol|y|sis [ɔː'tɑlɪsɪs] *noun* Selbstauflösung *f*, Autolyse *f*; Selbstverdauung *f*, Autodigestion *f*
au|to|lyt|ic [,ɔːtə'lɪtɪk] *adj* Autolyse betreffend oder auslösend, selbstauflösend; selbstverdauend, autodigestiv, autolytisch
au|tom|a|tism [ɔː'tɑmətɪzəm] *noun* automatische/unwillkürliche Handlung oder Reaktion *f*, Automatismus *m*
command automatism Befehlsautomatie *f*
spinal automatism spinaler Automatismus *m*
au|ton|o|mous [ɔː'tɑnəməs] *adj* unabhängig, selbstständig (funktionierend); selbstgesteuert; vegetativ, autonom
au|ton|o|my [ɔː'tɑnəmɪ] *noun* Selbständigkeit *f*, Unabhängigkeit *f*, Autonomie *f*
auto-ophthalmoscopy *noun* Autoophthalmoskopie *f*
auto-oxidation *noun* Autoxydation *f*, Autoxidation *f*
au|to|path|ic [,ɔːtəʊ'pæθɪk] *adj* ohne erkennbare Ursache (entstanden), unabhängig von anderen Krankheiten, idiopathisch, selbständig, protopathisch, essentiell, essenziell, primär, genuin
au|top|a|thy [ɔː'tɑpəθɪ] *noun* idiopathische Erkrankung *f*, Autopathie *f*
au|to|pho|bia [,ɔːtəʊ'fəʊbɪə] *noun* Autophobie *f*
au|toph|o|ny [ɔː'tɑfənɪ] *noun* Autophonie *f*
au|to|plast ['ɔːtəʊplæst] *noun* → *autograft*
au|to|plas|tic [ɔːtəʊ'plæstɪk] **I** *noun* → *autograft* **II** *adj* Autoplastik betreffend, autoplastisch
au|to|poi|son|ous [ɔːtəʊ'pɔɪzənəs] *adj* Autointoxikation betreffend, zu Autointoxikation führend, autotoxisch
au|to|pro|te|ol|y|sis [,ɔːtəʊ,prəʊtɪ'ɑlɪsɪs] *noun* Selbstverdauung *f*, Autolyse *f*, Autodigestion *f*
au|to|pro|throm|bin [,ɔːtəʊprəʊ'θrɑmbɪn] *noun* Auto-

prothrombin *nt*
autoprothrombin C Faktor X *m*, Stuart-Prower-Faktor *m*, Autothrombin III *nt*
autoprothrombin I Prokonvertin *nt*, -convertin *nt*, Faktor VII *m*, Autothrombin I *nt*, Serum-Prothrombin-Conversion-Accelerator *m*, stabiler Faktor *m*
autoprothrombin II Faktor IX *m*, Christmas-Faktor *m*, Autothrombin II *nt*

au|top|sy ['ɔːtɑpsɪ] I *noun* Leichenöffnung *f*, Autopsie *f*, Obduktion *f*, Nekropsie *f* conduct/carry out an autopsy eine Autopsie vornehmen examine/discover at autopsy während einer Autopsie untersuchen/feststellen II *v* eine Autopsie vornehmen an

au|to|ra|di|o|graph|ic [ɔːtəʊˌreɪdɪəʊ'græfɪk] *adj* Autoradiografie betreffend, mittels Autoradiografie, autoradiographisch, autoradiografisch

au|to|ra|di|og|ra|phy [ɔːtəʊˌreɪdɪ'ɑgrəfɪ] *noun* Autoradiographie *f*, Autoradiografie *f*, Autohistoradiographie *f*, Autohistoradiografie *f*

au|to|re|du|pli|ca|tion [ˌɔːtəʊrɪˌd(j)uːplɪ'keɪʃn] *noun* identische Reduplikation *f*, Autoreduplikation *f*

au|to|reg|u|la|tion [ˌɔːtəʊˌregjə'leɪʃn] *noun* Selbst-, Autoregulation *f*, -regulierung *f*, -regelung *f*

au|to|re|in|fec|tion [ɔːtəʊˌriːɪn'fekʃn] *noun* **1.** → *autoinfection* **2.** autogene Reinfektion *f*

au|to|re|in|fu|sion [ɔːtəʊˌriːɪn'fjuːʒn] *noun* Autoreinfusion *f*, Autotransfusion *f*

au|tos|co|py [ɔː'tɑskəpɪ] *noun* Autoskopie *f*

au|to|sen|si|ti|za|tion [ɔːtəʊˌsensɪtɪ'zeɪʃn] *noun* Autosensibilisierung *f*, Autoimmunisierung *f*

au|to|sep|ti|ce|mia [ɔːtəʊˌseptə'siːmɪə] *noun* Autosepsis *f*, Endosepsis *f*

au|to|se|ro|ther|a|py [ɔːtəʊˌsɪərəʊ'θerəpɪ] *noun* Eigenserumbehandlung *f*, Autoserotherapie *f*

au|to|se|rum [ɔːtəʊ'sɪərəm] *noun* Eigenserum *nt*, Autoserum *nt*

au|to|so|mal [ɔːtəʊ'səʊml] *adj* Autosom(en) betreffend, auf den Autosomen (liegend), durch autosomale Gene bedingt, autosomal

au|to|some ['ɔːtəʊsəʊm] *noun* Autosom *nt*, Euchromosom *nt*

au|to|sug|ges|tion [ˌɔːtəsə(g)'dʒestʃn] *noun* Selbstbeeinflussung *f*, Autosuggestion *f*

au|to|sug|ges|tive [ˌɔːtəsə(g)'dʒestɪv] *adj* Autosuggestion betreffend, mittels Autosuggestion, autosuggestiv

au|to|ther|a|py [ɔːtəʊ'θerəpɪ] *noun* **1.** Selbstheilung *f*, Autotherapie *f* **2.** Spontanheilung *f*

au|to|throm|bo|ag|glu|ti|nin [ɔːtəʊˌθrɑmbəʊə'gluːtnɪn] *noun* Autothromboagglutinin *nt*, Plättchenautoagglutinin *nt*

au|to|top|ag|no|sia [ˌɔːtəˌtɑpæg'nəʊʒ(ɪ)ə] *noun* Autotopagnosie *f*

au|to|tox|e|mia [ˌɔːtəʊtɑk'siːmɪə] *noun* → *autotoxicosis*

au|to|tox|ic [ɔːtəʊ'tɑksɪk] *adj* Autointoxikation betreffend, zu Autointoxikation führend, autotoxisch

au|to|tox|i|co|sis [ɔːtəʊˌtɑksɪ'kəʊsɪs] *noun* Autotoxikose *f*, Autointoxikation *f*

au|to|tox|in [ɔːtəʊ'tɑksɪn] *noun* Autotoxin *nt*

au|to|trans|fu|sion [ˌɔːtəʊtræns'fjuːʒn] *noun* Eigenbluttransfusion *f*, Autotransfusion *f*

au|to|trans|plant [ɔːtəʊ'trænsplænt] *noun* Autotransplantat *nt*, autogenes Transplantat *nt*, autologes Transplantat *nt*

au|to|trans|plan|ta|tion [ɔːtəʊˌtrænsplæn'teɪʃn] *noun* Autotransplantation *f*, autogene Transplantation *f*, autologe Transplantation *f*

au|to|vac|ci|na|tion [ɔːtəʊˌvæksə'neɪʃn] *noun* Autovakzinebehandlung *f*

au|to|vac|cine [ɔːtəʊ'væksiːn] *noun* Eigenimpfstoff *m*, Autovakzine *f*

au|tox|i|da|tion [ɔːˌtɑksɪ'deɪʃn] *noun* Autoxydation *f*, Autoxidation *f*

au|tum|nal [ɔː'tʌmnl] *adj* im Herbst vorkommend oder auftretend, herbstlich, autumnal

aux|a|nog|ra|phy [ˌɔːgzə'nɑgrəfɪ] *noun* Auxanographie *f*, Auxanografie *f*

aux|om|e|try [ɔːk'sɑmətrɪ] *noun* Messung *f* der Wachstumsgeschwindigkeit, Auxometrie *f*

aux|o|troph|ic [ɔːgzə'trɑfɪk] *adj* auxotroph

a|val|vu|lar [eɪ'vælvjələr] *adj* ohne Klappe(n), klappenlos, avalvulär

a|vas|cu|lar [eɪ'væskjələr] *adj* ohne Blutgefäße, gefäßlos, avaskulär

av-bundle *noun* Atrioventrikularbündel *nt*, His-Bündel *nt*, Fasciculus atrioventricularis

av|er|age ['æv(ə)rɪdʒ] I *noun* Durchschnitt *m*, Mittelwert *m* above (the) average über dem Durchschnitt, überdurchschnittlich below (the) average unter dem Durchschnitt, unterdurchschnittlich on (an/the) average im Durchschnitt, durchschnittlich II *adj* durchschnittlich, Durchschnitts- III *v* durchschnittlich betragen oder ausmachen oder haben oder erreichen

a|vi|an ['eɪvɪən] *adj* Vögel betreffend, Vogel-

a|vid|i|ty [ə'vɪdətɪ] *noun* **1.** Anziehungskraft *f*, Bindungskraft *f* **2.** Säurestärke *f*, Basenstärke *f* **3.** Avidität *f*

a|vir|u|lence [eɪ'vɪrjələns] *noun* Avirulenz *f*

a|vir|u|lent [eɪ'vɪrjələnt] *adj* nicht-virulent, nicht-ansteckungsfähig, avirulent

a|vi|ta|min|o|sis [eɪˌvaɪtəmɪ'nəʊsɪs] *noun* Vitaminmangelkrankheit *f*, Avitaminose *f*

AV-node *noun* Aschoff-Tawara-Knoten *m*, Atrioventrikularknoten *m*, Tawara-Knoten *m*, AV-Knoten *m*, Nodus atrioventricularis

a|vul|sion [ə'vʌlʃn] *noun* Ab-, Ausreißen *nt*, Avulsio *f*

ax|i|al ['æksɪəl] *adj* Achse betreffend, achsenförmig, axial

ax|i|lem|ma [ˌæksɪ'lemə] *noun* → *axolemma*

ax|il|la [æg'zɪlə, æk's-] *noun, plural* **-las, -lae** [-liː] Achselhöhle *f*, Achselhöhlengrube *f*, Axilla *f*, Fossa axillaris

ax|il|lar|y ['æksəˌleriː, æk'sɪlərɪ] *adj* Achsel(höhle) betreffend, axillar

ax|is ['æksɪs] *noun, plural* **ax|es** ['æksiːz] **1.** zweiter Halswirbel *m*, Axis *m* **2.** (Körper-, Gelenk-, Organ-) Achse *f*, Axis *m*
cell axis Zellachse *f*
dens axis Zahn *m* des II. Halswirbels, Dens axis
electrical axis elektrische Achse *f*
external axis of eye äußere/anatomische Augenachse *f*, Axis externus bulbi
axis of heart Herzachse *f*
internal axis of eye innere Augenachse *f*, Axis internus bulbi
axis of lens Linsenachse *f*, Axis lentis
long axis Längsachse *f*
optic axis **1.** optische Augenachse *f*, Sehachse *f*, Axis opticus (bulbi oculi) **2.** (*physik.*) optische Achse *f*
pelvic axis Beckenachse *f*, Axis pelvis
sagittal axis of eye optische Augenachse *f*, Sehachse *f*, Axis opticus
visual axis **1.** Gesichtslinie *f*, Axis visualis **2.** (optische) Augen-/Sehachse *f*, Axis opticus

ax|o|ax|on|ic [ˌæksəæk'sɑnɪk] *adj* zwei Axone verbindend, von Axon zu Axon, axo-axonal, axo-axonisch

ax|o|den|drit|ic [ˌæksəden'drɪtɪk] *adj* Axon und Dendrit verbindend, axodendritisch

ax|o|lem|ma ['æksəlemə] *noun* Axolemm *nt*

ax|on ['æksɑn] *noun* Achsenzylinder *m*, Axon *nt*, Neuraxon *nt*
dendritic axon dendritisches Axon *nt*, Dendrit *m*

ax|on|al ['æksənl, -ˌsɑnl] *adj* Axon betreffend, axonal

ax|o|neme ['æksəniːm] *noun* Achsenfaden *m*, Axonem *nt*

ax|on|ot|me|sis [ˌæksɑnɑt'miːsɪs] *noun* Axonotmesis *f*

ax|o|plasm ['æksəplæzəm] *noun* Axoplasma *nt*

ax|o|po|di|um [ˌæksə'pəʊdɪəm] *noun, plural* **-dia** [-dɪə]

Achsenfüßchen *nt*, Axopodium *nt*

az|a|thi|o|prine [æzə'θaɪəpriːn] *noun* Azathioprin *nt*

az|i|do|thy|mi|dine [ˌæzɪdəʊ'θaɪmədiːn] *noun* Azidothymidin *nt*

az|lo|cil|lin [ˌæzləʊ'sɪlɪn] *noun* Azlocillin *nt*

azo- *präf.* Azo-

azo|o|sper|mia [eɪˌzəʊə'spɜrmɪə] *noun* Azoospermie *f*

az|ote ['æzəʊt, eɪ'zəʊt] *noun* Stickstoff *m*, Nitrogen *nt*; Nitrogenium *nt*

az|o|te|mia [æzə'tiːmɪə] *noun* Azotämie *f*, Azothämie *f* **renal azotemia** renale Azotämie *f*, Retentionsazotämie *f*

az|o|tem|ic [æzə'tiːmɪk] *adj* Azotämie betreffend, azotämisch

az|o|tor|rhea [ˌæzətəʊ'rɪə] *noun* Azotorrhoe *f*

az|o|tu|ria [ˌæzə't(j)ʊərɪə] *noun* Azoturie *f*

az|ure ['æʒər] *noun* Azur *m*, Azurfarbstoff *m*

az|u|ro|phil ['æʒərəfɪl, ə'zʊərə-] *noun* azurophile Zelle *f*

az|u|ro|phile ['æʒərəfaɪl, -fɪl] I *noun* →*azurophil* II *adj* →*azurophilic*

az|u|ro|phil|ia [ˌæʒərə'fɪlɪə] *noun* Azurophilie *f*

az|u|ro|phil|ic [ˌæʒərə'fɪlɪk] *adj* durch Azurfarbstoffe färbbar, azurophil

az|y|go|gram ['æzɪgəgræm] *noun* Azygogramm *nt*

az|y|gog|ra|phy [æzɪ'gɑgrəfɪ] *noun* Azygographie *f*, Azygografie *f*

az|y|gos ['æzɪgəs, ə'zaɪ-] I *noun* Azygos *f*, Vena azygos II *adj* ungepaart, unpaar

az|y|gous ['æzɪgəs, ə'zaɪ-] *noun, adj* →*azygos*

a|zym|ia [ə'ziːmɪə, -'zaɪm-] *noun* Azymie *f*

B

Ba|be|sia [bə'biːʒ(ɪ)ə, -zɪə] *noun* Babesia *f*
ba|be|si|o|sis [bəˌbiːzɪ'əʊsɪs] *noun* **1.** chronische Babesiose *f* **2.** Babesiose *f*, Babesiasis *f*, Piroplasmose *f*
ba|by ['beɪbɪ] *noun* Säugling *m*
blue baby zyanotischer Säugling *m*, blue baby *nt*
large-for date baby Riesenkind *nt*
small-for-date baby Mangelgeborenes *nt*
test-tube baby Retortenbaby *nt*
ba|cam|pi|cil|lin [bəˌkæmpɪ'sɪlɪn] *noun* Bacampicillin *nt*
Ba|cil|la|ce|ae [ˌbæsə'leɪsɪiː] *plural* Bacillaceae *pl*
ba|cil|la|ry ['bæsəˌleriː] *adj* Bazillen betreffend; bazillenförmig, stäbchenförmig, bazilliform, bazillär
ba|cil|le|mia [bæsə'liːmɪə] *noun* Bazillensepsis *f*, Bazillämie *f*
ba|cil|li|form [bə'sɪləfɔːrm] *adj* bazillenförmig, stäbchenförmig; bazillär, bazilliform
ba|cil|lu|ria [ˌbæsə'l(j)ʊərɪə] *noun* Bazillurie *f*
ba|cil|lus [bə'sɪləs] *noun, plural* **ba|cil|li** [bə'sɪlaɪ] **1.** Bazillus *m*, Bacillus *m* **2.** stäbchenförmiges Bakterium *nt*
abortus bacillus Bang-Bazillus *m*, Brucella abortus, Bacterium abortus Bang
acne bacillus Propionibacterium acnes
anthrax bacillus Milzbrandbazillus *m*, Milzbranderreger *m*, Bacillus anthracis
Bang's bacillus Bang-Bazillus *m*, Brucella abortus, Bacterium abortus Bang
blue pus bacillus Pseudomonas aeruginosa, Pyozyanus *m*
Bordet-Gengou bacillus Bordet-Gengou-Bakterium *nt*, Keuchhustenbakterium *nt*, Bordetella pertussis
Calmette-Guérin bacillus Bacillus Calmette-Guérin
cholera bacillus Komma-Bazillus *m*, Vibrio cholerae, Vibrio comma
coli bacillus Escherich-Bakterium *nt*, Colibakterium *nt*, Colibazillus *m*, Kolibazillus *m*, Bacterium coli, Escherichia coli
coliform bacilli coliforme Bakterien *pl*, Kolibakterien *pl*, Colibakterien *pl*
comma bacillus Komma-Bazillus *m*, Vibrio cholerae, Vibrio comma
diphtheria bacillus Diphtheriebazillus *m*, Diphtheriebakterium *nt*, Klebs-Löffler-Bazillus *m*, Löffler-Bazillus *m*, Corynebacterium diphtheriae, Bacterium diphtheriae
Döderlein's bacillus Döderlein-Stäbchen *nt*
Ducrey's bacillus Ducrey-Streptobakterium *nt*, Streptobazillus *m* des weichen Schankers, Haemophilus ducreyi, Coccobacillus ducreyi
Flexner's bacillus Flexner-Bacillus *m*, Shigella flexneri
Friedländer's bacillus Friedländer-Bakterium *nt*, Friedländer-Bacillus *m*, Bacterium pneumoniae Friedländer, Klebsiella pneumoniae
Gärtner's bacillus Gärtner-Bazillus *m*, Salmonella enteritidis
gas bacillus Welch-Fränkel-Bazillus *m*, Welch-Fränkel-Gasbrandbazillus *m*, Clostridium perfringens
Ghon-Sachs bacillus Pararauschbrandbazillus *m*, Clostridium septicum
glanders bacillus Pseudomonas/Malleomyces/Actinobacillus mallei
grass bacillus Heubazillus *m*, Bacillus subtilis
Hansen's bacillus Hansen-Bazillus *m*, Mycobacterium leprae, Leprabazillus *m*, -bakterium *nt*
hay bacillus Heubazillus *m*, Bacillus subtilis
Hofmann's bacillus Löffler-Pseudodiphtheriebazillus *m*, Corynebacterium hofmannii/pseudodiphtheriticum
influenza bacillus Pfeiffer-Bazillus *m*, Pfeiffer-Influenzabazillus *m*, Haemophilus influenzae, Bacterium influenzae
Johne's bacillus Johne-Bazillus *m*, Mycobacterium paratuberculosis
Kitasato's bacillus Pestbakterium *nt*, Yersinia/Pasteurella pestis
Klebs-Löffler bacillus Diphtheriebazillus *m*, Diphtheriebakterium *nt*, Klebs-Löffler-Bazillus *m*, Löffler-Bazillus *m*, Corynebacterium diphtheriae, Bacterium diphtheriae
Koch's bacillus **1.** Tuberkelbazillus *m*, Tuberkelbakterium *nt*, Tuberkulosebazillus *m*, Tuberkulosebakterium *nt*, TB-Bazillus *m*, TB-Erreger *m*, Mycobacterium tuberculosis, Mycobacterium tuberculosis var. hominis **2.** Komma-Bazillus *m*, Vibrio cholerae, Vibrio comma
legionnaire's bacillus Legionella pneumophila
leprosy bacillus Hansen-Bazillus *m*, Mycobacterium leprae, Leprabazillus *m*, -bakterium *nt*
Löffler's bacillus Löffler-Bazillus *m*, Corynebacterium diphtheriae
Morax-Axenfeld bacillus Diplobakterium Morax-Axenfeld *nt*
Nicolaier's bacillus Tetanusbazillus *m*, -erreger *m*, Wundstarrkrampfbazillus *m*, -erreger *m*, Clostridium/Plectridium tetani
paradysentery bacillus Flexner-Bazillus *m*, Shigella flexneri
Pfeiffer's bacillus Pfeiffer-Bazillus *m*, Pfeiffer-Influenza-Bazillus *m*, Haemophilus influenzae, Bacterium influenzae
plague bacillus Pestbakterium *nt*, Yersinia/Pasteurella pestis
Preisz-Nocard bacillus Preisz-Nocard-Bazillus *m*, Corynebacterium pseudotuberculosis
Sachs' bacillus Pararauschbrandbazillus *m*, Clostridium septicum
Schmitz bacillus Shigella schmitzii/ambigua, Shigella dysenteriae Typ 2
Shiga bacillus Shiga-Kruse-Ruhrbakterium *nt*, Shigella dysenteriae Typ 1
Shiga-Kruse bacillus → *Shiga bacillus*
Sonne bacillus Kruse-Sonne-Ruhrbakterium *nt*, E-Ruhrbakterium *nt*, Shigella sonnei
spore-forming bacilli Sporenbildner *pl*
swine rotlauf bacillus Schweinerotlauf-Bakterium *nt*, Erysipelothrix insidiosa/rhusiopathiae
tetanus bacillus Tetanusbazillus *m*, Wundstarrkrampfbazillus *m*, Tetanuserreger *m*, Wundstarrkrampferreger *m*, Plectridium tetani, Clostridium tetani
tubercle bacillus Tuberkelbazillus *m*, Tuberkelbakterium *nt*, Tuberkulosebazillus *m*, Tuberkulosebakterium *nt*, TB-Bazillus *m*, TB-Erreger *m*, Mycobacterium tuberculosis, Mycobacterium tuberculosis var. hominis
typhoid bacillus Typhusbazillus *m*, Typhusbacillus *m*, Typhusbakterium *nt*, Salmonella typhi
Weeks' bacillus Koch-Weeks-Bazillus *m*, Haemophilus aegyptius, Haemophilus aegypticus, Haemophilus conjunctivitidis
Welch's bacillus Welch-Fränkel-Bazillus *m*, Welch-Fränkel-Gasbrandbazillus *m*, Clostridium perfringens
Whitmore's bacillus Pseudomonas pseudomallei, Malleomyces pseudomallei, Actinobacillus pseudomallei
Ba|cil|lus [bə'sɪləs] *noun* Bacillus *m*
Bacillus aerogenes capsulatus Welch-Fränkel-Bazillus *m*, Welch-Fränkel-Gasbrand-Bazillus *m*, Clostridium perfringens

Bacillus anthracis Milzbrandbazillus *m*, Milzbrandererreger *m*, Bacillus anthracis
Bacillus botulinus Botulinusbazillus *m*, Clostridium botulinum
Bacillus Calmette-Guérin Bacillus Calmette-Guérin
Bacillus cereus Bacillus cereus
Bacillus colistinus Bacillus colistinus
Bacillus fusiformis Fusobacterium nucleatum, Fusobacterium fusiforme, Fusobacterium Plaut-Vincenti, Leptotrichia buccalis
Bacillus leprae Hansen-Bazillus *m*, Leprabazillus *m*, Leprabakterium *nt*, Mycobacterium leprae
Bacillus pneumoniae Friedländer-Bakterium *nt*, Friedländer-Bazillus *m*, Klebsiella pneumoniae, Bacterium pneumoniae Friedländer
Bacillus polymyxa Bacillus polymyxa
Bacillus subtilis Heubazillus *m*, Bacillus subtilis
Bacillus tetani Tetanusbazillus *m*, Wundstarrkrampfbazillus *m*, Tetanuserreger *m*, Wundstarrkrampferreger *m*, Plectridium tetani, Clostridium tetani
Bacillus typhi Typhusbazillus *m*, Typhusbacillus *m*, Typhusbakterium *nt*, Salmonella typhi
Abel's bacillus Ozäna-Bakterium *nt*, Klebsiella ozaenae, Klebsiella pneumoniae ozaenae, Bacterium ozaenae

bac|i|tra|cin [ˌbæsɪˈtreɪsɪn] *noun* Bacitracin *nt*

back [bæk] I *noun* **1.** Rücken *m*, Rückgrat *nt*, Dorsum *nt* **2.** Hinter-, Rückseite *f*; (Hand-, Buch-)Rücken *m*
flat back Flachrücken *m*
back of foot Fußrücken *m*, Dorsum pedis
back of hand Handrücken *m*, Dorsum manus
poker back Bechterew-Krankheit *f*, Morbus Bechterew *m*, Bechterew-Strümpell-Marie-Krankheit *f*, Marie-Strümpell-Krankheit *f*, Spondylarthritis/Spondylitis ankylopoetica/ankylosans
round back Rundrücken *m*

back|bone [ˈbækbəʊn] *noun* **1.** Rückgrat *nt*, Wirbelsäule *f*, Columna vertebralis **2.** Grundgerüst *nt*

back|knee [ˈbækniː] *noun* überstreckbares Knie(gelenk *nt*) *nt*, Hohlknie *nt*, Genu recurvatum

bac|ter|e|mia [ˌbæktəˈriːmɪə] *noun* Bakteriämie *f*

bacteri- *präf.* Bakterien-, Bakterio-

bac|te|ria [bækˈtɪərɪə] *plural* → *bacterium*

bac|te|ri|al [bækˈtɪərɪəl] *adj* Bakterien betreffend; durch Bakterien verursacht, bakteriogen, bakteriell

bac|te|ri|cid|al [bækˌtɪərɪˈsaɪdl] *adj* bakterienabtötend, bakterizid

bac|te|ri|cide [bækˈtɪərəsaɪd] *noun* Bakterizid *nt*, bakterientötender Stoff *m*

bac|te|ri|cid|in [bækˌtɪərəˈsaɪdn] *noun* Bakterizidin *nt*, Bactericidin *nt*

bac|te|ri|ci|di|ty [bækˌtərɪˈsɪdətɪ] *noun* Bakterizidie *f*

bac|ter|id [ˈbæktərɪd] *noun* Bakterid *nt*

bac|te|ri|e|mia [bækˌtɪərɪˈiːmɪə] *noun* → *bacteremia*

bac|te|ri|form [bækˈtɪərɪfɔːrm] *adj* bakterienähnlich, bakterienförmig

bac|ter|in [ˈbæktərɪn] *noun* Bakterienimpfstoff *m*, Bakterienvakzine *f*

bacterio- *präf.* Bakterien-, Bakterio-

bac|te|ri|o|cid|al [bækˌtɪərɪəˈsaɪdl] *adj* bakterienabtötend, bakterizid

bac|te|ri|o|cid|in [bækˌtɪərɪəˈsaɪdn] *noun* Bakterizidin *nt*, Bactericidin *nt*

bac|te|ri|o|cin [bækˈtɪərɪəsɪn] *noun* Bakteriozin *nt*, Bacteriocin *nt*

bac|te|ri|o|gen|ic [bækˌtɪərɪəˈdʒenɪk] *adj* durch Bakterien verursacht, bakteriell, bakteriogen

bac|te|ri|oid [bækˈtɪərɪɔɪd] I *noun* Bakterioid *nt* II *adj* bakterienähnlich, bakterienförmig, bakteroid, bakterioid

bac|te|ri|o|ly|sin [bækˌtɪərɪəˈlaɪsn] *noun* Bakteriolysin *nt*

bac|te|ri|o|ly|sis [bækˌtɪərɪˈɑlɪsɪs] *noun* Auflösung *f* von Bakterien/Bakterienzellen, Bakteriolyse *f*

bac|te|ri|o|lyt|ic [bækˌtɪərɪəˈlɪtɪk] *adj* Bakteriolyse betreffend oder auslösend, bakterienauflösend, bakteriolytisch

bacterio-opsonin *noun* Bakterienopsonin *nt*, Bakteriopsonin *nt*

bac|te|ri|o|pex|y [bækˌtɪərɪəˈpeksɪ] *noun* Bakteriopexie *f*

bac|te|ri|o|phage [bækˈtɪərɪəfeɪdʒ] *noun* Bakteriophage *m*, Phage *m*, bakterienpathogenes Virus *nt*

bac|te|ri|o|pha|gia [bækˌtɪərɪəˈfeɪdʒ(ɪ)ə] *noun* Twort-d'Herelle-Phänomen *nt*, d'Herelle-Phänomen *nt*, Bakteriophagie *f*

bac|te|ri|o|phy|to|ma [bækˌtɪərɪəfaɪˈtəʊmə] *noun* bakteriogene Geschwulst *f*, bakteriogene Geschwulstbildung *f*, Bakteriophytom *nt*

bac|te|ri|op|so|nin [bækˌtɪərɪˈɑpsənɪn] *noun* Bakterienopsonin *nt*, Bakteriopsonin *nt*

bac|te|ri|o|sis [bækˌtɪərɪˈəʊsɪs] *noun* bakterielle Erkrankung *f*, Bakteriose *f*

bac|te|ri|os|ta|sis [bækˌtɪərɪˈɑstəsɪs] *noun* Bakteriostase *f*

bac|te|ri|o|stat [bækˈtɪərɪəʊstæt] *noun* bakteriostatisches Mittel *nt*, Bakteriostatikum *nt*

bac|te|ri|o|stat|ic [bækˌtɪərɪəˈstætɪk] I *noun* → *bacteriostat* II *adj* bakteriostatisch

bac|te|ri|o|ther|a|py [bækˌtɪərɪəˈθerəpɪ] *noun* Bakterientherapie *f*, Bakteriotherapie *f*

bac|te|ri|o|tox|e|mia [bækˌtɪərɪətɑkˈsiːmɪə] *noun* Bakterientoxämie *f*, Bakteriotoxämie *f*

bac|te|ri|o|tox|ic [bækˌtɪərɪəˈtɑksɪk] *adj* bakterienschädigend, bakterientoxisch, bakteriotoxisch

bac|te|ri|o|tox|in [bækˌtɪərɪəˈtɑksɪn] *noun* Bakteriengift *nt*, Bakterientoxin *nt*, Bakteriotoxin *nt*

bac|te|ri|um [bækˈtɪərɪəm] *noun, plural* **-ria** [bækˈtɪərɪə] Bakterie *f*, Bakterium *nt*
aerobic bacteria aerobe Bakterien *pl*
anaerobic bacteria anearobe Bakterien *pl*
autotrophic bacteria autotrophe Bakterien *pl*
chemo-organotrophic bacteria chemo-organotrophe Bakterien *pl*
chemotrophic bacteria chemotrophen Bakterien *pl*
chromogenic bacteria Pigmentbildner *pl*, Farbstoffbildner *pl*, Farbstoffbakterien *pl*
coliform bacteria coliforme Bakterien *pl*, Kolibakterien *pl*, Colibakterien *pl*
difficult bacteria anspruchsvolle Keime *pl*
easy bacteria anspruchslose Keime *pl*
encapsulated bacteria Kapselbakterien *pl*
enteric bacteria Enterobakterien *pl*, Darmbakterien *pl*
gram-negative bacteria gramnegative Bakterien *pl*
gram-positive bacteria grampositive Bakterien *pl*
heterotrophic bacteria heterotrophe Bakterien *pl*
intestinal bacteria Enterobakterien *pl*, Darmbakterien *pl*
lactic bacteria Milchsäurebakterien *pl*
non-culturable bacteria nicht-züchtbare Keime *pl*
persistent tolerant bacteria Problemkeime *pl*
phototrophic bacteria phototrophe Bakterien *pl*
psychrophilic bacteria Psychrobakterien *pl*
pus bacteria Eitererreger *pl*, pyogene Erreger *pl*
rod-shaped bacteria Stäbchen *pl*
vaginal bacteria Scheidenbakterien *pl*, Scheidenflora *f*
vinegar bacteria Essigsäurebakterien *pl*, Essigbakterien *pl*
water bacteria Pfützenkeime *pl*, Nasskeime *pl*
bacteria without cell walls zellhüllenlose Bakterien *pl*

bac|te|ri|u|ri|a [bækˌtɪərɪˈ(j)ʊərɪə] *noun* Bakterienausscheidung *f* im Harn, Bakteriurie *f*
significant bacteriuria signifikante Bakteriurie *f*
supravesical bacteriuria supravesikale Bakteriurie *f*
vesical bacteriuria vesikale Bakteriurie *f*

bac|te|ri|u|ric [bækˌtɪərɪˈjʊərɪk] *adj* Bakteriurie betreffend, bakteriurisch

bac|te|roid [ˈbæktərɔɪd] I *noun* Bakteroid *nt*, Bakteroide

f, Bacteroid *nt* II *adj* bakterienähnlich, bakterienförmig, bakteroid, bakterioid
Bac|te|roi|des [bæktə'rɔɪdiːz] *noun* Bacteroides *f*
Bacteroides fragilis Bacteroides fragilis
Bacteroides melaninogenicus Bacteroides melaninogenicus
bac|te|roi|do|sis [ˌbæktərɔɪ'dəʊsɪs] *noun* Bacteroidesinfektion *f*, Bakteroidose *f*, Bacteroidosis *f*
bag [bæg] I *noun* Sack *m*, Beutel *m*; Tasche *f* II *vt* (auf-)bauschen III *vi* sich (auf-)bauschen, (an-)schwellen, ausdehnen
breathing bag Atembeutel *m*
testicular bag Hodensack *m*, Skrotum *nt*, Scrotum *nt*
bag of waters Amnionsack *m*, Fruchtblase *f*
balan- *präf.* Eichel-, Balan(o)-
ba|lance ['bæləns] I *noun* Balance *f*, Gleichgewicht *nt*, (*auch physiolog.*) Haushalt *m* keep one's balance das Gleichgewicht (be-)halten lose one's balance das Gleichgewicht oder die Fassung verlieren II *vt* (sich) im Gleichgewicht halten, ins Gleichgewicht bringen, ausbalancieren III *vi* sich im Gleichgewicht halten, sich ausbalancieren; Haltung bewahren
acid-base balance Säure-Basen-Haushalt *m*
ba|la|ni|tis [bælə'naɪtɪs] *noun* Entzündung der Eichel/Glans penis, Balanitis *f*, Eichelentzündung *f*
candidal balanitis Balanitis candidomycetica
plasma cell balanitis Balanitis chronica circumscripta benigna plasmacellularis (Zoon)
purulent balanitis eitrige/purulente Balanitis *f*, Balanorrhoe *f*, Balanoblennorrhoe *f*
balano- *präf.* Eichel-, Balan(o)-
ba|la|no|blen|nor|rhea [ˌbælənəʊˌblenə'rɪə] *noun* Balanoblennorrhoe *f*
ba|la|no|cele ['bælənəʊsiːl] *noun* Balanozele *f*
ba|la|no|plas|ty ['bælənəʊplæstɪ] *noun* Eichel-, Balanoplastik *f*
ba|la|no|pos|thi|tis [ˌbælənəʊpɑs'θaɪtɪs] *noun* Entzündung von Eichel und Vorhaut, Eichel-Vorhaut-Katarrh *m*, Balanoposthitis *f*
ba|la|nor|rha|gia [ˌbælənəʊ'rædʒ(ɪ)ə] *noun* Balanorrhagie *f*
ba|lan|ti|di|a|sis [ˌbæləntɪ'daɪəsɪs] *noun* Balantidienruhr *f*, Balantidiose *f*, Balantidiasis *f*
Ba|lan|ti|di|um [bælən'tɪdɪəm] *noun* Balantidium *nt*
Balantidium coli Balantidium coli *nt*
bald|ness ['bɔːldnɪs] *noun* Kahlheit *f*, Alopecia *f*, Alopezie *f*
male pattern baldness androgenetische Alopezie *f*, Haarausfall *m* vom männlichen Typ, männliche Glatzenbildung *f*, androgenetisches Effluvium *nt*, Alopecia androgenetica, Calvities hippocratica
ball [bɔːl] I *noun* **1.** Ball *m*; Kugel *f*; Knäuel *m*; Klumpen *m* **2.** (*anatom.*) Ballen *m* II *vt* zusammenballen, zu Kugeln formen III *vi* sich (zusammen-)ballen
food ball Phytobezoar *m*
ball of the eye Augapfel *m*, Bulbus oculi
ball of thumb Daumenballen *m*, Thenar *m*, Eminentia thenaris
bal|lism ['bælɪzəm] *noun* Ballismus *m*
bal|lis|tic [bə'lɪstɪk] *adj* (*neurol.*) Ballismus betreffend, von ihm betroffen oder durch ihn bedingt; (*physik.*) Ballistik betreffend, ballistisch
bal|lis|to|car|di|og|ra|phy [bəˌlɪstəkɑːrdɪ'ɑgrəfɪ] *noun* Ballistokardiographie *f*, Ballistokardiografie *f*
bal|ne|o|ther|a|py [ˌbælnɪəʊ'θerəpɪ] *noun* Balneotherapie *f*
bal|sam ['bɔːlsəm] *noun* **1.** Balsam *m*; (*pharmakol.*) Balsamum *nt* **2.** heilende oder lindernde Substanz *f*
Peruvian balsam Perubalsam *m*, Balsamum peruvianum
bal|sam|ic [bɔːl'sæmɪk] *adj* heilend, lindernd, wohltuend, balsamisch
ban|crof|ti|a|sis [ˌbænkrɔf'taɪəsɪs] *noun* Wuchereria bancrofti-Filariose *f*, Wuchereriasis bancrofti, Filariasis bancrofti, Bancroftose *f*
band [bænd] *noun* **1.** Band *nt*, Schnur *f*, Riemen *m* **2.** (*anatom.*) Band *nt*, Bande *f*, bänderähnliche Struktur *f*
A band A-Streifen *m*, A-Zone *f*, A-Bande *f*, A-Band *nt*
absorption band Absorptionsbande *f*, Absorptionsstreifen *m*
adhesive band Verwachsungsstrang *m*, Bride *f*
amniotic bands amniotische Stränge *pl*, Simonart-Bänder *pl*
annular bands amniotische Stränge *pl*, Simonart-Bänder *pl*
Bichat's band Bichat-Band *nt*
Büngner's bands Büngner-Bänder *pl*, Hanken-Büngner-Bänder *pl*
chromosome band Chromosomenbande *f*
ciliary body band Ziliarkörperband *nt*
collateral band Kollateralband *nt*, Seitenband *nt*, Ligamentum collaterale
free band of colon freie Kolontänie *f*, Taenia libera coli
H band H-Streifen *m*, H-Bande *f*, H-Zone *f*
I band I-Bande *f*, I-Streifen *m*
longitudinal bands of colon Kolontänien *pl*, Taeniae coli
lupus band Lupusband *nt*
M band M-Streifen *m*, M-Linie *f*
mesocolic band mesokolische Tänie *f*, Taenia mesocolica
moderator band Trabecula septomarginalis
Simonart's bands Simonart-Bänder *pl*, amniotische Stränge *pl*
band|age ['bændɪdʒ] I *noun* Verband *m*; Binde *f*; Bandage *f* II *vt* verbinden, bandagieren, einen Verband anlegen
compression bandage Druck-, Kompressionsverband *m*
Desault's bandage Desault-Verband *m*
extension bandage Streck-, Extensionsverband *nt*
figure-of-eight bandage Achter(gang)verband *m*, Fächerverband *m*, Schildkrötenverband *m*
plaster bandage **1.** Gipsbinde *f* **2.** Gips(verband *m*) *m*
pressure bandage Druck-, Kompressionsverband *m*
spica bandage Kornährenverband *m*, Spica *f*
bane [beɪn] *noun* Gift *m*, Toxin *nt*
bane|wort ['beɪnwɜrt] *noun* Tollkirsche *f*, Belladonna *f*, Atropa belladonna
bar [bɑːr] *noun* **1.** Stange *f*, Stab *m* **2.** Bar *nt* (Einheit des Drucks)
bar of bladder Plica interureterica
Mercier's bar Plica interureterica
terminal bar **1.** Schlussleiste *f* **2.** terminal bars *plural* Schlussleistennetz *nt*
bar- *präf.* Druck-, Gewicht(s)-, Bar(o)-
bar|ag|no|sis [ˌbæræg'nəʊsɪs] *noun* Baragnosis *f*, Abarognosis *f*
bar|ber|ry ['bɑːrˌberiː] *noun* **1.** Berberitze *f*, Berberis vulgaris **2.** Berberidis fructus
bar|bi|tal|ism ['bɑːrbɪtɔlɪzəm] *noun* Barbituratvergiftung *f*, Barbitalismus *m*, Barbiturismus *m*
bar|bi|tu|rates [bɑːr'bɪtʃərɪtz, -reɪtz] *plural* Barbiturate *pl*
bar|bi|tu|rism [bɑːr'bɪtʃərɪzəm] *noun* Barbituratvergiftung *f*, Barbitalismus *m*, Barbiturismus *m*
bar|bo|tage [barbɔ'taːʒ] *noun* Barbotage *f*
bare [beər] I *adj* **1.** nackt, bloß, unbekleidet; kahl bare to the waist mit nacktem Oberkörper **2.** barhäuptig II *v* freimachen, entblößen bare one's arm den Arm freimachen
bare|foot ['beərfʊt] *adj* barfuß, barfüßig, mit bloßen Füßen
bar|es|the|sia [ˌbæres'θiːʒ(ɪ)ə] *noun* Druck-, Gewichtssinn *m*, Barästhesie *f*
bar|i|to|sis [ˌbærɪ'təʊsɪs] *noun* Barium-, Baryt-, Schwer-

B

spatstaublunge *f*, Barytose *f*
bar|i|um ['beərɪəm, 'bɑːr-] *noun* Barium *nt*
bark [bɑːrk] *noun* Rinde *f*
American snowball bark Viburni prunifolii cortex
ash bark Eschenrinde *f*, Fraxini cortex
barberry bark Berberidis cortex
barberry root bark Berberidis radicis cortex
buckthorn bark Faulbaumrinde *f*, Frangulae cortex
cassia bark chinesische Zimtrinde *f*, Kassiarinde *f*, Cinnamomi chinensis cortex
cinchona bark Chinarinde *f*, Fieberrinde *f*
cinnamon bark Zimtrinde *f*, Cinnamomi cortex, Cinnamomi ceylanici cortex
oak bark Eichenrinde *f*, Quercus cortex
snowball bark Viburni opuli cortex
baro- *präf.* Druck-, Gewicht(s)-, Bar(o)-
bar|o|ag|no|sis [ˌbærəʊæg'nəʊsɪs] *noun* Baragnosis *f*, Abarognosis *f*
bar|o|cep|tor [ˌbærəʊ'septər] *noun* Barorezeptor *m*
bar|og|no|sis [bæˌrɑg'nəʊsɪs] *noun* Barognosis *f*
bar|o|re|cep|tor [ˌbærəʊrɪ'septər] *noun* Barorezeptor *m*
bar|o|si|nus|i|tis [ˌbærəʊˌsaɪnə'saɪtɪs] *noun* Aero-, Barosinusitis *f*
bar|o|ti|tis [ˌbærəʊ'taɪtɪs] *noun* Aero(o)titis *f*, Baro(o)titis *f*, Otitis barotraumatica
bar|o|trau|ma [ˌbærə'trɔːmə] *noun* Barotrauma *nt*
otitic barotrauma Fliegerotitis *f*, Aer(o)otitis *f*, Baro(o)titis *f*, Otitis barotraumatica
sinus barotrauma Aero-, Barosinusitis *f*
bar|ren ['bærən] *adj* unfruchtbar, infertil
bar|ren|ness ['bærənɪs] *noun* Unfruchtbarkeit *f*, Infertilität *f*, Sterilität *f*
bar|ri|er ['bærɪər] *noun* **1.** Barriere *f*, Schranke *f*, Sperre *f*; Hindernis *nt* (*to* für) **2.** Schwelle *f*
blood-brain barrier Blut-Hirn-Schranke *f*
blood-cerebrospinal fluid barrier Blut-Liquor-Schranke *f*
hematoencephalic barrier Blut-Hirn-Schranke *f*
placental barrier Plazentaschranke *f*, -barriere *f*
bar|thol|in|i|tis [ˌbɑːrtəlɪ'naɪtɪs] *noun* Entzündung der Bartholin-Drüse, Bartholinitis *f*
Bar|ton|el|la [ˌbɑːrtə'nelə] *noun* Bartonella *f*
Bartonella bacilliformis Bartonella bacilliformis
bar|ton|el|lo|sis [ˌbɑːrtne'ləʊsɪs] *noun* Carrión-Krankheit *f*, Bartonellose *f*
ba|ru|ria [bə'r(j)ʊərɪə] *noun* Barurie *f*
bar|y|es|the|sia [ˌbærɪes'θiːʒ(ɪ)ə] *noun* Drucksinn *m*, Gewichtssinn *m*, Barästhesie *f*
ba|sal ['beɪsl] *adj* **1.** an der Basis liegend, eine Basis betreffend, basal, Basal-, Grund-; fundamental, grundlegend **2.** *physiolog.* den Ausgangswert bezeichnend (*Temperatur etc.*)
ba|sal|i|o|ma [baɪ'sælɪ'əʊmə] *noun* **1.** Basalzellkarzinom *nt*, Basalzellenkarzinom *nt*, Carcinoma basocellulare **2.** Basalzellepitheliom *nt*, Basaliom *nt*, Epithelioma basocellulare
base [beɪs] *noun* **1.** (*anatom.*) Basis *f* **2.** (*chem.*) Base *f* **3.** (*pharmakol.*) Grundbestandteil *m*, Hauptbestandteil *m*, Grundstoff *m*
base of brain Hirnbasis *f*
buffer bases Pufferbasen *pl*
base of cochlea Schneckenbasis *f*, Basis cochleae
cranial base Schädelbasis *f*, Basis cranii
base of cranium Schädelbasis *f*
external base of cranium äußere Schädelbasis *f*, Basis cranii externa
base of heart Herzbasis *f*, Basis cordis
internal base of cranium innere Schädelbasis *f*, Basis cranii interna
Lewis base Lewis-Base *f*
base of lung Lungenbasis *f*, Basis pulmonis
base of mandible Basis mandibulae
base of modiolus Spindelbasis *f*, Basis modioli
nuclein base Purinbase *f*
base of patella Basis patellae
base of phalanx of foot Basis phalangis pedis
base of phalanx of hand Basis phalangis manus
base of posterior horn of spinal cord Hinterhornbasis *f*, Basis cornus posterioris medullae spinalis
base of prostate Prostatabasis *f*, Basis prostatae
purine base Purinbase *f*
pyrimidine base Pyrimidinbase *f*
base of skull Schädelbasis *f*, Basis cranii
base of stapes Steigbügelplatte *f*, Basis stapedis
bas|e|dow|i|form [bɑːzə'dəʊɪfɔːrm] *adj* an eine Basedow-Krankheit erinnernd, mit den Symptomen einer Basedow-Krankheit, basedowartig
ba|si|ar|ach|ni|tis [ˌbeɪsɪˌæræk'naɪtɪs] *noun* Basalmeningitis *f*
ba|si|a|rach|noid|i|tis [ˌbeɪsɪəˌræknɔɪ'daɪtɪs] *noun* Basalmeningitis *f*
ba|sic ['beɪsɪk] *adj* **1.** grundlegend, wesentlich, Grund- **2.** (*chem.*) basisch, alkalisch
ba|sic|i|ty [beɪ'sɪsətɪ] *noun* Alkalität *f*, Basizität *f*, Basität *f*
ba|si|cra|ni|al [ˌbeɪsɪ'kreɪnɪəl] *adj* die Schädelbasis betreffend, an der Schädelbasis (liegend), basilär, basilar
Ba|sid|i|o|my|ce|tes [bəˌsɪdɪəʊmaɪ'siːtiːz] *plural* Ständerpilze *pl*, Basidiomyzeten *pl*, Basidiomycetes *pl*
ba|sid|i|o|spore [bə'sɪdɪəʊspəʊər] *noun* Ständerspore *f*, Basidiospore *f*
ba|sid|i|um [bə'sɪdɪəm] *noun, plural* **ba|sid|ia** [bə'sɪdɪə] Sporenständer *m*, Basidie *f*, Basidium *nt*
ba|si|fa|cial [ˌbeɪsɪ'feɪʃl] *adj* die untere Gesichtshälfte betreffend, basifazial
bas|il ['bæzəl] *noun* Basilikum *nt*, Ocimum basilicum
bas|i|lar ['bæsɪlər] *adj* **1.** an der Schädelbasis gelegen, zur (Schädel-)Basis gehörend, basilar, basilär, Schädelbasis- **2.** → *basal*
ba|si|lem|ma [ˌbeɪsɪ'lemə] *noun* Basalmembran *f*, -lamina *f*
ba|sis ['beɪsɪs] *noun, plural* **-ses** [-siːz] Basis *f*, Grund *m*, Grundlage *f*, Fundament *nt*
ba|so|cy|to|sis [ˌbeɪsəʊsaɪ'təʊsɪs] *noun* Basozytose *f*, Basophilie *f*
ba|so|cy|to|tic [ˌbeɪsəʊsaɪ'tɑtik] *adj* Basozytose betreffend, basozytotisch
ba|so|e|ryth|ro|cyte [ˌbeɪsəʊɪ'rɪθrəsaɪt] *noun* basophiler Erythrozyt *m*
ba|so|phil ['beɪsəʊfɪl] **I** *noun* **1.** basophiler Leukozyt/Granulozyt *m*, Basophiler *m* **2.** (*Adenohypophyse*) basophile Zelle *f*, β-Zelle *f* **II** *adj* basophil
ba|so|phil|ia [ˌbeɪsəʊ'fiːlɪə, -jə] *noun* **1.** Basophilie *f* **2.** Anfärbbarkeit mit basischen Farbstoffen, Basophilie *f*
ba|so|phil|o|cyte [beɪsə'fɪləsaɪt] *noun* basophiler Leukozyt *m*, basophiler Granulozyt *m*, Basophiler *m*
ba|so|plasm ['beɪsəʊplæzəm] *noun* Basoplasma *nt*
bath|es|the|sia [ˌbæθes'θiːʒ(ɪ)ə] *noun* Tiefensensibilität *f*, Bathyästhesie *f*
bath|mo|trop|ic [ˌbæθmə'trɑpɪk, -trəʊ-] *adj* die Reizschwelle des Herzmuskelgewebes verändernd, bathmotrop
bath|mot|ro|pism [bæθ'mɑtrəpɪzəm] *noun* Bathmotropie *f*, bathmotrope Wirkung *f*
bath|o|pho|bia [ˌbæθə'fəʊbɪə] *noun* Höhen-, Tiefenangst *f*, Bathophobie *f*
bath|y|an|es|the|sia [ˌbæθəˌænəs'θiːʒə] *noun* Verlust *m* der Tiefensensibilität, Bathyanästhesie *f*
bath|y|car|dia [ˌbæθə'kɑːrdɪə] *noun* Bathykardie *f*, Herzsenkung *f*, -tiefstand *m*, Wanderherz *nt*, Kardioptose *f*
bath|y|es|the|sia [ˌbæθɪes'θiːʒ(ɪ)ə] *noun* Tiefensensibilität *f*, Bathyästhesie *f*
bath|y|gas|try [ˌbæθə'gæstrɪ] *noun* Magensenkung *f*, -tiefstand *m*, Gastroptose *f*
bath|y|hy|per|es|the|sia [ˌbæθəˌhaɪpəres'θiːʒ(ɪ)ə] *noun*

B

Bathyhyperästhesie *f*
bath|y|hyp|es|the|sia [ˌbæθəˌhɪpes'θiːʒ(ɪ)ə] *noun* Bathyhyp(o)ästhesie *f*
bath|y|pne|a [ˌbæθɪ'(p)niːə] *noun* vertiefte Atmung *f*, Bathypnoe *f*
bath|y|pne|ic [ˌbæθɪ'(p)niːk] *adj* Bathypnoe betreffend, mit vertiefter Atmung, tief atmend, bathypnoeisch
ba|trach|o|pho|bia [bəˌtrækə'fəʊbɪə] *noun* krankhafte Angst *f* vor Fröschen, Batrachophobie *f*
bean [biːn] *noun* Gartenbohne *f*, Phaseolus vulgaris
bear|ber|ry ['beərˌberiː] *noun* Bärentraube *f*, Arctostaphylos uva ursi
beard [bɪərd] *noun* Bart *m*
beat [biːt] *noun* (*Puls, Herz*) Schlag *m*
apex beat Herzspitzenstoß *m*
cardiac beat Herzschlag *m*, -aktion *f*, -zyklus *m*
coupled beat Bigeminus *m*
escape beat Ersatzsystole *f*
paired beat Bigeminus *m*
parasystolic beat Parasystolie *f*, parasystolischer Rhythmus *m*
premature beat Extrasystole *f*
premature atrial beat Vorhofextrasystole *f*, atriale Extrasystole *f*
bec|que|rel ['bekrel] *noun* Becquerel *nt*
bed|bug ['bedbʌg] *noun* Bettwanze *f*, gemeine Bettwanze *f*, Cimex lectularius
common bedbug (gemeine) Bettwanze *f*, Cimex lectularius
tropical bedbug tropische Bettwanze *f*, Cimex hemipterus/rotundatus
bed|sore ['bedsɔːr, -səʊr] *noun* auf- oder wundgelegene Stelle *f*, Druckgeschwür *nt*, Wundliegen *nt*, Dekubitalulkus *nt*, Dekubitus *m* **get bedsores** sich wund- oder aufliegen
bed|wet|ting ['bedwetɪŋ] *noun* Bettnässen *nt*
be|hav|ior [bɪ'heɪvjər] *noun* Benehmen *nt*; (*Kinder*) Betragen *nt*; Verhalten *nt* (*to, towards* gegenüber, zu)
be|hav|ior|al [bɪ'heɪvjərəl] *adj* Verhalten betreffend, Verhaltens-
be|hind [bɪ'haɪnd] *noun* Hinterteil *nt*, Hintern *m*
belch [beltʃ] **I** *noun* Aufstoßen *nt*, Rülpsen *nt*, Rülpser *m*, Ruktation *f*, Ruktus *m*, Eruktation *f* **II** *v* aufstoßen; rülpsen
bel|la|don|na [ˌbelə'dɑnə] *noun* Tollkirsche *f*, Belladonna *f*, Atropa belladonna
bel|ly ['belɪ] **I** *noun* **1.** Bauch *m*, Abdomen *nt*; Magen und angrenzende Darmabschnitte **2.** Muskelbauch *m*, Venter musculi **3.** Gebärmutter *f*, Uterus *m*
anterior belly of digastric muscle vorderer Digastrikusbauch *m*, Venter anterior musculi digastrici
inferior belly of omohyoid muscle Venter inferior musculi omohyoidei
muscle belly Muskelbauch *m*, Venter musculi
posterior belly of digastric muscle hinterer Digastrikusbauch *m*, Venter posterior musculi digastrici
superior belly of omohyoid muscle Venter superior musculi omohyoidei
bel|ly|but|ton ['belɪbʌtn] *noun* Nabel *m*
bel|o|ne|pho|bia [belənɪ'fəʊbɪə] *noun* krankhafte Angst *f* vor Nadeln, Belonephobie *f*
below-elbow *adj* unterhalb des Ellenbogens, Unterarm-
below-knee *adj* unterhalb des Kniegelenks, Unterschenkel-
be|nign [bɪ'naɪn] *adj* (*Tumor*) gutartig, nicht maligne; nicht rezidivierend; (*Verlauf*) günstig, vorteilhaft, benigne
be|nig|nan|cy [bɪ'nɪgnənsɪ] *noun* Gutartigkeit *f*, Benignität *f*
be|nig|nant [bɪ'nɪgnənt] *adj* → *benign*
be|nig|ni|ty [bɪ'nɪgnətɪ] *noun* → *benignancy*
ben|net ['benit] *noun* Benediktenkraut *nt*, Cnici benedicti herba
herb bennet **1.** Nelkenwurz *f*, Geum urbanum, Caryophyllata officinalis **2.** Caryophyllatae herba, Gei urbani herba
ben|zene ['benziːn, ben'ziːn] *noun* Benzol *nt*, Benzen *nt*
ben|zo|ate ['benzəʊeɪt, -ɪt] *noun* Benzoat *nt*
ben|zo|caine ['benzəʊkeɪn] *noun* Benzocain *nt*
ben|zo|di|az|e|pines [ˌbenzəʊdaɪ'æzəpiːnz] *plural* Benzodiazepine, Benzodiazepinderivate
ben|zol ['benzɔl, -zɑl] *noun* → *benzene*
ben|zol|ism ['benzəlɪzəm] *noun* Benzolvergiftung *f*, -intoxikation *f*, -rausch *m*, Benzolismus *m*
ben|zo|yl|cho|lin|es|ter|ase [ˌbenzəʊɪlˌkəʊlə'nestəreɪz] *noun* unspezifische/unechte Cholinesterase *f*, Pseudocholinesterase *f*, β-Cholinesterase *f*, Butyrylcholinesterase *f*, Typ II-Cholinesterasse *f*
3,4-benz|py|rene [benz'paɪriːn] *noun* 3,4-Benzpyren *nt*, 3,4-Benzo(a)pyren *nt*
ben|zyl|pen|i|cil|lin [benzɪlˌpenə'sɪlɪn] *noun* Benzylpenicillin *nt*, Penicillin G *nt*
benzathine benzylpenicillin Benzylpenicillin-Benzathin *nt*
ber|i|ber|i ['berɪ'berɪ] *noun* Beriberi *f*, Vitamin B_1-Mangel *m*, Vitamin B_1-Mangelkrankheit *f*, Thiaminmangel *m*, Thiaminmangelkrankheit *f*
ber|ry ['berɪ] *noun, plural* **-ries** Beere *f*; Beerenfrucht *f*
juniper berry Wacholderbeere *f*, Juniperi fructus
purging buckthorn berry Rhamni cathartici fructus
sabal palm berry Sägepalmenfrüchte *pl*, Sabal fructus
ber|yl|li|o|sis [bəˌrɪlɪ'əʊsɪs] *noun* Berylliose *f*
be|ryl|li|um [bə'rɪlɪəm] *noun* Beryllium *nt*
beta-blocker *noun* Betablocker *m*, Beta-Rezeptorenblocker *m*, β-Adrenorezeptorenblocker *m*, Beta-Adrenorezeptorenblocker *m*
beta-carotene *noun* β-Karotin *nt*, β-Carotin *nt*
beta-hemolysis *noun* β-Hämolyse *f*, beta-Hämolyse *f*, Betahämolyse *f*
beta-hemolytic *adj* Betahämolyse betreffend, β-hämolytisch, beta-hämolytisch
be|ta|her|pes|vi|rus|es [beɪtəˌhərpiːz'vaɪrəsəs] *plural* Betaherpesviren *pl*, Betaherpesvirinae *pl*
beta-lactamase *noun* β-Lactamase *f*, beta-Lactamase *f*, β-Laktamase *f*, beta-Laktamase *f*
beta-lipoprotein *noun* Lipoprotein *nt* mit geringer Dichte, β-Lipoprotein *nt*
beta$_2$-microglobulin *noun* β_2-Mikroglobulin *nt*, Beta$_2$-Mikroglobulin *nt*
be|tween|brain [bɪ'twiːnˌbreɪn] *noun* Zwischenhirn *nt*, Dienzephalon *nt*, Diencephalon *nt*
be|zoar ['biːzɔːr] *noun* Bezoar *m*
bi- *präf.* **1.** zwei-, doppel-, Bi(n)- **2.** Lebens-, Bi(o)-
bi|ar|tic|u|lar [baɪɑːr'tɪkjələr] *adj* zwei Gelenke betreffend, mit zwei Gelenken versehen, biartikulär
bi|as ['baɪəs] *noun* **1.** (*statist.*) Bias *nt* **2.** (*physik.*) Gittervorspannung *f*; Gitterwiderstand *m*, Gitterableitwiderstand *m*
bi|ba|sic [baɪ'beɪsɪk] *adj* zweibasisch, -basig, -wertig
bib|li|o|pho|bia [ˌbɪblɪə'fəʊbɪə] *noun* Bibliophobie *f*
bi|car|bo|nate [baɪ'kɑːrbənɪt, -neɪt] *noun* Bikarbonat *nt*, Bicarbonat *nt*, Hydrogencarbonat *nt*
bi|car|bo|nat|e|mia [baɪˌkɑːrbəneɪ'tiːmɪə] *noun* Hyperbikarbonatämie *f*, Bikarbonatämie *f*
bi|cel|lu|lar [baɪ'seljələr] *adj* aus zwei Zellen bestehend, bizellulär, zweizellig
bi|ceph|a|lus [baɪ'sefələs] *noun* Doppelfehlbildung *f* mit zwei Köpfen, Dicephalus *m*, Dizephalus *m*, Dikephalus *m*
bi|ceps ['baɪseps] **I** *noun, plural* **-ceps|es, -ceps** zweiköpfiger Muskel *m*, Bizeps *m*, Musculus biceps **II** *adj* zweiköpfig
bi|cip|i|tal [baɪ'sɪpɪtl] *adj* zweiköpfig; Bizeps brachii/femoris betreffend
bi|clon|al [baɪ'kləʊnl] *adj* aus zwei Klonen stammend,

B

mit zwei Klonen, biklonal
bi|cus|pid [baɪ'kʌspɪd] I *noun* Prämolar *m*, vorderer Backenzahn *m*, Dens premolaris II *adj* **1.** zweizipf(e)lig, bikuspidal, bicuspidal **2.** zweihöckerig
bi|cus|pi|date [baɪ'kʌspɪdeɪt] *adj* zweizipf(e)lig; zweihöckerig, bikuspidal, bicuspidal
Bi|fid|o|bac|te|ri|um [,baɪfɪdəʊbæk'tɪərɪəm] *noun* Bifidobacterium *nt*
Bifidobacterium bifidum Bifidus-Bakterium *nt*, Lactobacillus bifidus, Bifidobacterium bifidum
bi|fo|cal [baɪ'fəʊkl] *adj* zwei Brennpunkte besitzend, mit zwei Brennpunkten, bifokal
bi|fo|cals [baɪ'fəʊklz] *plural* Bifokalgläser *pl*
bi|fur|ca|tion [,baɪfər'keɪʃn] *noun* Gabelung *f*, Gabel *f*, Zweiteilung *f*, Bifurkation *f*, Bifurcatio *f*
bifurcation of aorta Aortengabel *f*, Bifurcatio aortae
carotid bifurcation Karotisgabel(ung *f*) *f*, Bifurcatio carotidis
bifurcation of pulmonary trunk Trunkusbifurkation *f*, Bifurcatio trunci pulmonalis
bifurcation of trachea Luftröhrengabelung *f*, Trachealbifurkation *f*, Bifurcatio tracheae
bi|gem|i|ny [baɪ'dʒemɪnɪ] *noun* Bigeminie *f*
bile [baɪl] *noun* Galle *f*, Gallenflüssigkeit *f*, Fel *nt*
Bil|har|zi|a [bɪl'hɑːrzɪə] *noun* Pärchenegel *m*, Schistosoma *nt*, Bilharzia *f*
bil|har|zi|al [bɪl'hɑːrzɪəl] *adj* Schistosoma/Bilharzia betreffend, durch Schistosoma verursacht, Schistosomen-
bil|har|zi|a|sis [,bɪlhɑːr'zaɪəsɪs] *noun* Bilharziose *f*, Bilharziase *f*, Schistosomiasis *f*
intestinal bilharziasis Manson-Krankheit *f*, -Bilharziose *f*, Schistosomiasis mansoni/intestinalis
bil|har|zic [bɪl'hɑːrzɪk] *adj* Schistosoma/Bilharzia betreffend, durch Schistosoma verursacht, Schistosomen-
bili- *präf.* Galle(n)-, Bili(o)-
bil|i|ar|y ['bɪlɪ,eriː, 'bɪljərɪ] *adj* Galle oder Gallenblase oder Gallengänge betreffend, biliär, gallig, biliös
biliary-enteric *adj* Gallenblase und Verdauungskanal/Canalis digestivus betreffend oder verbindend, biliodigestiv, bilioenterisch, biliointestinal
bi|lif|er|ous [bɪ'lɪfərəs] *adj* galleleitend, bilifer
bil|i|gen|e|sis [,bɪl'dʒenəsɪs] *noun* Galle(n)bildung *f*, -produktion *f*, Biligenese *f*
bil|i|ge|net|ic [,bɪldʒɪ'netɪk] *adj* **1.** Biligenese betreffend **2.** → *biligenic*
bil|i|gen|ic [,bɪl'dʒenɪk] *adj* Biligenese betreffend, gallebildend, biligen
bi|lin [baɪ'lɪn] *noun* Bilin *nt*
bil|ious ['bɪljəs] *adj* Galle oder Gallenblase oder Gallengänge betreffend, biliär, gallig, biliös
bil|i|rha|chia [,bɪlɪ'reɪkɪə] *noun* Bilirhachie *f*, Bilirachie *f*
bil|i|ru|bin ['bɪlɪruːbɪn] *noun* Bilirubin *nt*
conjugated bilirubin direktes/konjugiertes/gepaartes Bilirubin *nt*
direct bilirubin direktes/konjugiertes/gepaartes Bilirubin *nt*
free bilirubin freies/indirektes/unkonjugiertes Bilirubin *nt*
indirect bilirubin freies/indirektes/unkonjugiertes Bilirubin *nt*
unconjugated bilirubin freies/indirektes/unkonjugiertes Bilirubin *nt*
bil|i|ru|bi|ne|mia [,bɪluːbɪ'niːmɪə] *noun* Bilirubinämie *f*
bil|i|ru|bi|nu|ria [,bɪlɪruːbɪ'n(j)ʊərɪə] *noun* Bilirubinausscheidung *f* im Harn, Bilirubinurie *f*
bil|i|ver|din [,bɪl'vɜrdɪn] *noun* Biliverdin *nt*
bil|i|xan|thin [,bɪl'zænθɪn] *noun* Choletelin *nt*, Bilixanthin *nt*
bi|lobed ['baɪləʊbt] *adj* aus zwei Lappen bestehend, bilobär, zweilappig, zweigelappt
bi|mal|le|o|lar [baɪmə'lɪələr] *adj* zwei Knöchel betreffend, bimalleolär
bi|man|u|al [baɪ'mænjʊəl] *adj* beide Hände betreffend oder mit beiden Händen durchgeführt, bimanuell, beidhändig
bi|max|il|lar|y [baɪ'mæksə,leriː, -mæk'sɪlərɪ] *adj* beide Hälften des Oberkiefers betreffend, bimaxillär
bin|au|ral [baɪ'nɔːrəl, 'bɪnɔːrəl] *adj* **1.** beide Ohren betreffend, mit beiden Ohren, für beide Ohren, binaural, binotisch, beidohrig **2.** zweikanalig, Stereo-
bin|oc|u|lar [bɪ'nɑkjələr, baɪ-] I *noun* (*oft* binoculars *plural*) Binokular *nt*, Binokel *nt*; Binokularmikroskop *nt* II *adj* **1.** beide Augen betreffend binokular, beidäugig **2.** binokular, mit zwei Okularen versehen
bin|ot|ic [bɪ'nɑtɪk] *adj* beide Ohren betreffend, mit beiden Ohren, für beide Ohren, binaural, beidohrig, biaural, binotisch
bin|ov|u|lar [bɪn'ɑvjələr] *adj* (*Zwillinge*) binovulär, dissimilär, erbungleich, heteroovulär, zweieiig, dizygot
bi|nu|cle|ar [baɪ'n(j)uːklɪər] *adj* zweikernig
bio- *präf.* Lebens-, Bi(o)-
bi|o|ac|cu|mu|la|tion [,baɪəə,kjuːmjə'leɪʃn] *noun* Bioakkumulation *f*
bi|o|ac|tive [,baɪəʊ'æktɪv] *adj* biologisch aktiv, bioaktiv
bi|o|ac|tiv|i|ty [,baɪəʊæk'tɪvətɪ] *noun* Bioaktivität *f*
bi|o|a|mine [,baɪəʊə'miːn, -'æmɪn] *noun* Bioamin *nt*, biogenes Amin *nt*
bi|o|am|i|ner|gic [,baɪəʊ,æmɪ'nɜrdʒɪk] *adj* bioaminerg
bi|o|as|say [,baɪəʊə'seɪ, baɪəʊ'æseɪ] I *noun* Bioassay *m* II *v* etwas einer Bioassayprüfung unterziehen
bi|o|a|vail|a|bil|i|ty [,baɪəʊə,veɪlə'bɪlətɪ] *noun* biologische Verfügbarkeit *f*, Bioverfügbarkeit *f*
bi|o|a|vail|a|ble [,baɪəʊə'veɪləbl] *adj* biologisch verfügbar
bi|o|chem|i|cal [,baɪəʊ'kemɪkl] I *noun* biochemisches Produkt *nt* II *adj* Biochemie betreffend, biochemisch
bi|o|chem|is|try [,baɪəʊ'kemәstrɪ] *noun* physiologische Chemie *f*, Biochemie *f*
bi|o|cid|al [baɪəʊ'saɪdl] *adj* Pflanzen oder Tieren abtötend, mit biozider Wirkung, biozid
bi|o|cide ['baɪəsaɪd] *noun* Schädlingsbekämpfungsmittel *nt*, Biozid *nt*
bi|o|com|pat|i|bil|i|ty [,baɪəʊkəm,pætə'bɪlətɪ] *noun* Biokompatibilität *f*
bi|o|com|pat|i|ble [,baɪəʊkəm'pætɪbl] *adj* mit Körpergewebe verträglich/kompatibel; nicht gewebeschädigend, biokompatibel
bi|o|cy|cle [,baɪəʊ'saɪkl] *noun* biologischer Zyklus *m*, Biozyklus *m*
bi|o|de|grad|a|bil|i|ty [,baɪəʊdɪ'greɪdəbɪlətɪ] *noun* biologische Abbaubarkeit *f*
bi|o|de|grad|a|ble [,baɪəʊdɪ'greɪdəbl] *adj* biologisch abbaubar, biodegradierbar
bi|o|deg|ra|da|tion [,baɪəʊ,degrə'deɪʃn] *noun* biologisches Abbauen *nt*, Biodegradation *f*
bi|o|e|lec|tric [,baɪəʊɪ'lektrɪk] *adj* Bioelektrizität betreffend, bioelektrisch
bi|o|e|lec|tric|i|ty [,baɪəʊɪlek'trɪsətɪ] *noun* Bioelektrizität *f*
bi|o|en|gi|neer|ing [,baɪəʊ,endʒɪ'nɪərɪŋ] *noun* Biotechnik *f*, Bioengineering *nt*
bi|o|feed|back [,baɪəʊ'fiːdbæk] *noun* Biofeedback *nt*
bi|o|ge|net|ic [,baɪəʊdʒɪ'netɪk] *adj* **1.** Biogenese betreffend, biogenetisch **2.** Genetic Engineering betreffend
bi|o|ge|net|ics [,baɪəʊdʒɪ'netɪks] *plural* Genmanipulation *f*, genetische Manipulation *f*, Genetic engineering *nt*
bi|og|e|nous [baɪ'ɑdʒənəs] *adj* von organischer Substanz oder Lebewesen abstammend; mit Bedeutung für Entstehung und Entwicklung von Leben, biogen
bi|o|log|ic [,baɪə'lɑdʒɪk] *adj* Biologie betreffend, auf ihr beruhend, biologisch
bi|ol|o|gy [baɪ'ɑlədʒɪ] *noun* Biologie *f*
cell biology Zell-, Zytobiologie *f*
bi|o|mass ['baɪəʊmæs] *noun* Biomasse *f*

bi|o|me|chan|i|cal [ˌbaɪəʊmɪˈkænɪkl] *adj* Biomechanik betreffend, biomechanisch
bi|o|me|chan|ics [ˌbaɪəʊmɪˈkænɪks] *plural* Biomechanik *f*
bi|o|med|i|cine [ˌbaɪəʊˈmedəsɪn] *noun* Biomedizin *f*
bi|o|mi|cros|co|py [ˌbaɪəʊmaɪˈkrɑskəpɪ] *noun* **1.** Biomikroskopie *f* **2.** (*Auge*) Hornhautuntersuchung *f*, Biomikroskopie *f*
bi|o|phar|ma|ceu|tics [baɪəʊˌfɑːrməˈsuːtɪks] *plural* Biopharmazie *f*
bi|o|phys|ics [ˌbaɪəʊˈfɪsɪks] *plural* Biophysik *f*
bi|o|phys|i|ol|o|gy [ˌbaɪəʊfɪzɪˈɑlədʒɪ] *noun* Biophysiologie *f*
bi|o|pros|the|sis [ˌbaɪəʊprɑsˈθiːsɪs] *noun* Bioprothese *f*
bi|op|sy [ˈbaɪɑpsɪ] *noun* Biopsie *f*
aspiration biopsy Aspirationsbiopsie *f*, Saugbiopsie *f*
bone marrow biopsy Knochenmarkbiopsie *f*
brush biopsy Bürstenabstrich *m*
cone biopsy Konusbiopsie *f*
endometrial biopsy Endometriumbiopsie *f*, Strichabrasio *f*, Strichkürettage *f*
excisional biopsy Exzisionsbiopsie *f*, Probeexzision *f*
lymph node biopsy Lymphknotenpunktion *f*
punch biopsy Stanzbiopsie *f*
surface biopsy Oberflächenbiopsie *f*, Abstrichbiopsie *f*, Abstrich *m*
trephine biopsy Stanzbiopsie *f*
bi|op|tic [baɪˈɑptɪk] *adj* Biopsie betreffend, mittels Biopsie, bioptisch
bi|op|tome [ˈbaɪəptəʊm] *noun* Bioptom *nt*, Biopsiesonde *f*
bi|or|bit|al [baɪˈɔːrbɪtl] *adj* beide Augenhöhlen betreffend, biorbital
bi|o|rhythm [ˈbaɪəʊrɪðm] *noun* biologischer Rhythmus *m*, Biorhythmus *m*
bi|o|syn|the|sis [ˌbaɪəʊˈsɪnθəsɪs] *noun* Biosynthese *f*
bi|o|tin [ˈbaɪətɪn] *noun* Biotin *nt*, Vitamin H *nt*
bi|o|tox|in [baɪəʊˈtɑksɪn] *noun* Biotoxin *nt*
bi|o|trans|for|ma|tion [ˌbaɪəʊˌtrænsfərˈmeɪʃn] *noun* Biotransformation *f*
bi|o|type [ˈbaɪəʊtaɪp] *noun* Biotyp *m*, -typus *m*, -var *m*
bi|o|var [ˈbaɪəʊvɑːr] *noun* → *biotype*
bi|pa|ren|tal [baɪpəˈrentl] *adj* beide Elternteile betreffend, biparental
bi|pa|ri|e|tal [baɪpəˈraɪɪtl] *adj* beide Teile des Scheitelbeins/Os parietale betreffend, biparietal
bi|ped [ˈbaɪped] *adj* beide Füße betreffend, mit zwei Füßen, bipedisch, zweifüßig
bi|po|lar [baɪˈpəʊlər] *adj* zweipolig, bipolar
birch [bɜrch] *noun* Birke *f*
birth [bɜrθ] *noun* **1.** Geburt *f*, Geborenwerden *nt* **from/since (one's) birth** von Geburt an **2.** Geburt *f*, Entbindung *f*, Niederkunft *f*, Partus *m* **at birth** bei/unter der Geburt **give birth (to)** gebären, zur Welt bringen, entbinden
premature birth Frühgeburt *f*
birth|con|trol [ˈbɜrθkənˌtrəʊl] *noun* Geburtenregelung *f*, -kontrolle *f*, -beschränkung *f*
bi|sex|u|al [baɪˈsekʃəwəl, -seksjʊəl] *adj* Bisexualität betreffend, bisexuell, ambisexuell
bi|sex|u|al|i|ty [ˌbaɪsekʃəˈwæləti] *noun* Bisexualität *f*
bis|muth [ˈbɪzməθ] *noun* Wismut *nt*, Bismutum *nt*
bis|muth|ism [ˈbɪzməθɪzəm] *noun* Wismutvergiftung *f*, Bismutismus *m*, Bismutose *f*
bite [baɪt] I *noun* **1.** Beißen *nt*; Biss *m* **2.** Beizen *nt*, Ätzen *nt* II *v* **3.** beißen **4.** beizen, ätzen, zerfressen, angreifen
edge-to-edge bite Zangenbiss *m*, Kantenbiss *m*, Kopfbiss *m*, gerader Biss *m*, Labidodontie *f*, Orthogenie *f*
locked bite Bisssperre *f*
scissors bite Psalidodontie *f*, Scherenbiss *m*
bi|tro|chan|ter|ic [baɪˌtrəʊkənˈterɪk] *adj* beide Trochanter betreffend, bitrochantär
bit|ter|sweet [ˈbitərˌswiː] *noun* Bittersüß *m*, Solanum dulcamara
bi|va|len|cy [baɪˈveɪlənsɪ] *noun* Zweiwertigkeit *f*
bi|va|lent [baɪˈveɪlənt, ˈbɪvə-] I *noun* Bivalent *m*, Chromosomenpaar *nt*, Geminus *m* II *adj* **1.** zweiwertig, bi-, divalent **2.** doppelchromosomig, bivalent
bi|ven|tric|u|lar [baɪvenˈtrɪkjələr] *adj* zwei oder beide Kammern/Ventrikel betreffend, biventrikulär
black|ber|ry [ˈblækˌberiː] *noun* **1.** Brombeere *f*, Rubus fruticosus **2.** Brombeere *f*, Rubi fruticosi fructus
black|head [ˈblækhed] *noun* Mitesser *m*, Komedo *m*, Comedo *m*
black|out [ˈblækaʊt] *noun* **1.** kurzer plötzlicher Funktionsausfall *m*, Blackout *m/nt* **2.** (*neurol.*) (kurze) Ohnmacht *f*, Bewusstlosigkeit *f*, Blackout *m/nt* **3.** vorübergehender Ausfall *m* des Sehvermögens, Blackout *m/nt*
visual blackout Amaurosis *f* fugax der Flieger
black|thorn [ˈblækˌθɔːrn] *noun* Schlehe *f*, Schlehdorn *m*
blad|der [ˈblædər] *noun* **1.** Blase *f* **2.** Harnblase *f*, Vesica urinaria
atonic bladder atonische Blase *f*, Blasenatonie *f*
autonomic bladder autonome Blase *f*
autonomic neurogenic bladder Blasenautonomie *f*
autonomous bladder autonome Blase *f*
chyle bladder Cisterna chyli
contracted bladder Schrumpfblase *f*
denervated bladder autonome Blase *f*
fasciculated bladder Balkenblase *f*
irritable bladder Reizblase *f*
neurogenic bladder neurogene Blase *f*
nonreflex bladder autonome Blase *f*
paraplegic bladder Querschnittsblase *f*
radiation bladder Strahlenblase *f*
reflex neurogenic bladder Blasenautomatie *f*
sigmoid bladder Sigma-Conduit *m*
tabic bladder Tabikerblase *f*
trabecular bladder Trabekel-, Balkenblase *f*
urinary bladder Harnblase *f*, Vesica urinaria
blast [blæst, blɑːst] *noun* unreife Zellvorstufe *f*, Blast *m*
blast- *präf.* Keim-, Spross-, Blast(o)-
-blast *suf.* Keim, Urzelle, -blast
-blastic *suf.* keimend, -blastisch
blas|tid [ˈblæstɪd] *noun* Blastid *m*, Blastide *f*
blasto- *präf.* Keim-, Spross-, Blast(o)-
blas|to|cy|to|ma [ˌblæstəsaɪˈtəʊmə] *noun* Blastom *nt*, Blastozytom *nt*
blas|to|derm [ˈblæstədɜrm] *noun* Keimhaut *f*, Blastoderm *nt*
blas|to|der|mal [ˌblæstəˈdɜrml] *adj* Blastoderm betreffend, vom Blastoderm abstammend, blastodermal
blas|to|disk [ˈblæstədɪsk] *noun* Keimscheibe *f*, -schild *m*, Blastodiskus *m*
blas|to|gen|e|sis [ˌblæstəˈdʒenəsɪs] *noun* Keimentwicklung *f*, Blastogenese *f*
blas|to|ge|net|ic [ˌblæstədʒɪˈnetɪk] *adj* Keimzelle oder Keimentwicklung betreffend, keimgebunden, blastogen
blas|to|ma [blæsˈtəʊmə] *noun*, *plural* **-mas, -ma|ta** [blæsˈtəʊmətə] **1.** Blastom *nt*, Blastozytom *nt* **2.** Geschwulst *f*, echte Geschwulst *f*, Neubildung *f*, Tumor *m*, Neoplasma *nt*, Blastom *nt*
blas|to|ma|to|sis [ˌblæstəʊməˈtəʊsɪs] *noun* **1.** Blastomatose *f* **2.** Geschwulstbildung *f*, Geschwulstformation *f*, Tumorbildung *f*, Tumorformation *f*
blas|to|ma|tous [blæsˈtəʊmətəs] *adj* Blastom betreffend, in der Art eines Blastoms, blastomähnlich, blastomatös, blastomös
blas|to|mo|gen|ic [ˌblæstəməˈdʒenɪk] *adj* tumorbildend, blastomogen
blas|to|my|ces [blæstəˈmaɪsiːz] *noun*, *plural* **-ce|tes** [blæstəmaɪˈsiːtiːz] Hefepilz *m*, Sprosspilz *m*, Blastomyzet *m*, Blastomyces *m*
Blastomyces brasiliensis Paracoccidioides brasiliensis
Blastomyces dermatitidis Blastomyces dermatitidis

blas|to|my|cete [blæstə'maɪsiːt] *noun* → *blastomyces*
blas|to|my|co|sis [ˌblæstəmaɪ'kəʊsɪs] *noun* **1.** Blastomycesinfektion *f*, Blastomykose *f*, Blastomykosis *f* **2.** Erkrankung *f* durch Hefen oder hefeähnliche Pilze, Blastomykose *f*
Brazilian blastomycosis Lutz-Splendore-Almeida-Krankheit *f*, brasilianische/südamerikanische Blastomykose *f*, Parakokzidioidomykose *f*, Granuloma paracoccidioides
cutaneous blastomycosis Hautblastomykose *f*, kutane Blastomykose *f*
European blastomycosis europäische Blastomykose *f*, Kryptokokkose *f*, Cryptococcose *f*, Cryptococcus-Mykose *f*, Torulose *f*, Busse-Buschke-Krankheit *f*
keloidal blastomycosis Lobo-Krankheit *f*, Lobomykose *f*, Keloidblastomykose *f*, Blastomycosis queloidana
North American blastomycosis nordamerikanische Blastomykose *f*, Gilchrist-Krankheit *f*
South American blastomycosis Lutz-Splendore-Almeida-Krankheit *f*, brasilianische/südamerikanische Blastomykose *f*, Parakokzidioidomykose *f*, Granuloma paracoccidioides
blas|top|a|thy [blæs'tɑpəθɪ] *noun* Blastopathie *f*
blas|to|pore ['blæstəpəʊr] *noun* Urdarmöffnung *f*, Urmund *m*, Blastoporus *m*
blas|tu|la ['blæstʃələ, -stjʊlə] *noun, plural* **-las, -lae** [-liː] Keimblase *f*, Blastula *f*
bleach [bliːtʃ] **I** *noun* Bleichen *nt*; Bleichmittel *nt* **II** *vt* bleichen **III** *vi* bleichen, bleich werden
blear-eyed *adj* myop, kurzsichtig
bleed [bliːd] *v* bluten bleed to death verbluten
bleed|er ['bliːdər] *noun* Bluter *m*, Hämophile *m/f*
bleed|ing ['bliːdɪŋ] *noun* Bluten *nt*, Blutung *f*
arterial bleeding arterielle Blutung *f*
atonic postpartum bleeding atonische Nachblutungen *pl*
brain bleeding Hirnblutung *f*
breakthrough bleeding Durchbruchblutung *f*
cerebral bleeding (Groß-)Hirnblutung *f*, (Ein-)Blutung *f* ins Großhirn
cerebral toxic pericapillary bleeding Hirnpurpura *f*, Purpura cerebri
conjunctival bleeding Bindehautblutung *f*
contact bleeding Kontaktblutung *f*
dysfunctional uterine bleeding azyklische Dauerblutung *f*, Gebärmutterblutung *f*, dysfunktionelle Dauerblutung *f*, Metrorrhagie *f*
epidural bleeding extradurale Blutung *f*, Epiduralblutung *f*
esophageal bleeding Ösophagusblutung *f*
esophageal variceal bleeding Ösophagusvarizenblutung *f*
extradural bleeding Epiduralblutung *f*, epidurale/extradurale Blutung *f*
gastrointestinal bleeding Magen-Darm-Blutung *f*, gastrointestinale Blutung *f*
hormone-withdrawal bleeding Hormonentzugsblutung *f*
intermenstrual bleeding Zwischenblutung *m*
intestinal bleeding Darmblutung *f*
intraosseous bleeding Knocheneinblutung *f*
intraventricular bleeding Ventrikel(ein)blutung *f*, intraventrikuläre Blutung *f*
lower gastrointestinal bleeding untere Magen-Darm-Blutung *f*, untere gastrointestinale Blutung *f*, untere Gastrointestinalblutung *f*
marginal bleeding Plazentarandblutung *f*
massive bleeding massive Blutung *f*, Massenblutung *f*
midcycle bleeding Mittelblutung *f*, Ovulationsblutung *f*
nasal bleeding Nasenbluten *nt*, -blutung *f*, Epistaxis *f*
bleeding of the nose Nasenbluten *nt*, Nasenblutung *f*, Epistaxis *f*
petechial bleeding Punktblutung *f*, Petechie *f*
placental separation bleeding Lösungsblutung *f*
postmenstrual bleeding postmenstruelle Nachblutung *f*, postmenstruelle Blutung *f*, Nachblutung *f*
postpartum bleeding postpartale Nachblutung *f*
premenstrual bleeding prämenstruelle Blutung *f*, Vorblutung *f*
pulmonary bleeding Lungenblutung *f*, Pneumorrhagie *f*
rectal bleeding rektale Blutung *f*, Blutung *f* aus dem After, Rektum-, Mastdarmblutung *f*
secondary bleeding Nachblutung *f*
subarachnoid bleeding Subarachnoidalblutung *f*
suffocation bleeding Erstickungsblutung *f*
supernumeray bleeding Zusatzblutung *f*
upper gastrointestinal bleeding obere Magen-Darm-Blutung *f*, obere gastrointestinale Blutung *f*, obere Gastrointestinalblutung *f*
upper intestinal bleeding Magen-Darm-Blutung *f*, gastrointestinale Blutung *f*
venous bleeding venöse Blutung *f*
withdrawal bleeding Abbruchblutung *f*, Entzugsblutung *f*
blenn|ad|e|ni|tis [ˌblenædɪ'naɪtɪs] *noun* Entzündung schleimbildender Drüsen, Blennadenitis *f*
blenno- *präf.* Schleim-, Blenn(o)-
blen|no|gen|ic [ˌblenə'dʒenɪk] *adj* Schleim produzierend oder sezernierend, schleimbildend, schleimsezernierend, schleimproduzierend, muzinogen, muciparus
blen|noid ['blenɔɪd] *adj* schleimähnlich, -förmig, mukoid
blen|noph|thal|mia [blenɑf'θælmɪə] *noun* Entzündung der Augenbindehaut, Konjunktivitis *f*, Bindehautentzündung *f*, Conjunctivitis *f*
blen|nor|rha|gia [ˌblenə'rædʒ(ɪ)ə] *noun* Blennorrhagie *f*
blen|nor|rhag|ic [ˌblenə'rædʒɪk] *adj* Blennorrhagie betreffend, von ihr gekennzeichnet, blennorrhagisch
blen|nor|rhea [ˌblenə'rɪə] *noun* Blennorrhoe *f*
swimming pool blennorrhea Einschluss-, Schwimmbadkonjunktivitis *f*
blen|nor|rhe|al [ˌblenə'rɪəl] *adj* Blennorrhö betreffend, von ihr betroffen, blennorrhoisch
blen|nu|ria [ble'n(j)ʊərɪə] *noun* Blennurie *f*
blephar- *präf.* (Augen-)Lid-, Blephar(o)-
bleph|ar|ad|e|ni|tis [ˌblefərˌædə'naɪtɪs] *noun* Entzündung der Lidranddrüsen, Blepharadenitis *f*, Blepharoadenitis *f*
bleph|a|ral ['blefərəl] *adj* Augenlid(er) betreffend, Lid-, Blephar(o)-
bleph|a|rec|to|my [blefə'rektəmɪ] *noun* Lid(knorpel)exzision *f*, Blepharektomie *f*
bleph|a|re|de|ma [ˌblefərɪ'diːmə] *noun* Lidödem *nt*
bleph|a|rism ['blefərɪzəm] *noun* Lidkrampf *m*
bleph|a|rit|ic [ˌblefə'raɪtɪk] *adj* Augenlidentzündung/Blepharitis betreffend, blepharitisch
bleph|a|ri|tis [ˌblefə'raɪtɪs] *noun* Entzündung der Augenlider, Blepharitis *f*, Lidentzündung *f*, Augenlidentzündung *f*
angular blepharitis Augenwinkel-, Lidwinkelblepharitis *f*, Blepharitis angularis
marginal blepharitis Lippitudo *f*, Triefauge *nt*, Lidrandentzündung *m*, Blepharitis marginalis
blepharo- *präf.* (Augen-)Lid-, Blephar(o)-
bleph|a|ro|ad|e|ni|tis [ˌblefərəˌædə'naɪtɪs] *noun* Entzündung der Lidranddrüsen, Blepharoadenitis *f*, Blepharadenitis *f*
bleph|a|ro|ad|e|no|ma [ˌblefərəædə'nəʊmə] *noun* Blephar(o)adenom *nt*
bleph|a|ro|blast ['blefərəblæst] *noun* Basalkörperchen *nt*, Blepharoplast *m*
bleph|a|roc|lo|nus [ˌblefə'rɑklənəs] *noun* Blepharoklonus *m*
bleph|a|ro|con|junc|ti|vi|tis [ˌblefərəkənˌdʒʌŋ(k)tə'vaɪtɪs] *noun* Entzündung von Augenlid und Bindehaut, Blepharokonjunktivitis *f*, Blepharoconjunctivitis *f*

bleph|ar|o|ker|a|to|con|junc|ti|vi|tis [,blefərə,kerətəʊkən,dʒʌŋ(k)tə'vaɪtɪs] *noun* Entzündung von Augenlid, Horn- und Bindehaut, Blepharokeratokonjunktivitis *f*
bleph|a|ron ['blefərɑn] *noun, plural* **-ra** [-rə] (Augen-) Lid *nt*, Palpebra *f*, Blepharon *nt*
bleph|a|ro|phi|mo|sis [,blefərəfaɪ'məʊsɪs] *noun* Blepharophimose *f*
bleph|a|ro|plast ['blefərəplæst] *noun* Basalkörperchen *nt*, Blepharoplast *m*
bleph|a|ro|plas|tic [,blefərə'plæstɪk] *adj* Basalkörperchen betreffend, Basalkörperchen-
bleph|a|ro|plas|ty ['blefərəplæstɪ] *noun* Blepharoplastik *f*
bleph|a|ro|ple|gia [,blefərə'pledʒ(ɪ)ə] *noun* Lidlähmung *nt*, Blepharoplegie *f*
bleph|a|ro|pto|sis [,blefərə'təʊsɪs] *noun* Ptosis *f*
bleph|a|ro|py|or|rhea [,blefərəpaɪə'riːə] *noun* eitrige Augenentzündung *f*, Blepharopyorrhoe *f*
bleph|a|ror|rha|phy [blefə'rɑrrəfɪ] *noun* Blepharo(r)rhaphie *f*, Tarso(r)rhaphie *f*
bleph|a|ro|spasm ['blefərəspæzəm] *noun* Lidkrampf *f*, Blepharospasmus *m*
bleph|a|ro|spas|mus [,blefərə'spæzməs] *noun* Lidkrampf *f*, Blepharospasmus *m*
bleph|a|ro|sphinc|ter|ec|to|my [,blefərəsfɪŋktə'rektəmɪ] *noun* Blepharosphinkterektomie *f*
bleph|a|ro|stat ['blefərəstæt] *noun* Lidhalter *m*
bleph|a|ro|ste|no|sis [,blefərəstɪ'nəʊsɪs] *noun* Blepharophimose *f*
bleph|a|ro|syn|ech|ia [,blefərəsɪ'nekɪə] *noun* Lidverklebung *f*, -verwachsung *f*, Blepharosynechie *f*, -symphysis *f*, Symblepharon *nt*
bleph|a|rot|o|my [blefə'rɑtəmɪ] *noun* Blepharotomie *f*; Tarsotomie *f*
blind [blaɪnd] I *noun* **the blind** *plural* die Blinden II *adj* **1.** blind, Blinden- **blind from birth** von Geburt an blind **blind in one eye** auf einem Auge blind **2.** (*auch anatom.*) blind endend
blind|ness ['blaɪnɪs] *noun* **1.** Blindheit *f*, Erblindung *f*, hochgradige Sehschwäche *f* **2.** totale Blindheit *f*, Amaurose *f*, Amaurosis *f*
blue blindness Blaublindheit *f*, -schwäche *f*, Tritanop(s)ie *f*
blue-yellow blindness Blaugelbschwäche *f*, Tritanomalie *f*
color blindness Farbenblindheit *f*, Achromatop(s)ie *f*, Monochromasie *f*
cortical blindness Rindenblindheit *f*
day blindness Nykt(er)alopie *f*, Tagblindheit *f*
flight blindness Amaurosis *f* fugax der Flieger
green blindness Grünblindheit *f*, -schwäche *f*, Deuteranop(s)ie *f*
night blindness Nachtblindheit *f*, Hemeralopie *f*
red-green blindness Rotgrünblindheit *f*, -anomalie *f*
river blindness Onchozerkose *f*, Onchocercose *f*, Onchocerciasis *f*, Knotenfiliarose *f*, Onchocerca-volvulus-Infektion *f*
snow blindness Schneeblindheit *f*
twilight blindness Schwäche *f* des Dämmerungssehens, Aknephaskopie *f*
word blindness Leseunfähigkeit *f*, -unvermögen *nt*, Alexie *f*
blis|ter ['blɪstər] I *noun* **1.** Hautblase *f*, Blase *f*, Bläschen *nt*, Pustel *f* **2.** Brandblase *f*, Wundblase *f* **3.** Zugpflaster *nt* II *vt* Blasen hervorrufen III *vi* Blasen ziehen oder bekommen
fever blisters Fieberbläschen *pl*, Herpes simplex der Lippen, Herpes febrilis/labialis
block [blɑk] *noun* **1.** Hindernis *nt*, Blockade *f*, Sperre *f*; Blockierung *f*, Verstopfung *f* **2.** Block *m*, Blockade *f* **3.** Leitungsanästhesie *f*, Regionalanästhesie *f*
air block Air-Block-Syndrom *nt*
arborization block Arborisations-, Ast-, Verzweigungsblock *m*
atrioventricular block atrioventrikulärer Block *m*, AV-Block *m*
axillary block Axillarisblock *m*, Axillaranästhesie *f*
bundle-branch block Schenkelblock *m*
caudal block Kaudalanästhesie *f*
complete atrioventricular block kompletter/totaler AV-Block *m*, AV-Block III. Grades *m*
cryogenic block Kälteanästhesie *f*, Kryoanästhesie *f*
depolarization block Depolarisationsblock *m*
dynamic block Liquorblock(ade *f*) *m*
epidural block Epiduralanästhesie *f*, Periduralanästhesie *f*, Epidurale *f*, Peridurale *f*
field block Feldblock *m*
focal block Fokalblock *m*
heart block Herzblock *m*, kardialer Block *m*
intercostal nerve block Interkostalanästhesie *f*
interventricular block Schenkelblock *m*
intra-atrial block intraatrialer Block *m*
intraspinal block Spinalanästhesie *f*; Spinale *f*
intraventricular block intraventrikulärer Block *m*
left bundle-branch block Linksschenkelblock *m*
local nerve block Regionalanästhesie *f*
nerve block Nervenblockade *f*, Leitungsanästhesie *f*, Leitungsblockade *f*, Block *m*
neuromuscular block neuromuskulärer Block *m*
paracervical block Parazervikalblock *m*, -anästhesie *f*
paravertebral block Paravertebralanästhesie *f*, -block *m*
phrenic block Phrenikusblockade *f*
pudendal block Pudendusanästhesie *f*, -block *m*
right bundle-branch block Rechtsschenkelblock *m*
SA block SA-Block *m*, sinuatrialer Block *m*, sinuaurikulärer Block *m*
sacral block Sakralanästhesie *f*, -blockade *f*
sinoatrial block sinuatrialer/sinuaurikulärer Block *m*, SA-Block *m*
sinus block **1.** sinuatrialer/sinuaurikulärer Block *m*, SA-Block *m* **2.** Nebenhöhlenblockade *f*
spinal block Spinalanästhesie *f*, Spinale *f*
spinal subarachnoid block Liquorblock(ade *f*) *m*
stellate block Stellatumblockade *f*
subarachnoid block Spinalanästhesie *f*, Spinale *f*
sympathetic block Sympathikusblockade *f*, Grenzstrangblockade *f*
uterosacral block Parazervikalblock *m*, -anästhesie *f*
vena caval block Vena-cava-Blockade *f*, Kavasperroperation *f*
Wenckebach block Wenckebach-Periode *f*, AV-Block *m* II. Grades Typ I
Wilson's block Wilson-Block *m*
block|age ['blɑkɪdʒ] *noun* **1.** Blockieren *nt* **2.** Blockierung *f*; Verstopfung *f*; Obstruktion *f* **3.** Sperre *f*, Hindernis *nt*
bronchial blockage Bronchusblockade *f*
block|er ['blɑkər] *noun* **1.** Blocker *m* **2.** blockierende Substanz *f*, Blocker *m*
blood [blʌd] *noun* Blut *nt*
arterial blood arterielles/sauerstoffreiches Blut *nt*, Arterienblut *nt*
banked blood konserviertes Blut *nt*, konserviertes Vollblut *nt*, Blutkonserve *f*
banked human blood konserviertes Blut *nt*, konserviertes Vollblut *nt*, Blutkonserve *f*
citrated blood Citratblut *nt*
blood for cross-matching Kreuzblut *nt*
defibrinated blood defibriniertes Blut *nt*, fibrinfreies Blut *nt*
deoxygenated blood venöses Blut *nt*, sauerstoffarmes Blut *nt*
fresh blood Frischblut *nt*
occult blood okkultes Blut *nt*
oxalated blood Oxalatblut *nt*

B

oxygenated blood arterielles Blut *nt*, sauerstoffreiches Blut *nt*, Arterienblut *nt*
venous blood venöses Blut *nt*, sauerstoffarmes Blut *nt*, Venenblut *nt*
whole blood Vollblut *nt*
blood-borne *adj* durch das Blut übertragen, hämatogen
blood-type *v* die Blutgruppe bestimmen
blood|y ['blʌdɪ] **I** *adj* blutig, bluthaltig, blutbefleckt, Blut- **II** *v* blutig machen, mit Blut beflecken
blue [bluː] **I** *noun* Blau *nt*, blaue Farbe *f*, blauer Farbstoff *m* **II** *adj* blau, Blau-; (*Haut*) bläulich, fahl
brilliant cresyl blue Brillantkresylblau *nt*
cresyl blue Kresylblau *nt*, Brillantkresylblau *nt*
indigo blue Indigoblau *nt*
methylene blue Methylenblau *nt*, Tetramethylthioninchlorid *nt*
blue bloater *m* blue bloater *m*, BB-Typ *m*
blunt [blʌnt] *adj* stumpf; abgenutzt; abgestumpft
B-lymphocyte *noun* B-Lymphozyt *m*, B-Lymphocyt *m*, B-Zelle *f*
B-mode *noun* (*Ultraschall*) B-Mode *m/nt*, B-Scan *m*
bod|ily ['bɑdɪlɪ] *adj* den Körper/das Soma betreffend, zum Körper gehörend, somatisch, körperlich; den Körper/die Physis betreffend, physisch, körperlich
bod|y ['bɑdɪ] **I** *noun, plural* **bodlies** **1.** Körper *m*; (*anatom.*) Corpus *nt* **2.** Leiche *f*, Leichnam *m* **3.** Rumpf *m*, Leib *m* **4.** (*auch anatom.*) Rumpf *m*, Stamm *m*, Haupt-, Mittelstück *nt*; Haupt(bestand)teil *m* **II** *adj* körperlich, physisch, Körper-
acetone bodies Keto(n)körper *pl*
adipose body of cheek Bichat-Wangenfettpfropf *m*, Corpus adiposum buccae
adipose body of ischiorectal fossa Corpus adiposum fossae ischioanalis
adipose body of orbit Fett(gewebs)körper *m* der Orbita, Corpus adiposum orbitae
alkapton bodies Alkaptonkörper *pl*
alveolar body Alveolarfortsatz *m*, Processus alveolaris maxillae
amygdaloid body Corpus amygdaloideum, Mandelkern *m*, Mandelkörper *m*, Mandelkernkomplex *m*, Nucleus amygdalae
amylaceous bodies Amyloidkörper *pl*, Corpora amylacea
amyloid bodies Amyloidkörper *pl*, Corpora amylacea
asbestos bodies Asbestkörperchen *pl*
Auer bodies Auer-Stäbchen *nt*
Babès-Ernst bodies Babès-Ernst-Körperchen *pl*
Barr body Barr-Körper *m*, Sex-, Geschlechtschromatin *nt*
basal body Basalkörperchen *nt*, -körnchen *nt*, Kinetosom *nt*
Bence-Jones bodies Bence-Jones-Eiweißkörper *pl*
body of bladder (Harn-)Blasenkörper *m*, Corpus vesicae
body of breast Brustdüsenkörper *m*, Corpus mammae
Cabot's ring bodies Cabot-Ringe *pl*
Call-Exner bodies Call-Exner-Körperchen *pl*
carotid body Paraganglion caroticum, Karotisdrüse *f*, Glomus caroticum
body of caudate nucleus Caudatuskörper *m*, Corpus nuclei caudati
cavernous body of clitoris Klitorisschwellkörper *m*, Corpus cavernosum clitoridis
cavernous body of penis (Penis-)Schwellkörper *m*, Corpus cavernosum penis
caverns of spongy body Kavernen *pl* des Harnröhrenschwellkörpers, Cavernae corporis spongiosi
cell body Zellleib *m*, -körper *m*
chromaffin bodies Paraganglien *pl*
ciliary body Strahlenkörper *m*, -apparat *m*, Ziliarkörper *m*, -apparat *m*, Corpus ciliare
body of clavicle Corpus claviculae
body of clitoris Klitoris-, Clitorisschaft *m*, Corpus clitoridis
coccygeal body Steißknötchen *nt*, Corpus coccygeum
colostrum bodies Donné-Körperchen *pl*, Kolostrumkörperchen *pl*
Councilman's bodies Councilman-Körperchen *pl*
Cowdry bodies Cowdry-Körper *pl*
crescent body Halbmondkörper *m*, Achromozyt *m*, Achromoretikulozyt *m*, Schilling-Halbmond *m*
dead body Leiche *f*, Leichnam *m*
demilune body (von) Ebner-Halbmond *m*, Giannuzzi-Halbmond *m*, Heidenhain-Halbmond *m*, seröser Halbmond *m*
Döhle's bodies Döhle-Einschlusskörperchen *pl*, Döhle-Körperchen *pl*
Döhle's inclusion bodies Döhle-Körperchen *pl*, Döhle-Einschlusskörperchen *nt*
Donné's bodies Donné-Körperchen *pl*, Kolostrumkörperchen *pl*
Donovan's body Donovan-Körperchen *nt*, Calymmatobacterium granulomatis, Donovania granulomatis
Ehrlich's inner bodies Heinz-Innenkörper *pl*, Heinz-Ehrlich-Innenkörper *pl*
elementary bodies **1.** Einschlusskörperchen *pl*, Elementarkörperchen *pl* **2.** Blutplättchen *pl*, Thrombozyten *pl*
body of epididymis Nebenhodenkörper *m*, Corpus epididymidis
epithelial body Nebenschilddrüse *f*, Epithelkörperchen *nt*, Parathyr(e)oidea *f*, Glandula parathyroidea
fat body Fettkörper *m*, Corpus adiposum
fat body of cheek Wangenfettpropf *m*, Bichat-Fettpropf *m*, Corpus adiposum buccae
fat body of ischiorectal fossa Corpus adiposum fossae ischioanalis
fat body of orbit Corpus adiposum orbitae
body of femur Femurschaft *m*, Corpus femoris
body of fibula Fibulaschaft *m*, Corpus fibulae
foreign body Fremdkörper *m*
body of fornix Fornixkörper *m*, -stamm *m*, Corpus fornicis
body of gallbladder Gallenblasenkörper *m*, Corpus vesicae biliaris/felleae
gastric body Magenkörper *m*, Corpus gastricum
glomiform body Masson-Glomus *nt*, Anastomosis arteriovenosa glomeriformis, Knäuelanastomose *f*, Hoyer-Grosser-Organ *nt*, glomusförmige Anastomose *f*
Halberstaedter-Prowazek bodies Halberstädter-Prowazek-Körperchen *pl*, Halberstädter-Prowazek-Einschlusskörperchen *pl*
Hassall's bodies Hassall-Körperchen *pl*
Heinz-Ehrlich bodies Heinz-Körperchen *pl*, Heinz-Ehrlich-Innenkörperchen *pl*
Herring's bodies Herring-Körper *pl*
body of Highmore Mediastinum testis, Corpus Highmori
Howell-Jolly bodies Howell-Jolly-Körperchen *pl*, Jolly-Körperchen *pl*
body of humerus Humerusschaft *m*, Corpus humeri
hyaline bodies Councilman-Körperchen *pl*
hyaloid body Glaskörper *m*, Corpus vitreum
body of hyoid bone Zungenbeinkörper *m*, Corpus ossis hyoidei
body of ilium Corpus ossis ilii
inclusion body Einschluss-, Elementarkörperchen *nt*
body of incus Ambosskörper *m*, Corpus incudis
infrapatellar fat body Hoffa-Fettkörper *m*, Corpus adiposum infrapatellare
intravertebral body Wirbelkörper *m*, Corpus vertebrae
body of ischium Sitzbeinkörper *m*, Corpus ossis ischii
joint body Gelenk(fremd)körper *m*, Enarthrum *nt*, Enarthron *nt*

Jolly's bodies Jolly-Körperchen *pl*, Howell-Jolly-Körperchen *pl*
juxtarestiforme body Corpus juxtarestiforme
ketone bodies Keto(n)körper *pl*
Lafora's bodies Lafora-Körper *pl*, Lafora-Einschlusskörperchen *pl*
lateral geniculate body lateraler Kniehöcker *m*, Corpus geniculatum laterale
LE bodies L.e.-Körper *pl*, L.E.-Körper *pl*, Lupus erythematodes-Körper *pl*
Leishman-Donovan body amastigote Form *f*, Leishman-Donovan-Körperchen *nt*, Leishmania-Form *f*
Lewy bodies Lewy-Körper *pl*
Lieutaud's body Lieutaud-Dreieck *nt*, Blasendreieck *nt*, Trigonum vesicae
Lipschütz bodies Lipschütz-Körperchen *pl*
loose body freier Gelenkkörper *m*, Gelenkmaus *f*, Corpus liberum
Luys' body Corpus Luys, Luys-Kern *m*, Luys-Körper *m*
Mallory's bodies Mallory-Körperchen *pl*
malpighian body of kidney Nierenkörperchen *nt*, Malpighi-Körperchen *nt*, Corpusculum renalis
malpighian bodies of spleen Malpighi-Körperchen *pl*, Milzknötchen *pl*, weiße Pulpa *f*, Folliculi lymphatici splenici, Lymphonoduli splenici
mamillary body Mammillarkörper *m*, Corpus mammillare
mammillary body Mammillarkörper *m*, Corpus mammillare
body of mandible Unterkieferkörper *m*, Corpus mandibulae
mandibular body Unterkieferkörper *m*, Corpus mandibulae
body of maxilla Oberkieferkörper *m*, Corpus maxillae
medial geniculate body medialer Kniehöcker *m*, Corpus geniculatum mediale
medullary body of cerebellum Kleinhirnmark *nt*, Corpus medullare cerebelli
medullary body of vermis Markkörper *m*, Arbor vitae
metachromatic bodies Volutinkörnchen *pl*, metachromatische Granula *pl*, Babès-Ernst-Körperchen *pl*
Michaelis-Gutmann bodies Michaelis-Gutmann-Körperchen *pl*
Müller's dust bodies Hämokonien *pl*, -konia *pl*, Blutstäubchen *pl*
body of nail Corpus unguis
Negri bodies Negri-Körperchen *pl*
Nissl bodies Nissl-Schollen *pl*, -Substanz *f*, -Granula *pl*, Tigroidschollen *pl*
oryzoid bodies Reiskörper(chen *pl*) *pl*, Corpora oryzoidea
pampiniform body Nebeneierstock *m*, Rosenmüller-Organ *nt*, Parovarium *nt*, Epoophoron *nt*
body of pancreas Pankreaskörper *m*, Corpus pancreatis
para-aortic bodies Corpora paraaortica, Glomera aortica
parabasal body Parabasalkörper *m*, -körperchen *nt*
paranephric fat body pararenales Fettpolster *m*, pararenaler Fettkörper *m*, Corpus adiposum pararenale
pararenal fat body Corpus adiposum pararenale
Paschen bodies Paschen-Körperchen *pl*
pearly bodies Epithelperlen *pl*, Bohn-Perlen *pl*, Bohn-Drüsen *pl*
body of penis Corpus penis
pineal body Epiphysis cerebri, Pinealdrüse *f*, Pinea *f*, Glandula pinealis, Epiphyse *f*, Zirbeldrüse *f*, Corpus pineale
Prowazek's bodies Halberstädter-Prowazek-(Einschluss-)Körperchen *pl*, Prowazek-(Einschluss-)Körperchen *pl*
psammoma bodies Corpora arenacea, Psammomkörner *pl*
pseudolutein body atretischer Follikel *m*, Corpus atreticum
pubic body Schambeinkörper *m*, Corpus ossis pubis
body of pubic bone Schambeinkörper *m*, Corpus ossis pubis
body of radius Radiusschaft *m*, Corpus radii
red body of ovary Rotkörper *m*, Corpus rubrum
residual body Rest-, Residualkörper *m*
restifrome body Corpus restiforme
reticulate body Retikular-, Initialkörperchen *nt*
body of Retzius Retzius-Körperchen *nt*
body of rib Rippenkörper *m*, Corpus costae
rice bodies Reiskörper(chen *pl*) *pl*, Corpora oryzoidea
Rosenmüller's body Nebeneierstock *m*, Parovarium *nt*, Rosenmüller-Organ *nt*, Epoophoron *nt*
Russell's bodies Russell-Körperchen *pl*
sand bodies Sandkörner *pl*, Sandkörperchen *pl*
Sandström's body Nebenschilddrüse *f*, Epithelkörperchen *nt*, Parathyr(e)oidea *f*, Glandula parathyroidea
Schaumann's bodies Schaumann-Körperchen *pl*
semilunar body (von) Ebner-Halbmond *m*, Giannuzzi-Halbmond *m*, Heidenhain-Halbmond *m*, seröser Halbmond *m*
body of sphenoid bone Corpus ossis sphenoidalis
spongy body of male urethra Harnröhrenschwellkörper *m*, Corpus spongiosum penis
spongy body of penis (Penis-)Schwellkörper *m*, Corpus cavernosum penis
body of sternum Brustbeinkörper *m*, Corpus sterni
body of stomach Magenkörper *m*, Corpus gastricum
striate body Streifenhügel *m*, Striatum *nt*, Corpus striatum
body of sweat gland Schweißdrüsenkörper *m*, Corpus glandulae sudoriferae
body of talus Taluskörper *m*, Corpus tali
body of tibia Tibiaschaft *m*, Corpus tibiae
tigroid bodies Nissl-Schollen *pl*, -Substanz *f*, -Granula *pl*, Tigroidschollen *pl*
body of tongue Zungenkörper *m*, Corpus linguae
trachoma bodies Prowazek-(Einschluss-)Körperchen *pl*, Halberstädter-Prowazek-(Einschluss-)Körperchen *pl*
trapezoid body Trapezkörper *m*, Corpus trapezoideum
body of ulna Ulnaschaft *m*, Corpus ulnae
ultimobranchial body Ultimobranchialkörper *m*, ultimobranchialer Körper *m*
body of urinary bladder (Harn-)Blasenkörper *m*, Corpus vesicae
body of uterus Gebärmutter-, Uteruskörper *m*, Corpus uteri
vertebral body Wirbelkörper *m*, Corpus vertebrae
body of Vicq d'Azyr schwarzer Kern *m*, Substantia nigra
Virchow-Hassall bodies Hassall-Körperchen *pl*
vitreous body Glaskörper *m*, Corpus vitreum
white body of ovary Weißkörper *m*, Corpus albicans
yellow body Gelbkörper *m*, Corpus luteum
yellow body of menstruation Corpus luteum menstruationis
yellow body of ovary Gelbkörper *m*, Corpus luteum
yellow body of pregnancy Gelbkörper *m* der Schwangerschaft, Corpus luteum graviditatis
Zuckerkandl's body Zuckerkandl-Organ *nt*, Paraganglion aorticum abdominale

boil [bɔɪl] *noun* **1.** (*patholog.*) Eiterbeule *f*, Blutgeschwür *nt*, Furunkel *m/nt* **2.** Kochen *nt*, Sieden *nt*

bol|do ['boldəʊ] *noun* Boldo *f*, Peumus boldus

bo|lus ['bəʊləs] *noun* **1.** Bissen *m*, Klumpen *m*, Bolus *m* **2.** (*pharmakol.*) große Pille *f*, Bolus *f* **3.** Bolus(injektion *f*) *m* **4.** Tonerde *f*, Bolus(erde *f*) *m*
alimentary bolus Bissen *m*, Bolus *m*

bond [bɑnd] **I** *noun* **1.** Verbindung *f*, Band *nt*, Bindung *f* **2.** (*chem.*) Bindung *f* **II** *vt* binden **III** *vi* binden

B

double bond Doppelbindung *f*
triple bond Dreifachbindung *f*
bone [bəʊn] *noun* **1.** Knochen *m*, Bein *nt*; (*anatom.*) Os *nt* **2.** bones *plural* Gebein(e *pl*) *nt*
accessory bones akzessorische Knochen *pl*, Ossa accessoria
accessory multangular bone Os centrale
acetabular bone Hüft(gelenks)pfanne *f*, Azetabulum *nt*, Acetabulum *nt*
acromial bone Akromion *nt*
alar bone Flügel-, Keilbein *nt*, Os sphenoidale
alisphenoid bone großer Keilbeinflügel *m*, Ala major ossis sphenoidalis
alveolar bone Alveolarknochen *m*
ankle bone Sprungbein *nt*, Talus *m*
astragaloid bone Sprungbein *nt*, Talus *m*
bregmatic bone Scheitelbein *nt*, Os parietale
Breschet's bones Ossa suprasternalia
calcaneal bone Fersenbein *nt*, Kalkaneus *m*, Calcaneus *m*
calf bone Wadenbein *nt*, Fibula *f*
cancellated bone Spongiosa *f*, Substantia spongiosa/trabecularis
cancellous bone Spongiosa *f*, Substantia spongiosa/trabecularis
capitate bone Os capitatum, Kopfbein *nt*, Kapitatum *nt*
carpal bones Handwurzel-, Karpalknochen *pl*, Carpalia *pl*, Ossa carpi
cartilagebone Ersatzknochen *m*
central bone Os centrale
coccygeal bone Steißbein *nt*, Coccyx *f*, Os coccygis
collar bone Schlüsselbein *nt*, Klavikel *f*, Klavikula *f*, Clavicula *f*
compact bone Kompakta *f*, Substantia compacta
cortical bone Kortikalis *f*, Substantia corticalis
costal bone knöchernes Rippenteil *nt*, Os costale
coxal bone Hüftbein *nt*, Hüftknochen *m*, Os coxae
cranial bones Schädelknochen *pl*, Cranialia *pl*, Ossa cranii
cribriform bone Siebbein *nt*, Os ethmoidale
cuboid bone Os cuboideum, Kuboid *nt*, Würfelbein *nt*
cuneiform bone Keilbein *nt*, Os cuneiforme
bones of the digits of the foot Zehenknochen *pl*, Ossa digitorum pedis
bones of the digits of the hand Fingerknochen *pl*, Ossa digitorum manus
ear bones Mittelohrknochen *pl*, Gehörknöchelchen *pl*, Ossicula auditoria/auditus
endochondral bone Ersatzknochen *m*
epactal bones Nahtknochen *pl*, Ossa saturalia
episternal bone Ossa suprasternalia
ethmoid bone Siebbein *nt*, Os ethmoidale
facial bones Gesichtsknochen *pl*, Ossa faciei
femoral bone Oberschenkelknochen *m*, Femur *nt*, Os femoris
fibrous bone Bindegewebsknochen *m*
fibular bone Wadenbein *nt*, Fibula *f*
first carpal bone Os trapezium
flank bones Darmbein *nt*, Ilium *nt*, Os ilium
flat bone platter Knochen *m*, Os planum
bones of the foot Fußknochen *pl*, Ossa pedis
forearm bones Unterarmknochen *pl*, Ossa antebrachii
fourth carpal bone Os hamatum
frontal bone Stirnbein *nt*, Os frontale
funny bone Musikantenknochen *m*
great carpal bone Os capitatum
greater multangular bone Os trapezium
hamate bone Hakenbein *nt*, Hamatum *nt*, Os hamatum
bones of the hand Handknochen *pl*, Ossa manus
heel bone Fersenbein *nt*, Kalkaneus *m*, Calcaneus *m*
highest turbinate bone oberste Nasenmuschel *f*, Concha nasalis suprema
humeral bone Oberarmknochen *m*, Humerus *m*
hyoid bone Zungenbein *nt*, Os hyoideum
iliac bone Darmbein *nt*, Ilium *nt*, Os ilium
incarial bone Inkabein *nt*, Os interparietale
incisive bone Zwischenkieferknochen *m*, Os incisivum
bones of inferior limb Knochen *pl* der unteren Extremität, Ossa membri inferioris
inferior turbinate bone untere Nasenmuschel *f*, Concha nasalis inferior
innominate bone Hüftbein *nt*, Hüftknochen *m*, Os coxae
intermediate bone Mondbein *nt*, Os lunatum
intermediate carpal bone Mondbein *nt*, Os lunatum
intermediate cuneiform bone mittleres Keilbein *nt*, Os cuneiforme intermedium
interparietal bone Inkabein *nt*, Os interparietale
irregular bone komplizierter Knochen *m*, Os irregulare
lacrimal bone Tränenbein *nt*, Os lacrimale
lamellar bone lamellärer Knochen *m*, Lamellenknochen *m*
lamellated bone lamellärer Knochen *m*, Lamellenknochen *m*
lateral cuneiform bone äußeres Keilbein *nt*, Os cuneiforme laterale
lingual bone Zungenbein *nt*, Os hyoideum
long bone langer Knochen *m*, Os longum
lunate bone Mondbein *nt*, Os lunatum
marble bones Marmorknochenkrankheit *f*, Albers-Schönberg-Krankheit *f*, Osteopetrose *f*, Osteopetrosis *f*
medial cuneiform bone Os cuneiforme mediale, inneres Keilbein *nt*
membrane bone Deckknochen *m*
membranous bone Faserknochen *m*
metacarpal bones Mittelhand-, Metakarpalknochen *pl*, Metacarpalia *pl*, Ossa metacarpi
metatarsal bones Ossa metatarsi, Mittelfußknochen *pl*, Metatarsalia *pl*, Metatarsalknochen *pl*, Ossa metatarsalia
bones of middle ear Mittelohrknochen *pl*, Gehörknöchelchen *pl*, Ossicula auditoria/auditus
middle turbinate bone mittlere Nasenmuschel *f*, Concha nasalis media
nasal bone Nasenbein *nt*, Os nasale
navicular bone Kahnbein *nt*, Os naviculare
occipital bone Hinterhauptsbein *nt*, Os occipitale
odontoid bone Dens axis
palate bone Gaumenbein *nt*, Os palatinum
palatine bone Gaumenbein *nt*, Os palatinum
parietal bone Scheitelbein *nt*, Os parietale
pelvic bone Hüftbein *nt*, Hüftknochen *m*, Os coxae
petrosal bone Felsenbein *nt*, Pars petrosa ossis temporalis
phalangeal bones of foot Zehenknochen *pl*, Ossa digitorum pedis
phalangeal bones of hand Fingerknochen *pl*, Ossa digitorum manus
pisiform bone Erbsenbein *nt*, Os pisiforme
pneumatic bone pneumatischer Knochen *m*, Os pneumaticum
pneumatized bone pneumatischer Knochen *m*, Os pneumaticum
primitive bone Geflechtknochen *m*
pterygoid bone Processus pterygoideus
pubic bone Schambein *nt*, Pubis *f*, Os pubis
pyramidal bone Dreiecksbein *nt*, Os triquetrum
radial carpal bone Os scaphoideum
replacement bone Ersatzknochen *m*
rider's bone Reitknochen *m*, Reiterknochen *m*
sacral bone Kreuzbein *nt*, Sacrum *nt*, Sakrum *nt*, Os sacrum
scaphoid bone Kahnbein *nt*, Os scaphoideum
second carpal bone Os trapezoideum

sesamoid bone Sesambein *nt*, Sesamknochen *m*, Os sesamoideum
short bone kurzer Knochen *m*, Os breve
smaller multangular bone Os trapezoideum
solid bone Kompakta *f*, Substantia compacta
sphenoid bone Os sphenoidale, Wespenbein *nt*, Flügelbein *nt*
sphenoturbinal bone Concha sphenoidalis
spongy bone Spongiosa *f*, Substantia spongiosa/trabecularis
squamous bone Schläfenbeinschuppe *f*, Pars squamosa ossis temporalis
subchondral bone subchondraler Knochen *m*
substitution bone Ersatzknochen *m*
bones of superior limb Knochen *pl* der oberen Extremität, Ossa membri superioris
superior spongy bone obere Nasenmuschel *f*, Concha nasalis superior
superior turbinate bone obere Nasenmuschel *f*, Concha nasalis superior
supernumerary bone überzähliger Knochen *m*
suprapharyngeal bone Keilbein *nt*, Flügelbein *nt*, Os sphenoidale
suprasternal bone Ossa suprasternalia
supreme nasal bone oberste Nasenmuschel *f*, Concha nasalis suprema
supreme spongy bone oberste Nasenmuschel *f*, Concha nasalis suprema
supreme turbinate bone oberste Nasenmuschel *f*, Concha nasalis suprema
sutural bones Schalt-, Nahtknochen *pl*, Ossa suturalia
tarsal bones Fußwurzel-, Tarsalknochen *pl*, Tarsalia *pl*, Ossa tarsi
temporal bone Schläfenbein *nt*, Os temporale
thigh bone Oberschenkelknochen *m*, Femur *nt*, Os femoris
third carpal bone Os capitatum
thoracic bones Ossa thoracis
toe bones Zehenknochen *m*, -glied *nt*, Phalanx *f*
tongue bone Zungenbein *nt*, Os hyoideum
trapezium bone Os trapezium, großes Vieleckbein *nt*
trapezoid bone Os trapezoideum, kleines Vieleckbein *nt*
triangular bone Dreiecksbein *nt*, Os triquetrum
triquetral bone Dreiecksbein *nt*, Os triquetrum
tubular bone Röhrenknochen *m*
turbinate bone Nasenmuschel *f*, Concha nasalis
tympanic bone Pars tympanica ossis temporalis
ulnarcarpal bone Dreiecksbein *nt*, Os triquetrum
unciform bone Hakenbein *nt*, Hamatum *nt*, Os hamatum
vomer bone Pflugscharbein *nt*, Vomer *m*
wormian bones Schalt-, Nahtknochen *pl*, Ossa suturalia
woven bone Geflechtknochen *m*
wrist bones Handwurzel-, Karpalknochen *pl*, Carpalia *pl*, Ossa carpi
xiphoid bone Brustbein *nt*, Sternum *nt*
zygomatic bone Jochbein *nt*, Os zygomaticum
bones of digits of foot Ossa digitorum pedis

bonly ['bəʊnɪ] *adj* **1.** knochig, knochenähnlich, knöchern, ossär, Knochen- **2.** (*Person*) (stark-)knochig

boostler ['buːstər] *noun* Auffrischung *f*, Auffrischungsimpfung *f*, Verstärkung *f*, Verstärkungsreaktion *f*

borlage ['borɪdʒ] *noun* **1.** Boretsch *m*, Borago officinalis **2.** Gurkenkraut *nt*, Boraginis herba

borlbolryglmus [ˌbɔːrbə'rɪgməs] *noun, plural* **-mi** [-maɪ] Borborygmus *m*

borlder ['bɔːrdər] I *noun* Rand *m*, Saum *m*, Grenze *f*; Kante *f*, Leiste *f* II *vt* (um-)säumen, begrenzen, einfassen III *vi* (an-)grenzen (*on, upon* an)
border of acetabulum Acetabulumrand *m*, Limbus acetabuli, Margo acetabuli
alveolar border of mandible Arcus alveolaris mandibulae
alveolar border of maxilla Arcus alveolaris maxillae
anterior border of radius vordere Radiuskante *f*, Margo anterior radii
anterior border of tibia vordere Schienbeinkante *f*, Margo anterior tibiae
anterior border of ulna Ulnarvorderkante *f*, Margo anterior ulnae
axillary border of scapula äußerer Skapularand *m*, Margo lateralis scapulae
dorsal border of radius Radiushinterrand *m*, Margo posterior radii
dorsal border of ulna Ulnahinterrand *m*, Margo posterior ulnae
external border of scapula äußerer Skapularand *m*, Margo lateralis scapulae
fibular border of foot Fußaußenrand *m*, Margo lateralis/fibularis pedis
inferior border of spleen unterer Milzrand *m*, Margo inferior lienis/splenis
interosseous border of fibula Margo interosseus fibulae
interosseous border of radius Margo interosseus radii
interosseous border of tibia Margo interosseus tibiae
interosseous border of ulna Margo interosseus ulnae
lacrimal border of maxilla Margo lacrimalis corposis maxillae
lateral border of foot Fußaußenrand *m*, Margo lateralis/fibularis pedis
lateral border of forearm Außenrand *m* des Unterarms, Margo lateralis/radialis antebrachii
lateral border of humerus Humerusaußenkante *f*, Margo lateralis humeri
lateral border of scapula Schulterblattaußenrand *m*, Margo lateralis scapulae
medial border of foot Fußinnenrand *m*, Margo medialis/tibialis pedis
medial border of forearm Margo medialis/ulnaris antebrachii
medial border of humerus Humerusinnenrand *m*, Margo medialis humeri
medial border of scapula Innenrand *m* der Skapula, Margo medialis scapulae
medial border of tibia Schienbeininnenrand *m*, Margo medialis tibiae
outer border of scapula Außenrand *m* der Skapula, Margo lateralis scapulae
outer border of spleen oberer Milzrand *m*, Margo superior splenica
posterior border of petrous part of temporal bone Margo posterior partis petrosae
posterior border of radius Radiushinterkante *f*, Margo posterior radii
posterior border of spleen unterer Milzrand *m*, Margo inferior lienis/splenis
posterior border of ulna Ulnahinterrand *m*, Margo posterior ulnae
radial border of forearm Außenseite *f* des Unterarms, Margo lateralis/radialis antebrachii
striated border Bürstensaum *m*, Kutikulasaum *m*
superior border of petrous part of temporal bone Margo superior partis petrosae
superior border of scapula Skapulaoberrand *m*, Margo superior scapulae
superior border of spleen oberer Milzrand *m*, Margo superior splenica
telodiencephalic border Zwischenhirn-Endhirn-Grenze *f*, telodienzephale Grenze *f*
tibial border of foot Fußinnenrand *m*, Margo medialis/tibialis pedis
ulnar border of forearm Ulnarseite *f* des Unterarms,

B

Margo medialis/ulnaris antebrachii
border of uterus Uterusrand *m*, Margo uteri
ventral border of radius Radiusvorderkante *f*, Margo anterior radii
ventral border of ulna Ulnavorderrand *m*, Margo anterior ulnae
vertebral border of scapula medialer Skapularand *m*, Margo medialis scapulae
bor|der|line ['bɔːrdərlaɪn] I *noun* Patient *m* mit Borderline-Psychose II *adj* **1.** auf oder an der Grenze **2.** unbestimmt, unentschieden
Bor|de|tel|la [,bɔːrdɪ'telə] *plural* Bordetella *pl*
Bordetella bronchiseptica Brucella bronchiseptica, Haemophilus bronchisepticus, Bordetella bronchiseptica
Bordetella parapertussis Bordetella/Haemophilus/Bacterium parapertussis
Bordetella pertussis Keuchhustenbakterium *nt*, Bordet-Gengou-Bakterium *nt*, Bordetella pertussis, Haemophilus pertussis
bo|ron ['bɔːrɑn, 'bəʊr-] *noun* Bor *nt*
bor|rel|ia [bə'riːlɪə] *noun* Borrelia *f*
Borrelia burgdorferi Borrelia burgdorferi
Borrelia caucasica Borrelia caucasica
Borrelia duttonii Borrelia duttonii, Spirochaeta duttoni
Borrelia hispanica Borrelia hispanica
Borrelia recurrentis Borrelia recurrentis, Spirochaeta obermeieri
Borrelia vincentii Borrelia/Treponema/Spirochaeta vincentii
bor|rel|i|o|sis [bəʊ,riːlɪ'əʊsɪs] *noun* Borrelieninfektion *f*, Borreliose *f*
both|ri|o|ceph|a|li|a|sis [,bɑθrɪəʊ,sefə'laɪəsəs] *noun* Diphyllobothriose *f*, Fischbandwurminfektion *f*, Diphyllobothriasis *f*, Bothriozephalose *f*, Bothriocephalosis *f*
Both|ri|o|ceph|a|lus [,bɑθrɪəʊ'sefələs] *noun* Diphyllobothrium *nt*, Bothriocephalus *m*, Dibothriocephalus *m*
bot|ry|o|my|co|sis [,bɑtrɪəmaɪ'kəʊsɪs] *noun* Botryomykose *f*, Botryomykom *nt*, Botryomykosis *f*, Granuloma pediculatum
bot|u|lin ['bɑtʃəlɪn] *noun* Botulinustoxin *nt*
bot|u|li|nal [bɑtʃə'laɪnl] *adj* Clostridium botulinum oder Botulinustoxin betreffend, Botulinus-
bot|u|li|no|gen|ic [bɑtʃə,lɪnə'dʒenɪk] *adj* Botulinustoxin bildend, botulinogen
bot|u|lism ['bɑtʃəlɪzəm] *noun* Vergiftung *f* durch Botulinustoxin, Botulismus *m*
bot|u|lis|mo|tox|in [bɑtʃə,lɪzmə'tɑksɪn] *noun* →*botulin*
bou|gie ['buːdʒɪ] *noun* Dehnsonde *f*, Bougie *m*
Hegar bougies Hegar-Stifte *pl*
bou|gie|nage [buːʒi'nɑːʒ] *noun* Bougieren *nt*, Bougierung *f*
bouil|lon ['bʊljɑn; bu'jɔ] *noun* Nährbrühe *f*, Nährbouillon *f*, Bouillon *f*
bou|li|mia [b(j)uː'lɪmɪə, -'liː-] *noun* Esssucht *f*, Fresssucht *f*, Heißhunger *m*, Hyperorexie *f*, Bulimia nervosa, Bulimie *f*
bo|vine ['bəʊvaɪn] I *noun* Rind *nt* II *adj* bovin, Rinder-
bow|el ['baʊ(ə)l] *noun* Darm *m*; Eingeweide *pl*, Gedärm *nt*
irritable bowel Reizkolon *nt*, irritables/spastisches Kolon *nt*, Kolonneurose *f*, Colon irritabile/spasticum
large bowel Dickdarm *m*, Intestinum crassum
small bowel Dünndarm *m*, Intestinum tenue
bow|leg ['bəʊleg] *noun* O-Bein *nt*, Genu varum
nonrachitic bowleg Blount-Krankheit *f*, Osteochondrosis deformans tibiae
brace [breɪs] *noun* **1.** Schiene *f*, Schienenapparat *m*; Korsett *nt*; Orthese *f* **2.** (Gips-, Kunststoff-)Schale *f*, Hülse *f* **3.** (meist braces *plural*) Zahnklammer *f*, -spange *f* **4.** Halter *m*, Strebe *f*, Stütze *f*, Bügel *m*, Band *nt*
brachi- *präf.* Arm-, Brachi(o)-
bra|chi|al ['breɪkɪəl, -jəl] *adj* (Ober-)Arm betreffend, zum Arm gehörend, Arm-, brachial
bra|chi|al|gia [,breɪkɪ'ældʒ(ɪ)ə, ,bræk-] *noun* Brachialgie *f*
brachio- *präf.* Arm-, Brachi(o)-
bra|chi|o|car|pal [,breɪkɪəʊ'kɑːrpl] *adj* Unterarm oder Radius und Handwurzel/Karpus betreffend oder verbindend, brachiokarpal
bra|chi|o|ce|phal|ic [,breɪkɪəʊsə'fælɪk] *adj* Arm und Kopf betreffend oder verbindend, brachiozephal, brachiocephal
bra|chi|o|cu|bi|tal [,breɪkɪəʊ'kjuːbɪtl] *adj* Oberarm und Ell(en)bogen oder Oberarm und Unterarm betreffend oder verbindend, brachiokubital
bra|chi|o|ra|di|al [,breɪkɪəʊ'reɪdɪəl] *adj* Oberarmknochen und Speiche/Radius betreffend oder verbindend, humeroradial, radiohumeral
bra|chi|o|ul|nar [,breɪkɪəʊ'ʌlnər] *adj* Oberarmknochen und Ulna betreffend oder verbindend, humeroulnar
brachy- *präf.* Kurz-, Brachy-
brach|y|car|dia [,brækɪ'kɑːrdɪə] *noun* Bradykardie *f*
brach|y|ceph|a|lous [,brækɪ'sefələs] *adj* Breitköpfigkeit/Brachyzephalie betreffend, breitköpfig, kurzköpfig, rundköpfig, brachykephal, brachyzephal
brach|y|ceph|a|ly [,brækɪ'sefəlɪ] *noun* Rund-, Breit-, Kurzköpfigkeit *f*, Brachyzephalie *f*, -kephalie *f*; Breit-, Kurzkopf *m*, Brachyzephalus *m*
brach|y|chei|lia [,brækɪ'kaɪlɪə] *noun* Brachych(e)ilie *f*
brach|y|chei|ria [,brækɪ'kaɪrɪə] *noun* Kurzhändigkeit *f*, Brachych(e)irie *f*
brach|y|chi|ly [,brækɪ'kɪlɪə] *noun* Brachycheilie *f*, Brachychilie *f*
brach|y|dac|ty|ly [,brækɪ'dæktəlɪ] *noun* Brachydaktylie *f*
brach|y|e|soph|a|gus [,brækɪɪ'sɑfəgəs] *noun* Brachyösophagus *m*
brach|y|gna|thia [,brækɪ(g)'neɪθɪə] *noun* Brachygnathie *f*
brach|y|me|nor|rhe|a [,brækɪ,mænə'rɪə] *noun* Brachymenorrhoe *f*
brach|y|met|a|car|pa|lia [,brækɪmetə'kɑːrpɪəlɪə] *noun* Brachymetapodie *f*
brach|y|met|a|car|pa|lism [,brækɪmetə'kɑːrpəlɪzəm] *noun* Brachymetapodie *f*
brach|y|met|a|car|pia [,brækɪmetə'kɑːrpɪə] *noun* Brachymetapodie *f*
brach|y|met|a|tar|sia [,brækɪmetə'tɑːrsɪə] *noun* Brachymetatarsie *f*
brach|y|pha|lan|gia [,brækɪfə'lændʒ(ɪ)ə] *noun* Brachyphalangie *f*
brach|y|syn|dac|ty|ly [,brækɪsɪn'dæktəlɪ] *noun* Brachysyndaktylie *f*
brach|y|tel|e|pha|lan|gia [,brækɪ,teləfə'lændʒ(ɪ)ə] *noun* Brachytelephalangie *f*
brach|y|ther|a|py [brækɪ'θerəpɪ] *noun* Brachytherapie *f*
brady- *präf.* brady-, Brady-
brad|y|a|cu|sia [,brædɪə'kuːsɪə] *noun* Bradyakusie *f*, -akusis *f*
brad|y|ar|rhyth|mia [,brædɪə'rɪðmɪə] *noun* Bradyarrhythmie *f*
brad|y|ar|thria [,brædɪ'ɑːrθrɪə] *noun* Bradyarthrie *f*, Bradylalie *f*
brad|y|car|dia [,brædɪ'kɑːrdɪə] *noun* Bradykardie *f*
sinoatrial bradycardia Sinusbradykardie *f*
sinus bradycardia Sinusbradykardie *f*
brad|y|car|di|ac [,brædɪ'kɑːrdɪæk] *adj* Bradykardie betreffend, bradykard, bradykardisch
brad|y|crot|ic [,brædɪ'krɑtɪk] *adj* pulsreduzierend, pulsverlangsamend, bradykrot
brad|y|di|as|to|le [,brædɪdaɪ'æstəlɪ] *noun* verlangsamte Diastole *f*, Bradydiastolie *f*
brad|y|di|as|to|lic [,brædɪdaɪ'æstəlɪk] *adj* Bradydiastolie betreffend, mit verlangsamter Diastole, bradydiastolisch
brad|y|gen|e|sis [,brædɪ'dʒenəsɪs] *noun* Entwicklungs-

verzögerung *f*, Bradygenese *f*
brad|y|glos|sia [ˌbrædɪˈglɑsɪə] *noun* Bradyarthrie *f*, Bradylalie *f*
brad|y|ki|ne|sia [ˌbrædɪkɪˈniːʒ(ɪ)ə, -kaɪ-] *noun* Bradykinesie *f*
brad|y|ki|nin [ˌbrædɪˈkɪnɪn, -ˈkaɪ-] *noun* Bradykinin *nt*
brad|y|ki|nin|o|gen [ˌbrædɪkɪˈnɪnədʒən, -kaɪ-] *noun* Kallidin *nt*, Lysyl-Bradykinin *nt*
brad|y|la|lia [ˌbrædɪˈleɪlɪə] *noun* verlangsamtes Sprechtempo/Sprechen *nt*, Skandieren *nt*, Bradylalie *f*, -arthrie *f*, -glossie *f*, -phasie *f*
brad|y|lex|ia [ˌbrædɪˈleksɪə] *noun* verlangsamtes Lesen/Lesetempo *nt*, Bradylexie *f*
brad|y|lo|gia [ˌbrædɪˈləʊdʒ(ɪ)ə] *noun* Bradyarthrie *f*, Bradylalie *f*
brad|y|men|or|rhea [ˌbrædɪmenəˈriːə] *noun* verlängerte Menstruation *f*, Bradymenorrhoe *f*
brad|y|me|tab|o|lism [ˌbrædɪməˈtæbəlɪzəm] *noun* Bradymetabolismus *m*
brad|y|pha|gia [ˌbrædɪˈfeɪdʒ(ɪ)ə] *noun* verlangsamtes Essen *nt*, Bradyphagie *f*
brad|y|pha|sia [ˌbrædɪˈfeɪʒ(ɪ)ə] *noun* **1.** (*neurol.*) verlangsamtes Sprechtempo/Sprechen *nt*, Skandieren *nt*, Bradylalie *f*, -arthrie *f*, -glossie *f*, -phasie *f* **2.** (*neurol.*) verlangsamte Sprache *f*, Bradyphemie *f*, -phasie *f*
brad|y|phe|mia [ˌbrædɪˈfiːmɪə] *noun* verlangsamte Sprache *f*, Bradyphemie *f*, -phasie *f*
brad|y|phre|nia [ˌbrædɪˈfriːnɪə] *noun* Bradyphrenie *f*
brad|y|pne|a [ˌbrædɪˈ(p)nɪə] *noun* Bradypnoe *f*
brad|y|pne|ic [ˌbrædɪˈ(p)nɪc] *adj* Bradypnoe betreffend, bradypnoich
brad|y|rhyth|mia [ˌbrædɪˈrɪðmɪə] *noun* Bradykardie *f*
brad|y|sphyg|mia [ˌbrædɪˈsfɪgmɪə] *noun* Pulsverlangsamung *f*, Bradysphygmie *f*
brad|y|tach|y|car|dia [ˌbrædɪˌtækɪˈkɑːrdɪə] *noun* Bradykardie-Tachykardie-Syndrom *nt*
brad|y|tel|e|o|ki|ne|sis [ˌbrædɪˌtelɪəʊkɪˈniːsɪs, -kaɪ-] *noun* Bradyteleokinese *f*
brad|y|to|cia [ˌbrædɪˈtəʊsɪə] *noun* Wehenschwäche *f*
brad|y|tro|phia [ˌbrædɪˈtrəʊfɪə] *noun* Bradytrophie *f*
brad|y|troph|ic [ˌbrædɪˈtrɑfɪk, -ˈtrəʊ-] *adj* Bradytrophie betreffend, bradytroph
brad|y|u|ria [ˌbrædɪˈ(j)ʊərɪə] *noun* verlangsamte Harnentleerung *f*, Bradyurie *f*
brain [breɪn] *noun* **1.** Gehirn *nt*; (*anatom.*) Encephalon *nt*, Cerebrum *nt* **2.** (*auch* **brains** *plural*) Verstand *m*, Hirn *nt*, Intelligenz *f*, Intellekt *m*
olfactory brain Riechhirn *nt*, Rhinencephalon *nt*
smell brain Riechhirn *nt*, Rhinencephalon *nt*
tween brain Zwischenhirn *nt*, Dienzephalon *nt*, Diencephalon *nt*
vesicular brain Blasenhirn *nt*, Hydranzephalie *f*
brain|case [ˈbreɪnkeɪs] *noun* (Ge-)Hirnschädel *m*, Neurokranium *nt*, Neurocranium *nt*
brain-damaged *adj* hirngeschädigt
brain-dead *adj* hirntod *m*
brain|pan [ˈbreɪnpæn] *noun* Hirnschädel *m*, Neurokranium *nt*, Neurocranium *nt*
branch [bræntʃ, brɑːntʃ] I *noun* Ast *m*; Zweig *m*; (*anatom.*) Ramus *m* II *adj* Zweig-, Neben-
accessory meningeal branch of middle meningeal artery Ramus accessorius arteriae meningeae mediae
acetabular branch of medial circumflex femoral artery Ramus acetabularis arteriae circumflexae femoris medialis
acetabular branch of obturator artery Ramus acetabularis arteriae obturatoriae, Hüftkopfarterie *f*, Arteria acetabuli
acromial branch of subscapular artery Ramus acromialis arteriae subscapularis
acromial branch of thoracoacromial artery Ramus acromialis arteriae thoracoacromialis
alveolar branches of infraorbital nerve Oberkieferäste *pl* des Nervus infraorbitalis, Rami alveolares nervi infraorbitalis
branches of amygdaloid body Rami corporis amygdaloidei
anastomotic branch of lacrimal artery with medial meningeal artery Ramus anastomoticus arteriae lacrimalis cum arteriae meningea media
anastomotic branch of medial meningeal artery with lacrimal artery Ramus anastomoticus arteriae meningeae mediae cum arteriae lacrimali
anterior branch Ramus anterior, Ramus ventralis
anterior ascending branch of left pulmonary artery Ramus anterior ascendens arteriae pulmonalis sinistrae
anterior ascending branch of right pulmonary artery Ramus anterior ascendens arteriae pulmonalis dextrae
anterior auricular branches of superficial temporal artery Rami auriculares anteriores arteriae temporalis superficialis
anterior basal branch of left pulmonary artery Ramus basalis anterior arteriae pulmonalis sinistrae
anterior basal branch of right pulmonary artery Ramus basalis anterior arteriae pulmonalis dextrae
anterior branches of cervical nerves vordere/ventrale Halsnervenäste *pl*, Rami anteriores/ventrales nervorum cervicalium
anterior branch of coccygeal nerve Ramus anterior/ventralis nervi coccygei
anterior cutaneous branch Ramus cutaneus anterior
anterior cutaneous branches of femoral nerve Rami cutanei anteriores nervi femoralis
anterior cutaneous branch of iliohypogastric nerve vorderer Hautast *m* des Nervus iliohypogastricus, Ramus cutaneus anterior nervi iliohypogastrici
anterior cutaneous branch of intercostal nerves Ramus cutaneus anterior abdominalis
anterior descending branch of left pulmonary artery Ramus anterior descendens arteriae pulmonalis sinistrae
anterior descending branch of right pulmonary artery Ramus anterior descendens arteriae pulmonalis dextrae
anterior gastric branches of vagus nerve vordere Magenäste *pl* des Nervus vagus, Rami gastrici anteriores trunci vagalis anterioris
anterior branch of great auricular nerve Ramus anterior nervi auricularis magni
anterior branch of inferior pancreaticoduodenal artery Ramus anterior arteriae pancreaticoduodenalis inferioris
anterior interventricular branch Ramus interventricularis anterior
anterior labial branches of femoral artery Rami labiales anteriores arteriae femoralis
anterior branch of lateral cerebral sulcus Ramus anterior sulci lateralis cerebri
anterior lateral nasal branches of anterior ethmoidal artery Rami nasales anteriores laterales arteriae ethmoidalis anterioris
anterior branches of lumbar nerves vordere/ventrale Äste *pl* der Lumbalnerven, Rami anteriores/ventrales nervorum lumbalium
anterior branch of medial cutaneous nerve of forearm Ramus anterior nervi cutanei antebrachii medialis
anterior meningeal branch of anterior ethmoidal artery Ramus meningeus anterior arteriae ethmoidalis anterioris
anterior nasal branches of anterior ethmoidal nerve Rami nasales anteriores nervi ethmoidalis anterioris
anterior branch of obturator artery Ramus anterior arteriae obturatoriae

anterior branch of obturator nerve Ramus anterior nervi obturatorii
branches of anterior perforated substance Rami substantiae perforatae anterioris
anterior branch of recurrent ulnar artery Ramus anterior arteriae recurrentis ulnaris
anterior branch of renal artery Ramus anterior arteriae renalis
anterior branch of right branch of portal vein Ramus anterior rami dextri venae portae hepatis
anterior branch of right hepatic duct Ramus anterior ductus hepatici dextri
anterior branches of sacral nerve ventrale Äste *pl* der Sakralnerven, Rami anteriores nervorum sacralium
anterior branches of sacral nerves ventrale Äste *pl* der Sakralnerven, Rami anteriores nervorum sacralium
anterior scrotal branches of femoral artery Rami scrotales anteriores arteriae femoralis
anterior septal branches of anterior ethmoidal artery Rami septales anteriores arteriae ethmoidalis anterioris
anterior branch of spinal nerves Ramus anterior/ventralis nervorum spinalium
anterior superior alveolar branches of infraorbital nerve Rami alveolares superiores anteriores nervi infraorbitalis
anterior branch of superior thyroid artery Ramus glandularis anterior arteriae thyroideae superioris
anterior temporal branches of lateral occipital artery Rami temporales anteriores arteriae occipitalis lateralis
anterior branches of thoracic nerves Interkostalnerven *pl*, Rami anteriores/ventrales nervorum thoracicorum, Nervi intercostales
anteromedial frontal branch of callosomarginal artery Ramus frontalis anteromedialis arteriae callosomarginalis
apical branch of left pulmonary artery Ramus apicalis arteriae pulmonalis sinistrae
apical branch of right pulmonary artery Ramus apicalis arteriae pulmonalis dextrae
articular branch Ramus articularis
articular branches of descending genicular artery Rami articulares arteriae descendentis genus
articular branch of obturator nerve Ramus articularis nervi obturatorii
ascending branch Ramus ascendens
ascending branch of deep circumflex iliac artery Ramus ascendens arteriae circumflexae iliaca profundae
ascending branch of lateral cerebral sulcus Ramus ascendens sulci lateralis cerebri
ascending branch of lateral circumflex femoral artery Ramus ascendens arteriae circumflexae femoris lateralis
ascending branch of medial circumflex femoral artery Ramus ascendens arteriae circumflexae femoris medialis
atrial branches of left coronary artery Rami atriales arteriae coronariae sinistrae
atrial branches of right coronary artery Rami atriales arteriae coronariae dextrae
atrioventricular branches of left coronary artery Rami atrioventriculares arteriae coronariae sinistrae
atrioventricular nodal branch of left coronary artery Ramus nodi atrioventricularis arteriae coronariae sinistrae
atrioventricular nodal branch of right coronary artery Ramus nodi atrioventricularis arteriae coronariae dextrae
atrioventricular branches of right coronary artery Rami atrioventriculares arteriae coronariae dextrae
auricular branch Ramus auricularis
auricular branch of occipital artery Ramus auricularis arteriae occipitalis
auricular branch of posterior auricular artery Ramus auricularis arteriae auricularis posterioris
auricular branch of posterior auricular nerve Ramus auricularis nervi auricularis posterioris
auricular branch of vagus nerve Ohrmuschel- und Gehörgangsast *m* des Nervus vagus, Ramus auricularis nervi vagi
autonomic branch Ramus autonomicus, Ramus visceralis
axonal branch Axonzweig *m*, -abzweigung *f*
basal tentorial branch of internal carotid artery Ramus basalis tentorii arteriae carotidis internae
bronchial branches of internal thoracic artery Rami bronchiales arteriae thoracicae internae
bronchial branches of thoracic aorta Bronchialarterien *pl*, Arteriae bronchiales, Rami bronchiales aortae thoracicae
bronchial branches of vagus nerve Rami bronchiales nervi vagi
buccal branches of facial nerve Wangenäste *pl* des Nervus facialis, Rami buccales nervi facialis
calcaneal branches of fibular artery Rami calcanei arteriae fibularis/peroneae
calcaneal branches of posterior tibial artery Rami calcanei arteriae tibialis posteroris
calcarine branch of medial occipital artery Ramus calcarinus arteriae occipitalis medialis
capsular branches of renal artery Kapseläste *pl* der Nierenarterie, Arteriae capsulares/perirenales
cardiac branch of right pulmonary artery Ramus cardiacus arteriae pulmonalis dextrae, Ramus basalis medialis arteriae pulmonalis dextrae
carotid sinus branch of glossopharyngeal nerve Ramus sinus carotici nervi glossopharyngei, Karotissinusnerv *m*, Hering-Blutdruckzügler *m*
caudal branch of vestibular nerve Pars caudalis/inferior nervi vestibularis
branch to cauda of caudate nucleus Ramus caudae nuclei caudati arteriae communicantis posterioris
caudate branches of anterior choroidal artery Rami caudae nuclei caudati
cavernous sinus branch of internal carotid artery Ramus sinus cavernosi
celiac branches of posterior vagal trunk Rami coeliaci trunci vagalis posterioris
celiac branches of vagus nerve Vagusäste *pl* zum Plexus coeliacus, Rami coeliaci nervi vagi
cervical branch of facial nerve Halsast *m* des Nervus facialis, Ramus colli/cervicalis nervi facialis
chiasmatic branch of posterior communicating artery Ramus chiasmaticus arteriae communicantis posterioris
choroidal branches of lateral ventricle Rami choroidei ventriculi lateralis
choroidal branches of third ventricle Rami choroidei ventriculi tertii
choroid branch of fourth ventricle Ramus choroideus ventriculi quarti
cingular branch of callosomarginal artery Ramus cingularis arteriae callosomarginalis
cinnamon branches Cinnamomi ramulus *m*
circumflex branch of left coronary artery Ramus circumflexus arteriae coronariae sinistrae
clavicular branch of thoracoacromial artery Ramus clavicularis arteriae thoracoacromialis
clivus branch of internal carotid artery Ramus clivalis
cochlear branch of labyrinthine artery Ramus cochlearis arteriae labyrinthinae
colic branch of ileocolic artery Ramus colicus arteriae ileocolicae

collateral branch of posterior intercostal arteries Ramus collateralis arteriae intercostalis posterioris)
communicating branch Verbindungsast *m*, Ramus communicans
communicating branches of auriculotemporal nerve with facial nerve Rami communicantes nervi auriculotemporalis cum nervi faciali
communicating branch of ciliary ganglion with nasociliary nerve Ramus communicans ganglii ciliaris cum nervi nasociliaris, Radix nasociliaris ganglii ciliaris
communicating branch of common fibular nerve Ramus communicans fibularis
communicating branch of common peroneal nerve Ramus communicans peroneus
communicating branch of facial nerve with glossopharyngeal nerve Ramus communicans nervi facialis cum nervi glossopharyngeo
communicating branch of facial nerve with tympanic plexus Ramus communicans nervi facialis cum plexu tympanico
communicating branch of fibular artery Ramus communicans arteriae peroneae/fibularis
communicating branch of glossopharyngeal nerve with auricular branch of vagus nerve Ramus communicans nervi glossopharyngei cum ramo auriculari nervi vagi
communicating branch of intermediate nerve with tympanic plexus Ramus communicans nervi intermedii cum plexu tympanico
communicating branch of intermediate nerve with vagus nerve Ramus communicans nervi intermedii cum nervi vago
communicating branch of lacrimal nerve with zygomatic nerve Ramus communicans nervi lacrimalis cum nervi zygomatico
communicating branch of lingual nerve with chorda tympani Ramus communicans nervi lingualis cum chorda tympani
communicating branches of lingual nerve with hypoglossal nerve Rami communicantes nervi lingualis cum nervi hypoglosso
communicating branch of median nerve with ulnar nerve Ramus communicans nervi mediani cum nervi ulnari
communicating branch of nasociliary nerve with ciliary ganglion Ramus communians nervi nasociliaris cum ganglione ciliari
communicating branch of otic ganglion with auriculotemporal nerve Ramus communicans ganglii otici cum nervi auriculotemporali
communicating branch of otic ganglion with chorda tympani Ramus communicans ganglii otici cum chorda tympani
communicating branch of otic ganglion with medial pterygoid nerve Ramus communicans ganglii otici cum nervi pterygoideo mediali
communicating branch of otic ganglion with meningeal branches of mandibular nerve Ramus communicans ganglii otici cum ramo meningeo nervi mandibularis
communicating branches of spinal nerves Rami communicantes nervorum spinalium
communicating branches of submandibular ganglion with lingual nerve Rami communicantes ganglii submandibularis cum nervi linguali
communicating branch of superior laryngeal nerve with recurrent laryngeal nerve Ramus communicans nervi laryngealis superioris cum nervi laryngeali recurrenti
communicating branch of vagus nerve with hypoglossal nerve Ramus communicans nervi vagi cum nervi glossopharyngeo
communicating branch of vestibular nerve with cochlear nerve Ramus communicans cochlearis
communicating branch with zygomatic nerve Ramus communicans cum nervo zygomatico
conus branch of left coronary artery Ramus coni arteriosi arteriae coronariae sinistrae
conus branch of right coronary artery Ramus coni arteriosi arteriae coronariae dextrae
cutaneous branch Hautast *m*, Ramus cutaneus
cutaneous branch of obturator nerve Ramus cutaneus nervi obturatorii
deep branch Ramus profundus
deep branch of lateral plantar nerve Ramus profundus nervi plantaris lateralis
deep branch of medial circumflex femoral artery Ramus profundus arteriae circumflexae femoris medialis
deep branch of medial plantar artery Ramus profundus arteriae plantaris medialis
deep palmar branch of ulnar artery Ramus palmaris profundus arteriae ulnaris
deep branch of radial nerve tiefer Radialisast *m*, Ramus profundus nervi radialis
deep branch of superior gluteal artery Ramus profundus arteriae gluteae superioris
deep branch of transverse artery of neck Ramus profundus arteriae transversae colli, Ramus profundus arteriae transversae cervicis
deep branch of transverse cervical artery Arteria dorsalis scapulae, Ramus profundus arteriae transversae cervicis/colli
deep branch of ulnar nerve Ramus profundus nervi ulnaris
deltoid branch of deep brachial artery Ramus deltoideus arteriae profundae brachii
deltoid branch of thoracoacromial artery Ramus deltoideus arteriae thoracoacromialis
dental branches of anterior superior alveolar arteries Rami dentales arteriae alveolaris superioris anterioris
dental branches of inferior alveolar artery Rami dentales arteriae alveolaris inferioris
dental branches of inferior dental plexus Rami dentales inferiores plexus dentalis inferioris
dental branches of posterior superior alveolar artery Rami dentales arteriae alveolaris superioris posterioris
dental branches of superior dental plexus Rami dentales superiores plexus dentalis inferioris
descending branch Ramus descendens
descending branch of lateral circumflex femoral artery Ramus descendens arteriae circumflexae femoris lateralis
descending branch of occipital artery Ramus descendens arteriae occipitalis
digastric branch of facial nerve Ramus digastricus nervi facialis
dorsal branch Ramus posterior
dorsal carpal branch of radial artery Ramus carpalis dorsalis arteriae radialis
dorsal carpal branch of ulnar artery Ramus carpalis dorsalis arteriae ulnaris
dorsal branches of cervical nerves hintere/dorsale Halsnervenäste *pl*, Rami dorsales/posteriores nervorum cervicalium
dorsal branch of coccygeal nerve Ramus dorsalis/posterior nervi coccygei
branch for dorsal corpus callosum Ramus corpus callosi dorsalis arteriae occipitalis medialis
dorsal lingual branches of lingual artery Rami dorsales linguae arteriae lingualis
dorsal branch of lumbar arteries Rückenast *m* der Lumbalarterien, Ramus dorsalis arteriae lumbalis
dorsal branch of lumbar artery Ramus dorsalis arteriae lumbalis

dorsal branches of lumbar nerves Rückenäste *pl* der Lendennerven, Rami dorsales/posteriores nervorum lumbalium
dorsal branch of posterior intercostal arteriy Ramus dorsalis arteriae intercostalis posterioris
dorsal branch of posterior intercostal vein Ramus dorsalis venae intercostalis posterioris
dorsal branches of sacral nerves dorsale/hintere Äste *pl* der Sakralnerven, Rami dorsales/posteriores nervorum sacralium
dorsal branch of spinal nerves hinterer Ast *m* oder Rückenast *m* der Spinalnerven, Ramus dorsalis/posterior nervorum spinalium
dorsal branch of subcostal artery Ramus dorsalis arteriae subcostalis
dorsal branches of superior intercostal artery Rami dorsales arteriae intercostalis supremae
dorsal branches of thoracic nerves Rami dorsales/posteriores nervorum thoracicorum
dorsal branch of ulnar nerve Ramus dorsalis nervi ulnaris
duodenal branches Rami duodenales
duodenal branches of anterior pancreaticoduodenal artery Rami duodenales arteriae pancreaticoduodenalis anterioris
duodenal branches of superior pancreaticoduodenal artery Rami duodenales arteriae pancreaticoduodenalis superioris
epididymal branches of testicular artery Rami epididymales arteriae testicularis
epiploic branches of left gastroepiploic artery Rami omentales arteriae gastroomentalis sinistrae
epiploic branches of left gastroomental artery → *epiploic branches of left gastroepiploic artery*
epiploic branches of right gastroepiploic artery Rami omentales arteriae gastroomentalis dextrae
epiploic branches of right gastroomental artery → *epiploic branches of right gastroepiploic artery*
esophageal branches of inferior thyroid artery Rami oesophageales arteriae thyroideae inferioris
esophageal branches of left gastric artery Rami oesophageales arteriae gastricae sinistrae
esophageal branches of recurrent laryngeal nerve Rami oesophageales nervi laryngei recurrentis
esophageal branches of thoracic aorta Rami oesophageales partis thoracicae aortae
external branch of accessory nerve Ramus externus nervi accessorii
external nasal branch of anterior ethmoidal nerve Ramus nasalis externus nervi ethmoidalis anterioris
external nasal branches of infraorbital nerve Rami nasales externi nervi infraorbitalis
external branch of superior laryngeal nerve Ramus externus nervi laryngei superioris
femoral branch of genitofemoral nerve Nervus lumboinguinalis, Ramus femoralis nervi genitofemoralis
fibular circumflex branch of posterior tibial artery Ramus circumflexus fibularis arteriae tibialis posterioris
frontal branches of callosomarginal artery Rami frontales arteriae callosomarginalis
frontal branch of frontal nerve Ramus frontalis nervi frontalis
frontal branch of middle meningeal artery Ramus frontalis arteriae meningeae mediae
frontal branch of superficial temporal artery Ramus frontalis arteriae temporalis superficialis
ganglionic branches of maxillary nerve Rami ganglionares nervi maxillaris
ganglionic branches of sublingual nerve Rami ganglionares nervi lingualis
ganglionic branches to pterygopalatine ganglion Rami ganglionares ad ganglion pterygopalatium
gastric branches Rami gastricae
gastric branches of left gastroepiploic artery Rami gastrici arteriae gastroomentalis sinistrae
gastric branches of left gastroomental artery → *gastric branches of left gastroepiploic artery*
gastric branches of right gastroepiploic artery Rami gastrici arteriae gastroomentalis dextrae
gastric branches of right gastroomental artery → *gastric branches of right gastroepiploic artery*
genital branch of genitofemoral nerve Genitalast *m* des Nervus genitofemoralis, Nervus spermaticus externus, Ramus genitalis nervi genitofemoralis
gingival branches of inferior dental plexus Rami gingivales inferiores plexus dentalis inferioris
gingival branches of mental nerve Rami gingivales nervi mentalis
gingival branches of superior dental plexus Rami gingivales superiores plexus dentalis superioris
glandular branches of facial artery Rami glandulares arteriae facialis
glandular branches of inferior thyroid artery Rami glandulares arteriae thyroideae inferioris
glandular branches of submandibular ganglion Rami glandulares ganglii submandibularis
glandular branches of superior thyroid artery Rami glandulares arteriae thyroideae superioris
branches of globus pallidus Rami globi pallidi
gray communicating branch Ramus communicans griseus
helicine branches of uterine artery Rami helicini arteriae uterinae
branches of hepatic artery Rami arteriae hepaticae propriae
hepatic branches of posterior vagal trunk Rami hepatici trunci vagalis posterioris, Leberäste des Truncus vagalis posterior
hepatic branches of vagus nerve Leberäste *pl* des Nervus vagus, Rami hepatici trunci vagalis anterioris
branches to hypothalamic nuclei Rami nucleorum hypothalami
hypothalamic branch of posterior communicating artery Ramus hypothalamicus arteriae communicantis posterioris
ileal branch of ileocolic artery Ramus ilealis arteriae ileocolicae
iliac branch of iliolumbar artery Ramus iliacus arteriae iliolumbalis
inferior cervical cardiac branches of vagus nerve Rami cardiaci cervicales inferiores nervi vagi
inferior dental branches of inferior dental plexus Rami dentales inferiores
inferior gingival branches of inferior dental plexus Rami gingivales inferiores
inferior labial branches of mental nerve Rami labiales inferiores nervi mentalis
inferior lingular branch of left pulmonary artery Ramus lingularis inferior arteriae pulmonalis sinistrae
inferior branch of oculomotor nerve Ramus inferior nervi oculomotorii
inferior palpebral branches of infraorbital nerve Rami palpebrales inferiores nervi infraorbitalis
inferior posterior nasal branches of pterygopalatine ganglion Rami nasales posteriores inferiores laterales ganglii pterygopalatini
inferior branch of superior gluteal artery Ramus inferior arteriae gluteae superioris
inferior branches of transverse cervical nerve Rami inferiores nervi transversi colli
inferior branch of vestibular nerve Pars caudalis/inferior nervi vestibularis
infrahyoid branch of superior thyroid artery Ramus

infrahyoideus arteriae thyroideae superioris
infrapatellar branch of saphenous nerve Ramus infrapatellaris nervi sapheni
inguinal branches of femoral artery Rami inguinales arteriae femoralis
interganglionic branches Rami interganglionares
intermediate atrial branch of left coronary artery Ramus atrialis intermedius arteriae coronariae sinistrae
intermediate atrial branch of right coronary artery Ramus atrialis intermedius arteriae coronariae dextrae
internal branch of accessory nerve Ramus internus nervi accessorii
branches of internal capsule Rami capsulae internae
internal nasal branches of anterior ethmoidal nerve Rami nasales interni nervi ethmoidalis anterioris
internal nasal branches of infraorbital nerve Rami nasales interni nervi infraorbitalis
internal branch of superior laryngeal nerve Ramus internus nervi laryngei superioris
interventricular septal branches of left coronary artery Rami interventriculares septales arteriae coronariae sinistrae
interventricular septal branches of right coronary artery Rami interventriculares septales arteriae coronariae dextrae
intrasegmental bronchial branches Rami bronchiales segmentorum
branches to isthmus of faucium of lingual nerve Rami isthmi faucium nervi lingualis, Rami fauciales nervi lingualis
labial branches of mental nerve Rami labiales nervi mentalis
laryngopharyngeal branches of superior cervical ganglion Rami laryngopharyngei
lateral branch of anterior interventricular branch of left coronary artery Ramus lateralis interventricularis anterior arteriae coronariae sinistrae
lateral basal branch of left pulmonary artery Ramus basalis lateralis arteriae pulmonalis sinstrae
lateral basal branch of right pulmonary artery Ramus basalis lateralis arteriae pulmonalis dextrae
lateral calcaneal branches of sural nerve Rami calcanei laterales nervi suralis
lateral costal branch of internal thoracic artery Ramus costalis lateralis arteriae thoracicae internae
lateral cutaneous branch Ramus cutaneus lateralis
lateral cutaneous branch of iliohypogastric nerve Ramus cutaneus lateralis nervi iliohypogastrici
lateral cutaneous branch of intercostal nerves Ramus cutaneus lateralis abdominalis
lateral cutaneous branch of posterior intercostal arteries Ramus cutaneus lateralis arteriae intercostalis posterioris
branches of lateral geniculate body Rami corporis geniculati lateralis
lateral inferior posterior nasal branches of pterygopalatine ganglion Rami nasales posteriores inferiores laterales ganglii pterygopalatini
lateral branch of left hepatic duct Ramus lateralis ductus hepatici sinistri
lateral branch of lumbar nerves Ramus lateralis nervorum lumbalium
lateral malleolar branches of fibular artery Rami malleolares laterales arteriae fibularis
lateral mammary branches of lateral thoracic artery Rami mammarii laterales arteriae thoracicae lateralis
lateral nasal branches of anterior ethmoidal nerve Rami nasales laterales nervi ethmoidalis anterioris
lateral nasal branch of facial artery Ramus lateralis nasi arteriae facialis
lateral branch of right pulmonary artery Ramus lateralis arteriae pulmonalis dextrae
lateral sacral branches of median sacral artery Rami sacrales laterales arteriae sacralis medianae
lateral branch of sacral nerves Ramus lateralis nervorum sacralium
lateral branch of spinal nerves Ramus lateralis nervi spinalis
lateral superior posterior nasal branches of pterygopalatine ganglion Rami nasales posteriores superiores laterales ganglii pterygopalatini
lateral branch of superior thyroid artery Ramus glandularis lateralis arteriae thyroideae superioris
lateral branch of supraorbital nerve Ramus lateralis nervi supraorbitalis
left branch of av-bundle → *left bundle branch*
left bundle branch linker Tawara-Schenkel *m*, linker Schenkel *m* des His-Bündels, Crus sinistrum fasciculi atrioventricularis
left conus branch of left coronary artery Ramus coni arteriosi arteriae coronariae sinistrae
left branch of hepatic artery Ramus sinister arteriae hepaticae
left branch of portal vein Ramus sinister venae portae hepatis
left branch of proper hepatic artery Ramus sinister arteriae hepaticae propriae
lingual branch of facial nerve Zungenast *m* des Nervus facialis, Ramus lingualis nervi facialis
lingual branches of glossopharyngeal nerve Zungenäste *pl* des Nervus glossopharyngeus, Rami linguales nervi glossopharyngei
lingual branches of hypoglossal nerve Zungenäste *pl* des Nervus hypoglossus, Rami linguales nervi hypoglossi
lingual branches of lingual nerve Zungenäste *pl* des Nervus lingualis, Rami linguales nervi lingualis
long branch of ciliary ganglion Radix nasociliaris ganglii ciliaris
lumbar branch of iliolumbar artery Ramus lumbalis arteriae iliolumbalis
mammary branches of internal thoracic artery Rami mammarii mediales arteriae thoracicae internae
marginal mandibular branch of facial nerve Unterkieferast *m* des Nervus facialis, Ramus marginalis mandibularis nervi facialis
marginal tentorial branch of internal carotid artery Ramus marginalis tentorii
mastoid branch of occipital artery Ramus mastoideus arteriae occipitalis
mastoid branches of posterior auricular artery Rami mastoidei arteriae auricularis posterioris
medial and lateral medullary branches of posterior inferior cerebellar artery Rami medullares medialis et lateralis arteriae inferioris posterioris cerebelli
medial basal branch of left pulmonary artery Ramus basalis medialis arteriae pulmonalis sinstrae
medial basal branch of right pulmonary artery Ramus basalis medialis arteriae pulmonalis dextrae
medial calcaneal branches of tibial nerve Rami calcanei mediales nervi tibialis
medial choroid branches of posterior cerebral artery Rami choroidei mediales arteriae cerebri posterioris
medial crural cutaneous branch of femoral nerve Rami cutanei cruris mediales nervi sapheni
medial crural cutaneous branches of saphenous nerve Rami cutanei cruris mediales nervi sapheni
medial branch of left hepatic duct Ramus medialis ductus hepatici sinistri
medial branch of lumbar nerves Ramus medialis nervorum lumbalium
medial malleolar branches of posterior tibial artery Rami malleolares mediales arteriae tibialis posterioris
medial mammary branches of internal thoracic artery

Rami mammarii mediales arteriae thoracicae internae
medial nasal branches of anterior ethmoidal nerve Rami nasales mediales nervi ethmoidalis anterioris
medial orbitofrontal branch of anterior cerebral artery Arteria frontobasalis medialis, Ramus orbitofrontalis medialis arteriae cerebri anterioris
medial branch of right pulmonary artery Ramus medialis arteriae pulmonalis dextrae
medial branch of sacral nerves Ramus medialis nervorum sacralium
medial branch of spinal nerves Ramus medialis nervi spinalis
medial superior posterior nasal branches of pterygopalatine ganglion Rami nasales posteriores superiores mediales ganglii pterygopalatini
medial branch of supraorbital nerve Ramus medialis nervi supraorbitalis
mediastinal branches of internal thoracic artery vordere Mediastinalarterien *pl*, Rami mediastinales arteriae thoracicae internae
mediastinal branches of thoracic aorta Rami mediastinales partis thoraciae aortae
mediomedial frontal branch of callosomarginal artery Ramus frontalis mediomedialis arteriae callosomarginalis
meningeal branch Hirnhaut-, Meningealast *m*, Ramus meningeus
meningeal branch of internal carotid artery Ramus meningeus arteriae carotidis internae
meningeal branch of mandibular nerve Ramus meningeus nervi mandibularis, Nervus spinosus
meningeal branch of occipital artery Ramus meningeus arteriae occipitalis
meningeal branch of spinal nerve Ramus meningeus nervi spinalis
meningeal branch of vagus nerve Hirnhautast des Nervus vagus, Ramus meningeus nervi vagi
meningeal branches of vertebral artery Rami meningei arteriae vertebralis
mental branches of mental nerve Rami mentales nervi mentalis
middle meningeal branch of maxillary nerve Ramus meningeus nervi maxillaris
middle superior alveolar branch of infraorbital nerve Ramus alveolaris superior medius nervi infraorbitalis
muscular branch Muskelast *m*, Ramus muscularis
muscular branches of accessory nerve Rami musculares nervi accessorii
muscular branches of axillary nerve Rami musculares nervi axillaris
muscular branches of deep peroneal nerve Rami musculares nervi fibularis/peronei profundi
muscular branches of femoral nerve Rami musculares nervi femoralis
muscular branches of iliohypogastric nerve Rami musculares nervi iliohypogastrici
muscular branches of intercostal nerve Rami musculares nervi intercostalis
muscular branches of intercostal nerves Rami musculares nervi intercostalis
muscular branches of median nerve Rami musculares nervi mediani
muscular branches of musculocutaneous nerve Rami musculares nervi musculocutanei
muscular branches of obturator nerve Rami musculares nervi obturatorii
muscular branches of ophthalmic artery Arteriae musculares
muscular branches of radial nerve Rami musculares nervi radialis
muscular branches of sciatic nerve Rami musculares nervi ischiadici
muscular branches of superficial peroneal nerve Rami musculares nervi fibularis/peronei superficialis
muscular branches of tibial nerve Rami musculares nervi tibialis
muscular branches of ulnar nerve Rami musculares nervi ulnaris
muscular branches of vertebral artery Rami musculares arteriae vertebralis
nasal branches of anterior ethmoidal nerve Rami nasales nervi ethmoidalis anterioris
nasal branches of pterygopalatine ganglion Rami nasales ganglii pterygopalatini
obturator branch of inferior epigastric artery Ramus obturatorius arteriae epigastricae inferioris
occipital branches of occipital artery Rami occipitales arteriae occipitalis
occipital branch of posterior auricular artery Ramus occipitalis arteriae auricularis posterioris
occipital branch of posterior auricular nerve Ramus occipitalis nervi auricularis posterioris
occipitotemporal branch of medial occipital artery Ramus occipitotemporalis arteriae occipitalis medialis
branch for oculomotor nerve Ramus nervi oculomotorii arteriae communicantis posterioris
omental branches of left gastroepiploic artery → *omental branches of left gastroomental artery*
omental branches of left gastroomental artery Rami omentales arteriae gastroomentalis sinistrae
omental branches of right gastroepiploic artery → *omental branches of right gastroomental artery*
omental branches of right gastroomental artery Rami omentales arteriae gastroomentalis dextrae
branches of optical tract Rami tractus optici
orbital branch of middle meningeal artery Ramus orbitalis arteriae meningeae mediae
orbital branches of pterygopalatine ganglion Rami orbitales ganglii pterygopalatini
ovarian branch of uterine artery Ramus ovaricus arteriae uterinae
palmar carpal branch of radial artery Ramus carpalis palmaris arteriae radialis
palmar carpal branch of ulnar artery Ramus carpalis palmaris arteriae ulnaris
palmar branch of median nerve Ramus palmaris nervi mediani
palmar branch of ulnar nerve Ramus palmaris nervi ulnaris
palpebral branches of infratrochlear nerve Rami palpebrales nervi infratrochlearis
pancreatic branches of anterior superior pancreaticoduodenal artery Rami pancreatici arteriae pancreaticoduodenalis superioris anterioris
pancreatic branches of posterior superior pancreaticoduodenal artery Rami pancreatici arteriae pancreaticoduodenalis superioris posterioris
pancreatic branches of splenic artery Rami pancreatici arteriae splenicae
parietal branch of medial occipital artery Ramus parietalis arteriae occipitalis medialis
parietal branch of middle meningeal artery Ramus parietalis arteriae meningeae mediae
parietal branch of superficial temporal artery Ramus parietalis arteriae temporalis superficialis
parieto-occipital branch of medial occipital artery Ramus parietooccipitalis arteriae occipitalis medialis
parieto-occipital branch of posterior cerebral artery Ramus parietooccipitalis arteriae cerebri posterioris
parotid branches of auriculotemporal nerve Rami parotidei nervi auriculotemporalis
parotid branches of facial vein Rami parotidei venae facialis
parotid branch of posterior auricular artery Ramus

parotideus arteriae auricularis posterioris
parotid branch of superficial temporal artery Ramus parotideus arteriae temporalis superficialis
pectoral branches of thoracoacromial artery Rami pectorales arteriae thoracoacromialis
perforating branch Ramus perforans, Perforansast *m*
perforating branch of fibular artery Ramus perforans arteriae peroneae/fibularis
perforating branches of internal thoracic artery Rami perforantes arteriae thoracicae internae
perforating branches of palmar metacarpal arteries Rami perforantes arteriae metacarpalis palmaris
perforating branches of plantar metatarsal arteries Rami perforantes arteriae metatarsalis plantaris
pericardiac branch of phrenic nerve Ramus pericardiacus nervi phrenici
pericardiac branches of thoracic aorta Rami pericardiaci aortae thoracicae
peridental branches of inferior alveolar artery Rami peridentales arteriae alveolaris inferioris
peridental branches of infraorbital artery Rami peridentales arteriae infraorbitalis
peridental branches of posterior superior alveolar artery Rami peridentales arteriae alveolaris superioris posterioris
perineal branches of posterior femoral cutaneous nerve Rami perineales nervi cutanei femoris posterioris
petrosal branch of middle meningeal artery Ramus petrosus arteriae meningeae mediae
pharyngeal branch of artery of pterygoid canal Ramus pharyngeus arteriae canalis pterygoidei
pharyngeal branches of ascending pharyngeal artery Rami pharyngei arteriae pharyngeae ascendentis
pharyngeal branches of glossopharyngeal nerve Rami pharyngeales/pharyngei nervi glossopharyngei
pharyngeal branches of inferior thyroid artery Rami pharyngeales arteriae thyroideae inferioris
pharyngeal branch of pterygopalatine ganglion Ramus pharyngeus ganglii pterygopalatini
pharyngeal branches of recurrent laryngeal nerve Rami pharyngei nervi laryngei recurrenti
pharyngeal branches of superior thyroid artery Rami pharyngeales arteriae throideae superioris
pharyngeal branch of vagus nerve Ramus pharyngeus nervi vagi
phrenicoabdominal branches of phrenic nerve Rami phrenicoabdominales nervi phrenici
pontine branches of basilar artery Rami ad pontem arteriae basilaris, Brückenarterien *pl*, Arteriae pontis
posterior ascending branch of left pulmonary artery Ramus posterior ascendens arteriae pulmonalis sinistrae
posterior ascending branch of right pulmonary artery Ramus posterior ascendens arteriae pulmonalis dextrae
posterior basal branch of left pulmonary artery Ramus basalis posterior arteriae pulmonalis sinstrae
posterior basal branch of right pulmonary artery Ramus basalis posterior arteriae pulmonalis dextrae
posterior branches of cervical nerves hintere/dorsale Halsnervenäste *pl*, Rami dorsales/posteriores nervorum cervicalium
posterior branch of coccygeal nerve Ramus dorsalis nervi coccygei
posterior cutaneous branch of lumbar nerves Ramus cutaneus posterior nervorum lumbalium
posterior cutaneous branch of sacral nerves Ramus cutaneus posterior nervorum sacralium
posterior cutaneous branch of spinal nerves Ramus cutaneus posterior nervi spinalis
posterior descending branch of left pulmonary artery Ramus posterior descendens arteriae pulmonalis sinistrae
posterior descending branch of right pulmonary artery Ramus posterior descendens arteriae pulmonalis dextrae
posterior gastric branches Rami gastrici posteriores, Magenäste des Truncus vagalis posterior
posterior gastric branches of vagus nerve hintere Magenäste *pl* des Nervus vagus, Rami gastrici posteriores trunci vagalis posterioris
posterior branch of great auricular nerve Ramus posterior nervi auricularis magni
posterior inferior branches of greater palatine nerve Rami nasales posteriores inferiores nervi palatinus majoris
posterior branch of inferior laryngeal nerve Ramus posterior nervi laryngeali inferioris
posterior inferior nasal branches of greater palatine nerve Rami nasales posteriores inferiores nervi palatini majoris
posterior branch of inferior pancreaticoduodenal artery Ramus posterior arteriae pancreaticoduodenalis inferioris
posterior interventricular branch of right coronary artery hintere Interventrikulararterie *f*, Ramus interventricularis posterior arteriae coronariae dextrae
posterior labial branches of internal pudendal artery Rami labiales posteriores arteriae pudendae internae
posterior branch of lateral cerebral sulcus Ramus posterior sulci lateralis cerebri
posterior branch of left pulmonary artery Ramus posterior arteriae pulmonalis sinistrae
posterior left ventricular branch of left coronary artery Ramus posterior ventriculi sinistri
posterior branches of lumbar nerves Rückenäste *pl* der Lendennerven, Rami dorsales/posteriores nervorum lumbalium
posterior branch of medial cutaneous nerve of forearm Ramus ulnaris nervi cutanei antebrachii medialis
posterior branch of obturator artery Ramus posterior arteriae obturatoriae
posterior branch of obturator nerve Ramus posterior nervi obturatorii
posterior branch of recurrent ulnar artery Ramus posterior arteriae recurrentis ulnaris
posterior branch of renal artery Ramus posterior arteriae renalis
posterior branch of right branch of portal vein Ramus posterior rami dextri venae portae hepatis
posterior branch of right hepatic duct Ramus posterior ductus heptici dextri
posterior branches of sacral nerves dorsale/hintere Äste *pl* der Sakralnerven, Rami dorsales/posteriores nervorum sacralium
posterior scrotal branches of internal pudendal artery Rami scrotales posteriores arteriae pudendae internae
posterior septal branches of sphenopalatine artery Rami septales posteriores arteriae sphenopalatinae
posterior branch of spinal nerves hinterer Ast oder Rückenast *m* der Spinalnerven, Ramus dorsalis/posterior nervorum spinalium
posterior superior alveolar branches of maxillary nerve Rami alveolares superiores posteriores nervi maxillaris
posterior branch of superior thyroid artery Ramus glandularis posterior arteriae thyroideae superioris
posterior temporal branches of lateral occipital artery Rami temporales posteriores arteriae occipitalis lateralis
posterior branches of thoracic nerves Rückenäste *pl* der Brust-/Thorakalnerven, Rami dorsales/posteriores nervorum thoracicorum

posterolateral choroid branches of posterior cerebral artery Rami choroidei posteriores laterales arteriae posterioris cerebri
posteromedial frontal branch of callosomarginal artery Ramus frontalis posteromedialis arteriae callosomarginalis
prostatic branches of inferior vesical artery Rami prostatici arteriae vesicalis inferioris
pubic branch of inferior epigastric artery Ramus pubicus arteriae epigastricae inferioris
pubic branch of obturator artery Ramus pubicus arteriae obturatoriae
pulmonary branches of autonomic nervous system Rami pulmonales systematis autonomici
pulmonary branches of pulmonary plexus Rami pulmonales plexus pulmonalis
pulmonary branches of thoracic ganglia Rami pulmonales thoracici
radicular branches of vertebral artery Rami radiculares arteriae vertebralis
recurrent meningeal branch of lacrimal artery Ramus meningeus recurrens arteriae lacrimalis
recurrent branch of spinal nerves Ramus recurrens nervi spinalis
branches of red nucleus Rami nuclei rubri
renal branch of lesser splanchnic nerve Ramus renalis nervi splanchnici minoris
renal branch of minor splanchnic nerve Ramus renalis nervi splanchnici minoris
renal branches of vagus nerve Vagusäste *pl* zum Plexus renalis, Rami renales nervi vagi
right branch of av-bundle →*right bundle branch*
right bundle branch rechter Tawara-Schenkel *m*, rechter Schenkel des His-Bündels, Crus dextrum fasciculi atrioventricularis
right conus branch of right coronary artery Ramus coni arteriosi arteriae coronariae dextrae
right branch of hepatic artery Ramus dexter arteriae hepaticae
right branch of portal vein Ramus dexter venae portae hepatis
right posterolateral branch of right coronary artery Ramus posterolateralis dexter
rostral branch of vestibular nerve Pars superior nervi vestibularis
saphenous branch of descending genicular artery Ramus saphenus arteriae descendentis genus
sensory branch of ciliary ganglion Ramus communicans ganglii ciliaris cum nervi nasociliaris, Radix sensoria/nasociliaris ganglii ciliaris
sinoatrial nodal branch of left coronary artery Ramus nodi sinuatrialis arteriae coronariae sinistrae
sinoatrial nodal branch of right coronary artery Ramus nodi sinuatrialis arteriae coronariae dextrae
spinal branch Rückenmarksast *m*, Ramus spinalis
spinal branches of ascending cervical artery Rami spinales arteriae cervicalis ascendentis
spinal branch of iliolumbar artery Ramus spinalis arteriae iliolumbalis
spinal branches of lateral sacral arteries Rami spinales arteriae sacralis lateralis
spinal branch of lumbar arteries Ramus spinalis arteriae lumbalis
spinal branch of posterior intercostal arteries Ramus spinalis rami dorsalis arteriae intercostalis posterioris
spinal branch of subcostal artery Ramus spinalis arteriae subcostalis
spinal branches of superior intercostal artery Rami spinales arteriae intercostalis supremae
spinal branches of vertebral artery Rami spinales/radiculares arteriae vertebralis
splenic branches of splenic artery Rami lienales/splenici arteriae splenicae
stapedial branch of stylomastoid artery Ramus stapedius arteriae stylomastoideae
sternal branches of internal thoracic artery Rami sternales arteriae thoracicae internae
sternocleidomastoid branches of occipital artery Rami sternocleidomastoidei arteriae occipitalis
sternocleidomastoid branch of superior thyroid artery Ramus sternocleidomastoideus arteriae thyroideae superioris
stylohyoid branch of facial nerve Ramus stylohyoideus nervi facialis
stylopharyngeal branch of glossopharyngeal nerve Ramus musculi stylopharyngei nervi glossopharyngei
subscapular branches of axillary artery Rami subscapulares arteriae axillaris
branches of substantia nigra Rami substantiae nigrae
superficial branch Ramus superficialis
superficial branch of lateral plantar nerve Ramus superficialis nervi plantaris lateralis
superficial branch of medial plantar artery Ramus superficialis arteriae plantaris medialis
superficial palmar branch of radial artery Ramus palmaris superficialis arteriae radialis
superficial branch of radial nerve oberflächlicher Radialisast *m*, Ramus superficialis nervi radialis
superficial branch of superior gluteal artery Ramus superficialis arteriae gluteae superioris
superficial temporal branches of auriculotemporal nerve Nervi temporales superficiales
superficial branch of transverse cervcial artery Arteria cervicalis superficialis, Ramus superficialis arteriae transversae colli
superficial branch of ulnar nerve oberflächlicher Ulnarisast *m*, Ramus superficialis nervi ulnaris
superior cervical cardiac branches of vagus nerve Rami cardiaci cervicales superiores nervi vagi
superior dental branches of superior dental plexus Rami dentales superiores
superior gingival branches of superior dental plexus Rami gingivales superiores
superior labial branches of infraorbital nerve Rami labiales superiores nervi infraorbitalis
superior lingular branch of left pulmonary artery Ramus lingularis superior arteriae pulmonalis sinistrae
superior branch of oculomotor nerve Ramus superior nervi oculomtorii
superior branch of superior gluteal artery Ramus superior arteriae gluteae superioris
superior branches of transvers cervical nerve Rami superiores nervi transversus cervicalis
superior branch of vestibular nerve Pars superior nervi vestibularis
suprahyoid branch of lingual artery Ramus suprahyoideus arteriae lingualis
temporal branches of facial nerve Rami temporales nervi facialis
temporal branches of lateral occipital artery Rami temporales arteriae occipitalis lateralis
tentorial branch of ophthalmic nerve Ramus tentorius nervi ophthalmici
terminal branch Endast *m*; Endarterie *f*
thalamic branches of posterior cerebral artery Rami thalamici arteriae cerebri posterioris
thalamic branch of posterior communicating artery Ramus thalamicus arteriae communicantis posterior
thoracic cardiac branches of vagus nerve thorakale Herzäste *pl* des Nervus vagus, Rami cardiaci thoracici nervi vagi
thymic branches of internal thoracic artery Rami thymici arteriae thoracicae internae
thyrohyoid branch of ansa cervicalis Ramus thyrohyo-

ideus ansae cervicalis
tonsillar branch of facial artery Ramus tonsillaris arteriae facialis
tonsillar branches of glossopharyngeal nerve Rami tonsillares nervi glossopharyngei
tonsillar branches of minor palatine nerves Rami tonsillares nervorum palatini minores
tonsillar branch of posterior inferior cerebellar artery Ramus tonsillae cerebelli arteriae inferioris posterioris cerebelli
tracheal branches of inferior thyroid artery Rami tracheales arteriae thyroideae inferioris
tracheal branches of internal thoracic artery Rami tracheales arteriae thoracicae internae
tracheal branches of recurrent laryngeal nerve Rami tracheales nervi laryngei recurrentis
transverse branch of lateral circumflex femoral artery Ramus transversus arteriae circumflexae femoris lateralis
transverse branch of medial circumflex femoral artery Ramus transversus arteriae circumflexae femoris medialis
transverse part of left branch of portal vein Pars transversa
trigeminal and trochlear branches of internal carotid artery Rami trigeminales et trochleares
trigeminal ganglion branch of internal carotid artery Ramus ganglionis trigeminalis
tubal branches of ovarian artery Rami tubarii arteriae ovaricae
tubal branch of tympanic plexus Ramus tubarius plexus tympanici
tubal branch of uterine artery Ramus tubarius arteriae uterinae
branches of tuber cinereum Rami tuberis cinerei
branches to tympanic membrane of auriculotemporal nerve Rami membranae tympani nervi auriculotemporalis
ulnar communicating branch of radial nerve Ramus communicans ulnaris nervi radialis
ulnar branch of medial cutaneous nerve of forearm Ramus ulnaris nervi cutanei antebrachii medialis
ureteral branches of artery of ductus deferens Rami ureterici arteriae ductus deferentis
ureteral branches of ovarian artery Rami ureterici arteriae ovaricae
ureteral branches of renal artery Rami ureterici arteriae renalis
ureteral branches of testicular artery Rami ureterici arteriae testicularis
ureteric branches of artery of ductus deferens Rami ureterici arteriae ductus deferentis
ureteric branches of ovarian artery Rami ureterici arteriae ovaricae
ureteric branches of renal artery Rami ureterici arteriae renalis
ureteric branches of testicular artery Rami ureterici arteriae testicularis
vaginal branches of middle rectal artery Rami vaginales arteriae rectalis mediae
vaginal branches of uterine artery Rami vaginales arteriae uterinae, Arteriae azygoi vaginae
ventral branch vorderer/ventraler Ast *m*, Bauchast *m*, Ramus ventralis
ventral branches of cervical nerves vordere/ventrale Halsnervenäste *pl*, Rami anteriores/ventrales nervorum cervicalium
ventral branch of coccygeal nerve vorderer/ventraler Ast *m* des Nervus coccygeus, Ramus anterior/ventralis nervi coccygei
ventral branches of lumbar nerves vordere/ventrale Äste *pl* der Lumbalnerven, Rami anteriores/ventrales nervorum lumbalium
ventral branches of sacral nerves ventrale Äste *pl* der Sakralnerven, Rami anteriores nervorum sacralium
ventral branch of spinal nerves vorderer Ast oder Bauchast *m* der Spinalnerven, Ramus anterior/ventralis nervorum spinalium
ventral branches of thoracic nerves Interkostalnerven *pl*, Rami anteriores/ventrales nervorum thoracicorum, Nervi intercostales
branches of vertebral peduncles Rami pedunculares arteriae cerebri posterioris
volar branch of ulnar nerve Ramus palmaris nervi ulnaris
white communicating branch Ramus communicans albus
zygomatic branches of facial nerve Rami zygomatici nervi facialis
zygomaticofacial branch Ramus zygomaticofacialis nervi zygomatici
zygomaticotemporal branch Ramus zygomaticotemporalis nervi zygomatici

branched-chain *adj* verzweigtkettig

bran|chi|al ['bræŋkɪəl] *adj* Kiemen(bögen) betreffend, von den Kiemen(bögen) ausgehend, branchial, branchiogen

bran|chi|o|gen|ic [,bræŋkɪəʊ'dʒenɪk] *adj* Kiemen(bögen) betreffend, von Kiemen(bögen) ausgehend, branchiogen

bran|chi|o|ma [bræŋkɪ'əʊmə] *noun* branchiogene Geschwulst *f*, branchiogener Tumor *m*, Branchiom *nt*

Bran|ha|mel|la [,brænhə'melə] *noun* Branhamella *f*, Moraxella *f*, Moraxella Branhamella *f*

brash [bræʃ] *noun* Sodbrennen *nt*, Pyoris *f*
water brash Sodbrennen *nt*, Pyrosis *f*

break|down ['breɪkdaʊn] *noun* Aufspaltung *f*, Auflösung *f*, Abbau *m*
anastomotic breakdown Anastomoseninsuffizienz *f*

breast [brest] *noun* **1.** (weibliche) Brust *f*, (*anatom.*) Mamma *f* **2.** Brustdrüse *f*, Glandula mammaria **3.** Brust (-kasten *m*) *f*, Pectus *nt*, Thorax *m*
caked breast Stauungsmastitis *f*
chicken breast Kiel-, Hühnerbrust *f*, Pectus gallinatum/carinatum
Cooper's irritable breast Cooper-Syndrom *nt*, -Neuralgie *f*, -Mastodynie *f*, Neuralgia mammalis
funnel breast Trichterbrust *f*, Pectus excavatum/infundibulum/recurvatum
pigeon breast Kiel-, Hühnerbrust *f*, Pectus gallinatum/carinatum
shotty breast zystische/fibrös-zystische Mastopathie *f*, Mammadysplasie *f*, Zystenmamma *f*, Mastopathia chronica cystica

breast|bone ['brestbəʊn] *noun* Brustbein *nt*, Sternum *nt*

breath [breθ] *noun* **1.** Atem(luft *f*) *m* catch one's breath Atem holen, verschnaufen draw breath Atem holen hold one's breath den Atem anhalten gasp for breath nach Luft schnappen out of breath außer Atem, atemlos short of breath kurzatmig **2.** Atmung *f*, Atmen *nt*, Atemzug *m*
bad breath Mund-, Atemgeruch *m*, Foetor ex ore, Kakostomie *f*, Halitose *f*, Halitosis *f*
liver breath Foetor hepaticus
offensive breath Mund-, Atemgeruch *m*, Kakostomie *f*, Halitosis *f*, Halitose *f*, Foetor ex ore
uremic breath Foetor uraemicus

breathe [bri:ð] I *vt* atmen, ein- und ausatmen II *vi* atmen, luftholen, ein- und ausatmen

breath|ing ['bri:ðɪŋ] *noun* **1.** Atmen *nt*, Atmung *f* **2.** Atemzug *m* **3.** Atem-, Verschnaufpause *f*
abdominal breathing Bauchatmung *f*
auxiliary breathing Auxiliaratmung *f*
Biot's breathing Biot-Atmung *f*

breast breathing Kostalatmung *f*, Thorakalatmung *f*, Brustatmung *f*
bronchial breathing Bronchialatmen *nt*, bronchiales Atemgeräusch *nt*
bronchovesicular breathing bronchovesikuläres/vesikobronchiales Atmen/Atmungsgeräusch *nt*
Cheyne-Stokes breathing Cheyne-Stokes-Atmung *f*, periodische Atmung *f*
deep breathing vertiefte Atmung *f*, Bathypnoe *f*
diaphragmatic breathing Zwerchfellatmung *f*
difficult breathing erschwerte Atmung *f*, Atemnot *f*, Dyspnoe *f*
easy breathing normale/freie/ungestörte Atmung *f*, normale Ruheatmung *f*, Eupnoe *f*
Kussmaul breathing Lufthunger *m*, Kussmaul-Atmung *f*, Kussmaul-Kien-Atmung *f*
labored breathing erschwerte Atmung *f*, Atemnot *f*, Dyspnoe *f*
mouth breathing Mundatmung *f*
nasal breathing Nasenatmung *f*
normal breathing normale/freie/ungestörte Atmung *f*, normale Ruheatmung *f*, Eupnoe *f*
periodic breathing Cheyne-Stokes-Atmung *f*, periodische Atmung *f*
positive-negative pressure breathing Wechseldruckbeatmung *f*
rapid breathing beschleunigte/schnelle Atmung *f*, Tachypnoe *f*
spontaneous breathing Spontanatmung *f*, spontane Ventilation *f*
vesicular breathing Vesikulär-, Bläschenatmen *nt*, vesikuläres Atemgeräusch *nt*

breath|less ['breθlɪs] *adj* Dyspnoe betreffend, kurzatmig, dyspnoisch

breath|less|ness ['breθlɪsnɪs] *noun* **1.** Dyspnose *f*, Atemnot *f*, Kurzatmigkeit *f* **2.** Atemlosigkeit *f*

breech [briːtʃ] *noun* **1.** Hinterteil *nt*, Gesäß *nt* **2.** (*gynäkol.*) Steißgeburt *f*, Geburt *f* aus Beckenendlage/Steißlage

breg|ma ['bregmə] *noun, plural* **-ma|ta** [-mətə] **1.** Bregma *nt*, Vorderkopf *m* **2.** Bregma *nt*

brevi- *präf.* Kurz-, Brevi-

bridge [brɪdʒ] **I** *noun* **1.** (Nasen-)Brücke *f* **2.** (*chem.*) Brücke *f* **II** *v* überbrücken; eine Brücke bauen über
bridge of Varolius (*ZNS*) Brücke *f*, Pons cerebri

bri|dou [bri'duː] *noun* Perlèche *f*, Faulecken *pl*, Mundwinkelcheilitis *f*, -rhagaden *pl*, Cheilitis/Stomatitis angularis, Angulus infectiosus oris/candidamycetica

brim [brɪm] *noun* **1.** (Gefäß-)Rand *m* **2.** (*anatom.*) Beckenrand *m*, Apertura pelvis superior
pelvic brim Beckenrand *m*, Apertura pelvis superior

brise|ment [briːz'mənt] *noun* operative Gelenkmobilisierung *f*, Brisement *nt*

brit|tle ['brɪtl] *adj* zerbrechlich, brüchig, gebrechlich, fragil

bro|mate ['brəʊmeɪt] *noun* Bromat *nt*

bro|ma|ther|a|py [brəʊmə'θerəpɪ] *noun* Bromatotherapie *f*, Bromatherapie *f*, Diätetik *f*

bro|ma|to|ther|a|py [ˌbrəʊmətəʊ'θerəpɪ] *noun* Bromatotherapie *f*, Bromatherapie *f*, Diätetik *f*

bro|ma|to|tox|in [ˌbrəʊmətəʊ'tɑksɪn] *noun* Lebensmitteltoxin *nt*, Bromatotoxin *nt*

bro|ma|tox|ism [brəʊmə'tɑksɪzəm] *noun* Lebensmittelvergiftung *f*

brom|hi|dro|sis [brəʊmhɪ'drəʊsɪs] *noun* Brom(h)idrosis *f*

bro|mi|dro|sis [brəʊmɪ'drəʊsɪs] *noun* Bromhidrose *f*, Kakidrose *f*

bro|mine ['brəʊmiːn, -mɪn] *noun* Brom *nt*

bro|mo|chlo|ro|tri|flu|o|ro|eth|ane [ˌbrəʊməklɔːrətraɪˌfluərə'eθeɪn] *noun* Halothan *nt*, Fluothan *nt*

bro|mo|crip|tine [ˌbrəʊmə'krɪptiːn] *noun* Bromocriptin *nt*

bro|mo|der|ma [ˌbrəʊmə'dermə] *noun* Bromodermie *f*, -derma *nt*

bro|mop|nea [ˌbrəʊmɑp'niːə] *noun* Mund-/Atemgeruch *m*, Halitose *f*, Halitosis *f*, Kakostomie *f*, Foetor ex ore

5-bro|mo|u|ra|cil [brəʊmə'jʊərəsɪl] *noun* 5-Bromuracil *nt*

brom|sul|fo|phthal|e|in [ˌbrəʊmˌsʌlfəʊ'θæliːɪn] *noun* → *bromsulphalein*

brom|sul|phal|e|in [ˌbrəʊmsʌl'fæliːɪn] *noun* Bromosulfalein *nt*, Bromosulphthalein *nt*, Bromthalein *nt*, Bromosulfophthalein *nt*

bro|mum ['brəʊməm] *noun* Brom *nt*

bronch- *präf.* Bronchien-, Broncho-, Bronchi-, Bronchus-

bronch|ad|e|ni|tis [brɑŋkædɪ'naɪtɪs] *noun* Entzündung der Bronchialdrüsen, Bronchoadenitis *f*, Bronchadenitis *f*

bron|chi ['brɑŋkaɪ] *plural* Bronchien *pl*

bron|chi|al ['brɑŋkɪəl] *adj* Bronchus/Bronchien oder Bronchialsystem betreffend, bronchial

bron|chi|arc|tia [ˌbrɑŋkɪ'ærkʃɪə] *noun* Bronchusstenose *f*

bron|chi|ec|ta|sia [ˌbrɑŋkɪek'teɪʒ(ɪ)ə] *noun* Bronchiektase *f*, Bronchiektasie *f*

bron|chi|ec|tat|ic [ˌbrɑŋkɪek'tætɪk] *adj* Bronchiektase betreffend, bronchiektatisch

bron|chil|o|quy [brɑŋ'kɪləkwɪ] *noun* Bronchophonie *f*

bron|chi|o|gen|ic [ˌbrɑŋkɪəʊ'dʒenɪk] *adj* von den Bronchien ausgehend, bronchogen

bron|chi|ole ['brɑŋkɪəʊl] *noun* Bronchiole *f*, Bronchiolus *m*

bron|chi|o|lec|ta|sis [ˌbrɑŋkɪəʊ'lektəsɪs] *noun* Bronchiolenerweiterung *f*, Bronchiolektas(i)e *f*

bron|chi|o|li [brɑn'kaɪəlaɪ] *plural* Bronchiolen *pl*

bron|chi|o|lit|ic [ˌbrɑn'kaɪə'laɪtɪk] *adj* Bronchiolenentzündung/Bronchiolitis betreffend, bronchiolitisch

bron|chi|o|li|tis [ˌbrɑn'kaɪə'laɪtɪs] *noun* Bronchiolitis *f*, Bronchiolenentzündung *f*, Bronchitis *f* capillaris
vesicular bronchiolitis Bronchopneumonie *f*, lobuläre Pneumonie *f*

bron|chi|o|lus [brɑn'kaɪələs, brɑŋ-] *noun, plural* **-li** [-laɪ] Bronchiole *f*, Bronchiolus *m*

bron|chi|o|spasm ['brɑŋkɪəʊspæzəm] *noun* Bronchospasmus *m*

bron|chi|o|ste|no|sis [ˌbrɑŋkɪəʊstɪ'nəʊsɪs] *noun* Bronchusstenose *f*

bron|chis|mus [brɑŋ'kɪzməs] *noun* Bronchospasmus *m*

bron|chit|ic [brɑŋ'kɪtɪk] *adj* Bronchitis betreffend, mit Bronchitis verbunden, bronchitisch

bron|chi|tis [brɑŋ'kaɪtɪs] *noun* Entzündung der Bronchialschleimhaut, Bronchitis *f*
capillary bronchitis Bronchiolitis *f*, Bronchiolenentzündung *f*, Bronchitis capillaris
Castellani's bronchitis Bronchospirochaetosis Castellani *f*, hämorrhagische Bronchitis *f*, Bronchitis haemorrhagica
chronic hypertrophic bronchitis chronisch-hypertrophische Bronchitis *f*, Bronchitis hypertrophicans
congestive bronchitis Stauungsbronchitis *f*
croupous bronchitis kruppöse/(pseudo-)membranöse Bronchitis *f*, Bronchitis crouposa/fibrinosa/plastica/pseudomembranacea
dry bronchitis trockene Bronchitis *f*, Bronchitis *f* ohne Auswurf, Bronchitis sicca
exudative bronchitis → *croupous bronchitis*
fibrinous bronchitis → *croupous bronchitis*
hemorrhagic bronchitis hämorrhagische Bronchitis *f*, Bronchitis haemorrhagica, Bronchospirochaetosis Castellani
membranous bronchitis → *croupous bronchitis*
obliterative bronchitis Bronchitis obliterans
plastic bronchitis → *croupous bronchitis*
productive bronchitis produktive Bronchitis *f*, Bronchitis *f* mit Auswurf, Bronchitis productiva
pseudomembranous bronchitis → *croupous bronchitis*
putrid bronchitis eitrige/putride Bronchitis *f*, Bronchitis foetida/putrida

staphylococcal bronchitis Staphylokokkenbronchitis *f*
broncho- *präf.* Bronchien-, Broncho-, Bronchi-, Bronchus-
bron|cho|ad|e|ni|tis [ˌbrɑŋkəʊˌædə'naɪtɪs] *noun* Entzündung der Bronchialdrüsen, Bronchadenitis *f*, Bronchoadenitis *f*
bron|cho|al|ve|o|lar [ˌbrɑŋkəʊæl'vɪələr] *adj* Bronchiole(n) und Lungenbläschen/Alveolen betreffend oder verbindend, bronchoalveolär, bronchiolo-alveolär, bronchovesikulär
bron|cho|al|ve|o|li|tis [ˌbrɑŋkəʊˌælvɪə'laɪtɪs] *noun* Entzündung von Bronchien und Lungenalveolen, Bronchoalveolitis *f*, Bronchalveolitis *f*
bron|cho|as|per|gil|lo|sis [ˌbrɑŋkəʊˌæspərdʒɪ'ləʊsɪs] *noun* Bronchial-, Bronchoaspergillose *f*
bron|cho|blas|to|my|co|sis [ˌbrɑŋkəʊˌblæstəʊmaɪ'kəʊsɪs] *noun* Bronchoblastomykose *f*
bron|cho|blen|nor|rhea [ˌbrɑŋkəʊˌblenə'rɪə] *noun* Bronchoblennorrhoe *f*
bron|cho|can|di|di|a|sis [ˌbrɑŋkəʊˌkændɪ'daɪəsɪs] *noun* Bronchialcandidose *f*, -moniliasis *f*
bron|cho|cav|ern|ous [ˌbrɑŋkəʊ'kævərnəs] *adj* Bronchus und Kaverne betreffend oder verbindend, bronchokavernös
bron|cho|cele ['brɑŋkəʊsiːl] *noun* (lokalisierte) Bronchuserweiterung *f*, -dilatation *f*, Bronchozele *f*
bron|cho|con|stric|tion [ˌbrɑŋkəʊkən'strɪkʃn] *noun* Bronchokonstriktion *f*, Bronchuskonstriktion *f*
bron|cho|con|stric|tor [ˌbrɑŋkəʊkən'strɪktər] I *noun* bronchokonstriktive Substanz *f* II *adj* bronchokonstriktiv
bron|cho|di|la|ta|tion [brɑŋkəʊˌdɪlə'teɪʃn] *noun* Bronchodilatation *f*, Bronchoerweiterung *f*
bron|cho|di|la|tion [ˌbrɑŋkəʊdaɪ'leɪʃn] *noun* Bronchodilation *f*
bron|cho|di|la|tor [ˌbrɑŋkəʊdaɪ'lətər] I *noun* Bronchodilatator *m*, Bronchospasmolytikum *nt* II *adj* bronchodilatorisch, bronchodilatatorisch
bron|cho|e|de|ma [ˌbrɑŋkəʊɪ'diːmə] *noun* Ödem *nt* der Bronchialschleimhaut, Bronchialödem *nt*
bron|cho|e|soph|a|ge|al [ˌbrɑŋkəʊɪˌsɑfə'dʒiːəl] *adj* Bronchus/Bronchien und Speiseröhre/Ösophagus betreffend oder verbindend, bronchoösophageal, ösophagobronchial
bron|cho|e|soph|a|gos|co|py [ˌbrɑŋkəʊɪˌsɑfə'gɑskəpɪ] *noun* Bronchoösophagoskopie *f*
bron|cho|fi|ber|scope [brɑŋkəʊ'faɪbərskəʊp] *noun* flexibles Bronchoskop *nt*, Glasfaserbronchoskop *nt*
bron|cho|fi|ber|sco|py [ˌbrɑŋkəʊfaɪ'bɜrskəpɪ] *noun* Bronchofiberendoskopie *f*
bron|cho|gen|ic [ˌbrɑŋkəʊ'dʒenɪk] *adj* von den Bronchien ausgehend, bronchogen
bron|cho|graph|ic [brɑŋkəʊ'græfɪk] *adj* Bronchografie betreffend, mittels Bronchografie, bronchographisch, bronchografisch
bron|chog|ra|phy [brɑn'kɑgrəfɪ] *noun* Bronchographie *f*, Bronchografie *f*
bron|cho|lith ['brɑŋkəʊlɪθ] *noun* Broncholith *m*
bron|cho|li|thi|a|sis [ˌbrɑŋkəʊlɪ'θaɪəsɪs] *noun* Broncholithiasis *f*
bron|cho|ma|la|cia [ˌbrɑŋkəʊmə'leɪʃ(ɪ)ə] *noun* Bronchomalazie *f*
bron|cho|mo|nil|i|a|sis [ˌbrɑŋkəʊmɑnə'laɪəsɪs] *noun* Bronchialcandidose *f*, Bronchialmoniliasis *f*
bron|cho|my|co|sis [ˌbrɑŋkəʊmaɪ'kəʊsɪs] *noun* Bronchomykose *f*
bron|chop|a|thy [brɑŋ'kɑpəθɪ] *noun* Bronchialerkrankung *f*, Bronchopathie *f*
bron|choph|o|ny [brɑŋ'kɑfənɪ] *noun* Bronchophonie *f*
bron|cho|ple|gia [ˌbrɑŋkəʊ'pliːdʒ(ɪ)ə] *noun* Bronchoplegie *f*, Bronchuslähmung *f*
bron|cho|pleu|ral [ˌbrɑŋkəʊ'plʊərəl] *adj* Bronchien und Brustfell/Pleura betreffend oder verbindend, bronchopleural
bron|cho|pleu|ro|pneu|mo|nia [ˌbrɑŋkəʊˌplʊərəʊn(j)uː'məʊnɪə] *noun* Bronchopleuropneumonie *f*
bron|cho|pneu|mo|nia [ˌbrɑŋkəʊn(j)uː'məʊnɪə] *noun* Entzündung von Bronchien und Lungenalveolen, Bronchoalveolitis *f*
atypical bronchopneumonia atypische Pneumonie *f*, primär-atypische Pneumonie *f*
bron|cho|pneu|mon|ic [ˌbrɑŋkəʊn(j)uː'mɑnɪk] *adj* Bronchopneumonie betreffend, bronchopneumonisch
bron|cho|pneu|mo|ni|tis [ˌbrɑŋkəʊˌn(j)uːmə'naɪtɪs] *noun* Bronchopneumonie *f*
bron|cho|pneu|mop|a|thy [ˌbrɑŋkəʊn(j)uː'mɑpəθɪ] *noun* Bronchopneumopathie *f*
bron|cho|pul|mo|nar|y [ˌbrɑŋkəʊ'pʌlməˌneriː, 'pʊl-] *adj* Bronchien und Lunge(n)/Pulmones betreffend, bronchopulmonal
bron|cho|ra|di|og|ra|phy [brɑŋkəʊˌreɪdɪ'ɑgrəfɪ] *noun* Bronchoradiographie *f*, Bronchoradiografie *f*
bron|chor|rha|gia [ˌbrɑŋkəʊ'rædʒ(ɪ)ə] *noun* Bronchial-, Bronchusblutung *f*, Bronchorrhagie *f*
bron|chor|rha|phy [brɑn'kɑrəfɪ] *noun* Bronchusnaht *f*, Bronchorrhaphie *f*
bron|chor|rhea [ˌbrɑŋkəʊ'rɪə] *noun* Bronchorrhoe *f*
bron|cho|scope ['brɑŋkəʊskəʊp] *noun* Bronchoskop *nt*
fiberoptic bronchoscope Glasfaser-, Fiberbronchoskop *nt*
bron|cho|scop|ic [brɑŋkəʊ'skɑpɪk] *adj* Bronchoskop oder Bronchoskopie betreffend, mittels Bronchoskop oder Bronchoskopie, bronchoskopisch
bron|chos|co|py [brɑn'kɑskəpɪ] *noun* Bronchoskopie *f*
bron|cho|si|nus|i|tis [ˌbrɑŋkəʊˌsaɪnə'saɪtɪs] *noun* Sino-, Sinubronchitis *f*, sinubronchiales/sinupulmonales Syndrom *nt*
bron|cho|spasm [ˌbrɑŋkəʊspæzəm] *noun* Bronchospasmus *m*
bron|cho|spi|ro|chet|o|sis [ˌbrɑŋkəʊˌspaɪrəkɪ'təʊsɪs] *noun* hämorrhagische Bronchitis *f*, Bronchitis haemorrhagica, Bronchospirochaetosis Castellani
bron|cho|spi|rom|e|try [ˌbrɑŋkəʊspaɪ'rɑmətrɪ] *noun* Bronchospirometrie *f*
bron|cho|stax|is [ˌbrɑŋkəʊ'stæksɪs] *noun* Bronchostaxis *f*
bron|cho|ste|no|sis [ˌbrɑŋkəʊstɪ'nəʊsɪs] *noun* Bronchostenose *f*, Bronchusstenose *f*
bron|cho|ste|not|ic [ˌbrɑŋkəʊstɪ'nɑtik] *adj* Bronchostenose betreffend, bronchostenotisch
bron|chos|to|my [brɑn'kɑstəmɪ] *noun* Bronchostomie *f*
bron|chot|o|my [brɑn'kɑtəmɪ] *noun* Bronchotomie *f*
bron|cho|tra|che|al [ˌbrɑŋkəʊ'treɪkɪəl] *adj* Bronchien und Luftröhre/Trachea betreffend oder verbindend, bronchotracheal, tracheobronchial
bron|cho|tra|che|os|co|py [ˌbrɑŋkəʊˌtreɪkɪ'ɑskəpɪ] *noun* Bronchotracheoskopie *f*
bron|cho|ve|sic|u|lar [ˌbrɑŋkəʊvə'sɪkjələr] *adj* Bronchiole(n) und Lungenbläschen/Alveolen betreffend oder verbindend, bronchoalveolär, bronchovesikulär, bronchiolo-alveolär
bron|chus ['brɑŋkəs] *noun, plural* **-chi** [-kaɪ] Luftröhrenast *m*, Bronchus *m*
anterior basal segment bronchus Bronchus segmentalis basalis anterior
anterior basal segmental bronchus Bronchus segmentalis basalis anterior
anterior posterior bronchus Bronchus anterior posterior
anterior segment bronchus Bronchus segmentalis anterior
anterior segmental bronchus Bronchus segmentalis anterior
apical bronchus Bronchus segmentalis apicalis
apical segment bronchus Bronchus segmentalis apicalis

B

apical segmental bronchus Bronchus segmentalis apicalis
apicoposterior segment bronchus Bronchus segmentalis apicoposterior
apicoposterior segmental bronchus Bronchus segmentalis apicoposterior
cardiac bronchus Bronchus segmentalis basalis medialis, Bronchus cardiacus
eparterial bronchus Bronchus lobaris superior dexter, Ramus bronchialis eparterialis
inferior lingular bronchus Bronchus lingularis inferior
lateral basal segment bronchus Bronchus segmentalis basalis lateralis
lateral basal segmental bronchus Bronchus segmentalis basalis lateralis
lateral segment bronchus Bronchus segmentalis lateralis
lateral segmental bronchus Bronchus segmentalis lateralis
left inferior lobar bronchus Bronchus lobaris inferior sinister
left superior lobar bronchus Bronchus lobaris superior sinister
lobar bronchus Lappen-, Lobarbronchus *m*, Bronchus lobaris
main bronchus Primär-, Haupt-, Stammbronchus *m*, Bronchus principalis
medial basal segment bronchus Bronchus segmentalis basalis medialis, Bronchus cardiacus
medial segment bronchus Bronchus segmentalis medialis
medial segmental bronchus Bronchus segmentalis medialis
posterior basal segment bronchus Bronchus segmentalis basalis posterior
posterior basal segmental bronchus Bronchus segmentalis basalis posterior
posterior segment bronchus Bronchus segmentalis posterior
posterior segmental bronchus Bronchus segmentalis posterior
primary bronchus Primär-, Haupt-, Stammbronchus *m*, Bronchus principalis
principal bronchus → *primary bronchus*
right inferior lobar bronchus Bronchus lobaris inferior dexter
right middle lobar bronchus Bronchus lobaris medius dexter
right superior lobar bronchus Bronchus lobaris superior dexter
segment bronchus Segmentbronchus *m*, Bronchus segmentalis
stem bronchus Primär-, Haupt-, Stammbronchus *m*, Bronchus principalis
superior lingular bronchus Bronchus lingularis superior
superior segment bronchus Bronchus segmentalis superior
superior segmental bronchus Bronchus segmentalis superior

bron|to|pho|bia [ˌbrɑntəˈfəʊbɪə] *noun* Gewitterangst *f*, Brontophobie *f*

broth [brɑθ] *noun* Nährbrühe *f*, Nährbouillon *f*, Bouillon *f*

brow [braʊ] *noun* **1.** Stirn *f* **2.** (Augen-)Braue *f*

brown [braʊn] I *noun* Braun *nt*, braune Farbe *f*, brauner Farbstoff *m* II *adj* braun; bräunlich; (*Haar*) brünett III *vt* (*Haut*) bräunen IV *vi* braun werden, bräunen

Bru|cel|la [bruːˈselə] *noun* Brucella *f*
Brucella abortus Bang-Bazillus *m*, Brucella abortus, Bacterium abortus Bang
Brucella bronchiseptica Bordetella bronchiseptica
Brucella canis Brucella canis
Brucella melitensis Maltafieber-Bakterium *nt*, Bacterium melitensis, Brucella melitensis
Brucella suis Brucella suis, Bacterium abortus suis

bru|cel|lo|sis [bruːsəˈləʊsɪs] *noun* **1.** Brucellose *f* **2.** Maltafieber *nt*, Mittelmeerfieber *nt*
bovine brucellosis Rinderbrucellose *f*, Bang-Krankheit *f*
porcine brucellosis Schweinebrucellose *f*
swine brucellosis Schweinebrucellose *f*

Bru|gia [ˈbruːdʒɪə] *noun* Brugia *f*
Brugia malayi Malayenfilarie *f*, Brugia malayi, Wuchereria malayi

bruise [bruːz] *noun* **1.** Quetschung *f*, Prellung *f* **2.** blauer Fleck *m*, Bluterguss *m*
chest bruise Brustkorbprellung *f*, Contusio thoracis

bruit [bruːt] *noun* Bruit *m*
bruit de diable Nonnensausen *nt*, -geräusch *nt*, Kreiselgeräusch *nt*, Bruit de diable
jugular bruit Nonnensausen *nt*, -geräusch *nt*, Kreiselgeräusch *nt*, Bruit de diable
systolic bruit systolisches (Herz-)Geräusch *nt*, Systolikum *nt*
thyroid bruit (auskultatorisches) Schwirren *nt* über der Schilddrüse
Traube's bruit Galopp(rhythmus *m*) *m*

brux|ism [ˈbrʌksɪzəm] *noun* (unwillkürliches) Zähneknirschen *nt*, Bruxismus *m*

bry|o|ny [ˈbraɪəniː] *noun* Zaunrübe *f*, Bryonia

B-scan *noun* (*Ultraschall*) B-Scan *m*, B-Mode *m/nt*

bu|bo [ˈb(j)uːbəʊ] *noun, plural* **bu|boes** entzündlich-vergrößerter Lymphknoten *m*, Bubo *m*
climatic bubo Lymphogranuloma inguinale, Lymphogranuloma venereum, Lymphopathia venerea, Morbus Durand-Nicolas-Favre, klimatischer Bubo *m*, vierte Geschlechtskrankheit *f*, Poradenitis inguinalis
indolent bubo schmerzloser Bubo *m*, indolenter Bubo *m*, Bubo indolens
tropical bubo → *climatic bubo*

bu|bon|ic [b(j)uːˈbɑnɪk] *adj* Bubonen betreffend, Beulen-, Bubonen-

bu|bon|o|cele [b(j)uːˈbɑnəsiːl] *noun* inkompletter Leistenbruch *m*, Bubonozele *f*

bu|bon|u|lus [b(j)uːˈbɑnjələs] *noun* **1.** Bubonulus *m* **2.** Lymphangiitis dorsalis penis, Bubonulus *m*

bu|car|dia [b(j)uːˈkɑːrdɪə] *noun* Ochsenherz *nt*, Bukardie *f*, Cor bovinum

buc|cal [ˈbʌkəl] *adj* Wange/Bucca betreffend, bukkal, buccal

buc|ci|na|tor [ˈbʌksəneɪtər] *noun* Wangenmuskel *m*, Bukzinator *m*, Buccinator *m*, Musculus buccinator

buc|co|cer|vi|cal [bʌkəˈsɜrvɪkl] *adj* **1.** Wange und Hals betreffend, bukkozervikal **2.** (*Zahn*) bukkozervikal **3.** → *buccogingival*

buc|co|gin|gi|val [ˌbʌkəˈdʒɪndʒəvəl, -dʒɪnˈdʒaɪ-] *adj* **1.** Wange und Zahnfleisch/Gingiva betreffend, bukkogingival **2.** (*Zahn*) bukkogingival

buc|co|glos|so|pha|ryn|gi|tis [ˌbʌkəˌglɑsəʊˌfærɪnˈdʒaɪtɪs] *noun* Entzündung von Wange, Zunge und Rachen, Bukkoglossopharyngitis *f*

buc|co|la|bi|al [ˌbʌkəˈleɪbɪəl] *adj* Wange und Lippe/Labium betreffend oder verbindend, bukkolabial

buc|co|lin|gual [ˌbʌkəˈlɪŋgwəl] *adj* **1.** Wange und Zunge betreffend, bukkolingual **2.** (*Zahn*) bukkolingual

buc|co|max|il|lary [ˌbʌkəˈmæksəˌleriː, -mækˈsɪlərɪ] *adj* Wange und Oberkiefer/Maxilla betreffend oder verbindend, bukkomaxillär

buc|co|pha|ryn|ge|al [ˌbʌkəfəˈrɪndʒ(ɪ)əl] *adj* Wange oder Mund und Rachen/Pharynx betreffend oder verbindend, bukkopharyngeal

bu|chu [ˈbuːkuː] *noun* Bucco *f*, Barosma betulina, Diosma betulinum

buck|bean [ˈbʌkˌbiːn] *noun* Bitterklee *m*, Fieberklee *m*, Menyanthes trifoliata

B

buck|thorn [ˈbʌkˌθɔːrn] *noun* Faulbaum *m*, Rhamnus frangula, Frangula alnus
purging buckthorn Kreuzdorn *m*, Rhamnus catharticus
bud [bʌd] I *noun* Knospe *f*, Anlage *f* II *v* knospen, keimen
taste bud Geschmacksknospe *f*, Caliculus gustatorius, Gemma gustatoria
thuja buds Lebensbaumspitzen *pl*, Lebenskraut *nt*, Thujae occidentalis herba, Summitates Thujae
buf|fer [ˈbʌfər] I *noun* Puffer *m*; Pufferlösung *f* II *v* puffern, als Puffer wirken gegen
bicarbonate buffer Bicarbonatpuffer *m*
phosphate buffer Phosphatpuffer *m*
proteinate buffer Proteinpuffer *m*, Proteinatpuffer *m*, Proteinpuffersystem *nt*, Proteinatpuffersystem *nt*
bug [bʌg] *noun* **1.** Wanze *f*; Insekt *nt* **2.** Infekt *nt* **3.** Bazillus *m*, Erreger *m*
assassin bugs Raubwanzen *pl*, Reduviiden *pl*, Reduviidae *pl*
bugle|weed [ˈbjuːglˌwiːd] *noun* Wolfstrappkraut *nt*, Lycopi herba
cone-nosed bugs Raubwanzen *pl*, Reduviiden *pl*, Reduviidae *pl*
build [bɪld] *noun* **1.** Körperbau *m*, Statur *f*, Figur *f* **2.** Form *f*, Gestalt *f*
bulb [bʌlb] I *noun* **1.** (*anatom.*) Bulbus *m* **2.** (Glas-)Ballon *m*, (Glüh-)Birne *f*, (*Thermometer*) Kolben *m* II *v* anschwellen
aortic bulb Aortenbulbus *m*, Bulbus aortae
arterial bulb Aortenbulbus *m*, Bulbus aortae
duodenal bulb Bulbus duodeni, Pars superior duodeni
end bulb Endkörperchen *nt*, -kolben *m*
bulb of eye Augapfel *m*, Bulbus oculi
hair bulb Haarzwiebel *f*, Bulbus pili
bulb of heart Bulbus cordis
inferior bulb of jugular vein Bulbus inferior venae jugularis
bulbs of Krause Krause-Endkolben *pl*, Corpuscula bulboidea
bulb of occipital horn of lateral ventricle Bulbus cornus posterioris
ocular bulb Augapfel *m*, Bulbus oculi
olfactory bulb Riechkolben *m*, -kegel *m*, Bulbus olfactorius
bulb of penis Bulbus penis
bulb of posterior horn of lateral ventricle Bulbus cornus posterioris
superior bulb of jugular vein Bulbus superius venae jugularis
terminal bulbs of Krause Krause-Endkolben *pl*, Corpuscula bulboidea
bulb of vestibule of vagina Schwellkörper *m* des Scheidenvorhofes, Bulbus vestibuli
vestibulovaginal bulb Schwellkörper *m* des Scheidenvorhofes, Bulbus vestibuli
bul|bar [ˈbʌlbər, -bɑːr] *adj* **1.** Bulbus betreffend, bulbär, Bulbär-, Bulbus- **2.** Medulla oblongata betreffend, bulbär
bul|bi|tis [bʌlˈbaɪtɪs] *noun* Entzündung des Bulbus penis, Bulbitis *f*
bul|bo|a|tri|al [ˌbʌlbəʊˈeɪtrɪəl] *adj* Bulbus cordis und Herzvorhof/Atrium betreffend, bulboatrial
bul|bo|spi|nal [ˌbʌlbəʊ ˈspaɪnl] *adj* **1.** Markhirn und Rückenmark/Medulla spinalis betreffend oder verbindend, bulbospinal, spinobulbär **2.** Rückenmark und Bulbus medullae spinalis betreffend oder verbindend, spinobulbär, bulbospinal
bul|bo|u|re|thral [ˌbʌlbəʊjʊəˈriːθrəl] *adj* Bulbus penis und Harnröhre/Urethra betreffend, bulbourethral, urethrobulbär
bu|li|mi|a [b(j)uːˈlɪmɪə, -ˈliː-] *noun* **1.** Heißhunger *m*, Ess-, Fresssucht *f*, Hyperorexie *f*, Bulimie *f* **2.** Bulimia nervosa *f*, Bulimarexie *f*, Fress-Kotzsucht *f*, Ess-Brechsucht *f*
bu|lim|ic [b(j)uːˈlɪmɪk, -ˈliː-] *adj* Bulimie betreffend, bulimisch
bulk|age [ˈbʌlkɪdʒ] *noun* Ballaststoffe *pl*
bul|la [ˈbʊlə] *noun, plural* **bul|lae** [ˈbʊliː, ˈbʊlaɪ] **1.** (*dermatol.*) Blase *f*, Bulla *f* **2.** (*anatom.*) blasenähnliche Struktur *f*, Höhle *f*, Bulla *f*
ethmoidal bulla Bulla ethmoidalis
bul|lo|sis [bʊˈləʊsɪs] *noun* Bullosis *f*, Epidermolysis bullosa
diabetic bullosis Bullosis diabeticorum
bul|lous [ˈbʊləs, ˈbʌl-] *adj* Bullae betreffend, durch Bullae gekennzeichnet, bullös, (groß-)blasig
bun|dle [ˈbʌndl] I *noun* Bündel *nt* II *v* bündeln
Arnold's bundle Arnold-Bündel *nt*, Tractus frontopontinus
atrioventricular bundle His-Bündel *nt*, Fasciculus atrioventricularis
AV bundle → *atrioventricular bundle*
Bachmann's bundle Bachmann-Interaurikularbündel *nt*
basic bundles of spinal cord Binnen-, Elementar-, Grundbündel *pl* des Rückenmarks, Intersegmentalfaszikel *pl*, Fasciculi proprii
collagen fiber bundle Kollagenfaserbündel *nt*
fiber bundle Faserbündel *nt*
fundamental bundles of spinal cord Binnen-, Elementar-, Grundbündel *pl* des Rückenmarks, Intersegmentalfaszikel *pl*, Fasciculi proprii
ground bundles of spinal cord Binnen-, Elementar-, Grundbündel *pl* des Rückenmarks, Intersegmentalfaszikel *pl*, Fasciculi proprii
Held's bundle Held-Bündel *nt*, Tractus vestibulospinalis
Helweg's bundle Helweg-Dreikantenbahn *f*, Tractus olivospinalis
bundle of His His-Bündel *nt*, Fasciculus atrioventricularis
Keith-Flack's bundle Keith-Flack-Bündel *nt*, Sinuatrialbündel *nt*
Kent's bundle Kent-Bündel *nt*
Kent-His bundle His-Bündel *nt*, Fasciculus atrioventricularis
medial forebrain bundle mediales Vorderhirnbündel *nt*, Fasciculus prosencephalicus medialis
Meynert's bundle Meynert-Bündel *nt*, Fasciculus retroflexus, Tractus habenulointerpeduncularis
Monakow's bundle Monakow-Bündel *nt*, Tractus rubrospinalis
muscle bundle Muskelbündel *nt*
neurovascular bundle Gefäßnervenbündel *nt*
primary bundle Primärbündel *nt*
Schütz' bundle Schütz-(Längs-)Bündel *nt*, dorsales Längsbündel *nt*, Fasciculus longitudinalis dorsalis
secondary bundle Sekundärbündel *nt*
sinoatrial bundle Keith-Flack-Bündel *nt*, Sinuatrialbündel *nt*
bundle of Stanley Kent His-Bündel *nt*, Fasciculus atrioventricularis
thalamomamillary bundle Vicq d'Azyr-Bündel *nt*, Fasciculus mammillothalamicus
transverse bundles of palmar aponeurosis Fasciculi transversi aponeurosis palmaris
Türck's bundle Türck-Bündel *nt*, Tractus temporopontinus
buph|thal|mos [ˌb(j)ufˈθælməs] *noun* Buphthalmus *m*
bur|dock [ˈbɜrdɑk] *noun* Klette *f*, Arctium
burn [bɜrn] I *noun* **1.** Verbrennen *nt* **2.** Brandwunde *f*, Verbrennung *f* II *vt* ab-, verbrennen, versengen III *vi* **3.** (ver-)brennen, anbrennen, versengen **4.** verbrennen, oxydieren

caustic burn Verätzung *f*
chemical burn chemische Verbrennung *f*, Verätzung *f*
corrosive burn Verätzung *f*
first degree burn Verbrennung *f* 1. Grades
full-thickness burn Verbrennung *f* 3. Grades
second degree burn type a Verbrennung Grad 2a
second degree burn type b Verbrennung Grad 2b
superficial burn Verbrennung *f* 1. Grades
third degree burn Verbrennung *f* 3. Grades

burp [bɜrp] **I** *noun* Aufstoßen *nt*, Rülpsen *nt*; Rülpser *m*; Bäuerchen *nt* **II** *v* aufstoßen, rülpsen; ein Bäuerchen machen

bur|row ['bɜrəʊ, 'bʌrəʊ] *noun* **1.** (*dermatol.*) Hautgang *m* **2.** (*patholog.*) Fistel *f*

bur|sa ['bɜrsə] *noun, plural* **-sae** [-siː] **1.** Beutel *m*, Tasche *f*, Aussackung *f*, Bursa *f* **2.** Schleimbeutel *m*, Bursa synovialis

bursa of Achilles (tendon) Bursa tendinis calcanei
acromial bursa Bursa subdeltoidea
anconeal bursa Bursa subcutanea olecrani
anconeal bursa of triceps muscle Bursa subtendinea musculi tricipitis brachii
anserine bursa Bursa anserina
anterior genual bursa Bursa anserina
bursa of anterior tibial muscle Bursa subtendinea musculi tibialis anterioris
bicipital bursa Bursa subtendinea musculi bicipitis femoris inferior
bicipitoradial bursa Bursa bicipitoradialis
Boyer's bursa Boyer-Schleimbeutel *m*
calcaneal bursa Bursa tendinis calcanei
coracobrachial bursa Bursa musculi coracobrachialis
coracoid bursa Bursa subtendinea musculi subscapularis
cubitoradial bursa Bursa cubitalis interossea
deep infrapatellar bursa Bursa subtendinea prepatellaris
deep patellar bursa Bursa subtendinea prepatellaris
deltoid bursa Bursa subacromialis
external inferior genual bursa Bursa subtendinea musculi bicipitis femoris inferior
bursa of Fabricius Bursa Fabricii
fibular bursa Bursa subtendinea musculi bicipitis femoris inferior
gastrocnemiosemimembranous bursa Bursa musculi semimembranosi
gluteal intermuscular bursae Bursae intermusculares musculorum gluteorum
gluteotuberosal bursa Bursa ischiadica musculi glutei maximi
hyoid bursa Bursa retrohyoidea, Bursa subcutanea prominentiae laryngeae
iliopectineal bursa Bursa iliopectinea
bursa of iliopsoas muscle Bursa subtendinea iliaca
iliopubic vesicular bursa Bursa iliopectinea
inferior subtendinous bursa of biceps femoris muscle Bursa subtendinea musculi bicipitis femoris inferior
infrahyoid bursa Bursa infrahyoidea
internal superior genual bursae Bursae subtendineae musculi sartorii
internal supracondyloid bursa Bursa subtendinea musculi gastrocnemii medialis
interosseous cubital bursa Bursa cubitalis interossea
intratendinous bursa of olecranon Bursa intratendinea olecrani
intratendinous supraanconeal bursa Bursa intratendinea olecrani
ischiadic bursa Bursa ischiadica musculi obturatoris interni
ischial bursa of gluteus maximus muscle Bursa ischiadica musculi glutei maximi
ischial bursa of internal obturator muscle Bursa ischiadica musculi obturatoris interni
lateral bursa of gastrocnemius muscle Bursa subtendinea musculi gastrocnemii lateralis
bursa of lateral head of gastrocnemius muscle Bursa subtendinea musculi gastrocnemii lateralis
bursa of latissimus dorsi muscle Bursa subtendinea musculi latissimi dorsi
Luschka's bursa Bursa pharyngealis
medial bursa of gastrocnemius muscle Bursa subtendinea musculi gastrocnemii medialis
bursa of medial head of gastrocnemius muscle Bursa subtendinea musculi gastrocnemii medialis
medial supracondyloid bursa Bursa subtendinea musculi gastrocnemii medialis
middle patellar bursa Bursa subfascialis prepatellaris
Monro's bursa Bursa intratendinea olecrani
mucous bursa Schleimbeutel *m*, Bursa synovialis
olecranon bursa Bursa subcutanea olecrani
omental bursa Netzbeutel *m*, Bauchfelltasche *f*, Bursa omentalis
patellar bursa Bursa subcutanea tuberositatis tibiae
pharyngeal bursa Bursa pharyngealis
piriform bursa Bursa musculi piriformis
bursa of piriform muscle Bursa musculi piriformis
popliteal bursa Recessus subpopliteus, Bursa musculi poplitei
bursa of popliteal muscle Bursa musculi poplitei, Recessus subpopliteus
postcalcaneal bursa Bursa subcutanea calcanea
posterior genual bursa Bursa musculi semimembranosi
prepatellar bursa Bursa prepatellaris
prespinous patellar bursa Bursa subcutanea tuberositatis tibiae
pretibial bursa Bursa subcutanea tuberositatis tibiae
bursa of quadratus femoris muscle Bursa subtendinea iliaca
retrohyoid bursa Bursa retrohyoidea
sciatic bursa of gluteus maximus muscle Bursa ischiadica musculi glutei maximi
sciatic bursa of obturator internus muscle Bursa ischiadica musculi obturatoris interni
bursa of semimembranosus muscle Bursa musculi semimembranosi
semimembranous bursa Bursa musculi semimembranosi
semitendinous bursa Bursa musculi bicipitis femoris superior
subachilleal bursa Bursa tendinis calcanei
subacromial bursa Bursa subacromialis
subcalcaneal bursa Bursa subcutanea calcanea
subcoracoid bursa Bursa musculi coracobrachialis
subcutaneous bursa subkutan liegender Schleimbeutel *m*, Bursa subcutanea
subcutaneous acromial bursa Bursa subcutanea acromialis
subcutaneous calcaneal bursa Bursa subcutanea calcanea
subcutaneous infrapatellar bursa Bursa subcutanea infrapatellaris
subcutaneous bursa of lateral malleolus Bursa subcutanea malleoli lateralis
subcutaneous bursa of medial malleolus Bursa subcutanea malleoli medialis
subcutaneous bursa of olecranon Bursa subcutanea olecrani
subcutaneous patellar bursa Bursa subcutanea prepatellaris
subcutaneous prepatellar bursa Bursa subcutanea prepatellaris
subcutaneous bursa of prominence of larynx Bursa subcutanea prominentiae laryngeae

subcutaneous synovial bursa Bursa subcutanea
subcutaneous trochanteric bursa Bursa subcutanea trochanterica
subcutaneous bursa of tuberosity of tibia Bursa subcutanea tuberositatis tibiae
subdeltoid bursa Bursa subdeltoidea
subfascial bursa subfaszialer Schleimbeutel *m*, Bursa subfascialis
subfascial prepatellar bursa Bursa subfascialis prepatellaris
subfascial synovial bursa subfaszialer Schleimbeutel *m*, Bursa subfascialis
subhyoid bursa Bursa subcutanea prominentiae laryngeae, Bursa retrohyoidea
subiliac bursa **1.** Bursa iliopectinea **2.** Bursa subtendinea iliaca
subligamentous bursa Bursa infrapatellaris profunda
submuscular bursa submuskulärer Schleimbeutel *m*, Bursa submuscularis
submuscular synovial bursa submuskulärer Schleimbeutel *m*, Bursa submuscularis
subpatellar bursa Bursa subcutanea infrapatellaris
subtendinous bursa subtendinöser Schleimbeutel *m*, Bursa subtendinea
subtendinous iliac bursa Bursa subtendinea iliaca
subtendinous bursa of infraspinatus muscle Bursa subtendinea musculi infraspinati
subtendinous bursa of obturator internus muscle Bursa subtendinea musculi obturatorii interni
subtendinous prepatellar bursa Bursa subtendinea prepatellaris
subtendinous bursae of sartorius muscle Bursae subtendineae musculi sartorii
subtendinous bursa of subscapularis muscle Bursa subtendinea musculi subscapularis
subtendinous synovial bursa Bursa subtendinea
subtendinous bursa of teres major muscle Bursa subtendinea musculi teretis majoris
subtendinous bursa of tibialis anterior muscle Bursa subtendinea musculi tibialis anterioris
subtendinous bursa of tibialis posterior muscle Bursa subtendinea musculi tibialis posterioris
subtendinous bursa of trapezius muscle Bursa subtendinea musculi trapezii
subtendinous bursa of triceps muscle Bursa subtendinea musculi tricipitis brachii
superficial inferior infrapatellar bursa Bursa subcutanea tuberositatis tibiae
superior bursa of biceps femoris muscle Bursa musculi bicipitis femoris superior
suprapatellar bursa Bursa suprapatellaris
synovial bursa Schleimbeutel *m*, Bursa synovialis
synovial bursa of trochlea Sehnenscheide *f* des Nervus obliquus superior, Bursa synovialis trochlearis, Vagina synovialis/tendinis nervi obliqui superioris
synovial trochlear bursa → *synovial bursa of trochlea*
bursa of tensor veli palatini muscle Bursa musculi tensoris veli palatini
thyrohyoid bursa Bursa subcutanea prominentiae laryngealis
trochanteric bursa of gluteus maximus muscle Bursa trochanterica musculi glutei maximi
trochanteric bursae of gluteus medius muscle Bursae trochantericae musculi glutei medii
trochanteric bursa of gluteus minimus muscle Bursa trochanterica musculi glutei minimi
tuberoischiadic bursa Bursa ischiadica musculi obturatoris interni
ulnoradial bursa Bursa cubitalis interossea

bursa-equivalent *noun* Bursa-Äquivalent *nt*

bur|sal ['bɜrsl] *adj* Schleimbeutel/Bursa betreffend, Schleimbeutel-

bur|sec|to|my [bɜr'sektəmɪ] *noun* Schleimbeutelentfernung *f*, -resektion *f*, Bursektomie *f*

bur|sit|ic [bɜr'saɪtɪk] *adj* Schleimbeutelentzündung/Bursitis betreffend, bursitisch

bur|si|tis [bɜr'saɪtɪs] *noun* Schleimbeutelentzündung *f*, Bursitis *f*
Achilles bursitis Entzündung der Bursa tendinis calcanei, Achillobursitis *f*, Bursitis achillea
adhesive bursitis Duplay-Schultersteife *f*, Frozen shoulder *nt*, Periarthropathia humeroscapularis
popliteal bursitis Baker-Zyste *f*
radiohumeral bursitis Entzündung des Epicondylus lateralis humeri, Tennisellenbogen *m*, Epicondylitis humeri radialis
retrocalcaneal bursitis Entzündung der Bursa tendinis calcanei, Achillobursitis *f*, Bursitis achillea

bur|sop|a|thy [bɜr'sɑpəθɪ] *noun* Schleimbeutelerkrankung *f*, Bursopathie *f*

bur|sot|o|my [bɜr'sɑtəmɪ] *noun* Schleimbeuteleröffnung *f*, Bursotomie *f*

but|ter|bur ['bʌtər,bɜr] *noun* Pestwurz *f*, Petasites hybridus

but|tock ['bʌtək] *noun* **1.** Gesäßbacke *f* **2.** buttocks *plural* Gesäß *nt*, Hinterbacken *pl*, Clunes *pl*, Nates *pl*

bu|tyr|o|cho|lin|es|ter|ase [,bju:tɪərəʊ,kəʊlə'nestəreɪz] *noun* unspezifische/unechte Cholinesterase *f*, Pseudocholinesterase *f*, β-Cholinesterase *f*, Butyrylcholinesterase *f*, Typ II-Cholinesterasse *f*

by-effect *noun* Nebenwirkung *f*

by|pass ['baɪpæs, -pɑ:s] *noun* **1.** (*chirurg.*) Umgehungsplastik *f*, -anastomose *f*, Bypass *m*; Shunt *m* **2.** (*physik.*) Nebenschluss *m*, Shunt *m*
aortocoronary bypass aortokoronarer Bypass *m*
aortofemoral bypass aortofemoraler Bypass *m*
biliary-intestinal bypass biliodigestive Anastomose; biliodigestive Fistel *f*
coronary bypass aorto-koronarer Bypass *m*
coronary artery bypass aorto-koronarer Bypass *m*
femoropopliteal bypass femoropoplitealer Bypass *m*
ileal bypass Ileumausschaltung *f*, ilealer/jejunaler Bypass/Shunt *m*
intestinal bypass Enteroanastomose *f*
jejunal bypass Ileumausschaltung *f*, ilealer/jejunaler Bypass/Shunt *m*
jejunoileal bypass **1.** jejunoilealer Bypass/Shunt *m* **2.** Ileumausschaltung *f*, ilealer/jejunaler Bypass/Shunt *m*
venous bypass Venenbypass *m*

bys|si|no|sis [bɪsə'nəʊsɪs] *noun* Baumwollfieber *nt*, Baumwollpneumokoniose *f*, Baumwollstaubpneumokoniose *f*, Byssinose *f*

bys|si|not|ic [bɪsə'nɑtɪk] *adj* Byssinose betreffend, byssinotisch

C

Ca-carrier *noun* Ca-Carrier *m*, Calcium-Carrier *m*
ca|ca|tion [kæ'keɪʃn] *noun* Darmentleerung *f*, Stuhlgang *m*, Defäkation *f*
ca|chec|tic [kə'kektɪk] *adj* Kachexie betreffend, ausgezehrt, kachektisch
ca|chec|tin [kə'kektɪn] *noun* Tumor-Nekrose-Faktor *m*, Cachectin *nt*
ca|chex|ia [kə'keksɪə] *noun* Auszehrung *f*, Kachexie *f*, Cachexia *f*
cac|o|chyl|ia [ˌkækəʊ 'kaɪlɪə] *noun* **1.** (*patholog.*) Kakochylie *f* **2.** Verdauungsstörung *f*, Indigestion *f*
cac|o|geu|sia [ˌkækəʊ 'gjuːʒ(ɪ)ə] *noun* Kakogeusie *f*
ca|cos|mia [kə'kɑzmɪə] *noun* Kakosmie *f*
ca|dav|er [kə'dævər] *noun* Leiche *f*, Leichnam *m*; Kadaver *m*
ca|dav|er|ic [kə'dævərɪk] *adj* Leiche betreffend, leichenhaft, Leichen-, Kadaver-
ca|dav|er|ine [kə'dævəriːn] *noun* Kadaverin *nt*, Cadaverin *nt*, Pentamethylendiamin *nt*, 1,5-Diaminopentan *nt*
Ca^{2+}-dependent *adj* Ca^{2+}-abhängig
cad|mi|um ['kædmɪəm] *noun* Kadmium *nt*, Cadmium *nt*
ca|du|ca [kə'duːkə] *noun* Schwangerschaftsendometrium *nt*, Dezidua *f*, Decidua *f*, Caduca *f*, Decidua membrana, Membrana deciduae
caf|feine [kæ'fiːn, 'kæfiːɪn] *noun* Koffein *nt*, Coffein *nt*, Methyltheobromin *nt*
caj|e|put ['kædʒəpət] *noun* Cajeput *m*, Melaleuca cajeputi, Melaleuca leucadendra, Melaleuca quinquenervia
cal|a|mus ['kæləməs] *noun* **1.** Kalmus *m*, Acorus calamus **2.** Kalmuswurzelstock *m*, Calami rhizoma
cal|ca|ne|al [kæl'keɪnɪəl] *adj* Fersenbein/Kalkaneus betreffend, kalkaneal
cal|ca|ne|i|tis [kælˌkeɪnɪ'aɪtɪs] *noun* Entzündung des Fersenbeins, Kalkaneitis *f*, Fersenbeinentzündung *f*, Kalkaneusentzündung *f*
calcaneo- *präf.* Ferse(nbein)-, Kalkaneo-
cal|ca|ne|o|as|trag|a|loid [ˌkælˌkeɪnɪəʊə'strægəgɔɪd] *adj* Sprungbein/Talus und Fersenbein/Kalkaneus betreffend oder verbindend, talokalkaneal
cal|ca|ne|o|cu|boid [ˌkælˌkeɪnɪəʊ'kjuːbɔɪd] *adj* Fersenbein und Würfelbein/Kuboid betreffend oder verbindend, kalkaneokuboidal
cal|ca|ne|o|dyn|ia [ˌkælˌkeɪnɪəʊ'diːnɪə] *noun* Fersenschmerz(en *pl*) *m*, Kalkaneodynie *f*
cal|ca|ne|o|fib|u|lar [ˌkælˌkeɪnɪəʊ'fɪbjələr] *adj* Fersenbein und Wadenbein/Fibula betreffend oder verbindend, kalkaneofibular
cal|ca|ne|o|na|vic|u|lar [ˌkælˌkeɪnɪəʊnə'vɪkjələr] *adj* Fersenbein und Kahnbein/Os naviculare betreffend oder verbindend, kalkaneonavikular
cal|ca|ne|o|scaph|oid [ˌkælˌkeɪnɪəʊ'skæfɔɪd] *adj* Fersenbein und Kahnbein/Os naviculare betreffend oder verbindend, kalkaneonavikular
cal|ca|ne|o|tib|i|al [ˌkælˌkeɪnɪəʊ'tɪbɪəl] *adj* Fersenbein und Schienbein/Tibia betreffend oder verbindend, kalkaneotibial, tibiokalkanear
cal|ca|ne|um [kæl'keɪnɪəm] *noun* Fersenbein *nt*, Kalkaneus *m*, Calcaneus *m*
cal|ca|ne|us [kæl'keɪnɪəs] *noun, plural* **-nei** [-nɪaɪ] **1.** Fersenbein *nt*, Kalkaneus *m*, Calcaneus *m* **2.** Hackenfuß *m*, Pes calcaneus
cal|ca|no|dyn|ia [ˌkælkənəʊ'diːnɪə] *noun* Fersenschmerz(en *pl*) *m*, Kalkaneodynie *f*
cal|car avis ['kælkɑr] Calcar avis
femoral calcar Schenkelsporn *m*, Calcar femorale
cal|car|i|u|ria [kælˌkeərɪ'(j)ʊərɪə] *noun* Kalkariurie *f*
cal|ci|co|sil|i|co|sis [ˌkælsɪkəʊˌsɪlə'kəʊsɪs] *noun* Kalzikosilikose *f*
cal|ci|co|sis [kælsɪ'kəʊsɪs] *noun* Kalzikosis *f*
cal|ci|di|ol [ˌkælsɪ'daɪɔl, -əʊl] *noun* 25-Hydroxycholecalciferol *nt*, Calcidiol *nt*
cal|cif|e|di|ol [ˌkælsɪfə'daɪɔl, -əʊl] *noun* → *calcidiol*
cal|cif|er|ol [kæl'sɪfərɔl, -rɑl] *noun* **1.** Calciferol *nt*, Vitamin D *nt* **2.** Ergocalciferol *nt*, Vitamin D_2 *nt*
cal|ci|fi|ca|tion [ˌkælsəfɪ'keɪʃn] *noun* Kalkbildung *f*
medial calcification Mediaverkalkung *f*, Mediasklerose *f*
metastatic calcification metastatische Verkalkung/Kalzinose *f*, Calcinosis metastatica
Mönckeberg's medial calcification Mönckeberg-Sklerose *f*, -Mediaverkalkung *f*, -Mediasklerose *f*
pulp calcification kalkige Degeneration *f*, diffuse Pulpaverkalkung *f*
cal|ci|fied ['kælsɪfaɪd] *adj* verkalkt, kalzifiziert
cal|ci|no|sis [ˌkælsɪ'nəʊsɪs] *noun* Kalzinose *f*, Calcinosis *f*
metabolic calcinosis Calcinosis metabolica
metastatic calcinosis metastatische Verkalkung/Kalzinose *f*, Calcinosis metastatica
metastatic pulmonary calcinosis metastatische Lungenkalzinose *f*, Bimsstein-, Tuffsteinlunge *f*
cal|ci|no|tic [ˌkælsɪ'nɑtɪk] *adj* Kalzinose betreffend, kalzinotisch
cal|ci|pe|nia [ˌkælsɪ'piːnɪə] *noun* Calciummangel *m*, Kalzipenie *f*
cal|ci|phy|lac|tic [ˌkælsɪfɪ'læktɪk] *adj* Kalziphylaxie betreffend, kalziphylaktisch
cal|ci|phy|lax|is [ˌkælsɪfɪ'læksɪs] *noun* Kalziphylaxie *f*
cal|ci|priv|ic [ˌkælsɪ'prɪvɪk] *adj* durch Calciummangel hervorgerufen oder bedingt, kalzipriv
cal|ci|to|nin [ˌkælsɪ'təʊnɪn] *noun* Kalzitonin *nt*, Calcitonin *nt*, Thyreocalcitonin *nt*
cal|ci|tri|ol [kæl'sɪtrɪɔl, -ɑl] *noun* 1,25-Dihydroxycholecalciferol *nt*, Calcitriol *nt*
cal|ci|um ['kælsɪəm] *noun* Kalzium *nt*, Calcium *nt*
calcium-ATPase *noun* Calcium-ATPase *f*, Calcium-ATPase-System *nt*, Ca-ATPase *f*
cal|ci|u|ria [kælsə'(j)ʊərɪə] *noun* Kalziurie *f*
cal|cu|lar|y ['kælkjəˌleriː, -lərɪ] *adj* Stein(bildung) betreffend, kalkulös
cal|cu|lo|sis [kælkjə'ləʊsɪs] *noun* Lithiasis *f*
cal|cu|lous ['kælkjələs] *adj* Stein(bildung) betreffend, kalkulös
cal|cu|lus ['kælkjələs] *noun, plural* **cal|cu|li** ['kælkjəlaɪ] Steinchen *nt*, Konkrement *nt*, Stein *m*, Kalkulus *m*, Calculus *m*
biliary calculus Gallenstein *m*, Cholelith *m*, Calculus biliaris/felleus
bladder calculus (Harn-)Blasenstein *m*, Zystolith *m*, Calculus vesicae
bronchial calculus Bronchialstein *m*, Broncholith *m*, Calculus bronchialis
choledochal calculus Choledochusstein *m*, Choledocholith *m*
cholesterol calculus Cholesterinstein *m*
cholesterol-pigment-calcium calculus Cholesterinpigmentkalkstein *m*
coral calculus Korallenstein *m*, Hirschgeweihstein *m*, (Becken-)Ausgussstein *m*
dental calculus Zahnstein *m*, Odontolith *m*, Calculus dentalis
intestinal calculus Darmstein *m*, Enterolith *m*
lacrimal calculus Tränenstein *m*, Dakryolith *m*
lung calculus Bronchialstein *m*, Broncholith *m*, Calcu-

lus bronchialis
pelvic cast calculus (Nieren-)Beckenausgussstein *m*
pigment calculus Pigmentstein *m*
pulmonary calculus Pneumolith *m*
renal calculus Nierenstein *m*, Nephrolith *m*, Calculus renalis
salivary calculus **1.** Speichelstein *m*, Sialolith *m* **2.** supragingivaler Zahnstein *m*
staghorn calculus Korallenstein *m*, Hirschgeweihstein *m*, (Becken-)Ausgussstein *m*
urinary calculus Harnstein *m*, -konkrement *nt*, Urolith *m*
vesical calculus Blasenstein *m*, Zystolith *m*, Calculus vesicae

callenldula [kə'lendʒələ] *noun* Ringelblume *f*, Calendula (officinalis)

calf [kæf, kɑːf] *noun, plural* **calves** [-vz] Wade *f*, (*anatom.*) Sura *f*

callilcecltalsis [ˌkælɪ'sektəsɪs] *noun* Nierenkelchdilatation *f*, Kalikektasie *f*

callilcecltolmy [ˌkælɪ'sektəmɪ] *noun* operative Nierenkelchentfernung *f*, Kalikektomie *f*
renal calices Nierenkelche *pl*, Calices renales

callilecltalsis [ˌkælɪ'ektəsɪs] *noun* Kaliektasie *f*, Pyelokalikektasie *f*

callilolplasity ['kælɪəplæstɪ] *noun* Kalikoplastik *f*

callilotlolmy [kælɪ'ɑtəmɪ] *noun* Kalikotomie *f*

callix ['keɪlɪks, 'kæ-] *noun, plural* **callilces** [-lɪsiːz] Kelch *m*, kelchförmige Struktur *f*, Calix *m*
major renal calices Calices renales majores, große Nierenkelche *pl*
minor renal calices Calices renales minores, kleine Nierenkelche *pl*

Callilphorlildae [ˌkælə'fɔːrəˌdiː] *plural* Schmeiß-, Goldfliegen *pl*, Calliphoridae *pl*

calllolsal [kæ'ləʊsl] *adj* Balken/Corpus callosum betreffend, Balken-

calllosliity [kæ'lɑsətɪ] *noun* **1.** Hornschwiele *f*, Kallus *m*, Callositas *f*, Callus *m* **2.** Gefühllosigkeit *f* (*to* gegenüber)

calllous ['kæləs] *adj* schwielig, verhärtet, verhornt, kallös

calllus ['kæləs] *noun, plural* **-lusles, callli** ['kælaɪ] **1.** Hornschwiele *f*, Kallus *m*, Callositas *f*, Callus *m* **2.** (Knochen-)Kallus *m*, Callus *m*
bony callus (Knochen-)Kallus *m*, Callus *m*
fracture callus (Fraktur-, Bruch-)Kallus *m*

calmlaltive ['kɑːmətɪv, 'kælmə-] *adj* beruhigend, sedierend, sedativ

callorlic [kə'lɑrɪk, 'kælərɪk] I *noun* Wärme *f* II *adj* **1.** Wärme betreffend, kalorisch, Wärme-, Energie- **2.** Kalorie(n) betreffend, kalorisch

callolrie ['kælərɪ] *noun* **1.** (Standard-)Kalorie *f*, (kleine) Kalorie *f*, Gramm-Kalorie *f* **2.** (große) Kalorie *f*, Kilokalorie *f*
gram calorie (Gramm-, Standard-)Kalorie *f*, kleine Kalorie *f*
large calorie große Kalorie *f*, Kilokalorie *f*
small calorie → *gram calorie*
standard calorie → *gram calorie*

callolrifilc [kælə'rɪfɪk] *adj* wärme-erzeugend, Wärme-, Kalori-

callorliigenlic [ˌkælərɪ'dʒenɪk] *adj* Wärme oder Energie entwickelnd, Wärme- oder Energiebildung fördernd, kalorigen

callolrimleter [ˌkælə'rɪmətər] *noun* Kalorimeter *nt*

callolrimleltry [ˌkælə'rɪmətrɪ] *noun* Wärmemessung *f*, Kalorimetrie *f*

callolry ['kælərɪ] *noun* → *calorie*

callvarlilal [ˌkæl'veərɪəl] *adj* Schädeldach/Calvaria betreffend, Schädeldach-, Kalotten-

callvarlilum [ˌkæl'veərɪəm] *noun, plural* **-varlila** [-rɪə] knöchernes Schädeldach *nt*, Kalotte *f*, Calvaria *f*

callvitiles [kæl'vɪʃɪˌiːz] *noun* Kahlheit *f*, Haarausfall *m*, -losigkeit *f*, Alopezie *f*, Alopecia *f*

calx [kælks] *noun, plural* **calxles, callces** ['kælsiːz] **1.** (*chem.*) Kalk *m*, Calciumoxid *nt* **2.** (*anatom.*) Ferse *f*, Fersenregion *f*, Calx *f*, Regio calcanea

callylcecltolmy [ˌkælərə'sektəmɪ] *noun* operative Nierenkelchentfernung *f*, Kalikektomie *f*

callylcle ['kælɪkl] *noun* kleiner Kelch *m*, kleine kelchartige Struktur *f*, Caliculus *m*

callylcolplasity ['kælɪkəʊplæstɪ] *noun* Kalikoplastik *f*

callylcotlolmy [kælɪ'kɑtəmɪ] *noun* Kalikotomie *f*

Callymlmaltolbacltelrilum [kəˌlɪmətəʊbæk'tɪərɪəm] *noun* Calymmatobacterium *nt*
Calymmatobacterium granulomatis Donovan-Körperchen *nt*, Calymmatobacterium granulomatis, Donovania granulomatis

callylolplasity ['kælɪəplæstɪ] *noun* Kalikoplastik *f*

callylotlolmy [ˌkælɪ'ɑtəmɪ] *noun* Kalikotomie *f*

callyx ['keɪlɪks, 'kæ-] *noun* Calix *m*, Kalix *m*

camlbilum ['kæmbɪəm] *noun* Kambiumschicht *f*

camptoldacltyllia [ˌkæm(p)tədæk'tiːlɪə] *noun* Kamptodaktylie *f*

camptoldacltylism [ˌkæm(p)tə'dæktəlɪzəm] *noun* Kamptodaktylie *f*

camptoldacltylly [ˌkæm(p)tə'dæktəlɪ] *noun* Kamptodaktylie *f*

camptolmellia [ˌkæm(p)tə'miːlɪə, -jə] *noun* Kamptomelie *f*, Kampomelie *f*

camptolmellic [ˌkæm(p)tə'melɪk] *adj* Kamptomelie betreffend, kamptomel, kampomel

Camlpyllolbaclter [ˌkæmpɪlə'bæktər] *noun* Campylobacter *m*
Campylobacter cinaedi Campylobacter cinaedi
Campylobacter coli Campylobacter coli
Campylobacter fennelliae Campylobacter fennelliae
Campylobacter fetus Campylobacter/Vibrio fetus
Campylobacter jejuni Campylobacter/Vibrio jejuni
Campylobacter pylori Campylobacter pylori, Helicobacter pylori

camlpyllolbacltelrilolsis [ˌkæmpɪləˌbæktɪərɪ'əʊsɪs] *noun* Campylobacteriose *f*

calnal [kə'næl] *noun* Gang *m*, Röhre *f*, Kanal *m*; (*anatom.*) Canalis *m*
abdominal canal Leistenkanal *m*, Canalis inguinalis
adductor canal Schenkel-, Adduktorenkanal *m*, Canalis adductorius
Alcock's canal Alcock-Kanal *m*, Canalis pudendalis
alimentary canal Verdauungskanal *m*, -trakt *m*, Canalis alimentarius/digestivus, Tractus alimentarius
alveolar canals Alveolarkanäle *pl*, Canales alveolares
alveolar canals of maxilla Alveolarkanälchen *pl*, Canales alveolares corporis maxillae
alveolodental canals Alveolarkanäle *pl*, Canales alveolares corporis maxillae
anal canal Analkanal *m*, Canalis analis
anorectal canal Anorektalkanal *m*
anterior palatine canal **1.** Canalis incisivus **2.** Foramen incisivum
anterior semicircular canal vorderer/oberer knöcherner Bogengang *m*, Canalis semicircularis anterior
canal of Arantius Ductus venosus
atrioventricular canal Atrioventrikularkanal *m*, AV-Kanal *m*
auditory canal Gehörgang *m*, Meatus acusticus
Bernard's canal Ductus pancreaticus accessorius
birth canal Geburtskanal *m*
bony semicircular canals Canales semicirculares, knöcherne Bogengänge *pl*
Braun's canal Canalis neurentericus
Braune's canal Geburtskanal *m*
Breschet's canals Breschet-Kanäle *pl*, Diploekanäle *pl*, Canales diploici

carotid canal Karotiskanal *m*, Canalis caroticus
carpal canal Handwurzelkanal *m*, -tunnel *m*, Karpalkanal *m*, -tunnel *m*, Canalis carpi
caudal canal Kauda(l)kanal *m*
central canals of modiolus longitudinale Spindel-/Modioluskanälchen *pl*, Canales longitudinales modioli cochleae
central canal of spinal cord Zentralkanal *m* des Rückenmarks, Canalis centralis medullae spinalis
central canal of vitreous body Cloquet-Kanal *m*, Canalis hyaloideus
cervical canal Canalis cervicis uteri, Gebärmutterhalskanal *m*, Zervikalkanal *m*
chorda tympani canal Chordakanal *m*, Canaliculus chordae tympani
ciliary canals Fontana-Räume *pl*, Spatia anguli iridocornealis
Cloquet's canal Cloquet-Kanal *m*, Canalis hyaloideus
cochlear canal (häutiger) Schneckengang *m*, Ductus cochlearis
condylar canal Kondylenkanal *m*, Canalis condylaris
Cotunnius' canal **1.** Cotunnius-Kanal *m*, Aqueductus vestibuli **2.** Canaliculus cochleae
crural canal of Henle Schenkelkanal *m*, Canalis femoralis
Cuvier's canal Cuvier-Gang *m*, -Kanal *m*
dentinal canals Canaliculi dentales
digestive canal Verdauungskanal *m*, -trakt *m*, Canalis alimentarius/digestivus, Tractus alimentarius
diploic canals Breschet-, Diploekanäle *pl*, Canales diploici
eustachian canal Ohrtrompete *f*, Eustach-Tube *f*, -Röhre *f*, Tuba auditiva/auditoria
external auditory canal äußerer Gehörgang *m*, Meatus acusticus externus
facial canal Fazialiskanal *m*, Canalis nervi facialis
canal for facial nerve Canalis nervi facialis
fallopian canal Fazialiskanal *m*, Canalis nervi facialis
femoral canal Canalis femoralis
Ferrein's canal Tränenkanal *m*, Rivus lacrimalis
flexor canal Handwurzelkanal *m*, -tunnel *m*, Karpalkanal *m*, -tunnel *m*, Canalis carpi
Fontana's canal Fontana-Kanal *m*, Sinus venosus sclerae
canal for tensor tympani muscle Semicanalis musculi tensoris *m*
ganglionic canal Rosenthal-Kanal *m*, Schneckenspindelkanal *m*, Canalis ganglionaris, Canalis spiralis modioli
Gartner's canal Gartner-Gang *m*, Ductus longitudinalis epoophori
gastric canal Magenstraße *f*, Canalis gastricus
gastrointestinal canal Magen-Darm-Trakt *m*, -Kanal *m*, Gastrointestinaltrakt *m*
Goyon's canal Goyon-Loge *f*, Ulnartunnel *m*
greater palatine canal Canalis palatinus major
great palatine canal Canalis palatinus major
Guyon's canal Ulnarisloge *f*, Guyon-Loge *f*, Ulnarkanal *m*
hair canal Haarkanal *m*
haversian canal Havers-Kanal *m*, Canalis nutricius/nutriens
hernial canal Bruchkanal *m*, -pforte *f*
Hunter's canal Adduktorenkanal *m*, Canalis adductorius
hyaloid canal Cloquet-Kanal *m*, Canalis hyaloideus
hypoglossal canal Canalis nervi hypoglossi
canaliculus of chorda tympani Chordakanal *m*, Canaliculus chordae tympani
canaliculus of cochlea Canaliculus cochleae
incisive canals Canales incisivi
inferior dental canal Unterkieferkanal *m*, Canalis mandibulae
infraorbital canal Infraorbitalkanal *m*, Canalis infraorbitalis
inguinal canal Leistenkanal *m*, Canalis inguinalis
internal auditory canal innerer Gehörgang *m*, Meatus acusticus internus
intersacral canals Foramina intervertebralia
intestinal canal Darmrohr *nt*, Canalis intestinalis
Jacobson's canal Canaliculus tympanicus
lacrimal canal Kanal *m* des Ductus nasolacrimalis, Canalis nasolacrimalis
lateral semicircular canal seitlicher knöcherner Bogengang *m*, Canalis semicircularis lateralis
Lauth's canal Schlemm-Kanal *m*, Sinus venosus sclerae
lesser palatine canals Canales palatini minores
longitudinal canals of modiolus longitudinale Spindel-/Modioluskanälchen *pl*, Canales longitudinales modioli cochleae
malleolar canal Malleolarkanal *m*, Canalis malleolaris
mandibular canal Unterkieferkanal *m*, Canalis mandibulae
marrow canal **1.** (Knochen-)Markhöhle *f* **2.** Zahnwurzelkanal *m*, Canalis radicis dentis
medullary canal **1.** → *medullary cavity* **2.** Wirbel(säulen)-, Vertebralkanal *m*, Canalis vertebralis
mesenteric canal Canalis neurentericus
Müller's canal Müller-Gang *m*, Ductus paramesonephricus
musculotubal canal Canalis musculotubarius
nasolacrimal canal Kanal *m* des Ductus nasolacrimalis, Canalis nasolacrimalis
nasopalatine canal Canalis incisivus
neural canal Wirbel(säulen)-, Vertebralkanal *m*, Canalis vertebralis
neurenteric canal Canalis neurentericus
canal of Nuck Processus vaginalis peritonei
nutrient canal Canalis nutricius/nutriens
obturator canal Obturatorkanal *m*, Canalis obturatorius
omphalomesenteric canal Darmstiel *m*, Dotter(sack)-gang *m*, Ductus omphaloentericus/omphalomesentericus
optic canal Optikuskanal *m*, Canalis opticus
osseous eustachian canal (Semi-)Canalis musculotubarius
palatine canal Canalis palatinus
palatovaginal canal Canalis palatovaginalis
persistent atrioventricular canal persistierender Atrioventrikularkanal/AV-Kanal *m*
Petit's canal Petit-Kanal *m*, Spatia zonularia
plasmatic canal Havers-Kanal *m*, Canalis nutricius/nutriens
posterior dental canals Alveolarkanälchen *pl*, Canales alveolares corporis maxillae
posterior semicircular canal hinterer knöcherner Bogengang *m*, Canalis semicircularis posterior
prominence of facial canal Prominentia canalis facialis
prominence of lateral semicircular canal Prominentia canalis semicircularis lateralis
pterygoid canal Canalis pterygoideus
pudendal canal Alcock-Kanal *m*, Canalis pudendalis
pulp canal (Zahn-)Wurzelkanal *m*, Canalis radicis dentis
pyloric canal Pyloruskanal *m*, Canalis pyloricus
root canal (Zahn-)Wurzelkanal *m*, Canalis radicis dentis
Rosenthal's canal Rosenthal-Kanal *m*, Schneckenspindelkanal *m*, Canalis ganglionaris, Canalis spiralis modioli
sacculoutricular canal Ductus utriculosaccularis
sacral canal Kreuzbeinkanal *m*, Canalis sacralis
Schlemm's canal Schlemm-Kanal *m*, Sinus venosus sclerae

semicircular canal (*Ohr*) knöcherner Bogengang *m*, Canalis semicircularis osseus
septum of musculotubal canal Septum canalis musculotubarii
sphenopalatine canal **1.** Canalis palatovaginalis **2.** Canalis palatinus major
sphenopharyngeal canal Canalis palatovaginalis
spinal canal Wirbel(säulen)-, Spinal-, Vertebralkanal *m*, Canalis vertebralis
spiral canal of cochlea Schneckengang *m*, Canalis spiralis cochleae
spiral canal of modiolus Rosenthal-Kanal *m*, Schneckenspindelkanal *m*, Canalis ganglionaris, Canalis spiralis modioli
spiroid canal Fazialiskanal *m*, Canalis nervi facialis
canal of Stenon Parotisgang *m*, Stensen-Gang *m*, Stenon-Gang *m*, Ductus parotideus
canal of Stilling Cloquet-Kanal *m*, Canalis hyaloideus
canal of stomach Magenstraße *f*, Canalis gastricus
subarterial canal Schenkel-, Adduktorenkanal *m*, Canalis adductorius
subsartorial canal Adduktorenkanal *m*, Canalis adductorius
tarsal canal Tarsalkanal *m*, Sinus tarsi
Theile's canal Sinus transversus pericardii
tubal canal Semicanalis tubae auditivae/auditoriae
tympanic canal Canaliculus tympanicus
uterine canal **1.** Gebärmutterkanal *m*, -höhle *f*, Uteruskanal *m*, -höhle *f* **2.** →*uterovaginal canal*
uterocervical canal Zervixkanal *m*, Canalis cervicis uteri
uterovaginal canal Uterovaginalkanal *m*
vaginal canal Scheidenkanal *m*
van Hoorne's canal Brustmilchgang *m*, Milchbrustgang *m*, Ductus thoracicus
Velpeau's canal Leistenkanal *m*, Canalis inguinalis
ventricular canal Magenstraße *f*, Canalis gastricus
vertebral canal Wirbel(säulen)-, Vertebralkanal *m*, Canalis vertebralis
vidian canal Canalis pterygoideus
Volkmann's canals Volkmann-Kanäle *pl*, Volkmann-Kanälchen *pl*
vomerorostral canal Canalis vomerorostralis
vomerovaginal canal Canalis vomerovaginalis
Wirsung's canal Wirsung-Gang *m*, Pankreasgang *m*, Ductus pancreaticus

can|al|lic|u|lar [ˌkænəˈlɪkjələr] *adj* Kanälchen betreffend, kanälchenähnlich, kanalikulär

can|al|lic|u|lo|rhi|nos|to|my [ˌkænəˌlɪkjələʊraɪˈnɑstəmɪ] *noun* Kanalikulorhinostomie *f*

can|al|lic|u|lus [ˌkænəˈlɪkjələs] *noun, plural* **-li** [-laɪ] kleiner Kanal *m*, Kanälchen *nt*, Canaliculus *m*
bile canaliculi Gallenkanälchen *pl*, Canaliculi biliferi, Gallekanälchen *pl*
caroticotympanic canaliculi Canaliculi caroticotympanici
cochlear canaliculus Schneckenkanälchen *nt*, Canaliculus cochleae
lacrimal canaliculus Tränengang *m*, -kanal *m*, Ductus/Canaliculus lacrimalis
mastoid canaliculus Canaliculus mastoideus
tympanic canaliculus Canaliculus tympanicus

can|cel|late [ˈkænsəleɪt, -lɪt] *adj* **1.** spongiös, schwammig, schwammartig **2.** gitterförmig, -ähnlich

can|cer [ˈkænsər] *noun* **1.** Krebs *m*, maligner Tumor *m*, Malignom *nt* **2.** →*carcinoma* **3.** Sarkom *nt*, Sarcoma *nt*
acinar cancer azinöses Adenokarzinom *nt*, alveoläres Adenokarzinom *nt*
acinose cancer azinöses Adenokarzinom *nt*, alveoläres Adenokarzinom *nt*
alveolar cancer azinöses Adenokarzinom *nt*, alveoläres Adenokarzinom *nt*
anastomotic cancer Anastomosenkarzinom *nt*
aniline cancer Anilinkrebs *m*
betel cancer Betelnusskarzinom *nt*
black cancer malignes Melanom *nt*, Melanoblastom *nt*, Melanozytoblastom *nt*, Nävokarzinom *nt*, Melanokarzinom *nt*, Melanomalignom *nt*, malignes Nävoblastom *nt*
bladder cancer Harnblasenkrebs *m*, Harnblasenkarzinom *nt*, Blasenkrebs *m*, Blasenkarzinom *nt*
breast cancer Brustkrebs *m*, Brustdrüsenkrebs *m*, Brustkarzinom *nt*, Brustdrüsenkarzinom *nt*, Mammakarzinom *nt*, Mamma-Ca *nt*, Carcinoma mammae
cellular cancer medulläres Karzinom *nt*, Carcinoma medullare
cerebriform cancer medulläres Karzinom *nt*, Carcinoma medullare
chimney sweep's cancer Kaminkehrerkrebs *m*, Schornsteinfegerkrebs *m*
claypipe cancer Pfeifenraucherkrebs *m*
colloid cancer Gallertkrebs *m*, Gallertkarzinom *nt*, Schleimkrebs *m*, Schleimkarzinom *nt*, Kolloidkrebs *m*, Kolloidkarzinom *nt*, Carcinoma colloides, Carcinoma gelatinosum, Carcinoma mucoides, Carcinoma mucosum
colorectal cancer kolorektales Karzinom *nt*
corset cancer Panzerkrebs *m*, Cancer en cuirasse
dendritic cancer papilläres Karzinom *nt*, Carcinoma papillare, Carcinoma papilliferum
duct cancer duktales Karzinom *nt*, Gangkarzinom *nt*, Carcinoma ductale
early cancer **1.** Frühkarzinom *nt*, early cancer *m* **2.** →*early cancer of stomach*
early cancer of stomach Frühkarzinom *nt* des Magens, Magenfrühkarzinom *nt*
encephaloid cancer medulläres Karzinom *nt*, Carcinoma medullare
cancer en cuirasse Panzerkrebs *m*, Cancer en cuirasse
endothelial cancer Endotheliom *nt*
epidermoid cancer Plattenepithelkarzinom *nt*, Carcinoma planocellulare, Carcinoma platycellulare
epithelial cancer Karzinom *nt*, Krebs *m*, Carcinoma *nt*
esophageal cancer Speiseröhrenkrebs *m*, Speiseröhrenkarzinom *nt*, Ösophaguskrebs *m*, Ösophaguskarzinom *nt*
familial cancer familiär gehäuft auftretendes Karzinom *nt*, familiär gehäuft auftretender Krebs *m*
fistula cancer Fistelkarzinom *f*
gastric cancer Magenkrebs, Magenkarzinom *nt*
gastric stump cancer Magenstumpfkarzinom *nt*
gelatiniform cancer →*gelatinous cancer*
gelatinous cancer Gallertkrebs *m*, Schleimkrebs *m*, Kolloidkrebs *m*, Gallertkarzinom *nt*, Schleimkarzinom *nt*, Kolloidkarzinom *nt*, Carcinoma colloides, Carcinoma gelatinosum, Carcinoma mucoides, Carcinoma mucosum
green cancer Chlorom *nt*, Chloroleukämie *f*, Chlorosarkom *nt*
hard cancer szirrhöses Karzinom *nt*, Faserkrebs *m*, Szirrhus *m*, Skirrhus *m*, Carcinoma scirrhosum
hereditary colorectal cancer without polyposis hereditäres nichtpolypöses kolorektales Karzinom *nt*, hereditäres kolorektales Karzinom *nt* ohne Polypose
cancer in situ Oberflächenkarzinom *nt*, präinvasives Karzinom *nt*, intraepitheliales Karzinom *nt*, Carcinoma in situ
internal cancer of the larynx inneres Kehlkopfkarzinom *nt*
invasive breast cancer invasives Mammakarzinom *nt*
jacket cancer Panzerkrebs *m*, Cancer en cuirasse
large bowel cancer Dickdarmkrebs *m*, Dickdarmkarzinom *nt*
latent cancer latentes Karzinom *nt*

liver cancer Leberkarzinom *nt*
lung cancer Lungenkrebs *m*, Lungenkarzinom *nt*
mammary cancer Brustkrebs *m*, Brustdrüsenkrebs *m*, Brustkarzinom *nt*, Brustdrüsenkarzinom *nt*, Mammakarzinom *nt*, Mamma-Ca *nt*, Carcinoma mammae
medullary cancer medulläres Karzinom *nt*, Carcinoma medullare
meibomian cancer Meibom-Karzinom *nt*
melanotic cancer malignes Melanom *nt*, Melanoblastom *nt*, Melanozytoblastom *nt*, Nävokarzinom *nt*, Melanokarzinom *nt*, Melanomalignom *nt*, malignes Nävoblastom *nt*
metastatic cancer **1.** Karzinommetastase *f*, Karzinomabsiedlung *f*, sekundäres Karzinom *nt* **2.** metastasierendes Karzinom *nt*
microsatellite instabile colorectal cancers mikrosatelliteninstabile kolorektale Karzinome *pl*
mucinous cancer →*gelatinous cancer*
mucous cancer →*gelatinous cancer*
nasopharyngeal cancer Nasopharynxkarzinom *nt*
non-invasive breast cancer nicht-invasives Mammakarzinom *nt*, In-situ-Karzinom *nt*
occult cancer okkultes Karzinom *nt*
paraffin cancer Paraffinkrebs *m*
pipe-smoker's cancer Pfeifenraucherkrebs *m*
radiation cancer Röntgenkarzinom *nt*, Röntgenkrebs *m*, Strahlenkrebs *m*
rodent cancer knotiges/solides/noduläres/nodulo-ulzeröses Basaliom *nt*, Basalioma exulcerans, Ulcus rodens
scirrhous cancer szirrhöses Karzinom *nt*, Faserkrebs *m*, Szirrhus *m*, Skirrhus *m*, Carcinoma scirrhosum
secondary cancer Karzinommetastase *f*, Karzinomabsiedlung *f*, metastatisches Karzinom *nt*, sekundäres Karzinom *nt*
skin cancer Hautkarzinom *nt*, Hautkrebs *m*
small bowel cancer Dünndarmkrebs *m*, Dünndarmkarzinom *nt*
small intestinal cancer Dünndarmkrebs *m*, Dünndarmkarzinom *nt*
soft cancer medulläres Karzinom *nt*, Carcinoma medullare
soot cancer Kaminkehrerkrebs *m*, Schornsteinfegerkrebs *m*
stump cancer Stumpfkarzinom *nt*
tar cancer Teerkrebs *m*
testicular cancer Hodenkrebs *m*, Hodenkarzinom *nt*
villous cancer Zottenkrebs *m*, Carcinoma villosum

can|cer|a|tion [ˌkænsə'reɪʃn] *noun* Krebsbildung *f*, Kanzerisierung *f*

cancer-causing *adj* krebserregend, krebsauslösend, krebserzeugend, kanzerogen, karzinogen

can|cer|e|mia [kænsə'riːmɪə] *noun* Kanzerämie *f*

can|cer|o|ci|dal [ˌkænsərəʊ'saɪdl] *adj* krebszerstörend

can|cer|o|gen|ic [ˌkænsərəʊ'dʒenɪk] *adj* krebserregend, krebsauslösend, krebserzeugend, kanzerogen, karzinogen

can|cer|o|pho|bia [ˌkænsərəʊ'fəʊbɪə] *noun* →*cancerphobia*

can|cer|ous ['kænsərəs] *adj* Krebs betreffend, krebsig, krebsbefallen, krebsartig, kanzerös, karzinomatös

can|cer|pho|bia [ˌkænsər'fəʊbɪə] *noun* Krebsangst *f*, Kanzerophobie *f*, Karzinophobie *f*

cancer-related *adj* durch Krebs/Krebserkrankung bedingt oder verursacht

can|cri|form ['kæŋkrəfɔːrm] *adj* krebsähnlich, an einen Krebs erinnernd, kankroid

can|croid ['kæŋkrɔɪd] **I** *noun* Kankroid *nt* **II** *adj* krebsähnlich, kankroid

can|de|la [kæn'delə, -'diː-] *noun* Candela *f*

Can|di|da ['kændɪdə] *noun* Candida *f*, Monilia *f*, Oidium *nt*
Candida albicans Candida albicans

can|di|dal ['kændɪdəl] *adj* Candida betreffend, durch Candida verursacht, Kandida-, Candida-

can|di|de|mia [kændə'diːmɪə] *noun* Candidämie *f*

can|di|di|a|sis [kændə'daɪəsɪs] *noun* Kandidamykose *f*, Candidamykose *f*, Soormykose *f*, Candidiasis *f*, Candidose *f*, Moniliasis *f*, Moniliose *f*
cutaneous candidiasis kutane Kandidamykose/Kandidose/Candidose/Candidamykose *f*
endocardial candidiasis Candida-Endokarditis *f*
esophageal candidiasis Soorösophagitis *f*
intestinal candidiasis Intestinalcandidose *f*
oral candidiasis Mundsoor *m*, Candidose *f* der Mundschleimhaut
vaginal candidiasis Vaginalkandidose *f*, Kandidose *f* der Vagina
vulvovaginal candidiasis Soorkolpitis *f*, Soorvulvitis *f*, Vulvovaginitis candidomycetica

can|di|did ['kændədɪd] *noun* Candidid *nt*, Candida-Mykid *nt*

can|di|do|sis [ˌkændɪ'dəʊsɪs] *noun* →*candidiasis*

can|di|du|ria [ˌkændɪ'd(j)ʊərɪə] *noun* Candidurie *f*

can|dle ['kændl] *noun* **1.** (Wachs-)Kerze *f* **2.** →*candela*

candle-meter *noun* Lux *nt*

ca|nine ['keɪnaɪn] **I** *noun* **1.** Eck-, Reißzahn *m*, Dens caninus **2.** (*biolog.*) Hund *m* **II** *adj* **3.** Dens caninus betreffend **4.** (*biolog.*) Hunde-, Hunds-

ca|ni|ti|es [kə'nɪʃɪˌiːz] *noun* Canities *f*

can|na|bis ['kænəbɪs] *noun* **1.** (indischer) Hanf *m*, Cannabis *m* (sativa) **2.** Kannabis *m*, Cannabis *m*, Marihuana *nt*, Haschisch *nt*

can|nu|la ['kænjələ] *noun, plural* **-las, -lae** ['kænjəliː] Hohlnadel *f*, Kanüle *f*
tracheal cannula Trachealkanüle *f*

can|nu|late ['kænjəˌleɪt] *v* eine Kanüle legen oder einführen, kanülieren

can|nu|la|tion [ˌkænjə'leɪʃn] *noun* Kanülenlegen *nt*, Kanülierung *f*

can|thal ['kænθəl] *adj* Augenwinkel betreffend

can|thec|to|my [kæn'θektəmɪ] *noun* Kanthektomie *f*

can|thit|ic [kæn'θaɪtɪk] *adj* Augenwinkelentzündung/Kanthitis betreffend, kanthitisch

can|thi|tis [kæn'θaɪtɪs] *noun* Entzündung im Bereich des Lidwinkels, Canthitis *f*, Augenwinkelentzündung *f*, Kanthitis *f*

can|tho|ly|sis [kæn'θɑlɪsɪs] *noun* Kantholyse *f*

can|tho|plas|ty ['kænθəplæstɪ] *noun* Kanthoplastik *f*

can|thor|rha|phy [kæn'θɑrəfɪ] *noun* Kantho(r)rhaphie *f*

can|thot|o|my [kæn'θɑtəmɪ] *noun* Kanthotomie *f*

cap [kæp] *noun* Krone *f*
acrosomal cap Kopfkappe *f*, Akrosom *nt*
bishop's cap Pars superior duodeni
knee cap Kniescheibe *f*, Patella *f*
pyloric cap Pars superior duodeni
skull cap knöchernes Schädeldach *nt*, Kalotte *f*, Calvaria *f*

ca|pac|i|ta|tion [kəˌpæsɪ'teɪʃn] *noun* Kapazitation *f*

ca|pac|i|ty [kə'pæsətɪ] **I** *noun, plural* **-ties 1.** Kapazität *f*, Fassungsvermögen *nt*, Volumen *nt*, (Raum-)Inhalt *m* **2.** (Leistungs-)Fähigkeit *f*, (-)Vermögen *nt* **3.** (*chem.*) Bindungskapazität *f* **II** *adj* maximal, Höchst-, Maximal-
functional residual capacity funktionelle Residualkapazität *f*
inspiratory capacity Inspirationskapazität *f*
iron-binding capacity Eisenbindungskapazität *f*
latent iron-binding capacity latente Eisenbindungskapazität *f*
maximal breathing capacity Atemgrenzwert *m*
oxygen capacity Sauerstoffbindungskapazität *f*
respiratory capacity (*Lunge*) Vitalkapazität *f*
total capacity (*Lunge*) Totalkapazität *f*
total iron-binding capacity totale Eisenbindungskapazität *f*

total lung capacity (*Lunge*) Totalkapazität *f*
vital capacity (*Lunge*) Vitalkapazität
caplillarlectalsia [ˌkæpɪˌlerək'teɪʒ(ɪ)ə] *noun* Kapillarektasie *f*
Caplillarlia [ˌkæpɪ'leərɪə] *noun* Capillaria *f*
Capillaria philippinensis Capillaria philippinensis
caplillarlilalsis [ˌkæpɪlə'raɪəsɪs] *noun* **1.** Capillaria-Infektion *f*, Capillariasis *f* **2.** intestinale Capillariasis *f*, Capillariasis philippinensis
caplillarliltis [kəpɪlə'raɪtɪs] *noun* Entzündung einer Kapillare, Kapillaritis *f*, Kapillarenentzündung *f*, Capillaritis *f*
caplillalroslcolpy [ˌkæpɪlə'rɑskəpɪ] *noun* Kapillarmikroskopie *f*, Kapillaroskopie *f*
caplillarly ['kæpəˌleriː, kə'pɪlərɪ] I *noun, plural* **-ries** **1.** Haargefäß *nt*, Kapillare *f*, Vas capillare **2.** Kapillarröhre *f*, -gefäß *nt* **3.** Lymphkapillare *f*, Vas lymphocapillare II *adj* haarfein, -förmig, kapillar, kapillär; (*physik.*) Kapillarität betr; (*anatom.*) Kapillare(n) betreffend, Kapillar-
bile capillaries **1.** Gallekanälchen *pl*, -kapillaren *pl*, Canaliculi biliferi **2.** Cholangiolen *pl*
lymph capillary Lymphkapillare *f*, Vas lymphocapillare
lymphatic capillary Lymphkapillare *f*, Vas lymphocapillare
nodule capillaries Knötchenkapillaren *pl*
sheathed capillaries Hülsenkapillaren *pl*
sinusoidal capillary Sinusoid *nt*, Sinusoidgefäß *nt*, Vas sinusoideum
caplillliltium [kæpə'lɪʃɪəm] *noun* Capillitium *nt*
caplilstraltion [kæpɪ'streɪʃn] *noun* Phimose *f*
capliltate ['kæpɪteɪt] I *noun* Kopfbein *nt*, Kapitatum *nt*, Os capitatum II *adj* kopfförmig
capliltellum [ˌkæpɪ'teləm] *noun* Humerusköpfchen *nt*, Capitulum humeri
calpitlullar [kə'pɪtʃələr] *adj* Knochenkopf oder Knochenköpfchen/Capitulum betreffend, kapitulär
calpitlullum [kə'pɪtʃələm] *noun, plural* **-la** [-lə] **1.** Knochenkopf *m*, -köpfchen *nt*, Kapitulum *nt*, Capitulum *nt* **2.** Humerusköpfchen *nt*, Capitulum humeri
capitulum of humerus Humerusköpfchen *nt*, Capitulum humeri
caplrelolmylcin [ˌkæprɪəʊ'maɪsɪn] *noun* Capreomycin *nt*
caplsalilcin [kæp'seɪəsɪn] *noun* Capsaicin *nt*
Caplsilcum ['kæpsɪkəm] *noun* Capsicum *nt*
caplsid ['kæpsɪd] *noun* Kapsid *nt*
caplsiltis [kæp'saɪtɪs] *noun* Kapsitis *f*, Linsenkapselentzündung *f*, Kapselentzündung *f*
caplsolmer ['kæpsəmər] *noun* Kapsomer *nt*
caplsotlolmy [kæp'sɑtəmɪ] *noun* Kapseleröffnung *f*, Kapselspaltung *f*, Kapsulotomie *f*
caplsullar ['kæpsələr] *adj* Kapsel betreffend, kapsulär, kapselartig, -förmig
caplsule ['kæpsəl, -s(j)uːl] I *noun* (Organ-)Kapsel *f*, Capsula *f* II *adj* klein und kompakt, Kurz- III *v* ein-, verkapseln
adipose capsule Fettkapsel *f*, Capsula adiposa
adipose capsule of kidney Nierenfettkapsel *f*, perirenale Fettkapsel *f*, Capsula adiposa perirenalis
articular capsule Gelenkkapsel *f*, Capsula articularis
bacterial capsule Bakterienkapsel *f*
Bowman's capsule Bowman-Kapsel *f*, Capsula glomeruli/glomerularis
cartilage capsule Knorpelkapsel *f*
cricoarytenoid articular capsule Capsula articularis cricoarytenoidea
cricothyroid articular capsule Capsula articularis cricothyroidea
crystalline capsule Linsenkapsel *f*, Capsula lentis
depot capsules Depotkapseln *pl*
external capsule äußere Kapsel *f*, Capsula externa
extreme capsule Capsula extrema
fatty capsule of kidney Nierenfettkapsel *f*, perirenale Fettkapsel *f*, Capsula adiposa perirenalis
fibrous capsule fibröse Kapsel *f*
fibrous articular capsule Membrana fibrosa, Stratum fibrosum
fibrous capsule of graafian follicle Tunica externa thecae folliculi
fibrous capsule of kidney (fibröse) Nierenkapsel *f*, Capsula fibrosa renis
fibrous capsule of liver Capsula fibrosa perivascularis hepatis
fibrous capsule of spleen fibröse Milzkapsel *f*, Tunica fibrosa splenica
fibrous capsule of thyroid Schilddrüsenkapsel *f*, Capsula fibrosa glandulae thyroideae
fibrous capsule of thyroid (gland) Schilddrüsenkapsel *f*, Capsula fibrosa glandulae thyroideae
capsule of ganglion Ganglienkapsel *f*, Capsula ganglii
Gerota's capsule Gerota-Fazie *f*, -Kapsel *f*, Fascia renalis
Glisson's capsule Glisson-Kapsel *f*, Capsula fibrosa perivascularis hepatis
glomerular capsule Bowman-Kapsel *f*, Capsula glomeruli/glomerularis
capsule of heart Herzbeutel *m*, Perikard *nt*, Pericardium *nt*
hepatobiliary capsule Glisson-Kapsel *f*, Capsula fibrosa perivascularis hepatis
internal capsule innere Kapsel *f*, Capsula interna
joint capsule Gelenkkapsel *f*, Capsula articularis
lens capsule Linsenkapsel *f*, Capsula lentis
lenticular capsule Linsenkapsel *f*, Capsula lentis
malpighian capsule Bowman-Kapsel *f*, Capsula glomeruli/glomerularis
Müller's capsule Bowman-Kapsel *f*, Capsula glomeruli/glomerularis
ocular capsule Tenon-Kapsel *f*, Vagina bulbi
organ capsule Organkapsel *f*
pancreatic capsule Pankreaskapsel *f*, Capsula pancreatis
perinephric capsule **1.** Capsula adiposa (renis) **2.** Capsula fibrosa renis
perivascular fibrous capsule Glisson-Kapsel *f*, Capsula fibrosa perivascularis hepatis
posterior crus of internal capsule hinterer Kapselschenkel *m*, Crus posterius capsulae internae
prostatic capsule Prostatakapsel *f*, Capsula prostatica
renal capsule **1.** Capsula adiposa (renis) **2.** Capsula fibrosa renis
serous capsule of spleen seröse Milzkapsel *f*, Tunica serosa splenica
spore capsule Sporenkapsel *f*
synovial capsule Gelenkkapsel *f*, Capsula articularis
Tenon's capsule Tenon-Kapsel *f*, Vagina bulbi
tonsillar capsule Mandelkapsel *f*, Capsula tonsillae/tonsillaris
caplsullecltolmy [kæpsə'lektəmɪ] *noun* Kapsulektomie *f*
caplsulliltis [kæpsə'laɪtɪs] *noun* Entzündung einer Organ- oder Gelenkkapsel, Kapsulitis *f*, Kapselentzündung *f*
caplsullollenlticlullar [ˌkæpsjələʊlen'tɪkjələr] *adj* (*Auge*) Linse und Linsenkapsel betreffend, kapsulolentikulär
caplsullolliglalmenltal [ˌkæpsjələʊlɪgə'mentl] *adj* kapsulär-ligamentär
caplsullolplasity ['kæpsjələʊplæstɪ] *noun* Kapselplastik *f*
caplsullorlrhalphy [kæpsjə'lɑrəfɪ] *noun* Kapselnaht *f*, Kapsulorrhaphie *f*
caplsullotlolmy [kæpsjə'lɑtəmɪ] *noun* Kapseleröffnung *f*, -spaltung *f*, Kapsulotomie *f*
caplut ['keɪpət, 'kæp-] *noun, plural* **calpilta** ['kæpɪtə] **1.** Kopf *m*, Caput *nt* **2.** kopfförmige Struktur *f*
caput galeatum Glückshaube *f*, Caput galeatum

caput membranaceum Kautschukschädel *m*, Caput membranaceum
caput succedaneum Caput succedaneum
car|a|way ['kærəweɪ] *noun* Kümmel *m*, Carum carvi
car|ba|mide ['kɑːrbəmaɪd, -mɪd, kɑːr'bæm-] *noun* Harnstoff *m*, Karbamid *nt*, Carbamid *nt*, Urea *f*
carb|am|i|no|he|mo|glo|bin [kɑːr,bæmɪnəʊ,hiːmə'gləʊbɪn] *noun* Carbaminohämoglobin *nt*, Carbhämoglobin *nt*
car|ba|mo|yl|trans|fer|ase [,kɑːrbəməʊɪl'trænsfəreɪz] *noun* Carbam(o)yltransferase *f*, Transcarbam(o)ylase *f*
ornithine carbamoyltransferase Ornithincarbamyltransferase *f*, Ornithintranscarbamylase *f*
car|ben|i|cil|lin [,kɑːrbenɪ'sɪlɪn] *noun* Carbenicillin *nt*, α-Carboxypenicillin *nt*
carb|he|mo|glo|bin [kɑːrb'hiːməgləʊbɪn] *noun* Carbaminohämoglobin *nt*, Carbhämoglobin *nt*
car|bo|cho|line [,kɑːrbəʊ'kəʊliːn] *noun* Karbachol *nt*, Carbachol *nt*, Carbamoylcholinchlorid *nt*
car|bo|he|mia [,kɑːrbəʊ'hiːmɪə] *noun* (*Blut*) Kohlendioxidüberschuss *m*, Karbohämie *f*, Carbohämie *f*
car|bo|he|mo|glo|bin [,kɑːrbəʊ'hiːmə,gləʊbɪn] *noun* Carbaminohämoglobin *nt*, Carbhämoglobin *nt*
car|bo|hy|drase [,kɑːrbəʊ'haɪdreɪz] *noun* Karbo-, Carbohydrase *f*
car|bo|hy|drate [,kɑːrbəʊ'haɪdreɪt, -drɪt] *noun* Kohle(n)hydrat *nt*, Saccharid *nt*
car|bo|hy|dra|tu|ria [,kɑːrbəʊ,haɪdrə't(j)ʊərɪə] *noun* (übermäßige) Kohlenhydratausscheidung *f* im Harn, Karbo-, Carbohydraturie *f*
car|bo|lu|ria [kɑːrbə'l(j)ʊərɪə] *noun* Phenolausscheidung *f* im Harn, Karbolurie *f*, Phenolurie *f*
car|bon ['kɑːrbən] *noun* Kohlenstoff *m*; (*chem.*) Carboneum *nt*
car|bon|ate ['kɑːrbəneɪt, -nɪt] **I** *noun* Karbonat *nt*, Carbonat *nt* **II** *v* **1.** karbonisieren, mit Kohlensäure oder Kohlendioxid versetzen **2.** in Carbonat umwandeln, karbonisieren
calcium carbonate Calciumcarbonat *nt*
car|bo|ne|mia [kɑːrbə'niːmɪə] *noun* Kohlendioxidüberschuss *m*, Karbohämie *f*, Carbohämie *f*
car|bon|ic [kɑːr'bɑnɪk] *adj* Kohlenstoff oder Kohlensäure oder Kohlendioxid betreffend, Kohlen-
car|boxy|he|mo|glo|bin [,kɑːr,bɑksɪ'hiːmə,gləʊbɪn] *noun* Carboxyhämoglobin *nt*, Kohlenmonoxidhämoglobin *nt*
car|box|y|lase [kɑːr'bɑksɪleɪz] *noun* Carboxylase *f*, Carboxilase *f*
pyruvate carboxylase Pyruvatcarboxylase *f*
car|box|yl|trans|fer|ase [kɑːr,bɑksɪl'trænsfəreɪz] *noun* Carboxyltransferase *f*, Transcarboxylase *f*
car|box|y|ly|ase [kɑːr,bɑksɪ'laɪeɪz] *noun* Carboxylyase *f*
car|box|y|meth|yl|cel|lu|lose [,kɑːr,bɑksɪ,meθl'seljələʊs] *noun* Carboxymethylcellulose *f*, CM-Cellulose *f*
α-car|box|y|pen|i|cil|lin [,kɑːr,bɑksɪ,penə'sɪlɪn] *noun* Carbenicillin *nt*, α-Carboxypenicillin *nt*
car|box|y|pep|ti|dase [,kɑːr,bɑksɪ'peptɪdeɪz] *noun* Carboxypeptidase *f*
dipeptidyl carboxypeptidase (Angiotensin-)Converting-Enzym *nt*
car|bun|cle ['kɑːrbʌŋkl] *noun* Karbunkel *m*, Carbunculus *m*
carcino- *präf.* Krebs-, Karzinom-, Karzin(o)-
car|cin|o|gen [kɑːr'sɪnədʒən] *noun* Krebs erregende Substanz *f*, karzinogene Substanz *f*, Karzinogen *nt*, Kanzerogen *nt*
car|ci|no|gen|e|sis [kɑːr,sɪnə'dʒenəsɪs] *noun* Krebsentstehung *f*, Karzinogenese *f*, Kanzerogenese *f*
car|cin|o|gen|ic [,kɑːrsɪnə'dʒenɪk] *adj* krebserregend, krebsauslösend, krebserzeugend, kanzerogen, karzinogen
car|ci|no|ge|nic|i|ty [,kɑːrsɪnədʒə'nɪsətɪ] *noun* Karzinogenität *f*
car|ci|noid ['kɑːrsɪnɔɪd] *noun* Karzinoid *nt*
car|ci|nol|y|sis [kɑːrsə'nɑlɪsɪs] *noun* Karzinolyse *f*
car|ci|no|lyt|ic [,kɑːrsənəʊ'lɪtɪk] *adj* Karzinolyse betreffend oder auslösend, karzinolytisch
car|ci|no|ma [,kɑːrsə'nəʊmə] *noun*, *plural* **-mas, -ma|ta** [,kɑːrsə'nəʊmətə] Karzinom *nt*, Krebs *m*, Carcinoma *nt*
acidophilic carcinoma azidophilzelliges Karzinom *nt*
acinar carcinoma azinöses Adenokarzinom *nt*, alveoläres Adenokarzinom *nt*
acinar cell carcinoma Azinus-Zell-Karzinom *nt*
acinic cell carcinoma azinöses Adenokarzinom *nt*, alveoläres Adenokarzinom *nt*
adenocystic carcinoma adenoidzystisches Karzinom *nt*, Carcinoma adenoides cysticum
adenoid cystic carcinoma adenoidzystisches Karzinom *nt*, Carcinoma adenoides cysticum
adenosquamous carcinoma adenosquamöses Karzinom *nt*
adrenal carcinoma Nebennierenkarzinom *nt*
adrenal cortical carcinoma Nebennierenrindenkarzinom *nt*, NNR-Karzinom *nt*
adrenocortical carcinoma Nebennierenrindenkarzinom *nt*, NNR-Karzinom *nt*
alveolar carcinoma azinöses Adenokarzinom *nt*, alveoläres Adenokarzinom *nt*
alveolar cell carcinoma bronchiolo-alveoläres Lungenkarzinom *nt*, Alveolarzellenkarzinom *nt*, Lungenadenomatose *f*, Carcinoma alveolocellulare, Carcinoma alveolare
ampullary carcinoma Karzinom *nt* der Ampulla hepaticopancreatica
anal carcinoma Afterkrebs *m*, Analkarzinom *nt*
annular carcinoma zirkuläres Karzinom *nt*, zirkulärwachsendes Karzinom *nt*, annuläres Karzinom *nt*
antral carcinoma Antrumkarzinom *nt*
basal cell carcinoma Basalzellkarzinom *nt*, Basalzellenkarzinom *nt*, Carcinoma basocellulare
basal squamous cell carcinoma basosquamöses Karzinom *nt*, intermediäres Karzinom *nt*
basosquamous carcinoma basosquamöses Karzinom *nt*, intermediäres Karzinom *nt*
bile duct carcinoma Gallengangskarzinom *nt*, malignes Cholangiom *nt*, Carcinoma cholangiocellulare
bladder carcinoma (Harn-)Blasenkrebs *m*, -karzinom *nt*
Bowen's carcinoma Bowen-Karzinom *nt*
breast carcinoma Brustkrebs *m*, Brustdrüsenkrebs *m*, Brustkarzinom *nt*, Brustdrüsenkarzinom *nt*, Mammakarzinom *nt*, Mamma-Ca *nt*, Carcinoma mammae
bronchial carcinoma **1.** Bronchialkrebs *m*, Bronchialkarzinom *nt* **2.** Lungenkrebs *m*, Lungenkarzinom *nt*
bronchiogenic carcinoma **1.** Bronchialkrebs *m*, Bronchialkarzinom *nt* **2.** Lungenkrebs *m*, Lungenkarzinom *nt*
bronchiolar carcinoma bronchiolo-alveoläres Lungenkarzinom *nt*, Alveolarzellenkarzinom *nt*, Lungenadenomatose *f*, Carcinoma alveolocellulare, Carcinoma alveolare
bronchioloalveolar carcinoma bronchiolo-alveoläres Lungenkarzinom *nt*, Alveolarzellenkarzinom *nt*, Lungenadenomatose *f*, Carcinoma alveolocellulare, Carcinoma alveolare
bronchoalveolar carcinoma bronchiolo-alveoläres Lungenkarzinom *nt*, Alveolarzellenkarzinom *nt*, Lungenadenomatose *f*, Carcinoma alveolocellulare, Carcinoma alveolare
bronchogenic carcinoma **1.** Bronchialkrebs *m*, Bronchialkarzinom *nt* **2.** Lungenkrebs *m*, Lungenkarzinom *nt*
burn scar carcinoma Brandnarbenkarzinom *nt*
cardia carcinoma Kardiakarzinom *nt*
cavity carcinoma Kavernenkarzinom *nt*
cerebriform carcinoma medulläres Karzinom *nt*, Carcinoma medullare
cervical carcinoma (of uterus) Gebärmutterhalskrebs

m, Gebärmutterhalskarzinom *nt*, Kollumkarzinom *nt*, Zervixkarzinom *nt*, Carcinoma cervicis uteri
cholangiocellular carcinoma Gallengangskarzinom *nt*, malignes Cholangiom *nt*, chlorangiozelluläres Karzinom *nt*, Carcinoma cholangiocellulare
chorionic carcinoma Chorioblastom *nt*, Chorioepitheliom *nt*, Chorionepitheliom *nt*, malignes Chorioepitheliom *nt*, malignes Chorionepitheliom *nt*, Chorionkarzinom *nt*, fetaler Zottenkrebs *m*
clear cell carcinoma hellzelliges Karzinom *nt*, Klarzellkarzinom *nt*, Klarzellenkarzinom *nt*, Carcinoma clarocellulare
clear cell carcinoma of kidney hypernephroides Karzinom *nt*, klarzelliges Nierenkarzinom *nt*, (maligner) Grawitz-Tumor *m*, Hypernephrom *nt*
colloid carcinoma Gallertkrebs *m*, Gallertkarzinom *nt*, Schleimkrebs *m*, Schleimkarzinom *nt*, Kolloidkrebs *m*, Kolloidkarzinom *nt*, Carcinoma colloides, Carcinoma gelatinosum, Carcinoma mucoides, Carcinoma mucosum
colon carcinoma Kolonkarzinom *nt*, Dickdarmkarzinom *nt*, Kolonkrebs *m*, Dickdarmkrebs *m*
colorectal carcinoma kolorektales Karzinom *nt*
comedo carcinoma (*Brust*) Komedokarzinom *nt*
corpus carcinoma Korpuskarzinom *nt*, Gebärmutterkörperkrebs *m*, Carcinoma corporis uteri
cribriform carcinoma kribriformes Karzinom *nt*, Carcinoma cribriforme, Carcinoma cribrosum
cylindromatous carcinoma adenoidzystisches Karzinom *nt*, Carcinoma adenoides cysticum
carcinoma of cystic duct Zystikuskarzinom *nt*
deciduocellular carcinoma Chorioblastom *nt*, (malignes) Chorionepitheliom *nt*, fetaler Zottenkrebs *m*, Chorionkarzinom *nt*
diverticular carcinoma Divertikelkarzinom *nt*
duct carcinoma duktales Karzinom *nt*, Gangkarzinom *nt*, Carcinoma ductale
ductal breast carcinoma Milchgangskarzinom *nt*
ductular pancreatic carcinoma duktales Pankreaskarzinom *nt*
duodenal carcinoma Duodenalkarzinom *nt*
early gastric carcinoma Frühkarzinom *nt* des Magens, Magenfrühkarzinom *nt*
embryonal carcinoma **1.** embryonales Karzinom *nt*, Carcinoma embryonale **2.** embryonales Hodenkarzinom *nt*
encephaloid carcinoma medulläres Karzinom *nt*, Carcinoma medullare
endocervical carcinoma Zervixhöhlenkarzinom *nt*
endometrial carcinoma Endometriumkarzinom *nt*, Carcinoma endometriale
epidermoid carcinoma Plattenepithelkarzinom *nt*, Carcinoma planocellulare, Carcinoma platycellulare
esophageal carcinoma Speiseröhrenkrebs *m*, Speiseröhrenkarzinom *nt*, Ösophaguskrebs *m*, Ösophaguskarzinom *nt*
exocervical carcinoma Portiokarzinom *nt*
exophytic carcinoma exophytisch-wachsendes Karzinom *nt*, exophytisches Karzinom *nt*
familial carcinoma familiär gehäuft auftretendes Karzinom *nt*, familiär gehäuft auftretender Krebs *m*
follicular carcinoma follikuläres Karzinom *nt*
follicular carcinoma of thyroid follikuläres Schilddrüsenkarzinom *nt*, metastasierendes Schilddrüsenadenom *nt*
gallbladder carcinoma Gallenblasenkarzinom *nt*
gastric carcinoma Magenkrebs *m*, Magenkarzinom *nt*
gelatinous carcinoma Gallertkrebs *m*, Schleimkrebs *m*, Kolloidkrebs *m*, Gallertkarzinom *nt*, Schleimkarzinom *nt*, Kolloidkarzinom *nt*, Carcinoma colloides, Carcinoma gelatinosum, Carcinoma mucoides, Carcinoma mucosum
giant cell carcinoma Riesenzellkarzinom *nt*, Carcinoma gigantocellulare
glandular carcinoma Adenokarzinom *nt*, Adenocarcinoma *nt*, Carcinoma adenomatosum
granulomatous carcinoma granulomatöses Karzinom *nt*, Carcinoma granulomatosum
granulosa cell carcinoma Granulosatumor *m*, Granulosazelltumor *m*, Folliculoma *nt*, Carcinoma granulosocellulare
hair-matrix carcinoma Basalzellkarzinom *nt*, Basalzellenkarzinom *nt*, Carcinoma basocellulare
hepatocellular carcinoma (primäres) Leberzellkarzinom *nt*, hepatozelluläres Karzinom *nt*, malignes Hepatom *nt*, Carcinoma hepatocellulare
hilar carcinoma hilusnahes Lungenkarzinom *nt*
Hürthle cell carcinoma Hürthle-Zell-Karzinom *nt*, malignes Onkozytom *nt*
hypernephroid carcinoma hypernephroides Karzinom *nt*, klarzelliges Nierenkarzinom *nt*, (maligner) Grawitz-Tumor *m*, Hypernephrom *nt*
hypopharyngeal sqamous cell carcinoma Hypopharynxkarzinom *nt*
carcinoma in situ Oberflächenkarzinom *nt*, präinvasives Karzinom *nt*, intraepitheliales Karzinom *nt*, Carcinoma in situ
intermediate carcinoma basosquamöses Karzinom *nt*, intermediäres Karzinom *nt*
intraductal carcinoma intraduktales Karzinom *nt*, intrakanalikuläres Karzinom *nt*, Carcinoma intraductale
intraductal breast carcinoma intraduktales Brustkarzinom *nt*, intraduktalwachsendes Brustkarzinom *nt*, intraduktales Brustdrüsenkarzinom *nt*, intraduktalwachsendes Brustdrüsenkarzinom *nt*
intraepithelial carcinoma Oberflächenkarzinom *nt*, präinvasives Karzinom *nt*, intraepitheliales Karzinom *nt*, Carcinoma in situ
invasive carcinoma invasives Karzinom *nt*, infiltrierendes Karzinom *nt*
islet cell carcinoma Inselzellkarzinom *nt*, Carcinoma insulocellulare
carcinoma of kidney Nierenkarzinom *nt*
Kulchitsky-cell carcinoma Kultschitzky-Tumor *m*
large bowel carcinoma Dickdarmkrebs *m*, Dickdarmkarzinom *nt*
large-cell carcinoma großzelliges Bronchialkarzinom *nt*, großzellig-anaplastisches Bronchialkarzinom *nt*, Großzeller *m*
large-cell anaplastic carcinoma großzelliges Bronchialkarzinom *nt*, großzellig-anaplastisches Bronchialkarzinom *nt*, Großzeller *m*
laryngeal carcinoma Kehlkopfkrebs *m*, Larynxkarzinom *nt*
latent carcinoma latentes Karzinom *nt*
liver carcinoma Leberkarzinom *nt*
liver cell carcinoma (primäres) Leberzellkarzinom *nt*, hepatozelluläres Karzinom *nt*, malignes Hepatom *nt*, Carcinoma hepatocellulare
lobular carcinoma lobuläres Karzinom *nt*, Carcinoma lobulare
lung carcinoma Lungenkrebs *m*, Lungenkarzinom *nt*
lymphoepithelial carcinoma Lymphoepitheliom *nt*, lymphoepitheliales Karzinom *nt*, Schmincke-Tumor *m*
mammary carcinoma Brustkrebs *m*, Brustdrüsenkrebs *m*, Brustkarzinom *nt*, Brustdrüsenkarzinom *nt*, Mammakarzinom *nt*, Mamma-Ca *nt*, Carcinoma mammae
medullary carcinoma medulläres Karzinom *nt*, Carcinoma medullare
medullary thyroid carcinoma medulläres Schilddrüsenkarzinom *nt*, C-Zellen-Karzinom *nt*
melanotic carcinoma malignes Melanom *nt*, Melanoblastom *nt*, Melanozytoblastom *nt*, Nävokarzinom *nt*, Melanokarzinom *nt*, Melanomalignom *nt*, malignes

C

Nävoblastom *nt*
metastatic carcinoma **1.** Karzinommetastase *f*, Karzinomabsiedlung *f*, sekundäres Karzinom *nt* **2.** metastasierendes Karzinom *nt*
metatypical carcinoma basosquamöses Karzinom *nt*, intermediäres Karzinom *nt*
microinvasive carcinoma mikroinvasives Karzinom *nt*
middle ear carcinoma Mittelohrkarzinom *nt*
mucinoid carcinoma verschleimendes Karzinom *nt*
mucinous carcinoma Gallertkrebs *m*, Gallertkarzinom *nt*, Schleimkrebs *m*, Schleimkarzinom *nt*, Kolloidkrebs *m*, Kolloidkarzinom *nt*, Carcinoma colloides, Carcinoma gelatinosum, Carcinoma mucoides, Carcinoma mucosum
mucous membrane carcinoma Schleimhautkrebs *m*, Schleimhautkarzinom *nt*
nasopharyngeal carcinoma nasopharyngeales Karzinom *nt*, Nasopharyngealkarzinom *nt*
oat cell carcinoma **1.** Haferzellkarzinom *nt*, oat-cell-Karzinom *nt*, Carcinoma avenocellulare **2.** kleinzelliges Bronchialkarzinom *nt*, kleinzellig-anaplastisches Bronchialkarzinom *nt*, Kleinzeller *m*
occult carcinoma okkultes Karzinom *nt*
oncocytic carcinoma onkozytäres Karzinom *nt*, Carcinoma oncocyticum
organoid thyroid carcinoma Langhans-Struma *f*, organoides Schilddrüsenkarzinom *nt*
oropharyngeal carcinoma Oropharyngealkarzinom *nt*
ovarian carcinoma Eierstockkrebs *m*, Ovarialkarzinom *nt*
pancreatic carcinoma Bauchspeicheldrüsenkrebs *m*, Pankreaskarzinom *nt*
papillary carcinoma papilläres Karzinom *nt*, Carcinoma papillare, Carcinoma papilliferum
parathyroid carcinoma Nebenschilddrüsenkarzinom *nt*, Epithelkörperchenkarzinom *nt*, Karzinom *nt* der Nebenschilddrüse
periportal carcinoma periportales Leberkarzinom *nt*
pharyngoesophageal carcinoma pharyngoösophageales Karzinom *nt*, hohes Speiseröhrenkarzinom *nt*
poorly-differentiated carcinoma mittelgradig differenziertes Karzinom *nt*
preinvasive carcinoma Oberflächenkarzinom *nt*, präinvasives Karzinom *nt*, intraepitheliales Karzinom *nt*, Carcinoma in situ
prickle cell carcinoma Plattenepithelkarzinom *nt*, Carcinoma planocellulare, Carcinoma platycellulare
primary carcinoma primäres Karzinom *nt*
primary carcinoma of liver cells (primäres) Leberzellkarzinom *nt*, hepatozelluläres Karzinom *nt*, malignes Hepatom *nt*, Carcinoma hepatocellulare
primary carcinoma of lung primäres Lungenkarzinom *nt*, primärer Lungenkrebs *m*
prostatic carcinoma Prostatakrebs *m*, Prostatakarzinom *nt*
pulmonary carcinoma Lungenkrebs *m*, Lungenkarzinom *nt*
pyloric carcinoma Pyloruskarzinom *nt*
renal cell carcinoma hypernephroides Karzinom *nt*, klarzelliges Nierenkarzinom *nt*, maligner Grawitz-Tumor *m*, Grawitz-Tumor *m*, Hypernephrom *nt*
sarcomatoid carcinoma spindelzelliges Karzinom *nt*, Spindelzellkarzinom *nt*, Carcinoma fusocellulare
scar carcinoma Narbenkarzinom *nt*
scirrhous carcinoma szirrhöses Karzinom *nt*, Faserkrebs *m*, Szirrhus *m*, Skirrhus *m*, Carcinoma scirrhosum
carcinoma of scrotum Skrotumkarzinom *nt*
secondary carcinoma Karzinommetastase *f*, Karzinomabsiedlung *f*, metastatisches Karzinom *nt*, sekundäres Karzinom *nt*
signet-ring cell carcinoma Siegelringzellkarzinom *nt*, Carcinoma sigillocellulare
carcinoma simplex of breast szirrhöses Brustkarzinom *nt*, szirrhöses Brustdrüsenkarzinom *nt*, Szirrhus *m*, Carcinoma solidum simplex der Brust
small bowel carcinoma Dünndarmkrebs *m*, Dünndarmkarzinom *nt*
small-cell carcinoma **1.** kleinzelliges Karzinom *nt*, Carcinoma parvocellulare **2.** kleinzelliges Bronchialkarzinom *nt*, kleinzellig-anaplastisches Bronchialkarzinom *nt*, Kleinzeller *m*
small intestinal carcinoma Dünndarmkrebs *m*, Dünndarmkarzinom *nt*
solid carcinoma solides Karzinom *nt*, Carcinoma solidum
spindle cell carcinoma spindelzelliges Karzinom *nt*, Spindelzellkarzinom *nt*, Carcinoma fusocellulare
squamous cell carcinoma Plattenepithelkarzinom *nt*, Carcinoma planocellulare, Carcinoma platycellulare
superficial carcinoma oberflächliches Karzinom *nt*, Oberflächenkarzinom *nt*
testicular carcinoma Hodenkrebs *m*, Hodenkarzinom *nt*
carcinoma of the ampulla of Vater Karzinom *nt* der Ampulla hepaticopancreatica
carcinoma of the body of uterus Korpuskarzinom *nt*, Gebärmutterkörperkrebs *m*, Carcinoma corporis uteri
carcinoma of the choledochal duct Choledochuskarzinom *nt*, Karzinom *nt* des Ductus choledochus
carcinoma of the fallopian tube Tubenkarzinom *nt*
carcinoma of the head of pancreas Pankreaskopfkarzinom *nt*, Kopfkarzinom *nt*
carcinoma of the lip Lippenkrebs *m*, Lippenkarzinom *nt*
carcinoma of the papilla of Vater Papillenkarzinom *nt*, Karzinom *nt* der Papilla Vateri
carcinoma of the scrotum Skrotumkarzinom *nt*, Carcinoma scroti
carcinoma of the sigmoid colon Sigmakarzinom *nt*
carcinoma of the stomach Magenkrebs *m*, Magenkarzinom *nt*
carcinoma of the tail of pancreas Pankreasschwanzkarzinom *nt*, Schwanzkarzinom *nt*
carcinoma of the tongue Zungenkrebs *m*, Zungenkarzinom *nt*
carcinoma of the uterine cervix Gebärmutterhalskrebs *m*, Gebärmutterhalskarzinom *nt*, Kollumkarzinom *nt*, Zervixkarzinom *nt*, Carcinoma cervicis uteri
thyroid carcinoma Schilddrüsenkrebs *m*, Schilddrüsenkarzinom *nt*
transitional cell carcinoma Übergangszellkarzinom *nt*, Transitionalzellkarzinom *nt*, Carcinoma transitiocellulare
tubal carcinoma **1.** (*Ohr*) Tubenkarzinom *nt* **2.** (*gynäkol.*) Tubenkarzinom *nt*
tubular carcinoma tubuläres Karzinom *nt*
ulcer carcinoma Ulkuskarzinom *nt*, Carcinoma ex ulcere
undifferentiated carcinoma entdifferenziertes Karzinom *nt*
urinary bladder carcinoma Harnblasenkrebs *m*, Harnblasenkarzinom *nt*, Blasenkrebs *m*, Blasenkarzinom *nt*
uterine carcinoma Gebärmutterkrebs *m*, Uteruskarzinom *nt*
vaginal carcinoma Scheidenkarzinom *nt*, Vaginalkarzinom *nt*
villous carcinoma Zottenkrebs *m*, Carcinoma villosum
vulvar carcinoma Vulvakarzinom *nt*
well-differentiated carcinoma hochdifferenziertes Karzinom *nt*

car|ci|no|ma|toid [kɑːrsəˈnɑmətɔɪd] *adj* Karzinom betreffend, von ihm betroffen oder gekennzeichnet, karzinomatös, krebsig, karzinomartig

car|ci|no|ma|to|pho|bia [kɑːrsəˌnəʊmətəʊˈfəʊbɪə] *noun* Krebsangst *m*, Kanzerophobie *f*, Karzinophobie *f*

car|ci|no|ma|to|sis [kɑːrsə,nəʊmə'təʊsɪs] *noun* Karzinomatose *f*, Karzinose *f*
pericardial carcinomatosis Herzbeutel-, Perikardkarzinose *f*
peritoneal carcinomatosis Peritonealkarzinose *f*, Peritonitis carcinomatosa
pleural carcinomatosis Pleurakarzinose *f*, Pleurakarzinomatose *f*, Carcinosis pleurae
car|ci|no|ma|tous [kɑːrsə'nəʊmətəs] *adj* Karzinom betreffend, von ihm betroffen oder gekennzeichnet, karzinomatös, krebsig, karzinomartig
car|ci|no|phil|ia [,kɑːrsɪnəʊ'fɪlɪə] *noun* Karzinophilie *f*
car|ci|no|pho|bia [,kɑːrsɪnəʊ'fəʊbɪə] *noun* → *carcinomatophobia*
car|ci|no|sar|co|ma [,kɑːrsɪnəʊsɑːr'kəʊmə] *noun* Karzinosarkom *nt*, Carcinosarcoma *nt*
renal carcinosarcoma Wilms-Tumor *m*, embryonales Adenosarkom *nt*, embryonales Adenomyosarkom *nt*, Nephroblastom *nt*, Adenomyorhabdosarkom *nt* der Niere
car|ci|no|sis [kɑːrsə'nəʊsɪs] *noun* → *carcinomatosis*
miliary carcinosis Miliarkarzinose *f*
peritoneal carcinosis Peritonealkarzinose *f*, Peritonitis carcinomatosa
pleural carcinosis Pleurakarzinose *f*, Pleurakarzinomatose *f*, Carcinosis pleurae
car|ci|no|stat|ic [,kɑːrsɪnəʊ'stætɪk] *adj* das Karzinomwachstum hemmend, karzinostatisch
car|ci|nous ['kɑːrsnəs] *adj* Karzinom betreffend, von ihm betroffen oder gekennzeichnet, karzinomatös, krebsig, karzinomartig
car|da|mon ['kɑːrdəmən] *noun* Kardamom *nt*, Elettaria cardamomum
cardi- *präf.* Herz-, Kardia-, Kardio-, Cardio-; Kardia-, Kardio-
car|di|a [kɑːrdɪə] *noun, plural* **-di|as, -di|ae** [-dɪ,iː] **1.** Mageneingang *m*, -mund *m*, Kardia *f*, Cardia *f*, Pars cardiaca gastricae **2.** Ösophagus(ein)mündung *f*, Ostium cardiacum
car|di|ac ['kɑːrdɪæk] *adj* **1.** Herz betreffend, kardial, Herz- **2.** Magenmund/Kardia betreffend
car|di|a|gra ['kɑːrdɪəgrə] *noun* Herzbräune *f*, Stenokardie *f*, Angina pectoris
car|di|al|gia [kɑːrdɪ'ældʒ(ɪ)ə] *noun* **1.** Herzschmerz(en *pl*) *m*, Kardiodynie *f*, Kardialgie *f* **2.** Magenschmerzen *pl*; Sodbrennen *nt*; Kardialgie *f*
car|di|asth|ma [,kɑːrdɪ'æzmə] *noun* Asthma cardiale
car|di|ec|ta|sis [,kɑːrdɪ'ektəsɪs] *noun* Herzdilatation *f*, -erweiterung *f*, Kardiektasie *f*
car|di|ec|to|my [,kɑːrdɪ'ektəmɪ] *noun* Kardiaresektion *f*
car|di|nal ['kɑːrdɪnl] *adj* hauptsächlich, grundlegend, kardinal
cardio- *präf.* **1.** Herz-, Kardia-, Kardio-, Cardio- **2.** Kardia-, Kardio-
car|di|o|an|gi|og|ra|phy [,kɑːrdɪəʊændʒɪ'ɑgrəfɪ] *noun* Angiokardiographie *f*, Angiokardiografie *f*
car|di|o|a|or|tic [,kɑːrdɪəʊeɪ'ɔːrtɪk] *adj* Herz und Aorta betreffend oder verbindend, kardioaortal, aortokardial
car|di|o|cele ['kɑːrdɪəsiːl] *noun* Kardiozele *f*
car|di|o|cen|te|sis [,kɑːrdɪəʊsen'tiːsɪs] *noun* Herzpunktion *f*, Kardiozentese *f*, -centese *f*
car|di|o|cha|la|sia [,kɑːrdɪəʊkə'leɪzɪə] *noun* Kardiochalasie *f*
car|di|o|cir|cu|la|to|ry [,kɑːrdɪəʊ'sɜrkjələtɔːriː, -təʊ-] *adj* Herz und Kreislauf betreffend, Herz-Kreislauf-
car|di|o|di|a|phrag|mat|ic [,kɑːrdɪədaɪə,fræg'mætɪk] *adj* Zwerchfell und Herz betreffend oder verbindend, phrenikokardial, phrenokardial
car|di|o|dyn|ia [,kɑːrdɪəʊ'diːnɪə] *noun* Herzschmerz(en *pl*) *m*, Kardiodynie *f*, Kardialgie *f*
car|di|o|e|soph|a|ge|al [,kɑːrdɪəʊɪ,sɑfə'dʒiːəl] *adj* Speiseröhre und Magenmund/Kardia betreffend oder verbindend, ösophagokardial
car|di|o|gen|e|sis [,kɑːrdɪəʊ'dʒenəsɪs] *noun* Herzentwicklung *f*, Kardiogenese *f*
car|di|o|gen|ic [,kɑːrdɪəʊ'dʒenɪk] *adj* **1.** aus dem Herz stammend, vom Herzen ausgehend, kardiogen **2.** Kardiogenese betreffend, kardiogen
car|di|o|gram ['kɑːrdɪəʊgræm] *noun* Kardiogramm *nt*
esophageal cardiogram Ösophagealableitung *f*, -kardiogramm *nt*, Ösophaguskardiogramm *nt*
car|di|o|graph ['kɑːrdɪəʊgræf] *noun* Kardiograph *m*, Kardiograf *m*
car|di|o|graph|ic [,kɑːrdɪəʊ'græfɪk] *adj* Kardiografie betreffend, mittels Kardiografie, kardiographisch, kardiografisch
car|di|og|ra|phy [kɑːrdɪ'ɑgrəfɪ] *noun* Kardiographie *f*, Kardiografie *f*
apex cardiography Apexkardiographie *f*, Apexkardiografie *f*
ultrasound cardiography Echokardiographie *f*, Herzsonographie *f*, Echokardiografie *f*, Herzsonografie *f*
car|di|o|he|pat|ic [,kɑːrdɪəʊhɪ'pætɪk] *adj* Herz und Leber/Hepar betreffend oder verbindend, kardiohepatisch, hepatokardial
car|di|o|he|pa|to|meg|a|ly [kɑːrdɪəʊ,hepətəʊ'megəlɪ] *noun* Kardiohepatomegalie *f*
car|di|o|in|hib|i|to|ry [,kɑːrdɪəʊɪn'hɪbətɔːriː, -təʊ-] *adj* die Herztätigkeit hemmend, kardioinhibitorisch
car|di|o|ki|net|ic [,kɑːrdɪəʊkɪ'netɪk] *adj* die Herztätigkeit stimulierend, kardiokinetisch
car|di|o|ky|mog|ra|phy [,kɑːrdɪəʊkaɪ'mɑgrəfɪ] *noun* Kardiokymographie *f*, Kardiokymografie *f*
car|di|o|li|pin [,kɑːrdɪəʊ'lɪpɪn] *noun* Cardiolipin *nt*, Diphosphatidylglycerin *nt*
car|di|o|lo|gy [,kɑːrdɪəʊ'ɑlədʒɪ] *noun* Kardiologie *f*
car|di|o|ly|sis [,kɑːrdɪəʊ'ɑlɪsɪs] *noun* Herzlösung *f*, -mobilisierung *f*, Kardiolyse *f*
car|di|o|meg|a|ly [,kɑːrdɪəʊ'megəlɪ] *noun* Kardiomegalie *f*
car|di|o|mus|cu|lar [,kɑːrdɪəʊ'mʌskjələr] *adj* Herzmuskel/Myokard betreffend, kardiomuskulär
car|di|o|my|op|a|thy [,kɑːrdɪəʊmaɪ'ɑpəθɪ] *noun* Myokardiopathie *f*, Kardiomyopathie *f*, Cardiomyopathie *f*
alcoholic cardiomyopathy alkoholische/alkohol-toxische Kardiomyopathie *f*
congestive cardiomyopathy kongestive Kardiomyopathie *f*, dilatative Kardiomyopathie *f*
hypertrophic cardiomyopathy hypertrophische Kardiomyopathie *f*
hypertrophic non-obstructive cardiomyopathy hypertrophische nichtobstruktive Kardiomyopathie *f*
hypertrophic obstructive cardiomyopathy hypertrophische obstruktive Kardiomyopathie *f*
idiopathic cardiomyopathy primäre/idiopathische Kardiomyopathie *f*
primary cardiomyopathy primäre/idiopathische Kardiomyopathie *f*
restrictive cardiomyopathy restriktive Kardiomyopathie *f*, obliterative Kardiomyopathie *f*
thyroid cardiomyopathy Thyreokardiopathie *f*
car|di|o|my|ot|o|my [,kɑːrdɪəʊmaɪ'ɑtəmɪ] *noun* Kardiomyotomie *f*, Ösophagokardiomyotomie *f*, Heller-Operation *f*
car|di|o|ne|cro|sis [,kɑːrdɪəʊnɪ'krəʊsɪs] *noun* Herz(muskel)nekrose *f*
car|di|o|nec|tor [,kɑːrdɪəʊ'nektər] *noun* Erregungsleitungssystem *nt* des Herzens, Systema conducente cordis
car|di|o|neu|ral [,kɑːrdɪəʊ'njʊərəl, -'nʊ-] *adj* Herz und Nervensystem betreffend, kardioneural, neurokardial
car|di|o|neu|ro|sis [,kɑːrdɪəʊnjʊə'rəʊsɪs, -nʊ-] *noun* Herzneurose *f*
car|di|o|path|ic [,kɑːrdɪəʊ'pæθɪk] *adj* Herzerkrankung/

C

Kardiopathie betreffend, von einer Herzerkrankung betroffen, kardiopathisch
car|di|op|a|thy [ˌkɑːrdɪəʊˈɑpəθɪ] *noun* Herzerkrankung *f*, -leiden *nt*, Kardiopathie *f*
arteriosclerotic cardiopathy arteriosklerotische Kardiopathie *f*
car|di|o|per|i|car|di|tis [ˌkɑːrdɪəʊˌperɪkɑːrˈdaɪtɪs] *noun* Kardioperikarditis *f*
car|di|o|pho|bia [ˌkɑːrdɪəʊˈfəʊbɪə] *noun* Herzphobie *f*
car|di|o|phre|nia [ˌkɑːrdɪəʊˈfriːnɪə] *noun* DaCosta-Syndrom *nt*, Effort-Syndrom *nt*, Phrenikokardie *f*, neurozirkulatorische Asthenie *f*, Soldatenherz *nt*
car|di|o|plas|ty [ˈkɑːrdɪəʊplæstɪ] *noun* Kardia-, Kardioplastik *f*, Ösophagogastroplastik *f*
car|di|o|ple|gic [ˌkɑːrdɪəʊˈpliːdʒɪk, -ˈpledʒ-] *adj* einen Herzstillstand herbeiführend, kardiopleg
car|di|op|to|sis [kɑːrdɪˈɑptəsɪs] *noun* Kardioptose *f*
car|di|o|pul|mo|nar|y [ˌkɑːrdɪəʊˈpʌlməˌneriː, -nərɪ] *adj* Herz und Lunge(n)/Pulmo betreffend oder verbindend, kardiopulmonal, pneumokardial
car|di|o|py|lor|ic [ˌkɑːrdɪəʊpaɪˈlɔːrɪk, -ˈlɑr-, -pɪ-] *adj* Kardia und Pylorus betreffend
car|di|o|re|nal [ˌkɑːrdɪəʊˈriːnl] *adj* Herz und Niere(n)/Ren betreffend, kardiorenal, renokardial
car|di|or|rha|phy [kɑːrdɪˈɔrəfɪ] *noun* Herzmuskelnaht *f*, Kardiorrhaphie *f*
car|di|or|rhex|is [ˌkɑːrdɪəʊˈreksɪs] *noun* Herzruptur *f*
car|di|o|scle|ro|sis [ˌkɑːrdɪəʊsklɪˈrəʊsɪs] *noun* Herz(muskel)sklerose *f*, -fibrose *f*, Kardiosklerose *f*
car|di|o|scle|rot|ic [ˌkɑːrdɪəʊsklɪˈrɑtɪk] *adj* Kardiosklerose betreffend, kardiosklerotisch
car|di|o|se|lec|tive [ˌkɑːrdɪəʊsɪˈlektɪv] *adj* mit selektiver Wirkung auf das Herz, kardioselektiv
car|di|o|spasm [ˈkɑːrdɪəʊspæzəm] *noun* Ösophagus-, Kardiaachalasie *f*, Kardiospasmus *m*, Kardiakrampf *m*
car|di|o|ste|no|sis [ˌkɑːrdɪəʊstɪˈnəʊsɪs] *noun* Kardiastenose *f*
car|di|o|thy|ro|tox|i|co|sis [ˌkɑːrdɪəʊθaɪrəˌtɑksɪˈkəʊsɪs] *noun* Thyreokardiopathie *f*
car|di|o|to|ko|graph|ic [ˌkɑːrdɪəʊtəʊkɑˈgræfɪk] *adj* Kardiotokografie betreffend, mittels Kardiotokografie, kardiotokographisch, kardiotokografisch
car|di|o|to|kog|ra|phy [ˌkɑːrdɪəʊtəʊˈkɑgrəfɪ] *noun* Kardiotokographie *f*, Kardiotokografie *f*
car|di|ot|o|my [kɑːrdɪˈɑtəmɪ] *noun* **1.** Herzeröffnung *f*, -schnitt *m*, Kardiotomie *f* **2.** (*chirurg.*) Kardiomyotomie *f*, Ösophagokardiomyotomie *f*, Heller-Operation *f*
car|di|o|ton|ic [ˌkɑːrdɪəʊˈtɑnɪk] *adj* die Herztätigkeit stärkend, kardiotonisch, herzstärkend, herztonisierend
car|di|o|tox|ic [ˌkɑːrdɪəʊˈtɑksɪk] *adj* das Herz schädigend, kardiotoxisch, herzschädigend
car|di|o|val|vu|lar [ˌkɑːrdɪəʊˈvælvjələr] *adj* Herzklappen betreffend, Herzklappen-
car|di|o|val|vu|lot|o|my [ˌkɑːrdɪəʊˌvælvjəˈlɑtəmɪ] *noun* Herzklappenspaltung *f*, Kardiovalvulotomie *f*
car|di|o|vas|cu|lar [ˌkɑːrdɪəʊˈvæskjələr] *adj* Herz und Kreislauf oder Herz und Gefäße betreffend, kardiovaskulär
car|di|o|ver|sion [ˈkɑːrdɪəvɜrʒn] *noun* Kardioversion *f*
electric cardioversion Elektrokardioversion *f*, Elektrokonversion *f*, Elektroversion *f*, Elektroreduktion *f*
car|di|o|ver|ter [ˈkɑːrdɪəʊ vɜrtər] *noun* Defibrillator *m*
car|dit|ic [kɑːrˈdaɪtɪk] *adj* Herzentzündung/Karditis betreffend, karditisch
car|di|tis [kɑːrˈdaɪtɪs] *noun* Herzentzündung *f*, Karditis *f*, Carditis *f*
care [keər] I *noun* **1.** Pflege *f*; Pflege *f*, Krankenpflege *f*, Betreuung *f*, Behandlung *f* **under the care of a doctor** in ärztlicher Behandlung **2.** Schutz *m*, Fürsorge *f*, Obhut *f* II *vi* s. sorgen (*about* über, um); s. kümmern (*about* um)
car|ies [ˈkeərɪiːz, -riːz] *noun* **1.** Knochenkaries *f*, -fraß *m*, -schwund *m*, Karies *f* **2.** (Zahn-)Karies *f*, Zahnfäule *f*, -fäulnis *f*, Caries dentium
dental caries (Zahn-)Karies *f*, Zahnfäule *f*, Caries dentium
Pott's caries Wirbelkaries *f*
car|i|o|gen|e|sis [ˌkeərɪəˈdʒenəsɪs] *noun* Kariesentstehung *f*, -bildung *f*, Kariogenese *f*
car|i|o|gen|ic [ˌkeərɪəˈdʒenɪk] *adj* eine Kariesbildung fördernd oder auslösend, kariogen
car|i|ous [ˈkeərɪəs] *adj* von Karies betroffen oder befallen, angefault, zerfressen, kariös
car|min|a|tive [kɑːrˈmɪnətɪv, ˈkɑːrməˌneɪtɪv] *adj* gegen Blähungen wirkend, karminativ
car|min|o|phil [kɑːrˈmɪnəfɪl] I *noun* karminophile Substanz *f*, karminophile Struktur *f*, karminophile Zelle *f* II *adj* →*carminophile*
car|min|o|phile [kɑːrˈmɪnəfaɪl] *adj* mit Karmin färbend, karminophil
Car|niv|o|ra [kɑːrˈnɪvərə] *plural* Fleischfresser *pl*, Karnivoren *pl*, Carnivora *pl*
car|no|sine [ˈkɑːrnəsiːn, -sɪn] *noun* Karnosin *nt*, Carnosin *nt*, β-Alanin-L-Histidin *nt*
car|no|si|ne|mia [ˌkɑːrnəsɪˈniːmɪə] *noun* Karnosinämie *f*
hyper-beta carnosinemia Karnosinämie-, Carnosinämie-Syndrom *nt*
car|no|si|nu|ria [ˌkɑːrnəsɪˈn(j)ʊərɪə] *noun* Karnosinurie *f*, Carnosinurie *f*
car|o|tene [ˈkærətiːn] *noun* Karotin *nt*, Carotin *nt*
α-carotene α-Karotin *nt*
β-carotene β-Karotin *nt*
γ-carotene γ-Karotin *nt*
car|o|te|ne|mia [kærətɪˈniːmɪə] *noun* Karotinämie *f*, Carotinämie *f*
ca|rot|e|no|der|ma [kəˌrɑtnəʊˈdɜrmə] *noun* Karotingelbsucht *f*, -ikterus *m*, Carotingelbsucht *f*, -ikterus *m*, Karotinodermie *f*, Carotinodermia *f*, Xanthodermie *f*, Aurantiasis cutis
ca|rot|e|noid [kəˈrɑtnɔɪd] I *noun* Karotinoid *nt*, Carotinoid *nt* II *adj* karotinoid
ca|rot|ic [kəˈrɑtɪk] *adj* Stupor betreffend, von ihm gekennzeichnet, stuporös
ca|rot|id [kəˈrɑtɪd] I *noun* Halsschlagader *f*, Karotis *f*, Arteria carotis II *adj* Karotis betreffend, Karotis-
common carotid Arteria carotis communis
external carotid Arteria carotis externa
internal carotid Arteria carotis interna
ca|rot|i|dyn|ia [kəˌrɑtɪˈdiːnɪə] *noun* Karotidodynie *f*
ca|rot|o|dyn|ia [kəˌrɑtəˈdiːnɪə] *noun* Karotidodynie *f*
car|pal [ˈkɑːrpəl] I **carpals** *plural* →*carpals* II *adj* Handwurzel(knochen) betreffend, karpal, Handwurzel(knochen)-, Karpal-, Karpo-
car|pals [ˈkɑːrpəlz] *plural* Handwurzelknochen *pl*, Karpalknochen *pl*, Carpalia *pl*, Ossa carpi, Ossa carpalia
car|pec|to|my [kɑːrˈpektəmɪ] *noun* Karpalknochenresektion *f*, Karpektomie *f*
carpo- *präf.* Handwurzel(knochen)-, Karpal-, Karpo-
car|po|car|pal [ˌkɑːrpəˈkɑːrpəl] *adj* zwischen den Handwurzelknochen/Karpalknochen (liegend), die Karpalknochen verbindend, interkarpal
car|po|met|a|car|pal [ˌkɑːrpəˌmetəˈkɑːrpl] *adj* Handwurzel und Mittelhand/Metakarpus betreffend, karpometakarpal
car|po|pha|lan|ge|al [ˌkɑːrpəfəˈlændʒɪəl] *adj* Handwurzel und Fingerglieder/Phalanges betreffend, karpophalangeal
car|pop|to|sis [ˌkɑːrpəpˈtəʊsɪs] *noun* Fallhand *f*
car|ri|er [ˈkærɪər] *noun* **1.** (*biochem.*) Träger(substanz *f*) *m*, Carrier *m* **2.** (*genet.*) Träger *m*
chronic carrier Dauerträger *m*, Dauerausscheider *m*
germ carrier Bazillenträger *m*, Keimträger *m*
car|ti|lage [ˈkɑːrtlɪdʒ] *noun* Knorpel *m*, Knorpelgewebe *nt*; (*anatom.*) Cartilago *f*

accessory nasal cartilages akzessorische Nasenknorpel *pl*, Cartilagines nasi accessoriae
accessory cartilages of nose akzessorische Nasenknorpel *pl*, Cartilagines nasi accessoriae
cartilage of acoustic meatus Gehörgangsknorpel *m*, Cartilago meatus acustici
annular cartilage Ring-, Krikoidknorpel *m*, Cartilago cricoidea
arthrodial cartilage → *articular cartilage*
articular cartilage Gelenk(flächen)knorpel *m*, gelenkflächenüberziehender Knorpel *m*, Cartilago articularis
arytenoid cartilage Aryknorpel *m*, Cartilago arytenoidea
cartilage of auditory tube Tuben-, Ohrtrompetenknorpel *m*, Cartilago tubae auditivae/auditoriae
auricular cartilage Ohrmuschelknorpel *m*, Cartilago auriculae
calcified cartilage verkalkter/kalzifizierter Knorpel *m*
cellular cartilage parenchymatöser/zellulärer Knorpel *m*
ciliary cartilage Lidknorpel *m*, Tarsus *m*
circumferential cartilage **1.** Labrum glenoidale **2.** Labrum acetabulare
columnar cartilage Säulenknorpel *m*
conchal cartilage Ohrmuschelknorpel *m*, Knorpelgerüst *nt* der Ohrmuschel, Concha auriculae
corniculate cartilage Santorini-Knorpel *m*, Cartilago corniculata
costal cartilage Rippenknorpel *m*, Cartilago costalis
cricoid cartilage Ringknorpel *m*, Cartilago cricoidea
cuneiform cartilage Wrisberg-Knorpel *m*, Cartilago cuneiformis
elastic cartilage elastischer Knorpel *m*, Cartilago elastica
epactal cartilages akzessorische Nasenknorpel *pl*, Cartilagines nasi accessoriae
epiglottic cartilage **1.** → *epiglottis* **2.** knorpeliges Kehldeckelskelett *nt*, Cartilago epiglottica
epiphyseal cartilage Epiphysen(fugen)knorpel *m*, epiphysäre Knorpelzone *f*, Cartilago epiphysialis
eustachian cartilage Tuben-, Ohrtrompetenknorpel *m*, Cartilago tubae auditivae/auditoriae
falciform cartilage Innenmeniskus *m*, Meniscus medialis
fetal cartilage embryonaler/fetaler Knorpel *m*
fibrous cartilage fibröser Knorpel *m*, Faserknorpel *m*, Bindegewebsknorpel *m*, Cartilago fibrosa/collagenosa
glasslike cartilage hyaliner Knorpel *m*, Hyalinknorpel *m*, Cartilago hyalina
greater alar cartilage großer Nasenflügelknorpel *m*, Cartilago alaris major
hyaline cartilage hyaliner Knorpel *m*, Hyalinknorpel *m*, Cartilago hyalina
hypophysial cartilage Hypophysenknorpel *m*
hypsiloid cartilage Y-Fuge *f*, Y-Knorpel *m*
inferior cartilage of nose Cartilago alaris major
innominate cartilage Ring-, Krikoidknorpel *m*, Cartilago cricoidea
interarticular cartilage Gelenkzwischenscheibe *f*, Discus articularis
intervertebral cartilage Intervertebral-, Zwischenwirbelscheibe *f*, Bandscheibe *f*, Discus intervertebralis
Jacobson's cartilage Jacobson-Knorpel *m*, Cartilago vomeronasalis
joint cartilage Gelenk(flächen)knorpel *m*, Cartilago articularis
laryngeal cartilages Kehlkopfknorpel *pl*, Cartilagines laryngis
laryngeal cartilage of Luschka Sesamknorpel *m* des Stimmbandes, Cartilago sesamoidea
cartilages of larynx Kehlkopfknorpel *pl*, Cartilagines laryngis
lateral nasal cartilage Cartilago nasi lateralis
lateral semilunar cartilage of knee joint Außenmeniskus *m*, Meniscus lateralis
lesser alar cartilages kleine Nasenflügelknorpel *pl*, Cartilagines alares minores
Luschka's cartilage Luschka-Knorpel *m*, Sesamknorpel *m* des Stimmbandes, Cartilago sesamoidea
meatal cartilage Gehörgangsknorpel *m*, Cartilago meatus acustici
Meckel's cartilage Meckel-Knorpel *m*
medial semilunar cartilage of knee joint Innenmeniskus *m*, Meniscus medialis
minor cartilages Cartilagines nasi accessoriae
Morgagni's cartilage Morgagni-Knorpel *m*, Wrisberg-Knorpel *m*, Cartilago cuneiformis
nasal cartilages Nasenknorpel *pl*, Cartilagines nasi
cartilage of nasal septum Septum-, Scheidewandknorpel *m*, Cartilago septi nasi
ossifying cartilage Vorläuferknorpel *m*, verknöchernder Knorpel *m*
palpebral cartilage Lidknorpel *m*, Tarsus *m*
permanent cartilage permanenter/nicht-verknöchernder Knorpel *m*
Reichert's cartilage Reichert-Knorpel *m*
rib cartilage Rippenknorpel *m*, Cartilago costalis
Santorini's cartilage Santorini-Knorpel *m*, Cartilago corniculata
scutiform cartilage Schildknorpel *m*, Cartilago thyroidea
septal cartilage of nose Scheidewand-, Septumknorpel *m*, Cartilago septi nasi
sesamoid cartilage of larynx Weizenknorpel *m*, Cartilago triticea
sesamoid cartilages of nose akzessorische Nasenknorpel *pl*, Cartilagines nasi accessoriae
stratified cartilage fibröser Knorpel *m*, Faserknorpel *m*, Bindegewebsknorpel *m*, Cartilago fibrosa/collagenosa
supra-arytenoid cartilage Cartilago corniculata
temporary cartilage Vorläuferknorpel *m*, verknöchernder Knorpel *m*
thyroid cartilage Schildknorpel *m*, Cartilago thyroidea
tracheal cartilages Knorpelspangen *pl* der Luftröhre, Trachealknorpel *pl*, Cartilagines tracheales
triangular cartilage of nose Cartilago nasi lateralis
triquetral cartilage Aryknorpel *m*, Cartilago arytenoidea
triticeal cartilage Weizenknorpel *m*, Cartilago triticea
triticeous cartilage Weizenknorpel *m*, Cartilago triticea
tubal cartilage Tuben-, Ohrtrompetenknorpel *m*, Cartilago tubae auditivae/auditoriae
tympanomandibular cartilage Meckel-Knorpel *m*
vesicular cartilage Blasenknorpel *m*
vomeronasal cartilage Jacobson-Knorpel *m*, Cartilago vomeronasalis
Weitbrecht's cartilage Weitbrecht-Knorpel *m*, Discus articularis articiculationis acromioclavicularis
Wrisberg's cartilage Wrisberg-Knorpel *m*, Cartilago cuneiformis
Y cartilage Y-Knorpel *m*, Y-Fuge *f*

car|ti|lag|in ['kɑːrtlædʒɪn] *noun* Chondrogen *nt*

car|ti|lag|i|nous [,kɑːrtlə'lædʒɪnəs] *adj* Knorpel betreffend, aus Knorpel bestehend, knorpelig, knorplig, chondral, kartilaginär

car|un|cle ['kærəŋkl, kə'rʌŋkl] *noun* Karunkel *f*, Caruncula *f*
hymenal caruncles Fleischwärzchen *pl* (der Scheide), Hymenalkarunkeln *pl*, Carunculae hymenales
lacrimal caruncle Tränenwärzchen *nt*, Karunkel *f*, Caruncula lacrimalis
major caruncle of Santorini Papilla duodeni major
myrtiform caruncles → *hymenal caruncles*

Santorini's major caruncle Papilla duodeni major
Santorini's minor caruncle Papilla duodeni minor
sublingual caruncle Karunkel *f*, Caruncula sublingualis

case [keɪs] *noun* **1.** (Krankheits-)Fall *m*; Patient(in *f*) *m* **2.** (*Person*) Fall *m*; Angelegenheit *f*, Sache *f* a typical case ein typischer Fall (*of* von) **3.** Fall *m*, Tatsache *f* **4.** Fall *m*, Lage *f*, Umstand *m* in case of emergency im Notfall **5.** Behälter *m*; Kiste *f*, Kasten *m*, Kästchen *nt*, Schachtel *f*, Etui *nt*, (Schutz-)Hülle *f*; Überzug *m*; Gehäuse *nt*; Besteckkasten *m*

ca|se|a|ting ['keɪsɪeɪtɪŋ] *adj* verkäsend, verkäst

ca|se|a|tion [ˌkeɪsɪ'eɪʃn] *noun* Verkäsung *f*, Verkäsen *nt*

case|worm ['keɪswɜrm] *noun* Echinokokkus *m*, Echinococcus *m*

Cas|sia ['kæʃə] *noun* chinesischer Zimt *m*, Cinnamomum aromaticum, Cinnamomum cassia

cast [kæst] *noun* **1.** Guss *m*; Gussform *f* **2.** fester Verband *m*, Stützverband *m*; Gips *m*, Gipsverband *m* **3.** Zylinder *m*, Harnzylinder *m*
bacterial cast Bakterienzylinder *m*
bilirubin cast Ikteruszylinder *pl*
coma cast Komazylinder *m*
false cast Pseudozylinder *m*, Zylindroid *nt*
granular casts granulierte Zylinder *pl*
hyaline casts hyaline Zylinder *pl*
Külz's cast Komazylinder *m*
mucous cast Pseudozylinder *m*, Zylindroid *nt*
plaster cast **1.** Gips(verband *m*) *m* **2.** Gipsabdruck *m*, -abguss *m*
renal cast **1.** Harnzylinder *m* **2.** Nierenzylinder *m*
spurious cast Pseudozylinder *m*, Zylindroid *nt*
spurious tube cast Zylindroid *nt*
tubular cast **1.** Harnzylinder *m* **2.** Nierenzylinder *m*
urinary cast Harnzylinder *m*
waxy cast Wachszylinder *m*

cas|tra|tion [kæs'treɪʃn] *noun* Kastration *f*
chemical castration chemische Kastration *f*, pharmakologische Kastration *f*
radiation castration Röntgenkastration *f*, Strahlenkastration *f*
voluntary castration freiwillige Kastration *f*

cas|uist|ry ['kæʒʊəstrɪ] *plural* Kasuistik *f*

cat|a|bol|ic [ˌkətæ'bɒlɪk] *adj* den Abbaustoffwechsel/Katabolismus betreffend, katabol, katabolisch

ca|tab|o|lism [kə'tæbəlɪzəm] *noun* Abbaustoffwechsel *m*, Katabolismus *m*, Katabolie *f*

ca|tab|o|lite [kə'tæbəlaɪt] *noun* Katabolit *m*

cat|a|did|y|mus [ˌkətæ'dɪdəməs] *noun* Katadidymus *m*

cat|a|lase ['kætleɪz] *noun* Katalase *f*

cat|a|lep|sy ['kətælepsɪ] *noun* Katalepsie *f*

cat|a|lep|tic [ˌkətæ'leptɪk] *adj* Katalepsie betreffend, kataleptisch

ca|tal|y|sis [kə'tælɪsɪs] *noun, plural* **-ses** [-siːz] Katalyse *f*

cat|a|lyst ['kætlɪst] *noun* Katalysator *m*, Akzelerator *m*

cat|a|lyt|ic [ˌkætə'lɪtɪk] *adj* Katalyse betreffend, katalytisch

cat|a|me|nia [kætə'miːnɪə] *noun* Regelblutung *f*, Menstruation *f*, Menses *pl*

cat|a|me|ni|al [ˌkətæ'miːnɪəl, -njəl] *adj* Menstruation betreffend, während der Menstruation, menstrual

cat|am|ne|sis [ˌkætæm'niːsɪs] *noun* Katamnese *f*

cat|a|pho|re|sis [ˌkətæfə'riːsɪs] *noun* Kataphorese *f*

cat|a|phy|lax|is [ˌkætəfɪ'læksɪs] *noun* Kataphylaxie *f*

cat|a|pla|sia [ˌkətæ'pleɪʒ(ɪ)ə] *noun* Kataplasie *f*

cat|a|plex|y ['kətæpleksɪ] *noun* Lachschlag *m*, Schrecklähmung *f*, Tonusverlustsyndrom *nt*, Kataplexie *f*, Gelolepsie *f*, Geloplegie *f*

cat|a|ract ['kətærækt] *noun* grauer Star *m*, Katarakt *f*, Cataracta *f*
atopic cataract Ekzemstar *m*, Cataracta neurodermitica
brown cataract brauner Altersstar *m*, Cataracta brunescens
brunescent cataract brauner Altersstar *m*, Cataracta brunescens
calcareous cataract Kalkstar *m*, Cataracta calcarea
capsular cataract Kapselstar *m*, Cataracta capsularis
central cataract Zentralstar *m*, Cataracta centralis
choroidal cataract Uveitiskatarakt *f*, Cataracta chorioidealis
complete cataract kompletter/vollständiger Star *m*, Totalstar *m*, Cataracta totalis
complicated cataract komplizierter Star *m*, Cataracta complicata
congenital cataract angeborener Star *m*, Cataracta congenita
contusion cataract Kontusionskatarakt *f*, -star *m*
copper cataract Kupferstar *m*, Chalcosis lentis
coronary cataract Kranzstar *m*, Cataracta coronaria
cortical cataract Rindenstar *m*, Cataracta corticalis
corticosteroid-induced cataract Cortisonstar *m*, Kortisonstar *m*, Steroidkatarakt *f*
cortison cataract Cortisonstar *m*, Kortisonstar *m*, Steroidkatarakt *f*
diabetic cataract Zuckerstar *m*, Cataracta diabetica
electric cataract Blitzstar *m*, Cataracta electrica
furnacemen's cataract Feuer-, Glasbläserstar *m*, Infrarotkatarakt *f*, Cataracta calorica
glassblower's cataract Feuer-, Glasbläserstar *m*, Infrarotkatarakt *f*, Cataracta calorica
glaucomatous cataract Glaukomflecken *pl*
heat cataract Feuer-, Glasbläserstar *m*, Infrarotkatarakt *f*, Cataracta calorica
hypermature cataract Cataracta provecta
immature cataract beginnender Star *m*, Cataracta incipiens
incipient cataract beginnender Star *m*, Cataracta incipiens
infrared cataract Feuer-, Glasbläserstar *m*, Infrarotkatarakt *f*, Cataracta calorica
iron cataract Eisenstar *m*, Siderosis lentis
juvenile cataract juvenile Katarakt *f*, Cataracta juvenilis
lamellar cataract Schichtstar *m*, Cataracta zonularis
mature cataract Cataracta matura
metabolic cataract metabolische/stoffwechselbedingte Katarakt *f*
nuclear cataract Kernstar *m*, Cataracta nuclearis
nutritional cataract nutritive Katarakt *f*
nutritional deficiency cataract nutritive Katarakt
overripe cataract überreifer Altersstar *m*, Cataracta hypermatura, hypermature Katarakt *f*
perinuclear cataract perinukleäre Katarakt *f*
polar cataract Polstar *m*, Cataracta polaris
punctate cataract punktförmige Linsentrübung *f*, Cataracta punctata
radiation cataract Strahlenstar *m*, Cataracta radiationis
rosette cataract Rosettenstar *m*
secondary cataract **1.** komplizierter Star *m*, Cataracta complicata **2.** Nachstar *m*, Cataracta secundaria
senile cataract Altersstar *m*, Cataracta senilis
steroid-induced cataract Cortisonstar *m*, Kortisonstar *m*, Steroidkatarakt *f*
tetanic cataract tetanische Katarakt *f*
thermal cataract Feuer-, Glasbläserstar *m*, Infrarotkatarakt *f*, Cataracta calorica
total cataract kompletter/vollständiger Star *m*, Totalstar *m*, Cataracta totalis
traumatic cataract (post-)traumatischer Star *m*, Wundstar *m*, Cataracta traumatica
zonular cataract Schichtstar *m*, Cataracta zonularis

cat|a|rac|to|gen|ic [kætəˌræktə'dʒenɪk] *adj* die Starent-

wicklung fördernd oder auslösend, kataraktogen
ca|tarrh [kə'tɑːr] *noun* katarrhalische/katarralische Entzündung *f*, Katarrh *m*, Katarr *m*
autumnal catarrh Heuschnupfen *m*, Heufieber *nt*
Bostock's catarrh Heuschnupfen *m*, Heufieber *nt*
nasal catarrh Rhinitis *f*, Nasenschleimhautentzündung *f*, Schnupfen *m*, Nasenkatarrh *m*, Koryza *f*, Coryza *f*
sinus catarrh Sinuskatarrh *m*, -histiozytosis *f*, akute unspezifische Lymphadenitis *f*
suffocative catarrh anfallsweise Atemnot *m*, Asthma *nt*
tracheal catarrh Tracheitis *f*, Luftröhrenentzündung *f*, Tracheaentzündung *f*
vernal catarrh Frühjahrskonjunktivitis *f*, -katarrh *m*, Conjunctivitis vernalis
ca|tarrh|al [kə'tɑːrəl] *adj* Katarrh betreffend, mit einem Katarhh, katarrhalisch, katarralisch
cat|a|stat|ic [ˌkətæ'stætɪk] *adj* den Abbaustoffwechsel/Katabolismus betreffend, katabol, katabolisch
cat|a|thy|mia [ˌkətæ'θaɪmɪə] *noun* Katathymie *f*
cat|a|to|nia [ˌkətæ'təʊnɪə] *noun* Katatonie *f*
cat|e|chin ['kætɪtʃɪn, -kɪn] *noun* Katechin *nt*, Catechin *nt*, Katechol *nt*, Catechol *nt*
cat|e|chol|a|mine [ˌkætə'kɑləmiːn, -'kəʊl-] *noun* Katecholamin *nt*, (Brenz-)Katechinamin *nt*
catecholamine-O-methyltransferase *noun* Catecholamin-O-methyltransferase *f*
cat|e|chol|a|min|er|gic [ˌkætəˌkɑləmɪ'nɜrdʒɪk] *adj* auf Katecholamine als Transmitter ansprechend, katecholaminerg, katecholaminergisch
cat|gut ['kætgət] *noun* Catgut *nt*
chromic catgut Chromcatgut *nt*
chromicized catgut Chromcatgut *nt*
ca|thar|sis [kə'θɑːrsɪs] *noun, plural* **-ses** [-siːz] Katharsis *f*
ca|thar|tic [kə'θɑːrtɪk] *adj* den Darm reinigend, den Stuhlgang fördernd, purgativ, abführend, entleerend, purgierend, laxativ, laxierend
cath|e|ter ['kæθɪtər] *noun* Katheter *m*
balloon catheter Ballonkatheter *m*, Ballonsonde *f*
central venous catheter zentraler Venenkatheter *m*, zentraler Venenkatheter *m*
flow-directed catheter Einschwemmkatheter *m*
indwelling catheter Verweil-, Dauerkatheter *m*
left cardiac catheter Linksherzkatheter *m*
right heart catheter Rechtsherzkatheter *m*
Swan-Ganz catheter Swan-Ganz-Katheter *m*
urinary catheter **1.** (Harn-)Blasenkatheter *m* **2.** Katheter *m* zur Harnableitung
venous catheter Venenkatheter *m*
cath|e|ter|ism ['kæθɪterɪzəm] *noun* → *catheterization*
cath|e|ter|i|za|tion [kæθɪtəraɪ'zeɪʃn] *noun* Katheterisierung *f*, Katheterismus *m*
bladder catheterization Blasendrainage *f*
cardiac catheterization Herzkatheterismus *m*, -katheterisierung *f*
cath|e|ter|ize ['kæθɪtəraɪz] *v* einen Katheter einführen/legen, katheterisieren, kathetern
cath|o|dal ['kæθədl] *adj* Kathode betreffend, kathodisch, katodisch
cath|ode ['kæθəʊd] *noun* Kathode *f*
cat|i|on ['kætˌaɪən, -ɑn] *noun* Kation *nt*
cau|da ['kaʊdə, 'kɔːdə] *noun, plural* **-dae** [-diː] Schwanz *m*, Schweif *m*, Kauda *f*, Cauda *f*
cau|dal ['kɔːdl] *adj* **1.** fuß-, schwanzwärts (gelegen), kaudal, caudal **2.** Cauda equina betreffend, Kauda-, Kaudal-
caus|al ['kɔːzl] *adj* Ursache betreffend, auf die Ursache gerichtet, ursächlich, kausal, Kausal-; verursachend
cau|sal|gia [kɔː'zældʒ(ɪ)ə] *noun* Kausalgie *f*
caus|a|tive ['kɔːzətɪv] *adj* verursachend, begründend, kausal (*of*)
caus|tic ['kɔːstɪk] I *noun* Ätz-, Beizmittel *nt*, Kaustikum *nt* II *adj* kaustisch, ätzend, beißend, brennend
cau|ter|ant ['kɔːtərənt] *adj* ätzend, beißend, brennend, kaustisch
cau|ter|i|za|tion [ˌkɔːtəraɪ'zeɪʃn] *noun* (Aus-)Brennen *nt*, Kauterisation *f*, Kauterisieren *nt*, Kaustik *f*
cau|ter|y ['kɔːtərɪ] *noun* **1.** (Aus-)Brennen *nt*, Kauterisation *f*, Kauterisieren *nt*, Kaustik *f* **2.** Brenneisen *nt*, Kauter *m* **3.** Ätz-, Beizmittel *nt*, Kaustikum *nt*
cold cautery Kryokauter *m*
electric cautery Elektrokauterisation *f*
galvanic cautery Elektrokauterisation *f*
ca|va ['kɑːvə, 'keɪ-] *noun* Kava *f*, Vena cava
ca|val ['keɪvəl, 'kɑː-] *adj* Vene cava betreffend, Kava-
cav|a|scope ['kævəskəʊp] *noun* Kavernoskop *nt*
cav|ern ['kævərn] I *noun* Hohlraum *m*, Höhle *f*, Kaverne *f*, Caverna *f* II *v* aushöhlen
caverns of cavernous bodies Schwellkörperkavernen *pl*, Cavernae corporum cavernosorum
cav|er|ni|tis [kævər'naɪtɪs] *noun* Entzündung der Penisschwellkörper, Kavernitis *f*, Cavernitis *f*
fibrous cavernitis Peyronie-Krankheit *f*, Penisfibromatose *f*, Induratio penis plastica, Sclerosis fibrosa penis
cav|er|no|ma [kævər'nəʊmə] *noun* kavernöses Hämangiom *nt*, Kavernom *nt*
cav|er|nos|co|py [ˌkævər'nɑskəpɪ] *noun* Kavernoskopie *f*
cav|er|no|si|tis [ˌkævərnə'saɪtɪs] *noun* Entzündung der Penisschwellkörper, Kavernitis *f*, Cavernitis *f*
cav|er|no|sog|ra|phy [ˌkævərnə'sɑgræfɪ] *noun* Kavernosographie *f*, Kavernosografie *f*
cav|er|nos|to|my [ˌkævər'nɑstəmɪ] *noun* Kavernostomie *f*
cav|er|not|o|my [ˌkævər'nɑtəmɪ] *noun* Kaverneneröffnung *f*, Speleo-, Kavernotomie *f*
cav|ern|ous ['kævərnəs] *adj* Kavernen enthaltend, porös, schwammig, kavernös
cav|i|ta|ry ['kævɪteriː] *adj* Kavernen enthaltend, porös, schwammig, kavernös
cav|i|ta|tion [ˌkævɪ'teɪʃn] *noun* **1.** (*patholog.*) Höhlen-, Hohlraum-, Kavernenbildung *f*, Aushöhlung *f* **2.** (*anatom.*) Höhle *f*, Höhlung *f*, Raum *m*, Cavitas *f*, Cavum *nt*
cav|i|ty ['kævətɪ] *noun, plural* **-ties** **1.** Höhle *f*, Höhlung *f*, Raum *m*, Cavitas *f*, Cavum *nt* **2.** Kavität *f*
abdominal cavity Bauchraum *m*, -höhle *f*, Cavitas abdominis/abdominalis
abdominopelvic cavity Bauch- und Beckenhöhle *f*
abscess cavity Abszesshöhle *f*
acetabular cavity Hüft(gelenks)pfanne *f*, Azetabulum *nt*, Acetabulum *nt*
alveolar cavities Zahnfächer *pl*, Alveoli dentales
amniotic cavity Amnionhöhle *f*
articular cavity Gelenkhöhle *f*, -raum *m*, -spalt *m*, Cavitas articularis
axillary cavity Axilla *f*, Fossa axillaris
body cavity Körperhöhle *f*
bone marrow cavity Markhöhle *f*, Cavitas medullaris
bony cavity of nose knöcherne Nasenhöhle *f*, Cavitas nasalis ossea
buccal cavity Vestibulum oris
chorionic cavity Chorionhöhle *f*, extraembryonales Zölom *nt*
cavity of concha Cavitas conchae, Cavum conchae
coronal cavity Kronenabschnitt *m* der Zahnhöhle, Cavitas coronae
cavities of corpora cavernosa Schwellkörperkavernen *pl*, Cavernae corporum cavernosorum
cavities of corpus spongiosum Kavernen *pl* des Harnröhrenschwellkörpers, Cavernae corporis spongiosi
cotyloid cavity Hüft(gelenks)pfanne *f*, Azetabulum *nt*, Acetabulum *nt*
cranial cavity Schädel-, Hirnhöhle *f*, Cavitas cranii
crown cavity Kronenabschnitt *m*, Cavitas coronae
dental cavity Zahnhöhle *f*, Cavitas dentis
external oral cavity Mundvorhof *m*, Vestibulum oris

C

faucial cavity Schlund-, Rachenhöhle *f*, Cavitas pharyngis
gastrovascular cavity Gastrovaskularraum *m*, -system *nt*
glenoid cavity Gelenkpfanne *f* der Skapula, Cavitas glenoidalis scapulae
hypophysial cavity Hypophysenhöhle *f*
infraglottic cavity infraglottischer Raum *m*, Cavitas infraglottica
intracranial cavity Schädelhöhle *f*, Cavitas cranii
joint cavity Gelenkhöhle *f*, -raum *m*, -spalt *m*, Cavitas articularis
laryngeal cavity Kehlkopfinnenraum *m*, Cavitas laryngis
lesser peritoneal cavity Netzbeutel *m*, Bauchfelltasche *f*, Bursa omentalis
lesser sac of peritoneal cavity Netzbeutel *m*, Bauchfelltasche *f*, Bursa omentalis
lower cavity diskomandibulare Kammer *f*
marrow cavity Markhöhle *f*, Cavitas medullaris
mastoid cavity Warzenfortsatzhöhle *f*, Antrum mastoideum
Meckel's cavity Meckel-Raum *m*, Cavum trigeminale, Cavitas trigeminalis
mediastinal cavity Mittelfell-, Mediastinalraum *m*, Mediastinum *nt*
medullary cavity Markraum *m*, -höhle *f*, Cavitas medullaris
cavity of middle ear Paukenhöhle *f*, Cavum tympani, Cavitas tympanica
nasal cavity Nasenhöhle *f*, Cavitas nasi
nerve cavity (*Zahn*) Pulpahöhle *f*, Cavitas dentis/pulparis
opening of orbital cavity Aditus orbitalis
oral cavity Mundhöhle *f*, Cavitas oris
orbital cavity Augenhöhle *f*, Orbita *f*, Cavitas orbitalis
pectoral cavity Brusthöhle *f*, Brustkorbinnenraum *m*, Cavitas thoracica/thoracis
pelvic cavity Beckenhöhle *f*, Cavitas pelvis
pericardial cavity Perikardhöhle *f*, Cavitas pericardiaca/pericardialis
peritoneal cavity Peritoneal-, Bauchfellhöhle *f*, Cavitas peritonealis
pharyngeal cavity Schlund-, Rachenhöhle *f*, Cavitas pharyngis
pharyngolaryngeal cavity Hypo-, Laryngopharynx *m*, Pars laryngea pharyngis
pharyngonasal cavity Nasenrachen(raum *m*) *m*, Epi-, Naso-, Rhinopharynx *m*, Pars nasalis pharyngis
pharyngooral cavity Meso-, Oropharynx *m*, Pars oralis pharyngis
pleural cavity Pleurahöhle *f*, -spalt *m*, -raum *m*, Cavitas pleuralis
pleuroperitoneal cavity Pleuroperitonealhöhle *f*
popliteal cavity Kniekehle *f*, Fossa poplite
proper oral cavity (eigentliche) Mundhöhle *f*, Cavitas oris propria
pulp cavity Zahn-, Pulpahöhle *f*, Cavitas dentis
roof of tympanic cavity Paukenhöhlendach *nt*, Tegmen tympani
cavity of septum pellucidum Cavum septi pellucidi
serous cavity seröse Höhle *f*
subarachnoid cavity Subarachnoidalraum *m*, -spalt *m*, Spatium subarachnoideum
subdural cavity Subduralraum *m*, -spalt *m*, Spatium subdurale
thoracic cavity Brusthöhle *f*, Thoraxhöhle *f*, Brustkorbinnenraum *m*, Cavitas thoracis/thoracica
trigeminal cavity Meckel-Raum *m*, Cavum trigeminale, Cavitas trigeminalis
tympanic cavity Paukenhöhle *f*, Tympanon *nt*, Tympanum *nt*, Cavum tympani, Cavitas tympani
upper cavity diskotemporale Kammer *f*
uterine cavity Gebärmutter-, Uterushöhle *f*, Cavitas uteri

ca|vog|ra|phy [keɪ'vɑgrəfɪ] *noun* Kontrastdarstellung *f* der Vena cava, Kavographie *f*, Kavografie *f*

ca|vum ['keɪvəm] *noun* → *cavity*

cav|us ['keɪvəs] *noun* Hohlfuß *m*, Pes cavus

ce|bo|ceph|a|ly [ˌsiːbəʊ'sefəlɪ] *noun* Affenkopf *m*, Kebo-, Zebo-, Cebozephalie *f*

cec- *präf.* Blinddarm-, Zäko-, Zäkum-

ce|cal ['siːkəl] *adj* Zäkum, zum Zäkum gehörend, zäkal, zökal

ce|cec|to|my [sɪ'sektəmɪ] *noun* Blinddarm-, Zäkumresektion *f*, Zäkektomie *f*, Typhlektomie *f*

ce|ci|tis [sɪ'saɪtɪs] *noun* Entzündung des Blinddarms/Zäkums, Typhlitis *f*, Zäkumentzündung *f*, Blinddarmentzündung *f*

ceco- *präf.* Blinddarm-, Zäko-, Zäkum-

ce|co|cele ['siːkəʊsiːl] *noun* Zäkozele *f*

ce|co|col|ic [ˌsiːkə'kɑlɪk] *adj* Zäkum und Kolon betreffend, zäkokolisch

ce|co|co|lon [ˌsiːkə'kəʊlən] *noun* Zäkokolon *nt*

ce|co|co|lo|pex|y [ˌsiːkə'kəʊləpeksɪ] *noun* Zäkokolopexie *f*

ce|co|co|los|to|my [ˌsiːkəkəʊ'lɑstəmɪ] *noun* Zäkum-Kolon-Fistel *f*, Zäkokolostomie *f*, Kolozäkostomie *f*

ce|co|il|e|os|to|my [ˌsiːkəɪlɪ'ɑstəmɪ] *noun* Zäkum-Ileum-Fistel *f*, Zäkoileostomie *f*, Ileozäkostomie *f*

ce|co|pex|y ['siːkəpeksɪ] *noun* Zäkumfixation *f*, -anheftung *f*, Zäkopexie *f*, Typhlopexie *f*

ce|co|rec|tos|to|my [ˌsiːkərek'tɑstəmɪ] *noun* Zäkum-Rektum-Fistel *f*, Zäkorektostomie *f*

ce|cor|rha|phy [sɪ'kɔrəfɪ] *noun* Zäkumnaht *f*, Zäkorrhaphie *f*

ce|co|sig|moi|dos|to|my [ˌsiːkəʊˌsɪgˌmɔɪ'dɑstəmɪ] *noun* Zäkum-Sigma-Fistel *f*, Zäkosigmoidostomie *f*

ce|cos|to|my [sɪ'kɑstəmɪ] *noun* Zäkumfistel *f*, -fistelung *f*, Zäko-, Typhlostomie *f*

ce|cot|o|my [sɪ'kɑtəmɪ] *noun* Zäkumeröffnung *f*, Zäko-, Typhlotomie *f*

ce|cum ['siːkəm] *noun, plural* **-ca** [-kə] **1.** blind endende Aussackung *f*, Blindsack *m* **2.** Blinddarm *m*, Zäkum *nt*, Zökum *nt*, Caecum *nt*, Intestinum caecum
congenital high cecum Caecum altum congenitum
cupular cecum Caecum cupulare
cecum liberum Caecum liberum
mobile cecum Caecum mobile
vestibular cecum Caecum vestibulare

cel|an|dine ['selənˌdaɪn] *noun* Schöllkraut *nt*, Chelidonium majus

-cele *suf.* Bruch, Hernie; Geschwulst, -cele, -zele

cel|er|y ['seləriː] *noun* Sellerie *m*, Apium graveolens

celi- *präf.* Bauch(höhlen)-, Abdominal-, Zölio-

ce|li|ac ['siːlɪæk] *adj* Bauch(höhle) betreffend, Bauch-(höhlen)-

ce|li|al|gia [siːlɪ'ældʒ(ɪ)ə] *noun* Abdominal-, Bauch-, Leibschmerzen *pl*, Abdominalgie *f*

celio- *präf.* Bauch(höhlen)-, Abdominal-, Zölio-

ce|li|o|cen|te|sis [ˌsiːlɪəsen'tiːsɪs] *noun* Bauchpunktion *f*, Bauchhöhlenpunktion *f*, Zöliozentese *f*, Zöliocentese *f*

ce|li|o|col|pot|o|my [ˌsiːlɪəkɑl'pɑtəmɪ] *noun* Kolpozöliotomie *f*

ce|li|o|dyn|ia [ˌsiːlɪə'diːnɪə] *noun* Abdominalschmerzen *pl*, Bauchschmerzen *pl*, Leibschmerzen *pl*, Abdominalgie *f*

ce|li|o|en|ter|ot|o|my [siːlɪəˌentə'rɑtəmɪ] *noun* (trans-) abdominale Enterotomie *f*, Laparoenterotomie *f*

ce|li|o|gas|tros|to|my [ˌsiːlɪəgæs'trɑstəmɪ] *noun* Zölio-, Laparogastrostomie *f*

ce|li|o|gas|trot|o|my [ˌsiːlɪəgæs'trɑtəmɪ] *noun* (trans-)abdominelle Gastrotomie *f*, Zölio-, Laparogastrotomie *f*

ce|li|o|hys|ter|ec|to|my [ˌsiːlɪəˌhɪstə'rektəmɪ] *noun* **1.** transabdominelle Hysterektomie *f*, Laparohysterektomie *f*, Hysterectomia abdominalis **2.** Hysterectomia

caesarea
cel|li|o|hys|ter|ot|o|my [,si:lɪə,hɪstə'rɑtəmɪ] *noun* transabdominelle Hysterotomie *f*, Abdomino-, Laparo-, Zöliohysterotomie *f*
cel|li|o|ma [si:lɪ'əʊmə] *noun* Bauchhöhlentumor *m*
cel|li|o|my|o|mec|to|my [,si:lɪə,maɪə'mektəmɪ] *noun* (trans-)abdominale Myomektomie *f*, Laparomyomektomie *f*
cel|li|o|my|o|mot|o|my [,si:lɪə,maɪə'mɑtəmɪ] *noun* transabdominelle Myomotomie *f*, Laparomyomotomie *f*
cel|li|o|par|a|cen|te|sis [,si:lɪə,pærəsen'ti:sɪs] *noun* Stichinzision/Parazentese *f* der Bauchhöhle; Zöliozentese *f*
cel|li|or|rha|phy [si:lɪ'ɔrəfɪ] *noun* Bauchdecken-, Bauchwandnaht *f*, Zöliorrhaphie *f*
cel|li|o|sal|pin|gec|to|my [,si:lɪə,sælpɪn'dʒektəmɪ] *noun* transabdominelle Salpingektomie *f*, Zölio-, Laparosalpingektomie *f*
cel|li|o|sal|pin|got|o|my [,si:lɪə,sælpɪn'gɑtəmɪ] *noun* transabdominelle Salpingotomie *f*, Zölio-, Laparosalpingotomie *f*
cel|li|o|scope ['si:lɪəskəʊp] *noun* Zölioskop *nt*, Laparoskop *nt*
cel|li|os|co|py [,si:lɪ'ɑskəpɪ] *noun* Bauchspiegelung *f*, Bauchhöhlenspiegelung *f*, Zölioskopie *f*, Laparoskopie *f*
cel|li|ot|o|my [,si:lɪ'ɑtəmɪ] *noun* **1.** Bauchspiegelung *f*, Bauchhöhlenspiegelung *f*, Zöliotomie *f*, Laparotomie *f* **2.** Bauchschnitt *m*, Bauchdeckenschnitt *m*
vaginal celiotomy Kolpozöliotomie *f*, Coeliotomia vaginalis
cell [sel] *noun* **1.** Zelle *f* **2.** (Speicher-)Zelle *f*, Element *nt*
A cells **1.** (*Pankreas*) A-Zellen *pl*, α-Zellen *pl* **2.** (*Adenohypophyse*) azidophile Zellen, α-Zellen *pl* **3.** amakrine Zellen *pl*
Abbé-Zeiss counting cell Abbé-Zählkammer *f*, Thoma-Zeiss-Zählkammer *f*
acid cell (*Magen*) Belegzelle *f*, Parietalzelle *f*
acidophilic cell azidophile Zelle *f*, α-Zelle *f*
acinar cell Azinus-, Acinuszelle *f*
acoustic cells akustische Haarzellen *pl*
acoustic hair cells akustische Haarzellen *pl*
ACTH cells ACTH(-bildende)-Zellen *pl*
adipose cell Fett(speicher)zelle *f*
adult stem cells AS-Zellen *pl*, adulte Stammzellen *pl*
adventitial cells Adventitialzellen *pl*, Makrophagen *pl* der Gefäßwand
air cell lufthaltiger Hohlraum *m* in Knochen oder Geweben, lufthaltige Zelle *f*
air cells of auditory tube Tubenbuchten *pl*, -zellen *pl*, Cellulae pneumaticae
albuminous cell seröse Drüsenzelle *f*
allergen-specific B cells allergen-spezifische B-Zellen *pl*
alpha cells **1.** (*Pankreas*) A-Zellen *pl*, α-Zellen *pl* **2.** (*Adenohypophyse*) azidophile Zellen, α-Zellen *pl*
alveolar cell Alveolarzelle *f*, Pneumozyt *m*
alveolar epithelial cell Alveolarzelle *f*, Pneumozyt *m*
amacrine cell amakrine Zelle *f*, Neurocytus amacrinus
ameboid cell amöboide Zelle *f*
amine precursor uptake and decarboxylation cell APUD-, Apud-Zelle *f*
amphophilic cell amphochromatophile Zelle *f*, amphophile Zelle *f*
aneuploid cell aneuploide Zelle *f*
animal cell tierische/animalische Zelle *f*
Anitschkow's cell Anitschkow-Zelle *f*, -Myozyt *m*, Kardiohistiozyt *m*
anterior cells vordere Siebbeinzellen *pl*, Cellulae ethmoidales anteriores
anterior horn cell Vorderhornzelle *f*
antigen-presenting cells antigenpräsentierende Zellen *pl*
antigen-reactive cell antigen-reaktive Zelle *f*, antigenreaktiver Lymphozyt *m*
apocrine cell apokrin-sezernierende/apokrine Zelle *f*
APUD cell APUD-, Apud-Zelle *f*
argentaffine cells **1.** argentaffine Zellen *pl* **2.** enterochromaffine/gelbe/argentaffine/enteroendokrine Zellen *pl*, Kultschitzky-Zellen *pl*
argyrophilic cell argyrophile Zelle *f*
Aschoff's cells Aschoff-Zellen *pl*
association cells Assoziationszellen *pl*
auditory hair cells akustische Haarzellen *pl*
B cell **1.** (*Pankreas*) β-Zelle *f*, B-Zelle *f* **2.** (*Adenohypophyse*) basophile Zelle *f*, β-Zelle *f* **3.** B-Lymphozyt *m*, B-Zelle *f*
band cell stabkerniger Granulozyt *m*, Stabkerniger *m*
basal cells Basalzellen *pl*
basal granular cells basalgekörnte Zellen *pl*
basket cell Korbzelle *f*
basophilic cell **1.** basophile Zelle *f* **2.** (*Adenohypophyse*) basophile Zelle *f*, β-Zelle *f*
beaker cell Becherzelle *f*
Berger's cell Berger-Zelle *f*, Hiluszelle *f*
Bergmann's cells Bergmann-Stützzellen *pl*
berry cell Morulazelle *f*, Traubenzelle *f*
beta cell **1.** (*Pankreas*) β-Zelle *f*, B-Zelle *f* **2.** (*Adenohypophyse*) basophile Zelle *f*, β-Zelle *f*
Betz's cells Betz-Riesenzellen *pl*
Bizzozero's cells Blutplättchen *pl*, Thrombozyten *pl*
blast cell Blastenzelle *f*, Blastozyt *m*, Blast *m*
blood cells Blutkörperchen *pl*, -zellen *pl*, Hämozyten *pl*
blood mast cells Blutmastzellen *f*
B memory cell B-Gedächtniszelle *f*
body cell Körper-, Somazelle *f*
bone cell Knochenzelle *f*, Osteozyt *m*
bone marrow giant cell Knochenmarksriesenzelle *f*, Megakaryozyt *m*
border cells **1.** Grenzzellen *pl* **2.** (*Magen*) Beleg-, Parietalzellen *pl*
brain cell Nervenzelle *f*, Neuron *nt*
Bürker's counting cell Bürker-Zählkammer *f*
burr cell Stechapfelform *f*, Echinozyt *m*
C cells **1.** (*Pankreas*) γ-Zellen *pl*, C-Zellen *pl* **2.** (*Schilddrüse*) parafollikuläre Zellen *pl*, C-Zellen *pl* **3.** chromophobe Zellen *pl*
caliciform cell Becherzelle *f*
cameloid cell Elliptozyt *m*, Ovalozyt *m*
cancer cell Krebszelle *f*, Tumorzelle *f*
cartilage cell Knorpelzelle *f*, Chondrozyt *m*
CD4 cell CD4-Zelle *f*, CD4-Lymphozyt *m*, T4$^+$-Zelle *f*, T4$^+$-Lymphozyt *m*
CD8 cell CD8-Zelle *f*, CD8-Lymphozyt *m*, T8$^+$-Zelle *f*, T8$^+$-Lymphozyt *m*
cement cell Zementzelle *f*, Zementozyt *m*
chalice cell Becherzelle *f*
chief cell **1.** Hauptzelle *f* **2.** Pinealozyt *m* **3.** chromaffine Zelle *f* **4.** chromophobe Zelle *f*
chromaffin cells chromaffine/phäochrome Zellen *pl*
chromophobic cells chromophobe Zellen *pl*, γ-Zellen *pl*
Clara cells Clara-Zellen *pl*
clear cells Helle-Zellen *pl*, Hell-, Klarzellen *pl*
cleavage cell Furchungszelle *f*, Blastomere *f*
clue cells Clue-Zellen *pl*
cochlear hair cells Corti-Haarzellen *pl*
cold sensitive cells kaltsensitive Zellen *pl*
columnar cell hochprismatische Epithelzelle *f*
commissural cells Kommissurenzellen *pl*
commited stem cell determinierte Stammzelle *f*
cone cells (*Auge*) Zapfen(zellen *pl*) *pl*
connective tissue cell Bindegewebszelle *f*
cord cells Strangzellen *pl*
Corti's cells Corti-Haarzellen *pl*
cover cells Deckzellen *pl*
covering cell Hüll-, Mantel-, Deckzelle *f*
Crooke's cells Crooke-Zellen *pl*
cuboid cell isoprismatische Epithelzelle *f*, kubische

C

C

Epithelzelle *f*
cumulus cells Cumulus-oophorus-Zellen *pl*, Cumuluszellen *pl*
Custer cells Custer-Zellen *pl*
cytomegalic inclusion cell Zytomegaliezelle *f*
cytotoxic T cell zytotoxische T-Zelle
D cells D-Zellen *pl*, δ-Zellen *pl*
daughter cell Tochterzelle *f*
Davidoff's cell Paneth-(Körner-)Zelle *f*, Davidoff-Zelle *f*
decidual cells Deziduazellen *pl*
Deiters' cells **1.** Deiters-Stützzellen *pl*, äußere Phalangenzellen *pl* **2.** (*ZNS*) Deiters-Zellen *pl*
Deiters' supporting cells Deiters-Stützzellen *pl*, äußere Phalangenzellen *pl*
delta cells **1.** (*Pankreas*) D-Zellen *pl*, δ-Zellen *pl* **2.** (*Adenohypophyse*) basophile Zellen *pl*, β-Zellen *pl*
dendritic cell **1.** dendritische Retikulumzelle *f*, dendritische Zelle *f* **2.** interdigitierende Retikulumzelle *f*
dendritic reticular cell dendritische Retikulumzelle *f*, dendritische Zelle *f*
diploid cell diploide Zelle *f*
Dogiel's cells Dogiel-Körperchen *pl*, Corpuscula nervosa genitalis, Corpuscula genitalia
donor cell Spenderzelle *f*
Dorothy Reed cell Sternberg-Riesenzelle *f*, Sternberg-Reed-Riesenzelle *f*
Downey's cells Downey-Zellen *pl*, monozytoide Zellen *pl*, Pfeiffer-Drüsenfieber-Zellen *pl*
dust cell Staub-, Körnchen-, Rußzelle *f*, Alveolarmakrophage *m*, Phagozyt *m*
E cells E-Zellen *pl*
EC cells EC-Zellen *pl*, enterochromaffine/argentaffine/gelbe/enteroendokrine Zellen *pl*, Kultschitzky-Zellen *pl*
effector cell Effektorzelle *f*
egg cell Eizelle *f*, Oozyt *m*, Ovozyt *m*, Ovum *nt*
embryoid body derived cells EBD-Zellen *pl*, embryoid body derived cells *pl*
embryonic germ cells embryonale Keimzellen *pl*, EG-Zellen *pl*
embryonic stem cells embryonale Stammzellen *pl*, ES-Zellen *pl*
enamel cell Zahnschmelzbildner *m*, Adamantoblast *m*, Ameloblast *m*, Ganoblast *m*
encasing cell Deck-, Mantel-, Hüllzelle *f*
endocrine cells of gut basalgekörnte Zellen *pl*
endodermal cell endodermale Zelle *f*
endothelial cell Endothel(ial)zelle *f*
enterochromaffin cells enterochromaffine/argentaffine/gelbe/enteroendokrine Zellen *pl*, Kultschitzky-Zellen *pl*
enteroglucagon-producing cells Enteroglucagon-Zellen *pl*, Enteroglukagon-Zellen *pl*
epidermic cell Epidermiszelle *f*
epithelial cell Epithelzelle *f*
epithelioid cells epitheloide Zellen *pl*, Epitheloidzellen *pl*
epsilon acidophilic cells Epsilon-Zellen *pl*, E-Zellen *pl*
erythroid cell Zelle *f* der erythrozytären Reihe
erythroid stem cell erythroid determinierte Stammzelle *f*
ethmoidal cells Siebbeinzellen *pl*, Cellulae ethmoidales
eukaryotic cell eukaryontische Zelle *f*
F cells F-Zellen *pl*
fat cell Fettzelle *f*, Adipo-, Lipozyt *m*
fat-storing cell (*Leber*) Fettspeicherzelle *f*
fatty granule cell Fettkörnchenzelle *f*, Gitterzellen *pl*
filtert red cells gefilterte Erythrozytenkonzentrate *pl*
fisheye cell Fischaugenzelle *f*
fixed cells of connective tissue fixe Bindegewebszellen *pl*, fixe Bindegewebszellen *pl*
flat cell platte Epithelzelle *f*
foam cell **1.** Schaumzelle *f*, Xanthomzelle *f* **2.** Mikulicz-Zelle *f*
follicular cell Follikelzelle *f*
follicular cells Follikelepithel *nt*, Granulosazellen *pl*
foot cells **1.** Sertoli-Zellen *pl*, Stütz-, Ammen-, Fußzellen *pl* **2.** (*Nase*) Basal-, Ersatzzellen *pl*
foreign body giant cells Fremdkörperriesenzellen *pl*
free cells of connective tissue freie Bindegewebszellen *pl*
fuchsinophil cell fuchsinophile Zelle *f*
fungus cell Pilzzelle *f*
fusiform cell spindelförmige Zelle *f*
G cell **1.** (*Pankreas*) G-Zelle *f*, Gastrinzelle *f* **2.** (*Hypophyse*) G-Zelle *f*, Gammazelle *f*
ganglion cell **1.** Ganglienzelle *f*, Gangliozyt *m* **2.** (*Auge*) retinale Ganglienzelle *f*
generative cell reife Keimzelle *f*, Geschlechtszelle *f*, Gamet *m*, Gamozyt *m*
geniculate cells Geniculatumzellen *pl*, Zellen *pl* des Kniehöckers
germ cells Keimzellen *pl*
ghost cell Erythrozytenghost *m*, Schattenzelle *f*, Blutkörperchenschatten *m*, Ghost *m*
giant cell Riesenzelle *f*
giant pyramidal cells Betz-Riesen(pyramiden)zellen *pl*
giant stellate cells Meynert-Zellen *pl*, Riesensternzellen *pl*
giant cell tumor of bone Riesenzelltumor *m* des Knochens, Osteoklastom *nt*
giant cell tumor of tendon sheath Riesenzelltumor *m* der Sehnenscheide, pigmentierte villonoduläre Synovitis *f*, benignes Synovialom *nt*, Tendosynovitis nodosa
gland cell Drüsenzelle *f*
Gley's cells Gley-Zellen *pl*, Interstitialzellen *pl* des Hodens
glia cell Gliazelle *f*, Gliozyt *m*
globoid cells Globoidzellen *pl*
glomerular cell Glomuszelle *f*
glomus cell Glomuszelle *f*
goblet cell Becherzelle *f*
Golgi's cell Golgi-Zelle *f*
gonadotroph cell gonadotrope Zelle *f*
Goormaghtigh cells Goormaghtigh-Zellen *pl*
granular cell Körnerzelle *f*
granule cells Granulazellen *pl*
granulosa cells Follikelepithel *nt*, Granulosazellen *pl*
granulosa-lutein cells Granulosaluteinzellen *pl*
grape cell Morulazelle *f*, Traubenzelle *f*
gustatory sense cells Geschmackssinneszellen *pl*, Schmeckzellen *pl*
H cell H-Zelle *f*, Hortega-Zelle *f*, Mikrogliazelle *f*
hair cells Haarzellen *pl*
heart-failure cells Herzfehlerzellen *pl*
heckle cells Stachelzellen *pl*
HeLa cells HeLa-Zellen *pl*
helmet cell Fragmentozyt *m*, Schistozyt *m*, Schizozyt *m*
helper cells Helferzellen *pl*
hemopoietic stem cell (Blut-)Stammzelle *f*, Hämozytoblast *m*
Hensen's cells Hensen-Zellen *pl*
hepatic cell Leber(epithel)zelle *f*, Hepatozyt *m*, Leberparenchymzelle *f*
hilar cells Berger-Zellen *pl*, Hiluszellen *pl*
hilus cells Berger-Zellen *pl*, Hiluszellen *pl*
Hodgkin cell Hodgkin-Zelle *f*
horizontal cells Horizontalzellen *pl*
Hortega cell Hortega-Zelle *f*, H-Zelle *f*, Mikrogliazelle *f*
host cell Wirtszelle *f*
Hurler's cells Hurler-Zellen *pl*
Hürthle's cells Hürthle-Zellen *pl*
hybrid cells Hybridzellen *pl*, Doppelzellen *pl*
I cells I-Zellen *pl*, Inklusionszellen *pl*
immortalized cells immortalisierte Zellen *pl*
immunocompetent cell Immunozyt *m*, immunkompe-

tente Zelle *f*
inclusion cells Inklusionszellen *pl*, I-Zellen *pl*
inner hair cells innere Haarzellen *pl*
inner phalangeal cells innere Phalangenzellen *pl*, innere Pfeilerzellen *pl*
interdigitating reticular cell interdigitierende Zelle *f*, interdigitierende Retikulumzelle *f*
intermediary cells Intermediärzellen *pl*
intermediate cell (*ZNS*) Binnenzelle *f*
interphase cell Interphasenzelle *f*
interstitial cells **1.** Leydig-(Zwischen-)Zellen *pl*, Interstitialzellen *pl*, interstitielle Drüsen *pl* **2.** (*Leber*) interstitielle Fettspeicherzellen *pl* **3.** Interstitialzellen *pl* des Corpus pineale **4.** interstitielle Eierstockzellen *pl*, -drüsen *pl*
irritation cells Türk-Reizformen *pl*
islet cells Inselzellen *pl*, Zellen *pl* der Langerhans-Inseln
Ito's cells Ito-Zellen *pl*
juvenile cell jugendlicher Granulozyt *m*, Metamyelozyt *m*; Jugendlicher *m*
K cells **1.** K-Zellen *pl*, Killerzellen *pl* **2.** zytotoxische T-Lymphozyten oder T-Zellen *pl*
killer cells **1.** Killer-Zellen *pl*, K-Zellen *pl* **2.** zytotoxische T-Zellen *pl*, zytotoxische T-Lymphozyten *pl*
killer T cells zytotoxische T-Zellen *pl*, zytotoxische T-Lymphozyten *pl*
Kulchitsky's cells enterochromaffine/gelbe/argentaffine/enterendokrine Zellen *pl*, Kultschitzky-Zellen *pl*
Kupffer's cells (von) Kupffer-Zellen *pl*
L cells L-Zellen *pl*, Enteroglukagon-Zellen *pl*
LAK cell lymphokin-aktivierte Killerzelle *f*, LAK-Zelle *f*
Langerhans' cells Langerhans-Zellen *pl*
Langhans' cell Langhans-Zelle *f*
Langhans' giant cells Langhans-Riesenzellen *pl*
LE cells L.e.-Zellen *pl*, L.E.-Zellen *pl*, Lupus erythematodes-Zellen *pl*
lepra cell Virchow-Leprazelle *f*, Leprazelle *f*
leukocyte-depleted red cells leukozytendepletierte Erythrozytenkonzentrate *pl*
leukocyte-free red cells leukozytenfreie Erythrozytenkonzentrate *pl*
Leydig's cells Leydig-Zellen *pl*, Leydig-Zwischenzellen *pl*, Interstitialzellen *pl*, interstitielle Drüsen *pl*
liver cell Leber(epithel)zelle *f*, (Leber-)Parenchymzelle *f*, Hepatozyt *m*
lupus erythematosus cells L.e.-Zellen *pl*, L.E.-Zellen *pl*, Lupus-erythematodes-Zellen *pl*
luteal cells Corpus-luteum-Zellen *pl*
lutein cells Luteinzellen *pl*, Lutealzellen *pl*
lymph cells Lymphozyten *pl*
lymphadenoma cells Sternberg-Riesenzelle *f*, Sternberg-Reed-Riesenzelle *f*
lymphatic stem cell lymphatische Stammzelle *f*
lymphoid cell **1.** Lymphoidzelle *f* **2.** Lymphozyt *m*
lymphokine-activated killer cell lymphokin-aktivierte Killerzelle *f*, LAK-Zelle *f*
macroglia cell Makrogliazelle *f*, Astrozyt *m*
malpighian cell Keratinozyt *m*, Hornzelle *f*, Malpighi-Zelle *f*
manifest tumor cell manifeste Tumorzelle *f*
Marchand's cells Adventitialzellen *pl*, Makrophagen *pl* der Gefäßwand
marginal cells (von) Ebner-Halbmond *m*, Giannuzzi-Halbmond *m*, seröser Halbmond *m*, Heidenhain-Halbmond *m*
marrow cell Knochenmark(s)zelle *f*
mast cell Mastzelle *f*, Mastozyt *m*
mastoid cells Cellulae mastoideae, Warzenfortsatzzellen *pl*
mastoid air cells Warzenfortsatzzellen *pl*, Cellulae mastoideae
mature germ cell reife Keimzelle *f*, Geschlechtszelle *f*, Gamet *m*, Gamozyt *m*
memory cell Gedächtniszelle *f*, memory-cell
Merkel's cells **1.** Merkel-Tastzellen *pl*, -Tastscheibe *f*, Meniscus tactus **2.** Merkelzellen *pl*
Merkel's touch cell Merkel-Tastzelle *f*, Merkel-Tastscheibe *f*, Meniscus tactus
mesangial cell Mesangial-, Mesangiumzelle *f*
mesenchymal cell Mesenchymzelle *f*
mesodermal cell Mesodermzelle *f*
mesothelial cell Mesothelzelle *f*
mesothelium cell Mesothelzelle *f*
Mexican hat cells Schießscheibenzellen, Targetzellen
Meynert's cells Meynert-Zellen *pl*, Riesensternzellen *pl*
microglial cell Mikrogliazelle *f*, Hortega-Zelle *f*, H-Zelle *f*
middle cells mittlere Siebbeinzellen *pl*, Cellulae ethmoidales mediae, Sinus medii
migratory cell **1.** amöboid-bewegliche Zelle *f* **2.** Wanderzelle *f*
mitral cell Mitralzelle *f*
mononuclear cell einkernige Zelle *f*
morula cell Morulazelle *f*, Traubenzelle *f*
mother cell Mutterzelle *f*
Mott cells Mott-Zellen *pl*, Morulazellen *pl*
MSH cells MSH-Zellen *pl*, MSH-bildende-Zellen *pl*
muciferous cell mukoseröse Zelle *f*
mucosal cell Schleimhaut-, Mukosazelle *f*
mucous cell muköse/schleimsezernierende Zelle *f*
mucous neck cell (*Magen*) Nebenzelle *f*
cells of Müller Müller-Stützzellen *pl*, -Stützfasern *pl*
multipotent adult progenitor cells MAP-Zellen *pl*, multipotente adulte Progenitorzellen *pl*
muscle cell Muskelzelle *f*, (einzelne) Muskelfaser *f*
muscle giant cell Muskelriesenzelle *f*
mycosis cell Mycosis-fungoides-Zelle *f*
mycosis fungoides cell Mycosis-fungoides-Zelle *f*
myeloic stem cell myeloische Stammzelle *f*
myeloma cells flammende Myelomzellen *pl*
myoblasts sarcogenic cells Myoblasten *pl*
myocardial cell Herzmuskel-, Myokardzelle *f*
myoepithelial cell Myoepithelzelle *f*
myoid cells Myoidzellen *pl*
N cells N-Zellen *pl*
natural killer cells NK-Zellen *pl*, natürliche Killerzellen *pl*, Natural-Killer-Zellen *pl*
nerve cell Nervenzelle *f*, Neuron *nt*
neuroendocrine cell neuroendokrine Zelle *f*
neuroepithelial cell **1.** Neuroepithelzelle *f* **2.** →*neuroglia cell*
neuroglia cell Neurogliazelle *f*, Neurogliozyt *m*
neurolemma cell Schwann-Zelle *f*
neurosecretory cell neurosekretorische (Nerven-)Zelle *f*, neurosekretorisches Neuron *nt*
neurotensin cells Neurotensinzellen *pl*
nevus cell Nävuszelle *f*, Nävozyt *m*
niche cell Nischenzelle *f*, Alveolarzelle *f* Typ II, Pneumozyt *m* Typ II
Niemann-Pick cells Niemann-Pick-Zellen *pl*
NK cells NK-Lymphozyten *pl*, NK-Zellen *pl*, Natural-Killer-Zellen *pl*
noncleaved follicular center cell Germinoblast *m*, Zentroblast *m*
nucleated cell kernhaltige Zelle *f*
nucleated red cell kernhaltige Erythrozytenvorläuferzelle *f*
null cells Nullzellen *pl*
nurse cells Sertoli-Zellen *pl*, Stütz-, Ammen-, Fußzellen *pl*
oat cells Haferzellen *pl*, Oat-cells *pl*
olfactory cells Riechzellen *pl*
olfactory receptor cells Riechsinneszellen *pl*
outer hair cells äußere Haarzellen *pl*

outer phalangeal cells Deiters-Stützzellen *pl*, äußere Phalangenzellen *pl*
outer stellate cells äußere Sternzellen *pl*
owl's eye cells Eulenaugenzellen *pl*
oxyntic cell (*Magen*) Beleg-, Parietalzelle *f*
oxyphil cells Welsh-Zellen *pl*, oxyphile Zellen *pl*
pacemaker cell Schrittmacherzelle *f*
packed blood cells Erythrozytenkonzentrat *nt*, Erythrozytenkonserve *f*
packed red cells Erythrozytenkonzentrat *nt*, Blutkörperchenkonzentrat *nt*, Erythrozytenkonserve *f*
Paget's cell Paget-Zelle *f*
Paneth's cells Paneth-(Körner-)Zellen *pl*, Davidoff-Zellen *pl*
Paneth's granular cells Paneth-Körnerzellen *pl*, Paneth-Zellen *pl*, Davidoff-Zellen *pl*
parafollicular cells (*Schilddrüse*) parafollikuläre Zellen *pl*, C-Zellen *pl*
paralabyrinthine cells paralabyrinthäre Zellen *pl*
parenchymal cells Parenchymzellen *pl*
parenchymal liver cell Leberzelle *f*, Hepatozyt *m*, Leberepithelzelle *f*, Leberparenchymzelle *f*
parent cell Mutterzelle *f*
parietal cell (*Magen*) Beleg-, Parietalzelle *f*
pavement cells Plattenepithelzellen *pl*
peptic cells (*Magen*) Hauptzellen *pl*
periglomerular cells periglomeruläre Zellen *pl*
pessary cell Ringform *f*, Pessarform *f*
phalangeal cells Phalangenzellen *pl*
pheochrome cells phäochrome/chromaffine Zellen *pl*
photoreceptor cell Photorezeptor-, Sehzelle *f*
Pick's cells Niemann-Pick-Zellen *pl*
pigment cell pigmenthaltige Zelle *f*
pigmentary cells Pigmentzellen *pl*
pillar cells Pfeilerzellen *pl*
pineal cell Pinealozyt *m*, Pinealzelle *f*
plaque-forming cells plaque-bildende Zellen *pl*
plasma cell Plasmazelle *f*, Plasmozyt *m*
plasmocytic giant cells plasmazelluläre Riesenzellen *pl*
pluripotent cell omnipotente/pluripotente Zelle *f*
pluripotent stem cell pluripotente Stammzelle *f*, Blutstammzelle *f*
PNH cells PNH-Erythrozyten *pl*
polychromatic cells polychromatische Erythrozyten *pl*
polychromatophil cells polychromatische Erythrozyten *pl*
posterior cells Sinus posteriores, Cellulae ethmoidales posteriores
posterior horn cell (*ZNS*) Hinterhornzelle *f*
potential tumor cell potentielle Tumorzelle *f*
PP cells PP-Zellen *pl*
precursor cell Vorläuferzelle *f*
predecidual cells Prädezidualzellen *pl*
prefollicular cells präfollikuläre Zellen *pl*, primitive Granulosazellen *pl*
pre-T cells prä-T-Lymphozyten *pl*
prickle cells Stachelzellen *pl*
primary sensory cell primäre Sinneszelle *f*
primitive granulosa cells präfollikuläre Zellen *pl*, primitive Granulosazellen *pl*
primodial germ cells primordiale Keimzellen *pl*
primordial germ cells Urkeimzellen *pl*
principal cell Hauptzelle *f*
prokaryotic cell prokaryo(n)tische Zelle *f*
prolactin cell (*Adenohypophyse*) Prolaktin-Zelle *f*, mammotrope Zelle *f*
proopiomelanocortin cells Proopiomelanocortinzellen *pl*, POMC-Zellen *pl*
pseudounipolar cell pseudounipolare Nervenzelle *f*, pseudounipolare Ganglienzelle *f*, pseudounipolarer Neurozyt/Gangliozyt *m*, pseudounipolares Neuron *nt*
pulpal cells (*Milz*) Pulpazellen *pl*
Purkinje's cell Purkinje-Zelle *f*
pus cells Eiterzellen *pl*, Eiterkörperchen *pl*
pyramidal cells Pyramidenzellen *pl*
RA cell RA-Zelle *f*, Ragozyt *m*, Rhagozyt *m*
Raji cells Raji-Zellen *pl*
recipient cell Empfängerzelle *f*
red blood cells rote Blutkörperchen/-zellen, Erythrozyten *pl*
Reed's cell Sternberg-Riesenzelle *f*, Sternberg-Reed-Riesenzelle *f*
Reed-Sternberg cell Sternberg-Riesenzelle *f*, Sternberg-Reed-Riesenzelle *f*
Renshaw cell Renshaw-Zelle *f*
reticular cell Retikulumzelle *f*
reticulum cell Retikulumzelle *f*
retothelial cells Retothelzellen *pl*
Rieder's cells Rieder-Formen *pl*
Rindfleisch's cells Rindfleischzellen *pl*, Typhuszellen *pl*
rod cells (*Auge*) Stäbchen(zellen *pl*) *pl*
rod nuclear cell stabkerniger Granulozyt *m*, Stabkerniger *m*
Rolando's cells Rolando-Zellen *pl*
root cell (*ZNS*) Wurzelzelle *f*
Rouget's cells Rouget-Zellen *pl*
round cells Rundzellen *pl*
sarcogenic cell Myoblast *m*
satellite cell **1.** Satelliten-, Mantel-, Hüllzelle *f*, Amphizyt *m*, Lemnozyt *m* **2.** (*Muskel*) Satellitenzelle *f*
scavenger cell Abraumzelle *f*
Schilling's band cell stabkerniger Granulozyt *m*, Stabkerniger *m*
Schwann cell Schwann-Zelle *f*
secondary sensory cell sekundäre Sinneszelle *f*
secretory cell sezernierende Zelle *f*, Drüsenzelle *f*
segmented cell segmentkerniger Granulozyt *m*
seminoma cell Seminom-Zelle *f*
sense cell Sinneszelle *f*
sensory cell sensible Zelle *f*, Sinneszelle *f*
seromucous cell seromuköse Zelle *f*
serous cell seröse Drüsenzelle *f*
serous secretory cell seröse Drüsenzelle
Sertoli's cells Sertoli-Zellen *pl*, Stütz-, Ammen-, Fußzellen *pl*
sex cell Germinal-, Keimzelle *f*
sexual cell Germinal-, Keimzelle *f*
Sézary cell Sézary-Zelle *f*
shadow cell Halbmondkörper *m*, Achromozyt *m*, Achromoretikulozyt *m*
sheath cells Hüll-, Scheidenzellen *pl*
sheep red blood cell Schaferythrozyt *m*
sickle cell Sichelzelle *f*
signet-ring cells Siegelringzellen *pl*
silver cell argentaffine Zelle *f*
skeletal mucle cell quergestreifte Muskelzelle *f*
skeletal muscle cell Skelettmuskelzelle *f*
smooth muscle cell glatte Muskelzelle *f*
smudge cell Gumbrecht-Schatten *pl*, Gumbrecht-Kernschatten *pl*
somatic cell Körperzelle *f*, somatische Zelle *f*
somatic stem cells somatische Stammzellen *pl*, adulte Stammzellen *pl*, AS-Zellen *pl*
somatotroph cell (*Adenohypophyse*) somatotrophe Zelle *f*
spider cell **1.** Astrozyt *m*, fibrillärer Astrozyt *m* **2.** Rouget-Zelle *f* **3.** Spinnenzelle *f*
spinal ganglion cells Spinalganglienzellen *pl*
spindle cell Spindelzelle *f*
spine cells Stachelzellen *pl*
squamous cell Plattenepithelzelle *f*
stab cell stabkerniger Granulozyt *m*; Stabkerniger *m*
staff cell stabkerniger Granulozyt *m*, Stabkerniger *m*
starry sky cells Sternhimmelzellen *pl*, Kerntrümmer-

makrophagen *pl*
stellate cell Sternzelle *f*
stellate cells of liver (von) Kupffer-Zellen *pl*
stem cell **1.** Stammzelle *f*, Vorläuferzelle *f* **2.** (Blut-)Stammzelle *f*
Sternberg's giant cell Sternberg-Riesenzelle *f*, Sternberg-Reed-Riesenzelle *f*
Sternberg-Reed cell Sternberg-Riesenzelle *f*, Sternberg-Reed-Riesenzelle *f*
Sternheimer-Malbin cells Malbin-Zellen *pl*, Sternheimer-Malbin-Zellen *pl*, Sternheimer-Zellen *pl*
storage cell Speicherzelle *f*
stroma cells Stromazellen *pl*
supporting cell Stützzelle *f*
supporting cells of Claudius Claudius-Zellen *pl*, -Stützzellen *pl*
supporting cells of Hensen Hensen-Zellen *pl*, -Stützzellen *pl*
supporting cells of Müller Müller-Stützzellen *pl*, Müller-Stützfasern *pl*
suppressor cells (T-)Suppressor-Zellen *pl*
sustentacular cells **1.** Sertoli-Zellen *pl*, Stütz-, Ammen-, Fußzellen *pl* **2.** Stützzellen *pl*
syncytial cells Synzytiumzellen *pl*
synovial cell Synovial(is)zelle *f*
T cell T-Zelle *f*, T-Lymphozyt *m*
$T4^+$ cell CD4-Zelle *f*, CD4-Lymphozyt *m*, $T4^+$-Zelle *f*, $T4^+$-Lymphozyt *m*
$T8^+$ cell CD8-Zelle *f*, CD8-Lymphozyt *m*, $T8^+$-Zelle *f*, $T8^+$-Lymphozyt *m*
target cell **1.** Targetzelle *f*, Schießscheibenzelle *f*, Kokardenzelle *f* **2.** Zielzelle *f*
tart cells Tart-Zellen *pl*
taste cells Geschmackssinneszellen *pl*, Schmeckzellen *pl*
T effector cell T-Effektorzelle *f*
tendon cells Flügel-, Sehnenzellen *pl*
Th cells T_H-Zellen *pl*
Th0 cells T_H0-Zellen *pl*
TH1 cells T_H1-Zellen *pl*, T-Helfer 1-Zellen *pl*
TH2 cells T_H2-Zellen *pl*, T-Helfer 2-Zellen *pl*
theca cells Thekazellen *pl*
theca-lutein cell Thekaluteinzelle *f*
T helper cell T-Helferzelle *f*
T helper/inductor cell T-Helfer/Induktor-Zelle *f*
T helper subset 1 cells T-Helfer 1-Zellen *pl*, T_H1-Zellen *pl*
T helper subset 2 cells T-Helfer 2-Zellen *pl*, T_H2-Zellen *pl*
Thoma-Zeiss counting cell Thoma-Zeiss-Zählkammer *f*, Abbé-Zählkammer *f*
T inductor cell T-Induktorzelle *f*
tissue cell Gewebe-, Gewebszelle *f*
tissue mast cell Gewebsmastzelle *f*
T killer cells T-Killerzellen *pl*
T lymphokine cell T-Lymphokinzelle *f*
T memory cell T-Gedächtniszelle *f*
totipotent cell omnipotente/totipotente Zelle *f*
totipotential cell omnipotente/totipotente Zelle *f*
Touton's giant cells Touton-Riesenzellen *pl*
transitional cell Übergangszelle *f*
trophoblastic cells Trophoblastenzellen *pl*
T suppressor cell T-Suppressorzelle *f*
tubal air cells Cellulae pneumaticae
tubular cells (*Niere*) Tubuluszellen *pl*, -epithelien *pl*
tumor cell Tumorzelle *f*
tumor giant cell Tumorriesenzelle *f*
tunnel cells Corti-Pfeilerzellen *pl*, Pfeilerzellen *pl*
Türk's cells Türk-Reizformen *pl*
twin cells Zwillingszellen *pl*
tympanic cells Cellulae tympanicae
type I alveolar cell Deckzelle *f*, Alveolarzelle *f* Typ I, Pneumozyt *m* Typ I
type I alveolar epithelial cell Alveolarepithelzellen Typ I, kleine Alveolarepithelzellen *pl*
type II alveolar cell Nischenzelle *f*, Alveolarzelle *f* Typ II, Pneumozyt *m* Typ II
type II alveolar epithelial cell Alveolarepithelzellen Typ II, große Alveolarepithelzellen *pl*
Tzanck cell Tzanck-Zelle *f*
ultimobranchial cells (*Schilddrüse*) parafollikuläre Zellen *pl*, C-Zellen *pl*
vacuolated cell vakuolenhaltige/vakuoläre Zelle *f*
vestibular hair cells vestibuläre Haarzellen *pl*
veto cells Veto-Zellen *pl*
Virchow's cells Hornhautkörperchen *pl*
visual cell Photorezeptor-, Sehzelle *f*
von Kupffer's cells (von) Kupffer-Zellen *pl*
wandering cell **1.** Wanderzelle *f* **2.** amöboid-bewegliche Zelle *f*
washed red cells gewaschene Erythrozytenkonzentrate *pl*
water-clear cells wasserhelle Zellen *pl*
white blood cell weiße Blutzelle *f*, weißes Blutkörperchen *nt*, Leukozyt *m*
wing cells Flügelzellen *pl*
working cell Interphasenzelle *f*
Zander's cells Zander-Zellen *pl*
zymogenic cells (*Magen*) Hauptzellen *pl*

cel|li|form ['selɪfɔːrm] *adj* zellähnlich, -förmig
cell-mediated *adj* zellvermittelt
cel|lu|lar ['seljələr] *adj* Zelle(n) betreffend, aus Zellen bestehend, zellig, zellulär, zellular
cel|lu|lar|i|ty [seljə'leərətɪ] *noun* Zellreichtum *m*
cel|lu|las|es ['seljəleɪsəs] *plural* Zellulasen *pl*
cel|lu|li|tis [seljə'laɪtɪs] *noun* Zellulitis *f*
clostridial cellulitis Clostridien-Cellulitis *f*
pelvic cellulitis Parametritis *f*
phlegmonous cellulitis Phlegmone *f*
cel|lu|lose ['seljələʊs] *noun* Zellulose *f*, Cellulose *f*
cel|lu|lo|tox|ic [,seljələʊ'tɑksɪk] *adj* **1.** zellschädigend, zytotoxisch **2.** durch Zytotoxin(e) hervorgerufen, zytotoxisch
ce|lo|ma [sɪ'ləʊmə] *noun* Leibeshöhle *f*, Zölom *nt*, Coeloma *nt*
ce|lom|ic [sɪ'lɑmɪk, -'ləʊ-] *adj* Zölom betreffend, Zölom-
ce|lo|nych|ia [,siːləʊ'nɪkɪə] *noun* Löffel-, Hohlnagel *m*, Koilonychie *f*
ce|los|chi|sis [sɪ'lɑskəsɪs] *noun* Bauchwandspalte *f*, Zeloschisis *f*, Gastroschisis *f*
ce|lo|scope ['siːləskəʊp] *noun* **1.** Kavernoskop *nt* **2.** Zölio-, Laparoskop *nt*
ce|los|co|py [sɪ'lɑskəpɪ] *noun* **1.** Kavernoskopie *f* **2.** Bauch(höhlen)spiegelung *f*, Zölio-, Laparoskopie *f*
ce|ment [sɪ'ment] *noun* (Zahn-)Zement *nt*, Cementum *nt*, Substantia ossea dentis
dental cement (Zahn-)Zement *nt*, Cementum *nt*, Substantia ossea dentis
nerve cement Neuroglia *f*
tooth cement (Zahn-)Zement *nt*, Cementum *nt*, Substantia ossea dentis
ce|ment|o|blast [sɪ'mentəblæst] *noun* Zementbildner *m*, -zelle *f*, Zementoblast *m*
ce|men|to|blas|to|ma [sɪ,mentəblæs'təʊmə] *noun* Zementfibrom *nt*, Zementblastom *nt*, Zementoblastom *nt*
ce|men|to|cyte [sɪ'mentəsaɪt] *noun* Zementzelle *f*, Zementozyt *m*
ce|men|to|gen|e|sis [sɪ'mentə'dʒenəsɪs] *noun* Zementbildung *f*, Zementogenese *f*
ce|men|to|ma [sɪmen'təʊmə] *noun* Zementom *nt*
ce|men|to|per|i|os|ti|tis [sɪ,mentə,perɪɑs'taɪtɪs] *noun* Entzündung der Zahnwurzelhaut, Wurzelhautentzündung *f*, Periodontitis *f*; Entzündung des Zahnhalteapparates/Parodontium, Parodontitis *f*
ce|men|to|sis [sɪmən'təʊsɪs] *noun* Zementhyperplasie *f*, Hyperzementose *f*
ce|men|tum [sɪ'mentəm] *noun* (Zahn-)Zement *nt*, Ce-

mentum *nt*, Substantia ossea dentis
hyperplastic cementum Hyperzementose *f*, Zementhyperplasie *f*, Zahnzementhyperplasie *f*, Zahnzementhypertrophie *f*
hypertrophic cementum Hyperzementose *f*, Zementhyperplasie *f*, Zahnzementhyperplasie *f*, Zahnzementhypertrophie *f*

C

cen|ter ['sentər] *noun* **1.** Zentrum *nt*, Mittelpunkt *m*; Drehpunkt *m*, Angelpunkt *m*, Achse *f* **2.** Zentrum *nt*, ZNS-Zentrum *nt*
acoustic center Hörzentrum *nt*
anospinal center anospinales Zentrum *nt*, Centrum anospinale
auditory center Hörzentrum *nt*
autonomic center vegetatives Zentrum *nt*
brain center Hirnzentrum *nt*
brain stem center Hirnstammzentrum *nt*
Broca's motor speech center motorisches Sprachzentrum *nt*, Broca-Sprachzentrum *nt*
Budge's center **1.** Budge-Zentrum *nt*, ziliospinales Zentrum *nt*, Centrum ciliospinale **2.** Centrum genitospinale
cardiac center kreislaufregulatorisches Zentrum *nt*
cardiovascular center (Herz-)Kreislaufzentrum *nt*
cell center Zentrosom *nt*, Zentriol *nt*, Zentralkörperchen *nt*
center of cerebellum Kleinhirnmark *nt*, Corpus medullare cerebelli
ciliospinal center Budge-Zentrum *nt*, ziliospinales Zentrum *nt*, Centrum ciliospinale
circulatory center Kreislaufzentrum *nt*
deglutition center Schluckzentrum *nt*
depressor center Depressorenzentrum *nt*
diaphysial center diaphysärer Knochenkeim *m*
ejaculation center Erektions-, Ejakulationszentrum *nt*
epiphysial center epiphysärer Knochenkeim *m*
erection center Erektions-, Ejakulationszentrum *nt*
expiration center Exspirationszentrum *nt*
Flemming center Keim-, Reaktionszentrum *nt*
genital center genitospinales Zentrum *nt*, Centrum genitospinale
genitospinal center genitospinales Zentrum *nt*, Centrum genitospinale
germinal center Keim-, Reaktionszentrum *nt*
greater oval center Centrum semiovale
gustatory center Geschmackszentrum *nt*
hearing center Hörzentrum *nt*
inhibitory center hemmendes/inhibierendes/inhibitorisches Zentrum *nt*
inspiratory center Einatem-, Inspirationszentrum *nt*
integration center Integrationsorgan *nt*, -zentrum *nt*
medullary center Centrum semiovale
medullary center of cerebellum Corpus medullare cerebelli
micturition center spinales Blasenzentrum *nt*
motor center motorisches Zentrum *nt*
motor speech center motorisches Sprachzentrum *nt*
nerve center Nervenzentrum *nt*
oculomotor center blickmotorisches/okulomotorisches Zentrum *nt*
olfactory centers Riechzentren *pl*
ossification center Verknöcherungs-, Knochenkern *m*, Centrum ossificationis
phrenic center Centrum tendineum diaphragmatis
primary ossification center diaphysärer/primärer Knochenkern *m*, Centrum ossificationis primarum
reaction center Keimzentrum *nt*, Reaktionszentrum *nt*
rectovesical center rektovesikales Reflexzentrum *nt*, Centrum rectovesicale
reflex center Reflexzentrum *nt*
respiratory center Atemzentrum *nt*
respiratory and circulatory center Atem- und Kreislaufzentrum *nt*
secondary ossification center epiphysärer/sekundärer Knochenkern *m*, Centrum ossificationis secundarium
semioval center Centrum semiovale
sense center Sinneszentrum *nt*
sensory center sensibles/sensorisches Zentrum *nt*
speech center Sprachzentrum *nt*, -region *f*
swallowing center Schluckzentrum *nt*
synaptic center Schaltzentrum *nt*
taste center Geschmackszentrum *nt*
tendinous center Centrum tendineum diaphragmatis
tendinous center of perineum Sehnenplatte *f* des Damms, Centrum perinei
thermoregulatory center thermoregulatorisches Zentrum *nt*
vasoconstrictor center vasokonstriktorisches Zentrum *nt*
vasodilator center vasodilatatorisches Zentrum *nt*
vasomotor center Vasomotorenzentrum *nt*
vesical center Blasenzentrum *nt*
vesicospinal center vesikospinales Zentrum *nt*, Centrum vesicospinale
visual center Sehzentrum *nt*
Wernicke's speech center Wernicke-Sprachzentrum *nt*, akustisches/sensorisches Sprachzentrum *nt*

centi- *präf.* Zenti-, Centi-
cen|ti|grade ['sentɪgreɪd] *adj* hundertgradig, -teilig
cen|ti|gram ['sentɪgræm] *noun* Zentigramm *nt*
cen|ti|gray ['sentɪgreɪ] *noun* Centigray *nt*
cen|ti|li|ter ['sentɪliːtər] *noun* Zentiliter *m/nt*
cen|ti|me|ter ['sentɪmiːtər] *noun* Zenti-, Centimeter *m/nt*
centri- *präf.* Zentrum-, Zentri-, Zentro-, Zentral-
cen|tric ['sentrɪk] *adj* **1.** zum Zentrum gehörend, im Zentrum/Mittelpunkt befindlich, zentral, zentrisch **2.** zu einem Nervenzentrum gehörend, vom Nervenzentrum stammend oder kommend
cen|tri|fu|gal [sen'trɪfjəgl] I *noun* Zentrifuge *f*, (Trenn-)Schleuder *f* II *adj* **1.** vom Zentrum wegstrebend, vom Zentrum wegleitend oder -gerichtet, zentrifugal **2.** vom ZNS wegführend, zentrifugal, ableitend, efferent
cen|tri|fu|ga|tion [sen,trɪfjə'geɪʃn] *noun* Zentrifugierung *f*, Zentrifugieren *nt*
differential centrifugation Differentialzentrifugation *f*
cen|tri|fuge ['sentrɪfjuːdʒ] I *noun* Zentrifuge *f*, (Trenn-)Schleuder *f* II *v* zentrifugieren, schleudern
cen|trip|e|tal [sen'trɪpɪtl] *adj* zum Zentrum oder ZNS hinstrebend, zentripetal; afferent
centro- *präf.* Zentrum-, Zentri-, Zentro-, Zentral-
cen|tro|blast ['sentrəublæst, sentrəublɑːst] *noun* Germino-, Zentroblast *m*
cen|tro|cyte ['sentrəusaɪt] *noun* Germino-, Zentrozyt *m*
cen|tro|plasm ['sentrəuplæzəm] *noun* Zentroplasma *nt*
cen|tro|some ['sentrəusəum] *noun* **1.** Zentrosom *nt*, Zentriol *nt*, Zentralkörperchen *nt* **2.** Mikrozentrum *nt*, Zentrosphäre *f*
cen|tro|sphere ['sentrəusfɪər] *noun* **1.** Zentroplasma *nt*, Zentrosphäre *f* **2.** → *centrosome 1.*
cephal- *präf.* Kopf-, Schädel-, Kephal(o)-, Zephal(o)-
ceph|al|ad ['sefəlæd] *adj* kopfwärts
ceph|al|al|gia [,sefə'lældʒ(ɪ)ə] *noun* Kopfschmerz(en *pl*) *m*, Kephalgie *f*, Zephalgie *f*, Cephalgia *f*, Cephalalgia *f*, Cephal(a)ea *f*, Kephal(a)ea *f*, Kephalalgie *f*, Kephalodynie *f*
histamine cephalalgia Histaminkopfschmerz *m*, Histaminkephalgie *f*, (Bing-)Horton-Syndrom *nt*, (Bing-)Horton-Neuralgie *f*, Cephalaea histaminica, Kephalgie *f*, Erythroprosopalgie *f*, cluster headache
ceph|al|ea [,sefə'lɪə] *noun* Kopfschmerz(en *pl*) *m*, Kephalgie *f*, Zephalgie *f*, Cephalgia *f*, Cephalalgia *f*, Cephal(a)ea *f*, Kephal(a)ea *f*, Kephalalgie *f*, Kephalodynie *f*
ceph|al|e|mat|o|cele [,sefəlɪ'mætəsiːl] *noun* Kephalohydrozele *f*
ceph|al|he|mat|o|cele [,sefəlhɪ'mætəsiːl] *noun* Kephal-

hämatozele *f*
ceph|al|he|ma|to|ma [ˌsefəlˌhiːmə'təʊmə] *noun* Kopfblutgeschwulst *f*, Kephalhämatom *nt*
ceph|al|hy|dro|cele [ˌsefəl'haɪdrəsiːl] *noun* Kephalohydrozele *f*
ce|phal|ic [sɪ'fælɪk] *adj* Kopf oder Kopfregion betreffend; kopfwärts (liegend), kephalisch
ceph|a|lin ['sefəlɪn] *noun* Kephalin *nt*, Cephalin *nt*
ceph|a|li|tis [sefə'laɪtɪs] *noun* Gehirnentzündung *f*, Enzephalitis *f*, Encephalitis *f*
cephalo- *präf.* Kopf-, Schädel-, Kephal(o)-, Zephal(o)-
ceph|a|lo|cau|dal [ˌsefələʊ'kɔːdl] *adj* Kopf und Cauda betreffend, kraniokaudal
ce|phal|o|cele ['sefələʊsiːl] *noun* Kephalo-, Zephalozele *f*
ceph|a|lo|cen|te|sis [ˌsefələʊsen'tiːsɪs] *noun* Zephalozentese *f*
ceph|a|lo|dac|tyl|y [ˌsefələʊ'dæktəlɪ] *noun* Zephalodaktylie *f*
Vogt's cephalodactyly Apert-Crouzon-Syndrom *nt*, Akrozephalosyndaktylie *f* Typ IIa
ceph|a|lo|gen|e|sis [ˌsefələʊ'dʒenəsɪs] *noun* Kopfentwicklung *f*, Kephalo-, Kraniogenese *f*
ceph|a|lo|gram ['sefələʊgræm] *noun* Kephalogramm *nt*
ceph|a|lo|he|mat|o|cele [ˌsefələʊhɪ'mætəsiːl] *noun* Kephalohydrozele *f*
ceph|a|lo|meg|a|ly [ˌsefələʊ'megəlɪ] *noun* Kopfvergrößerung *f*, Kephalomegalie *f*
ceph|a|lo|men|in|gi|tis [ˌsefələʊˌmenɪn'dʒaɪtɪs] *noun* Hirnhautentzündung *f*
ceph|a|lom|e|try [sefə'lɑmətrɪ] *noun* Kephalometrie *f*
ceph|a|lop|a|gus [sefələʊ'lɑpəgəs] *noun* Kranio-, Kephalopagus *m*
ceph|a|lop|a|thy [ˌsefə'lɑpəθɪ] *noun* Kopferkrankung *f*, Kephalopathie *f*
ceph|a|lo|spor|in [ˌsefələʊ'spɔːrɪn] *noun* Cephalosporin *nt*, Zephalosporin *nt*, Kephalosporin *nt*
ceph|a|lo|spor|i|nase [ˌsefələʊ'spəʊrɪneɪz] *noun* Cephalosporinase *f*
ceph|a|lo|tho|ra|co|il|i|op|a|gus [ˌsefələʊˌθɔːrəkəʊlɪ'ɑpəgəs] *noun* Kephalothorakoiliopagus *m*
ceph|a|lo|tho|ra|cop|a|gus [ˌsefələʊθɔːrə'kɑpəgəs] *noun* Kephalothorakopagus *m*
ceph|a|lot|o|my [sefə'lɑtəmɪ] *noun* Kephalotomie *f*
-ceps *suf.* Kopf, -ceps
ce|ram|ic [sə'ræmɪk] I *noun* **1.** Metalloxid *nt* **2.** keramisches Material *nt*, Keramik *f* II *adj* keramisch
cer|am|i|dase [sə'ræmɪdeɪz] *noun* Acylsphingosindeacylase *f*, Ceramidase *f*
lactosyl ceramidase II β-Galaktosidase *f*, Laktase *f*
cer|a|mide ['serəmaɪd] *noun* Zeramid *nt*, Ceramid *nt*
cer|a|tec|to|my [serə'tektəmɪ] *noun* Keratektomie *f*
cer|a|tin ['serətɪn] *noun* Hornstoff *m*, Keratin *nt*
Cer|a|to|po|gon|i|dae [ˌserətəʊpə'gɑnədiː] *plural* Gnitzen *pl*, Ceratopogonidae *pl*
cer|car|i|a [sər'keərɪə] *noun, plural* **-i|ae** [sər'keərɪˌiː] Schwanzlarve *f*, Zerkarie *f*, Cercaria *f*
cer|car|i|al [sər'keərɪəl] *adj* Zerkarien betreffend, durch Zerkarien hervorgerufen, Zerkarien-
cer|ca|ri|ci|dal [sərˌkærə'saɪdl] *adj* zerkarienabtötend, zerkarizid
cer|clage [sɛr'klaːʒ] *noun* Zerklage *f*, Cerclage *f*
cer|e|bel|lar [serə'belər] *adj* Kleinhirn/Cerebellum betreffend, zum Kleinhirn gehörend, aus dem Kleinhirn stammend, cerebellar, zerebellar, zerebellär
cer|e|bel|li|tis [ˌserəbə'laɪtɪs] *noun* Kleinhirnentzündung *f*, Zerebellitis *f*, Cerebellitis *f*
cerebello- *präf.* Kleinhirn-, Zerebello-, Cerebello-
cer|e|bel|lo|med|ul|lar|y [serəˌbeləʊ'medəˌleriː, -'medʒə-] *adj* Kleinhirn/Cerebellum und Medulla oblongata betreffend oder verbindend, zerebellomedullär
cer|e|bel|lo|pon|tine [ˌserəˌbeləʊ'pɑntiːɪn] *adj* Kleinhirn und Brücke/Pons betreffend oder verbindend, zerebellopontin
cer|e|bel|lo|spi|nal [ˌserəˌbeləʊ'spaɪnl] *adj* Kleinhirn/Cerebellum und Rückenmark/Medulla spinalis betreffend oder verbindend, zerebellospinal
cer|e|bel|lum [serə'beləm] *noun, plural* **-lums, -la** [-lə] Kleinhirn *nt*, Zerebellum *nt*, Cerebellum *nt*
cerebr- *präf.* (Ge-)Hirn-, Zerebral-, Zerebro-, Cerebro-
ce|re|bral [sə'riːbrəl, 'serə-] *adj* Großhirn/Cerebrum betreffend, zum Großhirn gehörend, aus dem Großhirn stammend, cerebral, zerebral
cer|e|bral|gia [serə'brældʒ(ɪ)ə] *noun* Kopfschmerz(en *pl*) *m*, Kephalgie *f*, Zephalgie *f*, Cephalgia *f*, Cephalalgia *f*, Cephal(a)ea *f*, Kephal(a)ea *f*, Kephalalgie *f*, Kephalodynie *f*
cer|e|bri|tis [ˌserə'braɪtɪs] *noun* Großhirnentzündung *f*, Zerebritis *f*, Cerebritis *f*
cerebro- *präf.* (Ge-)Hirn-, Zerebral-, Zerebro-, Cerebro-
cer|e|bro|car|di|ac [ˌserəbrəʊ'kɑːrdɪˌæk] *adj* Großhirn/Cerebrum und Herz betreffend, zerebrokardial
cer|e|bro|cer|e|bel|lar [ˌserəbrəʊˌserə'belər] *adj* Großhirn/Cerebrum und Kleinhirn/Cerebellum betreffend oder verbindend, zerebrozerebellär, zerebrozerebellar
cer|e|bro|ga|lac|tose [ˌserəbrəʊgə'læktəʊs] *noun* Cerebrogalaktose *f*
cer|e|bro|ma [ˌserə'brəʊmə] *noun* Hirntumor *m*, Hirngeschwulst *f*, Enzephalom *nt*
cer|e|bro|ma|la|cia [ˌserə'brəʊmə'leɪʃ(ɪ)ə] *noun* Hirnerweichung *f*, Zerebromalazie *f*, Cerebromalacia *f*
cer|e|bro|med|ul|lar|y [ˌserəbrəʊ'medəˌleriː, -'medʒə-] *adj* Gehirn und Rückenmark/Medulla spinalis betreffend oder verbindend, zerebrospinal, cerebrospinal, spinozerebral, enzephalospinal
cer|e|bro|me|nin|ge|al [ˌserəbrəʊmɪ'nɪndʒɪəl] *adj* Hirnhäute und Gehirn/Zerebrum betreffend oder verbindend, meningozerebral, zerebromeningeal
cer|e|bro|men|in|gi|tis [ˌserə'brəʊˌmenɪn'dʒaɪtɪs] *noun* Entzündung von Gehirn und Hirnhäuten, Meningoenzephalitis *f*, Encephalomeningitis *f*, Meningoencephalitis *f*, Enzephalomeningitis *f*
cerebro-ocular *adj* Großhirn/Cerebrum und Auge betreffend, zerebro-okular
cer|e|bro|path|i|a [ˌserəbrəʊ'pæθɪə] *noun* Enzephalopathie *f*
cer|e|brop|a|thy [serə'brɑpəθɪ] *noun* Enzephalopathie *f*
cer|e|bro|pon|tile [ˌserəbrəʊ'pɑntaɪl, -tl] *adj* Großhirn/Cerebrum und Brücke/Pons betreffend oder verbindend, zerebropontin
cer|e|bro|ra|chid|i|an [ˌserəbrəʊrə'kɪdɪən] *adj* Gehirn und Rückenmark/Medulla spinalis betreffend oder verbindend, cerebrospinal, zerebrospinal, spinozerebral, enzephalospinal
cer|e|bro|scle|ro|sis [ˌserəbrəʊsklɪ'rəʊsɪs] *noun* Hirn-, Zerebralsklerose *f*
cer|e|brose ['serəbrəʊz] *noun* Zerebrose *f*, D-Galaktose *f*
cer|e|bro|si|dase ['serəbrəʊsɪdeɪz] *noun* Cerebrosidase *f*
cer|e|bro|side ['serəbrəʊsaɪd] *noun* Zerebrosid *nt*, Cerebrosid *nt*
cer|e|bro|si|do|sis [serəˌbrəʊsaɪ'dəʊsɪs] *noun* **1.** Zerebrosidspeicherkrankheit *f*, Zerebrosidose *f*, Cerebrosidose *f* **2.** Gaucher-Erkrankung *f*, -Krankheit *f*, -Syndrom *nt*, Morbus Gaucher *m*, Glucozerebrosidose *f*, Zerebrosidlipidose *f*, Glykosylzeramidlipidose *f*, Lipoidhistiozytose *f* vom Kerasintyp
cer|e|bro|sis [ˌserə'brəʊsɪs] *noun* organische/degenerative Hirnerkrankung *f*, Enzephalose *f*
cer|e|bro|spi|nal [ˌserəbrəʊ'spaɪnl] *adj* Gehirn und Rückenmark/Medulla spinalis betreffend oder verbindend, zerebrospinal, cerebrospinal, spinozerebral, enzephalospinal
cer|e|brot|o|my [serə'brɑtəmɪ] *noun* Hirnschnitt *m*, Zerebrotomie *f*
cer|e|bro|vas|cu|lar [ˌserəbrəʊ'væskjələr] *adj* Hirnge-

fäße betreffend, zerebrovaskulär
ce|re|brum ['serəbrəm, sə'riːbrəm] *noun, plural* **-brums, -bra** [-brə] Großhirn *nt*, Zerebrum *nt*, Cerebrum *nt*
ce|ru|lo|plas|min [səˌruːlə'plæzmɪn] *noun* Zörulo-, Zärulo-, Caeruloplasmin *nt*, Ferroxidase I *f*
ce|ru|men [sɪ'ruːmən] *noun* Ohr(en)schmalz *nt*, Zerumen *nt*, Cerumen *nt*
impacted cerumen Ohrschmalz-, Zeruminalpfropf *m*, Cerumen obturans
ce|ru|mi|nal [sɪ'ruːmɪnl] *adj* Ohr(en)schmalz/Cerumen betreffend, Zeruminal-, Ceruminal-
ce|ru|mi|no|ly|sis [sɪˌruːmɪ'nɑlɪsɪs] *noun* Zeruminolyse *f*
ce|ru|mi|no|lyt|ic [sɪˌruːmɪnə'lɪtɪk] *adj* ohrenschmalzauflösend, zerumenauflösend, zeruminolytisch
cer|vi|cal ['sɜrvɪkl, -viːk-; britisch ˌsɜr'vaɪkl] *adj* **1.** Hals/Cervix betreffend, zervikal, Hals-, Zervikal-, Nacken- **2.** Gebärmutterhals/Cervix uteri betreffend, zervikal, Gebärmutterhals-, Zervix-, Cervix-
cer|vi|ci|tis [ˌsɜrvɪ'saɪtɪs] *noun* Entzündung (der Schleimhaut) der Cervix uteri, Cervicitis *f*, Zervixentzündung *f*, Zervizitis *f*, Endometritis *f* cervicis uteri
gonococcal cervicitis Gonokokkenzervizitis *f*
cer|vi|co|bra|chi|al [ˌsɜrvɪkəʊ'breɪkɪəl, -'bræ-] *adj* Hals/Cervix und Arm/Brachium betreffend, zervikobrachial
cer|vi|co|bra|chi|al|gia [ˌsɜrvɪkəʊˌbrækɪ'ældʒɪə] *noun* Zervikobrachialgie *f*
cer|vi|co|col|pi|tis [ˌsɜrvɪkəʊkɑl'paɪtɪs] *noun* Entzündung von Zervix und Scheide/Vagina, Zervikokolpitis *f*, Zervikovaginitis *f*
cer|vi|co|dyn|ia [ˌsɜrvɪkəʊ'diːnɪə] *noun* Nacken-, Halsschmerz(en *pl*) *m*, Zervikodynie *f*
cer|vi|co|fa|cial [ˌsɜrvɪkəʊ'feɪʃl] *adj* Hals/Cervix und Gesicht betreffend, zervikofazial
cer|vi|co|pex|y ['sɜrvɪkəʊpeksɪ] *noun* Zervikopexie *f*
cer|vi|co|plas|ty ['sɜrvɪkəʊplæstɪ] *noun* **1.** (plastische) Hals-/Nackenchirurgie *f* **2.** (*gynäkol.*) Zervixplastik *f*
cer|vi|cot|o|my [ˌsɜrvɪ'kɑtəmɪ] *noun* Zervixschnitt *m*, Zervixdurchtrennung *f*, Zerviko-, Trachelotomie *f*
cer|vi|co|vag|i|nal [ˌsɜrvɪkəʊ'vædʒənl, sɜrvɪkəʊvə'dʒaɪnl] *adj* Gebärmutterhals/Cervix uteri und Scheide/Vagina betreffend oder verbindend, zervikovaginal, vaginozervikal
cer|vi|co|vag|i|ni|tis [ˌsɜrvɪkəʊˌvædʒə'naɪtɪs] *noun* Entzündung von Zervix und Scheide/Vagina, Zervikokolpitis *f*, Zervikovaginitis *f*
cer|vi|co|ves|i|cal [ˌsɜrvɪkəʊ'vesɪkl] *adj* Gebärmutterhals/Cervix uteri und Harnblase betreffend oder verbindend, zervikovesikal, vesikozervikal
cer|vix ['sɜrvɪks] *noun, plural* **-vix|es, -vi|ces** [-vɪksɪz, 'sɜrvəˌsiːz, sər'vaɪ-] **1.** Hals *m*, halsförmige Struktur *f*, Nacken *m*, Zervix *f*, Cervix *f*, Kollum *nt*, Collum *nt* **2.** Gebärmutter-, Uterushals *m*, Zervix *f*, Cervix uteri
barrel cervix Tonnenkarzinom *nt*
incompetent cervix Zervixinsuffizienz *f*
cervix of uterus Gebärmutter-, Uterushals *m*, Zervix *f*, Cervix uteri
ces|sa|tion [se'seɪʃn] *noun* Einstellung *f*, Einstellen *nt*; Ende *nt*, Stillstand *m*
abnormal cessation of menses Amenorrhoe *f*, Amenorrhoea *f*
cessation of breathing Atmungsstillstand, Apnoe *f*
ces|to|ci|dal [ˌsestəʊ'saɪdl] *adj* gegen Bandwürmer wirkend, cestoden(ab)tötend, cestocid, zestozid
ces|to|cide [ˌsestəʊ'saɪd] *noun* Zestozid *nt*, Cestocid *nt*
Ces|to|da [ses'təʊdə] *plural* Bandwürmer *pl*, Zestoden *pl*, Cestoda *pl*, Cestodes *pl*
ces|to|di|a|sis [ˌsestə'daɪəsɪs] *noun* Bandwurminfektion *f*, Zestodeninfektion *f*
ces|toid ['sestɔɪd] *adj* bandwurmähnlich, bandwurmartig, zestodenartig
chain [tʃeɪn] I *noun* Kette *f*; Kette *f*, Reihe *f* II *v* eine Kette bilden
A chain A-Kette *f*
α chain α-Kette *f*
B chain B-Kette *f*
β chain β-Kette *f*
δ chain δ-Kette *f*
ε chain ε-Kette *f*
γ chain γ-Kette *f*
H chains H-Ketten *pl*
heterogenous chain of infection heterogene Infektkette *f*
homogeneous chain of infection homogene Infektkette *f*
κ chain κ-Kette *f*
L chains L-Ketten *pl*
light chains Leichtketten *pl*, L-Ketten
μ chain μ-Kette *f*
respiratory chain Atmungskette *f*
sympathetic chain Grenzstrang *m*, Truncus sympathicus
ζ chain ζ-Kette *f*
cha|la|sia [kə'leɪzɪə] *noun* **1.** Chalasie *f*, Chalasia *f* **2.** gastroösophagealer Reflux *m*
cha|la|zi|on [kə'leɪzɪən, keɪ'leɪ-] *noun, plural* **-zia** [-zɪə] Hagelkorn *nt*, Chalazion *nt*
cha|la|zo|der|mia [kəˌleɪzəʊ'dermɪə] *noun* Fall-, Schlaffhaut *f*, Cutis-laxa-Syndrom *nt*, generalisierte Elastolyse *f*, Zuviel-Haut-Syndrom *nt*, Dermatochalasis *f*, Dermatolysis *f*, Dermatomegalie *f*, Chalazodermie *f*, Chalodermie *f*
chal|ci|tis [kæl'saɪtɪs] *noun* Chalkitis *f*
chal|co|sis [kæl'kəʊsɪs] *noun* Chalkose *f*
chal|i|co|sis [ˌkælə'kəʊsɪs] *noun* Kalkstaublunge *f*, Chalikose *f*, Chalicosis *f* (pulmonum)
chalk [tʃɔːk] *noun* Kreide *f*, Kalk(stein *m*) *m*
French chalk Talkum *nt*, Talcum *nt*
chal|ki|tis [kæl'kaɪtɪs] *noun* Chalkitis *f*
cha|lone ['kæləʊn] *noun* Chalon *nt*, Statin *nt*
cham|ae|ceph|a|ly [ˌkæmɪ'sefəlɪ] *noun* Flachköpfigkeit *f*, Chamäzephalie *f*, -kranie *f*
cham|ae|pros|o|py [ˌkæmɪ'prɑsəpɪ] *noun* Breitgesichtigkeit *f*, Chamäprosopie *f*
cham|ber ['tʃeɪmbər] *noun* Kammer *f*, Camera *f*
Abbé-Zeiss counting chamber Thoma-Zeiss-Zählkammer *f*, Zeiss-Zählkammer *f*
acoustic chamber schalldichter Raum *m*, schalldichte Kammer *f*
anterior chamber of eye vordere Augenkammer *f*, Camera oculi anterior, Camera anterior bulbi oculi
anterior chamber of eyeball vordere Augenkammer *f*, Camera anterior bulbi oculi
aqueous chamber (*Auge*) mit Kammerwasser gefüllter Augenraum
climate chamber Klimakammer *f*
counting chamber Zählkammer *f*
decompression chamber Dekompressionskammer *f*
hyperbaric chamber Überdruck-, Dekompressionskammer *f*
posterior chamber of eye hintere Augenkammer *f*, Camera oculi posterior, Camera posterior bulbi oculi
posterior chamber of eyeball Hinterkammer *f*, hintere Augenkammer *f*, Camera posterior bulbi oculi
pressure chamber Druckkammer *f*
pulp chamber Kronenabschnitt *m* der Zahn-/Pulpahöhle, Cavitas coronalis
Schilling's counting chamber Schilling-Zählkammer *f*
Thoma-Zeiss counting chamber Abbé-Zählkammer *f*, Thoma-Zeiss-Kammer *f*
vitreous chamber Glaskörperraum *m*, Camera vitrea bulbi oculi
cham|e|ceph|a|ly [ˌkæmɪ'sefəlɪ] *noun* Flachköpfigkeit *f*, Chamäzephalie *f*, Chamäkranie *f*
cham|e|pros|o|py [ˌkæmɪ'prɑsəpɪ] *noun* Breitgesichtig-

keit *f*, Chamäprosopie *f*
cham|o|mile ['kæməmaɪl, -miːl] *noun* Kamille *f*, echte Kamille *f*, Chamomilla *f*, Matricaria chamomilla/officinalis/recutita, Chamomilla recutita
Roman chamomile römische Kamille *f*, Chamaemelum nobile, Anthemis nobilis
chan|cre ['ʃæŋkər] *noun* **1.** primäres Hautgeschwür *nt* (*bei Geschlechtskrankheiten*), Schanker *m* **2.** → *hard chancre*
hard chancre harter Schanker *m*, Hunter-Schanker *m*, syphilitischer Primäraffekt *m*, Ulcus durum
Nisbet's chancre Bubonulus *m*, Lymphangiitis dorsalis penis
soft chancre Ulcus molle
true chancre → *hard chancre*
chan|cri|form ['ʃæŋkrɪfɔːrm] *adj* schankerähnlich, schankerförmig, schankrös
chan|croid ['ʃæŋkrɔɪd] *noun* Chankroid *nt*, weicher Schanker *m*, Ulcus molle
chan|crous ['ʃæŋkrəs] *adj* schankerähnlich, schankerförmig, schankrös
change [tʃeɪndʒ] I *noun* **1.** (Ver-)Änderung *f*; (*auch chem.*) Wandel *m*, (Ver-, Um-)Wandlung *f*; Wechsel *m*
change for the better Fortschritt *m*, (Ver-)Besserung *f*
change for the worse Rückschritt *m*, Verschlechterung *f*, Verschlimmerung *f* **2.** (Aus-)Tausch *m* II *v* **3.** (ver-, um-)ändern; (*auch chem.*) umwandeln (*in, into* in); umformen, verwandeln (*in, into* zu) **4.** (aus-)wechseln, aus-, vertauschen **5.** sich (ver-)ändern, wechseln
change for the better besser werden, sich bessern
change for the worse schlimmer werden, sich verschlimmern, sich verschlechtern **6.** sich verwandeln (*into* in); übergehen (*to, into* in)
change of life **1.** Menopause *f* **2.** Klimakterium *nt*
puberty vocal change Stimmwechsel *m* in der Pubertät, Stimmbruch *m*, Mutation *f*
change of sound Biermer-, Gerhardt-Schallwechsel *m*
change of voice Stimmbruch *m*, -wechsel, Mutatio(n) *f*
chan|nel ['tʃænl] *noun* **1.** Kanal *m*, Rinne *f*, Röhre *f*, (röhrenförmiger) Gang *m* **2.** Kanal *m*, Frequenz *f* **3.** (*Protein*) Tunnel *m*
calcium channel Calciumkanal *m*, Ca-Kanal *m*
K channel Kaliumkanal *m*, K-Kanal *m*
potassium channel Kaliumkanal *m*, K-Kanal *m*
chap [tʃæp] *v* (*Haut*) aufspringen
char|ac|ter ['kærɪktər] *noun* **1.** Charakter *m*, Wesen *nt*, Art *f* **2.** Charakteristikum *nt*, Merkmal *nt*, (charakteristisches) Kennzeichen *nt*, Eigenschaft *f* **3.** Persönlichkeit *f*, Charakter *m*
sex characters Geschlechtsmerkmale *pl*, geschlechtsspezifische Charakteristika *pl*
char|ac|ter|is|tic [,kærɪktə'rɪstɪk] *adj* für eine Krankheit kennzeichnend, krankheitskennzeichnend, pathognomonisch, pathognostisch; Symptom(e) betreffend, auf Symptomen beruhend, kennzeichnend, bezeichnend, symptomatisch
char|coal ['tʃɑːrkəʊl] *noun* Holzkohle *f*
activated charcoal Aktivkohle *f*, Carbo activatus
chart [tʃɑːrt] I *noun* **1.** Tabelle *f*; grafische Darstellung *f*, Skala *f*, Diagramm *nt*, Schaubild *nt* **2.** (Fieber-)Kurve *f*, Kurve(nblatt *nt*) *f* II *v* **3.** grafisch darstellen, eintragen **4.** in eine Kurve einzeichnen oder auftragen
Snellen's charts Snellen-Tabellen *pl*, -Sehprobentafeln *pl*
check-over *noun* (gründliche) Untersuchung *f*, Überprüfung *f*, Kontrolle *f*
check-up *noun* **1.** → *check-over* **2.** Check-up *m*; (umfangreiche) Vorsorgeuntersuchung *f* have a check-up/go for a check-up einen Check-up machen lassen
cheek [tʃiːk] *noun* **1.** Backe *f*, Wange *f*; (*anatom.*) Bucca *f*, Mala *f* **2.** (Po-)Backe *f*
cheek|bone ['tʃiːkbəʊn] *noun* Joch-, Wangenbein *nt*, Os zygomaticum
chees|y ['tʃiːzɪ] *adj* käsig, käseartig, verkäsend
cheil- *präf.* Lippe(n)-, Cheil(o)-
cheil|al|gia [kaɪ'lældʒ(ɪ)ə] *noun* Lippenschmerz(en *pl*) *m*, Ch(e)ilalgie *f*
cheil|ec|to|my [kaɪ'lektəmɪ] *noun* **1.** Lippenexzision *f*, Cheilektomie *f* **2.** Cheilektomie *f*
cheil|i|on ['kaɪlɪɑn] *noun* Mundwinkelpunkt *m*, Cheilion *nt*
cheil|i|tis [kaɪ'laɪtɪs] *noun* Cheilitis *f*
actinic cheilitis Cheilitis actinica
angular cheilitis Perlèche *f*, Faulecken *pl*, Mundwinkelcheilitis *f*, -rhagaden *pl*, Angulus infectiosus oris/candidamycetica, Cheilitis/Stomatitis angularis
apostematous cheilitis Volkmann-Cheilitis *f*, -Krankheit *f*, Cheilitis glandularis apostematosa
commissural cheilitis → *angular cheilitis*
cheilitis glandularis Cheilitis glandularis
migrating cheilitis → *angular cheilitis*
superficial suppurative type cheilitis glandularis Baelz-Krankheit *f*, Cheilitis glandularis purulenta superficialis, Myxadenitis labialis
Volkmann's cheilitis Volkmann-Cheilitis *f*, -Krankheit *f*, Cheilitis glandularis apostematosa
cheilo- *präf.* Lippe(n)-, Cheil(o)-
cheil|o|an|gi|os|co|py [,kaɪləʊ,ændʒɪ'ɑskəpɪ] *noun* Cheiloangioskopie *f*
cheil|o|car|ci|no|ma [kaɪləʊ,kɑːrsə'nəʊmə] *noun* Lippenkrebs *m*, Lippenkarzinom *nt*
cheil|o|gna|tho|pal|a|tos|chi|sis [,kaɪləʊ,neɪθə,pælə'tɑskəsɪs] *noun* Wolfsrachen *m*, Lippen-Kiefer-Gaumen-Spalte *f*, Cheilognathopalatoschisis *f*
cheil|o|gna|thos|chi|sis [,kaɪləʊneɪ'θɑskəsɪs] *noun* Lippen-Kiefer-Spalte *f*, Cheilognathoschisis *f*
cheil|o|pha|gia [,kaɪləʊ'feɪdʒ(ɪ)ə] *noun* Cheilophagie *f*
cheil|o|plas|ty ['kaɪləʊplæstɪ] *noun* Lippenplastik *f*, Cheiloplastik *f*
cheil|or|rha|phy [kaɪ'lɑrəfɪ] *noun* Lippennaht *f*, Cheilorrhaphie *f*
cheil|os|chi|sis [kaɪ'lɑskəsɪs] *noun* Lippenspalte *f*, Hasenscharte *f*, Cheiloschisis *f*
cheil|o|sis [kaɪ'ləʊsɪs] *noun* (Lippen-)Rhagaden *pl*, Cheilosis *f*
angular cheilosis → *angular cheilitis*
migrating cheilosis → *angular cheilitis*
cheil|o|sto|mat|o|plas|ty [,kaɪləʊ'stəʊmætəplæstɪ] *noun* Lippen-Mund-Plastik *f*, Cheilostomatoplastik *f*
cheil|ot|o|my [kaɪ'lɑtəmɪ] *noun* Lippeninzision *f*, Cheilotomie *f*
cheir- *präf.* Hand-, Cheir(o)-, Chir(o)-
chei|rag|ra [kaɪ'rægrə] *noun* Chiragra *nt/f*
chei|ral|gia [kaɪ'rældʒ(ɪ)ə] *noun* Handschmerz *m*, Chiralgie *f*, Chiralgia *f*, Cheiralgie *f*, Cheiralgia *f*
cheiro- *präf.* Hand-, Cheir(o)-, Chir(o)-
chei|ro|bra|chi|al|gia [kaɪrəʊ,bræki'ældʒ(ɪ)ə] *noun* Chirobrachialgie *f*, Cheirobrachialgie *f*
chei|ro|meg|a|ly [,kaɪrəʊ'megəlɪ] *noun* Tatzenhand *f*, Chiromegalie *f*, Cheiromegalie *f*
chei|ro|plas|ty ['kaɪrəʊplæstɪ] *noun* (plastische) Handchirurgie *f*, Chiroplastik *f*, Cheiroplastik *f*
chei|ro|po|dal|gia [,kaɪrəʊpəʊ'dældʒ(ɪ)ə] *noun* Schmerzen *pl* in Händen und Füßen, Ch(e)iropodalgie *f*, -podalgia *f*
chei|ro|spasm ['kaɪrəʊspæzəm] *noun* Schreibkrampf *m*
che|late ['kiːleɪt] I *noun* Chelat *nt* II *v* ein Chelat bilden
chem- *präf.* Chemie-, Chemo-
chem|a|bra|sion [,kemə'breɪʒn] *noun* Chemoabrasion *f*, -abradierung *f*
chem|ex|fo|li|a|tion [,kemeks,fəʊlɪ'eɪʃn] *noun* Chemoabrasion *f*, Chemoabradierung *f*
chem|i|cal ['kemɪkl] I *noun* Chemikalie *f*, chemische Substanz *f* II *adj* Chemie betreffend, chemisch, Chemo-
chemico- *präf.* Chemie-, Chemo-
chem|i|co|bi|o|log|i|cal [,kemɪkəʊ,baɪə'lɑdʒɪkl] *adj* Bio-

chemie betreffend, biochemisch
che|mi|co|phys|i|cal [ˌkemɪkəʊ'fɪzɪkl] *adj* Chemie und Physik betreffend, physikalische Chemie betreffend, physikochemisch, chemisch-physikalisch
che|mi|co|phys|i|o|lo|gic [ˌkemɪkəʊˌfɪzɪə'lɑdʒɪk] *adj* Chemie und Physiologie betreffend, chemophysiologisch
che|mi|lu|mi|nes|cence [ˌkemɪˌluːmə'nesəns] *noun* Chemilumineszenz *f*
chem|ist ['kemɪst] *noun* **1.** Chemiker(in *f*) *m* **2.** (*britisch*) Apotheker(in *f*) *m*, Drogist(in *f*) *m*
chem|is|try ['keməstrɪ] *noun, plural* **-tries 1.** Chemie *f* **2.** chemische Eigenschaften/Reaktionen *pl*
metabolic chemistry physiologische Chemie *f*, Biochemie *f*
physiological chemistry physiologische Chemie *f*, Biochemie *f*
che|mo ['kiːməʊ, 'keməʊ] *noun* → *chemotherapy*
chemo- *präf.* Chemie-, Chemo-
che|mo|bi|ot|ic [ˌkeməʊbaɪ'ɑtɪk, ˌkiːm-] *noun* Kombination *f* von Antibiotikum und Chemotherapeutikum
che|mo|co|ag|u|la|tion [ˌkeməʊkəʊˌægjə'leɪʃn] *noun* Chemokoagulation *f*
che|mo|dec|to|ma [ˌkeməʊdek'təʊmə, ˌkiːm-] *noun* Chemodektom *nt*, nicht-chromaffines Paragangliom *nt*
che|mo|em|bo|li|za|tion [ˌkiːməʊˌembəlɪ'zeɪʃn] *noun* Embolisation *f* durch Chemikalien, Chemoembolisation *f*
che|mo|kine ['kiːməʊkɪn] *noun* Chemokin *nt*
che|mo|lith|o|ly|sis [ˌkiːmɑlitə'lɪsɪs] *noun* Chemolitholyse *f*, medikamentöse Steinauflösung *f*
che|mo|ly|sis [kɪ'mɑlɪsɪs] *noun* Chemolyse *f*
che|mo|nu|cle|o|ly|sis [ˌkiːməʊˌn(j)uːklɪ'ɑlɪsɪs] *noun* Chemonukleolyse *f*
che|mo|phys|i|ol|o|gy [ˌkiːməʊˌfɪzɪ'ɑlədʒɪ] *noun* physiologische Chemie *f*, Biochemie *f*
che|mo|pro|phy|lax|is [keməʊˌprəʊfɪ'læksɪs, ˌkiːm-] *noun* Chemoprophylaxe *f*, Infektionsprophylaxe *f* durch Chemotherapeutika
che|mo|re|cep|tion [ˌkiːməʊrɪ'sepʃn] *noun* Chemo(re)-zeption *f*
che|mo|re|cep|tive [ˌkiːməʊrɪ'septɪv] *adj* Chemorezeption oder Chemorezeptor betreffend, chemische Reize aufnehmend, chemorezeptiv
che|mo|re|cep|tor [ˌkiːməʊrɪ'septər] *noun* Chemo(re)-zeptor *m*
che|mo|re|flex [ˌkiːməʊ'riːfleks] *noun* Chemoreflex *m*
che|mo|re|sist|ance [ˌkeməʊrɪ'zɪstəns, ˌkiːm-] *noun* Chemoresistenz *f*
che|mo|sen|si|tive [ˌkiːməʊ'sensətɪv] *adj* chemosensibel, chemosensitiv
che|mo|sen|si|tiv|i|ty [ˌkiːməʊˌsensə'tɪvətɪ] *noun* Chemosensibilität *f*
che|mo|se|ro|ther|a|py [ˌkeməʊˌsɪərəʊ'θerəpɪ, ˌkiːm-] *noun* kombinierte Chemotherapie *f* und Serumtherapie *f*
che|mo|sis [kɪ'məʊsɪs] *noun* Chemosis *f*
che|mos|mo|sis [ˌkiːmɑz'məʊsɪs, ˌkem-] *noun* Chem(i)-osmose *f*
che|mo|sur|ger|y [ˌkeməʊ'sɜrdʒərɪ] *noun* Chemochirurgie *f*
che|mo|tac|tic [ˌkiːməʊ'tæktɪk] *adj* Chemotaxis betreffend, auf ihr beruhend, chemotaktisch
che|mo|tax|is [ˌkiːməʊ'tæksɪs] *noun* Chemotaxis *f*
che|mo|ther|a|peu|tic [keməʊˌθerə'pjuːtɪk, ˌkiːm-] *adj* Chemotherapie betreffend, mittels Chemotherapie, chemotherapeutisch
che|mo|ther|a|peu|tics [keməʊˌθerə'pjuːtɪks, ˌkiːm-] *plural* → *chemotherapy*
che|mo|ther|a|py [keməʊ'θerəpɪ, ˌkiːm-] *noun* Chemotherapie *f*
adjuvant chemotherapy adjuvante Chemotherapie *f*
antimicrobial chemotherapy antimikrobielle Chemotherapie *f*
combination chemotherapy kombinierte Chemotherapie *f*
cytostatic chemotherapy zytostatische Chemotherapie *f*
high dosage chemotherapy with autologous stem cell transfusion Hochdosistherapie *f* mit Gabe autologer Blutstammzellen
intra-arterial chemotherapy intraarterielle Chemotherapie *f*
intracavitary chemotherapy intrakavitäre Chemotherapie *f*
intralimunal chemotherapy intraluminale Chemotherapie *f*
neoadjuvant chemotherapy neoadjuvante Chemotherapie *f*
palliative chemotherapy palliative Chemotherapie *f*
regional chemotherapy lokale Chemotherapie *f*, regionale Chemotherapie *f*
che|mot|ic [kɪ'mɑtɪk] *adj* Chemosis betreffend, chemotisch
che|mo|trans|mit|ter [ˌkiːməʊtrænz'mɪtər, ˌkem-] *noun* chemischer Bote *m*, chemische Botensubstanz *f*, Chemotransmitter *m*
che|no|de|ox|y|cho|late [ˌkiːnəʊdɪˌɑksɪ'kəʊleɪt, ˌken-] *noun* Chenodesoxycholat *nt*
che|no|de|ox|y|cho|lyl|gly|cine [ˌkiːnəʊdɪˌɑksɪˌkəʊlɪl-'glaɪsiːn] *noun* Glykochenodesoxycholsäure *f*
che|no|de|ox|y|cho|lyl|tau|rine [ˌkiːnəʊdɪˌɑksɪˌkɑlɪl'tɔː-riːn, -rɪn] *noun* Taurochenodesoxycholsäure *f*
cher|u|bism ['tʃerəbɪzəm] *noun* Cherubismus *m*
chest [tʃest] *noun* Brust *f*, Brustkorb *m*, Thorax *m*; Oberkörper *m*, Brustteil *nt*
barrel chest Fassthorax *m*, fass-/tonnenförmiger Thorax *m*
cobbler's chest Schusterbrust *f*
flail chest Brustwand-, Thoraxwandflattern *nt*, flail chest *nt*
foveated chest Trichterbrust *f*, Pectus excavatum/infundibulum/recurvatum
keeled chest Kiel-, Hühnerbrust *f*, Pectus gallinatum/carinatum
pigeon chest Kiel-, Hühnerbrust *f*, Pectus gallinatum/carinatum
chest|nut ['dʒesˌnʌt] *noun* Edelkastanie *f*, Castanea sativa, Castanea vesca, Castanea vulgaris
horse chestnut **1.** Rosskastanie *f*, Aesculus hippocastanum **2.** Rosskastanie *f*, Hippocastani semen
chest|y ['tʃestɪ] *adj* Bronchitis betreffend, mit Bronchitis verbunden, bronchitisch
chew [tʃuː] I *noun* Kauen *nt* II *vt* (zer-)kauen III *vi* kauen
chi|asm ['kaɪæzəm] *noun* → *chiasma*
Camper's chiasm Camper-Kreuzung *f*, Chiasma tendinum digitorum manus
chiasm of digits of hand Camper-Kreuzung *f*, Chiasma tendinum digitorum manus
optic chiasm Sehnervenkreuzung *f*, Chiasma opticum
chi|as|ma [kaɪ'æzmə] *noun, plural* **-mas, -ma|ta** [-mətə] **1.** (*anatom.*) (x-förmige) (Über-)Kreuzung *f*, Chiasma *nt* **2.** (*genet.*) Überkreuzung *f* von Chromosomen, Chiasma *nt*
optic chiasma Sehnervenkreuzung *f*, Chiasma opticum
chick|en|pox ['tʃɪkənˌpɑks] *noun* Windpocken *pl*, Wasserpocken *pl*, Varizellen *pl*, Varicella *f*
chic|o|ry ['dʒɪkəriː] *noun* Wegwarte *f*, Zichorie *f*, Cichorium intybus var. intybus
chil- *präf.* Lippe(n)-, Cheil(o)-
chi|lal|gia [kaɪ'lældʒ(ɪ)ə] *noun* Lippenschmerz *m*, Cheilalgie *f*, Chilalgie *f*
chil|blain ['tʃɪlbleɪn] *noun* Frostbeule *f*, Erythema pernio, Pernio *m*
child [tʃaɪld] *noun, plural* **chil|dren** ['tʃɪldrən] Säugling *m*

premature child Frühgeborene *nt*, Frühgeburt *f*, Frühchen *nt*
child|bed ['tʃaɪldbed] *noun* Kind-, Wochenbett *nt*, Puerperium *nt*
child|birth ['tʃaɪldbɜrθ] *noun* Geburt *f*, Niederkunft *f*, Entbindung *f* a difficult childbirth eine schwierige Geburt
difficult childbirth Dystokie *f*
chi|li|tis [kaɪ'laɪtɪs] *noun* Cheilitis *f*
chill [tʃɪl] I *noun* **1.** Frösteln *nt*, Kältegefühl *nt*, (Fieber-)Schauer *m* **2.** Kühle *f*, Kälte *f* **3.** (*auch* chills *plural*) Schüttelfrost *m* II *v* (ab-)kühlen, kalt machen
death chill Algor mortis
shaking chills Schüttelfrost *m*
spelter's chill Gießerfieber *nt*
zinc chill Gießerfieber *nt*
zinc fume chill Gießerfieber *nt*
chilo- *präf.* Lippe(n)-, Cheil(o)-
chi|lo|gna|thos|chi|sis [,kaɪləʊneɪ'θɑskəsɪs] *noun* Lippen-Kiefer-Spalte *f*, Cheilognathoschisis *f*
chi|lo|mas|ti|gi|a|sis [,kaɪləʊ,mæstɪ'gaɪəsɪs] *noun* Chilomastixinfektion *f*, Chilomastosis *f*, Chilomastigiasis *f*
Chi|lo|mas|tix [,kaɪləʊ'mæstɪks] *noun* Chilomastix *f*
Chilomastix mesnili Chilomastix mesnili, Cercomonas intestinalis
chi|lo|pha|gia [,kaɪləʊ'feɪdʒ(ɪ)ə] *noun* Cheilophagie *f*
chi|lo|plas|ty ['kaɪləʊplæstɪ] *noun* Cheiloplastik *f*, Lippenplastik *f*
chi|lor|rha|phy [kaɪ'lɑrəfɪ] *noun* Lippennaht *f*, Cheilorrhaphie *f*
chi|lo|schi|sis [kaɪ'lɑskəsɪs] *noun* Hasenscharte *f*, Lippenspalte *f*, Labium fissum, Cheiloschisis *f*
chi|lo|sis [kaɪ'ləʊsɪs] *noun* Cheilose *f*
chi|lo|sto|mat|o|plas|ty [,kaɪləʊ'stəʊmætəplæstɪ] *noun* Lippen-Mund-Plastik *f*, Cheilostomatoplastik *f*
chi|lot|o|my [kaɪ'lɑtəmɪ] *noun* Lippeninzision *f*, Cheilotomie *f*
chi|me|ra [kaɪ'mɪərə] *noun* Chimäre *f*
chin [tʃɪn] *noun* Kinn *nt*, Mentum *nt*
chi|on|a|blep|sia [kaɪ,ɑnə'blepsɪə] *noun* Schneeblindheit *f*
chir- *präf.* Hand-, Cheir(o)-, Chir(o)-
chi|rag|ra [kaɪ'rægrə] *noun* Chiragra *nt/f*
chi|ral ['kaɪrəl] *adj* chiral
chi|ral|i|ty [kaɪ'rælətɪ] *noun* Händigkeit *f*, Chiralität *f*; Stereoisomerie *f*
chiro- *präf.* Hand-, Cheir(o)-, Chir(o)-
chi|ro|bra|chi|al|gia [kaɪrəʊ,brækɪ'ældʒ(ɪ)ə] *noun* Chirobrachialgie *f*, Cheirobrachialgie *f*
chi|ro|scope ['kaɪrəʊskəʊp] *noun* Cheiroskop *nt*
Chla|myd|ia [klə'mɪdɪə] *noun* Chlamydie *f*, Chlamydia *f*, PLT-Gruppe *f*
Chlamydia pneumoniae Chlamydia pneumoniae
Chlamydia psittaci Chlamydia psittaci/ornithosis
Chlamydia trachomatis Chlamydia trachomatis, TRIC-Gruppe *f*
TWAR chlamydiae TWAR-Chlamydien *pl*, TWAR-Stämme *pl*, Chlamydia pneumoniae
chla|myd|i|al [klə'mɪdɪəl] *adj* Chlamydien betreffend, durch Chlamydien bedingt oder hervorgerufen, Chlamydien-
chla|myd|i|o|sis [klə,mɪdɪ'əʊsɪs] *noun* Chlamydienerkrankung *f*, Chlamydieninfektion *f*, Chlamydiose *f*
chla|myd|o|spore [klə'mɪdəspəʊər] *noun* Chlamydospore *f*
chlo|as|ma [kləʊ'æzmə] *noun* Chloasma *nt*
chlor- *präf.* Chlor(o)-
chlor|ac|ne [kləʊər'æknɪ, klɔːr-] *noun* Chlorakne *f*
chlor|am|phen|i|col [,kləʊræm'fenɪkɔl] *noun* Chloramphenicol *nt*
chlor|e|mia [kləʊ'riːmɪə] *noun* **1.** →*chlorosis* **2.** erhöhter Chloridgehalt *m* des Blutes, Hyperchlorämie *f*
chlor|hy|dria [,kləʊər'haɪdrɪə] *noun* (Hyper-)Chlorhydrie *f*
chlo|ric ['kləʊrɪk, 'klɔː-] *adj* Chlor betreffend oder enthaltend, Chlor-
chlo|ride ['kləʊraɪd] *noun* Chlorid *nt*
chlo|ri|dim|e|try [klɔːrɪ'dɪmətrɪ] *noun* Chloridbestimmung *f*, Chloridimetrie *f*, Chloridometrie *f*
chlor|id|or|rhea [,kləʊraɪdə'rɪə] *noun* Chlorverlustdiarrhoe *f*, Chlorid-Diarrhoe *f*
familial chloridorrhea familiäre Chlorverlustdiarrhö *f*, Chlorid-Diarrhö-Syndrom *nt*
chlo|ri|du|ria [,kləʊrɪ'd(j)ʊərɪə] *noun* übermäßige Chloridausscheidung *f* im Harn, Chloridurie *f*, Chlorurese *f*
chlo|rine ['klɔːriːn, -ɪn, 'kləʊr-] *noun* Chlor *nt*
chlo|rite ['kləʊəraɪt] *noun* Chlorit *nt*
chloro- *präf.* Chlor(o)-
chlo|ro|an|e|mia [,klɔːrəʊə'niːmɪə] *noun* →*chlorosis*
chlo|ro|blast ['klɔːrəʊblæst] *noun* Erythroblast *m*, Erythrozytoblast *m*
chlo|ro|cyte [klɔːrəsaɪt] *noun* Chlorozyt *m*
chlo|ro|form ['klɔːrəʊfɔːrm] *noun* Chloroform *nt*, Trichlormethan *nt*
chlo|ro|he|min [,klɔːrəʊ'hiːmɪn] *noun* Teichmann-Kristalle *pl*, salzsaures Hämin *nt*, Hämin(kristalle *pl*) *nt*, Chlorhämin(kristalle *pl*) *nt*, Chlorhämatin *nt*
chlo|ro|leu|ke|mia [,klɔːrəʊluː'kiːmɪə] *noun* →*chloroma*
chlo|ro|lym|pho|sar|co|ma [klɔːrəʊ,lɪmfəsɑːr'kəʊmə] *noun* Chlorolymphosarkom *nt*, Chlorolymphom *nt*
chlo|ro|ma [klə'rəʊmə] *noun* Chlorom *nt*, Chloroleukämie *f*, Chlorosarkom *nt*
chlo|ro|my|e|lo|ma [,kləʊrəmaɪə'ləʊmə] *noun* **1.** Chloromyelom *nt*, Chloromyelose *f*, Chloromyeloblastom *nt* **2.** →*chloroma*
chlo|ro|pe|nia [,klɔːrəʊ'piːnɪə] *noun* Chloridmangel *m*, Hypochlorämie *f*, Chloropenie *f*
chlo|ro|pia [kləʊ'rəʊpɪə] *noun* Grünsehen *nt*, Chloropsie *f*, Chloropie *f*
chlo|ro|pri|vic [,klɔːrəʊ'praɪvɪk] *adj* durch Chlor- oder Chloridmangel bedingt, chloropriv
chlo|rop|sia [kləʊ'rɑpsɪə] *noun* Grünsehen *nt*, Chloropsie *f*, Chloropie *f*
chlo|ro|quine ['kləʊrəkwaɪn] *noun* Chloroquin *nt*
chlo|ro|sis [klə'rəʊsɪs] *noun* Chlorose *f*, Chlorosis *f*
chlo|rot|ic [klə'rɑtɪk] *adj* Chlorose betreffend, chlorotisch
chlor|u|re|sis [,kləʊrjə'riːsɪs] *noun* Chloridurie *f*, Chlorurese *f*
chlor|u|ret|ic [,kləʊrjə'retɪk] *adj* Chloridurie betreffend, chloriduretisch, chloruretisch
chlor|u|ria [,kləʊr'(j)ʊərɪə] *noun* Chloridurie *f*, Chlorurese *f*
cho|a|na ['kəʊənə] *noun, plural* -nae [-niː] Trichter *m*, Choane *f*, Choana *f*
cho|a|nal ['kəʊənəl] *adj* Choane(n) betreffend, Choanal-
choke|damp ['tʃəʊkdæmp] *noun* Grubengas *nt*, Kohlendioxid *nt*
chol- *präf.* Galle(n)-, Chole-, Chol(o)-
cho|la|gogue ['kəʊləgɑg] *adj* den Gallenfluss anregend, galletreibend, cholagog
cho|lal|ic [kəʊ'lælɪk, -'leɪ-] *adj* Galle betreffend, Gallen-, Chol-
cho|lane ['kəʊleɪn, 'kɑl-] *noun* Cholan *nt*
cho|lan|e|re|sis [kəʊ,lænə'riːsɪs] *noun* Cholanerese *f*
cho|lan|gei|tis [,kəʊlæn'dʒaɪtɪs] *noun* Entzündung der Gallenwege/Gallengänge, Cholangitis *f*, Gallengangsentzündung *f*, Cholangiitis *f*, Angiocholitis *f*
cholangi- *präf.* Gallengangs-, Cholangi(o)-
cho|lan|gi|ec|ta|sis [kə,lændʒɪ'ektəsɪs] *noun* Gallengangserweiterung *f*, -dilatation *f*, Cholangioektasie *f*
cholangio- *präf.* Gallengangs-, Cholangi(o)-
cho|lan|gi|o|ad|e|no|ma [kəʊ,lændʒɪə,ædɪ'nəʊmə] *noun* Gallengangsadenom *nt*, benignes Cholangiom *nt*

chol|an|gi|o|car|ci|no|ma [kəʊˌlændʒɪəˌkɑːrsə'nəʊmə] *noun* Gallengangskarzinom *nt*, malignes Cholangiom *nt*, cholangiozelluläres Karzinom *nt*, Carcinoma cholangiocellulare

chol|an|gi|o|chol|e|cys|to|chol|e|doch|ec|to|my [kəʊˌlændʒɪəˌkəʊləˌsɪstəˌkəʊledə'kektəmɪ] *noun* Cholangiocholezystocholedochektomie *f*

C

chol|an|gi|o|du|o|de|nos|to|my [kəʊˌlændʒɪəd(j)uːədɪ'nɑstəmɪ] *noun* Gallengang-Duodenum-Fistel *f*, Cholangioduodenostomie *f*

chol|an|gi|o|en|ter|os|to|my [kəʊˌlændʒɪəentə'rɑstəmɪ] *noun* Gallengang-Darm-Fistel *f*, Cholangioenterostomie *f*

chol|an|gi|o|fi|bro|sis [kəʊˌlændʒɪəfaɪ'brəʊsɪs] *noun* Gallengangsfibrose *f*, Cholangiofibrose *f*

chol|an|gi|o|gas|tros|to|my [kəʊˌlændʒɪəgæs'trɑstəmɪ] *noun* Gallen-Magen-Fistel *f*, Cholangiogastrostomie *f*

chol|an|gi|og|e|nous [kəʊˌlændʒɪ'ɑdʒənəs] *adj* von den Gallengängen ausgehend, cholangiogen, cholangogen

chol|an|gi|o|gram [kə'lændʒɪəgræm] *noun* Cholangiogramm *nt*

chol|an|gi|o|graph|ic [kəˌlændʒɪ'ɑgrəfɪk] *adj* Cholangiografie betreffend, mittels Cholangiografie, cholangiographisch, cholangiografisch

chol|an|gi|og|ra|phy [kəˌlændʒɪ'ɑgrəfɪ] *noun* Kontrastdarstellung *f* der Gallengänge, Cholangiographie *f*, Cholangiografie *f*

direct cholangiography direkte Cholangiographie *f*

endoscopic retrograde cholangiography endoskopische retrograde Cholangiographie *f*, endoskopische retrograde Cholangiografie *f*

fine-needle cholangiography Feinnadelcholangiographie *f*, Feinnadelcholangiografie *f*

indirect cholangiography indirekte Cholangiographie *f*

infusion cholangiography Infusionscholangiographie *f*, Infusionscholangiografie *f*

laparoscopic transhepatic cholangiography laparoskopische transhepatische Cholangiographie *f*

operative cholangiography intraoperative Cholangiographie *f*

percutaneous transhepatic cholangiography perkutane transhepatische Cholangiographie *f*, perkutane transhepatische Cholangiografie *f*

percutaneous transjugular cholangiography perkutane transjugulare Cholangiographie *f*, perkutane transjugulare Cholangiografie *f*

chol|an|gi|o|hep|a|ti|tis [kəʊˌlændʒɪəˌhepə'taɪtɪs] *noun* Entzündung der intrahepatischen Gallengänge, Cholangiohepatitis *f*

chol|an|gi|o|hep|a|to|ma [kəʊˌlændʒɪəˌhepə'təʊmə] *noun* Cholangiohepatom *nt*, Hepatocholangiokarzinom *nt*

chol|an|gi|o|je|ju|nos|to|my [kəʊˌlændʒɪədʒɪdʒuː'nɑstəmɪ] *noun* Gallengang-Jejunum-Fistel *f*, Cholangiojejunostomie *f*

chol|an|gi|o|lar [kəʊlæn'dʒɪələr] *adj* Cholangiole betreffend, Cholangiolen-

chol|an|gi|ole [kəʊ'lændʒɪəʊl] *noun* Cholangiole *f*

chol|an|gi|o|li|tis [kəʊˌlændʒɪə'laɪtɪs] *noun* Entzündung der Gallenkapillaren und intrahepatischen Gallengänge, Cholangiolitis *f*, Cholangiolenentzündung *f*, Angiocholitis *f*

chol|an|gi|o|ma [kəʊˌlændʒɪ'əʊmə] *noun* Gallengangstumor *m*, Cholangiom *nt*

benign cholangioma Gallengangsadenom *nt*, benignes Cholangiom *nt*

malignant cholangioma Gallengangskarzinom *nt*, malignes Cholangiom *nt*, chlorangiozelluläres Karzinom *nt*, Carcinoma cholangiocellulare

chol|an|gi|o|pan|cre|a|to|gram [kəʊˌlændʒɪəˌpæŋkrɪətæ'grəm] *noun* Cholangiopankreatogramm *nt*

chol|an|gi|o|pan|cre|a|to|graph|ic [kəʊˌlændʒɪəˌpæŋkrɪətæ'grəfɪk] *adj* Cholangiopankreatikografie betreffend, mittels Cholangiopankreatikografie, cholangiopankreatikographisch, cholangiopankreatikografisch

chol|an|gi|o|pan|cre|a|tog|ra|phy [kəʊˌlændʒɪəˌpæŋkrɪə'tægrəfɪ] *noun* Cholangiopankreat(ik)ographie *f*, Cholangiopankreat(ik)ografie *f*

endoscopic retrograde cholangiopancreatography endoskopische retrograde Cholangiopankreatographie *f*, endoskopische retrograde Cholangiopankreatografie *f*

chol|an|giop|a|thy [kəʊˌlænd'ʒɪɑpəθɪ] *noun* Cholangiopathie *f*

chol|an|gi|o|scop|ic [kəʊˌlændʒɪɑ'skɑpik] *adj* Cholangioskopie betreffend, mittels Cholangioskopie, cholangioskopisch

chol|an|gi|os|co|py [kəʊˌlændʒɪ'ɑskəpɪ] *noun* Gallenwegsendoskopie *f*, Cholangioskopie *f*

endoscopic retrograde cholangioscopy endoskopische retrograde Cholangioskopie *f*

intraoperative cholangioscopy intraoperative Cholangioskopie *f*

percutaneous transhepatic cholangioscopy perkutane transhepatische Cholangioskopie *f*

chol|an|gi|os|to|my [ˌkəʊˌlændʒɪ'ɑstəmɪ] *noun* **1.** Gallengangsfistelung *f*, Cholangiostomie *f* **2.** Gallengangsfistel *f*, Cholangiostomie *f*

chol|an|gi|ot|o|my [ˌkəʊˌlændʒɪ'ɑtəmɪ] *noun* Gallengangseröffnung *f*, Cholangiotomie *f*

chol|an|git|ic [ˌkəʊlæn'dʒɪtɪk] *adj* Gallengangsentzündung/Cholangitis betreffend, cholangitisch, angiocholangitisch, cholangiitisch

chol|an|gi|tis [kəʊlæn'dʒaɪtɪs] *noun* Entzündung der Gallenwege/Gallengänge, Cholangiitis *f*, Gallengangsentzündung *f*, Cholangitis *f*, Angiocholitis *f*

chronic nonsuppurative destructive cholangitis primär biliäre Zirrhose *f*, nicht-eitrige destruierende Cholangitis *f*

progressive nonsuppurative cholangitis → *chronic nonsuppurative destructive cholangitis*

sclerosing cholangitis primär-sklerosierende Cholangitis *f*

chol|a|no|poi|e|sis [ˌkəʊlənəʊpɔɪ'iːsɪs] *noun* Gallen(säuren)bildung *f*

chol|as|cos [kəʊ'læskəs] *noun* **1.** Cholaskos *nt*, Choleperitoneum *nt* **2.** biliärer Aszites *m*

chol|ate ['kəʊleɪt] *noun* Cholat *nt*

chole- *präf.* Galle(n)-, Chole-, Chol(o)-

chol|e|bil|i|ru|bin [ˌkəʊlə'bɪlə'ruːbɪn, ˌkɑlə-] *noun* Cholebilirubin *nt*

chol|e|cal|cif|er|ol [ˌkəʊləkæl'sɪfərɔl, -rɑl] *noun* Cholecalciferol *nt*, -kalziferol *nt*, Colecalciferol *nt*, Vitamin D_3 *nt*

chol|e|chrome ['kəʊləkrəʊm] *noun* Gallenpigment *nt*, -farbstoff *m*

chol|e|chro|mo|poi|e|sis [ˌkəʊləˌkrəʊməpɔɪ'iːsɪs] *noun* Gallenpigmentbildung *f*, -synthese *f*

chol|e|cy|a|nin [ˌkəʊlə'saɪənɪn] *noun* Bili-, Cholecyanin *nt*

chol|e|cyst ['kəʊləsɪst] *noun* Gallenblase *f*, Galle *f*, Vesica fellea/biliaris

chol|e|cys|ta|gog|ic [ˌkəʊləˌsɪstə'gɑdʒɪk] *adj* die Gallenentleerung fördernd, Gallenblase und Gallenwege anregend, cholekinetisch

chol|e|cys|ta|gogue [ˌkəʊlə'sɪstəgɑg] *noun* Cholekinetikum *nt*, Cholezystagogum *nt*

chol|e|cys|tal|gia [ˌkəʊləsɪs'tældʒ(ɪ)ə] *noun* Gallenblasenschmerz *m*, Cholezystalgie *f*

chol|e|cys|tat|o|ny [ˌkəʊləsɪs'tætənɪ] *noun* Cholezystatonie *f*

chol|e|cys|tec|ta|sia [ˌkəʊləˌsɪstek'teɪʒ(ɪ)ə] *noun* Gallenblasenausweitung *f*, -ektasie *f*, Cholezystektasie *f*

chol|e|cys|tec|to|my [ˌkəʊləsɪs'tektəmɪ] *noun* Cholezystektomie *f*

chol|e|cys|ten|ter|ic [ˌkəʊləˌsɪsten'terɪk] *adj* Gallenblase und Darm/Intestinum betreffend oder verbindend, cholezystointestinal

chol|e|cys|ten|ter|o|a|nas|to|mo|sis [ˌkəʊləsɪsˌtentərəʊəˌnæstəˈməʊsɪs] *noun* Cholezystenteroanastomose *f*

chol|e|cys|ten|ter|or|rha|phy [ˌkəʊləsɪsˌtentəˈrɔrəfɪ] *noun* Cholezyst(o)entero(r)rhaphie *f*

chol|e|cys|ten|ter|os|to|my [ˌkəʊləsɪsˌtentəˈrɑstəmɪ] *noun* Cholezystenteroanastomose *f*

chol|e|cyst|gas|tros|to|my [ˌkəʊləsɪstgæsˈtrɑstəmɪ] *noun* Cholezystogastroanastomose *f*

chol|e|cys|tic [ˌkəʊləˈsɪstɪk] *adj* Gallenblase betreffend, Gallenblasen-, Cholezyst(o)-

chol|e|cys|ti|tis [ˌkəʊləsɪsˈtaɪtɪs] *noun* Cholezystitis *f*, Gallenblasenentzündung *f*, Gallenentzündung *f*, Cholecystitis *f*

acalculous cholecystitis alkalkuläre Cholezystitis *f*

acute cholecystitis akute Cholezystitis *f*

cholecystitis agyrophilica Cholecystitis agyrophilica

autodigestive cholecystitis autodigestive Cholezystitis *f*

chronic cholecystitis chronische Cholezystitis *f*

emphysematous cholecystitis Cholecystitis emphysematosa

eosinophilic cholecystitis eosinophile Cholezystitis *f*

cholecysto- *präf.* Gallenblasen-, Cholezyst(o)-

chol|e|cys|to|chol|an|gi|o|gram [kəʊlɪˌsɪstəkəʊˈlændʒɪəʊgræm] *noun* Cholezystcholangiogramm *nt*, Cholezystocholangiogramm *nt*

chol|e|cys|to|chol|an|gi|o|graph|ic [kəʊlɪˌsɪstəkəʊˌlændʒɪɑˈgræfɪk] *adj* Cholezystocholangiografie betreffend, mittels Cholezystocholangiografie, cholezystcholangiographisch, cholezystcholangiografisch

chol|e|cys|to|chol|an|gi|og|ra|phy [kəʊlɪˌsɪstəkəʊˌlændʒɪˈɑgrəfɪ] *noun* Cholezystcholangiographie *f*, Cholezystcholangiografie *f*, Cholezystocholangiographie *f*, Cholezystocholangiografie *f*

i.v. cholecystocholangiography Infusionscholezystocholangiographie *f*, Infusionscholezystocholangiografie *f*

chol|e|cys|to|chol|an|gi|op|a|thy [kəʊlɪˌsɪstəkəʊˌlændʒɪˈɑpəθɪ] *noun* Cholezystocholangiopathie *f*

chol|e|cys|to|co|lon|ic [ˌkəʊləˌsɪstəkəʊˈlɑnɪk] *adj* Gallenblase und Kolon betreffend oder verbindend, Gallenblasen-Kolon-, Cholecystokolo-

chol|e|cys|to|co|los|to|my [ˌkəʊləˌsɪstəkəˈlɑstəmɪ] *noun* Gallenblasen-Kolon-Fistel *f*, Cholezystokolostomie *f*

chol|e|cys|to|du|o|de|nos|to|my [ˌkəʊləˌsɪstəˌd(j)uːədɪˈnɑstəmɪ] *noun* Gallenblasen-Duodenum-Fistel *f*, Cholezystoduodenostomie *f*

chol|e|cys|to|en|ter|ic [ˌkəʊləˌsɪstəenˈterɪk] *adj* Gallenblase und Darm/Intestinum betreffend oder verbindend, cholezystointestinal

chol|e|cys|to|en|te|ros|to|my [ˌkəʊləˌsɪstəˌentəˈrɑstəmɪ] *noun* Cholezystenteroanastomose *f*

chol|e|cys|to|gas|tric [ˌkəʊləˌsɪstəˈgæstrɪk] *adj* Gallenblase und Magen betreffend oder verbindend, Gallenblasen-Magen-

chol|e|cys|to|gas|tros|to|my [ˌkəʊləˌsɪstəgæsˈtrɑstəmɪ] *noun* Cholezystogastroanastomose *f*

chol|e|cys|to|gog|ic [ˌkəʊləˌsɪstəˈgɑdʒɪk] *adj* die Gallenentleerung fördernd, Gallenblase und Gallenwege anregend, cholekinetisch

chol|e|cys|to|gram [ˌkəʊləˈsɪstəgræm] *noun* Cholezystogramm *nt*

intravenous cholecystogram intravenöses Cholezystogramm *nt*, i.v.-Galle *f*

oral cholecystogram orales Cholezystogramm *nt*, orale Galle *f*

chol|e|cys|to|graph|ic [ˌkəʊləsɪstɑˈgræfɪk] *adj* Cholezystografie betreffend, mittels Cholezystografie, cholezystographisch, cholezystografisch

chol|e|cys|tog|ra|phy [ˌkəʊləsɪsˈtɑgrəfɪ] *noun* Cholezystographie *f*, Cholezystografie *f*

chol|e|cys|to|il|e|os|to|my [ˌkəʊləˌsɪstəˌɪlɪˈɑstəmɪ] *noun* Gallenblasen-Ileum-Fistel *f*, Cholezystoileostomie *f*

chol|e|cys|to|in|tes|ti|nal [ˌkəʊləˌsɪstəɪnˈtestənl] *adj* Gallenblase und Darm/Intestinum betreffend oder verbindend, cholezystointestinal

chol|e|cys|to|je|ju|nos|to|my [ˌkəʊləˌsɪstədʒɪdʒuːˈnɑstəmɪ] *noun* Gallenblasen-Jejunum-Fistel *f*, Cholezystojejunostomie *f*

chol|e|cys|to|ki|net|ic [ˌkəʊləˌsɪstəkɪˈnetɪk] *adj* die Gallenentleerung fördernd, Gallenblase und Gallenwege anregend, cholekinetisch

chol|e|cys|to|ki|nin [ˌkəʊləˌsɪstəˈkaɪnɪn] *noun* Cholezystokinin *nt*, Pankreozymin *nt*

chol|e|cys|to|li|thi|a|sis [ˌkəʊləˌsɪstəlɪˈθaɪəsɪs] *noun* Cholezystolithiasis *f*

chol|e|cys|to|lith|o|trip|sy [ˌkəʊləˌsɪstəˈlɪθətrɪpsɪ] *noun* Cholezystolithotripsie *f*

chol|e|cys|to|my [ˌkəʊləˈsɪstəmɪ] *noun* Gallenblaseneröffnung *f*, Cholezystotomie *f*

chol|e|cys|top|a|thy [ˌkəʊləsɪsˈtɑpəθɪ] *noun* Cholezystopathie *f*

chol|e|cys|to|pex|y [ˌkəʊləˈsɪstəpeksɪ] *noun* Gallenblasenanheftung *f*, -fixierung *f*, Cholecystopexie *f*

chol|e|cys|top|to|sis [ˌkəʊləˌsɪstəˈtəʊsɪs] *noun* Gallenblasensenkung *f*, Cholezystoptose *f*, Choloptose *f*

chol|e|cys|to|py|e|los|to|my [ˌkəʊləˌsɪstəpaɪəˈlɑstəmɪ] *noun* Gallenblasen-Nierenbecken-Fistel *f*, Cholezystopyelostomie *f*, -nephrostomie *f*

chol|e|cys|tor|rha|phy [ˌkəʊləsɪsˈtɔrəfɪ] *noun* Gallenblasennaht *f*, Cholezysto(r)rhaphie *f*

chol|e|cys|to|so|nog|ra|phy [ˌkəʊləˌsɪstəsəˈnɑgrəfɪ] *noun* Gallenblasensonographie *f*, Gallenblasensonografie *f*

chol|e|cys|tos|to|my [ˌkəʊləsɪsˈtɑstəmɪ] *noun* Cholezystostomie *f*

chol|e|cys|tot|o|my [ˌkəʊləsɪsˈtɑtəmɪ] *noun* Gallenblaseneröffnung *f*, Cholezystotomie *f*

chol|e|doch [ˈkəʊlɪdɑk] I *noun* →*choledochus* II *adj* →*choledochal*

chol|e|doch|al [ˈkəʊləˌdɑkl, kəˈledəkl] *adj* Choledochus betr, Choledocho-, Choledochus-

cho|led|o|chec|to|my [kəʊˌledəʊˈkektəmɪ] *noun* Choledochusresektion *f*, -exzision *f*, Choledochektomie *f*

chol|e|do|chi|arc|tia [kəˌledəkaɪˈærktɪə] *noun* Choledochusstenose *f*

chol|e|do|chi|tis [kəˌledəˈkaɪtɪs] *noun* Entzündung des Ductus cheledochus, Choledochitis *f*, Choledochusentzündung *f*

choledocho- *präf.* Choledochus-, Choledocho-

cho|led|o|cho|cele [kəˈledəkəsiːl] *noun* intraduodenale Papillenzyste *f*, Choledochozele *f*

cho|led|o|cho|chol|e|do|chos|to|my [ˌkəʊˌledəʊkəˌledəˈkɑstəmɪ] *noun* Choledochocholedochostomie *f*, -anastomose *f*

cho|led|o|cho|du|o|de|nos|to|my [ˌkəʊˌledəʊd(j)uːədɪˈnɑstəmɪ] *noun* Choledochoduodenostomie *f*

cho|led|o|cho|en|ter|os|to|my [kəʊˌledəʊˌentəˈrɑstəmɪ] *noun* Choledochus-Darm-Fistel *f*, Choledochoenterostomie *f*, -enteroanastomose *f*

cho|led|o|cho|gas|tros|to|my [kəʊˌledəʊgæsˈtrɑstəmɪ] *noun* Choledochus-Magen-Fistel *f*, Choledochogastrostomie *f*

cho|led|o|cho|gram [ˈkəʊˌledəʊgræm] *noun* Choledochogramm *nt*

cho|led|o|cho|graph|ic [kəˌledəkɑˈgræfɪk] *adj* Choledochografie betreffend, mittels Choledochografie, choledochographisch, choledochografisch

cho|led|o|chog|ra|phy [kəˌledəˈkɑgrəfɪ] *noun* Choledochographie *f*, Choledochografie *f*

cho|led|o|cho|hep|a|tos|to|my [kəˌledəkəˌhepəˈtɑstəmɪ] *noun* Choledochus-Leber-Fistel *f*, Choledochohepatostomie *f*

cho|led|o|cho|je|ju|nos|to|my [kəˌledədʒɪˌdʒuːˈnɑstəmɪ] *noun* Choledochojejunostomie *f*

cho|led|o|cho|lith [kəˈledəkəlɪθ] *noun* Choledochusstein

C

m, Choledocholith *m*
cho|le|do|cho|li|thi|a|sis [kə,ledəlɪ'θaɪəsɪs] *noun* Choledocholithiasis *f*
cho|le|do|cho|li|thot|o|my [kə,ledəlɪ'θɑtəmɪ] *noun* Choledochussteinentfernung *f*, Choledocholithotomie *f*
cho|le|do|cho|lith|o|trip|sy [kə,ledə'lɪθətrɪpsɪ] *noun* Choledocholithotripsie *f*
cho|le|do|cho|li|thot|ri|ty [kə,ledəlɪ'θɑtrətɪ] *noun* Choledocholithotripsie *f*
cho|led|o|cho|plas|ty [kə,ledə'plæstɪ] *noun* Choledochusplastik *f*
cho|led|o|chor|rha|phy [kə,ledə'kɔrəfɪ] *noun* Choledocho(r)rhaphie *f*, Choledochusnaht *f*
cho|led|o|cho|scope [kə'ledəkəskəʊp] *noun* Choledochoskop *nt*
cho|led|o|cho|scop|ic [kə,ledəkə'skɑpɪk] *adj* Choledochoskopie betreffend, mittels Choledochoskopie, choledochoskopisch
cho|led|o|chos|co|py [kə,ledə'kɑskəpɪ] *noun* Choledochoskopie *f*
cho|led|o|chos|to|my [,kə,ledə'kɑstəmɪ] *noun* Choledochostomie *f*
cho|led|o|chot|o|my [,kə,ledə'kɑtəmɪ] *noun* Choledochuseröffnung *f*, Choledochotomie *f*
cho|led|o|chous [kə'ledəkəs] *adj* galle(n)haltig, -führend
cho|led|o|chus [kə'ledəkəs] *noun, plural* **-chi** [-kaɪ, -kiː] Hauptgallengang *m*, Choledochus *m*, Ductus choledochus/biliaris
cho|le|glo|bin [,kəʊlə'gləʊbɪn, ,kɑl-] *noun* Choleglobin *nt*, Verdohämoglobin *nt*
cho|le|he|mia [,kəʊlə'hiːmɪə] *noun* Cholämie *f*
cho|le|ic [kə'liːɪk, kəʊ-] *adj* Galle betreffend, Galle(n)-, Chol(e)-
cho|le|lith ['kəʊləlɪθ, 'kɑl-] *noun* Gallenstein *m*, Calculus felleus
cho|le|li|thi|a|sis [,kəʊləlɪ'θaɪəsɪs] *noun* Cholelithiasis *f*
cho|le|lith|ic [,kəʊlə'lɪθɪk] *adj* Gallenstein(e) betreffend, Gallenstein-, Cholelith(o)-
cho|le|li|thol|y|sis [,kəʊləlɪ'θɑlɪsəs] *noun* Cholelitholyse *f*, Gallensteinauflösung *f*
cho|le|li|thot|o|my [,kəʊləlɪ'θɑtəmɪ] *noun* Gallensteinentfernung *f*, Cholelithotomie *f*
cho|le|lith|o|trip|sy [,kəʊlə'lɪθətrɪpsɪ] *noun* Gallensteinzertrümmerung *f*, Cholelithotripsie *f*
cho|le|li|thot|ri|ty [,kəʊləlɪ'θɑtrətɪ] *noun* Cholelithotripsie *f*, Gallensteinzertrümmerung *f*
cho|lem|e|sis [kə'leməsɪs] *noun* Galleerbrechen *nt*, Cholemesis *f*
cho|le|mia [kəʊ'liːmɪə] *noun* Cholämie *f*
familial cholemia intermittierende Hyperbilirubinämie Meulengracht *f*, Meulengracht-Krankheit *f*, -Syndrom *nt*, Meulengracht-Gilbert-Krankheit *f*, -Syndrom *nt*, Icterus juvenilis intermittens Meulengracht
cho|le|mic [kəʊ'liːmɪk] *adj* Cholämie betreffend, cholämisch
cho|le|path|ia [,kəʊlə'pæθɪə] *noun* Gallenwegserkrankung *f*, -leiden *nt*, Cholepathie *f*
cho|le|per|i|to|ne|um [,kəʊlə,perɪtə'niːəm] *noun* galliger Aszites *m*, Choleperitoneum *nt*, Cholaskos *nt*
cho|le|per|i|to|ni|tis [,kəʊlə,perɪtə'naɪtɪs] *noun* gallige Peritonitis *f*, Choleperitonitis *f*
cho|le|poi|e|sis [,kəʊləpɔɪ'iːsɪs] *noun* Galle(n)bildung *f*, Cholepoese *f*
cho|le|poi|et|ic [,kəʊləpɔɪ'etɪk] *adj* Cholepoese betreffend oder fördernd, cholepoetisch
chol|er|a ['kɑlərə] *noun* Cholera *f*
Asiatic cholera klassische Cholera *f*, Cholera asiatica/indica/orientalis/epidemica
classic cholera klassische Cholera *f*, Cholera asiatica/indica/orientalis/epidemica
dry cholera Cholera sicca
cholera gravis Cholera gravis
cholera infantum Cholera infantum
cholera morbus Sommercholera *f*, Cholera aestiva
cholera nostras Brechdurchfall *m*, -ruhr *f*, einheimische/unechte Cholera *f*, Cholera nostras
pancreatic cholera Verner-Morrison-Syndrom *nt*, pankreatische Cholera *f*
summer cholera Sommercholera *f*, Cholera aestiva
typhoid cholera Choleratyphoid *nt*
chol|er|a|gen ['kɑlərədʒən] *noun* Choleraenterotoxin *nt*, Choleragen *nt*
cho|le|re|sis [,kɑlə'riːsɪs, ,kəʊ-] *noun* Gallensekretion *f*, Cholerese *f*
cho|le|ret|ic [,kəʊlə'retɪk] *adj* die Cholerese betreffend oder anregend, choleretisch
chol|er|i|form ['kɑlərɪfɔːrm, kə'lerɪ-] *adj* choleraähnlich, choleraartig, an eine Cholera erinnernd, choleriform
chol|er|ine ['kɑləriːn] *noun* Cholerine *f*
chol|er|oid ['kɑlərɔɪd] *adj* choleraähnlich, choleraartig, an eine Cholera erinnernd, choleriform
chol|er|rha|gia [kəʊlə'rædʒ(ɪ)ə] *noun* (übermäßiger) Gallenfluss *m*, Cholerrhagie *f*
cho|le|scin|tig|ra|phy [,kəʊlɪsɪn'tɪgrəfɪ] *noun* Gallenwegsszintigraphie *f*, Gallenwegsszintigrafie *f*, Choleszintigraphie *f*, Choleszintigrafie *f*
cho|les|ta|nol [kə'lestənɔl, -nəʊl] *noun* Cholestanol *nt*, Dihydrocholesterin *nt*
cho|le|sta|sis [kəʊlə'steɪsɪs] *noun* Gallestauung *f*, Gallenstauung *f*, Cholestase *f*, Cholostase *f*
cho|le|stat|ic [kəʊlə'stætɪk] *adj* Cholestase betreffend, cholestatisch
cho|les|te|a|to|ma [kə,lestɪə'təʊmə] *noun* Perlgeschwulst *f*, Cholesteatom *nt*
cho|les|te|a|tom|a|tous [kə,lestɪə'tɑmətəs] *adj* Cholesteatom betreffend, von ihr betroffen, in der Art eines Cholesteatoms, cholesteatomatös
cho|le|ste|a|to|sis [kə,lestɪə'təʊsɪs] *noun* Cholesteatose *f*
gallbladder cholesteatosis Stippchengallenblase *f*, Gallenblasencholesteatose *f*, Cholesteatosis vesicae/vesicularis
cho|les|ter|e|mia [kə,lestə'riːmɪə] *noun* Hypercholesterinämie *f*
cho|les|ter|in [kə'lestərɪn] *noun* → *cholesterol*
cho|les|ter|in|e|mia [kə'lestərɪ'niːmɪə] *noun* Hypercholesterinämie *f*
cho|les|ter|i|no|sis [kə,lestərɪ'nəʊsɪs] *noun* Cholesterinose *f*
cho|les|ter|i|nu|ria [kə,lestərɪ'n(j)ʊərɪə] *noun* Cholesterinausscheidung im Harn, Cholesterinurie *f*
cho|les|ter|o|der|ma [kə,lestərəʊ'dɜrmə] *noun* Xanthosis *f*, Xanthodermie *f*
cho|les|ter|o|gen|e|sis [kə,lestərəʊ'dʒenəsɪs] *noun* Cholesterinbildung *f*, -synthese *f*
cho|les|ter|ol [kə'lestərəʊl, -rɔl] *noun* Cholesterin *nt*, Cholesterol *nt*
cho|les|ter|o|lase [kəʊ'lestərəʊleɪz] *noun* Cholesterinase *f*, Cholesterinesterase *f*, Cholesterase *f*, Cholesterinesterhydrolase *f*
cho|les|ter|o|le|mia [kə,lestərə'liːmɪə] *noun* Hypercholesterinämie *f*
cho|les|ter|o|lo|poi|e|sis [kə,lestərələʊpɔɪ'iːsɪs] *noun* (*Leber*) Cholesterinbildung *f*, -synthese *f*
cho|les|ter|o|lo|sis [kə,lestərə'ləʊsɪs] *noun* Cholesterinose *f*
cho|les|ter|o|lu|ria [kə,lestərə'l(j)ʊərɪə] *noun* Cholesterinausscheidung *f* im Harn, Cholesterinurie *f*
cho|les|ter|o|sis [kə,lestə'rəʊsɪs] *noun* Cholesterinose *f*
extracellular cholesterosis Erythema elevatum diutinum
cho|let|e|lin [kə'letlɪn] *noun* Choletelin *nt*, Bilixanthin *nt*
cho|le|u|ria [,kəʊlə'(j)ʊərɪə] *noun* Cholurie *f*
cho|le|ver|din [,kəʊlə'vɜrdɪn] *noun* Biliverdin *nt*

cho|line ['kəʊliːn, 'kɑl-] *noun* Cholin *nt*, Bilineurin *nt*, Sinkalin *nt*
cho|line|phos|pho|trans|fer|ase [ˌkəʊliːnˌfɑsfəʊ'trænsfəreɪz, ˌkɑl-] *noun* Cholinphosphotransferase *f*
cho|lin|er|gic [ˌkəʊlə'nɜrdʒɪk, ˌkɑ-] *adj* durch Acetylcholin wirkend, auf Acetylcholin ansprechend, cholinerg, cholinergisch
cho|lin|es|ter ['kəʊlɪnestər] *noun* Cholinester *m*
cho|lin|es|ter|ase [ˌkəʊlɪ'nestəreɪz] *noun* Cholinesterase *f*
nonspecific cholinesterase unspezifische/unechte Cholinesterase *f*, Pseudocholinesterase *f*, Typ II-Cholinesterase *f*, β-Cholinesterase *f*, Butyrylcholinesterase *f*
serum cholinesterase → *nonspecific cholinesterase*
specific cholinesterase → *true cholinesterase*
true cholinesterase Acetylcholinesterase *f*, echte Cholinesterase *f*
unspecific cholinesterase → *nonspecific cholinesterase*
cho|li|no|lyt|ic [ˌkəʊlɪnəʊ'lɪtɪk] *adj* die Wirkung von Acetylcholin aufhebend, cholinolytisch
cho|li|no|mi|met|ic [ˌkəʊlɪnəʊmɪ'metɪk, -maɪ-] *adj* mit aktivierender Wirkung auf das parasympathische Nervensystem, parasympathomimetisch, vagomimetisch
cho|li|no|re|cep|tor [ˌkəʊlɪnəʊrɪ'septər] *noun* Cholino(re)zeptor *m*, cholinerger Rezeptor *m*
cholo- *präf.* Galle(n)-, Chole-, Chol(o)-
cho|lo|chrome ['kəʊləkrəʊm, 'kɑl-] *noun* Gallenpigment *nt*
cho|lo|cy|a|nin [ˌkəʊlə'saɪənɪn] *noun* Bili-, Cholecyanin *nt*
cho|lo|cyst ['kəʊləsɪst] *noun* Cisterna chyli
cho|lo|lith ['kəʊləlɪθ] *noun* Gallenstein *m*, Calculus felleus
cho|lo|li|thi|a|sis [ˌkəʊləlɪ'θaɪəsɪs] *noun* Cholelithiasis *f*
cho|lor|rhe|a [ˌkəʊlə'riːə] *noun* übermäßiger Gallefluss *m*, Cholorrhoe *f*
cho|los|co|py [kə'lɑskəpɪ] *noun* Cholangioskopie *f*
cho|lo|tho|rax [ˌkəʊlə'θəʊræks, ˌkɑl-] *noun* Cholethorax *m*
cho|lu|ria [kəʊ'l(j)ʊərɪə] *noun* Cholurie *f*
cho|lu|ric [kəʊ'lʊərɪk] *adj* Cholurie betreffend, cholurisch
cho|lyl|gly|cine [ˌkəʊlɪl'glaɪsiːn] *noun* Glykocholsäure *f*
cho|lyl|tau|rine [ˌkəʊlɪl'tɔːriːn] *noun* Taurocholsäure *f*
chondr- *präf.* Knorpel-, Chondr(o)-
chon|dral ['kɑndrəl] *adj* Knorpel betreffend, aus Knorpel bestehend, knorpelig, knorplig, chondral, kartilaginär
chon|dral|gia [kɑn'drældʒ(ɪ)ə] *noun* Knorpelschmerz *m*, Chondrodynie *f*, Chondralgie *f*
chon|drec|to|my [kɑn'drektəmɪ] *noun* Knorpelresektion *f*, Chondrektomie *f*
chon|dri|fi|ca|tion [ˌkɑndrəfɪ'keɪʃn] *noun* Knorpelbildung *f*, Chondrogenese *f*; Verknorpeln *nt*
chon|drin ['kɑndrɪn] *noun* Knorpelleim *m*, Chondrin *nt*
chon|dri|o|some ['kɑndrɪəʊsəʊm] *noun* Mitochondrie *f*, -chondrion *nt*, -chondrium *nt*, Chondriosom *nt*
chon|drit|ic [kɑn'draɪtɪk] *adj* Knorpelentzündung/Chondritis betreffend, chondritisch
chon|dri|tis [kɑn'draɪtɪs] *noun* Chondritis *f*
costal chondritis **1.** Rippenknorpelentzündung *f*, Kostochondritis *f* **2.** Tietze-Syndrom *nt*
chondro- *präf.* Knorpel-, Chondr(o)-
chon|dro|ad|e|no|ma [ˌkɑndrəʊˌædə'nəʊmə] *noun* Chondroadenom *nt*
chon|dro|an|gi|o|ma [ˌkɑndrəʊˌændʒɪ'əʊmə] *noun* Chondroangiom *nt*
chon|dro|blast ['kɑndrəʊblæst] *noun* knorpelbildende Zelle *f*, Chondroblast *m*, -plast *m*
chon|dro|blas|to|ma [ˌkɑndrəʊblæs'təʊmə] *noun* Chondroblastom *nt*, Codman-Tumor *m*
benign chondroblastoma Chondroblastom *nt*, Codman-Tumor *m*
chon|dro|cal|ci|no|sis [ˌkɑndrəʊˌkælsə'nəʊsɪs] *noun* Chondrokalzinose *f*, Pseudogicht *f*, CPPD-Ablagerung *f*, Calciumpyrophosphatdihydratablagerung *f*, Chondrocalcinosis *f*
articular chondrocalcinosis Pseudogicht *f*, Chondrokalzinose *f*, Chondrocalcinosis *f*
chon|dro|car|ci|no|ma [ˌkɑndrəʊˌkɑːrsə'nəʊmə] *noun* Chondrokarzinom *nt*
chon|dro|clast ['kɑndrəʊklæst] *noun* Knorpelfresszelle *f*, Chondroklast *m*
chon|dro|cos|tal [ˌkɑndrəʊ'kɑstl] *adj* Rippenknorpel/Cartilago costalis betreffend, kostochondral, chondrokostal
chon|dro|cra|ni|um [ˌkɑndrəʊ'kreɪnɪəm] *noun, plural* **-niums, -nia** [-nɪə] Knorpelschädel *m*, Primordialkranium *nt*, Chondrokranium *nt*, -cranium *nt*
chon|dro|cyte ['kɑndrəʊsaɪt] *noun* Knorpelzelle *f*, Chondrozyt *m*
chon|dro|der|ma|tit|ic [ˌkɑndrəˌdɜrmə'taɪtɪk] *adj* Chondrodermatitis betreffend, chondrodermatitisch
chon|dro|der|ma|ti|tis [ˌkɑndrəˌdɜrmə'taɪtɪs] *noun* Entzündung von Haut und Knorpel, Chondrodermatitis *f*, Dermatochondritis *f*
chon|dro|dyn|ia [ˌkɑndrə'diːnɪə] *noun* Knorpelschmerz *m*, Chondrodynie *f*, -dynia *f*, Chondralgie *f*
chon|dro|dys|pla|sia [ˌkɑndrədɪs'pleɪʒ(ɪ)ə] *noun* **1.** Knorpelbildungsstörung *f*, Chondrodysplasie *f*, -dysplasia *f* **2.** Chondrodystrophie *f*, -dystrophia *f*, Chondr(o)alloplasie *f*
fetal chondrodysplasia Achondroplasie *f*, Chondrodystrophie *f*, Chondrodysplasia/Chondrodystrophia fetalis (Kaufmann)
hereditary deforming chondrodysplasia Ollier-Erkrankung *f*, -Syndrom *nt*, Enchondromatose *f*, multiple kongenitale Enchondrome *pl*, Hemichondrodystrophie *f*
metaphyseal chondrodysplasia Chondrodysplasia metaphysaria
chon|dro|dys|tro|phia [ˌkɑndrədɪs'trəʊfɪə] *noun* Chondrodystrophie *f*
fetal chondrodystrophia Achondroplasie *f*, Chondrodystrophie *f*, Chondrodysplasia/Chondrodystrophia fetalis (Kaufmann)
hypoplastic fetal chondrodystrophia Conradi-Syndrom *nt*, Conradi-Hünermann(-Raap)-Syndrom *nt*, Chondrodysplasia/Chondrodystrophia calcificans congenita
chon|dro|dys|troph|ic [ˌkɑndrədɪs'trɑfɪk, -'trəʊ-] *adj* Chondrodystrophie betreffend, chondrodystroph, chondrodystrophisch
chon|dro|dys|tro|phy [ˌkɑndrə'dɪstrəfɪ] *noun* Chondrodystrophie *f*
asymmetrical chondrodystrophy Ollier-Erkrankung *f*, -Syndrom *nt*, Enchondromatose *f*, Hemichondrodystrophie *f*, multiple kongenitale Enchondrome *pl*
hereditary deforming chondrodystrophy multiple kartilaginäre Exostosen *pl*, hereditäre multiple Exostosen *pl*, multiple Osteochondrome *pl*, Ecchondrosis ossificans
hypoplastic fetal chondrodystrophy Chondrodysplasia/Chondrodystrophia calcificans congenita, Conradi-Syndrom *nt*, Conradi-Hünermann(-Raap)-Syndrom *nt*
chon|dro|ec|to|der|mal [ˌkɑndrəʊˌektə'dɜrml] *adj* chondroektodermal
chon|dro|en|do|the|li|o|ma [ˌkɑndrəʊˌendəʊˌθiːlɪ'əʊmə] *noun* Chondroendotheliom *nt*
chon|dro|ep|i|phys|e|al [ˌkɑndrəʊˌepɪ'fiːzɪəl, -ɪˌpɪfə'siːəl] *adj* Epiphysen(fugen)knorpel/Cartilago epiphysialis betreffend, chondroepiphysär
chon|dro|e|piph|y|sit|ic [ˌkɑndrəɪˌpɪfə'saɪtɪk] *adj* Chondroepiphysitis betreffend, chondroepiphysitisch
chon|dro|e|piph|y|si|tis [ˌkɑndrəɪˌpɪfə'saɪtɪs] *noun* Entzündung des Epiphysenknorpels, Chondroepiphysitis *f*
chon|dro|fi|bro|ma [ˌkɑndrəʊfaɪ'brəʊmə] *noun* Chon-

drofibrom *nt*, chondromyxoides Fibrom *nt*
chon|dro|gen ['kɑndrəʊdʒən] *noun* Chondrogen *nt*
chon|dro|gen|e|sis [ˌkɑndrəʊ'dʒenəsɪs] *noun* Knorpelbildung *f*, Chondrogenese *f*
chon|dro|gen|ic [ˌkɑndrəʊ'dʒenɪk] *adj* Chondrogenese betreffend, knorpelbildend, knorpelformend, chondrogen
chon|drog|e|ny [kɑndrəʊ'drɑdʒənɪ] *noun* Knorpelbildung *f*, Chondrogenese *f*
chon|dro|hy|po|pla|sia [ˌkɑndrəʊˌhaɪpə'pleɪʒ(ɪ)ə] *noun* Chondrohypoplasie *f*
chon|droid ['kɑndrɔɪd] I *noun* Knorpelgrundsubstanz *f*, Chondroid *nt* II *adj* knorpelähnlich, -förmig, chondroid
chon|dro|it|ic [ˌkɑndrə'wɪtɪk] *adj* wie Knorpel, knorpelartig, knorpelähnlich, knorpelförmig, knorpelig, knorplig, chondroid
chon|dro|li|po|ma [ˌkɑndrəʊlɪ'pəʊmə] *noun* Chondrolipom *nt*
chon|drol|y|sis [kɑn'drɑlɪsɪs] *noun* Knorpelauflösung *f*, Chondrolyse *f*
chon|dro|ma [kɑn'drəʊmə] *noun* Knorpelgeschwulst *f*, Knorpeltumor *m*, Chondrom *nt*
central chondroma echtes/zentrales Chondrom *nt*, Enchondrom *nt*
peripheral chondroma peripheres Chondrom *nt*, Ekchondrom *nt*
true chondroma echtes/zentrales Chondrom *nt*, Enchondrom *nt*
chon|dro|ma|la|cia [ˌkɑndrəʊmə'leɪʃ(ɪ)ə] *noun* Chondromalazie *f*
generalized chondromalacia (von) Meyenburg-Altherr-Uehlinger-Syndrom *nt*, rezidivierende Polychondritis *f*, systematisierte Chondromalazie *f*
chondromalacia patellae Büdinger-Ludloff-Läwen-Syndrom *nt*, Chondromalacia patellae
systemic chondromalacia → *generalized chondromalacia*
multiple chondromas multiple Chondrome *pl*, Chondromatose *f*
chon|dro|ma|to|sis [ˌkɑndrəʊmə'təʊsɪs] *noun* multiple Chondrome *pl*, Chondromatose *f*
articular/joint chondromatosis Gelenkchondromatose *f*
chon|drom|a|tous [kɑn'drɑmətəs] *adj* Knorpelgeschwulst/Chondrom betreffend, in der Art eines Chondroms (wachsend), chondromatös, chondromartig
chon|dro|mere ['kɑndrəmɪər] *noun* Chondromer *m*
chon|dro|met|a|pla|sia [ˌkɑndrəʊˌmetə'pleɪʒ(ɪ)ə] *noun* Chondrometaplasie *f*
chon|dro|mu|coid [ˌkɑndrəʊmju:kɔɪd] *noun* Chondromukoid *nt*
chon|dro|mu|co|pro|tein [ˌkɑndrəʊˌmju:kə'prəʊti:n, -ti:ɪn] *noun* Chondromukoprotein *nt*, Chondroglycoprotein *nt*
chon|dro|my|o|ma [ˌkɑndrəʊmaɪ'əʊmə] *noun* Chondromyom *nt*
chon|dro|myx|o|ma [ˌkɑndrəʊmɪk'səʊmə] *noun* Chondromyxom *nt*
chon|drone [kɑn'drəʊn] *noun* Chondron *nt*
chon|dro|ne|cro|sis [ˌkɑndrəʊnɪ'krəʊsɪs] *noun* Knorpel-, Chondronekrose *f*
chondro-osseous *adj* aus Knochengewebe und Knorpelgewebe bestehend, osteochondral, chondro-ossär, osteokartilaginär
chondro-osteoarthritis *noun* Chondroosteoarthritis *f*
chondro-osteodystrophy *noun* Chondroosteodystrophie *f*, Osteochondrodystrophie *f*
chondro-osteoma *noun* Osteochondrom *nt*, osteokartilaginäre Exostose *f*, kartilaginäre Exostose *f*
chondro-osteosarcoma *noun* Chondroosteosarkom *nt*
chon|drop|a|thy [kɑn'drɑpəθɪ] *noun* (degenerative) Knorpelerkrankung *f*, Chondropathie *f*, -pathia *f*
retropatellar chondropathy Büdinger-Ludloff-Läwen-Syndrom *nt*, Chondromalacia patellae
chon|dro|plast ['kɑndrəʊˌplæst] *noun* → *chondroblast*
chon|dro|plas|ty ['kɑndrəʊplæstɪ] *noun* Knorpel-, Chondroplastik *f*
chon|dro|po|ro|sis [ˌkɑndrəʊpə'rəʊsɪs] *noun* Chondroporose *f*
chon|dro|sa|mine [kɑn'drəʊsəmi:n, -mɪn] *noun* Chondrosamin *nt*, D-Galaktosamin *nt*
chon|dro|sar|co|ma [ˌkɑndrəsɑ:r'kəʊmə] *noun* Knorpelsarkom *nt*, Chondrosarkom *nt*, Chondroma sarcomatosum, Enchondroma malignum
chon|dro|sar|co|ma|to|sis [ˌkɑndrəʊsɑ:rˌkəʊmə'təʊsɪs] *noun* Chondrosarkomatose *f*
chon|dro|sar|co|ma|tous [ˌkɑndrəʊsɑ:r'kɑmətəs] *adj* Chondrosarkom betreffend, chondrosarkomatös
chon|dro|sep|tum [ˌkɑndrəʊ'septəm] *noun* knorpeliger Abschnitt *m* des Nasenseptums, Pars cartilaginea septi nasi
chon|dro|sin ['kɑndrəsɪn] *noun* Chondrosin *nt*
chon|dro|sis [kɑn'drəʊsɪs] *noun* Chondrose *f*, Chondrosis *f*
chon|dro|skel|e|ton [ˌkɑndrə'skelətən] *noun* Knorpelskelett *nt*
chon|dro|some ['kɑndrəʊsəʊm] *noun* → *chondriosome*
chon|dro|ster|nal [ˌkɑndrəʊ'stɜrnl] *adj* Sternum und Rippen/Costae betreffend oder verbindend, sternokostal, kostosternal; Brustbein/Sternum und Rippenknorpel betreffend, sternochondral
chon|dro|tome ['kɑndrəʊtəʊm] *noun* Knorpelmesser *nt*, Chondrotom *nt*
chon|drot|o|my [kɑn'drɑtəmɪ] *noun* Knorpeldurchtrennung *f*, -durchschneidung *f*, -einschnitt *m*, Chondrotomie *f*
chon|dro|xiph|oid [ˌkɑndrəʊ'zɪfɔɪd, -zaɪ-] *adj* Schwertfortsatz/Processus xiphoideus betreffend, chondroxiphoid
cho|ne|chon|dro|ster|non [ˌkəʊnɪˌkɑndrəʊ'stɜrnən] *noun* Trichterbrust *m*, Pectus excavatum/infundibulum/recurvatum
chor|da ['kɔ:rdə] *noun, plural* **-dae** [-di:] Schnur *f*, Strang *m*, Band *nt*, Chorda *f*
chorda dorsalis Chorda dorsalis
chorda tympani Paukensaite *f*, Chorda tympani
chor|dal ['kɔ:rdl] *adj* **1.** Chorda betreffend, chordal **2.** Chorda dorsalis betreffend
chor|dec|to|my [kɔ:r'dektəmɪ] *noun* Chordektomie *f*
chor|dit|ic [kɔ:r'daɪtɪk] *adj* Stimmbandentzündung/Chorditis betreffend, chorditisch
chor|di|tis [kɔ:r'daɪtɪs] *noun* Chorditis *f*, Stimmbandentzündung *f*, Chorditis *f* vocalis
chor|do|blas|to|ma [ˌkɔ:rdəʊblæs'təʊmə] *noun* Chordoblastom *nt*
chor|do|car|ci|no|ma [kɔ:rdəʊˌkɑ:rsɪ'nəʊmə] *noun* → *chordoma*
chor|do|ep|i|the|li|o|ma [ˌkɔ:rdəʊepəˌθi:lɪ'əʊmə] *noun* → *chordoma*
chor|do|ma [kɔ:r'dəʊmə] *noun* Chordom *nt*, Notochordom *nt*
chor|do|pex|y ['kɔ:rdəpeksɪ] *noun* Stimmbandfixierung *f*, Chordopexie *f*
chor|do|sar|co|ma [ˌkɔ:rdəʊsɑ:r'kəʊmə] *noun* → *chordoma*
cho|rea [kə'rɪə, kɔ:-, kəʊ-] *noun* Chorea *f*
acute chorea → *Sydenham's chorea*
chronic chorea → *Huntington's chorea*
degenerative chorea → *Huntington's chorea*
hemilateral chorea Hemichorea *f*
hereditary chorea → *Huntington's chorea*
Huntington's chorea Erbchorea *f*, Chorea Huntington, Chorea chronica progressiva hereditaria
juvenile chorea → *Sydenham's chorea*
one-sided chorea Hemichorea *f*
chorea in pregnancy Schwangerschaftschorea, Chorea

gravidarum
rheumatic chorea →*Sydenham's chorea*
simple chorea →*Sydenham's chorea*
Sydenham's chorea Sydenham-Chorea *f*, Chorea minor (Sydenham), Chorea juvenilis/rheumatica/infectiosa/simplex
cholrelatlic [ˌkɔːrɪ'ætɪk, ˌkəʊ-] *adj* Chorea betreffend, von Chorea betroffen, choreaartig, choreatisch
cholreliform [kə'rɪəfɔːrm] *adj* choreaähnlich, in der Art einer Chorea, choreatiform, choreiform
choreo- *präf.* Choreo-, Chorea-
cholrelolathleltoid [ˌkɔːrɪə'æθətɔɪd] *adj* choreoathetoid *nt*
cholrelolathleltolsis [ˌkɔːrɪəæθə'təʊsɪs] *noun* Choreoathetose *f*
cholreloid ['kəʊrɪɔɪd] *adj* choreaähnlich, in der Art einer Chorea, choreatiform, choreiform
cholrilal ['kəʊrɪəl] *adj* die mittlere Eihaut/Chorion betreffend, chorial, chorional
cholriloladlelnolma [ˌkɔːrɪəʊædə'nəʊmə] *noun* Chorioadenom *nt*
cholrilolallanltolis [ˌkɔːrɪəʊə'læntəʊɪs, -tɔɪs] *noun* Chorioallantois *f*, Chorioallantoismembran *f*
cholrilolamlnilolnitlic [ˌkɔːrɪəˌæmnɪə'naɪtɪk] *adj* Chorioamnionitis betreffend, chorioamnionitisch
cholrilolamlnilolniltis [ˌkɔːrɪəˌæmnɪə'naɪtɪs] *noun* Entzündung von Chorion und Amnion, Chorioamnionitis *f*
cholrilolanlgiolfilbrolma [ˌkɔːrɪəʊˌændʒɪəʊfaɪ'brəʊmə] *noun* Chorioangiofibrom *nt*
cholrilolanlgiolma [ˌkɔːrɪəʊˌændʒɪ'əʊmə] *noun* Chorioangiom *nt*
cholrilolblasltolma [ˌkɔːrɪəʊblæs'təʊmə] *noun* →*choriocarcinoma*
cholrilolblasltolsis [ˌkɔːrɪəʊblæs'təʊsɪs] *noun* Chorioblastose *f*
cholrilolcaplillalris [ˌkɔːrɪəʊˌkæpɪ'leərɪs] *noun* Choriocapillaris *f*, Lamina choroidocapillaris
cholrilolcarlcilnolma [kɔːrɪəʊˌkɑːrsɪ'nəʊmə] *noun* Chorioblastom *nt*, Chorioepitheliom *nt*, Chorionepitheliom *nt*, malignes Chorioepitheliom *nt*, malignes Chorionepitheliom *nt*, Chorionkarzinom *nt*, fetaler Zottenkrebs *m*
cholrilolepliltheliliolma [ˌkɔːrɪəʊepɪˌθɪlɪ'əʊmə] *noun* Chorioblastom *nt*, Chorioepitheliom *nt*, Chorionepitheliom *nt*, malignes Chorioepitheliom *nt*, malignes Chorionepitheliom *nt*, Chorionkarzinom *nt*, fetaler Zottenkrebs *m*
cholrilolgenlelsis [ˌkɔːrɪəʊ'dʒenəsɪs] *noun* Chorionentwicklung *f*, Choriogenese *f*
cholriloid ['kɔːrɪɔɪd, 'kəʊr-] *noun* Aderhaut *f*, Choroidea *f*
cholriloildal [kɔːrɪ'ɔɪdl, kəʊr-] *adj* Aderhaut/Choroidea betreffend, Aderhaut-
cholriloildea [kɔːrɪ'ɔɪdɪə, kəʊr-] *noun* Aderhaut *f*, Choroidea *f*
cholrilolma [kəʊrɪ'əʊmə] *noun* Choriom *nt*
cholrilolmamlmoltrolpin [ˌkəʊrɪəʊˌmæmə'trəʊpɪn] *noun* humanes Plazenta-Laktogen *nt*, Chorionsomatotropin *nt*
cholrilolmenlinlgitis [ˌkɔːrɪəʊˌmenɪn'dʒaɪtɪs] *noun* Entzündung von Hirnhaut und Plexus choroideus, Choriomeningitis *f*
lymphocytic choriomeningitis Armstrong-Krankheit *f*, lymphozytäre Choriomeningitis *f*
cholrilon ['kɔːrɪɑn, 'kəʊ-] *noun* Zottenhaut *f*, mittlere Eihaut *f*, Chorion *nt*
cholrilonlepliltheliliolma [ˌkəʊrɪɑnˌepəˌθɪlɪ'əʊmə] *noun* →*choriocarcinoma*
cholrilonlic [kɔːrɪ'ɑnɪk, kəʊ-] *adj* die mittlere Eihaut/Chorion betreffend, chorial, chorional
cholrilolniltis [kɔːrɪə'naɪtɪs, kəʊ-] *noun* Entzündung des Chorions, Chorionitis *f*, Chorionentzündung *f*
cholrilolretlilnal [ˌkəʊrɪəʊ'retnəl, ˌkɔː-] *adj* Aderhaut und Netzhaut/Retina betreffend oder verbindend, chorioretinal
cholrilolretlilniltis [ˌkəʊrɪəʊretə'naɪtɪs] *noun* Entzündung von Aderhaut und Netzhaut, Retinochorioiditis *f*, Chorioretinitis *f*
toxoplasmic chorioretinitis Toxoplasmose-Chorioretinitis *f*
cholrilolretlilnoplalthy [ˌkəʊrɪəʊˌretə'nɑpəθɪ] *noun* Chorioretinopathie *f*
cholrislta [kə'rɪstə] *noun* Choristie *f*
cholrisltolblasltolma [kəˌrɪstəʊblæs'təʊmə] *noun* **1.** Choristoblastom *nt* **2.** →*choristoma*
cholrisltolma [ˌkɔːrɪ'stəʊmə] *noun* Choristom *nt*, Chorestom *nt*
cholroid ['kɔːrɔɪd, 'kəʊr-] I *noun* Aderhaut *f*, Choroidea *f*, Chorioidea *f* II *adj* Chorion oder Corium betreffend, Chorion-
cholroildela [kə'rɔɪdɪə] *noun* Aderhaut *f*, Choroidea *f*, Chorioidea *f*
cholroildecltolmy [ˌkɔːrɔɪ'dektəmɪ] *noun* Choroidektomie *f*
cholroidlelrelmia [ˌkɔːrɔɪdə'riːmɪə, ˌkəʊ-] *noun* Chorioideremie *f*
cholroidliltis [ˌkɔːrɔɪ'daɪtɪs, ˌkəʊ-] *noun* Entzündung der Aderhaut, Chorioiditis *f*, Aderhautentzündung *f*, Choroiditis *f*
anterior choroiditis vordere Chorioiditis *f*, Chorioiditis anterior
central choroiditis zentrale Chorioiditis *f*, Chorioiditis centralis
disseminated choroiditis hintere/disseminierte Chorioiditis *f*, Chorioiditis disseminata
exudative choroiditis exsudative Chorioiditis *f*
juxtapapillary choroiditis juxtapapilläre Chorioiditis *f*, Chorioiditis juxtapapillaris
macular choroiditis Chorioiditis macularis
metastatic choroiditis metastatische Chorioiditis *f*, Chorioiditis metastatica
suppurative choroiditis eitrige Chorioiditis *f*, Chorioiditis purulenta/suppurativa
cholroildolcaplillalris [kəˌrɔɪdəʊˌkæpɪ'leərɪs] *noun* Choriocapillaris *f*, Lamina choroidocapillaris
cholroildolcycliltis [kəˌrɔɪdəʊsɪk'laɪtɪs] *noun* Entzündung von Aderhaut und Ziliarkörper, Chorioidozyklitis *f*, Chorioidozyklitis *f*, Choroidocyclitis *f*, Chorioidocyclitis *f*
cholroildoliriltis [kəˌrɔɪdəʊaɪ'raɪtɪs] *noun* Entzündung von Aderhaut und Regenbogenhaut, Chorioiritis *f*, Chorioidoiritis *f*
cholroidoplalthy [ˌkəʊrɔɪ'dɑpəθɪ] *noun* **1.** Aderhautentzündung *f*, Chor(i)oiditis *f* **2.** (degenerative) Aderhauterkrankung *f*, Chorioidose *f*
cholroildolretlilniltis [kəˌrɔɪdəʊretə'naɪtɪs] *noun* Entzündung von Aderhaut und Netzhaut, Chorioretinitis *f*, Retinochorioiditis *f*
cholroildolsis [ˌkəʊrɔɪ'dəʊsɪs] *noun* (degenerative) Aderhauterkrankung *f*, Chorioidose *f*
chrom- *präf.* Farb(en)-, Chrom(o)-
-chrom *suf.* Farbe, Farbstoff, -chrom
chrolmaflfin [krəʊ'mæfɪn, 'krəʊmə-] *adj* leicht mit Chromsalzen färbbar, phäochrom, chromaffin, chromaphil
chrolmaflfilnolblasltolma [krəʊˌmæfɪnəʊblæs'təʊmə] *noun* Chromaffinoblastom *nt*, Argentaffinom *nt*
chrolmaflfilnolma [ˌkrəʊməfɪ'nəʊmə] *noun* chromaffiner Tumor *m*, Chromaffinom *nt*
medullary chromaffinoma Phäochromozytom *nt*
chrolmaflfilnoplalthy [ˌkrəʊməfɪ'nɑpəθɪ] *noun* Erkrankung *f* des chromaffinen Systems, Chromaffinopathie *f*
chrolmalphil ['krəʊməfɪl] *adj* leicht mit Chromsalzen färbbar, phäochrom, chromaffin, chromaphil
chromlarlgenltaflfin [ˌkrəʊmɑːr'dʒentəfɪn] *adj* mit Chrom- und Silbersalzen färbbar, chromargentaffin
chromat- *präf.* Farb-, Chromat(o)-

C

chro|mat|ic [krəʊ'mætɪk] *adj* **1.** Farbe betreffend, chromatisch, Farben- **2.** → *chromatinic*
chro|ma|tid ['krəʊmətɪd] *noun* Chromatid *nt*, Chromatide *f*
chro|ma|tin ['krəʊmətɪn] *noun* **1.** Chromatin *nt* **2.** Heterochromatin *nt*
sex chromatin Barr-Körper *m*, Sex-, Geschlechtschromatin *nt*
X chromatin X-Chromatin *nt*
Y chromatin Y-Chromatin *nt*
chro|ma|tin|ic [ˌkrəʊmə'tɪnɪk] *adj* Chromatin betreffend, aus Chromatin bestehend, Chromatin-
chro|ma|ti|nol|y|sis [krəʊmətɪ'nɑlɪsɪs] *noun* Chromatolyse *f*
chro|mat|i|nor|rhex|is [krəʊˌmætɪnə'reksɪs] *noun* Chromatinauflösung *f*, -fragmentation *f*, Chromat(in)orrhexis *f*
chromato- *präf.* Farb-, Chromat(o)-
chro|ma|to|der|ma|to|sis [ˌkrəʊmətəʊˌdɜrmə'təʊsɪs] *noun* Chromatodermatose *f*, -dermatosis *f*, Chromatose *f*, Pigmentanomalie *f*
chro|ma|tog|e|nous [krəʊmə'tɑdʒənəs] *adj* farbstoffbildend, farbstoffbildend, chromatogen, chromogen
chro|mat|o|gram [krə'mætəgræm, 'krəʊmətə-] *noun* Chromatogramm *nt*
chro|ma|tog|ra|phy [ˌkrəʊmə'tɑgrəfɪ] *noun* Chromatographie *f*, Chromatografie *f*
chro|ma|toid ['krəʊmətɔɪd] I *noun* Chromatoid *nt* II *adj* sich wie Chromatin färbend, chromatinartig, chromatoid
chro|ma|to|ki|ne|sis [ˌkrəʊmətəʊkɪ'niːsɪs, -kaɪ-] *noun* Chromatokinese *f*
chro|ma|tol|y|sis [ˌkrəʊmə'tɑlɪsɪs] *noun* Chromatinauflösung *f*, Chromatino-, Chromatolyse *f*, Tigrolyse *f*
chro|ma|tom|e|ter [ˌkrəʊmə'tɑmɪtər] *noun* **1.** Chromometer *nt*, Kolorimeter *nt* **2.** Chromatoptometer *nt*, Chromoptometer *nt*
chro|ma|top|a|thy [ˌkrəʊmə'tɑpəθɪ] *noun* Chromatose *f*, Pigmentanomalie *f*
chro|ma|to|pex|is [ˌkrəʊmətəʊ'peksɪs] *noun* Pigmentfixierung *f*, Pigmentbindung *f*, Chromopexie *f*
chro|ma|to|phil ['krəʊmətəʊfɪl] *adj* leicht färbbar, chromatophil, chromophil
chro|ma|to|phil|ia [ˌkrəʊmətəʊ'fɪlɪə] *noun* Chromatophilie *f*
chro|ma|to|pho|bia [ˌkrəʊmətə'fəʊbɪə] *noun* Chromophobie *f*
chro|ma|to|phore ['krəʊmətəʊfɔːr, krəʊmətəʊfəʊr] *noun* **1.** Chromatophor *nt* **2.** → *chromophore*
chro|ma|to|plasm ['krəʊmətəʊplæzəm] *noun* Chromatoplasma *nt*
chro|ma|top|sia [ˌkrəʊmə'tɑpsɪə] *noun* Farbensehen *nt*, Chromatop(s)ie *f*, Chromopsie *f*
chro|ma|top|tom|e|ter [ˌkrəʊmətɑp'tɑmɪtər] *noun* Chromatoptometer *nt*, Chromoptometer *nt*
chro|ma|tos|co|py [ˌkrəʊmə'tɑskəpɪ] *noun* **1.** (*ophthal.*) Chromatoskopie *f*, Chromoskopie *f* **2.** Chromodiagnostik *f*, Chrom(at)oskopie *f*
chro|ma|to|sis [ˌkrəʊmətəʊ'təʊsɪs] *noun* Pigmentierung *f*
chro|ma|tu|ria [ˌkrəʊmə't(j)ʊərɪə] *noun* Chromurie *f*
chrome [krəʊm] *noun* **1.** → *chromium* **2.** Kalium-, Natriumdichromat *nt*
chrom|es|the|sia [ˌkrəʊmes'θiːʒ(ɪ)ə] *noun* Chromästhesie *f*
chrom|hi|dro|sis [krəʊmɪ'drəʊsɪs] *noun* Chromhidrose *f*
chrom|hi|drot|ic [krəʊmɪ'drɑtɪk] *adj* Chromhidrose betreffend, chromhidrotisch
chro|mid|i|um [krəʊ'mɪdɪəm] *noun, plural* **-dia** [-dɪə] Chromidium *nt*, Chromidie *f*
chro|mi|um ['krəʊmɪəm] *noun* Chrom *nt*
chromo- *präf.* Farb(en)-, Chrom(o)-
Chro|mo|bac|te|ri|um [ˌkrəʊməʊbæk'tɪərɪəm] *noun* Chromobacterium *nt*
Chromobacterium violaceum Chromobacterium violaceum
chro|mo|blast ['krəʊməʊblæst] *noun* Chromoblast *m*
chro|mo|blas|to|my|co|sis [ˌkrəʊməʊˌblæstəʊmaɪ'kəʊsɪs] *noun* Chromoblastomykose *f*, Chromomykose *f*
chro|mo|cen|ters ['krəʊməʊsentərz] *plural* Chromozentren *pl*
chro|mo|cho|los|co|py [ˌkrəʊməʊkə'lɑskəpɪ] *noun* Chromocholoskopie *f*
chro|mo|cys|tos|co|py [ˌkrəʊməʊsɪs'tɑskəpɪ] *noun* Chromozystoskopie *f*
chro|mo|cyte ['krəʊməʊsaɪt] *noun* pigmenthaltige/pigmentierte Zelle *f*, Chromozyt *m*
chro|mo|di|ag|no|sis [krəʊməʊˌdaɪəg'nəʊsɪs] *noun* Chromodiagnostik *f*
chro|mo|gen ['krəʊməʊdʒən] *noun* Chromogen *nt*
chro|mo|gen|e|sis [ˌkrəʊməʊ'dʒenəsɪs] *noun* Farbstoffbildung *f*, Chromogenese *f*
chro|mo|gen|ic [ˌkrəʊməʊ'dʒenɪk] *adj* farbstoffbildend, chromogen
chro|mo|li|poid [ˌkrəʊməʊ'lɪpɔɪd, -'laɪ-] *noun* Lipochrom *nt*, Lipoidpigment *nt*
chro|mol|y|sis [krəʊ'mɑlɪsɪs] *noun* Chromatinauflösung *f*, Chromatino-, Chromatolyse *f*, Tigrolyse *f*
chro|mom|e|ter [krəʊ'mɑmɪtər] *noun* Chromometer *nt*, Kolorimeter *nt*
chro|mo|my|co|sis [ˌkrəʊməmaɪ'kəʊsɪs] *noun* Chromo(blasto)mykose *f*
chro|mo|pex|y ['krəʊməʊpeksɪ] *noun* Pigmentfixierung *f*, -bindung *f*, Chromopexie *f*
chro|mo|phages ['krəʊməʊfeɪdʒəz] *plural* Pigmentophagen *pl*
chro|mo|phil ['krəʊməfɪl] I *noun* chromophile Zelle *f* II *adj* chromophil, chromatophil
chro|mo|phile ['krəʊməfaɪl, krəʊməfɪl] *adj* leicht färbbar, chromophil, chromatophil
chro|mo|phobe ['krəʊməfəʊb] I *noun* (*Adenohypophyse*) chromophobe Zelle *f*, γ-Zelle *f* II *adj* schwer anfärbbar, chromophob
chro|mo|pho|bic [ˌkrəʊmə'fəʊbɪk] *adj* schwer anfärbbar, chromophob
chro|mo|phore ['krəʊməʊfɔːr] *noun* Farbradikal *nt*, Chromophor *nt*
chro|mo|phor|ic [krəʊməʊ'fɔːrɪk] *adj* **1.** farbgebend, chromophor **2.** farbtragend, chromophor
chro|mo|pho|to|ther|a|py [ˌkrəʊməˌfəʊtə'θerəpɪ] *noun* Chromophototherapie *f*, Buntlichttherapie *f*
chro|mo|pro|te|in [ˌkrəʊmə'prəʊtiːn, -tiːɪn] *noun* Chromoprotein *nt*, -proteid *nt*
chro|mo|pro|tein|u|ria [ˌkrəʊməˌprəʊtɪ'n(j)ʊərɪə] *noun* Chromoproteinurie *f*
chro|mo|reti|nog|ra|phy [ˌkrəʊməretɪ'nɑgrəfɪ] *noun* Chromoretinographie *f*, Chromoretinografie *f*
chro|mos|co|py [krəʊ'mɑskəpɪ] *noun* Chromodiagnostik *f*, Chrom(at)oskopie *f*
chro|mo|so|mal [ˌkrəʊmə'səʊml] *adj* Chromosom(en) betreffend, durch die Chromosomen bedingt, chromosomal
chro|mo|some ['krəʊməsəʊm] *noun* **1.** Chromosom *nt* **2.** (Bakterien-)Chromosom *nt*, Nukleoid *m*, Karyoid *m*
accessory chromosome überzähliges Chromosom *nt*
acrocentric chromosome akrozentrisches Chromosom *nt*
bacterial chromosome Bakterienchromosom *nt*
metacentric chromosome metazentrisches Chromosom *nt*
Philadelphia chromosome Philadelphia-Chromosom *nt*
satellite chromosomes Trabantenchromosomen *pl*, Satellitenchromosomen *pl*
sex chromosomes Geschlechtschromosomen *pl*, Heterosomen *pl*, Gonosomen *pl*

subacrocephalic chromosome subakrozephales Chromosom *nt*
submetacentric chromosome submetazentrisches Chromosom *nt*
telocentric chromosome telozentrisches Chromosom *nt*
X chromosome X-Chromosom *nt*
Y chromosome Y-Chromosom *nt*
chro|mo|tox|ic [ˌkrəʊmə'tɑksɪk] *adj* Hämoglobin zerstörend; durch Hämoglobinzerstörung hervorgerufen, chromotoxisch
chro|mo|trich|ia [ˌkrəʊmə'trɪkɪə] *noun* Haarfarbe *f*, -färbung *f*, pigmentiertes Haar *nt*, Chromotrichie *f*, -trichia *f*
chro|mo|u|re|ter|os|co|py [ˌkrəʊməjəˌriːtə'rɑskəpɪ] *noun* Chromozystoskopie *f*
chron- *präf.* Zeit-, Chron(o)-
chro|nax|y ['krəʊnæksɪ, krəʊ'næk-] *noun* Kennzeit *f*, Chronaxie *f*
chron|ic ['krɑnɪk] *adj* sich langsam entwickelnd, langsam verlaufend, (an-)dauernd, anhaltend, langwierig, chronisch; (*Krankheit*) lange bestehend, hartnäckig, verschleppt, inveteriert
chro|nic|i|ty [krɑ'nɪsətɪ] *noun* langsamer schleichender Verlauf *m*; chronischer Zustand *m*, Chronizität *f*
chrono- *präf.* Zeit-, Chron(o)-
chron|o|bi|ol|o|gy [ˌkrɑnəʊbaɪ'ɑlədʒɪ] *noun* Chronobiologie *f*
chron|o|phar|ma|col|o|gy [ˌkrɑnəˌfɑːrmə'kɑlədʒɪ] *noun* Chronopharmakologie *f*
chron|o|phys|i|ol|o|gy [ˌkrɑnəfɪzɪ'ɑlədʒɪ] *noun* Chronophysiologie *f*
chron|o|trop|ic [ˌkrɑnə'trɑpɪk, -'trəʊ-] *adj* den zeitlichen Ablauf beeinflussend; (*Herz*) die Schlagrequenz beeinflussend, chronotrop
chro|not|ro|pism [krə'nɑtrəpɪzəm] *noun* Chronotropie *f*, -tropismus *m*, chronotrope Wirkung *f*
chry|si|a|sis [krɪ'saɪəsɪs] *noun* **1.** Chrysiasis *f*, Auriasis *f* **2.** Chrysoderma *nt*, Chrysosis *f*
chryso- *präf.* Gold-, Chrys(o)-, Aur(o)-
chrys|o|der|ma [krɪsə'dɜrmə] *noun* Chrysoderma *nt*, Chrysosis *f*
Chrys|ops ['krɪsɑps] *noun* Blindbremse *f*, Chrysops *f*
chrys|o|ther|a|py [krɪsə'θerəpɪ] *noun* Goldtherapie *f*, Chrysotherapie *f*, Aurotherapie *f*
chy|lan|gi|ec|ta|sia [kaɪˌlændʒɪek'teɪʒ(ɪ)ə] *noun* Chyluszyste *f*, Chyl(angi)ektasie *f*
chy|lan|gi|o|ma [kaɪˌlændʒɪ'əʊmə] *noun* Chylangiom(a) *nt*
chyle [kaɪl] *noun* Milchsaft *m*, Chylus *m*
chy|lec|ta|sia [kaɪlek'teɪʒ(ɪ)ə] *noun* Chyluszyste *f*, Chyl(angi)ektasie *f*
chy|le|mia [kaɪ'liːmɪə] *noun* Chylämie *f*
chy|li|fa|cient [ˌkaɪlə'feɪʃənt] *adj* Chylopoese betreffend, chylusbildend, chylopoetisch
chy|li|fac|tion [ˌkaɪlə'fækʃn] *noun* Chylusbildung *f*, primäre Fettassimilation *f*
chy|lif|er|ous [kaɪ'lɪf(ə)rəs] *adj* **1.** → *chylifacient* **2.** chylus(ab)führend
chy|li|fi|ca|tion [ˌkaɪləfɪ'keɪʃn] *noun* Chylusbildung *f*, primäre Fettassimilation *f*
chy|li|form ['kaɪləfɔːrm] *adj* Chylus betreffend, aus Chylus bestehend; chylusähnlich, chylusartig, chylös
chy|lo|cele ['kaɪləsiːl] *noun* Chylozele *f*
parasitic chylocele Elephantiasis scroti
chy|lo|cyst ['kaɪləsɪst] *noun* Cisterna chyli
chy|lo|me|di|as|ti|num [ˌkaɪləˌmɪdɪə'staɪnəm] *noun* Chylomediastinum *nt*
chy|lo|mi|cron [ˌkaɪlə'maɪkrɑn] *noun, plural* **-crons, -cra** [-krə] Chylo-, Lipomikron *nt*, Chyluströpfchen *nt*
chy|lo|mi|cro|ne|mia [ˌkaɪləˌmaɪkrə'niːmɪə] *noun* (Hyper-)Chylomikronämie *f*
chy|lo|per|i|car|di|tis [ˌkaɪləperɪkɑːr'daɪtɪs] *noun* Chyloperikarditis *f*
chy|lo|per|i|car|di|um [ˌkaɪləperɪ'kɑːrdɪəm] *noun* Chyloperikard *nt*
chy|lo|per|i|to|ne|um [ˌkaɪləˌperɪtə'nɪəm] *noun* Chyloperitoneum *nt*, Chylaskos *m*, Chylaszites *m*
chy|lo|pleu|ra [ˌkaɪlə'plʊərə] *noun* Chylothorax *m*
chy|lo|pneu|mo|tho|rax [ˌkaɪləˌn(j)uːmə'θəʊræks] *noun* Chylopneumothorax *m*
chy|lo|poi|e|sis [ˌkaɪləpɔɪ'iːsɪs] *noun* Chylusbildung *f*, Chylopoese *f*
chy|lo|poi|et|ic [ˌkaɪləpɔɪ'etɪk] *adj* Chylopoese betreffend, chylusbildend, chylopoetisch
chy|lor|rhe|a [ˌkaɪlə'rɪə] *noun* **1.** Chylorrhö *f*, Chylorrhoe *f* **2.** chylöser Durchfall *m*, Chylorrhö *f*, Chylorrhoe *f*
chy|lo|tho|rax [ˌkaɪlə'θəʊræks] *noun* Chylothorax *m*
chy|lous ['kaɪləs] *adj* Chylus betreffend, aus Chylus bestehend; chylusähnlich, chylusartig, chylös
chy|lu|ria [kaɪ'l(j)ʊərɪə] *noun* Chylurie *f*
chy|lus ['kaɪləs] *noun* Chylus *m*
chy|mase ['kaɪmeɪz] *noun* Chymase *f*
chyme [kaɪm] *noun* Speisebrei *m*, Chymus *m*
chy|mi|fi|ca|tion [ˌkaɪməfɪ'keɪʃn] *noun* Chymifikation *f*, Chymusbildung *f*
chy|mo|pa|pa|in [ˌkaɪməʊpə'peɪɪn] *noun* Chymopapain *nt*
chy|mo|poi|e|sis [ˌkaɪməpɔɪ'iːsɪs] *noun* Chymusbildung *f*, Chymopoese *f*
chy|mo|poi|e|tic [ˌkaɪməpɔɪ'ətik] *adj* Chymopoese betreffend, chymusbildend, chymopoetisch
chy|mo|sin ['kaɪməsɪn] *noun* Chymosin *nt*, Labferment *nt*, Rennin *nt*
chy|mo|tryp|sin [ˌkaɪmə'trɪpsɪn] *noun* Chymotrypsin *nt*
chy|mo|tryp|sin|o|gen [ˌkaɪmətrɪp'sɪnədʒən] *noun* Chymotrypsinogen *nt*
chy|mous ['kaɪməs] *adj* Chymus betreffend, chymusartig, chymös
ci|ca|tri|cial [ˌsɪkə'trɪʃl] *adj* Narbe betreffend, narbig, vernarbend, zikatriziell
ci|ca|trix ['sɪkətrɪx] *noun, plural* **-tri|ces** [sɪkə'traɪsiːz] Narbe *f*, Narbengewebe *nt*, Cicatrix *f*
ci|ca|tri|za|tion [ˌsɪkətrɪ'zeɪʃn] *noun* Narbenbildung *f*, Vernarben *nt*, Synulosis *m*
-cide *suf.* (ab)tötend, -zid
cil|ia ['sɪlɪə] *plural* **1.** *sing* → *cilium* **2.** (Augen-)Wimpern *pl*, Zilien *pl*, Cilia *pl*
cil|i|a|rot|o|my [ˌsɪlɪə'rɑtəmɪ] *noun* Ziliarkörperdurchtrennung *f*, Ziliarotomie *f*
cil|i|ar|y ['sɪlɪeriː, 'sɪlɪərɪ] *adj* Wimpernhaare/Cilia oder Ziliarkörper betreffend, ciliar, ziliar
cil|i|ate ['sɪlɪeɪt] **I** *noun* Wimpertierchen *nt*, Wimperinfusorium *nt*, Ziliat *m*, Ciliat *m* **II** *adj* → *ciliated*
cil|i|at|ed ['sɪlɪeɪtɪd] *adj* mit Zilien/Wimpern(haaren) versehen, zilientragend, bewimpert
cil|i|ec|to|my [sɪlɪ'ektəmɪ] *noun* **1.** operative (Teil-)Entfernung *f* des Ziliarkörpers, Ziliektomie *f*, Zyklektomie *f* **2.** Lidrandresektion *f*, Ziliektomie *f*
cil|i|o|late ['sɪlɪəlɪt, -leɪt] *adj* mit Zilien/Wimpern(haaren) versehen, zilientragend, bewimpert
cil|i|o|ret|i|nal [ˌsɪlɪə'retɪnl] *adj* Ziliarkörper/Corpius ciliare und Netzhaut/Retina betreffend, zilioretinal
cil|i|o|scle|ral [ˌsɪlɪə'sklɪərəl] *adj* Ziliarkörper/Corpius ciliare und Lederhaut/Sklera betreffend, zilioskleral
cil|i|o|spi|nal [ˌsɪlɪə'spaɪnl] *adj* Ziliarkörper/Corpius ciliare und Rückenmark betreffend, ziliospinal
cil|i|ot|o|my [sɪlɪ'ɑtəmɪ] *noun* Ziliarnervendurchtrennung *f*, Ziliotomie *f*
cil|i|um ['sɪlɪəm] *noun, plural* **cil|ia, -ums** ['sɪlɪə] **1.** Augenlid *nt* **2.** (Kino-)Zilie *f*
cil|lo ['sɪləʊ] *noun* spastisches Oberlidzittern *nt*, Cillosis *f*
cil|lo|sis [sɪ'ləʊsɪs] *noun* spastisches Oberlidzittern *nt*, Cillosis *f*
Ci|mex ['saɪmeks] *noun* Bettwanze *f*, Cimex *m*
Cimex hemipterus tropische Bettwanze *f*, Cimex hemipterus
Cimex lectularius gemeine Bettwanze *f*, Cimex lectula-

rius
cim|i|co|sis [sɪmə'kəʊsɪs] *noun* Cimicosis *f*
cin|an|es|the|sia [ˌsɪnænəs'θiːʒə] *noun* Kinanästhesie *f*
cin|cho|na [sɪŋ'kəʊnə] *noun* Chinarinde *f*
cin|cho|nism ['sɪŋkənɪzəm] *noun* Chininvergiftung *f*, Cinchonismus *m*, Chinismus *m*
cine- *präf.* Cine-, Kine-
cin|e|an|gi|o|car|di|og|ra|phy [ˌsɪnəˌændʒɪəʊˌkɑːrdɪ'ɑgrəfɪ] *noun* Kineangiokardiographie *f*, Kineangiokardiografie *f*
cin|e|an|gi|og|ra|phy [ˌsɪnəændʒɪ'ɑgrəfɪ] *noun* Kineangiographie *f*, Kineangiografie *f*
cine-esophagography *noun* Kinematographie *f* der Speiseröhre, Kineösophagographie *f*, Kineösophagografie *f*
cin|e|flu|o|rog|ra|phy [ˌsɪnəflʊə'rɑgrəfɪ] *noun* Röntgenkinematographie *f*, Röntgenkinematografie *f*
cin|e|mat|ics [ˌsɪnə'mætɪks] *plural* Bewegungslehre *f*, Kinematik *f*
cin|e|mat|i|za|tion [ˌsɪnəmætɪ'zeɪʃn] *noun* plastische Amputation *f*, Kineplastik *f*
cin|e|ma|tog|ra|phy [ˌsɪnəmə'tɑgrəfɪ] *noun* Röntgenkinematographie *f*, Röntgenkinematografie *f*
cin|e|mat|o|ra|di|og|ra|phy [ˌsɪnəmætəˌreɪdɪ'ɑgrəfɪ] *noun* Röntgenkinematographie *f*, Röntgenkinematografie *f*
cin|e|phle|bog|ra|phy [ˌsɪnəflɪ'bɑgrəfɪ] *noun* Kinephlebographie *f*, Kinephlebografie *f*
cin|e|plas|tics [ˌsɪnə'plæstɪks] *plural* plastische Amputation *f*, Kineplastik *f*
cin|e|plas|ty ['sɪnəplæstɪ] *noun* plastische Amputation *f*, Kineplastik *f*
cin|e|ra|di|og|ra|phy [sɪnəˌreɪdɪ'ɑgrəfɪ] *noun* Röntgenkinematographie *f*, Röntgenkinematografie *f*, Kinematographie *f*, Kinematografie *f*, Kineradiographie *f*, Kineradiografie *f*
cin|e|roent|gen|o|flu|o|rog|ra|phy [sɪnəˌrentgənəflʊə'rɑgrəfɪ] *noun* →*cineradiography*
cin|e|roent|gen|og|ra|phy [sɪnəˌrentgə'nɑgrəfɪ] *noun* →*cineradiography*
cin|es|al|gia [sɪnəs'ældʒ(ɪ)ə] *noun* Muskelschmerzen *pl* bei Bewegung, Kines(i)algie *f*
cin|e|u|rog|ra|phy [sɪnəjə'rɑgrəfɪ] *noun* Kineurographie *f*, Kineurografie *f*
cin|gu|lec|to|my [ˌsɪŋgjə'lektəmɪ] *noun* Zingulektomie *f*
cin|gu|lot|o|my [ˌsɪŋgjə'lɑtəmɪ] *noun* Zingulotomie *f*
cin|gu|lum ['sɪŋgjələm] *noun, plural* **-la** [-lə] **1.** Gürtel *m*, gürtelförmige Struktur *f*, Cingulum *nt* **2.** (*ZNS*) Cingulum *nt* cerebri
cin|gu|lum|ot|o|my [ˌsɪŋgələm'ɑtəmɪ] *noun* Zingulotomie *f*
cin|na|mon ['sɪnəmən] *noun* Zimt *m*, Cinnamomum *nt*
Ceylon cinnamon Ceylon-Zimt *m*, Cinnamomum verum, Cinnamomum ceylanicum
ci|nom|e|ter [sɪ'nɑmɪtər] *noun* Bewegungsmesser *m*, Kinesi(o)meter *nt*
ci|o|nec|to|my [ˌsaɪə'nektəmɪ] *noun* Zäpfchenentfernung *f*, Uvularesektion *f*, Uvulektomie *f*
ci|o|ni|tis [ˌsaɪə'naɪtɪs] *noun* Entzündung des Gaumenzäpfchens, Cionitis *f*, Zäpfchenentzündung *f*, Uvulitis *f*, Staphylitis *f*, Kionitis *f*
ci|on|op|to|sis [ˌsaɪənɑp'təʊsɪs] *noun* Zäpfchensenkung *f*, Uvuloptose *f*
ci|o|nor|rha|phy [ˌsaɪə'nɔrəfɪ] *noun* Zäpfchennaht *f*, Uvulo-, Staphylorrhaphie *f*
ci|on|o|tome [saɪ'ɑnətəʊm] *noun* Zäpfchenmesser *nt*, Uvulotom *nt*
ci|o|not|o|my [saɪə'nɑtəmɪ] *noun* Zäpfchenspaltung *f*, Uvulotomie *f*
cir|ca|di|an [sɜr'keɪdɪən, -'kæ-, ˌsɜrkə'diːən] *adj* über den ganzen Tag (verteilt), ungefähr 24 Stunden dauernd oder umfassend, tagesrhythmisch, circadian, zirkadian
cir|ci|nate ['sɜrsəneɪt] *adj* rund, ringförmig, kreisförmig, zirkulär, zirkular
cir|cle ['sɜrkl] *noun* **1.** Kreis *m*; Kreisfläche *f*, Kreisumfang *m*, Kreisinhalt *m* **2.** Kreis *m*, Ring *m*, kreisförmige oder ringförmige Formation *f*; (*anatom.*) Circulus *m*
arterial circle arterieller Anastomosenring *m*, Circulus arteriosus
arterial circle of cerebrum Willis-Anastomosenkranz *m*, Circulus arteriosus cerebri
arterial circle of Willis Willis-Anastomosenkranz *m*, Circulus arteriosus cerebri
greater arterial circle of iris äußeres/ziliares Arteriengeflecht *nt* der Iris, Circulus arteriosus iridis major
greater circle of iris Ziliarabschnitt *m* der Iris, Anulus iridis major
lesser arterial circle of iris inneres/pupilläres Arteriengeflecht *nt* der Iris, Circulus arteriosus iridis minor
lesser circle of iris Pupillarabschnitt *m* der Iris, Anulus iridis minor
major arterial circle of iris →*greater arterial circle of iris*
minor arterial circle of iris →*lesser arterial circle of iris*
vascular circle Circulus vasculosus
vascular circle of optic nerve Haller-Gefäßkranz *m*, Zinn-Gefäßkranz *m*, Circulus vasculosus nervi optici
circle of Willis Willis-Anastomosenkranz *m*, Circulus arteriosus cerebri
circle of Zinn Haller-Gefäßkranz *m*, Zinn-Gefäßkranz *m*, Circulus vasculosus nervi optici
cir|cu|lar ['sɜrkjələr] *adj* **1.** rund, ring-, kreisförmig, zirkulär, Kreis-, Rund- **2.** zyklisch, periodisch, wiederkehrend
cir|cu|la|tion [ˌsɜrkjə'leɪʃn] *noun* **1.** Zirkulation *f*, Kreislauf *m* **2.** (Blut-)Kreislauf *m*, Zirkulation *f* release into the circulation ins Blut/in den Blutkreislauf abgeben
collateral circulation Kollateralkreislauf *m*
compensatory circulation Kollateralkreislauf *m*
extracorporeal circulation extrakorporale Zirkulation *f*, extrakorporaler Kreislauf *m*
fetal circulation fetaler Kreislauf *m*
greater circulation großer Kreislauf *m*, Körperkreislauf *m*
lesser circulation kleiner Kreislauf *m*, Lungenkreislauf *m*
major circulation großer Kreislauf *m*, Körperkreislauf *m*
minor circulation kleiner Kreislauf *m*, Lungenkreislauf *m*
persistent fetal circulation persistierende pulmonale Hypertension *f* des Neugeborenen, Syndrom *nt* der persistierenden fetalen Zirkulation, PFC-Syndrom *nt*
pulmonary circulation kleiner Kreislauf *m*, Lungenkreislauf *m*
systemic circulation großer Kreislauf *m*, Körperkreislauf *m*
cir|cu|la|to|ry ['sɜrkjələtəʊrɪ, -tɔː-] *adj* (Blut-)Kreislauf betreffend, zirkulatorisch
cir|cum|a|nal [ˌsɜrkəm'eɪnl] *adj* in der Umgebung des Afters/Anus (liegend), um den After herum (liegend), zirkumanal, perianal
cir|cum|a|re|o|lar [ˌsɜrkəmə'rɪələr] *adj* um den Warzenvorhof herum (liegend), periareolar
cir|cum|ar|tic|u|lar [ˌsɜrkəmɑːr'tɪkjələr] *adj* um ein Gelenk herum (liegend), in der Umgebung eines Gelenks, periartikulär, zirkumartikulär
cir|cum|bul|bar [ˌsɜrkəm'bʌlbɑːr, -bər] *adj* um einen Bulbus herum (liegend), insbesondere den Augapfel/Bulbus oculi, zirkumbulbär, peribulbär
cir|cum|ci|sion [ˌsɜrkəm'sɪʒn] *noun* **1.** (*urolog.*) Beschneidung *f*, Zirkumzision *f* **2.** (*chirurg.*) Umschneidung *f*, Zirkumzision *f*, Circumcisio *f*
female/pharaonic circumcision weibliche Beschneidung *f*, Klitoridektomie *f*, Klitorisektomie *f*
cir|cum|cor|ne|al [ˌsɜrkəm'kɔːrnɪəl] *adj* (*Auge*) um die Hornhaut/Kornea herum (liegend), zirkumkorneal,

perikorneal
cir|cum|duc|tion [ˌsɜrkəm'dʌkʃn] *noun* Kreisbewegung *f*, Zirkumduktion *f*
cir|cum|fer|ence [sɜr'kʌmfərəns] *noun* Umkreis *m*, (Kreis-)Umfang *m*; Ausdehnung *f*, Peripherie *f*, Zirkumferenz *f*, (*anatom.*) Circumferentia *f*
articular circumference of head of radius Circumferentia articularis capitis radii
articular circumference of head of ulna Circumferentia articularis capitis ulnae
cir|cum|in|tes|ti|nal [ˌsɜrkəmɪn'testənl, sɜrkəmˌɪntes'taɪnl] *adj* um den Darm/das Intestinum herum (liegend), zirkumintestinal, perienteral, periintestinal
cir|cum|len|tal [ˌsɜrkəm'lentəl] *adj* um die Linse/Lens cristallina herum (liegend), zirkumlental, perilental, perilentikulär, zirkumlentikulär
cir|cum|nu|cle|ar [ˌsɜrkəm'n(j)uːklɪər] *adj* um einen Kern/Nukleus herum (liegend), insbesondere den Zellkern, zirkumnukleär, perinukleär
cir|cum|oc|u|lar [ˌsɜrkəm'ɑkjələr] *adj* um das Auge/den Oculus herum (liegend), periokular, periokulär, zirkumokulär, periophthalmisch
cir|cum|o|ral [ˌsɜrkəm'ɔːrəl, -'əʊr-] *adj* um den Mund/Os herum (liegend), in der Umgebung der Mundöffnung, perioral, zirkumoral
cir|cum|or|bit|al [ˌsɜrkəm'ɔːrbɪtl] *adj* um die Augenhöhle/Orbita herum (liegend), zirkumorbital, periorbital
cir|cum|re|nal [ˌsɜrkəm'riːnl] *adj* um die Niere/Ren herum (liegend), perirenal, zirkumrenal
cir|cum|scribed ['sɜrkəmskraɪbd] *adj* auf einen Bereich beschränkt, umschrieben, begrenzt, zirkumskript
cir|cum|vas|cu|lar [ˌsɜrkəm'væskjələr] *adj* um ein Gefäß herum (liegend), zirkumvaskulär, perivasal, perivaskulär
cir|cum|ven|tric|u|lar [ˌsɜrkəmven'trɪkjələr] *adj* um einen Ventrikel herum (liegend), zirkumventrikulär
cir|rho|gen|ic [sɪrəʊ'dʒenɪk] *adj* die Zirrhoseentstehung fördernd oder auslösend, zirrhogen
cir|rhog|e|nous [sɪ'rɑdʒənəs] *adj* die Zirrhoseentstehung fördernd oder auslösend, zirrhogen
cir|rhon|o|sus [sɪ'rɑnəsəs] *noun* Cirrhonosis *f*
cir|rho|sis [sɪ'rəʊsɪs] *noun, plural* **cir|rho|ses** [sɪ'rəʊsiːz] **1.** Zirrhose *f*, Cirrhosis *f* **2.** → *cirrhosis of liver*
acute juvenile cirrhosis chronisch-aktive/chronisch-aggressive Hepatitis *f*
alcoholic cirrhosis Alkoholzirrhose *f*, Cirrhosis alcoholica
atrophic cirrhosis atrophische Leberzirrhose *f*
biliary cirrhosis biliäre Leberzirrhose *f*, biliäre Zirrhose *f*, Hanot-Zirrhose *f*, Cirrhosis biliaris
Budd's cirrhosis Budd-Zirrhose *f*
capsular cirrhosis Glisson-Zirrhose *f*
capsular cirrhosis of liver Glisson-Zirrhose *f*
cardiac cirrhosis Stauungsinduration *f* der Leber, Cirrhose cardiaque
congestive cirrhosis Stauungsinduration *f* der Leber, Cirrhose cardiaque
congestive cirrhosis of liver Stauungsinduration *f* der Leber, Cirrhose cardiaque
cryptogenic cirrhosis kryptogene (Leber-)Zirrhose *f*
fatty cirrhosis Fettzirrhose *f*
gastric cirrhosis entzündlicher Schrumpfmagen *m*, Magenszirrhus *m*, Brinton-Krankheit *f*, Linitis plastica
Glisson's cirrhosis Glisson-Zirrhose *f*
Hanot's cirrhosis **1.** biliäre (Leber-)Zirrhose *f*, Hanot-Zirrhose *f*, Cirrhosis biliaris **2.** primär biliäre Zirrhose *f*, nicht-eitrige destruierende Cholangitis *f*
hepatic cirrhosis Leberzirrhose *f*, Cirrhosis hepatis
hypertrophic cirrhosis primär biliäre Zirrhose *f*, nicht-eitrige destruierende Cholangitis *f*
juvenile cirrhosis chronisch-aktive/chronisch-aggressive Hepatitis *f*
Laennec's cirrhosis mikronoduläre/kleinknotige/organisierte Leberzirrhose *f*
cirrhosis of liver Leberzirrhose *f*, Cirrhosis hepatis
cirrhosis of lung Lungenzirrhose *f*, diffuse interstitielle Lungenfibrose *f*
metabolic cirrhosis metabolische Leberzirrhose *f*, Leberzirrhose *f* bei Stoffwechseldefekt
micronodular cirrhosis mikronoduläre/kleinknotige/organisierte Leberzirrhose *f*
multilobular cirrhosis postnekrotische/ungeordnete/großknotige Leberzirrhose *f*
necrotic cirrhosis postnekrotische/ungeordnete/großknotige Leberzirrhose *f*
nutritional cirrhosis nutritive/ernährungsbedingte Leberzirrhose *f*
organized cirrhosis mikronoduläre/kleinknotige/organisierte Leberzirrhose *f*
pancreatic cirrhosis Pankreaszirrhose *f*, -fibrose *f*
periportal cirrhosis postnekrotische/ungeordnete/großknotige Leberzirrhose *f*
Pick's cirrhosis Pick-Zirrhose *f*, perikarditische Pseudoleberzirrhose *f*
pigment cirrhosis Cirrhosis pigmentosa, Pigmentzirrhose *f*
pigmentary cirrhosis Pigmentzirrhose *f*, Cirrhosis pigmentosa
portal cirrhosis mikronoduläre/kleinknotige/organisierte Leberzirrhose *f*
posthepatic cirrhosis chronisch-persistierende Hepatitis *f*
postnecrotic cirrhosis postnekrotische/ungeordnete/großknotige Leberzirrhose *f*
primary biliary cirrhosis primär biliäre Zirrhose *f*, nicht-eitrige destruierende Cholangitis *f*
pulmonary cirrhosis Lungenzirrhose *f*, diffuse interstitielle Lungenfibrose *f*
secondary biliary cirrhosis sekundär biliäre Zirrhose *f*
septal cirrhosis mikronoduläre/kleinknotige/organisierte Leberzirrhose *f*
stasis cirrhosis Stauungsinduration *f* der Leber, Cirrhose cardiaque
stasis cirrhosis of liver Stauungsinduration *f* der Leber, Cirrhose cardiaque
cirrhosis of stomach Magenszirrhus *m*, entzündlicher Schrumpfmagen *m*, Brinton-Krankheit *f*, Linitis plastica
toxic cirrhosis **1.** toxische Leberzirrhose *f* **2.** postnekrotische/ungeordnete/großknotige Leberzirrhose *f*
unilobular cirrhosis primär biliäre Zirrhose *f*, nicht-eitrige destruierende Cholangitis *f*
cir|rhot|ic [sɪ'rɑtɪk] I *noun* Patient *m* mit Zirrhose, Zirrhotiker *m* II *adj* Zirrhose betreffend, von Zirrhose betroffen, zirrhös, zirrhotisch, Zirrhose(n)-
cir|sec|to|my [sər'sektəmɪ] *noun* Varizen(teil)entfernung *f*, -resektion *f*, -exzision *f*, Cirsektomie *f*
cir|so|cele ['sɜrsəsiːl] *noun* Krampfaderbruch *m*, Cirsozele *f*, -cele *f*, Varikozele *f*, Hernia varicosa
cir|som|phal|os [sər'sɑmfələs] *noun* Medusenhaupt *nt*, Cirsomphalus *m*, Caput medusae
cis|pla|tin ['sɪsplətɪn] *noun* Cisplatin *nt*
cis|tern ['sɪstərn] *noun* Flüssigkeitsreservoir *nt*, Zisterne *f*, Cisterna *f*
ambient cistern Cisterna ambiens
basal cistern Cisterna interpeduncularis
cerebellomedullary cistern Cisterna magna/cerebellomedullaris
cistern of chiasma Cisterna chiasmatica
chiasmatic cistern Cisterna chiasmatica
chyle cistern Cisterna chyli
great cistern Cisterna magna/cerebellomedullaris
interpeduncular cistern Cisterna interpeduncularis
interventricular cistern Cisterna interventricularis

lateral cerebellomedullary cistern Cisterna cerebromedullaris lateralis
cistern of lateral cerebral fossa Cisterna fossa lateralis cerebri
cistern of lateral fossa of cerebrum Inselzisterne *f*, Cisterna fossae lateralis cerebri
lumbal cistern Cisterna lumbalis
marginal cistern marginale Zisterne *f*, Randzisterne *f*
cistern of nuclear envelope perinukleäre Zisterne, perinukleärer Spaltraum *m*, Cisterna caryothecae/nucleolemmae
Pecquet's cistern Cisterna chyli
pericallosal cistern Cisterna pericallosa
perinuclear cistern perinukleäre Zisterne *f*, perinukleärer Spaltraum *m*, Cisterna caryothecae/nucleolemmae
pontine cistern Cisterna pontocerebellaris
pontocerebellar cistern Cisterna pontocerebellaris
posterior cistern Cisterna magna
posterior cerebellomedullary cistern Cisterna cerebellomedullaris posterior, Cisterna magna
quadrigeminal cistern Cisterna quadrigeminalis, Cisterna venae magnae cerebri
subarachnoid cisterns Subarachnoidalzisternen *pl*, -liquorräume *pl*, Cisternae subarachnoideae
subarachnoidal cisterns Subarachnoidalzisternen *pl*, -liquorräume *pl*, Cisternae subarachnoideae
suprasellar cistern suprasellärer Liquorraum *m*
terminal cisterns (*Muskel*) Terminalzisternen *pl*
trigeminal cisterns Cisterna trigemini

cis|ter|nal [sɪs'tɜrnl] *adj* Zisterne(n) betreffend, Zisternen-

cis|ter|nog|ra|phy [,sɪstər'nɑgrəfɪ] *noun* Zisternographie *f*, Zisternografie *f*

cit|rase ['sɪtreɪz] *noun* Citrataldolase *f*, Citratlyase *f*

cit|ra|tase ['sɪtrəteɪz] *noun* → *citrase*

cit|rate ['sɪtreɪt, 'saɪ-] *noun* Citrat *nt*

cit|ri|des|mo|lase [,sɪtrə'dezməleɪz] *noun* → *citrase*

Cit|ro|bac|ter [,sɪtrə'bæktər] *noun* Citrobacter *f*

cit|ro|nel|la [,sitrə'nelə] *noun* Citronellgras *nt*, Cymbopogon winterianus

cit|rul|line ['sɪtrəliːn] *noun* Citrullin *nt*

cit|rul|lin|e|mia [,sɪtrəlɪ'niːmɪə] *noun* Citrullinämie *f*

cit|rul|lin|u|ria [,sɪtrəlɪ'n(j)ʊərɪə] *noun* Citrullinämie *f*

clad|i|o|sis [klædɪ'əʊsɪs] *noun* Kladiose *f*, Cladiosis *f*

clad|o|spo|ri|o|sis [,klædə,spəʊrɪ'əʊsɪs] *noun* Cladosporiumerkrankung *f*, Cladosporiose *f*, -sporiosis *f*

Clad|o|spo|ri|um [,klædə'spəʊrɪəm] *noun* Cladosporium *nt*

cla|po|tage [klapɔ'taːʒ] *noun* Plätschergeräusch *nt*, Clapotement *nt*

cla|pote|ment [klapɔt'mənt] *noun* Plätschergeräusch *nt*, Clapotement *nt*

clas|ma|to|sis [,klæzmə'təʊsɪs] *noun* Klasmatose *f*

clas|mo|cy|to|ma [,klæzməsaɪ'təʊmə] *noun* Retikulosarkom *nt*, Retikulumzell(en)sarkom *nt*, Retothelsarkom *nt*

clas|si|fi|ca|tion [,klæsəfɪ'keɪʃn] *noun* **1.** Klassifizieren *nt* **2.** Klassifikation *f*, Klassifizierung *f*, Einordnung *f*, Einteilung *f* **3.** (*biolog.*) Einordnung *f*, Taxonomie *f*
Bergey's classification Bergey-Klassifikation *f*
Denver classification Denver-System *nt*, -Klassifikation *f*
Dukes' classification Dukes-Klassifikation *f*, Dukes-Einteilung *f*
Kauffmann-White classification Kauffmann-White-Schema *nt*
TNM classification TNM-Klassifikation *f*

-clast *suf.* Zerbrechen, Spalten, Aufspaltung, -klast

clas|to|gen|ic [,klæstə'dʒenɪk] *adj* Spaltung/Zerstörung bewirkend, klastogen

clas|to|thrix ['klæstəθrɪks] *noun* Trichorrhexis nodosa

clau|di|ca|tion [,klɔːdɪ'keɪʃn] *noun* Hinken *nt*, Claudikation *f*, Claudicatio *f*
intermittent claudication of the leg intermittierendes Hinken *nt*, Charcot-Syndrom *nt*, Claudicatio intermittens, Angina cruris, Dysbasia intermittens/angiospastica
intermittent claudication of the spinal cord Claudicatio intermittens des Rückenmarks/der Cauda equina

claus|tro|phil|ia [,klɔːstrə'fɪlɪə] *noun* Klaustrophilie *f*

claus|tro|pho|bia [,klɔːstrə'fəʊbɪə] *noun* Angst *f* vor geschlossenen Räumen, Platzangst *f*, Klaustro-, Claustrophobie *f*

claus|tro|pho|bic [,klɔːstrə'fəʊbɪk] *adj* Klaustrophobie betreffend, klaustrophob, klaustrophobisch

clau|su|ra [klɔː'sʊərə] *noun* Fehlen *nt* oder Verschluss *m* einer natürlichen Körperöffnung, Atresie *f*, Atresia *f*

clav|i|cle ['klævɪkl] *noun* Schlüsselbein *nt*, Klavikel *f*, Klavikula *f*, Clavicula *f*
fractured clavicle Schlüsselbeinbruch *m*, -fraktur *f*, Klavikulafraktur *f*

clav|i|cot|o|my [klævɪ'kɑtəmɪ] *noun* Schlüsselbeindurchtrennung *f*, -resektion *f*, Clavikotomie *f*, Kleidotomie *f*

cla|vic|u|la [klə'vɪkjələ] *noun* → *clavicle*

cla|vic|u|lar [klə'vɪkjələr] *adj* Schlüsselbein/Klavikula betreffend, klavikular

clav|i|pec|to|ral [,klævɪ'pektərəl] *adj* Schlüsselbein/Klavikula und Thorax oder Brust betreffend

cla|vus ['kleɪvəs, 'klɑ-] *noun, plural* **-vi** [-vaɪ, -viː] Hühnerauge *nt*, Leichdorn *m*, Klavus *m*, Clavus *m*

clear [klɪər] *adj* (licht-)durchlässig, durchsichtig, transparent

clear|ance ['klɪərəns] *noun* Clearance *f*
creatinine clearance Kreatinin-, Creatininclearance *f*
renal clearance renale Clearance *f*, Nierenclearance *f*

cleav|age ['kliːvɪdʒ] *noun* **1.** (Zell-)Teilung *f*, Furchung (-steilung *f*) *f* **2.** (*chem.*) Spaltung *f*
pudendal cleavage Schamspalte *f*, Rima pudendi

cleft [kleft] **I** *noun* Spalt(e *f*) *m*, Furche *f*, Fissur *f* **II** *adj* gespalten, geteilt, (auseinander-)klaffend
anal cleft Gesäßspalte *f*, Afterfurche *f*, Crena analis/ani, Rima ani
branchial clefts Kiemengänge *pl*, Kiemenspalten *pl*, Viszeralspalten *pl*
cluneal cleft Gesäßspalte *f*, Afterfurche *f*, Crena analis/ani, Rima ani
facial cleft Gesichtsspalte *f*, Fissura facialis, Prosoposchisis *f*
gill clefts Kiemengänge *pl*, Kiemenspalten *pl*, Viszeralspalten *pl*
gluteal cleft Gesäßspalte *f*, Afterfurche *f*, Crena analis/ani, Rima ani
intermammary cleft Sulcus intermammarius
Lanterman's clefts Schmidt-Lanterman-Einkerbungen *pl*, -Inzisuren *pl*
natal cleft Gesäßspalte *f*, Afterfurche *f*, Crena analis/ani, Rima ani
oblique facial cleft schräge Gesichtsspalte/Wangenspalte *f*, Meloschisis *f*
pharyngeal clefts Kiemengänge *pl*, Kiemenspalten *pl*, Viszeralspalten *pl*
Schmidt-Lanterman clefts Schmidt-Lanterman-Einkerbungen *pl*, -Inzisuren *pl*
soft palate cleft Velumspalte *f*
urogenital cleft Schamspalte *f*, Rima pudendi
vulval cleft Schamspalte *f*, Rima pudendi

cleid- *präf.* Schlüsselbein-, Klavikula(r)-, Kleido-

clei|dal ['klaɪdəl] *adj* Schlüsselbein/Klavikula betreffend, klavikular

cleido- *präf.* Schlüsselbein-, Klavikula(r)-, Kleido-

clei|do|cos|tal [,klaɪdəʊ'kɑstl] *adj* Rippen und Schlüsselbein/Klavikula betreffend oder verbindend, kostoklavikulär, kostoklavikular

clei|do|cra|ni|al [,klaɪdəʊ'kreɪnɪəl] *adj* Schlüsselbein

und Kopf betreffend, kleidokranial
cleidotomy [klaɪ'dɑtəmɪ] *noun* Schlüsselbeindurchtrennung *f*, Clavikotomie *f*, Kleidotomie *f*
kleptomania [,kleptə'meɪnɪə, -njə] *noun* Kleptomanie *f*
kleptomaniac [,kleptə'meɪnɪ,æk] *adj* an Kleptomanie leidend, kleptoman, kleptomanisch
click [klɪk] *noun* Click *m*, Klick *m*
ejection click Austreibungsgeräusch *nt*, Ejektionsklick *m*
Ortolani's click Ortolani-Zeichen *nt*, -Click *m*
clid- *präf.* Schlüsselbein-, Klavikula(r)-, Kleido-
clidal ['klaɪdəl] *adj* Schlüsselbein/Klavikula betreffend, klavikular
clido- *präf.* Schlüsselbein-, Klavikula(r)-, Kleido-
clidocostal [,klaɪdəʊ'kɑstl] *adj* Rippen und Schlüsselbein/Klavikula betreffend oder verbindend, kostoklavikulär, kostoklavikular
clidocranial [,klaɪdəʊ'kreɪnɪəl] *adj* Schlüsselbein und Kopf betreffend, kleidokranial
climacterial [klaɪ,mæk'tɪərɪəl] *adj* Wechseljahre/Klimakterium betreffend, in den Wechseljahren auftretend, klimakterisch
climacteric [klaɪ'mæktərɪk, ,klaɪmæk'terɪk] I *noun* **1.** Klimakterium *nt*, Klimax *f*, Wechseljahre *pl* **2.** kritische oder entscheidende Phase *f*; Krise *f* II *adj* **3.** kritisch, entscheidend, Krisen- **4.** sich steigernd oder zuspitzend **5.** → *climacterial*
delayed climacteric Klimakterium tardum
male climacteric Klimakterium virile
precocious climacteric Klimakterium praecox
climax ['klaɪmæks] I *noun* **1.** Höhepunkt *m*, Gipfel *m*, Akme *f* **2.** Höhepunkt *m*, Orgasmus *m*, Klimax *f* II *vt* auf den Höhepunkt bringen, steigern III *vi* den Höhepunkt erreichen, sich steigern
clinic ['klɪnɪk] I *noun* **1.** Poliklinik *f*, Ambulanz *f*, Ambulatorium *nt* **2.** Sprechstunde *f*; Beratungsgruppe *f* oder Therapiegruppe *f* **3.** Krankenhaus *nt*, spezialisiertes Krankenhaus *nt*, Klinik *f* **4.** Bedside-Teaching *nt*, Unterweisung *f* (von Studenten) am Krankenbett II *adj* → *clinical*
clinical ['klɪnɪkl] *adj* Klinik/Krankenhaus betreffend, klinisches (Krankheits-)Bild betreffend, klinisch
clinical-diagnostic *adj* klinisch-diagnostisch
clinicoanatomical [,klɪnɪkəʊænə'tɑmɪkl] *adj* klinisch-anatomisch
clinicopathologic [klɪnɪkəʊ,pæθə'lɑdʒɪk] *adj* klinisch-pathologisch
clinicopathological [klɪnɪkəʊ,pæθə'lɑdʒɪkl] *adj* klinisch-pathologisch
clinocephalism [,klaɪnə'sefəlɪzəm] *noun* Klinokephalie *f*, Kreuzkopf *m*, Sattelkopf *m*
clinodactyly [,klaɪnə'dæktəlɪ] *noun* Klinodaktylie *f*
clinostatic [,klaɪnə'stætɪk] *adj* im Liegen (auftretend), klinostatisch
clitoral ['klɪtərəl, 'klaɪ-] *adj* Klitoris betreffend, Klitoris-
clitorectomy [klɪtə'rektəmɪ] *noun* Klitoridektomie *f*
clitoridauxe [,klɪtərɪ'dɔːksɪ] *noun* Klitorishypertrophie *f*
clitoridean [klɪtə'rɪdɪən, klaɪ-] *adj* Klitoris betreffend, Klitoris-
clitoridectomy [,klɪtərɪ'dektəmɪ] *noun* Klitoridektomie *f*
clitoriditis [,klɪtərɪ'daɪtɪs] *noun* Clitoritis *f*, Klitorisentzündung *f*, Klitoritis *f*
clitoridotomy [,klɪtərɪ'dɑtəmɪ] *noun* **1.** Klitorisinzision *f*, -spaltung *f*, Klitorotomie *f* **2.** weibliche Beschneidung *f*, Klitoridotomie *f*
clitoris ['klɪtərɪs] *noun* Kitzler *m*, Klitoris *f*, Clitoris *f*
clitorism ['klɪtərɪzəm] *noun* Klitorishypertrophie *f*
clitoritis [klɪtə'raɪtɪs] *noun* Clitoritis *f*, Klitorisentzündung *f*, Klitoritis *f*
clitorotomy [klɪtə'rɑtəmɪ] *noun* Klitorisinzision *f*, -spaltung *f*, Klitorotomie *f*
clival ['klaɪvæl] *adj* Klivus betreffend, Klivus-
clivus ['klaɪvəs] *noun, plural* **-vi** [-vaɪ] Abhang *m*, Klivus *m*, Clivus *m*
cloaca [kləʊ'eɪkə] *noun, plural* **-cae** [-siː] Kloake *f*, Cloaca *f*
cloacal [kləʊ'eɪkl] *adj* Kloake betreffend, Kloaken-
clonal ['kləʊnl] *adj* Klon betreffend, von einem Klon stammend, klonal
clone [kləʊn] I *noun* Klon *m*, Clon *m* II *v* klonen
clonic ['klɑnɪk, 'kləʊ-] *adj* Klonus betreffend, in der Art eines Klonus, klonisch
clonicotonic [,klɑnɪkəʊ'tɑnɪk] *adj* abwechselnd klonisch und tonisch, klonisch-tonisch
cloning ['kləʊnɪŋ] *noun* Klonierung *f*, Klonbildung *f*
DNA cloning DNA-Klonierung *f*
reproductive cloning reproduktives Klonen *nt*, genetisch identische Mehrlingsherstellung *f*, reproduktives Klonieren *nt*, reproduktive Klonierung *f*
therapeutic cloning therapeutische Klonierung *f*, therapeutisches Klonen *nt*, therapeutisches Klonieren *nt*
clonogenic [,kləʊnəʊ'dʒenɪk] *adj* die Klonbildung anregend, klonogen
clonorchiasis [,kləʊnɔːr'kaɪəsɪs] *noun* Klonorchiasis *f*, Clonorchiose *f*, Clonorchiasis *f*, Opisthorchiasis *f*
clonorchiosis [kləʊ,nɔːrkaɪ'əʊsɪs] *noun* → *clonorchiasis*
Clonorchis [kləʊ'nɔːrkɪs, klɑn-] *noun* Clonorchis *m*
Clonorchis sinensis chinesischer Leberegel *m*, Clonorchis/Opisthorchis sinensis
clonospasm ['klɑnəspæzəm, 'kləʊn-] *noun* → *clonus*
clonotype ['kləʊnəʊtaɪp] *noun* Klonotyp *m*
clonotypic [kləʊnəʊ'tɪpɪk] *adj* klonotypisch
clonus ['kləʊnəs] *noun* Klonus *m*, Clonus *m*
patellar clonus Patellarklonus *m*
uterine clonus Clonus uteri
clostridial [klɑ'strɪdɪəl] *adj* Clostridien betreffend, durch sie verursacht, Clostridien-
Clostridium [klɑ'strɪdɪəm] *noun* Clostridium *nt*
Clostridium botulinum Botulinusbazillus *m*, Clostridium botulinum
Clostridium difficile Clostridium difficile
Clostridium histolyticum Clostridium histolyticum
Clostridium novyi Clostridium novyi, Clostridium oedematiens
Clostridium novyi type B Bacillus gigas Zeissler, Clostridium novyi typ B
Clostridium novyi type C Clostridium bubalorum Prévot, Clostridium novyi typ C
Clostridium perfringens Welch-Fränkel-Bazillus *m*, Welch-Fränkel-Gasbrandbazillus *m*, Clostridium perfringens
Clostridium septicum Pararauschbrandbazillus *m*, Clostridium septicum
Clostridium tetani Tetanusbazillus *m*, Tetanuserreger *m*, Wundstarrkrampfbazillus *m*, Wundstarrkrampferreger *m*, Clostridium tetani, Plectridium tetani
closure ['kləʊʒər] *noun* **1.** Schließung *f*, (Zu-, Ab-) Schließen *nt*; Stillegung *f* **2.** (*Wunde*) Verschließen *nt* **3.** Verschluss *m*
delayed primary wound closure verzögerter primärer Wundverschluss *m*, verzögerte primäre Wundnaht *f*
epiphysial closure Epiphysenschluss *m*
closure in (anatomic) layers schichtweiser Wundverschluss *m*, Etagennaht *f*
primary wound closure primäre Wundnaht *f*, primärer Wundverschluss *m*
secondary wound closure sekundäre Wundnaht *f*, sekundärer Wundverschluss *m*
wound closure Wundnaht *f*, Wundverschluss *m*
clot [klɑt] I *noun* **1.** Klumpen *m*, Klümpchen *nt* **2.** (Blut-, Fibrin-)Gerinnsel *nt* II *vt* zum Gerinnen bringen III *vi*

gerinnen; (*Blut*) koagulieren
bacon-rind clot Speckhautgerinnsel *nt*
blood clot Kruorgerinnsel *nt*, Cruor sanguinis *m*, Blutgerinnsel *nt*, Kruor *m*, Blutkoagulum *nt*, Gerinnsel *nt*
fibrin clot Fibringerinnsel *nt*
mixed clot gemischter Thrombus *m*, Kombinationsthrombus *m*
postmortem clot Leichengerinnsel *nt*
spider-web clot Spinnengewebegerinnsel *nt*
washed clot Abscheidungsthrombus *m*, Konglutinationsthrombus *m*, weißer/grauer Thrombus *m*
clo|tri|ma|zole [kləʊ'trɪməzəʊl] *noun* Clotrimazol *nt*
clot|ting ['klɑtɪŋ] *noun* (Blut-, Fibrin-)Gerinnung *f*, Koagulation *f*; Klumpenbildung *f*
blood clotting Blutgerinnung *f*, Koagulation *f*
clove [kləʊv] *noun* Gewürznelken *pl*, Flores Caryophylli
clox|a|cil|lin [klɑksə'sɪlɪn] *noun* Cloxacillin *nt*
club|foot ['klʌbfʊt] *noun* (angeborener) Klumpfuß *m*, Pes equinovarus (excavatus et adductus)
club|hand ['klʌbhænd] *noun* Klumphand *f*
clu|nes ['kluːniːz] *plural* Gesäß(backen *pl*) *nt*, Hinterbacken *pl*, Clunes *pl*, Nates *pl*
clys|ma ['klɪzmə] *noun, plural* **-ma|ta** [-mətə] Einlauf *m*, Klistier *nt*, Klysma *nt*, Clysma *nt*
cne|mi|al ['niːmɪəl] *adj* Schienbein betreffend, Schienbein-
cne|mis ['niːmɪs] *noun* Unterschenkel *m*; Schienbein *nt*, Tibia *f*; Schienbeinregion *f*
co|ag|glu|ti|na|tion [kəʊə,gluːtə'neɪʃn] *noun* Koagglutination *f*
co|ag|glu|ti|nin [kəʊə'gluːtnɪn] *noun* Koagglutinin *nt*
co|ag|u|la|bil|i|ty [kəʊ,ægjələ'bɪlətɪ] *noun* Gerinnbarkeit *f*, Koagulierbarkeit *f*, Koagulabilität *f*
co|ag|u|la|ble [kəʊ'ægjələbl] *adj* gerinnbar, gerinnungsfähig, koagulabel, koagulierbar
co|ag|u|lant [kəʊ'ægjələnt] **I** *noun* gerinnungsförderndes Mittel *nt*, Koagulans *nt* **II** *adj* Koagulation bewirkend oder beschleunigend, gerinnungs-, koagulationsfördernd
co|ag|u|lase [kəʊ'ægjəleɪz] *noun* Koagulase *f*, Coagulase *f*
co|ag|u|la|tion [kəʊ,ægjə'leɪʃn] *noun* **1.** Gerinnung *f*, Koagulation *f* **2.** Blutgerinnung *f* **3.** →*coagulum*
blood coagulation Blutgerinnung *f*
disseminated intravascular coagulation **1.** disseminierte intravasale Koagulation *f*, disseminierte intravasale Gerinnung *f* **2.** Verbrauchskoagulopathie *f*
electric coagulation Elektrokoagulation *f*, Kaltkaustik *f*
endoscopic coagulation Endokoagulation *f*
co|ag|u|la|tive [kəʊ'ægjəleɪtɪv, -lətɪv] *adj* gerinnungsfördernd, -verursachend, koagulationsfördernd
co|ag|u|la|tor [kəʊ'ægjəleɪtər] *noun* Koagulator *m*
co|ag|u|lop|a|thy [kəʊ,ægjə'lɑpəθɪ] *noun* Blutgerinnungsstörung *f*, Gerinnungsstörung *f*, Koagulopathie *f*
consumption coagulopathy **1.** Verbrauchskoagulopathie *f* **2.** disseminierte intravasale Koagulation *f*, disseminierte intravasale Gerinnung *f*
deficiency coagulopathy Defektkoagulopathie *f*
dilution coagulopathy Verdünnungskoagulopathie *f*
co|ag|u|lum [kəʊ'ægjələm] *noun, plural* **-la** [-lə] (Blut-) Gerinnsel *nt*, Koagel *nt*, Koagulum *nt*
fibrin coagulum Fibringerinnsel *nt*
co|arc|ta|tion [,kəʊɑːrk'teɪʃn] *noun* Koarktation *f*
adult type aortic coarctation Erwachsenenform *f* der Aortenisthmusstenose, infaduktale Aortenisthmusstenose *f*
aortic coarctation Aortenisthmusstenose *f*, Coarctatio aortae
infantile type aortic coarctation infantile/präduktale Aortenisthmusstenose *f*
reversed coarctation Pulslos-Krankheit *f*, Martorell-Krankheit *f*, Martorell-Syndrom *nt*, Takayasu-Krankheit *f*, Takayasu-Syndrom *nt*, Arteriitis brachiocephalica
co|arc|tot|o|my [,kəʊɑːrk'tɑtəmɪ] *noun* Strikturendurchtrennung *f*, Koarktotomie *f*
coat [kəʊt] **I** *noun* Haut *f*, Fell *nt*, Hülle *f*; Überzug *m*, Beschichtung *f*, Schicht *f*, Decke *f* **II** *v* beschichten, überziehen; bedecken, umhüllen (*with* mit)
adventitial coat Tunica adventitia, Adventitia *f*
albugineous coat Tunica albuginea
buffy coat Leukozytenmanschette *f*, buffy coat *nt*
cell coat Zellhülle *f*
external coat Tunica adventitia
external coat of capsule of graafian follicle Theka/Theca *f* externa, Tunica externa thecae folliculi
external coat of esophagus Tunica adventitia oesophagi
external coat of theca folliculi Tunica externa thecae folliculi, Theca externa
external coat of ureter Tunica adventitia ureteris
fibrous coat Tunica fibrosa
fibrous coat of corpus cavernosum Tunica albuginea corporum cavernosum
fibrous coat of eyeball Tunica fibrosa bulbi, äußere Augenhaut *f*
fibrous coat of liver Tunica fibrosa hepatis, Tunica fibrosa hepatis
fibrous coat of ovary Theca folliculi
fibrous coat of testis Tunica albuginea testis
internal coat of capsule of graafian follicle Tunica interna thecae folliculi
internal coat of pharynx of Luschka Tela submucosa pharyngea
mucous coat Schleimhaut *f*, Mukosa *f*, Tunica mucosa
muscular coat Muskelschicht *f*, Tunica muscularis
muscular coat of esophagus Tunica muscularis oesophageae
muscular coat of pharynx Muskelschicht *f* der Pharynxwand, Tunica muscularis pharyngis
proper coat of dermis Geflechtschicht *f*, Stratum reticulare dermis
protein coat Proteinhülle *f*
sclerotic coat Lederhaut *f*, Sklera *f*
serous coat seröse Haut *f*, Serosa *f*, Tunica serosa
serous coat of bladder Tunica serosa vesicae
serous coat of esophagus Tunica serosa oesophageae
serous coat of gallbladder Tunica serosa vesicae biliaris/felleae
serous coat of large intestine Tunica serosa intestini crassi
serous coat of liver Tunica serosa hepatis
serous coat of peritonuem Tunica serosa peritonei
serous coat of serous pericard Tunica serosa pericardii
serous coat of small intestine Tunica serosa intestini tenuis
serous coat of stomach Tunica serosa gastrici
serous coat of uterine tube Tunica serosa tubae uterina, Perisalpinx *f*
serous coat of uterus Tunica serosa uteri, Perimetrium *nt*
submucosal coat Submukosa *f*, Tela *f* submucosa
submucous coat Submukosa *f*, Tela *f* submucosa
subserous coat subseröse Bindegewebsschicht *f*, Subserosa *f*, Tela subserosa
uveal coat mittlere Augenhaut *f*, Uvea *f*, Tunica vasculosa bulbis
vaginal coat of testis Tunica vaginalis testis
vascular coat of eye mittlere Augenhaut *f*, Uvea *f*, Tunica vasculosa bulbis
vascular coat of stomach Tela submucosa gastricae
white coat Tunica albuginea testis/ovarii
co|bal|a|min [kəʊ'bæləmɪn] *noun* Kobalamin *nt*, Cobalamin *nt*
co|balt ['kəʊbɔːlt] *noun* Kobalt *nt*, Cobalt *nt*
co|ca ['kəʊkə] *noun* **1.** (*biolog.*) Koka *f*, Coca *f* **2.** Kokablätter *pl*, Folia cocae

co|caine [kəʊ'keɪn, 'kəʊ-] *noun* Cocain *nt*
co|car|box|y|lase [kəʊkɑːr'bɑksəleɪz] *noun* Thiaminpyrophosphat *nt*
co|car|cin|o|gen [kəʊkɑːr'sɪnədʒən] *noun* Kokarzinogen *nt*
co|car|ci|no|gen|e|sis [kəʊˌkɑːrsnəʊ'dʒenəsɪs] *noun* Kokarzinogenese *f*
coc|cal ['kɑkəl] *adj* Kokken betreffend, kokkenähnlich, kokkenförmig, Kokken-
Coc|cid|ia [kɑk'sɪdɪə] *plural* Kokzidien *pl*, Coccidia *pl*
coc|cid|i|al [kɑk'sɪdɪəl] *adj* Kokzidien betreffend, durch sie verursacht, Kokzidien-
coc|cid|i|oi|dal [kɑkˌsɪdɪ'ɔɪdl] *adj* Kokzidioido-, Kokzidioiden-
Coc|cid|i|oi|des [kɑkˌsɪdɪ'ɔɪdiːz] *noun* Kokzidioidespilz *m*, Coccidioides *m*
Coccidioides immitis Coccidioides/Blastomycoides immitis
coc|cid|i|oi|din [kɑkˌsɪdɪ'ɔɪdɪn] *noun* Kokzidioidin *nt*, Coccidioidin *nt*
coc|cid|i|oi|do|my|co|sis [kɑkˌsɪdɪˌɔɪdəmaɪ'kəʊsɪs] *noun* Wüstenfieber *nt*, Posadas-Mykose *f*, Kokzidioidomykose *f*, Coccidioidomycose *f*, Granuloma coccidioides
coc|cid|i|o|sis [kɑkˌsɪdɪ'əʊsɪs] *noun* Kokzidienbefall *m*, -erkrankung *f*, Kokzidiose *f*, Coccidiosis *f*
coc|cid|i|um [kɑk'sɪdɪəm] *noun, plural* **-dia** [kɑk'sɪdɪə] Kokzidie *f*, Coccidium *nt*
coc|ci|gen|ic [ˌkɑksə'dʒenɪk] *adj* durch Kokken bedingt oder hervorgerufen, kokkenbedingt, Kokken-
cocco- *präf.* Beeren-, Trauben-, Kokken-
coc|co|gen|ic [ˌkɑkə'dʒenɪk] *adj* durch Kokken bedingt oder hervorgerufen, kokkenbedingt, Kokken-
coc|coid ['kɑkɔɪd] *adj* kokkenähnlich, kokkenartig, kokkoid
coc|cus ['kɑkəs] *noun, plural* **coc|ci** ['kɑksaɪ] Kokke *f*, Kokkus *m*, Coccus *m*
Neisser's coccus Gonokokkus *m*, Gonococcus *m*, Neisseria gonorrhoeae
Weichselbaum's coccus Meningokokkus *m*, Neisseria meningitidis
coc|cy|dyn|ia [ˌkɑksə'dɪnɪə] *noun* Steißschmerz *m*, Kokzygodynie *f*
coc|cy|gal|gia [ˌkɑksə'gældʒ(ɪ)ə] *noun* Kokzygodynie *f*, Steißschmerz *m*
coc|cyg|e|al [kɑk'sɪdʒɪəl] *adj* Steißbein/Os coccygis betreffend, coccygeal, kokzygeal
coc|cy|gec|to|my [ˌkɑksə'dʒektəmɪ] *noun* Steißbeinresektion *f*, Kokzygektomie *f*
coc|cy|go|dyn|ia [ˌkɑksɪgəʊ'dɪnɪə] *noun* Steißbeinschmerz *m*, Kokzygodynie *f*, Coccygodynie *f*
coc|cy|got|o|my [ˌkɑksə'gɑtəmɪ] *noun* Steißbeinlösung *f*, Kokzygotomie *f*
coc|cyx ['kɑksɪks] *noun, plural* **-cy|ges** [-'saɪdʒiːz, -sɪdʒiːz] Steißbein *nt*, Coccyx *f*, Os coccygis
coch|le|a ['kɑklɪə, 'kəʊ-] *noun, plural* **-le|ae** [-lɪiː, -lɪaɪ] (Gehörgangs-, Innenohr-)Schnecke *f*, Kochlea *f*, Cochlea *f*
membranous cochlea (häutiger) Schneckengang *m*, Ductus cochlearis
coch|le|ar ['kɑklɪər, 'kəʊ-] *adj* Gehörgangsschnecke/Cochlea betreffend, kochlear
coch|le|i|tis [kɑklɪ'aɪtɪs] *noun* Entzündung der Innenohrschnecke, Cochlitis *f*, Kochleitis *f*, Cochleitis *f*
coch|le|o|ves|tib|u|lar [ˌkɑklɪəʊve'stɪbjələr] *adj* Gehörgangsschnecke und Innenohrvorhof/Vestibulum auris betreffend, kochleovestibulär
coch|li|tis [kɑk'laɪtɪs] *noun* Entzündung der Innenohrschnecke, Cochlitis *f*, Kochleitis *f*, Cochleitis *f*
cock|roach ['kɑkrəʊtʃ] *noun* Küchenschabe *f*, Schabe *f*, Kakerlake *f*, Kakerlak *m*
code [kəʊd] **I** *noun* Code *m*, Kode *m* **II** *v* codieren, kodieren
genetic code genetischer Kode/Code *m*

co|deine ['kəʊdiːn] *noun* Kodein *nt*, Codein *nt*, Methylmorphin *nt*
co|dom|i|nance [kəʊ'dɑmɪnəns] *noun* Kodominanz *f*
co|dom|i|nant [kəʊ'dɑmɪnənt] *adj* Kodominanz betreffend, sich gleichzeitig ausprägend, kodominant, kombinant
co|don ['kəʊdɑn] *noun* Kodon *nt*, Codon *nt*
co|ef|fi|cient [ˌkəʊə'fɪʃənt] *noun* Koeffizient *m*
erythrocyte color coefficient Erythrozytenfärbekoeffizient *m*, Färbekoeffizient *m*
co|en|zyme [kəʊ'enzaɪm] *noun* Koenzym *nt*, Coenzym *nt*
coenzyme A Coenzym A *nt*
acetyl coenzyme A Acetylcoenzym A *nt*, Acetyl-CoA *nt*
coenzyme B_{12} Coenzym B_{12} *nt*, 5-Desoxyadenosylcobalamin *nt*
co|fac|tor ['kəʊfæktər] *noun* Ko-, Cofaktor *m*
platelet cofactor antihämophiles Globulin *nt*, Antihämophiliefaktor *m*, Faktor VIII *m*
cofactor of thromboplastin Proakzelerin *nt*, Proaccelerin *nt*, Acceleratorglobulin *nt*, labiler Faktor *m*, Faktor V *m*
cofactor V Prokonvertin *nt*, -convertin *nt*, Faktor VII *m*, Autothrombin I *nt*, Serum-Prothrombin-Conversion-Accelerator *m*, stabiler Faktor *m*
co|fer|ment ['kəʊfɜrment] *noun* → *coenzyme*
cog|ni|tion [kɑg'nɪʃn] *noun* Kognition *f*
cog|ni|tive ['kɑgnɪtɪv] *adj* auf Erkenntnis beruhend, erkenntnismäßig, kognitiv
co|hab|i|ta|tion [kəʊˌhæbɪ'teɪʃn] *noun* **1.** Zusammenleben *nt* **2.** Beischlaf *m*, Koitus *m*, Geschlechtsverkehr *m*, Kohabitation *f*, Cohabitatio *f*
co|her|ent [kəʊ'hɪərənt, -'her-] *adj* **1.** zusammenhängend, -klebend, verbunden **2.** kohärent **3.** übereinstimmend **4.** (logisch) zusammenhängend
co|i|tal ['kəʊɪtəl] *adj* Beischlaf/Koitus betreffend, koital
co|i|to|pho|bia [ˌkəʊɪtə'fəʊbɪə] *noun* Angst *f* vorm Beischlaf, Koitophobie *f*
co|i|tus ['kəʊɪtəs] *noun* Geschlechtsverkehr *m*, Beischlaf *m*, Koitus *m*, Coitus *m*
coitus interruptus Coitus interruptus
oral coitus Oralverkehr *m*, Fellatio *f*, Coitus oralis
col|chi|cine ['kɑltʃəsiːn] *noun* Kolchizin *nt*, Colchicin *nt*
cold [kəʊld] **I** *noun* **1.** Kälte *f* **2.** Erkältung *f*, Schnupfen *m* have a cold erkältet sein; (einen) Schnupfen haben a heavy/bad cold eine schwere Erkältung get/catch/take (a) cold sich eine Erkältung zuziehen, sich erkälten **II** *adj* **3.** kalt, kühl **4.** frierend
allergic cold Heuschnupfen *m*, Heufieber *nt*
common cold (banale) Erkältung *f*, Erkältungskrankheit *f*, Schnupfen *m*
symptomatic cold Begleitschnupfen *m*
co|lec|ta|sia [ˌkəʊlek'teɪʒ(ɪ)ə] *noun* Dickdarm-, Kolonerweiterung *f*, Kolektasie *f*
co|lec|to|my [kə'lektəmɪ, kəʊ-] *noun* Dickdarmentfernung *f*, -exstirpation *f*, Kolonentfernung *f*, -exstirpation *f*, Kolektomie *f*
co|le|i|tis [kɑlɪ'aɪtɪs, kəʊlɪ-] *noun* Colpitis *f*, Scheidenentzündung *f*, Kolpitis *f*, Vaginitis *f*
coleo- *präf.* Scheiden-, Kolpo-, Vaginal-, Vagino-
co|le|o|cele ['kəʊlɪəsiːl] *noun* Scheidenbruch *m*, Kolpozele *f*, Hernia vaginalis
co|le|o|cys|ti|tis [ˌkəʊlɪəsɪs'taɪtɪs] *noun* Entzündung von Scheide/Vagina und Harnblase, Kolpozystitis *f*
co|le|op|to|sis [kəʊlɪɑp'təʊsɪs] *noun* Koloptose *f*
co|le|ot|o|my [kəʊlɪ'ɑtəmɪ] *noun* Scheiden-, Vaginalschnitt *m*, Kolpo-, Vaginotomie *f*
co|li|bac|il|le|mia [kəʊlɪˌbæsɪ'liːmɪə] *noun* Kolibakteriämie *f*, -bazillämie *f*
co|li|bac|il|lo|sis [ˌkəʊlɪˌbæsɪ'ləʊsɪs] *noun* Infektion *f* mit Escherichia coli, Kolibazillose *f*, -bazilleninfektion *f*
co|li|bac|il|lu|ria [ˌkəʊlɪˌbasɪ'l(j)ʊərɪə] *noun* Koliurie *f*
co|li|ba|cil|lus [ˌkəʊlɪbə'sɪləs] *noun* Escherich-Bakteri-

um *nt*, Colibakterium *nt*, Colibazillus *m*, Kolibazillus *m*, Escherichia coli

collic ['kɑlɪk] I *noun* Kolik *f* II *adj* das Kolon betreffend, kolisch

biliary colic Gallenkolik *f*, Colica hepatica

flatulent colic Tympanie *f*, Tympania *f*

gallstone colic Gallenkolik *f*, Colica hepatica

gastric colic Magenkrampf *m*, -kolik *f*, Gastrospasmus *m*, Colica gastrica

hepatic colic Gallenkolik *f*, Colica hepatica

menstrual colic Dysmenorrhoe *f*, Dysmenorrhoea *f*

nephric colic Nierenkolik *f*, Colica renalis

renal colic Nierenkolik *f*, Colica renalis

three month colics Dreimonatskolik *f*

colli|cin ['kɑləsɪn, 'kəʊl-] *noun* Kolizin *nt*, Colicin *nt*

colli|co|ple|gia [ˌkɑlɪkəʊ'pliːdʒ(ɪ)ə] *noun* Kolikoplegie *f*

colli|cys|ti|tis [ˌkɑlɪsɪs'taɪtɪs] *noun* Kolizystitis *f*

colli|cys|to|py|e|li|tis [ˌkɑlɪˌsɪstəˌpaɪə'laɪtɪs] *noun* Kolizystopyelitis *f*

colli|form ['kɑlɪfɔːrm] I *noun* coliforme Bakterien *pl*, Kolibakterien *pl*, Colibakterien *pl* II *adj* koliähnlich, koliform, coliform

colli|ne|phri|tis [ˌkɑlɪne'fraɪtɪs] *noun* Kolinephritis *f*

colli|phage ['kəʊləfeɪdʒ] *noun* Koliphage *m*, Coliphage *m*

colli|tic [kə'laɪtɪk] *adj* Dickdarmentzündung/Colitis betreffend, colitisch, kolitisch

colli|tis [kə'laɪtɪs] *noun* Dickdarmentzündung *f*, Kolonentzündung *f*, Kolitis *f*, Colitis *f*

amebic colitis Amöbenruhr *f*

balantidial colitis Balantidenkolitis *f*, Kolitis/Colitis *f* durch Balantidium coli; Balantidiasis *f*, Balantidiosis *f*

granulomatous colitis granulomatöse Kolitis *f*, Colitis granulomatosa

hemorrhagic colitis Colitis haemorrhagica

ischemic colitis ischämische Kolitis *f*

mucous colitis Schleimkolik *f*, Colica mucosa, Colitis mucosa

pseudomembranous colitis pseudomembranöse Kolitis/Enteritis/Enterokolitis *f*

radiation colitis Strahlenkolitis *f*, aktinische Kolitis *f*

regional colitis Colitis regionalis, Enteritis regionalis des Dickdarms

segmental colitis Colitis regionalis, Enteritis regionalis des Dickdarms

ulcerative colitis Colitis ulcerosa/gravis

colli|tox|e|mia [ˌkəʊlɪtɑk'siːmɪə] *noun* Kolitoxämie *f*

colli|tox|i|co|sis [kɑlɪˌtɑksɪ'kəʊsɪs] *noun* Kolitoxikose *f*

colli|tox|in [kɑlɪ'tɑksɪn] *noun* Kolitoxin *nt*, Colitoxin *nt*

colli|u|ria [ˌkɑlɪ'(j)ʊərɪə] *noun* Koliurie *f*

colla|gen ['kɑlədʒən] *noun* Kollagen *nt*

colla|gen|ase [kə'lædʒəneɪz] *noun* Kollagenase *f*

colla|gen|ic [ˌkɑlə'dʒenɪk] *adj* aus Kollagen bestehend, kollagen

collag|e|no|ly|sis [kəˌlædʒə'nɑlɪsɪs] *noun* Kollagenabbau *m*, -auflösung *f*, Kollagenolyse *f*

collag|e|no|lyt|ic [kəˌlædʒənəʊ'lɪtɪk] *adj* Kollagenolyse betreffend, mittels Kollagenolyse, kollagenauflösend, kollagenabbauend, kollagenolytisch

colla|gen|o|sis [ˌkɑlədʒə'nəʊsɪs] *noun* Kollagenkrankheit *f*, Kollagenose *f*, Kollagenopathie *f*

collag|e|nous [kə'lædʒənəs] *adj* aus Kollagen bestehend, kollagen

collapse [kə'læps] *noun* Kollaps *m*

cardiovascular collapse Herz-Kreislauf-Kollaps *m*, kardiovaskulärer Kollaps *m*

circulatory collapse Kreislaufkollaps *m*

collar ['kɑlər] *noun* Kragen *m*; Halsband *nt*; Halskrause *f*

Spanish collar Paraphimose *f*, Capistratio *f*

collat|er|al [kə'lætərəl] I *noun* Kollaterale *f* II *adj* **1.** seitlich, außen, kollateral, Seiten-, Kollateral- **2.** nebeneinander, benachbart, parallel, kollateral **3.** zusätzlich, Zusatz-; begleitend, Begleit-, Neben-

preformed collaterals präformierte Kollateralen *pl*

recurrent collaterals rekurrente Kollateralen *pl*

collicu|lec|to|my [kəˌlɪkjə'lektəmɪ] *noun* Resektion *f* des Samenhügels, Kollikulektomie *f*

collicu|li|tis [kəˌlɪkjə'laɪtɪs] *noun* Kollikulitis *f*, Samenhügelentzündung *f*, Colliculitis *f*

collicu|lus [kə'lɪkjələs] *noun, plural* **-li** [-laɪ, -liː] Colliculus *m*

bulbar colliculus Harnröhrenschwellkörper *m*, Corpus spongiosum penis

facial colliculus Colliculus facialis

inferior colliculus Colliculus inferior

seminal colliculus Samenhügel *m*, Colliculus seminalis

superior colliculus Colliculus superior

colliq|ua|tive ['kɑlɪkweɪtɪv, kə'lɪkwətɪv] *adj* mit Verflüssigung einhergehend, kolliquativ

collo|di|a|phys|e|al [ˌkɑləˌdaɪə'fiːzɪəl] *adj* Oberschenkelhals und Schaft/Diaphyse betreffend, kollodiaphysär

collo|di|on [kə'ləʊdɪən] *noun* Kollodium *nt*, Collodium *nt*, Zellulosedinitrat *nt*

colloid ['kɑlɔɪd] I *noun* **1.** (*chem.*) Kolloid *nt*, kolloiddisperses System *nt* **2.** (*histolog.*) Kolloid *nt* II *adj* →*colloidal*

colloi|dal [kə'lɔɪdl, kɑ-] *adj* im Kolloidzustand, kolloidal

collum ['kɑləm] *noun, plural* **-la** [-lə] **1.** Hals *m*, Collum *nt* **2.** halsförmige Struktur *f*, Hals *m*, Kollum *nt*, Collum *nt*, Cervix *f*, Zervix *f*

collu|to|ry ['kɑlətɔːriː] *noun* Mundwasser *nt*, Collutorium *nt*

collo|bo|ma [ˌkɑlə'bəʊmə] *noun, plural* **-mas, -malta** [-mətə] Kolobom *nt*

collo|bo|ma|tous [ˌkɑlə'bəʊmətəs] *adj* Kolobom betreffend, kolobomartig, kolobomatös

collo|ce|cos|to|my [ˌkəʊləsɪ'kɑstəmɪ] *noun* Zäkum-Kolon-Fistel *f*, Zäkokolostomie *f*, Kolozäkostomie *f*

collo|cen|te|sis [ˌkɑləsen'tiːsɪs] *noun* Kolonpunktion *f*, Kolozentese *f*

collo|chole|cys|tos|to|my [ˌkɑləˌkəʊləsɪs'tɑstəmɪ] *noun* Gallenblasen-Kolon-Fistel *f*, Cholezystokolostomie *f*

collo|clys|ter [ˌkɑlə'klɪstər] *noun* Dickdarm-, Koloneinlauf *m*, Kolonklysma *nt*

collo|co|los|to|my [ˌkɑləkə'lɑstəmɪ] *noun* Kolokolostomie *f*

transverse-sigmoid colocolostomy Transversosigmoideostomie *f*

collo|cu|ta|ne|ous [ˌkɑləkjuː'teɪnɪəs] *adj* Kolon und Haut/Cutis betreffend oder verbindend, kolokutan

collo|cynth ['kɑləsɪnθ] *noun* **1.** Koloquinthe *f*, Citrullus colocynthis **2.** Koloquinthe *f*, Colocynthidis fructus

collo|fix|a|tion [ˌkɑləfɪk'seɪʃn] *noun* Kolonanheftung *f*, -fixation *f*, Kolo-, Colofixation *f*

collo|he|pa|to|pexy [ˌkɑlə'hepətəpeksɪ] *noun* Kolohepatopexie *f*

collo|il|e|al [ˌkəʊlə'ɪlɪəl] *adj* Ileum und Kolon betreffend oder verbindend, ileokolisch

collo|ly|sis [kə'lɑlɪsɪs] *noun* Kolonlösung *f*, Kololyse *f*

collon ['kəʊlən] *noun* Grimmdarm *m*, Kolon *nt*, Colon *nt*, Intestinum colon

ascending colon aufsteigendes Kolon *nt*, Colon ascendens

brown colon Dickdarmmelanose *f*, braunes Kolon *nt*, Melanosis coli

descending colon absteigendes Kolon *nt*, Colon descendens

giant colon Megakolon *nt*, -colon *nt*

iliac colon absteigendes Kolon *nt*, Colon descendens

irritable colon irritables Kolon *nt*, spastisches Kolon *nt*, Reizkolon *nt*, Colon irritabile, Colon spasticum

pelvic colon Sigma *nt*, Sigmoid *nt*, Colon sigmoideum

sigmoid colon Sigma *nt*, Sigmoid *nt*, Colon sigmoide-

um
spastic colon Reizkolon *nt*, irritables/spastisches Kolon *nt*, Kolonneurose *f*, Colon irritabile/spasticum
transverse colon Querkolon *nt*, Colon transversum
co|lon|al|gia [ˌkəʊlə'nældʒ(ɪ)ə] *noun* Dickdarm-, Kolonschmerz *m*, Kolonalgie *f*
co|lon|ic [kəʊ'lɑnɪk] *adj* Kolon betreffend, Kolon-, Dickdarm-
co|lo|ni|tis [ˌkəʊlə'naɪtɪs, ˌkɑl-] *noun* Colitis *f*, Dickdarmentzündung *f*, Kolitis *f*
co|lo|ni|za|tion [ˌkɑlənɪ'zeɪʃn] *noun* **1.** Kolonisierung *f*, Besiedlung *f* **2.** Einnisten *nt*, Innidation *f*
co|lon|or|rha|gia [ˌkəʊlənə'rædʒ(ɪ)ə] *noun* Dickdarm-, Kolonblutung *f*, Kolorrhagie *f*
co|lon|os|co|py [kəʊlə'nɑskəpɪ] *noun* Dickdarmspiegelung *f*, Dickdarmendoskopie *f*, Kolonspiegelung *f*, Kolonendoskopie *f*, Koloskopie *f*, Kolonoskopie *f*
co|lo|pex|ia [kəʊlə'peksɪə] *noun* Kolopexie *f*
co|lo|pex|ot|o|my [ˌkɑləpek'sɑtəmɪ] *noun* Kolopexotomie *f*
co|lo|pex|y [ˌkɑlə'peksɪ] *noun* Kolopexie *f*
co|lo|proc|tec|to|my [ˌkɑləprɑk'tektəmɪ] *noun* Resektion *f* von Kolon und Rektum, Koloproktektomie *f*, Proktokolektomie *f*
co|lo|proc|tit|ic [ˌkɑləprɑk'taɪtɪk] *adj* Koloproktitis betreffend, koloproktitisch, proktokolitisch, rektokolitisch
co|lo|proc|ti|tis [ˌkɑləprɑk'taɪtɪs] *noun* Entzündung von Mastdarm und Dickdarm/Kolon, Proktokolitis *f*, Koloproktitis *f*, Rektokolitis *f*
co|lop|to|sis [ˌkɑlə'təʊsɪs] *noun* Koloptose *f*
col|or ['kʌlər] I *noun* **1.** Farbe *f*, Farbstoff *m* **2.** Haut-, Gesichtsfarbe *f*, Teint *m* II *vt* färben III *vi* sich (ver-) färben, Farbe annehmen
col|or|ant ['kʌlərənt] *noun* Farbe *f*, Farbstoff *m*, Färbemittel *nt*
col|or|a|tion [ˌkʌlə'reɪʃn] *noun* **1.** Färben *nt*, Kolorieren *nt* **2.** Farbgebung *f*, -zusammenstellung *f*
co|lo|rec|tal [ˌkɑlə'rektl, ˌkəʊ-] *adj* Kolon und Mastdarm/Rektum betreffend oder verbindend, kolorektal
co|lo|rec|ti|tis [ˌkɑlərek'taɪtɪs] *noun* Entzündung von Mastdarm und Dickdarm/Kolon, Proktokolitis *f*, Koloproktitis *f*, Rektokolitis *f*
co|lo|rec|tos|to|my [ˌkɑlərek'tɑstəmɪ] *noun* Kolon-Rektum-Anastomose *f*, -Fistel *f*, Kolorektostomie *f*
co|lo|rec|tum [ˌkɑlə'rektəm] *noun* Kolon und Rektum, Kolorektum *nt*
col|ored ['kʌlərd] I *noun* Farbige(r *m*) *f* **the colored** die Farbigen *pl* II *adj* **1.** bunt, farbig, Bunt-, Farb- **2.** (*Person*) farbig, dunkelhäutig
col|or|im|e|ter [ˌkʌlər'rɪmɪtər] *noun* Farb(en)messer *m*, Kolorimeter *nt*, Chromatometer *nt*
col|or|i|met|ric [ˌkʌlərɪ'metrɪk] *adj* Kolorimetrie betreffend, mittels Kolorimetrie, kolorimetrisch
col|or|im|e|try [ˌkʌlə'rɪmətrɪ] *noun* Farbvergleich *m*, -messung *f*, Kolori-, Colorimetrie *f*
col|or|ing ['kʌlərɪŋ] *noun* **1.** (Ein-)Färben *nt* **2.** Färbemittel *nt*, Farbstoff *m*, Farbe *f* **3.** Gesichts-, Hautfarbe *f*, Teint *m*
co|lor|rha|gia [ˌkəʊlə'rædʒ(ɪ)ə] *noun* Dickdarmblutung *f*, Kolonblutung *f*, Kolorrhagie *f*
co|lor|rha|phy [kəʊ'lɔrəfɪ] *noun* Dickdarm-, Kolonnaht *f*, Kolorrhaphie *f*
co|lo|scop|ic [ˌkɑlə'skəʊpɪk] *adj* Koloskopie betreffend, mittels Koloskopie, koloskopisch
co|los|co|py [kə'lɑskəpɪ] *noun* Kolonoskopie *f*, Koloskopie *f*
co|lo|sig|moi|dos|to|my [ˌkəʊləˌsɪgmɔɪ'dɑstəmɪ] *noun* Kolon-Sigma-Fistel *f*, -Anastomose *f*, Kolosigmoidostomie *f*
co|los|to|my [kə'lɑstəmɪ] *noun* Kolostomie *f*
ileotransverse colostomy Ileotransversostomie *f*
transverse colostomy Transversokolostomie *f*
co|los|trum [kə'lɑstrəm] *noun* Vormilch *f*, Kolostrum *nt*, Colostrum *nt*
co|lot|o|my [kə'lɑtəmɪ] *noun* Dickdarmeröffnung *f*, -durchtrennung *f*, Koloneröffnung *f*, -durchtrennung *f*, Kolotomie *f*
co|lo|vag|i|nal [ˌkəʊlə'vædʒɪnl] *adj* Kolon und Scheide/Vagina betreffend oder verbindend, kolovaginal
co|lo|ves|i|cal [ˌkəʊlə'vesɪkl] *adj* Kolon und Harnblase/Vesica urinaria betreffend oder verbindend, kolovesikal
colp- *präf.* Scheiden-, Kolpo-, Vaginal-, Vagino-
col|pal|gia [kɑl'pældʒ(ɪ)ə] *noun* Scheidenschmerz *m*, Kolpalgie *f*, Vaginodynie *f*
col|pa|tre|sia [ˌkɑlpə'triːʒ(ɪ)ə] *noun* Scheiden-, Vaginalatresie *f*, Atresia vaginalis
col|pec|ta|sis [kɑl'pektəsɪs] *noun* Scheidenerweiterung *f*, Kolpektasie *f*
col|pec|to|my [kɑl'pektəmɪ] *noun* Exzision *f* der Scheidenwand, Kolpektomie *f*
col|pis|mus [kɑl'pɪzməs] *noun* Scheiden-, Vaginalkrampf *m*, Vaginismus *m*
col|pit|ic [kɑl'paɪtɪk] *adj* Scheidenentzündung/Vaginitis betreffend, vaginitisch, kolpitisch
col|pi|tis [kɑl'paɪtɪs] *noun* Colpitis *f*, Scheidenentzündung *f*, Kolpitis *f*, Vaginitis *f*
colpo- *präf.* Scheiden-, Kolp(o)-, Vaginal-
col|po|cele ['kɑlpəsiːl] *noun* Scheidenvorfall *m*
col|po|cel|i|o|cen|te|sis [ˌkɑlpəˌsiːlɪəsen'tiːsɪs] *noun* transvaginale Bauch(höhlen)punktion *f*, Kolpozöliozentese *f*
col|po|cel|i|ot|o|my [ˌkɑlpəsɪlɪ'ɑtəmɪ] *noun* Kolpozöliotomie *f*
col|po|clei|sis [ˌkɑlpə'klaɪsɪs] *noun* Kolpokleisis *f*
col|po|cys|ti|tis [ˌkɑlpəsɪs'taɪtɪs] *noun* Entzündung von Scheide/Vagina und Harnblase, Kolpozystitis *f*
col|po|cys|to|cele [ˌkɑlpə'sɪstəsiːl] *noun* Kolpozystozele *f*
col|po|cys|to|plas|ty [ˌkɑlpə'sɪstəplæstɪ] *noun* Kolpozystoplastik *f*
col|po|cys|tot|o|my [ˌkɑlpəsɪs'tɑtəmɪ] *noun* transvaginale Zystotomie *f*, Scheiden-Blasen-Schnitt *m*, Kolpozystotomie *f*
col|po|cys|to|u|re|te|ro|cys|tot|o|my [ˌkɑlpəˌsɪstəjʊəˌriːtərəʊsɪs'tɑtəmɪ] *noun* Kolpozystoureterozystotomie *f*
col|po|cys|to|u|re|te|rot|o|my [ˌkɑlpəˌsɪstəjʊəriːtə'rɑtəmɪ] *noun* Kolpozystoureterotomie *f*
col|po|cy|tol|o|gy [ˌkɑlpəsaɪ'tɑlədʒɪ] *noun* Vaginal-, Kolpozytologie *f*
col|po|hy|per|pla|sia [ˌkɑlpəˌhaɪpər'pleɪʒ(ɪ)ə] *noun* Scheiden(schleimhaut)hyperplasie *f*, Kolpohyperplasie *f*
col|po|hys|ter|ec|to|my [ˌkɑlpəhɪstə'rektəmɪ] *noun* transvaginale Hysterektomie *f*, Hysterectomia vaginalis
col|po|hys|te|ro|pex|y [ˌkɑlpə'hɪstərəʊpeksɪ] *noun* transvaginale Hysteropexie *f*, Kolpohysteropexie *f*
col|po|mi|cro|scope [ˌkɑlpə'maɪkrəskəʊp] *noun* Kolpomikroskop *nt*
col|po|my|co|sis [ˌkɑlpəmaɪ'kəʊsɪs] *noun* Scheiden-, Vaginalmykose *f*
col|po|my|o|mec|to|my [ˌkɑlpəmaɪə'mektəmɪ] *noun* transvaginale Myomektomie *f*, Kolpomyomektomie *f*
col|pop|a|thy [kɑl'pɑpəθɪ] *noun* Scheiden-, Vaginalerkrankung *f*, Kolpo-, Vaginopathie *f*
col|po|per|i|ne|o|plas|ty [ˌkɑlpəˌperɪ'nɪəplæstɪ] *noun* Kolpoperineoplastik *f*
col|po|per|i|ne|or|rha|phy [ˌkɑlpəˌperənɪ'ɔrəfɪ] *noun* Scheidendammnaht *f*, Kolpoperineorrhaphie *f*, Vaginoperineorrhaphie *f*
col|po|pex|y [kɑl'pəpeksɪ] *noun* Scheidenanheftung *f*, Kolpo-, Vaginopexie *f*
col|po|plas|ty [kɑlpə'plæstɪ] *noun* Scheiden-, Kolpo-, Vaginoplastik *f*
col|pop|to|sis [ˌkɑlpə(p)'təʊsɪs] *noun* Scheidenvorfall *m*
col|po|rec|to|pex|y [ˌkɑlpə'rektəpeksɪ] *noun* Kolporek-

topexie *f*
col|por|rha|gia [ˌkɑlpə'rædʒ(ɪ)ə] *noun* vaginale Blutung *f*, Scheidenblutung *f*, Kolporrhagie *f*
col|por|rha|phy [kɑl'pɔrəfɪ] *noun* Kolporrhaphie *f*
col|por|rhex|is [ˌkɑlpə'reksɪs] *noun* Scheidenriss *m*, Kolporrhexis *f*
col|po|scope ['kɑlpəskəʊp] *noun* Kolposkop *nt*
col|po|scop|ic [ˌkɑlpə'skɑpɪk] *adj* kolposkopisch
col|pos|co|py [kɑl'pɑskəpɪ] *noun* Kolposkopie *f*
col|po|spasm ['kɑlpəspæzəm] *noun* Scheidenkrampf *m*
col|po|ste|no|sis [ˌkɑlpəstɪ'nəʊsɪs] *noun* Scheidenverengerung *f*, Kolpostenose *f*
col|po|ste|not|o|my [ˌkɑlpəstɪ'nɑtəmɪ] *noun* Kolpostenotomie *f*
col|pot|o|my [kɑl'pɑtəmɪ] *noun* Scheiden-, Vaginalschnitt *m*, Kolpo-, Vaginotomie *f*
posterior colpotomy Kuldotomie *f*
col|po|u|re|ter|o|cys|tot|o|my [ˌkɑlpəjʊəˌriːtərəʊsɪs'tɑtəmɪ] *noun* Kolpoureterozystotomie *f*
col|po|u|re|ter|ot|o|my [ˌkɑlpəjʊəˌrɪtə'rɑtəmɪ] *noun* Kolpoureterotomie *f*
col|po|xe|ro|sis [ˌkɑlpəzɪ'rəʊsɪs] *noun* Scheidenxerose *f*
colts|foot ['kəʊtsˌfʊt] *noun* Huflattich *m*, Tussilago farfara
co|lu|mel|la [ˌkɑl(j)ə'melə] *noun, plural* **-lae** [-liː, -laɪ] kleine Säule *f*, Columella *f*
central columella of cochlea Schneckenachse *f*, -spindel *f*, Modiolus *f*
col|umn ['kɑləm] *noun* **1.** Säule *f*, Pfeiler *m* **2.** säulenförmige Struktur *f*, Columna *f*
anal columns Analsäulen *pl*, -papillen *pl*, Morgagni-Papillen *pl*, Columnae anales
anterior column Columna anterior medullae spinalis
anterior column of fauces vorderer Gaumenbogen *m*, Arcus palatoglossus
anterior gray column Columna anterior medullae spinalis
anterior gray column of spinal cord Vordersäule *f* (des Rückenmarks), Columna anterior
anterior column of medulla oblongata Pyramis medullae oblongatae
anterior column of rugae of vagina Columna rugarum anterior
anterior column of spinal cord Vordersäule *f* (des Rückenmarks), Columna anterior
anterolateral column of spinal cord Seitenstrang *m* (des Rückenmarks), Funiculus lateralis medullae spinalis
columns of Bertin Bertin-Säulen *pl*, Columnae renales
Clarke's column Clarke-Säule *f*, -Kern *m*, Columna thoracica, Nucleus thoracicus
dorsal column Hintersäule *f* (der grauen Substanz), Columna grisea posterior medullae spinalis
fornix column Gewölbesäule *f*, -pfeiler *m*, Fornixsäule *f*, -pfeiler *m*, Columna fornicis
fundamental columns Grundbündel *pl*, Fasciculi proprii
Gowers' column Gowers-Bündel *nt*, Tractus spinocerebellaris anterior
gray columns Säulen *pl* der grauen (Rückenmarks-) Substanz, Columnae griseae medullae spinalis
intermediate column Columna intermedia, Seitensäule *f*
lateral column of spinal cord Seitensäule *f* (des Rückenmarks), Columna lateralis medullae spinalis
column of Lissauer Lissauer-(Rand-)Bündel *nt*, Tractus dorsolateralis
columns of Morgagni Analsäulen *pl*, -papillen *pl*, Morgagni-Papillen *pl*, Columnae anales
posterior column of fauces hinterer Gaumenbogen *m*, Arcus palatopharyngeus
posterior column of rugae of vagina Columna rugarum posterior
posterior column of spinal cord Hintersäule *f* (der grauen Substanz), Columna posterior medullae spinalis
rectal columns Morgagni-Papillen *pl*, Analsäulen *pl*, -papillen *pl*, Columnae anales
renal columns Bertin-Säulen *pl*, Columnae renales
spinal column Wirbelsäule *f*, Rückgrat *nt*, Columna vertebralis
columns of spinal cord Rückenmarkssäulen *pl*
Stilling's column Clarke-Säule *f*, Clarke-Stilling-Säule *f*, Stilling-Kern, Nucleus thoracicus, Columna thoracica
thoracic column Clarke-Säule *f*, Clarke-Stilling-Säule *f*, Stilling-Kern *m*, Nucleus thoracicus, Columna thoracica
Türck's column Pyramidenvorderstrangbahn *f*, Tractus corticospinalis anterior
vaginal columns Längswülste *pl* der Vagina(l)wand, Columnae rugarum
columns of vaginal rugae Längswülste *pl* der Vagina(l)wand, Columnae rugarum
ventral column of spinal cord Vordersäule *f* (der grauen Substanz), Columna anterior
vertebral column Wirbelsäule *f*, Rückgrat *nt*, Columna vertebralis
co|lum|nar [kə'lʌmnər] *adj* säulenförmig, -artig, zylindrisch, Säulen-
co|ly|pep|tic [ˌkəʊlɪ'peptɪk] *adj* verdauungshemmend, kolypeptisch
co|ma ['kəʊmə] *noun, plural* **-mas, -mae** ['kəʊmiː] tiefe Bewusstlosigkeit *f*, Koma *nt*, Coma *nt*; be in a coma im Koma liegen; fall/go into (a) coma ins Koma fallen, komatös werden
alcoholic coma Koma *nt* bei Alkoholintoxikation, Coma alcoholicum
apoplectic coma Coma apoplecticum
diabetic coma diabetisches/hyperglykämisches Koma *nt*, Kussmaul-Koma *nt*, Coma diabeticum/hyperglycaemicum
electrolyte coma Elektrolytkoma *nt*
endogenous hepatic coma Leberzerfallskoma *nt*, endogenes Leberkoma *nt*
exogenous hepatic coma Leberausfallskoma *nt*, exogenes Leberkoma *nt*
hepatic coma Leberkoma *nt*, hepatisches Koma *nt*, Coma hepaticum
hyperosmolar nonketotic coma hyperosmolares Koma *nt*
hypoglycemic coma hypoglykämisches Koma *nt*, hypoglykämischer Schock *m*, Coma hypoglycaemicum
irreversible coma Hirntod *m*, biologischer Tod *m*
ketoacidotic coma ketoazidotisches Koma *nt*
Kussmaul's coma Kussmaul-Koma *nt*, diabetisches/hyperglykämisches Koma *nt*, Coma diabeticum/hyperglycaemicum
thyrotoxic coma thyreotoxisches Koma *nt*, Coma basedowicum
uremic coma urämisches Koma *nt*, Coma uraemicum
co|ma|tose ['kɑmətəʊs, 'kəʊmə-] *adj* **1.** im Koma, in tiefer Bewusstlosigkeit, komatös **2.** teilnahmslos, leidenschaftslos, apathisch; träge, schlaff, ohne Aktivität, langsam, apathisch, stumpf, starr, erstarrt, betäubt, torpid
com|e|do ['kɑmɪdəʊ] *noun, plural* **-dos, -do|nes** [-'dəʊniːz] Komedo *m*, Comedo *m*; Mitesser *m*
com|e|do|car|ci|no|ma [kɑmɪdəʊˌkɑːrsə'nəʊmə] *noun* Komedokarzinom *nt*
com|e|do|mas|ti|tis [ˌkɑmɪdəʊmæs'taɪtɪs] *noun* Komedomastitis *f*
com|frey ['kʌmfriː] *noun* Beinwell *m*, Symphytum officinale
com|men|sal [kə'mensəl] I *noun* Kommensale *m*, Paraphage *m* **II** *adj* kommensal
com|men|sal|ism [kə'mensəlɪzəm] *noun* Mitessertum *nt*,

Kommensalismus *m*
com|mis|su|ral [kəˈmɪʃərəl, ˌkɑməˈʃʊərəl] *adj* Kommissur betreffend, kommissural
com|mis|sure [ˈkɑməʃʊər] *noun* Naht *f*, Verbindung(sstelle *f*) *f*; (*anatom.*) Kommissur *f*, Commissura *f*
anterior commissure vordere Kommissur *f*, Commissura anterior
anterior gray commissure Commissura grisea anterior medullae spinalis
anterior commissure of labia vordere Verbindung *f* der großen Schamlippen, Commissura labiorum anterior
anterior white commissure Commissura alba anterior medullae spinalis
commissure of caudal colliculi Commissura colliculi inferioris
dorsal supraoptic commissure Ganser-Kommissur *f*, Commissura supraoptica dorsalis
epithalamic commissure hintere Kommissur *f*, Commissura epithalamica, Commissura posterior
commissure of fornix Fornixkommissur *f*, Commissura fornicis
Ganser's commissure Ganser-Kommissur *f*, Commissura supraoptica dorsalis
gray commissure Commissura grisea
Gudden's commissure Gudden-Kommissur *f*, Commissura supraoptica ventralis
habenular commissure Commissura habenularum
hippocampal commissure Hippocampuskommissur *f*, Commissura hippocampi
commissure of inferior colliculi Commissura colliculi inferioris
inferior supraoptic commissure Gudden-Kommissur *f*, Commissura supraoptica ventralis
lateral commissure of eyelid seitliche/äußere Augenlidkommissur *f*, Commissura lateralis palpebrarum
commissure of lips Commissura labiorum oris
medial commissure of eyelid innere/mediale Augenlidkommissur *f*, Commissura medialis palpebrarum
Meynert's commissures Meynert-Kommissuren *pl*, Commissurae supraopticae
nasal commissure of eyelid mediale Augenlidkommissur *f*, Commissura medialis palpebrarum
posterior commissure hintere Kommissur *f*, Commissura posterior, Commissura epithalamica
posterior commissure of cerebrum hintere Kommissur *f*, Commissura epithalamica, Commissura posterior
posterior gray commissure Commissura grisea posterior medullae spinalis
posterior commissure of labia hintere Verbindung *f* der großen Schamlippen, Commissura labiorum posterior
posterior white commissure Commissura alba posterior medullae spinalis
Probst's commissure Probst-Kommissur *f*
commissure of rostral colliculi Commissura colliculi superioris
commissure of semilunar valves of aortic valve Commissura valvularum semilunarium valvae aortae, Klappenkommissur *f* der Aortenklappe
commissure of semilunar valves of pulmonary valve Klappenkommissur *f* der Pulmonalklappe, Commissura valvularum semilunarium valvae trunci pulmonalis
superior supraoptic commissure Commissura supraoptica dorsalis
supramamillary commissure supramamilläre Kommissur *f*, Commissura supramammillaris
temporal commissure of eyelid seitliche Augenlidkommissur *f*, Commissura lateralis palpebrarum
ventral supraoptic commissure Commissura supraoptica ventralis
white commissure of spinal cord Commissura alba medullae spinalis
com|mis|sur|or|rha|phy [ˌkəmɪʃʊrəˌrəfɪ] *noun* Kommissurenraffung *f*, Kommissurorrhaphie *f*
com|mis|sur|ot|o|my [ˌkəmɪˌʃʊəˈrɑtəmɪ] *noun* Kommissurotomie *f*
com|mo|tion [kəˈməʊʃn] *noun* **1.** kontinuierliche oder wiederkehrende oder andauernde Erschütterung *f* **2.** (*psychol.*) seelische/innere Erregung/Verwirrung/Aufregung *f* **3.** Gehirnerschütterung *f*, Kommotionssyndrom *nt*, Commotio cerebri
com|mu|ni|ca|bil|i|ty [kəˌmjuːnɪkəˈbɪlətɪ] *noun* **1.** Übertragbarkeit *f* **2.** Mitteilbarkeit *f* **3.** Mitteilsamkeit *f*, Redseligkeit *f*
com|mu|ni|ca|ble [kəˈmjuːnɪkəbl] *adj* **1.** (*Krankheit*) übertragbar, ansteckend **2.** mitteilbar **3.** kommunikativ, mitteilsam, redselig
com|pact [kəmˈpækt, kɑm-] **I** *noun* kompakte Masse *f* **II** *adj* kompakt, dicht, fest, hart, geballt, massiv **III** *v* kompakt machen, zusammendrücken, -pressen, verdichten
com|par|o|scope [kəmˈpærəskəʊp] *noun* Vergleichsmikroskop *nt*
com|part|ment [kəmˈpɑːrtmənt] *noun* Kompartiment *nt*
anterior compartment of arm Compartimentum brachii flexorum, Compartimentum brachii anterius
anterior compartment of thigh Compartimentum femoris anterius, Compartimentum femoris extensorum
extensor compartment of arm Compartimentum antebrachii extensorum, Compartimentum antebrachii posterius
extensor compartment of leg Extensorenloge *f*, Compartimentum cruris extensorum, Compartimentum cruris anterius
flexor compartment of arm Compartimentum antebrachii flexorum, Compartimentum antebrachii anterius
lateral compartment of leg Compartimentum cruris laterale, Compartimentum cruris peroneorum, Compartimentum cruris fibularium
medial compartment of thigh Compartimentum femoris mediale, Compartimentum femoris adductorum
muscular compartment Lacuna musculorum retroinguinalis
neuromuscular compartment Lacuna musculorum
peroneal compartment Peronäusloge *f*, Compartimentum cruris fibularium/peroneorum/laterale
posterior compartment of arm Compartimentum brachii extensorum, Compartimentum brachii posterius
posterior compartment of leg Compartimentum cruris posterius, Compartimentum cruris flexorum
posterior compartment of thigh Compartimentum femoris posterius, Compartimentum femoris flexorum
superficial peroneal compartment Compartimentum superficiale perinei, Spatium superficiale perinei
vascular compartment Lacuna vasorum retroinguinalis
com|pat|i|bil|i|ty [kəmˌpætəˈbɪlətɪ] *noun* Verträglichkeit *f*, Vereinbarkeit *f*, Kompatibilität *f* (*with* mit)
com|pat|i|ble [kəmˈpætɪbl] *adj* vereinbar, verträglich, zusammenpassend, austauschbar, kompatibel
com|pen|sat|ed [ˈkɑmpənseɪtɪd] *adj* kompensiert
com|pe|tence [ˈkɑmpətəns] *noun* (*mikrobiol.*) Kompetenz *f*; (*immunolog.*) Immunkompetenz *f*
com|pe|tent [ˈkɑmpətənt] *adj* kompetent
com|plaint [kəmˈpleɪnt] *noun* Erkrankung *f*
liver complaint Hepatopathie *f*
nervous stomach complaint Gastropathia nervosa
summer complaint Sommerdiarrhoe *f*
com|ple|ment [kɑmpləmənt] **I** *noun* **1.** Ergänzung *f* (*to*), Vervollkommnung *f* (*to*) **2.** Komplementär-, Gegenfarbe *f* (*to* zu) **3.** Komplement *nt*, Complement *nt* **II** *v*

ergänzen, vervollkommnen
chromosome complement Chromosomensatz *m*
com|ple|men|ta|ry [ˌkɑmplə'ment(ə)rɪ] *adj* ergänzend, komplementär
com|plete [kəm'pliːt] I *adj* **1.** ganz, vollständig, komplett, völlig, vollzählig, total, Gesamt- **2.** fertig, abgeschlossen, beendet II *v* **3.** vervollständigen, komplettieren **4.** abschließen, beenden, zu Ende bringen, fertigstellen
com|plex [*noun* 'kɑmpleks; adj kəm'pleks] I *noun* **1.** Komplex *m*, Gesamtheit *f*, (das) Gesamte **2.** Komplex *m* II *adj* **4.** zusammengesetzt **5.** komplex, vielschichtig, kompliziert, differenziert III *v* einen Komplex bilden (*with* mit)
amygdaloid complex Mandelkern(komplex *m*) *m*, Mandelkörper *m*, Nucleus amygdalae, Corpus amygdaloideum
antigen-antibody complex Antigen-Antikörper-Komplex *m*, Immunkomplex *m*
auricular complex (*EKG*) Vorhofkomplex *m*, P-Welle *f*, P-Zacke *f*
basal complex of choroid Bruch-Membran *f*, Lamina basalis choroideae
brother complex Bruder-, Kainkomplex *m*
cain complex Bruder-, Kainkomplex *m*
Eisenmenger's complex Eisenmenger-Komplex *m*, -Syndrom *nt*, -Tetralogie *f*
Electra complex Elektra-Komplex *m*
father complex Elektra-Komplex *m*
fatty acid synthase complex Fettsäuresynthase *f*, Fettsäuresynthasekomplex *m*
immune complex Immunkomplex *m*, Antigen-Antikörper-Komplex *m*
Lutembacher's complex Lutembacher-Komplex *m*, -Syndrom *nt*
major histocompatibility complex 1. Haupthistokompatibilitätskomplex *m*, major Histokompatibilitätskomplex *m* **2.** Histokompatibilitätsantigene *pl*, Transplantationsantigene *pl*, HLA-Antigene *pl*, humane Leukozytenantigene *pl*
membrane attack complex terminaler Komplex *m*, C5b-9-Komplex *m*, Membranangriffskomplex *m*
multienzyme complex Multienzymkomplex *m*
Oedipus complex Ödipus-Komplex *m*
primary complex Ghon-Primärkomplex *m*, -Herd *m*
prothrombin complex Prothrombinkomplex *m*
QRS complex QRS-Komplex *m*
Ranke complex Ghon-Primärkomplex *m*, -Herd *m*
symptom complex Symptomenkomplex *m*; Syndrom *nt*
triple symptom complex Behçet-Krankheit *f*, -Syndrom *nt*, bipolare/große/maligne Aphthose *f*, Gilbert-Syndrom *nt*, Aphthose Touraine/Behçet
com|plex|ion [kəm'plekʃn] *noun* (Haut-, Gesichts-)Farbe *f*, Teint *m*
com|pli|ance [kəm'plaɪəns] *noun* **1.** Weit-, Dehnbarkeit *f*, Compliance *f* **2.** Einverständnis *nt* (*with* in); Befolgung *f*, Einhaltung *f*, Compliance *f*
pulmonary compliance pulmonale Compliance *f*, Compliance *f*
com|pli|ca|tion [ˌkɑmplɪ'keɪʃn] *noun* Komplikation *f*
com|po|nent [kəm'pəʊnənt, kɑm-] I *noun* Bestandteil *m*, Teil *m*, Komponente *f* II *adj* einen (Bestand-)Teil bildend, zusammensetzend, Teil-
component A of prothrombin Proakzelerin *nt*, Proaccelerin *nt*, Acceleratorglobulin *nt*, labiler Faktor *m*, Faktor V *m*
plasma thromboplastin component Faktor IX *m*, Christmas-Faktor *m*, Autothrombin II *nt*
thromboplastic plasma component antihämophiles Globulin *nt*, Antihämophiliefaktor *m*, Faktor VIII *m*
com|pos|ite [kəm'pɑzɪt] I *noun* Zusammensetzung *f*, Mischung *f*, Kompositum *nt* II *adj* zusammengesetzt (*of* aus); gemischt
com|po|si|tion [ˌkɑmpə'zɪʃn] *noun* Zusammensetzung *f*, Aufbau *m*, Struktur *f*; Beschaffenheit *f*, Komposition *f*
com|pound ['kɑmpaʊnd] I *noun* **1.** Verbindung *f* **2.** (*pharmakol.*) Kombination(spräparat *nt*) *f*, Compositum *nt* II *adj* (*Fraktur*) kompliziert
com|press ['kɑmpres] *noun* Kompresse *f*; (feuchter) Umschlag *m*
com|pressed [kəm'prest] *adj* **1.** zusammengedrückt, -gepresst, -gedrängt **2.** komprimiert, verdichtet
com|pres|sion [kəm'preʃn] *noun* Kompression *f*, Verdichtung *f*; Druck *m*
cerebral compression Hirnkompression *f*, -quetschung *f*
com|pres|sor [kəm'presər] *noun* **1.** (*anatom.*) Press-, Schließmuskel *m*, Kompressor *m*, Musculus compressor **2.** Kompressor *m*, Verdichter *m*
com|pres|so|ri|um [ˌkɑmpre'sɔːrɪəm] *noun, plural* **-ria** [-rɪə] Kompressorium *nt*; Gefäß-, Arterienklemme *f*, Arterienklammer *f*
com|pul|sive [kəm'pʌlsɪv] *adj* zwanghaft, zwingend, kompulsiv
com|pul|so|ry [kəm'pʌlsərɪ] *adj* **1.** zwangsweise, gezwungen, Zwangs- **2.** obligatorisch, verbindlich, zwingend vorgeschrieben, Pflicht-
co|nar|i|um [kəʊ'neərɪəm] *noun, plural* **-ria** [-rɪə] Zirbeldrüse *f*, Corpus pineale
con|cave [kɑn'keɪv] I *noun* konkave Fläche *f*, (Aus-)Höhlung *f* II *adj* nach innen gewölbt, vertieft, hohl, konkav, Konkav-, Hohl- III *v* konkav formen, aushöhlen
con|cealed [kən'siːld] *adj* versteckt, verkappt, maskiert, larviert; verborgen, okkult
con|ceive [kən'siːv] *v* empfangen, schwanger werden
con|cen|trate ['kɑnsəntreɪt] I *noun* Konzentrat *nt* II *adj* konzentriert III *v* **1.** (*Lösung*) konzentrieren, anreichern **2.** konzentrieren, sammeln, zusammenballen, -drängen IV *v* **3.** sich sammeln, sich zusammendrängen, sich zusammenballen **4.** sich konzentrieren, sich anreichern
leukocyte concentrate Granulozytenkonzentrat *nt*, Leukozytenkonzentrat *nt*
platelet concentrate Thrombozytenkonzentrat *nt*
con|cen|tra|tion [ˌkɑnsən'treɪʃn] *noun* **1.** Konzentration *f*, Anreicherung *f* **at/in a high concentration** in hoher Konzentration **at/in a low concentration** in niedriger Konzentration **a fall in concentration** Konzentrationsabfall *m* **a rise in concentration** Konzentrationsanstieg **2.** Konzentration *f*, Konzentrierung *f*, angespannte Aufmerksamkeit *f*, (geistige) Sammlung *f* **3.** Zusammenballung *f*, -drängung *f*, (An-)Sammlung *f*, Konzentration *f*, Konzentrierung *f*
blood concentration Blutspiegel *m*
hydrogen ion concentration Wasserstoffionenkonzentration *f*
con|cep|tion [kən'sepʃn] *noun* Empfängnis *f*, Befruchtung *f*, Konzeption *f*, Conceptio *f*
con|cep|tive [kən'septɪv] *adj* Konzeption betreffend, konzeptions-, empfängnisfähig, Empfängnis-, Konzeptions-
con|cha ['kɑŋkə] *noun, plural* **-chae** [-kiː] Muschel *f*, muschelförmige Struktur *f*, Concha *f*
concha of auricle Ohrmuschelhöhlung *f*, Concha auriculae
bullous concha Concha bullosa
concha of cranium knöchernes Schädeldach *nt*, Kalotte *f*, Calvaria *f*
ear concha Ohrmuschel *f*, Concha auriculae
fourth concha oberste Nasenmuschel *f*, Concha nasalis suprema
highest concha oberste Nasenmuschel *f*, Concha nasalis suprema
inferior concha untere Nasenmuschel *f*, Concha nasalis

inferior
middle concha mittlere Nasenmuschel *f*, Concha nasalis media
nasal concha Nasenmuschel *f*, Concha nasalis
Santorini's concha oberste Nasenmuschel *f*, Concha nasalis suprema
sphenoidal concha **1.** kleiner Keilbeinflügel *m*, Ala minor ossis sphenoidalis **2.** Concha sphenoidalis
superior concha obere Nasenmuschel *f*, Concha nasalis superior
supreme concha oberste Nasenmuschel *f*, Concha nasalis suprema
con|chal ['kɑŋkəl] *adj* Concha betreffend, muschelförmig
con|chi|tis [kɑŋ'kaɪtɪs] *noun* Conchitis *f*, Conchaentzündung *f*, Konchitis *f*
con|cho|scope ['kɑŋkəskəʊp] *noun* Konchoskop *nt*
con|chot|o|my [kɑŋ'kɑtəmɪ] *noun* Konchotomie *f*
con|cli|na|tion [ˌkɑŋklɪ'neɪʃn] *noun* Konklination *f*, Inzyklovergenz *f*
con|com|i|tant [kən'kɑmɪtənt] *adj* begleitend, gleichzeitig, konkomitierend
con|cre|ment ['kɑnkrəmənt] *noun* Konkrement *nt*
nasal concrement Nasenstein *m*, Rhinolith *m*
con|cre|tion [kɑ'kri:ʃn] *noun* Konkrement *nt*
pericardial concretion Concretio pericardii
con|cus|sion [kən'kʌʃn] *noun* Erschütterung *f*, Kommotion *f*, Commotio *f*
brain concussion → *cerebral concussion*
cerebral concussion Gehirnerschütterung *f*, Kommotionssyndrom *nt*, Commotio cerebri
concussion of the retina Commotio retinae
spinal concussion Rückenmark(s)erschütterung *f*, Commotio (medullae) spinalis
concussion of the spinal cord Rückenmark(s)erschütterung *f*, Commotio (medullae) spinalis
con|di|tion [kən'dɪʃn] *noun* **1.** Bedingung *f*, Voraussetzung *f* **2.** conditions *plural* Verhältnisse *pl*, Bedingungen *pl*, Umstände *pl* **3.** (physischer oder psychischer) Zustand *m*, Verfassung *f*, Befinden *nt*; Kondition *f*, Form *f*
precancerous condition Präkanzerose *f*, prämaligne Läsion *f*
varicose condition Varikose *f*
con|di|tioned [kən'dɪʃənd] *adj* **1.** bedingt, abhängig **2.** in gutem Zustand, in guter Verfassung
con|di|tion|ing [kən'dɪʃənɪŋ] *noun* Konditionierung *f*
con|dom ['kʌndəm, 'kɑn-] *noun* Kondom *m/nt*, Präservativ *nt*
con|duct|ance [kən'dʌktəns] *noun* elektrische Leitfähigkeit *f*, Wirkleitwert *m*, Konduktanz *f*
con|duc|tion [kən'dʌkʃn] *noun* Leitung *f*; Leitvermögen *nt*
con|duc|tive [kən'dʌktɪv] *adj* leitfähig, leitend, Leit-, Leitungs-
con|duc|tiv|i|ty [ˌkɑndʌk'tɪvətɪ] *noun* Leitfähigkeit *f*, Leitvermögen *nt*, Konduktivität *f*
con|duit ['kɑnd(w)ɪt, -d(j)u:ɪt] *noun* **1.** Rohr *nt*, Röhre *f*, Kanal *m* **2.** Conduit *m/nt*
Bricker's ileal conduit Bricker-Blase *f*, Dünndarmblase *f*, Ileum-Conduit *m*, Ileumblase *f*
colon conduit Kolon-Conduit *m*
ileal conduit Ileumblase *f*, -conduit *m/nt*
rectal conduit Rektumblase *f*
con|du|ran|go [ˌkɑndə'ræŋgəʊ] *noun* Condurangorinde *f*, Condurango cortex
con|dy|lar ['kɑndɪlər] *adj* Kondyle betreffend, kondylär
con|dyle ['kɑndaɪl] *noun* Gelenkkopf *m*, Knochenende *nt*, Kondyle *f*, Condylus *m*
articular condyle Gelenkkondyle *f*, Gelenkkopf *m*
articular condyle of mandible Gelenkkopf *m* des Unterkiefers, Caput mandibulae
epicondyle of femur Femurepikondyle *f*, Epicondylus femoris
epicondyle of humerus Humerusepikondyle *f*, Epicondylus humeri
condyle of femur Femurkondyle *f*, Condylus femoris
condyle of humerus Humeruskondyle *f*, Condylus humeri
lateral condyle of femur äußere/laterale/fibulare Femurkondyle *f*, Condylus lateralis femoris
lateral condyle of tibia äußere/laterale Tibiakondyle *f*, Condylus lateralis tibiae
condyle of mandible Unterkieferköpfchen *nt*, Processus condylaris mandibularis
mandibular condyle Processus condylaris mandibularis
medial condyle of femur innere/mediale/tibiale Femurkondyle *f*, Condylus medialis femoris
occipital condyle Hinterhauptskondyle *f*, Condylus occipitalis
condyle of tibia Tibiakondyle *f*, Condylus tibiae
con|dy|lec|to|my [kɑndə'lektəmɪ] *noun* Kondylenresektion *f*, Kondylektomie *f*
con|dy|loid ['kɑndlɔɪd] *adj* knöchelähnlich, -förmig, kondylenähnlich, -förmig
con|dy|lo|ma [ˌkɑndə'ləʊmə] *noun*, *plural* **-mas, -ma|ta** [ˌkɑndə'ləʊmətə] **1.** Kondylom *nt*, Condyloma *nt* **2.** → *acuminate condyloma* **3.** → *flat condyloma*
acuminate condyloma Feigwarze *f*, Feuchtwarze *f*, spitzes Kondylom *nt*, Condyloma acuminatum, Papilloma acuminatum, Papilloma venereum
broad condyloma → *flat condyloma*
flat condyloma breites Kondylom *nt*, Condyloma syphiliticum, Condyloma latum
giant condyloma Buschke-Löwenstein-Tumor *m*, -Kondylom *nt*, Condylomata gigantea
pointed condyloma → *acuminate condyloma*
syphilitic condyloma → *flat condyloma*
con|dy|lom|a|tous [ˌkɑndə'lɑmətəs] *adj* in der Art eines Kondyloms, kondylomatös
con|dy|lot|o|my [ˌkɑndə'lɑtəmɪ] *noun* Kondylendurchtrennung *f*, -spaltung *f*, Kondylotomie *f*
cone [kəʊn] *noun* **1.** kegel-, zapfenförmiges Gebilde *nt*, Zapfen *m*, Konus *m*, Conus *m* **2.** cones *plural* Zapfen *pl*, Zapfenzellen *pl*
arterial cone Infundibulum *nt*, Conus arteriosus
elastic cone Conus elasticus, Membrana cricovocalis
Haller's cones Coni epididymidis
implantation cone Axonhügel *m*, Ursprungskegel *m*
medullary cone Conus medullaris
pulmonary cone Conus arteriosus, Infundibulum *nt*
retinal cones Zapfen *pl*, Zapfenzellen *pl*
terminal cone of spinal cord Conus medullaris
vascular cones Coni/Lobuli epididymidis
visual cone Sehkegel *m*
con|fab|u|la|tion [kənˌfæbjə'leɪʃn, kɑn-] *noun* Konfabulation *f*, Confabulatio *f*
con|fig|u|ra|tion [kənˌfɪgjə'reɪʃn] *noun* **1.** (*chem.*) Konfiguration *f*, räumliche Anordnung *f* **2.** Konfiguration *f*, (Auf-)Bau *m*, (äußere) Form *f*, Gestalt *f*; Struktur *f*
con|flu|ence ['kɑnflu:əns] *noun* Konflux *m*, Konfluenz *f*, Confluens *m*
confluence of sinuses Confluens sinuum
con|flu|ent ['kɑnflu:ənt] *adj* zusammenfließend, zusammenlaufend, konfluierend
con|for|ma|tion [ˌkɑnfɔ:r'meɪʃn] *noun* **1.** (*chem.*) räumliche Anordnung *f*, Konformation *f* **2.** Bau *m*, Form *f*, Gestalt *f*, Struktur *f*; Gestaltung *f*
con|fused [kən'fju:zd] *adj* (*Person, Gedanken*) verworren, wirr; (*Sprache*) undeutlich, konfus
con|fu|sion [kən'fju:ʒn] *noun* **1.** (geistige) Verwirrung *f*, Desorientierung *f*, Desorientiertheit *f* **2.** Wirrwarr *m*, Unklarheit *f*; Durcheinander *nt*, Unordnung *f* **3.** Bestürzung *f*, Verlegenheit *f* in (a state of) confusion

verwirrt, bestürzt, verlegen

con|geal [kən'dʒiːl] I *vt* (*Blut*) gerinnen lassen II *vi* (*Blut*) gerinnen

con|gel|a|tion [ˌkɑndʒə'leɪʃn] *noun* **1.** (*patholog.*) Erfrierung(serscheinung *f*) *f*, Kongelation *f*, Congelatio *f* **2.** Erstarren *nt*, Fest-, Hartwerden *nt*, Gefrieren *nt*, Gerinnen *nt* **3.** erstarrte oder geronnene Masse *f*

con|gen|ial [kən'dʒiːnɪəl] *adj* gleichartig, (geistes-)verwandt, kongenial

con|gen|ic [kɑn'dʒenɪk] *adj* kongen

con|gen|i|tal [kən'dʒenɪtl, kɑn-] *adj* angeboren, durch genetische Anlagen bedingt, kongenital

con|gest|ed [kən'dʒestɪd] *adj* blutüberfüllt, injiziert

con|ges|tion [kən'dʒestʃn] *noun* **1.** Stau(ung *f*) *m*, Stockung *f*; Ansammlung *f*, Anhäufung *f*, Andrang *m* **2.** (Blut-)Stauung *f*, Kongestion *f*, Congestio

active congestion aktive/arterielle Hyperämie *f*

functional congestion funktionelle Hyperämie *f*

hypostatic congestion hypostatische Blutstauung/Hyperämie *f*

congestion of liver Leberstauung *f*

pulmonary congestion Lungenstauung *f*

venous congestion Einflussstauung *f*

con|ges|tive [kən'dʒestɪv] *adj* Kongestion betreffend, durch eine Stauung hervorgerufen, kongestiv

con|glu|ti|na|tion [kənˌgluːtə'neɪʃn] *noun* Konglutination *f*, Conglutinatio *f*

con|ic ['kɑnɪk] *adj* konisch, zapfen-, kegelförmig

co|nid|i|um [kə'nɪdɪəm] *noun, plural* **-dia** [kə'nɪdɪə] Konidie *f*, Conidium *nt*

co|ni|o|fi|bro|sis [ˌkəʊnɪəʊfaɪ'brəʊsɪs] *noun* Koniofibrose *f*, Coniofibrosis *f*

co|ni|o|phage ['kəʊnɪəʊfeɪdʒ] *noun* **1.** Staubfresszelle *f*, Koniophage *m* **2.** Alveolarmakrophage *m*, -phagozyt *m*

co|ni|o|sis [kəʊnɪ'əʊsɪs] *noun* Koniose *f*

Co|ni|o|spor|i|um [ˌkəʊnɪəʊ'spəʊrɪəm] *noun* Coniosporium *nt*

co|ni|o|spo|ro|sis [ˌkəʊnɪəʊspə'rəʊsɪs] *noun* Koniosporose *f*

co|ni|ot|o|my [kəʊnɪ'ɑtəmɪ] *noun* Koniotomie *f*, Konikotomie *f*, (Inter-)Krikothyreotomie *f*

co|ni|o|tox|i|co|sis [ˌkəʊnɪəʊˌtɑksɪ'kəʊsɪs] *noun* Koniotoxikose *f*

con|i|za|tion [kəʊnɪ'zeɪʃn, kɑn-] *noun* **1.** (*chirurg.*) Konisation *f* **2.** (*gynäkol.*) Portio-, Zervixkonisation *f*

con|ju|gal ['kɑndʒəgəl] *adj* Ehe(gatten) betreffend, ehelich, konjugal

con|ju|gate ['kɑndʒəˌgeɪt] I *noun* **1.** Conjugata *f* **2.** (*chem.*) Konjugat *nt* II *adj* **3.** gepaart, (paarweise) verbunden, paarig **4.** (*chem.*) konjugiert

anatomic conjugate Conjugata anatomica

diagonal conjugate Conjugata diagonalis

external conjugate Conjugata externa, Diameter Baudelocque

median conjugate Conjugata mediana, Diameter mediana

straight conjugate Conjugata recta

true conjugate Conjugata vera, Conjugata obstetrica

con|ju|ga|tion [ˌkɑndʒə'geɪʃn] *noun* **1.** Verbindung *f*, Vereinigung *f*, Verschmelzung *f* **2.** (*genet.*) Konjugation *f* **3.** (*chem.*) Konjugation *f*

con|junc|ti|va [ˌkɑndʒʌŋk'taɪvə] *noun, plural* **-vas, -vae** [-viː] (Augen-)Bindehaut *f*, Konjunktiva *f*, Conjunctiva *f*, Tunica conjunctiva

bulbar conjunctiva Bindehaut *f* des Augapfels, Tunica conjunctiva bulbi

ocular conjunctiva Bindehaut *f* des Augapfels, Tunica conjunctiva bulbi

palpebral conjunctiva Bindehaut *f* des Lids, Tunica conjunctiva palpebrarum

con|junc|ti|val [ˌkɑndʒʌŋk'taɪvl] *adj* Bindehaut/Conjunctiva betreffend, konjunktival

con|junc|ti|vit|ic [kənˌdʒʌŋktə'vaɪtɪk] *adj* Bindehautentzündung/Conjunctivitis betreffend, conjunctivitisch, konjunktivitisch

con|junc|ti|vi|tis [kənˌdʒʌŋktə'vaɪtɪs] *noun* Conjunctivitis *f*, Bindehautentzündung *f*, Konjunktivitis *f*

actinic conjunctivitis Conjunctivitis actinica/photoelectrica, Keratoconjunctivitis/Ophthalmia photoelectrica

acute contagious conjunctivitis Koch-Weeks-Konjunktivitis *f*, Konjunktivitis *f* durch Haemophilus aegyptius, akute kontagiöse Konjunktivitis *f*

acute epidemic conjunctivitis → *acute contagious conjunctivitis*

allergic conjunctivitis allergische Konjunktivitis *f*, atopische Konjunktivitis *f*, Conjunctivitis allergica; Heuschnupfen *m*, Heufieber *nt*

anaphylactic conjunctivitis → *allergic conjunctivitis*

angular conjunctivitis Diplobazillenkonjunktivitis *f*, Conjunctivitis/Blepharoconjunctivitis angularis

arc-flash conjunctivitis Conjunctivitis actinica/photoelectrica, Keratoconjunctivitis/Ophthalmia photoelectrica

atopic conjunctivitis → *allergic conjunctivitis*

blennorrheal conjunctivitis Gonoblennorrhö *f*, Conjunctivitis gonorrhoica

catarrhal conjunctivitis Bindehautkatarrh *m*, Conjunctivitis catarrhalis

chronic catarrhal conjunctivitis chronische katarrhalische Konjunktivitis *f*, Conjunctivitis catarrhalis chronica

diphtheritic conjunctivitis Conjunctivitis diphtherica

eczematous conjunctivitis Conjunctivitis scrofulosa/katarrhalische phlyctaenulosa, Keratoconjunctivitis scrofulosa/phlyctaenulosa

Egyptian conjunctivitis → *granular conjunctivitis*

epidemic conjunctivitis Koch-Weeks-Konjunktivitis *f*, Konjunktivitis *f* durch Haemophilus aegyptius, akute kontagiöse Konjunktivitis *f*

gonococcal conjunctivitis Gonoblennorrhoe *f*, Conjunctivitis gonorrhoica

granular conjunctivitis Trachom(a) *nt*, ägyptische Körnerkrankheit *f*, trachomatöse Einschlusskonjunktivitis *f*, Conjunctivitis (granulosa) trachomatosa

inclusion conjunctivitis Einschluss-, Schwimmbadkonjunktivitis *f*

meibomian conjunctivitis Conjunctivitis meibomiana

membranous conjunctivitis Conjunctivitis diphtherica

meningococcus conjunctivitis Meningokokkenkonjunktivitis *f*

Morax-Axenfeld conjunctivitis Diplobazillenkonjunktivitis *f*, Conjunctivitis/Blepharoconjunctivitis angularis

necrotic infectious conjunctivitis Pascheff-Konjunktivitis *f*, Conjunctivitis necroticans infectiosa

nodular conjunctivitis Raupenhaarkonjunktivitis *f*, Conjunctivitis/Ophthalmia nodosa

Pascheff's conjunctivitis Pascheff-Konjunktivitis *f*, Conjunctivitis necroticans infectiosa

purulent conjunctivitis eitrige Konjunktivitis *f*, Conjunctivitis purulenta

scrofular conjunctivitis Keratoconjunctivitis phlyktaenulosa

snow conjunctivitis Conjunctivitis actinica/photoelectrica, Keratoconjunctivitis/Ophthalmia photoelectrica

spring conjunctivitis Frühjahrskonjunktivitis *f*, -katarrh *m*, Conjunctivitis vernalis

swimming pool conjunctivitis Einschlussblennorrhoe *f*, Einschlusskonjunktivitis *f*, Schwimmbadkonjunktivitis *f*

trachomatous conjunctivitis → *granular conjunctivitis*

vernal conjunctivitis Conjunctivitis vernalis

welder's conjunctivitis Conjunctivitis actinica/photo-

electrica, Keratoconjunctivitis/Ophthalmia photoelectrica
con|junc|ti|vo|dac|ry|o|cys|tos|to|my [ˌkən,dʒʌŋktɪvəʊˌdækrɪəʊ,sɪs'tɑstəmɪ] *noun* Konjunktivodakryozystostomie *f*
con|junc|ti|vo|ma [kən,dʒʌŋktɪ'vəʊmə] *noun* Bindehaut-, Konjunktivaltumor *m*, Conjunctivoma *nt*
con|junc|ti|vo|rhi|nos|to|my [kən,dʒʌŋktɪvəʊraɪ'nɑstəmɪ] *noun* Konjunktivorhinostomie *f*
con|na|tal ['kɑneɪtl, kə'n-] *adj* bei der Geburt vorhanden, angeboren, konnatal
con|oph|thal|mus [ˌkəʊnɑf'θælməs] *noun* Hornhautstaphylom *nt*, Konophthalmus *m*
con|san|guine [kɑn'sæŋgwɪn] *adj* blutsverwandt
con|san|guin|i|ty [ˌkɑnsæŋ'gwɪnətɪ] *noun* Blutsverwandtschaft *f*, Konsanguinität *f*
con|scious|ness ['kɑnʃəsnɪs] *noun* Bewusstsein *nt*
con|sen|su|al [kən'senʃʊəl, -'senʃəwəl, -'senʃəl] *adj* **1.** gleichsinnig, übereinstimmend, konsensuell **2.** unwillkürlich, Reflex-
con|serv|a|tive [kən'sɜrvətɪv] *adj* erhaltend, bewahrend, konservierend, konservativ
con|so|nat|ing ['kɑnsəneɪtɪŋ] *adj* mitklingend, konsonierend
con|stant ['kɑnstənt] **I** *noun* Konstante *f*, konstante oder feste Größe *f* **II** *adj* unveränderlich, konstant, gleichbleibend; (an-)dauernd, ständig, stetig, konstant
dissociation constant Dissoziationskonstante *f*
con|sti|pat|ed ['kɑnstəpeɪtɪd] *adj* an Verstopfung leidend, verstopft, obstipiert
con|sti|pa|tion [ˌkɑnstə'peɪʃn] *noun* (*Stuhl*) Verstopfung *f*, Obstipation *f*, Konstipation *f*
severe constipation Obstipation *f*, Obstructio alvi
con|sti|tu|tion [ˌkɑnstɪ't(j)uːʃn] *noun* Konstitution *f*
con|sti|tu|tion|al [ˌkɑnstɪ't(j)uːʃənl] *adj* anlagebedingt, körperlich bedingt, naturgegeben, konstitutionell
con|stric|tion [kɑn'strɪkʃn] *noun* **1.** Zusammenziehen *nt*, Einschnüren *nt*, Verengen *nt* **2.** Einengung *f*, Einschnürung *f*, Konstriktion *f*, Striktur *f* **3.** Beschränkung *f*, Beengtheit *f*, Enge *f*
con|stric|tor [kɑn'strɪktər] *noun* Konstriktor *m*, Constrictor *m*, Musculus constrictor
constrictor pharyngis Schlundschnürer *m*, Konstriktor/Constrictor *m* pharyngis, Musculus constrictor pharyngis
con|sul|ta|tion [ˌkɑnsəl'teɪʃn] *noun* ärztliche Beratung *f*, Konsultation *f*, Konsilium *nt*
con|sump|tion [kən'sʌmpʃn] *noun* **1.** Verbrauch *m*, Konsumption *f* **2.** Auszehrung *f*, Konsumption *f*
con|sump|tive [kən'sʌmptɪv] *adj* Konsumption betreffend, verbrauchend, verzehrend, konsumptiv
con|tact ['kɑntækt] **I** *noun* Kontakt *m*, Fühlung *f*, Berührung *f*, Verbindung *f* come into contact with in Berührung kommen mit **II** *v* sich in Verbindung setzen mit, Kontakt aufnehmen mit, sich wenden an
con|tac|tant [kən'tæktənt] *noun* Kontaktallergen *nt*
con|ta|gion [kən'teɪdʒən] *noun* **1.** Übertragung *f* durch Kontakt **2.** übertragbare Krankheit *f*, kontagiöse Krankheit *f* **3.** kontagiöses Partikel *nt*, Kontagion *nt*, Kontagium *nt*
con|ta|gi|os|i|ty [kən,teɪdʒɪ'ɑsətɪ] *noun* Übertragbarkeit *f*, Ansteckungsfähigkeit *f*, Kontagiosität *f*
con|ta|gious [kən'teɪdʒəs] *adj* (direkt) übertragbar, ansteckend, kontagiös; ansteckungsfähig, ansteckend; übertragbar, infektiös
con|ta|gium [kən'teɪdʒ(ɪ)əm] *noun, plural* **con|ta|gia** [kən'teɪdʒ(ɪ)ə] kontagiöses Partikel *nt*, Kontagion *nt*, Kontagium *nt*
con|tam|i|nate [kən'tæmɪneɪt] *v* verunreinigen, verschmutzen, vergiften, infizieren, verseuchen, kontaminieren
con|tam|i|nat|ed [kən'tæmɪneɪtɪd] *adj* verschmutzt, verseucht, vergiftet, kontaminiert
con|tam|i|na|tion [kən,tæmɪ'neɪʃn] *noun* Verseuchung *f*, Verunreinigung *f*; Vergiftung *f*, Kontamination *f*
con|ti|nence ['kɑntnəns] *noun* **1.** Kontinenz *f* **2.** (sexuelle) Enthaltsamkeit *f*, Zurückhaltung *f*, Mäßigung *f*
fecal/rectal continence Darm-, Stuhlkontinenz *f*
con|ti|nent ['kɑntnənt] *adj* **1.** kontinent **2.** (sexuell) enthaltsam, zurückhaltend
contra- *präf.* Kontra-, Gegen-, Wider-
con|tra|cep|tion [ˌkɑntrə'sepʃn] *noun* Empfängnisverhütung *f*, Konzeptionsverhütung *f*, Antikonzeption *f*, Kontrazeption *f*
hormonal contraception hormonale Kontrazeption *f*
postcoital contraception postkoitale Kontrazeption *f*
con|tra|cep|tive [ˌkɑntrə'septɪv] **I** *noun* empfängnisverhütendes Mittel *nt*, Verhütungsmittel *nt*, Kontrazeptivum *nt* **II** *adj* empfängnisverhütend, kontrazeptiv, antikonzeptionell
combination oral contraceptive Einphasenpille *f*, Kombinationspräparat *nt*
one-stage oral contraceptives Einphasenpräparate *pl*, 1-Phasenpräparate *pl*
oral contraceptive orales Verhütungsmittel *nt*, orales Kontrazeptivum *nt*, Anti-Baby-Pille *f*, Pille *f*
phased contraceptive Mehrstufenpräparat *nt*
phased oral contraceptive Mehrstufenpräparat *nt*
sequential oral contraceptive Sequenzpräparat *nt*
three-stage oral contraceptive Dreistufenpräparat *nt*
two-stage oral contraceptive Zweistufenpräparat *nt*, 2-Phasenpräparate *pl*
con|tract [kən'trækt] **I** *vt* (*Muskel*) zusammenziehen, verkürzen, verringern, kontrahieren; (*Pupille*) verengen; verkleinern **II** *vi* (*Muskel*) sich zusammenziehen, (sich) kontrahieren; (*Pupille*) sich verengen; sich verkleinern, (ein-)schrumpfen
con|trac|tion [kən'trækʃn] *noun* Kontraktion *f*, Zusammenziehung *f*; (Muskel-)Kontraktion *f*, Zuckung *f*; Kontrahieren *nt*; (*Pupille*) Verengen *nt*; Schrumpfen *nt*
atrial premature contraction Vorhofextrasystole *f*, atriale Extrasystole *f*
escape contraction Ersatzsystole *f*
palmar contraction Dupuytren-Kontraktur *f*, -Erkrankung *f*
premature contraction Extrasystole *f*
premature atrial contraction Vorhofextrasystole *f*, atriale Extrasystole *f*
tonic contraction **1.** tonische (An-)Spannung/Kontraktion *f*; Tonus *m* **2.** tetanische Kontraktur *f*, Tetanus *m*
uterine contractions Wehen *pl*
carpopedal contractions Karpopedalspasmen *pl*
con|trac|ture [kən'træktʃər] *noun* Kontraktur *f*
cicatricial contracture Narbenkontraktur *f*
Dupuytren's contracture Dupuytren-Kontraktur *f*
flexion contracture Flexions-, Beugekontraktur *f*
joint contracture Gelenkkontraktur *f*
Volkmann's contracture Volkmann ischämische Kontraktur *f*, Volkmann-Kontraktur *f*, -Lähmung *f*
Volkmann's ischemic contracture Volkmann ischämische Kontraktur *f*, Volkmann-Kontraktur *f*, -Lähmung *f*
con|tra|in|di|ca|tion [kɑntrə,ɪndɪ'keɪʃn] *noun* Gegenanzeige *f*, Gegenindikation *f*, Kontraindikation *f*
con|tra|stim|u|lant [ˌkɑntrə'stɪmjələnt] **I** *noun* Beruhigungsmittel *nt* **II** *adj* kontrastimulierend; beruhigend
con|trol [kən'trəʊl] **I** *noun* **1.** Kontrolle *f* (*of, over* über) be in control of/to have control of etwas leiten jemanden beaufsichtigen bring/get under control unter Kontrolle bringen be/get out of control außer Kontrolle sein/geraten have control over beherrschen, die Kontrolle haben über lose control over/of die Kontrolle oder Gewalt verlieren über lose control of oneself die (Selbst-)Beherrschung verlieren **2.** Selbstbeherrschung *f*; Körperhaltung *f* **II** *v* **3.** beherrschen, unter Kontrolle

haben/bringen; bändigen **4.** leiten, lenken, führen, verwalten; regeln, steuern, regulieren
birth control Empfängnisverhütung *f*, Geburtenkontrolle *f*, Geburtenregelung *f*
con|tu|sion [kən'tʃ(j)uːʒn] *noun* Prellung *f*, Quetschung *f*, Kontusion *f*, Contusio *f*
brain contusion Hirnprellung *f*, -kontusion *f*, Contusio cerebri
cardiac contusion Herzprellung *f*, Contusio cordis
cerebral contusion Hirnprellung *f*, -kontusion *f*, Contusio cerebri
contusion of the eyeball Augapfelprellung *f*, Contusio bulbi
lung contusion Kontusionslunge *f*, Lungenkontusion *f*, -quetschung *f*
pulmonary contusion Kontusionslunge *f*, Lungenkontusion *f*, -quetschung *f*
contusion of the spinal cord Contusio spinalis, Rückenmarkprellung *f*, Rückenmarkquetschung *f*, Contusio medullae spinalis
co|nus ['kəʊnəs] *noun, plural* **-ni** [-niː, -naɪ] kegel-, zapfenförmiges Gebilde *nt*, Zapfen *m*, Konus *m*, Conus *m*
myopic conus Conus myopicus
con|va|lesce [,kɑnvə'les] *v* genesen, gesund werden
con|va|les|cence [,kɑnvə'lesəns] *noun* Genesung *f*, Rekonvaleszenz *f*
con|va|les|cent [,kɑnvə'lesənt] I *noun* Genesende *m/f*, Rekonvaleszent *m* II *adj* Genesung betreffend, genesend, rekonvaleszent, Genesungs-, Rekonvaleszenten-
con|ver|tase [kən'vɜrteɪz] *noun* Convertase *f*
C3 convertase C3-Konvertase *f*, 4-2-Enzym *nt*
con|ver|tin [kən'vɜrtɪn] *noun* Prokonvertin *nt*, -convertin *nt*, Faktor VII *m*, Autothrombin I *nt*, Serum-Prothrombin-Conversion-Accelerator *m*, stabiler Faktor *m*
con|vex [kɑn'veks, kən-] I *noun* konvexer Körper *m*, konvexe Fläche *f* II *adj* nach außen gewölbt, konvex
con|vo|lu|tion [,kɑnvə'luːʃn] *noun* **1.** (Gehirn-)Windung *f*, Gyrus *m* **2.** Knäuel *nt*, Konvolut *nt*
anterior central convolution Gyrus precentralis
convolutions of cerebellum Kleinhirnwindungen *pl*, Folia cerebelli
convolutions of cerebrum (Groß-)Hirnwindungen *pl*, Gyri cerebri
posterior central convolution Gyrus postcentralis
con|vul|sant [kən'vʌlsənt] *noun* krampfauslösendes Mittel *nt*, Konvulsivum *nt*
con|vul|sion [kən'vʌlʃn] *noun* Krampf *m*, Zuckung *f*, Konvulsion *f*
crowing convulsion falscher Krupp *m*, Pseudokrupp *m*, subglottische Laryngitis *f*, Laryngitis subglottica
febrile convulsion Fieberkrampf *m*
incidental convulsion Gelegenheitskrämpfe *pl*, Okkasionskrämpfe *pl*
mimic convulsion mimischer Gesichtskrampf *m*, Bell-Spasmus *m*, Fazialiskrampf *m*, Gesichtszucken *nt*, Fazialis-Tic *m*, Tic convulsif/facial
con|vul|si|vant [kən'vʌlsɪvənt] *noun* krampfauslösendes Mittel *nt*, Konvulsivum *nt*
con|vul|sive [kən'vʌlsɪv] *adj* Konvulsion betreffend, krampfartig, krampfend, konvulsiv, konvulsivisch
co|pi|ous ['kəʊpɪəs] *adj* reichlich, ausgiebig, massenhaft, kopiös
cop|per ['kɑpər] *noun* Kupfer *nt*, (*chem.*) Cuprum
copr- *präf.* Kot-, Fäkal-, Kopro-, Stuhl-, Sterko-
cop|ra|cra|sia [,kɑprə'kreɪsɪə] *noun* Stuhl-, Darminkontinenz *f*, Incontinentia alvi
cop|ra|gogue ['kɑprəgɔg] *noun* Kopragogum *nt*
cop|rem|e|sis [kɑp'reməsɪs] *noun* Koterbrechen *nt*, Kopremesis *f*
copro- *präf.* Kot-, Fäkal-, Kopro-, Stuhl-, Sterko-
cop|ro|an|ti|bod|y [,kɑprə'æntɪbɑdɪ] *noun* Koproantikörper *m*
cop|ro|la|lia [,kɑprə'leɪlɪə] *noun* Koprolalie *f*
cop|ro|lith ['kɑprəlɪθ] *noun* Kotstein *m*, Koprolith *m*
cop|ro|ma [kɑp'rəʊmə] *noun* Kotgeschwulst *f*, Fäkulom *nt*, Koprom *nt*, Sterkorom *nt*
cop|ro|pha|gia [,kɑprə'feɪdʒ(ɪ)ə] *noun* **1.** Kotfressen *f*, Koprophagie *f* **2.** Kotessen *nt*, Koprophagie *f*
co|proph|a|gy [kə'prɑfədʒɪ] *noun* **1.** (*biolog.*) Kotfressen *nt*, Koprophagie *f* **2.** (*psychiat.*) Kotessen *nt*, Koprophagie *f*
cop|ro|phil|ia [,kɑprə'fɪlɪə] *noun* Koprophilie *f*
cop|ro|pho|bia [,kɑprə'fəʊbɪə] *noun* Kotangst *f*, Koprophobie *f*
cop|ro|phra|sia [,kɑprə'freɪʒ(ɪ)ə, -zɪə] *noun* Koprolalie *f*
cop|ro|por|phyr|ia [,kɑprəpɔːr'fɪərɪə] *noun* Koproporphyrie *f*
cop|ro|por|phy|rin [,kɑprə'pɔːrfərɪn] *noun* Koproporphyrin *nt*
cop|ro|por|phy|rin|u|ria [,kɑprə,pɔːrfərɪ'n(j)ʊərɪə] *noun* Koproporphyrinurie *f*
co|pros|ta|nol [kə'prɑstənɑl, -nəʊl] *noun* Koprostanol *nt*, -sterin *nt*
co|pros|ta|sis [kə'prɑstəsɪs] *noun* Koprostase *f*
co|pros|ter|ol [kə'prɑstərəl, -rəʊl] *noun* → *coprostanol*
cop|u|la|tion [,kɑpjə'leɪʃn] *noun* **1.** Geschlechtsverkehr *m*, Beischlaf *m*, Koitus *m*, Coitus *m* **2.** (*biolog.*) Paarung *f*, Begattung *f*, Kopulation *f*
cor [kɔːr] *noun* Herz *nt*; (*anatom.*) Cor *nt*, Cardia *f*
cor biloculare Cor biloculare
cor pulmonale Cor pulmonale
cor villosum Zottenherz *nt*, Cor villosum
cor|a|cid|i|um [,kɔːrə'sɪdɪəm] *noun, plural* **-dia** [,kɔːrə'sɪdɪə] Wimperlarve *f*, Flimmerlarve *f*, Korazidium *nt*, Coracidium *nt*
coraco- *präf.* Korako-
cor|a|co|a|cro|mi|al [,kɔːrəkəʊə'krəʊmɪəl] *adj* Processus coracoideus und Akromion betreffend oder verbindend, korakoakromial
cor|a|co|bra|chi|al [,kɔːrəkəʊə'breɪkɪəl] *adj* Processus coracoideus und Oberarm/Brachium betreffend oder verbindend, korakobrachial
cor|a|co|cla|vic|u|lar [,kɔːrəkəʊəklə'vɪkjələr] *adj* Processus coracoideus und Schlüsselbein/Klavikula betreffend oder verbindend, korakoklavikulär
cor|a|co|hu|mer|al [,kɔːrəkəʊə'(h)juːmərəl] *adj* Processus coracoideus und Oberarmknochen/Humerus betreffend oder verbindend, korakohumeral
cor|a|coid ['kɔːrəkɔɪd, 'kɑr-] I *noun* Processus coracoideus II *adj* rabenschnabelförmig, korakoid; Processus coracoideus betreffend
cor|a|coid|i|tis [,kɔːrəkɔɪ'daɪtɪs] *noun* Entzündung des Processus coracoideus, Korakoiditis *f*
cor|asth|ma [kɔːr'æzmə] *noun* Heufieber *nt*, Heuschnupfen *m*
cord [kɔːrd] *noun* **1.** (*anatom.*) Strang *m*, Band *nt*, Chorda *f* **2.** Leine *f*, Kordel *f*, Strang *m*, Schnur *f*
Billroth's cords Milztrabekel *pl*, Milzstränge *pl*, Trabeculae splenicae
cervical cord Hals-, Zervikalsegmente *pl*, Halsmark *nt*, Halsabschnitt *m* des Rückenmarks, Cervicalia *pl*, Pars cervicalis medullae spinalis
Ferrein's cords Stimmfalten *pl*, Plicae vocalis
gangliated cord Grenzstrang *m*, Truncus sympatheticus/sympathicus
ganglionated cord Truncus sympathicus
hepatic cords Leber(zell)bälkchen *pl*
lateral cord of brachial plexus laterales Bündel *nt* des Plexus brachialis, Fasciculus lateralis plexus brachialis
lumbosacral cord Truncus lumbosacralis
lymph cords (*Lymphknoten*) Markstränge *pl*
medial cord of brachial plexus mittleres Bündel *nt* des Plexus brachialis, Fasciculus medialis plexus brachialis
medullary cords **1.** Hodenstränge *pl* **2.** (*Lymphknoten*)

Markstränge *pl*
oblique cord of interosseous membrane of forearm Chorda obliqua membranae interossei antebrachii
posterior cord of brachial plexus hinteres Bündel *nt* des Plexus brachialis, Fasciculus posterior plexus brachialis
red pulp cords Milzstränge *pl*
sacral cord Sakralabschnitt *m* des Rückenmarks, Sakralmark *nt*, Kreuzbein-, Sakralsegmente *pl*, Pars sacralis medullae spinalis, Sacralia *pl*
secondary cord of cervical plexus Sekundärstrang *m* des Halsgeflechts, Fasciculus plexus brachialis
sex cords Keim-, Hodenstränge *pl*
spermatic cord Samenstrang *m*, Funiculus spermaticus
spinal cord Rückenmark *nt*, Medulla spinalis
splenic cords Milzstränge *pl*
tendinous cords of heart Sehnenfäden *pl* der Papillarmuskeln, Chordae tendineae cordis
testicular cord Samenstrang *m*, Funiculus spermaticus
testis cords Hodenstränge *pl*
cord of tympanum Chorda tympani
umbilical cord Nabelstrang *m*, -schnur *f*, Chorda/Funiculus umbilicalis
vocal cord Stimmlippe *f*, -falte *f*, Plica vocalis
Weitbrecht's cord Chorda obliqua
cor|dec|to|my [kɔːr'dektəmɪ] *noun* Chordektomie *f*
cor|di|tis [kɔːr'daɪtɪs] *noun* Samenstrangentzündung *f*, Funikulitis *f*, Funiculitis *f*
cor|do|pex|y ['kɔːrdəpeksɪ] *noun* Chordopexie *f*
cor|do|to|my [kɔːr'dɑtəmɪ] *noun* **1.** Stimmlippendurchtrennung *f*, Chordotomie *f* **2.** Durchschneidung/Durchtrennung *f* der Schmerzbahn im Rückenmark, Chordotomie *f*
core [kɔːr, kəʊr] *noun* Kern *m*; das Innerste
nucleic acid core Nucleinsäure-haltiger Innenkörper *m*, Nucleinsäure-haltiger Kern *m*, Core *m*
core- *präf.* Pupillen-, Iris-, Irido-, Kore(o)-
cor|e|clei|sis [kəʊrɪ'klaɪsɪs] *noun* Iridenkleisis *f*
cor|e|cli|sis [kəʊrɪ'klaɪsɪs] *noun* **1.** Pupillenverschluss *m*, -okklusion *f* **2.** Iriseinklemmung *f*, Korenklisis *f*, Iridenkleisis *f*, Iridenklisis *f*
cor|ec|ta|sis [kəʊr'ektəsɪs] *noun* (pathologische) Pupillenerweiterung *f*, -dilatation *f*, Korektasie *f*
cor|ec|tome [kəʊr'ektəʊm] *noun* Iridektomiemesser *nt*, Korektom *nt*, Iridektom *nt*
cor|ec|to|my [kəʊr'ektəmɪ] *noun* Iridektomie *f*
cor|ec|to|pia [kəʊrek'təʊpɪə] *noun* Korektopie *f*, Ektopia pupillae
cor|e|di|al|y|sis [ˌkəʊrɪdaɪ'ælɪsɪs] *noun* Irisablösung *f*, Iridodialyse *f*, -dialysis *f*
cor|e|di|as|ta|sis [ˌkəʊrɪdaɪ'æstəsɪs] *noun* Mydriasis *f*
co|rel|y|sis [kəʊ'relɪsɪs] *noun* Korelyse *f*
cor|e|mor|pho|sis [ˌkəʊrɪmɔːr'fəʊsɪs] *noun* operative Pupillenbildung *f*, Koremorphose *f*
cor|en|cli|sis [ˌkəʊren'klaɪsɪs] *noun* Iridenkleisis *f*
coreo- *präf.* Pupillen-, Iris-, Irido-, Kore(o)-
cor|e|om|e|ter [ˌkəʊrɪ'ɑmɪtər] *noun* Pupillenmesser *m*, Pupillo-, Koriometer *nt*
cor|e|pex|y [ˌkəʊrɪ'peksɪ] *noun* Koreopraxie *f*
cor|e|prax|y [ˌkəʊrɪ'præksɪ] *noun* Koreopraxie *f*
co|ret|o|my [kəʊ'retəmɪ] *noun* Iridotomie *f*
co|ri|an|der ['kɔːriːˌændər] *noun* Koriander *m*, Coriandrum sativum
co|ri|um ['kɔːrɪəm, 'kəʊr-] *noun, plural* **-ria** [-rɪə] Lederhaut *f*, Korium *nt*, Corium *nt*, Dermis *f*
corn [kɔːrn] *noun* **1.** Hühnerauge *nt*, Leichdorn *m*, Klavus *m*, Clavus *m* **2.** (Samen-, Getreide-)Korn *nt*
cor|ne|a ['kɔːrnɪə] *noun* (Augen-)Hornhaut *f*, Kornea *f*, Cornea *f*
conical cornea Hornhautkegel *m*, Keratokonus *m*
cor|ne|al ['kɔːrnɪəl] *adj* (*Auge*) Hornhaut/Kornea betreffend, korneal
cor|ne|i|tis [kɔːrnɪ'aɪtɪs] *noun* Entzündung der Augenhornhaut, Keratitis *f*, Hornhautentzündung *f*
cor|ne|o|i|ri|tis [ˌkɔːrnɪəʊaɪ'raɪtɪs] *noun* Entzündung von Hornhaut/Kornea und Regenbogenhaut/Iris, Korneoiritis *f*, Iridokeratitis *f*, Keratoiritis *f*
cor|ne|o|scle|ra [ˌkɔːrnɪəʊ'sklɪərə] *noun* Kornea und Sklera, Korneosklera *f*
cor|ne|o|scle|ral [ˌkɔːrnɪəʊ'sklɪərəl] *adj* (*Auge*) Hornhaut/Kornea und Lederhaut/Sklera betreffend, korneoskleral, sklerokorneal
corn|flow|er ['kɔːrnˌflaʊər] *noun* Kornblume *f*
cor|ni|fi|ca|tion [ˌkɔːrnəfɪ'keɪʃn] *noun* Verhornung *f*, Verhornen *nt*, Keratinisation *f*
cor|ni|fied ['kɔːrnəfaɪd] *adj* verhornt, verhornend
cor|nu ['kɔːrn(j)uː] *noun, plural* **-nua** [-n(j)uːə] Horn *nt*, hornförmige Struktur *f*, Cornu *nt*
cornu of coccyx Cornu coccygeum
cornu of sacrum Cornu sacrale
cor|nu|al ['kɔːrn(j)əwəl] *adj* Horn/Cornu betreffend
co|ro|na [kə'rəʊnə] *noun, plural* **-nas, -nae** [-niː] Kranz *m*, kranzförmige Struktur *f*, Corona *f*
dental corona (Zahn-)Krone *f*, Corona dentis
corona of glans (penis) Randwulst *m* der Eichel, Peniskorona *f*, Corona glandis penis
corona mortis Corona mortis
corona radiata **1.** (*ZNS*) Stabkranz *m*, Corona radiata **2.** (*Ovum*) von Bischoff-Korona *f*, Corona radiata folliculi ovarici
Zinn's corona Zinn-Gefäßkranz *m*, Haller-Gefäßkranz *m*, Circulus vasculosus nervi optici
co|ro|nal [kə'rəʊnl, 'kɔːrənl, 'kɑr-] *adj* **1.** Schädelkranz oder Kranznaht betreffend, koronal, Kranz- **2.** Zahnkrone betreffend, koronal, Kronen-
cor|o|nar|ism ['kɔːrənærɪzəm] *noun* **1.** Koronarinsuffizienz *f* **2.** Herzbräune *f*, Stenokardie *f*, Angina pectoris
cor|o|na|ri|tis [ˌkɔːrənə'raɪtɪs] *noun* Entzündung der Herzkranzgefäße, Koronaritis *f*, Koronararterienentzündung *f*, Koronariitis *f*, Koronarangiitis *f*
cor|o|nar|y ['kɔːrənerɪ, 'kɑr-] **I** *noun, plural* **-nar|ies** Koronararterie *f*, (Herz-)Kranzarterie *f*, (Herz-)Kranzgefäß *nt*, Koronarie *f*, Arteria coronaria **II** *adj* **1.** kranz-, kronenähnlich oder -förmig **2.** Kranz-/Koronararterien betreffend, koronar, Koronar(arterien)-
Cor|o|na|vir|i|dae [ˌkɔːrənə'vɪrədiː, -'vaɪr-] *plural* Coronaviridae *pl*
co|ro|ne [kə'rəʊnɪ] *noun* Kronenfortsatz *m* des Unterkiefers, Processus coronoideus mandibulae
co|ros|co|py [kə'rɑskəpɪ] *noun* Retinoskopie *f*, Skiaskopie *f*
co|rot|o|my [kə'rɑtəmɪ] *noun* Iridektomie *f*
cor|po|re|al [kɔːr'pɔːrɪəl, -'pəʊr-] *adj* den Körper/die Physis betreffend, physisch, körperlich
corpse [kɔːrps] *noun* Leiche *f*, Leichnam *m*
cor|pu|lence ['kɔːrpjələns] *noun* Beleibtheit *f*, Korpulenz *f*
cor|pu|lent ['kɔːrpjələnt] *adj* beleibt, füllig, korpulent
cor|pus ['kɔːrpəs] *noun, plural* **-po|ra** [-pərə] Körper *m*, Corpus *nt*
corpus albicans Corpus albicans
corpus callosum Balken *m*, Commissura magna cerebri, Corpus callosum
corpus of caudate nucleus Caudatuskörper *m*, Corpus nuclei caudati
corpus fibrosum Corpus albicans
corpus luteum Gelbkörper *m*, Corpus luteum
corpus of uterus Gebärmutter-, Uteruskörper *m*, Corpus uteri
cor|pus|cle ['kɔːrpəsl, -pʌsl] *noun* **1.** Körperchen *nt*, Korpuskel *nt*, Corpusculum *nt* **2.** Masse-, Elementarteilchen *nt*, Korpuskel *nt*
Alder-Reilly corpuscles Alder-Reilly-Körperchen *pl*
amyloid corpuscles Amyloidkörperchen *pl*, Corpora

C

amylacea
articular corpuscles Nervenendigungen *pl* im Gelenk, Corpuscula nervorum articularia
Bizzozero's corpuscles Blutplättchen *pl*, Thrombozyten *pl*
blood corpuscles Blutkörperchen *pl*, -zellen *pl*, Hämozyten *pl*
bone corpuscles Knochenkörperchen *pl*
bulboid corpuscles Corpuscula bulboidea, Krause-Endkolben *pl*
colored corpuscles rote Blutzellen *pl*, -körperchen *pl*, Erythrozyten *pl*
colorless corpuscle weiße Blutzelle *f*, weißes Blutkörperchen *nt*, Leukozyt *m*
colostrum corpuscles Donné-Körperchen *pl*, Kolostrumkörperchen *pl*
concentric corpuscles Hassall-Körperchen *pl*
Donné's corpuscles Donné-Körperchen *pl*, Kolostrumkörperchen *pl*
dust corpuscles Blutstäubchen *pl*, Hämokonien *pl*, Hämokonia *pl*
genital corpuscles Nervenendkörperchen *pl* der Genitalregion, Corpuscula genitalia
Golgi-Mazzoni corpuscle Golgi-Mazzoni-Körperchen *nt*
Guarnieri's corpuscles Guarnieri-Körperchen *pl*, Guarnieri-Einschlusskörperchen *pl*
Hassall's corpuscles Hassall-Körperchen *pl*
Krause's corpuscles Krause-Endkolben *pl*, Corpuscula bulboidea
lamellar corpuscles Vater-Pacini-(Lamellen-)Körperchen *pl*, Corpuscula lamellosa
Lisch corpuscles Lisch-Knötchen *pl*
Meissner's tactile corpuscles Meissner-Tastkörperchen *pl*, Meissner-Körperchen *pl*, Corpuscula tactus
mucous corpuscles Schleimkörperchen *pl*
Negri corpuscles Negri-Körperchen *pl*
nerve end corpuscles Nervenendkörperchen *pl*
Nunn's gorged corpuscles Nunn-Körperchen *pl*
Pacini's corpuscles Vater-Pacini-(Lamellen-)Körperchen *pl*, Corpuscula lamellosa
Paschen corpuscles Paschen-Körperchen *pl*
pessary corpuscle Ringform *f*, Pessarform *f*
phantom corpuscle Halbmondkörper *m*, Achromozyt *m*, Achromoretikulozyt *m*
red corpuscles rote Blutkörperchen/-zellen, Erythrozyten *pl*
red blood corpuscles rote Blutkörperchen/-zellen, Erythrozyten *pl*
renal corpuscle Nierenkörperchen *nt*, Malpighi-Körperchen *nt*, Corpusculum renalis
residual corpuscle Residualkörperchen *nt*, Telolysosom *nt*
Ruffini's corpuscle Ruffini-Körperchen *pl*
salivatory corpuscles Speichelkörperchen *pl*
Schwalbe's corpuscle Geschmacksknospe *f*, Caliculus gustatorius, Gemma gustatoria
shadow corpuscle Halbmondkörper *m*, Achromozyt *m*, Achromoretikulozyt *m*
splenic corpuscles Malpighi-Milzknötchen *pl*, Noduli lymphoidei splenici
tactile corpuscles Meissner-(Tast-)Körperchen *pl*, Corpuscula tactus
taste corpuscle Geschmacksknospe *f*, Caliculus gustatorius, Gemma gustatoria
tendon corpuscles Flügel-, Sehnenzellen *pl*
terminal nerve corpuscles sensible Endorgane *pl*, Terminal-, Nervenendkörperchen *pl*, Corpuscula nervosa terminalia
thymic corpuscles Corpuscula thymi, Hassall-Körperchen *pl*
touch corpuscles Meissner-(Tast-)Körperchen *pl*, Corpuscula tactus
Traube's corpuscle Halbmondkörper *m*, Achromozyt *m*, Achromoretikulozyt *m*
typhic corpuscles Typhuszellen *pl*
Vater-Pacini corpuscles Vater-Pacini-(Lamellen-)Körperchen *pl*, Corpuscula lamellosa
Wagner's corpuscles Meissner-(Tast-)Körperchen *pl*, Corpuscula tactus
Weber's corpuscle Utriculus prostaticus

cor|pus|cu|lar [kɔːr'pʌskjələr] *adj* Teilchen/Korpuskeln betreffend, aus Korpuskeln bestehend, korpuskular

cor|ri|gent ['kɔːrɪdʒənt] I *noun* (Geschmacks-)Korrigens *nt*, Corrigentium *nt* II *adj* korrigierend, verbessernd, mildernd

cor|rode [kə'rəʊd] *v* anfressen, zerfressen, angreifen, ätzen, korrodieren

cor|ro|sion [kə'rəʊʒn] *noun* Korrosion *f*

cor|tex ['kɔːrteks] *noun, plural* **-ti|ces** [-tɪsiːz] Rinde *f*, äußerste Schicht *f*, Kortex *m*, Cortex *m*
acoustic cortex Hörrinde *f*, akustischer Cortex *m*
adrenal cortex Nebennierenrinde *f*, Cortex glandulae suprarenalis
agranular cortex agranuläre Rinde *f*, agranulärer Kortex *m*
auditory cortex Hörrinde *f*, akustischer Cortex *m*
cerebellar cortex Kleinhirnrinde *f*, Cortex cerebelli
cerebral cortex Hirnrinde *f*, -mantel *m*, Kortex *m*, Cortex cerebri
deep cortex (*Lymphknoten*) thymusabhängiges Areal *nt*, T-Areal *nt*, thymusabhängige/parakortikale Zone *f*
frontal cortex frontaler Kortex *m*, Stirnlappenrinde *f*, -kortex *m*
granular cortex (*ZNS*) granuläre Rinde *f*, Koniokortex *m*
hippocampal cortex Hippokampusrinde *f*
homogenetic cortex Neokortex *m*, Neocortex *m*
insular cortex Insel *f*, Inselrinde *f*, Insula *f*, Lobus insularis
cortex of lens Linsenrinde *f*, Cortex lentis
limbic cortex limbische Rinde *f*, limbischer Cortex *m*
cortex of lymph node Lymphknotenrinde *f*, Cortex nodi lymphoidei
motor cortex motorischer Kortex *m*, motorische Rinde(nregion *f*) *f*, Motokortex *m*, -cortex *m*
optic cortex Sehrinde *f*, visueller Kortex *m*
cortex of ovari Eierstockrinde *f*, Cortex ovarii
periamygdaloid cortex periamygdaläre Rinde *f*, periamygdalärer Cortex *m*
piriform cortex piriforme Rinde *f*, piriformer Kortex *m*
precentral cortex präzentrale Rinde *f*, präzentraler Kortex *m*, Rinde *f* des Gyrus precentralis
prefrontal cortex präfrontale Rinde *f*, präfrontaler Kortex *m*, Präfrontalkortex *m*
premotor cortex prämotorische Rinde *f*, prämotorischer Kortex *m*
prepiriform cortex präpiriforme Rinde *f*, präpiriformer Kortex *m*
primary auditory cortex primäre Hörrinde *f*
primary visual cortex primäre Sehrinde *f*, Area striata
renal cortex Nierenrinde *f*, Cortex renis
secondary auditory cortex sekundäre Hörrinde *f*
secondary visual cortex sekundäre Sehrinde *f*
sensory cortex sensibler/sensorischer Cortex *m*, sensible/sensorische Rinde *f*
somatosensory cortex somatosensorische Rinde *f*, somatosensorischer Kortex *m*
spore cortex Sporenrinde *f*
striate cortex primäre Sehrinde *f*, Area striata
suprarenal cortex Nebennierenrinde *f*, Cortex glandulae suprarenalis
cortex of suprarenal gland Nebennierenrinde *f*, Cortex glandulae suprarenalis
tertiary cortex (*Lymphknoten*) thymusabhängiges Areal *nt*, T-Areal *nt*, thymusabhängige/parakortikale Zone *f*

thymic cortex Thymusrinde *f*, Cortex thymi
transitional cortex Übergangs-, Mesocortex *m*
visual cortex Sehrinde *f*, visueller Kortex *m*
cor|tex|one [kɔːr'teksəʊn] *noun* Desoxycorticosteron *nt*, Desoxykortikosteron *nt*, Cortexon *nt*
cor|ti|ad|re|nal [ˌkɔːrtɪə'driːnl] *adj* Nebennierenrinde betreffend, von ihr ausgehend, adrenokortikal, adrenocortical
cor|ti|cal ['kɔːrtɪkl] *adj* Rinde/Kortex betreffend, kortikal
cor|ti|cec|to|my [kɔːrtə'sektəmɪ] *noun* Kortikektomie *f*, Tupektomie *f*
cortico- *präf.* Rinden-, Kortex-, Kortik(o)-
cor|ti|co|ad|re|nal [ˌkɔːrtɪkəʊə'driːnl] *adj* Nebennierenrinde betreffend, von ihr ausgehend, adrenokortikal, adrenocortical
cor|ti|co|bul|bar [ˌkɔːrtɪkəʊ'bʌlbər, -bɑːr] *adj* Hirnrinde und Medulla oblongata und/oder Hirnstamm betreffend oder verbindend, kortikobulbär
cor|ti|co|cer|e|bel|lar [ˌkɔːrtɪkəʊˌserə'belər] *adj* Hirnrinde und Kleinhirn/Zerebellum betreffend oder verbindend, kortikozerebellar
cor|ti|co|cer|e|bral [ˌkɔːrtɪkəʊ'serəbrəl] *adj* (Groß-)Hirnrinde betreffend, Großhirnrinden-, Kortiko-
cor|ti|co|di|en|ce|phal|ic [ˌkɔːrtɪkəʊˌdaɪənsə'fælɪk] *adj* Hirnrinde und Zwischenhirn/Diencephalon betreffend oder verbindend, kortikodienzephal
cor|ti|coid ['kɔːrtɪkɔɪd] *noun* Kortikoid *nt*, Corticoid *nt*
cor|ti|co|lib|er|in [ˌkɔːrtɪkəʊ'lɪbərɪn] *noun* Kortikoliberin *nt*, Corticoliberin *nt*, corticotropin releasing factor *nt*, corticotropin releasing hormone *nt*
cor|ti|co|med|ul|lar|y [ˌkɔːrtɪkəʊmə'dʌlərɪ, kɔːrtɪkəʊ'medəˌleriː] *adj* Rinde und Mark/Medulla betreffend, kortikomedullär
cor|ti|co|mes|en|ce|phal|ic [ˌkɔːrtɪkəʊˌmesənsə'fælɪk] *adj* Hirnrinde und Mittelhirn/Mesencephalon betreffend oder verbindend, kortikomesencephal
cor|ti|co|nu|cle|ar [ˌkɔːrtɪkəʊ'n(j)uːklɪər] *adj* Hirnrinde und Medulla oblongata und/oder Hirnstamm betreffend oder verbindend, kortikobulbär
cor|ti|co|pon|tine [ˌkɔrtɪkəʊ'pɑntaɪn, -tiːn] *adj* Hirnrinde und Brücke/Pons cerebri betreffend oder verbindend, kortikopontin
cor|ti|co|spi|nal [ˌkɔːrtɪkəʊ'spaɪnl] *adj* Hirnrinde und Rückenmark/Medulla spinalis betreffend oder verbindend, kortikospinal
cor|ti|co|ster|oid [ˌkɔːrtɪkəʊ'sterɔɪd, -'stɪər-] *noun* Kortiko-, Corticosteroid *nt*
cor|ti|cos|ter|one [ˌkɔːrtɪ'kɑstərəʊn] *noun* Kortiko-, Corticosteron *nt*
cor|ti|co|thal|am|ic [ˌkɔːrtɪkəʊθə'læmɪk] *adj* Hirnrinde und Thalamus betreffend oder verbindend, kortikothalamisch
cor|ti|co|troph|ic [ˌkɔːrtɪkəʊ'trɑfɪk] *adj* auf die Nebennierenrinde einwirkend, kortikotrop, corticotrop, corticotroph, adrenocorticotrop, adrenocorticotroph, kortikotroph, adrenokortikotrop, adrenokortikotroph
cor|ti|co|tro|phin [ˌkɔːrtɪkəʊ'trɑfɪn] *noun* → *corticotropin*
cor|ti|co|trop|ic [ˌkɔːrtɪkəʊ'trɑpɪk] *adj* auf die Nebennierenrinde einwirkend, kortikotrop, corticotrop, corticotroph, adrenocorticotrop, adrenocorticotroph, kortikotroph, adrenokortikotrop, adrenokortikotroph
cor|ti|co|tro|pin [ˌkɔːrtɪkəʊ'trəʊpɪn] *noun* Kortikotropin *nt*, -trophin *nt*, Corticotrophin(um) *nt*, (adreno-)corticotropes Hormon *nt*, Adrenokortikotropin *nt*
cor|ti|lymph ['kɔːrtɪlɪmf] *noun* Tunnellymphe *f*
cor|ti|sol ['kɔːrtɪsɔl, -səʊl] *noun* Kortisol *nt*, Cortisol *nt*, Hydrocortison *nt*
cor|ti|sone ['kɔːrtɪzəʊn] *noun* Kortison *nt*, Cortison *nt*
cortisone-sensitive *adj* cortisonempfindlich, kortisonempfindlich
Cor|y|ne|bac|te|ri|um [ˌkɔːrənɪbæk'tɪərɪəm] *noun* Corynebacterium *nt*
Corynebacterium acnes Corynebacterium acnes
Corynebacterium diphtheriae Diphtheriebazillus *m*, Diphtheriebakterium *nt*, Klebs-Löffler-Bazillus *m*, Löffler-Bazillus *m*, Corynebacterium diphtheriae, Bacterium diphtheriae
Corynebacterium hofmannii Corynebacterium pseudodiphtheriticum
Corynebacterium infantisepticum Listeria monocytogenes
Corynebacterium minutissimum Corynebacterium minutissimum
Corynebacterium parvulum Listeria monocytogenes
Corynebacterium pseudodiphtheriticum Löffler-Pseudodiphtheriebazillus *m*, Corynebacterium pseudodiphtheriticum
Corynebacterium pseudotuberculosis Preisz-Nocard-Bazillus *m*, Corynebacterium pseudotuberculosis
Corynebacterium xerosis Corynebacterium xerosis
co|ryn|e|form [kə'rɪnəfɔːrm] *adj* keulenförmig, koryneform
co|ry|za [kə'raɪzə] *noun* Virusschnupfen *m*, Schnupfen *m*, Nasenkatarrh *m*, Nasenkatarr *m*, Koryza *f*, Coryza *f*, Rhinitis acuta
allergic coryza Heuschnupfen *m*, Heufieber *nt*
pollen coryza allergische Rhinitis *f*, Rhinopathia vasomotorica allergica
cos|tal ['kɑstl, 'kɔstl] *adj* Rippe(n)/Costa(e) betreffend, zu den Rippen gehörend, kostal
cos|tal|gia [kɑs'tældʒ(ɪ)ə] *noun* Rippenschmerz *m*, Kostalgie *f*
cos|tec|to|my [kɑs'tektəmɪ] *noun* Rippenresektion *f*
cos|ti|car|ti|lage [ˌkɑstɪ'kɑːrtlɪdʒ] *noun* Rippenknorpel *m*, Cartilago costalis
cos|ti|spi|nal [ˌkɑstɪ'spaɪnl] *adj* Rippe(n) und Wirbelsäule/Columna vertebralis betreffend oder verbindend, kostospinal, spinokostal
cos|tive ['kɑstɪv, 'kɔs-] *adj* an Verstopfung leidend, verstopft, obstipiert
cos|tive|ness ['kɑstɪvnɪs] *noun* Verstopfung *f*, Obstipation *f*, Obstructio alvi
costo- *präf.* Rippen-, Kosto-
cos|to|chon|dral [ˌkɑstə'kɑndrəl] *adj* Rippenknorpel/Cartilago costalis betreffend, kostochondral, chondrokostal
cos|to|chon|dri|tis [ˌkɑstəkɑn'draɪtɪs] *noun* Rippenknorpelentzündung *f*, Kostochondritis *f*
cos|to|cla|vic|u|lar [ˌkɑstəklə'vɪkjələr] *adj* Rippen und Schlüsselbein/Klavikula betreffend oder verbindend, kostoklavikulär, kostoklavikular
cos|to|pleu|ral [ˌkɑstə'plʊərəl] *adj* Rippen und Brustfell/Pleura betreffend, kostopleural
cos|to|scap|u|lar [ˌkɑstə'skæpjələr] *adj* Rippen und Schulterblatt/Skapula betreffend, kostoskapular, skapulokostal
cos|to|ster|nal [ˌkɑstə'stɜrnl] *adj* Rippen und Brustbein/Sternum betreffend oder verbindend, kostosternal, sternokostal
cos|to|ster|no|plas|ty [ˌkɑstə'stɜrnəplæstɪ] *noun* Rippen-Sternum-Plastik *f*, Kostosternoplastik *f*
cos|tot|o|my [kɑs'tɑtəmɪ] *noun* Rippendurchtrennung *f*, Kostotomie *f*
cos|to|trans|ver|sec|to|my [ˌkɑstəˌtrænzvər'sektəmɪ] *noun* Kostotransversektomie *f*
cos|to|ver|te|bral [ˌkɑstə'vɜrtəbrəl] *adj* Rippe(n) und Wirbel/Vertebra(e) betreffend, kostovertebral, kostozentral, vertebrokostal
co|sub|strate [kəʊ'sʌbstreɪt] *noun* Co-, Kosubstrat *nt*
co|trans|mit|ter [ˌkəʊtræns'mɪtər] *noun* Cotransmitter *m*
co|trans|port [kəʊ'trænspɔːrt, -pəʊrt] *noun* gekoppelter Transport *m*, Cotransport *m*, Symport *m*

co-trimoxazole *noun* Cotrimoxazol *nt*
cot|ton|pox ['kɑtnpɑks] *noun* Alastrim *nt*, weiße Pocken *pl*, Variola minor
cot|y|le|don [,kɑtə'liːdn] *noun* Zottenbaum *m*, -büschel *nt*, Plazentalappen *m*, Cotyledo *f*, Kotyledo *f*, Kotyledone *f*
cot|y|loid ['kɑtlɔɪd] *adj* Hüftgelenkspfanne/Azetabulum betreffend, azetabulär, azetabular
cough [kɔf, kɑf] I *noun* **1.** Husten *m* **have a cough** Husten haben **2.** Husten *nt* II *vt* husten, abhusten, aushusten III *vi* husten
whooping cough Keuchhusten *m*, Pertussis *f*, Tussis convulsiva
cou|lomb ['kuːlɑm, kuː'lɑm] *noun* Coulomb *nt*
cou|ma|rin ['kuːmərɪn] *noun* **1.** Kumarin *nt*, Cumarin *nt* **2.** Kumarinderivat *nt*
coun|sel|ling ['kaʊnsəlɪŋ] *noun* Beratung *f*
count [kaʊnt] I *noun* Zählung *f*, Zählen *nt*, Berechnung *f*, Rechnung *f* II *vt* zählen, auszählen, rechnen, berechnen III *vi* rechnen
Addis count Addis-Count *m*, Addis-Hamburger-Count *m*, Addis-Test *m*
blood count Blutbild *nt*
complete blood count großes Blutbild *nt*
differential count Differentialblutbild *nt*
differential blood count Differentialblutbild *nt*
erythrocyte count Erythrozytenzahl *f*
full blood count großes Blutbild *nt*
granulocyte count Granulozytenzahl *f*
leukocyte count Leukozytenzahl *f*
platelet count Thrombozytenzahl *f*
red blood count Erythrozytenzahl *f*
red cell count Erythrozytenzahl *f*
white blood count Leukozytenzahl *f*
white cell count Leukozytenzahl *f*
coun|ter ['kaʊntər] *noun* Zähler *m*, Zählvorrichtung *f*, Zählgerät *nt*
coun|ter|clock|wise [,kaʊntər'klɑkwaɪz] *adj* gegen den Uhrzeigersinn/die Uhrzeigerrichtung, nach links
coun|ter|cur|rent ['kaʊntərkɜrənt] *noun* Gegenstrom *m*, -strömung *f*
coun|ter|e|lec|tro|pho|re|sis [,kaʊntərɪ,lektrəʊfə'riːsɪs] *noun* → *counterimmunoelectrophoresis*
coun|ter|im|mu|no|e|lec|tro|pho|re|sis [,kaʊntər,ɪmjənəʊɪ,lektrəʊfə'riːsɪs] *noun* Gegenstromelektrophorese *f*, Gegenstromimmunoelektrophorese *f*
coun|ter|poi|son ['kaʊntər pɔɪzən] *noun* Antidot *nt*
coun|ter|stain ['kaʊntərsteɪn] I *noun* Gegen-, Kontrastfärbung *f* II *v* gegenfärben
coun|ter|trans|fer|ence [,kaʊntərtrænz'fɜrəns] *noun* Gegenübertragung *f*
coun|ter|trans|port [,kaʊntər'trænspɔːrt] *noun* Austauschtransport *m*, Gegentransport *m*, Countertransport *m*, Antiport *m*
course [kɔːrs, kəʊrs] *noun* **1.** (natürlicher) (Ver-)Lauf *m*, Ablauf *m*, (Fort-)Gang *m* **in the course of** im (Ver-)Lauf, während **in (the) course of time** im Laufe der Zeit **2.** Monatsblutung *f*, Periode *f*, Regel *f*, Menses *pl*, Menstruation *f*
cov|er ['kʌvər] *noun* **1.** Decke *f*; Abdeckung *f*, Bedeckung *f*; Deckel *m* **2.** → *coverage*
cov|er|age ['kʌv(ə)rɪdʒ] *noun* Abdeckung *f*, antibiotische Abdeckung *f*
cov|er|glass ['kʌvərglæs] *noun* Deckglas *nt*
cov|er|slip ['kʌvərslɪp] *noun* → *coverglass*
cow|per|i|tis [kaʊpə'raɪtɪs] *noun* Entzündung der Cowper-Drüse, Cowperitis *f*
cow|pox ['kaʊpɑks] *noun* Kuhpocken *pl*
cox|a ['kɑksə] *noun, plural* **cox|ae** ['kɑksiː] Hüfte *f*, Hüftregion *f*, Coxa *f*, Regio coxalis
adolescent coxa vara Lösung *f* der Femurepiphyse, Epiphyseolysis/Epiphysiolysis capitis femoris, Coxa vara adolescentium
coxa plana Perthes-Krankheit *f*, Morbus Perthes *m*, Perthes-Legg-Calvé-Krankheit *f*, Legg-Calvé-Perthes (-Waldenström)-Krankheit *f*, Osteochondropathia deformans coxae juvenilis, Coxa plana (idiopathica)
cox|al|gia [kɑk'sældʒ(ɪ)ə] *noun* **1.** Hüft(gelenk)schmerz *m*, Koxalgie *f*, Coxalgia *f* **2.** Koxarthrose *f*, Coxarthrosis *f*, Arthrosis deformans coxae, Malum coxae senile **3.** Hüftgelenk(s)entzündung *f*, Koxitis *f*, Coxitis *f*, Kox-, Coxarthritis *f*
cox|ar|thrit|ic [,kɑksɑːr'θraɪtɪk] *adj* Hüftgelenksentzündung/Koxitis betreffend, koxitisch, koxarthritisch
cox|ar|thri|tis [,kɑksɑːr'θraɪtɪs] *noun* Koxitis *f*, Hüftgelenksentzündung *f*, Coxitis *f*, Koxarthritis *f*, Coxarthritis *f*
cox|ar|thro|sis [kɑksɑːr'θrəʊsɪs] *noun* Koxarthrose *f*, Coxarthrosis *f*, Arthrosis deformans coxae, Malum coxae senile
Cox|i|el|la [kɑksɪ'elə] *noun* Coxiella *f*
Coxiella burnetii Coxiella burnetii
cox|it|ic [kɑk'saɪtɪk] *adj* Hüftgelenksentzündung/Koxitis betreffend, koxitisch, koxarthritisch
cox|i|tis [kɑk'saɪtɪs] *noun* Koxitis *f*, Hüftgelenksentzündung *f*, Coxitis *f*, Koxarthritis *f*, Coxarthritis *f*
cox|o|dyn|ia [,kɑksəʊ'diːnɪə] *noun* Hüft(gelenk)schmerz *m*, Koxalgie *f*, Coxalgia *f*
cox|o|fem|o|ral [,kɑksəʊ'femərəl] *adj* Hüfte und Oberschenkel/Femur betreffend oder verbindend, koxofemoral
cox|o|tu|ber|cu|lo|sis [,kɑksəʊt(j)ʊ,bɜrkjə'ləʊsɪs] *noun* **1.** Hüftgelenktuberkulose *f* **2.** tuberkulöse Hüftgelenkentzündung/Koxitis *f*, Coxitis tuberculosa
cox|sack|ie|vi|rus [kɑk'sækɪvaɪrəs] *noun* Coxsackievirus *nt*
co|zy|mase [kəʊ'zaɪmeɪs] *noun* Nicotinamid-adenin-dinucleotid *nt*, Diphosphopyridinnucleotid *nt*, Cohydrase I *f*, Coenzym I *nt*
C-protein *noun* C-Protein *nt*
crack [kræk] *noun* Bruch *m*, Fraktur *f*, Knochenbruch *m*; Rhagade *f*
cramp [kræmp] *noun* (Muskel-)Krampf *m*, Crampus *m*, Krampus *m*; Spasmus *m*
heat cramps Hitzekrämpfe *pl*
intermittent cramp **1.** Tetanus *m*, Tetanie *f* **2.** neuromuskuläre Übererregbarkeit *f*, Tetanie *f*
muscle cramp Spasmus *m*
writer's cramp Schreibkrampf *m*, Graphospasmus *m*, Mogigraphie *f*, Mogigrafie *f*
crani- *präf.* Schädel-, Kranio-
cra|ni|al ['kreɪnɪəl] *adj* den (knöchernen) Schädel betreffend; kopfwärts (liegend), kranial
cra|ni|ec|to|my [kreɪnɪ'ektəmɪ] *noun* Kraniektomie *f*
cranio- *präf.* Schädel-, Kranio-
cra|ni|o|cele ['kreɪnɪəʊsiːl] *noun* Enzephalozele *f*
cra|ni|o|cer|e|bral [,kreɪnɪəʊ'serəbrəl] *adj* Schädel und Großhirn/Zerebrum betreffend, kraniozerebral
cra|ni|oc|la|sis [kreɪnɪ'ɑklɪsɪs] *noun* Kranioklasie *f*, Kraniotomie *f*; Enzephalotomie *f*
cra|ni|o|clei|do|dys|os|to|sis [,kreɪnɪəʊ,klaɪdəʊdɪsɑs'təʊsɪs] *noun* Klavikuladefekt *m*, Scheuthauer-Marie-Sainton-Syndrom *nt*, Dysostosis cleidocranialis
cra|ni|o|fa|cial [,kreɪnɪəʊ'feɪʃl] *adj* Schädel und Gesicht/Facies betreffend, kraniofazial
cra|ni|o|ma|la|cia [,kreɪnɪəmə'leɪʃ(ɪ)ə] *noun* Schädel(knochen)erweichung *f*, Kraniomalazie *f*
cra|ni|o|me|nin|go|cele [,kreɪnɪəʊmɪ'nɪŋgəsiːl] *noun* Kraniomeningozele *f*
cra|ni|om|e|try [,kreɪnɪ'ɑmətrɪ] *noun* Schädelmessung *f*, Kraniometrie *f*
cra|ni|op|a|gus [,kreɪnɪəʊ'ɑpəgəs] *noun, plural* **-gi** [-gaɪ, -dʒaɪ] Kephalo-, Zephalo-, Kraniopagus *m*
cra|ni|op|a|thy [,kreɪn'ɑpəθɪ] *noun* Schädel(knochen)erkrankung *f*, Kraniopathie *f*

cra|ni|o|pha|ryn|gi|o|ma [ˌkreɪnɪəʊfəˌrɪndʒɪ'əʊmə] *noun* Kraniopharyngiom *nt*, Erdheim-Tumor *m*
cra|ni|o|plas|ty ['kreɪnɪəʊplæstɪ] *noun* Schädelplastik *f*, Kranioplastik *f*
cra|ni|or|rha|chis|chi|sis [ˌkreɪnɪəʊrə'kɪskəsɪs] *noun* Schädel- und Wirbelsäulenspalte *f*, Kraniorrhachischisis *f*
cra|ni|o|sa|cral [ˌkreɪnɪəʊ'seɪkrəl] *adj* **1.** kraniosakral **2.** parasympathisches (Nerven-)System betreffend
cra|ni|os|chi|sis [ˌkreɪnɪ'ɑskəsɪs] *noun, plural* **-ses** [-siːz] Schädelspalte *f*, Kranioschisis *f*, Cranium bifidum
cra|ni|o|scle|ro|sis [ˌkreɪnɪəʊsklɪ'rəʊsɪs] *noun* Kraniosklerose *f*
cra|ni|os|co|py [kreɪnɪ'ɑskəpɪ] *noun* Kranioskopie *f*
cra|ni|o|spi|nal [ˌkreɪnɪəʊ'spaɪnl] *adj* Schädel und Wirbelsäule/Columna vertebralis betreffend, kraniospinal
cra|ni|o|ste|no|sis [ˌkreɪnɪəʊstɪ'nəʊsɪs] *noun* Kraniostenose *f*
cra|ni|os|to|sis [ˌkreɪnɪ'ɑstəsɪs] *noun, plural* **-ses** [-siːz] kongenitale (Schädel-)Nahtverknöcherung *f*, Kraniostose *f*
cra|ni|o|syn|os|to|sis [ˌkreɪnɪəʊˌsɪnɑs'təʊsɪs] *noun, plural* **-ses** [-siːz] vorzeitiger (Schädel-)Nahtverschluss *m*, Kraniosynostose *f*
cra|ni|o|ta|bes [ˌkreɪnɪəʊ'teɪbiːz] *noun* Kraniotabes *f*
cra|ni|ot|o|my [ˌkreɪnɪ'ɑtəmɪ] *noun* Trepanation *f*
detached craniotomy osteoklastische Schädeltrepanation *f*; Kraniektomie *f*
cra|ni|o|try|pe|sis [ˌkreɪnɪəʊtrə'piːsɪs] *noun* Schädeltrepanation *f*
cra|ni|o|tym|pan|ic [ˌkreɪnɪəʊtɪm'pænɪk] *adj* Schädel und Paukenhöhle/Tympanum betreffend, kraniotympanal
cra|ni|o|ver|te|bral [ˌkreɪnɪəʊ'vɜrtəbrəl] *adj* Kopf und Wirbel/Vertebra(e) betreffend, kraniovertebral
cra|ni|um ['kreɪnɪəm] *noun, plural* **-nia** [-nɪə] Schädel *m*, Kranium *nt*, Cranium *nt*
cerebral cranium Hirnschädel *m*, Neurocranium *nt*, Cranium cerebrale
visceral cranium Eingeweideschädel *m*, Viszerocranium *nt*, Splanchnocranium *nt*, Cranium viscerale
cras|sa|men|tum [kræsə'mentəm] *noun* **1.** Blutgerinnsel *nt*, -kuchen *m* **2.** (Blut-)Gerinnsel *nt*, Koagel *nt*, Koagulum *nt*
cream [kriːm] I *noun* Creme *f*, Krem *f*, Kreme *f* II *adj* creme, cremefarben, krem, kremfarben
leukocyte cream Leukozytenmanschette *f*
crease [kriːs] *noun* (Haut-)Falte *f*
cre|a|tine ['kriːətiːn, -tɪn] *noun* Kreatin *nt*, Creatin *nt*, α-Methylguanidinoessigsäure *f*
creatine phosphate Kreatin-, Creatinphosphat *nt*, Phosphokreatin *nt*
cre|a|tin|e|mia [krɪətɪ'niːmɪə] *noun* vermehrter Kreatingehalt *m* des Blutes, Kreatinämie *f*, Creatinämie *f*
cre|at|i|nine [krɪ'ætəniːn, -nɪn] *noun* Kreatinin *nt*, Creatinin *nt*
cre|a|tin|u|ria [ˌkrɪətɪ'n(j)ʊərɪə] *noun* Kreatinurie *f*
cre|a|tor|rhea [ˌkrɪətə'rɪə] *noun* Kreatorrhö *f*
cre|a|to|tox|ism [ˌkrɪətə'tɑksɪzəm] *noun* Fleischvergiftung *f*
cre|mas|ter [krɪ'mæstər] *noun* Hodenheber *m*, Kremaster *m*, Musculus cremaster
cre|mas|ter|ic [ˌkremə'sterɪk] *adj* Musculus cremaster betreffend, Kremaster-
crem|no|cele ['kremnəsiːl] *noun* Hernia labialis
cre|na ['kriːnə, 'krenə] *noun, plural* **-nae** [-niː] Furche *f*, Spalte *f*, Rinne *f*, Crena *f*
cre|nate ['kriːneɪt] *adj* gekerbt, gefurcht
cren|o|cyte ['kriːnəsaɪt] *noun* Stechapfelform *f*, Echinozyt *m*
crep|i|ta|tion [krepɪ'teɪʃn] *noun* **1.** Knistern *nt*, Knarren *nt* **2.** (*Lunge*) Knistern *nt*, Knisterrasseln *nt*, Krepitation *f*, Crepitatio *f*, Crepitus *m* **3.** (*Fraktur*) Reiben *nt*, Reibegeräusch *nt*, Krepitation *f*, Crepitatio *f*, Crepitus *m*
crep|i|tus ['krepɪtəs] *noun* Knistern *nt*, Knisterrasseln *nt*, Krepitation *f*, Crepitatio *f*, Crepitus *m*; Knochenreiben *nt*, Krepitation *f*, Crepitatio *f*
bony crepitus Knochenreiben *nt*, Crepitus *m*
cres|cent ['kresənt] I *noun* Halbmond *m*, halbmondförmige Struktur *f* II *adj* halbmond-, (mond-)sichelförmig
articular crescent Meniskus *m*, Meniscus articularis
crescent of Giannuzzi → *serous crescent*
myopic crescent Conus myopicus
serous crescent (von) Ebner-Halbmond *m*, seröser Halbmond *m*, Giannuzzi-Halbmond *m*, Heidenhain-Halbmond *m*
cres|cen|tic [krɪ'sentɪk] *adj* semilunar, halbmondförmig
cre|sol ['kriːsɔl, -sɑl] *noun* Kresol *nt*
crest [krest] *noun* (Knochen-)Leiste *f*, Kamm *m*, Crista *f*
acoustic crest Crista ampullaris
ampullar crest Crista ampullaris
ampullary crest Crista ampullaris
anterior crest of fibula Wadenbein-, Fibulavorderkante *f*, Margo anterior fibulae
anterior lacrimal crest Crista lacrimalis anterior
anterior tibial crest Schienbein-, Tibiavorderkante *f*, Margo anterior tibiae
arched crest Crista arcuata
arcuate crest of arytenoid cartilage Crista arcuata
basilar crest Crista basilaris ductus cochlearis
bone crest Knochenleiste *f*, Knochenkamm *m*
crest of cochlear window Crista fenestrae cochleae
conchal crest Crista conchalis
conchal crest of maxilla Crista conchalis corporis maxillae
conchal crest of palatine bone Crista conchalis corporis ossis palatini
ethmoid crest Crista ethmoidalis
ethmoidal crest of maxilla Crista ethmoidalis maxillae
ethmoidal crest of palatine bone Crista ethmoidalis ossis palatinii
ethmoid crest of palatine bone Crista ethmoidalis ossis palatini
external occipital crest Crista occipitalis externa
female urethral crest Crista urethralis feminiae
femoral crest Linea aspera
frontal crest Crista frontalis
ganglionic crest Neuralleiste *f*
glandular crest of larynx Ligamentum vestibulare
gluteal crest Tuberositas glutealis
crest of greater tubercle Crista tuberculi majoris
iliac crest Becken-, Darmbeinkamm *m*, Crista iliaca
iliopectineal crest of iliac bone Linea arcuata ossis ilii
iliopectineal crest of pelvis Linea terminalis
iliopectineal crest of pubis Eminentia iliopubica
crest of ilium Darmbeinkamm *m*, Crista iliaca
inferior turbinal crest of maxilla Crista conchalis corporis maxillae
inferior turbinal crest of palatine bone Crista conchalis corporis ossis palatini
infratemporal crest Crista infratemporalis
infundibuloventricular crest (*Herz*) supraventrikuläre Muskelleiste *f*, Crista supraventricularis
intermediate line of iliac crest Linea intermedia cristae iliacae
intermediate sacral crest Crista sacralis intermedia
internal occipital crest Crista occipitalis interna
interosseous crest of fibula Margo interosseus fibulae
interosseous crest of radius Margo interosseus radii
interosseous crest of tibia Margo interosseus tibiae
interosseous crest of ulna Margo interosseus ulnae
intertrochanteric crest Crista intertrochanterica

C

Kölliker's dental crest Os incisivum
lateral epicondylar crest Crista supracondylaris lateralis
lateral crest of fibula Margo posterior fibulae
lateral sacral crest Crista sacralis lateralis
lateral supracondylar crest Crista supracondylaris lateralis, Crista supraepicondylaris lateralis
crest of lesser tubercle Crista tuberculi minoris
crest of little head of rib Crista capitis costae
male urethral crest Crista urethralis masculinae
marginal crest Randleiste *f*, Seitenkante *f*, Crista marginalis
marginal crest of tooth Crista marginalis dentis
medial epicondylar crest Crista supracondylaris medialis
medial crest of fibula Margo medialis fibulae
medial sacral crest Crista sacralis mediana
medial supracondylar crest Crista supracondylaris medialis, Crista supraepicondylaris medialis
crests of nail matrix Nagelbettleisten *pl*, Cristae matricis unguis
nasal crest of horizontal plate of palatine bone Crista nasalis laminae horizontalis ossis palatini
nasal crest of maxilla Crista nasalis maxillae
nasal crest of palatine bone Crista nasalis laminane horizontalis ossis palatini
crest of neck of rib Crista colli costae
neural crest Neuralleiste *f*
obturator crest Crista obturatoria
orbital crest Margo orbitalis
palatine crest Crista palatina laminane horizontalis ossis palatini
crest of palatine bone Crista palatina laminane horizontalis ossis palatini
palatine crest of horizontal plate of palatine bone Crista palatina laminae horizontalis ossis palatini
pectineal crest of femur Linea pectinea femoris
posterior lacrimal crest Crista lacrimalis posterior
pubic crest Crista pubica
radial crest Margo interosseus radii
rough crest of femur Linea aspera femoris
sacral crest Crista sacralis mediana
seminal crest Samenhügel *m*, Colliculus seminalis
sphenoid crest Crista sphenoidalis
sphenoidal crest Crista sphenoidalis
spinal crest of Rauber Dornfortsatz *m*, Processus spinosus vertebrae
spiral crest Labium limbi vestibulare laminae spiralis ossei
spiral crest of cochlea Ligamentum spirale ductus cochlearis, Crista spiralis ductus cochlearis
superior turbinal crest of maxilla Crista ethmoidalis maxillae
superior turbinal crest of palatine bone Crista ethmoidalis ossis palatinii
supinator crest Crista musculi supinatoris
crest of supinator muscle Crista musculi supinatoris
supramastoid crest Crista supramastoidea
supravalvular crest Crista supravalvularis
supraventricular crest (*Herz*) supraventrikuläre Muskelleiste *f*, Crista supraventricularis
terminal crest of right atrium Crista terminalis atrii dextri
transverse crest **1.** Crista transversa meati acustici interni **2.** Crista transversalis dentis
transverse crest of internal acoustic meatus Crista transversa meati acustici interni
triangular crest Crista triangularis dentis
trochanteric crest Crista intertrochanterica
tubercle of iliac crest Tuberculum iliacum
ulnar crest Margo interosseus ulnae
urethral crest Crista urethralis
vertical crest of internal acoustic meatus Crista verticalis meati acustici interni
vestibular crest Crista vestibuli
crest of vestibule Crista vestibuli

cre|tin|ism ['kriːtnɪzəm] *noun* Kretinismus *m*

crib|ri|form ['krɪbrəfɔːrm] *adj* siebförmig, siebartig, kribriform, kribrös

cri|co|ar|y|te|noid [ˌkraɪkəʊˌærɪ'tiːnɔɪd, -ə'rɪtnɔɪd] *adj* Krikoidknorpel und Aryknorpel betreffend oder verbindend, krikoarytänoid

cri|coid ['kraɪkɔɪd] **I** *noun* Ring-, Krikoidknorpel *m*, Cartilago cricoidea **II** *adj* ringförmig, krikoid, cricoid, Kriko-

cri|coi|dec|to|my [ˌkraɪkɔɪ'dektəmɪ] *noun* Ringknorpelexzision *f*, Krikoidektomie *f*

cri|co|pha|ryn|ge|al [ˌkraɪkəʊfə'rɪndʒɪəl, kraɪkəʊˌfærɪn'dʒiːəl] *adj* Ringknorpel und Rachen/Pharynx betreffend oder verbindend, krikopharyngeal

cri|co|thy|re|ot|o|my [ˌkraɪkəʊˌθaɪrɪ'ɑtəmɪ] *noun* Krikothyreotomie *f*

cri|co|thy|roid [ˌkraɪkəʊ'θaɪrɔɪd] *adj* Ringknorpel und Schilddrüse oder Schildknorpel betreffend oder verbindend, krikothyreoid, krikothyroid, krikothyroidal

cri|co|thy|roid|ot|o|my [ˌkraɪkəʊˌθaɪrɔɪ'dɑtəmɪ] *noun* Koniotomie *f*

cri|co|thy|rot|o|my [ˌkraɪkəʊθaɪ'rɑtəmɪ] *noun* Koniotomie *f*

cri|cot|o|my [kraɪ'kɑtəmɪ] *noun* Krikotomie *f*

cri|co|tra|che|al [ˌkraɪkəʊ'treɪkɪəl] *adj* Ringknorpel und Luftröhre/Trachea betreffend oder verbindend, krikotracheal

cri|co|tra|che|ot|o|my [ˌkraɪkəʊˌtreɪkɪ'ɑtəmɪ] *noun* Krikotracheotomie *f*

cri|sis ['kraɪsɪs] *noun, plural* **cri|ses** ['kraɪsiːz] Krise *f*, Krisis *f*, Crisis *f*
addisonian crisis Addison-Krise *f*, akute Nebenniereninsuffizienz *f*
adolescent crisis Pupertäts-, Adoleszentenkrise *f*
adrenal crisis Addison-Krise *f*, akute Nebenniereninsuffizienz *f*
anaphylactoid crisis anaphylaktoide Reaktion *f*
aplastic crisis aplastische Krise *f*
blast crisis Blastenschub *m*, Blastenkrise *f*
cerebral crisis Schlaganfall *m*, Gehirnschlag *m*, apoplektischer Insult *m*, Apoplexie *f*, Apoplexia (cerebri) *f*
hemolytic crisis hämolytische Krise *f*
hypercalcemic crisis hyperkalzämische/hyperparathyreoide Krise *f*, akuter Hyperparathyr(e)oidismus *m*
hyperparathyroid crisis hyperkalzämische Krise *f*
hypertensive crisis Blutdruckkrise *f*, Hochdruckkrise *f*, hypertensive Krise *f*, hypertone Krise *f*
myoblast crisis Myeloblastenkrise *f*, Myeloblastenschub *m*
organ crises Organkrisen *pl*
salt-depletion crisis Salzmangelsyndrom *nt*
tabetic crisis tabische (Organ-)Krise *f*
thyrotoxic crisis thyreotoxische/hyperthyreote Krise *f*, Basedow-Krise *f*

crit|i|cal ['krɪtɪkəl] *adj* unsicher, bedenklich, prekär

cro|mo|lyn ['krəʊməlɪn] *noun* Cromoglicinsäure *f*, Cromoglycinsäure *f*, Cromolyn *nt*

cross [krɔs, krɑs] **I** *noun* Kreuzung *f*, Kreuzungsprodukt *nt* (*between* zwischen) **II** *adj* Kreuzungs- **III** *vt* kreuzen **III** *vi* sich kreuzen (lassen); Gene austauschen

cross|birth ['krɔsbɜrθ, 'krɑs-] *noun* Querlage *f*

cross|bite ['krɔsbaɪt] *noun* Kreuzbiss *m*

cross-eye *noun* Einwärtsschielen *nt*, Esotropie *f*, Strabismus internus, Strabismus convergens

cross-immunity *noun* Kreuzimmunität *f*

cross|ing ['krɔsɪŋ, 'krɑs-] *noun* **1.** Kreuzen *nt*, Kreuzung *f* **2.** Durch-, Überquerung *f*
crossing of the tendons Camper-Kreuzung *f*, Chiasma

tendinum digitorum manus
crossing-over *noun* Chiasmabildung *f*, Faktorenaustausch *m*, Crossing-over *nt*
cross|match ['krɔsmætʃ] I *noun* Kreuzprobe *f* II *v* eine Kreuzprobe machen oder durchführen, kreuzen
cross-matching *noun* Kreuzprobe *f*
cross-react *v* kreuzreagieren, eine Kreuzreaktion geben
cross-reaction *noun* Kreuzreaktion *f*
cross-resistance *noun* Kreuzresistenz *f*
cross-sensitivity *noun* Kreuzsensibilität *f*
cross-tolerance *noun* Kreuztoleranz *f*
croup [kruːp] *noun* **1.** Krupp *m*, Croup *m* **2.** echter Krupp *m*, diphtherischer Krupp *m* **3.** falscher Krupp *m*, Pseudokrupp *m*
diphtheritic croup echter Krupp *m*, diphtherischer Krupp *m*
false croup falscher Krupp *m*, Pseudokrupp *m*, subglottische Laryngitis *f*, Laryngitis subglottica
membranous croup echter Krupp *m* bei Diphtherie, Kehlkopfdiphtherie *f*
pseudomembranous croup echter Krupp *m* bei Diphtherie, Kehlkopfdiphtherie *f*
spasmodic croup falscher Krupp *m*, Pseudokrupp *m*, subglottische Laryngitis *f*, Laryngitis subglottica
croup|ous ['kruːpəs] *adj* **1.** →*croupy* **2.** pseudomembranös, entzündlich-fibrinös
croup|y ['kruːpɪ] *adj* mit kruppartigen Symptomen, kruppartig, kruppähnlich, kruppös
crow|ing ['krəʊɪŋ] *noun* Reprise *f*
crown [kraʊn] *noun* **1.** Scheitel *m*, Wirbel *m* (des Kopfes), Corona *f* **2.** →*anatomical crown*
anatomical crown anatomische (Zahn-)Krone *f*, Corona dentis
ciliary crown Strahlenkranz *m* des Ziliarkörpers, Corona ciliaris
clinical crown klinische Zahnkrone *f*, klinische Zahnkrone *f*, Corona clinica
dental crown (Zahn-)Krone *f*, Corona dentis
crown of the head Corona capitis
jacket crown Jacketkrone *f*, Mantelkrone *f*
radiate crown Corona radiata
cru|ci|ate ['kruːʃɪət, -ʃɪeɪt] *adj* kreuzförmig
cru|ci|ble ['kruːsəbl] *noun* (Schmelz-)Tiegel *m*
cru|ci|form ['kruːsəfɔːrm] *adj* kreuzförmig
cru|or ['kruːɔːr] *noun* Blutgerinnsel *nt*, -klumpen *m*, Kruor *m*, Cruor sanguinis
cru|ral ['krʊərəl] *adj* Schenkel/Crus betreffend; insbesondere den Unterschenkel, krural
angina cruris intermittierendes Hinken *nt*, Charcot-Syndrom *nt*, Claudicatio intermittens, Angina cruris, Dysbasia intermittens, Dysbasia angiospastica
cruro- *präf.* Unterschenkel-, Schenkel-
cru|ro|ta|lar [ˌkrʊərəʊ'teɪlər] *adj* Sprungbein/Talus und Unterschenkel(knochen) betreffend oder verbindend, talokrural
crus [krʌs, kruːs] *noun, plural* **cru|ra** ['krʊərə] Schenkel *m*, Unterschenkel *m*, schenkelähnliche Struktur *f*, Crus *nt*
ampullary membranous crura of semicircular ducts Crura membranacea ampullaria ductus semicircularis
ampullary osseous crura Crura ossea ampullaria
ampullary crura of semicircular duct Crura membranacea ampullaria
anterior crus of internal capsule vorderer Kapselschenkel *m*, Crus anterius capsulae internae
anterior crus of stapes vorderer Steigbügelschenkel *m*, Crus anterius stapedis
anterior crus of superficial inguinal ring Crus mediale anuli inguinalis superficialis
crura of anthelix Antihelixschenkel *pl*, Crura antihelicis
crus of clitoris Klitoris-, Clitorisschenkel *m*, Crus clitoridis
common membranous crus of semicircular ducts Crus membranaceum commune ductus semicircularis
common osseous crus hinterer knöcherner Bogengangsschenkel *m*, Crus osseum commune
diaphragmatic crura Zwerchfellschenkel *pl*
external crus of superficial inguinal ring Crus laterale anuli inguinalis superficialis
first crus of ansiform lobule Crus primum lobuli ansiformis
crura of fornix Fornixschenkel *pl*, Crura fornicis
crus of helix Helixanfang *m*, Crus helicis
internal crus of greater alar cartilage Crus mediale cartilaginis alaris majoris nasi
internal crus of superficial inguinal ring Crus mediale anuli inguinalis superficialis
lateral crus of greater alar cartilage Crus laterale cartilaginis alaris majoris nasi
lateral crus of superficial inguinal ring Crus laterale anuli inguinalis superficialis
left crus of diaphragm linker Zwerchfellschenkel *m*, Crus sinistrum diaphragmatis
long crus of incus langer Ambossschenkel *m*, Crus longum incudis
medial crus of greater alar cartilage Crus mediale cartilago alaris majoris
medial crus of superficial inguinal ring Crus mediale anuli inguinalis superficialis
membranous crura Schenkel *pl* der Bogengänge, Crura membranacea
osseous crura knöcherne Bogengangsschenkel *pl*, Crura ossea
crus of penis Schwellkörperschenkel *m*, Crus penis
posterior crus of stapes hinterer Steigbügelschenkel *m*, Crus posterius stapedis
posterior crus of superficial inguinal ring Crus laterale anuli inguinalis superficialis
right crus of diaphragm rechter Zwerchfellschenkel *m*, Crus dextrum diaphragmatis
second crus of ansiform lobule Crus secundum lobuli ansiformis
short crus of incus kurzer/hinterer Ambossschenkel *m*, Crus breve incudis
simple membranous crus of semicircular duct Crus membranaceum simplex
simple osseous crus Crus osseum simplex
sulcus of crus of helix Sulcus cruris helicis
superior crus of cerebellum Pedunculus cerebellaris superior
superior crus of subcutaneous inguinal ring Crus mediale anuli inguinalis superficialis
crust [krʌst] I *noun* Kruste *f*, Borke *f*, Grind *nt*, Schorf *m*, Crusta *f* II *adj* →*crusted* III *v* verkrusten, eine Kruste/ein Grind bilden
milk crust Milchschorf *m*, frühexsudatives Ekzematoid *nt*, konstitutionelles Säuglingsekzem *nt*, Crusta lactea, Eccema infantum
crus|ta ['krʌstə] *noun, plural* **-tae** [-tiː, -taɪ] Kruste *f*, Borke *f*, Grind *nt*, Schorf *m*, Crusta *f*
crust|ed ['krʌstɪd] *adj* mit einer Kruste überzogen, verkrustet, krustig
cry- *präf.* Kälte-, Frost-, Kry(o)-, Psychro-
cry|al|ge|sia [ˌkraɪæl'dʒiːzɪə] *noun* Kälteschmerz *m*, Kryalgesie *f*
cry|es|the|sia [ˌkraɪes'θiːʒ(ɪ)ə] *noun* **1.** Kälteempfindung *f*, Kryästhesie *f* **2.** Kälteüberempfindlichkeit *f*, Kryästhesie *f*
crymo- *präf.* Kälte-, Frost-, Kry(o)-, Psychro-
cry|mo|an|es|the|sia [ˌkraɪməʊˌænəs'θiːʒə] *noun* Kälteanästhesie *f*, Kryoanästhesie *f*
cry|mo|dyn|ia [ˌkraɪməʊ'diːnɪə] *noun* Kälteschmerz *m*, Kryalgesie *f*
cry|mo|ther|a|py [ˌkraɪməʊ'θerəpɪ] *noun* Kryotherapie *f*

cryo- *präf.* Kälte-, Frost-, Kry(o)-, Psychro-
cry|o|an|es|the|sia [ˌkraɪəʊˌænəsˈθiːʒə] *noun* Kälteanästhesie *f*, Kryoanästhesie *f*
cry|o|bank [ˈkraɪəʊbæŋk] *noun* Kryobank *f*
cry|o|cau|ter|y [ˌkraɪəʊˈkɔːtərɪ] *noun* Kryokauter *m*
cry|o|con|i|za|tion [ˌkraɪəʊˌkəʊnəˈzeɪʃn] *noun* Kryokonisation *f*
cry|o|ex|trac|tion [ˌkraɪəʊɪkˈstrækʃn] *noun* Kryoextraktion *f*
cry|o|ex|trac|tor [ˌkraɪəʊɪkˈstræktər] *noun* Kryoextraktor *m*
cry|o|fi|brin|o|gen [ˌkraɪəʊfaɪˈbrɪnədʒən] *noun* Kryofibrinogen *nt*
cry|o|fi|brin|o|gen|e|mia [ˌkraɪəʊfaɪˌbrɪnədʒəˈniːmɪə] *noun* Kryofibrinogenämie *f*
cry|o|gam|ma|glob|u|lin [kraɪəʊˌgæməˈglɑbjəlɪn] *noun* → *cryoglobulin*
cry|o|gen|ic [kraɪəʊˈdʒenɪk] *adj* kälteerzeugend, kryogen
cry|o|glob|u|lin [kraɪəʊˈglɑbjəlɪn] *noun* Kälteglobulin *nt*, Kryoglobulin *nt*
cry|o|glob|u|lin|e|mia [kraɪəʊˌglɑbjəlɪˈniːmɪə] *noun* Kryoglobulinämie *f*
cry|o|hy|poph|y|sec|to|my [ˌkraɪəʊhaɪˌpɑfəˈsektəmɪ] *noun* Kryohypophysektomie *f*
cry|o|pal|li|dec|to|my [ˌkraɪəʊpælɪˈdektəmɪ] *noun* Kryopallidektomie *f*
cry|op|a|thy [kraɪˈɑpəθɪ] *noun* Kryopathie *f*
cry|o|pex|y [ˈkraɪəpeksɪ] *noun* Kryo(retino)pexie *f*
cry|o|pre|cip|i|ta|tion [ˌkraɪəʊprɪˌsɪpəˈteɪʃn] *noun* Kryopräzipitation *f*
cry|o|pres|er|va|tion [kraɪəʊˌprezərˈveɪʃn] *noun* Kältekonservierung *f*, Kryokonservierung *f*
cry|o|probe [ˈkraɪəʊprəʊb] *noun* Kältesonde *f*, -stab *m*, Kryosonde *f*, -stab *m*, Kryode *f*
cry|o|pros|ta|tec|to|my [ˌkraɪəʊˌprɑstəˈtektəmɪ] *noun* Kryoprostatektomie *f*
cry|o|pro|tein [kraɪəʊˈprəʊtiːn] *noun* Kälteprotein *nt*, Kryoprotein *nt*
cry|os|co|py [kraɪˈɑskəpɪ] *noun* Kryoskopie *f*
cry|o|sur|ger|y [ˌkraɪəʊˈsɜrdʒ(ə)rɪ] *noun* Kälte-, Kryochirurgie *f*
cry|o|sur|gi|cal [ˌkraɪəʊˈsɜrdʒɪkl] *adj* Kryochirurgie betreffend, kryochirurgisch
cry|o|ther|a|py [ˌkraɪəʊˈθerəpɪ] *noun* Kryotherapie *f*
crypt [krɪpt] *noun* seichte (Epithel-)Grube *f*, Krypte *f*, Crypta *f*
anal crypts Morgagni-Krypten *pl*, Analkrypten *pl*, Sinus anales
colonic crypt Kolon-, Dickdarmkrypte *f*
crypts of Fuchs Iriskrypten *pl*
crypts of iris Iriskrypten *pl*
Lieberkühn's crypts Lieberkühn-Drüsen *pl*, -Krypten *pl*, Darmdrüsen *pl*, Glandulae intestini/intestinales
crypts of Littre Tyson-Drüsen *f*, Präputialdrüsen *pl*, Glandulae preputiales
crypts of Morgagni Morgagni-Krypten *pl*, Analkrypten *pl*, Sinus anales
mucous crypts of duodenum Brunner-Drüsen *pl*, Duodenaldrüsen *pl*, Glandulae duodenales
odoriferous crypts of prepuce Tyson-Drüsen *f*, Präputialdrüsen *pl*, Glandulae preputiales
crypts of palatine tonsil Fossulae tonsillares palatini
crypts of pharyngeal tonsil Fossulae tonsillares pharyngealis
tonsillar crypts Tonsillen-, Mandelkrypten *pl*, Cryptae tonsillares
tonsillar crypts of lingual tonsil Cryptae tonsillares tonsillae lingualis
tonsillar crypts of palatine tonsil Gaumenmandelkrypten *pl*, Cryptae tonsillares palatinae
tonsillar crypts of pharyngeal tonsil Rachenmandelkrypten *pl*, Cryptae tonsillares pharyngeae
tonsillar crypts of tubal tonsil Tubenmandelkrypten *pl*, Cryptae tonsillares tonsillae tubariae
crypts of Tyson Tyson-Drüsen *f*, Präputialdrüsen *pl*, Glandulae preputiales
cryp|ta [ˈkrɪptə] *noun, plural* **-tae** [-tiː] Crypta *f*, Krypte *f*
crypt|an|am|ne|sia [krɪptˌænəmˈniːʒ(ɪ)ə, -zɪə] *noun* Kryptomnesie *f*
cryp|tes|the|sia [krɪptesˈθiːʒ(ɪ)ə] *noun* Hellsehen *nt*, Präkognition *f*
cryp|tic [ˈkrɪptɪk] *adj* verborgen, versteckt; okkult, kryptisch
cryp|ti|tis [krɪpˈtaɪtɪs] *noun* Entzündung einer Krypte, Kryptitis *f*
anal cryptitis Entzündung *f* der Morgagni-Krypten, anale Kryptitis *f*
Cryp|to|coc|ca|ce|ae [ˌkrɪptəkəˈkeɪsɪˌiː] *plural* Cryptococcaceae *pl*
cryp|to|coc|cal [krɪptəˈkɑkəl] *adj* Kryptokokken betreffend, durch Kryptokokken hervorgerufen, Kryptokokken-, Cryptococcus-
cryp|to|coc|co|ma [ˌkrɪptəkɑˈkəʊmə] *noun* Kryptokokkengranulom *nt*, Torulom *nt*
cryp|to|coc|co|sis [ˌkrɪptəkɑˈkəʊsɪs] *noun* europäische Blastomykose *f*, Busse-Buschke-Krankheit *f*, Cryptococcus-Mykose *f*, Kryptokokkose *f*, Cryptococcose *f*, Torulose *f*
Cryp|to|coc|cus [krɪptəˈkɑkəs] *noun* Kryptokokkus *m*, Cryptococcus *m*
Cryptococcus capsulatus Histoplasma capsulatum
Cryptococcus gilchristi Cryptococcus gilchristi, Endomyces capsulatus/epidermatidis/epidermidis, Blastomyces dermatitidis
Cryptococcus neoformans Cryptococcus neoformans
cryp|to|gen|ic [krɪptəˈdʒenɪk] *adj* verborgen, versteckt, aus unbekannter Ursache entstanden; idiopathisch, essentiell, genuin, kryptogen, kryptogenetisch
cryp|to|men|or|rhea [ˌkrɪptəmenəˈrɪə] *noun* Kryptomenorrhoe *f*
cryp|tom|e|rism [krɪpˈtɑmərɪzəm] *noun* Kryptomerie *f*
cryp|tom|ne|sia [krɪpˌtɑmˈniːʒə] *noun* Kryptomnesie *f*
cryp|toph|thal|mos [krɪptɑfˈθælməs] *noun* Kryptophthalmus *m*
cryp|tor|chid [krɪpˈtɔːrkɪd] *adj* Kryptorchismus betreffend, von ihm betroffen oder gekennzeichnet, kryptorchid
cryp|tor|chi|dism [krɪpˈtɔːrkədɪzəm] *noun* Hodenretention *f*, Kryptorchismus *m*, Retentio/Maldescensus testis
cryp|tor|chi|do|pex|y [krɪpˌtɔːrkɪdəˈpeksɪ] *noun* Orchidopexie *f*
cryp|tos|co|py [krɪpˈtɑskəpɪ] *noun* (Röntgen-)Durchleuchtung *f*, Fluoroskopie *f*
cryp|to|spo|rid|i|o|sis [ˌkrɪptəspəˌrɪdɪˈəʊsɪs, -spəʊ-] *noun* Kryptosporidiose *f*
Cryp|to|spo|rid|i|um [ˌkrɪptəspəˈrɪdɪəm, -spəʊ-] *noun* Cryptosporidium *nt*
crys|tal [ˈkrɪstl] I *noun* Kristall *m*; Kristall(glas *nt*) *nt* II *adj* → *crystalline* III *v* kristallisieren
asthma crystals Charcot-Leyden-Kristalle *pl*, Asthmakristalle *pl*
blood crystals Hämatoidin(kristalle *pl*) *nt*
Charcot-Leyden crystals Charcot-Leyden-Kristalle *pl*, Asthmakristalle *pl*
coffin lid crystals Sargdeckelkristalle *pl*
ear crystals Ohrkristalle *pl*, Otokonien *pl*, -lithen *pl*, -conia *pl*, Statokonien *pl*, -lithen *pl*, -conia *pl*
hematoidin crystals Hämatoidin *nt*, Hämatoidinkristalle *pl*
knife rest crystals Sargdeckelkristalle *pl*
leukocytic crystals Charcot-Leyden-Kristalle *pl*, Asthmakristalle *pl*

Leyden's crystals Asthmakristalle *pl*, Charcot-Leyden-Kristalle *pl*
Teichmann's crystals Chlorhämin(kristalle *pl*) *nt*, Chlorhämatin *nt*, Hämin(kristalle *pl*) *nt*, Teichmann-Kristalle *pl*, salzsaures Hämin *nt*

crys|tal|line ['krɪstliːn, -laɪn] *adj* kristallartig, kristallinisch, kristallen, kristallin

crys|tal|lu|ria [krɪstə'l(j)ʊərɪə] *noun* Kristallurie *f*

cu|bi|tal ['kjuːbɪtl] *adj* **1.** Ell(en)bogen(gelenk) betreffend, kubital, Ell(en)bogen- **2.** Unterarm oder Ulna betreffend, ulnar, Unterarm-, Ulna-

cubito- *präf.* Ell(en)bogen-, Unterarm-, Kubito-

cu|bi|to|ra|di|al [ˌkjuːbɪtəʊ'reɪdɪəl] *adj* Speiche/Radius und Elle/Ulna betreffend oder verbindend, radioulnar, ulnoradial

cu|bi|to|ul|nar [ˌkjuːbɪtəʊ'ʌlnər] *adj* Ell(en)bogen und Ulna betreffend, kubitoulnar

cu|boid ['kjuːbɔɪd] I *noun* Würfelbein *nt*, Kuboid *nt*, Os cuboideum II *adj* würfelförmig, kuboid

cuff [kʌf] *noun* (aufblasbare) Manschette *f*, Cuff *m*
musculotendinous cuff **1.** Muskel-Sehnen-Manschette *f* **2.** (*Schulter*) Rotatorenmanschette *f*
rotator cuff (*Schulter*) Rotatorenmanschette *f*

cul|do|cen|te|sis [ˌkʌldəsen'tiːsɪs] *noun* Douglas-Punktion *f*

cul|dos|co|py [kʌl'dɑskəpɪ] *noun* Kuldoskopie *f*, Douglas(s)kopie *f*

cul|dot|o|my [kʌl'dɑtəmɪ] *noun* Kuldotomie *f*

Cu|lex ['kjuːleks] *noun, plural* **-li|ces** [-ləsiːz] Culex *m*

Cu|li|coi|des [ˌkjuːlɪ'kɔɪdiːz] *plural* Bartmücken *pl*, Culicoides *pl*

cul|ti|va|tion [ˌkʌltə'veɪʃn] *noun* Züchtung *f*, Kultivierung *f*

cul|tur|a|ble ['kʌltʃ(ə)rəbl] *adj* in einer Kultur züchtbar, kultivierbar, kulturfähig

cul|ture ['kʌltʃər] I *noun* **1.** Kultur *f* **2.** Züchtung *f*, Zucht *f*, Kultur *f* II *v* züchten, eine Kultur anlegen von
axenic culture Reinkultur *f*
blood culture Blutkultur *f*
concentration culture Anreicherungskultur *f*
elective culture Elektivkultur *f*; Anreicherungskultur *f*
enrichment culture Anreicherungskultur *f*
long-term culture Dauerkultur *f*
plate culture Plattenkultur *f*
pure culture Reinkultur *f*
slide culture Objektträgerkultur *f*
stool culture Stuhlkultur *f*
streak culture (Aus-)Strichkultur *f*
tissue culture Gewebekultur *f*

cu|ma|rin ['k(j)uːmərɪn] *noun* → *coumarin*

cu|mu|la|tion [ˌkjuːmjə'leɪʃn] *noun* (An-)Häufung *f*, Kumulation *f*, Anreicherung *f*

cu|mu|lus ['kjuːmjələs] *noun, plural* **-li** [-laɪ, -liː] kleiner Hügel *m*, Cumulus *m*
ovarian cumulus Eihügel *m*, Discus proligerus/oophorus, Cumulus oophorus

cu|nei|form [kjʊ'nɪ(ə)fɔːrm] I *noun* Keilbein *nt*, Os cuneiforme II *adj* keilförmig

cuneo- *präf.* Keilbein-

cu|ne|o|cu|boid [ˌkjuːnɪəʊ'kjuːbɔɪd] *adj* Keilbein/Os cuneiforme und Würfelbein/Os cuboideum betreffend oder verbindend, kuneokuboid

cu|ne|o|na|vic|u|lar [ˌkjuːnɪəʊnə'vɪkjələr] *adj* Keilbein/Os cuneiforme und Kahnbein/Os naviculare betreffend oder verbindend, kuneonavikular

cu|ne|o|scaph|oid [ˌkjuːnɪəʊ'skæfɔɪd] *adj* Keilbein/Os cuneiforme und Kahnbein/Os naviculare betreffend oder verbindend, kuneonavikular

cun|ni|lin|gus [ˌkʌnə'lɪŋgəs] *noun* Cunnilingus *m*

cun|nus ['kʌnəs] *noun* weibliche Scham *f*, Vulva *f*, Cunnus *m*, Pudendum femininum

cup [kʌp] I *noun* Tasse *f*; Becher *m*, Napf *m*, Schale *f*, Kelch *m* II *v* schröpfen
optic cup **1.** Papillenexkavation *f*, Excavatio disci **2.** Augenbecher *m*, Caliculus ophthalmicus
physiological cup Pupillenexkavation *f*, Excavatio disci
suction cup Saugglocke *f*

cu|pre|mia [k(j)u'priːmɪə] *noun* Kuprämie *f*

cu|pri|u|ria [ˌk(j)uprɪ'(j)ʊərɪə] *noun* Kupriurie *f*

cu|pru|re|sis [ˌk(j)uprə'riːsɪs] *noun* Kuprurese *f*

cu|pu|la ['kjuːp(j)ələ] *noun, plural* **-lae** [-liː] Kuppel *f*, Cupula *f*
cupula of pleura Pleurakuppel *f*, Cupula pleurae

cu|pu|lo|li|thi|a|sis [ˌkjuːp(j)ələlɪ'θaɪəsɪs] *noun* Kupulolithiasis *f*

cur|a|bil|i|ty [ˌkjʊərə'bɪlətɪ] *noun* Heilbarkeit *f*, Kurabilität *f*

cur|a|ble ['kjʊərəbl] *adj* heilbar, kurabel

cu|ra|re [k(j)ʊə'rɑːrɪ] *noun* Kurare *nt*, Curare *nt*

cu|ra|re|mi|met|ic [k(j)ʊəˌrɑːrɪmɪ'metɪk, -maɪ-] *adj* curareähnlich wirkend, mit curareähnlicher Wirkung, curaremimetisch

cu|ra|ri|za|tion [k(j)uːˌrɑːrɪ'zeɪʃn] *noun* Behandlung *f* mit Curare, Kurarisierung *f*

cu|ra|rize [k(j)uː'rɑːraɪz] *v* mit Curare behandeln, kurarisieren

cur|a|tive ['kjʊərətɪv] I *noun* Heilmittel *nt* II *adj* heilend, auf Heilung ausgerichtet, heilungsfördernd, kurativ, Heil-, Heilungs-

cure [kjʊər] I *noun* **1.** Kur *f*, Heilverfahren *nt*, Behandlung *f* (*for* gegen) **2.** Behandlungsverfahren *nt*, Behandlungsschema *nt*, Therapie *f* **3.** (*Krankheit*) Heilung *f* **4.** Heilmittel *nt*, Mittel *nt* (*for* gegen) II *vt* jdn. heilen, kurieren (*of* von); (*Krankheit*) heilen III *vi* **5.** Heilung bringen, heilen **6.** eine Kur machen, kuren
water cure Wasserkur *f*; Wasserheilkunde *f*, -verfahren *nt*, Hydriatrie *f*, Hydrotherapie *f*

cu|ret|ment [kjʊə'retmənt] *noun* Auskratzung *f*

cu|ret|tage [kjʊə'retɪdʒ, ˌkjʊərə'tɑːʒ] *noun* Ausschabung *f*, Auskratzung *f*, Kürettage *f*, Kürettement *nt*, Curettage *f*
suction curettage Saug-, Vakuumkürettage *f*
uterine curettage Abrasio uteri

cu|rette [kjʊə'ret] I *noun* Kürette *f* II *v* (mit einer Kürette) ausschaben, auskratzen, kürettieren

cu|rette|ment [kjʊə'retmənt] *noun* Auskratzung *f*

cu|rie ['kjʊərɪ, kjʊə'ri] *noun* Curie *nt*

currant, black **1.** schwarze Johannisbeere *f*, Ribes nigrum **2.** schwarze Johannisbeere *f*, Ribis nigri fructus

currant, red **1.** rote Johannisbeere *f*, Ribes rubrum **2.** rote Johannisbeere *f*, Ribis rubri fructus

cur|va|ture ['kɜrvətʃər, -ˌtʃʊ(ə)r, -ˌtjʊər] *noun* Krümmung *f*, Wölbung *f*; Kurvatur *f*, Curvatura *f*
backward curvature Lordose *f*
greater curvature of stomach große Magenkurvatur *f*, Curvatura gastrica/ventricularis major
lesser curvature of stomach kleine Magenkurvatur *f*, Curvatura minor gastricae

curve [kɜrv] I *noun* (*auch mathemat.*) Kurve *f*; Krümmung *f*, Biegung *f*, Bogen *m*, Rundung *f*, Wölbung *f* II *v* biegen, wölben, krümmen
carotid pulse curve Carotis-, Karotispulskurve *f*
dose-effect curve Dosis-Wirkungs-Kurve *f*
dromedary curve Dromedakurve *f*, zweigipf(e)lige Kurve *f*
frequency curve **1.** Häufigkeitskurve *f* **2.** (*biolog.*) Variationskurve *f*
oxygen dissociation curve Sauerstoffdissoziationskurve *f*, Sauerstoffbindungskurve *f*
oxygen-hemoglobin dissociation curve Sauerstoffdissoziationskurve *f*, Sauerstoffbindungskurve *f*
Price-Jones curve Price-Jones-Kurve *f*
pulse curve Pulskurve *f*, Sphygmogramm *nt*

cush|in|goid ['kʊʃɪŋgɔɪd] *adj* Cushing-ähnlich, mit

Cushing-ähnlicher Symptomatik, cushingoid
cusp [kʌsp] *noun* **1.** Spitze *f*, Zipfel *m*; (*anatom.*) Cuspis *f* **2.** Herzklappenzipfel *m*, Klappensegel *nt*, Cuspis *f* **3.** → *dental cusp*
anterior cusp of left atrioventricular valve Cuspis anterior valvae atrioventricularis sinistri
anterior cusp of right atrioventricular valve Cuspis anterior valvae atrioventricularis dextrae
anterior semilunar cusp vordere Semilunarklappe *f*, Valvula semilunaris anterior
antertior cusp Cuspis anterior valvae atrioventricularis
aortic semilunar cusp Semilunarklappe *f* der Aortenklappe, Valvula semilunaris aortae
dental cusp Zahnhöcker *m*, Cuspis dentis
left semilunar cusp linke Semilunarklappe *f*, Valvula semilunaris sinistra
posterior cusp Cuspis posterior valvae atrioventricularis
posterior cusp of right atrioventricular valve Cuspis posterior valvae atrioventricularis dextrae
posterior semilunar cusp hintere Semilunarklappe *f*, Valvula semilunaris posterior
pulmonary semilunar cusp Semilunarklappe *f* der Pulmonal(is)klappe, Valvula semilunaris trunci pulmonalis
right semilunar cusp rechte Semilunarklappe *f*, Valvula semilunaris dextra
semilunar cusp (halbmondförmige) Taschenklappe *f*, Semilunarklappe *f*, Valvula semilunaris
septal cusp septales Klappensegel *nt*, Cuspis septalis valvae atrioventricularis dextrae
valve cusp Klappentasche *f*
cus|pid ['kʌspɪd] I *noun* Eck-, Reißzahn *m*, Dens caninus II *adj* mit Zipfel(n) oder Höcker(n) versehen, spitz (zulaufend)
cut [kʌt] I *noun* **1.** Schnitt *m* **2.** Schnittwunde *f*, -verletzung *f* II *v* (an-, be-, zer-)schneiden, ab-, durchschneiden, einen Schnitt machen in cut one's finger sich in den Finger schneiden cut to pieces zerstückeln, -trennen
cu|ta|ne|ous [kjuː'teɪnɪəs] *adj* Haut/Cutis betreffend, zur Haut gehörend, kutan, dermal
cu|ti|cle ['kjuːtɪkl] *noun* **1.** Häutchen *nt*, hauchdünner Überzug *m* von Epithelzellen, Kutikula *f*, Cuticula *f* **2.** Nagelhäutchen *nt*, Eponychium *nt*
dental/secondary cuticle Schmelzoberhäutchen *nt*, Cuticula dentis
cu|tic|u|lar [kjuː'tɪkjələr] *adj* Kutikula betreffend, kutikular
cu|ti|re|ac|tion [,kjuːtərɪ'ækʃn] *noun* Hautreaktion *f*, Kutireaktion *f*, Dermoreaktion *f*
Pirquet's cutireaction Pirquet-Reaktion *f*, Pirquet-Tuberkulinprobe *f*
cu|tis ['kjuːtɪs] *noun*, *plural* **-tis|es, -tes** [-tiːz] Haut *f*, Kutis *f*, Cutis *f*
cutis hyperelastica Cutis hyperelastica, Gummihaut *f*
cutis laxa Fall-, Schlaffhaut *f*, Cutis-laxa-Syndrom *nt*, generalisierte Elastolyse *f*, Zuviel-Haut-Syndrom *nt*, Dermatolysis *f*, Dermatochalasis *f*, Dermatomegalie *f*, Chalazodermie *f*, Chalodermie *f*
cyan- *präf.* Zyan(o)-, Cyan(o)-, Blau-
cy|an|eph|i|dro|sis [,saɪən,efɪ'drəʊsɪs] *noun* Blaufärbung *f* des Schweißes, Zyanhidrosis
cy|an|he|mo|glo|bin [,saɪən'hiːməgləʊbɪn, -'hemə-] *noun* Cyanhämoglobin *nt*, Hämoglobincyanid *nt*
cy|an|hi|dro|sis [,saɪənhaɪ'drəʊsɪs] *noun* Blaufärbung *f* des Schweißes, Zyanhidrosis *f*
cy|a|nide ['saɪənaɪd, -nɪd] *noun* Cyanid *nt*
cy|an|met|he|mo|glo|bin [,saɪənmet'hiːməgləʊbɪn] *noun* Cyanmethämoglobin *nt*, Methämoglobincyanid *nt*
cy|an|met|my|o|glo|bin [,saɪənmet,maɪə'gləʊbɪn] *noun* Cyanmetmyoglobin *nt*, Metmyoglobincyanid *nt*
cyano- *präf.* Zyan(o)-, Cyan(o)-, Blau-
cy|an|o|chro|ic [,saɪənəʊ'krəʊɪk] *adj* Zyanose betreffend, zyanotisch
cy|an|och|rous [saɪə'nɑkrəs] *adj* Zyanose betreffend, zyanotisch
cy|a|no|co|bal|a|min [,saɪənəʊkəʊ'bæləmɪn] *noun* Cyanocobalamin *nt*, Vitamin B_{12} *nt*
cy|a|nop|sia [,saɪ'nɑpsɪə] *noun* Blausehen *nt*, Zyanop(s)ie *f*
cy|a|nosed ['saɪənəʊsd] *adj* Zyanose betreffend, zyanotisch
cy|a|no|sis [,saɪə'nəʊsɪs] *noun* Blausucht *f*, Zyanose *f*, Cyanosis *f*
autotoxic cyanosis autotoxische Zyanose *f*, Stokvis-Talma-Syndrom *nt*
central cyanosis zentrale Zyanose *f*
enterogenous cyanosis autotoxische Zyanose *f*, Stokvis-Talma-Syndrom *nt*
false cyanosis Pseudozyanose *f*, falsche Zyanose *f*
peripheral cyanosis periphere Zyanose *f*
pulmonary cyanosis pulmonale/pulmonal-bedingte Zyanose *f*
shunt cyanosis Shunt-Zyanose *f*
cy|a|not|ic [,saɪə'nɑtɪk] *adj* Zyanose betreffend, zyanotisch
cy|a|nu|ria [,saɪ'n(j)ʊərɪə] *noun* Zyanurie *f*
cycl- *präf.* Kreis-, Zykl(o)-, Cycl(o)-; Ziliarkörper-
cy|clase ['saɪkleɪs] *noun* Zyklase *f*, Cyclase *f*
guanylate cyclase Guanylatcyclase *f*
cy|cle ['saɪkl] I *noun* **1.** Zyklus *m*, Kreis(lauf *m*) *m*; Periode *f* in cycles periodisch **2.** (*chem.*) Ring *m* II *vt* periodisch wiederholen III *vi* periodisch wiederkehren
anovulatory cycle anovulatorischer Zyklus *m*
biliary cycle (*Gallensäuren*) enterohepatischer Kreislauf *m*
breathing cycle Atmungszyklus *m*
cardiac cycle Herzzyklus *m*
cell cycle Zellzyklus *m*
citrate-pyruvate cycle Citrat-Pyruvat-Zyklus *m*
citric acid cycle Citronensäurezyklus *m*, Citratzyklus *m*, Tricarbonsäurezyklus *m*, Krebs-Zyklus *m*
Cori cycle Cori-Zyklus *m*
fatty acid oxidation cycle Zyklus *m* der Fettsäureoxidation, Fettsäurezyklus *m*
genital cycle Genital-, Monats-, Sexual-, Menstrual-, Menstruationszyklus *m*
glucose-lactate cycle Cori-Zyklus *m*
growth cycle Wachstumszyklus *m*
Krebs cycle **1.** Citronensäurezyklus *m*, Citratzyklus *m*, Tricarbonsäurezyklus *m*, Krebs-Zyklus *m* **2.** → *Krebs-Henseleit cycle*
Krebs-Henseleit cycle Harnstoff-, Ornithinzyklus *m*, Krebs-Henseleit-Zyklus *m*
Krebs ornithine cycle → *Krebs-Henseleit cycle*
Krebs urea cycle → *Krebs-Henseleit cycle*
life cycle Lebenszyklus *m*, Lebens-, Entwicklungsphase *f*
malaria cycle Malariazyklus *m*
menstrual cycle Genital-, Monats-, Sexual-, Menstrual-, Menstruationszyklus *m*
ornithine cycle Harnstoff-, Ornithinzyklus *m*, Krebs-Henseleit-Zyklus *m*
oxygen cycle Sauerstoffkreislauf *m*
replicative cycle Replikations-, Vermehrungszyklus *m*
response cycle Reaktionszyklus *m*
rhodopsin-retinin cycle Rhodopsin-Retinin-Zyklus *m*
sex cycle Monats-, Genital-, Sexual-, Menstruationszyklus *m*
tricarboxylic acid cycle Citronensäurezyklus *m*, Citratzyklus *m*, Tricarbonsäurezyklus *m*, Krebs-Zyklus *m*
urea cycle Harnstoff-, Ornithinzyklus *m*, Krebs-Henseleit-Zyklus *m*

uterine cycle Uteruszyklus *m*, zyklische Uterusveränderungen *pl*
visual cycle Sehzyklus *m*, -vorgang *m*
cy|clec|to|my [sɪk'lektəmɪ] *noun* **1.** Ziliarkörperentfernung *f*, Ziliektomie *f*, Zyklektomie *f* **2.** operative Teilentfernung *f* des Lidrandes, Ziliektomie *f*
cy|clen|ceph|a|ly [ˌsaɪklən'sefəlɪ] *noun* Zykl(o)enzephalie *f*
cy|clic ['saɪklɪk, 'sɪk-] *adj* **1.** zyklisch, periodisch, Kreislauf- **2.** (*chem.*) zyklisch, ringförmig, Ring-, Zyklo-
cy|cli|co|to|my [ˌsaɪklɪ'kɑtəmɪ] *noun* → *cyclotomy*
cy|cli|tis [saɪk'laɪtɪs] *noun* Cyclitis *f*, Ziliarkörperentzündung *f*, Zyklitis *f*
heterochromic cyclitis Heterochromiezyklitis Fuchs *f*
cy|cli|za|tion [ˌsaɪklə'zeɪʃn, ˌsɪk-] *noun* Ringschluss *m*, -bildung *f*, Zyklisierung *f*
cyclo- *präf.* **1.** Kreis-, Zykl(o)-, Cycl(o)- **2.** Ziliarkörper-
cy|clo|ce|pha|lia [ˌsaɪkləsɪ'feɪljə] *noun* Zyklopie *f*
cy|clo|cer|a|ti|tis [ˌsaɪkləserə'taɪtɪs] *noun* Entzündung von Ziliarkörper und Hornhaut/Kornea, Zyklokeratitis *f*
cy|clo|cho|roid|i|tis [ˌsaɪkləkəʊrɔɪ'daɪtɪs] *noun* Entzündung von Ziliarkörper und Aderhaut/Choroidea, Zyklochorioiditis *f*
cy|clo|di|al|y|sis [ˌsaɪklədaɪ'ælɪsɪs] *noun* Zyklodialyse *f*
cy|clo|duc|tion [ˌsaɪklə'dʌkʃn] *noun* Zykloduktion *f*
cy|cloid ['saɪklɔɪd] *adj* abwechselnd manisch und depressiv, zykloid
cy|clo|ker|a|ti|tis [ˌsaɪkləʊˌkerə'taɪtɪs] *noun* Entzündung von Ziliarkörper und Hornhaut/Kornea, Zyklokeratitis *f*
cy|clo|mas|to|pa|thy [ˌsaɪkləʊmæs'tɑpəθɪ] *noun* Zystenmamma *f*
cy|clo|ox|y|gen|ase [ˌsaɪkləʊ'ɑksɪdʒəneɪz] *noun* Cyclooxigenase *f*
cy|clo|phre|nia [ˌsaɪkləʊ'friːnɪə] *noun* manisch-depressive Psychose *f*, Zyklophrenie *f*
cy|clo|pia [saɪ'kləʊpɪə] *noun* Zyklopie *f*, Zyklozephalie *f*
cy|clo|ple|gia [ˌsaɪkləʊ'pliːdʒ(ɪ)ə] *noun* Akkommodationslähmung *f*, Zykloplegie *f*
cy|clops ['saɪklɑps] *noun* Zyklop *m*, Zyklozephalus *m*, Synophthalmus *m*
cy|clo|spasm ['saɪkləspæzəm] *noun* Akkommodationskrampf *m*
cy|clo|spor|ine [ˌsaɪkləʊ'spəʊriːn] *noun* Cyclosporin *nt*, Cyclosporin A *nt*
cy|clo|thy|mia [ˌsaɪkləʊ'θaɪmɪə] *noun* Zyklothymie *f*
cy|clo|thym|i|ac [ˌsaɪkləʊ'θaɪmɪæk] *adj* Zyklothymie betreffend, mit Symptomen der Zyklothymie, zyklothym
cy|clot|o|my [saɪ'klɑtəmɪ] *noun* Ziliarmuskeldurchtrennung *f*, Zyklotomie *f*
cy|clo|tro|pia [ˌsaɪkləʊ'trəʊpɪə] *noun* Zyklotropie *f*, Strabismus rotatorius
cy|e|sis [saɪ'iːsɪs] *noun, plural* **-ses** [-siːz] Schwangerschaft *f*, Gravidität *f*, Graviditas *f*
cyl|in|der ['sɪlɪndər] *noun* Zylinder *m*; Walze *f*, Rolle *f*
Bence-Jones cylinders Sekretkörnchen *pl* der Samenbläschen
Külz's cylinder (*Harn*) Komazylinder *m*
urinary cylinder Harnzylinder *pl*
cy|lin|dric [sɪ'lɪndrɪk] *adj* walzenförmig, zylinderförmig, zylindrisch
cy|lin|dro|ad|e|no|ma [ˌsɪlɪndrəʊˌædə'nəʊmə] *noun* → *cylindroma*
cyl|in|droid ['sɪlɪndrɔɪd] *adj* zylinderähnlich, zylinderartig, zylinderförmig, zylindroid
cyl|in|dro|ma [sɪlɪn'drəʊmə] *noun* **1.** Zylindrom *nt*, Cylindroma *nt*, Spiegler-Tumor *m*; (*Kopfhaut*) Turbantumor *m* **2.** adenoidzystisches Karzinom *nt*, Carcinoma adenoides cysticum
cyl|in|dru|ria [ˌsɪlɪn'drʊərɪə] *noun* Zylindrurie *f*
cyl|lo|sis [sɪ'ləʊsɪs] *noun* **1.** Fußdeformität *f* **2.** (angeborener) Klumpfuß *m*, Pes equinovarus (excavatus et adductus)
cym|bo|ceph|a|ly [ˌsɪmbəʊ'sefəlɪ] *noun* Kahn-, Leistenschädel *m*, Skaphokephalie *f*, -zephalie *f*, Zymbozephalie *f*
cy|no|dont ['saɪnədɑnt] *noun* Eck-, Reißzahn *m*, Dens caninus
cyn|o|pho|bia [ˌsaɪnə'fəʊbɪə] *noun* krankhafte Angst *f* vor Hunden, Kynophobie *f*
cy|o|pho|ria [saɪə'fɔːrɪə] *noun* Schwangerschaft *f*, Gravidität *f*, Graviditas *f*
cyst [sɪst] *noun* **1.** (*patholog.*) sackartige Geschwulst *f*, Zyste *f*, Cyste *f*, Kyste *f*, Kystom *nt* **2.** (*mikrobiol.*) Zyste *f* **3.** (*biolog.*) Zyste *f*, Ruhezelle *f*; Kapsel *f*, Hülle *f*
adventitious cyst Pseudozyste *f*, falsche Zyste *f*
allantoic cyst Urachuszyste *f*
aneurysmal bone cyst aneurysmatische Knochenzyste *f*, benignes Knochenaneurysma *nt*, hämangiomatöse Knochenzyste *f*, hämorrhagische Knochenzyste *f*
arachnoid cyst Arachnoidalzyste *f*
atheromatous cyst (echtes) Atherom *nt*, Grützbeutel *m*, Epidermoid *nt*
Baker's cyst Baker-Zyste *f*
Bartholin's cyst Bartholin-Zyste *f*
bile cyst Gallenblase *f*, Galle *f*, Vesica fellea/biliaris
blood cyst hämorrhagische Zyste *f*
Bochdalek's cyst Bochdalek-Zyste *f*
bone cyst Knochenzyste *f*
branchiogenous cyst branchiogene Zyste *f*, laterale Halszyste *f*, Kiemengangszyste *f*
buccal cyst Wangenzyste *f*
cerebellar cyst Kleinhirnzyste *f*
cervical cyst Halszyste *f*
chocolate cyst Schokoladen-, Teerzyste *f*
choledochal cyst Choledochuszyste *f*
chyle cyst Chyluszyste *f*, Chyl(angi)ektasie *f*
colloid cyst Kolloidzyste *f*
corpus luteum cyst Corpus-luteum-Zyste *f*
Cowper's cyst Cowper-Zyste *f*, Retentionszyste *f* der Glandula bulbourethralis
cutaneous cyst dermale/kutane Zyste *f*, Hautzyste *f*
dermal cyst dermale/kutane Zyste *f*, Hautzyste *f*
dermoid cyst **1.** Dermoid *nt*, Dermoidzyste *f* **2.** (*Ovar*) Dermoid *nt*, Dermoidzyste *f*, Teratom *nt*
distention cyst Retentionszyste *f*
echinococcus cyst Echinokokkenblase *f*, Echinokokkenzyste *f*, Hydatide *f*
enterogenous cyst enterogene Zyste *f*, Dottergangszyste, Enterozyste *f*, Enterozystom *f*, Enterokystom *f*
ependymal cyst Ependymzyste *f*, ependymale Zyste *f*
epidermal cyst Epidermoid *nt*, Epidermal-, Epidermis-, Epidermoidzyste *f*, (echtes) Atherom *nt*, Talgretentionszyste *f*
epithelial cyst **1.** epitheliale Zyste *f* **2.** Epidermoid *nt*, Epidermal-, Epidermis-, Epidermoidzyste *f*, (echtes) Atherom *nt*, Talgretentionszyste *f*
eruption cyst Eruptionszyste *f*, Follikularzyste *f*, Dentitionszyste *f*
extravasation cyst Extravasationszyste *f*
exudative cyst Exsudationszyste *f*
false cyst Pseudozyste *f*, falsche Zyste *f*
follicular cyst follikuläre Zyste *f*, Follikularzyste *f*
ganglionic cyst (*Knochen*) Geröll-, Trümmerzyste *f*
Gartner's cyst Gartner-Gang-Zyste *f*
gas cyst Gaszyste *f*, gashaltige Zyste *f*
globulomaxillary cyst globulomaxilläre Zyste *f*
hemorrhagic cyst hämorrhagische Zyste *f*
hemorrhagic bone cyst solitäre Knochenzyste *f*, hämorrhagische Knochenzyste *f*, Hämatomzyste *f*, progressive Knochenzyste *f*, hämorrhagische Extravasationszyste *f*, einfache Knochenzyste *f*, Solitärzyste *f*, traumatische Knochenzyste *f*
hepatic cyst Leberzyste *f*

C

C

hydatid cyst Echinokokkenblase *f*, -zyste *f*, Hydatide *f*
implantation cyst Implantationszyste *f*
intraepithelial cyst intraepitheliale Zyste *f*
iris cyst Iriszyste *f*
juvenile bone cyst Mikulicz-Krankheit II *f*
keratinous cyst Hornzyste *f*
lacteal cyst Laktations-, Milchzyste *f*
lateral cervical cyst seitliche Halszyste *f*
leptomeningeal cyst Arachnoidalzyste *f*
liquefaction cyst Erweichungszyste *f*
liver cyst Leberzyste *f*
lutein cyst Luteinzyste *f*
lymphoepithelial cyst branchiogene Zyste *f*, laterale Halszyste *f*
maxillary cyst Oberkieferzyste *f*
median cervical cyst mediane Halszyste *f*
meibomian cyst Hagelkorn *nt*, Chalazion *nt*
meniscal cyst Meniskuszyste *f*, Meniskusganglion *nt*
mesenteric cyst Mesenterialzyste *f*
milk cyst Laktations-, Milchzyste *f*
Monro's cyst Monro-Zyste *f*
mucoid dorsal cysts Dorsalzysten *pl*
mucous cyst Schleim(retentions)zyste *f*
mucous retention cyst Schleimretentionszyste *f*
Müller's cyst Müller-Gangzyste *f*, Müller-Epithelzyste *f*
myxoid cyst Synovialzyste *f*, Ganglion *nt*, Überbein *nt*
Naboth's cysts Naboth-Eier *pl*, Ovula Nabothi
nabothian cysts Naboth-Eier *pl*, Ovula nabothi
nasolabial cyst Nasolabialzyste *f*
nasopalatine duct cyst nasopalatinale Zyste *f*, Duktuszyste *f*, Inzisivuskanalzyste *f*, Nasopalatinusgangzyste *f*
non-odontogenic cysts nichtodontogene Kieferzyste *f*
odontogenic cysts odontogene Kieferzyste *f*
oil cyst Ölzyste *f*
omental cyst Netz-, Omentalzyste *f*
ovarian cyst Ovarialzyste *f*, Eierstockzyste *f*
pancreatic cyst Pankreaszyste *f*
parasitic cyst Parasitenzyste *f*, parasitäre Zyste *f*
periapical cyst radikuläre Zyste *f*, Wurzelzyste *f*, periapikale Zyste *f*
pilonidal cyst Pilonidalzyste *f*
pulmonary cyst Lungenzyste *f*
radicular cyst radikuläre Zyste *f*, Wurzelzyste *f*, periapikale Zyste *f*
renal cyst Nierenzyste *f*
residual cyst Residualzyste *f*, Restzyste *f*
retention cyst Retentionszyste *f*
sanguineous cyst hämorrhagische Zyste *f*
sebaceous cyst **1.** Epidermiszyste *f*, epidermale Zyste *f*, Epidermoid *nt*, Atherom *nt* **2.** piläre Hautzyste *f*
secretory cyst Retentionszyste *f*
serosal cyst Serosazyste *f*
serous cyst seröse Zyste *f*
simple bone cyst einfache Knochenzyste *f*, juvenile Knochenzyste *f*, solitäre Knochenzyste *f*
solitary bone cyst solitäre Knochenzyste *f*, hämorrhagische Knochenzyste *f*, Hämatomzyste *f*, progressive Knochenzyste *f*, hämorrhagische Extravasationszyste *f*, einfache Knochenzyste *f*, Solitärzyste *f*, traumatische Knochenzyste *f*
subchondral cyst (*Knochen*) Geröll-, Trümmerzyste *f*
subchondral bone cyst subchondrale (Geröll-)Zyste
sublingual cyst Ranula *f*
suprasellar cyst Erdheim-Tumor *m*, Kraniopharyngiom *nt*
sweat retention cyst Schweißdrüsenretentionszyste *f*, Schweißretentionszyste *f*
synovial cyst Synovialzyste *f*, Ganglion *nt*, Überbein *nt*
synovial cyst of popliteal space Baker-Zyste *f*
tarry cyst Teerzyste *f*
tarsal cyst Hagelkorn *nt*, Chalazion *nt*
thyroglossal cyst Thyroglossuszyste *f*, mediane Halszyste *f*
thyroglossal duct cyst mediane Halszyste *f*
Tornwaldt's cyst Tornwaldt-Bursa *f*, Bursa pharyngealis
trichilemmal cyst **1.** trichilemmale Zyste *f*, Trichilemmal-, Trichilemmzyste *f* **2.** piläre Hautzyste *f*
true cyst echte Zyste *f*
tubo-ovarian cyst Tuboovarialzyste *f*
umbilical cyst Nabelzyste *f*
unicameral bone cyst solitäre Knochenzyste *f*, hämorrhagische Knochenzyste *f*, Hämatomzyste *f*, progressive Knochenzyste *f*, hämorrhagische Extravasationszyste *f*, einfache Knochenzyste *f*, Solitärzyste *f*, traumatische Knochenzyste *f*
urachal cyst Urachuszyste *f*
utricle cyst Utrikuluszyste *f*, Utriculuszyste *f*
vaginal cyst Vaginalzyste *f*
vitelline cyst Dottergangszyste *f*, Enterozyste *f*, Enterokystom *nt*
vitellointestinal cyst Nabelzyste *f*

cyst- *präf.* Harnblasen-, Blasen-, Zyst(o)-

cyst|ad|e|no|car|ci|no|ma [sɪst,ædnəʊ,kɑːrsɪ'nəʊmə] *noun* Cystadenokarzinom *nt*, Kystadenokarzinom *nt*, Zystadenokarzinom *nt*, Cystadenocarcinoma *nt*

cyst|ad|e|no|fi|bro|ma [sɪst,ædnəʊfaɪ'brəʊmə] *noun* Cystadenofibrom *nt*, Kystadenofibrom *nt*, Zystadenofibrom *nt*, Cystadenofibroma *nt*

cyst|ad|e|no|ma [sɪstædə'nəʊmə] *noun* Cystadenom *nt*, Kystadenom *nt*, Zystadenom *nt*, Adenokystom *nt*, zystisches Adenom *nt*, Zystom *nt*, Kystom *nt*, Cystadenoma *nt*
papillary cystadenoma lymphomatosum Whartin-Tumor *m*, Whartin-Albrecht-Arzt-Tumor *m*, Adenolymphom *nt*, Cystadenoma lymphomatosum, Cystadenolymphoma papilliferum

cyst|ad|e|no|sar|co|ma [sɪst,ædnəʊsɑːr'kəʊmə] *noun* Cystadenosarkom *nt*, Kystadenosarkom *nt*, Zystadenosarkom *nt*, Cystadenosarcoma *nt*

cys|tal|gia [sɪs'tældʒ(ɪ)ə] *noun* Zystalgie *f*

cys|ta|thi|o|nine [,sɪstə'θaɪəniːn, -nɪn] *noun* Zysta-, Cystathionin *nt*

cys|ta|thi|o|nin|u|ria [,sɪstə,θaɪənɪ'n(j)ʊərɪə] *noun* Cystathioninurie *f*

cys|ta|tro|phia [,sɪstə'trəʊfɪə] *noun* (Harn-)Blasenatrophie *f*, Zystatrophie *f*

cys|tau|che|ni|tis [,sɪstɔːkɪ'naɪtɪs] *noun* (Harn-)Blasenhalsentzündung *f*, Zystokollitis *f*, Cystitis colli

cyst|du|o|de|nos|to|my [sɪst,d(j)uːədɪ'nɑstəmɪ] *noun* Zystoduodenostomie *f*, Zystduodenostomie *f*

cys|te|am|ine [,sɪstɪ'æmɪn, 'sɪstɪəmiːn] *noun* Cysteamin *nt*

cys|tec|ta|sia [sɪstek'teɪʒ(ɪ)ə] *noun* Zystektasie *f*

cys|tec|ta|sy [sɪs'tektəsɪ] *noun* Zystektasie *f*

cys|tec|to|my [sɪs'tektəmɪ] *noun* **1.** (*chirurg.*) Zystenentferung *f*, -ausschneidung *f*, Zystektomie *f* **2.** (*urolog.*) (Harn-)Blasenentfernung *f*, Zystektomie *f*

cys|te|ine ['sɪstiːɪn] *noun* Zystein *nt*, Cystein *nt*

cyst|gas|tros|to|my [sɪstgæs'trɑstəmɪ] *noun* Zystgastrostomie *f*, Zystogastrostomie *f*

cys|tic ['sɪstɪk] *adj* Zyste betreffend, zystenartig, blasenartig, zystisch

cys|ti|cer|co|sis [,sɪstɪsər'kəʊsɪs] *noun* Zystizerkose *f*

Cys|ti|cer|cus [sɪstɪ'sɜrkəs] *noun* Cysticercus *m*
Cysticercus bovis Cysticercus bovis, Finne *f* des Rinderfinnenbandwurms
Cysticercus cellulosae Cysticercus cellulosae, Finne *f* des Schweinefinnenbandwurms

cys|ti|co|li|thec|to|my [,sɪstɪkəʊlɪ'θektəmɪ] *noun* Zystikussteinentferung *f*, Zystikolithektomie *f*

cys|ti|co|lith|o|trip|sy [,sɪstɪkəʊ'lɪθətrɪpsɪ] *noun* Zystikolithotripsie *f*

cys|ti|cor|rha|phy [sɪstɪ'kɔrəfɪ] *noun* Zystikusnaht *f*, Zystikorrhaphie *f*

cys|ti|co|to|my [sɪstə'kɑtəmɪ] *noun* Zystikuseröffnung *f*, Zystikotomie *f*

cys|ti|fel|le|o|to|my [sɪstəfelɪ'ɑtəmɪ] *noun* Gallenblaseneröffnung *f*, Cholezystotomie *f*

cys|ti|form ['sɪstəfɔːrm] *adj* zystenähnlich, zystenartig, zystoid

cys|tine ['sɪstiːn, -tɪn] *noun* Zystin *nt*, Cystin *nt*, Dicystein *nt*

cys|ti|ne|mia [sɪstɪ'niːmɪə] *noun* Zystinämie *f*, Cystinämie *f*

cys|ti|no|sis [ˌsɪstɪ'nəʊsɪs] *noun* Zystinspeicherkrankheit *f*, Zystinose *f*, Cystinose *f*, Lignac-Syndrom *nt*, Abderhalden-Fanconi-Syndrom *nt*

cys|ti|nu|ria [ˌsɪstɪ'n(j)ʊərɪə] *noun* Cystinurie *f*

cys|tit|ic [sɪs'taɪtɪk] *adj* Blasenentzündung/Cystitis betreffend, cystitisch, zystitisch

cys|ti|tis [sɪs'taɪtɪs] *noun* Cystitis *f*, Harnblasenentzündung *f*, Blasenentzündung *f*, Zystitis *f*
acute catarrhal cystitis akute katarrhalische Zystitis *f*, akuter (Harn-)Blasenkatarrh *m*
catarrhal cystitis Desquamationskatarrh *m*, Cystitis catarrhalis
chronic interstitial cystitis chronisch interstitielle Zystitis *f*, Cystitis intermuralis/interstitialis
cystic cystitis zystische Zystitis *f*, Cystitis cystica
desquamative catarrhal cystitis Desquamationskatarrh *m*, Cystitis catarrhalis
fibrinous cystitis fibrinöse Zystitis *f*, Cystitis fibrinosa
gangrenous cystitis gangränöse Zystitis *f*, Cystitis gangraenosa
hemorrhagic cystitis hämorrhagische Zystitis *f*, Cystitis haemorrhagica
mechanical cystitis mechanische Zystitis *f*
necrotizing cystitis nekrotisierende Zystitis *f*, Cystitis necroticans
panmural cystitis chronisch interstitielle Zystitis *f*, Cystitis intermuralis/interstitialis
cystitis of pregnancy Cystitis gravidarum
submucous cystitis chronisch interstitielle Zystitis *f*, Cystitis intermuralis/interstitialis
tuberculous cystitis Cystitis tuberculosa

cys|ti|tome ['sɪstətəʊm] *noun* Kapselfliete *f*, Zystitom *nt*

cys|tit|o|my [sɪs'tɪtəmɪ] *noun* (Linsen-)Kapselinzision *f*, Zystitomie *f*

cysto- *präf.* Harnblasen-, Blasen-, Zyst(o)-

cys|to|ad|e|no|ma [sɪstəˌædə'nəʊmə] *noun* → *cystadenoma*

cys|to|car|ci|no|ma [sɪstəˌkɑːrsɪ'nəʊmə] *noun* Zystokarzinom *nt*, Cystocarcinoma *nt*

cys|to|cele ['sɪstəsiːl] *noun* (Harn-)Blasenhernie *f*, -bruch *m*, -vorfall *m*, Zystozele *f*, Cystocele *f*

cys|to|chro|mos|co|py [sɪstəkrəʊ'mɑskəpɪ] *noun* Chromozystoskopie *f*

cys|to|co|los|to|my [ˌsɪstəkə'lɑstəmɪ] *noun* **1.** (*urolog.*) Blasen-Kolon-Fistel *f*, Zystokolostomie *f* **2.** (*chirurg.*) Gallenblasen-Kolon-Fistel *f*, Cholezystokolostomie *f*

cys|to|di|ver|tic|u|lum [ˌsɪstəˌdaɪvər'tɪkjələm] *noun* (Harn-)Blasendivertikel *nt*

cyst|o|du|o|de|nos|to|my [ˌsɪstəd(j)uːədɪ'nɑstəmɪ] *noun* Zystendrainage *f* ins Duodenum, Zyst(o)duodenostomie *f*

cys|to|dyn|ia [ˌsɪstə'diːnɪə] *noun* Zystalgie *f*

cys|to|en|ter|ic [ˌsɪstəen'terɪk] *adj* Harnblase und Darm/Intestinum betreffend oder verbindend, vesikointestinal, zystoenterisch

cys|to|en|ter|o|cele [ˌsɪstə'entərəsiːl] *noun* Zystoenterozele *f*

cys|to|en|ter|os|to|my [ˌsɪstəentə'rɑstəmɪ] *noun* Zystendrainage *f* in den Darm, Zystoenterostomie *f*

cys|to|e|pip|lo|cele [ˌsɪstəɪ'pɪpləsiːl] *noun* Zystoepiplozele *f*

cys|to|ep|i|the|li|o|ma [ˌsɪstəepəˌθiːlɪ'əʊmə] *noun* Zystoepitheliom *nt*, Cystoepithelioma *nt*

cys|to|fi|bro|ma [ˌsɪstəfaɪ'brəʊmə] *noun* Zystofibrom *nt*, Cystofibroma *nt*

cys|to|gas|tros|to|my [ˌsɪstəgæs'trɑstəmɪ] *noun* Zystendrainage *f* in den Magen, Zyst(o)gastrostomie *f*

cys|to|gram ['sɪstəgræm] *noun* Zystogramm *nt*

cys|to|graph|ic [ˌsɪstə'græfɪk] *adj* Zystografie betreffend, mittels Zystografie, zystographisch, zystografisch

cys|tog|ra|phy [sɪs'tɑgrəfɪ] *noun* Zystographie *f*, Zystografie *f*
voiding cystography Ausscheidungszystographie *f*, Miktionszystographie *f*, Ausscheidungszystografie *f*, Miktionszystografie *f*

cys|toid ['sɪstɔɪd] **I** *noun* zystenähnliche Struktur *f*, Pseudozyste *f* **II** *adj* zystenähnlich, zystenartig, zystoid

cys|to|je|ju|nos|to|my [ˌsɪstədʒɪˌdʒuː'nɑstəmɪ] *noun* Zystojejunostomie *f*

cys|to|lith ['sɪstəlɪθ] *noun* Blasenstein *m*, Zystolith *m*, Calculus vesicae

cys|to|li|thec|to|my [ˌsɪstəlɪ'θektəmɪ] *noun* Blasensteinschnitt *m*, -operation *f*, -entfernung *f*, Zystolithektomie *f*

cys|to|li|thi|a|sis [ˌsɪstəlɪ'θaɪəsɪs] *noun* Blasensteinleiden *nt*, Zystolithiasis *f*

cys|to|ma [sɪs'təʊmə] *noun* → *cystadenoma*

cys|tom|e|ter [sɪs'tɑmɪtər] *noun* Zysto(mano)meter *nt*

cys|to|me|trog|ra|phy [ˌsɪstəmə'trɑgrəfɪ] *noun* Zystometrographie *f*, Zystometrografie *f*

cys|tom|e|try [sɪs'tɑmətrɪ] *noun* Zysto(mano)metrie *f*

cys|to|my|o|ma [ˌsɪstəmaɪ'əʊmə] *noun* zystisches Myom *nt*, Cystomyoma *nt*

cys|to|myx|o|ad|e|no|ma [sɪstəˌmɪksəædə'nəʊmə] *noun* Cystomyxoadenoma *nt*

cys|to|myx|o|ma [ˌsɪstəmɪk'səʊmə] *noun* muzinöses Zystadenom *nt*, Cystomyxoma *nt*

cys|to|ne|phro|sis [ˌsɪstənɪ'frəʊsɪs] *noun* Zystenniere *f*, Zystonephrose *f*

cys|to|pa|ral|y|sis [ˌsɪstəpə'rælɪsɪs] *noun* Blasenlähmung *f*

cys|to|pex|y ['sɪstəpeksɪ] *noun* Blasenanheftung *f*, Zystopexie *f*

cys|toph|o|rous [sɪs'tɑfərəs] *adj* Zyste betreffend, zystenartig, blasenartig, zystisch

cys|toph|thi|sis [sɪs'tɑfθəsɪs] *noun* Harnblasentuberkulose *f*

cys|to|plas|ty ['sɪstəplæstɪ] *noun* Blasenplastik *f*, Zystoplastik *f*

cys|to|ple|gia [ˌsɪstə'pliːdʒ(ɪ)ə] *noun* Blasenlähmung *f*

cys|to|proc|tos|to|my [ˌsɪstəprɑk'tɑstəmɪ] *noun* Blasen-Enddarm-Fistel *f*, Zystorektostomie *f*, Vesikorektostomie *f*

cys|to|py|e|lit|ic [ˌsɪstəpaɪə'laɪtɪk] *adj* Zystopyelitis betreffend, zystopyelitisch

cys|to|py|e|li|tis [ˌsɪstəpaɪə'laɪtɪs] *noun* Entzündung von Harnblase und Nierenbecken, Zystopyelitis *f*, Pyelozystitis *f*

cys|to|py|e|log|ra|phy [ˌsɪstəpaɪə'lɑgrəfɪ] *noun* Zystopyelographie *f*, Zystopyelografie *f*

cys|to|py|e|lo|ne|phri|tis [ˌsɪstəˌpaɪələʊnɪ'fraɪtɪs] *noun* Entzündung von Harnblase und Nierenbecken mit Beteiligung des interstitiellen Nierenparenchyms, Zystopyelonephritis *f*

cys|to|rec|tos|to|my [ˌsɪstərek'tɑstəmɪ] *noun* Blasen-Enddarm-Fistel *f*, Zystorektostomie *f*, Vesikorektostomie *f*

cys|tor|rha|gia [ˌsɪstə'rædʒ(ɪ)ə] *noun* (Harn-)Blasenblutung *f*, Blutung *f* aus der Harnblase, Zystorrhagie *f*

cys|tor|rha|phy [sɪs'tɑrəfɪ] *noun* (Harn-)Blasennaht *f*, Zystorrhaphie *f*

cys|to|sar|co|ma [ˌsɪstəsɑːr'kəʊmə] *noun* Cystosarcoma phyllodes, Cystosarcoma phylloides

cys|tos|chi|sis [sɪs'tɑskəsɪs] *noun* Blasenspalte *f*, Zystoschisis *f*

C

cys|to|scope ['sɪstəskəʊp] *noun* Blasenspiegel *m*, Zystoskop *nt*
cys|to|scop|ic [ˌsɪstə'skɑpɪk] *adj* Zystoskopie betreffend, mittels Zystoskopie, zystoskopisch
cys|tos|co|py [sɪs'tɑskəpɪ] *noun* Blasenspiegelung *f*, Zystoskopie *f*
cys|to|sper|mi|tis [ˌsɪstəspɜr'maɪtɪs] *noun* Spermatozystitis *f*, Samenblasenentzündung *f*, Spermatozystitis *f*, Vesikulitis *f*, Vesiculitis *f*
cys|tos|to|my [sɪs'tɑstəmɪ] *noun* Zystostomie *f*
cys|to|tome ['sɪstətəʊm] *noun* **1.** (*urolog.*) Blasenmesser *nt*, Zystotom *nt* **2.** (*ophthal.*) Kapselfliete *f*, Zystitom *nt*
cys|tot|o|my [sɪs'tɑtəmɪ] *noun* Zystotomie *f*
suprapubic cystotomy suprapubischer Blasenschnitt *m*, suprapubische Zystotomie *f*, Epizystotomie *f*
cys|to|u|re|ter|i|tis [ˌsɪstəjʊəˌriːtə'raɪtɪs] *noun* Entzündung von Harnblase und Harnleiter, Zystoureteritis *f*
cys|to|u|re|ter|o|gram [ˌsɪstəjʊə'riːtərəgræm] *noun* Zystoureterogramm *nt*
cys|to|u|re|ter|o|graph|ic [ˌsɪstəjʊə'riːtərəgrəfik] *adj* Zystoureterografie betreffend, mittels Zystoureterografie, zystoureterographisch, zystoureterografisch
cys|to|u|re|ter|og|ra|phy [ˌsɪstəjʊəˌriːtə'rɑgrəfɪ] *noun* Zystoureterographie *f*, Zystoureterografie *f*
cys|to|u|re|ter|o|pye|li|tis [ˌsɪstəjʊəˌriːtərəˌpaɪə'laɪtɪs] *noun* Entzündung von Harnblase, Harnleiter und Nierenbecken, Zystoureteropyelitis *f*
cys|to|u|re|ter|o|pye|lo|ne|phri|tis [ˌsɪstəjʊəˌriːtərəˌpaɪələʊnɪ'fraɪtɪs] *noun* Zystoureteropyelonephritis *f*
cys|to|u|re|thri|tis [ˌsɪstəˌjʊərə'θraɪtɪs] *noun* Entzündung von Harnblase und Harnröhre, Zystourethritis *f*
cys|to|u|re|thro|cele [ˌsɪstəjə'riːθrəsiːl] *noun* Zystourethrozele *f*
cys|to|u|re|thro|gram [ˌsɪstəjə'riːθrəgræm] *noun* Zystourethrogramm *nt*
cys|to|u|re|throg|ra|phy [ˌsɪstəˌjʊərə'θrɑgrəfɪ] *noun* Zystourethrographie *f*, Zystourethrografie *f*, Urethrozystographie *f*, Urethrozystografie *f*
voiding cystourethrography Miktionszystourethrographie *f*, Miktionszystourethrografie *f*
cys|to|u|re|thros|co|py [ˌsɪstəˌjʊərə'θrɑskəpɪ] *noun* Zystourethroskopie *f*, Urethrozystoskopie *f*
cys|tous ['sɪstəs] *adj* Zyste betreffend, zystenartig, blasenartig, zystisch
cyt- *präf.* Zell-, Zyt(o)-, Cyt(o)-
cyt|ar|a|bine ['sɪtærəbiːn] *noun* Cytarabin *nt*
-cyte *suf.* Zelle, -zyt
cyth|e|mo|ly|sis [ˌsɪθɪ'mɑlɪsɪs] *noun* Erythrozytenauflösung *f*, Erythrozytenzerstörung *f*, Erythrozytenabbau *m*, Hämolyse *f*, Hämatozytolyse *f*
-cytic *suf.* Zelle, -zytisch
cyt|i|dine ['sɪtɪdiːn, -dɪn] *noun* Zytidin *nt*, Cytidin *nt*
cytidine diphosphate Cytidindiphosphat *nt*, Cytidin-5-diphosphat *nt*
cytidine monophosphate Cytidinmonophosphat *nt*, Cytidylsäure *f*
cytidine triphosphate Cytidintriphosphat *nt*, Cytidin-5-triphosphat *nt*
cyt|i|dyl|ate [ˌsaɪtə'dɪleɪt, ˌsɪtə-] *noun* Cytidylat *nt*
cyt|i|sine ['sɪtəsiːn, -sɪn] *noun* Cytisin *nt*
cyt|i|sism ['sɪtəsɪzəm] *noun* Cytisinvergiftung *f*, Vergiftung *f* durch Goldregen, Zytisismus *m*
cyto- *präf.* Zell-, Zyt(o)-, Cyt(o)-
cy|to|an|a|lyz|er [ˌsaɪtəʊ'ænəlaɪzər] *noun* Zellanalysator *m*, Zytoanalysator *m*
cy|to|bi|ol|o|gy [ˌsaɪtəʊbaɪ'ɑlədʒɪ] *noun* Zell-, Zytobiologie *f*
cy|to|cen|trum [ˌsaɪtəʊ'sentrəm] *noun* **1.** Zentrosom *nt*, Zentriol *nt*, Zentralkörperchen *nt* **2.** Mikrozentrum *nt*, Zentrosphäre *f*
cytochrome a_3 Cytochrom a_3 *nt*, Cytochromoxidase *f*, Cytochromcoxidase *f*, Ferrocytochrom-c-Sauerstoff-Oxidoreduktase *f*
cy|to|chrome ['saɪtəʊkrəʊm] *noun* Zyto-, Cytochrom *nt*
cytochrome aa_5 Indophenoloxidase *f*
cy|to|ci|dal [ˌsaɪtəʊ'saɪdl] *adj* zellenzerstörend, zellenabtötend, zytozid
cy|to|cide ['saɪtəʊsaɪd] *noun* zytozides Mittel *nt*
cy|toc|la|sis [saɪ'tɑkləsɪs] *noun* Zellzerstörung *f*, -fragmentierung *f*, Zytoklasis *f*
cy|to|clas|tic [ˌsaɪtə'klæstɪk] *adj* Zytoklasis betreffend, zytoklastisch
cy|to|cu|prein [ˌsaɪtəʊ'kuːprɪən] *noun* Hyperoxid-, Superoxiddismutase *f*, Hämocuprein *nt*, Erythrocuprein *nt*
cy|to|di|ag|no|sis [saɪtəʊˌdaɪəg'nəʊsɪs] *noun* Zelldiagnostik *f*, Zytodiagnostik *f*
exfoliative cytodiagnosis Exfoliativzytologie *f*, exfoliative Zytodiagnostik *f*
cy|to|di|ag|nos|tic [saɪtəʊˌdaɪəg'nɑstɪk] *adj* Zytodiagnostik betreffend, zytodiagnostisch
cy|to|di|er|e|sis [ˌsaɪtəʊdaɪ'erəsɪs] *noun* Zellteilung *f*, Zytodiärese *f*
cy|to|dif|fer|en|ti|a|tion [ˌsaɪtəʊˌdɪfəˌrentʃɪ'eɪʃn] *noun* Zell-, Zytodifferenzierung *f*
cy|to|gen|e|sis [ˌsaɪtəʊ'dʒenəsɪs] *noun* Zellbildung *f*, -entwicklung *f*, Zytogenese *f*
cy|to|ge|net|ic [ˌsaɪtəʊdʒə'netɪk] *adj* Zytogenetik betreffend, mittels Zytogenetik, zytogenetisch, zytogen
cy|to|ge|net|ics [ˌsaɪtəʊdʒə'netɪks] *plural* Zell-, Zytogenetik *f*
cy|to|gen|ic [ˌsaɪtəʊ'dʒenɪk] *adj* **1.** Zytogenese betreffend, zytogen **2.** zell(en)bildend, zytogen
cy|to|his|tol|o|gy [ˌsaɪtəʊhɪs'tɑlədʒɪ] *noun* Zytohistologie *f*
cy|to|hor|mone [ˌsaɪtəʊ'hɔːrməʊn] *noun* Zell-, Zytohormon *nt*
cy|toid ['saɪtɔɪd] *adj* zellähnlich, -artig, -förmig
cy|to|kines ['saɪtəʊkaɪnz] *plural* Zytokine *pl*
cy|to|ki|ne|sis [ˌsaɪtəʊkɪ'niːsɪs, kaɪ-] *noun* Zell(leib)teilung *f*, Zyto-, Cytokinese *f*
cy|tol|o|gy [saɪ'tɑlədʒɪ] *noun* Zell(en)lehre *f*, -forschung *f*, Zytologie *f*
exfoliative cytology Exfoliativzytologie *f*, exfoliative Zytodiagnostik *f*
sputum cytology Sputumzytologie *f*
cy|to|lymph ['saɪtəlɪmf] *noun* zytoplasmatische Matrix *f*, Grundzytoplasma *nt*, Hyaloplasma *nt*
cy|tol|y|sate [saɪ'tɑlɪseɪt] *noun* Zytolysat *nt*
cy|tol|y|sin [saɪ'tɑləsɪn] *noun* Zytolysin *nt*
cy|tol|y|sis [saɪ'tɑlɪsɪs] *noun* Zellauflösung *f*, -zerfall *m*, Zytolyse *f*
cy|to|ly|so|some [ˌsaɪtə'laɪsəsəʊm] *noun* **1.** autophagische Vakuole *f*, Autophagosom *nt* **2.** Zytolysosom *nt*
cy|to|lyt|ic [ˌsaɪtəʊ'lɪtɪk] *adj* Zytolyse betreffend, Zytolyse auslösend, zytolytisch
cy|to|ma [saɪ'təʊmə] *noun* Zelltumor *m*, Zytom *nt*
cy|to|meg|a|lo|vi|rus [saɪtəʊˌmegələ'vaɪrəs] *noun* Zytomegalievirus *nt*, Cytomegalievirus *nt*
cy|to|mem|brane [ˌsaɪtəʊ'membreɪn] *noun* Zell-, Zytomembran *f*, Zellwand *f*, Plasmalemm *nt*
cy|tom|e|try [saɪ'tɑmətrɪ] *noun* Zellmessung *f*, Zytometrie *f*
cy|to|ne|cro|sis [ˌsaɪtənɪ'krəʊsɪs] *noun* Zelltod *m*, -untergang *m*, -nekrose *f*, Zytonekrose *f*
cy|to|ne|crot|ic [ˌsaɪtənɪ'krɑtik] *adj* Zytonekrose betreffend, zytonekrotisch
cy|to|path|ic [saɪtəʊ'pæθɪk] *adj* zellschädigend, zytopathisch, zytopathogen
cy|to|path|o|gen|ic [saɪtəʊˌpæθə'dʒenɪk] *adj* zytopathogen
cy|to|path|o|ge|nic|i|ty [saɪtəʊˌpæθədʒə'nɪsətɪ] *noun* Zytopathogenität *f*
cy|to|pa|thol|o|gy [ˌsaɪtəʊpə'θɑlədʒɪ] *noun* Zellpathologie *f*, Zytopathologie *f*

cy|to|pe|nia [saɪtəʊ'piːnɪə] *noun* Zellverminderung *f*, Zellzahlverminderung *f*, Zytopenie *f*
cy|toph|a|gous [saɪ'tɑfəgəs] *adj* zellfressend, zytophag
cy|toph|a|gy [saɪ'tɑfədʒɪ] *noun* Zytophagie *f*
cy|to|phil|ic [ˌsaɪtə'fɪlɪk] *adj* mit besonderer Affinität zu Zellen, zytophil
cy|to|pho|tom|e|try [ˌsaɪtəʊfəʊ'tɑmətrɪ] *noun* Zytophotometrie *f*, Zytofotometrie *f*, Mikrospektrophotometrie *f*, Mikrospektrofotometrie *f*
cy|to|phys|i|ol|o|gy [ˌsaɪtəʊfɪzɪ'ɑlədʒɪ] *noun* Zell-, Zytophysiologie *f*
cy|to|plasm ['saɪtəʊplæzəm] *noun* (Zell-)Protoplasma *nt*, Zyto-, Cytoplasma *nt*
cy|to|plas|mic [ˌsaɪtəʊ'plæzmɪk] *adj* Zytoplasma betreffend, aus Zytoplasma bestehend, im Zytoplasma ablaufend, zytoplasmatisch
cy|to|poi|e|sis [ˌsaɪtəʊpɔɪ'iːsɪs] *noun* Zellbildung *f*, Zytopoese *f*
cy|to|poi|et|ic [ˌsaɪtəʊpɔɪ'ətik] *adj* Zytopoese betreffend, zellenbildend, zytopoetisch
cy|tos|co|py [saɪ'tɑskəpɪ] *noun* Zytoskopie *f*
cy|to|sine ['saɪtəsiːn, -sɪn] *noun* Cytosin *nt*
cytosine arabinoside Cytarabin *nt*, Cytosinarabinosid *nt*, Ara-C *nt*
cytosine ribonucleoside Cytidin *nt*
cy|to|skel|e|ton [ˌsaɪtə'skelɪtn] *noun* Zell-, Zytoskelett *nt*
cy|to|sol ['saɪtəsɔl, -sɑl] *noun* Zytosol *nt*
cy|to|some ['saɪtəsəʊm] *noun* **1.** Zellkörper *m*, Zytosoma *nt* **2.** Zytosom *nt*
cy|tos|ta|sis [saɪ'tɑstəsɪs] *noun* Zytostase *f*
cy|to|stat|ic [ˌsaɪtə'stætɪk] *adj* das Zellwachstum hemmend, zytostatisch
cy|to|stat|ics [ˌsaɪtə'stætɪks] *plural* Zytostatika *pl*
cy|to|tox|ic [ˌsaɪtə'tɑksɪk] *adj* zellschädigend, zellvergiftend, zytotoxisch
cy|to|tox|ic|i|ty [ˌsaɪtətɑk'sɪsətɪ] *noun* Zytotoxizität *f*
cy|to|tox|in [ˌsaɪtə'tɑksɪn] *noun* Zytotoxin *nt*
cy|tu|ria [saɪ'tʊərɪə] *noun* Zyturie *f*

C

D

dacry- *präf.* Tränen-, Dakry(o)-, Dacry(o)-
dac|ry|ad|e|nal|gia [ˌdækrɪˌædɪ'nældʒ(ɪ)ə] *noun* Tränendrüsenschmerz *m*, Dakryoadenalgie *f*
dac|ry|ad|e|ni|tis [ˌdækrɪ ˌædə'naɪtɪs] *noun* Entzündung der Tränendrüse(n), Dakryoadenitis *f*, Tränendrüsenentzündung *f*
dac|ry|a|gogue ['dækrɪəgɔg, -gɑg] I *noun* **1.** tränentreibende Substanz *f*, Dakryagogum *nt* **2.** Tränenröhrchen *nt*, Canaliculus lacrimalis II *adj* tränentreibend
dac|ry|cys|ti|tis [ˌdækrɪ sɪs'taɪtɪs] *noun* Dakryozystitis *f*, Tränensackentzündung *f*, Dakryocystitis *f*
dac|ry|el|co|sis [ˌdækrɪ el'kəʊsɪs] *noun* Dakryohelkose *f*, Dakryoelkose *f*
dacryo- *präf.* Tränen-, Dakry(o)-, Dacry(o)-
dac|ry|o|ad|e|nal|gia [ˌdækrɪəʊˌædɪ'nældʒ(ɪ)ə] *noun* Tränendrüsenschmerz *m*, Dakryoadenalgie *f*
dac|ry|o|ad|e|nec|to|my [ˌdækrɪəʊædə'nektəmɪ] *noun* Tränendrüsenentfernung *f*, Dakry(o)adenektomie *f*
dac|ry|o|ad|e|ni|tis [ˌdækrɪəʊˌædə'naɪtɪs] *noun* Dakryoadenitis *f*, Tränendrüsenentzündung *f*
dac|ry|o|blen|nor|rhea [ˌdækrɪəʊˌblenə'rɪə] *noun* chronischer Tränenfluss *m* bei Tränendrüsenentzündung, Dakryoblennorrhoe *f*
dac|ry|o|can|a|lic|u|li|tis [ˌdækrɪəʊkænəˌlɪkjə'laɪtɪs] *noun* Dakryokanalikulitis *f*, Tränenröhrchenentzündung *f*, Dakryocanaliculitis *f*
dac|ry|o|cele ['dækrɪəʊsiːl] *noun* Tränensackbruch *m*, Dakryozele *f*, Dakryozystozele *f*
dac|ry|o|cyst ['dækrɪəʊsɪst] *noun* Tränensack *m*, Saccus lacrimalis
dac|ry|o|cys|tal|gia [ˌdækrɪəʊsɪs'tældʒ(ɪ)ə] *noun* Tränensackschmerz *m*, Dakryozystalgie *f*
dac|ry|o|cys|tec|ta|sia [ˌdækrɪəʊˌsɪstek'teɪʒ(ɪ)ə] *noun* Tränensackdilatation *f*, -erweiterung *f*, Dakryozystektasie *f*
dac|ry|o|cys|tec|to|my [ˌdækrɪəʊsɪs'tektəmɪ] *noun* Tränensackentfernung *f*, -resektion *f*, Dakryozystektomie *f*
dac|ry|o|cys|ti|tis [ˌdækrɪəʊsɪs'taɪtɪs] *noun* Dakryozystitis *f*, Tränensackentzündung *f*, Dakryocystitis *f*
dac|ry|o|cys|ti|to|my [ˌdækrɪəʊsɪs'tɪtəmɪ] *noun* Tränenröhrcheninzision *f*, -schnitt *m*, Dakryozystitomie *f*
dac|ry|o|cys|to|blen|nor|rhea [ˌdækrɪəʊˌsɪstəˌblenə'rɪə] *noun* chronisch exsudative/eitrige Tränensackentzündung *f*, Tränensackeiterung *f*, Dakryozystoblennorrhoe *f*
dac|ry|o|cys|to|cele [ˌdækrɪəʊ'sɪstəsiːl] *noun* Tränensackbruch *m*, Dakryo(zysto)zele *f*
dac|ry|o|cys|tog|ra|phy [ˌdækrɪəʊsɪs'tɑgrəfɪ] *noun* Dakryozystographie *f*, Dakryozystografie *f*
dac|ry|o|cys|top|to|sis [ˌdækrɪəʊsɪstɑp'təʊsɪs] *noun* Dakryozystoptose *f*
dac|ry|o|cys|to|rhi|no|ste|no|sis [ˌdækrɪəʊˌsɪstəˌraɪnəstɪ'nəʊsɪs] *noun* Dakryozystorhinostenose *f*
dac|ry|o|cys|to|rhi|nos|to|my [ˌdækrɪəʊˌsɪstəraɪ'nɑstəmɪ] *noun* Toti-Operation *f*, Dakryo(zysto)rhinostomie *f*
dac|ry|o|cys|to|ste|no|sis [ˌdækrɪəʊˌsɪstəstɪ'nəʊsɪs] *noun* Tränensackschrumpfung *f*, -stenose *f*, Dakryozystostenose *f*
dac|ry|o|cys|tos|to|my [ˌdækrɪəʊsɪs'tɑstəmɪ] *noun* Dakryozystostomie *f*
dac|ry|o|cys|to|tome [ˌdækrɪəʊ'sɪstətəʊm] *noun* Tränensackmesserchen *nt*, Dakryozystotom *nt*
dac|ry|o|cys|tot|o|my [ˌdækrɪəʊsɪs'tɑtəmɪ] *noun* Dakryozystotomie *f*
dac|ry|og|ra|phy [ˌdækrɪə'ɑgrəfɪ] *noun* Dakryographie *f*, Dakryografie *f*
dac|ry|o|hel|co|sis [ˌdækrɪəʊhel'kəʊsɪs] *noun* Dakryo(h)elkose *f*
dac|ry|o|hem|or|rhea [ˌdækrɪəʊhemə'rɪə] *noun* blutiger Tränenfluss *m*, Dakryohämorrhoe *f*
dac|ry|o|lith ['dækrɪəlɪθ] *noun* Dakryolith *m*
dac|ry|o|li|thi|a|sis [ˌdækrɪəʊlɪ'θaɪəsɪs] *noun* Dakryolithiasis *f*
dac|ry|ops ['dækrɪɑps] *noun* Dakryops *m*
dac|ry|o|py|or|rhea [ˌdækrɪəʊˌpaɪə'rɪə] *noun* eitriger Tränenfluss *m*, Dakryopyorrhoe *f*
dac|ry|o|py|o|sis [ˌdækrɪəʊpaɪ'əʊsɪs] *noun* Eiterung *f* der Tränenwege, Dakryopyosis *f*
dac|ry|o|rhi|no|cys|tot|o|my [ˌækrɪəʊˌraɪnəsɪs'tɑtəmɪ] *noun* Dakryorhinostomie *f*, Toti-Operation *f*
dac|ry|or|rhea [ˌdækrɪəʊ'riːə] *noun* übermäßiger Tränenfluss *m*, Tränenträufeln *nt*, Dakryorrhoe *f*, Epiphora *f*
dac|ry|o|scin|tig|ra|phy [ˌdækrɪəʊsɪn'tɪgrəfɪ] *noun* Tränenwegs-, Dakryoszintigraphie *f*, Dakryoszintigrafie *f*
dac|ry|o|si|nus|i|tis [ˌdækrɪəʊsaɪnə'saɪtɪs] *noun* Entzündung von Tränenröhrchen und Sinus ethmoidalis, Dakryosinusitis *f*
dac|ry|o|so|le|ni|tis [ˌdækrɪəʊsəʊlə'naɪtɪs] *noun* Dakryosolenitis *f*, Tränenröhrchenentzündung *f*
dac|ry|o|ste|no|sis [ˌdækrɪəʊstɪ'nəʊsɪs] *noun* Dakryostenose *f*
dac|ry|o|syr|inx [ˌdækrɪəʊ'sɪrɪŋks] *noun* **1.** Tränenröhrchen *nt*, Canaliculus lacrimalis **2.** Tränengang(s)fistel *f*
dac|ti|no|my|cin [ˌdæktɪnə'maɪsn] *noun* Dactinomycin *nt*, Actinomycin D *nt*
dac|tyl ['dæktl] *noun* Digitus *m*, Zehe *f*, Finger *m*
dactyl- *präf.* Finger-, Zehen-, Daktyl(o)-
dac|tyl|al|gia [dæktə'lældʒ(ɪ)ə] *noun* Fingerschmerz *m*, Daktylalgie *f*, Daktylodynie *f*
dac|tyl|i|tis [dæktə'laɪtɪs] *noun* Daktylitis *f*, Dactylitis *f*; Fingerentzündung *f*; Zehenentzündung *f*
sickle cell dactylitis Hand-Fuß-Syndrom *nt*, Sichelzelldaktylitis *f*
dac|tyl|i|um [dæk'tɪlɪəm] *noun* Syndaktylie *f*
dactylo- *präf.* Finger-, Zehen-, Daktyl(o)-
dac|tyl|o|camp|so|dyn|ia [ˌdæktɪləʊˌkæmpsə'diːnɪə] *noun* Daktylokampsodynie *f*
dac|tyl|o|gram ['dæktɪləʊgræm] *noun* Fingerabdruck *m*, Daktylogramm *nt*
dac|tyl|o|gry|po|sis [ˌdæktɪləgraɪ'pəʊsɪs] *noun* (permanente) Finger- oder Zehenverkrümmung *f*, Daktylogrypose *f*
dac|tyl|ol|o|gy [ˌdæktɪ'lɑlədʒɪ] *noun* Daktylologie *f*
dac|tyl|o|meg|a|ly [ˌdæktɪlə'megəlɪ] *noun* übermäßige Größe *f* von Fingern oder Zehen, Daktylomegalie *f*, Makrodaktylie *f*, Megalodaktylie *f*
dac|tyl|o|pha|sia [ˌdæktɪlə'feɪʒ(ɪ)ə] *noun* Daktylologie *f*
dac|tyl|o|spasm ['dæktɪləspæzəm] *noun* Fingerkrampf *m*, -spasmus *m*, Zehenkrampf *m*, -spasmus *m*, Daktylospasmus *m*
dal|ton ['dɔːltn] *noun* Dalton *nt*, Atommasseneinheit *f*
dal|ton|ism ['dɔːltnɪzəm] *noun* **1.** Farbenblindheit *f*, Daltonismus *m* **2.** Rot-Grün-Blindheit *f*, Daltonismus *m*
dam|age ['dæmɪdʒ] I *noun* Schaden *m*, Schädigung *f*, Beschädigung *f* (*to* an) II *vt* beschädigen III *vi* Schaden nehmen, beschädigt werden
brain damage Hirnschaden *m*, Hirnschädigung *f*, Enzephalopathie *f*
dan|de|li|on ['dændlˌaɪən] *noun* Löwenzahn *nt*, Taraxacum officinale
dan|druff ['dændrəf] *noun* **1.** (Kopf-, Haar-)Schuppe(n *pl*) *f* **2.** (*dermatol.*) Pityriasis simplex capitis

dar|tos [ˈdɑːrtɑs] *noun* Muskelhaut *f* des Skrotums, Musculus dartos
da|tu|ra [dəˈt(j)ʊərə] *noun* Stechapfel *m*, Datura stramonium
da|tu|rism [dəˈt(j)ʊərɪzəm] *noun* Stechapfelvergiftung *f*, Daturismus *m*
dau|no|ru|bi|cin [dɔːnəˈruːbəsɪn] *noun* Daunorubicin *nt*, Daunomycin *nt*, Rubidomycin *nt*
dead [ded] I *pl* **the dead** die Toten II *adj* tot, gestorben; leblos
dead|ly [ˈdedlɪ] *adj* tödlich, letal, thanatophor
deaf [def] I *pl* **the deaf** die Tauben II *adj* taub, gehörlos; schwerhörig, hörgeschädigt **deaf in one ear** taub auf einem Ohr
de|af|fer|en|ta|tion [dɪˌæfərenˈteɪʃn] *noun* Deafferenzierung *f*
deaf-mutism *noun* Taubstummheit *f*, Mutisurditas *f*, Surdomutitas *f*
sensory deaf-mutism Seelentaubheit *f*, psychogene/sensorische Hörstummheit *f*, akustische Agnosie *f*
deaf|ness [ˈdefnɪs] *noun* Taubheit *f*, Gehörlosigkeit *f*, Surditas *f*, Kophosis *f*; Schwerhörigkeit *f*
apoplectiform deafness Hörsturz *m*, akute Ertaubung *f*
conductive deafness Mittelohrschwerhörigkeit *f*, Schallleitungsschwerhörigkeit *f*
inner ear deafness Innenohrtaubheit *f*
labyrinthine deafness Innenohrtaubheit *f*
loud noise deafness Lärmschwerhörigkeit *f*
measles deafness Masernschwerhörigkeit *f*
middle ear deafness Mittelohrschwerhörigkeit *f*, Schallleitungsschwerhörigkeit *f*
neural deafness Nervenschwerhörigkeit *f*, neurale Schwerhörigkeit *f*, retrokochleäre Schwerhörigkeit *f*
noise deafness (chronische) Lärmschwerhörigkeit *f*
retrocochlear deafness retrokochleäre Schwerhörigkeit *f*, neurale Schwerhörigkeit *f*
sudden deafness Hörsturz *m*, akute Ertaubung *f*
total deafness völlige Taubheit *f*, Anakusis *f*
transmission deafness Mittelohrschwerhörigkeit *f*, Schallleitungsschwerhörigkeit *f*
word deafness Worttaubheit *f*, akustische Aphasie *f*
de|am|i|nase [dɪˈæmɪneɪz] *noun* Desaminase *f*, Aminohydrolase *f*
adenosine deaminase Adenosindesaminase *f*
purine deaminases Purindesaminasen *pl*
de-antigenation *noun* Desantigenisierung *f*
death [deθ] *noun* Tod *m*, Exitus *m*; Todesfall *m*; (Ab-)Sterben *nt* **after death** postmortal, post mortem **before death** prämortal, ante mortem
black death **1.** Pest *f*, Pestis *f*; schwarzer Tod *m* **2.** Beulen-, Bubonenpest *f*, Pestis bubonica/fulminans/major
bolus death Bolustod *m*
brain death Hirntod *m*, biologischer Tod *m*
cardiac death Herztod *m*
cell death Zelltod *m*, -untergang *m*, Zytonekrose *f*
cerebral death Hirntod *m*, biologischer Tod *m*
cot death plötzlicher Kindstod *m*, Krippentod *m*, sudden infant death syndrome *nt*, Mors subita infantum
crib death plötzlicher Kindstod *m*, Krippentod *m*, sudden infant death syndrome *nt*, Mors subita infantum
easy death leichter/schmerzloser Tod *m*, Euthanasie *f*
painless death leichter/schmerzloser Tod *m*, Euthanasie *f*
sudden cardiac death akuter Herztod
voluntary death Freitod *m*, Selbstmord *m*, Suizid *m*
De|bar|y|o|my|ces [ˌdɪbærɪəˈmaɪsiːz] *noun* Debaryomyces *m*
de|bil|i|ty [dɪˈbɪlətɪ] *noun* Debilität *f*
dé|bride|ment [dɪˈbriːdmənt] *noun* Débridement *nt*
surgical débridement Débridement *nt*, chirurgische Wundtoilette/Wundausschneidung *f*
de|bulk|ing [dɪˈbʌlkɪŋ] *noun* partielle Geschwulstverkleinerung *f*, Debulking *nt*
deca- *präf.* Deka-, Deca-
de|cal|ci|fi|ca|tion [dɪˌkælsəfɪˈkeɪʃn] *noun* **1.** (*patholog.*) Dekalzifikation *f*, Dekalzifizierung *f* **2.** Entkalkung *f*, Entkalken *nt*
de|can|nu|la|tion [dɪˌkænjəˈleɪʃn] *noun* Kanülenentfernung *f*, Dekanülierung *f*, Décanulement *nt*
de|cap|i|ta|tion [dɪˌkæpɪˈteɪʃn] *noun* Dekapitation *f*, Dekapitierung *f*
de|cap|su|la|tion [dɪˌkæps(j)əˈleɪʃn] *noun* Dekapsulation *f*
de|car|box|y|lase [ˌdɪkɑːrˈbɑksəleɪz] *noun* Dekarboxylase *f*, Decarboxylase *f*
dopa decarboxylase Dopadecarboxylase *f*, DOPA-decarboxylase *f*
de|cay [dɪˈkeɪ] I *noun* **1.** Verfall *m*, Zerfall *m*, Verschlechterung *f*; Schwäche *f*, Altersschwäche *f* **2.** (*Radium*) Zerfall *m* II *v* zerfallen; verwesen, sich auflösen, sich zersetzen, faulen, verfaulen; (*Radium*) zerfallen
alpha decay α-Zerfall *m*, alpha-Zerfall *m*
bakers' decay Bäckerkaries *f*
beta decay β-Zerfall *m*, beta-Zerfall *m*
tooth decay Zahnfäule *f*, (Zahn-)Karies *f*, Caries dentium
de|cayed [dɪˈkeɪt] *adj* von Karies betroffen oder befallen, angefault, zerfressen, kariös
de|cease [dɪˈsiːs] I *noun* Tod *m*, Ableben *nt* II *v* versterben, verscheiden
de|cer|e|bra|tion [dɪˌserəˈbreɪʃn] *noun* Enthirnung *f*, Dezerebration *f*, Decerebration *f*, Dezerebrierung *f*
deci- *präf.* Zehntel-, Dezi-, Deci-
dec|i|bel [ˈdesəbel] *noun* Dezibel *nt*
de|cid|ua [dɪˈsɪdʒəwə] *noun, plural* **-uas, -uae** [-dʒəwiː] Schwangerschaftsendometrium *nt*, Dezidua *f*, Decidua *f*, Caduca *f*, Decidua membrana, Membrana deciduae
de|cid|u|al [dɪˈsɪdʒəwəl] *adj* Dezidua betreffend, dezidual, decidual
de|cid|u|i|tis [dɪˌsɪdʒəˈwaɪtɪs] *noun* Deciduitis *f*, Deziduaentzündung *f*, Deziduitis *f*, Decidualitis *f*, Endometritis *f* decidualis
de|cid|u|o|ma [dɪˌsɪdʒəˈwəʊmə] *noun* Deziduom *nt*
de|cid|u|ous [dɪˈsɪdʒəwəs] *adj* nicht bleibend, aus-, abfallend; vergänglich
dec|i|gram [ˈdesɪgræm] *noun* Dezigramm *nt*
dec|i|li|ter [ˈdesɪliːtər] *noun* Deziliter *m/nt*
dec|i|me|ter [ˈdesɪmiːtər] *noun* Dezimeter *m/nt*
dec|li|na|tion [ˌdeklɪˈneɪʃn] *noun* **1.** Neigung *f*, Schräglage *f* **2.** Abweichung *f* (*from* von) **3.** Verfall *m*, Niedergang *m* **4.** (*ophthal.*) Deklination *f*
negative declination Inzyklovergenz *f*, Konklination *f*
de|com|pen|sat|ed [dɪˈkɑmpənseɪtɪd] *adj* nicht ausgeglichen, entgleist, dekompensiert
de|com|pen|sa|tion [ˌdɪkɑmpənˈseɪʃn] *noun* **1.** Dekompensation *f* **2.** Herzdekompensation *f*, kardiale Dekompensation *f*
de|com|press [ˌdɪkəmˈpres] *v* von (hohem) Druck entlasten, dekomprimieren
de|com|pres|sion [ˌdɪkəmˈpreʃn] *noun* Dekompression *f*
facial nerve decompression Fazialisdekompression *f*
de|con|ges|tant [ˌdɪkənˈdʒestənt] I *noun* abschwellendes Mittel *nt*, Dekongestionsmittel *nt* II *adj* abschwellend
de|con|tam|i|nate [ˌdɪkənˈtæmɪneɪt] *v* entgiften, entgasen, entseuchen, entstrahlen, dekontaminieren
de|con|tam|i|na|tion [ˌdɪkənˌtæmɪˈneɪʃn] *noun* Entgiftung *f*, Entgasung *f*, Entseuchung *f*, Entstrahlung *f*, Dekontamination *f*, Dekontaminierung *f*
de|cor|ti|ca|tion [dɪˌkɔːrtɪˈkeɪʃn] *noun* Dekortikation *f*
renal decortication Nierenkapselentfernung *f*, Dekapsulation *f*
de|crep|it [dɪˈkrepɪt] *adj* (alters-)schwach, (körperlich)

heruntergekommen, hinfällig, dekrepit
de|cru|des|cence [dɪkrə'desəns] *noun* (*Symptom*) Abnahme *f*, Dekrudeszenz *f*
de|crus|ta|tion [dɪkrə'steɪʃn] *noun* Krustenentfernung *f*, -beseitigung *f*, Dekrustieren *nt*
de|cu|bi|tal [dɪ'kju:bɪtl] *adj* Dekubitus betreffend, dekubital
de|cub|i|tus [dɪ'kju:bɪtəs] *noun* **1.** Wundliegen *nt*, Dekubitalulkus *nt*, -geschwür *nt*, Dekubitus *m*, Decubitus *m* **2.** Hinlegen *nt*; Liegen *nt*
de|cus|sa|tion [ˌdekə'seɪʃn] *noun* (Über-)Kreuzung *f*; (*anatom.*) Decussatio *f*
anterior tegmental decussation Decussatio tegmentalis anterior, vordere Haubenkreuzung *f*, Forel-Haubenkreuzung *f*
decussation of cranial cerebellar peduncles → *decussation of superior cerebellar peduncles*
dorsal tegmental decussations Meynert-Haubenkreuzung *f*, hintere Haubenkreuzung *f*, Decussatio tegmentalis posterior
Forel's decussation Forel-Haubenkreuzung *f*, vordere Haubenkreuzung *f*, Decussatio tegmentalis anterior
decussation of medial lemnisci mediale Schleifenkreuzung *f*, Decussatio lemnisci medialis, Decussatio sensoria
Meynert's decussation Meynert-Haubenkreuzung *f*, hintere Haubenkreuzung *f*, Decussatio tegmentalis posterior
motor decussation Pyramiden(bahn)kreuzung *f*, Decussatio pyramidum
optic decussation Sehnervenkreuzung *f*, Chiasma opticum
posterior tegmental decussation Decussatio tegmentalis posterior, Meynert-Haubenkreuzung *f*, hintere Haubenkreuzung *f*
pyramidal decussation Pyramiden(bahn)kreuzung *f*, Decussatio pyramidum
decussation of superior cerebellar peduncles große Haubenkreuzung *f*, Wernekinck-Kreuzung *f*, Decussatio pedunculorum cerebellarium superiorum
tegmental decussations Haubenkreuzungen *pl*, Decussationes tegmentales
trochlear decussation Decussatio fibrarum nervorum trochlearium, Decussatio trochlearis
decussation of trochlear nerves Decussatio fibrarum nervorum trochlearium, Decussatio trochlearis
ventral tegmental decussation vordere Haubenkreuzung *f*, Forel-Haubenkreuzung *f*, Decussatio tegmentalis anterior
de|dif|fer|en|ti|a|tion [dɪˌdɪfəˌrenʃɪ'eɪʃn] *noun* Entdifferenzierung *f*
de|fat|i|ga|tion [dɪˌfætɪ'geɪʃn] *noun* (extreme) Ermüdung *f*, Übermüdung *f*, Erschöpfung *f*
def|e|cate ['defɪkeɪt] *v* Stuhl(gang) haben, den Darm entleeren, defäkieren, defäzieren
def|e|ca|tion [ˌdefɪ'keɪʃn] *noun* Darmentleerung *f*, Stuhlgang *m*, Defäkation *f*
de|fect ['dɪfekt] *noun* **1.** Defekt *m*, Fehler *m*, Schaden *m* (*in* an) **2.** Mangel *m*, Schwäche *f*, Unvollkommenheit *f*
atrial septal defect Vorhofseptumdefekt *m*, Atriumseptumdefekt *m*
atrioseptal defect Vorhofseptumdefekt *m*
birth defect bei der Geburt vorhandener Defekt *m*, konnataler Defekt *m*
coagulation defects Gerinnungsstörungen *pl*
congenital ectodermal defect anhidrotisch ektodermale Dysplasie *f*, ektodermale (kongenitale) Dysplasie *f*, Christ-Siemens-Syndrom *nt*, Guilford-Syndrom *nt*, Jacquet-Syndrom *nt*, Anhidrosis hypotrichotica/congenita
enzyme defect Enzymdefekt *m*
heart defect Herzfehler *m*, (Herz-)Vitium *nt*, Vitium cordis
ostium primum defect Foramen-primum-Defekt *m*, Ostium-primum-Defekt *m*, Primum-Defekt *m*, tiefsitzender Vorhofseptumdefekt *m*, Atriumseptumdefekt I *m*, Vorhofseptumdefekt *m* vom Primumtyp
ostium secundum defect Foramen-secundum-Defekt *m*, Ostium-secundum-Defekt *m*, Secundum-Defekt *m*, Fossa-ovalis-Defekt *m*, hochsitzender Vorhofseptumdefekt *m*, Atriumseptumdefekt II *m*, Vorhofseptumdefekt *m* vom Sekundumtyp
septal defect Septumdefekt *m*
valvular defect (Herz-)Klappenfehler *m*, -defekt *m*
ventricular septal defect Kammerseptumdefekt *m*, Ventrikelseptumdefekt *m*
visual-field defect Gesichtsfeldausfall *m*, -defekt *m*
de|fem|i|ni|za|tion [dɪˌfemənaɪ'zeɪʃn] *noun* Defeminisierung *f*
de|fend [dɪ'fend] *v* verteidigen (*from, against* gegen); schützen (*from, against* vor)
de|fense [dɪ'fens] *noun* Verteidigung *f*, Schutz *m*, Abwehr *f* **in defense of** zum Schutze von **in defense of life** in Notwehr
def|er|ent ['defərənt] *adj* ableitend, (hin-)abführend, deferens
def|er|en|tec|to|my [defərən'tektəmɪ] *noun* (Teil-)Entfernung *f* des Samenleiters, Deferentektomie *f*, Vasektomie *f*, Vasoresektion *f*
def|er|en|tial [ˌdefə'renʃl] *adj* Samenleiter betreffend, Samenleiter-, Ductus-deferens-
def|er|en|tit|ic [defərən'taɪtɪk] *adj* Samenleiterentzündung/Deferentitis betreffend, deferentitisch, spermatitisch
def|er|en|ti|tis [defərən'taɪtɪs] *noun* Deferentitis *f*, Samenleiterentzündung *f*, Spermatitis *f*, Funiculitis *f*
def|er|ves|cence [ˌdɪfər'vesəns] *noun* Deferveszenz *f*
def|er|ves|cent [ˌdɪfər'vesənt] *adj* fiebersenkend, antipyretisch, antifebril
de|fi|bril|la|tion [dɪˌfɪbrə'leɪʃn] *noun* Defibrillation *f*
de|fi|bril|la|tor [dɪˌfɪbrɪ'leɪtər] *noun* Defibrillator *m*
de|fi|bri|nat|ed [dɪ'faɪbrɪneɪtɪd] *adj* fibrinfrei, ohne Fibrin, defibriniert
de|fi|cien|cy [dɪ'fɪʃənsɪ] *noun* **1.** Mangel *m*, Defizit *nt* (*of* an); Fehlen *nt* (*of* von) **2.** Unzulänglichkeit *f*, Mangelhaftigkeit *f*
acid-maltase deficiency Pompe-Krankheit *f*, generalisierte maligne Glykogenose *f*, Glykogenose Typ II *f*
ADA deficiency Adenosindesaminasemangel *m*
adenosine deaminase deficiency Adenosindesaminasemangel *m*
aldolase deficiency Aldolasemangel *m*
alpha$_1$-antitrypsin deficiency alpha$_1$-Antitrypsinmangel *m*, Antitrypsinmangelkrankheit *f*
amylo-1,6-glucosidase deficiency Cori-Krankheit *f*, Forbes-Syndrom *nt*
antithrombin III deficiency Antithrombin III-Mangel *m*, AT III-Mangel *m*
α_1-antitrypsin deficiency alpha$_1$-Antitrypsinmangel *m*, Antitrypsinmangelkrankheit *f*
apolipoprotein C-II deficiency (primäre/essentielle) Hyperlipoproteinämie Typ V *f*, fett- und kohlenhydratinduzierte Hyperlipidämie/Hyperlipoproteinämie *f*, exogen-endogene Hyperlipoproteinämie *f*, kalorisch-induzierte Hyperlipoproteinämie *f*, Hyperchylomikronämie und Hyperpräbetalipoproteinämie
arginase deficiency Argininämie *f*
argininosuccinase deficiency → *ASL deficiency*
argininosuccinate synthase deficiency → *ASL deficiency*
arylsulfatase B deficiency Maroteaux-Lamy-Syndrom *nt*, Morbus Maroteaux-Lamy *m*, Mukopolysaccharidose VI *f*
ASAL deficiency → *ASL deficiency*

ASL deficiency Argininbernsteinsäure-Krankheit *f*, -Schwachsinn *m*, Argininosukzinoazidurie *f*, -sukzinurie *f*, -succinurie *f*
brancher deficiency Andersen-Krankheit *f*, Amylopektinose *f*, leberzirrhotische retikuloendotheliale Glykogenose *f*, Glykogenose Typ IV *f*
CAPS deficiency Carbamylphosphatsynthetase-Mangel *m*
carbamoyl phosphate synthetase deficiency Carbam(o)ylphosphatsynthetasemangel *m*, kongenitale Hyperammonämie Typ I *f*
carnosinase deficiency Karnosinämie *f*, Carnosinämie *f*, Karnosinämie-Syndrom *nt*, Carnosinämie-Syndrom *nt*
ceramidase deficiency Farber-Krankheit *f*, disseminierte Lipogranulomatose *f*
ceramide trihexosidase deficiency Fabry-Syndrom *nt*, Morbus Fabry *m*, hereditäre Thesaurismose Ruiter-Pompen-Weyers *f*, Ruiter-Pompen-Weyers-Syndrom *nt*, Thesaurismosis hereditaria lipoidica, Angiokeratoma corporis diffusum (Fabry), Angiokeratoma universale
debrancher deficiency Cori-Krankheit *f*, Forbes-Syndrom *nt*, hepatomuskuläre benigne Glykogenose *f*, Glykogenose *f* Typ III
dihydrofolate reductase deficiency Dihydrofolatreduktasemangel *m*, DHFR-Mangel *m*
dihydropteridine reductase deficiency Dihydropteridinreduktasemangel *m*, DHPR-Mangel *m*
disaccharidase deficiency Disaccharidasemangel *m*
factor X deficiency Faktor-X-Mangel *m*, Stuart-Prower-Syndrom *nt*
factor I deficiency Fibrinogenmangel *m*, Hypofibrinogenämie *f*; Afibrinogenämie *f*
factor II deficiency Faktor II-Mangel *m*, Hypoprothrombinämie *f*
factor IX deficiency Hämophilie B *f*, Christmas-Krankheit *f*, Faktor IX-Mangel *m*, Faktor IX-Mangelkrankheit *f*
factor V deficiency Parahämophilie *f*, Parahämophilie A *f*, Owren-Syndrom *nt*, Faktor V-Mangel *m*, Faktor V-Mangelkrankheit *f*, Hypoproakzelerinämie *f*, Hypoproaccelerinämie *f*
factor VII deficiency Faktor VII-Mangel, Hypoproconvertinämie *f*, Hypoprokonvertinämie *f*, Parahämophilie B *f*
factor XI deficiency Faktor XI-Mangel *m*, PTA-Mangel *m*
factor XII deficiency Hageman-Syndrom *nt*, Faktor XII-Mangel *m*, Faktor XII-Mangelkrankheit *f*
factor XIII deficiency Faktor-XIII-Mangel *m*
familial apolipoprotein C-II deficiency Bürger-Grütz-Krankheit *f*
familial HDL deficiency Tangier-Krankheit *f*, Analphalipoproteinämie *f*, Hypo-Alpha-Lipoproteinämie *f*
familial LPL deficiency **1.** Bürger-Grütz-Syndrom *nt*, (primäre/essentielle) Hyperlipoproteinämie Typ I *f*, fettinduzierte/exogene Hypertriglyceridämie *f*, fettinduzierte/exogene Hyperlipämie *f*, Hyperchylomikronämie *f*, familiärer C-II-Apoproteinmangel *m* **2.** (primäre/essentielle) Hyperlipoproteinämie Typ V *f*, fett- und kohlenhydratinduzierte Hyperlipidämie/Hyperlipoproteinämie *f*, exogen-endogene Hyperlipoproteinämie *f*, kalorisch-induzierte Hyperlipoproteinämie *f*, Hyperchylomikronämie *f* und Hyperpräbetalipoproteinämie
fibrinogen deficiency Fibrinogenmangel *m*, Hypofibrinogenämie *f*
α-(D)-galactosidase A deficiency Fabry-Syndrom *nt*, Angiokeratoma corporis diffusum
glucose-6-phosphatase deficiency Gierke-Krankheit *f*, hepatorenale Glykogenose *f*
glucose-6-phosphate dehydrogenase deficiency Glucose-6-Phosphatdehydrogenasemangel *m*, G-6-PDH-Mangel *m*, Glucose-6-Phosphatdehydrogenasemangelkrankheit *f*, G-6-PDH-Mangelkrankheit *f*
glucosephosphate isomerase deficiency Glucosephosphatisomerase-Mangel *m*, Glucosephosphatisomerase-Defekt *m*
α-1,4-glucosidase deficiency Pompe-Krankheit *f*
β-glucuronidase deficiency Sly-Syndrom *nt*
γ-glutamyl transpeptidase deficiency γ-Glutamyltransferasemangel *m*, Glutathionurie *f*
GTP cyclohydrolase I deficiency GTP-Zyklohydrolase-1-Mangel *m*
Hageman factor deficiency Hageman-Syndrom *nt*, Faktor XII-Mangel *m*, Faktor XII-Mangelkrankheit *f*
hepatic phosphorylase deficiency Hers-Erkrankung *f*, -Syndrom *nt*, -Glykogenose *f*, Leberphosphorylaseinsuffizienz *f*, Glykogenose Typ VI *f*
hepatic phosphorylase kinase deficiency hepatische Glykogenose *f*, Glykogenose Typ VIII *f*, Phosphorylase-b-kinase-Insuffizienz *f*
HFR deficiency DHFR-Mangel *m*, Dihydrofolatreduktasemangel *m*
HGPRT deficiency Lesch-Nyhan-Syndrom *nt*, Automutilationssyndrom *nt*
HPRT deficiency Lesch-Nyhan-Syndrom *nt*, Automutilationssyndrom *nt*
11β-hydroxylase deficiency adrenogenitales Syndrom mit 11β-Hydroxylasedefekt *m*, 11β-Hydroxylasedefekt *m*
17α-hydroxylase deficiency adrenogenitales Syndrom mit 17α-Hydroxylasedefekt *m*, 17α-Hydroxylasedefekt *m*
21-hydroxylase deficiency adrenogenitales Syndrom mit 21-Hydroxylasedefekt *m*, 21-Hydroxylasedefekt *m*
3β-hydroxylase deficiency adrenogenitales Syndrom mit 3β-Hydroxysteroiddehydrogenase-Defekt *m*, 3β-Hydroxysteroiddehydrogenase-Defekt *m*
hypoxanthine guanine phosphoribosyltransferase deficiency Lesch-Nyhan-Syndrom *nt*, Automutilationssyndrom *nt*
idiopathic LCAT deficiency primärer Lecithin-Cholesterin-Acyltransferase-Mangel *m*, familiärer Serumcholesterinestermangel *m*, primärer LCAT-Mangel *m*
immune deficiency Immundefekt *m*, Immunmangelkrankheit *f*, Defektimmunopathie *f*, Immundefizienz *f*
immunity deficiency Immundefekt *m*, Immunmangelkrankheit *f*, Defektimmunopathie *f*, Immundefizienz *f*
immunoglobulin deficiency Immunglobulinmangel *m*
intestinal disaccharidase deficiency Disaccharidintoleranz *f*
iron deficiency Eisenmangel *m*, Sideropenie *f*, Asiderosis *f*, Asiderose *f*
keto acid decarboxylase deficiency Ahornsirup-Krankheit *f*, -Syndrom *nt*, Valin-Leucin-Isoleucinurie *f*, Verzweigtkettendecarboxylase-Mangel *m*
lactase deficiency Laktasemangel *m*
late-onset 21-hydroxylase deficiency 21-Hydroxylasedefekt ohne Salzverlustsyndrom *nt*
L-lysine:NAD oxidoreductase deficiency Lysinintoleranz *f*
lysine dehydrogenase deficiency Lysinintoleranz *f*
lysine-ketoglutarate reductase deficiency Lysinintoleranz *f*
multiple sulfatase deficiency Mukosulfatidose *f*
muscle phosphofructokinase deficiency Muskelphosphofructokinaseinsuffizienz *f*, Tarui-Krankheit *f*, Glykogenose *f* Typ VII
muscle phosphorylase deficiency McArdle-Krankheit *f*, -Syndrom *nt*, muskuläre Glykogenose *f*, Muskelphosphorylasemangel *m*, Myophosphorylaseinsuffizienz *f*, Glykogenose *f* Typ V
myophosphorylase deficiency McArdle-Krankheit *f*, -Syndrom *nt*, muskuläre Glykogenose *f*, Muskelphosphorylasemangel *m*, Myophosphorylaseinsuffizienz *f*, Glykogenose *f* Typ V

D

N-acetylgalactosamine-4-sulfatase deficiency Maroteaux-Lamy-Syndrom *nt*
neutral β-galactosidase deficiency Lactosylceramidose *f*, neutrale β-Galaktosidase-Defekt *m*
OCT deficiency Ornithincarbamyltransferase-Mangel *m*
ornithine carbamoyl phosphate deficiency Hyperammonämie-Typ II *f*, Ornithintranskarbamylasedefekt *m*
ornithine carbamoyltransferase deficiency Ornithincarbamyltransferase-Mangel *m*
oxygen deficiency Sauerstoffmangel *m*, Hypoxie *f*
phenylalanine hydroxylase deficiency Phenylbrenztraubensäure-Oligophrenie *f*, Phenylketonurie *f*
phosphoglycerate kinase deficiency Phosphoglyceratkinasemangel *m*, Phosphoglyzeratkinasemangel *m*
phosphohexose deficiency Glucosephosphat-isomerase-Mangel *m*, -Defekt *m*
proein S deficiency Protein-S-Mangel *m*
protein deficiency Proteinmangel *m*, Eiweißdefizit *nt*, Eiweißmangel *m*
protein C deficiency Protein-C-Mangel *m*
protein S deficiency Protein-S-Mangel *m*
PTA deficiency PTA-Mangel *m*, Faktor XI-Mangel *m*
pyruvate carboxylase deficiency Pyruvatcarboxylasemangel *m*
pyruvate dehydrogenase complex deficiency Pyruvatdehydrogenasemangel *m*, -defekt *m*
pyruvate kinase deficiency Pyruvatkinasemangel *m*
6-pyruvoyl tetrahydrobiopterin synthase deficiency 6-Pyrovoyl-Tetrahydrobiopterinsynthase-Mangel *m*
riboflavin deficiency Ariboflavinose *f*, Ariboflavinose-Syndrom *nt*
salt-losing 21-hydroxylase deficiency 21-Hydroxylasedefekt mit Salzverlustsyndrom *nt*
small-intestinal disaccharidase deficiency Disaccharidintoleranz *f*
sphingomyelinase deficiency Niemann-Pick-Krankheit *f*, Sphingomyelinose *f*, Sphingomyelinlipidose *f*
sucrase-isomaltase deficiency Saccharoseintoleranz *f*, Saccharase-Isomaltase-Mangel *m*, Saccharose-Isomaltose-Intoleranz *m*
tetrahydrobiopterin deficiency Tetrahydrobiopterin-Mangel *m*, Hyperphenylalaninämie *f* durch Cofaktormangel
thiamine deficiency Thiaminmangel *m*, Thiaminhypovitaminose *f*, Thiaminmangelkrankheit *f*
tyrosine aminotransferase deficiency Richner-Hanhart-Syndrom *nt*, TAT-Mangel *m*, Tyrosinaminotransferasemangel *m*
vitamin deficiency Vitaminmangel(krankheit *f*) *m*
vitamin A deficiency Vitamin-A-Mangel *m*
vitamin B_1 deficiency Vitamin B_1-Mangel *m*, Vitamin B_1-Mangelkrankheit *f*
vitamin C deficiency Vitamin-C-Mangel *m*

de|fi|cient [dɪ'fɪʃənt] *adj* **1.** Mangel leidend (*in* an) **2.** unzulänglich, fehlend, mangelnd, mangelhaft

defi|cit ['defəsɪt] *noun* Mangel *m* (*in* an); Defizit *nt*; Verlust *m*, Ausfall *m*
base deficit Basendefizit *nt*, negativer Basenüberschuss *m*
oxygen deficit Sauerstoffdefizit *nt*, -mangel *m*
prolonged reversible ischemic deficit prolongiertes reversibles ischämisches neurologisches Defizit *nt*
pulse deficit Pulsdefizit *nt*
reversible ischemic neurologic deficit reversibles ischämisches neurologisches Defizit *nt*

de|flec|tion [dɪ'flekʃn] *noun* Aus-, Ablenkung *f*, Abweichung *f*, Ableitung *f*, Deflexion *f*; (*Zeiger*) Ausschlag *m*; (*Licht*) Beugung *f*

def|lo|ra|tion [ˌdeflə'reɪʃn] *noun* Defloration *f*

de|flow|er|ing [dɪ'flaʊərɪŋ] *noun* Defloration *f*

de|form|i|ty [dɪ'fɔːrmətɪ] *noun* Missbildung *f*
boutonnière deformity Knopflochdeformität *f*
buttonhole deformity **1.** Knopflochdeformität *f* **2.** (*Mitralis*) Knopflochstenose *f*, Fischmaulstenose *f*
duckbill deformity Entenschnabelbruch *f*
Haglund's deformity Haglund-Ferse *f*, -Exostose *f*
Madelung's deformity Madelung-Deformität *f*
mermaid deformity Sirenenbildung *f*, Sirene *f*, Sirenomelie *f*, Sympodie *f*
prearthritic deformities präarthrotische Deformitäten *pl*
scoliotic deformity skoliotische Fehlhaltung *f*, ischiatische Fehlhaltung *f*, Schmerzfehlhaltung *f*
Sprengel's deformity kongenitaler Schulterblatthochstand *m*, Sprengel-Deformität *f*
valgus deformity Valgusstellung *f*
varus deformity Varusstellung *f*

de|gen|er|at|ed [dɪ'dʒenəreɪtɪd] *adj* zurückgebildet, verfallen; entartet, degeneriert

de|gen|er|a|tion [dɪˌdʒenə'reɪʃn] *noun* Degeneration *f*, Entartung *f*
adipose degeneration degenerative Verfettung *f*, fettige Degeneration *f*, Degeneratio adiposa
adiposogenital degeneration Babinsky-Fröhlich-Syndrom *nt*, Morbus Fröhlich *m*, Dystrophia adiposogenitalis (Fröhlich)
amyloid degeneration amyloide Degeneration *f*; Amyloidose *f*
atheromatous degeneration (*Gefäß*) Atherom *nt*, atherosklerotische Plaque *f*
bacony degeneration amyloide Degeneration *f*; Amyloidose *f*
ballooning degeneration Ballonierung *f*, ballonierende Degeneration *f*
caseous degeneration verkäsende Degeneration *f*, verkäsende Nekrose *f*, Verkäsung *f*
cellulose degeneration amyloide Degeneration *f*; Amyloidose *f*
cheesy degeneration verkäsende Degeneration/Nekrose *f*, Verkäsung *f*
chitinous degeneration amyloide Degeneration *f*; Amyloidose *f*
colliquative degeneration Kolliquationsnekrose *f*
colloid degeneration kolloide Degeneration *f*
cortico-striatal-spinal degeneration Creutzfeldt-Jakob-Erkrankung *f*, Creutzfeldt-Jakob-Syndrom *nt*, Jakob-Creutzfeldt-Erkrankung *f*, Jakob-Creutzfeldt-Syndrom *nt*
elastoid degeneration **1.** Elastose *f*, Elastosis *f* **2.** amyloide Degeneration *f* elastischer Fasern
fatty degeneration degenerative Verfettung *f*, fettige Degeneration *f*
fibroid degeneration fibröse Degeneration *f*, Fibrose *f*
fibrous degeneration fibröse Degeneration *f*, Fibrose *f*
glassy degeneration hyaline Degeneration *f*, Hyalinose *f*, Hyalinisierung *f*, Hyalinisation *f*
hepatolenticular degeneration Wilson-Krankheit *f*, -Syndrom *nt*, Morbus Wilson *m*, hepatolentikuläre/hepatozerebrale Degeneration *f*
hyaline degeneration hyaline Degeneration *f*, Hyalinose *f*; Hyalinisierung *f*, Hyalinisation *f*
hyaloid degeneration amyloide Degeneration *f*; Amyloidose *f*
lardaceous degeneration amyloide Degeneration *f*; Amyloidose *f*
lenticular progressive degeneration hepatolentikuläre/hepatozerebrale Degeneration *f*, Wilson-Krankheit *f*, -Syndrom *nt*, Morbus Wilson *m*
liquefaction degeneration Kolliquationsnekrose *f*
macular degeneration Makuladegeneration *f*
mucoid medial degeneration Erdheim-Gsell-Syndrom *nt*, Gsell-Erdheim-Syndrom *nt*, Medionecrosis *f* Erdheim-Gsell
orthograde degeneration Waller-Degeneration *f*, orthograde/sekundäre Degeneration *f*
secondary degeneration Waller-Degeneration *f*, sekun-

däre/orthograde Degeneration *f*
spongy degeneration Canavan-Syndrom *nt*, (Canavan-) van Bogaert-Bertrand-Syndrom *nt*, frühinfantile spongiöse Dystrophie *f*
Stargardt's macular degeneration juvenile Makuladegeneration *f*, Morbus Stargardt, Stargardt-Krankheit *f*, Fundus flavimaculatus
subacute combined degeneration of the spinal cord Lichtheim-Syndrom *nt*, Dana-Lichtheim-Krankheit *f*, Dana-Syndrom *nt*, Dana-Lichtheim-Putnam-Syndrom *nt*, funikuläre Spinalerkrankung/Myelose *f*
Türck's degeneration Waller-Degeneration *f*, sekundäre/orthograde Degeneration *f*
Virchow's degeneration amyloide Degeneration *f*; Amyloidose *f*
wallerian degeneration Waller-Degeneration *f*, sekundäre/orthograde Degeneration *f*
waxy degeneration amyloide Degeneration *f*; Amyloidose *f*
Wilson's degeneration Wilson-Krankheit *f*, -Syndrom *nt*, Morbus Wilson *m*, hepatolentikuläre/hepatozerebrale Degeneration *f*

de|glu|ti|tion [ˌdɪglʊ'tɪʃn] *noun* Schluckakt *m*, (Ver-) Schlucken *nt*, Hinunterschlucken *nt*, Deglutition *f*

deg|ra|da|tion [ˌdegrə'deɪʃn] *noun* **1.** (*chem.*) Abbau *m*, Zerlegung *f*, Degradierung *f* **2.** (*biolog.*) Degeneration *f*, Entartung *f*

de|gree [dɪ'griː] *noun* Grad *m* **twenty degrees Celsius** zwanzig Grad Celsius
degree of dissociation Dissoziationsgrad *m*

de|gus|ta|tion [ˌdɪgʌ'steɪʃn] *noun* **1.** Geschmackssinn *m* **2.** Schmecken *nt*

de|his|cence [dɪ'hɪsəns] *noun* Dehiszenz *f*
abdominal incision dehiscence Platzbauch *m*
wound dehiscence Wunddehiszenz *f*

de|hy|drase [dɪ'haɪdreɪz] *noun* **1.** → *dehydratase* **2.** → *dehydrogenase*

de|hy|dra|tase [dɪ'haɪdrəteɪz] *noun* Dehydratase *f*, Hydratase *f*

de|hy|dra|tion [ˌdɪhaɪ'dreɪʃn] *noun* **1.** (*chem.*) Dehydrierung *f*, Wasserstoffabspaltung *f* **2.** Dehydration *f*, Wasserentzug *m*; Entwässerung *f*, Entwässerungstherapie *f* **3.** (*patholog.*) Wassermangel *m*, Dehydration *f*, Dehydratation *f*, Hypohydratation *f*

7-de|hy|dro|cho|les|ter|ol [ˌdɪhaɪdrəʊkə'lestərəʊl, -rɔl] *noun* 7-Dehydrocholesterin *nt*, Provitamin D_3 *nt*

de|hy|dro|epi|an|dros|ter|one [ˌdɪhaɪdrəʊˌepɪæn'drɑstərəʊn] *noun* Dehydroepiandrosteron *nt*

de|hy|dro|gen|ase [dɪ'haɪdrəʊdʒəneɪz] *noun* Dehydrogenase *f*, Dehydrase *f*
alcohol dehydrogenase Alkoholdehydrogenase *f*
glucose-6-phosphate dehydrogenase Glucose-6-phosphatdehydrogenase *f*
glutamate dehydrogenase Glutamatdehydrogenase *f*, Glutaminsäuredehydrogenase *f*
lactate dehydrogenase Laktatdehydrogenase *f*
lipoamide dehydrogenase Lip(o)amiddehydrogenase *f*, Dihydrolipoyldehydrogenase *f*
pyruvate dehydrogenase Pyruvatdehydrogenase *f*
Robison ester dehydrogenase Glucose-6-phosphatdehydrogenase *f*
tetrahydrofolate dehydrogenase Dihydrofolatreduktase *f*

de|hy|dro|gen|a|tion [dɪˌhaɪdrəʊdʒə'neɪʃn] *noun* Wasserstoffentzug *m*, -abspaltung *f*, Dehydrogenierung *f*, Dehydrierung *f*

de|hy|dro|ret|i|nal [ˌdɪhaɪdrəʊ'retnəl] *noun* Dehydroretinal *nt*, Retinal$_2$ *nt*

de|hy|dro|ret|i|nol [ˌdɪhaɪdrəʊ'retnɔl] *noun* (3-)Dehydroretinol *nt*, Vitamin A_2 *nt*

3-de|hy|dro|sphin|ga|mine [ˌdɪhaɪdrəʊ'sfɪŋgəmiːn, -mɪn] *noun* 3-Dehydrosphingamin *nt*

de|io|dase [dɪ'aɪədeɪz] *noun* Dejodase *f*, Dejodinase *f*

de|lac|ta|tion [dɪlæk'teɪʃn] *noun* Abstillen *nt*, Ablaktation *f*, Ablactatio *f*

de|layed [dɪ'leɪd] *adj* verzögert, verschleppt, verspätet; ver-, aufgeschoben; Spät-

de|le|te|ri|ous [ˌdelɪ'tɪərɪəs] *adj* (gesundheits-)schädlich, schädigend, zerstörend, deletär

de|le|tion [dɪ'liːʃn] *noun* Deletion *f*
chromosome deletion Chromosomendeletion *f*

de|lir|i|ous [dɪ'lɪərɪəs] *adj* an Delirium leidend, mit Symptomen des Delirs, delirant, delirös

de|lir|i|um [dɪ'lɪərɪəm] *noun, plural* **-ums, -ia** [-'lɪərɪə] Delir *nt*
acute delirium akutes Delir *nt*, akutes Delirium *nt*, Delirium acutum
alcoholic delirium Alkoholdelir *nt*, Delirium tremens/alcoholicum
delirium alcoholicum Alkoholdelir *nt*, Delirium tremens/alcoholicum
delirium tremens **1.** Alkoholdelir *nt*, Delirium tremens/alcoholicum **2.** Entzugssyndrom *nt*, -delir *nt*, Delirium tremens

de|liv|er|y [dɪ'lɪvərɪ] *noun* Geburt *f*, Entbindung *f*, Partus *m*
delayed delivery Partus serotinus
forceps delivery Zangengeburt *f*, -entbindung *f*, -extraktion *f*
high-risk delivery Risikogeburt *nt*
late delivery Spätgeburt *f*
post-term delivery Partus serotinus
premature delivery Frühgeburt *f*, Entbindung *f* einer Frühgeburt
spontaneous delivery Spontangeburt *f*, -entbindung *f*

del|toid ['deltɔɪd] **I** *noun* Deltamuskel *m*, Deltoideus *m*, Musculus deltoideus **II** *adj* **1.** Musculus deltoideus betreffend **2.** deltaförmig, dreieckig

de|lu|sion [dɪ'luːʒn] *noun* Wahn *m*
dermatozoic delusion Dermatozoenwahn *m*, taktile Halluzinose *f*
expansive delusion expansiver Wahn *m*, Größenwahn *m*, Megalomanie *f*
delusion of grandeur → *expansive delusion*
grandiose delusion → *expansive delusion*
delusion of persecution Verfolgungswahn *m*, persekutorischer Wahn *m*
persecutory delusion persekutorischer Wahn *m*, Verfolgungswahn *m*
delusion of reference Beziehungswahn *m*
residual delusion Residualwahn *m*
somatic delusion hypochondrischer Wahn *m*
systematized delusion systematisierter Wahn *m*

de|mar|ca|tion [ˌdiːmɑːr'keɪʃn] *noun* Abgrenzung *f*, Demarkation *f*; Abgrenzen *nt*, Demarkieren *nt*

de|mas|cu|lin|i|za|tion [dɪˌmæskjələnɪ'zeɪʃn] *noun* Demaskulinisation *f*

de|ment|ed [dɪ'mentɪd] *adj* an Demenz leidend, dement

de|men|tia [dɪ'menʃ(ɪ)ə] *noun* Demenz *f*
AIDS-related dementia AIDS-Demenz *f*, HIV-Enzephalopathie *f*
Binswanger's dementia Binswanger-Enzephalopathie *f*, subkortikale progressive Enzephalopathie *f*, Encephalopathia chronica progressiva subcorticalis
infantile dementia Heller-Syndrom *nt*, Dementia infantilis
multi-infarct dementia Multiinfarktenzephalopathie *f*, -demenz *f*
presenile dementia **1.** präsenile Demenz *f* **2.** Alzheimer-Krankheit *f*, präsenile Alzheimer-Demenz *f*, Demenz *f* vom Alzheimer-Typ
dementia pugilista Boxerenzephalopathie *f*, Encephalopathia traumatica
senile dementia senile Demenz *f*, Altersschwachsinn *m*, Dementia senilis

vascular dementia vaskuläre Demenz *f*
Wernicke's dementia Presbyophrenie *f*
demi- *präf.* Halb-, Demi-, Semi-
dem|i|lune ['demɪluːn] I *noun* Halbmond *m*, Mondsichel *f* II *adj* halbmond-, (mond)sichelförmig
de|min|er|al|i|za|tion [dɪˌmɪn(ə)rəlaɪ'zeɪʃn] *noun* Demineralisation *f*
Dem|o|dex ['deməde ks, 'diːm-] *noun* Demodex *m*
Demodex folliculorum Haarbalgmilbe *f*, Demodex folliculorum
dem|o|dic|i|do|sis [ˌdemɪˌdɪsɪ'dəʊsɪs] *noun* Demodikose *f*
dem|o|di|co|sis [ˌdemədɪ'kəʊsɪs] *noun* Demodikose *f*
de|mo|pho|bia [deme'fəʊbɪə] *noun* Angst *f* vor Menschenansammlungen, Demophobie *f*
de|my|e|lin|i|za|tion [dɪˌmaɪəlɪnə'zeɪʃn] *noun* Demyelinisation *f*
de|na|tur|ant [dɪ'neɪtʃərənt] *noun* denaturierendes Mittel *nt*, Denaturierungsmittel *nt*, Vergällungsmittel *nt*
de|na|tur|a|tion [dɪˌneɪtʃə'reɪʃn] *noun* **1.** Denaturierung *f*, Denaturieren *nt* **2.** Vergällen *nt*, Denaturieren *nt*
den|drax|on [den'dræksɑn] *noun* Endbäumchen *nt*, Telodendron *nt*
den|dric ['dendrɪk] *adj* Dendriten betreffend, verästelt, verzweigt, dendritisch
den|drite ['dendraɪt] *noun* Dendrit *m*
den|drit|ic [den'drɪtɪk] *adj* Dendriten betreffend, verästelt, verzweigt, dendritisch
den|dron ['dendrɑn] *noun* → *dendrite*
de|ner|vat|ed [dɪ'nɜrveɪtɪd] *adj* ohne Nervenversorgung, denerviert, enerviert
de|ner|va|tion [dɪˌnɜr'veɪʃn] *noun* Denervierung *f*
den|gue ['deŋgeɪ, -gɪ] *noun* Dengue-Fieber *nt*
de|ni|al [dɪ'naɪəl] *noun* Verleugnung *f*
dens [denz] *noun, plural* **den|tes** ['dentiːz] **1.** Zahn *m*, Dens *m*; zahnähnlicher Teil/Fortsatz *m* **2.** Dens axis
dense [dens] *adj* dicht
dense|ness ['densnɪs] *noun* Dichte *f*
den|sim|e|ter [den'sɪmɪtər] *noun* Densitometer *nt*
den|si|tom|e|try [ˌdensɪ'tɑmətrɪ] *noun* Dichtemessung *f*, Dichtebestimmung *f*, Densimetrie *f*, Densitometrie *f*
bone densitometry Osteodensitometrie *f*
den|si|ty ['densətɪ] *noun* Dichte *f*
bone density Knochendichte *f*
coin-shaped density Rundherd *m*
dent- *präf.* Zahn-, Dent(i)-, Dent(o)-, Odont(o)-
den|tal ['dentl] *adj* **1.** Zahn oder Zähne betreffend, dental, Zahn- **2.** von den Zähnen ausgehend, dentogen
den|tal|gia [den'tældʒ(ɪ)ə] *noun* Dentalgie *f*
denti- *präf.* Zahn-, Dent(i)-, Dent(o)-, Odont(o)-
den|ti|buc|cal [ˌdentɪ'bʌkl] *adj* Zähne und Wange/Bucca betreffend, odontobukkal, dentobukkal
den|ti|cle ['dentɪkl] *noun* Dentikel *m*
den|ti|form ['dentɪfɔːrm] *adj* zahnförmig, dentiform
den|ti|frice ['dentɪfrɪs] *noun* Zahnreinigungsmittel *nt*, -pulver *nt*, Dentifricium *nt*
den|ti|la|bi|al [ˌdentɪ'leɪbɪəl] *adj* Zähne und Lippen/Labia betreffend, dentolabial, odontolabial
den|ti|lin|gual [ˌdentɪ'lɪŋgwəl] *adj* Zähne und Zunge/Lingua betreffend, dentolingual, odontolingual
den|tim|e|ter [den'tɪmɪtər] *noun* Dentimeter *nt*
den|tin ['dentn, -tɪn] *noun* Zahnbein *nt*, Dentin *nt*, Dentinum *nt*, Substantia eburna
hereditary opalescent dentin Capdepont-Zahndysplasie *f*, -Syndrom *nt*, Stainton-Syndrom *nt*, Glaszähne *pl*, Dentinogenesis imperfecta hereditaria
den|ti|nal ['dentɪnəl] *adj* Dentin betreffend, dentinal
den|tine ['dentiːn] *noun* → *dentin*
den|tin|o|blast ['dentɪnəblæst] *noun* Zahnbeinbildner *m*, Dentinoblast *m*, Odontoblast *m*
den|ti|no|blas|to|ma [ˌdentɪnəʊblæs'təʊmə] *noun* → *dentinoma*
den|ti|no|gen|e|sis [ˌdentɪnə'dʒenəsɪs] *noun* Zahnbein-, Dentinbildung *f*, Dentinogenese *f*
den|ti|no|gen|ic [ˌdentɪnə'dʒenɪk] *adj* Dentinogenese betreffend, Dentin bildend, dentinogen
den|ti|noid ['dentɪnɔɪd] I *noun* unverkalkte Dentinmatrix *f*, Prädentin *nt*, Dentinoid *nt* II *adj* dentinähnlich, -förmig, dentinoid
den|ti|no|ma [dentɪ'nəʊmə] *noun* Dentinom *nt*
den|tin|os|te|oid [ˌdentɪn'ɑstɪɔɪd] *noun* benigner Dentin-Osteoid-Mischtumor *m*, Dentinoosteom *nt*
den|tis|try ['dentɪstrɪ] *noun* Zahn(heil)kunde *f*, Zahnmedizin *f*, Dentologie *f*, Odontologie *f*
prosthetic dentistry Prothetik *f*, Zahnersatzkunde *f*, zahnärztliche Prothetik *f*
den|ti|tion [den'tɪʃn] *noun* **1.** Zahnen *nt*, Zahndurchbruch *m*, Dentition *f*, Dentitio *f* **2.** Zahnreihe *f*, (natürliches) Gebiss *nt*
deciduous dentition Milchzähne *pl*, -gebiss *nt*, Dentes decidui
delayed dentition verzögerter Zahndurchbruch *m*, verspätete Zahnung *f*, verspäteter Zahndurchbruch *m*, verspätete Dentition *f*, Dentitio tarda, verzögerte Zahnung *f*, Spätzahnung *f*, verzögerte Dentition *f*
difficult dentition Dentitio difficilis
mandibular dentition Zahnreihe *f* des Unterkiefers, mandibuläre Zahnreihe *f*, Unterkieferzähne *pl*
maxillary dentition Zahnreihe *f* des Oberkiefers, maxilläre Zahnreihe *f*, Oberkieferzähne *pl*
natural dentition Zahnreihe *f*, (natürliches) Gebiss *nt*
permanent dentition bleibende/zweite Zähne *pl*, Dauergebiss *nt*, Dentes permanentes
precocious dentition vorzeitige Zahnung/Dentition *f*, Dentitio precox
premature dentition Dentes natales/connatales
primary dentition Milchzähne *pl*, -gebiss *nt*, Dentes decidui
retarded dentition verspätete Zahnung/Dentition *f*, Dentitio tarda
secondary dentition bleibende Zähne *pl*, Dauergebiss *nt*, Dentes permanentes
succedaneous dentition Ersatzzähne *pl*
transitional dentition Übergangsgebiss *nt*
dento- *präf.* Zahn-, Dent(i)-, Dent(o)-, Odont(o)-
den|to|al|ve|o|lar [ˌdentəʊæl'vɪələr] *adj* Zahn und Zahnfach/Alveolus betreffend oder verbindend, dentoalveolär, alveolodental
den|toid ['dentɔɪd] *adj* zahnförmig, zahnähnlich, odontoid, dentoid
de|nu|cle|at|ed [dɪ'n(j)uːklɪeɪtɪd] *adj* entkernt, kernlos, denukleiert
de|nu|da|tion [ˌdɪnjuː'deɪʃn, ˌdenjə-] *noun* Denudation *f*
de|os|si|fi|ca|tion [dɪˌɑsəfɪ'keɪʃn] *noun* (*Knochen*) Demineralisation *f*
deoxy- *präf.* Desoxy-
de|ox|y|a|den|o|sine [dɪˌɑksɪə'denəsiːn] *noun* Desoxyadenosin *nt*, Adenindesoxyribosid *nt*
deoxyadenosine diphosphate Desoxyadenosindiphosphat *nt*
deoxyadenosine monophosphate Desoxyadenosinmonophosphat *nt*, Desoxyadenylsäure *f*
deoxyadenosine triphosphate Desoxyadenosintriphosphat *nt*
5'-de|ox|y|a|den|o|syl|co|bal|a|min [dɪˌɑksɪəˌdenəsɪlkəʊ'bæləmɪn] *noun* Coenzym B_{12} *nt*, 5-Desoxyadenosylcobalamin *nt*
de|ox|y|cho|late [dɪˌɑksɪ'kəʊleɪt] *noun* Desoxycholat *nt*
de|ox|y|cho|lyl|gly|cine [dɪˌɑksɪˌkəʊlɪl'glaɪsiːn] *noun* Glycindesoxycholat *nt*
de|ox|y|cho|lyl|tau|rine [dɪˌɑksɪˌkəʊlɪl'tɔːriːn] *noun* Taurindesoxycholat *nt*
de|ox|y|cor|ti|cos|ter|one [dɪˌɑksɪˌkɔːrtɪ'kɑstərəʊn] *noun* Desoxycorticosteron, Desoxycorton, Cortexon
11-de|ox|y|cor|ti|cos|ter|one [dɪˌɑksɪˌkɔːrtɪ'kɑstərəʊn]

noun (11-)Desoxycorticosteron *nt*, Desoxykortikosteron *nt*, Cortexon *nt*
11-de|oxy|cor|ti|sol [dɪˌɑksɪ'kɔːrtɪsɔl] *noun* 11-Desoxycortisol *nt*
de|oxy|cy|ti|dine [dɪˌɑksɪ'saɪtədiːn] *noun* Desoxycytidin *nt*, Cytidin *nt*
deoxycytidine diphosphate Desoxycytidindiphosphat *nt*
deoxycytidine monophosphate Desoxycytidinmonophosphat *nt*, Desoxycytidylsäure *f*
deoxycytidine triphosphate Desoxycytidintriphosphat *nt*
de|oxy|gen|a|tion [dɪˌɑksɪdʒə'neɪʃn] *noun* Sauerstoffentzug *m*, Desoxygenierung *f*, Desoxygenation *f*
de|oxy|gua|no|sine [dɪˌɑksɪ'gwɑːnəsiːn] *noun* Desoxyguanosin *nt*
deoxyguanosine diphosphate Desoxyguanosindiphosphat *nt*
deoxyguanosine monophosphate Desoxyguanosinmonophosphat *nt*, Desoxyguanylsäure *f*
deoxyguanosine triphosphate Desoxyguanosintriphosphat *nt*
de|oxy|he|mo|glo|bin [dɪˌɑksɪ'hiːməgləʊbɪn] *noun* reduziertes/desoxygeniertes Hämoglobin *nt*, Desoxyhämoglobin *nt*
de|oxy|myo|glo|bin [dɪˌɑksɪ'maɪəgləʊbɪn] *noun* Desoxymyoglobin *nt*
de|oxy|ri|bo|nu|cle|ase [dɪˌɑksɪˌraɪbəʊ'n(j)uːklɪeɪs] *noun* Desoxyribonuclease *f*, DNase *f*, DNSase *f*, DNAase *f*
streptococcal deoxyribonuclease Streptodornase *f*, Streptokokken-Desoxyribonuclease *f*
de|oxy|ri|bo|nu|cle|o|pro|tein [dɪˌɑksɪˌraɪbəʊˌn(j)uːklɪəʊ'prəʊtiːn] *noun* Desoxyribonucleoprotein *nt*
de|oxy|ri|bo|nu|cle|o|side [dɪˌɑksɪˌraɪbəʊ'n(j)uːklɪəsaɪd] *noun* Desoxyribonukleosid *nt*, -nucleosid *nt*, Desoxyribosid *nt*
deoxyribonucleoside diphosphate Desoxyribonucleosiddiphosphat *nt*
deoxyribonucleoside monophosphate Desoxyribonucleosidmonophosphat *nt*
deoxyribonucleoside triphosphate Desoxyribonucleosidtriphosphat *nt*
de|oxy|ri|bo|nu|cle|o|tide [dɪˌɑksɪˌraɪbəʊ'n(j)uːklɪətaɪd] *noun* Desoxyribonukleotid *nt*, -nucleotid *nt*
de|oxy|ri|bose [dɪˌɑksɪ'raɪbəʊs] *noun* Desoxyribose *f*
de|oxy|thy|mi|dine [dɪˌɑksɪ'θaɪmɪdiːn] *noun* Desoxythymidin *nt*, Thymidin *nt*
deoxythymidine diphosphate Desoxythymidindiphosphat *nt*
deoxythymidine monophosphate Desoxythymidinmonophosphat *nt*, Desoxythymidylsäure *f*
deoxythymidine triphosphate Desoxythymidintriphosphat *nt*
de|pend|ence [dɪ'pendəns] *noun* **1.** Abängigkeit *f* (*on, upon* von) **2.** (*psychiat.*) (Substanz-)Abhängigkeit *f*, Sucht *f*, Dependence *f* **3.** Vertrauen *nt* (*on, upon* auf, in)
alcohol dependence Alkoholismus *m*, Alkoholkrankheit *f*
drug dependence 1. Drogen-, Rauschgiftabhängigkeit *f* **2.** Arzneimittel-, Medikamentenabhängigkeit *f*
multiple drug dependence Polytoxikomanie *f*
chemical dependency Drogenabhängigkeit *f*, -sucht *f*, Alkoholabhängigkeit *f*, -sucht *f*
de|pend|o|vi|rus|es [dɪ'pendəʊvaɪrəsəs] *plural* Dependoviren *pl*
de|per|son|al|i|za|tion [dɪˌpɜrsnəlaɪ'zeɪʃn] *noun* Depersonalisation *f*
de|phos|pho|ryl|a|tion [dɪˌfɑsfɔːrə'leɪʃn] *noun* Dephosphorylierung *f*
de|pig|men|ta|tion [dɪˌpɪgmən'teɪʃn] *noun* Depigmentierung *f*
dep|i|la|tion [depə'leɪʃn] *noun* Enthaarung *f*, Depilation *f*
de|pil|a|to|ry [dɪ'pɪlətɔːriː] *noun* Enthaarungsmittel *nt*, Depilatorium *nt*
de|ple|tion [dɪ'pliːʃn] *noun* **1.** Entleerung *f* **2.** Flüssigkeitsentzug *m*, Depletion *f* **3.** Flüssigkeitsarmut *f*, Depletion *f*
de|po|lar|iz|er [dɪ'pəʊləraɪzər] *noun* depolarisierendes Muskelrelaxans *nt*
de|po|lym|er|i|za|tion [dɪpə'lɪməraɪ'zeɪʃn, dɪˌpɑlɪmerɪ-'zeɪʃn] *noun* Depolymerisieren *nt*, Depolymerisation *f*
de|pos|it [dɪ'pɑzɪt] *noun* Bodensatz *m*, Niederschlag *m*, Sediment *nt*, Ablagerung *f*
dep|o|si|tion [depə'zɪʃn] *noun* **1.** → *deposit* **2.** Sedimentbildung *f*, Ablagerungsbildung *f*
de|pot ['depəʊ] *noun* Depot *nt*, Speicher *m*; Speicherung *f*, Ablagerung *f*
de|pres|sion [dɪ'preʃn] *noun* **1.** Depression *f*, Niedergeschlagenheit *f*, Schwermut *f*, Tief *nt* **2.** Vertiefung *f*, Mulde *f*, Einsenkung *f*, Eindruck *m*
agitated depression agitierte Depression *f*
anaclitic depression anaklitische Depression *f*, Anlehnungsdepression *f*
endogenous depression endogene Depression *f*
exhaustion depression Erschöpfungsdepression *f*
exogenous depression somatogene Depression *f*
hypochondriacal depression hypochondrische Depression *f*
hysterical depression hysterische Depression *f*
involutional depression Involutionsdepression *f*, Involutionsmelancholie *f*
larvate depression larvierte Depression *f*
masked depression larvierte Depression *f*
neurotic depression depressive Neurose *f*, neurotische Depression *f*
depression of optic disk Pupillenexkavation *f*, Excavatio disci
otic depression Ohrgrübchen *nt*
pacchionian depressions Foveolae granulares
postpartum depression Wochenbettdepression *f*
depression of pregnancy Schwangerschaftsdepression *f*
reactive depression reaktive Depression *f*, depressive Reaktion *f*
respiratory depression Atemdepression *f*
situational depression reaktive Depression *f*, depressive Reaktion *f*
uprooting depression Entwurzelungsdepression *f*
de|pres|sor [dɪ'presər] *noun* **1.** (*anatom.*) Depressor *m*, Musculus depressor **2.** (*biochem.*) Depressor(substanz *f*) *m*
dep|ri|va|tion [ˌdeprə'veɪʃn] *noun* Deprivation *f*
de|pro|tein|i|za|tion [ˌdɪprəʊˌtɪnə'zeɪʃn] *noun* Eiweißentfernung *f*, Deproteinierung *f*
dep|u|rant ['depjərənt] *noun* **1.** Abführmittel *nt*, Depurans *nt* **2.** Reinigungsmittel *nt*, Depurantium *nt*
de|re|al|i|za|tion [dɪˌrɪələ'zeɪʃn] *noun* Derealisation *f*
de|re|ism [dɪ'riːɪzəm, deɪ'reɪ-] *noun* dereistisches/autistisches Denken *nt*, Dereismus *m*
de|re|is|tic [ˌdɪrɪ'ɪstɪk] *adj* Dereismus betreffend, von ihm betroffen oder gekennzeichnet, dereistisch
der|i|vant ['derɪvənt] *noun* → *derivative*
de|riv|a|tive [dɪ'rɪvətɪv] *noun* **1.** (*chem.*) Abkömmling *m*, Derivat *nt* **2.** (*pharmakol.*) Derivantium *nt*
arachidonic acid derivatives Arachidonsäurederivate *pl*, Eicosanoide *pl*
coumarin derivatives Cumarinderivate *pl*
der|ma ['dɜrmə] *noun* **1.** Haut *f*, Derma *nt*, Cutis *f* **2.** Lederhaut *f*, Dermis *f*, Corium *nt*
derma- *präf.* Haut-, Dermat(o)-
-derma *suf.* -dermie, -derm, -derma, -dermia
der|ma|bra|sion [ˌdɜrmə'breɪʒn] *noun* Dermabrasion *f*
Der|ma|cen|tor ['dɜrməsentər] *noun* Dermacentor *m*
der|mal ['dɜrməl] *adj* **1.** Lederhaut/Dermis betreffend, dermal, Dermis- **2.** Haut/Derma betreffend, dermal, kutan, Haut-, Dermal-

der|ma|my|i|a|sis [ˌdɜrməmaɪ'aɪəsɪs] *noun* Dermatomyiasis *f*

dermat- *präf.* Haut-, Dermat(o)-

der|ma|tal|gia [ˌdɜrmə'tældʒ(ɪ)ə] *noun* Hautschmerz *m*, Dermatalgie *f*, Dermatodynie *f*

der|mat|ic [dɜr'mætɪk] *adj* Haut/Derma betreffend, zur Haut gehörend, dermal, kutan

der|mat|id [dɜr'mætɪd] *adj* hautähnlich, hautartig, dermatoid, dermoid

D

der|ma|tit|ic [ˌdɜrmə'taɪtɪk] *adj* Hautentzündung/Dermatitis betreffend, dermatitisch

der|ma|ti|tis [ˌdɜrmə'taɪtɪs] *noun* Hautentzündung *f*, Dermatitis *f*

actinic dermatitis aktinische Dermatitis *f*, Dermatitis actinica

allergic dermatitis **1.** →*allergic contact dermatitis* **2.** →*atopic dermatitis*

allergic contact dermatitis allergische Kontaktdermatitis *f*, allergisches Kontaktekzem *nt*

ammonia dermatitis Windeldermatitis *f*, posterosives Syphiloid *nt*, Dermatitis ammoniacalis, Dermatitis glutaealis infantum, Erythema glutaeale, Erythema papulosum posterosivum

atopic dermatitis atopische Dermatitis *f*, atopisches Ekzem *nt*, endogenes Ekzem *nt*, exsudatives Ekzem *nt*, neuropathisches Ekzem *nt*, konstitutionelles Ekzem *nt*, Prurigo Besnier, Morbus Besnier, Ekzemkrankheit *f*, neurogene Dermatose *f*

berlock dermatitis Berloque-Dermatitis *f*, Kölnisch-Wasser-Dermatitis *f*

blastomycetic dermatitis Blastomyzetendermatitis *f*, Dermatitis blastomycotica

Bowen precancerous dermatitis Bowen-Krankheit *f*, Bowen-Dermatose *f*, Morbus Bowen, Dyskeratosis maligna

caterpillar dermatitis Raupendermatitis *f*

cercarial dermatitis Schwimmbadkrätze *f*, Weiherhippel *m*, Bade-, Schistosomen-, Zerkariendermatitis *f*

chronic radiation dermatitis Radiodermatitis chronica, Radioderm *nt*, chronische Radiodermatitis *f*, Röntgenoderm *nt*, chronischer Strahlenschaden *m*, Radiodermie *f*

chronic superficial dermatitis Brocq-Krankheit *f*, chronische superfizielle Dermatitis *f*, Parapsoriasis en plaques

contact dermatitis **1.** Kontaktdermatitis *f*, Kontaktekzem *nt* **2.** →*allergic contact dermatitis*

contagious pustular dermatitis Ecthyma contagiosum

cosmetic dermatitis allergische Kontaktdermatitis *f* durch Kosmetika, Dermatitis cosmetica

diaper dermatitis Windeldermatitis *f*, Dermatitis pseudosyphilitica papulosa, Dermatitis ammoniacalis, Dermatitis glutaealis infantum, Erythema papulosum posterosivum, Erythema glutaeale

exfoliative dermatitis Wilson-Krankheit *f*, Dermatitis exfoliativa, Pityriasis rubra Hebra(-Jadassohn)

grass dermatitis Wiesengräserdermatitis *f*, Wiesengrasdermatitis *f*, Pflanzendermatitis *f*, Phyto-, Photodermatitis *f*, Dermatitis (bullosa) pratensis, Photodermatitis phytogenica

dermatitis herpetiformis Duhring-Krankheit *f*, Dermatitis herpetiformis Duhring, Morbus Duhring-Brocq *m*, Hidroa bullosa/herpetiformis/pruriginosa, Hidroa mitis et gravis

insect dermatitis Insektendermatitis *f*

meadow dermatitis →*grass dermatitis*

meadow-grass dermatitis →*grass dermatitis*

napkin dermatitis Windeldermatitis *f*, posterosives Syphiloid *nt*, Dermatitis ammoniacalis, Dermatitis glutaealis infantum, Erythema glutaeale, Erythema papulosum posterosivum

papular dermatitis of pregnancy papulöse Dermatitis *f* in der Schwangerschaft

pellagrous dermatitis Pellagrosis *f*

perfume dermatitis Berloque-Dermatitis *f*, Kölnisch-Wasser-Dermatitis *f*

perianal dermatitis Analekzem *nt*

perioral dermatitis perorale Dermatitis *f*, Rosazea-artige Dermatitis *f*, Stewardessen-Krankheit *f*, Dermatitis perioralis

phototoxic dermatitis phototoxische Dermatitis *f*, phototoxisches Ekzem *nt*

phytophototoxic dermatitis →*grass dermatitis*

precancerous dermatitis Bowen-Krankheit *f*, Bowen-Dermatose *f*, Morbus Bowen, Dyskeratosis maligna

radiation dermatitis Strahlendermatitis *f*, Radiumdermatitis *f*, Radiodermatitis *f*

Schamberg dermatitis Schamberg-Krankheit *f*, -Syndrom *nt*, Morbus Schamberg *m*, progressive Pigmentpurpura *f*, progressive pigmentöse Dermatose *f*, Purpura pigmentosa progressiva, Purpura Schamberg, Dermatosis pigmentaria progressiva, Capillaritis haemorrhagica maculosa

schistosome dermatitis Schwimmbadkrätze *f*, Weiherhippel *m*, Bade-, Schistosomen-, Zerkariendermatitis *f*

seborrheic dermatitis Unna-Krankheit *f*, seborrhoisches Ekzem *nt*, seborrhoische/dysseborrhoische Dermatitis *f*, Morbus Unna *m*, Dermatitis seborrhoides

solar dermatitis Sonnenbrand *m*, Dermatitis solaris, Erythema solaris, Dermatitis photoelectrica

subcorneal pustular dermatitis Snedden-Wilkinson-Syndrom *nt*, subkorneale Pustulose *f*, subkorneale pustulöse Dermatose *f*, Pustulosis subcornealis

swimmer dermatitis Badedermatitis *f*, Swimmer itch, Zerkariendermatitis

water dermatitis creeping disease *nt*, Hautmaulwurf *m*, Larva migrans, Myiasis linearis migrans

dermato- *präf.* Haut-, Dermat(o)-

der|ma|to|al|lo|plas|ty [ˌdɜrmətəʊ'æləplæstɪ] *noun* →*dermatohomoplasty*

der|ma|to|au|to|plas|ty [ˌdɜrmətəʊ'ɔːtəplæstɪ] *noun* autologe Hautplastik *f*, Hautlappenplastik *f*, Hautautoplastik *f*, Hautautotransplantation *f*, Dermatoautoplastik *f*

der|ma|to|bi|a|sis [ˌdɜrmətəʊ'baɪəsɪs] *noun* Dasselbeule *f*, furunkuloide Myiasis *f*, Beulenmyiasis *f*, Dermatobiasis *f*

der|ma|to|can|di|di|a|sis [ˌdɜrmətəʊˌkændɪ'daɪəsɪs] *noun* kutane Kandidose/Candidamykose *f*

der|ma|to|cel|lu|li|tis [ˌdɜrmətəʊseljə'laɪtɪs] *noun* Entzündung der Haut und des Unterhautbindegewebes, Dermatozellulitis *f*, Dermatocellulitis *f*

der|ma|to|chal|a|sis [ˌdɜrmətəʊ'kælɪsɪs] *noun* Fall-, Schlaffhaut *f*, Cutis-laxa-Syndrom *nt*, generalisierte Elastolyse *f*, Zuviel-Haut-Syndrom *nt*, Dermatochalasis *f*, Dermatolysis *f*, Dermatomegalie *f*, Chalazodermie *f*, Chalodermie *f*

der|ma|to|co|ni|o|sis [ˌdɜrmətəʊˌkəʊnɪ'əʊsɪs] *noun* Staubdermatose *f*, Dermatokoniose *f*

der|ma|to|con|junc|ti|vi|tis [ˌdɜrmətəʊkənˌdʒʌŋ(k)tə'vaɪtɪs] *noun* Entzündung der Bindehaut und der periokulären Haut, Dermatokonjunktivitis *f*

der|ma|to|fi|bro|ma [ˌdɜrmətəʊfaɪ'brəʊmə] *noun* Hautfibrom *nt*, Dermatofibrom *nt*, Dermatofibroma *nt*

der|ma|to|fi|bro|sar|co|ma [ˌdɜrmətəʊˌfaɪbrəsɑːr'kəʊmə] *noun* Dermatofibrosarkom *nt*, Dermatofibrosarcoma *nt*

der|ma|to|fi|bro|sis [ˌdɜrmətəʊˌfaɪ'brəʊsɪs] *noun* Dermatofibrosis *f*

der|ma|to|fi|brot|ic [ˌdɜrmətəʊˌfaɪ'brɑtɪk] *adj* Dermatofibrosis betreffend, dermatofibrotisch

der|ma|to|gen|ic [ˌdɜrmətəʊ'dʒenɪk] *adj* von der Haut ausgehend, dermatogen

der|ma|to|graph|ic [ˌdɜrmətəʊ'græfɪk] *adj* Dermogra-

phismus betreffend, Dermographismus zeigend, dermographisch, dermografisch
der|ma|to|gra|phism [dɜrmə'tɑgrəfɪzəm] *noun* Dermographismus *m*, Dermografismus *m*
red dermatographism roter Dermographismus *m*, Dermographismus ruber
urticarial dermatographism urtikarieller Dermographismus *m*, Urticaria factitia
white dermatographism weißer Dermographismus *m*, Dermographismus albus
der|ma|to|het|er|o|plas|ty [ˌdɜrmətəʊ'hetərəplæstɪ] *noun* heterologe Hautplastik *f*, heterologe Hautlappenplastik *f*, Dermatoheteroplastik *f*
der|ma|to|ho|mo|plas|ty [ˌdɜrmətəʊ'həʊməplæstɪ] *noun* homologe Hautplastik *f*, homologe Hautlappenplastik *f*, Dermatohomoplastik *f*
der|ma|to|log|ic [ˌdɜrmətəʊ'lɑdʒɪk] *adj* Dermatologie betreffend, dermatologisch
der|ma|tol|o|gy [ˌdɜrmə'tɑlədʒɪ] *noun* Dermatologie *f*
der|ma|tome ['dɜrmətəʊm] *noun* Dermatom *nt*
der|ma|to|my|co|sis [ˌdɜrmətəʊmaɪ'kəʊsɪs] *noun* Pilzerkrankung *f* der Haut, Dermatomykose *f*, Dermatomycosis *f*
der|ma|to|my|cot|ic [ˌdɜrmətəʊmaɪ'kɑtɪk] *adj* Dermatomykose betreffend, dermatomykotisch
der|ma|to|my|i|a|sis [ˌdɜrmətəʊmaɪ'aɪəsɪs] *noun* Dermatomyiasis *f*
der|ma|to|my|o|ma [ˌdɜrmətəʊmaɪ'əʊmə] *noun* Dermatoleiomyom *nt*
der|ma|to|my|o|si|tic [ˌdɜrmətəʊmaɪə'saɪtɪk] *adj* Dermatomyositis betreffend, dermatomyositisch
der|ma|to|path|ic [ˌdɜrmətəʊ'pæθɪk] *adj* Dermatopathie betreffend, dermatopathisch
der|ma|top|a|thy [ˌdɜrmə'tɑpəθɪ] *noun* Hauterkrankung *f*, Hautleiden *nt*, Dermatopathie *f*, Dermatopathia *f*, Dermatose *f*
der|ma|to|pho|bia [ˌdɜrmətəʊ'fəʊbɪə] *noun* krankhafte Angst *f* vor Hautkrankheiten, Dermatophobie *f*
der|ma|to|phy|tid [dɜrmə'tɑfətɪd] *noun* Dermatophytid *nt*
der|ma|to|phy|to|sis [ˌdɜrmətəʊfaɪ'təʊsɪs] *noun* Dermatophytose *f*
der|ma|to|plas|tic [dɜrmətəʊ'plæstɪk] *adj* Dermatoplastik betreffend, mittels Dermatoplastik, dermatoplastisch
der|ma|to|plas|ty ['dɜrmətəʊplæstɪ] *noun* Hautplastik *f*, Hautlappenplastik *f*, Dermatoplastik *f*
der|ma|to|pol|y|neu|ri|tis [ˌdɜrmətəʊˌpɑlɪnjʊə'raɪtɪs] *noun* Feer-Krankheit *f*, Rosakrankheit *f*, vegetative Neurose *f* der Kleinkinder, Swift-Syndrom *nt*, Selter-Swift-Feer-Krankheit *f*, Feer-Selter-Swift-Krankheit *f*, Akrodynie *f*, Acrodynia *f*
der|ma|tor|rha|gia [ˌdɜrmətəʊ'rædʒ(ɪ)ə] *noun* Haut(ein)blutung *f*, Dermatorrhagie *f*, Dermorrhagie *f*
der|ma|tor|rhex|is [ˌdɜrmətəʊ'reksɪs] *noun* Dermatorrhexis *f*
der|ma|to|scle|ro|sis [ˌdɜrmətəʊsklɪə'rəʊsɪs] *noun* Sklerodermie *f*, Darrsucht *f*, Skleroderm *nt*, Sklerodermia *f*
der|ma|to|sis [ˌdɜrmə'təʊsɪs] *noun, plural* **-ses** [ˌdɜrmə'təʊsiːz] Hauterkrankung *f*, Hautkrankheit *f*, krankhafte Hautveränderung *f*, Dermatose *f*, Dermatosis *f*
acute febrile neutrophilic dermatosis Sweet-Syndrom *nt*, akute febrile neutrophile Dermatose *f*
Bowen's precancerous dermatosis Bowen-Krankheit *f*, Bowen-Dermatose *f*, Morbus Bowen, Dyskeratosis maligna
persistent acantholytic dermatosis Morbus Grover *m*, transitorische akantholytische Dermatose *f*
petrolatum dermatosis Vaselinoderm *nt*
dermatoses of pregnancy Schwangerschaftsdermatosen *pl*
progressive pigmentary dermatosis Schamberg-Syndrom *nt*, -Krankheit *f*, Morbus Schamberg *m*, progressive Pigmentpurpura *f*, progressive pigmentöse Dermatose *f*, Purpura pigmentosa progressiva, Purpura Schamberg *f*, Dermatosis pigmentaria progressiva, Capillaritis haemorrhagica maculosa
radiation dermatosis Strahlendermatose *f*
Schamberg's progressive pigmented purpuric dermatosis Schamberg-Krankheit *f*, -Syndrom *nt*, Morbus Schamberg, progressive Pigmentpurpura *f*, progressive pigmentöse Dermatose *f*, Purpura pigmentosa progressiva, Purpura Schamberg, Dermatosis pigmentaria progressiva, Capillaritis haemorrhagica maculosa
seborrheic dermatosis Unna-Krankheit *f*, seborrhoisches Ekzem *nt*, seborrhoische/dysseborrhoische Dermatitis *f*, Morbus Unna *m*, Dermatitis seborrhoides
subcorneal pustular dermatosis Snedden-Wilkinson-Syndrom *nt*, subkorneale Pustulose *f*, subkorneale pustulöse Dermatose *f*, Pustulosis subcornealis
der|ma|to|ther|a|py [ˌdɜrmətəʊ'θerəpɪ] *noun* Dermatotherapie *f*
der|ma|to|trop|ic [ˌdɜrmətəʊ'trɑpɪk] *adj* mit besonderer Affinität zur Haut, mit Wirkung auf die Haut, dermotrop, dermatotrop
der|ma|to|zo|i|a|sis [ˌdɜrmətəʊzəʊ'aɪəsɪs] *noun* Dermatozoonose *f*
der|ma|to|zo|on [ˌdɜrmətəʊ'zəʊɑn] *noun* Hautparasit *m*, -schmarotzer *m*, Dermatozoon *nt*
der|ma|to|zo|o|no|sis [ˌdɜrmətəʊzəʊə'nəʊsɪs] *noun* Dermatozoonose *f*
der|ma|troph|ic [dɜrmə'trəʊfɪk] *adj* Dermatrophie betreffend, zu Dermatrophie führend, dermatrophisch
der|mat|ro|phy [dɜr'mætrəfɪ] *noun* Hautatrophie *f*, Dermatrophie *f*
-dermia *suf.* Haut, -dermie, -derm, -derma, -dermia
der|mic ['dɜrmɪk] *adj* Haut/Derma betreffend, zur Haut gehörend, dermal, kutan
der|mis ['dɜrmɪs] *noun* Lederhaut *f*, Dermis *f*, Corium *nt*
der|mi|tis [dɜr'maɪtɪs] *noun* → *dermatitis*
dermo- *präf.* Haut-, Dermat(o)-
der|mo|blast ['dɜrməblæst] *noun* Dermoblast *m*
der|mog|ra|phism [dɜr'mɑgrəfɪzəm] *noun* Dermographismus *m*, Dermografismus *m*
der|moid ['dɜrmɔɪd] **I** *noun* **1.** Dermoid *nt*, Dermoidzyste *f* **2.** (*Ovar*) Dermoid *nt*, Dermoidzyste *f*, Teratom *nt* **II** *adj* hautähnlich, hautartig, dermoid, dermatoid
implantation dermoid Epidermalzyste *f*, Epidermoidzyste *f*, Epidermiszyste *f*, epidermale Zyste *f*
sacral dermoid Sakraldermoid *nt*, Steißbeinfistel *f*, Steißbeinzyste *f*, pilonidaler Abszess *m*, Sinus pilonidalis, Pilonidalfistel *f*, Kokzygealfistel *f*, Haarnestfistel *f*, Haarnestgrübchen, Pilonidalzyste *f*, Fistula coccygealis, Fistula pilonidalis
der|moi|dec|to|my [dɜrmɔɪ'dektəmɪ] *noun* Dermoidentfernung *f*, -exzision *f*, Dermoidektomie *f*
der|mom|e|try [dɜr'mɑmətrɪ] *noun* Dermometrie *f*
der|mo|neu|ro|trop|ic [ˌdɜrməˌnjʊərə'trɑpɪk] *adj* mit besonderer Affinität zu Haut und Nervengewebe, dermoneurotrop
der|mo|path|ic [ˌdɜrmə'pæθɪk] *adj* Dermatopathie betreffend, dermatopathisch
der|mop|a|thy [dɜr'mɑpəθɪ] *noun* Dermatose *f*
der|mo|plas|ty ['dɜrməplæstɪ] *noun* Hautplastik *f*
der|mo|re|ac|tion [ˌdɜrmərɪ'ækʃn] *noun* Haut-, Dermoreaktion *f*
der|mo|tox|in [ˌdɜrmə'tɑksɪn] *noun* Dermotoxin *nt*
der|mo|trop|ic [ˌdɜrmə'trɑpɪk, -'trəʊp-] *adj* mit besonderer Affinität zur Haut, mit Wirkung auf die Haut, dermatotrop, dermotrop
der|mo|vas|cu|lar [ˌdɜrmə'væskjələr] *adj* Haut(blut)gefäße betreffend, dermovaskulär
des|ce|me|ti|tis [desəmɪ'taɪtɪs] *noun* Entzündung der Descemet-Membran, Descemetitis *f*
des|ce|met|o|cele [desə'metəsiːl] *noun* Descemetozele *f*,

Keratozele *f*

de|scend [dɪ'send] I *vt* hinuntergehen, -steigen, heruntergehen, -steigen II *vi* **1.** herab-, herunter-, hinuntergehen, -steigen, -sinken; abfallen **2.** ab-, herstammen (*from* von)

de|scend|ant [dɪ'sendənt] *noun* Nachkomme *m*, Abkömmling *m*, Deszendent *m*

de|scend|ing [dɪ'sendɪŋ] *adj* absteigend, nach unten führend, deszendierend

D

de|scent [dɪ'sent] *noun* **1.** Herab-, Hinunter-, Heruntergehen *nt*, -steigen *nt*, -sinken *nt*; Senkung *f* **2.** Abstammung *f*, Herkunft *f*

descent of testicle Hodendeszensus *m*, Descensus testis

de|sen|si|ti|za|tion [dɪˌsensɪtə'zeɪʃn] *noun* Desensibilisierung *f*, Hyposensibilisierung *f*

de|sen|si|tize [dɪ'sensɪtaɪz] *v* **1.** desensibilisieren, hyposensibilisieren, unempfindlich oder immun machen (*to* gegen) **2.** lichtunempfindlich machen, desensibilisieren

des|ic|ca|tion [ˌdesɪ'keɪʃn] *noun* (Aus-)Trocknen *nt*, (Aus-)Trocknung *f*, Exsikkation *f*, Exsikkose *f*

des|ic|ca|tor ['desɪkeɪtər] *noun* Exsikkator *m*

desm- *präf.* → *desmo-*

des|mal|gia [dez'mældʒ(ɪ)ə] *noun* Bandschmerzen *pl*, Desmalgie *f*, Desmodynie *f*

des|mec|ta|sis [dez'mektəsɪs] *noun* Bänderdehnung *f*, -ektasie *f*, Desmektasie *f*

des|mi|tis [dez'maɪtɪs] *noun* Desmitis *f*, Bänderentzündung *f*; Sehnenentzündung *f*

desmo- *präf.* Bänder-, Desm(o)-

des|mo|cra|ni|um [ˌdezməʊ'kreɪnɪəm] *noun* Bindegewebsschädel *m*, Desmokranium *nt*, Desmocranium *nt*

des|mo|cyte ['dezməʊsaɪt] *noun* juvenile Bindegewebszelle *f*, Fibroblast *m*

des|mo|cy|to|ma [ˌdezməʊsaɪ'təʊmə] *noun* Bindegewebsgeschwulst *f*, Fibrom *nt*

des|mo|don|ti|um [ˌdezməʊ'dɑnʃɪəm] *noun* Wurzelhaut *f*, Desmodontium *nt*, Periodontium *nt*

des|mog|e|nous [dez'mɑdʒənəs] *adj* von einem Band ausgehend; auf bindegewebiger Grundlage (entstanden), desmogen

des|moid ['dezmɔɪd] I *noun* Desmoid *nt* II *adj* **1.** fibrös, fibroid, desmoid **2.** bindegewebsartig, bandartig, sehnenartig, desmoid

abdominal desmoid Bauchdeckendesmoid *nt*

des|mo|ne|o|plasm [ˌdezmə'nɪəplæzəm] *noun* Bindegewebstumor *m*, Bindegewebsneoplasma *nt*

des|mop|a|thy [dez'mɑpəθɪ] *noun* Sehnen-, Bändererkrankung *f*, Desmopathie *f*

des|mo|pla|sia [ˌdezməʊ'pleɪʒ(ɪ)ə] *noun* Desmoplasie *f*

des|mo|plas|tic [ˌdezməʊ'plæstɪk] *adj* Desmoplasie betreffend, fibröses Gewebe bildend, desmoplastisch

des|mor|rhex|is [ˌdezməʊ'reksɪs] *noun* Sehnen-, Bandruptur *f*, Bänderriss *m*, Desmorrhexis *f*

des|mo|sine ['dezməsɪn] *noun* Desmosin *nt*

des|mo|some ['dezməsəʊm] *noun* Haftplatte *f*, Desmosom *nt*, Macula adhaerens

des|mot|o|my [dez'mɑtəmɪ] *noun* Sehnen-, Band-, Bänderdurchtrennung *f*, Desmotomie *f*

desoxy- *präf.* Desoxy-

des|qua|ma|tion [ˌdeskwə'meɪʃn] *noun* (Ab-)Schuppung *f*, Abschilferung *f*, Desquamation *f*

des|qua|ma|tive ['deskwəmeɪtɪv, dɪ'skwæmətɪv] *adj* Desquamation betreffend, abschuppend, abschilfernd, desquamativ

de|struc|tive [dɪ'strʌktɪv] *adj* zerstörend, zerstörerisch, schädlich, destruierend, destruktiv

de|tach|ment [dɪ'tætʃmənt] *noun* (Ab-)Trennung *f*, (Los-)Lösung *f* (*from* von)

premature detachment of the placenta vorzeitige Plazentalösung *f*, Ablatio placentae

retinal detachment Netzhautablösung *f*, Ablatio retinae, Amotio retinae

detachment of the choroid Ablatio chorioideae, Amotio chorioideae

de|ter|gent [dɪ'tɜrdʒənt] I *noun* **1.** Netzmittel *nt*, Detergens *nt* **2.** (*Wunde*) Reinigungsmittel *nt*, Detergens *nt* **3.** Reinigungsmittel *nt*, Waschmittel *nt*, Detergens *nt* II *adj* reinigend

de|te|ri|o|ra|tion [dɪˌtɪərɪə'reɪʃn] *noun* (*Zustand*) Verschlechterung *f*, Verschlimmerung *f*, Deterioration *f*, Deteriorisierung *f*

de|ter|mi|nant [dɪ'tɜrmɪnənt] I *noun* Determinante *f* II *adj* entscheidend, bestimmend, determinant, determinierend

antigenic determinant Epitop *nt*, antigene Determinante *f*, Antigendeterminante *f*

de|tor|sion [dɪ'tɔːrʃn] *noun* Detorsion *f*, Derotation *f*

de|tox|i|fi|ca|tion [dɪˌtɑksəfɪ'keɪʃn] *noun* Entgiftung *f*, Detoxikation *f*, Desintoxikation *f*

de|tri|tus [dɪ'traɪtəs] *noun*, *plural* **de|tri|tus** Trümmer *pl*, Gewebstrümmer *pl*, Zelltrümmer *pl*, Geröll *nt*, Schutt *m*, Detritus *m*

de|trun|ca|tion [dɪˌtrʌŋ'keɪʃn] *noun* Dekapitation *f*

de|tu|ba|tion [dɪtjə'beɪʃn] *noun* Extubation *f*

de|tu|mes|cence [ˌdɪt(j)uː'mesəns] *noun* Detumeszenz *f*

deut- *präf.* Desoxy-

deu|ter|a|nom|a|lous [ˌd(j)uːtərə'nɑmələs] *adj* Grünschwäche betreffend, von ihr betroffen, deuteranomal

deu|ter|a|nom|a|ly [ˌd(j)uːtərə'nɑməlɪ] *noun* Deuteranomalie *f*

deu|ter|a|no|pia [ˌd(j)uːtərə'nəʊpɪə] *noun* Grünblindheit *f*, Rot-Grün-Dichromasie *f*, Deuteranop(s)ie *f*

deu|ter|a|nop|ic [ˌd(j)uːtərə'nɑpɪk] *adj* Grünblindheit betreffend, von ihr betroffen, deuteranop, grünblind

deu|ter|a|nop|sia [ˌd(j)uːtərə'nɑpsɪə] *noun* Deuteranopie *f*, Grünblindheit *f*, Rotgrünblindheit *f*

deu|te|ri|on [d(j)uː'tɪərɪɑn] *noun* → *deuteron*

deu|te|ri|um [d(j)uː'tɪərɪəm] *noun* schwerer Wasserstoff *m*, Deuterium *nt*

deutero- *präf.* Zweite(r, s), Zweit-, Deuter(o)-, Deut(o)-

deu|ter|o|he|mo|phil|ia [ˌd(j)uːtərəˌhemə'fɪlɪə] *noun* Deuterohämophilie *f*

Deu|ter|o|my|ce|tes [ˌd(j)uːtərəmaɪ'siːtiːz] *plural* unvollständige Pilze *pl*, Deuteromyzeten *pl*, Deuteromycetes *pl*, Deuteromycotina *pl*, Fungi imperfecti

deu|ter|on ['d(j)uːtərɑn] *noun* Deuteriumkern *m*, Deuteron *nt*, Deuton *nt*

deu|ter|o|path|ic [ˌd(j)uːtərəʊ'pæθɪk] *adj* Deuteropathie betreffend; (*Krankheit, Symptom*) sekundär, zusätzlich, deuteropathisch

deu|te|rop|a|thy [d(j)uːtə'rɑpəθɪ] *noun* Sekundärleiden *nt*, -erkrankung *f*, Deuteropathie *f*, zusätzliches/sekundäres Symptom *nt*

deuto- *präf.* Zweite(r, s), Zweit-, Deuter(o)-, Deut(o)-

deu|ton ['d(j)uːtɑn] *noun* → *deuteron*

de|vas|cu|lar|i|za|tion [dɪˌvæskjələrɪ'zeɪʃn] *noun* Devaskularisation *f*, Devaskularisierung *f*

de|vel|op|ment [dɪ'veləpmənt] *noun* **1.** Entwicklung *f* **2.** Werden *nt*, Entstehen *nt*, Wachstum *nt*, Bildung *f*

absent development of speech (motorische) Hörstummheit *f*, Audimutitas *f*, fehlende oder verzögerte Sprachentwicklung *f*

delayed development Retardierung *f*

delayed development of speech fehlende oder verzögerte Sprachentwicklung *f*, (motorische) Hörstummheit *f*, Audimutitas *f*

imperfect development Atelie *f*

incomplete development Atelie *f*

de|vi|ant ['dɪvɪənt] *adj* vom normalen Verhalten abweichend, deviant

de|vi|a|tion [ˌdɪvɪ'eɪʃn] *noun* **1.** Abweichung *f*, Abweichen *nt* (*from* von) **2.** (*physik.*) Ablenkung *f*; Abweichung *f*

latent deviation latentes Schielen *nt*, Heterophorie *f*, Strabismus latens
deviation to the left Linksverschiebung *f*
manifest deviation Schielen *nt*, Strabismus *m*
deviation to the right Rechtsverschiebung *f*
septal deviation Septumdeviation *f*
sexual deviation sexuelle Deviation *f*, Paraphilie *f*
de|vice [dɪ'vaɪs] *noun* Vorrichtung *f*, Einrichtung *f*, Gerät *nt*
contraceptive device (mechanisches) Verhütungsmittel *nt*, Kontrazeptivum *nt*
intrauterine device Intrauterinpessar *nt*
intrauterine contraceptive device Intrauterinpessar *nt*
de|vi|om|e|ter [dɪvɪ'ɑmɪtər] *noun* Schielmesser *m*, Deviometer *nt*
de|vis|cer|a|tion [dɪvɪsə'reɪʃn] *noun* Eingeweideentfernung *f*, Deviszeration *f*
de|vi|tal|i|za|tion [dɪ,vaɪtəlaɪ'zeɪʃn, -lɪ-] *noun* Devitalisierung *f*
dex|a|meth|a|sone [,deksə'meθəzəʊn] *noun* Dexamethason *nt*
dex|pan|the|nol [deks'pænθɪnəʊl] *noun* Dexpanthenol *nt*
dex|ter ['dekstər] *adj* rechts, dexter
dex|ter|i|ty [deks'terətɪ] *noun* → *dextrality*
dex|ter|ous ['dekst(ə)rəs] *adj* rechtshändig
dextr- *präf.* Zweite(r, s), Zweit-, Deuter(o)-, Deut(o)-
dex|tral ['dekstrəl] **I** *noun* Rechtshänder(in *f*) *m* **II** *adj* **1.** rechtshändig **2.** → *dexter*
dex|tral|i|ty [deks'trælətɪ] *noun* Rechtshändigkeit *f*, Dext(e)ralität *f*
dex|tran ['dekstrən, -træn] *noun* Dextran *nt*
dex|tran|ase ['dekstrəneɪz] *noun* Dextranase *f*
dex|trin ['dekstrɪn] *noun* Dextrin *nt*, Dextrinum *nt*
tissue dextrin Glykogen *nt*, tierische Stärke *f*
dex|trin|ase ['dekstrɪneɪz] *noun* Dextrinase *f*
α-dextrinase *noun* α-Dextrinase *f*, Oligo-1,6-α-Glucosidase *f*
dextrin-1,6-glucosidase *noun* Amylo-1,6-Glucosidase *f*, Dextrin-1,6-Glucosidase *f*
dex|trin|ose ['dekstrɪnəʊz] *noun* Isomaltose *f*, Dextrinose *f*
dex|tri|no|sis [,dektrɪ'nəʊsɪs] *noun* Glykogenspeicherkrankheit *f*, Glykogenthesaurismose *f*, Glykogenose *f*
limit dextrinosis Cori-Krankheit *f*, Forbes-Syndrom *nt*, hepatomuskuläre benigne Glykogenose *f*, Glykogenose Typ III *f*
dex|trin|u|ria [,dektrɪ'n(j)ʊərɪə] *noun* Dextrinurie *f*
dextro- *präf.* Rechts-, Dextr(o)-
dex|tro|car|dia [,dekstrəʊ'kɑːrdɪə] *noun* Dextrokardie *f*
dex|tro|car|di|og|ra|phy [,dekstrəʊ,kɑːrdɪ'ɑgrəfɪ] *noun* Dextrokardiographie *f*, Dextrokardiografie *f*
dex|tro|gas|tria [,dekstrəʊ'gæstrɪə] *noun* Dextrogastrie *f*
dex|tro|glu|cose [,dekstrəʊ'gluːkəʊz] *noun* → *dextrose*
dex|tro|gram ['dekstrəʊgræm] *noun* Dextrogramm *nt*
dex|tro|man|u|al [,dekstrəʊ'mænjəwəl] *adj* rechtshändig
dex|trop|e|dal [deks'trɑpədəl] *adj* rechtsfüßig
dex|trose ['dekstrəʊs] *noun* Traubenzucker *m*, Glucose *f*, Dextrose *f*, Glykose *f*
dex|tro|tor|sion [,dekstrəʊ'tɔːrʃn] *noun* **1.** (*patholog.*) Verdrehung/Torsion *f* nach rechts, Dextrotorsion *f* **2.** (*ophthal.*) Dextrozykloduktion *f*
dex|tro|ver|sion [,dekstrəʊ'vɜrʒn] *noun* Rechtsdrehung *f*, Dextroversion *f*
dextroversion of uterus Dextroversio uteri
dex|tro|vert|ed [,dekstrəʊ'vɜrtɪd] *adj* nach rechts gedreht, dextrovertiert
di- *präf.* Zwei-, Zweifach-, Di-, Bi-
dia- *präf.* Zwischen-, Dia-
di|a|be|tes [daɪə'biːtɪs] *noun* **1.** Diabetes *m* **2.** → *diabetes mellitus*
adult-onset diabetes nicht-insulinabhängiger Diabetes mellitus, Typ-II-Diabetes mellitus, non-insulin-dependent diabetes (mellitus)
amino acid diabetes Aminosäurediabetes *m*
brittle diabetes insulinabhängiger Diabetes *m*, insulinabhängiger Diabetes mellitus, Typ 1 Diabetes *m*, Typ 1 Diabetes mellitus, Insulinmangeldiabetes *m*
bronzed diabetes Hämochromatose *f*, Bronzediabetes *m*, Siderophilie *f*, Eisenspeicherkrankheit *f*
calcinuric diabetes vermehrte Calciumausscheidung *f* im Harn, Hyperkalzurie *f*, Hyperkalziurie *f*
central diabetes insipidus zentraler Diabetes insipidus, Diabetes insipidus centralis/neurohormonalis
chemical diabetes pathologische Glukosetoleranz *f*
drug-induced diabetes mellitus medikamentöser Diabetes mellitus
endocrine diabetes mellitus endokriner Diabetes mellitus
galactose diabetes **1.** (hereditäre/kongenitale) Galaktosämie *f*, Galaktoseintoleranz *f*, -unverträglichkeit *f* **2.** Galaktosediabetes *m*, Galaktokinasemangel *m*
gestational diabetes Gestationsdiabetes *m*
growth-onset diabetes insulinabhängiger Diabetes (mellitus), Typ 1 Diabetes (mellitus)
diabetes insipidus Diabetes insipidus
insulin-dependent diabetes insulinabhängiger Diabetes (mellitus), Typ 1 Diabetes *m* (mellitus), Insulinmangeldiabetes *m*
insulinopenic diabetes Insulinmangeldiabetes *m*
juvenile diabetes insulinabhängiger Diabetes (mellitus), Typ 1 Diabetes *m* (mellitus), Insulinmangeldiabetes *m*
juvenile-onset diabetes insulinabhängiger Diabetes (mellitus), Typ 1 Diabetes *m* (mellitus), Insulinmangeldiabetes *m*
ketosis-prone diabetes insulinabhängiger Diabetes (mellitus), Typ 1 Diabetes (mellitus), Insulinmangeldiabetes *m*
latent diabetes mellitus subklinischer Diabetes mellitus, asymptomatischer Diabetes mellitus, latenter Diabetes mellitus
maturity-onset diabetes of youth Typ-II-Diabetes mellitus bei Jugendlichen, maturity-onset diabetes of youth
diabetes mellitus Zuckerkrankheit *f*, Zuckerharnruhr *f*, Diabetes mellitus
nephrogenic diabetes insipidus renaler/nephrogener Diabetes insipidus, Diabetes insipidus renalis
pancreoprivic diabetes mellitus pankreatopriver Diabetes mellitus
phosphate diabetes Phosphatdiabetes *m*
preclinical diabetes Prädiabetes *m*
pregnancy diabetes Gestationsdiabetes *m*
primary diabetes mellitus primärer Diabetes mellitus
secondary diabetes mellitus sekundärer Diabetes mellitus
steroid diabetes Steroiddiabetes *m*
steroidogenic diabetes Steroiddiabetes *m*
di|a|bet|ic [daɪə'betɪk] **I** *noun* Diabetiker *m* **II** *adj* **1.** Diabetes betreffend, zuckerkrank, diabetisch, Diabetes- **2.** durch Diabetes bedingt oder ausgelöst oder verursacht, diabetisch; diabetogen
di|a|be|to|gen|ic [daɪə,betə'dʒenɪk] *adj* Diabetes verursachend oder auslösend, diabetogen
di|a|bro|sis [daɪə'brəʊsɪs] *noun* perforierende Ulzeration *f*, Diabrose *f*, Diabrosis *f*
di|ac|e|tyl|mor|phine [daɪ,æsɪtl'mɔːrfiːn] *noun* Heroin *nt*, Diamorphin *nt*, Diacetylmorphin *nt*
di|a|cho|re|ma [,daɪəkə'riːmə] *noun* **1.** Ausscheidung *f*, Exkrement *nt*, Excrementum *nt* **2.** Stuhl *m*, Kot *m*, Exkremente *pl*, Fäzes *pl*, Faeces *pl*
di|a|cho|re|sis [,daɪəkə'riːsɪs] *noun* Darmentleerung *f*, Stuhlgang *m*, Defäkation *f*

D

di|a|cid [daɪ'æsɪd] I *noun* zweibasische Säure *f* II *adj* zweibasisch
di|a|cri|nous [daɪ'ækrɪnəs] *adj* diakrin
di|a|cri|sis [daɪ'ækrəsɪs] *noun* **1.** Diagnose *f* **2.** Diagnostik *f* **3.** (*patholog.*) Diakrisie *f*, Diacrisis *f*
di|a|crit|ic [daɪə'krɪtɪk] *adj* Diagnose oder Diagnostik betreffend, diagnostisch
di|a|cyl|gly|cer|in [ˌdaɪæsɪl'glɪsərɪn] *noun* Diacylglycerin *nt*, Diglycerid *nt*
di|a|cyl|gly|cer|ol [ˌdaɪæsɪl'glɪsərəl, -rɑl] *noun* →*diacylglycerin*
di|a|der|mic [daɪə'dɜrmɪk] *adj* durch die Haut hindurch (wirkend), perkutan, transdermal, transkutan
di|a|do|cho|ki|ne|sia [ˌdaɪˌædəkəʊkɪ'niːʒ(ɪ)ə, -kaɪ-] *noun* Diadochokinese *f*
di|ag|nose [daɪəg'nəʊz] I *vt* diagnostizieren II *vi* eine Diagnose stellen
di|ag|no|sis [ˌdaɪəg'nəʊsɪs] *noun, plural* **-ses** [ˌdaɪəg'nəʊsiːz] **1.** Diagnose *f* **make a diagnosis** eine Diagnose stellen **2.** Diagnostik *f*
amniotic fluid diagnosis Fruchtwasserdiagnostik *f*
clinical diagnosis klinische Diagnose *f*
cytologic diagnosis zytologische Diagnostik *f*, zytohistologische Diagnostik *f*, Zytodiagnostik *f*
differential diagnosis Differentialdiagnose *f*
early diagnosis Frühdiagnose *f*
diagnosis by exclusion Ausschlussdiagnose *f*
prenatal diagnosis pränatale Diagnose *f*
serum diagnosis Serodiagnostik *f*, Serumdiagnostik *f*
di|ag|nos|tic [ˌdaɪəg'nɑstɪk] I *noun* **1.** Symptom *nt*, charakteristisches Merkmal *nt* **2.** Diagnose *f* II *adj* Diagnose oder Diagnostik betreffend, diagnostisch
di|ag|nos|tics [ˌdaɪəg'nɑstɪks] *plural* Diagnostik *f*
enzyme diagnostics Enzymdiagnostik *f*
x-ray diagnostics Röntgendiagnostik *f*
di|a|gram ['daɪəgræm] I *noun* Diagramm *nt*, grafische Darstellung *f*, Schema *nt*; Schau-, Kurvenbild *nt* II *v* grafisch darstellen, in ein Diagramm eintragen
di|a|ly|sate [daɪ'æləseɪt] *noun* Dialysat *nt*
di|a|ly|sis [daɪ'ælɪsɪs] *noun, plural* **-ses** [-siːz] Dialyse *f*
extracorporeal dialysis extrakorporale Dialyse *f*; Hämodialyse *f*
intracorporeal dialysis intrakorporale Dialyse *f*
peritoneal dialysis Peritonealdialyse *f*
di|a|lyz|a|ble ['daɪəlaɪzəbl] *adj* dialysierbar, dialysabel
di|a|lyze ['daɪəlaɪz] *v* mittels Dialyse trennen, dialysieren
di|a|lyz|er ['daɪəlaɪzər] *noun* Dialysator *m*
di|am|e|ter [daɪ'æmɪtər] *noun* Durchmesser *m*, Diameter *m* **in diameter** im Durchmesser
Baudelocque's diameter Diameter Baudelocque *m*
conjugate diameter Diameter conjugata, Conjugata pelvis
conjugate diameter of pelvis Beckenlängsdurchmesser *m*, Conjugata *f* (pelvis), Diameter conjugata (pelvis)
first oblique diameter Diameter obliqua prima
oblique diameter of pelvis schräger Beckendurchmesser *m*, Diameter obliqua (pelvis)
pelvic diameter Beckendurchmesser *m*
second oblique diameter Diameter obliqua secunda
transverse diameter of pelvis Beckenquerdurchmesser *m*, Diameter transversa pelvis
di|am|e|tral [daɪ'æmɪtrəl] *adj* **1.** Diameter betreffend, diametrisch **2.** genau entgegengesetzt, diametral
di|a|mor|phine [ˌdaɪə'mɔːrfiːn] *noun* Diacetylmorphin *nt*, Heroin *nt*
di|a|pe|de|sis [ˌdaɪəpɪ'diːsɪs] *noun* Wanderung *f*, Emigration *f*, Diapedese *f*
leukocytic diapedesis Leukopedese *f*, Leukozyten-, Leukodiapedese *f*
di|aph|a|nos|co|py [daɪˌæfə'nɑskəpɪ] *noun* Diaphanoskopie *f*, Durchleuchten *nt*, Diaphanie *f*, Transillumination *f*
di|a|pho|re|sis [ˌdaɪəfə'riːsɪs] *noun* Schweißsekretion *f*, Schwitzen *nt*, Diaphorese *f*
di|a|pho|ret|ic [ˌdaɪəfə'retɪk] I *noun* schweißtreibendes Mittel *nt*, Diaphoretikum *nt*, Sudoriferum *nt* II *adj* schweißtreibend, diaphoretisch
di|a|phragm ['daɪəfræm] *noun* **1.** Zwerchfell *nt*, Scheidewand *f*, Diaphragma *nt* **2.** (halbdurchlässige) Scheidewand/Membran *f*, Blende *f*
contraceptive diaphragm Diaphragma(pessar *nt*) *nt*
diaphragm of mouth Musculus mylohyoideus
muscular diaphragm Zwerchfell *nt*, Scheidewand *f*, Diaphragma *nt*
oral diaphragm Musculus mylohyoideus
pelvic diaphragm **1.** Diaphragma pelvicum **2.** muskulärer Beckenboden *m*, Diaphragma pelvis
urogenital diaphragm Urogenitaldiaphragma *nt*, Diaphragma urogenitale
vaginal diaphragm Diaphragma(pessar) *nt*
di|a|phrag|mal|gia [ˌdaɪəfræg'mældʒ(ɪ)ə] *noun* Zwerchfellschmerz *m*, Diaphragmalgie *f*, Diaphragmodynie *f*
di|a|phrag|mat|ic [ˌdaɪəfræg'mætɪk] *adj* Diaphragma oder Zwerchfell betreffend, diaphragmatisch, diaphragmal
di|a|phrag|ma|ti|tis [daɪəˌfrægmə'taɪtɪs] *noun* Zwerchfellentzündung *f*, Diaphragmatitis *f*, Diaphragmitis *f*
di|a|phrag|mat|o|cele [ˌdaɪəfræg'mætəsiːl] *noun* Zwerchfellhernie *f*, Hernia diaphragmatica
di|a|phrag|mi|tis [ˌdaɪəfræg'maɪtɪs] *noun* Zwerchfellentzündung *f*, Diaphragmatitis *f*, Diaphragmitis *f*
di|a|phys|e|al [daɪə'fiːzɪəl] *adj* Knochenschaft/Diaphyse betreffend, diaphysär
di|a|phys|ec|to|my [daɪəfɪz'ektəmɪ] *noun* Diaphysenentfernung *f*, -resektion *f*, Diaphysektomie *f*
di|a|phys|i|al [daɪə'fiːzɪəl] *adj* Knochenschaft/Diaphyse betreffend, diaphysär
di|aph|y|sis [daɪ'æfəsɪs] *noun, plural* **-ses** [-siːz] Knochenschaft *m*, -mittelstück *nt*, Diaphyse *f*, Diaphysis *f*
di|a|phys|i|tis [daɪəfɪ'zaɪtɪs] *noun* Diaphysitis *f*, Diaphysenentzündung *f*
di|a|pla|cen|tal [ˌdaɪəplə'sentəl] *adj* durch die Plazenta hindurch, diaplazentar, diaplazentär
di|ar|rhe|a [daɪə'rɪə] *noun* Durchfall *m*, Diarrhoe *f*, Diarrhö *f*
acute diarrhea akute Diarrhö *f*
bloody diarrhea blutiger Durchfall *m*, Blutstuhl *m*
chronic diarrhea chronische Diarrhö *f*
chylous diarrhea chylöser Durchfall *m*, Chylorrhö *f*, Chylorrhoe *f*
Cochin China diarrhea tropische Sprue *f*
congenital chloride diarrhea familiäre Chlorverlustdiarrhö *f*, Chlorid-Diarrhö-Syndrom *nt*
dientameba diarrhea Dientamoeba fragilis-Diarrhö *f*
enteral diarrhea Diarrhö *f* bei Enteritis, enteritische Diarrhö *f*
epidemic diarrhea of newborn infektiöse Säuglingsenteritis/Säuglingsdyspepsie *f*
familial chloride diarrhea familiäre Chloriddiarrhoe *f*
fatty diarrhea Fettdurchfall *m*, Steatorrhö *f*, Steatorrhoea *f*
inflammatory diarrhea inflammatorische Diarrhö *f*, Dysenteriesyndrom *nt*, invasive-zytotoxische Diarrhö *f*
mucous diarrhea Mukodiarrhoe *f*
neonatal diarrhea infektiöse Säuglingsenteritis/Säuglingsdyspepsie *f*
noninflammatory diarrhea Choleradiarrhö *f*, nichtinflammatorische Diarrhö *f*, Cholera-Syndrom *nt*, nichtinvasive Diarrhö *f*, sekretorische Diarrhö *f*
osmotic diarrhea osmotische Diarrhö *f*
paradoxical diarrhea Verstopfungsdurchfall *m*, uneigentlicher Durchfall *m*, Diarrhoea paradoxa/stercoralis

postvagotomy diarrhea Postvagotomiesyndrom *nt*
stercoral diarrhea Verstopfungsdurchfall *m*, uneigentlicher Durchfall *m*, Diarrhoea paradoxa/stercoralis
traveler's diarrhea Reisediarrhö *f*, Turista *f*, Montezumas Rache *f*
tropical diarrhea tropische Sprue *f*
diarrhea and vomiting Brechdurchfall *m*

di|ar|rhe|ic [daɪə'rɪɪk] *adj* Diarrhö betreffend, diarrhoisch

di|ar|thro|sis [daɪɑːr'θrəʊsɪs] *noun* echtes Gelenk *nt*, Diarthrose *f*, Articulatio/Junctura synovialis

di|a|scope ['daɪəskəʊp] *noun* Glasplättchen *nt*, -spatel *m*, Diaskop *nt*

di|as|co|py [daɪ'æskəpɪ] *noun* **1.** (*radiolog.*) Durchleuchtung *f*, Diaskopie *f*, Transillumination *f* **2.** (*dermatol.*) Diaskopie *f*

di|a|stase ['daɪəsteɪz] *noun* Diastase *f*

di|as|ta|sis [daɪ'æstəsɪs] *noun, plural* **-ses** [-siːz] Diastase *f*
diastasis recti Rektusdiastase *f*

di|a|ste|ma [ˌdaɪə'stiːmə] *noun, plural* **-ma|ta** [-mətə] **1.** Lücke *f*, Spalte *f* **2.** (angeborene) Zahnlücke *f*, Diastema *nt* **3.** (*histolog.*) Diastema *nt*

di|as|to|le [daɪ'æstəlɪ] *noun* Diastole *f*

di|as|tol|ic [ˌdaɪə'stɑlɪk] *adj* Diastole betreffend, während der Diastole, diastolisch

di|a|ther|mo|co|ag|u|la|tion [ˌdaɪəˌθɜrməkəʊˌægjə'leɪʃn] *noun* Elektrokoagulation *f*

di|a|ther|my ['daɪəθɜrmɪ] *noun* Diathermie *f*
short-wave diathermy Kurzwellendiathermie *f*, Hochfrequenzdiathermie *f*, Hochfrequenzwärmetherapie *f*
surgical diathermy chirurgische Diathermie *f*, Elektrokoagulation *f*

di|ath|e|sis [daɪ'æθəsɪs] *noun, plural* **-ses** [daɪ'æθəsiːz] Neigung *f*, Bereitschaft *f*, Disposition *f*, Diathese *f*
allergic diathesis allergische Diathese *f*
bleeding diathesis Blutungsneigung *f*, hämorrhagische Diathese *f*
exudative diathesis exsudative Diathese *f*
gouty diathesis Gichtdiathese *f*, harnsaure/uratische Diathese *f*, Diathesis urica
hemorrhagic diathesis Blutungsneigung *f*, hämorrhagische Diathese *f*
spasmophilic diathesis Spasmophilie *f*
uric acid diathesis Gichtdiathese *f*, harnsaure/uratische Diathese *f*, Diathesis urica

di|az|e|pam [daɪ'æzəpæm] *noun* Diazepam *nt*

diazo- *präf.* Diazo-

di|both|ri|o|ceph|a|li|a|sis [daɪˌbɑθrɪəʊˌsefə'laɪəsɪs] *noun* → *diphyllobothriasis*

Di|both|ri|o|ceph|a|lus [daɪˌbɑθrɪəʊ'sefələs] *noun* → *Diphyllobothrium*

di|car|bon|ate [daɪ'kɑːrbəneɪt, -nɪt] *noun* Bikarbonat *nt*, Bicarbonat *nt*, Hydrogencarbonat *nt*

di|cen|tric [daɪ'sentrɪk] *adj* mit zwei Zentren, zwei Zentren betreffend, dizentrisch

di|ceph|a|ly [daɪ'sefəlɪ] *noun* Dikephalie *f*, Dizephalie *f*, Dicephalie *f*

di|chei|li|a [daɪ'keɪlɪə] *noun* Dichilie *f*, Dicheilie *f*

di|chei|ri|a [daɪ'keɪrɪə] *noun* Dichirie *f*, Dicheirie *f*

di|chi|li|a [daɪ'keɪlɪə] *noun* Dicheilie *f*, Dichilie *f*

di|chi|ri|a [daɪ'keɪrɪə] *noun* Dichirie *f*, Dicheirie *f*

di|chot|o|mous [dɪ'kɑtəməs] *adj* zweiteilig, zweigeteilt, dichotom, dichotomisch

di|chot|o|my [daɪ'kɑtəmɪ] *noun* Dichotomie *f*

di|chro|ic [daɪ'krəʊɪk] *adj* zweifarbig, dichromatisch

di|chro|ma|sy [daɪ'krəʊməsɪ] *noun* Di-, Bichromasie *f*, Dichromatopsie *f*

di|chro|mate [daɪ'krəʊmeɪt] *noun* Dichromat *nt*

di|chro|mat|ic [ˌdaɪkrə'mætɪk] *adj* **1.** Dichromasie betreffend, dichromat **2.** zweifarbig, dichromatisch

di|chro|ma|tism [daɪ'krəʊmətɪzəm] *noun* Zweifarbigkeit *f*, Dichromasie *f*, Dichromie *f*

di|chro|mo|phil [daɪ'krəʊməfɪl] *adj* mit zwei Farbstoffen färbbar, dichromophil

di|chro|mo|phil|ism [daɪkrə'mɑfəlɪzəm] *noun* Dichromophilie *f*

di|clox|a|cil|lin [daɪˌklɑksə'sɪlɪn] *noun* Dicloxacillin *nt*

di|cou|ma|rin [daɪ'k(j)uːmərɪn] *noun* → *dicumarol*

di|cro|cel|i|a|sis [ˌdaɪkrəsɪ'laɪəsɪs] *noun* Dicrocoeliuminfektion *f*, -befall *m*, Dicrocoeliasis *f*

Di|cro|coe|li|um [ˌdaɪkrə'sɪlɪəm] *noun* Dicrocoelium *nt*
Dicrocoelium dendriticum/lanceolatum kleiner Leberegel *m*, Lanzettegel *m*, Dicrocoelium dendriticum/lanceolatum

di|crot|ic [daɪ'krɑtɪk] *adj* Dikrotie betreffend, mit zwei Gipfeln, dikrot

di|cro|tism ['daɪkrətɪzəm] *noun* Dikrotie *f*

di|cu|ma|rol [daɪ'k(j)uːmərɔl] *noun* Dicumarol *nt*, Dicoumarol *nt*

di|cys|teine [daɪ'sɪstɪiːn] *noun* Zystin *nt*, Cystin *nt*, Dicystein *nt*

di|dac|tyl|ism [daɪ'dæktlɪzəm] *noun* Didaktylie *f*

di|de|ox|y|nu|cle|o|side [daɪdɪˌɑksɪ'n(j)uːklɪəsaɪd] *noun* Didesoxynukleosid *nt*, Didesoxynucleosid *f*, Dideoxynucleosid *f*

did|y|mal|gia [ˌdɪdə'mældʒ(ɪ)ə] *noun* Hodenschmerz(en *pl*) *m*, Hodenneuralgie *f*, Orchialgie *f*

did|y|mi|tis [ˌdɪdə'maɪtɪs] *noun* Orchitis *f*, Hodenentzündung *f*, Didymitis *f*

did|y|mo|dyn|ia [ˌdɪdəməʊ'diːnɪə] *noun* Hodenneuralgie *f*

did|y|mous ['dɪdəməs] *adj* doppelt, gepaart, Zwillings-, Doppel-

did|y|mus ['dɪdəməs] *noun* **1.** Hoden *m*, Testis *m*, Didymus *m* **2.** Zwilling *m*, Zwillingsfehlbildung *f*, Didymus *m*

die [daɪ] *v* sterben

di|en|ce|phal|ic [ˌdaɪensə'fælɪk] *adj* Zwischenhirn/Diencephalon betreffend, dienzephal

di|en|ceph|a|lo|hy|po|phys|i|al [ˌdaɪənˌsefələʊˌhaɪpə'fiːzɪəl] *adj* Zwischenhirn und Hirnanhangsdrüse/Hypophyse betreffend, dienzephalohypophysial

di|en|ceph|a|lon [ˌdaɪən'sefəlɑn] *noun* Zwischenhirn *nt*, Dienzephalon *nt*, Diencephalon *nt*

Di|ent|a|moe|ba [daɪˌentə'miːbə] *noun* Dientamoeba *f*
Dientamoeba fragilis Dientamoeba fragilis

di|et ['daɪət] *noun* **1.** Nahrung *f*, Kost *f*, Ernährung *f*, Diät *f* **2.** Schon-, Krankenkost *f*, Diät *f*
low-caloric diet Reduktionsdiät *f*
starvation diet Nulldiät *f*
weight reduction diet Reduktionsdiät *f*

di|e|tet|ic [daɪə'tetɪk] *adj* Diät betreffend, auf einer Diät aufbauend, diätetisch

di|e|tet|ics [daɪə'tetɪks] *plural* Diät-, Ernährungslehre *f*, Diätetik *f*

di|e|to|ther|a|py [ˌdaɪətəʊ'θerəpɪ] *noun* Ernährungstherapie *f*

di|gas|tric [daɪ'gæstrɪk] I *noun* Digastrikus *m*, Musculus digastricus II *adj* zweibäuchig, digastrisch; Musculus digastricus betreffend, Digastrikus-

di|gen|e|sis [daɪ'dʒenəsɪs] *noun* Generationswechsel *m*, Digenese *f*, Digenesis *f*

di|gest [daɪ'dʒest, dɪ-] I *vt* **1.** verdauen, abbauen, digerieren; verdauen helfen **2.** digerieren, aufspalten, -lösen II *vi* verdauen, digerieren

di|gest|i|ble [daɪ'dʒestəbl] *adj* durch Verdauung abbaubar, verdaulich, verdaubar, digestierbar

di|ges|tion [daɪ'dʒestʃn] *noun* Verdauung *f*, Digestion *f*
gastric digestion Magenverdauung *f*, peptische Verdauung *f*
intestinal digestion Darmverdauung *f*, intestinale Verdauung *f*
peptic digestion Magenverdauung *f*, peptische Verdauung *f*

di|ges|tive [daɪ'dʒestɪv] I *noun* Digestionsmittel *nt*, Di-

gestivum *nt* II *adj* Verdauung betreffend, verdauungsfördernd, digestiv, Verdauungs-, Digestions-
dig|it ['dɪdʒɪt] *noun* **1.** Finger *m*, Zeh(e *f*) *m*, Digitus *m* **2.** Ziffer *f*, Digit *nt*
clubbed digits Kolbenfinger *pl*, Trommelschlegelfinger *pl*, Digiti hippocratici
dig|it|al ['dɪdʒɪtl] *adj* **1.** Finger betreffend, mit dem Finger, fingerähnlich, digital, Finger- **2.** in Ziffern dargestellt, mittels Ziffern, diskret, digital, Digital-
Dig|i|ta|lis [ˌdɪdʒɪ'tælɪs, -'teɪl-] *noun* **1.** (*biolog.*) Fingerhut *m*, Digitalis *f* **2.** (*pharmakol.*) Digitalis purpurea folium
dig|i|tal|ism ['dɪdʒɪtlɪzəm] *noun* Digitalisintoxikation *f*
dig|i|tal|i|za|tion [ˌdɪdʒɪˌtælɪ'zeɪʃn] *noun* Digitalistherapie *f*, Digitalisierung *f*
dig|i|tal|oid ['dɪdʒɪtælɔɪd] *adj* digitalisähnlich, mit digitalisähnlicher Wirkung, digitaloid
dig|i|ta|tion [ˌdɪdʒɪ'teɪʃn] *noun* fingerförmiger Fortsatz *m*, Digitation *f*, Digitatio *f*
dig|i|tox|in [ˌdɪdʒɪ'tɑksɪn] *noun* Digitoxin *nt*
dig|i|tox|ose [ˌdɪdʒɪ'tɑksəʊs] *noun* Digitoxose *f*
di|glos|sia [daɪ'glɑsɪə] *noun* Lingua bifida
di|glyc|er|ide [daɪ'glɪsəraɪd] *noun* →*diacylglycerin*
dig|ox|in [dɪdʒ'ɑksɪn, daɪ'gɑksɪn] *noun* Digoxin *nt*
di|het|er|o|zy|gous [daɪˌhetərə'zaɪgəs] *adj* für zwei Gene heterozygot, dihybrid
di|hy|drate [daɪ'haɪdreɪt] *noun* Dihydrat *nt*
di|hy|dro|bi|op|ter|in [daɪˌhaɪdrəʊbaɪ'ɑptərɪn] *noun* Dihydrobiopterin *nt*
di|hy|dro|cal|cif|er|ol [daɪˌhaɪdrəʊkæl'sɪfərɔl, -rɑl] *noun* Dihydrocalciferol *nt*, Vitamin D_4 *nt*
di|hy|dro|chol|es|ter|ol [daɪˌhaɪdrəʊkə'lestərəʊl, -rɔl] *noun* Cholestanol *nt*, Dihydrocholesterin *nt*
di|hy|dro|er|got|a|mine [ˌdaɪˌhaɪdrəʊɜr'gɑtəmiːn, -mɪn] *noun* Dihydroergotamin *nt*
di|hy|dro|fol|lic|u|lin [daɪˌhaɪdrəʊfə'lɪkjəlɪn] *noun* Estradiol *nt*, Östradiol *nt*
di|hy|dro|ret|i|nal [daɪˌhaɪdrəʊ'retnæl] *noun* Dihydroretinal *nt*
di|hy|dro|ret|i|nol [daɪˌhaɪdrəʊ'retnɑl, -ɔl] *noun* Dihydroretinol *nt*, $Retinol_2$ *nt*, Vitamin A_2 *nt*
di|hy|dro|ta|chys|te|rol [daɪˌhaɪdrəʊtæ'kɪstərɔl] *noun* Dihydrotachysterin *nt*, Dihydrotachysterol *nt*, A.T. 10 *nt*
di|hy|dro|tes|tos|ter|one [daɪˌhaɪdrəʊtes'tɑstərəʊn] *noun* Dihydrotestosteron *nt*
di|hy|dro|the|e|lin [daɪˌhaɪdrəʊ'θiːlɪn] *noun* Estradiol *nt*, Östradiol *nt*
5,6-di|hy|dro|u|ra|cil [daɪˌhaɪdrəʊ'jʊərəsɪl] *noun* 5,6-Dihydrouracil *nt*
di|hy|dro|u|ri|dine [daɪˌhaɪdrəʊ'jʊərɪdiːn, -dɪn] *noun* Dihydrouridin *nt*
1,25-di|hy|drox|y|cho|le|cal|cif|er|ol [daɪˌhaɪdrəʊˌkəʊləkæl'sɪfərɔl, -rɑl] *noun* (1,25-)Dihydroxycholecalciferol *nt*
di|hy|drox|y|flu|o|rane [ˌdaɪhaɪˌdrɑksɪ'flʊəræn] *noun* Fluorescein *nt*, Fluoreszein *nt*, Resorcinphthalein *nt*
3,4-di|hy|drox|y|phen|yl|al|a|nine [daɪhaɪˌdrɑksɪˌfenɪl'æləniːn] *noun* 3,4-Dihydroxyphenylalanin *nt*, Dopa *nt*, DOPA *nt*
2,6-di|hy|drox|y|pu|rine [daɪˌhaɪdrəʊ'pjʊəriːn, -rɪn] *noun* 2,6-Dihydroxypurin *nt*, Xanthin *nt*
di|lac|er|a|tion [daɪˌlæsə'reɪʃn] *noun* **1.** Zerreißung *f* **2.** (*ophthal.*) Dilazeration *f*
dil|a|ta|tion [ˌdɪlə'teɪʃn, ˌdaɪlə-] *noun* Dilatation *f*, (Aus-)Dehnung *f*; Erweiterung *f*, Dilatation *f*
balloon dilatation Ballondilatation *f*
bladder dilatation Blasen(über)dehnung *f*
catheter dilatation Katheterdilatation *f*
dilatation of the left ventricle Linksherzerweiterung *f*, -dilatation *f*, linksventrikuläre Dilatation *f*
dilatation of right ventricle Rechtsherzerweiterung *f*, -dilatation *f*, rechtsventrikuläre Dilatation *f*
di|la|ta|tor ['dɪləteɪtə(r), 'daɪ-] *noun* Dilatator *m*
coronary dilatator Koronardilatator *m*
di|la|tion [daɪ'leɪʃn, dɪ-] *noun* Dilatation *f*
pupil dilation Pupillenvergrößerung *f*, -dilatation *f*
dill [dɪl] *noun* Dill *m*, Anethum graveolens
dil|u|ent ['dɪljəwənt, -jʊənt] I *noun* Verdünner *m*, Verdünnungsmittel *nt*, Diluens *nt*, Diluent *m* II *adj* verdünnend
di|lu|tion [dɪ'l(j)uːʃn, daɪ-] *noun* Verdünnung *f*; verdünnte Lösung *f*, Dilution *f*
di|me|lia [daɪ'miːlɪə] *noun* Dimelie *f*
1,3-di|meth|yl|am|yl|a|mine [daɪˌmeθəlˌæmɪlə'miːn, -'æmɪn] *noun* 1,3-Dimethylamylamin *nt*, Methylhexanamin *nt*
β,β-di|meth|yl|cys|teine [ˌdaɪˌmeθəl'sɪstiːn] *noun* D-Penicillamin *nt*, D-β,β-Dimethylcystein *nt*, β-Mercaptovalin *nt*
di|meth|yl|ke|tone [daɪˌmeθəl'kiːtəʊn] *noun* Aceton *nt*, Dimethylketon *nt*
di|mor|phic [daɪ'mɔːrfɪk] *adj* in zwei verschiedenen Formen auftretend, zweigestaltig, dimorph
dim|ple ['dɪmpl] I *noun* **1.** Grübchen *nt*. **2.** Delle *f*, Vertiefung *f* II *v* Grübchen bekommen, sich einbeulen
coccygeal dimple Steißbeingrübchen *nt*, Foveola coccygea
di|no|prost [daɪˌnəʊˌprɑst] *noun* Dinoprost *nt*, Prostaglandin $F_2\alpha$ *nt*
di|no|pros|tone [daɪˌnəʊ'prɑstəʊn] *noun* Dinoproston *nt*, Prostaglandin E_2 *nt*
di|nu|cle|o|tide [daɪ'n(j)uːklɪətaɪd] *noun* Dinucleotid *nt*
di|op|ter [daɪ'ɑptər] *noun* Dioptrie *f*, Brechkrafteinheit *f*
di|op|tom|e|try [daɪɑp'tɑmətrɪ] *noun* Refraktionsmessung *f*, Dioptometrie *f*
di|op|tric [daɪ'ɑptrɪk] I *noun* →*diopter* II *adj* Dioptrie betreffend, dioptrisch; (licht-)brechend
di|op|trom|e|try [daɪɑp'trɑmətrɪ] *noun* Refraktionsmessung *f*, Dioptometrie *f*
di|op|try ['daɪɑptrɪ] *noun* →*diopter*
di|ose ['daɪəʊs] *noun* Diose *f*, Glykolaldehyd *m*
di|ox|ane [daɪ'ɑkseɪn] *noun* (1,4-)Dioxan *nt*, Diäthylendioxid *nt*
di|ox|ide [daɪ'ɑksaɪd, -ɪd] *noun* Dioxid *nt*
carbon dioxide Kohlendioxid *nt*
di|ox|in [daɪ'ɑksɪn] *noun* Dioxin *nt*
di|ox|y|gen [daɪ'ɑksɪdʒən] *noun* molekularer Sauerstoff *m*
di|ox|y|gen|ase [daɪ'ɑksɪdʒəneɪz] *noun* Sauerstofftransferase *f*, Dioxygenase *f*
dip [dɪp] *noun* Dip *m*
di|pep|ti|dase [daɪ'peptɪdeɪz] *noun* Dipeptidase *f*
di|pep|tide [daɪ'peptaɪd] *noun* Dipeptid *nt*
di|phen|yl|hy|dan|to|in [ˌdaɪˌfenɪlhaɪ'dæntəwɪn] *noun* Diphenylhydantoin *nt*, Phenytoin *nt*
di|phos|phate [daɪ'fɑsfeɪt] *noun* Diphosphat *nt*
di|phos|pha|ti|dyl|glyc|er|ol [daɪˌfɑsfəˌtaɪdl'glɪsərɔl, -rɑl] *noun* Diphosphatidylglycerin *nt*, Cardiolipin *nt*
1,3-di|phos|pho|glyc|er|ate [daɪˌfɑsfəʊ'glɪsəreɪt] *noun* 1,3-Diphosphoglycerat *nt*, 3-Phosphoglyceroylphosphat *nt*, Negelein-Ester *m*
2,3-di|phos|pho|glyc|er|ate [daɪˌfɑsfəʊ'glɪsəreɪt] *noun* 2,3-Diphosphoglycerat *nt*, Greenwald-Ester *m*
di|phos|pho|thi|a|min [daɪˌfɑsfəʊ'θaɪəmɪn] *noun* Thiaminpyrophosphat *nt*, Cocarboxylase *f*
di|phos|pho|trans|fer|ase [daɪˌfɑsfəʊ'trænsfəreɪz] *noun* Diphosphotransferase *f*, Pyrophosphokinase *f*, Pyrophosphotransferase *f*
diph|the|ria [dɪf'θɪərɪə] *noun* Diphtherie *f*, Diphtheria *f*, Rachenbräune *f*
faucial diphtheria Rachendiphtherie *f*
laryngeal diphtheria Kehlkopf-, Larynxdiphtherie *f*
pharyngeal diphtheria Rachen-, Pharynxdiphtherie *f*
diph|ther|ic [dɪf'θerɪk] *adj* Diphtherie betreffend, diphtherisch

diph|the|rit|ic [ˌdɪfθəˈrɪtɪk] *adj* Diphtherie betreffend, diphtherisch
diph|the|roid [ˈdɪfθərɔɪd] I *noun* **1.** coryneformes Bakterium *nt* **2.** Pseudodiphtherie *f*, Diphtheroid *nt* II *adj* diphtherieähnlich, diphtheroid
diph|the|ro|tox|in [ˌdɪfθərəʊˈtɑksɪn] *noun* Diphtherietoxin *nt*
diph|thon|gia [dɪfˈθɔŋ(g)ɪə, -ˈθɑŋ-] *noun* Diplophonie *f*
di|phyl|lo|both|ri|a|sis [daɪˌfɪləʊbɑθˈraɪəsɪs] *noun* Fischbandwurminfektion *f*, Diphyllobothriose *f*, Diphyllobothriasis *f*, Bothriozephalose *f*, Bothriocephalosis *f*
Di|phyl|lo|both|ri|um [daɪˌfɪləʊˈbɑθrɪəm] *noun* Diphyllobothrium *nt*, Bothriocephalus *m*, Dibothriocephalus *m*
Diphyllobothrium cordatum Diphyllobothrium cordatum
Diphyllobothrium latum Fischbandwurm *m*, breiter Fischbandwurm *m*, Grubenkopfbandwurm *m*, Diphyllobothrium latum, Bothriocephalus latus
Diphyllobothrium taenioides → *Diphyllobothrium latum*
dipl- *präf.* Doppel-, Dipl(o)-
dip|la|cu|sia [ˌdɪpləˈk(j)uːzɪə] *noun* Diplakusis *f*, Doppelthören *nt*
dip|la|cu|sis [ˌdɪplək(j)uːsɪs] *noun* Diplakusis *f*, Doppelthören *nt*
di|ple|gia [daɪˈpliːdʒ(ɪ)ə] *noun* Diplegie *f*
facial diplegia Lähmung *f* beider Gesichtshälften, Diplegia facialis
infantile diplegia Geburtslähmung *f*, geburtstraumatische Lähmung *f*
spastic diplegia **1.** Erb-Charcot-Syndrom *nt*, spastische Spinalparalyse *f* **2.** Little-Krankheit *f*, Diplegia spastica infantilis
di|ple|gic [daɪˈpliːdʒɪk] *adj* Diplegie betreffend, diplegisch
diplo- *präf.* Doppel-, Dipl(o)-
dip|lo|ba|cil|lus [ˌdɪpləʊbəˈsɪləs] *noun*, *plural* **-cil|li** [-ˈsɪlaɪ] Diplobazillus *m*, Diplobakterium *nt*
dip|lo|bac|te|ri|um [ˌdɪpləʊbækˈtɪərɪəm] *noun*, *plural* **-a** [ˌdɪpləbækˈtɪərɪə] Diplobakterium *nt*
dip|lo|chei|ria [ˌdɪpləʊˈkeɪrɪə] *noun* Dichirie *f*, Dicheirie *f*
dip|lo|chi|ria [dɪpləʊˈkeɪlɪə] *noun* Dichirie *f*, Dicheirie *f*
dip|lo|coc|cal [ˌdɪpləʊˈkɑkəl] *adj* Diplokokken betreffend, durch sie verursacht, Diplokokken-
Dip|lo|coc|cus [ˌdɪpləʊˈkɑkəs] *noun* Diplococcus *m*
Diplococcus gonorrhoeae Gonokokkus *m*, Gonococcus *m*, Neisseria gonorrhoeae
Diplococcus intracellularis Meningokokkus *m*, Neisseria meningitidis
Diplococcus lanceolatus → *Diplococcus pneumoniae*
diplococcus of Morax-Axenfeld Diplobakterium *nt* Morax-Axenfeld, Moraxella lacunata, Moraxella Moraxella lacunata
diplococcus of Neisser Gonokokkus *m*, Gonococcus *m*, Neisseria gonorrhoeae
Diplococcus pneumoniae Fränkel-Pneumokokkus *m*, Pneumokokkus *m*, Streptococcus pneumoniae, Diplococcus pneumoniae
Weichselbaum's diplococcus Meningokokkus *m*, Neisseria meningitidis
dip|lo|ë [ˈdɪpləʊɪ] *noun* Diploe *f*
dip|lo|ic [dɪˈpləʊɪk] *adj* doppelt, zweifach
dip|loid [ˈdɪplɔɪd] I *noun* diploide Zelle *f* II *adj* mit doppeltem Chromosomensatz, diploid
dip|loi|dy [ˈdɪplɔɪdɪ] *noun* Diploidie *f*
dip|lop|a|gus [dɪpˈlɑpəgəs] *noun* Diplopagus *m*
dip|lo|pho|nia [ˌdɪpləʊˈfəʊnɪə] *noun* Diplophonie *f*
di|plo|pia [dɪˈpləʊpɪə] *noun* Doppel-, Doppeltsehen *nt*, Diplopie *f*, Diplopia *f*
binocular diplopia binokuläre Diplopie *f*
dip|lo|po|dia [ˌdɪpləʊˈpəʊdɪə] *noun* Diplopodie *f*
dip|lo|so|mia [ˌdɪpləʊˈsəʊmɪə] *noun* Diplosomie *f*
dip|lo|tene [ˈdɪplətiːn] *noun* Diplotän *nt*
di|po|dia [daɪˈpəʊdɪə] *noun* Diplopodie *f*
di|po|lar [daɪˈpəʊlər] *adj* mit zwei Polen versehen, bipolar, zweipolig
di|pole [ˈdaɪpəʊl] *noun* **1.** Dipol *m* **2.** dipolares Molekül *nt*, Dipol *m*
di|pros|o|pus [daɪˈprɑsəpəs] *noun* Diprosopus *m*
dip|so|ma|nia [ˌdɪpsəʊˈmeɪnɪə, -jə] *noun* Dipsomanie *f*
Dip|ter|a [ˈdɪptərə, -trə] *plural* Diptera *pl*
di|py|gus [daɪˈpaɪgəs] *noun* Dipygus *m*
dip|y|lid|i|a|sis [ˌdɪpəlɪˈdaɪəsɪs] *noun* Dipylidiasis *f*
Dip|y|lid|i|um [ˌdɪpəˈlɪdɪəm] *noun* Dipylidium *nt*
Dipylidium caninum Gurkenkernbandwurm *m*, Dipylidium caninum
Di|ro|fil|ar|ia [ˌdaɪrəʊfɪˈleərɪə] *noun* Dirofilaria *nt*
Dirofilaria immitis Herzwurm *m*, Dirofilaria immitis
di|ro|fil|a|ri|a|sis [ˌdaɪrəʊˌfɪləˈraɪəsɪs] *noun* Dirofilarieninfektion *f*, Dirofilariasis *f*
di|sac|cha|ri|dase [daɪˈsækərɪdeɪz] *noun* Disaccharidase *f*
di|sac|cha|ride [daɪˈsækəraɪd, -rɪd] *noun* Zweifachzucker *m*, Disaccharid *nt*
di|sac|cha|ri|du|ria [daɪˌsækəraɪˈd(j)ʊərɪə] *noun* Disaccharidurie *f*
di|sac|cha|rose [daɪˈsækərəʊs] *noun* → *disaccharide*
dis|ar|tic|u|la|tion [dɪsɑːrˌtɪkjəˈleɪʃn] *noun* Exartikulation *f*
disc [dɪsk] *noun* → *disk*
disc- *präf.* Scheiben-, Bandscheiben-, Disk(o)-, Disc(o)-
dis|charge [*noun* ˈdɪstʃɑːrdʒ; *v* dɪsˈtʃɑːrdʒ] I *noun* **1.** Ausfluss *m*, Absonderung *f*, Ausscheidung *f*, Sekret *nt* **2.** Aus-, Abfluss *m*; Abgabe *f*; Freisetzung *f*, Ausstoßen *nt*; (*auch physik.*) Entladung *f* II *vt* **3.** absondern, ausscheiden **4.** ausströmen; abgeben, ablassen; (*physik.*) entladen III *vi* sich ergießen; abfließen; ausströmen lassen; sich entladen
aural discharge Ohr(en)fluss *m*, Ohrenausfluss *m*, Otorrhoe *f*
bloody discharge **1.** Blutabsonderung *f*, blutige Sekretion *f* **2.** blutiges Sekret *nt*, blutiger Ausfluss *m*
genital discharge Genitalfluor *m*, Fluor genitalis
nipple discharge **1.** Ausfluss *m* aus der Brustwarze **2.** Brustwarzensekret *nt*
systolic discharge Schlagvolumen *nt*
vaginal discharge Genitalfluor *m*, Fluor genitalis
dis|ci|form [ˈdɪsɪfɔːrm] *adj* scheibenförmig, disziform, diskoid, diskoidal
dis|cis|sion [dɪˈsɪʃn] *noun* **1.** (*chirurg.*) operative Spaltung/Eröffnung/Durchtrennung *f*, Diszision *f*, Discisio *f* **2.** (*ophthal.*) Eröffnung der Linsenkapsel, Diszision *f*, Discisio cataractae
dis|ci|tis [dɪsˈkaɪtɪs] *noun* Diskusentzündung *f*, Discitis *f*, Diszitis *f*
disco- *präf.* Scheiben-, Bandscheiben-, Disk(o)-, Disc(o)-
dis|co|gen|ic [ˌdɪskəʊˈdʒenɪk] *adj* von den Bandscheiben ausgehend, durch sie verursacht, diskogen
dis|co|gram [ˈdɪskəgræm] *noun* Diskogramm *nt*
dis|coid [ˈdɪskɔɪd] *adj* scheibenförmig, disziform, diskoid, diskoidal
dis|coid|ec|to|my [ˌdɪskɔɪdˈektəmɪ] *noun* Nukleotomie *f*
dis|cop|a|thy [dɪsˈkɑpəθɪ] *noun* Bandscheibenerkrankung *f*, -schaden *m*, Diskopathie *f*
dis|co|ria [dɪsˈkəʊrɪə] *noun* Dyskorie *f*
dis|cus [ˈdɪskəs] *noun*, *plural* **-cus|es**, **dis|ci** [ˈdɪs(k)aɪ] Scheibe *f*, Diskus *m*, Discus *m*
articular discus Gelenkzwischenscheibe *f*, Diskus *m*, Discus articularis
dis|ease [dɪˈziːz] I *noun* Krankheit *f*, Erkrankung *f*, Leiden *nt*; Morbus II *v* krank machen
Abrami's disease hämolytische Anämie *f*
accumulation disease Speicherkrankheit *f*, Thesaurismose *f*
Acosta's disease d'Acosta-Syndrom *nt*, (akute) Berg-

krankheit *f*, Mal di Puna
Adams-Stokes disease Adams-Stokes-Anfall *m*, Adams-Stokes-Synkope *f*, -Syndrom *nt*
adaptation diseases Adaptationssyndrom *nt*, allgemeines Anpassungssyndrom *nt*
Addison's disease Addison-Krankheit *f*, Morbus Addison *m*, Bronze(haut)krankheit *f*, primäre chronische Nebennieren(rinden)insuffizienz *f*
Addison-Biermer disease perniziöse Anämie *f*, Biermer-Anämie *f*, Addison-Anämie *f*, Morbus Biermer, Perniziosa *f*, Perniciosa *f*, Anaemia perniciosa, Vitamin B_{12}-Mangelanämie *f*
adenoid disease adenoide Vegetationen *pl*, Adenoide *pl*, Rachenmandelhyperplasie *f*
adult celiac disease Erwachsenenform *f* der Zöliakie, einheimische Sprue *f*
Akureyri disease epidemische Neuromyasthenie *f*, Encephalomyelitis benigna myalgica
Albers-Schönberg disease Albers-Schönberg-Krankheit *f*, Marmorknochenkrankheit *f*, Osteopetrosis *f*
Albright's disease Albright-Syndrom *nt*, McCune-Albright-Syndrom *nt*
alcoholic liver disease Alkohollebersyndrom *nt*
Alibert's disease Alibert-Krankheit *f*, Alibert-Bazin-Krankheit *f*, (klassische) Mycosis fungoides, Mycosis fungoides Alibert-Bazin-Form
allergic disease Allergose *f*
Almeida's disease Lutz-Splendore-Almeida-Krankheit *f*, südamerikanische Blastomykose *f*, Parakokzidioidomykose *f*
Alpers' disease Alpers-Syndrom *nt*, Poliodystrophia cerebri progressiva infantilis
alpha chain disease Alpha-Kettenkrankheit *f*, α-Kettenkrankheit *f*, α-Schwere-Kettenkrankheit *f*, Alpha-Schwerekettenkrankheit *f*
altitude disease (akute) Höhenkrankheit *f*
alveolar hydatid disease alveoläre Echinokokkose *f*
Alzheimer's disease Alzheimer-Krankheit *f*, präsenile Alzheimer-Demenz *f*, Demenz *f* vom Alzheimer-Typ
Andersen's disease Andersen-Krankheit *f*, Amylopektinose *f*, leberzirrhotische retikuloendotheliale Glykogenose *f*, Glykogenose Typ IV *f*
Andes' disease Monge-Krankheit *f*
antibody deficiency disease Antikörpermangelsyndrom *nt*
anti-GBM antibody disease Anti-Glomerulusbasalmembranantikörper-Nephritis *f*
anti-glomerular basement membrane antibody disease Anti-Glomerulusbasalmembranantikörper-Nephritis *f*
α_1-antitrypsin disease alpha$_1$-Antitrypsinmangel *m*, alpha$_1$-Antitrypsinmangelkrankheit *f*
aorticoiliac occlusive disease Leriche-Syndrom *nt*, Aortenbifurkationssyndrom *nt*
Apert's disease Apert-Syndrom *nt*, Akrozephalosyndaktylie (Typ Ia) *f*
Apert-Crouzon disease Apert-Crouzon-Syndrom *nt*, Akrozephalosyndaktylie Typ IIa *f*
Aran-Duchenne disease Aran-Duchenne-Krankheit *f*, -Syndrom *nt*, Duchenne-Aran-Krankheit *f*, -Syndrom *nt*, adult-distale Form *f* der spinalen Muskelatrophie, spinale progressive Muskelatrophie *f*
Armstrong's disease Armstrong-Krankheit *f*, lymphozytäre Choriomeningitis *f*
arterial occlusive diseases arterielle Durchblutungsstörungen *pl*, arterielle Verschlusskrankheiten *pl*
atopic disease Atopie *f*
Aujeszky's disease Pseudowut *f*, Pseudolyssa *f*, Pseudorabies *f*, Aujeszky-Krankheit *f*
Australian X disease Murray-Valley-Enzephalitis *f*, Australian-X Enzephalitis *f*
autoaggressive disease → *autoimmune disease*
autoimmune disease Autoimmunerkrankung *f*, Autoimmunkrankheit *f*, Autoimmunopathie *f*, Autoaggressionskrankheit *f*
aviator's disease (akute) Höhenkrankheit *f*
Ayerza's disease Ayerza-Krankheit *f*, primäre Pulmonalsklerose *f*
Azorean disease Machado-Joseph-Syndrom *nt*, Azorenkrankheit *f*
Baastrup's disease Baastrup-Zeichen *nt*, -Syndrom *nt*, -Krankheit *f*, Arthrosis interspinosa
bacterial disease bakterielle Erkrankung *f*
Baelz's disease Baelz-Krankheit *f*, Cheilitis glandularis purulenta superficialis, Myxadenitis labialis
Ballet's disease Ophthalmoplegia externa
Baló's disease Baló-Krankheit *f*, konzentrische Sklerose *f*, Leucoencephalitis periaxialis concentrica
Bamberger's disease **1.** (*neurol.*) saltatorischer Reflexkrampf *m*, Bamberger-Krankheit *f* **2.** progressive maligne Polyserositis *f*
Bamberger-Marie disease Marie-Bamberger-Syndrom *nt*, Bamberger-Marie-Syndrom *nt*, Akropachie *f*, hypertrophische pulmonale Osteoarthropathie *f*
Bang's disease Bang-Krankheit *f*, Rinderbrucellose *f*
Bannister's disease Quincke-Ödem *nt*, angioneurotisches Ödem *nt*
Banti's disease Banti-Krankheit *f*, -Syndrom *nt*
Barlow's disease rachitischer Säuglingsskorbut *m*, Möller-Barlow-Krankheit *f*
Basedow's disease Basedow-Krankheit *f*, Morbus Basedow
Batten disease Batten-Spielmeyer-Vogt-Syndrom *nt*, juvenile Form der amaurotischen Idiotie *f*, juvenile Ceroidlipofuscinose/Zeroidlipofuszinose *f*, Stock-Vogt-Spielmeyer-Syndrom *nt*
Batten-Mayou disease Stock-Vogt-Spielmeyer-Syndrom *nt*, Batten-Spielmeyer-Vogt-Syndrom *nt*, neuronale/juvenile Zeroidlipofuszinose/Ceroidlipofuscinose *f*, juvenile Form *f* der amaurotischen Idiotie
Battey's disease Battey-Krankheit *f*
bauxite worker's disease Korundschmelzerlunge *f*
Bazin's disease Bazin-Krankheit *f*, nodöses Tuberkulid *nt*, Erythema induratum
Beard's disease Beard-Syndrom *nt*, Nervenschwäche *f*, nervöse Übererregbarkeit *f*, Neurasthenie *f*, Neurasthenia *f*
Beau's disease Herzinsuffizienz *f*
Beauvais' disease rheumatoide Arthritis *f*, progrediente Polyarthritis *f*, primär chronische Polyarthritis *f*
Bechterew's disease → *Bekhterev's disease*
Behçet's disease Behçet-Krankheit *f*, -Syndrom *nt*, bipolare/große/maligne Aphthose *f*, Gilbert-Syndrom *nt*, Aphthose Touraine/Behçet
Behr's disease Behr-Krankheit *f*, Optikusatrophie *f*
Beigel's disease Beigel-Krankheit *f*, (weiße) Piedra *f*, Trichomycosis nodosa
Bekhterev's disease Bechterew-Krankheit *f*, Morbus Bechterew, Bechterew-Strümpell-Marie-Krankheit *f*, Marie-Strümpell-Krankheit *f*, Spondylarthritis/Spondylitis ankylopoetica/ankylosans
Bennett's disease Leukämie *f*, Leukose *f*
Berger's disease Berger-Krankheit *f*, Berger-Nephropathie *f*, mesangiale Glomerulonephritis *f*, fokale Glomerulonephritis *f*, fokalbetonte Glomerulonephritis *f*
Berlin's disease Commotio retinae
Bernard-Soulier disease Bernard-Soulier-Syndrom *nt*
Bernhardt-Roth disease Bernhardt-Roth-Syndrom *nt*, Meralgia paraesthetica
Besnier-Boeck disease Sarkoidose *f*, Morbus Boeck, Boeck-Sarkoid *nt*, Besnier-Boeck-Schaumann-Krankheit *f*, Lymphogranulomatosa benigna
Besnier-Boeck-Schaumann disease → *Besnier-Boeck disease*

Bielschowsky's disease Jansky-Bielschowsky-Krankheit *f*, Bielschowsky-Syndrom *nt*, spätinfantile Form *f* der amaurotischen Idiotie
Bielschowsky-Jansky disease → *Bielschowsky's disease*
Biermer's disease Biermer-Anämie *f*, Addison-Anämie *f*, Morbus Biermer, perniziöse Anämie *f*, Perniziosa *f*, Perniciosa *f*, Anaemia perniciosa, Vitamin B_{12}-Mangelanämie *f*
Bilderbeck's disease Feer-Krankheit *f*, Rosakrankheit *f*, vegetative Neurose *f* der Kleinkinder, Swift-Syndrom *nt*, Selter-Swift-Feer-Krankheit *f*, Feer-Selter-Swift-Krankheit *f*, Akrodynie *f*, Acrodynia *f*
Billroth's disease Lymphknotenschwellung *f*, Lymphknotentumor *m*, Lymphom *nt*
Binswanger's disease Binswanger-Enzephalopathie *f*, subkortikale progressive Enzephalopathie *f*, Encephalopathia chronica progressiva subcorticalis
blinding disease → *blinding filarial disease*
blinding filarial disease Onchozerkose *f*, Onchocercose *f*, Onchocerciasis *f*, Knotenfilariose *f*, Onchocercavolvulus-Infektion *f*
Bloch-Sulzberger disease Bloch-Sulzberger-Syndrom *nt*, Incontinentia pigmenti
Blocq's disease Astasie-Abasie(-Syndrom *nt*) *f*
Bloodgood's disease zystische/fibrös-zystische Mastopathie *f*, Mammadysplasie *f*, Zystenmamma *f*, Mastopathia chronica cystica
Blount's disease **1.** Tibia vara **2.** Blount-Krankheit *f*, Osteochondrosis deformans tibiae
Blount-Barber disease Blount-Krankheit *f*, Osteochondrosis deformans tibiae
blue disease Felsengebirgsfleckfieber *nt*, amerikanisches Zeckenbissfieber *nt*, Rocky Mountain spotted fever *nt*
blue rubber bleb nevus disease Bean-Syndrom *nt*, Blaue-Gummiblasen-Nävus-Syndrom *nt*, blue rubber bleb nevus syndrome *nt*
Blumenthal's disease Erythroleukämie *f*
Boeck's disease Sarkoidose *f*, Morbus Boeck, Boeck-Sarkoid *nt*, Besnier-Boeck-Schaumann-Krankheit *f*, Lymphogranulomatosa benigna
Bornholm disease Bornholmer Krankheit *f*, epidemische Pleurodynie *f*, Myalgia epidemica
Bostock's disease Heuschnupfen *m*, Heufieber *nt*
Bouchet-Gsell disease Schweinehüterkrankheit *f*, Bouchet-Gsell-Krankheit *f*, Leptospirosis pomona
Bouillaud's disease Bouillaud-Krankheit *f*, rheumatische Endokarditis *f*
Bourneville's disease Morbus Bourneville *m*, Bourneville-Syndrom *nt*, tuberöse (Hirn-)Sklerose *f*, Epiloia *f*
Bourneville-Pringle disease Bourneville-Pringle-Syndrom *nt*, Pringle-Bournville-Syndrom *nt*, -Phakomatose *f*
Bouveret's disease Bouveret-Syndrom *nt*, paroxysmale Tachykardie *f*
Bowen's disease Bowen-Krankheit *f*, Bowen-Dermatose *f*, Morbus Bowen, Dyskeratosis maligna
Brailsford-Morquio disease Morquio(-Ullrich)-Syndrom *nt*, Morquio-Brailsford-Syndrom *nt*, spondyloepiphysäre Dysplasie *f*, Mukopolysaccharidose Typ IV *f*
Breda's disease Frambösie *f*, Framboesia tropica, Pian *f*, Parangi *f*, Yaws *f*
Breisky's disease Breisky-Krankheit *f*, Kraurosis/Craurosis vulvae
Bretonneau's disease Diphtherie *f*, Diphtheria *f*
Bright's disease **1.** Nierenerkrankung *f* **2.** Bright-Krankheit *f*, chronische Nephritis *f*, Glomerulonephritis *f*
Brill's disease Brill-Zinsser-Krankheit *f*
Brill-Symmers disease Brill-Symmers-Syndrom *nt*, Morbus Brill-Symmers, zentroplastisch-zentrozytisches Lymphom *nt*, großfollikuläres Lymphoblastom *nt*, großfollikuläres Lymphom *nt*
Brill-Zinsser disease Brill-Zinsser-Krankheit *f*
Brinton's disease entzündlicher Schrumpfmagen *m*, Brinton-Krankheit *f*, Magenszirrhus *m*, Linitis plastica
Brion-Kayser disease Paratyphus *m*
broad-beta disease Hyperlipoproteinämie Typ III *f*, primäre/essenzielle Hyperlipoproteinämie Typ III *f*, Hypercholesterinämie *f* mit Hypertriglyceridämie, Broad-Beta-Disease (*nt*), Hyperlipoproteinämie *f* mit breiter Betabande
Brocq's disease Brocq-Krankheit *f*, Parapsoriasis en plaques, chronische superfizielle Dermatitis *f*
bronzed disease Addison-Krankheit *f*, Morbus Addison *m*, Bronze(haut)krankheit *f*, primäre chronische Nebennieren(rinden)insuffizienz *f*
Brooke's disease **1.** Keratosis follicularis contagiosa (Morrow-Brooke) **2.** Brooke-Krankheit *f*, Trichoepitheliom *nt*, multiple Trichoepitheliome *pl*, Trichoepithelioma papulosum multiplex, Epithelioma adenoides cysticum
Bruton's disease Bruton-Typ *m* der Agammaglobulinämie, infantile X-chromosomale Agammaglobulinämie *f*, kongenitale Agammaglobulinämie *f*, kongenitale geschlechtsgebundene Agammaglobulinämie *f*
Budd's disease Budd-Zirrhose *f*
Budd-Chiari disease Budd-Chiari-Syndrom *nt*
Buerger's disease Winiwarter-Buerger-Krankheit *f*, Morbus Winiwarter-Buerger, Endangiitis obliterans, Thrombangiitis obliterans, Thrombendangiitis obliterans
Bürger-Grütz disease Bürger-Grütz-Syndrom *nt*, (primäre/essentielle) Hyperlipoproteinämie Typ I *f*, fettinduzierte/exogene Hypertriglyceridämie *f*, fettinduzierte/exogene Hyperlipämie *f*, Hyperchylomikronämie *f*, familiärer C-II-Apoproteinmangel *m*
Bury's disease Erythema elevatum diutinum, Erythema microgyratum persistens, Erythema figuratum perstans, Erythema elevatum et diutinum
Buschke's disease → *Busse-Buschke disease*
Busse-Buschke disease Busse-Buschke-Krankheit *f*, europäische Blastomykose *f*, Kryptokokkose *f*, Kryptokokkus-Mykose *f*, Cryptococcus-Mykose *f*, Cryptococcose *f*, Torulose *f*
Byler's disease Byler-Krankheit *f*
Cacchi-Ricci disease Schwammniere *f*, Cacchi-Ricci-Syndrom *nt*
Caffey's disease Caffey-Silverman-Syndrom *nt*, Caffey-de Toni-Syndrom *nt*, Caffey-Smith-Syndrom *nt*, Hyperostosis corticalis infantilis
caisson disease Druckluft-, Caissonkrankheit *f*
calcium pyrophosphate dihydrate disease Chrondokalzinose *f*, Pseudogicht *f*, Calciumpyrophosphatdihydratablagerung *f*, CPPD-Ablagerung *f*
calcium pyrophosphate dihydrate crystal deposition disease Chrondokalzinose *f*, Pseudogicht *f*, Calciumpyrophosphatdihydratablagerung *f*, CPPD-Ablagerung *f*
California disease Posadas-Mykose *f*, Wüstenfieber *nt*, Kokzioidomykose *f*, Coccioidomycose *f*, Granuloma coccioides
Calvé's disease Calvé-Syndrom *nt*, -Krankheit *f*, Vertebra plana osteonecrotica
Calvé-Perthes disease Perthes-Krankheit *f*, Perthes-Legg-Calvé-Krankheit *f*, Morbus Perthes *m*, Legg-Calvé-Perthes(-Waldenström)-Krankheit *f*, Osteochondropathia deformans coxae juvenilis, Coxa plana (idiopathica)
Camurati-Engelmann disease (Camurati-)Engelmann-Erkrankung *f*, -Syndrom *nt*, Osteopathia hyperostotica multiplex infantilis
Canavan's disease (Canavan-)van Bogaert-Bertrand-Syndrom *nt*, Canavan-Syndrom *nt*, frühinfantile spongiöse Dystrophie *f*

D

Canavan-van Bogaert-Bertrand disease van Bogaert-Bertrand-Syndrom *nt*, Canavan-van Bogaert-Bertrand-Syndrom *nt*, Canavan-Syndrom *nt*, frühinfantile spongiöse Dystrophie *f*
Capdepont's disease Glaszähne *pl*, Capdepont-Zahndysplasie *f*, -Syndrom *nt*, Stainton-Syndrom *nt*, Dentinogenesis imperfecta hereditaria
Caroli's disease Caroli-Syndrom *nt*
carotid occlusive disease Karotisstenose *f*
Carrión's disease Carrión-Krankheit *f*, Bartonellose *f*
Castellani's disease Bronchospirochaetosis Castellani *f*, hämorrhagische Bronchitis *f*, Bronchitis haemorrhagica
cat-scratch disease Katzenkratzkrankheit *f*, cat scratch disease *nt*, benigne Inokulationslymphoretikulose *f*, Miyagawanellose *f*
Ceelen's disease Ceelen-Gellerstedt-Syndrom *nt*, primäre/idiopathische Lungenhämosiderose *f*
celiac disease Zöliakie *f*, gluteninduzierte Enteropathie *f*
Chagas' disease Chagas-Krankheit *f*, südamerikanische Trypanosomiasis *f*
Chagas-Cruz disease Chagas-Krankheit *f*, südamerikanische Trypanosomiasis *f*
μ chain disease M-Ketten-Krankheit *f*
Chandler's disease idiopathische Hüftkopfnekrose *f* des Erwachsenen, avaskuläre/ischämische Femurkopfnekrose *f* (des Erwachsenen)
Charcot's disease **1.** (*neurol.*) Charcot-Krankheit *f*, myatrophische/amyotroph(isch)e Lateralsklerose *f* **2.** Charcot-Gelenk *nt*, -Krankheit *f*, tabische Arthropathie *f*, Arthropathia tabica
Charlouis' disease Frambösie *f*, Framboesia tropica, Pian *f*, Parangi *f*, Yaws *f*
Cheadle's disease rachitischer Säuglingsskorbut *m*, Möller-Barlow-Krankheit *f*
Chédiak-Higashi disease Béguez César-Anomalie *f*, Chédiak-Higashi-Syndrom *nt*, Chédiak-Steinbrinck-Higashi-Syndrom *nt*
Chester-Erdheim disease Chester(-Erdheim)-Erkrankung *f*, -Syndrom *nt*, Knochenxanthomatose *f*
Chiari's disease Budd-Chiari-Syndrom *nt*, Endophlebitis hepatica obliterans
Chiari-Frommel disease Chiari-Frommel-Syndrom *nt*, Laktationsatrophie *f* des Genitals
Chicago disease Gilchrist-Krankheit *f*, nordamerikanische Blastomykose *f*
Christian's disease **1.** Hand-Schüller-Christian-Krankheit *f*, Schüller-Hand-Christian-Krankheit *f*, Schüller-Krankheit *f* **2.** (Pfeiffer-)Weber-Christian-Syndrom *nt*, rezidivierende fieberhafte nicht-eitrige Pannikulitis *f*, Panniculitis nodularis nonsuppurativa febrilis et recidivans
Christian-Weber disease (Pfeiffer-)Weber-Christian-Syndrom *nt*, rezidivierende fieberhafte nicht-eitrige Pannikulitis *f*, Panniculitis nodularis nonsuppurativa febrilis et recidivans
Christmas disease Hämophilie B *f*, Christmas-Krankheit *f*, Faktor IX-Mangel *m*, Faktor IX-Mangelkrankheit *f*
chronic arterial occlusive disease chronische arterielle Verschlusskrankheit *f*, chronische arterielle Durchblutungsstörung *f*
chronic Chagas' disease chronische Chagas-Krankheit *f*, Chagas-Leiden *nt*
chronic granulomatous disease septische Granulomatose *f*, progressive septische Granulomatose *f*, chronische Granulomatose *f*, kongenitale Dysphagozytose *f*
chronic granulomatous disease (of childhood) septische Granulomatose *f*, progressive septische Granulomatose *f*, kongenitale Dysphagozytose *f*
circling disease Listeriose *f*
Civatte's disease Civatte-Krankheit *f*, -Poikilodermie *f*
C-J disease Creutzfeldt-Jakob-Erkrankung *f*, Creutzfeldt-Jakob-Syndrom *nt*, Jakob-Creutzfeldt-Erkrankung *f*, Jakob-Creutzfeldt-Syndrom *nt*
Coats' disease Coats-Syndrom *nt*, Morbus Coats *m*, Retinitis exsudative externa
Cockayne's disease Cockayne-Syndrom *nt*
cold agglutinin disease Kälteagglutininkrankheit *f*
cold hemagglutinin disease Kälteagglutininkrankheit *f*
collagen disease Kollagenkrankheit *f*, Kollagenose *f*, Kollagenopathie *f*
collagen-vascular disease Kollagenkrankheit *f*, Kollagenose *f*, Kollagenopathie *f*
combined system disease Lichtheim-Syndrom *nt*, Dana-Lichtheim-Krankheit *f*, Dana-Syndrom *nt*, Dana-Lichtheim-Putnam-Syndrom *nt*, funikuläre Spinalerkrankung/Myelose *f*
communicable disease übertragbare Krankheit *f*, ansteckende Krankheit *f*
compressed-air disease Druckluft-, Caissonkrankheit *f*
congenital cytomegalic inclusion disease konnatale Zytomegalie *f*, pränatale Zytomegalie *f*
Conor and Bruch's disease Boutonneuse-Fieber *nt*, Mittelmeer-Zeckenfleckfieber *nt*
Conradi's disease Conradi-Syndrom *nt*, Conradi-Hünermann-(Raap-)Syndrom *nt*, Chondrodysplasia/Chondrodystrophia calcificans congenita
constitutional disease konstitutionelle/anlagebedingte Krankheit *f*, konstitutionelle/anlagebedingte Erkrankung *f*
contagious disease übertragbare Krankheit *f*, ansteckende Krankheit *f*
Cooley's disease Cooley-Anämie *f*, homozygote β-Thalassämie *f*, Thalassaemia major
Cori's disease Cori-Krankheit *f*, Forbes-Syndrom *nt*, hepatomuskuläre benigne Glykogenose *f*, Glykogenose Typ III *f*
coronary heart disease koronare Herzkrankheit *f*, koronare Herzerkrankung *f*, stenosierende Koronarsklerose *f*, degenerative Koronarerkrankung *f*
coronary disease of the hip idiopathische Hüftkopfnekrose *f* des Erwachsenen, avaskuläre/ischämische Femurkopfnekrose *f* (des Erwachsenen)
CPPD disease Chrondokalzinose *f*, Pseudogicht *f*, Calciumpyrophosphatdihydratablagerung *f*, CPPD-Ablagerung *f*
creeping disease creeping disease *nt*, Hautmaulwurf *m*, Larva migrans, Myiasis linearis migrans
Creutzfeldt-Jakob disease Creutzfeldt-Jakob-Erkrankung *f*, Creutzfeldt-Jakob-Syndrom *nt*, Jakob-Creutzfeldt-Erkrankung *f*, Jakob-Creutzfeldt-Syndrom *nt*
Crigler-Najjar disease Crigler-Najjar-Syndrom *nt*, idiopathische Hyperbilirubinämie *f*
Crohn's disease Crohn-Krankheit *f*, Morbus Crohn, Enteritis regionalis, Ileocolitis regionalis, Ileocolitis terminalis, Ileitis regionalis, Ileitis terminalis
Crouzon's disease Crouzon-Syndrom *nt*, Dysostosis cranio-facialis
Cruveilhier's disease Cruveilhier-Krankheit *f*, spinale progressive Muskelatrophie *f*
Cruveilhier-Baumgarten disease Cruveilhier-Baumgarten-Krankheit *f*, Baumgarten-Syndrom *nt*
Cruz-Chagas disease Chagas-Krankheit *f*, amerikanische Trypanosomiasis *f*
Csillag's disease Weißfleckenkrankheit *f*, White-Spot-Disease *nt*, Lichen sclerosus et atrophicus, Lichen albus
Curschmann's disease Zuckergussleber *f*, Perihepatitis chronica hyperplastica
Cushing's disease zentrales Cushing-Syndrom *nt*, Morbus Cushing
cysticercus disease Zystizerkose *f*
cystic disease of the breast zystische/fibrös-zystische Mastopathie *f*, Mammadysplasie *f*, Zystenmamma *f*,

Mastopathia chronica cystica
cystic disease of the liver kongenitale Leberzyste(n *pl*) *f*, Zystenleber *f*
cystic disease of the lung Zystenlunge *f*
cystine storage disease Zystinspeicherkrankheit *f*, Zystinose *f*, Cystinose *f*, Lignac-Syndrom *nt*, Abderhalden-Fanconi-Syndrom *nt*
cytomegalic inclusion disease Zytomegalie *f*, Zytomegalie-Syndrom *nt*, Zytomegalievirusinfektion *f*, zytomegale Einschlusskörperkrankheit *f*
Daae's disease Bornholmer Krankheit *f*, epidemische Pleurodynie *f*, Myalgia epidemica
d'Acosta's disease d'Acosta-Syndrom *nt*, (akute) Bergkrankheit *f*, Mal di Puna
Danlos' disease Ehlers-Danlos-Syndrom *nt*
Darier's disease Darier-Krankheit *f*, Dyskeratosis follicularis (vegetans), Porospermosis follicularis vegetans, Porospermosis cutanea, Keratosis vegetans
Darier-White disease Darier-Krankheit *f*, Dyskeratosis follicularis
Darling's disease Darling-Krankheit *f*, Histoplasmose *f*, retikuloendotheliale Zytomykose *f*
David's disease Wirbeltuberkulose *f*, Spondylitis tuberculosa
deer-fly disease Tularämie *f*, Hasenpest *f*, Nagerpest *f*, Lemming-Fieber *nt*, Ohara-Krankheit *f*, Francis-Krankheit *f*
deficiency disease Mangelkrankheit *f*
degenerative joint disease degenerative Gelenkerkrankung *f*, Osteoarthrose *f*, Gelenkarthrose *f*, Arthrosis deformans
Degos' disease Köhlmeier-Degos-Syndrom *nt*, Degos-Delort-Tricot-Syndrom *nt*, tödliches kutaneointestinales Syndrom *nt*, Papulosis maligna atrophicans (Degos), Papulosis atrophicans maligna, Thrombangitis cutaneaintestinalis disseminata
Déjerine-Sottas disease Déjerine-Sottas-Krankheit *f*, Déjerine-Sottas-Syndrom *nt*
demyelinating diseases Entmarkungskrankheiten *pl*
de Quervain's disease de Quervain-Krankheit *f*, Tendovaginitis stenosans de Quervain
Dercum's disease Dercum-Krankheit *f*, Lipalgie *f*, Adiposalgie *f*, Adipositas/Lipomatosis dolorosa
Deutschländer's disease **1.** Deutschländer-Fraktur *f*, Marschfraktur *f* **2.** Metatarsal(knochen)tumor *m*
Devic's disease Devic-Syndrom *nt*, -Krankheit *f*, Neuromyelitis optica
Di Guglielmo disease Di Guglielmo-Krankheit *f*, Di Guglielmo-Syndrom *nt*, akute Erythrämie *f*, akute erythrämische Myelose *f*, Erythroblastose *f* des Erwachsenen, akute Erythromyelose *f*
disappearing bone disease Gorham-(Staut-)Erkrankung *f*
disseminated metastatic disease disseminierte Metastasierung *f*
Döhle's disease Aortensyphilis *f*, Mesaortitis luetica, Aortitis syphilitica
Döhle-Heller disease Mesaortitis luica
Donohue's disease Leprechaunismus(-Syndrom *nt*) *m*
Down's disease Down-Syndrom *nt*, Trisomie 21(-Syndrom *nt*) *f*, Mongolismus *m*, Mongoloidismus *m*
Duchenne's disease **1.** Aran-Duchenne-Krankheit *f*, -Syndrom *nt*, Duchenne-Aran-Krankheit *f*, -Syndrom *nt*, adult-distale Form *f* der spinalen Muskelatrophie *f*, spinale progressive Muskelatrophie *f* **2.** Duchenne-Syndrom *nt*, progressive Bulbärparalyse *f* **3.** Rückenmark(s)schwindsucht *f*, -darre *f*, Duchenne-Syndrom *nt*, Tabes dorsalis **4.** Duchenne-Krankheit *f*, -Muskeldystrophie *f*, Duchenne-Typ *m* der progressiven Muskeldystrophie, pseudohypertrophe pelvifemorale Form *f*, Dystrophia musculorum progressiva Duchenne
Duchenne-Aran disease Aran-Duchenne-Krankheit *f*, -Syndrom *nt*, Duchenne-Aran-Krankheit *f*, -Syndrom *nt*, adult-distale Form *f* der spinalen Muskelatrophie *f*, spinale progressive Muskelatrophie *f*
Duhring's disease Duhring-Krankheit *f*, Dermatitis herpetiformis Duhring, Morbus Duhring-Brocq *m*, Hidroa bullosa/herpetiformis/pruriginosa, Hidroa mitis et gravis
Dupré's disease Meningismus *m*
Dupuytren's disease Dupuytren-Kontraktur *f*, -Erkrankung *f*
Dupuytren's disease of the foot Ledderhose-Syndrom *nt*, Morbus Ledderhose *m*, plantare Fibromatose *f*, Plantaraponeurosenkontraktur *f*, Dupuytren-Kontraktur *f* der Plantarfaszie, Fibromatosis plantae
Durand-Nicolas-Favre disease Morbus Durand-Nicolas-Favre *m*, klimatischer Bubo *m*, vierte Geschlechtskrankheit *f*, Lymphogranuloma inguinale/venereum, Lymphopathia venerea, Poradenitis inguinalis
Duroziez's disease Duroziez-Syndrom *nt*, -Erkrankung *f*, angeborene Mitralklappenstenose *f*
Dutton's disease Dutton(-Rückfall)-Fieber *nt*, Rückfallfieber *nt* durch Borrelia duttoni
Eales' disease Eales-Krankheit *f*, -Erkrankung *f*, Periphlebitis retinae
Ebola disease Ebolaviruskrankheit *f*, Ebola-Fieber *nt*, Ebola hämorrhagisches Fieber *nt*
Ebola virus disease Ebolaviruskrankheit *nt*, Ebola-Fieber *nt*, Ebola hämorrhagisches Fieber *nt*
Ebstein's disease Ebstein-Anomalie *f*, -Syndrom *nt*
echinococcus disease Echinokokkenkrankheit *f*, Echinokokkeninfektion *f*, Echinokokkose *f*, Hydatidose *f*
Economo's disease (von) Economo-Krankheit *f*, -Enzephalitis *f*, europäische Schlafkrankheit *f*, Encephalitis epidemica/lethargica
Edsall's disease Hitzekrampf *m*, -tetanie *f*
Ehlers-Danlos disease Ehlers-Danlos-Syndrom *nt*
Eisenmenger's disease Eisenmenger-Komplex *m*, -Syndrom *nt*, -Tetralogie *f*
embolic disease Embolie *f*
endemic disease Endemie *f*
Engelmann's disease Engelmann-Erkrankung *f*, -Syndrom *nt*, Camurati-Engelmann-Erkrankung *f*, -Syndrom *nt*, Osteopathia hyperostotica multiplex infantilis
Engel-Recklinghausen disease Engel-(von) Recklinghausen-Syndrom *nt*, (von) Recklinghausen-Krankheit *f*, Osteodystrophia fibrosa cystica generalisata, Ostitis fibrosa cystica (generalisata)
English disease Rachitis *f*
enzootic disease Enzoonose *f*
eosinophilic endomyocardial disease Löffler-Endokarditis *f*, -Syndrom *nt*, Endocarditis parietalis fibroplastica
epidemic disease epidemische Krankheit *f*, epidemische Erkrankung *f*, Epidemie *f*
epizootic disease Epizootie *f*
Epstein's disease Diphtheroid *nt*, diphtheroide Erkrankung *f*
Erb's disease Erb-Muskelatrophie *f*, -Muskeldystrophie *f*, -Syndrom *nt*, Dystrophia musculorum progressiva Erb
Erb-Charcot disease Erb-Charcot-Syndrom *nt*, -Krankheit *f*, spastische Spinalparalyse *f*
Erb-Goldflam disease Erb-Goldflam-Syndrom *nt*, -Krankheit *f*, Erb-Oppenheim-Goldflam-Syndrom *nt*, -Krankheit *f*, Hoppe-Goldflam-Syndrom *nt*, Myasthenia gravis pseudoparalytica
Eulenburg's disease Eulenburg-Krankheit *f*, -Syndrom *nt*, Paramyotonia congenita
exogenous disease exogene Krankheit *f*, Exopathie *f*
extramammary Paget's disease extramammärer Mor-

bus Paget
Fabry's disease Fabry-Syndrom *nt*, Morbus Fabry *m*, hereditäre Thesaurismose *f* Ruiter-Pompen-Weyers, Ruiter-Pompen-Weyers-Syndrom *nt*, Thesaurismosis hereditaria lipoidica, Angiokeratoma corporis diffusum (Fabry), Angiokeratoma universale
Fahr's disease Fahr-Krankheit *f*, -Syndrom *nt*
Fahr-Volhard disease Fahr-Volhard-Nephrosklerose *f*, maligne Nephrosklerose *f*
Fallot's disease Fallot-Tetralogie *f*, -Tetrade *f*, Fallot IV *m*
Fanconi's disease Fanconi-Anämie *f*, Fanconi-Syndrom *nt*, konstitutionelle infantile Panmyelopathie *f*
Farber's disease Farber-Krankheit *f*, disseminierte Lipogranulomatose *f*
fatal disease tödlich verlaufende Erkrankung *f*
Fauchard's disease Alveolarpyorrhoe *f*, Parodontitis marginalis
Favre-Durand-Nicolas disease Morbus Durand-Nicolas-Favre, klimatischer Bubo *m*, vierte Geschlechtskrankheit *f*, Lymphogranuloma inguinale/venereum, Lymphopathia venerea, Poradenitis inguinalis
Feer's disease Feer-Krankheit *f*, Rosakrankheit *f*, vegetative Neurose *f* der Kleinkinder, Swift-Syndrom *nt*, Selter-Swift-Feer-Krankheit *f*, Feer-Selter-Swift-Krankheit *f*, Akrodynie *f*, Acrodynia *f*
Fenwick's disease (chronisch-)atrophische Gastritis *f*
fibrocystic disease of the breast zystische/fibröszystische Mastopathie *f*, Mammadysplasie *f*, Zystenmamma *f*, Mastopathia chronica cystica
fibrocystic disease of the pancreas Mukoviszidose *f*, zystische (Pankreas-)Fibrose *f*, Fibrosis pancreatica cystica
Fiedler's disease Weil-Krankheit *f*, Leptospirosis icterohaemorrhagica
fifth disease Ringelröteln *pl*, Sticker-Krankheit *f*, fünfte Krankheit *f*, Morbus quintus, Erythema infectiosum, Megalerythem *nt*, Megalerythema epidemicum/infectiosum
fifth venereal disease Morbus Durand-Nicolas-Favre *m*, klimatischer Bubo *m*, vierte Geschlechtskrankheit *f*, Lymphogranuloma inguinale/venereum, Lymphopathia venerea, Poradenitis inguinalis
Filatov's disease Pfeiffer-Drüsenfieber *nt*, infektiöse Mononukleose *f*, Monozytenangina *f*, Mononucleosis infectiosa
Flajani's disease Basedow-Krankheit *f*, Morbus Basedow *m*
Flatau-Schilder disease Schilder-Krankheit *f*, Encephalitis periaxialis diffusa
Flegel's disease Morbus Flegel *m*, Hyperkeratosis lenticularis perstans (Flegel)
flint disease Kalkstaublunge *f*, Chalikose *f*, Chalicosis (pulmonum) *f*
floating-beta disease (primäre/essentielle) Hyperlipoproteinämie Typ III *f*, Hypercholesterinämie *f* mit Hypertriglyceridämie, Broad-Beta-Disease (*nt*), Hyperlipoproteinämie *f* mit breiter Betabande
Folling's disease Fölling-Krankheit *f*, -Syndrom *nt*, Morbus Fölling *m*, Phenylketonurie *f*, Brenztraubensäureschwachsinn *m*, Oligophrenia phenylpyruvica
foot-and-mouth disease (echte) Maul- und Klauenseuche *f*, Febris aphthosa, Stomatitis epidemica, Aphthosis epizootica
Forbes' disease Cori-Krankheit *f*, Forbes-Syndrom *nt*, hepatomuskuläre benigne Glykogenose *f*, Glykogenose *f* Typ III
Fordyce's disease **1.** Fordyce-Krankheit *f*, -Drüsen *pl*, -Zustand *m*, freie/ektopische Talgdrüsen *pl* **2.** Fox-Fordyce-Krankheit *f*, apokrine Miliaria *f*, Hidradenoma eruptivum, Apocrinitis sudoripara pruriens, Akanthosis circumporalis pruriens
Forestier's disease Forestier-Krankheit *f*, -Syndrom *nt*, Morbus Forestier *m*, Hyperostosis vertebralis senilis ankylosans
Fothergill's disease **1.** Scarlatina anginosa **2.** Trigeminusneuralgie *f*, Neuralgia trigeminalis
Fournier's disease Fournier-Gangrän *f*, -Krankheit *f*, Skrotalgangrän *f*
fourth venereal disease Morbus Durand-Nicolas-Favre *m*, klimatischer Bubo *m*, vierte Geschlechtskrankheit *f*, Lymphogranuloma inguinale/venereum, Lymphopathia venerea, Poradenitis inguinalis
Fox-Fordyce disease Fox-Fordyce-Krankheit *f*, apokrine Miliaria *f*, Hidradenoma eruptivum, Apocrinitis sudoripara pruriens, Akanthosis circumporalis pruriens
Franceschetti's disease Franceschetti-Erosion *f*
Francis disease Francis-Krankheit *f*, Ohara-Krankheit *f*, Hasen-, Nagerpest *f*, Lemming-Fieber *nt*, Tularämie *f*
Franklin's disease Franklin-Syndrom *nt*, Schwerekettenkrankheit *f*, H-Krankheit *f*
Frei's disease Morbus Durand-Nicolas-Favre *m*, klimatischer Bubo *m*, vierte Geschlechtskrankheit *f*, Lymphogranuloma inguinale/venereum, Lymphopathia venerea, Poradenitis inguinalis
Freiberg's disease Freiberg-Köhler-Krankheit *f*, Morbus Köhler II *m*
Friedmann's disease Narkolepsie *f*
Friedreich's disease **1.** Friedreich-Ataxie *f*, spinale/spinozerebellare Heredoataxie *f*, Heredoataxia spinalis **2.** Friedreich-Syndrom *nt*, Paramyoclonus multiplex
Friedrich's disease Friedrich-Syndrom *nt*
Frommel's disease Chiari-Frommel-Syndrom *nt*, Frommel-Syndrom *nt*, Laktationsatrophie *f*
functional cardiovascular disease DaCosta-Syndrom *nt*, Effort-Syndrom *nt*, Phrenikokardie *f*, neurozirkulatorische Asthenie *f*, Soldatenherz *nt*
G6PD disease Glucose-6-phosphat-Dehydrogenasemangel *m*
Gaisböck's disease Gaisböck-Syndrom *nt*, Polycythaemia (rubra) hypertonica
gamma chain disease Gamma-Typ *m* der Schwerekettenkrankheit *f*, γ-Typ *m*, γ-H-Kettenkrankheit *f*
Gamstorp's disease Gamstorp-Syndrom *nt*, Adynamia episodica hereditaria
Gandy-Nanta disease siderotische Splenomegalie *f*
Garré's disease sklerosierende/nicht-eitrige Osteomyelitis *f*, Garré-Osteomyelitis *f*, -Krankheit *f*, Osteomyelitis sicca Garré
gastroesophageal reflux disease gastroösophageale Refluxkrankheit *f*
Gaucher's disease Gaucher-Erkrankung *f*, -Krankheit *f*, -Syndrom *nt*, Morbus Gaucher *m*, Glucozerebrosidose *f*, Zerebrosidlipidose *f*, Lipoidhistiozytose *f* vom Kerasintyp, Glykosylzeramidlipidose *f*
Gaucher's disease type I Morbus Gaucher Typ I, chronischer nicht-neuronopathischer Typ *m*
Gaucher's disease type II Morbus Gaucher Typ II, akuter infantiler neuronopathischer Typ *m*
Gaucher's disease type III Morbus Gaucher Typ III, subakuter juveniler neuronopathischer Typ *m*
Gee-Herter disease Herter-Heubner-Syndrom *nt*, Gee-Herter-Heubner-Syndrom *nt*, Heubner-Herter-Krankheit *f*, (infantile Form der) Zöliakie *f*, glutenbedingte Enteropathie *f*
Gee-Herter-Heubner disease → *Gee-Herter disease*
genetic disease genetische/genetisch-bedingte Erkrankung *f*, genetische/genetisch-bedingte Krankheit *f*
genital ulcer disease genital ulcer disease *nt*, Granuloma inguinale
Gerhardt's disease Gerhardt-Syndrom *nt*, Mitchell-Gerhardt-Syndrom *nt*, Weir-Mitchell-Krankheit *f*, Erythromelalgie *f*, Erythralgie *f*, Erythermalgie *f*, Akromelalgie *f*

giant platelet disease Bernard-Soulier-Syndrom *nt*
Gierke's disease Gierke-Krankheit *f*, hepatorenale Glykogenose *f*
Gilbert's disease Gilbert-Meulengracht-Syndrom *f*, Meulengracht-Krankheit *f*, Icterus juvenilis intermittens
Gilchrist's disease Gilchrist-Krankheit *f*, nordamerikanische Blastomykose *f*
Glanzmann's disease Glanzmann-Naegeli-Syndrom *nt*, Thrombasthenie *f*
Glisson's disease Rachitis *f*
glucose-6-phosphate dehydrogenase disease Glucose-6-Phosphatdehydrogenasemangel *m*, G-6-PDH-Mangel *m*, Glucose-6-Phosphatdehydrogenasemangelkrankheit *f*, G-6-PDH-Mangelkrankheit *f*
glycogen storage disease Glykogenspeicherkrankheit *f*, Glykogenthesaurismose *f*, Glykogenose *f*
Goldflam's disease → *Goldflam-Erb disease*
Goldflam-Erb disease Erb-Goldflam-Syndrom *nt*, -Krankheit *f*, Erb-Oppenheim-Goldflam-Syndrom *nt*, -Krankheit *f*, Hoppe-Goldflam-Syndrom *nt*, Myasthenia gravis pseudoparalytica
Goldstein's disease hereditäre Teleangiektasie *f*, Morbus Osler *m*, Osler-Rendu-Weber-Krankheit *f*, -Syndrom *nt*, Rendu-Osler-Weber-Krankheit *f*, -Syndrom *nt*, Teleangiectasia hereditaria haemorrhagica
Gorham's disease Gorham(-Staut)-Erkrankung *f*
graft-versus-host disease Transplantat-Wirt-Reaktion *f*, Graft-versus-Host-Reaktion *f*, GvH-Reaktion *f*
granulomatous disease (progressive) septische Granulomatose *f*, kongenitale Dysphagozytose *f*
granulomatous inflammatory disease of the colon Enteritis regionalis Crohn des Dickdarms, Colitis regionalis
Graves' disease Basedow-Krankheit *f*, Morbus Basedow *m*
Greenfield's disease Greenfield-Syndrom *nt*
Greenhow's disease Vaganten-, Vagabundenhaut *f*, Cutis vagantium
grinder's disease Quarz-, Kiesel-, Steinstaublunge *f*, Silikose *f*, Silicosis *f*
Grover's disease Morbus Grover *m*, Grover-Krankheit *f*, transitorische akantholytische Dermatose *f*
Guinea worm disease Medinawurmbefall *m*, Medinawurminfektion *f*, Guineawurmbefall *m*, Guineawurminfektion *f*, Drakunkulose *f*, Drakontiase *f*, Dracunculosis *f*, Dracontiasis *f*
Günther's disease Günther-Krankheit *f*, Morbus Günther *m*, kongenitale erythropoetische Porphyrie *f*, Porphyria erythropo(i)etica congenita, Porphyria congenita Günther
Habermann's disease Mucha-Habermann-Syndrom *nt*, Pityriasis lichenoides et varioliformis acuta (Mucha-Habermann)
Haglund's disease **1.** Haglund-Krankheit *f*, Apophysitis calcanei **2.** Haglund-Ferse *f*, -Exostose *f*
Hailey-Hailey disease Hailey-Hailey-Krankheit *f*, -Syndrom *nt*, Morbus Hailey-Hailey *m*, familiärer gutartiger Pemphigus *m*, Gougerot-Hailey-Hailey-Krankheit *f*, Pemphigus chronicus benignus familiaris (Hailey-Hailey), Pemphigus Gougerot-Hailey-Hailey, Dyskeratosis bullosa (hereditaria)
Hallervorden-Spatz disease Hallervorden-Spatz-Erkrankung *f*, Hallervorden-Spatz-Syndrom *nt*
Hallopeau's disease Hallopeau-Krankheit *f*, -Eiterflechte *f*, Akrodermatitis suppurativa continua
Hamman's disease Hamman-Syndrom *nt*, (spontanes) Mediastinalemphysem *nt*, Pneumomediastinum *nt*
Hammond's disease Hammond-Syndrom *nt*, Athetosis duplex
Hand's disease → *Hand-Schüller-Christian disease*
Hand-Schüller-Christian disease Hand-Schüller-Christian-Krankheit *f*, Schüller-Hand-Christian-Krankheit *f*, Schüller-Krankheit *f*
Hansen's disease Hansen-Krankheit *f*, Morbus Hansen *m*, Aussatz *m*, Lepra *f*, Hansenosis *f*
Hartnup disease Hartnup-Syndrom *nt*, Hartnup-Krankheit *f*, hereditäre Pellagra *f*
Hashimoto's disease Hashimoto-Thyreoiditis *f*, Immunthyreoiditis *f*, Autoimmunthyroiditis *f*, Immunthyroiditis *f*, Autoimmunthyreoiditis *f*, Struma lymphomatosa
heart disease Herzerkrankung *f*, -krankheit *f*, -leiden *nt*
heavy-chain disease Franklin-Syndrom *nt*, Schwerekettenkrankheit *f*, H-Krankheit *f*
Heberden's disease **1.** Heberden-Polyarthrose *f* **2.** Herzbräune *f*, Stenokardie *f*, Angina pectoris
Hebra's disease Hebra-Krankheit *f*, Kokardenerythem *nt*, Erythema multiforme, Erythema exsudativum multiforme, Hidroa vesiculosa
Heerfordt's disease Heerfordt-Syndrom *nt*, Febris uveoparotidea
Heine-Medin disease (epidemische/spinale) Kinderlähmung *f*, Heine-Medin-Krankheit *f*, Poliomyelitis (epidemica) anterior acuta
Heller-Döhle disease Aortensyphilis *f*, Mesaortitis luetica, Aortitis syphilitica
hemoglobin disease Hämoglobinopathie *f*
hemoglobin C disease Hämoglobin-C-Krankheit *f*
hemoglobin C-thalassemia disease Hämoglobin-C-Thalassämie *f*, HbC-Thalassämie *f*
hemoglobin D disease Hämoglobin-D-Krankheit *f*
hemoglobin E disease Hämoglobin-E-Krankheit *f*
hemoglobin E-thalassemia disease Hämoglobin-E-Thalassämie *f*, HbE-Thalassämie *f*
hemoglobin H disease Hämoglobin-H-Krankheit *f*, HbH-Krankheit *f*, α-Thalassämie *f*
hemolytic disease of the newborn fetale Erythroblastose *f*, Erythroblastosis fetalis, Morbus haemolyticus neonatorum
hemorrhagic disease of the newborn hämorrhagische Diathese *f* der Neugeborenen, Morbus haemorrhagicus neonatorum, Melaena neonatorum vera
Henderson-Jones disease Henderson-Jones-Syndrom *nt*, Reichel-Syndrom *nt*, polytope Gelenkchondromatose *f*
Henoch's disease Schoenlein-Henoch-Syndrom *nt*, Purpura *f* Schoenlein-Henoch, anaphylaktoide Purpura *f* Schoenlein-Henoch, rheumatoide Purpura *f*, athrombopenische Purpura *f*, Immunkomplexpurpura *f*, Immunkomplexvaskulitis *f*, Purpura anaphylactoides (Schoenlein-Henoch), Purpura rheumatica (Schoenlein-Henoch)
hepatolenticular disease Wilson-Krankheit *f*, -Syndrom *nt*, Morbus Wilson *m*, hepatolentikuläre/hepatozerebrale Degeneration *f*
hepatorenal glycogen storage disease Gierke-Krankheit *f*, hepatorenale Glykogenose *f*
hereditary disease hereditäre/erbliche Erkrankung *f*, Erbkrankheit *f*, Erbleiden *nt*
herring-worm disease Heringswurmkrankheit *f*, Anisakiasis *f*
Hers' disease Hers-Erkrankung *f*, -Syndrom *nt*, -Glykogenose *f*, Leberphosphorylaseinsuffizienz *f*, Glykogenose *f* Typ VI
Herter-Heubner disease (Gee-)Herter-Heubner-Syndrom *nt*, Heubner-Herter-Krankheit *f*, (infantile Form der) Zöliakie *f*, glutenbedingte Enteropathie *f*
Heubner disease **1.** → *Herter-Heubner disease* **2.** Heubner-Krankheit *f*
Heubner-Herter disease → *Herter-Heubner disease*
hip-joint disease **1.** Hüftgelenkserkrankung *f*, Koxarthropathie *f* **2.** Hüftgelenkstuberkulose *f*, Coxitis tuberculosa
Hippel's disease → *Hippel-Lindau disease*

D

Hippel-Lindau disease (von) Hippel-Lindau-Syndrom *nt*, Netzhautangiomatose *f*, Angiomatosis retinae cystica, Angiomatosis cerebelli et retinae
Hirschsprung's disease aganglionäres/kongenitales Megakolon *nt*, Hirschsprung-Krankheit *f*, Morbus Hirschsprung *m*, Megacolon congenitum
His' disease Wolhyn-Fieber *nt*, Fünftagefieber *nt*, Wolhynienfieber *nt*, Febris quintana
Hodgkin's disease Hodgkin-Krankheit *f*, Hodgkin-Lymphom *nt*, Morbus Hodgkin, Hodgkin-Paltauf-Steinberg-Krankheit *f*, Paltauf-Steinberg-Krankheit *f*, (maligne) Lymphogranulomatose *f*, Lymphogranulomatosis maligna
hoof-and-mouth disease (echte) Maul- und Klauenseuche *f*, Febris aphthosa, Stomatitis epidemica, Aphthosis epizootica
hookworm disease Hakenwurmbefall *m*, Hakenwurminfektion *f*, Ankylostomiasis *f*, Ankylostomatosis *f*, Ankylostomatidose *f*
Hoppe-Goldflam disease Erb-Goldflam-Syndrom *nt*, -Krankheit *f*, Erb-Oppenheim-Goldflam-Syndrom *nt*, -Krankheit *f*, Hoppe-Goldflam-Syndrom *nt*, Myasthenia gravis pseudoparalytica
Horton's disease **1.** Horton-Riesenzellarteriitis *f*, -Syndrom *nt*, senile Riesenzellarteriitis *f*, Horton-Magath-Brown-Syndrom *nt*, Arteriitis cranialis/gigantocellularis/temporalis **2.** (Bing-)Horton-Syndrom *nt*, (Bing-)Horton-Neuralgie *f*, Histaminkopfschmerz *m*, Kephalgie *f*, Erythroprosopalgie *f*, Cephalaea histaminica, cluster headache (*nt*)
Huchard's disease Huchard-Krankheit *f*, Präsklerose *f*
Hunt's disease **1.** Genikulatumneuralgie *f*, Ramsay Hunt-Syndrom *nt*, Zoster oticus, Herpes zoster oticus, Neuralgia geniculata **2.** Hunt-Syndrom *nt*, Dyssynergia cerebellaris myoclonica
Huntington's disease Erbchorea *f*, Chorea Huntington, Chorea chronica progressiva hereditaria
Hurler's disease Hurler-Krankheit *f*, -Syndrom *nt*, Lipochondrodystrophie *f*, von Pfaundler-Hurler-Krankheit *f*, -Syndrom *nt*, Dysostosis multiplex, Mukopolysaccharidose I-H *f*
Hutchinson's disease **1.** polymorphe Lichtdermatose (Haxthausen) *f*, polymorpher Lichtausschlag *m*, Lichtekzem *nt*, Sommerprurigo *f*, Lupus erythematodes-artige Lichtdermatose *f*, Prurigo aestivalis, Eccema solare, Dermatopathia photoelectrica **2.** Angioma serpiginosum **3.** Chorioiditis gutta senilis, Altersdrusen *pl*
Hutchinson-Gilford disease Hutchinson-Gilford-Syndrom *nt*, Gilford-Syndrom *nt*, Progerie *f*, greisenhafter Zwergwuchs *m*, Progeria Hutchinson-Gilford, Progeria infantilis
Hutinel's disease Hutinel-Krankheit *f*, -Zirrhose *f*
hydatid disease Hydatidose *f*, Echinokokkenkrankheit *f*, -infektion *f*, Echinokokkose *f*
Hyde's disease nodulöse Prurigo *f*, Prurigo nodularis Hyde
Iceland disease epidemische Neuromyasthenie *f*, Encephalomyelitis benigna myalgica
I-cell disease I-Zellen-Krankheit *f*, Mukolipidose II *f*
idiopathic disease idiopathische Erkrankung *f*
immune-complex disease Immunkomplexkrankheit *f*
immunodeficiency disease Immundefekt *m*, Immunmangelkrankheit *f*, Defektimmunopathie *f*, Immundefizienz *f*
inclusion body disease Zytomegalie *f*, Zytomegalie-Syndrom *nt*, Zytomegalievirusinfektion *f*, zytomegale Einschlusskörperkrankheit *f*
inclusion cell disease I-Zellen-Krankheit *f*, Mukolipidose II *f*
industrial disease Berufskrankheit *f*
infantile form of celiac disease Zöliakie *f*, Herter-Heubner-Syndrom *nt*, Heubner-Herter-Krankheit *f*, Gee-Herter-Heubner-Syndrom *nt*
infectious disease Infekt *m*, Infektion *f*, Infektionskrankheit *f*
infective disease Infekt *m*, Infektion *f*, Infektionskrankheit *f*
intercurrent disease interkurrente Erkrankung *f*
intervertebral disk disease Bandscheibenschaden *m*
iron storage disease Eisenspeicherkrankheit *f*, Hämochromatose *f*
island disease Milbenfleckfieber *nt*
Jaffé-Lichtenstein disease Jaffé-Lichtenstein-Krankheit *f*, Jaffé-Lichtenstein-Uehlinger-Syndrom *nt*, fibröse (Knochen-)Dysplasie *f*, nicht-ossifizierendes juveniles Osteofibrom *nt*, halbseitige von Recklinghausen-Krankheit *f*, Osteodystrophia fibrosa unilateralis
Jakob's disease → *Jakob-Creutzfeldt disease*
Jakob-Creutzfeldt disease Creutzfeldt-Jakob-Erkrankung *f*, Creutzfeldt-Jakob-Syndrom *nt*, Jakob-Creutzfeldt-Erkrankung *f*, Jakob-Creutzfeldt-Syndrom *nt*
Jansen's disease Jansen-Syndrom *nt*, Dysostosis enchondralis metaphysaria
Jansky-Bielschowsky disease Jansky-Bielschowsky-Krankheit *f*, Bielschowsky-Syndrom *nt*, spätinfantile Form *f* der amaurotischen Idiotie
jeans disease Jeans-Krankheit *f*
Jensen's disease Retinochorioiditis juxtapapillaris Jensen
Johnson-Stevens disease Stevens-Johnson-Syndrom *nt*, Stevens-Johnson-Fuchs-Syndrom *nt*, Fiesinger-Rendu-Syndrom *nt*, Dermatostomatitis Baader *f*, Ectodermose érosive pluriorificielle, Erythema exsudativum multiforme majus
joint disease Gelenkerkrankung *f*, -affektion *f*, Arthropathie *f*; Arthrose *f*, Arthrosis *f*
Joseph disease Machado-Joseph-Syndrom *nt*, Azorenkrankheit *f*
Jüngling's disease Jüngling-Krankheit *f*, Perthes-Jüngling-Krankheit *f*, Ostitis multiplex cystoides
juvenile Paget's disease juveniler Morbus Paget, Hyperostosis corticalis deformans juvenilis
Kahler's disease Kahler-Krankheit *f*, Huppert-Krankheit *f*, Morbus Kahler, Plasmozytom *nt*, multiples Myelom *nt*, plasmozytisches Immunozytom *nt*, plasmozytisches Lymphom *nt*
Kashin-Beck disease Kaschin-Beck-Krankheit *f*, Kashin-Beck-Krankheit *f*
Katayama disease Katayama-Krankheit *f*, -Fieber *nt*, -Syndrom *nt*
Kawasaki disease Kawasaki-Syndrom *nt*, Morbus Kawasaki *m*, mukokutanes Lymphknotensyndrom *nt*, akutes febriles mukokutanes Lymphadenopathiesyndrom *nt*
Kayser's disease Wilson-Krankheit *f*, -Syndrom *nt*, Morbus Wilson *m*, hepatolentikuläre/hepatozerebrale Degeneration *f*
kidney disease Nierenerkrankung *f*, -leiden *nt*, Nephropathie *f*
Kienböck's disease **1.** Kienböck-Krankheit *f*, Morbus Kienböck *m*, Lunatummalazie *f* **2.** (post-)traumatische Syringomyelie *f*
Kienböck's disease of the lunate Kienböck-Krankheit *f*, Morbus Kienböck *m*, Lunatummalazie *f*
Kimmelstiel-Wilson disease Kimmelstiel-Wilson-Syndrom *nt*, diabetische Glomerulosklerose *f*
Kimura's disease Kimura-Krankheit *f*, Kimura-Syndrom *nt*, Morbus Kimura, papulöse Angioplasie *f*, angiolymphoide Hyperplasie *f* mit Eosinophilie (Kimura)
kissing disease Pfeiffer-Drüsenfieber *nt*, infektiöse Mononukleose *f*, Monozytenangina *f*, Mononucleosis infectiosa
Klebs' disease Glomerulonephritis *f*

Klemperer's disease Banti-Krankheit *f*, -Syndrom *nt*
Köhler's disease **1.** Köhler-Krankheit *f*, Köhler-Müller-Weiss-Syndrom *nt*, Morbus Köhler I **2.** Freiberg-Köhler-Krankheit *f*, Morbus Köhler II
Köhler's bone disease **1.** Köhler-Krankheit *f*, Köhler-Müller-Weiss-Syndrom *nt*, Morbus Köhler I **2.** Freiberg-Köhler-Krankheit *f*, Morbus Köhler II
Köhler's second disease Freiberg-Köhler-Krankheit *f*, Morbus Köhler II
Köhlmeier-Degos disease Köhlmeier-Degos-Syndrom *nt*, Degos-Delort-Tricot-Syndrom *nt*, tödliches kutaneointestinales Syndrom *nt*, Papulosis maligna atrophicans (Degos), Papulosis atrophicans maligna, Thrombangitis cutaneaintestinalis disseminata
König's disease Morbus König, Osteochondrosis dissecans am Kniegelenk
Krabbe's disease Krabbe-Syndrom *nt*, Globoidzellen-Leukodystrophie *f*, Galaktozerebrosidlipidose *f*, Galaktozerebrosidose *f*, okuloenzephalische/enzephalookuläre Angiomatose *f*, Angiomatosis encephalocutanea, Leukodystrophia cerebri progressiva hereditaria
Kufs' disease Kufs-Syndrom *nt*, Kufs-Hallervorden-Krankheit *f*, Erwachsenenform *f* der amaurotischen Idiotie
Kugelberg-Welander disease Kugelberg-Welander-Krankheit *f*, -Syndrom *nt*, Atrophia musculorum spinalis pseudomyopathica (Kugelberg-Welander), juvenile Form *f* der spinalen Muskelatrophie
Kümmell-Verneuil disease Kümmell-Verneuil-Krankheit *f*, -Syndrom *nt*, traumatische Kyphose *f*, Spondylopathia traumatica
Kussmaul's disease → *Kussmaul-Meier disease*
Kussmaul-Meier disease Kussmaul-Meier-Krankheit *f*, Panarteriitis/Periarteriitis/Polyarteriitis nodosa
Kyasanur Forest disease Kyasanur-Waldfieber *nt*, Kyasanurwald-Fieber *nt*
Kyrle's disease Kyrle-Krankheit *f*, Morbus Kyrle *m*, Hyperkeratosis follicularis et parafollicularis in cutem penetrans (Kyrle)
Laennec's disease **1.** dissezierendes Aneurysma *nt*, Aneurysma dissecans **2.** mikronoduläre/kleinknotige/organisierte Leberzirrhose *f*
Lafora's disease Lafora-Syndrom *nt*, Unverricht-Syndrom *nt*, Myoklonusepilepsie *f*, myoklonische Epilepsie *f*
Lancereaux-Mathieu disease Weil-Krankheit *f*, Leptospirosis icterohaemorrhagica
Landouzy's disease Weil-Krankheit *f*, Leptospirosis icterohaemorrhagica
Landry's disease Landry-Paralyse *f*, Paralysis spinalis ascendens acuta
Langerhans' cell disease Langerhans-Zellhistiozytose *f*
Larrey-Weil disease Weil-Krankheit *f*, Leptospirosis icterohaemorrhagica
Larsen's disease Larsen-Johansson-Syndrom *nt*, Sinding-Larsen-Krankheit *f*
laughing disease Lach-, Schüttelkrankheit *f*, Kuru *nt*, Kuru-Kuru *nt*
L-chain disease Bence-Jones-Plasmozytom *nt*, Bence-Jones-Krankheit *f*, L-Kettenkrankheit *f*, Leichte-Kettenkrankheit *f*
Leber's disease **1.** Leber-Optikusatrophie *f* **2.** kongenitale Amaurose (Leber) *f*
Ledderhose's disease Ledderhose-Syndrom *nt*, Dupuytren-Kontraktur *f* der Plantarfaszie, plantare Fibromatose *f*, Morbus Ledderhose *m*, Plantaraponeurosenkontraktur *f*, Fibromatosis plantae
Lederer's disease Lederer-Anämie *f*
Legg's disease → *Legg-Calvé-Perthes disease*
Legg-Calvé disease → *Legg-Calvé-Perthes disease*
Legg-Calvé-Perthes disease Perthes-Krankheit *f*, Morbus Perthes *m*, Perthes-Legg-Calvé-Krankheit *f*, Legg-Calvé-Perthes-Krankheit *f*, Legg-Calvé-Perthes-Waldenström-Krankheit *f*, Osteochondropathia deformans coxae juvenilis, Coxa plana (idiopathica)
Legg-Calvé-Waldenström disease → *Legg-Calvé-Perthes disease*
legionnaire's disease Legionärskrankheit *f*, Veteranenkrankheit *f*
legionnaires' disease Legionärskrankheit *f*, Legionellose *f*, Veteranenkrankheit
Leigh's disease Leigh-Syndrom *nt*, subakute nekrotisierende Enzephalomyelopathie *f*
Leiner's disease Leiner-Dermatitis *f*, -Erythrodermie *f*, Erythrodermia desquamativa Leiner
leptospiral disease Leptospirenerkrankung *f*, Leptospirose *f*, Leptospirosis *f*
Leriche's disease Sudeck-Dystrophie *f*, Sudeck-Syndrom *nt*, Morbus Sudeck *m*
Léri-Weill disease Léri-Layani-Weill-Syndrom *nt*
Letterer-Siwe disease Letterer-Siwe-Krankheit *f*, Abt-Letterer-Siwe-Krankheit *f*, maligne Säuglingsretikulose *f*, akute Säuglingsretikulose *f*, maligne generalisierte Histiozytose *f*
Lewandowsky-Lutz disease Lewandowsky-Lutz-Krankheit *f*, -Syndrom *nt*, Epidermodysplasia verruciformis, Verrucosis generalisata (Lewandowsky-Lutz)
Libman-Sacks disease Libman-Sacks-Syndrom *nt*, Sacks-Krankheit *f*
Lichtheim's disease Dana-Lichtheim-Krankheit *f*, Dana-Syndrom *nt*, Lichtheim-Syndrom *nt*, Dana-Lichtheim-Putnam-Syndrom *nt*, funikuläre Myelose *f*
Lignac's disease → *Lignac-Fanconi disease*
Lignac-Fanconi disease Lignac-Fanconi-Erkrankung *f*, -Krankheit *f*, Lignac-Syndrom *nt*, Abderhalden-Fanconi(-Lignac)-Syndrom *nt*, Zystinspeicherkrankheit *f*, Zystinose *f*, Cystinose *f*
Lindau's disease (von) Hippel-Lindau-Syndrom *nt*, Netzhautangiomatose *f*, Angiomatosis retinae cystica, Angiomatosis cerebelli et retinae
Lindau-von Hippel disease → *Lindau's disease*
lipid storage disease Lipidspeicherkrankheit *f*, Lipidose *f*, Lipoidose *f*
Little's disease Little-Krankheit *f*, Diplegia spastica infantilis
liver disease Lebererkrankung *f*, -leiden *nt*, Hepatopathie *f*
Lobo's disease Lobo-Krankheit *f*, Lobomykose *f*, Keloidblastomykose *f*, Blastomycosis queloidana
Lobstein's disease Lobstein-Krankheit *f*, -Syndrom *nt*, Lobstein-Typ *m* der Osteogenesis imperfecta, Osteogenesis imperfecta tarda, Osteogenesis imperfecta Typ Lobstein
Löffler's disease Löffler-Endokarditis *f*
Lowe's disease Lowe-Syndrom *nt*, Lowe-Terrey-MacLachlan-Syndrom *nt*, okulo-zerebro-renales Syndrom *nt*
lung fluke disease Lungenegelbefall *m*, Paragonimiasis *f*, Paragonimose *f*
Lutembacher's disease Lutembacher-Komplex *m*, -Syndrom *nt*
Lutz-Splendore-Almeida disease Lutz-Splendore-Almeida-Krankheit *f*, brasilianische/südamerikanische Blastomykose *f*, Parakokzidioidomykose *f*, Granuloma paracoccidioides
Lyell's disease (medikamentöses) Lyell-Syndrom *nt*, Syndrom *nt* der verbrühten Haut, Epidermolysis acuta toxica, Epidermolysis necroticans combustiformis
Lyme disease Lyme-Krankheit *f*, Lyme-Borreliose *f*, Lyme-Disease *nt*, Erythema-migrans-Krankheit *f*
lymph node disease (*Tumor*) Lymphknotenbefall *m*, Lymphknotenmetastase *f*, Lymphknotenmetastasierung *f*
lymphoproliferative disease lymphoproliferative Erkrankung *f*

D

lymphoreticular diseases lymphoretikuläre Erkrankungen *pl*, Erkrankungen *pl* des lymphoretikulären Systems
Machado-Joseph disease Machado-Joseph-Syndrom *nt*, Azorenkrankheit *f*
mad cow disease bovine spongiforme Enzephalopathie *f*, Rinderwahnsinn *m*
Madelung's disease 1. Madelung-Deformität *f* **2.** Madelung-Fetthals *m*
Maher's disease Parakolpitis *f*, Paravaginitis *f*
Majocchi's disease Purpura Majocchi *f*, Majocchi-Krankheit *f*, Purpura anularis teleangiectodes, Purpura anularis teleangiectodes atrophicans, Teleangiectasia follicularis anulata
Malherbe's disease verkalktes Epitheliom *nt*, Pilomatrixom *nt*, Pilomatricoma *nt*, Epithelioma calcificans (Malherbe)
malignant disease bösartige Erkrankung *f*, maligne Erkrankung *f*, Malignom *nt*
Manson's disease Manson-Krankheit *f*, Manson-Bilharziose *f*, Schistosomiasis mansoni
maple bark disease Ahornrindenschälerkrankheit *f*
maple sugar disease → *maple syrup urine disease*
maple syrup disease → *maple syrup urine disease*
maple syrup urine disease Ahornsirup-Krankheit *f*, -Syndrom *nt*, Valin-Leucin-Isoleucinurie *f*, Verzweigtkettendecarboxylase-Mangel *m*
marble bone disease Albers-Schönberg-Krankheit *f*, Schoenberg-Krankheit *f*, Marmorknochenkrankheit *f*, Osteopetrose *f*, Osteosclerosis congenita diffusa, Hyperostosis diffusa generalisata congenita
Marburg disease Marburg-Krankheit *f*, -Fieber *nt*
March's disease Basedow-Krankheit *f*, Morbus Basedow *m*
Marchiafava-Micheli disease Marchiafava-Micheli-Anämie *f*, paroxysmale nächtliche Hämoglobinurie *f*
Marfan's disease Marfan-Syndrom *nt*, Arachnodaktylie-Syndrom *nt*
Marie's disease 1. Marie-Krankheit *f*, -Syndrom *nt*, Akromegalie *f* **2.** Marie-Bamberger-Syndrom *nt*, Bamberger-Marie-Syndrom *nt*, hypertrophische pulmonale Osteoarthropathie *f*, Akropachie *f* **3.** Nonne-Marie-Krankheit *f*, -Syndrom *nt*, (Pierre) Marie-Krankheit *f*, -Syndrom *nt*, zerebellare Heredoataxie *f*, Heredoataxia cerbellaris **4.** Bechterew-Krankheit *f*, Morbus Bechterew *m*, Bechterew-Strümpell-Marie-Krankheit *f*, Marie-Strümpell-Krankheit *f*, Spondylarthritis/Spondylitis ankylopoetica/ankylosans
Marie-Bamberger disease Marie-Bamberger-Syndrom *nt*, Bamberger-Marie-Syndrom *nt*, hypertrophische pulmonale Osteoarthropathie *f*, Akropachie *f*
Marie-Strümpell disease Bechterew-Krankheit *f*, Morbus Bechterew *m*, Bechterew-Strümpell-Marie-Krankheit *f*, Marie-Strümpell-Krankheit *f*, Spondylarthritis/Spondylitis ankylopoetica/ankylosans
Marion's disease Marion-Syndrom *nt*
Marsh's disease Basedow-Krankheit *f*, Morbus Basedow *m*
McArdle's disease McArdle-Krankheit *f*, -Syndrom *nt*, muskuläre Glykogenose *f*, Muskelphosphorylasemangel *m*, Myophosphorylaseinsuffizienz *f*, Glykogenose *f* Typ V
McArdle-Schmid-Pearson disease → *McArdle's disease*
medical disease internistische Erkrankung *f*, nichtchirurgische Erkrankung *f*
Medina worm disease Medinawurmbefall *m*, Medinawurminfektion *f*
Meige's disease Meige-Syndrom *nt*, Trophödem Typ Meige, Lymphödem Typ Meige
Ménétrier's disease Ménétrier-Syndrom *nt*, Morbus Ménétrier *m*, Riesenfaltengastritis *f*, Gastropathia hypertrophica gigantea
Ménière's disease Ménière-Krankheit *f*, Morbus Ménière *m*
metabolic disease Stoffwechselerkrankung *f*
metastatic disease 1. Metastasierung *f*, Filialisierung *f* **2.** Krankheit *f* durch Metastasierung, Krankheitssymptome *pl* durch Metastasierung
Meyenburg's disease (von) Meyenburg-Altherr-Uehlinger-Syndrom *nt*, rezidivierende Polychondritis *f*, systematisierte Chondromalazie *f*
Meyer's disease Adenoide *pl*, adenoide Vegetationen *pl*
Mibelli's disease Mibelli-Krankheit *f*, Porokeratosis/Parakeratosis Mibelli *f*, Keratoatrophodermie *f*, Hyperkeratosis concentrica, Hyperkeratosis figurata centrifugata atrophicans, Keratodermia excentrica
microdrepanocytic disease Sichelzellthalassämie *f*, Sichelzellenthalassämie *f*, Mikrodrepanozytenkrankheit *f*, HbS-Thalassämie *f*
micrometastatic disease Mikrometastasierung *f*
Miller's disease Knochenerweichung *f*, Osteomalazie *f*, -malacia *f*
Milton's disease Quincke-Ödem *nt*, angioneurotisches Ödem *nt*
miner's disease Hakenwurmbefall *m*, -infektion *f*, Ankylostomiasis *f*, Ankylostomatosis *f*, Ankylostomatidose *f*
Mitchell's disease Gerhardt-Syndrom *nt*, Mitchell-Gerhardt-Syndrom *nt*, Weir-Mitchell-Krankheit *f*, Erythromelalgie *f*, Erythralgie *f*, Erythermalgie *f*, Akromelalgie *f*
mixed connective tissue disease Sharp-Syndrom *nt*, Mischkollagenose *f*, gemischte Bindegewebserkrankung *f*, mixed connective tissue disease *nt*
Moeller-Barlow's disease Moeller-Barlow-Krankheit *f*, rachitischer Säuglingsskorbut *m*
molecular disease Molekularkrankheit *f*, molekulare Krankheit *f*
Mondor's disease Mondor-Phlebitis *f*, Endophlebitis obliterans Mondor
Monge's disease Monge-Krankheit *f*, chronische Höhenkrankheit *f*
monosymptomatic celiac disease monosymptomatische Zöliakie *f*
Morgagni's disease 1. Adams-Stokes-Syndrom *nt*, -Synkope *f*, -Anfall *m* **2.** Morgagni-Syndrom *nt*, Morgagni-Morel-Stewart-Syndrom *nt*, Hyperostosis frontalis interna
Morquio's disease Morquio-Brailsford-Syndrom *nt*
Morquio-Brailsford disease Morquio-Brailsford-Syndrom *nt*
Morquio-Ullrich disease Morquio-Syndrom *nt*, Morquio-Ullrich-Syndrom *nt*, Morquio-Brailsford-Syndrom *nt*, spondyloepiphysäre Dysplasie *f*, Mukopolysaccharidose *f* Typ IV
Morvan's disease 1. Syringomyelie *f* **2.** Morvan-Syndrom *nt*, Panaritium analgicum
Moschcowitz disease thrombotisch-thrombozytopenische Purpura *f*, Moschcowitz-Syndrom *nt*, Moschcowitz-Singer-Symmers-Syndrom *nt*, thrombotische Mikroangiopathie *f*, Purpura thrombotica, Purpura thrombotica thrombocytopenica, Purpura Moschcowitz
Mucha-Habermann disease Mucha-Habermann-Syndrom *nt*, Pityriasis lichenoides et varioliformis acuta (Mucha-Habermann)
mu chain disease μ-Kettenkrankheit *f*, μ-Schwerekettenkrankheit *f*
multilocular hydatid disease alveoläre Echinokokkose *f*
myeloproliferative disease myeloproliferative Erkrankung *f*, myeloproliferatives Syndrom *nt*
Neck's disease (van) Neck-Odelberg-Syndrom *nt*, Osteochondrosis ischiopubica
neoplastic disease Tumorleiden *nt*

Nettleship's disease Nettleship-Erkrankung *f*, Nettleship-Syndrom *nt*, kutane Mastozytose *f*, Mastozytose-Syndrom *nt*, Urticaria pigmentosa
Neumann's disease Neumann-Krankheit *f*, Pemphigus vegetans, Erythema bullosum vegetans, Pyostomatitis vegetans
Newcastle disease atypische Geflügelpest *f*, Newcastle disease *nt*
Nicolas-Favre disease Morbus Durand-Nicolas-Favre, klimatischer Bubo *m*, vierte Geschlechtskrankheit *f*, Lymphogranuloma inguinale, Lymphogranuloma venereum, Lymphopathia venerea, Poradenitis inguinalis
Niemann disease lipoidzellige Hepatosplenomegalie *f*, Niemann-Pick-Krankheit *f*, Sphingomyelinose *f*
Niemann-Pick disease Niemann-Pick-Krankheit *f*, Sphingomyelinose *f*, Sphingomyelinlipidose *f*
Niemann-Pick disease type A Niemann-Pick-Krankheit Typ A *f*, Morbus Niemann-Pick Typ A
Niemann-Pick disease type B Niemann-Pick-Krankheit Typ B *f*, Morbus Niemann-Pick Typ B
Niemann-Pick disease type C Niemann-Pick-Krankheit Typ C *f*, Morbus Niemann-Pick Typ C
Niemann-Pick disease type D Niemann-Pick-Krankheit Typ D *f*, Morbus Niemann-Pick Typ D
Niemann-Pick disease type E Niemann-Pick-Krankheit Typ E *f*, Morbus Niemann-Pick Typ E
nodular disease Oesophagostomum-Infektion *f*, Oesophagostomiasis *f*
Nonne-Milroy disease Lymphödem Typ Nonne-Milroy, Nonne-Milroy-Syndrom *nt*
Norrie's disease Norrie-Warburg-Syndrom *nt*, Atrophia bulborum hereditaria
Norum-Gjone disease Norum-Krankheit *f*, primärer Lecithin-Cholesterin-Acyltransferase-Mangel *m*, primärer LCAT-Mangel *m*, familiärer Serumcholesterinestermangel *m*
occult disease okkulte Erkrankung *f*, nicht-manifeste Erkrankung *f*
occupational disease Berufskrankheit *f*
Oguchi's disease Oguchi-Syndrom *nt*
Ohara's disease Francis-Krankheit *f*, Ohara-Krankheit *f*, Hasen-, Nagerpest *f*, Lemming-Fieber *nt*, Tularämie *f*
Ollier's disease Ollier-Erkrankung *f*, -Syndrom *nt*, Enchondromatose *f*, Hemichondrodystrophie *f*, multiple kongenitale Enchondrome *pl*
Opitz's disease Opitz-Syndrom *nt*, Hypertelorismus-Hypospadie-Syndrom *nt*
Ormond's disease (idiopathische) retroperitoneale Fibrose *f*, Ormond-Syndrom *nt*
Ortner's disease Ortner-Syndrom II *nt*, Morbus Ortner *m*, Angina abdominalis/intestinalis, Claudicatio intermittens abdominalis
Osgood-Schlatter disease Osgood-Schlatter-Krankheit *f*, -Syndrom *nt*, Schlatter-Osgood-Krankheit *f*, -Syndrom *nt*, Apophysitis tibialis adolescentium
Osler's disease **1.** Morbus Vaquez-Osler *m*, Vaquez-Osler-Syndrom *nt*, Osler-Krankheit *f*, Osler-Vaquez-Krankheit *f*, Polycythaemia (rubra) vera, Erythrämie *f* **2.** hereditäre Teleangiektasie *f*, Morbus Osler *m*, Osler-Rendu-Weber-Krankheit *f*, -Syndrom *nt*, Rendu-Osler-Weber-Krankheit *f*, -Syndrom *nt*, Teleangiectasia hereditaria haemorrhagica
Osler-Vaquez disease Morbus Vaquez-Osler, Vaquez-Osler-Syndrom *nt*, Osler-Krankheit *f*, Osler-Vaquez-Krankheit *f*, Polycythaemia vera, Polycythaemia rubra vera, Erythrämie *f*
Osler-Weber-Rendu disease hereditäre Teleangiektasie *f*, Morbus Osler *m*, Osler-Rendu-Weber-Krankheit *f*, -Syndrom *nt*, Rendu-Osler-Weber-Krankheit *f*, -Syndrom *nt*, Teleangiectasia hereditaria haemorrhagica
Otto's disease Otto-Chrobak-Becken *nt*, Protrusionsbecken *nt*, Protrusio acetabuli
Owren's disease Parahämophilie (A) *f*, Owren-Syndrom *nt*, Faktor-V-Mangel *m*, Hypoproakzelerinämie *f*, -accelerinämie *f*
Paget's disease **1.** → *Paget's disease of the breast* **2.** → *extramammary Paget's disease*
Paget's disease of bone Paget-Krankheit *f*, -Syndrom *nt*, Morbus Paget *m*, Knochen-Paget *m*, Osteodystrophia/Ostitis deformans
Paget's disease of the breast Paget-Krebs *m*, Krebsekzem *nt* der Brust, Morbus Paget *m*
pandemic disease Pandemie *f*
Panner's disease Panner-Krankheit *f*
parasitic disease Parasitenerkrankung *f*, Parasitose *f*
Parkinson's disease Parkinson-Krankheit *f*, Morbus Parkinson *m*, Paralysis agitans
Parrot's disease **1.** Bednar-Parrot-Pseudoparalyse *f*, Parrot-Lähmung *f* **2.** Parrot-Krankheit *f*, -Syndrom *nt*, Parrot-Kaufmann-Syndrom *nt*, Achondroplasie *f* **3.** Marasmus *m*
Paxton's disease Trichobacteriosis axillaris, Trichomycosis axillaris/palmellina, Trichonocardiosis *f*
Pelizaeus-Merzbacher disease Pelizaeus-Merzbacher-Krankheit *f*
peptic ulcer disease Ulkuskrankheit *f*
perinatal cytomegalic inclusion disease perinatale Zytomegalie *f*
peripheral occlusive disease periphere arterielle Verschlusskrankheit *f*
perna disease Perna-Krankheit *f*, -Akne *f*, Perchlornaphthalinkrankheit *f*
Perthes' disease Perthes-Krankheit *f*, Morbus Perthes *m*, Perthes-Legg-Calvé-Krankheit *f*, Legg-Calvé-Perthes(-Waldenström)-Krankheit *f*, Osteochondropathia deformans coxae juvenilis, Coxa plana (idiopathica)
Peyronie's disease Peyronie-Krankheit *f*, Penisfibromatose *f*, Induratio penis plastica, Sclerosis fibrosa penis
Pfeiffer's disease Pfeiffer-Drüsenfieber *nt*, infektiöse Mononukleose *f*, Monozytenangina *f*, Mononucleosis infectiosa
phytanic acid storage disease Refsum-Syndrom *nt*, Heredopathia atactica polyneuritiformis
Pick's disease **1.** Pick-(Hirn-)Atrophie *f*, -Krankheit *f*, -Syndrom *nt* **2.** Niemann-Pick-Krankheit *f*, Sphingomyelinose *f*, Sphingomyelinlipidose *f* **3.** Pick-Zirrhose *f*, perikarditische Pseudoleberzirrhose *f*
pink disease Feer-Krankheit *f*, Rosakrankheit *f*, vegetative Neurose *f* der Kleinkinder, Swift-Syndrom *nt*, Selter-Swift-Feer-Krankheit *f*, Feer-Selter-Swift-Krankheit *f*, Akrodynie *f*, Acrodynia *f*
plaster-of-Paris disease Immobilisationsatrophie *f*
polycystic ovary disease Stein-Leventhal-Syndrom *nt*, Syndrom *nt* der polyzystischen Ovarien
polycystic disease of the liver Zystenleber *f*
polyendocrine autoimmune disease Autoimmun-Polyendokrinopathie *f*, polyglanduläres Autoimmunsyndrom *f*, PGA-Syndrom *nt*, pluriglanduläre Insuffizienz *f*
Pompe's disease Pompe-Krankheit *f*, generalisierte maligne Glykogenose *f*, Glykogenose *f* Typ II
Portuguese-Azorean disease Machado-Joseph-Syndrom *nt*, Azorenkrankheit *f*
Posadas' disease Posadas-Mykose *f*, Wüstenfieber *nt*, Kokzioidomykose *f*, Coccioidomycose *f*, Granuloma coccioides
Posadas-Wernicke disease Posadas-Mykose *f*, Wüstenfieber *nt*, Kokzioidomykose *f*, Coccioidomycose *f*, Granuloma coccioides
poststreptococcal diseases Poststreptokokkenerkrankungen *pl*
Pott's disease Wirbeltuberkulose *f*, Spondylitis tuberculosa
primary disease Grundleiden *nt*, Primärerkrankung *f*

D

Pringle's disease Pringle-Tumor *m*, Naevus Pringle *m*, Adenoma sebaceum Pringle
Pringle-Bourneville disease Bourneville-Pringle-Syndrom *nt*, Pringle-Bourneville-Syndrom *nt*, Pringle-Bourneville-Phakomatose *f*
Profichet's disease Profichet-Krankheit *f*, -Syndrom *nt*, Kalkgicht *f*, Calcinosis circumscripta
proliferative disease proliferative Mastopathie *f*
proliferative disease without atypia proliferative Mastopathie *f* ohne Atypien
pulseless disease Pulslos-Krankheit *f*, Martorell-Krankheit *f*, Martorell-Syndrom *nt*, Takayasu-Krankheit *f*, Takayasu-Syndrom *nt*, Arteriitis brachiocephalica
Purtscher's disease Purtscher-Syndrom *nt*, -Netzhautschädigung *f*
Putnam's disease Dana-Lichtheim-Krankheit *f*, funikuläre Myelose *f*, funikuläre Spinalerkrankung *f*
PVC disease PVC-Krankheit *f*, Vinylchlorid-Krankheit *f*
Pyle's disease Pyle-Krankheit *f*, familäre metaphysäre Dysplasie *f*
quiet hip disease Perthes-Krankheit *f*, Morbus Perthes *m*, Legg-Calvé-Perthes-Krankheit *f*, Perthes-Legg-Calvé-Krankheit *f*, Legg-Calvé-Perthes-Waldenström-Krankheit *f*, Osteochondropathia deformans coxae juvenilis, Coxa plana (idiopathica)
Quincke's disease Quincke-Ödem *nt*, angioneurotisches Ödem *nt*
Quinquaud's disease Quinquaud-Krankheit *f*, Folliculitis decalvans/depilans
ragsorter's disease Wollsortierer-, Lumpensortierer-, Hadernkrankheit *f*, Lungenmilzbrand *m*
Ramsey Hunt disease Genikulatumneuralgie *f*, Ramsey Hunt-Syndrom *nt*, Zoster oticus, Herpes zoster oticus, Neuralgia geniculata
rat-bite disease **1.** Rattenbisskrankheit *f*, Rattenbiss-Fieber I *nt*, Sodoku *nt* **2.** Rattenbisskrankheit *f*, Rattenbiss-Fieber II *nt*, atypisches Rattenbiss-Fieber *nt*, Haverhill-Fieber *nt*, Bakterienrattenbissfieber *nt*, Streptobazillenrattenbissfieber *nt*, Erythema arthriticum epidemicum
Raynaud's disease **1.** echte/essenzielle/primäre Raynaud-Krankheit *f* **2.** Raynaud-Syndrom *nt*, sekundäre Raynaud-Krankheit *f*
Recklinghausen's disease (von) Recklinghausen-Krankheit *f*, Neurofibromatosis generalisata
Recklinghausen-Applebaum disease (von) Recklinghausen-Appelbaum-Krankheit *f*, idiopathische Hämochromatose *f*
Recklinghausen's disease of bone Engel-(von) Recklinghausen-Syndrom *nt*, (von) Recklinghausen-Krankheit *f*, Osteodystrophia fibrosa cystica generalisata, Ostitis fibrosa cystica (generalisata)
Reed-Hodgkin disease Hodgkin-Krankheit *f*, Hodgkin-Lymphom *nt*, Morbus Hodgkin, Hodgkin-Paltauf-Steinberg-Krankheit *f*, Paltauf-Steinberg-Krankheit *f*, (maligne) Lymphogranulomatose *f*, Lymphogranulomatosis maligna
Refsum disease Refsum-Syndrom *nt*, Heredopathia atactica polyneuritiformis
regurgitant disease Herzklappeninsuffizienz *f*
Reiter's disease Reiter-Krankheit *f*, -Syndrom *nt*, Fiessinger-Leroy-Reiter-Syndrom *nt*, venerische Arthritis *f*, Okulourethrosynovitis *f*, urethro-okulo-synoviales Syndrom *nt*
Rendu-Osler-Weber disease hereditäre Teleangiektasie *f*, Morbus Osler *m*, Osler-Rendu-Weber-Krankheit *f*, -Syndrom *nt*, Rendu-Osler-Weber-Krankheit *f*, -Syndrom *nt*, Teleangiectasia hereditaria haemorrhagica
reportable disease anzeigepflichtige/meldepflichtige Erkrankung/Krankheit *f*
rheumatic disease rheumatische Erkrankung *f*, Erkrankung *f* des rheumatischen Formenkreises, Rheumatismus *m*, Rheuma *nt*
rheumatoid disease Rheumatoid *nt*, rheumatoide Erkrankung *f*
Ribas-Torres disease Milchpocken *pl*, weiße Pocken/Blattern *pl*, Alastrim *nt*, Variola minor
rice disease Beriberi *f*, Vitamin B_1-Mangel(krankheit *f*) *m*, Thiaminmangel(krankheit *f*) *m*
rickettsial disease Rickettsieninfektion *f*, -erkrankung *f*, Rickettsiose *f*
Riedel's disease eisenharte Struma Riedel *f*, Riedel-Struma *f*, chronische hypertrophische Thyreoiditis *f*
Riga-Fede disease Riga-Geschwür *nt*, Fede-Riga-Geschwür *nt*
Riggs' disease Alveolarpyorrhoe *f*, Parodontitis marginalis
Ritter's disease **1.** Ritter-Krankheit *f*, -Dermatitis *f*, Morbus Ritter von Rittershain *m*, Pemphigoid *nt* der Säuglinge, Syndrom *nt* der verbrühten Haut, staphylogenes Lyell-Syndrom *nt*, Dermatitis exfoliativa neonatorum, Epidermolysis toxica acuta **2.** (medikamentöses) Lyell-Syndrom *nt*, Syndrom *nt* der verbrühten Haut, Epidermolysis acuta toxica, Epidermolysis necroticans combustiformis
Robles' disease Flussblindheit *f*, Knotenfilariose *f*, Onchozerkose *f*, *f* Sudan-Blindheit *f*
Roger's disease Roger-Syndrom *nt*, Morbus Roger *m*
Romberg's disease Romberg-Syndrom *nt*, -Trophoneurose *f*, Romberg-Parry-Syndrom *nt*, -Trophoneurose *f*, progressive halbseitige Gesichtsatrophie *f*, Hemiatrophia progressiva faciei/facialis
rose disease **1.** Wundrose *f*, Rose *f*, Erysipel *nt*, Erysipelas *nt*, Streptodermia cutanea lymphatica **2.** Rosenbach-Krankheit *f*, Rotlauf *m*, Schweinerotlauf *m*, Erysipeloid *nt*, Pseudoerysipel *nt*, Erythema migrans
Rosenbach's disease **1.** Heberden-Polyarthrose *f* **2.** Rosenbach-Krankheit *f*, Rotlauf *m*, Schweinerotlauf *m*, Erysipeloid *nt*, Pseudoerysipel *nt*, Erythema migrans
Rot's disease Inguinaltunnelsyndrom *nt*, Meralgia paraesthetica
Rot-Bernhardt disease Inguinaltunnelsyndrom *nt*, Meralgia paraesthetica
Roth's disease Bernhardt-Roth-Syndrom *nt*, Myalgia paraesthetica
Roth-Bernhardt disease Bernhardt-Roth-Syndrom *nt*, Myalgia paraesthetica
Rougnon-Heberden disease Herzbräune *f*, Stenokardie *f*, Angina pectoris
runt disease Runt-Krankheit *f*, runt disease *nt*
Ruysch's disease aganglionäres/kongenitales Megakolon *nt*, Hirschsprung-Krankheit *f*, Morbus Hirschsprung *m*, Megacolon congenitum
Sachs' disease Tay-Sachs-Erkrankung *f*, -Syndrom *nt*, infantile amaurotische Idiotie *f*, GM_2-Gangliosidose *f* Typ I
salivary gland disease Zytomegalie *f*, Zytomegalie-Syndrom *nt*, Zytomegalievirusinfektion *f*, zytomegale Einschlusskörperkrankheit *f*
Salla disease Salla-Krankheit *f*, Sialinsäurespeicherkrankheit *f*
Sanders' disease epidemische Keratokonjunktivitis *f*, Keratoconjunctivitis epidemica
Sandhoff's disease GM_2-Gangliosidose *f* Typ II, Sandhoff-Jatzekewitz-Syndrom *nt*, -Variante *f*
sandworm disease creeping disease *nt*, Hautmaulwurf *m*, Larva migrans, Myiasis linearis migrans
Schamberg's disease Schamberg-Krankheit *f*, -Syndrom *nt*, Morbus Schamberg *nt*, progressive Pigmentpurpura *f*, progressive pigmentöse Dermatose *f*, Purpura pigmentosa progressiva, Purpura Schamberg, Dermatosis pigmentaria progressiva, Capillaritis haemorrhagica maculosa

Schaumann's disease Sarkoidose *f*, Morbus Boeck, Boeck-Sarkoid *nt*, Besnier-Boeck-Schaumann-Krankheit *f*, Lymphogranulomatosa benigna
Schenck's disease Sporotrichose *f*, De Beurmann-Gougerot-Krankheit *f*
Scheuermann's disease Scheuermann-Krankheit *f*, Morbus Scheuermann *m*, Adoleszentenkyphose *f*, Osteochondritis/Osteochondrosis deformans juvenilis
Schilder's disease Schilder-Krankheit *f*, Encephalitis periaxialis diffusa
Schimmelbusch's disease Schimmelbusch-Krankheit *f*, proliferierende Mastopathie *f*
Schlatter's disease →*Schlatter-Osgood disease*
Schlatter-Osgood disease Osgood-Schlatter-Krankheit *f*, -Syndrom *nt*, Schlatter-Osgood-Krankheit *f*, -Syndrom *nt*, Apophysitis tibialis adolescentium
Scholz's disease Scholz-Bielschowsky-Henneberg-Sklerosetyp *m*, Scholz-Syndrom *nt*
Schönlein's disease →*Schönlein-Henoch disease*
Schönlein-Henoch disease Schoenlein-Henoch-Syndrom *nt*, (anaphylaktoide) Purpura *f* Schoenlein-Henoch, rheumatoide/athrombopenische Purpura *f*, Immunkomplexpurpura *f*, -vaskulitis *f*, Purpura anaphylactoides (Schoenlein-Henoch), Purpura rheumatica (Schoenlein-Henoch)
Schottmüller's disease Paratyphus *m*
Schüller-Christian disease Hand-Schüller-Christian-Krankheit *f*, Schüller-Hand-Christian-Krankheit *f*, Schüller-Krankheit *f*
Schultz's disease Agranulozytose *f*, perniziöse Neutropenie *f*, maligne Neutropenie *f*
secondary disease **1.** Sekundärerkrankung *f*, Sekundärkrankheit *f*, Zweiterkrankung *f*, Zweitkrankheit *f* **2.** (*hämatolog.*) Sekundärkrankheit *f*
secondary Raynaud's disease Raynaud-Syndrom *nt*, sekundäre Raynaud-Krankheit *f*
Selter's disease Feer-Krankheit *f*, Feer-Selter-Swift-Krankheit *f*, Selter-Swift-Feer-Krankheit *f*, Swift-Syndrom *nt*, Akrodynie *f*, Acrodynia *f*, Rosakrankheit *f*, vegetative Neurose *f* der Kleinkinder
Senear-Usher disease Senear-Usher-Syndrom *nt*, Pemphigus erythematosus, Pemphigus seborrhoicus, Lupus erythematosus pemphigoides
serum disease Serumkrankheit *f*
Sever's disease Entzündung *f* der Fersenbeinapophyse, Sever-Krankheit *f*, Haglund-Syndrom *nt*, Apophysitis calcanei
severe combined immunodeficiency disease schwerer kombinierter Immundefekt *m*, Schweitzer-Typ *m* der Agammaglobulinämie
sexually transmitted disease sexuell übertragene Krankheit *f*, venerisch übertragene Krankheit *f*, Geschlechtskrankheit *f*, durch Sexualkontakt übertragbare Krankheit
sexualy transmitted disease genitale Kontaktinfektion *f*, sexuell übertragbare Krankheit *f*, sexually transmitted infection/disease *nt*
Shaver's disease Korundschmelzerlunge *f*
shimamushi disease Milbenfleckfieber *nt*
sickle-cell disease Sichelzellerkrankung *f*
sickle-cell-hemoglobin C disease Sichelzell-Hämoglobin-C-Krankheit *f*, Sichelzellen-Hämoglobin-C-Krankheit *f*, HbS-HbC-Krankheit *f*
sickle-cell-hemoglobin D disease Sichelzell-Hämoglobin-D-Krankheit *f*, Sichelzellen-Hämoglobin-D-Krankheit *f*, HbS-HbD-Krankheit *f*
sickle-cell-thalassemia disease Sichelzellthalassämie *f*, Sichelzellenthalassämie *f*, Mikrodrepanozytenkrankheit *f*, HbS-Thalassämie *f*
silent celiac disease silente Zöliakie *f*
Simmonds' disease **1.** Simmonds-Kachexie *f* **2.** Simmonds-Syndrom *nt*, Hypophysenvorderlappeninsuffizienz *f*, HVL-Insuffizienz *f*, Hypopituitarismus *m*
Sinding-Larsen disease Morbus Sinding-Larsen, Osteopathia patellae
sixth disease Dreitagefieber *nt*, sechste Krankheit *f*, Exanthema subitum, Roseola infantum
sixth venereal disease Morbus Durand-Nicolas-Favre *m*, klimatischer Bubo *m*, vierte Geschlechtskrankheit *f*, Lymphogranuloma inguinale/venereum, Lymphopathia venerea, Poradenitis inguinalis
skin disease Hautkrankheit *f*; Dermatose *f*
sleeping disease Narkolepsie *f*
slow virus disease Slow-Virus-Infektion *f*
Sneddon-Wilkinson disease Sneddon-Wilkinson-Syndrom *nt*, subkorneale Pustulose *f*, subkorneale pustulöse Dermatose *f*, Pustulosis subcornealis
Spielmeyer-Vogt disease Stock-Vogt-Spielmeyer-Syndrom *nt*, Batten-Spielmeyer-Vogt-Syndrom *nt*, neuronale/juvenile Zeroidlipofuszinose/Ceroidlipofuscinose *f*, juvenile Form *f* der amaurotischen Idiotie
Stargardt disease Morbus Stargardt, Stargardt-Krankheit *f*
Steinert's disease Curschmann-Batten-Steinert-Syndrom *nt*, myotonische Dystrophie *f*
stenotic valvular disease (Herz-)Klappenstenose *f*
Sternberg's disease Morbus Hodgkin *m*, Hodgkin-Krankheit *f*, Hodgkin-Lymphom *nt*, Hodgkin-Paltauf-Steinberg-Krankheit *f*, Paltauf-Steinberg-Krankheit *f*, (maligne) Lymphogranulomatose *f*, Lymphogranulomatosis maligna
steroid-dependent Crohn's disease steroidabhängiger Verlauf *m*
steroid-refractory Crohn's disease steroidrefraktärer Verlauf *m*
Sticker's disease Ringelröteln *pl*, Sticker-Krankheit *f*, fünfte Krankheit *f*, Morbus quintus, Erythema infectiosum, Megalerythem *nt*, Megalerythema epidemicum/infectiosum
Still's disease Still-Syndrom *nt*, Chauffard-Ramon-Still-Krankheit *f*, Morbus Still *m*, juvenile Form *f* der chronischen Polyarthritis
Stokes-Adams disease Adams-Stokes-Anfall *m*, Adams-Stokes-Synkope *f*, -Syndrom *nt*
storage disease Speicherkrankheit *f*
Strümpell's disease **1.** Bechterew-Krankheit *f*, Morbus Bechterew *m*, Bechterew-Strümpell-Marie-Krankheit *f*, Marie-Strümpell-Krankheit *f*, Spondylarthritis/Spondylitis ankylopoetica/ankylosans **2.** Strümpell-Krankheit *f*
Strümpell-Leichtenstern disease hämorrhagische Enzephalitis *f*, Encephalitis haemorrhagica
Strümpell-Marie disease Bechterew-Krankheit *f*, Bechterew-Strümpell-Marie-Krankheit *f*, Morbus Bechterew *m*, Marie-Strümpell-Krankheit *f*, Spondylarthritis/Spondylitis ankylopoetica/ankylosans
Strümpell-Westphal disease Westphal-Strümpell-Syndrom *nt*, -Pseudosklerose *f*
Sturge's disease →*Sturge-Weber disease*
Sturge-Weber disease Sturge-Weber(-Krabbe)-Krankheit *f*, -Syndrom *nt*, enzephalofaziale Angiomatose *f*, Neuroangiomatosis encephalofacialis, Angiomatosis encephalo-oculo-cutanea, Angiomatosis encephalotrigeminalis
Stuttgart disease Stuttgarter-Hundeseuche *f*, Leptospirosis canicola
Sudeck's disease Sudeck-Dystrophie *f*, Sudeck-Syndrom *nt*, Morbus Sudeck *m*
Sutton's disease **1.** Sutton-Nävus *m*, Halo-Nävus *m*, perinaevische Vitiligo *f*, Leucoderma centrifugum acquisitum, Vitiligo circumnaevalis **2.** Mikulicz-Aphthen *pl*, habituelle Aphthen *pl*, chronisch-rezidivierende Aphthen *pl*, rezidivierende benigne Aphthosis *f*, Periadenitis mucosa necrotica recurrens **3.** Granuloma fissura-

tum, Acanthoma fissuratum
Sweet's disease Sweet-Syndrom *nt*, akute febrile neutrophile Dermatose *f*
Swift's disease Feer-Krankheit *f*, Rosakrankheit *f*, vegetative Neurose *f* der Kleinkinder, Swift-Syndrom *nt*, Selter-Swift-Feer-Krankheit *f*, Feer-Selter-Swift-Krankheit *f*, Akrodynie *f*, Acrodynia *f*
Swift-Feer disease → *Swift's disease*
swineherd's disease Schweinehüterkrankheit *f*, Bouchet-Gsell-Krankheit *f*, Leptospirosis pomona
Sylvest's disease Bornholmer Krankheit *f*, epidemische Pleurodynie *f*, Myalgia epidemica
Symmers' disease Brill-Symmers-Syndrom *nt*, Morbus Brill-Symmers, zentroplastisch-zentrozytisches (malignes) Lymphom *nt*, großfollikuläres Lymphoblastom *nt*, großfollikuläres Lymphom *nt*
systemic disease systemische Erkrankung *f*, Systemerkrankung *f*, Allgemeinerkrankung *f*
Takahara's disease Takahara-Krankheit *f*, Akatalasämie *f*, Akatalasie *f*
Takayasu's disease Pulslos-Krankheit *f*, Martorell-Krankheit *f*, Martorell-Syndrom *nt*, Takayasu-Krankheit *f*, Takayasu-Syndrom *nt*, Arteriitis brachiocephalica
Tangier disease Tangier-Krankheit *f*, Analphalipoproteinämie *f*, Hypo-Alpha-Lipoproteinämie *f*
Tarui disease Tarui-Krankheit *f*, Muskelphosphofructokinaseinsuffizienz *f*, Glykogenose *f* Typ VII
Taussig-Bing disease Taussig-Bing-Syndrom *nt*
Tay-Sachs disease Tay-Sachs-Erkrankung *f*, -Syndrom *nt*, infantile amaurotische Idiotie *f*, GM_2-Gangliosidose *f* Typ I
thalassemia-sickle cell disease Sichelzellthalassämie *f*, Sichelzellenthalassämie *f*, Mikrodrepanozytenkrankheit *f*, HbS-Thalassämie *f*
Thiemann's disease Thiemann-Krankheit *f*
third disease Röteln *pl*, Rubella *f*, Rubeola *f*
thyrocardiac disease Thyreokardiopathie *f*
thyroid malignant disease maligne Schilddrüsenerkrankung *f*, Schilddrüsenmalignom *nt*, Schilddrüsenkrebs *m*
thyrotoxic heart disease Thyreokardiopathie *f*
Tietze's disease Tietze-Syndrom *nt*
Tooth disease Charcot-Marie-Krankheit *f*, -Syndrom *nt*, Charcot-Marie-Tooth-Hoffmann-Krankheit *f*, -Syndrom *nt*
transmural inflammatory disease of the colon Colitis regionalis, Enteritis regionalis Crohn des Dickdarms
Trevor's disease Trevor-Erkrankung *f*, -Syndrom *nt*, Dysplasia epiphysealis hemimelica
tropical diseases Tropenkrankheiten *pl*
tsutsugamushi disease japanisches Fleckfieber *nt*, Tsutsugamushi-Fieber *nt*, Milbenfleckfieber *nt*, Scrub-Typhus *m*
tunnel disease **1.** Hakenwurmbefall *m*, -infektion *f*, Ankylostomiasis *f*, Ankylostomatosis *f*, Ankylostomatidose *f* **2.** Druckluft-, Caissonkrankheit *f*
type I glycogen storage disease (von) Gierke-Krankheit *f*, van Creveld-von Gierke-Krankheit *f*, hepatorenale Glykogenose *f*, Glykogenose Typ I *f*
type II glycogen storage disease Pompe-Krankheit *f*, generalisierte maligne Glykogenose *f*, Glykogenose Typ II *f*
type III glycogen storage disease Cori-Krankheit *f*, Forbes-Syndrom *nt*, hepatomuskuläre benigne Glykogenose *f*, Glykogenose Typ III *f*
type IV glycogen storage disease Andersen-Krankheit *f*, Amylopektinose *f*, leberzirrhotische retikuloendotheliale Glykogenose *f*, Glykogenose Typ IV *f*
type V glycogen storage disease McArdle-Krankheit *f*, muskuläre Glykogenose *f*, Myophosphorylaseinsuffizienz *f*, Glykogenose Typ V *f*
type VI glycogen storage disease Hers-Erkrankung *f*, -Syndrom *nt*, -Glykogenose *f*, Leberphosphorylaseinsuffizienz *f*, Glykogenose Typ VI *f*
type VII glycogen storage disease Tarui-Krankheit *f*, Muskelphosphofructokinaseinsuffizienz *f*, Glykogenose Typ VII *f*
type VIII glycogen storage disease hepatische Glykogenose *f*, Phosphorylase-b-kinase-Insuffizienz *f*, Glykogenose Typ VIII *f*
ulcer disease Ulkuskrankheit *f*
Underwood's disease Underwood-Krankheit *f*, Sklerem(a) *nt*, Fettdarre *f*, Fettsklerem *nt* der Neugeborenen, Sclerema adiposum neonatorum
unilocular hydatid disease zystische Echinokokkose *f*
Unna's disease Unna-Krankheit *f*, seborrhoisches Ekzem *nt*, seborrhoische/dysseborrhoische Dermatitis *f*, Morbus Unna *m*, Dermatitis seborrhoides
Unna-Thost disease Morbus Unna-Thost *m*, Keratosis palmoplantaris diffusa circumscripta, Keratoma palmare et plantare hereditaria, Ichthyosis palmaris et plantaris (Thost)
Unverricht's disease Lafora-Syndrom *nt*, Unverricht-Syndrom *nt*, Myoklonusepilepsie *f*, myoklonische Epilepsie *f*
Urbach-Wiethe disease Urbach-Wiethe-Syndrom *nt*, Lipoidproteinose (Urbach-Wiethe) *f*, Hyalinosis cutis et mucosae
vagabond's disease Vaganten-, Vagabundenhaut *f*, Cutis vagantium
vagrant's disease → *vagabond's disease*
van Bogaert's disease subakute sklerosierende Panenzephalitis *f*, Einschlusskörperchenenzephalitis *f* Dawson, subakute sklerosierende Leukenzephalitis *f* van Bogaert
van Buren's disease Peyronie-Krankheit *f*, Penisfibromatose *f*, Induratio penis plastica, Sclerosis fibrosa penis
van den Bergh's disease Stokvis-Talma-Syndrom *nt*, autotoxische Zyanose *f*
van Neck's disease (van) Neck-Odelberg-Syndrom *nt*, Osteochondrosis ischiopubica
Vaquez's disease Morbus Vaquez-Osler *m*, Vaquez-Osler-Syndrom *nt*, Osler-Krankheit *f*, Osler-Vaquez-Krankheit *f*, Polycythaemia vera, Polycythaemia rubra vera, Erythrämie *f*
Vaquez-Osler disease → *Vaquez's disease*
venereal disease Geschlechtskrankheit *f*, venerische Krankheit *f*, venerische Erkrankung *f*
Verse's disease Calcinosis intervertebralis
Vidal's disease Vidal-Krankheit *f*, Lichen Vidal *m*, Lichen simplex chronicus (Vidal), Neurodermitis circumscriptus
Vincent's disease Angina Plaut-Vincent *f*, Plaut-Vincent-Angina *f*, Vincent-Angina *f*
vinyl chloride disease Vinylchlorid-Krankheit *f*, PVC-Krankheit *f*
viral disease Viruserkrankung *f*, Viruskrankheit *f*
Virchow's disease amyloide Degeneration *f*, Amyloidose *f*
visceral occlusive disease Viszeralarterieninsuffizienz *f*
vitamin-deficiency disease Vitaminmangelkrankheit *f*, Hypovitaminose *f*, Avitaminose *f*
Vogt-Spielmeyer disease Stock-Vogt-Spielmeyer-Syndrom *nt*, Batten-Spielmeyer-Vogt-Syndrom *nt*, neuronale/juvenile Zeroidlipofuszinose/Ceroidlipofuscinose *f*, juvenile Form *f* der amaurotischen Idiotie
von Economo's disease europäische Schlafkrankheit *f*, (von) Economo-Krankheit *f*, -Enzephalitis *f*, Encephalitis epidemica/lethargica
von Gierke's disease (von) Gierke-Krankheit *f*, van Creveld-von Gierke-Krankheit *f*, hepatorenale Glykogenose *f*, Glykogenose *f* Typ I

von Hippel-Lindau disease (von) Hippel-Lindau-Syndrom *nt*, Netzhautangiomatose *f*, Angiomatosis retinae cystica, Angiomatosis cerebelli et retinae
von Jaksch's disease von Jaksch-Hayem-Anämie *f*, von Jaksch-Hayem-Syndrom *nt*, Anaemia pseudoleucaemica infantum
von Meyenburg's disease (von) Meyenburg-Altherr-Uehlinger-Syndrom *nt*, rezidivierende Polychondritis *f*, systematisierte Chondromalazie *f*
von Recklinghausen's disease (von) Recklinghausen-Krankheit *f*, Neurofibromatosis generalisata
von Recklinghausen-Applebaum disease (von) Recklinghausen-Appelbaum-Krankheit *f*, idiopathische Hämochromatose *f*
von Recklinghausen's disease of bone Engel-(von) Recklinghausen-Syndrom *nt*, (von) Recklinghausen-Krankheit *f*, Osteodystrophia fibrosa cystica generalisata, Ostitis fibrosa cystica (generalisata)
von Willebrand's disease Willebrand-Jürgens-Syndrom *nt*, von Willebrand-Jürgens-Syndrom *nt*, konstitutionelle Thrombopathie *f*, hereditäre Pseudohämophilie *f*, vaskuläre Pseudohämophilie *f*, Angiohämophilie *f*
Voorhoeve's disease Voorhoeve-Erkrankung *f*, Osteopathia striata
Vrolik's disease Vrolik-Krankheit *f*, Vrolik-Typ *m* der Osteogenesis imperfecta, Osteogenesis imperfecta congenita, Osteogenesis imperfecta Typ Vrolik
Vulpian's disease Vulpian-Bernhardt-Syndrom *nt*
Waldenström's disease Perthes-Krankheit *f*, Morbus Perthes *m*, Perthes-Legg-Calvé-Krankheit *f*, Legg-Calvé-Perthes-Krankheit *f*, Legg-Calvé-Perthes-Waldenström-Krankheit *f*, Osteochondropathia deformans coxae juvenilis, Coxa plana (idiopathica)
Wartenberg's disease **1.** Ch(e)iralgia paraesthetica **2.** idiopathische Akroparästhesie *f*, Wartenberg-Syndrom *nt*, Brachialgia statica paraesthetica
Weber's disease Sturge-Weber(-Krabbe)-Krankheit *f*, -Syndrom *nt*, enzephalofaziale Angiomatose *f*, Neuroangiomatosis encephalofacialis, Angiomatosis encephalo-oculo-cutanea, Angiomatosis encephalotrigeminalis
Weber-Christian disease Weber-Christian-Krankheit *f*, Pfeifer-Weber-Christian-Syndrom *nt*, Panniculitis nodularis non suppurativa febrilis et recidivans
Wegner's disease Wegner-Krankheit *f*, (kongenitale) Knochensyphilis *f*, Osteochondritis syphilitica
Weil's disease **1.** Weil-Krankheit *f*, Leptospirosis icterohaemorrhagica **2.** Weil-ähnliche-Erkrankung *f*
Weir-Mitchell's disease Gerhardt-Syndrom *nt*, Mitchell-Gerhardt-Syndrom *nt*, Weir-Mitchell-Krankheit *f*, Erythromelalgie *f*, Erythralgie *f*, Erythermalgie *f*, Akromelalgie *f*
Wenckebach's disease Herzsenkung *f*, -tiefstand *m*, Wanderherz *m*, Kardioptose *f*
Werdnig-Hoffmann disease Werdnig-Hoffmann-Krankheit *f*, -Syndrom *nt*, infantile spinale Muskelatrophie *f* (Werdnig-Hoffmann)
Werlhof's disease idiopathische thrombozytopenische Purpura *f*, Morbus Werlhof, essenzielle Thrombozytopenie *f*, idiopathische Thrombozytopenie *f*
Werner-His disease Wolhyn-Fieber *nt*, Fünftagefieber *nt*, Wolhynienfieber *nt*, Febris quintana
Werner-Schultz disease Agranulozytose *f*, maligne Neutropenie *f*, perniziöse Neutropenie *f*
Wernicke's disease Wernicke-Enzephalopathie *f*, -Syndrom *nt*, Polioencephalitis haemorrhagica superior (Wernicke)
Westphal's disease → *Westphal-Strümpell disease*
Westphal-Strümpell disease Westphal-Strümpell-Pseudosklerose *f*, -Syndrom *nt*
Whipple's disease Whipple-Krankheit *f*, Morbus Whipple *m*, intestinale Lipodystrophie *f*, lipophage Intestinalgranulomatose *f*, Lipodystrophia intestinalis
white-spot disease **1.** Weißfleckenkrankheit *f*, White-Spot-Disease *nt*, Lichen sclerosus et atrophicus, Lichen albus **2.** Morphaea guttata
Whitmore's disease Whitmore-Krankheit *f*, Pseudomalleus *m*, Pseudorotz *m*, Melioidose *f*, Malleoidose *f*, Melioidosis *f*
Whytt's disease Hydrocephalus internus
Wilson's disease **1.** Wilson-Krankheit *f*, -Syndrom *nt*, Morbus Wilson *m*, hepatolentikuläre/hepatozerebrale Degeneration *f* **2.** Wilson-Krankheit *f*, Dermatitis exfoliativa
Winiwarter-Buerger disease Winiwarter-Buerger-Krankheit *f*, Morbus Winiwarter-Buerger, Endangiitis obliterans, Thrombangiitis obliterans, Thrombendangiitis obliterans
Winkler's disease schmerzhaftes Ohrknötchen *nt*, Chondrodermatitis nodularis circumscripta helicis
Wohlfahrt-Kugelberg-Welander disease Kugelberg-Welander-Krankheit *f*, -Syndrom *nt*, juvenile Form *f* der spinalen Muskelatrophie, Atrophia musculorum spinalis pseudomyopathica (Kugelberg-Welander)
Wolman's disease Wolman-Krankheit *f*
Woringer-Kolopp disease Morbus Woringer-Kolopp *m*, pagetoide/epidermotrope Retikulose *f*
Zahorsky's disease Dreitagefieber *nt*, sechste Krankheit *f*, Exanthema subitum, Roseola infantum
Ziehen-Oppenheim disease Torsionsneurose *f*, Ziehen-Oppenheim-Syndrom *nt*, -Krankheit *f*, Torsionsdystonie *f*, Dysbasia lordotica

dis|eased [dɪ'zi:zd] *adj* erkrankt, krankhaft, krank, pathologisch, kränklich, morbid

dis|em|bow|el|ment [ˌdɪsem'baʊəlmənt] *noun* Eviszeration *f*

dis|e|quil|lib|ri|um [dɪsˌekwə'lɪbrɪəm] *noun* gestörtes Gleichgewicht *nt*, Ungleichgewicht *nt*

dis|es|the|sia [dɪses'θi:ʒ(ɪ)ə] *noun* Dysästhesie *f*

dis|fig|ured *adj* verunstaltet, entstellt, missgestaltet, verformt, deformiert

dis|in|fect [ˌdɪsɪn'fekt] *v* keimfrei machen, desinfizieren

dis|in|fect|ant [ˌdɪsɪn'fektənt] *adj* keim(ab)tötend, mit keimabtötender Wirkung, desinfizierend

dis|in|fec|tion [ˌdɪsɪn'fekʃn] *noun* Desinfektion *f*

dis|in|fes|ta|tion [ˌdɪsɪnfes'teɪʃn] *noun* Entwesung *f*, Desinfestation *f*

dis|in|sec|ti|za|tion [ˌdɪsɪnˌsektɪ'zeɪʃn] *noun* Ungezieferbekämpfung *f*, Dis-, Desinsektion *f*

dis|in|vag|i|na|tion [dɪsɪnˌvædʒə'neɪʃn] *noun* Desinvagination *f*

dis|junc|tion [dɪs'dʒʌŋ(k)ʃn] *noun* **1.** Trennung *f*, Absonderung *f* **2.** (*genet.*) (Chromosomen-)Disjunktion *f* **3.** (*ophthal.*) Disjunktion *f* der Koordination

disk [dɪsk] *noun* **1.** Scheibe *f*; (*anatom.*) Diskus *m*, Discus *m* **2.** Bandscheibe *f*, Intervertebral-, Zwischenwirbelscheibe *f*, Discus intervertebralis
A disk A-Band *nt*, A-Streifen *m*, A-Zone *f*, anisotrope Bande *f*
acromioclavicular disk Discus articularis acromioclavicularis
Amici's disk Z-Linie *f*, -Streifen *m*, Zwischenscheibe *f*, Telophragma *nt*
articular disk Gelenkzwischenscheibe *f*, Diskus *m*, Discus articularis
articular disk of acromioclavicular joint Discus articularis articulationis acromioclavicularis
articular disk of distal radioulnar joint Discus articularis articulationis radioulnaris distalis
articular disk of sternoclavicular joint Discus articularis articulationis sternoclavicularis
bilaminar germ disk zweiblättrige Keimscheibe *f*
blastodermic disk Blastodermscheibe *f*

D

choked disk Papillenödem *nt*, Stauungspapille *f*
ciliary disk Orbiculus ciliaris
embryonic disk Keimscheibe *f*, -schild *m*, Blastodiskus *m*
epiphysial disk Epiphysenfuge *f*, Cartilago epiphysialis
germ disk Keimscheibe *f*, -schild *m*, Blastodiskus *m*
growth disk epiphysäre Wachstumszone *f*, Epiphysenfuge *f*
Hensen's disk H-Bande *f*, H-Streifen *m*, H-Zone *f*, helle Zone *f*, Hensen-Zone *f*
herniated disk Bandscheibenvorfall *m*, Diskushernie *f*, Diskusprolaps *m*
intercalated disk Glanzstreifen *m*, Discus intercalaris
intermediate disk Z-Linie *f*, Z-Streifen *m*, Zwischenscheibe *f*, Telophragma *nt*
interpubic disk Discus interpubicus
intervertebral disk Intervertebral-, Zwischenwirbelscheibe *f*, Bandscheibe *f*, Discus intervertebralis
intra-articular disk Gelenkzwischenscheibe *f*, Discus articularis
isotropic disk I-Bande *f*, I-Streifen *m*, I-Zone *f*, isotrope Bande *f*
Merkel's disk Merkel-Tastscheibe *f*
optic disk → *optic nerve disk*
optic nerve disk (Sehnerven-)Papille *f*, Discus/Papilla nervi optici
Placido's disk Placido-Scheibe *f*
proligerous disk Eihügel *m*, Discus proligerus/oophorus, Cumulus oophorus
protruded disk Bandscheibenvorfall *m*, -prolaps *m*, -hernie *f*
radioulnar disk Discus articularis radioulnaris distalis
ruptured disk Bandscheibenvorfall *m*, -prolaps *m*, -hernie *f*
slipped disk Bandscheibenvorfall *m*, -prolaps *m*, -hernie *f*
sternoclavicular disk Discus articularis sternoclavicularis
tactile disks Merkel-Tastzellen *pl*, -Tastscheibe *f*, Meniscus tactus
temporomandibular disk Discus articularis temporomandibularis
thin disk Z-Linie *f*, Z-Streifen *m*, Zwischenscheibe *f*, Telophragma *nt*
trilaminar germ disk dreiblättrige Keimscheibe
Z disk Z-Linie *f*, Z-Streifen *m*, Zwischenscheibe *f*, Telophragma *nt*

disk- *präf.* Scheiben-, Bandscheiben-, Disk(o)-, Disc(o)-

dis|kec|to|my [dɪs'kektəmɪ] *noun* Bandscheiben(teil)entfernung *f*, -resektion *f*, Diskektomie *f*; Nukleotomie *f*

dis|ki|form ['dɪskəfɔːrm] *adj* scheibenförmig, disziform, diskoid, diskoidal

dis|ki|tis [dɪs'kaɪtɪs] *noun* Diskusentzündung *f*, Discitis *f*, Diszitis *f*

disko- *präf.* Scheiben-, Bandscheiben-, Disk(o)-, Disc(o)-

dis|ko|gram ['dɪskəgræm] *noun* Diskogramm *nt*

dis|kog|ra|phy [dɪs'kɑgrəfɪ] *noun* Diskographie *f*, Diskografie *f*

dis|kot|o|my [dɪs'kɑtəmɪ] *noun* Bandscheibenoperation *f*

dis|lo|ca|tion [dɪsləʊ'keɪʃn] *noun* **1.** Ausrenkung *f*, Dislokation *f*, Luxation *f*, Verrenkung *f* **2.** (Chromosomen-)Dislokation *f*
anterior shoulder dislocation vordere Schulterluxation *f*, Luxatio subcoracoidea
axillary shoulder dislocation Luxatio axillaris
Bell-Dally dislocation Bell-Dally-Dislokation *f*, spontane nicht-traumatische Atlasluxation *f*
congenital dislocation of lense Ektopia lentis congenita
fractured dislocation Luxationsfraktur *f*
fracture dislocation of the hip Hüftgelenksluxationsfraktur *f*
dislocation of the hip Hüftgelenk(s)luxation
hyperdistention dislocation Distensionsluxation *f*
incomplete dislocation unvollständige Verrenkung *f*, Ausrenkung *f*, Subluxation *f*
jaw dislocation Kieferluxation *f*
Kienböck's dislocation Luxation *f* des Os lunatum, Lunatumluxation *f*
dislocation of the knee joint Kniegelenk(s)luxation *f*
dislocation of the lens Linsenluxation *f*
dislocation of the lunate Lunatumluxation *f*
partial dislocation unvollständige Verrenkung *f*, Ausrenkung *f*, Subluxation *f*
pathologic dislocation pathologische Luxation *f*
shoulder dislocation Schulter(gelenk)luxation *f*, Luxatio humeri
temporomandibular dislocation Kieferluxation *f*
dislocation of the testis Hodenektopie *f*

dis|mem|ber [dɪs'membər] *v* **1.** zergliedern, zerstückeln **2.** amputieren

dis|mu|tase ['dɪsmjuːteɪz] *noun* Dismutase *f*
superoxide dismutase Hyperoxiddismutase *f*, Superoxiddismutase *f*, Hämocuprein *nt*, Erythrocuprein *nt*

dis|mu|ta|tion [ˌdɪsmjuː'teɪʃn] *noun* Dismutation *f*

di|so|my ['daɪsəʊmɪ] *noun* Disomie *f*

dis|or|der [dɪs'ɔːrdər] *noun* pathologischer Zustand *m*, krankhafte Störung *f*, Erkrankung *f*, Krankheit *f*
acute neuropsychologic disorder Delirium *nt*, Delir *nt*
affective disorder affektive Psychose *f*
affective borderline disorder Angst-Glück-Psychose *f*
atopic disorder Atopie *f*
attention deficit disorder Störung mit Aufmerksamkeitsdefizit ohne Hyperaktivität
attention deficit hyperactivity disorder Störung mit Aufmerksamkeitsdefizit bei Hyperaktivität *f*, kindliches Hyperkinesesyndrom *nt*, Aufmerksamkeits- und Hyperaktivitätsstörung *f*, hyperkinetische Reaktion im Kindesalter
autistic disorder Kanner-Syndrom *nt*, frühkindlicher Autismus *m*
bipolar disorder manisch-depressive Psychose/Krankheit *f*
bleeding disorders Blutungsübel *pl*; Blutgerinnungsstörungen *pl*
central speech disorder zentrale Stimmstörung *f*, Sprechstörung *f*
character disorder Persönlichkeitsstörung *f*
content thought disorder inhaltliche Denkstörungen *pl*
conversion disorder Konversionsreaktion *f*, -neurose *f*, -hysterie *f*, hysterische Reaktion/Neurose *f*
cycloid disorders zykloide Psychosen *pl*, Emotionspsychosen *pl*
cycloid personality disorder Zyklothymie *f*
cyclothymic disorder Zyklothymie *f*
degenerative joint disorder degenerative Gelenkerkrankung *f*
delusional paranoid disorders paranoide Syndrome *pl*, Paranoia *f*
depersonalization disorder (neurotisches) Depersonalisationssyndrom *nt*
dysthymic disorder Dysthymie *f*
eczematoid disorder Ekzematoid *nt*
expansion-confabulation disorder expansiv-konfabulatorisches Syndrom *nt*
formal thought disorder formale Denkstörungen *pl*
genetic disorder genetische/genetisch-bedingte Erkrankung *f*, genetische/genetisch-bedingte Krankheit *f*
heat disorder Hitzeschaden *m*
hereditary disorder hereditäre Erkrankung *f*, erbliche Erkrankung *f*, Erbkrankheit *f*, Erbleiden *nt*
immune-complex disorder Immunkomplexkrankheit *f*
immunodeficiency disorder Immundefekt *m*, Immunmangelkrankheit *f*, Defektimmunopathie *f*, Immundefizienz *f*
immunoproliferative disorder immunproliferative Er-

krankung *f*
LDL-receptor disorder (primäre/essentielle) Hyperlipoproteinämie *f* Typ IIa, essenzielle/familiäre Hypercholesterinämie *f*, primäre Hyperbetalipoproteinämie *f*, familiäre idiopathische hypercholesterinämische Xanthomatose *f*, LDL-Rezeptordefekt *m*
lymphoproliferative disorder lymphoproliferative Erkrankung *f*
lysosomal storage disorders lysosomale Speicherkrankheiten *pl*
male erectile disorder erektile Dysfunktion *f*
manic-depressive disorder manisch-depressive Psychose/Krankheit *f*
metabolic disorder Stoffwechselstörung *f*
monogenetic disorders monogenetische Erkrankungen *pl*
monophasic disorders monophasische Psychosen *pl*
monopolar disorders monopolare Psychosen *pl*
mood disorder affektive Psychose *f*, Gemütskrankheit *f*
neuropsychologic disorder Psychosyndrom *nt*
non-organic sleep disorder nicht-organische Schlafstörungen *pl*
nutritional disorder Ernährungsstörung *f*
obsessive-compulsive disorder Anankasmus *m*
obstructive ventilation disorder obstruktive Ventilationsstörung *f*
oligosaccharide storage disorder Oligosaccharidose *f*
organic mental disorder organische Psychose *f*
organic sleep disorder organische Schlafstörungen *pl*
paranoid disorder paranoide Psychose *f*
personality disorder Persönlichkeit(sstörung *f*) *f*, Psychopathie *f*, Charakterneurose *f*
polyphasic disorders polyphasische Psychosen *pl*
post-stress disorder Entlastungssyndrom *nt*, Entziehungssyndrom *nt*
post-traumatic mental disorder posttraumatisches Psychosyndrom *nt*
psychosomatic disorder psychosomatische Störung *f*, Organneurose *f*
restrictive ventilation disorder restriktive Ventilationsstörung *f*
schizoaffective disorders schizoaffektive Psychosen *pl*, Mischpsychosen *pl*, atypische endogene Psychosen *pl*
seizure disorder Krampfanfall-auslösende Erkrankung *f*
skin disorder Dermatose *f*
sleep disorder Schlafstörung *f*, Insomnie *f*, Insomnia, Dyssomnie *f*
sleep terror disorder Nachtangst *f*, Pavor nocturnus
sleepwalking disorder Nachtwandeln *nt*, Noktambulismus *m*, Schlafwandeln *nt*, Somnambulismus *m*
speech disorder Sprachstörung *f*
tendon disorder Tendopathie *f*, Tendinose *f*
thought disorders Denkstörungen *pl*
ventilation disorder (*Lunge*) Ventilationsstörung *f*
dis|o|ri|en|ta|tion [dɪsˌɔːrɪən'teɪʃn] *noun* Verwirrtheit *f*, Desorientiertheit *f*
di|sper|my ['daɪspɜrmɪ] *noun* Doppelbefruchtung *f*, Dispermie *f*
dis|per|sion [dɪ'spɜrʒn, -ʃn] *noun* **1.** (Zer-, Ver-)Streuung *f*, Zerlegung *f*, Verteilung *f*, Dispersion *f* **2.** Dispersion *f*, Suspension *f*, disperses System *nt*
dis|per|son|al|i|za|tion [dɪsˌpɜrsnəlaɪ'zeɪʃn] *noun* Depersonalisation *f*
dis|place|ment [dɪs'pleɪsmənt] *noun* **1.** Verlagerung *f*, Verschiebung *f*, Verrückung *f* **2.** (*auch psychol.*) Verdrängung *f* **3.** (*Fraktur*) Fragmentverschiebung *f*, Dislokation *f*, Dislocatio *f* **4.** Ablösung *f*, Entlassung *f* **5.** (*psychol.*) Affektverlagerung *f*
forward displacement of the uterus Antepositio uteri
dis|po|si|tion [dɪspə'zɪʃn] *noun* Veranlagung *f*, Disposition *f*
dis|rup|tion [dɪs'rʌpʃn] *noun* **1.** Zerbrechung *f*; Zerreißung *f* **2.** Zerrissenheit *f*, Spaltung *f* **3.** Bruch *m*; Riss *m* **4.** (*embryolog.*) Disruption *f*
dis|sect [dɪ'sekt, daɪ-] *v* zergliedern, zerlegen, sezieren, präparieren
dis|sec|tion [dɪ'sekʃn, daɪ-] *noun* **1.** Zergliederung *f*, Zerlegung *f*; (genaue) Analyse *f* **2.** Zergliedern *nt*, Zerlegen *nt*, Sezieren *nt* **3.** Leichenöffnung *f*, Sektion *f*, Obduktion *f*
aortic dissection Aortendissektion *f*, Aneurysma dissecans der Aorta
neck dissection Halsdissektion *f*, -ausräumung *f*, neck dissection *f*
dis|sem|i|nat|ed [dɪ'semәneɪtɪd] *adj* verbreitet, verstreut, disseminiert
dis|sem|i|na|tion [dɪˌsemɪ'neɪʃn] *noun* **1.** Ausstreuung *f*, Verbreitung *f* **2.** (*patholog.*) Aussaat *f*, Streuung *f*, Dissemination *f* **3.** (*mikrobiol.*) Dissemination *f*
bronchial dissimination bronchogene Aussaat *f*
dis|so|ci|a|tion [dɪˌsəʊʃɪ'eɪʃn] *noun* Dissoziation *f*
albiminocytologic dissociation albumino-zytologische Dissoziation *f*
atrioventricular dissociation atrioventrikuläre Dissoziation *f*
auriculoventricular dissociation atrioventrikuläre Dissoziation *f*
dis|tal ['dɪstl] *adj* vom Mittelpunkt/von der Körpermitte entfernt (liegend), distal
dis|tance ['dɪstəns] *noun* **1.** Entfernung *f* (*from* von); Distanz *f*, Zwischenraum *m*, Abstand *m* (*between* zwischen); Entfernung *f*, Strecke *f* **2.** (zeitlicher) Abstand *m*, Zeitraum *m*
focal distance Brennweite *f*
interocular distance Augenabstand *m*
dis|ti|chi|a|sis [ˌdɪstə'kaɪəsɪs] *noun* Distichiasis *f*
Dis|to|ma ['dɪstəmə] *noun* Distoma *nt*, Distomum *nt*
Distoma felineum Katzenleberegel *m*, Opisthorchis felineus
Distoma haematobium Blasenpärchenegel *m*, Schistosoma haematobium
Distoma hepaticum großer Leberegel *m*, Fasciola hepatica
Distoma sinensis chinesischer Leberegel *m*, Clonorchis/Opisthorchis sinensis
dis|to|ma|to|sis [daɪˌstəʊmə'təʊsɪs] *noun* Distomainfektion *f*, Distomatose *f*, Distomiasis *f*
di|sto|mia [daɪ'stəʊmɪə] *noun* Distomie *f*
dis|to|mi|a|sis [ˌdaɪstəʊ'maɪəsɪs] *noun* Distomainfektion *f*, Distomatose *f*, Distomiasis *f*
hemic distomiasis Schistosomiasis *f*, Bilharziose *f*
pulmonary distomiasis Lungenegelbefall *m*, Paragonimiasis *f*, Paragonimose *f*
Dis|to|mum ['dɪstəməm] *noun* Distoma *nt*, Distomum *nt*
di|sto|mus [daɪ'stəʊməs] *noun* Distomus *m*
dis|tor|tion [dɪ'stɔːrʃn] *noun* **1.** Verstauchung *f*, Distorsion *f*, Distorsio *f* **2.** (*physik.*) Verzerrung *f*, Verzeichnung *f*, Distorsion *f*
dis|tress [dɪ'stres] *noun* **1.** (*körperliche, geistige*) Qual *f*, Pein *f*, Schmerz *m* **2.** Leid *nt*, Kummer *m*, Sorge *f*; Not *f*; Notlage *f*, Notstand *m*
fetal distress fetaler Gefahrenzustand *m*, fetale Notsituation *f*, fetal distress
idiopathic respiratory distress of the newborn Atemnotsyndrom *nt* des Neugeborenen, Respiratory-distress-Syndrom *nt* des Neugeborenen
dis|tri|chi|a|sis [ˌdɪstrə'kaɪəsɪs] *noun* Districhiasis *f*
dis|turb|ance [dɪ'stɜrbəns] *noun* **1.** Störung *f*; Behinderung *f*, Beeinträchtigung *f*; Beunruhigung *f* **2.** (seelische) Erregung *f*; (geistige) Verwirrung *f*; Verhaltensstörung *f*
disturbance in conduction Erregungsleitungsstörung *f*
excitation disturbance Erregungsbildungsstörung *f*

disturbance of perfusion Durchblutungsstörung *f*
disturbances in stimulus conduction Reizleitungsstörungen *pl*

di|u|re|sis [ˌdaɪəˈriːsɪs] *noun, plural* **-ses** [-siːz] (übermäßige) Harnausscheidung *f*, Harnfluss *m*, Diurese *f*
forced diuresis forcierte Diurese *f*
osmotic diuresis osmotische Diurese *f*, Molekulardiurese *f*
water diuresis Wasserdiurese *f*

di|u|ret|ic [ˌdaɪəˈretɪk] I *noun* harntreibendes Mittel *nt*, Diuretikum *nt* II *adj* Diurese betreffend, harntreibend, diuresefördernd, -anregend, diuretisch
high-ceiling diuretic Schleifendiuretikum *nt*
loop diuretic Schleifendiuretikum *nt*
non-osmotic diuretic nicht-osmotisches Diuretikum *nt*
osmotic diuretic osmotisches Diuretikum *nt*
potassium-sparing diuretic kaliumsparendes Diuretikum *nt*

di|u|ria [daɪˈ(j)ʊərɪə] *noun* Diurie *f*

di|ur|nal [daɪˈɜrnl] *adj* am Tage, tagsüber, täglich; tageszyklisch, diurnal

di|va|lent [daɪˈveɪlənt] *adj* zweiwertig, divalent; doppelchromosomig, bivalent

di|ver|tic|u|lec|to|my [ˌdaɪvərtɪkjəˈlektəmɪ] *noun* Divertikelresektion *f*, -entfernung *f*, -abtragung *f*, Divertikulektomie *f*

di|ver|tic|u|lit|ic [ˌdaɪvərtɪkjəˈlaɪtɪk] *adj* Divertikelentzündung/Divertikulitis betreffend, divertikulitisch

di|ver|tic|u|li|tis [ˌdaɪvərtɪkjəˈlaɪtɪs] *noun* Divertikulitis *f*, Divertikelentzündung *f*
colonic diverticulitis Kolondivertikulitis *f*

di|ver|tic|u|lo|pex|y [ˌdaɪvərtɪkjələˈpeksɪ] *noun* Divertikelanheftung *f*, -fixierung *f*, Divertikulopexie *f*

di|ver|tic|u|lo|sis [daɪvərˌtɪkjəˈləʊsɪs] *noun* Divertikulose *f*
diverticulosis of the colon Kolon-, Dickdarmdivertikulose *f*
colonic diverticulosis Dickdarm-, Kolondivertikulose *f*
diverticulosis of the small intestine Dünndarmdivertikulose *f*

di|ver|tic|u|lum [ˌdaɪvərˈtɪkjələm] *noun, plural* **-la** [-lə] Divertikel *nt*
diverticula of ampulla of deferent duct Diverticula ampullae ductus deferentis
bladder diverticulum (Harn-)Blasendivertikel *nt*
bowel diverticulum Darmdivertikel *nt*
caliceal diverticulum Kelchdivertikel *m*
colonic diverticulum Dickdarm-, Kolondivertikel *nt*
duodenal diverticulum Duodenum-, Duodenaldivertikel *nt*
epiphrenic diverticulum epiphrenisches Divertikel *nt*
esophageal diverticulum Speiseröhren-, Ösophagusdivertikel *nt*
false diverticulum falsches Divertikel *nt*, Diverticulum spurium
hypopharyngeal diverticulum Zenker-Divertikel *nt*, pharyngoösophageales Divertikel *nt*
ileal diverticulum Meckel-Divertikel *nt*
intestinal diverticulum Darmdivertikel *nt*
large bowel diverticulum Dickdarmdivertikel *nt*
Meckel's diverticulum Meckel-Divertikel *nt*
Nuck's diverticulum Nuck-Divertikel *nt*
parabronchial diverticulum parabronchiales Divertikel *nt*
pharyngoesophageal diverticulum Zenker-Divertikel *nt*, pharyngoösophageales Divertikel *nt*
pituitary diverticulum Rathke-Tasche *f*
pressure diverticulum Pulsionsdivertikel *nt*
pulsion diverticulum Pulsionsdivertikel *nt*
Rathke's diverticulum Rathke-Tasche *f*
Rokitansky's diverticulum Rokitansky-Divertikel *nt*
small bowel diverticulum Dünndarmdivertikel *nt*
traction diverticulum Traktionsdivertikel *nt*
true diverticulum echtes Divertikel *nt*, Diverticulum verum
vesical diverticulum (Harn-)Blasendivertikel *nt*
Zenker's diverticulum Zenker-Divertikel *nt*, pharyngoösophageales Divertikel *nt*

di|vi|sion [dɪˈvɪʒn] *noun* **1.** Teilung *f*; Zerteilung *f*, Spaltung *f* (*into* in); Abtrennung *f* (*from* von) **2.** Verteilung *f*, Austeilung *f*, Aufteilung *f* (*among, between* unter) **3.** Einteilung *f*, Gliederung *f* (*into* in)
anterior divisions of trunks of brachial plexus vordere Äste *pl* der Trunci plexus brachialis, Divisiones anteriores plexus brachialis
autonomic division Divisio autonomica, autonomes/vegetatives Nervensystem *nt*, Systema nervosum autonomicum, Pars autonomica systematis nervosi peripherici
cell division Zellteilung *f*
cleavage division (Zell-)Teilung *f*, Furchung(steilung *f*) *f*
differential cell division differentielle Zellteilung *f*
direct cell division direkte Zellteilung *f*, Amitose *f*
dorsal divisions of trunks of brachial plexus hintere Äste *pl* der Trunci plexus brachialis, Divisiones posteriores plexus brachialis
equational division Äquationsteilung *f*
first division of trigeminal nerve erster Trigeminusast *m*, Nervus ophthalmicus
left lateral division Divisio lateralis sinistra
mandibular division of trigeminal nerve dritter Trigeminusast *m*, Nervus mandibularis
maturation division **1.** Reifeteilung *f* **2.** Reduktion(steilung *f*) *f*, Meiose *f*
maxillary division of trigeminal nerve zweiter Trigeminusast *m*, Nervus maxillaris
meiotic cell division Reduktionsteilung *f*, Meiose *f*
mitotic cell division mitotische Zellteilung *f*, Mitose *f*
nuclear division Kernteilung *f*
ophthalmic division of trigeminal nerve erster Trigeminusast *m*, Nervus ophthalmicus
posterior divisions of trunks of brachial plexus hintere Äste *pl* der Trunci plexus brachialis, Divisiones posteriores plexus brachialis
reduction division Reduktionsteilung *f*, Meiose *f*
reduction cell division **1.** Reduktionsteilung *f*, Meiose *f* **2.** erste Reifeteilung
right lateral division Divisio lateralis dextra
secondary division of trigeminal nerve zweiter Trigeminusast *m*, Nervus maxillaris
terminal division Endast *m*
third division of trigeminal nerve dritter Trigeminusast *m*, Nervus mandibularis
thoracicolumbar division of autonomic nervous system sympathisches Nervensystem *nt*, Sympathikus *m*, sympathischer Teil *m* des autonomen Nervensystems, Nervus sympathicus, Pars sympathica divisionis autonomici systematis nervosi
ventral divisions of trunks of brachial plexus vordere Äste *pl* der Trunci plexus brachialis, Divisiones anteriores plexus brachialis

di|zy|got|ic [ˌdaɪzaɪˈɡɑtɪk] *adj* (*Zwillinge*) binovulär, dissimilär, erbungleich, heteroovulär, zweieiig, dizygot

di|zy|gous [daɪˈzaɪɡəs] *adj* (*Zwillinge*) binovulär, dissimilär, erbungleich, heteroovulär, zweieiig, dizygot

diz|zi|ness [ˈdɪzɪnɪs] *noun* **1.** (subjektiver) Schwindel *m*, Schwind(e)ligkeit *f* **2.** Schwindelanfall *m* **3.** Benommenheit *f*

diz|zy [ˈdɪzɪ] *adj* schwind(e)lig, vertiginös

do|dec|a|dac|tyl|i|tis [dəʊˌdekəˌdæktəˈlaɪtɪs] *noun* Entzündung der Duodenalschleimhaut, Duodenitis *f*

dolicho- *präf.* lang-, dolicho-

dol|i|cho|ceph|a|ly [ˌdɑlɪkəʊˈsefəlɪ] *noun* Langköpfigkeit *f*, Langschädel *m*, Dolichokephalie *f*, -zephalie *f*

dol|i|cho|co|lon [ˌdɑlɪkəʊ'kəʊlən] *noun* Dolichokolie *f*
dol|i|cho|cra|ni|al [ˌdɑlɪkəʊ'kreɪnɪəl] *adj* Dolichokephalie betreffend, langköpfig, dolichokephal
dol|i|cho|fa|cial [ˌdɑlɪkəʊ'feɪʃl] *adj* langgesichtig, dolichofazial
dol|i|cho|pro|so|pic [ˌdɑlɪkəʊprə'sɑpɪk] *adj* langgesichtig, dolichofazial
dol|i|cho|sten|o|me|lia [ˌdɑlɪkəʊˌstenə'miːlɪə] *noun* Spinnenfingrigkeit *f*, Dolichostenomelie *f*, Arachnodaktylie *f*
do|main [dəʊ'meɪn] *noun* Domäne *f*
dome [dəʊm] *noun* **1.** Wölbung *f* **2.** Kuppel *f*, kuppelförmige Bildung *f*, Gewölbe *nt*
dom|i|nance ['dɑmɪnəns] *noun* Dominanz *f*
dom|i|nant ['dɑmɪnənt] I *noun* Dominante *f* II *adj* **1.** dominant, dominierend, (vor-)herrschen; überwiegend **2.** Dominanz betreffend, (im Erbgang) dominierend, dominant
do|nate [dəʊ'neɪt] *v* (*Blut*) spenden; stiften, schenken
do|na|tion [dəʊ'neɪʃn] *noun* (*Blut, Organ*) Spende *f*
do|na|tor ['dəʊneɪtər] *noun* →*donor*
do|nor ['dəʊnər] *noun* **1.** (Blut-, Organ-)Spender(in *f*) *m* **2.** Donor *m*, Donator *m*
general donor Universalspender *m*
universal donor Universalspender *m*
don|o|va|no|sis [dɑnəvæ'nəʊsɪs] *noun* Lymphogranuloma inguinale/venereum, Lymphopathia venerea, Morbus Durand-Nicolas-Favre *m*, klimatischer Bubo *m*, vierte Geschlechtskrankheit *f*, Poradenitis inguinalis
do|pa ['dəʊpə] *noun* 3,4-Dihydroxyphenylalanin *nt*, Dopa *nt*, DOPA *nt*
do|pa|mine ['dəʊpəmiːn] *noun* Dopamin *nt*, Hydroxytyramin *nt*
do|pa|mi|ner|gic [ˌdəʊpəmɪ'nɜrdʒɪk] *adj* von Dopamin aktiviert oder übertragen, durch Dopaminfreisetzung wirkend, dopaminerg
dopa-oxydase *noun* Monophenolmonooxygenase *f*, Monophenyloxidase *f*
do|pase ['dəʊpeɪz] *noun* Monophenolmonooxygenase *f*, Monophenyloxidase *f*
dor|man|cy ['dɔːrmənsɪ] *noun* **1.** Schlaf *m*, Schlafzustand *m* **2.** (*mikrobiol.*) Wachstumsruhe *f*, Dormanz *f*
dor|mant ['dɔːrmənt] *adj* (*Zelle*) ruhend, dormant
dor|nase ['dɔːrneɪz] *noun* Dornase *f*
dors- *präf.* Rücken-, Dors(o)-, Dorsi-
dor|sad ['dɔːrsæd] *adj* zum Rücken hin, rückenwärts, dorsad
dor|sal ['dɔːrsl] *adj* Rücken/Dorsum betreffend, notal, dorsal; hinten (liegend), dorsal (liegend), hinterer, posterior, dorsal
dor|sal|gia [dɔːr'sældʒ(ɪ)ə] *noun* Rückenschmerz(en *pl*) *m*, Dorsalgie *f*, Dorsodynie *f*
dorsi- *präf.* Rücken-, Dors(o)-, Dorsi-
dor|si|flex|ion [ˌdɔːrsɪ'flekʃn] *noun* Beugung *f* nach rückwärts/in Richtung der Rückseite, Dorsalflexion *f*
dorso- *präf.* Rücken-, Dors(o)-, Dorsi-
dor|so|lum|bar [ˌdɔːrsəʊ'lʌmbər, -bɑːr] *adj* Rücken und Lendengegend/Regio lumbalis betreffend oder verbindend, dorsolumbal
dor|sum ['dɔːrsəm] *noun, plural* **-sa** [-sə] Rücken *m*, Rückseite *f*, Dorsum *nt*
dorsum of foot Fußrücken *m*, Dorsum pedis
dorsum of hand Handrücken *m*, Dorsum manus
dorsum of nose Nasenrücken *m*, Dorsum nasi
dorsum of penis Penisrücken *m*, Dorsum penis
dorsum of tongue Zungenrücken *m*, Dorsum linguae
dos|age ['dəʊsɪdʒ] *noun* **1.** Dosierung *f*, Verabreichung *f* **2.** Dosis *f*, Menge *f*; Portion *f*
saturation dosage Sättigungsdosis *f*
dose [dəʊs] I *noun* **1.** (*pharmakol.*) Dosis *f*, Gabe *f* **2.** (*radiolog.*) Dosis *f*, Strahlendosis *f* **3.** Dosis *f*, Portion *f* II *v* **4.** (*pharmakol.*) dosieren, in Dosen verabreichen **5.** jdm. eine Dosis verabreichen, Arznei geben
absorbed dose Energiedosis *f*
booster dose Boosterdosis *f*
broken dose fraktionierte Dosis *f*, Dosis refracta
cumulative dose kumulierte Dosis *f*, kumulierte Strahlendosis *f*
cumulative radiation dose kumulierte Dosis *f*, kumulierte Strahlendosis *f*
curative dose Dosis curativa
daily dose Tagesdosis *f*
depth dose Tiefendosis *f*
divided dose fraktionierte Dosis *f*, Dosis refracta
doubling dose Verdopplungsdosis *f*
effective dose Effektivdosis *f*, Dosis effectiva, Dosis efficax, Wirkdosis *f*
entry dose Einfalldosis *f*
equivalent dose Äquivalentdosis *f*
exit dose Exitdosis *f*, Austrittsdosis *f*
exposure dose Ionendosis *f*
fatal dose tödliche Dosis *f*, letale Dosis *f*, Letaldosis *f*, Dosis letalis
focal dose Herddosis *f*
fractional dose fraktionierte Dosis *f*, Dosis refracta
infective dose infektiöse Dosis *f*, Infektionsdosis *f*, Dosis infectiosa
initial dose Initial-, Aufsättigungsdosis *f*
integral dose Integraldosis *f*
integral absorbed dose Integraldosis *f*
ionization dose per time unit Ionendosisleistung *f*
lethal dose tödliche Dosis *f*, letale Dosis *f*, Letaldosis *f*, Dosis letalis
loading dose Initial-, Aufsättigungsdosis *f*
maintenance dose Erhaltungsdosis *f*
maximum dose Maximaldosis *f*, Dosis maximalis
maximum single dose Einzelmaximaldosis *f*
median effective dose mittlere effektive Dosis *f*, mittlere wirksame Dosis *f*, Dosis effectiva media
median infective dose mittlere Infektionsdosis *f*, Dosis infectiosa media
median lethal dose mittlere letale Dosis *f*, Dosis letalis media
minimal dose Minimaldosis *f*
minimal lethal dose minimale letale Dosis *f*, Dosis letalis minima
minimum dose Minimaldosis *f*
organ dose Organdosis *f*
organ tolerance dose Organtoleranzdosis *f*
radiation dose Strahlendosis *f*
refractive dose fraktionierte Dosis *f*, Dosis refracta
single dose Einzeldosis *f*
skin dose Hautdosis *f*
surface dose Oberflächendosis *f*
therapeutic dose therapeutische Dosis *f*, Dosis therapeutica
threshold dose Grenzdosis *f*, Schwellendosis *f*
tissue dose Gewebedosis *f*
tolerance dose Toleranzdosis *f*, Dosis tolerata
total dose Gesamtdosis *f*
toxic dose toxische Dosis *f*, Dosis toxica
volume dose Integraldosis *f*
dose-dependent *adj* dosisabhängig
do|sim|e|ter [dəʊ'sɪmɪtər] *noun* Dosismesser *m*, Dosimeter *nt*
do|si|met|ric [ˌdəʊsɪ'metrɪk] *adj* Dosimetrie betreffend, mittels Dosimetrie, dosimetrisch
do|sim|e|try [dəʊ'sɪmətrɪ] *noun* Strahlendosismessung *f*, Dosimetrie *f*
dot [dɑt] *noun* Punkt *m*, Pünktchen *nt*, Tüpfelchen *nt*
Maurer's dots Maurer-Körnelung *f*, Maurer-Tüpfelung *f*
Schüffner's dots Schüffner-Tüpfelung *f*
double-stranded *adj* (*DNA*) aus zwei Strängen bestehend, doppelsträngig
doug|las|cele ['dʌgləsiːl] *noun* Douglas-Hernie *f*, Doug-

D

lasozele *f*, Enterocele vaginalis posterior
doug|la|si|tis [dʌglə'saɪtɪs] *noun* Entzündung des Douglas-Raums, Douglasitis *f*
dra|con|ti|a|sis [ˌdrækɑn'taɪəsɪs] *noun* Medinawurminfektion *f*, Guineawurminfektion *f*, Drakunkulose *f*, Drakontiase *f*, Dracunculosis *f*, Dracontiasis *f*
dra|cun|cu|li|a|sis [drəˌkʌŋkjə'laɪəsəs] *noun* Medinawurminfektion *f*, Guineawurminfektion *f*, Drakunkulose *f*, Drakontiase *f*, Dracunculosis *f*, Dracontiasis *f*
Dra|cun|cu|lus [drə'kʌŋkjələs] *noun* Dracunculus *m*
Dracunculus medinensis Medinawurm *m*, Guineawurm *m*, Dracunculus medinensis, Filaria medinensis
drain [dreɪn] I *noun* **1.** Ableitung *f*; Ableiten *nt*, Abfließen *nt*, Ablaufen *nt*, Drainieren *nt*, Drainage *f*, Dränage *f* **2.** Drain *m*, Drän *m* **3.** Entwässerung *f*, Trockenlegung *f*, Dränage *f* II *v* **4.** drainieren, dränieren, durch Drain(s) ableiten **5.** ab- oder austrocknen lassen
drain|age ['dreɪnɪdʒ] *noun* **1.** Drainage *f*, Dränage *f*, Ableitung *f* (*von Wundflüssigkeit*); Abfluss *m* **2.** Drainieren *nt*, Dränieren *nt*, Ableiten *nt*; Abfließen *nt*, Ablaufen *nt*
dras|tic ['dræstɪk] *noun* **1.** starkes Abführmittel, Drastikum **2.** (*Abführmittel*) drastisch, stark **3.** drastisch, durchgreifend, gründlich, rigoros
drep|a|no|cyte ['drepənəʊsaɪt] *noun* Sichelzelle *f*, Drepanozyt *m*
drep|a|no|cy|te|mia [ˌdrepənəʊsaɪ'tiːmɪə] *noun* Sichelzellanämie *f*, Sichelzellenanämie *f*, Herrick-Syndrom *nt*
drep|a|no|cyt|ic [ˌdrepənəʊ'sɪtɪk] *adj* Sichelzellen betreffend, Sichelzell(en)-
drep|a|no|cy|to|sis [ˌdrepənəʊsaɪ'təʊsɪs] *noun* Drepanozytose *f*
drep|a|no|cy|tot|ic [ˌdrepənəʊsaɪ'tɑtik] *adj* Drepanozytose betreffend, drepanozytotisch
dres|sing ['dresɪŋ] *noun* **1.** Verbinden *nt* **2.** Verband *m* **3.** Verbandsmaterial *nt*
binocular dressing Binokulusverband *m*
Desault's dressing Desault-Verband *m*
occlusiv dressing Okklusivverband *m*
pressure dressing Druck-, Kompressionsverband *m*
drift [drɪft] *noun* Drift *f*
antigenic drift Antigendrift *f*, antigenic drift
drip [drɪp] I *noun* (Dauer-)Tropfinfusion *f*, Dauertropf *m*, Tropf *m* II *v* tröpfeln
continuous drip Dauertropf(infusion *f*) *m*
drip|feed|ing ['drɪpˌfiːdɪŋ] *noun* parenterale/künstliche Ernährung *f*
drive [draɪv] *noun* **1.** (*psychol.*) Antrieb *m*, Drang *m*, Trieb *m* **2.** (*physiolog.*) Antrieb *m* **3.** Schwung *m*, Elan *m*, Energie *f*, Dynamik *f*
sex drive Sexual-, Geschlechtstrieb *m*, Libido *f*
drom|o|ma|nia [ˌdrəmɑ'meɪnɪə] *noun* krankhafter Lauftrieb *m*, Dromomanie *f*
drom|o|trop|ic [ˌdrəmɑ'trɑpɪk] *adj* die Erregungsleitungsgeschwindigkeit im Herzen beeinflussend, dromotrop
dro|mot|ro|pism [drə'mɑtrəpɪzəm] *noun* Dromotropie *f*, dromotrope Wirkung *f*
drop|si|cal ['drɑpsɪkl] *adj* Hydrops betreffend, von ihm betroffen oder gekennzeichnet, mit Hydrops einhergehend, hydropisch, hydroptisch
drop|sy ['drɑpsɪ] *noun* Hydrops *m*
abdominal dropsy Bauchwassersucht *f*, Aszites *m*, Ascites *m*
dropsy of amnion Hydramnion *nt*
articular dropsy seröser Gelenkerguss *m*, Hydarthros(e *f*) *m*, Hydrarthros(e *f*) *m*, Hydrops articularis
dropsy of brain Wasserkopf *m*, Hydrozephalus *m*, Hydrocephalus *m*
cardiac dropsy Herzbeutelwassersucht *f*, Hydroperikard *nt*, -perikardium *nt*, Hydrokardie *f*, Hydrops pericardii
dropsy of the chest Hydrothorax *m*
famine dropsy Hungerödem *nt*
nutritional dropsy Hungerödem *nt*
salpingian dropsy Hydrosalpinx *f*, Hydrops tubae, Sactosalpinx serosa
war dropsy Hungerödem *nt*
unnatural drowsiness krankhafte Schläfrigkeit *f*, Benommenheit *f*, Somnolenz *f*
drow|sy ['draʊsɪ] *adj* schläfrig; bewusstseinseingetrübt, bewusstseinsbeeinträchtigt, somnolent
drug [drʌg] I *noun* **1.** Arzneimittel *nt*, Arznei *f*, Medikament *nt* **2.** Droge *f*, Rauschgift *nt* be on drugs rauschgiftsüchtig sein **3.** Betäubungsmittel *nt*, Droge *f* II *v* betäuben
addiction-producing drug suchterzeugendes Medikament *nt*, Droge *f*
alpha blocking drug Alphablocker *m*, Alpharezeptorenblocker *m*
antidiabetic drug Antidiabetikum *nt*
antineuralgic drug Antineuralgikum *nt*
antiplasmodial drug gegen Plasmodien wirkendes Mittel *nt*, Antiplasmodikum *nt*
antipsychotic drug Antipsychotikum *nt*, Neuroleptikum *nt*
beta-blocking drug Betablocker *m*, Beta-Rezeptorenblocker *m*, β-Adrenorezeptorenblocker *m*, Beta-Adrenorezeptorenblocker *m*
blocking drug Blocker *m*
immunosuppressive drug Immun(o)suppressivum *nt*, Immun(o)depressivum *nt*, immun(o)suppressive/immun(o)depressive Substanz *f*
psychoactive drugs psychotrope Substanzen *pl*, Psychopharmaka *pl*
psychotropic drugs psychotrope Substanzen *pl*, Psychopharmaka *pl*
stimulating drug Anregungs-, Reiz-, Aufputschmittel *nt*, Stimulans *nt*
drug-resistant *adj* arzneimittelresistent
drum [drʌm] *noun* **1.** Trommel *f*, Walze *f*, Zylinder *m* **2.** Paukenhöhle *f*, Tympanon *nt*, Tympanum *nt*, Cavum tympani, Cavitas tympanica
drum|head ['drʌmhed] *noun* Trommelfell *nt*, Membrana tympanica
drum|stick ['drʌmstɪk] *noun* Drumstick *nt*
drunk|en|ness ['drʌŋkənɪs] *noun* **1.** (Be-)Trunkenheit *f*, Alkoholrausch *m*, -intoxikation *f* **2.** Trunksucht *f*
sleep drunkenness **1.** Schlaftrunkenheit *f* **2.** (krankhafte) Schläfrigkeit *f*, Verschlafenheit *f*, Müdigkeit *f*, Somnolenz *f*
duct [dʌkt] *noun* **1.** Röhre *f*, Kanal *m*, Leitung *f* **2.** Gang *m*, Kanal *m*, Ductus *m*
aberrant duct aberrierender Kanal/Gang *m*
accessory hepatopancreatic duct Ductus pancreaticus accessorius
accessory pancreatic duct Santorini-Gang *m*, Ductus pancreaticus accessorius
acinar duct Schaltstück *nt*
alimentary duct Brustmilchgang *m*, Milchbrustgang *m*, Ductus thoracicus
allantoic duct Allantoisgang *m*
alveolar ducts Alveolargänge *pl*, -duktuli *pl*, Ductus/Ductuli alveolares
anterior semicircular duct vorderer/oberer Bogengang *m*, Ductus semicircularis anterior
duct of Arantius Ductus venosus
arterial duct Ductus Botalli, Ductus arteriosus
Bartholin's duct Ductus sublingualis major
Bellini's ducts Tubuli renales recti
bile duct Gallengang *m*, Ductus biliferus
biliary duct Gallengang *m*, Ductus biliferus
Blasius' duct Parotisgang *m*, Stensen-, Stenon-Gang *m*, Ductus parotideus

Bochdalek's duct Ductus thyroglossalis
Botallo's duct Ductus Botalli, Ductus ateriosus
duct of bulbourethral gland Ductus glandulae bulbourethralis
canalicular ducts Milchgänge *pl*, Ductus lactiferi
choledochal duct Choledochus *m*, Ductus choledochus
choledochous duct Choledochus *m*, Ductus choledochus
chyliferous duct Brustmilchgang *m*, Milchbrustgang *m*, Ductus thoracicus
cochlear duct (häutiger) Schneckengang *m*, Ductus cochlearis
common duct Choledochus *m*, Ductus choledochus
common bile duct Choledochus *m*, Ductus choledochus
common gall duct Choledochus *m*, Ductus choledochus
common hepatic duct Hepatikus *m*, Hepaticus *m*, Ductus hepaticus communis
cowperian duct Ductus glandulae bulbourethralis
Cuvier's ducts Kardinalvenen *pl*
cystic duct Gallenblasengang *m*, Zystikus *m*, Ductus cysticus
deferent duct Samenleiter *m*, Ductus deferens
efferent ducts of testis Ductuli efferentes testis
ejaculatory duct Ausspritzungs-, Ejakulationsgang *m*, Ductus ejaculatorius
endolymphatic duct Endolymphgang *m*, Ductus endolymphaticus
duct of epididymis Nebenhodengang *m*, Ductus epididymidis
duct of epoophoron Gartner-Gang *m*, Ductus longitudinalis epoophori
excretory duct Ausführungsgang *m*
excretory duct of gallbladder Gallenblasengang *m*, Zystikus *m*, Ductus cysticus
excretory duct of seminal vesicle Ductus excretorius glandulae vesiculae
excretory duct of testis Samenleiter *m*, Ductus deferens
excretory ductules of lacrimal gland Ductuli excretorii glandulae lacrimalis
extrahepatic bile ducts extrahepatische Gallenwege *pl*
galactophorous ducts Milchgänge *pl*, Ductus lactiferi
gall duct Gallengang *m*
duct of gallbladder Gallenblasengang *m*, Zystikus *m*, Ductus cysticus
Gartner's duct Gartner-Gang *m*, Ductus longitudinalis epoophori
gasserian duct Müller-Gang *m*, Ductus paramesonephricus
genital duct Genitalgang *m*, -kanal *m*
glandular duct Drüsenausführungsgang *m*
greater sublingual duct Ductus sublingualis major
guttural duct Ohrtrompete *f*, Eustach-Kanal *m*, -Röhre *f*, Tuba auditiva/auditoria
Hensen's duct Hensen-Gang *m*, -Kanal *m*, Ductus reuniens
hepaticopancreatic duct Wirsung-Gang *m*, -kanal *m*, Pankreasgang *m*, Ductus pancreaticus
hepatocystic duct Choledochus *m*, Ductus choledochus
hepatopancreatic duct Wirsung-Gang *m*, -kanal *m*, Pankreasgang *m*, Ductus pancreaticus
duct of His Ductus thyroglossalis
incisive duct Ductus incisivus
incisor duct Ductus incisivus
interlobular ducts interlobuläre Gallengänge *pl*, Ductus biliferi interlobulares, Ductuli biliferi, Ductuli interlobulares biliferi
interlobular bile ducts interlobuläre Gallengänge *pl*, Ductus biliferi interlobulares, Ductuli biliferi, Ductuli interlobulares biliferi
intrahepatic bile ducts intrahepatische Gallenwege *pl*
lacrimal duct Tränengang *m*, -kanal *m*, Ductus/Canaliculus lacrimalis
lacrimonasal duct Tränen-Nasen-Gang *m*, Ductus nasolacrimalis
lactiferous ducts Milchgänge *pl*, Ductus lactiferi
lateral semicircular duct seitlicher Bogengang *m*, Ductus semicircularis lateralis
left duct of caudate lobe Ductus lobi caudati sinister
left hepatic duct linker (Leber-)Gallengang *m*, Ductus hepaticus sinister
lesser sublingual ducts Ductus sublinguales minores
Leydig's duct Wolff-Gang *m*, Urnierengang *m*, Ductus mesonephricus
longitudinal duct of epoophoron Gartner-Gang *m*, Längsgang *m* des Epoophorons, Ductus longitudinalis epoophori
ducts of Luschka Luschka-Gänge *pl*
lymphatic ducts Hauptlymphgänge *pl*, Ductus lymphatici
major sublingual duct Ductus sublingualis major
mamillary ducts Milchgänge *pl*, Ductus lactiferi
mammary ducts Milchgänge *pl*, Ductus lactiferi
mesonephric duct Wolff-Gang *m*, Urnierengang *m*, Ductus mesonephricus
metanephric duct Harnleiter *m*, Ureter *m*
milk ducts Milchgänge *pl*, Ductus lactiferi
minor pancreatic duct Santorini-Gang *m*, Ductus pancreaticus accessorius
minor sublingual ducts Ductus sublinguales minores
Müeller's duct Müller-Gang *m*, Ductus paramesonephricus
müllerian duct Müller-Gang *m*, Ductus paramesonephricus
nasal duct Tränen-Nasen-Gang *m*, Ductus nasolacrimalis
nasolacrimal duct Tränen-Nasen-Gang *m*, Ductus nasolacrimalis
nephric duct Harnleiter *m*, Ureter *m*
omphalomesenteric duct Darmstiel *m*, Dotter(sack)-gang *m*, Ductus omphaloentericus/omphalomesentericus
pancreatic duct Wirsung-Gang *m*, -Kanal *m*, Pankreasgang *m*, Ductus pancreaticus
papillary ducts Ductus papillares
paramesonephric duct Müller-Gang *m*, Ductus paramesonephricus
paraurethral ducts of female urethra Skene-Gänge *pl*, Ductus paraurethrales urethrae femininae
paraurethral ducts of male urethra Ductus paraurethrales urethrae masculinae
parotid duct Parotisgang *m*, Stensen-Gang *m*, Stenon-Gang *m*, Ductus parotideus
duct of Pecquet Brustmilchgang *m*, Milchbrustgang *m*, Ductus thoracicus
perilymphatic duct Ductus perilymphaticus
pore of sweat duct Schweißdrüsenpore *f*, Porus sudoriferus
posterior semicircular duct hinterer Bogengang *m*, Ductus semicircularis posterior
prostatic ducts Ductuli prostatici
Rathke's duct Rathke-Gang *m*
renal duct Harnleiter *m*, Ureter *m*
Revinus' ducts Ductus sublinguales minores
right duct of caudate lobe Ductus lobi caudati dexter
right hepatic duct rechter Gallengang *m*, Ductus hepaticus dexter
right lymphatic duct rechter Hauptlymphgang *m*, Ductus lymphaticus/thoracicus dexter
right thoracic duct rechter Hauptlymphgang *m*, Ductus lymphaticus/thoracicus dexter

saccular duct Ductus saccularis
sacculoutricular duct Ductus utriculosaccularis
Santorini's duct Santorini-Gang *m*, Ductus pancreaticus accessorius
Schüller's ducts Skene-Gänge *pl*, -Drüsen *pl*, Ductus paraurethrales urethrae feminiae
secretory duct (*Drüse*) Ausführungsgang *m*
semicircular duct Bogengang *m*, Ductus semicircularis
seminal ducts Samengänge *pl*
Skene's ducts Skene-Gänge *pl*, -Drüsen *pl*, Ductus paraurethrales urethrae feminiae
spermatic duct Samenleiter *m*, Ductus deferens
spiral duct Schneckengang *m*, Canalis spiralis cochleae
Stensen's duct Parotisgang *m*, Stensen-Gang *m*, Stenon-Gang *m*, Ductus parotideus
submandibular duct Wharton-Gang *m*, Ductus submandibularis
sudoriferous duct Ductus sudoriferus
sweat duct Ductus sudoriferus
tear duct Tränen-Nasengang *m*, Ductus nasolacrimalis
testicular duct Samenleiter *m*, Ductus deferens
thoracic duct Brustmilchgang *m*, Milchbrustgang *m*, Ductus thoracicus
thyroglossal duct Ductus thyroglossalis
thyrolingual duct Ductus thyroglossalis
umbilical duct Darmstiel *m*, Dotter(sack)gang *m*, Ductus omphaloentericus/omphalomesentericus
uniting duct Ductus reuniens
urinary duct harnabführender Kanal *m*
utricular duct Ductus utricularis
utriculosaccular duct Ductus utriculosaccularis
duct of Vater Ductus thyroglossalis
vestigial deferent duct Ductus deferens vestigialis
vitelline duct Darmstiel *m*, Dotter(sack)gang *m*, Ductus omphaloentericus/omphalomesentericus
vitello-intestinal duct Dottergang *m*, Ductus omphaloentericus, Ductus vitellinus
Walther's ducts Ductus sublinguales minores
Wharton's duct Wharton-Gang *m*, Ductus submandibularis
Wirsung's duct Wirsung-Gang *m*, Pankreasgang *m*, Ductus pancreaticus
Wolff's duct Wolff-Gang *m*, Urnierengang *m*, Ductus mesonephricus
wolffian duct Wolff-Gang *m*, Urnierengang *m*, Ductus mesonephricus

duc|tal ['dʌktl] *adj* Gang/Ductus betreffend, duktal

duc|tile ['dʌktl, -tɪl] *adj* dehnbar, streckbar; biegsam, duktil

duct|less ['dʌktlɪs] *adj* ohne Ausführungsgang

duc|tog|ra|phy [dʌk'tɑgrəfɪ] *noun* Duktographie *f*, Galaktographie *f*, Duktografie *f*, Galaktografie *f*

duct|ule ['dʌkt(j)ːul] *noun* kleiner Gang *m*, Kanälchen *nt*, Ductulus *m*
aberrant ductules Ductuli aberrantes epidydidymi
alveolar ductules Alveolargänge *pl*, -dukturi *pl*, Ductus/Ductuli alveolares
bile ductules Cholangiolen *pl*, Ductuli biliferi
biliary ductules Ductuli biliferi
efferent ductules of testis Ductuli efferentes testis
prostatic ductules Ductuli prostatici
transverse ductules of epoophoron Ductuli transversi epoophori

duc|tus ['dʌktəs] *noun* Gang *m*, Kanal *m*, Ductus *m*
patent ductus arteriosus offener/persistierender Ductus arteriosus Botalli, Ductus arteriosus Botalli apertus/persistens

dull|ness ['dʌlnɪs] *noun* Dämpfung *f*
hepatic dullness Leberdämpfung *f*, Leberschall *m*

dumb [dʌm] I *noun* the dumb *plural* die Stummen II *adj* **1.** stumm, ohne Sprache **2.** sprachlos, stumm

dumb|ness ['dʌmnɪs] *noun* **1.** Stummheit *f* **2.** Sprachlosigkeit *f*

dum|my ['dʌmɪ] *noun* Plazebo *nt*, Placebo *nt*

dump|ing ['dʌmpɪŋ] *noun* Dumping-Syndrom *nt*
late postprandial dumping postalimentäres Spätsyndrom *nt*, Spät-Dumping *nt*, reaktive Hypoglykämie *f*

duoden- *präf.* Duodeno-, Duodenal-, Duodenum-

du|o|de|nal [ˌd(j)uːəʊ'diːnl, d(j)uː'ɑdnəl] *adj* Zwölffingerdarm/Duodenum betreffend, vom Duodenum stammend, duodenal

du|o|de|nec|to|my [ˌd(j)uːədɪ'nektəmɪ] *noun* Zwölffingerdarmentfernung *f*, Duodenum(teil)entfernung *f*, -resektion *f*, Duodenektomie *f*

du|o|de|ni|tis [ˌd(j)uːədɪ'naɪtɪs] *noun* Entzündung der Duodenalschleimhaut, Duodenitis *f*

duodeno- *präf.* Duodeno-, Duodenal-, Duodenum-

du|o|de|no|chol|an|ge|i|tis [ˌd(j)uːəˌdiːnəʊkəʊˌlændʒɪ'aɪtɪs] *noun* Entzündung von Duodenum und Ductus choledochus, Duodenocholangitis *f*

du|o|de|no|chol|an|git|ic [ˌd(j)uːəˌdiːnəʊkəʊlæn'dʒaɪtɪk] *adj* Duodenocholangitis betreffend, duodenocholangitisch

du|o|de|no|chol|an|gi|tis [ˌd(j)uːəˌdiːnəʊkəʊlæn'dʒaɪtɪs] *noun* Entzündung von Duodenum und Ductus choledochus, Duodenocholangitis *f*

du|o|de|no|chol|e|cys|tos|to|my [ˌd(j)uːəˌdiːnəʊkəʊləsɪ'stɑstəmɪ] *noun* Duodenum-Gallenblasen-Fistel *f*, -Fistelung *f*, Duodenocholezystostomie *f*, Duodenozystostomie *f*

du|o|de|no|chol|ed|o|chot|o|my [ˌd(j)uːəˌdiːnəʊkəʊˌledəʊ'kɑtəmɪ] *noun* Duodenocholedochotomie *f*

du|o|de|no|col|ic [ˌd(j)uːəˌdiːnəʊ'kɑlɪk] *adj* Kolon und Zwölffingerdarm/Duodenum betreffend oder verbindend, koloduodenal

du|o|de|no|cys|tos|to|my [ˌd(j)uːəˌdiːnəʊsɪ'stɑstəmɪ] *noun* Duodenum-Gallenblasen-Fistel *f*, Duodenocholezystostomie *f*, Duodenozystostomie *f*

du|o|de|no|du|o|de|nos|to|my [ˌd(j)uːəˌdiːnəʊˌd(j)uːədɪ'nɑstəmɪ] *noun* Duodenoduodenostomie *f*

du|o|de|no|en|ter|os|to|my [ˌd(j)uːəˌdiːnəʊˌentə'rɑstəmɪ] *noun* Duodenoenterostomie *f*

du|od|e|nog|ra|phy [d(j)uːəˌdiː'nɑgrafɪ] *noun* Duodenographie *f*, Duodenografie *f*

du|o|de|no|he|pat|ic [d(j)uːəˌdiːnəʊhɪ'pætɪk] *adj* Leber und Zwölffingerdarm/Duodenum betreffend oder verbindend, hepatoduodenal

du|o|de|no|il|e|os|to|my [ˌd(j)uːəˌdiːnəʊlɪ'ɑstəmɪ] *noun* Duodenoileostomie *f*

du|o|de|no|je|ju|nal [ˌd(j)uːəˌdiːnəʊdʒɪ'dʒuːnl] *adj* Zwölffingerdarm und Leerdarm/Jejunum betreffend oder verbindend, duodenojejunal

du|o|de|no|je|ju|nos|to|my [ˌd(j)uːəˌdiːnəʊdʒɪˌdʒuː'nɑstəmɪ] *noun* Duodenojejunostomie *f*

du|o|de|nol|y|sis [d(j)uːədɪ'nɑlɪsɪs] *noun* Duodenolyse *f*, Duodenummobilisation *f*

du|o|de|no|pan|cre|a|tec|to|my [ˌd(j)uːəˌdiːnəʊˌpæŋkrɪə'tektəmɪ] *noun* Duodenopankreatektomie *f*

du|o|de|no|plas|ty [d(j)uːə'diːnəʊplæstɪ] *noun* Duodenal-, Duodenumplastik *f*

du|o|de|nor|rha|phy [d(j)uːdɪ'nɔrəfɪ] *noun* Duodenal-, Duodenumnaht *f*, Duodenorrhaphie *f*

du|o|de|nos|co|py [ˌd(j)uːədɪ'nɑskəpɪ] *noun* Duodenoskopie *f*

du|o|de|nos|to|my [ˌd(j)uːəˌdiː'nɑstəmɪ] *noun* Duodenostomie *f*

du|o|de|not|o|my [ˌd(j)uːəˌdiː'nɑtəmɪ] *noun* Zwölffingerdarmeröffnung *f*, Duodenal-, Duodenumeröffnung *f*, Duodenotomie *f*

du|o|de|num [d(j)uːəʊ'diːnəm, d(j)uː'ɑdnəm] *noun*, *plural* **-nums, -na** [-nə] Zwölffingerdarm *m*, Duodenum *nt*, Intestinum duodenum

du|plex ['d(j)uːpleks] *adj* doppelt, zweifach, Doppel-

du|pli|ci|tas [d(j)uː'plɪsɪtæs] *noun* **1.** (*embryolog.*) Dop-

pelfehlbildung *f*, Duplicitas *f*, Monstrum duplex **2.** (*anatom.*) Verdoppelung *f*, Duplikatur *f*
du|ra ['d(j)ʊərə] *noun* äußere Hirn- und Rückenmarkshaut *f*, Dura *f*, Dura mater
dura mater äußere Hirn- und Rückenmarkshaut *f*, Dura *f*, Dura mater
dura mater of brain harte Hirnhaut *f*, Dura mater cranialis/encephali, Pachymeninx *f*
dura mater of spinal cord harte Rückenmarkshaut *f*, Dura *f*, Dura mater spinalis
du|ral ['d(j)ʊərəl] *adj* Dura mater betreffend, dural
du|ra|ma|tral [d(j)ʊərə'meɪtrəl] *adj* Dura mater betreffend, dural
du|ra|plas|ty ['d(j)ʊərəplæstɪ] *noun* Duraplastik *f*
du|ro|ar|ach|nit|ic [d(j)ʊərəʊ,æræk'naɪtɪk] *adj* Duroarachnitis betreffend, duroarachnitisch
du|ro|ar|ach|ni|tis [d(j)ʊərəʊ,æræk'naɪtɪs] *noun* Entzündung von Dura mater und Arachnoidea, Duroarachnitis *f*
dust-borne *adj* durch Staubpartikel übertragen
dwarf [dwɔːrf] *noun* Zwerg(in *f*) *m*, Nanus *m*
dwarf|ism ['dwɔːrfɪzəm] *noun* Zwergwuchs *m*, Zwergwüchsigkeit *f*, Nan(n)osomie *f*, Nan(n)ismus *f*
mesomelic dwarfism mesomele Dysplasie Typ Nievergelt, Nievergelt-Syndrom *nt*
Nievegelt type dwarfism Nievergelt-Syndrom *nt*, mesomele Dysplasie Typ Nievergelt
dye [daɪ] **I** *noun* **1.** Farbstoff *m*, Färbeflüssigkeit *f*, -mittel *nt* **2.** Tönung *f*, Färbung *f*, Farbe *f* **II** *vt* färben **III** *vi* sich färben lassen
dy|er ['daɪər] *noun* Farbstoff *m*, Färbemittel *nt*
-dymus *suf.* Doppelfehlbildung, Zwillingsfehlbildung, -dymus
dynamo- *präf.* Kraft-, Dynam(o)-
dy|na|mo|gen|e|sis [,daɪnəməʊ'dʒenəsɪs] *noun* Kraftentwicklung *f*, Dynamogenese *f*
dy|na|mog|ra|phy [,daɪnə'mɑgrəfɪ] *noun* Dynamographie *f*, Dynamografie *f*
dy|na|mom|e|ter [,daɪnə'mɑmɪtər] *noun* Kraftmesser *m*, Dynamometer *nt*
-dynia *suf.* Schmerz, -algie, -dynie, -algia, -dynia
dys- *präf.* Dys-
dys|a|cu|sis [dɪsə'kuːsɪs] *noun* Dysakusis *f*
dys|ad|ap|ta|tion [dɪs,ædæp'teɪʃn] *noun* mangelhafte Adaptation *f*, Dysadaptation *f*
dys|a|phia [dɪs'æfɪə] *noun* Tastsinnstörung *f*, Dysaphie *f*
dys|ap|ta|tion [,dɪsæp'teɪʃn] *noun* mangelhafte Adaptation(sfähigkeit *f*) *f*, Dysadaptation *f*
dys|ar|thria [dɪs'ɑːrθrɪə] *noun* Dysarthrie *f*
dys|ar|thro|sis [,dɪsɑːr'θrəʊsɪs] *noun* **1.** (*neurol.*) Dysarthrie *f* **2.** Gelenkdeformität *f*, -fehlbildung *f*, Dysarthrose *f*, Dysarthrosis *f*
dys|au|to|no|mia [dɪs,ɔːtə'nəʊmɪə] *noun* Riley-Day-Syndrom *nt*, Dysautonomie *f*
dys|ba|sia [dɪs'beɪzɪə, -ʒə] *noun* Gehstörung *f*, Dysbasie *f*, Dysbasia *f*
dys|be|ta|lip|o|pro|tein|e|mia [dɪs,beɪtə,lɪpə,prəʊtɪ'niːmɪə] *noun* Hyperlipoproteinämie *f* Typ III, primäre Hyperlipoproteinämie *f* Typ III, essenzielle Hyperlipoproteinämie *f* Typ III, Hypercholesterinämie *f* mit Hypertriglyceridämie, Broad-Beta-Disease *nt*, Hyperlipoproteinämie *f* mit breiter Betabande
dys|bo|lism ['dɪsbəlɪzəm] *noun* abnormer Stoffwechsel *m*, Dysbolismus *m*
dys|bu|lia [dɪs'bjuːlɪə] *noun* Störung *f* der Willensbildung, Willenshemmung *f*, Dysbulie *f*, Dysbulia *f*
dys|cal|cu|lia [dɪskæl'kjuːlɪə] *noun* Dyskalkulie *f*
dys|ceph|a|ly [dɪs'sefəlɪ] *noun* Dyszephalie *f*
mandibulo-oculofacial dyscephaly Dyskephaliesyndrom *nt* von Francois, Hallermann-Streiff(-Francois)-Syndrom *nt*, Dysmorphia mandibulo-oculo-facialis
dys|che|zia [dɪs'kiːzɪə] *noun* Dyschezie *f*
dys|cho|lia [dɪs'kəʊlɪə] *noun* Dyscholie *f*
dys|chon|dro|pla|sia [dɪs,kɑndrə'pleɪʒ(ɪ)ə, -zɪə] *noun* Ollier-Erkrankung *f*, -Syndrom *nt*, Enchondromatose *f*, multiple kongenitale Enchondrome *pl*, Hemichondrodystrophie *f*
dys|chro|ma|top|sia [dɪs,krəʊmə'tɑpsɪə] *noun* Farbenfehlsichtigkeit *f*, Dyschromatopsie *f*, Chromatodysopsie *f*
dys|chy|lia [dɪs'kaɪlɪə] *noun* Dyschylie *f*
dys|ci|ne|sia [dɪsɪ'niːʒ(ɪ)ə] *noun* Dyskinesie *f*
dys|co|ria [dɪs'kəʊrɪə] *noun* Dyskorie *f*
dys|cor|ti|cism [dɪs'kɔːrtəsɪzəm] *noun* Dyskortizismus *m*
dys|cra|nia [dɪs'kreɪnɪə] *noun* Dyskranie *f*
dys|cra|sia [dɪs'kreɪʒ(ɪ)ə] *noun* **1.** Dyskrasie *f* **2.** Krankheit *f*, Erkrankung *f*, Leiden *nt*; Morbus *m*
dys|cri|nism ['dɪskrənɪzəm] *noun* Dyskrinie *f*
dys|di|ad|o|cho|ki|ne|sia [dɪsdaɪ,ædəkəʊkɪ'niːʒ(ɪ)ə, kaɪ-] *noun* Dysdiadochokinese *f*
dys|dip|sia [dɪs'dɪpsɪə] *noun* Dysdipsie *f*
dys|em|bry|o|ma [dɪs,embrɪ'əʊmə] *noun* Dysembryom *nt*, embryonales Teratom *nt*
dys|em|bry|o|pla|sia [dɪs,embrɪəʊ'pleɪʒ(ɪ)ə] *noun* embryonale/pränatale Fehlbildung/Malformation *f*, Dysembryoplasie *f*
dys|e|mia [dɪs'iːmɪə] *noun* fehlerhafte Blutzusammensetzung *f*, Dysämie *f*, Blutdyskrasie *f*
dys|en|ter|ic [dɪsn'terɪk] *adj* Dysenterie betreffend, dysenterisch
dys|en|ter|y ['dɪsnterɪ] *noun* Ruhr *f*, Dysenterie *f*, Dysenteria *f*
amebic dysentery Amöbenruhr *f*, -dysenterie *f*, intestinale Amöbiasis *f*
bacillary dysentery Bakterienruhr *f*, bakterielle Ruhr *f*, Dysenterie *f*
balantidial dysentery Balantidienruhr *f*, Balantidiose *f*, Balantidiasis *f*
catarrhal dysentery Sprue *f*
dys|e|quil|ib|ri|um [dɪs,ɪkwə'lɪbrɪəm] *noun* Dysäquilibrium *nt*
dys|er|e|the|sia [dɪserɪ'θiːʒ(ɪ)ə] *noun* Dyseräthesie *f*
dys|er|e|thism [dɪs'erɪθɪzəm] *noun* Dyseräthesie *f*
dys|es|the|sia [dɪses'θiːʒ(ɪ)ə] *noun* Dysästhesie *f*
acoustic/auditory dysesthesia akustische Überempfindlichkeit *f*, Dysakusis *f*, auditorische/akustische Dysästhesie *f*
dys|fi|brin|o|gen [dɪsfaɪ'brɪnədʒən] *noun* nicht-gerinnbares Fibrinogen *nt*, Dysfibrinogen *nt*
dys|fi|brin|o|ge|ne|mia [,dɪsfaɪ,brɪnədʒə'niːmɪə] *noun* Dysfibrinogenämie *f*
dys|func|tion [dɪs'fʌŋkʃn] *noun* Dysfunktion *f*
constitutional hepatic dysfunction Meulengracht(-Gilbert)-Krankheit *f*, -Syndrom *nt*, intermittierende Hyperbilirubinämie Meulengracht *f*, Icterus juvenilis intermittens Meulengracht
erectile dysfunction erektile Dysfunktion *f*, Erektionsstörung *f*, Erectio deficiens
familial autonomic dysfunction Riley-Day-Syndrom *nt*, Dysautonomie *f*
myofacial pain dysfunction myofaziales Schmerzsyndrom *nt*, Costen-Syndrom *nt*, temporomandibuläres Syndrom *nt*
dys|gam|ma|glob|u|li|ne|mia [dɪs,gæmə,glɑbjəlɪ'niːmɪə] *noun* Dysgammaglobulinämie *f*
dys|ge|ne|sia [dɪsdʒɪ'niːʒ(ɪ)ə] *noun* Dysgenesie *f*
dys|gen|e|sis [dɪs'dʒenəsɪs] *noun* Fehlentwicklung *f*, fehlerhafte Entwicklung *f*, Dysgenesie *f*, Dysgenesia *f*
gonadal dysgenesis Gonadendysgenesie *f*
reticular dysgenesis retikuläre Dysgenesie *f*, Vaal-Seynhaeve-Syndrom *nt*
seminiferous tubule dysgenesis **1.** Tubuli-seminiferi-Dysgenese *f* **2.** Klinefelter-Syndrom *nt*
dys|ge|net|ic [dɪsdʒə'nətɪk] *adj* Dysgenesie betreffend,

dysgenetisch
dys|gen|i|tal|ism [dɪs'dʒenɪtlɪzəm] *noun* Dysgenitalismus *m*
dys|ger|mi|no|ma [dɪs,dʒɜrmɪ'nəʊmə] *noun* Seminom *nt* des Ovars, Dysgerminom *nt*
dys|geu|sia [dɪs'gjuːʒ(ɪ)ə] *noun* Störung *f* der Geschmacksempfindung, Dysgeusie *f*
nervous dysgeusia nervale Dysgeusie *f*
dys|glob|u|li|ne|mia [dɪs,glɑbjəlɪ'niːmɪə] *noun* Dysglobulinämie *f*
dys|gna|thia [dɪs'næθɪə, -'neɪ-] *noun* Dysgnathie *f*
dys|gnath|ic [dɪs'næθɪk, -'neɪ-] *adj* Dysgnathie betreffend, dysgnath
dys|gno|sia [dɪs'nəʊʒ(ɪ)ə] *noun* Intelligenzdefekt *m*, Störung *f* der geistigen Leistungsfähigkeit, Dysgnosie *f*
dys|gram|ma|tism [dɪs'græmətɪzəm] *noun* Dysgrammatismus *m*
dys|graph|ia [dɪs'græfɪə] *noun* Schreibstörung *f*, Dysgraphie *f*, Dysgrafie *f*
dys|he|ma|to|poi|e|sis [dɪs,hemətəpɔɪ'iːsɪs] *noun* fehlerhafte Blutbildung *f*, fehlerhafte Hämopoese *f*, Dyshämopoese *f*
dys|he|ma|to|poi|et|ic [dɪs,hemətəpɔɪ'etɪk] *adj* Dyshämopoese betreffend, dyshämopoetisch
dys|hi|dro|sis [dɪshaɪ'drəʊsɪs, -hɪ-] *noun* **1.** Störung *f* der Schweißdrüsentätigkeit, Dys(h)idrosis *f*, Dyshidrie *f* **2.** (*dermatol.*) Dys(h)idrose *f*, Dyshidrosis *f*, Dyshidrose-Syndrom *nt*, dyshidrotisches Ekzem *nt*, Pompholyx *f*
dys|hi|drot|ic [dɪshaɪ'drɑtɪk] *adj* Dyshidrose betreffend, dyshidrotisch
dys|hor|mo|no|gen|e|sis [dɪs,hɔːrmənə'dʒenəsɪs] *noun* fehlerhafte Hormonbildung/Hormonsynthese *f*, Dyshormonogenese *f*
dys|kar|y|o|sis [dɪs,kærɪ'əʊsɪs] *adj* Dyskaryose *f*
dys|ker|a|to|ma [dɪs,kerə'təʊmə] *noun* dyskeratotischer Tumor *m*, Dyskeratom *nt*, Dyskeratoma *nt*
warty dyskeratoma warziges Dyskeratom *nt*, Dyskeratosis segregans, Dyskeratoma segregans/verrucosum/lymphadenoides, Dyskeratosis follicularis isolata
dys|ker|a|to|sis [dɪs,kerə'təʊsɪs] *noun* Dyskeratose *f*
congenital dyskeratosis Zinsser-Cole-Engman-Syndrom *nt*, kongenitale Dyskeratose *f*, Polydysplasia ectodermica Typ Cole-Rauschkolb-Toomey, Dyskeratosis congenita
intraepithelial dyskeratosis intraepitheliale Dyskeratose *f*
dys|ker|a|tot|ic [dɪs,kerə'tɑtɪk] *adj* Dyskeratose betreffend, dyskeratotisch
dys|ki|ne|sia [dɪskɪ'niːʒ(ɪ)ə, -kaɪ-] *noun* Dyskinesie *f*
biliary dyskinesia Gallenblasendyskinesie *f*, Gallendyssynergie *f*, biliäre Dyskinese/Dystonie *f*
intermittent dyskinesia Determann-Syndrom *nt*, Dyskinesia intermittens angiosclerotica
lingual-facial-buccal dyskinesia Dyskinesia tarda
tardive dyskinesia dystones Syndrom *nt*, Dyskinesia tardive
dys|koi|me|sis [dɪskɔɪ'miːsɪs] *noun* Einschlafstörung *f*, Dyskoimesis *f*
dys|la|lia [dɪs'leɪlɪə, -'læl-] *noun* Stammeln *nt*, Dyslalie *f*
dys|lex|ia [dɪs'leksɪə] *noun* Lesestörung *f*, Leseschwäche *f*, Dyslexie *f*, Legasthenie *f*
dys|lip|i|do|sis [dɪslɪpə'dəʊsɪs] *noun, plural* **-ses** [-siːz] Fettstoffwechselstörung *f*, Dyslipidose *f*
dys|li|poi|do|sis [dɪs,laɪpɔɪ'dəʊsɪs] *noun, plural* **-ses** [-siːz] Fettstoffwechselstörung *f*, Dyslipidose *f*
dys|li|po|pro|tein|e|mia [dɪs,laɪpə,prəʊtɪ'niːmɪə] *noun* Dyslipoproteinämie *f*
dys|lo|gia [dɪs'ləʊdʒ(ɪ)ə] *noun* **1.** (*neurol.*) Dyslogie *f*, Dyslogia *f* **2.** Dyslogie *f*, Dyslogia *f*
dys|ma|ture [dɪsmə't(j)ʊər, -'tʃʊər] *adj* (*Gewebe*) unreif; (*Säugling*) unreif, hypotroph, hypoplastisch, dysmatur
dys|ma|tu|ri|ty [dɪsmə't(j)ʊərətɪ, -'tʃʊər-] *noun* **1.** (*patholog.*) Reifestörung *f*, Dysmaturität *f* **2.** (*pädiat.*) pränatale Dystrophie *f*, Dysmaturität *f*
pulmonary dysmaturity Wilson-Mikity-Syndrom *nt*, bronchopulmonale Dysplasie *f*
dys|meg|a|lop|sia [dɪs,megə'lɑpsɪə] *noun* Dysmegalopsie *f*
dys|me|lia [dɪs'miːlɪə] *noun* Dysmelie *f*
dys|men|or|rhea [dɪs,menə'rɪə] *noun* Dysmenorrhoe *f*
dys|me|tab|o|lism [dɪsmə'tæbəlɪzəm] *noun* Stoffwechselstörung *m*, fehlerhafter Stoffwechsel *m*, Dysmetabolismus *m*
dys|me|tria [dɪs'metrɪə] *noun* Dysmetrie *f*
dys|me|trop|sia [dɪsmɪ'trɑpsɪə] *noun* Dysmetropsie *f*
dys|mim|ia [dɪs'mɪmɪə] *noun* Dysmimie *f*
dys|mne|sia [dɪs'niːʒ(ɪ)ə] *noun* Gedächtnisstörung *f*, Dysmnesie *f*
dys|mor|phism [dɪs'mɔːrfɪzəm] *noun* Gestaltanomalie *f*, Deformität *f*, Fehlbildung *f*, Dysmorphie *f*, Dysmorphia *f*
dys|mor|pho|pho|bia [dɪs,mɔːrfə'fəʊbɪə] *noun* Dysmorphophobie *f*
dys|mor|phop|sia [dɪsmɔːr'fɑbsɪə] *noun* Dysmorphopsie *f*
dys|my|e|li|na|tion [dɪs,maɪələ'neɪʃn] *noun* Dysmyelinogenese *f*
dys|o|don|ti|a|sis [dɪsəʊdɑn'taɪəsɪs] *noun* **1.** Fehlentwicklung *f* der Zahnanlage, Dysodontie *f* **2.** verzögerte/erschwerte/fehlerhafte Zahnung *f*, Dysodontie *f*
dys|on|to|gen|e|sis [dɪs,ɑntəʊ'dʒenəsɪs] *noun* Dysontogenie *f*
dys|o|pia [dɪs'əʊpɪə] *noun* Sehstörung *f*, Dysop(s)ie *f*, Dysdopia *f*
dys|o|rex|ia [dɪsə'reksɪə] *noun* Dysorexie *f*
dys|or|ga|no|pla|sia [dɪs,ɔːrgənə'pleɪʒ(ɪ)ə] *noun* Organfehlentwicklung *f*, Dysorganoplasie *f*
dys|o|ria [dɪs'əʊrɪə] *noun* Dysorie *f*
dys|os|mia [dɪs'ɑzmɪə] *noun* Störung *f* des Geruchssinns, Dysosmie *f*, Dysosphresie *f*
dys|os|to|sis [dɪsɑs'təʊsɪs] *noun* Dysostosis *f*
acrofacial dysostosis Weyers-Syndrom *nt*, Dysostosis acrofacialis
cleidocranial dysostosis Dysplasia/Dysostosis cleidocranialis, Scheuthauer-Marie-Syndrom *nt*
craniofacial dysostosis Crouzon-Syndrom *nt*, Dysostosis cranio-facialis
mandibulofacial dysostosis Treacher-Collins-Syndrom *nt*, Franceschetti-Syndrom *nt*, Dysostosis mandibulo-facialis
metaphyseal dysostosis Jansen-Syndrom *nt*, Dysostosis enchondralis metaphysaria
Nager's acrofacial dysostosis Nager-Reynier-Syndrom *nt*, Reynier-Nager-Syndrom *nt*, Dysostosis mandibularis
orodigitofacial dysostosis orodigitofaziale Dysostose *f*, orofaziodigitales Syndrom *nt*, OFD-Syndrom *nt*, Papillon-Léage-Psaume-Syndrom
dys|os|tot|ic [dɪsɑs'tɑtik] *adj* Dysostose betreffend, dysostotisch
dys|pa|reu|nia [dɪspə'ruːnɪə] *noun* schmerzhafter Geschlechtsverkehr/Koitus *m*, Dyspareunie *f*, Algopareunie *f*
dys|pep|sia [dɪs'pepsɪə] *noun* Dyspepsie *f*
dys|pep|tic [dɪs'peptɪk] *adj* Dyspepsie betreffend, dyspeptisch
dys|per|ma|tism [dɪ'spɜrmətɪzəm] *noun* Dysspermatismus *m*
dys|pha|gia [dɪs'feɪdʒ(ɪ)ə] *noun* Schluckstörung *f*, Dysphagie *f*, Dysphagia *f*
dysphagia paralytica Dysphagia amyotactica
sideropenic dysphagia Plummer-Vinson-Syndrom *nt*, Paterson-Brown-Syndrom *nt*, Kelly-Paterson-Syndrom *nt*, sideropenische Dysphagie *f*
dys|pha|go|cy|to|sis [dɪs,fægəsaɪ'təʊsɪs] *noun* Dyspha-

gozytose *f*
congenital dysphagocytosis progressive septische Granulomatose *f*, kongenitale Dysphagozytose *f*
dys|pha|sia [dɪs'feɪʒ(ɪ)ə, -zɪə] *noun* Dysphasie *f*
dys|phe|mia [dɪs'fiːmɪə] *noun* Dysphemie *f*
dys|pho|nia [dɪs'fəʊnɪə] *noun* Stimmstörung *f*, Stimmbildungsstörung *f*, Dysphonie *f*, Dysphonia *f*
dys|pho|ria [dɪs'fəʊrɪə, -'fɔː-] *noun* Dysphorie *f*
dys|phyl|lax|ia [dɪsfɪ'læksɪə] *noun* Durchschlafstörung *f*, Dysphylaxie *f*
dys|pla|sia [dɪs'pleɪʒ(ɪ)ə] *noun* Fehlbildung *f*, Fehlentwicklung *f*, Missgestalt *f*, Dysplasie *f*, Dysplasia *f*
acetabular dysplasia (Hüft-)Pfannendysplasie *f*, Acetabulumdysplasie *f*
anhidrotic ectodermal dysplasia anhidrotisch ektodermale Dysplasie *f*, ektodermale (kongenitale) Dysplasie *f*, Christ-Siemens-Syndrom *nt*, Guilford-Syndrom *nt*, Jacquet-Syndrom *nt*, Anhidrosis hypotrichotica/congenita
atlantal dysplasia Atlasdysplasie *f*
atriodigital dysplasia Holt-Oram-Syndrom *nt*
bronchopulmonary dysplasia bronchopulmonale Dysplasie *f*
chondroectodermal dysplasia Ellis-van Creveld-Syndrom *nt*, Chondroektodermaldysplasie *f*, chondroektodermale Dysplasie *f*
cleidocranial dysplasia Dysplasia/Dysostosis cleidocranialis, Scheuthauer-Marie-Syndrom *nt*
congenital alveolar dysplasia Atemnotsyndrom *nt* des Neugeborenen, Respiratory-distress-Syndrom *nt* des Neugeborenen
congenital dysplasia of the hip kongenitale Hüftdysplasie *f*, Dysplasia coxae congenita
craniocarpotarsal dysplasia Freeman-Sheldon-Syndrom *nt*, kranio-karpo-tarsales Dysplasie-Syndrom *nt*, Dysplasia cranio-carpo-tarsalis
dentinal dysplasia Capdepont-Zahndysplasie *f*, -Syndrom *nt*, Glaszähne *pl*, Stainton-Syndrom *nt*, Dentinogenesis imperfecta hereditaria
diaphyseal dysplasia (Camurati-)Engelmann-Erkrankung *f*, -Syndrom *nt*, Osteopathia hyperostotica multiplex infantilis
ectodermal dysplasia Ektodermaldysplasie *f*, Dysplasia ectodermalis
epiphyseal dysplasia Epiphysendysplasie *f*, epiphysäre Dysplasie *f*
faciogenital dysplasia Arskog-Syndrom *nt*
familial fibrous dysplasia of jaw Cherubismus *m*, Cherubinismus *m*
familial metaphyseal dysplasia Pyle-Krankheit *f*, familiäre metaphysäre Dysplasie *f*
fibrous dysplasia periapikale Zahnzementdysplasie *f*, Zementom *nt*, periapikales Osteofibrom *nt*, periapikale Osteofibrose *f*, lokales Fibroosteom *nt*, periapikale Zementdysplasie *f*, periapikale fibröse Dysplasie *f*, zementbildendes Fibrom *nt*
fibrous dysplasia of bone Jaffé-Lichtenstein-Krankheit *f*, Jaffé-Lichtenstein-Uehlinger-Syndrom *nt*, fibröse (Knochen-)Dysplasie *f*, nicht-ossifizierendes juveniles Osteofibrom *nt*, halbseitige von Recklinghausen-Krankheit *f*, Osteodystrophia fibrosa unilateralis
hidrotic ectodermal dysplasia Clouston-Syndrom *nt*, hidrotisch ektodermale Dysplasie *f*
mammary dysplasia zystische Mastopathie *f*, fibröszystische Mastopathie *f*, Mammadysplasie *f*, Zystenmamma *f*, Mastopathia chronica cystica
mandibulofacial dysplasia Franceschetti-Syndrom *nt*, Treacher-Collins-Syndrom *nt*, Dysostosis mandibulofacialis
metaphyseal dysplasia Pyle-Krankheit *f*, familiäre metaphysäre Dysplasie *f*
polyostotic fibrous dysplasia Albright-Syndrom *nt*, Albright-McCune-Syndrom *nt*, McCune-Albright-Syndrom *nt*, polyostotische fibröse Dysplasie *f*
spondyloepiphyseal dysplasia Dysplasia spondyloepiphysaria
dysplasia of upper femoral epiphysis Dysplasia epiphysealis capitis femoris
dys|plas|tic [dɪs'plæstɪk] *adj* Dysplasie betreffend, dysplastisch
dysp|ne|a [dɪsp'nɪə] *noun* erschwerte Atmung *f*, Atemnot *f*, Kurzatmigkeit *f*, Dyspnoe *f*
cardiac dyspnea kardiale Dyspnoe *f*
expiratory dyspnea exspiratorische Dyspnoe *f*
inspiratory dyspnea inspiratorische Dyspnoe *f*
pulmonary dyspnea pulmonale Dyspnoe *f*
dysp|ne|ic [dɪsp'nɪɪk] *adj* Dyspnoe betreffend, kurzatmig, dyspnoisch
dys|poi|e|sis [dɪspɔɪ'iːsɪs] *noun* Bildungsstörung *f*, Dyspo(i)ese *f*
dys|pon|de|ro|sis [dɪs,pɑndə'rəʊsɪs] *noun* Dysponderosis *f*
dys|prax|ia [dɪs'præksɪə] *noun* Dyspraxie *f*
dys|pro|tein|e|mia [dɪs,prəʊtɪ'niːmɪə] *noun* Dysproteinämie *f*
dys|pro|throm|bin|e|mia [dɪsprəʊ,θrɑmbɪ'niːmɪə] *noun* Dysprothrombinämie *f*
dys|raph|ia [dɪs'reɪfɪə] *noun* Dysrhaphie *f*
dys|re|flex|ia [dɪsrɪ'fleksɪə] *noun* Reflexstörung *f*, Dysreflexie *f*
dys|rhaph|ia [dɪs'reɪfɪə] *noun* Dysrhaphie *f*
dys|rha|phism [dɪs'reɪfism] *noun* Dysrhaphie *f*
dys|rhyth|mia [dɪs'rɪðmɪə] *noun* Dysrhythmie *f*
dys|se|ba|cea [,dɪsɪ'beɪʃɪə] *noun* Dyssebacea *f*, Dyssteatosis *f*
dys|som|nia [dɪ'sɑmnɪə] *noun* Schlafstörung *f*, Dyssomnie *f*
dys|sper|ma|tism [dɪ'spɜrmətɪzəm] *noun* Dysspermatismus *m*
dys|sper|ma|to|gen|ic [dɪs,spɜrmətə'dʒenɪk] *adj* durch Störung der Spermatogenese bedingt, dysspermatogen
dys|sper|mia [dɪ'spɜrmɪə] *noun* Dysspermatismus *m*
dys|sta|sia [dɪ'steɪʒ(ɪ)ə] *noun* Dysstasie *f*, Dysstasia *f*
dys|syl|la|bia [dɪsɪ'leɪbɪə] *noun* Silbenstottern *nt*, Dyssyllabie *f*
dys|sym|bol|y [dɪ'sɪmbəlɪ] *noun* Dyssymbolie *f*
dys|syn|er|gia [dɪsɪn'ɜrdʒ(ɪ)ə] *noun* **1.** Synergiestörung *f*, Dyssynergie *f*, Dyssynergia *f* **2.** Ataxie *f*, Ataxia *f*
biliary dyssynergia Gallenblasendyskinesie *f*, Gallenwegdyskinesie *f*
detrusor sphincter dyssynergia Detrusor-Sphinkter-Dyssynergie *f*
dys|ta|sia [dɪs'teɪʒ(ɪ)ə] *noun* Dysstasie *f*, Dysstasia *f*
dys|tax|ia [dɪs'tæksɪə] *noun* leichte/partielle Ataxie *f*, Dystaxia *f*
dys|tel|ec|ta|sis [dɪstɪ'lektəsɪs] *noun* Dystelektase *f*
dys|ther|mia [dɪsθɜrmɪə] *noun* Dysthermie *f*
dys|thy|mia [dɪs'θaɪmɪə] *noun* Dysthymie *f*
dys|thy|mic [dɪs'θaɪmɪk] *adj* Dysthymie betreffend, dysthym; an Depression(en) leidend, schwermütig, depressiv
dys|thy|re|o|sis [,dɪsθaɪrɪ'əʊsɪs] *noun* fehlerhafte/mangelnde Schilddrüsenentwicklung *f*, Störung *f* der Schilddrüsenfunktion, Dysthyreose *f*
dys|to|cia [dɪs'təʊʃ(ɪ)ə] *noun* abnormaler/gestörter/erschwerter Geburtsverlauf *m*, Dystokie *f*
dys|to|nia [dɪs'təʊnɪə] *noun* Dystonie *f*
torsion dystonia Ziehen-Oppenheim-Syndrom *nt*, -Krankheit *f*, Torsionsneurose *f*, -dystonie *f*, Dysbasia lordotica
dys|ton|ic [dɪs'tɑnɪk] *adj* Dystonie betreffend, dyston, dystonisch
dys|to|pia [dɪs'təʊpɪə] *noun* Verlagerung *f*, Dystopie *f*, Dystopia *f*, Heterotopie *f*

dys|top|ic [dɪs'tɑpɪk] *adj* Dystopie betreffend, dystop, allotop, allotopisch, dystopisch

dys|troph|ic [dɪs'trɑfɪk, -'trəʊf-] *adj* Dystrophie betreffend, dystroph, dystrophisch

dys|tro|phy ['dɪstrəfɪ] *noun* Dystrophie *f*
adiposogenital dystrophy Babinsky-Fröhlich-Syndrom *nt*, Morbus Fröhlich *m*, Dystrophia adiposogenitalis (Fröhlich)
adult pseudohypertrophic muscular dystrophy Becker-Muskeldystrophie *f*
Albright's dystrophy Albright-Syndrom *nt*, McCune-Albright-Syndrom *nt*
Becker's dystrophy Becker-Muskeldystrophie *f*
Becker's muscular dystrophy Becker-Muskeldystrophie *f*
childhood muscular dystrophy Duchenne-Krankheit *f*, Duchenne-Muskeldystrophie *f*
corneal dystrophy Hornhautdystrophie *f*
craniocarpotarsal dystrophy Freeman-Sheldon-Syndrom *nt*, kranio-karpo-tarsales Dysplasie-Syndrom *nt*, Dysplasia cranio-carpo-tarsalis
Duchenne-Landouzy dystrophy fazioskapulohumerale Form *f* der Dystrophia musculorum progressiva, Duchenne-Landouzy-Atrophie *f*
Duchenne muscular dystrophy Duchenne-Krankheit *f*, -Muskeldystrophie, Duchenne-Typ *m* der progressiven Muskeldystrophie, pseudohypertrophe pelvifemorale Form *f*, Dystrophia musculorum progressiva Duchenne
Fuchs' epithelial dystrophy Fuchs-Hornhautdystrophie *f*, Dystrophia epithelialis corneae
hepatic dystrophy Leberdystrophie *f*
muscular dystrophy Muskel-, Myodystrophie *f*
myotonic dystrophy Curschmann-(Batten-)Steinert-Syndrom *nt*, myotonische Dystrophie *f*, Dystrophia myotonica
progressive muscular dystrophy progressive Muskeldystrophie *f*, Dystrophia musculorum progressiva
progressive tapetochoroidal dystrophy Chorioiderämie *f*, Degeneratio chorioretinalis progressiva
pseudohypertrophic muscular dystrophy →*Duchenne muscular dystrophy*
reflex sympathetic dystrophy Sudeck-Dystrophie *f*, -Syndrom *nt*, Morbus Sudeck *m*
tapetochoroidal dystrophy Chorioideremie *f*, Degeneratio chorioretinalis progressiva

dys|u|re|sia [dɪsjə'riːzɪə] *noun* Dysurie *f*

dys|u|ria [dɪs'jʊərɪə] *noun* Dysurie *f*
psychic dysuria Dysuria psychica

dys|u|ric [dɪs'jʊərɪk] *adj* Dysurie betreffend, dysurisch

dys|u|ry ['dɪsjʊərɪ] *noun* Dysurie *f*

dys|vi|ta|min|o|sis [ˌdɪsvɪtəmɪ'nəʊsɪs] *noun* Dysvitaminose *f*

dys|zo|o|sper|mia [dɪszəʊə'spɜrmɪə] *noun* Dyszoospermie *f*

E

ear [ɪər] *noun* **1.** Ohr *nt*; (*anatom.*) Auris *f* **2.** Gehör *nt*, Ohr *nt*
external ear äußeres Ohr *nt*, Auris externa
glue ear Seromukotympanon *nt*
inner ear Innenohr *nt*, Auris interna
middle ear Mittelohr *nt*, Auris media
outer ear äußeres Ohr *nt*, Auris externa
swimmer's ear (Bade-)Otitis externa
ear|ache ['ɪəreɪk] *noun* Ohr(en)schmerzen *pl*, Otalgie *f*
ear|drum ['ɪərdrʌm] *noun* **1.** Paukenhöhle *f*, Tympanon *nt*, Tympanum *nt*, Cavum tympani, Cavitas tympani **2.** Trommelfell *nt*, Membrana tympanica
ear|lap ['ɪərlæp] *noun* **1.** → *earlobe* **2.** → *external ear*
ear|lobe ['ɪərləʊb] *noun* Ohrläppchen *nt*, Lobulus auriculae
earth [ɜrθ] *noun* **1.** Erde *f*, Erdball *m*; Erde *f*, (Erd-)Boden *m* **2.** (*chem.*) Erde *f* **3.** (*physik.*) Erde *f*, Erdung *f*, Masse *f*
ear|wax ['ɪərwæks] *noun* Ohr(en)schmalz *nt*, Zerumen *nt*, Cerumen *nt*
impacted earwax Cerumen obturans
e|bri|e|ty [ɪ'braɪətɪ] *noun* Ebrietas *f*
eb|ul|lism ['ebjəlɪzəm] *noun* Ebullismus *m*
eb|ur|na|tion [ebər'eɪnɪʃn] *noun* Osteosklerose *f*, Eburnisation *f*, Eburneation *f*, Eburnifikation *f*, Eburnisierung *f*
ec|bol|ic [ek'bɑlɪk] **I** *noun* **1.** wehenförderndes Mittel *nt*, Wehenmittel *nt* **2.** Abortivum *nt* **II** *adj* **3.** wehenfördernd **4.** abtreibend, abortiv
ec|chon|dro|ma [ekɑn'drəʊmə] *noun* peripheres Chondrom *nt*, Ekchondrom *nt*
ec|chy|mo|ma [ekɪ'məʊmə] *noun* Ekchymom *nt*
ec|chy|mo|sis [ekɪ'məʊsɪs] *noun, plural* **-ses** [-siːz] kleinflächige Hautblutung *f*, Ekchymose *f*, Ecchymosis *f*
Bayard's ecchymosis Bayard-Ekchymosen *pl*
cadaveric ecchymoses Leichenflecken *pl*
ec|chy|mot|ic [ekɪ'mɑtɪk] *adj* Ekchymose betreffend, ekchymotisch
ec|crine ['ekrɪn, -raɪn, -riːn] *adj* (*Drüse*) nach außen absondernd, ekkrin
ec|cri|sis ['ekrəsɪs] *noun* **1.** Ausscheidung *f* von Abfallprodukten **2.** Abfall(produkt *nt*) *m* **3.** → *excrement*
ec|der|on ['ekdərɑn] *noun* Oberhaut *f*
-echia *suf.* Halten, Zusammenhalten, Zurückhalten, -echie
E|chi|na|cea ['e'kiːneɪʃə] *noun* Sonnenhut *m*, Igelkopf *m*, Echinacea *f*
Echinacea angustifolia schmalblättriger Sonnenhut *m*, schmalblättriger Igelkopf *m*, Echinacea angustifolia
Echinacea pallida blasser Sonnenhut *m*, blasser Igelkopf *m*, blasse Kegelblume *f*, Echinacea pallida
Echinacea purpurea roter Sonnenhut *m*, purpurfarbener Igelkopf *m*, purpurfarbene Kegelblume *f*, Purpursonnenhut *m*, Echinacea purpurea
e|chi|no|coc|cal [ɪˌkaɪnəʊ'kɑkl] *adj* Echinokokken betreffend, durch sie verursacht, Echinokokken-
e|chi|no|coc|co|sis [ɪˌkaɪnəʊkɑ'kəʊsɪs] *noun* Echinokokkenkrankheit *f*, Echinokokkeninfektion *f*, Echinokokkose *f*, Hydatidose *f*
hepatic echinococcosis Leberechinokokkose *f*
pulmonary echinococcosis Lungenechinokokkose *f*
E|chi|no|coc|cus [ɪˌkaɪnəʊ'kɑkəs] *noun* Echinokokkus *m*, Echinococcus *m*
Echinococcus alveolaris Echinococcus alveolaris
Echinococcus cysticus Echinococcus cysticus
Echinococcus granulosus Blasenbandwurm *m*, Hundebandwurm *m*, Echinococcus granulosus, Taenia echinococcus
Echinococcus multilocularis Echinococcus multilocularis
e|chi|no|cyte [ɪ'kaɪnəsaɪt] *noun* Stechapfelform *f*, Echinozyt *m*
ech|o|car|di|o|gram [ˌekəʊ'kɑːrdɪəgræm] *noun* Echokardiogramm *nt*
ech|o|car|di|o|graph|ic [ˌekəʊˌkɑːrdɪə'græfɪk] *adj* Echokardiografie betreffend, mittels Echokardiografie, echokardiographisch, ultraschallkardiographisch, ultraschallechokardiographisch, echokardiografisch, ultraschallkardiografisch, ultraschallechokardiografisch
ech|o|car|di|og|ra|phy [ˌekəʊˌkɑːrdɪ'ɑgrəfɪ] *noun* Echokardiographie *f*, Ultraschallkardiographie *f*, Echokardiografie *f*, Ultraschallkardiografie *f*
ech|o|en|ceph|a|lo|gram [ˌekəʊen'sefələʊgræm] *noun* Echoenzephalogramm *nt*
ech|o|en|ceph|a|lo|graph [ˌekəʊen'sefələʊgræf] *noun* Echoenzephalograph *m*, Echoenzephalograf *m*
ech|o|en|ceph|a|lo|graph|ic [ˌekəʊenˌsefələ'grəfɪk] *adj* Echoenzephalografie betreffend, mittels Echoenzephalografie, echoenzephalographisch, echoenzephalografisch
ech|o|en|ceph|a|log|ra|phy [ˌekəʊenˌsefə'lɑgrəfɪ] *noun* Echoenzephalographie *f*, Echoenzephalografie *f*
ech|o|gram ['ekəʊgræm] *noun* Echogramm *nt*, Sonogramm *nt*
ech|o|graph ['ekəʊgræf] *noun* Sonograph *m*, Sonograf *m*
ech|o|graph|ia [ˌekəʊ'græfɪə] *noun* Echographie *f*, Echografie *f*
e|chog|ra|phy [e'kɑgrəfɪ] *noun* Ultraschalldiagnostik *f*, Echographie *f*, Echografie *f*, Sonographie *f*, Sonografie *f*
ech|o|la|lia [ˌekəʊ'leɪlɪə] *noun* Echolalie *f*
ech|o|pho|no|car|di|og|ra|phy [ˌekəʊˌfəʊnəkɑːrdɪ'ɑgrəfɪ] *noun* Echophonokardiographie *f*, Ultraschallphonokardiographie *f*, Echophonokardiografie *f*, Ultraschallphonokardiografie *f*
ech|o|phra|sia [ekəʊ'freɪʒ(ɪ)ə, -zɪə] *noun* Echolalie *f*
ech|o|prax|ia [ˌekəʊ'præksɪə] *noun* Echopraxie *f*
ech|o|vi|rus [ˌekəʊ'vaɪrəs] *noun* ECHO-Virus *nt*, Echovirus *nt*
ec|lamp|sia [ɪ'klæmpsɪə] *noun* Eklampsie *f*, Eclampsia *f*
ec|lamp|tic [ɪ'klæmptɪk] *adj* Eklampsie betreffend, eklamptisch
ec|lamp|to|gen|ic [ɪˌklæmptə'dʒenɪk] *adj* Eklampsie verursachend, eklamptogen
eco- *präf.* Umwelt-, Öko-
ec|o|par|a|site [iːkəʊ'pærəsaɪt] *noun* → *ectoparasite*
ec|o|pho|bia [ˌɪkəʊ'fəʊbɪə] *noun* Oikophobie *f*
ec|o|sys|tem ['ɪkəʊsɪstəm] *noun* Ökosystem *nt*, ökologisches System *nt*
ec|phy|a|di|tis [ˌekfaɪə'daɪtɪs] *noun* Wurmfortsatzentzündung *f*, Blinddarmentzündung *f*, Appendizitis *f*, Appendicitis *f*
ec|stro|phy ['ekstrəfɪ] *noun* Ekstrophie *f*
ect- *präf.* Ekt(o)-, Exo-
ec|ta|co|lia [ektə'kəʊlɪə] *noun* Dickdarm-, Kolonektasie *f*, Kolektasie *f*
ec|tad ['ektæd] *adj* nach außen, (nach) auswärts
ec|tal ['ektl] *adj* oberflächlich, äußerlich, an der Oberfläche
-ectasia *suf.* -ektasie, -ektase, -ectasia
-ectatic *suf.* erweiternd, streckend, -ektatisch
ec|thy|ma [ek'θaɪmə] *noun* Ekthym *nt*, Ekthyma *nt*, Ecthyma *nt*
contagious ecthyma Orf *f*, atypische Schafpocken *pl*,

Steinpocken *pl*, Ecthyma contagiosum, Stomatitis pustulosa contagiosa
ecthyma gangrenosum Ekthyma/Ecthyma gangraenosum, Ekthyma/Ecthyma terebrans infantum, Ecthyma cachectoricum, Ecthyma gangraenosum terebrans
ecto- *präf.* Ekt(o)-, Exo-
ec|to|blast ['ektəʊblæst] *noun* äußeres Keimblatt *nt*, Ektoblast *nt*, Ektoderm *nt*
ec|to|car|di|a [ˌektəʊ'kɑːrdɪə] *noun* Herzektopie *f*, Ektokardie *f*, Ectopia cordis, Kardiozele *f*, Hernia cordis
ec|to|cer|vix [ˌektəʊ'sɜrvɪks] *noun* Ektozervix *f*, Portio vaginalis cervicis
ec|to|cyt|ic [ˌektəʊ'sɪtɪk] *adj* außerhalb der Zelle (liegend), exozytär, ektozytär
ec|to|derm ['ektəʊdɜrm] *noun* äußeres Keimblatt *nt*, Ektoblast *nt*, Ektoderm *nt*
ec|to|der|mal [ˌektəʊ'dɜrml] *adj* Ektoderm betreffend, vom Ektoderm abstammend, ektodermal
ec|to|der|mo|sis [ˌektəʊdɜr'məʊsɪs] *noun* Ektodermose *f*, Ektodermatose *f*
ec|to|en|zyme [ˌektəʊ'enzaɪm] *noun* Ekto-, Exoenzym *nt*
ec|tog|e|nous [ek'tɑdʒənəs] *adj* **1.** von außen zugeführt oder stammend oder wirkend, durch äußere Ursachen entstehend, exogen **2.** an der Außenfläche ablaufend, exogen
ec|to|hor|mone [ˌektəʊ'hɔːrməʊn] *noun* Ektohormon *nt*
-ectomize *suf.* herausschneiden, entfernen, -ektomieren
-ectomy *suf.* Ausschneidung, Entfernung, -ektomie, -ectomia
ec|to|nu|cle|ar [ˌektəʊ'n(j)uːklɪər] *adj* außerhalb des Zellkerns (liegend), ektonukleär, exonukleär
ec|to|par|a|site [ektəʊ'pærəsaɪt] *noun* (*mikrobiol.*) Außenparasit *m*, Ektoparasit *m*, Ektosit *m*
ec|to|pia [ek'təʊpɪə] *noun* Ektopie *f*, Ektopia *f*, Ectopia *f*, Extraversion *f*, Eversion *f*
bladder ectopia Blasenektopie *f*, Ektopia vesicae
renal ectopia Nierenektopie *f*, Ektopia renis
testis ectopia Ektopia testis
ec|top|ic [ek'tɑpɪk] *adj* **1.** ursprungsfern, an atypischer Stelle liegend oder entstehend, (nach außen) verlagert, heterotopisch, ektop(isch) **2.** Ektopie betreffend, ektopisch
ec|to|plasm ['ektəplæzəm] *noun* Ekto-, Exoplasma *nt*
ec|to|site ['ektəsaɪt] *noun* Ektoparasit *m*
ec|to|tox|in [ektəʊ'tɑksɪn] *noun* Exotoxin *nt*, Ektotoxin *nt*
ec|to|zo|on [ˌektəʊ'zəʊɑn] *noun, plural* **-zoa** [-'zəʊə] tierischer Ektoparasit *m*, Ektozoon *nt*
ectro- *präf.* Ektr(o)-
ec|tro|dac|tyl|y [ˌektrəʊ'dæktəlɪ] *noun* Ektrodaktylie *f*
ec|trog|e|ny [ek'trɑdʒənɪ] *noun* angeborener Mangel oder Defekt *m*, angeborene Missbildung *f*, angeborenes Fehlen *nt*, Ektrogenie *f*
ec|tro|me|lia [ˌektrəʊ'miːlɪə] *noun* Ektromelie *f*
ec|tro|mel|ic [ˌektrəʊ'melɪk] *adj* Ektromelie betreffend, von ihr betroffen, ektromel
ec|trom|e|lus [ek'trɑmɪləs] *noun* Ektromelus *m*
ec|tro|pi|on [ek'trəʊpɪɑn, pɪən] *noun* **1.** (*ophthal.*) Ektropion *nt*, Ektropium *nt* **2.** (*gynäkol.*) Auswärtskehrung *f*, Umstülpung *f*, Ektropium *nt*, Ektopia portionis
atonic ectropion Ektropium paralyticum
cervical ectropion Portioektropion *nt*, -ektropium *nt*, -ektopie *f*, Ektopia portionis
cicatricial ectropion Ektropium cicatriceum
flaccid ectropion Ektropium paralyticum
paralytic ectropion Ektropium paralyticum
senile ectropion Ektropium senile
spastic ectropion Ektropium spasticum
ec|ze|ma ['eksəmə] *noun* Ekzem *nt*, Ekzema *nt*, Eczema *nt*, Eccema *nt*
allergic eczema → *endogenous eczema*
asteatotic eczema Asteatose *f*, Eczéma craquelé
atopic eczema → *endogenous eczema*
contact eczema Kontaktekzem *nt*, Kontaktdermatitis *f*
dyshidrotic eczema dyshidrotisches Ekzem *nt*
endogenous eczema atopische Dermatitis *f*, atopisches Ekzem *nt*, endogenes Ekzem *nt*, exsudatives Ekzem *nt*, neuropathisches Ekzem *nt*, konstitutionelles Ekzem *nt*, Prurigo Besnier, Morbus Besnier, Ekzemkrankheit *f*, neurogene Dermatose *f*
eczema herpeticum Kaposi-Dermatitis *f*, varizelliforme Eruption Kaposi *f*, Ekzema/Eccema herpeticatum, Pustulosis acuta varioliformis/varicelliformis
perianal eczema Analekzem *nt*
seborrheic eczema Unna-Krankheit *f*, seborrhoisches Ekzem *nt*, seborrhoische/dysseborrhoische Dermatitis *f*, Morbus Unna *m*, Dermatitis seborrhoides
stasis eczema Stauungsekzem *nt*, -dermatitis *f*, -dermatose *f*, Dermatitis statica/hypostatica/varicosa/haemostatica
toxic contact eczema toxisches Kontaktekzem *nt*, toxische Kontaktdermatitis *f*, nicht-allergische Kontaktdermatitis *f*
winter eczema → *xerotic eczema*
xerotic eczema Exsikkationsekzem *nt*, -dermatitis *f*, asteatotisches/xerotisches Ekzem *nt*, Austrocknungsekzem *nt*, Exsikkationsekzematid *nt*, Asteatosis cutis, Xerosis *f*
ec|zem|a|ti|za|tion [ekˌzemətɪ'zeɪʃn] *noun* Ekzematisation *f*
ec|ze|ma|to|gen|ic [ekˌziːmətəʊ'dʒenɪk, -ˌzem-] *adj* ekzemverursachend, ekzemauslösend, ekzematogen
ec|ze|ma|toid [ek'zemətɔɪd] *adj* ekzemähnlich, ekzemartig, ekzematös, ekzematoid
ec|zem|a|tous [ek'zemətəs] *adj* ekzematös
e|de|ma [ɪ'diːmə] *noun, plural* **-mas, -ma|ta** [ɪ'diːmətə] Ödem *nt*
alimentary edema Hungerödem *nt*
angioneurotic edema Angioödem *nt*
Berlin's edema Berlin-Netzhautödem *nt*, -Netzhauttrübung *f*
brain edema Hirnödem *nt*
cerebral edema Hirnödem *nt*
conjunctival edema Bindehaut-, Konjunktivalödem *nt*
famine edema Hungerödem *nt*
giant edema Quincke-Ödem *nt*, angioneurotisches Ödem *nt*
glottic edema Glottisödem *nt*, Oedema glottidis
high-altitude pulmonary edema Höhenlungenödem *nt*
hunger edema Hungerödem *nt*
intimal edema Intimaödem *nt*
laryngeal edema Larynx-, Kehlkopfödem *nt*
lid edema Lidödem *nt*
edema of lung Lungenödem *nt*
lymphatic edema Lymphödem *nt*, Lymphoedema *nt*
malignant edema malignes Ödem *nt*
Milroy's edema Lymphödem/Trophödem *nt* Typ Nonne-Milroy
Milton's edema Quincke-Ödem *nt*, angioneurotisches Ödem *nt*
mucous edema Myxödem *nt*, Myxodermia diffusa
nephrotic edema nephrotisches Ödem *nt*
nutritional edema Hungerödem *nt*
edema of optic disk Papillenödem *nt*, Stauungspapille *f*
periodic edema Quincke-Ödem *nt*, angioneurotisches Ödem *nt*
pulmonary edema Lungenödem *nt*
Quincke's edema Quincke-Ödem *nt*, angioneurotisches Ödem *nt*
retinal edema Retinaödem *nt*
solid edema Myxödem *nt*, Myxoedema *nt*, Myxodermia diffusa
stasis edema Stauungsödem *nt*
war edema Hungerödem *nt*
e|dem|a|tous [ɪ'demətəs] *adj* Ödem betreffend, von ihm

gekennzeichnet, ödematös
e|den|tu|lous [ɪ'dentʃələs] *adj* ohne Zähne, zahnlos
ed|e|tate ['edəteɪt] *noun* EDTA-Salz *nt*, Edetat *nt*
edge [edʒ] *noun* **1.** (*Messer*) Schneide *f* **2.** Rand *m*, Saum *m*; Kante *f*, Grenze *f*, Grenzlinie *f*
acetabular edge Pfannen-, Azetabulumrand *m*, Limbus acetabuli, Margo acetabuli
anterior edge of eyelid vordere Lidkante *f*, Limbus anterior palpebrae
cutting edge (*Zahn*) Schneidekante *f*, Margo incisalis dentis
cutting edge of nail vorderer/freier Nagelrand *m*, Schnitt-, Abnutzungskante *f*, Margo liber unguis
free edge of nail → *cutting edge of nail*
incisal edge → *cutting edge*
posterior edge of eye lids hintere Lidkante *f*, Limbus posterior palpebrae
shearing edge → *cutting edge*
ef|fect [ɪ'fekt] **I** *noun* **1.** Wirkung *f*, Effekt *m*; Auswirkung *f* (*on, upon* auf) **2.** Folge *f*, Wirkung *f*, Ergebnis *nt*, Resultat *nt* **II** *v* be-, erwirken, herbeiführen
anachoretic effect **1.** (*mikrobiol.*) Anachorese *f* **2.** (*psychiat.*) Abkapselung *f*, Anachorese *f*
booster effect Booster-Effekt *m*, Verstärkerphänomen *nt*
Doppler effect Doppler-Effekt *m*, -Prinzip *nt*
first pass effect First-pass-Effekt *m*
side effect (*Therapie, Medikament*) Nebenwirkung *f*
undesirable effect Nebenwirkung *f*, unerwünschte Arzneimittelwirkung *f*
untoward effect (*Therapie, Medikament*) Nebenwirkung *f*
ef|fec|tive [ɪ'fektɪv] *adj* **1.** wirksam, wirkend, wirkungsvoll, effektiv be effective wirken (*on* auf) **2.** tatsächlich, wirklich, effektiv
ef|fer|ent ['efərənt] **I** *noun* Efferenz *f* **II** *adj* zentrifugal, efferent; weg-, herausführend, heraus-, ableitend
ef|flo|res|cence [eflə'resəns] *noun* Hautblüte *f*, Effloreszenz *f*
ef|flo|res|cent [eflə'resənt] *adj* effloreszierend, ausblühend
ef|flu|vi|um [e'fluːvɪəm] *noun, plural* **-via** [-vɪə] **1.** Ausfall *m*, Entleerung *f*, Erguss *m*, Effluvium *nt* **2.** Haarausfall *m*, Effluvium (capillorum) *nt*
androgenetic effluvium androgenetische Alopezie *f*, Haarausfall *m* vom männlichen Typ, männliche Glatzenbildung *f*, androgenetisches Effluvium *nt*, Alopecia androgenetica, Calvities hippocratica
telogen effluvium telogenes Effluvium *nt*
ef|fu|sion [e'fjuːʒn] *noun* **1.** (*patholog.*) Erguss *m*, Flüssigkeitsansammlung *f* **2.** Ergussflüssigkeit *f*, Exsudat *nt*, Transsudat *nt* **3.** (*Flüssigkeit*) Ausgießen *nt*, Vergießen *nt*; (*Gas*) Ausströmen *nt*
joint effusion Gelenkerguss *m*
pericardial effusion Perikarderguss *m*
pleural effusion Pleuraerguss *m*
egg [eg] *noun* Ei *nt*, Ovum *nt*
lice eggs Nissen *pl*
egg-shaped *adj* eiförmig, ovoid
e|glan|du|lous [ɪ'glændʒələs] *adj* ohne Drüsen, drüsenlos, aglandulär
Ehr|lich|ia [eər'lɪkɪə] *noun* Ehrlichia *f*
ei|co|sa|no|ate [aɪˌkəʊsə'nəʊeɪt] *noun* Eicosanoat *nt*, Arachidat *nt*
ei|co|sa|noids [aɪ'kəʊsənɔɪdz] *plural* Eikosanoide *pl*
e|jac|u|late [*noun* ɪ'dʒækjəlɪt; *v* -leɪt] **I** *noun* (ausgespritzte) Samenflüssigkeit *f*, Ejakulat *nt*, Ejaculat *nt* **II** *v* Samenflüssigkeit ausspritzen, ejakulieren
e|jac|u|la|tion [ɪˌdʒækjə'leɪʃn] *noun* Samenerguss *m*, Ejakulation *f*
deficient ejaculation Ejakulationsstörung *f*
delayed ejaculation Ejaculatio retardata
dysfunctional ejaculation Ejakulationsstörung *f*
female ejaculation weibliche Ejakulation *f*
premature ejaculation vorzeitiger Samenerguss *m*, Ejaculatio praecox
e|jac|u|lum [ɪ'dʒækjələm] *noun* Ejakulat *nt*
e|jec|tion [ɪ'dʒekʃn] *noun* **1.** Ausstoßen *nt*, Auswerfen *nt*, Ejektion *f* **2.** Ausstoß *m*, Auswurf *m*
e|las|tase [ɪ'læsteɪz] *noun* Elastase *f*, Elastinase *f*, Pankreaselastase *f*, Pankreopeptidase E *f*
e|las|tic [ɪ'læstɪk] **I** *noun* Gummi *nt*, Gummiband *nt*, -ring *m* **II** *adj* **1.** elastisch, dehnbar, biegsam, nachgebend, federnd **2.** (elastisch) verformbar, ausdehnungs-, expansionsfähig
e|las|ti|ca [ɪ'læstɪkə] *noun* **1.** Naturgummi *nt*, Kautschuk *m* **2.** Elastika *f*, Tunica elastica **3.** Media *f*, Tunica media
e|las|tin [ɪ'læstɪn] *noun* Gerüsteiweißstoff *m*, Elastin *nt*
e|las|toi|do|sis [ɪˌlæstɔɪ'dəʊsɪs] *noun* Elastoidose *f*, Elastoidosis *f*
nodular elastoidosis Favre-Racouchot-Krankheit *f*, Elastoidosis cutanea nodularis et cystica
e|las|tol|y|sis [ɪlæs'tɑlɪsɪs] *noun* Elastolyse *f*, Elastolysis *f*
generalized elastolysis generalisierte Elastolyse *f*, Fall-, Schlaffhaut *f*, Dermatochalasis *f*, Dermatomegalie *f*, Chalodermie *f*, Chalazodermie *f*, Cutis laxa (-Syndrom *nt*)
e|las|to|ma [ɪlæs'təʊmə] *noun* Elastom *nt*, Elastoma *nt*
e|las|tor|rhex|is [ɪlæstə'reksɪs] *noun* Elastorrhexis *f*
systemic elastorrhexis systemische Elastorrhexis *f*, Darier-Grönblad-Strandberg-Syndrom *nt*, Pseudoxanthoma elasticum, Grönblad-Strandberg-Syndrom *nt*, Elastorrhexis generalisata und systemica
e|las|tose [ɪ'læstəʊs] *noun* Elastose *f*
e|las|to|sis [ɪlæs'təʊsɪs] *noun* **1.** (*patholog.*) (Gefäß-) Elastose *f* **2.** (*dermatol.*) (Haut-)Elastose *f*, Elastosis *f*
actinic elastosis aktinische/senile Elastose *f*, basophile Kollagendegeneration *f*, Elastosis actinica/solaris/senilis
perforating elastosis perforierendes Elastom *nt*, Elastosis perforans serpiginosa, Elastoma intrapapillare perforans verruciforme, Keratosis follicularis serpiginosa
senile elastosis → *actinic elastosis*
solar elastosis → *actinic elastosis*
el|bow ['elbəʊ] *noun* **1.** Ell(en)bogen *m*; (*anatom.*) Cubitus *m* **2.** Ell(en)bogengelenk *nt*, Articulatio cubiti
nursemaid's elbow Chassaignac-Lähmung *f*, Subluxation *f* des Radiusköpfchens, Pronatio dolorosa, Subluxatio radii peranularis
pulled elbow → *nursemaid's elbow*
tennis elbow Tennisellenbogen *m*, Epicondylitis humeri radialis
el|der ['eldər] *noun* schwarzer Holunder *m*, Sambucus nigra
el|der|flow|er ['eldərˌflaʊər] *noun* Sambuci flos
el|e|cam|pane [ˌelɪkæm'peɪn] *noun* (echter) Alant *m*, Inula helenium
e|lec|tive [ɪ'lektɪv] *adj* wahlweise, Wahl-, elektiv
e|lec|tric [ɪ'lektrɪk] *adj* elektrisch, Elektro-, Elektrizitäts-, Strom-
e|lec|tric|i|ty [ɪlek'trɪsətɪ] *noun* **1.** Elektrizität *f*; Strom *m* **2.** Elektrizitätslehre *f*
electro- *präf.* Elektro-, Elektrizitäts-, Elektronen-
e|lec|tro|ac|u|punc|ture [ɪˌlektrəʊ'ækjʊpʌŋktʃər] *noun* Elektroakupunktur *f*
e|lec|tro|a|tri|o|gram [ɪˌlektrəʊ'eɪtrɪəgræm] *noun* Elektroatriogramm *nt*
e|lec|tro|car|di|o|gram [ɪˌlektrəʊ'kɑːrdɪəgræm] *noun* Elektrokardiogramm *nt*
e|lec|tro|car|di|o|graph [ɪˌlektrəʊ'kɑːrdɪəgræf] *noun* Elektrokardiograph *m*, Elektrokardiograf *m*
e|lec|tro|car|di|o|graph|ic [ɪˌlektrəʊˌkɑːrdɪə'græfɪk] *adj* Elektrokardiografie betreffend, mittels Elektrokardiografie, elektrokardiographisch, elektrokardiografisch

elec|tro|car|di|og|ra|phy [ɪˌlektrəʊˌkɑːrdɪ'ɑgrəfɪ] *noun* Elektrokardiographie *f*, Elektrokardiografie *f*
esophageal electrocardiography Ösophagus-Elektrokardiographie *f*, Ösophagus-Elektrokardiografie *f*
exercise electrocardiography Belastungselektrokardiographie *f*, Belastungselektrokardiografie *f*
His bundle electrocardiography His-Bündelableitung *f*
long term electrocardiography Langzeitelektrokardiographie *f*, Langzeitelektrokardiografie *f*
elec|tro|car|di|os|co|py [ɪˌlektrəʊkɑːrdɪ'ɑskəpɪ] *noun* Elektrokardioskopie *f*, (Oszillo-)Kardioskopie *f*
elec|tro|cau|ter|y [ɪˌlektrəʊ'kɔːtərɪ] *noun* Elektrokauterisation *f*
elec|tro|cho|le|cys|tec|to|my [ɪˌlektrəʊˌkəʊləsɪs'tektəmɪ] *noun* elektrochirurgische Cholezystektomie *f*, Elektrocholezystektomie *f*
elec|tro|chro|ma|tog|ra|phy [ɪˌlektrəʊˌkrəʊmə'tɑgrəfɪ] *noun* Elektrophorese *f*
elec|tro|co|ag|u|la|tion [ɪˌlektrəʊkəʊˌægjə'leɪʃn] *noun* Elektrokoagulation *f*, Kaltkaustik *f*
elec|tro|coch|le|og|ra|phy [ɪˌlektrəʊkɑklɪ'ɑgrəfɪ] *noun* Elektrokochleographie *f*, Elektrokochleografie *f*
elec|tro|cor|ti|cog|ra|phy [ɪˌlektrəʊˌkɔːrtɪ'kɑgrəfɪ] *noun* Elektrokortikographie *f*, Elektrokortikografie *f*
elec|tro|cys|tog|ra|phy [ɪˌlektrəsɪs'tɑgrəfɪ] *noun* Elektrozystographie *f*, Elektrourographie *f*, Elektrozystografie *f*, Elektrourografie *f*
elec|trode [ɪ'lektrəʊd] *noun* Elektrode *f*
negative electrode Kathode *f*, negative Elektrode *f*, negativer Pol *m*
positive electrode Anode *f*, positive Elektrode *f*, positiver Pol *m*
elec|tro|di|ag|no|sis [ɪˌlektrəʊˌdaɪəg'nəʊsɪs] *noun* Elektrodiagnostik *f*
elec|tro|di|ag|nos|tic [ɪˌlektrəʊˌdaɪəg'nɑstɪk] *adj* Elektrodiagnostik betreffend, elektrodiagnostisch
elec|tro|di|ag|nos|tics [ɪˌlektrəʊˌdaɪəg'nɑstɪks] *plural* → *electrodiagnosis*
elec|tro|di|aph|a|nos|co|py [ɪˌlektrəʊdaɪˌæfə'nɑskəpɪ] *noun* Durchleuchten *nt*, Transillumination *f*, Diaphanie *f*, Diaphanoskopie *f*
elec|tro|en|ceph|a|lo|gram [ɪˌlektrəʊen'sefələgræm] *noun* Elektronenzephalogramm *nt*
isoelectric electroencephalogram Null-Linien-EEG *nt*, isoelektrisches Elektroenzephalogramm *nt*
elec|tro|en|ceph|a|lo|graph [ɪˌlektrəʊen'sefələgræf] *noun* Elektroenzephalograph *m*, Elektroenzephalograf *m*
elec|tro|en|ceph|a|lo|graph|ic [ɪˌlektrəʊenˌsefələ'græfɪk] *adj* Elektroenzephalografie betreffend, mittels Elektroenzephalografie, elektroenzephalographisch, elektroenzephalografisch
elec|tro|en|ceph|a|log|ra|phy [ɪˌlektrəʊenˌsefə'lɑgrəfɪ] *noun* Elektroenzephalographie *f*, Elektroenzephalografie *f*
elec|tro|gas|trog|ra|phy [ɪˌlektrəʊgæs'trɑgrəfɪ] *noun* Elektrogastrographie *f*, Elektrogastrografie *f*
elec|trog|ra|phy [ɪˌlek'tɑgrəfɪ] *noun* Elektrographie *f*, Elektrografie *f*
elec|tro|gus|tom|e|try [ɪˌlektrəʊgʌs'tɑmətrɪ] *noun* Elektrogustometrie *f*
elec|tro|hys|te|rog|ra|phy [ɪˌlektrəʊhɪstə'rɑgrəfɪ] *noun* Elektrohysterographie *f*, Elektrohysterografie *f*
elec|tro|im|mu|no|dif|fu|sion [ɪˌlektrəʊˌɪmjənəʊdɪ'fjuːʒn] *noun* Elektroimmundiffusion *f*, Elektroimmunodiffusion *f*
elec|tro|ky|mog|ra|phy [ɪˌlektrəʊkaɪ'mɑgrəfɪ] *noun* Elektrokymographie *f*, Elektrokymografie *f*
elec|tro|li|thot|ri|ty [ɪˌlektrəʊlɪ'θɑtrətrɪ] *noun* elektrische Steinauflösung *f*, Elektrolitholyse *f*; Elektrolithotripsie *f*
elec|trol|y|sis [ɪlek'trɑlɪsɪs] *noun* Elektrolyse *f*
elec|tro|lyte [ɪ'lektrəlaɪt] *noun* Elektrolyt *m*
elec|tro|mag|net|ic [ɪˌlektrəʊmæg'netɪk] *adj* Elektromagnet(ismus) betreffend, elektromagnetisch
elec|tro|my|og|ra|phy [ɪˌlektrəʊmaɪ'ɑgrəfɪ] *noun* Elektromyographie *f*, Elektromyografie *f*
elec|tron [ɪ'lektrɑn] **I** *noun* Elektron *nt* **II** *adj* Elektronen-
elec|tro|nar|co|sis [ɪˌlektrəʊnɑːr'kəʊsɪs] *noun* Elektronarkose *f*
elec|tro|nar|cot|ic [ɪˌlektrəʊnɑːr'kɑtɪk] *adj* Elektronarkose betreffend, mittels Elektronarkose, elektronarkotisch
elec|tro|neu|rog|ra|phy [ɪˌlektrəʊnjʊə'rɑgrəfɪ] *noun* Elektroneurographie *f*, Elektroneurografie *f*
elec|tro|neu|rol|y|sis [ɪˌlektrəʊnjʊə'rɑlɪsɪs] *noun* Elektroneurolyse *f*
elec|tro|neu|ro|my|og|ra|phy [ɪˌlektrəʊˌnjʊərəmaɪ'ɑgrəfɪ] *noun* Elektroneuromyographie *f*, Elektroneuromyografie *f*
elec|tro|neu|ro|nog|ra|phy [ɪˌlektrəʊˌnjʊərə'nɑgrəfɪ] *noun* Elektroneurographie *f*, Elektroneurografie *f*
elec|tron|ic [ɪlek'trɑnɪk] *adj* Elektron(en) oder Elektronik betreffend, elektronisch
electron-microscopic *adj* Elektronenmikroskop oder Elektronenmikroskopie betreffend, mit Hilfe eines Elektronenmikroskops, elektronenmikroskopisch
elec|tro|nys|tag|mog|ra|phy [ɪˌlektrəʊnɪstæg'mɑgrəfɪ] *noun* Elektronystagmographie *f*, Elektronystagmografie *f*
electro-oculography *noun* Elektrookulographie *f*, Elektrookulografie *f*
electro-olfactography *noun* Elektroolfaktographie *f*, Elektroolfaktografie *f*
elec|tro|pho|re|sis [ɪˌlektrəʊfə'riːsɪs] *noun* Elektrophorese *f*
disc electrophoresis Diskelektrophorese *f*
disk electrophoresis Diskelektrophorese *f*
gel electrophoresis Gelelektrophorese *f*
lipoprotein electrophoresis Lipoproteinelektrophorese *f*
paper electrophoresis Papierelektrophorese *f*
thin-layer electrophoresis Dünnschichtelektrophorese *f*
elec|tro|pho|ret|ic [ɪˌlektrəʊfə'retɪk] *adj* Elektrophorese betreffend, mittels Elektrophorese, elektrophoretisch
elec|tro|pho|tom|e|ter [ɪˌlektrəfəʊ'tɑmɪtər] *noun* Elektrophotometer *nt*, Elektrofotometer *nt*
elec|tro|phys|i|ol|o|gy [ɪˌlektrəʊˌfɪzɪ'ɑlədʒɪ] *noun* Elektrophysiologie *f*
elec|tro|plex|y ['ɪˌlektrəʊpleksɪ] *noun* Elektroschock *nt*
elec|tro|punc|ture [ɪˌlektrəʊ'pʌŋktʃər] *noun* Elektropunktur *f*
elec|tro|re|sec|tion [ɪˌlektrəʊrɪ'sekʃn] *noun* Elektroresektion *f*
elec|tro|ret|i|nog|ra|phy [ɪˌlektrəʊretɪ'nɑgrəfɪ] *noun* Elektroretinographie *f*, Elektroretinografie *f*
elec|tro|shock ['ɪˌlektrəʊʃɑk] *noun* **1.** elektrischer Schock *m*, Elektroschock *m* **2.** Elektroschock-, Elektrokrampftherapie *f*, Elektrokrampfbehandlung *f* **3.** (*kardiol.*) Elektroschock *m*
elec|tros|mo|sis [ɪˌlektrɑz'məʊsɪs] *noun* Elektroosmose *f*
elec|tro|spec|trog|ra|phy [ɪˌlektrəʊspek'trɑgrəfɪ] *noun* Elektrospektrographie *f*, Elektrospektrografie *f*
elec|tro|spi|nog|ra|phy [ɪˌlektrəʊspaɪ'nɑgrəfɪ] *noun* Elektrospinographie *f*, Elektrospinografie *f*
elec|tro|sur|ger|y [ɪˌlektrəʊ'sɜrdʒərɪ] *noun* Elektrochirurgie *f*
elec|tro|sur|gi|cal [ɪˌlektrəʊ'sɜrdʒɪkl] *adj* Elektrochirurgie betreffend, mittels Elektrochirurgie, elektrochirurgisch
elec|tro|tax|is [ɪˌlektrəʊ'tæksɪs] *noun* Elektrotaxis *f*
elec|tro|ther|a|peu|tics [ɪˌlektrəʊˌθerə'pjuːtɪks] *plural* Elektrotherapie *f*
elec|tro|ther|a|py [ɪˌlektrəʊ'θerəpɪ] *noun* Elektrothera-

pie *f*
ellecltrolulreltelroglralphy [ɪˌlektrəʊjʊəˌriːtə'rɑgrəfɪ] *noun* Elektroureterographie *f*, Elektroureterografie *f*
ellecltrolvalgolgram [ɪˌlektrəʊ'veɪgəʊgræm] *noun* (Elektro-)Vagogramm *nt*
ellecltrolverlsion [ɪˌlektrəʊ'vɜrʒn] *noun* Kardioversion *f*
ellecltulalry [ɪ'lektʃuːerɪ] *noun* Latwerge *f*, Electuarium *nt*
ellelment ['eləmənt] *noun* Element *nt*; (*physik.*) Element *nt*, Zelle *f*
trace elements Spurenelemente *pl*
ellelmenltal [elə'mentl] *adj* elementar, ursprünglich; wesentlich, grundlegend, Elementar-, Ur-
ellelmenltalry [elə'ment(ə)rɪ] *adj* **1.** →*elemental* **2.** elementar, Elementar-
eleo- *präf.* Öl-, Oleo-
ellelolma [elɪ'əʊmə] *noun* Elaiom *nt*, Oleom *nt*, Oleogranulom *nt*, Oleosklerom *nt*, Paraffinom *nt*
ellelphanltilalsis [eləfən'taɪəsɪs] *noun* **1.** (*patholog.*) Elephantiasis *f* **2.** Elephantiasis tropica
genitoanorectal elephantiasis Elephantiasis genitoanorectalis
elephantiasis vulvae Elephantiasis vulvae
ellelvaltion [elə'veɪʃn] *noun* Erhöhung *f*, Elevation *f*, (Auf-, Hoch-)Heben *nt*, Anhebung *f*
tactile elevations Toruli tactiles, Tastballen *pl*
tooth elevation Zahnverlängerung *f*, Extrusion *f*, Elongation *f*, Egression *f*
ellimlilnaltion [ɪˌlɪmə'neɪʃn] *noun* **1.** Beseitigung *f*, Entfernung *f*, Ausmerzung *f*, Eliminierung *f* **2.** Ausscheidung *f*, Elimination *f*
ellinlgulaltion [ɪlɪŋ'gweɪʃn] *noun* Zungen(teil)amputation *f*, Glossektomie *f*
elkolsis [el'kəʊsɪs] *noun* Geschwür(s)leiden *nt*, Helkosis *f*
elliplsoid [ɪ'lɪpsɔɪd] I *noun* **1.** (*Milz*) Schweigger-Seidel-Hülse *f*, Ellipsoid *nt* **2.** Ellipsoid *nt* II *adj* ellipsenförmig, ellipsenähnlich, ellipsoid, elliptisch
ellipltocyltalry [ɪˌlɪptə'saɪtərɪ] *adj* Elliptozyten betreffend, elliptozytär, ovalozytär
ellipltocyte [ɪ'lɪptəsaɪt] *noun* Elliptozyt *m*, Ovalozyt *m*
ellipltocyltolsis [ɪˌlɪptəsaɪ'təʊsɪs] *noun* Dresbach-Syndrom *nt*, hereditäre Elliptozytose *f*, Ovalozytose *f*, Kamelozytose *f*, Elliptozytenanämie *f*
hereditary elliptocytosis hereditäre Elliptozytose *f*, Ovalozytose *f*, Kamelozytose *f*, Elliptozytenanämie *f*
ellipltocyltotlic [ɪˌlɪptəsaɪ'tɑtɪk] *adj* Elliptozytose betreffend, elliptozytisch
ellonlgaltion [ɪlɔːŋ'geɪʃn] *noun* **1.** Verlängerung *f*, Dehnung *f*, Streckung *f* **2.** (*physik.*) Elongation *f*
tooth elongation Zahnverlängerung *f*, Extrusion *f*, Elongation *f*, Egression *f*
elmalcilatled [ɪ'meɪʃɪeɪtɪd] *adj* **1.** abgemagert, abgezehrt, ausgezehrt, ausgemergelt **2.** (*chem.*) ausgelaugt
elmalcilaltion [ɪˌmeɪʃɪ'eɪʃn] *noun* **1.** Auszehrung *f*, (extreme) Abmagerung *f*, Emaciatio *f* **2.** (*chem.*) Auslaugung *f*
emlbollallia [embə'leɪlɪə] *noun* Embololalie *f*, Embolophrasie *f*
emlbollecltolmy [embə'lektəmɪ] *noun* Embolektomie *f*
emlbollic [em'bɑlɪk] *adj* Embolus oder Embolie betreffend, embolisch
emlbollilform [em'bɑlɪfɔːrm] *adj* pfropfenförmig, embolusähnlich, emboliform
emlbollism ['embəlɪzəm] *noun* Embolie *f*, Embolia *f*
air embolism Luftembolie *f*
amniotic fluid embolism Fruchtwasserembolie *f*
arterial embolism arterielle Embolie *f*
bacterial embolism Bakterienembolie *f*
capillary embolism Kapillarembolie *f*
catheter embolism Katheterembolie *f*
cerebral embolism zerebrale Embolie *f*, Embolie *f* einer Zerebralarterie
cholesterol embolism Atheroembolie *f*
crossed embolism paradoxe/gekreuzte Embolie *f*
fat embolism Fettembolie *f*
foreign-body embolism Fremdkörperembolie *f*
gas embolism Luftembolie *f*, Gasembolie *f*
oil embolism Fettembolie *f*
paradoxical embolism paradoxe/gekreuzte Embolie *f*
parenchymal embolism Parenchymembolie *f*
pulmonary embolism Lungenembolie *f*
renal embolism Nierenembolie *f*
retinal embolism Zentralarterienembolie *f*
venous embolism venöse Embolie *f*
emlbollilzaltion [ˌembəlɪ'zeɪʃn] *noun* **1.** (*patholog.*) Embolusbildung *f*, -entstehung *f* **2.** (*chirurg.*) (therapeutische) Embolisation *f*; Katheterembolisation *f*
catheter embolization Katheterembolisation *f*
therapeutic embolization therapeutische Embolisation *f*, Katheterembolisation *f*
emlbollolmylcolsis [ˌembələʊmaɪ'kəʊsɪs] *noun* Embolomykose *f*
emlbollolmylcotlic [ˌembələʊmaɪ'kɑtɪk] *adj* Embolomykose betreffend, embolomykotisch
emlbollus ['embələs] *noun, plural* **emlbolli** ['embəlaɪ, 'embəliː] Embolus *m*
cholesterol embolus Atheroembolus *m*
pulmonary embolus Lungenembolus *m*
emlbrylecltolmy [embrɪ'ektəmɪ] *noun* Embryektomie *f*
emlbrylo ['embrɪəʊ] I *noun, plural* **-os** Embryo *m* II *adj* →*embryonic*
emlbrylolgenlelsis [ˌembrɪəʊ'dʒenəsɪs] *noun* Embryogenese *f*, Embryogenie *f*
emlbrylolgenlic [ˌembrɪəʊ'dʒenɪk] *adj* **1.** Embryogenese betreffend, embryogen **2.** einen Embryo bilden, embryogen
emlbrylogleny [ˌembrɪ'ɑdʒənɪ] *noun* Embryogenese *f*, Embryogenie *f*
emlbryloid ['embrɪɔɪd] I *noun* Embryoid *nt* II *adj* embryoähnlich, embryoid
emlbrylolma [embrɪ'əʊmə] *noun* embryonaler Tumor *m*, Embryom *nt*, Embryoma *nt*
embryoma of kidney Wilms-Tumor *m*, embryonales Adenosarkom *nt*, embryonales Adenomyosarkom *nt*, Nephroblastom *nt*, Adenomyorhabdosarkom *nt* der Niere
emlbrylolnal ['embrɪənl, ˌembrɪ'əʊnl] *adj* Embryo oder Embryonalstadien betreffend, vom Embryonalstadium stammend, embryonal, embryonisch
emlbrylolnatled ['embrɪəneɪtɪd] *adj* **1.** Embryo(nen) enthaltend **2.** befruchtet **3.** (*mikrobiol.*) bebrütet, angebrütet, embryoniert
emlbrylonlic [ˌembrɪ'ɑnɪk] *adj* Embryo oder Embryonalstadien betreffend, vom Embryonalstadium stammend, embryonal, embryonisch
emlbrylоplalthy [embrɪ'ɑpəθɪ] *noun* Embryopathie *f*
retinoic acid embryopathy Retinoid-Embryopathie *f*
rubella embryopathy Röteln-, Rubeolaembryopathie *f*, Embryopathia rubeolosa
thalidomide embryopathy Thalidomidembryopathie *f*, Contergan-Syndrom *nt*
warfarin embryopathy Cumarin-Embryopathie *f*, Warfarin-Embryopathie *f*
emlbrylolplaslic [ˌembrɪə'plæstɪk] *adj* Embryobildung betreffend, embryoplastisch
emlbrylotlolmy [ˌembrɪ'ɑtəmɪ] *noun* Embryotomie *f*
emlbrylolttoxlic [ˌembrɪəʊ'tɑksɪk] *adj* den Embryo schädigend, embryotoxisch
emlbrylolttoxlicllity [ˌembrɪəʊ tɑk'sɪsətɪ] *noun* Embryotoxizität *f*
emlbrylolttoxlon [ˌembrɪəʊ'tɑksɑn] *noun* **1.** (*pädiat.*) Embryotoxon *nt* **2.** (*ophthal.*) Embryotoxon *nt*, Arcus lipoides juvenilis
emlbrylous ['embrɪəs] *adj* Embryo oder Embryonalstadien betreffend, vom Embryonalstadium stammend,

embryonal, embryonisch
em|e|sis ['eməsɪs] *noun* (Er-)Brechen *nt*, Emesis *f*
e|met|ic [ə'metɪk] *adj* Brechreiz oder Erbrechen auslösend, emetisch
em|e|to|ca|thar|tic [ˌemətəʊkə'θɑːrtɪk] *noun* kombiniertes Abführ- und Brechmittel *nt*, Emetokathartikum *nt*
em|e|to|gen|ic [ˌemətəʊ'dʒenɪk] *adj* durch Erbrechen bedingt oder ausgelöst, emetogen
-emia *suf.* erhöhter (Blut-)Spiegel, -ämie, -aemia, -haemia, -hämie
-emic *suf.* mit erhöhtem (Blut-)spiegel, -ämisch
em|i|gra|tion [ˌemɪ'greɪʃn] *noun* Emigration *f*; Diapedese *f*
em|i|nence ['emɪnəns] *noun* Vorsprung *m*, Erhöhung *f*, Höcker *m*; (*anatom.*) Eminentia *f*
antithenar eminence Kleinfingerballen *m*, Hypothenar *nt*, Eminentia hypothenaris
arcuate eminence Eminentia arcuata
articular eminence Tuberculum articulare ossis temporalis
capitate eminence Humerusköpfchen *nt*, Capitulum humeri
coccygeal eminence Cornu sacrale
collateral eminence of lateral ventricle Eminentia collateralis ventriculi lateralis
cruciform eminence Eminentia cruciformis
deltoid eminence Tuberositas deltoidea
frontal eminence Stirnhöcker *m*, Tuber frontale, Eminentia frontalis
gluteal eminence (of femur) Tuberositas glutea
hypobranchial eminence Hypobranchialhöcker *m*, Copula *f* (linguae)
hypothenar eminence Kleinfingerballen *m*, Hypothenar *nt*, Eminentia hypothenaris
iliopectineal eminence Eminentia iliopubica
iliopubic eminence Eminentia iliopubica
intercondylar eminence Eminentia intercondylaris
intermediate eminence Eminentia intercondylaris
jugular eminence Tuberculum jugulare
eminence of maxilla Tuber maxillare, Eminentia maxillae
medial eminence of rhomboid fossa Eminentia medialis fossae rhomboideae
median eminence Eminentia mediana hypothalami
orbital eminence of zygomatic bone Eminentia orbitalis ossis zygomatici
parietal eminence Tuber parietale
pyramidal eminence Eminentia pyramidalis
radial carpal eminence Eminentia carpalis radialis
radial eminence of wrist Eminentia carpalis radialis
eminence of scapha Eminentia scaphae
thalamic eminence Eminentia thalami
thenar eminence Daumenballen *m*, Thenar *m*, Eminentia thenaris
thyroid eminence Adamsapfel *m*, Prominentia laryngea
triangular eminence Agger perpendicularis, Eminentia fossae triangularis
eminence of triangular fossa Agger perpendicularis, Eminentia fossae triangularis
ulnar carpal eminence Eminentia carpalis ulnaris
ulnar eminence of wrist Eminentia carpalis ulnaris
em|is|sary ['emɪˌseriː, -sərɪ] *noun*, *plural* **-saries 1.** Emissarium *nt*, Vena emissaria **2.** (*Schädel*) Venenaustrittsstelle *f*
condylar emissary Vena emissaria condylaris
mastoid emissary Vena emissaria mastoidea
occipital emissary Vena emissaria occipitalis
parietal emissary Vena emissaria parietalis
e|mis|sion [ɪ'mɪʃn] *noun* Emission *f*, Aussendung *f*
single photon emission Single-Photon-Emissionscomputertomographie *f*, Single-Photon-Emissionscomputertomografie *f*
em|men|ia [ə'menɪə, ə'miːn-] *noun* Monatsblutung *f*, Periode *f*, Regel *f*, Menses *pl*, Menstruation *f*
em|men|ic [ə'menɪk, ə'miːn-] *adj* Menstruation betreffend, während der Menstruation, menstrual
em|me|tro|pia [emɪ'trəʊpɪə] *noun* Emmetropie *f*
em|me|trop|ic [emɪ'trɑpɪk, -'trəʊp-] *adj* Emmetropie betreffend, normalsichtig, emmetrop
e|mol|lient [ɪ'mɑljənt] **I** *noun* Emolliens *nt*, Emollientium *nt* **II** *adj* lindernd, beruhigend, weichmachend
e|mo|tion [ɪ'məʊʃn] *noun* Gefühl *nt*, Gefühlsregung *f*, Gemütsbewegung *f*, Emotion *f*
e|mo|tion|al [ɪ'məʊʃənl] *adj* Gefühl oder Gemüt betreffend, emotionell, gefühlmäßig, gefühlsbetont, emotional
e|mo|tive [ɪ'məʊtɪv] *adj* gefühlsbedingt; gefühlsbetont; gefühlvoll, emotiv
em|pa|thy ['empəθɪ] *noun* Empathie *f*
em|phy|se|ma [emfə'siːmə] *noun* Emphysem *nt*
bronchitic emphysema bronchitisches Lungenemphysem *nt*
bullous emphysema großbullöses Lungenemphysem *nt*
centrilobular emphysema zentrilobuläres Lungenemphysem *nt*
centroacinar emphysema zentroazinäres Lungenemphysem *nt*
cutaneous emphysema Hautemphysem *nt*, Emphysema subcutaneum
emphysematous emphysema emphysematisches Lungenemphysem *nt*
gangrenous emphysema Gasbrand *m*, -gangrän *f*, -ödem *nt*, -ödemerkrankung *f*, malignes Ödem *nt*, Gasphlegmone *f*, Gangraena emphysematosa
interstitial emphysema **1.** Darmemphysem *nt*, Emphysema intestini **2.** Darmwandemphysem *nt*, Pneumatosis cystoides intestini
intestinal emphysema Pneumatosis cystoides intestini
irregular emphysema irreguläres Lungenemphysem *nt*
emphysema of lung Lungenemphysem, -blähung *f*, Emphysema pulmonum
mediastinal emphysema Hamman-Syndrom *nt*, (spontanes) Mediastinalemphysem *nt*, Pneumomediastinum *nt*
panacinar emphysema panlobuläres Lungenemphysem *nt*, panazinäres Lungenemphysem *nt*
pulmonary emphysema Lungenemphysem *nt*, -blähung *f*, Emphysema pulmonum
senile emphysema seniles Lungenemphysem *nt*
subcutaneous emphysema Hautemphysem *nt*, Emphysema subcutaneum
em|phy|sem|a|tous [ˌemfə'semətəs, -'siː-] *adj* emphysemartig, emphysematös
em|pir|ic [em'pɪrɪk] *adj* auf Erfahrung beruhend, empirisch
emp|ty|sis ['emtəsɪs] *noun* **1.** Aushusten *nt*, Abhusten *nt*, Expektoration *f*, Expektorieren *nt* **2.** Bluthusten *nt*, -spucken *nt*, Hämoptoe *f*, Hämoptyse *f*, Hämoptysis *f*
em|py|e|ma [empaɪ'iːmə] *noun*, *plural* **-mas, -ma|ta** [-mətə] Empyem *nt*
empyema of the chest Pyothorax *m*, Thorax-, Pleuraempyem, eitrige Pleuritis *f*
gallbladder empyema Gallenblasenempyem *nt*
mastoid empyema Mastoiditis *f*, Warzenfortsatzentzündung *f*
empyema of the pericardium eitrige Perikarditis *f*, Pericarditis purulenta, Pyoperikard *nt*
pleural empyema Pleuraempyem *nt*
thoracic empyema Pyothorax *m*, Thorax-, Pleuraempyem *nt*, eitrige Pleuritis *f*
em|py|e|mic [empaɪ'iːmɪk] *adj* Empyem betreffend, empyemartig, empyematös
em|py|o|cele [e'mpaɪəsiːl] *noun* **1.** Empyozele *f* **2.** (*pä-*

diat.) Empyomphalus *m*
e|nam|el [ɪ'næml] I *noun* (Zahn-)Schmelz *m*, Adamantin *nt*, Substantia adamantina, Enamelum *nt* II *adj* (Zahn-) Schmelz-
dental enamel Zahnschmelz *m*, Adamantin *nt*, Substantia adamantina, Enamelum *nt*
hereditary brown enamel Amelogenesis imperfecta
hypoplastic enamel Schmelzhypoplasie *f*, Zahnschmelzhypoplasie *f*
e|nam|el|o|blast [ɪ'næmələʊblæst] *noun* Adamanto-, Amelo-, Ganoblast *m*
e|nam|el|o|blas|to|ma [ɪ,næmələʊblæs'təʊmə] *noun* Adamantinom *nt*, Ameloblastom *nt*
en|an|the|ma [ɪ,næn'θiːmə] *noun, plural* **-ma|ta** [-mətə] Schleimhautausschlag *m*, Enanthem *nt*
en|an|them|a|tous [ɪ,næn'θemətəs] *adj* Enanthem betreffend, enanthematös
en|ar|thro|di|al [,enɑːr'θrəʊdɪəl] *adj* Enarthrose betreffend, enarthrotisch
en|ar|thro|sis [,enɑːr'θrəʊsɪs] *noun, plural* **-ses** [-siːz] Enarthrosis *f*, Nussgelenk *nt*, Articulatio cotylica, Articulatio spheroidea
en|car|di|tis [enkɑːr'daɪtɪs] *noun* Entzündung der Herzinnenhaut, Endokarditis *f*, Endokardentzündung *f*, Endocarditis *f*
encephal- *präf.* Gehirn-, Enzephal(o)-, Encephal(o)-
en|ceph|a|lal|gia [en,sefə'lældʒ(ɪ)ə] *noun* Kopfschmerz(en *pl*) *m*, Kopfweh *nt*, Kephalgie *f*, Kephalalgie *f*, Kephal(a)ea *f*, Cephalgia *f*, Cephalalgia *f*, Cephal(a)ea *f*, Kephalodynie *f*, Zephalgie *f*, Zephalalgie *f*
en|ce|phal|ic [,ensɪ'fælɪk, ,enkə-] *adj* Gehirn/Encephalon betreffend, enzephal, Hirn-, Gehirn-, Encephal(o)-, Enzephal(o)-
en|ceph|a|lin [ɪn'sefəlɪn, en'kefə-] *noun* Enkephalin *nt*
en|ceph|a|lit|ic [en,sefə'lɪtɪk] *adj* Gehirnentzündung/ Encephalitis betreffend, encephalitisch, enzephalitisch
en|ceph|a|li|tis [en,sefə'laɪtɪs] *noun* Gehirnentzündung *f*, Enzephalitis *f*, Encephalitis *f*
acute disseminated encephalitis Impfenzephalitis *f*, -encephalomyelitis *f*, -enzephalopathie *f*, Vakzinationsenzephalitis *f*, Encephalomyelitis postvaccinalis
arbovirus encephalitis Arbovirus-Enzephalitis *f*
encephalitis B japanische B-Enzephalitis *f*, Encephalitis japonica B
Binswanger's encephalitis Binswanger-Enzephalopathie *f*, subkortikale progressive Enzephalopathie *f*, Encephalopathia chronica progressiva subcorticalis
bunyavirus encephalitis California-Enzephalitis *f*
encephalitis C St. Louis-Enzephalitis *f*
California encephalitis California-Enzephalitis *f*
Central European encephalitis zentraleuropäische Zeckenenzephalitis *f*, Frühsommer-Enzephalitis *f*, Frühsommer-Meningo-Enzephalitis *f*, Central European encephalitis
chronic subcortical encephalitis Binswanger-Enzephalopathie *f*, subkortikale progressive Enzephalopathie *f*, Encephalopathia chronica progressiva subcorticalis
concentric periaxial encephalitis Baló-Krankheit *f*, konzentrische Sklerose *f*, Leucoencephalitis periaxialis concentrica
Coxsackie encephalitis Coxsackie-Enzephalitis *f*
Dawson's encephalitis subakute sklerosierende Panenzephalitis *f*, Einschlusskörperchenenzephalitis *f* Dawson, subakute sklerosierende Leukenzephalitis *f* van Bogaert
diffuse periaxial encephalitis Schilder-Krankheit *f*, Encephalitis periaxialis diffusa
Eastern equine encephalitis östliche Pferdeenzephalitis *f*, Eastern equine encephalitis/encephalomyelitis
Economo's encephalitis (von) Economo-Krankheit *f*, -Enzephalitis *f*, europäische Schlafkrankheit *f*, Encephalitis epidemica/lethargica
epidemic encephalitis 1. (von) Economo-Krankheit *f*, -Enzephalitis *f*, europäische Schlafkrankheit *f*, Encephalitis epidemica/lethargica **2.** epidemische Enzephalitis *f*, Encephalitis epidemica
equine encephalitis equine Enzephalitis *f*, Pferdeenzephalitis *f*
Far East Russian encephalitis zentraleuropäische Zeckenenzephalitis *f*, Frühsommer-Enzephalitis *f*, Frühsommer-Meningo-Enzephalitis *f*, Central European encephalitis
hemorrhagic encephalitis hämorrhagische Enzephalitis *f*, Encephalitis haemorrhagica
herpes encephalitis Herpesenzephalitis *f*, Herpes-simplex-Enzephalitis *f*, HSV-Enzephalitis *f*
herpes simplex encephalitis Herpesenzephalitis *f*, Herpes-simplex-Enzephalitis *f*, HSV-Enzephalitis *f*
herpes simplex virus encephalitis Herpesenzephalitis *f*, Herpes-simplex-Enzephalitis *f*, HSV-Enzephalitis *f*
herpetic encephalitis Herpesenzephalitis *f*, Herpes-simplex-Enzephalitis *f*, HSV-Enzephalitis *f*
HSV encephalitis Herpesenzephalitis *f*, Herpes-simplex-Enzephalitis *f*, HSV-Enzephalitis *f*
Ilhéus encephalitis Ilhéus-Enzephalitis *f*
inclusion body encephalitis subakute sklerosierende Panenzephalitis *f*, subakute sklerosierende Leukenzephalitis van Bogaert *f*, Einschlusskörperenzephalitis Dawson *f*
influenzal encephalitis Grippe-, Influenzaenzephalitis *f*
Japanese B encephalitis japanische B-Enzephalitis *f*, Encephalitis japonica B
La Crosse encephalitis La Crosse-Enzephalitis *f*
lead encephalitis Bleienzephalopathie *f*
Leichtenstern's encephalitis hämorrhagische Enzephalitis *f*, Encephalitis haemorrhagica
lethargic encephalitis (von) Economo-Krankheit *f*, -Enzephalitis *f*, europäische Schlafkrankheit *f*, Encephalitis epidemica/lethargica
measles encephalitis Masernenzephalitis *f*
Murray Valley encephalitis Murray-Valley-Enzephalitis *f*, Australian-X-Enzephalitis *f*
postinfectious encephalitis Impfenzephalitis *f*, Impfenzephalomyelitis *f*, Impfenzephalopathie *f*, Vakzinationsenzephalitis *f*, Encephalomyelitis postvaccinalis
postvaccinal encephalitis Impfenzephalitis *f*, Impfenzephalomyelitis *f*, Impfenzephalopathie *f*, Vakzinationsenzephalitis *f*, Encephalomyelitis postvaccinalis
purulent encephalitis eitrige Enzephalitis *f*, Encephalitis purulenta; Hirnabszess *m*
pyogenic encephalitis Gehirnabszess *m*, Hirnabszess *m*
Russian autumnal encephalitis japanische B-Enzephalitis *f*, Encephalitis japonica B
Schilder's encephalitis Schilder-Krankheit *f*, Encephalitis periaxialis diffusa
St. Louis encephalitis St. Louis-Enzephalitis *f*
subacute inclusion body encephalitis subakute sklerosierende Panenzephalitis *f*, Einschlusskörperenzephalitis *f* Dawson, subakute sklerosierende Leukenzephalitis *f* van Bogaert
summer encephalitis japanische B-Enzephalitis *f*, Encephalitis japonica B
suppurative encephalitis eitrige Enzephalitis *f*, Encephalitis purulenta; Hirnabszess *m*
tick-borne encephalitis Zeckenenzephalitis *f*
toxoplasmic encephalitis Toxoplasmose-Enzephalitis *f*, Encephalitis toxoplasmatica
van Bogaert's encephalitis subakute sklerosierende Panenzephalitis *f*, Einschlusskörperchenenzephalitis *f* Dawson, subakute sklerosierende Leukenzephalitis *f* van Bogaert
varicella encephalitis Varizellen-Enzephalitis *f*
Venezuelan equine encephalitis venezuelanische Pfer-

deenzephalitis *f*, Venezuelan equine encephalitis *f*, Venezuelan equine encephalomyelitis *f*
Vienna encephalitis (von) Economo-Krankheit *f*, -Enzephalitis *f*, europäische Schlafkrankheit *f*, Encephalitis epidemica/lethargica
viral encephalitis Virusenzephalitis *f*
virus encephalitis Virusenzephalitis *f*
von Economo's encephalitis europäische Schlafkrankheit *f*, (von) Economo-Krankheit *f*, -Enzephalitis *f*, Encephalitis epidemica/lethargica
Western equine encephalitis westliche Pferdeenzephalitis *f*, Western equine encephalitis *f*, Western equine encephalomyelitis *f*
West Nile encephalitis West-Nile-Fieber *nt*, -Enzephalitis *f*
zoster encephalitis Zoster-Enzephalitis *f*

En|ce|pha|li|to|zo|on [ˌensɪˌfælɪtə'zəʊɑn] *noun* Encephalitozoon *nt*
Encephalitozoon cuniculi Encephalitozoon cuniculi

en|ce|pha|li|to|zo|o|no|sis [ensɪˌfælɪtəzəʊə'nəʊsɪs] *noun* Encephalitozoon-Infektion *f*, Encephalitozoonosis *f*, -zoonose *f*

encephalo- *präf.* Gehirn-, Enzephal(o)-, Encephal(o)-

encephalo-arteriography *noun* Enzephaloarteriographie *f*, Hirnangiographie *f*, Enzephaloarteriografie *f*, Hirnangiografie *f*

en|ceph|a|lo|cele [en'sefəʊləsiːl] *noun* Hirnbruch *m*, Enzephalozele *f*, Hernia cerebri

en|ceph|a|lo|cys|to|cele [enˌsefələʊ'sɪstəsiːl] *noun* Enzephalozystozele *f*

en|ceph|a|lo|dyn|ia [enˌsefələʊ'diːnɪə] *noun* Kopfschmerz(en *pl*) *m*, Kephalgie *f*, Zephalgie *f*, Cephalgia *f*, Cephalalgia *f*, Cephal(a)ea *f*, Kephal(a)ea *f*, Kephalalgie *f*, Kephalodynie *f*

en|ceph|a|lo|dys|pla|sia [enˌsefələʊdɪs'pleɪʒ(ɪ)ə, -zɪə] *noun* Hirnfehlbildungen *pl*

en|ceph|a|log|ra|phy [enˌsefə'lɑgrəfɪ] *noun* Enzephalographie *f*, Enzephalografie *f*

en|ceph|a|loid [en'sefələɪd] I *noun* medulläres Karzinom *nt*, Carcinoma medullare II *adj* gehirn- oder gehirnsubstanzähnelnd, gehirnähnlich, enzephaloid

en|ceph|a|lo|ma|la|cia [enˌsefələmə'leɪʃ(ɪ)ə] *noun* (Ge-)Hirnerweichung *f*, Enzephalo-, Encephalomalazie *f*, Encephalomalacia *f*

en|ceph|a|lo|men|in|git|ic [enˌsefələʊmenɪn'dʒaɪtɪk] *adj* Encephalomeningitis betreffend, encephalomeningitisch, enzephalomeningitisch, meningoenzephalitisch

en|ceph|a|lo|men|in|gi|tis [enˌsefələʊmenɪn'dʒaɪtɪs] *noun* Entzündung von Gehirn und Hirnhäuten, Meningoenzephalitis *f*, Encephalomeningitis *f*, Meningoencephalitis *f*, Enzephalomeningitis *f*

en|ceph|a|lo|me|nin|go|cele [enˌsefələʊmɪ'nɪŋgəsiːl] *noun* Enzephalomeningozele *f*, Meningoenzephalozele *f*

en|ceph|a|lo|me|nin|gop|a|thy [enˌsefələʊmɪnɪŋ'gɑpəθɪ] *noun* Erkrankung *f* von Gehirn und Hirnhäuten, Enzephalomeningopathie *f*, Meningoenzephalopathie *f*

en|ceph|a|lo|my|e|lit|ic [enˌsefələʊmaɪə'laɪtɪk] *adj* Enzephalomyelitis betreffend, enzephalomyelitisch, myeloenzephalitisch

en|ceph|a|lo|my|e|li|tis [enˌsefələʊmaɪə'laɪtɪs] *noun* Entzündung von Gehirn und Rückenmark, Enzephalomyelitis *f*, Encephalomyelitis *f*, Myeloenzephalitis *f*, Myeloencephalitis *f*
acute disseminated encephalomyelitis Impfenzephalitis *f*, -encephalomyelitis *f*, -enzephalopathie *f*, Vakzinationsenzephalitis *f*, Encephalomyelitis postvaccinalis
benign myalgic encephalomyelitis epidemische Neuromyasthenie *f*, Encephalomyelitis benigna myalgica
Eastern equine encephalomyelitis östliche Pferdeenzephalitis *f*, Eastern equine encephalitis/encephalomyelitis
equine encephalomyelitis Encephalitis/Encephalomyelitis equina
postinfectious encephalomyelitis Impfenzephalitis *f*, Impfenzephalomyelitis *f*, Impfenzephalopathie *f*, Vakzinationsenzephalitis *f*, Encephalomyelitis postvaccinalis
postvaccinal encephalomyelitis Impfenzephalitis *f*, -encephalomyelitis *f*, -enzephalopathie *f*, Vakzinationsenzephalitis *f*, Encephalomyelitis postvaccinalis
toxoplasmic encephalomyelitis Toxoplasma-Enzephalomyelitis *f*
Venezuelan equine encephalomyelitis venezuelanische Pferdeenzephalitis *f*, Venezuelan equine encephalitis *f*, Venezuelan equine encephalomyelitis *f*
viral encephalomyelitis Virusenzephalomyelitis *f*
virus encephalomyelitis Virusenzephalomyelitis *f*
Western equine encephalomyelitis westliche Pferdeenzephalitis *f*, Western equine encephalitis *f*, Western equine encephalomyelitis *f*
zoster encephalomyelitis Zoster-Enzephalomyelitis *f*

en|ceph|a|lo|my|e|lo|cele [enˌsefələʊmaɪ'eləsiːl] *noun* Enzephalomyelozele *f*

en|ceph|a|lo|my|e|lo|neu|rop|a|thy [enˌsefələʊˌmaɪələʊnjʊə'rɑpəθɪ] *noun* Enzephalomyeloneuropathie *f*

en|ceph|a|lo|my|e|lop|a|thy [enˌsefələʊmaɪə'lɑpəθɪ] *noun* Enzephalomyelopathie *f*

en|ceph|a|lo|my|e|lo|ra|dic|u|li|tis [enˌsefələʊˌmaɪələʊrəˌdɪkjə'laɪtɪs] *noun* Entzündung von Gehirn, Rückenmark und Spinalnervenwurzeln, Encephalomyeloradiculitis *f*, Enzephalomyeloradikulitis *f*

en|ceph|a|lo|my|e|lo|ra|dic|u|lo|neu|ri|tis [enˌsefələʊˌmaɪələʊrəˌdɪkjələʊnjʊə'raɪtɪs] *noun* Guillain-Barré-Syndrom *nt*, (Poly-)Radikuloneuritis *f*, Neuronitis *f*

en|ceph|a|lo|my|e|lo|ra|dic|u|lop|a|thy [enˌsefələʊˌmaɪələʊrəˌdɪkjə'lɑpəθɪ] *noun* Enzephalomyeloradikulopathie *f*

en|ceph|a|lo|my|o|car|di|tis [enˌsefələʊˌmaɪəkɑːr'daɪtɪs] *noun* Enzephalomyokarditis *f*, Encephalomyocarditis *f*, EMC-Syndrom *nt*

en|ceph|a|lon [ɪn'sefəlɑn, -lən, en'kefə-] *noun, plural* **-la** [-lə] Gehirn *nt*, Enzephalon *nt*, Encephalon *nt*

en|ceph|a|lo|path|ic [enˌsefələʊ'pæθɪk] *adj* Enzephalopathie betreffend, enzephalopathisch

en|ceph|a|lop|a|thy [enˌsefə'lɑpəθɪ] *noun* Enzephalopathie *f*, Encephalopathia *f*
AIDS-related encephalopathy AIDS-Enzephalopathie *f*, HIV-Enzephalopathie *f*
bilirubin encephalopathy Kernikterus *m*, Bilirubinencephalopathie *f*
Binswanger's encephalopathy Binswanger-Enzephalopathie *f*, subkortikale progressive Enzephalopathie *f*, Encephalopathia chronica progressiva subcorticalis
bovine spongiform encephalopathy bovine spongiforme Enzephalopathie *f*, Rinderwahnsinn *m*
boxer's encephalopathy Boxerencephalopathie *f*, Encephalopathia traumatica
lead encephalopathy Bleienzephalopathie *f*, Encephalopathia saturnina
progressive subcortical encephalopathy Schilder-Krankheit *f*, Encephalitis periaxialis diffusa
punch-drunk encephalopathy Boxerenzephalopathie *f*, Dementia pugilistica
saturnine encephalopathy Bleienzephalopathie *f*, Encephalopathia saturnina
subacute spongiform encephalopathy subakute spongiforme Enzephalopathie *f*, subakute spongiforme Virusenzephalopathie *f*
subcortical arteriosclerotic encephalopathy Binswanger-Enzephalopathie *f*, subkortikale progressive Enzephalopathie *f*, Encephalopathia chronica progressiva subcorticalis
traumatic encephalopathy Boxerenzephalopathie *f*, Encephalopathia traumatica

Wernicke's encephalopathy Wernicke-Enzephalopathie *f*, Polioencephalopathia haemorrhagica superior

en|ce|pha|lo|ra|chi|di|an [en,sefələʊrə'kɪdɪən] *adj* Gehirn und Rückenmark/Medulla spinalis betreffend oder verbindend, zerebrospinal, cerebrospinal, spinozerebral, enzephalospinal

en|ce|pha|lo|ra|di|cu|li|tis [en,sefələʊrə,dɪkjə'laɪtɪs] *noun* Entzündung von Gehirn und Spinalnervenwurzeln, Enzephaloradikulitis *f*, Encephaloradiculitis *f*

en|ce|pha|lor|rha|gia [en,sefələʊ'rædʒ(ɪ)ə] *noun* **1.** Hirn(ein)blutung *f*, Enzephalorrhagie *f* **2.** apoplektischer Insult *m*, Apoplexie *f*, Apoplexia cerebri

en|ce|pha|lo|scle|ro|sis [en,sefələʊsklɪə'rəʊsɪs] *noun* Hirnsklerose *f*

en|ce|pha|lo|sis [en,sefə'ləʊsɪs] *noun* organische/degenerative Hirnerkrankung *f*, Enzephalose *f*

en|ce|pha|lo|spi|nal [en,sefələʊ'spaɪnl] *adj* **1.** Gehirn/Encephalon und Rückenmark/Medulla spinalis betreffend oder verbindend, enzephalospinal **2.** Großhirn/Cerebrum und Rückenmark/Medulla spinalis betreffend oder verbindend, zerebro-, cerebrospinal

en|ce|pha|lo|to|my [en,sefə'lɑtəmɪ] *noun* **1.** operativer Hirnschnitt *m*, Enzephalotomie *f* **2.** (*gynäkol.*) Enzephalotomie *f*, Kraniotomie *f*

En|ces|to|da [enses'təʊdə] *plural* Bandwürmer *pl*, Zestoden *pl*, Cestoda *pl*, Cestodes *pl*

en|chon|dral [en'kɑndrəl, eŋ-] *adj* in Knorpel/Cartilago entstehend oder liegend oder auftretend, endochondral, enchondral, intrakartilaginär

en|chon|dro|ma [,enkɑn'drəʊmə] *noun* echtes/zentrales Chondrom *nt*, echtes/zentrales Osteochondrom *nt*, Enchondrom *nt*

malignant enchondroma Knorpelsarkom *nt*, Chondrosarkom *nt*, Chondroma sarcomatosum, Enchondroma malignum

multiple congenital enchondroma Ollier-Erkrankung *f*, Ollier-Syndrom *nt*, Enchondromatose *f*, multiple kongenitale Enchondrome *pl*, Hemichondrodystrophie *f*

en|chon|dro|ma|to|sis [en,kɑndrəmə'təʊsɪs] *noun* Ollier-Erkrankung *f*, Ollier-Syndrom *nt*, Enchondromatose *f*, multiple kongenitale Enchondrome *pl*, Hemichondrodystrophie *f*

en|chon|drom|a|tous [,enkɑn'drɑmətəs] *adj* Enchondrom betreffend, enchondromartig, enchondromatös

en|chon|dro|sar|co|ma [en,kɑndrəsɑːr'kəʊmə] *noun* zentrales Chondrosarkom *nt*, Enchondrosarkom *nt*

en|chon|dro|sis [enkɑn'drəʊsɪs] *noun* **1.** Enchondrose *f*, Enchondrosis *f* **2.** → *enchondroma*

en|co|pre|sis [enkɑ'priːsɪs] *noun* Enkopresis *nt*

en|cra|ni|al [en'kreɪnɪəl] *adj* im Schädel/Cranium (liegend), intrakranial, endokranial, endokraniell, intrakraniell

en|cy|e|sis [ensaɪ'iːsɪs] *noun* Schwangerschaft *f*

en|cy|lo|py|e|li|tis [ensaɪə,paɪə'laɪtɪs] *noun* Schwangerschaftspyelitis *f*

en|cyst|ed [en'sɪstɪd] *adj* verkapselt, enzystiert

end- *präf.* Intra-, End(o)-

en|dan|gi|it|ic [,endændʒɪ'aɪtɪk] *adj* Endangiitis betreffend, endangiitisch, endangitisch

en|dan|gi|i|tis [,endændʒɪ'aɪtɪs] *noun* Entzündung der Gefäßinnenwand, Endangiitis *f*, Endangitis *f*, Endoangitis *f*, Endoangiitis *f*

en|dan|gi|um [en'dændʒɪəm] *noun* Gefäßinnenwand *f*, Endangium *nt*, Intima *f*, Tunica intima

end|a|or|ti|tis [,endeɪɔːr'taɪtɪs] *noun* Entzündung der Aortenintima, Endaortitis *f*

end|ar|ter|ec|to|my [,endɑːrtə'rektəmɪ] *noun* Ausschälplastik *f*, Endarteriektomie *f*, Intimektomie *f*

end|ar|te|ri|al [,endɑːr'tɪərɪəl] *adj* in einer Arterie oder in den Arterien (liegend), in eine Arterie hinein, intraarteriell

end|ar|te|ri|tis [,endɑːrtə'raɪtɪs] *noun* Entzündung der Arterienintima, Endarteritis *f*, Endarteriitis *f*, Endoarteritis *f*, Endoarteriitis *f*

end|ar|te|ri|um [endɑːr'tɪərɪəm] *noun* Arterienintima *f*

end|au|ral [end'ɔːrəl] *adj* im Ohr (liegend), endaural

end|brain ['endbreɪn] *noun* Endhirn *nt*, Telenzephalon *nt*, -cephalon *nt*

end-brush *noun* Endbäumchen *nt*, Telodendron *nt*

end-bud *noun* End-, Schwanzknospe *f*

end|chon|dral [end'kɑndrəl] *adj* in Knorpel/Cartilago entstehend oder liegend oder auftretend, intrakartilaginär, endochondral, enchondral

end-diastolic *adj* am Ende der Diastole (auftretend), enddiastolisch

en|de|mia [en'diːmɪə] *noun* Endemie *f*

en|dem|ic [en'demɪk] *adj* Endemie betreffend, als Endemie auftretend, endemisch

en|de|mo|ep|i|dem|ic [,endɪməʊepɪ'demɪk] *adj* Endemoepidemie betreffend, endemoepidemisch

en|der|mic [en'dɜrmɪk] *adj* in der Haut (befindlich), in die Haut (eingeführt), endermal, intrakutan

en|der|mo|sis [endər'məʊsɪs] *noun* Endermose *f*

end|ex|pi|ra|to|ry [endek'spaɪərətɔːriː] *adj* am Ende der Ausatmung/Exspiration, endexspiratorisch

endo- *präf.* Intra-, End(o)-

endo-amylase *noun* α-Amylase *f*, Endoamylase *f*

en|do|an|eu|rys|mo|plas|ty [,endəʊænjə'rɪzməplæstɪ] *noun* Endoaneurysmorrhaphie *f*

en|do|an|eu|rys|mor|rha|phy [,endəʊ,ænjərɪz'mɑrəfɪ] *noun* Endoaneurysmorrhaphie *f*

en|do|an|gi|i|tis [,endəʊændʒɪ'aɪtɪs] *noun* Entzündung der Gefäßinnenwand, Endangiitis *f*, Endangitis *f*, Endoangitis *f*, Endoangiitis *f*

endo-aortitis *noun* Entzündung der Aortenintima, Endaortitis *f*

en|do|ap|pen|di|ci|tis [,endəʊə,pendə'saɪtɪs] *noun* Entzündung der Schleimhaut der Appendix vermiformis, Endoappendizitis *f*

en|do|ar|te|ri|tis [,endəʊ,ɑːrtə'raɪtɪs] *noun* Entzündung der Arterienintima, Endarteritis *f*, Endarteriitis *f*, Endoarteritis *f*, Endoarteriitis *f*

en|do|blast ['endəʊblæst] *noun* → *entoderm*

en|do|bron|chi|al [,endəʊ'brɑŋkɪəl] *adj* in den Bronchien auftretend oder ablaufend, intrabronchial, endobronchial

en|do|bron|chi|tis [,endəʊbrɑn'kaɪtɪs] *noun* Entzündung der Bronchialschleimhaut, Endobronchitis *f*

en|do|cap|il|lar|y [,endəʊkə'pɪlərɪ] *adj* in einer Kapillare (liegend), endokapillär

en|do|car|di|ac [,endəʊ'kɑːrdɪæk] *adj* innerhalb des Herzens (liegend), ins Herz hinein, intrakardial, endokardial

en|do|car|dit|ic [,endəʊkɑːr'dɪtɪk] *adj* Endokarditis betreffend, endokarditisch

en|do|car|di|tis [,endəʊkɑːr'daɪtɪs] *noun* Entzündung der Herzinnenhaut, Endokarditis *f*, Endokardentzündung *f*, Endocarditis *f*

atypical verrucous endocarditis atypische verruköse Endokarditis *f*, Libman-Sacks-Syndrom *nt*, Endokarditis-Libman-Sacks, Endocarditis thrombotica

bacterial endocarditis subakute-bakterielle Endokarditis *f*, Endocarditis lenta

constrictive endocarditis Löffler-Endokarditis *f*, -Syndrom *nt*, Endocarditis parietalis fibroplastica

fungal endocarditis Pilzendokarditis *f*, Endocarditis mycotica

gonococcal endocarditis Gonokokkenendokarditis *f*

infectious endocarditis infektiöse Endokarditis *f*

Libman-Sacks endocarditis Libman-Sacks-Syndrom *nt*, Endokarditis Libman-Sacks *f*, atypische verruköse Endokarditis *f*, Endocarditis thrombotica

Löffler's endocarditis Löffler-Endokarditis *f*, -Syndrom *nt*, Endocarditis parietalis fibroplastica

marantic endocarditis atypische verruköse Endokarditis *f*, Libman-Sacks-Syndrom *nt*, Endokarditis Libman-Sacks *f*, Endocarditis thrombotica
mural endocarditis Endocarditis parietalis
mycotic endocarditis Pilzendokarditis *f*, Endocarditis mycotica
nonbacterial verrucous endocarditis atypische verruköse Endokarditis *f*, Libman-Sacks-Syndrom *nt*, Endokarditis Libman-Sacks *f*, Endocarditis thrombotica
parietal endocarditis Endocarditis parietalis
rheumatic endocarditis rheumatische Endokarditis *f*, Bouillaud-Krankheit *f*
rickettsial endocarditis Rickettsienendokarditis *f*
septic endocarditis septische Endokarditis *f*
streptococcal endocarditis Streptokokkenedokarditis *f*
subacute bacterial endocarditis subakute-bakterielle Endokarditis *f*, Endocarditis lenta
thromboulcerative endocarditis thromboulzeröse Endokarditis *f*, Endocarditis thromboulcerosa
ulcerative endocarditis ulzeröse Endokarditis *f*, Endocarditis ulcerosa
valvular endocarditis Endokarditis *f* der Herzklappen, Endocarditis valvularis
vegetative endocarditis verruköse Endokarditis *f*, Endocarditis verrucosa
verrucous endocarditis verruköse Endokarditis *f*, Endocarditis verrucosa
viridans endocarditis Viridans-Endokarditis *f*, Endokarditis *f* durch Streptococcus viridans

en|do|car|di|um [ˌendəʊ'kɑːrdɪəm] *noun, plural* **-dia** [-dɪə] innerste Herzwandschicht *f*, Endokard *nt*, Endocardium *nt*

en|do|cel|lu|lar [ˌendəʊ'seljələr] *adj* innerhalb einer Zelle (liegend oder ablaufend), intrazellulär, intrazellular

en|do|cer|vi|cal [ˌendəʊ'sɜrvɪkl, endəʊsɜː'vaɪkl] *adj* im Zervikalkanal, endozervikal, Endozervix-

en|do|cer|vi|ci|tis [ˌendəʊˌsɜrvə'saɪtɪs] *noun* Entzündung der Schleimhaut der Cervix uteri, Endocervicitis *f*, Endozervixentzündung *f*, Endozervizitis *f*, Endometritis *f* cervicis

en|do|cer|vix [ˌendəʊ'sɜrvɪks] *noun* **1.** Halskanal *m* der Zervix, Zervikalkanal *m*, Endozervix *f* **2.** Schleimhaut(auskleidung *f*) *f* des Zervikalkanals, Endozervix *f*

en|do|chon|dral [ˌendəʊ'kɑndrəl] *adj* in Knorpel/Cartilago entstehend oder liegend oder auftretend, intrakartilaginär, endochondral, enchondral

en|do|co|li|tis [ˌendəʊkə'laɪtɪs] *noun* Entzündung der Kolonschleimhaut, Endokolitis *f*, katarrhalische Kolitis *f*, Endocolitis *f*

en|do|col|pi|tis [ˌendəʊkɑl'paɪtɪs] *noun* Entzündung der Scheidenschleimhaut, Endokolpitis *f*

en|do|cor|pus|cu|lar [ˌendəʊkɔːr'pʌskjələr] *adj* in den Blutkörperchen liegend oder ablaufend, intrakorpuskulär, endoglobulär intraglobulär, intraglobular, endokorpuskulär; intraerythrozytär

en|do|cra|ni|al [ˌendəʊ'kreɪnɪəl] *adj* **1.** im Schädel/Cranium, endokranial, intrakranial, -kraniell **2.** Endokranium betreffend, endokranial, Endokranium-

en|do|cra|ni|tis [ˌendəʊkreɪ'naɪtɪs] *noun* Entzündung des Endokraniums, Endokranitis *f*, Pachymeningitis *f* externa

en|do|cra|ni|um [ˌendəʊ'kreɪnɪəm] *noun, plural* **-nia** [-nɪə] Endokranium *nt*, -cranium *nt*, Dura mater encephali

en|do|crine ['endəʊkrɪn, endəʊkraɪn] *adj* Endokrinum betreffend, mit innerer Sekretion, endokrin

en|do|cri|ni|um [ˌendəʊ'krɪnɪəm] *noun* endokrines System *nt*, Endokrin(i)um *nt*

en|do|cri|no|ma [ˌendəʊkrɪ'nəʊmə] *noun* Endokrinom *nt*
multiple endocrinomas multiple endokrine Adenopathie *f*, multiple endokrine Neoplasie *f*, pluriglanduläre Adenomatose *f*

en|do|cri|nop|a|thy [ˌendəʊkrɪ'nɑpəθɪ] *noun* Endokrinopathie *f*
multiple endocrinopathy MEN-Syndrom *nt*, multiple endokrine Neoplasie *f*, multiple endokrine Adenomatose *f*

en|do|cys|ti|tis [ˌendəʊsɪs'taɪtɪs] *noun* Entzündung der Blasenschleimhaut, Endocystitis *f*, Blasenschleimhautentzündung *f*, Endozystitis *f*

en|do|derm ['endəʊdɜrm] *noun* → *entoderm*

en|do|der|mal [ˌendəʊ'dɜrml] *adj* inneres Keimblatt/Entoderm betreffend, vom Entoderm abstammend, entodermal

en|do|don|ti|um [ˌendəʊ'dɑnʃɪəm] *noun* Zahnpulpa *f*, Pulpa dentis

en|do|en|ter|i|tis [ˌendəʊentə'raɪtɪs] *noun* Entzündung der Darmschleimhaut, Endoenteritis *f*, Darmschleimhautentzündung *f*

en|do|en|zyme [ˌendəʊ'enzaɪm] *noun* Endoenzym *nt*, intrazelluläres Enzym *nt*

en|do|ep|i|der|mal [ˌendəʊepɪ'dɜrml] *adj* in der Oberhaut/Epidermis (liegend), endoepidermal, intraepidermal

en|do|ep|i|the|li|al [ˌendəʊepɪ'θiːlɪəl] *adj* im Deckgewebe/Epithel (liegend), endoepithelial, intraepithalial

en|do|e|soph|a|gi|tis [ˌendəʊɪˌsɑfə'dʒaɪtɪs] *noun* Entzündung der Ösophagusschleimhaut, Endoösophagitis *f*

en|do|gan|gli|on|ic [ˌendəʊˌgæŋglɪ'ɑnɪk] *adj* innerhalb eines Nervenknotens/Ganglions (liegend), endoganglionär, intraganglionär

en|do|gas|trec|to|my [ˌendəʊgæs'trektəmɪ] *noun* Endogastrektomie *f*

en|do|gas|tric [ˌendəʊ'gæstrɪk] *adj* im Magen/Gaster (liegend), endogastral, intragastral

en|do|gas|tri|tis [ˌendəʊgæs'traɪtɪs] *noun* Entzündung der Magenschleimhaut, Endogastritis *f*, Magenschleimhautentzündung *f*; Gastritis *f*

en|dog|e|nous [en'dɑdʒənəs] *adj* **1.** im Innern entstehend oder befindlich, nicht von außen zugeführt, endogen **2.** aus innerer Ursache, von innen kommend, anlagebedingt, endogen

en|do|in|tox|i|ca|tion [ˌendəʊɪnˌtɑksɪ'keɪʃn] *noun* Endo(toxin)intoxikation *f*, Autointoxikation *f*

en|do|lab|y|rin|thi|tis [ˌendəʊˌlæbərɪn'θaɪtɪs] *noun* Entzündung des häutigen Labyrinths, Endolabyrinthitis *f*

en|do|la|ryn|ge|al [ˌendəʊlə'rɪndʒ(ɪ)əl] *adj* innerhalb des Kehlkopfes/Larnyx (liegend), intralaryngeal, endolaryngeal

en|do|lu|mi|nal [ˌendəʊ'luːmənl] *adj* im Lumen (liegend), endoluminal, intraluminal

en|do|lymph ['endəlɪmf] *noun* Endolymphe *f*, Endolympha *f*

en|do|lym|phat|ic [ˌendəʊlɪm'fætɪk] *adj* Endolymphe betreffend, endolymphatisch

en|do|mas|toid|i|tis [ˌendəʊˌmæstɔɪ'daɪtɪs] *noun* Entzündung der Schleimhaut der Warzenfortsatzhöhle und -zellen, Endomastoiditis *f*

en|do|me|tri|al [ˌendəʊ'miːtrɪəl] *adj* Gebärmutterschleimhaut/Endometrium betreffend, vom Endometrium ausgehend, endometrial

en|do|me|tri|o|sis [ˌendəʊˌmiːtrɪ'əʊsɪs] *noun* Endometriose *f*
external endometriosis Endometriosis genitalis externa
extragenital endometriosis Endometriosis extragenitalis
internal endometriosis Endometriosis uteri interna, Adenomyosis interna
ovarian endometriosis Ovarialendometriose *f*, Endometriosis ovarii
stromal endometriosis Stromaendometriose *f*, Stromatose *f*

en|do|me|tri|tis [ˌendəʊmɪ'traɪtɪs] *noun* Entzündung der Gebärmutterschleimhaut, Endometritis *f*, Endometriumentzündung *f*

decidual endometritis Deciduitis *f*, Deziduaentzündung *f*, Deziduitis *f*, Decidualitis *f*, Endometritis decidualis
gonococcal endometritis gonorrhoische Endometritis *f*, Endometritis gonorrhoica
puerperal endometritis Endometritis *f* im Wochenbett, Endometritis puerperalis
tuberculous endometritis Endometritis tuberculosa
en|do|me|tri|um [ˌendəʊ'miːtrɪəm] *noun, plural* **-tria** [-trɪə] Gebärmutter-, Uterusschleimhaut *f*, Endometrium *nt*, Tunica mucosa uteri
en|do|my|o|car|di|al [ˌendəʊˌmaɪə'kɑːrdɪəl] *adj* Endokard und Herzmuskulatur/Myokard betreffend, endomyokardial
en|do|my|o|car|di|tis [ˌendəʊmaɪəkɑːr'daɪtɪs] *noun* Entzündung von Endokard und Myokard, Endomyokarditis *f*
en|do|my|o|me|tri|tis [ˌendəʊmaɪəmɪ'traɪtɪs] *noun* Endomyometritis *f*
en|do|my|si|um [ˌendəʊ'mɪzɪəm, -ʒɪəm] *noun, plural* **-a** [-zɪə, -ʒɪə] Hüllgewebe *nt* der Muskelfaser, Endomysium *nt*
en|do|na|sal [ˌendəʊ'neɪzl] *adj* in der Nasenhöhle (liegend), intranasal, endonasal
en|do|neu|ri|um [ˌendəʊ'njʊərɪəm] *noun, plural* **-ri|a** [-rɪə] Endoneurium *nt*
en|do|nu|cle|ar [ˌendəʊ'n(j)uːklɪər] *adj* im Zellkern/Nukleus (liegend), intranukleär, endonuklear, endonukleär
en|do|nu|cle|ase [ˌendəʊ'n(j)uːklɪeɪz] *noun* Endonuklease *f*, -nuclease *f*
en|do|par|a|site [endəʊ'pærəsaɪt] *noun* Endoparasit *m*, Entoparasit *m*, Endosit *m*, Binnenparasit *m*, Innenparasit *m*
en|do|pel|vic [ˌendəʊ'pelvɪk] *adj* im Becken/in der Pelvis (liegend), endopelvin, intrapelvin
en|do|pep|ti|dase [ˌendəʊ'peptɪdeɪz] *noun* Endopeptidase *f*, Protei(n)ase *f*
en|do|per|i|car|di|al [ˌendəʊperɪ'kɑːrdɪəl] *adj* Endokard und Perikard betreffend, endoperikardial, Endoperikard-
en|do|per|i|car|di|tis [ˌendəʊˌperɪkɑːr'daɪtɪs] *noun* Entzündung von Endokard und Perikard, Endoperikarditis *f*
en|do|per|i|my|o|car|di|tis [ˌendəʊˌperɪˌmaɪəkɑːr'daɪtɪs] *noun* Entzündung aller Herzwandschichten, Endomyoperikarditis *f*, Pankarditis *f*, Endoperimyokarditis *f*
en|do|per|i|to|ne|al [ˌendəʊˌperɪtəʊ'niːəl] *adj* innerhalb des Bauchfells/Peritoneum (liegend), intraperitoneal, endoperitoneal
en|do|phle|bi|tis [ˌendəʊflɪ'baɪtɪs] *noun* Entzündung der Veneninnenwand, Endophlebitis *f*
proliferative endophlebitis Phlebosklerose *f*
en|doph|thal|mi|tis [endɑfθæl'maɪtɪs] *noun* Entzündung der Augeninnenräume, Endophthalmitis *f*, Endophthalmie *f*, Endophthalmia *f*
phacoanaphylactic endophthalmitis phakoantigene Uveitis *f*
en|do|phyt|ic [endəʊ'fɪtɪk] *adj* nach innen wachsend, endophytisch
en|do|plasm ['endəʊplæzəm] *noun* Endo(zyto)plasma *nt*, Entoplasma *nt*
en|do|plas|mic [ˌendəʊ'plæzmɪk] *adj* Endoplasma betreffend, im Endoplasma liegend, endoplasmatisch
en|do|pros|the|sis [ˌendəʊprɑs'θiːsɪs] *noun* Endoprothese *f*
total endoprosthesis Totalendoprothese *f*, Totalprothese *f*
end-organ *noun* **1.** sensibles Endorgan *nt*, Terminal-, Nervenendkörperchen *nt*, Corpusculum nervosum terminale **2.** motorisches Endorgan *nt*, motorische Endplatte *f*
en|do|rhi|ni|tis [ˌendəʊraɪ'naɪtɪs] *noun* Entzündung der Nasenschleimhaut, Endorhinitis *f*, Nasenschleimhautentzündung *f*
en|do|ri|bo|nu|cle|ase [ˌendəʊˌraɪbəʊ'n(j)uːklɪeɪz] *noun* Endoribonuklease *f*, -nuclease *f*
en|dor|phins [en'dɔːrfɪnz] *noun* endogene Morphine *pl*, Endorphine *pl*
en|do|sal|pin|gi|o|sis [ˌendəʊˌsælpɪndʒɪ'əʊsɪs] *noun* **1.** Tubenendometriose *f*, Endometriosis tubae **2.** Eierstock-, Ovarialendometriose *f*, Endometriosis ovarii
en|do|sal|pin|gi|tis [ˌendəʊˌsælpɪn'dʒaɪtɪs] *noun* Entzündung der Tubenschleimhaut, Endosalpingitis *f*, Tubenschleimhautentzündung *f*
en|do|sal|pin|go|sis [ˌendəʊˌsælpɪn'gəʊsɪs] *noun* **1.** Tubenendometriose *f*, Endometriosis tubae **2.** Eierstock-, Ovarialendometriose *f*, Endometriosis ovarii
en|do|sal|pinx [ˌendəʊ'sælpɪŋks] *noun, plural* **-pin|ges** [-sæl'pɪndʒiːz] Tubenmukosa *f*, -schleimhaut *f*, Endosalpinx *f*, Tunica mucosa tubae uterinae
en|do|scope ['endəʊskəʊp] *noun* Endoskop *nt*
fiberoptic endoscope Fiberendoskop *nt*
en|do|scop|ic [endəʊ'skɑpɪk] *adj* Endoskop oder Endoskopie betreffend, mittels Endoskop oder Endoskopie, endoskopisch
en|dos|co|py [en'dɑskəpɪ] *noun* Spiegelung *f*, Endoskopie *f*
en|do|se|cre|to|ry [ˌendəʊsɪ'kriːtərɪ] *adj* innere/endokrine Sekretion betreffend, endosekretorisch
en|do|sep|sis [ˌendəʊ'sepsɪs] *noun* Endosepsis *f*
en|do|sep|tic [ˌendəʊ'septik] *adj* Endosepsis betreffend, endoseptisch, autoseptisch
end|os|te|al [en'dɑstɪəl] *adj* **1.** Endost betreffend, endostal **2.** im Knochen liegend oder auftretend, endostal, intraossär
en|dos|te|i|tis [enˌdɑstɪ'aɪtɪs] *noun* Endostentzündung *f*, Endostitis *f*
en|dos|te|o|ma [enˌdɑstɪ'əʊmə] *noun* Endostom *nt*
en|dos|te|um [en'dɑstɪəm] *noun, plural* **-tea** [-tɪə] innere Knochenhaut *f*, Endost *nt*, Endosteum *nt*
en|dos|ti|tis [ˌendɑs'taɪtɪs] *noun* Endostentzündung *f*, Endostitis *f*
en|do|ten|din|e|um [ˌendəʊten'diːnɪəm] *noun* Endotenon *nt*, Endotendineum *nt*
en|do|the|li|al [ˌendəʊ'θiːlɪəl] *adj* Endothel betreffend, aus Endothel bestehend, endothelial
en|do|the|li|i|tis [ˌendəʊθiːlɪ'aɪtɪs] *noun* Endotheliumentzündung *f*, Endothel(i)itis *f*
en|do|the|li|oid [ˌendəʊ'θiːlɪɔɪd] *adj* endothelähnlich, endothelioid
en|do|the|li|o|ma [endəʊˌθiːlɪ'əʊmə] *noun* Endotheliom *nt*
en|do|the|li|o|sar|co|ma [endəʊˌθiːlɪəsɑːr'kəʊmə] *noun* Kaposi-Sarkom *nt*, Morbus Kaposi, Retikuloangiomatose *f*, Angioretikulomatose *f*, idiopathisches multiples Pigmentsarkom Kaposi *nt*, Sarcoma idiopathicum multiplex haemorrhagicum
en|do|the|li|o|sis [ˌendəʊθiːlɪ'əʊsɪs] *noun* Retikuloendotheliose *f*
en|do|the|li|o|tropic [ˌendəʊθiːlɪə'trɑpɪk] *adj* mit besonderer Affinität zum Endothel, endotheliotrop
en|do|the|li|um [ˌendəʊ'θiːlɪəm] *noun, plural* **-lia** [-lɪə] Endothel *nt*, Endothelium *nt*
corneal endothelium inneres Korneaepithel *nt*, Korneaendothel *nt*, Epithelium posterius corneae, Epithelium posterius corneae
en|do|tho|rac|ic [ˌendəʊθɔː'ræsɪk] *adj* im Brustkorb/Thorax (liegend), endothorakal, intrathorakal
en|do|tox|e|mia [ˌendəʊtɑk'siːmɪə] *noun* endogene Toxämie *f*, Endotoxämie *f*
en|do|tox|i|co|sis [endəʊˌtɑksɪkəʊsɪs] *noun* Endotoxikose *f*
en|do|tox|in [ˌendə'tɑksɪn] *noun* Endotoxin *nt*
en|do|tra|che|al [ˌendəʊ'treɪkɪəl] *adj* in der Luftröhre/

Trachea (liegend), in die Luftröhre hinein, endotracheal, intratracheal
en|do|tra|che|i|tis [ˌendəʊˌtreɪkɪ'aɪtɪs] *noun* Entzündung der Luftröhrenschleimhaut, Endotracheitis *f*
en|do|tra|che|li|tis [ˌendəʊˌtreɪkə'laɪtɪs] *noun* Entzündung der Schleimhaut der Cervix uteri, Endocervicitis *f*, Endozervixentzündung *f*, Endozervizitis *f*, Endometritis *f* cervicis
en|do|u|re|thral [ˌendəʊjʊə'ri:θrəl] *adj* in der Harnröhre/Urethra (liegend), endourethral, intraurethral
en|do|u|ter|ine [ˌendəʊ'ju:tərɪn, -raɪn] *adj* in der Gebärmutter(höhle)/Uterus liegend oder ablaufend, in die Gebärmutter hinein, intrauterin, endouterin
en|do|vac|ci|na|tion [ˌendəʊˌvæksɪ'neɪʃn] *noun* Schluckimpfung *f*
en|do|vas|cu|li|tis [ˌendəʊvæskjə'laɪtɪs] *noun* Entzündung der Gefäßinnenwand, Endangiitis *f*, Endangitis *f*, Endoangitis *f*, Endoangiitis *f*
en|do|ve|ni|tis [ˌendəʊvɪ'naɪtɪs] *noun* Entzündung der Veneninnenwand, Endophlebitis *f*
en|do|ve|nous [ˌendəʊ'vi:nəs] *adj* innerhalb einer Vene (liegend), in eine Vene hinein, intravenös
end|piece ['endpi:s] *noun* Endstück *nt*
end-plate *noun* Endplatte *f*
neuromuscular end-plate motorische Endplatte *f*, Muskelendplatte *f*, neuromuskuläre Synapse *f*
end-systolic *adj* am Ende der Systole (auftretend), endsystolisch
end-tidal *adj* am Ende der Ausatmung/Exspiration, endexspiratorisch
en|dy|ma ['endəmə] *noun* →*ependyma*
en|e|ma ['enəmə] *noun, plural* **-mas, -ma|ta** ['enəmətə] Einlauf *m*, Klistier *nt*, Klysma *nt*
air-contrast barium enema Doppel-, Bikontrastmethode *f*
barium contrast enema Bariumkontrasteinlauf *m*
contrast enema Bariumkontrasteinlauf *m*
high enema Dünndarmeinlauf *m*, hoher Einlauf *m*, Enteroklysma *nt*
small bowel enema Dünndarmeinlauf *m*, hoher Einlauf *m*, Enteroklysma *nt*
en|er|gy ['enərdʒɪ] *noun* Energie *f*, Kraft *f*
nervous energy Vitalität *f*
vital energy Lebenskraft *f*
en|er|vat|ed ['enərveɪtɪd] *adj* ohne Nervenversorgung, denerviert, enerviert
en|er|va|tion [enər'veɪʃn] *noun* Enervierung *f*
en|gi|neer|ing [endʒə'nɪərɪŋ] *noun* Engineering *nt*
genetic engineering Genmanipulation *f*, genetische Manipulation *f*, Genetic engineering *nt*
en|gram ['engræm] *noun* Gedächtnisspur *f*, Engramm *nt*; Erinnerungsbild *nt*
en|hance|ment [en'hænsmənt] *noun* Steigerung *f*, Erhöhung *f*, Vergrößerung *f*; Enhancement *nt*
en|keph|a|lins [en'kefəlɪnz] *plural* Enkephaline *pl*
en|large|ment [ɪn'lɑ:rdʒmənt] *noun* Erweiterung *f*, Vergrößerung *f*, Ausdehnung *f*, Schwellung *f*, Auftreibung *f*
cervical enlargement Intumescentia cervicalis
gingival enlargement Zahnfleischhyperplasie *f*, Gingivitis hyperplastica, Zahnfleischwucherung *f*, Gingivahyperplasie *f*, hyperplastische Gingivitis *f*, Gingiva hyperplastica
lumbar enlargement Intumescentia lumbosacralis
lumbosacral enlargement Intumescentia lumbosacralis
splenic enlargement Milzvergrößerung *f*, Milzschwellung *f*, Milztumor *m*, Splenomegalie *f*, Splenomegalia *f*
tympanic enlargement Intumescentia tympanica, Ganglion tympanicum
en|oph|thal|mos [enɑf'θælməs] *noun* Enophthalmus *m*
en|os|to|sis [enɑs'təʊsɪs] *noun* Enostose *f*
en|si|ster|num [ˌensɪs'tɜrnəm] *noun* Schwertfortsatz *m*, Processus xiphoideus
ent- *präf.* Darm-, Eingeweide-, Enter(o)-
ent|am|e|bi|a|sis [ˌentæmɪ'baɪəsɪs] *noun* Entamoebainfektion *f*, Entamöbose *f*
Ent|a|moe|ba [entə'mi:bə] *noun* Entamoeba *f*
Entamoeba buccalis Mundamöben *pl*, Entamoeba gingivalis
Entamoeba coli Entamoeba coli
Entamoeba gingivalis Mundamöben *pl*, Entamoeba gingivalis
Entamoeba hartmanni Entamoeba hartmanni
Entamoeba histolytica Ruhramöbe *f*, Entamoeba histolytica, Entamoeba dysenteriae
enter- *präf.* Darm-, Eingeweide-, Enter(o)-
en|ter|al ['entərəl] *adj* Darm betreffend, im Darm (liegend), durch den Darm, enteral, intestinal
en|ter|al|gia [entə'rældʒ(ɪ)ə] *noun* Darmschmerz(en *pl*) *m*, -neuralgie *f*, Enteralgie *f*; Leibschmerz(en *pl*) *m*
en|ter|ec|to|my [ˌentər'ektəmɪ] *noun* Darm(teil)entfernung *f*, -resektion *f*, Enterektomie *f*; Eingeweideresektion *f*
en|ter|ic [en'terɪk] *adj* Dünndarm betreffend, enterisch, intestinal
en|ter|it|ic [entə'raɪtɪk] *adj* Darmentzündung/Enteritis betreffend, enteritisch
en|ter|i|tis [entə'raɪtɪs] *noun* Entzündung der Darmwand, Enteritis *f*, Darmentzündung *f*, Darmkatarrh *m*, Darmwandentzündung *f*
Escherichia coli enteritis Kolidyspepsie *f*, Kolienteritis *f*
granulomatous enteritis Crohn-Krankheit *f*, Morbus Crohn *m*, Enteritis regionalis, Ileocolitis regionalis/terminalis, Ileitis regionalis/terminalis
necrotizing enteritis Darmbrand *m*, Enteritis necroticans
pseudomembranous enteritis pseudomembranöse Kolitis *f*, Colitis pseudomembranacea
radiation enteritis Strahlenenteritis *f*
regional enteritis Crohn-Krankheit *f*, Morbus Crohn *m*, Enteritis regionalis, Ileitis/Ileocolitis regionalis/terminalis
segmental enteritis →*regional enteritis*
staphylococcal enteritis Staphylokokkenenteritis *f*
terminal enteritis →*regional enteritis*
transmural granulomatous enteritis →*regional enteritis*
entero- *präf.* Darm-, Eingeweide-, Enter(o)-
en|ter|o|a|nas|to|mo|sis [ˌentərəʊəˌnæstə'məʊsɪs] *noun* Enteroanastomose *f*
En|ter|o|bac|ter [entərəʊ'bæktər] *noun* Enterobacter *nt*
en|ter|o|bi|a|sis [ˌentərəʊ'baɪəsɪs] *noun* Enterobiusinfektion *f*, Madenwurminfektion *f*, -befall *m*, Enterobiasis *f*, Enterobiose *f*, Oxyuriasis *f*
en|ter|o|bil|i|ar|y [ˌentərəʊ'bɪli:ˌeri:, -'bɪljərɪ] *adj* Dünndarm/Enteron und Gallenwege betreffend, enterobiliär
en|ter|o|cen|te|sis [ˌentərəʊsen'ti:sɪs] *noun* Darmpunktion *f*, Enterozentese *f*
en|ter|o|cho|le|cys|tos|to|my [ˌentərəʊˌkəʊləsɪs'tɑstəmɪ] *noun* Dünndarm-Gallenblasen-Fistel *f*
en|ter|o|cho|le|cys|tot|o|my [ˌentərəʊˌkəʊləsɪs'tɑtəmɪ] *noun* Enterocholezystotomie *f*
en|ter|o|chro|maf|fin [ˌentərəʊ'krəʊməfɪn] *adj* enterochromaffin
en|ter|o|clei|sis [ˌentərəʊ'klaɪsɪs] *noun* **1.** (*chirurg.*) Deckung *f* einer Darmperforation, Darm(wand)verschluss *m*, Enterokleisis *f* **2.** (*patholog.*) Darmverschluss *m*, Enterokleisis *f*
en|te|roc|ly|sis [entə'rɑklɪsɪs] *noun* **1.** Dünndarmeinlauf *m*, hoher Einlauf *m*, Enteroklysma *nt* **2.** (*Nährlösung*) Enteroklysma *nt*
en|ter|o|coc|cus [entərəʊ'kɑkəs] *noun, plural* **-cocci** [entərəʊ'kɑkaɪ, entərəʊ'kɑki:] Enterokokkus *m*, Enterokokke *f*, Enterococcus *m*

en|te|ro|col|lec|to|my [ˌentərəʊkə'lektəmɪ] *noun* Enterokolektomie *f*
en|te|ro|col|ic [ˌentərəʊ'kɑlɪk] *adj* Dünndarm/Intestinum tenue und Kolon betreffend, enterokolisch
en|te|ro|co|li|tis [ˌentərəʊkə'laɪtɪs] *noun* Enterokolitis *f*
necrotizing enterocolitis pseudomembranöse Enteritis/Enterokolitis/Kolitis *f*
pseudomembranous enterocolitis pseudomembranöse Kolitis *f*, Colitis pseudomembranacea
regional enterocolitis →*regional enteritis*
en|te|ro|co|los|to|my [ˌentərəʊkə'lɑstəmɪ] *noun* Dünndarm-Dickdarm-Fistel *f*, -Anastomose *f*, Enterokolostomie *f*
en|te|ro|cu|ta|ne|ous [ˌentərəʊkjuː'teɪnɪəs] *adj* Darm/Intestinum und Haut betreffend oder verbindend, enterokutan
en|te|ro|cys|to|ma [ˌentərəʊsɪs'təʊmə] *noun* enterogene Zyste, Dottergangszyste *f*, Enterozyste *f*; Enterozystom *nt*, -kystom *nt*
en|te|ro|cyte ['entərəʊsaɪt] *noun* Saumzelle *f*, Enterozyt *m*
en|te|ro|en|ter|ic [ˌentərəʊen'terɪk] *adj* zwei Darmabschnitte miteinander verbindend, enteroenterisch
en|te|ro|en|te|ros|to|my [ˌentərəʊˌentə'rɑstəmɪ] *noun* Enteroanastomose *f*
en|te|ro|e|pip|lo|cele [ˌentərəʊɪ'pɪpləsiːl] *noun* Darmnetzbruch *m*, Enter(o)epiplozele *f*
en|te|ro|gas|tric [ˌentərəʊ'gæstrɪk] *adj* Darm/Intestinum und Magen/Gaster betreffend, enterogastral, enterogastrisch
en|te|ro|gas|tri|tis [ˌentərəʊgæ'straɪtɪs] *noun* Entzündung (der Schleimhaut) von Magen und Dünndarm, Gastroenteritis *f*, Magen-Darm-Entzündung *f*, Magen-Darm-Kntzündung *m*
en|te|ro|gas|trone [ˌentərəʊ'gæstrəʊn] *noun* Enterogastron *nt*
en|te|rog|e|nous [ˌentə'rɑdʒənəs] *adj* im (Dünn-)Darm entstehend oder entstanden, enterogen
en|te|ro|glu|ca|gon [ˌentərəʊ'gluːkəgɑn] *noun* Enteroglukagon *nt*, intestinales Glukagon *nt*
en|te|rog|ra|phy [entə'rɑgrəfɪ] *noun* Enterographie *f*, Enterografie *f*
en|te|ro|he|pat|ic [ˌentərəʊhɪ'pætɪk] *adj* Darm/Intestinum und Leber/Hepar betreffend, enterohepatisch
en|te|ro|hep|a|ti|tis [ˌentərəʊhepə'taɪtɪs] *noun* Entzündung von Leber und Darm, Enterohepatitis *f*
en|te|ro|he|pa|to|cele [ˌentərəʊ'hepətəsiːl] *noun* Enterohepatozele *f*
en|te|ro|hy|dro|cele [ˌentərəʊ'haɪdrəsiːl] *noun* Enterohydrozele *f*
en|te|ro|in|tes|ti|nal [ˌentərəʊɪn'testənl, -ɪntes'taɪnl] *adj* zwei (unterschiedliche) Teile des Darms/Intestinum betreffend oder verbindend, intestino-intestinal
en|te|ro|ki|nase [ˌentərəʊ'kaɪneɪz, -'kɪn-] *noun* Enterokinase *f*, -peptidase *f*
en|te|ro|ki|ne|sia [ˌentərəʊkɪ'niːʒ(ɪ)ə, kaɪ-] *noun* Peristaltik *f*
en|te|ro|ki|net|ic [ˌentərəʊkɪ'netɪk] *adj* Peristaltik betreffend, enterokinetisch, peristaltisch
en|te|ro|lith ['entərəʊlɪθ] *noun* Darmstein *m*
en|te|ro|li|thi|a|sis [ˌentərəʊlɪ'θaɪəsɪs] *noun* Enterolithiasis *f*
en|te|rol|y|sis [entə'rɑlɪsɪs] *noun* Darmlösung *f*, Lösung *f* von Darmverwachsungen, Enterolyse *f*
en|te|ro|meg|a|ly [ˌentərəʊ'megəlɪ] *noun* Darmvergrößerung *f*, Enteromegalie *f*, Megaenteron *nt*
en|te|ro|mer|o|cele [ˌentərəʊ'merəsiːl] *noun* Schenkelbruch *m*, -hernie *f*, Merozele *f*, Hernia femoralis/cruralis
en|te|ro|my|co|sis [ˌentərəʊmaɪ'kəʊsɪs] *noun* Darm-, Enteromykose *f*
en|te|ron ['entərɑn, -rən] *noun* Darm *m*, Enteron *nt*; Dünndarm *m*; Verdauungstrakt *m*
en|te|ro|ni|tis [ˌentərəʊ'naɪtɪs] *noun* Entzündung der Darmwand, Enteritis *f*, Darmentzündung *f*, Darmkatarrh *m*, Darmwandentzündung *f*
en|te|ro|pa|re|sis [ˌentərəʊpə'riːsɪs] *noun* Darmlähmung *f*
en|te|rop|a|thy [entə'rɑpəθɪ] *noun* Enteropathie *f*
exudative enteropathy exsudative Enteropathie *f*
gluten enteropathy gluteninduzierte Enteropathie *f*, Zöliakie *f*
protein-losing enteropathy eiweißverlierende/exsudative Enteropathie/Gastroenteropathie *f*, Eiweißverlustsyndrom *nt*
en|te|ro|pep|ti|dase [ˌentərəʊ'peptɪdeɪz] *noun* →*enterokinase*
en|te|ro|pex|y ['entərəʊpeksɪ] *noun* Enteropexie *f*
en|te|ro|plas|ty ['entərəʊplæstɪ] *noun* Darm-, Enteroplastik *f*
en|te|ro|ple|gia [ˌentərəʊ'pliːdʒ(ɪ)ə] *noun* adynamischer/paralytischer Ileus *m*
en|te|rop|to|sis [ˌentərɑp'təʊsɪs] *noun* Enteroptose *f*
en|te|ro|re|nal [ˌentərəʊ'riːnl] *adj* Darm/Intestinum und Niere(n)/Ren(es) betreffend oder verbindend, enterorenal, intestinorenal
en|te|ror|rha|gia [ˌentərəʊ'rædʒ(ɪ)ə] *noun* Darmblutung *f*
en|te|ror|rha|phy [entə'rɔrəfɪ] *noun* Darmnaht *f*, Enterorrhaphie *f*
en|te|ror|rhex|is [ˌentərəʊ'reksɪs] *noun* Darmriss *m*, -ruptur *f*, Enterorrhexis *f*
en|te|ros|co|py ['entər'ɑskəpɪ] *noun* Enteroskopie *f*
en|te|ro|sep|sis [ˌentərəʊ'sepsɪs] *noun* Enterosepsis *f*
en|te|ro|sep|tic [ˌentərəʊ'septɪk] *adj* Enterosepsis betreffend, enteroseptisch
en|te|ro|spasm ['entərəʊspæzəm] *noun* Enterospasmus *m*
en|te|ro|ste|no|sis [ˌentərəʊstɪ'nəʊsɪs] *noun* Darmverengung *f*, -stenose *f*, Enterostenose *f*
en|te|ros|to|my [ˌentə'rɑstəmɪ] *noun* **1.** operative Darmausleitung *f*, Enterostomie *f* **2.** Enterostoma *nt* **3.** Darmanastomose *f*, Enteroanastomose *f*, Enteroenterostomie *f*
en|te|rot|o|my [entə'rɑtəmɪ] *noun* Darmschnitt *m*, -eröffnung *f*, Enterotomie *f*
en|te|ro|tox|e|mia [ˌentərəʊtɑk'siːmɪə] *noun* Enterotoxämie *f*, Enterotoxinämie *f*
en|te|ro|tox|ic [entərəʊ'tɑksɪk] *adj* Enterotoxin betreffend oder enthaltend, enterotoxisch
en|te|ro|tox|i|ca|tion [ˌentərəʊˌtɑksɪ'keɪʃn] *noun* Autointoxikation *f*
en|te|ro|tox|i|gen|ic [entərəʊˌtɑksɪ'dʒenɪk] *adj* enterotoxinbildend, enterotoxigen
en|te|ro|tox|ins [entərəʊ'tɑksɪnz] *plural* Enterotoxine *pl*
en|te|ro|tox|ism [entərəʊ'tɑksɪzm] *noun* Enterotoxikation *f*, Enterointoxikation *f*; Autointoxikation *f*
en|te|ro|trop|ic [ˌentərəʊ'trɑpɪk, -'trəʊp-] *adj* mit besonderer Affinität zum Darm, enterotrop
en|te|ro|ves|i|cal [ˌentərəʊ'vesɪkl] *adj* Darm/Intestinum und Harnblase/Vesica urinaria betreffend oder verbindend, enterovesikal
en|te|ro|vi|ral [entərəʊ'vaɪrəl] *adj* Enteroviren betreffend, durch Enteroviren verursacht, enteroviral
en|te|ro|vi|rus [entərəʊ'vaɪrəs] *noun* Enterovirus *nt*
enterovirus 72 Hepatitis-A-Virus *nt*
en|te|ro|zo|on [ˌentərəʊ'zəʊən] *noun, plural* **-zoa** [-'zəʊə] tierischer Darmparasit *m*, Enterozoon *nt*
en|the|sis ['enθɪsɪs] *noun* **1.** (*anatom.*) Muskel-, Sehnenansatz *m*, -insertion *f* **2.** (*chirurg.*) alloplastische Deckung *f*, Alloplastik *f*
en|the|sop|a|thy [enθɪ'sɑpəθɪ] *noun* Insertionstendopathie *f*, Enthes(i)opathie *f*
ento- *präf.* End(o)-, Ent(o)-
en|to|cele ['entəʊsiːl] *noun* innere Hernie *f*, Hernia interna
en|to|derm ['entəʊdɜrm] *noun* inneres Keimblatt *nt*, Entoderm *nt*
en|to|der|mal [ˌentəʊ'dɜrml] *adj* inneres Keimblatt/En-

toderm betreffend, vom Entoderm abstammend, entodermal
en|to|mo|pho|bia [ˌentəʊməʊ'fəʊbɪə] *noun* Insektenangst *f*, Entomophobie *f*
en|to|moph|tho|ro|my|co|sis [ˌentəʊˌmɑfθərəʊmaɪ'kəʊsɪs] *noun* Entomophthora-Mykose *f*, Entomophthorose *f*
en|to|par|a|site [ˌentəʊ'pærəsaɪt] *noun* Endoparasit *m*
ent|oph|thal|mia [entɑf'θælmɪə] *noun* Entzündung der Augeninnenräume, Endophthalmitis *f*, Endophthalmie *f*, Endophthalmia *f*
ent|op|tic [ent'ɑptɪk] *adj* im Augeninnern (entstanden oder liegend), entoptisch
ent|op|tos|co|py [ˌentɑp'tɑskəpɪ] *noun* Entoptoskopie *f*
ent|or|ga|nism [ent'ɔːrgænɪzəm] *noun* Endoparasit *m*
ent|o|tic [ent'ɑtɪk, -'əʊ-] *adj* im Ohr (entstanden oder liegend), entotisch
en|to|zo|on [ˌentəʊ'zəʊən] *noun, plural* **-zoa** [-'zəʊə] Entozoon *nt*
en|tro|pi|on [en'trəʊpɪən, -ɪɑn] *noun* Entropium *nt*
e|nu|cle|a|tion [ɪˌn(j)uːklɪ'eɪʃn] *noun* Enukleation *f*
en|u|re|sis [ˌenjə'riːsɪs] *noun* Einnässen *nt*, Bettnässen *nt*, Enuresis *f*
diurnal enuresis Enuresis diurna
nocturnal enuresis nächtliches Einnässen *nt*, Bettnässen *nt*, Enuresis nocturna
en|vel|ope ['envələʊp] *noun* **1.** (*anatom.*) Hülle *f*, Schale *f* **2.** (*mikrobiol.*) Hülle *f*, Virushülle *f*, Envelope *nt*
en|vel|oped ['envələʊpd] *adj* (*Virus*) von einer Hülle umgeben, behüllt
en|vi|ron|ment [en'vaɪ(r)ənmənt] *noun* Umgebung *f*; Umwelt *f*; Milieu *nt*
vaginal environment Vaginalmilieu *nt*, Scheidenmilieu *nt*
en|vi|ron|men|tal [enˌvaɪ(r)ən'mentl] *adj* Umgebungs-, Umwelt-, Milieu-
en|zy|got|ic [ˌenzaɪ'gɑtɪk] *adj* (*Zwilling*) monovular, monovulär, eineiig
en|zy|mat|ic [ˌenzɪ'mætɪk] *adj* Enzym(e) betreffend, durch Enzyme bewirkt, enzymatisch
en|zyme ['enzaɪm] *noun* Enzym *nt*, Ferment *nt*
angiotensin converting enzyme (Angiotensin-)Converting-Enzym *nt*
brancher enzyme Branchingenzym *nt*, Glucan-verzweigende Glykosyltransferase *f*, 1,4-α-Glucan-branching-Enzym *nt*
debrancher enzyme Amylo-1,6-Glucosidase *f*, Dextrin-1,6-Glucosidase *f*
1,4-α-glucan branching enzyme Branchingenzym *nt*, Glucan-verzweigende Glykosyltransferase *f*, 1,4-α-Glucan-branching-Enzym *nt*
respiratory enzymes Atmungsfermente *pl*
restriction enzymes Restriktionsenzyme *pl*
en|zy|mop|a|thy [ˌenzaɪ'mɑpəθɪ] *noun* Enzymopathie *f*
e|o|sin ['ɪəsɪn] *noun* Eosin *nt*
e|o|sin|o|cyte [ɪə'sɪnəsaɪt] *noun* eosinophiler Leukozyt *m*, eosinophiler Granulozyt *m*, Eosinophiler *m*
e|o|sin|o|pe|nia [ɪəˌsɪnə'piːnɪə] *noun* Eosinopenie *f*
e|o|sin|o|phil [ɪə'sɪnəfɪl] I *noun* **1.** eosinophile Zelle *f* **2.** eosinophiler Leukozyt/Granulozyt *m*, Eosinophiler *m* II *adj* → *eosinophilic*
e|o|sin|o|phil|ia [ɪəˌsɪnə'fɪlɪə, -ljə] *noun* **1.** Eosinophilie *f*, Eosinophilämie *f* **2.** eosinophile Beschaffenheit *f*, Eosinophilie *f*
e|o|sin|o|phil|ic [ɪəˌsɪnə'fɪlɪk] *adj* **1.** mit Eosin färbend, eosinophil **2.** eosinophile Leukozyten oder Eosinophilie betreffend, eosinophil
e|o|sin|o|phil|o|sis [ɪəˌsɪnəfɪ'ləʊsɪs] *noun* Eosinophilie *f*, Eosinophilämie *f*
ep|ar|sal|gia [epɑːr'sældʒ(ɪ)ə] *noun* Schmerzen *pl* bei Überbelastung, Eparsalgie *f*, Eparsalgia *f*
ep|en|dy|ma [ə'pendɪmə] *noun* Ependym *nt*
ep|en|dy|mal [ə'pendɪməl] *adj* Ependym betreffend, aus Ependym bestehend, ependymal
ep|en|dy|mi|tis [əˌpændɪ'maɪtɪs] *noun* Ependymitis *f*
ep|en|dy|mo|cyte [ə'pendɪməʊsaɪt] *noun* Ependymzelle *f*, Ependymozyt *m*
ep|en|dy|mo|ma [əˌpendɪ'məʊmə] *noun* Ependymom *nt*, Ependymozytom *nt*, Ependymgliom *nt*, Ependymogliom *nt*, Ependymepitheliom *nt*, Ependymoepitheliom *nt*, Pfeilerzellgliom *nt*
ep|en|dy|mop|a|thy [əˌpendɪ'mɑpəθɪ] *noun* Ependymerkrankung *f*, Ependymopathie *f*
e|phe|bic [ɪ'fiːbɪk] *adj* Jugend oder Pubertät(speriode) betreffend, ephebisch
e|phed|ra [ɪ'fedrə] *noun* **1.** Meerträubchen *nt*, Ephedra sinica **2.** Ephedrae herba
e|phel|i|des [ɪ'felɪdiːz] *plural* Sommersprossen *pl*, Epheliden *pl*, Lentigo aestiva
e|phem|er|al [ɪ'femərəl] *adj* vergänglich, flüchtig, kurz(dauernd), unbeständig, vorübergehend, transient, transitorisch
epi- *präf.* Epi-, Ep-, Eph-
ep|i|bul|bar [epɪ'bʌlbər] *adj* auf dem Augapfel/Bulbus oculi (liegend), epibulbär
ep|i|can|thic [ˌepɪ'kænθɪk] *adj* Lidfalte/Epikanthus betreffend, epikanthal
ep|i|can|thus [ˌepɪ'kænθəs] *noun, plural* **-thi** [-θaɪ, -θiː] Mongolenfalte *f*, Epikanthus *m*, Plica palpebronasalis
ep|i|car|di|al [ˌepɪ'kɑːrdɪəl] *adj* **1.** Epikard betreffend, epikardial **2.** Epikardia betreffend, epikardial
ep|i|car|di|ec|to|my [ˌepɪˌkɑːrdɪ'ektəmɪ] *noun* Epikardresektion *f*, Epikardektomie *f*
ep|i|car|di|um [ˌepɪ'kɑːrdɪəm] *noun, plural* **-dia** [-dɪə] Epikard *nt*, viszerales Perikard *nt*, Epicardium *nt*, Lamina visceralis pericardii
ep|i|con|dyl|al|gia [ˌepɪˌkɑndɪ'lældʒ(ɪ)ə] *noun* Epikondylenschmerz *m*, Epikondylalgie *f*
ep|i|con|dy|lar [ˌepɪ'kɑndlər] *adj* Epikondyle betreffend, epikondylär
ep|i|con|dyle [ˌepɪ'kɑndaɪl, -dl] *noun* Gelenkhöcker *m*, Epikondyle *f*, Epicondylus *m*
humeral epicondyle Humerusepikondyle *f*, Epicondylus humeri
lateral epicondyle of femur äußere Femurepikondyle *f*, Epicondylus lateralis femoris
lateral humeral epicondyle äußere Humerusepikondyle *f*, Epicondylus lateralis humeri
lateral epicondyle of humerus äußere Humerusepikondyle *f*, Epicondylus lateralis humeri
medial epicondyle of femur mediale Femurepikondyle *f*, Epicondylus medialis femoris
medial humeral epicondyle mediale Humerusepikondyle *f*, Epicondylus medialis humeri
medial epicondyle of humerus mediale Humerusepikondyle *f*, Epicondylus medialis humeri
ep|i|con|dy|li|tis [ˌepɪˌkɑndɪ'laɪtɪs] *noun* Entzündung einer Epikondyle, Epicondylitis *f*, Epikondylenentzündung *f*, Epikondylitis *f*
medial humeral epicondylitis Entzündung des Epicondylus medialis humeri, Golfspielerellenbogen *m*, Epicondylitis humeri ulnaris
radiohumeral epicondylitis Entzündung des Epicondylus lateralis humeri, Tennisellenbogen *m*, Epicondylitis humeri radialis
ep|i|cos|tal [ˌepɪ'kɑstl, epɪ'kɔstl] *adj* auf oder über einer Rippe/Costa (liegend), epikostal
ep|i|cra|ni|al [ˌepɪ'kreɪnɪəl] *adj* auf dem Schädel, epikranial
ep|i|cra|ni|um [ˌepɪ'kreɪnɪəm] *noun* Epikranium *nt*, Epicranium *nt*
ep|i|cri|sis ['epɪkraɪsɪs] *noun* Epikrise *f*
ep|i|crit|ic [ˌepɪ'krɪtɪk] *adj* Epikrise betreffend, epikritisch

epi|cys|to|to|my [ˌepɪsɪsˈtɑtəmɪ] *noun* suprapubischer Blasenschnitt *m*, suprapubische Zystotomie *f*, Epizystotomie *f*
epi|cyte [ˈepɪsaɪt] *noun* Deckzelle *f*, Epizyt *m*; Podozyt *m*
epi|dem|ic [epɪˈdemɪk] **I** *noun* epidemische Krankheit *f*, epidemische Erkrankung *f*, Epidemie *f* **II** *adj* epidemieartig auftretend, epidemisch
epi|der|mal [ˌepɪˈdɜrml] *adj* **1.** Oberhaut/Epidermis betreffend, epidermal, Epidermis-, Epiderm(o)- **2.** epidermisähnlich, epidermoid
epi|der|ma|ti|tis [ˌepɪdɜrməˈtaɪtɪs] *noun* Entzündung der Oberhaut/Epidermis, Epidermitis *f*, Epidermisentzündung *f*, Epidermatitis *f*
epi|der|ma|to|plas|ty [ˌepɪdɜrˈmætəplæstɪ] *noun* Epidermisplastik *f*
epi|der|mic [ˌepɪˈdɜrmɪk] *adj* Oberhaut/Epidermis betreffend, epidermal
epi|der|mis [epɪˈdɜrmɪs] *noun* Oberhaut *f*, Epidermis *f*
epi|der|mi|tis [ˌepɪdɜrˈmaɪtɪs] *noun* Entzündung der Oberhaut/Epidermis, Epidermitis *f*, Epidermisentzündung *f*, Epidermatitis *f*
epi|der|mi|za|tion [ˌepɪdɜrmɪˈzeɪʃn] *noun* Epidermistransplantation *f*, Hauttransplantation *f*
epi|der|moid [ˌepɪˈdɜrmɔɪd] *adj* epidermisähnlich, epidermoid
epi|der|mol|y|sis [epɪdɜrˈmɑlɪsɪs] *noun* Epidermolysis *f*
dominant epidermolysis bullosa dystrophica Cockayne-Touraine-Syndrom *nt*, Epidermolysis bullosa dystrophica dominans, Epidermolysis bullosa hereditaria dystrophica dominans, Epidermolysis bullosa hyperplastica
hyperplastic epidermolysis bullosa dystrophica → *dominant epidermolysis bullosa dystrophica*
toxic bullous epidermolysis Lyell-Syndrom *nt*, Syndrom *nt* der verbrühten Haut, Epidermolysis acuta toxica
epi|der|mo|lyt|ic [ˌepɪdɜrməˈlɪtɪk] *adj* Epidermolysis betreffend, epidermolytisch
epi|der|mo|my|co|sis [ˌepɪˌdɜrməmaɪˈkəʊsɪs] *noun* Dermatophytose *f*, -phytosis *f*, -phytie *f*, Epidermomykose *f*
epi|der|mophy|tid [ˌepɪdɜrˈmɑfɪtɪd] *noun* Epidermophytid *nt*, Dermatophytid *nt*
Epi|der|mophy|ton [epɪdɜrˈmɑfɪtɑn] *noun* Epidermophyton *nt*
epi|der|mophy|to|sis [ˌepɪˌmɑfəˈtəʊsɪs] *noun* Epidermophytie *f*; Dermatophytie *f*
epi|did|y|mal [epɪˈdɪdəməl] *adj* Epididymis/Nebenhoden betreffend, epididymal
epi|did|y|mec|to|my [ˌepɪˌdɪdəˈmektəmɪ] *noun* Epididymektomie *f*
epi|did|y|mid|ec|to|my [ˌepɪdɪdəmɪˈdektəmɪ] *noun* Epididymektomie *f*
epi|did|y|mis [epɪˈdɪdəmɪs] *noun, plural* **-mides** [-dɪˈdɪmɪdiːz] Nebenhoden *m*, Epididymis *f*, Parorchis *m*
epi|did|y|mi|tis [ˌepɪdɪdəˈmaɪtɪs] *noun* Nebenhodenentzündung *f*, Epididymitis *f*
epi|did|y|mo|def|er|en|tec|to|my [ˌepɪˌdɪdəməʊˌdefərənˈtektəmɪ] *noun* Epididymovasektomie *f*
epi|did|y|mo|def|er|en|ti|tis [ˌepɪˌdefərənˈtaɪtɪs] *noun* Entzündung von Nebenhoden und Samenstrang/Funiculus spermaticus, Epididymodeferentitis *f*, Epididymofunikulitis *f*
epididymo-orchitis *noun* Entzündung von Nebenhoden und Hoden, Epididymoorchitis *f*
epi|did|y|mot|o|my [epɪˌdɪdəˈmɑtəmɪ] *noun* Epididymotomie *f*
epi|did|y|mo|vas|ec|to|my [epɪˌdɪdəməʊvæˈsektəmɪ] *noun* Epididymovasektomie *f*
epi|did|y|mo|va|sos|to|my [ˌepɪˌdɪdəməʊvæsˈɑstəmɪ] *noun* Epididymovasostomie *f*
epi|du|ral [ˌepɪˈdʊrəl, -ˈdjʊər-] *adj* außerhalb der Dura mater (liegend), extradural, peridural; auf der Dura mater (liegend), epidural, supradural
epi|du|rog|ra|phy [ˌepɪdjʊəˈrɑgrəfɪ] *noun* Epidurographie *f*, Epidurografie *f*
epi|fas|cial [ˌepɪˈfæʃ(ɪ)əl] *adj* auf einer Faszie (liegend), epifaszial
epi|gas|tral|gia [ˌepɪgæˈstrældʒ(ɪ)ə] *noun* Oberbauchschmerz(en *pl*) *m*, Epigastralgie *f*
epi|gas|tric [ˌepɪˈgæstrɪk] *adj* Oberbauch(gegend)/Epigastrium betreffend, im Epigastrium (liegend), epigastrisch
epi|gas|tri|um [ˌepɪˈgæstrɪəm] *noun* Oberbauch(gegend *f*) *m*, Epigastrium *nt*, Regio epigastrica
epi|glot|tec|to|my [ˌepɪglɑˈtektəmɪ] *noun* Kehldeckelentfernung *f*, Epiglottisresektion *f*, Epiglottidektomie *f*, Epiglottektomie *f*
epi|glot|tic [ˌepɪˈglɑtɪk] *adj* Kehldeckel/Epiglottis betreffend, epiglottisch
epi|glot|ti|dec|to|my [ˌepɪˌglɑtɪˈdektəmɪ] *noun* Kehldeckelentfernung *f*, -resektion *f*, Epiglottisentfernung *f*, -resektion *f*, Epiglottidektomie *f*, Epiglottektomie *f*
epi|glot|ti|di|tis [ˌepɪˌglɑtɪˈdaɪtɪs] *noun* Entzündung des Kehldeckels, Epiglottitis *f*, Kehldeckelentzündung *f*, Epiglottisentzündung *f*, Epiglottiditis *f*
epi|glot|tis [ˌepɪˈglɑtɪs] *noun* Kehldeckel *m*, Epiglottis *f*
epi|glot|ti|tis [ˌepɪglɑˈtaɪtɪs] *noun* Entzündung des Kehldeckels, Epiglottitis *f*, Kehldeckelentzündung *f*, Epiglottisentzündung *f*, Epiglottiditis *f*
epi|hy|al [epɪˈhaɪəl] *adj* auf oder über dem Zungenbein/Os hyoideum (liegend), epihyal, epihyoid
epi|la|tion [epɪˈleɪʃn] *noun* Enthaarung *f*, Haarentfernung *f*, Epilation *f*, Epilierung *f*, Depilation *f*
epi|lep|sy [ˈepɪlepsɪ] *noun* Epilepsie *f*, Epilepsia *f*, Fallsucht *f*, Morbus sacer *m*
automatic epilepsy psychomotorische Epilepsie *f*
Bravais-jacksonian epilepsy Jackson-Epilepsie *f*
cerebellar epilepsy zerebellare Epilepsie *f*
cortical epilepsy Rindenepilepsie *f*, Epilepsia corticalis
cryptogenic epilepsy idiopathische/essenzielle/endogene/kryptogenetische/genuine Epilepsie *f*
cursive epilepsy Dromolepsie *f*, Epilepsia cursiva
delayed epilepsy Spätepilepsie *f*, Epilepsia tarda/tardiva
diurnal epilepsy Epilepsia diurna
focal epilepsy fokale Epilepsie *f*
frontal-lobe epilepsy Frontalhirnepilepsie *f*
generalized epilepsy generalisierte Epilepsie *f*
generalized flexion epilepsy Hypsarrhythmie *f*
grand mal epilepsy Grand-mal(-Epilepsie *f*) *nt*
haut mal epilepsy Grand-mal(-Epilepsie *f*) *nt*
idiopathic epilepsy idiopathische/essenzielle/endogene/kryptogenetische/genuine Epilepsie *f*
jacksonian epilepsy Jackson-Epilepsie *f*
larval epilepsy latente/larvierte Epilepsie *f*
latent epilepsy latente/larvierte Epilepsie *f*
localized epilepsy fokale Epilepsie *f*
major epilepsy **1.** generalisierte Epilepsie *f* **2.** Grand-mal(-Epilepsie *f*) *nt*
matutinal epilepsy Aufwachepilepsie *f*
minor epilepsy **1.** Epilepsie *f* mit Absence-Symptomatik **2.** Petit-mal(-Epilepsie *f*) *nt*
myoclonus epilepsy Lafora-Syndrom *nt*, Unverricht-Syndrom *nt*, Myoklonusepilepsie *f*, myoklonische Epilepsie *f*
nocturnal epilepsy Epilepsia nocturna
one-sided epilepsy halbseitige/einseitige Epilepsie *f*, Hemiepilepsie *f*
organic epilepsy symptomatische/organische Epilepsie *f*
partial epilepsy fokale Epilepsie *f*
petit mal epilepsy Petit-mal(-Epilepsie *f*) *nt*
photogenic epilepsy photogene/photosensible Epilepsie *f*

post-traumatic epilepsy (post-)traumatische Epilepsie *f*
primary generalized epilepsy generalisierte Epilepsie *f*
progressive epilepsy Dromolepsie *f*, Epilepsia cursiva
psychomotor epilepsy psychomotorische Epilepsie *f*
reflex epilepsy Reflexepilepsie *f*
sleep epilepsy Schlafepilepsie *f*
symptomatic epilepsy symptomatische/organische Epilepsie *f*
tardy epilepsy Spätepilepsie *f*, Epilepsia tarda/tardiva
temporal lobe epilepsy **1.** psychomotorische Epilepsie *f* **2.** Temporallappen-, Schläfenlappenepilepsie *f*
traumatic epilepsy (post-)traumatische Epilepsie *f*

epilleplic [ˌepɪ'leptɪk] *adj* Epilepsie betreffend, durch Epilepsie hervorgerufen, an Epilepsie leidend, epileptisch

epilleptilform [ˌepɪ'leptɪfɔːrm] *adj* in der Art eines epileptischen Anfalls, epileptiform, epilepsieartig, epileptoid

epilleptolgenlic [ˌepɪleptə'dʒenɪk] *adj* einen epileptischen Anfall auslösend, epileptogen

epilleptoid [ˌepɪ'leptɔɪd] *adj* in der Art eines epileptischen Anfalls, epileptiform, epilepsieartig, epileptoid

epililoila [ˌepɪ'lɔɪə] *noun* Bourneville-Syndrom *nt*, Morbus Bourneville *m*, tuberöse (Hirn-)Sklerose *f*, Epiloia *f*

epilmenlorlrhalgia [ˌepɪˌmenə'reɪdʒ(ɪ)ə] *noun* Epimenorrhagie *f*

epilmenlorlrhea [ˌepɪˌmenə'rɪə] *noun* Epimenorrhoe *f*

epilmysliotlolmy [ˌepɪmɪsɪ'ɑtəmɪ] *noun* Epimysiotomie *f*

epilmylsilum [ˌepɪ'mɪzɪəm, -'mɪʒ-] *noun, plural* **-mylsia** [-'mɪzɪə, -'mɪʒ-] Muskelscheide *f*, Epimysium *nt*, Perimysium externum

epilnephlrine [ˌepɪ'nefrɪn, epɪriːn] *noun* Adrenalin *nt*, Epinephrin *nt*

epilnephlrilnelmia [ˌepɪˌnefrɪ'niːmɪə] *noun* (Hyper-)Adrenalinämie *f*

epilnephlros [ˌepɪ'nefrəs, -rɑs] *noun* Nebenniere *f*, Epinephros *nt*, Epinephron *nt*, Glandula suprarenalis

epilneulral [ˌepɪ'njʊərəl, -'nʊ-] *adj* auf einem Wirbelbogen/Arcus vertebralis (liegend), epineural

epilneulrilum [ˌepɪ'nʊrɪəm, -'njʊər-] *noun, plural* **-ria** [-rɪə] Epineurium *nt*

epilolnychlilum [epɪə'niːkɪəm] *noun* Nagelhäutchen *nt*, Eponychium *nt*

epilorlchilum [epɪ'ɔːrkɪəm] *noun* Epiorchium *nt*, Lamina visceralis tunicae vaginalis testis

epilphalrynlgelal [ˌepɪfə'rɪndʒ(ɪ)əl, epɪˌfærɪn'dʒiːəl] *adj* Nasenrachen(raum)/Epipharynx betreffend, epipharyngeal, nasopharyngeal, rhinopharyngeal, pharyngonasal

epilpharynlgiltis [ˌepɪˌfærɪn'dʒaɪtɪs] *noun* Entzündung des Nasenrachens/Epipharynx, Epipharyngitis *f*, Nasopharynxentzündung *f*, Epipharynxentzündung *f*, Nasopharyngitis *f*, Rhinopharyngitis *f*

epilpharlynx [ˌepɪ'færɪŋks] *noun* Nasenrachen *m*, Epi-, Naso-, Rhinopharynx *m*, Pars nasalis pharyngis

elpiphlolra [ɪ'pɪfərə] *noun* Tränenträufeln *nt*, Dakryorrhoe *f*, Epiphora *f*

epilphrelnal [epɪ'friːnl] *adj* auf oder über dem Zwerchfell (liegend), epiphrenal, epiphrenisch

epilphrenlic [ˌepɪ'frenɪk] *adj* auf oder über dem Zwerchfell (liegend), epiphrenal, epiphrenisch

epilphyslelal [ˌepɪ'fiːzɪəl, ɪˌpɪfə'siːəl] *adj* Epiphyse betreffend, zur Epiphyse gehörend, epiphysär

epilphyslelodlelsis [ˌepɪˌfɪzɪ'ɑdəsɪs] *noun* Epiphyseodese *f*

epilphyslilal [ˌepɪ'fiːzɪəl, ɪˌpɪfə'siːəl] *adj* Epiphyse betreffend, zur Epiphyse gehörend, epiphysär

epilphyslilodlelsis [ˌepɪˌfɪzɪ'ɑdəsɪs] *noun* Epiphyseodese *f*

epilphyslilollylsis [ˌepɪˌfɪzɪ'ɑlɪsɪs] *noun* Epiphyseolyse *f*

epilphyslioplalthy [ˌepɪˌfɪzɪ'ɑpəθɪ] *noun* Epiphysenerkrankung *f*, Epiphysiopathie *f*

elpiphlylsis [ɪ'pɪfəsɪs] *noun, plural* **-ses** [-siːz] **1.** (Knochen-)Epiphyse *f*, Epiphysis *f* **2.** Zirbeldrüse *f*, Corpus pineale, Glandula pinealis, Epiphyse *f*, Epiphysis cerebri
stippled epiphysis Conradi-Syndrom *nt*, Conradi-Hühnermann(-Raap)-Syndrom *nt*, Chondrodysplasia/Chondrodystrophia calcificans congenita

elpiphlylsiltis [ɪˌpɪfə'saɪtɪs] *noun* Entzündung der Knochenepiphyse oder der Epiphysenfuge, Epiphysitis *f*, Epiphysenentzündung *f*
epiphysitis of calcaneus Entzündung der Fersenbeinapophyse, Sever-Krankheit *f*, Haglund-Syndrom *nt*, Apophysitis calcanei
vertebral epiphysitis Morbus Scheuermann *m*, Scheuermann-Krankheit *f*, Adoleszentenkyphose *f*, Osteochondritis/Osteochondrosis deformans juvenilis

epilphyte ['epɪfaɪt] *noun* (*dermatol.*) Hautschmarotzer *m*, Epi(dermo)phyt *m*

epilphytlic [epɪ'fɪtɪk] *adj* Epiphyt(en) betreffend, durch Epiphyten hervorgerufen, epiphytisch

epiplo- *präf.* Netz-, Oment(o)-, Epipl(o)-

elpiplolcele [e'pɪpləsiːl] *noun* Netzbruch *m*, Epiplozele *f*

epilplolecltolmy [ˌepɪplə'ektəmɪ] *noun* Omentumresektion *f*, Omentektomie *f*, Epiploektomie *f*

elpiplolenlterlolcele [eˌpɪplə'entərəʊsiːl] *noun* Epiploenterozele *f*, Omentoenterozele *f*

epilplolic [epɪ'pləʊɪk] *adj* Bauchnetz/Epiploon betreffend, epiploisch, omental

elpiplolitis [e'pɪpləwaɪtɪs] *noun* Bauchnetzentzündung *f*, Omentitis *f*, Epiploitis *f*

elpiplolmelrolcele [eˌpɪplə'merəsiːl] *noun* Epiplomerozele *f*

epilplomlphallolcele [epɪplɑm'fæləsiːl] *noun* Epiplomphalozele *f*

elpiplolon [e'pɪpləwɑn] *noun, plural* **-loa** [-ləwə] **1.** (Bauch-)Netz *nt*, Omentum *nt*, Epiploon *nt* **2.** großes Netz *nt*, Omentum majus
greater epiploon großes Netz *nt*, Omentum majus
lesser epiploon kleines Netz *nt*, Omentum minus

elpiplolpexly [e'pɪpləpeksɪ] *noun* Omentopexie *f*

elpiplolplaslty ['epɪplæstɪ] *noun* Netz-, Omentum-, Omentoplastik *f*

elpiplorlrhalphy [eˌpɪp'lɔːrəfɪ] *noun* (Bauch-)Netznaht *f*, Omentorrhaphie *f*

epilsclelra [ˌepɪ'sklɪərə] *noun* Episklera *f*, Lamina episcleralis

epilsclelral [ˌepɪ'sklɪərəl] *adj* **1.** Episklera betreffend, episkleral, Episkleral- **2.** auf der Lederhaut/Sclera, episkleral

epilsclelritis [ˌepɪsklɪə'raɪtɪs] *noun* Entzündung der Episklera oder oberflächliche Entzündung der Lederhaut/Sklera, Episkleritis *f*, Episkleraentzündung *f*

epilsclelroltiltis [ˌepɪˌsklɪərə'taɪtɪs] *noun* Entzündung der Episklera oder oberflächliche Entzündung der Lederhaut/Sklera, Episkleritis *f*, Episkleraentzündung *f*

episio- *präf.* Episi(o)-, Vulva-, Vulvo-

elpilsilolperlilnelolplaslty [eˌpɪzɪəˌperɪ'nɪəplæstɪ] *noun* Episioperineoplastik *f*

elpilsilolperlilnelorlrhalphy [eˌpɪzɪəˌperɪnɪ'ɔrəfɪ] *noun* Vulva-Damm-Naht *f*, Episioperineorrhaphie *f*

elpilsilolplaslty [eˌpɪzɪə'plæstɪ] *noun* Vulvaplastik *f*, Episioplastik *f*

elpilsilorlrhalphy [eˌpɪzɪ'ɔrəfɪ] *noun* **1.** Schamlippennaht *f*, Episiorrhaphie *f* **2.** Naht *f* einer Episiotomie, Episiorrhaphie *f*

elpilsilolstelnolsis [eˌpɪzɪəstɪ'nəʊsɪs] *noun* Episiostenose *f*

elpilsiotlolmy [eˌpɪzɪ'ɑtəmɪ] *noun* (Scheiden-)Dammschnitt *m*, Episiotomie *f*

epilspaldilas [ˌepɪ'speɪdɪəs] *noun* Epispadie *f*

epilspinal [ˌepɪ'spaɪnl] *adj* auf oder über der Wirbelsäule oder dem Rückenmark (liegend), epispinal

epilsplelniltis [ˌepɪsplɪ'naɪtɪs] *noun* Entzündung der

Milzkapsel, Episplenitis *f*, Milzkapselentzündung *f*, Perisplenitis *f*

ep|i|stax|is [epɪ'stæksɪs] *noun* Nasenbluten *nt*, -blutung *f*, Epistaxis *f*

ep|i|ster|nal [ˌepɪ'stɜrnl] *adj* auf oder über dem Brustbein/Sternum (liegend), episternal, suprasternal

ep|i|ster|num [ˌepɪ'stɜrnəm] *plural* Schwertgriff *m*, Manubrium sterni

ep|i|stro|phe|us [epɪ'strəʊfɪəs] *noun* Epistropheus *m*, Axis *m*, II. Halswirbel *m*

ep|i|ten|din|e|um [ˌepɪten'dɪnɪəm] *noun* Epitendineum *nt*, Epitenon *nt*

ep|i|te|non [ˌepɪ'tenən] *noun* Epitendineum *nt*, Epitenon *nt*

ep|i|thal|a|mus [ˌepɪ'θæləməs] *noun, plural* **-mi** [-maɪ] Epithalamus *m*

epitheli- *präf.* Epithel-, Epithelium-, Epitheli(o)-

ep|i|the|li|al [epɪ'θiːlɪəl, -jəl] *adj* Epithel betreffend, aus Epithel bestehend, epithelial

ep|i|the|li|al|i|za|tion [ˌepɪˌθɪlɪəlaɪ'zeɪʃn] *noun* Epithelisierung *f*

ep|i|the|li|i|tis [epɪˌθɪlɪ'aɪtɪs] *noun* Epithelentzündung *f*, Epitheli(i)tis *f*

epithelio- *präf.* Epithel-, Epithelium-, Epitheli(o)-

ep|i|the|li|o|ly|sis [epɪˌθɪlɪ'ɑlɪsɪs] *noun* Epitheliolyse *f*

ep|i|the|li|o|lyt|ic [ˌepɪˌθɪlɪə'lɪtɪk] *adj* Epitheliolyse betreffend oder verursachend, Epithelgewebe zerstörend, epitheliolytisch

ep|i|the|li|o|ma [epɪˌθɪlɪ'əʊmə] *noun* **1.** epithelialer Tumor *m*, epitheliale Geschwulst *f*, Epitheliom *nt*, Epithelioma *nt* **2.** Karzinom *nt*, Krebs *m*, Carcinoma *nt*

basal cell epithelioma Basalzellepitheliom *nt*, Basaliom *nt*, Epithelioma basocellulare

benign calcified epithelioma verkalktes Epitheliom *nt*, Pilomatrixom *nt*, Pilomatricoma *nt*, Epithelioma calcificans (Malherbe)

calcifying epithelioma of Malherbe Pilomatrikom *nt*, -matrixom *nt*, verkalkendes Epitheliom Malherbe *nt*, Epithelioma calcificans Malherbe

malignant epithelioma Karzinom *nt*, Krebs *m*, Carcinoma *nt*

multiple self-healing squamous epithelioma Keratoakanthom *nt*, selbstheilendes Stachelzellkarzinom *nt*, selbstheilender Stachelzellkrebs *m*, selbstheilender Stachelzellenkrebs *m*, Molluscum sebaceum, Molluscum pseudocarcinomatosum

ep|i|the|li|o|ma|tous [ˌepɪˌθɪlɪ'əʊmətəs] *adj* Epitheliom betreffend, einem Epitheliom ähnlich, epitheliomatös, epitheliomartig

ep|i|the|li|o|sis [ˌepɪˌθɪlɪ'əʊsɪs] *noun* **1.** (*ophthal.*) Epitheliosis *f* **2.** (*mikrobiol.*) Epitheliosis *f* **3.** (*gynäkol.*) Epitheliosis *f*

ep|i|the|li|um [epɪ'θiːlɪəm, -jəm] *noun, plural* **-li|ums, -li|a** [-lɪə, -jə] Deckgewebe *nt*, Epithel-, Epithelialgewebe *nt*, Epithel *nt*, Epithelium *nt*

absorbing epithelium resorbierendes Epithel *nt*, Saumzellen *pl*, Enterozyten *pl*

anterior epithelium of cornea (äußeres) Hornhautepithel *nt*, Epithelium anterius corneae

chorionic epithelium Chorionepithel *nt*

ciliated epithelium Flimmerepithel *nt*

columnar epithelium Zylinderepithel *nt*, zylindrisches Epithel *nt*, hochprismatisches Epithel *nt*

corneal epithelium (äußeres) Hornhautepithel *nt*, Epithelium anterius corneae

covering epithelium Deckepithel *nt*, oberflächenbildendes Epithel *nt*

cuboidal epithelium isoprismatisches Epithel *nt*, kubisches Epithel *nt*

cylindrical epithelium hochprismatisches Epithel *nt*, zylindrisches Epithel *nt*

follicular epithelium Follikelepithel *nt*, Granulosazellen *pl*

germinal epithelium 1. Peritoneal-/Keimepithel *nt* des Ovars, Epithelium germinale **2.** Keim-/Seminalepithel *nt* des Hodens

epithelium of lens Linsenepithel *nt*, Epithelium lentis

peritoneal epithelium Peritoneal-/Keimepithel *nt* des Ovars, Epithelium germinale

pigmented epithelium of iris pigmenthaltiges Irisepithel *nt*, Epithelium pigmentosum iridis

posterior epithelium of cornea inneres Korneaepithel *nt*, Korneaendothel *nt*, Endothelium corneae, Epithelium posterius

respiratory epithelium respiratorisches Epithel *nt*

epithelium of semicircular duct Bogengangsepithel *nt*, Epithelium ductus semicircularis

sensory epithelium Sinnesepithel *nt*, Neuroepithel *nt*

simple epithelium einschichtiges Epithel *nt*

squamous epithelium Epithelium squamosum, Plattenepithel *nt*, Schuppenepithel *nt*

stratified epithelium mehrschichtiges Epithel *nt*, mehrreihiges Epithel *nt*

subcapsular epithelium 1. Linsenepithel *nt*, Epithelium lentis **2.** Epithelauskleidung *f* der Ganglienkapsel, subkapsuläres Epithel *nt*

surface epithelium Oberflächenepithel *nt*, oberflächenbildendes Epithel *nt*

transitional epithelium Übergangsepithel *nt*, Urothel *nt*

ep|i|the|li|za|tion [ˌepɪˌθiːlɪ'zeɪʃn] *noun* Epithelisierung *f*

ep|i|tope ['epɪtəʊp] *noun* antigene Determinante *f*, Epitop *nt*

ep|i|tu|ber|cu|lo|sis [ˌepɪtəˌbɜrkjə'ləʊsɪs] *noun* Epituberkulose *f*

ep|i|tym|pan|ic [ˌepɪtɪm'pænɪk] *adj* **1.** oberhalb der Paukenhöhle, epitympanisch, epitympanal **2.** Epitympanum betreffend, epitympanisch, epitympanal

ep|i|tym|pa|num [ˌepɪ'tɪmpənəm] *noun* Kuppelraum *m*, Attikus *m*, Epitympanum *nt*, Epitympanon *nt*, Recessus epitympanicus

ep|i|typh|li|tis [ˌepɪtɪf'laɪtɪs] *noun* Entzündung des Bindegewebes um den Blinddarm, Paratyphlitis *f*, Epityphlitis *f*

ep|i|ty|phlon [ˌepɪ'taɪflɑn] *noun* Wurmfortsatz *m*, Blinddarm *m*, Appendix vermiformis

ep|i|zo|ic [ˌepɪ'zəʊɪk] *adj* Hautschmarotzer/Epizoon betreffend, epizoisch

ep|i|zo|on [ˌepɪ'zəʊən] *noun, plural* **-zoa** [-zəʊə] Hautschmarotzer *m*, -parasit *m*, Epizoon *nt*

ep|i|zo|ot|ic [ˌepɪzəʊ'ɑtɪk] *adj* durch Hautschmarotzer verursacht, epizootisch

ep|o|nych|i|al [epəʊ'niːkɪəl] *adj* Eponychium betreffend, eponychial

ep|o|nych|i|um [ˌepəʊ'niːkɪəm] *noun, plural* **-nych|i|a** [-'niːkɪə] **1.** Nagelhäutchen *nt*, Eponychium *nt* **2.** Nagelhaut *f*, Cuticula *f*, Perionychium *nt*, Perionyx *m*

ep|o|oph|o|rec|to|my [epəʊˌɑfə'rektəmɪ] *noun* Epoophorektomie *f*

ep|o|oph|o|ron [ˌepəʊ'ɑfərɑn] *noun* Nebeneierstock *m*, Rosenmüller-Organ *nt*, Parovarium *nt*, Epoophoron *nt*

e|pu|lis [ɪ'pjuːlɪs] *noun, plural* **-li|des** [-ləˌdiːz] **1.** Epulis *f* **2.** peripheres verknöcherndes Fibrom *nt*

hemangiomatous epulis teleangiektatisches Granulom *nt*, Granuloma pediculatum/pyogenicum/teleangiectaticum

ep|u|lo|fi|bro|ma [ˌepjələʊfaɪ'brəʊmə] *noun* Epulofibrom *nt*, Epulis fibromatosa, Epulis fibrosa

ep|u|lot|ic [epjə'lɑtɪk] *adj* Narbe betreffend, narbig, vernarbend, zikatriziell

e|qua|tor [ɪ'kweɪtər] *noun* Äquator *m*, (*anatom.*) Equator *m*

equator of eyeball Augapfeläquator *m*, Equator bulbi oculi

equator of lens Linsenrand *m*, Equator lentis

e|qui|an|es|thet|ic [ˌɪkwɪˌænəs'θetɪk] *adj* von gleicher anästhetischer Wirkung, äquianästhetisch
e|qui|ca|lor|ic [ˌɪkwɪkə'lɑrɪk] *adj* mit gleichem kalorischem Wert, äquikalorisch, isokalorisch
e|quil|lib|ri|um [ˌɪkwɪ'lɪbrɪəm, ˌekwə-] *noun, plural* **-riums, -ria** [-rɪə] Gleichgewicht *nt*, Äquilibrium *nt*, Equilibrium *nt* **in equilibrium** im Gleichgewicht (*with* mit) **keep/maintain one's equilibrium** das Gleichgewicht halten **lose one's equilibrium** das Gleichgewicht verlieren
dynamic equilibrium Fließgleichgewicht *nt*, dynamisches Gleichgewicht *nt*
e|qui|no|pho|bia [ɪˌkwaɪnə'fəʊbɪə] *noun* krankhafte Angst *f* vor Pferden, Equinophobie *f*
e|qui|no|va|rus [ˌkwaɪnə'værəs] *noun* Klumpfuß *m*, Pes equinovarus (excavatus et adductus)
e|qui|nus [ɪ'kwaɪnəs] *noun* Spitzfuß *m*, Pes equinus
e|quiv|a|lent [ɪ'kwɪvələnt] **I** *noun* Äquivalent *nt* (*of* für); (*chem.*) Grammäquivalent *nt* **II** *adj* äquivalent
caloric equivalent Energieäquivalent *nt*, kalorisches Äquivalent *nt*
energy equivalent Energieäquivalent *nt*, kalorisches Äquivalent *nt*
roentgen equivalent man Rem *nt*
ventilation equivalent Atemäquivalent *nt*, Ventilationsäquivalent *nt*
e|rad|i|ca|tion [ɪˌradɪ'keɪʃn] *noun* Ausmerzung *f*, Ausrottung *f*
e|rec|tile [ɪ'rektl, -tɪl, -taɪl] *adj* **1.** erigibel, schwellfähig, erektionsfähig, erektil **2.** aufrichtbar, aufgerichtet
e|rec|tion [ɪ'rekʃn] *noun* Erektion *f*
er|e|mo|pho|bia [ˌerə'fəʊbɪə] *noun* Eremophobie *f*
er|e|thit|ic [erə'θɪtɪk] *adj* (über-)erregt, (über-)erregbar, reizbar, gereizt, erethisch
e|reu|tho|pho|bia [ɪˌruːθə'fəʊbɪə] *noun* Errötungsfurcht *f*, Erythrophobie *f*
erg- *präf.* Arbeits-, Erg(o)-
er|ga|si|o|pho|bia [ɜrˌgeɪsɪəʊ'fəʊbɪə] *noun* pathologische Arbeitsscheu *f*, Ergasiophobie *f*
er|gas|to|plasm [ɜr'gæstəplæzəm] *noun* raues/granuläres endoplasmatisches Retikulum, Ergastoplasma *nt*
-ergia *suf.* Arbeit, Leistung, -ergie
-ergic *suf.* wirkend, tätig, arbeitend, -ergisch, -erg
ergo- *präf.* Arbeits-, Erg(o)-
er|go|cal|cif|er|ol [ˌɜrgəʊkæl'sɪfərɑl, -rɔl] *noun* Ergocalciferol *nt*, Vitamin D_2 *nt*
er|go|car|di|og|ra|phy [ˌɜrgəʊkɑːrdɪ'ɑgrəfɪ] *noun* Ergokardiographie *f*, Ergokardiografie *f*
er|go|dy|nam|o|graph [ˌɜrgəʊdaɪ'næməgræf] *noun* Ergodynamograph *m*, Ergodynamograf *m*
er|gog|ra|phy [ɜr'gɑgrəfɪ] *noun* Ergographie *f*, Ergografie *f*
er|gom|e|try [ɜr'gɑmətrɪ] *noun* Ergometrie *f*
er|go|plasm ['ɜrgəʊplæzəm] *noun* Ergastoplasma *nt*
er|go|some ['ɜrgəʊsəʊm] *noun* Poly(ribo)som *nt*, Ergosom *nt*
er|gos|te|rin [ɜr'gɑstərɪn] *noun* → *ergosterol*
er|gos|te|rol [ɜr'gɑstərəʊl, -rɔl] *noun* Ergosterol *nt*, Ergosterin *nt*, Provitamin D_2 *nt*
activated ergosterol Ergocalciferol *nt*, Vitamin D_2 *nt*
er|got ['ɜrgɑt] *noun* Mutterkorn *nt*, Secale cornutum
er|got|a|mine [ɜr'gɑtəmiːn, -mɪn] *noun* Ergotamin *nt*
er|go|ther|a|py [ˌɜrgə'θerəpɪ] *noun* Beschäftigungstherapie *f*, Ergotherapie *f*
er|got|ism ['ɜrgətɪzəm] *noun* Vergiftung *f* durch Mutterkornalkaloide, Ergotismus *m*
er|go|trop|ic [ˌɜrgəʊ'trɑpɪk, -'trəʊ-] *adj* leistungssteigernd, kraftentfaltend, ergotrop
-ergy *suf.* Arbeit, Leistung, -ergie
e|ro|sion [ɪ'rəʊʒn] *noun* **1.** oberflächlicher (Schleim-)Hautdefekt *m*, Erosion *f* **2.** Abtragung *f*, Auswaschung *f*; Ätzung *f*; Zerfressung *f*; angefressene Stelle *f*, Erosion *f* **3.** Verschleiß *m*
corneal erosion Hornhauterosion *f*, Erosio corneae
exocervical erosion Portioerosion *f*, Erosio portionis
e|rot|ic [ɪ'rɑtɪk] *adj* Erotik betreffend; sinnlich, erotisch
e|rot|i|co|ma|nia [ɪˌrɑtɪkəʊ'meɪnɪə, -jə] *noun* Erotomanie *f*
e|ro|to|ma|nia [ɪˌrəʊtəʊ'meɪnɪə, -jə] *noun* Erotomanie *f*
e|ro|to|pho|bia [ɪˌrəʊtəʊ'fəʊbɪə] *noun* Erotophobie *f*
e|ruc|ta|tion [ɪrʌk'teɪʃn] *noun* Aufstoßen *nt*, Rülpsen *nt*, Ruktation *f*, Eruktation *f*
e|rup|tion [ɪ'rʌpʃn] *noun* **1.** Ausbruch *m*, Hervortreten *nt*, Hervorbrechen *nt*, Eruption *f* **2.** (*Ausschlag*) Ausbruch *m*, Eruption *f* **3.** (*dermatol.*) Ausschlag *m*, Eruption *f*
creeping eruption Creeping eruption *nt*, Hautmaulwurf *m*
drug eruption Arzneimitteldermatitis *f*, -exanthem *nt*, Dermatitis medicamentosa
Kaposi's varicelliform eruption Kaposi-Dermatitis *f*, Ekzema/Eccema herpeticatum/herpetiformis, varizelliforme Eruption Kaposi *f*, Pustulosis acuta varicelliformis
light sensitive eruption polymorphe Lichtdermatose (Haxthausen) *f*, polymorpher Lichtausschlag *m*, Sommerprurigo *f*, Prurigo aestivalis, Lupus-erythematodes-artige Lichtdermatose *f*, Lichtekzem *nt*, Eccema solare, Dermatopathia photoelectrica
medicinal eruption Arzneimitteldermatitis *f*, -exanthem *nt*, Dermatitis medicamentosa
polymorphic light eruption → *light sensitive eruption*
skin eruption Exanthem *nt*, Hautausschlag *m*
summer eruption → *light sensitive eruption*
er|y|sip|e|las [erɪ'sɪpələs] *noun* Wundrose *f*, Rose *f*, Erysipel *nt*, Erysipelas *nt*, Streptodermia cutanea lymphatica
coast erysipelas Onchozerkose *f*, Onchocercose *f*, Onchocerciasis *f*, Knotenfilariose *f*, Onchocerca-volvulus-Infektion *f*
swine erysipelas Erysipeloid *nt*, Erythema migrans, Schweinerotlauf *m*
er|y|sip|e|loid [erɪ'sɪpəlɔɪd] **I** *noun* Erysipeloid *nt*, Rotlauf *m*, Schweinerotlauf *m*, Pseudoerysipel *nt*, Rosenbach-Krankheit *f*, Erythema migrans **II** *adj* erysipelähnlich, erysipeloid
Er|y|sip|e|lo|thrix [erə'sɪpələʊθrɪks] *noun* Erysipelothrix *f*
Erysipelothrix insidiosa/rhusiopathiae Schweinerotlauf-Bakterium *nt*, Erysipelothrix rhusiopathiae, Erysipelothrix insidiosa
er|y|sip|e|lo|tox|in [erəˌsɪpələʊ'tɑksɪn] *noun* Erysipelotoxin *nt*
er|y|the|ma [erə'θiːmə] *noun* Hautrötung *f*, Erythem *nt*, Erythema *nt*
acrodynic erythema → *epidemic erythema*
erythema caloricum Erythema caloricum
diaper erythema Windeldermatitis *f*, posterosives Syphiloid *nt*, Dermatitis ammoniacalis, Dermatitis glutaealis infantum, Erythema glutaeale, Erythema papulosum posterosivum
epidemic erythema Feer-Krankheit *f*, Rosakrankheit *f*, vegetative Neurose *f* der Kleinkinder, Swift-Syndrom *nt*, Selter-Swift-Feer-Krankheit *f*, Feer-Selter-Swift-Krankheit *f*, Akrodynie *f*, Acrodynia *f*
epidemic arthritic erythema Rattenbisskrankheit *f*, Rattenbissfieber II *nt*, atypisches Rattenbissfieber *nt*, Haverhill-Fieber *nt*, Bakterienrattenbissfieber *nt*, Streptobazillenrattenbissfieber *nt*, Erythema arthriticum epidemicum
hemorrhagic exudative erythema Schoenlein-Henoch-Syndrom *nt*, Purpura Schoenlein-Henoch *f*, anaphylaktoide Purpura Schoenlein-Henoch *f*, rheumatoide Purpura *f*, Immunkomplexpurpura *f*, Immunkomplexvaskulitis *f*, Purpura anaphylactoides (Schoen-

lein-Henoch), Purpura rheumatica (Schoenlein-Henoch), athrombopenische Purpura *f*
erythema infectiosum Ringelröteln *pl*, fünfte Krankheit *f*, Morbus quintus *m*, Sticker-Krankheit *f*, Megalerythem *nt*, Erythema infectiosum, Megalerythema epidemicum/infectiosum
Jacquet's erythema → *diaper erythema*
macular erythema Roseola *f*
erythema nodosum Knotenrose *f*, Erythema nodosum
palmar erythema Palmarerythem *nt*, Erythema palmare
radiation erythema Röntgenerythem *nt*
chilblain lupus erythematosus Lupus pernio
er|y|them|a|tous [erə'θemətəs] *adj* Erythem betreffend, durch ein Erythem gekennzeichnet, erythematös
erythr- *präf.* Rot-, Erythr(o)-, Erythrozyten-
er|y|thral|gia [erɪ'θrældʒ(ɪ)ə] *noun* Erythralgie *f*
er|y|thras|ma [erɪ'θræzmə] *noun* Erythrasma *nt*
Baerensprung's erythrasma Baerensprung-Krankheit *f*, Zwergflechte Baerensprung *f*, Erythrasma (intertriginosum) *nt*
e|ryth|re|de|ma [ɪˌrɪθrə'diːmɪə] *noun* Feer-Krankheit *f*, Rosakrankheit *f*, vegetative Neurose *f* der Kleinkinder, Swift-Syndrom *nt*, Selter-Swift-Feer-Krankheit *f*, Feer-Selter-Swift-Krankheit *f*, Akrodynie *f*, Acrodynia *f*
er|y|thre|mia [erɪ'θriːmɪə] *noun* Osler-Krankheit *f*, Osler-Vaquez-Krankheit *f*, Vaquez-Osler-Syndrom *nt*, Morbus Vaquez-Osler, Polycythaemia vera, Polycythaemia rubra vera, Erythrämie *f*
acute erythremia Di Guglielmo-Krankheit *f*, Di Guglielmo-Syndrom *nt*, akute Erythrämie *f*, akute Erythromyelose *f*, akute erythrämische Myelose *f*, Erythroblastose *f* des Erwachsenen
altitude erythremia Monge-Krankheit *f*, chronische Höhenkrankheit *f*
er|y|thre|mic [erɪ'θriːmɪk] *adj* Erythrämie betreffend, erythrämisch
erythro- *präf.* Rot-, Erythr(o)-, Erythrozyten-
e|ryth|ro|blast [ɪ'rɪθrəblæst] *noun* Erythroblast *m*, Erythrozytoblast *m*
e|ryth|ro|blas|te|mia [ɪˌrɪθrəblæs'tiːmɪə] *noun* Erythroblastämie *f*, Erythroblastose *f*
e|ryth|ro|blas|to|ma [ɪˌrɪθrəblæs'təʊmə] *noun* Erythroblastom *nt*
e|ryth|ro|blas|to|pe|nia [ɪˌrɪθrəˌblæstə'pɪnɪə] *noun* Erythroblastopenie *f*
e|ryth|ro|blas|to|sis [ˌɪˌrɪθrəblæs'təʊsɪs] *noun* Erythroblastose *f*, Erythroblastämie *f*
fetal erythroblastosis fetale Erythroblastose *f*, Erythroblastosis fetalis, Morbus haemolyticus neonatorum
Rh erythroblastosis Rhesus-Erythroblastose *f*
er|y|throc|la|sis [ɪrɪ'θrɑkləsɪs] *noun* Erythrozytenfragmentierung *f*, Erythroklasie *f*
e|ryth|ro|cu|prein [ɪˌrɪθrə'k(j)uːprɪˌiːn] *noun* Superoxiddismutase *f*, Hämocuprein *nt*, Erythrocuprein *nt*
e|ryth|ro|cy|a|no|sis [ɪˌrɪθrəˌsaɪə'nəʊsɪs] *noun* Erythrozyanose *f*, Erythrocyanosis *f*
e|ryth|ro|cyte [ɪ'rɪθrəsaɪt] *noun* rote Blutzelle *f*, rotes Blutkörperchen *nt*, Erythrozyt *m*
crenated erythrocyte Stechapfelform *f*, Echinozyt *m*
fluorescent erythrocyte Porphyrozyt *m*
e|ryth|ro|cytes [ɪ'rɪθrəsaɪtz] *plural* Erythrozyten *pl*
e|ryth|ro|cy|the|mia [ɪˌrɪθrəsaɪ'θiːmɪə] *noun* **1.** Erythrozythämie *f*, Erythrozytose *f* **2.** Polyzythämie *f*, Polycythaemia **3.** → *erythremia*
e|ryth|ro|cyt|ic [ɪˌrɪθrə'sɪtɪk] *adj* Erythrozyten betreffend, erythrozytär
e|ryth|ro|cy|to|blast [ɪˌrɪθrə'saɪtəblæst] *noun* → *erythroblast*
e|ryth|ro|cy|tol|y|sin [ɪˌrɪθrəsaɪ'tɑləsɪn] *noun* Erythrolysin *nt*, Erythrozytolysin *nt*, Hämolysin *nt*
e|ryth|ro|cy|tol|y|sis [ɪˌrɪθrəsaɪ'tɑlɪsɪs] *noun* **1.** Erythrozytenauflösung *f*, Erythrolyse *f*, Erythrozytolyse *f* **2.** Erythrolyse *f*, Erythrozytolyse *f*, Hämolyse *f*
e|ryth|ro|cy|tom|e|try [ɪˌrɪθrəsaɪ'tɑmətrɪ] *noun* Erythrozytometrie *f*
e|ryth|ro|cy|to|pe|nia [ɪˌrɪθrəˌsaɪtə'pɪnɪə] *noun* → *erythropenia*
e|ryth|ro|cy|toph|a|gous [ɪˌrɪθrəsaɪ'tɑfəgəs] *adj* Erythrophagozytose betreffend, erythrophagisch
e|ryth|ro|cy|toph|a|gy [ɪˌrɪθrəsaɪ'tɑfədʒɪ] *noun* Erythrophagozytose *f*, Erythrophagie *f*
e|ryth|ro|cy|to|poi|e|sis [ɪˌrɪθrəˌsaɪtəpɔɪ'iːsɪs] *noun* → *erythropoiesis*
e|ryth|ro|cy|tor|rhex|is [ɪˌrɪθrəˌsaɪtə'reksɪs] *noun* Erythrorrhexis *f*, Erythrozytorrhexis *f*
e|ryth|ro|cy|tos|chi|sis [ɪˌrɪθrəsaɪ'tɑskəsɪs] *noun* Erythroschisis *f*, Erythrozytoschisis *f*
e|ryth|ro|cy|to|sis [ɪˌrɪθrəsaɪ'təʊsɪs] *noun* Erythrozytose *f*, Erythrozythämie *f*
leukemic erythrocytosis Morbus Vaquez-Osler, Vaquez-Osler-Syndrom *nt*, Osler-Krankheit *f*, Osler-Vaquez-Krankheit *f*, Polycythaemia vera, Polycythaemia rubra vera, Erythrämie *f*
e|ryth|ro|cy|tu|ria [ɪˌrɪθrəsaɪ't(j)ʊərɪə] *noun* Erythrozytenausscheidung *f* im Harn, Erythrozyturie *f*; Hämaturie *f*
e|ryth|ro|der|ma [ɪˌrɪθrə'dɜrmə] *noun* **1.** → *erythrodermatitis* **2.** Wilson-Krankheit *f*, Dermatitis exfoliativa, Pityriasis rubra Hebra, Pityriasis rubra Hebra-Jadassohn
e|ryth|ro|der|ma|ti|tis [ɪˌrɪθrəˌdɜrmə'taɪtɪs] *noun* Erythroderma *nt*, Erythrodermie *f*, Erythrodermia *f*, Erythrodermatitis *f*
e|ryth|ro|der|mia [ɪˌrɪθrə'dɜrmɪə] *noun* → *erythrodermatitis*
e|ryth|ro|don|tia [ɪˌrɪθrə'dɑnʃɪə] *noun* Erythrodontie *f*
e|ryth|ro|gen|e|sis [ɪˌrɪθrə'dʒenəsɪs] *noun* Erythrozytenbildung *f*, Erythrogenese *f*
e|ryth|ro|gen|ic [ɪˌrɪθrə'dʒenɪk] *adj* **1.** erythrozytenbildend, erythrogen, erythrozytogen **2.** Erythem verursachend, erythrogen
e|ryth|ro|ka|tal|y|sis [ɪˌrɪθrəkə'tælɪsɪs] *noun* Erythrozytenabbau *m*, Erythrokatalyse *f*
e|ryth|ro|ki|net|ics [ɪˌrɪθrəkɪ'netɪks] *plural* Erythrokinetik *f*, Erythrozytenkinetik *f*
e|ryth|ro|leu|ke|mia [ɪˌrɪθrəluː'kiːmɪə] *noun* Erythroleukämie *f*
e|ryth|ro|leu|ko|blas|to|sis [ɪˌrɪθrəˌluːkəblæs'təʊsɪs] *noun* Icterus neonatorum gravis
e|ryth|ro|leu|ko|sis [ɪˌrɪθrəluː'kəʊsɪs] *noun* Erythroleukose *f*
e|ryth|ro|mel|al|gia [ɪˌrɪθrəmel'ældʒ(ɪ)ə] *noun* Gerhardt-Syndrom *nt*, Mitchell-Gerhardt-Syndrom *nt*, Weir-Mitchell-Krankheit *f*, Erythromelalgie *f*, Erythralgie *f*, Erythermalgie *f*, Acromelalgie *f*
e|ryth|ro|me|lia [ɪˌrɪθrə'miːlɪə] *noun* Erythromelie *f*
er|y|throm|e|try [erɪ'θrɑmətrɪ] *noun* Erythrozytometrie *f*
e|ryth|ro|my|cin [ɪˌrɪθrə'maɪsɪn] *noun* Erythromycin *nt*
er|y|throp|a|thy [erɪ'θrɑpəθɪ] *noun* Erythropathie *f*, Erythrozytopathie *f*
e|ryth|ro|pe|nia [ɪˌrɪθrə'piːnɪə] *noun* Erythrozytenmangel *m*, Erythropenie *f*, Erythrozytopenie *f*
e|ryth|ro|phage [ɪ'rɪθrəfeɪdʒ] *noun* Erythrophage *m*, Erythrozytophage *m*
e|ryth|ro|phag|o|cy|to|sis [ɪˌrɪθrəˌfægəʊsaɪ'təʊsɪs] *noun* → *erythrocytophagy*
er|y|throph|a|gous [erɪ'θrɑfəgəs] *adj* Erythrophagozytose betreffend, erythrophagisch
e|ryth|ro|phil [ɪ'rɪθrəfɪl] I *noun* erythrophile Zelle *f* oder Substanz *f* II *adj* → *erythrophilic*
e|ryth|ro|phil|ic [ɪˌrɪθrə'fɪlɪk] *adj* mit besonderer Affinität zu roten Farbstoffen, erythrophil
e|ryth|ro|pho|bia [ɪˌrɪθrə'fəʊbɪə] *noun* **1.** Errötungs-

furcht *f*, Erythrophobie *f* **2.** Rotangst *f*, Erythrophobie *f*
e|ryth|ro|pla|kia [ɪˌrɪθrə'pleɪkɪə] *noun* Erythroplakie *f*
erythroplasia of Queyrat Erythroplasie *f* Queyrat, Queyrat-Syndrom *nt*
Zoon's erythroplasia Balanitis chronica circumscripta benigna plasmacellularis Zoon, Balanoposthitis (chronica) circumscripta plasmacellularis
e|ryth|ro|poi|e|sis [ɪˌrɪθrəpɔɪ'iːsɪs] *noun* Erythro(zyto)-genese *f*, Erythrozytenbildung *f*, Erythropo(i)ese *f*
e|ryth|ro|poi|et|ic [ɪˌrɪθrəpɔɪ'etɪk] *adj* Erythropoiese betreffend oder stimulierend, erythropoietisch, erythropoetisch
e|ryth|ro|poi|e|tin [ɪˌrɪθrə'pɔɪətɪn] *noun* Erythropo(i)etin *nt*, erythropoetischer Faktor *m*, Hämato-, Hämopoietin *nt*
e|ryth|ro|pros|o|pal|gia [ɪˌrɪθrəˌprɑsə'pældʒ(ɪ)ə] *noun* Histaminkopfschmerz *m*, -kephalgie *f*, Horton-Syndrom *nt*, -Neuralgie *f*, Bing-Horton-Syndrom *nt*, -Neuralgie *f*, Cephalaea histaminica, Erythroprosopalgie *f*, cluster headache *nt*
er|y|throp|sia [ɪrɪ'θrɑpsɪə] *noun* Rotsehen *nt*, Erythrop(s)ie *f*
e|ryth|ro|pyk|no|sis [ɪˌrɪθrəpɪk'nəʊsɪs] *noun* Erythropyknose *f*
e|ryth|ror|rhex|is [ɪˌrɪθrə'reksɪs] *noun* →*erythrocytorrhexis*
e|ryth|ro|sed|i|men|ta|tion [ɪˌrɪθrəˌsedɪmen'teɪʃn] *noun* Erythrozytensenkung *f*, Erythrozytensedimentation *f*
er|y|thro|sis [erɪ'θrəʊsɪs] *noun* Erythrose *f*, Erythrosis *f*
er|y|thru|ria [erɪ'θr(j)ʊərɪə] *noun* Erythrurie *f*
es|cha|rot|ic [eskə'rɑtɪk] *noun* Ätzmittel *nt*
es|cha|rot|o|my [eksə'rɑtəmɪ] *noun* Escharotomie *f*
Esch|e|rich|ia [eʃə'rɪkɪə] *noun* Escherichia *nt*
Escherichia coli Escherich-Bakterium *nt*, Colibakterium *nt*, Colibazillus *m*, Kolibazillus *m*, Escherichia coli, Bacterium coli
es|er|ine ['esəriːn, -rɪn] *noun* Eserin *nt*, Physostigmin *nt*
e|so|de|vi|a|tion [ˌesədɪvɪ'eɪʃn] *noun* **1.** latentes Einwärtsschielen *nt*, Esophorie *f*, Endophorie *f*, Strabismus convergens latens **2.** Einwärtsschielen *nt*, Esotropie *f*, Strabismus convergens/internus
esophag- *präf.* Speiseröhren-, Ösophag(o)-, Oesophag(o)-, Ösophagus-
e|soph|a|gal|gia [ɪˌsɑfə'gældʒ(ɪ)ə] *noun* Speiseröhrenschmerz *m*, Ösophagusschmerz *m*, Ösophagodynie *f*
e|soph|a|ge|al [ɪˌsɑfə'dʒiːəl, ˌɪsə'fædʒɪəl] *adj* Speiseröhre/Ösophagus betreffend, ösophageal, ösophagisch
e|soph|a|gec|ta|sia [ɪˌsɑfədʒek'teɪʒ(ɪ)ə] *noun* Ösophagusektasie *f*
e|soph|a|gec|to|my [ɪˌsɑfə'dʒektəmɪ] *noun* Ösophagektomie *f*
e|soph|a|git|ic [ɪˌsɑfə'dʒaɪtɪk] *adj* Speiseröhrenentzündung/Ösophagitis betreffend, ösophagitisch
e|soph|a|gi|tis [ɪˌsɑfə'dʒaɪtɪs] *noun* Entzündung der Speiseröhrenschleimhaut, Ösophagitis *f*, Speiseröhrenentzündung *f*, Ösophagusentzündung *f*, Oesophagitis *f*
candida esophagitis Soorösophagitis *f*
chronic peptic esophagitis Refluxösophagitis *f*, chronisch peptische Ösophagitis *f*
reflux esophagitis Refluxösophagitis *f*, chronisch peptische Ösophagitis *f*
ulcerative esophagitis ulzerierende/ulzerative Ösophagitis *f*
esophago- *präf.* Speiseröhren-, Ösophag(o)-, Oesophag(o)-, Ösophagus-
e|soph|a|go|an|tros|to|my [ɪˌsɑfəgəʊæn'trɑstəmɪ] *noun* Ösophagoantrostomie *f*
e|soph|a|go|bron|chi|al [ɪˌsɑfəgəʊ'brɑŋkɪəl] *adj* Speiseröhre und Bronchus/Bronchien betreffend oder verbindend, ösophagobronchial, bronchoösophageal
e|soph|a|go|car|di|o|my|ot|o|my [ɪˌsɑfəgəʊˌkɑːrdɪəʊmaɪ'ɑtəmɪ] *noun* Speiseröhren-Kardia-Schnitt *m*, Ösophagokardiomyotomie *f*, Kardiotomie *f*
e|soph|a|go|cele ['ɪsɑfəgəsiːl] *noun* Speiseröhrenbruch *m*, Ösophagozele *f*
e|soph|a|go|co|lo|gas|tros|to|my [ɪˌsɑfəgəʊˌkəʊləgæs'trɑstəmɪ] *noun* Ösophagokologastrostomie *f*
e|soph|a|go|co|lo|plas|ty [ɪˌsɑfəgəʊ'kəʊləplæstɪ] *noun* Ösophagokoloplastik *f*
e|soph|a|go|du|o|de|nos|to|my [ɪˌsɑfəgəʊd(j)uːədɪ'nɑstəmɪ] *noun* Ösophagoduodenostomie *f*
e|soph|a|go|dyn|ia [ɪˌsɑfəgəʊ'diːnɪə] *noun* Speiseröhren-, Ösophagusschmerz *m*, Ösophagodynie *f*
e|soph|a|go|en|te|ros|to|my [ɪˌsɑfəgəʊentə'rɑstəmɪ] *noun* Ösophagus-Darm-Anastomose *f*, Ösophagus-Darm-Fistel *f*, Ösophagoenterostomie *f*
e|soph|a|go|e|soph|a|gos|to|my [ɪˌsɑfəgəʊɪˌsɑfə'gɑstəmɪ] *noun* Ösophagoösophagostomie *f*
e|soph|a|go|fun|do|pex|y [ɪˌsɑfəgəʊˌfʌndə'peksɪ] *noun* Ösophagofundopexie *f*
e|soph|a|go|gas|trec|to|my [ɪˌsɑfəgəʊgæs'trektəmɪ] *noun* Ösophagogastrektomie *f*
e|soph|a|go|gas|tric [ɪˌsɑfəgəʊ'gæstrɪk] *adj* Magen und Speiseröhre/Ösophagus betreffend oder verbindend, gastroösophageal, ösophagogastral
e|soph|a|go|gas|tro|a|nas|to|mo|sis [ɪˌsɑfəgəʊˌgæstrəəˌnæstə'məʊsɪs] *noun* Ösophagogastrostomie *f*
e|soph|a|go|gas|tro|my|ot|o|my [ɪˌsɑfəgəʊˌgæstrəmaɪ'ɑtəmɪ] *noun* Gottstein-Heller-Operation *f*, Kardiomyotomie *f*
e|soph|a|go|gas|tro|plas|ty [ɪˌsɑfəgəʊ'gæstrəplæstɪ] *noun* Speiseröhren-Magen-Plastik *f*, Ösophagogastroplastik *f*, Kardiaplastik *f*
e|soph|a|go|gas|tros|co|py [ɪˌsɑfəgəʊgæs'trɑskəpɪ] *noun* Speiseröhren-Magen-Spiegelung *f*, Ösophagogastroskopie *f*
e|soph|a|go|gas|tros|to|my [ɪˌsɑfəgəʊgæs'trɑstəmɪ] *noun* Ösophagogastrostomie *f*
e|soph|a|gog|ra|phy [ɪˌsɑfə'gɑgrəfɪ] *noun* Kontrastdarstellung *f* der Speiseröhre, Ösophagographie *f*, Ösophagografie *f*
e|soph|a|go|je|ju|no|gas|tros|to|mo|sis [ɪˌsɑfəgəʊdʒɪˌdʒuːnəʊgæsˌtrɑstə'məʊsɪs] *noun* Ösophagus-Jejunum-Fistel *f*, Ösophagojejunogastrostomie *f*
e|soph|a|go|je|ju|no|gas|tros|to|my [ɪˌsɑfəgəʊdʒɪˌdʒuːnəʊgæs'trɑstəmɪ] *noun* Ösophagus-Jejunum-Anastomose *f*, -Fistel *f*, Ösophagojejunogastrostomie *f*
e|soph|a|go|je|ju|no|plas|ty [ɪˌsɑfəgəʊdʒɪ'dʒuːnəplæstɪ] *noun* Ösophagus-Jejunum-Plastik *f*, Ösophagojejunoplastik *f*
e|soph|a|go|je|ju|nos|to|my [ɪˌsɑfəgəʊdʒɪdʒuː'nɑstəmɪ] *noun* Ösophagojejunostomie *f*
e|soph|a|go|lar|yn|gec|to|my [ɪˌsɑfəgəʊlærɪn'dʒektəmɪ] *noun* Ösophagolaryngektomie *f*
e|soph|a|go|my|co|sis [ɪˌsɑfəgəʊmaɪ'kəʊsɪs] *noun* Pilzbefall *m* oder -erkrankung *f* der Speiseröhre, Speiseröhren-, Ösophagusmykose *f*
e|soph|a|go|my|ot|o|my [ɪˌsɑfəgəʊmaɪ'ɑtəmɪ] *noun* **1.** Ösophagomyotomie *f* **2.** Speiseröhren-Kardia-Schnitt *m*, Ösophagokardiomyotomie *f*, Kardiotomie *f*
e|soph|a|go|plas|ty [ɪ'sɑfəgəʊplæstɪ] *noun* Speiseröhren-, Ösophagusplastik *f*
e|soph|a|gop|to|sis [ɪˌsɑfəgɑp'təʊsɪs] *noun* Speiseröhren-, Ösophagussenkung *f*, Ösophagoptose *f*
e|soph|a|gos|co|py [ɪˌsɑfə'gɑskəpɪ] *noun* Ösophagoskopie *f*
e|soph|a|go|spasm [ɪ'sɑfəgəʊˌspæzəm] *noun* Speiseröhrenkrampf *m*, Ösophagospasmus *m*
e|soph|a|go|ste|no|sis [ɪˌsɑfəgəʊstɪ'nəʊsɪs] *noun* Ösophagusstenose *f*
e|soph|a|go|sto|mi|a|sis [ɪˌsɑfəgəʊstəʊ'maɪəsɪs] *noun* Ösophagostomum-Infektion *f*, -Befall *m*, Oesophagostomiasis *f*
e|soph|a|gos|to|my [ɪˌsɑfə'gɑstəmɪ] *noun* Ösophagosto-

mie *f*
e|soph|a|got|o|my [ɪˌsɑfə'gɑtəmɪ] *noun* Ösophagotomie *f*
e|soph|a|go|tra|che|al [ɪˌsɑfəgəʊ'treɪkɪəl] *adj* Speiseröhre und Luftröhre/Trachea betreffend oder verbindend, ösophagotracheal, tracheoösophageal
e|soph|a|gus [ɪ'sɑfəgəs] *noun, plural* **-gi** [-dʒaɪ, -gaɪ] Speiseröhre *f*, Ösophagus *m*, Oesophagus *m*
Barrett's esophagus Barrett-Ösophagus *m*
cervical esophagus Halsabschnitt *m* der Speiseröhre, Pars cervicalis oesophageae
thoracic esophagus Brustabschnitt *m* der Speiseröhre, Pars thoracica oesophageae
es|o|pho|ria [esə'fəʊrɪə] *noun* Esophorie *f*
es|o|tro|pia [ˌesə'trəʊpɪə] *noun* Esotropie *f*
es|o|trop|ic [ˌesə'trɑpɪk, -'trəʊp-] *adj* Esotropie betreffend, von ihr gekennzeichnet, nach innen schielend, esotrop
es|sen|tial [ə'senʃl] *adj* **1.** essentiell, wesentlich, grundlegend, fundamental, (unbedingt) erforderlich (*to* für); Haupt-, Grund- **2.** ätherisch
es|ter ['estər] *noun* Ester *m*
es|ter|ase ['estəreɪz] *noun* Esterase *f*
cholesterol esterase Cholesterinase *f*, Cholesterinesterase *f*, Cholesterase *f*, Cholesterinesterhydrolase *f*
es|the|sia [es'θiːʒ(ɪ)ə] *noun* Sinneseindruck *m*, Gefühl *nt*, Empfindung *f*, Sensibilität *f*, Perzeption *f*, Ästhesie *f*
-esthesia *suf.* Empfindung, Gefühl, Sensibilität, -ästhesie
-esthetic *suf.* empfindend, fühlend, -ästhetisch
es|tra|di|ol [ˌestrə'daɪɔl, -ɑl] *noun* Estradiol *nt*, Östradiol *nt*
ethinyl estradiol Ethinylestradiol *nt*, Äthinylöstradiol *nt*
es|trane ['estreɪn] *noun* Östran *nt*, Estran *nt*
es|trin ['estrɪn] *noun* Estrogen *nt*, Östrogen *nt*
es|tro|gen ['estrədʒən] *noun* Estrogen *nt*, Östrogen *nt*
es|tro|gen|ic [ˌestrə'dʒenɪk] *adj* Östrogen(e) betreffend, östrogenartig (wirkend), östrogen
es|trone ['estrəʊn] *noun* Estron *nt*, Östron *nt*, Follikulin *nt*, Folliculin *nt*
eth|a|nol ['eθənɔl, -nɑl] *noun* Äthanol *nt*, Ethanol *nt*, Äthylalkohol *m*; Alkohol *m*
e|ther ['eθər] *noun* **1.** Äther *m*, Ether *m* **2.** Diäthyläther *m*, Diethylether *m*; Äther *m*
e|the|re|al [ɪ'θɪərɪəl] *adj* ätherhaltig, leicht flüchtig, ätherisch
eth|mo|fron|tal [ˌeθmə'frʌntl] *adj* Siebbein und Stirnbein/Os frontale betreffend oder verbindend, ethmofrontal
eth|moid ['eθmɔɪd] I *noun* Siebbein *nt*, Ethmoid *nt*, Os ethmoidale II *adj* **1.** →*ethmoidal* **2.** siebartig, kribriform
eth|moi|dal [eθ'mɔɪdl] *adj* Siebbein/Os ethmoidale betreffend, ethmoidal
eth|moi|dec|to|my [ˌeθmɔɪ'dektəmɪ] *noun* Siebbeinausräumung *f*, Ethmoidektomie *f*
eth|moi|di|tis [ˌeθmɔɪ'daɪtɪs] *noun* **1.** Entzündung *f* der Siebbeinzellen, Ethmoiditis *f*, Sinusitis ethmoidalis **2.** Siebbeinentzündung *f*, Entzündung *f* des Os ethmoidale, Ethmoiditis *f*
eth|moi|dot|o|my [ˌeθmɔɪ'dɑtəmɪ] *noun* Ethmoidotomie *f*
eth|yl|ene|di|a|mine|tet|ra|ac|e|tate [ˌeθəliːnˌdaɪəmiːnˌtetrə'æsɪteɪt] *noun* Äthylen-, Ethylendiamintetraacetat *nt*, Edetat *nt*
e|ti|o|gen|ic [ɪtɪəʊ'dʒenɪk] *adj* (*Ursache*) auslösend, verursachend, kausal
e|ti|o|log|ic [ɪtɪəʊ'lɑdʒɪk] *adj* Ätiologie betreffend, ätiologisch
e|ti|ol|o|gy [ɪtɪ'ɑlədʒɪ] *noun* **1.** Lehre *f* von den Krankheitsursachen, Ätiologie *f* **2.** (Gesamtheit der) Krankheitsursachen *pl*, Ätiologie *f*
e|ti|o|pa|thol|o|gy [ˌɪtɪəʊpə'θɑlədʒɪ] *noun* Krankheitsentstehung *f*, Krankheitsentwicklung *f*, Pathogenese *f*
e|ti|o|trop|ic [ɪtɪəʊ'trɑpɪk] *adj* auf die Ursache gerichtet, ätiotrop, kausal, Kausal-
e|to|po|side [ɪtəʊ'pəʊsaɪd] *noun* Etoposid *nt*
eu- *präf.* Normal-, Eu-
eu|bac|te|ri|um [juːbæk'tɪərɪəm] *noun, plural* **-ria** [juːbæk'tɪərɪə] echtes Bakterium *nt*, Eubakterium *nt*, Eubacterium *nt*
eu|ca|lyp|tus [juːkə'lɪptəs] *noun* Eukalyptus *m*, Eucalyptus globulus
Eu|ces|to|da [juːse'stəʊdə] *plural* Bandwürmer *pl*, Zestoden *pl*, Cestoda *pl*, Cestodes *pl*
eu|chlor|hy|dria [juːkləʊr'haɪdrɪə] *noun* Euchlorhydrie *f*
eu|chro|mat|ic [ˌjukrə'mætɪk] *adj* Euchromatin betreffend, aus Euchromatin bestehend, euchromatisch, achromatisch
eu|chro|ma|tin [juː'krəʊmətɪn] *noun* Achromatin *nt*, Euchromatin *nt*
eu|chro|ma|top|sy [juː'krəʊmətɑpsɪ] *noun* normales Farbensehen *nt*, Euchromatop(s)ie *f*
eu|chro|mo|some [juː'krəʊməsəʊm] *noun* Autosom *nt*
eu|gen|ic [juː'dʒenɪk] *adj* Eugenik betreffend, eugenisch
eu|gen|ics [juː'dʒenɪks] *plural* Eugenik *f*
eu|gly|ce|mia [juːglaɪ'siːmɪə] *noun* normaler Blutzuckerspiegel *m*, Euglykämie *f*
eu|gly|ce|mic [juːglaɪ'siːmɪk] *adj* Euglykämie betreffend, mit normalem Blutzuckerspiegel, euglykämisch, normoglykämisch
eu|gna|thia [juː'neɪθɪə] *noun* Eugnathie *f*
eu|gno|sia [juː'nəʊʒ(ɪ)ə] *noun* Eugnosie *f*
eu|gnos|tic [juː'nɑstɪk] *adj* Eugnosie betreffend, eugnostisch
eu|kar|y|on [juː'kærɪɑn] *noun* **1.** Eukaryon *nt* **2.** →*eukaryote*
eu|kar|y|o|sis [ˌjuːkærɪ'əʊsɪs] *noun* Eukaryose *f*
eu|kar|y|ote [juː'kærɪət, -əʊt] *noun* Eukaryont *m*, Eukaryot *m*
eu|kar|y|ot|ic [juːˌkærɪ'ɑtɪk] *adj* Eukaryon oder Eukaryo(n)t betreffend, eukaryot, eukaryont, eukaryontisch
eu|men|or|rhea [juːmenə'rɪə] *noun* Eumenorrhoe *f*
Eu|my|ce|tes [juːmaɪ'sɪtiːz] *plural* Eumycota *pl*
eu|nuch|ism ['juːnəkɪzəm] *noun* Eunuchismus *m*
eu|nuch|oid ['juːnəkɔɪd] *adj* einem Eunuchen ähnlich, eunuchoid
eu|os|mia [ju'ɑzmɪə] *noun* **1.** (*physiolog.*) normaler Geruchssinn *m*, Euosmie *f* **2.** angenehmer Geruch *m*, Wohlgeruch *m*
eu|pep|sia [juː'pepsɪə] *noun* normale Verdauung *f*, Eupepsie *f*
eu|pep|tic [juː'peptɪk] *adj* Eupepsie betreffend oder fördernd, eupeptisch
eu|ploid ['juːplɔɪd] *adj* Euploidie betreffend, mit einem vollständigen Chromosomensatz, euploid
eu|ploi|dy ['juːplɔɪdɪ] *noun* euploide Beschaffenheit *f*, Euploidie *f*
eup|nea ['juːpnɪə] *noun* normale/freie/ungestörte Atmung *f*, normale Ruheatmung *f*, Eupnoe *f*
eup|ne|ic [juːp'niːɪk] *adj* Eupnoe betreffend, von ihr gekennzeichnet, eupnoisch
eu|pro|tein|e|mia [juːˌprəʊtɪ'niːmɪə] *noun* Euproteinämie *f*
eury- *präf.* Weit-, Breit-, Eury-
eu|sta|chi|tis [juːstə'kaɪtɪs] *noun* Entzündung der Ohrtrompete/Tuba auditiva, Syringitis *f*, Salpingitis *f*
eu|sta|chi|um [juː'steɪkɪəm] *noun* Eustachio-Röhre *f*, Ohrtrompete *f*, Salpinx *f*, Tuba auditiva
eu|tha|na|sia [ˌjuːθə'neɪʒ(ɪ)ə, -zɪə] *noun* **1.** leichter/schmerzloser Tod *m*, Euthanasie *f* **2.** Sterbehilfe *f*, Euthanasie *f*
eu|thy|roid [juː'θaɪrɔɪd] *adj* Euthyreose betreffend, mit normaler Schilddrüsenfunktion, euthyreot
eu|to|cia [juː'təʊsɪə] *noun* Eutokie *f*
eu|ton|ic [juː'tɑnɪk] *adj* mit Normaltonus, euton, normotonisch
eu|to|pia [juː'təʊpɪə] *noun* Eutopie *f*

eu|top|ic [juː'tɑpɪk] *adj* am regelrechten Ort (liegend oder entstanden), eutop, eutopisch, normotop, orthotop

eu|tro|phy ['juːtrəfɪ] *noun* guter Ernährungszustand *m*; gute/ausreichende Ernährung *f*, Eutrophie *f*

e|vac|u|ant [ɪ'vækjəwənt] I *noun* **1.** entleerendes/abführendes Mittel *nt* **2.** Abführmittel *nt*, Evacantium *nt*, Kathartikum *nt* **3.** Brechmittel *nt*, Emetikum *nt* **4.** harntreibendes Mittel *nt*, Diuretikum *nt* II *adj* **5.** die Entleerung fördernd, entleerend **6.** den Stuhlgang fördernd, abführend

e|vac|u|a|tion [ɪ,vækjə'weɪʃn] *noun* **1.** Aus-, Entleerung *f*, Evakuation *f* **2.** (*Darm*) Entleerung *f*, Abführen *nt*; Stuhlgang *m*; (*Blase*) Entleerung *f*, Miktion *f* **3.** Stuhl *m*, Fäzes *pl*, Faeces *pl*

bowel evacuation Darmentleerung *f*, Stuhlgang *m*, Defäkation *f*

e|vag|i|na|tion [ɪ,vædʒɪ'neɪʃn] *noun* Evagination *f*

e|ven|tra|tion [,ɪven'treɪʃn] *noun* Eventeration *f*

diaphragmatic eventration Zwerchfellhochstand *m*

umbilical eventration Nabelbruch *m*

e|vide|ment [evid'mənt] *noun* Ausräumung *f*, Ausschabung *f*, Auskratzung *f*, Kürettage *f*, Exkochleation *f*

e|vis|cer|a|tion [ɪ,vɪsə'reɪʃn] *noun* Eventeration *f*, Eviszeration *f*, Exenteration *f*; Exenteratio bulbi

e|voked [ɪ'vəʊkd] *adj* durch einen Reiz ausgelöst, evoziert

ev|o|lu|tion [,evə'luːʃn] *noun* **1.** Entfaltung *f*, Entwicklung *f* **2.** (*biolog.*) Entwicklung *f*, Evolution *f*

Denman's spontaneous evolution Denman-Spontanentwicklung *f*

Douglas' spontaneous evolution Douglas-Selbstentwicklung *f*, -Wendung *f*

spontaneous evolution Spontan-, Selbstentwicklung *f*

ex- *präf.* Aus-, Ent-, Ver-, Ex-

ex|ac|er|ba|tion [ɪg,zæsər'beɪʃn] *noun* Exazerbation *f*

ex|am|i|na|tion [ɪg,zæmə'neɪʃn] *noun* Untersuchung *f*

CSF examination Liquordiagnostik *f*

postmortem examination Leicheneröffnung *f*, Obduktion *f*, Autopsie *f*, Nekropsie *f*

real-time sonographic examination Real-time-Technik *f*, Echt-Zeit-Verfahren *nt*

ex|a|nia [eg'zænɪə] *noun* Mastdarmvorfall *m*, Rektumprolaps *m*, Exanie *f*

ex|an|i|mate [eg'zænəmɪt, -meɪt] *adj* ohne Bewusstsein, besinnungslos; ohnmächtig, bewusstlos

ex|an|i|ma|tion [eg,zænə'meɪʃn] *noun* Bewusstlosigkeit *f*

ex|an|them [eg'zænθəm] *noun* **1.** Hautausschlag *m*, Exanthem *nt*, Exanthema *nt* **2.** Erkrankung *f* mit Exanthem als Hauptsymptom, Exanthem *nt*, Exanthema *nt*

ex|an|the|ma [,egzæn'θiːmə] *noun, plural* **-mas, -ma|ta** [egzæn'θemətə] → *exanthem*

measles exanthema Masernexanthem *nt*

exanthema subitum Dreitagefieber *nt*, -exanthem *nt*, sechste Krankheit *f*, Exanthema subitum, Roseola infantum

ex|an|them|a|tous [,egzæn'θemətəs] *adj* Exanthem betreffend, durch ein Exanthem gekennzeichnet, exanthemartig, exanthematisch, exanthematös

ex|ar|thri|tis [eksɑːr'θraɪtɪs] *noun* Entzündung des periartikulären Gewebes, Periarthritis *f*

ex|ar|tic|u|la|tion [eksɑːr,tɪkjə'leɪʃn] *noun* Exartikulation *f*

ex|ca|va|tion [,ekskə'veɪʃn] *noun* Aushöhlung *f*, Ausbuchtung *f*, Höhle *f*, Vertiefung *f*; (*anatom.*) Exkavation *f*, Excavatio *f*

rectouterine excavation Douglas-Raum *m*, Excavatio rectouterina

rectovesical excavation Proust-Raum *m*, Excavatio rectovesicalis

vesicouterine excavation vorderer Douglas-Raum *m*, Excavatio vesicouterina

ex|cess [ɪk'ses] I *noun* **1.** Übermaß *nt*, Überfluss *m* (*of* an) **2.** Überschuss *m* **3.** Exzess *m* II *adj* überschüssig, Über-

base excess Basenüberschuss *m*, Basenexzess *m*

ex|change [ɪks'tʃeɪndʒ] I *noun* Tausch *m*, Austausch *m* II *v* tauschen, austauschen, wechseln, auswechseln (*for* gegen)

plasma exchange Plasmaaustausch *m*

ex|cise [ɪk'saɪz] *v* (her-)ausschneiden, entfernen, exzidieren (*from* aus)

ex|ci|sion [ek'sɪʒn, ɪk-] *noun* **1.** (Her-)Ausschneiden *nt*, Exzidieren *nt* **2.** (Her-)Ausschneidung *f*, Entfernung *f*, Exzision *f* (*from* aus)

partial excision Teilentfernung *f*, partielle Exzision *f*, Resektion *f*

ex|cit|ant [ɪk'saɪtnt, 'eksɪtənt] I *noun* Reizmittel *nt*, Stimulans *nt*, Exzitans *nt*, Exzitantium *nt*, Analeptikum *nt* II *adj* anregend, belebend, stimulierend

ex|ci|ta|tion [,eksaɪ'teɪʃn, -sɪ-] *noun* **1.** (*physiolog.*) Anregung *f*, Reizung *f*; Reiz *m*, Exzitation *f* **2.** (*chem.*) Anregung *f*

ex|coch|le|a|tion [eks,kɑklɪ'eɪʃn] *noun* Auslöffeln *nt*, Auskratzen *nt*, Exkochleation *f*, Excochleatio *f*

ex|co|ri|a|tion [ɪk,skɔːrɪ'eɪʃn, -,skəʊr-] *noun* Exkoriation *f*

ex|cre|ment ['ekskrəmənt] *noun* **1.** Ausscheidung *f*, Exkrement *nt*, Excrementum *nt* **2.** Stuhl *m*, Kot *m*, Exkremente *pl*, Fäzes *pl*, Faeces *pl*

ex|cre|men|tal [ekskrə'mentl] *adj* Kot/Fäzes betreffend, aus Fäkalien bestehend, von Fäkalien stammend, kotig, fäkal, fäkulent, sterkoral

ex|cre|ta [ɪk'skriːtə] *plural* Ausscheidungen *pl*, Exkrete *pl*, Excreta *pl*

ex|crete [ɪk'skriːt] *v* absondern; ausscheiden; sezernieren

ex|cre|tion [ɪk'skriːʃn] *noun* **1.** Ausscheidung *f*, Absonderung *f*, Exkretion *f*; Ausscheiden *nt* **2.** Ausscheidung *f*, Exkret *nt*, Excretum *nt*

ex|en|ceph|a|ly [,eksən'sefəlɪ] *noun* Exenzephalie *f*, Exenkephalie *f*

ex|en|ter|a|tion [ek,sentə'reɪʃn] *noun* Ausweidung *f*, Eingeweide-, Organentfernung *f*, Exenteration *f*, Exenteratio *f*

orbital exenteration Exenteratio orbitae

ex|er|e|sis [eks'erəsɪs] *noun, plural* **-ses** [-siːz] **1.** (Teil-)Entfernung *f*, Resektion *f*, Exhärese *f*, Exhairese *f* **2.** Herausziehen *nt*, Exhärese *f*, Exhairese *f*

ex|fe|ta|tion [eksfɪ'teɪʃn] *noun* ektopische oder extrauterine Schwangerschaft/Gravidität *f*

ex|fo|li|a|tion [eks,fəʊlɪ'eɪʃn] *noun* Abblättern *nt*, Abschälen *nt*; Abblätterung *f*, Abschälung *f*, Abstoßung *f*, Exfoliation *f*

ex|fo|li|a|tive [eks'fəʊlɪətɪv] *adj* schuppend, abblätternd, exfoliativ

ex|ha|la|tion [,eks(h)ə'leɪʃn] *noun* **1.** Ausatmen *nt*; Ausatmung *f*, Exhalation *f* **2.** Verströmen *nt*; Ausdünsten *nt*, Ausdünstung *f*, Geruch *m*

ex|hale [eks'heɪl, ek'seɪl] I *vt* ausatmen, exhalieren II *vi* ausatmen, exhalieren

ex|haus|tion [ɪg'zɔːstʃn] *noun* (extreme) Ermüdung *f*, Erschöpfung *f*

nervous exhaustion neurasthenisches Syndrom *nt*, hyperästhetisch-emotionaler Schwächezustand *m*, psychovegetatives Syndrom *nt*, vasoneurotisches Syndrom *nt*, vegetatives Syndrom *nt*, Nervenschwäche *f*, Neurasthenie *f*, neurozirkulatorische Dystonie *f*, vegetative Dystonie *f*, vegetative Labilität *f*

ex|hu|ma|tion [,ekshjuː'meɪʃn] *noun* Exhumierung *f*

exo- *präf.* Außen-, Ex(o)-, Ekto-

exo-amylase *noun* β-Amylase *f*, Exoamylase *f*

ex|o|car|dia [,eksə'kɑːrdɪə] *noun* Herzektopie *f*, Ektokardie *f*, Ectopia cordis, Kardiozele *f*, Hernia cordis

ex|o|cel|lu|lar [,eksəʊ'seljələr] *adj* außerhalb der Zelle (liegend), exozellulär

ex|o|cer|vix [ˌeksəʊ'sɜrvɪks] *noun* Ektozervix *f*, Portio vaginalis cervicis
ex|o|en|zyme [ˌeksəʊ'enzaɪm] *noun* **1.** Exoenzym *nt* **2.** extrazelluläres Enzym *nt*, Ektoenzym *nt*
ex|o|gen|ic [ˌeksəʊ'dʒenɪk] *adj* **1.** von außen zugeführt oder stammend oder wirkend, durch äußere Ursachen entstehend, exogen **2.** an der Außenfläche ablaufend, exogen
ex|og|e|nous [ek'sɑdʒənəs] *adj* **1.** von außen zugeführt oder stammend oder wirkend, durch äußere Ursachen entstehend, exogen **2.** an der Außenfläche ablaufend, exogen
ex|og|na|thia [ˌeksɑg'næθɪə, -'neɪ-] *noun* Prognathie *f*, Progenie *f*
ex|om|phal|os [eks'ɑmfələs, -lɑs] *noun* **1.** Nabelbruch *m*, Exomphalos *m*, Exomphalozele *f*, Hernia umbilicalis **2.** Nabelschnurbruch *m*, Exomphalos *m*, Exomphalozele *f*, Hernia funiculi umbilicalis
ex|on ['eksɑn] *noun* Exon *nt*
ex|op|a|thy [eks'ɑpəθɪ] *noun* durch äußere Ursachen hervorgerufene Krankheit *f*, exogene Krankheit *f*, Exopathie *f*
ex|oph|thal|mos [ˌeksɑf'θælmɑs] *noun* Glotzauge *nt*, Exophthalmos *m*, Exophthalmus *m*, Exophthalmie *f*, Ophthalmoptose *f*, Protrusio/Proptosis bulbi
ex|o|phyt|ic [eksəʊ'fɪtɪk] *adj* nach außen wachsend, exophytisch
ex|o|plasm ['eksəʊplæzəm] *noun* Ekto-, Exoplasma *nt*
ex|o|sep|sis [eksəʊ'sepsɪs] *noun* exogene Sepsis *f*, Exosepsis *f*
ex|o|sep|tic [eksəʊ'septik] *adj* Exosepsis betreffend, exoseptisch
ex|os|to|sis [ˌeksɑs'təʊsɪs] *noun, plural* **-ses** [-siːz] Exostose *f*
hereditary multiple exostoses → *multiple exostoses*
multiple exostoses multiple kartilaginäre Exostosen *pl*, hereditäre multiple Exostosen *pl*, multiple Osteochondrome *pl*, Ekchondrosis ossificans
multiple osteocartilaginous exostoses Ekchondrosis ossificans *f*
osteocartilaginous exostosis Osteochondrom *nt*
ex|os|tot|ic [ˌeksɑs'tɑtɪk] *adj* Exostose(n) betreffend, exostosenartig, exostosenähnlich, exostotisch
ex|o|tox|ic [eksəʊ'tɑksɪk] *adj* Exotoxin betreffend, durch Exotoxin(e) verursacht, exotoxinbildend, Exotoxin-
ex|o|tox|in [eksəʊ'tɑksɪn] *noun* Exotoxin *nt*, Ektotoxin *nt*
pyrogenic exotoxin C Toxisches-Schock-Syndrom-Toxin-1 *nt*, toxic shock-syndrome toxin 1 *nt*
ex|pand|er [ɪk'spændər] *noun* Expander *m*
plasma expander Plasmaexpander *m*
plasma volume expander Plasmaexpander *m*
ex|pan|sive [ɪk'spænsɪv] *adj* (*Wachstum*) verdrängend, expansiv
ex|pec|to|rant [ɪk'spektərənt] **I** *noun* schleimlösendes/auswurfförderndes Mittel *nt*, Expektorans *nt* **II** *adj* schleimlösend, auswurffördernd
ex|pec|to|ra|tion [ɪkˌspektə'reɪʃn] *noun* **1.** Aus-, Abhusten *nt*, Auswerfen *nt*, Expektoration *f*, Expektorieren *nt* **2.** (Aus-)Spucken *nt* **3.** Auswurf *m*, Expektorat *nt*, Sputum *nt*
purulent expectoration Eiterspucken *nt*, Pyoptyse *f*
ex|pi|rate ['ekspɪreɪt] *noun* ausgeatmete/abgeatmete Luft *f*, Exspirat *nt*
ex|pi|ra|tion [ˌekspɪ'reɪʃn] *noun* **1.** Ausatmen *nt*, Ausatmung *f*, Exspiration *f*, Exspirium *nt* **2.** letzter Atemzug *m*, Tod *m*
ex|pir|a|to|ry [ek'spaɪərətɔːriː, -təʊ-] *adj* Exspiration betreffend, exspiratorisch
ex|pire [ɪk'spaɪər] **I** *vt* (*Luft*) ausatmen, exspirieren **II** *vi* ausatmen, exspirieren
ex|plan|ta|tion [ˌeksplæn'teɪʃn] *noun* Explantation *f*
ex|plo|ra|tion [ˌeksplə'reɪʃn] *noun* **1.** Untersuchung *f*, Erkundung *f*, Ausforschung *f*, Exploration *f* **2.** Anamneseerhebung *f*, Exploration *f*
ex|plor|a|to|ry [ɪk'splɔːrətɔːriː, -təʊ-] *adj* untersuchend, Probe-, explorativ
ex|pres|sion [ɪk'spreʃn] *noun* Expression *f*, Exprimieren *nt*
facial expression Gesichtsausdruck *m*, Mimik *f*
gene expression Genausprägung *f*, -manifestierung *f*, -manifestation *f*, -expression *f*
Kristeller's expression Kristeller-Handgriff *m*, Kristellern *nt*
ex|san|gui|na|tion [eksˌsæŋgwə'neɪʃn] *noun* massiver Blutverlust *m*, Ausblutung *f*, Ausbluten *nt*, Verbluten *nt*, Exsanguination *f*
ex|san|gui|no|trans|fu|sion [eksˌsæŋgwɪnəʊtræns'fjuːʒn] *noun* Blutaustauschtransfusion *f*, Austauschtransfusion *f*, Blutaustausch *m*, Exsanguinationstransfusion *f*
ex|sic|cant [ek'sɪkənt] *noun* austrocknendes Mittel *nt*, (Aus-)Trockenmittel *nt*, Exsikkans *nt*
ex|stro|phy ['ekstrəfɪ] *noun* Ekstrophie *f*
bladder exstrophy Spaltblase *f*, Blasenekstrophie *f*, -exstrophie *f*
ex|ten|sion [ɪk'stenʃn] *noun* **1.** Ausdehnung *f* (*to* auf); Erweiterung *f*, Vergrößerung *f*; (*auch zeitlich*) Verlängerung *f* **2.** Extension *f*, Zug *m*, Streckung *f* **3.** (*Gliedmaße*) Strecken *nt*, Durchstrecken *nt*
wire extension Drahtextension *f*
ex|ten|sor [ɪk'stensər, -sɔːr] *noun* Strecker *m*, Streckmuskel *m*, Extensor *m*, Musculus extensor
ex|te|ri|or [ɪk'stɪərɪər] **I** *noun* Äußere(s) *nt*; Außenseite *f*; äußere Erscheinung *f* **II** *adj* **1.** äußerlich, äußere(r, s), Außen- **2.** von außen (kommend oder einwirkend)
ex|tern [ɪk'stɜrn] *adj* **1.** außen befindlich oder gelegen, äußere(r, s), äußerlich, extern, Außen- **2.** von außen kommend oder (ein-)wirkend
circumscribed otitis externa Gehörgangsfurunkel *m/nt*, Ohrfurunkel *m/nt*, Otitis externa circumscripta/furunculosa
ex|ter|na|lia [ˌekstɜr'neɪlɪə] *plural* äußere Geschlechtsorgane/Genitalien *pl*, Organa genitalia externa
ex|ti|ma ['ekstɪmə] *noun, plural* **-mas, -mae** [-miː] **1.** (*Gefäß*) Adventitia *f*, Tunica adventitia **2.** (*Organ*) Adventitia *f*, Tunica externa
ex|tir|pate ['ekstərpeɪt] *v* **1.** (*chirurg.*) (völlig) entfernen, exstirpieren **2.** (mit der Wurzel) ausreißen; ausmerzen, ausrotten
ex|tir|pa|tion [ˌekstər'peɪʃn] *noun* Exstirpation *f*
extra- *präf.* Außer-, Extra-
extra-articular *adj* außerhalb eines Gelenks (liegend), extraartikulär
ex|tra|cap|su|lar [ˌekstrə'kæpsələr, -sjʊ-] *adj* außerhalb der (Gelenk-, Organ-)Kapsel (liegend), extrakapsulär
ex|tra|car|di|al [ˌekstrə'kɑːrpəl] *adj* außerhalb des Herzens (liegend), extrakardial
ex|tra|cel|lu|lar [ˌekstrə'seljələr] *adj* außerhalb der Zelle (liegend), extrazellulär
ex|tra|cor|po|re|al [ˌekstrəkɔːr'pɔːrɪəl] *adj* außerhalb des Körpers (liegend oder ablaufend), nicht mit dem Körper verbunden, extrakorporal, extrasomatisch
ex|tra|cra|ni|al [ˌekstrə'kreɪnɪəl] *adj* außerhalb der Schädelhöhle (liegend), extrakranial, extrakraniell
ex|tract ['ekstrækt] **I** *noun* Extrakt *m*, Auszug *m* (*from* aus) **II** *v* ausziehen, ausscheiden, herauslösen, extrahieren
ex|trac|tion [ɪk'strækʃn] *noun* Extraktion *f*
vacuum extraction Vakuumextraktion *f*
ex|trac|tor [ɪk'stræktər] *noun* Extraktionszange *f*, Extraktor *m*; (*gynäkol.*) (Geburts-)Zange *f*
vacuum extractor Vakuumextraktor *m*
ex|tra|du|ral [ˌekstrə'dʊrəl, -'djʊər-] *adj* außerhalb der Dura mater (liegend), extradural, peridural
ex|tra|he|pat|ic [ˌekstrəhɪ'pætɪk] *adj* nicht in der Leber

E

(liegend oder ablaufend), extrahepatisch
ex|tra|in|tes|ti|nal [ˌekstrəɪn'testənl] *adj* außerhalb des Darms/Darmtrakts (liegend), extraintestinal
ex|tra|me|dul|la|ry [ˌekstrə'medəˌleriː, -me'dʌlərɪ] *adj* außerhalb des (Knochen-, Rücken-)Marks, extramedullär
ex|tra|os|se|ous [ˌekstrə'ɑsɪəs] *adj* außerhalb des Knochens (liegend), extraossär
ex|tra|per|i|car|di|al [ˌekstrəˌperɪ'kɑːrdɪəl] *adj* außerhalb des Herzbeutels/Pericardium (liegend), extraperikardial
ex|tra|pleu|ral [ˌekstrə'plʊərəl] *adj* außerhalb des Brustfells/der Pleura oder der Pleurahöhle (liegend), extrapleural
ex|tra|pros|ta|ti|tis [ˌekstrəˌprɑstə'taɪtɪs] *noun* Entzündung des paraprostatischen Bindegewebes, Paraprostatitis *f*
ex|tra|pul|mo|nar|y [ˌekstrə'pʌlməˌneriː] *adj* außerhalb der Lunge(n)/Pulmo (liegend), nicht mit der Lunge verbunden, extrapulmonal
ex|tra|py|ram|i|dal [ˌekstrəpɪ'ræmɪdl] *adj* außerhalb der Pyramidenbahn (liegend), extrapyramidal
ex|tra|re|nal [ˌekstrə'riːnl] *adj* außerhalb der Niere (liegend), nicht von der Niere ausgehend, extrarenal
ex|tra|sen|so|ry [ˌekstrə'sensərɪ] *adj* außer-, übersinnlich
ex|tra|so|mat|ic [ˌekstrəsəʊ'mætɪk, -sə-] *adj* außerhalb des Körpers (liegend oder ablaufend), nicht mit dem Körper verbunden, extrasomatisch, extrakorporal
ex|tra|sys|to|le [ˌekstrə'sɪstəlɪ] *noun* vorzeitige Herz(muskel)kontraktion *f*, Extraschlag *m*, Extrasystole *f*
atrial extrasystole Vorhofextrasystole *f*, atriale Extrasystole *f*
auricular extrasystole Vorhofextrasystole *f*, atriale Extrasystole *f*
multiple extrasystoles Extrasystolie *f*
ventricular extrasystole ventrikuläre Extrasystole *f*
ex|tra|tho|rac|ic [ˌekstrəθɔː'ræsɪk] *adj* außerhalb des Brustkorbs/Thorax (liegend), extrathorakal
ex|tra|u|ter|ine [ˌekstrə'juːtərɪn, -raɪn] *adj* außerhalb der Gebärmutter/Uterus (liegend), extrauterin
ex|tra|v|a|sate [ɪk'strævəseɪt] *noun* Extravasat *nt*
ex|tra|v|a|sa|tion [ɪkˌstrævə'seɪʃn] *noun* **1.** Extravasation *f* **2.** Extravasat *nt*
ex|tra|vas|cu|lar [ˌekstrə'væskjələr] *adj* außerhalb der (Blut-)Gefäße (liegend oder erfolgend), extravasal
ex|tra|ven|tric|u|lar [ˌekstrəven'trɪkjələr] *adj* außerhalb einer Kammer/eines Ventrikels (liegend oder ablaufend), insbesondere außerhalb der Herzkammer, extraventrikulär
ex|tra|ver|sion [ˌekstrə'vɜrʒn] *noun* Extraversion *f*
ex|trem|i|ty [ɪk'stremətɪ] *noun, plural* **-ties 1.** äußeres Ende *nt*, Endstück *nt*, das Äußerste, Spitze *f*; (*anatom.*) Extremitas *f* **2.** Extremität *f*, Gliedmaße *f*, Glied *nt*
acromial extremity of clavicle Extremitas acromialis
anterior extremity of spleen unterer Milzpol *m*, Extremitas anterior splenica
external extremity of clavicle Extremitas acromialis
inferior extremity of kidney unterer Nierenpol *m*, Extremitas inferior renis
inferior extremity of testis unterer Hodenpol *m*, Extremitas inferior testis
internal extremity of clavicle Extremitas sternalis
extremity of kidney Nierenpol *m*, Extremitas renis
lower extremity Bein *nt*, untere Extremität *f*, Membrum inferius
lower extremity of kidney unterer Nierenpol *m*, Extremitas inferior renis
extremity of ovary Eierstockpol *m*, Extremitas ovarii
pelvic extremity of ovary unterer Eierstockpol *m*, Uteruspol *m*, Extremitas uterina ovarii
posterior extremity of spleen oberer Milzpol *m*, Extremitas posterior splenica
scapular extremity of clavicle Extremitas acromialis
sternal extremity of clavicle Extremitas sternalis
superior extremity of kidney oberer Nierenpol *m*, Extremitas superior renis
superior extremity of testis oberer Hodenpol *m*, Extremitas superior testis
extremity of testis Hodenpol *m*, Extremitas testis
tubal extremity of ovary oberer Eierstockpol *m*, Extremitas tubaria/tubalis ovarii
upper extremity Arm *m*, obere Extremität *m*, Membrum superius
upper extremity of kidney oberer Nierenpol *m*, Extremitas superior renis
uterine extremity of ovary unterer Pol oder Uteruspol *m* des Ovars, Extremitas uterina ovarii
ex|trin|sic [ɪk'strɪnsɪk, -zɪk] *adj* von außen (kommend oder wirkend), äußerlich, äußere(r, s), extrinsisch, extrinsic, exogen
ex|tro|phia [ɪk'strəʊfɪə] *noun* Ekstrophie *f*
ex|tro|ver|sion [ˌekstrəʊ'vɜrʒn] *noun* Extraversion *f*
ex|trude [ɪk'struːd] **I** *vt* ausstoßen, (her-)auspressen **II** *vi* (her-)vorstehen (*from* aus)
ex|tru|sion [ɪk'struːʒn] *noun* (*Sekret*) Ausschleusung *f*, Extrusion *f*; Expulsion *f*
extrusion of a tooth Zahnextrusion *f*, Extrusion *f*, Elongation *f*, Egression *f*
eccrine extrusion ekkrine Extrusion *f*, Krinozytose *f*
ex|tu|ba|tion [ˌekst(j)ə'beɪʃn] *noun* Extubation *f*
ex|u|date ['eksjʊdeɪt] *noun* Exsudat *nt*, Ausschwitzung *f*
cotton wool exudates Cotton-wool-Herde *pl*
ex|u|da|tion [ˌeksjʊ'deɪʃn] *noun* **1.** →*exudate* **2.** Ausschwitzung *f*, Ausschwitzen *nt*, Exsudation *f*
ex|u|da|tive [ɪg'zuːdətɪv] *adj* Exsudat oder Exsudation betreffend, exsudativ
eye [aɪ] *noun* Auge *nt*; (*anatom.*) Oculus *nt*
amaurotic cat's eye amaurotisches Katzenauge *nt*
aphakic eye aphakes/linsenloses Auge *nt*
blear eye Lippitudo *f*, Triefauge *nt*, Lidrandentzündung *f*, Blepharitis marginalis
brass eye Chalkitis *f*
shipyard eye epidemische Keratokonjunktivitis *f*, Keratoconjunctivitis epidemica
watery eye Tränenträufeln *nt*, Epiphora *f*, Dakryorrhoe *f*
eye|ball ['aɪbɔːl] *noun* Augapfel *m*, Bulbus *m* (oculi)
eye|bright ['aɪˌbraɪt] *noun* **1.** Augentrost *m*, Euphrasia officinalis **2.** Augentrost *m*, Euphrasiae herba
eye|brow ['aɪbraʊ] *noun* **1.** (Augen-)Braue *f*, Supercilium *nt* **2.** Augenbrauenhaare *pl*, Supercilia *pl*
eye|fold ['aɪfəʊld] *noun* Mongolenfalte *f*, Epikanthus *m*, Plica palpebronasalis
eye|glass ['aɪglæs] *noun* **1.** Monokel *nt* **2. pair of eyeglasses** Brille *f* **3.** Okular *nt*
eye|ground ['aɪgraʊnd] *noun* Augenhintergrund *m*, Fundus *m* (oculi)
eye|hole ['aɪhəʊl] *noun* Augenhöhle *f*, Orbita *f*, Cavitas orbitalis
eye|lash ['aɪlæʃ] *noun* (Augen-)Wimper *f*, Cilium *nt*
eye|lid ['aɪlɪd] *noun* (Augen-)Lid *nt*, Palpebra *f*
eye|piece ['aɪpiːs] *noun* Okular *nt*
eye|pit ['aɪpɪt] *noun* Augenhöhle *f*, Orbita *f*, Cavitas orbitalis
eye|sight ['aɪsaɪt] *noun* Sehkraft *f*, -leistung *f*, -vermögen *nt*, Visus naturalis; Sehen *nt* **have good/poor eyesight** gute/schwache Augen haben **lose one's eyesight** das Augenlicht verlieren, erblinden
eye|strain ['aɪstreɪn] *noun* Ermüdung oder Überanstrengung *f* der Augen, Asthenopie *f*
eye|tooth ['aɪtuːθ] *noun* Eck-, Reißzahn *m*, Dens caninus
eye|wash ['aɪwɑʃ] *noun* Augenwasser *nt*, Kollyrium *nt*, Collyrium *nt*

F

fa|bel|la [fə'belə] *noun, plural* **-lae** [-liː] Fabella *f*
fa|bism ['feɪbɪzəm] *noun* Favismus *m*
face [feɪs] *noun* **1.** Gesicht *nt*; (*anatom.*) Facies *f* **2.** Gesichtsausdruck *m*, Miene *f*; Grimasse *f* **3.** Außenfläche *f*, Vorderseite *f*; (*anatom.*) Facies *f*
adenoid face Facies adenoidea
bird face Brachygnathie *f*, Vogelgesicht *nt*
crying face Crying-face-Syndrom *nt*
doll's face Puppengesicht *nt*
hippocratic face Hippokrates-Gesicht *nt*, Facies hippocratica
masklike face Maskengesicht *nt*
moon face Mondgesicht *nt*, Facies lunata
face|ache ['feɪseɪk] *noun* Gesichtsschmerz *m*; Trigeminusneuralgie *f*
face-lift *noun* Gesichts(haut)straffung *f*, Facelifting *nt*
fac|et ['fæsɪt] *noun* **1.** (kleine) Fläche *f*, Facette *f* **2.** Gelenkfacette *f*
acromial facet Facies articularis acromialis
inferior articular facet of vertebra Facies articularis inferior vertebrae
lateral malleolar facet Facies malleolaris lateralis
medial malleolar facet Facies malleolaris medialis
sternal facet Facies articularis sternalis
superior articular facet of vertebra Facies articularis superior vertebrae
faci- *präf.* Gesichts-, Fazi(o)-
fa|cial ['feɪʃl] **I** *noun* (kosmetische) Gesichtsbehandlung *f* **II** *adj* Gesicht betreffend, zum Gesicht gehörend, fazial, facial, Gesichts-
fa|ci|es ['feɪʃɪiːz, 'fæʃ-] *noun, plural* **facies 1.** Gesicht *nt*, Facies *f* **2.** Außenfläche *f*, Vorderseite *f*, Facies *f* **3.** Gesichtsausdruck *m*, Miene *f*
abdominal facies Facies abdominalis, Facies peritonealis
adenoid facies Facies adenoidea
facies antonina Facies antonina
facies gastrica Facies gastrica
hippocratic facies Hippokrates-Gesicht *nt*, Facies hippocratica
hurloid facies Wasserspeiergesicht *nt*, Gargoylfratze *f*
leonine facies Löwengesicht *nt*, Facies leontina
mitral facies Mitralgesicht *nt*, Facies mitralis
mitrotricuspid facies Facies mitralis
moon facies Mondgesicht *nt*, Facies lunata
myopathic facies Sphinxgesicht *nt*, Facies myopathica
facies paralytica Facies paralytica
Parkinson's facies Maskengesicht *nt*
parkinsonian facies Maskengesicht *nt*
facies scarlatinosa Facies scarlatinosa
seborrheic facies Salbengesicht *nt*
facies tetanica Facies tetanica
fa|cil|i|tate [fə'sɪlɪteɪt] *v* erleichtern, fördern, ermöglichen
fa|cil|i|ta|tion [fə,sɪlɪ'teɪʃn] *noun* **1.** Bahnung *f*, Facilitation *f* **2.** Förderung *f*, Erleichterung *f*
facio- *präf.* Gesichts-, Fazi(o)-
fa|ci|o|bra|chi|al [,feɪʃɪəʊ'breɪkɪəl] *adj* Gesicht und Arm/Brachium betreffend, faziobrachial
fa|ci|o|ceph|a|lal|gia [,feɪʃɪəʊ,sefə'lældʒ(ɪ)ə] *noun* Gesichtsneuralgie *f*
fa|ci|o|cer|vi|cal [,feɪʃɪəʊ'sɜrvɪkl] *adj* Gesicht und Hals/Zervix betreffend oder verbindend, faziozervikal
fa|ci|o|ste|no|sis [,feɪʃɪəʊstɪ'nəʊsɪs] *noun* Faziostenose *f*
F-actin *noun* fibrilläres Aktin *nt*, F-Aktin *nt*
fac|ti|tious [fæk'tɪʃəs] *adj* künstlich, nicht natürlich, artifiziell
fac|tor ['fæktər] *noun* **1.** Faktor *m* **2.** Erbfaktor *m* **3.** Faktor *m*, (maßgebender) Umstand *m*, bestimmendes Element *nt*
accelerator factor Proakzelerin *nt*, Proaccelerin *nt*, Acceleratorglobulin *nt*, labiler Faktor *m*, Faktor V *m*
adrenocorticotropic hormone releasing factor Kortikoliberin *nt*, Corticoliberin *nt*, corticotropin releasing hormone *nt*
antihemophilic factor (A) antihämophiles Globulin *nt*, Antihämophiliefaktor *m*, Faktor VIII *m*
antihemophilic factor B Faktor IX *m*, Christmas-Faktor *m*, Autothrombin II *nt*
antihemophilic factor C Faktor X *m*, Stuart-Prower-Faktor *m*, Autothrombin III *nt*
antihemorrhagic factor Phyllochinone *pl*, Vitamin K *nt*
antineuritic factor Thiamin *nt*, Vitamin B_1 *nt*
antinuclear factor antinukleärer Faktor *m*
anti-pernicious anemia factor Cyanocobalamin *nt*, Vitamin B_{12} *nt*
antirachitic factor Calciferol *nt*, Vitamin D *nt*
antiscorbutic factor Askorbinsäure *f*, Ascorbinsäure *f*, Vitamin C *nt*
antitetanic factor 10 Dihydrotachysterin *nt*, -sterol *nt*, A.T. 10 *nt*
atrial natriuretic factor atrialer natriuretischer Faktor *m*, Atriopeptid *nt*, -peptin *nt*
basophil chemotactic factor Basophilen-chemotaktischer Faktor *m*
B-cell differentiation factors B-Zellendifferenzierungsfaktoren *pl*
B-cell growth factors B-Zellenwachstumsfaktoren *pl*
blastogenic factor Lymphozytenmitogen *nt*, Lymphozytentransformationsfaktor *m*
blood clotting factor (Blut-)Gerinnungsfaktor *m*, Koagulationsfaktor *m*
Castle's factor 1. Intrinsic-Faktor *m*, intrinsic factor **2.** Cyanocobalamin *nt*, Vitamin B_{12} *nt*
chemotactic factor Chemotaktin *nt*, chemotaktischer Faktor *m*
Christmas factor Faktor IX *m*, Christmas-Faktor *m*, Autothrombin II *nt*
citrovorum factor N^{10}-Formyl-Tetrahydrofolsäure *f*, Citrovorum-Faktor *m*, Leukovorin *nt*, Leucovorin *nt*
clotting factors (Blut-)Gerinnungsfaktoren *pl*
coagulation factors (Blut-)Gerinnungsfaktoren *pl*
colony-stimulating factor kolonie-stimulierender Faktor *m*, Colony-stimulating-Faktor *m*
complement factor Komplementfaktor *m*
corticotropin releasing factor Kortikoliberin *nt*, Corticoliberin *nt*
Day's factor Folsäure *f*, Folacin *nt*, Pteroylglutaminsäure *f*, Vitamin B_c *nt*
diffusion factor Hyaluronidase *f*
Duran-Reynals factor Hyaluronidase *f*
elongation factor Verlängerungsfaktor *m*, Elongationsfaktor *m*
eluate factor Pyridoxin *nt*, Vitamin B_6 *nt*
environmental factor Umweltfaktor *m*, -einfluss *m*
eosinophil chemotactic factor 1. Eosinophilen-chemotaktischer Faktor *m* **2.** → *eosinophil chemotactic factor of anaphylaxis*
eosinophil chemotactic factor of anaphylaxis Eosinophilen-chemotaktischer Faktor *m* der Anaphylaxie
epidermal growth factor epidermaler Wachstumsfaktor *m*

F

extrinsic factor (Cyano-)Cobalamin *nt*, Vitamin B_{12} *nt*
F factor Fertilitätsfaktor *m*, F-Faktor *m*
fertility factor Fertilitätsfaktor *m*, F-Faktor *m*
fibrin stabilizing factor Faktor XIII *m*, fibrinstabilisierender Faktor *m*, Laki-Lorand-Faktor *m*
Fletscher's factor Präkallikrein *nt*, Fletscher-Faktor *m*
follicle stimulating hormone releasing factor Gonadotropin-releasing-Faktor *m*, Gonadotropin-releasing-Hormon *nt*
galactopoietic factor Prolaktin *nt*, Prolactin *nt*, laktogenes Hormon *nt*
gastric anti-pernicious anemia factor Intrinsic-Faktor *m*, intrinsic factor *m*
gastric intrinsic factor Intrinsic-Faktor *m*, intrinsic factor *m*
glass factor Faktor XII *m*, Hageman-Faktor *m*
gonadotropin releasing factor Gonadotropin-releasing-Faktor *m*, Gonadotropin-releasing-Hormon *nt*, Gonadoliberin *nt*
growth factor Wachstumsfaktor *m*
growth hormone inhibiting factor Somatostatin *nt*, growth hormone release inhibiting hormone, somatotropin (release) inhibiting hormone, somatotropin (release) inhibiting factor, growth hormone inhibiting factor
growth hormone releasing factor Somatoliberin *nt*, Somatotropin-releasing-Faktor *m*, growth hormone releasing factor, growth hormone releasing hormone
factor h **1.** Faktor H *m* **2.** Biotin *nt*, Vitamin H *nt*
Hageman factor Faktor XII *m*, Hageman-Faktor *m*
histamine releasing factor Histamin-Releasing-Faktor *m*
hybridoma growth factor Humaninterferon β_2 *nt*
hyperglycemic-glycogenolytic factor Glukagon *nt*, Glucagon *nt*
factor I **1.** Fibrogen *nt*, Faktor I *m* **2.** C3b-Inaktivator *m*, Factor I *m*
factor II Prothrombin *nt*, Faktor II *m*
factor III Gewebsthromboplastin *nt*, Faktor III *m*
immune adherence factor Immunadhärenzfaktor *m*
inhibiting factor Inhibiting-Faktor *m*
initiation factor Initial-, Initiationsfaktor *m*
insulin-like growth factors insulinähnliche Wachstumsfaktoren *pl*, insulinähnliche Aktivität *f*
intermediate lobe inhibiting factor Melanotropin-inhibiting-Faktor *m*, MSH-inhibiting-Faktor *m*
intrinsic factor Intrinsic-Faktor *m*
invasion factor Hyaluronidase *f*
factor IX Faktor IX *m*, Christmas-Faktor *m*, Autothrombin II *nt*
labile factor Proakzelerin *nt*, Proaccelerin *nt*, Acceleratorglobulin *nt*, labiler Faktor *m*, Faktor V *m*
lactogenic factor Prolaktin *nt*, Prolactin *nt*, laktogenes Hormon *nt*
Laki-Lorand factor Faktor XIII *m*, fibrinstabilisierender Faktor *m*, Laki-Lorand-Faktor *m*
LE factors antinukleäre Antikörper *pl*
leukocyte inhibitory factor Leukozytenmigration-inhibierender Faktor *m*
LLD factor Cyanocobalamin *nt*, Vitamin B_{12} *nt*
luteinizing hormone releasing factor Luliberin *nt*, Lutiliberin *nt*, LH-releasing-Faktor *m*, LH-releasing-Hormon *nt*
lymph node permeability factor Lymphknotenpermeabilitätsfaktor *m*
lymphocyte mitogenic factor Lymphozytenmitogen *nt*, Lymphozytentransformationsfaktor *m*
lymphocyte transforming factor Lymphozytenmitogen *nt*, Lymphozytentransformationsfaktor *m*
lysogenic factor Bakteriophage *m*, Phage *m*, bakterienpathogenes Virus *nt*
macrophage-activating factor Makrophagenaktivierungsfaktor *m*
macrophage chemotactic factor Makrophagen-chemotaktischer Faktor *m*
macrophage cytotoxicity-inducing factor macrophage cytotoxicity-inducing factor
macrophage deactivating factor macrophage deactivating factor, Makrophagendeaktivierungsfaktor *m*
macrophage disappearance factor macrophage disappearance factor
macrophage growth factor Makrophagenwachstumsfaktor *m*
macrophage Ia recruting factor macrophage Ia recruiting factor
macrophage inhibitory factor Migrationsinhibitionsfaktor *m*
macrophage slowing factor macrophage slowing factor
macrophage spreading inhibitory factor macrophage spreading inhibitory factor
melanocyte stimulating hormone inhibiting factor Melanotropin-inhibiting-Faktor *m*, MSH-inhibiting-Faktor *m*
melanocyte stimulating hormone releasing factor Melanoliberin *nt*, Melanotropin-releasing-Faktor *m*, MSH-releasing-Faktor *m*
migration inhibiting factor Migrationsinhibitionsfaktor *m*
milk factor Mäuse-Mamma-Tumorvirus *nt*
mitogenic factor Lymphozytenmitogen *nt*, Lymphozytentransformationsfaktor *m*
mouse antialopecia factor Inosit *nt*, Inositol *nt*
mouse mammary tumor factor Mäuse-Mamma-Tumorvirus *nt*
MSH inhibiting factor Melanotropin-inhibiting-Faktor *m*, MSH-inhibiting-Faktor *m*
necrotizing factor Nekrotoxin *nt*
nerve growth factor Nervenwachstumsfaktor *m*
neutrophil chemotactic factor Neutrophilen-chemotaktischer Faktor *m*
nutritive factor Ernährungs-, Nahrungsfaktor *m*
osteoclast activating factor Osteoklasten-aktivierender Faktor *m*
factor P Properdin *nt*
phagocytosis factor Phagozytosefaktor
plasma labile factor Proakzelerin *nt*, Proaccelerin *nt*, Acceleratorglobulin *nt*, labiler Faktor *m*, Faktor V *m*
plasma thromboplastin factor antihämophiles Globulin *nt*, Antihämophiliefaktor *m*, Faktor VIII *m*
plasma thromboplastin factor B Faktor IX *m*, Christmas-Faktor *m*, Autothrombin II *nt*
plasmin prothrombin conversion factor Proakzelerin *nt*, Proaccelerin *nt*, Acceleratorglobulin *nt*, labiler Faktor *m*, Faktor V *m*
platelet factor 4 Plättchenfaktor 4 *m*, Antiheparin *nt*
platelet activating factor Plättchen-aktivierender Faktor *m*
platelet aggregating factor Plättchen-aktivierender Faktor *m*
platelet-derived growth factor Thrombozyten-, Plättchenwachstumsfaktor *m*
platelet tissue factor Thrombokinase *f*, -plastin *nt*, Prothrombinaktivator *m*
P.-P. factor Niacin *nt*, Nikotin-, Nicotinsäure *f*
prolactin inhibiting factor Prolactin-inhibiting-Faktor *m*, Prolactin-inhibiting-Hormon *nt*
prolactin releasing factor Prolactin-releasing-Faktor *m*, Prolactin-releasing-Hormon *nt*
prothrombin conversion factor Prokonvertin *nt*, -convertin *nt*, Faktor VII *m*, Autothrombin I *nt*, Serum-Prothrombin-Conversion-Accelerator *m*, stabiler Faktor *m*
pyruvate oxidation factor Liponsäure *f*, Thioctansäure *f*

R factor Resistenzplasmid *nt*, Resistenzfaktor *m*, R-Plasmid *nt*, R-Faktor *m*
releasing factor Releasingfaktor *m*, Releasinghormon *nt*
resistance factor Resistenzplasmid *nt*, Resistenzfaktor *m*, R-Plasmid *nt*, R-Faktor *m*
resistance transfer factor Resistenztransferfaktor *m*
Rh factor Rhesusfaktor *m*
rhesus factor Rhesusfaktor *m*
rheumatoid factor Rheumafaktor *m*
risk factors Risikofaktoren *pl*
selective factor Selektionsfaktor *m*, Auslesefaktor *m*
sex factor Fertilitätsfaktor *m*, F-Faktor *m*
skin reactive factor hautreaktiver Faktor *m*, skin reactive factor *nt*
somatotropin inhibiting factor Somatostatin *nt*, growth hormone release inhibiting hormone *nt*, somatotropin inhibiting hormone/factor *nt*, somatotropin release inhibiting hormone/factor *nt*, growth hormone inhibiting factor *nt*
somatotropin release inhibiting factor → *somatotropin inhibiting factor*
somatotropin releasing factor Somatoliberin *nt*, Somatotropin-releasing-Faktor *m*, growth hormone releasing factor, growth hormone releasing hormone
specific macrophage arming factor specific macrophage arming factor
spreading factor Hyaluronidase *f*
stabile factor Prokonvertin *nt*, -convertin *nt*, Faktor VII *m*, Autothrombin I *nt*, Serum-Prothrombin-Conversion-Accelerator *m*, stabiler Faktor *m*
Stuart factor → *Stuart-Prower factor*
Stuart-Prower factor Faktor X *m*, Stuart-Prower-Faktor *m*, Autothrombin III *nt*
surfactant factor Surfactant *nt*, Surfactant-Faktor *m*, Antiatelektasefaktor *m*
thyrotropin releasing factor Thyroliberin *nt*, Thyreotropin-releasing-Faktor *m*, Thyreotropin-releasing-Hormon *nt*
tissue factor Gewebsthromboplastin *nt*, Faktor III *m*
transfer factor Transferfaktor *m*
tumor necrosis factor Tumor-Nekrose-Faktor *m*, Cachectin *nt*
tumor necrosis factor α Tumornekrosefaktor α *m*
tumor necrosis factor β Lymphotoxin *nt*, Tumornekrosefaktor β *m*
factor V Proakzelerin *nt*, Proaccelerin *nt*, Acceleratorglobulin *nt*, labiler Faktor *m*, Faktor V *m*
factor VI Accelerin *nt*, Akzelerin *nt*, Faktor VI *m*
factor VII Prokonvertin *nt*, -convertin *nt*, Faktor VII *m*, Autothrombin I *nt*, Serum-Prothrombin-Conversion-Accelerator *m*, stabiler Faktor *m*
factor VIII antihämophiles Globulin *nt*, Antihämophiliefaktor *m*, Faktor VIII *m*
virulence factor Virulenzfaktor *m*
virus-encoded growth factor viruscodierter Wachstumsfaktor *m*
von Willebrand factor von Willebrand-Faktor *m*, Faktor VIII assoziiertes-Antigen *nt*
Wills' factor Folsäure *f*, Folacin *nt*, Pteroylglutaminsäure *f*, Vitamin B_c *nt*
factor X Faktor X *m*, Stuart-Prower-Faktor *m*, Autothrombin III *nt*
factor XI Faktor XI *m*, Plasmathromboplastinantecedent *m*, antihämophiler Faktor C *m*, Rosenthal-Faktor *m*
factor XII Faktor XII *m*, Hageman-Faktor *m*
factor XIII Faktor XIII *m*, fibrinstabilisierender Faktor *m*, Laki-Lorand-Faktor *m*
yeast eluate factor Pyridoxin *nt*, Vitamin B_6 *nt*
yeast filtrate factor Pantothensäure *f*, Vitamin B_3 *nt*

fac|ul|ta|tive ['fækəlteɪtɪv] *adj* freigestellt, wahlweise, fakultativ

fail|ure ['feɪljər] *noun* Versagen *nt*, Störung *f*, Insuffizienz *f*
cardiac failure → *heart failure*
heart failure Herzinsuffizienz *f*, -versagen *nt*, Myokardinsuffizienz *f*, Herzmuskelschwäche *f*, Insufficientia cordis
heart failure at rest Ruheinsuffizienz *f*
hepatic failure Leberinsuffizienz *f*, -versagen *nt*
left-ventricular failure Links(herz)insuffizienz *f*, Linksversagen *nt*
liver failure Leberinsuffizienz *f*
multiple organ failure Multiorganversagen *nt*, multiples Organversagen *nt*
right-ventricular failure Rechts(herz)insuffizienz *f*
failure of speech Sprachversagen *nt*, Aphasie *f*

faint [feɪnt] **I** *noun* Ohnmacht *f*, Ohnmachtsanfall *m*, Synkope *f* **II** *noun* ohnmächtig werden, in Ohnmacht fallen (*with, from* vor)

fal|cu|la ['fælkjələ] *noun* (Groß-)Hirnsichel *f*, Falx cerebri

falx [fælks, fɔːlks] *noun, plural* **fal|ces** ['fælsiːz, 'fɔːl-] Sichel *f*, sichelförmige Struktur *f*, Falx *f*
falx of cerebellum Kleinhirnsichel *f*, Falx cerebelli
falx of cerebrum (Groß-)Hirnsichel *f*, Falx cerebri
inguinal falx Leistensichel *f*, Falx inguinalis, Tendo conjunctivus

fan|tasm ['fæntæzəm] *noun* Wahn-, Trugbild *nt*, Hirngespinst *nt*, Sinnestäuschung *f*, Phantasma *nt*

far|a|di|za|tion [ˌfærədɪ'zeɪʃn, -daɪ-] *noun* Behandlung *f* mit faradischem Strom, Faradisation *f*, Faradotherapie *f*

far|no|qui|none [ˌfɑːrnəʊ'kwɪnəʊn] *noun* Menachinon *nt*, Vitamin K_2 *nt*

far|sight|ed [fɑːr'saɪtɪd] *adj* weitsichtig, hyperop, hypermetropisch

far|sight|ed|ness ['fɑːr'saɪtɪdnɪs] *noun* **1.** Weitsichtigkeit *f*, Hyperopie *f*, Hypermetropie *f* **2.** Weitblick *m*, Umsicht *f*

fas|ci|a ['fæʃ(ɪ)ə] *noun, plural* **-ci|ae** [-ʃɪˌiː] Faszie *f*, Fascia *f*
abdominal fascia Fascia abdominis
Abernethy's fascia Fascia iliaca
anal fascia Fascia inferior diaphragmatis pelvis
anoscrotal fascia Fascia perinei superficialis
antebrachial fascia Unterarmfaszie *f*, Fascia antebrachii
aponeurotic fascia tiefe Körperfaszie *f*, Fascia profunda
fascia of arm Oberarmfaszie *f*, Fascia brachii
axillary fascia Fascia axillaris
brachial fascia Oberarmfaszie *f*, Fascia brachii
broad fascia Fascia lata
buccopharyngeal fascia **1.** Fascia buccopharyngea **2.** Fascia buccopharyngealis
Buck's fascia Buck-Faszie *f*, tiefe Penisfaszie *f*, Fascia penis profunda
bulbar fascia Tenon-Kapsel *f*, Vagina bulbi
cervical fascia Halsfaszie *f*, Fascia cervicalis
clavipectoral fascia Fascia clavipectoralis
fascia of clitoris Klitoris-, Clitorisfaszie *f*, Fascia clitoridis
Colles' fascia Fascia diaphragmatis urogenitalis inferior
Cooper's fascia Fascia cremasterica
coracoclavicular fascia Fascia clavipectoralis
coracocostal fascia Fascia clavipectoralis
cremasteric fascia Fascia cremasterica
cribriform fascia **1.** Fascia cribrosa **2.** Septum femorale
crural fascia oberflächliche Unterschenkelfaszie *f*, Fascia cruris
Cruveilhier's fascia Fascia perinei
dartos fascia of scrotum Muskelhaut *f* des Skrotums, Musculus dartos
deep fascia tiefe Körperfaszie *f*, Fascia profunda
deep fascia of arm Oberarmfaszie *f*, Fascia brachii
deep fascia of back Fascia thoracolumbalis

F

deep cervical fascia Fascia nuchae
deep dorsal fascia Fascia thoracolumbalis
deep fascia of forearm Unterarmfaszie *f*, Fascia antebrachii
deep fascia of penis tiefe Penisfaszie *f*, Buck-Faszie *f*, Fascia penis profunda
deep fascia of perineum Urogenitaldiaphragma *nt*, Diaphragma urogenitale
deep fascia of thigh Oberschenkelfaszie *f*, Fascia lata femoris
deltoid fascia Fascia deltoidea
dentated fascia Fascia dentata hippocampi, Gyrus dentatus
diaphragmatic fascia Fascia diaphragmatica
dorsal fascia of foot Fußrückenfaszie *f*, Fascia dorsalis pedis
dorsal fascia of hand Handrückenfaszie *f*, Fascia dorsalis manus
Dupuytren's fascia Palmaraponeurose *f*, Aponeurosis palmaris
endoabdominal fascia Fascia transversalis
endopelvic fascia viszerale Beckenfaszie *f*, Fascia endopelvina, Fascia pelvis visceralis
endothoracic fascia endothorakale Faszie *f*, Fascia endothoracica
external spermatic fascia Fascia spermatica externa
extraperitoneal fascia Fascia extraperitonealis
femoral fascia Oberschenkelfaszie *f*, Fascia lata femoris
fascia of forearm Unterarmfaszie *f*, Fascia antebrachii
Gerota's fascia Gerota-Fazie *f*, -Kapsel *f*, Fascia renalis
hypogastric fascia Beckenfaszie *f*, Fascia pelvis
iliac fascia Fascia iliaca
inferior fascia of pelvic diaphragm Fascia inferior diaphragmatis pelvis
inferior fascia of urogenital diaphragm Fascia diaphragmatis urogenitalis inferior
infraspinous fascia Fascia infraspinata
internal abdominal fascia Fascia transversalis
internal spermatic fascia Fascia spermatica interna
investing fascia Fascia investiens
ischiorectal fascia Fascia diaphragmatis pelvis inferior
fascia lata Fascia lata, Oberschenkelfaszie *f*
fascia of leg oberflächliche Unterschenkelfaszie *f*, Fascia cruris
lumbodorsal fascia Fascia thoracolumbalis
masseteric fascia Fascia masseterica
muscular fasciae of eye Fasciae musculares bulbi
fascia of nape Fascia nuchae
fascia of neck Halsfaszie *f*, Fascia cervicalis
nuchal fascia Fascia nuchae
obturator fascia Obturatorfaszie *f*, Fascia obturatoria
orbital fasciae Orbitafaszien *pl*, Fasciae orbitales
palmar fascia Palmaraponeurose *f*, Aponeurosis palmaris
parietal abdominal fascia Fascia abdominis parietalis
parietal pelvic fascia parietale Beckenfaszie *f*, Fascia pelvis parietalis
parotid fascia Faszienhülle *f* der Parotis, Fascia parotidea
pectoral fascia Pektoralisfaszie *f*, Fascia pectoralis
pectoralis major fascia Pektoralisfaszie *f*, Fascia pectoralis
pelvic fascia Beckenfaszie *f*, Fascia pelvis
pelviprostatic fascia Prostatafaszie *f*, Fascia prostatae
perineal fascia Fascia perinei, Dammfaszie *f*, Fascia investiens perinei superficialis
peritoneoperineal fascia Fascia peritoneoperinealis
pharyngobasilar fascia Fascia pharyngobasilaris
phrenicopleural fascia Fascia phrenicopleuralis
plantar fascia Fußsohlen-, Plantaraponeurose *f*, Aponeurosis plantaris
prececocolic fascia Fascia precaecocolica
presacral fascia Fascia presacralis
pretracheal fascia mittlere Halsfaszie *f*, Fascia colli media, Lamina pretrachealis fasciae cervicalis
prevertebral fascia tiefe Halsfaszie *f*, Fascia colli profunda, Lamina prevertebralis fasciae cervicalis
prostatic fascia Prostatafaszie *f*, Fascia prostatae
quadratus lumborum fascia Fascia musculi quadrati lumborum
rectal fascia Fascia superior diaphragmatis pelvis
rectoprostatic fascia Fascia rectoprostatica, Septum rectovesicale
rectosacral fascia Fascia rectosacralis
rectovaginal fascia Fascia rectovaginalis, Septum rectovaginale
rectovesical fascia Fascia superior diaphragmatis pelvis
renal fascia Fascia renalis
semilunar fascia Aponeurosis musculi bicipitis brachii
Sibson's fascia Sibson-Membran *f*, -Faszie *f*, Membrana suprapleuralis
subcutaneous fascia **1.** →*subcutis* **2.** oberflächliche Unterhautfaszie *f*, Fascia superficialis
subperitoneal fascia subperitoneales Bindegewebsblatt *nt*, Fascia subperitonealis
superficial fascia **1.** oberflächliche Unterhautfaszie *f*, Fascia superficialis **2.** Unterhaut *f*, Subkutis *f*, Tela subcutanea
superficial fascia of penis oberflächliche Penisfaszie *f*, Fascia penis superficialis
superficial perineal fascia Fascia perinei superficialis
superior fascia of pelvic diaphragm Fascia superior diaphragmatis pelvis
superior fascia of urogenital diaphragm Fascia diaphragmatis urogenitalis superior
temporal fascia Fascia temporalis
fasciae of Tenon Fasciae musculares bulbi
fascia of thigh Oberschenkelfaszie *f*, Fascia lata
thoracic fascia Fascia thoracica
thoracolumbar fascia Fascia thoracolumbalis
transverse fascia Fascia transversalis
Tyrrell's fascia Septum rectovesicale
fascia of urogenital trigone Urogenitaldiaphragma *nt*, Diaphragma urogenitale
visceral abdominal fascia Fascia abdominis visceralis, Fascia endoabdominalis
visceral pelvic fascia viszerale Beckenfaszie *f*, Fascia endopelvina, Fascia pelvis visceralis
volar fascia Palmaraponeurose *f*, Aponeurosis palmaris

fas|cilal ['fæʃ(ɪ)əl] *adj* Faszie betreffend, Faszien-, Faszio-

fas|cilcle ['fæsɪkl] *noun* (Faser-)Bündel *nt*, Strang *m*, Faszikel *m*, (*anatom.*) Fasciculus *m*
anterior fascicle Fasciculus anterior
anterior fascicle of palatopharyngeus muscle Fasciculus anterior musculi palatopharyngei
ciliary fascicle Fasciculus ciliaris
medial fascicle of forebrain Fasciculus medialis telencephali, mediales Vorderhirnbündel *nt*
muscle fascicle Muskelfaserbündel *nt*
nerve fascicle Nervenfaserbündel *nt*
posterior fascicle Fasciculus posterior
posterior fascicle of palatopharyngeus muscle Fasciculus posterior musculi palatopharyngei

fas|cic|u|lar [fə'sɪkjələr] *adj* **1.** Faszikel betreffend, faszikulär **2.** büschelförmig, faszikulär

fas|cic|u|la|tion [fə,sɪkjə'leɪʃn] *noun* **1.** Faszikelbildung *f* **2.** faszikuläre Zuckungen *pl*, Faszikulation *f*

fas|cic|u|lus [fə'sɪkjələs] *noun, plural* **-li** [-laɪ] kleines Bündel *nt*, Faserbündel *nt*, Muskel-, Nervenfaserbündel *nt*, -faserstrang *m*, Faszikel *m*, Fasciculus *m*
anterior intersegmental fasciculi of spinal cord Fasci-

culi proprii anteriores
anterior proper fasciculi Fasciculi proprii anteriores
anterior proper fasciculi of spinal cord Fasciculi proprii anteriores
fasciculus of Burdach Burdach-Strang *m*, Fasciculus cuneatus medullae spinalis
cuneate fasciculus of medulla oblongata Fasciculus cuneatus medullae oblongatae
cuneate fasciculus of spinal cord Burdach-Strang *m*, Fasciculus cuneatus medullae spinalis
dentorubral fasciculus dentorubrales Bündel *nt*, Fasciculus dentorubralis
dorsal intersegmental fasciculi of spinal cord Fasciculi proprii posteriores
dorsal longitudinal fasciculus Schütz-(Längs-)Bündel *nt*, dorsales Längsbündel *nt*, Fasciculus longitudinalis dorsalis
dorsal proper fasciculi of spinal cord Fasciculi proprii posteriores
dorsolateral fasciculus Lissauer-(Rand-)Bündel *nt*, Tractus dorsolateralis
extrapyramidal motor fasciculus Monakow-Bündel *nt*, Tractus rubrospinalis
Flechsig's fasciculi Binnen-, Elementar-, Grundbündel *pl* des Rückenmarks, Intersegmentalfaszikel *pl*, Fasciculi proprii
Goll's fasciculus Goll-Strang *m*, Fasciculus gracilis medullae spinalis
fasciculus gracilis of medulla oblongata Fasciculus gracilis medullae oblongatae
fasciculus gracilis of spinal cord Goll-Strang *m*, Fasciculus gracilis medullae spinalis
horizontal occipital fasciculi Fasciculi occipitales horizontales
inferior frontooccipital fasciculus Fasciculus frontooccipitalis inferior
inferior longitudinal fasciculus unteres Längsbündel *nt*, Fasciculus longitudinalis inferior
inferior longitudinal fasciculus of cerebrum unteres Längsbündel *nt*, Fasciculus longitudinalis inferior cerebri
inferior occipitofrontal fasciculus Fasciculus occipitofrontalis inferior
interfascicular fasciculus Schultze-Komma *nt*, Fasciculus interfascicularis/semilunaris
intersegmental fasciculi Intersegmentalfaszikel *pl*, Binnenbündel *pl*, Elementarbündel *pl*, Grundbündel *pl*, Fasciculi proprii
intersegmental fasciculi of spinal cord Grundbündel *pl* des Rückenmarks, Fasciculi intersegmentales, Fasciculi proprii medullae spinalis
interstitiospinal fasciculus Fasciculus interstitiospinalis
lateral intersegmental fasciculi of spinal cord Fasciculi lateral intersegmental fasciculi
lateral proper fasciculi Fasciculi proprii laterales
lenticular fasciculus Linsenkernbündel *nt*, Fasciculus lenticularis
Lissauer's fasciculus Lissauer-Randbündel *nt*, Tractus dorsolateralis
mamillotegmental fasciculus Gudden-Haubenbündel *nt*, Fasciculus mammillotegmentalis
mamillothalamic fasciculus Vicq d'Azyr-Bündel *nt*, Fasciculus mammillothalamicus
medial longitudinal fasciculus mediales Längsbündel *nt*, Fasciculus longitudinalis medialis
medial prosencephalic fasciculus mediales Vorderhirnbündel *nt*, Fasciculus prosencephalicus medialis
medial telencephalic fasciculus mediales Vorderhirnbündel *nt*, Fasciculus prosencephalicus medialis
orbitofrontal fasciculus orbitofrontales Bündel *nt*, Fasciculus orbitofrontalis
pallidohypothalamic fasciculus pallidohypothalamisches Bündel *nt*, Fasciculus pallidohypothalamicus
parafascicular nucleus of thalamus Nucleus parafascicularis thalami
parieto-occipitopontine fasciculus Fasciculus parietooccipitopontinus
posterior proper fasciculi Fasciculi proprii posteriores
proper fasciculi Grundbündel *pl*, Fasciculi proprii
pyramidal fasciculus of medulla oblongata Fasciculus pyramidalis (medullae oblongatae)
reticulothalamic fasciculus retikulothalamisches Bündel *nt*, Fasciculus reticulothalamicus
rubro-olivary fasciculus Probst-Gamper-Bündel *nt*, Fasciculus rubro-olivaris
Schultze's fasciculus Schultze-Komma *nt*, Fasciculus interfascicularis/semilunaris
semilunar fasciculus Schultze-Komma *nt*, Fasciculus interfascicularis/semilunaris
septomarginal fasciculus Fasciculus septomarginalis
Spitzer's fasciculus Spitzer-Faserbündel *nt*, Fasciculus tegmentalis ventralis
strionigral fasciculus Fasciculus strionigralis
subcallosal fasciculus Fasciculus subcallosus
subthalamic fasciculus subthalamisches Bündel *nt*, Fasciculus subthalamicus
sulcomarginal fasciculus Fasciculus sulcomarginalis
superior longitudinal fasciculus Fasciculus longitudinalis superior, oberes Längsbündel *nt*, Fasciculus arcuatus
superior longitudinal fasciculus of cerebrum oberes Längsbündel *nt*, Fasciculus longitudinalis superior
superior occipitofrontal fasciculus Fasciculus occipitofrontalis superior, Fasciculus subcallosus
thalamic fasciculus Forel-Bündel *nt*, Fasciculus thalamicus
thalamomamillary fasciculus Vicq d'Azyr-Bündel *nt*, Fasciculus mammillothalamicus
transverse fasciculi of palmar aponeurosis Fasciculi transversi aponeurosis palmaris
transverse fasciculi of plantar aponeurosis Fasciculi transversi aponeurosis plantaris
fasciculus of Türck Türck-Bündel *nt*, Tractus temporopontinus
uncinate fasciculus Hakenbündel *nt*, Fasciculus uncinatus
uncinate fasciculus of cerebellum Fasciculus uncinatus cerebelli
uncinate fasciculus of cerebrum Fasciculus uncinatus cerebri
ventral tegmental fasciculus Spitzer-Faserbündel *nt*, Fasciculus tegmentalis ventralis
vertical occipital fasciculus Fasciculus occipitalis verticalis
fasciculus of Vicq d'Azyr Vicq d'Azyr-Bündel *nt*, Fasciculus mammillothalamicus
wedge-shaped fasciculus Burdach-Strang *m*, Fasciculus cuneatus medullae spinalis

fas|ci|ec|to|my [ˌfæʃɪ'ektəmɪ] *noun* Faszienexzision *f*, -resektion *f*, Fasziektomie *f*

fas|ci|i|tis [ˌfæʃɪ'aɪtɪs] *noun* Faszienentzündung *f*, Fasziitis *f*, Fasciitis *f*
exudative calcifying fasciitis Kalzinose *f*, Calcinosis *f*
nodular fasciitis noduläre Fasziitis *f*
peritoneal fasciitis **1.** Ormond-Syndrom *nt*, (idiopathische) retroperitoneale Fibrose *f* **2.** symptomatische retroperitoneale Fibrose *f*

fas|ci|od|e|sis [ˌfæʃɪ'ɑdəsɪs] *noun* Fasziodese *f*

fas|ci|o|gen|ic [ˌfæsɪə'dʒenɪk] *adj* von einer Faszie ausgehend, durch eine Faszie bedingt, fasziogen
Fasciola gigantea Fasciola gigantea

fas|ci|o|li|a|sis [ˌfæsɪəʊ'laɪəsɪs] *noun* Leberegelkrankheit *f*, Fasciola-hepatica-Infektion *f*, Fasciola-gigantica-

Infektion *f*, Faszioliasis *f*, Fasziolose *f*, Fasciolosis *f*, Fascioliasis *f*
fas|ci|o|lop|si|a|sis [ˌfæsɪələp'saɪəsɪs] *noun* Fasziolopsiasis *f*
fas|ci|or|rha|phy [fæʃɪ'ɔrəfɪ] *noun* Fasziennaht *f*, Fasziorrhaphie *f*
fas|ci|ot|o|my [fæʃɪ'ɑtəmɪ] *noun* Faszienspaltung *f*, -schnitt *m*, Fasziotomie *f*
fat [fæt] I *noun* **1.** Fett *nt*, Lipid *nt* **2.** Fettgewebe *nt* II *adj* **3.** dick, beleibt, fett(leibig), korpulent, adipös **4.** fett, fettig, fetthaltig
brown fat braunes Fettgewebe *nt*
corpse fat Fett-, Leichenwachs *nt*, Adipocire *f*
depot fat Depot-, Speicherfett *nt*
fetal fat braunes Fettgewebe *nt*
grave fat →*corpse fat*
moruloid fat braunes Fettgewebe *nt*
mulberry fat braunes Fettgewebe *nt*
neutral fats Neutralfette *pl*
perirenal fat Nierenfettkapsel *f*, perirenale Fettkapsel *f*, Capsula adiposa perirenalis
storage fat Speicher-, Depotfett *nt*
structural fat Struktur-, Baufett *nt*
subcutaneous fat Unterhautfettgewebe *nt*, Panniculus adiposus
white fat weißes Fett(gewebe *nt*) *nt*
fa|tal ['feɪtl] I *noun* tödlicher Unfall *m* II *adj* **1.** tödlich, mit tödlichem Ausgang, fatal, letal **2.** fatal, unheilvoll, verhängnisvoll (*to* für) **3.** unvermeidlich
fat|ness ['fætnɪs] *noun* **1.** Fettleibigkeit *f*, Fettsucht *f*, Obesität *f*, Adipositas *f*, Obesitas *f* run to fatness Fett ansetzen **2.** Fettigkeit *f*, Fett-, Ölhaltigkeit *f*
fat-soluble *adj* fettlöslich
fat|ty ['fætɪ] *adj* **1.** fett, fettig, fetthaltig, adipös, Fett- **2.** fett, fettleibig, adipös, Fett-
fau|ces ['fɔːsiːz] *noun, plural* **fau|ces** **1.** Schlund *m*, Schlundenge *f*, Fauces *f* **2.** Rachen *m*, Pharynx *m*
fau|cial ['fɔːʃl] *adj* Schlundenge oder Rachen betreffend, Rachen-, pharyngeal
fau|ci|tis [fɔː'saɪtɪs] *noun* Entzündung der Rachenenge/des Isthmus faucium, Faucitis *f*
fa|ve|o|lus [fə'vɪələs] *noun, plural* **-li** [-laɪ] Grübchen *nt*, Foveaola *f*
fa|vus ['feɪvəs] *noun* Erb-, Flechten-, Kopf-, Pilzgrind *m*, Favus *m*, Tinea (capitis) favosa, Dermatomycosis favosa
fear [fɪər] I *noun* **1.** Furcht *f*, Angst *f* (*of* vor; *that* dass) **2.** Befürchtung *f*, Besorgnis *f*, Sorge *f*, Bedenken *pl* **3.** Gefahr *f*, Risiko *nt* II *v* (sich) fürchten vor, Angst haben vor
feb|ri|cant ['febrɪkənt] *adj* fiebererzeugend, fieberverursachend, pyrogen, pyretisch
feb|ri|cide ['febrɪsaɪd] I *noun* fiebersenkendes Mittel *nt*, Antipyretikum *nt* II *adj* fiebersenkend, antipyretisch
fe|bric|u|la [fɪ'brɪkjələ] *noun* leichtes Fieber *nt*, leichte fieberhafte Erkrankung *f*, Febricula *f*
feb|ri|fa|cient [ˌfebrɪ'feɪʃənt] *adj* fiebererzeugend, fieberverursachend, pyrogen, pyretisch
fe|brif|ic [fɪ'brɪfɪk] *adj* fiebererzeugend, fieberverursachend, pyretisch, pyrogen
feb|ri|fuge ['febrɪfjuːdʒ] *adj* fiebersenkend, antipyretisch, antifebril
feb|rile ['febrɪl] *adj* mit Fieber (verbunden), fieberhaft, fiebernd, fiebrig, fieberig, fieberkrank, febril
fe|cal ['fiːkl] *adj* Kot/Fäzes betreffend, aus Fäkalien bestehend, von Fäkalien stammend, kotig, fäkal, fäkulent, sterkoral
fe|ca|lith ['fiːkəlɪθ] *noun* Kotstein *m*, Koprolith *m*
fe|ca|loid ['fiːkəlɔɪd] *adj* kotig, kotartig, stuhlartig, stuhlähnlich, fäkulent, sterkoral
fe|ca|lo|ma [fiːkə'ləʊmə] *noun* Kotgeschwulst *f*, Fäkalom *nt*, Koprom *nt*, Sterkorom *nt*
fe|ca|lu|ri|a [fiːkə'l(j)ʊərɪə] *noun* Fäkalurie *f*
fe|ces ['fiːsiːz] *plural* Stuhl *m*, Kot *m*, Fäzes *pl*, Faeces *pl*, Fäkalien *pl*
fec|u|lence ['fekjələns] *noun* Kotartigkeit *f*, Fäkulenz *f*
fec|u|lent ['fekjələnt] *adj* kotig, kotartig, stuhlartig, stuhlähnlich, fäkulent, sterkoral
fe|cund ['fiːkənd] *adj* fruchtbar, zeugungsfähig, fortpflanzungsfähig, fertil
fe|cun|da|tion [ˌfiːkən'deɪʃn, ˌfe-] *noun* Befruchtung *f*, Fertilisation *f*
fe|cun|di|ty [fɪ'kʌndətɪ] *noun* Fertilität *f*
feed|back ['fiːdbæk] *noun* Rückkopplung *f*, Feedback *nt*
fel|la|tion [fə'leɪʃn] *noun* Fellatio *f*
fe|male ['fiːmeɪl] I *noun* Frau *f* II *adj* **1.** das weibliche Geschlecht betreffend, weiblich **2.** Frau(en) betreffend, von Frauen, weiblich, Frauen-
fem|i|nine ['femənɪn] *adj* weiblich, feminin
fem|o|ral ['femərəl] *adj* Femur/Oberschenkel(knochen) betreffend, femoral
femoro- *präf.* Femoral-, Oberschenkel-, Femur-
fem|o|ro|ab|dom|i|nal [ˌfemərəʊæb'dɑmɪnl] *adj* Oberschenkel(knochen) und Bauch/Abdomen betreffend oder verbindend, femoroabdominal
fem|o|ro|il|i|ac [ˌfemərə'ɪlɪæk] *adj* Oberschenkel(knochen) und Darmbein/Ilium betreffend oder verbindend, femoroiliakal
fem|o|ro|pa|tel|lar [ˌfemərəʊpə'telər] *adj* Oberschenkel(knochen) und Kniescheibe/Patella betreffend oder verbindend, femoropatellar
fem|o|ro|tib|i|al [ˌfemərə'tɪbɪəl] *adj* Oberschenkel(knochen) und Schienbein/Tibia betreffend oder verbindend, femorotibial
femto- *präf.* Femto-
fe|mur ['fiːmər] *noun, plural* **fem|o|ra** ['femərə], **-murs** **1.** Oberschenkelknochen *m*, Femur *nt*, Os femoris **2.** Oberschenkel *m*
fractured femur Oberschenkelbruch *m*, -fraktur *f*, Femurfraktur *f*
fe|nes|trat|ed ['fenəstreɪtɪd] *adj* mit Fenster(n)/Löchern (versehen), gefenstert, fenestriert
fen|es|tra|tion [ˌfenə'streɪʃn] *noun* **1.** (*chirurg.*) Fensterung(soperation *f*) *f*, Fenestration *f* **2.** (*patholog.*) Fenster *nt*; Defekt *m*
fen|nel ['fenl] *noun* Fenchel *m*, Bitterfenchel *m*, Foeniculum vulgare
fen|u|greek ['fenjʊˌgriːk] *noun* Bockshornklee *m*, Trigonella foenum-graecum
fer|ment ['fɜrment] I *noun* →*enzyme* II *vt* zum Gären bringen, vergären III *vi* gären, in Gärung sein
fer|men|ta|tion [ˌfɜrmen'teɪʃn] *noun* Gärung *f*, Gärungsprozess *m*, Fermentation *f*, Fermentierung *f*
lactic acid fermentation Milchsäuregärung *f*
protein fermentation Eiweißfäulnis *f*, Eiweißgärung *f*
fern|ing ['fɜrnɪŋ] *noun* Farnkrautphänomen *nt*, Arborisationsphänomen *nt*
fer|ri|he|mo|glo|bin [ˌferɪ'hiːməgləʊbɪn] *noun* Methämoglobin *nt*, Hämiglobin *nt*
fer|ri|pro|to|por|phy|rin [ferɪˌprəʊtəʊ'pɔːrfərɪn] *noun* Teichmann-Kristalle *pl*, salzsaures Hämin *nt*, Hämin *nt*, Häminkristalle *pl*, Chlorhämin *nt*, Chlorhäminkristalle *pl*, Chlorhämatin *nt*
fer|ri|tin ['ferɪtɪn] *noun* Ferritin *nt*
fer|ro|ki|net|ics [ˌferəʊkɪ'netɪks] *plural* Ferrokinetik *f*
fer|ro|pro|tein [ˌferəʊ'prəʊtiːn, -tiːɪn] *noun* Ferroprotein *nt*
fer|ro|pro|to|por|phy|rin [ferəʊˌprəʊtəʊ'pɔːrfərɪn] *noun* Häm *nt*, Protohäm *nt*
fer|rox|i|dase [fer'ɑksɪdeɪz] *noun* Zörulo-, Zärulo-, Coerulo-, Caeruloplasmin *nt*, Ferroxidase I *f*
fer|tile ['fɜrtl] *adj* fruchtbar, zeugungsfähig, fortpflanzungsfähig, fertil
fer|til|i|ty [fɜr'tɪlətɪ] *noun* Fruchtbarkeit *f*, Fertilität *f*;

(männliche) Befruchtungs-/Zeugungsfähigkeit *f*
in vitro fertilization In-vitro-Fertilisation *f*
fes|ter ['festər] I *noun* **1.** Geschwür *nt*, Ulkus *nt* **2.** eiternde Wunde *f* II *v* **3.** eitern **4.** verwesen, verfaulen
fes|ter|ing ['festərɪŋ] *adj* purulent, eiternd
fe|tal ['fiːtl] *adj* Fetus oder Fetalperiode betreffend, fetal, fötal
fe|ta|tion [fɪ'teɪʃn] *noun* **1.** Schwangerschaft *f*, Gravidität *f* **2.** Fetusentwicklung *f*, -wachstum *nt*
fe|ti|cide ['fiːtəsaɪd] *adj* den Fetus schädigend oder abtötend, fetizid
fet|id ['fetɪd, 'fiː-] *adj* übelriechend, stinkend, fetid, fötid
fe|to|gen|e|sis [ˌfiːtəʊ'dʒenəsɪs] *noun* Föto-, Fetogenese *f*
fe|tog|ra|phy [fiː'tɑgrəfɪ] *noun* Fetographie *f*, Fetografie *f*
fe|to|ma|ter|nal [ˌfiːtəʊmə'tɜrnl] *adj* Fetus und Mutter betreffend oder verbindend, fetomaternal
fe|top|a|thy [fiː'tɑpəθɪ] *noun* **1.** Embryopathie *f*, Embryopathia *f* **2.** Fetopathie *f*, Fetopathia *f*
antiepileptic fetopathy Antiepileptika-Embryofetopathie *f*
diabetic fetopathy diabetische Embryopathie/Fetopathie *f*, Embryopathia/Fetopathia diabetica
fe|to|pla|cen|tal [ˌfiːtəʊplə'sentl] *adj* Fetus und Mutterkuchen/Plazenta betreffend oder verbindend, fetoplazentar
α-fe|to|pro|tein [ˌfiːtəʊ'prəʊtiːn, -tiːɪn] *noun* α_1-Fetoprotein *nt*, alpha$_1$-Fetoprotein *nt*
fe|tor ['fiːtər] *noun* Foetor *m*
uremic fetor Foetor uraemicus
fe|tos|co|py [fɪ'tɑskəpɪ] *noun* Fetoskopie *f*
fe|to|tox|ic|i|ty [fiːtəʊtɑk'sɪsətɪ] *noun* Fetotoxizität *nt*
fe|tus ['fiːtəs] *noun, plural* **-tus|es** Foetus *m*, Fetus *m*, Foet *m*, Fet *m*
harlequin fetus **1.** Harlekinfetus *m*, Ichthyosis congenita (gravis/universalis), Keratosis diffusa maligna, Hyperkeratosis universalis congenita **2.** (*pädiat.*) Harlekinfetus *m*, Harlekin-Farbwechsel *m*
fe|ver ['fiːvər] *noun* **1.** Fieber *nt*, Febris *f*, Pyrexie *f* **2.** fieberhafte Erkrankung *f*, Fieber *nt*
Aden fever Dengue *nt*, Dengue-Fieber *nt*, Dandy-Fieber *nt*
aestivoautumnal fever Falciparum-Malaria *f*, Tropenfieber *nt*, Aestivoautumnalfieber *nt*, Malaria tropica
African Coast fever East-Coast-Fieber *nt*, bovine Piroplasmose *f*, bovine Theileriose *f*
ague fever Sumpffieber *nt*, Wechselfieber *nt*, Malaria *f*
aphthous fever Maul- und Klauenseuche *f*, echte Maul- und Klauenseuche *f*, Febris aphthosa, Stomatitis epidemica, Aphthosis epizootica
Argentinean hemorrhagic fever Juninfieber *nt*, argentinisches hämorrhagisches Fieber *nt*
aseptic fever aseptisches Fieber *nt*, Febris aseptica
Assam fever viszerale Leishmaniose/Leishmaniase *f*, Kala-Azar *f*, Splenomegalia tropica
Australian Q fever Balkangrippe *f*, Q-Fieber *nt*
autumn fever **1.** japanisches Herbstfieber *nt*, (japanisches) Siebentagefieber *nt*, Nanukayami *nt*, Nanukayami-Krankheit *f* **2.** Feldfieber *nt*, Erntefieber *nt*, Schlammfieber *nt*, Sumpffieber *nt*, Erbsenpflückerkrankheit *f*, Leptospirosis grippotyphosa
bilious fever Febris biliosa
black fever **1.** Felsengebirgsfleckfieber *nt*, amerikanisches Zeckenbissfieber *nt*, Rocky Mountain spotted fever *nt* **2.** viszerale Leishmaniose *f*, viszerale Leishmaniase *f*, Kala-Azar *f*, Splenomegalia tropica
blackwater fever Schwarzwasserfieber *nt*, Febris biliosa et haemoglobinurica
Bolivian hemorrhagic fever bolivianisches hämorrhagisches Fieber *nt*, Madungofieber *nt*
bouquet fever Dengue *nt*, Dengue-Fieber *nt*, Dandy-Fieber *nt*
boutonneuse fever Boutonneusefieber *nt*, Fièvre boutonneuse
Brazilian spotted fever Felsengebirgsfleckfieber *nt*, amerikanisches Zeckenbissfieber *nt*, Rocky Mountain spotted fever *nt*
breakbone fever Dengue *nt*, Dengue-Fieber *nt*, Dandy-Fieber *nt*
cachectic fever viszerale Leishmaniose/Leishmaniase *f*, Kala-Azar *f*, Splenomegalia tropica
camp fever epidemisches/klassisches Fleckfieber *nt*, Läusefleckfieber *nt*, Fleck-, Hunger-, Kriegstyphus *m*, Typhus exanthematicus
cane-field fever Zuckerrohrfieber *nt*, Zuckerplantagenleptospirose *f*, cane-field fever (*nt*)
canicola fever **1.** Kanikola-, Canicolafieber *nt*, Leptospirosis canicola **2.** Stuttgarter-Hundeseuche *f*
catheter fever Katheter-, Urethral-, Harnfieber *nt*, Febris urethralis
cat-scratch fever Katzenkratzkrankheit *f*, cat scratch disease *nt*, benigne Inokulationslymphoretikulose *f*, Miyagawanellose *f*
central fever zentrales Fieber *nt*
Central European tick-borne fever zentraleuropäische Zeckenenzephalitis *f*, Frühsommer-Enzephalitis *f*, Frühsommer-Meningo-Enzephalitis *f*, Central European encephalitis
childbed fever Kindbett-, Wochenbettfieber *nt*, Puerperalfieber *nt*, -sepsis *f*, Febris puerperalis
Colombian tick fever Felsengebirgsfleckfieber *nt*, amerikanisches Zeckenbissfieber *nt*, Rocky Mountain spotted fever *nt*
Colorado tick fever Colorado-Zeckenfieber *nt*, amerikanisches Gebirgszeckenfieber *nt*
Congo-Crimean hemorrhagic fever Kongo-Krim-Fieber *nt*, hämorrhagisches Krim-Fieber *nt*
Congo red fever endemisches/murines Fleckfieber *nt*, Ratten-, Flohfleckfieber *nt*
continued fever kontinuierliches Fieber *nt*, Kontinua *f*, Continua *f*, Febris continua
cosmopolitan relapsing fever epidemisches (europäisches) Rückfallfieber *nt*, Läuserückfallfieber *nt*
cotton-mill fever Baumwollfieber *nt*, Baumwollpneumokoniose *f*, Baumwollstaubpneumokoniose *f*, Byssinose *f*
Crimean hemorrhagic fever Kongo-Krim-Fieber *nt*, hämorrhagisches Krim-Fieber *nt*
dandy fever Dengue *nt*, Dengue-Fieber *nt*, Dandy-Fieber *nt*
date fever Dengue *nt*, Dengue-Fieber *nt*, Dandy-Fieber *nt*
deer-fly fever Tularämie *f*, Hasen-, Nagerpest *f*, Lemming-Fieber *nt*, Ohara-, Francis-Krankheit *f*
dehydration fever Durstfieber *nt*
dengue fever Dengue-Fieber *nt*
desert fever **1.** Wüstenfieber *nt*, Posadas-Mykose *f*, Kokzioidomykose *f*, Coccioidomycose *f*, Granuloma coccioides **2.** San Joaquin-Valley-Fieber *nt*, Wüsten-, Talfieber *nt*, Primärform *f* der Kokzidioidomykose
Dutton's relapsing fever Dutton-(Rückfall-)Fieber *nt*, Rückfallfieber *nt* durch Borrelia duttoni
East Coast fever East-Coast-Fieber *nt*, bovine Piroplasmose/Theileriose *f*
Ebola fever Ebolaviruskrankheit *f*, Ebola-Fieber *nt*, Ebola hämorrhagisches Fieber *nt*
endemic relapsing fever endemisches Rückfallfieber *nt*, Zeckenrückfallfieber *nt*
enteric fever **1.** enterische Salmonellose *f*, Salmonellenenteritis *f* **2.** Bauchtyphus *m*, Typhus (abdominalis) *m*, Febris typhoides
ephemeral fever Eintagsfieber *nt*, Ephemera *f*, Febricula *f*, Febris herpetica/ephemera
epidemic hemorrhagic fever hämorrhagisches Fieber

nt mit renalem Syndrom, koreanisches hämorrhagisches Fieber *nt*, akute hämorrhagische Nephrosonephritis *f*, Nephropathia epidemica
epidemic relapsing fever epidemisches (europäisches) Rückfallfieber *nt*, Läuserückfallfieber *nt*
eruptive fever **1.** Zeckenbissfieber *nt* **2.** mit Exanthem einhergehendes Fieber *nt*, Febris exanthematica
European relapsing fever epidemisches (europäisches) Rückfallfieber *nt*, Läuserückfallfieber *nt*
exsiccation fever Durstfieber *nt*
falciparum fever Falciparum-Malaria *f*, Tropen-, Aestivoautumnalfieber *nt*, Malaria tropica
familial Mediterranean fever familiäres Mittelmeerfieber *nt*, familiäre rekurrente Polyserositis *f*
famine fever Rückfallfieber *nt*, Febris recurrens
Far Eastern hemorrhagic fever epidemisches hämorrhagisches Fieber *nt* mit renalem Syndrom, koreanisches hämorrhagisches Fieber *nt*, akute hämorrhagische Nephrosonephritis *f*, Nephropathia epidemica
field fever **1.** Zuckerrohrfieber *nt*, Zuckerplantagenleptospirose *f*, cane-field fever (*nt*) **2.** Batavia-, Reisfeldfieber *nt*, Leptospirosis bataviae **3.** Feld-, Ernte-, Schlamm-, Sumpffieber *nt*, Erbsenpflückerkrankheit *f*, Leptospirosis grippotyphosa
five-day fever Fünftagefieber *nt*, Wolhyn-Fieber *nt*, Wolhynienfieber *nt*, Febris quintana
flood fever Tsutsugamushi-Fieber *nt*, japanisches Fleckfieber *nt*, Milbenfleckfieber *nt*, Scrub-Typhus *m*
foundryman's fever Metalldampffieber *nt*
glandular fever infektiöse Mononukleose *f*, Pfeiffer-Drüsenfieber *nt*, Monozytenangina *f*, Mononucleosis infectiosa
Hankow fever japanische Schistosomiasis/Bilharziose *f*, Schistosomiasis japonica
Haverhill fever Rattenbisskrankheit II *f*, Rattenbissfieber II *nt*, atypisches Rattenbissfieber *nt*, Haverhill-Fieber *nt*, Bakterien-Rattenbissfieber *nt*, Streptobazillen-Rattenbissfieber *nt*, Erythema arthriticum epidemicum
hay fever Heufieber *nt*, Heuschnupfen *m*
hematuric bilious fever Schwarzwasserfieber *nt*, Febris biliosa et haemoglobinurica
hemoglobinuric fever Schwarzwasserfieber *nt*, Febris biliosa et haemoglobinurica
hemorrhagic fever hämorrhagisches Fieber *nt*
hemp fever Cannabiose *f*, Hanffieber *nt*, Hanfstaublunge *f*
herpetic fever Febris herpetica
hospital fever epidemisches/klassisches Fleckfieber *nt*, Läusefleckfieber *nt*, Fleck-, Hunger-, Kriegstyphus *m*, Typhus exanthematicus
inanition fever Durstfieber *nt*
intermittent fever Wechselfieber *nt*, Febris intermittens
inundation fever Milbenfleckfieber *nt*
island fever Tsutsugamushi-Fieber *nt*, japanisches Fleckfieber *nt*, Milbenfleckfieber *nt*, Scrub-Typhus *m*
jail fever epidemisches/klassisches Fleckfieber *nt*, Läusefleckfieber *nt*, Fleck-, Hunger-, Kriegstyphus *m*, Typhus exanthematicus
Japanese flood fever Tsutsugamushi-Fieber *nt*, japanisches Fleckfieber *nt*, Milbenfleckfieber *nt*, Scrub-Typhus *m*
Japanese river fever Milbenfleckfieber *nt*
jungle fever Sumpf-, Wechselfieber *nt*, Malaria *f*
jungle yellow fever Buschgelbfieber *nt*, Dschungel(gelb)fieber *nt*, sylvatisches Gelbfieber *nt*
Junin fever Juninfieber *nt*, argentinisches hämorrhagisches Fieber *nt*
Katayama fever Katayama-Krankheit *f*, -Fieber *nt*, -Syndrom *nt*
Kedani fever Tsutsugamushi-Fieber *nt*, japanisches Fleckfieber *nt*, Milbenfleckfieber *nt*, Scrub-Typhus *m*
Kew Gardens spotted fever Rickettsienpocken *pl*, Pockenfleckfieber *nt*
Kinkiang fever japanische Schistosomiasis/Bilharziose *f*, Schistosomiasis japonica
Korean hemorrhagic fever hämorrhagisches Fieber *nt* mit renalem Syndrom, koreanisches hämorrhagisches Fieber *nt*, akute hämorrhagische Nephrosonephritis *f*, Nephropathia epidemica
Korin fever hämorrhagisches Fieber *nt* mit renalem Syndrom, Nephropathia epidemica
Lassa fever Lassafieber *nt*
latent typhus fever Brill-Krankheit *f*, Brill-Zinsser-Krankheit *f*
louse-borne relapsing fever endemisches Rückfallfieber *nt*, Zeckenrückfallfieber *nt*
Madungo fever bolivianisches hämorrhagisches Fieber *nt*, Madungofieber *nt*
malarial fever Malaria *f*, Wechselfieber *nt*, Helopyra *f*
malignant tertian fever Tropen-, Aestivoautumnalfieber *nt*, Falciparum-Malaria *f*, Malaria tropica
Malta fever **1.** Bruzellose *f*, Brucellose *f*, Brucellosis *f* **2.** Malta-, Mittelmeerfieber *nt*, Febris mediterranea/melitensis
Manchurian hemorrhagic fever hämorrhagisches Fieber *nt* mit renalem Syndrom, koreanisches hämorrhagisches Fieber *nt*, akute hämorrhagische Nephrosonephritis *f*, Nephropathia epidemica
Marseilles fever Boutonneusefieber *nt*, Fièvre boutonneuse
marsh fever **1.** Sumpffieber *nt*, Wechselfieber *nt*, Malaria *f* **2.** Feldfieber *nt*, Erntefieber *nt*, Schlammfieber *nt*, Sumpffieber *nt*, Erbsenpflückerkrankheit *f*, Leptospirosis grippotyphosa
Mediterranean fever **1.** Malta-, Mittelmeerfieber *nt*, Febris mediterranea/melitensis **2.** Boutonneusefieber *nt*, Fièvre boutonneuse **3.** familiäres Mittelmeerfieber *nt*, familiäre rekurrente Polyserositis *f*
metal fume fever Metalldampffieber *nt*
Meuse fever Wolhyn-Fieber *nt*, Fünftagefieber *nt*, Wolhynienfieber *nt*, Febris quintana
mill fever Baumwollfieber *nt*, Baumwoll(staub)pneumokoniose *f*, Byssinose *f*
Monday fever Baumwollfieber *nt*, Baumwollpneumokoniose *f*, Baumwollstaubpneumokoniose *f*, Byssinose *f*
Mossman fever Tsutsugamushi-Fieber *nt*, japanisches Fleckfieber *nt*, Milbenfleckfieber *nt*, Scrub-Typhus *m*
mountain fever Felsengebirgsfleckfieber *nt*, amerikanisches Zeckenbissfieber *nt*, Rocky Mountain spotted fever *nt*
mountain tick fever Colorado-Zeckenfieber *nt*, amerikanisches Gebirgszeckenfieber *nt*
mud fever Feld-, Ernte-, Schlamm-, Sumpffieber *nt*, Erbsenpflückerkrankheit *f*, Leptospirosis grippotyphosa
Murchison-Pel-Ebstein fever Pel-Ebstein-Fieber *nt*
nine-mile fever Balkangrippe *f*, Q-Fieber *nt*
nodal fever Knotenrose *f*, Erythema nodosum
nonseasonal hay fever perenniale Rhinitis *f*, perenniale allergische Rhinitis *f*
North Queensland tick fever Queensland-, Nordqueensland-Zeckenfieber *nt*
Oroya fever Oroyafieber *nt*
Pahvant Valley fever Tularämie *f*, Hasen-, Nagerpest *f*, Lemming-Fieber *nt*, Ohara-, Francis-Krankheit *f*
paludal fever Sumpf-, Wechselfieber *nt*, Malaria *f*
pappataci fever Phlebotomus-, Pappataci-, Moskitofieber *nt*, Drei-Tage-Fieber *nt*
paratyphoid fever Paratyphus *m*
parrot fever Papageienkrankheit *f*, Psittakose *f*, Ornithose *f*
Pel-Ebstein fever Pel-Ebstein-Fieber *nt*

perennial hay fever perenniale Rhinitis *f*, perenniale allergische Rhinitis *f*
Pfeiffer's glandular fever Pfeiffer-Drüsenfieber *nt*, infektiöse Mononukleose *f*, Monozytenangina *f*, Mononucleosis infectiosa
phlebotomus fever Phlebotomus-, Pappataci-, Moskitofieber *nt*, Drei-Tage-Fieber *nt*
Pontiac fever Pontiac-Fieber *nt*
prison fever epidemisches/klassisches Fleckfieber *nt*, Läusefleckfieber *nt*, Fleck-, Hunger-, Kriegstyphus *m*, Typhus exanthematicus
puerperal fever Wochenbett-, Kindbettfieber *nt*, Puerperalfieber *nt*, -sepsis *f*, Febris puerperalis
Pym's fever Phlebotomus-, Pappataci-, Moskitofieber *nt*, Drei-Tage-Fieber *nt*
pyogenic fever Pyämie *f*
Q fever Balkangrippe *f*, Q-Fieber *nt*
quartan fever **1.** Febris quartana **2.** Malariae-Malaria *f*, Malaria quartana
Queensland fever Queensland-Zeckenfieber *nt*, Nordqueensland-Zeckenfieber *nt*
query fever Balkan-Grippe, Q-Fieber
quintan fever Wolhyn-Fieber *nt*, Fünftagefieber *nt*, Wolhynienfieber *nt*, Febris quintana
quotidian fever **1.** Febris quotidiana **2.** Febris quotidiana bei Malaria (tropica), Malaria quotidiana
rabbit fever Tularämie *f*, Hasen-, Nagerpest *f*, Lemming-Fieber *nt*, Ohara-Krankheit *f*, Francis-Krankheit *f*
recrudescent typhus fever Brill-Krankheit *f*, Brill-Zinsser-Krankheit *f*
recurrent fever Rückfallfieber *nt*, Febris recurrens
red fever endemisches/murines Fleckfieber *nt*, Ratten-, Flohfleckfieber *nt*
red fever of the Congo endemisches/murines Fleckfieber *nt*, Ratten-, Flohfleckfieber *nt*
relapsing fever Rückfallfieber *nt*, Febris recurrens
remittent fever remittierendes Fieber *nt*, Febris remittens
rheumatic fever rheumatisches Fieber *nt*, Febris rheumatica, akuter Gelenkrheumatismus *m*, Polyarthritis rheumatica acuta
Rhodesian fever East-Coast-Fieber *nt*, bovine Piroplasmose/Theileriose *f*
rice-field fever Batavia-, Reisfeldfieber *nt*, Leptospirosis bataviae
Rift Valley fever Rift-Valley-Fieber *nt*
Rocky Mountain spotted fever Felsengebirgsfleckfieber *nt*, amerikanisches Zeckenbissfieber *nt*, Rocky Mountain spotted fever *nt*
salt fever Salzfieber *nt*
sandfly fever Phlebotomus-, Pappataci-, Moskitofieber *nt*, Drei-Tage-Fieber *nt*
São Paulo fever Felsengebirgsfleckfieber *nt*, amerikanisches Zeckenbissfieber *nt*, Rocky Mountain spotted fever (*nt*)
scarlet fever Scharlach *m*, Scharlachfieber *nt*, Scarlatina *f*
Schottmüller's fever Paratyphus *m*
septic fever **1.** septisches Fieber *nt*, Febris septica **2.** Septikämie *f*, Septikhämie *f*, Blutvergiftung *f*, Sepsis *f*
septic scarlet fever septischer Scharlach *m*, Scarlatina septica
seven-day fever **1.** Feld-, Ernte-, Schlamm-, Sumpffieber *nt*, Erbsenpflückerkrankheit *f*, Leptospirosis grippotyphosa **2.** benigne/anikterische Leptospirose *f* **3.** Nanukayami(-Krankheit *f*) *nt*, (japanisches) Siebentagefieber *nt*, japanisches Herbstfieber *nt* **4.** Sakushu-, Akiyami-, Hasamiyami-Fieber *nt*
ship fever epidemisches/klassisches Fleckfieber *nt*, Läusefleckfieber *nt*, Fleck-, Hunger-, Kriegstyphus *m*, Typhus exanthematicus
Sindbis fever Sindbis-Fieber *nt*
slime fever Feld-, Ernte-, Schlamm-, Sumpffieber *nt*, Erbsenpflückerkrankheit *f*, Leptospirosis grippotyphosa
snail fever Schistosomiasis *f*, Bilharziose *f*
solar fever **1.** Dengue *nt*, Dengue-Fieber *nt*, Dandy-Fieber *nt* **2.** Sonnenstich *m*, Heliosis *f*
Songo fever hämorrhagisches Fieber *nt* mit renalem Syndrom, koreanisches hämorrhagisches Fieber *nt*, akute hämorrhagische Nephrosonephritis *f*, Nephropathia epidemica
South African tick-bite fever Boutonneusefieber *nt*, Fièvre boutonneuse
spirillum fever Rückfallfieber *nt*, Febris recurrens
splenic fever Milzbrand *m*, Anthrax *m*
spotted fever Fleckfieber *nt*, Flecktyphus *m*
stiff-neck fever **1.** Dengue *nt*, Dengue-Fieber *nt*, Dandy-Fieber *nt* **2.** Meningokokkenmeningitis *f*, Meningitis cerebrospinalis epidemica
swamp fever **1.** Feld-, Ernte-, Schlamm-, Sumpffieber *nt*, Erbsenpflückerkrankheit *f*, Leptospirosis grippotyphosa **2.** Sumpf-, Wechselfieber *nt*, Malaria *f*
symptomatic fever Wundfieber *nt*, Febris traumatica
tertian fever **1.** Febris tertiana **2.** Tertiana *f*, Dreitagefieber *nt*, Malaria tertiana
thermic fever Hitzschlag *m*, Thermoplegie *f*
thirst fever Durstfieber *nt*
three-day fever Phlebotomus-, Pappataci-, Moskitofieber *nt*, Drei-Tage-Fieber *nt*
tick fever **1.** Zeckenbissfieber *nt* **2.** endemisches Rückfallfieber *nt*, Zeckenrückfallfieber *nt* **3.** Felsengebirgsfleckfieber *nt*, amerikanisches Zeckenbissfieber *nt*, Rocky Mountain spotted fever *nt*
tick-borne relapsing fever Zeckenrückfallfieber *nt*
traumatic fever Wundfieber *nt*, Febris traumatica
tsutsugamushi fever japanisches Fleckfieber *nt*, Tsutsugamushi-Fieber *nt*, Milbenfleckfieber *nt*, Scrub-Typhus *m*
typhoid fever Bauchtyphus *m*, Typhus *m*, Typhus *m* abdominalis, Febris typhoides
undulant fever **1.** undulierendes Fieber *nt*, Febris undulans **2.** Brucellose *f*, Brucellosis *f*, Bruzellose *f*
urban yellow fever klassisches/urbanes Gelbfieber *nt*, Stadtgelbfieber *nt*
urethral fever →*urinary fever*
urinary fever Katheter-, Urethral-, Harnfieber *nt*, Febris urethralis
urticarial fever japanische Schistosomiasis/Bilharziose *f*, Schistosomiasis japonica
uveoparotid fever Heerfordt-Syndrom *nt*, Febris uveoparotidea
vaccinal fever Impffieber *nt*
viral hemorrhagic fever **1.** hämorrhagisches Fieber *nt* **2.** Ebola-Fieber *nt*, Ebola hämorrhagisches Fieber *nt*
vivax fever Dreitagefieber *nt*, Malaria tertiana, Tertiana *f*
war fever epidemisches/klassisches Fleckfieber *nt*, Läusefleckfieber *nt*, Fleck-, Hunger-, Kriegstyphus *m*, Typhus exanthematicus
West African fever Schwarzwasserfieber *nt*, Febris biliosa et haemoglobinurica
West Nile fever West-Nil-Fieber *nt*
Whitmore's fever Whitmore-Krankheit *f*, Pseudomalleus *m*, Pseudorotz *m*, Melioidose *f*, Malleoidose *f*, Melioidosis *f*
Wolhynia fever Wolhyn-Fieber *nt*, Fünftagefieber *nt*, Wolhynienfieber *nt*, Febris quintana
wound fever Wundfieber *nt*, Febris traumatica
Yangtze Valley fever japanische Schistosomiasis/Bilharziose *f*, Schistosomiasis japonica
yellow fever Gelbfieber *nt*
zinc fume fever Gieß(er)fieber *nt*, Zinkfieber *nt*

fe|ver|ish ['fiːvərɪʃ] *adj* mit Fieber (verbunden), fieberhaft, fiebernd, fiebrig, fieberig, fieberkrank, febril

fiber ['faɪbər] *noun* Faser *f*, faserähnliche Struktur *f*, Fibra *f*
A fibers A-Fasern *pl*
aberrant fibers of Déjérine Déjérine-Fasern *pl*, Fibrae aberrantes
adrenergic fibers adrenerge Fasern *pl*
afferent fibers afferente (Nerven-)Fasern *pl*, Neurofibrae afferentes
alpha fibers α-Fasern *pl*, Aα-Fasern *pl*
Alzheimer's fibers Alzheimer-Fibrillen *pl*
anterior external arcuate fibers Fibrae arcuatae externae anteriores
anulo-olivary fibers Fibrae anuloolivares
arcuate fibers Bogenfasern *pl*, bogenförmige Verbindungs-/Assoziationsfasern *pl*, Fibrae arcuatae cerebri
arcuate fibers of cerebrum Fibrae arcuatae cerebri
argentaffin fiber Retikulum-, Retikulinfaser *f*, Gitterfaser *f*, argyrophile Faser *f*
ascending fibers (*ZNS*) aufsteigende Fasern *pl*
association fibers Assoziationsfasern *pl*, -bahnen *pl*, Neurofibrae associationis
B fibers B-Fasern *pl*
beta fibers β-Fasern *pl*, Aβ-Fasern *pl*
Brücke's fibers Brücke-Fasern *pl*, -Muskel *m*, Fibrae longitudinales musculi ciliaris
bulk fiber Ballaststoffe *pl*
caudal fibers Fibrae caudales
cerebello-olivary fibers Fibrae cerebelloolivares
circular fibers of ciliary muscle Müller-Muskel *m*, Fibrae circulares musculi ciliaris
collagen fiber Kollagenfaser *f*
commissural fibers Kommissurenfasern *pl*, Neurofibrae commissurales
corpus callosus fibers Fibrae corporis callosi
corticomesencephalic fibers kortikomesenzephale Fasern *pl*, Fibrae corticomesencephalicae
corticonuclear fibers kortikonukleäre Fasern *pl*, Fibrae corticonucleares, kortikobulbäre Fasern *pl*
corticopontine fibers Großhirn-Brückenfasern *pl*, kortikopontine Fasern *pl*, Fibrae corticopontinae
corticoreticular fibers kortikoretikuläre Fasern *pl*, Fibrae corticoreticulares
corticorubral fibers kortikorubrale Fasern *pl*, Fibrae corticorubrales
corticospinal fibers Pyramidenbahnfasern *pl pl*, Fibrae corticospinales, kortikospinale Fasern *pl*
corticotectal fibers kortikotektale Fasern *pl*, Fibrae corticotectales
corticothalamic fibers Fibrae corticothalamicae, kortikothalamische Fasern *pl*
crude fiber Ballaststoffe *pl*
cuneate fibers Fibrae cuneatae
dentatorubral fibers Fibrae dentatorubrales, dentatorubrale Fasern *pl*
dietary fiber Ballaststoffe *pl*
efferent fibers efferente Nervenfasern *pl*, Neurofibrae efferentes
elastic fiber elastische Faser *f*
fast twitch muscle fiber langsame Muskelfasern *pl*, Typ I Muskelfasern *pl*
frontopontine fibers frontopontine Fasern *pl*, Fibrae frontopontinae
gamma fibers γ-Fasern *pl*, Aγ-Fasern *pl*
geniculocalcarine fibers Fibrae geniculocalcarinae, Gratiolet-Sehstrahlung *f*, Radiatio optica
geniculotemporal fibers Fibrae geniculotemporales, Hörstrahlung *f*, Radiatio acustica
intercrural fibers of superficial inguinal anulus Fibrae intercrurales anuli inguinalis superficialis
internal arcuate fibers Fibrae arcuatae internae
intrathalamic fibers Fibrae intrathalamicae
James fibers James-Bündel *nt*, James-Fasern *pl*
lateral fibers Fibrae laterales
lattice fiber Retikulum-, Retikulinfaser *f*, Gitterfaser *f*, argyrophile Faser *f*
lens fibers Linsenfasern *pl*, Fibrae lentis
lingual fibers Fibrae linguales
long association fibers Fibrae associationis longae, lange Assoziationsfasern *pl*
longitudinal fibers of ciliary muscle Brücke-Fasern *pl*, -Muskel *m*, Fibrae longitudinales musculi ciliaris
longitudinal pontine fibers Fibrae pontis longitudinales, longitudinale Brückenfasern *pl*
Mahaim fibers Mahaim-Fasern *pl*, -Bündel *nt*
medullated nerve fiber markhaltige Nervenfaser *f*
medulloreticulospinal fibers Fibrae medulloreticulospinales
meridional fibers of ciliary muscle Fibrae meridionales musculi ciliaris, Brücke-Fasern *pl*, Brücke-Muskel *m*
muscle fiber Muskelzelle *f*, (einzelne) Muskelfaser *f*
myelinated fiber myelinisierte Nervenfaser *f*, markhaltige Nervenfaser *f*, myelinisierte Faser *f*, markhaltige Faser *f*
myelinated nerve fiber markhaltige Nervenfaser *f*
myocardial fiber Herzmuskel-, Myokardfaser *f*
nerve fiber Nervenfaser *f*, Neurofibra *f*
nonmyelinated fibers myelinfreie Fasern *pl*, marklose Fasern *pl*, marklose Nervenfasern *pl*, myelinfreie Nervenfasern *pl*
nuclear bag fibers Kernsackfasern *pl*
nuclear chain fibers Kernkettenfasern *pl*
oblique fibers of ciliary muscle radiäre Ziliarmuskelfasern *pl*, Fibrae radiales musculi ciliares
oblique fibers of sphincter pyloricus muscle Fibrae obliquae musculi sphincter pyloricus
occipitopontine fibers okzipitopontine Fasern *pl*, Fibrae occipitopontinae
occipitotectal fibers okzipitotektale Fasern *pl*, Fibrae occipitotectales
olfactory fibers Riechfäden *pl*, Fila olfactoria, Riechnerven *pl*
olivospinal fibers Fibrae olivospinales, Helweg-Dreikantenbahn *f*, Tractus olivospinalis
pain fibers Schmerzfasern *pl*
paraventriculohypophysial fibers Fibrae paraventriculohypophysiales
parietopontine fibers parietale Großhirn-Brückenfasern *pl*, Fibrae parietopontinae
periventricular fibers periventrikuläre Fasern *pl*, Fibrae periventriculares
pontocerebellar fibers Fibrae pontocerebellares
poorly myelinated fiber markarme Nervenfaser *f*
postcommissural fibers postkommissurale Fasern *pl*, Fibrae postcommissurales
posterior external arcuate fibers Fibrae arcuatae externae posteriores
postganglionic nerve fibers postganglionäre Nervenfasern *pl*, Neurofibrae postganglionares
postganglionic neurofibers postganglionäre Nervenfasern *pl*, Neurofibrae postganglionares
precommissural fibers präkommissurale Fasern *pl*, Fibrae pretcommissurales
preganglionic nerve fibers präganglionäre Nervenfasern *pl*, Neurofibrae preganglionares
preganglionic neurofibers präganglionäre Nervenfasern *pl*, Neurofibrae preganglionares
projecting fiber Fibra projectionis, Projektionsfaser *f*
projection fiber Projektionsfaser *f*, Fibra projectionis
projection neurofibers Projektionsfasern *pl*, Neurofibrae projectionis
Purkinje's fibers Purkinje-Fasern *pl*
radial fibers of ciliary muscle radiäre Ziliarmuskelfasern *pl*, Fibrae radiales musculi ciliaris
red muscle fiber rote Muskelfaser *f*

Remak's fibers Remak-Fasern *pl*, marklose Fasern *pl*, marklose Nervenfasern *pl*
reticular fiber Retikulum-, Retikulinfaser *f*, Gitterfaser *f*, argyrophile Faser *f*
reticulospinal fibers Fibrae reticulospinales, retikulospinale Fasern *pl*
richly myelinated fiber markreiche Nervenfaser *f*
Rosenthal fibers Rosenthal-Fasern *pl*
rubro-olivary fibers Fibrae rubroolivares, rubro-oliväre Fasern *pl*
Sharpey's fibers Sharpey-Fasern *pl*
short association fibers kurze Assoziationsfasern *pl*, Fibrae associationis breves
slow twitch muscle fiber schnelle Muskelfasern *pl*, Typ II Muskelfasern *pl*
somatic fibers somatische Nervenfasern *pl*, Neurofibrae somaticae
somatoafferent fibers somatoafferente Nervenfasern *pl*
somatoefferent fibers somatoefferente Nervenfasern *pl*
spinobulbar fibers spinobulbäre Fasern *pl*, Fibrae spinobulbares
spinocuneate fibers Fibrae spinocuneatae
spinogracile fibers Fibrae spinogracilis
spinohypothalamic fibers Fibrae spinohypothalamicae
spinomesencephalic fibers Fibrae spinomesencephalicae
spinoperiaqueductal fibers Fibrae spinoperiaqueductales
spinoreticular fibers Fibrae spinoreticulares
spinotectal fibers Fibrae spinotectales
spinothalamic fibers Fibrae spinothalamicae
supraopticohypophysial fibers Fibrae supraopticohypophysiales
tangential fibers tangentiale/tangenziale Nervenfasern *pl*, Neurofibrae tangentiales isocorticis
tecto-olivary fibers Fibrae tectoolivares
tectopontine fibers Fibrae tectopontinae
tectoreticular fibers Fibrae tectoreticulares
temporopontine fibers temporale Großhirn-Brückenfasern *pl*, Fibrae temporopontinae
thalamoparietal fibers Fibrae thalamoparietales, thalamoparietale Fasern *pl*
Tomes's fibers Tomes-Fasern *pl*
tonic muscle fiber tonische Muskelfasern *pl*
trabecular fiber Trabekelband *nt*
transverse pontine fibers transverse Brückenfasern *pl*, Fibrae pontis transversae
type II muscle fiber Typ II Muskelfasern *pl*, schnelle Muskelfasern *pl*
type I muscle fiber Typ I Muskelfasern *pl*, langsame Muskelfasern *pl*
unmyelinated fiber marklose/myelinfreie Nervenfaser *f*
visceral fibers viszerale Nervenfasern *pl*, Neurofibrae automaticae, Neurofibrae viscerales
visceral nerve fibers Neurofibrae automaticae, Neurofibrae viscerales
visceroafferent fibers viszeroafferente Fasern *pl*, viszeroafferente Nervenfasern *pl*
visceroefferent fibers viszeroefferente Fasern *pl*, viszeroefferente Nervenfasern *pl*
white muscle fiber weiße Muskelfaser *f*
yellow fiber elastische Faser *f*
zonular fibers Aufhängefasern *pl* der Linse, Zonularfasern *pl*, Fibrae zonulares

fi|ber|gas|tro|scope [ˌfaɪbərˈgæstrəskəʊp] *noun* Glasfaser-, Fibergastroskop *nt*

fi|ber|scope [ˈfaɪbərskəʊp] *noun* Fiberendoskop *nt*

fibr- *präf.* Faser-, Fibro-

fi|brates [faɪˈbreɪts] *plural* Fibrate *pl*

fi|bre [ˈfaɪbər] *noun* → *fiber*

fi|bre|mia [faɪˈbriːmɪə] *noun* → *fibrinemia*

fi|bril [ˈfaɪbrəl] *noun* Fibrille *f*, Filament *nt*, Filamentbündel *nt*
muscle fibril Muskelfaser *f*, Myofibrille *f*
nerve fibril Achsenzylinder *m*, Axon *nt*, Neuraxon *nt*

fi|bril|lar [ˈfaɪbrɪlər] *adj* Fibrille(n) betreffend, aus Fibrillen bestehend, (fein-)faserig, fibrillär

fi|bril|la|tion [ˌfaɪbrɪˈleɪʃn] *noun* **1.** (*patholog.*) Faserbildung *f*, Auffaserung *f* **2.** (*patholog.*) Fibrillieren *nt*, Fibrillation *f* **3.** (*kardiol.*) Flimmern *nt*
atrial fibrillation Vorhofflimmern *nt*, Delirium cordis
auricular fibrillation Vorhofflimmern *nt*
ventricular fibrillation Kammerflimmern *nt*

fi|brin [ˈfaɪbrɪn] *noun* Fibrin *nt*

fi|brin|ase [ˈfaɪbrɪneɪz] *noun* **1.** Faktor XIII *m*, fibrinstabilisierender Faktor *m*, Laki-Lorand-Faktor *m* **2.** → *fibrinolysin*

fi|bri|ne|mia [ˌfaɪbrəˈniːmɪə] *noun* Fibrinämie *f*

fibrino- *präf.* Fibrin-, Fibrino-

fi|brin|o|gen [faɪˈbrɪnədʒən] *noun* Fibrinogen *nt*, Faktor I *m*
nonclottable fibrinogen nicht-gerinnbares Fibrinogen *nt*, Dysfibrinogen *nt*

fi|bri|nog|e|nase [ˌfaɪbrɪˈnɒdʒəneɪz] *noun* Thrombin *nt*, Faktor IIa *m*

fi|brin|o|ge|ne|mia [faɪˌbrɪnədʒəˈniːmɪə] *noun* Fibrinogenämie *f*, Hyperfibrinogenämie *f*

fi|bri|no|gen|e|sis [ˌfaɪbrɪnəˈdʒenəsɪs] *noun* Fibrinbildung *f*, Fibrinogenese *f*

fi|bri|no|gen|ic [ˌfaɪbrɪnəˈdʒenɪk] *adj* fibrinbildend, fibrinogen

fi|bri|no|ge|nol|y|sis [ˌfaɪbrɪnədʒɪˈnɒlɪsɪs] *noun* Fibrinogenauflösung *f*, -spaltung *f*, -inaktivierung *f*, Fibrinogenolyse *f*

fi|bri|no|gen|o|lyt|ic [ˌfaɪbrɪnəˌdʒenəˈlɪtɪk] *adj* Fibrinogenolyse betreffend, fibrinogenauflösend, fibrinogenspaltend, fibrinogeninaktivierend, fibrinogenolytisch

fi|brin|o|gen|o|pe|nia [faɪbrɪnəˌdʒenəˈpiːnɪə] *noun* Fibrinogenmangel *m*, Fibrinogenopenie *f*, Hypofibrinogenämie *f*, Fibrinopenie *f*

fi|brin|oid [ˈfaɪbrɪnɔɪd] **I** *noun* Fibrinoid *nt* **II** *adj* fibrinähnlich, -artig, fibrinoid

fi|brin|o|ki|nase [faɪˌbrɪnəˈkaɪneɪz, -ˈkɪn-] *noun* Fibrinokinase *f*

fi|bri|nol|y|sin [ˌfaɪbrəˈnɒləsɪn] *noun* Fibrinolysin *nt*, Plasmin *nt*
streptococcal fibrinolysin Streptokinase *f*

fi|bri|nol|y|sis [ˌfaɪbrəˈnɒlɪsɪs] *noun* Fibrinspaltung *f*, Fibrinolyse *f*

fi|brin|o|ly|so|ki|nase [faɪˌbrɪnəˌlaɪsəˈkaɪneɪz] *noun* Fibrinolysokinase *f*

fi|bri|no|lyt|ic [ˌfaɪbrɪnəˈlɪtɪk] *adj* Fibrinolyse betreffend oder verursachend, fibrinspaltend, fibrinolytisch

fi|bri|no|pe|nia [ˌfaɪbrɪnəˈpiːnɪə] *noun* → *fibrinogenopenia*

fi|bri|no|pep|tide [ˌfaɪbrɪnəˈpeptaɪd] *noun* Fibrinopeptid *nt*

fi|brin|ous [ˈfaɪbrɪnəs] *adj* Fibrin betreffend oder enthaltend, fibrinartig, fibrinhaltig, fibrinreich, fibrinös

fi|brin|u|ria [ˌfaɪbrɪˈn(j)ʊərɪə] *noun* Fibrinurie *f*

fibro- *präf.* Faser-, Fibro-

fi|bro|ad|e|no|ma [ˌfaɪbrəʊædəˈnəʊmə] *noun* Fibroadenom *nt*, Fibroadenoma *nt*, Adenofibrom *nt*, Adenoma fibrosum
intracanalicular fibroadenoma intrakanalikuläres Fibroadenom *nt* der Brust, intrakanalikulär-wachsendes Fibroadenom *nt* der Brust, Fibroadenoma intracanaliculare
pericanalicular fibroadenoma kanalikuläres Fibroadenom *nt* der Brust, kanalikulär-wachsendes Fibroadenom *nt* der Brust, Fibroadenoma pericanaliculare

fi|bro|ad|e|no|sis [ˌfaɪbrəʊædəˈnəʊsɪs] *noun* Fibroadenose *f*, Fibroadenomatosis

F

fi|bro|an|gi|o|ma [faɪbrəʊˌændʒɪˈəʊmə] *noun* Fibroangiom *nt*, Fibroangioma *nt*
nasopharyngeal fibroangioma Nasenrachenfibrom *nt*, juveniles Nasenrachenfibrom *nt*, Schädelbasisfibrom *nt*, Basalfibroid *nt*, Basalfibrom *nt*
fi|bro|blast [ˈfaɪbrəblæst] *noun* juvenile Bindegewebszelle *f*, Fibroblast *m*
fi|bro|blas|tic [ˌfaɪbrəˈblæstɪk] *adj* Fibroblasten betreffend, fibroblastisch
fi|bro|blas|to|ma [ˌfaɪbrəʊblæsˈtəʊmə] *noun* **1.** → *fibroma* **2.** → *fibrosarcoma*
fi|bro|car|ci|no|ma [faɪbrəʊˌkɑːrsɪˈnəʊmə] *noun* szirrhöses Karzinom *nt*, Faserkrebs *m*, Szirrhus *m*, Skirrhus *m*, Carcinoma scirrhosum
fi|bro|car|ti|lage [ˌfaɪbrəˈkɑːrtlɪdʒ] *noun* fibröser Knorpel *m*, Faserknorpel *m*, Bindegewebsknorpel *m*, Cartilago fibrosa/collagenosa
interpubic fibrocartilage Fibrocartilago interpubica, Discus interpubicus
fi|bro|car|ti|lag|i|nous [ˌfaɪbrəˌkɑːrtɪˈlædʒənəs] *adj* Faserknorpel betreffend, aus Faserknorpel bestehend, fibrochondral, fibrokartilaginär, faserknorpelig
fi|bro|chon|dri|tis [ˌfaɪbrəʊkɑnˈdraɪtɪs] *noun* Faserknorpelentzündung *f*, Fibrochondritis *f*
fi|bro|chon|dro|ma [ˌfaɪbrəʊkɑnˈdrəʊmə] *noun* Fibrochondrom *nt*
fi|bro|cyte [ˈfaɪbrəʊsaɪt] *noun* Bindegewebszelle *f*, Fibrozyt *m*
fi|bro|dys|pla|sia [ˌfaɪbrəʊdɪsˈpleɪʒ(ɪ)ə, -zɪə] *noun* fibröse Dysplasie *f*, Fibrodysplasia *f*, Dysplasia fibrosa
fi|bro|e|las|tic [ˌfaɪbrəɪˈlæstɪk] *adj* aus Kollagen und elastischen Fasern bestehend, fibroelastisch
fi|bro|e|las|to|sis [ˌfaɪbrəʊɪlæsˈtəʊsɪs] *noun* Fibroelastose *f*, Fibroelastosis *f*
endocardial fibroelastosis Endokardfibroelastose *f*, Fibroelastosis endocardii
fi|bro|en|chon|dro|ma [faɪbrəʊˌenkɑnˈdrəʊmə] *noun* Fibroenchondrom *nt*
fi|bro|ep|i|the|li|al [ˌfaɪbrəepɪˈθiːlɪəl] *adj* fibroepithelial
fi|bro|ep|i|the|li|o|ma [ˌfaɪbrəʊepɪˌθɪlɪˈəʊmə] *noun* Fibroepitheliom *nt*, Fibroepithelioma *nt*
premalignant fibroepithelioma Pinkus-Tumor *m*, prämalignes Fibroepitheliom *nt*, fibroepithelialer Tumor *m*, fibroepithelialer Tumor *m* Pinkus, Fibroepithelioma Pinkus
fi|bro|fas|ci|tis [ˌfaɪbrəʊfəˈsaɪtɪs] *noun* Fibromyalgie *f*, Fibrositissyndrom *nt*, Weichteilrheumatismus *m*
fi|bro|gen|e|sis [ˌfaɪbrəˈdʒenəsɪs] *noun* Fasersynthese *f*, -bildung *f*, Fibrogenese *f*
fi|bro|gen|ic [ˌfaɪbrəˈdʒenɪk] *adj* die Faserbildung induzierend, fibrogen
fi|brog|li|a [faɪˈbrɑglɪə] *noun* Fibroglia *f*
fi|bro|gli|o|ma [ˌfaɪbrəglaɪˈəʊmə] *noun* Fasergliom *nt*, Fibrogliom *nt*
fi|broid|ec|to|my [ˌfaɪbrɔɪˈdektəmɪ] *noun* Fibroidektomie *f*, Fibromektomie *f*
fi|bro|ker|a|to|ma [ˌfaɪbrəkerəˈtəʊmə] *noun* Fibrokeratom *nt*
digital fibrokeratoma erworbenes digitales Fibrokeratom *nt*, erworbenes akrales Fibrokeratom *nt*
fi|bro|li|po|ma [ˌfaɪbrəʊlɪˈpəʊmə] *noun* Fibrolipom *nt*, Lipoma fibrosum
fi|bro|ma [faɪˈbrəʊmə] *noun* Bindegewebsgeschwulst *f*, Fibrom *nt*, Fibroma *nt*
chondromyxoid fibroma Chondrofibrom *nt*, chondromyxoides Fibrom *nt*
cystic fibroma zystisches Fibrom *nt*, Fibroma cysticum
hard fibroma hartes Fibrom *nt*, Fibroma durum
intracanalicular fibroma intrakanalikuläres Fibroadenom *nt* der Brust, intrakanalikulär-wachsendes Fibroadenom *nt* der Brust, Fibroadenoma intracanaliculare
juvenile nasopharyngeal fibroma Nasenrachenfibrom *nt*, juveniles Nasenrachenfibrom *nt*, Schädelbasisfibrom *nt*, Basalfibroid *nt*, Basalfibrom *nt*
osteogenic fibroma Osteoblastom *nt*
ovarian fibroma Eierstockfibrom *nt*, Ovarialfibrom *nt*
recurrent digital fibroma of childhood infantile digitale Fibromatose *f*, juvenile Fibromatose *f*
senile fibroma Stielwarze *f*, Akrochordon *nt*, Acrochordom *nt*
soft fibroma weiches Fibrom *nt*, Fibroma molle
telangiectatic fibroma **1.** teleangiektatisches Fibrom *nt*, Fibroma cavernosum, Fibroma teleangiectaticum, Fibrohämangiom *nt* **2.** Angiofibrom *nt*
fi|bro|ma|to|sis [faɪˌbrəʊməˈtəʊsɪs] *noun* Fibromatose *f*, Fibromatosis *f*
congenital generalized fibromatosis kongenitale generalisierte Fibromatose *f*
extra-abdominal fibromatosis extraabdominelle/extraabdominale Fibromatose *f*
gingival fibromatosis fibröse Gingivahyperplasie *f*, fibröse Zahnfleischhyperplasie *f*, Fibromatosis gingivae, Elephantiasis gingivae
infantile digital fibromatosis infantile digitale Fibromatose *f*, juvenile Fibromatose *f*
palmar fibromatosis palmare Fibromatose *f*, Palmarfibromatose *f*
penile fibromatosis Penisfibromatose *f*
plantar fibromatosis Ledderhose-Syndrom I *nt*, Morbus Ledderhose *m*, plantare Fibromatose *f*, Plantaraponeurosenkontraktur *f*, Dupuytren-Kontraktur *f* der Plantarfaszie, Fibromatosis plantae
fi|brom|ec|to|my [ˌfaɪbrəʊˈmektəmɪ] *noun* Fibromentfernung *f*, -exzision *f*, Fibromektomie *f*
fi|bro|my|ec|to|my [ˌfaɪbrəʊmaɪˈektəmɪ] *noun* Fibromentfernung *f*, -exzision *f*, Fibromektomie *f*
fi|bro|my|o|ma [ˌfaɪbrəʊmaɪˈəʊmə] *noun* Fibromyom *nt*
fi|bro|my|o|mec|to|my [ˌfaɪbrəʊmaɪəˈmektəmɪ] *noun* Fibromyomexzision *f*, Fibromyomektomie *f*
fi|bro|my|o|si|tis [ˌfaɪbrəʊˌmaɪəˈsaɪtɪs] *noun* Fibromyositis *f*
fi|bro|nec|tin [ˌfaɪbrəˈnektɪn] *noun* Fibronektin *nt*, -nectin *nt*
fi|bro|neu|ro|ma [ˌfaɪbrəʊnjʊəˈrəʊmə] *noun* Neurofibrom *nt*, Fibroneurom *nt*
fi|bro|nu|cle|ar [ˌfaɪbrəˈn(j)uːklɪər] *adj* fibronukleär
fibro-osteoma *noun* verknöcherndes Fibrom *nt*, ossifizierendes Fibrom *nt*, Fibroosteom *nt*
fi|bro|pap|il|lo|ma [faɪbrəʊˌpæpəˈləʊmə] *noun* fibroepitheliales Papillom *nt*, Fibropapillom *nt*
fi|bro|pla|sia [ˌfaɪbrəʊˈpleɪʒ(ɪ)ə] *noun* Fibroplasie *f*, Fibroplasia *f*
retrolental fibroplasia retrolentale Fibroplasie *f*, Frühgeborenenretinopathie *f*, Terry-Syndrom *nt*, Retinopathia praematurorum
fi|bro|sar|co|ma [ˌfaɪbrəʊsɑːrˈkəʊmə] *noun* Fibrosarkom *nt*, Fibrosarcoma *nt*
fi|bro|sis [faɪˈbrəʊsɪs] *noun, plural* **-ses** [-siːz] Fibrose *f*
African endomyocardial fibrosis Endomyokardfibrose *f*, Endomyokardose *f*, Endokardfibroelastose *f*
cystic fibrosis Mukoviszidose *f*, zystische (Pankreas-)Fibrose *f*, Fibrosis pancreatica cystica
diffuse interstitial pulmonary fibrosis Lungenzirrhose *f*, diffuse interstitielle Lungenfibrose *f*
endocardial fibrosis Endokardfibrose *f*
endomyocardial fibrosis Endomyokardfibrose *f*, Endokardfibroelastose *f*, Endomyokardose *f*
hepatic fibrosis Leberfibrose *f*
hepatolienal fibrosis Banti-Krankheit *f*, -Syndrom *nt*
idiopathic pulmonary fibrosis idiopathische Lungenfibrose *f*, fibrosierende Alveolitis *f*
intimal fibrosis Intimafibrose *f*
mediastinal fibrosis Mediastinalfibrose *f*
middle ear fibrosis Paukenfibrose *f*, adhäsive Otitis

media (chronica)
myocardial fibrosis Myokardfibrose *f*, Myofibrosis cordis
pancreatic fibrosis Pankreasfibrose *f*
panmural fibrosis of the bladder chronisch interstitiell Blasenentzündung *f*, Cystitis intermuralis/interstitialis
periportal hepatic fibrosis periportale Leberfibrose *f*
pleural fibrosis Pleuraschwarte *f*, -schwiele *f*
proliferative fibrosis proliferative Fibrose *f*
pulmonary fibrosis **1.** Lungenfibrose *f* **2.** Lungenzirrhose *f*, diffuse interstitielle Lungenfibrose *f*
radiation fibrosis Strahlenfibrose *f*
retroperitoneal fibrosis **1.** Ormond-Syndrom *nt*, (idiopathische) retroperitoneale Fibrose *f* **2.** symptomatische retroperitoneale Fibrose *f*

fi|bro|si|tis [ˌfaɪbrə'saɪtɪs] *noun* Weichteil-, Muskelrheumatismus *m*, Fibrositis-Syndrom *nt*

fi|brot|ic [faɪ'brɑtɪk] *adj* Fibrose betreffend, fibrotisch

fi|brous ['faɪbrəs] *adj* faserig, faserreich, fibrös; bindegewebsartig, bandartig, sehnenartig, desmoid

fib|u|la ['fɪbjələ] *noun, plural* **-las, -lae** [-liː] Wadenbein *nt*, Fibula *f*
fractured fibula Wadenbeinbruch *m*, -fraktur *f*, Fibulafraktur *f*

fib|u|lar ['fɪbjələr] *adj* Wadenbein/Fibula betreffend, fibular, peronäal, peroneal

fi|co|sis [faɪ'kəʊsɪs] *noun* Sycosis *f*

field [fiːld] *noun* Feld *nt*, Gebiet *nt*, Bezirk *m*, Bereich *m*
field of gaze Blickfeld *nt*
visual field Augenfeld *nt*; Blick-, Gesichtsfeld *nt*

fil|a|ment ['fɪləmənt] *noun* fadenförmiger Fortsatz *m*, Filament *nt*, Filamentum *nt*
axial filament Achsenfaden *m*, Axonem *nt*
fungal filament Pilzfaden *m*, Hyphe *f*
meningeal filament Filum terminale
filament of meninges Filum terminale
spermatic filament Samenfaden *m*
terminal filament Filum spinale

fil|a|men|tous [fɪlə'mentəs] *adj* **1.** fadenförmig, faserig, faserartig, Fasern-; filiform **2.** filamentös
root filaments of spinal nerves (Spinal-)Wurzelfasern *pl*, Fila radicularia

fi|lar|i|a [fɪ'leərɪə] *noun, plural* **-i|ae** [fɪ'leərɪˌiː] Filarie *f*, Filaria *f*
Bancroft's filaria Bancroft-Filarie *f*, Wuchereria bancrofti
Brug's filaria Malayenfilarie *f*, Brugia malayi, Wuchereria malayi

Fi|lar|i|a [fɪ'leərɪə] *noun* Filaria *f*
Filaria diurna **1.** →*Filaria loa* **2.** Microfilaria diurna
Filaria dracunculus Medinawurm *m*, Guineawurm *m*, Dracunculus medinensis, Filaria medinensis
Filaria immitis Herzwurm *m*, Dirofilaria immitis
Filaria loa Wanderfilarie *f*, Taglarvenfilarie *f*, Augenwurm *m*, Loa loa
Filaria medinensis Medinawurm *m*, Guineawurm *m*, Dracunculus medinensis, Filaria medinensis
Filaria volvulus Knäuelfilarie *f*, Onchocerca volvulus

fi|lar|i|al [fɪ'leərɪəl] *adj* Filarie(n) betreffend, Filarien-

fil|a|ri|a|sis [ˌfɪlə'raɪəsɪs] *noun* Filarieninfektion *f*, Filariose *f*, Filariasis *f*
Bancroft's filariasis Wuchereria bancrofti-Filariose *f*, Wuchereriasis bancrofti, Filariasis bancrofti, Bancroftose *f*
Brug's filariasis Brugia malayi-Filariose *f*, Brugiose *f*, Filariasis malayi
Malayan filariasis Brugia-malayi-Filariose *f*, Brugiose *f*, Filariasis malayi

fi|lar|i|ci|dal [fɪˌleərɪ'saɪdl] *adj* filarien(ab)tötent, filarizid

fil|i|form ['fɪləfɔːrm, 'faɪl-] *adj* fadenförmig, faserig, faserartig, filiform

fil|let ['fɪlɪt] *noun* Schleife *f*, Lemniskus *m*, Lemniscus *m*

fill|ing ['fɪlɪŋ] *noun* Plombe *f*

film [fɪlm] I *noun* **1.** Film *m*, Membran *f*, Membrane *f* **2.** Film *m*, Überzug *m*, (dünne) Schicht *f*, Häutchen *nt*, Belag *m* **3.** Film *m*; Bild *nt*, Aufnahme *f* II *v* überziehen (*with* mit); ein Häutchen bilden
plain film Leeraufnahme *f*
roentgenographic film **1.** Röntgenfilm *m* **2.** Röntgenaufnahme *f*, Röntgenbild *nt*
x-ray film **1.** Röntgenfilm *m* **2.** Röntgenaufnahme *f*, Röntgenbild *nt*

fil|ter ['fɪltər] I *noun* Filter *m/nt* II *v* filtern, filtrieren
bacterial filter Bakterienfilter *m*

fil|trate ['fɪltreɪt] I *noun* Filtrat *nt* II *v* (ab-)filtern, filtrieren
glomerular filtrate Glomerulumfiltrat *nt*, glomeruläres Filtrat *nt*

fil|tra|tion [fɪl'treɪʃn] *noun* Filtration *f*, Filtrierung *f*, Filtrieren *nt*

fim|bria ['fɪmbrɪə] *noun, plural* **-bri|ae** [-brɪiː] Franse *f*, fransenartige Struktur *f*, Fimbrie *f*, Fimbria *f*
ovarian fimbria längste Tubenfimbrie *f*, Ovarialfimbrie *f*, Fimbria ovarica
fimbriae of uterine tube Tubenfimbrien *pl*, Fimbriae tubae uterinae

fim|bri|ate ['fɪmbrɪɪt, -eɪt] *adj* mit Fransen/Fimbrien besetzt, befranst

fim|bri|ec|to|my [ˌfɪmbrɪ'ektəmɪ] *noun* Fimbriektomie *f*

fim|bri|o|cele ['fɪmbrɪəsiːl] *noun* Fimbriozele *f*

fim|bri|ol|y|sis [fɪmbrɪ'ɑlɪsɪs] *noun* Fimbriolyse *f*

fim|bri|o|plas|ty ['fɪmbrɪəplæstɪ] *noun* Fimbrienplastik *f*

find|ing ['faɪndɪŋ] *noun* (*auch* findings *plural*) Befund *m*; Beobachtung *f*

fin|ger ['fɪŋgər] I *noun* Finger *m*; (*anatom.*) Digitus *m* II *v* befühlen, betasten, (be-)fingern, anfassen, herumfingern (an)
baseball finger Hammerfinger *m*
clubbed fingers Trommelschlegelfinger *pl*, Digiti hippocratici
dead fingers Akroasphyxia *f*, Akroasphyxie *f*, Akrozyanose *f*
drop finger Hammerfinger *m*
drumstick fingers Trommelschlegelfinger *pl*, Digiti hippocratici
fifth finger Kleinfinger *m*, Digitus minimus/quintus
first finger Daumen *m*, Pollex *m*
fourth finger Ringfinger *m*, Digitus anularis/quartus
hammer finger Hammerfinger *m*
hippocratic fingers Trommelschlegelfinger *pl*, Digiti hippocratici
index finger Zeigefinger *m*, Index *m*, Digitus secundus
little finger Kleinfinger *m*, Digitus minimus/quintus manus
Madonna fingers Madonnenfinger *pl*
mallet finger Hammerfinger *m*
middle finger Mittelfinger *m*, Digitus medius/tertius
ring finger Ringfinger *m*, Digitus anularis/quartus
second finger Zeigefinger *m*, Index *m*, Digitus secundus
spider fingers **1.** Spinnenfingrigkeit *f*, Arachnodaktylie *f*, Dolichostenomelie *f* **2.** Marfan-Syndrom *nt*, Arachnodaktylie-Syndrom *nt*
stub fingers Stummelfingrigkeit *f*, Perodaktylie *f*
third finger Mittelfinger *m*, Digitus medius/tertius
waxy fingers Akroasphyxia *f*, Akroasphyxie *f*, Akrozyanose *f*

fin|ger|ag|no|sia [ˌfɪŋgəræg'nəʊʒ(ɪ)ə] *noun* Fingeragnosie *f*

fin|ger|nail ['fɪŋgərneɪl] *noun* (Finger-)Nagel *m*; (*anatom.*) Unguis *m*

fin|ger|print ['fɪŋgərprɪnt] *noun* Fingerabdruck *m*, Daktylogramm *nt*

fin|ger|tip ['fɪŋgərtɪp] *noun* Fingerspitze *f*

fire ['faɪər] *noun* **1.** Feuer *nt*, Flamme *f* **2.** Fieber *nt*, Febris *f*, Pyrexie *f* **3.** fieberhafte Erkrankung *f*, Fieber *nt* **4.** (*patholog.*) Entzündung *f*, Inflammation *f*, Inflammatio *f*

St. Anthony's fire **1.** Wundrose *f*, Rose *f*, Erysipel *nt*, Erysipelas *nt*, Streptodermia cutanea lymphatica **2.** Vergiftung *f* durch Mutterkornalkaloide, Ergotismus *m*

fis|sion ['fɪʃn] I *noun* **1.** Spaltung *f*, Spalten *nt* **2.** Teilung *f*, Zellteilung *f* **3.** Kernspaltung *f* II *vt* spalten III *vi* sich spalten

cellular fission Zellteilung *f*, -spaltung *f*

multiple fissions Sporenbildung *f*, Sporulation *f*

fis|sure ['fɪʃər] I *noun* Spalt(e *f*) *m*, Furche *f*, Rinne *f*, Fissur *f*, Fissura *f* II *vt* spalten III *vi* sich spalten, aufspringen

abdominal fissure Bauchwandspalte *f*

anal fissure Analfissur *f*, Fissura ani

angular fissure Fissura sphenopetrosa

ansoparamedian fissure Fissura ansoparamedianis, Fissura lunogracilis

anterior inferior fissure of cerebeli Fissura anterior inferior cerebelli, Fissura intrabiventralis

anterior median fissure of medulla oblongata vordere Mittelfurche *f*, Fissura mediana anterior medullae oblongatae

anterior median fissure of spinal cord vordere Rückenmarksfissur *f*, Fissura mediana anterior medullae spinalis

antitragohelicine fissure Antitragus-Helix-Trennfurche *f*, Fissura antitragohelicina

basilar fissure Fissura sphenooccipitalis

fissure of Bichat Fissura ligamenti teretis

bicipital fissure Bizepsrinne *f*, Sulcus bicipitalis

Broca's fissure Broca-Fissur *f*

Burdach's fissure Burdach-Spalte *f*

calcarine fissure Spornfurche *f*, Kalkarina *f*, Fissura calcarina, Sulcus calcarinus

callosal fissure Sulcus corporis callosi

callosomarginal fissure Sulcus cinguli

central fissure Rolando-Fissur *f*, Zentralfurche *f* des Großhirns, Sulcus centralis cerebri

cerebellar fissures Kleinhirnfurchen *pl*, Fissurae cerebelli

choroid fissure **1.** Augenbecherspalte *f* **2.** Fissura choroidea

choroidal fissure Fissura choroidea

collateral fissure Sulcus collateralis

detate fissure Fissura hippocampi, Sulcus hippocampalis

dorsal median fissure of medulla oblongata hintere Mittelfurche *f*, Sulcus medianus dorsalis medullae oblongatae

dorsal median fissure of spinal cord hintere Rückenmarksfurche *f*, Sulcus medianus dorsalis medullae spinalis

dorsolateral fissure of cerebellum Fissura posterolateralis cerebelli

Duverney's fissure Incisura cartilaginis meatus acustici externi

glaserian fissure Glaser-Spalte *f*, Fissura petrotympanica

fissure of glottis Stimmritze *f*, Rima glottidis

hippocampal fissure Fissura hippocampi, Sulcus hippocampalis

horizontal fissure of cerebellum Fissura horizontalis cerebelli

horizontal fissure of right lung horizontaler Interlobärspalt *m*, Fissura horizontalis pulmonis dextris

inferior orbital fissure Augenhöhlenbodenspalte *f*, untere Orbitaspalte *f*, Fissura orbitalis inferior

inferofrontal fissure Sulcus frontalis inferior

interparietal fissure Sulcus intraparietalis

intrabiventral fissure Fissura intrabiventralis

lacrimal fissure Sulcus lacrimalis ossis lacrimalis

fissure of laryngeal vestibule Vorhofspalte *f*, -ritze *f*, Rima vestibuli laryngis

lateral bicipital fissure seitliche Bizepsrinne *f*, Sulcus bicipitalis lateralis/radialis

lateral fissure of cerebrum Sulcus lateralis cerebri

fissure for ligamentum teres Fissura ligamenti teretis

fissure for ligamentum venosum Fissura ligamenti venosi

longitudinal fissure of cerebrum mediale Längsspalte *f* des Großhirns, Fissura longitudinalis cerebri

lunogracile fissure Fissura lunogracilis

medial bicipital fissure mediale Bizepsrinne *f*, Sulcus bicipitalis medialis/ulnaris

fissure of Monro Sulcus hypothalamicus

oblique fissure of lung schräger Interlobärspalt *m*, Fissura obliqua pulmonis

occipital fissure Sulcus parietooccipitalis

occipitosphenoidal fissure Fissura sphenooccipitalis

oral fissure Mundspalte *f*, Rima oris

palpebral fissure Lidspalte *f*, Rima palpebrarum

Pansch's fissure Sulcus intraparietalis

petromastoid fissure Fissura tympanomastoidea

petro-occipital fissure Fissura petrooccipitalis

petrosphenoid fissure Fissura sphenopetrosa

petrosquamosal fissure Fissura petrosquamosa

petrosquamous fissure Fissura petrosquamosa

petrotympanic fissure Glaser-Spalte *f*, Fissura petrotympanica

portal fissure Leberpforte *f*, Porta hepatis

postcentral fissure Sulcus postcentralis

posterior fissure of auricle Antitragus-Helix-Trennfurche *f*, Fissura antitragohelicina

posterolateral fissure Fissura posterolateralis

posterolateral fissure of cerebellum Fissura posterolateralis cerebelli

postpyramidal fissure Fissura secunda cerebelli

prebiventral fissure Fissura prebiventralis

precentral fissure Sulcus precentralis

prepyramidal fissure Fissura prepyramidalis, Fissura prebiventralis

primary fissure Fissura prima cerebelli

primary fissure of lung schräger Interlobärspalt *m*, Fissura obliqua pulmonis

pterygoid fissure Incisura pterygoidea

pterygomaxillary fissure Fissura pterygomaxillaris

pterygotympanic fissure Glaser-Spalte *f*, Fissura petrotympanica

pudendal fissure Schamspalte *f*, Rima pudendi

fissure of Rolando Rolando-Fissur *f*, Zentralfurche *f* des Großhirns, Sulcus centralis cerebri

fissure of round ligament (Leber-)Furche *f* für Ligamentum teres hepatis, Fissura ligamenti teretis

Santorini's fissures Spalten *pl* des Gehörgangsknorpels, Incisurae cartilaginis meatus acustici

Schwalbe's fissure Fissura choroidea

sclerotomic fissure Sklerotomfissur *f*

secondary fissure Fissura secunda cerebelli

secondary fissure of lung horizontaler Interlobärspalt *m*, Fissura horizontalis pulmonis dextris

sphenoidal fissure Augenhöhlendachspalte *f*, obere Orbitaspalte *f*, Fissura orbitalis superior

spheno-occipital fissure Fissura sphenooccipitalis

sphenopetrosal fissure Fissura sphenopetrosa

squamotympanic fissure Fissura tympanosquamosa

subfrontal fissure Sulcus frontalis inferior

superfrontal fissure Sulcus frontalis superior

superior orbital fissure Augenhöhlendachspalte *f*, obere Orbitaspalte *f*, Fissura orbitalis superior

supertemporal fissure Sulcus temporalis superior

sylvian fissure 1. Sylvius-Furche *f*, Sulcus lateralis 2. Fossa lateralis cerebri
transverse fissure of cerebrum Fissura transversa cerebri
tympanic fissure Glaser-Spalte *f*, Fissura petrotympanica
tympanomastoid fissure Fissura tympanomastoidea
tympanosquamous fissure Fissura tympanosquamosa
umbilical fissure Lebereinschnitt *m* durch Ligamentum teretis hepatis, Incisura ligamenti teretis
fissure of venous ligament Fissura ligamenti venosi
fis|su|rec|to|my [fɪʃə'rektəmɪ] *noun* Fissurektomie *f*
fist [fɪst] I *noun* Faust *f* II *v* eine Faust machen, die Hand zur Faust ballen
fis|tu|la ['fɪstʃələ] *noun, plural* **-las, -lae** ['fɪstʃəliː] **1.** (*patholog.*) Fistel *f*, Fistula *f* **2.** (*chirurg.*) Fistel *f*; Shunt *m*
abdominal fistula (äußere) Bauchfistel *f*
abscess fistula Abszessfistel *f*
anal fistula Analfistel *f*, Fistula ani
anorectal fistula After-Mastdarm-Fistel *f*, Anus-Rektum-Fistel *f*, Anorektalfistel *f*, Fistula anorectalis
anovesical fistula After-Blasen-Fistel *f*, anovesikale Fistel *f*, Fistula anovesicalis
arteriovenous fistula **1.** (*patholog.*) arteriovenöse Fistel *f* **2.** (*chirurg.*) arteriovenöse Fistel *f*, arteriovenöser Shunt/Bypass *m*
biliary fistula Galle(n)fistel *f*, biliäre Fistel *f*, Fistula biliaris
biliary-cutaneous fistula biliokutane Fistel *f*, äußere Gallenfistel *f*, Fistula biliocutanea
biliary-enteric fistula Gallen-Darm-Fistel *f*, biliodigestive/bilioenterische/biliointestinale Fistel *f*, Fistula biliodigestiva
biliary-gastric fistula Gallen-Magen-Fistel *f*, biliogastrische Fistel *f*
biliary-intestinal fistula Gallen-Darm-Fistel, biliodigestive/bilioenterische/biliointestinale Fistel, Fistula biliodigestiva
blind fistula inkomplette/blinde Fistel *f*, Fistula incompleta
branchial fistula branchiogene Fistel *f*
bronchial fistula Bronchusfistel *f*
bronchoesophageal fistula bronchoösophageale Fistel *f*
bronchopancreatic fistula Bronchus-Pankreas-Fistel *f*, bronchopankreatische Fistel *f*
bronchopleural fistula bronchopleurale Fistel *f*, Fistula bronchopleuralis
carotid-cavernous fistula Carotis-Sinus-cavernosus-Fistel *f*, Karotis-Kavernosus-Fistel *f*, Karotis-Kavernosus-Aneurysma *nt*
cavernous sinus fistula Sinus-cavernosus-Fistel *f*
cervical fistula **1.** branchiogene Fistel *f* **2.** Halsfistel *f*
cholecystocolonic fistula **1.** (*patholog.*) Gallenblasen-Kolon-Fistel *f* **2.** (*chirurg.*) Gallenblasen-Kolon-Fistel *f*, Cholecystokolostomie *f*
cholecystoduodenal fistula **1.** (*patholog.*) Gallenblasen-Duodenum-Fistel *f*, Fistula cholecystoduodenalis **2.** (*chirurg.*) Gallenblasen-Duodenum-Fistel *f*, Cholecystoduodenostomie *f*
cholecystoenteric fistula → *cholecystointestinal fistula*
cholecystogastric fistula **1.** (*patholog.*) Gallenblasen-Magen-Fistel *f*, Fistula cholecystogastrica **2.** (*chirurg.*) Gallenblasen-Magen-Fistel *f*, Cholecystogastrostomie *f*
cholecystointestinal fistula **1.** (*patholog.*) Gallenblasen-Darm-Fistel *f*, cholezystointestinale Fistel *f*, Fistula cholecystointestinalis **2.** (*chirurg.*) Gallenblasen-Darm-Fistel *f*, Cholecystoenterostomie *f*
coccygeal fistula Steißbeinfistel *f*, Fistula coccygealis
colocutaneous fistula äußere Dickdarm-/Kolonfistel *f*, kolokutane Fistel *f*
coloenteric fistula Dickdarm-Darm-Fistel *f*, innere Dickdarmfistel *f*
coloileal fistula Kolon-Ileum-Fistel *f*, ileokolische Fistel *f*
colonic fistula Dickdarm-, Kolonfistel *f*
colovaginal fistula Dickdarm-Scheiden-Fistel *f*, kolovaginale Fistel *f*
colovesical fistula (Harn-)Blasen-Kolon-Fistel *f*, Fistula vesicocolica
complete fistula komplette Fistel *f*, Fistula completa
complete anal fistula komplette Analfistel *f*
congenital preauricular fistula kongenitale präaurikuläre Fistel *f*, Fistula auris congenita
CSF fistula Liquorfistel *f*
duodenal fistula Duodenal-, Duodenumfistel *f*
enterocolic fistula (Dünn-)Darm-Kolon-Fistel *f*, enterokolische Fistel *f*, Fistula enterocolica
enterocutaneous fistula enterokutane Fistel *f*, äußere Darmfistel *f*
enteroenteric fistula enteroenterische Fistel *f*
enterovaginal fistula Darm-Scheiden-Fistel *f*, enterovaginale Fistel *f*
enterovesical fistula Darm-(Harn-)Blasen-Fistel *f*, Darm-Blasen-Fistel *f*, enterovesikale Fistel *f*
esophageal fistula **1.** Ösophagotracheal-, Tracheoösophagealfistel *f* **2.** (*chirurg.*) Ösophagostoma *nt*
esophageal H fistula ösophagotracheale H-Fistel *f*, ösophagotracheale H-Fistel *f*
esophagotracheal fistula Ösophagotracheal-, Tracheoösophagealfistel *f*
external fistula äußere Fistel *f*, Fistula externa
external biliary fistula äußere Gallenfistel *f*, biliokutane Fistel *f*, Fistula biliocutanea
fecal fistula Kotfistel *f*, Fistula stercoralis
gallbladder fistula Gallenblasenfistel *f*
gastric fistula **1.** (*patholog.*) Magenfistel *f*, Fistula gastrica **2.** (*chirurg.*) Magenfistel *f*, Gastrotoma *nt*
gastrocolic fistula Magen-Kolon-Fistel *f*, gastrokolische Fistel *f*, Fistula gastrocolica
gastrocutaneous fistula äußere Magenfistel *f*, gastrokutane Fistel *f*
gastroduodenal fistula Magen-Duodenum-Fistel *f*, gastroduodenale Fistel *f*
gastroileal fistula Magen-Ileum-Fistel *f*, Magen-Ileum-Anastomose *f*
gastrointestinal fistula Magen-Darm-Fistel *f*, gastrointestinale Fistel *f*
gastrojejunal fistula Magen-Jejunum-Fistel *f*, Magen-Jejunum-Anastomose *f*
gastrojejunocolic fistula Magen-Jejunum-Kolon-Fistel *f*
genitourinary fistula Urogenitalfistel *f*
hepatic artery-portal venous fistula Fistel *f* zwischen Arteria hepatica und Vena portae, Arteria hepatica-Vena portae-Fistel *f*, Hepatica-Porta-Fistel *f*
hepatobronchial fistula Leber-Bronchus-Fistel *f*, hepatobronchiale Fistel *f*
hepatopleural fistula Leber-Pleurahöhlen-Fistel *f*, hepatopleurale Fistel *f*
H-type fistula (ösophagotracheale) H-Fistel *f*
ileal fistula Ileumfistel *f*
ileocecal fistula ileozäkale Fistel *f*, Ileozäkalfistel *f*
ileoileal fistula ileoileale Fistel *f*
ileorectal fistula Ileum-Rektum-Fistel *f*, ileorektale Fistel *f*
ileosigmoid fistula Ileum-Sigma-Fistel *f*, Ileosigmoidalfistel *f*
incomplete fistula inkomplette/blinde Fistel *f*, Fistula incompleta
incomplete anal fistula inkomplette Analfistel *f*
internal fistula innere Fistel *f*, Fistula interna
intersphincteral fistula intersphinktere Analfistel *f*
intestinal fistula Darmfistel *f*
ischiorectal fistula extrasphinktere Analfistel *f*, ischi-

orektale Analfistel *f*
Kader's fistula Kader-Fistel *f*
lacteal fistula Milch(gangs)fistel *f*
lateral cervical fistula Fistula colli congenita medialis, laterale Halsfistel *f*
lymphatic fistula Lymphfistel *f*, Fistula lymphatica
mammary fistula Milch(gangs)fistel *f*
median cervical fistula mediane Halsfistel *f*
metroperitoneal fistula uteroperitoneale/metroperitoneale Fistel *f*
omphalomesenteric fistula Dottergangsfistel *f*, Fistula omphaloenterica
oronasal fistula oronasale Fistel *f*
pancreatic fistula Pankreasfistel *f*
perianal fistula perianale Fistel *f*, Perianalfistel *f*
perineal fistula Damm-, Beckenbodenfistel *f*, Fistula perinealis
perineovaginal fistula Scheiden-Damm-Fistel *f*, perineovaginale Fistel *f*
pilonidal fistula Pilonidalsinus *m*, -fistel *f*, Fistula pilonidalis
pleuroperitoneal fistula Pleuroperitonealfistel *f*
pulmonary fistula Lungenfistel *f*
rectal fistula Mastdarm-, Rektalfistel *f*, Fistula rectalis
rectolabial fistula rektolabiale Fistel *f*
rectourethral fistula Mastdarm-Harnröhren-Fistel *f*, Rektourethralfistel *f*, Fistula rectourethralis
rectovaginal fistula Rektovaginalfistel *f*, Mastdarm-Scheiden-Fistel *f*, Fistula rectovaginalis
rectovesical fistula Rektovesikalfistel *f*, Mastdarm-Blasen-Fistel *f*, Fistula rectovesicalis
rectovestibular fistula Mastdarm-Scheidenvorhof-Fistel *f*, Rektovestibulärfistel *f*, Fistula rectovestibularis
rectovulvar fistula Rektum-Vulva-Fistel *f*, rektovulväre Fistel *f*
salivary fistula Speichelfistel *f*
sigmoid fistula Sigmafistel *f*
sigmoidovesical fistula Sigma-Blasen-Fistel *f*, sigmoid(e)ovesikale Fistel *f*
small intestinal fistula Dünndarmfistel *f*
spermatocystic fistula Bläschendrüsenfistel *f*
stercoral fistula Kotfistel *f*, Fistula stercoralis
subcutaneous anal fistula subkutane Analfistel *f*
thyroglossal fistula Thyroglossusfistel *f*
tracheal fistula Trachea(l)fistel *f*
tracheoesophageal fistula Ösophagus-Trachea-Fistel *f*, Ösophagotrachealfistel *f*, Tracheoösophagealfistel *f*
transsphincteral fistula transsphinktere Analfistel *f*
umbilical fistula **1.** Nabelfistel *f*, Fistula umbilicalis **2.** Dottergangsfistel *f*, Fistula omphaloenterica
umbilical-ileal fistula Dottergangsfistel *f*, Fistula omphaloenterica
urachal fistula Urachusfistel *f*
ureteral fistula Harnleiter-, Ureterfistel *f*, Fistula ureterica
ureterocutaneous fistula äußere Ureterfistel *f*, ureterokutane Fistel *f*, Fistula ureterocutanea
ureteroduodenal fistula Harnleiter-Duodenum-Fistel *f*, ureteroduodenale Fistel *f*
ureterointestinal fistula Harnleiter-Darm-Fistel *f*, ureterointestinale Fistel *f*
ureterorectal fistula Harnleiter-Rektum-Fistel *f*, ureterorektale Fistel *f*
ureterouterine fistula Harnleiter-Gebärmutter-Fistel *f*, ureterouterine Fistel *f*
ureterovaginal fistula Harnleiter-Scheiden-Fistel *f*, ureterovaginale Fistel *f*, Fistula ureterovaginalis
ureterovesical fistula Harnleiter-Blasen-Fistel *f*, ureterovesikale Fistel *f*
urethral fistula Harnröhrenfistel *f*
urethroperoneal fistula Harnröhren-Damm-Fistel *f*
urethroscrotal fistula Harnröhren-Skrotum-Fistel *f*, urethroskrotale Fistel *f*
urethrovaginal fistula Harnröhren-Scheiden-Fistel *f*, urethrovaginale Fistel *f*
urinary fistula Harnfistel *f*
uteroperitoneal fistula uteroperitoneale/metroperitoneale Fistel *f*
uterorectal fistula Gebärmutter-Rektum-Fistel *f*, uterorektale/rektouterine Fistel *f*
uterovaginal fistula Gebärmutter-Scheiden-Fistel *f*, uterovaginale Fistel *f*, Fistula uterovaginalis
uterovesical fistula Gebärmutter-Blasen-Fistel *f*, Blasen-Gebärmutter-Fistel *f*, uterovesikale/vesikouterine Fistel *f*, Fistula vesicouterina
vaginal fistula Scheidenfistel *f*
vaginocutaneous fistula äußere Scheidenfistel *f*, vaginokutane Fistel *f*
vaginovesical fistula Scheiden-Blasen-Fistel *f*, Blasen-Scheiden-Fistel *f*, vaginovesikale/vesikovaginale Fistel *f*, Vesikovaginalfistel *f*, Fistula vesicovaginalis
vesical fistula Blasenfistel *f*, Fistula vesicalis
vesicocervical fistula vesikozervikale Fistel *f*
vesicocolic fistula Blasen-Kolon-Fistel *f*, Fistula vesicocolica
vesicocutaneous fistula äußere Blasenfistel *f*, vesikokutane Fistel *f*, Fistula vesicocutanea
vesicointestinal fistula Blasen-Darm-Fistel *f*, vesikointestinale Fistel *f*
vesicoperineal fistula Blasen-Damm-Fistel *f*, vesikoperineale Fistel *f*, Fistula vesicoperinealis
vesicorectal fistula Blasen-Rektum-Fistel *f*, vesikorektale Fistel *f*, Fistula vesicorectalis
vesicoumbilical fistula Blasen-Nabel-Fistel *f*, vesikoumbilikale Fistel *f*, Fistula vesicoumbilicalis
vesicouterine fistula Blasen-Gebärmutter-Fistel *f*, vesikouterine Fistel *f*, Fistula vesicouterina
vesicovaginal fistula Blasen-Scheiden-Fistel *f*, Vesikovaginalfistel *f*, vesikovaginale Fistel *f*, Fistula vesicovaginalis
vestibulorectal fistula Vestibulorektalfistel *f*, Mastdarm-Scheidenvorhof-Fistel *f*, Rektovestibulärfistel *f*, Fistula rectovestibularis
vitelline fistula Dottergangsfistel *f*, Fistula omphaloenterica
vulvorectal fistula Vulva-Rektum-Fistel *f*, vulvorektale Fistel *f*

fis|tu|la|tion [ˌfɪstʃə'leɪʃn] *noun* Fistelung *f*

fis|tu|lec|to|my [fɪstʃə'lektəmɪ] *noun* Syringektomie *f*

fis|tu|lo|en|ter|os|to|my [ˌfɪstʃələʊentə'rɑstəmɪ] *noun* Fistuloenterostomie *f*

fis|tu|log|ra|phy [ˌfɪstʃə'lɑgrəfɪ] *noun* Fistulographie *f*, Fistulografie *f*

fis|tu|los|to|my [ˌfistjuː'lɑstəmɪ] *noun* Fistulostomie *f*, Syringostomie *f*

fis|tu|lot|o|my [fɪstʃə'lɑtəmɪ] *noun* Syringotomie *f*

fit [fɪt] *noun* Anfall *m*
apoplectic fit Schlaganfall *m*, Gehirnschlag *m*, apoplektischer Insult *m*, Apoplexie *f*, Apoplexia (cerebri) *f*

fix|a|tion [fɪk'seɪʃn] *noun* Fixierung *f*, Fixieren *nt*
screw fixation Verschraubung *f*, Verschrauben *nt*, Schraubenosteosynthese *f*
wire fixation Verdrahtung *f*, Verdrahten *nt*, Drahtosteosynthese *f*

flac|cid ['flæksɪd] *adj* ohne Tonus/Spannung, schlaff, kraftlos, atonisch

flac|ci|da ['flæksɪdə] *noun* Flaccida *f*, Pars flaccida membranae tympanicae

fla|gel|lar [flə'dʒelər, 'flædʒə-] *adj* Geißel/Flagellum betreffend, Geißel-

Flag|el|la|ta [ˌflædʒə'leɪtə] *plural* Geißeltierchen *pl*, -infusorien *pl*, Flagellaten *pl*, Flagellata *pl*, Mastigophoren *pl*, Mastigophora *pl*

flag|el|late ['flædʒəlɪt] I *noun* Geißeltierchen *nt*, Flagellat *m*, Flagellatum *nt* II *adj* Flagellat betreffend, geißeltragend, begeißelt, mit Geißeln besetzt, Geißel-

flag|el|la|tion [ˌflædʒəˈleɪʃn] *noun* Flagellation *f*

fla|gel|lum [fləˈdʒeləm] *noun, plural* **-lums, -la** [-lə] Geißel *f*, Flimmer *m*, Flagelle *f*, Flagellum *nt*

flank [flæŋk] *noun* Flanke *f*, Weiche *f*; Lende *f*; Seite *f*

flap [flæp] *noun* Lappen *m*, Hautlappen *m*, Gewebelappen *m*

flap of the ear Ohrläppchen *nt*

liver flap Asterixis *f*, Flattertremor *m*, Flapping-tremor *m*

flat|u|lence [ˈflætʃələns] *noun* Geblähtsein *nt*, Blähung(en *pl*) *f*, Flatulenz *f* **cause/produce flatulence** blähen, Blähungen verursachen

fla|tus [ˈfleɪtəs] *noun* Flatus *m*

flatus vaginalis Flatus vaginalis, Garrulitas vulvae

fla|vec|to|my [fləˈvektəmɪ] *noun* Teilentfernung *f* des Ligamentum flavum, Flavektomie *f*

fla|ve|do [fləˈviːdəʊ] *noun* Flavedo *f*, Xanthodermie *f*

fla|vin [ˈfleɪvɪn] *noun* Flavin *nt*

flavin adenine dinucleotide Flavinadenindinucleotid *nt*

flavin mononucleotide Flavinmononucleotid *nt*, Riboflavin(-5-)phosphat *nt*

flavin nucleotides Flavinnucleotide *pl*

fla|vi|vi|rus [ˌfleɪvɪˈvaɪrəs] *noun* Flavivirus *nt*

Fla|vo|bac|te|ri|um [fleɪvəʊbækˈtɪərɪəm] *noun* Flavobakterium *nt*

fla|vo|en|zyme [ˌfleɪvəʊˈenzaɪm] *noun* Flavoenzym *nt*

fla|vo|pro|tein [ˌfleɪvəʊˈprəʊtiːn, -tiːɪn] *noun* Flavoprotein *nt*

flea [fliː] *noun* Floh *m*

chegre flea Sandfloh *m*, Tunga penetrans

chigoe flea Sandfloh *m*, Tunga penetrans

common flea Menschenfloh *m*, Pulex irritans

human flea Menschenfloh *m*, Pulex irritans

rat flea Rattenfloh *m*

sand flea Sandfloh *m*, Tunga penetrans

flea|wort [ˈfliːˌwɜrt] *noun* Flohsamen *m*; Plantago afra/psyllium; Plantago arenaria/indica

Indian fleawort indische Flohsamen *pl*, Plantago ovata, Plantago ispaghula

fleck|fie|ber [flekˈfiːbər] *noun* epidemisches/klassisches Fleckfieber *nt*, Läusefleckfieber *nt*, Hunger-, Kriegs-, Flecktyphus *m*, Typhus exanthematicum

flesh [fleʃ] *noun* Muskelgewebe *nt*; Fleisch *nt*

goose flesh Gänsehaut *f*, Cutis anserina

proud flesh wildes Fleisch *nt*, Caro luxurians

flex|i|bil|i|ty [ˌfleksəˈbɪlətɪ] *noun* Flexibilität *f*; (*Material*) Biegsamkeit *f*, Elastizität *f*; (*Person*) Beweglichkeit *f*; Anpassungsfähigkeit *f*; (*Stimme*) Modulationsfähigkeit *f*

waxy flexibility wachsartige Biegsamkeit *f*, Flexibilitas cerea

flex|ion [ˈflekʃn] *noun* **1.** Beugung *f*, Biegung *f*, Krümmung *f* **2.** Biegen *nt*, Beugen *nt*

palmar flexion Palmar-, Volarflexion *f*

plantar flexion Plantarflexion *f*

flexion of uterus Flexio uteri *f*

volar flexion Palmar-, Volarflexion *f*

flex|or [ˈfleksər] *noun* Beuger *m*, Beugemuskel *m*, Flexor *m*, Musculus flexor

flex|ure [ˈflekʃər] *noun* **1.** Biegung *f*, Beugung *f*, Krümmung *f*, Flexur *f*; (*anatom.*) Flexura *f* **2.** Biegen *nt*, Beugen *nt*

colic flexure Kolon-, Colonflexur *f*, Flexura coli

duodenal flexure Zwölffingerdarmkrümmung *f*, Duodenalflexur *f*, Flexura duodeni

duodenojejunal flexure Duodenojejunalflexur *f*, Flexura duodenojejunalis

flexure of duodenum Zwölffingerdarmkrümmung *f*, Duodenalflexur *f*, Flexura duodeni

hepatic flexure of colon rechte Kolonflexur *f*, Flexura colihepatica, Flexura coli dextra

inferior duodenal flexure untere Duodenalflexur *f*, Flexura duodeni inferior

inferior lateral flexure Flexura inferior lateralis, Flexura inferodextra lateralis

inferodextral lateral flexure Flexura inferodextra lateralis, Flexura inferior lateralis

intermediate lateral flexure Flexura intermedia lateralis, Flexura intermediosinistra lateralis

intermediosinistral lateral flexure Flexura intermediosinistra lateralis, Flexura intermedia lateralis

lateral flexures Flexurae laterales

left colic flexure linke Kolonflexur *f*, Flexura coli splenica, Flexura coli sinistra

left flexure of colon linke Kolonflexur *f*, Flexura coli splenica, Flexura coli sinistra

perineal flexure of rectum Perinealflexur *f* des Rektums, Flexura perinealis

right colic flexure rechte Kolonflexur *f*, Flexura coli dextra, Flexura coli hepatica

right flexure of colon rechte Kolonflexur *f*, Flexura coli hepatica, Flexura coli dextra

sacral flexure of rectum Sakralflexur *f* des Rektums, Flexura sacralis recti

sigmoid flexure Sigma *nt*, Sigmoid *nt*, Colon sigmoideum

splenic flexure of colon linke Kolonflexur *f*, Flexura coli splenica, Flexura coli sinistra

superior duodenal flexure obere Duodenalflexur *f*, Flexura duodeni superior

superior lateral flexure Flexura superior lateralis, Flexura superodextra lateralis

superodextral lateral flexure Flexura superodextra lateralis, Flexura superior lateralis

float|ers [ˈfləʊtərs] *plural* Mückensehen *nt*, Myiodesonsia *f*, Mouches volantes

floc|cule [ˈflɑkjuːl] *noun* (*ZNS*) Flöckchen *nt*, Flocculus *m*

flood|ing [ˈflʌdɪŋ] *noun* **1.** (*gynäkol.*) starke Uterusblutung *f*; Menorrhagie *f* **2.** (*psychiat.*) Reizüberflutung *f*

floor [flɔːr, fləʊər] *noun* Boden *m*

floor of mouth Mundbodenm, Diaphragma oris

flo|ra [ˈfləʊrə] *noun, plural* **flo|ras, flo|rae** [ˈfləʊriː] **1.** Flora *f*, Pflanzenwelt *f* **2.** Flora *f*, Bakterienflora *f*

bowel flora Darmflora *f*

intestinal flora Darmflora *f*

oral flora Mundflora *f*, Flora *f* der Mundhöhle

skin flora Hautflora *f*

flor|id [ˈfləʊrɪd, ˈflɔː-] *adj* blühend, stark entwickelt oder ausgeprägt, floride, florid

flow [fləʊ] I *noun* **1.** Fließen *nt*, Rinnen *nt*, Strömen *nt* **2.** Fluss *m*, Strom *m*; Flow *m* **3.** Monatsblutung *f*, Periode *f*, Regel *f*, Menses *pl*, Menstruation *f* **4.** Strom(fluss *m*) *m* II *vi* **5.** fließen, rinnen, strömen (*from* aus); zirkulieren **6.** menstruieren

backward flow Reflux *m*, Regurgitation *f*

blood flow Blutfluss *m*, Durchblutung *f*, Perfusion *f*

impaired cerebral blood flow zerebrale Durchblutungsstörung *f*

menstrual flow Monatsblutung *f*, Periode *f*, Regel *f*, Menses *pl*, Menstruation *f*

flow|er [ˈflaʊər] *noun* Blüte *f*, Flos *m*

arnica flower Arnikablüten *pl*, Arnicae flos

borage flower Boretschblüten *pl*, Boraginis flos

calendula flower Calendulae flos

cassia flower Kassiablüten *pl*, Zimtblüten *pl*, Cassiae flos

cat's-foot flower Antennariae dioicae flos

cinnamon flower Zimtblüten *pl*, Kassiablüten *pl*, Cassiae flos

common broom flower Besenginsterblüten *pl*, Cytisi scoparii flos

common mallow flower Malvenblüten *pl*, Malvae flos

hawthorn leaf with flower Crataegi folium cum flore

heather flower Callunae flos

hibiscus flower Hibiskusblüten *pl*, Hibisci flos
hollyhock flower Alceae flos, Malvae arboreae flos
larkspur flower Rittersspornblüten *pl*, Calcatrippae flos, Delphinii flos
lavender flower Lavendelblüten *pl*, Lavandulae flos
linden flower Lindenblüten *pl*, Tiliae flos
mullein flowers Wollblumen *pl*, Verbasci flos
passion flower Passionsblume *f*, Passiflora incarnata
peony flower Paeoniae flos
primrose flower Primulae flos
Roman chamimile flower Anthemidis flos, Chamomillae romanae flos
Roman chamomile flower Anthemidis flos, Chamomillae romanae flos
tansy flower Tanaceti vulgaris flos
violet flower Veilchenblüten *pl*, Violae odoratae flos
white dead nettle flower Lamii albi flos

F

flu [fluː] *noun* Grippe *f*, Influenza *f* have (the) flu (die) Grippe haben

flu|clox|a|cil|lin [ˌfluːklɑksə'sɪlɪn] *noun* Flucloxacillin *nt*

flu|id ['fluːɪd] I *noun* Flüssigkeit *f*; nicht-festes Mittel *nt*, Fluid *nt* II *adj* flüssig, fließend; fluid
amniotic fluid Fruchtwasser *nt*, Amnionflüssigkeit *f*, Liquor amnii
cerebrospinal fluid Hirnflüssigkeit *f*, Gehirn- und Rückenmarksflüssigkeit *f*, Liquor *m*, Liquor cerebrospinalis
extracellular fluid Extrazellularflüssigkeit *f*
intracellular fluid intrazelluläre Flüssigkeit *f*, Intrazellularflüssigkeit *f*
intraocular fluid Kammerwasser *nt*, Humor aquosus
labyrinthine fluid Cotunnius-Flüssigkeit *f*, Perilymphe *f*, Perilympha *f*, Liquor cotunnii
Scarpa's fluid Endolymphe *f*, Endolympha *f*
seminal fluid Samenflüssigkeit *f*, Sperma *nt*
synovial fluid Gelenkschmiere *f*, Synovia *f*

fluke [fluːk] *noun* Saugwurm *m*, Egel *m*, Trematode *f*
blood fluke Pärchenegel *m*, Schistosoma *nt*, Bilharzia *f*
cat liver fluke Katzenleberegel *m*, Opisthorchis felineus
Chinese liver fluke chinesischer Leberegel *m*, Clonorchis/Opisthorchis sinensis
Egyptian intestinal fluke Zwergdarmegel *m*
giant intestinal fluke großer Darmegel *m*, Fasciolopsis buski
intestinal fluke Darmegel *m*
Japanese blood fluke japanischer Pärchenegel *m*, Schistosoma japonicum
lancet fluke kleiner Leberegel *m*, Lanzettegel *m*, Dicrocoelium lanceolatum, Dicrocoelium dendriticum
liver fluke Leberegel *m*
lung fluke Lungenegel *m*, Paragonimus ringeri/westermani
Manson's blood fluke Schistosoma mansoni
oriental blood fluke japanischer Pärchenegel *m*, Schistosoma japonicum
sheep liver fluke großer Leberegel *m*, Fasciola hepatica
Sibirian liver fluke Katzenleberegel *m*, Opisthorchis felineus
small intestinal fluke Zwergdarmegel *m*
vesicular blood fluke Blasenpärchenegel *m*, Schistosoma haematobium

fluor ['fluːɔːr] *noun* Ausfluss *m*, Fluor *m*

flu|o|res|ce|in [flʊə'resɪɪn, flɔː-] *noun* Fluorescein *nt*, -zein *nt*, Resorcinphthalein *nt*

flu|o|res|cence [flʊə'resəns] *noun* Fluoreszenz *f*

flu|o|ride ['flʊəraɪd, -ɪd] *noun* Fluorid *nt*

flu|o|rim|e|try [flʊə'rɪmətrɪ] *noun* Fluoreszenzphotometrie *f*, Fluoreszenzfotometrie *f*, Fluorometrie *f*

flu|o|rine ['flʊərɪn, -riːn] *noun* Fluor *nt*

flu|o|rog|ra|phy [flʊə'rɑgrəfɪ] *noun* Röntgendurchleuchtung *f*, Schirmbildverfahren *nt*

flu|o|ro|im|mu|no|as|say ['flʊərəʊˌɪmjənəʊˌæseɪ] *noun* Fluoreszenzimmunoassay *m*

flu|o|rom|e|try [flʊə'rɑmətrɪ] *noun* Fluorimetrie *f*, Fluorometrie *f*, Fluoreszenzphotometrie *f*, Fluoreszenzfotometrie *f*

flu|o|ro|pho|tom|e|try [ˌflʊərəfəʊ'tɑmətrɪ] *noun* Fluorophotometrie *f*, Fluorofotometrie *f*

flu|o|ro|roent|ge|nog|ra|phy [flʊərəʊˌrentgə'nɑgrəfɪ] *noun* Röntgendurchleuchtung *f*, Schirmbildverfahren *nt*

flu|o|ros|co|py [flʊə'rɑskəpɪ] *noun* Durchleuchtung *f*, Röntgendurchleuchtung *f*, Fluoroskopie *f*
x-ray fluoroscopy Röntgendurchleuchtung *f*, Durchleuchtung *f*, Fluoroskopie *f*

flu|o|ro|sis [flʊə'rəʊsɪs] *noun* Fluorose *f*
chronic endemic fluorosis chronische Fluorvergiftung *f*, Fluorose *f*
dental fluorosis Dentalfluorose *f*

5-flu|o|ro|u|ra|cil [ˌflʊərə'jʊərəsɪl] *noun* 5-Fluorouracil *nt*

flush [flʌʃ] I *noun* Wallung *f*, Hitze *f*, Flush *m*, Flushing *nt* II *v* erröten
hot flushes fliegende Hitze *f*, Hitzewallungen *pl*

flu|ta|mide ['fluːtəmaɪd] *noun* Flutamid *nt*

flut|ter ['flʌtər] *noun* Flattern *nt*
atrial flutter Vorhofflattern *nt*
auricular flutter Vorhofflattern *nt*
mediastinal flutter Mediastinalflattern *nt*
ventricular flutter Kammerflattern *nt*

fly [flaɪ] *noun* Fliege *f*
deer fly Chrysops discalis
mango fly Mango-, Mangrovefliege *f*, Chrysops dimidiata
tsetse fly Zungenfliege *f*, Tsetsefliege *f*, Glossina

fo|cal ['fəʊkl] *adj* Brennpunkt/Fokus betreffend, im Brennpunkt (stehend), fokal, focal, Brennpunkt-, Fokal-

fo|cus ['fəʊkəs] I *noun, plural* **-cus|es, -ci** [-saɪ, -kaɪ] Brennpunkt *m*, Fokus *m* II *v* fokussieren, (scharf) einstellen (*on* auf); im Brennpunkt vereinigen; (*Strahlen*) bündeln
Assmann's focus Assmann-Herd *m*, -Frühinfiltrat *nt*
Ghon focus Ghon-Primärkomplex *m*, -Herd *m*
Simon's apical focus Simon-Spitzenherd *m*

foe|tus ['fiːtəs] *noun* → *fetus*

fol|a|cin ['fɑləsɪn] *noun* Folsäure *f*, Folacin *nt*, Pteroylglutaminsäure *f*, Vitamin B_c *nt*

fo|late ['fəʊleɪt] *noun* Folat *nt*

fold [fəʊld] *noun* Falte *f*, Plica *f*
alar folds Plicae alares
anterior axillary fold vordere Achselfalte *f*, Plica axillaris anterior
anterior mallear fold Plica mallearis anterior
fold of armpit Achselhöhlenfalte *f*, Plica axillaris
Arnold's fold Krause-Klappe *f*, Valvula sacci lacrimalis inferior
aryepiglottic fold aryepiglottische Falte *f*, Plica aryepiglottica
cecal folds zäkale Peritonealfalten *pl*, Plicae caecales
cecal vascular fold Plica caecalis vascularis
fold of chorda tympani Chordafalte *f*, Plica chordae tympani
ciliary folds Plicae ciliares
circular folds Kerckring-Falten *pl*, Plicae circulares
duodenal fold Peritonealfalte *f* des Duodenums, Plica duodenalis
duodenojejunal fold Duodenojejunalfalte *f*, Plica duodenalis superior, Plica duodenojejunalis
duodenomesocolic fold Plica duodenalis inferior, Plica duodenomesocolica
epicanthal fold Mongolenfalte *f*, Epikanthus *m*, Plica palpebronasalis
epigastric fold epigastrische Falte *f*, Plica umbilicalis lateralis
false vocal fold Taschenfalte *f*, Plica vestibularis

fimbriated fold Plica fimbriata
gastric folds Magenschleimhautfalten *pl*, Plicae gastricae
gastropancreatic fold Plica gastropancreatica
genital fold Geschlechts-, Genitalfalte *f*, -leiste *f*
gluteal fold Gesäßfurche *f*, -falte *f*, Sulcus glutealis
Hasner's fold Hasner-Klappe *f*, Plica lacrimalis
Heister's fold Heister-Klappe *f*, Plica spiralis
hepatopancreatic fold Plica hepaticopancreatica
horizontal folds of rectum Plicae transversae recti
Houston's folds zirkuläre Mastdarmfalten *pl*, Plicae transversae recti
ileocecal fold Plica ileocaecalis
incudal fold Plica incudialis
inferior duodenal fold Plica duodenalis inferior, Plica duodenomesocolica
infrapatellar fold Plica synovialis infrapatellaris
infrapatellar synovial fold Plica synovialis infrapatellaris
interarytenoid fold interarytänoide Schleimhautfalte *f*, Plica interarytenoidea
interureteric fold interureterische Schleimhautfalte *f*, Plica interureterica
iridial folds Irisfalten *pl*, Plicae iridis
Kerckring's folds Kerckring-Falten *pl*, Plicae circulares
Kohlrausch's fold Kohlrausch-Falte *f*, Plica transversalis recti
lacrimal fold Hasner-Klappe *f*, Plica lacrimalis
fold of laryngeal nerve Plica nervi laryngei
lateral glossoepiglottic fold Plica glossoepiglottica lateralis
lateral umbilical fold epigastrische Falte *f*, Plica umbilicalis lateralis
fold of left vena cava Plica venae cavae sinistrae
longitudinal duodenal folds Plicae longitudinales duodeni
Marshall's fold Marshall-Falte *f*, Plica venae cavae sinistrae
Marshall's vestigial fold Marshall-Falte *f*, Plica venae cavae sinistrae
medial umbilical fold Plica umbilicalis medialis
median glossoepiglottic fold Plica glossoepiglottica mediana
median umbilical fold Urachusfalte *f*, Plica umbilicalis mediana
mongolian fold Mongolenfalte *f*, Epikanthus *m*, Plica palpebronasalis
mucosal fold Schleimhautfalte *f*
mucosal folds of gall bladder Plicae mucosae vesicae biliaris
mucous fold Schleimhautfalte *f*
mucous folds of rectum Analsäulen *pl*, -papillen *pl*, Morgagni-Papillen *pl*, Columnae anales
nail fold Nagelfalz *m*, Sulcus matricis unguis
nasopharyngeal fold Tubenwulst *m*, Plica salpingopalatina
neural folds Neuralfalten *pl*
palatine folds Rugae palatinae, Plicae palatinae transversae
palmate folds Plicae palmatae
palpebronasal fold Nasen-Lid-Spalte *f*, Mongolenfalte *f*, Epikanthus *m*, Plica palpebronasalis
pancreaticogastric fold Plica gastropancreatica
paraduodenal fold Paraduodenalfalte *f*, Plica paraduodenalis
pharyngoepiglottic fold Plica glossoepiglottica lateralis
pleuropericardial fold Pleuroperikardialfalte *f*
pleuroperitoneal fold Pleuroperitonealfalte *f*
posterior axillary fold hintere Achselfalte *f*, Plica axillaris posterior
posterior mallear fold Plica mallearis posterior
presplenic fold Plica presplenica
rectouterine fold Plica rectouterina
sacrogenital fold Plica rectouterina
salpingopalatine fold Tubenwulst *m*, Plica salpingopalatina
salpingopharyngeal fold Plica salpingopharyngea
semilunar fold Plica semilunaris faucium
semilunar folds of colon Kontraktionsfalten *pl* des Kolons, Plicae semilunares coli
semilunar fold of conjunctiva Plica semilunaris conjunctivae
semilunar fold of fauces Plica semilunaris faucium
sinuatrial fold Sinus-Vorhof-Falte *f*, Sinuatrialfalte *f*
spiral fold Plica spiralis
stapedial fold Plica stapedialis
sublingual fold Plica sublingualis
subneural junction folds subneuraler Faltenapparat *m*, subneurales Faltenfeld *nt*
superior duodenal fold Duodenojejunalfalte *f*, Plica duodenalis superior, Plica duodenojejunalis
synovial fold Synovialfalte *f*, Plica synovialis
transverse palatine folds Plicae palatinae transversae
transverse rectal folds zirkuläre Enddarmfalten *pl*, Plicae transversae recti
transverse folds of rectum quere Schleimhautfalten *pl* des Rektums, Plicae transversales recti
transverse vesical fold transversale Blasenfalte *f*, Plica vesicalis transversa
Treves' fold Plica ileocaecalis
triangular fold Plica triangularis
tubal folds Tubenfalten *pl*, Plicae tubariae
folds of uterine tube Tubenfalten *pl*, Plicae tubariae
vascular cecal fold Plica caecalis vascularis
ventricular fold Taschenfalte *f*, Plica vestibularis
vestibular fold Taschenfalte *f*, Plica vestibularis
villous folds of stomach Plicae villosae
vocal fold Stimmlippe *f*, -falte *f*, Plica vocalis
cerebellar folia Kleinhirnwindungen *pl*, Folia cerebelli

foliate ['fəʊlɪət, -eɪt] *adj* blattartig, -förmig, blätt(e)rig, Blatt-, Blätter-

folium ['fəʊlɪəm] *noun, plural* **-lia** [-lɪə] Blatt *nt*, Folium *nt*

follicle ['fɑlɪkl] *noun* Follikel *m*, Folliculus *m*
aggregated follicles Peyer-Plaques *pl*, Noduli lymphoidei aggregati
aggregated lymphatic follicles Peyer-Plaques *pl*, Noduli lymphoidei aggregati
aggregated follicles of vermiform appendix Peyer-Plaques *pl* der Appendix vermiformis, Noduli lymphoidei aggregati appendicis vermiformis
enlarging follicle (*Ovar*) Sekundärfollikel *m*, wachsender Follikel *m*
gastric follicles Noduli lymphoidei gastrici
graafian follicles Graaf-Follikel *pl*, Tertiärfollikel *pl*, reife Follikel *pl*, Folliculi ovarici vesiculosi
hair follicle Haarfollikel *m*, -balg *m*, Folliculus pili
intestinal follicles Lieberkühn-Drüsen *pl*, -Krypten *pl*, Darmdrüsen *pl*, Glandulae intestini/intestinales
Lieberkühn's follicles Lieberkühn-Drüsen *pl*, -Krypten *pl*, Darmdrüsen *pl*, Glandulae intestini/intestinales
lingual follicle Zungenbalg *m*, Folliculus lingualis
lymph follicle Lymphfollikel *m*, -knötchen *nt*, Folliculus lymphaticus, Nodulus lymphoideus, Lymphonodulus *m*
lymphatic follicle → *lymph follicle*
lymphatic follicles of stomach Noduli lymphoidei gastrici
lymphatic follicle of tongue Zungenbalg *m*, Folliculus lingualis
Montgomery's follicles Naboth-Eier *pl*, Ovula Nabothi
mucosal lymph follicle Lymphfollikel *m* der Schleimhaut

Naboth's follicles Naboth-Eier *pl*, Ovula Nabothi
ovarian follicles Eierstock-, Ovarialfollikel *pl*, Folliculi ovarici
primary follicle **1.** Primärfollikel *m*, Folliculus ovaricus primarius **2.** Primärfollikel *m*
primary lymph follicle Primärfollikel *m*
primary ovarian follicle Primärfollikel *m*, Folliculus ovaricus primarius
primordial follicle Primordialfollikel *m*, früher Primärfollikel *m*
resting follicle Ruhefollikel *m*, ruhender Follikel *m*
secondary follicle **1.** (*Ovar*) Sekundärfollikel *m*, wachsender Follikel *m* **2.** (*Lymphknoten*) Sekundärfollikel *m*
secondary lymph follicle Sekundärfollikel *m*
secondary ovarian follicles Sekundärfollikel *pl*, wachsende Follikel *pl*, Folliculi ovarici secundarii
solitary follicles Solitärfollikel *pl*, Folliculi lymphatici solitarii
splenic follicles Milzknötchen *pl*, -follikel *pl*, Noduli lymphoidei splenici/lienalis
tertiary ovarian follicles Folliculi ovarici tertiarii, Tertiärfollikel *pl*, Tertiärfollikel *pl*, Graaf-Follikel *pl*, reife Follikel *pl*
thyroid follicles Schilddrüsenfollikel *pl*, Speicherfollikel *pl*, Folliculi glandulae thyroideae
follicles of thyroid gland Schilddrüsenfollikel *pl*, Speicherfollikel *pl*, Folliculi glandulae thyroideae
unilaminar follicle Primordialfollikel *m*, früher Primärfollikel *m*
vesicular follicles Bläschenfollikel *pl*, Graaf-Follikel *pl*, Folliculi ovarici vesiculosi

follliclullar [fə'lɪkjələr] *adj* Follikel betreffend, von einem Follikel (ab-)stammend oder ausgehend, aus Follikeln bestehend, follikelähnlich, follikular, follikulär

follliclulliltis [fəˌlɪkjə'laɪtɪs] *noun* Entzündung des Haarfollikels, Folliculitis *f*, Haarfollikelentzündung *f*, Follikelentzündung *f*, Follikulitis *f*

follliclullolma [fəˌlɪkjə'ləʊmə] *noun* Granulosatumor *m*, Granulosazelltumor *m*, Folliculoma *nt*, Carcinoma granulosocellulare

follliclullolsis [ˌfəˌlɪkjə'ləʊsɪs] *noun* Follikulose *f*, Folliculosis *f*

follliltrolpin [fɑlɪ'trəʊpɪn] *noun* follikelstimulierendes Hormon *nt*, Follitropin *nt*, Follikelreifungshormon *nt*

fonltalnel [ˌfɑntə'nel] *noun* →*fontanelle*

fonltalnelle [ˌfɑntə'nel] *noun* Fontanelle *f*, Fonticulus *m*
anterior fontanelle vordere/große Fontanelle *f*, Stirnfontanelle *f*, Fonticulus anterior
anterolateral fontanelle Keilbeinfontanelle *f*, Fonticulus anterolateralis/sphenoidalis
bregmatic fontanelle →*anterior fontanelle*
Casser's fontanelle hintere Seitenfontanelle *f*, Warzenfontanelle *f*, Fonticulus mastoideus/posterolateralis
casserian fontanelle hintere Seitenfontanelle *f*, Warzenfontanelle *f*, Fonticulus mastoideus/posterolateralis
cranial fontanelles Schädelfontanellen *pl*, Fonticuli cranii
frontal fontanelle →*anterior fontanelle*
mastoid fontanelle hintere Seitenfontanelle *f*, Warzenfontanelle *f*, Fonticulus mastoideus/posterolateralis
occipital fontanelle →*posterior fontanelle*
posterior fontanelle kleine/hintere Fontanelle *f*, Hinterhauptsfontanelle *f*, Fonticulus posterior
posterolateral fontanelle hintere Seitenfontanelle *f*, Warzenfontanelle *f*, Fonticulus mastoideus/posterolateralis
quadrangular fontanelle →*anterior fontanelle*
sphenoidal fontanelle Keilbeinfontanelle *f*, vordere Seitenfontanelle *f*, Fonticulus anterolateralis/sphenoidalis
triangular fontanelle →*posterior fontanelle*

food [fuːd] *noun* Essen *nt*, Nahrung *f*, Kost *f*
luxury food Genussmittel *pl*

foodlstuff ['fuːdstʌf] *noun* Nahrungs-, Lebensmittel *pl*; Nährstoffe *pl*

foot [fʊt] *noun, plural* **feet** [fiːt] Fuß *m*; (*anatom.*) Pes *m*
athlete's foot Athleten-, Sportlerfuß *m*, Fußpilz *m*, Fußpilzerkrankung *f*, Fußmykose *f*, Tinea *f* der Füße, Tinea pedis/pedum, Epidermophytia pedis/pedum
broad foot Spreizfuß *m*, Pes transversus
claw foot Klauenfuß *m*, Klauenhohlfuß *m*, Krallenhohlfuß *m*
cleft foot Spaltfuß *m*
clump foot Klumpfuß, Pes equinovarus
falt foot Senkfuß *m*
fungous foot Madurafuß *m*
Madura foot Madurafuß *m*
march foot Marschfraktur *f*, Deutschländer-Fraktur *f*
mossy foot Moos-Fuß *m*
reel foot (angeborener) Klumpfuß *m*, Pes equinovarus (excavatus et adductus)
splay foot **1.** Spreizfuß *m*, Pes transversus **2.** Plattfuß *m*, Pes planus
split foot Spaltfuß *m*
spread foot Spreizfuß *m*, Pes transversus

foot-plate *noun* Steigbügelplatte *f*, Basis stapedis

folralmen [fə'reɪmən] *noun, plural* **-ramlilna, -mens** [-'ræmɪnə] Öffnung *f*, Loch *nt*, Foramen *nt*
alveolar foramina Foramina alveolaria
alveolar foramina of maxilla Foramina alveolaria corporis maxillae
anterior ethmoidal foramen Foramen ethmoidale anterius
anterior lacerate foramen Augenhöhlendachspalte *f*, obere Orbitaspalte *f*, Fissura orbitalis superior
anterior palatine foramen Foramen incisivum
anterior sacral foramina Foramina sacralia anteriora
apical foramen Wurzelspitzenöffnung *f*, Foramen apicis dentis
apical foramen (of tooth) Wurzelspitzenöffnung *f*, Foramen apicis dentis
arachnoid foramen Apertura mediana ventriculi quarti, Foramen Magendii
Bichat's foramen Cisterna venae magnae cerebri
Bochdalek's foramen Bochdalek-Foramen *nt*, Hiatus pleuroperitonealis
Botallo's foramen Foramen ovale cordis
cecal foramen Foramen caecum
cecal foramen of frontal bone Foramen caecum
cecal foramen of medulla oblongata Foramen caecum medullae oblongatae
cecal foramen of the tongue Foramen caecum linguae
costotransverse foramen Foramen costotransversarium
cribriform foramina Foramina cribrosa
dorsal sacral foramina Foramina sacralia posteriora
Duverney's foramen Winslow-Foramen *nt*, -Loch *nt*, Foramen epiploicum/omentale
epiploic foramen Winslow-Foramen *nt*, -Loch *nt*, Foramen epiploicum/omentale
esophageal foramen Hiatus oesophageus
external auditory foramen äußerer Gehörgang *m*, Meatus acusticus externus
foramen of Fallopio Hiatus canalis nervi petrosi majoris
Ferrein's foramen Hiatus canalis nervi petrosi majoris
frontal foramen Foramen frontale, Incisura frontalis
glandular foramina of Littre Lacunae urethralis
glandular foramen of Morgagni Foramen caecum linguae
glandular foramen of tongue Foramen caecum linguae
great foramen großes Hinterhauptsloch *nt*, Foramen magnum
greater ischiadic foramen Foramen ischiadicum majus

greater palatine foramen Foramen palatinum majus
greater sacrosciatic foramen Foramen ischiadicum majus
greater sciatic foramen Foramen ischiadicum majus
great occipital foramen Foramen magnum
incisive foramen Foramen incisivum
infraorbital foramen Foramen infraorbitale
infrapiriform foramen Foramen infrapiriforme
internal auditory foramen innerer Gehörgang *m*, Meatus acusticus internus
interventricular foramen Monro-Foramen *nt*, Foramen Monroi, Foramen interventriculare
interventricular foramen of heart interventrikuläres Foramen *nt*, Foramen interventriculare cordis
intervertebral foramen Zwischenwirbelloch *nt*, Foramen intervertebrale
intervertebral foramina of sacrum Foramina intervertebralia
ischiopubic foramen Foramen obturatum
jugular foramen Foramen jugulare
lacerated foramen Foramen lacerum
lesser ischiadic foramen Foramen ischiadicum minus
lesser palatine foramina Foramina palatina minora
lesser sacrosciatic foramen Foramen ischiadicum minus
lesser sciatic foramen Foramen ischiadicum minus
foramen of Luschka Luschka-Foramen *nt*, Apertura lateralis ventriculi quarti
Magendie's foramen Magendie-Foramen *nt*, Foramen Magendii, Apertura mediana ventriculi quarti
foramen magnum großes Hinterhauptsloch *nt*, Foramen magnum
mandibular foramen Foramen mandibulae
mastoid foramen Foramen mastoideum
mental foramen Foramen mentale
middle lacerate foramen Foramen lacerum
Monro's foramen Monro-Foramen *nt*, Foramen Monroi, Foramen interventriculare
Morand's foramen Foramen caecum linguae
Morgagni's foramen **1.** Foramen singulare **2.** Foramen Morgagnii, Foramen caecum linguae
Murand's foramen Foramen caecum linguae
nasal foramina Foramina nasalia
nutrient foramen (*Knochen*) Foramen nutricium
obturator foramen Foramen obturatum
omental foramen Winslow-Foramen *nt*, -Loch *nt*, Foramen epiploicum/omentale
optic foramen Canalis opticus
foramen ovale Foramen ovale cordis
oval foramen of heart Foramen ovale cordis
oval foramen of sphenoid bone Foramen ovale
palatine foramen Foramen palatinum
papillary foramina (*Niere*) Mündungsöffnungen *pl* der Harnkanälchen, Foramina papillaria renalis
papillary foramina of kidney Mündungsöffnungen *pl* der Harnkanälchen, Foramina papillaria renalis
parietal foramen Foramen parietale
petrosal foramen Foramen petrosum
petrous foramen Foramen petrosum
pleuroperitoneal foramen Bochdalek-Foramen *nt*, Hiatus pleuroperitonealis
posterior ethmoidal foramen Foramen ethmoidale posterius
posterior lacerate foramen Foramen jugulare
posterior palatine foramen Foramen palatinum majus
posterior sacral foramina Foramina sacralia posteriora
pterygopalatine foramen Foramen palatinum majus
Retzius' foramen Apertura lateralis
ring foramen Foramen obturatum
Rivinus' foramen Incisura tympanica
round foramen Foramen rotundum
foramen of saphenous vein Hiatus saphenus
foramina of smallest veins of heart Foramina venarum minimarum
Soemmering's foramen Sehgrube *f*, Fovea centralis
solitary foramen Foramen singulare
sphenopalatine foramen **1.** Foramen sphenopalatinum **2.** Foramen palatinum majus
spinal foramen Wirbelloch *nt*, Foramen vertebrale
foramen of spinal cord Foramen vertebrale
spinous foramen Foramen spinosum
Stensen's foramen Foramen incisivum
stylomastoid foramen Foramen stylomastoideum
suborbital foramen Foramen infraorbitale
supraorbital foramen Incisura supraorbitalis, Foramen supraorbitale
suprapiriform foramen Foramen suprapiriforme
thebesian foramina Mündungen *pl* der Venae cordis minimae, Foramina venarum minimarum
thyroid foramen Foramen thyroideum
transverse foramen Foramen transversarium
vena caval foramen Foramen venae cavae
venous foramen **1.** Foramen venosum **2.** →*vena caval foramen*
vertebral foramen Wirbelloch *nt*, Foramen vertebrale
vertebroarterial foramen Foramen transversarium
Vesalius' foramen Foramen venosum
Vicq d'Azyr's foramen Foramen caecum
Vieussens foramina Foramina venarum minimarum
Winslow's foramen Winslow-Loch *nt*, -Foramen *nt*, Foramen epiploicum/omentale
zygomaticofacial foramen Foramen zygomaticofaciale
zygomaticoorbital foramen Foramen zygomaticoorbitale
zygomaticotemporal foramen Foramen zygomaticotemporale

for|a|mi|not|o|my [ˌfəʊrəmɪ'nɑtəmɪ] *noun* Foraminotomie *f*

force [fəʊərs, fɔːrs] *noun* Kraft *f*, Stärke *f* by force of durch, mittels

forced [fəʊrst, fɔːrst] *adj* erzwungen, Zwangs-

for|ceps ['fɔːrsəps, -seps] *noun, plural* **-ceps, -ci|pes** [-sə'piːz] zwingenförmiges Organ *nt*, Forceps *m*
gynecological/obstetrical forceps Geburtszange *f*, Forceps *f*

fore|arm ['fɔːrɑːrm, 'fəʊr-] *noun* Unter-, Vorderarm *m*; (*anatom.*) Antebrachium *nt*

fore|brain ['fɔːrbreɪn] *noun* Vorderhirn *nt*, Prosenzephalon *nt*, Prosencephalon *nt*
basal forebrain Pars basalis telencephali

fore|fin|ger ['fɔːrfɪŋgər] *noun* Zeigefinger *m*; (*anatom.*) Index *m*

fore|head ['fɔːrɪd, 'fɑr-, 'fɔːrhed] *noun* **1.** Stirn *f*; (*anatom.*) Frons *f* **2.** Front *f*, Stirnteil *nt*

fore|limb ['fɔːrlɪm, 'fəʊr-] *noun* obere Gliedmaße *f*, Arm *m*

fore|milk ['fɔːrmɪlk] *noun* Vormilch *f*, Kolostralmilch *f*, Kolostrum *nt*

fo|ren|sic [fə'rensɪk] *adj* gerichtlich, Gerichts-, Rechts-, forensisch

fore|skin ['fɔːrskɪn] *noun* Vorhaut *f*, Präputium *nt*, Preputium penis

fore|stomach ['fɔːrstʌmək, 'fəʊr-] *noun* Antrum cardiacum

fore|tooth ['fɔːrtuːθ, 'fəʊr-] *noun, plural* **-teeth** [-tiːθ] Schneidezahn *m*, Incisivus *m*, Dens incisivus

fore|wat|ers ['fɔːrwɔːtərs] *plural* Vorwasser *nt*

form|al|de|hyde [fɔːr'mældəˌhaɪd, fər-] *noun* Formaldehyd *m*, Ameisensäurealdehyd *m*, Methanal *nt*

for|ma|tion [fɔːr'meɪʃn] *noun* **1.** Bildung *f*, Gebilde *nt*, Formation *f*; (*anatom.*) Formatio *f* **2.** Formung *f*, Gestaltung *f*, Bildung *f*, Entwicklung *f*, Entstehung *f*, Formation *f* **3.** Anordnung *f*, Struktur *f*, Zusammensetzung *f*

abscess formation Abszessbildung *f*, Abszessformation *f*, Abszedierung *f*
blood formation Blutbildung *f*, Hämatopo(i)ese *f*, Hämopo(i)ese *f*
bone formation Knochenbildung *f*, Ossifikation *f*
reticular formation Formatio reticularis
reticular formation of medulla oblongata Formatio reticularis medullae oblongatae
reticular formation of mesencephalon mesencephale Formatio reticularis, Formatio reticularis mesencephali
reticular formation of pons Formatio reticularis pontis
reticular formation of spinal cord Formatio reticularis medullae spinalis
rouleaux formation Geldrollenbildung *f*, Geldrollenagglutination *f*, Rouleau-Bildung *f*, Pseudoagglutination *f*
spore formation **1.** (*mikrobiol.*) Sporenbildung *f*, Sporogenese *f*, Sporogenie *f* **2.** Sporenbildung *f*, Sporulation *f*

for|mi|ca|tion [ˌfɔːrmɪ'keɪʃn] *noun* Formicatio *f*

for|mol ['fɔːrmɔl, -məʊl] *noun* wässrige Formaldehydlösung *f*, Formol *nt*

for|nix ['fɔːrnɪks] *noun, plural* **-ni|ces** [-nəsiːs] **1.** Gewölbe *nt*, Kuppel *f*, Dach *nt*, Bogen *m*, Fornix *m* **2.** Hirngewölbe *nt*, Fornix cerebri
anterior fornix vorderes Scheidengewölbe *nt*, Pars anterior fornicis vaginae
fornix of cerebrum Hirngewölbe *nt*, Fornix cerebri
gastric fornix Magenkuppel *f*, Fornix gastricus
inferior conjunctival fornix untere Umschlagsfalte *f* der Konjunktitiva, Fornix conjunctivae inferior
fornix of lacrimal sac Tränensackkuppel *f*, Fornix sacci lacrimalis
lateral fornix Seitengewölbe *nt*, Pars lateralis fornicis vaginae
fornix of pharynx Pharynxkuppel *f*, Fornix pharyngis
postcommissural fornix Fornix cerebri
posterior fornix hinteres Scheidengewölbe *nt*, Pars posterior fornicis vaginae
renal fornix Fornix renalis
fornix of stomach Magenkuppel *f*, Fornix gastricus
superior conjunctival fornix obere Umschlagsfalte *f* der Konjunktiva, Fornix conjunctivae superior
fornix of vagina Scheidengewölbe *nt*, Fornix vaginae

fos|sa ['fɑsə] *noun, plural* **-sae** [-siː] Grube *f*, Höhle *f*, Mulde *f*, Nische *f*, Fossa *f*
acetabular fossa Fossa acetabuli
amygdaloid fossa Gaumenmandel-, Tonsillennische *f*, Fossa tonsillaris
anconeal fossa Fossa olecrani
antecubital fossa Ellenbeugengrube *f*, Fossa cubitalis
anterior cranial fossa vordere Schädelgrube, Fossa cranii anterior
anterior intercondylar fossa of tibia Area intercondylaris anterior
fossa of anthelix Fossa antihelica
articular fossa of mandible Fossa mandibularis
articular fossa of radial head Fovea articularis capitis radii
axillary fossa Achselhöhle *f*, Achselhöhlengrube *f*, Axilla *f*, Fossa axillaris
Bichat's fossa Flügelgaumengrube *f*, Fossa pterygopalatina
Broesike's fossa Broesike-Raum *m*, Fossa parajejunalis
canine fossa Fossa canina
fossa of capitulum of radius Fovea capituli radii
cerebellar fossa Fossa cerebellaris
cerebellar fossa of occipital bone Fossa cerebellaris
cerebral fossa Fossa cerebralis
cerebral fossa of occipital bone Fossa cerebri
Claudius' fossa Claudius-Grube *f*, Fossa ovarica
condylar fossa Fossa condylaris
condyloid fossa Fossa condylaris
coronoid fossa Fossa coronoidea
fossa of coronoid process Fossa coronoidea
costal fossa Fovea costalis
cranial fossa Schädelgrube *f*, Fossa cranii
Cruveilhier's fossa Fossa scaphoidea
cubital fossa Ellenbeugengrube *f*, Fossa cubitalis
digastric fossa Fossa digastrica
digital fossa **1.** Fossa malleoli lateralis **2.** Fossa trochanterica
epigastric fossa Magengrube *f*, Fossa epigastrica
external inguinal fossa äußere/seitliche Leistengrube *f*, Fossa inguinalis lateralis
gallbladder fossa Gallenblasengrube *f*, -bett *nt*, Leberbett *nt*, Fossa vesicae biliaris/felleae
fossa of gasserian ganglion Impressio trigeminalis
Gerdy's hyoid fossa Karotisdreieck *nt*, Trigonum caroticum
glandular fossa of frontal bone Fossa glandulae lacrimalis
glenoid fossa **1.** Gelenkpfanne *f* der Skapula, Cavitas glenoidalis **2.** Fossa mandibularis
greater fossa of Scarpa Scarpa-Dreieck *nt*, Trigonum femorale
greater supraclavicular fossa große Schlüsselbeingrube *f*, Fossa supraclavicularis major
Gruber-Landzert fossa Recessus duodenalis inferior
fossa of head of femur Fovea capitis femoris
hyaloid fossa Glaskörpermulde *f*, Fossa hyaloidea
hypogastric fossa innere/mittlere Leistengrube *f*, Fossa inguinalis medialis
hypophysial fossa Hypophysengrube *f*, Fossa hypophysialis
iliac fossa Fossa iliaca
iliacosubfascial fossa Fossa iliacosubfascialis
iliopectineal fossa Fossa iliopectinealis
incisive fossa Fossa incisiva
incudal fossa Fossa incudis
inferior articular fossa of atlas untere Gelenkfläche *f* des Atlas, Facies articularis inferior atlantis
inferior costal fossa Fovea costalis inferior
inferior fossa of omental sac Recessus inferior bursae omentalis
infraclavicular fossa Mohrenheim-Grube *f*, Trigonum deltopectorale, Fossa infraclavicularis
infraduodenal fossa Recessus retroduodenalis
infraspinous fossa Fossa infraspinata
infratemporal fossa Unterschläfengrube *f*, Fossa infratemporalis
inguinal fossa Leistengrube *f*, Fossa inguinalis
innominate fossa of auricle Cavitas conchae
intercondylar fossa of femur Fossa intercondylaris
internal inguinal fossa innere/mittlere Leistengrube *f*, Fossa inguinalis medialis
interpeduncular fossa Fossa interpeduncularis
intersigmoid fossa Recessus intersigmoideus
ischioanal fossa Fossa ischioanalis
ischiorectal fossa Fossa ischioanalis
Jonnesco's fossa Recessus duodenalis superior
jugular fossa **1.** Drosselgrube *f*, Fossa jugularis **2.** Fossa jugularis
lacrimal fossa **1.** Tränendrüsengrube *f*, Fossa glandulae lacrimalis **2.** Sulcus lacrimalis ossis lacrimalis
fossa of lacrimal sac Fossa sacci lacrimalis
Landzert's fossa Recessus paraduodenalis
lateral fossa of brain Fossa lateralis cerebri
lateral cerebral fossa Fossa lateralis cerebri
lateral inguinal fossa Fossa inguinalis lateralis, äußere Leistengrube *f*
fossa of lateral malleolus Fossa malleoli lateralis
lesser supraclavicular fossa kleine Schlüsselbeingrube

f, Fossa supraclavicularis minor
little fossa of cochlear window Fossula fenestrae cochleae
little fossa of vestibular window Fossula fenestrae vestibuli
Luschka's fossa Recessus ileocaecalis superior
Malgaigne's fossa Karotisdreieck *nt*, Trigonum caroticum
mandibular fossa Fossa mandibularis
mastoid fossa Foveola suprameatica/suprameatalis
medial inguinal fossa Fossa inguinalis medialis, innere Leistengrube *f*
mesentericoparietal fossa Broesike-Raum *m*, Fossa parajejunalis
mesogastric fossa Recessus duodenalis superior
middle cranial fossa mittlere Schädelgrube *f*, Fossa cranii media
Mohrenheim's fossa Mohrenheim-Grube *f*, Trigonum deltopectorale, Fossa infraclavicularis
fossa of Morgagni Fossa navicularis urethrae
navicular fossa of Cruveilhier Fossa scaphoidea
navicular fossa of (male) urethra Fossa navicularis urethrae
olecranon fossa Fossa olecrani
oval fossa of heart Fossa ovalis
fossa ovalis of thigh Hiatus saphenus
oval fossa of thigh Hiatus saphenus
fossa of oval window Fossula fenestrae vestibuli
ovarian fossa Claudius-Grube *f*, Eierstockmulde *f*, Fossa ovarica
Pacchioni's fossae Pacchioni-Fossae *pl*, Foveolae granulares
paraduodenal fossa Recessus duodenalis inferior
parajejunal fossa Broesike-Raum *m*, Fossa parajejunalis
pararectal fossa Fossa pararectalis
paravesical fossa Fossa paravesicalis
patellar fossa Glaskörpermulde *f*, Fossa hyaloidea
patellar fossa of tibia Area intercondylaris anterior
perineal fossa Fossa ischioanalis
petrosal fossa Fossula petrosa
piriform fossa Recessus piriformis
pituitary fossa Fossa hypophysialis
popliteal fossa Kniekehle *f*, Fossa poplitea
posterior cranial fossa hintere Schädelgrube *f*, Fossa cranii posterior
posterior intercondylar fossa of tibia Area intercondylaris posterior
pterygoid fossa Fossa pterygoidea
pterygopalatine fossa Flügelgaumengrube *f*, Fossa pterygopalatina
radial fossa Fossa radialis
retrocecal fossa Recessus retrocaecalis
retroduodenal fossa retroduodenale Bauchfelltasche *f*, Recessus retroduodenalis
retromolar fossa Fossa retromolaris
rhomboid fossa Rautengrube *f*, Fossa rhomboidea
Rosenmüller's fossa Rosenmüller-Grube *f*, Recessus pharyngeus
scaphoid fossa Fossa scaphoidea
scaphoid fossa of sphenoid bone Fossa scaphoidea
sellar fossa Hypophysengrube *f*, Fossa hypophysialis
sigmoid fossa Sulcus sinus transversi
sigmoid fossa of temporal bone Sulcus sinus sigmoidei ossis temporalis
sigmoid fossa of ulna Incisura trochlearis
subarcuate fossa Fossa subarcuata
subarcuate fossa of temporal bone Fossa subarcuata
sublingual fossa Fovea sublingualis
submandibular fossa Fovea submandibularis
submaxillary fossa Fovea sublingualis
subscapular fossa Fossa subscapularis
superior articular fossa of atlas obere Gelenkfläche *f* des Atlas, Facies articularis superior atlantis
superior costal fossa Fovea costalis superior
superior fossa of omental sac Recessus superior bursae omentalis
supramastoid fossa Foveola suprameatica/suprameatalis
suprameatal fossa Foveola suprameatalis/suprameatica
supraspinous fossa Fossa supraspinata
supratonsillar fossa Fossa supratonsillaris
supravesical fossa Fossa supravesicalis
fossa of Sylvius **1.** Sylvius-Furche *f*, Sulcus lateralis cerebri **2.** Fossa lateralis cerebri
temporal fossa Schläfengrube *f*, Fossa temporalis
terminal fossa of male urethra Fossa navicularis urethrae
tonsillar fossa Gaumenmandel-, Tonsillennische *f*, Fossa tonsillaris
transverse costal fossa Fovea costalis processus transversi
Treitz's fossa Treitz-Grube *f*, Recessus duodenalis superior
triangular fossa Fossa triangularis auriculae
triquetral fossa Fossa triangularis auriculae
trochanteric fossa Fossa trochanterica
trochlear fossa Fovea trochlearis
Velpeau's fossa Fossa ischioanalis
vestibular fossa Fossa vestibuli vaginae
fossa of vestibule of vagina Fossa vestibuli vaginae
zygomatic fossa Unterschläfengrube *f*, Fossa infratemporalis

fos|sette [fɑ'set] *noun* **1.** (*anatom.*) kleine Grube *f*, Grübchen *nt* **2.** (*ophthal.*) kleines tiefes Hornhautgeschwür *nt*

fos|sul|a ['fɑsjələ] *noun, plural* **-lae** [-liː] Grübchen *nt*, Fossula *f*
fossula of cochlear window Fossula fenestrae cochleae
fossula of oval window Fossula fenestrae vestibuli
petrosal fossula Fossula petrosa
fossula of petrous ganglion Fossula petrosa
fossula of round window Fossula fenestrae cochleae
tonsillar fossulae Mandelkryptenöffnungen *pl*, Fossulae tonsillares
tonsillar fossulae of palatine tonsil Fossulae tonsillares tonsillae palatini
tonsillar fossulae of pharyngeal tonsil Fossulae tonsillares tonsillae pharyngealis
fossula of vestibular window Fossula fenestrae vestibuli

fou|droy|ant [fuː'drɔɪənt] *adj* plötzlich oder schlagartig (auftretend), foudroyant, fulminant

foul-smelling *adj* übelriechend, stinkend, fetid, fötid

four|chette [fʊər'ʃet] *noun* Frenulum labiorum pudendi

fo|vea ['fəʊvɪə] *noun, plural* **-ve|ae** [-vɪiː] kleine Grube oder Vertiefung *f*, Fovea *f*
articular fovea Gelenkgrube *f*
articular fovea of radial head Fovea articularis capitis radii
fovea of capitulum of radius Fovea capituli radii
caudal fovea Fovea inferior
central fovea of retina Sehgrube *f*, Fovea centralis
fovea of condyloid process Fovea pterygoidea
costal fovea Fovea costalis
dental fovea of atlas Fovea dentis atlantis
fovea of head of femur Fovea capitis femoris
inferior fovea Fovea inferior
inferior articular fovea of atlas untere Gelenkfläche *f* des Atlas, Facies articularis inferior atlantis
inferior costal fovea Fovea costalis inferior
fovea of Morgagni Fossa navicularis urethrae
oblong fovea of arytenoid cartilage Fovea oblonga cartilaginis arytenoideae

pterygoid fovea Fovea pterygoidea
sublingual fovea Fovea sublingualis
submandibular fovea Fovea submandibularis
superior fovea Fovea superior
superior articular fovea of atlas obere Gelenkfläche *f* des Atlas, Facies articularis superior atlantis
superior costal fovea Fovea costalis superior
transverse costal fovea Fovea costalis processus transversi
triangular fovea of arytenoid cartilage Fovea triangularis cartilaginis arytenoideae
trochlear fovea Fovea trochlearis

fo|ve|ate ['fəʊvɪeɪt, -ɪt] *adj* Foveola betreffend; eingedellt, eingedrückt, foveolär

fo|ve|o|la [fəʊ'vɪələ] *noun, plural* **-las, -lae** [-liː] Grübchen *nt*, winzige Vertiefung *f*, Foveaola *f*
coccygeal foveola Steißbeingrübchen *nt*, Foveola coccygea
gastric foveolae Magengrübchen *pl*, Foveolae gastricae
granular foveolae Foveolae granulares
foveola of retina Foveaola retinae

fo|ve|o|late [fəʊ'vɪəleɪt, -lɪt] *adj* Foveola betreffend; eingedellt, eingedrückt, foveolär

fox|glove ['fɑksglʌv] *noun* Fingerhut *m*

frac|tion ['frækʃn] *noun* **1.** (*mathemat.*) Bruch *m* **2.** (*chem.*) Fraktion *f*
ejection fraction (*Herz*) Auswurf-, Austreibungs-, Ejektionsfraktion *f*
residual fraction Residualfraktion *f*

frac|tion|al ['frækəʃnəl] *adj* fraktioniert

frac|ture ['fræktʃər] I *noun* **1.** Bruch *m*, Riss *m* **2.** Knochenbruch *m*, -fraktur *f*, Fractura *f*, Bruch *m*, Fraktur *f* II *v* brechen, frakturieren; zerbrechen
abduction fracture Abduktionsfraktur *f*
acetabular fracture Hüftpfannenbruch *m*, -fraktur *f*, Acetabulumfraktur *f*
acetabulum fracture Hüftpfannenfraktur *f*, Hüftpfannenbruch *m*, Azetabulumfraktur *f*
acromion fracture Akromionfraktur *f*
adduction fracture Adduktionsfraktur *f*
angulated fracture Dislocatio ad axim
ankel fracture Malleolusfraktur *f*
ankle fracture Knöchelbruch *m*, Malleolarfraktur *f*, Fractura malleolaris
apophyseal fracture traumatische Apophysenlösung *f*, Apophysenabriss *m*
atlas fracture Atlasfraktur *f*
avulsion fracture Ab-, Ausrissfraktur *f*
axis fracture Axisfraktur *f*
Barton's fracture Barton-Fraktur *f*
basal skull fracture Schädelbasisbruch *m*, -fraktur *f*
basilar skull fracture Schädelbasisbruch *m*, -fraktur *f*
bending fracture Biegungsbruch *m*, -fraktur *f*
Bennett's fracture Bennett-Luxationsfraktur *f*
bicondylar fracture of humerus bikondyläre Humerusfraktur *f*
bimalleolar fracture bimalleoläre (Knöchel-)Fraktur *f*
blow-out fracture Blow-out-Fraktur *f*, blow-out fracture *nt/f*
bone fracture Knochenbruch *m*, -fraktur *f*, Fractura *f*, Bruch *m*, Fraktur *f*
bursting fracture Berstungsbruch *m*, Berstungsfraktur *f*
calcaneal fracture Fersenbeinbruch *m*, -fraktur *f*, Kalkaneusfraktur *f*
capillary fracture Haarbruch *m*, Knochenfissur *f*
Chance fracture Chance-Fraktur *f*, Beckengurtfraktur *f*
chisel fracture Meißelfraktur *f*
clay-shoveller's fracture Schipperkrankheit *f*
cleavage fracture **1.** Abscher-, Abschälungsfraktur *f*, flake fracture *f* **2.** Abscherfraktur *f* des Capitulum humeri
closed fracture einfache/geschlossene/unkomplizierte Fraktur *f*
Colles' fracture Colles-Fraktur *f*
comminuted fracture Trümmer-, Splitterbruch *m*, Komminutivfraktur *f*, Fractura communitiva
complete fracture vollständige Fraktur *f*, (Knochen-)Durchbruch *m*, Fractura perfecta
compound fracture offene/komplizierte Fraktur *f*, offener/komplizierter (Knochen-)Bruch *m*, Wundfraktur *f*, Fractura complicata
compression fracture Kompressionsbruch *m*, -fraktur *f*, Stauchungsbruch *m*, -fraktur *f*
condylar fracture Kondylenfraktur *f*
congenital fracture kongenitale Fraktur *f*, intrauterin erworbene Fraktur *f*
cough fracture Hustenfraktur *f*
crush fracture (Wirbelkörper-)Kompressionsfraktur *f*
dens axis fracture Densfraktur *f*
depressed fracture Schädelimpressionsfraktur *f*
depressed skull fracture Schädelimpressionsfraktur *f*
depressed fracture of the skull Impressionsfraktur *f*, Schädelimpressionsfraktur *f*, Impressionsbruch *m*
de Quervain's fracture Quervain-Luxationsfraktur *f*, de Quervain-Luxationsfraktur *f*
diaphyseal fracture Schaftbruch *m*, Diaphysenfraktur *f*
direct fracture direkte Fraktur *f*, direkter Bruch *m*
dislocation fracture Luxationsfraktur *f*, Verrenkungsbruch *m*
displaced fracture dislozierte Fraktur *f*, Fraktur *f* mit Dislokation der Bruchenden
distal femoral fracture distale Femurfraktur *f*, distale Oberschenkelfraktur *f*
distal fracture of humerus distale Humerusfraktur *f*, distale Humerusfraktur *f*
distal radial fracture distale Radiusfraktur *f*
distal tibial fracture distale Tibiafraktur *f*, distale Schienbeinfraktur *f*
fractured neck of femur Schenkelhalsbruch *m*, -fraktur *f*, Femurhalsfraktur
Dupuytren's fracture **1.** distale Fibulafraktur *f*, Außenknöchelfraktur *f* **2.** Galeazzi-Fraktur *f*
Duverney's fracture Duverney-Fraktur *f*
elbow fracture Ellenbogenfraktur *f*
epicondylar fracture Epikondylenfraktur *f*
epiphyseal fracture Epiphysenfraktur *f*
eversion fracture Eversionsfraktur *f*
extra-articular fracture extraartikuläre Fraktur *f*
extracapsular fracture extrakapsuläre Fraktur *f*
fatigue fracture Ermüdungsfraktur *f*, -bruch *m*, Stressfraktur *f*, -bruch *m*
femoral fracture Oberschenkelbruch *m*, -fraktur *f*, Femurfraktur *f*, Fractura femoris
femoral neck fracture Schenkelhals-, Femurhalsfraktur *f*
femoral shaft fracture Oberschenkelschaft-, Femurschaftfraktur *f*
fetal fracture kongenitale Fraktur *f*, intrauterin erworbene Fraktur *f*
fibula fracture Wadenbeinbruch *m*, -fraktur *f*, Fibulafraktur *f*
finger fractures Fingerfraktur *f*
first degree Pott's fracture Knöchelbruch *m*, -fraktur *f*
fissure fracture Knochenfissur *f*, Infraktur *f*, Haarbruch *m*, Infraktion *f*
fissured fracture Knochenfissur *f*, Infraktur *f*, Haarbruch *m*, Infraktion *f*
flake fracture Abscher-, Abschälungsfraktur *f*, flake fracture *f*
forearm fracture Unterarmschaftfraktur *f*
frontobasal fracture frontobasale Fraktur *f*, frontobasale Schädelbasisfraktur *f*
frontobasal skull fracture frontobasale Schädelbasisfraktur *f*, frontobasale Fraktur *f*

Galeazzi's fracture Galeazzi-Fraktur *f*
glenoid fracture Glenoidfraktur *f*
greenstick fracture Grünholzbruch *m*, -fraktur *f*
Guérin's fracture Guérin-Fraktur *f*, LeFort I-Fraktur *f*
hair-line fracture Haarbruch *m*, Knochenfissur *f*
fracture of the head of humerus Humeruskopffraktur *f*, proximale Humerusfraktur *f*
heel fracture Fersenbeinbruch *m*, -fraktur *f*, Kalkaneusfraktur *f*
heel bone fracture Fersenbeinfraktur *f*, Fersenbeinbruch *m*, Kalkaneusfraktur *f*
helical fracture Torsionsbruch *m*, -fraktur *f*, Drehbruch *m*, -fraktur *f*, Spiralbruch *m*, -fraktur *f*
hickory-stick fracture Grünholzbruch *m*, -fraktur *f*
horizontal maxillary fracture Guérin-Fraktur *f*, LeFort I-Fraktur *f*
humeral shaft fracture Oberarmschaftbruch *m*, Humerusschaftfraktur *f*
incomplete fracture unvollständiger Bruch *m*, unvollständige Fraktur *f*, Fractura imperfecta
indirect fracture indirekte Fraktur *f*
intertrochanteric fracture intertrochantäre Femurhalsfraktur *f*, intertrochantäre Schenkelhalsfraktur *f*
intertrochanteric femoral fracture intertrochantäre Femurhalsfraktur *f*, intertrochantäre Schenkelhalsfraktur *f*
intra-articular fracture intraartikuläre Fraktur *f*
intracapsular fracture intrakapsuläre Fraktur *f*
intrauterine fracture kongenitale Fraktur *f*, intrauterin-erworbene Fraktur *f*
Jefferson fracture Atlasfraktur *f*
laryngeal fracture Kehlkopffraktur *f*, Larynx(knorpel)fraktur *f*
lateral fracture of the clavicle laterale Klavikulafraktur *f*
lateral malleolar fracture Außenknöchelfraktur *f*
lateral fracture of the neck of femur laterale Schenkelhalsfraktur *f*, laterale Femurhalsfraktur *f*
laterobasal skull fracture laterobasale Schädelbasisfraktur *f*
LeFort I fracture Guérin-Fraktur *f*, LeFort I-Fraktur *f*
leg fracture Unterschenkelfraktur *f*, Unterschenkelschaftfraktur *f*
Lisfranc's fracture Lisfranc-Luxationsfraktur *f*
longitudinal fracture Längsbruch *m*, -fraktur *f*
longitudinal fracture of the petrous bone Felsenbeinlängsfraktur *f*
Maissoneuve's fracture Maisonneuve-Fraktur *f*
Malgaigne's pelvic fracture Malgaigne-Beckenringfraktur *f*
malleolar fracture Knöchelbruch *m*, Malleolarfraktur *f*, Fractura malleolaris
mandibular fracture Unterkieferfraktur *f*
march fracture Marschfraktur *f*, Deutschländer-Fraktur *f*
maxillary fracture Oberkieferfraktur *f*
medial fracture of the clavicle mediale Klavikulafraktur *f*
medial malleolar fracture Innenknöchelfraktur *f*
medial fracture of the neck of femur mediale Femurhalsfraktur *f*, mediale Schenkelhalsfraktur *f*
median fracture of the clavicle mittlere Klavikulafraktur *f*
metacarpal fracture Mittelhandbruch *m*, Metakarpalfraktur *f*
metatarsal fracture Mittelfußbruch *m*, Metatarsalfraktur *f*
midfacial fracture Mittelgesichtsfraktur *f*
Monteggia's fracture Monteggia(-Subluxations)-Fraktur *f*
multiple rib fractures Rippenserienfraktur *f*
neck fracture subkapitale Fraktur *f*
fracture of the neck of scapula Skapulahalsfraktur *f*
neurogenic fracture neurogene Fraktur *f*
nondisplaced fracture nicht-dislozierte Fraktur *f*
fracture of the pelvic ring Beckenringfraktur *f*
open fracture offene/komplizierte Fraktur *f*, offener/komplizierter (Knochen-)Bruch *m*, Wundfraktur *f*, Fractura complicata
parry fracture Monteggia-(Subluxations-)Fraktur *f*
pathologic fracture pathologische Fraktur *f*, Spontanfraktur *f*
pelvic fracture **1.** Beckenbruch *m*, -fraktur *f* **2.** Beckenringbruch *m*, -fraktur *f* **3.** Beckenrandbruch *m*, -fraktur *f*
penis fracture Penisfraktur *f*, Korporafraktur *f*, Penisbruch *m*
pertrochanteric femoral fracture pertrochantäre Oberschenkelfraktur *f*, pertrochantäre Femurfraktur *f*
phalangeal fracture Phalangenfraktur *f*
pillion fracture Pilonfraktur *f*, pilon tibiale-Fraktur *f*
pronation fracture Pronationsfraktur *f*
proximal femoral fracture proximale Femurfraktur *f*, hüftgelenksnahe Femurfraktur *f*, proximale Oberschenkelfraktur *f*
radial fracture Speichenbruch *m*, Radiusfraktur *f*
radial head fracture Radiusköpfchenfraktur *f*
radial nack fracture Radiushalsfraktur *f*
reverse Colles' fracture Smith-Fraktur *f*
reversed Barton's fracture reversed Barton-Fraktur *f*
rib fracture Rippenfraktur *f*, Rippenbruch *m*
Rolando's fracture Rolando-Fraktur *f*
scaphoid fracture Kahnbeinbruch *m*, -fraktur *f*, Skaphoidfraktur *f*
secondary fracture pathologische Fraktur *f*, Spontanfraktur *f*
second degree Pott's fracture bimalleoläre (Knöchel-) Fraktur *f*
segment fracture Stückfraktur *f*, Etagenfraktur *f*
segmental fracture Etagenfraktur *f*, Stückfraktur *f*
serial fracture Kettenfraktur *f*
shearing fracture Abscherfraktur *f*
simple fracture einfache/geschlossene/unkomplizierte Fraktur *f*
skull fracture Schädeldachfraktur *f*, Schädelfraktur *f*, Schädeldachbruch *m*, Schädelbruch *m*
Smith's fracture Smith-Fraktur *f*
spinal fracture Wirbelsäulenfraktur *f*
spiral fracture Torsions-, Dreh-, Spiralbruch *m*, -fraktur *f*
splintered fracture Splitterfraktur *f*, Splitterbruch *m*
spontaneous fracture pathologische Fraktur *f*, Spontanfraktur *f*
sprain fracture Ab-, Ausrissfraktur *f*
standard radial fracture typische Radiusfraktur *f*, Fractura radii classico, Fractura radii loco typico
Stieda's fracture Stieda-Fraktur *f*
stress fracture Ermüdungs-, Stressfraktur *f*, -bruch *m*
subcapital fracture subkapitale Fraktur *f*
subcapital femoral neck fracture subkapitale Schenkelhalsfraktur *f*, subkapitale Femurhalsfraktur *f*
subcapital fracture of the neck of femur subkapitale Schenkelhalsfraktur *f*, subkapitale Femurhalsfraktur *f*
subchondral fracture of the femoral head idiopathische Hüftkopfnekrose *f* des Erwachsenen, avaskuläre/ischämische Femurkopfnekrose *f*
subcutaneous fracture einfache/geschlossene/unkomplizierte Fraktur *f*
subtrochanteric femoral fracture subtrochantäre Femurfraktur *f*, subtrochantäre Oberschenkelfraktur *f*
supination fracture Supinationsfraktur *f*
supracondylar fracture of humerus suprakondyläre Humerusfraktur *f*
talar fracture Sprungbein-, Talusfraktur *f*
talus fracture Sprungbeinfraktur *f*, Talusfraktur *f*

Teevan's fracture Teevan-Fraktur *f*, Teevan-Schädelfraktur *f*
tibial fracture Schienbeinbruch *m*, -fraktur *f*, Tibiafraktur *f*
tibial plateau fracture Tibiakopffraktur *f*, Schienbeinkopffraktur *f*
tibial shaft fracture Tibiaschaftfraktur *f*, Schienbeinschaftfraktur *f*
torsion fracture Torsionsbruch *m*, -fraktur *f*, Drehbruch *m*, -fraktur *f*, Spiralbruch *m*, -fraktur *f*
transcondylar fracture of humerus transkondyläre Humerusfraktur *f*
transitional fracture Übergangsfraktur *f*
transverse fracture Querbruch *m*, -fraktur *f*
transverse fracture of the petrous bone Felsenbeinquerfraktur *f*
traumatic fracture traumatische Fraktur *f*
tuft fracture Berstungsbruch *m*, -fraktur *f*
ulnar fracture Ellenbruch *m*, Ulnafraktur *f*
undisplaced fracture nicht-dislozierte Fraktur *f*
unicondylar fracture of humerus monokondyläre Humerusfraktur *f*
vertebral fracture Wirbelkörperfraktur *f*
vertebral arch fracture Wirbelbogenfraktur *f*
Vidal I fracture Vidal I-Fraktur *f*
Vidal II fracture Vidal II-Fraktur *f*
Vidal III fracture Vidal III-Fraktur *f*
V-shaped fracture Flötenschnabelbruch *m*
willow fracture Grünholzbruch *m*, -fraktur *f*
fracture with loss of bone substance Defektfraktur *f*

fracture-dislocation *noun* Luxationsfraktur *f*
Galeazzi's fracture-dislocation Galeazzi-Luxationsfraktur *f*
Monteggia's fracture-dislocation Monteggia(-Subluxations)-Fraktur *f*

fraglile ['frædʒəl] *adj* zerbrechlich, brüchig, gebrechlich, fragil

fralgillity [frə'dʒɪlətɪ] *noun* Zerbrechlichkeit *f*, Brüchigkeit *f*, Sprödigkeit *f*, Fragilität *f*
fragility of blood Erythrozytenresistenz *f*
bone fragility Knochenbrüchigkeit *f*
erythrocyte fragility Erythrozytenresistenz *f*
hereditary fragility of bone Osteogenesis imperfecta, Osteopsathyrosis *f*
osmotic fragility osmotische Erythrozytenresistenz *f*
osmotic erythrocyte fragility osmotische Erythrozytenresistenz *f*

fralgillolcyte [frə'dʒɪləsaɪt] *noun* Fragilozyt *m*

fralgillolcyltolsis [frə,dʒɪləsaɪ'təʊsɪs] *noun* Fragilozytose *f*

fraglment ['frægmənt] I *noun* Fragment *nt*, Bruchstück *nt*, -teil *m* II *v* (zer-)brechen, in Stücke brechen
antigen-binding fragment → *Fab fragment*
crystallizable fragment → *Fc fragment*
Fab fragment antigenbindendes Fragment *nt*, Fab-Fragment *nt*
Fc fragment kristallisierbares Fragment *nt*, Fc-Fragment *nt*

framlbelsia [fræm'biːʒə] *noun* Frambösie *f*, Pian *f*, Parangi *f*, Yaws *f*, Framboesia tropica

frame [freɪm] *noun* Rahmen *m*, Gestell *nt*; Gerüst *nt*; Gerippe *nt*, Skelett *nt*
occluding frame Artikulator *m*, Gelenksimulator *m*

Franlcilsellla [frænsɪ'selə] *noun* Francisella *f*

fralterlnal [frə'tɜrnl] *adj* (*Zwillinge*) dizygot, zweieiig

frecklle ['frekl] I *noun* **1.** Sommersprosse *f*, Ephelide *f* **2.** Fleck *m*, Hautfleck *m*, Fleckchen *nt* II *v* tüpfeln, sprenkeln
Hutchinson's freckle prämaligne Melanose *f*, melanotische Präkanzerose *f*, Dubreuilh-Krankheit *f*, -Erkrankung *f*, Dubreuilh-Hutchinson-Krankheit *f*, -Erkrankung *f*, Lentigo maligna, Melanosis circumscripta praeblastomatosa/praecancerosa Dubreuilh
melanotic freckle → *Hutchinson's freckle*

freeze-drying *noun* Gefriertrocknung *f*, lyophile Trocknung *f*, Lyophilisation *f*

freezling ['friːzɪŋ] I *noun* **1.** Einfrieren *nt* **2.** Vereisung *f* **3.** Erstarrung *f* **4.** Erfrierung *f*, Kongelation *f*, Congelatio *f* **5.** Gefrieren *nt*, Gerinnen *nt*, Erstarren *nt* II *adj* eiskalt; Gefrier-, Kälte-

fremlitus ['fremɪtəs] *noun* tastbares oder hörbares Vibrieren *nt*, Vibration *f*, Schwirren *nt*, Fremitus *m*
bronchial fremitus Bronchialfremitus *m*, Fremitus bronchialis
pectoral fremitus Stimmfremitus *m*, Fremitus pectoralis
rhonchal fremitus Bronchialfremitus *m*, Fremitus bronchialis
vocal fremitus Stimmfremitus *m*, Fremitus pectoralis

frelnecltolmy [frɪ'nektəmɪ] *noun* Frenektomie *f*, Frenulektomie *f*

frelnolplasIty [,friːnə'plæstɪ] *noun* Zungenbändchenplastik *f*, Fren(ul)oplastik *f*

frelnotlolmy [frɪ'nɑtəmɪ] *noun* Frenulotomie *f*
lingual frenotomy Zungenbändchendurchtrennung *f*, Frenulotomie *f*, Frenotomie *f*, Ankylotomie *f*

frenlullum ['frenjələm] *noun*, *plural* **-la** [-lə] Bändchen *nt*, Frenulum *nt*
frenulum of clitoris Klitorisbändchen *nt*, Frenulum clitoridis
frenulum of cranial medullary velum Frenulum veli medullaris superioris
frenulum of ileocecal valve Bändchen *nt* der Bauhin-Klappe, Frenulum ostii ilealis
inferior labial frenulum Unterlippenbändchen *nt*, Frenulum labii inferius
labial frenulum Lippenbändchen *nt*, Frenulum labii
lingual frenulum Zungenbändchen *nt*, Frenulum linguae
frenulum of lower lip Unterlippenbändchen *nt*, Frenulum labii inferioris
frenulum of prepuce (of penis) Vorhautbändchen *nt*, Frenulum preputii
frenulum of pudendal labia Frenulum labiorum pudendi
superior labial frenulum Oberlippenbändchen *nt*, Frenulum labii superius
frenulum of tongue Zungenbändchen *nt*, Frenulum linguae
frenulum of upper lip Oberlippenbändchen *nt*, Frenulum labii superioris

frelnum ['friːnəm] *noun*, *plural* **-na** [-nə] (*Schleimhaut*) Band *nt*, Falte *f*, Frenum *nt*
lingual frenum Zungenbändchen *nt*, Frenulum linguae
frenum of tongue Zungenbändchen *nt*, Frenulum linguae

frenlzy ['frenzɪ] *noun* Ekstase *f*, Verzückung *f*; Besessenheit *f*, Manie *f*

frelquenlcy ['friːkwənsɪ] *noun* **1.** Frequenz *f* **2.** Häufigkeit *f*
critical flicker frequency Flimmerfusionsfrequenz *f*, kritische Flimmerfrequenz *f*, critical flicker frequency
flicker-fusion frequency Flimmerfusionsfrequenz *f*, kritische Flimmerfrequenz *f*, critical flicker frequency
gene frequency Genhäufigkeit *f*, -frequenz *f*
respiratory frequency Atemfrequenz *f*

frelquent ['friːkwənt] *adj* häufig (vorkommend), oft wiederkehrend, frequent; regelmäßig

friglolthelralpy [,frɪgə'θerəpɪ] *noun* Kryotherapie *f*

fringe [frɪndʒ] *noun* **1.** Franse *f* **2.** Rand *m*, Saum *m*, Einfassung *f*, Umrandung *f*
Richard's fringes Eileiterfransen *pl*, Fimbriae tubae
synovial fringes Synovialzotten *pl*, Villi synoviales

fronto- *präf.* Stirn(bein)-, Fronto-

frost|bite ['frɔstbaɪt, 'frɑst-] *noun* Erfrierung *f*, Kongelation *f*, Congelatio *f*
fruc|tan ['frʌktæn] *noun* Fructan *nt*, Levan *nt*
β-fruc|to|fur|a|no|sid|ase [ˌfrʌktəˌfjʊrənəʊ'saɪdeɪz] *noun* Saccharase *f*, β-Fructofuranosidase *f*, Invertase *f*
fruc|to|ki|nase [ˌfrʌktə'kaɪneɪz, -'kɪn-] *noun* Frukto-, Fructokinase *f*
fruc|to|pyr|a|nose [ˌfrʌktə'paɪrənəʊz] *noun* → *fructose*
fruc|to|sa|mine [ˌfrʌktə'sæmɪn] *noun* Fructosamin *nt*
fruc|to|san ['frʌktəsæn] *noun* Fruktosan *nt*, Fructosan *nt*, Levulan *nt*
fruc|tose ['frʌktəʊs] *noun* Fruchtzucker *m*, (D-)Fruktose *f*, (D-)Fructose *f*, Levulose *f*
fructose-1,6-bisphosphatase *noun* Fructose-1,6-diphosphatase *f*, Hexosediphosphatase *f*
fructose-2,6-bisphosphatase *noun* Fructose-2,6-diphosphatase *f*
fructose-1,6-bisphosphate *noun* Fructose-1,6-diphosphat *nt*, Harden-Young-Ester *m*
fructose-2,6-bisphosphate *noun* Fructose-2,6-diphosphat *nt*
fructose-1,6-diphosphatase *noun* Fructose-1,6-diphosphatase *f*, Hexosediphosphatase *f*
fructose-2,6-diphosphatase *noun* Fructose-2,6-diphosphatase *f*
fructose-1,6-diphosphate *noun* Fructose-1,6-diphosphat *nt*, Harden-Young-Ester *m*
fructose-2,6-diphosphate *noun* Fructose-2,6-diphosphat *nt*
fruc|to|se|mia [ˌfrʌktəʊ'siːmɪə] *noun* Fruktosämie *f*
fructose-1-phosphate *noun* Fructose-1-phosphat *nt*
fructose-6-phosphate *noun* Fructose-6-phosphat *nt*, Neuberg-Ester *m*
fruc|to|si|dase [ˌfrʌktə'saɪdeɪz] *noun* → *β-fructofuranosidase*
fruc|to|su|ria [ˌfrʌktə's(j)ʊərɪə] *noun* Fruktosurie *f*
fruc|to|syl|trans|fer|ase [ˌfrʌktəsɪl'trænsfəreɪz] *noun* Fructosyltransferase *f*
fruit [fruːt] *noun* Frucht *f*, Fructus *m*
Bishop's weed fruit Doppelachänen *pl*, Khellafrüchte *pl*, Ammeos visnagae fructus
chaste tree fruit Agni casti fructus
whortleberry fruit Myrtilli fructus, Heidelbeeren *pl*
fru|se|mide ['fruːsɪmaɪd] *noun* Furosemid *nt*
fuch|sin|o|phil|ic [ˌf(j)uːksɪnə'fɪlɪk] *adj* mit Fuchsin färbend, fuchsinophil
fu|cose ['fjuːkəʊs] *noun* Fucose *f*
fu|co|si|do|sis [ˌfjuːkəsaɪ'dəʊsɪs] *noun* Fucosidose(-Syndrom *nt*) *f*
fu|el ['fjʊəl] *noun* Brennstoff *m*
ful|gu|ra|tion [ˌfʌlgjə'reɪʃn] *noun* Fulguration *f*
ful|mi|nat|ing ['fʌlmɪneɪtɪŋ] *adj* plötzlich oder schlagartig (auftretend), foudroyant, fulminant; (*Verlauf, Reaktion*) extrem akut, hyperakut, perakut
fu|mi|to|ry ['fjʊmɪˌtɔːriː] *noun* Erdrauch *m*, Fumaria officinalis
func|tion ['fʌŋkʃn] *noun* Funktion *f*, Tätigkeit *f*, Wirksamkeit *f*
abnormal function Dysfunktion *f*
inadequate testicular function Hodeninsuffizienz *f*
func|tion|al ['fʌŋkʃnəl] *adj* funktionell, Funktions-
fun|dal ['fʌndl] *adj* Fundus betreffend, Fundus-, Fundo-
fun|dec|to|my [fʌn'dektəmɪ] *noun* Fundusresektion *f*, Fundektomie *f*
fun|dic ['fʌndɪk] *adj* → *fundal*
fun|do|pex|y ['fʌndəpeksɪ] *noun* Fundopexie *f*
fun|do|plas|ty [ˌfʌndə'plæstɪ] *noun* Fundoplastik *f*
fun|do|pli|ca|tion [ˌfʌndəplɪ'keɪʃn] *noun* Fundoplicatio *f*
Nissen fundoplication Fundoplikation *f* nach Nissen, Fundoplicatio *f*
fun|dus ['fʌndəs] *noun, plural* -di [-daɪ] **1.** (Hinter-)Grund *m*, Boden *m*, Bodenteil *nt*, Fundus *m* **2.** → *fundus of eye* **3.** → *fundus of stomach*
albinotic fundus albinotischer Fundus *m*, Fundus albinoticus
fundus arteriosclerotic Fundus arterioscleroticus
fundus of bladder **1.** (Harn-)Blasengrund, Fundus vesicae **2.** (Harn-)Blasenspitze *f*, Apex vesicae
fundus of eye Augenhintergrund *m*, Fundus *m*, Fundus oculi
fundus flavimaculatus Fundus flavimaculatus, Morbus Stargardt, Stargardt-Krankheit *f*, juvenile Makuladegeneration *f*
fundus of gallbladder Gallenblasenkuppel *f*, Fundus vesicae felleae/biliaris
gastric fundus Magenfundus *m*, Fundus gastricus
fundus hypertonicus Fundus hypertonicus, Retinopathia hypertonica
fundus of internal acoustic meatus Boden *m* des inneren Gehörganges, Fundus meatus acustici interni
fundus of stomach Magenfundus *m*, Fundus gastricus
fundus of urinary bladder **1.** (Harn-)Blasengrund *m*, Fundus vesicae **2.** (Harn-)Blasenspitze *f*, Apex vesicae
fundus of uterus Gebärmutter-, Uterusfundus *m*, Fundus uteri
fundus of vagina Scheidengewölbe *nt*, Fornix vaginae
fun|dus|co|py [fʌn'dɑskəpɪ] *noun* Augenspiegeln *nt*, Augenspiegelung *f*, Funduskopie *f*, Ophthalmoskopie *f*
fun|du|sec|to|my [ˌfʌndə'sektəmɪ] *noun* Fundusresektion *f*, Fundektomie *f*
fun|gal ['fʌŋgəl] *adj* Pilz/Fungus betreffend, fungal
fun|ge|mia [fʌŋ'giːmɪə] *noun* Pilzsepsis *f*, Fungämie *f*, Mykämie *f*
Fun|gi ['fʌŋdʒaɪ] *plural* Pilze *pl*, Fungi *pl*, Myzeten *pl*, Mycetes *pl*, Mycophyta *pl*, Mycota *pl*
fun|gi|cid|al [ˌfʌndʒə'saɪdl] *adj* Pilze abtötend, fungizid, fungitoxisch
fun|gi|cide ['fʌndʒəsaɪd] *noun* fungizides Mittel *nt*, Fungizid *nt*
fun|gi|stat ['fʌndʒəstæt] *noun* fungistatisches Mittel *nt*, Fungistatikum *nt*
fun|gi|stat|ic [fʌndʒə'stætɪk] *adj* das Pilzwachstum hemmend, fungistatisch
fun|gi|tox|ic [fʌndʒə'tɑksɪk] *adj* pilztoxisch, fungitoxisch
fun|gi|tox|ic|i|ty [ˌfʌndʒətɑk'sɪsətɪ] *noun* Toxizität *f* für Pilze/Fungi
fun|gous ['fʌŋgəs] *adj* pilzartig, schwammartig, fungoid, fungös
fun|gus ['fʌŋgəs] *noun, plural* **fun|gi** ['fʌŋdʒaɪ] **1.** → *Fungi* **2.** (*patholog.*) pilzartige/schwammartige Geschwulst *f*, schwammartiges Gebilde *nt*
algal fungi Algenpilze *pl*, niedere Pilze *pl*, Phykomyzeten *pl*, Phykomyzetes *pl*
club fungi Ständerpilze *pl*, Basidiomyzeten *pl*, -mycetes *pl*
cutaneous fungi Dermatophyten *pl*, Hautpilze *pl*
fission fungi Spaltpilze *pl*, Schizomyzeten *pl*, Schizomycetes *pl*
hyphal fungi Fadenpilze *pl*, Hyphomyzeten *pl*
imperfect fungi unvollständige Pilze *pl*, Fungi imperfecti, Deuteromyzeten *pl*, Deuteromycetes *pl*, Deuteromycotina *pl*
mycelial fungi Fadenpilze *pl*, Hyphomyzeten *pl*, Hyphomycetes *pl*
proper fungi echte Pilze *pl*, Eumyzeten *pl*, Eumycetes *pl*, Eumycophyta *pl*
sac fungi Schlauchpilze *pl*, Askomyzeten *pl*, Ascomycetes *pl*, Ascomycotina *pl*
slime fungi Schleimpilze *pl*, Myxomyzeten *pl*
thrush fungus Candida albicans
true fungi echte Pilze *pl*, Eumyzeten *pl*, Eumycetes *pl*, Eumycophyta *pl*
yeast fungus Hefepilz *m*, Sprosspilz *m*, Blastomyzet *m*
fu|nic ['fjuːnɪk] *adj* **1.** → *funicular* **2.** Nabelschnur betreffend, Nabelschnur-

fu|nic|u|lar [fjuːˈnɪkjələr, fə-] *adj* bandartig, strangartig, funikulär

fu|nic|u|li|tis [fjuː,nɪkjəˈlaɪtɪs] *noun* Funikulitis *f*

fu|nic|u|lo|ep|i|did|y|mi|tis [fjuː,nɪkjələʊ,epɪ,dɪdəˈmaɪtɪs] *noun* Entzündung von Samenstrang/Funiculus spermaticus und Nebenhoden/Epididymis, Funikuloepididymitis *f*

fu|nic|u|lo|pex|y [fjuː,nɪkjələʊpeksɪ] *noun* Funikulopexie *f*

fu|nic|u|lus [fjuːˈnɪkjələs, fə-] *noun, plural* **-li** [-laɪ] kleiner (Gewebe-)Strang *m*, strangartiges Gebilde *nt*, Funiculus *m*

anterior funiculus of spinal cord Vorderstrang *m* (des Rückenmarks), Funiculus anterior medullae spinalis

cuneate funiculus Burdach-Strang *m*, Fasciculus cuneatus medullae spinalis

dorsal funiculus Hinterstrang *m*, Funiculus posterior medullae spinalis

lateral funiculus of medulla oblongata Seitenstrang *m* des Markhirns, Funiculus lateralis medullae oblongatae

lateral funiculus of spinal cord Seitenstrang *m* (des Rückenmarks), Funiculus lateralis medullae spinalis

posterior funiculus of spinal cord Hinterstrang *m*, Funiculus posterior medullae spinalis

separating funiculus Funiculus separans

funiculi of spinal cord Markstänge *pl* des Rückenmarks, Funiculi medullae spinalis

ventral funiculus of spinal cord Vorderstrang *m*, Funiculus anterior medullae spinalis

fur|o|se|mide [,fjʊərəʊˈsemɪd, -maɪd] *noun* Furosemid *nt*

fur|row [ˈfɜrəʊ, ˈfʌr-] *noun* **1.** (schmale) Rinne oder Furche *f*; Rille *f* **2.** (*anatom.*) Runzel *f*, Furche *f*; (*biolog.*) Falz *m*

gluteal furrow Gesäßfurche *f*, -falte *f*, Sulcus glutealis

mentolabial furrow Lippenkinnfurche *f*, Sulcus mentolabialis

skin furrows Hautfurchen *pl*, Sulci cutis

fu|run|cle [ˈfjʊərʌŋkl] *noun* Furunkel *m*

meatal furuncle Gehörgangsfurunkel *m*, Ohrfurunkel *m*, Otitis externa circumscripta/furunculosa

fu|run|cu|lar [fjʊəˈrʌŋkjələr] *adj* Furunkel betreffend, furunkulös

fu|run|cu|lo|sis [fjʊə,rʌŋkjəˈləʊsɪs] *noun* Furunkulose *f*

fu|si|form [ˈfjuːzəfɔːrm] *adj* spindelförmig, fusiform

fu|sion [ˈfjuːʒn] *noun* (Zell-, Chromosomen-)Verschmelzung *f*, Fusion *f*; (Kern-)Fusion *f*

atlanto-occipital fusion Atlasassimilation *f*

spinal/vertebra fusion operative Wirbelsäulenversteifung *f*, Spondylodese *f*

fu|so|bac|te|ri|um [,fjuːzəʊbækˈtɪərɪəm] *noun, plural* **-ria** [,fjuːzəʊbækˈtɪərɪə] Fusobakterium *nt*

fu|so|spi|ril|lo|sis [,fjuːzəʊ,spaɪrɪˈləʊsɪs] *noun* Plaut-Vincent-Angina *f*, Vincent-Angina *f*

fu|so|spi|ro|che|to|sis [fjuːzəʊ,spaɪrəkɪˈtəʊsɪs] *noun* Fusospirochätose *f*, Fusoborreliose *f*

G

G-actin *noun* globuläres Aktin *nt*, G-Aktin *nt*
gait [geɪt] *noun* Gang *m*, Gangart
drop-foot gait Steppergang *m*
dystrophic gait watschelnder Gang *m*, Watschelgang *m*, Watscheln *nt*
equine gait Steppergang *m*
high steppage gait Steppergang *m*
steppage gait Steppergang *m*
waddle gait watschelnder Gang *m*, Watschelgang *m*, Watscheln *nt*
galact- *präf.* Milch-, Milchzucker-, Galakt(o)-, Lakt(o)-
gallacltalgoglin [gə'læktəgɑgɪn] *noun* humanes Plazenta-Laktogen *nt*, Chorionsomatotropin *nt*
gallacltalgogue ['gə'læktəgɑg] I *noun* Galaktagogum *nt*, Laktagogum *nt* I *adj* den Milchfluss fördernd
gallacltelmia [ˌgælæk'tiːmɪə] *noun* Galaktämie *f*
gallacltic [gə'læktɪk] *adj* Milch betreffend, Milch-, Galakt(o)-, Lakt(o)-
gallacltildrolsis [gəˌlæktɪ'drəʊsɪs] *noun* Milchschwitzen *nt*, Galakthidrose *f*
galacto- *präf.* Milch-, Milchzucker-, Galakt(o)-, Lakt(o)-
gallacltolbollic [ˌgə'læktə'bɑlɪk] *adj* die Milchsekretion fördernd, galaktobol
gallacltolcele [' gə'læktəsiːl] *noun* Galaktozele *f*
gallacltolcerlelbrolside [gəˌlæktə'serəbrəʊsaɪd] *noun* Galaktocerebrosid *nt*
gallacltolgen [gə'læktədʒən] *noun* Galaktogen *nt*
gallacltoglelnous [gælæk'tɑdʒənəs] *adj* die Milchbildung fördernd, milchbildend, galaktogen
gallacltolgogue [gə'læktəgɑg] *noun* Galaktagogum *nt*, Laktagogum *nt*
gallacltoglralphy [ˌgælæk'tɑgrəfɪ] *noun* Galaktographie *f*, Galaktografie *f*
gallacltolkilnase [gəˌlæktə'kaɪneɪz, -'kɪ-] *noun* Galaktokinase *f*, Galactokinase *f*
gallacltollipllid [gəˌlæktə'lɪpɪd, -'laɪp-] *noun* Galaktolipid *nt*
gallacltollipin [gəˌlæktəʊ'lɪpɪn] *noun* Galaktolipid *nt*
gallacltolphlelbiltis [gəˌlæktəflɪ'baɪtɪs] *noun* Phlegmasia alba dolens
gallacltolphore ['gəˌlæktəfəʊər] I *noun* Milchgang *m*, Ductus lactiferus II *adj* → *galactophorous*
gallacltolphorlitis [ˌgə'læktəfə'raɪtɪs] *noun* Entzündung der Milchgänge, Galaktophoritis *f*, Milchgangentzündung *f*
gallactophlolrous [gælæk'tɑfərəs] *adj* milchführend
gallacltolpoilelsis [gəˌlæktəpɔɪ'iːsɪs] *noun* Milchbildung *f*, Galaktopoese *f*
gallacltolpoiletlic [gəˌlæktəpɔɪ'etɪk] I *noun* galaktopoetische Substanz *f* II *adj* Milchbildung betreffend oder anregend, galaktopoetisch
gallactorlrhea [ˌgəˌlæktə'rɪə] *noun* Milchfluss *m*, Galaktorrhö *f*, Galaktorrhoe *f*
gallacltoslalmine [gəˌlæk'təʊsəmiːn, -təʊs'æmɪn] *noun* Galaktosamin *nt*, Chondrosamin *nt*
gallacltose [gə'læktəʊs] *noun* Galaktose *f*, Galactose *f*
gallacltoslelmia [gəˌlæktə'siːmɪə] *noun* (hereditäre/kongenitale) Galaktosämie *f*, Galaktoseintoleranz *f*, -unverträglichkeit *f*
gallacltolside [gə'læktəsaɪd, -sɪd] *noun* Galaktosid *nt*, Galactosid *nt*
gallacltosltalsis [ˌgælæk'tɑstəsɪs] *noun* Milchstauung *f*, Galaktostase *f*
gallacltolsulria [gəˌlæktə's(j)ʊərɪə] *noun* Galaktosurie *f*
gallacltolsyllcerlalmide [gəˌlæktəsɪl'serəmaɪd] *noun* Galaktocerebrosid *nt*
gallacltolsyllglulcose [gəˌlæktəsɪl'gluːkəʊz] *noun* Milchzucker *m*, Laktose *f*, Lactose *f*, Laktobiose *f*
gallacltolwalldenlase [gəˌlæktə'wældəneɪz] *noun* Galaktowaldenase *f*, UDP-Glucose-4-Epimerase *f*, UDP-Galaktose-4-Epimerase *f*
gallacltulria [ˌgælæk't(j)ʊərɪə] *noun* Chylurie *f*
gallea ['geɪlɪə, 'gæ-] *noun, plural* **-lelae** [-lɪiː] **1.** Helm *m*, Haube *f*, Galea *f* **2.** Kopfschwarte *f*, Galea aponeurotica, Aponeurosis epicranialis
gallinlgale ['gælɪnˌgeɪl] *noun* Galgant *m*, Alpinia officinarum
gall [gɔːl] *noun* **1.** Galle *f*, Gallenflüssigkeit *f*, Fel *nt* **2.** → *gallbladder*
galllbladlder ['gɔːlblædər] *noun* Gallenblase *f*, Galle *f*, Vesica fellea/biliaris
contracted gallbladder Schrumpfgallenblase *f*
porcelain gallbladder Porzellangallenblase *f*
stasis gallbladder Stauungsgallenblase *f*
strawberry gallbladder Stippchen-, Erdbeergallenblase *f*
gallop ['gæləp] *noun* Galopprhythmus *m*
atrial gallop Atrial-, Aurikular-, Vorhofgalopp(rhythmus *m*) *m*, präsystolischer Galopp(rhythmus *m*) *m*
presystolic gallop → *atrial gallop*
protodiastolic gallop protodiastolischer/diastolischer Galopp *m*, Ventrikelgalopp *m*
gallstone ['gɔːlstəʊn] *noun* Gallenstein *m*, Calculus felleus
-gam *suf.* Verschmelzung, Fortpflanzung, -gam
gamlalsoildolsis [ˌgæməsɔɪ'dəʊsɪs] *noun* Vogelmilbenkrätze *f*, Gamasidiosis *f*
gamlete ['gæmiːt, gə'miːt] *noun* reife Keimzelle *f*, Geschlechtszelle *f*, Gamet *m*, Gamozyt *m*
gameto- *präf.* Gamet(o)-
galmeltolgenlelsis [ˌgəˌmiːtə'dʒenəsɪs] *noun* Gametenbildung *f*, -entwicklung *f*, Gametogenese *f*
galmeltolgenlic [ˌgəˌmiːtə'dʒenɪk] *adj* Gametogenese betreffend, gametogen
gamletoplalthy [gæmɪ'tɑpəθɪ] *noun* Gametopathie *f*
-gamia *suf.* Verschmelzung, Fortpflanzung, -gamie
gamlmalgloblullinloplathy [ˌgæməˌglɑbjəlɪ'nɑpəθɪ] *noun* Gammopathie *f*
gamlmalgram ['gæməgræm] *noun* Szintigramm *nt*
gamma-hemolytic *adj* (*Bakterien*) nicht-hämolytisch, nicht-hämolysierend, gamma-hämolytisch, γ-hämolytisch
Gamlmalherlpeslvirlilnae [gæməˌhɜrpiːz'vɪərəniː] *plural* Gammaherpesviren *pl*, Gammaherpesvirinae *pl*
gamma-scintigraphy *noun* Gammaszintigraphie *f*, Gammaszintigrafie *f*
gamlmoplalthy [gæ'mɑpəθɪ] *noun* Gammopathie *f*
biclonal gammopathy biklonale Gammopathie *f*
gamlolgenlelsis [ˌgæmə'dʒenəsɪs] *noun* geschlechtliche Fortpflanzung *f*, Gamogenese *f*, Gamogenesis *f*, Gamogonie *f*
gamlolpholbia [ˌgæmə'fəʊbɪə] *noun* Gamophobie *f*; Misogamie *f*
gamplsoldacltylly [ˌgæmpsə'dæktəlɪ] *noun* Klauenfuß *m*
-gamy *suf.* Verschmelzung, Fortpflanzung, -gamie
ganlcilclolvir [gæn'saɪkləvɪər] *noun* Ganciclovir *nt*, Dihydroxypropoxymethylguanin *nt*
gangli- *präf.* Ganglien-, Ganglio-
ganlglilecltolmy [ˌgæŋglɪ'ektəmɪ] *noun* **1.** Ganglionexzision *f*, Gangliektomie *f*, Ganglionektomie *f* **2.** Ganglionektomie *f*, Gangliektomie *f*
ganlglilitlis [ˌgæŋglɪ'aɪtɪs] *noun* Entzündung eines Ner-

G

venganglions, Ganglionitis *f*, Ganglionentzündung *f*, Ganglienentzündung *f*, Gangliitis *f*

ganglio- *präf.* Ganglien-, Ganglio-

gan|gli|o|blast ['gæŋglɪəblæst] *noun* Ganglioblast *m*

gan|gli|o|cyte ['gæŋglɪəsaɪt] *noun* Ganglienzelle *f*, Gangliozyt *m*

gan|gli|o|cy|to|ma [,gæŋglɪəsaɪ'təʊmə] *noun* →*ganglioneuroma*

gan|gli|o|gli|o|ma [,gæŋglɪəglaɪ'əʊmə] *noun* zentrales Ganglioneurom *nt*, Gangliogliom *nt*

gan|gli|o|gli|o|neu|ro|ma [gæŋglɪə,glaɪənjʊə'rəʊmə] *noun* →*ganglioneuroma*

gan|gli|o|lyt|ic [,gæŋglɪə'lɪtɪk] *adj* ganglienblockend, gangliopIegisch

gan|gli|o|ma [gæŋglɪ'əʊmə] *noun* →*ganglioneuroma*

gan|gli|on ['gæŋglɪən] *noun, plural* **-gli|ons, -glia** [-glɪə] (Nerven-)Knoten *m*, Ganglion *nt*

accessory ganglia Ganglia intermedia

Andersch's ganglion unteres Glossopharyngeusganglion *nt*, Ganglion inferius nervi glossopharyngei

aorticorenal ganglia Ganglia aorticorenalia

aortic paraganglion Zuckerkandl-Organ *nt*, Paraganglion aorticum abdominale

Arnold's ganglion Ganglion oticum

auditory ganglion Ganglion spirale cochlearis

Auerbach's ganglia Ganglien *pl* der Auerbach-Plexus

autonomic ganglia vegetative/autonome Grenzstrangganglien *pl*, Ganglia autonomica/visceralia

azygous ganglion Steiß(bein)knäuel *m/nt*, Glomus coccygeum

basal ganglia Basalganglien *pl*, Stammganglien *pl*

Bidder's ganglia Bidder-Haufen *pl*, Bidder-Ganglien *pl*, Bidder-Remak-Ganglien *pl*

Blandin's ganglion Faesebeck-, Blandin-Ganglion *nt*, Ganglion submandibulare

Bochdalek's pseudoganglion Plexus nervosus dentalis superior

branch to ciliary ganglion Ramus ad ganglion

cardiac ganglia Wrisberg-Ganglien *pl*, Ganglia cardiaca

caudal ganglion of glossopharyngeal nerve unteres Glossopharyngeusganglion *nt*, Ganglion inferius nervi glossopharyngei

caudal ganglion of vagus nerve unteres Vagusganglion *nt*, Ganglion inferius nervi vagi

celiac ganglia Ganglia coeliaca

cervical ganglia Zervikalganglien *pl*

cervicothoracic ganglion Ganglion cervicothoracicum/stellatum

chromaffine paraganglia sympathische Paraganglien *pl*

ciliary ganglion Schacher-Ganglion *nt*, Ziliarganglion *nt*, Ganglion ciliare

cochlear ganglion Corti-Ganglion *nt*, Ganglion cochleare, Ganglion spirale cochlearis

collateral ganglia prävertebrale Ganglien *pl*

Corti's ganglion Corti-Ganglion *nt*, Ganglion spirale cochleae

cranial nerve ganglia Hirnnervenganglien *pl*

craniospinal ganglion Spinalganglion *nt* der Hirn- und Rückenmarksnerven, Ganglion craniospinale sensorium

dorsal root ganglion (sensorisches) Spinalganglion *nt*, Ganglion sensorium nervi spinalis

Ehrenritter's ganglion Ehrenritter-Ganglion *nt*, Ganglion superius nervi glossopharyngei

encephalospinal ganglion Spinalganglion *nt* der Hirn- und Rückenmarksnerven, Ganglion craniospinale sensorium

extramural ganglion extramurales Ganglion *nt*

ganglion of facial nerve Fazialis(knie)ganglion *nt*, Ganglion geniculi, Ganglion geniculatum

Frankenhäuser's ganglion Frankenhäuser-Ganglion *nt*

Gasser's ganglion Gasser-Ganglion *nt*, Ganglion trigeminale

geniculate ganglion Fazialis(knie)ganglion *nt*, Ganglion geniculatum/geniculi nervi facialis

ganglion impar Ganglion impar

inferior cervical ganglion Ganglion cervicale inferioris, unteres Halsganglion *nt*

inferior ganglion of glossopharyngeal nerve unteres Glossopharyngeusganglion *nt*, Ganglion inferius nervi glossopharyngei

inferior mesenteric ganglion Ganglion mesentericum inferius

inferior petrosal ganglion unteres Glossopharyngeusganglion *nt*, Ganglion inferius nervi glossopharyngei

inferior ganglion of vagus nerve unteres Vagusganglion *nt*, Ganglion inferius nervi vagi

intermediate ganglia Ganglia intermedia

ganglion of intermediate nerve Fazialis(knie)ganglion *nt*, Ganglion geniculi, Ganglion geniculatum

intramural ganglion intramurales Ganglion *nt*

jugular ganglion of glossopharyngeal nerve Müller-Ganglion *nt*, Ehrenritter-Ganglion *nt*, oberes Glossopharyngeusganglion *nt*, Ganglion superius nervi glossopharyngei

jugular ganglion of vagus nerve oberes Vagusganglion *nt*, Ganglion superius nervi vagi

Küttner's ganglion oberster tiefer Halslymphknoten *m*, Nodus lymphoideus jugulodigastricus

Laumonier's ganglion **1.** Ganglion *nt* des Plexus caroticus internus **2.** Schmiedel-Ganglion *nt*

lesser ganglion of Meckel Faesebeck-Ganglion *nt*, Blandin-Ganglion *nt*, Ganglion submandibulare

lower ganglion of glossopharyngeal nerve unteres Glossopharyngeusganglion *nt*, Ganglion inferius nervi glossopharyngei

lower ganglion of vagus nerve unteres Vagusganglion *nt*, Ganglion inferius nervi vagi

lumbar ganglia Lumbalganglien *pl*, Ganglia lumbalia

Meckel's ganglion Meckel-Ganglion *nt*, Ganglion pterygopalatinum

middle cervical ganglion mittleres Halsganglion *nt*, Ganglion cervicale medium

ganglion of Müller oberes Glossopharyngeusganglion *nt*, Ehrenritter-Ganglion *nt*, Müller-Ganglion *nt*, Ganglion superius nervi glossopharyngei

nerve ganglion Nervenknoten *m*, Ganglion *nt*

neural ganglion Nervenknoten *m*, Ganglion *nt*

nodose ganglion unteres Vagusganglion *nt*, Ganglion inferius nervi vagi

otic ganglion Arnold-Ganglion *nt*, Ganglion oticum

parasympathetic ganglion parasympathisches Ganglion *nt*, Parasympathikusganglion *nt*, Ganglion parasympathicum

pelvic ganglia Beckenganglien *pl*, Ganglia pelvica

petrous ganglion unteres Glossopharyngeusganglion *nt*, Ganglion inferius nervi glossopharyngei

phrenic ganglia Ganglia phrenica

prevertebral ganglia prävertebrale Ganglien *pl*

pterygopalatine ganglion Meckel-Ganglion *nt*, Ganglion pterygopalatinum

Remak's ganglia Bidder-Haufen *pl*, -Ganglien *pl*, Remak-Haufen *pl*, Bidder-Remak-Ganglien *pl*

renal ganglia Ganglia renalia

rostral ganglion of glossopharyngeal nerve Müller-Ganglion *nt*, Ehrenritter-Ganglion *nt*, oberes Glossopharyngeusganglion *nt*, Ganglion superius nervi glossopharyngei

rostral ganglion of vagus nerve oberes Vagusganglion *nt*, Ganglion superius nervi vagi

sacral ganglia Sakralganglien *pl* des Grenzstrangs, Ganglia sacralia

Scarpa's ganglion Scarpa-Ganglion *nt*, Rosenthal-Ferré-Ganglion *nt*, Ganglion vestibulare

Schacher's ganglion Schacher-Ganglion *nt*, Ziliarganglion *nt*, Ganglion ciliare
semilunar ganglion Ganglion trigeminale
sensory ganglion Spinalganglion *nt* der Hirn- und Rückenmarksnerven, Ganglion craniospinale sensorium
sensory ganglion of cranial nerve Hirnnervenganglion *nt*, Ganglion sensorium nervi cranialis
sinoatrial ganglia Bidder-Haufen *pl*, Remak-Haufen *pl*, Bidder-Ganglien *pl*, Bidder-Remak-Ganglien *pl*
Soemmering's ganglion Substantia nigra
sphenomaxillary ganglion Meckel-Ganglion *nt*, Ganglion pterygopalatinum
spinal ganglion (sensorisches) Spinalganglion *nt*, Ganglion sensorium nervi spinalis
spiral ganglion Corti-Ganglion *nt*, Ganglion spirale cochleae
splanchnic ganglion Ganglion thoracicum splanchnicum
splanchnic thoracic ganglion Ganglion thoracicum splanchnicum
stellate ganglion Ganglion cervicothoracicum/stellatum
sublingual ganglion Ganglion sublinguale
submandibular ganglion Faesebeck-Ganglion *nt*, Blandin-Ganglion *nt*, Ganglion submandibulare
superior cervical ganglion oberes Halsganglion *nt*, Ganglion cervicale superius
superior ganglion of glossopharyngeal nerve Müller-Ganglion *nt*, Ehrenritter-Ganglion *nt*, oberes Glossopharyngeusganglion *nt*, Ganglion superius nervi glossopharyngei
superior mesenteric ganglion Ganglion mesentericum superius
superior ganglion of vagus nerve oberes Vagusganglion *nt*, Ganglion superius nervi vagi
supracardial paraganglion Paraganglion supracardiale
suprarenal paraganglion Paraganglion suprarenale; Nebennierenmark *nt*
sympathetic ganglion sympathisches Ganglion *nt*, Sympathikusganglion *nt*, Ganglion sympathicum
ganglia of sympathetic trunk Grenzstrangganglien *pl*, Ganglia trunci sympathetici
terminal ganglion **1.** terminales Ganglion *nt* **2.** Ganglion terminale
thoracic ganglia thorakale Grenzstrangganglien *pl*, Ganglia thoracica
trigeminal ganglion Gasser-Ganglion *nt*, Ganglion trigeminale
tympanic ganglion Ganglion tympanicum, Intumescentia tympanica
unpaired ganglion letztes/unteres Grenzstrangganglion *nt*, Ganglion impar
upper ganglion Müller-Ganglion *nt*, Ehrenritter-Ganglion *nt*, oberes Glossopharyngeusganglion *nt*, Ganglion superius nervi glossopharyngei
vagal ganglion Vagusganglion *nt*, Ganglion nervi vagi
Valentin's pseudoganglion Ganglion tympanicum, Intumescentia tympanica
vertebral ganglion Ganglion vertebrale
vestibular ganglion Scarpa-Ganglion *nt*, Rosenthal-Ferré-Ganglion *nt*, Ganglion vestibulare
Vieussens ganglion Plexus nervosus coeliacus
visceral ganglia vegetative/autonome Grenzstrangganglien *pl*, Ganglia autonomica/visceralia
Walther's ganglion Ganglion impar
Wrisberg's ganglia Wrisberg-Ganglien *pl*, Ganglia cardiaca

gan|gli|on|ec|to|my [ˌgæŋglɪəˈnektəmɪ] *noun* **1.** Ganglionexzision *f*, Gangliektomie *f*, Ganglionektomie *f* **2.** Ganglionektomie *f*, Gangliektomie *f*
stellate ganglionectomy Stellatumresektion *f*, Stellektomie *f*

gan|gli|o|neu|ro|blas|to|ma [gæŋglɪəˌnjʊərəblæsˈtəʊmə] *noun* Ganglioneuroblastom *nt*

gan|gli|o|neu|ro|ma [ˌgæŋglɪənjʊəˈrəʊmə] *noun* Ganglioneurom *nt*, Ganglioneuroma *nt*, Gangliozytom *nt*

gan|gli|on|ic [gæŋglɪˈɑnɪk] *adj* Ganglion betreffend, ganglionär

gan|gli|on|i|tis [ˌgæŋglɪəˈnaɪtɪs] *noun* Entzündung eines Nervenganglions, Ganglionitis *f*, Ganglionentzündung *f*, Ganglienentzündung *f*, Gangliitis *f*
acute posterior ganglionitis Gürtelrose *f*, Zoster *m*, Zona *f*, Herpes zoster
gasserian ganglionitis Herpes zoster ophthalmicus, Zoster ophthalmicus

gan|gli|o|ple|gic [ˌgæŋglɪəˈpliːdʒɪk] *adj* ganglienblockend, ganglioplegisch

gan|gli|o|side [ˈgæŋglɪəsaɪd] *noun* Gangliosid *nt*

gan|gli|o|si|do|sis [ˌgæŋglɪəsaɪˈdəʊsɪs] *noun, plural* **-ses** [-siːz] Gangliosidose *f*

gan|go|sa [gæŋˈgəʊsə] *noun* Gangosa *f*

gan|grene [ˈgæŋgriːn] *noun* Gangrän *f*, Brand *m*, gangräne Nekrose *f*, Gangraena *f*
arteriosclerotic gangrene arteriosklerotische Gangrän *f*, Gangraena arteriosclerotica
decubital gangrene Wundliegen *nt*, Dekubitalulkus *nt*, -geschwür *nt*, Dekubitus *m*, Decubitus *m*
dry gangrene trockene Gangrän *f*
emphysematous gangrene → *gas gangrene*
epidemic gangrene Ergotismus *m*, Mutterkornvergiftung *f*
Fournier's gangrene Fournier-Gangrän *f*, Gangraena acuta genitalium, Erysipelas gangraenosum genitalium
gas gangrene Gasbrand *m*, Gasgangrän *f*, Gasödem *nt*, Gasödemerkrankung *f*, malignes Ödem *nt*, Gasphlegmone *f*, Gangraena emphysematosa
gaseous gangrene → *gas gangrene*
hospital gangrene → *decubital gangrene*
mephitic gangrene → *gas gangrene*
pressure gangrene → *decubital gangrene*
thrombotic gangrene postthrombotische Gangrän *f*

gan|gre|nous [ˈgæŋgrɪnəs] *adj* Gangrän betreffend, mit einer Gangrän, in Form einer Gangrän, gangränös

gar|goyl|ism [ˈgɑːrgɔɪlɪzəm] *noun* **1.** Wasserspeiergesicht *nt*, Fratzengesichtigkeit *f*, Gargoylfratze *f*, Gargoylismus *m* **2.** autosomal recessive type gargoylism Hurler-Krankheit *f*, -Syndrom *nt*, (von) Pfaundler-Hurler-Krankheit *f*, -Syndrom *nt*, Mukopolysaccharidose I-H *f*, Lipochondrodystrophie *f*, Dysostosis multiplex

gar|lic [ˈgɑːrlɪk] *noun* Knoblauch *m*, Allium sativum

gas [gæs] *noun, plural* **-es, -ses** **1.** Gas *nt* **2.** Lachgas *nt*, Distickstoffoxid *nt*, Stickoxidul *nt* have gas Lachgas bekommen **3.** Blähung *f*, Wind *m*, Flatus *m*
alveolar gas Alveolarluft *f*, alveolares Gasgemisch *nt*
blood gases Blutgase *pl*
inert gases Edelgase *pl*
laughing gas Lachgas *nt*, Distickstoffoxid *nt*
marsh gas Methan *nt*
noble gases Edelgase *pl*
rare gases Edelgase *pl*
sweet gas Kohlenmonoxid *nt*

gas|e|ous [ˈgæsɪəs, ˈgæʃəs] *adj* gasförmig, -artig, gasig, Gas-

gasp [gæsp, gɑːsp] I *noun* Keuchen *nt*, Schnaufen *nt*, schweres Atmen *nt*, Schnappatmung *f* II *v* keuchen, schnaufen, schwer atmen gasp for breath nach Luft schnappen oder ringen

gastr- *präf.* Magen-, Gastro-

gas|trad|e|ni|tis [ˌgæstrædɪˈnaɪtɪs] *noun* Entzündung der Magendrüsen, Gastradenitis *f*, Magendrüsenentzündung *f*, Gastroadenitis *f*

gas|tral|gia [gæˈstrældʒ(ɪ)ə] *noun* **1.** Magenschmerz(en *pl*) *m*, Gastrodynie *f*, Gastralgie *f* **2.** Magenkrampf *m*,

-kolik *f*, Gastrospasmus *m*

gas|tra|tro|phia [ˌgæstrəˈtrəʊfɪə] *noun* chronisch-atrophische Gastritis *f*

gas|trec|ta|sia [gæstrekˈteɪʒ(ɪ)ə] *noun* Magenerweiterung *f*, Gastrektasie *f*

gas|trec|to|my [gæsˈtrektəmɪ] *noun* Gastrektomie *f*

partial gastrectomy Magen(teil)resektion *f*, partielle Gastrektomie *f*

gas|tric [ˈgæstrɪk] *adj* Magen betreffend, gastral, gastrisch

gas|tric|sin [gæsˈtrɪksɪn] *noun* Pepsin C *nt*, Gastrizin *nt*

gas|trin [ˈgæstrɪn] *noun* Gastrin *nt*

gas|trin|o|ma [ˌgæstrɪˈnəʊmə] *noun* Gastrinom *nt*

gas|trit|ic [gæsˈtrɪtɪk] *adj* Magenschleimhautentzündung/Gastritis betreffend, gastritisch

gas|tri|tis [gæsˈtraɪtɪs] *noun* Gastritis *f*, Magenkatarrh *m*, Magenschleimhautentzündung *f*, Magenentzündung *f*

acute gastritis akute Gastritis *f*, akuter Magenkatarrh *m*

antral gastritis Antrumgastritis *f*

atrophic gastritis chronisch-atrophische Gastritis *f*

atrophic-hyperplastic gastritis atrophisch-hyperplastische Gastritis *f*

chemical gastritis Ätzgastritis *f*, Gastritis corrosiva

chronic atrophic gastritis chronisch-atrophische Gastritis *f*

chronic follicular gastritis chronisch-follikuläre Gastritis *f*

cirrhotic gastritis Magenszirrhus *m*, entzündlicher Schrumpfmagen *m*, Brinton-Krankheit *f*, Linitis plastica

congestive gastritis Stauungsgastritis *f*

corrosive gastritis Ätzgastritis *f*, Gastritis corrosiva

erosive gastritis erosive Gastritis *f*, Gastritis erosiva

exfoliative gastritis erosive Gastritis *f*, Gastritis erosiva

follicular gastritis follikuläre Gastritis *f*

giant hypertrophic gastritis Riesenfaltengastritis *f*, Ménétrier-Syndrom *nt*, Morbus Ménétrier *m*, Gastropathia hypertrophica gigantea

hemorrhagic gastritis hämorrhagische Gastritis *f*, Gastritis haemorrhagica

hypertrophic gastritis **1.** hypertrophische Gastritis *f* **2.** Ménétrier-Syndrom *nt*, Morbus Ménétrier *m*, Riesenfaltengastritis *f*, Gastropathia hypertrophica gigantea

idiopathic atrophic gastritis (chronisch-)atrophische Gastritis *f*

phlegmonous gastritis phlegmonöse Gastritis *f*, Gastritis phlegmonosa

pseudomembranous gastritis pseudomembranöse Gastritis *f*

radiation gastritis Strahlengastritis *f*

reflux gastritis Refluxgastritis *f*

superficial gastritis Oberflächengastritis *f*

transformation gastritis Umbaugastritis *f*

uremic gastritis urämische Gastritis *f*

gastro- *präf.* Magen-, Gastro-

gas|tro|ad|e|ni|tis [ˌgæstrəʊædəˈnaɪtɪs] *noun* Entzündung der Magendrüsen, Gastradenitis *f*, Magendrüsenentzündung *f*, Gastroadenitis *f*

gas|tro|a|mor|phus [ˌgæstrəʊəˈmɔːrfəs] *noun* Gastroamorphus *m*

gas|tro|a|to|nia [ˌgæstrəʊəˈtəʊnɪə, -eɪ-] *noun* Magenatonie *f*

gas|tro|car|di|ac [ˌgæstrəʊˈkɑːrdɪæk] *adj* Magen und Herz betreffend, gastrokardial

gas|tro|col|ic [ˌgæstrəʊˈkɑlɪk] *adj* Magen und Kolon betreffend oder verbindend, gastrokolisch

gas|tro|co|li|tis [ˌgæstrəʊkəˈlaɪtɪs] *noun* Gastrokolitis *f*, Magen-Kolon-Entzündung *f*, Magen-Kolon-Entzündung *m*

gas|tro|co|lop|to|sis [ˌgæstrəʊkəʊləpˈtəʊsɪs] *noun* Gastrokoloptose *f*

gas|tro|co|los|to|my [ˌgæstrəʊkəˈlɑstəmɪ] *noun* Magen-Kolon-Anastomose *f*, Gastrokolostomie *f*

gas|tro|col|lot|o|my [ˌgæstrəʊkəˈlɑtəmɪ] *noun* Gastrokolotomie *f*

gas|tro|did|y|mus [ˌgæstrəʊˈdɪdəməs] *noun* Gastrodidymus *m*

gas|tro|du|o|de|nal [ˌgæstrəʊˌd(j)uːəʊˈdiːnl, gæstrəʊd(j)uːˈɑdnəl] *adj* Magen und Zwölffingerdarm/Duodenum betreffend oder verbindend, gastroduodenal

gas|tro|du|o|de|nec|to|my [ˌgæstrəʊˌd(j)uːədɪˈnektəmɪ] *noun* Gastroduodenektomie *f*

gas|tro|du|o|de|ni|tis [ˌgæstrəʊd(j)uːədɪˈnaɪtɪs] *noun* Entzündung (der Schleimhaut) von Magen und Zwölffingerdarm, Gastroduodenitis *f*

gas|tro|du|o|de|nos|co|py [ˌgæstrəʊd(j)uːədɪˈnɑskəpɪ] *noun* Gastroduodenoskopie *f*

gas|tro|du|o|de|nos|to|my [ˌgæstrəʊd(j)uːədɪˈnɑstəmɪ] *noun* gastroduodenale Anastomose *f*, Gastroduodenostomie *f*

gas|tro|dyn|ia [ˌgæstrəˈdiːnɪə] *noun* Magenschmerz(en *pl*) *m*, Gastrodynie *f*, Gastralgie *f*

gas|tro|en|ter|ic [ˌgæstrəʊenˈterɪk] *adj* Magen und Darm/Intestinum betreffend, gastroenteral, gastrointestinal

gas|tro|en|ter|i|tis [ˌgæstrəʊentəˈraɪtɪs] *noun* Magen-Darm-Entzündung *m*, Magen-Darm-Entzündung *f*, Gastroenteritis *f*

endemic nonbacteriel infantile gastroenteritis Enzephaloenteritis *f*, Säuglingstoxikose *f*

eosinophilic gastroenteritis eosinophile Gastroenteritis *f*

infantile gastroenteritis Enzephaloenteritis *f*, Säuglingstoxikose *f*

gas|tro|en|ter|o|a|nas|to|mo|sis [ˌgæstrəʊˌentərəʊəˌnæstəˈməʊsɪs] *noun* Gastroenteroanastomose *f*, Gastroenterostomie *f*

gas|tro|en|ter|o|co|li|tis [ˌgæstrəʊˌentərəʊkəˈlaɪtɪs] *noun* Gastroenterokolitis *f*, Magen-Darm-Kolon-Entzündung *f*, Magen-Darm-Kolon-Katarrh *m*

gas|tro|en|ter|o|co|los|to|my [ˌgæstrəʊˌentərəʊkəˈlɑstəmɪ] *noun* Gastroenterokolostomie *f*

gas|tro|en|ter|ol|o|gy [ˌgæstrəʊˌentəˈrɑlədʒɪ] *noun* Gastroenterologie *f*

gas|tro|en|te|rop|a|thy [ˌgæstrəʊentəˈrɑpəθɪ] *noun* Gastroenteropathie *f*

gas|tro|en|ter|o|plas|ty [ˌgæstrəʊˈentərəʊplæstɪ] *noun* Magen-Darm-Plastik *f*, Gastroenteroplastik *f*

gas|tro|en|ter|op|to|sis [ˌgæstrəʊentərɑpˈtəʊsɪs] *noun* Magen-Darm-Senkung *f*, -Tiefstand *m*, Gastroenteroptose *f*

gas|tro|en|ter|os|to|my [ˌgæstrəʊˌentəˈrɑstəmɪ] *noun* Magen-Darm-Anastomose *f*, Gastroenteroanastomose *f*, gastrointestinale Anastomose *f*, Gastroenterostomie *f*

gas|tro|en|ter|ot|o|my [ˌgæstrəʊˌentəˈrɑtəmɪ] *noun* Gastroenterotomie *f*

gas|tro|ep|i|ploic [ˌgæstrəʊˌepɪˈpləʊɪk] *adj* Magen und Bauchnetz/Epiploon betreffend oder verbindend, gastroepiploisch, gastroomental

gas|tro|e|soph|a|ge|al [ˌgæstrəʊɪˌsɑfəˈdʒiːəl, gæstrəʊɪsəˈfædʒɪəl] *adj* Magen und Speiseröhre/Ösophagus betreffend oder verbindend, gastroösophageal, ösophagogastral

gas|tro|e|soph|a|gi|tis [ˌgæstrəʊɪˌsɑfəˈdʒaɪtɪs] *noun* Entzündung (der Schleimhaut) von Magen und Speiseröhre, Gastroösophagitis *f*

gas|tro|gas|tros|to|my [ˌgæstrəʊgæsˈtrɑstəmɪ] *noun* Gastroanastomose *f*, Gastrogastrostomie *f*

gas|tro|gen|ic [ˌgæstrəʊˈdʒenɪk] *adj* vom Magen ausgehend, aus dem Magen stammend, gastrogen

gas|tro|he|pat|ic [ˌgæstrəʊhɪˈpætɪk] *adj* Magen und Leber/Hepar betreffend oder verbindend, gastrohepatisch

gas|tro|il|e|al [ˌgæstrəʊˈɪlɪæl] *adj* Magen und Ileum be-

treffend oder verbindend, gastroileal
gas|tro|il|e|i|tis [,gæstrəʊɪlɪ'aɪtɪs] *noun* Entzündung (der Schleimhaut) von Magen und Ileum, Gastroileitis *f*
gas|tro|il|e|os|to|my [,gæstrəʊɪlɪ'ɑstəmɪ] *noun* Magen-Ileum-Anastomose *f*, Gastroileostomie *f*
gas|tro|in|tes|ti|nal [,gæstrəʊɪn'testənl] *adj* Magen und Darm/Intestinum betreffend, gastroenteral, gastrointestinal
gas|tro|je|ju|nal [,gæstrəʊdʒɪ'dʒuːnl] *adj* Magen und Jejunum betreffend oder verbindend, gastrojejunal
gas|tro|je|ju|no|e|soph|a|gos|to|my [,gæstrəʊdʒɪ,dʒuːnəɪ-,sɑfə'gɑstəmɪ] *noun* Ösophagojejunogastrostomie *f*
gas|tro|je|ju|nos|to|my [,gæstrəʊdʒɪ,dʒuː'nɑstəmɪ] *noun* Magen-Jejunum-Anastomose *f*, Gastrojejunostomie *f*
gas|tro|ki|ne|to|graph [,gæstrəʊkɪ'niːtəgræf] *noun* Gastrokinetograph *m*, Gastrokinetograf *m*
gas|tro|lith ['gæstrəʊlɪθ] *noun* Gastrolith *m*
gas|tro|li|thi|a|sis [,gæstrəʊlɪ'θaɪəsɪs] *noun* Gastrolithiasis *f*
gas|trol|y|sis [gæ'strɑlɪsɪs] *noun* Magenlösung *f*, -mobilisierung *f*, Gastrolyse *f*
gas|tro|meg|a|ly [,gæstrəʊ'megəlɪ] *noun* Magenvergrößerung *f*, Gastromegalie *f*
gas|tro|my|co|sis [,gæstrəmaɪ'kəʊsɪs] *noun* Gastromykose *f*
gas|tro|my|ot|o|my [,gæstrəʊmaɪ'ɑtəmɪ] *noun* Gastromyotomie *f*
gas|tro|myx|or|rhea [,gæstrəʊ,mɪksə'rɪə] *noun* übermäßige Schleimabsonderung *f* des Magens, Myxorrhea gastrica
gas|tro|ne|ste|os|to|my [,gæstrənestɪ'ɑstəmɪ] *noun* Magen-Jejunum-Anastomose *f*, Gastrojejunostomie *f*
gas|tro|o|men|tal [,gæstrəʊəʊ'mentl] *adj* Magen und Bauchnetz/Epiploon betreffend oder verbindend, gastroepiploisch, gastroomental
gas|tro|pan|cre|at|ic [,gæstrə,pænkrɪ'ætɪk, -,pæŋ-] *adj* Magen/Gaster und Bauchspeicheldrüse/Pancreas betreffend oder verbindend
gas|tro|pan|cre|a|ti|tis [,gæstrəʊ,pæŋkrɪə'taɪtɪs] *noun* Entzündung von Magen und Bauchspeicheldrüse/Pankreas, Gastropankreatitis *f*
gas|tro|pa|ral|y|sis [,gæstrəʊpə'rælɪsɪs] *noun* **1.** Magenlähmung *f*, Gastroparese *f*, -paralyse *f*, -plegie *f* **2.** Magenatonie *f*, Gastroatonie *f*
gas|tro|pa|re|sis [,gæstrəʊpə'riːsɪs, -'pærə-] *noun* Magenlähmung *f*, Gastroparese *f*, -paralyse *f*, -plegie *f*
gas|trop|a|thy [gæ'strɑpəθɪ] *noun* Magenerkrankung *f*, -leiden *nt*, Gastropathie *f*, -pathia *f*
gas|tro|pex|y ['gæstrəʊpeksɪ] *noun* Gastropexie *f*
gas|tro|plas|ty ['gæstrəplæstɪ] *noun* Magenplastik *f*, Gastroplastik *f*
gas|tro|pli|ca|tion [,gæstrəʊplaɪ'keɪʃn] *noun* Gastroplikation *f*
gas|trop|to|sis [,gæstrɑp'təʊsɪs] *noun* Magensenkung *f*, -tiefstand *m*, Gastroptose *f*
gas|tro|py|lo|rec|to|my [,gæstrəʊ,paɪlə'rektəmɪ] *noun* Gastropylorektomie *f*
gas|tro|py|lor|ic [,gæstrəʊpaɪ'lɔːrɪk, -pɪ-] *adj* Magen und Magenpförtner/Pylorus betreffend, gastropylorisch
gas|tror|rha|gia [,gæstrəʊ'rædʒ(ɪ)ə] *noun* Magenblutung *f*, Gastrorrhagie *f*
gas|tror|rha|phy [gæ'strɔrəfɪ] *noun* Gastroplikation *f*
gas|tror|rhea [,gæstrə'rɪə] *noun* Magenfluss *m*, Hypersekretion *f* des Magens, Gastrorrhoe *f*
gas|tror|rhex|is [,gæstrəʊ'reksɪs] *noun* Magenruptur *f*, Gastrorrhexis *f*
gas|tros|chi|sis [gæ'strɑskəsɪs] *noun* Bauchspalte *f*, Gastroschisis *f*
gas|tro|scop|ic [gæstrə'skɑpɪk] *adj* Gastroskopie betreffend, mittels Gastroskopie, gastroskopisch
gas|tros|co|py [gæ'strɑskəpɪ] *noun* Magenspiegelung *f*, Gastroskopie *f*
gas|tro|se|lec|tive [,gæstrəsɪ'lektɪv] *adj* nur auf den Magen wirkend, gastroselektiv
gas|tro|spasm ['gæstrəʊspæzəm] *noun* Magenkrampf *m*, -kolik *f*, Gastrospasmus *m*; Colica gastrica
gas|tro|stax|is [gæstrə'stæksɪs] *noun* **1.** Sickerblutung *f* aus der Magenschleimhaut, Gastrostaxis *f* **2.** hämorrhagische Gastritis *f*
gas|tro|ste|no|sis [,gæstrəʊstɪ'nəʊsɪs] *noun* Magenverengung *f*, -stenose *f*, Gastrostenose *f*
gas|tros|to|ga|vage [gæ,strɑstəgə'vɑːʒ] *noun* Ernährung *f* mittels Magensonde
gas|tros|to|ma [gæ'strɑstəmə] *noun* äußere Magenfistel *f*, Gastrostoma *nt*
gas|tros|to|my [gæ'strɑstəmɪ] *noun* Gastrostomie *f*
Witzel's gastrostomy Witzel-Fistel *f*, -Gastrostomie *f*
gas|trot|o|my [gæs'trɑtəmɪ] *noun* Gastrotomie *f*
gauze [gɔːz] *noun* Gaze *f*, Verband(s)mull *m*
gel|o|sis [dʒɪ'ləʊsɪs] *noun, plural* **-ses** [-siːz] knotenförmige Gewebsverhärtung *f*, Gelose *f*; Myogelose *f*
gem|i|ni ['dʒemɪnaɪ] *plural* →*geminus*
gem|i|nus ['dʒemɪnəs] *noun, plural* **-ni** [-niː, -naɪ] Zwilling *m*, Geminus *m*
gem|is|to|cyte [dʒə'mɪstəsaɪt] *noun* gemistozytischer Astrozyt *m*, Gemistozyt *m*
gem|ma ['dʒemə] *noun* **1.** Knospe *f*, knospenähnliche Struktur *f*, Gemma *f* **2.** Geschmacksknospe *f*, Gemma gustatoria, Caliculus gustatorius
ge|nal ['dʒiːnl, 'gen-] *adj* Wange/Bucca betreffend, bukkal, buccal
gen|der ['dʒendər] *noun* (anatomisches) Geschlecht *nt*
gene [dʒiːn] *noun* Gen *nt*, Erbfaktor *m*, -einheit *f*, -anlage *f*
complementary genes Komplementärgene *pl*
lethal gene Letalfaktor *m*, Letalgen *nt*
reciprocal genes Komplementärgene *pl*
suppressor genes Suppressorgene *pl*
transforming genes Onkogene *pl*
gen|er|a|tion [,dʒenə'reɪʃn] *noun* **1.** Generation *f* **2.** Erzeugung *f*; Entwicklung *f*
alternate generation Generationswechsel *m*
filial generation Filialgeneration *f*
filial generation 1 Tochtergeneration *f*, F_1-Generation *f*
filial generation 2 Enkelgeneration *f*, F_2-Generation *f*
first filial generation →*filial generation 1*
second filial generation →*filial generation 2*
spontaneous generation Urzeugung *f*, Abiogenese *f*, Abiogenesis *f*
gen|er|a|tive ['dʒenərətɪv, -reɪtɪv] *adj* **1.** Zeugung oder Fortpflanzung betreffend, generativ, geschlechtlich, Zeugungs-, Fortpflanzungs- **2.** fortpflanzungsfähig, fruchtbar
ge|ner|ic [dʒə'nerɪk] *adj* Geschlecht oder Gattung betreffend, generisch
ge|ner|ics [dʒə'nerɪk] *plural* Generika *pl*
-genesis *suf.* Entstehung, Entwicklung, Erzeugung, -genese, -genesie, -genie
ge|net|ic [dʒə'netɪk] *adj* Genetik oder Gene betreffend, durch Gene bedingt, genetisch, erbbiologisch, Vererbungs-, Erb-, Entwicklungs-
-genetic *suf.* entstehend, erzeugend, -genetisch, -gen
ge|net|ics [dʒə'netɪks] *plural* **1.** Genetik *f*, Erb-, Vererbungslehre *f* **2.** Erbanlagen *pl*
geni- *präf.* Kinn-, Geni(o)-, Mento-; Unterkiefer-
ge|ni|al [dʒə'naɪəl, 'dʒiːnɪəl] *adj* Kinn betreffend, Kinn-, Geni(o)-, Mento-; Unterkiefer-
gen|ic ['dʒenɪk] *adj* Gen(e) betreffend, durch Gene bedingt, Gen-
ge|nic|u|lar [dʒə'nɪkjələr] *adj* Knie(gelenk) betreffend, Knie-, Kniegelenks-
ge|nic|u|lum [dʒə'nɪkjələm] *noun, plural* **-la** [-lə] Geniculum *nt*
genio- *präf.* Kinn-, Geni(o)-, Mento-; Unterkiefer-

ge|ni|o|hy|o|glos|sus [ˌdʒiːnɪəʊˌhaɪə'glɑsəs] *noun* Genioglossus *m*, Musculus genioglossus
ge|ni|o|plas|ty ['dʒiːnɪəʊplæstɪ] *noun* Kinnplastik *f*, Genioplastik *f*
gen|i|tal ['dʒenɪtl] *adj* **1.** Zeugung oder Vermehrung betreffend, genital, Zeugungs-, Fortpflanzungs- **2.** Geschlechtsorgane/Genitalien betreffend, genital, Geschlechts-, Genital-
gen|i|ta|lia [ˌdʒenɪ'teɪlɪə, -'teɪljə] *plural* Geschlechts-, Genitalorgane *pl*, Genitalien *pl*, Genitale *pl*, Organa genitalia
external genitalia äußere Geschlechtsorgane/Genitalien *pl*, Organa genitalia externa
external female genitalia äußere weibliche Geschlechtsorgane/Genitalien *pl*, Organa genitalia feminina externa
external male genitalia äußere männliche Geschlechtsorgane/Genitalien *pl*, Organa genitalia masculina externa
internal female genitalia innere weibliche Geschlechtsorgane/Genitalien *pl*, Organa genitalia feminina interna
internal male genitalia innere männliche Geschlechtsorgane/Genitalien *pl*, Organa genitalia masculina interna
gen|i|tals ['dʒenɪtlz] *plural* → *genitalia*
genito- *präf.* Genital-, Genito-
gen|i|to|fem|o|ral [ˌdʒenɪtəʊ'femərəl] *adj* Genitale oder Genitalregion und Oberschenkel/Femur betreffend oder verbindend, genitofemoral, genitokrural
gen|i|to|u|ri|nar|y [ˌdʒenɪtəʊ'jʊərɪneriː] *adj* Harn- und Geschlechtsorgane betreffend, urogenital
gen|o|cop|y ['dʒenəkɑpɪ] *noun* Genokopie *f*
gen|o|der|ma|tol|o|gy [ˌdʒenəˌdɜrmə'tɑlədʒɪ] *noun* Genodermatologie *f*
gen|o|der|ma|to|sis [ˌdʒenəˌdɜrmə'təʊsɪs] *noun* Genodermatose *f*, Genodermie *f*
ge|nome ['dʒiːnəʊm] *noun* Erbinformation *f*, Genom *nt*
ge|no|mic [dʒɪ'nəʊmɪk, -'nɑm-] *adj* Genom betreffend, Genom-
ge|no|tox|ic [ˌdʒiːnə'tɑksɪk] *adj* genschädigend, genomschädigend
gen|o|type ['dʒenətaɪp, 'dʒiːn-] *noun* Genotyp(us *m*) *m*, Erbbild *nt*
gen|o|typ|ic [dʒenə'tɪpɪk, dʒiːn-] *adj* Genotyp betreffend, auf ihm beruhend, durch ihn bestimmt, genotypisch
ge|nu ['dʒiːn(j)uː, dʒe-] *noun, plural* **ge|nua** ['dʒen(j)uːə] **1.** Knie *nt*, Genu *nt* **2.** Knick *m*, Abknickung *f*
genu of corpus callosum Balkenknie *nt*, Genu corporis callosi
external genu of facial nerve äußeres Fazialisknie *nt*, Geniculum nervi facialis
internal genu of facial nerve inneres Fazialisknie *nt*, Genu nervi facialis
occipital genu of optic radiation okzipitales Knie *nt* der Sehstrahlung, Genu occipitale
genu recurvatum überstreckbares Knie *nt*, Hohlknie *nt*, Genu recurvatum
temporal genu of optic radiation temporales Knie *nt* der Sehstrahlung, Genu temporale
genu valgum X-Bein *nt*, Genu valgum
genu varum O-Bein *nt*, Genu varum
gen|u|al ['dʒenjəwəl] *adj* Knie betreffend, knieartig, -ähnlich, Knie-
ge|nus ['dʒiːnəs] *noun, plural* **gen|e|ra** ['dʒenərə] Gattung *f*, Genus *nt*
geo- *präf.* Erde-, Geo-
ge|phy|ro|pho|bia [dʒɪˌfaɪrə'fəʊbɪə] *noun* Brückenangst *f*, Gephyrophobie *f*
ger- *präf.* Alters-, Geronto-, Gero-
ger|a|tol|o|gy [ˌdʒerə'tɑlədʒɪ] *noun* Gerontologie *f*
ger|i|at|ric [ˌdʒerə'ætrɪk, ˌdʒɪər-] *adj* Alter oder Geriatrie betreffend, geriatrisch
ger|i|at|rics [ˌdʒerɪ'ætrɪks, ˌdʒɪər-] *plural* Geriatrie *f*
germ [dʒɜrm] *noun* Keim *m*, Anlage *f*
dental germ **1.** Zahnanlage *f* **2.** Zahnkeim *m*
nosocomial germs Hospitalkeime *pl*
tooth germ **1.** Zahnanlage *f* **2.** Zahnkeim *m*
ger|mi|cid|al [ˌdʒɜrmɪ'saɪdl] *adj* keim(ab)tötend, germizid
ger|mi|cide ['dʒɜrmɪsaɪd] *noun* keim(ab)tötendes Mittel *nt*, Germizid *nt*
ger|mi|nal ['dʒɜrmɪnl] *adj* Keim oder Keim(bahn)zellen betreffend, germinal, germinativ
ger|mi|no|cyte ['dʒɜrmɪnəsaɪt] *noun* Keimzelle *f*, Germinozyt *m*
ger|mi|no|ma [ˌdʒɜrmɪ'nəʊmə] *noun* Keimzelltumor *m*, Germinom *nt*
germ|line ['dʒɜrmlaɪn] *noun* Keimbahn *f*, Germen *nt*
gero- *präf.* Alters-, Geronto-, Gero-
ger|o|der|mia [ˌdʒerə'dɜrmɪə] *noun* **1.** Gerodermie *f*, Gerodermia *f* **2.** atrophische Altershaut *f*, Greisenhaut *f*, Geroderma *nt*
geronto- *präf.* Alters-, Geronto-, Gero-
ger|on|tol|o|gy [ˌdʒəˌrɑn'tɑlədʒɪ] *noun* Gerontologie *f*
ge|ron|to|phil|ia [dʒəˌrɑntə'fɪlɪə] *noun* Gerontophilie *f*
ge|ron|tox|on [ˌdʒerən'tɑksɑn] *noun* Gerontoxon *nt*, Arcus senilis (corneae)
ges|ta|gen ['dʒestədʒən] *noun* Gestagen *nt*, gestagenes Hormon *nt*
ges|ta|gen|ic [ˌdʒestə'dʒenɪk] *adj* Gestagen betreffend, gestagen
ges|ta|tion [dʒe'steɪʃn] *noun* Schwangerschaft *f*, Gravidität *f*
ges|to|sis [dʒes'təʊsɪs] *noun, plural* **-ses** [-siːz] Gestations-, Schwangerschaftstoxikose *f*, Gestose *f*
ghost [gəʊst] *noun* **1.** Erythrozytenghost *m*, Schattenzelle *f*, Blutkörperchenschatten *m*, Ghost *m* **2.** (*mikrobiol.*) Ghost *m*
gi|ar|di|a|sis [ˌdʒɪɑːr'daɪəsɪs] *noun* Giardia-Infektion *f*, Lamblia-Infektion *f*, Giardiasis *f*, Lambliasis *f*
gib|bous ['gɪbəs] *adj* Kyphose betreffend, kyphotisch
gib|bus ['gɪbəs] *noun* Gibbus *m*
Kümmel's gibbus Kümmel-Buckel *m*
gid|di|ness ['gɪdɪnɪs] *noun* **1.** (subjektiver) Schwindel *m*, Schwind(e)ligkeit *f* **2.** Schwindelanfall *m* **3.** Benommenheit *f*
gid|dy ['gɪdɪ] *adj* schwind(e)lig, vertiginös
gi|gan|tism [dʒaɪ'gæntɪzəm, dʒɪ-] *noun* Riesenwuchs *m*, Gigantismus *m*, Gigantosomie *f*
giganto- *präf.* Riesen-, Gigant(o)-
gi|gan|to|me|lia [ˌdʒaɪ'gæntəʊ'miːlɪə] *noun* Gigantomelie *f*
gin|ger ['dʒɪndʒər] *noun* Ingwer *m*, Zingiber officinale
gingiv- *präf.* Zahnfleisch-, Gingiv(o)-
gin|gi|va [dʒɪn'dʒaɪvə, 'dʒɪndʒə-] *noun, plural* **-vae** [-viː] Zahnfleisch *nt*, Gingiva *f*, Periodontium protectoris
attached gingiva Periodontium protectoris, Gingiva *f*
gin|gi|val [dʒɪn'dʒaɪvl, 'dʒɪndʒə-] *adj* Zahnfleisch/Gingiva betreffend, gingival
gin|gi|vec|to|my [ˌdʒɪndʒə'vektəmɪ] *noun* Gingivektomie *f*
gin|gi|vi|tis [ˌdʒɪndʒə'vaɪtɪs] *noun* Gingivitis *f*, Zahnfleischentzündung *f*
acute necrotizing ulcerative gingivitis → *fusospirillary gingivitis*
acute ulcerative gingivitis → *fusospirillary gingivitis*
acute ulceromembranous gingivitis → *fusospirillary gingivitis*
bismuth gingivitis **1.** Gingivitis *f* bei Wismutvergiftung **2.** Wismutstomatitis *f*, Stomatitis bismutica
catarrhal gingivitis Gingivitis catarrhalis/simplex
desquamative gingivitis Gingivitis desquamativa

fusospirillary gingivitis Plaut-Vincent-Angina *f*, Vincent-Angina *f*, Fusospirillose *f*, Fusospirochätose *f*, Angina ulcerosa/ulceromembranacea
fusospirochetal gingivitis →*fusospirillary gingivitis*
herpetic gingivitis Herpesgingivitis *f*
hyperplastic gingivitis Zahnfleischhyperplasie *f*, Gingivitis hyperplastica, Zahnfleischwucherung *f*, Gingivahyperplasie *f*, hyperplastische Gingivitis *f*, Gingiva hyperplastica
marginal gingivitis Gingivitis marginalis
necrotizing ulcerative gingivitis →*fusospirillary gingivitis*
phagedenic gingivitis →*fusospirillary gingivitis*
pregnancy gingivitis Schwangerschaftsgingivitis *f*, Gingivitis gravidarum
ulcerative gingivitis →*fusospirillary gingivitis*
ulceromembranous gingivitis →*fusospirillary gingivitis*

gingivo- *präf.* Zahnfleisch-, Gingiv(o)-

gin|gi|vo|glos|si|tis [ˌdʒɪndʒəvəʊglɑˈsaɪtɪs] *noun* Entzündung von Zahnfleisch und Zunge, Gingivoglossitis *f*

gin|gi|vo|per|i|o|don|ti|tis [ˌdʒɪndʒəvəʊperɪəʊˌdɑnˈtaɪtɪs] *noun* Entzündung von Zahnfleisch und Wurzelhaut/Periodontium, Gingivoperiodontitis *f*

gin|gi|vo|plas|ty [ˈdʒɪndʒəvəʊplæstɪ] *noun* Gingivoplastik *f*

gin|gi|vo|sto|ma|ti|tis [ˌdʒɪndʒɪvəʊˌstəʊməˈtaɪtɪs] *noun* Entzündung von Zahnfleisch und Mundschleimhaut, Gingivostomatitis *f*
herpetic gingivostomatitis aphthöse Stomatitis *f*, Gingivostomatitis/Stomatitis herpetica
necrotizing ulcerative gingivostomatitis →*fusospirillary gingivitis*

gin|gly|mus [ˈdʒɪŋglɪməs] *noun* Scharniergelenk *nt*, Ginglymus *m*

gin|seng [ˈdʒɪnsæŋ] *noun* Ginseng *m*, Panax ginseng, Panax pseudoginseng

gip|sy|wort [ˈdʒɪpsɪːˌwɜrt] *noun* Wolfstrapp *m*

gir|dle [ˈgɜrdl] *noun* Gürtel *m*, gürtelförmige Struktur *f*, Cingulum *nt*
girdle of inferior member Beckengürtel *m*, Cingulum membri inferioris, Cingulum pelvicum
pectoral girdle Schultergürtel *m*, Cingulum membri superioris, Cingulum pectorale
pelvic girdle Beckengürtel *m*, Cingulum membri inferioris, Cingulum pelvicum
shoulder girdle Schultergürtel *m*, Cingulum pectorale, Cingulum membri superioris
girdle of superior member Schultergürtel *m*, Cingulum membri superioris, Cingulum pectorale
thoracic girdle Schultergürtel *m*, Cingulum membri superioris, Cingulum pectorale

gla|bel|la [gləˈbelə] *noun, plural* **-lae** [-liː, -laɪ] Glabella *f*

gland [glænd] *noun* Drüse *f*, Glandula *f*
accessory adrenal glands versprengte Nebennierendrüsen *pl*, versprengtes Nebennierengewebe *nt*, Glandulae suprarenales accessoriae
accessory lacrimal glands Nebentränendrüsen *pl*, Glandulae lacrimales accessoriae
accessory mammary glands zusätzliche/akzessorische Brustdrüsen *pl*, Mammae aberrantes/accessoriae/erraticae, Polymastie *f*
accessory parathyroid glands Glandulae parathyroideae accessoriae
accessory parotid gland Parotis *f* accessoria, Glandula parotidea accessoria
accessory suprarenal glands versprengte Nebennierendrüsen *pl*, versprengtes Nebennierengewebe *nt*, Glandulae suprarenales accessoriae
accessory thyroid glands akzessorische Schilddrüsen *pl*, Glandulae thyroideae accessoriae
acid glands Magendrüsen *f*, Fundus- und Korpusdrüsen *pl*, Glandulae gastricae
acinotubular gland tubuloazinöse/tubuloalveoläre Drüse *f*
acinous gland azinöse/beerenförmige Drüse *f*
active mammary gland laktierende/aktive Brustdrüse *f*
adrenal gland Nebenniere *f*, Glandula suprarenalis
alveolar gland alveoläre/säckchenförmige Drüse *f*
Alzheimer's glands senile Drüsen *pl*, Alzheimer-Drüsen *pl*, -Plaques *pl*
anal glands zirkumanale Drüsen *pl*, Glandulae anales/circumanales
anterior lingual gland (Blandin-)Nuhn-Drüse *f*, Glandula lingualis anterior, Glandula apicis linguae
apical gland of tongue (Blandin-)Nuhn-Drüse *f*, Glandula lingualis anterior, Glandula apicis linguae
apocrine gland apokrine Drüse *f*, Glandula apocrinae
apocrine sweat glands apokrine Schweißdrüsen *pl*, Glandulae sudoriferae apocrinae
aporic gland Drüse *f* mit innerer Sekretion, endokrine Drüse *f*, Glandula endocrina, Glandula sine ductibus
areolar glands Montgomery-Knötchen *pl*, Warzenvorhofdrüsen *pl*, Glandulae areolares
arteriococcygeal gland Steiß(bein)knäuel *m/nt*, Glomus coccygeum
axillary glands Achsellymphknoten *pl*, Nodi lymphoidei axillares
Bartholin's gland Bartholin-Drüse *f*, Glandula vestibularis major
Bauhin's gland (Blandin-)Nuhn-Drüse *f*, Glandula lingualis anterior, Glandula apicis linguae
glands of biliary mucosa Schleimdrüsen *pl* der Gallengänge, Glandulae biliares
Blandin's gland Blandin-Drüse *f*, Blandin-Nuhn-Drüse *f*, Glandula lingualis anterior, Glandula apicis linguae
Blandin-Nuhn gland (Blandin-)Nuhn-Drüse *f*, Glandula lingualis anterior, Glandula apicis linguae
Boerhaave's glands Schweißdrüsen *pl*, Glandulae sudoriferae
Bowman's glands Bowman-Spüldrüsen *pl*, Glandulae olfacteriae
brachial glands kubitale Lymphknoten *pl*, Nodi lymphoidei cubitales
bronchial glands Bronchialdrüsen *pl*, Glandulae bronchiales
Brunner's glands Brunner-Drüsen *pl*, Duodenaldrüsen *pl*, Glandulae duodenales
buccal glands Speicheldrüsen *pl* der Wangenschleimhaut, Bukkaldrüsen *pl*, Glandulae buccales
bulbourethral glands Cowper-Drüsen *pl*, Bulbourethraldrüsen *pl*, Glandulae bulbourethrales
cardiac glands Cardia-, Kardiadrüsen *pl*
carotid gland Karotisdrüse *f*, Paraganglion *nt* der Karotisgabel, Glomus caroticum
ceruminous glands Ohrschmalz-, Zeruminaldrüsen *pl*, Glandulae ceruminosae
cervical glands Zervixdrüsen *pl*, Glandulae cervicales
Ciaccio's glands Nebentränendrüsen *pl*, Glandulae lacrimales accessoriae
ciliary glands Moll-Drüsen, Glandulae ciliares
circumanal glands zirkumanale Drüsen *pl*, Glandulae anales/circumanales
coccygeal gland Steiß(bein)knäuel *m/nt*, Glomus coccygeum
coil gland ekkrine Drüse *f*, Glandula eccrina
conjunctival glands Krause-Drüsen *pl*, Konjunktivaldrüsen *pl*, Glandulae conjunctivales
Cowper's gland Cowper-Drüse *f*, Bulbourethraldrüse *f*, Glandula bulbourethralis
cutaneous glands Hautdrüsen *pl*, Glandulae cutis
ductless glands endokrine oder unechte Drüsen *pl*, Glandulae endocrinae, Glandulae sine ductibus
duodenal glands Brunner-Drüsen *pl*, Duodenaldrüsen

pl, Glandulae duodenales
Duverney's glands Cowper-Drüsen *pl*, Bulbourethraldrüsen *pl*, Glandulae bulbourethrales
Ebner's glands (von) Ebner-Drüsen *pl*, (von) Ebner-Spüldrüsen *pl*
eccrine gland ekkrine Drüse *f*, Glandula eccrina
eccrine sweat glands ekkrine Schweißdrüsen *pl*, Glandulae sudoriferae eccrinae
ectopic sebaceous glands ektope Talgdrüsen *pl*, freie Talgdrüsen *pl*
Egli's glands Ureterschleimdrüsen *pl*, Glandulae mucosae ureteris
endocrine gland Drüse *f* mit innerer Sekretion, endokrine Drüse *f*, Glandula endocrina, Glandula sine ductibus
esophageal glands Speiseröhrendrüsen *pl*, Glandulae oesophagae
excretory gland exkretorische Drüse *f*
exocrine gland Drüse *f* mit äußerer Sekretion, exokrine Drüse *f*
exoepithelial gland exoepitheliale Drüse *f*
fundic glands → *fundus glands*
fundus glands Corpus- und Fundusdrüsen *pl*, Glandulae gastricae
Galeati's glands Brunner-Drüsen *pl*, Duodenaldrüsen *pl*, Glandulae duodenales
gastric glands Magendrüsen *f*, Fundus- und Korpusdrüsen *pl*, Glandulae gastricae
Gay's glands zirkumanale Drüsen *pl*, Glandulae anales/circumanales
genital gland 1. weibliche Geschlechts-/Keimdrüse *f*, Eierstock *m*, Ovarium *nt*, Ovar *nt*, Oophoron *nt* **2.** männliche Geschlechts-/Keimdrüse *f*, Hode(n) *m*, Testikel *m*, Testis *m*, Orchis *m*
Gley's gland Nebenschilddrüse *f*, Epithelkörperchen *nt*, Parathyr(e)oidea *f*, Glandula parathyroidea
greater vestibular glands Bartholin-Drüsen *pl*, Glandulae vestibulares majores
gustatory glands (von) Ebner-Drüsen *pl*, (von) Ebner-Spüldrüsen *pl*
glands of Haller präputiale (Talg-)Drüsen *pl*, Präputialdrüsen *pl*, Glandulae preputiales
haversian glands Synovialzotten *pl*, Villi synoviales
hepatic glands Schleimdrüsen *pl* der Gallengänge, Glandulae biliares
heterocrine gland seromuköse Mischdrüse *f*, gemischte Drüse *f*, Glandula seromucosa
holocrine gland holokrine Drüse *f*
incretory gland Drüse *f* mit innerer Sekretion, endokrine Drüse *f*, Glandula endocrina, Glandula sine ductibus
inferior parathyroid gland Glandula parathyroidea inferior
interstitial glands 1. Leydig-(Zwischen-)Zellen *pl*, Interstitialzellen *pl*, interstitielle Drüsen *pl* **2.** interstitielle Eierstockzellen *pl*, -drüsen *pl*
intestinal glands Lieberkühn-Drüsen *pl*, -Krypten *pl*, Darmdrüsen *pl*, Glandulae intestini/intestinales
intraepithelial gland endoepitheliale/intraepitheliale Drüse *f*
Krause's glands Krause-Drüsen *pl*, Konjunktivaldrüsen *pl*, Glandulae conjunctivales
labial glands Lippen(speichel)drüsen *pl*, Glandulae labiales
lacrimal gland Tränendrüse *f*, Glandula lacrimalis
lactiferous gland Brustdrüse *f*, Glandula mammaria
large salivary glands große Speicheldrüsen *pl*, Glandulae salivariae majores
laryngeal glands Kehlkopf-, Larynxdrüsen *pl*, Glandulae laryngeales
lesser vestibular glands Glandulae vestibulares minores
lingual glands Zungen(speichel)drüsen *pl*, Glandulae linguales
Littre's glands Littre-Drüsen *pl*, Urethraldrüsen *pl*, Glandulae urethrales urethrae masculinae
lymph gland Lymphknoten *m*, Nodus lymphaticus, Nodus lymphoideus, Lymphonodus *m*
mammary gland Brustdrüse *f*, Glandula mammaria
mandibular gland Unterkieferdrüse *f*, Glandula submandibularis
Meibom's glands Meibom-Drüsen *pl*, Glandulae tarsales
meibomian glands Meibom-Drüsen *pl*, Glandulae tarsales
merocrine gland merokrine Drüse *f*
Méry's glands Cowper-Drüsen *pl*, Bulbourethraldrüsen *pl*, Glandulae bulbourethrales
milk gland Brustdrüse *f*, Glandula mammaria
minor salivary glands kleine Speicheldrüsen *pl*, Glandulae salivariae minores
mixed gland 1. seromuköse (Misch-)Drüse *f*, Glandula seromucosa **2.** gemischt endokrin-exokrine Drüse *f*
molar glands Glandulae molares
Moll's glands Moll-Drüsen *pl*, Glandulae ciliares
monoptychial glands monoptyche Drüsen *pl*
Montgomery's glands Montgomery-Knötchen *pl*, Warzenvorhofdrüsen *pl*, Glandulae areolares
Morgagni's glands Littre-Drüsen *pl*, Urethraldrüsen *pl*, Glandulae urethrales
glands of mouth Glandulae oris
mucous gland schleimbildende/muköse/muzinöse Drüse *f*, Schleimdrüse *f*, Glandula mucosa
mucous glands of auditory tube muköse Tubendrüsen *pl*, Glandulae tubariae
mucous glands of eustachian tube Glandulae tubariae
glands of mucous membranes Schleimhautdrüsen *pl*
Naboth's glands Naboth-Eier *pl*, Ovula Nabothi
nasal glands Nasen(schleimhaut)drüsen *pl*, Glandulae nasales
Nuhn's gland (Blandin-)Nuhn-Drüse *f*, Glandula lingualis anterior, Glandula apicis linguae
oil glands Talgdrüsen *pl*, Glandulae sebaceae
olfactory glands Bowman-Spüldrüsen *pl*, Glandulae olfactoriae
palatine glands Gaumen(speichel)drüsen *pl*, Glandulae palatinae
palpebral glands Meibom-Drüsen *pl*, Glandulae tarsales
parathyroid gland Glandula parathyroidea, Nebenschilddrüse *f*, Epithelkörperchen *nt*, Parathyroidea *f*, Parathyreoidea *f*
parotid gland Glandula parotidea, Ohrspeicheldrüse *f*, Parotis *f*
peptic glands Magendrüsen *f*, Fundus- und Korpusdrüsen *pl*, Glandulae gastricae
Peyer's glands Peyer-Plaques *pl*, Noduli lymphoidei aggregati
pharyngeal glands Rachen-, Pharynx(speichel)drüsen *pl*, Glandulae pharyngeales
pineal gland Glandula pinealis, Zirbeldrüse *f*, Corpus pineale, Pinealdrüse *f*, Pinea *f*
pituitary gland Hirnanhangdrüse *f*, Hypophyse *f*, Pituitaria *f*, Hypophysis *f*, Glandula pituitaria
preputial glands präputiale (Talg-)Drüsen *pl*, Präputialdrüsen *pl*, Glandulae preputiales
proper gastric glands Glandulae gastricae propriae, Korpusdrüsen *pl*, Fundusdrüsen *pl*, Hauptdrüsen *pl*
prostate gland Vorsteherdrüse *f*, Prostata(drüse *f*) *f*, Glandula prostatica
pyloric glands Pylorusdrüsen *pl*, Glandulae pyloricae
Rivinus's gland Unterzungen(speichel)drüse *f*, Glandula sublingualis
glands of root of tongue Glandulae radicis linguae

Rosenmüller's gland 1. oberster tiefer Leistenlymphknoten *m* 2. Cloquet-Drüse *f*, Rosenmüller-Cloquet-Drüse *f*, Rosenmüller-Drüse *f*
salivary glands Speicheldrüsen *pl*, Glandulae salivariae
Sandström's gland Nebenschilddrüse *f*, Epithelkörperchen *nt*, Parathyr(e)oidea *f*, Glandula parathyroidea
scent glands Duftdrüsen *pl*, apokrine Schweißdrüsen *pl*, Glandulae sudoriferae apocrinae
sebaceous glands Talgdrüsen *pl*, Glandulae sebaceae
sebaceous glands of conjunctiva Zeis-Drüsen *pl*, Glandulae sebaceae
seminal gland Bläschendrüse *f*, Samenblase *f*, -bläschen *nt*, Gonecystis *f*, Spermatozystis *f*, Vesicula seminalis
senile glands senile Plaques *pl*
seromucous gland seromuköse Mischdrüse *f*, gemischte Drüse *f*, Glandula seromucosa
serous gland seröse Drüse *f*, Eiweißdrüse *f*, Glandula serosa
small salivary glands kleine Speicheldrüsen *pl*, Glandulae salivariae minores
sublingual gland Unterzungen(speichel)drüse *f*, Glandula sublingualis
submandibular gland Unterkieferdrüse *f*, Glandula submandibularis
sudoriferous glands Schweißdrüsen *pl*, Glandulae sudoriferae
superior parathyroid gland Glandula parathyroidea superior
suprarenal gland Nebenniere *f*, Glandula suprarenalis
sweat glands Schweißdrüsen *pl*, Glandulae sudoriferae
tarsal glands Meibom-Drüsen *pl*, Glandulae tarsales
tarsoconjunctival glands Meibom-Drüsen *pl*, Glandulae tarsales
Terson's glands Krause-Drüsen *pl*, Konjunktivaldrüsen *pl*, Glandulae conjunctivales
Theile's glands Schleimdrüsen *pl* der Gallengänge, Glandulae biliares
thymus gland Thymus *m*
thyroid gland Schilddrüse *f*, Glandula thyroidea
glands of tongue Zungen(speichel)drüsen *pl*, Glandulae linguales
tracheal glands Luftröhren-, Trachealdrüsen *pl*, Glandulae tracheales
tubular gland tubuläre/röhrchenförmige Drüse *f*
tubuloacinar gland tubuloazinöse/tubuloalveoläre Drüse *f*
tympanic glands Glandulae tympanicae
glands of Tyson Tyson-Drüsen *f*, präputiale (Talg-)Drüsen *pl*, Präputialdrüsen *pl*, Glandulae preputiales
urethral glands Littre-Drüsen *pl*, Urethraldrüsen *pl*, Glandulae urethrales urethrae masculinae
urethral glands of female urethra Harnröhrendrüsen *pl* der weiblichen Harnröhre, Glandulae urethrales urethrae feminiae
urethral glands of male urethra Littre-Drüsen *pl*, Urethraldrüsen *pl*, Glandulae urethrales urethrae masculinae
uterine glands Gebärmutter-, Uterusdrüsen *pl*, Glandulae uterinae
vesicular gland Bläschendrüse *f*, Samenblase *f*, -bläschen *nt*, Gonozystis *f*, Spermatozystis *f*, Vesicula seminalis
vestibular glands Scheidenvorhofdrüsen *pl*, Glandulae vestibulares
Virchow's gland Klavikulardrüse *f*, Virchow-Knötchen *nt*, Virchow-Knoten *m*, Virchow-Drüse *f*
Wasmann's glands Magendrüsen *f*, Fundus- und Korpusdrüsen *pl*, Glandulae gastricae
Wepfer's glands Brunner-Drüsen *pl*, Duodenaldrüsen *pl*, Glandulae duodenales
Wölfler's glands akzessorische Schilddrüsen *pl*, Glandulae thyroideae accessoriae
glands of Zeis Zeis-Drüsen *pl*, Glandulae sebaceae
Zuckerkandl's gland Zuckerkandl-Organ *nt*, Paraganglion aorticum abdominale

glan|ders ['glændərz] *noun* Rotz *m*, Malleus *m*, Maliasmus *m*

glan|di|lem|ma [ˌglændɪ'lemə] *noun* Drüsenkapsel *f*, Glandilemm(a) *nt*

glan|do|trop|ic [ˌglændəʊ'trɑpɪk, 'trəʊ-] *adj* auf Drüsen einwirkend, glandotrop

glan|du|lar ['glændʒələr] *adj* **1.** Drüse/Glandula betreffend, glandulär, Drüsen- **2.** Glans clitoridis/penis betreffend, Glans-

glan|dule ['glændjuːl] *noun* kleine Drüse *f*

glans [glænz] *noun, plural* **glan|des** ['glændiːz] Eichel *f*, Glans *f* (penis), Balanos *f*
glans of clitoris Klitoris-, Clitorisspitze *f*, Glans clitoridis
glans of penis Eichel *f*, Glans *f* (penis), Balanos *f*

glan|u|lar ['glænjələr] *adj* Glans clitoridis/penis betreffend, Glans-; Eichel-

glass [glæs, glɑːs] I *noun* **1.** Glas *nt*; Glasscheibe *f*; **2.** (*auch* a pair of glasses) *plural* Brille *f* **3.** Vergrößerungsglas *nt*, Linse *f* II *v* verglasen
contact glasses Haftschalen *pl*, Kontaktlinsen *pl*
protective glass Uhrglasverband *m*

glass|y ['glæsɪ, 'glɑː-] *adj* transparent, durchscheinend; glasartig, glasig, hyaloid, hyalin

glau|co|ma [glɔː'kəʊmə] *noun* grüner Star *m*, Glaukom *nt*
absolute glaucoma absolutes Glaukom *nt*, Glaucoma absolutum
acute glaucoma akutes Winkelblockglaukom/Engwinkelglaukom *nt*, Glaucoma acutum (congestivum)
acute congestive glaucoma Engwinkelglaukom *nt*, Winkelblockung *nt*
angle-closure glaucoma akutes Winkelblockglaukom/Engwinkelglaukom *nt*, Glaucoma acutum (congestivum)
apoplectic glaucoma hämorrhagisches Glaukom *nt*, Glaucoma haemorrhagicum/apoplecticum
chronic glaucoma Simplex-, Weitwinkelglaukom *nt*, Glaucoma simplex
chronic angle-closure glaucoma chronisches Winkelblockglaukom/Engwinkelglaukom *nt*, chronisch-kongestives Glaukom *nt*, Glaucoma chronicum congestivum
chronic narrow-angle glaucoma chronisches Winkelblockglaukom/Engwinkelglaukom *nt*, chronisch-kongestives Glaukom *nt*, Glaucoma chronicum congestivum
closed-angle glaucoma akutes Winkelblockglaukom/Engwinkelglaukom *nt*, Glaucoma acutum (congestivum)
compensated glaucoma Simplex-, Weitwinkelglaukom *nt*, Glaucoma simplex
congenital glaucoma Ochsenauge *nt*, angeborenes Glaukom *nt*, Hydrophthalmus *m* (congenitus), Buphthalmus *m* (congenitus), Glaucoma infantile
congestive glaucoma akutes Winkelblockglaukom/Engwinkelglaukom *nt*, Glaucoma acutum (congestivum)
corticosteroid-induced glaucoma Kortisonglaukom *nt*, Cortisonglaukom *nt*
Donders' glaucoma Offenwinkel-, Weitwinkel-, Simplexglaukom *nt*, Glaucoma simplex
hemorrhagic glaucoma hämorrhagisches Glaukom *nt*, Glaucoma haemorrhagicum/apoplecticum
infantile glaucoma Ochsenauge *nt*, Glaukom *nt* der Kinder, angeborenes Glaukom *nt*, Hydrophthalmus *m* (congenitus), Buphthalmus *m* (congenitus), Glaucoma infantile
narrow-angle glaucoma akutes Winkelblockglau-

G

kom/Engwinkelglaukom *nt*, Glaucoma acutum (congestivum)
noncongestive glaucoma Simplex-, Weitwinkelglaukom *nt*, Glaucoma simplex
obstructive glaucoma akutes Winkelblockglaukom/Engwinkelglaukom *nt*, Glaucoma acutum (congestivum)
open-angle glaucoma Simplex-, Weitwinkelglaukom *nt*, Glaucoma simplex
pupillary block glaucoma akutes Winkelblockglaukom/Engwinkelglaukom *nt*, Glaucoma acutum (congestivum)
simple glaucoma Simplex-, Weitwinkelglaukom *nt*, Glaucoma simplex
wide-angle glaucoma Simplex-, Weitwinkelglaukom *nt*, Glaucoma simplex
glau|co|ma|tous [glɔː'kəʊmətəs, gləʊ-] *adj* Glaukom betreffend, glaukomatös
glau|co|sis [glɔː'kəʊsɪs] *noun* Blindheit *f* als Glaukomfolge, Glaukose *f*
gle|no|hu|mer|al [ˌglenəʊ'(h)juːmərəl, ˌgliːnəʊ-] *adj* Gelenkpfanne/Cavitas glenoidalis und Oberarmknochen/Humerus betreffend, glenohumeral
gli|a ['glaɪə, 'gliːə] *noun* Glia *f*, Neuroglia *f*
gli|a|cyte ['glaɪəsaɪt] *noun* (Neuro-)Gliazelle *f*, Gliozyt *m*
gli|al ['glaɪəl] *adj* Glia betreffend, glial, gliär, neuroglial
gli|o|blas|to|ma [ˌglaɪəʊblæs'təʊmə] *noun* Glioblastom *nt*, Glioblastoma *nt*, Gliablastom *nt*
glioblastoma multiforme buntes Glioblastom *nt*, Glioblastoma multiforme
gli|o|cyte ['glaɪəʊsaɪt] *noun* (Neuro-)Gliazelle *f*, Gliozyt *m*
gli|o|cy|to|ma [ˌglaɪəʊsaɪ'təʊmə] *noun* →*glioma*
gli|o|ma [glaɪ'əʊmə] *noun* Gliageschwulst *f*, Gliatumor *m*, Gliom *nt*, Glioma *nt*
astrocytic glioma Astrozytom *nt*, Astrocytoma *nt*
malignant glioma Glioblastom *nt*, Gliablastom *nt*
peripheral glioma Schwannom *nt*, Neurinom *nt*, Neurilemom *nt*, Neurilemmom *nt*
gli|o|ma|to|sis [ˌglaɪəmə'təʊsɪs] *noun* Gliomatose *f*
gli|o|neu|ro|ma [ˌglaɪəʊnjʊə'rəʊmə] *noun* Glioneurom *nt*, Glioneuroblastom *nt*
gli|o|pil ['glaɪəʊpɪl] *noun* Gliafilz *m*, Gliopil *nt*
gli|o|sar|coma [ˌglaɪəʊsɑːr'kəʊmə] *noun* Gliosarkom *nt*, Glioma sarcomatosum
gli|o|sis [glaɪ'əʊsɪs] *noun* Gliose *f*, Gliosis *f*
glis|so|ni|tis [glɪsə'naɪtɪs] *noun* Entzündung der Glisson-Kapsel, Glissonitis *f*
globe [gləʊb] I *noun* Kugel *f* II *v* zusammenballen
globe of eye Augapfel *m*, Bulbus oculi
glo|bin ['gləʊbɪn] *noun* Globin *nt*
glo|boid [gləʊbɔɪd] *adj* kugelförmig, sphärisch, globulär, kugelig, globoid
glob|ule ['glɑbjuːl] *noun* **1.** Kügelchen *nt* **2.** Tröpfchen *nt*
glob|u|lin ['glɑbjəlɪn] *noun* Globulin *nt*
accelerator globulin Proakzelerin *nt*, Proaccelerin *nt*, Acceleratorglobulin *nt*, labiler Faktor *m*, Faktor V *m*
alpha globulin α-Globulin *nt*
anti-D immune globulin Anti-D-Immunglobulin *nt*
antihemophilic globulin antihämophiles Globulin *nt*, Antihämophiliefaktor *m*, Faktor VIII *m*
anti-human globulin Antiglobulin *nt*, Antihumanglobulin *nt*
antilymphocyte globulin Antilymphozytenglobulin *nt*
antithymocyte globulin Antithymozytenglobulin *nt*
beta globulin beta-Globulin *nt*, β-Globulin *nt*
corticosteroid-binding globulin Transkortin *nt*, -cortin *nt*, Cortisol-bindendes Globulin *nt*
cortisol-binding globulin Transkortin *nt*, Transcortin *nt*, Cortisol-bindendes Globulin *nt*
gamma globulin **1.** Gammaglobulin *nt*, γ-Globulin *nt* **2.** Immunglobulin *nt*
varicella-zoster immune globulin Varicella-Zoster-Immunglobulin *nt*
vitamin B_{12}-binding globulin Transcobalamin *nt*, Vitamin-B_{12}-bindendes Globulin *nt*
glob|u|li|nu|ria [ˌglɑbjəlɪ'n(j)ʊərɪə] *noun* Globulinurie *f*
glo|mal ['gləʊməl] *adj* Glomus betreffend, Glomus-
glo|man|gi|o|ma [gləʊˌmændʒɪ'əʊmə] *noun* Glomustumor *m*, Glomangiom *nt*, Angiomyoneurom *nt*
glo|mec|to|my [gləʊ'mektəmɪ] *noun* Glomektomie *f*
glo|mer|u|lar [gləʊ'merjələr, glə-] *adj* Glomerulus/Glomerulum betreffend, glomerulär
glo|mer|u|li|tis [gləʊˌmerjə'laɪtɪs] *noun* Entzündung der Glomeruli, Glomerulitis *f*, Glomerulumentzündung *f*
glomerulo- *präf.* Glomerulum-, Glomerulo-
glo|mer|u|lo|ne|phrit|ic [gləʊˌmerjələʊnɪ'fraɪtɪk] *adj* Glomerulonephritis betreffend, glomerulonephritisch
glo|mer|u|lo|ne|phri|tis [gləʊˌmerjələʊnɪ'fraɪtɪs] *noun* Glomerulonephritis *f*
anti-basement membrane glomerulonephritis Antibasalmembran-Glomerulonephritis *f*
Berger's glomerulonephritis Berger-Krankheit *f*, Berger-Nephropathie *f*, mesangiale Glomerulonephritis *f*, fokale Glomerulonephritis *f*, fokalbetonte Glomerulonephritis *f*
chronic hypocomplementemic glomerulonephritis membranoproliferative Glomerulonephritis *f*
diffuse glomerulonephritis diffuse Glomerulonephritis *f*
endocapillary glomerulonephritis endokapilläre Glomerulonephritis *f*
epimembranous glomerulonephritis membranöse Glomerulonephritis *f*
focal glomerulonephritis →*Berger's glomerulonephritis*
focal embolic glomerulonephritis Löhlein-Herdnephritis *f*
IgA glomerulonephritis →*Berger's glomerulonephritis*
immune complex glomerulonephritis Immunkomplexglomerulonephritis *f*
induced glomerulonephritis Serumnephritis *f*
intracapillary glomerulonephritis mesangioproliferative Glomerulonephritis *f*
lobular glomerulonephritis membranoproliferative Glomerulonephritis *f*
Löhlein's focal embolic glomerulonephritis Löhlein-Herdnephritis *f*
malignant glomerulonephritis maligne Glomerulonephritis *f*, rasch progrediente Glomerulonephritis *f*, rapidly progressive glomerulonephritis
membranoproliferative glomerulonephritis membranoproliferative Glomerulonephritis *f*
membranous glomerulonephritis membranöse Glomerulonephritis *f*
mesangiocapillary glomerulonephritis membranoproliferative Glomerulonephritis *f*
mesangioproliferative glomerulonephritis mesangioproliferative Glomerulonephritis *f*
minimal change glomerulonephritis Minimal-change-Glomerulonephritis *f*, Lipoidnephrose *f*
minimal mesangioproliferative glomerulonephritis minimal proliferierende interkapilläre Glomerulonephritis *f*
nodular glomerulonephritis membranoproliferative Glomerulonephritis *f*
perimembranous glomerulonephritis membranöse Glomerulonephritis *f*
poststreptococcal glomerulonephritis Poststreptokokkenglomerulonephritis *f*
rapidly progressive glomerulonephritis maligne Glomerulonephritis *f*, rasch progrediente Glomerulonephritis *f*, rapidly progressive glomerulonephritis
glo|mer|u|lo|ne|phrop|a|thy [gləʊˌmerjələʊnɪ'frɑpəθɪ] *noun* Glomerulonephrose *f*, Glomerulonephropathie *f*

glo|mer|u|lop|a|thy [gləʊˌmerjəˈlɑpəθɪ] *noun* Glomerulopathie *f*

glo|mer|u|lo|scle|ro|sis [gləʊˌmerjələʊˈsklɪˈrəʊsɪs] *noun* Glomerulosklerose *f*

diabetic glomerulosclerosis Kimmelstiel-Wilson-Syndrom *nt*, diabetische Glomerulosklerose *f*

glo|mer|u|lo|scle|rot|ic [gləʊˌmerjələʊˈsklɪˈrəʊtik] *adj* Glomerulosklerose betreffend, glomerulosklerotisch

glo|mic [ˈgləʊmɪk] *adj* Glomus betreffend, Glomus-

glo|mus [ˈgləʊməs] *noun, plural* **-mi, glo|me|ra** [-maɪ, ˈglɑmərə] Gefäß-, Nervenknäuel *m/nt*, Glomus *nt*

aortic glomus Glomus aorticum

carotid glomus Karotisdrüse *f*, Paraganglion *nt* der Karotisgabel, Glomus caroticum

choroid glomus Glomus choroideum

coccygeal glomus Steiß(bein)knäuel *m/nt*, Glomus coccygeum

jugular glomus Glomus jugulare

gloss- *präf.* Zungen-, Glosso-

glos|sal [ˈglɑsl, ˈglɔs-] *adj* Zunge/Lingua betreffend; in Zungennähe oder in Richtung der Zunge; zungenförmig, lingual

glos|sal|gia [glɑˈsældʒ(ɪ)ə] *noun* Zungenbrennen *nt*, Zungenschmerz(en *pl*) *m*, Glossalgie *f*, Glossodynie *f*

glos|san|thrax [glɑˈsænθræks] *noun* Glossanthrax *m*

glos|sec|to|my [glɑˈsektəmɪ] *noun* Zungen(teil)amputation *f*, Glossektomie *f*

Glos|si|na [glɑˈsaɪnə] *noun* Zungen-, Tsetsefliege *f*, Glossina *f*

glos|si|tis [glɑˈsaɪtɪs] *noun* Glossitis *f*, Zungenentzündung *f*, Zungenschleimhautentzündung *f*

atrophic glossitis → *Hunter's glossitis*

benign migratory glossitis Landkartenzunge *f*, Wanderplaques *pl*, Lingua geographica, Exfoliatio areata linguae/dolorosa, Glossitis exfoliativa marginata, Glossitis areata exsudativa

Hunter's glossitis atrophische Glossitis *f*, Hunter-Glossitis *f*, Möller-Hunter-Glossitis *f*

median rhomboid glossitis Glossitis mediana rhombica, Glossitis rhombica mediana

Moeller's glossitis Möller-Glossitis *f*, Glossodynia exfoliativa

psychogenic glossitis Zungenbrennen *nt*, Glossopyrosis *f*, -pyrie *f*

glosso- *präf.* Zunge/Glossa betreffend, Zungen-, Glosso-

glos|so|cele [ˈglɑsəʊsiːl] *noun* **1.** Glossozele *f* **2.** zystische Zungengeschwulst *f*, Glossozele *f*

glos|so|dyn|ia [ˌglɑsəʊˈdiːnɪə] *noun* Glossalgie *f*, Glossodynie *f*, Zungenbrennen *nt*

glos|so|ep|i|glot|tic [ˌglɑsəʊˌepɪˈglɑtɪk] *adj* Zunge und Kehldeckel/Epiglottis betreffend oder verbindend, glossoepiglottisch

glos|so|hy|al [ˌglɑsəʊˈhaɪəl] *adj* Zunge und Zungenbein/Os hyoideum betreffend oder verbindend, glossohyal

glos|sop|a|thy [glɑˈsɑpəθɪ] *noun* Zungenerkrankung *f*, Glossopathie *f*

glos|so|pha|ryn|ge|al [ˌglɑsəʊfəˈrɪndʒ(ɪ)əl, glɑsəʊrɪnˈdʒiːəl, ˌglɔs-] *adj* Zunge und Rachen/Pharynx betreffend oder verbindend, glossopharyngeal

glos|so|pho|bia [ˌglɑsəʊˈfəʊbɪə] *noun* Glossophobie *f*, Lalophobie *f*

glos|so|phyt|ia [ˌglɑsəʊˈfɪtɪə] *noun* schwarze Haarzunge *f*, Glossophytie *f*, Melanoglossie *f*, Lingua pilosa/villosa nigra

glos|so|plas|ty [ˈglɑsəʊplæstɪ] *noun* Zungenplastik *f*, Glossoplastik *f*

glos|so|ple|gia [ˌglɑsəʊˈpliːdʒ(ɪ)ə] *noun* Zungenlähmung *f*, Glossoplegie *f*

glos|sop|to|sis [ˌglɑsɑpˈtəʊsɪs] *noun* Glossoptose *f*

glos|so|py|ro|sis [ˌglɑsəpaɪˈrəʊsɪs, ˌglɔs-] *noun* Zungenbrennen *nt*

glos|sor|rha|phy [glɑˈsɔrəfɪ] *noun* Zungennaht *f*, Glossorrhaphie *f*

glos|so|spasm [ˈglɑsəspæzəm, ˈglɔs-] *noun* Zungenkrampf *m*, Glossospasmus *m*

glos|so|ste|re|sis [ˌglɑsəʊstəˈriːsɪs] *noun* Zungenteilamputation *f*, Zungenamputation *f*, Glossektomie *f*

glos|sot|o|my [glɑˈsɑtəmɪ] *noun* Zungenschnitt *m*, -durchtrennung *f*, Glossotomie *f*

glos|so|trich|ia [ˌglɑsəˈtrɪkɪə] *noun* Haarzunge *f*, Glossotrichie *f*, Trichoglossie *f*, Lingua villosa/pilosa

glot|tal [ˈglɑtl] *adj* Glottis betreffend, glottisch

glot|tic [ˈglɑtɪk] *adj* **1.** → *glossal* **2.** → *glottal*

glot|tis [ˈglɑtɪs] *noun, plural* **-tis|es, -ti|des** [-tɪdiːz] Stimmapparat *m* des Kehlkopfs, Glottis *f* (vocalis)

false glottis Rima vestibuli

true glottis Stimmritze *f*, Rima glottidis

glot|ti|tis [glɑˈtaɪtɪs, glɔ-] *noun* Glottitis *f*, Glottisentzündung *f*

gluc- *präf.* Glukose-, Gluko-, Gluco-

glu|ca|gon [ˈgluːkəgɑn] *noun* Glukagon *nt*, Glucagon *nt*

gut glucagon Enteroglukagon *nt*, intestinales Glukagon *nt*

intestinal glucagon Enteroglukagon *nt*, intestinales Glukagon *nt*

glu|ca|go|no|ma [gluːkəgɑˈnəʊmə] *noun* Glukagonom *nt*, Glucagonom *nt*, A-Zell-Tumor *m*, A-Zellen-Tumor *m*

gluco- *präf.* Glukose-, Gluko-, Gluco-

glu|co|cer|e|bro|si|dase [ˌgluːkəʊˌserəˈbrəʊsɪdeɪz] *noun* Glucozerebrosidase *f*, Glucocerebrosidase *f*

glu|co|cer|e|bro|side [ˌgluːkəʊˈserəbrəʊsaɪd] *noun* Glucozerebrosid *nt*, Glucocerebrosid *nt*

glu|co|cor|ti|coid [ˌgluːkəʊˈkɔːrtəkɔɪd] **I** *noun* Glukokortikoid *nt*, Glucocorticoid *nt*, Glucosteroid *nt* **II** *adj* Glucocorticoid(e) betreffend, glucocorticoidähnliche Wirkung besitzend, glucocorticoidähnlich

glu|co|gen|e|sis [ˌgluːkəʊˈdʒenəsɪs] *noun* Glucosebildung *f*, Glyko-, Glucogenese *f*

glu|co|gen|ic [ˌgluːkəʊˈdʒenɪk] *adj* Glucose bildend, glucogen, glukogen

glu|co|ki|nase [ˌgluːkəʊˈkaɪneɪz, -ˈkɪn-] *noun* **1.** Glucokinase *f* **2.** glucosespezifische Hexokinase *f*

glu|co|li|pid [ˌgluːkəʊˈlɪpɪd] *noun* Glucolipid *nt*

glu|co|nate [ˈgluːkəʊneɪt] *noun* Glukonat *nt*, Gluconat *nt*

glu|co|ne|o|gen|e|sis [ˌgluːkəʊˌniːəˈdʒenəsɪs] *noun* Glyko-, Gluconeogenese *f*

glu|co|ne|o|ge|net|ic [ˌgluːkəʊˌniːədʒəˈnetɪk] *adj* Gluconeogenese betreffend, gluconeogenetisch

glu|co|pe|nia [ˌgluːkəʊˈpiːnɪə] *noun* Hypoglykämie *f*

glu|co|pro|tein [ˌgluːkəʊˈprəʊtiːn, -tɪɪːn] *noun* **1.** Gluko-, Glucoprotein *nt* **2.** → *glycoprotein*

glu|co|sa|mine [gluːˈkəʊsəmiːn, -mɪn] *noun* Glucosamin *nt*, Aminoglucose *f*

glu|cose [ˈgluːkəʊz] *noun* Traubenzucker *m*, Dextrose *f*, Glucose *f*, α-D-Glucopyranose *f*, Glykose *f*

blood glucose Blutzucker *m*, Blutglucose *f*

Ringer's glucose Ringer-Glucose(lösung *f*) *f*

urinary glucose Harnglucose *f*, Harnzucker *m*

glucose-1,6-diphosphate *noun* Glucose-1,6-diphosphat *nt*

glucose-6-phosphatase *noun* Glucose-6-phosphatase *f*

glucose-1-phosphate *noun* Glucose-1-phosphat *nt*, Cori-Ester *m*

glucose-6-phosphate *noun* Glucose-6-phosphat *nt*, Robison-Ester *m*

glu|co|si|dase [gluːˈkəʊsɪdeɪz] *noun* Glucosidase *f*

glu|co|side [ˈgluːkəsaɪd] *noun* Glukosid *nt*, Glucosid *nt*

glu|cos|u|ria [gluːkəˈs(j)ʊərɪə] *noun* (Trauben-)Zuckerausscheidung *f* im Harn, Glukosurie *f*, Glucosurie *f*, Glukurese *f*, Glucurese *f*, Glykosurie *f*, Glykurie *f*

glu|co|syl|cer|am|i|dase [ˌgluːkəsɪlsəˈræmɪdeɪz] *noun* Glucozerebrosidase *f*, Glucocerebrosidase *f*

glu|co|syl|trans|fer|ase [ˌgluːkəsɪlˈtrænsfəreɪz] *noun* Glykosyltransferase *f*

glu|cu|ro|nide [gluːˈkjʊərənaɪd] *noun* Glukuronid *nt*,

G

Glucuronid *nt*, Glukuronosid *nt*
bilirubin glucuronide Bilirubinglukuronid *nt*
glu|ta|mate ['gluːtəmeɪt] *noun* Glutamat *nt*
glu|ta|mine ['gluːtəmiːn, -mɪn] *noun* Glutamin *nt*
γ-glu|ta|myl|cy|clo|trans|fer|ase [ˌgluːtəmɪlˌsaɪkləʊ'trænsfəreɪz] *noun* Gammaglutamyltransferase *f*, γ-Glutamyltransferase *f*, Gammaglutamyltranspeptidase *f*
γ-glu|ta|myl|cys|te|ine [ˌgluːtəmɪl'sɪstɪiːn] *noun* γ-Glutamylcystein *nt*
γ-glu|ta|myl|trans|fer|ase [ˌgluːtəmɪl'trænsfəreɪz] *noun* γ-Glutamyltransferase *f*, γ-Glutamyltranspeptidase *f*
glu|ta|thi|one [gluːtə'θaɪəʊn] *noun* Glutathion *nt*, γ-Glutamylcysteinglycin *nt*
glu|ta|thi|o|ne|mia [gluːtəˌθaɪə'niːmɪə] *noun* Glutathionämie *f*
glu|ta|thi|o|nu|ria [gluːtəˌθaɪə'n(j)ʊərɪə] *noun* **1.** vermehrte Glutathionausscheidung *f* im Harn, Glutathionurie *f* **2.** γ-Glutamyltransferasemangel *m*, Glutathionurie *f*
glu|te|al ['gluːtɪəl, gluː'tiːəl] *adj* Gesäß oder Gesäßmuskulatur betreffend, glutäal
glu|ten ['gluːt(ɪ)n] *noun* Klebereiweiß *nt*, Gluten *nt*
gluteo-inguinal *adj* Gesäß(muskulatur) und Leistengegend/Regio inguinalis betreffend oder verbindend, gluteoinguinal
glu|te|us ['gluːtɪəs, gluː'tiːəs] *noun, plural* **-tei** [-tɪaɪ, -'tiːaɪ] Glutäus *m*, Musculus gluteus
glu|ti|tis [gluː'taɪtɪs] *noun* Entzündung der Gesäßmuskulatur, Glutitis *f*, Gesäßentzündung *f*
glyc- *präf.* Glykogen-, Glyk(o)-, Glyc(o)-, Zucker-, Glycerin-
gly|can ['glaɪkæn] *noun* Polysaccharid *nt*, Glykan *nt*, Glycan *nt*
gly|ce|mia [glaɪ'siːmɪə] *noun* Glykämie *f*
glyc|er|al|de|hyde [ˌglɪsə'rældəhaɪd] *noun* Glycerinaldehyd *m*, Glyceraldehyd *m*
glyceraldehyde-3-phosphate *noun* Glycerinaldehyd-3-phosphat *nt*, 3-Phosphoglycerinaldehyd *m*
glyc|er|ate ['glɪsəreɪt] *noun* Glyzerat *nt*, Glycerat *nt*
glyc|er|ide ['glɪsəraɪd, -ɪd] *noun* Acylglycerin *nt*, Glyzerid *nt*, Glycerid *nt*
glyc|er|in ['glɪsərɪn] *noun* →*glycerol*
glyc|er|ol ['glɪsərɔl, -rɑl] *noun* Glyzerin *nt*, Glycerin *nt*, Glycerol *nt*, Propan-1,2,3-triol *nt*
glycerol phosphatide Phosphoglycerid *nt*, Glycerophosphatid *nt*, Phospholipid *nt*, Phosphatid *nt*
glycerol-3-phosphate *noun* Glycerin-3-phosphat *nt*
glyc|er|one ['glɪsərəʊn] *noun* Glyzeron *nt*, Glyceron *nt*, Dihydroxyaceton *nt*
glycerone phosphate Dihydroxyacetonphosphat *nt*
glyc|er|ose ['glɪsərəʊz] *noun* Glycerose *f*, Glyzerose *f*
gly|cine ['glaɪsiːn, -sɪn] *noun* Glyzin *nt*, Glycin *nt*, Glykokoll *nt*, Aminoessigsäure *f*
gly|ci|ne|mia [ˌglaɪsə'niːmɪə] *noun* Hyperglycinämie *f*
gly|ci|ner|gic [ˌglaɪsɪ'nɜrdʒɪk] *adj* auf Glycin ansprechend, glycinerg
gly|ci|nu|ria [ˌglaɪsɪ'n(j)ʊərɪə] *noun* Glycinausscheidung *f* im Harn, Glyzinurie *f*, Glycinurie *f*
glyco- *präf.* Glykogen-, Glyk(o)-, Glyc(o)-, Zucker-, Glycerin-
gly|co|ca|lix [ˌglaɪkə'keɪlɪks] *noun* Glyko-, Glycokalix *f*
gly|co|che|no|de|oxy|cho|late [ˌglaɪkəˌkiːnəʊdɪˌɑksɪ'kəʊleɪt] *noun* Glykochenodesoxycholat *nt*
gly|co|cine ['glaɪkəsiːn, -sɪn] *noun* Aminoessigsäure *f*, Glycin *nt*, Glykokoll *nt*
gly|co|coll ['glaɪkəkɑl] *noun* →*glycine*
gly|co|gen ['glaɪkədʒən] *noun* Glykogen *nt*, tierische Stärke *f*
gly|co|ge|nase ['glaɪkədʒɪneɪz] *noun* Glykogenase *f*
gly|co|gen|e|sis [ˌglaɪkə'dʒenəsɪs] *noun* **1.** Glykogenbildung *f*, Glykogenese *f* **2.** Zuckerbildung *f*
gly|co|ge|net|ic [ˌglaɪkədʒə'netɪk] *adj* die Glykogenese betreffend oder fördernd, glykogenetisch
gly|co|ge|nol|y|sis [ˌglaɪkədʒɪ'nɑlɪsɪs] *noun* Glykogenabbau *m*, Glykogenolyse *f*
gly|co|gen|o|lyt|ic [ˌglaɪkədʒenə'lɪtɪk] *adj* Glykogenolyse betreffend oder fördernd, glykogenspaltend, glykogenolytisch
gly|co|ge|no|sis [ˌglaɪkədʒɪ'nəʊsɪs] *noun* Glykogenspeicherkrankheit *f*, Glykogenthesaurismose *f*, Glykogenose *f*
brancher deficiency glycogenosis →*glycogenosis type IV*
generalized glycogenosis →*glycogenosis type II*
glycogenosis type I (von) Gierke-Krankheit *f*, van Creveld-von Gierke-Krankheit *f*, hepatorenale Glykogenose *f*, Glykogenose Typ I *f*
glycogenosis type II Pompe-Krankheit *f*, generalisierte maligne Glykogenose *f*, Glykogenose Typ II *f*
glycogenosis type III Cori-Krankheit *f*, Forbes-Syndrom *nt*, hepatomuskuläre benigne Glykogenose *f*, Glykogenose Typ III *f*
glycogenosis type IV Andersen-Krankheit *f*, Amylopektinose *f*, leberzirrhotische retikuloendotheliale Glykogenose *f*, Glykogenose Typ IV *f*
glycogenosis type V McArdle-Krankheit *f*, -Syndrom *nt*, muskuläre Glykogenose *f*, Muskelphosphorylasemangel *m*, Myophosphorylaseinsuffizienz *f*, Glykogenose Typ V *f*
glycogenosis type VI Hers-Erkrankung *f*, -Syndrom *nt*, -Glykogenose *f*, Leberphosphorylaseinsuffizienz *f*, Glykogenose Typ VI *f*
glycogenosis type VII Tarui-Krankheit *f*, Muskelphosphofructokinaseinsuffizienz *f*, Glykogenose Typ VII *f*
glycogenosis type VIII hepatische Glykogenose *f*, Phosphorylase-b-kinase-Insuffizienz *f*, Glykogenose Typ VIII *f*
hepatorenal glycogenosis →*glycogenosis type I*
muscle phosphorylase deficiency glycogenosis →*glycogenosis type V*
myophosphorylase deficiency glycogenosis →*glycogenosis type V*
gly|cog|e|nous [glaɪ'kɑdʒənəs] *adj* die Glykogenese betreffend oder fördernd, glykogenetisch
gly|co|he|mo|glo|bin [ˌglaɪkə'hiːməgləʊbɪn, -'hemə-] *noun* glykosyliertes Hämoglobin *nt*, Glykohämoglobin *nt*
gly|col ['glaɪkɔl, -kɑl] *noun* Glykol *nt*
gly|co|lip|id [ˌglaɪkə'lɪpɪd] *noun* Glykolipid *nt*
gly|co|ly|sis [glaɪ'kɑlɪsɪs] *noun* Glyko-, Glycolyse *f*, Embden-Meyerhof-Weg *m*
gly|co|lyt|ic [ˌglaɪkə'lɪtɪk] *adj* Glykolyse betreffend oder fördernd, glykolytisch
gly|co|me|tab|o|lism [ˌglaɪkəʊə'tæbəlɪzəm] *noun* Zuckerstoffwechsel *m*, -metabolismus *m*
gly|co|ne|o|gen|e|sis [ˌglaɪkəʊniːəʊ'dʒenəsɪs] *noun* →*gluconeogenesis*
gly|co|pe|nia [ˌglaɪkəʊpiːnɪə] *noun* Glykopenie *f*
gly|co|pep|tide [ˌglaɪkəʊpeptaɪd] *noun* Glykopeptid *nt*
gly|co|pri|val [ˌglaɪkəʊ'praɪvəl] *adj* durch Glucosemangel bedingt, durch Glucosemangel hervorgerufen, glykopriv
gly|co|pro|tein [ˌglaɪkəʊ'prəʊtiːn, -tiːɪn] *noun* Glykoprotein *nt*, -proteid *nt*, Glycoprotein *nt*, -proteid *nt*
gly|co|sam|ine [ˌglaɪkəʊ'sæmɪn, glaɪkəsəʊ'miːn] *noun* Glykosamin *nt*, Aminozucker *m*
gly|co|s|a|mi|no|gly|can [ˌglaɪkəʊsəˌmiːnəʊ'glaɪkæn] *noun* Glykosaminoglykan *nt*
gly|co|s|a|mi|no|lip|id [ˌglaɪkəʊsəˌmiːnəʊ'lɪpɪd] *noun* Glykosaminolipid *nt*
gly|co|se|mia [ˌglaɪkəʊ'siːmɪə] *noun* Glykämie *f*
gly|co|si|al|ia [ˌglaɪkəʊsaɪ'eɪlɪə] *noun* Glucoseausscheidung *f* im Speichel, Glykoptyalismus *m*, Glykosialie *f*
gly|co|side ['glaɪkəsaɪd] *noun* Glykosid *nt*, Glycosid *nt*
cardiac glycosides Herzglykoside *pl*

digitalis glycosides Digitalisglykoside *pl*, Herzglykoside *pl*
gly|co|sid|ic [ˌglaɪkə'sɪdɪk] *adj* glykosidisch
gly|co|sphin|go|lip|id [ˌglaɪkəʊˌsfɪŋgəʊ'lɪpɪd] *noun* Glykosphingolipid *nt*, Sphingoglykolipid *nt*
gly|co|sphin|go|lip|i|do|sis [ˌglaɪkəʊˌsfɪŋgəʊlɪpə'dəʊsɪs] *noun* Fabry-Syndrom *nt*, Morbus Fabry *m*, Ruiter-Pompen-Weyers-Syndrom *nt*, hereditäre Thesaurismose *f* Ruiter-Pompen-Weyers, Thesaurismosis hereditaria lipoidica, Angiokeratoma corporis diffusum (Fabry), Angiokeratoma universale
gly|cos|u|ria [glaɪkə's(j)ʊərɪə] *noun* Zuckerausscheidung *f* im Harn, Glukosurie *f*, Glucosurie *f*, Glykosurie *f*, Glykurie *f*, Glukurese *f*
benign glycosuria renale Glukosurie *f*
epinephrine glycosuria Adrenalinglukosurie *f*
neonatal glycosuria Neugeborenenglukosurie *f*
nondiabetic glycosuria renale Glukosurie *f*
nonhyperglycemic glycosuria renale Glukosurie *f*
normoglycemic glycosuria renale Glukosurie *f*
orthoglycemic glycosuria renale Glukosurie *f*
glycosuria of pregnancy Schwangerschaftsglukosurie *f*
renal glycosuria renale Glukosurie *f*
gly|co|syl|cer|am|i|dase [ˌglaɪkəsɪlsə'ræmɪdeɪz] *noun* Glucozerebrosidase *f*, Glucocerebrosidase *f*
gly|co|syl|sphin|go|sine [ˌglaɪkəsɪl'sfɪŋgəsiːn, -sɪn] *noun* Glykosylsphingosin *nt*
gly|ke|mia [glaɪ'kiːmɪə] *noun* Glykämie *f*
gly|ox|al [glaɪ'ɑksəl] *noun* Glyoxal *nt*, Oxalaldehyd *m*
GM_1-gangliosidosis *noun* generalisierte Gangliosidose *f*, GM_1-Gangliosidose Typ I *f*
adult GM_1-gangliosidosis Erwachsenenform der GM_1-Gangliosidose
juvenile GM_1-gangliosidosis juvenile/spätinfantile GM_1-Gangliosidose *f*, GM_1-Gangliosidose Typ II *f*
GM_2-gangliosidosis *noun* Tay-Sachs-Erkrankung *f*, -Syndrom *nt*, infantile amaurotische Idiotie *f*, GM_2-Gangliosidose Typ I *f*
juvenile GM_2-gangliosidosis juvenile (Form der) GM_2-Gangliosidose *f*
gnath- *präf.* Kiefer-, Gnath(o)-
gna|thal|gia [næ'θældʒ(ɪ)ə] *noun* Kieferschmerz(en *pl*) *m*, Gnathalgie *f*, Gnathodynie *f*
gnath|ic ['næθɪk, 'neɪ-] *adj* Kiefer betreffend, Kiefer-, Gnath(o)-
gna|thi|on ['næθɪɑn, 'neɪ-] *noun* Gnathion *nt*
gnatho- *präf.* Kiefer-, Gnath(o)-
gnath|o|pal|a|tos|chi|sis [ˌnæθəpælə'tɑskəsɪs] *noun* Kiefer-Gaumen-Spalte *f*, Gnathopalatoschisis *f*
gnath|o|plas|ty ['næθəplæstɪ] *noun* Kieferplastik *f*, Gnathoplastik *f*
gna|thos|chi|sis [næ'θɑskəsɪs] *noun* Kieferspalte *f*, Gnathoschisis *f*
Gna|thos|to|ma [næ'θɑstəmə] *noun* Gnathostoma *nt*
gnath|o|sto|mi|a|sis [ˌnæθəstə'maɪəsɪs] *noun* Gnathostomiasis *f*
-gnosis *suf.* Kenntnis, Wissen, -gnose, -gnosie, -gnosis
-gnostic *suf.* wissend, -gnostisch
goi|ter ['gɔɪtər] *noun* Kropf *m*, Struma *f*
Basedow's goiter Basedow-Struma *f*, Struma basedowiana
colloid goiter Kolloidstruma *f*, Gallertstruma *f*, Struma colloides
congenital goiter angeborene/kongenitale Struma *f*, Neugeborenenstruma *f*, Struma connata
diffuse goiter diffuse Struma *f*, Struma diffusa
diving goiter Tauchkropf *m*
endemic goiter endemische Struma *f*, Jodmangelstruma *f*
exophthalmic goiter Basedow-Krankheit *f*, Morbus Basedow *m*
fibrous goiter fibröse Struma *f*, Struma fibrosa
intrathoracic goiter intrathorakale Struma *f*, Struma endothoracica; Tauchkropf *m*
juvenile goiter Adoleszentenstruma *f*, Struma adolescentium/juvenilis
Langhans' proliferating goiter Langhans-Struma *f*
lymphadenoid goiter Hashimoto-Thyreoiditis *f*, Struma lymphomatosa
malignant goiter Schilddrüsenkrebs *m*, Schilddrüsenkarzinom *nt*
nodular goiter Knotenkropf *m*, Knotenstruma *f*, Struma nodosa
nontoxic goiter blande Struma *f*
simple goiter blande Struma *f*
substernal goiter retrosternale Struma *f*, Struma retrosternalis
vascular goiter Struma vasculosa
wandering goiter Tauchkropf *m*
goi|tro|gen|ic [ˌgɔɪtrə'dʒenɪk] *adj* eine Kropfbildung fördernd oder verursachend, strumigen
gold [gəʊld] *noun* Gold *nt*
gol|den|rod ['gəʊldənˌrɑd] *noun* Goldrute *f*; Solidaginis herba, Solidaginis virgaureae herba
gom|pho|sis [gɑm'fəʊsɪs] *noun* **1.** Einkeilung *f*, Einzapfung *f*, Gomphosis *f* **2.** Articulatio dentoalveolaris, Gomphosis *f*
gon- *präf.* **1.** Gon(o)- **2.** Knie-, Gon-
gon|a|cra|tia [ˌgɑnə'kreɪʒ(ɪ)ə] *noun* Samenfluss *m*, Spermatorrhoe *f*
go|nad ['gəʊnæd, 'gɑ-] *noun* Keim-, Geschlechtsdrüse *f*, Gonade *f*
female gonad weibliche Geschlechts-/Keimdrüse *f*, Eierstock *m*, Ovarium *nt*, Ovar *nt*, Oophoron *nt*
male gonad männliche Geschlechts-/Keimdrüse *f*, Hode(n) *m*, Testikel *m*, Testis *m*, Orchis *m*
gonad- *präf.* Gonaden-, Gonad(o)-
go|nad|al [gəʊ'nædl, gɑ-] *adj* Keimdrüse(n)/Gonade(n) betreffend, gonadal
go|nad|ec|to|my [gəʊnæ'dektəmɪ] *noun* Gonadenentfernung *f*, Gonadektomie *f*
go|na|di|al [gəʊ'neɪdɪəl] *adj* Keimdrüse(n)/Gonade(n) betreffend, gonadal
gonado- *präf.* Gonaden-, Gonad(o)-
go|na|do|gen|e|sis [gəʊˌnædə'dʒenəsɪs] *noun* Gonadenentwicklung *f*, Gonadogenese *f*
go|na|do|lib|er|in [gəʊˌnædə'lɪbərɪn] *noun* Gonadotropin-releasing-Faktor *m*, Gonadotropin-releasing-Hormon *nt*, Gonadoliberin *nt*
go|na|dop|a|thy [gəʊnæ'dɑpəθɪ] *noun* Gonadenerkrankung *f*, Gonadopathie *f*
go|nad|o|rel|in [ˌgəʊˌnædə'relɪn] *noun* Gonadorelin *nt*
go|nad|o|troph [gəʊnæ'dɑtrəʊf] *noun* (*HVL*) gonadotrope Zelle *f*; β-Zelle *f*, Beta-Zelle *f*
go|na|do|tro|phin [gəʊˌnædə'trəʊfɪn] *noun* gonadotropes Hormon *nt*, Gonadotropin *nt*
go|na|do|tro|pic [gəʊˌnædə'trɑpɪk, -'trəʊ-] *adj* auf die Gonaden wirkend, gonadotrop
go|na|do|tro|pin [gəʊˌnædə'trəʊpɪn] *noun* gonadotropes Hormon *nt*, Gonadotropin *nt*
chorionic gonadotropin Choriongonadotropin *nt*
go|nag|ra [gɑ'nægrə, -neɪ-] *noun* Gonagra *nt/f*
go|nal|gia [gəʊ'nældʒ(ɪ)ə] *noun* Knieschmerz *m*, Gonalgie *f*
go|nan|gi|ec|to|my [ˌgɑnændʒɪ'ektəmɪ] *noun* Vasektomie *f*, Vasoresektion *f*
gon|ar|thrit|ic [gɑnɑːr'θraɪtɪk] *adj* Gonarthritis betreffend, gonarthritisch, gonitisch
gon|ar|thri|tis [gɑnɑːr'θraɪtɪs] *noun* Gonitis *f*, Kniegelenkentzündung *f* Knieentzündung *f*, Gonarthritis *f*
tuberculous gonarthritis tuberkulöse Gonitis *f*, Gonitis tuberculosa
gon|ar|thro|men|in|gi|tis [gɑnˌɑːrθrəˌmenɪn'dʒaɪtɪs] *noun* Entzündung der Synovialis des Kniegelenks,

Kniegelenkssynovitis *f*
gon|ar|thro|sis [ˌgɑnɑːrˈθrəʊsɪs] *noun* Gonarthrose *f*
gon|ar|throt|o|my [ˌgɑnɑːrˈθrɑtəmɪ] *noun* Gonarthrotomie *f*
gon|e|cyst [ˈgɑnəsɪst] *noun* Bläschendrüse *f*, Samenblase *f*, Samenbläschen *nt*, Gonezystis *f*, Spermatozystis *f*, Vesicula seminalis
gon|e|cys|ti|tis [ˌgɑnəsɪsˈtaɪtɪs] *noun* Spermatozystitis *f*, Samenblasenentzündung *f*, Spermatozystitis *f*, Vesikulitis *f*, Vesiculitis *f*
gon|e|i|tis [gɑnɪˈaɪtɪs] *noun* Gonarthritis *f*, Kniegelenkentzündung *f* Knieentzündung *f*, Gonitis *f*
gonio- *präf.* Winkel-, Goni(o)-
go|ni|os|co|py [ˌgəʊnɪˈɑskəpɪ] *noun* Gonioskopie *f*
go|ni|ot|o|my [gəʊnɪˈɑtəmɪ] *noun* Goniotomie *f*
go|nit|ic [gəʊˈnaɪtɪk] *adj* Gonitis betreffend, gonitisch, gonarthritisch
go|ni|tis [gəʊˈnaɪtɪs] *noun* Gonitis *f*, Kniegelenkentzündung *f* Knieentzündung *f*, Gonarthritis *f*
gonorrheal gonitis Tripperrheumatismus *m*, Gonitis gonorrhoica
gono- *präf.* Gon(o)-
gon|o|blen|nor|rhea [ˌgɑnəʊˌblenəˈrɪə] *noun* gonorrhoische Bindehautentzündung *f*, Gonoblennorrhoe *f*, Conjunctivitis gonorrhoica
gon|o|cele [ˈgɑnəʊsiːl] *noun* Spermatozele *f*
gon|o|coc|ce|mia [ˌgɑnəʊkɑkˈsiːmɪə] *noun* Gonokokkämie *f*, Gonokokkensepsis *f*
gon|o|coc|cus [ˌgɑnəʊˈkɑkəs] *noun, plural* **-coc|ci** [-ˈkɑksaɪ, -siː] Gonokokkus *m*, Gonococcus *m*, Neisseria gonorrhoeae
gon|or|rhea [ˌgɑnəʊˈrɪə] *noun* Tripper *m*, Gonorrhö *f*, Gonorrhoe(a) *f*
genital gonorrhea genitale Gonorrhoe *f*
gon|or|rhe|al [ˌgɑnəʊˈrɪəl] *adj* Gonorrhö betreffend, gonorrhoisch
gon|o|some [ˈgɑnəʊsəʊm] *noun* Sex-, Hetero-, Geschlechtschromosom *nt*, Gonosom *nt*, Heterosom *nt*, Allosom *nt*
gony- *präf.* Knie-, Gon-
gon|y|camp|sis [ˌgɑnɪˈkæmpsɪs] *noun* Kniegelenkdeformität *f*; Kniegelenkversteifung *f*, -ankylose *f*
gon|y|cro|te|sis [ˌgɑnɪkrəʊˈtiːsɪs] *noun* X-Bein *nt*, Genu valgum
gon|y|ec|ty|po|sis [ˌgɑnɪˌektɪˈpəʊsɪs] *noun* O-Bein *nt*, Genu varum
gout [gaʊt] *noun* Gicht *f*
articular gout Gelenkgicht *f*, Arthragra *f*
calcium gout **1.** Profichet-Krankheit *f*, -Syndrom *nt*, Kalkgicht *f*, Calcinosis circumscripta **2.** Kalzinose *f*, Calcinosis *f*
graft [græft] I *noun* **1.** Transplantat *nt*, transplantiertes Gewebe *nt* **2.** Transplantation *f* II *v* transplantieren, eine Transplantation durchführen
accordion graft Mesh-Graft *nt*, Mesh-Transplantat *nt*, Maschen-, Gittertransplantat *nt*
autochthonous graft → *autologous graft*
autogenous graft → *autologous graft*
autologous graft autologes Transplantat *nt*, autogenes Transplantat *nt*, Autotransplantat *nt*
autoplastic graft → *autologous graft*
bone graft Knochentransplantat *nt*
composite graft gemischtes Transplantat *nt*, Mehrorgantransplantat *nt*
corneal graft Keratoplastik *f*
epidermic graft Reverdin-Läppchen *nt*, Reverdin-Lappen *m*, Epidermisläppchen *nt*, Epidermislappen *m*
flap graft Lappenplastik *f*
isogeneic graft → *isologous graft*
isologous graft isologes Transplantat *nt*, isogenes Transplantat *nt*, syngenes Transplantat *nt*, syngenetisches Transplantat *nt*, isogenetisches Transplantat *nt*, Isotransplantat *nt*
isoplastic graft → *isologous graft*
Krause-Wolfe graft Krause-Wolfe-Lappen *m*, Wolfe-Krause-Lappen *m*
mesh graft Mesh-Graft *nt/f*, Mesh-Transplantat *nt*, Maschentransplantat *nt*, Gittertransplantat *nt*
osseous graft Knochentransplantat *nt*
Reverdin graft Reverdin-Läppchen *nt*, -Lappen *m*, Hautinseln *pl*
skin graft Hauttransplantat *nt*, Hautlappen *m*
syngeneic graft → *isologous graft*
Thiersch's graft Thiersch-Lappen *m*
Wolfe's graft Wolfe-Krause-Lappen *m*, Krause-Wolfe-Lappen *m*
Wolfe-Krause graft → *Wolfe's graft*
graft|ing [ˈgræftɪŋ] *noun* Transplantation *f*, Implantation *f*
bone grafting Knochentransplantation *f*
skin grafting Hauttransplantation *f*
gram [græm] *noun* Gramm *nt*
gram-equivalent *noun* Grammäquivalent *nt*
-gramm *suf.* (schriftliche, bildliche) Darstellung, Aufzeichnung, -gramm
gram|mole [ˈgræmˌməʊl] *noun* Grammmolekül *nt*, Mol *nt*, Grammmol *nt*, Grammmolekulargewicht *nt*
gram-negative *adj* (*Bakterien*) nicht mit Gramfärbung färbend, Gram-negativ, gramnegativ
gram-positive *adj* (*Bakterien*) mit Gramfärbung färbend, Gram-positiv, grampositiv
grand mal [mɑl, mæl; mal] *noun* Grand mal *nt*
gran|u|lar [ˈgrænjələr] *adj* körnig, gekörnt, granuliert, granulär, granular, granulös
gran|u|la|tion [ˌgrænjʊˈleɪʃn] *noun* **1.** körnchenähnliche Struktur *f*, Granulation *f*, Granulatio *f* **2.** Körnchenbildung *f*, Körnen *nt*, Granulieren *nt* **3.** Granulieren *nt*, Granulierung *f*
anomalous granulation Granulationsanomalie *f*
arachnoidal granulations → *pacchionian granulations*
pacchionian granulations Pacchioni-Granulationen *pl*, Arachnoidalzotten *pl*, Granulationes arachnoideae
Reilly granulations Alder-Reilly-Granulationsanomalie *f*, Reilly-Granulationsanomalie *f*
gran|ule [ˈgrænjuːl] *noun* Zell-, Speicherkörnchen *nt*, Granulum *nt*
Babès-Ernst granules metachromatische Granula *pl*, Babès-Ernst-Körperchen *pl*
basal granule Basalkörperchen *nt*
chromatic granules Nissl-Schollen *pl*, -Substanz *f*, -Granula *pl*, Tigroidschollen *pl*
Fordyce's granules Fordyce-Krankheit *f*, -Drüsen *pl*, -Zustand *m*, freie/ektopische Talgdrüsen *pl*
Heinz's granules Ehrlich-Innenkörper *pl*, Heinz-Innenkörperchen *pl*, -Innenkörper *pl*
meningeal granules Arachnoidalzotten *pl*, Pacchioni-Granulationen *pl*, Granulationes arachnoideae
metachromatic granules metachromatische Granula *pl*, Babès-Ernst-Körperchen *pl*
Palade's granules Palade-Granula *pl*, Ribosom *nt*
Schüffner's granules Schüffner-Tüpfelung *f*
sulfur granules (Strahlenpilz-)Drusen *pl*
Nissl granules Nissl-Schollen *pl*, -Substanz *f*, -Granula *pl*, Tigroidschollen *pl*
gran|u|lo|cyte [ˈgrænjələʊsaɪt] *noun* Granulozyt *m*, granulärer Leukozyt *m*
basophilic granulocyte basophiler Leukozyt *m*, basophiler Granulozyt *m*, Basophiler *m*
eosinophilic granulocyte eosinophiler Leukozyt *m*, eosinophiler Granulozyt *m*, Eosinophiler *m*
neutrophilic granulocyte neutrophiler Granulozyt *m*, polymorphkerniger Granulozyt *m*, neutrophiler Leukozyt *m*; Neutrophiler *m*
segmented granulocytes Segmentkernige *pl*

gran|u|lo|cyt|ic [ˌgrænjələʊ'sɪtɪk] *adj* Granulozyt(en) betreffend, granulozytär
gran|u|lo|cy|to|pa|thy [ˌgrænjələʊsaɪ'tɑpəθɪ] *noun* Granulozytopathie *f*
gran|u|lo|cy|to|pe|nia [ˌgrænjələʊˌsaɪtə'piːnɪə] *noun* **1.** Granulopenie *f*, Granulozytopenie *f*, Neutropenie *f*, Leukopenie *f* **2.** Agranulozytose *f*, maligne Neutropenie *f*, perniziöse Neutropenie *f*
gran|u|lo|cy|to|poi|e|sis [ˌgrænjələʊˌsaɪtəpɔɪ'iːsɪs] *noun* → *granulopoiesis*
gran|u|lo|cy|to|sis [ˌgrænjələʊsaɪ'təʊsɪs] *noun* Granulozytose *f*
gran|u|lo|ma [grænjə'ləʊmə] *noun, plural* **-mas, -ma|ta** [grænjə'ləʊmətə] Granulationsgeschwulst *f*, Granulom *nt*, Granuloma *nt*
amebic granuloma Amöbengranulom *nt*, Amöbom *nt*
beryllium granuloma Berylliumgranulom *nt*
candidal granuloma Candidagranulom *nt*, Soorgranulom *nt*
coccidioidal granuloma **1.** Wüstenfieber *nt*, Posadas-Mykose *f*, Kokzidioidomykose *f*, Coccidioidomycose *f*, Granuloma coccidioides **2.** sekundäre/progressive Kokzidioidomykose *f*, Sekundärform *f* der Kokzidioidomykose
eosinophilic granuloma **1.** eosinophiles Granulom *nt*, eosinophiles Knochengranulom *nt* **2.** Heringswurmkrankheit *f*, Anisakiasis *f*
foreign-body granuloma Fremdkörpergranulom *nt*
Hodgkin's granuloma Hodgkin-Krankheit *f*, Hodgkin-Lymphom *nt*, Morbus Hodgkin, Hodgkin-Paltauf-Steinberg-Krankheit *f*, Paltauf-Steinberg-Krankheit *f*, (maligne) Lymphogranulomatose *f*, Lymphogranulomatosis maligna
lipophagic granuloma lipophages Granulom *nt*, Lipogranulom *nt*
luetic granuloma Syphilom *nt*, Gumma (syphiliticum) *nt*
monilial granuloma Candidagranulom *nt*, Soorgranulom *nt*
paracoccidioidal granuloma Lutz-Splendore-Almeida-Krankheit *f*, brasialianische/südamerikanische Blastomykose *f*, Parakokzidioidomykose *f*, Granuloma paracoccidioides
pyogenic granuloma teleangiektatisches Granulom *nt*, Granuloma pediculatum/pyogenicum/teleangiectaticum
reticulohistiocytic granuloma **1.** retikulohistiozytisches Granulom *nt*, Riesenzellhistiozytom *nt*, Retikulohistiozytom (Cak) *nt* **2.** reticulohistiocytic granulomata *plural* multiple Retikulohistiozytome *pl*, multizentrische Retikulohistiozytose *f*, Lipoiddermatoarthritis *f*, Reticulohistiocytosis disseminata
suture granuloma Fadengranulom *nt*
talc granuloma Talkumgranulom *nt*
ulcerating granuloma of the pudenda Granuloma inguinale/venereum, Granuloma pudendum chronicum, Donovaniosis *f*
umbilical granuloma Nabelgranulom *nt*
gran|u|lo|ma|to|sis [grænjəˌləʊmə'təʊsɪs] *noun* Granulomatose *f*, Granulomatosis *f*
allergic granulomatosis Churg-Strauss-Syndrom *nt*, allergische granulomatöse Angiitis *f*
lipid granulomatosis Xanthomatose *f*
lipoid granulomatosis Xanthomatose *f*
lipophagic intestinal granulomatosis Morbus Whipple, Whipple-Krankheit *f*, intestinale Lipodystrophie *f*, lipophage Intestinalgranulomatose *f*, Lipodystrophia intestinalis
malignant granulomatosis Hodgkin-Krankheit *f*, Hodgkin-Lymphom *nt*, Morbus Hodgkin, Hodgkin-Paltauf-Steinberg-Krankheit *f*, Lymphogranulomatose *f*, Paltauf-Steinberg-Krankheit *f*, maligne Lymphogranulomatose *f*, Lymphogranulomatosis maligna
Wegener's granulomatosis Wegener-Granulomatose *f*, Wegener-Klinger-Granulomatose *f*
gran|u|lom|a|tous [grænjə'ləʊmətəs] *adj* mit Granulomen, granulomatös
gran|u|lo|pe|nia [ˌgrænjələʊ'pɪnɪə] *noun* → *granulocytopenia*
gran|u|lo|plasm ['grænjələʊplæzəm] *noun* Granuloplasma *nt*
gran|u|lo|poi|e|sis [ˌgrænjələʊpɔɪ'iːsɪs] *noun* Granulozytenbildung *f*, Granulozytopo(i)ese *f*, Granulopoese *f*
gran|u|lo|poi|et|ic [ˌgrænjələʊpɔɪ'etɪk] *adj* Granulopoese betreffend oder stimulierend, granulopoetisch, granulozytopoetisch
graph [græf] *noun* graphische Darstellung *f*, Diagramm *nt*, Schaubild *nt*, Kurvenblatt *nt*, -bild *nt*; (*mathemat.*) Kurve *f*, Graph *m*
graph- *präf.* Schreib-, Schreiben-, Graph(o)-
graph|es|the|sia [ˌgræfes'θiːʒ(ɪ)ə] *noun* Graphästhesie *f*
-graphic *suf.* aufzeichnend, darstellend, -graphisch, -grafisch
grapho- *präf.* Schreib-, Schreiben-, Graph(o)-
graph|or|rhea [ˌgræfɑ'rɪə] *noun* Kritzelsucht *f*, Graphorrhoe *f*
graph|o|spasm ['græfɑspæzəm] *noun* Schreibkrampf *m*
-graphy *suf.* Darstellung, Aufzeichnung, -graphie, -grafie
grass [græs, grɑːs] *noun* Gras *nt*
citronella grass Cymbopogonis winteriani herba
couch grass Quecke *f*, Agropyron repens
grav|el ['grævəl] *noun* Harngrieß *m*
kidney gravel Nierengrieß *m*
grave-wax *noun* Fett-, Leichenwachs *nt*, Adipocire *f*
grav|id ['grævɪd] *adj* schwanger, gravid
grav|i|da ['grævɪdə] *noun, plural* **-das, -dae** [-diː] Schwangere *f*, Gravida *f*
gra|vid|ic [græ'vɪdɪk] *adj* Schwangerschaft oder Schwangere betreffend, während der Schwangerschaft auftretend, Schwangeren-, Schwangerschafts-, Graviditäts-
gra|vid|i|ty [grə'vɪdətɪ] *noun* Schwangerschaft *f*, Gravidität *f*, Graviditas *f*
grav|i|ty ['grævɪtɪ] *noun, plural* **-ties** Schwerkraft *f*, Gravitation(skraft *f*) *f*
gray [greɪ] **I** *noun* **1.** Grau *nt* **2.** → *gray matter* **II** *adj* grau
central gray zentrales Höhlengrau *nt*, Substantia grisea centralis
Grin|del|i|a [grɪn'diːliːə] *noun* Grindelia *f*
grind|er ['graɪndər] *noun* Backen-, Mahlzahn *m*, Molar *m*
grip [grɪp] *noun* grippaler Infekt *m*, Influenza *f*, Grippe *f*, Virusgrippe *f*
devil's grip Bornholmer Krankheit *f*, epidemische Pleurodynie *f*, Myalgia epidemica
grip|pal ['grɪpl] *adj* Grippe betreffend, grippeartig, grippeähnlich, grippal
gris|e|o|ful|vin [ˌgrɪsɪəʊ'fʌlvɪn] *noun* Griseofulvin *nt*
groin [grɔɪn] *noun* Leiste *f*, Leistengegend *f*, -region *f*, Regio inguinalis
groove [gruːv] *noun* Furche *f*, Rinne *f*
anterolateral groove of spinal cord Sulcus anterolateralis medullae spinalis, Sulcus ventrolateralis medullae spinalis
anteromedian groove of medulla oblongata vordere Mittelfurche *f*, Fissura mediana anterior medullae oblongatae
anteromedian groove of spinal cord vordere Rückenmarksfissur *f*, Fissura mediana anterior medullae spinalis
arterial grooves Schädelwandfurchen *pl* für Meningealarterien, Sulci arteriosi
atrioventricular groove (Herz-)Kranzfurche *f*, Sulcus coronarius
auriculoventricular groove (Herz-)Kranzfurche *f*, Sulcus coronarius

basilar groove Sulcus basilaris
basilar groove of occipital bone Clivus ossis occipitalis
basilar groove of sphenoid bone Clivus ossis sphenoidalis
bicipital groove Sulcus intertubercularis
branchial grooves Kiemengänge *pl*, Kiemenspalten *pl*, Viszeralspalten *pl*
carotid groove of sphenoid bone Sulcus caroticus
cavernous groove of sphenoid bone Sulcus caroticus
costal groove Rippenfurche *f*, Sulcus costae
dorsal intermediate groove of spinal cord Sulcus intermedius posterior medullae spinalis
esophagotracheal groove ösophagotracheale Grube/Rinne *f*
ethmoidal groove Sulcus ethmoidalis
groove for eustachian tube Sulcus tubae auditivae/auditoriae
groove for tendon of flexor hallucis longus Sulcus tendinis musculi flexoris hallucis longi
gluteal groove Gesäßfurche *f*, -falte *f*, Sulcus glutealis
groove of great superficial petrosal nerve Sulcus nervi petrosi majoris
hamular groove Sulcus hamuli pterygoidei
groove for inferior vena cava Vena-cava-Rinne, Sulcus venae cavae hepatis
interlobar grooves Interlobarfurchen *pl* des Großhirns, Sulci interlobares cerebri
interosseous groove of calcaneus Sulcus calcaneus
intertubercular groove Bizepsrinne *f* des Humerus, Sulcus intertubercularis
groove of lacrimal bone Sulcus lacrimalis ossis lacrimalis
lateral bicipital groove seitliche Bizepsrinne *f*, Sulcus bicipitalis lateralis/radialis
medial bicipital groove mediale Bizepsrinne *f*, Sulcus bicipitalis medialis/ulnaris
groove for medial meningeal artery Sulcus arteriae meningeae mediae
musculospiral groove Radialisrinne *f*, Sulcus nervi radialis
nasal groove Sulcus ethmoidalis
groove for nasal nerve Sulcus ethmoidalis
nasolacrimal groove Tränen-Nasenfurche *f*
neural groove Neuralrinne *f*
obturator groove Sulcus obturatorius
groove for occipital artery Sulcus arteriae occipitalis
optic grooves Augenfurchen *pl*
palatine grooves Sulci palatini
pharyngeal grooves Kiemengänge *pl*, Kiemenspalten *pl*, Viszeralspalten *pl*
popliteal groove Sulcus popliteus
posterior auricular groove Sulcus auricularis posterior
posterointermediate groove of spinal cord Sulcus intermedius posterior medullae spinalis
posterolateral groove of medulla oblongata Hinterseitenfurche *f* der Medulla, Sulcus posterolateralis medullae oblongatae
posterolateral groove of spinal cord Hinterseitenfurche *f* des Rückenmarks, Sulcus posterolateralis medullae spinalis
radial groove Radialisrinne *f*, Sulcus nervi radialis
radial bicipital groove seitliche Bizepsrinne *f*, Sulcus bicipitalis lateralis/radialis
groove for radial nerve Radialisrinne *f*, Sulcus nervi radialis
sigmoid groove Sulcus sinus sigmoidei
groove for sigmoid sinus Sulcus sinus sigmoidei
skin grooves Sulci cutis
spiral groove Radialisrinne *f*, Sulcus nervi radialis
groove for subclavian artery Sulcus arteriae subclaviae
groove for subclavian muscle Sulcus musculi subclavii
tracheobronchial groove Tracheobronchialrinne *f*
tracheoesophageal groove ösophagotracheale Grube/Rinne *f*
ulnar groove Sulcus nervi ulnaris
ulnar bicipital groove mediale Bizepsrinne *f*, Sulcus bicipitalis medialis/ulnaris
groove of ulnar nerve Sulcus nervi ulnaris
urethral groove Urogenitalspalte *f*
urogenital groove Urogenitalspalte *f*
venous grooves Sulci venosi
ventrolateral groove of medulla oblongata Vorderseitenfurche *f* der Medulla oblongata, Sulcus anterolateralis medullae oblongatae
ventrolateral groove of spinal cord Vorderseitenfurche *f* des Rückenmarks, Sulcus anterolateralis medullae spinalis
vomeral groove Sulcus vomeris
vomerovaginal groove Sulcus vomerovaginalis

groundlsel ['graʊndsəl] *noun* **1.** (gemeines) Kreuzkraut *nt*, Senecio vulgaris **2.** Kreuzkraut *nt*, Senecionis vulgaris herba

group [gruːp] I *noun* Gruppe *f*; (*chem.*) Gruppe *f*, Radikal *nt* II *vt* gruppieren, in Gruppen einteilen oder anordnen; klassifizieren III *vi* sich gruppieren
ABO blood groups ABNull-Blutgruppen *pl*, klassische Blutgruppen *pl*
blood group Blutgruppe *f*
Bombay blood group Bombay-Blutgruppe *f*
carboxyl group Carboxylgruppe *f*
Diego blood group Diego-Blutgruppe *f*
Duffy blood group Duffy-Blutgruppe(nsystem *nt*) *f*
Kell blood groups Kell-Blutgruppen *pl*
keto group Ketogruppe *f*
Kidd blood groups Kidd-Blutgruppen *pl*
Lancefield groups Lancefield-Gruppen *pl*
Le blood groups Lewis-Blutgruppen *pl*
Lewis blood groups Lewis-Blutgruppen *pl*
Lu blood groups Lutheran-Blutgruppen *pl*
Lutheran blood groups Lutheran-Blutgruppen *pl*
MN blood groups MNSs-Blutgruppen *pl*, Ss-System *nt*
MNSs blood groups MNSs-Blutgruppen *pl*, Ss-System *nt*
P blood groups P-Blutgruppen *pl*, P-System *nt*
PLT group PLT-Gruppe *f*, Chlamydia *f*, Chlamydie *f*
Rhesus blood groups Rhesus-Blutgruppen *pl*
TRIC group Chlamydia trachomatis, TRIC-Erreger *m*

grow [grəʊ] *v* wachsen; (*Person*) größer werden, wachsen grow together zusammenwachsen

growth [grəʊθ] *noun* **1.** Wachsen *nt*, Wachstum *nt*; Wuchs *m*, Größe *f* **2.** Entwicklung *f*
new growth Neubildung *f*, Neoplasma *nt*, Geschwulst *f*

grylpolsis [grɪ'pəʊsɪs] *noun* Gryposis *f*

guanlildine ['gwænɪdiːn, -dɪn] *noun* Guanidin *nt*, Iminoharnstoff *m*

gualnine ['gwɑniːn] *noun* Guanin *nt*

gualnolsine ['gwɑnəsiːn, -sɪn] *noun* Guanosin *nt*
guanosine 3',5'-cyclic phosphate zyklisches Guanosin-3',5-Phosphat *nt*, zyklisches GMP, Cyclo-GMP *nt*
guanosine diphosphate Guanosin(-5-)diphosphat *nt*
guanosine monophosphate Guanosinmonophosphat *nt*
guanosine triphosphate Guanosin(-5-)triphosphat *nt*

gullet ['gʌlɪt] *noun* **1.** Schlund *m*, Kehle *f*, Gurgel *f* **2.** Speiseröhre *f*, Ösophagus *m*, Oesophagus *m*

gum [gʌm] *noun* **1.** Zahnfleisch *nt*, Gingiva *f* **2.** Gummi *m/nt*; Klebstoff *m* **3.** Gummi *m/nt*, Gummiharz *nt*, Kautschuk *m*
gum arabic Gummi arabicum
guaiac gum Guajak *nt*, Guajakharz *nt*
wheat gum Gluten *nt*

gumlboil ['gʌmbɔɪl] *noun* Parulis *f*

gumlma ['gʌmə] *noun, plural* **-mas, -malta** [-mətə] **1.** Gummiknoten *m*, -geschwulst *f*, Gumma *nt* **2.** Syphilom *nt*, Gumma (syphiliticum) *nt* **3.** benigne Spätsyphilis *f* tuberculous gumma tuberkulöses Gumma *nt*, Tuberculosis cutis colliquativa

gum|ma|tous ['gʌmətəs] *adj* Gumme/Gumma betreffend, gummaartig, gummatös, gummös

gum|weed ['gʌm,wiːd] *noun* Grindeliae herba

gus|ta|tion [gʌ'steɪʃn] *noun* **1.** Geschmackssinn *m*, -vermögen *nt* **2.** Schmecken *nt*

gus|ta|to|ry ['gʌstə,tɔːriː, -təʊ-] *adj* Geschmackssinn betreffend, gustatorisch, gustativ

gus|tom|e|try [gʌs'tɑmətrɪ] *noun* Gustometrie *f*

gut [gʌt] *noun* Darm(kanal *m*) *m*; Gedärme *pl*, Eingeweide *pl*; (*anatom.*) Intestinum *nt*

blind gut Blinddarm *m*, Zäkum *nt*, Zökum *nt*, Caecum *nt*, Intestinum caecum

gut|tur ['gʌtər] *noun* Kehle *f*

gut|tur|al ['gʌtərəl] *adj* **1.** Kehle/Guttur betreffend, guttural, kehlig, Kehl- **2.** (*Stimme*) rau, heiser, kehlig, guttural

gym|no|pho|bia [,dʒɪmnə'fəʊbɪə] *noun* Gymnophobie *f*

gyn- *präf.* Frau(en)-, Gynäko-, Gyn-, Gyno-

gyn|an|drism [dʒɪ'nændrɪzəm] *noun* **1.** Zwittrigkeit *f*, Zwittertum *nt*, Hermaphroditismus *m*, Hermaphrodismus *m* **2.** Gynandrie *f*, Gynandrismus *m*, Pseudohermaphroditismus femininus **3.** (*biolog.*) Scheinzwittertum *nt*, Gynandromorphismus *m*, Gynandrie *f*

gyn|an|dro|blas|to|ma [dʒɪ,nændrəʊblæs'təʊmə] *noun* Gynandroblastom *nt*

gyn|a|tre|sia [,dʒɪnə'triːʒ(ɪ)ə] *noun* Gynatresie *f*

gyneco- *präf.* Frau(en)-, Gynäko-, Gyn-, Gyno-

gy|ne|cog|ra|phy [,dʒaɪnə'kɑgrəfɪ, ,gaɪnɪ-] *noun* Hysterosalpingographie *f*, Hysterosalpingografie *f*

gyn|e|coid ['dʒaɪnəkɔɪd, 'gaɪnɪ-] *adj* frauenähnlich, frauenartig, gynäkoid, gynoid

gyn|e|co|log|ic [,dʒaɪnəkə'lɑdʒɪk, ,gaɪnɪ-] *adj* Gynäkologie betreffend, gynäkologisch

gyn|e|col|o|gist [,dʒaɪnə'kɑlədʒɪst] *noun* Frauenarzt *m*, -ärztin *f*, Gynäkologe *m*, -login *f*

gyn|e|col|o|gy [,dʒaɪnə 'kɑlədʒɪ] *noun* Gynäkologie *f*

gyn|e|co|ma|nia [,dʒaɪnəkə'meɪnɪə] *noun* Satyriasis *f*, Satyrismus *m*

gyn|e|co|mas|tia [,dʒaɪnəkə'mæstɪə] *noun* Gynäkomastie *f*

puberal gynecomastia Pubertätsgynäkomastie *f*

gyn|e|cop|a|thy [,dʒaɪnə'kɑpəθɪ] *noun* Gynäkopathie *f*

gy|ne|pho|bia [,dʒaɪnəkə'fəʊbɪə] *noun* krankhafte Angst *f* vor oder Abneigung *f* gegen Frauen, Gynäkophobie *f*

gyn|e|plas|ty ['dʒaɪnəplæstɪ] *noun* Gynoplastik *f*

gyno- *präf.* Frau(en)-, Gynäko-, Gyn-, Gyno-

gy|no|pho|bia [,dʒaɪnəʊ'fəʊbɪə] *noun* krankhafte Angst *f* vor oder Abneigung *f* gegen Frauen, Gynäkophobie *f*

gy|no|plas|tic [,dʒaɪnəʊ'plæstɪk] *adj* Gynoplastik betreffend, gynoplastisch

gy|no|plas|ty ['dʒaɪnəʊplæstɪ] *noun* Gynoplastik *f*

gy|rase ['dʒaɪreɪz] *noun* Gyrase *f*

DNA gyrase DNA-Gyrase *f*, DNS-Gyrase *f*

gy|rec|to|my [dʒaɪ'rektəmɪ] *noun* Gyrektomie *f*

gyr|en|ce|phal|ic [,dʒaɪəensɪ'fælɪk, ,dʒaɪr-] *adj* (*Gehirn*) mit vielen Windungen versehen, gyrenzephal

gy|rus ['dʒaɪrəs] *noun, plural* **-ri** [-raɪ] Hirnwindung *f*, Gyrus *m*

angular gyrus Gyrus angularis

anterior central gyrus Gyrus precentralis

anterior transverse temporal gyrus Heschl-Querwindung *f*, Gyrus temporalis transversus anterior

ascending frontal gyrus vordere Zentralwindung *f*, Gyrus precentralis

Broca's gyrus Broca-Windung *f*, -Gyrus *m*

callosal gyrus Gyrus cinguli

gyri of cerebellum Kleinhirnwindungen *pl*, Folia cerebelli

gyri of cerebrum (Groß-)Hirnwindungen *pl*, Gyri cerebri

cingulate gyrus Gyrus cinguli

dentate gyrus **1.** Gyrus dentatus, Fascia dentata hippocampi **2.** Gyrus fasciolaris

fasciolar gyrus Gyrus fasciolaris

gyri of frontal lobe Stirnhirnwindungen *pl*

Heschl's gyri Heschl-Querwindungen *pl*, Gyri temporales transversi

hippocampal gyrus Gyrus parahippocampalis

inferior frontal gyrus untere Stirnhirnwindung *f*, Gyrus frontalis inferior

inferior temporal gyrus untere Schläfenwindung *f*, Gyrus temporalis inferior

infracalcarine gyrus Gyrus lingualis

gyri of insula Windungen/Gyri *pl* der Insel, Gyri insulae

isthmus of cingulate gyrus Isthmus gyri cinguli, Isthmus cingulatus

lateral occipitotemporal gyrus Gyrus occipitotemporalis lateralis

limbic gyrus Gyrus cinguli

lingual gyrus Gyrus lingualis

long gyrus of insula lange Inselwindung *f*, Gyrus longus insulae

medial and lateral olfactory gyri Gyri olfactorii medialis et lateralis

medial frontal gyrus Gyrus frontalis medialis

medial occipitotemporal gyrus Gyrus occipitotemporalis medialis

middle frontal gyrus mittlere Stirnhirnwindung *f*, Gyrus frontalis medius

middle occipitotemporal gyrus Gyrus occipitotemporalis medialis

middle temporal gyrus mittlere Schläfenwindung *f*, Gyrus temporalis medius

orbital gyri Gyri orbitales

paracentral gyrus Gyrus/Lobulus paracentralis

parahippocampal gyrus Gyrus parahippocampalis

paraterminal gyrus Gyrus paraterminalis, Gyrus subcallosus

parietal gyri Scheitellappenwindungen *pl*

postcentral gyrus Gyrus postcentralis

posterior central gyrus Gyrus postcentralis

precentral gyrus Gyrus precentralis

preinsular gyri kurze Inselwindungen *pl*, Gyri breves insulae

short gyri of insula kurze Inselwindungen *pl*, Gyri breves insulae

straight gyrus Gyrus rectus

subcallosal gyrus Gyrus paraterminalis/subcallosus

superior frontal gyrus obere Stirnhirnwindung *f*, Gyrus frontalis superior

superior temporal gyrus obere Schläfenwindung *f*, Gyrus temporalis superior

supracallosal gyrus Indusium griseum

supramarginal gyrus Gyrus supramarginalis

temporal gyrus Schläfen(lappen)windung *f*

transverse temporal gyri Gyri temporales transversi

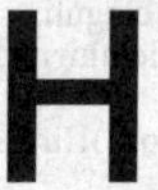

ha|be|na [hə'biːnə] *noun, plural* **-nae** [-niː] Zirbeldrüsen-, Epiphysenstiel *m*, Habenula *f*
ha|ben|u|la [hə'benjələ] *noun, plural* **-lae** [-liː] Zirbeldrüsen-, Epiphysenstiel *m*, Habenula *f*
ha|bit|u|al [hə'bɪtʃəwəl] *adj* gewohnheitsmäßig, wiederholt auftretend, rezidivierend, habituell, habitual
ha|bit|u|a|tion [hə,bɪtʃə'weɪʃn] *noun* **1.** Gewöhnung *f* (*to* an) **2.** (*pharmakol.*) Gewöhnung *f*, Habituation *f*
hab|i|tus ['hæbɪtəs] *noun* **1.** Körperbau(typus *m*) *m*, Konstitution *f*, Habitus *m* **2.** Körperhaltung *f*, -stellung *f*, Habitus *m* **3.** (*gynäkol.*) Fruchthaltung *f*, Habitus *m*
hab|ro|ne|mi|a|sis [,həbrəʊnɪ'maɪəsɪs] *noun* Habronemainfektion *f*, Habronematosis *f*, Habronemosis *f*
haem [hiːm] *noun* **1.** Häm *nt*, Protohäm *nt* **2.** Protohäm IX *nt*
haem- *präf.* → *hema-*
haema- *präf.* → *hema-*
Hae|ma|dip|sa [,hiːmə'dɪpsə, ,hem-] *noun* Haemadipsa *f*
Hae|ma|phy|sa|lis [,hiːmə'faɪsəlɪs] *noun* Haemaphysalis *f*
haemat- *präf.* → *hema-*
haemato- *präf.* → *hema-*
Haem|en|te|ria [hiːmən'tɪərɪə] *noun* Haementeria *f*
Haementeria officinalis Haementeria officinalis, Placobdella officinalis
haemo- *präf.* → *hema-*
Hae|moph|i|lus [hiː'mɑfɪləs] *noun* Haemophilus *m*
Haemophilus aegyptius Koch-Weeks-Bazillus *m*, Haemophilus aegyptius, Haemophilus aegypticus, Haemophilus conjunctivitidis
Haemophilus bronchisepticus Bordetella bronchiseptica
Haemophilus ducreyi Streptobacillus *m* des weichen Schankers, Haemophilus ducreyi, Coccobacillus ducreyi
Haemophilus duplex Diplobakterium *nt* Morax-Axenfeld, Moraxella lacunata, Moraxella Moraxella lacunata
Haemophilus influenzae Pfeiffer-Bazillus *m*, Pfeiffer-Influenzabazillus *m*, Haemophilus influenzae, Bacterium influenzae
Haemophilus parapertussis Bordetella parapertussis
Haemophilus pertussis Keuchhustenbakterium *nt*, Bordet-Gengou-Bakterium *nt*, Bordetella pertussis, Haemophilus pertussis
hahn|e|mann|ism ['hɑːnəmənɪzəm] *noun* Homöopathie *f*
hair [heər] *noun* **1.** Haar *nt*; (*anatom.*) Pilus *m* **2.** Haar *nt*, Haare *pl*; (Körper-)Haare *pl*, Behaarung *f*
anagen hair Anagenhaar *nt*
hairs of axilla Achsel(höhlen)haare *pl*, Hirci *pl*
bamboo hair Bambus-Haare *pl*, Trichorrhexis-Syndrom *nt*, Trichorrhexis invaginata
beaded hair Spindelhaare *pl*, Monilethrichie *f*, Monilethrix(-Syndrom *nt*) *f*, Aplasia pilorum intermittens
hairs of head Kopfhaare *pl*, Capilli *pl*
ingrown hairs Pili incarnati/recurvati; Pseudofolliculitis barbae
knotted hair **1.** Trichonodose *f*, Trichonodosis *f* **2.** Haarknötchenkrankheit *f*, Trichorrhexis nodosa, Nodositas crinium
lanugo hair Lanugo-, Wollhaar *nt*
moniliform hair Monilethrix *f*, Spindelhaare *pl*, Aplasia pilorum intermittens
hairs of nose Nasenhaare *pl*, Haare *pl* des Naseneingangs, Vibrissae *pl*
pubic hair(s) Schamhaare *pl*, Pubes *f*
ringed hairs Ringelhaare *pl*, Pili anulati
scalp hairs Kopfhaare *pl*, Capilli *pl*
twisted hairs Trichokinesis *f*, Trichotortosis *f*, Pili torti
hair|ball ['heərbɔːl] *noun* Trichobezoar *m*
hair|y ['heərɪ] *adj* das Haar/Pilus betreffend, pilär, haarig, pilar
hal- *präf.* Salz-, Hal(o)-
half [hæf, hɑːf] **I** *noun, plural* **halves** [hævz, hɑːvz] Hälfte *f* **II** *adj* halb
half-antigen *noun* Halbantigen *nt*, Hapten *nt*
half-life *noun* → *half-live*
half-live *noun* Halbwertzeit *f*, Halbwertszeit *f*
biological half-live biologische Halbwertzeit *f*
effective half-live effektive Halbwertzeit *f*
half-moon *noun* Nagelhalbmond *m*, Lunula unguis
hal|ide ['hælaɪd, 'heɪ-] **I** *noun* Halogenid *nt*, Halid *nt*, Haloid *nt* **II** *adj* salzähnlich, haloid
hal|i|ste|re|sis [,hælɪstə'riːsɪs] *noun* Halisterese *f*
hal|i|to|sis [,hælɪ'təʊsɪs] *noun* Mund-, Atemgeruch *m*, Halitose *f*, Halitosis *f*, Kakostomie *f*, Foetor ex ore
hal|lu|cal ['hæljəkl] *adj* Hallux betreffend, Hallux-, Großzeh(en)-
hal|lu|ci|na|tion [hə,luːsɪ'neɪʃn] *noun* Halluzination *f*, Sinnestäuschung *f*
imperative hallucination imperative Halluzination *f*
hal|lu|ci|na|to|ry [hə'luːsɪnə,tɔːriː, -təʊ-] *adj* Halluzinosen bzw. Halluzinationen betreffend oder durch sie gekennzeichnet, halluzinotisch, halluzinatorisch
hal|lu|ci|no|gen|e|sis [hə,luːsɪnəʊ'dʒenəsɪs] *noun* Halluzinationsbildung *f*, Halluzinogenese *f*
hal|lu|ci|no|gen|ic [hə,luːsɪnəʊ'dʒenɪk] *adj* Halluzinationen auslösend, halluzinogen
hal|lu|ci|no|sis [hə,luːsɪ'nəʊsɪs] *noun* Halluzinose *f*
acoustic hallucinosis Verbalhalluzinose *f*, akustische Halluzinose *f*
alcoholic hallucinosis Alkoholhalluzinose *f*
auditory hallucinosis akustische Halluzinose *f*, Verbalhalluzinose *f*
optical hallucinosis optische Halluzinose *f*
organic hallucinosis organische Halluzinose *f*
hal|lux ['hæləks] *noun, plural* **hal|lu|ces** ['hæljəsiːz] Großzehe *f*, Hallux *m*, Digitus primus pedis
hallux malleus Hallux malleus
hallux valgus Ballengroßzehe *f*, X-Großzehe *f*, Hallux valgus
hal|lo ['heɪləʊ] *noun, plural* **-los, loes 1.** Ring *m*, Kreis *m*, Hof *m*, Saum *m*, Halo *m* **2.** Lichthof *m*, Farbenkreis *m*, Halo *m* **3.** Warzenvorhof *m*, Areola mammae
halo- *präf.* Salz-, Hal(o)-
hal|o|gen ['hælədʒən] *noun* Salzbildner *m*, Halogen *nt*
hal|o|thane ['hæləʊθeɪn] *noun* Halothan *nt*
ha|mar|to|blas|to|ma [hə,mɑːrtəʊblæs'təʊmə] *noun* Hamartoblastom *nt*, malignes Hamartom *nt*
ham|ar|to|ma [,hæmər'təʊmə] *noun, plural* **-omas, -ma|ta** [,hæmər'təʊmətə] Hamartom *nt*
ham|ar|to|pho|bia [,hæmɑːrtəʊ'fəʊbɪə] *noun* Hamartophobie *f*
ha|ma|tum [hə'meɪtəm] *noun* Hakenbein *nt*, Hamatum *nt*, Os hamatum
ham|mer ['hæmər] *noun* **1.** (*anatom.*) Hammer *m*, Malleus *m* **2.** Hammer *m*
ham|strings ['hæmstrɪŋs] *plural* ischiokrurale Muskeln/Muskulatur *f*
ham|u|lus ['hæmjələs] *noun, plural* **-li** [-laɪ] kleiner Haken *m*, hakenförmiger Fortsatz *m*, Hamulus *m*
hamulus of ethmoid bone Processus uncinatus ossis ethmoidalis
lacrimal hamulus Hamulus lacrimalis
pterygoid hamulus Hamulus pterygoideus

hand [hænd] *noun* **1.** Hand *f*; (*anatom.*) Manus *f* **2.** (Uhr-) Zeiger *m*
accoucheur's hand Geburtshelferhand *f*
ape hand Affenhand *f*
benediction hand Predigerhand *f*
claw hand Klauen-, Krallenhand *f*
cleft hand Spalthand *f*
crab hand Erysipeloid *nt*, Rotlauf *m*, Schweinerotlauf *m*, Pseudoerysipel *nt*, Rosenbach-Krankheit *f*, Erythema migrans
drop hand Fall-, Kusshand *f*
Marinesco's succulent hand Tatzenhand *f*; Safthand *f*
monkey hand Affenhand *f*
obstetrician's hand Geburtshelferhand *f*
split hand Spalthand *f*
spoon-shaped hand Löffelhand *f*
trident hand Dreizackhand *f*
handle of malleus Hammergriff *m*, Manubrium mallei
haph|e|pho|bia [ˌhæfɪ'fəʊbɪə] *noun* krankhafte Angst *f* vor dem Berührtwerden, Berührungsangst *f*, Haphephobie *f*, Haptophobie *f*
haplo- *präf.* Einzel-, Einfach-, Hapl(o)-
hap|loid ['hæplɔɪd] *adj* mit einfachem Chromosomensatz, haploid
hap|loi|dy ['hæplɔɪdɪ] *noun* Haploidie *f*
hap|lo|my|co|sis [ˌhæpləmaɪ'kəʊsɪs] *noun* (Lungen-) Adiaspiromykose *f*
hap|ten ['hæpten] *noun* Halbantigen *nt*, Hapten *nt*
hap|ten|ic [hæp'tenɪk] *adj* Hapten betreffend, durch Haptene bedingt, Hapten-
hap|te|pho|bia [ˌhæptə'fəʊbɪə] *noun* Berührungsangst *f*, Haphephobie *f*, Haptophobie *f*
hap|tic ['hæptɪk] *adj* Tastsinn betreffend, haptisch, taktil
hap|tics ['hæptɪks] *plural* Lehre *f* vom Tastsinn, Haptik *f*
hap|to|glo|bin [ˌhæptəʊ'gləʊbɪn] *noun* Haptoglobin *nt*
hare|lip ['heərlɪp] *noun* Hasenscharte *f*, Lippenspalte *f*, Cheiloschisis *f*
har|mo|ni|a [hɑːr'məʊnɪə] *noun* falsche Naht *f*, Harmonia *f*, Sutura plana
ha|roon|ga [hæ'rʊngə] *noun* Haronga *f*, Harungana madagascariensis
Hart|ma|nel|la [ˌhɑːrtmə'nelə] *noun* Hartmanella *f*
hart|ma|nel|li|a|sis [ˌhɑːrtməne'laɪəsɪs] *noun* Hartmanellainfektion *f*, Hartmanellose *f*, Hartmanelliasis *f*
haus|tral ['hɔːstrəl] *adj* Haustren oder Haustrierung betreffend, haustrenartig
haus|tra|tion [hɔː'streɪʃn] *noun* **1.** Haustrenbildung *f*, Haustrierung *f* **2.** Haustrum *nt*
haus|trum ['hɔːstrəm] *noun, plural* **-tra** [-trə] segmentale Aussackung *f*, Haustrum *nt*
haustra of colon Dickdarm-, Kolonhaustren *pl*, Haustra/Sacculationes coli
haut mal [mal] *noun* Grand mal *nt*
haw|thorn ['hɔːˌθɔːrn] *noun* gemeiner Weißdorn *m*, Crataegus oxyacantha, Crataegus laevigata
hay|seed ['heɪˌsiːd] *noun* Heublumen *pl*, Graminis flos
head [hed] *noun* Kopf *m*, Caput *m*; Haupt *nt*
anterior head of rectus femoris muscle vorderer/gerader Kopf *m* des Musculus rectus femoris, Caput rectus musculi recti femoris
head of biceps brachii muscle Bizepskopf *m*, Caput musculi bicipitis brachii
head of caudate nucleus Caudatuskopf *m*, Caput nuclei caudati
coronoid head of pronator teres muscle Caput ulnare musculi pronatoris teretis
deep head of flexor pollicis brevis muscle Caput profundum
head of dorsal horn of spinal cord Kopf *m* des Hinterhorns, Caput cornus posterioris medullae spinalis
head of epididymis Nebenhodenkopf *m*, Caput epididymidis
femoral head Femur-, Oberschenkelkopf *m*, Caput femoris
head of fibula Wadenbein-, Fibulaköpfchen *nt*, Caput fibulae
first head of triceps brachii muscle langer Trizepskopf *m*, Caput longum musculi tricipitis brachii
great head of adductor hallucis muscle Caput obliquum musculi adductoris hallucis
great head of triceps brachii muscle lateraler/äußerer Trizepskopf *m*, Caput laterale musculi tricipitis brachii
great head of triceps femoris muscle Musculus adductor magnus
humeral head of flexor carpi ulnaris muscle Caput humeroulnare musculi flexoris digitorum superficiale
humeral head of flexor digitorum superficialis muscle Caput humeroulnare musculi flexoris digitorum superficiale
humeral head of pronator teres muscle Caput humerale musculi pronatoris teretis
humeroulnar head of flexor digitorum superficialis muscle Caput humeroulnare musculi flexoris digitorum superficiale
head of humerus Humerus-, Oberarmkopf *m*, Caput humerale
inferior head of lateral pterygoid muscle Caput inferius musculi pterygoidei lateralis
lateral head of abductor hallucis muscle Caput laterale musculi abductoris hallucis
lateral head of gastrocnemius muscle Caput laterale musculi gastrocnemii
lateral head of triceps brachii muscle lateraler/äußerer Trizepskopf *m*, Caput laterale musculi tricipitis brachii
little head of humerus Capitulum humeri
little head of mandible Processus condylaris mandibularis
long head of adductor hallucis muscle Caput obliquum musculi adductoris hallucis
long head of biceps brachii muscle langer Bizepskopf *m*, Caput longum musculi bicipitis brachii
long head of biceps femoris muscle langer Kopf *m* des Musculus biceps femoris, Caput longum musculi bicipitis femoris
long head of triceps brachii muscle langer Trizepskopf *m*, Caput longum musculi tricipitis brachii
long head of triceps femoris muscle Musculus adduktor longus
head of malleus Hammerkopf *m*, Caput mallei
head of mandible Gelenkkopf *m* des Unterkiefers, Caput mandibulae
medial head of abductor hallucis muscle Caput mediale musculi abductoris hallucis
medial head of flexor hallucis brevis muscle Caput mediale musculi flexoris hallucis brevis
medial head of gastrocnemius muscle Caput mediale musculi gastrocnemii
medial head of triceps brachii muscle medialer/innerer Trizepskopf *m*, Caput mediale musculi tricipitis brachii
Medusa's head Medusenhaupt *nt*, Caput Medusae, Cirsomphalus *m*
metacarpal head Metakarpalköpfchen *nt*, Caput ossis metacarpi
head of metacarpal bone Metakarpalköpfchen *nt*, Caput ossis metacarpi
metatarsal head Metatarsalköpfchen *nt*, Caput ossis metatarsi
head of metatarsal bone Metatarsalköpfchen *nt*, Caput ossis metatarsi
head of muscle Muskelkopf *m*, Caput musculi
myosin head Myosinköpfchen *nt*
oblique head of adductor hallucis muscle Caput obliquum musculi adductoris hallucis

oblique head of adductor pollicis muscle Caput obliquum musculi adductoris pollicis
head of pancreas Pankreaskopf *m*, Caput pancreatis
head of penis Eichel *f*, Glans penis
head of phalanx Caput phalangis
radial head of flexor digitorum superficialis muscle Caput radiale musculi flexoris digitorum superficialis
radial head of humerus Capitulum humeri
head of radius Speichen-, Radiuskopf *m*, Caput radii
reflected head of rectus femoris muscle hinterer Kopf *m* des Musculus rectus femoris, Caput reflexum musculi recti femoris
head of rib Rippenköpfchen *nt*, Caput costae
saddle head Sattelkopf *m*, Klinokephalie *f*, -zephalie *f*
second head of triceps brachii muscle lateraler/äußerer Trizepskopf *m*, Caput laterale musculi tricipitis brachii
short head of biceps brachii muscle kurzer Kopf *m* des Musculus biceps brachii, Caput breve musculi bicipitis brachii
short head of biceps femoris muscle kurzer Kopf *m* des Musculus biceps femoris, Caput breve musculi bicipitis femoris
short head of triceps brachii muscle medialer/innerer Trizepskopf *m*, Caput mediale musculi tricipitis brachii
short head of triceps femoris muscle Musculus adductor brevis
head of spermatozoon Spermienkopf *m*
head of spleen oberer Milzpol *m*, Extremitas posterior splenica
head of stapes Steigbügelkopf *m*, Caput stapedis
steeple head → *tower head*
straight head of rectus femoris muscle vorderer/gerader Kopf *m* des Musculus rectus femoris, Caput rectus musculi recti femoris
superficial head of flexor pollicis brevis muscle Caput superficiale
superior head of lateral pterygoid muscle Caput superius musculi pterygoidei lateralis
head of talus Taluskopf *m*, Caput tali
head of testis oberer Hodenpol *m*, Extremitas superior testis
tibial head Tibiakopf *m*, Caput tibiae
tower head Spitz-, Turmschädel *m*, Akrozephalie *f*, -cephalie *f*, Oxyzephalie *f*, -cephalie *f*, Hypsizephalie *f*, -cephalie *f*, Turrizephalie *f*, -cephalie *f*
transverse head of adductor hallucis muscle Caput transversum musculi adductoris hallucis
transverse head of adductor pollicis muscle Caput transversum musculi adductoris pollicis
head of triceps brachii muscle Trizepskopf, Caput musculi tricipitis brachii
head of ulna Ellen-, Ulnaköpfchen *nt*, Caput ulnae
ulnar head of flexor carpi ulnaris muscle Caput ulnare musculi flexoris carpi ulnaris
ulnar head of pronator teres muscle Caput ulnare musculi pronatoris teretis

head|ache ['hedeɪk] *noun* Kopfschmerz(en *pl*) *m*, Kopfweh *nt*, Kephalgie *f*, Kephalalgie *f*, Kephal(a)ea *f*, Cephalgia *f*, Cephalalgia *f*, Cephal(a)ea *f*, Kephalodynie *f*, Zephalgie *f*, Zephalalgie *f* have a headache Kopfschmerzen haben
bilious headache Migräne *f*, Migraine *f*
blind headache Migräne *f*, Migraine *f*
cluster headache (Bing-)Horton-Syndrom *nt*, Erythroprosopalgie *f*, Histaminkopfschmerz *m*, -kephalgie *f*, cluster headache *nt*
histamine headache Histaminkopfschmerz *m*, -kephalgie *f*, (Bing-)Horton-Syndrom *nt*, -Neuralgie *f*, Cephalaea histaminica, Erythroprosopalgie *f*, cluster headache *nt*
Horton's headache → *cluster headache*
sick headache Migräne *f*, Migraine *f*
unilateral headache Hemikranie *f*
vascular headache Migräne *f*, Migraine *f*

heal|ing ['hiːlɪŋ] *noun* **1.** Heilung *f*, (Aus-, Zu-, Ver-)Heilen *nt* **2.** Gesundung *f*, Genesung *f*
direct fracture healing direkte Frakturheilung *f*
healing by first intention primäre Wundheilung *f*, Primärheilung *f*, Heilung *f* per primam intentionem, p.p.-Heilung *f*
fracture healing Frakturheilung *f*
healing by granulation → *healing by second intention*
incomplete healing Defektheilung *f*
indirect fracture healing indirekte Frakturheilung *f*
primary wound healing primäre Wundheilung *f*, Primärheilung *f*, p.p.-Heilung *f*, Heilung per primam intentionem
secondary wound healing sekundäre Wundheilung *f*, Sekundärheilung *f*, p.s.-Heilung *f*, Heilung per secundam intentionem
healing by second intention sekundäre Wundheilung *f*, Sekundärheilung *f*, Heilung *f* per secundam intentionem, p.s.-Heilung *f*
wound healing Wundheilung *f*

health [helθ] *noun* **1.** Gesundheit *f* **2.** Gesundheitszustand *m* in good health gesund; in poor health kränklich

health|y ['helθɪ] *adj* gesund; gesundheitsfördernd, bekömmlich, heilsam

hear|ing ['hɪərɪŋ] *noun* **1.** Gehör(sinn *m*) *nt*, Hörvermögen *nt* **2.** Hören *nt*
color hearing Auditio chromatica/colorata
double disharmonic hearing Doppelhören *nt*, Diplakusis *f*, Diplacusis *f*
impaired hearing Parakusis *f*

heart [hɑːrt] *noun* Herz *nt*; (*anatom.*) Cor *nt*, Cardia *f*
armored heart Panzerherz *nt*, Pericarditis calcarea
athletic heart Sport-, Sportlerherz *nt*
beer heart Bierherz *nt*
boat shaped heart Aortenherz *nt*, Aortenkonfiguration *f*, Schuhform *f* des Herzens
bovine heart Ochsenherz *nt*, Bukardie *f*, Cor bovinum
drop heart Herzsenkung *f*, -tiefstand *m*, Wanderherz *nt*, Kardioptose *f*
fat heart **1.** Fettherz *nt*, Cor adiposum **2.** Herzmuskelverfettung *f*
fatty heart Fettherz *nt*, Cor adiposum
hairy heart Zottenherz *nt*, Cor villosum
irritable heart Soldatenherz *nt*, neurozirkulatorische Asthenie *f*, Effort-Syndrom *nt*, Da Costa-Syndrom *nt*, Phrenikokardie *f*
left heart Linksherz *nt*, linke Herzkammer *f*, linker Ventrikel *m*
ox heart Ochsenherz *nt*, Bukardie *f*, Cor bovinum
pendulous heart Tropfenherz *nt*, Cor pendulum
pulmonary heart → *right heart*
right heart Rechtsherz *nt*, rechte Herzkammer *f*, rechter Ventrikel *m*
sabot heart Holzschuhform *f* des Herzens, Coeur en sabot
soldier's heart → *irritable heart*
tiger heart Tigerherz *nt*
wooden-shoe heart Holzschuhform *f*, Coeur en sabot

heart|beat ['hɑːrtbiːt] *noun* Puls-, Herzschlag *m*, -aktion *f*, -zyklus *m*

heart|burn ['hɑːrtbɜrn] *noun* Sodbrennen *nt*, Pyrosis *f*

heart|worm ['hɑːrtwɜrm] *noun* Dirofilaria immitis

heat [hiːt] *noun* Hitze *f*, (große) Wärme *f*
prickly heat Roter Hund *m*, tropische Flechte *f*, Miliaria rubra

heath|er ['heðər] *noun* **1.** Heidekraut *nt*, Calluna vulgaris, Erica vulgaris **2.** Callunae herba

heat|proof ['hi:tpru:f] *adj* wärmebeständig, hitzebeständig, thermostabil
heat-resistant *adj* wärmebeständig, hitzebeständig, thermostabil
heat-sensitive *adj* wärmeempfindlich, hitzeempfindlich
heat|stroke ['hi:tstrəʊk] *noun* Hitzschlag *m*, Thermoplegie *f*
heav|y ['hevɪ] *adj* **1.** schwer **2.** groß, beträchtlich; (*Schlaf*) tief
he|be|phre|nia [ˌhi:bə'fri:nɪə, ˌheb-] *noun* Hebephrenie *f*
he|be|phren|ic [ˌhi:bə'frenɪk, 'fri:n-] *adj* Hebephrenie betreffend, hebephren
he|bet|ic [hɪ'betɪk] *adj* Geschlechtsreife/Pubertät betreffend, während der Pubertät auftretend, pubertär, pubertierend, puberal
heb|e|tude ['hebɪt(j)u:d] *noun* (*Sinne*) Stumpfheit *f*, Abstumpfung *f*, Hebetudo *f*
he|do|no|pho|bia [ˌhi:dənəʊ'fəʊbɪə] *noun* Hedonophobie *f*
heel [hi:l] *noun* Ferse *f*, Fersenregion *f*, Calx *f*, Regio calcanea
  black heel Black heel *nt*, Tennisferse *f*
hel|co|ma [hel'kəʊmə] *noun* Hornhautgeschwür *nt*, -ulkus *nt*, Ulcus corneae
hel|co|plas|ty [hel'kəplæstɪ] *noun* Geschwürplastik *f*, -versorgung *f*, Ulkusplastik *f*, -versorgung *f*, Helkoplastik *f*
hel|co|sis [hel'kəʊsɪs] *noun* Ulzeration *f*
hel|e|nine ['heləni:n] *noun* Alantkampfer *m*, Helenin *nt*
heli- *präf.* Sonnen-, Heli(o)-
he|li|a|tion [ˌhelɪ'eɪʃn] *noun* Heliotherapie *nt*
hel|i|cal ['helɪkəl] *adj* Helix betreffend, in der Art einer Helix, helikal
Hel|i|co|bac|ter [ˌhelɪkə'bæktər] *noun* Helicobacter *m*
  Helicobacter pylori Campylobacter pylori, Helicobacter pylori
hel|i|co|tre|ma [ˌhelɪkə'tri:mə] *noun* Breschet-Hiatus *m*, Schneckenloch *nt*, Helicotrema *nt*
helio- *präf.* Sonnen-, Heli(o)-
he|li|op|a|thy [hi:lɪ'ɑpəθɪ] *noun* Heliopathie *f*
he|li|o|pho|bia [ˌhi:lɪə'fəʊbɪə] *noun* Heliophobie *f*
he|li|o|sis [hi:lɪ'əʊsɪs] *noun* Sonnenstich *f*
he|li|o|ther|a|py [ˌhi:lɪə'θerəpɪ] *noun* Behandlung *f* mit Sonnenlicht, Heliotherapie *f*
he|li|um ['hi:lɪəm] *noun* Helium *nt*
he|lix ['hi:lɪks] *noun, plural* **-lix|es, hel|i|ces** ['helɪˌsi:z, 'hi:-] **1.** äußerer Ohrmuschelrand *m*, Helix *f* **2.** (*biochem.*) Helix *f*
  α-helix α-Helix *f*
  DNA helix → *double helix*
  double helix Watson-Crick-Modell *nt*, Doppelhelix *f*
  twin helix → *double helix*
  Watson-Crick helix → *double helix*
hel|minth ['helmɪnθ] *noun* parasitischer Wurm *m*, Helminthe *f*
hel|min|thi|a|sis [ˌhelmɪn'θaɪəsɪs] *noun* Wurmerkrankung *f*, Helminthiasis *f*, Helminthose *f*
hel|min|thic [hel'mɪnθɪk] *adj* gegen Würmer wirkend, wurmtötend, anthelmintisch
hel|min|thism ['helmɪnθɪzəm] *noun* Wurmbefall *m*; Helminthiasis *f*
hel|min|tho|pho|bia [helˌmɪnθə'fəʊbɪə] *noun* Helminthophobie *f*
he|lo|sis [hɪ'ləʊsɪs] *noun* Hühneraugen(bildung *f*) *pl*, Helose *f*
he|lot|o|my [hɪ'lɑtəmɪ] *noun* Helotomie *f*
hema- *präf.* Blut-, Häma-, Hämato-, Häm(o)-
he|ma|chro|ma|to|sis [ˌhi:məˌkrəʊmə'təʊsɪs] *noun* → *hemochromatosis*
hem|a|cyte ['hi:məsaɪt] *noun* Blutzelle *f*, Hämozyt *m*
hem|a|cy|tom|e|ter [ˌhi:məsaɪ'tɑmɪtər] *noun* Zählkammer *f*, Hämozytometer *nt*
hem|a|cy|tom|e|try [ˌhi:məsaɪ'tɑmətrɪ] *noun* Hämozytometrie *f*
hem|a|cy|to|zo|on [hi:məˌsaɪtə'zəʊɑn] *noun* einzelliger Blutparasit *m*, Hämozytozoon *nt*
hem|ad|sorb|ent [ˌhemæd'sɔ:rbənt] *adj* Erythrozyten adsorbierend, hämadsorbierend, hämadsorptiv
hem|ad|sorp|tion [ˌhemæd'sɔ:rpʃn] *noun* Hämadsorption *nt*
he|ma|dy|na|mom|e|ter [ˌhi:məˌdaɪnə'mɑmɪtər] *noun* Blutdruckmessgerät *nt*, Blutdruckapparat *m*
hem|a|dy|na|mom|e|try [hi:məˌdaɪnə'mɑmətrɪ] *noun* Blutdruckmessung *f*
hem|a|fa|cient [hi:mə'feɪʃnt] *adj* Blutbildung/Hämopoese betreffend, die Hämopoese anregend, blutbildend, hämopoetisch, hämatopoetisch, hämatopoietisch, hämopoietisch
hem|a|fe|cia [hi:mə'fi:sɪə] *noun* blutiger Stuhl *m*, bluthaltiger Stuhl *m*, Blutstuhl *m*
he|mag|glu|ti|na|tion [ˌhi:məˌglu:tə'neɪʃn] *noun* Hämagglutination *f*
hem|ag|glu|tin|a|tive [ˌhi:mə'glu:tneɪtɪv] *adj* Hämagglutination betreffend oder verusachend, hämagglutinativ, hämagglutinierend
he|mag|glu|ti|nin [ˌhi:mə'glu:tənɪn] *noun* Hämagglutinin *nt*
hem|ag|glu|tin|o|gen [ˌhi:mə'glu:tɪnədʒən] *noun* Hämagglutinogen *nt*
he|mal ['hi:məl] *adj* **1.** Blut oder Blutgefäße betreffend, Blut-, Häma-, Häm(o)-, Blutgefäß- **2.** (*embryolog.*) hämal
he|ma|lum [hɪ'mæləm] *noun* Hämalaun *nt*
he|ma|nal|y|sis [ˌhi:mə'nɑlɪsɪs] *noun* Blutuntersuchung *f*, Blutanalyse *f*, Hämanalyse *f*, Hämoanalyse *f*
he|man|gi|ec|ta|sia [hɪˌmændʒɪek'teɪʒ(ɪ)ə] *noun* Blutgefäßerweiterung *f*, Hämangiektasie *f*, Haemangiectasia *f*
he|man|gi|o|blas|to|ma [hɪˌmændʒɪəʊblæs'təʊmə] *noun* Lindau-Tumor *m*, Hämangioblastom *nt*, Angioblastom *nt*
he|man|gi|o|en|do|the|li|o|ma [hɪˌmændʒɪəʊˌendəʊθi:lɪ'əʊmə] *noun* Hämangioendotheliom *nt*, Hämangioendothelioma *nt*
  malignant hemangioendothelioma malignes Hämangioendotheliom *nt*, sarkomatöses Hämangioendotheliom *nt*, Hämangiosarkom *nt*
he|man|gi|o|en|do|the|li|o|sar|co|ma [hɪˌmændʒɪəʊˌendəʊˌθi:lɪəsɑ:r'kəʊmə] *noun* → *hemangiosarcoma*
he|man|gi|o|fi|bro|ma [hɪˌmændʒɪəʊfaɪ'brəʊmə] *noun* Hämangiofibrom *nt*
he|man|gi|o|ma [hɪˌmændʒɪ'əʊmə] *noun* Hämangiom *nt*, Haemangioma *nt*
  arterial hemangioma → *capillary hemangioma*
  capillary hemangioma **1.** Kapillarhämangiom *nt*, Haemangioma capillare **2.** Blutschwamm *m*, blastomatöses Hämangiom *nt*, Haemangioma planotuberosum, Haemangioma simplex
  cavernous hemangioma kavernöses Hämangiom *nt*, Kavernom *nt*, Haemangioma tuberonodosum
  simple hemangioma → *capillary hemangioma*
  sinusoidal hemangioma sinusoidales Hämangiom *nt*
  strawberry hemangioma Blutschwamm *m*, blastomatöses Hämangiom *nt*, Haemangioma planotuberosum/simplex
he|man|gi|o|ma|to|sis [hɪˌmændʒɪəʊmə'təʊsɪs] *noun* Hämangiomatose *f*, Haemangiomatosis *f*
he|man|gi|o|peri|cyte [ˌhɪ'mændʒɪəʊ'perɪsaɪt] *noun* Adventitiazelle *f*, Perizyt *m*
he|man|gi|o|peri|cy|to|ma [hɪˌmændʒɪəˌperɪsaɪ'təʊmə] *noun* Hämangioperizytom *nt*
he|man|gi|o|sar|co|ma [hɪˌmændʒɪəsɑ:r'kəʊmə] *noun* malignes Hämangioendotheliom *nt*, sarkomatöses Hämangioendotheliom *nt*, Hämangiosarkom *nt*
hem|a|phe|re|sis [ˌhi:məfə'ri:sɪs] *noun* Hämapherese *f*, Hämopherese *f*

H

he|ma|poi|e|sis [ˌhiːməpɔɪ'iːsɪs] *noun* →*hemopoiesis*
he|mar|thro|sis [hɪmɑːr'θrəʊsɪs] *noun* Hämarthros *m*
he|mar|throt|ic [hɪmɑːr'θrɑtik] *adj* Hämarthrose betreffend, hämarthrotisch
hemat- *präf.* Blut-, Häma-, Hämato-, Häm(o)-
he|ma|tal ['hiːmətəl] *adj* Blut oder Blutgefäße betreffend, Blut-, Häma-, Häm(o)-, Blutgefäß-
he|ma|tem|e|sis [hiːmə'temәsɪs] *noun* Bluterbrechen *nt*, Hämatemesis *f*, Vomitus cruentus
he|mat|en|ceph|a|lon [ˌhiːmæten'sefəlɑn] *noun* Großhirn(ein)blutung *f*, Hirn(ein)blutung *f*, zerebrale Blutung *f*
he|ma|tho|rax [hiːmə'θɔːræks] *noun* →*hemothorax*
he|mat|ic [hɪ'mætɪk] *adj* **1.** Blut betreffend, im Blut enthalten, Blut-, Häma-, Häm(o)- **2.** Hämatin betreffend, Hämatin-
he|ma|ti|dro|sis [ˌhiːmətɪ'drəʊsɪs] *noun* Blutschweiß *m*, Blutschwitzen *nt*, Hämat(h)idrosis *f*, Hämhidrose *f*, Häm(h)idrosis *f*
hem|a|tim|e|ter [ˌhiːmə'tɪmɪtər] *noun* Zählkammer *f*, Hämozytometer *nt*
hem|a|tim|e|try [ˌhiːmə'tɪmətrɪ] *noun* Hämozytometrie *f*
he|ma|tin ['hiːmətɪn, 'hem-] *noun* Hämatin *nt*, Hydroxyhämin *nt*
hem|a|ti|ne|mia [ˌhiːmətɪ'niːmɪə] *noun* Hämatinämie *f*
hem|a|ti|nu|ri|a [ˌhiːmətɪ'n(j)ʊərɪə] *noun* Hämatinurie *f*
hemato- *präf.* Blut-, Häma-, Häm(o)-, Hämat(o)-
he|ma|to|cele ['hiːmətəsiːl] *noun* **1.** Blutbruch *m*, Hämatozele *f*, Haematocele *f* **2.** Hämatozele *f*, Haematocele testis **3.** Einblutung *f* in eine Körperhöhle, Hämatozele *f*
parametric hematocele Haematocele retrouterina
pelvic hematocele Haematocele retrouterina
retrouterine hematocele Haematocele retrouterina
testicular hematocele Haematocele testis
he|ma|to|che|zia [ˌhiːmə'kiːzɪə] *noun* **1.** Blutstuhl *m*, Hämatochezie *f*, Haematochezia *f* **2.** Abgang *m* von Blutstuhl, Hämatochezie *f*
he|ma|to|chro|ma|to|sis [hiːmətəˌkrəʊmə'təʊsɪs] *noun* **1.** Gewebeanfärbung *f* durch Blutpigmente **2.** →*hemochromatosis*
he|ma|to|chy|lia [ˌhiːmə'kaɪɪə] *noun* Hämatochylie *f*
he|ma|to|chy|lu|ria [ˌhiːməkaɪ'l(j)ʊərɪə] *noun* Hämatochylurie *f*
he|ma|to|coe|lia [ˌhiːmə'siːlɪə] *noun* Einblutung *f* in eine Körperhöhle, Hämatozele *f*
he|ma|to|col|po|me|tra [ˌhiːməkɑlpə'miːtrə] *noun* Hämatokolpometra *f*
he|ma|to|col|pos [ˌhiːmə'kɑlpəs] *noun* Hämatokolpos *m*
he|mat|o|crit ['hiːmətəʊkrɪt] *noun* **1.** Hämatokrit *m* **2.** Hämatokritröhrchen *nt*
he|ma|to|cy|a|nin [ˌhiːmətəʊ'saɪənɪn] *noun* Hämocyanin *nt*
he|ma|to|cyst ['hiːmətəʊsɪst] *noun* **1.** hämorrhagische Zyste *f*, blutgefüllte Zyste *f*, Blutzyste *f*, Haemocystis *f*, Haematocystis *f* **2.** →*hematocystis*
he|ma|to|cys|tis [ˌhiːmətəʊ'sɪstɪs] *noun* Blutansammlung *f* in Harn- oder Gallenblase, Haemocystis *f*, Haematocystis *f*
he|mat|o|cyte ['hiːmətəʊsaɪt] *noun* Blutzelle *f*, Hämozyt *m*
he|ma|to|cy|to|ly|sis [ˌhiːmətəʊsaɪ'tɑlɪsɪs] *noun* →*hemolysis*
he|ma|to|cy|tom|e|ter [ˌhiːmətəsaɪ'tɑmɪtər] *noun* Zählkammer *f*, Hämozytometer *nt*
he|ma|to|cy|to|pe|nia [ˌhiːmətəʊˌsaɪtə'piːnɪə] *noun* Panzytopenie *f*
he|ma|to|cy|to|zo|on [ˌhiːmətəʊˌsaɪtə'zəʊɑn] *noun* einzelliger Blutparasit *m*, Hämozytozoon *nt*
he|ma|to|cy|tu|ria [ˌhiːmətəʊsaɪ'tʊərɪə] *noun* (echte) Hämaturie *f*, Erythrozyturie *f*, Hämatozyturie *f*
he|ma|to|di|a|ly|sis [ˌhiːmətəʊdaɪ'ælɪsɪs] *noun* →*hemodialysis*
he|ma|to|dys|cra|sia [ˌhiːmətəʊdɪs'kreɪʒ(ɪ)ə] *noun* Hämatodyskrasie *f*, Hämodyskrasie *f*
he|ma|to|dys|tro|phy [ˌhiːmətəʊ'dɪstrəfɪ] *noun* Hämodystrophie *f*
he|ma|to|gen|e|sis [ˌhiːmətəʊ'dʒenəsɪs] *noun* →*hemopoiesis*
he|ma|to|gen|ic [ˌhiːmətəʊ'dʒenɪk] **I** *noun* →*hemopoietic I* **II** *adj* **1.** →*hemopoietic II* **2.** →*hematogenous*
he|ma|tog|e|nous [ˌhiːmə'tɑdʒənəs, ˌhemə-] *adj* **1.** im Blut entstanden, aus dem Blut stammend, hämatogen **2.** durch Blut übertragen, über den Blutweg, hämatogen
he|mat|o|glo|bin [ˌhemətəʊ'gləʊbɪn, ˌhiːmətəʊ-] *noun* →*hemoglobin*
he|ma|to|glo|bin|u|ria [ˌhiːmətəʊˌgləʊbɪ'n(j)ʊərɪə] *noun* →*hemoglobinuria*
he|mat|o|glob|u|lin [ˌhiːmətəʊ'glɑbjəlɪn] *noun* →*hemoglobin*
he|ma|to|hy|a|loid [ˌhiːmətəʊ'haɪələɪd] *noun* Hämatohyaloid *nt*, hämatogenes Hyalin *nt*
he|ma|toid ['hiːmətɔɪd, 'hem-] *adj* blutähnlich, blutartig, hämatoid
he|ma|toi|din [ˌhiːmə'tɔɪdɪn, ˌhem-] *noun* Hämatoidin *nt*, Hämatoidinkristalle *pl*
he|ma|tol|o|gy [ˌhiːmə'tɑlədʒɪ] *noun* Hämatologie *f*, Hämologie *f*
he|ma|to|lymph|an|gi|o|ma [ˌhiːmətəʊlɪmfændʒɪ'əʊmə] *noun* Hämatolymphangiom *nt*, Hämolymphangiom *nt*
he|ma|tol|y|sis [ˌhemə'tɑlɪsɪs, ˌhiːm-] *noun* →*hemolysis*
he|ma|to|lyt|ic [ˌhiːmətəʊ'lɪtɪk, ˌhiːm-] *adj* Hämolyse betreffend, Hämolyse auslösend, hämolytisch
he|ma|to|ma [hiːmə'təʊmə] *noun, plural* **-mas, -ma|ta** [hiːmə'təʊmətə] Bluterguss *m*, Hämatom *nt*, Haematoma *nt*
aneurysmal hematoma falsches Aneurysma *nt*, Aneurysma spurium
auricular hematoma Othämatom *nt*
bilateral periorbital hematoma Brillenhämatom *nt*
epidural hematoma Epiduralhämatom *nt*, epidurales/extradurales Hämatom *nt*
extradural hematoma Epiduralhämatom *nt*, epidurales/extradurales Hämatom *nt*
intracerebral hematoma intrazerebrales Hämatom *nt*
intracranial hematoma intrakranielles Hämatom *nt*
pelvic hematoma Blutansammlung *f* im Becken, Hämatopelvis *f*
subdural hematoma subdurales Hämatom *nt*, Subduralhämatom *nt*
he|ma|to|me|di|as|ti|num [ˌhiːmətəʊˌmɪdɪə'staɪnəm] *noun* Hämomediastinum *nt*
he|ma|to|me|tra [ˌhiːmətəʊ'miːtrə] *noun* Hämatometra *f*
he|ma|tom|e|try [hiːmə'tɑmətrɪ] *noun* **1.** Hämoglobin- oder Hämatokritbestimmung *f*, Hämatometrie *f* **2.** Blutdruckmessung *f*, Hämatometrie *f*
he|ma|tom|phal|o|cele [ˌhiːmətɑm'fæləsiːl] *noun* Hämatomphalozele *f*
he|ma|to|my|e|lia [ˌhemətəʊmaɪ'iːlɪə, ˌhiːm-] *noun* Rückenmarks(ein)blutung *f*, Hämatomyelie *f*
he|ma|to|my|e|li|tis [ˌhiːmətəʊmaɪə'laɪtɪs] *noun* akute hämorrhagische Myelitis *f*, Hämatomyelitis *f*
he|ma|to|ne|phro|sis [ˌhiːmətəʊnɪ'frəʊsɪs] *noun* Blutansammlung *f* im Nierenbecken, Hämatonephrose *f*, Hämatopelvis *f*
he|ma|top|a|thy [hiːmə'tɑpəθɪ] *noun* →*hemopathy*
he|ma|to|pe|nia [ˌhiːmətəʊ'piːnɪə] *noun* Blutmangel *m*, Hämatopenie *f*
he|ma|to|per|i|car|di|um [ˌhiːmətəʊˌperɪ'kɑːrdɪəm] *noun* Hämoperikard *nt*
he|ma|to|per|i|to|ne|um [ˌhiːmətəʊˌperɪtə'niːəm] *noun* Hämoperitoneum *nt*
he|ma|to|phage ['hiːmətəʊfeɪdʒ] *noun* Hämophagozyt *m*, Hämophage *m*
he|ma|to|pha|gia [ˌhiːmətəʊ'feɪdʒɪə] *noun* **1.** (*psychiat.*)

Hämato-, Hämophagie *f* **2.** Hämozytophagie *f*, Hämophagozytose *f*

he|ma|to|phag|o|cyte [ˌhiːmətəʊ'fægəsaɪt] *noun* Hämophagozyt *m*, Hämophage *m*

he|ma|to|phil|ia [ˌhiːmətəʊ'fɪlɪə] *noun* → *hemophilia*

he|ma|to|pho|bia [ˌhiːmətəʊ'fəʊbɪə] *noun* Hämophobie *f*, Hämatophobie *f*

he|mat|o|poi|e|sis [ˌhiːmətəʊpɔɪ'iːsɪs] *noun* → *hemopoiesis*

he|ma|to|poi|e|tin [ˌhiːmətəʊ'pɔɪətɪn] *noun* → *hemopoietin*

he|ma|to|por|phyr|ia [ˌhiːmətəʊpɔːr'fɪərɪə, -faɪr-] *noun* **1.** Porphyrie *f*, Porphyria *f* **2.** erythropoetische Porphyrie *f*, Günther-Krankheit *f*, -Syndrom *nt*, Hämatoporphyrie *f*, Porphyria erythropoetica congenita Günther

he|ma|to|por|phy|rin [ˌhiːmətəʊ'pɔːrfərɪn] *noun* Hämatoporphyrin *nt*

he|ma|to|por|phy|rin|u|ria [ˌhiːmətəʊpɔːrfərɪ'nʊərɪə] *noun* Hämatoporphyrinurie *f*

he|ma|tor|rha|chis [ˌhiːmə'tɔrəkɪs] *noun* **1.** spinale Meningealapoplexie *f*, Hämatorrhachis *f*, Apoplexia spinalis **2.** Rückenmarks(ein)blutung *f*, Hämatomyelie *f*

he|ma|tor|rhe|a [ˌhiːmətəʊ'rɪə, ˌhiːm-] *noun* **1.** massive Blutung *f*, Massenblutung *f*, Blutsturz *m*, Hämatorrhö *f* **2.** Bluthusten *nt*, -spucken *nt*, Hämoptoe *f*, Hämoptyse *f*, Hämoptysis *f*

he|ma|to|sal|pinx [ˌhiːmətəʊ'sælpɪŋks] *noun* Hämatosalpinx *f*

he|ma|tos|che|o|cele [ˌhiːmə'tɑskɪəsiːl] *noun* Hämatoscheozele *f*

he|ma|to|sep|sis [ˌhiːmətəʊ'sepsɪs] *noun* (Hämato-)Sepsis *f*, Septikämie *f*

he|ma|to|sep|tic [ˌhiːmətəʊ'septɪk] *adj* Hämatosepsis betreffend, hämatoseptisch

he|ma|to|sis [ˌhiːmətəʊ'təʊsɪs] *noun* **1.** → *hemopoiesis* **2.** Arterialisation *f*

he|ma|to|spec|tro|pho|tom|e|ter [ˌhiːmətəʊˌspektrəfəʊ'tɑmɪtər] *noun* Hämatospektrophotometer *nt*, Hämatospektrofotometer *nt*, Hämospektrophotometer *nt*, Hämospektrofotometer *nt*

he|ma|to|spec|tros|co|py [ˌhiːmətəʊspek'trɑskəpɪ] *noun* Hämatospektroskopie *f*, Hämospektroskopie *f*

he|ma|to|sper|mat|o|cele [ˌhiːmətəʊspɜr'mætəsiːl] *noun* Hämatospermatozele *f*

he|ma|to|sper|mia [ˌhiːmətəʊ'spɜrmɪə] *noun* Hämospermie *f*

he|ma|to|stat|ic [ˌhiːmətəʊ'stætɪk] **I** *noun* Blutstillungsmittel *nt*, blutstillendes Mittel *nt*, Hämostatikum *nt*, Hämostyptikum *nt* **II** *adj* **1.** Hämostase betreffend, blutstillend, blutungsstillend, hämostatisch, hämostyptisch **2.** Blutstauung/Hämostase betreffend, hämatostatisch

he|ma|tos|te|on [ˌhiːmə'tɑstɪɑn] *noun* (*Knochen*) Markhöhlenblutung *f*, Markhöhleneinblutung *f*, Haematosteon *nt*

he|ma|to|ther|a|py [ˌhiːmətəʊ'θerəpɪ] *noun* → *hemotherapy*

he|ma|to|tho|rax [ˌhiːmətəʊ'θɔːræks] *noun* → *hemothorax*

he|ma|to|tox|ic [ˌhiːmətəʊ'tɑksɪk] *adj* Blutzellen schädigend, hämatotoxisch, hämotoxisch

he|ma|to|tox|i|co|sis [hiːmətəʊˌtɑksɪ'kəʊsɪs] *noun* Hämatotoxikose *f*

he|ma|to|tox|in [ˌhiːmətəʊ'tɑksɪn] *noun* Hämotoxin *nt*

he|ma|to|trop|ic [ˌhiːmətəʊ'trɑpɪk] *adj* mit besondere Affinität zu Blut oder Blutzellen, hämatotrop, hämotrop

he|ma|to|tym|pa|num [ˌhiːmətəʊ'tɪmpənəm] *noun* → *hemotympanum*

he|ma|tox|ic [hiːmə'tɑksɪk] *adj* Blutzellen schädigend, hämatotoxisch, hämotoxisch

he|ma|tox|in [hiːmə'tɑksɪn] *noun* Hämotoxin *nt*

he|ma|tox|y|lin [ˌhiːmətəʊ'tɑksəlɪn] *noun* Hämatoxylin *nt*
alum hematoxylin Hämalaun *nt*

hematoxylin-eosin *noun* Hämatoxylin-Eosin *nt*

he|ma|to|zo|al [ˌhiːmətəʊ'zəʊəl] *adj* Blutparasiten betreffend, Blutparasiten-

he|ma|to|zo|on [ˌhiːmətəʊ'zəʊɑn] *noun* → *hemozoon*

hem|a|tu|re|sis [ˌhiːmətjə'riːsɪs] *noun* → *hematuria*

hem|a|tu|ria [ˌhiːmə't(j)ʊərɪə] *noun* Blutharnen *nt*, Blutausscheidung *f* im Harn, Hämaturie *f*, Haematuria *f*
endemic hematuria Urogenitalbilharziose *f*, (Harn-) Blasenbilharziose *f*, Schistosomiasis urogenitalis
false hematuria Pseudohämaturie *f*, falsche Hämaturie *f*
gross hematuria makroskopische Hämaturie *f*, Makrohämaturie *f*
macroscopic hematuria Makrohämaturie *f*, makroskopische Hämaturie *f*
march hematuria Marschhämaturie *f*
microscopic hematuria Mikrohämaturie *f*, mikroskopische Hämaturie *f*

heme [hiːm] *noun* **1.** Häm *nt*, Protohäm *nt* **2.** Protohäm IX *nt*

hem|en|do|the|li|o|ma [ˌhemendəʊˌθiːlɪ'əʊmə] *noun* → *hemangioendothelioma*

He|men|te|ria [ˌhiːmən'tɪərɪə] *noun* Haementeria *f*

hem|er|a|lo|pia [ˌhemərə'ləʊpɪə] *noun* Tagblindheit *f*, Nykteralopie *f*, Nyktalopie *f*

hemi- *präf.* Halb-, Hemi-

hem|i|a|chro|ma|top|si|a [ˌhemɪəˌkrəʊmə'tɑpsɪə] *noun* Hemiachromatopsie *f*

hem|i|al|bu|mose [hemɪ'ælbjəməʊs] *noun* Hemialbumin *nt*, Hemialbumose *f*

hem|i|al|gia [ˌhemɪ'ældʒ(ɪ)ə] *noun* Halbseitenschmerz *m*, Hemialgie *f*

hem|i|am|bly|o|pia [ˌhemɪˌæmblɪ'əʊpɪə] *noun* Hemianopsie *f*

hem|i|an|a|cu|sia [ˌhemɪænə'kjuːzɪə] *noun* einseitige Taubheit *f*, Hemianakusis *f*

hem|i|an|en|ceph|a|ly [ˌhemɪˌænən'sefəlɪ] *noun* halbseitiger Hirnmangel *m*, Hemianenzephalie *f*

hem|i|an|es|the|sia [ˌhemɪænəs'θiːʒə] *noun* Hemianästhesie *f*

hem|i|a|no|pia [ˌhemɪə'nəʊpɪə] *noun* Hemianopsie *f*

hem|i|a|no|pic [ˌhemɪə'nɑpɪk] *adj* Hemianop(s)ie betreffend, hemianoptisch, hemianoptisch

hem|i|a|nop|sia [ˌhemɪə'nɑpsɪə] *noun* Hemianopsie *f*
color hemianopsia Farbenhemianopsie *f*, Hemiachromatopsie *f*, Hemichromatopsia *f*
quadrant hemianopsia Quadrantenanopsie *f*
quadrantic hemianopsia Quadrantenanopsie *f*

hem|i|a|nop|tic [ˌhemɪə'nɑptɪk] *adj* Hemianop(s)ie betreffend, hemianoptisch, hemianoptisch

hem|i|an|os|mia [ˌhemɪə'nɑzmɪə] *noun* halbseitige/einseitige Anosmie *f*, Hemianosmie *f*

hem|i|a|pla|sia [ˌhemɪə'pleɪʒ(ɪ)ə] *noun* halbseitige/einseitige Aplasie *f*, Hemiaplasie *f*

hem|i|ar|thro|plas|ty [ˌhemɪ'ɑːrθrəplæstɪ] *noun* Hemiarthroplastik *f*, Hemiprothese *f*
hip hemiarthroplasty Hüftkopfprothese *f*

hem|i|a|tax|ia [ˌhemɪə'tæksɪə] *noun* Hemiataxie *f*

hem|i|ath|e|to|sis [ˌhemɪæθə'təʊsɪs] *noun* halbseitige/einseitige Athetose *f*, Hemiathetose *f*

hem|i|at|ro|phy [ˌhemɪ'ætrəfɪ] *noun* halbseitige/einseitige Atrophie *f*, Hemiatrophie *f*, Hemiatrophia *f*

hem|i|block ['hemiblɑk] *noun* Hemiblock *m*

he|mic ['hiːmɪk, 'hem-] *adj* Blut betreffend, Blut-, Häma-, Hämat(o)-, Häm(o)-

hem|i|car|dia [ˌhemɪ'kɑːrdɪə] *noun* Hemikardie *f*, Hemicardia *f*

hem|i|ceph|a|lal|gia [ˌhemɪˌsefə'lældʒ(ɪ)ə] *noun* Halbseitenkopfschmerz *m*, halbseitiger/einseitiger Kopfschmerz *m*, Hemikranie *f*, Hemicrania *f*

hem|i|ce|pha|lia [ˌhemɪsɪ'feɪlɪə] *noun* partielle Anenze-

H

phalie *f*, Hemizephalie *f*, -kephalie *f*, Hemicephalia *f*
hem|i|ce|re|brum [ˌhemɪsəˈriːbrəm, -ˈserə-] *noun* (Groß-)Hirnhemisphäre *f*, Hemispherium cerebri
hem|i|cho|rea [ˌhemɪkəˈrɪə] *noun* Hemichorea *f*
hem|i|chro|ma|top|sia [ˌhemɪkrəʊməˈtɑpsɪə] *noun* Hemiachromatopsie *f*
hem|i|col|lec|to|my [ˌhemɪkəˈlektəmɪ] *noun* Hemikolektomie *f*
hem|i|cor|ti|cec|to|my [ˌhemɪˌkɔːrtɪˈsektəmɪ] *noun* Hemikortikektomie *f*
hem|i|cra|nia [ˌhemɪˈkreɪnɪə] *noun* Hemikranie *f*
hem|i|cra|ni|ec|to|my [ˌhemɪˌkreɪnɪˈektəmɪ] *noun* Hemikraniektomie *f*, Hemikraniotomie *f*
hem|i|cra|ni|o|sis [ˌhemɪˌkreɪnɪˈəʊsɪs] *noun* Hemikraniose *f*
hem|i|di|a|pho|re|sis [ˌhemɪˌdaɪəfəˈriːsɪs] *noun* **1.** Hemihidrose *f*, Hemihidrosis *f*, Hemidrosis *f* **2.** halbseitige/einseitige Hyperhidrose *f*, Hemihyperhidrose *f*, -hidrosis *f*
hem|i|dro|sis [ˌhemɪˈdrəʊsɪs] *noun* **1.** Blutschweiß *m*, Blutschwitzen *nt*, Hämat(h)idrosis *f*, Hämhidrose *f*, Häm(h)idrosis *f* **2.** Hemihidrose *f*, Hemihidrosis *f*, Hemidrosis *f*
hem|i|dys|tro|phy [ˌhemɪˈdɪstrəfɪ] *noun* halbseitige/einseitige Dystrophie *f*, Hemidystrophie *f*
hem|i|ec|tro|me|lia [ˌhemɪˌektrəʊˈmiːlɪə] *noun* halbseitige/einseitige Ektromelie *f*, Hemiektromelie *f*
hem|i|ep|i|lep|sy [ˌhemɪˈepɪlepsɪ] *noun* halbseitige/einseitige Epilepsie *f*, Hemiepilepsie *f*
hem|i|fa|cial [ˌhemɪˈfeɪʃl] *adj* nur eine Gesichtshälfte betreffend, hemifazial
hem|i|gas|trec|to|my [ˌhemɪgæsˈtrektəmɪ] *noun* Hemigastrektomie *f*
hem|i|gi|gan|tism [ˌhemɪdʒaɪˈgæntɪzəm, -dʒɪ-] *noun* Halbseitenriesenwuchs *m*, Hemigigantismus *m*
hem|i|glos|sal [ˌhemɪˈglɑsl] *adj* nur eine Zungenhälfte betreffend, hemiglossal, hemilingual
hem|i|glos|sec|to|my [ˌhemɪglɑˈsektəmɪ] *noun* Hemiglossektomie *f*
hem|i|hep|a|tec|to|my [ˌhemɪˌhepəˈtektəmɪ] *noun* Hemihepatektomie *f*
hem|i|hi|dro|sis [ˌhemɪhaɪˈdrəʊsɪs] *noun* Hemihidrose *f*, Hemihidrosis *f*, Hemidrosis *f*
hem|i|hi|drot|ic [ˌhemɪhaɪˈdrɑtɪk] *adj* Hemihidrose betreffend, hemihidrotisch
hem|i|hy|per|es|the|sia [ˌhemɪˌhaɪpəresˈθiːʒ(ɪ)ə] *noun* halbseitige/einseitige Hyperästhesie *f*, Hemihyperästhesie *f*
hem|i|hy|per|hi|dro|sis [ˌhemɪˌhaɪpərhaɪˈdrəʊsɪs] *noun* halbseitige/einseitige Hyperhidrose *f*, Hemihyperhidrose *f*, -hidrosis *f*
hem|i|hy|per|pla|sia [ˌhemɪˌhaɪpərˈpleɪʒ(ɪ)ə] *noun* halbseitige/einseitige Hyperplasie *f*, Hemihyperplasie *f*
hem|i|hy|per|tro|phy [ˌhemɪhaɪˈpɜrtrəfɪ] *noun* halbseitige/einseitige Hypertrophie *f*, Hemihypertrophie *f*, Curtius-Syndrom *nt*
hem|i|hyp|es|the|sia [ˌhemɪˌhaɪpesˈθiːʒ(ɪ)ə] *noun* einseitige/halbseitige Hyp(o)ästhesie *f*, Hemihypästhesie *f*
hem|i|hy|po|es|the|sia [ˌhemɪˌhaɪpəesˈθiːʒ(ɪ)ə] *noun* einseitige/halbseitige Hypästhesie *f*, Hemihypästhesie *f*
hem|i|hy|po|pla|sia [ˌhemɪˌhaɪpəˈpleɪʒ(ɪ)ə] *noun* einseitige/halbseitige Hypoplasie *f*, Hemihypoplasie *f*
hem|i|hy|po|to|nia [ˌhemɪˌhaɪpəˈtəʊnɪə] *noun* halbseitige/einseitige Hypotonie *f*, Hemihypotonie *f*
hem|i|lam|i|nec|to|my [ˌhemɪlæmɪˈnektəmɪ] *noun* Hemilaminektomie *f*
hem|i|lar|yn|gec|to|my [ˌhemɪˌlærɪnˈdʒektəmɪ] *noun* Hemilaryngektomie *f*
hem|i|lat|er|al [ˌhemɪˈlætərəl] *adj* nur eine Seite betreffend, hemilateral, einseitig, halbseitig, semilateral; nur eine Körperhälfte betreffend, semilateral
hem|i|man|dib|u|lec|to|my [ˌhemɪmændɪbjəˈlektəmɪ] *noun* Hemimandibulektomie *f*
hem|i|max|il|lec|to|my [ˌhemɪmaksɪˈlektəmɪ] *noun* Hemimaxillektomie *f*
hem|i|me|lia [ˌhemɪˈmiːlɪə, -jə] *noun* Hemimelie *f*
he|min [ˈhiːmɪn] *noun* **1.** Hämin *nt* **2.** Teichmann-Kristalle *pl*, salzsaures Hämin *nt*, Hämin(kristalle *pl*) *nt*, Chlorhämin(kristalle *pl*) *nt*, Chlorhämatin *nt*
hem|i|ne|phrec|to|my [ˌhemɪnɪˈfrektəmɪ] *noun* Heminephrektomie *f*
hem|i|neph|ro|u|re|ter|ec|to|my [ˌhemɪˌnefrəjʊəˌriːtəˈrektəmɪ] *noun* Heminephroureterektomie *f*
hem|i|pa|ral|y|sis [ˌhemɪpəˈrælɪsɪs] *noun* Halbseitenlähmung *f*, Hemiplegie *f*
hem|i|par|a|site [hemɪˈpærəsaɪt] *noun* Halbschmarotzer *m*, Halbparasit *m*, Hemiparasit *m*
hem|i|pa|re|sis [ˌhemɪpəˈriːsɪs] *noun* Hemiparese *f*
hem|i|pa|ret|ic [ˌhemɪpəˈretɪk] *adj* Hemiparese betreffend, hemiparetisch
hem|i|par|kin|son|ism [ˌhemɪˈpɑːrkɪnsənɪzəm] *noun* Hemiparkinsonismus *m*
hem|i|pel|vec|to|my [ˌhemɪpelˈvektəmɪ] *noun* Hemipelvektomie *f*
hem|i|pha|lan|gec|to|my [ˌhemɪˌfælənˈdʒektəmɪ] *noun* Hemiphalangektomie *f*
hem|i|ple|gia [ˌhemɪˈpliːdʒ(ɪ)ə] *noun* (vollständige) Halbseitenlähmung *f*, Hemiplegie *f*, Hemiplegia *f*
alternating hemiplegia gekreuzte Hemiplegie *f*, Hemiplegia alternans/cruciata
crossed hemiplegia gekreuzte Hemiplegie *f*, Hemiplegia alternans/cruciata
double hemiplegia Diplegie *f*
Gubler's hemiplegia Gubler-Hemiplegie *f*, Millard-Gubler-Syndrom *nt*, Hemiplegia alternans facialis
Wernicke-Mann hemiplegia Hemiplegie *f* Typ Wernicke-Mann, Wernicke-Prädilektionsparese *f*
hem|i|ple|gic [ˌhemɪˈpliːdʒɪk] *adj* Hemiplegie betreffend, hemiplegisch
hem|i|py|lor|ec|to|my [ˌhemɪpaɪlɔːrˈektəmɪ] *noun* Hemipylorektomie *f*
hem|i|py|o|ne|phro|sis [ˌhemɪˌpaɪənɪˈfrəʊsɪs] *noun* Hemipyonephrose *f*
hem|i|rha|chis|chi|sis [ˌhemɪrəˈkɪskəsɪs] *noun* Hemirhachischisis *f*
hem|i|sphere [ˈhemɪsfɪər] *noun* Hemisphäre *f*, Halbkugel *f*; (*anatom.*) Hemispherium *nt*
cerebellar hemisphere Kleinhirnhälfte *f*, -hemisphäre *f*, Hemispherium cerebelli
cerebral hemisphere Großhirnhälfte *f*, -hemisphäre *f*, Endhirnhälfte *f*, -hemisphäre *f*, Hemispherium cerebri
hem|i|spher|ec|tomy [ˌhemɪsfɪərˈektəmɪ] *noun* Hemisphärektomie *f*
He|mis|po|ra stellata [heˈmɪspərə] Hemispora stellata *f*
hem|i|spo|ro|sis [ˌhemɪspəˈrəʊsɪs] *noun* Hemisporose *f*
hem|i|stru|mec|to|my [ˌhemɪstruːˈmektəmɪ] *noun* Hemistrumektomie *f*
hem|i|sys|to|le [ˌhemɪˈsɪstəlɪ] *noun* Halbseitenkontraktion *f*, Hemisystolie *f*
hem|i|thy|roid|ec|to|my [ˌhemɪˌθaɪrɔɪˈdektəmɪ] *noun* Hemithyreoidektomie *f*
hem|i|zy|gos|i|ty [ˌhemɪzaɪˈgɑsətɪ] *noun* Hemizygotie *f*
hem|i|zy|gous [ˌhemɪˈzaɪgəs] *adj* mit nur einem Gen, hemizygot
hemo- *präf.* Blut-, Häma-, Hämato-, Häm(o)-
he|mo|ag|glu|ti|na|tion [ˌhiːməʊəˌgluːtəˈneɪʃn, ˌhem-] *noun* →*hemagglutination*
he|mo|bil|ia [ˌhiːməʊˈbɪlɪə] *noun* Hämobilie *f*, Hämatobilie *f*
he|mo|blast [ˈhiːməʊblæst] *noun* →*hemocytoblast*
he|mo|blas|to|sis [ˌhiːməblæsˈtəʊsɪs] *noun* Hämoblastose *f*
he|mo|chro|ma|to|sis [hiːməʊˌkrəʊməˈtəʊsɪs] *noun* Eisenspeicherkrankheit *f*, Hämochromatose *f*, Sidero-

philie *f*, Bronzediabetes *m*

he|mo|chrome ['hiːməʊkrəʊm] *noun* Hämochrom *nt*, Hämochromogen *nt*

he|mo|chro|mo|gen [hiːməʊ'krəʊmədʒən] *noun* Hämochrom *nt*, Hämochromogen *nt*

he|mo|cla|sia [hiːməʊ'kleɪʒ(ɪ)ə] *noun* **1.** Hämoklasie *f* **2.** Erythroklasie *f*

he|mo|con|cen|tra|tion [ˌhiːməʊˌkɑnsən'treɪʃn] *noun* Bluteindickung *f*, Hämokonzentration *f*

he|mo|con|ges|tion [ˌhiːməʊkən'dʒestʃn] *noun* Blutstauung *f*

he|mo|co|nia [ˌhiːməʊ'kəʊnɪə] *plural* Blutstäubchen *pl*, Hämokonien *pl*, -konia *pl*

he|mo|co|ni|o|sis [hiːməʊˌkəʊnɪ'əʊsɪs] *noun* Hämokoniose *f*

he|mo|cry|os|co|py [ˌhiːməʊkraɪ'ɑskəpɪ] *noun* Gefrierpunktbestimmung *f* des Blutes, Hämokryoskopie *f*

he|mo|cul|ture ['hiːməʊkʌltʃər] *noun* Blutkultur *f*

he|mo|cu|pre|in [ˌhiːməʊ'kjuːprɪˌɪn] *noun* Hämocuprein *nt*, Erythrocuprein *nt*, Superoxiddismutase *f*

he|mo|cy|a|nin [hiːməʊ'saɪənɪn] *noun* Hämocyanin *nt*

he|mo|cyte ['hiːməʊsaɪt] *noun* Blutzelle *f*, Hämozyt *m*

he|mo|cy|to|blast [ˌhiːməʊ'saɪtəblæst] *noun* (Blut-) Stammzelle *f*, Hämozytoblast *m*

he|mo|cy|to|ly|sis [ˌhiːməʊsaɪ'tɑlɪsɪs] *noun* →*hemolysis*

he|mo|cy|tom|e|ter [ˌhiːməʊsaɪ'tɑmɪtər] *noun* Zählkammer *f*, Hämozytometer *nt*

Thoma-Zeiss hemocytometer Abbé-Zählkammer *f*, Thoma-Zeiss-Kammer *f*

he|mo|cy|tom|e|try [ˌhiːməʊsaɪ'tɑmətrɪ] *noun* Hämozytometrie *f*

he|mo|cy|to|poi|e|sis [ˌhiːməʊˌsaɪtəpɔɪ'iːsɪs] *noun* →*hemopoiesis*

he|mo|cy|to|trip|sis [hiːməʊˌsaɪtə'trɪpsɪs] *noun* druckbedingte Hämolyse *f*, traumatische Hämolyse *f*

he|mo|cy|to|zo|on [hiːməʊˌsaɪtə'zəʊɑn] *noun*, *plural* **hemo|cy|to|zoa** [hiːməʊˌsaɪtə'zəʊə] einzelliger Blutparasit *m*, Hämozytozoon *nt*

he|mo|di|ag|no|sis [ˌhiːməʊdaɪəg'nəʊsɪs] *noun* Hämodiagnostik *f*

he|mo|di|al|y|sis [ˌhiːməʊdaɪ'ælɪsɪs] *noun* Blutwäsche *f*, Hämodialyse *f*; extrakorporale Dialyse *f*

he|mo|di|a|lyz|er [hiːməʊ'daɪəlaɪzər] *noun* Hämodialysator *m*, künstliche Niere *f*

he|mo|di|lu|tion [ˌhiːməʊdɪ'l(j)uːʃn] *noun* Blutverdünnung *f*, Hämodilution *f*

he|mo|drom|o|graph [hiːməʊ'drɑməgræf] *noun* Hämodromograph *m*, Hämodromograf *m*

he|mo|dro|mom|e|ter [ˌhiːməʊdrə'mɑmɪtər] *noun* Hämodromometer *nt*

he|mo|dy|nam|ic [ˌhiːməʊdaɪ'næmɪk] *adj* Hämodynamik betreffend, hämodynamisch

he|mo|dy|nam|ics [ˌhiːməʊdaɪ'næmɪks] *plural* Hämodynamik *f*

he|mo|dy|na|mom|e|ter [hiːməʊˌdaɪnə'mɑmɪtər] *noun* Blutdruckmessgerät *nt*, Blutdruckapparat *m*

he|mo|dy|na|mom|e|try [hiːməʊˌdaɪnə'mɑmətrɪ] *noun* Blutdruckmessung *f*

he|mo|dys|cra|sia [ˌhiːməʊdɪs'kreɪʒ(ɪ)ə] *noun* Hämatodyskrasie *f*, Hämodyskrasie *f*

he|mo|dys|tro|phy [hiːməʊ'dɪstrəfɪ] *noun* Hämodystrophie *f*

he|mo|fil|tra|tion [ˌhiːməʊfɪl'treɪʃn] *noun* Hämofiltration *f*

he|mo|flag|el|late [hiːməʊ'flædʒəlɪt] *noun* Blutflagellat *m*

he|mo|fus|cin [hiːməʊ'fjuːsɪn] *noun* Hämofuscin *nt*, Hämofuszin *nt*

he|mo|gen|e|sis [ˌhiːməʊ'dʒenəsɪs] *noun* →*hemopoiesis*

he|mo|gen|ic [ˌhiːməʊ'dʒenɪk] *adj* **1.** →*hematogenous* **2.** →*hemopoietic II*

he|mo|glo|bin ['hiːməʊgləʊbɪn] *noun* Blutfarbstoff *m*, Hämoglobin *nt*

hemoglobin A Erwachsenenhämoglobin *nt*, Hämoglobin A *nt*

bile pigment hemoglobin Choleglobin *nt*, Verdohämoglobin *nt*

carbon monoxide hemoglobin Carboxyhämoglobin *nt*, Kohlenmonoxidhämoglobin *nt*

deoxygenated hemoglobin reduziertes Hämoglobin *nt*, desoxygeniertes Hämoglobin *nt*, Desoxyhämoglobin *nt*

hemoglobin F fetales Hämoglobin *nt*, Hämoglobin F *nt*

fetal hemoglobin fetales Hämoglobin *nt*

glycosylated hemoglobin glykosyliertes Hämoglobin *nt*

green hemoglobin Choleglobin *nt*, Verdohämoglobin *nt*

hemoglobin Lepore Hämoglobin *nt* Lepore

mean cell hemoglobin Färbekoeffizient *m*, mean corpuscular hemoglobin *nt*

mean corpuscular hemoglobin Färbekoeffizient *m*, mean corpuscular hemoglobin *nt*

oxidized hemoglobin oxygeniertes Hämoglobin *nt*, Oxyhämoglobin *nt*

oxygenated hemoglobin oxygeniertes Hämoglobin *nt*, Oxyhämoglobin *nt*

reduced hemoglobin reduziertes/desoxygeniertes Hämoglobin *nt*, Desoxyhämoglobin *nt*

hemoglobin S Sichelzellhämoglobin *nt*, Hämoglobin S *nt*

sickle-cell hemoglobin Sichelzellhämoglobin *nt*, Hämoglobin S *nt*

he|mo|glo|bi|ne|mia [hiːməʊˌgləʊbɪ'niːmɪə] *noun* Hämoglobinämie *f*

he|mo|glo|bi|no|cho|lia [hiːməʊˌgləʊbɪnə'kəʊlɪə] *noun* Hämoglobinocholie *f*

he|mo|glo|bi|nol|y|sis [ˌhiːməʊgləʊbɪ'nɑlɪsɪs] *noun* Hämoglobinabbau *m*, -spaltung *f*, Hämoglobinolyse *f*

he|mo|glo|bi|nom|e|ter [hiːməʊˌgləʊbɪ'nɑmɪtər] *noun* Hämoglobinometer *nt*

he|mo|glo|bi|nom|e|try [hiːməʊˌgləʊbɪ'nɑmətrɪ] *noun* Hämoglobinometrie *f*

he|mo|glo|bi|nop|a|thy [hiːməʊˌgləʊbɪ'nɑpəθɪ] *noun* Hämoglobinopathie *f*

he|mo|glo|bi|nu|ria [ˌhiːməʊˌgləʊbɪ'n(j)ʊərɪə] *noun* Hämoglobinausscheidung *f* im Harn, Hämoglobinurie *f*, Haemoglobinuria *f*

malarial hemoglobinuria Schwarzwasserfieber *nt*, Febris biliosa et haemoglobinurica

march hemoglobinuria Marschhämoglobinurie *f*

paroxysmal nocturnal hemoglobinuria Marchiafava-Micheli-Anämie *f*, paroxysmale nächtliche Hämoglobinurie *f*

he|mo|glo|bi|nu|ric [hiːməʊˌgləʊbɪ'n(j)ʊərɪk] *adj* Hämoglobinurie betreffend, hämoglobinurisch

he|mo|gram ['hiːməʊgræm] *noun* Hämogramm *nt*; Differentialblutbild *nt*

he|mo|his|ti|o|blast [hiːməʊ'hɪstɪəblæst] *noun* Ferrata-Zelle *f*, Hämohistioblast *m*

he|mo|ki|ne|sis [ˌhiːməʊkɪ'niːsɪs] *noun* Blutfluss *m*, -zirkulation *f*, Hämokinese *f*

he|mo|ki|net|ic [ˌhiːməʊkɪ'netɪk] *adj* den Blutfluss betreffend oder fördernd, hämokinetisch

he|mo|ki|nin [hiːməʊ'kaɪnɪn] *noun* Hämokinin *nt*

he|mo|lith ['hiːməʊlɪθ] *noun* Gefäßstein *m*, Angiolith *m*, Hämolith *m*

he|mol|o|gy [hɪ'mɑlədʒɪ] *noun* →*hematology*

he|mo|lymph ['hiːməʊlɪmf, 'hem-] *noun* Hämolymphe *f*

he|mo|lymph|an|gi|o|ma [ˌhiːməʊlɪmˌfændʒɪ'əʊmə] *noun* Hämatolymphangiom *nt*, Hämolymphangiom *nt*

he|mo|ly|sate [hɪ'mɑləseɪt] *noun* Hämolysat *nt*

he|mo|ly|sin [hɪ'mɑləsɪn] *noun* **1.** hämolyseverursachendes Toxin *nt*, Hämolysegift *nt*, Hämolysin *nt* **2.** hämolyseauslösender Antikörper *m*, Hämolysin *nt*

cold hemolysin Kältehämolysin *nt*; Donath-Landsteiner-Antikörper *m*

he|mo|ly|sis [hɪ'mɑlɪsɪs] *noun* Erythrozytenauflösung *f*, -zerstörung *f*, -abbau *m*, Hämolyse *f*, Hämatozytolyse *f*

α-hemolysis Alphahämolyse *f*
β-hemolysis Betahämolyse *f*
colloid osmotic hemolysis kolloidosmotische Hämolyse *f*
conditioned hemolysis Immunhämolyse *f*
γ-hemolysis γ-Hämolyse *f*, Gammahämolyse *f*
gamma hemolysis γ-Hämolyse *f*, Gammahämolyse *f*
immune hemolysis Immunhämolyse *f*
osmotic hemolysis (kolloid-)osmotische Hämolyse *f*

he|mo|lyt|ic [ˌhiːməʊ'lɪtɪk, ˌhem-] *adj* Hämolyse betreffend, Hämolyse auslösend, hämolytisch
α-hemolytic alphahämolytisch, α-hämolytisch
β-hemolytic beta-hämolytisch, β-hämolytisch oxygeniertes Hämoglobin *nt*, Oxyhämoglobin *nt*
γ-hemolytic nicht-hämolytisch, nicht-hämolysierend, gamma-hämolytisch, γ-hämolytisch

he|mo|me|di|as|ti|num [ˌhiːməʊˌmɪdɪə'staɪnəm] *noun* Hämomediastinum *nt*

he|mom|e|ter [hɪ'mɑmɪtər] *noun* Hämoglobinometer *nt*

he|mo|me|tra [ˌhiːməʊ'miːtrə, ˌhem-] *noun* Hämatometra *f*

he|mo|ne|phro|sis [ˌhiːməʊnɪ'frəʊsɪs] *noun* Hämatonephrose *f*, Hämatopelvis *f*

he|mo|pa|thol|o|gy [ˌhiːməʊpə'θɑlədʒɪ] *noun* Hämopathologie *f*

he|mop|a|thy [hɪ'mɑpəθɪ] *noun* Erkrankung *f* des Blutes oder der blutbildenden Gewebe, Hämopathie *f*

he|mo|per|i|car|di|um ['hiːməʊˌperɪ'kɑːrdɪəm, ˌhemə-] *noun* Hämoperikard *nt*

he|mo|per|i|to|ne|um [ˌhiːməʊˌperɪtə'niːm] *noun* Hämoperitoneum *nt*

he|mo|phage ['hiːməʊfeɪdʒ] *noun* Hämophagozyt *m*, Hämophage *m*

he|mo|phag|o|cyte [ˌhiːməʊ'fægəsaɪt] *noun* Hämophagozyt *m*, Hämophage *m*

he|mo|phag|o|cy|to|sis [hiːməʊˌfægəsaɪ'təʊsɪs] *noun* Hämophagozytose *f*, Hämozytophagie *f*

he|mo|phile ['hiːməʊfaɪl] *adj* blutliebend, hämophil

he|mo|phil|ia [hiːməʊ'fɪlɪə] *noun* Bluterkrankheit *f*, Hämophilie *f*, Haemophilia *f*
hemophilia A klassische Hämophilie *f*, Hämophilie A *f*, Faktor-VIII-Mangel *m*, Haemophilia vera
hemophilia B Hämophilie B *f*, Faktor-IX-Mangel *m*, Faktor-IX-Mangelkrankheit *f*, Christmas-Krankheit *f*
hemophilia C Faktor XI-Mangel, PTA-Mangel *m*
classical hemophilia → *hemophilia A*
vascular hemophilia von Willebrand-Jürgens-Syndrom *nt*, konstitutionelle Thrombopathie *f*, hereditäre Pseudohämophilie *f*, vaskuläre Pseudohämophilie *f*, Angiohämophilie *f*

he|mo|phil|i|ac [hiːməʊ'fɪlɪæk] *noun* Bluter *m*, Hämophiler *m*

he|mo|phil|ic [hiːməʊ'fɪlɪk] *adj* **1.** blutliebend, hämophil **2.** Hämophilie betreffend, von Hämophilie betroffen, hämophil, Bluter-

he|mo|pho|bia [ˌhiːməʊ'fəʊbɪə] *noun* krankhafte Angst *f* vor Blut, Hämo-, Hämatophobie *f*

he|moph|thal|mus [ˌhɪmɑf'θælməs] *noun* Bluterguss *m* ins Auge, Hämophthalmus *m*

he|mo|pi|e|zom|e|ter [hiːməʊˌpaɪə'zɑmɪtər] *noun* Blutdruckmessgerät *nt*, Blutdruckapparat *m*

he|mo|plas|tic [hiːməʊ'plæstɪk] *adj* blutbildend, hämatoplastisch

he|mo|pleu|ra [ˌhiːməʊ'plʊərə] *noun* Hämatothorax *m*

he|mo|pneu|mo|per|i|car|di|um [ˌhiːməʊˌn(j)uːməˌperɪ'kɑːrdɪəm] *noun* Hämopneumoperikard *nt*

he|mo|pneu|mo|tho|rax [ˌhiːməʊˌn(j)uːmə'θɔːræks] *noun* Hämatopneumothorax *m*

he|mo|poi|e|sic [ˌhiːməʊpɔɪ'iːsɪk] *adj* Blutbildung/Hämopoese betreffend, die Hämopoese anregend, blutbildend, hämopoetisch, hämatopoetisch, hämatopoietisch, hämopoietisch

he|mo|poi|e|sis [ˌhiːməʊpɔɪ'iːsɪs] *noun* Blutbildung *f*, Hämatopo(i)ese *f*, Hämopo(i)ese *f*
extramedullary hemopoiesis extramedulläre Blutbildung *f*
medullary hemopoiesis medulläre/myelopoetische Blutbildung *f*
myelopoietic hemopoiesis medulläre/myelopoetische Blutbildung *f*

he|mo|poi|et|ic [ˌhiːməʊpɔɪ'etɪk] **I** *noun* hämopoeseförderndes Mittel *nt* **II** *adj* die Blut(zell)bildung betreffend oder anregend, hämopoetisch

he|mo|poi|e|tin [ˌhiːməʊ'pɔɪətɪn] *noun* erythropoetischer Faktor *m*, Erythropo(i)etin *nt*, Hämato-, Hämopo(i)etin *nt*

he|mo|pre|cip|i|tin [ˌhiːməʊprɪ'sɪpətɪn] *noun* Hämopräzipitin *nt*

he|mo|proc|tia [ˌhiːməʊ'prɑkʃɪə] *noun* Rektum-, Mastdarmblutung *f*, rektale Blutung *f*

he|mo|pro|tein [ˌhiːməʊ'prəʊtiːɪn, -tiːn] *noun* Hämoprotein *nt*

he|mop|so|nin [ˌhɪmɑp'səʊnɪn] *noun* Hämopsonin *nt*

he|mop|ty|sis [hɪ'mɑptəsɪs] *noun* Bluthusten *nt*, Blutspucken *nt*, Hämoptoe *f*, Hämoptyse *f*, Hämoptysis *f*

hem|or|rha|chis [hɪ'mɑrəkɪs] *noun* **1.** Rückenmarks(ein)blutung *f*, Hämatomyelie *f* **2.** spinale Meningealapoplexie *f*, Hämatorrhachis *f*, Apoplexia spinalis

hem|or|rhage ['hem(ə)rɪdʒ] **I** *noun* Blutung *f*, Einblutung *f*, Hämorrhagie *f*, Haemorrhagia *f* **II** *v* (schwach) bluten, sickern
accidental hemorrhage Plazentalösung *f*, Abruptio placentae
arterial hemorrhage arterielle Blutung *f*
brain hemorrhage Hirnblutung *f*
bronchial hemorrhage Bluthusten *nt*, Blutspucken *nt*, Hämoptoe *f*, Hämoptyse *f*, Hämoptysis *f*
cerebral hemorrhage Enzephalorrhagie *f*, Hirnblutung *f*
cerebral toxic pericapillary hemorrhage Purpura cerebri
concealed hemorrhage innere Blutung *f*
conjunctival hemorrhage Bindehautblutung *f*
epidural hemorrhage epidurale Blutung *f*
external hemorrhage äußere Blutung *f*
extradural hemorrhage epidurale Blutung *f*
eyeglass hemorrhage Monokelhämatom *nt*
fetomaternal hemorrhage fetomaternale Transfusion *f*
gastrointestinal hemorrhage gastrointestinale Blutung *f*, Magen-Darm-Blutung *f*
intestinal hemorrhage Darmblutung *f*
intramedullary hemorrhage Rückenmarks(ein)blutung *f*, Hämatomyelie *f*
intraventricular hemorrhage Ventrikelblutung *f*
massive hemorrhage Massenblutung *f*
nasal hemorrhage Nasenbluten *nt*, Epistaxis *f*
petechial hemorrhage Punktblutung *f*, Petechie *f*
rectal hemorrhage rektale Blutung *f*, Rektum-, Mastdarmblutung *f*
subarachnoid hemorrhage Subarachnoidalblutung *f*, subarachnoidale Blutung *f*
subconjunctival hemorrhage Hyposphagma *nt*, subkonjunktivale Blutung *f*
suffocation hemorrhage Erstickungsblutung *f*
upper intestinal hemorrhage Magen-Darm-Blutung *f*, gastrointestinale Blutung *f*

hem|or|rhag|ic [ˌhemə'rædʒɪk] *adj* Blutung betreffend, durch Blutung gekennzeichnet, hämorrhagisch

hem|or|rhea [ˌhemə'rɪə] *noun* **1.** massive Blutung *f*, Massenblutung *f*, Blutsturz *m*, Hämatorrhö *f* **2.** Bluthusten *nt*, -spucken *nt*, Hämoptoe *f*, Hämoptyse *f*, Hämoptysis *f*

hem|or|rhe|ol|o|gy [ˌhiːməʊrɪ'ɑlədʒɪ] *noun* Hämorheologie *f*, Hämorrheologie *f*

hem|or|rhoi|dal [ˌhiːməʊ'rɔɪdl] *adj* Hämorrhoiden betreffend; hämorrhoidenähnlich, hämorrhoidal, hä-

morridal
hem|or|rhoid|ec|to|my [ˌheməɾɔɪˈdektəmɪ] *noun* Hämorrhoidenexzision *f*, Hämorrhoidektomie *f*
hem|or|rhoids [ˈhemərɔɪds] *plural* Hämorrhoiden *pl*
thrombosed hemorrhoids Hämorrhoidalthrombose *f*
he|mo|sal|pinx [ˌhiːməʊˈsælpɪŋks, ˌhem-] *noun* Hämatosalpinx *f*
he|mo|se|ro|tho|rax [hiːməʊsɪːrəˈθɔːræks] *noun* Hämatoserothorax *m*
he|mo|sid|er|in [hiːməʊˈsɪdərɪn] *noun* Hämosiderin *nt*
he|mo|sid|er|in|u|ria [ˌhiːməʊˌsɪdərɪnˈ(j)ʊərɪə] *noun* Hämosiderinurie *f*
he|mo|sid|er|o|sis [hiːməʊˌsɪdəˈrəʊsɪs] *noun* Hämosiderose *f*
cutaneous hemosiderosis Hämosiderosis cutis
idiopathic pulmonary hemosiderosis Ceelen-Gellerstedt-Syndrom *nt*, primäre Lungenhämosiderose *f*, idiopathische Lungenhämosiderose *f*
post-transfusion hemosiderosis Transfusionshämosiderose *f*, Transfusionssiderose *f*
primary pulmonary hemosiderosis Ceelen-Gellerstedt-Syndrom *nt*, primäre Lungenhämosiderose *f*, idiopathische Lungenhämosiderose *f*
pulmonary hemosiderosis Lungenhämosiderose *f*
transfusion hemosiderosis Transfusionshämosiderose *f*, Transfusionssiderose *f*
he|mo|sid|er|ot|ic [hiːməʊˌsɪdəˈrɑtik] *adj* Hämosiderose betreffend, hämosiderotisch
he|mo|sper|mia [ˌhiːməʊˈspɜrmɪə, ˌhem-] *noun* Hämospermie *f*
he|mos|ta|sis [hɪˈmɑstəsɪs, hiːməʊˈsteɪsɪs] *noun* **1.** Blutstillung *f*, Blutungsstillung *f*, Hämostase *f* **2.** Blutstauung *f*, Blutstockung *f*, Hämostase *f*, Stase *f*
he|mo|stat|ic [hiːməʊˈstætɪk] **I** *noun* Blutstillungsmittel *nt*, blutstillendes Mittel *nt*, Hämostatikum *nt*, Hämostyptikum *nt* **II** *adj* Hämostase betreffend, blutstillend, blutungsstillend, hämostatisch, hämostyptisch
he|mo|styp|tic [hiːməʊˈstɪptɪk] *adj* Hämostase betreffend, blut(ungs)stillend, hämostatisch, hämostyptisch, styptisch; adstringierend
he|mo|ta|chom|e|ter [ˌhiːməʊtæˈkɑmɪtər] *noun* Hämatotachometer *nt*, Hämotachometer *nt*
he|mo|ther|a|peu|tics [hiːməʊˌθerəˈpjuːtɪks] *plural* → *hemotherapy*
he|mo|ther|a|py [hiːməʊˈθerəpɪ] *noun* Bluttherapie *f*, Hämatotherapie *f*, Hämotherapie *f*; Transfusionstherapie *f*
he|mo|tho|rax [hiːməʊˈθɔːræks] *noun* Blutbrust *f*, Hämothorax *m*, Hämatothorax *m*
he|mo|tox|ic [hiːməʊˈtɑksɪk] *adj* Blutzellen schädigend, hämatotoxisch, hämotoxisch
he|mo|tox|in [hiːməʊˈtɑksɪn] *noun* Hämotoxin *nt*
he|mo|trop|ic [hiːməʊˈtrɑpɪk] *adj* mit besonderer Affinität zu Blut oder Blutzellen, hämotrop, hämatotrop
he|mo|tym|pa|num [hiːməʊˈtɪmpənəm] *noun* Bluterguss *m* in die Paukenhöhle, Hämotympanon *nt*, Hämatotympanon *nt*
he|mo|zo|ic [hiːməʊˈzəʊɪk] *adj* Blutparasiten betreffend, Blutparasiten-
he|mo|zo|on [hiːməʊˈzəʊɑn] *noun, plural* **-zoa** [hiːməʊˈzəʊə] (einzelliger/vielzelliger) Blutparasit *m*, Hämozoon *nt*
hen|na [ˈhenə] *noun* Henna *f/nt*, Lawsonia inermis
he|pad|na|vi|rus|es [həˌpædnəˈvaɪrəsəs] *plural* Hepadnaviridae *pl*
hep|a|rin [ˈhepərɪn] *noun* Heparin *nt*
hep|a|rin|ase [ˈhepərɪneɪz] *noun* Heparinase *f*, Heparinlyase *f*
hep|a|ri|ne|mia [ˌhepərɪˈniːmɪə] *noun* Heparinämie *f*
hep|a|rin|i|za|tion [ˌhepərɪnəˈzeɪʃn] *noun* Heparinisieren *nt*, Heparinisierung *f*
hep|a|rin|ize [ˈhepərɪnaɪz] *v* mit Heparin behandeln oder versetzen, heparinisieren
hepat- *präf.* Leber-, Hepat(o)-
hep|a|tal|gia [hepəˈtældʒ(ɪ)ə] *noun* Leberschmerz *m*, Hepatalgie *f*, Hepatodynie *f*
hep|a|ta|tro|phia [hepətəˈtrəʊfɪə] *noun* Leberatrophie *f*
hep|a|tat|ro|phy [hepəˈtætrəfɪ] *noun* Leberatrophie *f*
hep|a|tec|to|my [hepəˈtektəmɪ] *noun* Leberresektion *f*
he|pat|ic [hɪˈpætɪk] *adj* Leber/Hepar betreffend, zur Leber gehörig, hepatisch
he|pat|i|ca [hɪˈpætɪkə] *noun* Leberblümchen *nt*, Hepatica nobilis
hepatico- *präf.* Hepatikus-, Hepaticus-, Hepatiko-
he|pat|i|co|chol|an|gi|o|en|te|ros|to|my [hɪˌpætɪkəʊkəʊˌlændʒɪəentəˈrɑstəmɪ] *noun* Hepatikocholangioenterostomie *f*
he|pat|i|co|chol|an|gi|o|je|ju|nos|to|my [ˌhɪˌpætɪkəʊkəʊˌlændʒɪədʒɪdʒuːˈnɑstəmɪ] *noun* Hepatikocholangiojejunostomie *f*
he|pat|i|co|chol|ed|o|chos|to|my [hɪˌpætɪkəʊkəˌledəˈkɑstəmɪ] *noun* Hepatikocholedochostomie *f*
he|pat|i|co|do|chot|o|my [ˌhɪˌpætɪkəʊdəˈkɑtəmɪ] *noun* Hepatikodochotomie *f*
he|pat|i|co|du|o|de|nos|to|my [ˌhɪˌpætɪkəʊd(j)uːədɪˈnɑstəmɪ] *noun* Hepatikoduodenostomie *f*
he|pat|i|co|gas|tros|to|my [ˌhɪˌpætɪkəʊgæsˈtrɑstəmɪ] *noun* Hepatikogastrostomie *f*
he|pat|i|co|li|thot|o|my [ˌhɪˌpætɪkəʊlɪˈθɑtəmɪ] *noun* Hepatikolithotomie *f*
he|pat|i|co|pan|cre|at|ic [hɪˌpætɪkəʊkəˌpæŋkrɪˈætɪk] *adj* Leber und Bauchspeicheldrüse/Pancreas betreffend oder verbindend, hepatopankreatisch
he|pat|i|co|pul|mo|nar|y [hɪˌpætɪkəʊkəˈpʌlməˌneriː, -nərɪ] *adj* Leber und Lunge(n)/Pulmo betreffend oder verbindend, hepatopulmonal
he|pat|i|cos|to|my [hɪˌpætɪˈkɑstəmɪ] *noun* Hepatikostomie *f*
he|pat|i|cot|o|my [hɪˌpætɪˈkɑtəmɪ] *noun* Hepatikotomie *f*
hep|a|tit|ic [hepəˈtɪtɪk] *adj* Leberentzündung/Hepatitis betreffend, hepatitisch
hep|a|ti|tis [hepəˈtaɪtɪs] *noun* Entzündung des Leberparenchyms, Hepatitis *f*, Leberentzündung *f*, Leberparenchymentzündung *f*
hepatitis A Virushepatitis A *f*, Hepatitis A *f*, epidemische Hepatitis *f*, Hepatitis epidemica
acute hepatitis akute Leberentzündung/Hepatitis *f*
acute viral hepatitis akute Virushepatitis *f*
alcoholic hepatitis (chronische) Alkoholhepatitis *f*, alkohol-toxische Hepatitis *f*
amebic hepatitis Amöbenhepatitis *f*, Leberamöbiasis *f*
anesthesia-induced hepatitis anästhetika-induzierte/narkose-induzierte Hepatitis *f*
anicteric hepatitis anikterische Virushepatitis *f*
autoimmune hepatitis chronisch-aktive Hepatitis *f*, chronisch-aggressive Hepatitis *f*
hepatitis B Virushepatitis B *f*, Hepatitis B *f*, Serumhepatitis *f*
hepatitis C Hepatitis C *f*
cholestatic hepatitis cholestatische Hepatitis *f*, Hepatitis *f* bei Gallestauung
chronic hepatitis chronische Leberentzündung/Hepatitis *f*
chronic active hepatitis chronisch-aktive Hepatitis *f*, chronisch-aggressive Hepatitis *f*
chronic aggressive hepatitis chronisch-aktive Hepatitis *f*, chronisch-aggressive Hepatitis *f*
chronic alcoholic hepatitis chronische Alkoholhepatitis *f*, alkohol-toxische Hepatitis *f*
chronic interstitial hepatitis Leberzirrhose *f*
chronic persistent hepatitis chronisch-persistierende Hepatitis *f*
chronic persisting hepatitis chronisch-persistierende Hepatitis *f*

H

chronic viral hepatitis chronische Virushepatitis *f*
cytomegalovirus hepatitis Zytomegalievirushepatitis *f*, CMV-Hepatitis *f*
hepatitis D Deltahepatitis *f*, Hepatitis D *f*
delta hepatitis Hepatitis D *f*, Deltahepatitis *f*
drug-induced hepatitis arzneimittelinduzierte Hepatitis *f*
hepatitis E Virushepatitis E, Hepatitis E
enzootic hepatitis Rift-Valley-Fieber *nt*
epidemic hepatitis (Virus-)Hepatitis *f* A, epidemische Hepatitis *f*, Hepatitis epidemica
familial hepatitis Wilson-Krankheit *f*, -Syndrom *nt*, Morbus Wilson *m*, hepatolentikuläre/hepatozerebrale Degeneration *f*
fatty hepatitis Fettleberhepatitis *f*
fatty liver hepatitis Fettleberhepatitis *f*
fulminant hepatitis fulminante Hepatitis *f*, akute virusbedingte Lebernekrose *f*
giant cell hepatitis (neonatale) Riesenzellhepatitis *f*
halothane hepatitis Halothanhepatitis *f*
infectious hepatitis Hepatitis A *f*, epidemische Hepatitis *f*, Hepatitis epidemica
long incubation hepatitis Hepatitis B *f*, Serumhepatitis *f*
lupoid hepatitis lupoide Hepatitis *f*, Bearn-Kunkel-Syndrom *nt*, Bearn-Kunkel-Slater-Syndrom *nt*
minimal hepatitis Minimalhepatitis *f*, reaktive Hepatitis *f*
MS-1 hepatitis Hepatitis A *f*, epidemische Hepatitis *f*, Hepatitis epidemica
MS-2 hepatitis Hepatitis B *f*, Serumhepatitis *f*
neonatal hepatitis Riesenzellhepatitis *f*
neonatal giant cell hepatitis (neonatale) Riesenzellhepatitis *f*
non-A,non-B hepatitis Nicht-A-Nicht-B-Hepatitis *f*, Non-A-Non-B-Hepatitis *f*
plasma cell hepatitis chronisch-aktive/chronisch-aggressive Hepatitis *f*
post-transfusion hepatitis Posttransfusionshepatitis *f*
reactive hepatitis Minimalhepatitis *f*, reaktive Hepatitis *f*
serum hepatitis Hepatitis B *f*, Serumhepatitis *f*
short-incubation hepatitis Hepatitis A *f*, epidemische Hepatitis *f*, Hepatitis epidemica
subacute hepatitis chronisch-aktive Hepatitis *f*, chronisch-aggressive Hepatitis *f*
transfusion hepatitis **1.** Posttransfusionshepatitis *f* **2.** Hepatitis B *f*, Serumhepatitis *f*
type A viral hepatitis Hepatitis A *f*, epidemische Hepatitis *f*, Hepatitis epidemica
type B viral hepatitis Hepatitis B *f*, Serumhepatitis *f*
viral hepatitis Virushepatitis *f*

hepato- *präf.* Leber-, Hepat(o)-
he|pa|to|bil|i|ar|y [ˌhepətəʊ'bɪliːˌerɪ, -'bɪljərɪ] *adj* Leber und Galle oder Gallenblase betreffend oder verbindend, hepatobiliär
he|pa|to|blas|to|ma [ˌhepətəʊblæs'təʊmə] *noun* Lebermischtumor *m*, Hepatoblastom *nt*
he|pa|to|car|ci|no|ma [hepətəʊˌkɑːrsɪ'nəʊmə] *noun* (primäres) Leberzellkarzinom *nt*, hepatozelluläres Karzinom *nt*, malignes Hepatom *nt*, Carcinoma hepatocellulare
he|pat|o|cele [hɪ'pætəsiːl] *noun* Leberbruch *m*, Hepatozele *f*
he|pa|to|cel|lu|lar [ˌhepətəʊ'seljələr] *adj* Leberzelle(n) betreffend, von Leberzellen ausgehend, hepatozellulär
he|pa|to|chol|an|ge|i|tis [ˌhepətəʊkəʊlændʒɪ'aɪtɪs] *noun* Entzündung von Leber und Gallengängen, Hepatocholangitis *f*
he|pa|to|chol|an|gi|o|car|ci|no|ma [ˌhepətəʊkəʊˌlændʒɪəʊˌkɑːrsɪ'nəʊmə] *noun* Cholangiohepatom *nt*, Hepatocholangiokarzinom *nt*
he|pa|to|chol|an|gi|o|du|o|de|nos|to|my [ˌhepətəʊkəʊˌlændʒɪəʊˌd(j)uːədɪ'nɑstəmɪ] *noun* Hepatocholangioduodenostomie *f*
he|pa|to|chol|an|gi|o|en|ter|os|to|my [ˌhepətəʊkəʊˌlændʒɪəʊˌentə'rɑstəmɪ] *noun* Hepatocholangioenterostomie *f*
he|pa|to|chol|an|gi|o|gas|tros|to|my [ˌhepətəʊkəʊˌlændʒɪəʊgæs'trɑstəmɪ] *noun* Hepatocholangiogastrostomie *f*
he|pa|to|chol|an|gi|o|je|ju|nos|to|my [ˌhepətəʊkəʊˌlændʒɪəʊdʒɪdʒuː'nɑstəmɪ] *noun* Hepatocholangiojejunostomie *f*
he|pa|to|chol|an|gi|os|to|my [ˌhepətəʊkəʊˌlændʒɪ'ɑstəmɪ] *noun* Hepatocholangiostomie *f*
he|pa|to|chol|an|git|ic [ˌhepətəʊkəʊlæn'dʒaɪtɪk] *adj* Hepatocholangitis betreffend, hepatocholangitisch
he|pa|to|chol|an|gi|tis [ˌhepətəʊkəʊlæn'dʒaɪtɪs] *noun* Entzündung von Leber und Gallengängen, Hepatocholangitis *f*
he|pa|to|cir|rho|sis [ˌhepətəʊsɪ'rəʊsɪs] *noun* Leberzirrhose *f*
he|pa|to|col|ic [ˌhepətəʊ'kɑlɪk] *adj* Leber und Kolon betreffend oder verbindend, hepatokolisch
he|pa|to|cu|pre|in [ˌhepətəʊ'kjuːprɪiːn] *noun* **1.** Hämatocuprein *nt* **2.** Hämocuprein *nt*, Erythrocuprein *nt*, Superoxiddismutase *f*
he|pa|to|cys|tic [ˌhepətəʊ'sɪstɪk] *adj* Leber und Gallenblase betreffend oder verbindend, hepatobiliär
he|pa|to|cyte ['hepətəʊsaɪt] *noun* Leber(epithel)zelle *f*, Leberparenchymzelle *f*, Hepatozyt *m*
he|pa|to|du|o|de|nal [ˌhepətəʊˌd(j)uə'diːnl, hepətəʊd(j)uː'ɑdnəl] *adj* Leber und Zwölffingerdarm/Duodenum betreffend oder verbindend, hepatoduodenal
he|pa|to|du|o|de|nos|to|my [ˌhepətəʊd(j)uːədɪ'nɑstəmɪ] *noun* **1.** Hepatikoduodenostomie *f* **2.** Hepatocholangioduodenostomie *f*
he|pa|to|en|ter|ic [ˌhepətəʊen'terɪk] *adj* Leber und Darm/Intestinum betreffend oder verbindend, hepatoenteral, hepatointestinal, hepatoenterisch
he|pa|to|en|ter|os|to|my [ˌhepətəʊentə'rɑstəmɪ] *noun* **1.** Hepatikoenterostomie *f* **2.** Hepatocholangioenterostomie *f*
he|pa|to|gen|ic [ˌhepətəʊ'dʒenɪk] *adj* **1.** Lebergewebe bildend, hepatogen **2.** von der Leber ausgehend, in der Leber entstanden, hepatogen
he|pa|tog|ra|phy [hepə'tɑgrəfɪ] *noun* **1.** (*radiolog.*) Kontrastdarstellung *f* der Leber, Hepatographie *f*, Hepatografie *f* **2.** Lebersphygmographie *f*, Lebersphygmografie *f*
he|pa|to|li|e|nal [ˌhepətəʊlaɪ'iːnl, hepətəʊ'laɪənl] *adj* Leber und Milz/Lien betreffend oder verbindend, hepatolienal
he|pa|to|li|e|nog|ra|phy [ˌhepətəʊˌlaɪə'nɑgrəfɪ] *noun* Hepatolienographie *f*, Hepatolienografie *f*
he|pa|to|li|e|no|meg|a|ly [ˌhepətəʊˌlaɪənə'megəlɪ] *noun* Hepatosplenomegalie *f*
he|pa|to|lith ['hepətəʊlɪθ] *noun* Hepatolith *m*
he|pa|to|li|thec|to|my [ˌhepətəʊlɪ'θektəmɪ] *noun* Hepatolithentfernung *f*, Hepatolithektomie *f*
he|pa|to|li|thi|a|sis [ˌhepətəʊlɪ'θaɪəsɪs] *noun* Hepatolithiasis *f*
he|pa|tol|y|sis [hepə'tɑlɪsɪs] *noun* Leberzellzerstörung *f*, Hepatolyse *f*
he|pa|to|lyt|ic [ˌhepətə'lɪtɪk] *adj* Hepatolyse betreffend oder auslösend, hepatolytisch
he|pa|to|ma [hepə'təʊmə] *noun* (primärer) Lebertumor *m*, Hepatom *nt*, Hepatoma *nt*
embryonic hepatoma Lebermischtumor *m*, Hepatoblastom *nt*
malignant hepatoma (primäres) Leberzellkarzinom *nt*, hepatozelluläres Karzinom *nt*, malignes Hepatom *nt*, Carcinoma hepatocellulare
he|pa|to|ma|la|cia [ˌhepətəmə'leɪʃ(ɪ)ə] *noun* Lebererweichung

weichung *f*, Hepatomalazie *f*, -malacia *f*
he|pa|to|meg|a|ly [hepətəʊ'megəlɪ] *noun* Lebervergrößerung *f*, Leberschwellung *f*, Hepatomegalie *f*
he|pa|to|mel|a|no|sis [ˌhepətəʊmelə'nəʊsɪs] *noun* Hepatomelanose *f*, -melanosis *f*
he|pa|tom|phal|o|cele [hepə'tɑmfələsiːl] *noun* Hepatomphalozele *f*
he|pa|to|ne|cro|sis [ˌhepətənɪ'krəʊsɪs] *noun* Leber(zell)-nekrose *f*
he|pa|to|neph|ric [ˌhepətəʊ'nefrɪk] *adj* Leber und Niere/Ren betreffend oder verbindend, hepatorenal
he|pa|to|neph|ro|meg|a|ly [ˌhepətəʊˌnefrə'megəlɪ] *noun* Hepatonephromegalie *f*
he|pa|to|pan|cre|at|ic [ˌhepətəʊˌpænkrɪ'ætɪk] *adj* Leber und Bauchspeicheldrüse/Pancreas betreffend oder verbindend, hepatopankreatisch
he|pa|to|path|ic [ˌhepətəʊ'pæθɪk] *adj* leberschädigend, hepatopathisch
he|pa|top|a|thy [hepə'tɑpəθɪ] *noun* Hepatopathie *f*
hepatopathy of pregnancy Schwangerschaftsikterus *m*, Icterus gravidarum
he|pa|to|per|i|to|ni|tis [ˌhepətəˌperɪtə'naɪtɪs] *noun* Entzündung der Leberkapsel, Perihepatitis *f*
he|pa|to|pex|y ['hepətəpeksɪ] *noun* Leberfixierung *f*, -anheftung *f*, Hepatopexie *f*
he|pa|to|phle|bi|tis [ˌhepətəʊflɪ'baɪtɪs] *noun* Entzündung der Lebervenen, Hepatophlebitis *f*, Lebervenenentzündung *f*
he|pa|to|phle|bog|ra|phy [ˌhepətəʊflɪ'bɑgrəfɪ] *noun* Leber-, Hepatophlebographie *f*, Leber-, Hepatophlebografie *f*
he|pa|to|por|tal [ˌhepətəʊ'pɔːrtl] *adj* Leberpforte oder Pfortader(system) betreffend, hepatoportal
he|pa|top|to|sis [ˌhepətɑp'təʊsɪs] *noun* **1.** Lebersenkung *f*, -tiefstand *m*, Wanderleber *f*, Hepar migrans/mobile, Hepatoptose *f* **2.** Chilaiditi-Syndrom *nt*, Interpositio coli/hepatodiaphragmatica
he|pa|to|re|nal [ˌhepətəʊ'riːnl] *adj* Leber und Niere/Ren betreffend oder verbindend, hepatorenal
he|pa|tor|rha|gia [ˌhepətə'reɪdʒ(ɪ)ə] *noun* Leberblutung *f*, Lebereinblutung *f*, Hepatorrhagie *f*
he|pa|tor|rha|phy [hepə'tɔrəfɪ] *noun* Lebernaht *f*, Hepatorrhaphie *f*
he|pa|tor|rhea [ˌhepətə'rɪə] *noun* übermäßiger Galle(n)-fluss *m*, übermäßige Galle(n)ausscheidung *f*, Cholorrhoe *f*
he|pa|tor|rhex|is [ˌhepətəʊ'reksɪs] *noun* Leberruptur *f*
he|pa|tos|co|py [hepə'tɑskəpɪ] *noun* (direkte) Leberuntersuchung *f*, Hepatoskopie *f*
he|pa|to|sis [hepə'təʊsɪs] *noun* Hepatose *f*
he|pa|to|sple|ni|tis [ˌhepətəsplɪ'naɪtɪs] *noun* Hepatosplenitis *f*
he|pa|to|sple|nog|ra|phy [ˌhepətəʊsplɪ'nɑgrəfɪ] *noun* Hepatolienographie *f*, Hepatolienografie *f*
he|pa|to|sple|no|meg|a|ly [hepətəʊˌsplɪnə'megəlɪ] *noun* Vergrößerung/Schwellung *f* von Leber und Milz, Hepatosplenomegalie *f*
he|pa|to|sple|nop|a|thy [ˌhepətəʊsplɪ'nɑpəθɪ] *noun* Hepatosplenopathie *f*
he|pa|tos|to|my [hepə'tɑstəmɪ] *noun* Hepatostomie *f*
he|pa|to|ther|a|py [ˌhepətə'θerəpɪ] *noun* Hepatotherapie *f*
he|pa|tot|o|my [hepə'tɑtəmɪ] *noun* Leberschnitt *m*, Hepatotomie *f*
he|pa|to|tox|e|mia [ˌhepətətɑk'siːmɪə] *noun* Hepatotoxämie *f*
he|pa|to|tox|ic [hepətəʊ'tɑksɪk] *adj* leberschädigend, leberzellschädigend, hepatotoxisch
he|pa|to|tox|ic|i|ty [ˌhepətəʊtɑk'sɪsətɪ] *noun* Lebergiftigkeit *f*, Leberschädlichkeit *f*
he|pa|to|tox|in [ˌhepətəʊ'tɑksɪn] *noun* Lebergift *nt*, hepatotoxische Substanz *f*, Hepatotoxin *nt*
he|pa|to|trop|ic [ˌhepətəʊ'trɑpɪk] *adj* auf die Leber einwirkend, Lebergewebe bevorzugend, hepatotrop
He|pa|to|vi|rus [ˌhepətəʊ'vaɪrəz] *noun* Hepatovirus *nt*
he|pa|tox|ic [hepə'tɑksɪk] *adj* leberschädigend, leberzellschädigend, hepatotoxisch
hepta- *präf.* sieben-, hept(a)-
hep|ta|pep|tide [ˌheptə'peptaɪd] *noun* Heptapeptid *nt*
hep|tose ['heptəʊs] *noun* Heptose *f*
hep|tyl|pen|i|cil|lin [ˌheptɪlˌpenə'sɪlɪn] *noun* Heptylpenicillin *nt*, Penicillin K *nt*, Penicillin IV *nt*
herb [(h)ɜrb] *noun* **1.** (*biolog.*) Kraut *nt* **2.** (*pharmakol.*) (Heil-)Kraut *nt*, Herba *f*
Adonis herb Adonidis herba
Alpine lady's-mantle herb Alchemillae alpinae herba
angelica herb Angelicae herba
asparagus herb Spargelkraut *nt*, Asparagi herba
basil herb Basilici herba
blessed thistle herb Benediktenkraut *nt*, Cnici benedicti herba
celandine herb Schöllkraut *nt*, Chelidonii herba
Centaurii herb Centaurii herba
comfrey herb Beinwellkraut *nt*, Symphyti herba
dandelion herb Taraxaci herba
Echinacea purpurea herb Echinaceae purpureae herba
goat's rue herb Galegae officinalis herba
hemp nettle herb Lieber-Kräuter *pl*, Galeopsidis herba
horehound herb Marrubii herba
horsetail herb Equiseti herba
ivy herb Hederae helicis herba
knotgrass herb Polygoni avicularis herba
male fern herb Filicis maris herba
mistletoe herb Mistelkraut *nt*, Visci albi herba
motherwort herb Leonuri cardiacae herba
nettle herb Brennesselkraut *nt*, Urticae herba
oat herb Avenae herba
passion flower herb Passiflorae herba
Pimpinella herb Pimpinellae herba
ramson herb Allii ursini herba
sanicle herb Saniculae herba
Scotch Broom herb Cytisi scoparii herba
Senecio herb Fuchskreuzkraut *nt*, Senecionis herba
veronica herb Veronicae herba
vervain herb Verbenae herba
violet herb Violae odoratae herba
white dead nettle herb Lamii albi herba
willow herb Epilobii herba
her|bi|cides ['(h)ɜrbəsaɪdz] *plural* Herbizide *nt*
he|red|i|ta|bil|i|ty [həˌredɪtə'bɪlətɪ] *noun* Erblichkeit *f*, Vererbbarkeit *f*
he|red|i|ta|ble [hə'redɪtəbl] *adj* ererbt, vererbt, erblich, erbbedingt; angeboren, hereditär
he|red|i|tary [hə'redɪterɪ] *adj* ererbt, vererbt, erblich, erbbedingt, Erb-; angeboren
he|red|i|ty [hə'redətɪ] *noun, plural* **-ties** **1.** Heredität *f*, Erblichkeit *f*, Vererbbarkeit *f* **2.** Vererbung *f*, Erbgang *m* **3.** Erbmasse *f*, ererbte Anlagen *pl*, Erbanlagen *pl*
her|e|do|a|tax|ia [ˌherədəʊə'tæksɪə] *noun* Heredoataxie *f*
Friedreich's heredoataxia Friedreich-Ataxie *m*, Heredoataxia spinalis
her|e|do|de|gen|er|a|tion [ˌherədəʊdɪˌdʒenə'reɪʃn] *noun* **1.** Heredodegeneration *f* **2.** Nonne-Marie-Krankheit *f*, (Pierre) Marie-Krankheit *f*, zerebelläre Heredoataxie *f*, Heredoataxia cerebellaris
her|e|do|di|ath|e|sis [ˌherədəʊdaɪ'æθəsɪs] *noun* erblichbedingte/hereditäre Veranlagung *f*, erblich-bedingte/hereditäre Prädisposition *f*
her|e|do|fa|mil|ial [ˌherədəʊfə'mɪljəl] *adj* heredofamiliär
her|it|a|bil|i|ty [ˌherɪtə'bɪlətɪ] *noun* **1.** Erblichkeit *f*, Heritabilität *f* **2.** Erblichkeitsgrad *m*, Heritabilität *f*
her|it|a|ble ['herɪtəbl] *adj* vererbbar, erblich, hereditär, Erb-
her|maph|ro|dism [hɜr'mæfrədɪzəm] *noun* → *hermaph-*

H

roditism

her|maph|ro|di|tism [hɜr'mæfrədaɪtɪzəm] *noun* Zwittrigkeit *f*, Zwittertum *nt*, Hermaphroditismus *m*, Hermaphrodismus *m*

false/spurious hermaphroditism falscher Hermaphroditismus *m*, Hermaphroditismus spurius, Pseudohermaphroditismus *m*

true hermaphroditism echter Hermaphroditismus *m*, Hermaphroditismus verus

her|nia ['hɜrnɪə] *noun, plural* **-nias, -niae** [-nɪiː] (Eingeweide-)Bruch *m*, Hernie *f*, Hernia *f*

abdominal hernia Bauch(wand)hernie *f*, Laparozele *f*, Hernia abdominalis/ventralis

acquired hernia erworbene Hernie *f*, erworbener Bruch *m*, Hernia acquisita

acquired inguinal hernia erworbener Leistenbruch *m*, Hernia inguinalis acquisita

axial hiatal hernia gleitende Hiatushernie *f*, Gleitbruch *m*, -hernie

Béclard's hernia Béclard-Hernie *f*

bilocular femoral hernia Hey-Hernie *f*, Hernia encystica

Birkett's hernia Birkett-Hernie *f*, Hernia synovialis

hernia of bladder Blasenhernie *f*, -bruch *m*, -vorfall *m*, Zystozele *f*, Cystocele *f*

Bochdalek's hernia Bochdalek-Hernie *f*

cerebral hernia Hirnbruch *m*, -hernie *f*, Hernia cerebralis

Cloquet's hernia Cloquet-Hernie *f*, Hernia femoralis pectinea

complete hernia kompletter/vollständiger Bruch *m*, Hernia completa

congenital hernia angeborene/kongenitale Hernie *f*, Hernia congenita

congenital inguinal hernia angeborener Leistenbruch *m*, Hernia inguinalis congenita

congenital umbilical hernia Nabelschnurbruch, Exomphalos *m*, Exomphalozele *f*, Hernia funiculi umbilicalis

Cooper's hernia 1. Hey-Hernie *f*, Hernia encystica **2.** Hesselbach-Hernie *f*, Cooper-Hernie *f*

crural hernia Schenkelhernie *f*, -bruch *m*, Merozele *f*, Hernia femoralis/cruralis

cystic hernia Blasenhernie *f*, -bruch *m*, -vorfall *m*, Zystozele *f*, Cystocele *f*

diaphragmatic hernia Zwerchfellhernie *f*, Hernia diaphragmatica

direct hernia innerer/direkter/gerader Leistenbruch *m*, Hernia inguinalis interna/medialis/directa

dorsal hernia Lendenbruch *m*, Hernia lumbalis

dry hernia Hernie *f* ohne Bruchwasser, Hernia sicca

duodenojejunal hernia Treitz-Hernie *f*, Hernia duodenojejunalis

encysted hernia Hey-Hernie *f*, Hernia encystica

epigastric hernia epigastrische Hernie *f*, Hernia epigastrica, Epigastrozele *f*

external hernia 1. äußerer/indirekter/seitlicher/schräger Leistenbruch *m*, Hernia inguinalis externa/indirecta/lateralis/obliqua **2.** äußere Hernie *f*, Hernia externa

femoral hernia Schenkelbruch *m*, -hernie *f*, Merozele *f*, Hernia femoralis/curalis

gastroesophageal hernia paraösophageale (Hiatus-) Hernie *f*

Gimbernat's hernia Gimbernat-Hernie *f*, Laugier-Hernie *f*

gluteal hernia Beckenhernie *f*, Ischiozele *f*, Hernia ischiadica

Hesselbach's hernia Hesselbach-Hernie *f*, Cooper-Hernie *f*

Hey's hernia Hey-Hernie *f*, Hernia encystica

hiatal hernia Hiatushernie *f*

hiatus hernia Hiatushernie *f*

Holthouse's hernia Holthouse-Hernie *f*

incarcerated hernia inkarzerierte/eingeklemmte Hernie *f*, Hernia incarcerata

incisional hernia Narbenbruch *m*, -hernie *f*

incomplete hernia inkomplette Hernie *f*, Hernia incompleta

indirect hernia äußerer/seitlicher/indirekter/schräger Leistenbruch *m*, Hernia inguinalis externa/indirecta/lateralis/obliqua

inguinal hernia Leistenbruch *m*, -hernie *f*, Hernia inguinalis

internal hernia direkter/innerer/gerader Leistenbruch *m*, Hernia inguinalis interna/medialis/directa

irreducible hernia inkarzerierte/eingeklemmte Hernie *f*, Hernia incarcerata

ischiatic hernia Beckenhernie *f*, Ischiozele *f*, Hernia ischiadica

ischiorectal hernia Dammbruch *m*, Perineozele *f*, Hernia perinealis/ischiorectalis

labial hernia Hernia labialis

Larrey's hernia Larrey-Hernie *f*

Laugier's hernia Gimbernat-Hernie *f*, Laugier-Hernie *f*

Littre's hernia 1. Littre-Hernie *f*, Darmwandbruch *m* **2.** Hernie *f* mit Meckel-Divertikel im Bruchsack

hernia of liver Leberbruch *m*, Hepatozele *f*

lumbar hernia Lendenbruch *m*, Hernia lumbalis

medial hernia direkter/innerer/gerader Leistenbruch *m*, Hernia inguinalis interna/medialis/directa

mediastinal hernia Mediastinalhernie *f*

mesenteric hernia Hernia mesentericoparietalis

Morgagni's hernia Morgagni-Hernie *f*

Narath's hernia Narath-Hernie *f*

oblique hernia äußerer/seitlicher/indirekter/schräger Leistenbruch *m*, Hernia inguinalis externa/indirecta/lateralis/obliqua

obturator hernia Obturatorhernie *f*, Hernia obturatoria

ovarian hernia Ovariozele *f*, Hernia ovarialis

pannicular hernia Fettgewebsbruch *m*, Fetthernie *f*, Hernia adiposa

paraesophageal hernia paraösophageale (Hiatus-)Hernie *f*

parahiatal hernia paraösophageale (Hiatus-)Hernie *f*

parietal hernia Darmwandbruch *m*, Littre-Hernie *f*

pectineal hernia Cloquet-Hernie *f*, Hernia femoralis pectinea

perineal hernia Dammbruch *m*, Perineozele *f*, Hernia perinealis/ischiorectalis

Petit's hernia Petit-Hernie *f*

posterior labial hernia Hernia vaginolabialis, Hernia labialis posterior

posterior vaginal hernia Enterozele *f*, Hernia vaginalis posterior

rectovaginal hernia Rektozele *f*, Hernia rectovaginalis

reducible hernia reponible/reponierbare Hernie *f*

retrocecal hernia Rieux-Hernie *f*, retrozäkale Hernie *f*

retroperitoneal hernia Treitz-Hernie *f*, Hernia duodenojejunalis

Richter's hernia Darmwandbruch *m*, Littre-Hernie *f*

Rieux's hernia Rieux-Hernie *f*, retrozäkale Hernie *f*

rolling hernia paraösophageale (Hiatus-)Hernie *f*

sciatic hernia Beckenhernie *f*, Ischiozele *f*, Hernia ischiadica

scrotal hernia Hodenbruch *m*, Skrotalhernie *f*, Hernia scrotalis

sliding hernia Gleithernie *f*

slip hernia Gleithernie *f*

slipped hernia Gleithernie *f*

spigelian hernia Spieghel-Hernie *f*

synovial hernia Birkett-Hernie *f*, Hernia synovialis

tonsillar hernia Hernia tonsillaris

tracheal hernia Luftröhrenbruch *m*, Trachealhernie *f*, Tracheozele *f*

Treitz's hernia Treitz-Hernie *f*, Hernia duodenojejunalis
umbilical hernia Nabelbruch *m*, Exomphalos *m*, Exomphalozele *f*, Hernia umbilicalis
uterine hernia Hysterozele *f*, Hernia uterina
vaginal hernia Scheidenbruch *m*, Kolpozele *f*, Hernia vaginalis
vaginolabial hernia Hernia vaginolabialis, Hernia labialis posterior
ventral hernia Bauch(wand)hernie *f*, Laparozele *f*, Hernia abdominalis/ventralis
vesical hernia Blasenhernie *f*, -bruch *m*, -vorfall *m*, Zystozele *f*, Cystocele *f*

her|ni|a|tion [ˌhɜrnɪ'eɪʃn] *noun* **1.** Bruch-, Hernienbildung *f*, Herniation *f* **2.** Einklemmung *f*, Herniation *f*
foraminal herniation Hernia tonsillaris
gastric herniation Magenvorfall *m*, -herniation *f*
herniation of intervertebral disk Bandscheibenvorfall *m*, -prolaps *m*, -hernie *f*, Hernia disci intervertebralis
tonsillar herniation Hernia tonsillaris

hernio- *präf.* Bruch-, Hernien-, Hernio-

her|ni|o|lap|a|rot|o|my [ˌhɜrnɪəˌlæpə'rɑtəmɪ] *noun* Herniolaparotomie *f*

her|ni|o|plas|ty ['hɜrnɪəplæstɪ] *noun* Hernioplastik *f*

her|ni|ot|o|my [ˌhɜrnɪ'ɑtəmɪ] *noun* Hernien-, Bruchoperation *f*, Herniotomie *f*

her|o|in ['herəʊɪn] *noun* Heroin *nt*, Diamorphin *nt*, Diacetylmorphin *nt*

herp|an|gi|na [hɜrpæn'dʒaɪnə] *noun* Herpangina *f*, Zahorsky-Syndrom *nt*, Angina herpetica

her|pes ['hɜrpiːz] *noun* Herpes *m*
herpes febrilis Fieberbläschen *nt*, Herpes simplex der Lippen, Herpes febrilis, Herpes labialis
generalized herpes zoster Zoster generalisatus
genital herpes Herpes genitalis
herpes genitalis Herpes genitalis
herpes gestationis Herpes gestationis
hemorrhagic herpes zoster Zoster haemorrhagicus
herpes labialis Fieberbläschen *nt*, Herpes simplex der Lippen, Herpes febrilis, Herpes labialis
herpes menstrualis Herpes menstrualis
herpes ophthalmicus Zoster ophthalmicus, Herpes zoster ophthalmicus
oral herpes Herpes simplex (febrilis); Fieberbläschen *pl*
herpes progenitalis Herpes genitalis
herpes simplex Herpes simplex
symptomatic herpes zoster Zoster symptomaticus
herpes zoster Gürtelrose *f*, Zoster *m*, Zona *f*, Herpes zoster
herpes zoster auricularis Genikulatumneuralgie *f*, Ramsay Hunt-Syndrom *nt*, Zoster oticus, Herpes zoster oticus, Neuralgia geniculata
herpes zoster ophthalmicus Zoster ophthalmicus, Herpes zoster ophthalmicus
herpes zoster oticus → *herpes zoster auricularis*

her|pes|vi|rus [ˌhɜrpiːz'vaɪrəs] *noun* Herpesvirus *nt*
human herpesvirus 1 Herpes-simplex-Virus Typ I *nt*, HSV-Typ I *m*
human herpesvirus 2 Herpes-simplex-Virus Typ II *nt*, HSV-Typ II *m*
human herpesvirus 3 Varicella-Zoster-Virus *nt*
human herpesvirus 4 Epstein-Barr-Virus *nt*, EB-Virus *nt*
human herpesvirus 5 Zytomegalievirus *nt*, Cytomegalievirus *nt*
Herpesvirus suis Herpesvirus suis *nt*

her|pet|ic [hər'petɪk] *adj* **1.** Herpes betreffend, mit Herpes einhergehend, herpetisch, Herpes- **2.** Herpesviren betreffend, durch sie verursacht, herpetisch, Herpes-

her|pet|i|form [hər'petɪfɔːrm] *adj* herpesähnlich, herpesartig, herpetiform

her|pe|to|pho|bia [ˌhɜrpətəʊ'fəʊbɪə] *noun* Herpetophobie *f*

Her|pe|to|vir|i|dae [hɜrpətəʊ'vɪrədiː] *plural* Herpetoviridae *pl*

hertz ['hɜrts] *noun* Hertz *nt*

het|er|a|del|phus [ˌhetərə'delfəs] *noun* Heteradelphus *m*

hetero- *präf.* Fremd-, Heter(o)-

het|er|o|ag|glu|ti|na|tion [ˌhetərəʊəˌgluːtə'neɪʃn] *noun* Heteroagglutination *f*

het|er|o|an|ti|bod|y [hetərəʊ'æntɪbɑdɪ] *noun* Heteroantikörper *m*, Xenoantikörper *m*, heterogener Antikörper *m*, xenogener Antikörper *m*

het|er|o|an|ti|gen [hetərəʊ'æntɪdʒən] *noun* Heteroantigen *nt*, heterogenes Antigen *nt*, xenogenes Antigen *nt*

het|er|o|chro|mat|ic [ˌhetərəʊkrəʊ'mætɪk] *adj* verschiedenfarbig, heterochrom, heterochromatisch

het|er|o|chro|ma|tin [ˌhetərəʊ'krəʊmətɪn] *noun* Heterochromatin *nt*

het|er|o|chro|ma|to|sis [hetərəʊˌkrəʊmə'təʊsɪs] *noun* → *heterochromia*

het|er|o|chro|mia [hetərəʊ'krəʊmɪə] *noun* Heterochromie *f*, Heterochromatose *f*

het|er|o|chro|mo|some [ˌhetərəʊ'krəʊməsəʊm] *noun* Sex-, Geschlechts-, Heterochromosom *nt*, Genosom *nt*, Allosom *nt*, Heterosom *nt*

het|er|o|clad|ic [ˌhetərəʊ'klædɪk] *adj* Endäste verschiedener Gefäße betreffend, heterokladisch

het|er|o|crine ['hetərəʊkrɪn, hetərəʊkraɪn, hetərəʊkriːn] *adj* (*Drüse*) mehr als ein Sekret absondernd, heterokrin

het|er|od|ro|mous [hetə'rɑdrəməs] *adj* in entgegengesetzter Richtung (ablaufend), heterodrom

het|er|o|gam|ete [ˌhetərəʊ'gæmiːt] *noun* Hetero-, Anisogamet *m*

het|er|og|a|my [hetə'rɑgəmɪ] *noun* Anisogamie *f*

het|er|o|ge|ne|ic [ˌhetərəʊdʒə'niːɪk] *adj* von verschiedener Herkunft, von einer anderen Art (stammend), xenogenetisch, heterogenetisch, heterogen, xenogen

het|er|o|ge|ne|ous [ˌhetərəʊ'dʒiːnɪəs, -jəs] *adj* uneinheitlich, ungleich-, verschiedenartig, heterogen

het|er|o|ge|net|ic [ˌhetərəʊdʒə'netɪk] *adj* **1.** Heterogenese betreffend, heterogenetisch **2.** von verschiedener Herkunft, von einer anderen Art (stammend), xenogenetisch, heterogenetisch, heterogen, xenogen

het|er|o|gen|ic [ˌhetərəʊ'dʒenɪk] *adj* von verschiedener Herkunft, von einer anderen Art (stammend), heterogenetisch, heterogen, xenogen, xenogenetisch

het|er|og|e|nous [ˌhetə'rɑdʒənəs] *adj* **1.** → *heterogeneous* **2.** von verschiedener Herkunft, von einer anderen Art (stammend), heterogenetisch, heterogen, xenogen, xenogenetisch

het|er|o|gly|can [ˌhetərəʊ'glaɪkæn] *noun* Heteroglykan *nt*

het|er|o|graft ['hetərəʊgræft] *noun* heterogenes Transplantat *nt*, heterologes Transplantat *nt*, xenogenes Transplantat *nt*, xenogenetisches Transplantat *nt*, Xenotransplantat *nt*, Heterotransplantat *nt*

het|er|o|hem|ag|glu|ti|nin [hetərəʊˌhiːməʊ'gluːtənɪn] *noun* Heterhämagglutinin *nt*, heterophiles Hämagglutinin *nt*

het|er|o|he|mo|ly|sin [ˌhetərəʊhɪ'mɑləsɪn] *noun* Heterohämolysin *nt*

het|er|o|hyp|no|sis [ˌhetərəʊhɪp'nəʊsɪs] *noun* Heterohypnose *f*

het|er|o|im|mune [ˌhetərəʊɪ'mjuːn] *adj* Heteroimmunität betreffend, heteroimmun

het|er|o|im|mu|ni|ty [ˌhetərəʊɪ'mjuːnətɪ] *noun* Heteroimmunität *f*

het|er|o|in|fec|tion [ˌhetərəʊɪn'fekʃn] *noun* Heteroinfektion *f*

het|er|o|ker|a|to|plas|ty [ˌhetərəʊ'kerətəplæstɪ] *noun* heterologe Hornhautplastik *f*, Heterokeratoplastik *f*

het|er|o|li|pid [ˌhetərəʊ'lɪpɪd] *noun* Heterolipid *nt*

het|er|ol|o|gous [ˌhetə'rɑləgəs] *adj* **1.** abweichend, nicht übereinstimmend, heterolog **2.** artfremd, heterolog,

H

xenogen
het|er|on|y|mous [hetə'rɑnɪməs] *adj* ungleichnamig, sich nicht entsprechend, heteronym
hetero-ovular *adj* (*Zwillinge*) binovulär, dissimilär, erbungleich, heteroovulär, zweieiig, dizygot
het|er|o|phag|o|some [ˌhetərəʊ'fægəsəʊm] *noun* heterophagische Vakuole *f*, Heterophagosom *nt*
het|er|oph|a|gy [hetər'ɑfədʒɪ] *noun* Heterophagie *f*
het|e|ro|phil|ic [ˌhetərəʊ'fɪlɪk] *adj* mit Affinität zu fremden Antigenen, heterophil
het|er|o|pho|nia [ˌhetərəʊ'fəʊnɪə] *noun* Stimmbruch *m*
het|er|o|pho|ria [ˌhetərəʊ'fəʊrɪə] *noun* Neigung *f* zum Schielen, Heterophorie *f*
het|er|oph|thon|gia [ˌhetərɑf'θɑndʒɪə] *noun* Stimmbruch *m*
het|er|o|pla|sia [hetərəʊ'pleɪʒ(ɪ)ə] *noun* Heteroplasie *f*, Alloplasie *f*
het|er|o|plas|tic [hetərəʊ'plæstɪk] *adj* **1.** Heteroplasie oder Heteroplastik betreffend, heteroplastisch **2.** →*heterologous*
het|er|o|plas|tid [hetərəʊ'plæstɪd] *noun* heterogenes Transplantat *nt*, heterologes Transplantat *nt*, xenogenes Transplantat *nt*, xenogenetisches Transplantat *nt*, Xenotransplantat *nt*, Heterotransplantat *nt*
het|er|o|ploid ['hetərəʊplɔɪd] *adj* Heteroploidie betreffend, mit abweichender Chromosomenzahl, heteroploid
het|er|o|ploi|dy ['hetərəʊplɔɪdɪ] *noun* Heteroploidie *f*
het|er|o|pol|y|sac|cha|ride [ˌhetərəʊˌpɑlɪ'sækəraɪd, -rɪd] *noun* Heteropolysaccharid *nt*
het|er|o|pro|tein [ˌhetərəʊ'prəʊtiːn] *noun* Heteroprotein *nt*
het|er|op|sia [hetə'rɑpsɪə] *noun* Heteropie *f*, Heteropsie *f*, Heteroskopie *f*
Het|er|op|ter|a [hetə'rɑptərə] *plural* Wanzen *pl*, Heteropteren *pl*, Heteroptera *pl*
het|er|o|sac|cha|ride [ˌhetərəʊ'sækəraɪd, -rɪd] *noun* Heterosaccharid *nt*
het|er|o|sex|u|al [ˌhetərəʊ'seksjʊəl] *adj* Heterosexualität betreffend, sexuell auf das andere Geschlecht orientiert, andersgeschlechtlich, heterosexuell
het|er|o|sex|u|al|i|ty [ˌhetərəʊˌsekʃə'wælətɪ] *noun* Heterosexualität *f*
het|er|o|some ['hetərəʊsəʊm] *noun* →*heterochromosome*
het|er|o|to|pia [ˌhetərəʊ'təʊpɪə] *noun* Heterotopie *f*, Dystopie *f*, Ektopie *f*
het|er|o|top|ic [ˌhetərəʊ'tɑpɪk] *adj* ursprungsfern, an atypischer Stelle liegend oder entstehend, (nach außen) verlagert, heterotopisch, heterotop, ektopisch, ektop
het|er|o|trans|plant [hetərəʊ'trænzplænt] *noun* heterogenes Transplantat *nt*, heterologes Transplantat *nt*, xenogenes Transplantat *nt*, xenogenetisches Transplantat *nt*, Xenotransplantat *nt*, Heterotransplantat *nt*
het|er|o|trans|plan|ta|tion [hetərəʊˌtrænzplæn'teɪʃn] *noun* heterogene Transplantation *f*, heterologe Transplantation *f*, xenogene Transplantation *f*, xenogenetische Transplantation *f*, Xenotransplantation *f*, Heterotransplantation *f*, Xenoplastik *f*, Heteroplastik *f*
het|er|o|tri|cho|sis [ˌhetərəʊtrɪ'kəʊsɪs] *noun* Heterochromie *f*
het|er|o|tro|pia [ˌhetərəʊ'trəʊpɪə] *noun* Schielen *nt*, Strabismus *m*
het|er|o|vac|cine [hetərəʊ'væksiːn] *noun* Heterovakzine *f*
het|er|o|zy|gos|i|ty [ˌhetərəʊzaɪ'gɑsətɪ] *noun* Ungleich-, Mischerbigkeit *f*, Heterozygotie *f*
het|er|o|zy|gous [ˌhetərəʊ'zaɪgəs] *adj* Heterozygotie betreffend, ungleicherbig, heterozygot
hexa- *präf.* sechsfach, sechs-, Hex(a)-
hex|a|dac|ty|ly [ˌheksə'dæktəlɪ] *noun* Hexadaktylie *f*
Hex|ap|o|da [hek'sæpədə] *plural* **1.** Sechsfüßler *pl*, Hexapoden *pl* **2.** Kerbtiere *pl*, Kerfe *pl*, Insekten *pl*, Insecta *pl*, Hexapoden *pl*, Hexapoda *pl*
hex|a|va|lent [ˌheksə'veɪlənt] *adj* sechswertig, hexavalent
hex|o|ki|nase [ˌheksə'kaɪneɪz] *noun* Hexokinase *f*
hex|os|a|mine [hek'sɑsəmiːn] *noun* Hexosamin *nt*
hex|os|a|min|i|dase [hekˌsɑsə'mɪnɪdeɪz] *noun* **1.** Hexosaminidase *f* **2.** β-N-Acetylgalaktosaminidase *f*, N-Acetyl-β-Hexosaminidase A *f*
hex|ose ['heksəʊs] *noun* Hexose *f*
hexose diphosphatase Hexosediphosphatase *f*, Fructose-1,6-diphosphatase *f*
hexose monophosphate Hexosemonophosphat *nt*
hex|ose|phos|pha|tase [ˌheksəʊs'fɑsfəteɪz] *noun* Hexosephosphatase *f*
hex|ose|phos|phate [ˌheksəʊs'fɑsfeɪt] *noun* Hexosephosphat *nt*, Hexosephosphorsäure *f*
hi|a|tal [haɪ'eɪtl] *adj* Hiatus betreffend, hiatal
hi|a|tus [haɪ'eɪtəs] *noun, plural* **-tus, -tus|es** Spalt(e *f*) *m*, Ritze *f*, schmale Öffnung *f*, Hiatus *m*
adductor hiatus Hiatus adductorius
aortic hiatus Hiatus aorticus
Breschet's hiatus Breschet-Hiatus *m*, Schneckenloch *nt*, Helicotrema *nt*
common hiatus Hiatus communis
diaphragmatic hiatus Hiatus diaphragmaticus
esophageal hiatus Hiatus oesophageus
fallopian hiatus Hiatus canalis nervi petrosi majoris
hiatus for greater petrosal nerve Hiatus canalis nervi petrosi majoris
hiatus for lesser petrosal nerve Hiatus canalis nervi petrosi minoris
leukemic hiatus Hiatus leucaemicus
maxillary hiatus Hiatus maxillaris
pleuroperitoneal hiatus Bochdalek-Foramen *nt*, Hiatus pleuroperitonealis
sacral hiatus untere Öffnung *f* des Kreuzbeinkanals, Hiatus sacralis
saphenous hiatus Hiatus saphenus
Scarpa's hiatus Breschet-Hiatus *m*, Schneckenloch *nt*, Helicotrema *nt*
semilunar hiatus Hiatus semilunaris
urogenital hiatus Hiatus urogenitalis, Levatorspalt *m*
hi|ber|no|ma [haɪbər'nəʊmə] *noun* braunes Lipom *nt*, Hibernom *nt*, Lipoma feto-cellulare
hi|bis|cus [haɪ'bɪskəs] *noun* Hibiskus *m*, Hibiscus sabdariffa
hic|cup ['hɪkʌp, -əp] *noun* Schluckauf *m*, Singultus *m*
spasmodic hiccup krampfartiger Schluckauf *m*, Spasmolygmus *m*
hid|den ['hɪdən] *adj* verborgen, versteckt; okkult, kryptisch
hidr- *präf.* Schweiß-, Schweißdrüsen-, Hidr(o)-
hi|drad|e|ni|tis [ˌhaɪdrædɪ'naɪtɪs] *noun* Schweißdrüsenentzündung *f*, Hidradenitis *f*, Hidrosadenitis *f*
hi|drad|e|no|ma [ˌhaɪdrædɪ'nəʊmə] *noun* Schweißdrüsenadenom *nt*, Hidradenom *nt*, Hidradenoma *nt*, Syringom *nt*, Syringoma *nt*, Adenoma sudoriparum
hidro- *präf.* Schweiß-, Schweißdrüsen-, Hidr(o)-
hi|dro|ad|e|no|ma [ˌhaɪdrəʊædə'nəʊmə] *noun* →*hidradenoma*
hi|dro|cys|to|ma [ˌhaɪdrəʊsɪs'təʊmə] *noun* Schweißdrüsenzyste *f*, Hidrokystom *nt*, Hidrozystom *nt*
hi|dro|poi|e|sis [ˌhaɪdrəʊpɔɪ'iːsɪs] *noun* Schweißbildung *f*, Hidropoese *f*
hi|dro|poi|et|ic [ˌhaɪdrəʊpɔɪ'etɪk] *adj* Schweißbildung betreffend oder fördernd, hidropoetisch
hi|dros|che|sis [haɪ'drɑskəsɪs] *noun* verminderte oder fehlende Schweißbildung *f*, Anhidrose *f*, Anidrose *f*, Anhidrosis *f*
hi|dro|sis [hɪ'drəʊsɪs, haɪ-] *noun* Schweißabsonderung *f*, Hidrose *f*, Hidrosis *f*
hi|drot|ic [hɪ'drɑtɪk, haɪ-] *adj* **1.** Hidrose betreffend,

schweißabsondernd, hidrotisch **2.** die Schweißsekretion fördernd oder anregend, schweißtreibend, diaphoretisch
hillar ['haɪlər] *adj* Hilum betreffend, hilär
hilliltis [haɪ'laɪtɪs] *noun* **1.** Hilusentzündung *f*, Hilitis *f* **2.** Lungenhilusentzündung *f*, Hilitis *f*
hilllock ['hɪlək] *noun* Höcker *m*, (kleiner) Hügel *m*
axon hillock Axonhügel *m*, Ursprungskegel *m*
germ hillock Eihügel *m*, Discus proligerus/oophorus, Cumulus oophorus
seminal hillock Samenhügel *m*, Colliculus seminalis
hillum ['haɪləm] *noun, plural* **-la** [-lə] Hilus *m*, Hilum *nt*
hilum of caudal olivary nucleus Hilum nuclei olivaris inferioris
hilum of dentate nucleus Hilum nuclei dentati
hilum of kidney Nierenhilus *m*, Hilus renalis, Hilum renale
hilum of lung Lungenhilus *m*, Hilum pulmonis
hilum of lymph node Lymphknotenhilus *m*, Hilum nodi lymphoidei
hilum of ovary Eierstockhilus *m*, Hilum ovarii
pulmonary hilum Lungenhilus *m*, Hilum pulmonis
hilum of spleen Milzhilus *m*, Hilum lienale
hilum of suprarenal gland Nebennierenhilus *m*, Hilum glandulae suprarenalis
hillus ['haɪləs] *noun* → *hilum*
hip [hɪp] *noun* **1.** Hüfte *f*, Coxa *f* **2.** → *hip joint*
hiplbone ['hɪpbəʊn] *noun* Hüftbein *nt*, -knochen *m*, Os coxae
hiplpolcamlpus [ˌhɪpə'kæmpəs] *noun, plural* **-pi** [-paɪ, -piː] Ammonshorn *nt*, Hippokampus *m*, Hippocampus *m*
hiplpus ['hɪpəs] *noun* Pupillenzittern *nt*, Irisblinzeln *nt*, Hippus *m* (pupillae), Atetosis pupillaris
hirlci ['hɜrsaɪ] *plural, sing* **-cus** [-kəs] Hirci *pl*
hirlsutlism ['hɜrsətɪzəm] *noun* Hirsutismus *m*
hirluldin ['hɪr(j)ədɪn] *noun* Hirudin *nt*
Hirluldinlea [hɪrʊ'dɪnɪə] *noun* Blutegel *m*, Hirudinea *f*
hirluldilnilalsis [ˌhɪrʊdɪ'naɪəsɪs] *noun* Hirudiniasis *f*
hilruldilnilzaltion [hɪˌruːdɪnaɪ'zeɪʃn] *noun* **1.** Behandlung *f* mit Hirudin **2.** Blutegeltherapie *f*
Hilruldo [hɪ'ruːdəʊ] *noun* Hirudo *f*
Hirudo medicinalis medizinischer Blutegel *m*, Hirudo medicinalis
hisltamlilnase [hɪ'stæmɪneɪz] *noun* Histaminase *f*, Diaminoxidase *f*
hisltalmine ['hɪstəmiːn, -mɪn] *noun* Histamin *nt*
hisltamlilnelmia [hɪsˌtæmɪ'niːmɪə] *noun* Histaminämie *f*
hisltalmilnerlgic [hɪstəmɪ'nɜrdʒɪk] *adj* auf Histamin als Transmitter ansprechend, histaminerg
hisltalmilnulria [ˌhɪstəmɪ'n(j)ʊərɪə] *noun* Histaminurie *f*
hisltildine ['hɪstədiːn, -diːn] *noun* Histidin *nt*
hisltildilnelmia [hɪstədɪ'niːmɪə] *noun* Histidinämie *f*
hisltildilnulria [ˌhɪstədɪ'n(j)ʊərɪə] *noun* Histidinurie *f*
histio- *präf.* Gewebe-, Histio-, Histo-
hisltilolblast ['hɪstɪəblæst] *noun* Histo-, Histioblast *m*
hisltilolcyte ['hɪstɪəsaɪt] *noun* Gewebsmakrophag *m*, Histiozyt *m*
hisltilolcytlic [ˌhɪstɪə'sɪtɪk] *adj* Histiozyt(en) betreffend, histiozytär, histiozytisch
hisltilolcytlolma [ˌhɪstɪəsaɪ'təʊmə] *noun* Histiozytom *nt*, Histiocytoma *nt*
fibrous histiocytoma Fibrohistiozytom *nt*, fibröses Histiozytom *nt*, Dermatofibrom *nt*
hisltilolcytlolmaltolsis [hɪstɪəˌsaɪtəmə'təʊsɪs] *noun* Histiozytomatose *f*, Histiocytomatosis *f*
hisltilolcytlolsis [ˌhɪstɪəsaɪ'təʊsɪs] *noun* Histiozytose *f*, Histiocytosis *f*
acute dissiminated histiocytosis X → *acute histiocytosis of the newborn*
acute histiocytosis of the newborn Abt-Letterer-Siwe-Krankheit *f*, akute Säuglingsretikulose *f*, maligne Säuglingsretikulose *f*, maligne generalisierte Histiozytose *f*
kerasin histiocytosis Gaucher-Erkrankung *f*, -Krankheit *f*, -Syndrom *nt*, Morbus Gaucher *m*, Glucozerebrosidose *f*, Zerebrosidlipidose *f*, Lipoidhistiozytose *f* vom Kerasintyp, Glykosylzeramidlipidose *f*
medium-cell histiocytosis (akute) Monozytenleukämie *f*
non-lipid histiocytosis → *acute histiocytosis of the newborn*
sinus histiocytosis Sinuskatarrh *m*, Sinushistiozytosis *f*, akute unspezifische Lymphadenitis *f*
histiocytosis X Histiozytose X *f*, Histiocytosis X *f*
hisltilolma [hɪstɪ'əʊmə] *noun* Gewebetumor *m*, Gewebegeschwulst *f*, Histom *nt*, Histiom *nt*
histo- *präf.* Gewebe-, Histio-, Histo-
hisltolcomlpatlilbillilty [ˌhɪstəʊkəmˌpætə'bɪlətɪ] *noun* Gewebeverträglichkeit *f*, Histokompatibilität *f*
hisltolcomlpatlilble [ˌhɪstəʊkəm'pætɪbl] *adj* Histokompatibilität betreffend, gewebeverträglich, histokompatibel
hisltolcyte ['hɪstəʊsaɪt] *noun* → *histiocyte*
hisltoldilaglnolsis [hɪstəʊˌdaɪəg'nəʊsɪs] *noun* Gewebediagnose *f*, Histodiagnose *f*
hisltolgenlelsis [ˌhɪstəʊ'dʒenəsɪs] *noun* Gewebeentstehung *f*, Histogenese *f*, Histogenie *f*, Histiogenese *f*
hisltolgelnetlic [ˌhɪstəʊdʒə'netɪk] *adj* Histogenese betreffend, gewebebildend, histogenetisch
hisltoglelnous [hɪs'tɑdʒənəs] *adj* vom Gewebe gebildet, aus dem Gewebe stammend, histogen
hisltolinlcomlpatlilbillilty [ˌhɪstəʊɪnkəmˌpætɪ'bɪlətɪ] *noun* Gewebeunverträglichkeit *f*, Histoinkompatibilität *f*
hisltolinlcomlpatlilble [ˌhɪstəʊɪnkəm'pætɪbl] *adj* Histoinkompatibilität betreffend, gewebeunverträglich, histoinkompatibel
hisltollogllic [ˌhɪstəʊ'lɑdʒɪk] *adj* Histologie betreffend, histologisch
hisltollolgy [hɪs'tɑlədʒɪ] *noun* **1.** Gewebelehre *f*, Histologie *f* **2.** (mikroskopische) (Gewebs-, Organ-)Struktur *f*
hisltollylsis [hɪs'tɑlɪsɪs] *noun* Gewebeauflösung *f*, Histolyse *f*
hisltollytlic [hɪstəʊ'lɪtɪk] *adj* Histolyse betreffend oder auslösend, histolytisch
hisltolma [hɪs'təʊmə] *noun* Gewebetumor *m*, Gewebegeschwulst *f*, Histom *nt*, Histiom *nt*
hisltone ['hɪstəʊn] *noun* Histon *nt*
hisltolpatholllolgy [ˌhɪstəʊpə'θɑlədʒɪ] *noun* Gewebepathologie *f*, Histopathologie *f*
hisltophlalgous [hɪs'tɑfəgəs] *adj* (*biolog.*) gewebefressend, histophag
Hisltolplaslma [hɪstəʊ'plæzmə] *noun* Histoplasma *nt*
Histoplasma capsulatum Histoplasma capsulatum
Histoplasma duboisii Histoplasma duboisii
hisltolplaslmolma [ˌhɪstəʊplæz'məʊmə] *noun* Histoplasmom *nt*
hisltolplaslmolsis [ˌhɪstəʊplæz'məʊsɪs] *noun* Darling-Krankheit *f*, Histoplasmose *f*, retikuloendotheliale Zytomykose *f*
hisltorlrhexlis [ˌhɪstə'reksɪs] *noun* nicht-infektiöse Gewebeauflösung *f*, Historrhexis *f*
hisltoltherlalpy [ˌhɪstəʊ'θerəpɪ] *noun* Gewebe-, Histotherapie *f*
hisltoltoxlic [hɪstəʊ'tɑksɪk] *adj* gewebeschädigend, histotoxisch
hisltoltroplic [ˌhɪstəʊ'trɑpɪk, -'trəʊp-] *adj* mit besonderer Affinität zu Gewebe oder Gewebezellen, histotrop
hisltolzolic [ˌhɪstəʊ'zəʊɪk] *adj* (*biolog.*) im Gewebe lebend, histozoisch
hive [haɪv] *noun* Quaddel *f*, Urtica *f*
hives [haɪvz] *plural* Nesselsucht *f*, Nesselausschlag *m*, Urtikaria *f*, Urticaria *f*
hollanldric [hɑ'lændrɪk, həʊ-] *adj* an das Y-Chromosom gebunden, holandrisch
hollarlthriltis [ˌhɑlɑːr'θraɪtɪs] *noun* Holarthritis *f*, Poly-

H

arthritis *f*

ho|lis|tic [həʊ'lɪstɪk] *adj* das Ganze betreffend, die Gesamtheit der Person betrachtend, Ganzheits-, holistisch

hol|ly|hock ['hɑliː,hɑk] *noun* Stockmalve *f*, Alcea rosea, Althaea rosea

holo- *präf.* Holo-, Pan-, Voll-

hollo|a|car|di|us [,hɑləɪ'kɑːrdɪəs, ,həʊl-] *noun* Holoakardius *m*, -acardius *m*

hollo|a|cra|nia [,hɑləɪ'kreɪnɪə] *noun* Hol(o)akranie *f*, Hol(o)acrania *f*

hollo|an|en|ceph|a|ly [,hɑləænən'sefəlɪ] *noun* Holoanenzephalie *f*

hollo|an|ti|gen [hɑlə'æntɪdʒən] *noun* Vollantigen *nt*, Holoantigen *nt*

hollo|crine ['hɑləkrɪn, hɑləkraɪn] *adj* (*Drüse*) vollständig sezernierend, holokrin

hollo|di|as|tol|ic [,hɑlədaɪə'stɑlɪk] *adj* während der ganzen Diastole, pandiastolisch, holodiastolisch

hollo|en|dem|ic [,hɑləen'demɪk] *adj* holoendemisch

hollo|en|zyme [,hɑlə'enzaɪm] *noun* Holoenzym *nt*

hollo|gas|tros|chi|sis [,hɑləgæ'strɑskəsɪs, ,həʊl-] *noun* vollständige Bauchspalte *f*, Hologastroschisis *f*

hollo|gyn|ic [,hɑlə'dʒɪnɪk, ,həʊl-] *adj* nur bei weiblichen Nachkommen auftretend, hologyn

hollo|par|a|site [hɑlə'pærəsaɪt] *noun* Vollschmarotzer *m*, Vollparasit *m*, Holoparasit *m*

hollo|pros|en|ceph|a|ly [,hɑləprɑsən'sefəlɪ] *noun* Holoprosenzephalie(-Syndrom *nt*) *f*, Arhinenzephalie-Syndrom *nt*

hollo|pro|tein [,hɑlə'prəʊtiːn, -tiːn] *noun* Holoprotein *nt*

hollo|sac|cha|ride [,hɑlə'sækəraɪd, -rɪd] *noun* Holosaccharid *nt*

hollo|schi|sis [,hɑlə'skaɪsɪs] *noun* direkte Zellteilung *f*, Amitose *f*

hollo|sys|tol|ic [,hɑləsɪs'tɑlɪk] *adj* während der ganzen Systole, holosystolisch, pansystolisch

hollot|ri|chous [hə'lɑtrɪkəs] *adj* völlig mit Zilien bedeckt, holotrich

homeo- *präf.* Homö(o)-, Homoio-

ho|me|o|path|ic [,həʊmɪəʊ'pæθɪk] *adj* Homöopathie betreffend, auf ihr beruhend, homöopathisch

ho|me|op|a|thy [həʊmɪ'ɑpəθɪ] *noun* Homöopathie *f*

ho|me|o|sta|sis [,həʊmɪəʊ'steɪsɪs] *noun* Homöo-, Homoiostase *f*, Homöostasie *f*, Homöostasis *f*

ho|me|o|stat|ic [,həʊmɪəʊ'stætɪk] *adj* Homöostase betreffend, zu ihr gehörend, auf ihr beruhend, homöostatisch

ho|me|o|ther|a|peu|tic [,həʊmɪəʊ,θerə'pjuːtɪk] *adj* Homöotherapie betreffend, homöotherapeutisch

ho|me|o|ther|a|py [,həʊmɪəʊ'θerəpɪ] *noun* Homöotherapie *f*

homo- *präf.* **1.** gleich-, hom(o)- **2.** (*chem.*) Homo-

ho|mo|bi|o|tin [,həʊməʊ'baɪətɪn, ,hɑm-] *noun* Homobiotin *nt*

ho|mo|car|no|sine [,həʊməʊ'kɑːrnəsiːn] *noun* Homokarnosin *nt*, -carnosin *nt*

ho|mo|cel|lu|lar [,həʊməʊ'seljələr] *adj* aus gleichartigen Zellen bestehend, homozellulär

ho|mo|chro|mat|ic [,həʊməʊkrəʊ'mætɪk] *adj* einfarbig, monochromatisch, monochrom

ho|moch|ro|nous [həʊ'mɑkrənəs] *adj* **1.** gleichzeitig, gleichlaufend, synchron (*with* mit) **2.** in derselben Generation auftretend, homochron

ho|mo|cit|rate [,həʊmə'sɪtreɪt, ,hɑm-] *noun* Homocitrat *nt*

ho|mo|clad|ic [,həʊmə'klædɪk] *adj* Endäste eines Gefäßes betreffend, homokladisch

ho|mo|cys|te|ine [,həʊmə'sɪstiːɪn] *noun* Homozystein *nt*, -cystein *nt*

ho|mo|cys|tine [,həʊmə'sɪstiːn, -tɪn] *noun* Homozystin *nt*, -cystin *nt*

ho|mo|cys|ti|ne|mia [,həʊməʊ,sɪstə'niːmɪə] *noun* Homozystinämie *f*, -cystinämie *f*

ho|mo|cys|ti|nu|ria [,həʊməʊ,sɪstə'n(j)ʊərɪə] *noun* Homocystinurie *f*

ho|mod|ro|mous [həʊ'mɑdrəməs] *adj* in die gleiche Richtung (ablaufend), homodrom

homoeo- *präf.* Homö(o)-, Homoio-

ho|mo|e|rot|ic [,həʊməʊɪ'rɑtɪk] *adj* Homophilie betreffend, sexuell zum gleichen Geschlecht neigend, homophil, homosexuell, homoerotisch

ho|mo|e|rot|i|cism [,həʊməʊɪ'rɑtəsɪzəm] *noun* Homoerotik *f*, Homoerotismus *m*

ho|mo|gen|ic [,həʊmə'dʒenɪk] *adj* mit gleichen Erbanlagen versehen, homozygot, gleicherbig, reinerbig

ho|mo|ge|nic|i|ty [,həʊmədʒə'nɪsətɪ] *noun* Gleichartigkeit *f*, Einheitlichkeit *f*, Homogenität *f*

ho|mo|gly|can [,həʊmə'glaɪkæn] *noun* Homopolysaccharid *nt*, Homoglykan *nt*

ho|mo|graft ['həʊməgræft] *noun* homologes/allogenes/allogenetisches Transplantat *nt*, Homo-, Allotransplantat *nt*

ho|mo|ker|a|to|plas|ty [,həʊməʊ'kerətəplæstɪ] *noun* homologe Hornhautplastik *f*, Homokeratoplastik *f*

ho|mo|lat|er|al [,həʊmə'lætərəl] *adj* dieselbe (Körper-) Seite betreffend, auf derselben Seite (liegend), homolateral, gleichseitig, ipsilateral

ho|mo|lip|id [,həʊmə'lɪpɪd] *noun* Homolipid *nt*

ho|mo|log|i|cal [,həʊmə'lɑdʒɪkl, ,hɑm-] *adj* von derselben Species stammend, allogen, allogenetisch, allogenisch, homolog

ho|mol|o|gous [hə'mɑləgəs, həʊ-] *adj* **1.** entsprechend, übereinstimmend, ähnlich, artgleich, homolog **2.** homolog, allogen, allogenetisch **3.** gleichliegend, -laufend, homolog

ho|mol|y|sin [həʊ'mɑləsɪn] *noun* homologes Lysin *nt*, Homolysin *nt*

ho|mon|y|mous [hə'mɑnɪməs, həʊ-] *adj* gleichnamig, homonym

ho|mo|phile ['həʊməʊfaɪl] *adj* Homophilie betreffend, sexuell zum gleichen Geschlecht neigend, homophil, homosexuell, homoerotisch

ho|mo|pol|y|sac|cha|ride [,həʊməʊ,pɑlɪ'sækəraɪd, -rɪd] *noun* Homopolysaccharid *nt*, Homoglykan *nt*

ho|mo|pro|line [,həʊməʊ'prəʊlɪn, -liːn] *noun* Pipecolinsäure *f*, Homoprolin *nt*

ho|mo|ser|ine [,həʊməʊ'serɪn, -riːn] *noun* Homoserin *nt*

ho|mo|sex|u|al [,həʊməʊ'sekʃəwəl, -'seksjʊəl] *adj* Homosexualität betreffend, sexuell zum gleichen Geschlecht neigend, homosexuell, homophil, homoerotisch

ho|mo|sex|u|al|i|ty [,həʊməʊ,sekʃə'wælətɪ, -,seksjʊ'ælətɪ] *noun* Homosexualität *f*

female homosexuality weibliche Homosexualität *f*, Lesbianismus *m*, Sapphismus *m*

male homosexuality Uranismus *m*, männliche Homosexualität *f*

ho|mo|top|ic [,həʊməʊ'tɑpɪk] *adj* am richtigen Ort (liegend), homotop, orthotop; (*Organ*) am normalen Ort, an normaler Stelle (liegend), orthotop, normotop, eutop, eutopisch

ho|mo|trans|plant [həʊməʊ'trænzplænt] *noun* homologes/allogenes/allogenetisches Transplantat *nt*, Homo-, Allotransplantat *nt*

ho|mo|trans|plan|ta|tion [həʊməʊ,trænzplæn'teɪʃn] *noun* homologe Transplantation *f*, allogene Transplantation *f*, allogenetische Transplantation *f*, Homotransplantation *f*, Allotransplantation *f*

ho|mo|typ|ic [,həʊməʊ'tɪpɪk] *adj* aus gleichen Zellen bestehend, homöotyp, homöotypisch, homotyp, homotypisch

ho|mo|zy|go|sis [,həʊməʊzaɪ'gəʊsɪs] *noun* Gleich-, Reinerbigkeit *f*, Erbgleichheit *f*, Homozygotie *f*

ho|mo|zy|got|ic [ˌhəʊməʊzaɪˈgɑtɪk] *adj* mit gleichen Erbanlagen versehen, homozygot, gleicherbig, reinerbig
ho|mo|zy|gous [ˌhəʊməʊˈzaɪgəs] *adj* mit gleichen Erbanlagen versehen, homozygot, gleicherbig, reinerbig
hook|worm [ˈhʊkwɜrm] *noun* **1.** Hakenwurm *m* **2.** (europäischer) Hakenwurm *m*, Grubenwurm *m*, Ancylostoma duodenale
American hookworm Todeswurm *m*, Necator americanus
hookworm of the dog Ancylostoma caninum
European hookworm (europäischer) Hakenwurm *m*, Grubenwurm *m*, Ancylostoma duodenale
New World hookworm Todeswurm *m*, Necator americanus
Old World hookworm (europäischer) Hakenwurm *m*, Grubenwurm *m*, Ancylostoma duodenale
hop [hɑp] *noun* Hopfen *m*
hor|de|o|lum [hɔːrˈdɪələm] *noun* Gerstenkorn *nt*, Zilienabszess *m*, Hordeolum *nt*
hore|hound [ˈhɔːrˌhaʊnd] *noun* Andorn *m*, Marrubium vulgare
hor|mo|nal [hɔːrˈməʊnl, ˈhɔːrmənl] *adj* Hormon(e) betreffend, durch Hormone bedingt, hormonell
hormonally-dependent *adj* hormonabhängig
hor|mone [ˈhɔːrməʊn] *noun* Hormon *nt*
adrenocorticotropic hormone (adreno-)corticotropes Hormon *nt*, (Adreno-)Kortikotropin *nt*
androgenic hormone männliches Keimdrüsenhormon *nt*, Androgen *nt*
antidiuretic hormone antidiuretisches Hormon *nt*, Vasopressin *nt*
Aschheim-Zondek hormone luteinisierendes Hormon *nt*, Luteinisierungshormon *nt*, Interstitialzellen-stimulierendes Hormon *nt*, interstitial cell stimulating hormone *nt*
atrial natriuretic hormone atrialer natriuretischer Faktor *m*, Atriopeptid *nt*, Atriopeptin *nt*
chondrotropic hormone Wachstumshormon *nt*, somatotropes Hormon *nt*, Somatotropin *nt*
corpus luteum hormone Gelbkörperhormon *nt*, Corpus-luteum-Hormon *nt*, Progesteron *nt*
corticotropin releasing hormone Kortikoliberin *nt*, Corticoliberin *nt*, corticotropin releasing factor *nt*, corticotropin releasing hormone *nt*
follicle stimulating hormone follikelstimulierendes Hormon *nt*, Follitropin *nt*, Follikelreifungshormon *nt*
follicle stimulating hormone releasing hormone Gonadotropin-releasing-Faktor *m*, Gonadotropin-releasing-Hormon *nt*
galactopoietic hormone Prolaktin *nt*, Prolactin *nt*, laktogenes Hormon *nt*
gestagenic hormones Gestagene *pl*
glandotropic hormone glandotropes Hormon *nt*
glandular hormones glanduläre Hormone *pl*
glucocorticoid hormones Glukokortikoide *pl*, Glucocorticoide *pl*
gonadotropic hormones Gonadotropine *pl*
gonadotropin releasing hormone Gonadotropin-releasing-Faktor *m*, Gonadotropin-releasing-Hormon *nt*, Gonadoliberin *nt*
growth hormone Wachstumshormon *nt*, somatotropes Hormon *nt*, Somatotropin *nt*
growth hormone inhibiting hormone Somatostatin *nt*, growth hormone release inhibiting hormone *nt*
growth hormone release inhibiting hormone Somatostatin *nt*, growth hormone release inhibiting hormone *nt*
growth hormone releasing hormone Somatoliberin *nt*, Somatotropin-releasing-Faktor *m*, growth hormone releasing hormone *nt*
human growth hormone Wachstumshormon *nt*, Somatotropin *nt*, somatotropes Hormon *nt*
hypothalamic hormones Hypothalamushormone *pl*
interstitial cell stimulating hormone luteinisierendes Hormon *nt*, Luteinisierungshormon *nt*, Interstitialzellen-stimulierendes Hormon *nt*
lactation hormone Prolaktin *nt*, Prolactin *nt*, laktogenes Hormon *nt*
lactogenic hormone Prolaktin *nt*, Prolactin *nt*, laktogenes Hormon *nt*
luteinizing hormone luteinisierendes Hormon *nt*, Luteinisierungshormon *nt*, Interstitialzellen-stimulierendes Hormon *nt*, interstitial cell stimulating hormone *nt*
luteotropic lactogenic hormone Prolaktin *nt*, Prolactin *nt*, laktogenes Hormon *nt*
melanocyte stimulating hormone Melanotropin *nt*, melanotropes Hormon *nt*, melanozytenstimulierendes Hormon *nt*
melanophore stimulating hormone Melanotropin *nt*, melanotropes Hormon *nt*, melanozytenstimulierendes Hormon *nt*
parathyroid hormone Parathormon *nt*, Parathyrin *nt*
peptide hormone Peptidhormon *nt*
pituitary hormones Hypophysenhormone *pl*
placental hormones Plazentahormone *pl*
placental growth hormone humanes Plazenta-Laktogen *nt*, Chorionsomatotropin *nt*
plant hormone Pflanzenhormon *nt*, Phytohormon *nt*
polypeptide hormone Proteohormon *nt*, Polypeptidhormon *nt*
progestational hormone Gelbkörperhormon *nt*, Progesteron *nt*, Corpus-luteum-Hormon *nt*
sex hormones Geschlechtshormone *pl*, Sexualhormone *pl*
somatotropic hormone Somatotropin *nt*, somatotropes Hormon *nt*, Wachstumshormon *nt*
somatotropin release inhibiting hormone Somatostatin *nt*
somatotropin releasing hormone Somatoliberin *nt*, Somatotropin-releasing-Faktor *m*, growth hormone releasing factor *nt*, growth hormone releasing hormone *nt*
steroid hormones Steroidhormone *pl*
testicular hormone Testosteron *nt*
testis hormone Testosteron *nt*
thyroid hormones Schilddrüsenhormone *pl*
thyroid-stimulating hormone Thyrotropin *nt*, Thyreotropin *nt*, thyreotropes Hormon *nt*
thyrotropic hormone Thyr(e)otropin *nt*, thyreotropes Hormon *nt*
tissue hormone Gewebshormon *nt*
hormone-dependent *adj* hormonabhängig
hormone-sensitive *adj* auf Hormone ansprechend, durch Hormone anregbar, hormonsensitiv
hor|mon|o|gen [ˈhɔːrmənədʒən] *noun* Prohormon *nt*, Hormonogen *nt*, Hormogen *nt*
hor|mo|no|gen|e|sis [ˌhɔːrmənəʊˈdʒenəsɪs] *noun* Hormonbildung *f*, Hormonogenese *f*
hor|mo|no|gen|ic [ˌhɔːrmənəʊˈdʒenɪk] *adj* die Hormonbildung betreffend oder stimulierend, hormonbildend, hormonogen
hor|mo|no|poi|e|sis [ˌhɔːrmənəʊpɔɪˈiːsɪs] *noun* → *hormonogenesis*
hor|mo|no|poi|et|ic [ˌhɔːrmənəʊpɔɪˈetɪk] *adj* die Hormonbildung betreffend oder stimulierend, hormonbildend, hormonogen
horn [hɔːrn] *noun* **1.** Horn *nt*, hornförmige Struktur *f*; (*anatom.*) Cornu *nt* **2.** (*chem.*) Horn *nt*, Keratin *nt*
Ammon's horn **1.** Ammonshorn *nt*, Hippokampus *m*, Hippocampus *m* **2.** (eigentliches) Ammonshorn *nt*, Cornu ammonis, Pes hippocampi
anterior horn of lateral ventricle Vorderhorn *nt* des

Seitenventrikels, Cornu frontale ventriculi lateralis
anterior horn of spinal cord Vorderhorn *nt* des Rückenmarks, Cornu anterius medullae spinalis
coccygeal horn Cornu coccygeum
cutaneous horn Hauthorn *nt*, Cornu cutaneum, Keratoma giganteum
dorsal horn Hinterhorn *nt* (des Rückenmarks), Cornu posterius medullae spinalis
frontal horn of lateral ventricle Vorderhorn *nt* des Seitenventrikels, Cornu frontale ventriculi lateralis
greater horn of hyoid bone Cornu majus ossis hyoidei
horn of hyoid bone Zungenbeinhorn, Cornu ossis hyoidei
inferior horn of lateral ventriculus Unterhorn *nt* des Seitenventrikels, Cornu temporale ventriculi lateralis
inferior horn of saphenous opening Cornu inferius marginis falciformis hiatus saphenus
lateral horn of spinal cord Seitenhorn *nt* (des Rückenmarks), Cornu laterale
lesser horn of hyoid bone Cornu minus ossis hyoidei
occipital horn of lateral ventricle Hinterhorn *nt* des Seitenventrikels, Cornu occipitale ventriculi lateralis
posterior horn of lateral ventricle Hinterhorn *nt* des Seitenventrikels, Cornu posterius ventriculi lateralis
posterior horn of spinal cord Hinterhorn *nt* des Rückenmarks, Cornu posterius medullae spinalis
horn of sacrum Cornu sacrale
sinus horn Sinushorn *nt*
superior horn of saphenous opening Cornu superius marginis falciformis hiatus saphenus
temporal horn of lateral ventricle Unterhorn *nt* des Seitenventrikels, Cornu temporale ventriculi lateralis
uterine horn Gebärmutterzipfel *m*, Cornu uteri
horn of uterus Gebärmutterzipfel *m*, Cornu uteri
ventral horn of spinal cord Vorderhorn *nt* des Rückenmarks, Cornu anterius medullae spinalis
warty horn Hauthorn *nt*, Cornu cutaneum, Keratoma giganteum

horned [hɔːrnd] *adj* gehörnt, Horn-

hor|ni|fi|ca|tion [ˌhɔːrnəfɪ'keɪʃn] *noun* Verhornung *f*, Verhornen *nt*, Keratinisation *f*

horse|rad|ish ['hɔːrsrædɪʃ] *noun* Meerrettich *m*, Armoracia rusticana, Cochlearia armoracia

horse|tail ['hɔːrsˌteɪl] *noun* Schachtelhalm *m*, Equisetum arvense

hor|to|be|zoar [ˌhɔːrtə'biːzɔːr] *noun* Phytobezoar *m*

hos|pi|tal ['hɑspɪtl] *noun* **1.** Krankenhaus *nt*, Klinik *f* **2.** Lazarett *nt* **3.** Pflegehaus *nt*, Hospital *nt*

hospital-acquired *adj* mit Bezug zum Krankenhaus; im Krankenhaus erworben, nosokomial

hos|pi|tal|ism ['hɑspɪtlɪzəm] *noun* Hospitalismus *m*

host [həʊst] *noun* Wirt *m*; Wirtszelle *f*
accidental host Fehlwirt *m*
definitive host Endwirt *m*
final host Endwirt *m*
intermediate host Zwischenwirt *m*
paratenic host Hilfs-, Transport-, Wartewirt *m*, paratenischer Wirt *m*
host of predilection Hauptwirt *m*
primary host Endwirt *m*
secondary host Zwischenwirt *m*
transfer host →*paratenic host*
transport host →*paratenic host*

hu|man [ˌ(h)juːmən] I *noun* Mensch *m* II *adj* **1.** den Menschen betreffend, im Menschen vorkommend, vom Menschen stammend, human, Human- **2.** menschlich, menschenfreundlich, menschenwürdig, human, Menschen-

hu|mer|al ['(h)juːmərəl] *adj* **1.** Oberarm oder Oberarmknochen/Humerus betreffend, humeral, Humerus- **2.** Schulter betreffend, Schulter-

humero- *präf.* Oberarm-, Humerus-, humeral; Schulter-

hu|mer|o|ra|di|al [ˌ(h)juːmərəʊ'reɪdɪəl] *adj* Oberarmknochen und Speiche/Radius betreffend oder verbindend, humeroradial, radiohumeral

hu|mer|o|scap|u|lar [ˌ(h)juːmərəʊ'skæpjələr] *adj* Oberarmknochen und Schulterblatt/Skapula betreffend oder verbindend, humeroskapular, skapulohumeral

hu|mer|o|ul|nar [ˌ(h)juːmərəʊ 'ʌlnər] *adj* Oberarmknochen und Ulna betreffend oder verbindend, humeroulnar

hu|mer|us ['(h)juːmərəs] *noun, plural* **-ri** [-raɪ] Oberarmknochen *m*, Humerus *m*
fractured humerus Oberarmbruch *m*, -fraktur *f*, Humerusfraktur *f*

hu|mid ['(h)juːmɪd] *adj* feucht

hu|mid|i|ty [(h)juː'mɪdətɪ] *noun* (Luft-)Feuchtigkeit *f*; Feuchtskeitsgehalt *m*

hu|mor ['(h)juːmər] *noun* **1.** (Körper-)Flüssigkeit *f*, Humor *m* **2.** (Gemüts-)Verfassung *f*, Stimmung *f*, Laune *f*
crystalline humor **1.** Humor vitreus **2.** Glaskörper *m*, Corpus vitreum
vitreous humor Glaskörper *m*, Corpus vitreum

hu|mor|al ['(h)juːmərəl] *adj* (Körper-)Flüssigkeit(en) betreffend, humoral

hun|ger ['hʌŋger] I *noun* Hunger *m*, Hungergefühl *nt* II *v* Hunger haben, hungern
air hunger Lufthunger *m*, Kussmaul(-Kien)-Atmung *f*

hun|gry ['hʌŋgrɪ] *adj* hungrig **be/feel hungry** Hunger haben, hungrig sein **get hungry** Hunger bekommen

hyal- *präf.* Hyalin-; Glaskörper-; Glas-

hy|a|line [*noun* 'haɪəliːn, -lɪn; adj -lɪn] I *noun* Hyalin *nt* II *adj* **1.** Hyalin betreffend, Hyalin- **2.** transparent, durchscheinend; glasartig, glasig, hyalin **3.** amorph, nicht kristallin

hy|a|li|no|sis [haɪəlɪ'nəʊsɪs] *noun* Hyalinose *f*
arteriolar hyalinosis Arteriolenhyalinose *f*
capsular hyalinosis (Milz-)Kapselhyalinose *f*
pleural hyalinosis Pleurahyalinose *f*
splenic capsular hyalinosis (Milz-)Kapselhyalinose *f*

hy|a|li|nu|ria [ˌhaɪəlɪ'n(j)ʊərɪə] *noun* Hyalinurie *f*

hy|a|li|tis [haɪə'laɪtɪs] *noun* Glaskörperentzündung *f*, Hyalitis *f*, Hyaloiditis *f*

hyalo- *präf.* **1.** Hyalin- **2.** Glaskörper- **3.** Glas-

hy|a|lo|plasm ['haɪələplæzəm] *noun* Grundzytoplasma *nt*, zytoplasmatische Matrix *f*, Hyaloplasma *nt*

hy|a|lo|plas|mat|ic [ˌhaɪələplæz'mætɪk] *adj* Hyaloplasma betreffend, im Hyaloplasma liegend, hyaloplasmatisch

hy|a|lo|se|ro|si|tis [ˌhaɪələsɪrəʊ'saɪtɪs] *noun* Hyaloserositis *f*

hy|a|lu|ro|nate [ˌhaɪə'lʊrəneɪt] *noun* Hyaluronsäureester *m*, -salz *nt*, Hyaluronat *nt*

hy|a|lu|ron|i|dase [ˌhaɪəlʊ'rɑnɪdaɪz] *noun* hyaluronsäure-spaltendes Enzym *nt*, Hyaluronidase *f*

hy|a|lu|ron|o|glu|co|sa|min|i|dase [ˌhaɪəlʊˌrɑnəˌgluːkəʊsə'mɪnədeɪz] *noun* Hyaluron(o)glucosaminidase *f*

hy|a|lu|ron|o|glu|cu|ron|i|dase [ˌhaɪəlʊˌrɑnəˌgluːkə'rɑnɪdeɪz] *noun* Hyaluron(o)glucuronidase *f*

hy|bar|ox|ia [ˌhaɪbə'rɑksɪə] *noun* Sauerstoffüberdrucktherapie *f*, hyperbare (Sauerstoff-)Therapie/Oxygenation *f*

hy|brid|i|za|tion [ˌhaɪbrɪdɪ'zeɪʃn] *noun* **1.** Hybridisierung *f*, Hybridisation *f* **2.** Hybridisation *f*, Bastardisierung *f* **3.** Hybridisierung *f*, Hybridisierungstechnik *f*

hy|dan|to|in [haɪ'dæntəwɪn] *noun* Hydantoin *nt*, Glykolylharnstoff *m*

hy|da|tid ['haɪdətɪd] *noun* **1.** (*anatom.*) zystenähnliche Struktur *f*, Hydatide *f* **2.** (*patholog.*) Echinokokkenblase *f*, -zyste *f*, Hydatide *f*
alveolar hydatid alveoläre Echinokokkose *f*
Morgagni's hydatid Morgagni-Hydatide *f*, Appendix testis
Virchow's hydatid alveoläre Echinokokkose *f*

hy|da|tid|i|form [haɪdə'tɪdəfɔːrm] *adj* hydatidenähnlich, hydatidenartig, hydatidenförmig, hydatidiform

hy|da|tid|o|cele [haɪdə'tɪdəsiːl] *noun* Hydatidozele *f*
hy|da|ti|do|sis [ˌhaɪdətɪ'dəʊsɪs] *noun* Echinokokkose *f*
hepatic hydatidosis Leberechinokokkose *f*
pulmonary hydatidosis Lungenechinokokkose *f*
hy|da|toid ['haɪdətɔɪd] **I** *noun* Kammerwasser *nt*, Humor aquosus **II** *adj* Kammerwasser betreffend, Kammerwasser-
hydr- *präf.* Wasser-, Hydr(o)-; Wasserstoff-, Hydro-
hy|drad|e|no|ma [ˌhaɪdrædɪ'nəʊmə] *noun* →*hidradenoma*
hy|drae|ro|per|i|to|ne|um [haɪˌdreərəʊˌperɪtə'niːəm] *noun* Hydropneumoperitoneum *nt*
hy|dram|ni|on [haɪ'dræmnɪɑn] *noun* Hydramnion *nt*
hy|dran|en|ceph|a|ly [ˌhaɪdrænən'sefəlɪ] *noun* Blasenhirn *nt*, Hydranzephalie *f*
hy|drar|gyr|ia [ˌhaɪdrɑːr'dʒɪərɪə] *noun* Quecksilbervergiftung *f*, Hydrargyrie *f*, Hydrargyrose *f*, Merkurialismus *m*
hy|drar|gy|rism [haɪ'drɑːrdʒərɪzəm] *noun* Quecksilbervergiftung *f*, Hydrargyrie *f*, Hydrargyrose *f*, Merkurialismus *m*
hy|drar|gy|rum [haɪ'drɑːrdʒərəm] *noun* Quecksilber *nt*; (*chem.*) Hydragyrum *nt*
hy|drar|thro|sis [haɪdrɑːr'θrəʊsɪs] *noun* seröser Gelenkerguss *m*, Hydarthros(e *f*) *m*, Hydrarthros(e *f*) *m*, Hydrops articularis
hy|drase ['haɪdreɪz] *noun* →*hydratase*
hy|dra|tase ['haɪdrəteɪz] *noun* Hydratase *f*
hy|drate ['haɪdreɪt] **I** *noun* Hydrat *nt* **II** *v* hydratisieren
hy|dra|tion [haɪ'dreɪʃn] *noun* **1.** Wasseranlagerung *f*, Hydratbildung *f*, Hydration *f*, Hydratation *f* **2.** Wasseraufnahme *f*, Hydratation *f*, Hydration *f*
hy|dre|mia [haɪ'driːmɪə] *noun* Hydrämie *f*, Hydroplasmie *f*; Verdünnungsanämie *f*
hy|dren|ceph|a|lo|cele [ˌhaɪdrən'sefələsiːl] *noun* Enzephalozystozele *f*, Hydroenzephalozele *f*
hy|dren|ceph|a|lo|me|nin|go|cele [ˌhaɪdrənˌsefələmɪ'nɪŋgəsiːl] *noun* Enzephalozystomeningozele *f*, Enzephalomeningozele *f*, Meningoenzephalozele *f*
hy|dri|at|ric [ˌhaɪdrɪ'ætrɪk] *adj* Hydrotherapie betreffend, hydrotherapeutisch, hydriatrisch
hy|dri|at|rics [ˌhaɪdrɪ'ætrɪks] *plural* Hydrotherapie *f*
hy|dric ['haɪdrɪk] *adj* Wasserstoff betreffend oder enthaltend, Wasserstoff-, Hydro-
hydro- *präf.* **1.** Wasser-, Hydr(o)- **2.** (*chem.*) Wasserstoff-, Hydro-
hy|droa [haɪ'drəwə] *noun* Hidroa *f*, Hydroa *f*
hy|dro|bleph|a|ron [ˌhaɪdrəʊ'blefərɑn] *noun* Lidödem *nt*
hy|dro|car|bon [ˌhaɪdrəʊ'kɑːrbən] *noun* Kohlenwasserstoff *m*
hy|dro|cele ['haɪdrəʊsiːl] *noun* **1.** Wasserbruch *m*, Hydrozele *f*, Hydrocele *f* **2.** Hydrocele testis
chylous hydrocele Chylozele *f*, Hydrocele chylosa
Nuck's hydrocele Nuck-Zyste *f*, Hydrocele feminae/muliebris
hy|dro|ce|phal|ic [ˌhaɪdrəʊsɪ'fælɪk] *adj* Hydrozephalus betreffend, hydrozephal
hy|dro|ceph|a|lus [ˌhaɪdrəʊ'sefələs] *noun* Wasserkopf *m*, Hydrozephalus *m*, Hydrocephalus *m*
external hydrocephalus Hydrocephalus externus
hypersecretoric hydrocephalus Hydrocephalus hypersecretorius
internal hydrocephalus Hydrocephalus internus
noncommunicating hydrocephalus obstruktiver Hydrozephalus *m*, Hydrocephalus occlusus
normal pressure hydrocephalus Hydrocephalus aresorptivus, Hydrozephalus malresorptivus
obstructive hydrocephalus obstruktiver Hydrozephalus *m*, Hydrocephalus occlusus
hy|dro|chol|e|cys|tis [ˌhaɪdrəʊˌkəʊlə'sɪstɪs] *noun* Gallenblasenhydrops *m*, Hydrops vesicae felleae
hy|dro|chol|e|re|sis [ˌhaɪdrəʊˌkəʊlɪ'riːsɪs] *noun* Hydrocholerese *f*
hy|dro|chol|es|ter|ol [ˌhaɪdrəʊkə'lestərəʊl, -rɔl] *noun* Hydrocholesterin *nt*, -cholesterol *nt*
hy|dro|col|loid [ˌhaɪdrəʊ'kɑlɔɪd] *noun* Hydrokolloid *nt*
hy|dro|col|pos [ˌhaɪdrəʊ'kɑlpəs] *noun* Scheidenretentionszyste *f*, Hydrokolpos *m*
hy|dro|cor|ti|sone [ˌhaɪdrəʊ'kɔːrtɪzəʊn] *noun* Kortisol *nt*, Cortisol *nt*, Hydrocortison *nt*
hy|dro|cyst ['haɪdrəʊsɪst] *noun* seröse Zyste *f*, Hydrozyste *f*
hy|dro|cyst|ad|e|no|ma [haɪdrəʊˌsɪstædə'nəʊmə] *noun* papilläres Hidradenom *nt*, Hydrokystadenom *nt*, Hidrozystadenom *nt*
hy|dro|cys|to|ma [ˌhaɪdrəʊsɪs'təʊmə] *noun* Hydrozystom *nt*, Hydrokystom *nt*
hy|dro|di|u|re|sis [ˌhaɪdrəʊdaɪə'riːsɪs] *noun* Wasserdiurese *f*
hy|dro|en|ceph|a|lo|cele [ˌhaɪdrəʊen'sefələsiːl] *noun* Enzephalozystozele *f*, Hydroenzephalozele *f*
hy|dro|gel ['haɪdrəʊdʒel] *noun* Hydrogel *nt*
hy|dro|gen ['haɪdrəʊdʒən] *noun* Wasserstoff *m*; (*chem.*) Hydrogenium *nt*
hydrogen-3 Tritium *nt*
heavy hydrogen schwerer Wasserstoff *m*, Deuterium *nt*
hy|dro|gen|ase ['haɪdrəʊdʒəneɪz, haɪ'drɑdʒəneɪz] *noun* Hydrogenase *f*
hy|dro|he|ma|to|ne|phro|sis [ˌhaɪdrəʊˌhiːməʊtəʊnɪ'frəʊsɪs] *noun* Hydrohäm(at)onephrose *f*
hy|dro|lase ['haɪdrəʊleɪz] *noun* Hydrolase *f*
hydro-lyase *noun* Hydrolyase *f*, Hydratase *f*, Dehydratase *f*
hy|dro|ly|sis [haɪ'drɑlɪsɪs] *noun*, *plural* **-ses** [-siːz] Hydrolyse *f*
hy|dro|lyt|ic [ˌhaɪdrəʊ'lɪtɪk] *adj* Hydrolyse betreffend oder fördernd, hydrolytisch
hy|dro|men|in|gi|tis [ˌhaɪdrəʊmenɪn'dʒaɪtɪs] *noun* seröse Meningitis *f*, Hydromeningitis *f*
hy|dro|me|nin|go|cele [ˌhaɪdrəʊmɪ'nɪŋgəsiːl] *noun* Hydromeningozele *f*
hy|drom|e|try [haɪ'drɑmətrɪ] *noun* Hydrometrie *f*
hy|dro|mi|cro|ceph|a|ly [ˌhaɪdrəʊˌmaɪkrə'sefəlɪ] *noun* Hydromikrozephalie *f*
hy|dro|my|e|lia [ˌhaɪdrəʊ'maɪ'iːlɪə] *noun* Hydromyelie *f*
hy|dro|my|e|lo|cele [ˌhaɪdrəʊ'maɪələʊsiːl] *noun* Hydromyelozele *f*
hy|dro|my|e|lo|me|nin|go|cele [ˌhaɪdrəʊˌmaɪələʊmɪ'nɪŋgəsiːl] *noun* Hydromyelomeningozele *f*, Meningomyelozele *f*
hy|dro|my|o|ma [ˌhaɪdrəʊmaɪ'əʊmə] *noun* zystisches Leiomyom *nt*, Hydromyom *nt*
hy|dro|ne|phro|sis [ˌhaɪdrəʊnɪ'frəʊsɪs] *noun* Harnstauungs-, Wassersackniere *f*, Hydronephrose *f*, Uronephrose *f*
hy|dro|per|i|car|di|tis [ˌhaɪdrəʊˌperɪkɑːr'daɪtɪs] *noun* seröse Perikarditis *f*, Hydroperikarditis *f*
hy|dro|per|i|car|di|um [ˌhaɪdrəʊˌperɪ'kɑːrdɪəm] *noun* Herzbeutelwassersucht *f*, Hydroperikard *nt*, -perikardium *nt*, Hydrokardie *f*, Hydrops pericardii
hy|dro|per|i|to|ne|um [ˌhaɪdrəʊˌperɪtə'niːəm] *noun* Aszites *m*, Bauchwassersucht *f*
hy|dro|per|ox|ide [ˌhaɪdrəʊpə'rɑksaɪd] *noun* Wasserstoffperoxid *nt*, Wasserstoffsuperoxid *nt*
hy|dro|pex|ia [ˌhaɪdrəʊ'peksɪə] *noun* Wasserbindung *f*, Wassereinlagerung *f*, Wasserfixierung *f*, Hydropexie *f*
hy|dro|phil|ia [ˌhaɪdrəʊ'fiːlɪə, -jə] *noun* Hydrophilie *f*
hy|dro|phil|ic [ˌhaɪdrəʊ'fɪlɪk] *adj* wasserliebend, Wasser/Feuchtigkeit aufnehmend, Wasser anziehend, hydrophil
hy|dro|pho|bia [ˌhaɪdrəʊ'fəʊbɪə] *noun* Wasserscheu *f*, Hydrophobie *f*
hy|dro|pho|bic [ˌhaɪdrəʊ'fəʊbɪk] *adj* mit einer krankhaften Abneigung gegen Wasser, wasserscheu, hydrophob
hy|droph|thal|mos [ˌhaɪdrɑf'θælməs] *noun* Ochsenauge *nt*, Glaukom *nt* der Kinder, angeborenes Glaukom *nt*,

Hydrophthalmus *m*, Buphthalmus *m*

hy|dro|phy|so|me|tra [ˌhaɪdrəʊˌfaɪzə'miːtrə] *noun* Physohydrometra *f*

hy|drop|ic [haɪ'drɑpɪk] *adj* Hydrops betreffend, von ihm betroffen oder gekennzeichnet, mit Hydrops einhergehend, hydropisch, hydroptisch

hy|dro|pneu|ma|to|sis [ˌhaɪdrəʊn(j)uːmə'təʊsɪs] *noun* Hydropneumatosis *f*

hy|dro|pneu|mo|per|i|car|di|um [ˌhaɪdrəʊˌn(j)uːməˌperɪ'kɑːrdɪəm] *noun* Hydropneumoperikard *nt*, Pneumohydroperikard *nt*

hy|dro|pneu|mo|per|i|to|ne|um [ˌhaɪdrəʊˌn(j)uːməˌperɪtə'niːəm] *noun* Hydropneumoperitoneum *nt*, Pneumohydroperitoneum *nt*

hy|dro|pneu|mo|tho|rax [ˌhaɪdrəʊˌn(j)uːmə'θɔːræks] *noun* Hydropneumothorax *m*, Pneumohydrothorax *m*

hy|drops ['haɪdrɑps] *noun* Wassersucht *f*, Hydrops *m*
congenital hydrops Hydrops congenitus/fetus universalis, Hydrops fetalis
endolymphatic hydrops Ménière-Krankheit *f*, Morbus Ménière
fetal hydrops Hydrops fetalis, Hydrops congenitus/fetus universalis
hydrops of gallbladder Gallenblasenhydrops *m*, Hydrops vesicae felleae
labyrinthine hydrops Ménière-Krankheit *f*, Morbus Ménière

hy|dro|py|o|ne|phro|sis [ˌhaɪdrəʊˌpaɪənɪ'frəʊsɪs] *noun* Hydropyonephrose *f*

hy|dror|rhea [ˌhaɪdrəʊ'rɪə] *noun* Hydrorrhoea *f*

hy|dro|sal|pinx [ˌhaɪdrəʊ'sælpɪŋks] *noun* Hydrosalpinx *f*, Hydrops tubae, Sactosalpinx serosa

hy|dro|sy|rin|go|my|e|lia [ˌhaɪdrəʊsɪˌrɪŋgəʊmaɪ'iːlɪə] *noun* Syringomyelie *f*

hy|dro|ther|a|peu|tic [ˌhaɪdrəʊθerə'pjuːtɪks] *adj* Hydrotherapie betreffend, hydrotherapeutisch, hydriatrisch

hy|dro|ther|a|peu|tics [ˌhaɪdrəʊˌθerə'pjuːtɪks] *plural* Hydrotherapie *f*

hy|dro|ther|a|py [ˌhaɪdrəʊ'θerəpɪ] *noun* Hydrotherapie *f*

hy|dro|tho|rax [ˌhaɪdrəʊ'θɔːræks] *noun* Brustwassersucht *f*, Hydrothorax *m*
chylous hydrothorax Chylothorax *m*

hy|dro|u|re|ter|o|ne|phro|sis [ˌhaɪdrəʊjʊəˌriːtərəʊnɪ'frəʊsɪs] *noun* Hydroureteronephrose *f*

hy|dro|u|re|ter|o|sis [ˌhaɪdrəʊjʊəˌriːtə'rəʊsɪs] *noun* Hydroureter *m*

hy|dro|u|ria [ˌhaɪdrəʊ'(j)ʊərɪə] *noun* Hydrurie *f*, Polyurie *f*

hy|drox|ide [haɪ'drɑksaɪd, -sɪd] *noun* Hydroxid *nt*

hy|drox|o|co|bal|a|min [haɪˌdrɑksəʊkəʊ'bæləmɪn] *noun* Hydroxocobalamin *nt*, Aquocobalamin *nt*, Vitamin B_{12b} *nt*

hydroxy- *präf.* Hydroxy-

hy|drox|y|ap|a|tite [haɪˌdrɑksɪə'æpətaɪt] *noun* Hydroxi-, Hydroxy(l)apatit *nt*

2-hy|drox|y|ben|za|mide [haɪˌdrɑksɪ'benzəmaɪd] *noun* Salizylamid *nt*, Salicylamid *nt*, Salicylsäureamid *nt*, o-Hydroxybenzamid *nt*

hy|drox|y|ben|zene [haɪˌdrɑksɪə'benziːn] *noun* Phenol *nt*, Carbolsäure *f*, Monohydroxybenzol *nt*

β-hydroxy-β-methyl|glutaryl-CoA *noun* β-Hydroxy-β-methylglutaryl-CoA *nt*

25-hy|drox|y|chol|e|cal|cif|e|rol [haɪˌdrɑksɪəˌkəʊləkæl'sɪfərɔl] *noun* 25-Hydroxycholecalciferol *nt*, Calcidiol *nt*

17-hy|drox|y|cor|ti|co|ster|oid [haɪˌdrɑksɪəˌkɔːrtɪkəʊ'sterɔɪd] *noun* 17-Hydroxikortikosteroid *nt*, 17-Hydroxicorticosteroid *nt*

17-hy|drox|y|cor|ti|cos|ter|one [haɪˌdrɑksɪəˌkɔːrtɪ'kɑstərəʊn] *noun* Kortisol *nt*, Cortisol *nt*, Hydrocortison *nt*

18-hy|drox|y|cor|ti|cos|ter|one [haɪˌdrɑksɪəˌkɔːrtɪ'kɑstərəʊn] *noun* 18-Hydroxicorticosteron *nt*

25-hy|drox|y|er|go|cal|cif|e|rol [haɪˌdrɑksɪəˌɜrgəkæl'sɪfərɔl] *noun* 25-Hydroxyergocalciferol *nt*

hy|drox|yl|ap|a|tite [haɪˌdrɑksɪl'æpətaɪt] *noun* → *hydroxyapatite*

hy|drox|y|lase [haɪ'drɑksɪleɪz] *noun* Hydroxylase *f*

hy|drox|y|phen|yl|al|a|nine [haɪˌdrɑksɪfenl'ælənɪn, -niːn] *noun* Tyrosin *nt*

hy|drox|y|phen|yl|eth|yl|a|mine [haɪˌdrɑksɪfenlˌeθɪlə'miːn, -'æmɪn] *noun* Tyramin *nt*, Tyrosamin *nt*

hy|drox|y|pro|line [haɪˌdrɑksɪ'prəʊliːn, -lɪn] *noun* Hydroxyprolin *nt*

hy|drox|y|pro|li|ne|mia [ˌhaɪˌdrɑksɪprəʊlɪ'niːmɪə] *noun* Hydroxyprolinämie *f*

hy|drox|y|pro|li|nu|ria [ˌhaɪˌdrɑksɪprəʊlɪ'n(j)ʊərɪə] *noun* Hydroxyprolinurie *f*

hy|drox|y|pyr|u|vate [haɪˌdrɑksɪ'paɪruːveɪt] *noun* Hydroxypyruvat *nt*

17-hy|drox|y|ste|roid [haɪˌdrɑksɪ'stɪərɔɪd] *noun* 17-Hydroxysteroid *nt*

5-hy|drox|y|tryp|ta|mine [haɪˌdrɑksɪə'trɪptəmiːn] *noun* 5-Hydroxytryptamin *nt*, Serotonin *nt*

5-hy|drox|y|tryp|to|phan [haɪˌdrɑksɪ'trɪptəfæn] *noun* 5-Hydroxytryptophan *nt*

hy|drox|y|ty|ra|mine [haɪˌdrɑksɪə'taɪrəmiːn] *noun* Dopamin *nt*, Hydroxytyramin *nt*

hy|dru|ria [haɪ'dr(j)ʊərɪə] *noun* Hydrurie *f*, Polyurie *f*

hy|dru|ric [haɪ'd(j)ʊərɪk] *adj* Hydrurie betreffend, hydrurisch

hy|giene ['haɪdʒiːn] *noun* Hygiene *f*

hy|gi|en|ic [haɪdʒɪ'enɪk, haɪ'dʒen-, haɪ'dʒiː-] *adj* Hygiene betreffend, auf Hygiene beruhend, der Gesundheit dienend; sauber, frei von Verschmutzung, hygienisch

hy|gi|en|ics [haɪdʒɪ'enɪks] *plural* Hygiene *f*

hy|gric ['haɪgrɪk] *adj* Feuchtigkeit betreffend, Feuchtigkeits-, Hygro-

hygro- *präf.* Feuchtigkeits-, Hygro-

hy|gro|ma [haɪ'grəʊmə] *noun, plural* **-mas, -ma|ta** [-mətə] Wassergeschwulst *f*, Hygrom(a) *nt*
cystic hygroma Zystenhygrom *nt*, Hygroma/Lymphangioma cysticum

hy|grom|e|ter [haɪ'grɑmɪtər] *noun* Luftfeuchtigkeitsmesser *m*, Hygrometer *nt*

hy|gro|pho|bia [ˌhaɪgrə'fəʊbɪə] *noun* Hygrophobie *f*

hy|gro|scop|ic [haɪˌgrəʊ'skɑpɪk] *adj* Wasser oder (Luft-) Feuchtigkeit anziehend oder aufnehmend, hygroskopisch

hy|gro|sto|mia [haɪˌgrəʊ'stəʊmɪə] *noun* (übermäßiger) Speichelfluss *m*, Sialorrhoe *f*, Ptyalismus *m*, Hypersalivation *f*

hy|men ['haɪmən] *noun* Jungfernhäutchen *nt*, Hymen *m/nt*

hy|men|al ['haɪmənl] *adj* Jungfernhäutchen/Hymen betreffend, hymenal

hy|men|ec|to|my [ˌhaɪmə'nektəmɪ] *noun* Hymenexzision *f*, Hymenektomie *f*

hy|men|i|tis [haɪmə'naɪtɪs] *noun* Hymenentzündung *f*, Hymenitis *f*

hy|me|noid ['haɪmənɔɪd] *adj* hymenähnlich, hymenartig, hymenoid; Membran betreffend, häutig, membranartig, membranös

hy|me|no|le|pi|a|sis [ˌhaɪmənəʊlə'paɪəsɪs] *noun* Hymenolepiasis *f*

hy|me|no|le|pis [ˌhaɪmənəʊlə'pɪs] *noun* Hymenolepis *f*
Hymenolepis diminuta Ratten-, Mäusebandwurm *m*, Hymenolepis diminuta
Hymenolepis nana Zwergbandwurm *m*, Hymenolepis nana

hy|men|or|rha|phy [ˌhaɪmə'nɑrəfɪ] *noun* Hymennaht *f*, Hymenorrhaphie *f*

hy|men|ot|o|my [haɪmɪ'nɑtəmɪ] *noun* Hymendurchtrennung *f*, -durchschneidung *f*, -spaltung *f*, Hymenotomie *f*

hy|o|ep|i|glot|tic [ˌhaɪəʊepɪ'glɑtɪk] *adj* Zungenbein/Os hyoideum und Kehldeckel/Epiglottis betreffend, hyo-

epiglottisch
hy|o|glos|sal [ˌhaɪəʊˈglɑsl, -ˈglɔ-] *adj* Zunge und Zungenbein/Os hyoideum betreffend oder verbindend, glossohyal
hy|oid [ˈhaɪɔɪd] I *noun* Zungenbein *nt*, Os hyoideum II *adj* Zungenbein betreffend, Zungenbein-
hy|o|scy|a|mus [ˌhaɪəʊˈsaɪəməs] *noun* Bilsenkraut *nt*, Hyoscyamus niger
hy|o|thy|roid [ˌhaɪəʊˈθaɪrɔɪd] *adj* Schilddrüse oder Schildknorpel und Zungenbein betreffend, thyreohyoid, thyrohyoid
hyp- *präf.* Unter-, Hyp(o)-
hyp|a|cu|sis [ˌhɪpəˈk(j)uːsɪs] *noun* Hypakusis *f*
hyp|al|bu|min|e|mia [ˌhɪpælˌbjuːmɪˈniːmɪə] *noun* verminderter Albumingehalt *m* des Blutes, Hypalbuminämie *f*, Hypoalbuminämie *f*
hyp|al|ge|sia [ˌhɪpælˈdʒiːzɪə, -dʒiːʒə, ˌhaɪp-] *noun* Hypalgesie *f*
hyp|al|ge|sic [ˌhɪpælˈdʒiːzɪk] *adj* Hypalgesie betreffend, hypalgetisch, hypalgisch
hyp|al|get|ic [ˌhɪpælˈdʒetɪk] *adj* Hypalgesie betreffend, hypalgetisch, hypalgisch
hyp|al|gia [ˌhɪpˈældʒ(ɪ)ə] *noun* Hypalgesie *f*
hyper- *präf.* Über-, Hyper-
hy|per|a|can|tho|sis [ˌhaɪpərˌækənˈθəʊsɪs] *noun* Akanthose *f*, Acanthosis *f*
hy|per|a|cid [ˌhaɪpərˈæsɪd] *adj* übermäßig sauer, superazid, hyperazid
hy|per|a|cid|am|in|u|ria [ˌhaɪpərˌæsɪdˌæmɪˈn(j)ʊərɪə] *noun* Hyperaminoazidurie *f*
hy|per|a|cid|i|ty [ˌhaɪpərəˈsɪdətɪ] *noun* Hyperazidität *f*
gastric hyperacidity Hyperazidität *f* des Magensaftes, Hyperchlorhydrie *f*
hy|per|ac|tive [ˌhaɪpərˈæktɪv] *adj* übermäßig aktiv; hyperkinetisch, hyperaktiv
hy|per|a|cu|sis [ˌhaɪpərəˈk(j)uːsɪs] *noun* Hyperakusis *f*
hy|per|a|cute [ˌhaɪpərəˈkjuːt] *adj* (*Verlauf, Reaktion*) extrem akut, perakut, hyperakut
hy|per|ad|e|no|sis [ˌhaɪpərædɪˈnəʊsɪs] *noun* Drüsenvergrößerung *f*; gesteigerte Drüsentätigkeit *f*, Hyperadenosis *f*, Hyperadenie *f*
hy|per|ad|re|nal|cor|ti|cal|ism [ˌhaɪpərəˌdriːnlˈkɔːrtɪkəlɪzəm] *noun* Hyperkortizismus *m*
hy|per|a|ku|sis [ˌhaɪpərəˈk(j)uːsɪs] *noun* Hyperakusis *f*
hy|per|al|bu|min|e|mia [ˌhaɪpərælˌbjuːmɪˈniːmɪə] *noun* Hyperalbuminämie *f*
hy|per|al|bu|mi|no|sis [ˌhaɪpərælˌbjuːmɪˈnəʊsɪs] *noun* Hyperalbuminose *f*
hy|per|al|do|ster|on|e|mia [ˌhaɪpərˌældəʊˌstɪərəˈniːmɪə] *noun* Hyperaldosteronämie *f*
hy|per|al|do|ste|ro|nism [ˌhaɪpərˌældəʊˈsterənɪzəm] *noun* Hyperaldosteronismus *m*, Aldosteronismus *m*
primary hyperaldosteronism primärer Hyperaldosteronismus *m*, Conn-Syndrom *nt*
hy|per|al|do|ster|on|u|ria [ˌhaɪpərˌældəʊˌstɪərəˈn(j)ʊərɪə] *noun* Hyperaldosteronurie *f*
hy|per|al|ge|sia [ˌhaɪpərælˈdʒiːzɪə, -dʒiːʒə] *noun* Hyperalgesie *f*
hy|per|al|get|ic [ˌhaɪpərælˈdʒetɪk] *adj* Hyperalgesie betreffend, hyperalgetisch
hy|per|al|gia [ˌhaɪpərˈældʒ(ɪ)ə] *noun* Hyperalgesie *f*
hy|per|al|i|men|ta|tion [ˌhaɪpərˌælɪmenˈteɪʃn] *noun* Hyperalimentation *f*
hy|per|al|pha|lip|o|pro|tein|e|mia [haɪpərˌælfəˌlɪpəˌprəʊtɪɪˈniːmɪə] *noun* Hyperalphalipoproteinämie *f*
hy|per|am|i|no|a|cid|e|mia [haɪpərəˌmiːnəʊˌæsɪˈdiːmɪə] *noun* Hyperaminoazidämie *f*
hy|per|am|i|no|a|cid|u|ria [ˌhaɪpərəˌmiːnəʊˌæsɪˈd(j)ʊərɪə] *noun* Hyperaminoazidurie *f*
hy|per|am|mo|ne|mia [ˌhaɪpərˌæməˈniːmɪə] *noun* Hyperammonämie *f*
hy|per|am|mo|ni|e|mia [ˌhaɪpərəˌməʊnɪˈiːmɪə] *noun* Hyperammonämie *f*
hy|per|am|mo|nu|ria [ˌhaɪpərˌæməˈn(j)ʊərɪə] *noun* Hyperammonurie *f*
hy|per|am|y|las|e|mia [ˌhaɪpərˌæməleɪsˈiːmɪə] *noun* Hyperamylasämie *f*
hy|per|a|phia [ˌhaɪpərˈeɪfɪə] *noun* taktile Hyperästhesie *f*, Hyper(h)aphie *f*
hy|per|ar|gi|nin|e|mia [ˌhaɪpərˌɑːrdʒənɪˈniːmɪə] *noun* Argininämie *f*
hy|per|az|o|tu|ria [ˌhaɪpəræzəˈt(j)ʊərɪə] *noun* Hyperazoturie *f*
hy|per|bar|ic [ˌhaɪpərˈbærɪk] *adj* unter/mit Überdruck, mit erhöhtem Druck, hyperbar
hy|per|bas|o|phil|ic [ˌhaɪpərˌbeɪsəˈfɪlɪk] *adj* extrem basophil, hyperbasophil
hy|per|be|ta|al|a|nin|e|mia [ˌhaɪpərˌbeɪtəˌælənɪˈniːmɪə] *noun* Hyperbetaalaninämie *f*, β-Alaninämie *f*
hy|per|be|ta|lip|o|pro|tein|e|mia [haɪpərˌbeɪtəˌlɪpəprəʊtiːnˈiːmɪə] *noun* Hyperbetalipoproteinämie *f*
hy|per|bi|car|bo|nat|e|mia [ˌhaɪpərbaɪˌkɑːrbəneɪˈtiːmɪə] *noun* Hyperbicarbonatämie *f*, Bicarbonatämie *f*
hy|per|bil|i|ru|bi|ne|mia [haɪpərˌbɪləˌruːbɪˈniːmɪə] *noun* vermehrter Bilirubingehalt *m* des Blutes, Hyperbilirubinämie *f*
hy|per|bil|i|ru|bi|nu|ria [ˌhaɪpərˌbɪləˌruːbɪˈn(j)ʊərɪə] *noun* Hyperbilirubinurie *f*
hy|per|brach|y|ceph|a|ly [ˌhaɪpərbrækɪˈsefəlɪ] *noun* extreme Brachyzephalie *f*, Hyperbrachyzephalie *f*, -kephalie *f*
hy|per|brad|y|ki|nin|e|mia [ˌhaɪpərˌbrædɪˌkaɪnɪˈniːmɪə] *noun* Hyperbradykininämie *f*
hy|per|cal|ce|mia [ˌhaɪpərkælˈsiːmɪə] *noun* Hyperkalzämie *f*
hy|per|cal|ce|mic [ˌhaɪpərkælˈsiːmɪk] *adj* Hyperkalzämie betreffend, hyperkalzämisch, hyperkalziämisch
hy|per|cal|ci|ne|mia [ˌhaɪpərˌkælsɪˈniːmɪə] *noun* Hyperkalzämie *f*
hy|per|cal|ci|nu|ria [ˌhaɪpərˌkælsɪˈn(j)ʊərɪə] *noun* Hyperkalzurie *f*
hy|per|cal|ci|to|ni|ne|mia [ˌhaɪpərˌkælsɪˌtəʊnɪˈniːmɪə] *noun* erhöhter Kalzitoningehalt *m* des Blutes, Hyperkalzitoninämie *f*, Kalzitoninämie *f*, Hypercalcitoninämie *f*, Calcitoninämie *f*
hy|per|cal|ci|u|ria [ˌhaɪpərkælsɪˈ(j)ʊərɪə] *noun* Hyperkalzurie *f*
hy|per|cal|cu|ria [ˌhaɪpərkælkˈ(j)ʊərɪə] *noun* Hyperkalzurie *f*
hy|per|cap|nia [ˌhaɪpərˈkæpnɪə] *noun* Hyperkapnie *f*
hy|per|car|bia [ˌhaɪpərˈkɑːrbɪə] *noun* Hyperkapnie *f*
hy|per|car|dia [ˌhaɪpərˈkɑːrdɪə] *noun* Herzhypertrophie *f*
hy|per|car|o|te|ne|mia [ˌhaɪpərkærətɪˈniːmɪə] *noun* Hyperkarotinämie *f*
hy|per|car|o|ti|ne|mia [ˌhaɪpərkærətɪˈniːmɪə] *noun* Hyperkarotinämie *f*
hy|per|ce|men|to|sis [ˌhaɪpərsɪmenˈtəʊsɪs] *noun* Hypercementose *f*, Zementhyperplasie *f*
hy|per|chlo|re|mia [ˌhaɪpərkləʊˈriːmɪə] *noun* Hyperchloridämie *f*
hy|per|chlo|re|mic [ˌhaɪpərkləʊˈriːmɪk] *adj* Hyperchlorämie betreffend, hyperchlorämisch
hy|per|chlor|hy|dria [ˌhaɪpərkləʊrˈhaɪdrɪə] *noun* (*Magen*) erhöhte Salzsäureproduktion *f*, Hyperazidität *f*, Hyperchlorhydrie *f*
hy|per|chlor|u|ria [ˌhaɪpərkləʊˈr(j)ʊərɪə] *noun* Hyperchlorurie *f*
hy|per|cho|les|ter|e|mia [ˌhaɪpərkəˌlestəˈriːmɪə] *noun* →*hypercholesterolemia*
hy|per|cho|les|ter|in|e|mia [ˌhaɪpərkəˌlestərɪˈniːmɪə] *noun* →*hypercholesterolemia*
hy|per|cho|les|ter|ol|e|mia [ˌhaɪpərkəˌlestərəˈliːmɪə] *noun* erhöhter Cholesteringehalt *m* des Blutes, Hypercholesterinämie *f*

H

hy|per|cho|les|ter|ol|e|mic [ˌhaɪpərkəˌlestərəˈliːmɪk] *adj* Hypercholesterinämie betreffend, hypercholesterinämisch

hy|per|cho|lia [ˌhaɪpərˈkəʊlɪə] *noun* Hypercholie *f*

hy|per|chro|ma|sia [ˌhaɪpərkrəʊˈmeɪʒ(ɪ)ə] *noun* → *hyperchromatism*

hy|per|chro|mat|ic [ˌhaɪpərkrəʊˈmætɪk] *adj* verstärkt anfärbbar, hyperchromatisch

hy|per|chro|ma|tin [ˌhaɪpərˈkrəʊmətɪn] *noun* Hyperchromatin *nt*

hy|per|chro|ma|tism [ˌhaɪpərˈkrəʊmətɪzəm] *noun* Hyperchromatose *f*

hy|per|chro|ma|to|sis [ˌhaɪpərˌkrəʊməˈtəʊsɪs] *noun* **1.** Hyperchromasie *f* **2.** Hyperchromatose *f*

hy|per|chro|me|mia [ˌhaɪpərkrəʊˈmiːmɪə] *noun* Hyperchromasie *f*

hy|per|chro|mia [ˌhaɪpərˈkrəʊmɪə] *noun* → *hyperchromatism*

hy|per|chro|mic [ˌhaɪpərˈkrəʊmɪk] *adj* **1.** hyperchromatisch **2.** hyperchrom

hy|per|chy|lia [ˌhaɪpərˈkaɪlɪə] *noun* Hyperchylie *f*

hy|per|chy|lo|mi|cro|ne|mia [haɪpərˌkaɪləˌmaɪkrəˈniːmɪə] *noun* Hyperchylomikronämie *f*, Chylomikronämie *f*

hy|per|co|ag|u|la|bil|i|ty [ˌhaɪpərkəʊˌægjələˈbɪlətɪ] *noun* erhöhte Gerinnbarkeit *f* des Blutes, Hyperkoagulabilität *f*

hy|per|cor|ti|cal|ism [ˌhaɪpərˈkɔːrtɪkəlɪzəm] *noun* Hyperkortizismus *m*

hy|per|cor|ti|sol|e|mia [ˌhaɪpərkɔːrtɪsəʊˈliːmɪə] *noun* Hyperkortisolämie *f*

hy|per|cor|ti|sol|ism [ˌhaɪpərˈkɔːrtɪsəʊlɪzəm] *noun* Hyperkortizismus *m*

hy|per|cre|a|tin|e|mia [ˌhaɪpərkrɪətɪˈniːmɪə] *noun* Hyperkreatinämie *f*

hy|per|cri|nia [ˌhaɪpərˈkrɪnɪə] *noun* Hyperkrinie *f*

hy|per|cy|e|sis [ˌhaɪpərsaɪˈiːsɪs] *noun* Überbefruchtung *f*, Superfetatio *f*

hy|per|cy|the|mia [ˌhaɪpərsaɪˈθiːmɪə] *noun* pathologische Erhöhung *f* der Erythrozytenzahl, Erythrozythämie *f*, Erythrozytose *f*, Hypererythrozythämie *f*, Hyperzythämie *f*

hy|per|cy|to|sis [ˌhaɪpərsaɪˈtəʊsɪs] *noun* **1.** pathologische Erhöhung *f* der Zellzahl, Hyperzytose *f* **2.** Erhöhung *f* der Leukozytenzahl, Leukozytose *f*

hy|per|dac|ty|ly [ˌhaɪpərˈdæktəlɪ] *noun* Polydaktylie *f*

hy|per|dense [ˈhaɪpərdens] *adj* (*Film*) mit erhöhter Dichte, hyperdens

hy|per|dy|nam|ia [ˌhaɪpərdaɪˈnæmɪə] *noun* übermäßige Muskelaktivität *f*, Hyperdynamie *f*

hy|per|e|lec|tro|ly|te|mia [ˌhaɪpərɪˌlektrəlaɪˈtiːmɪə] *noun* Hyperelektrolytämie *f*

hy|per|em|e|sis [ˌhaɪpərˈeməsɪs] *noun* Hyperemesis *f*

hyperemesis gravidarum Hyperemesis gravidarum

hy|per|e|met|ic [ˌhaɪpərəˈmetɪk] *adj* Hyperemesis betreffend, hyperemetisch

hy|per|e|mia [haɪpərˈiːmɪə] *noun* vermehrte Blutfülle *f*, Hyperämie *f*

active hyperemia aktive/arterielle Hyperämie *f*

arterial hyperemia aktive/arterielle Hyperämie *f*

compensatory hyperemia kompensatorische Hyperämie *f*

decompression hyperemia Entlastungshyperämie *f*

fluxionary hyperemia fluxionäre Hyperämie *f*

reactive hyperemia reaktive Hyperämie *f*

venous hyperemia venöse/passive Hyperämie *f*

hy|per|e|mic [haɪpərˈiːmɪk] *adj* Hyperämie betreffend, hyperämisch

hy|per|ep|i|neph|ri|ne|mia [ˌhaɪpərepɪˌnefrɪˈniːmɪə] *noun* Hyperadrenalinämie *f*

hy|per|er|gy [ˈhaɪpərɜrdʒɪ] *noun* gesteigerte Empfindlichkeit *f*, verstärkte Reaktion *f*, verstärkte Reaktionsbereitschaft *f*, Hyperergie *f*; Allergie *f*

hy|per|es|the|sia [ˌhaɪpəresˈθiːʒ(ɪ)ə] *noun* Hyperästhesie *f*

hy|per|es|thet|ic [ˌhaɪpəresˈθetɪk] *adj* Hyperästhesie betreffend, überempfindlich, hyperästhetisch

hy|per|ex|cit|a|bil|i|ty [ˌhaɪpərɪkˌsaɪtəˈbɪlətɪ] *noun* Übererregbarkeit *f*, Hyperexzitabilität *f*

hy|per|ex|cit|a|ble [ˌhaɪpərɪkˈsaɪtəbl] *adj* übererregbar, hyperexzitabel

hy|per|ex|tend|i|bil|i|ty [ˌhaɪpərɪkstendəˈbɪlətɪ] *noun* (*Gelenk*) Überstreckbarkeit *f*, Hyperextendibilität *f*

hy|per|ex|tend|i|ble [ˌhaɪpərɪkˈstendɪbl] *adj* (*Gelenk*) überstreckbar, hyperextendierbar

hy|per|fi|brin|o|ge|ne|mia [ˌhaɪpərfaɪˈbrɪnədʒəˈniːmɪə] *noun* vermehrter Fibrinogengehalt *m* des Blutes, Hyperfibrinogenämie *f*

hy|per|ga|lac|tia [ˌhaɪpərgəˈlækʃɪə] *noun* übermäßige/überschießende Milchsekretion *f*, Hypergalaktie *f*

hy|per|gam|ma|glob|u|li|ne|mia [haɪpərˌgæməˌglɑbjəlɪˈniːmɪə] *noun* Hypergammaglobulinämie *f*

hy|per|gas|trin|e|mia [ˌhaɪpərgæstrɪˈniːmɪə] *noun* Hypergastrinämie *f*

hy|per|gen|e|sis [ˌhaɪpərˈdʒenəsɪs] *noun* Überentwicklung *f*, Hypergenese *f*

hy|per|gia [haɪˈpɜrdʒɪə] *noun* Hypergie *f*

hy|per|gic [haɪˈpɜrdʒɪk] *adj* Hypergie betreffend, mit verminderter Reaktivität, hyperg, hypergisch

hy|per|glob|u|lia [ˌhaɪpərglɑˈbjuːlɪə] *noun* Hyperglobulie *f*, Polyglobulie *f*

hy|per|glob|u|lin|e|mia [haɪpərˌglɑbjəlɪˈniːmɪə] *noun* Hyperglobulinämie *f*

hy|per|gly|ce|mia [ˌhaɪpərglaɪˈsiːmɪə] *noun* Hyperglykämie *f*

hy|per|gly|ce|mic [ˌhaɪpərglaɪˈsiːmɪk] *adj* Hyperglykämie betreffend, Hyperglykämie verursachend, hyperglykämisch

hy|per|gly|cer|i|de|mia [ˌhaɪpərglɪsərɪˈdiːmɪə] *noun* Hyperglyceridämie *f*

hy|per|gly|ci|ne|mia [ˌhaɪpərglaɪsəˈniːmɪə] *noun* Hyperglycinämie *f*

hy|per|gly|ci|nu|ria [ˌhaɪpərglaɪsəˈn(j)ʊərɪə] *noun* vermehrte Glycinausscheidung *f* im Harn, Hyperglycinurie *f*

hy|per|gly|co|ge|nol|y|sis [ˌhaɪpərglaɪkədʒɪˈnɑlɪsɪs] *noun* übermäßige Glykogenolyse *f*, Hyperglykogenolyse *f*

hy|per|gly|co|se|mia [ˌhaɪpərˌglaɪkəˈsiːmɪə] *noun* Hyperglykämie *f*

hy|per|gly|co|su|ria [ˌhaɪpərˌglaɪkəˈs(j)ʊərɪə] *noun* Hyperglykosurie *f*

hy|per|gly|ke|mia [ˌhaɪpərglaɪˈkiːmɪə] *noun* Hyperglykämie *f*

hy|per|go|nad|ism [ˌhaɪpərˈgəʊnædɪzəm] *noun* Hypergonadismus *m*

hy|per|go|na|do|tro|pic [ˌhaɪpərˌgəʊnədəʊˈtrɑpɪk] *adj* durch einen Gonadotropinüberschuss bedingt oder verursacht, hypergonadotrop, hypergonadotroph, hypergonadotrophisch

hy|per|he|mo|glo|bi|ne|mia [ˌhaɪpərˌhiːməʊgləʊbɪˈniːmɪə] *noun* extreme Hämoglobinämie *f*, Hyperhämoglobinämie *f*

hy|per|hi|dro|sis [ˌhaɪpərhaɪˈdrəʊsɪs] *noun* Hyperhidrose *f*

hy|per|hi|drot|ic [ˌhaɪpərhaɪˈdrɑtɪk] *adj* Hyperhidrose betreffend, hyperhidrotisch, polyhidrotisch

hy|per|hy|dra|tion [ˌhaɪpərhaɪˈdreɪʃn] *noun* Hyperhydratation *f*

hy|per|hy|dro|pex|is [ˌhaɪpərˌhaɪdrəʊˈpeksɪs] *noun* Hyperhydropexie *f*

hy|per|im|mune [ˌhaɪpərɪˈmjuːn] *adj* mit hoher Antikörperkonzentration, hyperimmun

hy|per|im|mu|ni|ty [ˌhaɪpərɪˈmjuːnətɪ] *noun* Hyperimmunität *f*

hy|per|im|mu|ni|za|tion [haɪpərˌɪmjənɪˈzeɪʃn] *noun* Hy-

perimmunisierung *f*
hy|per|im|mu|no|glob|u|li|ne|mia [ˌhaɪpərˌɪmjənəʊˌglɑbjəlɪ'niːmɪə] *noun* Hyperimmunglobulinämie *f*
hy|per|in|su|lin|e|mia [ˌhaɪpərˌɪn(t)sjəlɪ'niːmɪə] *noun* Hyperinsulinämie *f*
hy|per|in|su|lin|ism [ˌhaɪpər'ɪn(t)sjəlɪnɪzəm] *noun* **1.** vermehrte Insulinsekretion *f*, Hyperinsulinismus *m* **2.** Insulinschock *m* **3.** erhöhter Insulingehalt *m* des Blutes, Hyperinsulinämie *f*
hy|per|in|vo|lu|tion [ˌhaɪpərɪnvə'luːʃn] *noun* übermäßige Organrückbildung/Involution *f*, Hyper-, Superinvolution *f*, Superinvolutio *f*
hy|per|i|so|ton|ic [ˌhaɪpəraɪsə'tɑnɪk] *adj* mit erhöhtem osmotischem Druck, hypertonisch, hyperton
hy|per|ka|le|mia [ˌhaɪpərkə'liːmɪə] *noun* Hyperkaliämie *f*
hy|per|ka|le|mic [ˌhaɪpərkə'liːmɪk] *adj* Hyperkalämie betreffend, hyperkalämisch
hy|per|ka|li|e|mia [ˌhaɪpərˌkælɪ'iːmɪə] *noun* Hyperkaliämie *f*
hy|per|ker|a|to|sis [haɪpərˌkerə'təʊsɪs] *noun* Hyperkeratose *f*, Hyperkeratosis *f*
epidermolytic hyperkeratosis **1.** Erythrodermia congenitalis ichthyosiformis bullosa **2.** Sauriasis *f*, Ichthyosis hystrix, Hyperkeratosis monstruosa
follicular hyperkeratosis Krötenhaut *f*, Phrynoderm *nt*, Hyperkeratosis follicularis (metabolica)
hyperkeratosis lenticularis perstans Morbus Flegel *m*, Hyperkeratosis lenticularis perstans (Flegel)
hyperkeratosis of palms and soles Palmoplantarkeratose *f*, Keratodermia/Keratosis palmoplantaris
progressive dystrophic hyperkeratosis Vohwinkel-Syndrom *nt*, Pseudoainhum-artige Dermatose *f*, Keratoma hereditarium mutilans, Keratosis palmoplantaris mutilans
proliferative hyperkeratosis Proliferationshyperkeratose *f*
retention hyperkeratosis Retentionshyperkeratose *f*
hy|per|ker|a|tot|ic [haɪpərˌkerə'tɑtɪk] *adj* Hyperkeratose betreffend, hyperkeratotisch
hy|per|ke|to|ne|mia [ˌhaɪpərkiːtə'niːmɪə] *noun* erhöhte Ketonkörperkonzentration *f* des Blutes, Hyperketonämie *f*, Ketonämie *f*
hy|per|ke|to|nu|ria [ˌhaɪpərkiːtə'n(j)ʊərɪə] *noun* Hyperketonurie *f*
hy|per|ke|to|sis [ˌhaɪpərkɪ'təʊsɪs] *noun* übermäßige Ketonkörperbildung *f*, Hyperketose *f*
hy|per|ke|tot|ic [ˌhaɪpərkɪ'tɑtɪk] *adj* Hyperketose betreffend, hyperketotisch
hy|per|ki|ne|sia [ˌhaɪpərkɪ'niːʒ(ɪ)ə, -kaɪ-] *noun* **1.** (*neurol.*) übermäßige Bewegungsaktivität *f*, gesteigerte Spontanmotorik *f*, Hyperkinese *f*, -kinesie *f*, -kinesis *f*, Hypermotilität *f* **2.** (*psychiat.*) Bewegungsunruhe *f*, Hyperkinese *f*, -kinesie *f*, -kinesis *f*, -aktivität *f*
hy|per|ki|net|ic [ˌhaɪpərkɪ'netɪk] *adj* Hyperkinese betreffend, hyperkinetisch
hy|per|lact|ac|i|de|mia [ˌhaɪpərˌlæktæsɪ'diːmɪə] *noun* Hyperlaktazidämie *f*
hy|per|lec|i|thi|ne|mia [ˌhaɪpərˌlesɪθɪ'niːmɪə] *noun* erhöhter Lezithingehalt *m* des Blutes, Hyperlezithinämie *f*, -lecithinämie *f*
hy|per|leu|ko|cy|to|sis [ˌhaɪpərˌluːkəsaɪ'təʊsɪs] *noun* Hyperleukozytose *f*, leukämoide Reaktion *f*, Pseudoleukämie *f*
hy|per|li|pe|mia [ˌhaɪpərlaɪ'piːmɪə] *noun* vermehrter Neutralfettgehalt *m* des Blutes, Hyperlipämie *f*, Lipämie *f*
carbohydrate-induced hyperlipemia **1.** (primäre/essenzielle) Hyperlipoproteinämie Typ III *f*, Hypercholesterinämie *f* mit Hypertriglyceridämie, Broad-Beta-Disease (*nt*), Hyperlipoproteinämie *f* mit breiter Betabande **2.** (primäre/essentielle) Hyperlipoproteinämie Typ IV *f*, endogene/kohlenhydratinduzierte Hyperlipidämie/Triglyceridämie *f*, familiäre Hypertriglyceridämie *f*
combined fat-induced and carbohydrate-induced hyperlipemia (primäre/essentielle) Hyperlipoproteinämie *f* Typ V, fett- und kohlenhydratinduzierte Hyperlipidämie/Hyperlipoproteinämie *f*, exogen-endogene Hyperlipoproteinämie *f*, kalorisch-induzierte Hyperlipoproteinämie *f*, Hyperchylomikronämie und Hyperpräbetalipoproteinämie
idiopathic hyperlipemia Bürger-Grütz-Syndrom *nt*, (primäre/essenzielle) Hyperlipoproteinämie *f* Typ I, fettinduzierte/exogene Hypertriglyceridämie *f*, fettinduzierte/exogene Hyperlipämie *f*, Hyperchylomikronämie *f*, familiärer C-II-Apoproteinmangel *m*
hy|per|li|pe|mic [ˌhaɪpərlaɪ'piːmɪk] *adj* Hyperlipämie betreffend, hyperlipämisch, lipämisch
hy|per|lip|i|de|mia [ˌhaɪpərlɪpə'diːmɪə] *noun* Hyperlipidämie *f*
hy|per|li|poi|de|mia [ˌhaɪpərlaɪpɔɪ'diːmɪə] *noun* Hyperlipidämie *f*
hy|per|lip|o|pro|tein|e|mia [ˌhaɪpərlɪpəprəʊtɪ'niːmɪə] *noun* Hyperlipoproteinämie*f*
acquired hyperlipoproteinemia sekundäre/symptomatische Hyperlipoproteinämie *f*
familial hyperlipoproteinemia primäre/essenzielle Hyperlipoproteinämie *f*
nonfamilial hyperlipoproteinemia sekundäre/symptomatische Hyperlipoproteinämie *f*
type I familial hyperlipoproteinemia Bürger-Grütz-Syndrom *nt*, (primäre/essenzielle) Hyperlipoproteinämie Typ I, fettinduzierte/exogene Hypertriglyceridämie *f*, fettinduzierte/exogene Hyperlipämie *f*, Hyperchylomikronämie *f*, familiärer C-II-Apoproteinmangel *m*
type IIa familial hyperlipoproteinemia (primäre/essenzielle) Hyperlipoproteinämie Typ IIa, essenzielle/familiäre Hypercholesterinämie *f*, primäre Hyperbetalipoproteinämie *f*, familiäre idiopathische hypercholesterinämische Xanthomatose *f*, LDL-Rezeptordefekt *m*
type IIb familial hyperlipoproteinemia (primäre/essenzielle) Hyperlipoproteinämie Typ IIb *f*, (familiäre) kombinierte Hyperlipidämie *f*
type II familial hyperlipoproteinemia (primäre/essenzielle) Hyperlipoproteinämie Typ II *f*, kombinierte Hyperlipoproteinämie *f*
type III familial hyperlipoproteinemia (primäre/essenzielle) Hyperlipoproteinämie Typ III *f*, Hypercholesterinämie *f* mit Hypertriglyceridämie, Broad-Beta-Disease (*nt*), Hyperlipoproteinämie *f* mit breiter Betabande
type IV familial hyperlipoproteinemia (primäre/essenzielle) Hyperlipoproteinämie Typ IV *f*, endogene/kohlenhydratinduzierte Hyperlipidämie/Triglyceridämie *f*, familiäre Hypertriglyceridämie *f*
type V familial hyperlipoproteinemia (primäre/essenzielle) Hyperlipoproteinämie Typ V *f*, fett- und kohlenhydratinduzierte Hyperlipidämie/Hyperlipoproteinämie *f*, exogen-endogene Hyperlipoproteinämie *f*, kalorisch-induzierte Hyperlipoproteinämie *f*, Hyperchylomikronämie *f* und Hyperpräbetalipoproteinämie
hy|per|li|the|mia [ˌhaɪpərlɪ'θiːmɪə] *noun* Hyperlithämie *f*
hy|per|li|thu|ria [ˌhaɪpərlɪ'θ(j)ʊərɪə] *noun* Hyperlithurie *f*
hy|per|lor|do|sis [ˌhaɪpərlɔːr'dəʊsɪs] *noun* extreme Lordose *f*, Hyperlordose *f*
hy|per|lor|dot|ic [ˌhaɪpərlɔːr'dɑtɪk] *adj* Hyperlordose betreffend, hyperlordotisch
hy|per|mag|ne|se|mia [ˌhaɪpərˌmægnɪ'siːmɪə] *noun* Hypermagnesiämie *f*
hy|per|mas|tia [ˌhaɪpər'mæstɪə] *noun* **1.** Hypermastie *f*, Polymastie *f* **2.** Brust(drüsen)hypertrophie *f*, Hypermastie *f*, Makromastie *f*
hy|per|mel|a|no|sis [ˌhaɪpərmelə'nəʊsɪs] *noun* Hyper-

H

melanose *f*
hy|per|men|or|rhea [ˌhaɪpərmenəˈrɪə] *noun* Hypermenorrhoe *f*
hy|per|me|tab|o|lism [ˌhaɪpərmɪˈtæbəlɪzəm] *noun* Hypermetabolismus *m*
hy|per|me|tro|pia [ˌhaɪpərmɪˈtrəʊpɪə] *noun* Übersichtigkeit *f*, Weitsichtigkeit *f*, Hypermetropie *f*, Hyperopie *f*
hy|per|me|trop|ic [ˌhaɪpərmɪˈtrɑpɪk] *adj* weitsichtig, hyperop, hypermetropisch
hy|per|na|tre|mia [ˌhaɪpərnəˈtriːmɪə] *noun* Hypernatriämie *f*
hy|per|na|tre|mic [ˌhaɪpərnəˈtriːmɪk] *adj* Hypernatriämie betreffend, hypernatriämisch
hy|per|na|tro|ne|mia [ˌhaɪpərnætrəˈniːmɪə] *noun* Hypernatriämie *f*
hy|per|ne|o|cy|to|sis [haɪpərˌnɪəsaɪˈtəʊsɪs] *noun* Hyperleukozytose *f* mit starker Linksverschiebung
hy|per|neph|roid [ˌhaɪpərˈnefrɔɪd] *adj* der Nebennierenrinde ähnlich, hypernephroid
hy|per|ne|phro|ma [ˌhaɪpərnɪˈfrəʊmə] *noun* **1.** hypernephroides Karzinom *nt*, klarzelliges Nierenkarzinom *nt*, (maligner) Grawitz-Tumor *m*, Hypernephrom *nt* **2.** benigner Grawitz-Tumor *m*, Hypernephrom *nt*
hy|per|nor|mal [ˌhaɪpərˈnɔːrml] *adj* übermäßig, übernormal, hypernormal
hy|per|o|don|tia [ˌhaɪpərəˈdɑntʃ(ɪ)ə] *noun* angeborene Überzahl *f* von Zähnen, Hyperodontie *f*
hy|per|o|pia [ˌhaɪpərˈəʊpɪə] *noun* Über-, Weitsichtigkeit *f*, Hyperopie *f*, Hypermetropie *f*
axial hyperopia Achsenhyperopie *f*
hy|per|o|pic [ˌhaɪpərˈəʊpɪk] *adj* weitsichtig, hyperop, hypermetropisch
hy|per|o|rex|ia [ˌhaɪpərəʊˈreksɪə] *noun* **1.** Heißhunger *m*, Ess-, Fresssucht *f*, Hyperorexie *f*, Bulimie *f* **2.** Bulimia nervosa *f*, Bulimarexie *f*, Fress-Kotzsucht *f*, Ess-Brechsucht *f*
hy|per|or|tho|cy|to|sis [haɪpərˌɔːrθəsaɪˈtəʊsɪs] *noun* Hyperleukozytose *f* ohne Linksverschiebung
hy|per|os|mia [ˌhaɪpərˈɑzmɪə] *noun* Hyperosmie *f*
hy|per|os|mo|lar [ˌhaɪpərɑzˈməʊlər] *adj* mit erhöhter Osmolarität, hyperosmolar
hy|per|os|mo|lar|i|ty [ˌhaɪpərɑzməˈleərətɪ] *noun* Hyperosmolarität *f*
hy|per|os|to|sis [ˌhaɪpərɑsˈtəʊsɪs] *noun* **1.** Knochenhypertrophie *f*, -hyperplasie *f*, Hyperostose *f*, Hyperostosis *f* **2.** Exostose *f*, Exostosis *f*
ankylosing hyperostosis of spine Spondylosis hyperostotica
generalized cortical hyperostosis van Buchem-Syndrom *nt*, Hyperostosis corticalis generalisata
infantile cortical hyperostosis Caffey-Silverman-Syndrom *nt*, Caffey-de Toni-Syndrom *nt*, Caffey-Smith-Syndrom *nt*, Hyperostosis corticalis infantilis
Morgagni's hyperostosis Morgagni-Morel-Stewart-Syndrom *nt*, Morgagni-Syndrom *nt*, Hyperostosis frontalis interna
senile ankylosing hyperostosis of spine Forestier-Krankheit *f*, -Syndrom *nt*, Morbus Forestier, Hyperostosis vertebralis senilis ankylosans
hy|per|ox|al|e|mia [ˌhaɪpərɑksəˈliːmɪə] *noun* Hyperoxalämie *f*
hy|per|ox|al|u|ria [ˌhaɪpərɑksəˈl(j)ʊərɪə] *noun* erhöhte Oxalsäureausscheidung *f* im Harn, Hyperoxalurie *f*, Oxalurie *f*
hy|per|ox|e|mia [ˌhaɪpərɑkˈsiːmɪə] *noun* erhöhter Säuregehalt *m* des Blutes, Hyperoxämie *f*
hy|per|ox|ia [haɪpərˈɑksɪə] *noun* **1.** erhöhter Sauerstoffgehalt *m* im Gewebe, Hyperoxie *f* **2.** erhöhte Sauerstoffspannung *f*, Hyperoxie *f*
hy|per|ox|ic [haɪpərˈɑksɪk] *adj* Hyperoxie betreffend, hyperoxisch
hy|per|ox|ide [haɪpərˈɑksaɪd] *noun* Hyperoxid *nt*, Superoxid *nt*, Peroxid *nt*
hy|per|par|a|thy|roid|ism [ˌhaɪpərˌpærəˈθaɪrɔɪdɪzəm] *noun* Hyperparathyreoidismus *m*
paraneoplastic hyperparathyroidism paraneoplastischer Hyperparathyr(e)oidismus *m*, Pseudohyperparathyr(e)oidismus *m*
hy|per|pha|gia [ˌhaɪpərˈfeɪdʒ(ɪ)ə] *noun* Ess-, Fresssucht *f*, Gefräßigkeit *f*, Hyperphagie *f*, Polyphagie *f*
hy|per|phen|yl|al|a|nin|e|mia [ˌhaɪpərfenlˌælənɪˈniːmɪə] *noun* Hyperphenylalaninämie *f*
type I hyperphenylalaninemia Fölling-Krankheit *f*, Morbus Fölling, Phenylketonurie *f*, Brenztraubensäureschwachsinn *m*, Oligophrenia phenylpyruvica
hy|per|phos|pha|ta|se|mia [ˌhaɪpərˌfɑsfəteɪˈsiːmɪə] *noun* pathologische Erhöhung *f* der alkalischen Phosphatase im Blut, Hyperphosphatasämie *f*, Hyperphosphatasie *f*
hy|per|phos|pha|te|mia [ˌhaɪpərfɑsfəˈtiːmɪə] *noun* Hyperphosphatämie *f*
hy|per|phos|pha|tu|ria [ˌhaɪpərfɑsfəˈt(j)ʊərɪə] *noun* Hyperphosphaturie *f*
hy|per|pi|e|sis [ˌhaɪpərpaɪˈiːsɪs] *noun* essenzielle/idiopathische/primäre Hypertonie *f*
hy|per|pig|men|ta|tion [ˌhaɪpərpɪgmənˈteɪʃn] *noun* Hyperpigmentierung *f*
hy|per|pi|tu|i|tar|ism [ˌhaɪpərpɪˈt(j)uːətərɪzəm] *noun* Hyperpituitarismus *m*
hy|per|pla|sia [haɪpərˈpleɪʒ(ɪ)ə] *noun* Hyperplasie *f*, Hyperplasia *f*, numerische Hypertrophie *f*
adaptation hyperplasia Anpassungs-, Adaptationshyperplasie *f*
adrenal hyperplasia **1.** Nebennierenhyperplasie *f* **2.** Nebennierenrindenhyperplasie *f*
adrenocortical hyperplasia Nebennierenrindenhyperplasie *f*, NNR-Hyperplasie *f*
angiolymphoid hyperplasia (with eosinophilia) Kimura-Krankheit *f*, Kimura-Syndrom *nt*, Morbus Kimura, papulöse Angioplasie *f*, angiolymphoide Hyperplasie *f* mit Eosinophilie (Kimura)
cementum hyperplasia Hyperzementose *f*, Zementhyperplasie *f*, Zahnzementhyperplasie *f*, Zahnzementhypertrophie *f*
cystic hyperplasia of the breast Zystenmamma *f*
endometrial hyperplasia Endometriumhyperplasie *f*, Hyperplasia endometrii
gingival hyperplasia Zahnfleischhyperplasie *f*, Gingivitis hyperplastica, Zahnfleischwucherung *f*, Gingivahyperplasie *f*, hyperplastische Gingivitis *f*, Gingiva hyperplastica
islet cell hyperplasia Inselhyperplasie *f*, Inselzellhyperplasie *f*
ovarian stromal hyperplasia Thekomatose *f*
thymus hyperplasia Thymushyperplasie *f*
thyroid hyperplasia Schilddrüsenhyperplasie *f*
hy|per|plas|mia [haɪpərˈplæzmɪə] *noun* **1.** vermehrtes Blutplasmavolumen *nt*, Hyperplasmie *f* **2.** Erythrozytenschwellung *f*, Erythrozytenvergrößerung *f*
hy|per|plas|tic [haɪpərˈplæstɪk] *adj* Hyperplasie betreffend, hyperplastisch
hy|perp|nea [ˌhaɪpərpˈnɪə, ˌhaɪpərˈnɪə] *noun* Hyperpnoe *f*
hy|per|pre|be|ta|lip|o|pro|tein|e|mia [ˌhaɪpərprɪˌbeɪtəˌlɪpəprəʊtɪˈniːmɪə] *noun* Hyperpräbetalipoproteinämie *f*
hy|per|pro|lac|tin|e|mia [ˌhaɪpərprəʊˌlæktɪˈniːmɪə] *noun* Hyperprolaktinämie *f*
hy|per|pro|li|ne|mia [ˌhaɪpərprəʊlɪˈniːmɪə] *noun* Hyperprolinämie *f*
hy|per|pty|a|lism [ˌhaɪpərˈtaɪəlɪzəm] *noun* Speichelfluss *m*, pathologisch gesteigerte Speichelabsonderung *f*, Ptyalismus *m*, Sialorrhoe *f*, Hypersalivation *f*, Salivatio *f*
hy|per|py|ret|ic [ˌhaɪpərpaɪˈretɪk] *adj* Hyperpyrexie betreffend oder verursachend, hyperpyretisch
hy|per|py|rex|ia [ˌhaɪpərpaɪˈreksɪə] *noun* Hyperpyrexie *f*

heat hyperpyrexia Hitzschlag *m*, Wärmestauung *f*
hy|per|py|rex|i|al [ˌhaɪpərpaɪ'reksɪəl] *adj* Hyperpyrexie betreffend oder verursachend, hyperpyretisch
hy|per|re|ac|tive [ˌhaɪpərrɪ'æktɪv] *adj* übermäßig stark reagierend, hyperreaktiv
hy|per|re|flex|ia [ˌhaɪpərrɪ'fleksɪə] *noun* Hyperreflexie *f*
hy|per|se|cre|tion [ˌhaɪpərsɪ'kriːʃn] *noun* Hypersekretion *f*
hy|per|sen|si|bil|i|ty [ˌhaɪpərsensə'bɪlətɪ] *noun* **1.** (*neurol.*) Überempfindlichkeit *f*, Hyperästhesie *f*, Hyperaesthesia *f* **2.** Reizüberempfindlichkeit *f*, Hypersensibilität *f*
hy|per|sen|si|tive [haɪpər'sensətɪv] *adj* **1.** überempfindlich, hypersensibel **2.** überempfindlich, allergisch (*to* gegen)
hy|per|sen|si|tiv|i|ty [haɪpərˌsensə'tɪvətɪ] *noun* **1.** Reizüberempfindlichkeit *f*, Hypersensitivität *f*, Hypersensitation *f*, Hypersensibilität *f* **2.** Überempfindlichkeit *f*, Allergie *f*
contact hypersensitivity Kontaktüberempfindlichkeit *f*, Kontaktallergie *f*
cow milk hypersensitivity Kuhmilchallergie *f*
drug hypersensitivity Arzneimittelallergie *f*, Arzneimittelüberempfindlichkeit *f*
hy|per|sen|si|ti|za|tion [haɪpərˌsensətɪ'zeɪʃn] *noun* Erzeugung *f* einer Überempfindlichkeit, Allergisierung *f*
hy|per|ser|o|to|ne|mia [ˌhaɪpərˌsɪərətəʊ'niːmɪə] *noun* Hyperserotonismus *f*
hy|per|sex|u|al|i|ty [ˌhaɪpərseksʃə'wælətɪ] *noun* Hypersexualität *f*
hy|per|so|mia [ˌhaɪpər'səʊmɪə] *noun* Riesenwuchs *m*, Hypersomie *f*, Gigantismus *m*
hy|per|son|ic [ˌhaɪpər'sɑnɪk] *adj* Hyperschall betreffend, hypersonisch
hy|per|sper|mia [ˌhaɪpər'spɜrmɪə] *noun* Hyper(zoo)spermie *f*
hy|per|sple|nism [ˌhaɪpər'spliːnɪzəm] *noun* Milzüberfunktion *f*, Hypersplenie *f*, Hyperspleniesyndrom *nt*, Hypersplenismus *m*
hy|per|ste|a|to|sis [ˌhaɪpərstɪə'təʊsɪs] *noun* vermehrte Talgabsonderung *f* der Haut, Hypersteatose *f*
hy|per|sthen|u|ria [ˌhaɪpərsθɪ'n(j)ʊərɪə] *noun* Hypersthenurie *f*
hy|per|te|lia [ˌhaɪpər'tiːlɪə] *noun* Überentwicklung *f*, Hypertelie *f*
hy|per|tel|or|ism [ˌhaɪpər'telərɪzəm] *noun* **1.** Hypertelorismus *m* **2.** Greig-Syndrom *nt*, okulärer Hypertelorismus *m*
hy|per|tel|y [ˌhaɪpər'tiːlɪ] *noun* Überentwicklung *f*, Hypertelie *f*
hy|per|ten|sion [haɪpər'tenʃn] *noun* Bluthochdruck *m*, (arterielle) Hypertonie *f*, Hypertension *f*, Hypertonus *m*, Hochdruckkrankheit *f*
arterial hypertension Bluthochdruck *m*, arterielle Hypertonie *f*, Hypertension *f*
borderline hypertension labile Hypertonie *f*
cardiac-output hypertension Minutenvolumenhochdruck *m*
continued arterial hypertension Huchard-Krankheit *f*, Präsklerose *f*
endocrine hypertension endokrine Hypertonie *f*, endokrinbedingter Hochdruck *m*
essential hypertension essenzielle/idiopathische/primäre Hypertonie *f*
Goldblatt hypertension Drosselungshochdruck *m*, Goldblatt-Mechanismus *m*
idiopathic hypertension essenzielle/idiopathische/primäre Hypertonie *f*
labile hypertension labile Hypertonie *f*
malignant hypertension maligne Hypertonie *f*
neurogenic hypertension Entzügelungshochdruck *m*, neurogener Hochdruck *m*
pale hypertension maligne Hypertonie *f*
portal hypertension portale Hypertonie *f*
primary hypertension essenzielle/idiopathische/primäre Hypertonie *f*
renal hypertension renale Hypertonie *f*
resistance hypertension Widerstandshochdruck *m*, -hypertonie *f*
secondary hypertension sekundäre/symptomatische Hypertonie *f*
symptomatic hypertension sekundäre/symptomatische Hypertonie *f*
systolic hypertension systolische Hypertonie *f*
vascular hypertension Bluthochdruck *m*, (arterielle) Hypertonie *f*, Hypertension *f*, Hypertonus *m*, Hochdruckkrankheit *f*
hy|per|ten|sive [ˌhaɪpər'tensɪv] *adj* Hypertonie/Hypertension betreffend, mit erhöhtem Blutdruck, hypertensiv
hy|per|the|lia [ˌhaɪpər'θiːlɪə] *noun* überzählige Brustwarzen *pl*, Hyperthelie *f*, Polythelie *f*
hy|per|ther|mia [ˌhaɪpər'θɜrmɪə] *noun* Hyperthermie *f*
hy|per|throm|bin|e|mia [haɪpərˌθrɑmbɪ'niːmɪə] *noun* pathologisch erhöhter Thrombingehalt *m* des Blutes, Hyperthrombinämie *f*
hy|per|thy|re|o|sis [ˌhaɪpərθaɪrɪ'əʊsɪs] *noun* Hyperthyreose *f*
hy|per|thy|roid [ˌhaɪpər'θaɪrɔɪd] *adj* Schilddrüsenüberfunktion/Hyperthyreose betreffend, hyperthyreot
hy|per|thy|roid|ism [ˌhaɪpər'θaɪrɔɪdɪzəm] *noun* Hyperthyreose *f*
senile hyperthyroidism Altershyperthyreose *f*
hy|per|thy|rox|i|ne|mia [ˌhaɪpərθaɪˌrɑksɪ'niːmɪə] *noun* Hyperthyroxinämie *f*
hy|per|to|nia [ˌhaɪpər'təʊnɪə] *noun* erhöhte Spannung *f*, erhöhter Tonus *m*, Hypertonie *f*, Hypertonus *m*
hy|per|ton|ic [ˌhaɪpər'tɑnɪk] *adj* mit erhöhtem osmotischem Druck, hypertonisch, hyperton
hy|per|tri|cho|sis [ˌhaɪpərtrɪ'kəʊsɪs] *noun* Hypertrichose *f*
nevoid hypertrichosis naevoide Hypertrichose *f*
hy|per|tri|glyc|er|id|e|mia [ˌhaɪpərtraɪˌglɪsərɪ'diːmɪə] *noun* erhöhter Triglyceridgehalt *m* des Blutes, Hypertriglyceridämie *f*
familial hypertriglyceridemia **1.** Bürger-Grütz-Syndrom *nt*, (primäre/essenzielle) Hyperlipoproteinämie Typ I, fettinduzierte/exogene Hypertriglyceridämie *f*, fettinduzierte/exogene Hyperlipämie *f*, Hyperchylomikronämie *f*, familiärer C-II-Apoproteinmangel *m* **2.** (primäre/essenzielle) Hyperlipoproteinämie Typ IV, endogene/kohlenhydratinduzierte Hyperlipidämie/Triglyceridämie *f*, familiäre Hypertriglyceridämie *f*
hy|per|troph|ic [haɪpər'trɑfɪk] *adj* Hypertrophie betreffend, hypertroph, hypertrophisch
hy|per|tro|phy [haɪ'pɜrtrəfɪ] I *noun* übermäßige Volumenzunahme *f*, Hypertrophie *f* II *v* hypertrophieren, sich (übermäßig) vergrößern
adenomatous prostatic hypertrophy → *benign prostatic hypertrophy*
benign prostatic hypertrophy (benigne) Prostatahypertrophie *f*, (benigne) Prostatahyperplasie *f*, Prostataadenom *nt*, Blasenhalsadenom *nt*, Blasenhalskropf *m*, Adenomyomatose *f* der Prostata
Billroth hypertrophy idiopathische benigne Pylorushypertrophie *f*, Billroth-Syndrom *nt*
cardiac hypertrophy Herzhypertrophie *f*
cementum hypertrophy Hyperzementose *f*, Zementhyperplasie *f*, Zahnzementhyperplasie *f*, Zahnzementhypertrophie *f*
false hypertrophy Pseudohypertrophie *f*
giant hypertrophy of gastric mucosa Ménétrier-Syndrom *nt*, Gastropathia hypertrophicans gigantea
gum hypertrophy Zahnfleischhypertrophie *f*
heart hypertrophy Herz(muskel)hypertrophie *f*

H

hemiangiectatic hypertrophy Klippel-Feil-Syndrom *nt*
idiopathic benign hypertrophy of pylorus idiopathische benigne Pylorushypertrophie *f*, Billroth-Syndrom *nt*
left heart hypertrophy Linksherzhypertrophie *f*, linksventrikuläre Hypertrophie *f*
left-ventricular hypertrophy Linksherzhypertrophie *f*, linksventrikuläre Hypertrophie *f*
myocardial hypertrophy Herzmuskel-, Myokardhypertrophie *f*
nodular prostatic hypertrophy →*benign prostatic hypertrophy*
numerical hypertrophy numerische Hypertrophie *f*, Hyperplasie *f*
prostatic hypertrophy Prostatavergrößerung *f*
pyloric hypertrophy Pylorushypertrophie *f*
hypertrophy of pylorus Pylorushypertrophie *f*
quantitative hypertrophy numerische Hyertrophie *f*, Hyperplasie *f*
right-ventricular hypertrophy Rechts(herz)hypertrophie *f*, rechtsventrikuläre Hypertrophie *f*
right heart hypertrophy Rechts(herz)hypertrophie *f*, rechtsventrikuläre Hypertrophie *f*
ventricular hypertrophy (*Herz*) Ventrikelhypertrophie *f*
work hypertrophy Arbeits-, Aktivitätshypertrophie *f*

hy|per|tro|pia [ˌhaɪpər'trəʊpɪə] *noun* Höhenschielen *nt*, Hypertropie *f*, Strabismus verticalis

hy|per|ty|ro|sin|e|mia [ˌhaɪpərtaɪrəsɪ'niːmɪə] *noun* Tyrosinämie *f*

hy|per|u|ric|ac|id|e|mia [ˌhaɪpərjʊərɪkˌæsɪ'diːmɪə] *noun* Hyperurikämie *f*

hy|per|u|ric|ac|id|u|ria [ˌhaɪpərjʊərɪkˌæsɪ'd(j)ʊərɪə] *noun* Hyperurikämie *f*

hy|per|u|ri|ce|mia [ˌhaɪpərjʊərɪ'siːmɪə] *noun* Hyperurikämie *f*

hy|per|u|ri|cu|ria [ˌhaɪpərjʊərɪ'k(j)ʊərɪə] *noun* erhöhte Harnsäureausscheidung *f*, Hyperurikurie *f*, Hyperurikosurie *f*

hy|per|vac|ci|na|tion [haɪpərˌvæksə'neɪʃn] *noun* **1.** Auffrischungsimpfung *f*, Hypervakzination *f* **2.** Hyperimmunisierung *f*, Hypervakzination *f*

hy|per|val|i|ne|mia [ˌhaɪpərvælɪ'niːmɪə] *noun* erhöhter Valingehalt *m* des Blutes, Hypervalinämie *f*, Valinämie *f*

hy|per|vas|cu|lar [ˌhaɪpər'væskjələr] *adj* stark vaskularisiert, hypervaskularisiert

hy|per|vas|cu|lar|i|ty [ˌhaɪpərvæskjə'lærətɪ] *noun* übermäßiger Gefäßreichtum *m*, Hypervaskularisation *f*

hy|per|ven|ti|la|tion [ˌhaɪpərventɪ'leɪʃn] *noun* Hyperventilation *f*

hy|per|vi|ta|min|o|sis [ˌhaɪpərˌvaɪtəmɪ'nəʊsɪs] *noun* Hypervitaminose *f*

hy|per|vol|e|mia [ˌhaɪpərvəʊ'liːmɪə] *noun* Hypervolämie *f*

hy|per|vol|e|mic [ˌhaɪpərvəʊ'liːmɪk] *adj* Hypervolämie betreffend, hypervolämisch

hyp|es|the|sia [haɪpes'θiːʒ(ɪ)ə] *noun* Hypästhesie *f*

hy|pha ['haɪfə] *noun, plural* **-phae** [-faɪ, -fiː] Pilzfaden *m*, Hyphe *f*

hy|phe|mia [haɪ'fiːmɪə] *noun* Bluterguss *m* in die vordere Augenkammer, Hyphäma *nt*, Hyphaema *nt*
intertropical/tropical hyphemia Hakenwurmbefall *m*, -infektion *f*, Ankylostomiasis *f*, Ankylostomatosis *f*, Ankylostomatidose *f*

hyp|hi|dro|sis [ˌhaɪphɪ'drəʊsɪs, -haɪ-] *noun* Hypohidrose *f*

Hy|pho|my|ce|tes [ˌhaɪphəʊmaɪ'siːtiːz] *plural* Fadenpilze *pl*, Hyphomyzeten *pl*, Hyphomycetes *pl*

hyp|i|so|ton|ic [ˌhɪpˌaɪsə'tɑnɪk, -ˌɪsə-] *adj* mit oder bei niedrigem Tonus oder Druck; mit geringerem osmotischem Druck, hypoton, hypotonisch

hypn- *präf.* Schlaf-, Hypno-, Hypnose-

hyp|na|gog|ic [hɪpnə'gɑdʒɪk] *adj* schlaferzeugend, einschläfernd, hypnagog

hyp|na|gogue ['hɪpnəgɔg, -gɑg] *adj* schlaferzeugend, einschläfernd, hypnagog

hyp|nal|gia [hɪp'nældʒ(ɪ)ə] *noun* Schlafschmerz *m*, Hypnalgie *f*

hypno- *präf.* Schlaf-, Hypno-, Hypnose-

hyp|no|an|es|the|sia [ˌhɪpnəʊˌænəs'θiːʒə] *noun* Hypnonarkose *f*, -anästhesie *f*

hyp|no|an|es|thet|ic [ˌhɪpnəʊˌænəs'θətɪk] *adj* Hypnoanästhesie betreffend, mittels Hypnoanästhesie, hypnoanästhetisch, hypnonarkotisch

hyp|no|cin|e|mat|o|graph [ˌhɪpnəʊsɪnə'mætəgræf] *noun* Hypno-, Somnokinematograph *m*, Hypno-, Somnokinematograf *m*

hyp|no|gen|ic [ˌhɪpnəʊ'dʒenɪk] *adj* schlaferzeugend, hypnoseerzeugend, hypnogen

hyp|no|lep|sy ['hɪpnəʊlepsɪ] *noun* Narkolepsie *f*

hyp|no|pho|bia [ˌhɪpnəʊ'fəʊbɪə] *noun* Hypnophobie *f*

hyp|no|sis [hɪp'nəʊsɪs] *noun, plural* **-ses** [-siːz] Hypnose *f*

hyp|no|ther|a|py [ˌhɪpnəʊ'θerəpɪ] *noun* **1.** Schlaftherapie *f*, Hypnotherapie *f* **2.** Behandlung *f* durch/unter Hypnose, Hypnotherapie *f*

hyp|not|ic [hɪp'nɑtɪk] *adj* Hypnose betreffend, auf ihr beruhend, hypnotisch

hyp|no|toid ['hɪpnətɔɪd] *adj* hypnoseähnlich, schlafähnlich, hypnotoid, hypnoid

hypo- *präf.* Unter-, Hyp(o)-

hy|po|a|cid|i|ty [ˌhaɪpəʊə'sɪdətɪ] *noun* Säuremangel *m*, Hyp(o)azidität *f*, Subazidität *f*

hy|po|ac|tive [ˌhaɪpəʊ'æktɪv] *adj* Hypoaktivität betreffend oder zeigend, hypoaktiv

hy|po|ac|tiv|i|ty [ˌhaɪpəʊæk'tɪvətɪ] *noun* verminderte Aktivität *f*, Hypoaktivität *f*

hy|po|a|cu|sis [ˌhaɪpəʊə'k(j)uːsɪs] *noun* Hypakusis *f*

hy|po|a|dre|nal|ism [ˌhaɪpəʊə'driːnəlɪzəm] *noun* **1.** Nebenniereninsuffizienz *f*, Hyp(o)adrenalismus *m* **2.** Nebennierenrindeninsuffizienz *f*, NNR-Insuffizienz *f*, Hypoadrenokortizismus *m*, Hypokortikalismus *m*, Hypokortizismus *m*

hy|po|a|dre|no|cor|ti|cism [ˌhaɪpəʊə'driːnəʊ'kɔːrtɪsɪzəm] *noun* Nebennierenrindeninsuffizienz *f*, NNR-Insuffizienz *f*, Hypoadrenokortizismus *m*, Hypokortikalismus *m*, Hypokortizismus *m*

hy|po|al|bu|min|e|mia [ˌhaɪpəʊælˌbjuːmɪ'niːmɪə] *noun* Hypalbuminämie *f*

hy|po|al|bu|mi|no|sis [ˌhaɪpəʊælˌbjuːmɪ'nəʊsɪs] *noun* Hyp(o)albuminose *f*

hy|po|al|do|ste|ro|ne|mia [ˌhaɪpəʊˌældəʊˌstɪərə'niːmɪə] *noun* Hypoaldosteronämie *f*

hy|po|al|do|ste|ro|nism [ˌhaɪpəʊˌældəʊ'sterənɪzəm] *noun* Aldosteronmangel *m*, Hypoaldosteronismus *m*

hy|po|al|do|ste|ro|nu|ria [ˌhaɪpəʊˌældəʊˌstɪərə'n(j)ʊərɪə] *noun* Hypoaldosteronurie *f*

hy|po|al|ge|sia [ˌhaɪpəʊæl'dʒiːzɪə, -dʒiːʒə] *noun* Hypalgesie *f*

hy|po|al|ka|line [ˌhaɪpəʊ'ælkəlaɪn, -lɪn] *adj* mit verminderter Alkalität, hypalkalisch, hypoalkalisch

hy|po|al|ka|lin|i|ty [ˌhaɪpəʊˌælkə'lɪnətɪ] *noun* verminderte Alkalität *f*, Hyp(o)alkalität *f*

hy|po|bar|ic [ˌhaɪpəʊ'bærɪk] *adj* **1.** hypobar, Unterdruck- **2.** (*Flüssigkeit*) von geringerer Dichte, hypobar

hy|po|be|ta|lip|o|pro|tein|e|mia [haɪpərˌbeɪtəˌlɪpəprəʊtiːn'iːmɪə] *noun* verminderter Betalipoproteingehalt *m* des Blutes, Hypobetalipoproteinämie *f*

hy|po|bil|i|ru|bi|ne|mia [ˌhaɪpəʊˌbɪləˌruːbɪ'niːmɪə] *noun* Hypobilirubinämie *f*

hy|po|cal|ce|mia [ˌhaɪpəʊkæl'siːmɪə] *noun* Hypokalzämie *f*

hy|po|cal|ce|mic [ˌhaɪpəʊkæl'siːmɪk] *adj* Hypokalzämie betreffend, hypokalzämisch, hypokalziämisch

hy|po|cal|ci|fi|ca|tion [ˌhaɪpəʊˌkælsəfɪ'keɪʃn] *noun* verminderte/mangelhafte Kalzifizierung *f*, Hypokalzifizierung *f*, -kalzifikation *f*

hy|po|cal|ci|pex|y [ˌhaɪpəʊ'kælsɪpeksɪ] *noun* verminderte/mangelhafte Calciumeinlagerung *f*, Hypokalzipexie *f*, Hypokalzistie *f*

hy|po|cal|ci|u|ria [ˌhaɪpəʊˌkælsɪ'(j)ʊərɪə] *noun* Hypokalzurie *f*

hy|po|cap|nia [ˌhaɪpəʊ'kæpnɪə] *noun* Hypokapnie *f*

hy|po|cap|nic [ˌhaɪpəʊ'kæpnɪk] *adj* Hypokapnie betreffend, hypokapnisch

hy|po|car|bia [ˌhaɪpəʊ'kɑːrbɪə] *noun* Hypokapnie *f*

hy|po|chlo|re|mia [ˌhaɪpəʊkləʊ'riːmɪə] *noun* Hypochloridämie *f*

hy|po|chlo|re|mic [ˌhaɪpəʊkləʊ'riːmɪk] *adj* Hypochlorämie betreffend, hypochlorämisch

hy|po|chlor|hy|dria [ˌhaɪpəʊkləʊr'haɪdrɪə] *noun* Hypochlorhydrie *f*

hy|po|chlo|ri|de|mia [ˌhaɪpəʊkləʊrɪ'diːmɪə] *noun* Hypochloridämie *f*

hy|po|cho|les|ter|o|le|mia [ˌhaɪpəʊkəˌlestərəʊ'liːmɪə] *noun* Hypocholesterinämie *f*

hy|po|cho|les|ter|o|le|mic [ˌhaɪpəʊkəˌlestərəʊ'liːmɪk] *adj* Hypocholesterinämie betreffend, hypocholesterinämisch

hy|po|cho|lia [ˌhaɪpəʊ'kəʊlɪə] *noun* verminderte/mangelhafte Galle(n)sekretion *f*, Hypocholie *f*, Oligocholie *f*

hy|po|chol|u|ria [ˌhaɪpəʊkəʊl'jʊərɪə] *noun* Hypocholurie *f*

hy|po|chon|dria [ˌhaɪpəʊ'kɒndrɪə] *noun* Hypochondrie *f*, -chondria *f*, Krankheitswahn *m*

hy|po|chon|dri|ac [ˌhaɪpəʊ'kɒndrɪæk] *adj* Hypochondrie oder Hypochonder betreffend, von Hypochondrie betroffen, an Hypochondrie leidend, hypochondrisch

hy|po|chon|dri|um [ˌhaɪpəʊ'kɒndrɪəm] *noun* Hypochondrium *nt*, Regio hypochondriaca

hy|po|chro|ma|sia [ˌhaɪpəʊkrəʊ'meɪʒ(ɪ)ə] *noun* **1.** Hypochromasie *f* **2.** Hypochromie *f*

hy|po|chro|mat|ic [ˌhaɪpəʊkrəʊ'mætɪk] *adj* vermindert anfärbbar, hypochromatisch

hy|po|chro|ma|tism [ˌhaɪpəʊ'krəʊmətɪzəm] *noun* Hypochromie *f*

hy|po|chro|ma|to|sis [ˌhaɪpəʊˌkrəʊmə'təʊsɪs] *noun* Hypochromatose *f*

hy|po|chro|me|mia [ˌhaɪpəʊkrə'miːmɪə] *noun* hypochrome Anämie *f*

hy|po|chro|mia [ˌhaɪpəʊ'krəʊmɪə] *noun* **1.** Hypochromie *f* **2.** Hypochromatose *f*

hy|po|chro|mic [ˌhaɪpəʊ'krəʊmɪk] *adj* **1.** hypochrom **2.** hypochromatisch

hy|po|chro|sis [ˌhaɪpəʊ'krəʊsɪs] *noun* Hypochromasie *f*

hy|po|chy|lia [ˌhaɪpəʊ'kaɪlɪə] *noun* verminderte Magensaftbildung *f*, Hypochylie *f*, Oligochylie *f*

hy|po|ci|tra|te|mia [ˌhaɪpəʊsɪtrə'tiːmɪə] *noun* Hypozitratämie *f*

hy|po|ci|tra|tu|ria [ˌhaɪpəʊsɪtrə't(j)ʊərɪə] *noun* Hypozitraturie *f*

hy|po|co|ag|u|la|bil|i|ty [ˌhaɪpəʊkəʊˌægjələ'bɪlətɪ] *noun* verminderte Gerinnbarkeit *f*, Hypokoagulabilität *f*

hy|po|co|ag|u|la|ble [ˌhaɪpəʊkəʊ'ægjələbl] *adj* mit verminderter Gerinnbarkeit, hypokoagulabel

hy|po|com|ple|ment|e|mia [haɪpəʊˌkɒmpləmen'tiːmɪə] *noun* verminderter Komplementgehalt *m* des Blutes, Hypokomplementämie *f*

hy|po|cor|ti|cal|ism [ˌhaɪpəʊ'kɔːrtɪkəlɪzəm] *noun* Hypokortizismus *m*, Nebennierenrindeninsuffizienz *f*

hy|po|cor|ti|cism [ˌhaɪpəʊ'kɔːrtəsɪzəm] *noun* Hypokortizismus *m*, Nebennierenrindeninsuffizienz *f*

hy|po|dac|ty|ly [ˌhaɪpəʊ'dæktəlɪ] *noun* Hypodaktylie *f*

hy|po|dense ['haɪpədens] *adj* (*Film*) mit niedriger Dichte, hypodens

hy|po|derm ['haɪpəʊdɜrm] *noun* Unterhautzellgewebe *nt*, Subkutis *f*, Hypodermis *f*, Tela subcutanea

hy|po|der|mic [ˌhaɪpəʊ'dɜrmɪk] *adj* unter der Haut (liegend), in der Unterhaut/Subkutis (liegend), subkutan, hypodermal, subdermal

hy|po|dip|loid [ˌhaɪpəʊ'dɪplɔɪd] *adj* diploid mit einem oder mehreren fehlenden Chromosomen, hypodiploid

hy|po|dip|sia [ˌhaɪpəʊ'dɪpsɪə] *noun* pathologisch verminderter Durst *m*, Hypodipsie *f*

hy|po|don|tia [ˌhaɪpəʊ'dɑnʃɪə] *noun* Hypodontie *f*

hy|po|dy|nam|ic [ˌhaɪpəʊdaɪ'næmɪk] *adj* kraftlos, geschwächt, schwach, hypodynam, hypodynamisch

hy|po|e|lec|tro|ly|te|mia [ˌhaɪpəʊɪˌlektrəlaɪ'tiːmɪə] *noun* verminderter Elektrolytgehalt *m* des Blutes, Hyp(o)-elektrolytämie *f*

hy|po|ep|i|neph|ri|ne|mia [ˌhaɪpəʊepɪˌnefrɪ'niːmɪə] *noun* verminderter Adrenalingehalt *m* des Blutes, Hyp(o)adrenalinämie *f*

hy|po|er|gic [ˌhaɪpəʊ'ɜrdʒɪk] *adj* Hypergie betreffend, mit verminderter Reaktivität, hyperg, hypergisch

hy|po|er|gy ['haɪpəʊɜrdʒɪ] *noun* verminderte Reaktion(sfähigkeit *f*) *f*, abgeschwächte Reizempfindlichkeit *f*, Hypergie *f*

hy|po|es|the|sia [ˌhaɪpəʊes'θiːʒ(ɪ)ə] *noun* Hypästhesie *f*

hy|po|es|thet|ic [ˌhaɪpəʊes'θetɪk] *adj* Hypoästhesie betreffend, hypoästhetisch, hypästhetisch

hy|po|fer|re|mia [ˌhaɪpəʊfə'riːmɪə] *noun* verminderter Eisengehalt *m* des Blutes, Hypoferrämie *f*

hy|po|fer|ric [ˌhaɪpəʊ'ferɪk] *adj* Eisenmangel/Sideropenie betreffend, von ihm betroffen oder ihn bedingt, sideropenisch

hy|po|fer|til|i|ty [ˌhaɪpəʊfɜr'tɪlətɪ] *noun* verminderte Fruchtbarkeit *f*, Hypofertilität *f*

hy|po|fi|brin|o|ge|ne|mia [ˌhaɪpəʊfaɪ'brɪnədʒə'niːmɪə] *noun* verminderter Fibrinogengehalt *m* des Blutes, Fibrinogenmangel *m*, Hypofibrinogenämie *f*

hy|po|ga|lac|tia [ˌhaɪpəʊgə'lækʃɪə, -tɪə] *noun* verminderte/ungenügende Milchsekretion *f*, Hypogalaktie *f*

hy|po|gam|ma|glo|bin|e|mia [haɪpəʊˌgæməˌgləʊbə'niːmɪə] *noun* Gammaglobulinmangel *m*, Hypogammaglobulinämie *f*

hy|po|gam|ma|glob|u|li|ne|mia [ˌhaɪpəʊˌgæməˌglɑbjəlɪ'niːmɪə] *noun* Gammaglobulinmangel *m*, Hypogammaglobulinämie *f*

congenital hypogammaglobulinemia Bruton-Typ *m* der Agammaglobulinämie, infantile X-chromosomale Agammaglobulinämie *f*, kongenitale Agammaglobulinämie *f*, kongenitale geschlechtsgebundene Agammaglobulinämie *f*

X-linked hypogammaglobulinemia → *congenital hypogammaglobulinemia*

hy|po|gas|tric [ˌhaɪpəʊ'gæstrɪk] *adj* **1.** unterhalb des Magens **2.** Unterbauch/Hypogastrium betreffend, hypogastrisch, Unterbauch- **3.** Arteria iliaca interna betreffend

hy|po|gas|tri|um [ˌhaɪpəʊ'gæstrɪəm] *noun* Unterbauch(gegend *f*) *m*, Scham(beinregion *f*) *f*, Hypogastrium *nt*, Regio pubica

hy|po|gas|tros|chi|sis [ˌhaɪpəʊgæs'trɑskəsɪs] *noun* Hypogastroschisis *f*

hy|po|gen|i|tal|ism [ˌhaɪpəʊ'dʒenɪtəlɪzəm] *noun* Hypogenitalismus *m*

hy|po|glo|bu|lia [ˌhaɪpəʊglɑ'bjuːlɪə] *noun* Verminderung *f* der Erythrozytenzahl, Hypoglobulie *f*

hy|po|glos|sal [ˌhaɪpəʊ'glɑsl, haɪpəʊ'glɒsl] **I** *noun* → *hypoglossus* **II** *adj* unter der Zunge, sublingual, Unterzungen-; Nervus hypoglossus betreffend, Hypoglossus-

hy|po|glos|sus [ˌhaɪpəʊ'glɑsəs] *noun* Hypoglossus *m*, XII. Hirnnerv *m*, Nervus hypoglossus

hy|po|glu|ca|gon|e|mia [ˌhaɪpəʊgluːkəgɑ'niːmɪə] *noun* verminderter Glukagongehalt *m* des Blutes, Hypoglukagonämie *f*, -glucagonämie *f*

hy|po|gly|ce|mia [ˌhaɪpəʊglaɪ'siːmɪə] *noun* pathologische Verminderung *f* des Blutzuckers, Hypoglykämie *f*, Glukopenie *f*

reactive hypoglycemia reaktive Hypoglykämie *f*, Spät-

Dumping *nt*, postalimentäres Spätsyndrom *nt*
hy|po|gly|ce|mic [ˌhaɪpəʊglaɪ'siːmɪk] **I** *noun* blutzuckersenkendes Mittel *nt*, Hypoglykämikum *nt* **II** *adj* Hypoglykämie betreffend oder verursachend, durch Hypoglykämie bedingt, hypoglykämisch
hy|po|gly|co|ge|nol|y|sis [ˌhaɪpəʊglaɪkədʒɪ'nɑlɪsɪs] *noun* verminderter Glykogenabbau *m*, Hypoglykogenolyse *f*
hy|po|gnath|ia [ˌhaɪpəʊ'næθɪə] *noun* Hypognathie *f*
hy|pog|na|thous [haɪ'pɑgnəθəs] *adj* Hypognathie betreffend, hypognath
hy|po|go|nad|ism [ˌhaɪpəʊ'gəʊnædɪzəm, -'gɑ-] *noun* Hypogonadismus *m*
hy|po|gon|a|do|trop|ic [haɪpəʊˌgɑnədəʊ'trɑpɪk, -'trəʊ-] *adj* Gonadotropinmangel betreffend, durch Gonadotropinmangel verursacht, hypogonadotrop
hy|po|gran|u|lo|cy|to|sis [ˌhaɪpəʊˌgrænjələʊsaɪ'təʊsɪs] *noun* Granulozytenverminderung *f*, Granulozytopenie *f*
hy|po|hi|dro|sis [ˌhaɪpəʊhɪ'drəʊsɪs] *noun* Hypohidrose *f*
hy|po|hi|drot|ic [ˌhaɪpəʊhɪ'drɑtɪk] *adj* Hypohidrose betreffend, hypohidrotisch
hy|po|hy|dra|tion [ˌhaɪpəʊhaɪ'dreɪʃn] *noun* **1.** Wassermangel *m*, Dehydration *f*, Dehydratation *f*, Hypohydratation *f* **2.** Entwässerung *f*, Dehydratation *f*
hy|po|in|su|lin|e|mia [ˌhaɪpəʊɪn(t)sjəlɪ'niːmɪə] *noun* verminderter Insulingehalt *m* des Blutes, Insulinmangel *m*, Hypoinsulinämie *f*, Insulinämie *f*
hy|po|i|so|ton|ic [ˌhaɪpəʊaɪsə'tɑnɪk] *adj* mit oder bei niedrigem Tonus oder Druck; mit geringerem osmotischem Druck, hypoton, hypotonisch
hy|po|ka|le|mia [ˌhaɪpəʊkə'liːmɪə] *noun* Hypokaliämie *f*
hy|po|ka|le|mic [ˌhaɪpəʊkə'liːmɪk] *adj* Hypokalämie betreffend, hypokalämisch, hypokaliämisch
hy|po|ka|li|e|mia [ˌhaɪpəʊˌkælɪ'iːmɪə] *noun* Hypokaliämie *f*
hy|po|ki|ne|sia [ˌhaɪpəʊkɪ'niːʒ(ɪ)ə] *noun* Hypokinese *f*
hy|po|ki|ne|sis [ˌhaɪpəʊkɪ'niːsɪs] *noun* Hypokinese *f*
hy|po|ki|net|ic [ˌhaɪpəʊkɪ'netɪk] *adj* Hypokinese betreffend, hypokinetisch
hy|po|leu|ke|mia [ˌhaɪpəʊluː'kiːmɪə] *noun* subleukämische Leukämie *f*
hy|po|li|pe|mia [ˌhaɪpəʊlɪ'piːmɪə] *noun* Hypolipidämie *f*
hy|po|lip|o|pro|tein|e|mia [ˌhaɪpəʊˌlɪpəˌprəʊtɪ'niːmɪə] *noun* Hypolipoproteinämie *f*
hy|po|li|quor|rhea [ˌhaɪpəʊlɪkwɔː'rɪə] *noun* Liquormangel *m*, Hypoliquorrhoe *f*
hy|po|lym|phe|mia [ˌhaɪpəʊlɪm'fiːmɪə] *noun* Lymphozytenmangel *m*, Lympho(zyto)penie *f*
hy|po|mag|ne|se|mia [ˌhaɪpəʊˌmægnɪ'siːmɪə] *noun* Hypomagnesiämie *f*
hy|po|ma|nia [ˌhaɪpəʊmeɪnɪə] *noun* Hypomanie *f*
hy|po|man|ic [ˌhaɪpəʊ'mænɪk] *adj* Hypomanie betreffend, hypomanisch
hy|po|mas|tia [ˌhaɪpəʊ'mæstɪə] *noun* Hypomastie *f*
hy|po|ma|zia [ˌhaɪpəʊ'meɪzɪə] *noun* Hypomastie *f*
hy|po|mel|a|no|sis [ˌhaɪpəʊmelə'nəʊsɪs] *noun* Pigmentmangel *m* der Haut, Hypomelanose *f*, Hypomelanosis *f*
idiopathic guttate hypomelanosis idiopathische fleckförmige Hypomelanose *f*, Hypomelanosis guttata idiopathica, Leucoderma lenticulare disseminatum
hy|po|mel|a|not|ic [ˌhaɪpəʊmelə'nɑtik] *adj* Hypomelanose betreffend, hypomelanotisch
hy|po|men|or|rhea [ˌhaɪpəʊmenə'rɪə] *noun* Hypomenorrhoe *f*
hy|po|na|tre|mia [ˌhaɪpəʊnə'triːmɪə] *noun* Hyponatriämie *f*
depletional hyponatremia Verlusthyponatr(i)ämie *f*
dilutional hyponatremia Verdünnungshyponatr(i)ämie *f*
hy|po|na|tru|ria [ˌhaɪpəʊnə'tr(j)ʊərɪə] *noun* Hyponatriurie *f*
hy|po|ne|o|cy|to|sis [haɪpəʊˌnɪəsaɪ'təʊsɪs] *noun* Leukopenie *f* mit Linksverschiebung
hy|po|nych|i|al [ˌhaɪpəʊ'nɪkɪəl] *adj* **1.** unter dem Nagel, hyponychal, subungual **2.** Hyponychium betreffend, Nagelbett-
hy|po|nych|i|um [ˌhaɪpəʊ'niːkɪəm] *noun* Nagelbettepithel *nt*, Hyponychium *nt*
hypo-oncotic *adj* mit verringertem onkotischem Druck, hyponkotisch, hypoonkotisch
hypo-osmolar *adj* mit verminderter Osmolarität, hypoosmolar, hyposmolar
hy|po|par|a|thy|roid|ism [ˌhaɪpəʊˌpærə'θaɪrɔɪdɪzəm] *noun* Hypoparathyreoidismus *m*
hy|po|per|fu|sion [ˌhaɪpəʊpɜr'fjuːʒn] *noun* Minder-, Mangeldurchblutung *f*, Hypoperfusion *f*
hy|po|per|i|stal|sis [ˌhaɪpəʊperɪ'stɔːlsɪs] *noun* verminderte Peristaltik *f*, Hypoperistaltik *f*
hy|po|pha|ryn|ge|al [ˌhaɪpəfə'rɪndʒɪəl] *adj* Hypopharynx betreffend, hypopharyngeal
hy|po|phar|yn|gos|co|py [ˌhaɪpəʊfærɪŋ'gɑskəpɪ] *noun* Hypopharyngoskopie *f*
hy|po|phar|ynx [ˌhaɪpəʊ'færɪŋks] *noun* Hypo-, Laryngopharynx *m*, Pars laryngea pharyngis
hy|po|pho|ne|sis [ˌhaɪpəʊfəʊ'niːsɪs] *noun* Schalldämpfung *f*, abgeschwächtes Atemgeräusch *nt*, gedämpfter Klopfschall *m*, Hypophonie *f*, Hypophonesie *f*
hy|po|pho|nia [ˌhaɪpəʊ'fəʊnɪə] *noun* Stimmschwäche *f*, Hypophonie *f*, Hypophonesie *f*, Phonasthenie *f*
hy|po|pho|ria [ˌhaɪpəʊ'fəʊrɪə] *noun* Hypophorie *f*
hy|po|phos|pha|ta|se|mia [ˌhaɪpəʊfɑsfəteɪ'siːmɪə] *noun* Hypophosphatasie *f*, Phosphatasemangelrachitis *f*, Rathbun-Syndrom *nt*
hy|po|phos|pha|ta|sia [ˌhaɪpəʊfɑsfə'teɪzɪə] *noun* Hypophosphatasie *f*
hy|po|phos|pha|te|mia [ˌhaɪpəʊfɑsfə'tiːmɪə] *noun* Hypophosphatämie *f*
familial hypophosphatemia familiäre Hypophosphatämie *f*, Vitamin D-resistente Rachitis *f*, (Vitamin D-) refraktäre Rachitis *f*
hy|po|phos|pha|tu|ria [ˌhaɪpəʊfɑsfə't(j)ʊərɪə] *noun* Hypophosphaturie *f*
hy|po|phos|pho|re|mia [ˌhaɪpəʊfɑsfə'riːmɪə] *noun* Hypophosphatämie *f*
hy|po|phre|nia [ˌhaɪpəʊ'friːnɪə] *noun* geistige Behinderung *f*, Schwachsinn *m*, Hypophrenie *f*, Oligophrenie *f*
hy|po|phren|ic [ˌhaɪpəʊ'frenɪk] *adj* **1.** unterhalb des Zwerchfells/Diaphragma (liegend), hypophrenisch, subdiaphragmal, subdiaphragmatisch, subphrenisch, infradiaphragmal, infradiaphragmatisch **2.** Oligophrenie betreffend, geistig behindert; schwachsinnig, oligophren
hy|poph|y|se|al [haɪˌpɑfə'ziːəl, ˌhaɪpə'fiːz-] *adj* Hirnanhangsdrüse/Hypophyse betreffend, aus der Hypophyse stammend, pituitär, hypophysär
hy|poph|y|sec|to|my [haɪˌpɑfə'sektəmɪ] *noun* Hypophysenentfernung *f*, Hypophysektomie *f*
hy|po|phys|e|o|priv|ic [ˌhaɪpəʊˌfɪzɪə'prɪvɪk] *adj* durch einen Mangel an Hypophysenhormonen bedingt, hypophyseopriv, hypophysiopriv
hy|po|phys|e|o|trop|ic [ˌhaɪpəʊˌfɪzɪəʊ'trɑpɪk] *adj* auf die Hypophyse wirkend, hypophyseotrop, hypophysiotrop
hy|poph|y|si|al [haɪˌpɑfə'ziːəl, ˌhaɪpə'fiːz-] *adj* Hirnanhangsdrüse/Hypophyse betreffend, aus der Hypophyse stammend, hypophysär, pituitär
hy|po|phys|i|o|priv|ic [ˌhaɪpəʊˌfɪzɪə'prɪvɪk] *adj* durch einen Mangel an Hypophysenhormonen bedingt, hypophyseopriv, hypophysiopriv
hy|po|phys|i|o|trop|ic [ˌhaɪpəʊˌfɪzɪəʊ'trɑpɪk] *adj* auf die Hypophyse wirkend, hypophyseotrop, hypophysiotrop
hy|poph|y|sis [haɪ'pɑfəsɪs] *noun, plural* **-ses** [-siːz] Hirnanhangsdrüse *f*, Hypophyse *f*, Hypophysis cerebri, Glandula pituitaria
hy|poph|y|si|tis [haɪˌpɑfə'saɪtɪs] *noun* Entzündung der Hirnanhangsdrüse, Hypophysitis *f*, Hypophysenent-

zündung *f*

hy|po|pig|men|ta|tion [ˌhaɪpəʊˌpɪgmən'teɪʃn] *noun* Hypopigmentierung *f*

hy|po|pi|tu|i|tar|ism [ˌhaɪpəʊpɪ't(j)uːətərɪzəm] *noun* Hypophysenvorderlappeninsuffizienz *f*, HVL-Insuffizienz *f*, Simmonds-Syndrom *nt*, Hypopituitarismus *m*

hy|po|pla|sia [ˌhaɪpəʊ'pleɪʒ(ɪ)ə, -zɪə] *noun* (Organ-)Unterentwicklung *f*, Hypoplasie *f*, -plasia *f*
focal dermal hypoplasia fokale dermale Hypoplasie *f*, FDH-Syndrom *nt*, kongenitale ektodermale und mesodermale Dysplasie *f*, Goltz-Gorlin-Syndrom II *nt*, Goltz-Peterson-Gorlin-Ravits-Syndrom *nt*, Jessner-Cole-Syndrom *nt*, Liebermann-Cole-Syndrom *nt*
thymic hypoplasia DiGeorge-Syndrom *nt*, Schlundtaschensyndrom *nt*, Thymusaplasie *f*

hy|po|plas|tic [ˌhaɪpəʊ'plæstɪk] *adj* Hypoplasie betreffend, unterentwickelt, hypoplastisch

hy|po|pnea [ˌhaɪpəʊ'niːə] *noun* flache langsame Atmung *f*, Hypopnoe *f*

hy|po|pne|ic [ˌhaɪpəʊ'niːɪk] *adj* Hypopnoe betreffend, hypopnoisch

hy|po|po|tas|se|mia [ˌhaɪpəʊpɑtə'siːmɪə] *noun* Hypokaliämie *f*

hy|po|po|tas|se|mic [ˌhaɪpəʊpɑtə'siːmɪk] *adj* Hypokalämie betreffend, hypokalämisch, hypokaliämisch

hy|po|pra|xia [ˌhaɪpəʊ'præksɪə] *noun* pathologisch verminderte Aktivität *f*, Hypopraxie *f*

hy|po|pro|ac|cel|er|in|e|mia [haɪpəʊˌprəʊækˌselərɪ'niːmɪə] *noun* Owren-Syndrom *nt*, Faktor-V-Mangel *m*, Parahämophilie *f*, Parahämophilie *f* A, Hypoproakzelerinämie *f*, Hypoproaccelerinämie *f*

hy|po|pro|con|ver|tin|e|mia [haɪpəʊˌprəʊkənˌvɜrtə'niːmɪə] *noun* Faktor-VII-Mangel *m*, Parahämophilie B *f*, Hypoprokonvertinämie *f*, Hypoproconvertinämie *f*

hy|po|pro|tein|e|mia [haɪpəʊˌprəʊtɪ(ɪ)n'iːmɪə] *noun* verminderter Proteingehalt *m* des Blutes, Hypoproteinämie *f*

hy|po|pro|tein|o|sis [ˌhaɪpəʊprəʊtɪ(ɪ)n'əʊsɪs] *noun* Proteinmangelerkrankung *f*, Hypoproteinose *f*

hy|po|pro|throm|bi|ne|mia [ˌhaɪpəʊprəʊˌθrɑmbɪ'niːmɪə] *noun* Faktor-II-Mangel *m*, Hypoprothrombinämie *f*

hy|po|py|on [haɪ'pəʊpɪɑn] *noun* Hypopyon *nt*

hy|po|sar|ca [ˌhaɪpəʊ'sɑːrkə] *noun* Anasarka *f*

hy|po|scle|ral [ˌhaɪpəʊ'sklɪərəl, -'skle-] *adj* unter der Sklera (liegend), hyposkleral, subskleral

hy|po|se|cre|tion [ˌhaɪpəʊsɪ'kriːʃn] *noun* verminderte Sekretion *f*, Hyposekretion *f*

hy|po|sen|si|tive [haɪpəʊ'sensətɪv] *adj* **1.** vermindert reizempfindlich, hyposensibel **2.** vermindert reaktionsfähig, hyperg, hypergisch

hy|po|sen|si|tiv|i|ty [haɪpəʊˌsensə'tɪvətɪ] *noun* verminderte Reaktion *f*, verminderte Reaktionsfähigkeit *f*, Hypergie *f*

hy|po|sen|si|ti|za|tion [haɪpəʊˌsensətɪ'zeɪʃn] *noun* Hyposensibilisierung *f*, Desensibilisierung *f*

hy|po|skel|o|cy|to|sis [haɪpəʊˌskɪəsaɪ'təʊsɪs] *noun* Leukopenie *f* mit Linksverschiebung

hy|pos|mia [haɪ'pɑzmɪə] *noun* Hyposmie *f*

hy|pos|mo|lar|i|ty [haɪˌpɑsmə'lærətɪ] *noun* verminderte Osmolarität *f*, Hyposmolarität *f*

hy|pos|mo|sis [ˌhaɪpɑz'məʊsɪs] *noun* verlangsamte Osmose *f*, Hyposmose *f*

hy|po|spa|di|as [ˌhaɪpəʊ'speɪdɪəs] *noun* Hypospadie *f*

hy|po|sper|mia [ˌhaɪpəʊ'spɜrmɪə] *noun* Hypospermie *f*

hy|pos|ta|sis [haɪ'pɑstəsɪs] *noun, plural* **-ses** [haɪ'pɑstəsiːz] **1.** Senkung *f*, Hypostase *f* **2.** (*patholog.*) passive Blutfülle *f*, Senkungsblutfülle *f*, Hypostase *f*, Hypostasis *f* **3.** (*genet.*) Überdeckung *f*, Hypostase *f*, Hypostasie *f*
postmortem hypostasis Totenflecke *pl*, Livor mortis, Livores *pl*

hy|po|stat|ic [haɪpə'stætɪk] *adj* Hypostase betreffend, hypostatisch

hy|pos|the|nia [ˌhaɪpɑs'θiːnɪə] *noun* allgemeine (Körper-, Muskel-)Schwäche *f*, Hyposthenie *f*

hy|pos|then|ic [ˌhaɪpɑs'θenɪk] *adj* Hyposthenie betreffend, von ihr gekennzeichnet, schwach, geschwächt, hyposthenisch

hy|pos|then|u|ria [ˌhaɪpɑsθɪ'n(j)ʊərɪə] *noun* Hyposthenurie *f*

hy|pos|to|sis [ˌhaɪpɑs'təʊsɪs] *noun* mangelhafte Knochenentwicklung *f*, Hypostose *f*

hy|po|sys|to|le [ˌhaɪpəʊ'sɪstəlɪ] *noun* unvollständige oder abgeschwächte Systole *f*, Hyposystole *f*

hy|po|ten|sion [ˌhaɪpəʊ'tenʃn] *noun* **1.** niedriger Blutdruck *m*, Hypotonie *f*, Hypotonus *m*, Hypotonia *f*, Hypotension *f* **2.** Druck-, Spannungs-, Tonuserniedrigung *f*, -verminderung *f*, Hypotonie *f*, Hypotonus *m*, Hypotonia *f*
arterial hypotension niedriger Blutdruck *m*, Hypotonie *f*, Hypotonus *m*, Hypotonia *f*, Hypotension *f*
essential hypotension essenzielle/primäre/konstitutionelle Hypotonie *f*
orthostatic hypotension orthostatische Hypotonie *f*
postural hypotension orthostatische Hypotonie *f*
primary hypotension essenzielle/primäre/konstitutionelle Hypotonie *f*
secondary hypotension sekundäre/symptomatische Hypotonie *f*
symptomatic hypotension sekundäre/symptomatische Hypotonie *f*

hy|po|ten|sive [ˌhaɪpəʊ'tensɪv] *adj* Hypotonie betreffend, von ihr betroffen, hypotensiv

hy|po|tha|lam|ic [ˌhaɪpəʊθə'læmɪk] *adj* Hypothalamus betreffend, hypothalamisch, Hypothalamus-

hy|po|thal|a|mus [ˌhaɪpəʊ'θæləməs] *noun, plural* **-mi** [-maɪ] Hypothalamus *m*

hy|po|the|nar [haɪ'pɑθənər, -ˌnɑːr] **I** *noun* Kleinfingerballen *m*, Hypothenar *nt*, Eminentia hypothenaris **II** *adj* Hypothenar betreffend, Hypothenar-

hy|po|ther|mia [ˌhaɪpəʊ'θɜrmɪə] *noun* **1.** Unterkühlung *f*, Hypothermie *f* **2.** (künstliche/kontrollierte Hypothermie *f*
regional hypothermia Kryo-, Kälteanästhesie *f*

hy|po|ther|mic [ˌhaɪpəʊ'θɜrmɪk] *adj* Hypothermie betreffend oder zeigend, (künstlich) unterkühlt, hypothermal

hy|po|throm|bin|e|mia [haɪpəʊˌθrɑmbə'niːmɪə] *noun* verminderter Thrombingehalt *m* des Blutes, Thrombinmangel *m*, Hypothrombinämie *f*

hy|po|thy|re|o|sis [ˌhaɪpəʊθaɪrɪ'əʊsɪs] *noun* Hypothyreose *f*

hy|po|thy|roid [ˌhaɪpəʊ'θaɪrɔɪd] *adj* Schilddrüsenunterfunktion/Hypothyreose betreffend, hypothyreot

hy|po|thy|roid|ism [ˌhaɪpəʊ'θaɪrɔɪdɪzəm] *noun* Hypothyreose *f*
infantile hypothyroidism Kretinismus *m*
senile hypothyroidism Altershypothyreose *f*

hy|po|to|nia [ˌhaɪpəʊ'təʊnɪə] *noun* **1.** Druck-, Spannungs-, Tonuserniedrigung *f*, -verminderung *f*, Hypotonie *f*, Hypotonus *m*, Hypotonia *f* **2.** verminderter/reduzierter Muskeltonus *m*, Muskelhypotonie *f*

hy|po|ton|ic [ˌhaɪpəʊ'tɑnɪk] *adj* **1.** mit oder bei niedrigem Tonus oder Druck, hypoton(isch) **2.** mit geringerem osmotischem Druck, hypoton(isch)

hy|po|tri|chi|a|sis [ˌhaɪpəʊtrɪ'kaɪəsɪs] *noun* **1.** angeborener Haarmangel *m*, kongenitale Alopezie *f*, Alopecia/Atrichia congenita **2.** spärliche Behaarung *f*, Haarmangel *m*, Hypotrichose *f*, -trichosis *f*, -trichia *f*

hy|pot|ro|phy [haɪ'pɑtrəfɪ] *noun* Hypotrophie *f*

hy|po|tro|pia [ˌhaɪpə'trəʊpɪə] *noun* Hypotropie *f*, Strabismus deorsum vergens

hy|po|tym|pa|not|o|my [ˌhaɪpəʊˌtɪmpə'nɑtəmɪ] *noun* Hypotympanoneröffnung *f*, Hypotympanotomie *f*

hy|po|tym|pa|num [ˌhaɪpəʊ'tɪmpənəm] *noun* unterster

Teil *m* der Paukenhöhle, Hypotympanon *nt*, Hypotympanum *nt*, Hypotympanicum *nt*
hy|po|u|re|mia [ˌhaɪpəʊjə'riːmɪə] *noun* Hypourämie *f*
hy|po|u|re|sis [ˌhaɪpəʊjə'riːsɪs] *noun* Oligurie *f*
hy|po|u|ri|ce|mia [ˌhaɪpəʊjʊərɪ'siːmɪə] *noun* verminderter Harnsäuregehalt *m* des Blutes, Hypourikämie *f*, -urikosämie *f*
hy|po|u|ri|cu|ria [ˌhaɪpəʊjʊərɪ'k(j)ʊərɪə] *noun* verminderte Harnsäureausscheidung *f*, Hypourikurie *f*, -urikosurie *f*
hy|po|ven|ti|la|tion [ˌhaɪpəʊventə'leɪʃn] *noun* Hypoventilation *f*
hy|po|vi|ta|min|o|sis [haɪpəʊˌvaɪtəmɪ'nəʊsɪs] *noun* Vitaminmangelkrankheit *f*, Hypovitaminose *f*
hy|po|vo|le|mia [ˌhaɪpəʊvəʊ'liːmɪə] *noun* Verminderung *f* der zirkulierenden Blutmenge, Hypovolämie *f*
hy|po|vo|le|mic [ˌhaɪpəʊvəʊ'liːmɪk] *adj* Hypovolämie betreffend, hypovolämisch
hy|po|xan|thine [ˌhaɪpəʊ'zænθiːn, -θɪn] *noun* Hypoxanthin *nt*, 6-Hydroxypurin *nt*
hy|pox|e|mia [haɪˌpɑk'siːmɪə] *noun* **1.** verminderter Sauerstoffgehalt *m* des arteriellen Blutes, arterielle Hypoxie *f*, Hypoxämie *f* **2.** → *hypoxia*
hy|pox|e|mic [haɪˌpɑk'siːmɪk] *adj* Hypoxämie betreffend, hypoxämisch
hy|pox|ia [haɪ'pɑksɪə] *noun* Sauerstoffmangel *m*, Sauerstoffnot *f*, Hypoxie *f*
anemic hypoxia anämische Hypoxie *f*
arterial hypoxia arterielle Hypoxie *f*
diffusion hypoxia Diffusionshypoxie *f*
ischemic hypoxia ischämische Anoxie *f*, ischämische Hypoxie *f*, Stagnationsanoxie *f*, Stagnationshypoxie *f*
stagnant hypoxia ischämische/zirkulatorische Anoxie/Hypoxie *f*, Stagnationsanoxie *f*, -hypoxie *f*
hy|pox|ic [haɪ'pɑksɪs] *adj* Hypoxie betreffend, hypoxisch
hy|pox|i|do|sis [haɪˌpɑksɪ'dəʊsɪs] *noun* Hypoxidose *f*, Hypoxydose *f*
hyp|sar|rhyth|mia [ˌhɪpsə'rɪθmɪə] *noun* Hypsarrhythmie *f*
hypsi- *präf.* Hoch-, Hypsi-, Hyps(o)-
hyp|si|ce|phal|ic [ˌhɪpsəsə'fælɪk] *adj* Hypsizephalie betreffend, von Hypsizephalie betroffen oder gekennzeichnet, hypsizephal, spitzschädelig, turmschädelig, akrozephal, oxyzephal, turrizephal, turricephal, hypsicephal
hyp|si|ceph|al|ous [ˌhɪpsə'sefələs] *adj* → *hypsicephalic*
hyp|si|ceph|al|y [ˌhɪpsə'sefəlɪ] *noun* Turm-, Spitzschädel *m*, Akrozephalie *f*, -cephalie *f*, Oxyzephalie *f*, -cephalie *f*, Hypsizephalie *f*, -cephalie *f*, Turrizephalie *f*, -cephalie *f*
hyp|si|loid ['hɪpsəlɔɪd] *adj* Y-förmig
hyp|so|ceph|al|ous [ˌhɪpsə'sefələs] *adj* → *hypsicephalic*
hyp|so|ceph|al|y [ˌhɪpsə'sefəlɪ] *noun* → *hypsicephaly*
hyp|so|no|sus [hɪp'səʊnəsəs] *noun* Höhenkrankheit *f*
hys|sop ['hɪsəp] *noun* **1.** Ysop *m*, Hyssopus officinalis **2.** Ysopkraut *nt*, Ispenkraut *nt*, Josefskraut *nt*, Hyssopi herba
hyster- *präf.* Gebärmutter-, Uterus-, Hyster(o)-; Hysterie-
hys|ter|al|gia [ˌhɪstəræld͡ʒ(ɪ)ə] *noun* Gebärmutterschmerz(en *pl*) *m*, Hysteralgie *f*, Hysterodynie *f*, Metralgie *f*, Metrodynie *f*
hys|ter|a|tre|sia [ˌhɪstərə'triːʒ(ɪ)ə] *noun* Gebärmutter-, Uterusatresie *f*
hys|ter|ec|to|mize [hɪstə'rektəmaɪz] *v* die Gebärmutter entfernen, eine Hysterektomie durchführen, hysterektomieren
hys|ter|ec|to|my [hɪstə'rektəmɪ] *noun* Gebärmutterentfernung *f*, Hysterektomie *f*
complete hysterectomy totale Hysterektomie *f*, Hysterectomia totalis
partial hysterectomy partielle/subtotale Hysterektomie *f*, Hysterectomia partialis
radical hysterectomy radikale Hysterektomie *f*
subtotal hysterectomy partielle/subtotale Hysterektomie *f*, Hysterectomia partialis
supravaginal hysterectomy partielle/subtotale Hysterektomie *f*, Hysterectomia partialis
total hysterectomy totale Hysterektomie *f*, Hysterectomia totalis
vaginal hysterectomy transvaginale Hysterektomie *f*, Hysterectomia vaginalis
hys|te|ria [hɪ'sterɪə] *noun* Hysterie *f*
anxiety hysteria hysterische Angst *f*, Angstneurose *f*
conversion hysteria Konversionshysterie *f*, Konversionsneurose *f*, Konversionsreaktion *f*
hys|ter|i|cal [hɪ'sterɪkl] *adj* Hysterie betreffend, an Hysterie leidend; leicht erregbar, übertrieben erregt, übernervös, hysterisch
hys|ter|i|form [hɪ'sterɪfɔːrm] *adj* hysterieähnlich, hysterieförmig, hysteriform, hysteroid
hystero- *präf.* **1.** Gebärmutter-, Uterus-, Hyster(o)- **2.** Hysterie-
hys|ter|o|car|ci|no|ma [ˌhɪstərəʊˌkɑːrsɪ'nəʊmə] *noun* Endometriumkarzinom *nt*, Carcinoma endometriale
hys|ter|o|cele ['hɪstərəʊsiːl] *noun* Hysterozele *f*
hys|ter|o|clei|sis [ˌhɪstərəʊ'klaɪsɪs] *noun* operativer Gebärmutterverschluss *m*, Hysterokleisis *f*
hys|ter|o|col|pec|to|my [ˌhɪstərəʊkɑl'pektəmɪ] *noun* Hysterokolpektomie *f*
hys|ter|o|col|pos|co|py [ˌhɪstərəʊkɑl'pɑskəpɪ] *noun* Hysterokolposkopie *f*
hys|te|rog|ra|phy [hɪstə'rɑgrəfɪ] *noun* **1.** (*radiolog.*) Kontrastdarstellung *f* der Gebärmutterhöhle, Hysterographie *f*, Uterographie *f*, Hysterografie *f*, Uterografie *f* **2.** (*gynäkol.*) Hysterographie *f*, Hysterografie *f*
hys|te|rol|y|sis [hɪstə'rɑlɪsɪs] *noun* Gebärmutterlösung *f*, Hysterolyse *f*
hys|ter|o|my|o|ma [ˌhɪstərəʊmaɪ'əʊmə] *noun* Gebärmuttermyom *nt*, Uterusmyom *nt*
hys|ter|o|my|o|mec|to|my [ˌhɪstərəʊˌmaɪə'mektəmɪ] *noun* Hysteromyomektomie *f*
hystero-oophorectomy *noun* Entfernung *f* von Gebärmutter und Eierstöcken, Hystero-oophorektomie *f*, Hysteroovariektomie *f*
hys|te|rop|a|thy [hɪstə'rɑpəθɪ] *noun* Gebärmutter-, Uteruserkrankung *f*, Hystero-, Metro-, Uteropathie *f*
hys|ter|o|pex|y ['hɪstərəʊpeksɪ] *noun* Gebärmutterfixierung *f*, -anheftung *f*, Hysteropexie *f*, Uteropexie *f*
abdominal hysteropexy transabdominelle Hysteropexie *f*, Laparohysteropexie *f*
hys|ter|op|to|sis [ˌhɪstərɑp'təʊsɪs] *noun* Gebärmuttersenkung *f*
hys|ter|or|rha|phy [hɪstə'rɔrəfɪ] *noun* **1.** Gebärmutter-, Uterusnaht *f*, Hysterorrhaphie *f* **2.** Gebärmutterfixierung *f*, -anheftung *f*, Hysteropexie *f*, Uteropexie *f*
hys|ter|or|rhex|is [ˌhɪstərəʊ'reksɪs] *noun* Gebärmutter-, Uterusruptur *f*, -riss *m*, Hystero-, Metrorrhexis *f*
hys|ter|o|sal|pin|gec|to|my [ˌhɪstərəʊsælpɪŋ'd͡ʒektəmɪ] *noun* Hysterosalpingektomie *f*
hys|ter|o|sal|pin|gog|ra|phy [ˌhɪstərəʊsælpɪŋ'gɑgrəfɪ] *noun* Hysterosalpingographie *f*, Hysterosalpingografie *f*
hysterosalpingo-oophorectomy *noun* Entfernung *f* von Gebärmutter, Eileitern und Eierstöcken, Hysterosalpingo-oophorektomie *f*, Hysterosalpingoovariektomie *f*
hys|ter|o|sal|pin|gos|to|my [ˌhɪstərəˌsælpɪŋ'gɑstəmɪ] *noun* Hysterosalpingostomie *f*
hys|te|ros|co|py [hɪstə'rɑskəpɪ] *noun* Hysteroskopie *f*
hys|ter|o|spasm ['hɪstərəspæzəm] *noun* Gebärmutter-, Uteruskrampf *m*, Hystero-, Uterospasmus *m*
hys|te|rot|o|my [hɪstə'rɑtəmɪ] *noun* Hysterotomie *f*
abdominal hysterotomy transabdominelle Hysterotomie *f*, Abdominohysterotomie *f*, Laparohysterotomie *f*, Zöliohysterotomie *f*
hys|ter|o|trach|el|o|plas|ty [ˌhɪstərəʊ'trækələʊplæstɪ] *noun* Gebärmutterhals-, Zervixplastik *f*
hys|ter|o|tu|bog|ra|phy [ˌhɪstərəʊt(j)uː'bɑgrəfɪ] *noun* Hysterosalpingographie *f*, Hysterosalpingografie *f*

I

-iasis *suf.* Infektion, Befall durch Erreger, -iasis, -iase, -iose, -iosis
iatr- *präf.* Medizin-, Arzt-, Iatr(o)-
i|at|ric [aɪ'ætrɪk] *adj* Medizin betreffend, ärztlich; internistisch, nicht chirurgisch, medizinisch
iatro- *präf.* Medizin-, Arzt-, Iatr(o)-
i|at|ro|gen|ic [aɪˌætrə'dʒenɪk] *adj* durch den Arzt hervorgerufen, durch ärztliche Einwirkung entstanden, iatrogen
-ic *suf.* Mittel, Arzneimittel, -ikum
i|chor|ous ['aɪkərəs] *adj* eiterbildend, mit Eiter gefüllt, aus Eiter bestehend, eitrig, eiternd, purulent, suppurativ
ichthy- *präf.* Fisch-, Ichthy(o)-
ich|thy|ism ['ɪkθɪɪzəm] *noun* Fischvergiftung *f*
ich|thy|is|mus [ɪkθɪ'ɪzməs] *noun* Fischvergiftung *f*
ichthyo- *präf.* Fisch-, Ichthy(o)-
ich|thy|oid ['ɪkθɪɔɪd] *adj* fischähnlich, fischartig, fischförmig, ichthyoid
ich|thy|o|pho|bia [ˌɪkθɪəʊ'fəʊbɪə] *noun* Ichthyophobie *f*
ich|thy|o|si|form [ˌɪkθɪ'əʊsɪfɔːrm] *adj* einer Ichthyosis ähnlich, ichthyosiform
ich|thy|o|sis [ˌɪkθɪ'əʊsɪs] *noun, plural* **-ses** [-siːz] Ichthyose *f*
  congenital ichthyosis Ichthyosis congenita/congenitalis, Hyperkeratosis congenita/congenitalis
  lamellar ichthyosis lamelläre Ichthyosis *f*, lamelläre Desquamation *f* bei Neugeborenen, Ichthyosis lamellosa
  late congenital ichthyosis Ichthyosis congenita tarda, Ichthyosis congenita Riecke III
  mild congenital ichthyosis Ichthyosis congenita mitis, Ichthyosis congenita Riecke II
  simple ichthyosis Fischschuppenkrankheit *f*, Ichthyosis simplex/vulgaris
  vulgar ichthyosis Fischschuppenkrankheit *f*, Ichthyosis simplex/vulgaris
  X-linked ichthyosis X-chromosomal rezessive Ichthyosis *f*, geschlechtsgebundene/rezessive Ichthyosis vulgaris
ich|thy|o|tox|ism [ˌɪkθɪ'tɑksɪzəm] *noun* Fischvergiftung *f*
icter- *präf.* Ikterus-, Ictero-
ic|ter|ep|a|ti|tis [ɪktərˌepə'taɪtɪs] *noun* ikterische Hepatitis *f*, Hepatitis *f* mit Ikterus
ic|ter|ic [ɪk'terɪk] *adj* Gelbsucht/Ikterus betreffend, gelbsüchtig, ikterisch
ictero- *präf.* Ikterus-, Ictero-
ic|ter|o|a|ne|mia [ˌɪktərəʊə'niːmɪə] *noun* Widal-Anämie *f*, Widal-Ikterus *m*, Widal-Abrami-Anämie *f*, Widal-Abrami-Ikterus *m*
ic|ter|o|gen|ic [ˌɪktərəʊ'dʒenɪk] *adj* Gelbsucht/Ikterus verursachend, ikterogen
ic|ter|o|hem|or|rha|gia [ɪktərəʊˌhemə'rædʒ(ɪ)ə] *noun* Ikterus *m* mit Hämorrhagie
ic|ter|o|hep|a|ti|tis [ɪktərəʊˌhepə'taɪtɪs] *noun* ikterische Hepatitis *f*, Hepatitis *f* mit Ikterus
ic|ter|us ['ɪktərəs] *noun* Gelbsucht *f*, Ikterus *m*, Icterus *m*
  acquired hemolytic icterus Widal-Anämie *f*, Widal-Ikterus *m*, Widal-Abrami-Anämie *f*, Widal-Abrami-Ikterus *m*
  biliverdin icterus Verdinikterus *m*
  chronic familial icterus hereditäre Sphärozytose *f*, Kugelzellanämie *f*, Kugelzellenanämie *f*, Kugelzellikterus *m*, Kugelzellenikterus *m*, familiärer hämolytischer Ikterus *m*, Morbus Minkowski-Chauffard
  congenital familial icterus → *chronic familial icterus*
  congenital hemolytic icterus → *chronic familial icterus*
  hemolytic icterus hämolytische Gelbsucht *f*, hämolytischer Ikterus *m*
  infectious icterus Weil-Krankheit *f*, Leptospirosis icterohaemorrhagica
  nuclear icterus Kernikterus *m*, Bilirubinenzephalopathie *f*
  obstructive icterus Obstruktions-, Verschlussikterus *m*
  posthepatic icterus posthepatischer Ikterus *m*
  scleral icterus Sklerenikterus *m*
ic|tus ['ɪktəs] *noun* **1.** plötzlicher Anfall *m*, Attacke *f*, Synkope *f*, plötzlich auftretendes Symptom *nt*, Iktus *m*, Ictus *m* **2.** Schlag *m*, Stoß *m*, Ictus *m*
-id *suf.* ähnlich, gleichen, -id
i|de|a|tion [ˌaɪdɪ'eɪʃn] *noun* Ideation *f*
i|den|ti|ty [aɪ'dentɪtɪ, ɪ'den-] *noun* **1.** Identität *f*, Persönlichkeit *f* **2.** Nachweis *m* **3.** (*biolog.*) Artgleichheit *f*; Gleichheit *f*, Identität *f*, Übereinstimmung *f*
i|de|o|ki|net|ic [ˌaɪdɪəʊkɪ'netɪk, ˌɪd-] *adj* Psychomotorik betreffend, psychomotorisch
i|de|o|mo|tion [ˌaɪdɪəʊ'məʊʃn] *noun* Ideo-, Psychomotorik *f*
i|de|o|pho|bia [ˌaɪdɪəʊ'fəʊbɪə] *noun* krankhafte Angst *f* vor Ideen, Ideophobie *f*
i|de|o|vas|cu|lar [ˌaɪdɪəʊ'væskjələr] *adj* ideovaskulär
idio- *präf.* Selbst-, Eigen-, Idi(o)-
id|i|o|ag|glu|ti|nin [ˌɪdɪəʊəʊ'gluːtənɪn] *noun* Idioagglutinin *nt*
id|i|o|chro|ma|tin [ˌaɪdɪəʊ'krəʊmətɪn] *noun* Idiochromatin *nt*
id|i|o|chro|mo|some [ˌaɪdɪəʊ'krəʊməsəʊm] *noun* Geschlechts-, Sexchromosom *nt*, Gonosom *nt*, Heterosom *nt*
id|i|o|cy ['ɪdɪəsɪ] *noun* Idiotie *f*
  adult type of amaurotic idiocy Kufs-Syndrom *nt*, Kufs-Hallervorden-Krankheit *f*, Erwachsenenform *f* der amaurotischen Idiotie
  cretinoid idiocy Kretinismus *m*
  infantile amaurotic idiocy Tay-Sachs-Erkrankung *f*, -Syndrom *nt*, infantile amaurotische Idiotie *f*, GM_2-Gangliosidose Typ I *f*
  juvenile type of amaurotic idiocy juvenile Form *f* der amaurotischen Idiotie, Stock-Vogt-Spielmeyer-Syndrom *nt*, Batten-Spielmeyer-Vogt-Syndrom *nt*, neuronale/juvenile Zeroidlipofuszinose/Ceroidlipofuscinose *f*
  late infantile type of amaurotic idiocy spätinfantile Form *f* der amaurotischen Idiotie, Bielschowsky-Syndrom *nt*, Jansky-Bielschowsky-Krankheit *f*
id|i|o|gen|e|sis [ˌɪdɪəʊ'dʒenəsɪs] *noun* idiopathische Krankheitsentstehung *f*, Idiogenese *f*
id|i|o|het|er|o|ag|glu|ti|nin [ɪdɪəʊˌhetərəə'gluːtənɪn] *noun* Idioheteroagglutinin *nt*
id|i|o|het|er|o|ly|sin [ɪdɪəʊˌhetə'rɑləsɪn] *noun* Idioheterolysin *nt*
id|i|o|hyp|no|tism [ˌɪdɪəʊ'hɪpnətɪzəm] *noun* Selbst-, Idio-, Autohypnose *f*
id|i|o|mus|cu|lar [ˌɪdɪəʊ'mʌskjələr] *adj* idiomuskulär
id|i|o|no|dal [ˌɪdɪəʊ'nəʊdl] *adj* im AV-Knoten entstehend oder entstanden, idionodal
id|i|o|pa|thet|ic [ˌɪdɪəʊpə'θetɪk] *adj* ohne erkennbare Ursache (entstanden), unabhängig von anderen Krankheiten, idiopathisch, selbständig, protopathisch, essentiell, essenziell, primär, genuin; angeboren, ursprünglich
id|i|op|a|thy [ɪdɪ'ɑpəθɪ] *noun* idiopathische Erkrankung *f*
id|i|o|plasm ['ɪdɪəʊplæzəm] *noun* Erbsubstanz *f*, Erb-, Keimplasma *nt*, Idioplasma *nt*

id|i|o|syn|cra|sy [ˌɪdɪəʊ'sɪnkrəsɪ] *noun* **1.** Eigenart *f*, Idiosynkrasie *f* **2.** Veranlagung *f*, Natur *f*, Idio(syn)krasie *f* **3.** (*immunolog.*) (angeborene) Überempfindlichkeit *f*, Hypersensibilität *f*, Idio(syn)krasie *f* **4.** (*psychiat.*) heftige Abneigung *f*, starker Widerwillen *m*, Idiosynkrasie *f*
id|i|o|syn|crat|ic [ˌɪdɪəʊsɪn'krætɪk] *adj* Idiosynkrasie betreffend, idiosynkratisch
id|i|o|tope ['ɪdɪəʊtəʊp] *noun* Idiotop *nt*, Idiotypendeterminante *f*
id|i|o|type ['ɪdɪətaɪp] *noun* Idiotyp *m*, Idiotypus *m*, Genotyp *m*, -typus *m*
id|i|o|typ|ic [ˌɪdɪə'tɪpɪk] *adj* Idiotype(n) betreffend, idiotypisch
id|i|o|var|i|a|tion [ɪdɪəʊˌveərɪ'eɪʃn] *noun* **1.** Idiovariation *f* **2.** Mutation *f*
id|i|o|ven|tric|u|lar [ˌɪdɪəʊven'trɪkjələr] *adj* nur den Ventrikel betreffend, idioventrikulär
i|dox|ur|i|dine [ˌaɪdɑks'jʊərɪdiːn] *noun* Idoxuridin *nt*, Jododesoxyuridin *nt*
ile- *präf.* Ileo-, Ileum-; Ilio-; Ilia-
il|e|ac ['ɪlɪæk] *adj* **1.** Ileum betreffend, ileal, Ileo-, Ileum- **2.** ileusartig
il|e|al ['ɪlɪəl] *adj* Ileum betreffend, ileal
il|e|ec|to|my [ɪlɪ'ektəmɪ] *noun* Ileumresektion *f*, Ileektomie *f*
il|e|it|ic [ɪlɪ'aɪtɪk] *adj* Ileumentzündung/Ileitis betreffend, ileitisch
il|e|i|tis [ɪlɪ'aɪtɪs] *noun* Entzündung des Ileums, Ileitis *f*, Ileumentzündung *f*
distal ileitis → *regional ileitis*
regional ileitis Crohn-Krankheit *f*, Morbus Crohn *m*, Enteritis regionalis, Ileocolitis regionalis/terminalis, Ileitis regionalis/terminalis
terminal ileitis → *regional ileitis*
ileo- *präf.* **1.** Ileum betreffend, Ileo-, Ileum- **2.** Ilium betreffend, Ilio- **3.** Ilias betreffend, Ilio-, Ilia-
il|e|o|ce|cal [ˌɪlɪəʊ'siːkl] *adj* Ileum und Zäkum betreffend oder verbindend, ileozäkal, ileozökal
il|e|o|ce|cos|to|my [ˌɪlɪəʊsɪ'kɑstəmɪ] *noun* Ileum-Zäkum-Fistel *f*, Ileozäkostomie *f*, Zäkoileostomie *f*
il|e|o|ce|cum [ˌɪlɪəʊ'siːkəm] *noun* Ileozäkum *nt*
il|e|o|col|ic [ˌɪlɪəʊ'kɑlɪk] *adj* Ileum und Kolon betreffend oder verbindend, ileokolisch
il|e|o|co|li|tis [ˌɪlɪəʊkə'laɪtɪs] *noun* Entzündung von Ileum und Kolon, Ileokolitis *f*, Ileocolitis *f*
granulomatous ileocolitis → *regional ileitis*
il|e|o|co|lon|ic [ˌɪlɪəʊkəʊ'lɑnɪk] *adj* Ileum und Kolon betreffend oder verbindend, ileokolisch
il|e|o|co|los|to|my [ˌɪlɪəʊkə'lɑstəmɪ] *noun* Ileokolostomie *f*
il|e|o|co|lot|o|my [ˌɪlɪəʊkə'lɑtəmɪ] *noun* Ileokolotomie *f*
il|e|o|cys|tos|to|my [ˌɪlɪəʊsɪs'tɑstəmɪ] *noun* Ileum-Blasen-Fistel *f*, Ileozystostomie *f*
il|e|o|il|e|al [ˌɪlɪəʊ'ɪlɪəl] *adj* zwei Ileumabschnitte verbindend, ileoileal
il|e|o|il|e|os|to|my [ˌɪlɪəʊɪlɪ'ɑstəmɪ] *noun* Ileoileostomie *f*, -anastomose *f*
il|e|o|je|ju|ni|tis [ˌɪlɪəʊdʒɪdʒuː'naɪtɪs] *noun* Entzündung von Ileum und Jejunum, Ileojejunitis *f*
il|e|o|je|ju|nos|to|my [ˌɪlɪəʊˌdʒɪdʒuː'nɑstəmɪ] *noun* Jejunoileostomie *f*
il|e|o|pex|y ['ɪlɪəʊpeksɪ] *noun* Ileumfixierung *f*, -anheftung *f*, Ileopexie *f*
il|e|o|proc|tos|to|my [ˌɪlɪəʊprɑ'tɑstəmɪ] *noun* Ileorektostomie *f*
il|e|o|rec|tal [ˌɪlɪəʊ'rektəl] *adj* Ileum und Rektum betreffend oder verbindend, ileorektal
il|e|o|rec|tos|to|my [ˌɪlɪəʊrek'tɑstəmɪ] *noun* Ileorektostomie *f*
il|e|or|rha|phy [ɪlɪ'ɔrəfɪ] *noun* Ileumnaht *f*, Ileorrhaphie *f*
il|e|o|sig|moi|dos|to|my [ˌɪlɪəʊˌsɪgmɔɪ'dɑstəmɪ] *noun* Ileum-Sigma-Fistel *f*, Ileosigmoidostomie *f*
il|e|os|to|my [ɪlɪ'ɑstəmɪ] *noun* Ileostomie *f*
il|e|ot|o|my [ɪlɪ'ɑtəmɪ] *noun* Ileumeröffnung *f*, -schnitt *m*, Ileotomie *f*
il|e|o|trans|vers|os|to|my [ˌɪlɪəʊtrænsvers'ɑstəmɪ] *noun* Ileotransversostomie *f*
il|e|um ['ɪlɪəm] *noun* Ileum *nt*, Intestinum ileum
il|e|us ['ɪlɪəs] *noun* Darmverschluss *m*, Ileus *m*
adynamic ileus paralytischer Ileus *m*, Ileus paralyticus
compression ileus Kompressionsileus *m*
dynamic ileus spastischer Ileus *m*
gallstone ileus Gallensteinileus *m*
hyperdynamic ileus spastischer Ileus *m*
mechanical ileus mechanischer Ileus *m*
meconium ileus Mekoniumileus *m*
obstructive ileus Obstruktionsileus *m*
occlusive ileus Okklusionsileus *m*
paralytic ileus paralytischer Ileus *m*, Ileus paralyticus
spastic ileus spastischer Ileus *m*
strangulation ileus Strangulationsileus *m*
vascular ileus vaskulärer Ileus *m*
ili- *präf.* Ilio-, Darmbein-
il|i|ac ['ɪlɪæk] *adj* Darmbein/Os ilium betreffend, iliakal
il|i|a|del|phus [ˌɪlɪə'delfəs] *noun* Iliopagus *m*
ilio- *präf.* Ilio-, Darmbein-
il|i|o|coc|cyg|e|al [ˌɪlɪəʊkɑk'sɪdʒɪəl] *adj* Darmbein/Os ilium und Steißbein/Os coccygis betreffend oder verbindend, iliokokzygeal
il|i|o|cos|tal [ˌɪlɪəʊ'kɑstl] *adj* Darmbein/Os ilium und Rippen/Costae betreffend oder verbindend, iliokostal
il|i|o|fem|o|ral [ˌɪlɪəʊ'femərəl] *adj* Darmbein und Oberschenkel/Femur betreffend oder verbindend, iliofemoral
il|i|o|lum|bar [ˌɪlɪəʊ'lʌmbər, -bɑr] *adj* Darmbein/Os ilium und Lendenregion betreffend oder verbindend, iliolumbal
il|i|op|a|gus [ɪlɪ'ɑpəgəs] *noun* Iliopagus *m*
il|i|o|pec|tin|e|al [ˌɪlɪəʊpek'tɪnɪəl] *adj* Darmbein/Os ilium und Schambein/Os pubis betreffend oder verbindend, iliopubisch, iliopektineal
il|i|o|pel|vic [ˌɪlɪəʊ'pelvɪk] *adj* Darmbein/Os ilium und Becken/Pelvis betreffend oder verbindend, iliopelvin
il|i|o|pu|bic [ˌɪlɪəʊ'pjuːbɪk] *adj* Darmbein/Os ilium und Schambein/Os pubis betreffend oder verbindend, iliopubisch, iliopektineal
il|i|o|sa|cral [ˌɪlɪəʊ'seɪkrəl] *adj* Darmbein und Kreuzbein/Os sacrum betreffend oder verbindend, iliosakral, sakroiliakal
il|i|o|spi|nal [ˌɪlɪəʊ'spaɪnl] *adj* Darmbein/Os ilium und Rückenmark betreffend oder verbindend, iliospinal
il|i|o|tho|ra|cop|a|gus [ˌɪlɪəʊˌθəʊrə'kɑpəgəs] *noun* Iliothorakopagus *m*
il|i|o|xi|phop|a|gus [ˌɪlɪəʊzɪ'fɑpəgəs] *noun* Ilioxiphopagus *m*
il|i|um ['ɪlɪəm] *noun, plural* **il|i|a** ['ɪlɪə] Darmbein *nt*, Ilium *nt*, Os ilium
ill [ɪl] I *noun* **1.** Übel *nt*, Unglück *nt*, Missgeschick *nt*; Missstand *m* **2.** Krankheit *f*, Erkrankung *f*, Leiden *nt* II *adj* krank, erkrankt be taken ill/fall ill krank werden, erkranken (*with* an)
il|lac|ri|ma|tion [ˌɪlækrə'meɪʃn] *noun* Tränenträufeln *nt*, Dakryorrhoe *f*, Epiphora *f*
ill|ness ['ɪlnɪs] *noun* Krankheit *f*, Erkrankung *f*, Leiden *nt*
summer minor illness Sommergrippe *f*
im|ag|ing ['ɪmədʒɪŋ] *noun* (bildliche) Darstellung *f*
magnet resonance imaging Kernspinresonanztomographie *f*, Kernspinresonanztomografie *f*, NMR-Tomographie *f*, NMR-Tomografie *f*, MR-Tomographie *f*, MR-Tomografie *f*
radionuclide imaging Szintigraphie *f*, Szintigrafie *f*
im|be|cile ['ɪmbəsɪl] *adj* mittelgradig schwachsinnig, imbezill, imbezil
im|be|cil|i|ty [ɪmbə'sɪlətɪ] *noun* Imbezillität *f*

im|mi|no- *präf.* Imino-
im|ma|ture [ˈɪmətʃʊər, -ˈt(j)ʊər] *adj* jugendlich, jung; unreif, juvenil
im|ma|tu|ri|ty [ˌɪməˈtʃʊərətɪ] *noun* Immaturität *f*
im|me|di|ate [ɪˈmɪdɪɪt] *adj* **1.** unmittelbar, direkt **2.** (*zeitlich*) unmittelbar (bevorstehend), unverzüglich, sofort, nächste(r, s), Sofort-, Immediat-; (*räumlich*) nächst(gelegen), in unmittelbarer Nähe, Immediat- **3.** direkt betreffend, unmittelbar berührend
im|med|i|ca|ble [ɪˈmedɪkəbl] *adj* (*Krankheit*) unheilbar, nicht heilbar, inkurabel
im|mo|bile [ɪˈməʊbl, -biːl] *adj* unbeweglich; bewegungslos; starr, fest, immobil
im|mo|bi|li|za|tion [ɪˌməʊbəlaɪˈzeɪʃn] *noun* **1.** Ruhigstellung *f*, Immobilisierung *f*, Immobilisation *f* **2.** Feststellen *nt*, Immobilisieren *nt*
im|mov|a|ble [ɪˈmuːvəbl] *adj* unbeweglich; bewegungslos; starr, fest, immobil
im|mun- *präf.* Immun-, Immuno-
im|mune [ɪˈmjuːn] *adj* Immunsystem oder Immunantwort betreffend, immun (*against, to* gegen); Immun(o)-
im|mu|ni|ty [ɪˈmjuːnətɪ] *noun* Immunität *f*, Unempfänglichkeit *f* (*from, against* gegen)
acquired immunity erworbene Immunität *f*
adaptive immunity erworbene Immunität *f*
antitoxic immunity antitoxische Immunität *f*
cell-mediated immunity zellvermittelte Immunität *f*, zelluläre Immunität *f*
cellular immunity → *cell-mediated immunity*
concomitant immunity begleitende Immunität *f*, Prämunität *f*, Präimmunität *f*, Prämunition *f*
humoral immunity humorale Immunität *f*
relative immunity begleitende Immunität *f*, Prämunität *f*, Präimmunität *f*, Prämunition *f*
T cell-mediated immunity → *cell-mediated immunity*
im|mu|ni|za|tion [ˌɪmjənəˈzeɪʃn, ɪˌmjuː-] *noun* Immunisierung *f*, Immunisation *f*
active immunization aktive Immunisierung *f*
occult immunization stille Feiung *f*
passive immunization passive Immunisierung *f*
im|mu|nize [ˈɪmjənaɪz, ɪˈmjuː-] *v* immunisieren, immun machen (*against* gegen)
im|mu|niz|ing [ˌɪmjəˈnaɪzɪŋ] *adj* eine Immunität hervorrufend, immunisierend
immuno- *präf.* Immun-, Immuno-
im|mu|no|ad|ju|vant [ˌɪmjənəʊˈædʒəvənt] *noun* Immunadjuvans *nt*, Immunoadjuvans *nt*
im|mu|no|ad|sor|bent [ˌɪmjənəʊædˈsɔːrbənt] *noun* Immunadsorbens *nt*, Immunosorbens *nt*
im|mu|no|ad|sorp|tion [ˌɪmjənəʊædˈsɔːrpʃn] *noun* Immunadsorption *f*
im|mu|no|ag|glu|ti|na|tion [ˌɪmjənəʊəˌgluːtəˈneɪʃn] *noun* Immunagglutination *f*
im|mu|no|as|say [ˌɪmjənəʊˈæseɪ] *noun* Immunoassay *m*
enzyme immunoassay Enzymimmunoassay *m*
im|mu|no|bi|ol|o|gy [ˌɪmjənəʊbaɪˈɑlədʒɪ] *noun* Immunbiologie *f*
im|mu|no|blast [ˈɪmjənəʊblæst] *noun* Immunoblast *m*
im|mu|no|blas|tic [ˌɪmjənəʊˈblæstɪk] *adj* Immunoblast(en) betreffend, immunoblastisch
im|mu|no|blot|ting [ˌɪmjənəʊˈblɑtɪŋ] *noun* Immunblotting *nt*
im|mu|no|chem|is|try [ˌɪmjənəʊˈkeməstrɪ] *noun* Immunchemie *f*, Immunochemie *f*
im|mu|no|che|mo|ther|a|py [ˌɪmjənəʊˌkiːməʊˈθerəpɪ] *noun* kombinierte Immun- und Chemotherapie *f*, Immunchemotherapie *f*, Immunochemotherapie *f*
im|mu|no|com|pe|tence [ˌɪmjənəʊˈkɑmpətəns] *noun* Immunkompetenz *f*
im|mu|no|com|pe|tent [ˌɪmjənəʊˈkɑmpətənt] *adj* immunologisch kompetent, immunkompetent
im|mu|no|com|plex [ˌɪmjənəʊˈkɑmpleks] *noun* Immunkomplex *m*, Antigen-Antikörper-Komplex *m*
im|mu|no|com|pro|mised [ˌɪmjənəʊˈkɑmprəmaɪzd] *adj* mit geschwächter (Immun-)Abwehr, abwehrgeschwächt
im|mu|no|con|glu|ti|nin [ˌɪmjənəʊkɑnˈgluːtɪnɪn] *noun* Immunkonglutinin *nt*
im|mu|no|cyte [ˈɪmjənəʊsaɪt] *noun* immunkompetente Zelle *f*, Immunozyt *m*
im|mu|no|cy|to|ad|her|ence [ɪmjənəʊˌsaɪtəædˈhɪərəns] *noun* Immunozytoadhärenz *f*
im|mu|no|cy|to|chem|is|try [ɪmjənəʊˌsaɪtəˈkeməstrɪ] *noun* Immunzytochemie *f*
im|mu|no|cy|to|ma [ˌɪmjənəʊsaɪˈtəʊmə] *noun* Immunozytom *nt*, lymphoplastozytisches Lymphom *nt*, lympho-plasmozytoides Lymphom *nt*
lymphoplasmacytic immunocytoma Waldenström-Krankheit *f*, Morbus Waldenström *m*, Makroglobulinämie *f* Waldenström
plasmacytic immunocytoma Kahler-Krankheit *f*, Huppert-Krankheit *f*, Morbus Kahler *m*, Plasmozytom *nt*, multiples Myelom *nt*, plasmozytisches Immunozytom *nt*, plasmozytisches Lymphom *nt*
im|mu|no|de|fi|cien|cy [ˌɪmjənəʊdɪˈfɪʃənsɪ] *noun, plural* **im|mu|no|de|fi|cien|cies** Immundefekt *m*, Immunmangelkrankheit *f*, Defektimmunopathie *f*, Immundefizienz *f*
severe combined immunodeficiency schwerer kombinierter Immundefekt *m*, Schweitzer-Typ *m* der Agammaglobulinämie
immunodeficiency with thrombocytopenia and eczema Wiskott-Aldrich-Syndrom *nt*
im|mu|no|de|pres|sant [ˌɪmjənəʊdɪˈpresənt] *noun* Immunsuppressivum *nt*, Immunosuppressivum *nt*, Immundepressivum *nt*, Immunodepressivum *nt*, immunsuppressive/immunosuppressive Substanz *f*, immundepressive/immunodepressive Substanz *f*
im|mu|no|de|pres|sion [ˌɪmjənəʊdɪˈpreʃn] *noun* Unterdrückung oder Abschwächung *f* der Immunreaktion, Immunsuppression *f*, Immunosuppression *f*, Immundepression *f*, Immunodepression *f*
im|mu|no|de|pres|sive [ˌɪmjənəʊdɪˈpresɪv] I *noun* → *immunodepressant* II *adj* die Immunreaktion unterdrückend oder abschwächend, immunsuppressiv, immunosuppressiv, immundepressiv, immunodepressiv
im|mu|no|de|pres|sor [ˌɪmjənəʊdɪˈpresər] *noun* Immunsuppressivum *nt*, Immunosuppressivum *nt*, Immundepressivum *nt*, Immunodepressivum *nt*, immunsuppressive/immunosuppressive Substanz *f*, immundepressive/immunodepressive Substanz *f*
im|mu|no|di|ag|no|sis [ˌɪmjənəʊˌdaɪəgˈnəʊsɪs] *noun* Immundiagnose *f*; Serodiagnostik *f*, Serumdiagnostik *f*
im|mu|no|dif|fu|sion [ˌɪmjənəʊdɪˈfjuːʒn] *noun* Immundiffusion *f*, Immunodiffusion *f*
radial immunodiffusion radiale Immundiffusion *f*
im|mu|no|dom|i|nant [ˌɪmjənəʊˈdɑmɪnənt] *adj* immundominant, immunodominant
im|mu|no|e|lec|tro|pho|re|sis [ˌɪmjənəʊɪˌlektrəʊfəˈriːsɪs] *noun* Immunelektrophorese *f*, Immunoelektrophorese *f*
countercurrent immunoelectrophoresis Gegenstromelektrophorese *f*, Gegenstromimmunoelektrophorese *f*
im|mu|no|fer|ri|tin [ˌɪmjənəʊˈferɪtn] *noun* Antikörper-Ferritin-Konjugat *nt*
im|mu|no|fil|tra|tion [ˌɪmjənəʊfɪlˈtreɪʃn] *noun* Immunofiltration *f*
im|mu|no|fluo|res|cence [ˌɪmjənəʊfluəˈresəns] *noun* Immunfluoreszenz *f*, Immunofluoreszenz *f*
im|mu|no|gen [ɪˈmjuːnədʒən] *noun* Immunogen *nt*
im|mu|no|ge|net|ic [ˌɪmjənəʊdʒəˈnetɪk, ɪˌmjuː-] *adj* Immungenetik betreffend, immungenetisch
im|mu|no|ge|net|ics [ˌɪmjənəʊdʒəˈnetɪks] *plural* Immungenetik *f*
im|mu|no|gen|ic [ˌɪmjənəʊˈdʒenɪk] *adj* eine Immunität hervorrufend, eine Immunantwort auslösend, immu-

I

nogen; Antigeneigenschaften besitzend, als Antigen wirkend, antigen

im|mu|no|ge|nic|i|ty [ˌɪmjənəʊdʒəˈnɪsətɪ] *noun* Immunogenität *f*

im|mu|no|glob|u|lin [ˌɪmjənəʊˈglɑbjəlɪn] *noun* Immunglobulin *nt*

immunoglobulin A Immunglobulin A *nt*

immunoglobulin D Immunglobulin D *nt*

immunoglobulin E Immunglobulin E *nt*

immunoglobulin G Immunglobulin G *nt*

immunoglobulin M Immunglobulin M *nt*

im|mu|no|glob|u|li|nop|a|thy [ɪmjənəʊˌglɑbjəlɪˈnɑpəθɪ] *noun* Gammopathie *f*

im|mu|no|he|ma|tol|o|gy [ɪmjənəʊˌhiːməˈtɑlədʒɪ] *noun* Immunhämatologie *f*

im|mu|no|he|mol|y|sis [ˌɪmjənəʊhɪˈmɑlɪsɪs] *noun* Immunhämolyse *f*, Immunohämolyse *f*

im|mu|no|in|com|pe|tence [ˌɪmjənəʊɪnˈkɑmpətəns] *noun* Immuninkompetenz *f*

im|mu|no|in|com|pe|tent [ˌɪmjənəʊɪnˈkɑmpətənt] *adj* immunologisch inkompetent, immuninkompetent

im|mu|no|log|ic [ˌɪmjənəˈlɑdʒɪk, ɪˌmjuː-] *adj* Immunologie betreffend, immunologisch

im|mu|nol|o|gy [ɪmjəˈnɑlədʒɪ] *noun* Immunologie *f*, Immunitätsforschung *f*, Immunitätslehre *f*

transfusion immunology Transfusionsimmunologie *f*

tumor immunology Tumorimmunologie *f*

im|mu|no|mod|u|la|tion [ˌɪmjənəʊmɑdʒəˈleɪʃn] *noun* Immunmodulation *f*

im|mu|no|mod|u|la|tor [ɪmjənəʊˈmɑdʒəleɪtər] *noun* Immunmodulator *m*

im|mu|no|mod|u|la|to|ry [ˌɪmjənəʊˈmɑdʒələˌtɔːrɪ] *adj* immunmodulatorisch

im|mu|no|par|a|si|tol|o|gy [ɪmjənəʊˌpærəsaɪˈtɑlədʒɪ] *noun* Immunparasitologie *f*

im|mu|no|path|o|gen|e|sis [ɪmjənəʊˌpæθəˈdʒenəsɪs] *noun* Immunpathogenese *f*

im|mu|no|path|o|log|ic [ɪmjənəʊˌpæθəˈlɑdʒɪk] *adj* Immunpathologie betreffend, immunpathologisch, immunopathologisch

im|mu|no|pa|thol|o|gy [ˌɪmjənəʊpəˈθɑlədʒɪ] *noun* Immunpathologie *f*, Immunopathologie *f*

im|mu|no|per|ox|i|dase [ˌɪmjənəʊpərˈɑksɪdeɪz] *noun* Immunperoxidase *f*

im|mu|no|phys|i|ol|o|gy [ɪmjənəʊˌfɪzɪˈɑlədʒɪ] *noun* Immunphysiologie *f*

im|mu|no|po|ten|ti|a|tion [ˌɪmjənəʊpəˌtentʃɪˈeɪʃn] *noun* Verstärkung *f* der Immunantwort

im|mu|no|pre|cip|i|ta|tion [ˌɪmjənəʊprɪˌsɪpəˈteɪʃn] *noun* Immunpräzipitation *f*

im|mu|no|pro|lif|er|a|tive [ˌɪmjənəʊprəˈlɪfəreɪtɪv] *adj* immunoproliferativ

im|mu|no|pro|phy|lax|is [ɪmjənəʊˌprəʊfəˈlæksɪs] *noun* Immunprophylaxe *f*

im|mu|no|ra|di|om|e|try [ɪmjənəʊˌreɪdɪˈɑmətrɪ] *noun* Immunradiometrie *f*, Immunoradiometrie *f*

im|mu|no|re|ac|tion [ˌɪmjənəʊrɪˈækʃn] *noun* Immunantwort *f*, Immunreaktion *f*, immunologische Reaktion *f*

im|mu|no|re|ac|tive [ˌɪmjənəʊrɪˈæktɪv] *adj* immunoreaktiv, immunreaktiv

im|mu|no|re|ac|tiv|i|ty [ɪmjənəʊˌrɪækˈtɪvətɪ] *noun* Immunreaktivität *f*

im|mu|no|reg|u|la|tion [ɪmjənəʊˌregjəˈleɪʃn] *noun* Steuerung *f* der Immunantwort, Immunregulation *f*

im|mu|no|scin|tig|ra|phy [ˌɪmjənəʊsɪnˈtɪgrəfɪ] *noun* Immunszintigraphie *f*, Immunszintigrafie *f*

im|mu|no|se|lec|tion [ˌɪmjənəʊsɪˈlekʃn] *noun* Immunselektion *f*

im|mu|no|sor|bent [ˌɪmjənəʊˈsɔːrbənt] *noun* Immunadsorbens *nt*, Immunosorbens *nt*

im|mu|no|stim|u|lant [ˌɪmjənəʊˈstɪmjələnt] *noun* immunstimulierende Substanz *f*, immunsystemstimulierende Substanz *f*, Immunstimulans *nt*

im|mu|no|stim|u|la|tion [ɪmjənəʊˌstɪmjəˈleɪʃn] *noun* Immunstimulation *f*

im|mu|no|stim|u|la|to|ry [ˌɪmjənəʊˈstɪmjələˌtɔːriː] *adj* das Immunsystem stimulierend, immunstimulierend

im|mu|no|sup|pres|sant [ˌɪmjənəʊsəˈpresənt] *noun* → *immunodepressant*

im|mu|no|sup|pressed [ˌɪmjənəʊsəˈprest] *adj* mit abgeschwächter Immunreaktion, immunosupprimiert

im|mu|no|sup|pres|sion [ˌɪmjənəʊsəˈpreʃn] *noun* Unterdrückung oder Abschwächung *f* der Immunreaktion, Immunsuppression *f*, Immunosuppression *f*, Immundepression *f*, Immunodepression *f*

im|mu|no|sup|pres|sive [ˌɪmjənəʊsəˈpresɪv] **I** *noun* → *immunodepressant* **II** *adj* die Immunreaktion unterdrückend oder abschwächend, immunsuppressiv, immunosuppressiv, immundepressiv, immunodepressiv

im|mu|no|sur|veil|lance [ˌɪmjənəʊsɜrˈveɪl(j)ənts] *noun* Immunüberwachung *f*, Immunsurveillance *f*

im|mu|no|ther|a|py [ˌɪmjənəʊˈθerəpɪ] *noun* Immuntherapie *f*

im|mu|no|tol|er|ance [ˌɪmjənəʊˈtɑlərən(t)s] *noun* **1.** Immuntoleranz *f* **2.** Immunparalyse *f*

im|mu|no|tox|in [ˌɪmjənəʊˈtɑksɪn] *noun* Immuntoxin *nt*, Immunotoxin *nt*

im|mu|no|trans|fu|sion [ɪmjənəʊˌtrænzˈfjuːʃn] *noun* Immuntransfusion *f*, Immunotransfusion *f*

im|mu|no|type [ɪˈmjuːnətaɪp] *noun* Serotyp *m*, Serovar *m*

im|pact|ed [ɪmˈpæktɪd] *adj* eingekeilt, verkeilt, impaktiert

im|pac|tion [ɪmˈpækʃn] *noun* Einkeilung *f*, Verkeilung *f*, Impaktion *f*

ceruminal impaction Ohr(en)schmalz-, Zeruminalpfropf *m*, Cerumen obturans

fecal impaction Koteinklemmung *f*

im|pa|tent [ɪmˈpeɪtənt] *adj* (*Gang*) verschlossen, nicht durchgängig

im|pe|dance [ɪmˈpiːdns] *noun* akustischer Widerstand *m*, akustische Impedanz *f*, (Schall-)Impedanz *f*

im|per|fo|rate [ɪmˈpɜrfərɪt, -reɪt] *adj* Atresie betreffend, uneröffnet, ungeöffnet, geschlossen, atretisch

im|per|me|a|ble [ɪmˈpɜrmɪəbl] *adj* undurchdringbar, undurchlässig, impermeabel

im|per|vi|ous [ɪmˈpɜrvɪəs] *adj* undurchdringbar, undurchlässig, impermeabel

im|pe|tig|i|nous [ˌɪmpəˈtɪdʒənəs] *adj* in der Art einer Impetigo, impetigoähnlich, impetigoartig, borkig, impetiginös

im|pe|ti|go [ˌɪmpəˈtiːgəʊ] *noun* **1.** Eiter-, Grind-, Krusten-, Pustelflechte *f*, feuchter Grind *m*, Impetigo contagiosa/vulgaris **2.** Schälblasenausschlag *m*, Pemphigoid *nt* der Neugeborenen, Impetigo bullosa, Pemphigus (acutus) neonatorum

Bockhart's impetigo Ostiofollikulitis/Ostiofolliculitis/Impetigo Bockhart *f*, Staphyloderma follicularis, Impetigo follicularis Bockhart, Folliculitis staphylogenes superficialis, Folliculitis pustolosa, Staphylodermia Bockhart

bullous impetigo of the newborn Impetigo bullosa

follicular impetigo → *Bockhart's impetigo*

staphylococcal impetigo Schälblasenausschlag *m*, Pemphigoid *nt* der Neugeborenen, Impetigo bullosa, Pemphigus (acutus) neonatorum

streptococcal impetigo Eiter-, Grind-, Krusten-, Pustelflechte *f*, feuchter Grind *m*, Impetigo contagiosa/vulgaris

im|pil|a|tion [ˌɪmpaɪˈleɪʃn] *noun* Geldrollenbildung *f*, -agglutination *f*, Rouleau-Bildung *f*

im|plant [*noun* ˈɪmplænt; *v* ɪmˈplænt] **I** *noun* Implantat *nt* **II** *v* ein-, ver-, überpflanzen (*in, into*); implantieren

cochlear implant Cochlear implant *nt*

im|plan|ta|tion [ˌɪmplæn'teɪʃn] *noun* Implantation *f*
lens implantation Linsenimplantation *f*
im|plan|to|don|tics [ɪmˌplæntəʊ'dɑʊntɪks] *noun* Implantologie *f*
im|po|tence ['ɪmpətəns] *noun* **1.** Unvermögen *nt*, Unfähigkeit *f*, Impotenz *f*; Schwäche *f*, Kraftlosigkeit *f* **2.** männliche Unfähigkeit *f* zum Geschlechtsverkehr, Impotentia coeundi **3.** Zeugungsunfähigkeit *f*, -unvermögen *nt*, Sterilität *f* des Mannes, Impotentia generandi
erectile impotence Erektionsstörung *f*, Erectio deficiens
im|po|tent ['ɪmpətənt] *adj* Impotenz betreffend, an Impotenz leidend; zeugungsunfähig, impotent
impotentia satisfactionis Impotentia satisfactionis
im|pres|sion [ɪm'preʃn] *noun* Eindruck *m*, Abdruck *m*, Impressio *f*
angular impression for gasserian ganglion Impressio trigeminalis
arterial impressions Schädelwandfurchen *pl* für Meningealarterien, Sulci arteriosi
basilar impression Platybasie *f*, basilare Impression *f*
cardiac impression of liver Impressio cardiaca hepatis
cardiac impression of lung Herzmulde *f* der Lunge, Impressio cardiaca
colic impression of liver Kolonabdruck *m* auf der Leberoberfläche, Impressio colica hepatis
deltoid impression (of humerus) Tuberositas deltoida
digastric impression Fossa digastrica
digital impressions Impressiones digitatae/gyrorum
duodenal impression (of liver) Duodenumabdruck *m* auf der Leberoberfläche, Impressio duodenalis hepatis
esophageal impression of liver Speiseröhrenfurche *f* der Leber, Impressio oesophageale hepatis
gastric impression of liver Magenabdruck *m* auf der Leberoberfläche, Impressio gastrica hepatis
gyrate impressions Impressiones digitatae/gyrorum
renal impression of liver Nierenabdruck *m* auf der Leberoberfläche, Impressio renalis hepatis
rhomboid impression of clavicle Impressio ligamenti costoclavicularis
suprarenal impression of liver Nebennierenabdruck *m* auf der Leber, Impressio suprarenalis hepatis
trigeminal impression Impressio trigeminalis
venous impressions Sulci venosi
im|pulse ['ɪmpʌls] *noun* **1.** Stoß *m*, Antrieb *m* **2.** Impuls *m*; (Strom-, Spannungs-)Stoß *m* **3.** (Nerven-)Impuls *m*, (An-)Reiz *m*
apex impulse Herzspitzenstoß *m*
apical impulse Herzspitzenstoß *m*
torque impulse Drehimpuls *m*, Spin *m*
im|pul|sive [ɪm'pʌlsɪv] *adj* von selbst (entstanden), von innen heraus (kommend), selbsttätig, unwillkürlich, spontan
in|ac|ti|vat|ed [ɪn'æktɪveɪtɪð] *adj* inaktiviert
in|ac|ti|va|tor [ɪn'æktɪveɪtər] *noun* inaktivierende Substanz *f*, Inaktivator *m*
C1 inactivator C1-Inaktivator *m*, C1-Esterase-Inhibitor *m*
in|ac|tive [ɪn'æktɪv] *adj* **1.** untätig, nicht aktiv, inaktiv **2.** träge, faul; lustlos **3.** unwirksam, inaktiv; ohne optische Aktivität; nicht radioaktiv
in|ad|e|quate [ɪn'ædɪkwɪt] *adj* unzulänglich, ungenügend, inadäquat
in|ap|pa|rent [ɪnə'pærənt] *adj* symptomlos, symptomarm, klinisch nicht in Erscheinung tretend, nicht sichtbar, nicht wahrnehmbar, inapparent
in|ap|pe|tence [ɪn'æpɪtəns] *noun* Inappetenz *f*
in|born ['ɪnbɔːrn] *adj* angeboren, bei der Geburt vorhanden
in|car|cer|at|ed [ɪn'kɑːrsəreɪtɪd] *adj* eingeklemmt, inkarzeriert
in|car|cer|a|tion [ɪnˌkɑːrsə'reɪʃn] *noun* Einklemmung *f*, Inkarzeration *f*, Incarceratio *f*
hernia incarceration Brucheinklemmung *f*
in|cen|di|a|rism [ɪn'sendɪərɪzəm] *noun* **1.** Brandstiftung *f* **2.** (*psychiat.*) Pyromanie *f*
in|cest ['ɪnsest] *noun* Blutschande *f*, Inzest *m*
in|ces|tu|ous [ɪn'sestʃəwəs] *adj* in der Art eines Inzests, als Inzest, inzestuös
in|cip|i|ent [ɪn'sɪpɪənt] *adj* beginnend, anfangend, anfänglich, inzipient
in|ci|sal [ɪn'saɪzl] *adj* schneidend, Schneide-
in|ci|sion [ɪn'sɪʒn] *noun* **1.** Schnittwunde *f*, Schnitt *m* **2.** (Ein-)Schnitt *m*, Eröffnung *f*, Inzision *f*, Incisio *f* **3.** Einschneiden *nt*, Inzidieren *nt*
abdominal incision Bauchschnitt *m*
incision of fascia Faszienspaltung *f*, -schnitt, Fasziotomie *f*
Pfannenstiel's incision Pfannenstiel-Schnitt *m*
in|ci|sive [ɪn'saɪzɪv] *adj* **1.** (ein-)schneidend **2.** Schneidezahn betreffend, Schneide-
in|ci|sor [ɪn'saɪzər] *noun* Schneidezahn *m*, Incisivus *m*, Dens incisivus
in|cis|ure [ɪn'sɪʒər] *noun* Einschnitt *m*, Einbuchtung *f*, Inzisur *f*, Incisura *f*
incisure of acetabulum Incisura acetabuli
anterior incisure of ear Incisura anterior auriculae
incisure of apex of heart Herzspitzeneinschnitt *f*, Incisura apicis cordis
cardiac incisure of left lung Incisura cardiaca pulmonis sinistri
cardiac incisure of stomach Incisura cardiaca gastricae
clavicular incisure of sternum Incisura clavicularis
costal incisures of sternum Incisurae costales
cotyloid incisure Incisura acetabuli
digastric incisure of temporal bone Incisura mastoidea
ethmoidal incisure of frontal bone Incisura ethmoidalis
frontal incisure Incisura frontalis, Foramen frontale
greater ischial incisure Incisura ischiadica major
greater semilunar incisure of ulna Incisura trochlearis ulnae
greater vertebral incisure Incisura vertebralis inferior
humeral incisure of ulna Incisura trochlearis
inferior vertebral incisure Incisura vertebralis inferior
interclavicular incisure Incisura jugularis sterni
intertragic incisure Incisura intertragica
ischial incisure Incisura ischiadica
jugular incisure of occipital bone Incisura jugularis ossis occipitalis
jugular incisure of sternum Incisura jugularis sterni
jugular incisure of temporal bone Incisura jugularis ossis temporalis
lacrimal incisure of maxilla Incisura lacrimalis
Lanterman's incisures Schmidt-Lanterman-Einkerbungen *pl*, -Inzisuren *pl*
Lanterman-Schmidt incisures → *Lanterman's incisures*
lateral incisure of sternum Incisura clavicularis
lesser ischial incisure Incisura ischiadica minor
lesser incisure of ischium Incisura ischiadica minor
lesser semilunar incisure of ulna Incisura radialis ulnae
lesser vertebral incisure Incisura vertebralis superior
incisure of mandible Incisura mandibulae
mastoid incisure of temporal bone Incisura mastoidea
nasal incisure of frontal bone Margo nasalis ossis frontalis
palatine incisure Fissura pterygoidea
palatine incisure of Henle Incisura sphenopalatina
parietal incisure of temporal bone Incisura parietalis
patellar incisure of femur Facies patellaris femoris
peroneal incisure of tibia Incisura fibularis tibiae
popliteal incisure Fossa intercondylaris femoris
preoccipital incisure Incisura preoccipitalis

pterygoid incisure Incisura pterygoidea
rivian incisure Incisura tympanica
incisure of Rivinus Incisura tympanica
incisure of scapula Incisura scapulae
Schmidt-Lanterman incisures Schmidt-Lanterman-Einkerbungen *pl*, -Inzisuren *pl*
semilunar incisure Incisura scapulae
semilunar incisure of mandible Incisura mandibulae
semilunar incisure of radius Incisura ulnaris radii
semilunar incisure of scapula Incisura scapulae
semilunar incisure of sternum Incisura clavicularis sterni
semilunar incisure of tibia Incisura fibularis tibiae
sphenopalatine incisure of palatine bone Incisura sphenopalatina
sternal incisure Incisura jugularis sterni
superior vertebral incisure Incisura vertebralis superior
supraorbital incisure Incisura supraorbitalis, Foramen supraorbitale
suprascapular incisure Incisura scapulae
incisure of tentorium of cerebellum Incisura tentorii
terminal incisure of ear Incisura terminalis auricularis
tympanic incisure Incisura tympanica
ulnar incisure of radius Incisura ulnaris

in|cli|na|tion [ɪnklɪ'neɪʃn] *noun* **1.** Neigung *f*; Gefälle *nt*; Neigungswinkel *m*; Inklination *f*, Inclinatio *f* **2.** (*Person*) Neigung *f*, Tendenz *f*, Hang *m*, Anlage *f* (*for, to* zu)
pelvic inclination Beckenneigung *f*, Inclinatio pelvis

in|clu|sion [ɪn'klu:ʃn] *noun* Einschluss *m*, Einschließen *nt* (*in* in); Inklusion *f*
intranuclear inclusion Einschlusskörperchen *pl*
leukocyte inclusions Döhle-Einschlusskörperchen *pl*, Döhle-Körperchen *pl*

in|co|her|ent [,ɪnkəʊ'hɪərənt] *adj* unzusammenhängend, unverbunden, zusammenhangslos, inkohärent

in|com|pat|i|bil|i|ty [,ɪnkəm,pætə'bɪlətɪ] *noun* Unvereinbarkeit *f*, Unverträglichkeit *f*, Gegensätzlichkeit *f*, Inkompatibilität *f*
ABO incompatibility ABO-Unverträglichkeit *f*, ABO-Inkompatibilität *f*
blood group incompatibility Blutgruppenunverträglichkeit *f*, Blutgruppeninkompatibilität *f*
Rh incompatibility Rhesus-Blutgruppenunverträglichkeit *f*, Rhesus-Inkompatibilität *f*, Rh-Inkompatibilität *f*

in|com|pat|i|ble [,ɪnkəm'pætɪbl] *adj* unvereinbar, unverträglich, nicht zusammenpassend, inkompatibel

in|com|pe|tence [ɪn'kɑmpɪtəns] *noun* **1.** Unfähigkeit *f*, Untüchtigkeit *f*, Inkompetenz *f* **2.** Unzulänglichkeit *f*, Insuffizienz *f*
aortic incompetence Aorteninsuffizienz *f*, Aortenklappeninsuffizienz *f*
incompetence of the cardiac valves (Herz-)Klappeninsuffizienz *f*
cervical incompetence Zervixinsuffizienz *f*
mitral incompetence Mitral(klappen)insuffizienz *f*
pulmonary incompetence Pulmonalinsuffizienz *f*, Pulmonalklappeninsuffizienz *f*
tricuspid incompetence Trikuspidalisinsuffizienz *f*, Trikuspidal(klappen)insuffizienz *f*
valvular incompetence Herzklappeninsuffizienz *f*

in|com|pe|tent [ɪn'kɑmpɪtənt] *adj* unzulänglich, ungenügend, nicht ausreichend, insuffizient

in|con|ti|nence [ɪn'kɑntnens] *noun* **1.** Unmäßigkeit *f*, Zügellosigkeit *f* **2.** (*patholog.*) Inkontinenz *f*, Incontinentia *f*
fecal incontinence Stuhl-, Darminkontinenz *f*, Incontinentia alvi
overflow incontinence paradoxe Harninkontinenz *f*, Incontinentia urinae paradoxa, Ischuria paradoxa
paradoxical incontinence paradoxe Harninkontinenz *f*, Incontinentia urinae paradoxa, Ischuria paradoxa
rectal incontinence Stuhl-, Darminkontinenz *f*, Incontinentia alvi
stress incontinence Stressinkontinenz *f*
urge incontinence Dranginkontinenz *f*, Urge-Inkontinenz *f*
urinary incontinence Harninkontinenz *f*, Incontinentia urinae

in|con|ti|nent [ɪn'kɑntnənt] *adj* Inkontinenz betreffend, inkontinent

in|cre|tion [ɪn'kri:ʃn] *noun* **1.** innere Sekretion *f*, Inkretion *f* **2.** Inkret *nt*

in|cre|to|ry ['ɪnkrɪtɔ:rɪ] *adj* innere Sekretion betreffend, inkretorisch, innersekretorisch; endokrin

in|crus|ta|tion [,ɪnkrʌ'steɪʃn] *noun* **1.** Kruste *f*, Grind *m*, Schorf *m* **2.** (*patholog.*) Verkrustung *f*, Inkrustation *f*

in|cu|ba|tor [ɪn'kju:beɪtər] *noun* **1.** (*mikrobiol.*) Brutschrank *m*, Inkubator *m* **2.** (*pädiat.*) Brutkasten *m*, Inkubator *m*

in|cu|dal ['ɪnku:dl, 'ɪŋ-] *adj* Amboss/Incus betreffend, Amboss-, Incus-

in|cu|dec|to|my [,ɪnku:dektəmɪ] *noun* Ambossentfernung *f*, -exstirpation *f*, Inkudektomie *f*

in|cu|do|mal|le|al [,ɪnku:dəʊ'mælɪəl] *adj* (*Ohr*) Amboss/Incus und Hammer/Malleus betreffend oder verbindend, inkudomalleolar

in|cu|do|sta|pe|di|al [,ɪnku:dəʊstə'pɪdɪəl] *adj* (*Ohr*) Amboss/Incus und Stapes betreffend oder verbindend, inkudostapedial

in|cur|a|ble [ɪn'kjʊərəbl] *adj* (*Krankheit*) unheilbar, nicht heilbar, inkurabel

in|cus ['ɪŋkəs, 'ɪn-] *noun, plural* **-cu|des** [-'kju:dɪz] Amboss *m*, Incus *m*

in|cy|clo|duc|tion [ɪn,saɪklə'dʌkʃn] *noun* Inzyklovergenz *f*, Konklination *f*

in|de|pend|ent [,ɪndə'pendənt] *adj* unabhängig (*of* von); selbständig; unbeeinflusst

in|dex ['ɪndeks] *noun, plural* **-dex|es, -di|ces** [-dɪsi:z] **1.** Zeigefinger *m*, Index *m*, Digitus secundus **2.** Index *m*, Messziffer *f*, Mess-, Vergleichszahl *f* **3.** (Uhr-)Zeiger *m*; (*Waage*) Zunge *f*
body mass index Quetelet-Index *m*, Körpermasseindex *m*
cardiac index Herzindex *m*
chemotherapeutic index therapeutische Breite *f*, therapeutischer Index *m*
color index Färbeindex *m*, Hämoglobinquotient *m*
contagion index Infektionsindex *m*, Kontagionsindex *m*
DMF caries index DMF-Index *m*, EKF-Index *m*, DMF-Zahl *f*
erythrocyte color index Erythrozytenfärbeindex *m*, Färbeindex *m*
Karnofsky performance index Karnofsky-Index *m*, Karnofsky-Skala *f*
mitotic index Mitoseindex *m*
Pearl index Pearl-Index *m*
Quetelet index Körpermasseindex *m*, Quetelet-Index *m*, body mass index
therapeutic index therapeutische Breite *f*, therapeutischer Index *m*

in|di|ca|tion [,ɪndɪ'keɪʃn] *noun* **1.** (An-)Zeichen *nt* (*of* für); Hinweis *m* (*of* auf) **2.** Heilanzeige *f*, Indikation *f*, Indicatio *f* (*for* für)

in|dic|a|tive [ɪn'dɪkətɪv] *adj* für eine Krankheit kennzeichnend, krankheitskennzeichnend, pathognomonisch, pathognostisch

in|di|ca|tor ['ɪndɪkeɪtər] *noun* **1.** Zeigefinger *m*, Index *m*, Digitus secundus **2.** Musculus extensor indicis **3.** Indikator *m* **4.** (An-)Zeiger *m*, Zähler *m*, Messer *m*, Mess-, Anzeigegerät *nt*

in|di|ges|tion [,ɪndɪ'dʒestʃn] *noun* **1.** Verdauungsstörung *f*, Indigestion *f* **2.** Magenverstimmung *f*, verdorbener Magen *m*

acid indigestion (*Magen*) erhöhte Salzsäureproduktion *f*, Hyperazidität *f*, Hyperchlorhydrie *f*
in|dig|i|ta|tion [ɪnˌdɪdʒə'teɪʃn] *noun* Intussuszeption *f*
in|di|rect [ˌɪndə'rekt, -daɪ-] *adj* mittelbar, auf Umwegen, nicht gerade oder direkt, indirekt
in|do|lence ['ɪndəʊləns] *noun* **1.** (*Schmerz*) Unempfindlichkeit *f*, Schmerzlosigkeit *f*, Indolenz *f* **2.** (*patholog.*) langsamer Verlauf *m*, langsamer Heilungsprozess *m*
in|do|lent ['ɪndəʊlənt] *adj* **1.** schmerzunempfindlich, unempfindlich, indolent **2.** schmerzlos, indolent **3.** langsam voranschreitend, langsam heilend, indolent
in|do|phe|no|lase [ˌɪndəʊ'fiːnəleɪz] *noun* Indophenoloxidase *f*, Zytochromoxidase *f*, Cytochromoxidase *f*
in|duced [ɪn'd(j)uːst] *adj* **1.** auf Induktion beruhend, induziert **2.** (künstlich) herbeigeführt, induziert **3.** (*physik.*) sekundär, induziert, Induktions-
in|duc|er [ɪn'd(j)uːsər] *noun* (*genet.*) Induktor *m*, Inducer *m*
in|duc|tion [ɪn'dʌkʃn] *noun* **1.** Herbeiführung *f*, Auslösung *f*, Einleitung *f*, Induktion *f* **2.** (*genet.*) Induktion *f* **3.** (*physik.*) Induktion *f* **4.** (*biochem.*) (Enzym-)Induktion *f*
induction of an abortion Abortinduktion *f*
ovulation induction Ovulationsinduktion *f*
in|du|rat|ed ['ɪnd(j)ʊəreɪtɪd] *adj* verhärtet, induriert
in|du|ra|tion [ɪnd(j)ʊə'reɪʃn] *noun* Gewebsverhärtung *f*, Verhärtung *f*, Induration *f*
brown induration braune Induration *f*
congestive induration Stauungsinduration *f*
cyanotic induration zyanotische Induration *f*
fibroid induration Zirrhose *f*, Cirrhosis *f*
granular induration Zirrhose *f*, Cirrhosis *f*
penile induration → *plastic induration*
plastic induration Peyronie-Krankheit *f*, Penisfibromatose *f*, Induratio penis plastica
pulmonary induration Lungeninduration *f*
in|e|bri|a|tion [ɪnˌɪbrɪ'eɪʃn] *noun* (Be-)Trunkenheit *f*
in|ert [ɪ'nɜrt] *adj* träg(e), lustlos, kraftlos; (*chem.*) (reaktions-)träge, inert
in|er|tia [ɪ'nɜrʃ(j)ə] *noun* **1.** Trägheit *f*, Langsamkeit *f*, Schwäche *f*, Inertia *f*, Inertie *f* **2.** (Massen-)Trägheit *f*; Reaktionsträgheit *f*
uterine inertia Wehenschwäche *f*, Inertia uteri
in|fant ['ɪnfənt] *noun* Säugling *m*
immature infant → *preterm infant*
newborn infant Neugeborene(s) *nt*
premature infant → *preterm infant*
preterm infant Frühgeborene *nt*, Frühgeburt *f*, Frühchen *nt*
in|fan|tile ['ɪnfəntaɪl] *adj* **1.** Kind oder Kindheit betreffend, kindlich, im Kindesalter, infantil **2.** (*psychiat.*) kindisch, zurückgeblieben, unterentwickelt, infantil
in|fan|til|ism ['ɪnfəntlɪzəm] *noun* Infantilismus *m*
Herter's infantilism Heubner-Herter-Krankheit *f*, idiopathische Steatorrhoe *f*, Zöliakie *f*
in|farct ['ɪnfɑːrkt] *noun* Infarkt *m*, infarziertes Areal *nt*
anemic infarct ischämischer Infarkt *m*, anämischer Infarkt *m*, weißer Infarkt *m*, blasser Infarkt *m*
bone infarct Knocheninfarkt *m*
hemorrhagic infarct hämorrhagischer Infarkt *m*, roter Infarkt *m*
ischemic infarct ischämischer Infarkt *m*, anämischer Infarkt *m*, weißer Infarkt *m*, blasser Infarkt *m*
pale infarct → *ischemic infarct*
red infarct hämorrhagischer/roter Infarkt *m*
renal infarct Niereninfarkt *m*
septic infarct septischer Infarkt *m*
thrombotic infarct thrombotischer Infarkt *m*
white infarct → *ischemic infarct*
in|farc|tion [ɪn'fɑːrkʃn] *noun* **1.** Infarzierung *f*, Infarktbildung *f* **2.** Infarkt *m*
anterior myocardial infarction Vorderwandinfarkt *m*
anteroinferior myocardial infarction Vorderwandspitzeninfarkt *m*
anterolateral myocardial infarction anterolateraler (Myokard-)Infarkt *m*
cardiac infarction Herz(muskel)infarkt *m*, Myokardinfarkt *m*, Infarkt *m*
cerebral infarction Hirninfarkt *m*
Freiberg's infarction Freiberg-Köhler-Krankheit *f*, Morbus Köhler II *m*
hemorrhage cerebral infarction hämorrhagischer Hirninfarkt *m*
intestinal infarction Darminfarkt *m*
lateral myocardial infarction Seitenwandinfarkt *m*, Lateralinfarkt *m*
liver infarction Leberinfarkt *m*
mesenteric infarction Mesenterialinfarkt *m*
myocardial infarction Herz(muskel)infarkt *m*, Myokardinfarkt *m*, Infarkt *m*
posterior myocardial infarction Hinterwandinfarkt *m*
posterolateral myocardial infarction posterolateraler (Myokard-)Infarkt *m*
pulmonary infarction Lungeninfarkt *m*
in|faust [ɪn'faʊst] *adj* ungünstig, aussichtslos, ohne Aussicht auf Heilung, infaust
in|fect|ed [ɪn'fektɪd] *adj* infiziert (*with* mit)
in|fec|tion [ɪn'fekʃn] *noun* **1.** Ansteckung *f*, Infektion *f* **2.** Infekt *m*, Infektion *f*, Infektionskrankheit *f*
aerosol infection Tröpfcheninfektion *f*
airborne infection aerogene Infektion *f*
apparent infection apparente Infektion *f*, klinisch-manifeste Infektion *f*
bacterial infection bakterielle Infektion *f*
blood-borne infection hämatogene Infektion *f*
contact infection Kontaktinfektion *f*
cross infection Kreuzinfektion *f*
cytomegalovirus infection Zytomegalie *f*, Zytomegalie-Syndrom *nt*, Zytomegalievirusinfektion *f*, zytomegale Einschlusskörperkrankheit *f*
droplet infection Tröpfcheninfektion *f*
ectogenous infection exogene Infektion *f*
endogenous infection endogene Infektion *f*
exogenous infection exogene Infektion *f*
focal infection Fokal-, Herdinfektion *f*
hospital-acquired infection nosokomiale Infektion *f*, nosokomialer Infekt *m*, Nosokomialinfektion *f*
inapparent infection inapparente Infektion *f*
indirect infection Schmierinfektion *f*
metastatic infection Pyämie *f*, Pyohämie *f*
mixed infection Mischinfektion *f*
nosocomial infection nosokomiale Infektion *f*, nosokomialer Infekt *m*, Nosokomialinfektion *f*
overwhelming post-splenectomy infection Post-Splenektomiesepsis *f*, Post-Splenektomiesepsissyndrom *nt*, Overwhelming-post-splenectomy-Sepsis *f*, Overwhelming-post-splenectomy-Sepsis-Syndrom *nt*
secondary infection Sekundärinfektion *f*, Sekundärinfekt *m*
simultaneous infection Simultaninfektion *f*
slow virus infection Slow-Virus-Infektion *f*
staphylococcal infection Staphylokokkeninfektion *f*, Staphylokokkose *f*
streptococcal infection Streptokokkeninfektion *f*, Streptokokkose *f*
subclinical infection inapparente Infektion *f*
systemic infection Allgemeininfektion *f*
viral infection Virusinfektion *f*
infection-immunity *noun* Infektionsimmunität *f*, Infektimmunität *f*
in|fec|ti|os|i|ty [ɪnˌfekʃɪ'ɑsətɪ] *noun* Ansteckungsfähigkeit *f*, Infektiosität *f*
in|fec|tious [ɪn'fekʃəs] *adj* ansteckungsfähig, ansteckend; übertragbar, infektiös

I

in|fec|tious|ness [ɪn'fekʃəsnɪs] *noun* →*infectiosity*
in|fec|tive [ɪn'fektɪv] *adj* ansteckungsfähig, ansteckend; übertragbar, infektiös
in|fe|cund [ɪn'fiːkənd, -'fekənd] *adj* unfruchtbar, infertil; steril
in|fe|cun|di|ty [ˌɪnfɪ'kʌndətɪ] *noun* (weibliche) Unfruchtbarkeit *f*, Infertilität *f*; Sterilität *f*
in|fe|ri|or [ɪn'fɪərɪər] *adj* **1.** tiefer oder weiter unten liegend, untere(r, s), inferior, Unter- **2.** untergeordnet, niedriger, geringer
in|fer|tile [ɪn'fɜrtl] *adj* unfruchtbar, infertil
in|fer|til|i|tas [ˌɪnfɜr'tɪlətæs] *noun* Infertilität *f*, Sterilität *f*, Unfruchtbarkeit *f*
in|fer|til|i|ty [ˌɪn'fɜr'tɪlətɪ] *noun* **1.** (weibliche) Unfruchtbarkeit *f*, Infertilität *f*, Impotentia generandi **2.** (männliche) Unfruchtbarkeit *f*, Sterilität *f*, Infertilität *f*, Impotentia generandi
in|fes|ta|tion [ɪnfes'teɪʃn] *noun* Parasitenbefall *m*, Parasiteninfektion *f*, Infestation *f*
crab lice infestation Phthiriasis *f*
flea infestation Pulikose *f*
lice infestation Pedikulose *f*
in|fest|ed [ɪn'festɪd] *adj* (*Parasit*) verseucht, befallen, infiziert
in|fil|trate [ɪn'fɪltreɪt] I *noun* Infiltrat *nt* II *v* einsickern (in), eindringen, infiltrieren
Assmann's tuberculous infiltrate Assmann-Herd *m*, Frühinfiltrat *nt*
in|fil|tra|tion [ˌɪnfɪl'treɪʃn] *noun* **1.** Infiltration *f*, Infiltrierung *f* **2.** Infiltrat *nt*
calcareous infiltration Kalkinfiltration *f*
pulmonary infiltration Lungeninfiltrat *nt*
in|fir|ma|ry [ɪn'fɜrmərɪ] *noun* **1.** Krankenhaus *nt* **2.** Krankenzimmer *nt*, -stube *f*, -revier *nt*; Sanitätsstation *f*
in|flamed [ɪn'fleɪmd] *adj* **1.** entzündet **2.** brennend
in|flam|ma|tion [ˌɪnflə'meɪʃn] *noun* Entzündung *f*, Inflammation *f*, Inflammatio *f*
catarrhal inflammation Katarrh *m*
in|flam|ma|to|ry [ɪn'flæmətɔːriː] *adj* Entzündung betreffend, entzündlich, phlogistisch
in|flate [ɪn'fleɪt] I *vt* aufblasen, mit Luft oder Gas füllen, aufpumpen II *vi* aufgeblasen oder aufgepumpt werden, sich mit Luft oder Gas füllen
in|flu|en|za [ˌɪnfluː'enzə] *noun* Grippe *f*, Influenza *f*
abdominal influenza Darmgrippe *f*
gastroenteric influenza (Magen-)Darmgrippe *f*
gastrointestinal influenza (Magen-)Darmgrippe *f*
intestinal influenza Darmgrippe *f*
in|flu|en|zal [ˌɪnfluː'enzl] *adj* Grippe betreffend, grippeartig, grippeähnlich, grippal
In|flu|en|za|vi|rus [ɪnfluːˌenzə'vaɪrəs] *noun* Influenzavirus *nt*
infra- *präf.* Infra-, Sub-
in|fra|car|di|ac [ˌɪnfrə'kɑːrdɪæk] *adj* unterhalb des Herzens oder der Herzebene (liegend), subkardial, infrakardial
in|fra|cer|e|bral [ˌɪnfrə'serəbrəl] *adj* unterhalb des Großhirns, subzerebral
in|fra|cla|vic|u|lar [ˌɪnfrəklə'vɪkjələr] *adj* unterhalb des Schlüsselbeins/Klavikula (liegend), infraklavikulär, subklavikulär
in|frac|tion [ɪn'frækʃn] *noun* Haarbruch *m*, (Knochen-)Fissur *f*, Infraktur *f*, Infraktion *f*
in|fra|di|a|phrag|mat|ic [ˌɪnfrədaɪə'frægmætɪk] *adj* unterhalb des Zwerchfells/Diaphragma (liegend), infradiaphragmal, subdiaphragmal, subdiaphragmatisch, subphrenisch, hypophrenisch, infradiaphragmatisch
in|fra|glot|tic [ˌɪnfrə'glɑtɪk] *adj* unterhalb der Glottis (liegend), subglottisch, infraglottisch
in|fra|hy|oid [ˌɪnfrə'haɪɔɪd] *adj* unterhalb des Zungenbeins/Os hyoideum (liegend), subhyoidal, infrahyoidal, subhyoid
in|fra|mam|ma|ry [ˌɪnfrə'mæmərɪ] *adj* unterhalb der Brust(drüse)/Mamma (liegend), submammär, inframammär
in|fra|or|bit|al [ˌɪnfrə'ɔːrbɪtl] *adj* unterhalb der Augenhöhle/Orbita (liegend), auf dem Orbitaboden liegend, suborbital, infraorbital
in|fra|pa|tel|lar [ˌɪnfrəpə'telər] *adj* unterhalb der Kniescheibe/Patella (liegend), infrapatellar, infrapatellär, subpatellar
in|fra|red [ˌɪnfrə'red] I *noun* **1.** Ultra-, Infrarot *nt* **2.** Infrarot-, Ultrarotlicht *nt*, IR-Licht *nt*, UR-Licht *nt* II *adj* ultra-, infrarot
in|fra|scap|u|lar [ˌɪnfrə'skæpjələr] *adj* unterhalb des Schulterblattes/der Skapula (liegend), subskapulär, subskapular, infraskapular, infraskapulär
in|fra|ten|to|ri|al [ˌɪnfrəten'tɔːrɪəl] *adj* unterhalb des Tentorium cerebelli (liegend), infratentorial, subtentorial
in|fun|dib|u|lar [ˌɪnfən'dɪbjələr] *adj* **1.** trichterförmig, infundibulär **2.** Infundibulum betreffend, infundibulär
in|fun|dib|u|lec|to|my [ˌɪnfəndɪbjə'lektəmɪ] *noun* Infundibulektomie *f*, Infundibulumresektion *f*
in|fun|dib|u|lum [ˌɪnfən'dɪbjələm] *noun, plural* **-la** [-lə] **1.** Trichter *m*, trichterförmige Struktur *f*, Infundibulum *nt* **2.** Conus arteriosus, Infundibulum *nt*
ethmoidal infundibulum Infundibulum ethmoidale
ethmoidal infundibulum of nasal cavity Infudibulum ethmoidale cavi nasi
infundibulum of heart Conus arteriosus, Infundibulum *nt*
infundibula of kidney Nierenkelche *pl*, Calices renales
infundibulum of urinary bladder Blasengrund *m*, Blasenfundus *m*, Fundus vesicae
infundibulum of uterine tube Tubentrichter *m*, Infundibulum tubae uterinae
in|fu|sion [ɪn'fjuːʒn] *noun* **1.** Infusion *f* **2.** (*pharmakol.*) Aufguss *m*, Infus *nt*, Infusum *nt*; Tee *m*
amniotic fluid infusion Amnioninfusionssyndrom *nt*
In|fu|so|ri|a [ˌɪnfjʊ'sɔːrɪə] *plural* Aufguss-, Wimpertierchen *pl*, Infusorien *pl*, Wimperinfusorien *pl*, Ciliata *pl*
in|ges|tion [ɪn'dʒestʃn] *noun* Ingestion *f*
in|gui|nal ['ɪŋgwɪnl] *adj* Leiste oder Leistengegend/Regio inguinalis betreffend, inguinal
in|gui|no|ab|dom|i|nal [ˌɪŋgwɪnəʊæb'dɑmɪnl] *adj* Leiste/Leistengegend und Bauch/Abdomen betreffend oder verbindend, inguinoabdominal
in|gui|no|cru|ral [ˌɪŋgwɪnəʊ'krʊərəl] *adj* Leiste/Leistengegend und Oberschenkel/Femur betreffend oder verbindend, inguinokrural, inguinofemoral
in|gui|no|la|bi|al [ˌɪŋgwɪnəʊ'leɪbɪəl] *adj* Leiste/Leistengegend und Schamlippe(n) betreffend oder verbindend, inguinolabial
in|gui|no|scro|tal [ˌɪŋgwɪnəʊ'skrəʊtəl] *adj* Leiste/Leistengegend und Hodensack/Skrotum betreffend oder verbindend, inguinoskrotal
in|hal|ant [ɪn'heɪlənt] I *noun* Inhalat *nt* II *adj* einatmend, Inhalations-
in|ha|la|tion [ˌɪnhə'leɪʃn] *noun* Einatmung *f*, Einatmen *nt*, Inhalation
in|ha|la|tion|al [ˌɪnhə'leɪʃnəl] *adj* inhalativ, Inhalations-
in|hale [ɪn'heɪl] *v* einatmen, inhalieren
in|her|ent [ɪn'hɪərənt] *adj* innere(r, s), von innen kommend oder wirkend, innewohnend, innerhalb; endogen, intrinsisch
in|her|it [ɪn'herɪt] I *vt* (er-)erben (*from* von) II *vi* erben
in|her|it|a|ble [ɪn'herɪtəbl] *adj* vererbbar, erblich, Erb-
in|her|it|ance [ɪn'herɪtəns] *noun* **1.** Vererbung *f* **by inheritance** erblich, durch Vererbung **2.** Erbgut *nt*
in|her|it|ed [ɪn'herɪtɪd] *adj* ver-, ererbt, Erb-
in|hi|bi|tion [ˌɪn(h)ɪ'bɪʃn] *noun* Hemmung *f*, Inhibition *f*
contact inhibition Kontakthemmung *f*, Dichtehemmung *f*

density inhibition Kontakthemmung *f*, Dichtehemmung *f*
end-product inhibition Endprodukthemmung *f*, Rückkopplungshemmung *f*, feedback-Hemmung *f*
enzyme inhibition Enzymhemmung *f*
feedback inhibition Endprodukthemmung *f*, Rückkopplungshemmung *f*, feedback-Hemmung *f*

in|hib|i|tor [ɪn'hɪbɪtər] *noun* Hemmstoff *m*, Hemmer *m*, Inhibitor *m*
ACE inhibitor Angiotensin-Converting-Enzym-Hemmer *m*, ACE-Hemmer *m*
acetylcholinesterase inhibitor Cholinesterasehemmer *m*, Cholinesteraseinhibitor *m*, Acetylcholinesterasehemmer *m*, Acetylcholinesteraseinhibitor *m*
aggregation inhibitors Aggregationshemmer *pl*
angiotensin converting enzyme inhibitor Angiotensin-Converting-Enzym-Hemmer *m*, ACE-Hemmer *m*
aromatase inhibitor Aromatasehemmer *m*
C1 inhibitor C1-Inaktivator *m*, C1-Esterase-Inhibitor *m*
C1 esterase inhibitor →*C1 inhibitor*
carbonic anhydrase inhibitor Carboanhydrasehemmstoff *m*, Carboanhydraseinhibitor *m*
cholinesterase inhibitor Cholinesterasehemmer *m*, Cholinesteraseinhibitor *m*
esterase inhibitor Esterasehemmer *m*, -hemmstoff *m*, -inhibitor *m*
gestagen inhibitors Antigestagene *pl*
gyrase inhibitor Gyrasehemmer *m*
HMG-CoA reductase inhibitor CSE-Hemmer *m*, HMG-CoA-Reduktasehemmer *m*
immune inhibitors Immuninhibitoren *pl*
kallikrein inhibitor Kallikreininhibitor *m*
β-lactamase inhibitors Betalaktamaseninhibitoren *pl*
nidation inhibitor Nidationshemmer *pl*
ovulation inhibitor Ovulationshemmer *pl*
protease inhibitor Proteasehemmer *pl*
proton pump inhibitor Protonenpumpenhemmer *pl*
thrombin inhibitors Thrombininhibitoren *pl*
trypsin inhibitor Trypsininhibitor *m*

in|jec|tion [ɪn'dʒekʃn] *noun* **1.** Injektion *f*, Einspritzung *f*, Spritze *f* **2.** (*pharmakol.*) Injektion *f*, Injektionsmittel *nt*, Injektionspräparat *nt* **3.** (*patholog.*) Gefäßinjektion *f* **4.** Blutüberfüllung *f*, Kongestion *f*; Hyperämie *f*
every-three-month injection Dreimonatsspritze *f*
hypodermic injection subkutane Injektion *f*
i.m. injection intramuskuläre Injektion *f*
intra-arterial injection intraarterielle Injektion *f*
intracardiac injection intrakardiale Injektion *f*, kardiale Injektion *f*
intracutaneous injection intrakutane Injektion *f*, dermale Injektion *f*
intramuscular injection intramuskuläre Injektion *f*

in|jured ['ɪndʒərd] I *noun* Verletzte *m/f* II *adj* verletzt

in|ju|ri|ous [ɪn'dʒʊərɪəs] *adj* (gesundheits-)schädlich, schädigend, zerstörend, deletär

in|ju|ry ['ɪndʒərɪ] *noun, plural* **-ries** Verletzung *f* (*to* an; *from* durch, von); Wunde *f*, Schaden *m*, Schädigung *f*, Trauma *nt*
abdominal injury Abdominaltrauma *nt*
acute noise injury akutes Lärmtrauma *nt*
birth injury Geburtsschaden *m*, Geburtstrauma *nt*
blast injury Explosions-, Detonation-, Knalltrauma *nt*
blunt abdominal injury stumpfes Bauchtrauma *nt*
burn injury Verbrennungsverletzung *f*, Verbrennung *f*
chemical injury Verletzung *f* durch Chemikalien; Verätzung *f*
corrosive injury Verätzung *f*
deceleration injury Dezelerationstrauma *nt*
early radiation injury Strahlenfrühschäden *pl*
explosion injury Explosionstrauma *nt*
Galeazzi's injury Galeazzi-Fraktur *f*
Goyrand's injury Chassaignac-Lähmung *f*, Subluxation *f* des Radiusköpfchens, Pronatio dolorosa, Subluxatio radii peranularis
head injury **1.** Kopfverletzung *f*, -trauma *nt* **2.** Schädelverletzung *f*, -trauma *nt*
immobilization injury Immobilisationsschäden *pl*
late radiation injury Strahlenspätschäden *pl*
mild head injury leichtes Schädelhirntrauma *nt*
Monteggia's injury Monteggia(-Subluxations)-Fraktur *f*
multiple injuries Polytrauma *nt*
noise injury Lärmtrauma *nt*
penetrating abdominal injury penetrierendes Bauchtrauma *nt*
pressure injury Druckverletzung *f*, Barotrauma *nt*
radiation injury Strahlenschädigung *f*, Strahlenschaden *m*
repetitive strain injury Repetitive strain injury *nt*
scald injury Verbrühung *f*, Verbrühungsverletzung *f*
severe head injury schweres Schädelhirntrauma *nt*
whiplash injury Halswirbelsäulen-Schleudertrauma *nt*, Peitschenschlagphänomen *nt*, Schleudertrauma *nt*, Whiplash-Syndrom *nt*

in|nate [ɪ'neɪt, 'ɪneɪt] *adj* **1.** angeboren (*in*); bei der Geburt vorhanden; kongenital; hereditär **2.** innewohnend, eigen (*in*)

in|ner|va|tion [ˌɪnər'veɪʃn] *noun* nervale Versorgung *f*, Versorgung *f* mit Nerven(reizen), Innervation *f*

in|noc|u|ous [ɪ'nɑkjəwəs] *adj* harmlos

in|oc|u|la|ble [ɪ'nɑkjələbl] *adj* **1.** inokulierbar, durch Inokulation/Impfung übertragbar, impfbar **2.** durch Inokulation/Impfung infizierbar

in|oc|u|late [ɪ'nɑkjəleɪt] *v* **1.** durch Inokulation übertragen, inokulieren **2.** (*mikrobiol.*) impfen, beimpfen, überimpfen, inokulieren

in|oc|u|la|tion [ɪˌnɑkjə'leɪʃn] *noun* Beimpfung *f*, Überimpfung *f*, Impfung *f*, Inokulation *f*

in|op|er|a|ble [ɪn'ɑpərəbl] *adj* inoperabel, nicht operierbar

in|or|gan|ic [ˌɪnɔːr'gænɪk] *adj* **1.** anorganisch **2.** unorganisch

in|os|cu|la|tion [ɪnˌɑskjə'leɪʃn] *noun* Anastomose *f*

in|o|se|mia [ɪnə'siːmɪə] *noun* **1.** erhöhter Inositgehalt *m* des Blutes, Inositämie *f* **2.** erhöhter Fibringehalt *m* des Blutes, Hyperfibrinämie *f*

in|o|sine ['ɪnəsiːn, -sɪn] *noun* Inosin *nt*
inosine monophosphate Inosinmonophosphat *nt*, Inosinsäure *f*

in|o|si|tol [ɪ'nəʊsɪtɔl, -təʊl] *noun* **1.** Inosit *nt*, Inositol *nt* **2.** meso-Inosit *m*, meso-Inositol *nt*, myo-Inosit *m*, myo-Inositol *nt*

in|o|si|to|lu|ria [ˌɪnəʊˌsaɪtɔ'l(j)ʊərɪə] *noun* Inositurie *f*, Inositolurie *f*

in|o|si|tu|ria [ˌɪnəsɪ't(j)ʊərɪə] *noun* Inositausscheidung *f* im Harn, Inositurie *f*, Inositolurie *f*

in|o|su|ria [ɪnə's(j)ʊərɪə] *noun* **1.** Inositausscheidung *f* im Harn, Inositurie *f*, Inositolurie *f* **2.** vermehrte Fibrinausscheidung *f* im Harn, (Hyper-)Fibrinurie *f*

i|no|trop|ic [ˌɪnə'trɑpɪk, -'trəʊp-] *adj* die Muskelkraft beeinflussend, inotrop

i|not|ro|pism [ɪ'nɑtrəpɪzəm] *noun* inotrope Wirkung *f*, Inotropie *f*

in|sal|i|vate [ɪn'sælɪveɪt] *v* (*Nahrung*) einspeicheln, mit Speichel versetzen oder vermischen

in|sal|i|va|tion [ɪnˌsælɪ'veɪʃn] *noun* (*Nahrung*) Durchmischung *f* mit Speichel, Insalivation *f*

in|san|i|ty [ɪn'sænətɪ] *noun* **1.** (*psychiat.*) Geisteskrankheit *f*, Irresein *nt*, Irrsinn *m*, Wahnsinn *m*, Insania *f* **2.** Verrücktheit *f*, Tollheit *f*, Wahnsinn *m*

In|sec|ta [ɪn'sektə] *plural* Kerbtiere *pl*, Kerfe *pl*, Insekten *pl*, Insecta *pl*, Hexapoden *pl*, Hexapoda *pl*

in|sec|ti|ci|dal [ɪnˌsektɪ'saɪdl] *adj* Insekten (ab-)tötend, insektizid

in|sec|ti|cide [ɪn'sektɪsaɪd] *noun* Insektenbekämpfungs-,

Insektenvertilgungsmittel *nt*, Insektizid *nt*
in|sem|i|na|tion [ɪn,semɪ'neɪʃn] *noun* **1.** Befruchtung *f*, Insemination *f* **2.** (*biolog.*) Befruchtung *f*, Besamung *f*, Insemination *f* **3.** (Ein-)Pflanzen *nt*
artificial insemination künstliche Befruchtung *f*, artifizielle Insemination *f*
donor insemination heterologe Insemination *f*, künstliche Befruchtung *f* mit Spendersperma
heterologous insemination heterologe Insemination *f*, künstliche Befruchtung *f* mit Spendersperma
homologous insemination homologe Insemination *f*, künstliche Befruchtung *f* mit Sperma des Ehemannes
in|sen|si|bil|i|ty [ɪn,sensɪ'bɪlətɪ] *noun* **1.** Empfindungs-, Gefühllosigkeit *f*, Unempfindlichkeit *f* (*to* gegen) **2.** Bewusstlosigkeit *f*
insensibility to pain Schmerzunempfindlichkeit *f*
in|sen|si|ble [ɪn,sensɪbl] *adj* ohne Bewusstsein, besinnungslos; ohnmächtig, bewusstlos
in|ser|tion [ɪn'sɜrʃn] *noun* **1.** (*Muskel*) Ansatz *m*, Insertion *f* **2.** (*genet.*) Einfügung *f*, Insertion *f*
in|so|la|tion [,ɪnsəʊ'leɪʃn] *noun* **1.** Sonnenbestrahlung *f*, Insolation *f*, Insolatio *f* **2.** Sonnenstich *m*, Insolation *f*, Insolatio *f*
in|sol|u|ble [ɪn'sɑljəbl] *adj* unlöslich, insolubel
in|som|nia [ɪn'sɑmnɪə] *noun* Schlaflosigkeit *f*, (pathologische) Wachheit *f*, Insomnie *f*, Insomnia *f*
in|spec|tion [ɪn'spekʃn] *noun* äußerliche Untersuchung *f*, Inspektion *f*
in|spi|rate ['ɪnspɪreɪt] *noun* eingeatmetes Gas *nt*, eingeatmete Luft *f*, Inspirat *nt*; Inhalat *nt*
in|spi|ra|tion [,ɪnspə'reɪʃn] *noun* Einatmung *f*, Inspiration *f*
periodic deep inspiration Seufzeratmung *f*
in|spi|ra|to|ry [ɪn'spaɪərətɔːrɪ, -tərɪ] *adj* Inspiration betreffend, inspiratorisch
in|stil|la|tion [ɪnstə'leɪʃn] *noun* Einträufelung *f*, Instillation *f*; Tropfinfusion *f*
continuous instillation Dauertropf(infusion *f*) *m*
in|su|da|tion [,ɪnsjə'deɪʃn] *noun* Insudation *f*
in|suf|fi|cien|cy [,ɪnsə'fɪʃənsɪ] *noun*, *plural* **-cies 1.** Funktionsschwäche *f*, Insuffizienz *f*, Insufficientia *f* **2.** Unzulänglichkeit *f*; Untauglichkeit *f*, Unfähigkeit *f*
acute adrenocortical insufficiency Addison-Krise *f*, akute Nebenniereninsuffizienz *f*
acute mitral insufficiency akute Mitralinsuffizienz *f*
adrenal insufficiency **1.** Nebenniereninsuffizienz *f*, Hypadrenalismus *m*, Hypoadrenalismus *m* **2.** Nebennierenrindeninsuffizienz *f*, NNR-Insuffizienz *f*, Hypoadrenokortizismus *m*, Hypokortikalismus *m*, Hypokortizismus *m*
adrenocortical insufficiency Nebennierenrindeninsuffizienz *f*, NNR-Insuffizienz *f*, Hypoadrenokortizismus *m*, Hypokortikalismus *m*, Hypokortizismus *m*
aortic insufficiency Aorten(klappen)insuffizienz *f*
basilar insufficiency Basilarisinsuffizienz *f*
cardia insufficiency Kardiainsuffizienz *f*
cardiac insufficiency Herzinsuffizienz *f*, -versagen *nt*, Herzmuskelschwäche *f*, Myokardinsuffizienz *f*, Insufficientia cordis
cavernous-venous insufficiency kavernösvenöse Insuffizienz *f*, kavernösvenöse Okklusionsstörung *f*, kavernösvenöse Dysfunktion *f*
cerebrovascular insufficiency zerebrovaskuläre Insuffizienz *f*
chronic adrenocortical insufficiency primäre chronische Nebennieren(rinden)insuffizienz, Bronze(haut)-krankheit *f*, Addison-Krankheit *f*, Morbus Addison *m*
chronic mitral insufficiency chronische Mitralinsuffizienz *f*
chronic venous insufficiency chronische Veneninsuffizienz *f*, chronisch venöse Insuffizienz *f*
compensated mitral insufficiency kompensierte Mitralinsuffizienz *f*
coronary insufficiency Koronarinsuffizienz *f*
decompensated mitral insufficiency dekompensierte Mitralinsuffizienz *f*
endodrine pancreatic insufficiency endokrine Pankreasinsuffizienz *f*
excretory testicular insufficiency exkretorische Hodeninsuffizienz *f*, tubuläre Hodeninsuffizienz *f*
exertional insufficiency Belastungsinsuffizienz *f*
exocrine pancreatic insufficiency exokrine Pankreasinsuffizienz *f*
functional mitral insufficiency funktionelle Mitralinsuffizienz *f*, relative Mitralinsuffizienz *f*
functional pulmonary insufficiency relative Pulmonalinsuffizienz *f*
generative ovarian insufficiency generative Ovarialinsuffizienz *f*
heart insufficiency → *cardiac insufficiency*
hepatic insufficiency Leberinsuffizienz *f*, -versagen *nt*
incretory testicular insufficiency interstitielle Hodeninsuffizienz *f*, inkretorische Hodeninsuffizienz *f*
kidney insufficiency Niereninsuffizienz *f*
liver insufficiency Leberinsuffizienz *f*, -versagen *nt*
mitral insufficiency Mitral(klappen)insuffizienz *f*
myocardial insufficiency → *cardiac insufficiency*
ovarian insufficiency Ovarialinsuffizienz *f*
pancreatic insufficiency Pankreasinsuffizienz *f*
parathyroid insufficiency Unterfunktion *f* der Nebenschilddrüsen, Hypoparathyr(e)oidismus *m*
placental insufficiency Plazentainsuffizienz *f*
preterminal renal insufficiency präterminale Niereninsuffizienz *f*, dekompensierte Retention *f*, Präurämie *f*
primary ovarian insufficiency primäre Ovarialinsuffizienz *f*
primary testicular insufficiency primäre Hodeninsuffizienz *f*
pulmonary insufficiency **1.** respiratorische Insuffizienz *f* **2.** (*kardiol.*) Pulmonalisinsuffizienz *f*, Pulmonal(klappen)insuffizienz *f*
relative mitral insufficiency relative Mitralinsuffizienz *f*, funktionelle Mitralinsuffizienz *f*
renal insufficiency Niereninsuffizienz *f*
respiratory insufficiency respiratorische Insuffizienz *f*
secondary adrenocortical insufficiency sekundäre Nebennierenrindeninsuffizienz *f*
secondary ovarian insufficiency sekundäre Ovarialinsuffizienz *f*
secondary testicular insufficiency sekundäre Hodeninsuffizienz *f*
temporary cardia insufficiency passagere Kardiainsuffizienz *f*
terminal renal insufficiency terminale Niereninsuffizienz *f*
testicular insufficiency Hodeninsuffizienz *f*
tricuspid insufficiency Trikuspidalinsuffizienz *f*
tubular testicular insufficiency tubuläre Hodeninsuffizienz *f*, exkretorische Hodeninsuffizienz *f*
valvular insufficiency (Herz-)Klappeninsuffizienz *f*
vegetative ovarian insufficiency vegetative Ovarialinsuffizienz *f*
vertebrobasilar insufficiency vertebrobasiläre Insuffizienz *f*, Arteria-vertebralis-Insuffizienz *f*
in|suf|fi|cient [,ɪnsə'fɪʃənt] *adj* unzulänglich, ungenügend, nicht ausreichend, insuffizient
in|suf|fla|tion [,ɪnsə'fleɪʃn] *noun* **1.** Einblasen *nt*, Insufflation *f* **2.** Einblasung *f*, Ausblasung *f*
in|su|la ['ɪns(j)ələ] *noun* Insel *f*, Inselrinde *f*, Insula *f*, Lobus insularis
insulae of Peyer Peyer-Plaques *pl*, Noduli lymphoidei aggregati
in|su|lar ['ɪns(j)ələr] *adj* **1.** Lobus insularis oder Langerhans-Inseln betreffend, Insel- **2.** inselartig, -förmig,

insular(isch), Insel-
in|su|lin ['ɪnsələn, 'ɪns(j)ʊ-] *noun* Insulin *nt*; Inselhormon *nt*
depot insulin Depotinsulin *nt*
human insulin Humaninsulin *nt*
in|su|lin|ase ['ɪnsəlɪneɪz] *noun* Insulinase *f*
in|su|lin|e|mia [ˌɪns(j)əlɪ'niːmɪə] *noun* Hyperinsulinämie *f*
in|su|lin|lip|o|dys|tro|phy [ˌɪns(j)əlɪnˌlɪpə'dɪstrəfɪ] *noun* Insulinlipodystrophie *f*
in|su|li|no|ma [ˌɪns(j)əlɪ'nəʊmə] *noun, plural* **-mas, -ma|ta** [ˌɪns(j)əlɪ'nəʊmətə] Insulinom *nt*, B-Zell-Tumor *m*, B-Zellen-Tumor *m*
in|su|lism ['ɪns(jə)lɪzəm] *noun* Hyperinsulinismus *m*
in|su|li|tis [ɪns(j)ə'laɪtɪs] *noun* Insulitis *f*
in|su|lo|ma [ɪns(j)ə'ləʊmə] *noun* → *insulinoma*
in|teg|u|ment [ɪn'tegjəmənt] *noun* **1.** Bedeckung *f*, Hülle *f*, Integument *nt* **2.** common integument äußere Haut *f*, Integumentum commune
in|teg|u|men|tal [ɪnˌtegjə'mentl] *adj* Integument betreffend, Haut-
in|tel|li|gence [ɪn'telɪdʒəns] *noun* Intelligenz *f*
in|tel|li|gent [ɪn'telɪdʒənt] *adj* **1.** klug, geistig begabt, intelligent **2.** vernünftig, verständig; vernunftbegabt
in|ten|tion [ɪn'tenʃn] *noun* **1.** Absicht *f*, Vorhaben *nt*, Vorsatz *m*, Planung *f*, Intention *f* **2.** Heilprozess *m*, Wundheilung *f*, Intention *f* **3.** Verfahren *nt*, Technik *f*, Operation *f*
inter- *präf.* Zwischen-, Inter-; Gegen-, Wechsel-
in|ter|ac|tion [ɪntər'ækʃn] *noun* gegenseitige Einwirkung *f*, Wechselwirkung *f*, Interaktion *f*
drug interaction Arzneimittelinteraktion *f*, Medikamenteninteraktion *f*
in|ter|ar|y|te|noid [ˌɪntəræɪ'tiːnɔɪd, ɪntərə'rɪtnɔɪd] *adj* zwischen den Aryknorpeln (liegend), interarytänoid
in|ter|a|tri|al [ˌɪntər'eɪtrɪəl] *adj* (*Herz*) zwischen den Vorhöfen (liegend), die Vorhöfe verbindend, interatrial
in|ter|au|ric|u|lar [ˌɪntərɔː'rɪkjələr] *adj* (*Herz*) zwischen den Vorhöfen (liegend), die Vorhöfe verbindend, interatrial
in|ter|brain ['ɪntərbreɪn] *noun* Zwischenhirn *nt*, Dienzephalon *nt*, Diencephalon *nt*
in|ter|ca|la|ry [ɪn'tɜrkəˌleriː, ˌɪntər'kælərɪ] *adj* eingeschaltet, eingeschoben, eingekeilt, interkaliert, interkalar
in|ter|cap|il|la|ry [ˌɪntər'kæpəleriː, ɪntərkə'pɪlərɪ] *adj* zwischen Kapillaren (liegend), Kapillaren verbindend, interkapillär
in|ter|car|pal [ˌɪntər'kɑːrpl] *adj* zwischen den Handwurzelknochen/Karpalknochen (liegend), die Karpalknochen verbindend, interkarpal
in|ter|cel|lu|lar [ˌɪntər'seljələr] *adj* zwischen den Zellen (liegend), Zellen verbindend, im Interzellularraum (liegend), interzellular, interzellulär
in|ter|cer|e|bral [ˌɪntər'serəbrəl] *adj* zwischen den Großhirnhälften/Hemisphären (liegend), die Hemisphären verbindend, interzerebral, interhemisphärisch
in|ter|course ['ɪntərkɔːrs, ɪntərkəʊrs] *noun* (Geschlechts-) Verkehr *m*, Koitus *m*
intercourse with a condom Coitus condomatus
first intercourse Kohabitarche *f*
oral intercourse Oralverkehr *m*, Fellatio *f*, Coitus oralis
sexual intercourse Sexualverkehr *m*, Geschlechtsverkehr *m*, -akt *m*, Beischlaf *m*, Koitus *m*, Coitus *m*
in|ter|cri|co|thy|ro|to|my [ˌɪntərˌkraɪkəθaɪ'rɑtəmɪ] *noun* Interkrikothyreotomie *f*
in|ter|crit|i|cal [ˌɪntər'krɪtɪkəl] *adj* zwischen zwei Krankheitsschüben, interkritisch
in|ter|cru|ral [ˌɪntər'krʊərəl] *adj* zwischen zwei Schenkeln/Crura (liegend), interkrural
in|ter|cu|ne|i|form [ˌɪntər'kjuːn(ɪ)ɪfɔːrm] *adj* die Keilbeine verbindend, zwischen den Keilbeinen (liegend), intercuneiform
in|ter|cur|rent [ˌɪntər'kɜrənt] *adj* hinzukommend, dazwischentretend, zwischenzeitlich (auftretend), interkurrent, interkurrierend
in|ter|den|tal [ˌɪntər'dentl] *adj* zwischen den Zähnen (liegend), Zähne verbindend, das Interdentium betreffend, interdental
in|ter|den|ti|um [ˌɪntər'denʃɪəm] *noun* Interdentalraum *m*, Interdentium *nt*
in|ter|dig|it [ˌɪntər'dɪdʒɪt] *noun* Finger- oder Zehenzwischenraum *m*, Interdigitalraum *m*
in|ter|dig|i|tal [ˌɪntər'dɪdʒɪtl] *adj* zwischen Fingern oder Zehen (liegend), Finger oder Zehen verbindend, den Interdigitalraum betreffend, interdigital
in|ter|fer|ence [ˌɪntər'fɪərəns] *noun* **1.** Störung *f*, Behinderung *f*, Hemmung *f* (*with*); Beeinträchtigung *f* (*with*) **2.** Überlagerung *f*, Interferenz *f*
drug interference Arzneimittelinterferenz *f*
virus interference Virusinterferenz *f*
in|ter|fer|on [ˌɪntər'fɪərɑn] *noun* Interferon *nt*
interferon-α Leukozyteninterferon *nt*, α-Interferon *nt*
interferon-β Fibroblasteninterferon *nt*, β-Interferon *nt*
interferon-γ Immuninterferon *nt*, γ-Interferon *nt*
in|ter|glu|te|al [ˌɪntər'gluːtɪəl] *adj* zwischen den Gesäßbacken (liegend), interglutäal, intergluteal, internatal
in|ter|hem|i|spher|ic [ˌɪntərˌhemɪ'sferɪk] *adj* zwischen den Großhirnhälften/Hemisphären (liegend), die Hemisphären verbindend, interhemisphärisch, interzerebral
in|te|ri|or [ɪn'tɪərɪər] I *noun* das Innere; Innenraum *m*, -seite *f* II *adj* **1.** innere(r, s), innen, Innen- **2.** privat, intern
in|ter|leu|kin ['ɪntərluːkɪn] *noun* Interleukin *nt*
in|ter|lo|bi|tis [ˌɪntərləʊ'baɪtɪs] *noun* Interlobärpleuritis *f*, Pleuritis interlobaris
in|ter|me|din [ˌɪntər'miːdɪn] *noun* Melanotropin *nt*, melanotropes Hormon *nt*, melanozytenstimulierendes Hormon *nt*
in|ter|mem|bra|nous [ˌɪntər'membrənəs] *adj* zwischen Membranen (liegend oder auftretend), intermembranös
in|ter|men|stru|al [ˌɪntər'menstrʊəl, -strəwəl, -strəl] *adj* zwischen zwei Monatsblutungen/Menstruationen (liegend), intermenstrual, intermenstruell
in|ter|men|stru|um [ˌɪntər'menstr(ʊ)əm, -strəwəm] *noun, plural* **-strulums, -strua** [-str(ʊ)ə, -strəwə] Intermenstrualphase *f*, -stadium *nt*, -intervall *nt*, Intermenstruum *nt*
in|ter|met|a|car|pal [ˌɪntərmetə'kɑːrpəl] *adj* zwischen den Mittelhandknochen (liegend), die Metakarpalknochen verbindend, intermetakarpal
in|ter|met|a|tar|sal [ˌɪntərˌmetə'tɑːrsl] *adj* zwischen den Mittelfußknochen (liegend), die Metatarsalknochen verbindend, intermetatarsal
in|ter|mit|tent [ˌɪntər'mɪtnt] *adj* (zeitweilig) aussetzend, mit Unterbrechungen, periodisch (auftretend), in Schüben verlaufend, intermittierend: unzusammenhängend; unterbrochen, mit Unterbrechungen, diskontinuierlich
in|ter|mus|cu|lar [ˌɪntər'mʌskjələr] *adj* zwischen Muskeln (liegend), Muskeln verbindend, intermuskulär
otitis interna Entzündung des Innenohrlabyrinths, Otitis interna
in|ter|nal [ɪn'tɜrnl] I **internals** *plural* innere Organe *pl* II *adj* **1.** innere(r, s), intern, Innen- **2.** innerlich (anzuwenden) for internal application/use zum inneren Gebrauch, zur inneren Anwendung
in|ter|na|tal [ˌɪntər'neɪtl] *adj* zwischen den Gesäßbacken (liegend), internatal, interglutäal, intergluteal
in|ter|neu|ron [ˌɪntər'n(j)ʊrɑn] *noun* Zwischen-, Schalt-, Interneuron *nt*
in|ter|nod|al [ˌɪntər'nəʊdl] *adj* zwischen zwei Knoten/

Nodi (liegend); das Internodium betreffend, internodal
in|ter|node ['ɪntərnəʊd] *noun* internodales/interanuläres Segment *nt*, Internodium *nt*
in|ter|o|cep|tion [ˌɪntərəʊ'sepʃn] *noun* Intero(re)zeption *f*, Entero(re)zeption *f*
in|ter|o|cep|tive [ˌɪntər'septɪv] *adj* innere/körpereigene Reize aufnehmend, enterozeptiv, interozeptiv, interorezeptiv, enterorezeptiv
in|ter|oc|u|lar [ˌɪntər'ɑkjələr] *adj* zwischen den Augen/Oculi (liegend), interokular
in|ter|os|se|ous [ˌɪntər'ɑsɪəs] *adj* zwischen Knochen/Ossa (liegend), Knochen verbindend, interossär
in|ter|par|ox|ys|mal [ˌɪntərpærək'sɪzməl] *adj* zwischen zwei Anfällen/Paroxysmen (auftretend), interparoxysmal
in|ter|per|son|al [ˌɪntər'pɜrsnəl] *adj* zwischen mehreren Personen ablaufend, mehrere Personen betreffend, interpersonell, interpersonal
in|ter|pha|lan|ge|al [ˌɪntərfə'lændʒɪəl] *adj* zwischen Finger- oder Zehengliedern (liegend), Finger- oder Zehenglieder verbindend, interphalangeal
in|ter|phase ['ɪntərfeɪz] *noun* Interphase *f*
in|ter|sex ['ɪntərseks] *noun* Intersexualität *f*
in|ter|sex|u|al|i|ty [ˌɪntərsekʃə'wælətɪ] *noun* Intersexualität *f*
in|ter|space ['ɪntərspeɪs] *noun* Zwischenraum *m*
in|ter|spi|nous [ɪntər'spaɪnəs] *adj* zwischen Dornfortsätzen (liegend), Dornfortsätze verbindend, interspinal
in|ter|stice [ɪn'tɜrstɪs] *noun, plural* **-sti|ces** [-stəsɪz] **1.** (schmale) Lücke oder Spalte *f*, Zwischenraum *m* **2.** (Gewebs-)Zwischenraum *m*, Interstitium *nt*
in|ter|sti|tial [ˌɪntər'stɪʃl] *adj* im Interstitium (liegend oder ablaufend), interstitiell
in|ter|tar|sal [ˌɪntər'tɑːrsl] *adj* zwischen den Fußwurzelknochen/Tarsalknochen (liegend), die Tarsalknochen verbindend, intertarsal
in|ter|trig|i|nous [ˌɪntər'trɪdʒənəs] *adj* Intertrigo betreffend, in Form einer Intertrigo, intertriginös
in|ter|tri|go [ˌɪntər'traɪgəʊ] *noun* (Haut-)Wolf *m*, Wundsein *nt*, Intertrigo *f*, Dermatitis intertriginosa
candida intertrigo Candidose *f* der Körperfalten
eczema intertrigo Wundsein *nt*, (Haut-)Wolf *m*, Intertrigo *f*, Dermatitis intertriginosa
in|ter|tro|chan|ter|ic [ˌɪntərtrəʊkən'terɪk] *adj* zwischen den Trochanteren (liegend), intertrochantär
in|ter|val ['ɪntərvəl] *noun* (zeitlicher und räumlicher) Abstand *m*, Intervall *nt* **at intervals** in Abständen, ab und zu **at regular intervals** in regelmäßigen Abständen **at five-minute intervals** in Abständen von fünf Minuten, alle fünf Minuten **at four-hourly intervals** alle vier Stunden, vierstündlich
in|tes|ti|nal [ɪn'testənl] *adj* Darm/Intestinum betreffend, intestinal; Dünndarm betreffend, enterisch, intestinal
in|tes|tine [ɪn'testɪn] *noun* Darm *m*; (*anatom.*) Intestinum *nt*; **intestines** *plural* Eingeweide *pl*, Gedärme *pl*
blind intestine Blinddarm *m*, Zäkum *nt*, Zökum *nt*, Caecum *nt*, Intestinum caecum
empty intestine Jejunum *nt*
large intestine Dickdarm *m*, Intestinum crassum
segmented intestine Kolon *nt*, Colon *nt*, Intestinum colon
small intestine Dünndarm *m*, Intestinum tenue
straight intestine End-, Mastdarm *m*, Rektum *nt*, Rectum *nt*, Intestinum rectum
twisted intestine Ileum *nt*
intestino-intestinal *adj* zwei (unterschiedliche) Teile des Darms/Intestinum betreffend oder verbindend, intestino-intestinal
in|ti|ma ['ɪntɪmə] *noun, plural* **-mae** [-miː] Intima *f*, Tunica intima
in|ti|mal ['ɪntɪməl] *adj* Intima betreffend, Intima-
in|ti|mi|tis [ɪntə'maɪtɪs] *noun* Intimitis *f*, Intimaentzündung *f*
in|tol|er|ance [ɪn'tɑlərəns] *noun* Überempfindlichkeit *f* (*to* gegen); Unverträglichkeit *f*, Intoleranz *f*
disaccharide intolerance Disaccharidintoleranz *f*
fructose intolerance (erbliche) Fruktoseintoleranz *f*, Fruktoseintoleranzsyndrom *nt*
gliadin intolerance Gliadinunverträglichkeit *f*
lactose intolerance Laktoseintoleranz *f*, -malabsorption *f*
lysine intolerance Hyperlysinämie *f*, Lysinintoleranz *f*
in|tox|i|cant [ɪn'tɑksɪkənt] *noun* Rauschmittel *nt*
in|tox|i|ca|tion [ɪnˌtɑksɪ'keɪʃn] *noun* Vergiftung *f*, Intoxikation *f*; Toxikose *f*
alcohol intoxication Betrunkenheit *f*, Alkoholrausch *m*, -intoxikation *f*
intestinal intoxication Selbstvergiftung *f*, Autointoxikation *f*
septic intoxication Septikämie *f*, Septikhämie *f*, Blutvergiftung *f*; Sepsis *f*
intra- *präf.* inner-, intra-
intra-abdominal *adj* im Bauch(raum)/Abdomen auftretend oder liegend, in den Bauchraum hinein, intraabdominell, endoabdominal, intraabdominal
intra-acinous *adj* innerhalb eines Azinus (liegend), intraazinär, intraazinös
intra-alveolar *adj* innerhalb einer Lungenalveole (liegend), intraalveolär
intra-appendicular *adj* innerhalb einer Appendix (liegend), intraappendikular
intra-arterial *adj* in einer Arterie oder in den Arterien (liegend), in eine Arterie hinein, intraarteriell
intra-articular *adj* innerhalb eines Gelenks oder einer Gelenkhöhle (liegend), intraartikulär
intra-atrial *adj* (*Herz*) in einem oder beiden Vorhöfen/Atrien (liegend), intraatrial
intra-auricular *adj* (*Herz*) in einem oder beiden Vorhöfen/Atrien (liegend), intraatrial
in|tra|bron|chi|al [ˌɪntrə'brɑŋkɪəl] *adj* in den Bronchien auftretend oder ablaufend, intrabronchial, endobronchial
in|tra|ca|nal|i|cu|lar [ˌɪntrəˌkænə'lɪkjələr] *adj* in einem oder mehreren Kanälchen/Canaliculi (liegend), intrakanalikulär
in|tra|cap|su|lar [ˌɪntrə'kæps(j)ələr] *adj* innerhalb einer Kapsel/Capsula (liegend), intrakapsulär
in|tra|car|di|ac [ˌɪntrə'kɑːrdɪæk] *adj* innerhalb des Herzens (liegend), ins Herz hinein, intrakardial, endokardial
in|tra|car|pal [ˌɪntrə'kɑːrpl] *adj* in der Handwurzel/im Carpus (liegend), zwischen den Handwurzelknochen (liegend), intrakarpal
in|tra|car|ti|lag|i|nous [ˌɪntrəˌkɑːrtə'lædʒɪnəs] *adj* in Knorpel/Cartilago entstehend oder liegend oder auftretend, intrakartilaginär, endochondral, enchondral
in|tra|cel|lu|lar [ˌɪntrə'seljələr] *adj* innerhalb einer Zelle (liegend oder ablaufend), intrazellulär, intrazellular
in|tra|cer|e|bel|lar [ˌɪntrəserə'belər] *adj* innerhalb des Kleinhirns/Zerebellum (liegend), intrazerebellär
in|tra|cer|e|bral [ˌɪntrə'serəbrəl, ɪntrəsə'riːbrəl] *adj* innerhalb des Gehirns/Zerebrum (liegend), intrazerebral
in|tra|cer|vi|cal [ˌɪntrə'sɜrvɪkl, ɪntrəsɜr'vaɪkl] *adj* im Zervikalkanal/in der Endozervix (liegend), intrazervikal, endozervikal
in|tra|chon|dral [ˌɪntrə'kɑndrəl] *adj* in Knorpel/Cartilago entstehend oder liegend oder auftretend, intrakartilaginär, endochondral, enchondral
in|tra|col|ic [ˌɪntrə'kɑlɪk] *adj* im Kolon (liegend), intrakolisch
in|tra|cor|di|al [ˌɪntrə'kɔːrdɪəl, -dʒəl] *adj* innerhalb des Herzens (liegend), ins Herz hinein, intrakardial, endo-

kardial
in|tra|cor|po|re|al [ˌɪntrəkɔːr'pɔːrɪəl] *adj* im Körper (liegend oder ablaufend), intrakorporal
in|tra|cor|pus|cu|lar [ˌɪntrəkɔːr'pʌskjələr] *adj* in den Blutkörperchen liegend oder ablaufend, intrakorpuskulär, endoglobulär intraglobulär, intraglobular, endokorpuskulär; intraerythrozytär
in|tra|cra|ni|al [ˌɪntrə'kreɪnɪəl] *adj* im Schädel/Cranium (liegend), intrakranial, endokranial, endokraniell, intrakraniell
in|tra|cu|ta|ne|ous [ˌɪntrəkju'teɪnɪəs] *adj* in der Haut/Dermis (liegend), in die Haut hinein, intradermal, intrakutan
in|tra|cy|to|plas|mic [ˌɪntrəsaɪtə'plæzmɪk] *adj* innerhalb des Zytoplasmas (liegend), intrazytoplasmatisch
in|tra|der|mal [ˌɪntrə'dɜrməl] *adj* in der Haut/Dermis (liegend), in die Haut hinein, intradermal, intrakutan
in|tra|duc|tal [ˌɪntrə'dʌktl] *adj* in einem Gang/Ductus (liegend), intraductal, intraduktal
in|tra|du|o|de|nal [ˌɪntrəˌd(j)uːəʊ'diːnl] *adj* im Zwölffingerdarm/Duodenum (liegend), intraduodenal
in|tra|du|ral [ˌɪntrə'd(j)ʊərəl] *adj* in der Dura mater (liegend), innerhalb der Durahöhle, von der Dura mater umgeben, intradural
in|tra|em|bry|o|nic [ˌɪntrəembrɪ'ɑnɪk] *adj* innerhalb des Embryos (liegend), intraembryonal
in|tra|ep|i|der|mal [ˌɪntrəepɪ'dɜrml] *adj* in der Oberhaut/Epidermis (liegend), intraepidermal, endoepidermal
in|tra|ep|i|the|li|al [ˌɪntrəepɪ'θiːlɪəl] *adj* im Deckgewebe/Epithel (liegend), intraepithelial, endoepithelial
in|tra|e|ryth|ro|cyt|ic [ˌɪntrəɪˌrɪθrə'sɪtɪk] *adj* in den roten Blutkörperchen/Erythrozyten liegend oder ablaufend, intraerythrozytär
in|tra|gas|tric [ˌɪntrə'gæstrɪk] *adj* im Magen/Gaster (liegend), intragastral, endogastral
in|tra|glan|du|lar [ˌɪntrə'glændʒələr] *adj* innerhalb einer Drüse/Glandula (liegend), im Drüsengewebe (liegend), intraglandulär
in|tra|he|pat|ic [ˌɪntrəhɪ'pætɪk] *adj* innerhalb der Leber (liegend oder ablaufend), intrahepatisch
in|tra|jug|u|lar [ˌɪntrə'dʒʌgjələr] *adj* intrajugular
in|tra|la|ryn|ge|al [ˌɪntrələ'rɪndʒ(ɪ)əl] *adj* innerhalb des Kehlkopfes/Larnyx (liegend), endolaryngeal, intralaryngeal
in|tra|lig|a|men|tous [ˌɪntrəlɪgə'mentəs] *adj* in einem Band/Ligament (liegend), intraligamentär
in|tra|mam|ma|ry [ˌɪntrə'mæmərɪ] *adj* in der Brust/Mamma (liegend), intramammär
in|tra|me|a|tal [ˌɪntrəmɪ'eɪtl] *adj* im Gehörgang/Meatus acusticus (liegend), intrameatal
in|tra|med|ul|lar|y [ˌɪntrə'medjəleriː] *adj* **1.** im Rückenmark, in das Rückenmark, intramedullär **2.** in der Medulla oblongata, intramedullär **3.** im Knochenmark, in das Knochenmark, intramedullär
in|tra|mem|bra|nous [ˌɪntrə'membrənəs] *adj* innerhalb einer Membran (liegend oder auftretend), intramembranös
in|tra|me|nin|ge|al [ˌɪntrəmɪ'nɪndʒɪəl] *adj* innerhalb der Meningen (liegend), von den Meningen umschlossen, intrameningeal
in|tra|mi|to|chon|dri|al [ˌɪntrəˌmaɪtə'kɑndrɪəl] *adj* innerhalb der Mitochondrien (liegend), intramitochondrial
in|tra|mu|ral [ˌɪntrə'mjʊərəl] *adj* innerhalb der (Organ-) Wand (liegend oder ablaufend), intramural
in|tra|mus|cu|lar [ˌɪntrə'mʌskjələr] *adj* innerhalb eines Muskels (liegend), in den Muskel hinein, intramuskulär
in|tra|my|o|car|di|al [ˌɪntrəmaɪə'kɑːrdɪəl] *adj* innerhalb der Herzmuskulatur/Myokard (liegend), intramyokardial
in|tra|my|o|me|tri|al [ˌɪntrəˌmaɪə'miːtrɪəl] *adj* innerhalb des Myometriums (liegend), intramyometrial
in|tra|na|sal [ˌɪntrə'neɪzl] *adj* in der Nasenhöhle (liegend), intranasal, endonasal
in|tra|neu|ral [ˌɪntrə'njʊərəl] *adj* in einem Nerv (liegend), in einen Nerv hinein, endoneural, intraneural
in|tra|nu|cle|ar [ˌɪntrə'n(j)uːklɪər] *adj* im Zellkern/Nukleus (liegend), intranukleär, endonuklear, endonukleär
in|tra|oc|u|lar [ˌɪntrə'ɑkjələr] *adj* im Auge oder Augapfel (liegend), intraokular, intraokulär
in|tra|op|er|a|tive [ˌɪntrə'ɑp(ə)rətɪv] *adj* während einer Operation, intraoperativ
in|tra|o|ral [ˌɪntrə'əʊrəl] *adj* im Mund oder in der Mundhöhle (liegend), intraoral
in|tra|os|se|ous [ˌɪntrə'ɑsɪəs] *adj* im Knochen (liegend oder auftretend), intraossär, endostal, intraossal
in|tra|par|en|chym|a|tous [ˌɪntrəˌpærəŋ'kɪmətəs] *adj* innerhalb des Parenchyms (liegend), intraparenchymal, intraparenchymatös
in|tra|par|tum [ˌɪntrə'pɑːrtəm] *adj* während/unter der Geburt, intrapartal, intra partum
in|tra|pel|vic [ˌɪntrə'pelvɪk] *adj* im Becken/Pelvis (liegend), intrapelvin, endopelvin
in|tra|per|i|car|di|ac [ˌɪntrəˌperɪ'kɑːrdɪæk] *adj* in der Perikardhöhle/Cavitas pericardialis (liegend), intraperikardial, endoperikardial
in|tra|per|i|to|ne|al [ˌɪntrəˌperɪtə'niːəl] *adj* innerhalb des Bauchfells/Peritoneums (liegend), endoperitoneal, intraperitoneal, intraperitonäal
in|tra|pla|cen|tal [ˌɪntrəplə'sentl] *adj* innerhalb der Plazenta (liegend), intraplazentar
in|tra|pleu|ral [ˌɪntrə'plʊərəl] *adj* innerhalb des Brustfells/der Pleura oder der Pleurahöhle (liegend), intrapleural
in|tra|pros|tat|ic [ˌɪntrəprɑs'tætɪk] *adj* innerhalb der Vorsteherdrüse/Prostata (liegend), intraprostatisch
in|tra|pul|mo|nar|y [ˌɪntrə'pʌlmənerɪ] *adj* innerhalb der Lunge/Pulmo (liegend), im Lungenparenchym (liegend), intrapulmonal
in|tra|rec|tal [ˌɪntrə'rektl] *adj* im Mastdarm/Rektum (liegend), in das Rektum hinein, intrarektal
in|tra|re|nal [ˌɪntrə'riːnl] *adj* innerhalb der Niere/Ren (liegend), intrarenal
in|tra|rha|chid|i|an [ˌɪntrərə'kɪdɪən] *adj* in der Wirbelsäule/Columna vertebralis oder im Wirbelkanal (liegend), in den Wirbelkanal hinein, intraspinal
in|tra|scle|ral [ˌɪntrə'sklɪərəl] *adj* innerhalb der Lederhaut/Sklera (liegend), intraskleral
in|tra|seg|men|tal [ˌɪntrəseg'mentl] *adj* innerhalb eines Segments (liegend), intrasegmental
in|tra|spi|nal [ˌɪntrə'spaɪnl] *adj* in der Wirbelsäule/Columna vertebralis oder im Wirbelkanal (liegend), in den Wirbelkanal hinein, intraspinal
in|tra|splen|ic [ˌɪntrə'splenɪk] *adj* innerhalb der Milz
in|tra|the|cal [ˌɪntrə'θiːkl] *adj* **1.** innerhalb des Liquorraumes, intrathekal **2.** innerhalb einer Scheide; von einer Scheide umgeben
in|tra|tho|rac|ic [ˌɪntrəθɔ'ræsɪk] *adj* im Brustkorb/Thorax (liegend), endothorakal, intrathorakal
in|tra|ton|sil|lar [ˌɪntrə'tɑnsɪlər] *adj* in einer Mandel/Tonsilla (liegend), intratonsillar, intratonsillär
in|tra|tra|che|al [ˌɪntrə'treɪkɪəl] *adj* in der Luftröhre/Trachea (liegend), in die Luftröhre hinein, intratracheal, endotracheal
in|tra|tu|bal [ˌɪntrə't(j)uːbl] *adj* **1.** in der Ohrtrompete/Tuba auditiva, intratubar **2.** im Eileiter/in der Tuba uterina, intratubar
in|tra|tym|pan|ic [ˌɪntrətɪm'pænɪk] *adj* in der Paukenhöhle/Tympanum (liegend), intratympanal, intratympanisch
in|tra|u|re|ter|al [ˌɪntrəjʊə'riːtərəl] *adj* in einem Harnleiter/Ureter (liegend), intrauretär, intraureterisch
in|tra|u|re|thral [ˌɪntrəjʊə'riːθrəl] *adj* in der Harnröh-

re/Urethra (liegend), intraurethral, endourethral
in|tra|u|ter|ine [ˌɪntrəˈjuːtərɪn, -raɪn] *adj* in der Gebärmutter(höhle)/Uterus liegend oder ablaufend, in die Gebärmutter hinein, intrauterin, endouterin
in|tra|vag|i|nal [ˌɪntrəˈvædʒənl] *adj* innerhalb der Scheide/Vagina (liegend), intravaginal
in|tra|vas|cu|lar [ˌɪntrəˈvæskjələr] *adj* innerhalb eines Gefäßes (liegend), in ein Gefäß hinein, intravasal, intravaskulär
in|tra|ve|nous [ˌɪntrəˈviːnəs] *adj* innerhalb einer Vene (liegend), in eine Vene hinein, intravenös
in|tra|ven|tric|u|lar [ˌɪntrəvenˈtrɪkjələr] *adj* in einem Ventrikel (liegend), intraventrikulär, intraventrikular
in|tra|ver|te|bral [ˌɪntrəˈvɜrtəbrəl] *adj* in der Wirbelsäule/Columna vertebralis oder im Wirbelkanal (liegend), in den Wirbelkanal hinein, intraspinal
in|tra|ves|i|cal [ˌɪntrəˈvesɪkəl] *adj* in der Harnblase/Vesica urinaria (liegend), intravesikal
in|tra|vi|tal [ˌɪntrəˈvaɪtl] *adj* während des Lebens (auftretend oder vorkommend), in lebendem Zustand, intravital, intra vitam
intra vi|tam [ˈɪntrə ˈvaɪtəm] *adj* während des Lebens (auftretend oder vorkommend), in lebendem Zustand, intravital, intra vitam
in|tra|vit|re|ous [ˌɪntrəˈvɪtrɪəs] *adj* innerhalb des Glaskörpers/Corpus vitreum (liegend), intravitreal
in|trin|sic [ɪnˈtrɪnsɪk] *adj* innere(r, s), von innen kommend oder wirkend, innewohnend, innerhalb; endogen, intrinsisch
in|tro|i|tus [ɪnˈtrəʊətəs] *noun, plural* **in|tro|i|tus** Eingang *m*, Introitus *m*
vaginal introitus Scheideneingang *m*, Ostium vaginae
in|tro|spec|tion [ˌɪntrəʊˈspekʃn] *noun* Introspektion *f*
in|tro|spec|tive [ˌɪntrəʊˈspektɪv] *adj* nach innen gewendet, sich selbst beobachtend, auf Selbstbeobachtung beruhend, introspektiv
in|tro|sus|cep|tion [ˌɪntrəʊsəˈsepʃn] *noun* Intussuszeption *f*
in|tro|ver|sion [ˌɪntrəʊˈvɜrʒn, -ʃn] *noun* Introversion *f*
in|tro|vert [ˈɪntrəʊvɜrt] *adj* nach innen gekehrt, nach innen gerichtet, introvertiert
in|tu|ba|tion [ˌɪnt(j)uːˈbeɪʃn] *noun* Intubation *f*
in|tu|mes|cence [ˌɪnt(j)uːˈmesəns] *noun* **1.** Anschwellung *f*, Intumeszenz *f*, Intumescentia *f* **2.** Anschwellen *nt*
in|tus|sus|cep|tion [ˌɪntəsəˈsepʃn] *noun* Invagination *f*, Indigitation *f*, Intussuszeption *f*
in|tus|sus|cep|tum [ˌɪntəsəˈseptəm] *noun, plural* **-ta** [-tə] Invaginat *nt*, Intussuszeptum *nt*, Intussusceptum *nt*
in|tus|sus|cip|i|ens [ˌɪntəsəˈsɪpɪənz] *noun, plural* **-en|tes** [-sɪpɪˈentiːz] Invaginans *nt*, Intussuszipiens *nt*, Intussuscipiens *nt*
in utero *adj* in der Gebärmutter(höhle)/Uterus liegend oder ablaufend, in die Gebärmutter hinein, intrauterin, endouterin
in|vac|ci|na|tion [ɪnˌvæksəˈneɪʃn] *noun* Invakzination *f*
in|vag|i|na|tion [ɪnˌvædʒəˈneɪʃn] *noun* **1.** Einstülpen *nt*, Einstülpung *f*, Einfaltung *f*, Invagination *f* **2.** (*embryolog.*) Invagination *f* **3.** (*patholog.*) Invagination *f*, Indigitation *f*, Intussuszeption *f*
in|va|sion [ɪnˈveɪʒn] *noun* **1.** (*Erreger*) Eindringen *nt*, Invasion *f* **2.** (*mikrobiol.*) Invasion *f* **3.** (*pharmakol.*) Invasion *f* **4.** (*Tumor*) Invasion *f*; Infiltration *f*
in|va|sive [ɪnˈveɪzɪv] *adj* **1.** (*patholog.*) eindringend, invasiv **2.** (*chirurg.*) invasiv
in|verse [ɪnˈvɜrs, ˈɪnvɜrs] *adj* umgekehrt, entgegengesetzt, invers
in|ver|sion [ɪnˈvɜrʃn, -ʒn] *noun* **1.** Umkehrung *f*, Inversion *f* **2.** (Chromosomen-)Inversion *f*
inversion of chromosome Chromosomeninversion *f*
inversion of uterus Inversio uteri *f*
situs inversus Situs inversus viscerum, Transpositio viscerum
in|vert|ase [ɪnˈvɜrteɪz, ˈɪnv-] *noun* Invertase *f*, β-Fructofuranosidase *f*
In|ver|te|bra|ta [ɪnˌvɜrtəˈbreɪtə] *plural* Wirbellose *pl*, Invertebraten *pl*
in|vert|ed [ɪnˈvɜrtɪd] *adj* **1.** umgekehrt, invertiert **2.** Homosexualität betreffend, sexuell zum gleichen Geschlecht neigend, homosexuell, homophil, homoerotisch
in|vet|er|ate [ɪnˈvetərɪt] *adj* (*Krankheit*) lange bestehend, hartnäckig, verschleppt, inveteriert
in|vis|i|ble [ɪnˈvɪzəbl] *adj* unsichtbar, invisibel
in vi|vo [ɪn ˈviːvəʊ] *adj* während des Lebens (auftretend oder vorkommend), in lebendem Zustand, intravital, intra vitam
in|vol|un|tar|y [ɪnˈvɑlənˌteriː, -tərɪ] *adj* **1.** unwillkürlich **2.** unfreiwillig **3.** unabsichtlich, unbeabsichtigt, ungewollt
in|vo|lu|tion [ˌɪnvəˈluːʃn] *noun* **1.** Rückbildung *f*, Rückentwicklung *f*, Involution *f* **2.** (*mathemat.*) Involution *f* **3.** (*psychiat.*) Involution *f*
postpartum involution of uterus postpartale Uterusinvolution *f*, Involutio uteri
io|dide [ˈaɪədaɪd, -dɪd] *noun* Iodid *nt*, Jodid *nt*
io|din|ase [ˈaɪədneɪz] *noun* Iodid-, Jodidperoxidase *f*, Jodinase *f*
io|dine [ˈaɪədaɪn, -dɪn, -diːn] *noun* Jod *nt*, Iod *nt*
radioactive iodine Radiojod *nt*, Radioiod *nt*
5-io|do|de|ox|y|u|ri|dine [aɪˌəʊdədɪˌɑksɪˈjʊərɪdiːn] *noun* Idoxuridin *nt*, Jododesoxyuridin *nt*
io|do|phil [ˈaɪəʊdəfɪl] *adj* leicht mit Iod anfärbbar, jodophil, iodophil
io|dop|sin [aɪəˈdɑpsɪn] *noun* Iodopsin *nt*
io|do|thy|ro|nine [aɪˌəʊdəˈθaɪrəniːn] *noun* Iodthyronin *nt*, Jodthyronin *nt*
io|do|ty|ro|sine [aɪˌəʊdəˈtaɪrəsiːn] *noun* Iodtyrosin *nt*, Jodtyrosin *nt*
ion [ˈaɪən, ˈaɪɑn] *noun* Ion *nt*
hydronium ion Hydroniumion *nt*, Hydroxoniumion *nt*
ion-exchanger *noun* Ionenaustauscher *pl*
i|on|ic [aɪˈɑnɪk] *adj* Ion(en) betreffend, ionisch
ion|o|pho|re|sis [aɪˌɑnəfəˈriːsɪs] *noun* Ionophorese *f*, Elektrophorese *f*
ion|o|pho|ret|ic [aɪˌɑnəfəˈretɪk] *adj* Elektrophorese betreffend, mittels Elektrophorese, elektrophoretisch
io|no|ther|a|py [ˌaɪənəˈθerəpɪ] *noun* **1.** Behandlung *f* mit Ionenstrahlen **2.** Ionentherapie *f*, Kataphorese *f*, Iontophorese *f*
ion|to|pho|re|sis [aɪˌɑntəfəˈriːsɪs] *noun* Ionentherapie *f*, Kataphorese *f*, Iontophorese *f*
ion|to|pho|ret|ic [aɪˌɑntəfəˈretɪk] *adj* Iontophorese betreffend, iontophoretisch
I-para *noun* Erstgebärende *f*, Primipara *f*
ip|e|cac [ˈɪpəkæk] *noun* Brechwurz *m*, Ipecacuanha *f*, Radix Ipecacuanhae, Ipecacuanhawurzel *f*
ip|si|lat|er|al [ˌɪpsəˈlætərəl] *adj* dieselbe (Körper-)Seite betreffend, auf derselben Seite (liegend), homolateral, gleichseitig, ipsilateral
irid- *präf.* Regenbogenhaut-, Iris-, Irid(o)-
iri|dal [ɪˈrɪrədl, ˈaɪr-] *adj* Regenbogenhaut/Iris betreffend, Iris-, Irido-
iri|dal|gia [ɪrəˈdældʒ(ɪ)ə] *noun* Irisschmerz *m*, Iridalgie *f*
iri|dec|tome [ˌɪrɪˈdektəʊm] *noun* Iridektom *nt*, Iridektomiemesser *nt*
iri|dec|to|my [ˌɪrɪˈdektəmɪ] *noun* Iridektomie *f*
iri|den|clei|sis [ˌɪrɪdenˈklaɪsɪs] *noun* Iridenkleisis *f*
irid|i|an [ɪˈrɪdɪən, aɪˈ-] *adj* Regenbogenhaut/Iris betreffend, Iris-, Irido-
irido- *präf.* Regenbogenhaut-, Iris-, Irid(o)-
iri|do|cap|su|li|tis [ˌɪrɪdəʊkæpsəˈlaɪtɪs] *noun* Entzündung von Regenbogenhaut/Iris und Linsenkapsel, Iridokapsulitis *f*
iri|do|cho|roid|i|tis [ˌɪrɪdəʊˌkɔːrɔɪˈdaɪtɪs] *noun* Entzün-

dung von Regenbogenhaut/Iris und Aderhaut/Choroidea, Iridochorioiditis *f*
ir|i|do|cor|ne|o|scle|rec|to|my [ˌɪrɪdəʊˌkɔːrnɪəʊsklɪ'rektəmɪ] *noun* Iridokorneosklerektomie *f*
ir|i|do|cy|clec|to|my [ˌɪrɪdəʊsɪk'lektəmɪ] *noun* Iridozyklektomie *f*
ir|i|do|cy|cli|tis [ˌɪrɪdəʊsɪk'laɪtɪs, -saɪ-] *noun* Entzündung von Regenbogenhaut/Iris und Ziliarkörper, Iridozyklitis *f*, Iridocyclitis *f*
ir|i|do|cy|clo|cho|roid|i|tis [ˌɪrɪdəʊsaɪkləˌkɔːrɔɪ'daɪtɪs] *noun* Entzündung von Regenbogenhaut/Iris, Aderhaut und Ziliarkörper, Iridozyklochorioiditis *f*
ir|i|do|cys|tec|to|my [ˌɪrɪdəʊsɪs'tektəmɪ] *noun* Iridozystektomie *f*
ir|i|do|di|ag|no|sis [ˌɪrɪdəʊdaɪəg'nəʊsɪs] *noun* Augendiagnose *f*, Iridodiagnose *f*
ir|i|do|di|al|y|sis [ˌɪrɪdəʊdaɪ'ælɪsɪs] *noun* Irisablösung *f* vom Ziliarrand, Iridodialyse *f*, -dialysis *f*
ir|i|do|di|la|tor [ˌɪrɪdəʊdaɪ'leɪtər] **I** *noun* Musculus dilatator pupillae **II** *adj* pupillenerweiternd
ir|i|do|do|ne|sis [ˌɪrɪdəʊdə'niːsɪs] *noun* Irisschlottern *nt*, Iridodonesis *f*
ir|i|do|ker|a|tit|ic [ˌɪrɪdəʊkerə'taɪtɪk] *adj* Iridokeratitis betreffend, iridokeratitisch
ir|i|do|ker|a|ti|tis [ˌɪrɪdəʊkerə'taɪtɪs] *noun* Entzündung von Regenbogenhaut/Iris und Hornhaut/Kornea, Iridokeratitis *f*, Keratoiritis *f*, Korneoiritis *f*
ir|i|do|ki|ne|sis [ˌɪrɪdəʊkɪ'niːsɪs] *noun* Irisbewegungen *pl*, Iridokinese *f*
ir|i|do|pa|ra|ly|sis [ˌɪrɪdəʊpə'rælɪsɪs, ˌaɪrɪ-] *noun* Iridoplegie *f*
ir|i|dop|a|thy [ɪrɪ'dɑpəθɪ] *noun* pathologische Veränderung *f* der Regenbogenhaut, Iridopathie *f*, -pathia *f*
ir|i|do|per|i|pha|ki|tis [ˌɪrɪdəʊˌperɪfə'kaɪtɪs, ˌaɪrɪ-] *noun* Entzündung der Regenbogenhaut/Iris mit Befall der angrenzenden Linsenkapsel, Iridoperiphakitis *f*
ir|i|do|ple|gia [ˌɪrɪdəʊ'pliːdʒ(ɪ)ə] *noun* Iridoplegie *f*
ir|i|dop|to|sis [ˌɪrɪdɑp'təʊsɪs, ˌaɪrɪ-] *noun* Irisprolaps *m*, Iridoptose *f*, Iridoptosis *f*
ir|i|do|pu|pil|lar|y [ˌɪrɪdəʊ'pjuːpəlɛrɪ, -ˌlerɪː, ˌaɪrɪ-] *adj* Regenbogenhaut/Iris und Pupille betreffend oder verbindend, iridopupillär
ir|i|do|rhex|is [ˌɪrɪdəʊ'reksɪs] *noun* **1.** Irisriss *m*, Iridorrhexis *f* **2.** Irisabriss *m*
ir|i|dos|chi|sis [ˌɪrɪ'dɑskəsɪs, ˌaɪrɪ-] *noun* Iridoschisis *f*
ir|i|do|scle|rot|o|my [ˌɪrɪdəʊsklɪ'rɑtəmɪ] *noun* Iridosklerotomie *f*
ir|i|dot|o|my [ˌɪrɪ'dɑtəmɪ, ˌaɪrɪ-] *noun* Iridotomie *f*
i|ris ['aɪərɪs] *noun* **1.** Regenbogenhaut *f*, Iris *f* **2.** Schwertlilie *f*; Iris germanica; Iris pallida; Iris florentina
iris bombé Napfkucheniris *f*, Iris bombans/bombata
detached iris Irisablösung *f* vom Ziliarrand, Iridodialyse *f*, -dialysis *f*
tremulous iris Irisschlottern *nt*, Iris tremulans
umbrella iris Napfkucheniris *f*, Iris bombans/bombata
iris|op|sia [aɪrɪs'ɑpsɪə] *noun* Regenbogenfarbensehen *nt*
i|rit|ic [aɪ'rɪtɪk, ɪ'r-] *adj* Regenbogenhautentzündung/Iritis betreffend, iritisch
i|ri|tis [aɪ'raɪtɪs, ɪ'r-] *noun* Iritis *f*, Regenbogenhautentzündung *f*
hypopyon iritis Hypopyoniritis *f*
i|rit|o|my [aɪ'rɪtəmɪ] *noun* Iridotomie *f*
i|ron ['aɪərn] **I** *noun* Eisen *nt*, (*chem.*) Ferrum *nt* **II** *adj* eisern, Eisen-; eisenfarbig
radioactive iron radioaktives Eisen *nt*, Radioeisen *nt*
i|rot|o|my [aɪ'rɑtəmɪ] *noun* Iridotomie *f*
ir|ra|di|ate [ɪ'reɪdɪeɪt] *v* (*Licht*) ausstrahlen, verbreiten; (*Strahlen*) aussenden
ir|ra|di|a|tion [ɪˌreɪdɪ'eɪʃn] *noun* Ausbreitung *f*, Irradiation *f*; (*Licht*) Ausstrahlung *f*, Aussendung *f*; Strahlungsintensität *f*; spezifische Strahlungsenergie *f*
cobalt irradiation Kobaltbestrahlung *f*
electron irradiation Elektronentherapie *f*
preoperative irradiation Vorbestrahlung *f*, präoperative Bestrahlung *f*
ir|re|duc|i|ble [ˌɪrɪ'd(j)uːsəbl] *adj* (*Hernie*) nicht reponierbar, (*Fraktur*) nicht einrenkbar, irreponibel
ir|re|vers|i|ble [ɪrɪ'vɜrsəbl] *adj* **1.** nicht umkehrbar, nur in einer Richtung verlaufend, irreversibel **2.** unwiderruflich, unabänderlich, nicht rückgängig zu machen
ir|ri|ga|tion [ɪrɪ'geɪʃn] *noun* **1.** (Aus-, Durch-)Spülung *f*, Spülen *nt*, Irrigation *f* **2.** (Spül-)Lösung *f*, Irrigans *nt*
irrigation of the abdominal cavity Abdominallavage *f*
bladder irrigation Blaseninstillation *f*
Ringer's irrigation Ringer-Lösung *f*
vaginal irrigation Vaginalspülung *f*
ir|ri|ga|tor ['ɪrɪgeɪtər] *noun* Irrigator *m*
ir|ri|ta|bil|i|ty [ˌɪrətə'bɪlətɪ] *noun* **1.** (*physiolog.*) Reiz-, Erregbarkeit *f*, Irritabilität *f* **2.** (*psychol.*) irritierbares Wesen *nt*, Irritierbarkeit *f*
ir|ri|ta|ble ['ɪrɪtəbl] *adj* reizbar, erregbar, irritabel
ir|ri|tant ['ɪrɪtnt] *noun* Reizstoff *m*, -mittel *nt*, Irritans *nt*
ir|ri|ta|tion [ɪrɪ'teɪʃn] *noun* Reiz *m*, Reizung *f*, Reizen *nt*
is|che|mia [ɪ'skiːmɪə] *noun* Ischämie *f*
cerebral ischemia Hirnischämie *f*
is|che|mic [ɪ'skiːmɪk] *adj* Ischämie betreffend, ischämisch
ischi- *präf.* Sitzbein-, Ischias-, Hüft(e)-, Ischio-
is|chi|ad|ic [ˌɪskɪ'ædɪk] *adj* Sitzbein betreffend, zum Sitzbein gehörend, ischiatisch
is|chi|al ['ɪskɪəl] *adj* Sitzbein betreffend, zum Sitzbein gehörend, ischiatisch
is|chi|al|gia [ˌɪskɪ'ældʒ(ɪ)ə] *noun* **1.** Hüftschmerz *m*, Ischialgie *f* **2.** Ischias *m/nt/f*, Ischiassyndrom *nt*
ischio- *präf.* Sitzbein-, Ischias-, Hüft(e)-, Ischio-
is|chi|o|coc|cyg|e|al [ˌɪskɪəʊkɑk'sɪdʒɪəl] *adj* Sitzbein und Steißbein/Os coccygis betreffend oder verbindend, ischiokokzygeal
is|chi|o|fem|o|ral [ˌɪskɪəʊ'femərəl] *adj* Sitzbein und Oberschenkel/Femur betreffend oder verbindend, ischiofemoral
is|chi|o|rec|tal [ˌɪskɪəʊ'rektl] *adj* Sitzbein und Mastdarm/Rektum betreffend oder verbindend, ischiorektal
is|chi|o|sa|cral [ˌɪskɪəʊ'sækrəl] *adj* Sitzbein und Kreuzbein/Os sacrale betreffend oder verbindend, ischiosakral
is|chi|um ['ɪskɪəm] *noun, plural* **-chia** [-kɪə] Sitzbein *nt*, Ischium *nt*, Os ischii
is|chu|ret|ic [ˌɪskjə'retɪk] *adj* Ischurie betreffend, ischurisch
is|chu|ria [ɪs'k(j)ʊərɪə] *noun* Ischurie *f*
is|land ['aɪlənd] *noun* Insel *f*, isolierter Zellhaufen oder Gewebeverband *m*
bone islands Knocheninseln *pl*
pancreatic islands Pankreasinseln *pl*, Langerhans-Inseln *pl*, Inselorgan *nt*, endokrines Pankreas *nt*, Pars endocrina pancreatis
island of Reil Insel *f*, Inselrinde *f*, Insula *f*, Lobus insularis
is|let ['aɪlɪt] *noun* → *island*
-ism *suf.* Leiden, Krankheit(skomplex); Lehre, Lehrmeinung, Doktrin, -ismus
iso- *präf.* **1.** is(o)-, Is(o)- **2.** (*chem.*) iso-
i|so|ag|glu|ti|na|tion [ˌaɪsəəˌgluːtə'neɪʃn] *noun* Isoagglutination *f*
i|so|an|ti|bod|y [aɪsə'æntɪbɑdɪ] *noun* Alloantikörper *m*, Isoantikörper *m*
i|so|an|ti|gen [aɪsə'æntɪdʒən] *noun* Alloantigen *nt*, Isoantigen *nt*
i|so|ca|lor|ic [ˌaɪsəkə'lɔːrɪk] *adj* mit gleichem kalorischen Wert, äquikalorisch, isokalorisch
i|so|cho|ria [ˌaɪsə'kəʊrɪə] *noun* Isokorie *f*
i|so|chro|mat|ic [ˌaɪsəkrəʊ'mætɪk] *adj* farbtonrichtig,

gleichfarbig; gleichmäßig gefärbt, isochrom, isochromatisch

i|so|chro|mo|some [ˌaɪsə'krəʊməsəʊm] *noun* Isochromosom *nt*

i|so|cit|rase [aɪsə'sɪtreɪz] *noun* Isocitratlyase *f*

i|so|cit|rate [ˌaɪsə'saɪtreɪt] *noun* Isocitrat *nt*

i|so|cor|tex [ˌaɪsə'kɔːrteks] *noun* **1.** Isokortex *m*, -cortex *m* **2.** Neokortex *m*, Neocortex *m*

i|so|e|lec|tric [ˌaɪsəɪ'lektrɪk] *adj* bei oder mit gleichbleibendem elektrischen Potenzial, isoelektrisch

i|so|e|lec|tro|en|ceph|a|lo|gram [ˌaɪsəɪˌlektrəʊen'sefələgræm] *noun* Null-Linien-EEG *nt*, isoelektrisches Elektroenzephalogramm *nt*

i|so|ge|ne|ic [ˌaɪsədʒə'niːɪk] *adj* artgleich und genetisch identisch, isogen, syngen, isogenetisch, syngenetisch

i|so|gen|ic [ˌaɪsə'dʒenɪk] *adj* artgleich und genetisch identisch, isogen, syngen, isogenetisch, syngenetisch

i|so|graft ['aɪsəgræft] *noun* isologes Transplantat *nt*, isogenes Transplantat *nt*, syngenes Transplantat *nt*, syngenetisches Transplantat *nt*, isogenetisches Transplantat *nt*, Isotransplantat *nt*

i|so|hem|ag|glu|ti|na|tion [ˌaɪsəhiːməˌgluːtn'eɪʃn] *noun* Isoagglutination *f*, Isohämagglutination *f*

i|so|he|mo|ly|sin [ˌaɪsəhɪ'mɑləsɪn] *noun* Isohämolysin *nt*

i|so|im|mu|ni|za|tion [aɪsəˌɪmjənɪ'zeɪʃn] *noun* Isoimmunisierung *f*, Alloimmunisierung *f*

i|so|i|on|ic [ˌaɪsəaɪ'ɑnɪk] *adj* mit gleicher Ionenzusammensetzung wie das Blut(plasma), isoionisch

i|so|late ['aɪsəlɪt, -leɪt] I *noun* Isolat *nt* II *v* absondern, isolieren (*from* von)

i|so|la|tion [ˌaɪsə'leɪʃn] *noun* **1.** Abtrennen *nt*, Isolieren *nt*; Abtrennung *f*, Isolation *f* **2.** Absonderung *f*, Getrennthaltung *f*, Isolierung *f*, Isolation *f*

i|so|leu|cine [ˌaɪsə'luːsiːn, -sɪn] *noun* Isoleucin *nt*

i|so|lo|gous [aɪ'sɑləgəs] *adj* artgleich und genetisch identisch, syngen, isogen, isogenetisch, syngenetisch

i|so|ly|sis [aɪ'sɑlɪsɪs] *noun* Isolyse *f*

i|so|lyt|ic [ˌaɪsə'lɪtɪk] *adj* Isolyse betreffend, Isolyse auslösend, isolytisch

i|so|mer ['aɪsəmər] *noun* Isomer(e *f*) *nt*

i|som|er|ase [aɪ'sɑməreɪz] *noun* Isomerase *f*

glucose-6-phosphate isomerase Glucose(-6-)phosphatisomerase *f*, Phosphohexoseisomerase *f*, Phosphoglucoseisomerase *f*

hexosephosphate isomerase →*glucose-6-phosphate isomerase*

phosphoglucose isomerase →*glucose-6-phosphate isomerase*

ribose-5-phosphate isomerase Ribosephosphatisomerase *f*, Phosphoriboisomerase *f*

i|so|mer|ic [ˌaɪsə'merɪk] *adj* Isomerie betreffend, von ihr gekennzeichnet, isomer

i|som|er|ism [aɪ'sɑmərɪzəm] *noun* Isomerie *f*

cis-trans isomerism cis-trans Isomerie *f*, geometrische Isomerie *f*

i|so|met|ric [ˌaɪsə'metrɪk] *adj* bei konstanter Länge, isometrisch

i|som|e|try [aɪ'sɑmətrɪ] *noun* Längenkonstanz *f*, Isometrie *f*

i|so|mor|phous [ˌaɪsə'mɔːrfəs] *adj* gleichgestaltig, von gleicher Form und Gestalt, isomorph

i|so|ni|a|zid [aɪsə'naɪəzɪd] *noun* Isoniazid *nt*, Isonicotinsäurehydrazid *nt*, Pyridin-4-carbonsäurehydrazid *nt*

iso-oncotic *adj* mit gleichem onkotischen Druck, isonkotisch, isoonkotisch

iso-osmotic *adj* mit gleichem osmotischen Druck, isoosmotisch, isosmotisch

i|so|per|i|stal|tic [ˌaɪsəˌperɪ'stɔːltɪk] *adj* mit gleichgerichteter Peristaltik, isoperistaltisch

i|soph|a|gy [aɪ'sɑfədʒɪ] *noun* Selbstauflösung *f*, Autolyse *f*; Selbstverdauung *f*, Autodigestion *f*

i|so|pre|cip|i|tin [ˌaɪsəprɪ'sɪpətɪn] *noun* Isopräzipitin *nt*

i|so|pro|pa|nol [ˌaɪsə'prəʊpənɔl, -nɑl] *noun* Isopropanol *nt*, Isopropylalkohol *m*

i|sor|rhea [ˌaɪsə'rɪə] *noun* Flüssigkeitshomöostase *f*, Isorrhoe *f*

i|so|sen|si|ti|za|tion [aɪsə'sensətɪ'zeɪʃn] *noun* Allosensitivierung *f*, Isosensitivierung *f*

i|so|se|rum [ˌaɪsə'sɪərəm] *noun* Isoserum *nt*

i|sos|mot|ic [aɪsɑz'mɑtɪk] *adj* mit gleichem osmotischen Druck, isoosmotisch, isosmotisch

Isos|po|ra [aɪ'sɑspərə] *plural* Isospora *f*

Isospora belli Isospora belli

Isospora hominis Isospora hominis

i|sos|po|ri|a|sis [aɪˌsɑspə'raɪəsɪs] *noun* Isosporainfektion *f*, Isosporiasis *f*, Isosporose *f*

i|sos|the|nu|ria [ˌaɪsɑsθɪ'n(j)ʊərɪə] *noun* Harnstarre *f*, Isosthenurie *f*

i|so|ther|mic [ˌaɪsə'θɜrmɪk] *adj* bei konstanter Temperatur verlaufend, gleichwarm, isotherm

i|so|tone ['aɪsətəʊn] *noun* Isoton *nt*

i|so|ton|ic [ˌaɪsə'tɑnɪk] *adj* mit oder von gleichem osmotischen Druck (wie das Blut), isoton, isotonisch

i|so|tope ['aɪsətəʊp] *noun* Isotop *nt*

radioactive isotope radioaktives Isotop *nt*, Radioisotop *nt*

i|so|top|ic [ˌaɪsə'tɑpɪk] *adj* Isotop(e) betreffend, isotop

i|so|trans|plant [aɪsə'trænzplænt] *noun* →*isograft*

i|so|trans|plan|ta|tion [aɪsəˌtrænzplæn'teɪʃn] *noun* isologe Transplantation *f*, isogene Transplantation *f*, isogenetische Transplantation *f*, syngene Transplantation *f*, syngenetische Transplantation *f*, Isotransplantation *f*

i|sot|ro|pous [aɪ'sɑtrəpəs] *adj* einfachbrechend, isotrop

i|so|vo|lu|mia [ˌaɪsəvɑl'juːmɪə] *noun* Volumenkonstanz *f*, Isovolämie *f*

i|so|vo|lu|mic [ˌaɪsəvɑl'juːmɪk] *adj* bei oder mit konstantem Volumen, isochor, isovolumetrisch

i|so|zyme ['aɪsəzaɪm] *noun* Iso(en)zym *nt*

is|sue ['ɪʃuː] *noun* **1.** Ausfluss *m*, Eiterausfluss *m*, Blutausfluss *m*, Serumausfluss *m* **2.** eiterndes Geschwür *nt*

isth|mec|to|my [ɪs(θ)'mektəmɪ] *noun* Isthmusresektion *f*, Isthmektomie *f*

isth|mic ['ɪs(θ)mɪk] *adj* Isthmus betreffend, Isthmus-, Isthmo-

isth|mi|tis [ɪs(θ)'maɪtɪs] *noun* Entzündung der Rachenenge/des Isthmus faucium, Isthmitis *f*

isth|mo|ple|gia [ˌɪs(θ)mə'pliːdʒ(ɪ)ə] *noun* Schlundlähmung *f*, Isthmoplegie *f*

isth|mor|rha|phy [ˌɪsməʊ'rəfɪ] *noun* Isthmorrhaphie *f*

isth|mus ['ɪs(θ)məs] *noun, plural* **-mus|es, -mi** [-maɪ] schmale enge Verbindung *f*, Verengung *f*, Enge *f*, Isthmus *m*

isthmus of aorta Aortenisthmus *m*, Isthmus aortae

aortic isthmus Aortenisthmus *m*, Isthmus aortae

isthmus of auditory tube Tubenenge *f*, -isthmus *m*, Isthmus tubae auditivae/auditoriae

isthmus of eustachian tube →*isthmus of auditory tube*

isthmus of fallopian tube →*isthmus of uterine tube*

isthmus of fauces Schlund-, Rachenenge *f*, Isthmus faucium

isthmus of His Isthmus rhombencephali

oropharyngeal isthmus Schlund-, Rachenenge *f*, Isthmus faucium

pharyngooral isthmus Schlund-, Rachenenge *f*, Isthmus faucium

isthmus of prostate (gland) Prostataisthmus *m*, Isthmus prostatae

rhombencephalic isthmus Isthmus rhombencephali

isthmus of rhombencephalon Isthmus rhombencephali

isthmus of thyroid (gland) Schilddrüsenisthmus *m*, Isthmus glandulae thyroideae

isthmus of urethra Harnröhrenenge *f*, -isthmus *m*, Isthmus urethrae

isthmus of uterine tube Tubenisthmus *m*, -enge *f*, Isth-

mus tubae uterinae
isthmus of uterus Gebärmutter-, Uterusisthmus *m*, Isthmus uteri
Vieussens isthmus Limbus fossae ovalis
i|su|ria [aɪ'sʲ(j)ʊərɪə] *noun* Isurie *f*
itch [ɪtʃ] I *noun* **1.** Jucken *nt*, Juckreiz *m*; Pruritus *m* **2.** Krätze *f*, Scabies *f* II *vt* jdn. jucken, kratzen III *vi* jucken
Aujeszky's itch Pseudowut *f*, Pseudolyssa *f*, Pseudorabies *f*, Aujeszky-Krankheit *f*
baker's itch Bäckerekzem *nt*
barber's itch **1.** Bartflechte *f*, Sycosis barbae/simplex/vulgaris, Folliculitis barbae/simplex **2.** (tiefe) Bartflechte *f*, Tinea barbae, Trichophytia (profunda) barbae, Sycosis (barbae) parasitaria **3.** Pseudofollikulitis *f*
clam digger's itch Schwimmbadkrätze *f*, Weiherhippel *m*, Bade-, Schistosomen-, Zerkariendermatitis *f*
grain itch Gersten-, Getreidekrätze *f*, Akarodermatitis urticaroides
mad itch Pseudowut *f*, -lyssa *f*, -rabies *f*, Aujeszky-Krankheit *f*
plumber's itch Hautmaulwurf *m*, Larva migrans, Myiasis linearis migrans, creeping disease *nt*
prairie itch Gerstenkrätze *f*, Acarodermatitis urticaroides
swimmer's itch Schwimmbadkrätze *f*, Weiherhippel *m*, Bade-, Schistosomen-, Zerkariendermatitis *f*
water itch Badedermatitis *f*
winter itch **1.** Winterjucken *nt*, Pruritus hiemalis **2.** Exsikkationsekzem *nt*, -dermatitis *f*, asteatotisches/xerotisches Ekzem *nt*, Austrocknungsekzem *nt*, Exsikkationsekzematid *nt*, Asteatosis cutis, Xerosis *f*
itch|ing ['ɪtʃɪŋ] *noun* Hautjucken *nt*, Juckreiz *m*, Pruritus *m*
anal itching Analpruritus *m*
-itic *suf.* entzündlich, entzündet, -itisch
-itis *suf.* Entzündung, -itis
i|vy ['aɪviː] *noun* Efeu *m*, Hedera helix
Ix|o|des [ɪk'səʊdiːz] *noun* Ixodes *m*
Ixodes ricinus Holzbock *m*
ix|o|di|a|sis [,ɪksəʊ'daɪəsɪs] *noun* **1.** Ixodiasis *f* **2.** Zeckenbefall *m* **3.** durch Zecken übertragene Krankheit *f*
ix|od|ic [ɪk'sɑdɪk] *adj* durch Zecken übertragen oder verursacht, Zecken-
Ix|od|i|dae [ɪk'sɑdədiː] *plural* Schildzecken *pl*, Haftzecken *pl*, Holzböcke *pl*, Ixodidae *pl*
Ix|od|i|des [ɪk'sɑdədiːz] *plural* Zecken *pl*, Ixodides *pl*
ix|o|dism ['ɪksədɪzəm] *noun* → *ixodiasis*

J

jab [dʒæb] *noun* **1.** Stich *m*, Stoß *m* **2.** Spritze *f*, Injektion *f*; Impfung *f*
jac|ta|tio [dʒæk'teɪʃɪəʊ] *noun* Jaktation *f*
jactatio capitis nocturna nächtliches Kopfwackeln *nt*, Jactatio capitis nocturna
jactatio corporis nocturna Jactatio corporis nocturna
jac|ta|tion [dʒæk'teɪʃn] *noun* Jaktation *f*
jam|bool ['dʒæbʊ] *noun* Jambulbaum *m*, Syzygium cuminii, Eugenia jambolana, Syzygium jambolana
yellow jasmine falscher/gelber Jasmin *nt*, Gelsemium sempervirens
jaun|dice ['dʒɔːndɪs] *noun* Gelbsucht *f*, Ikterus *m*, Icterus *m*
acholuric jaundice → *chronic familial jaundice*
acholuric familial jaundice → *chronic familial jaundice*
catarrhal jaundice Hepatitis A *f*, epidemische Hepatitis *f*, Hepatitis epidemica
cholestatic jaundice cholestatische Gelbsucht *f*, cholestatischer Ikterus *m*
chronic acholuric jaundice → *chronic familial jaundice*
chronic familial jaundice hereditäre Sphärozytose *f*, Kugelzellanämie *f*, Kugelzellenanämie *f*, Kugelzellikterus *m*, Kugelzellenikterus *m*, familiärer hämolytischer Ikterus *m*, Morbus Minkowski-Chauffard
congenital hemolytic jaundice → *chronic familial jaundice*
congenital nonhemolytic jaundice Crigler-Najjar-Syndrom *nt*, idiopathische Hyperbilirubinämie *f*
Crigler-Najjar jaundice Crigler-Najjar-Syndrom *nt*, idiopathische Hyperbilirubinämie *f*
drug-induced jaundice Arzneimittel-, Drogenikterus *m*
epidemic jaundice Hepatitis A *f*, epidemische Hepatitis *f*, Hepatitis epidemica
extrahepatic jaundice extrahepatischer Ikterus *m*
familial acholuric jaundice → *chronic familial jaundice*
familial nonhemolytic jaundice Meulengracht-Gilbert-Krankheit *f*, Meulengracht-Krankheit *f*, Meulengracht-Syndrom *nt*, Meulengracht-Gilbert-Syndrom *nt*, intermittierende Hyperbilirubinämie Meulengracht *f*, Icterus juvenilis intermittens Meulengracht
hemolytic jaundice hämolytische Gelbsucht *f*, hämolytischer Ikterus *m*
hepatocellular jaundice hepatozellulärer Ikterus *m*, Parenchymikterus *m*
hepatogenic jaundice hepatogener/hepatischer Ikterus *m*
homologous serum jaundice Hepatitis B *f*, Serumhepatitis *f*
human serum jaundice Hepatitis B *f*, Serumhepatitis *f*
infectious jaundice **1.** Hepatitis A *f*, epidemische Hepatitis *f*, Hepatitis epidemica **2.** Weil-Krankheit *f*, Leptospirosis icterohaemorrhagica
infectious spirochetal jaundice biliöses Typhoid *nt*, Weil-Krankheit *f*
infective jaundice **1.** Hepatitis A *f*, epidemische Hepatitis *f*, Hepatitis epidemica **2.** Weil-Krankheit *f*, Leptospirosis icterohaemorrhagica
leptospiral jaundice Weil-Krankheit *f*, Leptospirosis icterohaemorrhagica
mechanical jaundice Verschlussikterus *m*, mechanischer Ikterus *m*
jaundice of the newborn Neugeborenenikterus *m*, Icterus neonatorum
nuclear jaundice Kernikterus *m*, Bilirubinenzephalopathie *f*
obstructive jaundice Verschlussikterus *m*, mechanischer Ikterus *m*
jaundice of pregnancy Schwangerschaftsikterus *m*, Icterus gravidarum
prehepatic jaundice prähepatischer/antehepatischer Ikterus *m*
resorption jaundice Resorptionsikterus *m*
ruby-colored jaundice Rubinikterus *m*
Schmorl's jaundice Kernikterus *m*, Bilirubinenzephalopathie *f*
spirochetal jaundice Weil-Krankheit *f*, Leptospirosis icterohaemorrhagica
jaun|diced ['dʒɔːndɪst] *adj* Gelbsucht/Ikterus betreffend, gelbsüchtig, ikterisch
jaw [dʒɔː] *noun* **1.** Kiefer *m*, Kinnlade *f* **2.** → *jawbone*
cleft jaw Kieferspalte *f*, Gnathoschisis *f*
lower jaw Unterkiefer(knochen *m*) *m*, Mandibula *f*
upper jaw Oberkiefer(knochen *m*) *m*, Maxilla *f*
jaw|bone ['dʒɔːbəʊn] *noun* Kiefer(knochen *m*) *m*
jejun- *präf.* Jejunal-, Jejuno-, Jejunum-
je|ju|nal [dʒɪ'dʒuːnl] *adj* Jejunum betreffend, jejunal
je|ju|nec|to|my [ˌdʒɪdʒuː'nektəmɪ] *noun* Jejunumexzision *f*, -resektion *f*, Jejunektomie *f*
je|ju|ni|tis [ˌdʒɪdʒuː'naɪtɪs] *noun* Jejunitis *f*, Jejunumentzündung *f*
jejuno- *präf.* Jejunal-, Jejuno-, Jejunum-
je|ju|no|ce|cos|to|my [dʒɪˌdʒuːnəʊsɪ'kɑstəmɪ] *noun* Jejunum-Zäkum-Fistel *f*, Jejunozäkostomie *f*
je|ju|no|col|os|to|my [ˌdʒɪˌdʒuːnəʊkə'lɑstəmɪ] *noun* Jejunum-Kolon-Fistel *f*, Jejunokolostomie *f*
je|ju|no|il|e|al [ˌdʒɪˌdʒuːnəʊ'ɪlɪəl] *adj* Ileum und Jejunum betreffend oder verbindend, ileojejunal, jejunoileal
je|ju|no|il|e|i|tis [ˌdʒɪˌdʒuːnəʊɪlɪ'aɪtɪs] *noun* Entzündung von Jejunum und Ileum, Jejunoileitis *f*
je|ju|no|il|e|os|to|my [ˌdʒɪˌdʒuːnəʊɪlə'ɑstəmɪ] *noun* Jejunoileostomie *f*
je|ju|no|je|ju|nos|to|my [ˌdʒɪˌdʒuːnəʊˌdʒɪdʒuː'nɑstəmɪ] *noun* Jejunojejunostomie *f*
je|ju|nor|rha|phy [ˌdʒɪdʒuː'nɔrəfɪ] *noun* Jejunumnaht *f*, Jejunorrhaphie *f*
je|ju|nos|to|my [ˌdʒɪˌdʒuː'nɑstəmɪ] *noun* Jejunostomie *f*
je|ju|not|o|my [ˌdʒɪˌdʒuː'nɑtəmɪ] *noun* Jejunumeröffnung *f*, -schnitt *m*, Jejunotomie *f*
je|ju|num [dʒɪ'dʒuːnəm] *noun* Leerdarm *m*, Jejunum *nt*, Intestinum jejunum
jel|ly ['dʒelɪ] *noun* Gel *nt*
mineral/petroleum jelly Vaseline *f*
jerk [dʒɜrk] **I** *noun* Reflex *m*, unwillkürliche oder ruckartige Bewegung *f*; Zuckung *f*, Zucken *nt* **II** *v* (zusammen-)zucken; sich ruckartig bewegen
Achilles jerk → *ankle jerk*
adductor jerk Adduktorenreflex *m*
ankle jerk Achillessehnenreflex *m*, Triceps-surae-Reflex *m*
biceps jerk Bizepssehnenreflex *m*
chin jerk Masseter-, Unterkieferreflex *m*
jaw jerk Masseter-, Unterkieferreflex *m*
knee jerk Patellarsehnenreflex *m*, Quadrizepssehnenreflex *m*
quadriceps jerk Patellarsehnenreflex *m*, Quadrizepssehnenreflex *m*
jig|ger ['dʒɪgər] *noun* Sandfloh *m*, Tunga/Dermatophilus penetrans
jod|bas|e|dow [ˌaɪəʊd'bɑːzədəʊ] *noun* Jodbasedow *m*, jodinduzierte Hyperthyreose *f*
joint [dʒɔɪnt] **I** *noun* **1.** Gelenk *nt*, Articulatio *f* **2.** Ver-

bindung(sstelle *f*) *f*, Fuge *f*, Naht(stelle *f*) *f* **II** *adj* gemeinsam, gemeinschaftlich, Gemeinschafts-; vereint **III** *v* verbinden, zusammenfügen
AC joint → *acromioclavicular joint*
acromioclavicular joint äußeres Schlüsselbeingelenk *nt*, Akromioklavikulargelenk *nt*, Schultereckgelenk *nt*, Articulatio acromioclavicularis
amphiarthrodial joint Wackelgelenk *nt*, straffes Gelenk *nt*, Amphiarthrose *f*
ankle joint oberes Sprunggelenk *nt*, Talokruralgelenk *nt*, Articulatio talocruralis
arthrodial joint Arthrodialgelenk *nt*, Articulatio plana
atlantoaxial joint Atlas-Axisgelenk *nt*
atlanto-occipital joint oberes Kopfgelenk *nt*, Atlantookzipitalgelenk *nt*, Articulatio atlantooccipitalis
ball-and-socket joint Kugelgelenk *nt*, Articulatio spheroidea
biaxial joint biaxiales Gelenk *nt*
bicondylar joint Articulatio bicondylaris
bleeder's joint Blutergelenk *nt*, hämophile Arthritis *f*, Arthropathia haemophilica
brachiocarpal joint proximales Handgelenk *nt*, Articulatio radiocarpalis
brachioradial joint Oberarm-Speichen-Gelenk *nt*, Humeroradialgelenk *nt*, Articulatio humeroradialis
brachioulnar joint Oberarm-Ellen-Gelenk *nt*, Humeroulnargelenk *nt*, Articulatio humeroulnaris
calcaneocuboid joint Kalkaneokuboidgelenk *nt*, Articulatio calcaneocuboidea
capitular joint of rib Rippenkopfgelenk *nt*, Articulatio capitis costae
carpal joints Interkarpalgelenke *pl*, Articulationes intercarpales
carpometacarpal joint Karpometakarpalgelenk *nt*, CM-Gelenk *nt*, Articulatio carpometacarpalis
carpometacarpal joint of thumb Articulatio carpometacarpalis pollicis
cartilaginous joints Articulationes cartilagineae
Charcot's joint Charcot-Gelenk *nt*, -Krankheit *f*, tabische Arthropathie *f*, Arthropathia tabica
chondrosternal joints Sternokostalgelenke *pl*, Articulationes sternocostales
Chopart's joint Chopart-Gelenklinie *f*, Articulatio tarsi transversa
cochlear joint Ellipsoid-, Eigelenk *nt*, Articulatio ellipsoidea/condylaris
composite joint Articulatio composita
compound joint Articulatio composita
condylar joint Ellipsoid-, Eigelenk *nt*, Articulatio ellipsoidea/condylaris
costocentral joint Articulatio capitis costae
costochondral joints Articulationes costochondrales
costosternal joints Brustbein-Rippen-Gelenke *pl*, Sternokostalgelenke *pl*, Articulationes sternocostales
costotransverse joint Articulatio costotransversaria
costovertebral joints Rippenwirbelgelenke *pl*, Kostovertebralgelenke *pl*, Articulationes costovertebrales
cotyloid joint Nussgelenk, Articulatio cotylica, Articulatio spheroidea
coxofemoral joint Hüftgelenk *nt*, Articulatio coxofemoralis
craniovertebral joint oberes Kopfgelenk *nt*, Atlantookzipitalgelenk *nt*, Articulatio atlantooccipitalis
cricoarytenoid joint Articulatio cricoarytenoidea
cricothyroid joint Articulatio cricothyroidea
crurotalar joint oberes Sprunggelenk *nt*, Talokruralgelenk *nt*, Articulatio talocruralis
cubital joint Ell(en)bogengelenk *nt*, Articulatio cubiti
cubitoradial joint Articulatio radioulnaris proximalis
cuneocuboid joint Articulatio cuneocuboidea
cuneonavicular joint Articulatio cuneonavicularis
dentoalveolar joint Gomphosis *f*, Articulatio dentoalveolaris
diarthrodial joint echtes Gelenk *nt*, Diarthrose *f*, Articulatio/Junctura synovialis
digital joints Interphalangealgelenke *pl*, IP-Gelenke *pl*, Articulationes interphalangeae
distal interphalangeal joint distales Interphalangealgelenk *nt*, DIP-Gelenk *nt*, Articulatio interphalangealis distalis
distal radioulnar joint unteres Radioulnargelenk *nt*, Articulatio radioulnaris distalis, distales Radioulnargelenk *nt*
elbow joint Ell(en)bogengelenk *nt*, Articulatio cubiti
ellipsoidal joint Ellipsoid-, Eigelenk *nt*, Articulatio ellipsoidea/condylaris
enarthrodial joint Nussgelenk *nt*, Enarthrose *f*, Articulatio cotylica, Enarthrosis spheroidea
facet joints Wirbelbogengelenke *pl*, kleine Wirbelgelenke *pl*
false joint Falschgelenk *nt*, Pseudarthrose *f*
femoral joint Hüftgelenk *nt*, Articulatio coxofemoralis
fibrocartilaginous joint Symphyse *f*
fibrous joint Bandverbindung *f*, Articulatio fibrosa
first carpometacarpal joint Articulatio carpometacarpalis pollicis, Sattelgelenk/Karpometakarpalgelenk *nt* des Daumens
flail joint Schlottergelenk *nt*
joints of foot Fußgelenke *pl*, Articulationes pedis
joints of free inferior limb Articulationes membri inferioris liberi
freely movable joint echtes Gelenk *nt*, Diarthrose *f*, Articulatio/Junctura synovialis
joints of free superior limb Articulationes membri superioris liberi
glenohumeral joint Schultergelenk *nt*, Articulatio humeri
gliding joint Articulatio plana
gompholic joint 1. Einkeilung *f*, Einzapfung *f*, Gomphosis *f* **2.** Articulatio dentoalveolaris, Gomphosis *f*
joints of hands Handgelenke *pl*, Articulationes manus
joint of head of rib Rippenkopfgelenk *nt*, Articulatio capitis costae
hemophilic joint Blutergelenk *nt*
hinge joint Scharniergelenk *nt*, Ginglymus *m*
hip joint Hüftgelenk *nt*, Articulatio coxofemoralis
humeroradial joint Humeroradialgelenk *nt*, Articulatio humeroradialis
humeroulnar joint Humeroulnargelenk *nt*, Articulatio humeroulnaris
iliosacral joint Kreuzbein-Darmbein-Gelenk *nt*, Iliosakralgelenk *nt*, Articulatio sacroiliaca
immovable joint Bandverbindung *f*, Articulatio fibrosa
incudomalleolar joint Hammer-Amboss-Gelenk *nt*, Inkudomalleolargelenk *nt*, Articulatio incudomallearis
incudostapedial joint Amboss-Steigbügel-Gelenk *nt*, Inkudostapedialgelenk *nt*, Articulatio incudostapedialis
joints of inferior limb Articulationes membri inferioris
joints of inferior limb girdle Articulationes cinguli pelvici
inferior tibiofibular joint unteres Tibiofibulargelenk *nt*, Syndesmosis tibiofibularis
intercarpal joints Interkarpalgelenke *pl*, Articulationes intercarpales
interchondral joints Articulationes interchondrales
intercostal joints Articulationes interchondrales
intercuneiform joints Articulationes intercuneiformes
intermetacarpal joints Intermetakarpalgelenke *pl*, Articulationes intermetacarpales
intermetatarsal joints Intermetatarsalgelenke *pl*, Articulationes intermetatarsales

interphalangeal joints Mittel- oder Endgelenke *pl* von Finger oder Zehe, Interphalangealgelenke *pl*, IP-Gelenke *pl*, Articulationes interphalangeae
interphalangeal joints of foot Articulationes interphalangeae pedis, Interphalangealgelenke *pl* der Zehen, IP-Gelenke der Zehen *pl*
interphalangeal joints of hand Interphalangealgelenke *pl* der Hand, Articulationes interphalangeae manus, IP-Gelenke *pl* der Hand
intertarsal joint Intertarsalgelenk *nt*, Articulatio intertarsalis
intervertebral joints Intervertebralgelenke *pl*, kleine Wirbelgelenke *pl*, Wirbelbogengelenke *pl*, Articulationes zygapophysiales
knee joint Kniegelenk *nt*, Articulatio genus
knuckle joints Fingergrundgelenke *pl*, MP-Gelenke *pl*, Articulationes metacarpophalangeae
lateral atlantoaxial joint unteres Kopfgelenk *nt*, laterales Atlantoaxialgelenk *nt*, Articulatio atlantoaxialis lateralis
Lisfranc's joint Lisfranc-Gelenklinie *f*, Articulationes tarsometatarsales
lumbosacral joint Lumbosakralgelenk *nt*, Articulatio lumbosacralis
mandibular joint Kiefergelenk *nt*, Temporomandibulargelenk *nt*, Articulatio temporomandibularis
manubriosternal joint Manubriosternalgelenk *nt*, Synchondrosis/Symphysis manubriosternalis
maxillary joint Kiefergelenk *nt*, Temporomandibulargelenk *nt*, Articulatio temporomandibularis
medial atlantoaxial joint mediales Atlantoaxialgelenk *nt*, Articulatio atlantoaxialis mediana
median atlantoaxial joint Articulatio atlantoaxialis mediana, mediales Atlantoaxialgelenk *nt*
mediocarpal joint Articulatio mediocarpalis
metacarpocarpal joint Karpometakarpalgelenk *nt*, Articulatio carpometacarpale
metacarpophalangeal joint Fingergrundgelenk *nt*, Metakarpophalangealgelenk *nt*, MP-Gelenk *nt*, Articulatio metacarpophalangea
metatarsophalangeal joint Zehengrundgelenk *nt*, Metatarsophalangealgelenk *nt*, MT-Gelenk *nt*, Articulatio metatarsophalangea
midcarpal joint Articulatio mediocarpalis
middle atlantoepistrophic joint Articulatio atlantoaxialis mediana
middle carpal joint Karpalgelenk *nt*, Articulatio mediocarpalis
midtarsal joint Chopart-Gelenklinie *f*, Articulatio tarsi transversa
mixed joint Articulatio composita
mortise joint oberes Sprunggelenk *nt*, Talokruralgelenk *nt*, Articulatio talocruralis
movable joint echtes Gelenk *nt*, Diarthrose *f*, Articulatio/Junctura synovialis
MTP joint Zehengrundgelenk *nt*, Metatarsophalangealgelenk *nt*, MT-Gelenk *nt*, Articulatio metatarsophalangea
multiaxial joint Kugelgelenk *nt*, Articulatio spheroidea
neurogenic joint neurogene/neuropathische Arthropathie *f*, Arthropathia neuropathica
neuropathic joint neurogene/neuropathische Arthropathie *f*, Arthropathia neuropathica
new joint Nearthrose *f*
nonsynovial joint kontinuierliche Knochenverbindung *f*, Synarthrose *f*
occipital joint oberes Kopfgelenk *nt*, Atlantookzipitalgelenk *nt*, Articulatio atlantooccipitalis
occipito-atlantal joint oberes Kopfgelenk *nt*, Atlantookzipitalgelenk *nt*, Articulatio atlantooccipitalis
ovoid joint Sattelgelenk *nt*, Articulatio sellaris
peg-and-socket joint **1.** Einkeilung *f*, Einzapfung *f*, Gomphosis *f* **2.** Articulatio dentoalveolaris, Gomphosis *f*
petro-occipital joint Synchondrosis petrooccipitalis
phalangeal joint Interphalangealgelenk *nt*, Articulatio interphalangea
PIP joint →*proximal interphalangeal joint*
pisotriquetral joint Articulatio ossis pisiformis
pisounciform joint Articulatio ossis pisiformis
pivot joint Dreh-, Rad-, Zapfengelenk *nt*, Articulatio trochoidea
plane joint Articulatio plana
polyaxial joint Kugelgelenk *nt*, Articulatio spheroidea
proximal interphalangeal joint Mittelgelenk *nt* von Finger oder Zehe, proximales Interphalangealgelenk *nt*, PIP-Gelenk *nt*, Articulatio interphalangealis proximalis
proximal radioulnar joint oberes/proximales Radioulnargelenk *nt*, Articulatio radioulnaris proximalis
radial humeral joint Humeroradialgelenk *nt*, Articulatio humeroradialis
radial-ulnar joint **1.** unteres/distales Radioulnargelenk *nt*, Articulatio radioulnaris distalis **2.** oberes/proximales Radioulnargelenk *nt*, Articulatio radioulnaris proximalis
radiocarpal joint proximales Handgelenk *nt*, Radiokarpalgelenk *nt*, Articulatio radiocarpalis
radioulnar joint Radioulnargelenk *nt*
rotary joint Dreh-, Rad-, Zapfengelenk *nt*, Articulatio trochoidea
sacrococcygeal joint Kreuzbein-Steißbein-Gelenk *nt*, Sakrokokzygealgelenk *nt*, Articulatio sacrococcygea
sacroiliac joint Kreuzbein-Darmbein-Gelenk *nt*, Iliosakralgelenk *nt*, Articulatio sacroiliaca
saddle joint Sattelgelenk *nt*, Articulatio sellaris
scapuloclavicular joint äußeres Schlüsselbeingelenk *nt*, Akromioklavikulargelenk *nt*, Articulatio acromioclavicularis
sellar joint Sattelgelenk *nt*, Articulatio sellaris
shoulder joint Schultergelenk *nt*, Articulatio humeri/glenohumeralis
simple joint einfaches Gelenk *nt*, Articulatio simplex
socket joint Kugelgelenk *nt*, Articulatio spheroidea/cotylica
socket joint of tooth Gomphosis *f*, Articulatio dentoalveolaris
spheroidal joint Kugelgelenk *nt*, Articulatio spheroidea/cotylica
spiral joint Ellipsoid-, Eigelenk *nt*, Articulatio ellipsoidea/condylaris
sternoclavicular joint inneres Schlüsselbeingelenk *nt*, Sternoklavikulargelenk *nt*, Articulatio sternoclavicularis
sternocostal joint Brustbein-Rippen-Gelenk *nt*, Sternokostalgelenk *nt*, Articulatio sternocostalis
subtalar joint hintere Abteilung *f* des unteren Sprunggelenks, Subtalargelenk *nt*, Articulatio subtalaris/talocalcanea
joints of superior limb Articulationes membri superioris
joints of superior limb girdle Articulationes cinguli pectoralis
suture joint Sutura *f*
synarthrodial joint **1.** kontinuierliche Knochenverbindung *f*, Knochenfuge *f*, Synarthrose *f*, Synarthrosis *f*, Articulatio/Junctura fibrosa **2.** Synchondrose *f*, Symphyse *f*, Junctura cartilaginea
synchondrodial joint Synchondrose *f*, Symphyse *f*, Junctura cartilaginea
syndesmotic joint Bandhaft *f*, Syndesmose *f*, Syndesmosis *f*
synovial joint echtes Gelenk *nt*, Diarthrose *f*, Articulatio/Junctura synovialis
talocalcaneal joint hintere Abteilung *f* des unteren

Sprunggelenks, Subtalargelenk *nt*, Articulatio subtalaris/talocalcanea
talocalcaneonavicular joint vordere Abteilung *f* des unteren Sprunggelenks, Talokalkaneonavikulargelenk *nt*, Articulatio talocalcaneonavicularis
talocrural joint oberes Sprunggelenk *nt*, Talokruralgelenk *nt*, Articulatio talocruralis
talonavicular joint Talonavikulargelenk *nt*, Articulatio talonavicularis
talotibiofibular joint oberes Sprunggelenk *nt*, Talokruralgelenk *nt*, Articulatio talocruralis
tarsal joint Intertarsalgelenk *nt*, Articulatio intertarsalis
tarsometatarsal joints Tarsometatarsalgelenke *pl*, Articulationes tarsometatarsales
temporomandibular joint (Unter-)Kiefergelenk *nt*, Temporomandibulargelenk *nt*, Articulatio temporomandibularis
thigh joint Hüftgelenk *nt*, Articulatio coxofemoralis
through joint echtes Gelenk *nt*, Diarthrose *f*, Articulatio/Junctura synovialis
tibiofibular joint **1.** Schienbein-Wadenbein-Gelenk *nt*, (oberes) Tibiofibulargelenk *nt*, Articulatio tibiofibularis **2.** unteres Tibiofibulargelenk *nt*, Syndesmosis tibiofibularis
transverse joint of rib Kostotransversalgelenk *nt*, Articulatio costotransversaria
transverse tarsal joint Chopart-Gelenklinie *f*, Articulatio tarsi transversa
trochoidal joint Dreh-, Zapfen-, Radgelenk *nt*, Articulatio trochoidea
uniaxial joint einachsiges/uniaxiales Gelenk *nt*
vertebral joints Articulationes columnae vertebralis
xiphosternal joint Synchondrosis xiphosternalis
zygapophysial joints Articulationes zygapophysiales

joule [dʒuːl, dʒaʊl] *noun* Joule *nt*

jug|u|lar ['dʒʌgjələr, 'dʒuːgjə-] I *noun* →*jugular vein* II *adj* Hals betr; Jugularvene betreffend, jugular, Jugular-

juice [dʒuːs] *noun* Saft *m*; juices *plural* (Körper-)Säfte *pl*
duodenal juice Duodenalsaft *m*
gastric juice Magensaft *m*, -speichel *m*, Sucus gastricus
pancreatic juice Pankreassaft *m*, -speichel *m*, Sucus pancreaticus

junc|tion ['dʒʌŋkʃn] I *noun* Verbindungsstelle *f*, -punkt *m*, Anschluss-, Vereinigungsstelle *f*, Junktion *f* II *adj* Verbindungs-, Anschluss-
adherent junction Zonula adherens
amnioectodermal junction amnioektodermale Umschlagsfalte *f*
anorectal junction Anorektalübergang *m*, anorektale Übergangszone/-linie *f*, Linea anorectalis
atrioventricular junction atrioventrikulärer Übergang *m*
cardioesophageal junction ösophagogastrale/gastroösophageale Übergangszone *f*
corneoscleral junction Perikornealring *m*, Limbus corneae
esophagogastric junction ösophagogastrale/gastroösophageale Übergangszone *f*
gap junction offener Zellkontakt *m*, Nexus *m*
gastroesophageal junction ösophagogastrale/gastroösophageale Übergangszone *f*
intermediate junction Zonula adherens
myoneural junction neuromuskuläre Verbindung(sstelle *f*) *f*
neuromuscular junction neuromuskuläre Verbindung(sstelle *f*) *f*
occludent junction Verschlusskontakt *m*, Zonula occludens
pelviureteric junction Nierenbecken-Uretergrenze *f*, Nierenbecken-Ureterübergang *m*
pharyngoesophageal junction pharyngoösophagealer Übergang *m*, pharyngoösophageale Übergangszone *f*
rectoanal junction Anorektalübergang *m*, -linie *f*, Linea anorectalis
rectosigmoid junction rektosigmoidale Übergangszone *f*
sclerocorneal junction Perikornealring *m*, Limbus corneae
sinuatrial junction Sinuseinmündung *f*
tendinous junctions Connexus intertendineus
tight junction Verschlusskontakt *m*, Zonula occludens
ureteropelvic junction Nierenbecken-Uretergrenze *f*, Nierenbecken-Ureterübergang *m*

junc|tu|ra [dʒʌŋ'tʃʊərə] *noun, plural* **-rae** [-riː] Verbindung *f*, Junctura *f*
junctura cartilaginea Junctura cartilaginea, Articulatio cartilaginea, Knorpelfuge *f*, Knorpelhaft *f*
junctura ossea Junctura ossea, Synostose *f*, Synostosis *f*

junc|ture ['dʒʌŋktʃər] *noun* **1.** Vereinigung(sstelle *f*) *f*, Verbindungsstelle oder -stück *f*, Gelenk *nt*; Naht *f*; Fuge *f* **2.** Verbinden *nt*, Vereinigen *nt*

ju|ni|per ['dʒuːnəpər] *noun* Wacholder *m*, Juniperus communis

ju|van|tia [dʒuː'vænʃɪə] *plural* Heilmittel *pl*, therapeutische Maßnahmen *pl*, Juvantia *pl*

ju|ve|nile ['dʒuːvənl, -naɪl] I *noun* Jugendliche(r *m*) *f* II *adj* **1.** jugendlich, jung, juvenil, Jugend-, Juvenil- **2.** unreif, Entwicklungs-; kindisch

juxta- *präf.* nahe bei, in der Nähe von, juxta-

jux|ta|po|si|tion [,dʒʌkstəpə'zɪʃn] *noun* Anlagerung *f* von außen, Apposition *f*, Juxtaposition *f*

K

ka|kos|mia [kæk'ɑzmɪə] *noun* Kakosmie *f*
ka|le|mia [kə'liːmɪə] *noun* (vermehrter) Kaliumgehalt *m* des Blutes, Hyperkaliämie *f*, Kaliämie *f*
ka|li ['keɪlɪ] *noun* Pottasche *f*, Kaliumcarbonat *nt*
ka|li|e|mia [kælɪ'iːmɪə] *noun* → *kalemia*
ka|li|o|pe|nia [kælɪəʊ'pɪnɪə] *noun* Kaliummangel *m*, Kaliopenie *f*; Hypokaliämie *f*
ka|li|o|pe|nic [kælɪəʊ'pɪnɪk] *adj* Kaliopenie betreffend, kaliopenisch
ka|li|um ['keɪlɪəm] *noun* Kalium *nt*
ka|li|u|re|sis [ˌkælɪjə'riːsɪs] *noun* Kaliurese *f*
ka|li|u|re|tic [ˌkælɪjəje'retɪk] *adj* Kaliurese betreffend oder fördernd, kaliuretisch
kal|li|din ['kælədɪn] *noun* Kallidin *nt*, Lysyl-Bradykinin *nt*
kal|li|krein [ˌkælɪ'kriːɪn] *noun* Kallikrein *nt*
kal|li|krei|no|gen [ˌkælə'kraɪnədʒən] *noun* Kallikreinogen *nt*, Präkallikrein *nt*, Fletscher-Faktor *m*
kal|u|re|sis [ˌkælju'riːsɪs] *noun* Kaliurese *f*
kal|u|re|tic [ˌkælju'retɪk] *adj* Kaliurese betreffend oder fördernd, kaliuretisch
ka|o|lin|o|sis [keɪəlɪ'nəʊsɪs] *noun* Kaolinlunge *f*
kap|pa|cism ['kæpəsɪzəm] *noun* Kappazismus *m*, Kappatismus *m*
kary- *präf.* Kern-, Zellkern-, Kary(o)-, Nukle(o)-, Nucle(o)-
karyo- *präf.* Kern-, Zellkern-, Kary(o)-, Nukle(o)-, Nucle(o)-
kar|y|o|cyte ['kærɪəʊsaɪt] *noun* kernhaltige Zelle *f*, Karyozyt *m*
kar|y|og|a|my [kærɪ'ɑgəmɪ] *noun* Karyogamie *f*
kar|y|o|gen|e|sis [ˌkærɪəʊ'dʒenəsɪs] *noun* Zellkernentwicklung *f*, Karyogenese *f*
kar|y|o|gram ['kærɪəʊgræm] *noun* Karyogramm *nt*, Idiogramm *nt*
kar|y|o|ki|ne|sis [ˌkærɪəʊkɪ'niːsɪs, -kaɪ-] *noun* **1.** mitotische Kernteilung *f*, Karyokinese *f* **2.** Mitose *f*
kar|y|ok|la|sis [ˌkærɪ'ɑkləsɪs] *noun* Kernzerbrechlichkeit *f*, Kernauflösung *f*, Karyoklasie *f*
kar|y|o|lymph ['kærɪəʊlɪmf] *noun* Kernsaft *m*, Karyolymphe *f*
kar|y|ol|y|sis [ˌkærɪ'ɑlɪsɪs] *noun* (Zell-)Kernauflösung *f*, Karyolyse *f*
kar|y|o|lyt|ic [ˌkærɪəʊ'lɪtɪk] *adj* Karyolyse betreffend oder auslösend, von ihr gekennzeichnet, karyolytisch
kar|y|o|meg|a|ly [ˌkærɪəʊ'megəlɪ] *noun* Kernvergrößerung *f*, Karyomegalie *f*
kar|y|o|mi|to|sis [ˌkærɪəʊmaɪ'təʊsɪs] *noun* mitotische Kernteilung *f*, Karyomitose *f*
kar|y|o|mi|tot|ic [ˌkærɪəʊmaɪ'tɑtɪk] *adj* Karyomitose betreffend, karyomitotisch
kar|y|on ['kærɪɑn] *noun* Zellkern *m*, Nukleus *m*, Nucleus *m*, Karyon *nt*
kar|y|o|phage ['kærɪəfeɪdʒ] *noun* Karyophage *m*
kar|y|o|plasm ['kærɪəʊplæzəm] *noun* (Zell-)Kernprotoplasma *nt*, Karyoplasma *nt*, Nukleoplasma *nt*
kar|y|o|plas|mat|ic [ˌkærɪəʊplæz'mætɪk] *adj* Kernplasma/Karyoplasma betreffend, karyoplasmatisch, nukleoplasmatisch
kar|y|o|plast ['kærɪəʊplæst] *noun* → *karyon*
kar|y|o|pyk|no|sis [ˌkærɪəʊpɪk'nəʊsɪs] *noun* Kernschrumpfung *f*, Kernverdichtung *f*, (Kern-)Pyknose *f*, Karyopyknose *f*
kar|y|or|rhex|is [ˌkærɪəʊ'reksɪs] *noun*, *plural* **-rhex|es** [-'reksiːz] (Zell-)Kernzerfall *m*, Karyo(r)rhexis *f*
kar|y|o|some ['kærɪəʊsəʊm] *noun* Karyosom *nt*
kar|y|o|the|ca [ˌkærɪəʊ'θiːkə] *noun* Kernmembran *f*, Karyothek *f*
kar|y|o|type ['kærɪəʊtaɪp] *noun* Karyotyp *m*
kar|y|o|typ|ing [ˌkærɪəʊ'taɪpɪŋ] *noun* Chromosomenanalyse *f*
kat|i|on ['kætˌaɪən, -ɑn] *noun* Kation *nt*
ka|va ['kɑːvə] *noun* Kava-Kava *f*, Piperis methystici rhizoma
ke|bo|ceph|a|ly [ˌkebəʊ'sefəlɪ] *noun* Affenkopf *m*, Kebo-, Zebo-, Cebozephalie *f*
ke|loid ['kiːlɔɪd] *noun* Keloid *nt*
cicatricial keloid Narbenkeloid *nt*
keloid of gums fibröse Gingivahyperplasie *f*, fibröse Zahnfleischhyperplasie *f*, Fibromatosis gingivae, Elephantiasis gingivae
ke|loi|do|sis [kiːlɔɪ'dəʊsɪs] *noun* Keloidose *f*
ke|lot|o|my [kɪ'lɑtəmɪ] *noun* Hernien-, Bruchoperation *f*, Herniotomie *f*
kerat- *präf.* Hornhaut-, Kerato-, Korneal-
ker|a|tal|gia [kerə'tældʒ(ɪ)ə] *noun* Hornhautschmerz *m*, Keratalgie *f*, Keratalgia *f*
ker|a|tec|ta|sia [kerətek'teɪʒ(ɪ)ə] *noun* Kerektasie *f*
ker|a|tec|to|my [ˌkerə'tektəmɪ] *noun* Keratektomie *f*
ke|rat|ic [kə'rætɪk] *adj* **1.** Keratin betreffend, Keratin- **2.** Hornhaut/Kornea betreffend, Hornhaut-, Kerato- **3.** hornartig, Horn-
ker|a|tin ['kerətɪn] *noun* Hornstoff *m*, Keratin *nt*
ker|a|tin|i|za|tion [ˌkerətɪnə'zeɪʃn] *noun* Verhornung *f*, Keratinisation *f*
ker|a|tit|ic [kerə'taɪtɪk] *adj* Hornhautentzündung/Keratitis betreffend, keratitisch
ker|a|ti|tis [kerə'taɪtɪs] *noun* Entzündung der Augenhornhaut, Keratitis *f*, Hornhautentzündung *f*
acne rosacea keratitis Akne-rosacea-Keratitis *f*, Rosazea-Keratitis *f*
actinic keratitis Keratitis actinica
aerosol keratitis Aerosolkeratitis *f*
annular keratitis Randkeratitis *f*, Keratitis marginalis
deep punctate keratitis Keratitis profunda punctata
dendriform keratitis Keratitis dendrica, Herpes-simplex-Keratitis *f*
desiccation keratitis Keratitis/Keratopathia e lagophthalmo
diffuse deep keratitis Keratitis profunda
Dimmer's keratitis Dimmer-Keratitis *f*, Keratitis nummularis
exposure keratitis Keratitis/Keratopathia e lagophthalmo
fascicular keratitis Gefäßbändchen *nt*, Keratitis fascicularis, Wanderphlyktäne *f*
furrow keratitis Keratitis dendrica, Herpes-simplex-Keratitis *f*
herpetic keratitis Herpes-Keratitis *f*, Herpes corneae (simplex)
hypopyon keratitis Hypopyonkeratitis *f*, Ulcus corneae serpens
interstitial keratitis interstitielle/parenchymatöse Keratitis *f*, Keratitis interstitialis/parenchymatosa
lagophthalmic keratitis Keratitis/Keratopathia e lagophthalmo
marginal keratitis Randkeratitis *f*, Keratitis marginalis
metaherpetic keratitis Keratitis metaherpetica
mycotic keratitis Keratomykosis *f*
neuroparalytic keratitis Keratitis/Keratopathia neuroparalytica
parenchymatous keratitis interstitielle/parenchymatöse Keratitis *f*, Keratitis interstitialis/parenchymatosa

phlyctenular keratitis Conjunctivitis/Keratitis/Keratoconjunctivitis eccematosa/eczematosa/scrufulosa/phlyctaenulosa
purulent keratitis eitrige Keratitis *f*, Keratitis purulenta/suppurativa
rosacea keratitis Akne-rosacea-Keratitis *f*, Rosazea-Keratitis *f*
sclerosing keratitis sklerosierende Keratitis *f*, Sklerokeratitis *f*
scrofulous keratitis Conjunctivitis/Keratitis/Keratoconjunctivitis eccematosa/eczematosa/scrufulosa/phlyctaenulosa
serpiginous keratitis Hypopyonkeratitis *f*, Ulcus corneae serpens
suppurative keratitis eitrige Keratitis *f*, Keratitis purulenta/suppurativa
trophic keratitis Keratitis/Keratopathia neuroparalytica
vascular keratitis Keratitis vascularis
xerotic keratitis **1.** Keratitis sicca **2.** Keratomalazie *f*, -malacia *f*

kerato- *präf.* Hornhaut-, Kerato-, Korneal-

ker|a|to|ac|an|tho|ma [ˌkerətəʊæˌkæn'θəʊmə] *noun* Keratoakanthom *nt*, selbstheilendes Stachelzellkarzinom *nt*, selbstheilender Stachelzellkrebs *m*, Molluscum sebaceum, Molluscum pseudocarcinomatosum

ker|a|to|a|tro|pho|der|ma [ˌkerətəʊˌætrəfəʊ'dɜrmə] *noun* **1.** Porokeratosis *f*, Keratoatrophodermie *f*, Keratoatrophodermia *f*, Parakeratosis anularis **2.** Mibelli-Krankheit *f*, Porokeratosis/Parakeratosis Mibelli *f*, Keratoatrophodermie *f*, Hyperkeratosis concentrica, Hyperkeratosis figurata centrifugata atrophicans, Keratodermia excentrica

ker|a|to|cele ['kerətəʊsiːl] *noun* Vorfall *m* der Descemet-Membran, Keratozele *f*, Descemetozele *f*

ker|a|to|con|junc|ti|vit|ic [ˌkerətəʊkənˌdʒʌŋktə'vaɪtɪk] *adj* Keratokonjunktivitis betreffend, keratokonjunktivitisch

ker|a|to|con|junc|ti|vi|tis [ˌkerətəʊkənˌdʒʌŋktə'vaɪtɪs] *noun* Entzündung von Hornhaut und Bindehaut, Keratokonjunktivitis *f*, Keratoconjunctivitis *f*
epidemic keratoconjunctivitis epidemische Keratokonjunktivitis *f*, Keratoconjunctivitis epidemica
flash keratoconjunctivitis Conjunctivitis actinica/photoelectrica, Keratoconjunctivitis/Ophthalmia photoelectrica
herpetic keratoconjunctivitis herpetische Keratokonjunktivitis *f*, Herpes-Keratokonjunktivitis *f*, Keratoconjunctivitis herpetica
phlyctenular keratoconjunctivitis Bindehautphlyktäne *f*, Keratoconjunctivitis phlyktaenulosa
shipyard keratoconjunctivitis epidemische Keratokonjunktivitis *f*, Keratoconjunctivitis epidemica
ultraviolet keratoconjunctivitis Keratoconjunctivitis/Ophthalmia photoelectrica, Conjunctivitis actinica/photoelectrica
viral keratoconjunctivitis epidemische Keratokonjunktivitis *f*, Keratoconjunctivitis epidemica

ker|a|to|co|nus [ˌkerətəʊ'kəʊnəs] *noun* Keratokonus *m*

ker|a|to|der|ma [ˌkerətəʊ'dɜrmə] *noun* **1.** Hautverhornung *f*, Hornhautbildung *f*, Keratoderma *nt* **2.** übermäßige Verhornung *f*, Keratoderma *nt*, -dermatose *f*, -dermia *f*
diffuse palmoplantar keratoderma Morbus Unna-Thost *m*, Keratosis palmoplantaris diffusa circumscripta, Keratoma palmare et plantare hereditarium, Ichthyosis palmaris et plantaris (Thost)
keratoderma of eye Hornhaut *f*, Kornea *f*, Cornea *f*
mutilating keratoderma Keratoma hereditaria mutilans
palmoplantar keratoderma palmoplantare Keratose *f*, Keratosis palmoplantaris, Keratodermia palmoplantare

ker|a|to|der|ma|ti|tis [ˌkerətəʊˌdɜrmə'taɪtɪs] *noun* Keratodermatitis *f*

ker|a|to|ec|ta|sia [ˌkerətəʊek'teɪʒ(ɪ)ə] *noun* Kerektasie *f*

ker|a|to|gen|e|sis [ˌkerətəʊ'dʒenəsɪs] *noun* Hornbildung *f*, Keratogenese *f*, Keratinisation *f*

ker|a|to|glo|bus [ˌkerətə'gləʊbəs] *noun* Keratoglobus *m*

ker|a|to|hel|co|sis [ˌkerətəʊhel'kəʊsɪs] *noun* Keratohelkose *f*

ker|a|to|hy|a|lin [ˌkerətəʊ'haɪəlɪn] *noun* Keratohyalin *nt*, Eleidinkörnchen *nt*

ker|a|to|hy|a|line [ˌkerətəʊ'haɪəliːn, -laɪn] *adj* keratohyalin

ker|a|to|i|di|tis [ˌkerətɔɪ'daɪtɪs] *noun* Entzündung der Augenhornhaut, Keratitis *f*, Hornhautentzündung *f*

ker|a|to|ir|i|do|cy|cli|tis [ˌkerətəʊˌɪrɪdəʊsɪk'laɪtɪs] *noun* Entzündung von Hornhaut, Regenbogenhaut/Iris und Ziliarkörper, Keratoiridozyklitis *f*

ker|a|to|i|ri|tis [ˌkerətəʊaɪ'raɪtɪs] *noun* Entzündung von Hornhaut und Regenbogenhaut/Iris, Keratoiritis *f*, Iridokeratitis *f*, Korneoiritis *f*
hypopyon keratoiritis Hypopyonkeratitis *f*, Ulcus corneae serpens

ker|a|tol|y|sis [kerə'tɑlɪsɪs] *noun* **1.** Ablösung *f* der Hornschicht, Keratolyse *f*, Keratolysis *f* **2.** Auflösung/Erweichung *f* der Hornsubstanz der Haut, Keratolyse *f* **3.** Keratolyse *f*, Keratolysis *f*

ker|a|to|lyt|ic [ˌkerətəʊ'lɪtɪk] I *noun* Keratolytikum *nt* II *adj* Keratolyse betreffend oder auslösend, keratolytisch

ker|a|to|ma [kerə'təʊmə] *noun, plural* **-mas, -malta** [-mətə] **1.** Hornschwiele *f*, Kallus *m*, Callus *m*, Callositas *f* **2.** Keratom *nt*, Keratoma *nt*

ker|a|to|ma|la|cia [ˌkerətəʊmə'leɪʃɪə, -sɪə] *noun* Keratomalazie *f*

ker|a|tom|e|try [kerə'tɑmətrɪ] *noun* Keratometrie *f*

ker|a|to|my|co|sis [ˌkerətəʊmaɪ'kəʊsɪs] *noun* Keratomykose *f*

ker|a|ton|o|sus [kerə'tɑnəsəs] *noun* degenerative Hornhauterkrankung *f*, Keratonose *f*

ker|a|top|a|thy [kerə'tɑpəθɪ] *noun* nicht-entzündliche Hornhauterkrankung *f*, Keratopathie *f*

ker|a|to|plas|ty ['kerətəplæstɪ] *noun* Hornhaut-, Keratoplastik *f*, Hornhauttransplantation *f*

ker|a|to|pros|the|sis [ˌkerətəʊprɑs'θiːsɪs] *noun* Keratoprothese *f*

ker|a|tor|rhex|is [ˌkerətəʊ'reksɪs] *noun* Hornhautriss *m*, -ruptur *f*, Keratorrhexis *f*

ker|a|to|scle|ri|tis [kerətəʊsklɪ'raɪtɪs] *noun* Entzündung von Hornhaut und Lederhaut/Sklera, Keratoskleritis *f*, Keratoscleritis *f*

ker|a|to|scope ['kerətəʊskəʊp] *noun* Placido-Scheibe *f*, Keratoskop *nt*

ker|a|tos|co|py [kerə'tɑskəpɪ] *noun* Hornhautuntersuchung *f*, Keratoskopie *f*

ker|a|to|sis [kerə'təʊsɪs] *noun* Verhornungsstörung *f*, Keratose *f*, Keratosis *f*
actinic keratosis → *senile keratosis*
arsenic keratosis Arsenkeratose *f*, Arsenwarzen *pl*
follicular keratosis Keratosis follicularis, follikuläre Keratose *f*
inverted follicular keratosis Akrotrichom *nt*, follikuläres Porom *nt*, invertierte follikuläre Keratose *f*, Keratosis follicularis inversa
keratosis pilaris rubra atrophicans faciei Keratosis pilaris rubra atrophicans faciei
seborrheic keratosis seborrhoische Alterswarze/Keratose *f*, Verruca sebborrhoica/senilis
senile keratosis aktinische/senile/solare Keratose *f*, Keratosis actinica/solaris/senilis
solar keratosis → *senile keratosis*
tar keratosis Teerkeratose *f*, Teerwarzen *pl*, Pechwarzen *pl*

ker|a|tot|ic [kerə'tɑtɪk] *adj* Keratose betreffend, kerato-

K

tisch
ker|a|tot|o|my [kerə'tɑtəmɪ] *noun* Hornhautschnitt *m*, -durchtrennung *f*, Keratotomie *f*, Korneotomie *f*
ke|rau|no|pho|bia [kə,rɔːnə'fəʊbɪə] *noun* Gewitterangst *f*, Keraunophobie *f*
ke|rec|ta|sis [kə'rektəsɪs] *noun* Kerektasie *f*
ke|rec|to|my [kə'rektəmɪ] *noun* Keratektomie *f*
keto- *präf.* Keto(n)-
ke|to|ac|i|de|mia [,kiːtəʊæsɪ'diːmɪə] *noun* Ketoazidämie *f*
branched-chain ketoacidemia Ahornsirup-Krankheit *f*, -Syndrom *nt*, Valin-Leucin-Isoleucinurie *f*, Verzweigtkettendecarboxylase-Mangel *m*
ke|to|ac|i|do|sis [,kiːtəʊ ,æsɪ'dəʊsɪs] *noun* Ketoazidose *f*
diabetic ketoacidosis diabetische Ketoazidose *f*
ke|to|ac|i|dot|ic [,kiːtəʊæsɪ'dɑtɪk] *adj* Ketoazidose betreffend, ketoazidotisch
ke|to|ac|i|du|ria [,kiːtəʊæsɪ'd(j)ʊərɪə] *noun* Ketoazidurie *f*
branched-chain ketoaciduria Ahornsirup-Krankheit *f*, -Syndrom *nt*, Valin-Leucin-Isoleucinurie *f*, Verzweigtkettendecarboxylase-Mangel *m*
ke|to|a|mi|no|ac|i|de|mia, branched-chain [,kiːtəʊə,miːnəʊæsə'diːmɪə] *noun* Ahornsirup-Krankheit *f*, -Syndrom *nt*, Valin-Leucin-Isoleucinurie *f*, Verzweigtkettendecarboxylase-Mangel *m*
ke|to|gen|e|sis [kiːtəʊ'dʒenəsɪs] *noun* Keto(n)körperbildung *f*, Ketogenese *f*
ke|to|gen|ic [,kiːtəʊ'dʒenɪk] *adj* Ketogenese betreffend, Keton(körper) bildend, ketogen, ketoplastisch
α-ke|to|glu|ta|rate [,kiːtəʊ'gluːtəreɪt] *noun* α-Ketoglutarat *nt*
ke|to|hex|o|ki|nase [,kiːtəʊ,heksə'kaɪneɪz] *noun* Keto(hexo)kinase *f*, Fructokinase *f*
ke|to|hy|drox|y|es|trin [,kiːtəʊhaɪ,drɑksɪ'estrɪn] *noun* Estron *nt*, Östron *nt*, Follikulin *nt*, Folliculin *nt*
ke|tol|y|sis [kɪ'tɑlɪsɪs] *noun* Ketolyse *f*
ke|to|lyt|ic [,kiːtə'lɪtɪk] *adj* Ketolyse betreffend, ketolytisch
ke|tone ['kiːtəʊn] *noun* Keton *nt*
ke|to|ne|mia [,kiːtəʊ'niːmɪə] *noun* Ketonämie *f*
ke|to|ne|mic [,kiːtəʊ'niːmɪk] *adj* Ketonämie betreffend, ketonämisch, acetonämisch, azetonämisch
ke|ton|ic [kiː'tɑnɪk] *adj* Keton(e) betreffend, Keton-, Keto-
ke|to|nu|ria [,kiːtəʊ'n(j)ʊərɪə] *noun* Ketonurie *f*
branched-chain ketonuria Ahornsirup-Krankheit *f*, -Syndrom *nt*, Valin-Leucin-Isoleucinurie *f*, Verzweigtkettendecarboxylase-Mangel *m*
ke|to|nu|ric [,kiːtəʊ'n(j)ʊərɪk] *adj* Ketonurie betreffend, ketonurisch, acetonurisch
ke|to|pla|sia [,kiːtəʊ'pleɪʒ(ɪ)ə, -zɪə] *noun* Keto(n)körperbildung *f*
ke|to|plas|tic [,kiːtəʊ'plæstɪk] *adj* Ketogenese betreffend, Keton(körper) bildend, ketogen, ketoplastisch
ke|tose ['kiːtəʊs] *noun* Keto(n)zucker *m*, Ketose *f*
ke|to|sis [kɪ'təʊsɪs] *noun* Azetonämie *f*, Ketonämie *f*, Ketoazidose *f*, Ketose *f*, Ketosis *f*
17-ke|to|ster|oid [kɪ'tɑstərɔɪd] *noun* 17-Ketosteroid *nt*, 17-Oxosteroid *nt*
ke|to|su|ria [,kiːtəʊ's(j)ʊərɪə] *noun* Ketosurie *f*
ke|tot|ic [kɪ'tɑtɪk] *adj* Ketose betreffend, ketotisch
ke|to|trans|fer|ase [,kiːtəʊ'trænsfəreɪz] *noun* Transketolase *f*
khel|la ['kelə] *noun* Ammei *nt*, Ammi visnaga, Zahnstocherammei *nt*
kid|ney ['kɪdnɪ] *noun* Niere *f*; (*anatom.*) Ren *m*, Nephros *m*
amyloid kidney Amyloid(schrumpf)niere *f*, Wachs-, Speckniere *f*
analgesic kidney Analgetika-, Phenacetinniere *f*
arteriosclerotic kidney arteriosklerotische Schrumpfniere *f*
cake kidney Kuchen-, Klumpenniere *f*
cicatricial kidney Narbenniere *f*, narbige Schrumpfniere *f*
clump kidney Kuchen-, Klumpenniere *f*
congested kidney Stauungsniere *f*
contracted kidney Schrumpfniere *f*
crush kidney Crush-Niere *f*, Chromoproteinniere *f*, chromoproteinurische Niere *f*
cystic kidney Zystenniere *f*
dwarf kidney Zwergniere *f*
dysplastic kidney dysplastische Niere *f*, Nierendysplasie *f*
ectopic kidney Ektopia renis
floating kidney Wanderniere *f*, Ren mobilis/migrans
fused kidney Verschmelzungsniere *f*
head kidney Vorniere *f*, Pronephros *m*
horseshoe kidney Hufeisenniere *f*, Ren arcuatus
hypermobile kidney Wanderniere *f*, Ren mobilis/migrans
large red kidney Stauungsniere *f*
long fused kidney Langniere *f*, Ren elongatus
L-shaped kidney L-Niere *f*
lump kidney Kuchen-, Klumpenniere *f*
medullary sponge kidney Schwammniere *f*, Cacchi-Ricci-Syndrom *nt*
mortar kidney Kitt-, Mörtelniere *f*
movable kidney Wanderniere *f*, Ren mobilis/migrans
pancake kidney Kuchen-, Klumpenniere *f*
pelvic kidney Beckenniere *f*
phenacetin kidney Analgetika-, Phenacetinniere *f*
primordial kidney Vorniere *f*, Pronephros *m*
putty kidney Kitt-, Mörtelniere *f*
Rokitansky's kidney Amyloid(schrumpf)niere *f*, Wachs-, Speckniere *f*
sacciform kidney Sackniere *f*
scarred kidney Narbenniere *f*, narbige Schrumpfniere *f*
shock kidney Schockniere *f*
shrunken kidney Schrumpfniere *f*
sponge kidney Schwammniere *f*, Cacchi-Ricci-Syndrom *nt*
trauma-shock kidney Crush-Niere *f*, Schockniere *f* bei Trauma
wandering kidney Wanderniere *f*, Ren mobilis/migrans
waxy kidney Amyloid(schrumpf)niere *f*, Wachs-, Speckniere *f*
kidney-shaped *adj* nierenförmig, nierenartig, reniform, nephroid
kilo- *präf.* Kilo-
kil|o|cal|o|rie ['kɪləkælərɪ] *noun* (große) Kalorie *f*, Kilokalorie *f*
kil|o|gram ['kɪləgræm] *noun* Kilogramm *nt*
kil|o|hertz ['kɪləhɜrts] *noun* Kilohertz *nt*
kil|o|volt ['kɪləvəʊlt] *noun* Kilovolt *nt*
kil|o|watt ['kɪləwɑt] *noun* Kilowatt *nt*
kilowatt-hour *noun* Kilowattstunde *f*
kin- *präf.* Bewegungs-, Kine-, Kinet(o)-, Kin(o)-
kin|an|es|the|sia [kɪn,ænəs'θiːʒə] *noun* Kinanästhesie *f*
ki|nase ['kaɪneɪz, 'kɪ-] *noun* Kinase *f*
adenylate kinase Adenylatkinase *f*, Myokinase *f*, AMP-Kinase *f*, A-Kinase *f*
AMP kinase Adenylatkinase *f*, Myokinase *f*, AMP-Kinase *f*, A-Kinase *f*
creatine kinase Kreatin-, Creatinkinase *f*, Kreatin-, Creatinphosphokinase *f*
creatine phosphokinase Kreatinkinase *f*, Creatinkinase *f*, Kreatinphosphokinase *f*, Creatinphosphokinase *f*
phosphoglycerate kinase Phosphoglyceratkinase *f*
protein kinases Proteinkinasen *pl*
pyruvate kinase Pyruvatkinase *f*
ribose-phosphate pyrophosphokinase Ribosephosphatpyrophosphokinase *f*, Phosphoribosylpyrophosphatsynthetase *f*

kine- *präf.* Bewegungs-, Kine-, Kinet(o)-, Kin(o)-
ki|ne|mia [kaɪ'niːmɪə] *noun* Herzzeitvolumen *nt*
kin|e|plas|ty ['kɪnəplæstɪ] *noun* plastische Amputation *f*, Kineplastik *f*
kinesi- *präf.* Bewegungs-, Kinesi(o)-
kin|e|sim|e|ter [kɪnə'sɪmətər] *noun* Bewegungsmesser *m*, Kinesi(o)meter *nt*
kinesio- *präf.* Bewegungs-, Kinesi(o)-
ki|ne|si|o|neu|ro|sis [kɪˌniːzɪəʊnjʊə'rəʊsɪs] *noun* Bewegungs-, Motilitäts-, Kinesioneurose *f*
-kinesis *suf.* Bewegung, -kinese, -kinesia, -kinesie, -kinesis
ki|ne|si|ther|a|py [kɪˌniːsɪ'θerəpɪ] *noun* Bewegungstherapie *f*, Kinesio-, Kinesitherapie *f*
kin|es|the|sia [ˌkɪnəs'θiːʒ(ɪ)ə, -zɪə] *noun* Bewegungs- und Lagesinn *m*, Muskelsinn *m*, Bewegungsempfindung *f*, Kinästhesie *f*
kin|es|thet|ic [ˌkɪnəs'θetɪk] *adj* Kinästhesie betreffend, kinästhetisch
kinet- *präf.* Bewegungs-, Kinet(o)-
ki|net|ic [kɪ'netɪk, kaɪ-] *adj* Kinetik oder Bewegung betreffend oder fördernd oder verursachend, kinetisch, Bewegungs-
-kinetic *suf.* bewegend, -kinetisch
ki|net|ics [kɪ'netɪks, kaɪ-] *plural* Kinetik *f*
kineto- *präf.* Bewegungs-, Kinet(o)-
kin|e|to|sis [ˌkɪnə'təʊsɪs] *noun, plural* **-ses** [-siːz] Bewegungs-, Reisekrankheit *f*, Kinetose *f*
kino- *präf.* Bewegungs-, Kine-, Kinet(o)-, Kin(o)-
ki|no|cen|trum [ˌkɪnə'sentrəm, ˌkaɪ-] *noun* Kinozentrum *nt*, Zentrosom *nt*
ki|no|cil|i|um [ˌkɪnə'sɪlɪəm] *noun, plural* **-cilia** [-'sɪlɪə] (Kino-)Zilie *f*, Flimmerhaar *m*
-klast *suf.* Zerbrechen, Spalten, Aufspaltung, -klast
Kleb|si|el|la [ˌklebzɪ'elə] *noun* Klebsiella *f*
Klebsiella friedländeri → *Klebsiella pneumoniae*
Klebsiella ozaenae → *Klebsiella pneumoniae ozaenae*
Klebsiella pneumoniae Friedländer-Bakterium *nt*, Friedländer-Bazillus *m*, Klebsiella pneumoniae, Bacterium pneumoniae Friedländer
Klebsiella pneumoniae ozaenae Ozäna-Bakterium *nt*, Klebsiella ozaenae, Klebsiella pneumoniae ozaenae, Bacterium ozaenae
Klebsiella pneumoniae rhinoscleromatis Rhinosklerom-Bakterium *nt*, Klebsiella rhinoscleromatis, Klebsiella pneumoniae rhinoscleromatis, Bacterium rhinoscleromatis
Klebsiella rhinoscleromatis → *Klebsiella pneumoniae rhinoscleromatis*
klep|to|ma|nia [ˌkleptə'meɪnɪə, -njə] *noun* Kleptomanie *f*
klep|to|pho|bia [ˌkleptə'fəʊbɪə] *noun* Kleptophobie *f*
knee [niː] *noun* **1.** Knie *nt*; (*anatom.*) Genu *nt* **2.** Kniegelenk *nt*, Articulatio genus
knee of internal capsule Kapselknie *nt*, Knie *nt* der inneren Kapsel, Genu capsulae internae
rugby knee Osgood-Schlatter-Krankheit *f*, -Syndrom *nt*, Schlatter-Osgood-Krankheit *f*, -Syndrom *nt*, Apophysitis tibialis adolescentium
knife [naɪf] *noun, plural* **knives** [naɪvz] Messer *nt*
surgical knife chirurgisches Messer *nt*, Skalpell *nt*
knock-knee *noun* X-Bein *nt*, Genu valgum
knot [nɑt] *noun* **1.** knotenförmige Struktur *f*, Knoten *m*, Nodus *m* **2.** Knoten *m*
knot of umbilical cord Nabelschnurknoten *m*
knot|grass ['nɑtˌgrɑːs] *noun* Vogelknöterich *m*, Polygonum aviculare
knuck|le ['nʌkl] *noun* **1.** (Finger-)Knöchel *m* **2.** Fingergrundgelenk *nt*
knuck|le|bone ['nʌklbəʊn] *noun* Mittelhand-, Metakarpalknochen *m*
koilo- *präf.* Hohl-, Koil(o)-
koi|lo|nych|ia [ˌkɔɪlə'nɪkɪə] *noun* Löffel-, Hohlnagel *m*, Koilonychie *f*
koi|lo|ster|nia [ˌkɔɪlə'stɜrnɪə] *noun* Trichterbrust *f*, Pectus excavatum/infundibulum/recurvatum
ko|la ['kəʊlə] *noun* Kola *f*, Cola acuminata; Cola nitida
ko|ly|pep|tic [ˌkɑlɪ'peptɪk] *adj* verdauungshemmend, kolypeptisch
ko|lyt|ic [kə'lɪtɪk] *adj* hemmend, hindernd, inhibitorisch
ko|ni|o|cor|tex [ˌkəʊnɪəʊ'kɔːrteks] *noun* granulärer Kortex *m*, Koniocortex *m*
kop|ro|ste|rin [kɑprə'sterɪn] *noun* Koprosterin *nt*
ko|ros|co|py [kə'rɑskəpɪ] *noun* Koroskopie *f*, Retinoskopie *f*, Skiaskopie *f*
krau|ro|sis [krɔː'rəʊsɪs] *noun* Kraurose *f*, Kraurosis *f*, Craurosis *f*
kraurosis penis Craurosis penis, Lichen sclerosus et atrophicus penis
kraurosis vulvae Breisky-Krankheit *f*, Craurosis vulvae
krau|rot|ic [krɔː'rɑtik] *adj* Kraurosis betreffend, kraurotisch
kre|a|tin ['krɪətɪn] *noun* Kreatin *nt*, Creatin *nt*, α-Methylguanidinoessigsäure *f*
ky|mog|ra|phy [kaɪ'mɑgrəfɪ] *noun* Kymographie *f*, Kymografie *f*
ky|pho|sis [kaɪ'fəʊsɪs] *noun, plural* **-ses** [-siːz] Kyphose *f*
juvenile kyphosis Scheuermann-Krankheit *f*, Morbus Scheuermann *m*, Adoleszentenkyphose *f*, Osteochondritis/Osteochondrosis deformans juveniles
Scheuermann's kyphosis Scheuermann-Krankheit *f*, Morbus Scheuermann *m*, Adoleszentenkyphose *f*, Osteochondritis/Osteochondrosis deformans juvenilis
ky|phot|ic [kaɪ'fɑtɪk] *adj* Kyphose betreffend, kyphotisch
kyto- *präf.* Zell-, Zyt(o)-, Cyt(o)

K

L

la|bi|al ['leɪbɪəl] *adj* Lippe/Labium betreffend; lippenwärts, zur Lippe hin, labial

la|bile ['leɪbəl, -baɪl] *adj* schwankend, unsicher, unbeständig; (*chem.*) zersetzlich, labil

labio- *präf.* Lippen-, Schamlippen-, Labio-

la|bi|o|lin|gual [,leɪbɪəʊ'lɪŋgwəl] *adj* Lippe(n) und Zunge/Lingua betreffend, labiolingual, labioglossal

la|bi|o|men|tal [,leɪbɪəʊ'mentl] *adj* (Unter-)Lippe und Kinn/Mentum betreffend, labiomental

la|bi|o|plas|ty ['leɪbɪəʊplæstɪ] *noun* Lippen-, Labio-, Cheiloplastik *f*

la|bi|o|vellar [,leɪbɪə'viːlər] *adj* Lippe(n) und Gaumen betreffend, labiovelar

la|bi|um ['leɪbɪəm] *noun, plural* **-bia** [-bɪə] Lippe *f*, Labium *nt*

labium duplex Doppellippe *f*

greater pudendal labia große Schamlippen *pl*, Labia majora pudendi

lesser pudendal labia kleine Schamlippen *pl*, Labia minora pudendi

pudendal labia Schamlippen *pl*, Labia pudendi

la|bor ['leɪbər] I *noun* **1.** Wehen *pl*, Labores (parturientinum) be in labor in den Wehen liegen, kreißen go into labor/enter labor Wehen bekommen **2.** (schwere) Arbeit *f* **3.** Anstrengung *f*, Mühe *f* II *v* **4.** in den Wehen liegen, kreißen **5.** (schwer) arbeiten (*at* an); sich abmühen (*at*, *with* mit); sich quälen

difficult labor Dystokie *f*

false labor Senkwehen *pl*

immature labor vorzeitige Geburt *f*, Frühgeburt *f*

precipitate labor überstürzte Geburt *f*, Partus praecipitatus

premature labor vorzeitige Geburt *f*, Frühgeburt *f*

spontaneous labor Spontangeburt *f*, -entbindung *f*

tedious labor Wehenschwäche *f*, Bradytokie *f*

lab|o|ra|to|ry ['læbrətɔːrɪ] *noun* Laboratorium *nt*, Labor *nt*

lab|ro|cyte ['læbrəsaɪt] *noun* Mastzelle *f*, Mastozyt *m*

la|brum ['leɪbrəm] *noun, plural* **-bra** [-brə] Lippe *f*, Rand *m*, Labrum *nt*

acetabular labrum Pfannenlippe *f*, Labrum acetabuli

glenoid labrum Labrum glenoidale scapulae

ileocaecal labrum Labrum ileocaecale, Labrum inferius

ileocolic labrum Labrum ileocolicum, Labrum superius

lab|y|rinth ['læbɪrɪnθ] *noun* **1.** Labyrinth *nt*, irrgangähnliches Gebilde *nt*; (*anatom.*) Labyrinthus *m* **2.** Innenohr(labyrinth *nt*) *nt*, Labyrinth *nt*

bony labyrinth knöchernes/ossäres Labyrinth *nt*, Labyrinthus osseus

labyrinth of cochlea Schneckenlabyrinth *nt*, Labyrinthus cochlearis

cochlear labyrinth Schneckenlabyrinth *nt*, Labyrinthus cochlearis

cortical labyrinth (*Niere*) Rindenlabyrinth *nt*

endolymphatic labyrinth häutiges/membranöses Labyrinth *nt*, Labyrinthus membranaceus

ethmoidal labyrinth Siebbeinlabyrinth *nt*, Labyrinthus ethmoidalis

kinetic labyrinth kinetisches Labyrinth *nt*, Bogengangsapparat *m*

membranous labyrinth häutiges/membranöses Labyrinth *nt*, Labyrinthus membranaceus

osseous labyrinth knöchernes/ossäres Labyrinth *nt*, Labyrinthus osseus

perilymphatic labyrinth perilymphatischer Raum *m*, Spatium perilymphaticum

tonic labyrinth tonisches Labyrinth *nt*, Maculaapparat *m*

vestibular labyrinth Vorhoflabyrinth *nt*, Labyrinthus vestibularis

lab|y|rin|thec|to|my [,læbɪrɪn'θektəmɪ] *noun* Labyrinthexzision *f*, Labyrinthektomie *f*

lab|y|rin|thine [,læbɪ'rɪnθɪn, -θiːn] *adj* Labyrinth betreffend, insbesondere das Innenohrlabyrinth, labyrinthär, labyrinthisch

lab|y|rin|thi|tis [,læbɪrɪn'θaɪtɪs] *noun* Labyrinthitis *f*, Labyrinthentzündung *f*; Otitis *f* interna

lab|y|rin|thot|o|my [,læbɪrɪn'θɑtəmɪ] *noun* Labyrintheröffnung *f*, Labyrinthotomie *f*

lac [læk] *noun, plural* **lac|ta** ['læktə] **1.** Milch *f*, Lac *nt* **2.** milchartige Flüssigkeit *f*, Milch *f* **3.** Gummilack *m*, Lackharz *nt*

lac|er|ate ['læsəreɪt, -ɪt] I *adj* →*lacerated* II *v* ein-, aufreißen, lazerieren

lac|er|at|ed ['læsəreɪtɪd] *adj* eingerissen, aufgerissen, lazeriert

lac|er|a|tion [læsə'reɪʃn] *noun* **1.** Zerreißen *nt*, Lazerieren *nt* **2.** Riss-, Kratz-, Platz-, Schnittwunde *f*, Riss-, Kratz-, Platz-, Schnittverletzung *f*, Lazeration *f*

hepatic laceration Leber(ein)riss *m*

perineal laceration Dammriss *m*, Scheidendammriss *m*

vaginal laceration Scheidenriss *m*, Kolporrhexis *f*

lach|ry|mal ['lækrɪml] *adj* Tränen oder Tränendrüse oder Tränenkanal betreffend, lakrimal

lack [læk] *noun* Mangel *m* (*of* an)

chronic lack of sexual desire Alibidinie *f*

lack of desire Inappetenz *f*

lack of energy Anergie *f*; Asthenie *f*

lack of impulse Antriebsstörung *f*

lack of memory Amnesia *f*, Amnesie *f*

lack of tension Atonie *f*, Atonizität *f*

lack of tone Tonusmangel *m*

lac|ri|mal ['lækrɪml] *adj* Tränen oder Tränendrüse oder Tränenkanal betreffend, lakrimal

lac|ri|ma|tion [lækrɪ'meɪʃn] *noun* Tränensekretion *f*, Lakrimation *f*

lac|ri|ma|to|ry ['lækrɪmətɔːriː] *adj* die Tränensekretion fördernd, lakrimogen

lac|ri|mo|na|sal [,lækrɪməʊ'neɪzl] *adj* Nase und Tränenapparat betreffend oder verbindend, nasolakrimal

lac|ri|mot|o|my [lækrɪ'mɑtəmɪ] *noun* Tränensackeröffnung *f*, Trängengangseröffnung *f*, Lakrimotomie *f*

lact- *präf.* Milch-, Lakt(o)-, Lact(o)-, Galakt(o)-, Galact(o)-

lac|ta|ci|de|mia [læk,tæsɪ'diːmɪə] *noun* Hyperlaktazidämie *f*

lac|ta|ci|du|ria [læk,tæsɪ'd(j)ʊərɪə] *noun* Milchsäureausscheidung *f* im Harn, Lakt-, Lactazidurie *f*, Laktatazidurie *f*

lac|ta|gogue ['læktəgɔg] I *noun* milchtreibendes Mittel *nt*, Laktagogum *nt*, Galaktogogum *nt* II *adj* milchtreibend

lac|tal|bu|min [,læktæl'bjuːmɪn] *noun* Laktalbumin *nt*, Lactalbumin *nt*

lac|tam ['læktæm] *noun* Laktam *nt*, Lactam *nt*, Laktonamin *nt*

β-lac|tam|ase ['læktəmeɪz] *noun* β-Laktamase *f*, β-Lactamase *f*, beta-Laktamase *f*, beta-Lactamase *f*

β-lactamase-resistant *adj* β-Lactamase-fest, β-Lactamase-resistent

lac|tam|ide [læk'tæmɪd] *noun* Laktamid *nt*, Lactamid *nt*

lac|tase ['lækteɪz] *noun* Laktase *f*, Lactase *f*, β-Galaktosidase *f*

lac|tate ['lækteɪt] I *noun* Laktat *nt*, Lactat *nt* II *v* Milch absondern, laktieren

lac|ta|tion [læk'teɪʃn] *noun* **1.** Milchsekretion *f*, Laktation *f* **2.** Laktationsperiode *f*, Laktation *f*
lac|te|al ['læktɪəl] I *noun* (*Darm*) Lymphkapillare *f* II *adj* Milch betreffend oder produzierend, milchig, Lakt(o)-, Lact(o)-, Milch-
lac|te|ous ['læktɪəs] *adj* Milch betreffend oder produzierend, milchig, Lakt(o)-, Lact(o)-, Milch-
lac|tes|cent [læk'tesənt] *adj* Milch absondernd, laktierend
lac|tic ['læktɪk] *adj* Milch betreffend, Milch-, Lakt(o)-, Lact(o)-, Galakt(o)-, Galact(o)-
lac|tic|ac|i|de|mia [ˌlæktɪkˌæsɪ'diːmɪə] *noun* Hyperlaktazidämie *f*
lac|tif|er|ous [læk'tɪfərəs] *adj* milchführend, laktifer
lac|ti|fuge ['læktɪfjuːdʒ] I *noun* Milchsekretion-hemmendes Mittel *nt*, Lakti-, Lactifugum *nt* II *adj* die Milchsekretion hemmend, milchvermindernd, milchhemmend
lacto- *präf.* Milch-, Lakt(o)-, Lact(o)- Galakt(o)-, Galact(o)-
Lac|to|bac|il|la|ce|ae [ˌlæktəʊˌbæsə'leɪsɪˌiː] *plural* Milchsäurebakterien *pl*, Lactobacillaceae *pl*
Lac|to|ba|cil|lus [ˌlæktəʊbə'sɪləs] *noun*, *plural* **-li** [ˌlæktəʊbə'sɪlaɪ] Milchsäurestäbchen *nt*, Laktobacillus *m*, Lactobacillus *m*
Lactobacillus acidophilus Lactobacillus acidophilus
Lactobacillus bifidus Bifidus-Bakterium *nt*, Lactobacillus bifidus, Bifidobacterium bifidum
lac|to|cele ['læktəʊsiːl] *noun* Galaktozele *f*
lac|to|chrome ['læktəʊkrəʊm] *noun* Ribo-, Laktoflavin *nt*, Vitamin B_2 *nt*
lac|to|fer|rin [læktəʊ'ferɪn] *noun* Laktoferrin *nt*, Lactoferrin *nt*, Laktotransferrin *nt*, Lactotransferrin *nt*
lac|to|fla|vin [ˌlæktəʊ'fleɪvɪn] *noun* Ribo-, Laktoflavin *nt*, Vitamin B_2 *nt*
lac|to|gen ['læktəʊdʒən] *noun* Prolaktin *nt*, Prolactin *nt*, laktogenes Hormon *nt*
human placental lactogen humanes Plazenta-Laktogen *nt*, Chorionsomatotropin *nt*
lac|to|gen|e|sis [ˌlæktəʊ'dʒenəsɪs] *noun* Milchbildung *f*, Laktogenese *f*
lac|to|gen|ic [ˌlæktəʊ'dʒenɪk] *adj* Laktogenese betreffend oder fördernd, Milch bildend, laktogen
lac|to|glob|ulin [ˌlæktəʊ'glɑbjəlɪn] *noun* Laktoglobulin *nt*, Lactoglobulin *nt*
lac|to|nase ['læktəneɪz] *noun* Laktonase *f*, Lactonase *f*
lac|tone ['læktəʊn] *noun* Lakton *nt*, Lacton *nt*
lac|to|pro|tein [ˌlæktəʊ'prəʊtiːn, -tiːɪn] *noun* Milcheiweiß *nt*, Lactoprotein *nt*
lac|tor|rhea [ˌlæktəʊ'rɪə] *noun* Milchfluss *m*, Galaktorrhö *f*, Galaktorrhoe *f*
lac|tose ['læktəʊs] *noun* Milchzucker *m*, Laktose *f*, Lactose *f*, Laktobiose *f*
lac|to|side ['læktəsaɪd] *noun* Laktosid *nt*, Lactosid *nt*
lac|to|si|do|sis [ˌlæktəʊsaɪ'dəʊsɪs] *noun*, *plural* **-ses** [ˌlæktəʊsaɪ'dəʊsiːz] Laktosidspeicherkrankheit *f*, Laktosidose *f*
ceramide lactosidosis Lactosylceramidose *f*, neutrale β-Galaktosidase-Defekt *m*
lac|to|su|ria [ˌlæktə's(j)ʊərɪə] *noun* Laktosurie *f*
lac|to|syl|cer|a|mide [lækˌtəʊsɪl'serəmaɪd] *noun* Lactosyl-N-acylsphingosin *nt*, Lactosylceramid *nt*
lac|to|syl|cer|a|mi|do|sis [ˌlæktəʊsɪlˌserəmaɪ'dəʊsɪs] *noun* Lactosylceramidose *f*, neutrale β-Galaktosidase-Defekt *m*
lac|to|troph ['læktəʊtrɑf, læktəʊtrəʊf] *noun* Prolaktin-Zelle *f*, mammotrope Zelle *f*
lac|to|tro|phin [ˌlæktəʊ'trəʊfɪn] *noun* Prolaktin *nt*, Prolactin *nt*, laktogenes Hormon *nt*
lac|to|trop|ic [ˌlæktəʊ'trɑpɪk, -'trəʊ-] *adj* mit Affinität zu Milch, laktotrop
lac|to|tro|pin [læktəʊ'trəʊpɪn] *noun* → *lactotrophin*
lac|tu|lose ['læktjələʊs] *noun* Lactulose *f*
la|cu|na [lə'k(j)uːnə] *noun*, *plural* **-nae** [-niː] Hohlraum *m*, Spalt(e *f*) *m*, Lücke *f*, Lakune *f*, Lacuna *f*
absorption lacunae Howship-Lakunen *pl*
blood lacuna Blutlakune *f*
bone lacuna Knochenzellhöhle *f*, -lakune *f*
cartilage lacuna Knorpelzellmulde *f*, -höhle *f*, -lakune *f*
great lacuna of urethra Fossa navicularis urethrae
lateral lacunae Lacunae laterales
osseous lacuna Knochenzellhöhle *f*, -lakune *f*
resorption lacunae Howship-Lakunen *pl*
trophoblastic lacunae Trophoblastenlakunen *pl*
lacunae of urethra Urethrallakunen *pl*, -buchten *pl*, Morgagni-Lakunen *pl*, Lacunae urethrales
lacuna of vessels Lacuna vasorum retroinguinalis
type III lacunae Kriblüren *pl*
urethral lacunae Urethrallakunen *pl*, -buchten *pl*, Lacunae urethrales
la|cu|nar [lə'k(j)uːnər] *adj* Lakune(n) betreffend, mit Lakunen versehen, höhlenartig, lakunar, lakunär
lag|oph|thal|mos [ˌlægɑf'θælməs] *noun* Hasenauge *nt*, Lagophthalmus *m*
lake ['leɪk] *noun* Lacus *m*
lacrimal lake Lacus lacrimalis
lalo- *präf.* Sprach-, Sprech-, Lalo-
la|lop|a|thy [læ'lɑpəθɪ] *noun* Sprach-, Sprechstörung *f*, Lalopathie *f*
lal|o|pho|bia [ˌlælə'fəʊbɪə] *noun* Sprechangst *f*, -scheu *f*, Lalophobie *f*
lal|o|phob|ic [ˌlælə'fəʊbɪk] *adj* Sprechscheu/Lalophobie betreffend, lalophob, glossophob
lal|o|ple|gia [ˌlælə'pliːdʒ(ɪ)ə] *noun* Sprachlähmung *f*, Laloplegie *f*
lam|bli|a|sis [læm'blaɪəsɪs] *noun* Giardia-Infektion *f*, Lamblia-Infektion *f*, Giardiasis *f*, Lambliasis *f*
la|mel|la [lə'melə] *noun*, *plural* **-las**, **-lae** [-liː, -laɪ] dünnes Plättchen *nt*, dünne Membran *f*, Lamelle *f*
basic lamella Generallamelle *f*
circumferential lamella Generallamelle *f*
concentric lamella Havers-(Knochen-)Lamelle *f*
dental lamella Zahnleiste *f*
ground lamellae Schaltlamellen *pl*
haversian lamella Havers-(Knochen-)Lamelle *f*
intermediate lamellae Schaltlamellen *pl*
interstitial lamellae Schaltlamellen *pl*
osseous lamella Knochenlamelle *f*
la|mel|lar [lə'melər] *adj* aus Lamellen aufgebaut oder bestehend, in Lamellen angeordnet, geschichtet, lamellär, lamellar
la|mel|late ['læməleɪt, lə'meleɪt, -lɪt] *adj* aus Lamellen aufgebaut oder bestehend, in Lamellen angeordnet, geschichtet, lamellär, lamellar
lam|i|na ['læmɪnə] *noun*, *plural* **-nas**, **-nae** [-niː] **1.** dünne Platte *f*, Überzug *m*, Blättchen *nt*, Lamina *f* **2.** → *lamina of vertebra*
accessory medullary lamina Lamina medullaris accessoria corpori striati
lamina affixa Lamina affixa
alar lamina Flügelplatte *f*, Lamina alaris
anterior limiting lamina Bowman-Membran *f*, vordere Basalmembran *f*, Lamina elastica anterior (Bowmani), Lamina limitans anterior corneae
basal lamina **1.** Basallamina *f*, -membran *f* **2.** (*embryolog.*) Basal-, Grundplatte *f*, Lamina basalis
basal lamina of choroid Bruch-Membran *f*, Lamina basalis choroideae
basal lamina of ciliary body Lamina basalis corporis ciliaris
basilar lamina Basilarmembran *f*, Lamina basilaris ductus cochlearis
basilar lamina of cochlear duct Lamina basilaris ductus cochleari
bony spiral lamina Lamina spiralis ossea

Bowman's lamina Bowman-Membran *f*, vordere Basalmembran *f*, Lamina elastica anterior (Bowmani), Lamina limitans anterior corneae
choriocapillary lamina Choriocapillaris *f*, Lamina choroidocapillaris
cribriform lamina Fascia cribrosa
cribriform lamina of ethmoid bone Siebbeinplatte *f*, Lamina cribrosa ossis ethmoidalis
cribriform lamina of transverse fascia Septum femorale
cribrous lamina of sclera Siebplatte *f* der Sklera, Lamina cribrosa sclerae
lamina of cricoid cartilage Ringknorpelplatte *f*, Lamina cartilaginis cricoideae
deep lamina of levator muscle of upper eyelid tiefes Blatt *nt* der Levatorsehne, Lamina profunda musculi levatoris palpebrae superioris
lamina densa Lamina densa
episcleral lamina Episklera *f*, Lamina episcleralis
epithelial lamina Ependymüberzug *m* des Plexus choroideus, Lamina epithelialis
external elastic lamina Elastica *f* externa, Membrana elastica externa
external medullary lamina Lamina medullaris externa corpori striati, Lamina medullaris lateralis thalami, laterale Marklamelle *f*
external medullary lamina of corpus striatum äußere Marklamelle *f* des Corpus striatum, Lamina medullaris lateralis corpori striati
external lamina of peritoneum äußeres Blatt *nt* des Bauchfells, Peritoneum parietale
external lamina of pterygoid process Lamina lateralis processus pterygoidei
external lamina of skull äußeres Blatt *nt* des knöchernen Schädeldachs, Lamina externa calvariae
fibrocartilaginous interpubic lamina Lamina fibrocartilaginea interpubica, Discus interpubicus
lamina fibroreticularis Lamina fibroreticularis
lamina fusca Lamina fusca sclerae
hamulus of bony spiral lamina Hamulus laminae spiralis
horizontal lamina of palatine bone Lamina horizontalis ossis palatini
inferior lamina of sphenoid bone Processus pterygoideus ossis sphenoidalis
internal elastic lamina Elastica *f* interna, Membrana elastica interna
internal medullary lamina Lamina medullaris medialis thalami, Lamina medullaris interna corpori striati, mediale Marklamelle *f*
internal medullary lamina of corpus striatum innere Marklamelle *f* des Corpus striatum, Lamina medullaris medialis corpori striati
internal lamina of pterygoid process Lamina medialis processus pterygoidei
internal lamina of skull inneres Blatt *nt* des knöchernen Schädeldaches, Lamina interna calvariae
lateral medullary lamina laterale Marklamelle *f*, Lamina medullaris lateralis corpori striati
lateral lamina of pterygoid process Lamina lateralis processus pterygoidei
lateral lamina of tubal cartilage laterale Knorpelplatte *f* des Tubenknorpels, Lamina lateralis cartilaginis tubae auditivae
limbus of spiral lamina Limbus laminae spiralis osseae
medial medullary lamina mediale Marklamelle *f*, Lamina medullaris medialis corpori striati
medial lamina of pterygoid process Lamina medialis processus pterygoidei
medial lamina of tubal cartilage mediale Knorpelplatte *f* des Tubenknorpels, Lamina medialis cartilaginis tubae auditivae
medullary laminae of thalamus Markstränge *pl* des Thalamus, Laminae medullares thalami interna et externa
membranous lamina of auditory tube Lamina membranacea tubae auditivae
lamina of modiolus Lamina modioli cochleae
lamina muscularis mucosae Muskularis *f* mucosae, Lamina muscularis mucosae
orbital lamina Lamina orbitalis ossis ethmoidalis
palatine lamina of maxilla Processus palatinus maxillae
perpendicular lamina of ethmoid bone Lamina perpendicularis ossis ethmoidale
posterior limiting lamina Descemet-Membran *f*, hintere Basalmembran *f*, Lamina elastica posterior Descemeti, Lamina limitans posterior corneae
pretracheal lamina of cervical fascia Lamina pretrachealis fasciae cervicalis, mittlere Halsfaszie *f*
prevertebral lamina of cervical fascia Lamina prevertebralis fasciae cervicalis, tiefe Halsfaszie *f*
lamina propria Lamina propria mucosae
lamina rara externa Lamina rara externa
lamina rara interna Lamina rara interna
rostral lamina Lamina rostralis
secondary spiral lamina Lamina spiralis secundaria
lamina of septum pellucidum Lamina septi pellucidi
spinal laminae Laminae spinales
superficial lamina of cervical fascia Lamina superficialis fasciae cervicalis
suprachoroid lamina Lamina suprachoroidea
tectal lamina of mesencephalon Vierhügelplatte *f*, Lamina quadrigemina, Lamina tecti
terminal lamina Lamina terminalis
terminal lamina of hypothalamus Lamina terminalis hypothalami
lamina tragi Lamina tragi
lamina of tubal cartilage laterale Knorpelplatte *f* des Tubenknorpels, Lamina lateralis cartilaginis tubae auditivae
vascular lamina of choroid Haller-Membran *f*, Lamina vasculosa
lamina of vertebra Wirbel(bogen)platte *f*, Lamina arcus vertebrae
vitreous lamina Bruch-Membran *f*, Lamina basalis choroideae

lam|i|na|gram ['læmɪnəgræm] *noun* Schichtaufnahme *f*, Tomogramm *nt*
lam|i|nag|ra|phy [læmɪ'nægrəfɪ] *noun* Schichtröntgen *nt*, Tomographie *f*, Schichtröntgen *nt*, Tomografie *f*
lam|i|nar ['læmɪnər] *adj* aus Schichten bestehend, blätterig, lamellenförmig, lamellenartig, laminar, laminal
lam|i|nat|ed ['læmɪneɪtɪd] *adj* aus Lamellen aufgebaut oder bestehend, in Lamellen angeordnet, geschichtet, lamellär, lamellar
lam|i|nec|to|my [læmɪ'nektəmɪ] *noun* Wirbelbogenresektion *f*, Laminektomie *f*
lam|i|no|gram ['læmɪnəgrəm] *noun* Schichtaufnahme *f*, Tomogramm *f*
lam|i|nog|ra|phy [læmɪ'nɑgrəfɪ] *noun* Schichtaufnahmeverfahren *nt*, Tomographie *f*, Tomografie *f*
lam|i|not|o|my [læmɪ'nɑtəmɪ] *noun* Wirbelbogendurchtrennung *f*, Laminotomie *f*
lan|ci|nat|ing ['lænsɪneɪtɪŋ] *adj* (*Schmerz*) bohrend, stechend, blitzartig, lanzinierend
la|nu|gi|nous [lə'n(j)uːdʒɪnəs] *adj* von Lanugohaaren bedeckt, lanugoartig, lanuginös
la|nu|go [lə'n(j)uːgəʊ] *noun, plural* **-gos** Flaum *m*, Wollhaar(kleid *nt*) *nt*, Lanugo *f*
lapar- *präf.* Bauch-, Bauchdecken-, Bauchwand-, Bauchhöhlen, Lapar(o)-
lap|a|rec|to|my [læpə'rektəmɪ] *noun* Bauchwandexzision *f*, Bauchdeckenplastik *f*, Laparektomie *f*

lap|a|ro|ce|le ['læpərəsiːl] *noun* Bauch(wand)hernie *f*, Bauch(wand)bruch *m*, Laparozele *f*, Hernia abdominalis/ventralis

lap|a|ro|cho|le|cys|to|o|my [ˌlæpərəʊˌkəʊləsɪs'tɑtəmɪ] *noun* Gallenblaseneröffnung *f*, Cholezystotomie *f*

lap|a|ro|co|lec|to|my [ˌlæpərəʊkə'lektəmɪ] *noun* Dickdarmentfernung *f*, -exstirpation *f*, Kolonentfernung *f*, -exstirpation *f*, Kolektomie *f*

lap|a|ro|co|los|to|my [ˌlæpərəʊkə'lɑstəmɪ] *noun* Laparokolostomie *f*; Kolostomie *f*

lap|a|ro|co|lot|o|my [ˌlæpərəʊkə'lɑtəmɪ] *noun* Dickdarmeröffnung *f*, -durchtrennung *f*, Koloneröffnung *f*, -durchtrennung *f*, Kolotomie *f*

lap|a|ro|cys|tec|to|my [ˌlæpərəʊsɪs'tektəmɪ] *noun* transabdominelle Zystektomie *f*, Laparozystektomie *f*

lap|a|ro|cys|ti|dot|o|my [ˌlæpərəʊsɪstə'dɑtəmɪ] *noun* **1.** transabdominelle Zystotomie *f*, Laparozystotomie *f* **2.** suprabubischer Blasenschnitt *m*, Laparozystotomie *f*

lap|a|ro|en|te|ros|to|my [ˌlæpərəʊentə'rɑstəmɪ] *noun* Laparoenterostomie *f*

lap|a|ro|en|te|rot|o|my [ˌlæpərəʊentə'rɑtəmɪ] *noun* Laparoenterotomie *f*

lap|a|ro|gas|tros|to|my [ˌlæpərəʊgæs'trɑstəmɪ] *noun* Laparo-, Zöliogastrostomie *f*

lap|a|ro|gas|trot|o|my [ˌlæpərəʊgæs'trɑtəmɪ] *noun* Laparo-, Zöliogastrotomie *f*

lap|a|ro|he|pa|tot|o|my [ˌlæpərəʊhepə'tɑtəmɪ] *noun* Laparohepatotomie *f*

lap|a|ro|hys|ter|ec|to|my [ˌlæpərəʊhɪstə'rektəmɪ] *noun* transabdominelle Hysterektomie *f*, Laparohysterektomie *f*, Hysterectomia abdominalis

laparohystero-oophorectomy *noun* Laparotomie *f* mit Entfernung von Gebärmutter und Eierstöcken, Laparohystero-oophorektomie *f*, Laparohystero-ovariektomie *f*

lap|a|ro|hys|ter|o|pex|y [ˌlæpərəʊ'hɪstərəpeksɪ] *noun* transabdominelle Hysteropexie *f*, Laparohysteropexie *f*

laparohysterosalpingo-oophorectomy *noun* Laparohysterosalpingo-oophorektomie *f*, Laparohysterosalpingo-ovariektomie *f*

lap|a|ro|hys|te|rot|o|my [ˌlæpərəʊhɪstə'rɑtəmɪ] *noun* transabdominelle Hysterotomie *f*, Abdomino-, Laparo-, Zöliohysterotomie *f*

lap|a|ro|il|e|ot|o|my [ˌlæpərəʊɪlɪ'ɑtəmɪ] *noun* Laparoileotomie *f*

lap|a|ro|my|i|tis [ˌlæpərəʊmaɪ'aɪtɪs] *noun* Entzündung der Bauchwandmuskulatur, Laparomyositis *f*

lap|a|ro|my|o|mec|to|my [ˌlæpərəʊmaɪə'mektəmɪ] *noun* transabdominelle Myomektomie *f*, Laparomyomektomie *f*

lap|a|ro|my|o|mot|o|my [ˌlæpərəʊmaɪə'mɑtəmɪ] *noun* transabdominelle Myomotomie *f*, Laparomyomotomie *f*

lap|a|ro|my|o|si|tis [ˌlæpərəʊmaɪə'saɪtɪs] *noun* Entzündung der Bauchwandmuskulatur, Laparomyositis *f*

lap|a|ror|rha|phy [læpə'rɔrəfɪ] *noun* Bauchwandnaht *f*, Zölio-, Laparorrhaphie *f*

lap|a|ro|sal|pin|gec|to|my [ˌlæpərəˌsælpɪn'dʒektəmɪ] *noun* transabdominelle Salpingektomie *f*, Zölio-, Laparosalpingektomie *f*

laparosalpingo-oophorectomy *noun* transabdominelle Salpingo-oophorektomie *f*, Laparosalpingo-oophorektomie *f*, Laparosalpingo-ovariektomie *f*

lap|a|ro|sal|pin|got|o|my [ˌlæpərəʊsælpɪn'dʒektəmɪ] *noun* transabdominelle Salpingotomie *f*, Zölio-, Laparosalpingotomie *f*

lap|a|ro|scope ['læpərəskəʊp] *noun* Laparoskop *nt*

lap|a|ro|scop|ic ['læpərəskɑpik] *adj* Laparoskopie betreffend, mittels Laparoskopie, laparoskopisch

lap|a|ros|co|py [ˌlæpə'rɑskəpɪ] *noun* Bauchspiegelung *f*, Laparoskopie *f*

lap|a|ro|sple|nec|to|my [ˌlæpərəsplɪ'nektəmɪ] *noun* Laparosplenektomie *f*

lap|a|ro|sple|not|o|my [ˌlæpərəʊsplɪ'nɑtəmɪ] *noun* Laparosplenotomie *f*

lap|a|rot|o|my [læpə'rɑtəmɪ] *noun* (operative) Bauchhöhleneröffnung *f*, Laparotomie *f*

explorative laparotomy explorative Laparotomie *f*, Probelaparotomie *f*

lap|a|ro|u|te|rot|o|my [ˌlæpərəˌjuːtə'rɑtəmɪ] *noun* transabdominelle Hysterotomie *f*, Abdominohysterotomie *f*, Laparohysterotomie *f*, Zöliohysterotomie *f*

lapse [læps] *noun* **1.** Versehen *nt*, Fehler *m*, Lapsus *m* **2.** Fall *m*, Absinken *nt*, Lapsus *m*; Ptose *f* **3.** (*Zeit*) Ab-, Verlauf *m*; Zeitspanne *f* **4.** Verfall *m*, Absinken *nt*, Niedergang *m* **5.** Verschwinden *nt*, Aussterben *nt*; Aufhören *nt*

lar|da|ceous [lɑːr'deɪʃəs] *adj* fettartig, fettähnlich

lark|spur ['lɑːrkˌspɜr] *noun* Rittersporn *m*, Delphinium consolida

lar|vat|ed ['lɑːrveɪtɪd] *adj* (*Krankheit, Symptom*) versteckt, verkappt, maskiert, larviert; verdeckt, verborgen, larviert, maskiert

lar|vi|cid|al [ˌlɑːrvə'saɪdl] *adj* larven(ab)tötend, larvizid

laryng- *präf.* Kehlkopf-, Laryng(o)-, Larynx-

lar|yn|gal|gia [lærɪn'gældʒ(ɪ)ə] *noun* Larynx-, Kehlkopfschmerz *m*, Laryngalgie *f*

la|ryn|ge|al [lə'rɪndʒ(ɪ)əl, ˌlærɪn'dʒiːəl] *adj* Kehlkopf/Larynx betreffend, laryngeal

lar|yn|gec|to|my [ˌlærɪn'dʒektəmɪ] *noun* Laryngektomie *f*

lar|yn|git|ic [ˌlærɪn'dʒɪtɪk] *adj* Kehlkopfentzündung/Laryngitis betreffend, laryngitisch

lar|yn|gi|tis [ˌlærɪn'dʒaɪtɪs] *noun, plural* **-git|i|des** [-'dʒɪtədiːz] Laryngitis *f*, Larynxentzündung *f*, Kehlkopfentzündung *f*

acute laryngitis akute (katarrhalische) Laryngitis *f*, Laryngitis acuta

chronic catarrhal laryngitis chronische katarrhalische Laryngitis *f*

chronic subglottic laryngitis chronische subglottische Laryngitis *f*, Chorditis vocalis inferior, Laryngitis subglottica chronica

croupous laryngitis kruppöse Laryngitis *f*

diphtheritic laryngitis Kehlkopfdiphtherie *f*, Laryngitis diphtherica

membranous laryngitis membranöse Laryngitis *f*

spasmodic laryngitis Laryngitis stridulosa

subglottic laryngitis falscher Krupp *m*, Pseudokrupp *m*, subglottische Laryngitis *f*, Laryngitis subglottica

tuberculous laryngitis Kehlkopftuberkulose *f*, Laryngitis tuberculosa

typhoid laryngitis Laryngotyphus *m*

laryngo- *präf.* Kehlkopf-, Laryng(o)-, Larynx-

la|ryn|go|cele [lə'rɪŋgəʊsiːl] *noun* Luftsack *m*, -geschwulst *f*, Laryngozele *f*, -cele *f*

la|ryn|go|cen|te|sis [ˌləˌrɪŋgəʊsen'tiːsɪs] *noun* Kehlkopfpunktion *f*, Laryngozentese *f*

la|ryn|go|fis|sure [ˌləˌrɪŋgəʊ'fɪʃər] *noun* Laryngofissur *f*

lar|yn|gog|ra|phy [ˌlærɪn'gɑgrəfɪ] *noun* Laryngographie *f*, Laryngografie *f*

la|ryn|go|hy|po|phar|ynx [ləˌrɪŋgəʊhaɪpə'færɪŋks] *noun* Laryngohypopharynx *m*

la|ryn|go|ma|la|cia [ləˌrɪŋgəʊmə'leɪʃ(ɪ)ə] *noun* Kehlkopferweichung *f*, Laryngomalazie *f*

la|ryn|go|pa|ral|y|sis [ləˌrɪŋgəʊpə'rælɪsɪs] *noun* Larynx-, Kehlkopflähmung *f*, Laryngoparalyse *f*, Laryngoplegie *f*

lar|yn|gop|a|thy [ˌlærɪn'gɑpəθɪ] *noun* Kehlkopferkrankung *f*, Laryngopathie *f*

la|ryn|go|pha|ryn|ge|al [ləˌrɪŋgəʊfə'rɪndʒ(ɪ)əl] *adj* Kehlkopf und Rachen/Pharynx betreffend oder verbindend, laryngopharyngeal, pharyngolaryngeal

la|ryn|go|phar|yn|gec|to|my [ləˌrɪŋgəʊˌfærɪŋ'dʒektəmɪ] *noun* Laryngopharyngektomie *f*

la|ryn|go|phar|yn|git|ic [ˌləˌrɪŋgəʊˌfærɪŋ'dʒaɪtɪk] *adj*

Laryngopharyngitis betreffend, laryngopharyngitisch

la|ryn|go|phar|yn|gi|tis [ˌləˌrɪŋgəʊˌfærɪŋ'dʒaɪtɪs] *noun* Entzündung von Kehlkopf/Larynx und Rachen/Pharynx, Laryngopharyngitis *f*

la|ryn|go|phar|ynx [ləˌrɪŋgəʊ'færɪŋks] *noun* Hypo-, Laryngopharynx *m*, Pars laryngea pharyngis

lar|yn|goph|o|ny [ˌlærɪn'gɑfənɪ] *noun* Laryngophonie *f*

la|ryn|go|plas|ty [lə'rɪŋgəʊplæstɪ] *noun* Larynx-, Kehlkopfplastik *f*

la|ryn|go|pto|sis [ləˌrɪŋgəʊ'təʊsɪs] *noun* Kehlkopfsenkung *f*, Laryngoptosis *f*

la|ryn|go|py|o|cele [ləˌrɪŋgəʊ'paɪəsiːl] *noun* Laryngopyozele *f*

la|ryn|go|rhi|nol|o|gy [ləˌrɪŋgəʊraɪ'nɑlədʒɪ] *noun* Laryngorhinologie *f*

lar|yn|gor|rha|gia [ləˌrɪŋgəʊ'rædʒ(ɪ)ə] *noun* Laryngorrhagie *f*

lar|yn|gor|rha|phy [ˌlærɪŋ'gɔrəfɪ] *noun* Kehlkopfnaht *f*, Laryngorrhaphie *f*

la|ryn|gor|rhea [ləˌrɪŋgə'rɪə] *noun* Laryngorrhoe *f*

la|ryn|go|scope [ləˌrɪŋgəʊskəʊp] *noun* Laryngoskop *nt*

la|ryn|go|scop|ic [ləˌrɪŋgəʊ'skɑpɪk] *adj* Laryngoskopie betreffend, mittels Laryngoskopie, laryngoskopisch

lar|yn|gos|co|py [ˌlærɪn'gɑskəpɪ] *noun* Laryngoskopie *f*

direct laryngoscopy direkte Kehlkopfspiegelung/Laryngoskopie *f*, Autoskopie *f*

indirect laryngoscopy indirekte Kehlkopfspiegelung/Laryngoskopie *f*

mirror laryngoscopy indirekte Kehlkopfspiegelung/Laryngoskopie *f*

la|ryn|go|spasm [lə'rɪŋgəspæzəm] *noun* Stimmritzenkrampf *m*, Laryngospasmus *m*

la|ryn|go|ste|no|sis [ləˌrɪŋgəʊstɪ'nəʊsɪs] *noun* Larynxverengung *f*, -stenose *f*, Kehlkopfverengung *f*, -stenose *f*, Laryngostenose *f*

la|ryn|go|stro|bos|co|py [ˌləˌrɪŋgəʊstrəʊ'bɑskəpɪ] *noun* Laryngostroboskopie *f*

lar|yn|got|o|my [ˌlærɪn'gɑtəmɪ] *noun* Laryngotomie *f*

la|ryn|go|tra|che|al [ləˌrɪŋgəʊ'treɪkɪəl] *adj* Kehlkopf und Luftröhre/Trachea betreffend oder verbindend, laryngotracheal

la|ryn|go|tra|che|i|tis [ˌləˌrɪŋgəʊtreɪkɪ'aɪtɪs] *noun* Entzündung von Kehlkopf/Larynx und Luftröhre/Trachea, Laryngotracheitis *f*

la|ryn|go|tra|che|o|bron|chi|tis [ˌləˌrɪŋgəʊˌtreɪkɪəʊbrɑŋ'kaɪtɪs] *noun* Entzündung von Kehlkopf/Larynx, Luftröhre/Trachea und Bronchien, Laryngotracheobronchitis *f*

la|ryn|go|tra|che|o|bron|chos|co|py [ˌləˌrɪŋgəʊˌtreɪkɪəʊbrɑn'kɑskəpɪ] *noun* Laryngotracheobronchoskopie *f*

la|ryn|go|tra|che|os|co|py [ˌləˌrɪŋgəʊˌtreɪkɪ'ɑskəpɪ] *noun* Laryngotracheoskopie *f*

la|ryn|go|tra|che|ot|o|my [ˌləˌrɪŋgəʊˌtreɪkɪ'ɑtəmɪ] *noun* Eröffnung *f* von Kehlkopf und Luftröhre, Laryngotracheotomie *f*

la|ryn|go|ves|ti|bu|li|tis [ˌləˌrɪŋgəʊˌvestɪbjə'laɪtɪs] *noun* Entzündung von Kehlkopf/Larynx und Vestibulum laryngis, Laryngovestibulitis *f*

la|ryn|go|xe|ro|sis [ˌləˌrɪŋgəʊzɪ'rəʊsɪs] *noun* pathologische Trockenheit *f* der Kehlkopfschleimhaut, Laryngoxerose *f*, -xerosis *f*

lar|ynx ['lærɪŋks] *noun, plural* **-ynx|es, -yn|ges** [lə'rɪndʒiːz] Kehlkopf *m*, Larynx *m*

lase [leɪz] **I** *vt* mit Laser bestrahlen **II** *vi* Laserlicht ausstrahlen, lasen

la|ser ['leɪzər] *noun* Laser *m*

argon laser Argonlaser *m*

Excimer laser Excimer-Laser *m*

Excimer cool laser Excimer-Laser *m*

lat|er|al ['lætərəl] *adj* an oder auf der Seite, zur Körperseite hin liegend, lateral, seitlich, seitwärts

latero- *präf.* Seiten-, Latero-, Lateral-

lat|er|o|po|si|tion [ˌlætərəʊpə'zɪʃn] *noun* Seitwärtsverlagerung *f*, Lateroposition *f*

lat|er|o|pul|sion [ˌlætərəʊ'pʌlʃn] *noun* Lateropulsion *f*

lat|er|o|ter|mi|nal [ˌlætərəʊ'tɜrmnəl] *adj* laterotermininal, Seit-zu-End-

lat|er|o|tor|sion [ˌlætərəʊ'tɔːrʃn] *noun* seitliches Verdrehen *nt*, Laterotorsion *f*

lat|er|o|ver|sion [ˌlætərəʊ'vɜrʒn] *noun* Drehung oder Wendung *f* zur Seite, Lateroversion *f*, Lateroversio *f*

la|tex ['leɪteks] *noun, plural* **-tex|es, lat|i|ces** ['lætəsiːz] Latex *m*

RF latex Latex-Rheumafaktor-Test *m*

lath|y|rism ['læθərɪzəm] *noun* Lathyrismus *m*

lat|tice ['lætɪs] *noun* **1.** Gitter *nt*; Kristallgitter *nt* **2.** Gittermuster *nt*, -anordnung *f*

la|vage [lə'vɑːʒ, 'lævɪdʒ] *noun* (Aus-)Waschen *nt*, (Aus-)Spülen *nt*, Spülung *f*, Lavage *f*, Lavement *nt*

bronchial lavage Bronchiallavage *f*, -spülung *f*, Bronchuslavage *f*, -spülung *f*

colonic lavage Kolonlavage *f*, rektale Instillation *f*

peritoneal lavage Peritoneallavage *f*, -spülung *f*

lav|en|der ['lævəndər] *noun* Lavendel *m*, Lavandula angustifolia

lax|a|tion [læk'seɪʃn] *noun* Darmentleerung *f*, Stuhlgang *m*, Defäkation *f*

lax|a|tive ['læksətɪv] *adj* den Darm reinigend, den Stuhlgang fördernd, purgativ, abführend, entleerend, purgierend, laxativ, laxierend

lax|ness ['læksnɪs] *noun* **1.** (*Gelenk, Band*) Schlaffheit *f*, Laxheit *f*, Lockerheit *f* **2.** Unklarheit *f*, Verschwommenheit *f*

lay|er ['leɪər] *noun* Schicht *f*, Lage *f*, Blatt *nt*; (*anatom.*) Lamina *f*, Stratum *nt* in layers schicht-, lagenweise

adamantine layer (Zahn-)Schmelz *m*, Adamantin *nt*, Substantia adamantina, Enamelum *nt*

anterior layer of rectus sheath Lamina anterior vaginae musculi recti abdominis

bacillary layer Schicht *f* der Stäbchen und Zapfen, Stratum neuroepitheliale retinae

basal layer of endometrium Basilaris *f*, Lamina basalis, Stratum basale endometrii

basal layer of epidermis Basal(zell)schicht *f*, Stratum basale epidermidis

basement layer Basalmembran *f*, -lamina *f*

blastodermic layer Keimzone *f*, -schicht *f*

Bowman's layer Bowman-Membran *f*, vordere Basalmembran *f*, Lamina elastica anterior (Bowmani), Lamina limitans anterior corneae

Bruch's layer Bruch-Membran *f*, Lamina basalis choroideae

cambium layer Kambiumschicht *f*

cerebral layer of retina Stratum cerebrale, Pars nervosa

Chievitz's layer Chievitz-Schicht *f*

choriocapillary layer Choriocapillaris *f*, Lamina choroidocapillaris

circular layer of muscular coat Stratum circulare tunicae muscularis

circular layer of muscular tunic of colon zirkuläre Muskelschicht *f* des Kolons, Stratum circulare tunicae muscularis coli

circular layer of muscular tunic of female urethra Stratum circulare tunicae muscularis urethrae

circular layer of muscular tunic of male urethra Stratum circulare tunicae muscularis urethrae prostaticae

circular layer of muscular tunic of rectum zirkuläre Muskelschicht *f* des Rektums, Stratum circulare tunicae muscularis recti

circular layer of muscular tunic of small intestine zirkuläre Muskelschicht *f* des Dünndarms, Stratum circulare tunicae muscularis intestini tenuis

circular layer of muscular tunic of stomach zirkuläre Muskelschicht *f* des Magens, Stratum circulare tunicae

muscularis gastris
circular layer of tympanic membrane zirkuläre Trommelfellfasern *pl*, Stratum circulare membranae tympani
clear layer of epidermis Stratum lucidum epidermidis
columnar layer Basal(zell)schicht *f*, Stratum basale epidermidis
compact layer of endometrium Kompakta *f*, Compacta *f*, Lamina/Pars compacta, Stratum compactum endometrii
layers of cortex of lens Linsenschalen *pl*
cortical layer Rindenschicht *f*
cutaneous layer of tympanic membrane (Platten-)Epithel *nt* der Trommelfellaußenseite, Kutisschicht *f*, Stratum cutaneum membranae tympani
cuticular layer kutikulare Schicht *f*
deep layer of levator muscle of upper eyelid tiefes Blatt *nt* der Levatorsehne, Lamina profunda musculi levatoris palpebrae superioris
deep layer of thoracolumbar fascia Lamina profunda fasciae thoracolumbalis
ectodermal germ layer äußeres Keimblatt *nt*, Ektoblast *nt*, Ektoderm *nt*
embryonic layer Keimschicht *f*
entodermal germ layer inneres Keimblatt *nt*, Entoderm *nt*
epithelial layer of mucous membrane Lamina epithelialis mucosae
epithelial layer of tympanic membran epitheliale Schicht *f*, Kutisschicht *f*, Stratum cutaneum membranae tympani
external granular layer äußere Körnerschicht *f*, Lamina granularis externa, Lamina II
external longitudinal layer äußere Längsfaserschicht *f*, Stratum externum longitudinale
external layer of myometrium supravaskuläre Schicht *f* des Myometriums, Stratum supravasculare myometrii
external pyramidal layer äußere Pyramidenzellschicht *f*, Lamina pyramidalis externa, Lamina III
external layer of theca folliculi Tunica externa thecae folliculi
layer of fat Fettschicht
fibromusculocartilaginous layer Tunica fibromusculocartilaginea
fibrous layer of articular capsule Fibrosa *f*, Membrana fibrosa, Stratum fibrosum
functional layer of endometrium Funktionalis *f*, Lamina/Pars functionalis, Stratum functionale endometrii
fusiform-cell layer Spindelzellschicht *f*, Lamina multiformis
fusiform layer of cerebral cortex multiforme Schicht *f*, Lamina multiformis
ganglion cell layer (*Auge*) Optikus-Ganglienzellschicht *f*
ganglionic layer of cerebellum Purkinje-Zellschicht *f*, Stratum ganglionare cerebelli
ganglionic pyramidal layer of cerebral cortex innere Pyramidenzellschicht *f*, Lamina pyramidalis interna
ganglionic layer of retina Ganglienzellschicht *f*, Stratum ganglionicum retinae
germ layer Keimblatt *nt*
germinal layer Keimzone *f*, -schicht *f*
germinative layer Regenerationsschicht *f*, Stratum germinativum epidermidis
germinative layer of nail Wachstumsschicht *f* des Nagels, Stratum germinativum unguis
granular layer Stratum granulosum
granular layer of cerebellum innere Körnerschicht *f* der Kleinhirnrinde, Stratum granulosum
granular layer of epidermis Stratum granulosum epidermidis
granular layer of follicle Granulärschicht *f* des Follikels, Stratum granulosum folliculi ovarici
granular layer of olfactory bulb Lamina granularis bulbi olfactorii
half-value layer Halbwertdicke *f*, Halbwertschichtdicke *f*
Henle's layer (*Haar*) Henle-Schicht *f*, -Membran *f*
horny layer of epidermis epidermale Hornschicht *f*, Stratum corneum epidermidis
horny layer of nail verhornter Nagelteil *m*, Stratum corneum unguis
Huxley's layer Huxley-Schicht *f*, -Membran *f*
inner limiting layer of retina Stratum limitans internum, innere Grenzschicht *f* der Netzhaut
inner nuclear layer of retina Stratum nucleare internum, innere Körnerschicht *f* der Netzhaut
inner plexiform layer of retina Stratum plexiforme internum, innere plexiforme Schicht *f* der Netzhaut
internal granular layer Lamina granularis interna, innere Körnerschicht *f*, Lamina IV *f*
internal longitudinal layer innere Längsfaserschicht *f*, Stratum internum longitudinale
internal layer of myometrium subvaskuläre Schicht *f* des Myometriums, Stratum subvasculare myometrii
internal pyramidal layer Lamina pyramidalis interna, innere Pyramidenzellschicht *f*, Lamina V *f*
internal layer of theca folliculi Theka *f* interna, Tunica interna thecae folliculi
keratinizing layer of epidermis Hornbildungsschicht *f*, Stratum granulosum und Stratum lucidum
Langhans' layer Zytotrophoblastenschicht *f*, Langhans-Zellschicht *f*
longitudinal layer of muscular coat Stratum longitudinale tunicae muscularis
longitudinal layer of muscular tunic of colon Stratum longitudinale tunicae muscularis coli
longitudinal layer of muscular tunic of female urethra Stratum longitudinale tunicae muscularis urethrae prostaticae
longitudinal layer of muscular tunic of male urethra Stratum longitudinale tunicae muscularis urethrae
longitudinal layer of muscular tunic of rectum Stratum longitudinale tunicae muscularis recti
longitudinal layer of muscular tunic of small intestine Stratum longitudinale tunicae muscularis intestini tenuis
longitudinal layer of muscular tunic of stomach Stratum longitudinale tunicae muscularis gastris
malpighian layer Regenerationsschicht *f*, Stratum germinativum epidermidis
mantle layer Mantelschicht *f*
marginal layer Randschleier *m*, Marginalzone *f*
medial layer of thoracolumbar fascia Lamina media fasciae thoracolumbalis, mittleres Blatt *nt* der Rückenfaszie
medullary layers of thalamus Markstränge *pl* des Thalamus, Laminae medullares thalami interna et externa
mesodermal germ layer mittleres/drittes Keimblatt *nt*, Mesoderm *nt*
Meynert's layer Meynert-Schicht *f*, Pyramidenzellschicht *f*
middle layer of myometrium Vaskulärschicht *f* des Myometriums, Stratum vasculare myometrii
mitral layer of olfactory bulb Lamina mitralis bulbi olfactorii
molecular layer Lamina molecularis, Molekularschicht *f*, Lamina I *f*
molecular layer of cerebellum Stratum moleculare corticis cerebelli
molecular layer of hippocampus Stratum moleculare hippocampi
mucous layer Regenerationsschicht *f*, Stratum germinativum epidermidis

mucous layer of tympanic membrane (Platten-)Epithel *nt* der Trommelfellinnenseite, Stratum mucosum membranae tympani
multiform layer Lamina multiformis, multiforme Schicht *f*, Lamina VI *f*
muscular layer Tunica muscularis, Muskularis *f*
muscular layer of bladder Tunica muscularis vesicae
muscular layer of colon Tunica muscularis coli
muscular layer of fallopian tube Tunica muscularis tubae uterinae
muscular layer of gallbladder Tunica muscularis vesicae biliaris/felleae
muscular layer of intermediate urethra Tunica muscularis urethrae intermediae
muscular layer of large intestine Tunica muscularis intestini crassi
muscular layer of mucosa Lamina muscularis mucosae
muscular layer of prostatic urethra Tunica muscularis urethrae prostaticae
muscular layer of small intestine Tunica muscularis intestini tenuis
muscular layer of spongy urethra Tunica muscularis urethrae spongiosae
muscular layer of stomach Tunica muscularis gastricae
muscular layer of ureter Tunica muscularis ureteris
muscular layer of urethra Tunica muscularis urethrae
muscular layer of vagina Tunica muscularis vaginae
nervous layer of retina Stratum cerebrale, Pars nervosa
neural layer of retina Stratum cerebrale, Pars nervosa
neuroepithelial layer of retina Schicht *f* der Stäbchen und Zapfen, Stratum neuroepitheliale retinae
Nitabuch's layer Nitabuch-Fibrinstreifen *m*
outer limiting layer of retina Stratum limitans externum, äußere Grenzschicht *f* der Netzhaut
outer nuclear layer of retina Stratum nucleare externum, äußere Körnerschicht *f* der Netzhaut
outer plexiform layer of retina Stratum plexiforme externum, äußere plexiforme Schicht *f* der Netzhaut
papillary layer of corium Papillar(körper)schicht *f*, Stratum papillare dermis
papillary layer of dermis Papillar(körper)schicht *f*, Stratum papillare dermis
parietal layer of serous pericardium Lamina parietalis pericardii, parietales Perikard *nt*
parietal layer of tunica vaginalis testis Lamina parietalis tunicae vaginalis testis
perpendicular layer of ethmoid bone Lamina perpendicularis ossis ethmoidale
photosensory layer of retina Schicht *f* der Stäbchen und Zapfen, Stratum neuroepitheliale retinae
pigmented layer of ciliary body Stratum pigmenti corporis ciliaris
pigmented layer of iris Stratum pigmenti iridis
piriform neuronal layer Purkinje-(Zell-)Schicht *f*, Stratum neurium piriformium
plexiform layer of cerebellum Stratum moleculare corticis cerebelli
plexiform layer of cerebral cortex Molekularschicht *f*, Lamina molecularis
polymorphic layer of cerebral cortex multiforme Schicht *f*, Lamina multiformis
posterior layer of rectus sheath Lamina posterior vaginae musculi recti abdominis
posterior layer of thoracolumbar fascia Lamina posterior fasciae thoracolumbalis, oberflächliches Blatt *nt* der Rückenfaszie
prickle cell layer Stachelzellschicht *f*, Stratum spinosum epidermidis
Purkinje's cell layer Stratum purkinjense corticis cerebelli, Purkinje-Zellschicht *f*
pyramidal cell layer Meynert-Schicht *f*, Pyramidenzellschicht *f*
radiate layer of tympanic membrane äußere radiäre Trommelfellfasern *pl*, Stratum radiatum membranae tympani
regenerative layer of epidermis Regenerationsschicht *f*, Stratum germinativum epidermidis
reticular layer of corium Geflechtschicht *f*, Stratum reticulare dermis
reticular layer of dermis Geflechtschicht *f*, Stratum reticulare dermis
layer of rods and cones Schicht *f* der Stäbchen und Zapfen, Stratum neuroepitheliale retinae
Rohr's layer Rohr-Fibrinoidstreifen *m*, Rohr-Fibrinoid *nt*
spindle-celled layer multiforme Schicht *f*, Lamina multiformis
spinous layer of epidermis Stachelzellschicht *f*, Stratum spinosum epidermidis
spongy layer of endometrium Spongiosa *f*, Lamina/Pars spongiosa, Stratum spongiosum endometrii
spongy layer of urethra Tunica spongiosa urethrae
spongy layer of vagina Tunica spongiosa vaginae
stria of external granular layer Tangenzialfaserschicht *f* der äußeren Körnerschicht, Stria laminae granularis externa
submucous layer Submukosa *f*, Tela *f* submucosa
submucous layer of bladder Tela submucosa vesicae urinariae
submucous layer of bronchus Tela submucosa bronchi
submucous layer of colon Tela submucosa coli
submucous layer of esophagus Tela submucosa oesophageae
submucous layer of large intestine Tela submucosa intestini crassi
submucous layer of pharynx Tela submucosa pharyngea
submucous layer of small intestine Tela submucosa intestini tenuis
submucous layer of stomach Tela submucosa gastricae
subodontoblastic layer Weil-Basalschicht *f*
subserous layer subseröse Bindegewebsschicht *f*, Subserosa *f*, Tela subserosa
subserous layer of bladder Tela subserosa vesicae
subserous layer of esophagus Tela subserosa oesophageae
subserous layer of gallbladder Tela subserosa vesicae biliaris
subserous layer of large intestine Tela subserosa intestini crassi
subserous layer of liver Tela subserosa hepatis
subserous layer of parietal pleura Tela subserosa pleurae parietalis
subserous layer of peritoneum Tela subserosa peritonei
subserous layer of serous pericardium Tela subserosa pericardii
subserous layer of small intestine Tela subserosa intestini tenuis
subserous layer of stomach Tela subserosa gastricae
subserous layer of testis Tela subserosa testis
subserous layer of uterine tube Tela subserosa tubae uterinae
subserous layer of uterus Tela subserosa uteri
subserous layer of visceral pleura Tela subserosa pleurae visceralis
substriate layer of cerebral cortex Lamina substriata
subvascular layer of myometrium subvaskuläre Schicht *f* des Myometriums, Stratum subvasculare myometrii
superficial layer of levator muscle of upper eyelid Lamina superficialis musculi levatoris palpebrae superioris
superficial layer of thoracolumbar fascia Lamina superficialis fasciae thoracolumbalis, oberflächliches

Blatt *nt* der Rückenfaszie
supravascular layer of myometrium supravaskuläre Schicht *f* des Myometriums, Stratum supravasculare myometrii
synovial layer of articular capsule Synovialis *f*, Membrana synovialis (capsulae articularis), Stratum synoviale
Tomes' granular layer Tomes-Körnerschicht *f*
translucent layer of epidermis Stratum lucidum epidermidis
vascular layer of myometrium Vaskulärschicht *f* des Myometriums, Stratum vasculare myometrii
visceral layer of pelvic fascia Fascia pelvis visceralis
visceral layer of pericardium Lamina visceralis pericardii, viszerales Perikard *nt*, Epicardium *nt*, Epikard
visceral layer of tunica vaginalis testis Lamina visceralis tunicae vaginalis testis
wax layer Wachshülle *f*
Weil's basal layer Weil-Basalschicht *f*
white layers of cerebellum Laminae albae cerebelli

L-dopa *noun* L-Dopa *nt*, Levodopa *nt*

lead [liːd] I *noun* **1.** (*EKG*) Ableitung *f* **2.** Leitung(skabel *nt*) *f* II *adj* Führungs-, Leit-, Haupt-
chest leads Brustwandableitungen *pl*
Goldberger's augmented limb leads Goldberger-(Extremitäten-)Ableitungen *pl*, Ableitungen *pl* nach Goldberger
limb lead Extremitätenableitung *f*
Nehb's leads Nehb-Ableitungen *pl*
precordial leads präkardiale Ableitungen *pl*
Wilson's precordial leads Brustwandableitungen *pl* nach Wilson

lead [led] *noun* Blei *nt*; Plumbum *nt*

leaf [liːf] *noun, plural* **leaves** [liːvz] Blatt *nt*
artichoke leaf Cynarae folium
ash leaf Eschenblätter *pl*, Fraxini folium
barberry leaf Berberidis folium
bearberry leaf Bärentraubenblätter *pl*, Uvae ursi folium
bearbery leaves Bärentraubenblätter *pl*, Uvae ursi folium
birch leaves Birkenblätter *pl*, Betulae folium
blackberry leaf Brombeerblätter *pl*, Rubi fruticosi folium
black currant leaf Ribis nigri folium
blackthorn leaf Schlehenblätter *pl*, Pruni spinosae flos
boldo leaf Boldoblätter *pl*, Boldo folium
buchu leaf Buccoblätter *pl*, Barosmae folium, Barosmae folium, Diosmae folium
buckbean leaf Bitterkleeblätter *pl*, Menyanthis folium
butterbur leaf Petasitidis folium
chestnut leaf Castaneae folium
coca leaves Folia Cocae, Cocablätter *pl*
coltsfoot leaf Huflattichblätter *pl*, Farfarae folium
comfrey leaf Beinwellblätter *pl*, Symphyti folium
common mallow leaf Malvenblätter *pl*, Malvae folium
English plantain leaf Plantaginis lanceolatae folium
eucalyptus leaf Eukalyptusblätter *pl*, Eucalypti folium
ginkgo leaf Gingko bilobae folium
Greek sage leaf Salviae trilobae folium
haronga leaf Harunganae madagascariensis folium
henna leaf Hennablätter *pl*, Lawsoniae folium
hound's-tongue leaf Cynoglossi herba
ivy leaf Efeublätter *pl*, Hederae helicis folium
jimson weed leaf Stramonii folium
lemon balm leaf Melissae folium
male fern leaf Filicis maris folium
marsh mallow leaf Eibischblätter *pl*, Althaeae folium
maté leaf Mateblätter *pl*, Mate folium
nettle leaf Brennesselblätter *pl*, Urticae folium
oleander leaf Oleandri folium
olive leaf Oleae folium
papaya leaf Caricae papayae folium
peppermint leaf Pfefferminzblätter *pl*, Menthae piperitae folium
poplar leaf Pappelblätter *pl*, Populi folium
raspberry leaf Himbeerblätter *pl*, Rubi idaei folium
rosemary leaves Rosmarinblätter *pl*, Rosmarini folium
rosmary leaves Folia Rosmarini
rue leaf Rutae folium
Rusty-leaved Rhododendron leaves Rhododendri ferruginei folium
sage leaf Salviae folium
scopolia leaf Scopoliae carniolicae folium
spearmint leaf Menthae crispae folium
spinach leaf Spinatbätter *pl*, Spinaciae folium
stinging nettle leaf Brennesselblätter *pl*, Urticae folium
tea leaf Teeblätter *pl*, Theae folium
violet leaf Veilchenblätter *pl*, Violae odoratae folium
walnut leaf Walnussblätter *pl*, Juglandis folium
whortleberry leaf Heidelbeerblätter *pl*, Myrtilli folium
witch hazel leaf Hamamelidis folium

lech|o|py|ra [lekə'paɪrə] *noun* Wochenbett-, Kindbettfieber *nt*, Puerperalfieber *nt*, -sepsis *f*, Febris puerperalis

lec|i|thin ['lesɪθɪn] *noun* Lezithin *nt*, Lecithin *nt*, Phosphatidylcholin *nt*

lec|i|thi|nase ['lesɪθɪneɪz] *noun* Lezithinase *f*, Lecithinase *f*, Phospholipase *f*

lec|i|thi|ne|mia [ˌlesəθɪ'niːmɪə] *noun* (erhöhter) Lezithingehalt *m* des Blutes, Lezithinämie *f*, Lecithinämie *f*

lec|tin ['lektɪn] *noun* Lektin *nt*, Lectin *nt*

leech|es [liːtʃəs] *plural* Blutegel *pl*, Hirudinea *pl*

left-handed *adj* **1.** linkshändig **2.** linksdrehend, lävorotatorisch

left-handedness *noun* Linkshändigkeit *f*

left-hander *noun* Linkshänder(in *f*) *m*

left-ventricular *adj* (*Herz*) nur den linken Ventrikel/die linke Kammer betreffend, linksventrikulär

left|ward ['leftwərd] *adj* nach links (gerichtet), Links-

leg [leg] *noun* **1.** (Unter-)Schenkel *m*; (*anatom.*) Crus *nt* **2.** Bein *nt*
Barbardos leg Elephantiasis tropica
bow leg O-Bein *nt*, Genu varum
elephant leg Elephantiasis tropica
left leg of av-bundle linker Tawara-Schenkel *m*, linker Schenkel *m* des His-Bündels, Crus sinistrum fasciculi atrioventricularis
milk leg Milchbein *nt*, Leukophlegmasie *f*, Phlegmasia alba dolens
right leg of av-bundle rechter Tawara-Schenkel *m*, rechter Schenkel *m* des His-Bündels, Crus dextrum fasciculi atrioventricularis
white leg Phlegmasia alba dolens

le|gal ['liːgəl] *adj* gerichtlich, Gerichts-, Rechts-, forensisch

Le|gion|el|la [liːdʒə'nelə] *noun* Legionella *f*
Legionella pneumophila Legionella pneumophila

le|gion|el|lo|sis [ˌliːdʒəne'ləʊsɪs] *noun* **1.** Legionelleninfektion *f*, Legionellose *f* **2.** Legionärskrankheit *f*, Veteranenkrankheit *f*

leg|umes ['legjuːmz, lɪ'gjuːmz] *plural* Hülsenfrüchte *pl*, Leguminosen *pl*

leio- *präf.* Glatt-, Leio-

lei|o|der|mia [ˌlaɪə'dɜrmɪə] *noun* Glanzhaut *f*, Lioderma *nt*, Leioderma *nt*, Leiodermie *f*

lei|o|my|o|ma [ˌlaɪəmaɪ'əʊmə] *noun, plural* **-mas, -ma|ta** [ˌlaɪəmaɪ'əʊmətə] Leiomyom *nt*
uterine leiomyoma Uterusmyom *nt*, Uterusleiomyom *nt*, Leiomyoma uteri
vascular leiomyoma Angiomyom *nt*

lei|o|my|o|ma|to|sis [laɪəˌmaɪəmə'təʊsɪs] *noun* Leiomyomatose *f*, Leiomyomatosis *f*

lei|o|my|om|a|tous [ˌlaɪəmaɪ'ɑmətəs] *adj* Leiomyom betreffend, leiomyomatös

lei|o|my|o|sar|co|ma [laɪəˌmaɪəsɑːr'kəʊmə] *noun* Leiomyosarkom *nt*, Leiomyosarcoma *nt*

leish|ma|nia [liːʃ'mænɪə] *noun* Leishmanie *f*, Leishmania *f*
Leishmania brasiliensis Leishmania brasiliensis
Leishmania donovani Leishmania donovani
Leishmania major Leishmania major
Leishmania mexicana Leishmania mexicana
Leishmania tropica Leishmania tropica
Leishmania tropica major Leishmania major

leish|ma|ni|al [liːʃ'mænɪəl] *adj* Leishmanien betreffend, durch sie verursacht, Leishmanien-

leish|ma|ni|a|sis [ˌliːʃmə'naɪəsɪs] *noun* Leishmanieninfektion *f*, Leishmaniase *f*, Leishmaniasis *f*, Leishmaniose *f*, Leishmaniosis *f*
anergic leishmaniasis → *diffuse cutaneous leishmaniasis*
anergic cutaneous leishmaniasis → *diffuse cutaneous leishmaniasis*
cutaneous leishmaniasis kutane Leishmaniose/Leishmaniase *f*, Hautleishmaniose *f*, Orientbeule *f*, Leishmaniasis cutis
diffuse cutaneous leishmaniasis leproide Leishmaniasis *f*, Leishmaniasis cutis/tegumentaria diffusa
mucocutaneous leishmaniasis amerikanische/mukokutane Leishmaniase *f*, Haut-Schleimhaut-Leishmaniase (Südamerikas) *f*, Leishmaniasis americana, Espundia *f*
naso-oral leishmaniasis mukokutane Leishmaniase Südamerikas *f*, südamerikanische Haut-Schleimhautleishmaniase *f*, Espundia *f*
Old World leishmaniasis kutane Leishmaniose/Leishmaniase *f*, Hautleishmaniose *f*, Orientbeule *f*, Leishmaniasis cutis
post-kala-azar dermal leishmaniasis Post-Kala-Azar-Hautleishman(o)id *nt*, Post-Kala-Azar-Dermatose *f*, Post-Kala-Azar dermale Leishmaniose *f*, Post-Kala-Azar dermale Leishmanoide *pl*
pseudolepramatous leishmaniasis Leishmaniasis tegumentaria diffusa
South American cutaneous leishmaniasis südamerikanische Hautleishmaniase *f*, kutane Leishmaniase Südamerikas *f*, Chiclero-Ulkus *nt*
visceral leishmaniasis viszerale Leishmaniase *f*, Kala-Azar *f*, Splenomegalia tropica

leish|man|i|ci|dal [liːʃmænɪ'saɪdl] *adj* leishmanienabtötend, leishmanizid

leish|man|i|cide [liːʃ'manɪsaɪd] *noun* Leishmanizid *nt*

leish|man|id ['liːʃmænɪd] *noun* Hautleishmanid *nt*, Hautleishmanoid *nt*, Leishmanid *nt*

leish|man|in ['liːʃmənɪn] *noun* Leishmanin *nt*

leish|man|i|o|sis [liːʃˌmænɪ'əʊsɪs] *noun* → *leishmaniasis*

leish|ma|noid ['liːʃmənɔɪd] *noun* Leishmanoid *nt*
dermal leishmanoid Post-Kala-Azar-Dermatose *f*, Post-Kala-Azar-Hautleishman(o)id *nt*, Post-Kala-Azar dermale Leishmaniose *f*, Post-Kala-Azar dermale Leishmanoide *pl*

lem|mo|cyte ['leməsaɪt] *noun* Lemnozyt *m*, Mantelzelle *f*

lem|nis|cus [lem'nɪskəs] *noun, plural* **-nis|ci** [-'nɪsaɪ, -'nɪskiː] Schleife *f*, Lemniskus *m*, Lemniscus *m*
lateral lemniscus Lemniscus lateralis, laterale Schleife *f*
medial lemniscus mediale Schleife *f*, Lemniscus medialis
spinal lemniscus Lemniscus spinalis, Tractus anterolaterales
trigeminal lemniscus Lemniscus trigeminalis, Tractus trigeminothalamicus

lem|no|cyte ['lemnəsaɪt] *noun* Lemnozyt *m*, Mantelzelle *f*

le|mon|grass ['lemənˌgrɑːs] *noun* Lemongras *nt*, Zitronengras *nt*, Cymbopogon citratus

le|mo|ste|no|sis [ˌliːməʊstɪ'nəʊsɪs] *noun* Ösophagusstenose *f*

length [leŋkθ, leŋθ, lenθ] *noun* **1.** Länge *f* **2.** (zeitliche) Länge *f*, Dauer *f* **of some length** ziemlich lange, von einiger Dauer
focal length Brennweite *f*

lens [lenz] *noun* **1.** Linse *f*, Objektiv *nt* **2.** (Augen-)Linse *f*, Lens *f* **3.** (Brillen-)Glas *nt* **4.** Vergrößerungsglas *nt*, Lupe *f*
adherent lens Kontaktlinse *f*
astigmatic lens Zylinderglas *nt*
collecting lens Sammellinse *f*
concave lens konkave Linse *f*, Konkavlinse *f*, (Zer-)Streuungslinse *f*
condensing lens konvexe Linse *f*, Konvexlinse *f*, Sammellinse *f*
contact lens Kontaktlinse *f*, -glas *nt*, Haftglas *nt*, -schale *f*, Kontaktschale *f*
converging lens konvexe Linse *f*, Konvexlinse *f*, Sammellinse *f*
convex lens konvexe Linse *f*, Konvexlinse *f*, Sammellinse *f*
crystalline lens (Augen-)Linse *f*, Lens *f*
cylindrical lens Zylinderglas *nt*
diverging lens konkave Linse *f*, Konkavlinse *f*, (Zer-)Streuungslinse *f*
electronic lens Elektronenlinse *f*
eye lens Okular(linse *f*) *nt*
lens of the eye (Augen-)Linse *f*, Lens *f*
focusing lens Sammellinse *f*
minus lens Konkavlinse *f*, (Zer-)Streuungslinse *f*
negative lens Zerstreuungslinse *f*
ocular lens Okular *nt*, Okularlinse *f*
plus lens konvexe Linse *f*, Konvexlinse *f*, Sammellinse *f*
positive lens konvexe Linse *f*, Konvexlinse *f*, Sammellinse *f*
trifocal lens Dreistärkenlinse *f*, -glas *nt*, Trifokallinse *f*, -glas *nt*

len|ti|co|nus [ˌlentɪ'kəʊnəs] *noun* Lenticonus *m*

len|tic|u|la [len'tɪkjələ] *noun* Linsenkern *m*, Nucleus lentiformis

len|tic|u|lar [len'tɪkjələr] *adj* **1.** linsenförmig, lentikular, lentikulär; bikonvex **2.** (*Auge*) Linse betreffend, lental, Linsen- **3.** Linsenkern/Nucleus lenticularis betreffend

len|tic|u|lus [len'tɪkjələs] *noun, plural* **-li** [-laɪ] **1.** (*dermatol.*) Lenticula *f*, Lenticulus *m* **2.** (*ophthal.*) Linsenprothese *f*, intraokulare (Kunststoff-)Linse *f*

len|ti|form ['lentɪfɔːrm] *adj* linsenförmig, lentiform

len|ti|gi|no|sis [lenˌtɪdʒə'nəʊsɪs] *noun* Lentiginose *f*, Lentiginosis *f*

len|tig|i|nous [len'tɪdʒɪnəs] *adj* Lentigo betreffend, in der Art einer Lentigo, lentiginös

len|ti|go [len'taɪgəʊ] *noun, plural* **len|tig|i|nes** [len-'tɪdʒəniːz] Linsenmal *nt*, Linsenfleck *m*, Leberfleck *m*, Lentigo *f*, Lentigo *f* benigna, Lentigo *f* juvenilis, Lentigo *f* simplex
malignant lentigo Lentigo maligna, Dubreuilh-Krankheit *f*, Dubreuilh-Erkrankung *f*, Dubreuilh-Hutchinson-Krankheit *f*, Dubreuilh-Hutchinson-Erkrankung *f*, prämaligne Melanose *f*, melanotische Präkanzerose *f*, Melanosis circumscripta praeblastomatosa (Dubreuilh), Melanosis circumscripta praecancerosa (Dubreuilh)
senile lentigo Altersflecke *pl*, Alterspigmentierungen *pl*, Lentigo senilis
solar lentigo Lentigo senilis

Len|ti|vir|i|nae [lentɪ'vɪərəniː] *plural* Lentiviren *pl*, Lentivirinae *pl*

le|on|ti|a|sis [lɪən'taɪəsɪs] *noun* Leontiasis *f*, Facies leontina, Löwengesicht *nt*

lep|er ['lepər] *noun* Leprakranke *m/f*, Aussätzige *m/f*

lepido- *präf.* Schuppen-, Lepid(o)-

lep|i|do|sis [lepə'dəʊsɪs] *noun, plural* **-ses** [-siːz] Schuppenbildung *f*, Lepidosis *f*

lep|o|thrix ['lepəθrɪks] *noun, plural* **-thrixes** [-θrɪksɪz]

L

Trichobacteriosis/Trichomycosis axillaris, Trichonocardiosis *f*
lep|ra ['leprə] *noun* →*leprosy*
lep|re|chaun|ism ['leprəkɑnɪzəm] *noun* Leprechaunismus *m*
lep|ro|ma [lep'rəʊmə] *noun, plural* **-mas, -ma|ta** [lep'rəʊmətə] Lepraknoten *m*, Leprom *nt*
lep|rom|a|tous [lep'rɑmətəs] *adj* Leprom betreffend, lepromatös
lep|ro|min ['leprəmɪn] *noun* Lepromin *nt*, Mitsuda-Antigen *nt*
lep|rose ['leprəʊs] *adj* Lepra betreffend, leprös, lepros
lep|ro|stat|ic [leprə'stætɪk] **I** *noun* Leprostatikum *nt* **II** *adj* leprostatisch
lep|ro|sy ['leprəsɪ] *noun* Lepra *f*, Aussatz *m*, Hansen-Krankheit *f*, Morbus Hansen, Hansenosis *f*
borderline leprosy Borderline-Lepra *f*, dimorphe Lepra *f*, Lepra dimorpha
cutaneous leprosy →*tuberculoid leprosy*
dimorphous leprosy dimorphe Lepra *f*, Borderline-Lepra *f*, Lepra dimorpha
indeterminate leprosy indeterminierte Lepra *f*, Lepra indeterminata
lepromatous leprosy lepromatöse Lepra *f*, Lepra lepromatosa
Malabar leprosy Elephantiasis tropica
nodular leprosy →*tuberculoid leprosy*
smooth leprosy →*tuberculoid leprosy*
tuberculoid leprosy tuberkuloide Lepra *f*, Lepra tuberculoides
uncharacteristic leprosy indeterminierte Lepra *f*, Lepra indeterminata
lep|rot|ic [lep'rɑtɪk] *adj* Lepra betreffend, leprös, lepros
lep|rous ['leprəs] *adj* Lepra betreffend, leprös, lepros
-lepsy *suf.* Anfall, -lepsie, -lepsia
-leptic *suf.* Anfall, -leptisch
lepto- *präf.* Lept(o)-
lep|to|ceph|a|lous [ˌleptəʊ'sefələs] *adj* Leptozephalie betreffend, schmalköpfig, schmalschäd(e)lig, leptozephal
lep|to|ceph|a|ly [ˌleptəʊ'sefəlɪ] *noun* Schmalköpfigkeit *f*, -schäd(e)ligkeit *f*, Leptozephalie *f*, -kephalie *f*
lep|to|cytes ['leptəʊsaɪtz] *plural* Leptozyten *pl*
lep|to|cy|to|sis [ˌleptəʊsaɪ'təʊsɪs] *noun* Leptozytose *f*
lep|to|dac|ty|ly [ˌleptəʊ'dæktəlɪ] *noun* Schmalfingrigkeit *f*, Leptodaktylie *f*
lep|to|me|nin|ge|al [ˌleptəmɪ'nɪndʒɪəl] *adj* Leptomeninx betreffend, leptomeningeal
lep|to|me|nin|gi|o|ma [ˌleptəʊmɪˌnɪndʒɪ'əʊmə] *noun* Meningiom *nt* der weichen Hirnhäute, Leptomeningiom *nt*
lep|to|men|in|gi|tis [ˌleptəʊmenɪn'dʒaɪtɪs] *noun* Entzündung der weichen Hirnhäute, Leptomeningitis *f*
lep|to|men|in|gop|a|thy [ˌleptəʊmenɪn'gɑpəθɪ] *noun* Leptomeningopathie *f*
lep|to|me|ninx [ˌleptə'miːnɪŋks] *noun, plural* **-nin|ges** [-mɪ'nɪndʒiːz] weiche Hirn- und Rückenmarkshaut *f*, Leptomeninx *f*
lep|tom|o|nad [lep'tɑmənæd, ˌleptə'məʊnæd] **I** *noun* →*leptomonas* **II** *adj* Leptomonas betreffend, Leptomonaden-, Leptomonas-
lep|tom|o|nas [lep'tɑmənəs, ˌleptə'məʊnæs] *noun* **1.** Leptomonade *f*, Leptomonas *f* **2.** Leptomonas-Form *f*
lep|to|pro|so|pia [ˌleptəprə'səʊpɪə] *noun* Schmalgesichtigkeit *f*, Leptoprosopie *f*
lep|to|pro|sop|ic [ˌleptəʊprə'səʊpɪk] *adj* schmalgesichtig, leptoprosop
lep|to|so|mat|ic [ˌleptəʊsəʊ'mætɪk] *adj* schmalwüchsig, leptosom
lep|to|so|mic [ˌleptəʊ'səʊmɪk] *adj* schmalwüchsig, leptosom
Lep|to|spi|ra [leptəʊ'spaɪrə] *noun* Leptospira *f*
Leptospira icterohaemorrhagiae Weil-Leptospire *f*, Weil-Spirochaete *f*, Leptospira icterohaemorrhagiae, Leptospira interrogans serovar icterohaemorrhagiae
Leptospira interrogans Leptospira interrogans
lep|to|spi|ral [leptəʊ'spaɪrəl] *adj* Leptospiren betreffend, durch Leptospiren verursacht, Leptospiren-
lep|to|spi|ro|sis [ˌleptəʊspaɪ'rəʊsɪs] *noun* Leptospirenerkrankung *f*, Leptospirose *f*, Leptospirosis *f*
benign leptospirosis benigne/anikterische Leptospirose *f*
canine leptospirosis Canicolakrankheit *f*, Kanikolafieber *nt*, Stuttgarter Hundeseuche *f*
lep|to|spi|ru|ria [ˌleptəʊspaɪ'r(j)ʊərɪə] *noun* Leptospirurie *f*
lep|to|thri|co|sis [ˌleptəʊθraɪ'kəʊsɪs] *noun* Leptothrix-Infektion *f*, Leptotrichose *f*, Leptotrichosis *f*
les|bi|an|ism ['lezbɪənɪzəm] *noun* weibliche Homosexualität *f*, Lesbianismus *m*, Sapphismus *m*
le|sion ['liːʒn] *noun* **1.** Verletzung *f*, Wunde *f*, Schädigung *f*, Läsion *f* **2.** Funktionsstörung *f*, Funktionsausfall *m*, Läsion *f*
Baehr-Löhlein lesion Löhlein-Herdnephritis *f*
coin lesion (*Lunge*) Rundherd *m*
Councilman's lesions Councilman-Körperchen *pl*
Duret's lesions Duret-Berner-Blutungen *pl*
Ghon primary lesion Ghon-Herd *m*
Lennert's lesion lymphoepithelioides Lymphom *nt*, Lennert-Lymphom *nt*
Löhlein-Baehr lesion Löhlein-Herdnephritis *f*
prearthritic lesions Präarthrose *f*
precancerous lesion Präkanzerose *f*, Präneoplasie *f*, Krebsvorstufe *f*
primary lesion **1.** Primärläsion *f* **2.** Ghon-Primärkomplex *m*, -Herd *m*
pyramidal-tract lesion Pyramidenbahnschädigung *f*, -läsion *f*
le|thal ['liːθəl] *adj* tödlich, letal, Todes-, Letal-
le|thar|gic [lə'θɑːrdʒɪk] *adj* teilnahmslos, träge, stumpf, lethargisch; träge, schwerfällig, phlegmatisch
leth|ar|gy ['leθərdʒɪ] *noun* Lethargie *f*
leuc- *präf.* Leuk(o)-, Leuc(o)-
leu|cine ['luːsiːn, -sɪn] *noun* Leuzin *nt*, α-Aminoisocapronsäure *f*, Leucin *nt*
leu|ci|no|sis [luːsɪ'nəʊsɪs] *noun* Leucinose *f*
leu|ci|nu|ria [luːsɪ'n(j)ʊərɪə] *noun* Leuzinausscheidung *f* im Harn, Leuzinurie *f*, Leucinurie *f*
leu|ci|tis [luː'saɪtɪs] *noun* Skleritis *f*, Lederhautentzündung *f*, Skleraentzündung *f*, Scleritis *f*
leuco- *präf.* Leuk(o)-, Leuc(o)-
leu|co|cyte ['luːkəʊsaɪt] *noun* →*leukocyte*
leu|cov|o|rin [luː'kɑvərɪn] *noun* Folinsäure *f*, N[10]-Formyl-Tetrahydrofolsäure *f*, Leukovorin *nt*, Leucovorin *nt*, Citrovorum-Faktor *m*
leuk- *präf.* Leuk(o)-, Leuc(o)-
leu|ka|phe|re|sis [ˌluːkəfɪ'riːsɪs] *noun* Leukapherese *f*
leu|ke|mia [luː'kiːmɪə] *noun* Leukämie *f*, Leukose *f*
acute leukemia akute Leukämie *f*, unreifzellige Leukämie *f*
acute lymphocytic leukemia akute lymphatische Leukämie *f*
acute myelocytic leukemia akute myeloische Leukämie *f*, akute nicht-lymphatische Leukämie *f*
acute nonlymphocytic leukemia akute myeloische Leukämie *f*, akute nicht-lymphatische Leukämie *f*
acute promyelocytic leukemia akute Promyelozytenleukämie *f*, Promyelozytenleukämie *f*, akute promyelozytäre Leukämie *f*, promyelozytäre Leukämie *f*
aleukemic leukemia aleukämische Leukämie *f*
aleukocythemic leukemia aleukämische Leukämie *f*
basophilic leukemia Basophilenleukämie *f*, Blutmastzell-Leukämie *f*
blast cell leukemia Stammzellenleukämie *f*, akute undifferenzierte Leukämie *f*

chronic leukemia chronische Leukämie *f*, reifzellige Leukämie *f*
chronic lymphocytic leukemia chronische lymphatische Leukämie *f*, chronische lymphozytische Leukämie *f*, chronische Lymphadenose *f*
chronic myelocytic leukemia chronische myeloische Leukämie *f*, chronische granulozytäre Leukämie *f*, chronische Myelose *f*
embryonal leukemia Stammzellenleukämie *f*, akute undifferenzierte Leukämie *f*
eosinophilocytic leukemia Eosinophilenleukämie *f*
erythrocytic leukemia Erythroleukämie *f*
granulocytic leukemia myeloische Leukämie *f*, granulozytäre Leukämie *f*
hairy cell leukemia Haarzellenleukämie *f*, leukämische Retikuloendotheliose *f*
hemoblastic leukemia Stammzellenleukämie *f*, akute undifferenzierte Leukämie *f*
histiocytic leukemia (akute) Monozytenleukämie *f*
leukemic leukemia leukämische Leukämie *f*
leukopenic leukemia **1.** aleukämische Leukämie *f* **2.** subleukämische Leukämie *f*
lymphatic leukemia lymphatische Leukämie *f*, lymphozytische Leukämie *f*
lymphoblastic leukemia akute lymphoblastische Leukämie *f*, Lymphoblastenleukämie *f*
lymphocytic leukemia lymphatische Leukämie *f*, lymphozytische Leukämie *f*
lymphosarcoma cell leukemia Lymphosarkomzellenleukämie *f*
mast cell leukemia Basophilenleukämie *f*, Blutmastzell-Leukämie *f*
mature cell leukemia chronische myeloische Leukämie *f*, chronische granulozytäre Leukämie *f*, chronische Myelose *f*
megakaryocytic leukemia Megakaryozytenleukämie *f*, megakaryozytäre Myelose *f*, hämorrhagische/essenzielle Thrombozythämie *f*
meningeal leukemia leukämische Hirnhautinfiltration *f*, Meningitis/Meningiosis leucaemica
monocytic leukemia (akute) Monozytenleukämie *f*
myeloblastic leukemia Myeloblastenleukämie *f*
myelocytic leukemia myeloische Leukämie *f*, granulozytäre Leukämie *f*
myelogenous leukemia erythrämische Myelose *f*
myeloid granulocytic leukemia erythrämische Myelose *f*
myelomonocytic leukemia (akute) myelomonozytäre Leukämie *f*, (akute) Myelomonozytenleukämie *f*
Naegeli leukemia myelomonozytäre Leukämie *f*, akute myelomonozytäre Leukämie *f*, Myelomonozytenleukämie *f*, akute Myelomonozytenleukämie *f*
nonlymphocytic leukemia akute myeloische Leukämie *f*, akute nicht-lymphatische Leukämie *f*
plasma cell leukemia Plasmazellenleukämie *f*
plasmacytic leukemia Plasmazellenleukämie *f*
promyelocytic leukemia (akute) Promyelozytenleukämie *f*, (akute) promyelozytäre Leukämie *f*
Schilling's leukemia Schilling-Typ *m* der Monozytenleukämie, reine Monozytenleukämie *f*
stem cell leukemia Stammzellenleukämie *f*, akute undifferenzierte Leukämie *f*
subleukemic leukemia subleukämische Leukämie *f*
undifferentiated cell leukemia Stammzellenleukämie *f*, akute undifferenzierte Leukämie *f*

leu|ke|mic [luː'kiːmɪk] *adj* Leukämie betreffend, leukämisch

leu|ke|mid [luː'kiːmɪd] *noun* Leukämid *nt*

leu|ke|mo|gen [luː'kiːmədʒən] *noun* leukämieauslösende Substanz *f*, Leukämogen *nt*

leu|ke|moid [luː'kiːmɔɪd] I *noun* leukämoide Reaktion *f*, leukämische Reaktion *f*, Leukämoid *nt* II *adj* leukämieartig, leukämieähnlich, leukämoid

leuk|en|ceph|a|li|tis [ˌluːkənˌsefə'laɪtɪs] *noun* Entzündung der weißen Hirnsubstanz, Leukenzephalitis *f*, Leucoencephalitis *f*, Leukoenzephalitis *f*

leu|kin ['luːkɪn] *noun* Leukin *nt*

leuko- *präf.* Leuk(o)-, Leuc(o)-

leu|ko|ag|glu|ti|nin [ˌluːkəʊə'gluːtənɪn] *noun* Leukozytenagglutinin *nt*, Leukoagglutinin *nt*

leu|ko|blast ['luːkəʊblæst] *noun* Leukoblast *m*
granular leukoblast Promyelozyt *m*

leu|ko|blas|to|sis [ˌluːkəʊblæs'təʊsɪs] *noun* Leukoblastose *f*

leu|ko|ci|din [ˌluːkəʊ'saɪdɪn] *noun* Leukozidin *nt*, Leukocidin *nt*

leu|ko|crit ['luːkəʊkrɪt] *noun* Leukokrit *m*

leu|ko|cy|tac|tic [ˌluːkəʊsaɪ'tæktɪk] *adj* Leukotaxis betreffend oder auslösend, leukotaktisch

leu|ko|cy|tax|is [ˌluːkəʊsaɪ'tæksɪs] *noun* → *leukotaxis*

leu|ko|cyte ['luːkəʊsaɪt] *noun* weiße Blutzelle *f*, weißes Blutkörperchen *nt*, Leukozyt *m*
basophilic leukocyte basophiler Leukozyt *m*, basophiler Granulozyt *m*, Basophiler *m*
eosinophilic leukocyte eosinophiler Leukozyt *m*, eosinophiler Granulozyt *m*, Eosinophiler *m*
granular leukocyte Granulozyt *m*, granulärer Leukozyt *m*
neutrophilic leukocyte neutrophiler Granulozyt *m*, polymorphkerniger Granulozyt *m*, neutrophiler Leukozyt *m*; Neutrophiler *m*
polymorphonuclear leukocyte polymorphkerniger Leukozyt/Granulozyt *m*
polymorphonuclear basophil leukocyte basophiler Leukozyt *m*, basophiler Granulozyt *m*, Basophiler *m*
polymorphonuclear eosinophil leukocyte eosinophiler Leukozyt/Granulozyt *m*; Eosinophiler *m*
polymorphonuclear neutrophil leukocyte neutrophiler Granulozyt *m*, polymorphkerniger Granulozyt *m*, neutrophiler Leukozyt *m*; Neutrophiler *m*
polynuclear leukocyte Granulozyt *m*, granulärer Leukozyt *m*

leu|ko|cyt|ic [ˌluːkəʊ'sɪtɪk] *adj* Leukozyten betreffend, leukozytär

leu|ko|cy|to|blast [luːkəʊ'saɪtəblæst] *noun* Leukoblast *m*

leu|ko|cy|to|clas|tic [ˌluːkəʊˌsaɪtə'klæstɪk] *adj* leukozytenauflösend, leukozytoklastisch

leu|ko|cy|to|gen|e|sis [ˌluːkəʊˌsaɪtə'dʒenəsɪs] *noun* Leukozytenbildung *f*, Leukozytogenese *f*

leu|ko|cy|toid ['luːkəʊsaɪtɔɪd] *adj* leukozytenartig, leukozytenähnlich, leukozytenförmig, leukozytoid

leu|ko|cy|tol|y|sin [ˌluːkəʊsaɪ'tɑləsɪn] *noun* Leukolysin *nt*, Leukozytolysin *nt*

leu|ko|cy|tol|y|sis [ˌluːkəʊsaɪ'tɑlɪsɪs] *noun* Leukozytenauflösung *f*, Leukolyse *f*, Leukozytolyse *f*

leu|ko|cy|to|lyt|ic [luːkəʊˌsaɪtə'lɪtɪk] I *noun* leukolytische Substanz *f* II *adj* Leukolyse betreffend oder auslösend, leukolytisch, leukozytolytisch

leu|ko|cy|to|ma [ˌluːkəʊsaɪ'təʊmə] *noun* Leukozytom *nt*, Leukocytoma *nt*

leu|ko|cy|to|pe|nia [luːkəʊˌsaɪtə'piːnɪə] *noun* → *leukopenia*

leu|ko|cy|toph|a|gy [ˌluːkəʊsaɪ'tɑfədʒɪ] *noun* Leukozytophagie *f*, Leukophagozytose *f*

leu|ko|cy|to|poi|e|sis [luːkəʊˌsaɪtəpɔɪ'iːsɪs] *noun* → *leukopoiesis*

leu|ko|cy|to|sis [ˌluːkəʊsaɪ'təʊsɪs] *noun* Erhöhung *f* der Leukozytenzahl, Leukozytose *f*
absolute leukocytosis absolute Leukozytose *f*
agonal leukocytosis terminale Leukozytose *f*
basophilic leukocytosis Basophilie *f*, Basozytose *f*
digestive leukocytosis Verdauungsleukozytose *f*, postprandiale Leukozytose *f*
emotional leukocytosis Stressleukozytose *f*
lymphocytic leukocytosis Lymphozytose *f*, Lympho-

L

cytosis *f*, Lymphozythämie *f*
monocytic leukocytosis Monozytenvermehrung *f*, Monozytose *f*
mononuclear leukocytosis Mononukleose *f*, Mononucleosis *f*
neutrophilic leukocytosis Neutrophilie *f*
pathologic leukocytosis pathologische Leukozytose *f*
physiologic leukocytosis physiologische Leukozytose *f*
relative leukocytosis relative Leukozytose *f*
terminal leukocytosis terminale Leukozytose *f*
toxic leukocytosis toxische Leukozytose *f*
work leukocytosis Arbeitsleukozytose *f*

leu|ko|cy|to|tax|is [ˌluːkəʊˌsaɪtə'tæksɪs] *noun* → *leukotaxis*

leu|ko|cy|to|ther|a|py [luːkəʊˌsaɪtə'θerəpɪ] *noun* Leukozytotherapie *f*

leu|ko|cy|to|tox|in [luːkəʊˌsaɪtə'tɑksɪn] *noun* Leukotoxin *nt*, Leukozytotoxin *nt*

leu|ko|cy|to|trop|ic [ˌluːkəʊˌsaɪtə'trɑpɪk] *adj* mit besonderer Affinität für Leukozyten, leukozytotrop

leu|ko|cy|tu|ria [ˌluːkəʊsaɪ't(j)ʊərɪə] *noun* Leukozytenausscheidung *f* im Harn, Leukozyturie *f*

leu|ko|der|ma [luːkəʊ'dɜrmə] *noun* Leukoderm *nt*, Leukoderma *nt*, Leucoderma *nt*, Leukopathie *f*, Leukopathia *f*
congenital leukoderma Weißsucht *f*, Albinismus *m*
psoriatic leukoderma Leucoderma psoriaticum

leu|ko|dys|tro|phy [luːkəʊ'dɪstrəfɪ] *noun* Leukodystrophie *f*, Leukodystrophia *f*
globoid cell leukodystrophy Krabbe-Syndrom *nt*, Globoidzellen-Leukodystrophie *f*, Galaktozerebrosidlipidose *f*, Galaktozerebrosidose *f*, Angiomatosis encephalo-cutanea, Leukodystrophia cerebri progressiva hereditaria
juvenile form of metachromatic leukodystrophy Scholz-Bielschowsky-Henneberg-Sklerosetyp *m*, Scholz-Syndrom *nt*
Krabbe's leukodystrophy → *globoid cell leukodystrophy*
metachromatic leukodystrophy metachromatische Leukodystrophie/Leukoenzephalopathie *f*
spongiform leukodystrophy Canavan-Syndrom *nt*, (Canavan-)van Bogaert-Bertrand-Syndrom *nt*, frühinfantile spongiöse Dystrophie *f*

leu|ko|e|de|ma [ˌluːkəʊɪ'diːmə] *noun* Leuködem *nt*

leu|ko|en|ceph|a|lit|ic [ˌluːkəʊenˌsefə'laɪtɪk] *adj* Leukenzephalitis betreffend, leukenzephalitisch, leukoenzephalitisch

leu|ko|en|ceph|a|li|tis [ˌluːkəʊenˌsefə'laɪtɪs] *noun* Entzündung der weißen Hirnsubstanz, Leukenzephalitis *f*, Leucoencephalitis *f*, Leukoenzephalitis *f*
concentric periaxial leukoencephalitis Baló-Krankheit *f*, konzentrische Sklerose *f*, Leucoencephalitis periaxialis concentrica
subacute sclerosing leukoencephalitis → *van Bogaert's sclerosing leukoencephalitis*
van Bogaert's sclerosing leukoencephalitis subakute sklerosierende Panenzephalitis *f*, Einschlusskörperchenenzephalitis *f* Dawson, subakute sklerosierende Leukenzephalitis *f* van Bogaert

leu|ko|en|ceph|a|lop|a|thy [ˌluːkəʊenˌsefə'lɑpəθɪ] *noun* krankhafte Veränderung *f* der weißen Hirnsubstanz, Leukoenzephalopathie *f*

leu|ko|en|ceph|a|ly [ˌluːkəʊen'sefəlɪ] *noun* → *leukoencephalopathy*

leu|ko|e|ryth|ro|blas|tic [ˌluːkəʊɪˌrɪθrə'blæstɪk] *adj* leukoerythroblastisch

leu|ko|e|ryth|ro|blas|to|sis [ˌluːkəʊɪˌrɪθrəblæs'təʊsɪs] *noun* leukoerythroblastische Anämie *f*, idiopathische myeloische Metaplasie *f*, primäre myeloische Metaplasie *f*, Leukoerythroblastose *f*

leu|ko|gram ['luːkəʊgræm] *noun* Leukogramm *nt*

leu|ko|ki|ne|sis [ˌluːkəʊkɪ'niːsɪs, -kaɪ-] *noun* Leukokinese *f*

leu|ko|ki|nin [ˌluːkəʊ'kaɪnɪn, -'kɪn-] *noun* Leukokinin *nt*

leu|ko|krau|ro|sis [ˌluːkəʊkrɔː'rəʊsɪs] *noun* Breisky-Krankheit *f*, Kraurosis/Craurosis vulvae

leu|ko|lym|pho|sar|co|ma [luːkəʊˌlɪmfəsɑːr'kəʊmə] *noun* **1.** Lymphosarkomzellenleukämie *f* **2.** → *leukosarcoma*

leu|ko|ly|sis [luː'kɑlɪsɪs] *noun* → *leukocytolysis*

leu|ko|ma [luː'kəʊmə] *noun* Leukom *nt*

leu|ko|my|e|li|tis [ˌluːkəʊmaɪə'laɪtɪs] *noun* Entzündung der weißen Rückenmarksubstanz, Leukomyelitis *f*

leu|ko|my|e|lop|a|thy [ˌluːkəʊmaɪə'lɑpəθɪ] *noun* Leukomyelopathie *f*

leu|ko|nych|ia [ˌluːkəʊ'nɪkɪə] *noun* Weißfärbung *f* der Nägel, Leukonychie *f*, Leukonychia *f*, Leuconychia *f*

leu|ko|path|ia [ˌluːkəʊ'pæθɪə] *noun* Pigmentverlust *m* der Haut, Leukopathie *f*, -pathia *f*, Leukoderm *nt*, -derma *nt*, Leucoderma *nt*
congenital leukopathia Weißsucht *f*, Albinismus *m*

leu|ko|pe|de|sis [ˌluːkəʊpɪ'diːsɪs] *noun* Leukopedese *f*, Leukozytendiapedese *f*, Leukodiapedese *f*

leu|ko|pe|nia [luːkəʊ'piːnɪə] *noun* verminderter Leukozytengehalt *m* des Blutes, Leukopenie *f*, Leukozytopenie *f*
basophilic leukopenia Basopenie *f*
eosinophilic leukopenia Eosinopenie *f*
lymphocytic leukopenia Lymphopenie *f*
malignant leukopenia Agranulozytose *f*, maligne Neutropenie *f*, perniziöse Neutropenie *f*
monocytic leukopenia Monozytopenie *f*
neutrophilic leukopenia Neutropenie *f*
pernicious leukopenia Agranulozytose *f*, maligne Neutropenie *f*, perniziöse Neutropenie *f*

leu|ko|pe|nic [luːkəʊ'piːnɪk] *adj* Leukopenie betreffend, leukopenisch

leu|ko|phe|re|sis [ˌluːkəʊfə'riːsɪs] *noun* Leukopherese *f*

leu|ko|phleg|ma|sia [ˌluːkəʊfleg'meɪʒ(ɪ)ə, -zɪə] *noun* Milchbein *nt*, Leukophlegmasie *f*, Phlegmasia alba dolens

leu|ko|pla|kia [ˌluːkəʊ'pleɪkɪə] *noun* **1.** Weißschwielenkrankheit *f*, Leukoplakie *f*, -plakia *f*, Leucoplacia *f* **2.** orale Leukoplakie *f*, Leukoplakie *f* der Mundschleimhaut, Leukoplakia oris
hairy leukoplakia Haarleukoplakie *f*, orale haarförmige Leukoplakie *f*

leu|ko|pla|kic [ˌluːkəʊ'pleɪkɪk] *adj* Leukoplakie betreffend, leukoplakisch

leu|ko|poi|e|sis [ˌluːkəʊpɔɪ'iːsɪs] *noun* Leukozytenbildung *f*, Leukopoese *f*, Leukozytopoese *f*

leu|ko|poi|et|ic [ˌluːkəʊpɔɪ'etɪk] *adj* Leuko(zyto)poese betreffend, leukozytopoetisch, leukopoetisch

leu|kor|rha|gia [ˌluːkəʊ'rædʒ(ɪ)ə] *noun* starke Leukorrhoe *f*, Leukorrhagie *f*

leu|kor|rhea [ˌluːkəʊrɪə] *noun* Leukorrhoe *f*, Fluor albus

leu|ko|sar|co|ma [ˌuːkəʊsɑːr'kəʊmə] *noun, plural* **-ma|ta**, **-mas** Leukosarkom *nt*, Leukolymphosarkom *nt*

leu|ko|sis [luː'kəʊsɪs] *noun, plural* **-ses** [luː'kəʊsiːz] **1.** Leukose *f* **2.** → *leukemia*

leu|ko|tac|tic [luːkəʊ'tæktɪk] *adj* Leukotaxis betreffend oder auslösend, leukotaktisch

leu|ko|tax|in [luːkəʊ'tæksɪn] *noun* Leukotaxin *nt*

leu|ko|tax|is [ˌluːkəʊ'tæksɪs] *noun* Leukotaxis *f*, Leukozytotaxis *f*

leu|ko|tox|ic [luːkəʊ'tɑksɪk] *adj* leukozytenzerstörend, leukozytenschädigend, leukozytotoxisch, leukotoxisch

leu|ko|tox|ic|i|ty [ˌluːkəʊtɑk'sɪsətɪ] *noun* Leukotoxizität *f*, Leukozytotoxizität *f*

leu|ko|tox|in [luːkəʊ'tɑksɪn] *noun* Leukotoxin *nt*, Leukozytotoxin *nt*

leu|ko|trich|ia [ˌluːkəʊ'trɪkɪə] *noun* Leukotrichose *f*

lev- *präf.* Links-, Läv(o)-, Lev(o)-

lev|an ['levæn] *noun* Fructan *nt*, Levan *nt*, Poly-D-

Fructose *f*
lev|ar|ter|e|nol [levɑːrˈtɪərɪnɔl] *noun* Noradrenalin *nt*, Norepinephrin *nt*, Arterenol *nt*, Levarterenol *nt*
le|va|tor [lɪˈveɪtər, -tɔr] *noun, plural* **-to|res** [levəˈtɔːrɪz, -ˈtəʊr-] Hebemuskel *m*, Levator *m*, Musculus levator
lev|el [ˈlevəl] *noun* (*Alkohol etc.*) Spiegel *m*, Stand *m*, Pegel *m*, Gehalt *m*, Konzentration *f*, Anteil *m*
blood level Blutspiegel *m*, Blutkonzentration *f*
blood glucose level Blutzuckerspiegel *m*, Blutzuckerwert *m*, Glucosespiegel *m*
tissue level Gewebespiegel *f*
levo- *präf.* Links-, Läv(o)-, Lev(o)-
le|vo|car|di|o|gram [ˌliːvəʊˈkɑːrdɪəgræm] *noun* Lävokardiogramm *nt*
le|vo|car|di|og|ra|phy [ˌliːvəʊˈkɑːrdɪˈɑgræfɪ] *noun* Lävokardiographie *f*, Lävokardiografie *f*
le|vo|do|pa [ˌliːvəʊˈdəʊpə] *noun* Levodopa *nt*
lev|u|lan [ˈlevjəlæn] *noun* Fruktosan *nt*, Fructosan *nt*, Levulan *nt*
lev|u|lo|san [levjəˈləʊsæn] *noun* →*levulan*
lev|u|lose [ˈlevjələʊz] *noun* Fruchtzucker *m*, Fruktose *f*, Fructose *f*, Lävulose *f*
lev|u|lo|se|mia [ˌlevjələʊˈsiːmɪə] *noun* Fruktosämie *f*
lev|u|lo|su|ria [ˌlevjələʊˈs(j)ʊərɪə] *noun* Fruktosurie *f*
L-form *noun* L-Form *f*, L-Phase *f*, L-Organismus *m*
li|bid|i|nous [lɪˈbɪdnəs] *adj* Libido betreffend, durch Libido bestimmt, triebhaft, libidinös
li|bi|do [lɪˈbiːdəʊ, -ˈbaɪ-] *noun* **1.** Geschlechts-, Sexualtrieb *m*, Libido *f* **2.** (*psychiat.*) Libido *f*, Lebenswille *m*, Lebenskraft *f*
lice [ˈlaɪz] *plural* Läuse *pl*
li|chen [ˈlaɪkən] *noun* (*dermatol.*) Lichen *m*, Flechte *f*
lichen amyloidosus Lichen amyloidosus
lichen planus Knötchenflechte *f*, Lichen ruber planus
lichen ruber planus Knötchenflechte *f*, Lichen ruber planus
lichen scrophulosorum Lichen scrophulosorum, lichenoide Tuberkulide *pl*, Tuberculosis cutis lichenoides
tropical lichen Roter Hund *m*, tropische Flechte *f*, Miliaria rubra
li|chen|i|fi|ca|tion [laɪˌkenəfɪˈkeɪʃn] *noun* Lichenifikation *f*
li|chen|oid [ˈlaɪkənɔɪd] *adj* lichenartig, flechtenähnlich, lichenoid
lic|o|rice [ˈlɪkərɪʃ, ˈlɪkrɪʃ] *noun* Süßholz *nt*, Glycyrrhiza glabra
lid [lɪd] *noun* (Augen-)Lid *nt*, Palpebra *f*
granular lids Trachom *nt*
lower lid Unterlid *nt*, Palpebra inferior
upper lid Oberlid *nt*, Palpebra superior
li|en [ˈlaɪən] *noun* Milz *f*; (*anatom.*) Splen *m*, Lien *m*
lien- *präf.* Milz-, Lienal-, Splen(o)-
li|e|nal [laɪˈiːnl, ˈlaɪənl] *adj* Milz/Splen betreffend, von der Milz ausgehend, splenisch, lienal
li|en|cu|lus [laɪˈeŋkjələs] *noun, plural* **-li** [-laɪ] Nebenmilz *f*, Lienculus *m*, Lien accessorius
li|en|ec|to|my [laɪəˈnektəmɪ] *noun* Milzentfernung *f*, -exstirpation *f*, Splenektomie *f*
li|en|i|tis [laɪəˈnaɪtɪs] *noun* Splenitis *f*
lieno- *präf.* Milz-, Lienal-, Splen(o)-
li|e|no|cele [laɪˈiːnəsiːl, ˈlaɪənəʊ-] *noun* Splenom *nt*
li|e|nog|ra|phy [laɪəˈnɑgrəfɪ] *noun* Splenographie *f*, Splenografie *f*
li|e|no|med|ul|la|ry [laɪənəʊˈmedəˌleriː] *adj* Milz und Knochenmark/Medulla ossium betreffend, splenomedullär
li|e|no|my|e|lo|ma|la|cia [laɪənəʊˌmaɪələʊməˈleɪʃ(ɪ)ə] *noun* Splenomyelomalazie *f*
li|e|no|pan|cre|at|ic [ˌlaɪənəʊpæŋkrɪˈætɪk] *adj* Milz und Bauchspeicheldrüse/Pankreas betreffend, splenopankreatisch, lienopankreatisch
li|e|nop|a|thy [laɪəˈnɑpəθɪ] *noun* Milzerkrankung *f*, Splenopathie *f*
li|e|no|re|nal [ˌlaɪənəʊˈriːnl] *adj* Milz und Niere/Ren betreffend, splenorenal, lienorenal
li|en|ter|y [ˈlaɪənteriː] *noun* Lienterie *f*
life [laɪf] *noun, plural* **lives** **1.** Leben *nt* early in life in jungen Jahren later in life in späteren Jahren, in vorgerücktem Alter for life fürs (ganze) Leben **2.** (Menschen-)Leben *nt* **3.** Lebensdauer *f*, -zeit *f*, Leben *nt*
fetal life Fötal-, Fetalperiode *f*
postnatal life Postnatalperiode *f*
prenatal life Pränatalperiode *f*
life|less [ˈlaɪflɪs] *adj* **1.** leblos, tot **2.** unbelebt
life-saving I *noun* Lebensrettung *f* II *adj* lebensrettend, Rettungs-
life-sustaining *adj* lebenserhaltend
life-threatening *adj* lebensbedrohlich, lebensgefährdend, lebensgefährlich
lig|a|ment [ˈlɪgəment] *noun* Band *nt*, Ligament *nt*, Ligamentum *nt*; Chorda *f*, Plica *f*
accessory ligament akzessorisches Ligament *nt*, Ligamentum accessorium
accessory ligament of humerus Ligamentum coracohumerale
acromioclavicular ligament Ligamentum coracoacromiale
acromiocoracoid ligament Ligamentum coracoacromiale
adipose ligament of knee Plica synovialis infrapatellaris
alar ligaments Flügelbänder *pl*, Ligamenta alaria
alveolodental ligament Wurzelhaut *f*, Desmodont *nt*, Periodontium *nt*
annular ligament of base of stapes Ligamentum anulare stapediale
annular radial ligament Ligamentum anulare radii
annular ligament of radius Ligamentum anulare radii
annular ligament of stapes Ligamentum anulare stapediale
annular ligaments of trachea Ligamenta anularia trachealia
anococcygeal ligament Ligamentum anococcygeum
anterior atlanto-occipital ligament **1.** Membrana atlantooccipitalis anterior **2.** Ligamentum atlantooccipitale anterius
anterior auricular ligament vorderes Ohrmuschelband *nt*, Ligamentum auriculare anterius
anterior cervical ligament Membrana tectoria
anterior ligament of colon Taenia omentalis
anterior costocentral ligament Ligamentum capitis costae radiatum
anterior cruciate ligament vorderes Kreuzband *nt*, Ligamentum cruciatum anterius
anterior fibrous ligament Ligamentum sternoclaviculare anterius
anterior ligament of head of fibula Ligamentum capitis fibulae anterius
anterior iliosacral ligaments Ligamenta sacroiliaca anteriora
anterior longitudinal ligament vorderes Längsband, Ligamentum longitudinale anterius
anterior ligament of malleus Ligamentum mallei anterius
anterior meniscofemoral ligament Ligamentum meniscofemorale anterius
anterior and posterior sternoclavicular ligament Ligamentum sternoclaviculare anterius, posterius
anterior sacrococcygeal ligament Ligamentum sacrococcygeum anterius
anterior sacroiliac ligaments Ligamenta sacroiliaca anteriora
anterior sternoclavicular ligament Ligamentum sternoclaviculare anterius

anterior talofibular ligament Ligamentum talofibulare anterius
anterior talotibial ligament Pars tibiotalaris anterior ligamenti medialis
anterior tibiofibular ligament Ligamentum tibiofibulare anterius
apical dental ligament Ligamentum apicis dentis
apical odontoid ligament Ligamentum apicis dentis
Arantius' ligament Ligamentum venosum
arcuate ligament of knee Ligamentum popliteum arcuatum
arcuate popliteal ligament Ligamentum popliteum arcuatum
arcuate ligament of pubis Ligamentum arcuatum pubis
Arnold's ligament oberes Incusband *nt*, Ligamentum incudis superius
ligaments of auditory ossicles Bänder *pl* der Gehörknöchelchen, Ligamenta ossiculorum auditus/auditoriorum
ligaments of auricle Ohrmuschelbänder *pl*, Ligamenta auricularia
Bérard's ligament Bérard-Band *nt*
Berry's ligament Ligamentum thyrohyoideum laterale
bifurcate ligament Pinzettenband *nt*, Ligamentum bifurcatum
Bigelow's ligament Bigelow-Band *nt*, Ligamentum iliofemorale
ligament of Botallo Ligamentum arteriosum
Bourgery's ligament Ligamentum popliteum obliquum
brachiocubital ligament Ligamentum collaterale ulnare
brachioradial ligament Ligamentum collaterale radiale
broad ligament of liver sichelförmiges Leberband *nt*, Ligamentum falciforme hepatis
broad ligament of lung Ligamentum pulmonale
broad ligament of uterus breites Mutter-/Uterusband *nt*, Ligamentum latum uteri
Burns' ligament **1.** Margo falciformis (hiatus saphenus) **2.** Cornu superius hiatus saphenus
calcaneocuboid ligament Ligamentum calcaneocuboideum
calcaneofibular ligament Ligamentum calcaneofibulare
calcaneonavicular ligament Ligamentum calcaneonaviculare
calcaneotibial ligament Pars tibiocalcanea ligamenti mediale
Caldani's ligament Ligamentum coracoclaviculare
Camper's ligament Urogenitaldiaphragma *nt*, Diaphragma urogenitale
canthal ligament Ligamentum palpebrale laterale
capsular ligaments Kapselbänder *pl*, Ligamenta capsularia
Carcassonne's ligament Ligamentum puboprostaticum
Carcassonne's perineal ligament präurethrales Band *nt*, Carcassonne-, Waldeyer-Band *nt*, Ligamentum transversum perinei
cardinal ligament Kardinalband *nt*, Ligamentum cardinale
carpometacarpal ligaments Ligamenta carpometacarpalia
Casser's ligament Ligamentum mallei laterale
ceratocricoid ligament Ligamentum ceratocricoideum
cervical ligament of sinus tarsi Ligamentum talocalcaneum interosseum
cervicobasilar ligament Membrana tectoria
check ligament of lateral rectus muscle Lacertus musculi recti lateralis bulbi oculi
chondrosternal ligament Ligamentum sternocostale
chondroxiphoid ligaments Ligamenta costoxiphoidea
Civinini's ligament Ligamentum pterygospinale
Cloquet's ligament Cloquet-Band *nt*, Vestigium processus vaginalis
collateral ligament Seitenband *nt*, Kollateralband *nt*, Ligamentum collaterale
collateral ligaments of interphalangeal joints of foot Ligamenta collateralia articulationes interphalangeae pedis
collateral ligaments of interphalangeal joints of hand Ligamenta collateralia articulationes interphalangeae manus
collateral ligaments of metacarpophalangeal joints Ligamenta collateralia articulationes metacarpophalangeae
collateral ligaments of metatarsophalangeal joints Ligamenta collateralia articulationes metatarsophalangeae
Colles' ligament Ligamentum inguinale reflexum
ligaments of colon Kolontänien *pl*, Taeniae coli
conoid ligament Ligamentum conoideum
Cooper's ligament **1.** Cooper-Band *nt*, Ligamentum pectineum **2.** Chorda obliqua
Cooper's suspensory ligaments Ligamenta suspensoria mammaria
coracoacromial ligament Ligamentum coracoacromiale
coracoclavicular ligament Ligamentum coracoclaviculare
coracohumeral ligament Ligamentum coracohumerale
coracoid ligament of scapula Ligamentum transversum scapulae superius
cordiform ligament of diaphragm Centrum tendineum
coronary ligament of liver Ligamentum coronarium hepatis
coronary ligament of radius Ligamentum anulare radii
costoclavicular ligament Ligamentum costoclaviculare
costocolic ligament Ligamentum phrenicocolicum
costocoracoid ligament Ligamentum transversum scapulae superius
costosternal ligaments Ligamenta sternocostalia
costotransverse ligament Ligamentum costotransversarium
costoxiphoid ligaments Ligamenta costoxiphoidea
cotyloid ligament Labrum acetabuli
cricoarytenoid ligament Krikoarytänoidband *nt*, Ligamentum cricoarytenoideum
cricopharyngeal ligament Santorini-Band *nt*, Ligamentum cricopharyngeum
cricothyroarytenoid ligament Conus elasticus, Membrana cricovocalis
cricothyroid ligament Ligamentum cricothyroideum
cricotracheal ligament Ligamentum cricotracheale
cruciate ligament kreuzförmiges Band *nt*, Kreuzband *nt*, Ligamentum cruciatum
cruciate ligament of ankle Y-Band *nt*, Retinaculum musculorum extensorum pedis inferius
cruciate ligament of atlas Ligamentum cruciforme atlantis
cruciate ligaments of knee Kreuzbänder *pl*, Ligamenta cruciata
crural ligament Leistenband *nt*, Ligamentum inguinale, Arcus inguinale
Cruveilhier's ligaments Ligamenta plantaria
cubitoulnar ligament Ligamentum collaterale ulnare
cuneocuboid ligament Ligamentum cuneocuboideum
cuneonavicular ligaments Ligamenta cuneonavicularia
deep dorsal sacrococcygeal ligament Ligamentum sacrococcygeum posterius profundum
deep transverse metacarpal ligament Ligamentum metacarpale transversum profundum
deep transverse metatarsal ligament Ligamentum metatarsale transversum profundum
deltoid ligament Deltaband *nt*, Innenknöchelband *nt*,

Ligamentum deltoideum, Ligamentum mediale articulationis talocruralis
deltoid ligament of elbow Ligamentum collaterale ulnare
Denonvilliers' ligament Ligamentum puboprostaticum
dentate ligament of spinal cord Ligamentum denticulatum
denticulate ligament Ligamentum denticulatum
dorsal calcaneocuboid ligament Ligamentum calcaneocuboideum dorsale
dorsal carpal ligaments Ligamenta intercarpalia dorsalia
dorsal carpometacarpal ligaments Ligamenta carpometacarpalia dorsalia
dorsal cuboideonavicular ligament Ligamentum cuboideonaviculare dorsale
dorsal cuneocuboid ligament Ligamentum cuneocuboideum dorsale
dorsal cuneonavicular ligaments Ligamenta cuneonavicularia dorsalia
dorsal intercarpal ligaments Ligamenta intercarpalia dorsalia
dorsal intercuneiform ligaments Ligamenta intercuneiformia dorsalia
dorsal intertarsal ligaments Ligamenta tarsi dorsalia
dorsal metacarpal ligaments Ligamenta metacarpalia dorsalia
dorsal metatarsal ligaments Ligamenta metatarsalia dorsalia
dorsal radiocarpal ligament Ligamentum radiocarpale dorsale
dorsal tarsometatarsal ligaments Ligamenta tarsometatarsalia dorsalia
dorsal ulnocarpal ligament Ligamentum ulnocarpale dorsale
Douglas' ligament Douglas-Falte *f*, -Ligament *nt*, Plica rectouterina
duodenohepatic ligament Ligamentum hepatoduodenale
duodenorenal ligament Ligamentum duodenorenale
epihyal ligament Ligamentum stylohyoideum
external annular ligament of ankle Retinaculum musculorum peroneorum superius
external coracoclavicular ligament Ligamentum trapezoideum
external intermuscular ligament of arm Septum intermusculare brachii laterale
external intermuscular ligament of thigh Septum intermusculare femoris laterale
extracapsular ligaments extrakapsuläre Bänder *pl*, Ligamenta extracapsularia
falciform ligament (of liver) sichelförmiges Leberband *nt*, Ligamentum falciforme hepatis
fallopian ligament Leistenband *nt*, Arcus inguinalis, Ligamentum inguinale
false vocal ligament falsches Stimmband *nt*, Taschenband *nt*, Ligamentum vestibulare
fibular collateral ligament Ligamentum collaterale fibulare
fibular intermuscular ligament Septum intermusculare curis anterius
flaval ligaments gelbe Bänder *pl*, Ligamenta flava
fundiform ligament of clitoris Ligamentum fundiforme clitoridis
fundiform ligament of penis Ligamentum fundiforme penis
gastrocolic ligament Ligamentum gastrocolicum
gastrohepatic ligament Ligamentum hepatogastricum
gastrolienal ligament Magen-Milz-Band *nt*, Ligamentum gastrolienale/gastrosplenicum
gastropancreatic ligament of Huschke Plica gastropancreatica
gastrophrenic ligament Ligamentum gastrophrenicum
gastrosplenic ligament Magen-Milz-Band *nt*, Ligamentum gastrolienale/gastrosplenicum
genitoinguinal ligament Ligamentum genito-inguinale
Gimbernat's ligament Gimbernat-Band *nt*, Ligamentum lacunare
gingivodental ligament Wurzelhaut *f*, Desmodont *nt*, Periodontium *nt*
glenohumeral ligaments Ligamenta glenohumeralia
glenoid ligaments of Cruveilhier Ligamenta plantaria articulationis metatarsophalangeae
glenoid ligament of humerus Labrum glenoidale scapulae
glenoid ligament of Macalister Labrum glenoidale scapulae
great posterior pelvic ligament Ligamentum sacrotuberale
Halsted's ligament Ligamentum costoclaviculare
ligament of head of femur Ligamentum capitis femoris
Henle's ligament Leistensichel *f*, Falx inguinalis, Tendo conjunctivus
hepatic ligaments Leberbänder *pl*, Ligamenta hepatis
hepatocolic ligament Ligamentum hepatocolicum
hepatoduodenal ligament Ligamentum hepatoduodenale
hepatoesophageal ligament Ligamentum hepatooesophageale
hepatogastric ligament Ligamentum hepatogastricum
hepatophrenic ligament Ligamentum hepatophrenicum
hepatorenal ligament Ligamentum hepatorenale
hepatoumbilical ligament Ligamentum teres hepatis
Hesselbach's ligament Hesselbach-Band *nt*, Ligamentum interfoveolare
Hey's ligament 1. Margo falciformis (hiatus saphenus) **2.** Cornu superius hiatus saphenus
Hueck's ligament Hueck-, Stenon-Band *nt*, iridokorneales Balkenwerk *nt*, Reticulum trabeculare, Ligamentum pectinatum
Hunter's ligament rundes Mutterband *nt*, Uterusband *nt*, Ligamentum teres uteri
Huschke's ligament Plica gastropancreatica
hyoepiglottic ligament Ligamentum hyoepiglotticum
iliocostal ligament Ligamentum lumbocostale
iliofemoral ligament Bigelow-Band *nt*, Ligamentum iliofemorale
iliolumbar ligament Ligamentum iliolumbale
iliosacral ligaments Ligamenta sacroiliaca
iliotibial ligament of Maissiat Maissiat-Streifen *m*, -Band *nt*, Tractus iliotibialis
inferior annular ligament Ligamentum arcuatum pubis
inferior ligament of epididymis Ligamentum epididymidis inferius
inferior pubic ligament 1. →*pubic arcuate ligament* **2.** Ligamentum suspensorium ovarii
inferior and superior pubic ligament Ligamentum pubicum inferius, superius
inferior transverse ligament of scapula Ligamentum transversum scapulae inferius
infundibulopelvic ligament Ligamentum suspensorium ovarii
inguinal ligament Leistenband *nt*, Ligamentum inguinale, Arcus inguinale
interarticular ligament intraartikuläres Band *nt*, intraartikuläres Ligament *nt*
interarticular ligament of head of rib Ligamentum capitis costae intraarticulare
interarticular ligament of hip joint Ligamentum capitis femoris

intercapsular ligaments Ligamenta intercapsularia, intrakapsuläre Bänder *pl*
intercarpal ligaments Ligamenta intercarpalia
interclavicular ligament Ligamentum interclaviculare
intercuneiform ligaments Ligamenta intercuneiformia dorsalia, interossea, plantaria
interfoveolar ligament Ligamentum interfoveolare
intermetacarpal ligament Ligamentum metacarpale
intermetatarsal ligament Ligamentum metatarsale
intermuscular ligament Septum intermusculare
internal annular ligament of ankle Retinaculum musculorum flexorum pedis
internal coracoclavicular ligament Ligamentum conoideum
internal intermuscular ligament of arm Septum intermusculare brachii mediale
interosseous cuneocuboid ligament Ligamentum cuneocuboideum interosseum
interosseous cuneometatarsal ligaments Ligamenta cuneometatarsalia interossea
interosseous iliosacral ligaments Ligamenta sacroiliaca interossea
interosseous intercarpal ligaments Ligamenta intercarpalia interossea
interosseous intercuneiform ligaments Ligamenta intercuneiformia interossea
interosseous intertarsal ligaments Ligamenta tarsi interossea
interosseous ligaments of knee Kreuzbänder *pl*, Ligamenta cruciata
interosseous metacarpal ligaments Ligamenta metacarpalia interossea
interosseous metatarsal ligaments Ligamenta metatarsalia interossea
interosseous sacroiliac ligaments Ligamenta sacroiliaca interossea
interosseous talocalcaneal ligament Ligamentum talocalcaneum interosseum
interspinal ligaments Ligamenta interspinalia
interspinous ligaments Ligamenta interspinalia
intertarsal ligaments Ligamenta tarsi
intertransverse ligaments Ligamenta intertransversaria
intraarticular costocentral ligament Ligamentum capitis costae intraarticulare
intra-articular ligament of head of rib Ligamentum capitis costae intraarticulare
intra-articular sternocostal ligament Ligamentum sternocostale intraarticulare
intracapsular ligament intrakapsuläres Band *nt*, Ligamentum intracapsularia
ischiocapsular ligament Ligamentum ischiofemorale
ischiofemoral ligament Ligamentum ischiofemorale
joint ligaments Gelenkbänder *pl*
Krause's ligament Ligamentum transversum perinei
laciniate ligament Retinaculum musculorum flexorum pedis
lacunar ligament Ligamentum lacunare
lateral ligament Außen-, Lateralband *nt*, laterales Ligament *nt*, Ligamentum laterale/collaterale
lateral ligament of ankle Außenknöchelband *nt*, Ligamentum collaterale laterale
lateral arcuate ligament Quadratusarkade *f*, Ligamentum arcuatum laterale, Arcus lumbocostalis lateralis (Halleri)
lateral atlanto-occipital ligament Ligamentum atlantooccipitale laterale
lateral cervical ligament Kardinalband *nt*, Ligamentum cardinale
lateral collateral ligament Ligamentum collaterale laterale, Außenknöchelband *nt*
lateral ligament of colon Taenia omentalis
lateral costotransverse ligament Ligamentum costotransversarium laterale
lateral intermuscular ligament of arm Septum intermusculare brachii laterale
lateral intermuscular ligament of thigh Septum intermusculare femoris laterale
lateral ligament of knee äußeres Seitenband *nt*, Außenband *nt*, Ligamentum collaterale fibulare
lateral ligament of malleus seitliches Malleusband, *nt* Ligamentum mallei laterale
lateral maxillary ligament Ligamentum laterale articulationis temporomandibularis
lateral palpebral ligament laterales Lidband *nt*, Ligamentum palpebrale laterale
lateral pubovesical ligament Ligamentum laterale pubovesicale
lateral radial ligament Ligamentum collaterale carpi radiale
lateral radiate ligament Ligamentum collaterale carpi ulnare
lateral sacrococcygeal ligament Ligamentum sacrococcygeum laterale
lateral talocalcaneal ligament Ligamentum talocalcaneum laterale
lateral temporomandibular ligament Ligamentum laterale articulationis temporomandibularis
lateral thyrohyoid ligament Ligamentum thyrohyoideum laterale
lateral ulnar ligament Ligamentum collaterale carpi ulnare
lateral umbilical ligament Ligamentum umbilicale mediale
lateral uterosacral ligament Kardinalband *nt*, Ligamentum cardinale
lateral vesical ligament Ligamentum laterale vesicae
Lauth's ligament Ligamentum transversum atlantis
left triangular ligament of liver Ligamentum triangulare sinistrum hepatis
lienophrenic ligament Ligamentum splenorenale/lienorenale/phrenicosplenicum
ligaments of liver Leberbänder *pl*, Ligamenta hepatis
long iliosacral ligaments Ligamenta sacroiliaca posteriora
longitudinal ligament Längsband *nt* der Wirbelsäule, Ligamentum longitudinale
long plantar ligaments Ligamentum plantare longum
lumbocostal ligament Ligamentum lumbocostale
Luschka's ligaments Ligamenta sternopericardiaca
Mackenrodt's ligament Plica recto-uterina
ligament of Maissiat Maissiat-Band *nt*, Tractus iliotibialis
ligaments of malleus Ligamentum mallei anterius, laterale, superius
Mauchart's ligaments Flügelbänder *pl*, Ligamenta alaria
Mayer's ligament Ligamentum carpi radiatum
medial ligament Innenband *nt*, mediales Ligament *nt*, Ligamentum mediale
medial ligament of ankle joint Innenknöchelband *nt*, Deltaband *nt*, Ligamentum collaterale mediale, Ligamentum deltoideum
medial arcuate ligament Psoasarkade *f*, Ligamentum arcuatum mediale, Arcus lumbocostalis medialis (Halleri)
medial ligament of elbow joint Ligamentum collaterale ulnare
medial intermuscular ligament of arm Septum intermusculare brachii mediale
medial intermuscular ligament of thigh Septum intermusculare femoris mediale
medial ligament of knee Ligamentum collaterale tibiale

medial palpebral ligament mediales Lidband *nt*, Ligamentum palpebrale mediale
medial puboprostatic ligament Ligamentum mediale puboprostaticum
medial pubovesical ligament Ligamentum mediale pubovesicale
medial talocalcaneal ligament Ligamentum talocalcaneum mediale
medial temporomandibular ligament Ligamentum mediale articulationis temporomandibularis
medial umbilical ligament Ligamentum umbilicale mediale
medial ligament of wrist Ligamentum collaterale carpi ulnare
median arcuate ligament Aortenarkade *f*, Ligamentum arcuatum medianum
median cricothyroid ligament Ligamentum cricothyroideum medianum
median thyrohyoid ligament Ligamentum thyrohyoideum medianum
median umbilical ligament Urachus(strang *m*) *m*, Chorda urachi, Ligamentum umbilicale medianum
metacarpal ligament Ligamentum metacarpale
metacarpophalangeal ligaments Ligamenta palmaria
metatarsal ligament Ligamentum metatarsale
ligament of nape Nackenband *nt*, Ligamentum nuchae
neck ligament Nackenband *nt*, Ligamentum nuchae
nuchal ligament Nackenband *nt*, Ligamentum nuchae
oblique cuboideonavicular ligament Ligamentum cuboideonaviculare plantare
oblique ligaments of knee Kreuzbänder *pl*, Ligamenta cruciata
oblique popliteal ligament Ligamentum popliteum obliquum
oblique ligament of scapula Ligamentum transversum scapulae superius
occipitoaxial ligament Membrana tectoria
occipito-odontoid ligaments Flügelbänder *pl*, Ligamenta alaria
orbicular ligament of radius Ligamentum anulare radii
ovarian ligament Eierstockband *nt*, Ligamentum ovarii proprium
palmar ligaments Ligamenta palmaria
palmar carpometacarpal ligaments Ligamenta carpometacarpalia palmaria
palmar ligament of carpus Ligamentum carpi radiatum
palmar intercarpal ligaments Ligamenta intercarpalia palmaria
palmar metacarpal ligaments Ligamenta metacarpalia palmaria
palmar radiocarpal ligament Ligamentum radiocarpale palmare
palmar ligament of radiocarpal joint Ligamentum radiocarpale palmare
palmar ulnocarpal ligament Ligamentum ulnocarpale palmare
pancreaticocolic ligament Ligamentum pancreaticocolicum
pancreaticosplenic ligament Ligamentum pancreaticosplenicum
parodontal ligament Parodontalligament *nt*, Ligamentum parodontale
patellar ligament Kniescheibenband *nt*, Ligamentum patellae
pectinal ligament of iris Hueck-Band *nt*, Stenon-Band *nt*, iridokorneales Balkenwerk *nt*, Reticulum trabeculare
pectinate ligament of iridocorneal angle Ligamentum pectinatum, Hueck-Band *nt*, Stenon-Band *nt*, iridokorneales Balkenwerk *nt*, Reticulum trabeculare
pectineal ligament Ligamentum pectineum
Petit's ligament Sakrouteralband *nt*, Ligamentum sacrouterinum
petrosphenoid ligament **1.** Synchondrosis sphenopetrosa **2.** Synchondrosis sphenooccipitalis
phrenicocolic ligament Ligamentum phrenicocolicum
phrenico-esophageal ligament Ligamentum phrenicooesophagealis
phrenicolienal ligament Ligamentum splenorenale/lienorenale/phrenicosplenicum
phrenicosplenic ligament Ligamentum splenorenale/lienorenale/phrenicosplenicum
pisohamate ligament Ligamentum pisohamatum
pisometacarpal ligament Ligamentum pisometacarpale
pisounciform ligament Ligamentum pisohamatum
pisouncinate ligament Ligamentum pisohamatum
plantar ligaments Ligamenta plantaria
plantar accessory ligaments Ligamenta accessoria plantaria
plantar calcaneocuboid ligament Ligamentum calcaneocuboideum plantare
plantar calcaneonavicular ligament Ligamentum calcaneonaviculare plantare
plantar cuboideonavicular ligament Ligamentum cuboideonaviculare plantare
plantar cuneocuboid ligament Ligamentum cuneocuboideum plantare
plantar cuneonavicular ligaments Ligamenta cuneonavicularia plantaria
plantar intercuneiform ligaments Ligamenta intercuneiformia plantaria
plantar intertarsal ligaments Ligamenta tarsi plantaria
plantar metatarsal ligaments Ligamenta metatarsalia plantaria
plantar tarsometatarsal ligaments Ligamenta tarsometatarsalia plantaria
plantar ligamentss of tarsus Ligamenta tarsi plantaria
posterior atlanto-occipital ligament Membrana atlantooccipitalis posterior
posterior auricular ligament hinteres Ohrmuschelband *nt*, Ligamentum auriculare posterius
posterior cervical ligament Nackenband *nt*, Ligamentum nuchae
posterior cricoarytenoid ligament hinteres Krikoarytänoidband *nt*, Ligamentum crico-arytendoideum
posterior cruciate ligament hinteres Kreuzband *nt*, Ligamentum cruciatum posterius
posterior fibrous ligament Ligamentum sternoclaviculare posterius
posterior ligament of head of fibula Ligamentum capitis fibulae posterius
posterior ligament of incus hinteres Incusband *nt*, Ligamentum incudis posterius
posterior longitudinal ligament hinteres Längsband *nt*, Ligamentum longitudinale posterius
posterior meniscofemoral ligament Ligamentum meniscofemorale posterius
posterior oblique ligament of knee Ligamentum popliteum obliquum
posterior ligament of radiocarpal joint Ligamentum radiocarpale dorsale
posterior sacroiliac ligaments Ligamenta sacroiliaca posteriora
posterior sternoclavicular ligament Ligamentum sternoclaviculare posterius
posterior and superior ligament of incus Ligamentum incudis posterius, superius
posterior talofibular ligament Ligamentum talofibulare posterius
posterior talotibial ligament Pars tibiotalaris posterior ligamenti medialis
posterior tibiofibular ligament Ligamentum tibiofibu-

lare posterius
posterior uterosacral ligament Sakrouteralband *nt*, Ligamentum sacrouterinum
Poupart's ligament Leistenband *nt*, Ligamentum inguinale, Arcus inguinale
preurethral ligament of Waldeyer Ligamentum transversum perinei
prismatic ligament of Weitbrecht Ligamentum capitis femoris
proper ligament of ovary Eierstockband *nt*, Chorda utero-ovarica, Ligamentum ovarii proprium
pterygospinal ligament Ligamentum pterygospinale
pubic arcuate ligament Ligamentum arcuatum pubis
pubic ligament of Cowper Leistenband *nt*, Ligamentum inguinale, Arcus inguinale
pubocapsular ligament Ligamentum pubofemorale
pubocervical ligament Ligamentum pubocervicale
pubofemoral ligament Ligamentum pubofemorale
puboprostatic ligament Ligamentum puboprostaticum
puborectal ligament **1.** *→puboprostatic ligament* **2.** *→pubovesical ligament*
pubovesical ligament Ligamentum pubovesicale
pulmonary ligament Ligamentum pulmonale
quadrate ligament Ligamentum quadratum
radial carpal collateral ligament Ligamentum collaterale carpi radiale
radial collateral ligament Ligamentum collaterale radiale
radial collateral ligament of carpus Ligamentum collaterale carpi radiale
radial lateral ligament of carpus Ligamentum collaterale carpi radiale
radiate ligament Ligamentum capitis costae radiatum
radiate carpal ligament Ligamentum carpi radiatum
radiate ligament of carpus Ligamentum carpi radiatum
radiate costosternal ligaments Ligamenta sternocostalia radiata
radiate ligament of head of rib Ligamentum capitis costae radiatum
radiate ligament of Mayer Ligamentum carpi radiatum
radiate sternocostal ligaments Ligamenta sternocostalia radiata
reflected ligament Ligamentum reflexum
reflex ligament of Gimbernat Ligamentum reflexum
reflex inguinal ligament Ligamentum inguinale reflexum
rhomboid ligament of clavicle Ligamentum costoclaviculare
rhomboid ligament of wrist Ligamentum radiocarpeum dorsale
right triangular ligament of liver Ligamentum triangulare dextrum hepatis
round ligament of acetabulum Ligamentum capitis femoris
round ligament of Cloquet Ligamentum capitis costae intraarticulare
round ligament of elbow joint Chorda obliqua
round ligament of liver Ligamentum teres hepatis
round ligament of uterus rundes Mutterband *nt*, Ligamentum teres uteri
sacrococcygeal ligament Ligamentum sacrococcygeum
sacroiliac ligaments Ligamenta sacroiliaca
sacrospinal ligament Ligamentum sacrospinale
sacrotuberal ligament Ligamentum sacrotuberale
salpingopharyngeal ligament Plica salpingopharyngea
Santorini's ligament Santorini-Band *nt*, Ligamentum cricopharyngeum
sesamoid cartilage of vocal ligament Sesamknorpel *m* des Stimmbandes, Cartilago sesamoidea ligamenti vocalis
short cuboideometatarsal ligaments Ligamenta tarsometatarsalia plantaria
short posterior pelvic ligament Ligamentum sacrospinale
Simonart's ligaments Simonart-Bänder *pl*, amniotische Stränge *pl*
sphenomandibular ligament Ligamentum sphenomandibulare
spinoglenoid ligament Ligamentum transversum scapulae inferius
spinosacral ligament Ligamentum sacrospinale
spiral ligament of cochlea Ligamentum spirale ductus cochlearis, Crista spiralis ductus cochlearis
splenocolic ligament Ligamentum splenocolicum
splenogastric ligament Magen-Milz-Band *nt*, Ligamentum gastrolienale/gastrosplenicum
splenophrenic ligament Ligamentum splenorenale/lienorenale/phrenicosplenicum
splenorenal ligament Ligamentum splenorenale/lienorenale/phrenicosplenicum
spring ligament Ligamentum calcaneonaviculare plantare
stapedial ligament Ligamentum anulare stapediale
sternoclavicular ligament Ligamentum sternoclaviculare
sternocostal ligament Ligamentum sternocostale
sternopericardiac ligaments Ligamenta sternopericardiaca
sternopericardial ligaments Ligamenta sternopericardiaca
stylohyoid ligament Ligamentum stylohyoideum
stylomandibular ligament Ligamentum stylomandibulare
stylomylohyoid ligament Ligamentum stylomandibulare
subflaval ligaments Ligamenta flava
subpubic ligament Ligamentum arcuatum pubis
superficial dorsal sacrococcygeal ligament Ligamentum sacrococcygeum posterius superficiale
superficial posterior sacrococcygeal ligament Ligamentum sacrococcygeum posterius superficiale
superficial transverse metacarpal ligament Ligamentum metacarpale transversum superficiale
superficial transverse metatarsal ligament Ligamentum metatarsale transversum superficiale
superior auricular ligament oberes Ohrmuschelband *nt*, Ligamentum auriculare superius
superior coccygeal ligament Ligamentum iliofemorale
superior costotransverse ligament Ligamentum costotransversarium superius
superior ligament of epididymis Ligamentum epididymidis superius
superior ligament of incus oberes Incusband *nt*, Ligamentum incudis superius
superior ligament of malleus oberes Malleusband *nt*, Ligamentum mallei superius
superior ligament of pinna Ligamentum auriculare superius
superior pubic ligament Ligamentum pubicum superius
superior transverse ligament of scapula Ligamentum transversum scapulae superius
suprascapular ligament Ligamentum transversum scapulae superius
supraspinal ligament Ligamentum supraspinale
suspensory ligament Stütz-, Halteband *nt*, Ligamentum suspensorium
suspensory ligament of axis Ligamentum apicis dentis
suspensory ligament of bladder Plica umbilicalis mediana
suspensory ligaments of breast Ligamenta suspensoria mammaria
suspensory ligament of clitoris Ligamentum suspen-

sorium clitoridis
suspensory ligament of humerus Ligamentum coracohumerale
suspensory ligament of lens Zonula ciliaris
suspensory ligament of liver Ligamentum falciforme hepatis
suspensory ligaments of mammary gland Ligamenta suspensoria mammaria, Retinaculum cutis mammae
suspensory ligament of ovary Stützband *nt* des Eierstocks, Ligamentum suspensorium ovarii
suspensory ligament of penis Halteband *nt* des Penis, Ligamentum suspensorium penis
suspensory ligament of spleen Ligamentum splenorenale/lienorenale/phrenicosplenicum
synovial ligament of hip Ligamentum capitis femoris
talocalcaneal ligament Ligamentum talocalcaneum
talofibular ligament Ligamentum talofibulare
talonavicular ligament Ligamentum talonaviculare
tarsometatarsal ligaments Ligamenta tarsometatarsalia
ligaments of tarsus Ligamenta tarsi
temporomandibular ligament Seitenband *nt* des Kiefergelenks, Ligamentum laterale articulationis temporomandibularis
thyroepiglottic ligament Ligamentum thyroepiglotticum
tibial collateral ligament inneres/mediales Knieseitenband *nt*, Ligamentum collaterale tibiale
tibiocalcanean ligament Pars tibiocalcanea ligamenti medialis
tibiofibular ligament unteres Tibiofibulargelenk *nt*, Syndesmosis tibiofibularis
tibionavicular ligament Pars tibionavicularis ligamenti medialis
tracheal ligaments Bindegewebsverbindungen *pl* der Trachealknorpel, Ligamenta anularia tracheales
transverse acetabular ligament Ligamentum transversum acetabuli
transverse ligament of ankle Retinaculum musculorum extensorum pedis superius
transverse ligament of atlas Ligamentum transversum atlantis
transverse ligament of carpus Retinaculum flexorum manus
transverse ligament of knee Ligamentum transversum genus
transverse ligament of pelvis Ligamentum transversum perinei
transverse perineal ligament Ligamentum transversum perinei
transverse ligament of scapula Ligamentum transversum scapulae
transverse ligament of wrist Retinaculum flexorum manus
trapezoid ligament Ligamentum trapezoideum
Treitz's ligament Musculus suspensorius duodeni
triangular ligament of Colles Fascia diaphragmatis urogenitalis inferior
triangular ligament of linea alba Adminiculum lineae albae
triquetral ligament **1.** Ligamentum coracoacromiale **2.** Ligamentum cricoarytenoideum posterius
triquetral ligament of foot Ligamentum calcaneofibulare
triquetral ligament of scapula Ligamentum transversum scapulae inferius
trochlear ligament Ligamentum metacarpale transversum profundum
trochlear ligaments of hand Ligamenta palmaria
tuberosacral ligament Ligamentum sacrotuberale
tubopharyngeal ligament of Rauber Plica salpingopharyngea
ulnar carpal collateral ligament Ligamentum collaterale carpi ulnare
ulnar collateral ligament Ligamentum collaterale ulnare
ulnar lateral ligament of carpus Ligamentum collaterale carpi ulnare
uteroovarian ligament Eierstockband *nt*, Chorda utero-ovarica, Ligamentum ovarii proprium
vaginal ligament Ligamentum vaginale
ligaments of Valsalva Ohrmuschelbänder *pl*, Ligamenta auricularia
venous ligament of liver Ligamentum venosum
ventricular ligament (of larynx) Taschenband *nt*, Ligamentum vestibulare
vesicopubic ligament Ligamentum pubovesicale
vesicoumbilical ligament Ligamentum umbilicale mediale
vesicouterine ligament äußerer Schenkel *m* des Blasenpfeilers, Ligamentum vesicouterinum
vestibular ligament Taschenband *nt*, Ligamentum vestibulare
vocal ligament Stimmband *nt*, Ligamentum vocale
volar accessory ligaments Ligamenta accessoria volaria
volar capitular ligament Ligamentum metacarpeum transversum profundum
Walther's oblique ligament Ligamentum talofibulare posterius
Weitbrecht's ligament Chorda obliqua
Winslow's ligament Ligamentum popliteum obliquum
Wrisberg's ligament Ligamentum meniscofemorale posterius
xiphocostal ligaments of Macalister Ligamenta costoxiphoidea
xiphoid ligaments Ligamenta costoxiphoidea
Y ligament Ligamentum iliofemorale
yellow ligaments gelbe Bänder *pl*, Ligamenta flava
Y-shaped ligament Ligamentum iliofemorale

lig|a|men|to|pex|y [lɪgə'mentəpeksɪ] *noun* Ligamentopexie *f*

lig|a|men|tous ['lɪgəmentəs] *adj* **1.** Band/Ligament betreffend, wie ein Band, bandartig, ligamentär **2.** bindegewebsartig, bandartig, sehnenartig, desmoid

li|gase ['laɪgeɪz] *noun* Ligase *f*, Synthetase *f*
DNA ligase DNA-Ligase *f*, DNS-Ligase *f*, Polynucleotidligase *f*, Polydesoxyribonucleotidsynthase (ATP) *f*

li|ga|tion [laɪ'geɪʃn] *noun* Ligatur *f*, Unterbindung *f*

lig|a|ture ['lɪgətʃər, -tʃʊər] *noun* Ligatur *f*, Unterbindung *f*

light [laɪt] I *noun* Licht *nt*, Helligkeit *f*, Beleuchtung *f*, Licht(quelle *f*) *nt*; (Tages-)Licht *nt* II *adj* hell, licht
cold light Kaltlicht *nt*
infrared light Infrarot-, Ultrarotlicht *nt*, IR-Licht *nt*, UR-Licht *nt*
ultraviolet light Ultraviolett *nt*, Ultraviolettlicht *nt*, Ultraviolettstrahlung *f*, UV-Licht *nt*, UV-Strahlung *f*

light [laɪt] *adj* leicht, nicht schwer; (*Schlaf*) leicht; (*Krankheit*) leicht, unbedeutend

light-induced *adj* lichtinduziert

light-sensitive *adj* lichtempfindlich

lig|nin ['lɪgnɪn] *noun* Lignin *nt*

limb [lɪm] *noun* Glied *nt*, Gliedmaße *f*, Extremität *f*
ampullary limbs of semicircular ducts Crura membranacea ampullaria ductus semicircularis
anterior limb of internal capsule vorderer Kapselschenkel *m*, Crus anterius capsulae internae
anterior limb of stapes Crus anterius stapedis
limbs of anthelix Anthelixschenkel *pl*, Crura anthelicis
artificial limb Prothese *f*, Kunstglied *nt*
ascending limb of Henle's loop aufsteigender Schenkel *m* der Henle-Schleife
limbs of bony semicircular canales Crura ossea
common limb of membranous semicircular ducts

Crus membranaceum commune ductus semicircularis
descending limb of Henle's loop absteigender Schenkel *m* der Henle-Schleife
limb of helix Crus helicis
inferior limb of saphenous opening Crus inferius marginis falciformis hiatus saphenus, Cornu inferius marginis falciformis hiatus saphenus
internal limb of greater alar cartilage Crus mediale cartilaginis alaris majoris nasi
lateral limb of greater alar cartilage Crus laterale cartilaginis alaris majoris nasi
long limb of incus langer Ambossschenkel *m*, Crus longum incudis
lower limbs untere Gliedmaßen/Extremitäten *pl*, Beine *pl*
medial limb of greater alar cartilage Crus mediale cartilaginis alaris majoris nasi
pelvic limbs untere Gliedmaßen/Extremitäten *pl*, Beine *pl*
posterior limb of internal capsule hinterer Kapselschenkel *m*, Crus posterius capsulae internae
posterior limb of stapes Crus posterius stapedis
short limb of incus kurzer/hinterer Ambossschenkel *m*, Crus breve incudis
simple membranous limb of semicircular ducts Crus membranaceum simplex
superior limbs obere Gliedmaßen/Extremitäten *pl*, Arme *pl*
superior limb of saphenous opening Crus superius marginis falciformis hiatus saphenus, Cornu superius marginis falciformis hiatus saphenus
thin limb of Henle's loop dünnes Segment *nt* der Henle-Schleife *f*, Überleitungsstück *nt*
thoracic limbs obere Gliedmaßen/Extremitäten *pl*, Arme *pl*
upper limbs obere Gliedmaßen/Extremitäten *pl*, Arme *pl*
limbus of cornea Perikornealring *m*, Limbus corneae

lim|bic ['lɪmbɪk] *adj* **1.** Limbus oder limbisches System betreffend, limbisch **2.** den Rand/Margo betreffend, am Rand liegend, einen Randbezirk betreffend, marginal, randständig, wandständig

lim|bus ['lɪmbəs] *noun, plural* *-bi* [-baɪ] **1.** Saum *m*, Rand *m*, Kante *f*, Limbus *m* **2.** → *limbus of cornea*
acetabular limbus Margo acetabuli, Limbus acetabuli
anterior palpebral limbus vordere Lidkante *f*, Limbus anterior palpebrae
corneal limbus Hornhautrand *m*, Limbus corneae
posterior palpebral limbus hintere Lidkante *f*, Limbus posterior palpebrae

lime [laɪm] *noun* Kalk *m*
chlorinated lime Chlorkalk *m*, Calcaria chlorata

li|men ['laɪmən] *noun, plural* **-mens, lim|i|na** ['lɪmənə] Grenze *f*, Schwelle *f*, Limen *nt*
stimulus limen Reizschwelle *f*, -limen *nt*, Absolutschwelle *f*

lime|wa|ter ['laɪmwɔːtər] *noun* **1.** kalkhaltiges Wasser *nt* **2.** Kalkmilch *f*, -lösung *f*

lim|i|nal ['lɪmənl] *adj* Grenz-, Schwellen-, Limen-

lim|it ['lɪmɪt] I *noun* **1.** Grenze *f*; Begrenzung *f*, Beschränkung *f*, Limit *nt* over the limit zuviel; (*zeitlich*) zu lange to the limit bis zum Letzten without limit(s) grenzenlos, unbeschränkt, unbegrenzt **2.** Grenzlinie *f*, Grenze *f* II *v* begrenzen, ein-, beschränken (*to* auf); limitieren
resuscitation limit Wiederbelebungs-, Strukturerhaltungszeit *f*

limp|ing ['lɪmpɪŋ] *noun* Hinken *nt*, Claudicatio *f*

lin|den ['lɪndən] *noun* Linde *f*, Tilia

line [laɪn] *noun* **1.** Linie *f*, Grenzlinie *f*, Linea *f* **2.** (Hand-) Linie *f*; Falte *f*, Runzel *f*; (Gesichts-)Zug *m* **3.** (Abstammungs-)Linie *f*, Geschlecht *nt* the male line die männliche Linie in direct line in direkter Linie
absorption lines Absorptionslinien *pl*
anocutaneous line Anokutangrenze *f*, -linie *f*, Linea anocutanea
anorectal line Anorektalübergang *m*, anorektale Übergangszone/-linie *f*, Linea anorectalis
anterior axillary line vordere Axillarlinie *f*, Linea axillaris anterior
anterior gluteal line Linea glutea anterior
anterior median line vordere vertikale Rumpfmittellinie *f*, Linea mediana anterior
anterior median line of trunk vordere vertikale Rumpfmittellinie *f*, Linea mediana anterior
arcuate line of Douglas Linea arcuata Douglasi, Linea arcuata vaginae musculi recti abdominis
arcuate line of ilium Linea arcuata ossis ilii
arcuate line of pelvis Linea terminalis (pelvis)
arcuate line of rectus sheath Linea arcuata vaginae musculi recti abdominis
arcuate line of sheath of rectus abdominis muscle Linea arcuata vaginae musculi recti abdominis
line of attachment Ansatz-, Befestigungsstelle *f*, -linie
axillary line Axillarlinie *f*, Linea axillaris
Beau's lines Beau-Furchen *pl*, -Linien *pl*
bismuth line Wismutsaum *m*
Brücke's lines Brücke-Bänder *pl*
cell line Zelllinie *f*, -reihe *f*
cement line Kittlinie *f*
central line zentraler Venenkatheter *m*
costoclavicular line Parasternallinie *f*, Linea parasternalis
curved line of ilium Linea arcuata ossis ilii
dentate line Anokutanlinie *f*, Linea anocutanea
diploid cell line diploide Zelllinie *f*
Douglas' line Douglas-Linie *f*, Linea arcuata vaginae musculi recti abdominis
Ellis' line Ellis-Damoiseau-Linie *f*, Damoiseau-Linie *f*
epiphyseal line Epiphysenlinie *f*, Epiphysenfugennarbe *f*, Linea epiphysialis
epiphysial line Linea epiphysialis, Epiphysenlinie *f*, Epiphysenfugennarbe *f*
external line of Baillarger äußere Baillarger-Schicht *f*, äußerer Baillarger-Streifen *m*, Stria laminae granularis interna
external superior arcuate line of occipital bone Linea nuchalis superior
external superior curved line of occipital bone Linea nuchalis superior
external superior semicircular line of occipital bone Linea nuchae superior
falciform margin of white line of pelvic fascia Arcus tendineus fasciae pelvis
line of Gennari Gennari-Streifen *m*
gingival line **1.** Zahnfleischrand *m*, Margo gingivalis **2.** Zahnfleischsaum *m*
gum line Zahnfleischrand *m*, Margo gingivalis
Haller's line vordere Mittelfurche *f*, Fissura mediana anterior medullae oblongatae
Head's lines Head-Zonen *pl*
highest arcuate line of occipital bone Linea nuchalis suprema
highest curved line of occipital bone Linea nuchalis suprema
highest nuchal line Linea nuchalis suprema
highest semicircular line of occipital bone Linea nuchae suprema
Hilton's white line Hilton-Linie *f*
Hunter's line Linea alba
Hunter-Schreger lines Schreger-Hunter-Linien *pl*
iliopectineal line Linea arcuata ossis ilii
incremental lines Retzius-Streifung *f*
inferior arcuate line of occipital bone Linea nuchalis inferior
inferior curved line of ilium Linea glutea inferior

inferior curved line of occipital bone Linea nuchalis inferior
inferior gluteal line Linea glutea inferior
inferior nuchal line Linea nuchalis inferior
inferior semicircular line of occipital bone Linea nuchae inferior
inferior temporal line of parietal bone Linea temporalis inferior ossis parietalis
infracostal line Planum subcostale
inner line of Baillarger innere Baillarger-Schicht *f*, innerer Baillarger-Streifen *m*, Stria laminae pyramidalis interna
intercondylar line Linea intercondylaris femoris
internal line of Baillarger →*inner line of Baillarger*
interspinal line Planum interspinale
intertrochanteric line Linea intertrochanterica
Kerley lines Kerley-Linien *pl*
Langer's lines Langer-Linien *pl*, Hautspalt-, Hautspannungslinien *pl*
lateral supracondylar line of femur Linea supracondylaris lateralis
lead line Bleisaum *m*
mamillary line Mamillarlinie *f*, Linea mammillaris
mammary line Milchleiste *f*
medial axillary line mittlere Axillarlinie *f*, Linea axillaris media
medial supracondylar line of femur Linea supracondylaris medialis
median axillary line mittlere Axillarlinie *f*, Linea axillaris media, Linea medio-axillaris
median nuchal line Crista occipitalis externa
medioclavicular line Medioklavikularlinie *f*, Linea medioclavicularis
Mees' lines Mees-Streifen *pl*
Ménard-Shenton line Ménard-Shenton-Linie *f*
midaxillary line mittlere Axillarlinie *f*, Linea axillaris media, Linea medioaxillaris
midclavicular line Medioklavikularlinie *f*, Linea medioclavicularis
middle curved line of ilium Linea glutea anterior
milk line Milchleiste *f*
Monro-Richter line Monro-Richter-Linie *f*, Richter-Linie *f*
muscular line of scapula Linea muscularis scapulae
mylohyoid line of mandible Linea mylohyoidea
nipple line Mamillarlinie *f*, Linea mammillaris
nuchal line Linea nuchalis
oblique line of femur Linea intertrochanterica
oblique line of mandible Linea obliqua mandibulae
oblique line of thyroid (cartilage) Linea obliqua cartilaginis thyroideae
line of origin Ursprung *m*, Ursprungsstelle *f*, -linie
outer line of Baillarger →*external line of Baillarger*
lines of Owen Owen-Linien *pl*
papillary line Mamillarlinie *f*, Linea mammillaris
pararectal line Linea pararectalis
parasternal line Parasternallinie *f*, Linea parasternalis
paravertebral line Paravertebrallinie *f*, Linea paravertebralis
pectinate line Anokutanlinie *f*, Linea anocutanea
pectineal line **1.** Pecten ossis pubis **2.** Linea pectinea (femoris)
popliteal line of femur Linea intercondylare
popliteal line of tibia Linea musculi solei
postaxillary line hintere Axillarlinie *f*, Linea axillaris posterior
posterior axillary line hintere Axillarlinie *f*, Linea axillaris posterior
posterior gluteal line Linea glutea posterior
posterior median line hintere vertikale Rumpfmittellinie *f*, Linea mediana posterior
preaxillary line vordere Axillarlinie *f*, Linea preaxillaris
primitive line Primitivstreifen *m*
lines of Retzius Retzius-Streifung *f*
Richter-Monro line Richter-Linie *f*, Monro-Richter-Linie *f*
Roser's line Roser-Nélaton-Linie *f*, Nélaton-Linie *f*
rough line of femur Linea aspera femoris
scapular line Skapularlinie *f*, Linea scapularis
semicircular line Linea arcuata vaginae musculi recti abdominis
semicircular line of frontal bone Linea temporalis
semilunar line Linea semilunaris, Spieghel-Linie *f*
Shoemaker's line Shoemaker-Linie *f*
soleal line of tibia Linea musculi solei
spectral line Spektrallinie *f*
Spieghel's line Spieghel-Linie *f*, Linea semilunaris
sternal line Sternallinie *f*, Linea sternalis
subcostal line Planum subcostale
subscapular lines Lineae muscularis scapulae
superior arcuate line of occipital bone Linea nuchalis superior
superior curved line of occipital bone Linea nuchalis superior
superior nuchal line Linea nuchalis superior
superior temporal line of parietal bone Linea temporalis superior ossis parietalis
temporal line of frontal bone Linea temporalis ossis frontalis
lines of tension Spannungslinien *pl*
terminal line of pelvis Linea terminalis pelvis
transverse lines of sacral bone Lineae transversae ossis sacri
transverse lines of sacrum Lineae transversae ossis sacri
trapezoid line Linea trapezoidea
venous line Venenkatheter *m*
vertebral line Linea vertebralis
line of vision optische Augenachse *f*, Sehachse *f*, Axis opticus
visual line optische Augenachse *f*, Sehachse *f*, Axis opticus
V-shaped line of tongue Terminalsulkus *m*, V-Linguae *nt*, Sulcus terminalis linguae
white line Linea alba
white line of Hilton Hilton-Linie *f*
white line of ischiococcygeal muscle Ligamentum anococcygeum
Z line Z-Linie *f*, Z-Streifen *m*, Zwischenscheibe *f*, Telophragma *nt*
Zahn's lines Zahn-Linien *pl*

linlea ['lɪnɪə] *noun, plural* **linlelae** [-nɪiː] Linie *f*, Linea *f*
linea alba Linea alba
linea aspera Linea aspera femoris

linlelage ['lɪnɪɪdʒ] *noun* Geschlecht *nt*, Abstammung *f*

lingu- *präf.* Zungen-, Lingu(o)-

linlgua ['lɪŋgwə] *noun, plural* **-guae** [-gwiː] Zunge *f*; (*anatom.*) Lingua *f*, Glossa *f*

linlgual ['lɪŋgwəl] *adj* Zunge/Lingua betreffend; in Zungennähe oder in Richtung der Zunge; zungenförmig, lingual

Linlguatlulla [lɪŋ'gwætʃələ] *noun* Zungenwürmer *pl*
Linguatula rhinaria/serrata Nasenwurm *m*, Linguatula serrata

linlguatlullilalsis [lɪŋ,gwætʃə'laɪəsɪs] *noun* Linguatula-Infektion *f*, Linguatuliasis *f*

linlgulla ['lɪŋgjələ] *noun, plural* **-lae** [-liː] Zünglein *nt*, zungenförmiges Gebilde *nt*, Lingula *f*

linlgullar ['lɪŋgjələr] *adj* Lingula betreffend, zungenförmig, Lingular-

linlgullecltolmy [lɪŋgjə'lektəmɪ] *noun* Lingulektomie *f*

linguo- *präf.* Zungen-, Lingu(o)-

linlguoldenltal [,lɪŋgwə'dentl] *adj* Zunge und Zähne/

Dentes betreffend, linguodental
lin|guo|pap|il|li|tis [ˌlɪŋgwəpæpɪ'laɪtɪs] *noun* Entzündung der Zungen(rand)papillen, Linguopapillitis *f*
lin|i|ment ['lɪnəmənt] *noun* Linimentum *nt*
lin|ing ['laɪnɪŋ] *noun* Belag *m*, Überzug *m*; Auskleidung *f*; Deckschicht *f*
lin|seed ['lɪnsiːd] *noun* Leinsamen *pl*, Lini semen
lip [lɪp] *noun* **1.** Lippe *f*; (*anatom.*) Labium oris **2.** lippenähnliche Struktur *f*, Labium *nt*, Labrum *nt*
acetabular lip Pfannenlippe *f*, Labrum acetabuli
anterior lip Labium anterius ostii uteri
anterior lip of cervix of uterus Labium anterius ostii uteri, vordere Muttermundlippe *f*
anterior lip of ostium of uterus Labium anterius ostii uteri
articular lip Gelenklippe *f*, Labrum articulare
cleft lip Hasenscharte *f*, Lippenspalte *f*, Cheiloschisis *f*
external lip of iliac crest Labium externum cristae iliacae
fibrocartilaginous lip of acetabulum Pfannenlippe *f*, Labrum acetabuli
glazed lips Lacklippen *pl*
glenoid lip Labrum glenoidale scapulae
greater lip of pudendum große Schamlippe *f*, Labium majus pudendi
hare lip Hasenscharte *f*, Lippenspalte *f*, Cheiloschisis *f*
inferior lip Unterlippe *f*, Labium inferius
inferior lip of ileocecal valve Labium inferius valvulae coli
inner lip of iliac crest innere Darmbeinlippe *f*, Labium internum cristae iliacae
internal lip of iliac crest Labium internum cristae iliacae
lateral lip of linea aspera Labium laterale lineae asperae
lesser lip of pudendum kleine Schamlippe *f*, Labium minus pudendi
lower lip Unterlippe *f*, Labium inferius oris
medial lip of linea aspera Labium mediale lineae asperae
posterior lip Labium posterius ostii uteri
posterior lip of cervix of uterus hintere Lippe *f* des äußeren Muttermundes, Labium posterius ostii uteri
pudendal lips Schamlippen *pl*, Labium majus et minus pudendi
rhombic lip Rautenlippe *f*
superior lip Oberlippe *f*, Labium superius oris
superior lip of ileocecal valve Labium superius valvulae coli
tympanic lip Labium limbi tympanicum laminae spiralis ossei
tympanic lip of limb of spiral lamina obere Lippe *f* des Limbus laminae spiralis, Labium limbi tympanicum laminae spiralis ossei
upper lip Oberlippe *f*, Labium superius oris
vestibular lip Labium limbi vestibulare laminae spiralis ossei
vestibular lip of limb of spiral lamina Labium limbi vestibulare laminae spiralis ossei
lip- *präf.* Adip(o)
lip|ac|i|de|mia [lɪpæsə'diːmɪə] *noun* Hyperlipazidämie *f*
lip|ac|i|du|ri|a [lɪpæsə'd(j)ʊərɪə] *noun* Lipazidurie *f*
lip|ar|o|cele [lɪp'ærəsiːl] *noun* **1.** Fettbruch *m*, Liparozele *f*, Lipozele *f*, Adipozele *f* **2.** (*urolog.*) Liparozele *f*, Lipozele *f*
lip|a|roid ['lɪpərɔɪd] *adj* fettartig, fettähnlich, lipoid
li|pase ['laɪpeɪz, 'lɪ-] *noun* **1.** Lipase *f* **2.** Triacylglycerinlipase *f*, Triglyceridlipase *f*
diacylglycerol lipase Lipoproteinlipase *f*
lipoprotein lipase Lipoproteinlipase *f*
lip|as|u|ria [ˌlɪpeɪ's(j)ʊərɪə] *noun* Lipasurie *f*
lip|ec|to|my [lɪ'pektəmɪ] *noun* Fett(gewebs)entfernung *f*, Lipektomie *f*
lip|e|de|ma [lɪpɪ'diːmə] *noun* Lipödem *nt*
li|pe|mia [lɪ'piːmɪə] *noun* Lipämie *f*, Hyperlipämie *f*
alimentary lipemia alimentäre/postprandiale Lipämie *f*
postprandial lipemia alimentäre/postprandiale Lipämie *f*
lip|id ['lɪpɪd, 'laɪ-] *noun* Lipid *nt*
lipid A Lipid A *nt*
depot lipid Depot-, Speicherfett *nt*
storage lipid Depot-, Speicherlipid *nt*
total lipid Gesamtlipide *pl*
lip|i|dase ['lɪpɪdeɪz] *noun* Lipase *f*
lip|ide ['lɪpaɪd, 'laɪ-, -ɪd] *noun* → *lipid*
lip|i|de|mia [lɪpɪ'diːmɪə] *noun* Lipidämie *f*, Hyperlipidämie *f*
li|pid|ic [lɪ'pɪdɪk] *adj* Lipid(e) betreffend oder enthaltend, Lipid-, Lipo-
lip|i|dol|y|sis [lɪpɪ'dɑlɪsɪs] *noun* Lipidspaltung *f*, Lipidolyse *f*
lip|i|do|lyt|ic [ˌlɪpɪdə'lɪtɪk] *adj* Lipidolyse betreffend oder auslösend, liplidspaltend, lipidolytisch
lip|i|do|sis [lɪpɪ'dəʊsɪs] *noun* Lipidspeicherkrankheit *f*, Lipidose *f*, Lipoidose *f*
cerebroside lipidosis Gaucher-Erkrankung *f*, -Krankheit *f*, -Syndrom *nt*, Morbus Gaucher *m*, Glucozerebrosidose *f*, Zerebrosidlipidose *f*, Glykosylzeramidlipidose *f*, Lipoidhistiozytose *f* vom Kerasintyp
galactosylceramide lipidosis Krabbe-Syndrom *nt*, Globoidzellen-Leukodystrophie *f*, Galaktozerebrosidlipidose *f*, Galaktozerebrosidose *f*, Angiomatosis encephalo-cutanea, Leukodystrophia cerebri progressiva hereditaria
ganglioside lipidosis Gangliosidose *f*
glucosylceramide lipidosis → *cerebroside lipidosis*
glycolipid lipidosis Fabry-Syndrom *nt*, Morbus Fabry *m*, hereditäre Thesaurismose *f* Ruiter-Pompen-Weyers, Ruiter-Pompen-Weyers-Syndrom *nt*, Thesaurismosis hereditaria lipoidica, Angiokeratoma corporis diffusum (Fabry), Angiokeratoma universale
glycosylceramide lipidosis → *cerebroside lipidosis*
hereditary dystopic lipidosis → *glycolipid lipidosis*
sphingomyelin lipidosis Niemann-Pick-Krankheit *f*, Sphingomyelinose *f*, Sphingomyelinlipidose *f*
sulfatide lipidosis metachromatische Leukodystrophie/Leukoenzephalopathie *f*, Sulfatidlipidose *f*
lip|id|u|ria [lɪpɪ'd(j)ʊərɪə] *noun* Lipurie *f*
lipo- *präf.* Fett-, Lip(o)-
lip|o|am|ide [ˌlɪpəʊ'æmaɪd, -mɪd] *noun* Lip(o)amid *nt*
lip|o|ar|thri|tis [ˌlɪpəʊɑːr'θraɪtɪs] *noun* Entzündung des (peri)artikulären Fettgewebes, Lipoarthritis *f*
lip|o|a|troph|ic [ˌlɪpəʊ'trəʊfɪk] *adj* Lipatrophie betreffend, lipatrophisch
lip|o|at|ro|phy [ˌlɪpəʊ'ætrəfɪ] *noun* Lipodystrophie *f*
lip|o|cal|ci|gran|u|lo|ma|to|sis [ˌlɪpəʊˌkælsɪgrænjəˌləʊmə'təʊsɪs] *noun* Lipokalzinogranulomatose *f*, Calcinosis universalis interstitialis
lip|o|cat|a|bol|ic [ˌlɪpəʊkætə'bɑlɪk] *adj* den Fettabbau betreffend oder fördernd, lipokatabol, lipokatabolisch
lip|o|cele ['lɪpəʊsiːl] *noun* Fettbruch *m*, Liparozele *f*, Lipozele *f*, Adipozele *f*
lip|o|cere ['lɪpəʊsɪər] *noun* Fettwachs *nt*, Leichenwachs *nt*, Adipocire *f*
lip|o|chon|dro|dys|tro|phy [ˌlɪpəʊkɑndrə'dɪstrəfɪ] *noun* Hurler-Krankheit *f*, -Syndrom *nt*, von Pfaundler-Hurler-Krankheit *f*, -Syndrom *nt*, Lipochondrodystrophie *f*, Dysostosis multiplex, Mukopolysaccharidose I-H *f*
lip|o|chon|dro|ma [ˌlɪpəʊkɑn'drəʊmə] *noun* Lipochondrom *nt*, benignes Mesenchymom *nt*
lip|o|chrome ['lɪpəʊkrəʊm] *noun* Lipochrom *nt*, Lipoidpigment *nt*
li|poc|la|sis [lɪ'pɑkləsɪs] *noun* → *lipolysis*

lip|o|cyte [ˈlɪpəʊsaɪt] *noun* **1.** Fett(gewebs)zelle *f*, Lipozyt *m*, Adipozyt *m* **2.** *(Leber)* Fettspeicherzelle *f*

lip|o|dys|tro|phy [lɪpəʊˈdɪstrəfɪ] *noun* Lipodystrophie *f*, Lipodystrophia *f*

congenital progressive lipodystrophy Lawrence-Syndrom *nt*, lipatrophischer Diabetes *m*

generalized lipodystrophy Lawrence-Syndrom *nt*, lipatrophischer Diabetes *m*

intestinal lipodystrophy intestinale Lipodystrophie *f*, Whipple-Krankheit *f*, Morbus Whipple *m*, lipophage Intestinalgranulomatose *f*, Lipodystrophia intestinalis

progressive congenital lipodystrophy Lawrence-Syndrom *nt*, lipatrophischer Diabetes *m*

total lipodystrophy Lawrence-Syndrom *nt*, lipatrophischer Diabetes *m*

lip|o|fi|bro|ma [ˌlɪpəʊfaɪˈbrəʊmə] *noun* Lipofibrom *nt*

lip|o|fus|cin [ˌlɪpəʊˈfʌsɪn, lɪpəˈfjuːsɪn] *noun* Abnutzungspigment *nt*, Lipofuszin *nt*

lip|o|fus|cin|o|sis [ˌlɪpəʊˌfjuːsəˈnəʊsɪs] *noun* Lipofuszinose *f*

neuronal ceroid lipofuscinosis Stock-Vogt-Spielmeyer-Syndrom *nt*, Batten-Spielmeyer-Vogt-Syndrom *nt*, neuronale/juvenile Zeroidlipofuszinose/Ceroidlipofuscinose *f*, juvenile Form *f* der amaurotischen Idiotie

lip|o|gen|e|sis [ˌlɪpəʊˈdʒenəsɪs] *noun* Fett(bio)synthese *f*, Lipogenese *f*

lip|o|gen|ic [ˌlɪpəʊˈdʒenɪk] *adj* Lipogenese betreffend, fettbildend, lipogen

lip|o|gran|u|lo|ma [lɪpəʊˌgrænjəˈləʊmə] *noun* Lipogranulom *nt*, Oleogranulom *nt*

lip|o|gran|u|lo|ma|to|sis [ˌlɪpəʊgrænjəˌləʊməˈtəʊsɪs] *noun* Lipogranulomatose *f*

disseminated lipogranulomatosis Farber-Krankheit *f*, disseminierte Lipogranulomatose *f*

Farber's lipogranulomatosis Farber-Krankheit *f*, disseminierte Lipogranulomatose *f*

lip|o|he|mia [ˌlɪpəʊˈhiːmɪə] *noun* Hyperlipämie *f*, Lipämie *f*

lip|oid [ˈlɪpɔɪd, ˈlaɪ-] **I** *noun* **1.** Lipoid *nt* **2.** →*lipid* **II** *adj* fettartig, -ähnlich, lipoid

lip|oi|do|sis [lɪpɔɪˈdəʊsɪs] *noun* **1.** Lipidspeicherkrankheit *f*, Lipidose *f*, Lipoidose *f* **2.** Lipoidose *f*

arterial lipoidosis Atherosklerose *f*

cerebroside lipoidosis Gaucher-Erkrankung *f*, -Krankheit *f*, -Syndrom *nt*, Morbus Gaucher *m*, Glucozerebrosidose *f*, Zerebrosidlipidose *f*, Glykosylzeramidlipidose *f*, Lipoidhistiozytose *f* vom Kerasintyp

gallbladder lipoidosis Stippchengallenblase *f*

renal lipoidosis Lipoidnephrose *f*, Lipidnephrose *f*, Minimal-change-Glomerulonephritis *f*

lip|oid|pro|tein|o|sis [ˌlɪpɔɪdˌprəʊtɪˈnəʊsɪs] *noun* Lipidproteinose *f*, Urbach-Wiethe-Syndrom *nt*, Hyalinosis cutis et mucosae

lip|oi|du|ria [lɪpɔɪˈd(j)ʊərɪə] *noun* Lipurie *f*

li|pol|y|sis [lɪˈpɑlɪsɪs] *noun* Fettspaltung *f*, -abbau *m*, Lipolyse *f*

lip|o|lyt|ic [lɪpəʊˈlɪtɪk] *adj* Lipolyse betreffend oder verursachend, fettspaltend, lipolytisch, steatolytisch

li|po|ma [lɪˈpəʊmə] *noun, plural* **-mas, -ma|ta** [lɪˈpəʊmətə] Fettgeschwulst *f*, Fettgewebsgeschwulst *f*, Fetttumor *m*, Fettgewebstumor *m*, Lipom *nt*

fat cell lipoma braunes Lipom *nt*, Hibernom *nt*, Lipoma feto-cellulare

infiltrating lipoma Liposarkom *nt*, Liposarcoma *nt*

nevoid lipoma Angiolipom *nt*

telangiectatic lipoma Angiolipom *nt*

li|pom|a|toid [lɪˈpɑmətɔɪd] *adj* lipomähnlich, lipomartig, lipomatös

li|po|ma|to|sis [lɪˌpəʊməˈtəʊsɪs] *noun* Lipomatose *f*, Lipomatosis *f*

nodular circumscribed lipomatosis multiple symmetrische Lipomatose *f*

symmetrical lipomatosis multiple symmetrische Lipomatose *f*

li|pom|a|tous [lɪˈpɑmətəs] *adj* lipomähnlich, lipomartig, lipomatös

lip|o|met|a|bol|ic [ˌlɪpəʊmetəˈbɑlɪk] *adj* Fettstoffwechsel betreffend, lipometabolisch

lip|o|me|tab|o|lism [ˌlɪpəʊməˈtæbəlɪzəm] *noun* Fettstoffwechsel *m*, -metabolismus *m*

lip|o|mi|cron [ˌlɪpəʊˈmaɪkrɑn] *noun* Lipomikron *nt*, Chylomikron *nt*

lip|o|mu|co|pol|y|sac|cha|ri|do|sis [ˌlɪpəʊmjuːkəʊˌpɑlɪsækərɪˈdəʊsɪs] *noun* Lipomukopolysaccharidose *f*

lip|o|myx|o|ma [ˌlɪpəʊmɪksˈəʊmə] *noun* Lipomyxom *nt*

li|pop|a|thy [lɪˈpɑpəθɪ] *noun* Fettstoffwechselstörung *f*, Lipopathie *f*

lip|o|pe|nia [lɪpəʊˈpiːnɪə] *noun* Lipidmangel *m*, Lipopenie *f*

lip|o|pep|tid [ˌlɪpəʊˈpeptɪd] *noun* Lipopeptid *nt*

lip|o|pex|ia [ˌlɪpəʊˈpeksɪə] *noun* Fettspeicherung *f*, -einlagerung *f*, Lipopexie *f*

lip|o|phage [ˈlɪpəʊfeɪdʒ] *noun* Lipophage *m*

li|poph|a|gy [lɪˈpɑfədʒɪ] *noun* Lipophagie *f*

lip|o|phan|er|o|sis [ˌlɪpəʊˌfænəˈrəʊsɪs] *noun* Fett-, Lipophanerose *f*

lip|o|phil|ia [ˌlɪpəʊˈfiːlɪə] *noun* Fettlöslichkeit *f*, Lipophilie *f*

lip|o|phil|ic [ˌlɪpəʊˈfɪlɪk] *adj* mit Affinität zu Fett; in Fett löslich, lipophil

lip|o|pol|y|sac|cha|ride [ˌlɪpəʊˌpɑlɪˈsækəraɪd, -rɪd] *noun* Lipopolysaccharid *nt*

lip|o|pro|tein [ˌlɪpəʊˈprəʊtiːn, -tiːɪn] *noun* Lipoprotein *nt*

α-lipoprotein Lipoprotein *nt* mit hoher Dichte, α-Lipoprotein *nt*

β-lipoprotein Lipoprotein *nt* mit geringer Dichte, β-Lipoprotein *nt*

high-density lipoprotein Lipoprotein *nt* mit hoher Dichte, α-Lipoprotein *nt*

low-density lipoprotein Lipoprotein *nt* mit geringer Dichte, β-Lipoprotein *nt*

very low-density lipoprotein Lipoprotein *nt* mit sehr geringer Dichte, prä-β-Lipoprotein *nt*

lipoprotein-X Lipoprotein X *nt*

lip|o|pro|tein|e|mia [lɪpəʊˌprəʊtɪɪˈniːmɪə] *noun* Lipoproteinämie *f*

α-lipoproteinemia Tangier-Krankheit *f*, Analphalipoproteinämie *f*, Hypo-Alpha-Lipoproteinämie *f*

β-lipoproteinemia Abetalipoproteinämie *f*, A-Beta-Lipoproteinämie *f*, Bassen-Kornzweig-Syndrom *nt*

lip|o|pro|tein|o|sis [ˌlɪpəʊˌprəʊtɪɪˈnəʊsɪs] *noun* Urbach-Wiethe-Syndrom *nt*, Lipoidproteinose (Urbach-Wiethe) *f*, Hyalinosis cutis et mucosae

lip|o|sar|co|ma [ˌlɪpəʊsɑːrˈkəʊmə] *noun* Liposarkom *nt*, Liposarcoma *nt*

li|po|sis [lɪˈpəʊsɪs] *noun* Lipomatose *f*, Lipomatosis *f*

lip|o|sol|u|ble [ˌlɪpəʊˈsɑljəbl] *adj* fettlöslich

lip|o|some [ˈlɪpəʊsəʊm] *noun* Liposom *nt*

lip|o|suc|tion [ˈlɪpəʊsʌkʃn] *noun* Liposuktion *f*

lip|o|troph|ic [ˌlɪpəʊˈtrɑfɪk, -ˈtrəʊ-] *adj* Lipotrophie betreffend, lipotroph(isch)

li|pot|ro|phy [lɪˈpɑtrəfɪ] *noun* Lipotrophie *f*

lip|o|trop|ic [ˌlɪpəʊˈtrɑpɪk, -ˈtrəʊ-] *adj* mit besonderer Affinität zu Fett, lipotrop

li|pot|ro|pism [lɪˈpɑtrəpɪzəm] *noun* Lipotropie *f*

li|pox|y|ge|nase [lɪˈpɑksɪdʒɪneɪz] *noun* Lipoxygenase *f*

lip|pa [ˈlɪpə] *noun* Lippitudo *f*, Triefauge *nt*, Lidrandentzündung *f*, Blepharitis *f* marginalis

li|pu|ria [lɪˈp(j)ʊərɪə] *noun* Lipurie *f*

li|pu|ric [lɪˈp(j)ʊərɪk] *adj* Lipurie betreffend, lipurisch

liq|ue|fac|tion [ˌlɪkwəˈfækʃn] *noun* Verflüssigung *f*, Liquefaktion *f*, Schmelzung *f*

liq|ue|fy [ˈlɪkwəfaɪ] **I** *vt* verflüssigen, liqueszieren; schmelzen **II** *vi* sich verflüssigen, liqueszieren; schmel-

zen
li|quid ['lɪkwɪd] I *noun* Flüssigkeit *f* II *adj* **1.** flüssig, liquid(e), Flüssigkeits- **2.** klar, wässrig, durchsichtig, transparent
Cotunnius's liquid Cotunnius-Flüssigkeit *f*, Perilymphe *f*, -lympha *f*, Liquor Cotunnii
li|quor ['lɪkər; 'lɪkwɔːr] *noun* **1.** Flüssigkeit *f* **2.** seröse Körperflüssigkeit *f*, Liquor *m*
liquor of Scarpa Endolymphe *f*, Endolympha *f*
lisp [lɪsp] I *noun* Lispeln *nt*, Sigmatismus *m*; Parasigmatismus *m* II *v* **1.** lispeln, mit der Zunge anstoßen **2.** stammeln
lis|sen|ce|pha|lia [ˌlɪsensɪ'feɪljə] *noun* **1.** Lissenzephalie *f* **2.** Agyrie *f*
lis|so|sphinc|ter [ˌlɪsəʊ'sfɪŋktər] *noun* unwillkürlicher Schließmuskel *m*, Lissosphinkter *m*
Lis|te|ria [lɪ'stɪərɪə] *noun* Listeria *f*
Listeria monocytogenes Listeria monocytogenes
lis|te|ri|al [lɪ'stɪərɪəl] *adj* Listeria betreffend, durch Listeria verursacht, Listerien-, Listeria-
lis|te|ri|o|sis [lɪˌstɪərɪ'əʊsɪs] *noun, plural* **-ses** [lɪˌstɪərɪ'əʊsiːz] Listerieninfektion *f*, Listeriose *f*
perinatal listeriosis Neugeborenenlisteriose *f*, Granulomatosis infantiseptica
li|ter ['liːtər] *noun* Liter *m/nt*
lit|er|al ['lɪtərəl] *adj* Buchstaben betreffend, literal
lith- *präf.* Stein-, Lith(o)-
li|thec|to|my [lɪ'θektəmɪ] *noun* **1.** Steinschnitt *m*, Lithotomie *f* **2.** Blasensteinschnitt *m*; Blasenschnitt *m*
li|thi|a|sis [lɪ'θaɪəsɪs] *noun* Lithiasis *f*
lith|ic ['lɪθɪk] *adj* Lithium betreffend
lith|i|um ['lɪθɪəm] *noun* Lithium *nt*
litho- *präf.* Stein-, Lith(o)-
lith|o|cho|late [ˌlɪθə'kəʊleɪt] *noun* Lithocholat *nt*
lith|o|cho|lyl|gly|cine [ˌlɪθəˌkəʊlɪl'glaɪsiːn] *noun* Glycinlithocholat *nt*
lith|o|cho|lyl|tau|rine [ˌlɪθəˌkəʊlɪl'tɔːriːn, -rɪn] *noun* Taurinlithocholat *nt*
lith|o|cys|tot|o|my [ˌlɪθəsɪs'tɑtəmɪ] *noun* Blasensteinschnitt *m*, Lithozystotomie *f*
lith|o|di|al|y|sis [ˌlɪθədaɪ'ælɪsɪs] *noun* Steinauflösung *f*, Lithodialyse *f*
lith|o|gen|e|sis [ˌlɪθə'dʒenəsɪs] *noun* Stein-, Konkrementbildung *f*, Lithogenese *f*
lith|o|gen|ic [ˌlɪθə'dʒenɪk] *adj* die Steinbildung fördernd, steinbildend, lithogen
li|thol|y|sis [lɪ'θɑlɪsɪs] *noun* Litholyse *f*
chemical litholysis Chemolitholyse *f*
lith|o|lyt|ic [ˌlɪθə'lɪtɪk] *adj* steinauflösend, litholytisch
lith|o|ne|phrot|o|my [ˌlɪθənɪ'frɑtəmɪ, -ne-] *noun* Nephrolithotomie *f*
li|thot|o|my [lɪ'θɑtəmɪ] *noun* **1.** Steinschnitt *m*, Lithotomie *f* **2.** vesical lithotomy Blasensteinschnitt *m*, Lithozystotomie *f*
lith|o|trip|sy [ˌlɪθə'trɪpsɪ] *noun* Lithotripsie *f*
extracorporeal shock wave lithotripsy extrakorporale Stoßwellenlithotripsie *f*
lith|o|trip|tor ['lɪθətrɪptər] *noun* Lithotripter *m*, -triptor *m*, -konion *nt*, -klast *m*, -fraktor *m*
li|thot|ri|ty [lɪ'θɑtrətɪ] *noun* Lithotripsie *f*
lith|ous ['lɪθəs] *adj* Stein(bildung) betreffend, kalkulös
lith|u|re|sis [ˌlɪθjə'riːsɪs] *noun* Blasengrießabgang *m*, Lithurese *f*
lith|u|re|te|ria [ˌlɪθərɪ'tɪərɪə] *noun* Ureterolithiasis *f*
lith|u|ria [lɪθ'(j)ʊərɪə] *noun* übermäßige Harnsäureausscheidung *f*, Lithurie *f*
lit|mus ['lɪtməs] *noun* Lackmus *nt*
lit|tri|tis [lɪ'traɪtɪs] *noun* Entzündung der Littré-Drüsen, Littré-Abszess *m*, Littritis *f*, Littréitis *f*
li|ve|do [lɪ'viːdəʊ] *noun* Livedo *f*
postmortem livedo Totenflecke *pl*, Livor mortis, Livores *pl*
liv|er ['lɪvər] *noun* Leber *f*; (*anatom.*) Hepar *nt*
albuminoid liver Amyloidleber *f*
amyloid liver Amyloidleber *f*
brimstone liver Feuersteinleber *f*
cardiac liver Stauungsinduration *f* der Leber, Cirrhose cardiaque
congested liver Stauungsleber *f*
fatty liver Fettleber *m*, Hepar adiposum
flinty liver Feuersteinleber *f*
floating liver Lebersenkung *f*, -tiefstand *m*, Wanderleber *f*, Hepatoptose *f*, Hepar migrans/mobile
frosted liver Zuckergussleber *f*, Perihepatitis chronica hyperplastica
hobnail liver **1.** Schuhzweckenleber *f* **2.** Kartoffelleber *f*
icing liver Zuckergussleber *f*, Perihepatitis chronica hyperplastica
saffron liver Safranleber *f*, Hepar crocatum
stasis liver Stauungsleber *f*
sugar-icing liver Zuckergussleber *f*, Perihepatitis chronica hyperplastica
wandering liver Lebersenkung *f*, -tiefstand *m*, Wanderleber *f*, Hepatoptose *f*, Hepar migrans/mobile
waxy liver Amyloidleber *f*
liv|id ['lɪvɪd] *adj* blassbläulich, fahl, bläulich verfärbt, livide, livid
li|vid|i|ty [lɪ'vɪdətɪ] *noun* bläuliche Hautverfärbung *f*, Lividität *f*
postmortem lividity Totenflecke *pl*, Livor mortis, Livores *pl*
Loa ['ləʊə] *noun* Loa *f*
Loa loa Wanderfilarie *f*, Taglarvenfilarie *f*, Augenwurm *m*, Loa loa
load [ləʊd] I *noun* Belastung *f*; Last *f* II *v* laden, beladen, belasten (*with* mit); (*Magen*) überladen
radiation load Strahlenbelastung *f*, Strahlenexposition *f*
lo|a|i|a|sis [laɪə'aɪəsɪs] *noun* Loiasis *f*
lo|bar ['ləʊbər] *adj* (Organ-)Lappen/Lobus betreffend, lobär
lo|bate ['ləʊbeɪt] *adj* gelappt, lappig
lobe [ləʊb] *noun* (Organ-)Lappen *m*, Lobus *m*
anterior lobe of cerebellar body Lobus anterior corporis cerebelli
anterior lobe of cerebellum kranialer (Kleinhirn-)Lappen/Abschnitt *m*, Lobus cerebelli anterior
anterior lobe of hypophysis → *anterior lobe of pituitary*
anterior lobe of pituitary Adenohypophyse *f*, Hypophysenvorderlappen *m*, Adenohypophysis *f*, Lobus anterior hypophysis
anterior segment of right lobe of liver Segmentum anterius
appendicular lobe (*Leber*) Riedel-Lappen *m*
caudal semilunar lobe Lobulus semilunaris caudalis
caudate lobe of liver Spieghel-Leberlappen *m*, Lobus caudatus
cerebral lobes Hirnlappen *pl*, Lobi cerebri
cranial semilunar lobe Lobulus semilunaris superior
cuneiform lobe Lobulus biventer
ear lobe Ohrläppchen *nt*, Lobulus auriculae
flocculonodular lobe Lobus flocculonodularis
frontal lobe Frontal-, Stirnlappen *m*, Lobus frontalis
glandular lobe of hypophysis → *anterior lobe of pituitary*
glandular lobe of pituitary (gland) → *anterior lobe of pituitary*
gracile lobe Lobulus gracilis, Lobulus paramedianus
gracile lobe of cerebellum Lobulus gracilis/paramedianus cerebelli
hepatic lobe Leberlappen *m*, Lobus hepatis
Home's lobe Home-Lappen *m*
inferior lobe Unterlappen *m*, Lobus inferior pulmonis
inferior pulmonary lobe Lobus inferior pulmonis

inferior semilunar lobe Lobulus semilunaris inferior
insular lobe Insel *f*, Inselrinde *f*, Insula *f*, Lobus insularis
intermediate lobe of hypophysis Hypophysenzwischenlappen *m*, Pars intermedia adenohypophysis
lateral lobe of prostate Seitenlappen *m*, Lobus prostatae
left hepatic lobe linker Leberlappen *m*, Lobus hepatis sinister
left inferior pulmonary lobe linker Unterlappen *m*, Lobus inferior pulmonis sinistri
left lateral lobe of prostate Lobus sinister prostatae
left lobe of liver linker Leberlappen *m*, Lobus hepatis sinister
left superior pulmonary lobe linker Oberlappen, Lobus superior pulmonis sinistri
limbic lobe limbischer Lappen *m*, Lobus limbicus
linguiform lobe Riedel-Lappen *m*
lobe of mammary gland Brustdrüsenlappen *m*, Lobus glandulae mammariae
median lobe of prostate Mittellappen *m*, Lobus medius prostatae
middle lobe of prostate Mittellappen *m*, Lobus medius prostatae
middle pulmonary lobe Mittellappen *m*, Lobus medius pulmonis dextri
middle lobe of right lung Mittellappen *m*, Lobus medius pulmonis dextri
neural lobe of neurohypophysis Neurallappen *m* der Neurohypophyse, Lobus nervosus neurohypophysis
neural lobe of pituitary (gland) **1.** Neurohypophyse *f*, Hypophysenhinterlappen *m*, Neurohypophysis *f*, Lobus posterior hypophyseos **2.** Neurallappen *m* der Neurohypophyse, Lobus nervosus neurohypophyseos
occipital lobe Okzipital-, Hinterhauptslappen *m*, Lobus occipitalis
lobes of cerebrum Hirnlappen *pl*, Lobi cerebri
lobes of liver Leberlappen *pl*, Lobi hepatis
lobe of lung Lungenlappen, Lobus pulmonis
lobes of mammary gland Brustdrüsenlappen *pl*, Lobi glandulae mammariae
lobe of thyroid (gland) Schilddrüsenlappen, Lobus glandulae thyroideae
olfactory lobe Riechlappen *m*, Lobus olfactorius
parietal lobe Parietal-, Scheitellappen *m*, Lobus parietalis
piriform lobe Lobus piriformis
posterior lobe of cerebellum Lobus cerebelli posterior, kaudaler Kleinhirnlappen *m*
posterior lobe of cerebellar body Lobus posterior corporis cerebelli
posterior lobe of hypophysis Neurohypophyse *f*, Hypophysenhinterlappen *m*, Neurohypophysis *f*, Lobus posterior hypophysis
posterior lobe of pituitary (gland) →*posterior lobe of hypophysis*
pulmonary lobe Lungenlappen *m*, Lobus pulmonis
pyramidal lobe of thyroid Pyramidenlappen *m* der Schilddrüse, Lobus pyramidalis glandulae thoroideae
quadrangular lobe of cerebellum Lobulus quadrangularis cerebelli, Pars anterior lobuli cerebelli
quadrate lobe of liver viereckiger Leberlappen *m*, Lobus quadratus (hepatis)
renal lobes Nierenlappen *pl*, Lobi renales
right hepatic lobe rechter Leberlappen *m*, Lobus hepatis dexter
right inferior pulmonary lobe rechter Unterlappen *m*, Lobus inferior pulmonis dextri
right lateral lobe of prostate Lobus dexter prostatae
right middle pulmonary lobe Mittellappen *m*, Lobus medius pulmonis dextri
right lobe of liver rechter Leberlappen *m*, Lobus hepatis dexter
right prostatic lobe Lobus prostatae dexter, rechter Prostatalappen *m*
right superior pulmonary lobe rechter Oberlappen *m*, Lobus superior pulmonis dextri
semilunar lobe Lobulus semilunaris cerebelli, Lobulus ansiformis cerebelli
Spigelius' lobe Spieghel-Leberlappen *m*, Lobus caudatus
superior lobe of left lung Lobus superior pulmonis sinistri, linker Oberlappen *m*
superior lobe of right lung Lobus superior pulmonis dextri, rechter Oberlappen *m*
temporal lobe Temporal-, Schläfenlappen *m*, Lobus temporalis
lobe of thymus Thymuslappen *m*, Lobus thymi
thyroid lobe Schilddrüsenlappen *m*, Lobus glandulae thyroideae

lo|bec|to|my [ləʊ'bektəmɪ] *noun* Lobektomie *f*
hepatic lobectomy Leberlappenresektion *f*, Leberlobektomie *f*

lo|be|line ['ləʊbəliːn, -lɪn] *noun* Lobelin *nt*

lo|bi|tis [ləʊ'baɪtɪs] *noun* Entzündung eines (Organ-) Lappens, Lobitis *f*, Lappenentzündung *f*

lo|bo|my|co|sis [ˌləʊbəmaɪ'kəʊsɪs] *noun* Lobo-Krankheit *f*, Lobomykose *f*, Keloidblastomykose *f*, Blastomycosis queloidana

lo|bot|o|my [ləʊ'bɑtəmɪ] *noun* Lobotomie *f*

lobster-claw *noun* Spalthand *m*

lob|u|lar ['lɑbjələr] *adj* Läppchen/Lobulus betreffend; läppchenförmig, lobulär

lob|u|lat|ed ['lɑbjəleɪtɪd] *adj* gelappt, lappig

lob|ule ['lɑbjuːl] *noun* **1.** (Organ-, Drüsen-)Läppchen *nt*, Lobulus *m* **2.** →*lobule of auricle*
accessory lobules of thymus akzessorische Thymusläppchen *pl*, Lobuli thymici accessorii
ansiform lobule Lobulus ansiformis cerebelli
anterior quadrangular lobule Lobulus quadrangularis cerebelli anterior
anteromedial lobule Lobulus anteromedialis prostatae
lobule of auricle Ohrläppchen *nt*, Lobulus auriculae
biventral lobule Lobulus biventer
central lobule of cerebellum Zentralläppchen *nt*, Lobulus centralis cerebelli
central vein-liver lobules Zentralvenen-Leberläppchen *pl*, Leberläppchen *pl*, Lobuli hepatis
cortical lobules of kidney (Nieren-)Rindenläppchen *nt*, Lobuli corticales
dorsal parafloccular lobule Lobulus parafloccularis dorsalis, Pars medialis lobuli biventralis
ear lobule Ohrläppchen *nt*, Lobulus auriculae
lobules of epididymis Läppchen *pl* des Nebenhodenkopfes, Coni epididymidis
hepatic lobules Leberläppchen *pl*, Lobuli hepatis
inferior parietal lobule unterer Scheitellappenteil *m*, unteres Parietalläppchen *nt*, Lobulus parietalis inferior
inferolateral lobule Lobulus inferolateralis prostatae
inferoposter lobule Lobulus inferoposterior prostatae
lobules of liver Leberläppchen *pl*, Lobuli hepatis
lobules of lung Lungenläppchen *pl*, Segmenta bronchopulmonalia
lobules of mammary glands Brustdrüsenläppchen *pl*, Lobuli glandulae mammariae
pancreatic lobule Pankreasläppchen *nt*, Lobulus pancreatis
paracentral lobule Gyrus/Lobulus paracentralis
paramedian lobule Lobulus gracilis/paramedianus cerebelli
portal lobule funktionelles Leberläppchen *nt*, Zentralvenenläppchen *nt*
posterior quadrangular lobule Lobulus quadrangularis cerebelli posterior

pulmonary lobule Lobulus pulmonis, Lungenläppchen *nt*
quadrangular lobule of cerebellum Lobulus quadrangularis cerebelli, Pars anterior lobuli cerebelli
slender lobule Lobulus gracilis
superior parietal lobule oberer Scheitellappenteil *m*, oberes Parietalläppchen *nt*, Lobulus parietalis superior
superior semilunar lobule Lobulus semilunaris superior, Lobulus semilunaris rostralis
superomedial lobule Lobulus superomedialis prostatae
testicular lobules Hodenläppchen *pl*, Lobuli testis
lobules of testis Hodenläppchen *pl*, Lobuli testis
lobules of thymus Thymusläppchen *pl*, Lobuli thymi
lobules of thyroid (gland) Schilddrüsenläppchen *pl*, Lobuli glandulae thyroideae

lo|cal ['ləʊkəl] *adj* örtlich (begrenzt), lokal
lo|cal|i|za|tion [ˌləʊkəlɪ'zeɪʃn] *noun* Lokalisation *f*
lo|chia ['ləʊkɪə, 'lɑkɪə] *noun* Wochenfluss *m*, Lochia *f*, Lochien *pl*
lo|chi|o|me|tra [ˌləʊkɪəʊ'miːtrə] *noun* Lochiometra *f*
lo|chi|o|me|tri|tis [ˌləʊkɪəʊmɪ'traɪtɪs] *noun* Metritis puerperalis
lo|chi|o|py|ra [ˌləʊkɪəʊ'paɪrə] *noun* Puerperalfieber *nt*, -sepsis *f*, Wochenbett-, Kindbettfieber *nt*, Febris puerperalis
lo|cho|me|tri|tis [ˌləʊkəʊmɪ'traɪtɪs] *noun* Metritis puerperalis
lock|jaw ['lɑkdʒɔː] *noun* Kiefersperre *f*, -klemme *f*, Trismus *m*
lo|co|mo|tion [ˌləʊkəʊ'məʊʃn] *noun* Bewegung *f*, Fortbewegung(sfähigkeit *f*) *f*, Ortsveränderung *f*, Lokomotion *f*
lo|co|mo|tor [ˌləʊkəʊ'məʊtər] *adj* Bewegung/Fortbewegung betreffend, (fort-)bewegend, lokomotorisch
lo|cus ['ləʊkəs] *noun, plural* **-ca, -ci** [-kə,-saɪ, -kaɪ] **1.** Ort *m*, Platz *m*, Stelle *f*; (*anatom.*) Lokus *m*, Locus *m* **2.** (*genet.*) Genlocus *m*, -ort *m*
loem|pe ['lempɪ] *noun* Beriberi *f*, Vitamin B_1-Mangel (-krankheit *f*) *m*, Thiaminmangel(krankheit *f*) *m*
log- *präf.* Wort-, Sprach-, Log(o)-
log|am|ne|sia [ˌlɑgæm'niːʒə] *noun* sensorische Aphasie *f*
log|a|pha|sia [ˌlɑgə'feɪʒə] *noun* expressive Aphasie *f*, motorische Aphasie *f*
-logic *suf.* forschend, lehrend, -logisch
-logist *suf.* Wissenschaftler, Forscher, -loge
logo- *präf.* Wort-, Sprach-, Log(o)-
log|o|clo|nia [lɑgəʊ'kləʊnɪə, lɔg-] *noun* Logoklonie *f*
log|o|ko|pho|sis [ˌlɑgəʊkəʊ'fəʊsɪs] *noun* Worttaubheit *f*, akustische Aphasie *f*
lo|gop|a|thy [ləʊ'gɑpəθɪ] *noun* Sprachstörung *f*, Logopathie *f*
log|o|pe|dics [ˌlɑgəʊ'piːdɪks] *plural* Logopädie *f*
log|o|ple|gia [ˌlɑgəʊ'pliːdʒ(ɪ)ə] *noun* Logoplegie *f*
log|or|rhea [ˌlɑgəʊ'rɪə] *noun* Redesucht *f*, Polyphrasie *f*, Zungendelirium *nt*, Logorrhö *f*
-logy *suf.* Wissenschaft, Kunde, Lehre von, -logie
lo|i|a|sis [ləʊ'aɪəsɪs] *noun* Loa-loa-Infektion *f*, Loa-loa-Filariose *f*, Filaria-loa-Infektion *f*, Loiasis *f*, Loaose *f*
loin [lɔɪn] *noun* Lende *f*, Lumbus *m*
long-chain *adj* langkettig
long-headed *adj* Dolichokephalie betreffend, langköpfig, dolichokephal
long-headedness *noun* Langköpfigkeit *f*, Langschädel *m*, Dolichokephalie *f*, -zephalie *f*
long-sighted *adj* weitsichtig, hypermetropisch, hyperop
long-sightedness *noun* Über-, Weitsichtigkeit *f*, Hyperopie *f*, Hypermetropie *f*
long-term *adj* langfristig, Dauer-, Langzeit-
loo|fah ['lufə] *noun* Luffa *f*, Luffa operculata, Luffa purgans, Momordica operculata
loop [luːp] *noun* Schlinge *f*, Schleife *f*, Schlaufe *f*; Öse *f*; (*anatom.*) Ansa *f*
Henle's loop Henle-Schleife *f*
loop of hypoglossal nerve Hypoglossusschlinge *f*, Ansa cervicalis
Hyrtl's loop Hyrtl-Anastomose *f*
lenticular loop Linsenkernschlinge *f*, Ansa lenticularis
median nerve loop Medianusschlinge *f*
peduncular loop Hirnschenkelschlinge *f*, Ansa peduncularis
subclavian loop Ansa subclavia
loop of Vieussens Ansa subclavia

lo|phot|ri|chous [lə'fɑtrɪkəs] *adj* (*Bakterium*) mit büschelförmiger Geißel, lophotrich
lor|do|scol|i|o|sis [ˌlɔːrdəʊskəʊlɪ'əʊsɪs] *noun* Lordoskoliose *f*
lor|do|scol|i|ot|ic [ˌlɔːrdəʊskəʊlɪ'ɑtik] *adj* Lordoskoliose betreffend, lordoskoliotisch
lor|do|sis [lɔːr'dəʊsɪs] *noun, plural* **-ses** [-siːz] Lordose *f*, Lordosis *f*
lumbar lordosis Lendenlordose *f*

lor|dot|ic [lɔːr'dɑtɪk] *adj* Lordose betreffend, lordotisch
loss [lɔːs, lɑs] *noun* Verlust *m*, Schaden *m*, Einbuße *f*
loss of appetite Appetitlosigkeit *f*, Appetitverlust; Anorexie *f*
climacteric hair loss Alopecia climacterica
conduction hearing loss Mittelohrschwerhörigkeit *f*, -taubheit *f*, Schallleitungsstörung *f*, -schwerhörigkeit *f*
extraglandular water loss extraglanduläre Wasserabgabe *f*, Perspiratio insensibilis
loss of function Funktionsverlust *m*, -einschränkung *f*, Functio laesa
glandular water loss glanduläre Wasserabgabe *f*, Schwitzen *nt*, Transpiration *f*, Perspiratio sensibilis
hair loss Haarausfall *m*; Alopezie *f*
hearing loss (Ge-)Hörverlust *m*, Hörstörung *f*, Schwerhörigkeit *f*
inner ear hearing loss Innenohrtaubheit *f*
insensible water loss extraglanduläre Wasserabgabe *f*, Perspiratio insensibilis
labyrinthine hearing loss Innenohrtaubheit *f*
loss of memory Amnesia *f*, Amnesie *f*
sensible water loss glanduläre Wasserabgabe *f*, Schwitzen *nt*, Transpiration *f*, Perspiratio sensibilis
telogen hair loss telogene Alopezie *f*, Alopezie *f* vom Spättyp, telogener Haarausfall *m*, telogenes Effluvium *nt*
loss of the voice Aphonie *f*

louse [laʊs] *noun, plural* **lice** [laɪs] Laus *f*
body louse Kleiderlaus *f*, Pediculus humanus corporis, Pediculus humanus humanus, Pediculus humanus vestimenti
chicken louse Vogelmilbe *f*, Dermanyssus avium/gallinae
clothes louse Kleiderlaus *f*, Pediculus humanus corporis, Pediculus humanus humanus, Pediculus humanus vestimenti
crab louse Filzlaus *f*, Phthirus pubis, Pediculus pubis
head louse Kopflaus *f*, Pediculus humanus capitis
human louse Menschenlaus *f*, Pediculus humanus
pubic louse Filzlaus *f*, Phthirus pubis, Pediculus pubis
sucking lice Anoplura *pl*

louse-borne *adj* durch Läuse übertragen, Läuse-
lous|i|cide ['laʊsɪsaɪd] I *noun* Pedikulizid *nt* II *adj* läusetötend, läuseabtötend, pedikulizid
lou|si|ness ['laʊzɪnɪs] *noun* Pedikulose *f*
lou|sy ['laʊzɪ] *adj* mit Läusen infestiert, von Läusen befallen
lov|age ['lʌvɪdʒ] *noun* Liebstöckel *m*, Levisticum officinale
low-molecular-weight *adj* mit niedrigem Molekulargewicht, niedermolekular
lox|ia ['lɑksɪə] *noun* Schiefhals *m*, Torticollis *m*, Loxia *f*, Caput obstipum

lu|bri|cant ['lu:brəkənt] *noun* Gleitmittel *nt*, Lubrikans *nt*; Schmiermittel *nt*
Lu|cil|lia [lu:'sɪlɪə] *plural* Schmeißfliegen *pl*, Lucilia *pl*
lu|es ['lu:i:z] *noun* harter Schanker *m*, Morbus Schaudinn *m*, Schaudinn-Krankheit *f*, Syphilis *f*, Lues *f*, Lues *f* venerea
lu|et|ic [lu:'etɪk] *adj* Syphilis betreffend, luetisch, syphilitisch
lum|ba|go [lʌm'beɪgəʊ] *noun* Hexenschuss *m*, Muskelrheumatismus *m* der Lendengegend, Lumbalgie *f*, Lumbago *f*
lum|bar ['lʌmbər] *adj* die Lenden betreffend, lumbal
lumbo- *präf.* Lumbal-, Lenden-, Lumbo-
lum|bo|dor|sal [ˌlʌmbəʊ'dɔ:rsl] *adj* Lende(nregion) und Rückenfelder/Regiones dorsales betreffend, lumbodorsal
lum|bo|sa|cral [ˌlʌmbəʊ'seɪkrəl] *adj* Lendenregion oder Lendenwirbel und Kreuzbein/Os sacrum betreffend, lumbosakral, sakrolumbal
lum|bri|ci|dal [ˌlʌmbrɪ'saɪdl] *adj* askariden(ab)tötend, spulwurmtötend, askarizid
lum|bri|cide ['lʌmbrɪsaɪd] *noun* Askarizid *nt*
lum|bri|coid ['lʌmbrɪkɔɪd] I *noun* Spulwurm *m*, Ascaris lumbricoides II *adj* wurmförmig, wurmartig
lum|bri|co|sis [ˌlʌmbrɪ'kəʊsɪs] *noun* Askariasis *f*
lump [lʌmp] *noun* **1.** Schwellung *f*, Beule *f*, Höcker *m*, Geschwulst *f*, Knoten *m* **2.** Klumpen *m*, Brocken *m*
lump in the throat Globusgefühl *nt*, Globussymptom *nt*
lump|ec|to|my [lʌm'pektəmɪ] *noun* Lumpektomie *f*, Quadrantenresektion *f*, Tylektomie *f*
lu|nate ['lu:neɪt] I *noun* Mondbein *nt*, Os lunatum II *adj* (halb-)mondförmig
lu|na|tism ['lu:nətɪzəm] *noun* Mondsüchtigkeit *f*, Lunatismus *m*
lu|na|to|ma|la|cia [ˌlu:nətəʊmə'leɪʃ(ɪ)ə] *noun* Lunatummalazie *f*, Kienbeck-Krankheit *f*, Morbus Kienbeck *m*
lung [lʌŋ] *noun* Lunge *f*, Lungenflügel *m*; (*anatom.*) Pulmo *m*
arcwelder lung Lungensiderose *f*, Siderosis pulmonum
artificial lung künstliche Lunge *f*, Oxygenator *m*
bird-breeder's lung Vogelzüchterlunge *f*, Taubenzüchterlunge *f*
black lung Kohlenstaublunge *f*, Lungenanthrakose *f*, Anthracosis pulmonum
brown lung Baumwollfieber *nt*, Baumwoll(staub)pneumokoniose *f*, Byssinose *f*
coal miner's lung →*black lung*
collier's lung →*black lung*
congested lung Stauungslunge *f*
corundum smelter's lung Korundschmelzerlunge *f*
cystic lung Zystenlunge *f*
farmer's lung Farmerlunge *f*, Drescherkrankheit *f*, Dreschfieber *nt*
fluid lung **1.** Flüssigkeitslunge *f*, Wasserlunge *f*, fluid lung *nt* **2.** urämische Wasserlunge *f*
harvester's lung →*farmer's lung*
honeycomb lung Wabenlunge *f*
humidifier lung Befeuchterlunge *f*
left lung linke Lunge *f*, linker Lungenflügel *m*, Pulmo sinister
malt-worker's lung Malzarbeiterlunge *f*
miner's lung →*black lung*
pigeon-breeder's lung Vogel-, Taubenzüchterlunge *f*
pumice lung Bimsstein-, Tuffsteinlunge *f*, metastatische Lungenkalzinose *f*
right lung rechte Lunge *f*, rechter Lungenflügel *m*, Pulmo dexter
saccular lung Sacklunge *f*
shock lung Schocklunge *f*, adult respiratory distress syndrome *nt*
thresher's lung →*farmer's lung*
tufa lung Bimsstein-, Tuffsteinlunge *f*, metastatische Lungenkalzinose *f*
wet lung **1.** Schocklunge *f*, adult respiratory distress syndrome *nt* **2.** Lungenödem *nt*
white lung Pneumocystis-Pneumonie *f*, interstitielle plasmazelluläre Pneumonie *f*, Pneumonia alba
rat lungworm Rattenlungenwurm *m*, Angiostrongylus cantonensis
lung|worms ['lʌŋwɜrmz] *plural* Lungenwürmer *pl*
lung|wort ['lʌŋˌwɜrt] *noun* **1.** Lungenkraut *nt*, Pulmonaria officinalis, Pulmonaria maculosa **2.** Pulmonariae herba
lu|nu|la ['lu:njələ] *noun, plural* **-lae** [-li:] **1.** halbmondförmige/sichelförmige Struktur *f*, Lunula *f* **2.** Nagelhalbmond *m*, Lunula unguis
lunulae of aortic semilunar valves halbmondförmiger Randstreifen *m* der Aortenklappe, Lunulae valvularum semilunarium aortae
lunula of nail Nagelhalbmond *m*, Lunula unguis
lunulae of pulmonary semilunar valves halbmondförmiger Randstreifen *m* der Pulmonal(is)klappe, Lunulae valvularum semilunarium trunci pulmonalis
lunulae of semilunar cusps of aortic valve Lunulae valvularum semilunarium valvae aortae, Noduli valvularum semilunarium valvae aortae
lunulae of semilunar cusps of pulmonary valve Lunulae valvularum semilunarium valvae trunci pulmonalis, Noduli valvularum semilunarium valvae trunci pulmonalis
lunulae of semilunar valves halbmondförmiger Randstreifen *m* der Semilunarklappen, Lunulae valvularum semilunarium
lu|nu|lar ['lu:njələr] *adj* halbmondförmig, lunular, semilunar
lu|poid ['lu:pɔɪd] *adj* in der Art eines Lupus, lupusähnlich, lupoid, lupös
lu|po|ma [lu:'pəʊmə] *noun* Lupusknötchen *nt*, Lupom *nt*
lu|pous ['lu:pəs] *adj* in der Art eines Lupus, lupusähnlich, lupoid, lupös
lu|pus ['lu:pəs] *noun* Lupus *m*
chilblain lupus Lupus pernio
chronic discoid lupus erythematosus Discoid-Lupus erythematosus, Lupus erythematodes chronicus discoides
cutaneous lupus erythematosus Lupus erythematodes integumentalis, Lupus erythematodes chronicus
discoid lupus erythematosus Discoid-Lupus erythematosus, Lupus erythematodes chronicus discoides
disseminated lupus erythematosus systemischer Lupus erythematodes, Systemerythematodes *m*, Lupus erythematodes visceralis, Lupus erythematodes integumentalis et visceralis
drug-induced lupus medikamentenbedingter Lupus erythematodes visceralis
lupus erythematodes Lupus erythematodes
lupus erythematosus Lupus erythematodes, Lupus erythematosus, Erythematodes *m*
lupus mutilans Lupus mutilans
systemic lupus erythematosus systemischer Lupus erythematodes, Systemerythematodes *m*, Lupus erythematodes visceralis, Lupus erythematodes integumentalis et visceralis
lupus vulgaris Lupus vulgaris
lu|te|al ['lu:tɪəl] *adj* Corpus luteum betreffend, luteal
lu|te|in ['lu:ti:n, -tɪɪn] *noun* Lutein *nt*
lu|te|in|ic [lu:tɪ'ɪnɪk] *adj* **1.** →*luteal* **2.** Lutein betreffend, Lutein- **3.** Luteinisation betreffend, luteinisierend
lu|te|in|i|za|tion [ˌlu:tɪənɪ'zeɪʃn] *noun* Luteinisation *f*, Luteinisierung *f*
lu|te|i|no|ma [lu:tɪə'nəʊmə] *noun* Luteom *nt*, Luteinom *nt*
lu|te|o|hor|mone [ˌlu:tɪə'hɔ:rməʊn] *noun* Gelbkörperhormon *nt*, Progesteron *nt*, Corpus-luteum-Hormon *nt*
lu|te|o|ma [lu:tɪ'əʊmə] *noun, plural* **-mas, -ma|ta** [lu:tɪ-

'əʊmətə] 1. →*luteinoma* 2. Luteoma gravidarum
lu|te|o|trop|ic [ˌluːtɪə'trɑpɪk] *adj* luteotrop
lu|ti|lib|er|i|ner|gic [ˌluːtɪˌlɪbərɪ'nɜrdʒɪk] *adj* lu(ti)liberinerg
lux|a|tion [lʌk'seɪʃn] *noun* Verrenkung *f*, Luxation *f*, Luxatio *f*; Dislokation *f*
luxation of lens (*Auge*) Linsenluxation *f*
Malgaigne's luxation Chassaignac-Lähmung *f*, Subluxation *f* des Radiusköpfchens, Pronatio dolorosa, Subluxatio radii peranularis
ly|ase ['laɪeɪz] *noun* Lyase *f*, Synthase *f*
aldehyde lyase Aldehydlyase *f*, Aldolase *f*
citrate lyase Citrataldolase *f*, -lyase *f*
lye [laɪ] I *noun* Lauge *f* II *v* mit Lauge behandeln, ablaugen
potash lye Kalilauge *f*
lying-in *noun* 1. Niederkunft *f*, Entbindung *f* 2. Kindbett *nt*, Wochenbett *nt*, Puerperium *nt*
lymph [lɪmf] *noun* 1. Lymphe *f*, Lymphflüssigkeit *f*, Lympha *f* 2. lymphähnliche Flüssigkeit *f*
lym|pha ['lɪmfə] *noun* →*lymph*
lym|pha|den ['lɪmfəden] *noun* Lymphknoten *m*, Nodus lymphaticus, Nodus lymphoideus, Lymphonodus *m*
lymph|ad|e|nec|ta|sis [lɪmˌfædə'nektəsɪs] *noun* Lymphknotenvergrößerung *f*, Lymphadenektasie *f*
lymph|ad|e|nec|to|my [lɪmˌfædə'nektəmɪ] *noun* Lymphknotenentfernung *f*, Lymphknotenexstirpation *f*, Lymphadenektomie *f*
lymph|ad|en|hy|per|tro|phy [lɪmˌfædənhaɪ'pɜrtrəfɪ] *noun* Lymphknotenhypertrophie *f*
lymph|a|de|nia [lɪmfə'diːnɪə] *noun* 1. →*lymphadenhypertrophy* 2. →*lymphadenopathy*
lymph|ad|e|ni|tis [lɪmˌfædə'naɪtɪs] *noun* Lymphknotenentzündung *f*, Lymphadenitis *f*
acute mesenteric lymphadenitis Masshoff-Lymphadenitis *f*, Lymphadenitis mesenterialis acuta
acute nonspecific lymphadenitis Sinuskatarrh *m*, Sinuskatarr *m*, Sinushistiozytose *f*, akute unspezifische Lymphadenitis *f*
caseous lymphadenitis Pseudotuberkulose *f*
Masshoff's lymphadenitis Masshoff-Lymphadenitis *f*, Lymphadenitis mesenterialis acuta
mesenteric lymphadenitis Mesenteriallymphadenitis *f*, Lymphadenitis mesenterica, Lymphadenitis mesenterialis, Entzündung *f* der Mesenteriallymphknoten
mesenteric tuberculous lymphadenitis Mesenteriallymphknotentuberkulose *f*
nonbacterial regional lymphadenitis →*regional lymphadenitis*
paratuberculous lymphadenitis Pseudotuberkulose *f*
Piringer's lymphadenitis Piringer-Kuchinka-Syndrom *nt*, zervikonuchale Lymphadenitis *f*, subakute Lymphadenitis nuchalis et cervicalis
regional lymphadenitis Katzenkratzkrankheit *f*, cat-scratch disease *nt*, benigne Inokulationslymphoretikulose *f*, Miyagawanellose *f*
tuberculous lymphadenitis Lymphknotentuberkulose *f*, Lymphadenitis tuberculosa
lymph|ad|e|no|cele [lɪm'fædɪnəsiːl] *noun* Lymphknotenzyste *f*, Lymphadenozele *f*
lymph|ad|e|no|gram [lɪm'fædɪnəgræm] *noun* Lymphadenogramm *nt*
lymph|ad|e|nog|ra|phy [lɪmˌfædɪ'nɑgrəfɪ] *noun* Kontrastdarstellung *f* von Lymphknoten, Lymphadenographie *f*, Lymphadenografie *f*
lymph|ad|e|noid [lɪm'fædɪnɔɪd] *adj* lymphknotenähnlich; Lymphknoten betreffend, von Lymphknoten (ab-)stammend, lymphadenoid
lymph|ad|e|no|ma [ˌlɪmfædɪ'nəʊmə] *noun* 1. Lymphadenom *nt* 2. →*lymphoma*
lymph|ad|e|nop|a|thy [lɪmˌfædɪ'nɑpəθɪ] *noun* Lymphknotenerkrankung *f*, Lymphadenopathie *f*
dermatopathic lymphadenopathy Pautrier-Woringer-Syndrom *nt*, dermatopathische Lymphopathie *f*, dermatopathische Lymphadenitis *f*, lipomelanotische Retikulose *f*
immunoblastic lymphadenopathy immunoblastische Lymphadenopathie *f*, angioimmunoblastische Lymphadenopathie *f*, Lymphogranulomatosis X *f*
tuberculous lymphadenopathy Lymphknotentuberkulose *f*, Lymphadenitis tuberculosa
lymph|ad|e|no|sis [lɪmˌfædɪ'nəʊsɪs] *noun* Lymphknotenschwellung *f*, Lymphadenose *f*, Lymphadenosis *f*
lymph|ad|e|not|o|my [lɪmˌfædɪ'nɑtəmɪ] *noun* Lymphadenotomie *f*
lymph|an|ge|i|tis [ˌlɪmfændʒɪ'aɪtɪs] *noun* →*lymphangitis*
lymph|an|gi|ec|ta|sis [lɪmˌfændʒɪ'ektəsɪs] *noun* Lymphgefäßerweiterung *f*, Lymphangiektasie *f*
lymph|an|gi|ec|tat|ic [lɪmˌfændʒɪek'tætɪk] *adj* Lymphangiektasie betreffend, lymphangiektatisch
lymph|an|gi|ec|to|my [lɪmˌfændʒɪ'ektəmɪ] *noun* Lymphgefäßresektion *f*, -exstirpation *f*, Lymphangiektomie *f*
lymph|an|gi|i|tis [lɪmˌfændʒɪ'aɪtɪs] *noun* →*lymphangitis*
lymph|an|gi|o|ad|e|nog|ra|phy [lɪmˌfændʒɪəʊædə'nɑgrəfɪ] *noun* →*lymphography*
lymph|an|gi|o|en|do|the|li|o|blas|to|ma [lɪmˌfændʒɪəʊˌendəʊˌθiːlɪəblæs'təʊmə] *noun* Lymphangioendotheliom *nt*, Lymphoendotheliom *nt*
lymph|an|gi|o|en|do|the|li|o|ma [lɪmˌfændʒɪəʊˌendəʊˌθiːlɪ'əʊmə] *noun* Lymphangioendotheliom *nt*, Lymphoendotheliom *nt*
lymph|an|gi|o|fi|bro|ma [lɪmˌfændʒɪəʊfaɪ'brəʊmə] *noun* Lymphangiofibrom *nt*
lymph|an|gi|og|ra|phy [lɪmˌfændʒɪ'ɑgrəfɪ] *noun* →*lymphography*
lymph|an|gi|o|ma [lɪmˌfændʒɪ'əʊmə] *noun* Lymphangiom *nt*
cavernous lymphangioma 1. kavernöses Lymphangiom *nt*, Lymphangioma cavernosa 2. Zystenhygrom *nt*, Hygroma/Lymphangioma cysticum
lymphangioma circumscriptum Lymphangioma cavernosum subcutaneum, Lymphangioma circumscriptum profundum
cystic lymphangioma Zystenhygrom *nt*, Lymphangioma circumscriptum superficiale, Lymphangioma cysticum
lymph|an|gi|om|a|tous [lɪmˌfændʒɪ'ɑmətəs] *adj* Lymphangiom betreffend, lymphangiomatös
lymph|an|gi|o|my|o|ma|to|sis [lɪmˌfændʒɪəʊˌmaɪəmə'təʊsɪs] *noun* Lymphangiomyomatosis *f*, Lymphangiomyomatosis-Syndrom *nt*
lymph|an|gi|on [lɪm'fændʒɪɑn] *noun* Lymphgefäß *nt*, Vas lymphaticum
lymph|an|gi|op|a|thy [lɪmˌfændʒɪ'ɑpəθɪ] *noun* Lymphangiopathie *f*, Lymphgefäßerkrankung *f*
lymph|an|gi|o|phle|bi|tis [lɪmˌfændʒɪəʊflɪ'baɪtɪs] *noun* Entzündung von Lymphgefäßen und Venen, Lymphangiophlebitis *f*
lymph|an|gi|o|sar|co|ma [lɪmˌfændʒɪəʊsɑːr'kəʊmə] *noun* Lymphangiosarkom *nt*
lymph|an|gi|o|sis [lɪmˌfændʒɪ'əʊsɪs] *noun* Lymphangiosis *f*
carcinomatous lymphangiosis Lymphangiosis carcinomatosa *f*
lym|phan|git|ic [ˌlɪmfæn'dʒaɪtɪk] *adj* Lymphgefäßentzündung/Lymphangitis betreffend, lymphangitisch, lymphangiitisch
lym|phan|gi|tis [ˌlɪmfæn'dʒaɪtɪs] *noun* Lymphgefäßentzündung *f*, Lymphangitis *f*, Lymphangiitis *f*
lymphangitis carcinomatosa Lymphangiosis carcinomatosa *f*
lym|pha|phe|re|sis [ˌlɪmfəfə'riːsɪs] *noun* →*lymphocyt-*

apheresis

lym|phat|ic [lɪm'fætɪk] I *noun* **1.** Lymphgefäß *nt*, Vas lymphaticum **2.** lymphatics *plural* Lymphgefäße *pl*, Lymphsystem *nt* II *adj* Lymphe oder lymphatisches Organ betreffend, lymphatisch, Lymph(o)-

lym|phat|i|cos|to|my [lɪm,fætɪ'kɑstəmɪ] *noun* Lymphatikostomie *f*

lym|phat|ics [lɪm'fætɪks] *plural* Lymphgefäße *pl*, Lymphsystem *nt*

lym|pha|tism ['lɪmfətɪzəm] *noun* Lymphatismus *m*, lymphatische Diathese *f*, Status lymphaticus

lym|pha|ti|tis [lɪmfə'taɪtɪs] *noun* → *lymphangitis*

lym|pha|to|ly|sis [lɪmfə'tɑlɪsɪs] *noun* Zerstörung oder Auflösung *f* des lymphatischen Gewebes, Lymphatolyse *f*

lymph|e|de|ma [,lɪmfɪ'diːmə] *noun* Lymphödem *nt*, Lymphoedema *nt*

lymph|ep|i|the|li|o|ma [lɪmf,epɪ,θɪlɪ'əʊmə] *noun* → *lymphoepithelioma*

lymph|no|di|tis [,lɪmfnəʊ'daɪtɪs] *noun* → *lymphadenitis*

lym|pho|blast ['lɪmfəblæst] *noun* Lymphoblast *m*, Lymphozytoblast *m*

lym|pho|blas|tic [,lɪmfə'blæstɪk] *adj* Lymphoblast(en) betreffend, aus Lymphblasten bestehend, lymphoblastisch

lym|pho|blas|to|ma [,lɪmfəblæs'təʊmə] *noun* Lymphoblastom *nt*

lym|pho|blas|to|sis [,lɪmfəblæs'təʊsɪs] *noun* Lymphoblastose *f*, Lymphoblastosis *f*

lym|pho|cap|il|lar|y [,lɪmfə'kæpəlerɪ, lɪmfəkə'pɪlərɪ] *adj* Lymphkapillare betreffend, lymphokapillär

lym|pho|cele ['lɪmfəsiːl] *noun* Lymphozele *f*

lym|pho|cy|ta|phe|re|sis [lɪmfə,saɪtəfə'riːsɪs] *noun* Lymphozytenpherese *f*, Lymphopherese *f*, Lymphozytopherese *f*

lym|pho|cyte ['lɪmfəsaɪt] *noun* Lymphzelle *f*, Lymphozyt *m*

atypical lymphocytes Lymphoidzellen *pl*, atypische Lymphozyten *pl*, Virozyten *pl*

thymus-dependent lymphocytes T-Lymphozyten *pl*, T-Zellen *pl*, Thymuslymphozyten *pl*

thymus-independent lymphocytes B-Lymphozyten *pl*, B-Zellen *pl*

lymphocyte-dependent *adj* lymphozytenabhängig

lymphocyte-independent *adj* lymphozytenunabhängig

lym|pho|cy|the|mia [,lɪmfəsaɪ'θiːmɪə] *noun* → *lymphocytosis*

lym|pho|cyt|ic [,lɪmfə'sɪtɪk] *adj* Lymphozyten betreffend, lymphozytär

lym|pho|cy|to|blast [,lɪmfə'saɪtəblæst] *noun* → *lymphoblast*

lym|pho|cy|to|ma [,lɪmfəsaɪ'təʊmə] *noun* Lymphozytom *nt*, Lymphocytoma *nt*

Castleman's lymphocytoma Castleman-Tumor *m*, Castleman-Lymphozytom *nt*, hyalinisierende plasmazelluläre Lymphknotenhyperplasie *f*

lym|pho|cy|to|pe|nia [lɪmfə,saɪtə'pɪnɪə] *noun* Lymphopenie *f*, Lymphozytopenie *f*

acute lymphocytopenia Lymphozytensturz *m*

lym|pho|cy|to|phe|re|sis [lɪmfə,saɪtəfə'riːsɪs] *noun* → *lymphocytapheresis*

lym|pho|cy|to|poi|e|sis [,lɪmfə,saɪtəpɔɪ'iːsɪs] *noun* Lymphozytenbildung *f*, Lymphopoese *f*, Lymphopoiese *f*, Lymphozytopoese *f*, Lymphozytopoiese *f*

lym|pho|cy|to|poi|et|ic [,lɪmfə,saɪtəpɔɪ'etɪk] *adj* Lympho(zyto)poese betreffend, lymphozytopoetisch

lym|pho|cy|to|sis [,lɪmfəsaɪ'təʊsɪs] *noun* Lymphozytose *f*, Lymphocytosis *f*, Lymphozythämie *f*

lym|pho|cy|to|tox|ic [lɪmfə,saɪtə'tɑksɪk] *adj* Lymphozyten zerstörend, lymphozytotoxisch

lym|pho|cy|to|tox|ic|i|ty [lɪmfə,saɪtətɑk'sɪsətɪ] *noun* Lymphozytotoxizität *f*

lym|pho|di|a|pe|de|sis [,lɪmfədaɪəpɪ'diːsɪs] *noun* Lympho(zyten)diapedese *f*

lym|pho|duct ['lɪmfədʌkt] *noun* Lymphgefäß *nt*, Vas lymphaticum

lym|pho|ep|i|the|li|o|ma [lɪmfə,epɪ,θɪlɪ'əʊmə] *noun* Lymphoepitheliom *nt*, lymphoepitheliales Karzinom *nt*, Schmincke-Tumor *m*

lym|pho|gen|e|sis [,lɪmfə'dʒenəsɪs] *noun* Lymphbildung *f*, Lymphogenese *f*

lym|pho|gen|ic [,lɪmfə'dʒenɪk] *adj* aus Lymphe oder lymphatischen Gefäßen stammend, lymphogen

lym|phog|e|nous [lɪm'fɑdʒənəs] *adj* **1.** Lymphe produzierend **2.** aus Lymphe oder lymphatischen Gefäßen stammend, lymphogen

lym|pho|glan|dula [lɪmfə'glændʒələ] *noun*, *plural* **-lae** [lɪmfə'glændʒəliː] Lymphknoten *m*, Nodus lymphaticus, Nodus lymphoideus, Lymphonodus *m*

lym|pho|gram ['lɪmfəgræm] *noun* Lymphogramm *nt*, Lymphangiogramm *nt*

lym|pho|gran|u|lo|ma [lɪmfə,grænjə'ləʊmə] *noun* **1.** Lymphogranulom *nt* **2.** Hodgkin-Krankheit *f*, Hodgkin-Lymphom *nt*, Lymphogranulomatose *f*, maligne Lymphogranulomatose *f*, Morbus Hodgkin, Lymphogranulomatosis maligna, Hodgkin-Paltauf-Steinberg-Krankheit *f*, Paltauf-Steinberg-Krankheit *f*

lymphogranuloma inguinale/venereum Lymphogranuloma inguinale/venereum, Lymphopathia venerea, Morbus Durand-Nicolas-Favre, klimatischer Bubo *m*, vierte Geschlechtskrankheit *f*, Poradenitis inguinalis

lym|pho|gran|u|lo|ma|to|sis [lɪmfə,grænjə,ləʊmə'təʊsɪs] *noun* **1.** Lymphogranulomatose *f*, Lymphogranulomatosis *f* **2.** → *lymphogranuloma*

benign lymphogranulomatosis Sarkoidose *f*, Morbus Boeck, Boeck-Sarkoid *nt*, Besnier-Boeck-Schaumann-Krankheit *f*, Lymphogranulomatosa benigna

malignant lymphogranulomatosis Hodgkin-Krankheit *f*, Hodgkin-Lymphom *nt*, Morbus Hodgkin, Hodgkin-Paltauf-Steinberg-Krankheit *f*, Paltauf-Steinberg-Krankheit *f*, Lymphogranulomatose *f*, maligne Lymphogranulomatose *f*, Lymphogranulomatosis maligna

lym|phog|ra|phy [lɪm'fɑgrəfɪ] *noun* Kontrastdarstellung *f* von Lymphgefäßen und Lymphknoten, Lymphographie *f*, Lymphangiographie *f*, Lymphografie *f*, Lymphangiografie *f*

lym|pho|he|ma|tog|e|nous [,lɪmfə,hiːmə'tɑdʒənəs] *adj* Lymph- und Blutgefäße betreffend, lymphohämatogen

lym|pho|his|ti|o|cyt|ic [,lɪmfə,hɪstɪə'sɪtɪk] *adj* lymphohistiozytär

lym|phoid ['lɪmfɔɪd] *adj* lymphartig, lymphähnlich; lymphozytenähnlich; das Lymphsystem betreffend, lymphoid; Lymphe oder lymphatische Organe betreffend, lymphatisch

lym|pho|kine ['lɪmfəkaɪn] *noun* Lymphokin *nt*

lym|pho|ki|ne|sis [,lɪmfəkɪ'niːsɪs, -kaɪ-] *noun* Lymphzirkulation *f*

lym|phol|y|sis [lɪm'fɑlɪsɪs] *noun* Lymphozytenauflösung *f*, Lympholyse *f*, Lympholysis *f*, Lymphozytolyse *f*

lym|pho|lyt|ic [,lɪmfə'lɪtɪk] *adj* Lymphozyten auflösend oder zerstörend, lympholytisch, lymphozytolytisch

lym|pho|ma [lɪm'fəʊmə] *noun*, *plural* **-mas, -ma|ta** [lɪm'fəʊmətə] **1.** Lymphknotenschwellung *f*, Lymphknotentumor *m*, Lymphom *nt* **2.** → *lymphogranuloma* **3.** non-Hodgkin-Lymphom *nt*

African lymphoma → *Burkitt's lymphoma*

B-cell lymphoma B-Zelllymphom *nt*, B-Zellenlymphom *nt*

Burkitt's lymphoma Burkitt-Lymphom *nt*, Burkitt-Tumor *m*, epidemisches Lymphom *nt*, B-lymphoblastisches Lymphom *nt*

centroblastic lymphoma Zentroblastom *nt*

centroblastic-centrocytic malignant lymphoma → *nodular lymphoma*

diffuse lymphoma Lymphosarkom *nt*

diffuse histiocytic lymphoma 1. zentroblastisches Lymphom *nt* 2. zentrozytisches Lymphom *nt*, zentrozytisches malignes Lymphom *nt*, lymphozytisches Lymphosarkom *nt*
follicular lymphoma Brill-Symmers-Syndrom *nt*, Morbus Brill-Symmers, zentroblastisch-zentrozytisches Lymphom *nt*, zentroblastisch-zentrozytisches malignes Lymphom *nt*, großfollikuläres Lymphoblastom *nt*, großfollikuläres Lymphom *nt*
giant follicular lymphoma →*follicular lymphoma*
granulomatous lymphoma →*Hodgkin's lymphoma*
Hodgkin's lymphoma Hodgkin-Krankheit *f*, Hodgkin-Lymphom *nt*, Morbus Hodgkin, Hodgkin-Paltauf-Steinberg-Krankheit *f*, Paltauf-Steinberg-Krankheit *f*, Lymphogranulomatose *f*, maligne Lymphogranulomatose *f*, Lymphogranulomatosis maligna
Lennert's lymphoma lymphoepithelioides Lymphom *nt*, Lennert-Lymphom *nt*
malignant lymphoma 1. →*Hodgkin's lymphoma* 2. non-Hodgkin-Lymphom *nt*
nodular lymphoma zentroblastisch-zentrozytischen Lymphom *nt*, zentroblastisch-zentrozytischen malignes Lymphom *nt*, Brill-Symmers-Syndrom *nt*, Morbus Brill-Symmers, großfollikuläres Lymphom *nt*, großfollikuläres Lymphoblastom *nt*
nodular poorly-differentiated lymphoma →*nodular lymphoma*
plasmacytoid lymphocytic lymphoma Immunozytom *nt*, lymphoplasmozytisches Lymphom *nt*, lymphoplasmozytoides Lymphom *nt*
non-Hodgkin's lymphomas Non-Hodgkin-Lymphome *pl*

lym|pho|ma|toid [lɪm'fəʊmətɔɪd] *adj* lymphomähnlich, lymphomartig, lymphomatoid
lym|pho|ma|to|sis [lɪm,fəʊmə'təʊsɪs] *noun, plural* -ses [lɪm,fəʊmə'təʊsiːz] Lymphomatose *f*, Lymphomatosis *f*
lym|pho|ma|tous [lɪm'fəʊmətəs] *adj* Lymphom betreffend, lymphomartig, lymphomatös
lym|pho|myx|o|ma [,lɪmfəmɪk'səʊmə] *noun* Lymphomyxom *nt*
lym|phop|a|thy [lɪm'fɑpəθɪ] *noun* Erkrankung *f* des lymphatischen Systems, Lymphopathie *f*, Lymphopathia *f*
lym|pho|pe|nia [lɪmfə'pɪnɪə] *noun* Lymphopenie *f*, Lymphozytopenie *f*
lym|pho|pla|sia [,lɪmfə'pleɪʒ(ɪ)ə, -zɪə] *noun* Lymphoplasie *f*, -plasia *f*
cutaneous lymphoplasia Bäfverstedt-Syndrom *nt*, benigne Lymphoplasie *f* der Haut, multiples Sarkoid *nt*, Lymphozytom *nt*, Lymphocytoma cutis, Lymphadenosis benigna cutis
lym|pho|plas|ma|cel|lu|lar [,lɪmfə,plæzmə'seljələr] *adj* lympho-plasmazellulär
lym|pho|poi|e|sis [,lɪmfəpɔɪ'iːsɪs] *noun* 1. Lymphbildung *f* 2. Lymphozytenbildung *f*, Lymphopo(i)ese *f*, Lymphozytopo(i)ese *f*
lym|pho|poi|et|ic [,lɪmfəpɔɪ'etɪk] *adj* Lymphopoese betreffend, lymphopoetisch, lymphozytopoetisch
lym|pho|pro|lif|er|a|tive [,lɪmfəprə'lɪfə,reɪtɪv] *adj* lymphoproliferativ
lym|pho|re|tic|u|lar [,lɪmfərɪ'tɪkjələr] *adj* lymphoretikulär
lym|pho|re|tic|u|lo|sis [,lɪmfərɪ,tɪkjə'ləʊsɪs] *noun* Lymphoretikulose *f*
benign lymphoreticulosis Katzenkratzkrankheit *f*, catscratch-disease *nt*, benigne Inokulationslymphoretikulose *f*
lym|phor|rha|gia [lɪmfə'rædʒ(ɪ)ə] *noun* →*lymphorrhea*
lym|phor|rhea [lɪmfə'rɪə] *noun* Lymphorrhagie *f*, Lymphorrhö *f*
lym|pho|sar|co|ma [,lɪmfəsɑːr'kəʊmə] *noun* Lymphosarkom *nt*
lym|pho|sar|co|ma|to|sis [lɪmfə,sɑːrkəʊmə'təʊsɪs] *noun* Lymphosarkomatose *f*
lym|phos|ta|sis [lɪm'fɑstəsɪs] *noun* Lymphstauung *f*, Lymphostase *f*
lym|pho|tax|is [,lɪmfə'tæksɪs] *noun* Lymphotaxis *f*
lym|pho|tox|in [lɪmfə'tɑksɪn] *noun* Lymphotoxin *nt*, zytotoxisches Lymphokin *nt*, Tumornekrosefaktor β *m*
lym|phous ['lɪmfəs] *adj* Lymphe betreffend, lymphhaltig, Lymph-
lymph-vascular *adj* Lymphgefäße betreffend, lymphovaskulär
lyo- *präf.* Lyo-
ly|o|chromes ['laɪəkrəʊmz] *plural* Lyochrome *pl*
ly|o|gel ['laɪədʒel] *noun* Lyogel *nt*
ly|on|i|za|tion [,laɪənaɪ'zeɪʃn] *noun* Lyonisierung *f*
ly|o|nized ['laɪənaɪzd] *adj* lyonisiert
ly|o|phil|ic [laɪə'fɪlɪk] *adj* lyophil
ly|oph|i|li|za|tion [laɪ,ɑfəlɪ'zeɪʃn] *noun* Gefriertrocknung *f*, Lyophilisation *f*, Lyophilisierung *f*
ly|oph|i|lize [laɪ'ɑfəlaɪz] *v* gefriertrocknen, lyophilisieren
lys- *präf.* Lys(o)-
ly|sate ['laɪseɪt] *noun* Lyseprodukt *nt*, Lysat *nt*
ly|sin ['laɪsɪn] *noun* Lysin *nt*
ly|si|nu|ria [,laɪsə'n(j)ʊərɪə] *noun* Lysinurie *f*
ly|sis ['laɪsɪs] *noun, plural* -ses ['laɪsiːz] 1. (*patholog.*) Lyse *f*, Lysis *f* 2. (*Fieber*) Lyse *f*, Lysis *f*, lytische Deferveszenz *f*, allmählicher Fieberabfall *m* 3. (*chem.*) Auflösung *f*, Lyse *f* 4. (*chirurg.*) Lösung *f*, Lyse *f*
cell lysis Zell-, Zytolyse *f*
-lysis *suf.* Auflösung, -lyse, -lysis
lyso- *präf.* Lys(o)-
ly|so|gen ['laɪsədʒən] *noun* 1. Lysinogen *nt* 2. lyseverursachendes Agens *nt*, lytisches Agens *nt* 3. lysogeniertes Bakterium *nt*
ly|so|gen|e|sis [laɪsə'dʒenəsɪs] *noun* Lysinbildung *f*
ly|so|gen|ic [laɪsə'dʒenɪk] *adj* 1. lysinbildend, Lyse verursachend, lysogen 2. Lysogenie betreffend, lysogen
ly|so|ge|nic|i|ty [,laɪsədʒə'nɪsətɪ] *noun* 1. Fähigkeit *f* zur Lysinproduktion 2. Lysogenisation *f* 3. Lysogenie *f*
ly|so|ki|nase [,laɪsə'kaɪneɪz] *noun* Lysokinase *f*
ly|so|lec|i|thin [,laɪsə'lesɪθɪn] *noun* Lysolezithin *nt*, Lysolecithin *nt*, Lysophosphatidylcholin *nt*
ly|so|phos|pha|tide [,laɪsə'fɑsfətaɪd] *noun* Lysophosphatid *nt*
ly|so|phos|pho|glyc|er|ide [,laɪsəfɑsfəʊ'glɪsəraɪd, -rɪd] *noun* Lysophosphoglycerid *nt*
ly|so|phos|pho|li|pase [,laɪsəfɑsfəʊ'laɪpeɪz] *noun* Lysophospholipase *f*, Lecithinase B *f*, Phospholipase B *f*
ly|so|so|mal [laɪsə'səʊml] *adj* Lysosomen betreffend, lysosomal
ly|so|some ['laɪsəsəʊm] *noun* Lysosom *nt*
ly|so|type ['laɪsətaɪp] *noun* Lysotyp *m*, Phagovar *m*
ly|so|zyme ['laɪsəzaɪm] *noun* Lysozym *nt*
ly|so|zy|mu|ria [,laɪsəzaɪ'm(j)ʊərɪə] *noun* Lysozymausscheidung *f* im Harn, Lysozymurie *f*
lyss- *präf.* Tollwut-, Lyssa-, Rabies-
lys|sa ['lɪsə] *noun* Tollwut *f*, Rabies *f*, Lyssa *f*
Lys|sa|vi|rus ['lɪsəvaɪrəs] *noun* Lyssavirus *nt*
lys|sic ['lɪsɪk] *adj* Tollwut betreffend, Tollwut-, Rabies-, Lyssa-
lyt|ic ['lɪtɪk] *adj* 1. Lyse betreffend, Lyse- 2. Lysin betreffend, Lysin- 3. eine Lyse auslösend, lytisch
-lytic *suf.* aufösend, -lytisch
lyt|ta ['lɪtə] *noun* →*lyssa*

L

M

mace [meɪs] *noun* Macis *m*, Muskatblüte *f*, Myristicae arillus

mac|er|a|tion [ˌmæsə'reɪʃn] *noun* Mazeration *f*

macr- *präf.* Makr(o)-, Macr(o)-

Mac|ra|can|tho|rhyn|chus [ˌmækrəˌkænθə'rɪŋkəs] *noun* Macracanthorhynchus *m*

mac|ren|ceph|a|ly [ˌmækrən'sefəlɪ] *noun* Makroenzephalie *f*, Makrenzephalie *f*

macro- *präf.* Makr(o)-, Macr(o)-

mac|ro|ad|e|no|ma [mækrəʊædə'nəʊmə] *noun* Makroadenom *nt*

mac|ro|ag|gre|gate [ˌmækrəʊ'ægrɪgɪt, -geɪt] *noun* Makroaggregat *nt*

mac|ro|a|nal|y|sis [ˌmækrəʊə'nælɪsɪs] *noun* Makroanalyse *f*

mac|ro|bac|te|ri|um [ˌmækrəʊbæk'tɪərɪəm] *noun* Makrobakterium *nt*, Megabakterium *nt*

mac|ro|cel|lu|lar [ˌmækrəʊ'seljələr] *adj* aus großen Zellen bestehend, makrozellulär, großzellig, magnozellular, magnozellulär

mac|ro|ce|phal|ic [ˌmækrəʊsɪ'fælɪk] *adj* Makrozephalie betreffend, von ihr gekennzeichnet, makrozephal, großköpfig, makrokephal, megalozephal, megalokephal

mac|ro|ceph|a|ly [ˌmækrəʊ'sefəlɪ] *noun* Großköpfigkeit *f*, Makrozephalie *f*, -kephalie *f*

mac|ro|chei|li|a [ˌmækrəʊ'keɪlɪə] *noun* Makrocheilie *f*

mac|ro|clit|o|ris [ˌmækrəʊ'klɪtərɪs] *noun* Klitorishypertrophie *f*

mac|ro|co|lon [ˌmækrəʊ'kəʊlən] *noun* Megakolon *nt*

mac|ro|cra|ni|a [ˌmækrəʊ'kreɪnɪə] *noun* Makrokranie *f*

mac|ro|cyte ['mækrəʊsaɪt] *noun* Makrozyt *m*

mac|ro|cy|the|mi|a [ˌmækrəʊsaɪ'θiːmɪə] *noun* → *macrocytosis*

mac|ro|cyt|ic [ˌmækrəʊ'sɪtɪk] *adj* Makrozyt(en) betreffend, makrozytisch

mac|ro|cy|to|sis [ˌmækrəʊsaɪ'təʊsɪs] *noun* Makrozytose *f*

mac|ro|dac|ty|ly [ˌmækrəʊ'dæktəlɪ] *noun* Makrodaktylie *f*

mac|ro|don|tia [ˌmækrəʊ'dɑnʃɪə] *noun* übermäßige Größe *f* der Zähne, Makrodentie *f*, -dontie *f*

mac|ro|en|ceph|a|ly [ˌmækrəʊen'sefəlɪ] *noun* Makroenzephalie *f*, Makrenzephalie *f*

mac|ro|e|ryth|ro|cyte [ˌmækrəʊɪ'rɪθrəsaɪt] *noun* Makrozyt *m*

mac|ro|fi|bril [ˌmækrəʊ'faɪbrɪl, -'fɪb-] *noun* Makrofibrille *f*

mac|ro|fol|lic|u|lar [ˌmækrəʊfə'lɪkjələr] *adj* makrofollikulär

mac|ro|gam|ete [ˌmækrəʊ'gæmiːt] *noun* Makrogamet(e *f*) *m*, Gynogamet *m*

mac|ro|ga|me|to|cyte [ˌmækrəʊgə'miːtəsaɪt] *noun* Makrogametozyt *m*, Makrogamont *m*

mac|ro|gam|ont [ˌmækrəʊ'gæmənt] *noun* Makrogametozyt *m*, Makrogamont *m*

mac|ro|gen|i|to|so|mi|a [ˌmækrəʊˌdʒenɪtəʊ'səʊmɪə] *noun* Makrogenitosomie *f*, -genitalismus *f*

mac|ro|gin|gi|vae [ˌmækrəʊdʒɪn'dʒaɪviː] *plural* fibröse Gingivahyperplasie *f*, fibröse Zahnfleischhyperplasie *f*, Fibromatosis gingivae, Elephantiasis gingivae

mac|rog|li|a [mə'krɑglɪə] *noun* Makroglia *f*, Astroglia *f*

mac|ro|glob|u|lin [ˌmækrəʊ'glɑbjəlɪn] *noun* Makroglobulin *nt*

α_2-mac|ro|glob|u|lin [ˌmækrəʊ'glɑbjəlɪn] *noun* α_2-Makroglobulin *nt*

mac|ro|glob|u|li|ne|mia [mækrəʊˌglɑbjəlɪ'niːmɪə] *noun* Makroglobulinämie *f*

Waldenström's macroglobulinemia Waldenström-Krankheit *f*, Morbus Waldenström *m*, Makroglobulinämie Waldenström *f*

mac|ro|glos|sia [ˌmækrəʊ'glɑsɪə] *noun* Makroglossie *f*

mac|ro|gna|thia [ˌmækrəʊ'neɪθɪə] *noun* Makrognathie *f*

mac|ro|gra|phia [ˌmækrəʊ'græfɪə] *noun* Makrographie *f*, Megalographie *f*, Makrografie *f*, Megalografie *f*

mac|ro|la|bia [ˌmækrəʊ'leɪbɪə] *noun* Makrocheilie *f*

mac|ro|leu|ko|blast [mækrəʊ'luːkəblæst] *noun* Makroleukoblast *m*

mac|ro|lym|pho|cyte [mækrəʊ'lɪmfəsaɪt] *noun* Makrolymphozyt *m*

mac|ro|lym|pho|cy|to|sis [mækrəʊˌlɪmfəsaɪ'təʊsɪs] *noun* Makrolymphozytose *f*

mac|ro|ma|nia [ˌmækrəʊ'meɪnɪə, -jə] *noun* **1.** (*psychiat.*) expansiver Wahn *m*, Größenwahn *m*, Megalomanie *f* **2.** (*neurol.*) Makromanie *f*

mac|ro|me|lia [ˌmækrəʊ'miːlɪə, -ljə] *noun* Großgliedrigkeit *f*, Makromelie *f*

mac|ro|mo|lec|u|lar [ˌmækrəʊmə'lekjələr] *adj* hoch-, makromolekular

mac|ro|mol|e|cule [ˌmækrəʊ'mɑlɪkjuːl] *noun* Riesen-, Makromolekül *nt*

mac|ro|mon|o|cyte [mækrəʊ'mɑnəsaɪt] *noun* Makromonozyt *m*

mac|ro|my|e|lo|blast [mækrəʊ'maɪələblæst] *noun* Makromyeloblast *m*

mac|ro|nod|u|lar [mækrəʊ'nɑdʒələr] *adj* von großen Knoten gekennzeichnet, makronodulär, großknotig

mac|ro|nor|mo|blast [mækrəʊ'nɔːrməblæst] *noun* **1.** Makronormoblast *m* **2.** Makroblast *m*

mac|ro|nych|ia [ˌmækrəʊ'nɪkɪə] *noun* Makronychie *f*, Megalonychie *f*

mac|ro|phage ['mækrəʊfeɪdʒ] *noun* Makrophag(e) *m*

alveolar macrophage Alveolarmakrophage *m*, -phagozyt *m*

blood macrophages Monozyten *pl*

tissue macrophage Gewebsmakrophag *m*, Histiozyt *m*

mac|ro|phag|o|cyte [ˌmækrəʊ'fægəsaɪt] *noun* Makrophag(e) *m*

mac|ro|pla|sia [ˌmækrəʊ'pleɪʒ(ɪ)ə] *noun* Makroplasie *f*

mac|ro|poly|cyte [mækrəʊ'pɑlɪsaɪt] *noun* Makropolyzyt *m*

mac|ro|pro|my|e|lo|cyte [ˌmækrəʊprəʊ'maɪələsaɪt] *noun* Makropromyelozyt *m*

mac|ro|pro|tein [ˌmækrəʊ'prəʊtiːn, -tiːɪn] *noun* Makroprotein *nt*

ma|crop|sia [mə'krɑpsɪə] *noun* Makropsie *f*, Megalopsie *f*

mac|ro|rhin|ia [ˌmækrə'rɪnɪə] *noun* Makrorhinie *f*

mac|ro|scel|ia [ˌmækrəʊ'siːlɪə] *noun* Makroskelie *f*

mac|ro|scop|ic [ˌmækrəʊ'skɑpɪk] *adj* mit bloßem Auge sichtbar, makroskopisch

ma|cros|co|py [mə'krɑskəpɪ] *noun* Betrachtung/Untersuchung *f* mit bloßem Auge, Makroskopie *f*

mac|ro|sig|moid [ˌmækrəʊ'sɪgmɔɪd] *noun* Megasigmoideum *nt*

mac|ro|so|ma|tia [ˌmækrəʊsəʊ'meɪʒ(ɪ)ə] *noun* Hoch-, Großwuchs *m*, Makrosomie *f*

mac|ro|sto|mia [ˌmækrəʊ'stəʊmɪə] *noun* Makrostomie *f*

mac|ro|throm|bo|cyte [mækrəʊ'θrɑmbəsaɪt] *noun* Riesenthrombozyt *m*, Makrothrombozyt *m*

mac|u|la ['mækjələ] *noun, plural* **-las, -lae** [-liː] **1.** Fleck *m*, Verdickung *f*; (*anatom.*) Macula *f* **2.** → *macula lutea*

acoustic maculae Maculae acusticae/staticae

macula adherens Haftplatte *f*, Macula adhaerens, Desmosom *nt*

cribrous maculae Maculae cribrosae

macula lutea gelber Fleck *m*, Makula *f*, Macula *f*, Macula lutea/retinae
macula of sacculus Macula sacculi
macula of utricle Macula utriculi
mac|u|lar ['mækjələr] *adj* **1.** gefleckt, fleckig, Flecken- **2.** Makula betreffend, makulös, makulär
mac|ule ['mækju:l] *noun* Fleck *m*, Verdickung *f*; (*anatom.*) Macula *f*
mac|u|lo|pap|u|lar [,mækjələʊ'pæpjələr] *adj* sowohl makulär als auch papulär, makulopapulös
mad|a|ro|sis [,mædə'rəʊsɪs] *noun, plural* **-ses** [-si:z] Madarosis *f*
mad|der ['mædər] *noun* Krapp *m*, Färberröte *f*, Rubia tinctorum
mad|ness ['mædnɪs] *noun* Wahnsinn *m*; Tollheit *f*, Verrücktheit *f*
mad|u|ro|my|co|sis [,mædjʊərəʊmaɪ'kəʊsɪs] *noun* Maduramykose *f*, Myzetom *nt*, Mycetoma *nt*
mag|ne|se|mia [mægnə'si:mɪə] *noun* Magnesämie *f*
mag|ne|sia [mæg'ni:ʒə, -ʃə] *noun* Magnesia *nt*, Magnesiumoxid *nt*
mag|ne|si|um [mæg'ni:zɪəm, -ʒəm, -ʃɪəm] *noun* Magnesium *nt*
magnesium sulfate Magnesiumsulfat *nt*, Bittersalz *nt*
mag|net|ic [mæg'netɪk] *adj* Magnet oder Magnetismus betreffend, magnetisch, Magnet-
mag|net|ism ['mægnɪtɪzəm] *noun* Magnetismus *m*
mag|ne|to|car|di|og|ra|phy [,mægnətəʊ'kɑ:rdɪ'ɑgrəfɪ] *noun* Magnetokardiographie *f*, Magnetokardiografie *f*
mag|ne|to|en|ceph|a|log|ra|phy [,mægnətəuen,sefə'lɑgrəfɪ] *noun* Magnetoenzephalographie *f*, Magnetoenzephalografie *f*
mag|ni|cel|lu|lar [,mægnɪ'seljələr] *adj* aus großen Zellen bestehend, makrozellulär, großzellig, magnozellular, magnozellulär
mag|ni|fi|ca|tion [,mægnəfɪ'keɪʃn] *noun* Vergrößerung *f*; (*physik.*) Verstärkung *f*; (*physik.*) Vergrößerung(sstärke *f*) *f*
mag|ni|fi|er ['mægnɪfaɪər] *noun* **1.** Vergrößerungsglas *nt*, Lupe *f* **2.** (*physik.*) Verstärker *m*
mag|no|cel|lu|lar [,mægnəʊ'seljələr] *adj* aus großen Zellen bestehend, magnozellulär, großzellig, magnozellular, makrozellulär
maid|en|head ['meɪdnhed] *noun* Jungfernhäutchen *nt*, Hymen *m/nt*
mai|dism ['meɪdɪzəm] *noun* Pellagra *f*, Vitamin-B_2-Mangelsyndrom *nt*, Niacinmangelsyndrom *nt*
ma|jor ['maɪdʒər] *adj* Haupt-; größere(r, s); bedeutend, wichtig
mal [mɑl] *noun* Krankheit *f*, Übel *nt*
mal de Cayenne Elephantiasis tropica
mal del pinto Pinta *f*, Mal del Pinto, Carate *f*
mal de mer Seekrankheit *f*, Naupathie *f*, Nausea marina
mal de San Lazaro Elephantiasis tropica
ma|la ['meɪlə] *noun, plural* **-lae** [-li:] **1.** Wange *f*, Mala *f* **2.** Jochbein *nt*, Os zygomaticum
mal|ab|sorp|tion [mæləb'zɔ:rpʃn] *noun* Malabsorption *f*
bile acid malabsorption chologene Diarrhoe *f*, enterales Gallensäureverlustsyndrom *nt*
carbohydrate malabsorption Kohlenhydratmalabsorption *f*
congenital lactose malabsorption Lactase-Mangel *m*, Laktase-Mangel *m*, kongenitale/hereditäre Laktoseintoleranz *f*
congenital sucrase-isomaltase malabsorption Saccharoseintoleranz *f*, Stärkeintoleranz *f*
disaccharide malabsorption Disaccharidmalabsorption *f*
glucose-galactose malabsorption Glucose-Galaktose-Malabsorption *f*
ma|la|cia [mə'leɪʃ(ɪ)ə] *noun* (krankhafte) Erweichung *f*, Malazie *f*, Malacia *f*
lunate malacia Kienböck-Krankheit *f*, Lunatummalazie *f*, Mondbeinnekrose *f*
-malacia *suf.* Erweichung, -malazie, -malacia
ma|la|ci|al [mə'leɪʃ(ɪ)əl] *adj* Malazie betreffend, von Malazie gekennzeichnet, Erweichungs-
ma|lac|tic [mə'læktɪk] **I** *noun* beruhigendes oder linderndes Mittel *nt* **II** *adj* beruhigend, lindernd
ma|lar ['meɪlər] **I** *noun* Jochbein *nt*, Os zygomaticum **II** *adj* Wange oder Backe betreffend, Wangen-, Backen-; Jochbein betreffend
ma|lar|ia [mə'leərɪə] *noun* Sumpffieber *nt*, Wechselfieber *nt*, Malaria *f*
benign tertian malaria **1.** Vivax-Malaria *f* **2.** Tertiana *f*, Dreitagefieber *nt*, Malaria tertiana
cerebral malaria zerebrale Malaria *f*, Malaria cerebralis
falciparum malaria Falciparum-Malaria *f*, Tropen-, Aestivoautumnalfieber *nt*, Malaria tropica
hemolytic malaria Schwarzwasserfieber *nt*, Febris biliosa et haemoglobinurica
intermittent malaria Febris intermittens
malariae malaria Malaria quartana, Malariae-Malaria *f*, Quartana *f*
malignant tertian malaria → *falciparum malaria*
pernicious malaria → *falciparum malaria*
quartan malaria → *malariae malaria*
subtertian malaria → *falciparum malaria*
tertian malaria Tertiana *f*, Dreitagefieber *nt*, Malaria tertiana
vivax malaria **1.** Vivax-Malaria *f* **2.** Tertiana *f*, Dreitagefieber *nt*, Malaria tertiana
ma|lar|i|a|ci|dal [mə,leərɪə'saɪdl] *adj* plasmodienabtötend, plasmodizid
ma|lar|i|al [mə'leərɪəl] *adj* Malaria betreffend, durch Malaria bedingt, Malaria-
mal|as|sim|i|la|tion [mælə,sɪmə'leɪʃn] *noun* Malassimilation *f*
mal|ate ['mæleɪt] *noun* Malat *nt*
mal|di|ges|tion [maldɪ'dʒestʃn] *noun* ungenügende/unvollständige Verdauung *f*, Maldigestion *f*
male [meɪl] **I** *noun* Mann *m* **II** *adj* männlich, Männer-
mal|for|ma|tion [mælfɔ:r'meɪʃn] *noun* Fehl-, Missbildung *f*, Malformation *f*
Arnold-Chiari malformation Arnold-Chiari-Hemmungsfehlbildung *f*, -Syndrom *nt*
arrested development malformation Hemmungsfehlbildung *f*
brain malformation Hirnfehlbildung *f*
double malformation Doppelfehlbildung *f*
kidney malformations Nierenfehlbildungen *pl*
mal|func|tion [mæl'fʌŋkʃn] *noun* Funktionsstörung *f*, Dysfunktion *f*, Dysfunctio *f*
mal|i|as|mus [mælɪ'æsməz] *noun* Rotz *m*, Malleus *m*, Maliasmus *m*
ma|lign [mə'laɪn] *adj* bösartig, maligne
ma|lig|nan|cy [mə'lɪgnənsɪ] *noun, plural* **-cies 1.** Malignität *f* **2.** bösartige Geschwulst *f*, Malignom *nt*
ma|lig|nant [mə'lɪgnənt] *adj* bösartig, maligne
ma|lig|ni|ty [mə'lɪgnətɪ] *noun* → *malignancy*
ma|lin|ger|er [mə'lɪŋgərər] *noun* Simulant *m*
ma|lin|ger|ing [mə'lɪŋgərɪŋ] *noun* Simulation *f*
mal|le|ar ['mælɪər] *adj* (*Ohr*) Hammer/Malleus betreffend, mallear
mal|le|o|in|cu|dal [,mælɪə'ɪnkjədl] *adj* (*Ohr*) Amboss/Incus und Hammer/Malleus betreffend oder verbindend, inkudomalleolar
mal|le|o|lar [mə'lɪələ(r)] *adj* **1.** (Fuß-)Knöchel oder Knöchelregion betreffend, malleolar, Knöchel- **2.** (*Ohr*) Hammer/Malleus betreffend, malleolar
mal|le|o|lus [mə'lɪələs] *noun, plural* **-li** [-laɪ] (Fuß-)Knöchel *m*, Malleolus *m*
fibular malleolus → *lateral malleolus*
lateral malleolus Außenknöchel *m*, Malleolus lateralis

M

medial malleolus Innenknöchel *m*, Malleolus medialis
outer malleolus →*lateral malleolus*
radial malleolus Processus styloideus radii
tibial malleolus →*medial malleolus*
ulnar malleolus Processus styloideus ulnae
mal|le|ot|o|my [mælɪ'ɑtəmɪ] *noun* Malleotomie *f*
mal|le|us ['mælɪəs] *noun, plural* **mal|lei** [-lɪaɪ] (*Ohr*) Hammer *m*, Malleus *m*
mal|nour|ished [mæl'nɜrɪʃt] *adj* fehlernährt, mangelernährt, unterernährt
mal|nu|tri|tion [ˌmæln(j)uː'trɪʃn] *noun* Fehlernährung *f*, Mangelernährung *f*, Unterernährung *f*, Malnutrition *f*
chronic malnutrition Nährschaden *m*
malignant malnutrition Kwashiorkor *nt*
protein malnutrition Kwashiorkor *nt*
protein-calorie malnutrition Eiweißmangeldystrophie *f*, Protein-Energie-Mangelsyndrom *nt*
mal|po|si|tion [mælpə'zɪʃn] *noun* Stellungs-, Lageanomalie *f*, Fehlstellung *f*, Malposition *f*, Malpositio *f*
mal|ro|ta|tion [mælrəʊ'teɪʃn] *noun* Malrotation *f*
malt|ase ['mɔːlteɪz] *noun* Maltase *f*, α-D-Glucosidase *f*
mal|to|bi|ose [ˌmɔːltəʊ'baɪəʊs] *noun* Maltose *f*, Malzzucker *m*
mal|tose ['mɔːltəʊz] *noun* Malzzucker *m*, Maltose *f*
mal|to|su|ria [ˌmɔːltəʊ's(j)ʊərɪə] *noun* Maltosurie *f*
mal|to|tri|ose [ˌmɔːltəʊ'traɪəʊs] *noun* Maltotriose *f*
ma|mil|la [mə'mɪlə, mæ-] *noun, plural* **-lae** [-liː] **1.** Brustwarze *f*, Mamille *f*, Papilla mammae **2.** warzenähnliche Struktur *f*, Mamille *f*, Mamilla *f*
ma|mil|lar|y ['mæməˌleriː] *adj* Brustwarze/Mamille betreffend, mamillenförmig, warzenförmig, brustwarzenähnlich, mamillar, mamillär
ma|mil|li|form [mə'mɪləfɔːrm] *adj* (brust-)warzenförmig
ma|mil|li|plas|ty [mə'mɪləplæstɪ] *noun* Mamillenplastik *f*
mam|il|li|tis [mæmə'laɪtɪs] *noun* Thelitis *f*, Brustwarzenentzündung *f*, Mamillitis *f*
mamm- *präf.* Brust-, Brustdrüsen-, Mamm(o)-, Mast(o)-
mam|ma ['mæmə] *noun, plural* **-mae** [-miː] (weibliche) Brust *f*, Brustdrüse *f*, Mamma *f*
mam|mal|gia [mə'mældʒ(ɪ)ə] *noun* Mastalgie *f*, Mastodynie *f*
mam|ma|li|an [mə'meɪlɪən, -ljən] **I** *noun* Säugetier *nt*, Säuger *m* **II** *adj* Säugetier-
mam|ma|plas|ty ['mæməplæstɪ] *noun* Mammaplastik *f*
augmentation mammaplasty Mammaaugmentation *f*
mam|ma|ry ['mæmərɪ] *adj* Brust/Mamma oder Milchdrüse betreffend, Mamma-, Brust(warzen)-, Milch-(drüsen)-
mam|mec|to|my [mə'mektəmɪ] *noun* Brustentfernung *f*, Brustdrüsenentfernung *f*, Mammaamputation *f*, Mastektomie *f*
mam|mi|form ['mæmɪfɔːrm] *adj* brustförmig
mam|mil|la [mə'mɪlə, mæ-] *noun* →*mamilla*
mam|mil|la|plas|ty [mə'mɪləplæstɪ] *noun* Mamillenplastik *f*
mam|mil|lary ['mæmɪˌleriː] *adj* Brustwarze/Mamille betreffend, mamillenförmig, warzenförmig, brustwarzenähnlich, mamillar, mamillär
mam|mil|li|form [mə'mɪləfɔːrm] *adj* (brust-)warzenförmig
mam|mil|li|tis [ˌməmɪ'laɪtɪz] *noun* Mamillitis *f*, Brustwarzenentzündung *f*, Thelitis *f*
mam|mi|pla|sia [ˌmæmɪ'pleɪʒ(ɪ)ə, -zɪə] *noun* →*mammoplasia*
mam|mi|tis [mæ'maɪtɪs] *noun* Mastitis *f*, Brustdrüsenentzündung *f*, Brustentzündung *f*, Mammaentzündung *f*, Mastadenitis *f*
mammo- *präf.* Brust-, Brustdrüsen-, Mamm(o)-, Mast(o)-
mam|mo|gen|e|sis [ˌmæmə'dʒenəsɪs] *noun* Brustdrüsenentwicklung *f*, Mammogenese *f*
mam|mo|gen|ic [ˌmæmə'dʒenɪk] *adj* Mammogenese betreffend oder fördernd, mammogen
mam|mo|gram ['mæməʊgræm] *noun* Mammogramm *nt*
mam|mog|ra|phy [mə'mɑgrəfɪ] *noun* Mammographie *f*, Mammografie *f*
ultrasound mammography Ultraschallmammographie *f*, Ultraschallmammografie *f*
mam|mo|pla|sia [ˌmæmə'pleɪʒ(ɪ)ə, -zɪə] *noun* Brustentwicklung *f*, Mammoplasie *f*, Mastoplasie *f*
mam|mo|plas|ty ['mæməplæstɪ] *noun* Mammaplastik *f*
mam|mot|o|my [mæ'mɑtəmɪ] *noun* Brustdrüsenschnitt *m*, Mastotomie *f*
mam|mo|troph ['mæmətrɑf] *noun* (*Adenohypophyse*) Prolaktin-Zelle *f*, mammotrope Zelle *f*
mam|mo|trop|ic [ˌmæmə'trɑpɪk] *adj* auf die Brustdrüse wirkend, mammotrop
man|di|ble ['mændɪbl] *noun* Unterkiefer(knochen *m*) *m*, Mandibel *f*, Mandibula *f*
man|dib|u|la [mæn'dɪbjələ] *noun* Unterkiefer(knochen *m*) *m*, Mandibel *f*, Mandibula *f*
man|dib|u|lar [mæn'dɪbjələr] *adj* Unterkiefer(knochen)/Mandibula betreffend, mandibular
man|dib|u|lec|to|my [mænˌdɪbjə'lektəmɪ] *noun* Unterkieferentfernung *f*, -resektion *f*, Mandibulektomie *f*
man|dib|u|lo|pha|ryn|ge|al [mænˌdɪbjələʊfə'rɪndʒɪəl] *adj* Unterkiefer und Rachen/Pharynx betreffend, mandibulopharyngeal
man|drel ['mændrɪl] *noun* Mandrin *m*
man|drin ['mændrɪn] *noun* Mandrin *m*
ma|neu|ver [mə'nuːvər] *noun* Methode *f*, Technik *f*, Prozedur *f*, Manöver *nt*
Bracht's maneuver Bracht-Handgriff *m*
Credé's maneuver Credé-Handgriff *m*, Credé-Prophylaxe *f*
Heiberg-Esmarch maneuver Esmarch-Handgriff *m*, Esmarch-Heiberg-Handgriff *m*, Heiberg-Handgriff *m*
Heimlich maneuver Heimlich-Handgriff *m*
Leopold's maneuvers Leopold-Handgriffe *pl*
Ritgen's maneuver Ritgen-Handgriff *m*
Valsalva's maneuver **1.** Valsalva-Versuch *m* **2.** (*kardiol.*) Valsalva-Pressdruckversuch *m*
man|ga|nese ['mæŋgəniːz] *noun* Mangan *nt*
man|ga|nism ['mæŋgənɪzəm] *noun* (chronische) Manganvergiftung *f*, Manganismus *m*, Manganose *f*
man|ga|num ['mæŋgənəm] *noun* Mangan *nt*
ma|nia ['meɪnɪə] *noun* Manie *f*
Bell's mania akutes Delir(ium *nt*) *nt*, Delirium acutum
persecution mania persekutorischer Wahn *m*, Verfolgungswahn *m*
-mania *suf.* Sucht, Wahnsinn, Besessenheit, -manie, -mania
ma|nic ['mænɪk] **I** *noun* Maniker(in *f*) *m* **II** *adj* manisch
-manic *suf.* wahnsinnig, -manisch
ma|nip|u|la|tion [məˌnɪpjə'leɪʃn] *noun* **1.** Handlung *f*, Tätigkeit *f*, Hantierung *f*, Manipulation *f* **2.** (Hand-)Griff *m*, Verfahren *nt*, Manipulation *f*
Hippocrates manipulation Schulter(gelenk)reposition *f* nach Hippokrates
man|na ['mænə] *noun* Manna *nt*, Fraxinus ornus, Fraxinus rotundifolia
man|nan ['mænæn] *noun* Mannan *nt*
man|nite ['mænaɪt] *noun* →*mannitol*
man|ni|tol ['mænɪtəl, -tɑl] *noun* Mannit *nt*, Mannitol *nt*
man|ni|tose ['mænɪtəʊs] *noun* Mannose *f*
man|nos|a|mine ['mænəʊsəmiːn] *noun* Mannosamin *nt*
man|no|san ['mænəsæn] *noun* Mannan *nt*
man|nose ['mænəʊs] *noun* Mannose *f*
mannose-1-phosphate *noun* Mannose-1-Phosphat *nt*
mannose-6-phosphate *noun* Mannose-6-Phosphat *nt*
α-man|no|si|dase ['mænəʊsɪdeɪz] *noun* α-Mannosidase *f*
man|no|side ['mænəsaɪd] *noun* Mannosid *nt*
man|no|si|do|sis [ˌmænəsɪ'dəʊsɪs] *noun* Mannosidasemangel *m*, Mannosidasemangel-Syndrom *nt*, Manno-

M

sidosis *f*
Man|so|nel|la [ˌmænsə'nelə] *noun* Mansonella *f*
man|so|nel|lo|sis [ˌmænsəne'ləʊsɪs] *noun* Mansonellainfektion *f*, Mansonelliasis *f*, Mansonellose *f*
Man|so|nia [mæn'səʊnɪə] *noun* Mansonia *f*
man|u|al ['mænjuːəl] *adj* mit der Hand oder den Händen, manuell
ma|nu|bri|o|ster|nal [məˌn(j)uːbrɪəʊ'stɜrnl] *adj* Manubrium und Brustbeinkörper/Corpus sterni betreffend oder verbindend, manubriosternal
ma|nu|bri|um [mə'n(j)uːbrɪəm] *noun, plural* **-bria, -bri|ums** [-brɪə] Schwertgriff *m*, Manubrium *nt*, Manubrium sterni
manubrium of malleus Hammergriff *m*, Manubrium mallei
manubrium of sternum Schwertgriff *m*, Manubrium sterni
ma|ran|tic [mə'ræntɪk] *adj* Marasmus betreffend, abgezehrt, verfallen, marantisch, marastisch
ma|ras|mic [mə'ræzmɪk] *adj* Marasmus betreffend, abgezehrt, verfallen, marantisch, marastisch
ma|ras|mus [mə'ræzməs] *noun* **1.** Verfall *m*, Kräfteschwund *m*, Marasmus *m* **2.** Säuglingsdystrophie *f*, Marasmus *m*
mar|gar|i|to|ma [ˌmɑːrgərɪ'təʊmə] *noun* Perlgeschwulst *f*, Cholesteatom *nt*
mar|gin ['mɑːrdʒɪn] *noun* **1.** Rand *m*, Saum *m*, Kante *f*; (*anatom.*) Margo *m* **2.** Grenze *f*
margin of acetabulum Azetabularand *m*, Limbus acetabuli, Margo acetabuli
alveolar margin of mandible Arcus alveolaris mandibulae
alveolar margin of maxilla Arcus alveolaris maxillae
anterior margin Margo anterior
anterior margin of fibula Fibulavorderrand *m*, Margo anterior fibulae
anterior margin of lung vorderer Lungenrand *m*, Margo anterior pulmonis
anterior margin of nail vorderer freier Nagelrand *m*, Schnitt-, Abnutzungskante *f*, Margo liber unguis
anterior margin of parietal bone Margo anterior ossis parietalis
anterior margin of radius vordere Radiuskante *f*, Margo anterior radii
anterior margin of testis vorderer/konvexer Hodenrand *m*, Margo anterior testis
anterior margin of tibia vordere Schienbeinkante *f*, Margo anterior tibiae
anterior margin of ulna Ulnarvorderkante *f*, Margo anterior ulnae
axillary margin of scapula äußerer Skapularand *m*, Margo lateralis scapulae
ciliary margin of iris äußerer/ziliarer Irisrand *m*, Margo ciliaris iridis
convex margin of testis konvexer/vorderer Hodenrand *m*, Margo anterior testis
corneal margin Limbus corneae
coronal margin of frontal bone Margo parietalis ossis frontalis
coronal margin of parietal bone Margo frontalis ossis parietalis
crenate margin of spleen oberer Milzrand *m*, Margo superior splenica
dentate margin Anokutanlinie *f*, Linea anocutanea
dorsal margin of radius Radiushinterrand *m*, Margo posterior radii
external margin of scapula äußerer Skapularand *m*, Margo lateralis scapulae
external margin of testis konvexer/vorderer Hodenrand *m*, Margo anterior testis
falciform margin of fascia lata sichelförmiger Rand *m* der Fascia lata, Margo falciformis fasciae latae, Margo falciformis hiatus saphenus
falciform margin of hiatus saphenous sichelförmiger Rand *m* der Fascia lata, Margo falciformis fasciae latae, Margo falciformis hiatus saphenus
fibular margin of foot Fußaußenrand *m*, Margo lateralis/fibularis pedis
free margin of nail vorderer/freier Nagelrand *m*, Schnitt-, Abnutzungskante *f*, Margo liber unguis
free margin of ovary freier/konvexer Eierstockrand *m*, Margo liber ovarii
frontal margin of great wing of sphenoid bone Margo frontalis alaris majoris ossis sphenoidalis
frontal margin of parietal bone Scheitelbeinvorderrand *m*, Margo frontalis alaris majoris ossis sphenoidalis
hidden margin of nail hinterer Nagelrand *m*, Margo occultus unguis
incisal margin (of tooth) Schneidekante *f*, Margo incisalis dentis
inferior margin Margo inferior
inferior margin of liver Margo inferior hepatis
inferior margin of lung unterer Lungenrand *m*, Margo inferior pulmonis
inferior margin of spleen unterer Milzrand *m*, Margo inferior lienis/splenis
inferolateral margin Margo inferolateralis, Margo inferior hemispherii cerebri
inferomedial margin Margo inferomedialis, Margo medialis hemispherii cerebri
infraorbital margin of maxilla Margo infraorbitalis maxillae
infraorbital margin of orbita unterer Augenhöhlenrand *m*, Margo infraorbitalis orbitae
inner margin Innenrand *m*
inner margin of iris innerer Rand oder Pupillenrand *m* der Iris, Margo pupillaris iridis
internal margin of testis hinterer Hodenrand *m*, Margo posterior testis
interosseous margin Margo interosseus
interosseous margin of fibula Margo interosseus fibulae
interosseous margin of radius Margo interosseus radii
interosseous margin of tibia Margo interosseus tibiae
interosseous margin of ulna Margo interosseus ulnae
lacrimal margin of maxilla Margo lacrimalis corposis maxillae
lambdoid margin Margo lambdoideus
lateral margin Margo lateralis
lateral margin of foot Fußaußenrand *m*, Margo lateralis/fibularis pedis
lateral margin of forearm Außenrand *m* des Unterarms, Margo lateralis/radialis antebrachii
lateral margin of humerus Humerusaußenkante *f*, Margo lateralis humeri
lateral margin of kidney seitlicher/konvexer Nierenrand *m*, Margo lateralis renis
lateral margin of nail Seitenrand *m* des Nagels, Margo lateralis unguis
lateral margin of orbit seitlicher Orbitarand *m*, Margo lateralis orbitae
lateral margin of scapula Schulterblattaußenrand *m*, Margo lateralis scapulae
lateral margin of tongue Margo linguae
left margin of uterus Margo uteri sinister
mastoid margin of occipital bone Margo mastoideus ossis occipitalis
medial margin Margo medialis
medial margin of foot Fußinnenrand *m*, Margo medialis/tibialis pedis
medial margin of forearm Margo medialis/ulnaris antebrachii
medial margin of humerus Humerusinnenrand *m*,

Margo medialis humeri
medial margin of kidney medialer/konkaver Nierenrand *m*, Margo medialis renis
medial margin of orbit Margo medialis orbitae
medial margin of scapula Innenrand *m* der Skapula, Margo medialis scapulae
medial margin of suprarenal gland Margo medialis glandulae suprarenalis
medial margin of tibia Schienbeininnenrand *m*, Margo medialis tibiae
mesovarial margin of ovary Mesovarial-/Vorderrand *m* des Eierstocks/Ovars, Margo mesovaricus ovarii
nasal margin of frontal bone Margo nasalis ossis frontalis
obtuse margin of spleen unterer Milzrand *m*, Margo inferior lienis/splenis
occipital margin of parietal bone Margo occipitalis ossis parietalis
occipital margin of temporal bone Margo occipitalis ossis temporalis
orbital margin Orbitarand *m*, Margo orbitalis
outer margin of iris äußerer/ziliarer Irisrand *m*, Margo ciliaris iridis
outer margin of scapula Außenrand *m* der Skapula, Margo lateralis scapulae
outer margin of spleen oberer Milzrand *m*, Margo superior splenica
margin of oval fossa of heart Rand *m* der Fossa ovalis, Limbus fossae ovalis
parietal margin of frontal bone Margo parietalis ossis frontalis
parietal margin of great wing of sphenoid bone Margo parietalis alaris majoris ossis sphenoidalis
parietal margin of parietal bone Margo sagittalis ossis parietalis
parietal margin of temporal bone Margo parietalis ossis temporalis
posterior margin of fibula Fibulahinterrand *m*, Margo posterior fibulae
posterior margin of radius Radiushinterkante *f*, Margo posterior radii
posterior margin of spleen unterer Milzrand *m*, Margo inferior lienis/splenis
posterior margin of testis hinterer/konkaver Hodenrand *m*, Margo posterior testis
posterior margin of ulna Ulnahinterrand *m*, Margo posterior ulnae
proximal margin of nail Hinterrand *m* des Nagels, Margo occultus unguis
pupillary margin of iris innerer Rand oder Pupillenrand *m* der Iris, Margo pupillaris iridis
radial margin of forearm Außenseite *f* des Unterarms, Margo lateralis/radialis antebrachii
right margin of heart Margo dexter cordis
right margin of uterus Margo uteri dexter
sagittal margin of parietal bone Margo sagittalis ossis parietalis
sphenoidal margin of temporal bone Margo sphenoidalis ossis temporalis
squamous margin of great wing of sphenoid bone Margo squamosus alaris majoris ossis sphenoidalis
squamous margin of parietal bone Margo squamosus ossis parietalis
superior margin Margo superior
superior margin of pancreas oberer Pankreasrand *m*, Margo superior pancreatis
superior margin of parietal bone Margo sagittalis ossis parietalis
superior margin of scapula Skapulaoberrand *m*, Margo superior scapulae
superior margin of spleen oberer Milzrand *m*, Margo superior splenica
superior margin of suprarenal gland Margo superior glandulae suprarenalis
superomedial margin Margo superomedialis, Margo superior hemispherii cerebri
supraorbital margin oberer Augenhöhlenrand *m*, Margo supraorbitalis
supraorbital margin of frontal bone Margo supraorbitalis ossis frontalis
supraorbital margin of orbit Margo supraorbitalis orbitae
temporal margin of parietal bone Margo squamosus ossis parietalis
tibial margin of foot Fußinnenrand *m*, Margo medialis/tibialis pedis
margin of tongue Margo linguae
ulnar margin of forearm Ulnarseite *f* des Unterarms, Margo medialis/ulnaris antebrachii
margin of uterus Uterusrand, Margo uteri
ventral margin of radius Radiusvorderkante *f*, Margo anterior radii
ventral margin of ulna Ulnavorderrand *m*, Margo anterior ulnae
vertebral margin of scapula medialer Skapularand *m*, Margo medialis scapulae
volar margin of radius Margo anterior radii
zygomatic margin of great wing of sphenoid bone Margo zygomaticus alaris majoris ossis sphenoidalis

mar|gin|al ['mɑːrdʒɪnl] *adj* **1.** marginal, randständig, wandständig, am Rand(e), Rand- **2.** unwesentlich, geringfügig, nebensächlich, Grenz-

mar|gin|a|tion [ˌmɑːrdʒə'neɪʃn] *noun (patholog.)* Margination *f*

mar|i|hua|na [ˌmærə'(h)wɑːnə] *noun* Marihuana *nt*

mar|jo|ram ['mɑːrdʒərəm] *noun* **1.** Majoran *m*, Origanum majorana, Majorana hortensis **2.** Majoran *m*, Majoranae herba

mark [mɑːrk] *noun* **1.** Mal *nt*, Fleck *m*, Nävus *m* **2.** Markierung *f*, Bezeichnung *f*, Mal *nt*, Marke *f* **3.** Strieme *f*, Schwiele *f*, Furche *f*, Narbe *f* **4.** Kerbe *f*, Einschnitt *m*
black-and-blue mark blauer Fleck *m*, Hämatom *nt*
port-wine mark Feuer-, Gefäßmal *nt*, Portwein-, Weinfleck *m*, Naevus flammeus
stretch marks Schwangerschaftsstreifen *pl*, Stria gravidarum
stretch marks due to obesity Striae obesitatis

mark|er ['mɑːrkər] *noun* **1.** Kennzeichen *nt*, Markierung *f* **2.** Marker *m*, Markersubstanz *f*, Markierungsgen *nt*
tumor marker Tumormarker *m*

mar|row ['mærəʊ] *noun* **1.** Mark *nt*, Medulla *f* **2.** Knochenmark *nt*, Medulla ossium
adrenal marrow Nebennierenmark *nt*, Medulla glandulae suprarenalis
bone marrow Knochenmark *nt*, Medulla ossium
fat marrow gelbes/fetthaltiges Knochenmark *nt*, Fettmark *nt*, Medulla ossium flava
fatty marrow →*fat marrow*
fatty bone marrow →*fat marrow*
gelatinous bone marrow weißes Knochenmark *nt*, Gallertmark *nt*
red marrow rotes/blutbildendes Knochenmark *nt*, Medulla ossium rubra
red bone marrow →*red marrow*
spinal marrow Knochenmark *nt*, Medulla ossium
suprarenal marrow Nebennierenmark *nt*, Medulla glandulae suprarenalis
yellow marrow →*fat marrow*
yellow bone marrow →*fat marrow*

mas|cu|line ['mæskjəlɪn] I *noun* Mann *m* II *adj* **1.** Mann betreffend, männlich, Männer- **2.** männlich, mannhaft, maskulin

mas|cu|lin|i|ty [mæskjə'lɪnətɪ] *noun* Männlichkeit *f*, Mannhaftigkeit *f*

mas|cu|lin|i|za|tion [ˌmæskjəlɪnaɪ'zeɪʃn] *noun* Vermännlichung *f*, Maskulinisierung *f*, Maskulinierung *f*, Virilisierung *f*
ma|ser ['meɪzər] *noun* Maser *m*
optical maser Laser *m*
masked [mæskt, mɑːskt] *adj* (*Krankheit, Symptom*) versteckt, verkappt, maskiert, larviert; verdeckt, verborgen, larviert, maskiert
mas|och|ism ['mæsəkɪzəm] *noun* Masochismus *m*
mas|och|is|tic [mæsə'kɪstɪk] *adj* Masochismus betreffend, masochistisch
mass [mæs] I *noun* Stoff *m*, Substanz *f*; Masse *f*; (*physik.*) Masse *f*; (*mathemat.*) Volumen *nt*, Inhalt *m* II *adj* Massen- III *v* (an-)häufen, (-)sammeln, zusammenballen, -ziehen
tigroid masses Nissl-Schollen *pl*, Nissl-Substanz *f*, Nissl-Granula *pl*, Tigroidschollen *pl*
mas|se|ter [mæ'siːtər] *noun* Kaumuskel *m*, Masseter *m*, Musculus masseter
mas|se|ter|ic [ˌmæsə'terɪk] *adj* Musculus masseter betreffend, Masseter-
mast- *präf.* Brust-, Brustdrüsen-, Mast(o)-, Mamm(o)-
mas|tad|e|ni|tis [ˌmæstædɪ'naɪtɪs] *noun* Mastitis *f*, Brustdrüsenentzündung *f*, Brustentzündung *f*, Mammaentzündung *f*, Mastadenitis *f*
mas|tad|e|no|ma [ˌmæstædɪ'nəʊmə] *noun* Brustadenom *nt*, Brustdrüsenadenom *nt*
mas|tal|gia [mæs'tældʒ(ɪ)ə] *noun* schmerzhafte Brustdrüse *f*, Mastalgie *f*, Mastodynie *f*
mas|tat|ro|phy [mæs'tætrəfɪ] *noun* Brustdrüsenatrophie *f*, Mastatrophie *f*
mas|tec|to|my [mæs'tektəmɪ] *noun* Brustentfernung *f*, Brustdrüsenentfernung *f*, Mammaamputation *f*, Mastektomie *f*
Halsted's mastectomy → *radical mastectomy*
Meyer mastectomy → *radical mastectomy*
partial mastectomy Segment-, Quadrantenresektion *f*, Lumpektomie *f*, Tylektomie *f*
radical mastectomy Halstedt-Operation *f*, radikale Mastektomie *f*, Mammaamputation *f*, Ablatio mammae
segmental mastectomy Segment-, Quadrantenresektion *f*, Lumpektomie *f*, Tylektomie *f*
mas|ti|ca|tion [ˌmæstɪ'keɪʃn] *noun* (Zer-)Kauen *nt*, Kauvorgang *m*, -funktion *f*, Mastikation *f*
mas|ti|ca|to|ry ['mæstɪkətɔːrɪ, -tərɪ] *adj* Kauen oder Kauapparat, mastikatorisch
Mas|ti|goph|o|ra [ˌmæstɪ'gɑf(ə)rə] *plural* Geißelinfusorien *pl*, -tierchen *pl*, Flagellaten *pl*, Flagellata *pl*, Mastigophoren *pl*, Mastigophora *pl*
mas|ti|tis [mæs'taɪtɪs] *noun* Mastitis *f*, Brustdrüsenentzündung *f*, Brustentzündung *f*, Mammaentzündung *f*, Mastadenitis *f*
chronic cystic mastitis Zystenmamma *f*
glandular mastitis parenchymatöse Mastitis *f*
interstitial mastitis interstitielle Mastitis *f*
mastitis neonatorum Neugeborenenmastitis *f*, Mastitis neonatorum
mastitis in the newborn Mastitis neonatorum
nonpuerperal mastitis Mastitis non puerperalis
parenchymatous mastitis parenchymatöse Mastitis *f*
periductal mastitis periduktale Mastitis *f*
phlegmonous mastitis phlegmonöse Mastitis *f*
plasma cell mastitis Plasmazell-, Komedomastitis *f*
puerperal mastitis Mastitis *f* der Wöchnerinnen, Mastitis puerperalis
stagnation mastitis Stauungsmastitis *f*
masto- *präf.* Brust-, Brustdrüsen-, Mast(o)-, Mamm(o)-
mas|to|car|ci|no|ma [mæstəʊˌkɑːrsɪ'nəʊmə] *noun* Brustkrebs *m*, Brustdrüsenkrebs *m*, Brustkarzinom *nt*, Brustdrüsenkarzinom *nt*, Mammakarzinom *nt*, Mamma-Ca *nt*, Carcinoma mammae
mas|toc|cip|i|tal [mæstɑk'sɪpɪtl] *adj* Warzenfortsatz und Hinterhauptsbein/Os occipitale betreffend oder verbindend, masto-okzipital
mas|to|chon|dro|ma [ˌmæstəʊkɑn'drəʊmə] *noun* Brustchondrom *nt*, Brustdrüsenchondrom *nt*
mas|to|cyte ['mæstəsaɪt] *noun* Mastzelle *f*, Mastozyt *m*
mas|to|cy|to|ma [ˌmæstəʊsaɪ'təʊmə] *noun* Mastzelltumor *m*, Mastozytom *nt*
mas|to|cy|to|sis [ˌmæstəʊsaɪ'təʊsɪs] *noun* Mastozytose *f*
systemic mastocytosis systemische Mastozytose *f*
mas|tog|ra|phy [mæs'tɑgrəfɪ] *noun* → *mammography*
mas|toid ['mæstɔɪd] I *noun* Warzenfortsatz *m*, Mastoid *nt*, Processus mastoideus II *adj* **1.** brust(warzen)förmig, warzenähnlich **2.** Mastoid/Warzenfortsatz betreffend, mastoid
mas|toid|al|gia [ˌmæstɔɪ'dældʒ(ɪ)ə] *noun* Mastoidalgie *f*
mas|toi|dea [mæs'tɔɪdɪə] *noun* Warzenfortsatz *m*, Mastoid *nt*, Processus mastoideus
mas|toid|ec|to|my [ˌmastɔɪ'dektəmɪ] *noun* Mastoidektomie *f*
mas|toid|i|tis [ˌmæstɔɪ'daɪtɪs] *noun* Mastoiditis *f*, Warzenfortsatzentzündung *f*
Bezold's mastoiditis Bezold-Mastoiditis *f*
silent mastoiditis okkulte Mastoiditis *f*
mas|toid|ot|o|my [ˌmæstɔɪ'dɑtəmɪ] *noun* Mastoidotomie *f*
mas|ton|cus [mæs'tɑŋkəs] *noun* Brustschwellung *f*, Brustdrüsenschwellung *f*, Brusttumor *m*, Brustdrüsentumor *m*
masto-occipital *adj* Warzenfortsatz und Hinterhauptsbein/Os occipitale betreffend oder verbindend, mastookzipital
mas|to|pa|ri|e|tal [ˌmæstəʊpə'raɪtl] *adj* Warzenfortsatz und Scheitelbein/Os parietale betreffend oder verbindend, mastoparietal
mas|to|path|ia [mæstəʊ'pæθɪə] *noun* Brustdrüsenerkrankung *f*, Mastopathie *f*, Mastopathia *f*
benign/cystic mastopathia zystische/fibrös-zystische Mastopathie *f*, Zystenmamma *f*, Mammadysplasie *f*, Mastopathia chronica cystica
mas|to|pex|y ['mæstəpeksɪ] *noun* Mastopexie *f*
mas|to|plas|ty ['mæstəʊplæstɪ] *noun* Mammaplastik *f*
mas|top|to|sis [ˌmæstə(p)'təʊsɪs] *noun* Hängebrust *f*, Mastoptose *f*, Mamma pendulans
mas|tor|rha|gia [ˌmæstə'rædʒ(ɪ)ə] *noun* blutende Mamma *f*, Mastorrhagie *f*
mas|to|scir|rhus [mæstəʊ's(k)ɪrəs] *noun* szirrhöses Brustkarzinom *nt*, szirrhöses Brustdrüsenkarzinom *nt*, Szirrhus *m*, Carcinoma solidum simplex der Brust
mas|tos|to|my [mæs'tɑstəmɪ] *noun* Mastostomie *f*
mas|tot|o|my [mæs'tɑtəmɪ] *noun* Brustdrüsenschnitt *m*, Mastotomie *f*
mas|tur|ba|tion [mæstər'beɪʃn] *noun* Masturbation *f*, Onanie *f*
match|ing ['mætʃɪŋ] *noun* Anpassung *f*, Anpassen *nt*, Matching *nt*
cross matching **1.** Kreuzprobe *f* **2.** Durchführung *f* einer Kreuzprobe, Crossmatching *nt*
maté ['mɑːteɪ] *noun* Mate *f*, Ilex paraguariensis
ma|te|ri|al [mə'tɪərɪəl] I *noun* Material *nt*, (Roh-, Grund-) Stoff *m*, (Roh-, Grund-)Substanz *f* II *adj* materiell, physisch, körperlich; stofflich, Material-
ma|ter|nal [mə'tɜrnl] *adj* **1.** Mutter/Mater betreffend, mütterlich, maternal, Mutter- **2.** mütterlicherseits
ma|ter|ni|ty [mə'tɜrnətɪ] I *noun* Mutterschaft *f*, Maternität *f*; Mütterlichkeit *f* II *adj* Schwangerschafts-, Umstands-, Wöchnerin(nen)-
mat|ri|cal ['mætrɪkəl] *adj* Matrix betreffend, matrikal
mat|ri|cli|nous [ˌmætrɪ'klaɪnəs, ˌmeɪ-] *adj* von der mütterlichen Linie stammend, matroklin
mat|ri|lin|e|al [ˌmætrɪ'lɪnɪəl] *adj* durch die mütterliche Linie vererbt
mat|ri|mo|ni|al [ˌmætrɪ'məʊnɪəl] *adj* Ehe betreffend,

M

ehelich, matrimoniell
mat|ri|mo|ny ['mætrɪməʊnɪ] *noun* Ehe(stand *m*) *f*
ma|trix ['meɪtrɪks, 'mæ-] *noun, plural* **ma|trix|es, ma|trices** [-trɪsi:z] **1.** Nähr-, Grundsubstanz *f*, Matrix *f*; Mutterboden *m*; Grund-, Ausgangsgewebe *nt*, Matrix *f* **2.** Vorlage *f*, Modell *nt*, Matrize *f*
bone matrix Knochenmatrix *f*, Osteoid *nt*, organische Knochengewebsgrundsubstanz *f*
nail matrix **1.** Nagelbettepithel *nt*, Hyponychium *nt* **2.** Nagelbett *nt*, Matrix unguis
mat|ro|cli|nous [ˌmætrə'klaɪnəs] *adj* von der mütterlichen Linie stammend, matroklin
mat|ro|cli|ny ['mætrəklaɪnɪ, 'meɪ-] *noun* Matroklinie *f*
mat|ter ['mætər] *noun* Material *nt*, Substanz *f*, Stoff *m*, Materie *f*
central gray matter of cerebrum Substantia grisea cerebri
central intermediate gray matter of spinal cord Substantia intermedia centralis medullae spinalis
central white matter of cerebellum Kleinhirnmark *nt*, Corpus medullare cerebelli
foreign matter Fremdkörper *m*
gray matter graue Gehirn- und Rückenmarkssubstanz *f*, graue Substanz *f*, Substantia grisea
gray matter of basilar part of pons Substantia grisea partis basilaris pontis
gray matter of medulla oblongata Substantia grisea medullae oblongatae, graue Substanz *f* der Medulla oblongata
gray matter of mesencephalic tegmentum Substantia grisea tegmenti mesencephali, graue Substanz *f* der Mittelhirnhaube
gray matter of spinal cord graue Rückenmarkssubstanz *f*, Substantia grisea medullae spinalis
gray matter of tegmentum of pons Substantia grisea tegmenti pontis, graue Substanz *f* der Brückenhaube
gray matter of thalamus Substantia grisea thalami
lateral intermediate gray matter of spinal cord Substantia intermedia lateralis medullae spinalis
myelinated matter weiße Hirn- und Rückenmarkssubstanz *f*, Substantia alba
myelinated matter of spinal cord weiße Rückenmarkssubstanz *f*, Substantia alba medullae spinalis
nonmyelinated matter graue Gehirn- und Rückenmarkssubstanz *f*, graue Substanz *f*, Substantia grisea
nonmyelinated matter of spinal cord graue Rückenmarkssubstanz *f*, Substantia grisea medullae spinalis
white matter → *myelinated matter*
white matter of hypothalamus Substantia alba hypothalami, weiße Substanz *f* des Hypothalamus
white matter of medulla oblongata Substantia alba medullae oblongatae, weiße Substanz *f* der Medulla oblongata
white matter of mesencephalic tegmentum Substantia alba tegmenti mesencephali, weiße Substanz *f* der Mittelhirnhaube
white matter of spinal cord → *myelinated matter of spinal cord*
white matter of tegmentum of pons Substantia alba tegmenti pontis, weiße Substanz *f* der Brückenhaube
mat|u|ra|tion [ˌmætʃə'reɪʃn] *noun* **1.** (Heran-)Reifen *nt*, Reifung *f*; Maturation *f*; Entwicklung *f* **2.** (Zell-)Reifung *f*
follicle maturation Follikelreifung *f*
ma|ture [mə't(j)ʊər] I *adj* reif, (aus-)gereift, vollentwickelt, ausgewachsen II *vt* (aus-)reifen lassen; reif werden lassen; reifer machen III *vi* (aus-)reifen, reif werden; heranreifen
ma|tu|ri|ty [mə'tʃʊərətɪ] *noun* Reife *f*, Ausgereiftheit *f*, Maturität *f*
max|il|la [mæk'sɪlə] *noun, plural* **-lae** [-li:] Oberkiefer (-knochen *m*) *m*, Maxilla *f*
max|il|lar|y ['mæksəˌleri:, mæk'sɪlərɪ] I *noun* → *maxilla* II *adj* (Ober-)Kiefer/Maxilla betreffend, maxillär, maxillar, (Ober-)Kiefer-
max|il|lec|to|my [mæksɪ'lektəmɪ] *noun* Oberkieferresektion *f*, Maxillektomie *f*
max|il|li|tis [mæksɪ'laɪtɪs] *noun* Oberkieferentzündung *f*, Maxillitis *f*
max|il|lo|fa|cial [mækˌsɪləʊ'feɪʃl] *adj* Kiefer und Gesicht(sknochen) betreffend, die untere Gesichtshälfte betreffend, maxillofazial
max|il|lo|ju|gal [mækˌsɪləʊ'dʒu:gl] *adj* Oberkiefer und Jochbein/Os zygomaticum betreffend oder verbindend, maxillojugal
max|il|lo|man|dib|u|lar [mækˌsɪləʊmæn'dɪbjələr] *adj* Oberkiefer und Unterkiefer/Mandibula betreffend oder verbindend, maxillomandibulär
max|il|lo|pal|a|tine [mækˌsɪləʊ'pælətaɪn] *adj* Oberkiefer und Gaumen/Palatum betreffend oder verbindend, maxillopalatinal
max|il|lot|o|my [mæksɪ'lɑtəmɪ] *noun* Maxillotomie *f*
mazo- *präf.* Brust-, Brustdrüsen-, Mast(o)-, Mamm(o)-
ma|zol|y|sis [meɪ'zɑlɪsɪs] *noun* Plazentalösung *f*
ma|zo|path|ia [ˌmeɪzəʊ'pæθɪə] *noun* Mastopathie *f*
ma|zop|a|thy [meɪ'zɑpəθɪ] *noun* Mastopathie *f*
ma|zo|pex|y ['meɪzəʊpeksɪ] *noun* Mastopexie *f*
mea|dow|sweet ['medəʊˌswi:t] *noun* **1.** Mädesüß *m*, Filipendula ulmaria, Spiraea ulmaria **2.** Spiraeae herba
meal [mi:l] *noun* Mahl *nt*, Mahlzeit *f*, Essen *nt*
barium meal Bariumbrei *m*
mean [mi:n] I *noun* Mitte *f*, Mittel *nt*, Durchschnitt *m*; Mittel(wert *m*) *nt* II *adj* mittel, durchschnittlich, mittlere(r, s), Durchschnitts-, Mittel-
mea|sles ['mi:zəlz] *plural* Masern *pl*, Morbilli *pl*
German measles Röteln *pl*, Rubella *f*, Rubeola *f*
three-day measles Röteln *pl*, Rubella *f*, Rubeola *f*
me|a|tal [mɪ'eɪtəl] *adj* Meatus betreffend, meatal
meato- *präf.* Meatus-, Meato-; Gehörgangs-
me|a|to|plas|ty [ˌmeətəʊ'plæstɪ] *noun* Meatoplastik *f*
me|a|tor|rha|phy [mɪə'tɔrəfɪ] *noun* Urethranaht *f*, Meatorrhaphie *f*
me|at|o|scope [mɪ'eɪtəskəʊp] *noun* Meatoskop *nt*; Urethroskop *nt*
me|a|tot|o|my [mɪə'tɑtəmɪ] *noun* Meatotomie *f*
me|a|tus [mɪ'eɪtəs] *noun, plural* **-tus, tus|es** Gang *m*, Kanal *m*, Öffnung *f*, Foramen *nt*, Meatus *m*
acoustic meatus Gehörgang *m*, Meatus acusticus
bony external acoustic meatus knöcherner Abschnitt *m* des äußeren Gehörgangs, Meatus acusticus externus osseus
bony internal acoustic meatus knöcherner Abschnitt *m* des inneren Gehörgangs, Meatus acusticus internus osseus
cartilaginous external acoustic meatus knorpeliger Abschnitt *m* des äußeren Gehörgangs, Meatus acusticus externus cartilagineus
common nasal meatus Meatus nasi communis
external auditory meatus äußerer Gehörgang *m*, Meatus acusticus externus
hairs of external acoustic meatus Haare des äußeren Gehörganges, Tragi *pl*
inferior nasal meatus unterer Nasengang *m*, Meatus nasi inferior
internal auditory meatus innerer Gehörgang *m*, Meatus acusticus internus
middle nasal meatus mittlerer Nasengang *m*, Meatus nasi medius
nasal meatus Nasengang *m*, Meatus nasi
nasopharyngeal meatus Meatus nasopharyngeus
meatus of nose Nasengang *m*, Meatus nasi
osseous external acoustic meatus knöcherner Abschnitt *m* des äußeren Gehörgangs, Meatus acusticus externus osseus
osseous internal acoustic meatus knöcherner Ab-

schnitt *m* des inneren Gehörgangs, Meatus acusticus internus osseus
superior nasal meatus oberer Nasengang *m*, Meatus nasi superior
me|chan|i|co|re|cep|tor [mə,kænɪkəʊrɪ'septər] *noun* Mechanorezeptor *m*
me|chan|ics [mə'kænɪks] *plural* **1.** Bewegungslehre *f*, Mechanik *f* **2.** Mechanismus *m*
mech|an|ism ['mekənɪzəm] *noun* Mechanismus *m*
mechanism of defense **1.** Abwehrmechanismus *m* **2.** (*physiolog.*) Abwehrapparat *m*, Abwehrmechanismus *m*
Douglas' mechanism Douglas-Selbstentwicklung *f*
Euler-Liljestrand mechanism (von) Euler-Liljestrand-Mechanismus *m*
feedback mechanism Rückkopplungshemmung *f*, Rückwärtshemmung *f*, Feedbackhemmung *f*
pressoreceptive mechanism Carotissinus-Syndrom *nt*, Charcot-Weiss-Baker-Syndrom *nt*, Karotissinus-Reflex *m*, Karotissinus-Syndrom *nt*, Sinusreflex *m*
mech|a|no|car|di|og|ra|phy [,mekənəʊ,kɑːrdɪ'ɑgrəfɪ] *noun* Mechanokardiographie *f*, Mechanokardiografie *f*
mech|a|no|re|cep|tor [,mekənəʊrɪ'septər] *noun* Mechanorezeptor *m*
me|co|ni|um [mɪ'kəʊnɪəm] *noun* Kindspech *nt*, Mekonium *nt*, Meconium *nt*
me|dia ['miːdɪə] **1.** *noun, plural* **-di|ae** Media *f*, Tunica media **2.** *pl* → *medium*
me|di|al ['miːdɪəl] *adj* **1.** in der Mitte, mittlere(r, s), medial, Mittel- **2.** Media betreffend, Media-
me|di|an ['miːdɪən] *adj* die Mittellinie betreffend, in der Medianebene (liegend), auf der Mittellinie, median
me|di|as|ti|nal [,miːdɪæ'staɪnl] *adj* Mittelfellraum/Mediastinum betreffend, im Mediastinum (liegend), mediastinal
me|di|as|ti|ni|tis [mɪdɪ,æstɪ'naɪtɪs] *noun* Entzündung des Bindegewebes des Mediastinalraums, Mediastinitis *f*
idiopathic fibrous mediastinitis Mediastinalfibrose *f*
me|di|as|ti|nog|ra|phy [,mɪdɪæstɪ'nɑgrəfɪ] *noun* Mediastinographie *f*, Mediastinografie *f*
me|di|as|ti|no|per|i|car|di|tis [,mɪdɪ,æstɪnəʊ,perɪkɑːr'daɪtɪs] *noun* Entzündung des Herzbeutels und des angrenzenden Bindegewebes des Mediastinalraums, Mediastinoperikarditis *f*, Perikardiomediastinitis *f*
me|di|as|ti|nos|co|py [,mɪdɪ,æstɪ'nɑskəpɪ] *noun* Mediastinoskopie *f*
me|di|as|ti|not|o|my [,mɪdɪ,æstɪ'nɑtəmɪ] *noun* Mediastinotomie *f*
me|di|as|ti|num [,mɪdɪæ'staɪnəm] *noun, plural* **-na** [-nə] **1.** Mittelfell *nt* **2.** (*Thorax*) Mittelfell-, Mediastinalraum *m*, Mediastinum *nt*, Cavum mediastinale
anterior mediastinum vorderer Mediastinalraum *m*, vorderes Mediastinum *nt*, Mediastinum anterius, Cavum mediastinale anterius
inferior mediastinum unterer Mediastinalraum *m*, unteres Mediastinum *nt*, Mediastinum inferius, Cavum mediastinale inferius
middle mediastinum mittlerer Mediastinalraum *m*, mittleres Mediastinum *nt*, Mediastinum medium, Cavum mediastinale medius
posterior mediastinum hinterer Mediastinalraum *m*, hinteres Mediastinum *nt*, Mediastinum posterius, Cavum mediastinale posterius
superior mediastinum oberer Mediastinalraum *m*, oberes Mediastinum *nt*, Mediastinum superius, Cavum mediastinale superius
me|di|ate ['miːdɪət] *adj* **1.** indirekt, mittelbar **2.** in der Mitte, mittlere(r, s), Mittel-
me|di|a|tor ['miːdɪeɪtər] *noun* Mediator *m*, Mediatorsubstanz *f*
med|i|ca|ble ['medɪkəbl] *adj* heilbar
med|i|cal ['medɪkl] I *noun* **1.** Arzt *m*, praktischer Arzt *m* **2.** ärztliche Untersuchung *f* II *adj* **3.** medizinisch, ärztlich, Kranken- on medical grounds aus gesundheitlichen Gründen **4.** internistisch
me|dic|a|ment [mə'dɪkəmənt] I *noun* Medikament *nt*, Arzneimittel *nt*, Heilmittel *nt* II *v* medikamentös behandeln
med|i|ca|men|tous [mə,dɪkə'mentəs] *adj* mit Hilfe von Medikamenten, medikamentös
med|i|cant ['medɪkənt] *noun* Medikament *nt*, Arzneimittel *nt*, Heilmittel *nt*
med|i|cate ['medɪkeɪt] *v* **1.** behandeln, medizinisch behandeln, medikamentös behandeln **2.** mit Arzneistoffen imprägnieren oder versetzen
med|i|cat|ed ['medɪkeɪtɪd] *adj* Medizin betreffend, heilend, heilkräftig, medizinal
med|i|ca|tion [medɪ'keɪʃn] *noun* **1.** Arzneimittelverordnung *f*, Verordnung *f*, Verschreibung *f*, Medikation *f* **2.** Medikament *nt*, Arzneimittel *nt*, Heilmittel *nt*
preanesthetic medication Prämedikation *f*
me|dic|i|nal [mɪ'dɪsɪnl] *adj* **1.** heilend, heilkräftig, medizinisch, medizinal, Heil-, Medizinal-, Medizin- **2.** medizinisch, ärztlich, Kranken- **3.** internistisch
med|i|cine ['medsən] *noun* **1.** Medizin *f*, Heilkunst *f*, Heilkunde *f* **2.** Medikament *nt*, Medizin *f*, Heilmittel *nt*, Arznei *f*, Arzneimittel *nt* **3.** Innere Medizin *f*
aviation medicine Luft- und Raumfahrtmedizin *f*, Flugmedizin *f*
behavioral medicine Verhaltensmedizin *f*
complementary medicine Komplementärmedizin *f*
cough medicine Hustenmittel *nt*
disaster medicine Katastrophenmedizin *f*
emergency medicine Notfallmedizin *f*
environmental medicine Umweltmedizin *f*
eye medicine Ophthalmikum *nt*, Augenheilmittel *nt*, Ophthalmologikum *nt*
forensic medicine forensische/gerichtliche Medizin *f*, Gerichtsmedizin *f*, Rechtsmedizin *f*
general medicine Allgemeinmedizin *f*
geriatric medicine Geriatrie *f*
holistic medicine holistische Medizin *f*, Ganzheitsmedizin *f*
human medicine Humanmedizin *f*
intensive care medicine Intensivmedizin *f*
internal medicine Innere Medizin *f*
legal medicine forensische/gerichtliche Medizin *f*, Gerichtsmedizin *f*, Rechtsmedizin *f*
long-acting sleeping medicine Durchschlafmittel *m*
manual medicine manuelle Medizin *f*, Manipulationstherapie *f*, Manualtherapie *f*
nuclear medicine Nuklearmedizin *f*
nutritional medicine Ernährungsmedizin *f*
occupational medicine Arbeitsmedizin *f*
oral medicine Zahn(heil)kunde *f*, Zahnmedizin *f*, Dentologie *f*, Odontologie *f*
pastoral medicine Pastoralmedizin *f*
perinatal medicine Perinatalmedizin *f*
physical medicine Naturheilkunde *f*
preventive medicine Präventivmedizin *f*, Vorsorgemedizin *f*
psychiatric medicine Psychiatrie *f*
school medicine Schulmedizin *f*
sleeping medicine Schlafmittel *nt*, Somniferum *nt*, Hypnagogum *nt*, Hypnoticum *nt*, Hypnotikum *nt*
social medicine Sozialmedizin *nt*
tropical medicine Tropenmedizin *f*, -heilkunde *f*
veterinary medicine Tier-, Veterinärmedizin *f*, Tierheilkunde *f*
medico- *präf.* medizinisch
med|i|co|chi|rur|gi|cal [,medɪkəʊkaɪ'rɜrdʒɪkəl] *adj* (innere) Medizin und Chirurgie betreffend, medikochirurgisch, medizinisch-chirurgisch
med|i|co|le|gal [,medɪkəʊ'liːgəl] *adj* gerichtsmedizinisch, rechtsmedizinisch, medikolegal

M

me|di|o|car|pal [ˌmiːdɪəʊˈkɑːrpl] *adj* zwischen den Handwurzelknochen/Karpalknochen (liegend), Karpalknochen verbindend, karpokarpal

me|di|o|lat|er|al [ˌmiːdɪəʊˈlætərəl] *adj* in der Mitte und auf der Seite (liegend); die Medianebene und eine Seite betreffend, mediolateral

me|di|o|ne|cro|sis [ˌmiːdɪəʊnɪˈkrəʊsɪs] *noun* Medianekrose *f*
medionecrosis of aorta Erdheim-Gsell-Syndrom *nt*, Gsell-Erdheim-Syndrom *nt*, Medionecrosis Erdheim-Gsell

me|di|o|tar|sal [ˌmiːdɪəʊˈtɑːrsl] *adj* zwischen Fußwurzelknochen/Tarsalknochen (liegend), Tarsalknochen verbindend, tarsotarsal

me|di|um [ˈmiːdɪəm] **I** *noun, plural* **-di|ums, -dia** [-dɪə] **1.** Medium *nt*, (Hilf-)Mittel *nt*; Medium *nt*, Träger *m* **2.** Durchschnitt *m*, Mittel *nt* **II** *adj* mittelmäßig, mittlere(r, s), Mittel-, Durchschnitts-
agar culture medium Agarnährboden *m*, Agar *m/nt*
concentration media Anreicherungsnährmedien *pl*
contrast medium Kontrastmittel *nt*, Röntgenkontrastmittel *nt*
culture media Nährböden *pl*
differential medium Differentialnährboden *m*, -medium *nt*, Differentialmedium *nt*, Differenzialmedium *nt*
elective culture medium Elektivnährböden *pl*
enrichment media Anreicherungsnährmedien *pl*
nutrient media Nährböden *pl*
nutritive media Nährböden *pl*

me|dul|la [meˈdʌlə, mɪ-] *noun, plural* **-las, -lae** [-liː] **1.** Mark *nt*, markartige Substanz *f*, Medulla *f* **2.** → *medulla oblongata* **3.** Knochenmark *nt*, Medulla ossium
adrenal medulla Nebennierenmark *nt*, Medulla glandulae suprarenalis
medulla of bone Knochenmark *nt*, Medulla ossium
hair medulla Haarmark *nt*
medulla of kidney Nierenmark *nt*, Medulla renalis
medulla oblongata Markhirn *nt*, verlängertes Mark *nt*, Medulla oblongata, Bulbus *m* medullae spinalis, Myelencephalon *nt*
ovarian medulla Ovarialmark *nt*, Medulla ovarii
medulla of ovary Ovarialmark, Medulla ovarii
renal medulla Nierenmark *nt*, Medulla renalis
spinal medulla Rückenmark *nt*, Medulla spinalis
suprarenal medulla Nebennierenmark *nt*, Medulla glandulae suprarenalis
medulla of thymus Thymusmark *nt*, Medulla thymi

med|ul|lary [ˈmedəlerɪ, ˈmedjʊ-, meˈdʌlərɪ] *adj* **1.** Mark/Medulla betreffend, markähnlich oder -haltig, markig, medullar, medullär, Mark- **2.** Medulla oblongata betreffend, medullär **3.** Knochenmark betreffend, medullär

med|ul|lat|ed [ˈmedleɪtɪd, ˈmedʒə-, məˈdʌleɪtɪd] *adj* **1.** → *myelinated* **2.** markhaltig

med|ul|la|tion [ˌmedəˈleɪʃn, ˌ-medjʊ-] *noun* Markscheidenbildung *f*, Markreifung *f*, Myelinisation *f*, Myel(in)ogenese *f*

med|ul|lec|to|my [ˌmed(j)əˈlektəmɪ] *noun* Markexzision *f*, Medullektomie *f*

med|ul|li|tis [med(j)əˈlaɪtɪs] *noun* **1.** Myelitis *f* **2.** Myelitis *f*, Knochenmarkentzündung *f*, Osteomyelitis *f*

medullo- *präf.* Mark-, Medullo-, Medullar-; Myel(o)-

med|ul|lo|ad|re|nal [mɪˌdʌləʊəˈdriːnl, ˌmed(j)ələʊ-] *adj* Nebennierenmark betreffend, Nebennierenmark-, NNM-

med|ul|lo|blast [ˈmed(j)ələʊblæst] *noun* Medulloblast *m*, Neuroblast *m*

med|ul|lo|blas|to|ma [ˌmed(j)ələʊblæsˈtəʊmə] *noun* Medulloblastom *nt*

med|ul|lo|en|ce|phal|ic [mɪˌdʌləʊˌensɪˈfælɪk] *adj* Rückenmark und Gehirn/Zerebrum betreffend oder verbindend, spinozerebral, cerebrospinal, zerebrospinal, enzephalospinal

med|ul|lo|ep|i|the|li|o|ma [ˌmed(j)ələʊepɪˌθɪlɪˈəʊmə] *noun* Neuroepitheliom *nt*

med|ul|lo|my|o|blas|to|ma [ˌmed(j)ələʊˌmaɪəblæsˈtəʊmə] *noun* Medullomyoblastom *nt*

med|ul|lo|su|pra|re|no|ma [ˌmed(j)ələʊˌsuːprərɪˈnəʊmə] *noun* Phäochromozytom *nt*

mega- *präf.* Groß-, Meg(a)-

meg|a|blad|der [ˌmegəˈblædər] *noun* Megazystis *f*

meg|a|car|dia [ˌmegəˈkɑːrdɪə] *noun* Kardiomegalie *f*

meg|a|ce|cum [ˌmegəˈsiːkəm] *noun* Megazäkum *nt*

meg|a|ceph|a|ly [ˌmegəˈsefəlɪ] *noun* Megalozephalie *f*, -kephalie *f*

meg|a|cho|led|o|chus [ˌmegəkəˈledəkəs] *noun* Megacholedochus *m*

meg|a|co|lon [ˌmegəˈkəʊlən] *noun* Megakolon *nt*
aganglionic megacolon aganglionäres/kongenitales Megakolon *nt*, Hirschsprung-Krankheit *f*, Morbus Hirschsprung *m*, Megacolon congenitum
congenital megacolon aganglionäres/kongenitales Megakolon *nt*, Hirschsprung-Krankheit *f*, Morbus Hirschsprung *m*, Megacolon congenitum
secondary megacolon sekundäres Megakolon *nt*
toxic megacolon toxisches Megakolon *nt*

meg|a|cys|tis [ˌmegəˈsɪstɪs] *noun* Megazystis *f*

meg|a|dac|ty|ly [ˌmegəˈdæktəlɪ] *noun* Megalodaktylie *f*, Makrodaktylie *f*, Makrodactylia *f*

meg|a|dol|i|cho|co|lon [ˌmegəˌdɑlɪkəʊˈkəʊlən] *noun* Megadolichokolon *nt*

meg|a|du|o|de|num [ˌmegəd(j)uːəʊˈdiːnəm] *noun* Megaduodenum *nt*

meg|a|e|soph|a|gus [ˌmegəɪˈsɑfəgəs] *noun* Megaösophagus *m*

meg|a|ga|metes [ˌmegəˈgæmiːtz] *plural* Makrogameten *pl*

meg|a|gna|thia [ˌmegəˈneɪθɪə] *noun* Makrognathie *f*

meg|a|kar|y|o|blast [megəˈkærɪəblæst] *noun* Megakaryoblast *m*

meg|a|kar|y|o|cyte [megəˈkærɪəsaɪt] *noun* Knochenmarksriesenzelle *f*, Megakaryozyt *m*

meg|a|kar|y|o|cyt|ic [ˌmegəˌkærɪəˈsɪtɪk] *adj* Knochenmarkriesenzelle(n)/Megakaryozyt(en) betreffend, megakaryozytär

meg|a|kar|y|o|cy|to|poi|e|sis [megəˌkærɪəˌsaɪtəpɔɪˈiːsɪs] *noun* Megakaryozytopoese *f*, Megakaryozytopoiese *f*

meg|a|kar|y|o|cy|to|sis [megəˌkærɪəsaɪˈtəʊsɪs] *noun* Megakaryozytose *f*

megal- *präf.* Groß-, Mega-, Megal(o)-; Makr(o)-

meg|a|len|ceph|a|ly [ˌmegəlenˈsefəlɪ] *noun* Megalenzephalie *f*, Makroenzephalie *f*, Makrenzephalie *f*, Kephalonie *f*, Enzephalomegalie *f*

meg|a|ler|y|the|ma [ˌmegəlerəˈθiːmə] *noun* Megalerythem *nt*, Megalerythema *nt*

megalo- *präf.* Groß-, Mega-, Megal(o)-; Makr(o)-

meg|a|lo|blast [ˈmegələʊblæst] *noun* Megaloblast *m*

meg|a|lo|blas|tic [ˌmegələʊˈblæstɪk] *adj* Megaloblasten betreffend, megaloblastisch

meg|a|lo|car|y|o|cyte [megələʊˈkærɪəsaɪt] *noun* Knochenmarksriesenzelle *f*, Megakaryozyt *m*

meg|a|lo|ceph|a|ly [ˌmegələʊˈsefəlɪ] *noun* Megalozephalie *f*, -kephalie *f*

meg|a|lo|cys|tis [ˌmegələʊˈsɪstɪs] *noun* Megazystis *f*

meg|a|lo|cyte [ˈmegələʊsaɪt] *noun* Megalozyt *m*
large megalocyte Gigantozyt *m*

meg|a|lo|cy|the|mia [ˌmegələʊsaɪˈθiːmɪə] *noun* → *macrocytosis*

meg|a|lo|cy|to|sis [ˌmegələʊsaɪˈtəʊsɪs] *noun* → *macrocytosis*

meg|a|lo|dac|ty|ly [ˌmegələʊˈdæktəlɪ] *noun* Megalo-, Makrodaktylie *f*, Makrodactylia *f*

meg|a|lo|en|ceph|a|ly [ˌmegələʊenˈsefəlɪ] *noun* Megalenzephalie *f*

meg|a|lo|er|y|the|ma [ˌmegələʊerəˈθiːmə] *noun* Megal-

erythem(a) *nt*
meg|a|lo|e|soph|a|gus [ˌmegələʊɪ'sɑfəgəs] *noun* Megaösophagus *m*
meg|a|lo|gas|tria [ˌmegələʊ'gæstrɪə] *noun* übermäßige Magenerweiterung *f*, Megalo-, Megagastrie *f*
meg|a|lo|glos|sia [ˌmegələʊ'glɑsɪə] *noun* Makroglossie *f*
meg|a|lo|he|pat|ia [ˌmegələʊhɪ'pætɪə] *noun* Lebervergrößerung *f*, -schwellung *f*, Hepatomegalie *f*
meg|a|lo|kar|y|o|cyte [megələʊ'kærɪəsaɪt] *noun* → *megakaryocyte*
meg|a|lo|ma|nia [ˌmegələʊ'meɪnɪə, -jə] *noun* expansiver Wahn *m*, Größenwahn *m*, Makro-, Megalomanie *f*
meg|a|lo|man|ic [ˌmegələʊ'meɪnɪk] *adj* Megalomanie betreffend, größenwahnsinnig, megaloman, megalomanisch
meg|a|lo|me|lia [ˌmegələʊ'miːlɪə] *noun* Makromelie *f*
meg|a|lo|nych|ia [ˌmegələʊ'nɪkɪə] *noun* Megalonychie *f*, Makronychie *f*
meg|a|lo|pia [ˌmegə'lɑpɪə] *noun* Makropsie *f*, Megalopsie *f*
meg|a|lop|sia [ˌmegə'lɑpsɪə] *noun* Makropsie *f*, Megalopsie *f*
meg|a|lo|sple|nia [ˌmegələʊ'spliːnɪə] *noun* Splenomegalie *f*
meg|a|lo|syn|dac|tyl|ia [ˌmegələʊsɪndæk'tiːlɪə] *noun* Megalosyndaktylie *f*
meg|a|lo|syn|dac|tyl|y [ˌmegələʊsɪn'dæktəlɪ] *noun* Megalosyndaktylie *f*
meg|a|lo|u|re|ter [ˌmegələʊ'jʊrətər, megələʊjʊə'riːtər] *noun* Megaureter *m*
meg|a|sig|moid [ˌmegə'sɪgmɔɪd] *noun* Megasigmoideum *nt*
me|gas|tria [mɪ'gæstrɪə] *noun* übermäßige Magenerweiterung *f*, Megalogastrie *f*, Megagastrie *f*
meg|a|throm|bo|cyte [megə'θrɑmbəsaɪt] *noun* Megathrombozyt *m*
meg|a|u|re|ter [ˌmegə'jʊrətər, megəjʊə'riːtər] *noun* Megaureter *m*
meg|a|volt ['megəvəʊlt] *noun* Megavolt *nt*
meg|ohm ['megəʊm] *noun* Megaohm *nt*, Megohm *nt*
me|grim ['miːgrɪm] *noun* Migräne *f*
mei|bo|mi|tis [ˌmaɪbəʊ'maɪtɪs] *noun* Entzündung der Meibom-Drüsen, Meibomitis *f*
mei|o|sis [maɪ'əʊsɪs] *noun* Reduktion(steilung *f*) *f*, Meiose *f*
mei|ot|ic [maɪ'ɑtɪk] *adj* Meiose betreffend, meiotisch
me|lal|gia [mɪ'lældʒ(ɪ)ə] *noun* Gliederschmerz(en *pl*) *m*, Melalgie *f*
melan- *präf.* Schwarz-, Melan(o)-
mel|an|cho|lia [ˌmelən'kəʊlɪə, -jə] *noun* **1.** (*psychiat.*) endogene Depression *f*, Melancholie *f* **2.** Depression *f*, Gemütskrankheit *f*; Schwermut *f*, Trübsinn *m*, Melancholie *f*
climacteric/involutional melancholia Involutionspsychose *f*
mel|an|chol|ic [ˌmelən'kɑlɪk] *adj* an Depression(en) leidend, schwermütig, depressiv
mel|an|e|de|ma [ˌmelənɪ'diːmə] *noun* Kohlenstaublunge *f*, Anthrakose *f*, Anthracosis pulmonum
mel|a|ne|mia [melə'niːmɪə] *noun* Melanämie *f*
mel|an|i|dro|sis [ˌmelənɪ'drəʊsɪs] *noun* Melanidrosis *f*
mel|a|nin ['melənɪn] *noun* Melanin *nt*
mel|a|nism ['melənɪzəm] *noun* Melanosis *f*
melano- *präf.* Schwarz-, Melan(o)-
mel|a|no|ac|an|tho|ma [ˌmelənəʊækæn'θəʊmə] *noun* Melanoakanthom *nt*
mel|a|no|am|e|lo|blas|to|ma [ˌmelənəʊˌæmələʊblæs'təʊmə] *noun* Melanoameloblastom *nt*
mel|an|o|blast ['melənəʊblæst] *noun* Melanoblast *m*
mel|a|no|blas|to|ma [ˌmelənəʊblæs'təʊmə] *noun* → *malignant melanoma*
mel|a|no|blas|to|sis [ˌmelənəʊblæs'təʊsɪs] *noun* Melanoblastose *f*, Melanoblastosis *f*
mel|a|no|car|ci|no|ma [ˌmelənəʊˌkɑːrsɪ'nəʊmə] *noun* → *malignant melanoma*
mel|an|o|cyte ['melənəʊsaɪt] *noun* Melanozyt *m*
mel|a|no|cyt|ic [ˌmelənəʊ'sɪtɪk] *adj* Melanozyt betreffend, melanozytär, melanozytisch
mel|a|no|cy|to|ma [ˌmelənəʊsaɪ'təʊmə] *noun* Melanozytom *nt*, Melanocytoma *nt*
compound melanocytoma Spitz-Tumor *m*, Nävus Spitz, spindeliger Nävus *m*, benignes juveniles Melanom *nt*
mel|a|no|cy|to|sis [ˌmelənəʊ'saɪtəʊsɪs] *noun* Melanozytose *f*, Melanocytosis *f*
oculodermal melanocytosis Nävus Ota *m*, okulodermale Melanozytose *f*, Naevus fuscocoeruleus ophthalmomaxillaris
mel|a|no|der|ma|ti|tis [ˌmelənəʊdɜrmə'taɪtɪs] *noun* Melanodermatitis *f*, -dermitis *f*
mel|an|o|gen [mə'lænədʒən] *noun* Melanogen *nt*
mel|a|no|gen|e|sis [ˌmelənəʊ'dʒenəsɪs] *noun* Melaninbildung *f*, Melanogenese *f*
mel|a|no|gen|ic [ˌmelənəʊ'dʒenɪk] *adj* melaninbildend
mel|a|no|glos|sia [ˌmelənəʊ'glɑsɪə] *noun* schwarze Haarzunge *f*, Melanoglossie *f*, Glossophytie *f*, Lingua pilosa/villosa nigra
mel|a|noid ['melənɔɪd] I *noun* Melanoid *nt* II *adj* melaninartig, melanoid
mel|a|no|ma [melə'nəʊmə] *noun, plural* **-mas, -ma|ta** [melə'nəʊmətə] **1.** Melanom *nt* **2.** → *malignant melanoma*
acral-lentiginous melanoma akrolentiginöses Melanom *nt*, akrolentiginöses malignes Melanom *nt*
amelanotic melanoma amelanotisches Melanom *nt*, amelanotisches malignes Melanom *nt*
benign juvenile melanoma Spindelzellnävus *m*, Spitz-Tumor *m*, Allen-Spitz-Nävus *m*, Spitz-Nävus *m*, Nävus *m* Spitz, Epitheloidzellnävus *m*, benignes juveniles Melanom *nt*
juvenile melanoma Spindelzellnävus *m*, Spitz-Tumor *m*, Allen-Spitz-Nävus *m*, Spitz-Nävus *m*, Nävus Spitz *m*, Epitheloidzellnävus *m*, benignes juveniles Melanom *nt*
lentigo maligna melanoma Lentigo-maligna-Melanom *nt*
malignant melanoma malignes Melanom *nt*, Melanoblastom *nt*, Melanozytoblastom *nt*, Nävokarzinom *nt*, Melanokarzinom *nt*, Melanomalignom *nt*, malignes Nävoblastom *nt*
malignant lentigo melanoma Lentigo-maligna-Melanom *nt*
nodular melanoma noduläres Melanom *nt*, knotiges malignes Melanom *nt*, primär knotiges Melanom *nt*, nodöses Melanomalignom *nt*
superficial spreading melanoma oberflächlich/superfiziell spreitendes Melanom *nt*, pagetoides malignes Melanom *nt*
mel|a|no|ma|to|sis [ˌmeləˌnəʊmə'təʊsɪs] *noun, plural* **-ses** [-siːz] Melanomatose *f*
mel|a|no|ma|tous [melə'nəʊmətəs] *adj* Melanom betreffend, melanomartig, melanomatös
mel|a|nor|rhea [ˌmelənəʊ'rɪə] *noun* Teerstuhl *m*, Meläna *f*, Melaena *f*
mel|a|no|sis [melə'nəʊsɪs] *noun* Melanose *f*, Melanosis *f*
arsenic melanosis Arsenmelanose *f*
circumscribed precancerous melanosis of Dubreuilh prämaligne Melanose *f*, melanotische Präkanzerose *f*, Dubreuilh-Krankheit *f*, Dubreuilh-Erkrankung *f*, Dubreuilh-Hutchinson-Krankheit *f*, Dubreuilh-Hutchinson-Erkrankung *f*, Lentigo maligna, Melanosis circumscripta praeblastomatosa Dubreuilh, Melanosis circumscripta praecancerosa Dubreuilh
heat melanosis Hitzemelanose *f*, Cutis marmorata pigmentosa

neurocutaneous melanosis neurokutane Melanose *f*, neurokutanes Melanoblastosesyndrom *nt*, Melanosis neurocutanea
oculocutaneous melanosis Nävus Ota *m*, okulodermale Melanozytose *f*, Naevus fuscocoeruleus ophthalmomaxillaris
precancerous melanosis of Dubreuilh →*circumscribed precancerous melanosis of Dubreuilh*
Riehl's melanosis Riehl-Melanose *f*, -Syndrom *nt*, Civatte-Krankheit *f*, Kriegsmelanose *f*, Melanosis toxica lichenoides
tar melanosis Hoffmann-Habermann-Pigmentanomalie *f*, Melanodermatitis/Melanodermitis toxica
mel|a|not|ic [meləˈnɑtɪk] *adj* Melanose betreffend, melanotisch
mel|a|no|troph [ˈmelənətrɑf, -trəʊf] *noun* MSH-bildende Zelle *f*
mel|a|no|trop|ic [ˌmelənəʊˈtrɑpɪk] *adj* mit Affinität für Melanin, melanotrop
mel|an|u|re|sis [melənjəˈriːsɪs] *noun* Melanurie *f*
mel|a|nu|ria [meləˈn(j)ʊərɪə] *noun* Melanurie *f*
mel|a|nu|ric [meləˈn(j)ʊərɪk] *adj* Melanurie betreffend, melanurisch
mel|as|ma [məˈlæzmə] *noun* Melasma *nt*, Chloasma *nt*
mel|a|to|nin [ˌmeləˈtəʊnɪn] *noun* Melatonin *nt*
mel|e|na [məˈliːnə] *noun* **1.** Teerstuhl *m*, Meläna *f*, Melaena *f* **2.** dunkelbraunes Erbrochenes *nt*
-melia *suf.* Glied, Extremität, -melie, -melia
mel|i|lot [ˈmelələt] *noun* **1.** Steinklee *m*, Melilotus officinalis; Melilotus altissimus **2.** Meliloti herba
mel|i|oi|do|sis [ˌmelɪɔɪˈdəʊsɪs] *noun* Whitmore-Krankheit *f*, Pseudomalleus *m*, Pseudorotz *m*, Melioidose *f*, Melioidosis *f*, Malleoidose *f*
mel|i|tose [ˈmelɪtəʊs] *noun* Raffinose *f*, Melitose *f*, Melitriose *f*
mel|i|tri|ose [ˌmelɪˈtraɪəʊs] *noun* Raffinose *f*, Melitose *f*, Melitriose *f*
mel|i|tu|ria [ˌmelɪˈt(j)ʊərɪə] *noun* Melliturie *f*
mel|li|tu|ria [ˌmelɪˈt(j)ʊərɪə] *noun* Melliturie *f*
mel|o|did|y|mus [ˌmɪlɑˈdɪdəməs] *noun* Melodidymus *m*
mel|om|e|lus [mɪˈlɑmələs] *noun* Melomelus *m*
mel|on|o|plas|ty [mɪˈlɑnəplæstɪ] *noun* Wangenplastik *f*
mel|os|chi|sis [mɪˈlɑskəsɪs] *noun* Wangenspalte *f*, Meloschisis *f*
mem|ber [ˈmembər] *noun* Glied(maße *f*) *nt*, Membrum *nt*
virile member (männliches) Glied *nt*, Penis *m*, Phallus *m*, Membrum virile
mem|bra|na|ceous [ˌmembrəˈneɪʃəs] *adj* Membran betreffend, häutig, membranartig, membranös
mem|brane [ˈmembreɪn] *noun* **1.** (Häutchen *nt*, Membran(e) *f*, Membrana *f* **2.** Membran(e) *f*
abdominal membrane Bauchfell *nt*, Peritoneum *nt*
abscess membrane Abszessmembran *f*
accidental membrane Pseudomembran *f*
allantoid membrane embryonaler Harnsack *m*, Allantois *f*
alveolocapillary membrane alveolokapilläre Membran *f*
alveolodental membrane Wurzelhaut *f*, Desmodont *nt*, Periodontium *nt*
anterior atlantooccipital membrane **1.** Membrana atlantooccipitalis anterior **2.** Ligamentum atlantooccipitale anterius
anterior intercostal membrane äußere Zwischenrippen-/Interkostalmembran *f*, Membrana intercostalis externa
anterior limiting membrane Bowman-Membran *f*, vordere Basalmembran *f*, Lamina elastica anterior (Bowmani), Lamina limitans anterior corneae
aponeurotic membrane Aponeurose *f*
Ascherson's membrane Ascherson-Membran *f*
basal membrane Basalmembran *f*, -lamina *f*
basement membrane Basalmembran *f*, -lamina *f*
basilar membrane of cochlear duct Basilarmembran *f*, Lamina basilaris ductus cochlearis
Bichat's membrane Membrana elastica interna
boundary membrane Grenzmembran *f*
Bowman's membrane Bowman-Membran *f*, vordere Basalmembran *f*, Lamina elastica anterior, Lamina limitans anterior corneae
bronchopericardial membrane Membrana bronchopericardiaca
Bruch's membrane Bruch-Membran *f*, Lamina basalis choroideae
bucconasal membrane Oronasal-, Bukkonasalmembran *f*, Membrana bucconasalis
buccopharyngeal membrane **1.** Rachen-, Buccopharyngealmembran *f* **2.** Fascia pharyngobasilaris
capillary membrane Kapillarmembran *f*
capsular membrane Gelenkkapsel *f*, Capsula articularis
capsulopupillary membrane Membrana pupillaris
cell membrane Zellmembran *f*, -wand *f*, Plasmalemm *nt*
ciliary membrane Zilienmembran *f*
cloacal membrane Kloakenmembran *f*
connective tissue membrane Bindegewebsmembran *f*
Corti's membrane Corti-Membran *f*, Membrana tectoria ductus cochlearis
cribriform membrane Fascia cribrosa
cricothyroid membrane Conus elasticus, Membrana cricovocalis
cricovocal membrane Conus elasticus, Membrana cricovocalis
croupous membrane Pseudomembran *f*
cytoplasmic membrane Zellmembran *f*, -wand *f*, Plasmalemm *nt*
decidual membrane Schwangerschaftsendometrium *nt*, Dezidua *f*, Decidua *f*, Caduca *f*, Decidua membrana, Membrana deciduae
Demours' membrane hintere Basalmembran *f*, Descemet-Membran *f*, Lamina elastica posterior Descemeti, Lamina limitans posterior corneae
Descemet's membrane Descemet-Membran *f*, hintere Basalmembran *f*, Lamina elastica posterior Descemeti, Lamina limitans posterior corneae
drum membrane Trommelfell *nt*, Membrana tympanica
Duddell's membrane →*Descemet's membrane*
elastic membrane elastische Membran *f*
elementary membrane Einheits-, Elementarmembran *f*
embryonic membrane Embryonal-, Keimhülle *f*
endoneural membrane Schwann-Scheide *f*, Neuri-, Neurolemm *nt*, Neurilemma *nt*
erythrocyte membrane Erythrozytenmembran *f*
exocoelomic membrane Heuser-Membran *f*
external elastic membrane Elastica *f* externa, Membrana elastica externa
external intercostal membrane äußere Interkostalmembran *f*, Membrana intercostalis externa
external limiting membrane äußere Grenzmembran *f*, Membrana limitans externa
extraembryonic membranes Eihäute *pl*
false membrane Pseudomembran *f*
fenestrated membrane gefensterte/fenestrierte Membran *f*
fetal membranes Eihäute *pl*
fibroelastic membrane of larynx (fribroelastische) Kehlkopfmembran *f*, Membrana fibroelastica laryngis
fibrous membrane of articular capsule Fibrosa *f*, Membrana fibrosa, Stratum fibrosum
germ membrane Keimhaut *f*, Blastoderm *nt*
germinal membrane Keimhaut *f*, Blastoderm *nt*
glassy membrane **1.** Slavjansky-Membran *f*, (Follikel-) Glashaut *f* **2.** Lamina basalis
glial boundary membrane Gliagrenzmembran *f*, Membrana limitans gliae

glial limiting membrane Gliagrenzmembran *f*, Membrana limitans gliae
glomerular membrane Glomerulum-, Glomerularmembran *f*
glomerular basement membrane (Glomerulum-)Basalmembran *f*
Haller's membrane Haller-Membran *f*, Lamina vasculosa
Held's limitting membrane Blut-Hirn-Schranke *f*
Henle's membrane Lamina basalis
Henle's fenestrated membrane Membrana elastica interna
Henle's fenestrated elastic membrane Membrana elastica interna
Heuser's membrane Heuser-Membran *f*
Huxley's membrane Huxley-Membran *f*, Huxley-Schicht *f*
hyaline membrane hyaline Membran *f*
hyaloid membrane Glaskörpermembran *f*, Membrana vitrea
hymenal membrane Jungfernhäutchen *nt*, Hymen *m/nt*
hyothyroid membrane Membrana thyrohyoidea
inferior synovial membrane Membrana synovialis inferior
inner limiting membrane innere Grenzmembran *f*, Membrana limitans interna
intercostal membrane Zwischenrippen-, Interkostalmembran *f*, Membrana intercostalis
internal elastic membrane Elastica *f* interna, Membrana elastica interna
internal intercostal membrane Membrana intercostalis interna, innere Interkostalmembran *f*
internal limiting membrane innere Grenzmembran *f*, Membrana limitans interna
interosseous membrane Membrana interossea
interosseous membrane of forearm Membrana interossea antebrachii
interosseous membrane of leg Membrana interossea cruris
iridopupillary membrane Iridopupillarmembran *f*, Membrana iridopupillaris
Jacob's membrane Schicht *f* der Stäbchen und Zapfen, Stratum neuroepitheliale retinae
keratogenous membrane Matrix unguis
Kölliker's membrane Membrana reticularis
limiting membrane Grenzmembran *f*, -schicht *f*
lipid membrane Lipidmembran *nt*
lysosome membrane Lysosomenmembran *f*
medullary membrane innere Knochenhaut *f*, Endost *nt*, Endosteum *nt*
mitochondrial membrane Mitochondrienmembran *f*
mucous membrane Schleimhaut *f*, Mukosa *f*, Tunica mucosa
mucous membrane of colon Kolonschleimhaut *f*, Tunica mucosa coli
mucous membrane of esophagus Speiseröhren-, Ösophagusschleimhaut *f*, Tunica mucosa oesophageae
mucous membrane of gallbladder Gallenblasenschleimhaut *f*, Tunica mucosa vesicae biliaris/felleae
mucous membrane of mouth Mundschleimhaut *f*, Tunica mucosa oris
mucous membrane of pharynx Rachenschleimhaut *f*, Tunica mucosa pharyngea
mucous membrane of rectum Rektumschleimhaut *f*, Tunica mucosa recti
mucous membrane of small intestine Dünndarmschleimhaut *f*, Tunica mucosa intestini tenuis
mucous membrane of stomach Magenschleimhaut *f*, Tunica mucosa gastricae
mucous membrane of tongue Zungenschleimhaut *f*, Periglottis *f*, Tunica mucosa linguae
mucous membrane of ureter Harnleiterschleimhaut *f*, Tunica mucosa ureteris
mucous membrane of urinary bladder Blasenschleimhaut *f*, Tunica mucosa vesicae urinariae
Nasmyth's membrane Nasmyth-Membran *f*, Cuticula dentalis
nuclear membrane Kernmembran *f*, -wand *f*, -hülle *f*
obturator membrane Membrana obturatoria
oral membrane **1.** Fascia pharyngobasilaris **2.** (*embryolog.*) Mundbucht *f*, -nische *f*, Stoma(to)deum *nt*
oropharyngeal membrane Oronasal-, Bukkonasalmembran *f*, Membrana bucconasalis
otolithic membrane Statolithenmembran *f*
outer glial limiting membrane Membrana limitans gliae superficialis
outer limiting membrane äußere Grenzmembran *f*, Membrana limitans externa
outer mitochodrial membrane Hüllmembran *f*, äußere Mitochondrienmembran *f*
perineal membrane Membrana perinei
periorbital membrane Periorbita *f*, Orbitaperiost *nt*
perivascular glial membrane Membrana limitans gliae perivascularis, perivaskuläre Gliagrenzmembran *f*
perivascular glial limiting membrane perivaskuläre Gliagrenzmembran *f*, Membrana limitans gliae perivascularis
pharyngeal membrane Fascia pharyngobasilaris
pharyngobasilar membrane Fascia pharyngobasilaris
phrenoesophageal membrane Membrana phrenicooesophagealis
pituitary membrane (of nose) Nasenschleimhaut *f*, Tunica mucosa nasi
plasma membrane Zellmembran *f*, -wand *f*, Plasmalemm *nt*
pleuropericardial membrane Pleuroperikardialmembran *f*
pleuroperitoneal membrane Pleuroperitonealmembran *f*
posterior atlantooccipital membrane Membrana atlantooccipitalis posterior
posterior intercostal membrane innere Interkostalmembran *f*, Membrana intercostalis interna
posterior limiting membrane Descemet-Membran *f*, hintere Basalmembran *f*, Lamina elastica posterior Descemeti, Lamina limitans posterior corneae
postsynaptic membrane postsynaptische Membran *f*
presynaptic membrane präsynaptische Membran *f*
proper mucous membrane Propria *f* mucosae, Lamina propria mucosae
pupillary membrane Membrana pupillaris
quadrangular membrane viereckige Kehlkopfmembran *f*, Membrana quadrangularis
receptor membrane Rezeptormembran *f*
Reissner's membrane Reissner-Membran *f*, Membrana vestibularis, Paries vestibularis ductus cochlearis
reticular membrane Kopfplatte *f*, Membrana reticularis
reticular membrane of cochlear duct Membrana reticularis
Ruysch's membrane Choriokapillaris *f*, Lamina choroidocapillaris
sarcoplasmic membrane Sarkoplasmamembran *f*
Scarpa's membrane Membrana tympanica secundaria
schneiderian membrane Nasenschleimhaut *f*, Tunica mucosa nasi
Schwann's membrane Schwann-Scheide *f*, Neuri-, Neurolemm *nt*, Neurilemma *nt*
secondary tympanic membrane Membran *f* des Fenestra cochleae, Membrana tympanica secundaria
semipermeable membrane semipermeable Membran *f*
serous membrane seröse Haut *f*, Serosa *f*, Tunica serosa
Shrapnell's membrane Shrapnell-Membran *f*, Pars

flaccida membranae tympanicae
slits membrane Schlitzmembran *f*
spiral membrane of cochlear duct untere Wand *f* des Ductus cochlearis, Membrana spiralis, Paries tympanicus ductus cochlearis
stapedial membrane Stapesmembran *f*, Membrana stapedialis
statoconic membrane Membrana statoconiorum, Statolithenmembran *f*
statolithic membrane Membrana statoconiorum, Statolithenmembran *f*
sternal membrane Membrana sterni
striated membrane 1. Eihülle *f*, Oolemma *nt*, Zona/Membrana pellucida **2.** Area pellucida
subepithelial membrane Basalmembran *f*, -lamina *f*
subsynaptic membrane subsynaptische Membran *f*
superficial glial limiting membrane oberflächliche Gliagrenzmembran *f*, Membrana limitans gliae superficialis
superior synovial membrane Membrana synovialis superior
suprapleural membrane Sibson-Membran *f*, -Faszie *f*, Membrana suprapleuralis
synovial membrane Stratum synoviale, Membrana synovialis
synovial membrane (of articular capsule) Synovialis *f*, Membrana synovialis, Stratum synoviale
tarsal membrane Orbitaseptum *nt*, Septum orbitale
tectorial membrane Membrana tectoria
tectorial membrane of cochlear duct Corti-Membran *f*, Membrana tectoria ductus cochlearis
tendinous membrane Sehnenhaut *f*, -platte *f*, flächenhafte Sehne *f*, Aponeurose *f*, Aponeurosis *f*
Tenon's membrane Tenon-Kapsel *f*, Vagina bulbi
thyrohyoid membrane Membrana thyrohyoidea
Tourtual's membrane Membrana quadrangularis
tympanic membrane Trommelfell *nt*, Membrana tympanica
unit membrane Einheits-, Elementarmembran *f*
urogenital membrane Urogenitalmembran *f*
vascular membrane of viscera Tela submucosa
vestibular membrane of cochlear duct Reissner-Membran *f*, Membrana vestibularis, Paries vestibularis ductus cochlearis
virginal membrane Jungfernhäutchen *nt*, Hymen *m/nt*
vitelline membrane Dotterhaut *f*
vitreous membrane Glaskörpermembran *f*, Membrana vitrea

membrane-bound *adj* membrangebunden, -ständig

memlbralnecltolmy [membrə'nektəmɪ] *noun* Membranentfernung *f*, Membranektomie *f*

memlbralnelle [membrə'nel] *noun* Membranelle *f*

memlbralnoid ['membrənɔɪd] *adj* membranartig, membranförmig, membranoid

memlbralnous ['membrənəs] *adj* Membran betreffend, häutig, membranartig, membranös

memlolry ['memərɪ] *noun, plural* **-ries 1.** Gedächtnis *nt*, Erinnerung(svermögen *nt*) *f*, Merkfähigkeit *f* **from/by memory** aus dem Gedächtnis/Kopf **2.** Erinnerung *f* (*of* an)

men- *präf.* Men(o)-, Menstruations-

menladiol [,menə'daɪɔl] *noun* Menadiol *nt*, Vitamin K_4 *nt*

menladilone [,menə'daɪəʊn] *noun* Menadion *nt*, Vitamin K_3 *nt*

melnaphlthone [mə'næfθəʊn] *noun* → *menadione*

menlaquilnone [,menə'kwɪnəʊn] *noun* Menachinon *nt*, Vitamin K_2 *nt*

menlarlchal [mə'nɑːrkl] *adj* Menarche betreffend

menlarlche ['menɑːrkɪ, me'nɑːrkɪ, mə-] *noun* Menarche *f*

menlhidrolsis [menhɪ'drəʊsɪs] *noun* Menhidrosis *f*, Menidrosis *f*

mening- *präf.* Hirnhaut-, Mening(o)-

melninlgelal [mɪ'nɪndʒɪəl] *adj* Hirnhäute/Meningen betreffend, meningeal

melninlgeloma [mɪ,nɪndʒɪ'əʊmə] *noun* Meningeom *nt*

melninlges [mɪ'nɪndʒiːz] *plural, sing* **melninx** ['miːnɪŋks] Hirn- und Rückenmarkshäute *pl*, Meningen *pl*, Meninges *pl*

menlinlginlitis [,menɪndʒɪ'naɪtɪs] *noun* Entzündung der weichen Hirnhäute, Leptomeningitis *f*

melninlgiloma [mɪ,nɪndʒɪ'əʊmə] *noun, plural* **-mas, -malta** [mɪ,nɪndʒɪ'əʊmətə] Meningiom *nt*, Meningeom *nt*
angioblastic meningioma Lindau-Tumor *m*, Angioblastom *nt*, Hämangioblastom *nt*

melninlgilolmaltolsis [mɪ,nɪndʒɪ,əʊmə'təʊsɪs] *noun* Meningiomatose *f*

melninlgism [mə'nɪndʒɪzəm, 'menɪndʒɪzəm] *noun* Meningismus *m*; Pseudomeningitis *f*

menlinlgitlic [,menɪn'dʒɪtɪk] *adj* Hirnhautentzündung/Meningitis betreffend, meningitisch

menlinlgiltis [menɪn'dʒaɪtɪs] *noun, plural* **-gitlildes** [menɪn'dʒɪtədiːz] Entzündung der Hirn- oder Rückenmarkshäute, Meningitis *f*, Hirnhautentzündung *f*, Rückenmarkshautentzündung *f*
acute aseptic meningitis lymphozytäre Meningitis *f*
aseptic meningitis lymphozytäre Meningitis *f*
bacterial meningitis bakterielle Meningitis
meningitis of the base Basalmeningitis *f*
basilar meningitis Basalmeningitis *f*
benign lymphocytic meningitis lymphozytäre Meningitis *f*
carcinomatous meningitis Meningealkarzinose *f*, Meningitis carcinomatosa
cerebral meningitis Hirnhautentzündung *f*, Meningitis cerebralis
cerebrospinal meningitis kombinierte Hirnhaut- und Rückenmarkshautentzündung *f*, Meningitis cerebrospinalis
coccidioidal meningitis Kokzidioidenmeningitis *f*
meningitis of the convexity of the brain Konvexitätsmeningitis *f*
cryptococcal meningitis Kryptokokkenmeningitis *f*
eosinophilic meningitis eosinophile Meningitis/Meningoenzephalitis *f*
epidemic cerebrospinal meningitis Meningokokkenmeningitis *f*, Meningitis cerebrospinalis epidemica
epidural meningitis epidurale Pachymeningitis *f*, Pachymeningitis externa
external meningitis epidurale Pachymeningitis *f*, Pachymeningitis externa
fungal meningitis Pilzmeningitis *f*
Haemophilus influenzae meningitis Influenzabazillenmeningitis *f*, Haemophilus-influenzae-Meningitis *f*
helmet meningitis Haubenmeningitis *f*
internal meningitis subdurale Pachymeningitis *f*, Pachymeningitis interna
Listeria meningitis Listerienmeningitis *f*
lymphocytic meningitis lymphozytäre Meningitis *f*
meningococcal meningitis Meningokokkenmeningitis *f*, Meningitis cerebrospinalis epidemica
mumps meningitis Mumps-Meningitis *f*
otitic/otogenic meningitis otogene Meningitis *f*
pneumococcal meningitis Pneumokokkenmeningitis *f*
purulent meningitis eitrige Meningitis *f*, Meningitis purulenta
serous meningitis seröse Meningitis *f*, Meningitis serosa
spinal meningitis Rückenmarkshautentzündung *f*, Meningitis spinalis
staphylococcal meningitis Staphylokokkenmeningitis *f*
streptococcal meningitis Streptokokkenmeningitis *f*
torula meningitis Cryptococcus-Meningitis *f*

tuberculous meningitis tuberkulöse Meningitis *f*, Meningitis tuberculosa
viral meningitis Virusmeningitis *f*, virale Meningitis *f*
zoster meningitis Zoster-Meningitis *f*
meningo- *präf.* Hirnhaut-, Mening(o)-
me|nin|go|blas|to|ma [mɪ,nɪŋgəublæs'təumə] *noun* malignes Melanom *nt* der Hirnhaut
me|nin|go|cele ['mɪ,nɪŋgəusi:l] *noun* Meningozele *f*
cranial meningocele Hirnhautbruch *m*, kraniale Meningozele *f*
spinal meningocele spinale Meningozele *f*, Rückenmark(s)hautbruch *m*
me|nin|go|ceph|a|li|tis [mɪ,nɪŋgəʊ,sefə'laɪtɪs] *noun* Entzündung von Gehirn und Hirnhäuten, Meningoenzephalitis *f*, Encephalomeningitis *f*, Meningoencephalitis *f*, Enzephalomeningitis *f*
me|nin|go|cer|e|bri|tis [mɪ,nɪŋgəuserə'braɪtɪs] *noun* Entzündung von Gehirn und Hirnhäuten, Meningoenzephalitis *f*, Encephalomeningitis *f*, Meningoencephalitis *f*, Enzephalomeningitis *f*
me|nin|go|coc|ce|mia [mɪ,nɪŋgəʊkɑk'si:mɪə] *noun* Meningokokkensepsis *f*, Meningokokkämie *f*
acute fulminating meningococcemia Waterhouse-Friderichsen-Syndrom *nt*
me|nin|go|coc|co|sis [mɪ,nɪŋgəukɑ'kəʊsɪs] *noun* Meningokokkeninfektion *f*, Meningokokkose *f*
me|nin|go|coc|cus [mɪ,nɪŋgəʊ'kɑkəs] *noun* Meningokokke *f*, Meningococcus *m*, Neisseria meningitidis
me|nin|go|cor|ti|cal [mɪ,nɪŋgəʊ'kɔ:rtɪkl] *adj* Hirnhäute und Hirnrinde/Kortex betreffend, meningeokortikal, meningokortikal
me|nin|go|en|ceph|a|lit|ic [mɪ,nɪŋgəuen,sefə'laɪtɪk] *adj* Meningoenzephalitis betreffend, meningoenzephalitisch, enzephalomeningitisch
me|nin|go|en|ceph|a|li|tis [mɪ,nɪŋgəuen,sefə'laɪtɪs] *noun* Entzündung von Gehirn und Hirnhäuten, Meningoenzephalitis *f*, Encephalomeningitis *f*, Meningoencephalitis *f*, Enzephalomeningitis *f*
diphasic meningoencephalitis zentraleuropäische Zeckenenzephalitis *f*, Frühsommer-Enzephalitis *f*, Frühsommer-Meningoenzephalitis *f*, Central European encephalitis
eosinophilic meningoencephalitis eosinophile Meningitis/Meningoenzephalitis *f*
herpetic meningoencephalitis Herpesmeningoenzephalitis *f*, Meningoencephalitis herpetica
Listeria meningoencephalitis Listerienmeningoenzephalitis *f*
mumps meningoencephalitis Mumps-Meningoenzephalitis *f*
primary amebic meningoencephalitis primäre Amöben-Meningoenzephalitis *f*
me|nin|go|en|ceph|a|lo|cele [mɪ,nɪŋgəuen'sefələsi:l] *noun* Meningoenzephalozele *f*, Enzephalomeningozele *f*
me|nin|go|en|ceph|a|lo|my|e|li|tis [mɪ,nɪŋgəuen,sefələumaɪə'laɪtɪs] *noun* Meningoenzephalomyelitis *f*
me|nin|go|en|ceph|a|lo|my|e|lop|a|thy [mɪ,nɪŋgəuen,sefələumaɪə'lɑpəθɪ] *noun* Meningoenzephalomyelopathie *f*
me|nin|go|en|ceph|a|lop|a|thy [mɪ,nɪŋgəuen,sefə'lɑpəθɪ] *noun* Meningoenzephalopathie *f*, Enzephalomeningopathie *f*
me|nin|go|fi|bro|blas|to|ma [mɪ,nɪŋgə,faɪbrəblæs'təumə] *noun* → *meningioma*
me|nin|go|gen|ic [mɪ,nɪŋgə'dʒenɪk] *adj* von den Meningen ausgehend, meningogen
men|in|go|ma [menɪn'gəumə] *noun* → *meningioma*
me|nin|go|my|e|li|tis [,mɪ,nɪŋgəumaɪə'laɪtɪs] *noun* Entzündung des Rückenmarks und der Rückenmarkshäute, Meningomyelitis *f*, Myelomeningitis *f*
me|nin|go|my|e|lo|cele [,mɪ,nɪŋgəʊ'maɪələusi:l] *noun* Meningomyelozele *f*
me|nin|go|my|e|lo|en|ceph|a|li|tis [,mɪ,nɪŋgəʊ,maɪələuen,sefə'laɪtɪs] *noun* Meningoenzephalomyelitis *f*
me|nin|go|my|e|lo|ra|dic|u|li|tis [,mɪ,nɪŋgəʊ,maɪələurə,dɪkjə'laɪtɪs] *noun* Meningomyeloradikulitis *f*, Radikulomeningomyelitis *f*
men|in|gop|a|thy [,menɪn'gɑpəθɪ] *noun* Hirnhauterkrankung *f*, Meningopathie *f*
me|nin|go|ra|dic|u|lar [mɪ,nɪŋgəurə'dɪkjələr] *adj* Hirnhäute und Spinalnervenwurzeln betreffend, meningoradikulär
me|nin|go|ra|dic|u|li|tis [,mɪ,nɪŋgəurə,dɪkjə'laɪtɪs] *noun* Entzündung des Rückemmarks und der Spinalnervenwurzeln, Meningoradikulitis *f*
me|nin|gor|rha|gia [,mɪ,nɪŋgəʊ'rædʒ(ɪ)ə] *noun* Meningorrhagie *f*
men|in|go|sis [,menɪn'gəʊsɪs] *noun* Meningose *f*
me|nin|go|the|li|o|ma [mɪ,nɪŋgə,θi:lɪ'əumə] *noun* → *meningioma*
me|nin|go|vas|cu|lar [mɪ,nɪŋgə'væskjələr] *adj* Meningealgefäße betreffend; Hirnhäute und Blutgefäße betreffend, meningovaskulär
me|ninx ['mi:nɪŋks] *noun* → *meninges*
me|nis|cal [mɪ'nɪskəl] *adj* Meniskus betreffend, Meniskus-, Menisko-
men|is|cec|to|my [,menɪ'sektəmɪ] *noun* Meniskektomie *f*
men|is|che|sis [,menɪ'ski:sɪs] *noun* Menoschesis *f*
men|i|sci|tis [menɪ'saɪtɪs] *noun* Meniskitis *f*, Meniskusentzündung *f*, Meniszitis *f*
me|nis|co|cyte [mɪ'nɪskəsaɪt] *noun* Sichelzelle *f*
me|nis|co|cy|to|sis [mɪ,nɪskəusaɪ'təusɪs] *noun* Sichelzellanämie *f*, Sichelzellenanämie *f*, Herrick-Syndrom *nt*
me|nis|coid [mɪ'nɪskɔɪd] *adj* meniskusähnlich, meniskusförmig, meniskoid
me|nis|co|syn|o|vi|al [mɪ,nɪskəsɪn'əuvɪəl] *adj* Meniskus und Membrana synovialis betreffend, meniskosynovial
me|nis|cus [mɪ'nɪskəs] *noun, plural* **-cus|es, -nis|ci** [-'nɪs(k)aɪ, -ki:] **1.** sichelförmige/halbmondförmige Gelenkzwischenscheibe *f*, Meniskus *m*, Meniscus articularis **2.** (*Flüssigkeit*) Meniskus *m* **3.** konkav-konvexe Linse *f*, Meniskus *m*
articular meniscus sichel- oder halbmondförmige Gelenkzwischenscheibe *f*, Meniskus *m*, Meniscus articularis
joint meniscus → *articular meniscus*
lateral meniscus of knee Außenmeniskus *m*, Meniscus lateralis
medial meniscus of knee Innenmeniskus *m*, Meniscus medialis
meno- *präf.* Men(o)-, Menstruations-
men|o|met|ror|rha|gia [,menə,mi:trə'rædʒ(ɪ)ə] *noun* Menometrorrhagie *f*
men|o|paus|al [,menə'pɔ:zl] *adj* Menopause betreffend, in der Menopause auftretend, menopausal
men|o|pause ['menəpɔ:z] *noun* Menopause *f*
delayed menopause Klimakterium tardum
iatrogenic menopause Menolyse *f*
precocious menopause Klimakterium praecox
men|or|rha|gia [,menə'reɪdʒ(ɪ)ə] *noun* Menorrhagie *f*
men|or|rhal|gia [,menə'rældʒ(ɪ)ə] *noun* Dysmenorrhoe *f*, Dysmenorrhoea *f*
men|or|rhea [,menə'rɪə] *noun* Menorrhoe *f*
me|nos|che|sis [mə'nɑskəsɪs] *noun* Menoschesis *f*
men|o|sta|sis [,menə'steɪsɪs] *noun* Amenorrhoe *f*
men|o|stax|is [,menə'stæksɪs] *noun* übermäßig starke Menstruation(sblutung *f*) *f*, Hypermenorrhoe *f*
men|o|tro|pin [,menə'trəupɪn] *noun* Menotropin *nt*, Menopausengonadotropin *nt*, humanes Menopausengonadotropin *nt*
men|ses ['mensi:z] *plural* → *menstruation*
men|stru|al ['menstruəl, -strəwəl, -strəl] *adj* Menstruation betreffend, während der Menstruation, menstrual

M

men|stru|ate ['menstrəweɪt, -streɪt] *v* die Menstruation haben, menstruieren
men|stru|a|tion [ˌmenstrə'weɪʃn] *noun* Monatsblutung *f*, Periode *f*, Regel *f*, Menses *pl*, Menstruation *f*
difficult menstruation schmerzhafte Regelblutung *f*, Dysmenorrhoe *f*, Menorrhalgie *f*
disordered menstruation Menstruationsstörungen *pl*, Zyklusstörungen *pl*
infrequent menstruation Oligomenorrhoe *f*
normal menstruation Eumenorrhoe *f*
painful menstruation Dysmenorrhoe *f*
retained menstruation Hämatokolpos *m*, Hämokolpos *m*
men|stru|um ['menztr(əw)əm] *noun, plural* **-ums, -strua** [-ztr(əw)ə] Lösungsmittel *nt*
men|su|al ['menʃəwəl] *adj* Menses betreffend, monatlich, mensual
ment- *präf.* Kinn-, Ment(o)-, Geni(o)-
men|tag|ra [men'tægrə] *noun* Haarfollikelentzündung *f*, Sykose *f*, Sycosis *f*
men|tal ['mentl] *adj* **1.** mental, geistig, innerlich, intellektuell, Geistes- **2.** Kinn betreffend, zum Kinn gehörend, mental, Kinn-
mento- *präf.* Kinn-, Ment(o)-, Geni(o)-
men|to|la|bi|al [ˌmentəʊ'leɪbɪəl] *adj* Kinn und Lippe betreffend oder verbindend, mentolabial
men|to|plas|ty ['mentəʊplæstɪ] *noun* Kinnplastik *f*, Mentoplastik *f*
me|ral|gia [mə'rældʒ(ɪ)ə] *noun* Oberschenkelschmerz(en *pl*) *m*, Schmerzen *pl* im Oberschenkel, Meralgia *f*
6-mer|cap|to|pu|rine [mərˌkæptəʊ'pjʊəriːn] *noun* 6-Mercaptopurin *nt*
mer|cu|ri|al [mər'kjʊərɪəl] I *noun* Quecksilberzubereitung *f*, -präparat *nt* II *adj* Quecksilber betreffend, Quecksilber-; quecksilberhaltig, -artig

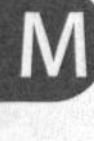

mer|cu|ri|al|ism [mər'kjʊərɪəlɪzəm] *noun* Quecksilbervergiftung *f*, Merkurialismus *m*, Hydrargyrie *f*, -gyrose *f*
mer|cu|ry ['mɜrkjərɪ] *noun* **1.** Quecksilber *nt*, (*chem.*) Hydrargyrum *nt* **2.** Quecksilber(säule *f*) *nt* **3.** →*mercurial I*
mer|o|a|cra|nia [ˌmerəʊə'kreɪnɪə] *noun* Mero(a)kranie *f*
mer|o|cele ['merəʊsiːl] *noun* Schenkelhernie *f*, Merozele *f*, Hernia femoralis/cruralis
mer|o|cox|al|gia [ˌmerəʊkɑk'sældʒ(ɪ)ə] *noun* Merokoxalgie *f*
mer|o|crine ['merəʊkraɪn] *adj* (*Drüse*) Ausscheidung von Sekret und Teilen der Zelle, merokrin
mer|o|cyte ['merəʊsaɪt] *noun* Merozyte *f*
mer|o|me|lia [ˌmerə'miːlɪə] *noun* Gliedmaßendefekt *m*, Meromelie *f*
mer|o|my|o|sin [merəʊ'maɪəsɪn] *noun* Meromyosin *nt*
mes- *präf.* Mes(o)-
me|sal [mezl, 'miː-] *adj* in Richtung Zahnbogenmitte (liegend), mesial
mes|an|gi|al [mes'ændʒɪəl] *adj* Mesangium betreffend, mesangial
mes|an|gi|o|cap|il|lar|y [mesˌændʒɪəʊ'kæpəˌleriː] *adj* Mesangium und Kapillaren betreffend, mesangiokapillar, mesangiokapillär
mes|an|gi|o|pro|lif|er|a|tive [mesˌændʒɪəʊprə'lɪfəˌreɪtɪv] *adj* zu einer Proliferation des Mesangiums führend, mesangioproliferativ
mes|an|gi|um [mes'ændʒɪəm] *noun* Mesangium *nt*
mes|a|or|tit|ic [ˌmeseɪɔːr'taɪtɪk] *adj* Mesaortitis betreffend, mesaortitisch
mes|a|or|ti|tis [ˌmeseɪɔːr'taɪtɪs] *noun* Entzündung der Aortenmedia, Mediaentzündung *f* der Aorta, Mesaortitis *f*
luetic mesaortitis Aortensyphilis *f*, Mesaortitis luetica, Aortitis syphilitica
mes|ar|te|ri|tis [mesɑːrtə'raɪtɪs] *noun* Mediaentzündung *f*, Mesarteritis *f*
Mönckeberg's mesarteritis Mönckeberg-Sklerose *f*, Mediakalzinose *f*
mes|en|ce|phal [mes'ensəfæl] *noun* →*mesencephalon*
mes|en|ce|phal|ic [mesˌensə'fælɪk] *adj* Mittelhirn/Mesencephalon betreffend, mesenzephal, mesenzephalisch
mes|en|ceph|a|li|tis [mesˌensefə'laɪtɪs] *noun* Mesencephalitis *f*, Mittelhirnentzündung *f*, Mesencephalonentzündung *f*, Mesenzephalitis *f*
mes|en|ceph|a|lon [ˌmesən'sefəlɑn] *noun* Mittelhirn *nt*, Mesenzephalon *nt*, Mesencephalon *nt*
mes|en|ceph|a|lot|o|my [ˌmesənˌsefə'lɑtəmɪ] *noun* Mesenzephalotomie *f*
me|sen|chy|ma [mɪ'zeŋkɪmə] *noun* Mesenchym *nt*, embryonales Bindegewebe *nt*
mes|en|chy|mal [mes'eŋkɪməl] *adj* embryonales Bindegewebe/Mesenchym betreffend, aus Mesenchym entstehend, mesenchymal
mes|en|chy|mo|ma [ˌmesənkaɪ'məʊmə] *noun* Mesenchymom *nt*, Mesenchymomo *nt*
mes|en|te|rec|to|my [ˌmesəntə'rektəmɪ] *noun* Mesenteriumresektion *f*, Mesenterektomie *f*
mes|en|ter|ic [ˌmesən'terɪk] *adj* Dünndarmgekröse/Mesenterium betreffend, zum Mesenterium gehörend, mesenterial, mesenterisch
mes|en|ter|i|o|pex|y [ˌmesən'terɪəʊpeksɪ] *noun* Mesenteriumfixation *f*, Mesenteriopexie *f*
mes|en|ter|i|or|rha|phy [ˌmesənˌterɪ'ɔrəfɪ] *noun* Mesenteriumnaht *f*, Mesenteriorrhaphie *f*, Mesorrhaphie *f*
mes|en|ter|i|tis [ˌmesəntə'raɪtɪs] *noun* Entzündung des Mesenteriums, Mesenteritis *f*, Mesenteriumentzündung *f*
mes|en|ter|y ['mesənˌteriː] *noun, plural* **-terlies 1.** (Dünndarm-)Gekröse *nt*, Mesenterium *nt* **2.** Bauchfellduplikatur *f*
mesentery of ascending (part of) colon Meso(kolon) *nt* des aufsteigenden Kolons, Mesocolon ascendens
common ileocolic mesentery Mesenterium ileocolicum commune
mesentery of descending (part of) colon Meso(kolon) *nt* des Colon descendens, Mesocolon descendens
dorsal common mesentery Mesenterium dorsale commune
mesentery of sigmoid colon Meso(kolon) *nt* des Sigmas, Mesosigma *nt*, Mesocolon sigmoideum
mesentery of transverse (part of) colon Meso(kolon) *nt* des Colon transversum, Mesocolon transversum
mesentery of vermiform appendix Mesoappendix *nt*
mes|en|tor|rha|phy [ˌmesən'tɔrəfɪ] *noun* Mesenteriumnaht *f*, Mesenteriorrhaphie *f*, Mesorrhaphie *f*
me|si|o|dens ['mezɪədenz, 'miːz-] *noun* Mesiodont *m*, Mesiodens *m*
meso- *präf.* Mes(o)-
meso-aortitis *noun* Entzündung der Aortenmedia; Mediaentzündung *f* der Aorta, Mesaortitis *f*
mes|o|ap|pen|di|ci|tis [ˌmezəʊəˌpendə'saɪtɪs] *noun* Entzündung der Mesoappendix, Mesoappendicitis *f*, Mesoappendizitis *f*
mes|o|ap|pen|dix [ˌmezəʊə'pendɪks] *noun, plural* **-dix|es, -di|ces** [-dɪsiːz] Mesoappendix *nt*
mes|o|a|ri|um [ˌmezəʊ'eərɪəm] *noun* →*mesovarium*
mes|o|blast ['mezəʊblæst] *noun* mittleres Keimblatt *nt*, Mesoblast *m*, Mesoderm *nt*
mes|o|blas|tic [ˌmezəʊ'blæstɪk] *adj* Mesoblast betreffend, vom Mesoblast abstammend, mesoblastisch, mesodermal
mes|o|ce|cum [ˌmezəʊ'siːkəm] *noun* Mesozäkum *nt*, Mesocaecum *nt*
mes|o|chon|dri|um [ˌmezəʊ'kɑndrɪəm] *noun* Mesochondrium *nt*
mes|o|col|ic [ˌmezəʊ'kɑlɪk] *adj* Mesokolon betreffend, mesokolisch
mes|o|co|lon [ˌmezəʊ'kəʊlən] *noun, plural* **-lons, -la** [-lə] Mesokolon *nt*, -colon *nt*

ascending mesocolon Meso(kolon) *nt* des aufsteigenden Kolons, Mesocolon ascendens
descending mesocolon Meso(kolon) *nt* des Colon descendens, Mesocolon descendens
iliac mesocolon Meso(kolon) *nt* des Sigmas, Mesosigma *nt*, Mesocolon sigmoideum
left mesocolon Meso(kolon) *nt* des Colon descendens, Mesocolon descendens
pelvic mesocolon Meso(kolon) *nt* des Sigmas, Mesosigma *nt*, Mesocolon sigmoideum
right mesocolon Meso(kolon) *nt* des aufsteigenden Kolons, Mesocolon ascendens
sigmoid mesocolon Meso(kolon) *nt* des Sigmas, Mesosigma *nt*, Mesocolon sigmoideum
transverse mesocolon Meso(kolon) *nt* des Colon transversum, Mesocolon transversum
mes|o|col|o|pex|y [ˌmezəʊ'kəʊləpeksɪ] *noun* Mesokolonfixation *f*, Mesokolopexie *f*
mes|o|cor|nea [ˌmezəʊ'kɔːrnɪə] *noun* Mesokornea *f*, Substantia propria corneae
mes|o|cor|tex [ˌmezəʊ'kɔːrteks] *noun* Übergangskortex *m*, Mesokortex *m*, -cortex *m*
mes|o|derm ['mezəʊdɜrm] *noun* mittleres/drittes Keimblatt *nt*, Mesoderm *nt*; Mesoblast *m*
intermediate mesoderm intermediäres Mesoderm *nt*
lateral plate mesoderm Seitenplattenmesoderm *nt*
paraxial mesoderm paraxiales Mesoderm *nt*
parietal mesoderm parietales Mesoderm *nt*
somatopleuric mesoderm somatopleurales Mesoderm *nt*, Somatopleura *f*
splanchnopleuric mesoderm splanchnopleurales Mesoderm *nt*, Splanchnopleura *f*
visceral mesoderm viszerales Mesoderm *nt*
mes|o|der|mic [ˌmezəʊ'dɜrmɪk] *adj* Mesoderm betreffend, vom Mesoderm abstammend, mesodermal, mesoblastisch
mes|o|di|as|tol|ic [ˌmezəʊdaɪə'stɑlɪk] *adj* in der Mitte der Diastole (auftretend), mesodiastolisch
mes|o|du|o|de|num [ˌmezəʊˌd(j)uːə'diːnəm, mezəʊd(j)uː'ɑdnəm] *noun* Mesoduodenum *nt*
mes|o|gas|tri|um [ˌmezəʊ'gæstrɪəm] *noun* Mesogastrium *nt*
me|sog|lia [mɪ'sɑglɪə] *noun* Mesoglia *f*, Hortega-Glia *f*, -Zellen *pl*
mes|o|il|e|um [ˌmezəʊ'ɪlɪəm] *noun* Mesoileum *nt*
mes|o|je|ju|num [ˌmezəʊdʒɪ'dʒuːnəm] *noun* Mesojejunum *nt*
mes|o|me|tri|tis [ˌmezəʊmɪ'traɪtɪs] *noun* Entzündung der Gebärmuttermuskulatur, Myometritis *f*, Myometriumentzündung *f*
mes|o|me|tri|um [ˌmezəʊ'mɪtɪrəm] *noun* **1.** Mesometrium *nt* **2.** → *myometrium*
mes|o|neph|ric [ˌmezə'nefrɪk] *adj* Urniere/Mesonephros betreffend, von der Urniere abstammend, mesonephrogen
mes|o|neph|ros [ˌmezəʊ'nefrɑs] *noun, plural* **-roi** [-rɔɪ] Urniere *f*, Wolff-Körper *m*, Mesonephron *nt*, Mesonephros *m*
meso-omentum *noun* Mesoomentum *nt*
mes|o|pex|y ['mezəʊpeksɪ] *noun* Mesenteriumfixation *f*, Mesenteriopexie *f*
me|sor|chi|um [mɪ'sɔːrkɪəm] *noun, plural* **-chia** [-kɪə] Mesorchium *nt*
mes|o|rec|tum [ˌmezəʊ'rektəm] *noun* Mesorektum *nt*
mes|or|rha|phy [mə'sɔrəfɪ] *noun* Mesenteriumnaht *f*, Mesenteriorrhaphie *f*, Mesorrhaphie *f*
mes|o|sal|pinx [ˌmezəʊ'sælpɪŋks] *noun, plural* **-pinges** [-sæl'pɪndʒiːz] Mesosalpinx *f*
mes|o|sig|moid [ˌmezəʊ'sɪgmɔɪd] *noun* Meso(kolon *nt*) *nt* des Sigmas, Mesosigma *nt*, Mesocolon sigmoideum
mes|o|sys|tol|ic [ˌmezəʊsɪs'tɑlɪk] *adj* in der Mitte der Systole, mesosystolisch

mes|o|ten|di|ne|um [ˌmezəʊten'dɪnɪəm] *noun* Mesotendineum *nt*, Mesotenon *m*
mes|o|ten|on [ˌmezəʊ'tenən] *noun* Mesotendineum *nt*, Mesotenon *m*
mes|o|the|li|al [ˌmezəʊ'θiːlɪəl] *adj* Mesothel betreffend, mesothelial
mes|o|the|li|o|ma [mezəʊˌθiːlɪ'əʊmə] *noun* Mesotheliom *nt*
pleural mesothelioma Pleuramesotheliom *nt*
mes|o|the|li|um [ˌmezəʊ'θiːlɪəm] *noun* Mesothel *nt*
mes|o|tym|pa|num [ˌmezəʊ'tɪmpənəm] *noun* Mesotympanum *nt*, Mesotympanicum *nt*
mes|o|var|i|um [ˌmezəʊ'veərɪəm] *noun, plural* **-var|ia** [-'veərɪə] Mesovarium *nt*
mes|sen|ger ['mesɪndʒər] I *noun* Bote *m* II *adj* Boten-
meta- *präf.* **1.** Über-, Met(a)- **2.** (*chem.*) meta-
met|a|bol|ic [ˌmetə'bɑlɪk] *adj* **1.** Stoffwechsel/Metabolismus betreffend, stoffwechselbedingt, metabolisch, Stoffwechsel- **2.** veränderlich, sich verwandelnd
me|tab|o|lism [mə'tæbəlɪzəm] *noun* Stoffwechsel *m*, Metabolismus *m*
basal metabolism Grundstoffwechsel *m*, -umsatz *m*
energy metabolism Energiestoffwechsel *m*
increased metabolism erhöhter/gesteigerter Stoffwechsel *m*, Hypermetabolismus *m*
postaggression metabolism Postaggressionsstoffwechsel *m*
rapid metabolism Tachymetabolismus *m*
me|tab|o|lite [mə'tæbəlaɪt] *noun* Stoffwechsel(zwischen)produkt *nt*, Metabolit *m*
me|tab|o|lize [mə'tæbəlaɪz] *v* verstoffwechseln, metabolisieren
met|a|car|pal [ˌmetə'kɑːrpl] I metacarpals *plural* → *metacarpals* II *adj* Mittelhand(knochen) betreffend, metakarpal, Mittelhand-, Metakarpal-
met|a|car|pals [ˌmetə'kɑːrplz] *plural* Mittelhandknochen *pl*, Metakarpalknochen *pl*, Metacarpalia *pl*, Ossa metacarpalia, Ossa metacarpi
metacarpo- *präf.* Mittelhand-, Metakarpo-
met|a|car|po|car|pal [ˌmetəˌkɑːrpəʊ'kɑːrpl] *adj* Handwurzel und Mittelhand/Metakarpus betreffend, karpometakarpal
met|a|car|po|pha|lan|ge|al [ˌmetəˌkɑːrpəʊfə'lændʒɪəl] *adj* Mittelhand(knochen) und Finger/Phalanges betreffend oder verbindend, metakarpophalangeal
met|a|car|pus [ˌmetə'kɑːrpəs] *noun, plural* **-pi** [-paɪ] Mittelhand *f*, Metakarpus *m*
met|a|cen|tric [ˌmetə'sentrɪk] *adj* metazentrisch
met|a|cer|car|ia [ˌmetəsɜr'keərɪə] *noun, plural* **-riae** [-rɪˌiː] Metazerkarie *f*
met|a|chro|ma|sia [ˌmetəkrəʊ'meɪzɪə] *noun* Metachromasie *f*
met|a|chro|mat|ic [ˌmetəkrəʊ'mætɪk, -krə-] *adj* mit dem selben Farbstoff unterschiedlich färbend, metachromatisch
met|a|chro|ma|tin [ˌmetə'krəʊmətɪn] *noun* Metachromatin *nt*
met|a|chro|ma|tism [ˌmetə'krəʊmətɪzəm] *noun* → *metachromasia*
met|a|chro|mia [ˌmetə'krəʊmɪə] *noun* Metachromasie *f*
met|a|chro|mo|some [ˌmetə'krəʊməsəʊm] *noun* Metachromosom *nt*
me|tach|ro|nous [mə'tækrənəs] *adj* zu verschiedenen Zeiten auftretend, metachron
met|a|cy|e|sis [ˌmetəsaɪ'iːsɪs] *noun* Extrauteringravidität *f*
met|a|du|o|de|num [ˌmetəˌd(j)uːəʊ'diːnəm] *noun* Metaduodenum *nt*
met|a|fe|male [ˌmetə'fiːmeɪl] *noun* **1.** Metafemale *f*, Patientin *f* mit Drei-X-Syndrom *nt* **2.** Drei-X-Syndrom *nt*, Triplo-X-Syndrom *nt*, XXX-Syndrom *nt*
met|a|he|mo|glo|bin [metə'hiːməgləʊbɪn] *noun* → *met-*

M

hemoglobin
met|a|ic|ter|ic [ˌmetaɪk'terɪk] *adj* nach einer Gelbsucht auftretend, metaikterisch
met|a|in|fec|tive [ˌmetaɪn'fektɪv] *adj* nach einer Infektion auftretend, metainfektiös
met|a|ki|ne|sis [ˌmetəkɪ'niːsɪs] *noun* **1.** Metakinese *f* **2.** Prometaphase *f*
met|al ['metl] **I** *noun* Metall *nt* **II** *adj* aus Metall, metallen, Metall-
alkali metals Alkalimetalls *pl*
alkaline earth metals Erdalkalimetalle *pl*
heavy metals Schwermetalle *pl*
met|al|bu|min [metæl'bjuːmən] *noun* Metalbumin *nt*, Pseudomuzin *nt*
met|al|de|hyde [mɪ'tældəhaɪd, me-] *noun* Metaldehyd *m*
me|tal|lic [mə'tælɪk] *adj* Metall betreffend, aus Metall bestehend, Metall enthaltend, metallisch, metallen, Metall(o)-
me|tal|lo|en|zyme [məˌtæləʊ'enzaɪm] *noun* Metall(o)enzym *nt*
met|al|loid ['metlɔɪd] **I** *noun* Nicht-, Halbmetall *nt*, Metalloid *nt* **II** *adj* metallähnlich, metalloid(isch)
me|tal|lo|pho|bia [məˌtæləʊ'fəʊbɪə] *noun* Metallophobie *f*
me|tal|lo|pro|tein [məˌtæləʊ'prəʊtiːn, -tiːɪn] *noun* Metall(o)protein *nt*
met|al|lu|es ['metəluːˌiːz] *noun* Metalues *f*, Metasyphilis *f*
met|a|mere ['metəmɪər] *noun* Metamer *nt*
met|a|mer|ic [ˌmetə'merɪk] *adj* Metamerie betreffend, durch Metamerie gekennzeichnet, metamer(isch)
met|a|mor|pho|sis [ˌmetəmɔːr'fəʊsɪs, metə'mɔːrfəsɪs] *noun* Umgestaltung *f*, Umformung *f*, Umwandlung *f*, Metamorphose *f*
fatty metamorphosis fettige Metamorphose/Degeneration *f*
fatty metamorphosis of liver Leber(epithel)verfettung *f*, fettige Metamorphose/Degeneration *f* der Leber
retrograde metamorphosis retrograde Metamorphose *f*
retrogressive metamorphosis retrograde Metamorphose *f*
structural metamorphosis visköse Metamorphose *f*
met|a|my|e|lo|cyte [ˌmetə'maɪələsaɪt] *noun* jugendlicher Granulozyt *m*, Metamyelozyt *m*; Jugendlicher *m*
met|a|neph|ros [ˌmetə'nefrɑs] *noun, plural* **-roi** [-rɔɪ] Nachniere *f*, Metanephros *nt*
met|a|phase ['metəfeɪz] *noun* Metaphase *f*
me|taph|y|si|al [mə'tæfəsɪəl, ˌmetə'fiːzɪəl] *adj* Metaphyse betreffend, in der Metaphyse, metaphysär
me|taph|y|sis [mə'tæfəsɪs] *noun, plural* **-ses** [-siːz] Knochenwachstumszone *f*, Metaphyse *f*, Metaphysis *f*
me|taph|y|si|tis [ˌmetəfɪ'saɪtɪs, məˌtæfɪ-] *noun* Metaphysitis *f*, Metaphysenentzündung *f*
met|a|pla|sia [ˌmetə'pleɪʒ(ɪ)ə] *noun* Metaplasie *f*
agnogenic myeloid metaplasia idiopathische myeloische Metaplasie *f*, primäre myeloische Metaplasie *f*, Leukoerythroblastose *f*, leukoerythroblastische Anämie *f*
squamous metaplasia Plattenepithelmetaplasie *f*, squamöse Metaplasie *f*
met|a|plasm ['metəplæzəm] *noun* Metaplasma *nt*
met|a|pneu|mon|ic [ˌmetən(j)uː'mɑnɪk] *adj* im Anschluss an eine Lungenentzündung/Pneumonie (auftretend), metapneumonisch, postpneumonisch
met|ar|te|ri|ole [metˌɑːr'tɪərɪəʊl] *noun* Metarteriole *f*, Präkapillare *f*
distant metastases Fernmetastasen *pl*
me|tas|ta|sis [mə'tæstəsɪs] *noun, plural* **-ses** [mə'tæstəsiːz] **1.** Absiedelung *f*, Tochtergeschwulst *f*, Metastase *f*, Metastasis *f* **2.** Metastasierung *f*, Filialisierung *f* **3.** Abszedierung *f*, Metastasierung *f*
brain metastases Hirnmetastasen *nt*
cerebral metastases Hirnmetastasen *nt*
contact metastasis Kontaktmetastase *f*
dural metastasis Durametastase *f*
hematogenous metastasis hämatogene Metatase *f*
implantation metastasis Implantationsmetastase *f*
local metastasis lokale Metastase *f*
lymphatic metastasis lymphogene Metastase *f*
peritoneal metastasis Bauchfellmetastase *f*, Peritonealmetastase *f*
regional metastasis regionäre Metastase *f*
me|tas|ta|size [mə'tæstəsaɪz] *v* Metastasen bilden oder setzen, metastasieren
met|a|stat|ic [metə'stætɪk] *adj* Metastase betreffend, metastatisch
met|a|ster|num [ˌmetə'stɜrnəm] *noun* Schwertfortsatz *m*, Processus xiphoideus
met|a|syph|i|lis [ˌmetə'sɪf(ə)lɪs] *noun* Metasyphilis *f*, Metalues *f*
met|a|tar|sal [ˌmetə'tɑːrsl] **I** *noun* → *metatarsals* **II** *adj* Mittelfuß(knochen) betreffend, metatarsal, Mittelfuß-, Metatarsal-
met|a|tar|sal|gia [ˌmetətɑːr'sældʒ(ɪ)ə] *noun* Metatarsalgie *f*
met|a|tar|sals [ˌmetə'tɑːrsls] *plural* Mittelfuß-, Metatarsalknochen *pl*, Ossa metatarsi, Metatarsalia *pl*
met|a|tar|sec|to|my [ˌmetətɑːr'sektəmɪ] *noun* Metatarsalknochenexzision *f*, -resektion *f*, Metatarsektomie *f*
metatarso- *präf.* Mittelfuß-, Metatarsal-
met|a|tar|so|pha|lan|ge|al [ˌmetəˌtɑːrsəʊfə'lændʒɪəl] *adj* Mittelfuß(knochen) und Zehen/Phalanges betreffend oder verbindend, metatarsophalangeal
met|a|tar|sus [ˌmetə'tɑːrsəs] *noun, plural* **-si** [-saɪ] Mittelfuß *m*, Metatarsus *m*
met|a|thal|a|mus [ˌmetə'θæləməs] *noun* Metathalamus *m*
Met|a|zoa [metə'zəʊə] *plural* Mehrzeller *pl*, Vielzeller *pl*, Metazoen *pl*
met|a|zo|ic [ˌmetə'zəʊɪk] *adj* Metazoen betreffend, vielzellig, metazoisch
met|a|zo|on [ˌmetə'zəʊɑn] *noun, plural* **-zoa** [-'zəʊə] Mehr-, Vielzeller *m*, Metazoon *nt*
met|en|ce|phal [ˌmetən'sefəlɑn] *noun* → *metencephalon*
met|en|ce|phal|ic [ˌmetˌensɪ'fælɪk] *adj* Nachhirn/Metenzephalon betreffend, Metenzephalon-
met|en|ceph|a|lon [ˌmetən'sefəlɑn] *noun* **1.** Brücke *f*, Pons *m* cerebri **2.** Nachhirn *nt*, Metenzephalon *nt*, Metencephalon *nt*
met-enkephalin *noun* Met-Enkephalin *nt*, Methionin-Enkephalin *nt*
me|te|or|ism ['miːtɪərɪzəm] *noun* Blähsucht *f*, Meteorismus *m*, Tympania *f*
me|ter ['miːtər] **I** *noun* **1.** Meter *m/nt* **2.** Meter *nt*, Messer *m*, Zähler *m*, Messinstrument *nt* **II** *v* messen
-meter *suf.* Maß, Längenmäß; Messgerät, Messer, -meter
meth|ane ['meθeɪn] *noun* Sumpf-, Grubengas *nt*, Methan *nt*
meth|a|nol ['meθənɔl, -nɑl] *noun* Methanol *nt*, Methylalkohol *m*
met|hem|al|bu|min [ˌmethiːmæl'bjuːmən] *noun* Methämalbumin *nt*
met|hem|al|bu|mi|ne|mia [ˌmethemælˌbjuːmɪ'niːmɪə] *noun* Methämalbuminämie *f*
met|heme ['methiːm] *noun* Hämatin *nt*, Hydroxyhämin *nt*
met|he|mo|glo|bin [met'hiːməgləʊbɪn, -'hemə-] *noun* Methämoglobin *nt*, Hämiglobin *nt*
cyanide methemoglobin Cyanmethämoglobin *nt*, Methämoglobincyanid *nt*
met|he|mo|glo|bi|ne|mia [metˌhiːməˌgləʊbɪ'niːmɪə] *noun* erhöhter Methämoglobingehalt *m* des Blutes, Methämoglobinämie *f*
met|he|mo|glo|bi|ne|mic [metˌhiːməˌgləʊbɪ'niːmɪk] *adj* Methämoglobinämie betreffend oder verursachend, methämoglobinämisch
met|he|mo|glo|bin|u|ria [metˌhiːməˌgləʊbɪ'n(j)ʊərɪə]

noun Methämoglobinausscheidung *f* im Harn, Methämoglobinurie *f*
meth|od ['meθəd] *noun* Methode *f*, Verfahren *nt*; Vorgehensweise *f*, Verfahrensweise *f*; System *nt*
Addis method Addis-Count *m*, Addis-Hamburger-Count *m*, Addis-Test *m*
Billing's method Billings-Ovulationsmethode *f*, Ovulationsmethode *f*, Zervixschleimmethode *f*
Bobath method Bobath-Methode *f*
Credé's method **1.** Credé-Prophylaxe *f*, Credéisieren *nt* **2.** Credé-Handgriff *m*
Denman's method Denman-Spontanentwicklung *f*
Duke's method Duke-Methode *f*, Bestimmung *f* der Blutungszeit nach Duke
dye dilution method Farbstoffverdünnungsmethode *f*
indicator-dilution method Farbstoff-, Indikatorverdünnungsmethode *f*, -technik *f*
Ogino-Knaus method Knaus-Ogino-Methode *f*
rhythm method Knaus-Ogino-Methode *f*
Ritgen's method Ritgen-Handgriff *m*
Smellie method Veit-Smellie-Handgriff *m*
Smellie-Veit method Veit-Smellie-Handgriff *m*
Vojta's method Vojta-Methode *f*
meth|o|trex|ate [meθə'trekseɪt] *noun* Methotrexat *nt*
me|thox|sal|len [me'θɑksələn] *noun* 8-Methoxypsoralen *nt*
me|thox|y|chlor [mə'θɑksɪklɔːr] *noun* Methoxychlor *nt*
8-me|thox|y|psor|al|len [mə,θɑksɪ'sɔːrələn] *noun* 8-Methoxypsoralen *nt*
meth|y|len|o|phil|ic [,meθɪlenə'fɪlɪk, -'liːnə-] *adj* leicht mit Methylenblau anfärbbar, methylenophil
meth|yl|gly|cine [,meθɪl'glaɪsiːn] *noun* Sarkosin *nt*, Methylglykokoll *nt*, -glycin *nt*
meth|yl|mor|phine [meθɪl'mɔːrfiːn] *noun* Kodein *nt*, Codein *nt*, Methylmorphin *nt*
meth|yl|pu|rine [meθɪl'pjʊəriːn] *noun* Methylpurin *nt*
meth|yl|tet|ra|hy|dro|fo|late [,meθɪl,tetrə,haɪdrə'fəʊleɪt] *noun* Methyltetrahydrofolat *nt*
meth|yl|the|o|bro|mine [meθɪl,θiːə'brəʊmiːn] *noun* Koffein *nt*, Coffein *nt*, Methyltheobromin *nt*, 1,3,7-Trimethylxanthin *nt*
meth|yl|trans|fer|ase [,meθɪl'trænsfəreɪz] *noun* Methyltransferase *f*, Transmethylase *f*
5-meth|yl|u|ra|cil [,meθɪl'jʊərəsɪl] *noun* Thymin *nt*, 5-Methyluracil *nt*
met|my|o|glo|bin [met,maɪə'gləʊbɪn] *noun* Metmyoglobin *nt*
metop- *präf.* Stirn-, Metop(o)-
me|top|a|gus [mɪ'tɑpəgəs] *noun* Meto(po)pagus *m*
me|top|ic [mɪ'tɑpɪk] *adj* stirnwärts, stirnseitig; Stirn oder Stirnbein/Os frontale betreffend, frontal
me|to|pi|on [mə'təʊpɪən] *noun* Metopion *nt*
metopo- *präf.* Stirn-, Metop(o)-
met|o|po|dyn|ia [,metəpəʊ'diːnɪə] *noun* frontale Kopfschmerzen *pl*, Metopodynie *f*
met|o|pop|a|gus [,metəʊ'pɑpəgəs] *noun* Meto(po)pagus *m*
me|tox|e|ny [mə'tɑksənɪ] *noun* Wirtswechsel *m*
metr- *präf.* Gebärmutter-, Metr(o)-, Hyster(o)-, Uter(o)-
me|tra ['miːtrə] *noun, plural* **-trae** [-triː] Gebärmutter *f*, Uterus *m*, Metra *f*
me|tral|gia [mɪ'trældʒ(ɪ)ə] *noun* Gebärmutterschmerz(en *pl*) *m*, Hysteralgie *f*, Hysterodynie *f*, Metralgie *f*, Metrodynie *f*
me|tra|tro|phia [,mɪtræ'trəʊfɪə] *noun* Gebärmutter-, Uterusatrophie *f*
me|trec|to|my [mɪ'trektəmɪ] *noun* Hysterektomie *f*
-metria *suf.* Messen, Messung, -metrie
-metric *suf.* Messung, Maß, Messgerät, -metrisch
me|tri|tis [mɪ'traɪtɪs] *noun* Metritis *f*, Gebärmutterentzündung *f*, Uterusentzündung *f*
dissecting metritis Metritis dissecans
puerperal metritis Gebärmutterentzündung *f* während der Puerperalperiode, Metritis puerperalis

metro- *präf.* Gebärmutter-, Metr(o)-, Hyster(o)-, Uter(o)-
me|tro|car|ci|no|ma [,miːtrəʊ,kɑːrsɪ'nəʊmə] *noun* Endometriumkarzinom *nt*, Carcinoma endometriale
me|tro|cele ['miːtrəʊsiːl] *noun* Hysterozele *f*
me|tro|col|po|cele [,miːtrəʊ'kɑlpəsiːl] *noun* Hysterokolpozele *f*
me|tro|en|do|me|tri|tis [,miːtrəʊ,endəʊmɪ'traɪtɪs] *noun* Entzündung von Gebärmutter(wand) und Gebärmutterschleimhaut, Metroendometritis *f*
me|trog|ra|phy [mɪ'tɑgrəfɪ] *noun* **1.** (*radiolog.*) Kontrastdarstellung *f* der Gebärmutterhöhle, Hysterographie *f*, Uterographie *f*, Hysterografie *f*, Uterografie *f* **2.** (*gynäkol.*) Hysterographie *f*, Hysterografie *f*
met|ro|ni|da|zole [,metrə'naɪdəzəʊl, -'nɪdə-] *noun* Metronidazol *nt*
me|trop|a|thy [mɪ'trɑpəθɪ] *noun* Gebärmutter-, Uteruserkrankung *f*, Metropathie *f*
me|tro|per|i|to|ni|tis [,miːtrəʊ,perɪtəʊ'naɪtɪs] *noun* Entzündung von Gebärmutter und angrenzendem Bauchfell, Metroperitonitis *f*
me|tro|phle|bi|tis [,miːtrəʊflɪ'baɪtɪs] *noun* Entzündung der Gebärmuttervenen, Metrophlebitis *f*, Phlebometritis *f*
me|tro|plas|ty ['metrəʊplæstɪ, 'miː-] *noun* Metroplastik *f*
me|trop|to|sis [,miːtrəʊ'təʊsɪs, -trɑp-] *noun* Gebärmuttersenkung *f*
me|tror|rha|gia [,miːtrəʊ'reɪdʒ(ɪ)ə] *noun* Metrorrhagie *f*
me|tror|rhea [,miːtrəʊ'rɪə] *noun* Metrorrhoe *f*
me|tror|rhex|is [,miːtrəʊ'reksɪs] *noun* Gebärmutter-, Uterusruptur *f*, Metrorrhexis *f*, Hysterorrhexis *f*
me|tro|sal|pin|gi|tis [,miːtrəʊ,sælpɪn'dʒaɪtɪs] *noun* Entzündung von Gebärmutter und Eileiter, Metrosalpingitis *f*, Hysterosalpingitis *f*
me|tro|sal|pin|gog|ra|phy [,miːtrəʊ,sælpɪn'gɑgrəfɪ] *noun* Hysterosalpingographie *f*, Hysterosalpingografie *f*
met|ro|scope ['miːtrəʊskəʊp] *noun* Hysteroskop *nt*
me|tro|ste|no|sis [,miːtrəʊstɪ'nəʊsɪs] *noun* Metrostenose *f*
me|trot|o|my [mɪ'trɑtəmɪ] *noun* Hysterotomie *f*
me|tro|tu|bog|ra|phy [,miːtrətjuː'bɑgrəfɪ] *noun* Hysterosalpingographie *f*, Hysterosalpingografie *f*
mi|celle [mɪ'sel, maɪ-] *noun* Mizelle *f*, Micelle *f*
micr- *präf.* Mikr(o)-, Micr(o)-
mi|cren|ceph|a|ly [,maɪkrən'sefəlɪ] *noun* → *microencephaly*
micro- *präf.* Mikr(o)-, Micr(o)-
mi|cro|ad|e|no|ma [,maɪkrəʊædə'nəʊmə] *noun* Mikroadenom *nt*
mi|cro|ag|gre|gate [maɪkrəʊ'ægrɪgeɪt] *noun* Mikroaggregat *nt*
mi|cro|a|nas|to|mo|sis [,maɪkrəʊə,næstə'məʊsɪs] *noun* Mikroanastomose *f*
mi|cro|a|nat|o|my [,maɪkrəʊə'nætəmɪ] *noun* Mikroanatomie *f*, Histologie *f*
mi|cro|an|eu|rysm [,maɪkrəʊ'ænjərɪzəm] *noun* Mikroaneurysma *nt*
mi|cro|an|gi|o|path|ic [maɪkrəʊ,ændʒɪəʊ'pæθɪk] *adj* Mikroangiopathie betreffend, mikroangiopathisch
mi|cro|an|gi|op|a|thy [maɪkrəʊ,ændʒɪ'ɑpəθɪ] *noun* Mikroangiopathie *f*
diabetic microangiopathy diabetische Mikroangiopathie *f*
thrombotic microangiopathy thrombotische Mikroangiopathie *f*, thrombotisch-thrombozytopenische Purpura *f*, Moschcowitz-Singer-Symmers-Syndrom *nt*, Moschcowitz-Syndrom *nt*, Purpura thrombotica, Purpura thrombotica thrombocytopenica, Purpura Moschcowitz
mi|cro|an|gi|os|co|py [maɪkrəʊ,ændʒɪ'ɑskəpɪ] *noun* Kapillarmikroskopie *f*, Kapillaroskopie *f*
mi|cro|bac|te|ri|um [,maɪkrəʊbæk'tɪərɪəm] *noun, plural* **-ria** [,maɪkrəʊbæk'tɪərɪə] **1.** Mikrobakterium *nt*, Mi-

M

crobacterium *nt* **2.** Mikroorganismus *m*

mi|crobe ['maɪkrəʊb] *noun* Mikrobe *f*, Mikroorganismus *m*, Mikrobion *nt*

mi|cro|bic [maɪ'krəʊbɪk] *adj* Mikrobe(n) betreffend, durch sie verursacht, mikrobiell, mikrobisch

mi|cro|bi|cid|al [,maɪkrəʊbɪ'caɪdl] *adj* mikrobenabtötend, entkeimend, mikrobizid

mi|cro|bi|cide [maɪ'krəʊbɪsaɪd] *adj* mikrobenabtötend, entkeimend, mikrobizid

mi|cro|bid [maɪ'krəʊbɪd] *noun* Mikrobid *nt*

mi|cro|bi|o|as|say [,maɪkrə,baɪəʊ'æseɪ] *noun* Mikrobioassay *m*

mi|cro|bi|o|log|ic [,maɪkrəbaɪə'lɑdʒɪk] *adj* Mikrobiologie betreffend, mikrobiologisch

mi|cro|bi|ol|o|gy [,maɪkrəbaɪ'ɑlədʒɪ] *noun* Mikrobiologie *f*

mi|cro|bi|ot|ic [,maɪkrəʊbaɪ'ɑtɪk] *adj* Mikrobe(n) betreffend, durch sie verursacht, mikrobiell, mikrobisch

mi|cro|blast ['maɪkrəblæst] *noun* Mikroblast *m*

mi|cro|ble|pha|ria [,maɪkrəʊblə'færɪə] *noun* Mikroblepharie *f*, -blepharon *nt*

mi|cro|bod|y ['maɪkrəʊbɑdɪ] *noun* Peroxisom *nt*, Microbody *m*

mi|cro|bra|chia [,maɪkrəʊ'breɪkɪə] *noun* Mikrobrachie *f*

mi|cro|car|ci|no|ma [maɪkrə,kɑːrsə'nəʊmə] *noun* Mikrokarzinom *nt*

mi|cro|cen|trum [,maɪkrəʊ'sentrəm] *noun* Mikrozentrum *nt*, Zentrosphäre *f*

mi|cro|ceph|a|lous [,maɪkrəʊ'sefələs] *adj* Mikrokephalie betreffend, mikrokephal, mikrozephal

mi|cro|ceph|a|ly [,maɪkrəʊ'sefəlɪ] *noun* Mikrozephalie *f*, -kephalie *f*, Mikrozephalus *m*

mi|cro|chei|lia [,maɪkrəʊ'keɪlɪə] *noun* Mikrocheilie *f*, Mikrochilie *f*

mi|cro|chei|ria [,maɪkrəʊ'kaɪrɪə] *noun* Mikrocheirie *f*, Mikrochirie *f*

mi|cro|chi|lia [,maɪkrəʊ'keɪlɪə] *noun* Mikrocheilie *f*, Mikrochilie *f*

mi|cro|chi|ria [,maɪkrəʊ'kaɪrɪə] *noun* Mikrocheirie *f*, Mikrochirie *f*

mi|cro|cir|cu|la|tion [,maɪkrəʊ,sɜrkjə'leɪʃn] *noun* Mikrozirkulation *f*

mi|cro|coc|cus [maɪkrə'kɑkəs] *noun, plural* **-ci** [maɪkrə'kɑksaɪ] Mikrokokke *f*, Mikrokokkus *m*, Micrococcus *m*

mi|cro|co|ria [,maɪkrəʊ'kɔːrɪə] *noun* Mikrokorie *f*

mi|cro|cor|nea [,maɪkrəʊ'kɔːrnɪə] *noun* Mikrokornea *f*

mi|cro|cra|nia [,maɪkrəʊ'kreɪnɪə] *noun* Mikrokranie *f*

mi|cro|cul|ture ['maɪkrəkʌltʃər] *noun* Mikrokultur *f*

mi|cro|cyte ['maɪkrəsaɪt] *noun* Mikrozyt *m*

mi|cro|cy|the|mia [,maɪkrəsaɪ'θiːmɪə] *noun* → *microcytosis*

mi|cro|cyt|ic [,maɪkrəʊ'sɪtɪk] *adj* aus kleinen Zellen bestehend; Mikrozyten betreffend, mikrozytär

mi|cro|cy|to|sis [,maɪkrəsaɪ'təʊsɪs] *noun* Mikrozytose *f*

mi|cro|dac|ty|ly [,maɪkrəʊ'dæktəlɪ] *noun* Mikrodaktylie *f*

mi|cro|don|tia [,maɪkrəʊ'dɑnʃɪə] *noun* Mikrodontie *f*

mi|cro|don|tism [,maɪkrəʊ'dɑntɪzəm] *noun* Mikrodontie *f*

mi|cro|drep|a|no|cy|to|sis [maɪkrəʊ,drepənəʊsaɪ'təʊsɪs] *noun* Sichelzellthalassämie *f*, Sichelzellenthalassämie *f*, Mikrodrepanozytenkrankheit *f*, HbS-Thalassämie *f*

mi|cro|em|bo|li [,maɪkrəʊ'embəlaɪ] *plural* Mikroembolien *pl*

mi|cro|en|ceph|a|ly [,maɪkrəʊen'sefəlɪ] *noun* Mikr(o)enzephalie *f*

mi|cro|en|vi|ron|ment [,maɪkrəen'vaɪr(ə)nmənt] *noun* Mikroumgebung *f*

mi|cro|e|ryth|ro|blast [,maɪkrəɪ'rɪθrəblæst] *noun* Mikroblast *m*

mi|cro|e|ryth|ro|cyte [,maɪkrəɪ'rɪθrəsaɪt] *noun* → *microcyte*

mi|cro|fi|bril [,maɪkrəʊ'faɪbrɪl, -'fɪb-] *noun* Mikrofibrille *f*

mi|cro|fil|a|ment [,maɪkrəʊ'fɪləmənt] *noun* Mikrofilament *nt*

mi|cro|fil|a|re|mia [,maɪkrəʊ,fɪlə'riːmɪə] *noun* Mikrofilariensepsis *f*, Mikrofilarämie *f*

mi|cro|fil|ar|ia [,maɪkrəʊfɪ'leərɪə] *noun, plural* **-ae** [-'leərɪ,iː] Mikrofilarie *f*, Microfilaria *f*

mi|cro|flo|ra [,maɪkrəʊ'flɔːrə] *noun* Mikroflora *f*

mi|cro|fluo|rom|e|try [,maɪkrəfluə'rɑmətrɪ] *noun* Mikrospektrophotometrie *f*, Mikrospektrofotometrie *f*, Zytophotometrie *f*, Zytofotometrie *f*

mi|cro|fol|li|cu|lar [,maɪkrəʊfə'lɪkjələr] *adj* mikrofollikulär

mi|cro|gam|ete [,maɪkrəʊ'gæmiːt] *noun* Mikrogamet *m*, Androgamet *m*

mi|cro|gas|tria [,maɪkrə'gæstrɪə] *noun* Mikrogastrie *f*

mi|cro|gen|e|sis [,maɪkrəʊ'dʒenəsɪs] *noun* Mikrogenese *f*

mi|cro|gen|ia [,maɪkrəʊ'dʒiːnɪə] *noun* Mikrogenie *f*

mi|crog|lia [maɪ'krɑglɪə] *noun* **1.** Mesoglia *f*, Hortega-Glia *f*, -Zellen *pl* **2.** Mikroglia *f*

mi|cro|glos|sia [,maɪkrəʊ'glɑsɪə] *noun* Mikroglossie *f*

mi|cro|gna|thi|a [,maɪkrəʊ'neɪθɪə] *noun* Mikrognathie *f*

mi|cro|gram ['maɪkrəgræm] *noun* Mikrogramm *nt*

mi|crog|ra|phy [maɪ'krɑgrəfɪ] *noun* Mikrographie *f*, Mikrografie *f*

mi|cro|gy|ria [,maɪkrəʊ'dʒaɪrɪə] *noun* Mikrogyrie *f*

mi|cro|he|mat|o|crit [,maɪkrəhɪ'mætəkrɪt] *noun* Mikrohämatokrit *m*

mi|cro|hem|or|rhage [maɪkrə'hemərɪdʒ] *noun* Mikroblutung *f*

mi|cro|he|pat|ia [,maɪkrəʊhɪ'pætɪə] *noun* Mikrohepatie *f*

mi|cro|his|tol|o|gy [,maɪkrəʊhɪs'tɑlədʒɪ] *noun* mikroskopische Histologie *f*, Mikrohistologie *f*

mi|cro|in|farct [maɪkrə'ɪnfɑːrkt] *noun* Mikroinfarkt *m*

mi|cro|in|va|sion [,maɪkrəɪn'veɪʒn] *noun* Mikroinvasion *f*

mi|cro|lar|yn|gos|co|py [,maɪkrəʊlærɪn'gɑskəpɪ] *noun* Mikrolaryngoskopie *f*

mi|cro|leu|ko|blast [maɪkrə'luːkəblæst] *noun* Myeloblast *m*

mi|cro|li|ter ['maɪkrəʊliːtər] *noun* Mikroliter *m*

mi|cro|li|thi|a|sis [,maɪkrəʊlɪ'θaɪəsɪs] *noun* Mikrolithiasis *f*

mi|cro|ma|nia [,maɪkrəʊ'meɪnɪə] *noun* Kleinheitswahn *m*, Mikromanie *f*

mi|cro|mas|tia [,maɪkrəʊ'mæstɪə] *noun* Mikromastie *f*

mi|cro|ma|zia [,maɪkrəʊ'meɪzɪə] *noun* Mikromastie *f*

mi|cro|me|lia [,maɪkrəʊ'miːlɪə] *noun* Mikromelie *f*

mi|cro|me|tas|ta|sis [,maɪkrəmɪ'tæstəsɪs] *noun* Mikrometastase *f*

mi|cro|me|ter ['maɪkrəʊmiːtər; maɪ'krɑmɪtər] *noun* **1.** Mikrometer *m/nt* **2.** (*Gerät*) Mikrometer *nt*

mi|cro|meth|od ['maɪkrəmeθəd] *noun* Mikromethode *f*

mi|cro|my|e|lia [,maɪkrəʊmaɪ'iːlɪə] *noun* Mikromyelie *f*

mi|cro|my|e|lo|blast [maɪkrə'maɪələblæst] *noun* Mikromyeloblast *m*

mi|cro|nu|cle|us [,maɪkrəʊ'n(j)uːklɪəs] *noun, plural* **-clei|ses, -clei** [-klɪaɪ] Kernkörperchen *nt*, Nukleolus *m*, Nucleolus *m*

micro-orchidism *noun* Mikrorchidie *f*, Mikrorchie *f*

mi|cro|or|gan|ism [maɪkrə'ɔːrgənɪzəm] *noun* Mikroorganismus *m*

mi|cro|par|a|site [maɪkrə'pærəsaɪt] *noun* Mikroparasit *m*

mi|cro|pa|thol|o|gy [,maɪkrəpə'θɑlədʒɪ] *noun* Mikropathologie *f*

mi|cro|pe|nis [,maɪkrəʊ'piːnɪs] *noun* Mikrophallus *m*

mi|cro|phage ['maɪkrəfeɪdʒ] *noun* Mikrophage *m*

mi|cro|phag|o|cyte [maɪkrə'fægəsaɪt] *noun* → *microphage*

mi|cro|pha|kia [,maɪkrəʊ'feɪkɪə] *noun* Mikrophakie *f*

mi|cro|phal|lus [,maɪkrəʊ'fæləs] *noun* Mikrophallus *m*

mi|croph|thal|mos [maɪkrɑf'θælməs] *noun* Mikrophthalmie *f*, Mikrophthalmus *m*

mi|cro|pla|sia [,maɪkrəʊ'pleɪʒ(ɪ)ə, -zɪə] *noun* Minder-,

Zwergwuchs *m*
mi|cro|pro|lac|ti|no|ma [ˌmaɪkrəprəʊˌlæktɪˈnəʊmə] *noun* Mikroprolaktinom *nt*
mi|crop|sia [maɪˈkrɑpsɪə] *noun* Mikropsie *f*
mi|cro|ra|di|og|ra|phy [maɪkrəˌreɪdɪˈɑgrəfɪ] *noun* Mikroradiographie *f*, Mikroradiografie *f*
mi|cro|rhin|ia [ˌmaɪkrəʊˈrɪnɪə] *noun* Mikrorhinie *f*
mi|cro|scope [ˈmaɪkrəskəʊp] **I** *noun* Mikroskop *nt* **II** *v* mikroskopisch untersuchen
binocular microscope binokulares Mikroskop *nt*, Doppelmikroskop *nt*, Binokularmikroskop *nt*
dark-field microscope Dunkelfeldmikroskop *nt*
electron microscope Elektronenmikroskop *nt*
fluorescence microscope Fluoreszenzmikroskop *nt*
laser microscope Laser-Scan-Mikroskop *nt*
light microscope Lichtmikroskop *nt*
optical microscope Lichtmikroskop *nt*
phase-contrast microscope Phasenkontrastmikroskop *nt*
polarizing microscope Polarisationsmikroskop *nt*
scanning electron microscope Elektronenrastermikroskop *nt*, Rasterelektronenmikroskop *nt*
slit lamp microscope Spaltlampenmikroskop *nt*
stereoscopic microscope Stereomikroskop *nt*
ultrasonic microscope Ultraschallmikroskop *nt*
ultraviolet microscope Ultraviolettmikroskop *nt*, UV-Mikroskop *nt*
mi|cro|scop|ic [ˌmaɪkrəʊˈskɑpɪk] *adj* **1.** winzig klein, mit bloßem Auge nicht sichtbar, mikroskopisch **2.** Mikroskop(ie) betreffend, mittels Mikroskop(ie), mikroskopisch, Mikroskop-
mi|cros|co|py [maɪˈkrɑskəpɪ, ˈmaɪkrəˌskəʊpɪ] *noun* Mikroskopie *f*, Untersuchung *f* mittels Mikroskop
mi|cro|slide [ˈmaɪkrəʊslaɪd] *noun* Objektträger *m*
mi|cro|so|ma [ˌmaɪkrəˈsəʊmə] *noun* Kleinwuchs *m*, Mikrosomie *f*
mi|cro|so|mal [ˌmaɪkrəʊˈsəʊməl] *adj* Mikrosomen betreffend, mikrosomal
mi|cro|some [ˈmaɪkrəʊsəʊm] *noun* Mikrosom *nt*
mi|cro|so|mia [ˌmaɪkrəʊˈsəʊmɪə] *noun* Kleinwuchs *m*, Mikrosomie *f*
mi|cro|sphere [ˈmaɪkrəʊsfɪər] *noun* **1.** Zentrosom *nt*, Zentriol *nt*, Zentralkörperchen *nt* **2.** Mikrozentrum *nt*, Zentrosphäre *f*
mi|cro|sphe|ro|cyte [maɪkrəˈsfɪərəsaɪt] *noun* Kugelzelle *f*, Sphärozyt *m*
mi|cro|sphe|ro|cy|to|sis [maɪkrəˌsfɪərəsaɪˈtəʊsɪs] *noun* Sphärozytose *f*
Mi|cros|po|ron [maɪˈkrɑspərɑn] *noun* Microsporum *nt*
mi|cro|sto|mia [ˌmaɪkrəˈstəʊmɪə] *noun* Mikrostomie *f*
mi|cro|sur|ger|y [ˌmaɪkrəʊˈsɜrdʒərɪ] *noun* Mikrochirurgie *f*
mi|cro|sur|gi|cal [ˌmaɪkrəʊˈsɜrdʒɪkl] *adj* Mikrochirurgie betreffend, mittels Mikrochirurgie, mikrochirurgisch
mi|cro|the|lia [ˌmaɪkrəʊˈθiːlɪə] *noun* Mikrothelie *f*
mi|cro|throm|bo|sis [ˌmaɪkrəθrɑmˈbəʊsɪs] *noun* Mikrothrombose *f*
mi|cro|throm|bus [maɪkrəˈθrɑmbəs] *noun, plural* **-bi** [maɪkrəˈθrɑmbaɪ] Mikrothrombus *m*
mi|cro|tia [maɪˈkrəʊʃɪə] *noun* Mikrotie *f*
mi|cro|ti|ter [maɪkrəʊˈtaɪtər] *noun* Mikrotiter *m*
mi|cro|tome [ˈmaɪkrətəʊm] *noun* Mikrotom *nt*
mi|cro|tu|bules [ˌmaɪkrəʊˈt(j)uːbjuːlz] *plural* Mikrotubuli *pl*
mi|cro|volt [ˈmaɪkrəʊvəʊlt] *noun* Mikrovolt *nt*
mi|cro|watt [ˈmaɪkrəʊwɑt] *noun* Mikrowatt *nt*
mi|cro|waves [ˈmaɪkrəʊweɪvz] *plural* Mikrowellen *pl*
mic|tion [ˈmɪkʃn] *noun* Harnen *nt*, Harnlassen *nt*, Blasenentleerung *f*, Urinieren *nt*, Miktion *f*, Mictio *f*
mic|tu|ri|tion [ˌmɪkʃəˈrɪʃn] *noun* → *miction*
slow micturition verlangsamte Harnentleerung *f*, Bradyurie *f*
mid|brain [ˈmɪdbreɪn] *noun* Mittelhirn *nt*, Mesenzephalon *nt*, Mesencephalon *nt*
mid|foot [ˈmɪdfʊt] *noun* Mittelfuß *m*
mid|gut [ˈmɪdgʌt] *noun* Mitteldarm *m*, Mesenteron *nt*
mid|pain [ˈmɪdpeɪn] *noun* Mittelschmerz *m*, Intermenstrualschmerz *m*
mi|graine [ˈmaɪgreɪn] *noun* Migräne *f*
ocular migraine → *ophthalmic migraine*
ophthalmic migraine Augenmigräne *f*, Hemicrania ophthalmoplegica, Migraine ophtalmique
mi|grate [ˈmaɪgreɪt] *v* wandern, migrieren; ziehen
mi|gra|tion [maɪˈgreɪʃn] *noun* **1.** Wanderung *f*, Migration *f*; Abwandern *nt*, Fortziehen *nt*, Zug *m* **2.** Leukozytenwanderung *f*, Leukozytenmigration *f*
cell migration Zellwanderung *f*
mi|gra|to|ry [ˈmaɪgrətɔːriː, -təʊ-] *adj* Migration betreffend, wandernd, migratorisch
mil|i|ar|ia [mɪlɪˈeərɪə] *plural* Schweißfrieseln *pl*, Hitzepickel *pl*, Hitzeblattern *pl*, Schweiß-, Schwitzbläschen *pl*, Miliaria *pl*
miliaria alba Miliaria alba
apocrine miliaria Fox-Fordyce-Krankheit *f*, apokrine Miliaria *pl*, Hidradenoma eruptivum, Apocrinitis sudoripara pruriens, Akanthosis circumporalis pruriens
mil|i|a|ry [ˈmɪlɪˌeriː, ˈmɪljərɪ] *adj* hirsekorngroß, miliar
mi|lieu [mɪlˈjʊ, miːl-] *noun, plural* **-lieus** Milieu *nt*, Umgebung *f*
mil|i|um [ˈmɪlɪəm] *noun, plural* **mil|ia** [ˈmɪlɪə] Hautgrieß *m*
colloid milium Kolloidmilium *nt*
milk [mɪlk] *noun* Milch *f*
breast milk Brust-, Frauen-, Muttermilch *f*
cancer milk Krebsmilch *f*
mother's milk → *breast milk*
witch's milk Hexenmilch *f*, Lac neonatorum
milk|y [ˈmɪlkɪ] *adj* **1.** milchig, milchartig, Milch- **2.** milchweiß
milli- *präf.* Milli-
mil|li|gram [ˈmɪlɪgræm] *noun* Milligramm *nt*
mil|li|li|ter [ˈmɪləliːtər] *noun* Milliliter *m/nt*
mil|li|me|ter [ˈmɪlɪmiːtər] *noun* Millimeter *m/nt*
mil|li|mo|lar [ˌmɪlɪˈməʊlər] *adj* millimolar
mil|li|mole [ˈmɪlɪməʊl] *noun* Millimol *nt*
mil|li|os|mol [ˌmɪlɪˈɑsməʊl, -mɑl] *noun* Milliosmol *nt*
mil|li|os|mole [ˌmɪlɪˈɑsməʊl, -mɑl] *noun* Milliosmol *nt*
mil|li|rad [ˈmɪlɪræd] *noun* Millirad *nt*
mil|li|sec|ond [ˈmɪlɪsekənd] *noun* Millisekunde *f*
mil|li|volt [ˈmɪlɪvəʊlt] *noun* Millivolt *nt*
mind [maɪnd] *noun* Sinn *m*, Gemüt *nt*; Seele *f*, Verstand *m*, Geist *m*
min|er|al [ˈmɪn(ə)rəl] **I** *noun* Mineral *nt* **II** *adj* **1.** Mineral(ien) betreffend oder enthaltend, mineralisch, Mineral- **2.** anorganisch, mineralisch
min|er|al|i|za|tion [ˌmɪn(ə)rəlaɪˈzeɪʃn, -lɪˈz-] *noun* Mineralisation *f*
min|er|al|o|coid [ˈmɪn(ə)rələʊkɔɪd] *noun* → *mineralocorticoid*
min|er|al|o|cor|ti|coid [ˌmɪn(ə)rələʊˈkɔːrtɪkɔɪd] *noun* Mineralokortikoid *nt*, -corticoid *nt*
mi|nor [ˈmaɪnər] *adj* **1.** kleiner, geringer, weniger bedeutend; minor **2.** Unter-, Neben-, Hilfs-
mi|o|did|y|mus [ˌmaɪəʊˈdɪdəməs] *noun* Mio(di)dymus *m*
mi|od|y|mus [maɪˈɑdɪməs] *noun* Mio(di)dymus *m*
mi|o|pap|o|va|vi|rus [maɪəˌpæpəʊvæˈvaɪrəs] *noun* Polyomavirus *nt*, Miopapovavirus *nt*
mi|o|sis [maɪˈəʊsɪs] *noun, plural* **-ses** [-siːz] **1.** Pupillenverengung *f*, Pupillenengstellung *f*, Miosis *f* **2.** → *meiosis*
mi|ot|ic [maɪˈɑtɪk] *adj* **1.** Miosis betreffend oder auslösend, miotisch **2.** → *meiotic*
mir|ror [ˈmɪrər] **I** *noun* **1.** Spiegel *m* **2.** Reflektor *m*, Rückstrahler *m* **II** *v* spiegeln, widerspiegeln; reflektieren
laryngeal mirror Kehlkopfspiegel *m*
mis|an|thrope [ˈmɪsnθrəʊp] *noun* Menschenfeind *m*,

M

-hasser *m*, Misanthrop *m*
mis|car|riage [mɪsˈkærɪdʒ, ˈmɪskærɪdʒ] *noun* (*gynäkol.*) Spontanabort *m*, Fehlgeburt *f*, Abort *m*, Abortus *m*
mis|di|ag|no|sis [ˌmɪsdaɪəgˈnəʊsɪs] *noun, plural* **-ses** [-siːz] Fehldiagnose *f*
mi|sog|a|my [mɪˈsɑgəmɪ] *noun* Ehescheu *f*, Misogamie *f*
mi|sog|y|nous [mɪˈsɑdʒənəs] *adj* frauenfeindlich, misogyn
mi|sog|y|ny [mɪˈsɑdʒənɪ] *noun* Frauenhass *m*, -feindlichkeit *f*, Misogynie *f*
mite [maɪt] *noun* Milbe *f*
bird/chicken mite Vogelmilbe *f*, Dermanyssus avium
face mite Haarbalgmilbe *f*, Demodex folliculorum
follicle mite Haarbalgmilbe *f*, Demodex folliculorum
fowl mite Vogelmilbe *f*, Dermanyssus avium
hair follicle mite Haarbalgmilbe *f*, Demodex folliculorum
harvest mite Erntemilbe *f*, Herbstgrasmilbe *f*
house dust mites Hausstaubmilben *pl*
itch mite Krätzmilbe *f*, Sarcoptes/Acarus scabiei
poultry mite Vogelmilbe *f*, Dermanyssus avium
mit|i|ci|dal [ˌmaɪtɪˈsaɪdl] *adj* milben(ab)tötend, mitizid
mit|i|cide [ˈmaɪtɪsaɪd] *noun* milbentötendes Mittel *nt*, Mitizid *nt*
mit|i|gat|ed [ˈmɪtɪgeɪtɪd] *adj* abgeschwächt, gemildert, mitigiert
mit|i|ga|to|ry [ˈmɪtɪgəˌtɔːriː, -təʊ-] *adj* lindernd, mildernd, abschwächend, mitigierend
mi|to|chon|dri|al [maɪtəˈkɑndrɪəl] *adj* Mitochondrien betreffend, von Mitochondrien stammend, in den Mitochondrien ablaufend, mitochondrial
mi|to|chon|dri|on [ˌmaɪtəˈkɑndrɪən] *noun, plural* **-dria** [-drɪə] Mitochondrie *f*, -chondrion *nt*, -chondrium *nt*, Chondriosom *nt*
mi|to|gen|e|sis [ˌmaɪtəˈdʒenəsɪs] *noun* Mitogenese *f*
mi|to|my|cin [maɪtəˈmaɪsɪn] *noun* Mitomycin *nt*
mi|to|sis [maɪˈtəʊsɪs] *noun, plural* **-ses** [-siːz] Mitose *f*, mitotische Zellteilung *f*, indirekte Kernteilung *f*; Karyokinese *f*
mi|tot|ic [maɪˈtɑtɪk, mɪ-] *adj* Mitose betreffend, mitotisch
mi|tral [ˈmaɪtrəl] *adj* **1.** mitralförmig, mitral **2.** Mitralklappe betreffend, mitral, Mitral(klappen)-
mne|me [ˈniːmiː] *noun* Mneme *f*
mne|men|ic [niːˈmenɪk] *adj* Gedächtnis betreffend, mnestisch, mnemisch
mod|el [ˈmɑdl] **I** *noun* Modell *nt*, Muster *nt*, Vorlage *f*, Schema *nt*, Vorbild *nt* (*of* für); (*anatom.*) Phantom *nt* **II** *adj* vorbildlich, musterhaft, Muster- **III** *v* formen, nachbilden, modellieren
Watson-Crick model Watson-Crick-Modell *nt*, Doppelhelix *f*
mod|i|fi|ca|tion [ˌmɑdəfɪˈkeɪʃn] *noun* (Ab-, Ver-)Änderung *f*, Ab-, Umwandlung *f*, Modifizierung *f*; (*auch genet.*) Modifikation *f*
behavior modification Verhaltenstherapie *f*
mo|di|o|lus [məʊˈdaɪələs, mə-] *noun* Schneckenachse *f*, -spindel *f*, Modiolus *f*
mog|i|graph|ia [ˌmɑdʒɪˈgræfɪə] *noun* Schreibkrampf *m*, Mogigraphie *f*, Graphospasmus *m*, Mogigrafie *f*
mog|i|la|lia [ˌmɑdʒɪˈleɪlɪə, -jə] *noun* Sprachstörung *f*, Mogilalie *f*
moist [mɔɪst] *adj* feucht
mol|al [ˈməʊləl] *adj* Molalität betreffend, molal
mo|lal|i|ty [məʊˈlælətɪ] *noun* Molalität *f*
mo|lar [ˈməʊlər] **I** *noun* Mahlzahn *m*, großer Backenzahn *m*, Molar *m*, Dens molares **II** *adj* **1.** Molar(en) betreffend, molar, Backen-, Molar-, Mahl- **2.** (*physik.*) Massen- **3.** (*chem.*) molar, Mol(ar)-
third molar Weisheitszahn *m*, dritter Molar *m*, Dens sapiens, Dens serotinus
mo|lar|i|ty [məʊˈlærətɪ] *noun* Molarität *f*
mold [məʊld] *noun* Schimmel *m*, Moder *m*; Schimmelpilz *m*
slime molds Schleimpilze *pl*, Myxomyzeten *pl*
mole [məʊl] *noun* **1.** Grammolekül *nt*, Mol *nt* **2.** Mole *f*, Mola *f* **3.** (kleines) Muttermal *nt*, Mal *nt*, Leberfleck *m*, Pigmentfleck *m*, Nävus *m*
blood mole 1. Blutmole *f*, Mola sanguinolenta **2.** Fleischmole *f*, Mola carnosa
carneous mole Fleischmole *f*, Mola carnosa
cystic mole Blasenmole *f*, Mola hydatidosa
fleshy mole 1. Fleischmole *f*, Mola carnosa **2.** Blutmole *f*, Mola sanguinolenta
hydatid mole Blasenmole *f*, Mola hydatidosa
pigmented mole Pigmentnävus *m*
spider mole Sternnävus *m*, Spider naevus, Naevus araneus
vesicular mole Blasenmole *f*, Mola hydatidosa
mo|lec|u|lar [məˈlekjələr] *adj* Molekül(e) betreffend, zum Molekül gehörend, molekular
mol|e|cule [ˈmɑləkjuːl] *noun* Molekül *nt*, Molekel *nt/f*
mol|i|la|lia [ˌmɑləˈleɪlɪə, -jə] *noun* Sprachstörung *f*
Mol|lus|ca [məˈlʌskə] *plural* Weichtiere *pl*, Mollusken *pl*, Mollusca *pl*
mol|lus|cum [məˈlʌskəm] *noun, plural* **-ca** [məˈlʌskə] weicher Hauttumor *m*, Molluscum *nt*
molluscum contagiosum Dellwarze *f*, Molluscum contagiosum, Epithelioma contagiosum/molluscum
mon- *präf.* Einfach-, Mon(o)-
mon|ac|id [mɑnˈæsɪd] **I** *noun* einbasische/einwertige Säure *f* **II** *adj* einbasisch
mon|ad [ˈmɑnæd, ˈməʊ-] *noun* Monade *f*
mon|am|ide [mɑnˈæmaɪd, -ɪd] *noun* Monoamid *nt*
mon|a|mine [ˌmɑnˈæmiːn, -mɪn] *noun* Monoamin *nt*
mon|am|i|ner|gic [ˌmɑnˌæmɪˈnɜrdʒɪk] *adj* auf Monoamine als Transmitter ansprechend, monoaminerg
mon|ar|thrit|ic [ˌmɑnɑːrˈθrɪtɪk] *adj* **1.** nur ein Gelenk betreffend, auf ein Gelenk beschränkt, monartikulär, monoartikulär **2.** Monarthritis betreffend, monarthritisch
mon|ar|thri|tis [ˌmɑnɑːrˈθraɪtɪs] *noun* Monarthritis *f*
mon|ar|tic|u|lar [ˌmɑnɑːrˈtɪkjələr] *adj* nur ein Gelenk betreffend, auf ein Gelenk beschränkt, monartikulär, monoartikulär
mon|a|tom|ic [ˌmɑnəˈtɑmɪk] *adj* **1.** einatomig **2.** einbasisch **3.** → *monavalent*
mon|au|ral [ˌmɑnˈɔːrəl] *adj* nur ein Ohr oder das Gehör auf einer Seite betreffend, monaural, monoaural
mon|a|va|lent [ˌmɑnəˈveɪlənt] *adj* mit nur einer Valenz, univalent, einwertig, monovalent
mon|ax|i|al [ˌmɑnˈæksɪəl] *adj* einachsig, uniaxial, monaxial
mo|nil|e|thrix [məˈnɪləθrɪks] *noun* Spindelhaare *pl*, Monilethrichie *f*, Monilethrix(-Syndrom *nt*) *f*, Aplasia pilorum intermittens
Mo|nil|ia [məˈnɪlɪə] *noun* Candida *f*, Monilia *f*, Oidium *nt*
mon|i|li|a|sis [mɑnɪˈlaɪəsɪs] *noun, plural* **-ses** [mɑnɪˈlaɪəsiːz] Kandidamykose *f*, Candidamykose *f*, Soormykose *f*, Candidiasis *f*, Candidose *f*, Moniliasis *f*, Moniliose *f*
mo|nil|i|o|sis [məˌnɪləˈʊsɪs] *noun* → *moniliasis*
monks|bane [ˈmʌŋksˌbeɪn] *noun* blauer Eisenhut *m*, Aconitum napellus
mono- *präf.* Einfach-, Mon(o)-
mon|o|ac|id [ˌmɑnəʊˈæsɪd] **I** *noun* einbasische/einwertige Säure *f* **II** *adj* einbasisch
mon|o|am|i|ner|gic [ˌmɑnəʊˌæmɪˈnɜrdʒɪk] *adj* auf Monoamine als Transmitter ansprechend, monoaminerg
mon|o|an|es|the|sia [ˌmɑnəʊˌænəsˈθiːʒə] *noun* Monoarkose *f*
mon|o|ar|tic|u|lar [ˌmɑnəʊɑːrˈtɪkjələr] *adj* nur ein Gelenk betreffend, auf ein Gelenk beschränkt, monartikulär, monoartikulär
mon|o|a|tom|ic [ˌmɑnəʊəˈtɑmɪk] *adj* **1.** einatomig **2.** einbasisch **3.** → *monovalent*

mon|o|ba|sic [ˌmɑnəʊ'beɪsɪk] *adj* einbasisch, -basig
mon|o|brach|ia [ˌmɑnəʊ'breɪkɪə] *noun* Monobrachie *f*
mon|o|cel|lu|lar [ˌmɑnəʊ'seljələr] *adj* aus einer Zelle bestehend, monozellulär, einzellig, unizellulär
mon|o|cho|ri|al [ˌmɑnəʊ'kɔːrɪəl] *adj* (*Zwillinge*) nur eine Zottenhaut/ein Chorion besitzend, monochorial
mon|o|cho|ri|on|ic [ˌmɑnəʊkɔrɪ'ɑnɪk] *adj* (*Zwillinge*) nur eine Zottenhaut/ein Chorion besitzend, monochorial
mon|o|chro|ma|sy [ˌmɑnəʊ'krəʊməsɪ] *noun* Farbenblindheit *f*, Einfarbensehen *nt*, Monochromasie *f*, Achromatopsie *f*
cone monochromasy Zapfen(farben)blindheit *f*
mon|o|chro|mat|ic [ˌmɑnəʊkrəʊ'mætɪk] *adj* einfarbig, monochrom, monochromatisch
mon|o|chro|mat|o|phil [ˌmɑnəʊkrə'mætəfɪl] **I** *noun* monochromatophile Zelle *f* **II** *adj* monochromatophil
mon|o|chrom|ic [ˌmɑnəʊ'krɑmɪk] *adj* einfarbig, monochromatisch, monochrom
mon|o|clo|nal [ˌmɑnə'kləʊnl] *adj* von einer Zelle oder einem Zellklon abstammend, monoklonal
mon|oc|u|lar [mɑn'ɑkjələr] *adj* **1.** nur ein Auge betreffend, nur für ein Auge, einäugig, monokular, monokulär **2.** (*Mikroskop*) monokular
mon|oc|u|lus [mɑn'ɑkjələs] *noun* **1.** (*ophthal.*) einseitiger Augenverband *m*, Monoculus *m* **2.** (*embryolog.*) Zyklop *m*, Zyklozephalus *m*, Synophthalmus *m*
mon|o|cyte ['mɑnəʊsaɪt] *noun* mononukleärer Phagozyt *m*, Monozyt *m*
mon|o|cyt|ic [ˌmɑnəʊ'sɪtɪk] *adj* Monozyten oder die monozytäre Reihe betreffend, monozytär
mon|o|cy|toid [ˌmɑnəʊ'saɪtɔɪd] *adj* monozytenartig, monozytenförmig, monozytoid
mon|o|cy|to|pe|nia [mɑnəʊˌsaɪtə'piːnɪə] *noun* Monozytenverminderung *f*, Monozytopenie *f*
mon|o|cy|to|poi|e|sis [ˌmɑnəʊˌsaɪtəpɔɪ'iːsɪs] *noun* Monozytenbildung *f*, Monozytopo(i)ese *f*
mon|o|cy|to|sis [ˌmɑnəʊsaɪ'təʊsɪs] *noun* Monozytenvermehrung *f*, Monozytose *f*
mon|o|dac|tyl|y [ˌmɑnəʊ'dæktəlɪ] *noun* Einfingrigkeit *f*, -zehigkeit *f*, Monodaktylie *f*
mon|o|di|plo|pia [ˌmɑnəʊdɪ'pləʊpɪə] *noun* monokuläre Diplopie *f*, Monodiplopie *f*
mon|o|en|er|get|ic [ˌmɑnəˌenər'dʒetɪk] *adj* (*Strahlung*) von einer Wellenlänge, monoenergetisch
mon|o|e|no|ic [ˌmɑnəʊɪ'nəʊɪk] *adj* mit einer Doppelbindung, einfachungesättigt
mon|o|fac|to|ri|al [ˌmɑnəʊfæk'tɔːrɪəl] *adj* nur durch einen Faktor bedingt, unifaktoriell, monofaktoriell
mon|o|fil|a|ment [ˌmɑnəʊ'fɪləmənt] *adj* aus einem Faden bestehend, einfädig, nicht geflochten, monofil
mon|o|ger|mi|nal [ˌmɑnəʊ'dʒɜrmɪnl] *adj* (*Zwilling*) eineiig, monovular, monovulär
mon|o|in|fec|tion [ˌmɑnəʊɪn'fekʃn] *noun* Reininfektion *f*, Monoinfektion *f*
mon|o|kine ['mɑnəʊkaɪn] *noun* Monokin *nt*
mon|o|lat|er|al [ˌmɑnəʊ'lætərəl] *adj* nur eine Seite betreffend, einseitig, halbseitig, unilateral
mon|o|lay|er [ˌmɑnəʊ'leɪər] **I** *noun* monomolekulare Schicht *f*, Monolayer *m* **II** *adj* einlagig, -schichtig
mon|o|meth|yl|mor|phine [ˌmɑnəʊˌmeθl'mɔːrfiːn] *noun* Kodein *nt*, Codein *nt*, Methylmorphin *nt*
mon|o|neph|rous [ˌmɑnəʊ'nefrəs] *adj* nur eine Niere betreffend, monorenal
mon|o|neu|ral [ˌmɑnəʊ'njʊərəl] *adj* nur einen Nerv betreffend, mononeural
mon|o|neu|ral|gia [ˌmɑnəʊnjʊə'rældʒ(ɪ)ə] *noun* Mononeuralgie *f*
mon|o|neu|ri|tis [ˌmɑnəʊnjʊə'raɪtɪs] *noun* Mononeuritis *f*
mon|o|neu|rop|a|thy [ˌmɑnəʊnjʊə'rɑpəθɪ] *noun* Erkrankung *f* eines einzelnen Nerven, Mononeuropathie *f*
mon|o|nu|cle|ar [ˌmɑnəʊ'n(j)uːklɪər] **I** *noun* einkernige Zelle *f* **II** *adj* nur einen Kern besitzend, mononukleär
mon|o|nu|cle|ate [ˌmɑnəʊ'n(j)uːklɪeɪt] *adj* (*Blutzelle*) nur einen Kern/Nukleus besitzend, mononukleär
mon|o|nu|cle|o|sis [mɑnəʊˌn(j)uːklɪ'əʊsɪs] *noun* **1.** Mononukleose *f*, Mononucleosis *f* **2.** → *infectious mononucleosis*
cytomegalovirus mononucleosis Zytomegalievirus-mononukleose *f*, CMV-Mononukleose *f*, Paul-Bunnel-negative infektiöse Mononukleose *f*
infectious mononucleosis Pfeiffer-Drüsenfieber *nt*, infektiöse Mononukleose *f*, Monozytenangina *f*, Mononucleosis infectiosa
mon|o|nu|cle|o|tide [ˌmɑnəʊ'n(j)uːklɪətaɪd] *noun* Mononukleotid *nt*, -nucleotid *nt*
mon|o|ox|y|gen|ase [ˌmɑnəʊ'ɑksɪdʒəneɪz] *noun* Mon(o)oxygenase *f*
monophenol monooxygenase Monophenolmonooxygenase *f*, Monophenyloxidase *f*
mon|o|pa|re|sis [ˌmɑnəʊpə'riːsɪs] *noun* Monoparese *f*
mon|o|pe|nia [mɑnə'piːnɪə] *noun* → *monocytopenia*
mon|o|pho|bia [ˌmɑnəʊ'fəʊbɪə] *noun* Monophobie *f*
mon|oph|thal|mus [ˌmɑnɑf'θælməs] *noun* Zyklop *m*, Zyklozephalus *m*, Synophthalmus *m*
mon|o|ple|gia [ˌmɑnə'pliːdʒ(ɪ)ə] *noun* Monoparalyse *f*, -plegie *f*
mon|o|po|dia [ˌmɑnəʊ'pəʊdɪə] *noun* Monopodie *f*, monopodale Symmelie *f*
mon|o|poi|e|sis [ˌmɑnəʊpɔɪ'iːsɪs] *noun* → *monocytopoiesis*
mon|or|chid [mɑn'ɔːrkɪd] *adj* Monorchismus betreffend, mit nur einem Hoden, monorchid
mon|or|chism [mɑn'ɔːrkɪzəm] *noun* Monorchie *f*
mon|o|sac|cha|ride [ˌmɑnə'sækəraɪd, -rɪd] *noun* Einfachzucker *m*, Monosaccharid *nt*
mon|ose ['mɑnəʊz, 'məʊn-] *noun* → *monosaccharide*
mon|o|so|mous [ˌmɑnə'səʊməs] *adj* Monosomie betreffend, monosom
mon|o|so|my ['mɑnəʊsəʊmɪ] *noun* Monosomie *f*
mon|o|spe|cif|ic [ˌmɑnəʊspə'sɪfɪk] *adj* (*Antikörper*) nur mit einem Antigen reagierend, monospezifisch
mon|os|tot|ic [ˌmɑnɑs'tɑtɪk] *adj* nur einen Knochen betreffend, auf einen Knochen beschränkt, monostotisch
mon|o|symp|to|mat|ic [ˌmɑnəʊˌsɪm(p)tə'mætɪk] *adj* nur ein Symptom aufweisend, monosymptomatisch
mon|o|syn|ap|tic [ˌmɑnəʊsɪ'næptɪk] *adj* nur eine Synapse umfassend, monosynaptisch
mo|not|o|nous [mə'nɑtnəs] *adj* eintönig, (ermüdend) einförmig, gleichförmig, monoton
mo|not|ri|chous [mə'nɑtrɪkəs] *adj* (*biolog.*) mit nur einer Geißel, monotrich
mon|o|un|sat|u|rat|ed [ˌmɑnəʌn'sætʃəreɪtɪd] *adj* mit einer Doppelbindung, einfachungesättigt
mon|o|va|lence [ˌmɑnə'veɪləns] *noun* Einwertigkeit *f*
mon|o|va|lent [ˌmɑnə'veɪlənt] *adj* mit nur einer Valenz, univalent, einwertig, monovalent
mon|ox|ide [mɑn'ɑksaɪd, mə'nɑk-] *noun* Monoxid *nt*
carbon monoxide Kohlenmonoxid *nt*, Kohlenoxid *nt*; Kohlensäureanhydrid *nt*
mon|ox|y|gen|ase [mɑn'ɑksɪdʒəneɪz] *noun* Mon(o)oxygenase *f*
mon|o|zy|got|ic [ˌmɑnəzaɪ'gɑtɪk] *adj* (*Zwilling*) eineiig, monovular, monovulär
mon|o|zy|gous [ˌmɑnə'zaɪgəs] *adj* (*Zwilling*) monovular, monovulär, eineiig
mons [mɑnz] *noun*, *plural* **mon|tes** ['mɑntɪz] Hügel *m*, Berg *m*, Vorbuchtung *f*, Mons *m*
mons pubis Schamhügel *m*, -berg *m*, Venushügel *m*, Mons pubis/veneris
mons veneris → *mons pubis*
mon|ster ['mɑnstər] *noun* Fehlbildung *f*, Missbildung *f*, Missgeburt *f*, Monstrum *nt*, Monstrositas *f*
double/twin monster Doppelfehlbildung *f*, Duplicitas *f*,

Monstrum duplex
monlstroslilty [mɑn'strɑsətɪ] *noun* Fehlbildung *f*, Missbildung *f*, Missgeburt *f*, Monstrum *nt*, Monstrositas *f*
mood [muːd] *noun* Stimmung *f*, Laune *f*; Gemüt *nt*
disordered mood Parathymie *f*
Morlaxlellla [,mɔːræk'selə] *noun* Moraxella *f*
Moraxella lacunata Diplobakterium *nt* Morax-Axenfeld, Moraxella lacunata
morlbid ['mɔːrbɪd] *adj* erkrankt, krankhaft, krank, pathologisch, kränklich, morbid; von der Norm abweichend, anormal, ungewöhnlich, anormal; nicht normal, abartig
morlbidlilty [mɔːr'bɪdətɪ] *noun* Krankheitshäufigkeit *f*, Erkrankungsrate *f*, Morbidität *f*
morlbiflic [mɔːr'bɪfɪk] *adj* krankheitserregend, krankheitsverursachend, krankmachend, pathogen
morlbiglelnous [mɔːr'bɪdʒənəs] *adj* krankheitserregend, krankheitsverursachend, krankmachend, pathogen
morlbillilty [mɔːr'bɪlətɪ] *noun* Morbidität *f*
morlbilli [mɔːr'bɪlaɪ] *plural* Masern *pl*, Morbilli *pl*
morlbilllilform [mɔːr'bɪləfɔːrm] *adj* masernähnlich, morbilliform
Morlbilllilvilrus [mɔːr,bɪlɪ'vaɪrəs] *noun* Morbillivirus *nt*
morlcellelment [mɔrsel'mənt] *noun* Morcellement *nt*
molria ['mɔːrɪə] *noun* Moria *f*
morlilbund ['mɔːrɪbʌnd, 'mɑr-] *adj* sterbend, im Sterben liegend, moribund
morph- *präf.* Form-, Gestalt-, Morph(o)-
-morph *suf.* -gestaltig, -förmig, -morph
morlphea ['mɔːrfɪə] *noun* zirkumskripte/lokalisierte Sklerodermie *f*, Sclerodermia circumscripta, Morphea *f*, Morphoea *f*
-morphia *suf.* Form, Gestalt, -morphie, -morphia
-morphic *suf.* -gestaltig, -förmig, -morph
morlphine ['mɔːrfiːn] *noun* Morphin *nt*, Morphium *nt*, Morphineum *nt*
morlphinlism ['mɔːrfənɪzəm] *noun* Morphinsucht *f*, Morphinismus *m*, Morphiumsucht *f*; (chronische) Morphinvergiftung *f*
morpho- *präf.* Form-, Gestalt-, Morph(o)-
morlpholgenlelsis [,mɔːrfə'dʒenəsɪs] *noun* Gestalt- und Formentwicklung *f*, Morphogenese *f*, -genie *f*
morlpholgelnetlic [,mɔːrfədʒə'netɪk] *adj* Morphogenese betreffend, morphogenetisch
morltal ['mɔːrtl] *adj* tödlich, todbringend (*to* für); Tod-, Todes-; sterblich, Sterbe-
morltallilty [mɔːr'tælətɪ] *noun* **1.** Sterblichkeit *f*, Mortalität *f* **2.** Sterberate *f*, -ziffer *f*, Mortalitätsrate *f*, -ziffer *f*
early infant mortality Frühsterblichkeit *f*
infant mortality Säuglingssterblichkeit *f*, Erstjahressterblichkeit *f*
infant mortality in the first week Frühsterblichkeit *f*
late infant mortality Nachsterblichkeit *f*, Spätsterblichkeit *f*
maternal mortality mütterliche Mortalität *f*, Müttersterblichkeit *f*
neonatal mortality Neugeborenensterblichkeit *f*, Sterblichkeit *f* in der Neugeborenenperiode
perinatal mortality perinatale Sterblichkeit *f*, Sterblichkeit *f* in der Perinatalperiode
morltilfilcaltion [mɔːrtəfɪ'keɪʃn] *noun* Gangrän *f*, Brand *m*, gangräne Nekrose *f*, Gangraena *f*
morltilfied ['mɔːrtɪfaɪd] *adj* Gangrän betreffend, mit einer Gangrän, in Form einer Gangrän, gangränös
morlulla ['mɔːr(j)ʊlə] *noun, plural* **-las, -lae** [-liː] Morula *f*
moslquilto [mə'skiːtəʊ] *noun* Stechmücke *f*, Moskito *m*
tiger mosquito Gelbfieberfliege *f*, Aedes aegypti
yellow-fever mosquito → *tiger mosquito*
mothler ['mʌðər] *noun* Mutter *f*
surrogate mother Ersatzmutter *f*, Leihmutter *f*
mothlerlwort ['m ðər,wɜrt] *noun* Herzgespann *nt*, Leonurus cardiaca, Leonurus quinquelobatus
moltillilty [məʊ'tɪlətɪ] *noun* Motilität *f*
sperm motility Spermienmotilität *f*
moltion ['məʊʃn] *noun* **1.** Bewegung *f* in motion in Bewegung, sich bewegend **2.** Bewegungsablauf *m*, Gang *m* **3.** Stuhlgang *m*; Stuhl *m*
moltolneulron [,məʊtə'njʊərɑn] *noun* motorische Nervenzelle *f*, Motoneuron *nt*
moltor ['məʊtər] *adj* Motorik betreffend, Bewegung betreffend, bewegend, motorisch
mount [maʊnt] I *noun* (*Mikroskop*) Objektträger *m* II *v* (*Präparat*) fixieren
mounltant ['maʊntnt] *noun* (*Mikroskop*) Fixiermittel *nt*, Fixativ *nt*
mouse [maʊs] *noun, plural* **mice** [maɪs] Maus *f*
joint mouse Gelenkmaus *f*, freier Gelenkkörper *m*, Corpus liberum
mouth [maʊθ] *noun* Mund *m*; (*anatom.*) Os *nt*, Ostium *nt*
external mouth of uterus äußerer Muttermund *m*, Ostium uteri
sore mouth Orf *f*, Ecthyma contagiosum/infectiosum, Steinpocken *pl*, atypische Schafpocken *pl*, Stomatitis pustulosa contagiosa
trench mouth Plaut-Vincent-Angina *f*, Vincent-Angina *f*, Fusospirillose *f*, Fusospirochätose *f*, Angina ulcerosa/ulceromembranacea
movlalble ['muːvəbl] *adj* beweglich, bewegbar
movelment ['muːvmənt] *noun* **1.** Bewegung *f* **2.** Stuhlgang *m*; Stuhl *m*
bowel movement **1.** Darmentleerung *f*, Stuhlgang *m*, Defäkation *f* **2.** Stuhl *m*, Kot *m*, Fäzes *pl*, Faeces *pl*, Fäkalien *pl*
peristaltic movement Peristaltik *f*
rapid eye movement paradoxer/desynchronisierter Schlaf *m*, Traumschlaf *m*, REM-Schlaf *m*
vermicular movement Peristaltik *f*
muci- *präf.* Schleim-, Muzi-, Muci-, Muko-, Muco-, Myxo-
mulciflerlous [mjuː'sɪfərəs] *adj* → *mucigenous*
mulciglelnous [mjuː'sɪdʒənəs] *adj* Schleim produzierend oder sezernierend, muzinogen, muciparus, schleimbildend, schleimsezernierend, schleimproduzierend
mulcillage ['mjuːsɪlɪdʒ] *noun* Gummischleim *m*, Mucilaginosum *nt*, Mucilago *f*
mulcillaglilnous [,mjuːsɪ'lædʒɪnəs] *adj* Schleim produzierend oder sezernierend, muzinogen, muciparus, schleimbildend, schleimsezernierend, schleimproduzierend; schleimig, klebrig, muzilaginös
mulcin ['mjuːsɪn] *noun* Muzin *nt*, Mukoid *nt*
mulcilnase ['mjuːsɪneɪz] *noun* Muzinase *f*, Mucinase *f*, Mukopolysaccharidase *f*
mulcilnoid ['mjuːsɪnɔɪd] *adj* **1.** muzinartig **2.** → *mucoid II*
mulcilnolsis [,mjuːsɪ'nəʊsɪs] *noun* Muzinose *f*, Myxodermie *f*, Mucinosis *f*
follicular mucinosis Pinkus Alopezie *f*, Mucinosis follicularis, Alopecia mucinosa, Mucophanerosis intrafollicularis et seboglandularis
papular mucinosis Lichen myxoedematosus, Mucinosis papulosa seu lichenoides, Myxodermia papulosa, Lichen fibromucinoidosus
reticular erythematous mucinosis retikuläre erythematöse Muzinose *f*, Rundzellerythromatose *f*, REM-Syndrom *nt*, Mucinosis erythematosa reticularis
mulcilnous ['mjuːsɪnəs] *adj* **1.** Muzin betreffend, muzinartig, -ähnlich, muzinös **2.** → *mucoid II*
mulcilnulria [,mjuːsɪ'n(j)ʊərɪə] *noun* Muzinurie *f*
mulciplalrous [mjuː'sɪpərəs] *adj* Schleim produzierend oder sezernierend, muzinogen, muciparus, schleimbildend, schleimsezernierend, schleimproduzierend
mulciltis [mjuː'saɪtɪs] *noun* Mukosaentzündung *f*, Schleimhautentzündung *f*, Mukositis *f*
muco- *präf.* **1.** Schleim-, Muzi-, Muci-, Muko-, Muco-, Myxo- **2.** Schleimhaut-, Mukosa-

mu|co|cele ['mjuːkəʊsiːl] *noun* **1.** Schleimzyste *f*, Mukozele *f* **2.** schleimbildender/muköser Polyp *m*
mu|co|cil|i|ar|y [,mjuːkəʊ'sɪlɪ,eriː, 'sɪlɪərɪ] *adj* (*Atemwege*) Schleim/Mukus und Zilien der Epithelzellen betreffend, mukoziliär
mu|co|co|li|tis [,mjuːkəʊkə'laɪtɪs] *noun* Colica mucosa/mucomembranacea, Colitis mucosa
mu|co|cu|ta|ne|ous [mjuː'kəʊkjuː'teɪnɪəs] *adj* Haut und Schleimhaut betreffend, mukokutan
mu|co|fi|brous [mjuː'kəʊ'faɪbrəs] *adj* aus Schleim/Mucus und fibrösem Bindegewebe bestehend, mukofibrös
mu|co|glob|u|lin [mjuː'kəʊ'glɑbjəlɪn] *noun* Mukoglobulin *nt*
mu|coid ['mjuːkɔɪd] **I** *noun* Mukoid *nt*, Mucoid *nt* **II** *adj* schleimähnlich, -artig, schleimig, mukoid, mukös
mu|co|lip|id [,mjuːkə'lɪpɪd] *noun* Muko-, Mucolipid *nt*
mu|co|lip|i|do|sis [mjuːkə,lɪpɪ'dəʊsɪs] *noun* Mukolipidose *f*, Mucolipidosis *f*
mucolipidosis I Mukolipidose I *f*, Lipomukopolysaccharidose *f*
mucolipidosis II I-Zellen-Krankheit *f*, Mukolipidose II *f*
mucolipidosis III Mukolipidose III *f*, Pseudo-Hurler-Dystrophie *f*
mu|col|y|sis [mjuː'kɑlɪsɪs] *noun* Schleimauflösung *f*, -verflüssigung *f*, Mukolyse *f*
mu|co|lyt|ic [,mjuːkəʊ'lɪtɪk] *adj* schleimlösend, mukolytisch
mu|co|mem|bra|nous [,mjuːkəʊ'membrənəs] *adj* Schleimhaut betreffend, Schleimhaut-, Mukosa-
mu|co|pep|tide [,mjuːkəʊ'peptaɪd] *noun* Muko-, Mucopeptid *nt*; Peptidoglykan *nt*, Murein *nt*
mu|co|per|i|chon|dri|um [,mjuːkəʊ,perɪ'kɑndrɪəm] *noun* Mukoperichondrium *nt*
mu|co|per|i|os|te|um [,mjuːkəʊ,perɪ'ɑstɪəm] *noun* mit Schleimhaut überzogenes Periost *nt*, muköses Periost *nt*, Mukoperiost *nt*
mu|co|pol|y|sac|cha|ri|dase [,mjuːkəʊ,pɑlɪ'sækəraɪdeɪz] *noun* Muzinase *f*, Mucinase *f*, Mukopolysaccharidase *f*
mu|co|pol|y|sac|cha|ride [,mjuːkəʊ,pɑlɪ'sækəraɪd, -rɪd] *noun* Muko-, Mucopolysaccharid *nt*, Glykosaminoglykan *nt*
mu|co|pol|y|sac|cha|ri|do|sis [mjuːkəʊ,pɑlɪsækərɪ'dəʊsɪs] *noun, plural* **-ses** [-siːz] Mukopolysaccharidose *f*, Mucopolysaccharidose *f*, Mukopolysaccharid-Speicherkrankheit *f*
mucopolysaccharidosis I H Hurler-Krankheit *f*, -Syndrom *nt*, von Pfaundler-Hurler-Krankheit *f*, -Syndrom *nt*, Lipochondrodystrophie *f*, Dysostosis multiplex, Mukopolysaccharidose I-H *f*
mucopolysaccharidosis I H/S Hurler-Scheie-Variante *f*, Mukopolysaccharidose I-H/S *f*
mucopolysaccharidosis II Morbus Hunter *m*, Hunter-Syndrom *nt*, Mukopolysaccharidose II *f*
mucopolysaccharidosis III Sanfilippo-Syndrom *nt*, Morbus Sanfilippo *m*, polydystrophische Oligophrenie *f*, Mukopolysaccharidose III *f*
mucopolysaccharidosis I S Morbus Scheie *m*, Scheie-Krankheit *f*, -Syndrom *nt*, Ullrich-Scheie-Krankheit *f*, -Syndrom *nt*, Mukopolysaccharidose I-S *f*
mucopolysaccharidosis IV Morquio-Syndrom *nt*, Morquio-Ullrich-Syndrom *nt*, Morquio-Brailsford-Syndrom *nt*, spondyloepiphysäre Dysplasie *f*, Mukopolysaccharidose *f* Typ IV
mucopolysaccharidosis VI Maroteaux-Lamy-Syndrom *nt*, Morbus Maroteaux-Lamy *m*, Mukopolysaccharidose VI *f*
mucopolysaccharidosis VII Sly-Syndrom *nt*, Mukopolysaccharidose VII *f*
mu|co|pol|y|sac|cha|ri|du|ria [,mjuːkəʊ,pɑlɪsækərɪ'd(j)ʊərɪə] *noun* Mukopolysaccharidurie *f*
mu|co|pro|tein [,mjuːkəʊ'prəʊtiːn] *noun* Mukoprotein *nt*, -proteid *nt*, Mucoprotein *nt*, -proteid *nt*
mu|co|pu|ru|lent [,mjuːkəʊ'pjʊər(j)ələnt] *adj* schleimig-eitrig, mukopurulent
Mu|cor ['mjuːkər, -kɔːər] *noun* Köpfchenschimmel *m*, Mucor *m*
mu|cor|my|co|sis [,mjuːkərmaɪ'kəʊsɪs] *noun* Mukor-, Mucormykose *f*
mu|co|sa [mjuː'kəʊzə] *noun, plural* **-sae** [-ziː] Schleimhaut *f*, Mukosa *f*, Tunica mucosa
anal mucosa Anal-, Afterschleimhaut *f*
mucosa of auditory tube Tubenschleimhaut *f*, Tunica mucosa tubae auditivae
mucosa of bladder Blasenschleimhaut *f*, Tunica mucosa vesicae urinariae
bronchial mucosa Bronchialschleimhaut *f*, Tunica mucosa bronchi
buccal mucosa Wangenschleimhaut *f*
cervical mucosa Zervixschleimhaut *f*
cobblestone mucosa Pflastersteinrelief *nt*
mucosa of colon Kolonschleimhaut *f*, Tunica mucosa coli
colonic mucosa Tunica mucosa coli, Kolonschleimhaut *f*
esophageal mucosa Speiseröhren-, Ösophagusschleimhaut *f*, Tunica mucosa oesophageae
mucosa of gallbladder Gallenblasenschleimhaut *f*, Tunica mucosa vesicae biliaris/felleae
ileal mucosa Ileumschleimhaut *f*
intestinal mucosa Darmschleimhaut *f*
laryngeal mucosa → *mucosa of larynx*
mucosa of larynx Kehlkopfschleimhaut *f*, Tunica mucosa laryngis
lingual mucosa Zungenschleimhaut *f*, Tunica mucosa linguae
mucosa of mouth Mundschleimhaut *f*, Tunica mucosa oris
nasal mucosa Nasenschleimhaut *f*, Tunica mucosa nasi
olfactory mucosa Riechschleimhaut *f*, -feld *nt*, Regio olfactoria
oral mucosa Mundschleimhaut *f*, Tunica mucosa oris
oropharyngeal mucosa Mund- und Rachenschleimhaut *f*
pharyngeal mucosa Rachenschleimhaut *f*, Tunica mucosa pharyngea
propria mucosa Propria *f* mucosae, Lamina propria mucosae
mucosa of rectum Rektumschleimhaut *f*, Tunica mucosa recti
mucosa of small intestine Dünndarmschleimhaut *f*, Tunica mucosa intestini tenuis
mucosa of stomach Magenschleimhaut *f*, Tunica mucosa gastricae
mucosa of tongue Zungenschleimhaut, *f* Tunica mucosa linguae
mucosa of trachea Trachealschleimhaut *f*, Tunica mucosa tracheae
tracheal mucosa Trachealschleimhaut *f*, Luftröhrenschleimhaut *f*, Tunica mucosa tracheae
mucosa of tympanic cavity Paukenhöhlenschleimhaut *f*, Tunica mucosa cavi tympani, Tunica mucosa cavitatis tympanicae
mucosa of ureter Harnleiterschleimhaut *f*, Tunica mucosa ureteris
urethral mucosa Harnröhrenschleimhaut *f*, Tunica mucosa urethrae
mucosa of urinary bladder Blasenschleimhaut *f*, Tunica mucosa vesicae urinariae
uterine mucosa Uterusschleimhaut *f*, Endometrium *nt*, Tunica mucosa uteri
mucosa of uterine tube Tubenschleimhaut *f*, Tunica mucosa tubae uterinae
mucosa of uterus Uterusschleimhaut *f*, Scheidenschleimhaut *f*, Endometrium *nt*, Tunica mucosa uteri
mucosa of vagina Vaginaschleimhaut *f*, Tunica mucosa

M

vaginae
vaginal mucosa Vaginaschleimhaut *f*, Tunica mucosa vaginae, Scheidenschleimhaut *f*
muscularis mucosae Muskularis *f* mucosae, Lamina muscularis mucosae
mu|co|sal [mjuː'kəʊzl] *adj* Schleimhaut/Mukosa betreffend, Schleimhaut-, Mukosa-
mu|co|san|guin|e|ous [ˌmjuːkəʊsæŋ'gwɪnɪəs] *adj* blutigschleimig
mu|co|se|rous [mjuːkəʊ'sɪərəs] *adj* aus Schleim/Mukus und Serum bestehend, gemischt mukös und serös, mukoserös, mukös-serös, seromukös
mu|co|si|tis [ˌmjuːkə'saɪtɪs] *noun* Mukosa-, Schleimhautentzündung *f*, Mukositis *f*
mu|co|so|cu|ta|ne|ous [mjuːˌkəʊsəʊkjuː'teɪnɪəs] *adj* Haut und Schleimhaut betreffend, mukokutan
mu|co|sul|fa|ti|do|sis [ˌmjuːkəʊˌsʌlfətaɪ'dəʊsɪs] *noun* Mukosulfatidose *f*
mu|cous ['mjuːkəs] *adj* **1.** Schleim/Mucus betreffend, schleimartig, mukoid, mukös, Schleim- **2.** schleimbedeckt, schleimig **3.** schleimbildend, -haltig, -absondernd, mukös
mu|co|vis|ci|do|sis [ˌmjuːkəʊˌvɪsɪ'dəʊsɪs] *noun* Mukoviszidose *f*, zystische (Pankreas-)Fibrose *f*, Fibrosis pancreatica cystica
mu|cus ['mjuːkəs] *noun* Schleim *m*, Mukus *m*, Mucus *m*
cervical mucus Zervixschleim *m*
mug|wort ['mʌgˌwɜrt] *noun* **1.** Beifuß *m*, Artemisia vulgaris **2.** Artemisiae vulgaris herba
mul|lein ['mʌlən] *noun* Königskerze *f*, Verbascum densiflorum; Verbascum phlomoides
multi- *präf.* Viel-, Vielfach-, Multi-
mul|ti|ar|tic|u|lar [ˌmʌltɪɑːr'tɪkjələr] *adj* mehrere/viele Gelenke betreffend, polyartikulär, multiartikulär
mul|ti|ax|i|al [ˌmʌltɪ'æksɪəl] *adj* mit mehreren Achsen, multiaxial, mehrachsig, vielachsig
mul|ti|cap|su|lar [ˌmʌltɪ'kæpsələr] *adj* mehrere Kapseln (besitzend), multikapsulär, multikapsular
mul|ti|cel|lu|lar [ˌmʌltɪ'seljələr] *adj* aus vielen Zellen bestehend, multizellulär, vielzellig, polyzellulär
mul|ti|cen|tric [ˌmʌltɪ'sentrɪk] *adj* mehrere Zentren besitzend, polyzentrisch
Mul|ti|ceps ['mʌltɪseps] *noun* Multiceps *m*
Multiceps multiceps Quesenbandwurm *m*, Multiceps multiceps
mul|ti|col|ored [ˌmʌltɪ'kʌlərd] *adj* mehrfarbig, Mehrfarben-
mul|ti|cys|tic [ˌmʌltɪ'sɪstɪk] *adj* aus mehreren Zysten bestehend, polyzystisch
mul|ti|fac|to|ri|al [ˌmʌltɪfæk'tɔːrɪəl, -'təʊr-] *adj* **1.** aus mehreren Faktoren bestehend, multifaktoriell **2.** durch eine Vielzahl von Faktoren bedingt, multifaktoriell
mul|ti|fo|cal [ˌmʌltɪ'fəʊkl] *adj* mehrere Fokusse betreffend, von mehreren Fokussen ausgehend, multifokal
mul|ti|form ['mʌltɪfɔːrm] *adj* in vielen Erscheinungsformen/Gestalten vorkommend, polymorph, multiform, mehrgestaltig, vielförmig, vielgestaltig, multimorph, pleomorph
mul|ti|glan|du|lar [ˌmʌltɪ'glændʒələr] *adj* mehrere Drüsen/Glandulae betreffend, multiglandulär, pluriglandulär, polyglandulär
mul|ti|grav|i|da [ˌmʌltɪ'grævɪdə] *noun, plural* **-das, -dae** [-diː] Multi-, Plurigravida *f*
mul|ti|lay|ered [ˌmʌltɪ'leɪərd] *adj* mehrschichtig, mehrreihig
mul|ti|loc|u|lar [mʌltɪ'lɑkjələr] *adj* vielkammrig, vielkammerig, multilokulär
mul|ti|mam|mae [ˌmʌltɪ'mæmɪ] *plural* Polymastie *f*, akzessorische Mammae *f*, Mammae accessoriae
mul|ti|nod|u|late [ˌmʌltɪ'nɑdʒəleɪt] *adj* aus mehreren Knötchen/Noduli bestehend, multinodulär
mul|ti|nu|cle|ate [ˌmʌltɪ'n(j)uːklɪɪt, -eɪt] *adj* mehrere Kerne/Nuclei enthaltend, multinuklear, multinukleär, vielkernig, mehrkernig, polynukleär
mul|tip|a|ra [mʌl'tɪpərə] *noun, plural* **-ras, -rae** [-riː] Mehrgebärende *f*, Multi-, Pluripara *f*
mul|ti|vac|u|o|lar [ˌmʌltɪˌvækjuː'əʊlər, -'vækjələr] *adj* mehrere Drüsen/Glandulae betreffend, pluriglandulär, multiglandulär, polyglandulär
mul|ti|va|lent [ˌmʌltɪ'veɪlənt, mʌl'tɪvələnt] *adj* **1.** mehrwertig, multivalent **2.** multi-, polyvalent
mum|mi|fi|ca|tion [ˌmʌməfɪ'keɪʃn] *noun* **1.** Mumifikation *f*, Mumifizierung *f* **2.** trockene Gangrän *f*, Mumifikation *f*, Mumifizierung *f*
mum|mi|fied ['mʌməfaɪd] *adj* **1.** mumifiziert **2.** vertrocknet, eingetrocknet
mumps [mʌmps] *noun* Mumps *m/f*, Ziegenpeter *m*, Parotitis epidemica
mu|ral ['mjʊərəl] *adj* die Wand eines Hohlorgans betreffend, mural; innerhalb der (Organ-)Wand (liegend oder ablaufend), intramural
mu|rein ['mjʊəriːn] *noun* Murein *nt*, Mukopeptid *nt*, Peptidoglykan *nt*
mu|rine ['mjʊəraɪn, 'mjʊərɪn] *adj* Mäuse oder Ratten betreffend, murin
mur|mur ['mɜrmər] *noun* **1.** Geräusch *nt*, Herzgeräusch *nt* **2.** Rauschen, Murmeln *nt*, Geräusch *nt*
arterial murmur Arteriengeräusch *nt*
atriosystolic murmur präsystolisches/spät-diastolisches Geräusch *nt*
Austin Flint murmur Austin Flint-Geräusch *nt*, Flint-Geräusch *nt*
bronchial murmur Bronchialatmen *nt*, bronchiales Atemgeräusch *nt*
cardiac murmurs Herzgeräusche *pl*
diastolic murmur diastolisches Geräusch *nt*, Diastolikum *nt*
distant murmur Distanzgeräusch *nt*
ejection murmurs Austreibungstöne *pl*
Flint's murmur Austin Flint-Geräusch *nt*, Flint-Geräusch *nt*
friction murmur Reibegeräusch *nt*
Graham Steell's murmur Graham Steell-Geräusch *nt*, Steell-Geräusch *nt*
heart murmurs Herzgeräusche *pl*
holosystolic murmur pansystolisches/holosystolisches Geräusch *nt*
humming-top murmur Nonnensausen *nt*, -geräusch *nt*, Kreiselgeräusch *nt*, Bruit de diable
late diastolic murmur präsystolisches/spät-diastolisches Geräusch *nt*
middiastolic murmur mesodiastolisches Herzgeräusch *nt*
midsystolic murmur mesosystolisches Herzgeräusch *nt*
nun's murmur Nonnensausen *nt*, -geräusch *nt*, Kreiselgeräusch *nt*, Bruit de diable
pansystolic murmur pansystolisches/holosystolisches Geräusch *nt*
presystolic murmur präsystolisches/spät-diastolisches Geräusch *nt*
Steell's murmur Graham Steell-Geräusch *nt*, Steell-Geräusch *nt*
stenosal murmur Stenosegeräusch *nt*
systolic murmur systolisches Geräusch *nt*, Systolikum *nt*
Traube's murmur Galopprhythmus *m*
tricuspid murmur Trikuspidal(klappen)geräusch *nt*
vascular murmur Gefäßgeräusch *nt*
vesicular murmur Vesikulär-, Bläschenatmen *nt*, vesikuläres Atemgeräusch *nt*
Mus|ca ['mʌskə] *noun* Musca *f*
Musca domestica Haus-, Stubenfliege *f*, Musca domestica
muscae volitantes Mückensehen *nt*, Mouches volantes
mus|ca|rine ['mʌskərɪn, -riːn] *noun* Muskarin *nt*, Mus-

carin *nt*

mus|ca|rin|ic [mʌksəˈrɪnɪk] *adj* muskarinartig

mus|cle [ˈmʌsəl] *noun* Muskel *m*, Muskelgewebe *nt*; (*anatom.*) Musculus *m*

muscles of abdomen Bauchmuskeln *pl*, -muskulatur *f*, Musculi abdominis

abductor muscle Abduktionsmuskel *m*, Abduktor *m*, Musculus abductor

abductor digiti minimi manus muscle Abduktor *m* digiti minimi manus, Musculus abductor digiti minimi manus

abductor digiti minimi pedis muscle Abduktor *m* digiti minimi pedis, Musculus abductor digiti minimi pedis

abductor muscle of great toe Abduktor *m* hallucis, Musculus abductor hallucis

abductor hallucis muscle Abduktor *m* hallucis, Musculus abductor hallucis

abductor indicis muscle Abduktor *m* indicis, Musculus interosseus dorsalis manus I

abductor muscle of little finger Abduktor *m* digiti minimi manus, Musculus abductor digiti minimi manus

abductor muscle of little toe Abduktor *m* digiti minimi pedis, Musculus abductor digiti minimi pedis

abductor pollicis muscle Abduktor *m* pollicis, Musculus abductor pollicis

abductor pollicis brevis muscle Abduktor *m* pollicis brevis, Musculus abductor pollicis brevis

abductor pollicis longus muscle Abduktor *m* pollicis longus, Musculus abductor pollicis longus

accessory exspiratory muscles Hilfsausatmer *pl*

accessory inspiratory muscles Hilfseinatmer *pl*

accessory respiratory muscles Atemhilfsmuskeln *pl*, -muskulatur *f*

adductor muscle Adduktor *m*, Adduktionsmuskel *m*, Musculus adductor

adductor brevis muscle Adduktor *m* brevis, Musculus adductor brevis

adductor muscle of great toe Adduktor *m* hallucis, Musculus adductor hallucis

adductor hallucis muscle Adduktor *m* hallucis, Musculus adductor hallucis

adductor longus muscle Adduktor *m* longus, Musculus adductor longus

adductor magnus muscle Adduktor *m* magnus, Musculus adductor magnus

adductor minimus muscle Adduktor *m* minimus, Musculus adductor minimus

adductor pollicis muscle Adduktor *m* pollicis, Musculus adductor pollicis

adductor muscle of thumb Abduktor *m* digiti minimi manus, Musculus abductor digiti minimi manus

Aeby's muscle Musculus depressor labii inferioris

agonistic muscle Antagonist *m*, Gegenmuskel *m*

Albinus' muscle 1. Musculus risorius **2.** Musculus scalenus medius

anconeus muscle Ankoneus *m*, Musculus anconeus

anoperinealis muscle Musculus anoperinealis, Musculus rectourethralis inferior

anorectoperineal muscles Musculi anorectoperineales, Musculi rectourethrales

antagonistic muscle Gegenspieler *m*, Gegenmuskel *m*, Antagonist *m*

anterior auricular muscle Aurikularis *m* anterior, Musculus auricularis anterior

anterior auricularis muscle Aurikularis *m* anterior, Musculus auricularis anterior

anterior cervical intertransverse muscles vordere zervikale Intertransversalmuskeln *pl*, Musculi intertransversarii anteriores cervicis/colli

anterior intertransverse muscles of neck Musculi intertransversarii anteriores cervicis/colli, vordere zervikale Intertransversalmuskeln *pl*

anterior papillary muscle of left ventricle vorderer Papillarmuskel *m* des linken Ventrikels, Musculus papillaris anterior ventriculi sinistri

anterior papillary muscle of right ventricle vorderer Papillarmuskel *m* des rechten Ventrikels, Musculus papillaris anterior ventriculi dextri

anterior scalene muscle Skalenus *m* anterior, Musculus scalenus anterior

anterior straight muscle of head Rektus *m* capitis anterior, Musculus rectus capitis anterior

anterior tibial muscle Tibialis *m* anterior, Musculus tibialis anterior

antitragicus muscle Musculus antitragicus

arrector muscles of hair Haaraufrichter *pl*, Musculi arrectores pilorum

articular muscle Gelenkmuskel *m*, Kapselspanner *m*, Musculus articularis

articular muscle of elbow Artikularis *m* cubiti, Musculus articularis cubiti

articular muscle of knee Artikularis *m* genus, Musculus articularis genus

aryepiglottic muscle Aryepiglottikus *m*, Musculus aryepiglotticus

aryepiglotticus muscle Aryepiglottikus *m*, Musculus aryepiglotticus

arytenoideus obliquus muscle Arytänoideus *m* obliquus, Musculus arytenoideus obliquus

arytenoideus transversus muscle Arytänoideus *m* transversus, Musculus arytenoideus transversus

muscles of auditory ossicles Muskeln *pl* der Gehörknöchelchen, Musculi ossiculorum auditus

auricular muscles 1. Ohrmuschelmuskeln *pl*, Musculi auriculares **2.** an der Ohrmuschel ansetzende Muskeln, Ohrmuskeln *pl*

auricularis muscle Ohrmuskel *m*, Aurikularis *m*, Musculus auricularis

auricularis anterior muscle Musculus auricularis anterior, vorderer Ohrmuskel *m*

auricularis posterior muscle Musculus auricularis posterior, hinterer Ohrmuskel *m*

auricularis superior muscle Musculus auricularis superior, oberer Ohrmuskel *m*

autochthonous muscles autochthone Muskeln/Muskulatur *f*

autochthonous back muscles autochthone Rückenmuskulatur *f*

back muscles Rückenmuskeln *pl*, -muskulatur *f*, Musculi dorsi

biceps muscle zweiköpfiger Muskel *m*, Bizeps *m*, Musculus biceps

biceps muscle of arm Bizeps *m* (brachii), Musculus biceps brachii

biceps brachii muscle Bizeps *m* (brachii), Musculus biceps brachii

biceps femoris muscle Bizeps *m* femoris, Musculus biceps femoris

biceps muscle of thigh Bizeps *m* femoris, Musculus biceps femoris

bipennate muscle doppeltgefiederter Muskel *m*, Musculus bipennatus

biventer muscle Musculus biventer

bladder wall muscle Detrusor *m* vesicae, Musculus detrusor vesicae

Bowman's muscle Ziliaris *m*, Ziliarmuskel *m*, Ciliaris *m*, Musculus ciliaris

brachial muscle Brachialis *m*, Musculus brachialis

brachialis muscle Brachialis *m*, Musculus brachialis

brachioradial muscle Oberarm-Speichen-Muskel *m*, Brachioradialis *m*, Musculus brachioradialis

brachioradialis muscle Oberarm-Speichen-Muskel *m*, Brachioradialis *m*, Musculus brachioradialis

M

Braune's muscle Musculus puborectalis
bronchoesophageus muscle Musculus bronchooesophageus
Brücke's muscle Brücke-Fasern *pl*, -Muskel *m*, Fibrae longitudinales musculi ciliaris
buccinator muscle Wangenmuskel *m*, Bukzinator *m*, Buccinator *m*, Musculus buccinator
buccopharyngeal muscle Musculus buccopharyngeus, Pars buccopharyngea musculi
buccopharyngeus muscle Musculus buccopharyngeus, Pars buccopharyngea musculi constrictoris pharyngis superioris
bulbocavernosus muscle → *bulbospongiosus muscle*
bulbospongiosus muscle Bulbospongiosus *m*, Musculus bulbospongiosus
muscles of buttock Gesäßmuskeln *pl*, -muskulatur *f*
canine muscle Musculus levator anguli oris
cardiac muscle Herzmuskel *m*, Herzmuskelgewebe *nt*; Myokard *nt*
Casser's muscle Ligamentum mallei laterale
casserian muscle Ligamentum mallei laterale
ceratocricoid muscle → *ceratocricoideus muscle*
ceratocricoideus muscle Zeratokrikoideus *m*, Musculus ceratocricoideus
ceratoglossus muscle Zeratoglossus *m*, Musculus ceratoglossus
ceratopharyngeal muscle → *ceratopharyngeus muscle*
ceratopharyngeus muscle Pars ceratopharyngea musculi constrictoris pharyngis medii
cervical muscles Halsmuskeln *pl*, -muskulatur *f*, Musculi colli/cervicis
cervical interspinal muscles zervikale Interspinalmuskeln *pl*, Musculi interspinales cervicis, Musculi interspinales colli
cervical intertransverse muscles zervikale Intertransversalmuskeln *pl*, Musculi intertransversarii cervicis
chin muscle Kinnmuskel *m*, Mentalis *m*, Musculus mentalis
chondroglossus muscle Chondroglossus *m*, Musculus chondroglossus
chondropharyngeus muscle **1.** Musculus chondropharyngeus, Pars chondropharyngea **2.** Musculus constrictor pharyngis medius
ciliaris muscle Ziliaris *m*, Ziliarmuskel *m*, Ciliaris *m*, Musculus ciliaris
ciliary muscle → *ciliaris muscle*
coccygeal muscle → *coccygeus muscle*
coccygeus muscle Steißbeinmuskel *m*, Kokzygeus *m*, Musculus coccygeus
Coiter's muscle Musculus corrugator supercilii
compressor muscle of anus Kompressor *m* ani, Musculus compressor ani
compressor naris muscle Kompressor *m* naris, Musculus compressor naris, Pars transversa musculi nasalis
compressor urethrae muscle Kompressor *m* urethrae, Musculus compressor urethrae
constrictor pharyngis muscle Schlundschnürer *m*, Konstriktor *m* pharyngis, Musculus constrictor pharyngis
constrictor pharyngis inferior muscle Konstriktor *m* pharyngis inferior, Musculus constrictor pharyngis inferior
constrictor pharyngis medius muscle Konstriktor *m* pharyngis medius, Musculus constrictor pharyngis medius
constrictor pharyngis superior muscle Konstriktor *m* pharyngis superior, Musculus constrictor pharyngis superior
coracobrachial muscle → *coracobrachialis muscle*
coracobrachialis muscle Korakobrachialis *m*, Musculus coracobrachialis
corrugator supercilii muscle Korrugator *m* supercilii, Musculus corrugator supercilii
cremaster muscle Hodenheber *m*, Kremaster *m*, Musculus cremaster
cricoarytenoideus lateralis muscle Lateralis *m*, Cricoarytänoideus *m* lateralis, Musculus cricoarytenoideus lateralis
cricoarytenoideus posterior muscle Postikus *m*, Cricoarytänoideus *m* posterior, Musculus cricoarytenoideus posterior
cricopharyngeus muscle Musculus cricopharyngeus, Pars cricopharyngea musculi constrictoris pharyngis inferioris
cricothyroid muscle → *cricothyroideus muscle*
cricothyroideus muscle Krikothyroideus *m*, Musculus cricothyroideus
cruciate muscle Muskel *m* mit gekreuzten Fasern, Musculus cruciatus
cutaneous muscle in die Haut einstrahlender Muskel *m*, Musculus cutaneus
dartos muscle Muskelhaut *f* des Skrotums, Musculus dartos
deep muscles tiefe Muskeln *pl* oder Muskulatur *f*
deep back muscles tiefe oder tiefere Rückenmuskulatur *f*
deep extensor muscles tiefe Streckmuskeln *pl*, -muskulatur *f*
deep neck muscles tiefe Nackenmuskulatur *f*
deep transverse muscle of perineum Musculus transversus perinei profundus
deep trigone muscle Musculus trigoni vesicae profundus
deltoid muscle → *deltoideus muscle*
deltoideus muscle Deltamuskel *m*, Deltoideus *m*, Musculus deltoideus
depressor muscle Herabzieher *m*, Depressor *m*, Musculus depressor
depressor muscle of angle of mouth → *depressor anguli oris muscle*
depressor anguli oris muscle Depressor *m* anguli oris, Musculus depressor anguli oris, Musculus triangularis
depressor labii inferioris muscle Depressor *m* labii inferioris, Musculus depressor labii inferioris
depressor muscle of lower lip → *depressor labii inferioris muscle*
depressor septi muscle Depressor *m* septi, Musculus depressor septi nasi
depressor muscle of septum → *depressor septi muscle*
depressor supercilii muscle Depressor *m* supercilii/glabellae, Musculus depressor supercilii
detrusor muscle Detrusor *m*, Musculus detrusor
detrusor muscle of bladder → *detrusor vesicae muscle*
detrusor vesicae muscle Blasenwandmuskulatur *f*, Detrusor *m* vesicae, Musculus detrusor vesicae
digastric muscle → *digastricus muscle*
digastricus muscle Digastrikus *m*, Musculus digastricus
dilatator muscle → *dilatator naris muscle*
dilatator naris muscle Dilatator *m* naris, Pars alaris musculi nasalis, Musculus dilatator naris
dilatator pupillae muscle Pupillenöffner *m*, Dilatator *m* pupillae, Musculus dilatator pupillae
dilator muscle Dilatator *m*, Musculus dilatator
dilator muscle of naris → *dilatator naris muscle*
dilator muscle of pupil → *dilatator pupillae muscle*
dorsal interossei muscles of foot dorsale Interossärmuskeln *pl* des Fußes, Interossei *pl* dorsales pedis, Musculi interossei dorsales pedis
dorsal interossei muscles of hand dorsale Interossärmuskeln *pl* der Hand, Interossei *pl* dorsales manus, Musculi interossei dorsales manus
Duverney's muscle Pars lacrimalis musculi orbicularis oculi

epicranial muscle → *epicranius muscle*
epicranius muscle Epikranius *m*, Musculus epicranius
erector muscle Aufrichtemuskel *m*, Erektor *m*, Musculus erector
erector muscle of penis Ischiokavernosus *m*, -cavernosus *m*, Musculus ischiocavernosus
erector spinae muscle Erektor *m* spinae, Sakrospinalis *m*, Musculus sacrospinalis, Musculus erector spinae
erector muscle of spine → *erector spinae muscle*
eustachian muscle Musculus tensor tympani
muscles of expression Gesichtsmuskeln *pl*, -muskulatur *f*, mimische Muskulatur *f*, Musculi faciei
extensor muscle Strecker *m*, Streckmuskel *m*, Extensor *m*, Musculus extensor
extensor carpi radialis muscle radialer Handstrecker *m*, Extensor *m* carpi radialis, Musculus extensor carpi radialis
extensor carpi radialis accessorius muscle Extensor *m* carpi radialis accessorius, Musculus extensor carpi radialis accessorius
extensor carpi radialis brevis muscle Extensor *m* carpi radialis brevis, Musculus extensor carpi radialis brevis
extensor carpi radialis intermedius muscle Extensor *m* carpi radialis intermedius, Musculus extensor carpi radialis intermedius
extensor carpi radialis longus muscle Extensor *m* carpi radialis longus, Musculus extensor carpi radialis longus
extensor carpi ulnaris muscle ulnarer Handstrecker *m*, Extensor *m* carpi ulnaris, Musculus extensor carpi ulnaris
extensor digiti minimi muscle Kleinfingerstrecker *m*, Extensor *m* digiti minimi, Musculus extensor digiti minimi
extensor digitorum muscle Fingerstrecker *m*, Extensor *m* digitorum, Musculus extensor digitorum
extensor digitorum brevis muscle kurzer Zehenstrecker *m*, Extensor *m* digitorum brevis, Musculus extensor digitorum brevis
extensor digitorum longus muscle langer Zehenstrecker *m*, Extensor *m* digitorum longus, Musculus extensor digitorum longus
extensor muscle of fingers Fingerstrecker *m*, Musculus extensor digitorum
extensor muscle of great toe → *extensor hallucis muscle*
extensor hallucis muscle Großzehenstrecker *m*, Extensor *m* hallucis, Musculus extensor hallucis
extensor hallucis brevis muscle Extensor *m* hallucis brevis, Musculus extensor hallucis brevis
extensor hallucis longus muscle Extensor *m* hallucis longus, Musculus extensor hallucis longus
extensor muscle of index (finger) → *extensor indicis muscle*
extensor indicis muscle Zeigefingerstrecker *m*, Extensor *m* indicis, Musculus extensor indicis
extensor muscle of little finger → *extensor digiti minimi muscle*
extensor pollicis muscle Daumenstrecker *m*, Extensor *m* pollicis, Musculus extensor pollicis
extensor pollicis brevis muscle Extensor *m* pollicis brevis, Musculus extensor pollicis brevis
extensor pollicis longus muscle Extensor *m* pollicis longus, Musculus extensor pollicis longus
extensor muscle of toes Zehenstrecker *m*, Extensor *m* digitorum pedis, Musculus extensor digitorum pedis
external intercostal muscles äußere Interkostalmuskeln *pl*, Musculi intercostales externi
external sphincter muscle of anus äußerer Schließmuskel *m*, Sphinkter/Sphincter *m* ani externus, Musculus sphincter ani externus
external sphincter muscle of urethra Sphinkter/Sphincter *m* urethrae externus, Musculus sphincter urethrae externus
extraocular muscles (äußere) Augenmuskeln *pl*, Musculi bulbi
extrinsic muscles von außen einstrahlende Muskeln/Muskulatur *f*
extrinsic muscles of larynx äußere/extrinsische Kehlkopfmuskeln *pl*, äußere/extrinsische Kehlkopfmuskulatur *f*
extrinsic ocular muscles äußere Augenmuskeln *pl*, Musculi bulbi
eye muscle **1.** Augenmuskel *m* **2.** eye muscles *plural* (äußere) Augenmuskeln *pl*, Musculi bulbi
facial muscles Gesichtsmuskulatur *f*, mimische Muskulatur *f*, Musculi faciei
facial and masticatory muscles Gesichts- und Kaumuskeln *pl*, Gesichts- und Kaumuskulatur *f*, Musculi faciei et masticatorii
muscles of facial expression Gesichtsmuskeln *pl*, -muskulatur *f*, mimische Muskulatur *f*, Musculi faciei
femoral muscle Vastus *m* intermedius, Musculus vastus intermedius
flat muscle Musculus planus, flacher Muskel *m*
flexor muscle Beuger *m*, Beugemuskel *m*, Flexor *m*, Musculus flexor
flexor carpi radialis muscle radialer Handbeuger *m*, Flexor *m* carpi radialis, Musculus flexor carpi radialis
flexor carpi ulnaris muscle ulnarer Handbeuger *m*, Flexor *m* carpi ulnaris, Musculus flexor carpi ulnaris
flexor digiti minimi brevis manus muscle kurzer Kleinfingerbeuger *m*, Flexor *m* digiti minimi brevis manus, Musculus flexor digiti minimi brevis manus
flexor digiti minimi brevis pedis muscle kurzer Kleinzehenbeuger *m*, Flexor *m* digiti minimi brevis pedis, Musculus flexor digiti minimi brevis pedis
flexor digitorum brevis muscle kurzer Zehenbeuger *m*, Flexor *m* digitorum brevis, Musculus flexor digitorum brevis
flexor digitorum longus muscle langer Zehenbeuger *m*, Flexor *m* digitorum longus, Musculus flexor digitorum longus
flexor digitorum manus muscle Fingerbeuger *m*, Flexor *m* digitorum manus, Musculus flexor digitorum manus
flexor digitorum pedis muscle Zehenbeuger *m*, Flexor *m* digitorum pedis, Musculus flexor digitorum pedis
flexor digitorum profundus muscle tiefer Fingerbeuger *m*, Flexor *m* digitorum profundus, Musculus flexor digitorum profundus
flexor digitorum superficialis muscle oberflächlicher Fingerbeuger *m*, Flexor *m* digitorum superficialis, Musculus flexor digitorum superficialis
flexor muscle of fingers → *flexor digitorum manus muscle*
flexor muscle of great toe → *flexor hallucis muscle*
flexor hallucis muscle Großzehenbeuger *m*, Flexor *m* hallucis, Musculus flexor hallucis
flexor hallucis brevis muscle Flexor *m* hallucis brevis, Musculus flexor hallucis brevis
flexor hallucis longus muscle Flexor *m* hallucis longus, Musculus flexor hallucis longus
flexor pollicis brevis muscle kurzer Daumenbeuger *m*, Flexor *m* pollicis brevis, Musculus flexor pollicis brevis
flexor pollicis longus muscle langer Daumenbeuger *m*, Flexor *m* pollicis longus, Musculus flexor pollicis longus
frontal muscle → *frontalis muscle*
frontalis muscle Frontalis *m*, Musculus frontalis, Venter frontalis musculi occipitofrontalis
fusiform muscle spindelförmiger Muskel *m*, Musculus fusiformis
gastrocnemius muscle Gastrocnemius *m*, Musculus gastrocnemius

gemellus inferior muscle Gemellus *m* inferior, Musculus gemellus inferior
gemellus superior muscle Gemellus *m* superior, Musculus gemellus superior
genioglossus muscle Genioglossus *m*, Musculus genioglossus
geniohyoid muscle Geniohyoideus *m*, Musculus geniohyoideus
geniohyoideus muscle Geniohyoideus *m*, Musculus geniohyoideus
glossopalatinus muscle Palatoglossus *m*, Musculus palatoglossus
glossopharyngeal muscle →*glossopharyngeus muscle*
glossopharyngeus muscle Musculus glossopharyngeus, Pars glossopharyngea musculi constrictoris pharyngis superioris
gluteus maximus muscle Glutäus *m* maximus, Musculus gluteus maximus
gluteus medius muscle Glutäus *m* medius, Musculus gluteus medius
gluteus minimus muscle Glutäus *m* minimus, Musculus gluteus minimus
gracilis muscle Grazilis *m*, Musculus gracilis
great adductor muscle Adduktor *m* magnus, Musculus adductor magnus
greater muscle of helix Musculus helicis major
greater pectoral muscle Pektoralis *m* major, Musculus pectoralis major
greater psoas muscle Psoas *m* major, Musculus psoas major
greater rhomboid muscle Rhomboideus *m* major, Musculus rhomboideus major
greater zygomatic muscle Musculus zygomaticus major
greatest gluteus muscle Glutäus *m* maximus, Musculus gluteus maximus
Guthrie's muscle Musculus sphincter urethrae
hamstring muscles ischiokrurale Muskeln/Muskulatur *f*
muscles of head Kopfmuskeln *pl*, -muskulatur *f*, Musculi capitis
helicis major muscle Musculus helicis major
helicis minor muscle Musculus helicis minor
Hilton's muscle Musculus aryepiglotticus
Horner's muscle Horner-Muskel *m*, Pars lacrimalis musculi orbicularis oculi
hyoglossal muscle →*hyoglossus muscle*
hyoglossus muscle Zungenbeinzungenmuskel *m*, Hyoglossus *m*, Musculus hyoglossus
iliac muscle →*iliacus muscle*
iliacus muscle Iliakus *m*, Musculus iliacus
iliococcygeal muscle →*iliococcygeus muscle*
iliococcygeus muscle Iliokokzygeus *m*, Musculus iliococcygeus
iliocostalis muscle Musculus iliocostalis, Iliokostalis *m*
iliocostalis cervicis muscle Iliokostalis *m* cervicis, Musculus iliocostalis cervicis
iliocostalis lumborum muscle Iliokostalis *m* lumborum, Musculus iliocostalis lumborum
iliocostalis thoracis muscle Iliokostalis *m* thoracis, Musculus iliocostalis thoracis
iliopsoas muscle Iliopsoas *m*, Musculus iliopsoas
incisurae helicis muscle Musculus incisurae terminalis auriculae
inferior longitudinal muscle of tongue Musculus longitudinalis inferior linguae
inferior oblique muscle of eye Obliquus *m* inferior, Musculus obliquus inferior bulbi
inferior rectus muscle of eye Musculus rectus inferior bulbi
inferior straight muscle Rektus *m* inferior, Musculus rectus inferior bulbi
infrahyoid muscles infrahyoidale Muskulatur *f*, Musculi infrahyoidei
infraspinatus muscle Infraspinatus *m*, Musculus infraspinatus
infraspinous muscle Infraspinatus *m*, Musculus infraspinatus
innermost intercostal muscles innerste Interkostalmuskeln *pl*, Musculi intercostales intimi
inspiratory muscle Einatem-, Inspirationsmuskel *m*
intercostal muscles Zwischenrippen-, Interkostalmuskeln *pl*, -muskulatur *f*, Musculi intercostales
internal intercostal muscles innere Interkostalmuskeln *pl*, Musculi intercostales interni
internal oblique muscle of abdomen Obliquus *m* internus abdominis, Internus *m* abdominis, Musculus obliquus internus abdominis
internal sphincter muscle innerer Schließmuskel *m*
internal sphincter muscle of anus innerer Afterschließmuskel *m*, Sphinkter *m* ani internus, Musculus sphincter ani internus
internal sphincter muscle of urethra Sphinkter *m* urethrae internus, Musculus sphincter urethrae internus
interossei muscles Zwischenknochenmuskeln *pl*, Interossärmuskeln *pl*, Musculi interossei
interosseous muscles Zwischenknochenmuskeln *pl*, Interossärmuskeln *pl*, Musculi interossei
interspinal muscles Interspinalmuskeln *pl*, Musculi interspinales
interspinales muscles Interspinalmuskeln *pl*, Musculi interspinales
interspinales cervicis muscles zervikale Interspinalmuskeln *pl*, Interspinales *pl* cervices, Musculi interspinales cervicis
interspinales lumborum muscles lumbale Interspinalmuskeln *pl*, Interspinales *pl* lumborum, Musculi interspinales lumborum
interspinales thoracis muscles thorakale Interspinalmuskeln *pl*, Interspinales *pl* thoracis, Musculi interspinales thoracis
interspinal muscles of neck zervikale Interspinalmuskeln *pl*, Musculi interspinales cervicis/colli
interspinal muscles of thorax Musculi interspinales thoracis, thorakale Interspinalmuskeln *pl*
intertransversarii muscles Intertransversalmuskeln *pl*, Musculi intertransversarii
intertransverse muscles Intertransversalmuskeln *pl*, Musculi intertransversarii
intrinsic muscles Binnenmuskel *pl*, -muskulatur *f*
involuntary muscles unwillkürliche Muskulatur *f*
involuntary vesical sphincter muscle unwillkürlicher Blasenschließmuskel *m*
ischiocavernosus muscle Ischiokavernosus *m*, -cavernosus *m*, Musculus ischiocavernosus
ischiocavernous muscle →*ischiocavernosus muscle*
Koyter's muscle Musculus corrugator supercilii
lacuna of muscles Lacuna musculorum retroinguinalis
muscles of larynx Kehlkopfmuskeln *pl*, -muskulatur *f*, Musculi laryngis
lateral anconeus muscle Caput laterale musculi tricipitis brachii
lateral lumbar intertransverse muscles Musculi intertransversarii laterales lumborum, laterale lumbale Intertransversalmuskeln *pl*
lateral pterygoid muscle Pterygoideus *m* lateralis/externus, Musculus pterygoideus lateralis
lateral rectus muscle of eye Musculus rectus lateralis bulbi
lateral straight muscle Rektus *m* lateralis, Musculus rectus lateralis bulbi
lateral straight muscle of head Rektus *m* capitis lateralis, Musculus rectus capitis lateralis
latissimus dorsi muscle Latissimus *m* dorsi, Musculus

M

latissimus dorsi
least gluteus muscle Glutäus *m* minimus, Musculus gluteus minimus
lesser muscle of helix Musculus helicis minor
lesser pectoral muscle Pektoralis *m* minor, Musculus pectoralis minor
lesser rhomboid muscle Rhomboideus *m* minor, Musculus rhomboideus minor
lesser zygomatic muscle kleiner Jochbeinmuskel *m*, Zygomatikus *m* minor, Musculus zygomaticus minor
levator muscle Hebemuskel *m*, Levator *m*, Musculus levator
levator muscle of angle of mouth →*levator anguli oris muscle*
levator anguli oris muscle Levator *m* anguli oris, Musculus levator anguli oris
levator ani muscle Levator *m* ani, Musculus levator ani
levator costae muscle Levator *m* costae, Musculus levator costae
levator glandulae thyroideae muscle Levator *m* glandulae thyroideae, Musculus levator glandulae thyroideae
levator labii superioris muscle Levator *m* labii superioris, Musculus levator labii superioris
levator labii superioris alaeque nasi muscle Levator *m* labii superioris alaeque nasi, Musculus levator labii superioris alaeque nasi
levator muscle of palatine velum →*levator veli palatini muscle*
levator palpebrae superioris muscle Oberlidheber *m*, Levator *m* palpebrae superioris, Musculus levator palpebrae superioris
levator prostatae muscle Levator *m* prostatae, Musculus levator prostatae, Musculus pubovaginalis
levator muscle of prostate →*levator prostatae muscle*
levator muscle of ribs →*levator costae muscle*
levator muscle of scapula →*levator scapulae muscle*
levator scapulae muscle Levator *m* scapulae, Musculus levator scapulae
levator muscle of thyroid gland →*levator glandulae thyroideae muscle*
levator muscle of upper eyelid Oberlidheber *m*, Musculus levator palpebrae superioris
levator muscle of upper lip →*levator labii superioris muscle*
levator muscle of upper lip and nasal wing →*levator labii superioris alaeque nasi muscle*
levator veli palatini muscle Levator *m* veli palatini, Musculus levator veli palatini
lingual muscles Zungenmuskeln *pl*, -muskulatur *f*, Musculi linguae
long adductor muscle Adduktor *m* longus, Musculus adductor longus
long back muscles lange Rücken-/Wirbelsäulenmuskulatur *f*
long flexor muscle of thumb Musculus flexor pollicis longus
longissimus muscle Musculus longissimus, Longissimus *m*
longissimus capitis muscle Longissimus *m* capitis, Musculus longissimus capitis
longissimus cervicis muscle Longissimus *m* cervicis, Musculus longissimus cervicis
longissimus thoracis muscle Longissimus *m* thoracis, Musculus longissimus thoracis
longitudinalis inferior linguae muscle Longitudinalis *m* inferior linguae, Musculus longitudinalis inferior linguae
longitudinalis superior linguae muscle Longitudinalis *m* superior linguae, Musculus longitudinalis superior linguae
long levator muscles of ribs Musculi levatores costarum longi
longus capitis muscle Longus *m* capitis, Musculus longus capitis
longus colli muscle Longus *m* colli, Musculus longus colli
muscles of lower limb Muskeln/Muskulatur *f* der unteren Gliedmaße, Musculi membri inferioris
lumbar interspinal muscles lumbale Interspinalmuskeln *pl*, Musculi interspinales lumborum
lumbar intertransverse muscles lumbale Intertransversalmuskeln, Musculi intertransversarii lumborum
lumbrical muscles of foot Lumbrikalmuskeln *pl* des Fußes, Musculi lumbricales pedis
lumbrical muscles of hand Lumbrikalmuskeln *pl* der Hand, Musculi lumbricales manus
masseter muscle Kaumuskel *m*, Masseter *m*, Musculus masseter
muscles of mastication Kaumuskeln *pl*, -muskulatur *f*, Musculi masticatorii
masticatory muscles Kaumuskeln *pl*, -muskulatur *f*, Musculi masticatorii
medial anconeus muscle Caput mediale musculi tricipitis brachii
medial lumbar intertransverse muscles Musculi intertransversarii mediales lumborum, mediale lumbale Intertransversalmuskeln *pl*
medial pterygoid muscle Pterygoideus *m* medialis/internus, Musculus pterygoideus medialis
medial rectus muscle of eye Musculus rectus medialis bulbi
medial straight muscle Rektus *m* medialis, Musculus rectus medialis bulbi
mentalis muscle Kinnmuskel *m*, Mentalis *m*, Musculus mentalis
Merkel's muscle Musculus ceratocricoideus
middle gluteus muscle Glutäus *m* medius, Musculus gluteus medius
middle scalene muscle Skalenus *m* medius, Musculus scalenus medius
Müller's muscle 1. Müller-Muskel *m*, Fibrae circulares musculi ciliaris **2.** Musculus orbitalis
multifidus muscle Multifidus *m*, Musculus multifidus
multifidus cervicis muscle Musculus multifidus cervicis/colli
multifidus lumborum muscle Musculus multifidus lumborum
multifidus thoracis muscle Musculus multifidus thoracis
multipennate muscle vielseitig/vielfach gefiederter Muskel *m*, Musculus multipennatus
multisegmental muscle multisegmentaler Muskel *m*
mylohyoid muscle →*mylohyoideus muscle*
mylohyoideus muscle Mylohyoideus *m*, Musculus mylohyoideus
mylopharyngeal muscle →*mylopharyngeus muscle*
mylopharyngeus muscle Musculus mylopharyngeus, Pars mylopharyngea musculi constrictoris pharyngis superioris
nasal muscle →*nasalis muscle*
nasalis muscle Nasenmuskel *m*, Nasalis *m*, Musculus nasalis
neck muscles Halsmuskeln *pl*, Nackenmuskulatur *f*, Musculi colli/cervicis
nonstriated muscles glatte oder unwillkürliche Muskeln/Muskulatur *f*
oblique arytenoid muscle Arytänoideus *m* obliquus, Musculus arytenoideus obliquus
oblique muscle of auricle →*obliquus auriculae muscle*
obliquus auriculae muscle Musculus obliquus auriculae
obliquus capitis inferior muscle Obliquus *m* capitis inferior, Musculus obliquus capitis inferior

M

obliquus capitis superior muscle Obliquus *m* capitis superior, Musculus obliquus capitis superior
obliquus externus abdominis muscle Obliquus *m* externus abdominis, Externus *m* abdominis, Musculus obliquus externus abdominis
obliquus inferior muscle Obliquus *m* inferior, Musculus obliquus inferior bulbi
obliquus internus abdominis muscle Obliquus *m* internus abdominis, Internus *m* abdominis, Musculus obliquus internus abdominis
obliquus superior muscle Obliquus *m* superior, Musculus obliquus superior bulbi
obturatorius externus muscle Obturatorius *m* externus, Musculus obturator externus
obturatorius internus muscle Obturatorius *m* internus, Musculus obturator internus
occipital muscle → *occipitalis muscle*
occipitalis muscle Okzipitalis *m*, Musculus occipitalis, Venter occipitalis musculi occipitofrontalis
occipitalis minor muscle Transversus *m* nuchae, Musculus transversus nuchae
occipitofrontal muscle Okzipitofrontalis *m*, Musculus occipitofrontalis
occipitofrontalis muscle Okzipitofrontalis *m*, Musculus occipitofrontalis
oculorotatory muscles äußere Augenmuskeln *pl*, Musculi bulbi
Oddi's muscle Sphinkter *m* Oddi, Sphinkter *m* ampullae, Musculus sphincter Oddi, Sphincter ampullae, Musculus sphincter ampullae hepatopancreaticae
omohyoid muscle Omohyoideus *m*, Musculus omohyoideus
omohyoideus muscle Omohyoideus *m*, Musculus omohyoideus
opponens digiti minimi muscle Opponens *m* digiti minimi, Musculus opponens digiti minimi
opponens digiti minimi manus muscle Musculus opponens digiti minimi manus
opponens digiti minimi pedis muscle Musculus opponens digiti minimi pedis
opponens muscle of little finger Musculus opponens digiti minimi
opponens pollicis muscle Opponens *m* pollicis, Musculus opponens pollicis
opposing muscle of little finger Musculus opponens digiti minimi
opposing muscle of thumb Musculus opponens pollicis
orbicular muscle ring-/kreisförmiger Muskel *m*, Orbikularis *m*, Musculus orbicularis
orbicular muscle of eye → *orbicularis oculi muscle*
orbicularis muscle Musculus orbicularis, Ringmuskel *m*, Orbicularis *m*, Orbikularis *m*
orbicularis oculi muscle Ringmuskel *m* des Auges, Orbikularis *m* okuli, Musculus orbicularis oculi
orbicularis oris muscle Ringmuskel *m* des Mundes, Orbikularis *m* oris, Musculus orbicularis oris
orbicular muscle of mouth → *orbicularis oris muscle*
orbital muscle → *orbitalis muscle*
orbitalis muscle Müller-Muskel *m*, Orbitalis *m*, Musculus orbitalis
organic muscle Eingeweide-, Viszeralmuskel *m*
palatoglossal muscle → *palatoglossus muscle*
palatoglossus muscle Palatoglossus *m*, Musculus palatoglossus
palatopharyngeal muscle → *palatopharyngeus muscle*
palatopharyngeus muscle Palatopharyngeus *m*, Musculus palatopharyngeus
palatosalpingeus muscle Tensor *m* veli palatini, Musculus tensor veli palatini
palmar interossei muscles palmare Interossärmuskeln, Interossei *pl* palmares, Musculi interossei palmares
palmaris brevis muscle Palmaris *m* brevis, Musculus palmaris brevis
palmaris longus muscle Palmaris *m* longus, Musculus palmaris longus
papillary muscle (*Herz*) Papillarmuskel *m*, Musculus papillaris cordis
pectinate muscles (*Herz*) Muskelbälkchen *pl* des rechten Vorhofes, Musculi pectinati
pectineal muscle → *pectineus muscle*
pectineus muscle Kammmuskel *m*, Pektineus *m*, Musculus pectineus
pectoralis major muscle Pektoralis *m* major, Musculus pectoralis major
pectoralis minor muscle Pektoralis *m* minor, Musculus pectoralis minor
pennate muscle Musculus pennatus, doppelt gefiederter Muskel *m*, Musculus bipennatus
perineal muscles Dammmuskulatur *f*, Musculi perinei
muscles of perineum Dammmuskulatur *f*, Musculi perinei
peroneal muscles Peroneusgruppe *f*, Musculi peronei
peroneus accessorius muscle Peronäus *m* accessorius, Musculus peroneus accessorius
peroneus brevis muscle Peronäus *m* brevis, Musculus peroneus/fibularis brevis
peroneus longus muscle Peronäus *m* longus, Musculus peroneus/fibularis longus
peroneus quartus muscle Peronäus *m* quartus, Musculus peroneus quartus
peroneus tertius muscle Peronäus *m* tertius, Musculus peroneus/fibularis tertius
pharyngeal muscles Schlundmuskeln *pl*, -muskulatur *f*, Pharynxmuskeln *pl*, -muskulatur *f*
pharyngoglossus muscle Pars glossopharyngea musculi constrictoris pharyngis superioris
piriform muscle → *piriformis muscle*
piriformis muscle Piriformis *m*, Musculus piriformis
plantar muscle → *plantaris muscle*
plantar interossei muscles plantare Interossärmuskeln *pl*, Interossei plantares, Musculi interossei plantares
plantaris muscle Plantaris *m*, Musculus plantaris
pleuroesophageal muscle Musculus pleurooesophageus
popliteal muscle → *popliteus muscle*
popliteus muscle Popliteus *m*, Musculus popliteus
posterior auricular muscle Aurikularis *m* posterior, Musculus auricularis posterior
posterior auricularis muscle Aurikularis *m* posterior, Musculus auricularis posterior
posterior cervical intertransverse muscles hintere zervikale Intertransversalmuskeln *pl*, Musculi intertransversarii posteriores cervicis/colli
posterior intertransverse muscles of neck Musculi intertransversarii posteriores cervicis/colli, hintere zervikale Intertransversalmuskeln *pl*
posterior papillary muscle of left ventricle hinterer Papillarmuskel *m* des linken Ventrikels, Musculus papillaris posterior ventriculi sinistri
posterior papillary muscle of right ventricle hinterer Papillarmuskel *m* des rechten Ventrikels, Musculus papillaris posterior ventriculi dextri
posterior scalene muscle Skalenus *m* posterior, Musculus scalenus posterior
posterior tibial muscle Tibialis *m* posterior, Musculus tibialis posterior
postural muscles Haltemuskeln *pl*, -muskulatur *f*
procerus muscle Prozerus *m*, Musculus procerus
pronator muscle Musculus pronator, Pronator *m*
pronator quadratus muscle Pronator *m* quadratus, Musculus pronator quadratus
pronator teres muscle Pronator *m* teres, Musculus pro-

nator teres
proper muscles of back Musculi dorsi proprii, autochthone Rückenmuskulatur *f*
psoas major muscle Psoas *m* major, Musculus psoas major
psoas minor muscle Psoas *m* minor, Musculus psoas minor
pterygoideus lateralis muscle Pterygoideus *m* lateralis/externus, Musculus pterygoideus lateralis
pterygoideus medialis muscle Pterygoideus *m* medialis/internus, Musculus pterygoideus medialis
pterygopharyngeal muscle →*pterygopharyngeus muscle*
pterygopharyngeus muscle Musculus pterygopharyngeus, Pars pterygopharyngea musculi constrictoris pharyngis superioris
puboanalis muscle Musculus puboanalis, Puboanalis *m*
pubococcygeal muscle →*pubococcygeus muscle*
pubococcygeus muscle Pubokokzygeus *m*, Musculus pubococcygeus
puboperineal muscle Musculus puboperinealis, Puboperinealis *m*
puboprostatic muscle →*puboprostaticus muscle*
puboprostaticus muscle Puboprostaticus *m*, Musculus puboprostaticus
puborectal muscle →*puborectalis muscle*
puborectalis muscle Puborektalis *m*, Musculus puborectalis
pubovaginal muscle →*pubovaginalis muscle*
pubovaginalis muscle Pubovaginalis *m*, Musculus pubovaginalis
pubovesical muscle →*pubovesicalis muscle*
pubovesicalis muscle Pubovesicalis *m*, Musculus pubovesicalis
pupillomotor muscles pupillomotorische Muskeln *pl*
pyloric sphincter muscle Schließmuskel *m* des Magenausgangs, Sphinkter *m* pylori, Musculus sphincter pylori
pyramidal muscle →*pyramidalis muscle*
pyramidal muscle of auricle →*pyramidalis auricularis muscle*
pyramidalis muscle Pyramidenmuskel *m*, Musculus pyramidalis
pyramidalis auricularis muscle Musculus pyramidalis auricularis
quadrate muscle Musculus quadratus
quadrate lumbar muscle →*quadratus lumborum muscle*
quadrate pronator muscle Pronator *m* quadratus, Musculus pronator quadratus
quadrate muscle of sole →*quadratus plantae muscle*
quadrate muscle of thigh →*quadratus femoris muscle*
quadratus femoris muscle Quadratus *m* femoris, Musculus quadratus femoris
quadratus lumborum muscle Quadratus *m* lumborum, Musculus quadratus lumborum
quadratus plantae muscle Quadratus *m* plantae, Musculus quadratus plantae, Musculus flexor accessorius
quadriceps muscle Musculus quadriceps femoris
quadriceps femoris muscle Musculus quadriceps femoris, Quadrizeps *m* femoris
rectococcgygeal muscle →*rectococcygeus muscle*
rectococcygeus muscle Rektokokzygeus *m*, Rectococcygeus *m*, Musculus rectococcygeus
rectoperinealis muscle Musculus rectoperinealis, Musculus rectourethralis superior
rectourethral muscles Musculi rectourethrales, Musculi anorectoperineales
rectourethralis inferior muscle Musculus rectourethralis inferior, Musculus anoperinealis
rectourethralis superior muscle Musculus rectourethralis superior, Musculus rectoperinealis
rectouterine muscle →*rectouterinus muscle*
rectouterinus muscle Rektouterinus *m*, Musculus rectouterinus
rectovesical muscle →*rectovesicalis muscle*
rectovesicalis muscle Rektovesikalis *m*, Rectovesicalis *m*, Musculus rectovesicalis
rectus muscle Musculus rectus, Rektus *m*
rectus abdominis muscle Rektus *m* abdominis, Musculus rectus abdominis
rectus capitis anterior muscle Rektus *m* capitis anterior, Musculus rectus capitis anterior
rectus capitis lateralis muscle Rektus *m* capitis lateralis, Musculus rectus capitis lateralis
rectus capitis posterior major muscle Rektus *m* capitis posterior major, Musculus rectus capitis posterior major
rectus capitis posterior minor muscle Rektus *m* capitis posterior minor, Musculus rectus capitis posterior minor
rectus femoris muscle Rektus *m* femoris, Musculus rectus femoris
rectus inferior muscle Rektus *m* inferior, Musculus rectus inferior bulbi
rectus lateralis muscle Rektus *m* lateralis, Musculus rectus lateralis bulbi
rectus medialis muscle Rektus *m* medialis, Musculus rectus medialis bulbi
rectus superior muscle Rektus *m* superior, Musculus rectus superior bulbi
red muscle rote Muskelfaser *f*, rotes Muskelgewebe *nt*
respiratory muscles Atemmuskeln *pl*, -muskulatur *f*
rhomboideus major muscle Rhomboideus *m* major, Musculus rhomboideus major
rhomboideus minor muscle Rhomboideus *m* minor, Musculus rhomboideus minor
rib elevator muscle Levator *m* costae, Musculus levator costae
Riolan's muscle **1.** Musculus cremaster **2.** Riolan-Muskel *m*
risorius muscle Lachmuskel *m*, Risorius *m*, Musculus risorius
rotator muscles Musculi rotatores, Wirbeldreher *pl*
rotatores cervicis muscles zervikale Wirbeldreher *pl*, Rotatores *pl* cervicis, Musculi rotatores cervicis
rotatores lumborum muscles lumbale Wirbeldreher *pl*, Rotatores *pl* lumborum, Musculi rotatores lumborum
rotatores thoracis muscles thorakale Wirbeldreher *pl*, Rotatores *pl* thoracis, Musculi rotatores thoracis
rotator muscles of neck →*rotatores cervicis muscles*
rotator muscles of spine Wirbeldreher *pl*, Musculi rotatores
rotator muscles of thorax →*rotatores thoracis muscles*
Rouget's muscle Müller-Muskel *m*, Fibrae circulares musculi ciliaris
round pronator muscle Pronator *m* teres, Musculus pronator teres
Ruysch's muscle Ruysch-Muskel *m*
sacrococcygeus dorsalis muscle hinterer/dorsaler Sakrokokzygeus *m*, Musculus sacrococcygeus dorsalis
sacrococcygeus ventralis muscle vorderer/ventraler Sakrokokzygeus *m*, Musculus sacrococcygeus ventralis
sacrolumbalis muscle Iliokostalis *m* lumborum, Musculus iliocostalis lumborum
sacrospinal muscle Erektor *m* spinae, Sakrospinalis *m*, Musculus sacrospinalis, Musculus erector spinae
sacrospinalis muscle Erektor *m* spinae, Sakrospinalis *m*, Musculus sacrospinalis, Musculus erector spinae
salpingopharyngeal muscle →*salpingopharyngeus muscle*
salpingopharyngeus muscle Salpingopharyngeus *m*, Musculus salpingopharyngeus
Santorini's muscle Musculus risorius

sartorius muscle Sartorius *m*, Musculus sartorius
scalenus anterior muscle Skalenus *m* anterior, Musculus scalenus anterior
scalenus medius muscle Skalenus *m* medius, Musculus scalenus medius
scalenus minimus muscle Skalenus *m* minimus, Musculus scalenus minimus
scalenus posterior muscle Skalenus *m* posterior, Musculus scalenus posterior
semimembranosus muscle Semimembranosus *m*, Musculus semimembranosus
semimembranous muscle → *semimembranosus muscle*
semipennate muscle Musculus semipennatus, einfach gefiederter Muskel *m*, Musculus unipennatus
semispinal muscle of head → *semispinalis capitis muscle*
semispinalis muscle Musculus semispinalis, Semispinalis *m*
semispinalis capitis muscle Semispinalis *m* capitis, Musculus semispinalis capitis
semispinalis cervicis muscle Semispinalis *m* cervicis, Musculus semispinalis cervicis
semispinalis thoracis muscle Semispinalis *m* thoracis, Musculus semispinalis thoracis
semispinal muscle of neck → *semispinalis cervicis muscle*
semispinal muscle of thorax → *semispinalis thoracis muscle*
semitendinosus muscle Semitendinosus *m*, Musculus semitendinosus
semitendinous muscle → *semitendinosus muscle*
septal papillary muscles of right ventricle septale Papillarmuskeln *pl* des rechten Ventrikels, Musculi papillares septales ventriculi dextri
serratus anterior muscle Serratus *m* anterior/lateralis, Musculus serratus anterior
serratus posterior inferior muscle Serratus *m* posterior inferior, Musculus serratus posterior inferior
serratus posterior superior muscle Serratus *m* posterior superior, Musculus serratus posterior superior
short abductor muscle of thumb Abduktor *m* pollicis brevis, Musculus abductor pollicis brevis
short adductor muscle Adduktor *m* brevis, Musculus adductor brevis
short back muscles kurze Rücken-/Wirbelsäulenmuskulatur *f*
short levator muscles of ribs Musculi levatores costarum breves
short neck muscles kurze Nackenmuskulatur *f*
shoulder girdle muscles Schultergürtelmuskulatur *f*
Sibson's muscle Skalenus *m* minimus, Musculus scalenus minimus
smooth muscle glatter unwillkürlicher Muskel *m*, glattes unwillkürliches Muskelgewebe *nt*
Soemmering's muscle Musculus levator glandulae thyroideae
soleus muscle Soleus *m*, Musculus soleus
sphincter muscle Schließmuskel *m*, Sphinkter *m*, Musculus sphincter
sphincter ani externus muscle äußerer Afterschließmuskel *m*, Sphinkter *m* ani externus, Musculus sphincter ani externus
sphincter ani internus muscle innerer Afterschließmuskel *m*, Sphinkter *m* ani internus, Musculus sphincter ani internus
sphincter muscle of bile duct → *sphincter ductus choledochi muscle*
sphincter ductus choledochi muscle Sphinkter *m* ductus choledochi, Musculus sphincter ductus choledochi
sphincter ductus pancreatici muscle Sphinkter *m* ductus pancreatici, Musculus sphincter ductus pancreatici
sphincter palatopharyngeus muscle Musculus sphincter palatopharyngeus
sphincter muscle of pancreatic duct → *sphincter ductus pancreatici muscle*
sphincter muscle of pupil → *sphincter pupillae muscle*
sphincter pupillae muscle Pupillenschließer *m*, Sphinkter *m* pupillae, Musculus sphincter pupillae
sphincter pylori muscle Schließmuskel *m* des Magenausgangs, Sphinkter *m* pylori, Musculus sphincter pylori
sphincter pyloricus muscle Musculus sphincter pyloricus, Sphinkter *m* pylori
sphincter muscle of pylorus → *sphincter pylori muscle*
sphincter muscle of urethra → *sphincter urethrae muscle*
sphincter urethrae muscle Harnröhren-, Urethralsphinkter *m*, Sphinkter *m* urethrae, Musculus sphincter urethrae
spinal muscle Musculus spinalis
spinalis muscle Spinalis *m*, Musculus spinalis
spinalis capitis muscle Musculus spinalis capitis, Spinalis *m* capitis
spinalis cervicis muscle Spinalis *m* cervicis, Musculus spinalis cervicis
spinalis thoracis muscle Spinalis *m* thoracis, Musculus spinalis thoracis
spinotransversales muscles Musculi spinotransversales
splenius muscle Splenius *m*, Musculus splenius
splenius capitis muscle Splenius *m* capitis, Musculus splenius capitis
splenius cervicis muscle Splenius *m* cervicis, Musculus splenius cervicis
splenius muscle of head → *splenius capitis muscle*
splenius muscle of neck → *splenius cervicis muscle*
square muscle viereckiger/quadratischer Muskel *m*, Musculus quadratus
stapedius muscle Musculus stapedius
sternal muscle → *sternalis muscle*
sternalis muscle Sternalis *m*, Musculus sternalis
sternocleidomastoid muscle → *sternocleidomastoideus muscle*
sternocleidomastoideus muscle Sternokleidomastoideus *m*, Musculus sternocleidomastoideus
sternohyoid muscle → *sternohyoideus muscle*
sternohyoideus muscle Sternohyoideus *m*, Musculus sternohyoideus
sternothyreoideus muscle Sternothyr(e)oideus *m*, Musculus sternothyroideus
sternothyroid muscle → *sternothyreoideus muscle*
straight muscle of abdomen Rektus *m* abdominis, Musculus rectus abdominis
straight abdominal muscle Rektus *m* abdominis, Musculus rectus abdominis
striated muscle quergestreifter unwillkürlicher Muskel *m*, quergestreifte unwillkürliche Muskulatur *f*
styloglossus muscle Styloglossus *m*, Musculus styloglossus
stylohyoid muscle → *styloglossus muscle*
stylohyoideus muscle Stylohyoideus *m*, Musculus stylohyoideus
stylopharyngeus muscle Stylopharyngeus *m*, Musculus stylopharyngeus
subclavius muscle Subklavius *m*, Musculus subclavius
subcostal muscles Unterrippenmuskeln *pl*, Subkostalmuskeln *pl*, Musculi subcostales
subcostales muscles Unterrippenmuskeln *pl*, Subkostalmuskeln *pl*, Musculi subcostales
suboccipital muscles subokzipitale Muskeln/Muskulatur *f*, Musculi suboccipitales
subscapular muscle → *subscapularis muscle*

subscapularis muscle Subskapularis *m*, Musculus subscapularis
superciliary corrugator muscle Korrugator *m* supercilii, Musculus corrugator supercilii
superciliary depressor muscle Depressor *m* supercilii/glabellae, Musculus depressor supercilii
superficial muscles oberflächliche Muskeln/Muskulatur *f*
superficial back muscles oberflächliche Rückenmuskulatur *f*
superficial extensor muscles oberflächliche Streckmuskeln/-muskulatur *f*
superficial trigone muscle Musculus trigoni vesicae superficialis
superior auricular muscle Aurikularis *m* superior, Musculus auricularis superior
superior auricularis muscle Aurikularis *m* superior, Musculus auricularis superior
superior oblique muscle of eye Musculus obliquus superior bulbi
superior oblique muscle of head Musculus obliquus capitis superior
superior rectus muscle of eye Musculus rectus superior bulbi
superior straight muscle Rektus *m* superior, Musculus rectus superior bulbi
superior tarsal muscle Tarsalis *m* superior, Musculus tarsalis superior
supinator muscle Supinator *m*, Musculus supinator
suprahyoid muscles obere Zungenbeinmuskeln, Suprahyoidalmuskulatur *f*, Musculi suprahyoidei
supraspinatus muscle Supraspinatus *m*, Musculus supraspinatus
supraspinous muscle → *supraspinatus muscle*
suspensorius duodeni muscle Treitz-Muskel *m*, Suspensorius *m* duodeni, Musculus suspensorius duodeni
suspensory muscle of duodenum → *suspensorius duodeni muscle*
tailor's muscle Schneidermuskel *m*, Sartorius *m*, Musculus sartorius
tarsalis inferior muscle Tarsalis *m* inferior, Musculus tarsalis inferior
tarsalis superior muscle Tarsalis *m* superior, Musculus tarsalis superior
temporal muscle → *temporalis muscle*
temporalis muscle Schläfenmuskel *m*, Temporalis *m*, Musculus temporalis
temporoparietal muscle → *temporoparietalis muscle*
temporoparietalis muscle Temporoparietalis *m*, Musculus temporoparietalis
tensor muscle Musculus tensor, Tensor *m*
tensor fasciae latae muscle Tensor *m* fasciae latae, Musculus tensor fasciae latae
tensor muscle of fascia lata → *tensor fasciae latae muscle*
tensor muscle of palatine velum → *tensor veli palatini muscle*
tensor tympani muscle Trommelfellspanner *m*, Tensor *m* tympani, Musculus tensor tympani
tensor muscle of tympanum → *tensor tympani muscle*
tensor veli palatini muscle Tensor *m* veli palatini, Musculus tensor veli palatini
teres major muscle Teres *m* major, Musculus teres major
teres minor muscle Teres *m* minor, Musculus teres minor
Theile's muscle Musculus transversus perinei superficialis
thoracic muscles Brust(korb)muskeln *pl*, -muskulatur *f*, Musculi thoracis
thoracic interspinal muscles thorakale Interspinalmuskeln *pl*, Musculi interspinales thoracis
thoracic intertransverse muscles thorakale Intertransversalmuskeln *pl*, Musculi intertransversarii thoracis
thyreohyoideus muscle Thyrohyoideus *m*, Musculus thyrohyoideus
thyreopharyngeus muscle Thyropharyngeus *m*, Pars thyropharyngea musculi constrictoris pharyngis inferioris
thyroarytenoid muscle → *thyroarytenoideus muscle*
thyroarytenoideus muscle Thyroarytänoideus *m*, Musculus thyroarytenoideus
thyroepiglottic muscle → *thyroepiglotticus muscle*
thyroepiglotticus muscle Thyr(e)oepiglottikus *m*, Musculus thyroepiglotticus, Pars thyroepiglottica
thyrohyoid muscle → *thyreohyoideus muscle*
tibialis anterior muscle Tibialis *m* anterior, Musculus tibialis anterior
tibialis posterior muscle Tibialis *m* posterior, Musculus tibialis posterior
muscles of tongue Zungenmuskeln *pl*, -muskulatur *f*, Musculi linguae
tracheal muscle glatte Muskulatur *f* der Trachealknorpel, Musculus trachealis
tragicus muscle Musculus tragicus
muscle of tragus Musculus tragicus
transverse muscle of abdomen → *transversus abdominis muscle*
transverse muscle of auricle → *transversus auriculae muscle*
transverse muscle of chin → *transversus menti muscle*
transverse muscle of nape → *transversus nuchae muscle*
transverse muscle of thorax → *transversus thoracis muscle*
transverse muscle of tongue → *transversus linguae muscle*
transversospinal muscle → *transversospinalis muscle*
transversospinalis muscle Transversospinalis *m*, Musculus transversospinalis
transversus abdominis muscle Transversus *m* abdominis, Musculus transversus abdominis
transversus auriculae muscle Musculus transversus auriculae
transversus linguae muscle Transversus *m* linguae, Musculus transversus linguae
transversus menti muscle Transversus *m* menti, Musculus transversus menti
transversus nuchae muscle Transversus *m* nuchae, Musculus transversus nuchae
transversus perinei profundus muscle Transversus *m* perinei profundus, Musculus transversus perinei profundus
transversus perinei superficialis muscle Transversus *m* perinei superficialis, Musculus transversus perinei superficialis
transversus thoracis muscle Transversus *m* thoracis, Musculus transversus thoracis
trapezius muscle Trapezius *m*, Musculus trapezius
Treitz's muscle Treitz-Muskel *m*, Suspensorius *m* duodeni, Musculus suspensorius duodeni
triangular muscle **1.** Depressor *m* anguli oris, Musculus depressor anguli oris **2.** Musculus triangularis
triceps muscle Trizeps *m*
triceps muscle of arm → *triceps brachii muscle*
triceps brachii muscle Trizeps *m* (brachii), Musculus triceps brachii
triceps muscle of calf → *triceps surae muscle*
triceps surae muscle Trizeps *m* surae, Musculus triceps surae
trigonal muscles Musculi trigoni vesicae
unipennate muscle einseitig gefiederter Muskel *m*, Musculus unipennatus
unisegmental muscle unisegmentaler Muskel *m*
muscles of upper limb Muskeln/Muskulatur *f* der

oberen Gliedmaße, Musculi membri superioris
urethrovaginal sphincter muscle Musculus sphincter urethrovaginalis
muscle of uvula Zäpfchenmuskel *m*, Musculus uvulae
Valsalva's muscle Musculus tragicus
vastus intermedius muscle Vastus *m* intermedius, Musculus vastus intermedius
vastus lateralis muscle Vastus *m* lateralis, Musculus vastus lateralis
vastus medialis muscle Vastus *m* medialis, Musculus vastus medialis
verticalis linguae muscle Vertikalis *m* linguae, Musculus verticalis linguae
vertical muscle of tongue → *verticalis linguae muscle*
vesicoprostaticus muscle Musculus vesicoprostaticus
vesicovaginalis muscle Musculus vesicovaginalis
visceral muscle Eingeweide-, Viszeralmuskel *m*
vocal muscle → *vocalis muscle*
vocalis muscle Stimmbandmuskel *m*, Vokalis *m*, Musculus vocalis
voluntary muscles willkürliche quergestreifte Muskulatur *f*
white muscle weißes Muskelgewebe *nt*, weiße Muskelfaser *f*
Wilson's muscle Musculus sphincter urethrae
zygomaticus major muscle großer Jochbeinmuskel *m*, Zygomatikus *m* major, Musculus zygomaticus major
zygomaticus minor muscle kleiner Jochbeinmuskel *m*, Zygomatikus *m* minor, Musculus zygomaticus minor
skeletal muscles **1.** an Knochen ansetzende Muskeln, Skelettmuskeln *pl* **2.** quergestreifte willkürliche Muskulatur *f*, Skelettmuskulatur *f*

mus|cu|lar ['mʌskjələr] *adj* **1.** Muskel(n) betreffend, muskulär, Muskel- **2.** stark, kräftig, muskulös

mus|cu|la|ture ['mʌskjʊlətʃər, -ˌtʃʊər] *noun* Muskulatur *f*, Muskelapparat *m*
accessory respiratory musculature Atemhilfsmuskeln *pl*, -muskulatur *f*
laryngeal musculature Kehlkopf-, Larynxmuskulatur *f*, Musculi laryngis
respiratory musculature Atemmuskeln *pl*, -muskulatur *f*

mus|cu|lo|cu|ta|ne|ous [ˌmʌskjələʊkjuː'teɪnjəs, -nɪəs] *adj* Haut- und Muskel(gewebe) betreffend, Haut-Muskel-

mus|cu|lo|skel|e|tal [ˌmʌskjələʊ'skelɪtl] *adj* Knochenskelett und Muskulatur betreffend, Skelettmuskulatur betreffend

mu|ta|gen ['mjuːtədʒən] *noun* Mutagen *nt*, mutagenes Agens *nt*

mu|ta|gen|ic [ˌmjuːtə'dʒenɪk] *adj* Mutation verursachend oder auslösend, mutagen

mu|ta|ge|nic|i|ty [ˌmjuːtədʒə'nɪsətɪ] *noun* Mutationsfähigkeit *f*, Mutagenität *f*

mu|tant ['mjuːtnt] I *noun* Mutante *f* II *adj* durch Mutation entstanden, mutiert, mutant

mu|ta|tion [mjuː'teɪʃn] *noun* (Ver-)Änderung *f*, Umwandlung *f*; Erbänderung *f*, Mutation *f*
chromosomal mutation Chromosomenmutation *f*
gene mutation Genmutation *f*
point mutation Punktmutation *f*
spontaneous mutation Spontanmutation *f*

mute [mjuːt] I *noun* Stumme(r *m*) *f* II *adj* **1.** stumm **2.** still, schweigend, stumm; wort-, sprachlos

mute|ness ['mjuːtnɪs] *noun* **1.** Stummheit *f* **2.** Lautlosigkeit *f*

my|al|gia [maɪ'ældʒ(ɪ)ə] *noun* Muskelschmerz(en *pl*) *m*, Myalgie *f*, Myodynie *f*
epidemic myalgia Bornholmer Krankheit *f*, epidemische Pleurodynie *f*, Myalgia acuta epidemica

my|as|the|nia [ˌmaɪəs'θiːnɪə] *noun* Myasthenie *f*, Myasthenia *f*

my|as|then|ic [ˌmaɪəs'θenɪk] *adj* Myasthenie betreffend, myasthenisch

my|ce|li|um [maɪ'siːlɪəm] *noun, plural* **-lia** [-lɪə] Myzel *nt*

my|cet- *präf.* Pilz-, Myko-, Myzeto-

my|ce|tes [maɪ'siːtiːz] *plural* Pilze *f*, Fungi *f*, Myzeten *pl*, Mycota *pl*

my|ce|the|mia [ˌmaɪsə'θiːmɪə] *noun* Pilzsepsis *f*, Fungämie *f*, Mykämie *f*, Myzetämie *f*, Myzethämie *f*

my|ce|tism ['maɪsətɪzəm] *noun* Myzetismus *m*, Pilzvergiftung *f*

myceto- *präf.* Pilz-, Myko-, Myzeto-

my|ce|to|gen|ic [ˌmaɪˌsiːtə'dʒenɪk] *adj* durch Pilze verursacht, myzetogen

my|ce|to|ma [maɪsə'təʊmə] *noun, plural* **-mas, -ma|ta** [maɪsə'təʊmətə] Madurafuß *m*, Maduramykose *f*, Myzetom *nt*, Mycetoma *nt*
actinomycotic mycetoma Aktinomyzetom *nt*

my|cid ['maɪsɪd] *noun* Mykid *nt*

myco- *präf.* Pilz-, Myko-, Myzeto-

My|co|bac|te|ri|a|ce|ae [ˌmaɪkəʊbækˌtɪərɪ'eɪsɪˌiː] *plural* Mycobacteriaceae *pl*

my|co|bac|te|ri|o|sis [ˌmaɪkəʊbækˌtɪərɪ'əʊsɪs] *noun* Mykobakteriose *f*

My|co|bac|te|ri|um [ˌmaɪkəʊbæk'tɪərɪəm] *noun* Mycobacterium *nt*
Mycobacterium bovis Rindertuberkelbakterien *pl*, Mycobacterium bovis
Mycobacterium leprae Hansen-Bazillus *m*, Leprabazillus *m*, Leprabakterium *nt*, Mycobacterium leprae
Mycobacterium paratuberculosis Johne-Bazillus *m*, Mycobacterium paratuberculosis
Mycobacterium tuberculosis Tuberkelbazillus *m*, Tuberkulosebazillus *m*, Tuberkelbakterium *nt*, Tuberkulosebakterium *nt*, TB-Bazillus *m*, TB-Erreger *m*, Mycobacterium tuberculosis, Mycobacterium tuberculosis var. hominis

My|coph|y|ta [maɪ'kɑfɪtə] *plural* Pilze *pl*, Fungi *pl*, Myzeten *pl*, Mycetes *pl*, Mycophyta *pl*, Mycota *pl*

My|co|plas|ma [maɪkəʊ'plæzmə] *noun* Mycoplasma *nt*
Mycoplasma hominis Mycoplasma hominis
Mycoplasma pneumoniae Eaton-agent *nt*, Mycoplasma pneumoniae
T-strain mycoplasma Ureaplasma urealyticum

my|co|plas|mal [maɪkəʊ'plæzməl] *adj* Mykoplasma betreffend, durch Mykoplasma verursacht, Mykoplasma-, Mykoplasmen-

my|co|side ['maɪkəsaɪd] *noun* Mykosid *nt*

my|co|sis [maɪ'kəʊsɪs] *noun* Pilzerkrankung *f*, Mykose *f*, Mycosis *f*
deep mycosis tiefe Mykose *f*, Systemmykose *f*
mycosis fungoides Mycosis fungoides
Gilchrist's mycosis Gilchrist-Krankheit *f*, nordamerikanische Blastomykose *f*
interdigital mycosis Interdigitalmykose *f*
Posadas's mycosis Kokzidioidomykose *f*
subcutaneous mycosis subkutane Mykose *f*
superficial mycosis Pilzerkrankung *f* der Haut, oberflächliche Mykose *f*, Dermatomykose *f*, Dermatomycosis *f*
systemic mycosis tiefe Mykose *f*, Systemmykose *f*
web space mycosis Interdigitalmykose *f*

my|co|stat ['maɪkəstæt] *noun* fungistatisches Mittel *nt*, Fungistatikum *nt*

my|co|stat|ic [maɪkəʊ'stætɪk] *adj* das Pilzwachstum hemmend, fungistatisch

my|cot|ic [maɪ'kɑtɪk] *adj* **1.** Mykose betreffend, mykotisch, Mykose- **2.** durch Pilze verursacht, mykotisch, Pilz-

my|co|tox|i|co|sis [ˌmaɪkəˌtɑksɪ'kəʊsɪs] *noun, plural* **-ses** [ˌmaɪkəˌtɑksɪ'kəʊsiːz] Mykotoxikose *f*

my|co|tox|in [maɪkəʊ'tɑksɪn] *noun* Pilztoxin *nt*, Mykotoxin *nt*

my|dri|a|sis [mɪ'draɪəsɪs, maɪ-] *noun* Pupillenweitstel-

lung *f*, -vergrößerung *f*, Mydriasis *f*
my|dri|at|ic [mɪdrɪ'ætɪk, maɪ-] *adj* Pupillenerweiterung/Mydriasis verursachend, pupillenerweiternd, mydriatisch
my|ec|to|my [maɪ'ektəmɪ] *noun* operative Muskel(teil)-entfernung *f*, Myektomie *f*
myel- *präf.* Mark-, Rückenmark(s)-, Knochenmark(s)-, Myel(o)-
my|el|ap|o|plex|y [ˌmaɪel'æpəpleksɪ] *noun* Rückenmarks(ein)blutung *f*, Hämatomyelie *f*
my|el|en|ceph|a|li|tis [ˌmaɪəlenˌsefə'laɪtɪs] *noun* Entzündung von Gehirn und Rückenmark, Enzephalomyelitis *f*, Encephalomyelitis *f*, Myeloenzephalitis *f*, Myeloencephalitis *f*
my|el|en|ceph|a|lon [ˌmaɪəlen'sefəlɑn] *noun* **1.** Markhirn *nt*, Myelenzephalon *nt*, Myelencephalon *nt* **2.** Markhirn *nt*, verlängertes Mark *nt*, Medulla oblongata, Bulbus *m* medullae spinalis, Myelencephalon *nt*
my|el|ic [maɪ'elɪk] *adj* **1.** Rückenmark betreffend, Rückenmark(s)- **2.** Knochenmark betreffend, Knochenmark(s)-
my|e|lin ['maɪəlɪn] *noun* Myelin *nt*
my|e|li|nat|ed ['maɪəlɪneɪtɪd] *adj* mit einer Myelinscheide, markhaltig, myelinisiert
my|e|li|na|tion [ˌmaɪəlɪ'neɪʃn] *noun* Markscheidenbildung *f*, Markreifung *f*, Myelinisation *f*, Myel(in)ogenese *f*
my|e|lin|ic [maɪə'lɪnɪk] *adj* Myelin betreffend, Myelin-
my|e|lin|i|za|tion [ˌmaɪəlɪnə'zeɪʃn] *noun* Markscheidenbildung *f*, Markreifung *f*, Myelinisation *f*, Myel(in)ogenese *f*
my|e|lin|o|gen|e|sis [ˌmaɪəlɪnəʊ'dʒenəsɪs] *noun* Markscheidenbildung *f*, Markreifung *f*, Myelinisation *f*, Myel(in)ogenese *f*
my|e|li|nog|e|ny [maɪəlɪ'nɑdʒənɪ] *noun* Markscheidenbildung *f*, Markreifung *f*, Myelinisation *f*, Myel(in)ogenese *f*
my|e|li|nol|y|sis [maɪəlɪ'nɑlɪsɪs] *noun* Myelinauflösung *f*, Myelinolyse *f*
my|e|li|nop|a|thy [maɪəlɪ'nɑpəθɪ] *noun* Myelinopathie *f*
my|e|lin|o|tox|ic [ˌmaɪəlɪnə'tɑksɪk] *adj* die Myelinscheide schädigend, myelinschädigend, myelintoxisch
my|e|lit|ic [maɪə'lɪtɪk] *adj* Rückenmarkentzündung/Myelitis betreffend, myelitisch
my|e|li|tis [maɪə'laɪtɪs] *noun* **1.** Rückenmarkentzündung *f*, Rückenmarksentzündung *f*, Myelitis *f* **2.** Knochenmarkentzündung *f*, Knochenmarksentzündung *f*, Myelitis *f*, Osteomyelitis *f*
apoplectiform myelitis apopolektiforme Myelitis *f*, Myelitis apoplectiformis
central myelitis zentrale Myelitis *f*, Myelitis centralis
compression myelitis Kompressionsmyelopathie *f*
disseminated myelitis disseminierte Myelitis *f*
Foix-Alajouanine myelitis Foix-Alajouanine-Syndrom *nt*, subakute nekrotisierende Myelitis *f*, Myelitis necroticans
funicular myelitis Dana-Lichtheim-Krankheit *f*, Dana-Syndrom *nt*, Lichtheim-Syndrom *nt*, Dana-Lichtheim-Putman-Syndrom *nt*, funikuläre Myelose *f*
neuro-optic myelitis Devic-Syndrom *nt*, -Krankheit *f*, Neuromyelitis optica
phlegmonous myelitis Markphlegmone *f*
radiation myelitis Strahlenmyelitis *f*
subacute necrotizing myelitis Foix-Alajouanine-Syndrom *nt*, subakute nekrotisierende Myelitis *f*, Myelitis necroticans
transverse myelitis Querschnittsmyelitis *f*, Myelitis transversa
myelo- *präf.* Mark-, Rückenmark(s)-, Knochenmark(s)-, Myel(o)-
my|e|lo|blast ['maɪələʊblæst] *noun* Myeloblast *m*
my|e|lo|blas|te|mia [ˌmaɪələʊblæs'tiːmɪə] *noun* Myeloblastämie *f*
my|e|lo|blas|to|ma [ˌmaɪələʊblæs'təʊmə] *noun* Myeloblastom *nt*
my|e|lo|blas|to|ma|to|sis [maɪələʊˌblæstəʊmə'təʊsɪs] *noun* Myeloblastomatose *f*
my|e|lo|blas|to|sis [ˌmaɪələʊblæs'təʊsɪs] *noun* Myeloblastose *f*
my|e|lo|cele ['maɪkəʊsiːl] *noun* Myelozele *f*
my|e|lo|cys|to|cele [ˌmaɪkəʊ'sɪstəsiːl] *noun* Myelozystozele *f*
my|e|lo|cys|to|me|nin|go|cele [ˌmaɪkəʊˌsɪstəmɪ'nɪŋgəsiːl] *noun* Myelozystomeningozele *f*
my|e|lo|cyte ['maɪələʊsaɪt] *noun* Myelozyt *m*
my|e|lo|cy|the|mia [ˌmaɪələʊsaɪ'θiːmɪə] *noun* Myelozytämie *f*, Myelozythämie *f*
my|e|lo|cyt|ic [ˌmaɪələʊ'sɪtɪk] *adj* Myelozyt(en) betreffend, Myelozyten-
my|e|lo|cy|to|ma [ˌmaɪələʊsaɪ'təʊmə] *noun* Myelozytom *nt*
my|e|lo|cy|to|sis [ˌmaɪələʊsaɪ'təʊsɪs] *noun* Myelozytose *f*; Myelose *f*
my|e|lo|dys|pla|sia [ˌmaɪələʊdɪs'pleɪʒ(ɪ)ə, -zɪə] *noun* Myelodysplasie *f*
my|e|lo|en|ce|phal|ic [ˌmaɪələʊˌensɪ'fælɪk] *adj* Rückenmark und Gehirn/Zerebrum betreffend oder verbindend, spinozerebral, cerebrospinal, zerebrospinal, enzephalospinal
my|e|lo|en|ceph|a|li|tis [ˌmaɪələʊenˌsefə'laɪtɪs] *noun* Entzündung von Gehirn und Rückenmark, Enzephalomyelitis *f*, Encephalomyelitis *f*, Myeloenzephalitis *f*, Myeloencephalitis *f*
my|e|lo|fi|bro|sis [ˌmaɪələʊfaɪ'brəʊsɪs] *noun* Knochenmarkfibrose *f*, Knochenmarksfibrose *f*, Myelofibrose *f*, Myelosklerose *f*, Osteomyelofibrose *f*, Osteomyelosklerose *f*
my|e|lo|gen|e|sis [ˌmaɪələʊ'dʒenəsɪs] *noun* **1.** Rückenmarksentwicklung *f*, Myelogenese *f* **2.** Markscheidenbildung *f*, Markreifung *f*, Myelinisation *f*, Myel(in)ogenese *f*
my|e|log|e|nous [maɪə'lɑdʒənəs] *adj* im Knochenmark entstanden, aus dem Knochenmark stammend, myelogen, osteomyelogen
my|e|log|e|ny [maɪə'lɑdʒənɪ] *noun* Markscheidenbildung *f*, Markreifung *f*, Myelinisation *f*, Myel(in)ogenese *f*
my|e|lo|gram ['maɪələgræm] *noun* Myelogramm *nt*, Hämatomyelogramm *nt*
my|e|log|ra|phy [maɪə'lɑgrəfɪ] *noun* Myelographie *f*, Myelografie *f*
my|e|loid ['maɪəlɔɪd] *adj* **1.** Knochenmark betreffend, vom Knochenmark stammend, knochenmarkähnlich, markartig, myeloid, Knochenmark(s)- **2.** Rückenmark betreffend, Rückenmark(s)-
my|e|lo|ma [maɪə'ləʊmə] *noun, plural* **-mas, -alta** [maɪə'ləʊmətə] Myelom *nt*, Myeloma *nt*
Bence-Jones myeloma Bence-Jones-Krankheit *f*, Bence-Jones-Plasmozytom *nt*, L-Ketten-Krankheit *f*, Leichte-Ketten-Krankheit *f*
endothelial myeloma endotheliales Myelom *nt*, Ewing-Knochensarkom *nt*
giant cell myeloma Osteoklastom *nt*
multiple myeloma Kahler-Krankheit *f*, Huppert-Krankheit *f*, Morbus Kahler, multiples Myelom *nt*, Plasmozytom *nt*, plasmozytisches Immunozytom *nt*, plasmozytisches Lymphom *nt*
plasma cell myeloma → *multiple myeloma*
my|e|lo|ma|la|cia [ˌmaɪələʊmə'leɪʃ(ɪ)ə] *noun* Myelomalazie *f*
my|e|lo|ma|to|sis [maɪəˌləʊmə'təʊsɪs] *noun, plural* **-ses** [-siːz] → *multiple myeloma*
my|e|lo|me|nin|git|ic [maɪələʊˌmenɪn'dʒaɪtɪk] *adj* Myelomeningitis betreffend, myelomeningitisch, meningomyelitisch

M

my|e|lo|men|in|gi|tis [ˌmaɪələʊˌmenɪn'dʒaɪtɪs] *noun* Entzündung des Rückenmarks und der Rückenmarkshäute, Myelomeningitis *f*, Meningomyelitis *f*
my|e|lo|me|nin|go|cele [ˌmaɪələʊmɪ'nɪŋgəsiːl] *noun* Myelomeningozele *f*, Meningomyelozele *f*
my|e|lo|mon|o|cyt|ic [ˌmaɪələʊˌmɑnə'sɪtɪk] *adj* myelomonozytär
my|e|lo|neu|ri|tis [ˌmaɪələʊnjʊə'raɪtɪs, -nʊ-] *noun* Entzündung von Nerven und Rückenmark, Neuromyelitis *f*
my|e|lo|path|ic [ˌmaɪələʊ'pæθɪk] *adj* Myelopathie betreffend, myelopathisch
my|e|lop|a|thy [maɪə'lɑpəθɪ] *noun* **1.** Rückenmarkerkrankung *f*, Rückenmarkserkrankung *f*, Myelopathie *f*, Myelopathia *f* **2.** Knochenmarkerkrankung *f*, Knochenmarkserkrankung *f*, Myelopathie *f*, Myelopathia *f*
compression myelopathy Kompressionsmyelopathie *f*
my|e|lo|per|ox|i|dase [ˌmaɪələʊpə'rɑksɪdeɪz] *noun* Myeloperoxidase *f*
my|e|lo|phthi|sis [ˌmaɪələʊ'tiːsɪs] *noun* **1.** Rückenmarksschwund *m*, Myelophthise *f* **2.** Knochenmarksschwund *m*, Panmyelophthise *f*
my|e|lo|plaque ['maɪələʊplæk] *noun* Knochenmarkriesenzelle *f*, Knochenmarksriesenzelle *f*
my|e|lo|ple|gia [ˌmaɪələʊ'pliːdʒ(ɪ)ə] *noun* Spinalparalyse *f*
my|e|lo|poi|e|sis [ˌmaɪələʊpɔɪ'iːsɪs] *noun* Myelopoese *f*
my|e|lo|poi|et|ic [ˌmaɪələʊpɔɪ'etɪk] *adj* Myelopoese betreffend, myelopoetisch
my|e|lo|pro|lif|er|a|tive [ˌmaɪələʊprəʊ'lɪfəreɪtɪv] *adj* durch eine Proliferation des Knochenmarks gekennzeichnet, myeloproliferativ
my|e|lo|ra|dic|u|li|tis [ˌmaɪələʊrəˌdɪkjə'laɪtɪs] *noun* Entzündung von Rückenmark und Spinalnervenwurzeln, Myeloradikulitis *f*, Radikulomyelitis *f*
my|e|lor|rha|gia [ˌmaɪələʊ'reɪdʒ(ɪ)ə] *noun* Hämatomyelie *f*
my|e|lo|sar|co|ma|to|sis [ˌmaɪələʊˌsɑːrkəmə'təʊsɪs] *noun* →*multiple myeloma*
my|e|los|chi|sis [maɪə'lɑskəsɪs] *noun* Myeloschisis *f*
my|e|lo|scin|tig|ra|phy [ˌmaɪələʊsɪn'tɪgrəfɪ] *noun* Myeloszintigraphie *f*, Myeloszintigrafie *f*
my|e|lo|scle|ro|sis [ˌmaɪələʊsklɪ'rəʊsɪs] *noun* **1.** →*myelofibrosis* **2.** Myelosklerose *f*
my|e|lo|sis [maɪə'ləʊsɪs] *noun* Myelose *f*; Myelozytose *f*
acute erythremic myelosis Di Guglielmo-Krankheit *f*, Di Guglielmo-Syndrom *nt*, akute Erythrämie *f*, akute Erythromyelose *f*, akute erythrämische Myelose *f*, Erythroblastose *f* des Erwachsenen
aleukemic myelosis leukoerythroblastische Anämie *f*, primäre myeloische Metaplasie *f*, idiopathische myeloische Metaplasie *f*, Leukoerythroblastose *f*
chronic nonleukemic myelosis →*nonleukemic myelosis*
erythremic myelosis Erythromyelose *f*
funicular myelosis Dana-Lichtheim-Krankheit *f*, funikuläre Myelose *f*
nonleukemic myelosis primäre myeloische Metaplasie *f*, idiopathische myeloische Metaplasie *f*, Leukoerythroblastose *f*, leukoerythroblastische Anämie *f*
my|e|lo|sup|pres|sion [ˌmaɪələʊsə'preʃn] *noun* Knochenmarkdepression *f*, Knochenmarksdepression *f*, Knochenmarkhemmung *f*, Knochenmarkshemmung *f*
my|e|lo|sup|pres|sive [ˌmaɪələʊsə'presɪv] **I** *noun* myelodepressive Substanz *f* **II** *adj* knochenmarkhemmend, knochenmarkshemmend, myelodepressiv
my|e|lo|sy|rin|go|sis [ˌmaɪələʊsɪrɪŋ'gəʊsɪs] *noun* Syringomyelie *f*
my|e|lo|to|mog|ra|phy [ˌmaɪələʊtə'mɑgrəfɪ] *noun* Myelotomographie *f*, Myelotomografie *f*
my|e|lot|o|my [maɪə'lɑtəmɪ] *noun* Myelotomie *f*
my|e|lo|tox|ic [ˌmaɪələʊ'tɑksɪk] *adj* Knochenmark/Medulla ossium schädigend, knochenmarkstoxisch, knochenmarkschädigend, myelotoxisch
my|e|lo|tox|ic|i|ty [ˌmaɪələʊtɑk'sɪsətɪ] *noun* Knochenmarkschädlichkeit *f*, Knochenmarksschädlichkeit *f*, Myelotoxizität *f*
my|es|the|sia [maɪes'θiːʒ(ɪ)ə] *noun* Muskelsensibilität *f*, -sinn *m*, Myästhesie *f*
my|ia|sis ['maɪ(j)əsɪs, maɪ'aɪəsɪs] *noun, plural* **-ses** [-siːz] Fliegenmadenkrankheit *f*, Madenkrankheit *f*, Myiasis *f*
ocular myiasis Ophthalmomyiasis *f*
myko- *präf.* Pilz-, Myko-, Myzeto-
my|lo|hy|oid [ˌmaɪləʊ'haɪɔɪd] *adj* Kiefer und Zungenbein betreffend
myo- *präf.* Muskel-, My(o)-
my|o|al|bu|min [ˌmaɪəʊæl'bjuːmɪn] *noun* Myoalbumin *nt*
my|o|as|the|nia [ˌmaɪəʊæs'θiːnɪə] *noun* Muskelschwäche *f*, Myasthenie *f*
my|o|blast ['maɪəʊblæst] *noun* Myoblast *m*
my|o|blas|tic [ˌmaɪəʊ'blæstɪk] *adj* Myoblast(en) betreffend, Myoblasten-
my|o|blas|to|ma [ˌmaɪəʊblæs'təʊmə] *noun* Myoblastom *nt*, Abrikossoff-Geschwulst *f*, Abrikossoff-Tumor *m*, Myoblastenmyom *nt*, Granularzelltumor *m*
my|o|blas|to|my|o|ma [maɪəʊˌblæstəmaɪ'əʊmə] *noun* →*myoblastoma*
my|o|car|di|ac [ˌmaɪəʊ'kɑːrdɪæk] *adj* Herzmuskel/Myokard betreffend, myokardial
my|o|car|di|op|a|thy [ˌmaɪəʊkɑːrdɪ'ɑpəθɪ] *noun* Myokardiopathie *f*, Kardiomyopathie *f*, Cardiomyopathie *f*
my|o|car|di|o|sis [ˌmaɪəʊkɑːrdɪ'əʊsɪs] *noun* Myokardose *f*
my|o|car|dit|ic [ˌmaɪəʊkɑːr'dɪtɪk] *adj* Herzmuskelentzündung/Myokarditis betreffend, myokarditisch
my|o|car|di|tis [ˌmaɪəʊkɑːr'daɪtɪs] *noun* Myokarditis *f*, Herzmuskelentzündung *f*, Myokardentzündung *f*, Myocarditis *f*
bacterial myocarditis bakterielle Myokarditis *f*
diphtheritic myocarditis diphtherische Myokarditis *f*, Myokarditis *f* bei Diphtherie
giant cell myocarditis Riesenzellmyokarditis *f*
granulomatous myocarditis granulomatöse Myokarditis *f*
infectious-allergic myocarditis infektiös-allergische Myokarditis *f*, infektallergische Myokarditis *f*
infectious-toxic myocarditis infekttoxische Myokarditis *f*
interstitial myocarditis interstitielle Myokarditis *f*
rheumatic myocarditis rheumatische Myokarditis *f*, Myocarditis rheumatica
scarlet fever myocarditis Scharlachmyokarditis *f*
toxic myocarditis toxische Myokarditis *f*
tuberculoid myocarditis Riesenzellmyokarditis *f*
viral myocarditis Virusmyokarditis *f*
my|o|car|di|um [ˌmaɪəʊ'kɑːrdɪəm] *noun, plural* **-dia** [-dɪə] Herzmuskulatur *f*, Myokard *nt*, Myocardium *nt*
my|o|car|do|sis [ˌmaɪəʊkɑːr'dəʊsɪs] *noun* Myokardose *f*
my|o|cele ['maɪəsiːl] *noun* Muskelhernie *f*, Myozele *f*
my|o|cep|tor ['maɪəʊseptər] *noun* motorische Endplatte *f*
my|o|chor|di|tis [ˌmaɪəʊkɔːr'daɪtɪs] *noun* Stimmmuskelentzündung *f*, Myochorditis *f*
my|oc|lo|nus [maɪ'ɑklənəs] *noun* Myoklonus *m*
my|o|col|pi|tis [maɪəkɑl'paɪtɪs] *noun* Entzündung der Scheidenmuskulatur, Myokolpitis *f*
my|o|cyte ['maɪəʊsaɪt] *noun* Muskelzelle *f*, Myozyt *m*
my|o|cy|tol|y|sis [ˌmaɪəʊsaɪ'tɑlɪsɪs] *noun* Muskelfaserauflösung *f*, Myozytolyse *f*
my|o|cy|to|ma [ˌmaɪəʊsaɪ'təʊmə] *noun* Myozytom *nt*
my|o|dyn|ia [ˌmaɪəʊ'diːnɪə] *noun* Muskelschmerz(en *pl*) *m*, Myodynie *f*, Myalgie *f*
my|o|en|do|car|di|tis [ˌmaɪəʊˌendəʊkɑːr'daɪtɪs] *noun* Entzündung von Myokard und Endokard, Myoendokarditis *f*
my|o|ep|i|the|li|oid [ˌmaɪəʊˌepɪ'θiːlɪɔɪd] *adj* epithelähnlich, epitheloid

my|o|ep|i|the|li|o|ma [maɪəʊ,epɪ,θɪlɪ'əʊmə] *noun* Myoepitheliom *nt*
my|o|ep|i|the|li|um [,maɪəʊepɪ'θiːlɪəm] *noun* Myoepithel *nt*
my|o|fas|ci|tis [,maɪəʊfə'saɪtɪs] *noun* Myositis fibrosa
my|o|fi|bril [,maɪəʊ'faɪbrəl, -fɪb-] *noun* Muskelfaser *f*, Myofibrille *f*
my|o|fi|bril|lar [,maɪəʊ'faɪbrələr, -'fɪb-] *adj* Muskelfaser/Myofibrille betreffend, myofibrillär
my|o|fi|bro|ma [,maɪəʊfaɪ'brəʊmə] *noun* Myofibrom *nt*, Fibromyom *nt*
my|o|fi|bro|sis [,maɪəʊfaɪ'brəʊsɪs] *noun* Myofibrosis *f*
myofibrosis of the heart Myokardfibrose *f*, Myofibrosis cordis
my|o|fi|bro|si|tis [,maɪəʊ,faɪbrə'saɪtɪs] *noun* Entzündung des Perimysiums, Perimysitis *f*, Perimysiumentzündung *f*, Perimysiitis *f*
my|o|fil|a|ment [,maɪəʊ'fɪləmənt] *noun* Myofilament *nt*
my|o|gel|o|sis [,maɪəʊdʒɪ'ləʊsɪs] *noun* Myogelose *f*
my|o|gen|e|sis [,maɪəʊ'dʒenəsɪs] *noun* Muskelentwicklung *f*, Myogenese *f*
my|o|gen|ic [,maɪəʊ'dʒenɪk] *adj* **1.** muskel(gewebe)bildend, myogen **2.** vom Muskel(gewebe) ausgehend, myogen
my|o|glo|bin [,maɪə'gləʊbɪn] *noun* Myoglobin *nt*
my|o|glo|bin|u|ria [,maɪəʊ,gləʊbɪ'n(j)ʊərɪə] *noun* Myoglobinurie *f*
my|o|glo|bin|u|ric [,maɪəʊ,gləʊbɪ'n(j)ʊərɪk] *adj* Myoglobinurie betreffend, myoglobinurisch
my|o|glob|u|lin [,maɪəʊ'glɑbjəlɪn] *noun* Myoglobulin *nt*
my|o|glob|u|lin|e|mia [,maɪəʊ,glɑbjəlɪ'niːmɪə] *noun* Myoglobulinämie *f*
my|o|glob|u|lin|u|ria [,maɪəʊ,glɑbjəlɪ'n(j)ʊərɪə] *noun* Myoglobulinurie *f*
my|og|ra|phy [maɪ'ɑgrəfɪ] *noun* Myographie *f*, Myografie *f*
my|o|he|mo|glo|bin [maɪəʊ'hiːməgləʊbɪn] *noun* →*myoglobin*
my|o|hy|per|pla|sia [,maɪəʊ,haɪpər'pleɪʒ(ɪ)ə] *noun* Muskelhyperplasie *f*, Myohyperplasie *f*, Myohyperplasia *f*
my|o|hy|per|tro|phia [,maɪəʊ,haɪpər'trəʊfɪə] *noun* Muskelhypertrophie *f*
my|oid ['maɪɔɪd] *adj* einem Muskel ähnlich, muskel(zellen)ähnlich, myoid
my|o|ki|nase [,maɪəʊ'kaɪneɪz, -'kɪ-] *noun* Adenylatkinase *f*, Myokinase *f*, AMP-Kinase *f*, A-Kinase *f*
my|o|ki|ne|sis [,maɪəʊkɪ'niːsɪs, -kaɪ-] *noun* Muskelbewegung *f*, Myokinese *f*
my|o|lem|ma [,maɪəʊ'lemə] *noun* Myolemm *nt*, Sarkolemm *nt*
my|o|li|po|ma [,maɪəʊlaɪ'pəʊmə] *noun* Myolipom *nt*
my|o|ly|sis [maɪ'ɑlɪsɪs] *noun* Myolyse *f*
my|o|ma [maɪ'əʊmə] *noun, plural* **-ma|ta** [maɪ'əʊmətə] Myom *nt*
uterine myoma Myoma uteri
my|o|ma|la|cia [,maɪəmə'leɪʃ(ɪ)ə] *noun* Muskelerweichung *f*, Myomalazie *f*, Myomalacia *f*
my|o|ma|tec|to|my [,maɪəʊmə'tektəmɪ] *noun* Myomenukleation *nt*
my|o|ma|to|sis [,maɪəʊmə'təʊsɪs] *noun* Myomatose *f*
my|om|a|tous [maɪ'ɑmətəs] *adj* Myom betreffend, einem Myom ähnlich, myomatös
my|o|mec|to|my [maɪə'mektəmɪ] *noun* Myomenukleation *nt*
abdominal myomectomy transabdominelle Myomektomie *f*, Laparomyomektomie *f*
my|o|mere ['maɪəʊmɪər] *noun* Muskelsegment *nt*, Myomere *f*
my|o|me|tri|tis [,maɪəmɪ'traɪtɪs] *noun* Entzündung der Gebärmuttermuskulatur, Myometritis *f*, Myometriumentzündung *f*
my|o|me|tri|um [,maɪəʊ'miːtrɪəm] *noun* Muskelschicht *f* der Gebärmutter, Uterusmuskulatur *f*, Myometrium *nt*, Tunica muscularis uteri
my|o|mot|o|my [maɪə'mɑtəmɪ] *noun* Myomotomie *f*
my|o|ne|cro|sis [,maɪənɪ'krəʊsɪs] *noun* Muskelnekrose *f*, Myonekrose *f*
clostridial myonecrosis Gasbrand *m*, Gasgangrän *f*, Gasödem *nt*, malignes Ödem *nt*
my|o|neu|ral [,maɪəʊ'njʊərəl, -'nʊr-] *adj* Muskel(n) und Nerv(en) betreffend oder verbindend, von Muskeln und Nerven ausgehend, myoneural, myoneuronal, neuromuskulär
my|o|neu|ral|gia [,maɪəʊnjʊ'rældʒ(ɪ)ə] *noun* **1.** Muskelschmerz(en *pl*) *m*, Myalgie *f*, Myodynie *f* **2.** Muskelneuralgie *f*
my|on|o|sus [maɪ'ɑnəsəs] *noun* Myopathie *f*
my|o|pa|chyn|sis [,maɪəpə'kɪnsɪs] *noun* Muskelhypertrophie *f*
my|o|pa|ral|y|sis [,maɪəʊpə'rælɪsɪs] *noun* Myoparalyse *f*
my|o|pa|re|sis [,maɪəʊpə'riːsɪs] *noun* unvollständige Muskellähmung *f*, Muskelschwäche *f*, Myoparese *f*
my|o|path|ic [,maɪəʊ'pæθɪk] *adj* Myopathie betreffend, myopathisch
my|op|a|thy [maɪ'ɑpəθɪ] *noun* Muskelerkrankung *f*, Myopathie *f*, Myopathia *f*
alcoholic myopathy Alkoholmyopathie *f*
carcinomatous myopathy Lambert-Eaton-Syndrom *nt*, pseudomyasthenisches Syndrom *nt*
nemaline myopathy Nemalinmyopathie *f*
my|o|per|i|car|di|tis [maɪə,perɪkɑːr'daɪtɪs] *noun* Entzündung von Myokard und Perikard, Myoperikarditis *f*, Perimyokarditis *f*
my|o|pia [maɪ'əʊpɪə] *noun* Kurzsichtigkeit *f*, Myopie *f*
axial myopia Achsenmyopie *f*
index myopia Brechungsmyopie *f*
night myopia Nachtmyopie *f*
my|op|ic [maɪ'ɑpɪk, -'əʊp-] *adj* Kurzsichtigkeit/Myopie betreffend, von ihr betroffen, myop, kurzsichtig
my|o|plasm ['maɪəplæzəm] *noun* Myoplasma *nt*
my|o|plas|tic [,maɪəʊ'plæstɪk] *adj* Myoplastik betreffend, myoplastisch
my|o|pro|tein [,maɪəʊ'prəʊtiːn, -tiːɪn] *noun* Muskel-, Myoprotein *nt*
my|o|re|cep|tor [,maɪərɪ'septər] *noun* Muskel-, Myorezeptor *m*
my|or|rha|phy [maɪ'ɔrəfɪ] *noun* Muskelnaht *f*, Myorrhaphie *f*
my|or|rhex|is [,maɪə'reksɪs] *noun* Muskelriss *m*, -ruptur *f*, Myorrhexis *f*
my|o|sal|pin|gi|tis [,maɪəʊ,sælpɪŋ'dʒaɪtɪs] *noun* Entzündung der Muskelschicht des Eileiters, Myosalpingitis *f*
my|o|sar|co|ma [,maɪəʊsɑːr'kəʊmə] *noun* Myosarkom *nt*, Myosarcoma *nt*
my|o|schwan|no|ma [,maɪəʊʃwɑ'nəʊmə] *noun* Schwannom *nt*, Neurinom *nt*, Neurilem(m)om *nt*
my|o|scle|ro|sis [,maɪəʊsklɪ'rəʊsɪs] *noun* Muskelverhärtung *f*, Myosklerose *f*
my|o|se|rum [,maɪəʊ'sɪərəm] *noun* Muskelsaft *m*, -serum *nt*
my|o|sin ['maɪəsɪn] *noun* Myosin *nt*
my|o|sis [maɪ'əʊsɪs] *noun* Pupillenverengung *f*, -engstellung *f*, Miosis *f*
my|o|si|tis [,maɪə'saɪtɪs] *noun* Entzündung des Muskelgewebes, Myositis *f*, Muskelentzündung *f*, Myitis *f*
interstitial myositis interstitielle Myositis *f*, Myositis fibrosa
multiple myositis Polymyositis *f*
parasitic myositis parasitäre Myositis *f*
progressive ossifying myositis progressive/generalisierte Myositis ossificans, Myositis ossificans progressiva
spontaneous bacterial myositis Myositis purulenta tropica
trichinous myositis Myositis trichinosa

M

my|o|spasm ['maɪəspæzəm] *noun* Myospasmus *m*
my|ot|a|sis [maɪ'ɑtəsɪs] *noun* Muskeldehnung *f*
my|o|tat|ic [,maɪə'tætɪk] *adj* durch Muskeldehnung ausgelöst, myotatisch
my|o|ten|on|to|plas|ty [,maɪəten'ɑntəplæstɪ] *noun* Sehnen-Muskel-Plastik *f*, Tenomyoplastik *f*
my|o|ten|o|si|tis [,maɪə,tenə'saɪtɪs] *noun* Myotendinitis *f*
my|o|te|not|o|my [,maɪətə'nɑtəmɪ] *noun* Myotenotomie *f*
my|o|til|i|ty [,maɪə'tɪlətɪ] *noun* Muskelkontraktilität *f*
my|ot|o|my [maɪ'ɑtəmɪ] *noun* Myotomie *f*
my|o|ton|ic [,maɪə'tɑnɪk] *adj* Myotonie betreffend, myotonisch
my|ot|ro|phy [maɪ'ɑtrəfɪ] *noun* Muskelernährung *f*, Myotrophie *f*
my|o|trop|ic [,maɪə'trɑpɪk] *adj* mit besonderer Affinität zu Muskelgewebe, auf die Muskulatur einwirkend, myotrop
myring- *präf.* Trommelfell-, Myring(o)-
my|rin|ga [mɪ'rɪŋgə] *noun* Trommelfell *nt*, Membrana tympanica
myr|in|gec|to|my [,mɪrən'dʒektəmɪ] *noun* Myringektomie *f*
myr|in|git|ic [,mɪrən'dʒaɪtɪk] *adj* Trommelfellentzündung/Myringitis betreffend, myringitisch, tympanitisch
myr|in|gi|tis [,mɪrən'dʒaɪtɪs] *noun* Trommelfellentzündung *f*, Myringitis *f*
myringo- *präf.* Trommelfell-, Myring(o)-
my|rin|go|dec|to|my [mɪ,rɪŋgəʊ'dektəmɪ] *noun* Myringektomie *f*
my|rin|go|der|ma|ti|tis [mɪ,rɪŋgəʊ,dɜrmə'taɪtɪs] *noun* Myringodermatitis *f*
my|rin|go|my|co|sis [mɪ,rɪŋgəʊmaɪ'kəʊsɪs] *noun* Myringomykose *f*
my|rin|go|plas|ty ['mɪ,rɪŋgəʊplæstɪ] *noun* Myringoplastik *f*
my|rin|go|rup|ture [,mɪ,rɪŋgəʊ'rʌptʃər] *noun* Trommelfellruptur *f*
my|rin|go|sta|pe|di|o|pex|y [,mɪ,rɪŋgəʊstə'pɪdɪəʊpeksɪ] *noun* Myringostapediopexie *f*
myr|in|got|o|my [mɪrən'gɑtəmɪ] *noun* Trommelfellschnitt *m*, Myringotomie *f*, Parazentese *f*
my|rinx ['maɪrɪŋks, 'mɪr-] *noun* Trommelfell *nt*, Membrana tympanica
myrrh [mɜr] *noun* Myrrhe *f*, Commiphora molmol
my|so|pho|bia [,maɪsə'fəʊbɪə] *noun* Mysophobie *f*
myth|o|pho|bia [,mɪθəʊ'fəʊbɪə] *noun* Mythophobie *f*
myx- *präf.* Schleim-, Myx(o)-, Muk(o)-, Muc(o)-, Muz(i)-, Muc(i)-
myx|ad|e|nit|ic [mɪks,ædə'naɪtɪk] *adj* Schleimdrüsenentzündung/Myxadenitis betreffend, myxadenitisch
myx|ad|e|ni|tis [mɪks,ædə'naɪtɪs] *noun* Schleimdrüsenentzündung *f*, Myxadenitis *f*
myx|ad|e|no|ma [mɪks,ædə'nəʊmə] *noun* Myxadenom *nt*
myx|e|de|ma [mɪksə'diːmə] *noun* Myxödem *nt*, Myxoedema *nt*, Myxodermia diffusa
congenital myxedema Kretinismus *m*
papular myxedema Skleromyxödem *nt*, Lichen myxoedematosus, Mucinosis papulosa, Myxoedema lichenoides et papulosum
myx|e|dem|a|tous [mɪksə'demətəs, -'diːm-] *adj* myxödemähnlich, myxödemartig, myxödematös
myxo- *präf.* Schleim-, Myx(o)-, Muk(o)-, Muc(o)-, Muz(i)-, Muc(i)-
myx|o|ad|e|no|ma [,mɪksəʊ,ædɪ'nəʊmə] *noun* Myxadenom *nt*
myx|o|blas|to|ma [,mɪksəʊblæs'təʊmə] *noun* → *myxoma*
myx|o|chon|dro|fi|bro|sar|co|ma [mɪksəʊ,kɑndrəʊ,faɪbrəsɑːr'kəʊmə] *noun* malignes Mesenchymom *nt*
myx|o|chon|dro|ma [,mɪksəʊkɑn'drəʊmə] *noun* Myxochondrom *nt*
myx|o|chon|dro|os|te|o|sar|co|ma [mɪksəʊ,kɑndrəʊ,ɑstɪəʊsɑːr'kəʊmə] *noun* malignes Mesenchymom *nt*
myx|o|chon|dro|sar|co|ma [mɪksəʊ,kɑndrəʊsɑːr'kəʊmə] *noun* malignes Mesenchymom *nt*
myx|o|cys|to|ma [,mɪksəʊsɪs'təʊmə] *noun* Myxokystom *nt*, Myxozystom *nt*
myx|o|cyte ['mɪksəsaɪt] *noun* Schleimzelle *f*, Myxozyt *f*
myx|o|en|chon|dro|ma [mɪksəʊ,enkɑn'drəʊmə] *noun* Myxoenchondrom *nt*
myx|o|en|do|the|li|o|ma [mɪksəʊ,endəʊ,θɪlɪ'əʊmə] *noun* Myxoendotheliom *nt*
myx|o|fi|bro|ma [,mɪksəʊfaɪ'brəʊmə] *noun* Fibromyxom *nt*, Myxofibrom *nt*, Myxoma fibrosum
myx|o|fi|bro|sar|co|ma [mɪksəʊ,faɪbrəsɑːr'kəʊmə] *noun* Myxofibrosarkom *nt*
myx|o|in|o|ma [,mɪksəʊɪn'əʊmə] *noun* → *myxofibroma*
myx|o|li|po|ma [,mɪksəʊlɪ'pəʊmə] *noun* Myxolipom *nt*, Myxoma lipomatosum
myx|o|ma [mɪk'səʊmə] *noun, plural* **-mas, -ma|ta** [mɪk'səʊmətə] Myxom *nt*
myx|o|ma|to|sis [,mɪksəʊmə'təʊsɪs] *noun* **1.** Myxomatose *f*, Myxomatosis *f* **2.** myxomatöse Degeneration *f*
myx|om|a|tous [mɪk'sɑmətəs] *adj* Myxom betreffend, in der Art eines Myxoms; schleimbildend, schleimig, myxomatös, myxomartig
Myx|o|my|ce|tes [,mɪksəʊmaɪ'siːtiːz] *plural* Myxomyzeten *pl*
myx|o|poi|e|sis [,mɪksəpɔɪ'iːsɪs] *noun* Schleimbildung *f*
myx|or|rhea [,mɪksəʊ'rɪə] *noun* Schleimfluss *m*, Myxorrhoe *f*
myx|o|sar|co|ma [,mɪksəʊsɑːr'kəʊmə] *noun* Myxosarkom *nt*, Myxosarcoma *nt*, Myxoma sarcomatosum
myx|o|sar|com|a|tous [,mɪksəʊsɑːr'kɑmətəs] *adj* myxosarkomatös
myx|o|vi|rus|es [,mɪksəʊ'vaɪrəsɪs] *plural* Myxoviren *nt*

N

Na+-K+-ATPase *noun* Natrium-Kalium-ATPase *f*, Na+-K+-ATPase *f*
N-alceltylmannosamine [,æsətɪlmæ'nəʊsəmiːn, ,æsətɪl-] *noun* N-Acetylmannosamin *nt*
N-alceltylneuraminate [,æsətɪln(j)ʊə'ræmɪneɪt] *noun* N-Acetylneuraminat *nt*
N-alceltylornithine [,æsətɪl'ɔːrnəθiːn] *noun* N-Acetylornithin *nt*
N-acylsphingosine [æsɪl'sfɪŋgəsiːn] *noun* N-Acylsphingosin *nt*, Ceramid *nt*
Naegleria [neɪ'glɪərɪə] *noun* Naegleria *f*
nail [neɪl] *noun* Nagel *m*, Unguis *m*
dystrophic nails Krümelnägel *pl*
hippocratic nails Uhrglasnägel *pl*, Unguis hippocraticus
ingrown nail eingewachsener Nagel *m*, Unguis incarnatus
Küntscher nail Küntscher-Nagel *m*
spoon nail Löffel-, Hohlnagel *m*, Koilonychie *f*
nailing ['neɪlɪŋ] *noun* Nagelung *f*, Nageln *nt*
intramedullary nailing Marknagelung *f*
Küntscher nailing Küntscher-Marknagelung *f*
marrow nailing Marknagelung *f*
medullary nailing Marknagelung *f*
nan- *präf.* Nano-
nanism ['neɪnɪzəm, 'næn-] *noun* Minder-, Zwergwuchs *m*, Nan(n)ismus *m*, Nan(n)osomie *f*
nano- *präf.* Nano-
nanocephalous [,nænə'sefələs] *adj* Mikrozephalie betreffend, mikrozephal, mikrokephal
nanocephaly [,nænə'sefəlɪ] *noun* Mikrozephalie *f*, -kephalie *f*, Mikrozephalus *m*
nanocormia [,nænə'kɔːrmɪə] *noun* Kleinwuchs *m*, Mikrosomie *f*
nanomelia [,nænə'miːlɪə] *noun* Nano-, Mikromelie *f*
nanophthalmos [,nænɑf'θælməs] *noun* Mikrophthalmie *f*, Mikrophthalmus *m*
nanophthalmus [,nænɑf'θælməs] *noun* Mikrophthalmie *f*, Mikrophthalmus *m*
nape [neɪp] *noun* Nacken *m*
narcism ['nɑːrsɪzəm] *noun* Narzissmus *m*
narco- *präf.* Lähmungs-, Narko-, Narkose-
narcohypnosis [,nɑːrkəʊhɪp'nəʊsɪs] *noun* Narkohypnose *f*
narcolepsy ['nɑːrkəʊlepsɪ] *noun* Narkolepsie *f*
narcoleptic [,nɑːrkəʊ'leptɪk] *adj* Narkolepsie betreffend, narkoleptisch
narcose ['nɑːrkəʊs] *adj* Stupor betreffend, von ihm gekennzeichnet, stuporös
narcosis [nɑːr'kəʊsɪs] *noun*, *plural* **-ses** [-siːz] Narkose *f*, Voll-, Allgemeinnarkose *f*, -anästhesie *f*
carbon dioxide narcosis Kohlensäurenarkose *f*
narcotic [nɑːr'kɑtɪk] I *noun* **1.** Betäubungsmittel *nt*, Narkotikum *nt* **2.** Rauschgift *nt* II *adj* **3.** Narkose betreffend, eine Narkose herbeiführend, narkotisch, Narkose- **4.** berauschend, betäubend, narkotisch
narcotism ['nɑːrkəʊtɪzəm] *noun* **1.** Narkose *f*, Voll-, Allgemeinnarkose *f*, -anästhesie *f* **2.** Narkotismus *m*
narcous ['nɑːrkəs] *adj* Stupor betreffend, von ihm gekennzeichnet, stuporös
nas- *präf.* Nasen-, Nas(o)-, Rhin(o)-
nasal ['neɪzl] *adj* Nase betreffend, nasal, Nasen-, Nasal-
nasalis [neɪ'zælɪs, -'zeɪ-] *noun* Nasenmuskel *m*, Nasalis *m*, Musculus nasalis
nascent ['næsənt, 'neɪsənt] *adj* entstehend, freiwerdend, naszierend
nasion ['neɪzɪɑn] *noun* Nasion *nt*
naso- *präf.* Nasen-, Nas(o)-, Rhin(o)-
nasoantral [,neɪzəʊ'æntrəl] *adj* Nase und Kieferhöhle/Sinus maxillaris betreffend oder verbindend, nasoantral
nasoantritis [,neɪzəʊæn'traɪtɪs] *noun* Entzündung von Nase/Nasenhöhle und Kieferhöhle, Nasoantritis *f*
nasolabial [,neɪzəʊ'leɪbɪəl] *adj* Nase und (Ober-)Lippe betreffend oder verbindend, nasolabial, labionasal
nasolacrimal [,neɪzəʊ'lækrɪməl] *adj* Nase und Tränenapparat betreffend oder verbindend, nasolakrimal
nasomaxillary [,neɪzəʊ'mæksə,leriː, -mæk'sɪlərɪ] *adj* Nase und Oberkiefer/Maxilla betreffend oder verbindend, nasomaxillär
naso-oral *adj* Mund und Nase betreffend oder verbindend, oronasal
nasopharyngeal [,neɪzəʊfə'rɪndʒ(ɪ)əl, -,færɪn'dʒiːəl] *adj* Nase und Rachen/Pharynx betreffend oder verbindend; Nasenrachen/Rhinopharynx betreffend, rhinopharyngeal, epipharyngeal, nasopharyngeal, pharyngonasal
nasopharyngitis [,neɪzəʊ,færən'dʒaɪtɪs] *noun* Entzündung des Nasenrachens, Nasopharyngitis *f*, Nasenrachenentzündung *f*, Epipharynxentzündung *f*, Nasopharynxentzündung *f*, Epipharyngitis *f*, Rhinopharyngitis *f*
nasopharyngolaryngoscope [,neɪzəʊfə,rɪŋgəʊlə'rɪŋgəskəʊp] *noun* Nasopharyngolaryngoskop *nt*
nasopharyngoscope [,neɪzəʊfə'rɪŋgəskəʊp] *noun* Nasopharyngoskop *nt*
nasopharynx [,neɪzəʊ'færɪŋks] *noun*, *plural* **-rynges** [-fə'rɪndʒiːz] Nasenrachenraum *m*, Naso-, Rhino-, Epipharynx *m*, Pars nasalis pharyngis
nasoscope ['neɪzəʊskəʊp] *noun* Nasenspekulum *nt*
nasoseptal [,neɪzəʊ'septəl] *adj* Nasenseptum betreffend, Septum-
nasosinusitis [,neɪzəʊ,saɪnə'saɪtɪs] *noun* Sinusitis *f*
nasotracheal [,neɪzəʊ'treɪkɪəl] *adj* Nase und Luftröhre/Trachea betreffend; (*Intubation*) durch die Nasenhöhle in die Luftröhre, nasotracheal
nasturtium [næ'stɜrʃəm] *noun* **1.** Kapuzinerkresse *f*, Tropaeolum majus **2.** Tropaeoli herba
natal ['neɪtl] *adj* **1.** Geburt betreffend, natal, Geburts-, Geburten- **2.** Gesäß betreffend, Gesäß-, After-
natality [neɪ'tælətɪ, nə-] *noun* Geburtenziffer *f*, -häufigkeit *f*, Natalität *f*
native ['neɪtɪv] *adj* natürlich, unverändert, nativ
natremia [neɪ'triːmɪə] *noun* erhöhter Natriumgehalt *m* des Blutes, Hypernatriämie *f*
natriemia [neɪtrɪ'iːmɪə] *noun* → *natremia*
natrium ['neɪtrɪəm] *noun* Natrium *nt*
natriuresis [,neɪtrɪjə'riːsɪs, ,næ-] *noun* Natriurese *f*, Natriurie *f*
natriuretic [,neɪtrɪjə'retɪk] *adj* Natriurese betreffend oder fördernd, natriuretisch
natron ['neɪtrɑn, -trən, 'næt-] *noun* **1.** Natriumcarbonat *nt*, Soda *nt/f* **2.** Natriumbicarbonat *nt*, doppeltkohlensaures Natron *nt* **3.** Natriumhydroxid *nt*, kaustisches Natron *nt*
natrum ['neɪtrəm] *noun* → *natrium*
natruresis [,nætrə'riːsɪs] *noun* → *natriuresis*
natural ['nætʃ(ə)rəl] *adj* **1.** Natur betreffend, natürlich, naturgegeben, Natur- die a natural death eines natürlichen Todes sterben **2.** angeboren, natürlich (*to*)
nature ['neɪtʃər] *noun* **1.** Natur *f*, Schöpfung *f* against nature gegen die Natur **2.** (*Person*) Wesen(sart *f*) *nt*,

N

Charakter *m*, Natur *f*; (*Objekt*) Beschaffenheit *f* **by nature** von Natur aus

na|tu|ro|pa|thy [ˌneɪtʃə'rɑpəθɪ, ˌnætʃ-] *noun* Naturheilkunde *f*

nau|pa|thi|a [nɔː'pæθɪə] *noun* Seekrankheit *f*, Naupathia *f*

nau|sea ['nɔːzɪə, -ʒə, -ʃə] *noun* Nausea *f*

na|vel ['neɪvl] *noun* Nabel *m*, Umbilikus *m*; (*anatom.*) Umbilicus *m*, Umbo *m*

blue navel Cullen-Zeichen *nt*, -Syndrom *nt*, Cullen-Hellendall-Zeichen *nt*, -Syndrom *nt*

na|vic|u|lar [nə'vɪkjələr] **I** *noun* Kahnbein *nt*, Os naviculare **II** *adj* boot-, kahnförmig, navikular

ne- *präf.* Neu-, Jung-, Ne(o)-

near|sight|ed ['nɪərsaɪtɪd] *adj* Kurzsichtigkeit/Myopie betreffend, von ihr betroffen, myop, kurzsichtig

near|sight|ed|ness [ˌnɪərsaɪtɪdnɪs] *noun* Kurzsichtigkeit *f*, Myopie *f*

ne|ar|thro|sis [nɪɑːr'θrəʊsɪs] *noun* **1.** Gelenkneubildung *f*, Nearthrose *f*; Pseudarthrose *f* **2.** Gelenkprothese *f*, -ersatz *m*, künstliches Gelenk *nt*

neb|u|li|za|tion [ˌnebjəlaɪ'zeɪʃn] *noun* Aerosoltherapie *f*

ne|ca|to|ri|a|sis [nɪˌkeɪtə'raɪəsɪs] *noun* **1.** Necator-Befall *m*, -Infektion *f* **2.** Hakenwurmbefall *m*, -infektion *f*, Ankylostomiasis *f*, -stomatosis *f*, -stomatidose *f*

neck [nek] *noun* Hals *m*; (*anatom.*) Collum *nt*, Zervix *f*, Cervix *f*

anatomical neck of humerus anatomischer Humerushals *m*, Collum anatomicum humeri

neck of ankle bone → *neck of talus*

anteverted femoral neck Coxa antetorta

bladder neck (Harn-)Blasenhals *m*, Cervix vesicae

dental neck Zahnhals *m*, Cervix dentis

neck of dorsal horn of spinal cord Hinterhornhals *m*, Cervix cornus posterioris medullae spinalis

false neck of humerus chirurgischer Humerushals *m*, Collum chirurgicum humeri

femoral neck (Ober-)Schenkelhals *m*, Collum femoris

neck of femur (Ober-)Schenkelhals, Collum femoris

neck of fibula Wadenbeinhals *m*, Collum fibulae

neck of gallbladder Gallenblasenhals *m*, Collum vesicae felleae/biliaris

neck of glans (penis) Ringfurche *f* der Eichel, Collum glandis penis

neck of humerus Humerushals *m*, Collum humeri

Madelung's neck Madelung-Fetthals *m*

neck of malleus Hammerhals *m*, Collum mallei

neck of mandible Collum mandibulae

neck of posterior horn of spinal cord Hinterhornhals, Cervix cornus posterioris medullae spinalis

neck of radius Radiushals *m*, Collum radii

neck of rib Rippenhals *m*, Collum costae

neck of scapula Schulterblatthals *m*, Collum scapulae

neck of spermatozoon Spermienhals *m*

stiff neck Schiefhals *m*, Torticollis *m*, Caput obstipum

neck of talus Talushals *m*, Collum tali

neck of thigh bone → *neck of femur*

neck of tooth Zahnhals *m*, Cervix dentis

true neck of humerus anatomischer Humerushals *m*, Collum anatomicum humeri

neck of urinary bladder (Harn-)Blasenhals *m*, Cervix vesicae

uterine neck Uterus-, Gebärmutterhals *m*, Zervix *f* (uteri), Cervix uteri

neck of uterus Uterus-, Gebärmutterhals *m*, Zervix *f* (uteri), Cervix uteri

webbed neck Pterygium colli

neck of womb → *neck of uterus*

wry neck Schiefhals *m*, Torticollis *m*, Caput obstipum

necr- *präf.* Nekrose-, Nekr(o)-

nec|rec|to|my [nek'rektəmɪ] *noun* Nekroseexzision *f*, Nekroseentfernung *f*

necro- *präf.* Nekrose-, Nekr(o)-

nec|ro|bi|o|sis [ˌnekrəʊbaɪ'əʊsɪs] *noun* Nekrobiose *f*

nec|ro|bi|ot|ic [ˌnekrəʊbaɪ'ɑtɪk] *adj* Gewebstod/Nekrobiose betreffend, nekrobiotisch

nec|ro|cy|to|sis [ˌnekrəʊsaɪ'təʊsɪs] *noun* Zelltod *m*, Zelluntergang *m*, Zytonekrose *f*

nec|ro|gen|ic [nekrəʊ'dʒenɪk] *adj* in toter Materie lebend, aus toter Materie stammend; Nekrose hervorrufend, nekrogen

ne|crol|y|sis [nɪ'krɑlɪsɪs] *noun* Nekrolyse *f*, Necrolysis *f*

toxic epidermal necrolysis Lyell-Syndrom *nt*, medikamentöses Lyell-Syndrom *nt*, Syndrom *nt* der verbrühten Haut, Epidermolysis acuta toxica, Epidermolysis necroticans combustiformis

nec|ro|phil|ia [ˌnekrəʊ'fɪlɪə] *noun* Nekrophilie *f*

nec|ro|phil|ic [ˌnekrəʊ'fɪlɪk] *adj* mit besonderer Affinität zu nekrotischem Gewebe, nekrophil

nec|ro|pho|bia [ˌnekrə'fəʊbɪə] *noun* Nekrophobie *f*

nec|rop|sy ['nekrɑpsɪ] *noun* Autopsie *f*, Obduktion *f*, Nekropsie *f*

ne|crose [ne'krəʊs] *v* absterben, brandig werden, nekrotisieren

ne|cro|sis [nɪ'krəʊsɪs] *noun, plural* **-ses** [nɪ'krəʊsiːz] lokaler Zelltod *m*, lokaler Gewebstod *m*, Nekrose *f*, Necrosis *f*

acute ischemic tubular necrosis akute ischämische Tubulusnekrose *f*

acute toxic tubular necrosis akute toxische Tubulusnekrose *f*

acute tubular necrosis akute Tubulusnekrose *f*

adipose tissue necrosis Fettgewebsnekrose *f*, Adiponecrosis *f*

anuclear necrosis kernlose Nekrose *f*

apophyseal necrosis (aseptische) Apophysennekrose/Apophyseonekrose *f*

areactive necrosis areaktive Nekrose *f*

arteriolar necrosis Arteriolennekrose *f*, Arteriolonekrose *f*

aseptic necrosis aseptische Nekrose *f*

aseptic necrosis of bone aseptische/spontane Knochennekrose *f*

avascular necrosis aseptische/spontane/avaskuläre Nekrose *f*

avascular necrosis of bone aseptische/spontane Knochennekrose *f*

avascular necrosis of femoral head idiopathische Hüftkopfnekrose *f* des Erwachsenen, avaskuläre/ischämische Femurkopfnekrose *f*

avascular necrosis of lunate Lunatummalazie *f*, Kienböck-Krankheit *f*

Balser's fatty necrosis Balser-Nekrose *f*

bone necrosis Knochennekrose *f*, Osteonekrose *f*

cardiac muscle necrosis Herzmuskel-, Myokardnekrose *f*

caseous necrosis verkäsende Degeneration *f*, verkäsende Nekrose *f*, Verkäsung *f*

cell necrosis Zellnekrose *f*, Zytonekrose *f*

chemical bone necrosis chemische Knochennekrose *f*

coagulation necrosis Koagulationsnekrose *f*

colliquative necrosis Kolliquationsnekrose *f*

cutaneous necrosis Hautnekrose *f*

cystic medial necrosis Erdheim-Gsell-Syndrom *nt*, Gsell-Erdheim-Syndrom *nt*, Medionecrosis *f* Erdheim-Gsell

edematous necrosis Quellungsnekrose *f*

epiphyseal necrosis Epiphysennekrose *f*, Epiphyseonekrose *f*

epiphyseal ischemic necrosis aseptische Epiphysennekrose *f*, Osteochondrose *f*, -chondrosis *f*, Chondroosteonekrose *f*

Erdheim-Gsell medial necrosis Erdheim-Gsell-Syndrom *nt*, Gsell-Erdheim-Syndrom *nt*, Medionecrosis *f* Erdheim-Gsell

fat necrosis Fett(gewebs)nekrose *f*, Adiponecrosis *f*
necrosis of the femoral head Hüftkopfnekrose *f*
focal necrosis Fokalnekrose *f*
gangrenous necrosis gangränöse Nekrose *f*
necrosis of the head of femur Hüftkopfnekrose *f*
hepatic necrosis Leber(zell)nekrose *f*
hepatocellular necrosis Leber(zell)nekrose *f*
hypoxic liver necrosis hypoxämische Lebernekrose *f*
idiopathic avascular necrosis of the femoral head idiopathische Hüftkopfnekrose *f* des Erwachsenen, avaskuläre/ischämische Femurkopfnekrose *f*
ischemic necrosis ischämische Nekrose *f*
liquefaction necrosis Kolliquationsnekrose *f*
liver necrosis Lebernekrose *f*
medial necrosis Medianekrose *f*
mummification necrosis trockene Gangrän *f*, Mumifikation *f*, Mumifizierung *f*
myocardial necrosis Herzmuskel-, Myokardnekrose *f*
pancreatic necrosis Pankreasnekrose *f*
papillary necrosis Papillennekrose *f*
parenchymal necrosis Parenchymnekrose *f*
piecemeal necrosis Mottenfraßnekrose *f*
postpartum pituitary necrosis Sheehan-Syndrom *nt*, postpartale Hypophysenvorderlappeninsuffizienz *f*
pressure necrosis Drucknekrose *f*
progressive emphysematous necrosis Gasbrand *m*, -gangrän *f*, -ödem *nt*, -ödemerkrankung *f*, malignes Ödem *nt*, Gasphlegmone *f*, Gangraena emphysematosa
radiation necrosis Strahlennekrose *f*
radiation bone necrosis Strahlenosteonekrose *f*, Osteoradionekrose *f*
renal cortical necrosis Nierenrindennekrose *f*
renal papillary necrosis Papillennekrose *f*
septic necrosis septische Nekrose *f*
shrinkage necrosis Schrumpfnekrose *f*
subcutaneous fat necrosis of the newborn Underwood-Krankheit *f*, Fettdarre *f*, Sklerem(a) *nt*, Fettsklerem *nt* der Neugeborenen, Sclerema adiposum neonatorum
suppurative necrosis eitrige/purulente Nekrose *f*
swelling necrosis Quellungsnekrose *f*
thermal bone necrosis thermische Knochennekrose
tracheal necrosis Tracheanekrose *f*
traumatic bone necrosis (post-)traumatische Knochennekrose *f*
tubular necrosis (*Niere*) Tubulusnekrose *f*

nec|ro|sper|mia [ˌnekrə'spɜrmɪə] *noun* Nekrozoospermie *f*

ne|cros|te|o|sis [nɪˌkrɑstɪ'əʊsɪs] *noun* Knochen-, Osteonekrose *f*

ne|crot|ic [nɪ'krɑtɪk] *adj* Nekrose betreffend, (*Gewebe*) in Nekrose übergegangen, nekrotisch, brandig, abgestorben; in Nekrose übergehend, Nekrose auslösend, nekrotisch werden, nekrotisierend, absterben

nec|ro|tiz|ing ['nekrətaɪzɪŋ] *adj* in Nekrose übergehend, Nekrose auslösend, nekrotisch werden, nekrotisierend, absterben

ne|crot|o|my [nɪ'krɑtəmɪ] *noun* **1.** (*chirurg.*) Zerschneidung *f*, Aufspaltung *f*, Dissektion *f*, Dissectio *f* **2.** Sequesterentfernung *f*, Nekrotomie *f*, Sequesterotomie *f*

nec|ro|zo|o|sper|mia [ˌnekrəʊˌzəʊə'spɜrmɪə] *noun* Akinospermie *f*, Nekrozoospermie *f*

nee|dle ['niːdl] *noun* **1.** Nadel *f* **2.** Zeiger *m*; (*Waage*) Zunge *f*
spruce needles Fichtennadeln *pl*, Piceae folium

Neis|se|ria [naɪ'sɪərɪə] *noun* Neisseria *f*
Neisseria gonorrhoeae Gonokokkus *m*, Gonococcus *m*, Neisseria gonorrhoeae
Neisseria meningitidis Meningokokkus *m*, Neisseria meningitidis

neis|se|ri|al [naɪ'sɪərɪəl] *adj* Neisseria betreffend, durch Neisseria verursacht, Neisserien-

Nem|a|thel|min|thes [ˌneməθel'mɪnθiːz] *plural* Rundwürmer *pl*, Schlauchwürmer *pl*, Nemathelminthes *pl*, Aschelminthes *pl*

ne|mat|i|cide [nə'mætəsaɪd] *adj* nematoden(ab)tötend, nematozid

nem|a|ti|za|tion [ˌnemətaɪ'zeɪʃn] *noun* Nematodeninfektion *f*

nemato- *präf.* **1.** rund-, nemat(o)- **2.** (*mikrobiol.*) Rundwurm-, Nemato-

nem|a|to|cide ['nemə'təsaɪd] *adj* nematoden(ab)tötend, nematozid

Nem|a|to|da [nemə'təʊdə] *plural* Fadenwürmer *pl*, Rundwürmer *pl*, Nematoden *pl*, Nematodes *pl*

nem|a|to|di|a|sis [ˌnemətəʊ'daɪəsɪs] *noun* Nematodeninfektion *f*

nem|a|to|sis [ˌnemə'təʊsɪs] *noun* Nematodeninfektion *f*

neo- *präf.* Neu-, Jung-, Ne(o)-

ne|o|an|ti|gen [niːəʊ'æntɪdʒən] *noun* Neoantigen *nt*; Tumorantigen *nt*

ne|o|cer|e|bel|lum [ˌniːəʊserə'beləm] *noun* Neozerebellum *nt*, Neocerebellum *nt*

ne|o|cor|tex [ˌniːəʊ'kɔːrteks] *noun* Neokortex *m*, Neocortex *m*

ne|o|cy|to|sis [ˌniːəʊsaɪ'təʊsɪs] *noun* Neozytose *f*

ne|o|di|a|ther|my [ˌniːəʊ'daɪəθɜrmɪ] *noun* Kurzwellendiathermie *f*

ne|o|for|ma|tion [ˌniːəʊfɔːr'meɪʃn] *noun* Neubildung *f*, Neoplasma *nt*; Neoplasie *f*

ne|o|gen|e|sis [ˌniːəʊ'dʒenəsɪs] *noun* Neubildung *f*, Regeneration *f*, Neogenese *f*

ne|o|gly|co|gen|e|sis [ˌniːəʊˌglaɪkə'dʒenəsɪs] *noun* Glyko-, Gluconeogenese *f*

ne|ol|o|gism [nɪ'ɑlədʒɪzəm] *noun* Wortneubildung *f*, Neologismus *m*

ne|o|na|tal [niːəʊ'neɪtl] *adj* die Neugeborenenperiode betreffend, in der Neugeborenenperiode auftretend, neonatal, neugeboren

ne|o|nate ['niːəʊneɪt] **I** *noun* Neugeborene *nt* **II** *adj* neugeboren

ne|o|na|tol|o|gy [ˌniːəʊneɪ'tɑlədʒɪ] *noun* Neonatologie *f*

ne|o|pla|sia [niːəʊ'pleɪʒ(ɪ)ə] *noun* Gewebeneubildung *f*, Neoplasie *f*
multiple endocrine neoplasia multiple endokrine Adenopathie *f*, multiple endokrine Neoplasie *f*, pluriglanduläre Adenomatose *f*

ne|o|plasm ['niːəʊplæzəm] *noun* Neubildung *f*, Neoplasma *nt*; Tumor *m*
malignant neoplasm maligne Geschwulst *f*, malignes Neoplasma *nt*, Malignom *nt*
small bowel neoplasm Dünndarmgeschwulst *f*, Dünndarmneoplasma *nt*, Dünndarmtumor *m*

ne|o|plas|tic [ˌniːəʊ'plæstɪk] *adj* Neoplasie oder Neoplasma betreffend, in der Art eines Neoplasmas, neoplastisch

ne|o|vas|cu|lar|i|za|tion [niːəʊˌvæskjələrɪ'zeɪʃn] *noun* **1.** (*Tumor*) Gefäßneubildung *f* **2.** Kapillareinsprossung *f*, Revaskularisierung *f*, Revaskularisation *f*

neph|e|lom|e|ter [nefə'lɑmɪtər] *noun* Trübungsmesser *m*, Nephelometer *nt*

nephr- *präf.* Niere(n)-, Reno-, Nephr(o)-

neph|rad|e|no|ma [ˌnefrædɪ'nəʊmə] *noun* Nierenadenom *nt*

ne|phral|gia [nɪ'frældʒ(ɪ)ə] *noun* Nierenschmerz(en *pl*) *m*, Nephralgie *f*

neph|rec|ta|sia [nefrek'teɪʒ(ɪ)ə] *noun* Nierendilatation *f*, Nephrektasie *f*; Sackniere *f*

ne|phrec|to|my [nɪ'frektəmɪ] *noun* Nephrektomie *f*

neph|re|de|ma [nefrɪ'diːmə] *noun* Stauungsniere *f*

ne|phre|mia [nɪ'friːmɪə] *noun* Stauungsniere *f*

neph|rem|or|rha|gia [nefremə'reɪdʒ(ɪ)ə] *noun* **1.** Nieren(ein)blutung *f*, Nephrorrhagie *f* **2.** Blutung *f* aus der Niere

N

neph|ric ['nefrɪk] *adj* Niere/Ren betreffend, von der Niere ausgehend, durch die Nieren bedingt, renal, nephrogen
ne|phrit|ic [nɪ'frɪtɪk] *adj* **1.** Nierenentzündung/Nephritis betreffend, nephritisch **2.** Niere/Ren betreffend, von der Niere ausgehend, durch die Nieren bedingt, renal, nephrogen
ne|phri|tis [nɪ'fraɪtɪs] *noun* Entzündung des Nierenparenchyms, *f*, Nephritis *f*, Nierenentzündung *f*
acute interstitial nephritis akute interstitielle Nephritis *f*
analgesic nephritis Analgetikaniere *f*, Phenacetinnephropathie *f*
anti-basement membrane nephritis Anti-Glomerulusbasalmembranantikörper-Nephritis *f*
arteriosclerotic nephritis arteriosklerotische Nephritis *f*
Balkan nephritis Balkan-Nephropathie *f*, -Nephritis *f*, chronische endemische Nephropathie *f*
caseous nephritis verkäsende Nephritis *f*, Nephritis caseosa
cheesy nephritis verkäsende Nephritis *f*, Nephritis caseosa
chronic nephritis chronische Glomerulonephritis *f*
chronic interstitial nephritis chronisch-interstitielle Nephritis *f*
chronic interstitial destructive nephritis chronisch interstitielle destruierende Nephritis *f*
degenerative nephritis Nephrose *f*, Nephrosis *f*
dropsical nephritis nephrotisches Syndrom *nt*; Nephrose *f*
fibrous nephritis interstitielle Nephritis *f*
focal nephritis Berger-Nephritis *f*, Herdnephritis *f*, IgA-Nephropathie *f*
glomerular nephritis Glomerulonephritis *f*
hemorrhagic nephritis hämorrhagische Nephritis *f*, Nephritis haemorrhagica
hydremic nephritis nephrotisches Syndrom *nt*; Nephrose *f*
hydropigenous nephritis nephrotisches Syndrom *nt*; Nephrose *f*
immune complex nephritis Immunkomplexnephritis *f*
interstitial nephritis interstitielle Nephritis *f*
Löhlein's focal embolic nephritis Löhlein-Herdnephritis *f*
lupus nephritis Lupusnephritis *f*, Lupusnephropathie *f*
nephritis of pregnancy Schwangerschaftsnephritis *f*, -nephropathie *f*, Nephritis gravidarum
salt-losing nephritis Thorn-Syndrom *nt*, Salzverlustnephritis *f*
saturnine nephritis Bleischrumpfniere *f*, Nephritis saturnina
scarlatinal nephritis Scharlachnephritis *f*
serum nephritis Serumnephritis *f*
suppurative nephritis eitrige Nephritis *f*
tubulointerstitial nephritis tubulo-interstitielle Nephritis *f*
ne|phrit|o|gen|ic [nɪˌfrɪtəʊ'dʒenɪk] *adj* Nephritis verursachend, nephritogen
nephro- *präf.* Niere(n)-, Reno-, Nephr(o)-
neph|ro|ab|dom|i|nal [ˌnefrəʊæb'dɑmɪnl] *adj* Niere(n) und Bauch(wand)/Abdomen betreffend, renoabdominal, nephroabdominal
neph|ro|an|gi|op|a|thy [ˌnefrəʊændʒɪ'ɑpəθɪ] *noun* Nephroangiopathie *f*
neph|ro|an|gi|o|scle|ro|sis [ˌnefrəʊˌændʒɪəʊsklɪ'rəʊsɪs] *noun* Nephroangiosklerose *f*
neph|ro|blas|to|ma [ˌnefrəblæs'təʊmə] *noun* Wilms-Tumor *m*, embryonales Adenosarkom *nt*, Adenomyosarkom *nt*, Adenomyorhabdosarkom *nt* der Niere, Nephroblastom *nt*
neph|ro|cal|ci|no|sis [ˌnefrəʊkælsɪ'nəʊsɪs] *noun* Nephrokalzinose *f*
neph|ro|cap|sec|to|my [ˌnefrəʊkæp'sektəmɪ] *noun* Entfernung *f* der Nierenkapsel, Nierendekapsulation *f*, Nephrokapsulektomie *f*
neph|ro|car|di|ac [ˌnefrə'kɑːrdɪæk] *adj* Niere(n) und Herz betreffend, renokardial, kardiorenal
neph|ro|col|ic [ˌnefrəʊ'kɑlɪk] *adj* Kolon und Niere(n)/Ren betreffend, kolorenal
neph|ro|gas|tric [ˌnefrə'gæstrɪk] *adj* Magen und Niere(n) betreffend, gastrorenal, renogastral
ne|phrog|e|nous [nə'frɑgənəs, ne-] *adj* Niere/Ren betreffend, von der Niere ausgehend, durch die Nieren bedingt, renal, nephrogen
ne|phrog|ra|phy [nə'frɑgrəfɪ] *noun* Nephrographie *f*, Nephrografie *f*
radioisotope nephrography Nierensequenzszintigraphie *f*, Radioisotopennephrographie *f*, Radionephrographie *f*, Nierensequenzszintigrafie *f*, Radioisotopennephrografie *f*, Radionephrografie *f*
neph|ro|he|mia [ˌnefrə'hiːmɪə] *noun* Nierenstauung *f*; Stauungsniere *f*
neph|ro|hy|dro|sis [ˌnefrəʊhaɪ'drəʊsɪs] *noun* Harnstauungs-, Wassersackniere *f*, Hydronephrose *f*, Uronephrose *f*
neph|ro|hy|per|tro|phy [ˌnefrəʊhaɪ'pɜrtrəfɪ] *noun* Nierenhypertrophie *f*
neph|roid ['nefrɔɪd] *adj* nierenförmig, nierenartig, nephroid, reniform
neph|ro|lith ['nefrəlɪθ] *noun* Nierenstein *m*, Nephrolith *m*, Calculus renalis
neph|ro|li|thi|a|sis [ˌnefrəʊlɪ'θaɪəsɪs] *noun* Nephrolithiasis *f*
neph|ro|li|thol|y|sis [ˌnefrəʊlɪ'θɑlɪsɪs] *noun* Nephrolitholyse *f*, Nierensteinauflösung *f*
neph|ro|li|thot|o|my [ˌnefrəʊlɪ'θɑtəmɪ] *noun* Nephrolithotomie *f*
ne|phrol|y|sis [nə'frɑlɪsɪs] *noun* **1.** (*patholog.*) Nephrolyse *f* **2.** Nierenlösung *f*, Nephrolyse *f*, Nephroliberation *f*
ne|phro|ma [nə'frəʊmə] *noun* Nierengeschwulst *f*, Nephrom *nt*
embryonal nephroma Wilms-Tumor *m*, embryonales Adenosarkom *nt*, embryonales Adenomyosarkom *nt*, Nephroblastom *nt*, Adenomyorhabdosarkom *nt* der Niere
neph|ro|ma|la|cia [ˌnefrəʊmə'leɪʃ(ɪ)ə] *noun* Nierenerweichung *f*, Nephromalazie *f*
neph|ro|meg|a|ly [ˌnefrəʊ'megəlɪ] *noun* Nierenvergrößerung *f*, Nephromegalie *f*
neph|ron ['nefrɑn] *noun* Nephron *nt*
neph|ro|noph|thi|sis [ˌnefrə'nɑfθəsɪs] *noun* Nephronophthise *f*, Nephronophthisis *f*
ne|phrop|a|thy [nə'frɑpəθɪ] *noun* Nierenerkrankung *f*, Nierenschädigung *f*, Nephropathie *f*, Nephropathia *f*
analgesic nephropathy Analgetika-, Phenacetinnephropathie *f*
Danubian endemic familial nephropathy Balkan-Nephropathie *f*, -Nephritis *f*, chronische endemische Nephropathie *f*
gout nephropathy Urat-, Gichtnephropathie *f*
gouty nephropathy Gicht-, Uratnephropathie *f*
IgA nephropathy Berger-Krankheit *f*, Berger-Nephropathie *f*, mesangiale Glomerulonephritis *f*, fokale Glomerulonephritis *f*, fokalbetonte Glomerulonephritis *f*
lead nephropathy Bleineuropathie *f*, Neuritis saturnina
membranous nephropathy membranöse Glomerulonephritis *f*
urate nephropathy Gicht-, Uratnephropathie *f*
neph|ro|pex|y ['nefrəpeksɪ] *noun* Nephropexie *f*
ne|phroph|thi|sis [nə'frɑfθəsɪs] *noun* Nierentuberkulose *f*
neph|ro|poi|e|tin [ˌnefrəʊ'pɔɪətɪn] *noun* Nephropo(i)etin *nt*
neph|rop|to|sis [ˌnefrɑp'təʊsɪs] *noun* Nierensenkung *f*,

Nephroptose *f*; Senkniere *f*
neph|ro|py|e|li|tis [ˌnefrəʊˌpaɪə'laɪtɪs] *noun* Entzündung von Nierenbecken und Nierenparenchym, Pyelonephritis *f*
neph|ro|py|e|log|ra|phy [ˌnefrəʊˌpaɪə'lɑgrəfɪ] *noun* Nephropyelographie *f*, Nephropyelografie *f*
neph|ro|py|e|lo|li|thot|o|my [ˌnefrəʊˌpaɪələʊlɪ'θɑtəmɪ] *noun* Nephropyelolithotomie *f*
neph|ro|py|o|sis [ˌnefrəʊpaɪ'əʊsɪs] *noun* Niereneiterung *f*, Nephropyose *f*
neph|ror|rha|gia [ˌnefrəʊ'reɪdʒ(ɪ)ə] *noun* Nierenblutung *f*, Nephrorrhagie *f*
ne|phror|rha|phy [ne'frɔːrəfɪ] *noun* Nierennaht *f*, Nephrorrhaphie *f*
neph|ro|scle|ro|sis [ˌnefrəʊsklɪ'rəʊsɪs] *noun* Nephrosklerose *f*
arterial nephrosclerosis senile Nephrosklerose *f*, Arterionephrosklerose *f*
arteriolar nephrosclerosis interkapilläre Nephrosklerose *f*, Glomerulosklerose *f*
diabetic nephrosclerosis diabetische Glomerulosklerose *f*, diabetische Nephropathie *f*, Kimmelstiel-Wilson-Syndrom *nt*
hyperplastic arteriolar nephrosclerosis maligne Nephrosklerose *f*
intercapillary nephrosclerosis interkapilläre Nephrosklerose *f*, Glomerulosklerose *f*
malignant nephrosclerosis Fahr-Volhard-Nephrosklerose *f*, maligne Nephrosklerose *f*
senile nephrosclerosis senile Nephrosklerose *f*, Arterionephrosklerose *f*
ne|phro|sis [nə'frəʊsɪs] *noun, plural* **-ses** [nə'frəʊsiːz] **1.** Nephrose *f*, Nephrosis *f* **2.** → *nephropathy* **3.** nephrotisches Syndrom *nt*; Nephrose *f*
amyloid nephrosis Amyloidnephrose *f*
chromoproteinuric nephrosis chromoproteinurische Nephrose *f*, Chromoproteinniere *f*; Crush-Niere *f*
Epstein's nephrosis nephrotisches Syndrom *nt*, Nephrose *f*
lipid nephrosis Lipoidnephrose *f*, Lipidnephrose *f*, Minimal-change-Glomerulonephritis *f*
lipoid nephrosis Lipoidnephrose *f*, Lipidnephrose *f*, Minimal-change-Glomerulonephritis *f*
lower nephron nephrosis akute Tubulusnekrose *f*, Crush-Niere *f*, Chromoproteinniere *f*, chromoproteinurische Niere *f*
mercury bichloride nephrosis Sublimatnephrose *f*
plasmocyte nephrosis Plasmozytomnephrose *f*
tubular nephrosis Tubulo-, Tubulusnephrose *f*
ne|phro|so|ne|phri|tis [nəˌfrəʊsəʊnɪ'fraɪtɪs] *noun* Nephrosonephritis *f*
Korean hemorrhagic nephrosonephritis hämorrhagisches Fieber *nt* mit renalem Syndrom, Nephropathia epidemica
neph|ro|so|nog|ra|phy [ˌnefrəsə'nɑgrəfɪ] *noun* Nierensonographie *f*, Nierensonografie *f*
ne|phros|to|my [nə'frɑstəmɪ] *noun* Nephrostomie *f*
ne|phrot|ic [nə'frɑtɪk] *adj* Nephrose betreffend, nephrotisch
neph|ro|tome ['nefrətəʊm] *noun* Nephrotom *nt*
neph|ro|to|mog|ra|phy [ˌnefrəʊtə'mɑgrəfɪ] *noun* Nephrotomographie *f*, Nephrotomografie *f*
neph|ro|tox|ic [ˌnefrə'tɑksɪk] *adj* nierenschädigend, nierengiftig, nephrotoxisch
neph|ro|tox|ic|i|ty [ˌnefrəʊtɑk'sɪsətɪ] *noun* Nierenschädlichkeit *f*, -giftigkeit *f*, Nieren-, Nephrotoxizität *f*
neph|ro|tox|in [ˌnefrəʊ'tɑksɪn] *noun* Nierengift *nt*, nephrotoxische Substanz *f*, Nephrotoxin *nt*
neph|ro|trop|ic [ˌnefrəʊ'trɑpɪk] *adj* mit besonderer Affinität für Nierengewebe/zur Niere, auf die Niere einwirkend, nephrotrop, renotrop
neph|ro|tu|ber|cu|lo|sis [ˌnefrəʊtəˌbɜrkjə'ləʊsɪs] *noun* Nierentuberkulose *f*
neph|ro|u|re|ter|ec|to|my [ˌnefrəʊjəˌriːtə'rektəmɪ] *noun* Nephroureterektomie *f*
neph|ro|u|re|ter|o|cys|tec|to|my [ˌnefrəʊjəˌriːtərəʊsɪs'tektəmɪ] *noun* Nephroureterozystektomie *f*
nerve [nɜrv] *noun* Nerv *m*; (*anatom.*) Nervus *m*
abducent nerve Abduzens *m*, Abducens *m*, VI. Hirnnerv *m*, Nervus abducens
accessory nerve Akzessorius *m*, XI. Hirnnerv *m*, Nervus accessorius
accessory obturator nerve Obturatorius accessorius, Nervus obturatorius accessorius
accessory phrenic nerves Nervi phrenici accessorii
acoustic nerve Akustikus *m*, Vestibulokochlearis *m*, VIII. Hirnnerv *m*, Nervus vestibulocochlearis
afferent nerve afferenter Nerv *m*
Andersch's nerve Nervus tympanicus
anococcygeal nerve Nervus anococcygeus
anterior ampullar nerve Nervus ampullaris anterior
anterior auricular nerves Ohrmuscheläste *pl* des Nervus auriculotemporalis, Nervi auriculares anteriores
anterior ethmoidal nerve Nervus ethmoidalis anterior
anterior interosseous nerve of forearm Nervus interosseus antebrachii anterior
anterior labial nerves vordere Schamlippennerven *pl*, Nervi labiales anteriores
anterior nerve of lesser curvature Nervus curvaturae minoris anterior
anterior scrotal nerves vordere Skrotalnerven *pl*, Nervi scrotales anteriores
anterior vagal nerve vorderer Vagusstamm *m*, Truncus vagalis anterior
Arnold's nerve Ramus auricularis nervi vagi
auditory nerve Akustikus *m*, Vestibulokochlearis *m*, VIII. Hirnnerv *m*, Nervus vestibulocochlearis
auriculotemporal nerve Aurikulotemporalis *m*, Nervus auriculotemporalis
autonomic nerve Eingeweide-, Viszeralnerv *m*, Nervus autonomicus/visceralis
axillary nerve Axillaris *m*, Nervus axillaris
Bell's nerve Nervus thoracicus longus
Bock's nerve Ramus pharyngeus nervi vagi
buccal nerve Buccalis *m*, Nervus buccalis
buccinator nerve → *buccal nerve*
caroticotympanic nerves Nervi caroticotympanici
carotid sinus nerve Karotissinusnerv *m*, Hering-Blutdruckzügler *m*, Ramus sinus carotici nervi glossopharyngei
cavernous nerves of clitoris Schwellkörpernerven *pl* der Klitoris, Nervi cavernosi clitoridis
cavernous nerves of penis Schwellkörpernerven *pl* des Penis, Nervi cavernosi penis
celiac nerves Vagusäste *pl* zum Plexus coeliacus, Rami coeliaci nervi vagi
centrifugal nerve efferenter/zentrifugaler Nerv *m*
centripetal nerve afferenter/zentripetaler Nerv *m*
cerebral nerves Hirnnerven *pl*, Nervi craniales, Nervi encephalici
cervical nerves Hals-, Zervikalnerven *pl*, zervikale Spinalnerven *pl*, Nervi cervicales
cervical spinal nerves Hals-, Zervikalnerven *pl*, zervikale Spinalnerven *pl*, Nervi cervicales
chorda tympani nerve Paukensaite *f*, Chorda tympani
circumflex nerve Axillaris *m*, Nervus axillaris
cluneal nerves Nervi clunium inferiores, medii, superiores
coccygeal nerve kokzygealer Spinalnerv *m*, Kokzygeus *m*, Nervus coccygeus
cochlear nerve Hörnerv *m*, Cochlearis *m*, Pars cochlearis nervi vestibulocochlearis, Nervus cochlearis
common fibular nerve Nervus fibularis/peroneus communis

N

common palmar digital nerves of median nerve palmare Fingeräste *pl* des Nervus medianus, Nervi digitales palmares communes nervi mediani
common palmar digital nerves of ulnar nerve palmare Fingeräste *pl* des Nervus ulnaris, Nervi digitales palmares communes nervi ulnaris
common peroneal nerve Fibularis/Peronäus *m* communis, Nervus fibularis/peroneus communis
common plantar digital nerves of lateral plantar nerve Nervi digitales plantares communes nervi plantaris lateralis
common plantar digital nerves of medial plantar nerve Nervi digitales plantares communes nervi plantaris medialis
cranial nerves Hirnnerven *pl*, Nervi craniales, Nervi encephalici
cubital nerve Ulnaris *m*, Nervus ulnaris
cutaneous nerve Hautnerv *m*, Nervus cutaneus
deep fibular nerve Nervus fibularis/peroneus profundus
deep peroneal nerve Nervus fibularis/peroneus profundus
deep petrosal nerve Nervus petrosus profundus
deep radial nerve Ramus profundus nervi radialis
deep temporal nerves tiefe Schläfennerven *pl*, Nervi temporales profundi
deep vidian nerve Nervus petrosus profundus
depressor nerve depressorischer Nerv *m*
descending cervical nerve Radix inferior ansae cervicalis
diaphragmatic nerve Phrenikus *m*, Nervus phrenicus
digastric nerve Nervus facialis-Ast *m* zum hinteren Digastrikusbauch, Ramus digastricus nervi facialis
digital nerve Finger- oder Zehennerv *m*
dorsal nerve of clitoris Nervus dorsalis clitoridis
dorsal digital nerves of foot dorsale Zehennerven *pl*, Nervi digitales dorsales pedis
dorsal digital nerves of lateral surface of great toe and of medial surface of second toe Nervi digitales dorsales hallucis lateralis et digiti secundi medialis
dorsal digital nerves of radial nerve dorsale Fingeräste *pl* des Nervus radialis, Nervi digitales dorsales nervi radialis
dorsal digital nerves of ulnar nerve dorsale Fingeräste *pl* des Nervus ulnaris, Nervi digitales dorsales nervi ulnaris
dorsal nerve of penis Nervus dorsalis penis
dorsal nerve of scapula Dorsalis *m* scapulae, Nervus dorsalis scapulae
efferent nerve efferenter Nerv *m*
eighth nerve Akustikus *m*, Vestibulokochlearis *m*, VIII. Hirnnerv *m*, Nervus vestibulocochlearis
eighth cranial nerve → *eighth nerve*
eleventh nerve Akzessorius *m*, XI. Hirnerv *m*, Nervus accessorius
eleventh cranial nerve → *eleventh nerve*
encephalic nerves Kopf-, Hirnnerven *pl*, Nervi craniales/encephalici
external carotid nerves Nervi carotici externi
external popliteal nerve Nervus fibularis/peroneus communis
external spermatic nerve Genitalast *m* des Nervus genitofemoralis, Ramus genitalis nervi genitofemoralis
facial nerve Fazialis *m*, VII. Hirnnerv *m*, Nervus facialis
femoral nerve Femoralis *m*, Nervus femoralis
fifth nerve Trigeminus *m*, V. Hirnnerv *m*, Nervus trigeminus
fifth cranial nerve → *fifth nerve*
first nerve Riechfäden *pl*, Fila olfactoria, Riechnerv *m*, Olfaktorius *m*, I. Hirnnerv *m*, Nervus olfactorius
first cranial nerve → *first nerve*
fourth nerve Trochlearis *m*, IV. Hirnnerv *m*, Nervus trochlearis
fourth cranial nerve → *fourth nerve*
frontal nerve Frontalis *m*, Nervus frontalis
gastric nerves Trunci vagales anterior et posterior
genitofemoral nerve Genitofemoralis *m*, Nervus genitofemoralis
glossopharyngeal nerve Glossopharyngeus *m*, IX. Hirnnerv *m*, Nervus glossopharyngeus
great auricular nerve Nervus auricularis magnus
greater occipital nerve Nervus occipitalis major
greater palatine nerve großer Gaumennerv *m*, Palatinus *m* major, Nervus palatinus major
greater petrosal nerve Nervus petrosus major
greater splanchnic nerve großer Eingeweidenerv *m*, Splanchnikus *m* major, Nervus splanchnicus major
Hering's nerve Hering-Blutdruckzügler *m*, Karotissinusnerv *m*, Ramus sinus carotici nervi glossopharyngei
Hering's sinus nerve → *Hering's nerve*
hypogastric nerve Nervus hypogastricus
hypoglossal nerve Hypoglossus *m*, XII. Hirnnerv *m*, Nervus hypoglossus
iliohypogastric nerve Iliohypogastrikus *m*, Nervus iliohypogastricus
ilioinguinal nerve Ilioinguinalis *m*, Nervus ilioinguinalis
inferior alveolar nerve Unterkiefernerv *m*, Alveolaris *m* inferior, Nervus alveolaris inferior
inferior anal nerves untere Rektal-/Analnerven *pl*, Nervi anales inferiores, Nervi rectales inferiores
inferior cardiac nerve Nervus cardiacus cervicalis inferior
inferior cervical cardiac nerve Nervus cardiacus cervicalis inferior
inferior cluneal nerves untere Clunialnerven *pl*, Nervi clunium inferiores
inferior dental nerve Unterkiefernerv *m*, Alveolaris *m* inferior, Nervus alveolaris inferior
inferior gluteal nerve Nervus gluteus inferior
inferior hemorrhoidal nerves untere Rektal-/Analnerven *pl*, Nervi rectales inferiores, Nervi anales inferiores
inferior laryngeal nerve Nervus laryngeus inferior
inferior lateral cutaneous nerve of arm seitlicher Hautnerv *m* des (Unter-)Arms, Nervus cutaneus brachii lateralis inferior
inferior rectal nerves untere Rektal-/Analnerven *pl*, Nervi anales/rectales inferiores
inferior splanchnic nerve kleiner Eingeweidenerv *m*, Splanchnikus *m* minor, Nervus splanchnicus minor
inferior thoracic splanchnic nerve → *lesser splanchnic nerve*
infraoccipital nerve Nervus suboccipitalis
infraorbital nerve Infraorbitalis *m*, Nervus infraorbitalis
infratrochlear nerve Infratrochlearis *m*, Nervus infratrochlearis
intercostal nerves Zwischenrippen-, Interkostalnerven *pl*, Rami anteriores/ventrales nervorum thoracicorum, Nervi intercostales
intercostobrachial nerve Nervus intercostobrachialis
intermediate nerve Intermedius *m*, Nervus intermedius
intermediate dorsal cutaneous nerve of foot mittlerer Hautnerv *m* des Fußrückens, Nervus cutaneus dorsalis intermedius
intermediate supraclavicular nerves Nervi supraclaviculares intermedii
intermediofacial nerve Fazialis *m*, VII. Hirnnerv *m*, Nervus facialis
internal auricular nerve Ramus posterior nervi auricularis magni

internal carotid nerve Nervus caroticus internus
internal obturator nerve Nervus musculi obturatorii interni
internal popliteal nerve Tibialis *m*, Nervus tibialis
internal superior laryngeal nerve Ramus internus nervi laryngei superioris
interosseous nerve of leg Nervus interosseus cruris
ischiadic nerve Ischiasnerv *m*, Nervus ischiadicus
Jacobson's nerve Nervus tympanicus
jugular nerve Nervus jugularis
lacrimal nerve Nervus lacrimalis
Latarget's nerve Plexus nervosus hypogastricus superior, Nervus presacralis
Latarjet's nerve Nervus presacralis, Plexus hypogastricus superior
lateral ampullar nerve Nervus ampullaris lateralis
lateral cutaneous nerve of calf seitlicher Hautnerv *m* der Wade, Nervus cutaneus surae lateralis
lateral cutaneous nerve of forearm seitlicher Hautnerv *m* des Unterarms, Nervus cutaneus antebrachii lateralis
lateral cutaneous nerve of thigh → *lateral femoral cutaneous nerve*
lateral dorsal cutaneous nerve of foot lateraler Hautnerv *m* des Fußrückens, Nervus cutaneus dorsalis lateralis
lateral femoral cutaneous nerve seitlicher Hautnerv *m* des Oberschenkels, Nervus cutaneus femoris lateralis
lateral pectoral nerve Nervus pectoralis lateralis
lateral plantar nerve seitlicher Fußsohlennerv *m*, Nervus plantaris lateralis
lateral posterior cutaneous nerve of arm Nervus cutaneus brachii lateralis posterior
lateral pterygoid nerve Nervus pterygoideus lateralis
lateral supraclavicular nerves Nervi supraclaviculares laterales
lateral sural cutaneous nerve seitlicher Hautnerv *m* der Wade, Nervus cutaneus surae lateralis
left aortic nerve linker Aortennerv *m*, Nervus depressor sinister
left cardiac depressor nerve linker Aortennerv *m*, Nervus depressor sinister
left hypogastric nerve Nervus hypogastricus sinister
lesser occipital nerve Okzipitalis *m* minor, Nervus occipitalis minor
lesser palatine nerves kleine Gaumennerven *pl*, Nervi palatini minores
lesser petrosal nerve Nervus petrosus minor
lesser splanchnic nerve kleiner Eingeweidenerv *m*, Splanchnikus *m* minor, Nervus splanchnicus minor
lesser thoracic splanchnic nerve → *lesser splanchnic nerve*
lingual nerve Lingualis *m*, Nervus lingualis
long ciliary nerves lange Ziliarnerven *pl*, Nervi ciliares longi
long nasopalatine nerve Nervus nasopalatinus longus
long thoracic nerve Nervus thoracicus longus
lowest splanchnic nerve unterster Eingeweidenerv *m*, Splanchnicus *m* imus, Nervus splanchnicus imus
lowest thoracic splanchnic nerve → *lowest splanchnic nerve*
lumbar nerves lumbale Spinalnerven *pl*, Lenden-, Lumbalnerven *pl*, Nervi lumbales
lumbar spinal nerves Lenden-, Lumbalnerven *pl*, lumbale Spinalnerven *pl*, Nervi lumbales
lumbar splanchnic nerves lumbale Eingeweidenerven *pl*, Nervi splanchnici lumbales
lumboinguinal nerve Femoralast *m* des Nervus genitofemoralis, Nervus lumboinguinalis, Ramus femoralis nervi genitofemoralis
Luschka's nerve **1.** Nervus ethmoidalis posterior **2.** Ramus meningeus nervorum spinalium
major splanchnic nerve großer Eingeweidenerv *m*, Splanchnikus *m* major, Nervus splanchnicus major
major thoracic splanchnic nerve → *major splanchnic nerve*
mandibular nerve dritter Trigeminusast *m*, Mandibularis *m*, Nervus mandibularis
masseteric nerve Nervus massetericus
maxillary nerve zweiter Trigeminusast *m*, Maxillaris *m*, Nervus maxillaris
medial cutaneous nerve of arm medialer Hautnerv *m* des Oberarms, Nervus cutaneus brachii medialis
medial cutaneous nerve of calf medialer Hautnerv *m* der Wade, Nervus cutaneus surae medialis
medial cutaneous nerve of foot Nervus cutaneus dorsalis intermedius
medial cutaneous nerve of forearm medialer Hautnerv *m* des Unterarms, Nervus cutaneus antebrachii medialis
medial dorsal cutaneous nerve of foot medialer Hautnerv *m* des Fußrückens, Nervus cutaneus dorsalis medialis
medial palatine nerve Nervus palatinus medius
medial palatine nerves Nervi palatini minores
medial pectoral nerve Nervus pectoralis medialis
medial plantar nerve mittlerer Fußsohlennerv *m*, Nervus plantaris medialis
medial pterygoid nerve Pterygoideus *m* medialis, Nervus pterygoideus medialis
medial supraclavicular nerves Nervi supraclaviculares mediales
medial sural cutaneous nerve medialer Hautnerv *m* der Wade, Nervus cutaneus surae medialis
median nerve Medianus *m*, Nervus medianus
medullated nerve markhaltige Nervenfaser *f*
mental nerve Nervus mentalis
middle cardiac nerve Nervus cardiacus cervicalis medius
middle cervical cardiac nerve Nervus cardiacus cervicalis medius
middle cluneal nerves mittlere Clunialnerven *pl*, Nervi clunium medii
middle gluteal nerves mittlere Clunialnerven *pl*, Nervi clunium medii
middle palatine nerves Nervi palatini minores
minor splanchnic nerve kleiner Eingeweidenerv *m*, Splanchnikus *m* minor, Nervus splanchnicus minor
minor thoracic splanchnic nerve → *minor splanchnic nerve*
mixed nerve gemischter Nerv *m*, Nervus mixtus
motor nerve motorischer Nerv *m*, Nervus motorius
motor nerve of tongue Hypoglossus *m*, XII. Hirnnerv *m*, Nervus hypoglossus
musculocutaneous nerve Nervus musculocutaneus
musculocutaneous nerve of foot Nervus fibularis/peroneus superficialis
musculocutaneous nerve of leg Nervus fibularis/peroneus profundus
myelinated nerve markhaltige Nervenfaser *f*
mylohyoid nerve Nervus mylohyoideus
nasociliary nerve Nasoziliaris *m*, Nervus nasociliaris
nasopalatine nerve Nervus nasopalatinus
nerve of Cotunnius Nervus nasopalatinus
nerve of external acoustic meatus Nervus meatus acustici externi
nerve of pterygoid canal Radix facialis, Nervus canalis pterygoidei
nerve of quadrate muscle of thigh Nervus musculi quadrati femoris, Nervus quadratus femoris
nerve of smell → *olfactory nerve*
nerve of tensor tympani muscle Nervus musculi tensoris tympani
nerve of tensor veli palatini muscle Nervus musculi

tensoris veli palatini
nerve of Willis Akzessorius *m*, XI. Hirnnerv, Nervus accessorius
ninth nerve Glossopharyngeus *m*, IX. Hirnnerv *m*, Nervus glossopharyngeus
ninth cranial nerve Glossopharyngeus *m*, IX. Hirnnerv, Nervus glossopharyngeus
obturator nerve Obturatorius *m*, Nervus obturatorius
oculomotor nerve Okulomotorius *m*, III. Hirnnerv *m*, Nervus oculomotorius
olfactory nerve Riechfäden *pl*, Fila olfactoria, Riechnerv *m*, Olfaktorius *m*, Nervus olfactorius, I. Hirnnerv *m*
ophthalmic nerve Ophthalmikus *m*, I. Trigeminusast *m*, Nervus ophthalmicus
ophthalmic recurrent nerve Ramus tentorius nervi ophthalmici
optic nerve Sehnerv *m*, Optikus *m*, II. Hirnnerv *m*, Nervus opticus
palatine nerve Nervus palatinus
parasympathetic nerve parasympathischer Nerv *m*
parotid nerves Parotisäste *pl* des Nervus auriculotemporalis, Rami parotidei nervi auriculotemporalis
pelvic splanchnic nerves Beckeneingeweidenerven *pl*, Nervi splanchnici pelvici, Nervi erigentes
perforating cutaneous nerve Nervus cutaneus perforans
perineal nerves Dammnerven *pl*, Nervi perineales
peripheral nerve peripherer Nerv *m*
petrosal nerve Nervus petrosus
pharyngeal nerve Nervus pharyngeus
phrenic nerve Phrenikus *m*, Nervus phrenicus
phrenicoabdominal nerves Rami phrenicoabdominales nervi phrenici
pineal nerve Nervus pinealis
piriform nerve Piriformis *m*, Nervus musculi piriformis
posterior ampullar nerve Nervus ampullaris posterior
posterior auricular nerve Aurikularis *m* posterior, Nervus auricularis posterior
posterior cutaneous nerve of arm hinterer Hautnerv *m* des Oberarms, Nervus cutaneus brachii posterior
posterior cutaneous nerve of forearm hinterer Hautnerv *m* des Unterarms, Nervus cutaneus antebrachii posterior
posterior cutaneous nerve of thigh →*posterior femoral cutaneous nerve*
posterior ethmoidal nerve Nervus ethmoidalis posterior
posterior femoral cutaneous nerve hinterer Hautnerv *m* des Oberschenkels, Nervus cutaneus femoralis posterior
posterior interosseous nerve of forearm Nervus interosseus antebrachii posterior
posterior labial nerves hintere Schamlippennerven *pl*, Nervi labiales posteriores
posterior nerve of lesser curvature Nervus curvaturae minoris posterior
posterior palatine nerve Nervus palatinus posterior
posterior palatine nerves Nervi palatini minores
posterior scrotal nerves hintere Skrotalnerven *pl*, Nervi scrotales posteriores
posterior vagal nerve hinterer Vagusstamm *m*, Truncus vagalis posterior
presacral nerve Plexus hypogastricus superior
proper palmar digital nerves of median nerve Endäste *pl* der Fingeräste des Nervus medianus, Nervi digitales palmares proprii nervi mediani
proper palmar digital nerves of ulnar nerve Endäste *pl* der palmaren Fingeräste des Nervus ulnaris, Nervi digitales palmares proprii nervi ulnaris
proper plantar digital nerves of lateral plantar nerve Nervi digitales plantares proprii nervi plantaris lateralis
proper plantar digital nerves of medial plantar nerve Nervi digitales plantares proprii nervi plantaris medialis
pterygopalatine nerves Nervi pterygopalatini
pudendal nerve Pudendus *m*, Nervus pudendus
pudic nerve →*pudendal nerve*
quadrate femoral nerve Nervus musculi quadrati femoris, Nervus quadratus femoris
radial nerve Radialis *m*, Nervus radialis
recurrent nerve Rekurrens *m*, Nervus laryngeus recurrens
recurrent laryngeal nerve Rekurrens *m*, Nervus laryngeus recurrens
right aortic nerve rechter Aortennerv *m*, Nervus depressor dexter
right cardiac depressor nerve rechter Aortennerv *m*, Nervus depressor dexter
right hypogastric nerve Nervus hypogastricus dexter
saccular nerve Nervus saccularis
sacral nerves sakrale Spinalnerven *pl*, Sakral-, Kreuzbeinnerven *pl*, Nervi sacrales
sacral spinal nerves Kreuz-, Sakralnerven *pl*, sakrale Spinalnerven *pl*, Nervi sacrales
sacral splanchnic nerves sakrale Eingeweidenerven *pl*, Nervi splanchnici sacrales
saphenous nerve Nervus saphenus
Scarpa's nerve Nervus nasopalatinus
sciatic nerve Ischiasnerv *m*, Nervus ischiadicus
scrotal nerves Skrotalnerven *pl*, Nervi scrotales
second nerve Sehnerv *m*, Optikus *m*, II. Hirnnerv *m*, Nervus opticus
second cranial nerve →*second nerve*
sensory nerve sensibler/sensorischer Nerv *m*, Nervus sensorius
seventh nerve Fazialis *m*, VII. Hirnnerv *m*, Nervus facialis
seventh cranial nerve →*seventh nerve*
short ciliary nerves kurze Ziliarnerven *pl*, Nervi ciliares breves
short nasopalatine nerves Nervi nasopalitini breves
sinus nerve Ramus sinus carotici nervi glossopharyngei
sinuvertebral nerve Ramus meningeus nervi spinalis
sixth nerve Abduzens *m*, Abducens *m*, VI. Hirnnerv *m*, Nervus abducens
sixth cranial nerve →*sixth nerve*
small sciatic nerve Nervus cutaneus femoris posterior
spinal nerve Spinal-, Rückenmarksnerv *m*, Nervus spinalis
splanchnic nerve Eingeweidenerv *m*, Splanchnikus *m*, Nervus splanchnicus
stapedial nerve Nervus stapedius
stapedius nerve Nervus stapedius
stylohyoid nerve Fazialisast *m* zum Musculus stylohyoideus, Ramus stylohyoideus nervi facialis
stylopharyngeal nerve Ramus musculi stylopharyngei nervi glossopharyngei
subclavian nerve Nervus subclavius
subcostal nerve Subkostalis *m*, Nervus subcostalis
subcutaneous temporal nerves Schläfenhautäste *pl* des Nervus auriculotemporalis, Nervi temporales superficiales
sublingual nerve Sublingualis *m*, Nervus sublingualis
submaxillary nerves Rami glandulares ganglii submandibularis
suboccipital nerve Nervus suboccipitalis
subscapular nerves Nervi subscapulares
superficial fibular nerve Nervus fibularis/peroneus superficialis
superficial peroneal nerve Nervus fibularis/peroneus superficialis

superficial radial nerve Ramus superficialis nervi radialis
superficial temporal nerves Nervi temporales superficiales
superior alveolar nerves Oberkieferäste *pl* des Nervus maxillaris und Nervus infraorbitalis, Nervi alveolares superiores
superior anal nerves Nervi anales superiores, obere Rektalnerven *pl*, obere Analnerven *pl*
superior cardiac nerve Nervus cardiacus cervicalis superior
superior cervical cardiac nerve Nervus cardiacus cervicalis superior
superior cluneal nerves obere Clunialnerven *pl*, Nervi clunium superiores
superior gluteal nerve Nervus gluteus superior
superior laryngeal nerve Nervus laryngeus superior
superior lateral cutaneous nerve of arm seitlicher Hautnerv *m* des (Ober-)Arms, Nervus cutaneus brachii lateralis superior
superior rectal nerves obere Rektalnerven *pl*, obere Analnerven *pl*, Nervi anales superiores
supraclavicular nerves supraklavikuläre Hautnerven *pl*, Nervi supraclaviculares
supraorbital nerve Nervus supraorbitalis
suprascapular nerve Supraskapularis *m*, Nervus suprascapularis
supratrochlear nerve Supratrochlearis *m*, Nervus supratrochlearis
sural nerve Suralis *m*, Nervus suralis
sympathetic nerve **1.** → *sympathetic trunk* **2.** sympathischer Nerv *m*
tenth nerve Vagus *m*, X. Hirnnerv *m*, Nervus vagus
tenth cranial nerve → *tenth nerve*
terminal nerve Nervus terminalis
third nerve Okulomotorius *m*, III. Hirnnerv *m*, Nervus oculomotorius
third cranial nerve → *third nerve*
third occipital nerve Okzipitalis *m* tertius, Nervus occipitalis tertius
thoracic nerves Brust-, Thorakalnerven *pl*, thorakale Spinalnerven *pl*, Nervi thoracici
thoracic cardiac nerves Nervi cardiaci thoracici
thoracic spinal nerves Brust-, Thorakalnerven *pl*, thorakale Spinalnerven *pl*, Nervi thoracici
thoracodorsal nerve Nervus thoracodorsalis
tibial nerve Tibialis *m*, Nervus tibialis
transverse cervical nerve Nervus transversus colli
transverse nerve of neck Nervus transversus colli
trigeminal nerve Drillingsnerv *m*, Trigeminus *m*, V. Hirnnerv *m*, Nervus trigeminus
trochlear nerve Trochlearis *m*, IV. Hirnnerv *m*, Nervus trochlearis
twelfth nerve Hypoglossus *m*, XII. Hirnnerv *m*, Nervus hypoglossus
twelfth cranial nerve → *twelfth nerve*
twelth intercostal nerve XII. Interkostalnerv *m*, Nervus subcostalis
tympanic nerve Nervus tympanicus
ulnar nerve Ulnaris *m*, Nervus ulnaris
unmyelinated nerve marklose/myelinfreie Nervenfaser *f*
utricular nerve Nervus utricularis
utriculoampullar nerve Nervus utriculoampullaris
vagal accessory nerve Ramus internus nervi accessorii
vaginal nerves Vaginaäste *pl* des Plexus uterovaginalis, Nervi vaginales
vagus nerve Vagus *m*, X. Hirnnerv *m*, Nervus vagus
vasoconstrictor nerve vasokonstriktorischer Nerv *m*
vasodilator nerve vasodilatorischer Nerv *m*
vasomotor nerve vasomotorischer Nerv *m*
vasosensory nerve vasosensorischer Nerv *m*
vertebral nerve Nervus vertebralis
vestibular nerve Gleichgewichtsnerv *m*, Vestibularis *m*, Nervus vestibularis, Pars vestibularis nervi vestibulocochlearis
vestibulocochlear nerve Akustikus *m*, Vestibulokochlearis *m*, VIII. Hirnnerv *m*, Nervus vestibulocochlearis
vidian nerve Radix facialis, Nervus canalis pterygoidei
visceral nerve Nervus autonomicus, Nervus visceralis
Wrisberg's nerve **1.** Intermedius *m*, Nervus intermedius **2.** medialer Hautnerv *m* des Oberarms, Nervus cutaneus brachii medialis
zygomatic nerve Nervus zygomaticus
zygomaticofacial nerve Ramus zygomaticofacialis nervi zygomatici
zygomaticotemporal nerve Ramus zygomaticotemporalis nervi zygomatici

ner|vine ['nɜrvaɪn] *noun* Nervenheilmittel *nt*, Nervinum *nt*

ner|von ['nɜrvɑn] *noun* Nervon *nt*

ner|vous ['nɜrvəs] *adj* **1.** Nerv/Nervus betreffend, nerval, nervös (bedingt), neural, nervlich, Nerven- **2.** nervös, aufgeregt; überempfindlich

ne|sid|i|o|blast [nə'sɪdɪəblæst] *noun* (*Pankreas*) Inselzelle *f*

ne|sid|i|o|blas|to|ma [nə,sɪdɪəblæs'təʊmə] *noun* Inselzelladenom *nt*, Nesidioblastom *nt*, Nesidiom *nt*, Adenoma insulocellulare

ne|sid|i|o|blas|to|sis [nə,sɪdɪəblæs'təʊsɪs] *noun* (*Pankreas*) diffuse Inselzellhyperplasie *f*

net [net] I *noun* → *network* II *adj* netto, Netto-; End-; Nutz-

net|tle ['netl] *noun* **1.** Quaddel *f*, Urtika *f*, Urtica *f* **2.** Nessel *f*
hemp nettle Hohlzahn *m*, Galeopsis segetum
stinging nettle Brennessel *f*, Brennnessel *f*
white dead nettle weiße Taubnessel *f*, Lamium album

net|work ['netwɜrk] *noun* Netz *nt*; Netz-, Maschenwerk *nt*, Netzgewebe *nt*, Geflecht *nt*; (*anatom.*) Rete *nt*
acromial network Arteriennetz *nt* des Akromions, Rete acromiale
arterial network Arteriennetz *nt*, Arteriengeflecht *nt*, Rete arteriosum
arterial network of cochlea Arteriengeflecht *nt* der Cochlea, Glomeruli arteriosi cochleae
arterial network of patella patelläres Arteriengeflecht *nt*, Rete patellare
articular cubital network → *articular network of elbow (joint)*
articular network of elbow (joint) Arteriengeflecht *nt* des Ell(en)bogengelenks, Rete articulare cubiti
articular network of knee Arteriengeflecht *nt* des Kniegelenks, Rete articulare genus
calcaneal network Arteriennetz *nt* am Kalkaneus, Rete calcaneum
dorsal carpal network Arteriennetz *nt* des Handwurzelrückens, Rete carpale dorsale
lateral malleolar network Arteriengeflecht *nt* am Außenknöchel, Rete malleolare laterale
lymphocapillary network Lymphkapillarennetz *nt*, Rete lymphocapillare
medial malleolar network Arteriengeflecht *nt* des Innenknöchels, Rete malleolare mediale
network of terminal bars Schlussleistennetz
venous network Venengeflecht *nt*, Rete venosum

neur- *präf.* Nerven-, Neur(o)-

neu|ral ['njʊərəl, 'nʊ-] *adj* **1.** → *nervous 1.* **2.** in der Nähe des Rückenmarks

neu|ral|gia [njʊə'rældʒ(ɪ)ə, nʊ-] *noun* Neuralgie *f*
epileptiform neuralgia Trigeminusneuralgie *f*, Neuralgia trigeminalis
facial neuralgia Trigeminusneuralgie *f*, Neuralgia trigeminalis
geniculate neuralgia Genikulatumneuralgie *f*, Ramsay

N

Hunt-Syndrom *nt*, Neuralgia geniculata, Zoster oticus, Herpes zoster oticus
Harris' migrainous neuralgia →*migrainous neuralgia*
Hunt's neuralgia →*geniculate neuralgia*
ilioinguinal neuralgia Ilioinguinalneuralgie *f*
infraorbital neuralgia Infraorbitalneuralgie *f*
intercostal neuralgia Interkostalneuralgie *f*
migrainous neuralgia Bing-Horton-Syndrom *nt*, -Neuralgie *f*, Horton-Syndrom *nt*, -Neuralgie *f*, Histaminkopfschmerz *m*, -kephalgie *f*, Erythroprosopalgie *f*, Cephalaea histaminica, cluster headache *nt*
otic neuralgia Genikulatumneuralgie *f*, Ramsay Hunt-Syndrom *nt*, Neuralgia geniculata, Zoster oticus, Herpes zoster oticus
plexus neuralgia Plexusneuralgie *f*
pudendal neuralgia Pudendusneuralgie *f*
red neuralgia Gerhardt-Syndrom *nt*, Mitchell-Gerhardt-Syndrom *nt*, Weir-Mitchell-Krankheit *f*, Erythromelalgie *f*, Erythralgie *f*, Erythermalgie *f*, Akromelalgie *f*
sciatic neuralgia Ischialgie *f*, Ischiassyndrom *nt*
Sluder's neuralgia Sluder-Neuralgie *f*, -Syndrom *nt*, Neuralgia sphenopalatina
sphenopalatine neuralgia Sluder-Neuralgie *f*, -Syndrom *nt*, Neuralgia sphenopalatina
stump neuralgia Stumpfneuralgie *f*
supraorbital neuralgia Supraorbitalneuralgie *f*
trigeminal neuralgia Trigeminusneuralgie *f*, Neuralgia trigeminalis

neu|ral|gic [njʊə'rældʒɪk, nʊ-] *adj* Neuralgie betreffend, neuralgisch

neu|ral|gi|form [njʊə'rældʒɪfɔːrm, nʊ-] *adj* in der Art einer Neuralgie, neuralgieartig, neuralgiform

neur|ar|thro|pa|thy [ˌnjʊərɑːr'θrɑpəθɪ] *noun* Neuroarthropathie *f*

neur|as|the|nia [ˌnjʊərəs'θiːnɪə, ˌnʊ-] *noun* Beard-Syndrom *nt*, Nervenschwäche *f*, nervöse Übererregbarkeit *f*, Neurasthenie *f*, Neurasthenia *f*

neur|as|then|ic [ˌnjʊərəs'θenɪk] *adj* Neurasthenie betreffend, neurasthenisch

neur|ax|i|al [njʊə'ræksɪəl, nʊ-] *adj* (Neur-)Axon betreffend, Axon-, Achsen-

neur|a|xon [njʊə'ræksɑn, nʊ-] *noun* Achsenzylinder *m*, Neuraxon *nt*, Axon *nt*, Neurit *m*

neur|ec|to|my [njʊə'rektəmɪ, nʊ-] *noun* Neurektomie *f*
retrogasserian neurectomy retroganglionäre Neurotomie *f*
splanchnic neurectomy Splanchnikusresektion *f*, Splanchnikektomie *f*

neur|ep|i|the|li|um [ˌnjʊərˌepɪ'θiːlɪəm] *noun* →*neuroepithelium*

neur|ex|er|e|sis [njʊərek'serəsɪs] *noun* Neurexhärese *f*, Neurexhairese *f*

neu|ri|lem|ma [njʊərɪ'lemə, nʊ-] *noun* Schwann-Scheide *f*, Neuri-, Neurolemm *nt*, Neurilemma *nt*

neu|ri|lem|mi|tis [ˌnjʊərɪle'maɪtɪs] *noun* Entzündung der Schwann-Scheide, Neurolemmitis *f*, Neurilemmitis *f*

neu|ri|lem|mo|ma [ˌnjʊərɪlə'məʊmə] *noun* →*neurilemoma*

neu|ri|le|mo|ma [ˌnjʊərɪlə'məʊmə] *noun* Neurilemom *nt*, Neurilemmom *nt*, Neurinom *nt*, Schwannom *nt*
acoustic neurilemoma Akustikusneurinom *nt*

neu|ri|no|ma [ˌnjʊərɪ'nəʊmə] *noun* →*neurilemoma*

neu|rite ['njʊəraɪt, 'nʊ-] *noun* →*neuraxon*

neu|rit|ic [njʊə'rɪtɪk, nʊ-] *adj* Nervenentzündung/Neuritis betreffend, neuritisch

neu|ri|tis [ˌnjʊərɪ'raɪtɪs] *noun* Nervenentzündung *f*, Neuritis *f*
dietetic neuritis →*endemic neuritis*
disseminated neuritis Polyneuritis *f*
endemic neuritis Beriberi *f*, Vitamin B_1-Mangel(krankheit *f*) *m*, Thiaminmangel(krankheit *f*) *m*
fallopian neuritis Fazialislähmung *f*, -parese *f*, Gesichtslähmung *f*, Fazioplegie *f*, Prosopoplegie *f*
lead neuritis Bleineuropathie *f*, Neuritis saturnina
migrating neuritis Neuritis migrans
multiple neuritis Polyneuritis *f*
optic neuritis Optikusneuritis *f*, Neuritis nervi optici
orbital optic neuritis Retrobulbärneuritis *f*, Neuritis optica retrobulbaris
periaxial neuritis Neuritis periaxialis
peripheral neuritis periphere Neuritis *f*
postocular neuritis Retrobulbärneuritis *f*, Neuritis optica retrobulbaris
radiation neuritis Strahlenneuritis *f*, Radioneuritis *f*
radicular neuritis Entzündung der Spinalnervenwurzel, Radikulitis *f*, Wurzelneuritis *f*
retrobulbar neuritis Retrobulbärneuritis *f*, Neuritis optica retrobulbaris
segmental neuritis segmentale Neuritis/Neuropathie *f*
toxic neuritis toxische Neuritis *f*
traumatic neuritis (post-)traumatische Neuritis *f*

neuro- *präf.* Nerven-, Neur(o)-

neu|ro|al|ler|gy [njʊərəʊ'ælərdʒɪ] *noun* Neuroallergie *f*

neu|ro|am|e|bi|a|sis [ˌnjʊərəʊˌæmə'baɪəsɪs] *noun* Amöbenneuritis *f*

neu|ro|blast ['njʊərəʊblæst] *noun* Neuroblast *m*

neu|ro|blas|to|ma [ˌnjʊərəʊblæs'təʊmə] *noun* Neuroblastom *nt*

neu|ro|car|di|ac [ˌnjʊərəʊ'kɑːrdɪæk] *adj* Nervensystem und Herz betreffend, neurokardial, kardioneural

neu|ro|cho|ri|o|ret|i|ni|tis [ˌnjʊərəʊˌkəʊrɪəʊretɪ'naɪtɪs] *noun* Entzündung von Sehnerv, Aderhaut/Choroidea und Netzhaut/Retina, Neurochorioretinitis *f*

neu|ro|cho|roid|i|tis [ˌnjʊərəʊˌkɔːrɔɪ'daɪtɪs] *noun* Entzündung von Sehnerv und Aderhaut/Choroidea, Neurochorioiditis *f*

neu|ro|cir|cu|la|to|ry [ˌnjʊərəʊ'sɜrkjələˌtəʊrɪ] *adj* Nervensystem und Kreislauf betreffend, neurozirkulatorisch

neu|ro|cra|ni|al [ˌnjʊərəʊ'kreɪnɪəl] *adj* Hirnschädel/Neurokranium betreffend, neurokranial

neu|ro|cra|ni|um [ˌnjʊərəʊ'kreɪnɪəm] *noun* Hirnschädel *m*, Neurokranium *nt*, Neurocranium *nt*
cartilaginous neurocranium Knorpelschädel *m*, Primordialkranium *nt*, Chondrokranium *nt*, Chondrocranium *nt*
membranous neurocranium Bindegewebsschädel *m*, Desmokranium *nt*, Desmocranium *nt*

neu|ro|crine ['njʊərəʊkraɪn] *adj* Nervensystem und endokrines System betreffend; neuroendokrines System betreffend, neuroendokrin, neurokrin

neu|ro|cu|ta|ne|ous [ˌnjʊərəʊkjuː'teɪnɪəs] *adj* Nerven und Haut/Cutis betreffend; Hautnerven betreffend, neurokutan

neu|ro|cyte ['njʊərəʊsaɪt] *noun* Nervenzelle *f*, Neurozyt *m*, Neuron *nt*

neu|ro|cy|tol|y|sis [ˌnjʊərəʊsaɪ'tɑlɪsɪs] *noun* Neuronauflösung *f*, Neurozytolyse *f*

neu|ro|cy|to|ma [ˌnjʊərəʊsaɪ'təʊmə] *noun* **1.** Neurozytom *nt*, Ganglioneurom *nt* **2.** Neuroepitheliom *nt*

neu|ro|derm ['njʊərəʊdɜrm] *noun* Neuroderm *nt*, neurales Ektoderm *nt*

neu|ro|der|ma|tit|ic [njʊərəʊˌdɜrmə'taɪtɪk] *adj* Neurodermitis betreffend, neurodermitisch

neu|ro|der|ma|ti|tis [njʊərəʊˌdɜrmə'taɪtɪs] *noun* **1.** Neurodermitis *f*, Neurodermatose *f* **2.** →*disseminated neurodermatitis* **3.** →*circumscribed neurodermatitis*
circumscribed neurodermatitis Vidal-Krankheit *f*, Lichen Vidal *m*, Lichen simplex chronicus (Vidal), Neurodermitis circumscriptus
disseminated neurodermatitis atopische Dermatitis *f*, atopisches Ekzem *nt*, endogenes Ekzem *nt*, exsudatives Ekzem *nt*, neuropathisches Ekzem *nt*, konstitutionelles Ekzem *nt*, Prurigo Besnier, Morbus Besnier, Ekzem-

krankheit *f*, neurogene Dermatose *f*
localized neurodermatitis →*circumscribed neurodermatitis*
neu|ro|der|ma|to|sis [ˌnjʊərəʊˌdɜrmə'təʊsɪs] *noun* Neurodermitis *f*, Neurodermatose *f*
neu|ro|ec|to|derm [ˌnjʊərəʊ'ektədɜrm] *noun* Neuroektoderm *nt*
neu|ro|ec|to|der|mal [ˌnjʊərəʊˌektəʊ'dɜrml] *adj* Nervengewebe und Ektoderm betreffend, neuroektodermal
neu|ro|ec|to|my [ˌnjʊərəʊ'ektəmɪ] *noun* Neurektomie *f*
neu|ro|en|ceph|a|lo|my|e|lop|a|thy [ˌnjʊərəʊenˌsefələʊmaɪə'lɑpəθɪ] *noun* Neuroenzephalomyelopathie *f*
optic neuroencephalomyelopathy Devic-Krankheit *f*, Neuromyelitis optica
neu|ro|en|do|crine [ˌnjʊərəʊ'endəkrɪn, -kraɪn, -kriːn] *adj* Nervensystem und endokrines System betreffend; neuroendokrines System betreffend, neuroendokrin, neurokrin
neu|ro|en|do|cri|nol|o|gy [ˌnjʊərəʊˌendəkrɪ'nɑlədʒɪ, -kraɪ-] *noun* Neuroendokrinologie *f*
neu|ro|ep|i|der|mal [ˌnjʊərəʊepɪ'dɜrml] *adj* Nervengewebe und Oberhaut/Epidermis betreffend, neuroepidermal
neu|ro|ep|i|the|li|al [ˌnjʊərəʊepɪ'θiːlɪəl] *adj* Sinnesepithel/Neuroepithel betreffend, aus Neuroepithel bestehend, neuroepithelial
neu|ro|ep|i|the|li|o|ma [ˌnjʊərəʊepɪˌθiːlɪ'əʊmə] *noun* Neuroepitheliom *nt*
neu|ro|ep|i|the|li|um [ˌnjʊərəʊepɪ'θiːlɪəm] *noun* Sinnes-, Neuroepithel *nt*, Neuroepithelium *nt*
neu|ro|fi|ber [ˌnjʊərəʊ'faɪbər] *noun* Nervenfaser *f*, Neurofibra *f*
neu|ro|fi|bril [ˌnjʊərəʊ'faɪbrɪl] *noun* Neurofibrille *f*
neu|ro|fi|bril|lar [ˌnjʊərəʊfaɪ'brɪlər] *adj* Neurofibrille(n) betreffend, aus Neurofibrillen bestehend, neurofibrillär
neu|ro|fi|bro|ma [ˌnjʊərəʊfaɪ'brəʊmə] *noun* Neurofibrom *nt*
multiple neurofibroma Recklinghausen-Krankheit *f*, von Recklinghausen-Krankheit *f*, Neurofibromatosis generalisata
neu|ro|fi|bro|ma|to|sis [ˌnjʊərəʊˌfaɪbrəmə'təʊsɪs] *noun* Recklinghausen-Krankheit *f*, von Recklinghausen-Krankheit *f*, Neurofibromatosis generalisata
neurofibromatosis II Neurofibromatose II
neu|ro|fil|a|ment [ˌnjʊərəʊ'fɪləmənt] *noun* Neurofilament *nt*
neu|ro|gan|gli|i|tis [ˌnjʊərəʊgæŋglɪ'aɪtɪs] *noun* Ganglionitis *f*, Ganglionentzündung *f*, Ganglienentzündung *f*, Gangliitis *f*
neu|ro|gang|li|on [ˌnjʊərəʊ'gæŋglɪən] *noun* Nervenknoten *m*, Ganglion *nt*
neu|rog|e|nous [njʊə'rɑdʒənəs, nʊ-] *adj* in Nerven(zellen) entstehend, vom Nervensystem stammend, Nerven(gewebe) bildend, mit dem Nervensystem zusammenhängend, neurogen
neu|ro|glan|du|lar [njʊərə'glændʒələr, nʊ-] *adj* neuroglandulär
neu|rog|li|a [njʊə'rɑglɪə, nʊ-] *noun* Neuroglia *f*, Glia *f*
neu|rog|li|al [njʊə'rɑglɪəl] *adj* Neuroglia betreffend, neuroglial, glial, gliär neuroglial
neu|rog|li|o|cyte [njʊə'rɑglɪəsaɪt, nʊ-] *noun* Neurogliazelle *f*, Neurogliozyt *m*
neu|rog|li|o|cy|to|ma [njʊəˌrɑglɪəsaɪ'təʊmə] *noun* →*neuroglioma*
neu|ro|gli|o|ma [ˌnjʊərəʊglaɪ'əʊmə] *noun* Neurogliom *nt*, Gliom *nt*, Neuroma verum
neu|ro|gli|o|ma|to|sis [ˌnjʊərəʊˌglaɪəmə'təʊsɪs] *noun* Gliomatose *f*
neu|ro|hor|mone [ˌnjʊərəʊ'hɔːrməʊn] *noun* Neurohormon *nt*
neu|ro|hy|poph|y|se|al [ˌnjʊərəʊhaɪˌpɑfə'siːəl, njʊərəʊˌhaɪpə'fiːzɪəl] *adj* Hypophysenhinterlappen/Neurohypophyse betreffend, neurohypophysär
neu|ro|hy|po|phys|ec|to|my [ˌnjʊərəʊˌhaɪpəfɪ'sektəmɪ] *noun* Neurohypophysektomie *f*
neu|ro|hy|poph|y|si|al [ˌnjʊərəʊhaɪˌpɑfə'siːəl, njʊərəʊˌhaɪpə'fiːzɪəl] *adj* Hypophysenhinterlappen/Neurohypophyse betreffend, neurohypophysär
neu|ro|hy|poph|y|sis [ˌnjʊərəʊhaɪ'pɑfəsɪs] *noun* Neurohypophyse *f*, Hypophysenhinterlappen *m*, Neurohypophysis *f*, Lobus posterior hypophysis
neu|ro|im|mu|nol|o|gy [ˌnjʊərəʊˌɪmjə'nɑlədʒɪ] *noun* Neuroimmunologie *f*
neu|ro|lab|y|rin|thi|tis [ˌnjʊərəʊlæbərɪn'θaɪtɪs] *noun* Neurolabyrinthitis *f*
neu|ro|lath|y|rism [ˌnjʊərəʊ'læθərɪzəm] *noun* Kichererbsenvergiftung *f*, Lathyrismus *m*, Lathyrismus-Syndrom *nt*
neu|ro|lem|ma [ˌnjʊərəʊ'lemə] *noun* →*neurilemma*
neu|ro|lem|mi|tis [ˌnjʊərəʊlə'maɪtɪs] *noun* Entzündung der Schwann-Scheide, Neurilemmitis *f*, Neurolemmitis *f*
neu|ro|lem|mo|ma [ˌnjʊərəʊlə'məʊmə] *noun* →*neurilemoma*
neu|ro|lept|an|al|ge|si|a [ˌnjʊərəʊˌleptænl'dʒiːzɪə] *noun* Neuroleptanalgesie *f*
neu|ro|lept|an|al|ge|sic [ˌnjʊərəʊˌleptænl'dʒiːzɪk] *adj* Neuroleptanalgesie betreffend, neuroleptanalgetisch, neuroleptanästhetisch
neu|ro|lep|tic [ˌnjʊərəʊ'leptɪk] **I** *noun* Neuroleptikum *nt*, Antipsychotikum *nt* **II** *adj* neuroleptisch
neu|ro|log|ic [ˌnjʊərəʊ'lɑdʒɪk] *adj* Neurologie betreffend, neurologisch
neu|rol|o|gy [njʊə'rɑlədʒɪ] *noun* Neurologie *f*
neu|ro|lymph ['njʊərəʊlɪmf] *noun* Liquor cerebrospinalis
neu|rol|y|sis [njʊə'rɑlɪsɪs, nʊ-] *noun* Neurolyse *f*
neu|ro|lyt|ic [ˌnjʊərə'lɪtɪk, ˌnʊ-] *adj* Neurolyse betreffend, neurolytisch
neu|ro|ma [njʊə'rəʊmə] *noun* Neurom *nt*
acoustic neuroma Akustikusneurinom *nt*
amputation neuroma Amputationsneurom *nt*
false neuroma **1.** Amputationsneurom *nt* **2.** Neuroma spurium
stump neuroma Stumpfneurom *nt*
true neuroma echtes Neurom *nt*; Ganglioneurom *nt*
neu|ro|ma|la|cia [ˌnjʊərəʊmə'leɪʃ(ɪ)ə] *noun* Nervenerweichung *f*, Neuromalazie *f*, -malacia *f*
neu|ro|ma|to|sis [ˌnjʊərəʊmə'təʊsɪs] *noun* Recklinghausen-Krankheit *f*, Fibroma molluscum multiplex, Neurofibromatosis generalisata
neu|ro|mus|cu|lar [ˌnjʊərəʊ'mʌskjələr] *adj* Nerven und Muskel(n) betreffend oder verbindend, von Nerven und Muskeln ausgehend, neuromuskulär, myoneural, myoneuronal
neu|ro|my|e|li|tis [ˌnjʊərəʊmaɪə'laɪtɪs] *noun* Entzündung von Nerven und Rückenmark, Neuromyelitis *f*
optic neuromyelitis Devic-Syndrom *nt*, -Krankheit *f*, Neuromyelitis optica
neu|ro|my|o|si|tis [ˌnjʊərəʊmaɪə'saɪtɪs] *noun* Neuromyositis *f*
neu|ron ['njʊərɑn, 'nʊ-] *noun* Nervenzelle *f*, Neuron *nt*
pyramidal neurons Pyramidenzellen *pl*
neu|ron|al ['njʊərənl, njʊə'rəʊnl, nʊ-] *adj* Neuron(en) betreffend, neuronal
neu|ron|it|ic [ˌnjʊərə'naɪtɪk nʊ-] *adj* Neuronenentzündung/Neuronitis betreffend, neuronitisch
neu|ron|i|tis [ˌnjʊərə'naɪtɪs, nʊ-] *noun* **1.** Neuron(en)-entzündung *f*, Neuronitis *f* **2.** Guillain-Barré-Syndrom *nt*, (Poly-)Radikuloneuritis *f*, Neuronitis *f*
vestibular neuronitis akuter unilateraler Vestibularisausfall *m*, Vestibularisneuronitis *f*, Neuronitis vestibularis

N

neu|ron|o|trop|ic [ˌnjʊərənəʊ'trɑpɪk, -'trəʊp-, ˌnʊ-] *adj* mit besonderer Affinität zu Neuronen, neuronotrop
neu|ro|pap|il|li|tis [ˌnjʊərəʊˌpæpə'laɪtɪs, ˌnʊ-] *noun* Optikusneuritis *f*, Neuritis nervi optici
neu|ro|pa|ral|y|sis [ˌnjʊərəʊpə'rælɪsɪs] *noun* neurogene Lähmung *f*, Neuroparalyse *f*
neu|ro|path|ic [ˌnjʊərəʊ'pæθɪk] *adj* Neuropathie betreffend, neuropathisch
neu|rop|a|thy [njʊə'rɑpəθɪ] *noun* **1.** nicht-entzündliche Nervenerkrankung *f*, Neuropathie *f* **2.** Nervenleiden *nt*, Neuropathie *f*
brachial plexus neuropathy Halswirbelsäulensyndrom *nt*, Thoracic-outlet-Syndrom *nt*, zervikales Vertebralsyndrom *nt*, Zervikobrachialsyndrom *nt*
isoniazid neuropathy Isoniazidneuropathie *f*, INH-Polyneuropathie *f*
occupational neuropathy Beschäftigungsneuritis *f*
vitamin B_{12}-neuropathy funikuläre Myelose *f*, funikuläre Spinalerkrankung *f*
neu|ro|pep|tide [ˌnjʊərəʊ'peptaɪd, ˌnʊ-] *noun* Neuropeptid *nt*
neu|ro|pil ['njʊərəʊpɪl] *noun* Nervenfilz *m*, Neuropil *nt*
neu|ro|plas|ty ['njʊərəʊplæstɪ] *noun* Nerven-, Neuroplastik *f*
neu|ro|plex|us [ˌnjʊərəʊ'pleksəs] *noun* Nervenplexus *m*
neu|ro|po|ten|tial [ˌnjʊərəʊpə'tentʃl] *noun* Nervenpotenzial *nt*
neu|ro|psy|chi|a|try [ˌnjʊərəʊsɪ'kaɪətrɪ] *noun* Neuropsychiatrie *f*, Neurologie und Psychiatrie
neu|ro|psy|chol|o|gy [ˌnjʊərəʊsaɪ'kɑlədʒɪ] *noun* Neuropsychologie *f*
neu|ro|psy|cho|phar|ma|col|o|gy [ˌnjʊərəʊˌsaɪkəˌfɑːrmə'kɑlədʒɪ] *noun* Psychopharmakologie *f*
neu|ro|ra|di|ol|o|gy [ˌnjʊərəʊreɪdɪ'ɑlədʒɪ] *noun* Neuroradiologie *f*
neu|ro|ret|i|ni|tis [ˌnjʊərəʊretɪ'naɪtɪs] *noun* Entzündung von Sehnerv und Netzhaut/Retina, Neuroretinitis *f*
neu|ro|ret|i|nop|a|thy [ˌnjʊərəʊretɪ'nɑpəθɪ] *noun* Neuroretinopathie *f*
neu|ro|roent|gen|og|ra|phy [ˌnjʊərəʊrentgə'nɑgrəfɪ] *noun* Neuroradiologie *f*
neu|ror|rha|phy [njʊə'rɔːrəfɪ, nʊ-] *noun* Nervennaht *f*, Neurorrhaphie *f*
neu|ro|schwan|no|ma [ˌnjʊərəʃwɑ'nəʊmə] *noun* →*neurilemoma*
neu|ro|scle|ro|sis [ˌnjʊərəʊsklɪ'rəʊsɪs] *noun* Nerven-, Neurosklerose *f*
neu|ro|se|cre|tion [ˌnjʊərəʊsɪ'kriːʃn] *noun* **1.** Neurosekretion *f* **2.** Neurosekret *nt*
neu|ro|se|cre|to|ry [ˌnjʊərəʊsɪ'kriːtərɪ] *adj* Neurosekretion betreffend, neurosekretorisch
neu|ro|sen|so|ry [ˌnjʊərəʊ'sensərɪ] *adj* sensorische Nerven betreffend; sensorisch, neurosensorisch
neu|ro|sis [njʊə'rəʊsɪs, nʊ-] *noun, plural* **-ses** [-siːz] Neurose *f*
anxiety neurosis Angstneurose *f*
cardiac neurosis Herzneurose *f*
character neurosis Charakterneurose *f*, Kernneurose *f*
compensation neurosis Renten-, Unfall-, Entschädigungsneurose *f*, Rentenbegehren *nt*, -tendenz *f*, traumatische Neurose *f*, tendenziöse Unfallreaktion *f*
compulsion neurosis Zwangsneurose *f*, Anankasmus *m*, anankastisches Syndrom *nt*, obsessiv-kompulsive Reaktion *f*
conversion hysteric neurosis Konversionshysterie *f*, Konversionsneurose *f*, Konversionsreaktion *f*
depersonalization neurosis (neurotisches) Depersonalisationssyndrom *nt*
depressive neurosis Dysthymie *f*
expectation neurosis Erwartungsangst *f*
fatigue neurosis **1.** Beard-Syndrom *nt*, Nervenschwäche *f*, nervöse Übererregbarkeit *f*, Neurasthenie *f*, Neurasthenia *f* **2.** Psychasthenie *f*
hypochondriacal neurosis Hypochondrie *f*, -chondria *f*, Krankheitswahn *m*
hysterical neurosis hysterische Reaktion/Neurose *f*, Konversionsreaktion *f*, -neurose *f*, -hysterie *f*
neurasthenic neurosis hyperästhetisch-emotionaler Schwächezustand *m*, neurasthenisches Syndrom *nt*, psychovegetatives Syndrom *nt*, vasoneurotisches Syndrom *nt*, vegetatives Syndrom *nt*, Nervenschwäche *f*, Neurasthenie *f*, neurozirkulatorische Dystonie *f*, vegetative Dystonie *f*, vegetative Labilität *f*
obsessional neurosis Zwangsneurose *f*, Anankasmus *m*, anankastisches Syndrom *nt*, obsessiv-kompulsive Reaktion *f*
organ neurosis Organneurose *f*
pension neurosis Renten-, Unfall-, Entschädigungsneurose *f*, Rentenbegehren *nt*, -tendenz *f*, traumatische Neurose *f*, tendenziöse Unfallreaktion *f*
phobic neurosis Phobie *f*
postconcussion neurosis Kommotionsneurose *f*
post-traumatic neurosis →*pension neurosis*
transference neurosis Übertragung *f*, Übertragungsneurose *f*
traumatic neurosis posttraumatische Neurose *f*
vegetative neurosis Organneurose *f*
neu|ro|splanch|nic [ˌnjʊərəʊ'splæŋknɪk] *adj* Nervensystem und Eingeweide/Viszera betreffend, neuroviszeral
neu|ro|spon|gi|o|ma [njʊərəˌspʌndʒɪ'əʊmə] *noun* Gliageschwulst *f*, Gliatumor *m*, Gliom *nt*
neu|ro|sur|ger|y [ˌnjʊərəʊ'sɜrdʒərɪ] *noun* Neurochirurgie *f*
neu|ro|syph|i|lis [ˌnjʊərəʊ'sɪf(ə)lɪs] *noun* Neurosyphilis *f*, Neurolues *f*
tabetic neurosyphilis Rückenmark(s)schwindsucht *f*, -darre *f*, Duchenne-Syndrom *nt*, Tabes dorsalis
neu|rot|ic [njʊə'rɑtɪk, nʊ-] *adj* Neurose betreffend, an einer Neurose leidend, auf einer Neurose beruhend, neurotisch
neu|rot|me|sis [ˌnjʊərɑt'miːsɪs, ˌnʊ-] *noun* Neurotmesis *f*
neu|rot|o|my [njʊə'rɑtəmɪ, nʊ-] *noun* Neurotomie *f*
retrogasserian neurotomy retroganglionäre Neurotomie *f*
neu|rot|o|ny [njʊə'rɑtənɪ] *noun* therapeutische Nervendehnung *f*, Neurotonie *f*
neu|ro|tox|ic [ˌnjʊərə'tɑksɪk, ˌnʊ-] *adj* nervenschädigend, neurotoxisch
neu|ro|tox|ic|i|ty [ˌnjʊərəʊtɑk'sɪsətɪ] *noun* Nervengiftigkeit *f*, Neurotoxizität *f*
neu|ro|tox|i|co|sis [ˌnjʊərəʊ'tɑksɪkəʊsɪs] *noun* Neurotoxikose *f*
neu|ro|tox|in [ˌnjʊərəʊ'tɑksɪn] *noun* Nervengift *nt*, Neurotoxin *nt*
neu|ro|trans|mit|ter [ˌnjʊərəʊ'trænzmɪtər] *noun* Neurotransmitter *m*
neu|ro|trop|ic [ˌnjʊərə'trɑpɪk, ˌnʊ-] *adj* auf Nerven(gewebe) wirkend, mit besonderer Affinität zu Nerven(gewebe), neurotrop
neu|ro|vac|cine [ˌnjʊərə'væksiːn] *noun* Neurovakzine *f*
neu|ro|vas|cu|lar [ˌnjʊərəʊ'væskjələr] *adj* Nervensystem und Gefäßsystem betreffend, neurovaskulär
neu|ro|veg|e|ta|tive [ˌnjʊərəʊ'vedʒəteɪtɪv] *adj* das vegetative Nervensystem betreffend, neurovegetativ
neu|ro|vir|u|lence [ˌnjʊərə'vɪr(j)ələns] *noun* Neurovirulenz *f*
neu|ro|vir|u|lent [ˌnjʊərə'vɪr(j)ələnt] *adj* Neurovirulenz betreffend, Neurovirulenz besitzend, neurovirulent
neu|ro|vi|rus [ˌnjʊərə'vaɪrəs] *noun* Neurovirus *nt*
neu|ro|vis|cer|al [ˌnjʊərəʊ'vɪsərəl] *adj* Nervensystem und Eingeweide/Viszera betreffend, neuroviszeral
neu|tro|cyte ['n(j)uːtrəsaɪt] *noun* neutrophiler Granulozyt *m*, polymorphkerniger Granulozyt *m*, neutrophiler Leukozyt *m*; Neutrophiler *m*

N

neu|tro|cy|to|pe|nia [n(j)uːtrə,saɪtə'piːnɪə] *noun* →*neutropenia*

neu|tro|cy|to|sis [,n(j)uːtrəsaɪ'təʊsɪs] *noun* →*neutrophilia*

neu|tron ['n(j)uːtrɑn] *noun* Neutron *nt*

neu|tro|pe|nia [,n(j)uːtrə'piːnɪə] *noun* Neutropenie *f*, Neutrozytopenie *f*
cyclic neutropenia →*periodic neutropenia*
idiopathic neutropenia →*malignant neutropenia*
idiosyncratic neutropenia →*malignant neutropenia*
malignant neutropenia Agranulozytose *f*, maligne Neutropenie *f*, perniziöse Neutropenie *f*
periodic neutropenia periodische/zyklische Leukozytopenie *f*, periodische/zyklische Neutropenie *f*

neu|tro|pe|nic [,n(j)uːtrə'piːnɪk] *adj* Neutropenie betreffend, neutropenisch

neu|tro|phil ['n(j)uːtrəfɪl] **I** *noun* neutrophiler/polymorphkerniger Granulozyt *m*, neutrophiler Leukozyt *m*; Neutrophiler *m* **II** *adj* neutrophil
band neutrophil stabkerniger Granulozyt *m*, Stabkerniger *m*
stab neutrophil stabkerniger Granulozyt *m*, Stabkerniger *m*

neu|tro|phil|ia [,n(j)uːtrə'fɪlɪə] *noun* Neutrophilie *f*, Neutrozytose *f*

neu|tro|phil|ic [,n(j)uːtrə'fɪlɪk] *adj* mit neutralen Farbstoffen färbend, neutrophil

nev- *präf.* Nävus-, Nävo-

ne|vo|cyte ['niːvəʊsaɪt] *noun* Nävuszelle *f*, Nävozyt *m*

ne|vo|cyt|ic [niːvəʊ'sɪtɪk] *adj* aus Nävuszellen bestehend, nävozytisch

ne|void ['niːvɔɪd] *adj* nävusähnlich, nävusartig, nävoid

ne|vo|li|po|ma [,niːvəʊlaɪ'pəʊmə] *noun* Nävolipom *nt*, Naevus lipomatosus

ne|vous ['niːvəs] *adj* nävusähnlich, nävusartig, nävoid

ne|vo|xan|tho|en|do|the|li|o|ma [,niːvə,zænθə,endəʊ,θiːlɪ'əʊmə] *noun* juveniles Riesenzellgranulom *nt*, juveniles Xanthom *nt*, juveniles Xanthogranulom *nt*, Naevoxanthoendotheliom *nt*, Naevoxanthom *nt*

ne|vus ['niːvəs] *noun, plural* **ne|vi** ['niːvaɪ] **1.** Muttermal *nt*, Mal *nt*, Nävus *m*, Naevus *m* **2.** →*nevus cell nevus*
achromic nevus hypomelanotischer Nävus *m*, Naevus achromicus/depigmentosus/albus
amelanotic nevus amelanotischer Nävus *m*
balloon cell nevus Ballonzellnävus *m*
bathing trunk nevus Badehosennävus *m*, Schwimmhosennävus *m*
Becker's nevus Becker-Nävus *m*, -Melanose *f*, Melanosis naeviformis
blue nevus blauer Nävus *m*, Jadassohn-Tièche-Nävus *m*, Naevus caeruleus/coeruleus
blue rubber bleb nevus Bean-Syndrom *nt*, Blaue-Gummiblasen-Nävus-Syndrom *nt*, blue rubber bleb nevus syndrome *nt*
nevus cell nevus Nävuszellnävus *m*, Nävuszellennävus *m*, Naevus naevocellularis
cellular nevus →*nevus cell nevus*
connective tissue nevus Bindegewebsnävus *m*
epidermic-dermic nevus Junktions-, Grenz-, Abtropfungs-, Übergangsnävus *m*, junktionaler Nävus *m*
epithelioid cell nevus Spitz-Tumor *m*, Spitz-Nävus *m*, Allen-Spitz-Nävus *m*, Epitheloidzellnävus *m*, Spindelzellnävus *m*, benignes juveniles Melanom *nt*
flammeous nevus Feuer-, Gefäßmal *nt*, Portwein-, Weinfleck *m*, Naevus flammeus
giant hairy nevus **1.** kongenitaler Riesenpigmentnävus *m* **2.** Badehosennävus *m*, Schwimmhosennävus *m*
giant pigmented nevus **1.** kongenitaler Riesenpigmentnävus *m* **2.** Badehosennävus *m*, Schwimmhosennävus *m*
halo nevus Halo-Nävus *m*, Sutton-Nävus *m*, perinaevische Vitiligo *f*, Leucoderma centrifugum acquisitum, Vitiligo circumnaevalis
Ito's nevus deltoido-akromiale Melanozytose *f*, Nävus Ito *m*, Naevus fuscocoeruleus/acromiodeltoideus/deltoideoacromialis
Jadassohn-Tièche nevus blauer Nävus *m*, Jadassohn-Tièche-Nävus *m*, Naevus caeruleus/coeruleus
junctional nevus Grenz-, Übergangs-, Abtropfungs-, Junktionsnävus *m*, junktionaler Nävus *m*
nape nevus Storchenbiss *m*, Unna-Politzer-Nackennävus *m*, Nävus Unna *m*
nevocellular nevus →*nevus cell nevus*
nevocytic nevus →*nevus cell nevus*
nuchal nevus Storchenbiss *m*, Unna-Politzer-Nackennävus *m*, Nävus Unna *m*
Ota's nevus Nävus Ota *m*, okulodermale Melanozytose *f*, Naevus fuscocoeruleus ophthalmomaxillaris
pigmented nevus Pigmentnävus *m*, Naevus pigmentosis
pigmented hairy epidermal nevus Becker-Nävus *m*, -Melanose *f*, Melanosis naeviformis
nevus pigmentosus et papillomatosus Tierfellnävus *m*, Naevus pigmentosus et papillomatosus
port-wine nevus Feuermal *nt*, Naevus flammeus, Naevus vinosus
spider nevus Gefäßspinne *f*, Spinnennävus *m*, Sternnävus *m*, Spider naevus, Naevus araneus
spindle cell nevus →*Spitz nevus*
Spitz nevus Spitz-Tumor *m*, -Nävus *m*, Allen-Spitz-Nävus *m*, Epitheloidzellnävus *m*, Spindelzellnävus *m*, benignes juveniles Melanom *nt*
Spitz-Allen nevus →*Spitz nevus*
stellar nevus Sternnävus *m*, Spider naevus, Naevus araneus
strawberry nevus **1.** vaskulärer Nävus *m*, Naevus vasculosus **2.** kavernöses Hämangiom *nt*, Kavernom *nt*, Haemangioma tuberonodosum **3.** Blutschwamm *m*, blastomatöses Hämangiom *nt*, Haemangioma planotuberosum/simplex
Sutton's nevus Sutton-Nävus *m*, Halo-Nävus *m*, perinaevische Vitiligo *f*, Leucoderma centrifugum acquisitum, Vitiligo circumnaevalis
Unna's nevus Unna-Politzer-Nackennävus *m*, Storchenbiss *m*, Nävus Unna *m*
verrucous nevus hyperkeratotischer Nävus *m*, harter Nävus *m*, harter epidermaler Nävus *m*, Naevus verrucosus

new|born ['n(j)uːbɔːrn] **I** *noun* Neugeborene(s) *nt* **II** *adj* neugeboren

nex|us ['neksəs] *noun, plural* **nex|us** Nexus *m*, gap junction *nt*

ni|a|cin ['naɪəsɪn] *noun* Niacin *nt*, Nikotin-, Nicotinsäure *f*

ni|a|cin|a|mide [,naɪə'sɪnəmaɪd] *noun* →*nicotinamide*

ni|aou|li [naɪ'ɔːlɪ] *noun* Niauli *f*, Melaleuca viridiflora; Melaleuca quinquenervia; Melaleuca leucadendra

nic|col|um ['nɪkələm] *noun* Nickel *nt*

nick|el ['nɪkl] *noun* Nickel *nt*

nic|o|tin|a|mide [,nɪkə'tɪnəmaɪd] *noun* Nicotin(säure)-amid *nt*
nicotinamide-adenine dinucleotide Nicotinamid-adenin-dinucleotid *nt*, Diphosphopyridinnucleotid *nt*, Cohydrase I *f*, Coenzym I *nt*

nic|o|tine ['nɪkətiːn] *noun* Nikotin *nt*, Nicotin *nt*

nic|o|tin|ic [nɪkə'tiːnɪk] *adj* auf Nicotin(derivate) als Transmitter ansprechend, nicotinerg, nikotinerg

nic|ta|tion [nɪk'teɪʃn] *noun* Niktation *f*

ni|dal ['naɪdl] *adj* Nidus betreffend, Nidus-

ni|da|tion [naɪ'deɪʃn] *noun* Einnistung *f* des Eies, Nidation *f*, Implantation *f*

ni|dus ['naɪdəs] *noun, plural* **-di** [-daɪ] **1.** Nest *nt*, Nidus *m* **2.** (*patholog.*) Fokus *m*, Nidus *m* **3.** Kern *m*, Zentrum *nt*

night|shade ['naɪtʃeɪd] *noun* Nachtschattengewächs *nt*,

N

Solanum *nt*
deadly nightshade Tollkirsche *f*, Atropa belladonna
nip|ple ['nɪpl] *noun* Brustwarze *f*, Mamille *f*, Mamilla *f*, Papilla mammaria
inverted nipple Hohl-, Schlupfwarze *f*
retracted nipple Hohl-, Schlupfwarze *f*
supernumerary nipples akzessorische Brustwarze *pl*, Polythelie *f*
accessory nipples akzessorische Brustwarzen *pl*, Polythelie *f*
ni|trate ['naɪtreɪt] *noun* Nitrat *nt*
organic nitrates organische Nitrate *pl*
silver nitrate Silbernitrat *nt*
ni|tre|mia [naɪ'triːmɪə] *noun* Azotämie *f*
nitro- *präf.* Nitro-
ni|tro|gen ['naɪtrədʒən] *noun* Stickstoff *m*, Nitrogen *nt*; Nitrogenium *nt*
nitrogen monoxide Stickoxid *nt*, Stickstoffmonoxid *nt*
nonprotein nitrogen → *rest nitrogen*
rest nitrogen Reststickstoff *m*, Rest-N *m/nt*, nicht-proteingebundener Stickstoff *m*
nits ['nɪtz] *plural* Nissen *pl*
No|car|dia [nəʊ'kɑːrdɪə] *noun* Nocardia *f*
no|car|di|o|sis [nəʊ,kɑːrdɪ'əʊsɪs] *noun* Nokardieninfektion *f*, Nokardiose *f*, Nocardiosis *f*
no|ci|cep|tive [,nəʊsɪ'septɪv] *adj* Schmerzreize aufnehmend, nozirezeptiv, nozizeptiv
no|ci|cep|tor [,nəʊsɪ'septər] *noun* Nozi(re)zeptor *m*
no|ci|per|cep|tion [,nəʊsɪpər'sepʃn] *noun* Nozi(re)zeption *f*, Noziperzeption *f*
no|ci|re|cep|tor [,nəʊsɪrɪ'septər] *noun* → *nociceptor*
no|ci|sen|si|tive [,nəʊsɪ'sensətɪv] *adj* schmerzempfindlich, nozisensitiv
noc|tam|bu|la|tion [nɑk,tæmbjə'leɪʃn] *noun* Schlafwandeln *nt*, Noktambulismus *m*, Somnambulismus *m*
noc|tu|ria [nɑk't(j)ʊərɪə] *noun* Nykturie *f*
noc|tur|nal [nɑk'tɜrnl] *adj* während der Nacht, nächtlich, Nacht-
nod|al ['nəʊdl] *adj* Knoten/Nodus betreffend, nodal
node [nəʊd] *noun* Knoten *m*, Knötchen *nt*, knotige Struktur *f*, Nodus *m*, Nodulus *m*
abdominal lymph nodes abdominelle Lymphknoten *pl*, Bauchlymphknoten *pl*, Nodi lymphoidei abdominis
accessory lymph nodes Nodi lymphoidei accessorii
anorectal lymph nodes pararektale/anorektale Lymphknoten *pl*, Nodi lymphoidei pararectales/anorectales
node of anterior border of epiploic foramen Lymphknoten *m* am Foramen epiploicum, Nodus foraminalis
anterior cervical lymph nodes vordere Halslymphknoten *pl*, Nodi lymphoidei cervicales anteriores
anterior jugular lymph nodes vordere jugulare Lymphknoten *pl*, Nodi lymphoidei jugulares anteriores
anterior mediastinal lymph nodes vordere Mediastinallymphknoten *pl*, Nodi lymphoidei mediastinales anteriores
anterior tibial node Lymphknoten *m* der Arteria tibialis anterior, Nodus lymphoideus tibialis anterior
apical axillary lymph nodes apikale Achsellymphknoten *pl*, Nodi lymphoidei axillarum apicales
apical lymph nodes apikale Achsellymphknoten *pl*, Nodi lymphoidei axillarum apicales
appendicular lymph nodes Appendixlymphknoten *pl*, Nodi lymphoidei appendiculares
Aschoff-Tawara's node Atrioventrikularknoten *m*, AV-Knoten *m*, Aschoff-Tawara-Knoten *m*, Nodus atrioventricularis
atrioventricular node Atrioventrikularknoten *m*, AV-Knoten *m*, Aschoff-Tawara-Knoten *m*, Nodus atrioventricularis
AV node → *atrioventricular node*
axillary lymph nodes Achsellymphknoten *pl*, Nodi lymphoidei axillares
Babès' nodes Babès-Knötchen *pl*, Wutknötchen *pl*
Bouchard's nodes Bouchard-Knoten *pl*
brachial axillary lymph nodes → *brachial lymph nodes*
brachial lymph nodes Oberarmlymphknoten *pl*, Nodi lymphoidei brachiales
brachiocephalic lymph nodes Nodi lymphoidei brachiocephalici
bronchopulmonary lymph nodes Hiluslymphknoten *pl*, Nodi lymphoidei bronchopulmonales, Nodi lymphoidei hilares
buccal lymph node Wangenlymphknoten *m*, Nodus lymphoideus buccinatorius
celiac lymph nodes Lymphknoten *pl* des Truncus coeliacus, Nodi lymphoidei coeliaci
central axillary lymph nodes Nodi lymphoidei axillares centrales
central superior nodes obere Mesenteriallymphknoten *pl*, Nodi lymphoidei mesenterici superiores, Nodi superiores centrales
cervical lymph nodes Hals-, Zervikallymphknoten *pl*, Nodi lymphoidei cervicales
Cloquet's node Cloquet-Drüse *f*, Rosenmüller-Cloquet-Drüse *f*, Rosenmüller-Drüse *f*
collecting lymph nodes Sammellymphknoten *pl*
common iliac lymph nodes Lymphknoten *pl* der Arteria iliaca communis, Nodi lymphoidei iliaci communes
common intermediate iliac lymph nodes Nodi lymphoidei iliaci communes intermedii
common lateral iliac lymph nodes Nodi lymphoidei iliaci communes laterales
common medial iliac lymph nodes Nodi lymphoidei iliaci communes mediales
common promontory iliac lymph nodes Nodi lymphoidei iliaci communes promontorii
common subaortic iliac lymph nodes Lymphknoten *pl* der Aortengabel, Nodi lymphoidei iliaci communes subaortici
cubital lymph nodes kubitale Lymphknoten *pl*, Nodi lymphoidei cubitales
cystic node Lymphknoten *m* am Gallenblasenhals, Nodus lymphoideus cysticus
deep anterior cervical lymph nodes tiefe vordere Halslymphknoten *pl*, Nodi lymphoidei cervicales anteriores profundi
deep axillary lymph nodes tiefe Achsellymphknoten *pl*, Nodi lymphoidei axillarum profundi
deep cervical lymph nodes tiefe Halslymphknoten *pl*, Nodi lymphoidei cervicales profundi
deep inguinal lymph nodes tiefe Leisten-, Inguinallymphknoten *pl*, Nodi lymphoidei inguinales profundi
deep lateral cervical lymph nodes tiefe seitliche Halslymphknoten *pl*, Nodi lymphoidei cervicales laterales profundi
deep lymph nodes of upper limb tiefe Armlymphknoten *pl*, Nodi lymphoidei profundi membri superioris
deep parotid lymph nodes tiefe Parotislymphknoten *pl*, Nodi lymphoidei parotidei profundi
deep popliteal lymph nodes tiefe Kniekehlen-, Popliteallymphknoten *pl*, Nodi lymphoidei popliteales profundi
diaphragmatic lymph nodes obere Zwerchfelllymphknoten *pl*, Nodi lymphoidei phrenici superiores
Ewald's node Klavikulardrüse *f*, Virchow-Knötchen *nt*, -Knoten *m*, -Drüse *f*
external iliac lymph nodes Lymphknoten *pl* der Arteria iliaca externa, Nodi lymphoidei iliaci externi
external interiliac iliac lymph nodes Nodi lymphoidei interiliaci
external intermediate iliac lymph nodes Nodi lymphoidei iliaci externi intermedii
external lateral iliac lymph nodes Nodi lymphoidei iliaci externi laterales

external medial iliac lymph nodes Nodi lymphoidei iliaci externi mediales
facial lymph nodes Gesichtslymphknoten *pl*, Nodi lymphoidei faciales
fibular node Lymphknoten *m* an der Arteria fibularis, Nodus lymphoideus fibularis
Flack's node Sinus-Knoten *m*, Sinoatrial-Knoten *m*, SA-Knoten *m*, Keith-Flack-Knoten *m*, Nodus sinuatrialis
foraminal node Lymphknoten *m* am Foramen epiploicum, Nodus lymphoideus foraminalis
Garrod's nodes Garrod-Knötchen *pl*, (echte) Fingerknöchelpolster *pl*
gouty node Nodus arthriticus, Gichtknoten *m*
Hensen's node Primitivknoten *m*
hepatic lymph nodes Leber(hilus)lymphknoten *pl*, Nodi lymphoidei hepatici
hilar lymph nodes Hiluslymphknoten *pl*, Nodi lymphoidei bronchopulmonales, Nodi lymphoidei hilares
humeral axillary lymph nodes Nodi lymphoidei axillares humerales, Nodi lymphoidei axillares laterales
ileocolic lymph nodes Lymphknoten *pl* der Arteria ileocolica, Nodi lymphoidei ileocolici
inferior epigastric lymph nodes Lymphknoten *pl* der Arteria epigastrica inferior, Nodi lymphoidei epigastrici inferiores
inferior gluteal lymph nodes Lymphknoten *pl* der Arteria glutea inferior, Nodi lymphoidei gluteales inferiores
inferior inguinal lymph nodes untere Leistenlymphknoten *pl*, Nodi lymphoidei inguinales inferiores
inferior mesenteric lymph nodes untere Mesenteriallymphknoten *pl*, Nodi lymphoidei mesenterici inferiores
inferior pancreatic lymph nodes untere Pankreaslymphknoten *pl*, Nodi lymphoidei pancreatici inferiores
inferior pancreaticoduodenal lymph nodes untere pankreatikoduodenale Lymphknoten *pl*, Nodi lymphoidei pancraticoduodenales inferiores
inferior phrenic lymph nodes untere Zwerchfelllymphknoten *pl*, Nodi lymphoidei phrenici inferiores
inferior superficial inguinal lymph nodes untere oberflächliche Leistenlymphknoten *pl*, Nodi lymphoidei inguinales superficiales inferiores
inferior tracheobronchial lymph nodes untere tracheobronchiale Lymphknoten *pl*, Nodi lymphoidei tracheobronchiales inferiores
infraauricular lymph nodes infraaurikuläre Lymphknoten *pl*, Nodi lymphoidei infraauriculares
infraclavicular lymph nodes Nodi lymphoidei infraclaviculares, Nodi lymphoidei deltopectorales
infrahyoidal lymph nodes Nodi lymphoidei infrahyoidei
inguinal lymph nodes Leisten-, Inguinallymphknoten *pl*, Nodi lymphoidei inguinales
intercostal lymph nodes paravertebrale Interkostallymphknoten *pl*, Nodi lymphoidei intercostales
interiliac lymph nodes Nodi lymphoidei interiliaci
intermediate lacunar node mittlerer Lymphknoten *m* der Lacuna vasorum, Nodus lymphoideus lacunaris intermedius
intermediate lacunar lymph node mittlerer Lymphknoten *m* der Lacuna vasorum, Nodus lymphoideus lacunaris vasculorum intermedius
intermediate lumbar lymph nodes intermediäre Lumballymphknoten *pl*, Nodi lymphoidei lumbales intermedii
internal iliac lymph nodes Lymphknoten *pl* der Arteria iliaca interna, Nodi lymphoidei iliaci interni
interpectoral lymph nodes Brustwandlymphknoten *pl*, Pektoralislymphknoten *pl*, Nodi lymphoidei interpectorales
interphalangeal nodes Interphalangealarthrose *f*
intraglandular lymph nodes in der Parotis liegende Lymphknoten *pl*, Nodi lymphoidei intraglandulares
intrapulmonary lymph nodes Nodi lymphoidei intrapulmonales, Lungenlymphknoten *pl*
jugulodigastric lymph node oberster tiefer Halslymphknoten *m*, Nodus lymphoideus jugulodigastricus
jugulo-omohyoid lymph node Nodus lymphoideus juguloomohyoideus
juxta-esophageal nodes juxtaösophageale Lymphknoten *pl*, Nodi lymphoidei juxtaoesophageales pulmonales
juxta-intestinal nodes juxtaintestinale Lymphknoten *pl*, Nodi lymphatici mesenterici juxta-intestinales
juxta-intestinal lymph nodes juxtaintestinale Lymphknoten *pl*, Nodi lymphoidei mesenterici juxtaintestinales
Keith's node → *Keith-Flack's node*
Keith-Flack's node Sinus-Knoten *m*, Sinoatrial-Knoten *m*, SA-Knoten *m*, Keith-Flack-Knoten *m*, Nodus sinuatrialis
Koch's node Atrioventrikularknoten *m*, AV-Knoten *m*, Aschoff-Tawara-Knoten *m*, Nodus atrioventricularis
lateral aortic lymph nodes laterale Aortenlymphknoten *pl*, Nodi lymphoidei aortici laterales
lateral caval lymph nodes laterale Kavalymphknoten *pl*, Nodi lymphoidei cavales laterales
lateral cervical lymph nodes seitliche Halslymphknoten *pl*, Nodi lymphoidei cervicales laterales
lateral jugular lymph nodes laterale jugulare Lymphknoten *pl*, Nodi lymphoidei jugulares laterales
lateral lacunar node lateraler Lymphknoten *m* der Lacuna vasorum, Nodus lymphoideus lacunaris lateralis
lateral lacunar lymph node Nodus lymphoideus lacunaris vasculorum lateralis, seitlicher Lymphknoten *m* der Lacuna vasorum
lateral pericardial lymph nodes laterale perikardiale Lymphknoten *pl*, Nodi lymphoidei pericardiales laterales
lateral vesical lymph nodes laterale paravesikale Lymphknoten *pl*, Nodi lymphoidei vesicales laterales
lateral vesicular lymph nodes laterale paravesikale Lymphknoten *pl*, Nodi lymphoidei vesicales laterales
left colic lymph nodes Lymphknoten *pl* der Arteria colica sinistra, Nodi lymphoidei mesocolici colici sinistri
left gastric lymph nodes linke Lymphknotengruppe *f* der kleinen Magenkurvatur, Nodi lymphoidei gastrici sinistri
left gastroepiploic lymph nodes → *left gastroomental lymph nodes*
left gastroomental lymph nodes linke Lymphknotengruppe *f* der großen Magenkurvatur, Nodi lymphoidei gastroomentales sinistri
left lumbar lymph nodes lumbale Lymphknoten *pl* der Bauchaorta, Nodi lymphoidei lumbales sinistri
lienal lymph nodes Milzlymphknoten *pl*, Nodi lymphoidei lienales/splenici
node of ligamentum arteriosum Lymphknoten *m* am Ligamentum arteriosum, Nodus ligamenti arteriosi
lymph node Lymphknoten *m*, Lymphdrüse *f*, Nodus lymphaticus, Nodus lymphoideus, Lymphonodus *m*
lymph node of arch of azygos vein Lymphknoten *m* am Azygosbogen, Nodus arcus venae azygos
lymph node of arch of azygous vein Nodus lymphoideus arcus venae azygos
lymph nodes of the head Nodi lymphoidei capitis
lymph nodes of lower limb Beinlymphknoten *pl*, Nodi lymphoidei membri inferioris
lymph nodes of upper limb Armlymphknoten *m*, Nodi

lymphoidei membri superioris
malar lymph node Wangenlymphknoten *m*, Nodus lymphoideus malaris
mandibular lymph node Unterkieferlymphknoten *m*, Nodus lymphoideus mandibularis
mastoid lymph nodes retroaurikuläre Lymphknoten *pl*, Nodi lymphoidei mastoidei/retro-auriculares
medial lacunar node medialer Lymphknoten *m* der Lacuna vasorum, Nodus lymphoideus lacunaris medialis
medial lacunar lymph node Nodus lymphoideus lacunaris vasculorum medialis, medialer Lymphknoten *m* der Lacuna vasorum
mesenteric lymph nodes Mesenteriallymphknoten *pl*, Nodi lymphoidei mesenterici
mesocolic lymph nodes mesokolische Lymphknoten *pl*, Nodi lymphoidei mesocolici
middle colic lymph nodes Lymphknoten *pl* der Arteria colica media, Nodi lymphoidei mesocolici colici medii
milker's node Melkerknoten *m*, -pocken *pl*, Nebenpocken *pl*, Paravakzineknoten *m*, Paravaccinia *f*
nasolabial lymph node Lymphknoten *m* der Nasolabialfalte, Nodus lymphoideus nasolabialis
node of neck of gallbladder Lymphknoten *m* am Gallenblasenhals, Nodus cysticus
obturator lymph nodes Lymphknoten *pl* der Arteria obturatoria, Nodi lymphoidei iliaci externi obturatorii
occipital lymph nodes okzipitale Lymphknoten *pl*, Nodi lymphoidei occipitales
Osler's nodes Osler-Knötchen *pl*
pancreatic lymph nodes Nodi lymphoidei pancreatici, Pankreaslymphknoten *pl*
pancreaticoduodenal lymph nodes pankreatikoduodenale Lymphknoten *pl*, Nodi lymphoidei pancreaticoduodenales
paracolic lymph nodes parakolische Lymphknoten *pl*, Nodi lymphoidei mesocolici paracolici
paramammary lymph nodes seitliche Mammalymphknoten *pl*, Nodi lymphoidei paramammarii
pararectal lymph nodes pararektale/anorektale Lymphknoten *pl*, Nodi lymphoidei pararectales/anorectales
parasternal lymph nodes parasternale Lymphknoten *pl*, Nodi lymphoidei parasternales
paratracheal lymph nodes paratracheale Lymphknoten *pl*, Nodi lymphoidei paratracheales
parauterine lymph nodes parauterine Lymphknoten *pl*, Nodi lymphoidei para-uterini
paravaginal lymph nodes paravaginale Lymphknoten *pl*, Nodi lymphoidei paravaginales
paravesical lymph nodes paravesikale Lymphknoten *pl*, Nodi lymphoidei paravesicales
paravesicular lymph nodes paravesikale Lymphknoten *pl*, Nodi lymphatici viscerales paravesiculares
parietal pelvic lymph nodes parietale Beckenlymphknoten *pl*, Nodi lymphoidei pelvis parietales
parotid lymph nodes Parotislymphknoten *pl*, Nodi lymphoidei parotidei
pectoral axillary lymph node →*pectoral lymph nodes*
pectoral lymph nodes Nodi lymphoidei pectorales
pelvic lymph nodes Beckenlymphknoten *pl*, Nodi lymphoidei pelvis
pericardial lymph nodes perikardiale Lymphknoten *pl*, Nodi lymphoidei pericardiales
perivesicular lymph nodes perivesikuläre Lymphknoten *pl*, Nodi lymphoidei perivesiculares
peroneal node Lymphknoten *m* an der Arteria peronea, Nodus fibularis
postaortic lymph nodes retroaortale Lymphknoten *pl*, Nodi lymphoidei postaortici
postcaval lymph nodes retrokavale Lymphknoten *pl*, Nodi lymphoidei postcavales
posterior mediastinal lymph nodes hintere Mediastinallymphknoten *pl*, Nodi lymphoidei mediastinales posteriores
posterior tibial node Lymphknoten *m* der Arteria tibialis posterior, Nodus tibialis posterior
postvesical lymph nodes postvesikale Lymphknoten *pl*, Nodi lymphoidei postvesicales
postvesicular lymph nodes postvesikale Lymphknoten *pl*, Nodi lymphoidei postvesiculares
preaortic lymph nodes präaortale Lymphknoten *pl*, Nodi lymphoidei preaortici
preauricular lymph nodes präaurikuläre Lymphknoten *pl*, Nodi lymphoidei preauriculares
precaval lymph nodes präkavale Lymphknoten *pl*, Nodi lymphoidei precavales
prececal lymph nodes präzäkale Lymphknoten *pl*, Nodi lymphoidei prececales
prelaryngeal cervical lymph nodes →*prelaryngeal lymph nodes*
prelaryngeal lymph nodes prälaryngeale Lymphknoten *pl*, Nodi lymphoidei prelaryngei
prepericardial lymph nodes präperikardiale Lymphknoten *pl*, Nodi lymphoidei prepericardiaci
pretracheal lymph nodes prätracheale Lymphknoten *pl*, Nodi lymphoidei pretracheales
prevertebral lymph nodes prävertebrale Lymphknoten *pl*, Nodi lymphoidei prevertebrales
prevesical lymph nodes prävesikale Lymphknoten *pl*, Nodi lymphoidei prevesicales
prevesicular lymph nodes prävesikale Lymphknoten *pl*, Nodi lymphoidei prevesicales
primitive node Primitivknoten *m*
pulmonary juxta-esophageal lymph nodes juxtaösophageale Lymphknoten *pl*, Nodi lymphoidei juxtaoesophageales pulmonales
pulmonary lymph nodes Lungenlymphknoten *pl*, Nodi lymphoidei pulmonales
pyloric lymph nodes Pylorislymphknoten *pl*, Nodi lymphoidei pylorici
nodes of Ranvier Ranvier-Schnürringe *pl*, -Knoten *pl*
regenerative node Regeneratknoten *m*
regional lymph nodes regionale Lymphknoten *pl*, Nodi lymphoidei regionales
retroaortic lymph nodes retroaortale Lymphknoten *pl*, Nodi lymphoidei postaortici
retroauricular lymph nodes retroaurikuläre Lymphknoten *pl*, Nodi lymphoidei mastoidei/retro-auriculares
retrocaval lymph nodes retrokavale Lymphknoten *pl*, Nodi lymphoidei retrocavales, Nodi lymphoidei postcavales
retrocecal lymph nodes retrozäkale Lymphknoten *pl*, Nodi lymphoidei retrocaecales
retropharyngeal lymph nodes retropharyngeale Lymphknoten *pl*, Nodi lymphoidei retropharyngeales
retropyloric lymph nodes retropylorische Lymphknoten *pl*, Nodi lymphoidei retropylorici
retrovesical lymph nodes postvesikale Lymphknoten *pl*, Nodi lymphoidei retrovesicales, Nodi lymphoidei postvesicales
right colic lymph nodes Lymphknoten *pl* der Arteria colica dextra, Nodi lymphoidei mesocolici colici dextri
right gastric lymph nodes rechte Lymphknotengruppe *f* der kleinen Magenkurvatur, Nodi lymphoidei gastrici dextri
right gastroepiploic lymph nodes →*right gastroomental lymph nodes*
right gastroomental lymph nodes rechte Lymphknotengruppe *f* der großen Magenkurvatur, Nodi lymphoidei gastroomentales dextri
right lumbar lymph nodes lumbale Lymphknoten *pl* der Vena cava inferior, Nodi lymphoidei lumbales dextri
Rosenmüller's node Rosenmüller-Drüse *f*, Rosenmül-

N

ler-Cloquet-Drüse *f*
Rosenmüller's lymph nodes → *deep inguinal lymph nodes*
sacral lymph nodes sakrale Lymphknoten *pl*, Nodi lymphoidei sacrales
Schmorl's node Knorpelknötchen *nt*, Schmorl-Knorpelknötchen *nt*
sentinel node Virchow-Knötchen *nt*, Virchow-Knoten *m*, Virchow-Drüse *f*, Klavikulardrüse *f*
sigmoid lymph nodes Lymphknoten *pl* der Arteria sigmoidea, Nodi lymphoidei sigmoidei
signal node Klavikulardrüse *f*, Virchow-Knötchen *nt*, Virchow-Knoten *m*, Virchow-Drüse *f*
singer's nodes Sängerknötchen *pl*, Schreiknötchen *pl*, Noduli vocales
sinoatrial node Sinus-, Sinuatrialknoten *m*, SA-Knoten *m*, Keith-Flack-Knoten *m*, Nodus sinuatrialis
sinuatrial node → *sinoatrial node*
sinus node → *sinoatrial node*
splenic lymph nodes Milzlymphknoten *pl*, Nodi lymphoidei lienales/splenici
submandibular lymph nodes submandibuläre Lymphknoten *pl*, Nodi lymphoidei submandibulares
submental lymph nodes Kinnlymphknoten *pl*, Nodi lymphoidei submentales
subpyloric lymph nodes subpylorische Lymphknoten *pl*, Nodi lymphoidei subpylorici
subscapular axillary lymph nodes → *subscapular lymph nodes*
subscapular lymph nodes subskapuläre Lymphknoten *pl*, Nodi lymphoidei subscapulares
superficial anterior cervical lymph nodes vordere oberflächliche Halslymphknoten *pl*, Nodi lymphoidei cervicales anteriores superficiales
superficial axillary lymph nodes oberflächliche Achsellymphknoten *pl*, Nodi lymphoidei axillarum superficiales
superficial cervical lymph nodes oberflächliche Halslymphknoten *pl*, Nodi lymphoidei cervicales superficiales
superficial cubital lymph nodes Nodi lymphoidei cubitales superficiales
superficial inguinal lymph nodes oberflächliche Leistenlymphknoten *pl*, Nodi lymphoidei inguinales superficiales
superficial lateral cervical lymph nodes seitliche oberflächliche Halslymphknoten *pl*, Nodi lymphoidei cervicales laterales superficiales
superficial lymph nodes of upper limb oberflächliche Lymphknoten *pl* des Arms, Nodi lymphoidei membri superioris superficiales
superficial parotid lymph nodes oberflächliche Parotislymphknoten *pl*, Nodi lymphoidei parotidei superficiales
superficial popliteal lymph nodes oberflächliche Popliteallymphknoten *pl*, Nodi lymphoidei popliteales superficiales
superior central lymph nodes Nodi lymphoidei superiores centrales
superior gluteal lymph nodes Lymphknoten *pl* der Arteria glutea superior, Nodi lymphoidei gluteales superiores
superior mesenteric lymph nodes obere Mesenteriallymphknoten *pl*, Nodi lymphoidei mesenterici superiores, Nodi superiores centrales
superior pancreatic lymph nodes obere Pankreaslymphknoten *pl*, Nodi lymphoidei pancreatici superiores
superior pancreaticoduodenal lymph nodes obere pankreatikoduodenale Lymphknoten *pl*, Nodi lymphoidei pancraticoduodenales superiores
superior phrenic lymph nodes obere Zwerchfelllymphknoten *pl*, Nodi lymphoidei phrenici superiores
superior rectal lymph nodes Lymphknoten *pl* der Arteria rectalis superior, Nodi lymphoidei rectales superiores
superior tracheobronchial lymph nodes obere tracheobronchiale Lymphknoten *pl*, Nodi lymphoidei tracheobronchiales superiores
superolateral inguinal lymph nodes obere seitliche Leistenlymphknoten *pl*, Nodi lymphoidei inguinales superolaterales
superolateral superficial inguinal lymph nodes Nodi lymphoidei inguinales superficiales superolaterales
superomedial inguinal lymph nodes obere mediale Leistenlymphknoten *pl*, Nodi lymphoidei inguinales superomediales
superomedial superficial inguinal lymph nodes Nodi lymphoidei inguinales superficiales superomediales
supraclavicular lymph nodes supraklavikuläre Lymphknoten *pl*, Nodi lymphoidei supraclaviculares
suprapyloric lymph nodes suprapylorische Lymphknoten *pl*, Nodi lymphoidei suprapylorici
supratrochlear lymph nodes kubitale Lymphknoten *pl*, Nodi lymphoidei cubitales
node of Tawara Atrioventrikularknoten *m*, AV-Knoten *m*, Aschoff-Tawara-Knoten *m*, Nodus atrioventricularis
thoracic lymph nodes Thoraxlymphknoten *pl*, Nodi lymphoidei thoracis
thyroid lymph nodes Schilddrüsenlymphknoten *pl*, Nodi lymphoidei thyroidei
tracheal lymph nodes paratracheale Lymphknoten *pl*, Nodi lymphoidei paratracheales
tracheobronchial lymph nodes tracheobronchiale Lymphknoten *pl*, Nodi lymphoidei tracheobronchiales
variceal node Varixknoten *m*
Virchow's node Klavikulardrüse *f*, Virchow-Knötchen *nt*, Virchow-Knoten *m*, Virchow-Drüse *f*
visceral pelvic lymph nodes Nodi lymphoidei pelvis viscerales, viszerale Beckenlymphknoten *pl*

no|dose ['nəʊdəʊs, nəʊ'dəʊs] *adj* Knoten/Knötchen aufweisend, mit Knoten/Knötchen besetzt, knötchenförmig, nodulär, knotig, nodös

no|dos|ity [nəʊ'dɑsətɪ] *noun* Knoten *m*, Knötchen *nt*, knotige Struktur *f*, Nodus *m*
Heberden's nodosities Heberden-Knoten *pl*

nod|u|lar ['nɑdʒələr] *adj* **1.** Knoten betreffend, knoten-, knötchenförmig, nodulär, Knoten- **2.** mit Knoten besetzt, knotig

nod|ule ['nɑdʒu:l] *noun* Knötchen *nt*, Nodulus *m*
aggregated nodules Peyer-Plaques *pl*, Noduli lymphoidei aggregati
nodules of aortic valve → *nodules of Arantius*
nodules of Arantius Arantius-Knötchen *pl* der Aortenklappe, Noduli valvularum semilunarium
Aschoff's nodules Aschoff-Knötchen *pl*
Bianchi's nodules → *nodules of Arantius*
Bouchard's nodules Bouchard-Knoten *pl*
Caplan's nodules Caplan-Syndrom *nt*, Caplan-Colinet-Petry-Syndrom *nt*, Silikoarthritis *f*
cold nodule (*Schilddrüse*) kalter Knoten *m*
cold thyroid nodule kalter Schilddrüsenknoten *m*, kalter Knoten *m*
colloid nodule Kolloidknoten *m*
episcleritic nodule episkleritisches Knötchen *pl*
Gamna-Gandy nodules Gamna-Gandy-Knötchen *pl*, Gandy-Gamna-Knötchen *pl*, Gamna-Gandy-Körperchen *pl*
hot nodule (*Schilddrüse*) heißer Knoten *m*
hot thyroid nodule heißer Schilddrüsenknoten *m*, heißer Knoten *m*
lymph nodule Lymphfollikel *m*, Lymphknötchen *nt*, Folliculus lymphaticus, Nodulus lymphaticus, Lymphonodulus *m*

rheumatic nodule Rheumaknötchen *nt*, Nodulus rheumaticus
nodules of semilunar valves → *nodules of Arantius*
siderotic nodules Gamna-Gandy-Körperchen *pl*, Virchow-Knötchen *pl*
solitary nodule Solitärknoten *m*
solitary thyroid nodule Solitärknoten *m*
splenic nodules Milzknötchen *pl*, -follikel *pl*, Noduli lymphoidei splenici/lienalis
thyroid nodule Schilddrüsenknoten *m*
typhoid nodule Typhom *nt*, Typhusgranulom *nt*
vocal nodules Sängerknötchen *pl*, Schreiknötchen *pl*, Stimmlippenknötchen *pl*, Noduli vocales

nodˈuˈlous [ˈnɑdʒələs] *adj* Knoten/Knötchen aufweisend, mit Knoten/Knötchen besetzt, knötchenförmig, nodulär; knötchenförmig, knotig, nodös

noˈma [ˈnəʊmə] *noun* Noma *f*, Wangenbrand *m*, Wasserkrebs *m*, infektiöse Gangrän *f* des Mundes, Cancer aquaticus, Chancrum oris, Stomatitis gangraenosa

nomˈoˈtopˈic [ˌnəʊməˈtɑpɪk] *adj* am regelrechten Ort, nomotop

non- *präf.* Un-, Nicht-, Non-

non-agglutinating *adj* nicht-agglutinierend

nonˈanˈtiˈgenˈic [nɑnˌæntɪˈdʒenɪk] *adj* keine Immunantwort auslösend, nicht-antigen

non-antigen-specific *adj* nicht-antigenspezifisch

nonˈbacˈteˈriˈal [nɑnbækˈtɪərɪəl] *adj* frei von Bakterien, bakterienfrei; (*Krankheit*) nicht von Bakterien verursacht, abakteriell

nonˈchroˈmafˈfin [nɑnˈkrəʊməfɪn] *adj* nichtchromaffin

nonˈcrushˈing [nɑnˈkrʌʃɪŋ] *adj* (*Nadel, Technik*) nichtgewebeschädigend, atraumatisch

nonˈdeˈpoˈlarˈizˈer [nɑndɪˈpəʊləraɪzər] *noun* nicht-depolarisierendes Muskelrelaxans *nt*

nonˈesˈsenˈtial [nɑnɪˈsenʃl] *adj* nichtessentiell, unwesentlich

nonˈheˈmoˈlytˈic [nɑnˌhiːməˈlɪtɪk] *adj* (*Bakterien*) nichthämolytisch, nicht-hämolysierend, gamma-hämolytisch, γ-hämolytisch

nonˈinˈvaˈsive [nɑnɪnˈveɪsɪv] *adj* nicht-invasiv

nonˈkeˈtotˈic [nɑnkiːˈtɑtɪk] *adj* nicht durch eine Ketose verursacht, nicht-ketotisch

nonˈmedˈulˈlatˈed [nɑnˈmedleɪtɪd] *adj* ohne eine Myelinscheide, markfrei, markscheidenfrei, myelinlos, myelinfrei

nonˈmyˈeˈliˈnatˈed [nɑnˈmaɪələneɪtɪd] *adj* ohne eine Myelinscheide, markfrei, markscheidenfrei, myelinlos, myelinfrei

non-nucleated *adj* kernlos, ohne Kern, anukleär

nonˈpathˈoˈgen [nɑnˈpæθədʒən] *noun* apathogener Mikroorganismus *m*

nonˈpathˈoˈgenˈic [nɑnˌpæθəˈdʒenɪk] *adj* (*Mikroorganismen*) nicht krankheitserregend, apathogen

non-phagocytic *adj* nichtphagozytär, nichtphagozytierend

nonˈresˈpiˈraˈtoˈry [nɑnrɪˈspaɪrətɔːriː, -təʊ-] *adj* metabolisch, stoffwechselbedingt

nonˈself [nɑnˈself] *adj* (*immunolog.*) nicht-selbst; körperfremd, nonself

nonˈspeˈcifˈic [ˌnɑnspəˈsɪfɪk] *adj* **1.** unspezifisch **2.** (*Behandlung*) unspezifisch

nonˈtoxˈic [nɑnˈtɑksɪk] *adj* ungiftig, nicht-giftig; nicht durch Gift verursacht, atoxisch

nonˈunˈion [nɑnˈjuːnjən] *noun* Pseudarthrose *f*

nonˈvaˈlent [nɑnˈveɪlənt] *adj* nullwertig

nonˈviˈtal [nɑnˈvaɪtl] *adj* nicht von vitaler Bedeutung, nicht-vital

nor- *präf.* Nor-

norˈaˈdrenˈaˈlin [ˌnɔːrəˈdrenlɪn] *noun* → *norepinephrine*

norˈaˈdrenˈerˈgic [nɔːrˌædrəˈnɜrdʒɪk] *adj* auf Noradrenalin als Transmitter ansprechend, noradrenerg

norˈepˈiˈnephˈrine [nɔːrˌepɪˈnefrɪn, -riːn] *noun* Noradrenalin *nt*, Norepinephrin *nt*, Arterenol *nt*, Levarterenol *nt*

normo- *präf.* Normal-, Norm(o)-

norˈmoˈblast [ˈnɔːrməʊblæst] *noun* Normoblast *m*

norˈmoˈblasˈtic [nɔːrməʊˈblæstɪk] *adj* Normoblasten betreffend, normoblastisch

norˈmoˈcalˈceˈmia [ˌnɔːrməʊkælˈsiːmɪə] *noun* Normokalzämie *f*, Normokalziämie *f*

norˈmoˈcalˈceˈmic [ˌnɔːrməʊkælˈsiːmɪk] *adj* Normokalz(i)ämie betreffend, mit normalem Calciumspiegel, normokalzämisch, normokalziämisch

norˈmoˈcholˈesˈterˈolˈeˈmia [ˌnɔːrməʊkəˌlestərəˈliːmɪə] *noun* Normocholesterinämie *f*

norˈmoˈchroˈmaˈsia [ˌnɔːrməʊkrəʊˈmeɪʒɪə] *noun* Normochromie *f*

norˈmoˈchroˈmic [ˌnɔːrməʊˈkrəʊmɪk] *adj* von normaler Farbe, normochrom

norˈmoˈcyte [ˈnɔːrməʊsaɪt] *noun* (reifer) Erythrozyt *m*, Normozyt *m*

norˈmoˈcytˈic [ˌnɔːrməʊˈsɪtɪk] *adj* Normozyt betreffend, normozytär

norˈmoˈeˈrythˈroˈcyte [ˌnɔːrməʊɪˈrɪθrəsaɪt] *noun* → *normocyte*

norˈmoˈglyˈceˈmia [ˌnɔːrməʊglaɪˈsiːmɪə] *noun* Normoglykämie *f*

norˈmoˈglyˈceˈmic [ˌnɔːrməʊglaɪˈsiːmɪk] *adj* Normoglykämie betreffend, mit normalem Blutzuckerspiegel, normoglykämisch, euglykämisch

norˈmoˈkaˈleˈmia [ˌnɔːrməʊkəˈliːmɪə] *noun* normaler Kaliumgehalt *m* des Blutes, Normokal(i)ämie *f*

norˈmoˈkaˈleˈmic [ˌnɔːrməʊkəˈliːmɪk] *adj* Normokal(i)ämie betreffend, mit normalem Kaliumspiegel, normokalämisch, normokaliämisch

norˈmoˈkaˈliˈeˈmia [ˌnɔːrməʊˌkælɪˈiːmɪə] *noun* Normokaliämie *f*, Normokalämie *f*

norˈmoˈphosˈphatˈeˈmia [ˌnɔːrməʊfɑsfəˈtiːmɪə] *noun* Normophosphatämie *f*

norˈmoˈsperˈmia [ˌnɔːrməʊˈspɜrmɪə] *noun* Normo(zoo)spermie *f*

norˈmoˈtenˈsive [ˌnɔːrməʊˈtensɪv] *adj* mit normalem Blutdruck, normotensiv, normoton, normotonisch

norˈmoˈtonˈic [ˌnɔːrməʊˈtɑnɪk] *adj* **1.** mit Normaltonus, euton, normotonisch **2.** mit normalem Blutdruck, normotonisch, normotensiv, normoton

norˈmoˈtopˈic [ˌnɔːrməʊˈtɑpɪk] *adj* am regelrechten Ort (liegend oder entstanden), normotop, eutop, eutopisch, orthotop

norˈmoˈvoˈleˈmia [ˌnɔːrməʊvəʊˈliːmɪə] *noun* Normovolämie *f*

norˈmoˈvoˈleˈmic [ˌnɔːrməʊvəʊˈliːmɪk] *adj* Normovolämie betreffend, mit normalem Gesamtblutvolumen, normovolämisch

nos- *präf.* Krank-, Krankheit-, Nos(o)-

nose [nəʊz] I *noun* Nase *f*; (*anatom.*) Nasus *m* II *v* **1.** riechen; beschnüffeln **2.** durch die Nase sprechen, näseln
bulbous nose Kartoffel-, Säufer-, Pfund-, Knollennase *f*, Rhinophym *nt*, Rhinophyma *nt*
saddle nose Sattelnase *f*
saddle-back nose Sattelnase *f*
swayback nose Sattelnase *f*

noseˈbleed [ˈnəʊzbliːd] *noun* Nasenbluten *nt*, -blutung *f*, Epistaxis *f* **have a nosebleed** Nasenbluten haben

nosˈeˈtiˈolˈoˈgy [ˌnɑsɪtɪˈɑlədʒɪ] *noun* Ätiologie *f*

noso- *präf.* Krank-, Krankheit-, Nos(o)-

nosˈoˈcoˈmiˈal [ˌnɑsəˈkəʊmɪəl] *adj* mit Bezug zum Krankenhaus; im Krankenhaus erworben, nosokomial

nosˈoˈgenˈic [ˌnɑsəˈdʒenɪk] *adj* krankheitserregend, krankheitsverursachend, krankmachend, pathogen

noˈsogˈeˈny [nɑˈsɑdʒənɪ] *noun* Pathogenese *f*

nosˈoˈlogˈic [ˌnɑsəˈlɑdʒɪk] *adj* Nosologie betreffend, nosologisch

noˈsolˈoˈgy [nəʊˈsɑlədʒɪ] *noun* Krankheitslehre *f*, Noso-

logie *f*
nos|o|ma|nia [ˌnɑsəˈmeɪnɪə] *noun* Krankheitsfurcht *f*, Nosomanie *f*; hypochondrischer Wahn *m*
nos|o|pho|bia [ˌnɑsəʊˈfəʊbɪə] *noun* Nosophobie *f*
nos|o|poi|et|ic [ˌnɑsəʊpɔɪˈetɪk] *adj* krankheitserregend, krankheitsverursachend, krankmachend, pathogen
nos|to|pho|bia [ˌnɑsəʊˈfəʊbɪə] *noun* Nostophobie *f*
nos|tril [ˈnɑstrəl] *noun* Nasenloch *nt*; (*anatom.*) Naris *f*
no|tal [ˈnəʊtl] *adj* zum Rücken/zur Rückseite hin (liegend), zum Rücken gehörig, am Rücken, dorsal, rückseitig, notal; posterior
notch [nɑtʃ] *noun* Kerbe *f*, Scharte *f*, Einschnitt *m*, Fissur *f*, Inzisur *f*; (*anatom.*) Incisura *f*
acetabular notch Incisura acetabuli
angular notch of stomach Magenknieeinschnitt *m*, Incisura angularis gastricae
anterior cerebellar notch Incisura cerebelli anterior
anterior notch of ear Incisura anterior auriculae
auricular notch Incisura anterior auriculae
cardiac notch of left lung Incisura cardiaca pulmonis sinistri
cardiac notch of stomach Incisura cardiaca gastricae
cardial notch Incisura cardialis
clavicular notch of sternum Incisura clavicularis
costal notches of sternum Incisurae costales
cotyloid notch Incisura acetabuli
ethmoidal notch Incisura ethmoidalis
ethmoidal notch of frontal bone Incisura ethmoidalis
fibular notch Incisura fibularis
frontal notch Incisura frontalis, Foramen frontale
gastric notch Magenknieeinschnitt *m*, Incisura angularis gastricae
greater ischial notch Incisura ischiadica major
greater sacrosciatic notch Incisura ischiadica major
greater sciatic notch Incisura ischiadica major
greater semilunar notch of ulna Incisura trochlearis
greater vertebral notch Incisura vertebralis inferior
notch in cartilage of acoustic meatus Incisura cartilaginis meatus acustici
inferior and superior vertebral notch Incisura vertebralis inferior, superior
inferior thyroid notch Incisura thyroidea inferior
inferior vertebral notch Incisura vertebralis inferior
interarytenoid notch Incisura interarytenoidea
intertragic notch Incisura intertragica
jugular notch of occipital bone Incisura jugularis ossis occipitalis
jugular notch of sternum Incisura jugularis sterni
jugular notch of temporal bone Incisura jugularis ossis temporalis
lacrimal notch of maxilla Incisura lacrimalis
lesser ischial notch Incisura ischiadica minor
lesser sacrosciatic notch Incisura ischiadica minor
lesser sciatic notch Incisura ischiadica minor
lesser semilunar notch of ulna Incisura radialis
lesser vertebral notch Incisura vertebralis superior
mandibular notch Incisura mandibulae
mastoid notch Incisura mastoidea
nasal notch of maxilla Incisura nasalis
pancreatic notch Pankreasrinne *f*, Incisura pancreatis
parietal notch of temporal bone Incisura parietalis
peroneal notch of tibia Incisura fibularis
popliteal notch Fossa intercondylaris
posterior cerebellar notch Incisura cerebelli posterior
preoccipital notch Incisura preoccipitalis
pterygoid notch Incisura pterygoidea
radial notch Incisura radialis
rivian notch Incisura tympanica
notch of Rivinus Incisura tympanica
notch for round ligament Lebereinschnitt *m* durch das Ligamentum teretis hepatis, Incisura ligamenti teretis
scapular notch Incisura scapulae
semilunar notch Incisura scapulae
semilunar notch of mandible Incisura mandibulae
semilunar notch of radius Incisura ulnaris
semilunar notch of sternum Incisura clavicularis
semilunar notch of tibia Incisura fibularis
sphenopalatine notch Incisura sphenopalatina
sphenopalatine notch of palatine bone Incisura sphenopalatina
sternal notch Incisura jugularis sterni
superior thyroid notch Incisura thyroidea superior
superior vertebral notch Incisura vertebralis superior
supraorbital notch Incisura supraorbitalis, Foramen supraorbitale
suprasternal notch Incisura jugularis sterni
tentorial notch Tentoriumschlitz *m*, Incisura tentorii
terminal notch of ear Incisura terminalis auricularis
trochlear notch Incisura trochlearis
tympanic notch Incisura tympanica
ulnar notch of radius Incisura ulnaris
umbilical notch Lebereinschnitt *m* durch Ligamentum teretis hepatis, Incisura ligamenti teretis
dull percussion note Schenkelschall *m*
no|to|chord [ˈnəʊtəkɔːrd] *noun* Rückensaite *f*, -strang *m*, Chorda dorsalis/vertebralis
no|to|chor|do|ma [ˌnəʊtəkɔːrˈdəʊmə] *noun* Chordom *nt*
nox|a [ˈnɑksə] *noun, plural* **nox|ae** [ˈnɑksiː] Schadstoff *m*, schädigendes oder krankheitserregendes Agens *nt*, Noxe *f*
nox|ious [ˈnɑkʃəs] *adj* (gesundheits-)schädlich, schädigend, zerstörend, deletär
nu|cha [ˈn(j)uːkə] *noun, plural* **-chae** [-kiː] Nacken *m*, Nucha *f*
nu|chal [ˈn(j)uːkl] *adj* Nacken betreffend, zum Nacken gehörend, nuchal
nu|cle|ar [ˈn(j)uːklɪər] *adj* **1.** (Zell-)Kern oder Nukleus betreffend, nukleär, nuklear, Zellkern-, Kern- **2.** Atomkern betreffend, nuklear, (Atom-)Kern-, Nuklear-
nu|cle|ase [ˈn(j)uːklɪeɪz] *noun* Nuklease *f*, Nuclease *f*
nu|cle|at|ed [ˈn(j)uːklɪeɪtɪd] *adj* kernhaltig
nu|cle|ide [ˈn(j)uːklɪaɪd] *noun* Nucleid *nt*
nu|cle|in [ˈn(j)uːkliːɪn] *noun* Nuclein *nt*
nucleo- *präf.* Kern-, Nukle(o)-, Nucle(o)-
nu|cle|o|cap|sid [ˌn(j)uːklɪəʊˈkæpsɪd] *noun* Nucleokapsid *nt*
nu|cle|o|chy|le|ma [ˌn(j)uːklɪəkaɪˈliːmə] *noun* Kernsaft *m*, Karyolymphe *f*
nu|cle|oid [ˈn(j)uːklɪɔɪd] I *noun* Nukleoid *nt*, Nucleoid *nt* II *adj* kernartig, -ähnlich, nukleoid
nu|cle|o|lar [n(j)uːˈklɪələr] *adj* Nukleolus betreffend, Nukleolen-, Nukleolus-
nu|cle|ole [ˈn(j)uːklɪəʊl] *noun* Kernkörperchen *nt*, Nukleolus *m*, Nucleolus *m*
nu|cle|o|lo|neme [ˌn(j)uːklɪˈɑləniːm] *noun* Nukleolonema *nt*, Nucleolonema *nt*
nu|cle|o|lus [n(j)uːˈklɪələs] *noun, plural* **-li** [-laɪ] Kernkörperchen *nt*, Nukleolus *m*, Nucleolus *m*
nu|cle|o|lymph [ˈn(j)uːklɪəlɪmf] *noun* Kernsaft *m*, Karyolymphe *f*
nu|cle|o|phil [ˈn(j)uːklɪəfɪːl] *adj* mit besonderer Affinität zu Kernen/Nuklei; nukleophile Substanz betreffend, nukleophil
nu|cle|o|plasm [ˈn(j)uːklɪəplæzəm] *noun* (Zell-)Kernprotoplasma *nt*, Karyo-, Nukleoplasma *nt*
nu|cle|o|pro|tein [ˌn(j)uːklɪəˈprəʊtiːn, -tiːɪn] *noun* Nukleo-, Nucleoprotein *nt*
nu|cle|o|si|dase [ˌnjʊlɪəʊˈsaɪdeɪz] *noun* Nucleosidase *f*, Nukleosidase *f*
nu|cle|o|side [ˈn(j)uːklɪəsaɪd] *noun* Nukleosid *nt*, Nucleosid *nt*
nucleoside diphosphate Nucleosid(-5-)diphosphat *nt*
nucleoside monophosphate Nucleosid(-5-)monophosphat *nt*

nucleoside triphosphate Nucleosid(-5-)triphosphat *nt*
nu|cle|o|some ['n(j)uːklɪəsəʊm] *noun* Nukleosom *nt*
nu|cle|o|tid|ase [ˌn(j)uːklɪə'taɪdeɪz] *noun* Nukleo-, Nucleotidase *f*
nu|cle|o|tide ['n(j)uːklɪətaɪd] *noun* Nukleotid *nt*, Nucleotid *nt*
nu|cle|o|tid|yl|ex|o|trans|fer|ase [ˌn(j)uːklɪə'taɪdɪlˌeksəʊ'transfəreɪz] *noun* Nucleotidylexotransferase *f*
DNA nucleotidylexotransferase DNS-Nucleotidylexotransferase *f*, DNA-Nucleotidylexotransferase *f*, terminale Desoxynucleotidyltransferase *f*
nu|cle|o|tid|yl|trans|fer|ase [n(j)uːklɪəˌtaɪdɪl'transfəreɪz] *noun* Nucleotidyltransferase *f*
DNA nucleotidyltransferase DNA-abhängige DNA-Polymerase *f*, DNS-abhängige DNS-Polymerase *f*, DNS-Nucleotidyltransferase *f*, DNS-Polymerase *f* I, Kornberg-Enzym *nt*
RNA nucleotidyltransferase DNA-abhängige RNA-Polymerase *f*, DNS-abhängige RNS-Polymerase *f*, Transkriptase *f*
nu|cle|us ['n(j)uːklɪəs] *noun, plural* **-cle|us|es, -cle|i** [-klɪaɪ] **1.** (Zell-)Kern *m*, Nukleus *m*, Nucleus *m*; (Atom-)Kern *m* **2.** (*ZNS*) Kern *m*, Kerngebiet *nt*, Nucleus *m*
abducens nucleus Abduzenskern *m*, Nucleus abducens, Nucleus nervi abducentis
nucleus of abducens nerve Abduzenskern *m*, Nucleus abducens, Nucleus nervi abducentis
accessory nucleus Edinger-Westphal-Kern *m*, Nucleus oculomotorius accessorius
accessory cuneate nucleus Monakow-Kern *m*, Nucleus cuneatus accessorius
nucleus of accessory nerve Akzessoriuskern *m*, Nucleus nervi accessorii, Nucleus accessorius
accessory oculomotor nucleus Edinger-Westphal-Kern *m*, Nucleus oculomotorius accessorius
accessory nucleus of optic tract Nuclei accessorii tractus optici
accessory nucleus of ventral column of spinal cord Akzessoriuskern *m*, Nucleus nervi accessorii
nuclei of acoustic nerve Vestibulariskerne *pl*, Nuclei vestibulares
ambiguous nucleus Nucleus ambiguus
amygdaloid nucleus Mandelkern(komplex *m*) *m*, Mandelkörper *m*, Nucleus amygdalae, Corpus amygdaloideum
nucleus of ansa lenticularis Kern *m* der Linsenschleife, Nucleus ansae lenticularis
anterior and posterior paraventricular nuclei Nuclei paraventriculares anteriores et posteriores
anterior cochlear nucleus vorderer Cochleariskern *m*, Nucleus cochlearis anterior
anterior dorsal nucleus Nucleus dorsalis anterior
anterior hypothalamic nucleus vorderer Hypothalamuskern *m*, Nucleus anterior hypothalami
anterior paraventricular nucleus Nucleus paraventricularis anterior
anterior nucleus of pons Nucleus anterior pontis
anterior pretectal nucleus Nucleus pretectalis anterior
anterior pulvinar nucleus Nucleus pulvinaris anterior
anterior solitary nucleus Nucleus solitarius anterior
anterior nucleus of spinal cord Nucleus anterior medullae spinalis
anterior tegmental nuclei Nuclei tegmentales anteriores
anterior nuclei of thalamus vordere Kerngruppe *pl* des Thalamus, Nuclei anteriores thalami
anterior nucleus of trapezoid body Nucleus corporis trapezoidei anterior
anterior ventral nucleus Nucleus ventrales anterior
anterior ventral nucleus of thalamus Nucleus ventralis anterior thalami
anterior ventrolateral nucleus Nucleus anterior ventrolateralis
anterodorsal nucleus of thalamus Nucleus anterodorsalis thalami
anterolateral solitary nucleus Nucleus solitarius anterolateralis
anterolateral nucleus of spinal cord Nucleus anterolateralis medullae spinalis
anteromedial nucleus of spinal cord Nucleus anteromedialis medullae spinalis
anteromedial nucleus of thalamus Nucleus anteromedialis thalami
anteroventral nucleus of thalamus Nucleus anteroinferior thalami
arcuate nucleus Ursprungskern *m* der Fibrae arcuatae externae, Nucleus arcuatus
arcuate nucleus of hypothalamus Nucleus arcuatus hypothalami
atomic nucleus Atomkern *m*
autonomic nucleus Edinger-Westphal-Kern *m*, Nucleus accessorius nervi oculomotorii
basal nuclei Basalganglien *pl*, Nuclei basales
basal nucleus of amygdaloid body Nucleus basalis corporis amygdaloidei
basal nucleus of Meynert Nucleus basalis Meynert
basal ventral medial nucleus Nucleus basalis ventralis medialis
Bechterew's nucleus Bechterew-Kern *m*, Nucleus superior nervi vestibularis
Béclard's nucleus Béclard-Knochenkern *m*
Bekhterev's nucleus Bechterew-Kern *m*, Nucleus vestibularis superior
Burdach's nucleus Burdach-Kern *m*, Nucleus cuneatus
nucleus of Burdach's column Burdach-Kern *m*, Nucleus cuneatus
nucleus caeruleus Nucleus caeruleus
cartwheel nucleus Radspeichenkern *m*
nucleus of caudal colliculus Nucleus colliculi inferioris
caudal olivary nucleus Olivenhauptkern *m*, Nucleus olivaris inferior
caudal pontine reticular nucleus Nucleus reticularis pontis caudalis
caudal salivatory nucleus Nucleus salivarius inferior
caudal vestibular nucleus Roller-Kern *m*, Nucleus vestibularis inferior
caudate nucleus Schweifkern *m*, Nucleus caudatus
cell nucleus Zellkern *m*, Nukleus *m*, Nucleus *m*
central nucleus of amygdaloid body Nucleus centralis corporis amygdaloidei
central nucleus of inferior colliculus Nucleus centralis colliculi inferioris
central median nucleus of thalamus Nucleus centromedianus thalami
central reticular nucleus Nucleus reticularis centralis
central nucleus of spinal cord Nucleus centralis medullae spinalis
central nucleus of ventral column of spinal cord Nucleus centralis
centromedian nucleus of Luys Nucleus centromedianus thalami
centromedian nucleus of thalamus Nucleus centromedianus thalami
nuclei of cerebellum Kleinhirnkerne *pl*, Nuclei cerebelli
Clarke's nucleus Clarke-Säule *f*, Clarke-Stilling-Säule *f*, Stilling-Kern *m*, Nucleus thoracicus, Columna thoracica
cleavage nucleus Zygotenkern *m*
nuclei of cochlear nerve Cochleariskerne *pl*, Nuclei cochleares
commissural nucleus Nucleus commissuralis
cortical nucleus of amygdaloid body Nucleus corticalis corporis amygdaloidei
cranial nerve nuclei Hirnnervenkerne *pl*, Nuclei ner-

N

vorum cranialium/encephalicorum
nuclei of cranial nerves Hirnnervenkerne *pl*, Nuclei nervorum cranialium/encephalicorum
cranial salivatory nucleus Nucleus salivarius superior
cuneate nucleus Burdach-Kern *m*, Nucleus cuneatus
cuneiform nucleus Nucleus cuneiformis
daughter nucleus Tochterkern *m*
Deiters' nucleus Deiters-Kern *m*, Nucleus vestibularis lateralis
dentate nucleus Dentatum *nt*, Nucleus dentatus
dorsal accessory olivary nucleus Nucleus olivarius accessorius posterior
dorsal anterior nucleus of thalamus Nucleus anterodorsalis thalami
dorsal nucleus of Clarke Clarke-Säule *f*, Clarke-Stilling-Säule *f*, Stilling-Kern *m*, Nucleus thoracicus, Columna thoracica
dorsal cochlear nucleus hinterer Cochleariskern *m*, Nucleus cochlearis posterior
dorsal column nuclei Hinterstrangkerne *pl*
dorsal nucleus of glossopharyngeal nerve Nucleus dorsalis nervi glossopharyngei
dorsal hypothalamic nucleus dorsaler Hypothalamuskern *m*, Nucleus dorsalis hypothalami
dorsal lateral nucleus of thalamus Nucleus lateralis dorsalis thalami
dorsal nucleus of medial geniculate body Nucleus dorsalis corporis geniculati medialis
dorsal medial nucleus of thalamus Hauptkern *m* der medialen Kerngruppe, Nucleus medialis dorsalis thalami
dorsal paramedian nucleus Nucleus paramedianus posterior
dorsal premammillary nucleus Nucleus premammillaris dorsalis
dorsal tegmental nucleus Nucleus dorsalis tegmenti
dorsal nuclei of thalamus dorsale Thalamuskerne *pl*, Nuclei dorsales thalami
dorsal nucleus of trapezoid body dorsaler Trapezkern *m*, Nucleus dorsalis corporis trapezoidei
dorsal vagal nucleus hinterer Kern *m* des Nervus vagus, Nucleus dorsalis nervi vagi, Nucleus vagalis dorsalis
dorsal nucleus of vagus nerve hinterer Kern *m* des Nervus vagus, hinterer Vaguskern *m*, Nucleus dorsalis nervi vagi, Nucleus vagalis dorsalis
dorsolateral nucleus (of ventral column of spinal cord) Nucleus posterolateralis
dorsomedial hypothalamic nucleus dorsomedialer Hypothalamuskern *m*, Nucleus dorsomedialis hypothalami
dorsomedial nucleus of thalamus Nucleus medialis dorsalis thalami
dorsomedial nucleus of ventral column of spinal cord Nucleus posteromedialis
Edinger's nucleus → *Edinger-Westphal nucleus*
Edinger-Westphal nucleus Edinger-Westphal-Kern *m*, Nucleus accessorius nervi oculomotorii
emboliform nucleus Nucleus emboliformis
embryonic nucleus of lens Embryonalkern *m*
end-nuclei Nuclei terminationis
entopeduncular nucleus Nucleus endopeduncularis
epiphysial ossification nucleus Epiphysenkern *m*
external nucleus of inferior colliculus Nucleus externus colliculi inferioris
nucleus of facial nerve motorischer Fazialiskern *m*, Nucleus nervi facialis
fastigial nucleus Nucleus fastigii
fusion nucleus Verschmelzungskern *m*
gelatinous nucleus Gallertkern *m*, Nucleus pulposus
gelatinous solitary nucleus Nucleus gelatinosus solitarius
gigantocellular nucleus Nucleus gigantocellularis
globose nucleus Kugelkern *m*, Nucleus globosus
Goll's nucleus Nucleus gracilis
nucleus of Goll's column Nucleus gracilis
nucleus of Goll's tract Nucleus gracilis
gustatory nucleus Nucleus solitarius
nuclei of habenula Nuclei habenulares medialis et lateralis
habenular nuclei Nuclei habenulae medialis et lateralis
hydrogen nucleus Wasserstoffkern *m*
hypoglossal nucleus Hypoglossuskern *m*, Nucleus nervi hypoglossi, Nucleus hypoglossalis
nucleus of hypoglossal nerve Hypoglossuskern, Nucleus nervi hypoglossi, Nucleus hypoglossalis
hypothalamic nuclei Hypothalamuskerne *pl*, Nuclei hypothalamici
nuclei of hypothalamus Hypothalamuskerne *pl*, Nuclei hypothalamici
inferior olivary nuclei Nuclei olivares inferiores, Complexus olivaris inferior
inferior pulvinar nucleus Nucleus pulvinaris inferior
inferior rapheal nuclei untere Raphekerne *pl*
inferior salivatory nucleus Nucleus salivarius inferior, superior
inferior nucleus of trigeminal nerve spinaler/unterer Trigeminuskern *m*, Nucleus inferior/spinalis nervi trigeminalis
inferior vestibular nucleus Roller-Kern *m*, Nucleus vestibularis inferior
infundibular nucleus of hypothalamus Nucleus arcuatus hypothalami
integrational nucleus Integrationskern *m*
intercalated nucleus Nucleus intercalatus
interfascicular nucleus of hypoplossal nerve Nucleus interfascicularis nervi hypoglossi
interfascicular tegmental nucleus Nucleus interfascicularis tegmenti
intermediate nuclei of auditory tract Zwischenkerne *pl* der Hörbahn
intermediate linear nucleus Nucleus linearis intermedius
intermediate reticular nucleus Nucleus reticularis intermedius
intermediate solitary nucleus Nucleus intermedius solitarius
intermediate ventral nucleus Nucleus ventralis intermedius
intermediate ventral nucleus of thalamus Nucleus ventralis intermedius thalami
intermediolateral nucleus Nucleus intermediolateralis
intermediomedial nucleus Nucleus intermediomedialis
nucleus of internal geniculate body Kern *m* des medialen Kniehöckers, Nucleus geniculatus medialis
interpeduncular nucleus Nucleus interpeduncularis
interphase nucleus Interphase-, Ruhe-, Arbeitskern *m*
interstitial nucleus Cajal-Kern *m*, -Zellen *pl*, Nucleus interstitialis
interstitial nucleus of Cajal Cajal-Kern *m*, -Zellen *pl*, Nucleus interstitialis
interstitial solitary nucleus Nucleus interstitialis solitarius
intracerebellar nuclei Kleinhirnkerne *pl*, Nuclei cerebelli
intralaminar nuclei Nuclei intralaminares thalami
intralaminar nuclei of thalamus intralaminäre Thalamuskerne *pl*, Nuclei reticulares intralaminares thalami
nucleusi of rhombencephalon Rautenhirnkerne *pl*
Kölliker's nucleus Kölliker-Kernsubstanz *f*, Substantia intermedia centralis
lacrimal nucleus Nucleus lacrimalis
large-cell auditory nucleus Deiters-Kern *m*, Nucleus

vestibularis lateralis
large-cell reticular nuclei Nuclei reticulares magnocellulares
lateral nucleus of amygdaloid body Nucleus lateralis corporis amygdaloidei
lateral and medial nuclei of mamillary body Nuclei corporis mammillaris medialis et lateralis
lateral and medial preoptic nuclei Nuclei preoptici lateralis et medialis
lateral central nucleus of thalamus Nucleus centralis lateralis thalami
lateral cervical nucleus Nucleus lateralis cervicalis
lateral cuneate nucleus Monakow-Kern *m*, Nucleus cuneatus accessorius
lateral dorsal nuclei Nuclei laterales dorsalis
lateral geniculate nucleus Kern *m* des lateralen Kniehöckers, Nucleus geniculatus lateralis
nucleus of lateral geniculate body Kern *m* des lateralen Kniehöckers, Nucleus geniculatus lateralis
lateral gigantocellular nucleus Nucleus gigantocellularis lateralis
lateral habenular nucleus Nucleus habenulae lateralis
lateral nucleus of inferior colliculus Nucleus lateralis colliculi inferioris
nuclei of lateral lemniscus Nuclei lemnisci lateralis
lateral nucleus of mammillary body Nucleus mammillaris lateralis
lateral paragigantocellular nucleus Nucleus paragigantocellularis lateralis
lateral posterior nuclei Nuclei laterales posterior
lateral posterior pontine nucleus Nucleus posterior lateralis pontis
lateral preoptic nucleus Nucleus preopticus lateralis
lateral pulvinar nucleus Nucleus pulvinaris lateralis
lateral reticular nucleus Nucleus reticularis lateralis
lateral superior olivary nucleus Nucleus olivaris superior lateralis
lateral nucleus of trapezoid body Nucleus lateralis corporis trapezoidei
lateral tuberal nuclei Nuclei tuberales laterales
lateral ventral nuclei Nuclei ventrales laterales
lateral ventral nuclei of thalamus Nuclei ventrales laterales thalami
lateral vestibular nucleus Deiters-Kern *m*, Nucleus vestibularis lateralis
nucleus of lens (*Auge*) Linsenkern *m*, Nucleus lentis
lenticular nucleus Linsenkern *m*, Nucleus lentiformis
lentiform nucleus Linsenkern *m*, Nucleus lentiformis
nucleus limitans Nucleus limitans
nucleus of Luys Luys-Kern *m*, -Körper *m*, Corpus Luys, Nucleus subthalamicus
nucleus magnus Nucleus magnus
main olivary nucleus Nucleus olivaris principalis
marginal nucleus of spinal cord Nucleus marginalis medullae spinalis
medial habenular nucleus Nucleus habenulae medialis
medial accessory olivary nucleus Nucleus olivarius accessorius medialis
medial nucleus of amygdaloid body Nucleus medialis corporis amygdaloidei
medial anterior nucleus of thalamus Nucleus anteromedialis thalami
medial central nucleus of thalamus Nucleus centralis medialis thalami
medial geniculate nucleus Kern *m* des medialen Kniehöckers, Nucleus geniculatus medialis
nucleus of medial geniculate body Kern *m* des medialen Kniehöckers, Nucleus geniculatus medialis
medial magnocellular nucleus Nucleus medialis magnocellularis corporis geniculati medialis
medial nucleus of mammillary body Nucleus mammillaris medialis
medial posterior pontine nucleus Nucleus posterior lateralis medialis
medial preoptic nucleus Nucleus preopticus medialis
medial pulvinar nucleus Nucleus pulvinaris medialis
medial reticular nucleus Nucleus reticularis medialis
medial solitary nucleus Nucleus medialis solitarius
medial superior olivary nucleus Nucleus medialis olivae superioris
medial nuclei of thalamus mediale Kerngruppe *f* des Thalamus, Nuclei mediales thalami
medial nucleus of trapezoid body Nucleus medialis corporis trapezoidei
medial ventral nuclei Nuclei ventrales mediales
medial ventral nucleus of thalamus Nucleus ventralis medialis thalami
medial vestibular nucleus Schwalbe-Kern *m*, Nucleus vestibularis medialis
median nucleus of pons Nucleus medianus pontis
median preoptic nucleus Nucleus preopticus medianus
nuclei of median raphe Nuclei raphes
median nuclei of thalamus mediane Kerngruppe *f* des Thalamus, Nuclei mediani thalami
mediodorsal nucleus Nucleus mediodorsalis thalami
medioventral nucleus Nucleus medioventralis thalami
mesencephalic nucleus Nucleus mesencephalicus
nucleus of mesencephalic tract of trigeminal nerve oberer Trigeminuskern *m*, Mittelhirnkern *m* des Nervus trigeminus, Nucleus tractus mesencephalici nervi trigemini, Nucleus mesencephalicus trigeminalis, Nucleus mesencephalicus nervi trigemini
mesencephalic nucleus of trigeminal nerve →*nucleus of mesencephalic tract of trigeminal nerve*
metathalamic nuclei Nuclei metathalami
Monakow's nucleus Monakow-Kern *m*, Nucleus cuneatus lateralis
motor nucleus motorischer Kern *m*
motor nucleus of trigeminal nerve motorischer Trigeminuskern, Nucleus motorius nervi trigemini
nonspecific thalamic nuclei trunkothalamische Kerne *pl*, Trunkothalamus *m*, unspezifische Thalamuskerne *pl*
nucleus obscurus Nucleus obscurus
oculomotor nucleus Okulomotoriuskern *m*, Nucleus nervi oculomotorii, Nucleus oculomotorius
nucleus of oculomotor nerve →*oculomotor nucleus*
olivary nucleus Olivenkern *m*, Nucleus olivaris
olivary pretectal nucleus Nucleus pretectalis olivaris
nuclei of origin Ursprungskerne *pl*, Nuclei originis
ossification nucleus Verknöcherungs-, Knochenkern *m*, Centrum ossificationis
pallidal nucleus Nucleus pallidus
palliothalamic nuclei palliothalamische Kerne *pl*, Palliothalamus *m*, spezifische Thalamuskerne *pl*
parabrachial pigmented nucleus Nucleus pigmentosus parabrachialis
paracentral nucleus of thalamus Nucleus paracentralis thalami
paracommissural solitary nucleus Nucleus paracommissuralis solitarius
paralemniscal nucleus Nucleus paralemniscalis
paramedian pontine nucleus Nucleus paramedianus pontis
paramedian reticular nucleus Nucleus reticularis paramedianus
paranigral nucleus Nucleus paranigralis
parapeduncular nucleus Nucleus parapeduncularis
parasolitary nucleus Nucleus solitarius
parasympathetic nucleus of facial nerve parasympathischer Fazialiskern *m*, Nucleus salivatorius superior
parasympathetic nucleus of glossopharyngeus parasympathischer Glossopharyngeuskern *m*, Nucleus salivatorius inferior
parasympathetic sacral nuclei Kerne *pl* des sakralen

Parasympathikus, Nuclei parasympathici sacrales
paratenial nucleus Nucleus parateanialis
paraventricular nucleus Nucleus paraventricularis
parvocellular reticular nucleus Nucleus reticularis parvocellularis
peduncular pontine nucleus Nucleus peduncularis pontis
pedunculopontine tegmental nucleus Nucleus tegmentalis pedunculopontinus
pericentral nucleus of inferior colliculus Nucleus pericentralis colliculi inferioris
perihypoglossal nuclei Nuclei perihypoglossales
nucleus of Perlia Perlia-Kern *m*
phrenic nucleus Phrenikuskern *m*, Kern *m* des Nervus phrenicus, Nucleus nervi phrenici
nucleus of phrenic nerve →*phrenic nucleus*
phrenic nucleus (of ventral column of spinal cord) →*phrenic nucleus*
nuclei of pons Brückenkerne *pl*, Nuclei pontis
pontine nuclei Brückenkerne *pl*, Nuclei pontis
pontine nucleus of trigeminal nerve sensibler Haupt-/Brückenkern *m* des Nervus trigeminus, Nucleus pontinus nervi trigemini
posterior nucleus Nucleus posterior
posterior accessory olivary nucleus Nucleus olivaris accessorius posterior
posterior dorsal nucleus Nucleus dorsalis posterior
posterior gigantocellular nucleus Nucleus gigantocellularis posterior
posterior hypothalamic nucleus hinterer Hypothalamuskern *m*, Nucleus posterior hypothalami
posterior inferior ventral nucleus Nucleus ventralis posterior inferior
posterior internal ventral nucleus Nucleus ventralis posterior internus
posterior lateral nucleus of thalamus Nucleus lateralis posterior thalami
posterior paraventricular nucleus Nucleus paraventricularis posterior
posterior periventricular nucleus Nucleus periventricularis posterior
posterior pontine nucleus Nucleus posterior pontis
posterior pretectal nucleus Nucleus pretectalis posterior
posterior solitary nucleus Nucleus solitarius posterior
posterior tegmental nucleus Nucleus tegmentalis posterior
posterior nuclei of thalamus hintere Kerngruppe *f* des Thalamus, Nuclei posteriores thalami
posterior thoracic nucleus Nucleus thoracicus posterior, Nucleus dorsalis
posterior nucleus of trapezoid body Nucleus corporis trapezoidei posterior
posterior nucleus of vagus nerve Nucleus posterior nervi vagi, hinterer Vaguskern *m*, Nucleus dorsalis nervi vagi
posterior ventral nuclei of thalamus Nuclei ventrales posteriores thalami
posterolateral solitary nucleus Nucleus solitarius posterolateralis
posterolateral nucleus of spinal cord Nucleus posterolateralis medullae spinalis
posterolateral tegmental nucleus Nucleus tegmentalis posterolateralis
posterolateral ventral nucleus Nucleus ventralis posterolateralis
posterolateral ventral nucleus of thalamus Nucleus ventralis posterolateralis thalami
posteromedial nucleus of spinal cord Nucleus posteromedialis medullae spinalis
posteromedial ventral nucleus Nucleus ventralis posteromedialis
posteromedial ventral nucleus of thalamus Nucleus ventralis posteromedialis thalami
premamillary nucleus Nucleus premammillaris
prepositus nucleus Nucleus prepositus
pretectal nuclei Nuclei pretectales
pricipal sensory nucleus of trigeminal nerve Nucleus principalis nervi trigemini
principal nucleus Hauptkern *m*
principal sensory nucleus of trigeminal nerve sensibler Haupt-/Brückenkern *m* des Nervus trigeminus, Nucleus pontinus nervi trigemini
principal ventral medial nucleus Nucleus principalis ventralis medialis
proper nucleus of spinal cord Nucleus proprius medullae spinalis
nucleus proprius Nucleus proprius
pulvinar nuclei Nuclei pulvinares
pyramidal nucleus Nucleus olivarius accessorius medialis
rapheal nuclei Nuclei raphes
rapheal nuclei of medulla oblongata Nuclei raphes in medulla oblongata
rapheal reticular nuclei Nuclei reticulares raphae
rapheal nuclei of tegmentum of pons Nuclei raphes in tegmentum pontis
red nucleus roter Kern *m*, Nucleus ruber
relay nucleus Relaiskern *m*
reticular nuclei Nuclei reticulares
nucleus reticularis intermedius gigantocelluaris Nucleus reticularis intermedius gigantocellularis
nucleus reticularis intermedius medullae oblongatae Nucleus reticularis intermedius medullae oblongatae
nucleus reticularis intermedius pontis inferioris Nucleus reticularis intermedius pontis inferioris
nucleus reticularis intermedius pontis superioris Nucleus reticularis intermedius pontis superioris
nucleus reticularis lateralis medullae oblongatae Nucleus reticularis lateralis medullae oblongatae
nucleus reticularis lateralis pontis Nucleus reticularis lateralis pontis
nucleus reticularis lateralis precerebelli Nucleus reticularis lateralis precerebelli
nucleus reticularis paramedianus precerebelli Nucleus reticularis paramedianus precerebelli
nucleus reticularis tegmentalis pedunculo-pontinus Nucleus reticularis tegmentalis pedunculo-pontinus
nucleus reticularis tegmentalis pontinus Nucleus reticularis tegmentalis pontinus
reticular nuclei of medulla oblongata Nuclei reticulares in medulla oblongata
reticular nuclei of tectum of midbrain Nuclei reticulares in mesencephale
reticular nuclei of tegmentum of pons Nuclei reticulares in tegmento pontis
reticular nucleus of thalamus Nucleus reticularis thalami
retrofacial nucleus Nucleus retrofacialis
retroposterolateral nucleus Nucleus retroposterolateralis medullae spinalis
nucleus reuniens Nucleus reuniens
nucleus reuniens thalami Nucleus reuniens thalami
rhomboidal nucleus Rautenkern *m* des Thalamus, Nucleus rhomboidalis thalami
rhomboid commissural nucleus Nucleus commisuralis rhomboidalis
Roller's nucleus Roller-Kern *m*, Nucleus vestibularis inferior
roof nuclei Kleinhirnkerne *pl*, Nuclei cerebelli
rostral olivary nucleus Nucleus olivaris rostralis
rostral pontine reticular nucleus Nucleus reticularis pontis rostralis
rostral salivatory nucleus Nucleus salivarius superior

N

rostral vestibular nucleus Bechterew-Kern *m*, Nucleus vestibularis superior
Sappey's nucleus Nucleus ruber
Schwalbe's nucleus Schwalbe-Kern *m*, Nucleus vestibularis medialis
semilunar nucleus Nucleus semilunaris, Nucleus ventralis posterior thalami
small-cell reticular nuclei Nuclei reticulares parvocellulares
solitary nucleus Nucleus tractus solitarii
nucleus of solitary tract Nucleus tractus solitarius, Nucleus solitarius
somatomotor nuclei somatomotorische Kerne *pl*
specific thalamic nuclei palliothalamische Kerne *pl*, Palliothalamus *m*, spezifische Thalamuskerne *pl*
spherical nucleus Kugelkern *m*, Nucleus globosus
spinal nuclei Rückenmarkskerne *pl*
spinal nucleus of accessory nerve Nucleus spinalis nervi accessorii
nuclei of spinal cord Rückenmarkskerne *pl*
spinal nucleus of trigeminal nerve spinaler/unterer Trigeminuskern *m*, Nucleus spinalis nervi trigemini
Staderini's nucleus Nucleus intercalatus
steroid nucleus Steroidkern *m*
Stilling's nucleus Clarke-Säule *f*, Clarke-Stilling-Säule *f*, Stilling-Kern, Nucleus thoracicus, Columna thoracica
nucleus subcaeruleus Nucleus subcaeruleus
subcortical nuclei subkortikale Kerne *pl*
subcuneiform nucleus Nucleus subcuneiformis
subhypoplossal nucleus Nucleus subhypoplossalis
submedial nucleus Nucleus submedialis
subthalamic nucleus Luys-Kern *m*, -Körper *m*, Corpus Luys, Nucleus subthalamicus
superior central nucleus Nucleus centralis superior
superior linear nucleus Nucleus linearis superior
superior olivary nucleus **1.** Nucleus dorsalis corporis trapezoidei **2.** Nucleus olivaris rostralis
nucleus of superior olive Nucleus olivaris superioris
superior rapheal nuclei obere Raphekerne *pl*
superior salivatory nucleus Nucleus salivarius superior
superior vestibular nucleus Bechterew-Kern *m*, Nucleus vestibularis superior
suprageniculate nucleus Nucleus suprageniculatus
supramammillary nucleus Nucleus supramammillaris
supraoptic nucleus Nucleus supraopticus
supraoptic nucleus (of hypothalamus) Nucleus supraopticus hypothalami
tegmental nuclei Haubenkerne *pl*, Nuclei tegmentales
tegmental nuclei of midbrain Haubenkerne *pl* des Mittelhirns
tegmental pontine reticular nucleus Nucleus reticularis tegmenti pontis
terminal nuclei Endkerne *pl*, Nuclei terminationis
termination nucleus Endkern *m*, Nucleus terminationis
thalamic nuclei Thalamuskerne *pl*, Nuclei thalami
nuclei of thalamus Thalamuskerne *pl*, Nuclei thalami
thoracic nucleus Clarke-Säule *f*, Clarke-Stilling-Säule *f*, Stilling-Kern, Nucleus thoracicus, Columna thoracica
trapezoid nuclei Trapezkerne *pl*, Kerne *pl* des Corpus trapezoideum
triangular nucleus Schwalbe-Kern *m*, Nucleus vestibularis medialis
trigeminal mesencephalic nucleus oberer Trigeminuskern *m*, Mittelhirnkern *m* des Nervus trigeminus, Nucleus tractus mesencephalici nervi trigemini, Nucleus mesencephalicus trigeminalis, Nucleus mesencephalicus nervi trigemini
nuclei of trigeminal nerve Trigeminuskerne *pl*, Nuclei trigemini
trochlear nucleus Nucleus nervi trochlearis
nucleus of trochlear nerve Trochleariskern *m*, Nucleus nervi trochlearis
true nucleus echter Kern *m*, Eukaryon *nt*
truncothalamic nuclei trunkothalamische Kerne *pl*, Trunkothalamus *m*, unspezifische Thalamuskerne *pl*
tuberal nuclei Tuberkerne *pl*, Nuclei tuberales
vagoglossopharyngeal nucleus Nucleus ambiguus
ventral anterior nucleus of thalamus Nucleus anteroinferior thalami
ventral nucleus of medial geniculate body Nucleus ventralis corporis geniculati medialis
ventral premammillary nucleus Nucleus premammillaris ventralis
ventral nuclei of thalamus ventrale Thalamuskerne *pl*, Nuclei ventrales thalami
ventral nucleus of trapezoid body ventraler Trapezkern *m*, Nucleus ventralis corporis trapezoidei
ventrobasal nuclei Nuclei ventrobasales
ventrolateral hypothalamic nucleus ventrolateraler Hypothalamuskern *m*, Nucleus ventrolateralis hypothalami
ventrolateral posterior nucleus Nucleus posterior ventrolateralis
ventrolateral nuclei of thalamus ventrolaterale Kerngruppe *f* des Thalamus, Nuclei ventrolaterales thalami
ventrolateral nucleus of ventral column of spinal cord Nucleus anterolateralis
ventromedial nucleus Nucleus ventromedialis
ventromedial nucleus of ventral column of spinal cord Nucleus anteromedialis
ventroposterior parvocellular nucleus Nucleus ventroposterior parvocellularis
vestibular nuclei Vestibulariskerne *pl*, Nuclei vestibulares
vestibulocochlear nuclei Vestibulokochleariskerne *pl*, Nuclei nervi vestibulocochlearis
visceromotor nuclei viszeromotorische Kerne *pl*

nu|clide ['n(j)uːklaɪd] *noun* Nuklid *nt*
radioactive nuclide radioaktives Nuklid *nt*, Radionuklid *nt*

nu|do|pho|bia [nuːdəʊ'fəʊbɪə] *noun* Nudophobie *f*

nul|li|grav|i|da [nʌlɪ'grævɪdə] *noun* Nulligravida *f*

nul|lip|a|ra [nʌ'lɪpərə] *noun, plural* **-ras, -rae** [-riː] Nullipara *f*

num|ber ['nʌmbər] *noun* **1.** Zahl *f*, Ziffer *f* **2.** Anzahl *f* (*of* an)
atomic number Ordnungszahl *f*
Avogadro's number Avogadro-Zahl *f*
charge number Ordnungszahl *nt*
erythrocyte number Erythrozytenzahl *f*

nu|mer|i|cal [n(j)uː'merɪkl] *adj* numerisch, Zahlen-

num|mu|lar ['nʌmjələr] *adj* münzenförmig, nummulär

nurse|ling ['nɜrslɪŋ] *noun* Säugling *m*

nurs|ling ['nɜrslɪŋ] *noun* Säugling *m*

nut|meg ['nʌtmeg] *noun* Muskat *m*, Myristica fragrans

nu|tri|ent ['n(j)uːtrɪənt] I *noun* Nährstoff *m* II *adj* **1.** nahrhaft; (er-)nährend, mit Nährstoffen versorgend **2.** Ernährungs-, Nähr-

nu|tri|ment ['n(j)uːtrɪmənt] *noun* Nahrung *f*, Nährstoff *m*, Nahrungsmittel *nt*, Nutriment *nt*

nu|tri|men|tal [,n(j)uːtrɪ'mentl] *adj* nahrhaft, nährend, nutritiv

nu|tri|tion [n(j)uː'trɪʃn] *noun* **1.** Ernährung *f*, Nutrition *f* **2.** → *nutriment* **3.** Nahrungsaufnahme *f*, Ernähren *nt*
faulty nutrition Malnutrition *f*
parenteral nutrition parenterale Ernährung *f*

nu|tri|tion|al [n(j)uː'trɪʃnl] *adj* Ernährungs-, Nähr-

nu|tri|tious [n(j)uː'trɪʃəs] *adj* nahrhaft, nährend, nutritiv

nu|tri|tive ['n(j)uːtrətɪv] I *noun* Nahrung *f*, Diätetikum *nt* II *adj* **1.** nahrhaft, nährend, nutritiv **2.** ernährend, Nähr-, Ernährungs-

nyct- *präf.* Nacht-, Nykt(o)-

nyc|tal|gia [nɪk'tældʒ(ɪ)ə] *noun* nächtlicher Schmerz *m*, Nyktalgie *f*

nyc|ta|lo|pia [ˌnɪk'ləʊpɪə] *noun* Nachtblindheit *f*, Hemeralopie *f*

nyc|ter|ine ['nɪktəraɪn] *adj* **1.** während der Nacht auftretend, nachts, nächtlich **2.** unklar, obskur

nyc|ter|o|hem|er|al [ˌnɪktərəʊ'hemərəl] *adj* Nacht und Tag betreffend, nykthemeral, nyktohemeral

nycto- *präf.* Nacht-, Nykt(o)-

nyc|to|hem|er|al [ˌnɪktəʊ'hemərəl] *adj* Nacht und Tag betreffend, nykthemeral, nyktohemeral

nyc|to|pho|bia [ˌnɪktəʊ'fəʊbɪə] *noun* Nyktophobie *f*

nyc|tu|ria [nɪk't(j)ʊərɪə] *noun* Nykturie *f*

nym|pha ['nɪmfə] *noun, plural* **-phae** [-fiː] kleine Schamlippe *f*, Labium minus pudendi, Nympha *f*

nympha of Krause Kitzler *m*, Klitoris *f*, Clitoris *f*

nym|phec|to|my [nɪm'fektəmɪ] *noun* Nymphektomie *f*

nym|pho|ma|nia [ˌnɪmfəʊ'meɪnɪə, -jə] *noun* Nymphomanie *f*

nym|pho|ma|ni|ac [ˌnɪmfəʊ'meɪnɪæk] *adj* Nymphomanie betreffend, nymphoman, nymphomanisch

nym|phot|o|my [nɪm'fɑtəmɪ] *noun* Nymphotomie *f*

nys|tag|mic [nɪ'stægmɪk] *adj* Nystagmus betreffend, von ihm betroffen oder gekennzeichnet, nystagtisch

nys|tag|mog|ra|phy [ˌnɪstæg'mɑgrəfɪ] *noun* Nystagmographie *f*, Nystagmografie *f*

nys|tag|moid [nɪ'stægmɔɪd] *adj* nystagmusähnlich, nystagmusartig, nystagmoid

nys|tag|mus [nɪ'stægməs] *noun* Nystagmus *m*

gaze nystagmus Blickrichtungs-, Blicklähmungsnystagmus *m*

optokinetic nystagmus optokinetischer Nystagmus *m*

positional nystagmus Lage-, Lagerungsnystagmus *m*

railroad nystagmus **1.** Eisenbahnnystagmus *m* **2.** optokinetischer Nystagmus *m*

spontaneous nystagmus Spontannystagmus *m*

vestibular nystagmus vestibulärer Nystagmus *m*

nys|ta|tin ['nɪstətɪn] *noun* Nystatin *nt*

nyx|is ['nɪksɪs] *noun, plural* **-es** [-siːz] Punktion *f*

O

oa|ri|um [əʊ'eərɪəm] *noun* → *ovary*
oat [əʊt] *noun* Hafer *m*, Avena sativa
ob|duc|tion [ɑb'dʌkʃn] *noun* Obduktion *f*, Autopsie *f*, Nekropsie *f*, Sektion *f*
o|bese [əʊ'biːs] *adj* beleibt, füllig, korpulent
o|be|si|ty [əʊ'biːsətɪ] *noun* Fettleibigkeit *f*, Fettsucht *f*, Korpulenz *f*, Obesität *f*, Adipositas *f*, Obesitas *f*
adiposogenital puberal obesity Adiposogigantismus *m*
ob|jec|tive [əb'dʒektɪv] I *noun* Objektiv(linse *f*) *nt* II *adj* sachlich, unpersönlich, objektiv
o|blig|a|to|ry [ə'blɪgətɔːrɪ, -təʊ-] *adj* obligatorisch, verpflichtend (*on, upon* für); Zwangs-, Pflicht-
ob|liq|ui|ty [ɑb'lɪkwətɪ] *noun* Schrägheit *f*, Schiefe *f*, schräge/schiefe Lage oder Richtung *f*, Obliquität *f*
pelvic obliquity Beckenschiefstand *m*
ob|lit|er|at|ing [ə'blɪtəreɪtɪŋ] *adj* verschließend, obliterierend, obliterativ
ob|lit|er|a|tion [əˌblɪtə'reɪʃn] *noun* Verschluss *m*, Verödung *f*, Obliteration *f*, Obliteratio *f*
ob|lon|ga|ta|l [ˌɑblɔŋ'gɑːtl] *adj* Medulla oblongata betreffend, Oblongata-
ob|ses|sion [əb'seʃn] *noun* Besessenheit *f*, Zwangsvorstellung *f*, fixe Idee *f*, Obsession *f*
ob|ses|sion|al [əb'seʃnl] *adj* mit den Symptomen von Anankasmus, zwanghaft, obsessiv-kompulsiv, anankastisch, obsessiv
obsessive-compulsive *adj* mit den Symptomen von Anankasmus, zwanghaft, obsessiv-kompulsiv, anankastisch
ob|sti|pa|tion [ˌɑbstə'peɪʃn] *noun* (Stuhl-)Verstopfung *f*, Obstipation *f*, Konstipation *f*, Obstructio alvi
ob|struc|tion [əb'strʌkʃn] *noun* Blockierung *f*, Verstopfung *f*, Verlegung *f*, Verschluss *m*, Obstruktion *f*
bowel obstruction Darmverlegung *f*, -obstruktion *f*, -verschluss *m*; Ileus *m*
incomplete intestinal obstruction Subileus *m*
intestinal obstruction Darmverlegung *f*, -obstruktion *f*, -verschluss *m*; Ileus *m*
small bowel obstruction Dünndarmverschluss *m*
strangulated bowel obstruction Strangulationsileus *m*
ob|tu|ra|tor ['ɑbt(j)əreɪtər] *noun* **1.** Verschluss *m*, Verlegung *f* **2.** Verschlussprothese *f*, künstliche Gaumenplatte *f*, Obturator *m*
oc|cip|i|tal [ɑk'sɪpɪtl] *adj* Hinterhaupt(sbein) betreffend, okzipital, Hinterhaupt(s)-
oc|cip|i|ta|lis [ɑkˌsɪpɪ'teɪləs] *noun* Okzipitalis *m*, Musculus occipitalis, Venter occipitalis musculi occipitofrontalis
occipito-atlantal *adj* Atlas und Hinterhauptsbein/Os occipitale betreffend, atlanto-okzipital, atlanto-occipital
oc|cip|i|to|ax|i|al [ɑkˌsɪpɪtəʊ'æksɪəl] *adj* Os occipitale und Dens axis betreffend
oc|cip|i|to|cer|vi|cal [ɑkˌsɪpɪtəʊ'sɜrvɪkl] *adj* Hinterhaupt und Nacken/Zervix betreffend oder verbindend, okzipitozervikal
oc|cip|i|to|fron|ta|lis [ɑkˌsɪpɪtəʊfrɑn'teɪlɪs] *noun* Okzipitofrontalis *m*, Musculus occipitofrontalis
oc|cip|i|to|mas|toid [ɑkˌsɪpɪtəʊ'mæstɔɪd] *adj* Os occipitale und Processus mastoideus betreffend
oc|cip|i|to|pa|ri|e|tal [ɑkˌsɪpɪtəʊpə'raɪɪtl] *adj* Hinterhaupt und Scheitelbein/Os parietale betreffend oder verbindend, okzipitoparietal, parieto-okzipital
oc|cip|i|to|tem|po|ral [ɑkˌsɪpɪtəʊ'temp(ə)rəl] *adj* Hinterhaupt und Schläfe betreffend; Hinterhauptsbein und das Schläfenbein/Os temporale betreffend oder verbindend, okzipitotemporal
oc|ci|put ['ɑksɪpʌt] *noun, plural* **-puts, oc|cip|i|ta** [ɑk'sɪpɪtə] Hinterhaupt *nt*, Okziput *nt*, Occiput *nt*
oc|clu|sal [ə'kluːzl] *adj* Kaufläche oder Okklusion betreffend, okklusal, Biss-, Okklusions-
oc|clu|sion [ə'kluːʒn] *noun* **1.** Verschließung *f*, Verstopfung *f*, Ein-, Ausschließung *f*, Umschließung *f* **2.** (*patholog.*) Verschluss *m*, Okklusion *f* **3.** Zahnreihenschluss *m*, Okklusion *f* **4.** (*chem.*) Absorption *f*, Okklusion *f*
neutral occlusion Neutralbiss *m*, Neutrogenie *f*, Regelbiss *m*
posterior occlusion Distalbiss *m*, Rückbiss *m*
retrusive occlusion Distalbiss *m*, Rückbiss *m*
terminal occlusion Schlussbiss *m*
oc|clu|sive [ə'kluːsɪv] *adj* Verschluss/Okklusion betreffend, einen Verschluss bildend, durch Okklusion verursacht, okklusiv, sperrend, hemmend, verschließend
oc|cult [ə'kʌlt, 'ɑkʌlt] *adj* verborgen, versteckt; okkult, kryptisch
o|chro|no|sis [ˌəʊkrə'nəʊsɪs] *noun, plural* **-ses** [-siːz] Ochronose *f*
oc|u|lar ['ɑkjələr] I *noun* Okular *nt*, Okularlinse *f* II *adj* Auge betreffend, okular, Augen-, Okulo-
oculo- *präf.* Augen-, Okul(o)-
oc|u|lo|au|ric|u|lar [ˌɑkjələʊɔː'rɪkjələr] *adj* Augen und Ohren/Aures betreffend, okuloaurikulär
oc|u|lo|ce|phal|ic [ˌɑkjələʊsɪ'fælɪk] *adj* Augen und Gehirn/Enzephalon betreffend, okulozephal, okuloenzephalisch
oc|u|lo|ce|re|bral [ˌɑkjələʊsə'riːbrəl, -'serə-] *adj* Augen und Gehirn/Zerebrum betreffend, okulozerebral
oc|u|lo|en|ce|phal|ic [ˌɑkjələʊensɪ'fælɪk] *adj* Augen und Gehirn/Enzephalon betreffend, okuloenzephalisch, okulozephal
oc|u|lo|fa|cial [ˌɑkjələʊ'feɪʃl] *adj* Augen und Gesicht/Facies betreffend, okulofazial
oc|u|lo|man|dib|u|lo|dys|ceph|a|ly [ˌɑkjələʊmænˌdɪbjələʊdɪs'sefəlɪ] *noun* Hallermann-Streiff-Syndrom *nt*
oc|u|lo|mo|to|ri|us [ˌɑkjələʊməʊ'təʊrɪəs] *noun* Okulomotorius *m*, III. Hirnnerv *m*, Nervus oculomotorius
oc|u|lo|na|sal [ˌɑkjələʊ'neɪzl] *adj* Augen und Nase betreffend, okulonasal
oc|u|lo|pu|pil|lar|y [ˌɑkjələʊ'pjuːpəˌleriː, -lərɪ] *adj* Pupille betreffend, okulopupillär, pupillär, pupillar
o|cy|to|cin [əʊsɪ'təʊsɪn] *noun* Ocytocin *nt*, Oxytocin *nt*
odont- *präf.* Zahn-, Dental-, Dent(o)-, Odont(o)-
o|don|tal|gia [ˌəʊdɑn'tældʒ(ɪ)ə] *noun* Zahnschmerz(en *pl*) *m*, Odontalgie *f*
o|don|ti|a|sis [ˌəʊdɑn'taɪəsɪs] *noun* Zahnen *nt*, Zahndurchbruch *m*, Dentition *f*, Dentitio *f*
o|don|ti|tis [əʊ'dɑntaɪtɪs] *noun* Entzündung der Zahnpulpa, Pulpitis *f*, Pulpaentzündung *f*, Zahnmarkentzündung *f*
odonto- *präf.* Zahn-, Dental-, Dent(o)-, Odont(o)-
o|don|to|am|e|lo|blas|to|ma [əʊˌdɑntəʊˌæmələʊblæs'təʊmə] *noun* Odontoadamantinom *nt*, Odontoameloblastom *nt*, ameloblastisches Fibroodontom *nt*, ameloblastisches Odontom *nt*
o|don|to|am|e|lo|blas|to|sar|co|ma [əʊˌdɑntəʊˌæmələʊˌblæstəsɑːr'kəʊmə] *noun* Odontoameloblastosarkom *nt*
o|don|to|blast ['əʊˌdɑntəʊblæst] *noun* Odontoblast *m*, Dentinoblast *m*
o|don|to|blas|to|ma [əʊˌdɑntəʊblæs'təʊmə] *noun* Odontoblastom *nt*
o|don|to|clast ['əʊˌdɑntəʊklæst] *noun* Odontoklast *m*, -clast *m*

o|don|to|gen|e|sis [əʊˌdɑntəʊ'dʒenəsɪs] *noun* Zahnentwicklung *f*, -bildung *f*, Odontogenese *f*
o|don|to|gen|ic [əʊˌdɑntəʊ'dʒenɪk] *adj* **1.** von den Zähnen ausgehend, odontogen, dentogen **2.** zahnbildend
o|don|to|lith [əʊ'dɑntəlɪθ] *noun* Zahnstein *m*, Odontolith *m*, Calculus dentalis
o|don|to|ma [əʊdɑn'təʊmə] *noun* **1.** Odontom *nt* **2.** odontogener Tumor *m*
o|don|top|a|thy [əʊdɑn'tɑpəθɪ] *noun* Zahnerkrankung *f*, Odontopathie *f*
o|don|to|per|i|os|te|um [əʊˌdɑntəˌperɪ'ɑstɪəm] *noun* Zahnbett *nt*, Parodont *nt*, Parodontium *nt*
o|don|to|pho|bia [əʊˌdɑntə'fəʊbɪə] *noun* Odontophobie *f*
o|dor ['əʊdər] *noun* Geruch *m*, Odor *m*
odyno- *präf.* Schmerz-, Odyn(o)-
o|dyn|o|pha|gia [əʊˌdɪnəʊ'feɪdʒ(ɪ)ə] *noun* Odynophagie *f*
o|dyn|pha|gia [əʊdɪn'feɪdʒ(ɪ)ə] *noun* Odynophagie *f*
oesophago- *präf.* Speiseröhren-, Ösophag(o)-, Oesophag(o)-, Ösophagus-
oe|soph|a|go|sto|mi|a|sis [ɪˌsɑfəgəʊstə'maɪəsɪs] *noun* Oesophagostomum-Infektion *f*, Oesophagostomiasis *f*
Oe|soph|a|gos|to|mum [ɪˌsɑfə'gɑstəməm] *noun* Oesophagostomum *nt*
oes|trone ['estrəʊn] *noun* Estron *nt*, Östron *nt*, Follikulin *nt*, Folliculin *nt*
of|fi|cial [ə'fɪʃl] *adj* als Heilmittel anerkannt, arzneilich, offizinal, offizinell
of|fic|i|nal [ə'fɪʃənl] *adj* **1.** als Heilmittel anerkannt, arzneilich, offizinal, offizinell **2.** Pharmazeutik betreffend, auf ihr beruhend, arzneikundlich, pharmazeutisch
oi|ko|pho|bia [ˌɔɪkəʊ'fəʊbɪə] *noun* Oikophobie *f*
oil [ɔɪl] **I** *noun* Öl *nt*, Oleum *nt* **II** *v* (ein-)ölen, einfetten, schmieren
almond oil Mandelöl *nt*, Amygdalae oleum
anise oil Anisöl *nt*, Anisi oleum, Anisi aetheroleum
basil oil Basilici aetheroleum
benzyl mustard oil Benzylsenföl *nt*
buchu oil Barosma-betulina-Blätteröl *nt*
cajeput oil Cajeputi aetheroleum
calendula oil Calendulaöl *nt*
camphor oil Kampferöl *nt*, Oleum camphoratum
camphorated oil Oleum camphoratum, Kampferöl *nt*
caraway oil Kümmelöl *nt*, Carvi aetheroleum
cardamon oil Cardamomi aetheroleum
cassia oil Kassiaöl *nt*, chinesisches Zimtöl *pl*, Cinnamomi cassiae aetheroleum
castor oil Rizinusöl *nt*, Christuspalmöl *nt*, Ricini oleum
celery oil Sellerieöl *nt*, Apii aetheroleum
cinnamon oil Zimtöl *nt*, Cinnamomi aetheroleum
citronella oil Citronellöl *nt*, indisches Melissenöl *nt*, Cymbopogonis winteriani aetheroleum, Citronellae aetheroleum
clove oil Nelkenöl *nt*, Caryophylli aetheroleum
cod-liver oil Lebertran *m*, Oleum iecori, Oleum Jecoris, Morrhuae oleum
coriander oil Korianderöl *nt*, Coriandri aetheroleum
dwarf pine needle oil Latschenkieferöl *nt*, Pini pumilionis aetheroleum
eucalyptus oil Eukalyptusöl *nt*, Eucalypti aetheroleum
evening primrose oil Nachtkerzenöl *nt*
fir needle oil Fichtenöl *nt*, Piceae aetheroleum
guaiac oil Guaiaci aetheroleum, Guajaköl *nt*
hyssop oil Ysopöl *nt*, Hyssopi aetheroleum
Japanese peppermint oil japanisches Pfefferminzöl *nt*, Minzöl *nt*, Menthae arvensis aetheroleum
juniper oil Wacholderöl *nt*, Wacholderbeerenöl *nt*, Juniperi aetheroleum
lavender oil Lavendelöl *nt*, Lavandulae aetheroleum
lemon oil Zitronenöl *nt*, Citri aetheroleum, Citronenöl *nt*, Limonis aetheroleum
lemongrass oil Lemongrasöl *nt*, Cymbopogonis citrati aetheroleum
linseed oil Leinöl *nt*
Lorenzo's oil Lorenzos Öl *nt*
marjoram oil Majoranae aetheroleum
niaouli oil Niauliöl *nt*, Niauli aetheroleum
nutmeg oil Muskatnussöl *nt*, Myristicae aetheroleum
olive oil Olivenöl *nt*, Oleae oleum
oregano oil Origani aetheroleum
peppermint oil Pfefferminzöl *nt*, Menthae piperitae aetheroleum
pine needle oil Pinienöl *nt*, Pini aetheroleum
purified turpentine oil Terebinthinae aetheroleum rectificatum
red oil Rotöl *nt*, Johanniskrautöl *nt*
Roman chamomile oil Chamomillae romanae aetheroleum
rosemary oil Rosmarinöl *nt*, Rosmarini aetheroleum
sage oil Salbeiöl *nt*, Salviae aetheroleum
sandalwood oil Santali albi aetheroleum
spearmint oil Menthae crispae aetheroleum
spruce oil Fichtenöl *nt*, Piceae aetheroleum
St. John's-wort oil Johanniskrautöl *nt*, Rotöl *nt*
star anise oil Sternanisöl*nt*, Anisi stellati aetheroleum
thyme oil Thymianöl *nt*, Thymi aetheroleum
wild thyme oil Quendelöl *nt*, Serpylli aetheroleum
zedoary oil Zitwerwurzelöl *nt*, Zeodariae oleum
oil|y ['ɔɪlɪ] *adj* **1.** ölig, ölhaltig, Öl- **2.** fettig, schmierig, voller Öl
oint|ment ['ɔɪntmənt] *noun* Salbe *f*; (*pharmakol.*) Unguentum *nt*
ole- *präf.* Ole(o)-, Öl-
o|le|an|der ['əʊliːˌændər] *noun* Oleander *m*, Nerium Oleander
o|le|ate ['əʊlɪeɪt] *noun* Oleat *nt*
o|lec|ra|nal [əʊ'lekrənl] *adj* Olekranon betreffend, Olekranon-
o|lec|ra|non [əʊ'lekrənɑn, ˌəʊlɪ'kreɪnɑn] *noun* Ell(en)bogenfortsatz *m*, -höcker *m*, Olekranon *nt*, Olecranon *nt*
oleo- *präf.* Ole(o)-, Öl-
o|le|o|gran|u|lo|ma [ˌəʊlɪəʊˌgrænjə'ləʊmə] *noun* Oleogranulom *nt*, Lipogranulom *nt*
o|le|o|ma [əʊlɪ'əʊmə] *noun* Oleom *nt*, Oleosklerom *nt*, Oleogranulom *nt*, Elaiom *nt*
o|le|o|pal|mi|tate [ˌəʊlɪəʊ'pælmɪteɪt, -'pɑː(l)m-] *noun* Oleopalmitat *nt*
o|le|o|ste|a|rate [ˌəʊlɪəʊ'stɪəreɪt] *noun* Oleostearat *nt*
ol|fac|tion [ɑl'fækʃn, əʊl-] *noun* **1.** Riechen *nt* **2.** Geruchssinn *m*; (*anatom.*) Olfactus *m*
ol|fac|tom|e|try [ɑlˌfæk'tɑmətrɪ] *noun* Olfaktometrie *f*
ol|fac|to|pho|bia [ɑlˌfæktəʊ'fəʊbɪə] *noun* Osmophobie *f*, Olfaktophobie *f*
ol|fac|to|ry [ɑl'fækt(ə)rɪ, əʊl-] *adj* Geruchssinn/Olfaktus betreffend, olfaktorisch
olig- *präf.* Klein-, Olig(o)-
ol|ig|ak|i|su|ria [ˌɑlɪgækɪ's(j)ʊərɪə] *noun* Oligakisurie *f*
ol|ig|e|mia [ɑlɪ'giːmɪə] *noun* Hypovolämie *f*, Oligämie *f*
ol|ig|e|mic [ɑlɪ'giːmɪk] *adj* Hypovolämie betreffend, hypovolämisch
ol|ig|hid|ria [ɑlɪg'hɪdrɪə] *noun* verminderte Schweißsekretion *f*, Oligohidrosis *f*
oligo- *präf.* Klein-, Olig(o)-
ol|i|go|am|ni|os [ˌɑlɪgəʊ'æmnɪəs] *noun* Oligoamnion *nt*, Oligamnion *nt*, Oligohydramnie *f*
ol|i|go|ar|thri|tis [ˌɑlɪgəʊɑːr'raɪtɪs] *noun* Entzündung mehrerer Gelenke, Oligoarthritis *f*
ol|i|go|cho|lia [ˌɑlɪgəʊ'kəʊlɪə] *noun* verminderte/mangelhafte Galle(n)sekretion *f*, Hypocholie *f*, Oligocholie *f*
ol|i|go|chy|lia [ˌɑlɪgəʊ'kaɪlɪə] *noun* verminderte Magensaftbildung *f*, Hypochylie *f*, Oligochylie *f*
ol|i|go|cy|the|mia [ˌɑlɪgəʊsaɪ'θiːmɪə] *noun* Oligozythämie *f*
ol|i|go|cy|to|sis [ˌɑlɪgəʊsaɪ'təʊsɪs] *noun* → *oligocythemia*
ol|i|go|dac|ty|ly [ˌɑlɪgəʊ'dæktəlɪ] *noun* Oligodaktylie *f*

ol|i|go|den|dria [ˌɑlɪɡəʊ'dendrɪə] *noun* →*oligodendroglia*
ol|i|go|den|dro|blas|to|ma [ɑlɪɡəʊˌdendrəʊblæs'təʊmə] *noun* Oligodendrogliom *nt*
ol|i|go|den|dro|cyte [ˌɑlɪɡəʊ'dendrəsaɪt] *noun* Oligodendrogliazelle *f*, Oligodendrozyt *m*
ol|i|go|den|drog|lia [ˌɑlɪɡəʊden'drɑɡlɪə] *noun* Oligodendroglia *f*
ol|i|go|den|dro|gli|o|ma [ɑlɪɡəʊˌdendrəʊɡlaɪ'əʊmə] *noun* Oligodendrogliom *nt*
ol|i|go|dip|sia [ˌɑlɪɡəʊ'dɪpsɪə] *noun* Oligodipsie *f*
ol|i|go|don|tia [ˌɑlɪɡəʊ'dɑnʃ(ɪ)ə] *noun* Oligodontie *f*
ol|i|go|ga|lac|tia [ˌɑlɪɡəʊɡə'lækʃɪə] *noun* Oligogalaktie *f*
ol|i|gog|lia [ɑlɪ'ɡɑɡlɪə] *noun* Oligodendroglia *f*
oligo-1,6-α-glucosidase *noun* α-Dextrinase *f*, Oligo-1,6-α-glucosidase *f*
ol|i|go|he|mia [ˌɑlɪɡəʊ'hiːmɪə] *noun* Hypovolämie *f*
ol|i|go|hy|per|men|or|rhea [ˌɑlɪɡəʊˌhaɪpərmenə'rɪə] *noun* Oligohypermenorrhoe *f*
ol|i|go|hy|po|men|or|rhea [ˌɑlɪɡəʊˌhaɪpəʊmenə'rɪə] *noun* Oligohypomenorrhoe *f*
ol|i|go|men|or|rhea [ˌɑlɪɡəʊmenə'rɪə] *noun* Oligomenorrhoe *f*
ol|i|go|pep|sia [ˌɑlɪɡəʊ'pepsɪə] *noun* mangelhafte Verdauung *f*, Hypopepsie *f*, Oligopepsie *f*
ol|i|go|pep|tide [ˌɑlɪɡəʊ'peptaɪd] *noun* Oligopeptid *nt*
ol|i|go|pty|al|ism [ˌɑlɪɡəʊ'taɪəlɪzəm] *noun* Oligosialie *f*
ol|i|go|sac|cha|ride [ˌɑlɪɡəʊ'sækəraɪd, -rɪd] *noun* Oligosaccharid *nt*
ol|i|go|si|a|lia [ˌɑlɪɡəʊsaɪ'eɪlɪə] *noun* Oligosialie *f*
ol|i|go|sper|mia [ˌɑlɪɡəʊ'spɜrmɪə] *noun* Oligozoospermie *f*
ol|i|go|symp|to|mat|ic [ˌɑlɪɡəʊˌsɪmptə'mætɪk] *adj* mit nur wenigen Krankheitszeichen/Symptomen verlaufend, oligosymptomatisch
ol|i|go|syn|ap|tic [ˌɑlɪɡəʊsɪ'næptɪk] *adj* über weniger als zwei Synapsen verlaufend, oligosynaptisch
ol|i|go|trich|ia [ˌɑlɪɡəʊ'trɪkɪə] *noun* Hypotrichose *f*
ol|i|go|zo|o|sper|mia [ˌɑlɪɡəʊˌzəʊə'spɜrmɪə] *noun* Oligozoospermie *f*
ol|i|gu|ria [ɑlɪ'ɡ(j)ʊərɪə] *noun* Oligurie *f*
ol|i|gu|ric [ɑlɪ'ɡ(j)ʊərɪk] *adj* Oligurie betreffend, oligurisch
ol|i|va|ry ['ɑləverɪ] *adj* **1.** olivenartig, -förmig **2.** Olive betreffend, Oliven-
ol|ive ['ɑlɪv] **I** *noun* (*ZNS*) Olive *f*, Oliva *f* **II** *adj* oliv, oliv(en)farben, -farbig, Oliven-; olivenartig
om- *präf.* Schulter-, Om(o)-
-oma *suf.* Geschwulst, -om, -oma
o|mal|gia [əʊ'mældʒ(ɪ)ə] *noun* Schulterschmerz(en *pl*) *m*, Omalgie *f*, Omalgia *f*
o|mar|thri|tis [əʊmɑːr'θraɪtɪs] *noun* Omarthritis *f*, Schultergelenkentzündung *f*, Schulterentzündung *f*, Omitis *f*
om|bro|pho|bia [ˌɑmbrəʊ'fəʊbɪə] *noun* Ombrophobie *f*
oment- *präf.* Netz-, Omentum-, Oment(o)-
o|men|tal [əʊ'mentl] *adj* Bauchnetz/Omentum betreffend, omental, epiploisch
o|men|tec|to|my [ˌəʊmen'tektəmɪ] *noun* Omentumresektion *f*, Omentektomie *f*
o|men|ti|tis [ˌəʊmen'taɪtɪs] *noun* Bauchnetzentzündung *f*, Omentitis *f*, Epiploitis *f*
omento- *präf.* Netz-, Omentum-, Oment(o)-
o|men|to|fix|a|tion [əʊˌmentəʊfɪk'seɪʃn] *noun* Omentopexie *f*
o|men|to|pex|y ['əʊmentəʊpeksɪ] *noun* Omentopexie *f*
o|men|to|plas|ty ['əʊmentəʊplæstɪ] *noun* Netz-, Omentum-, Omentoplastik *f*
o|men|tor|rha|phy [ˌəʊmen'tɔːrəfɪ] *noun* Omentum-, Netznaht *f*, Omentorrhaphie *f*
o|men|tot|o|my [ˌəʊmen'tɑtəmɪ] *noun* Omentotomie *f*
o|men|tum [əʊ'mentəm] *noun, plural* **-ta** [-tə] (Bauch-) Netz *nt*, Omentum *nt*, Epiploon *nt*
colic omentum →*greater omentum*
gastrocolic omentum →*greater omentum*
gastrohepatic omentum →*lesser omentum*
greater omentum →*greater omentum*
lesser omentum kleines Netz *nt*, Omentum minus
splenogastric omentum Magen-Milz-Band *nt*, Ligamentum gastrolienale/gastrosplenicum
o|mi|tis [əʊ'maɪtɪs] *noun* Omarthritis *f*, Schultergelenkentzündung *f*, Schulterentzündung *f*, Omitis *f*
omo- *präf.* Schulter-, Om(o)-
o|mo|dyn|ia [ˌəʊməʊ'diːnɪə] *noun* Schulterschmerz(en *pl*) *m*, Omodynie *f*
o|mo|hy|oi|de|us [ˌəʊməʊhaɪ'ɔɪdɪəs] *noun* Omohyoideus *m*, Musculus omohyoideus
omphal- *präf.* Nabel-, Omphal(o)-
om|phal|ec|to|my [ɑmfə'lektəmɪ] *noun* Nabelexzision *f*, Omphalektomie *f*
om|phal|ic [ɑm'fælɪk] *adj* Nabel/Umbilicus betreffend, zum Nabel gehörend, umbilikal
om|pha|li|tis [ˌɑmfə'laɪtɪs] *noun* Nabelentzündung *f*, Omphalitis *f*
purulent omphalitis Omphalophlegmone *f*
omphalo- *präf.* Nabel-, Omphal(o)-
om|pha|lo|cele ['ɑmfələʊsiːl] *noun* Nabelschnurbruch *m*, Omphalozele *f*, -cele *f*
om|pha|lo|en|ter|ic [ˌmfələʊen'terɪk] *adj* Nabel und Darm betreffend oder verbindend, omphaloenterisch
om|pha|lo|mes|en|ter|ic [ˌmfələʊmesən'terɪk] *adj* Nabel und Darmgekröse/Mesenterium betreffend oder verbindend, omphalomesenterisch
om|pha|lop|a|gus [ɑmfə'lɑpəɡəs] *noun* Omphalopagus *m*
om|pha|lo|phle|bi|tis [ˌɑmfələʊflɪ'baɪtɪs] *noun* Nabelvenenentzündung *f*, Omphalophlebitis *f*, Thrombophlebitis umbilicalis
om|pha|lor|rha|gia [ˌɑmfələʊ'reɪdʒ(ɪ)ə] *noun* Nabelblutung *f*
om|pha|lor|rhea [ˌɑmfələʊ'rɪə] *noun* Omphalorrhoe *f*
om|pha|lor|rhex|is [ˌɑmfələʊ'reksɪs] *noun* Nabelschnurriss *m*, Omphalorrhexis *f*
om|pha|lot|o|my [ɑmfə'lɑtəmɪ] *noun* Abnabelung *f*
o|nan|ism ['əʊnənɪzəm] *noun* **1.** Selbstbefriedigung *f*, Onanie *f*, Masturbation *f* **2.** Koitus/Coitus interruptus
On|cho|cer|ca [ˌɑŋkəʊ'sɜrkə] *noun* Onchocerca *f*
Onchocerca volvulus Knäuelfilarie *f*, Onchocerca volvulus
on|cho|cer|ci|a|sis [ˌɑŋkəʊsɜr'kaɪəsɪs] *noun* Onchozerkose *f*, Onchocercose *f*, Onchocerciasis *f*, Knotenfilariose *f*, Onchocerca-volvulus-Infektion *f*
onco- *präf.* Tumor-, Geschwulst-, Onko-
on|co|ci|dal [ˌɑŋkə'saɪdl] *adj* Tumorzellen abtötend, onkozid
on|co|cyte ['ɑŋkəsaɪt] *noun* Onkozyt *m*
on|co|cyt|ic [ɑŋkə'sɪtɪk] *adj* aus Onkozyten bestehend, onkozytär
on|co|cy|to|ma [ˌɑŋkəsaɪ'təʊmə] *noun* **1.** Onkozytom *nt*, Hürthle-Tumor *m*, Hürthle-Zelladenom *nt*, Hürthle-Struma *f*, oxyphiles Schilddrüsenadenom *nt* **2.** Hürthle-Zell-Karzinom *nt*, malignes Onkozytom *nt*
on|co|fe|tal [ˌɑŋkəʊ'fiːtl] *adj* in fetalem Gewebe und Tumorgewebe auftretend, onkofetal, onkofötal
on|co|gene ['ɑŋkədʒiːn] *noun* Onkogen *nt*
on|co|gen|e|sis [ɑŋkə'dʒenəsɪs] *noun* Tumorbildung *f*, Onkogenese *f*
on|co|ge|net|ic [ˌɑŋkədʒə'netɪk] *adj* Tumorbildung/Onkogenese betreffend, onkogenetisch
on|co|gen|ic [ɑŋkə'dʒenɪk] *adj* einen Tumor/eine Geschwulst erzeugend, onkogen, geschwulsterzeugend
on|co|ge|nic|i|ty [ˌɑŋkədʒə'nɪsətɪ] *noun* Fähigkeit *f* zur Tumorbildung, Onkogenität *f*
on|cog|e|nous [ɑŋ'kɑdʒənəs] *adj* einen Tumor/eine Geschwulst erzeugend, onkogen, geschwulsterzeugend

on|co|lo|gy [ɑŋ'kɑlədʒɪ] *noun* Geschwulstlehre *f*, Onkologie *f*
on|co|ly|sis [ɑŋ'kɑlɪsɪs] *noun* Geschwulstauflösung *f*, Onkolyse *f*
on|co|lyt|ic [ɑŋkə'lɪtɪk] *adj* Tumorauflösung/Onkolyse betreffend oder auslösend, onkolytisch
on|co|ma [ɑŋ'kəʊmə] *noun* Geschwulst *f*, Tumor *m*
on|cor|na|vi|rus [ɑŋ'kɔːrnəvaɪrəs] *noun* Oncornavirus *nt*
on|co|stat|ic [ɑŋkəʊ'stɑtɪk] *adj* das Tumorwachstum hemmend, onkostatisch
on|co|ther|a|py [ɑŋkə'θerəpɪ] *noun* Tumortherapie *f*, Onkotherapie *f*
on|cot|ic [ɑn'kɑtɪk] *adj* Schwellung oder Geschwulst betreffend, onkotisch
on|co|tox|ic [ɑŋkə'θɑksɪk] *adj* Tumorzellen schädigend, onkotoxisch
on|co|trop|ic [ˌɑŋkə'trɑpɪk] *adj* mit besonderer Affinität zu Tumoren, tumoraffin, onkotrop
on|co|vi|rus [ɑŋkə'vaɪrəs] *noun* Onkovirus *nt*, Oncovirus *nt*
oneiro- *präf.* Traum-, Oneir(o)-
o|nei|ro|dyn|ia [ˌəʊnaɪ'rəʊ'diːnɪə] *noun* Oneirodynia *f*, Alptraum *m*
o|ni|o|ma|nia [ˌəʊnɪəʊ'meɪnɪə] *noun* krankhafter/zwanghafter Kauftrieb *m*, Oniomanie *f*
on|ion ['ʌnjən] *noun* Zwiebel *f*, Allium cepa
on|o|mat|o|pho|bia [ˌɑnəˌmætə'fəʊbɪə] *noun* Onomatophobie *f*
on|to|gen|e|sis [ˌɑntə'dʒenəsɪs] *noun* Ontogenese *f*
on|to|ge|net|ic [ˌɑntədʒə'netɪk] *adj* Ontogenie/Ontogenese betreffend, ontogenetisch, entwicklungsgeschichtlich
onych- *präf.* Nagel-, Onych(o)-
on|y|chal|gia [ɑnɪ'kældʒ(ɪ)ə] *noun* Nagelschmerz(en *pl*) *m*, Onychalgie *f*
on|y|cha|tro|phia [ˌɑnɪkə'trəʊfɪə] *noun* Nagelatrophie *f*, Onychatrophie *f*
on|ych|aux|is [ɑnɪ'kɔːksɪs] *noun* Onychauxis *f*
on|y|chec|to|my [ɑnɪ'kektəmɪ] *noun* Nagelexzision *f*, Onychektomie *f*
o|nych|ia [əʊ'nɪkɪə] *noun* Nagelbettentzündung *f*, Onychie *f*, Onychia *f*, Onychitis *f*, Onyxitis *f*
onycho- *präf.* Nagel-, Onych(o)-
on|y|choc|la|sis [ɑnɪ'kɑkləsɪs] *noun* Onychoklasie *f*
on|y|cho|cryp|to|sis [ˌɑnɪkəʊkrɪp'təʊsɪs] *noun* eingewachsener Nagel *m*, Onychokryptosis *f*
on|y|cho|dys|tro|phy [ˌɑnɪkəʊ'dɪstrəfɪ] *noun* Onychodystrophie *f*
on|y|cho|gry|po|sis [ˌɑnɪkəʊgrɪ'pəʊsɪs] *noun* Krumm-, Krallen-, Krallnagel *m*, Onychogrypose *f*, Onychogryposis *f*
on|y|chol|y|sis [ɑnɪ'kɑlɪsɪs] *noun* Onycholysis *f*
on|y|cho|ma|de|sis [ˌɑnɪkəʊmə'diːsɪs] *noun* Onychomadesis *f*, Onychomadose *f*, Onycholysis totalis
on|y|cho|ma|la|cia [ˌɑnɪkəʊmə'leɪʃ(ɪ)ə] *noun* Nagelerweichung *f*, Onychomalazie *f*
on|y|cho|my|co|sis [ˌɑnɪkəʊmaɪ'kəʊsɪs] *noun* Nagelmykose *f*, Onychomykose *f*, -mycosis *f*, Tinea unguium
onycho-osteodysplasia *noun* Nagel-Patella-Syndrom *nt*, Osteoonychodysplasie *f*, Osteoonychodysostose *f*, Onycho-osteodysplasie *f*
on|y|cho|path|ic [ɑnɪ'kəpəθɪ] *adj* Onychopathie betreffend, onychopathisch
on|y|chop|a|thy [ɑnɪ'kɑpəθɪ] *noun* Nagelerkrankung *f*, Onychopathie *f*, Onychose *f*, Onychosis *f*
on|y|choph|a|gy [ɑnɪ'kɑfədʒɪ] *noun* Nägelkauen *nt*, Onychophagie *f*
on|y|cho|phy|ma [ˌɑnɪkəʊ'faɪmə] *noun* Nagelhypertrophie *f*, Onychophym *nt*
on|y|chor|rhex|is [ˌɑnɪkəʊ'reksɪs] *noun* Onychorrhexis *f*
on|y|cho|schiz|ia [ˌɑnɪkəʊ'skɪzɪə] *noun* Onychoschisis *f*
on|y|cho|til|lo|ma|nia [ˌɑnɪkəʊˌtɪlə'meɪnɪə] *noun* Nägelreißen *nt*, Onychotillomanie *f*
on|y|chot|o|my [ɑnɪ'kɑtəmɪ] *noun* Onychotomie *f*
on|yx ['ɑnɪks, 'əʊ-] *noun* Nagel *m*, Ungus *m*, Onyx *m*
oo- *präf.* Ei-, Oo-, Ov(o)-, Ov(i)-
o|o|blast ['əʊəblæst] *noun* Ooblast *m*
o|o|cen|ter [ˌəʊə'sentər] *noun* Oozentrum *nt*, Ovozentrum *nt*
o|o|ceph|a|lus [ˌəʊə'sefələs] *noun* Oozephalus *m*, -kephalus *m*
o|o|ci|ne|sia [ˌəʊəʊsɪ'niːʒ(ɪ)ə] *noun* Ookinese *f*
o|o|cy|e|sis [ˌəʊəʊsaɪ'iːsɪs] *noun* Ovarialgravidität *f*
o|o|cyte ['əʊəʊsaɪt] *noun* Eizelle *f*, Oozyt(e *f*) *m*, Ovozyt *m*, Ovocytus *m*
o|og|a|mous [əʊəʊ'ɑgəməs] *adj* **1.** oogam **2.** hetero-, anisogam
o|og|a|my [əʊ'ɑgəmɪ] *noun* Eibefruchtung *f*, Oogamie *f*
o|o|gen|e|sis [ˌəʊəʊ'dʒenəsɪs] *noun* Eireifung *f*, Oogenie *f*, Ovo-, Oogenese *f*
o|o|gen|ic [ˌəʊəʊ'dʒenɪk] *adj* Eireifung/Oogenese betreffend, oogenetisch
o|o|go|ni|um [ˌəʊəʊ'gəʊnɪəm] *noun, plural* **-nia** [-nɪə] Urei(zelle *f*) *nt*, Oogonie *f*, Oogonium *nt*
o|o|ki|ne|sis [ˌəʊəʊkɪ'niːsɪs, -kaɪ-] *noun* Ookinese *f*
o|o|lem|ma [ˌəʊəʊ'lemə] *noun* Eihülle *f*, Oolemma *nt*, Zona/Membrana pellucida
oophor- *präf.* Eierstock-, Ovarial-, Oophor(o)-
o|o|pho|ral|gia [ˌəʊəfə'rældʒ(ɪ)ə] *noun* Eierstockschmerz(en *pl*) *m*, Ovarialgie *f*
o|o|pho|rec|to|my [ˌəʊəʊfə'rektəmɪ] *noun* Ovarektomie *f*
o|o|pho|ri|tis [ˌəʊəʊfə'raɪtɪs] *noun* Eierstockentzündung *f*, Oophoritis *f*
oophoro- *präf.* Eierstock-, Ovarial-, Oophor(o)-
o|oph|o|ro|cys|tec|to|my [əʊˌɑfərəʊsɪs'tektəmɪ] *noun* Oophorozystektomie *f*
o|oph|o|ro|hys|ter|ec|to|my [əʊˌɑfərəʊhɪstə'rektəmɪ] *noun* Entfernung *f* von Gebärmutter und Eierstöcken, Oophorohysterektomie *f*, Ovariohysterektomie *f*
o|oph|o|ro|ma [əʊˌɑfə'rəʊmə] *noun* Ovarialschwellung *f*, Ovarialtumor *m*, Eierstockschwellung *f*, Eierstocktumor *m*, Oophorom *nt*
o|oph|o|ron [əʊ'ɑfərɑn] *noun* → *ovary*
o|oph|or|op|a|thy [əʊˌɑfə'rɑpəθɪ] *noun* Eierstockerkrankung *f*, Oophoropathie *f*, Ovariopathie *f*
o|oph|o|ro|sal|pin|gec|to|my [ˌəʊˌɑfərəʊˌsælpɪŋ'dʒektəmɪ] *noun* Ovariosalpingektomie *f*, Oophorosalpingektomie *f*
o|oph|o|ro|sal|pin|gi|tis [ˌəʊˌɑfərəʊsælpɪŋ'dʒaɪtɪs] *noun* Entzündung von Eierstock und Eileiter, Oophorosalpingitis *f*, Ovariosalpingitis *f*, Salpingo-Oophoritis *f*
o|oph|o|ros|to|my [əʊˌɑfə'rɑstəmɪ] *noun* Oophorostomie *f*, Ovariostomie *f*
o|oph|o|rot|o|my [əʊˌɑfə'rɑtəmɪ] *noun* Eierstockschnitt *f*, Ovariotomie *f*, Ovaritomie *f*
o|o|plasm ['əʊəʊplæzəm] *noun* Eiplasma *nt*, Ovo-, Ooplasma *nt*
o|o|spore ['əʊəʊspəʊər, -spɔːr] *noun* Ei-, Oospore *f*
o|pac|i|fi|ca|tion [əʊˌpæsəfɪ'keɪʃn] *noun* Opakifikation *f*
o|pal|es|cence [ˌəʊpæl'lesəns] *noun* Opaleszenz *f*
o|pal|es|cent [ˌəʊpæl'lesənt] *adj* Opaleszenz aufweisend, opaleszierend, opalisierend, opaleszent
o|pal|gia [əʊ'pældʒ(ɪ)ə] *noun* Trigeminusneuralgie *f*, Neuralgia trigeminalis
o|paque [əʊ'peɪk] *adj* undurchsichtig, nicht durchscheinend; (strahlen-, licht-)undurchlässig, opak
o|pen|ing ['əʊpənɪŋ] **I** *noun* **1.** Öffnung *f*, (Ein-)Mündung *f*, Spalt *m*, Lücke *f*, Loch *nt*; (*anatom.*) Orificium *nt*, Ostium *nt*; Erweiterung *f* **2.** Eröffnung *f*, Öffnen *nt*, Aufmachen *nt*, -stechen *nt*, -bohren *nt* **II** *adj* (Er-)Öffnungs-
abdominal opening of uterine tube abdominelle Tubenöffnung *f*, Ostium abdominale tubae uterinae
aortic opening Aortenöffnung *f* des linken Ventrikels,

Ostium aortae
aortic opening of diaphragm Hiatus aorticus
opening of aqueduct of midbrain Apertura aqueductus cerebri, Apertura aqueductus mesencephali
opening of bladder innere Harnröhrenöffnung *f*, Harnröhrenanfang *m*, Ostium urethrae internum
cardiac opening Speiseröhren-, Ösophagusmündung *f*, Ostium cardiacum, Cardia *f*
opening of coronary sinus Ostium sinus coronarii
esophageal opening in diaphragm Hiatus oesophageus
opening of external acoustic meatus äußere Öffnung *f* des Gehörganges, Porus acusticus externus
external urethral opening äußere Harnröhrenöffnung *f*, Harnröhrenmündung *f*, Ostium urethrae externum
ileocecal opening Ileumeinmündung *f* ins Zäkum, Ostium valvae ilealis
inferior opening of pelvis Beckenausgang *m*, Apertura pelvis inferior
inferior thoracic opening untere Thoraxapertur *f*, Brustkorbausgang *m*, Apertura thoracis inferior
opening of inferior vena cava Mündung *f* der unteren Hohlvene, Ostium venae cavae inferioris
internal urethral opening innere Harnröhrenöffnung *f*, Harnröhrenanfang *m*, Ostium urethrae internum
lacrimal opening Punctum lacrimale
left atrioventricular opening Ostium atrioventriculare sinistrum
lower thoracic opening untere Thoraxapertur *f*, Brustkorbausgang *m*, Apertura thoracis inferior
orbital opening Aditus orbitalis
ovarian opening of uterine tube abdominelle Tubenöffnung *f*, Ostium abdominale tubae uterinae
pharyngeal opening of auditory tube Rachenöffnung *f* der Ohrtrompete, Ostium pharyngeum tubae auditivae/auditoriae
piriform opening Apertura piriformis
opening of pulmonary trunk Pulmonalisöffnung *f* des rechten Ventrikels, Ostium trunci pulmonalis
pyloric opening Öffnung *f* des Magenpförtners, Ostium pyloricum
right atrioventricular opening Ostium atrioventriculare dextrum
saphenous opening Hiatus saphenus
superior opening of pelvis Beckeneingang *m*, Apertura pelvis superior
superior thoracic opening obere Thoraxapertur *f*, Brustkorbeingang *m*, Apertura thoracis superior
opening of superior vena cava Mündung *f* der oberen Hohlvene, Ostium venae cavae superioris
tympanic opening of auditory tube Paukenhöhlenmündung *f* der Ohrtrompete, Ostium tympanicum tubae auditivae/auditoriae
upper thoracic opening obere Thoraxapertur *f*, Brustkorbeingang *m*, Apertura thoracis superior
uterine opening of uterine tube Tubenmündung *f*, Ostium uterinum tubae uterinae
opening of uterus (äußerer) Muttermund *m*, Ostium uteri
vaginal opening Scheidenöffnung *f*, -eingang *m*, Ostium vaginae
opening of vermiform appendix Wurmfortsatzöffnung *f*, Ostium appendicis vermiformis
vertical opening Bisshöhe *f*
vesicourethral opening innere Harnröhrenöffnung *f*, Harnröhrenanfang *m*, Ostium urethrae internum

oplerlalbillilty [ˌɑpərə'bɪlətɪ] *noun* Operabilität *f*

oplerlalble ['ɑp(ə)rəbl] *adj* operierbar, durch eine Operation entfernbar, operabel

oplerlant ['ɑpərənt] *adj* nicht reizgebunden, operant

oplerlaltion [ɑpə'reɪʃn] *noun* **1.** (chirurgischer) Eingriff *m*, Operation *f* **2.** Operation *f*, Technik *f*, Verfahren *nt*
Albert's operation Albert-Operation *f*, Kniegelenksarthrodese *f* nach Albert
Ammon's operation Tränensackeröffnung *f*, -inzision *f*, Dakryozystotomie *f*
antireflux operation Antirefluxoperation *f*, -plastik *f*
Babcock's operation Babcock-Operation *f*, -Krampfaderoperation *f*, -Venenstripping *nt*
Baldy's operation Baldy-Operation *f*
Barkan's operation Goniotomie *f*, Trabekulotomie *f*
Bassini's operation Bassini-Operation *f*, Herniotomie *f* nach Bassini
Billroth's operation Billroth-Magenresektion *f*
Blalock-Taussig operation Blalock-Taussig-Anastomose *f*, -Operation *f*
Bricker's operation Bricker-Operation *f*, -Plastik *f*, -Blase *f*, Ileum-Conduit *m/nt*, Ileum-, Dünndarmblase *f*
Browne operation Browne-Operation *f*
Brunschwig's operation **1.** Brunschwig-Operation *f* **2.** Pankreatoduodenektomie *f*, Duodenopankreatektomie *f*
Caldwell-Luc operation Caldwell-Luc-Operation *f*
cesarean operation Kaiserschnitt *m*, Schnittentbindung *f*, Sectio caesarea
Chopart's operation Chopart-Operation *f*
Coffey operation Coffey-Mayo-Operation *f*
Dana's operation Dana-Operation *f*, Rhizotomia posterior
Denis Browne operation Browne-Operation *f*
Dieffenbach's operation Dieffenbach-Methode *f*, -Verfahren *nt*, -Verschiebeplastik *f*
Elliot's operation Elliot-Trepanation *f*
Emmet's operation Emmet-Operation *f*, Trachelorrhaphie *f*
Estlander's operation Estlander-Operation *f*
fenestration operation Fensterung *f*, Fenestration *f*
fertility operation Sterilitätsoperation *f*
Fontan's operation Fontan-Operation *f*
Franco's operation suprapubische Zystotomie *f*
Frazier-Spiller operation Frazier-Spiller-Operation *f*, Neurotomia retrogasserina
Fredet-Ramstedt operation Weber-Ramstedt-Operation *f*, Ramstedt-Operation *f*, Pyloro(myo)tomie *f*
Glenn's operation Glenn-Operation *f*, Kava-Pulmonalis-Anastomose *f*
Halsted's operation **1.** Halsted-Operation *f*, radikale Mastektomie *f*, Mammaamputation *f*, Ablatio mammae **2.** (*chirurg.*) Herniotomie *f* nach Halsted(-Ferguson)
Harrington operation Skoliosekorrektur *f* nach Harrington
Heller's operation Heller-Kardiomyotonie *f*
Hibbs' operation Skoliosekorrektur *f* nach Hibbs, Hibbs-Operation *f*
Hohmann's operation Hohmann-Operation *f*, -Keilosteotomie *f*
Holth's operation Iriseinklemmung *f*, Iridenkleisis *f*, Iridenklisis *f*
Kelly's operation **1.** (*gynäkol.*) Kelly-Operation *f* **2.** Kelly-Operation *f*, Kelly-Arytänoidopexie *f*
King's operation Kelly-Operation *f*, Kelly-Arytänoidopexie *f*
Lagrange's operation Lagrange-Operation *f*, Sklerektoiridektomie *f*
Luc's operation Caldwell-Luc-Operation *f*
mastoid operation Mastoidektomie *f*
Mosher-Toti operation Tränensackeröffnung *f*, -inzision *f*, Dakryozystotomie *f*
Nissen operation Fundoplicatio *f*
plastic operation Plastik *f*, plastische Chirurgie *f*
radical operation Radikaloperation *f*
Ramstedt's operation Weber-Ramstedt-Operation *f*, Ramstedt-Operation *f*, Pyloro(myo)tomie *f*
Roux-en-Y operation Roux-Operation *f*, Y-Schlinge *f*
Schauta's operation Schauta-Operation *f*, Schauta-Stoeckel-Operation *f*, vaginale Hysterektomie *f*

Schauta's vaginal operation Schauta-Operation *f*, Schauta-Stoeckel-Operation *f*, vaginale Hysterektomie *f*
second-look operation Second-look-Operation *f*
Torkildsen's operation Torkildsen-Operation *f*, Ventrikulozisternostomie *f*
Toti's operation Toti-Operation *f*, Dakryozystorhinostomie *f*, Dakryorhinostomie *f*
Trendelenburg's operation Trendelenburg-Operation *f*, transthorakale pulmonale Embolektomie *f*
Waterstone operation Waterstone-Anastomose *f*
Weber-Ramstedt operation Weber-Ramstedt-Operation *f*, Ramstedt-Operation *f*, Pyloro(myo)tomie *f*
Williams' operation Kolpopoese *f*
Witzel's operation Witzel-Fistel *f*, -Gastrostomie *f*

op|er|a|tive ['ɑpərətɪv, 'ɑprə-, -ˌreɪtɪv] *adj* Chirurgie betreffend; durch einen chirurgischen Eingriff/eine Operation bedingt, operativ, chirurgisch

o|phi|dism ['əʊfɪdɪzəm] *noun* Schlangengiftvergiftung *f*, Ophidismus *m*

ophthalm- *präf.* Augen-, Ophthalm(o)-, Okul(o)-

oph|thal|ma|gra [ˌɑfθæl'mægrə] *noun* plötzlicher Augenschmerz *m*, Ophthalmagra *f*

oph|thal|mal|gia [ˌɑfθæl'mældʒ(ɪ)ə] *noun* Augenschmerz(en *pl*) *m*, Ophthalmalgie *f*, Ophthalmodynie *f*

oph|thal|mi|a [ɑf'θælmɪə] *noun* Ophthalmia *f*
Brazilian ophthalmia Hornhauterweichung *f*, Keratomalazie *f*
caterpillar-hair ophthalmia Ophthalmia nodosa/pseudotuberculosa
Egyptian ophthalmia Trachom *nt*, Conjunctivitis trachomatosa
electric ophthalmia Conjunctivitis actinica/photoelectrica, Keratoconjunctivitis/Ophthalmia photoelectrica
flash ophthalmia Verblitzung *f*, Keratitis electrica, Keratoconjunctivitis/Ophthalmia photoelectrica
granular ophthalmia Trachom *nt*, Conjunctivitis trachomatosa
ophthalmia neonatorum Blennorrhoea neonatorum, Ophthalmia neonatorum
phlyctenular ophthalmia Bindehautphlyktäne *f*, Keratoconjunctivitis phlyktaenulosa
pseudotuberculous ophthalmia Ophthalmia nodosa/pseudotuberculosa
purulent ophthalmia eitrige Konjunktivitis/Ophthalmie *f*
scrofulous ophthalmia Keratoconjunctivitis phlyktaenulosa
spring ophthalmia Conjunctivitis vernalis
strumous ophthalmia Conjunctivitis/Keratitis/Keratoconjunctivitis eccematosa/eczematosa/scrufulosa/phlyctaenulosa
ultraviolet ray ophthalmia Verblitzung *f*, Keratitis electrica, Keratoconjunctivitis photoelectrica, Ophthalmia photoelectrica

oph|thal|mic [ɑf'θælmɪk] *adj* Auge/Oculus betreffend, mit Hilfe der Augen, zu den Augen gehörend, okulär, okular, ophthalmisch

oph|thal|mi|tis [ˌɑfθæl'maɪtɪs] *noun* Augenentzündung *f*, Ophthalmitis *f*

ophthalmo- *präf.* Augen-, Ophthalm(o)-, Okul(o)-

oph|thal|mo|blen|nor|rhea [ɑfˌθælməʊˌblenə'rɪə] *noun* Augentripper *m*, Ophthalmoblennorrhoe *f*, Conjunctivitis gonorrhoica

oph|thal|mo|cele ['ɑfθælməʊsiːl] *noun* Exophthalmos *m*, Exophthalmus *m*, Exophthalmie *f*, Ophthalmoptose *f*, Protrusio/Protopsis bulbi

oph|thal|mo|lith [ɑf'θælməlɪθ] *noun* Tränenstein *m*, Dakryolith *m*

oph|thal|mol|o|gy [ɑfˌθæl'mɑlədʒɪ] *noun* Ophthalmologie *f*, Augenheilkunde *f*

oph|thal|mom|e|try [ˌɑfθælməʊ'mɑmətrɪ] *noun* Ophthalmometrie *f*

oph|thal|mo|my|co|sis [ɑfˌθælməʊmaɪ'kəʊsɪs] *noun* Ophthalmomykose *f*

oph|thal|mo|my|i|a|sis [ɑfˌθælməʊ'maɪ(j)əsɪs] *noun* Ophthalmomyiasis *f*

oph|thal|mo|my|i|tis [ɑfˌθælməʊmaɪ'aɪtɪs] *noun* Entzündung der äußeren Augenmuskeln, Ophthalmomyitis *f*

oph|thal|mo|my|ot|o|my [ɑfˌθælməʊmaɪ'ɑtəmɪ] *noun* Ophthalmomyotomie *f*

oph|thal|mo|neu|ro|my|e|li|tis [ɑfˌθælməʊˌnjʊərəmaɪə'laɪtɪs] *noun* Devic-Krankheit *f*, Neuromyelitis optica

oph|thal|mop|a|thy [ˌɑfθæl'mɑpəθɪ] *noun* Augenleiden *nt*, -erkrankung *f*, Ophthalmopathie *f*, Ophthalmopathia *f*

oph|thal|moph|thi|sis [ˌɑfθæl'mɑfθəsɪs] *noun* Augapfelschwund *m*, Ophthalmophthisis *f*, Phthisis bulbi

oph|thal|mo|ple|gia [ɑfˌθælməʊ'pliːdʒ(ɪ)ə] *noun* Augenmuskellähmung *f*, Ophthalmoplegie *f*, Ophthalmoplegia *f*
external ophthalmoplegia Ophthalmoplegia externa
external and internal ophthalmoplegia Ophthalmoplegia externa et interna
internal ophthalmoplegia Ophthalmoplegia interna
total ophthalmoplegia Ophthalmoplegia totalis

oph|thal|mo|ple|gic [ɑfˌθælməʊ'pliːdʒɪk] *adj* Ophthalmoplegie betreffend, ophthalmoplegisch

oph|thal|mop|to|sis [ɑfˌθælmɑp'təʊsɪs] *noun* Exophthalmos *m*, Exophthalmus *m*, Exophthalmie *f*, Ophthalmoptose *f*, Protrusio/Protopsis bulbi

oph|thal|mo|re|ac|tion [ɑfˌθælməʊrɪ'ækʃn] *noun* Ophthalmotest *m*

oph|thal|mor|rha|gia [ɑfˌθælməʊ'reɪdʒ(ɪ)ə] *noun* Augenblutung *f*, Blutung *f* aus dem Auge, Ophthalmorrhagie *f*

oph|thal|mor|rhea [ɑfˌθælməʊ'rɪə] *noun* Sickerblutung *f* aus dem Auge, Ophthalmorrhoe *f*

oph|thal|mor|rhex|is [ɑfˌθælməʊ'reksɪs] *noun* Augapfel-, Bulbuszerreißung *f*, -ruptur *f*, Ophthalmorrhexis *f*

oph|thal|mo|scope [ɑfˌθælməʊskəʊp] *noun* Augenspiegel *m*, Ophthalmoskop *nt*
binocular ophthalmoscope binokuläres Ophthalmoskop *nt*, Stere(o)ophthalmoskop *nt*

oph|thal|mo|scop|ic [ɑfˌθælməʊskəʊpɪk] *adj* Ophthalmoskopie betreffend, mittels Ophthalmoskopie, ophthalmoskopisch

oph|thal|mos|co|py [ɑfθæl'mɑskəpɪ] *noun* Augenspiegelung *f*, Ophthalmoskopie *f*, Funduskopie *f*
indirect ophthalmoscopy indirekte Ophthalmoskopie *f*

oph|thal|mo|spec|tros|co|py [ɑfˌθælməʊspek'trɑskəpɪ] *noun* Ophthalmospektroskopie *f*

oph|thal|mot|o|my [ˌɑfθæl'mɑtəmɪ] *noun* Augapfel-, Bulbusinzision *f*, Ophthalmotomie *f*

oph|thal|mo|to|nom|e|try [ɑfˌθælməʊtəʊ'nɑmətrɪ] *noun* Ophthalmotonometrie *f*, Tonometrie *f*

oph|thal|mo|xe|ro|sis [ɑfˌθælməʊzɪ'rəʊsɪs] *noun* Xerophthalmie *f*

o|pi|ate ['əʊpɪeɪt] I *noun* **1.** Opiat *nt*, Opiumpräparat *nt*, Opioid *nt* **2.** Schlafmittel *nt*, Hypnotikum *nt*; Beruhigungsmittel *nt*, Sedativum *nt*; Betäubungsmittel *nt*, Narkotikum *nt* II *adj* **3.** opiumhaltig **4.** einschläfernd; beruhigend; sedierend; betäubend

o|pi|oid ['əʊpɪɔɪd] *noun* **1.** Opioid *nt* **2.** (endogenes) Opioid *nt*, Opioid-Peptid *nt*

o|pis|tho|ge|nia [əʊˌpɪsθə'dʒiːnɪə] *noun* Opisthogenie *f*

o|pis|thog|na|thism [əʊpɪs'θɑgnəθɪzəm] *noun* Opisthognathie *f*

o|pis|thor|chi|a|sis [əˌpɪsθɔːr'kaɪəsɪs] *noun* Opisthorchiasis *f*

Op|is|thor|chis [ˌɑpɪs'θɔːrkɪs] *noun* Opisthorchis *m*
Opisthorchis felineus Katzenleberegel *m*, Opisthorchis felineus
Opisthorchis sinensis chinesischer Leberegel *m*, Clonorchis/Opisthorchis sinensis

o|pis|thor|cho|sis [ə,pɪsθɔːr'kəʊsɪs] *noun* Opisthorchiasis *f*

o|pi|um ['əʊpɪəm] *noun* Opium *nt*, Laudanum *nt*, Meconium *nt*

op|plo|ten|tes [,ɑplə'tentəs] *plural* Mückensehen *nt*, Mouches volantes

op|po|nent [ə'pəʊnənt] *noun* Gegner *m*, Gegenspieler *m*, Opponent *m*

op|si|al|gia [ɑpsɪ'ældʒ(ɪ)ə] *noun* Genikulatumneuralgie *f*, Ramsay Hunt-Syndrom *nt*, Neuralgia geniculata, Zoster oticus, Herpes zoster oticus

op|sin ['ɑpsɪn] *noun* Opsin *nt*

op|so|gen ['ɑpsədʒən] *noun* Opsinogen *nt*, Opsogen *nt*

op|son|ic [ɑp'sɑnɪk] *adj* Opsonin(e) betreffend, opsonisch

op|so|nin ['ɑpsənɪn] *noun* Opsonin *nt*

op|so|ni|za|tion [,ɑpsənaɪ'zeɪʃn] *noun* Opsonisierung *f*

-opsy *suf.* Sehen, -opsie, -opie

op|tic ['ɑptɪk] I *noun* **1.** Auge *nt* **2.** Optik *f*, optisches System *nt*; Objektiv *nt* II *adj* Auge betreffend, zum Auge gehörend, Sehen betreffend, visuell, okulär, okular, Gesichts-, Augen-, Seh-

op|ti|cal ['ɑptɪkl] *adj* **1.** Optik betreffend, optisch **2.** → *optic II*

op|tics ['ɑptɪks] *plural* Optik *f*, Lehre *f* vom Licht

op|tim|e|ter [ɑp'tɪmətər] *noun* Optometer *nt*; Refraktometer *nt*

op|to|me|ninx [,ɑptə'miːnɪŋks] *noun* Netzhaut *f*, Retina *f*

op|tom|e|try [ɑp'tɑmətrɪ] *noun* **1.** Sehprüfung *f*, -test *m*, Augenuntersuchung *f* **2.** Optometrie *f*, Sehkraft-, Sehweitemessung *f* **3.** Optometrie *f*

op|to|type [ɑp'tɑtaɪp] *noun* Optotype *f*, Sehzeichen *nt*

o|ra ['ɔːrə, 'əʊrə] *noun*, *plural* **o|ras, o|rae** ['ɔːriː, 'əʊriː] Rand *m*, Saum *m*, Ora *f*

o|ral ['ɔːrəl, 'əʊrəl] *adj* **1.** Mund(höhle) betreffend, zum Mund oder zur Mundhöhle gehörend, durch den Mund, vom Mund her, oral, Oral-, Mund- **for oral use** zum Einnehmen **2.** mündlich

or|bic|u|lar [ɔːr'bɪkjələr] *adj* **1.** rund, kreisförmig, zirkulär **2.** kugelförmig **3.** ringförmig, Ring-

or|bit ['ɔːrbɪt] *noun* **1.** Augenhöhle *f*, Orbita *f*, Cavitas orbitalis **2.** → *orbital I*

or|bit|al ['ɔːrbɪtl] I *noun* Orbital *nt*, Bahn *f* II *adj* Augenhöhle betreffend, orbital, Augenhöhlen-, Orbita-

or|bi|to|na|sal [,ɔːrbɪtəʊ'neɪzl] *adj* Augenhöhle und Nase oder Nasenhöhle betreffend oder verbindend, orbitonasal

or|bi|tot|o|my [ɔːrbɪ'tɑtəmɪ] *noun* Orbitotomie *f*

or|chec|to|my [ɔːr'kektəmɪ] *noun* Orchiektomie *f*

orchi- *präf.* Hoden-, Orchid(o)-, Orchi(o)-

or|chi|al|gia [,ɔːrkɪ'ældʒ(ɪ)ə] *noun* Hodenschmerz(en *pl*) *m*, -neuralgie *f*, Orchialgie *f*

or|chi|at|ro|phy [,ɔːrkɪ'ætrəfɪ] *noun* Hodenatrophie *f*

or|chic ['ɔːrkɪk] *adj* → *orchidic*

orchid- *präf.* Hoden-, Orchid(o)-, Orchi(o)-

or|chi|dec|to|my [,ɔːrkɪ'dektəmɪ] *noun* Orchiektomie *f*

or|chid|ic [ɔːr'kɪdɪk] *adj* Hoden/Testis betreffend, Hoden-, Orchid(o)-, Orchi(o)-

or|chi|di|tis [ɔːrkɪ'daɪtɪs] *noun* Orchitis *f*, Hodenentzündung *f*, Didymitis *f*

orchido- *präf.* Hoden-, Orchid(o)-, Orchi(o)-

or|chi|do|ep|i|did|y|mec|to|my [,ɔːrkɪdəʊ,epɪdɪdə'mektəmɪ] *noun* Orchidoepididymektomie *f*

or|chi|do|pex|y ['ɔːrkɪdəpeksɪ] *noun* Orchidopexie *f*

or|chi|dop|to|sis [,ɔːrkɪdɑp'təʊsɪs] *noun* Hodensenkung *f*, Orchidoptose *f*

or|chi|dor|rha|phy [,ɔːrkɪ'dɔrəfɪ] *noun* Orchidopexie *f*

or|chi|dot|o|my [,ɔːrkɪ'dɑtəmɪ] *noun* Orchiotomie *f*

or|chi|ec|to|my [,ɔːrkɪ'ektəmɪ] *noun* Orchiektomie *f*

or|chi|en|ceph|a|lo|ma [ɔːrkɪ,ensəfə'ləʊmə] *noun* embryonales Hodenkarzinom *nt*, Orchiblastom *nt*, Orchioblastom *nt*

or|chi|ep|i|di|dy|mi|tis [,ɔːrkɪ,epɪdɪdə'maɪtɪs] *noun* Entzündung von Hoden und Nebenhoden, Orchiepididymitis *f*

orchio- *präf.* Hoden-, Orchid(o)-, Orchi(o)-

or|chi|o|ca|tab|a|sis [,ɔːrkɪəʊkə'tæbəsɪs] *noun* Hodendeszensus *m*, Descensus testis

or|chi|o|cele ['ɔːrkɪsiːl] *noun* **1.** Hodentumor *m* **2.** Leisten-, Inguinalhoden *m* **3.** Hodenbruch *m*, Skrotalhernie *f*, Hernia scrotalis

or|chi|op|a|thy [,ɔːrkɪ'ɑpəθɪ] *noun* Hodenerkrankung *f*, Orchio-, Orchidopathie *f*

or|chi|o|pex|y ['ɔːrkɪəpeksɪ] *noun* Orchidopexie *f*

or|chi|or|rha|phy [,ɔːrkɪ'ɔrəfɪ] *noun* Orchidopexie *f*

or|chi|ot|o|my [,ɔːrkɪ'ɑtəmɪ] *noun* Orchiotomie *f*

or|chis ['ɔːrkɪs] *noun* Hoden *m*, Orchis *m*, Testis *m*

or|chit|ic [ɔːr'kɪtɪk] *adj* Hodenentzündung/Orchitis betreffend, orchitisch, didymitisch

or|chi|tis [ɔːr'kaɪtɪs] *noun* Orchitis *f*, Hodenentzündung *f*, Didymitis *f*

mumps orchitis Mumps-Orchitis *f*

or|chot|o|my [ɔːr'kɑtəmɪ] *noun* Orchiotomie *f*

or|dure ['ɔːrdʒər] *noun* **1.** Ausscheidung *f*, Exkrement *nt*, Excrementum *nt* **2.** Stuhl *m*, Kot *m*, Exkremente *pl*, Fäzes *pl*, Faeces *pl*

o|reg|a|no [ɔː'regə,nəʊ] *noun* **1.** Oregano *m*, wilder Majoran *m*, Dost *m*, Origanum vulgare **2.** Oregano *m*, Origani herba

orf [ɑrf] *noun* Orf *f*, Ecthyma contagiosum, atypische Schafpocken *pl*, Steinpocken *pl*, Stomatitis pustulosa contagiosa

or|gan ['ɔːrgn] *noun* **1.** Organ *nt*, Organum *nt*, Organon *nt* **2.** Stimme *f*, Organ *nt*

abdominal organ Abdominal-, Bauchhöhlenorgan *nt*

accessory organs of eye Hilfsorgane *pl* des Auges, Adnexa oculi, Organa oculi accessoria

acoustic organ Corti-Organ *nt*, Organum spirale

adrenal organ Adrenalorgan *nt*

organ of balance Gleichgewichtsorgan *nt*

blood-forming organs blutbildende Organe *pl*

chest organs Brustorgane *pl*, Organe *pl* des Brustraumes

Chievitz's organ Chievitz-Organ *nt*

circumventricular organs zirkumventrikuläre Organe *pl*

Corti's organ Corti-Organ *nt*, Organum spirale

cutaneous sensory organs Hautsinnesorgane *pl*

donor organ Spenderorgan *nt*

effector organ Effektor-, Erfolgsorgan *nt*

enamel organ Schmelzorgan *nt*, Zahnglocke *f*

organ of equilibrium Gleichgewichtsorgan *nt*

excretory organ exkretorisches Organ *nt*, Ausscheidungsorgan *nt*

extraperitoneal organ extraperitoneal liegendes Organ *nt*, Organum extraperitoneale

generative organs Geschlechts-, Genitalorgane *pl*, Genitalien *pl*, Genitale *pl*, Organa genitalia

genital organs Geschlechts-, Genitalorgane *pl*, Genitalien *pl*, Genitale *pl*, Organa genitalia

glomus organ Glomusorgan *nt*, Masson-Glomus *nt*, Hoyer-Grosser-Organ *nt*, Knäuelanastomose *f*, Glomus neuromyoarteriale, Anastomosis arteriovenosa glomeriformis

Golgi's organ Golgi-Sehnenorgan *nt*, -Sehnenspindel *f*

gustatory organ Geschmacksorgan *nt*, Organum gustatorium/gustus

internal organs innere Organe *pl*

internal genital organs innere Genitale *pl*

interrenal organ Interrenalorgan *nt*

Jacobson's organ Jacobson-Organ *nt*, Vomeronasalorgan *nt*, Organum vomeronasale

lymphoid organ lymphatisches Organ *nt*

macula organ Makula-, Macula-, Statolithenorgan *nt*

neck organs Halsorgane *f*

olfactory organ Riechorgan *nt*, Organum olfactorium/olfactus
primary lymphoid organs Organa lymphoidea primaria, primäre Lymphorgane *pl*
reproductive organs Geschlechts-, Genitalorgane *pl*, Genitalien *pl*, Genitale *pl*, Organa genitalia
respiratory organ Atmungsorgan *nt*
organs of Ruffini Ruffini-Endorgane *pl*
secondary lymphoid organs Organa lymphoidea secundaria, sekundäre Lymphorgane *pl*
sense organs Sinnesorgane *pl*, Organa sensuum
sensory organs Sinnesorgane *pl*, Organa sensuum
organ of smell Riechorgan *nt*, Organum olfactorium/olfactus
spiral organ Corti-Organ *nt*, Organum spirale
statolithic organ Statolithen-, Makula-, Maculaorgan *nt*
subcommissural organ Subkommissuralorgan *nt*, Organum subcommissurale
subfornical organ Subfornikalorgan *nt*, Organum subfornicale
target organ Erfolgsorgan *nt*, Zielorgan *nt*
organ of taste Geschmacksorgan *nt*, Organum gustatorium/gustus
tendon organ Golgi-Sehnenorgan *nt*, -Sehnenspindel *f*
urinary organs harnproduzierende und -ausscheidende Organe *pl*, uropoetisches System *nt*, Harnorgane *pl*, Organa urinaria
vascular organ of lamina terminalis Organum vasculosum laminae terminalis
vestibulocochlear organ Gehör- und Gleichgewichtsorgan *nt*, Organon auditus, Organum vestibulocochlearis
visual organ Sehorgan *nt*, Organum visus/visuale
vomeronasal organ Jacobson-Organ *nt*, Vomeronasalorgan *nt*, Organum vomeronasale
Weber's organ Utriculus prostaticus
organ of Zuckerkandl Zuckerkandl-Organ *nt*, Paraganglion aorticum abdominale

organ- *präf.* Organ(o)-

or|gan|elle [ɔːrgə'nel] *noun* (Zell-)Organelle *f*, Organell *nt*

or|gan|ic [ɔːr'gænɪk] I *noun* organische Substanz *f* II *adj* **1.** Organ(e) oder Organismus betreffend, organisch **2.** organisch, somatisch **3.** (*chem.*) organisch **4.** biodynamisch, organisch

or|gan|ism ['ɔːrgənɪzəm] *noun* Organismus *m*

or|gan|is|mal [ˌɔːrgən'nɪzml] *adj* Organismus betreffend, zum Organismus gehörend, wie ein Organismus (beschaffen), organismisch

organo- *präf.* Organ(o)-

or|ga|no|gen|e|sis [ˌɔːrgənəʊ'dʒenəsɪs] *noun* Organentwicklung *f*, Organogenese *f*

or|ga|no|gen|ic [ˌɔːrgənəʊ'dʒenɪk] *adj* von einem Organ stammend oder ausgehend, organogen

or|ga|nol|o|gy [ˌɔːrgə'nɑlədʒɪ] *noun* Organologie *f*

or|ga|no|meg|a|ly [ˌɔːrgənəʊ'megəlɪ] *noun* Eingeweidevergrößerung *f*, Splanchno-, Viszeromegalie *f*

or|ga|no|pex|y ['ɔːrgənəʊpeksɪ] *noun* Organopexie *f*

or|ga|no|phil|ic [ˌɔːrgənəʊ'fɪlɪk] *adj* Organotropie betreffend, mit besonderer Affinität zu bestimmten Organen, organotrop

or|ga|noph|i|lism [ɔːrgə'nɑfəlɪzəm] *noun* Organotropie *f*

or|ga|no|phos|pho|rus [ˌɔːrgənəʊ'fɑsfərəs] *noun* organische Phosphorverbindung *f*

or|ga|no|trop|ic [ˌɔːrgənəʊ'trɑpɪk, -'trəʊp-] *adj* Organotropie betreffend, mit besonderer Affinität zu bestimmten Organen, organotrop

or|ga|not|ro|pism [ˌɔːrgə'nɑtrəpɪzəm] *noun* Organotropie *f*

or|ga|not|ro|py [ˌɔːrgə'nɑtrəpɪ] *noun* → *organotropism*

or|gasm ['ɔːrgæzəm] *noun* (sexueller) Höhepunkt *m*, Orgasmus *m*

or|i|fice ['ɔːrɪfɪs, 'ɑr-] *noun* Mund *m*, Mündung *f*, Öffnung *f*; (*anatom.*) Orificium *nt*, Ostium *nt*
abdominal orifice of uterine tube abdominelle Tubenöffnung *f*, Ostium abdominale tubae uterinae
anal orifice After *m*, Anus *m*
aortic orifice Aortenöffnung *f* des linken Ventrikels, Ostium aortae
body orifice Körperöffnung *f*
cardiac orifice Speiseröhren-, Ösophagusmündung *f*, Ostium cardiacum, Cardia *f*
orifice of coronary sinus Ostium sinus coronarii
duodenal orifice of stomach Ostium pyloricum
esophagogastric orifice Speiseröhren-, Ösophagusmündung *f*, Ostium cardiacum, Cardia *f*
external orifice of aqueduct of vestibule Apertura externa aqueductus vestibuli
external urethral orifice äußere Harnröhrenöffnung *f*, Harnröhrenmündung *f*, Ostium urethrae externum
external orifice of uterus Muttermund *m*, Ostium uteri
external vaginal orifice Scheidenöffnung *f*, -eingang *m*, Ostium vaginae
gastroduodenal orifice Ostium pyloricum
internal urethral orifice innere Harnröhrenöffnung *f*, Harnröhrenanfang *m*, Ostium urethrae internum
mitral orifice Ostium atrioventriculare sinistrum
orifice of mouth Mundspalte *f*, Rima oris
tricuspid orifice Ostium atrioventriculare dextrum
ureteric orifice Harnleiter(ein)mündung *f*, Ostium ureteris
uterine orifice of uterine tube Tubenmündung *f*, Ostium uterinum tubae uterinae
vaginal orifice Scheidenöffnung *f*, -eingang *m*, Ostium vaginae
vesicourethral orifice innere Harnröhrenöffnung *f*, Harnröhrenanfang *m*, Ostium urethrae internum

or|ni|thine ['ɔːrnəθiːn, -θɪn] *noun* Ornithin *nt*

or|ni|thi|ne|mia [ˌɔːrnəθɪ'niːmɪə] *noun* Ornithinämie *f*

or|ni|thi|nu|ria [ɔːrnəθɪ'n(j)ʊərɪə] *noun* Ornithinurie *f*

or|ni|tho|sis [ˌɔːrnɪ'θəʊsɪs] *noun* Ornithose *f*, Papageienkrankheit *f*, Psittakose *f*

oro- *präf.* Mund-, Oro-

o|ro|fa|cial [ˌɔːrəʊ'feɪʃl] *adj* Mund und Gesicht/Fazies betreffend, orofazial

o|ro|lin|gual [ˌɔːrəʊ'lɪŋgwəl] *adj* Mund und Zunge/Lingua betreffend, orolingual

o|ro|na|sal [ˌɔːrəʊ'neɪzl] *adj* Mund und Nase betreffend oder verbindend, oronasal

o|ro|pha|ryn|ge|al [ˌɔːrəʊfə'rɪndʒ(ɪ)əl] *adj* Oropharynx betreffend, oropharyngeal, pharyngo-oral, mesopharyngeal

o|ro|phar|ynx [ˌɔːrəʊ'færɪŋks] *noun* Meso-, Oropharynx *m*, Pars oralis pharyngis

o|ro|so|mu|coid [ˌɔːrəsəʊ'mjuːkɔɪd] *noun* (Plasma-) Orosomukoid *nt*, saures α_1-Glykoprotein *nt*

or|o|tate ['ɔːrəteɪt] *noun* Orotat *nt*

o|ro|tra|che|al [ˌɔːrəʊ'treɪkɪəl, ˌəʊrəʊ-] *adj* Mund und Luftröhre/Trachea betreffend; (*Intubation*) durch den Mund in die Luftröhre, orotracheal

or|rho|men|in|gi|tis [ˌɔːrəʊˌmenɪn'dʒaɪtɪs, ˌəʊrəʊ-] *noun* Entzündung einer serösen Haut, Serositis *f*, Serosaentzündung *f*

or|the|sis [ɔːr'θiːsɪs] *noun, plural* **-ses** [-siːs] Orthese *f*

ortho- *präf.* **1.** Orth(o)- **2.** (*chem.*) ortho-

or|tho|ar|te|ri|ot|o|ny [ˌɔːrθəʊˌɑːrtərɪ'ɑtənɪ] *noun* normaler Blutdruck *m*, Normotonus *m*, Normotonie *f*

or|tho|ceph|a|lous [ˌɔːrθəʊ'sefələs] *adj* mit normaler Kopfgröße und Konfiguration, orthozephal, orthokephal

or|tho|chro|mat|ic [ˌɔːrθəʊkrəʊ'mætɪk, -krə-] *adj* sich mit dem Farbton des Farbstoffs färbend, orthochromatisch, orthochromophil

or|tho|cy|to|sis [ˌɔːrθəʊsaɪ'təʊsɪs] *noun* Orthozytose *f*

or|tho|don|tics [ˌɔːrθəʊ'dɑntɪks] *plural* Kieferorthopä-

die *f,* Orthodontie *f*
or|tho|drom|ic [ˌɔːrθəʊ'drɑmɪk] *adj* in normaler Richtung (verlaufend), orthodrom
or|tho|gen|ics [ˌɔːrθəʊ'dʒenɪks] *plural* Erbhygiene *f,* Eugenik *f,* Eugenetik *f*
or|tho|gly|ce|mic [ˌɔːrθəʊglaɪ'siːmɪk] *adj* Normoglykämie betreffend, mit normalem Blutzuckerspiegel, normoglykämisch, euglykämisch
or|tho|grade ['ɔːrθəʊgreɪd] *adj* aufrecht gehend oder stehend, orthograd
or|tho|ker|a|to|sis [ˌɔːrθəʊkerə'təʊsɪs] *noun* Orthokeratose *f*
or|tho|ker|a|tot|ic [ˌɔːrθəʊkerə'tɑtɪk] *adj* Orthokeratose betreffend, mit regelrechter Verhornung, orthokeratotisch
Or|tho|myx|o|vir|i|dae [ˌɔːrθəʊˌmɪksəʊ'vɪrədiː] *plural* Orthomyxoviren *pl,* Orthomyxoviridae *pl*
or|tho|pan|to|g|ra|phy [ˌɔːrθəʊpæn'tɑgrəfɪ] *noun* Orthopantomographie *f,* Orthopantomografie *f*
or|tho|pe|dic [ˌɔːrθəʊ'piːdɪk] *adj* Orthopädie betreffend, orthopädisch
or|tho|pe|dics [ˌɔːrθəʊ'piːdɪks] *plural* Orthopädie *f*
or|thop|ne|a [ɔːr'θɑpnɪə, ɔːrˌθɑp'nɪə] *noun* Orthopnoe *f*
or|thop|ne|ic [ˌɔːrθɑp'niːɪk] *adj* Orthopnoe betreffend, an Orthopnoe leidend, orthopnoisch
Or|tho|pox|vi|rus [ˌɔːrθəʊ'pɑksvaɪrəs] *noun* Orthopoxvirus *nt*
Orthopoxvirus bovis Orthopoxvirus bovis, Kuhpockenvirus *nt*
or|thop|tic [ɔːr'θɑptɪk] *adj* Orthoptik betreffend, orthoptisch
or|thop|tics [ɔːr'θɑptɪks] *plural* Orthoptik *f*
or|tho|sis [ɔːr'θəʊsɪs] *noun, plural* **-ses** [-siːz] Orthese *f*
or|tho|stat|ic [ˌɔːrθə'stætɪk] *adj* das Aufrechtstehen/die Orthostase betreffend, orthostatisch
or|tho|sta|tism ['ɔːrθəʊstætɪzəm] *noun* Orthostase *f*
or|tho|sym|pa|thet|ic [ˌɔːrθəʊˌsɪmpə'θetɪk] *adj* sympathisches Nervensystem/Symphatikus betreffend, orthosympathisch, sympathisch
or|tho|top|ic [ˌɔːrθəʊ'tɑpɪk] *adj* (*Organ*) am normalen Ort, an normaler Stelle (liegend), orthotop, normotop, eutop, eutopisch
or|thu|ria [ɔːr'θʊərɪə] *noun* Orthurie *f*
o|ry|zoid [əʊ'raɪzɔɪd] *adj* reiskornähnlich, oryzoid
os [ɑs] *noun* **1.** *plural* **o|ra** ['ɔːrə, 'əʊrə] (Körper-)Öffnung *f,* Mündung *f;* Mund *m,* Os *nt* **2.** *plural* **os|sa** ['ɑsə] Knochen *m,* (Ge-)Bein *nt,* Os *nt*
os calcis Fersenbein *nt,* Kalkaneus *m,* Calcaneus *m*
os pubis Schambein *nt,* Pubis *f,* Os pubis
os sacrum Kreuzbein *nt,* Sacrum *nt,* Os sacrum
osche- *präf.* Skrotum-, Skrotal-
os|che|al ['ɑskɪəl] *adj* Hodensack/Skrotum betreffend, skrotal
os|che|i|tis [ɑskɪ'aɪtɪs] *noun* Skrotitis *f,* Hodensackentzündung *f,* Skrotumentzündung *f,* Scrotitis *f*
os|chel|e|phan|ti|a|sis [ˌɑskeləfən'taɪəsɪs] *noun* Skrotalelephantiasis *f*
oscheo- *präf.* Skrotum-, Skrotal-
os|che|o|cele ['ɑskɪəʊsiːl] *noun* **1.** Hodenbruch *m,* Skrotalhernie *f,* Hernia scrotalis **2.** Skrotaltumor *m,* -schwellung *f*
os|che|o|hy|dro|cele [ˌɑskɪəʊ'haɪdrəsiːl] *noun* Hydrozele *f,* Hydrocele testis
os|chi|tis [ɑs'kaɪtɪs] *noun* Skrotitis *f,* Hodensackentzündung *f,* Skrotumentzündung *f,* Scrotitis *f*
osm- *präf.* Geruch(s)-, Osm(o)-
os|mi|dro|sis [ɑzmə'drəʊsɪs] *noun* Bromhidrose *f*
os|mi|um ['ɑzmɪəm] *noun* Osmium *nt*
osmo- *präf.* **1.** Geruch(s)-, Osm(o)- **2.** (*physiolog.*) Osm(o)-
os|mo|cep|tor [ˌɑzməʊseptər] *noun* **1.** Osmorezeptor *m* **2.** Geruchs-, Osmorezeptor *m*
os|mo|gram ['ɑzməʊgræm] *noun* Elektroolfaktogramm *nt*
os|mol [ɑzməʊl, -mɑl] *noun* Osmol *nt*
os|mo|lal ['ɑzməlæl] *adj* osmolal
os|mo|lal|i|ty [ˌɑzməʊ'lælətɪ] *noun* Osmolalität *f*
os|mo|lar [ɑz'məʊlər] *adj* osmolar
os|mo|lar|i|ty [ˌɑzməʊ'lærətɪ] *noun* Osmolarität *f*
os|mole ['ɑzməʊl] *noun* Osmol *nt*
os|mom|e|try [ɑz'mɑmətrɪ] *noun* Osmometrie *nt*
os|mo|pho|bia [ˌɑzməʊ'fəʊbɪə] *noun* Osmophobie *f,* Olfaktophobie *f*
os|mo|re|cep|tor [ˌɑzməʊrɪ'septər] *noun* **1.** Osmorezeptor *m* **2.** Geruchs-, Osmorezeptor *m*
os|mo|reg|u|la|tion [ˌɑzməʊregjə'leɪʃn] *noun* Osmoregulation *f*
os|mo|reg|u|la|to|ry [ˌɑzməʊ'regjələtɔːrɪ] *adj* Osmoregulation betreffend, osmoregulatorisch
os|mo|sis [ɑz'məʊsɪs] *noun* Osmose *f*
os|mo|ther|a|py [ˌɑzməʊ'θerəpɪ] *noun* Osmotherapie *f*
os|mot|ic [ɑz'mɑtɪk] *adj* Osmose betreffend, auf ihr beruhend, osmotisch
osphresio- *präf.* Geruchs-, Osphresi(o)-, Osm(o)-, Olfakt(o)-
os|phre|si|o|l|o|gy [ɑzˌfriːzɪ'ɑlədʒɪ] *noun* Osphresiologie *f,* Osmologie *f*
os|phret|ic [ɑz'fretɪk] *adj* Geruchssinn/Olfaktus betreffend, olfaktorisch
os|phy|ar|thro|sis [ˌɑsfɪɑːr'θrəʊsɪs] *noun* Coxitis *f,* Hüftgelenksentzündung *f,* Koxitis *f,* Koxarthritis *f,* Coxarthritis *f*
os|se|in ['ɑsɪən] *noun* Kollagen *nt*
os|se|o|al|bu|moid [ˌɑsɪəʊ'ælbjəmɔɪd] *noun* Osseoalbumoid *nt*
os|se|o|car|ti|lag|i|nous [ˌɑsɪəʊˌkɑːrtɪ'lædʒɪnəs] *adj* aus Knochengewebe und Knorpelgewebe bestehend, osteochondral, chondro-ossär, osteokartilaginär
os|se|o|fi|brous [ˌɑsɪəʊ'faɪbrəs] *adj* osteofibrös
os|se|o|mu|cin [ˌɑsɪəʊ'mjuːsɪn] *noun* Osseomuzin *nt,* -mucin *nt*
os|se|o|mu|coid [ˌɑsɪəʊ'mjuːkɔɪd] *noun* Osseomukoid *nt*
os|se|ous ['ɑsɪəs] *adj* Knochen/Os betreffend, aus Knochen bestehend, ossär, knöchern, ossal
os|si|cle ['ɑsɪkl] *noun* kleiner Knochen *m,* Knöchelchen *nt,* Ossiculum *nt*
ear/auditory ossicles Gehörknöchelchen *pl,* Ossicula auditus/auditoria
os|sic|u|lar [ə'sɪkjələr] *adj* Knöchelchen/Ossiculum betreffend, insbesondere die Gehörknöchelchen/Ossicula auditus, ossikulär
os|si|cu|lec|to|my [ˌɑsɪkjə'lektəmɪ] *noun* Ossikulektomie *f*
os|si|cu|lo|plas|ty [ˌəʊsɪkjuːləʊ'plæstɪ] *noun* Ossikuloplastik *f*
os|si|cu|lot|o|my [ˌɑsɪkjə'lɑtəmɪ] *noun* Ossikulotomie *f*
os|si|des|mo|sis [ˌɑsɪdes'məʊsɪs] *noun* Sehnenverknöcherung *f*
os|sif|er|ous [ə'sɪfərəs] *adj* Knochen enthaltend; knochenbildend
os|si|fi|ca|tion [ˌɑsəfɪ'keɪʃn] *noun* Knochenbildung *f,* -entwicklung *f,* Ossifikation *f,* Osteogenese *f*
cartilaginous ossification Ersatzknochenbildung *f,* indirekte Ossifikation/Osteogenese *f,* chondrale Ossifikation/Osteogenese *f,* Osteogenesis cartilaginea
endochondral ossification en(do)chondrale Knochenbildung/Verknöcherung/Ossifikation/Osteogenese *f*
intramembranous ossification direkte/desmale Knochenbildung oder Verknöcherung *f,* Osteogenesis membranacea
perichondral ossification perichondrale Verknöcherung/Ossifikation *f*
os|si|fy|ing ['ɑsəfaɪɪŋ] *adj* verknöchernd, ossifizierend
oste- *präf.* Knochen-, Osteo-
os|te|al ['ɑstɪəl] *adj* Knochen/Os betreffend, aus Knochen bestehend, ossär, knöchern, ossal
os|te|al|gia [ˌɑstɪ'ældʒ(ɪ)ə] *noun* Knochenschmerz(en

O

pl) m, Ostealgie f, Osteodynie f
os|tec|to|my [ɑs'tektəmɪ] *noun* Osteoektomie f
os|te|it|ic [,ɑstɪ'ɪtɪk] *adj* Knochenentzündung/Ostitis betreffend, von Ostitis betroffen, ostitisch, osteitisch
os|te|i|tis [,ɑstɪ'aɪtɪs] *noun* Ostitis f, Knochenentzündung f, Knochengewebsentzündung f, Osteitis f
acute osteitis Knochenmark(s)entzündung f, Osteomyelitis f
carious osteitis Knochenmark(s)entzündung f, Osteomyelitis f
central osteitis **1.** Knochenmark(s)entzündung f, Osteomyelitis f **2.** Endostentzündung f, Endostitis f
chronic nonsuppurative osteitis → *Garré's osteitis*
condensing osteitis → *Garré's osteitis*
cortical osteitis Periostitis f, Knochenhautentzündung f, Periostentzündung f
formative osteitis Ostitis condensans
Garré's osteitis sklerosierende/nicht-eitrige Osteomyelitis f, Garré-Osteomyelitis f, -Krankheit f, Osteomyelitis sicca Garré
necrotic osteitis Knochenmark(s)entzündung f, Osteomyelitis f
productive osteitis Ostitis condensans
sclerosing osteitis → *Garré's osteitis*
suppurative osteitis Ostitis purulenta
osteo- *präf.* Knochen-, Osteo-
os|te|o|a|cu|sis [,ɑstɪəʊə'kjuːsɪs] *noun* Knochenleitung f, Osteoakusis f, Osteophonie f
os|te|o|al|bu|mi|noid [,ɑstɪəʊæl'bjuːmɪnɔɪd] *noun* Osseoalbumoid *nt*
os|te|o|ar|thrit|ic [,ɑstɪəʊɑːr'θraɪtɪk] *adj* Osteoarthritis/Osteoarthrose betreffend, osteoarthritisch
os|te|o|ar|thri|tis [,ɑstɪəʊɑːr'θraɪtɪs] *noun* degenerative Gelenkerkrankung f, Osteoarthrose f, Gelenk(s)arthrose f, Arthrosis deformans
hyperplastic osteoarthritis Akropachie f, hypertrophe Osteoarthropathie f, Osteopathia hypertrophicans toxica, Osteoperiostitis ossificans toxica
retropatellar osteoarthritis Büdinger-Ludloff-Läwen-Syndrom *nt*, Chondromalacia patellae
tuberculous osteoarthritis Gelenktuberkulose f, Arthritis tuberculosa
os|te|o|ar|throp|a|thy [,ɑstɪəʊɑːr'θrɑpəθɪ] *noun* Osteoarthropathie f
familial osteoarthropathy of fingers Thiemann-Krankheit f
hypertrophic pulmonary osteoarthropathy → *pulmonary osteoarthropathy*
idiopathic hypertrophic osteoarthropathy Pachydermoperiostose f, Touraine-Solente-Golé-Syndrom *nt*, familiäre Pachydermoperiostose f, idiopathische hypertrophische Osteoarthropathie f, Akropachydermie f mit Pachydermoperiostose, Hyperostosis generalisata mit Pachydermie
pulmonary osteoarthropathy Marie-Bamberger-Syndrom *nt*, Bamberger-Marie-Syndrom *nt*, Akropachie f, hypertrophische pulmonale Osteoarthropathie f
secondary hypertrophic osteoarthropathy → *pulmonary osteoarthropathy*
os|te|o|ar|tic|u|lar [,ɑstɪəʊɑːr'tɪkjələr] *adj* Knochen und Gelenk(e)/Articulatio(nes) betreffend, osteoartikulär
os|te|o|blast ['ɑstɪəʊblæst] *noun* Osteoblast m, Osteoplast m
os|te|o|blas|tic [,ɑstɪəʊ'blæstɪk] *adj* **1.** Osteoblasten betreffend, aus Osteoblasten bestehend, osteoblastisch **2.** osteoplastisch
os|te|o|blas|to|ma [,ɑstɪəʊblæs'təʊmə] *noun* Osteoblastom *nt*
os|te|o|car|ci|no|ma [ɑstɪəʊ,kɑːrsɪ'nəʊmə] *noun* Knochenkrebs m
os|te|o|car|ti|lag|i|nous [ɑstɪəʊkɑːrtə'lædʒɪnəs] *adj* aus Knochengewebe und Knorpelgewebe bestehend, osteochondral, chondro-ossär, osteokartilaginär
os|te|o|chon|dral [,ɑstɪəʊ'kɑndrəl] *adj* aus Knochengewebe und Knorpelgewebe bestehend, osteochondral, chondro-ossär, osteokartilaginär
os|te|o|chon|drit|ic [,ɑstɪəʊkɑn'draɪtɪk] *adj* Osteochondritis betreffend, osteochondritisch
os|te|o|chon|dri|tis [,ɑstɪəʊkɑn'draɪtɪs] *noun* Osteochondritis f
osteochondritis of the capitellum Panner-Krankheit f
osteochondritis dissecans Osteochondrosis dissecans
juvenile deforming metatarsophalangeal osteochondritis Freiberg-Köhler-Krankheit f, Morbus Köhler II m
syphilitic osteochondritis kongenitale Knochensyphilis f, Osteochondritis syphilitica, Wegner-Krankheit f
os|te|o|chon|dro|dys|pla|sia [,ɑstɪəʊ,kɑndrəʊdɪs'pleɪʒ(ɪ)ə, -zɪə] *noun* Osteochondrodysplasie f
os|te|o|chon|dro|dys|tro|phy [,ɑstɪəʊ,kɑndrəʊ'dɪstrəfɪ] *noun* **1.** Morquio-Syndrom *nt*, Morquio-Ullrich-Syndrom *nt*, Morquio-Brailsford-Syndrom *nt*, spondyloepiphysäre Dysplasie f, Mukopolysaccharidose f Typ IV **2.** Osteochondrodystrophie f, Chondroosteodystrophie f
os|te|o|chon|drol|y|sis [,ɑstɪəʊkɑn'drɑlɪsɪs] *noun* Osteochondrosis dissecans
os|te|o|chon|dro|ma [,ɑstɪəʊkɑn'drəʊmə] *noun* Osteochondrom *nt*, knorpelige Exostose f, kartilaginäre Exostose f, Chondroosteom *nt*
osteochondroma of the epiphysis Trevor-Erkrankung f, -Syndrom *nt*, Dysplasia epiphysealis hemimelica
os|te|o|chon|dro|ma|to|sis [,ɑstɪəʊ,kɑndrəmə'təʊsɪs] *noun* Osteochondromatosis f
synovial osteochondromatosis Gelenkchondromatose f
os|te|o|chon|drop|a|thy [,ɑstɪəʊkɑn'drɑpəθɪ] *noun* Knochen-Knorpel-Erkrankung f, Osteochondropathie f, -pathia f
os|te|o|chon|dro|sar|co|ma [ɑstɪəʊ,kɑndrəsɑːr'kəʊmə] *noun* Osteochondrosarkom *nt*, Osteochondrosarcoma *nt*
os|te|o|chon|dro|sis [,ɑstɪəʊkɑn'drəʊsɪs] *noun* Osteochondrose f
aseptic osteochondrosis aseptische Epiphysennekrose f, Chondroosteonekrose f
calcaneal osteochondrosis Apophysitis calcanei
osteochondrosis of capital femoral epiphysis Perthes-Krankheit f, Morbus Perthes m, Perthes-Legg-Calvé-Krankheit f, Legg-Calvé-Perthes(-Waldenström)-Krankheit f, Osteochondropathia deformans, Coxae juveniles, Coxa plana (idiopathica)
osteochondrosis dissecans Osteochondrosis dissecans
osteochondrosis dissecans of the femoral head idiopathische Hüftkopfnekrose f des Erwachsenen, avaskuläre/ischämische Femurkopfnekrose f
intervertebral osteochondrosis Osteochondrosis intervertebralis
os|te|o|chon|drous [,ɑstɪəʊ'kɑndrəs] *adj* aus Knochengewebe und Knorpelgewebe bestehend, osteochondral, chondro-ossär, osteokartilaginär
os|te|oc|la|sis [,ɑstɪ'ɑkləsɪs] *noun* **1.** Osteoklase f, Osteoklasie f **2.** (*patholog.*) vermehrte Osteoklastentätigkeit f, Osteoklasie f, Osteoklase f
os|te|o|clast ['ɑstɪəklæst] *noun* Knochenfresszelle f, Osteoklast m, Osteoclastocytus m
os|te|o|clas|tic [,ɑstɪəʊ'klæstɪk] *adj* Osteoklast(en) oder Osteoklasie betreffend, Knochengewebe abbauend oder spaltend, osteoklastisch
os|te|o|clas|to|ma [,ɑstɪəʊklæs'təʊmə] *noun* Riesenzelltumor m des Knochens, Osteoklastom *nt*
os|te|o|cra|ni|um [,ɑstɪəʊ'kreɪnɪəm] *noun* knöcherner Schädel m, Osteokranium *nt*, -cranium *nt*
os|te|o|cys|to|ma [,ɑstɪəʊsɪs'təʊmə] *noun* Knochenzyste f
os|te|o|cyte ['ɑstɪəʊsaɪt] *noun* Osteozyt m
os|te|o|des|mo|sis [,ɑstɪəʊdez'məʊsɪs] *noun* Sehnen-, Bandverknöcherung f, Osteodesmose f
os|te|o|dys|tro|phy [,ɑstɪəʊ'dɪstrəfɪ] *noun* Knochendys-

trophie *f*, Osteodystrophie *f*, -dystrophia *f*
os|te|o|en|chon|dro|ma [ˌɑstɪəʊenkɑn'drəʊmə] *noun* Osteochondrom *nt*
os|te|o|fi|bro|chon|dro|sar|co|ma [ɑstɪəʊ,faɪbrə,kɑndrəsɑːr'kəʊmə] *noun* malignes Mesenchymom *nt*
os|te|o|fi|bro|ma [ˌɑstɪəʊfaɪ'brəʊmə] *noun* Knochenfibrom *nt*, Osteofibrom *nt*
os|te|o|fi|bro|ma|to|sis [ˌɑstɪəʊ,faɪbrəmə'təʊsɪs] *noun* Osteofibromatose *f*
cystic osteofibromatosis Jaffé-Lichtenstein-Krankheit *f*, Jaffé-Lichtenstein-Uehlinger-Syndrom *nt*, fibröse (Knochen-)Dysplasie *f*, nicht-ossifizierendes juveniles Osteofibrom *nt*, halbseitige von Recklinghausen-Krankheit *f*, Osteodystrophia fibrosa unilateralis
os|te|o|fi|bro|sar|co|ma [ɑstɪəʊ,faɪbrəsɑːr'kəʊmə] *noun* Osteofibrosarkom *nt*, Osteofibrosarcoma *nt*
os|te|o|fi|bro|sis [ˌɑstɪəʊfaɪ'brəʊsɪs] *noun* Knochen-, Osteofibrose *f*
os|te|o|gen|e|sis [ˌɑstɪəʊ'dʒenəsɪs] *noun* Knochenbildung *f*, -entwicklung *f*, -synthese *f*, Osteogenese *f*, Osteogenesis *f*
osteogenesis imperfecta Osteogenesis imperfecta, Osteopsathyrosis *f*
osteogenesis imperfecta with blue sclerae → *osteogenesis imperfecta tarda*
osteogenesis imperfecta congenita Vrolik-Krankheit *f*, Vrolik-Typ *m* der Osteogenesis imperfecta, Osteogenesis imperfecta congenita, Osteogenesis imperfecta Typ Vrolik
lethal perinatal osteogenesis imperfecta → *osteogenesis imperfecta congenita*
osteogenesis imperfecta tarda Lobstein-Krankheit *f*, -Syndrom *nt*, Lobstein-Typ *m* der Osteogenesis imperfecta, Osteogenesis imperfecta tarda, Osteogenesis imperfecta Typ Lobstein
os|te|o|ge|net|ic [ˌɑstɪəʊdʒə'netɪk] *adj* Knochenbildung/Osteogenese betreffend, osteogenetisch, knochenbildend, osteogen
os|te|o|gen|ic [ˌɑstɪəʊ'dʒenɪk] *adj* **1.** von Knochen(gewebe) ausgehend oder stammend, osteogen **2.** → *osteogenetic*
os|te|oid ['ɑstɪɔɪd] **I** *noun* organische Grundsubstanz *f* des Knochens, Osteoid *nt* **II** *adj* knochenähnlich, -artig, osteoid
os|te|ol|y|sis [ɑstɪ'ɑlɪsɪs] *noun* Osteolyse *f*
massive osteolysis Gorham-Erkrankung *f*, Gorham-Staut-Erkrankung *f*
os|te|o|lyt|ic [ɑstɪəʊ'lɪtɪk] *adj* Knochenauflösung/Osteolyse betreffend oder hervorrufend, Knochengewebe zerstörend, osteolytisch, knochenauflösend
os|te|o|ma [ɑstɪ'əʊmə] *noun* (benigne) Knochengeschwulst *f*, Osteom *nt*
giant osteoid osteoma Osteoblastom *nt*
osteoid osteoma Osteoidosteom *nt*
os|te|o|ma|la|cia [ˌɑstɪəʊmə'leɪʃ(ɪ)ə] *noun* Knochenerweichung *f*, Osteomalazie *f*, -malacia *f*
os|te|o|ma|la|cic [ˌɑstɪəʊmə'leɪsɪk] *adj* Knochenerweichung/Osteomalazie betreffend, durch Osteomalazie charakterisiert, osteomalazisch
os|te|o|ma|to|sis [ˌɑstɪəʊmə'təʊsɪs] *noun* Osteomatose *f*
os|te|o|my|e|lit|ic [ˌɑstɪəʊ,maɪə'lɪtɪk] *adj* Knochenmarkentzündung/Osteomyelitis betreffend, osteomyelitisch
os|te|o|my|e|li|tis [ˌɑstɪəʊmaɪə'laɪtɪs] *noun* Knochenmark(s)entzündung *f*, Osteomyelitis *f*
sclerosing nonsuppurative osteomyelitis nicht-eitrige Osteomyelitis *f*, sklerosierende Osteomyelitis *f*, Garré-Osteomyelitis *f*, -Krankheit *f*, Osteomyelitis sicca Garré
osteomyelitis of temporal bone Schläfenbeinosteomyelitis *f*
zygomatic osteomyelitis Zygomatizitis *f*, Zygomatitis *f*
os|te|o|my|e|lo|fi|bro|sis [ɑstɪəʊ,maɪələʊfaɪ'brəʊsɪs] *noun* Knochenmarkfibrose *f*, Knochenmarksfibrose *f*, Myelofibrose *f*, Osteomyelofibrose *f*; Osteomyelosklerose *f*, Myelosklerose *f*
os|te|o|my|e|log|ra|phy [ˌɑstɪəʊmaɪə'lɑgrəfɪ] *noun* Medullographie *f*, Osteomedullographie *f*, Osteomyelographie *f*, Medullografie *f*, Osteomedullografie *f*, Osteomyelografie *f*
os|te|o|my|e|lo|re|tic|u|lo|sis [ɑstɪəʊ,maɪələʊ,rɪtɪkjə'ləʊsɪs] *noun* Osteomyeloretikulose *f*
os|te|o|my|e|lo|scle|ro|sis [ɑstɪəʊ,maɪələʊsklɪ'rəʊsɪs] *noun* → *osteomyelofibrosis*
os|te|o|myx|o|chon|dro|ma [ɑstɪəʊ,mɪksəkɑn'drəʊmə] *noun* Osteochondromyxom *nt*
os|te|on ['ɑstɪɑn] *noun* Havers-System *nt*, Osteon *nt*
os|te|o|ne|cro|sis [ˌɑstɪəʊnɪ'krəʊsɪs] *noun* Knochen-, Osteonekrose *f*
chemical osteonecrosis chemische Knochennekrose *f*
physical osteonecrosis physikalische Knochennekrose *f*
radiation osteonecrosis Strahlungsosteonekrose *f*, Radioosteonekrose *f*, Osteoradionekrose *f*
spontaneous osteonecrosis spontane/aseptische Knochennekrose *f*
os|te|o|ne|crot|ic [ˌɑstɪəʊnɪ'krɑtɪk] *adj* Osteonekrose betreffend, osteonekrotisch
osteo-odontoma *noun* Odontoadamantinom *nt*, Odontoameloblastom *nt*, ameloblastisches Fibroodontom *nt*, ameloblastisches Odontom *nt*
os|te|o|path|ic [ˌɑstɪəʊ'pæθɪk] *adj* Knochenerkrankung/Osteopathie betreffend, osteopathisch
os|te|op|a|thy [ˌɑstɪ'ɑpəθɪ] *noun* **1.** Knochenerkrankung *f*, Osteopathie *f*, -pathia *f* **2.** (*Therapie*) Osteopathie *f*
alimentary osteopathy alimentäre/nutritive Osteopathie *f*, Hungerosteopathie *f*
aluminum osteopathy Aluminiumosteopathie *f*
dialysis osteopathy Dialyse-Osteopathie *f*
disseminated condensing osteopathy Osteopoikilose *f*, -poikilie *f*, Osteopathia condensans disseminata
hunger osteopathy alimentäre/nutritive Osteopathie *f*, Hungerosteopathie *f*
os|te|o|per|i|os|te|al [ˌɑstɪəʊ,perɪ'ɑstɪəl] *adj* Knochen und äußere Knochenhaut/Periost betreffend, osteoperiostal
os|te|o|per|i|os|ti|tis [ˌɑstɪəʊ,perɪɑs'taɪtɪs] *noun* Entzündung von Knochengewebe und Knochenhaut/Periost, Osteoperiostitis *f*
os|te|o|pe|tro|sis [ˌɑstɪəʊpe'trəʊsɪs] *noun* Marmorknochenkrankheit *f*, Albers-Schöneberg-Krankheit *f*, Osteopetrose *f*, -petrosis *f*
os|te|o|phage ['ɑstɪəʊfeɪdʒ] *noun* Osteoklast *m*, Osteophage *m*
os|te|oph|o|ny [ɑstɪ'ɑfənɪ] *noun* Knochenleitung *f*, Osteoakusis *f*, Osteophonie *f*
os|te|o|phyte ['ɑstɪəʊfaɪt] *noun* Osteophyt *m*
os|te|o|plast ['ɑstɪəʊplæst] *noun* Osteoblast *m*, Osteoplast *m*
os|te|o|plas|tic [ˌɑstɪəʊ'plæstɪk] *adj* Knochenbildung/Osteogenese betreffend, osteogenetisch, knochenbildend, osteogen
os|te|o|poi|ki|lo|sis [ˌɑstɪəʊ,pɔɪkɪ'ləʊsɪs] *noun* Osteopoikilose *f*, -poikilie *f*, Osteopathia condensans disseminata
os|te|o|po|ro|ma|la|cia [ˌɑstɪəʊpərəʊmə'leɪʃ(ɪ)ə] *noun* Osteoporomalazie *f*
os|te|o|po|ro|sis [ˌɑstɪəʊpə'rəʊsɪs] *noun* Osteoporose *f*, Osteoporosis *f*
disuse osteoporosis Inaktivitätsosteoporose *f*
endocrine osteoporosis endokrine/hormonale Osteoporose *f*
hunger osteoporosis Hungerosteoporose *f*
idiopathic osteoporosis idiopathische Osteoporose *f*
immobilization osteoporosis Immobilisationsosteoporose *f*

involutional osteoporosis Involutionsosteoporose *f*
localized osteoporosis Sudeck-Dystrophie *f*, -Syndrom *nt*, Morbus Sudeck *m*, sympathische Reflexdystrophie *f*
localized transient osteoporosis →*localized osteoporosis*
postmenopausal osteoporosis postmenopausale/klimakterische Osteoporose *f*, präsenile Involutionsosteoporose *f*
post-traumatic osteoporosis →*localized osteoporosis*
presenile osteoporosis präsenile Osteoporose *f*
senile osteoporosis Altersosteoporose *f*, senile Osteoporose *f*
starvation osteoporosis Hungerosteoporose *f*
steroid-induced osteoporosis steroidinduzierte Osteoporose *f*, Steroidosteoporose *f*

os|te|o|po|rot|ic [ˌɑstɪəʊpə'rɑtɪk] *adj* Osteoporose betreffend, osteoporotisch

os|te|o|ra|di|o|ne|cro|sis [ˌɑstɪəʊˌreɪdɪəʊnɪ'krəʊsɪs] *noun* Strahlungs-, Strahlenosteonekrose *f*, Osteoradionekrose *f*, Radioosteonekrose *f*

os|te|or|rha|gia [ˌɑstɪəʊ'reɪdʒ(ɪ)ə] *noun* Knochenblutung *f*, Osteorrhagie *f*

os|te|o|sar|co|ma [ˌɑstɪəʊsɑːr'kəʊmə] *noun* Knochensarkom *nt*, Osteosarkom *nt*, Osteosarcoma *nt*, osteogenes Sarkom *nt*, osteoplastisches Sarkom *nt*

os|te|o|scle|ro|sis [ˌɑstɪəʊsklɪ'rəʊsɪs] *noun* Knochen-, Osteosklerose *f*, Eburnisation *f*, Eburneation *f*

os|te|o|scle|rot|ic [ˌɑstɪəʊsklɪ'rɑtɪk] *adj* Osteosklerose betreffend, osteosklerotisch

os|te|o|sep|tum [ˌɑstɪəʊ'septəm] *noun* knöcherner Abschnitt *m* des Nasenseptums, Pars ossea septi nasi

os|te|o|syn|the|sis [ˌɑstɪəʊ'sɪnθəsɪs] *noun* Osteosynthese *f*
compression osteosynthesis Druckosteosynthese *f*

os|te|o|throm|bo|sis [ˌɑstɪəʊθrɑm'bəʊsɪs] *noun* Osteothrombose *f*

os|te|ot|o|my [ˌɑstɪ'ɑtəmɪ] *noun* Osteotomie *f*
corrective osteotomy Korrekturosteotomie *f*
displacement osteotomy Umstellungsosteotomie *f*
Hohmann's osteotomy Hohmann-Operation *f*, -Keilosteotomie *f*
innominate osteotomy Beckenosteotomie *f*
pelvic osteotomy Becken(ring)osteotomie *f*
rotation osteotomy Drehosteotomie *f*
valgus osteotomy Valgusosteotomie *f*
varus osteotomy Varusosteotomie *f*
wedge osteotomy Keilosteotomie *f*
wedge resection osteotomy Keilosteotomie *f*

os|ti|tis [ɑs'taɪtɪs] *noun* Ostitis *f*, Knochenentzündung *f*, Knochengewebsentzündung *f*, Osteitis *f*

os|ti|um ['ɑstɪəm] *noun, plural* **-tia** [-tɪə] Mündung *f*, Eingang *m*, Ostium *nt*; Orificium *nt*
abdominal ostium abdominelle Tubenöffnung *f*, abdominelle Eileiteröffnung *f*, Ostium abdominale tubae uterinae
anatomic ostium Ostium anatomicum uteri internum, innerer Muttermund *m*
aortic ostium Aortenöffnung *f* des linken Ventrikels, Ostium aortae
histological internal ostium Ostium histologicum uteri internum
sphenoidal ostium Apertura sinus sphenoidalis
uterine ostium of uterine tube Tubenmündung *f*, Ostium uterinum tubae uterinae

ot- *präf.* Ohr-, Gehör-, Ot(o)-

o|tal|gia [əʊ'tældʒ(ɪ)ə] *noun* Ohrenschmerz(en *pl*) *m*, Otalgie *f*, Otagra *f*, Otodynie *f*, Otalgia *f*

o|tal|gic [əʊ'tældʒɪk] *adj* Otalgie betreffend, otalgisch

ot|he|ma|to|ma [əʊ'θiːmətəʊmə, əʊt'hiːmə-] *noun* Othämatom *nt*

o|tic ['əʊtɪk, 'ɑtɪk] *adj* Ohr betreffend, zum Ohr gehörend, Ohr-

o|tit|ic [əʊ'tɪtɪk] *adj* Ohrentzündung/Otitis betreffend, otitisch

o|ti|tis [əʊ'taɪtɪs] *noun* Ohrentzündung *f*, Otitis *f*
acute otitis media akute Mittelohrentzündung *f*, akuter Mittelohrkatarrh *m*, Otitis media acuta
adhesive otitis media Pauken(höhlen)fibrose *f*, adhäsive Otitis media (chronica)
aviation otitis Aer(o)otitis *f*, Bar(o)otitis *f*, Otitis barotraumatica
chronic otitis media chronische Mittelohrentzündung *f*, Otitis media chronica
chronic seromucinous otitis media chronische seromuköse Otitis media, chronischer Tuben-Mittelohrkatarrh *m*, Seromukotympanum *nt*
diffuse otitis externa Otitis externa diffusa
otitis externa Entzündung *f* des äußeren Gehörganges, Otitis externa
furuncular otitis Ohr-, Gehörgangsfurunkel *m*, Otitis externa furunculosa/circumscripta
influenzal otitis Grippeotitis *f*
malignant otitis externa progressive nekrotisierende Otitis *f*, progrediente Otitis *f*, Otitis externa maligna
measles otitis Masernotitis *f*
otitis media Mittelohrentzündung *f*, Otitis media
occult otitis media latente Otitis media
purulent otitis media Mittelohreiterung *f*, Otitis media purulenta
symptomatic otitis Begleitotitis *f*

oto- *präf.* Ohr-, Gehör-, Ot(o)-

o|to|blen|nor|rhea [ˌəʊtəblenə'rɪə] *noun* muköser Ohr(en)ausfluss *m*, Otoblennorrhoe *f*

o|to|ceph|a|ly [ˌəʊtə'sefəlɪ] *noun* Otozephalie *f*, -kephalie *f*

o|to|clei|sis [ˌəʊtə'klaɪsɪs] *noun* Otokleisis *f*, Otoklisis *f*

o|to|co|nia [ˌəʊtə'kəʊnɪə] *plural, sing* **-ni|um** [-nɪəm] Ohrkristalle *pl*, Otokonien *pl*, -lithen *pl*, Statokonien *pl*, -lithen *pl*, -conia *pl*, Otoconia *pl*

o|to|gan|gli|on [ˌəʊtə'gæŋglɪən] *noun* Ganglion oticum

o|to|gen|ic [ˌəʊtə'dʒenɪk] *adj* vom Ohr stammend oder ausgehend, otogen

o|to|lar|yn|gol|o|gy [ˌəʊtəlærɪn'gɑlədʒɪ] *noun* Otolaryngologie *f*

o|to|lites ['əʊtəlaɪts] *plural* **1.** (*physiolog.*) Ohrkristalle *pl*, Otokonien *pl*, -lithen *pl*, Statokonien *pl*, -lithen *pl*, -conia *pl*, Otoconia *pl* **2.** Otolithen *pl*

o|to|li|thi|a|sis [ˌəʊtəlɪ'θaɪəsɪs] *noun* Otolithiasis *f*

o|to|liths ['əʊtəlɪθs] *plural* →*otolites*

o|tol|o|gy [əʊ'tɑlədʒɪ] *noun* Otologie *f*, Ohrenheilkunde *f*

o|to|mas|toid|i|tis [ˌəʊtəˌmæstɔɪ'daɪtɪs] *noun* Otomastoiditis *f*

o|to|my|co|sis [ˌəʊtəmaɪ'kəʊsɪs] *noun* Otomykose *f*

o|to|my|cot|ic [ˌəʊtəmaɪ'kɑtik] *adj* Otomykose betreffend, otomykotisch

o|to|my|i|a|sis [ˌəʊtə'maɪ(j)əsɪs] *noun* Otomyiasis *f*

o|to|pal|a|to|dig|i|tal [ˌəʊtəˌpælətəʊ'dɪdʒɪtl] *adj* Ohren, Gaumen/Palatum und Finger/Digiti betreffend, otopalatodigital

o|top|a|thy [əʊ'tɑpəθɪ] *noun* Ohrenerkrankung *f*, -leiden *nt*, Otopathie *f*

o|to|pha|ryn|ge|al [ˌəʊtəfə'rɪndʒ(ɪ)əl] *adj* Ohr und Rachen/Pharynx betreffend oder verbindend, otopharyngeal

o|to|py|or|rhea [ˌəʊtəˌpaɪə'rɪə] *noun* eitriger Ohrenausfluss *m*, Otopyorrhoe *f*

o|to|rhi|no|lar|yn|gol|o|gy [ˌəʊtəˌraɪnəʊlærɪn'gɑlədʒɪ] *noun* Hals-Nasen-Ohrenheilkunde *f*, Otorhinolaryngologie *f*

o|to|rhi|nol|o|gy [ˌəʊtəraɪ'nɑlədʒɪ] *noun* Nasen-Ohrenheilkunde *f*, Otorhinologie *f*

o|tor|rha|gia [ˌəʊtə'reɪdʒ(ɪ)ə] *noun* Ohrblutung *f*, Otorrhagie *f*

o|tor|rhea [ˌəʊtə'rɪə] *noun* Ohren(aus)fluss *m*, Otorrhoe *f*
cerebrospinal fluid otorrhea Otoliquorrhoe *f*

o|to|sal|pinx [ˌəʊtə'sælpɪŋks] *noun* Ohrtrompete *f*, Eustach-Röhre *f*, -Kanal *m*, Tuba auditiva/auditoria
o|to|scle|ro|sis [ˌəʊtəsklɪ'rəʊsɪs] *noun* Otosklerose *f*
o|to|scle|rot|ic [ˌəʊtəsklɪ'rɑtɪk] *adj* Otosklerose betreffend, otosklerotisch
o|to|scope ['əʊtəskəʊp] *noun* Otoskop *nt*; Ohrenspekulum *nt*
Siegle's otoscope Siegle-Ohrtrichter *m*, -Otoskop *nt*
o|to|scop|ic [ˌəʊtə'skɑpɪk] *adj* Otoskopie betreffend, mittels Otoskopie, otoskopisch
o|tos|co|py [əʊ'tɑskəpɪ] *noun* Ohrspiegelung *f*, Otoskopie *f*
o|to|tox|ic [ˌəʊtə'tɑksɪk] *adj* das Ohr/Gehörorgan schädigend, ototoxisch
o|to|tox|ic|i|ty [ˌəʊtətɑk'sɪsətɪ] *noun* Ototoxizität *f*
ounce [aʊnz] *noun* Unze *f*
out|growth ['aʊtgrəʊθ] *noun* Auswuchs *m*, Exkreszenz *f*
out|put ['aʊtpʊt] *noun* Output *m*; Abgabe *f*; (Arbeits-, Produktions-)Leistung *f*
basal acid output (*Magen*) basale Säuresekretion *f*, Basalsekretion *f*
cardiac output 1. Herzzeitvolumen *nt* **2.** Herzminutenvolumen *nt*
minute output Herzminutenvolumen *nt*, Minutenvolumen *nt*
ov- *präf.* Ei-, Oo-, Ov(o)-, Ov(i)-
ov|al|bu|min [ɑvæl'bjuːmɪn, ˌəʊv-] *noun* Ovalbumin *nt*
o|val|o|cyte ['əʊvələʊsaɪt] *noun* Elliptozyt *m*, Ovalozyt *m*
o|val|o|cyt|ic [əʊvələʊ'sɪtɪk] *adj* Elliptozyten betreffend, elliptozytär, ovalozytär
o|val|o|cy|to|sis [ˌəʊvələʊsaɪ'təʊsɪs] *noun* hereditäre Elliptozytose *f*, Ovalozytose *f*, Kamelozytose *f*, Elliptozytenanämie *f*, Dresbach-Syndrom *nt*
ovari- *präf.* Eierstock-, Ovarial-, Ovari(o)-, Oophor(o)-
o|var|i|an [əʊ'veərɪən] *adj* Eierstock/Ovar betreffend, zum Eierstock gehörend, ovarial, ovariell
o|var|i|ec|to|my [əʊˌveərɪ'ektəmɪ] *noun* Ovarektomie *f*
ovario- *präf.* Eierstock-, Ovarial-, Ovari(o)-, Oophor(o)-
o|var|i|o|ab|dom|i|nal [əʊˌveərɪəʊæb'dɑmɪnl] *adj* Eierstock/Ovar und Bauchhöhle betreffend, ovarioabdominal
o|var|i|o|cen|te|sis [əʊˌveərɪəʊsen'tiːsɪs] *noun* Eierstockpunktion *f*, Ovariozentese *f*
o|var|i|o|cy|e|sis [əʊˌveərɪəʊsaɪ'iːsɪs] *noun* Ovarialgravidität *f*
o|var|i|o|gen|ic [əʊˌveərɪəʊ'dʒenɪk] *adj* im Eierstock/Ovar entstehend, aus dem Eierstock stammend, ovariogen
o|var|i|o|hys|ter|ec|to|my [əʊˌveərɪəʊhɪstə'rektəmɪ] *noun* Entfernung *f* von Gebärmutter und Eierstöcken, Ovariohysterektomie *f*, Oophorohysterektomie *f*
o|var|i|o|pex|y [əʊˌveərɪəʊ'peksɪ] *noun* Eierstockfixierung *f*, Ovariopexie *f*
o|var|i|or|rhex|is [əʊˌveərɪəʊ'reksɪs] *noun* Eierstockruptur *f*, Ovariorrhexis *f*
o|var|i|o|sal|pin|gec|to|my [əʊˌveərɪəʊˌsælpɪŋ'dʒektəmɪ] *noun* Entfernung *f* von Eierstock und Eileiter, Ovariosalpingektomie *f*, Oophorosalpingektomie *f*
o|var|i|o|sal|pin|gi|tis [əʊˌveərɪəʊˌsælpɪŋ'dʒaɪtɪs] *noun* Entzündung von Eierstock und Eileiter, Ovariosalpingitis *f*, Oophorosalpingitis *f*
o|var|i|o|tes|tis [əʊˌveərɪəʊ'testɪs] *noun* → *ovotestis*
o|var|i|ot|o|my [əʊˌveərɪ'ɑtəmɪ] *noun* Eierstockschnitt *m*, -inzision *f*, Ovariotomie *f*, Ovaritomie *f*
o|va|ri|tis [əʊvə'raɪtɪs] *noun* Eierstockentzündung *f*, Oophoritis *f*
o|va|ry ['əʊvərɪ] *noun, plural* **-ries** weibliche Keimdrüse *f*, Eierstock *m*, Ovarium *nt*, Ovar *nt*, Oophoron *nt*
o|ver|bite ['əʊvərbaɪt] *noun* Überbiss *m*
o|ver|dose [ˌəʊvər'dəʊs] I *noun* Überdosis *f*, Überdosierung *f* II *v* überdosieren, eine Überdosis verabreichen
o|ver|hy|dra|tion [ˌəʊvərhaɪ'dreɪʃn] *noun* Überwässerung *f*, Hyperhydratation *f*
o|ver|sen|si|tiv|i|ty [ˌəʊvərsensə'tɪvətɪ] *noun* Überempfindlichkeit *f*
o|ver|ven|ti|la|tion [ˌəʊvərˌventɪ'leɪʃn] *noun* Überbeatmung *f*, Hyperventilation *f*
ovi- *präf.* Ei-, Oo-, Ov(o)-, Ov(i)-
o|vi|duct ['əʊvɪdʌkt] *noun* Eileiter *m*, Tube *f*, Ovidukt *m*, Tuba uterina
o|vi|duc|tal [ˌəʊvɪ'dʌktl] *adj* Eileiter betreffend, Eileiter-, Tuben-
o|vi|gen|e|sis [ˌəʊvɪ'dʒenəsɪs] *noun* → *oogenesis*
ovo- *präf.* Ei-, Oo-, Ov(o)-, Ov(i)-
o|vo|cyte ['əʊvəsaɪt] *noun* → *oocyte*
o|vo|gen|e|sis [ˌəʊvə'dʒenəsɪs] *noun* → *oogenesis*
o|vo|tes|tis [ˌəʊvə'testɪs] *noun* Ovotestis *m*
o|vu|la|tion [ˌɑvjə'leɪʃn, ˌəʊv-] *noun* Ei-, Follikelsprung *m*, Ovulation *f*
o|vu|la|to|ry ['ɑvjələtɔːriː, -təʊ-] *adj* Eisprung/Ovulation betreffend, ovulatorisch
o|vum ['əʊvəm] *noun, plural* **o|va** ['əʊvə] weibliche Keimzelle *f*, Ei(zelle *f*) *nt*, Ovum *nt*
blighted ovum Abortivei *nt*, Molenei *nt*, Windei *nt*
ox|a|cil|lin [ɑksə'sɪlɪn] *noun* Oxacillin *nt*
ox|a|late ['ɑksəleɪt] *noun* Oxalat *nt*
calcium oxalate Calciumoxalat *nt*
ox|a|le|mia [ˌɑksə'liːmɪə] *noun* Hyperoxalämie *f*
ox|a|lo|ac|e|tate [ˌɑksələʊ'æsɪteɪt, ɑkˌsæləʊ-] *noun* Oxalacetat *nt*
ox|a|lo|sis [ɑksə'ləʊsɪs] *noun* Oxalose *f*, Oxalose-Syndrom *nt*
ox|a|lo|suc|ci|nate [ˌɑksələʊ'sʌksəneɪt, ˌɑkˌsæləʊ-] *noun* Oxalsuccinat *nt*, -sukzinat *nt*
ox|a|lu|ria [ˌɑksəl'jʊərɪə] *noun* erhöhte Oxalatausscheidung *f* im Harn, Oxalurie *f*, Hyperoxalurie *f*
ox|id ['ɑksɪd] *noun* → *oxide*
ox|i|dant ['ɑksɪdənt] *noun* Oxidationsmittel *nt*, Oxidans *nt*
ox|i|dase ['ɑksɪdeɪz] *noun* Oxidase *f*
aldehyde oxidase Aldehydoxidase *f*
amine oxidase Monoaminoxidase *f*, Monoaminooxidase *f*
amino acid oxidase Aminosäureoxidase *f*
cytochrome c oxidase Cytochrom a_3 *nt*, Cytochrom-(c)oxidase *f*, Ferrocytochrom-c-Sauerstoff-Oxidoreduktase *f*, Warburg-Atmungsferment *nt*
diamine oxidase Diaminooxidase *f*, Histaminase *f*
direct oxidase Oxigenase *f*, Oxygenase *f*
glucose oxidase Glucoseoxidase *f*
hypoxanthine oxidase Xanthinoxidase *f*, Schardinger-Enzym *nt*
indophenol oxidase Indophenoloxidase *f*, Zytochromoxidase *f*, Cytochromoxidase *f*
monoamine oxidase Monoamin(o)oxidase *f*
phenol oxidases Phenoloxidasen *pl*
primary oxidase Oxigenase *f*, Oxygenase *f*
tyramine oxidase Monoamin(o)oxidase *f*
urate oxidase Uratoxidase *f*, Urikase *f*, Uricase *f*
xanthine oxidase Xanthinoxidase *f*, Schardinger-Enzym *nt*
ox|i|date ['ɑksɪdeɪt] *v* oxidieren
ox|i|da|tion [ɑksɪ'deɪʃn] *noun* Oxidation *f*, Oxidieren *nt*
oxidation-reduction *noun* Oxidation-Reduktion *f*, Oxidations-Reduktions-Reaktion *f*, Redox-Reaktion *f*
ox|i|da|tive [ɑksɪ'deɪtɪv] *adj* Oxidation betreffend, mittels Oxidation, oxidierend, oxidativ
ox|ide ['ɑksaɪd] *noun* Oxid *nt*
ox|i|diz|er ['ɑksɪdaɪzər] *noun* Oxidationsmittel *nt*, Oxidans *nt*
ox|i|do|re|duc|tase [ˌɑksɪdəʊrɪ'dʌkteɪz] *noun* Oxidoreduktase *f*
ox|i|do|re|duc|tion [ˌɑksɪdəʊrɪ'dʌkʃn] *noun* Oxidation-Reduktion *f*, Oxidations-Reduktions-Reaktion *f*, Redox-Reaktion *f*

oxo- *präf.* Oxo-, Keto-, Oxy-
5-oxlolprollilnase [ˌɑksəʊ'prəʊlɪneɪz] *noun* 5-Oxoprolinase *f*
5-oxlolprolline [ˌɑksəʊ'prəʊliːn, -lɪn] *noun* 5-Oxoprolin *nt*, Pyroglutaminsäure *f*
5-oxlolprollinlulria [ɑksəʊˌprəʊlɪ'n(j)ʊərɪə] *noun* Pyroglutaminazidurie *f*, hämolytische Anämie *f* mit Glutathionsynthetasedefekt
oxy- *präf.* Sauerstoff-, Oxy-, Oxi-
oxlylcephlallous [ˌɑksɪ'sefələs] *adj* Oxyzephalie betreffend, oxyzephal, spitzschädelig, turmschädelig, akrozephal, turrizephal, turricephal, hypsicephal, hypsizephal
oxlylcephlally [ˌɑksɪ'sefəlɪ] *noun* Spitz-, Turmschädel *m*, Akrozephalie *f*, -zephalus *m*, -cephalie *f*, Oxyzephalie *f*, -cephalie *f*, Hypsizephalie *f*, -cephalie *f*, Turrizephalie *f*, -cephalie *f*
oxlyldolrelducltase [ˌɑksɪdəʊrɪ'dʌkteɪz] *noun* Oxidoreduktase *f*
oxlylgen ['ɑksɪdʒən] *noun* Sauerstoff *m*; Oxygen *nt*, Oxygenium *nt*
high-pressure oxygen Sauerstoffüberdrucktherapie *f*, hyperbare Sauerstofftherapie/Oxygenation *f*
oxlylgenlase ['ɑksɪdʒəneɪz] *noun* Oxygenase *f*, Oxigenase *f*
oxlylgenlaltion [ˌɑksɪdʒə'neɪʃn] *noun* Oxygenisation *f*, Oxygenation *f*, Oxygenieren *nt*, Oxygenierung *f*
apneic oxygenation Diffusionsatmung *f*
oxlylgenlaltor [ˌɑksɪdʒə'neɪtər] *noun* Oxygenator *m*
oxlylheme ['ɑksɪhiːm] *noun* Hämatin *nt*, Oxyhämin *nt*
oxlylhelmolglolbin [ˌɑksɪ'hiːməˌgləʊbɪn] *noun* oxygeniertes Hämoglobin *nt*, Oxyhämoglobin *nt*
oxlymleltry [ɑk'sɪmətrɪ] *noun* Oxymetrie *f*
oxlylmylolglolbin [ɑksɪˌmaɪə'gləʊbɪn] *noun* Oxymyoglobin *nt*
oxlyloslmia [ˌɑksɪ'ɑzmɪə] *noun* pathologisch gesteigertes Geruchsvermögen *nt*, olfaktorische Hyperästhesie *f*, Hyperosmie *f*
oxlylphil ['ɑksɪfɪl] I *noun* oxyphile Zelle *f* II *adj* oxy-, azidophil
oxlylphillic [ˌɑksɪ'fɪlɪk] *adj* mit sauren Farbstoffen färbbar, oxyphil, azidophil
oxlylreldulctase [ˌɑksɪrɪ'dʌkteɪz] *noun* Oxidoreduktase *f*
ferrocytochrome c-oxygen oxyreductase Cytochrom a_3 *nt*, Cytochrom(c)oxidase *f*, Warburg-Atmungsferment *nt*, Ferrocytochrom c-Sauerstoff-Oxidoreduktase *f*
oxlyltetlralcylcline [ɑksɪˌtetrə'saɪkliːn] *noun* Oxytetracyclin *nt*
oxlyltolcia [ˌɑksɪ'təʊʃ(ɪ)ə] *noun* Sturzgeburt *f*
oxlyltolcin [ˌɑksɪ'təʊs(ɪ)n] *noun* Oxytozin *nt*, Oxytocin *nt*
oxlylulrilalsis [ˌɑksɪjʊə'raɪəsɪs] *noun* Oxyuriasis *f*; Enterobiasis *f*
olzelna [əʊ'ziːnə] *noun* Ozäna *f*, Stinknase *f*
olzone ['əʊzəʊn] *noun* Ozon *nt*
olzolstolmia [əʊzə'stəʊmɪə] *noun* (übler) Mundgeruch *m*, Atemgeruch *m*, Halitosis *f*, Halitose *f*, Kakostomie *f*, Ozostomia *f*, Foetor ex ore

O

P

pace|mak|er ['peɪsmeɪkər] *noun* Reizbildungszentrum *nt*, Schrittmacher *m*, Pacemaker *m*
artificial pacemaker künstlicher Herzschrittmacher *m*, Pacemaker *m*
cardiac pacemaker Herzschrittmacher *m*
demand pacemaker Demand-Herzschrittmacher *m*, Demand-Pacemaker *m*
fixed-rate pacemaker Festfrequenzschrittmacher *m*
synchronous demand pacemaker vorhofgesteuerter Herzschrittmacher *m*
ventricular demand pacemakers kammergesteuerte Herzschrittmacher *m*

pachy- *präf.* Dick-, Pachy-

pach|y|bleph|a|ron [pækɪ'blefərɑn] *noun* Pachyblepharon *nt*; Tylosis ciliaris

pach|y|ceph|a|ly [ˌpækɪ'sefəlɪ] *noun* Pachyzephalie *f*

pach|y|chei|lia [ˌpækɪ'kaɪlɪə] *noun* Pachycheilie *f*, -chilie *f*

pach|y|chi|li|a [ˌpækɪ'kaɪlɪə] *noun* Pachycheilie *f*, -chilie *f*

pach|y|cho|lia [ˌpækɪ'kəʊlɪə] *noun* Pachycholie *f*

pach|y|chro|mat|ic [ˌpækɪkrəʊ'mætɪk] *adj* pachychromatisch, pachychrom

pach|y|dac|tyl|y [ˌpækɪ'dæktəlɪ] *noun* Pachydaktylie *f*

pach|y|der|ma [ˌpækɪ'dɜrmə] *noun* Pachydermie *f*

pach|y|der|ma|to|cele [ˌpækɪ'dɜrmətəsiːl] *noun* Dermatochalasis *f*, generalisierte Elastolyse *f*

pach|y|der|mic [ˌpækɪ'dɜrmɪk] *adj* Pachydermie betreffend, pachyderm

pach|y|der|mo|per|i|os|to|sis [ˌpækɪˌdɜrməˌperɪɑs'təʊsɪs] *noun* Pachydermoperiostose *f*, Touraine-Solente-Golé-Syndrom *nt*, familiäre Pachydermoperiostose *f*, idiopathische hypertrophische Osteoarthropathie *f*, Akropachydermie *f* mit Pachydermoperiostose, Hyperostosis generalisata mit Pachydermie

pach|y|glos|sia [ˌpækɪ'glɑsɪə] *noun* Pachyglossie *f*; Makroglossie *f*

pach|y|gy|ria [ˌpækɪ'dʒaɪrɪə] *noun* Pachygyrie *f*

pach|y|lep|to|men|in|gi|tis [ˌpækɪˌleptəmenɪn'dʒaɪtɪs] *noun* Entzündung der Hirn- oder Rückenmarkshäute, Meningitis *f*

pach|y|men|in|git|ic [ˌpækɪmenɪn'dʒaɪtɪk] *adj* Pachymeningitis betreffend, pachymeningitisch

pach|y|men|in|gi|tis [ˌpækɪmenɪn'dʒaɪtɪs] *noun* Entzündung der harten Hirn- oder Rückenmarkhaut/Dura mater, Pachymeningitis *f*, Dura-Entzündung *f*, Dura mater-Entzündung *f*
internal hemorrhagic pachymeningitis Pachymeningitis/Pachymeningiosis haemorrhagica interna

pach|y|men|in|gop|a|thy [ˌpækɪmenɪn'gɑpəθɪ] *noun* Pachymeningopathie *f*

pach|y|me|ninx [ˌpækɪ'miːnɪŋks] *noun, plural* **-nin|ges** [-mɪ'nɪndʒiːz] äußere Hirn- und Rückenmarkshaut *f*, Dura *f*, Dura mater

pach|y|o|nych|ia [ˌpækɪəʊ'nɪkɪə] *noun* Pachyonychie *f*

pach|y|os|to|sis [ˌpækɪɑstəʊsɪs] *noun* Pachyostose *f*

pach|y|per|i|os|ti|tis [ˌpækɪˌperɪɑs'taɪtɪs] *noun* proliferative Periostitis *f*, Pachyperiostitis *f*

pach|y|per|i|to|ni|tis [ˌpækɪperɪtə'naɪtɪs] *noun* Pachyperitonitis *f*

pach|y|pleu|ri|tis [ˌpækɪpluː'raɪtɪs] *noun* **1.** Fibrothorax *m* **2.** Pleuritis *f* fibroplastica

pach|y|sal|pin|gi|tis [ˌpækɪˌsælpɪn'dʒaɪtɪs] *noun* **1.** chronisch interstitielle Salpingitis *f* **2.** parenchymatöse Salpingitis *f*

pad [pæd] I *noun* **1.** (Schutz-)Polster *nt*, Kissen *nt*; (Knie-)Schützer *m* **2.** (Fuß-)Ballen *m*; Fettkörper *m*, (Fett-)Polster *nt* II *v* (aus-)polstern, wattieren, füttern
buccal fat pad Wangenfettpfropf *m*, Bichat-Fettpfropf, *m* Corpus adiposum buccae
knuckle pads Fingerknöchelpolster *pl*
preepiglottic fat pad Corpus adiposum preepiglotticum
sucking pad → *buccal fat pad*
suctorial pad → *buccal fat pad*
dorsal knuckle pads Garrod-Knötchen *pl*, (echte) Fingerknöchelpolster *pl*

-pagus *suf.* Doppelfehlbildung, Zwillingsfehlbildung, -pagus

pai|dol|o|gy [peɪ'dɑlədʒɪ] *noun* Pädologie *f*

pain [peɪn] I *noun* **1.** Schmerz *m*, Schmerzen *pl*, Schmerzempfindung *f* be in pain Schmerzen haben **2.** Wehen *pl*, Geburtswehen *pl* II *v* jdm. Schmerzen bereiten, jdm. wehtun
abdominal pain Bauchschmerzen *pl*, Leibschmerzen *pl*, Abdominalschmerzen *pl*, Schmerzen *pl* im Abdomen, Abdominalgie *f*
burning pain brennender Schmerz *m*
dilating pains Schmerzen *pl* während der Eröffnungsphase
epigastric pain Oberbauchschmerz(en), Epigastralgie
false pains Senkwehen *pl*
growing pains Wachstumsschmerzen *pl*
pain in the head Kopfschmerz(en *pl*) *m*, Kopfweh *nt*, Kephalgie *f*, Kephalalgie *f*, Kephal(a)ea *f*, Cephalgia *f*, Cephalalgia *f*, Cephal(a)ea *f*, Kephalodynie *f*, Zephalgie *f*, Zephalalgie *f*
hunger pain Hungerschmerz *m*, Nüchternschmerz *m*
intermenstrual pain Mittelschmerz *m*, Intermenstrualschmerz *m*
labor pains Geburtsschmerzen *pl*, Schmerzen *pl* unter der Geburt
midcycle pain Mittelschmerz *m*, Intermenstrualschmerz *m*
middle pain Mittelschmerz *m*, Intermenstrualschmerz *m*
night pain nächtlicher Schmerz *m*, Nyktalgie *f*
nocturnal burning pain Brachialgia paresthetica nocturna
pain on palpation Druckschmerz *m*
phantom limb pain Amputationstäuschung *f*, Phantomschmerz(en *pl*) *m*, -empfinden *nt*
visceral pain Viszeral-, Eingeweideschmerz *m*, viszeraler Schmerz *m*

pain|ful ['peɪnfəl] *adj* **1.** schmerzend, schmerzlich, schmerzhaft **2.** beschwerlich, mühsam

pain|kill|er ['peɪnkɪlər] *noun* Schmerzmittel *nt*, schmerzstillendes Mittel *nt*, Analgen *nt*, Analgetikum *nt*

pain|less ['peɪnlɪs] *adj* gleichgültig, träge; (schmerz-) unempfindlich; schmerzlos, indolent

pain|less|ness ['peɪnlɪsnɪs] *noun* Schmerzlosigkeit *f*

pal|ae|o|cer|e|bel|lum [ˌpeɪlɪəʊserə'beləm, ˌpælɪəʊ-] *noun* Paläozerebellum *nt*, Paleocerebellum *nt*

pal|ae|o|cor|tex [ˌpeɪlɪəʊ'kɔːrteks] *noun* Paläokortex *m*, Paleocortex *m*

pal|ae|o|pal|li|um [ˌpeɪlɪəʊ'pælɪəm] *noun* Paläopallium *nt*, Paleopallium *nt*

palat- *präf.* Gaumen-, Palato-

pal|a|tal ['pælətl] *adj* Gaumen/Palatum oder Gaumenbein/Os palatinum betreffend, palatal
bony palate knöcherner Gaumen *m*, Palatum osseum
cleft palate Gaumenspalte *f*, Palato-, Uranoschisis *f*, Palatum fissum
hard palate harter Gaumen *m*, Palatum durum
osseous palate knöcherner Gaumen *m*, Palatum osse-

P

um
pendulous palate (Gaumen-)Zäpfchen *nt*, Uvula *f*
soft palate weicher Gaumen *m*, Palatum molle, Gaumensegel *nt*, Velum palatinum

pallalte ['pælət] *adj* Ohren, Gaumen/Palatum und Finger/Digiti betreffend, otopalatodigital

pallaltine ['pælətaɪn, -tɪn] *adj* Gaumen/Palatum oder Gaumenbein/Os palatinum betreffend, palatal

pallaltiltis [pælə'taɪtɪs] *noun* Gaumenentzündung *f*, Uranitis *f*

palato- *präf.* Gaumen-, Palato-

pallaltolglos|sal [ˌpælətəʊ'glɑsəl] *adj* Gaumen und Zunge/Glossa betreffend, palatolingual, glossopalatinal

pallaltoglralphy [pælə'tɑgrəfɪ] *noun* Palatographie *f*, Palatografie *f*

pallaltolmaxlillarly [ˌpælətəʊ'mæksɪlərɪ] *adj* Gaumen und Oberkiefer/Maxilla betreffend oder verbindend, palatomaxillär

pallaltolmylolgralphy [ˌpælətəʊmaɪ'ɑgrəfɪ] *noun* Palatomyographie *f*, Palatomyografie *f*

pallaltolnasal [ˌpælətəʊ'neɪzl] *adj* Gaumen und Nase oder Nasenhöhle betreffend oder verbindend, palatonasal

pallaltolphalrynlgelal [ˌpælətəʊfə'rɪndʒ(ɪ)əl, -ˌfærɪn'dʒiːəl] *adj* Gaumen und Rachen/Pharynx betreffend oder verbindend, palatopharyngeal, pharyngopalatinal

pallaltolpharlynlgorlrhalphy [ˌpælətəʊˌfærɪn'gɔrəfɪ] *noun* Staphylouranorrhaphie *f*

pallaltolplasIty ['pælətəʊplæstɪ] *noun* Gaumen-, Palatoplastik *f*

pallaltorlrhalphy [pælə'tɔrəfɪ] *noun* Gaumennaht *f*, Urano-, Staphylorrhaphie *f*

pallaltoslchilsis [pælə'tɑskəsɪs] *noun* Gaumenspalte *f*, Palato-, Uranoschisis *f*, Palatum fissum

pale- *präf.* Alt-, Ur-, Palae(o)-

pallelenlcephlallon [ˌpeɪlɪen'sefəlɑn] *noun* Urhirn *nt*, Althirn *nt*, Palaeencephalon *nt*

paleo- *präf.* Alt-, Ur-, Palae(o)-

pallelolcerlelbellum [ˌpeɪlɪəʊserə'beləm, ˌpælɪəʊ-] *noun* Paläozerebellum *nt*, Paleocerebellum *nt*

pallelolcorltex [ˌpeɪlɪəʊ'kɔːrteks] *noun* Paläokortex *m*, Paleocortex *m*

pallelolenlcephlallon [ˌpeɪlɪəʊen'sefəlɑn] *noun* Urhirn *nt*, Althirn *nt*, Palaeencephalon *nt*

pallelolpallilum [ˌpeɪlɪəʊ'pælɪəm] *noun* Paläopallium *nt*, Paleopallium *nt*

pallelolstrilaltum [ˌpeɪlɪəʊstraɪ'eɪtəm] *noun* Globus pallidus, Pallidum *nt*, Paläostriatum *nt*

pallelolthallalmus [ˌpeɪlɪəʊ'θæləməs] *noun* Paläothalamus *m*

pallilallia [ˌpeɪlɪ'leɪlɪə, -jə] *noun* Palilalie *f*

pallinldrome ['pælɪndrəʊm] *noun* Palindrom *nt*

pallinldrolmic [ˌpælɪn'drɑmɪk] *adj* wiederauftretend, rezidivierend, palindromisch

pallinlopIsia [ˌpælɪn'ɑpsɪə] *noun* Palinopsie *f*

pallanlesIthelsia [pælˌænəs'θiːʒə] *noun* Pallanästhesie *f*

pallesIthelsia [ˌpæləs'ʒiːʒ(ɪ)ə] *noun* Vibrationsempfindung *f*, Pallästhesie *f*

pallhyplesIthelsia [ˌpælhaɪpes'θiːʒ(ɪ)ə] *noun* Pallhypästhesie *f*

pallilaltion [pælɪ'eɪʃn] *noun* Milderung *f*, Krankheitsmilderung *f*, Symptommilderung *f*, Linderung *f*, Palliation *f*

pallilaltive ['pælɪətɪv] I *noun* Linderungsmittel *nt*, Palliativum *nt*, Palliativ *nt* II *adj* mildernd, lindernd, palliativ, Palliativ-

pallildecltolmy [ˌpælɪ'dektəmɪ] *noun* Pallidumexzision *f*, Pallidektomie *f*

pallildolhylpolthallamlic [ˌpælɪdəʊˌhaɪpəʊθə'læmɪk] *adj* Palidum und Hypothalamus betreffend, pallidohypothalamisch

pallildotlolmy [pælɪ'dɑtəmɪ] *noun* Pallidotomie *f*

pallildum ['pælɪdəm] *noun* Globus pallidus, Pallidum *nt*, Paläostriatum *nt*

pallilolthallalmus [ˌpælɪəʊ'θæləməs] *noun* palliothalamische Kerne *pl*, Palliothalamus *m*, spezifische Thalamuskerne *pl*

pallilum ['pælɪəm] *noun, plural* **-liums, -lia** [-lɪə] **1.** (Groß-)Hirnrinde *f*, Pallium *nt*, Cortex cerebri **2.** Hirnmantel *m*, Pallium *nt*

palm [pɑː(l)m] *noun* Handteller *m*, Hand(innen)fläche *f*, hohle Hand *f*; (*anatom.*) Palma *f*

pallmanlesIthelsia [ˌpælmænes'θiːʒ(ɪ)ə] *noun* Pallanästhesie *f*

pallmar ['pælmər, 'pɑː(l)m-] *adj* Handinnenfläche/Hohlhand betreffend, auf der Hohlhandseite (liegend), zur Hohlhand gehörend, palmar, volar

pallmesIthelsia [ˌpælmes'θiːʒ(ɪ)ə] *noun* Vibrationsempfindung *f*, Pallästhesie *f*

pallmolplanltar [ˌpælmə'plæntər] *adj* palmoplantar

pallmus ['pælməs] *noun, plural* **-mi** [-maɪ] **1.** Palpitation *f*, Palpitatio *f* **2.** Bell-Spasmus *m*, Fazialiskrampf *m*, Fazialis-Tick *m*, Gesichtszucken *nt*, mimischer Gesichtskrampf *m*, Tic convulsif/facial **3.** Herzschlag *m* **4.** Bamberger-Krankheit *f*, saltatorischer Reflexkrampf *m*

pallpalble ['pælpəbəl] *adj* durch Austastung/Palpation wahrnehmbar, palpabel, palpierbar, fühlbar, tastbar

pallpate ['pælpeɪt] *v* ab-, betasten, befühlen, beklopfen, palpieren

pallpaltion [pæl'peɪʃn] *noun* Be-, Abtasten *nt*, Palpation *f*, Palpieren *nt*

pallpaltolry ['pælpətəuriː] *adj* Austastung/Palpation betreffend, durch Palpation diagnostizierbar, palpatorisch

pallpelbra ['pælpɪbrə, pæl'piː-] *noun, plural* **-brae** [-briː] (Augen-)Lid *nt*, Palpebra *f*
lower palpebra Unterlid *nt*, Palpebra inferior
upper palpebra Oberlid *nt*, Palpebra superior

pallpelbral ['pælpəbrəl, pæl'piː-] *adj* Lid/Palpebra betreffend, palpebral

pallpelbriltis [ˌpælpə'braɪtɪs] *noun* Blepharitis *f*, Lidentzündung *f*, Augenlidentzündung *f*

pallpiltaltion [ˌpælpɪ'teɪʃn] *noun* **1.** Palpitation *f*, Palpitatio *f* **2.** Herzklopfen *nt*, Palpitatio cordis, Palpitation *f*, Kardiopalmus *m*

pallsy ['pɔːlzɪ] *noun* (vollständige) Lähmung *f*, Paralyse *f*, Paralysis *f*, Plegie *f*
accessory palsy Akzessoriuslähmung *f*
accessory nerve palsy Akzessoriuslähmung *f*
Bell's palsy einseitige Fazialisparese *f*, Bell-Lähmung *f*
birth palsy Geburtslähmung *f*, kindliche Entbindungslähmung *f*
brachial palsy Armplexuslähmung *f*
bulbar palsy Bulbärparalyse *f*
diver's palsy Druckluft-, Caissonkrankheit *f*
Erb's palsy Brachialislähmung *f*, Duchenne-Erb-Lähmung *f*, Erb-Duchenne-Lähmung *f*
facial palsy Fazialislähmung *f*, Gesichtslähmung *f*
facial nerve palsy Fazialislähmung *f*, Gesichtslähmung *f*
femoral palsy Femoralislähmung *f*
fourth nerve palsy Trochlearislähmung*m*
glossopharyngeal palsy Glossopharyngeuslähmung *f*
hyperextension palsy Dehnungslähmung *f*
hypoglossal palsy Hypoglossuslähmung *f*
Klumpke's palsy Klumpke-Déjérine-Lähmung *f*, Klumpke-Lähmung *f*, untere Armplexuslähmung *f*
Landry's palsy Landry-Paralyse *f*, Paralysis spinalis ascendens acuta
lead palsy Bleilähmung *f*
lower arm type of brachial palsy Klumpke-Lähmung *f*, Klumpke-Déjérine-Lähmung *f*, untere Armplexuslähmung *f*
median palsy Medianuslähmung *f*
median nerve palsy Medianuslähmung *f*

pseudobulbar palsy Pseudobulbärparalyse *f*
radial palsy Radialislähmung *f*
recurrent nerve palsy Rekurrenslähmung *f*, -parese *f*, -paralyse *f*
scriveners' palsy Schreibkrampf *m*, Graphospasmus *m*, Mogigraphie *f*, Mogigrafie *f*
shaking palsy Parkinson-Krankheit *f*, Morbus Parkinson *m*, Paralysis agitans
tardy median palsy Karpaltunnelsyndrom *nt*
trembling palsy Parkinson-Krankheit *f*, Morbus Parkinson *m*, Paralysis agitans
ulnar nerve palsy Ulnarislähmung *f*
upper arm type of brachial palsy obere Armplexuslähmung *f*, Erb-Lähmung *f*, Erb-Duchenne-Lähmung *f*

pam|pin|i|form [pæm'pɪnəfɔːrm] *adj* rankenförmig, gewunden

pam|pin|o|cele [pæm'pɪnəsiːl] *noun* Krampfaderbruch *m*, Varikozele *f*, Hernia varicosa

pam|ple|gia [pæm'pliːdʒ(ɪ)ə] *noun* vollständige Lähmung *f*, Paralyse *f*

pan- *präf.* Ganz-, Pan-

pan|ag|glu|ti|na|tion [,pænə,gluːtə'neɪʃn] *noun* Panagglutination *f*

pan|an|gi|i|tis [,pænændʒɪ'aɪtɪs] *noun* Panangiitis *f*

pan|a|ris ['pænərɪs, pə'nærɪs] *noun* Panaritium *nt*

pan|ar|te|ri|tis [,pænɑːrtə'raɪtɪs] *noun* Panarteriitis *f*

pan|ar|thri|tis [,pænɑːr'θraɪtɪs] *noun* Panarthritis *f*

pan|car|dit|ic [,pænkɑːr'daɪtɪk] *adj* Pankarditis betreffend, pankarditisch

pan|car|di|tis [,pænkɑːr'daɪtɪs] *noun* Entzündung aller Herzwandschichten, Pankarditis *f*, Endoperimyokarditis *f*, Endomyoperikarditis *f*, Pancarditis *f*

pan|chro|mat|ic [,pænkrəʊ'mætɪk] *adj* panchromatisch

pan|col|lec|to|my [pænkə'lektəmɪ] *noun* totale Kolektomie *f*, Pankolektomie *f*

pan|cre|as ['pænkrɪəs, 'pæŋ-] *noun, plural* **-cre|a|ta** [pæŋ'krɪətə, ,pænkrɪ'eɪtə] Bauchspeicheldrüse *f*, Pankreas *nt*, Pancreas *nt*
accessory pancreas Nebenbauchspeicheldrüse *f*, Nebenpankreas *nt*, Pancreas accessorium
anular pancreas Pancreas annulare
lesser pancreas Processus uncinatus pancreatis
small pancreas Processus uncinatus pancreatis
unciform pancreas Processus uncinatus pancreatis
Willis' pancreas Processus uncinatus pancreatis
Winslow's pancreas Processus uncinatus pancreatis

pancreat- *präf.* Bauchspeicheldrüsen-, Pankreas-, Pankreatiko-, Pankreato-

pan|cre|a|tal|gia [,pæŋkrɪə'tældʒ(ɪ)ə] *noun* Pankreasschmerz *m*, Pankrealgie *f*, Pankreatalgie *f*

pan|cre|a|tec|to|my [,pæŋkrɪə'tektəmɪ] *noun* Pankreatektomie *f*

pan|cre|at|ic [,pænkrɪ'ætɪk, ,pæŋ-] *adj* Bauchspeicheldrüse betreffend, aus dem Pancreas stammend, pankreatisch

pancreatico- *präf.* Bauchspeicheldrüsen-, Pankreas-, Pankreatiko-, Pankreato-

pan|cre|at|i|co|du|o|de|nal [,pænkrɪ,ætɪkəʊd(j)uːə'diːnl, -d(j)uː'ɑdnəl, ,pæŋ-] *adj* Bauchspeicheldrüse und Zwölffingerdarm/Duodenum betreffend oder verbindend, pankreatikoduodenal

pan|cre|at|i|co|du|o|de|nec|to|my [,pænkrɪ,ætɪkəʊ,d(j)uːədɪ'nektəmɪ] *noun* Duodenopankreatektomie *f*

pan|cre|at|i|co|du|o|de|nos|to|my [,pænkrɪ,ætɪkəʊ,d(j)uːədɪ'nɑstəmɪ] *noun* Pankreat(ik)oduodenostomie *f*

pan|cre|at|i|co|en|ter|os|to|my [,pænkrɪ,ætɪkəʊ,entə'rɑstəmɪ] *noun* Pankreat(ik)oenterostomie *f*

pan|cre|at|i|co|gas|tros|to|my [,pænkrɪ,ætɪkəʊgæs'trɑstəmɪ] *noun* Pankreat(ik)ogastrostomie *f*

pan|cre|at|i|co|je|ju|nos|to|my [,pænkrɪ,ætɪkəʊ,dʒɪdʒuː'nɑstəmɪ] *noun* Pankreatojejunostomie *f*

pan|cre|a|tit|ic [,pæŋkrɪə'taɪtɪk] *adj* Bauchspeicheldrüsenentzündung/Pankreatitis betreffend, pankreatitisch

pan|cre|a|ti|tis [,pæŋkrɪə'taɪtɪs, ,pæn-] *noun* Pankreatitis *f*, Bauchspeicheldrüsenentzündung *f*, Pankreasentzündung *f*, Pancreatitis *f*
acute hemorrhagic pancreatitis akut-hämorrhagische Pankreatitis *f*
alcoholic pancreatitis alkoholische Pankreatitis *f*
enzymatic pancreatitis tryptische Pankreatitis *f*, Pankreasnekrose *f*
gallstone pancreatitis Gallensteinpankreatitis *f*

pancreato- *präf.* Bauchspeicheldrüsen-, Pankreas-, Pankreatiko-, Pankreato-

pan|cre|a|to|du|o|de|nec|to|my [,pænkrɪətəʊ,d(j)uːədɪ'nektəmɪ, pæŋ-] *noun* Duodenopankreatektomie *f*
Brunschwig's pancreatoduodenectomy Pankreatoduodenektomie *f*, Duodenopankreatektomie *f*

pan|cre|a|to|du|o|de|nos|to|my [,pænkrɪətəʊ,d(j)uːədɪ'nɑstəmɪ] *noun* Pankreatikoduodenostomie *f*, Pankreatoduodenostomie *f*

pan|cre|a|to|en|ter|os|to|my [,pænkrɪətəʊ,entə'rɑstəmɪ] *noun* Pankreatoenterostomie *f*, Pankreatikoenterostomie *f*

pan|cre|a|to|gas|tros|to|my [,pænkrɪətəʊgæs'trɑstəmɪ] *noun* Pankreatogastrostomie *f*, Pankreatikogastrostomie *f*

pan|cre|a|to|gen|ic [,pænkrɪətəʊ'dʒenɪk] *adj* von der Bauchspeicheldrüse/dem Pankreas ausgehend, pankreatogen

pan|cre|at|o|gram [pænkrɪ'ætəgræm] *noun* Pankreat(ik)ogramm *nt*

pan|cre|a|tog|ra|phy [pænkrɪə'tɑgrəfɪ, pæŋ-] *noun* Pankreatographie *f*, Pankreatografie *f*
endoscopic retrograde pancreatography endoskopische retrograde Pankreatographie *f*, endoskopische retrograde Pankreatografie *f*

pan|cre|a|to|li|thec|to|my [,pænkrɪətəʊlɪ'θektəmɪ] *noun* Pankreatolithektomie *f*

pan|cre|a|to|li|thi|a|sis [,pænkrɪətəʊlɪ'θaɪəsɪs] *noun* Pankreolithiasis *f*

pan|cre|a|to|li|thot|o|my [,pænkrɪətəʊlɪ'θɑtəmɪ] *noun* Pankreatolithotomie *f*

pan|cre|at|o|my [pænkrɪ'ætəmɪə] *noun* Pankreatotomie *f*

pan|cre|a|top|a|thy [,pænkrɪə'tɑpəθɪ] *noun* Bauchspeicheldrüsen-, Pankreaserkrankung *f*, Pankreatopathie *f*, Pankreopathie *f*

pan|cre|a|tot|o|my [,pænkrɪə'tɑtəmɪ] *noun* Pankreatotomie *f*

pan|cre|a|to|trop|ic [,pænkrɪətəʊ'trɑpɪk, -'trəʊp-, ,pæŋ-] *adj* auf das Pankreas einwirkend, mit besonderer Affinität zur Bauchspeicheldrüse, pankreatotrop, pankreotrop

pan|cre|ec|to|my [pænkrɪ'ektəmɪ, pæŋ-] *noun* Pankreatektomie *f*

pan|cre|o|lith ['pænkrɪəʊlɪθ] *noun* Pankreasstein *m*, Pankreatolith *m*

pan|cre|o|li|thot|o|my [,pænkrɪəʊlɪ'θɑtəmɪ] *noun* Pankreatolithotomie *f*

pan|cre|o|ly|sis [,pænkrɪ'ɑlɪsɪs] *noun* Pankreasauflösung *f*, -selbstverdauung *f*, -autolyse *f*, Pankreatolyse *f*, Pankreolyse *f*

pan|cre|o|lyt|ic [,pænkrɪəʊ'lɪtɪk, ,pæŋ-] *adj* Pankreasauflösung/Pankreolyse betreffend, das Pankreas abbauend oder zerstörend, pankreatolytisch, pankreolytisch

pan|cre|o|priv|ic [,pænkrɪəʊ'prɪvɪk, ,pæŋ-] *adj* nach Ausfall der Bauchspeicheldrüse, ohne Pankreas, pankreopriv

pan|cre|o|trop|ic [,pænkrɪəʊ'trɑpɪk, -'trəʊp-] *adj* auf das Pankreas einwirkend, mit besonderer Affinität zur Bauchspeicheldrüse, pankreatotrop, pankreotrop

pan|cre|o|zy|min [,pænkrɪəʊ'zaɪmɪn] *noun* Pankreozy-

min *nt*, Cholezystokinin *nt*
pan|cys|ti|tis [ˌpænsɪsˈtaɪtɪs] *noun* Panzystitis *f*
pan|cy|to|pe|nia [pænˌsaɪtəˈpiːnɪə] *noun* Panzytopenie *f*
Fanconi's pancytopenia Fanconi-Anämie *f*, Fanconi-Syndrom *nt*, konstitutionelle infantile Panmyelopathie *f*
pan|de|mia [pænˈdiːmɪə] *noun* Pandemie *f*
pan|dem|ic [pænˈdemɪk] I *noun* Pandemie *f* II *adj* pandemisch
pan|en|ceph|a|lit|ic [ˌpænenˌsefəˈlaɪtɪk] *adj* Panenzephalitis betreffend, panenzephalitisch
pan|en|ceph|a|li|tis [ˌpænenˌsefəˈlaɪtɪs] *noun* Panenzephalitis *f*, Panencephalitis *f*
progressive rubella panencephalitis progressive Rötelnpanenzephalitis *f*
pan|he|ma|to|pe|nia [pænˌhiːmətəʊˈpiːnɪə] *noun* → *pancytopenia*
pan|hy|po|gam|ma|glob|u|lin|e|mia [pænˌhaɪpəʊˌgæməˌglɑbjəlɪnˈiːmɪə] *noun* Hypogammaglobulinämie *f*
pan|hy|po|go|nad|ism [ˌpænˌhaɪpəʊˈgəʊnædɪzəm] *noun* Panhypogonadismus *m*
pan|hy|po|pi|tu|i|tar|ism [ˌpænˌhaɪpəʊpɪˈt(j)uːətərɪzəm] *noun* Panhypopituitarismus *m*
pan|hys|ter|ec|to|my [ˌpænˌhɪstəˈrektəmɪ] *noun* totale Gebärmutterentfernung *f*, Uterusexstirpation *f*, Hysterektomie *f*
pan|im|mu|ni|ty [ˌpænɪˈmjuːnətɪ] *noun* Panimmunität *f*
pan|my|e|loid [pænˈmaɪələɪd] *adj* alle Knochenmarkselemente betreffend, panmyeloid
pan|my|e|lop|a|thy [pænˌmaɪəˈlɑpəθɪ] *noun* Panmyelopathie *f*
constitutional infantile panmyelopathy Fanconi-Anämie *f*, Fanconi-Syndrom *nt*, konstitutionelle infantile Panmyelopathie *f*
pan|my|e|loph|thi|sis [pænˌmaɪəˈlɑfθəsɪs] *noun* **1.** Knochenmarkschwund *m*, Knochenmarksschwund *m*, Panmyelophthise *f* **2.** aplastische Anämie *f*
pan|my|e|lo|sis [pænˌmaɪəˈləʊsɪs] *noun* Panmyelose *f*
pan|nic|u|lal|gia [pəˌnɪkjəˈlældʒ(ɪ)ə] *noun* Adiposalgie *f*
pan|nic|u|lec|to|my [pəˌnɪkjəˈlektəmɪ] *noun* Exzision *f* der Fettschürze, Pannikulektomie *f*
pan|nic|u|lit|ic [pəˌnɪkjəˈlaɪtɪk] *adj* Fettgewebsentzündung/Pannikulitis betreffend, pannikulitisch
pan|nic|u|li|tis [pəˌnɪkjəˈlaɪtɪs] *noun* Entzündung des Unterhautfettgewebes, Pannikulitis *f*, Fettgewebsentzündung *f*, Panniculitis *f*; Pimelitis *f*
LE panniculitis Lupus erythematodes profundus
lobular panniculitis lobuläre Pannikulitis *f*
lupus panniculitis Lupus erythematodes profundus
nodular nonsuppurative panniculitis → *Weber-Christian panniculitis*
relapsing febrile nodular nonsuppurative panniculitis → *Weber-Christian panniculitis*
septal panniculitis septale Pannikulitis *f*
Weber-Christian panniculitis (Pfeiffer-)Weber-Christian-Syndrom *nt*, rezidivierende fieberhafte nichteitrige Pannikulitis *f*, Panniculitis nodularis nonsuppurativa febrilis et recidivans
pan|nus [ˈpænəs] *noun, plural* **-ni** [-naɪ] Unterhautfettgewebe *nt*, Panniculus adiposus
pan|o|pho|bia [pænəˈfəʊbɪə] *noun* Panphobie *f*
pan|oph|thal|mi|tis [ˌpænɑfθælˈmaɪtɪs] *noun* Panophthalmie *f*, Panophthalmitis *f*, Pantophthalmie *f*
pan|op|tic [pænˈɑptɪk] *adj* (*Färbung*) alle Strukturen sichtbar machend, panoptisch
pan|os|te|i|tis [ˌpænɑstɪˈaɪtɪs] *noun* Panostitis *f*
pan|os|ti|tis [ˌpænɑsˈtaɪtɪs] *noun* Panostitis *f*
pan|o|ti|tis [ˌpænəʊˈtaɪtɪs] *noun* Panotitis *f*
pan|pho|bia [ˌpænˈfəʊbɪə] *noun* Panphobie *f*
pan|ple|gia [ˌpænˈpliːdʒ(ɪ)ə] *noun* Panplegie *f*
pan|proc|to|co|lec|to|my [ˌpænˌprɑktəʊkəʊˈlektəmɪ] *noun* Panproktokolektomie *f*
pan|scle|ro|sis [ˌpænsklɪˈrəʊsɪs] *noun* Pansklerose *f*
pan|si|nu|si|tis [ˌpænsaɪnəˈsaɪtɪs] *noun* Entzündung aller Nasennebenhöhlen, Pansinusitis *f*
pan|sy [ˈpænsɪː] *noun* Stiefmütterchen *nt*, Viola tricolor
pan|sys|tol|ic [ˌpænsɪsˈtɑlɪk] *adj* während der ganzen Systole, pansystolisch, holosystolisch
pant- *präf.* All-, Pant(o)-
pan|tal|gia [pænˈtældʒ(ɪ)ə] *noun* Pantalgie *f*
pan|tan|ky|lo|bleph|a|ron [pænˌtæŋkɪləʊˈblefərɑn] *noun* Lidverklebung *f*, -verwachsung *f*, Blepharosynechie *f*, -symphysis *f*, Symblepharon *nt*
panto- *präf.* All-, Pant(o)-
pan|to|mog|ra|phy [ˌpæntəˈmɑgrəfɪ] *noun* Pantomographie *f*, Pantomografie *f*
pan|to|pho|bia [ˌpæntəʊˈfəʊbɪə] *noun* Panphobie *f*
pan|to|then [ˈpæntəθen] *noun* Pantothensäure *f*, Vitamin B_3 *nt*
pan|to|then|ate [ˌpæntəˈθeneɪt, pænˈtɑθə-] *noun* Pantothenat *nt*
pan|to|the|nol [ˌpæntəˈθiːnɑl, -nɔl] *noun* Panthenol *nt*, Pantothenol *nt*
pan|to|trop|ic [ˌpæntəʊˈtrɑpɪk, -ˈtrəʊp-] *adj* mit Affinität zu allen Geweben, pantotrop, pantrop
pan|trop|ic [pænˈtrɑpɪk, -ˈtrəʊp-] *adj* mit Affinität zu allen Geweben, pantotrop, pantrop
pan|u|ve|i|tis [pænˌjuːvɪˈaɪtɪs] *noun* Panuveitis *f*
pa|pa|ya [pəˈpɑːjə] *noun* **1.** Papaya *f*, Melonenbaum *m*, Carica papaya **2.** Papaya *f*, Caricae papayae fructus
pa|pil|la [pəˈpɪlə] *noun, plural* **-lae** [-liː] warzenförmige Hauterhebung *f*, Wärzchen *nt*, Papille *f*, Papilla *f*
acoustic papilla Organum spirale
arcuate papillae of tongue fadenförmige Papillen *pl*, Papillae filiformes
bile papilla Vater-Papille *f*, Papilla duodeni major, Papilla Vateri
caliciform papillae → *vallate papillae*
capitate papillae → *vallate papillae*
circumvallate papillae → *vallate papillae*
clavate papillae pilzförmige Papillen *pl*, Papillae fungiformes
conical papillae of Soemmering konische Papillen *pl*, Papillae concicae
dental papilla mesenchymale Zahnpapille *f*, Papilla dentis
dermal papillae Hautpapillen *pl*, Papillae dermis
duodenal papilla Duodenalpapille *f*, Papilla duodeni
filiform papillae fadenförmige Papillen *pl*, Papillae filiformes
foliate papillae blattförmige Papillen *pl*, Papillae foliatae
fungiform papillae pilzförmige Papillen *pl*, Papillae fungiformes
gingival papilla Interdentalpapille *f*, Papilla gingivalis/interdentalis
gustatory papillae Zungenpapillen *pl*, Papillae linguales
hair papilla Haarpapille *f*, Papilla pili
ileal papilla Papilla ilealis
ileocecal papilla Papilla ilealis
incisive papilla Papilla incisiva
interdental papilla Interdentalpapille *f*, Papilla gingivalis/interdentalis
lacrimal papilla Tränenpapille *f*, Papilla lacrimalis
lentiform papillae linsenförmige Papillen *pl*, kurze pilzförmige Papillen *pl*, Papillae lentiformes
lingual papillae Zungenpapillen *pl*, Papillae linguales
major duodenal papilla Vater-Papille *f*, Papilla duodeni major, Papilla Vateri
mammary papilla Brustwarze *f*, Mamille *f*, Papilla mammaria
minor duodenal papilla kleine Duodenalpapille *f*, Papilla duodeni minor
optic papilla (Sehnerven-)Papille *f*, Discus/Papilla ner-

vi optici
optic nerve papilla (Sehnerven-)Papille *f*, Discus/Papilla nervi optici
palatine papilla Papilla incisiva
parotid papilla Papilla ductus parotidei
renal papillae Nierenpapillen *pl*, Papillae renales
Santorini's papilla Vater-Papille *f*, Papilla Vateri, Papilla duodeni major
skin papillae Hautpapillen *pl*, Papillae dermis
sublingual papilla Karunkel *f*, Caruncula sublingualis
vallate papillae Wallpapillen *pl*, Papillae vallatae
Vater's papilla Vater-Papille *f*, Papilla duodeni major, Papilla Vateri
villous papillae fadenförmige Papillen *pl*, Papillae filiformes
pap|il|lar|y ['pæpɪˌleriː, pə'pɪlərɪ] *adj* **1.** Papille oder Warze betreffend, papillenförmig, warzenförmig, papillär, papillar, Papillen-, Warzen- **2.** mit Papillen oder Wärzchen bedeckt, warzig
pap|il|lec|to|my [ˌpæpɪ'lektəmɪ] *noun* Papillenexzision *f*, Papillektomie *f*
pap|il|le|de|ma [ˌpæpəlɪ'diːmə] *noun* Stauungspapille *f*
pa|pil|li|form [pə'pɪləfɔːrm] *adj* Papille oder Warze betreffend, papillar, papillenförmig, warzenförmig, papilliform
pap|il|li|tis [ˌpæpɪ'laɪtɪs] *noun* **1.** (*ophthal.*) Papillenentzündung *f*, Papillitis *f* **2.** (*ophthal.*) Optikusneuritis *f*, Neuritis nervi optici **3.** Entzündung *f* der Duodenalpapille, Papillitis *f* **4.** Entzündung *f* der Analpapillen, Papillitis *f*
necrotizing papillitis Papillennekrose *f*, Papillitis necroticans
pa|pil|lo|ad|e|no|cys|to|ma [ˌpæpɪləʊˌædnəʊsɪs'təʊmə] *noun* papilläres Zystadenom *nt*, papilläres Kystadenom *nt*, papilläres Adenokystom *nt*
pa|pil|lo|car|ci|no|ma [pæpɪləʊˌkɑːrsɪ'nəʊmə] *noun* papilläres Karzinom *nt*, Carcinoma papillare, Carcinoma papilliferum
pap|il|lo|ma [pæpɪ'ləʊmə] *noun* Papillom *nt*
bladder papilloma Harnblasenpapillom *nt*, Blasenpapillom *nt*
cutaneous papilloma Stielwarze *f*, Akrochordon *nt*, Acrochordom *nt*
laryngeal papilloma Kehlkopfpapillom *nt*
plexus papilloma Plexuspapillom *nt*
urinary bladder papilloma Harnblasenpapillom *nt*, Blasenpapillom *nt*
villous papilloma Papillom *nt*
zymotic papilloma Frambösie *f*, Pian *f*, Parangi *f*, Yaws *f*, Framboesia tropica
pap|il|lo|ma|to|sis [ˌpæpɪləʊmə'təʊsɪs] *noun* Papillomatose *f*, Papillomatosis *f*
confluent and reticulate papillomatosis Gougerot-Carteaud-Syndrom *nt*, Papillomatosis confluens et reticularis
laryngeal papillomatosis Larynx-, Kehlkopfpapillomatose *f*
pap|il|lom|a|tous [pæpɪ'ləʊmətəs] *adj* Papillom betreffend, papillomartig, papillomatös
Pap|il|lo|ma|vi|rus [pæpɪ'ləʊməvaɪrəs] *noun* Papillomavirus *nt*
pap|il|lo|ret|i|ni|tis [ˌpæpɪləʊˌretə'naɪtɪs, pəˌpɪləʊ-] *noun* Entzündung von Sehnervenpapille und Netzhaut/Retina, Papilloretinitis *f*, Retinopapillitis *f*
pap|il|lose ['pæpɪləʊz] *adj* Papille oder Warze betreffend, papillar, papillenförmig, warzenförmig, papilliform
pap|il|lo|sphinc|ter|ot|o|my [ˌpæpɪləʊˌsfɪŋktə'rɑtəmɪ] *noun* Papillosphinkterotomie *f*, Papillotomie *f*, Sphinkterotomie *f*
pap|il|lot|o|my [pæpɪ'lɑtəmɪ] *noun* Papillotomie *f*
Pa|po|va|vir|i|dae [pəˌpəʊvə'vɪrədiː] *plural* Papovaviridae *pl*
pap|u|lar ['pæpjulər] *adj* Papel betreffend, mit Papelbildung, papulös
pap|ule ['pæpjuːl] *noun* Papel *f*
moist/mucous papule **1.** (spitze) Feig-, Feuchtwarze *f*, spitzes Kondylom *nt*, Condyloma acuminatum, Papilloma acuminatum/venereum **2.** breites Kondylom *nt*, Condyloma latum
pap|u|loid ['pæpjulɔɪd] *adj* papelähnlich, papelartig, papuloid
pap|u|lo|pus|tu|lar [ˌpæpjuləʊ'pʌstʃələr] *adj* aus Papeln und Pusteln bestehend, papulopustulös
pap|u|lo|sis [ˌpæpju'ləʊsɪs] *noun* Papulose *f*, Papulosis *f*
lymphomatoid papulosis lymphomatoide Papulose *f*, T-Zell-Pseudolymphom *nt*
malignant atrophic papulosis Köhlmeier-Degos-Syndrom *nt*, Degos-Delort-Tricot-Syndrom *nt*, tödliches kutaneointestinales Syndrom *nt*, Papulosis maligna atrophicans (Degos), Papulosis atrophicans maligna, Thrombangitis cutaneaintestinalis disseminata
par- *präf.* **1.** bei, neben-, über ... hinaus, par(a)-, Neben-, Par(a)- **2.** (*patholog.*) fehlerhaft, gestört, abweichend, teilweise, para-
para- *präf.* bei, neben-, par(a)-, Neben-, Par(a)-; gestört, abweichend, teilweise, para-; para-, Para-
-para *suf.* Gebärende, -para
para-appendicitis *noun* Entzündung der periappendizealen Gewebe, Paraappendizitis *f*, Periappendizitis *f*; Perityphlitis *f*
par|a|blep|sia [ˌpærə'blepsɪə] *noun* Parablepsie *f*
par|a|bu|lia [ˌpærə'bjuːlɪə] *noun* Parabulie *f*
par|a|car|ci|no|ma|tous [ˌpærəˌkɑːrsɪ'nəʊmətəs] *adj* von einem (malignen) Tumor in Funktion und Struktur abweichend, paraneoplastisch
par|a|car|di|ac [ˌpærə'kɑːrdɪæk] *adj* neben dem Herzen (liegend), parakardial
par|a|cel|lu|lar [ˌpærə'seljələr] *adj* neben Zellen, in den Interzellulärspalten, parazellulär
par|a|cen|te|sis [ˌpærəsen'tiːsɪs] *noun* **1.** (*chirurg.*) Stichinzision *f*, Parazentese *f* **2.** Trommelfellschnitt *m*, Parazentese *f*, Myringotomie *f*, Auripunktur *f*
paracentesis of the abdomen Abdominozentese *f*
paracentesis of heart Herzpunktion *f*, Kardiozentese *f*, -centese *f*
par|a|cen|tral [ˌpærə'sentrəl] *adj* neben einem Zentrum (liegend), parazentral
par|a|cer|vi|cal [ˌpærə'sɜrvɪkl] *adj* parazervikal
par|a|cer|vix [ˌpærə'sɜrvɪks] *noun* Parazervix *f*, Paracervix *f*
par|a|cet|am|ol [pærə'setəməʊl] *noun* Paracetamol *nt*
par|a|chro|ma|top|sia [ˌpærəkrəʊmə'tɑpsɪə] *noun* Di-, Bichromasie *f*, Dichromatopsie *f*
par|a|coc|cid|i|oi|do|my|co|sis [ˌpærəkɑksɪdɪˌɔɪdəʊmaɪ'kəʊsɪs] *noun* Paracoccidioides-Mykose *f*, Granuloma brasiliense
par|a|col|ic [ˌpærə'kɑlɪk] *adj* neben dem Kolon (liegend), parakolisch
par|a|co|li|tis [ˌpærəkə'laɪtɪs] *noun* Entzündung der Dickdarmserosa, Parakolitis *f*
par|a|col|pi|tis [ˌpærəkɑl'paɪtɪs] *noun* Entzündung des paravaginalen Bindegewebes, Parakolpitis *f*, Paravaginitis *f*
par|a|col|pi|um [ˌpærə'kɑlpɪəm] *noun* Paracolpium *nt*
par|a|cor|tex [ˌpærə'kɔːrteks] *noun* (*Lymphknoten*) thymusabhängiges Areal *nt*, T-Areal *nt*, thymusabhängige/parakortikale Zone *f*
par|a|cor|ti|cal [ˌpærə'kɔːrtɪkl] *adj* parakortikal
par|a|crine ['pærəkrɪn] *adj* (*Hormon*) eine direkte/lokale Wirkung zeigend, parakrin
par|a|cu|sis [ˌpærə'k(j)uːsɪs] *noun* Hörstörung *f*, Parakusis *f*, Paracusis *f*
par|a|cy|e|sis [ˌpærəsaɪ'iːsɪs] *noun* Extrauteringravidität *f*

par|a|cys|tic [ˌpærə'sɪstɪk] *adj* neben der Harnblase/Vesica urinaria (liegend), paravesikal, parazystisch
par|a|cys|ti|tis [ˌpærəsɪs'taɪtɪs] *noun* Entzündung des Bindegewebes um die Harnblase, Parazystitis *f*
par|a|cys|ti|um [ˌpærə'sɪstɪəm] *noun, plural* **-tia** [-tɪə] Paracystium *nt*
par|a|den|ti|tis [ˌpærəden'taɪtɪs] *noun* Wurzelhautentzündung *f*, Periodontitis *f*; Entzündung des Zahnhalteapparates/Parodontium, Parodontitis *f*
adult paradentitis Paradontose *f*
par|a|den|ti|um [ˌpærə'dentɪəm, -tʃ(ɪ)əm] *noun* Wurzelhaut *f*, Desmodontium *nt*, Periodontium *nt*
par|a|den|to|sis [ˌpærəden'təʊsɪs] *noun* Parodontose *f*
par|a|did|y|mis [ˌpærə'dɪdəmɪs] *noun, plural* **-di|dym|i|des** [-dɪ'dɪmədiːz] Beihoden *m*, Paradidymis *f*
par|a|du|o|de|nal [ˌpærəˌd(j)uːəʊ'diːnl, -d(j)uː'ɑdnəl] *adj* neben dem Zwölffingerdarm/Duodenum (liegend), in der Nähe des Duodenums (liegend), paraduodenal
par|a|e|soph|a|ge|al [ˌpærəɪˌsɑfə'dʒiːəl] *adj* neben der Speiseröhre/des Ösophagus (liegend), paraösophageal
par|af|fine ['pærəfiːn] *noun* Paraffin *nt*, Paraffinum *nt*
par|af|fi|no|ma [ˌpærəfɪ'nəʊmə] *noun* Paraffinom *nt*
par|a|fol|lic|u|lar [ˌpærəfə'lɪkjələr] *adj* neben einem Follikel (liegend), parafollikulär
par|a|func|tion [ˌpærə'fʌŋkʃn] *noun* Dysfunktion *f*
par|a|gan|gli|o|ma [pærəˌgæŋglɪ'əʊmə] *noun* Paragangliom *nt*
medullary paraganglioma Phäochromozytom *nt*
nonchromaffin paraganglioma nicht-chromaffines Paragangliom *nt*, Chemodektom *nt*
par|a|gan|gli|on [ˌpærə'gæŋglɪən] *noun, plural* **gli|ons, -glia** [-glɪə] Paraganglion *nt*
jugular paraganglion Paraganglion jugulare, Paraganglion tympanicum
laryngeal paraganglion Paraganglion laryngeum
parasympathetic paraganglia parasympathische Paraganglien *pl*, nicht chromaffine Paraganglien *pl*
sympathetic paraganglia sympathische Paraganglien *pl*, chromaffine Paraganglien *pl*, Paraganglia sympathica
par|a|geu|sia [ˌpærə'g(j)uːzɪə] *noun* Parageusie *f*
par|a|gon|i|mi|a|sis [ˌpærəˌgɑnɪ'maɪəsɪs] *noun* Lungenegelbefall *m*, Paragonimiasis *f*, Paragonimose *f*
Par|a|gon|i|mus [ˌpærə'gɑnɪməs] *noun* Paragonimus *m*
Paragonimus ringeri/westermani Lungenegel *m*, Paragonimus ringeri/westermani
par|a|gram|ma|tism [ˌpærə'græmətɪzəm] *noun* Paragrammatismus *m*
par|a|gran|u|lo|ma [pærəˌgrænjə'ləʊmə] *noun* lymphozytenreiche Form *f* des Hodgkin-Lymphoms, Hodgkin-Paragranulom *nt*, Paragranulom *nt*
par|a|graph|ia [ˌpærə'græfɪə] *noun* Paragraphie *f*, Paragrafie *f*
par|a|he|mo|phil|ia [pærəˌhiːmə'fɪlɪə] *noun* Parahämophilie *f*, Parahämophilie *f* A, Owren-Syndrom *nt*, Faktor-V-Mangel *m*, Hypoproakzelerinämie *f*, Hypoproaccelerinämie *f*
par|a|he|pat|ic [ˌpærəhɪ'pætɪk] *adj* **1.** um die Leber herum (liegend), perihepatisch **2.** neben der Leber (liegend), in der Nähe der Leber (liegend), parahepatisch
par|a|hep|a|ti|tis [ˌpærəˌhepə'taɪtɪs] *noun* Entzündung der Leberkapsel, Perihepatitis *f*
par|a|hi|dro|sis [ˌpærəhaɪ'drəʊsɪs] *noun* Parahidrosis *f*, Paridrosis *f*
par|a|hor|mone [ˌpærə'hɔːrməʊn] *noun* Parahormon *nt*
par|a|ker|a|to|sis [ˌpærəkerə'təʊsɪs] *noun* Parakeratose *f*
par|a|ker|a|tot|ic [ˌpærəkerə'tɑtɪk] *adj* Parakeratose betreffend, parakeratotisch
par|a|ki|ne|sis [ˌpærəkɪ'niːsɪs] *noun* Parakinese *f*
par|a|la|lia [ˌpærə'leɪlɪə] *noun* Sprachstörung *f*, Paralalie *f*
par|a|lamb|da|cism [ˌpærə'læmdəsɪzəm] *noun* Paralambdazismus *m*

par|al|bu|min [ˌpærəl'bjuːmɪn] *noun* Paralbumin *nt*
par|al|de|hyde [pə'rældəhaɪd] *noun* Paraldehyd *m*
par|a|lex|ia [ˌpærə'leksɪə] *noun* Lesestörung *f*, Paralexie *f*
par|al|ler|gy [pær'ælərdʒɪ] *noun* Parallergie *f*; parallergische Reaktion *f*
par|a|lo|gia [ˌpærə'ləʊdʒ(ɪ)ə] *noun* Paralogie *f*
pa|ral|y|sis [pə'rælɪsɪs] *noun, plural* **-ses** [pə'rælɪsiːz] (vollständige) Lähmung *f*, Paralyse *f*, Plegie *f*; Parese *f*
abducens paralysis Abduzensparese *f*
paralysis of accommodation Akkommodationslähmung *f*
acute ascending paralysis Landry-Lähmung *f*, -Paralyse *f*, -Typ *m*, Paralysis spinalis ascendens acuta
acute ascending spinal paralysis **1.** Landry-Lähmung *f*, -Paralyse *f*, -Typ *m*, Paralysis spinalis ascendens acuta **2.** Guillain-Barré-Syndrom *nt*, (Poly-)Radikuloneuritis *f*, Neuronitis *f*
acute atrophic paralysis Heine-Medin-Krankheit *f*, spinale Kinderlähmung *f*, Poliomyelitis epidemica anterior acuta
acute vestibular paralysis akuter unilateraler Vestibularisausfall *m*, Vestibularisneuronitis *f*, Neuronitis vestibularis
ambiguo-accessorius-hypoglossal paralysis Jackson-Syndrom *nt*, -Lähmung *f*
ambiguo-spinothalamic paralysis Avellis-Syndrom *nt*, Longhi-Avellis-Syndrom *nt*
anterior spinal paralysis (epidemische/spinale) Kinderlähmung *f*, Heine-Medin-Krankheit *f*, Poliomyelitis (epidemica) anterior acuta
association paralysis (progressive) Bulbärparalyse *f*, Duchenne-Syndrom *nt*
asthenic bulbar paralysis Myasthenia gravis pseudoparalytica
asthenobulbospinal paralysis Erb-Goldflam-Syndrom *nt*, -Krankheit *f*, Erb-Oppenheim-Goldflam-Syndrom *nt*, -Krankheit *f*, Hoppe-Goldflam-Syndrom *nt*, Myasthenia gravis pseudoparalytica
atrophic spinal paralysis (epidemische/spinale) Kinderlähmung *f*, Heine-Medin-Krankheit *f*, Poliomyelitis (epidemica) anterior acuta
axillary nerve paralysis Axillarislähmung *f*
Bell's paralysis einseitige Fazialislähmung/-parese *f*, Bell-Lähmung *f*
bilateral paralysis Diplegie *f*, Diplegia *f*
birth paralysis Geburtslähmung *f*, geburtstraumatische Lähmung *f*
brachial paralysis Armplexuslähmung *f*, Lähmung *f* des Plexus brachialis
Brown-Séquard's paralysis Brown-Séquard-Lähmung *f*, -Syndrom *nt*
bulbar paralysis (progressive) Bulbärparalyse *f*, Duchenne-Syndrom *nt*
bulbospinal paralysis Erb-Goldflam-Syndrom *nt*, -Krankheit *f*, Erb-Oppenheim-Goldflam-Syndrom *nt*, -Krankheit *f*, Hoppe-Goldflam-Syndrom *nt*, Myasthenia gravis pseudoparalytica
compression paralysis Druck-, Kompressionslähmung *f*
convergence paralysis Konvergenzlähmung *f*
Cruveilhier's paralysis Cruveilhier-Krankheit *f*, spinale progressive Muskelatrophie *f*
Déjérine-Klumpke paralysis untere Armplexuslähmung *f*, Klumpke-Lähmung *f*, Klumpke-Déjérine-Lähmung *f*
diaphragmatic paralysis Zwerchfellähmung *f*, -paralyse *f*
diver's paralysis Druckluft-, Caissonkrankheit *f*
Duchenne's paralysis **1.** Duchenne-Syndrom *nt*, progressive Bulbärparalyse *f* **2.** Erb-Duchenne-Lähmung *f*, Erb-Lähmung *f*, obere Armplexuslähmung *f* **3.** Duchenne-Krankheit *f*, -Muskeldystrophie *f*, Duchenne-Typ *m* der progressiven Muskeldystrophie, pseudohy-

pertrophe pelvifemorale Form *f*, Dystrophia musculorum progressiva Duchenne
Duchenne-Erb paralysis Erb-Duchenne-Lähmung *f*, Erb-Lähmung *f*, obere Armplexuslähmung *f*
Erb-Duchenne paralysis obere Armplexuslähmung *f*, Erb-Lähmung *f*, Erb-Duchenne-Lähmung *f*
extremity paralysis Gliedmaßenlähmung *f*, -parese *f*, Extremitätenlähmung *f*, -parese *f*
eye-muscle paralysis Augenmuskellähmung *f*, -parese *f*
facial paralysis Fazialislähmung *f*, -parese *f*, Gesichtslähmung *f*, Fazioplegie *f*, Prosopoplegie *f*
facial nerve paralysis → *facial paralysis*
false paralysis Pseudoparalyse *f*, -paralysis *f*
faucial paralysis Schlundlähmung *f*, Isthmoplegie *f*
femoral nerve paralysis Femoralislähmung *f*
paralysis of gaze Blicklähmung *f*
glossolabial paralysis Duchenne-Syndrom *nt*, (progressive) Bulbärparalyse *f*
Gubler's paralysis Gubler-Hemiplegie *f*, Millard-Gubler-Syndrom *nt*, Hemiplegia alternans facialis
hyperkalemic periodic paralysis Gamstorp-Syndrom *nt*, Adynamia episodica hereditaria
hypokalemic periodic paralysis familiäre paroxysmale hypokaliämische Lähmung *f*
immune paralysis Immunparalyse *f*
immunologic paralysis Immunparalyse *f*
incomplete paralysis leichte oder unvollständige Lähmung *f*, motorische Schwäche *f*, Parese *f*
infantile paralysis (epidemische/spinale) Kinderlähmung *f*, Heine-Medin-Krankheit *f*, Poliomyelitis (epidemica) anterior acuta
infectious bulbar paralysis Aujeszky-Krankheit *f*, Pseudowut *f*, -lyssa *f*, -rabies *f*
Klumpke's paralysis Klumpke-Déjérine-Lähmung *f*, Klumpke-Lähmung *f*, untere Armplexuslähmung *f*
Klumpke-Déjérine paralysis → *Klumpke's paralysis*
labial paralysis Duchenne-Syndrom *nt*, progressive Bulbärparalyse *f*
Landry's paralysis Landry-Lähmung *f*, -Paralyse *f*, -Typ *m*, Paralysis spinalis ascendens acuta
lead paralysis Bleilähmung *f*
paralysis of the leg Beinparalyse *f*
lower arm type of brachial paralysis Klumpke-Lähmung *f*, Klumpke-Déjérine-Lähmung *f*, untere Armplexuslähmung *f*
lower brachial paralysis Klumpke-Lähmung *f*, Klumpke-Déjérine-Lähmung *f*, untere Armplexuslähmung *f*
Millard-Gubler paralysis Millard-Gubler-Syndrom *nt*, Gubler-Lähmung *f*, Brücken-Mittelhirn-Syndrom *nt*, Hemiplegia alternans inferior
muscular paralysis Myoparalyse *f*
myogenic paralysis (epidemische/spinale) Kinderlähmung *f*, Heine-Medin-Krankheit *f*, Poliomyelitis (epidemica) anterior acuta
myopathic paralysis myopathische/myogene Lähmung *f*
obstetric paralysis Geburtslähmung *f*, geburtstraumatische Lähmung *f*
obstetrical paralysis Geburtslähmung *f*, geburtstraumatische Lähmung *f*
oculomotor paralysis Okulomotorius-, Oculomotoriuslähmung *f*
organic paralysis organische/neurogene Lähmung *f*
Parrot's pseudoparalysis Bednar-Parrot-Pseudoparalyse *f*, Parrot-Lähmung *f*
peripheral paralysis periphere Lähmung *f*
peroneal paralysis Fibularis-, Peronäuslähmung *f*
phrenic paralysis Phrenikuslähmung *f*
paralysis of phrenic nerve Phrenikuslähmung *f*
plexus paralysis Plexuslähmung *f*
Pott's paralysis Pott-Lähmung *f*, -Paraplegie *f*
pressure paralysis Druck-, Kompressionslähmung *f*
progressive bulbar paralysis (progressive) Bulbärparalyse *f*, Duchenne-Syndrom *nt*
pseudobulbar paralysis Pseudobulbärparalyse *f*
pseudohypertrophic muscular paralysis Duchenne-Krankheit *f*, -Muskeldystrophie *f*, Duchenne-Typ *m* der progressiven Muskeldystrophie, pseudohypertrophe pelvifemorale Form *f*, Dystrophia musculorum progressiva Duchenne
radial paralysis Radialislähmung *f*, -parese *f*, -paralyse *f*
recurrent laryngeal paralysis Rekurrenslähmung *f*, Rekurrensparese *f*, Rekurrensparalyse *f*
Remak's paralysis Bleilähmung *f*
respiratory paralysis Atemlähmung *f*
rucksack paralysis Rucksacklähmung *f*
spastic pseudoparalysis Creutzfeldt-Jakob-Syndrom *nt*, -Erkrankung *f*, Jakob-Creutzfeldt-Syndrom *nt*, -Erkrankung *f*
spastic spinal paralysis Erb-Charcot-Syndrom *nt*, spastische Spinalparalyse *f*
spinal paralysis Spinalparalyse *f*
syphilitic pseudoparalysis Bednar-Parrot-Pseudoparalyse *f*, Parrot-Lähmung *f*
trigeminal paralysis Trigeminuslähmung *f*, -paralyse *f*
trochlear nerve paralysis Trochlearislähmung*m*
ulnar nerve paralysis Ulnarislähmung *f*
upper arm type of brachial paralysis obere Armplexuslähmung *f*, Erb-Lähmung *f*, Erb-Duchenne-Lähmung *f*
upper brachial paralysis obere Armplexuslähmung *f*, Erb-Lähmung *f*, Erb-Duchenne-Lähmung *f*
vasomotor paralysis vasomotorische Lähmung *f*, Vasoparese *f*
Volkmann's ischemic paralysis Volkmann-Kontraktur *f*
Werdnig-Hoffmann paralysis Werdnig-Hoffmann-Krankheit *f*, Werdnig-Hoffmann-Syndrom *nt*, infantile spinale Muskelatrophie (Werdnig-Hoffmann) *f*

par|a|lyt|ic [ˌpærəˈlɪtɪk] *adj* Paralyse betreffend, gelähmt, paralytisch
par|a|lyt|o|gen|ic [ˌpærəˌlɪtəˈdʒenɪk] *adj* eine Paralyse verursachend oder auslösend, lähmend, paralytisch, paralytogen
par|a|lyzed [ˈpærəlaɪzd] *adj* Paralyse betreffend, gelähmt, paralytisch
par|a|me|di|an [ˌpærəˈmiːdɪən] *adj* neben der Medianlinie oder Mittelebene (liegend), paramedian
par|a|me|nia [ˌpærəˈmiːnɪə] *noun* Menstruationsstörung *f*, Paramenie *f*
par|a|me|tris|mus [ˌpærəməˈtrɪzməs] *noun* Parametropathia spastica, Pelvipathia vegetativa
par|a|me|tri|tis [ˌpærəmɪˈtraɪtɪs] *noun* Parametritis *f*
par|a|me|tri|um [ˌpærəˈmiːtrɪəm] *noun, plural* **-tria** [-trɪə] Parametrium *nt*
par|a|mim|ia [ˌpærəˈmɪmɪə] *noun* Paramimie *f*
par|am|ne|sia [ˌpæræmˈniːʒə] *noun* Erinnerungsverfälschung *f*, Paramnesie *f*
Par|am|phis|to|ma|ti|dae [pærˌæmfɪˈstəmətɪdɪ] *noun* Paramphistomatidae *pl*
par|am|phis|to|mi|a|sis [pærˌæmfɪstəˈmaɪəsɪs] *noun* Paramphistomiasis *f*
par|a|my|e|lin [ˌpærəˈmaɪəlɪn] *noun* Paramyelin *nt*
par|a|my|e|lo|blast [pærəˈmaɪələblæst] *noun* Paramyeloblast *m*
par|a|myl|oi|do|sis [pærˌæmɪlɔɪˈdəʊsɪs] *noun* Paramyloidose *f*
par|a|my|o|sin [ˌpærəˈmaɪəsɪn] *noun* Paramyosin *nt*, Tropomyosin A *nt*
par|a|my|o|sin|o|gen [ˌpærəˌmaɪəˈsɪnədʒən] *noun* Paramyosinogen *nt*
par|a|my|o|to|nia [ˌpærəˌmaɪəˈtəʊnɪə] *noun* Paramyotonie *f*, -tonia *f*
congenital paramyotonia Eulenburg-Syndrom *nt*, -Krankheit *f*, Paramyotonia congenita
Par|a|myx|o|vir|i|dae [ˌpærəˌmɪksəʊˈvɪrədiː] *plural* Para-

P

myxoviridae *pl*
para|myx|o|vi|rus [pærə,mɪskə'vaɪrəs] *noun* Paramyxovirus *nt*
para|na|sal [,pærə'neɪzl] *adj* neben der Nase oder Nasenhöhle (liegend), paranasal
para|ne|o|plas|tic [pærə,niːə'plæstɪk] *adj* von einem (malignen) Tumor in Funktion und Struktur abweichend, paraneoplastisch
para|neph|ric [,pærə'nefrɪk] *adj* **1.** neben oder in der Umgebung der Niere/Ren (liegend), pararenal **2.** Paranephritis betreffend, paranephritisch, epinephritisch
para|ne|phri|tis [,pærənɪ'fraɪtɪs] *noun* Paranephritis *f*
para|ne|phro|ma [,pærənɪ'frəʊmə] *noun* Nebennierentumor *m*, Nebennierengeschwulst *f*
para|neph|ros [,pærə'nefrɑs] *noun, plural* **-roi** [-rɔɪ] Nebenniere *f*, Glandula suprarenalis
para|neu|ral [,pærə'njʊərəl] *adj* in der Nähe eines Nervs, neben einem Nerv verlaufend, paraneural
pa|ran|gi [pə'rændʒɪ] *noun* Frambösie *f*, Pian *f*, Parangi *f*, Yaws *f*, Framboesia tropica
para|no|dal [,pærə'nəʊdl] *adj* neben einem Knoten/Nodus (liegend), paranodal
para|noia [,pærə'nɔɪə] *noun* Paranoia *f*
para|noi|ac [,pærə'nɔɪæk] *adj* Paranoia betreffend, auf Paranoia beruhend, wahnhaft, paranoisch
para|noid ['pærənɔɪd] *adj* einer Paranoia ähnlich, wahnhaft, paranoid
para|nor|mal [,pærə'nɔːrml] *adj* über das Normale oder das Natürliche hinaus, nicht auf natürliche Weise erklärbar, paranormal, übersinnlich, parapsychisch
para|nu|cle|ar [,pærə'n(j)uːklɪər] *adj* **1.** um einen Kern herum, paranukleär **2.** Paranukleus betreffend
para|nu|cle|us [,pærə'n(j)uːklɪəs] *noun* Nebenkern *m*, Paranukleus *m*
para|om|phal|ic [,pærəɑm'fælɪk] *adj* um den Nabel/Umbilicus herum (liegend), neben dem Nabel, paraumbilikal, parumbilikal
para|o|ral [,pærə'ɔːrəl] *adj* neben dem Mund, in der Nähe des Mundes; nicht durch den Mund verabreicht, paraoral
para|os|se|ous [,pærə'ɑsɪəs] *adj* neben/auf einem Knochen (liegend), paraossal
para|pan|cre|at|ic [,pærə,pænkr'ætɪk] *adj* neben der Bauchspeicheldrüse/dem Pankreas (liegend), parapankreatisch
para|pa|re|sis [,pærəpə'riːsɪs] *noun* Paraparese *f*
para|pa|ret|ic [,pærəpə'retɪk] *adj* Paraparese betreffend, paraparetisch
para|per|i|to|ne|al [,pærə,perətə'niːəl] *adj* außerhalb des Bauchfells/Peritoneums liegend; in der Nähe des Bauchfells, paraperitoneal
para|per|tus|sis [,pærəpɜr'tʌsɪs] *noun* Parapertussis *f*
para|pha|ryn|ge|al [,pærəfə'rɪn'dʒ(ɪ)əl] *adj* neben dem Rachen/Pharynx (liegend), parapharyngeal
para|pha|sia [,pærə'feɪʒə] *noun* Paraphasie *f*
para|phi|mo|sis [,pærəfaɪ'məʊsɪs] *noun* Paraphimose *f*, Capistratio *f*
para|phra|sia [,pærə'freɪʒ(ɪ)ə] *noun* Paraphrasie *f*
para|phre|nia [,pærə'friːnɪə] *noun* Paraphrenie *f*
para|phre|ni|tis [,pærəfrɪ'naɪtɪs] *noun* Paraphrenitis *f*
para|plasm ['pærəplæzəm] *noun* **1.** Hyaloplasma *nt*, Grundzytoplasma *nt*, zytoplasmatische Matrix *f* **2.** Paraplasma *nt*, Alloplasma *nt*
para|plas|mat|ic [,pærəplæz'mætɪk] *adj* Paraplasma betreffend, im Paraplasma (liegend), paraplasmatisch
para|ple|gia [,pærə'pliːdʒ(ɪ)ə] *noun* Paraparalyse *f*, Paraplegie *f*, Querschnittlähmung *f*
Pott's paraplegia Pott-Lähmung *f*, -Paraplegie *f*
para|ple|gic [,pærə'pliːdʒɪk] *adj* Paraplegie betreffend, paraplegisch, querschnittsgelähmt
para|pleu|ri|tis [,pærəpluː'raɪtɪs] *noun* Parapleuritis *f*
para|pneu|mon|ic [,pærən(j)uː'mɑnɪk] *adj* im Verlauf einer Lungenentzündung/Pneumonie auftretend, parapneumonisch
Para|pox|vi|rus [,pærə'pɑksvaɪrəs] *noun* Parapoxvirus *nt*
para|proc|ti|tis [,pærəprɑk'taɪtɪs] *noun* Entzündung des pararektalen Bindegewebes/Paraproctiums, Paraproktitis *f*
para|proc|ti|um [,pærə'prɑktɪəm] *noun* Paraproctium *nt*
para|pros|ta|ti|tis [,pærə,prɑstə'taɪtɪs] *noun* Entzündung des paraprostatischen Bindegewebes, Paraprostatitis *f*
para|pro|tein [,pærə'prəʊtiːn, -tiːɪn] *noun* Paraprotein *nt*
para|pro|tein|e|mia [pærə,prəʊtɪ'niːmɪə] *noun* Paraproteinämie *f*
pa|rap|sis [pə'ræpsɪs] *noun* Störung *f* des Tastsinns, Parapsis *f*
para|pso|ri|a|sis [,pærəsə'raɪəsɪs] *noun* Parapsoriasis *f*
acute parapsoriasis Mucha-Habermann-Krankheit *f*
chronic parapsoriasis Juliusberg-Krankheit *f*
parapsoriasis en plaques Brocq-Krankheit *f*, Parapsoriasis en plaques, chronische superfizielle Dermatitis *f*
simple parapsoriasis en plaques Parapsoriasis en plaques simples
guttate parapsoriasis Parapsoriasis guttata, Pityriasis lichenoides
poikilodermatous parapsoriasis **1.** großherdig-entzündliche Form *f* der Parapsoriasis en plaques, prämaligne Form *f* der Parapsoriasis en plaques, Parapsoriasis en plaques simples **2.** Parapsoriasis lichenoides, Parakeratosis variegata, Lichen variegatus
poikilodermic parapsoriasis **1.** großherdig-entzündliche Form *f* der Parapsoriasis en plaques, prämaligne Form *f* der Parapsoriasis en plaques, Parapsoriasis en plaques simples **2.** Parapsoriasis lichenoides, Parakeratosis variegata, Lichen variegatus
retiform parapsoriasis Parapsoriasis lichenoides, Parakeratosis variegata, Lichen variegatus
small plaque parapsoriasis kleinherdiger Typ *m* der Parapsoriasis en plaques, benigne kleinherdige Form *f* der Parapsoriasis en plaques, Parapsoriasis digitiformis
para|psy|chic [,pærə'saɪkɪk] *adj* nicht auf natürliche Weise erklärbar, parapsychisch, übersinnlich, paranormal
para|psy|cho|log|i|cal [,pærəsaɪkə'lɑdʒɪkl] *adj* Parapsychologie betreffend, parapsychologisch
para|psy|chol|o|gy [,pærəsaɪ'kɑlədʒɪ] *noun* Parapsychologie *f*
para|rec|tal [,pærə'rektl] *adj* **1.** neben dem Rektum, pararektal **2.** neben dem Musculus rectus abdominis, pararektal, Pararektal-
para|re|flex|ia [,pærərɪ'fleksɪə] *noun* Reflexstörung *f*, Parareflexie *f*
para|re|nal [,pærə'riːnl] *adj* neben oder in der Umgebung der Niere/Ren (liegend), pararenal
para|rhyth|mia [,pærə'rɪðmɪə] *noun* Pararhythmie *f*
para|sa|cral [,pærə'seɪkrəl] *adj* neben dem Kreuzbein/Sakrum (liegend), am Kreuzbein (liegend), parasakral
para|sal|pin|gi|tis [,pærə,sælpɪn'dʒaɪtɪs] *noun* Entzündung des Bindegewebes um den Eileiter, Parasalpingitis *f*
para|sep|tal [,pærə'septl] *adj* neben einem Septum (liegend), paraseptal
para|sex|u|al|i|ty [,pærə,sekʃə'wælətɪ] *noun* Parasexualität *f*
para|sig|ma|tism [,pærə'sɪgmətɪzəm] *noun* Lispeln *nt*
para|site ['pærəsaɪt] *noun* **1.** Schmarotzer *m*, Parasit *m* **2.** (*embryolog.*) Parasit *m*
animal parasite tierischer Parasit *m*, Zooparasit *m*
internal parasite Binnenschmarotzer *m*, Innenschmarotzer *m*, Endoparasit *m*, Entoparasit *m*, Endosit *m*
intestinal parasite Darmparasit *m*

P

malaria parasite Malariaerreger *m*, Malariaplasmodium *nt*, Plasmodium *nt*
malignant tertian parasite Plasmodium falciparum
ovale parasite Plasmodium ovale
plant parasite pflanzlicher Parasit *m*, Phytoparasit *m*
quartan parasite Plasmodium malariae
vivax parasite Plasmodium vivax

par|a|si|te|mia [ˌpærəsaɪ'tiːmɪə] *noun* Parasitämie *f*

par|a|sit|ic [pærə'sɪtɪk] *adj* Parasiten betreffend, durch sie bedingt oder ausgelöst, schmarotzend, schmarotzerhaft, parasitär, parasitisch

par|a|sit|i|ci|dal [pærəˌsɪtɪ'saɪdl] *adj* parasitenabtötend, parasitizid

par|a|sit|i|cide [pærə'sɪtɪsaɪd] I *noun* parasitentötendes Mittel *nt*, parasitenabtötendes Mittel *nt*, Parasitizid *nt* II *adj* →*parasiticidal*

par|a|sit|i|fer [pærə'sɪtɪfər] *noun* Parasitenwirt *m*

par|a|sit|ism ['pærəsɪtɪzm] *noun* **1.** Schmarotzertum *nt*, schmarotzende Lebensweise *f*, Parasitismus *m*, Parasitie *f* **2.** →*parasitization*

par|a|sit|i|za|tion [ˌpærəsɪtə'zeɪʃn] *noun* Parasitenbefall *m*, Parasiteninfektion *f*

par|a|si|tize ['pærəsɪtaɪz] *v* schmarotzen, als Parasit leben, parasitieren

par|a|si|to|gen|ic [pærəˌsaɪtə'dʒenɪk] *adj* durch Parasiten verursacht, parasitogen

par|a|si|to|pho|bia [ˌpærəˌsaɪtə'fəʊbɪə] *noun* Parasitophobie *f*

par|a|si|to|sis [ˌpærəsaɪ'təʊsɪs] *noun* Parasitenerkrankung *f*, Parasitose *f*

par|a|si|to|trop|ic [ˌpærəˌsaɪtə'trɑpɪk] *adj* mit besonderer Affinität zu Parasiten, parasitotrop

par|a|som|nia [ˌpærə'sɑmnɪə] *noun* Parasomnie *f*

par|a|spa|di|as [ˌpærə'speɪdɪəs] *noun* Paraspadie *f*

par|a|spasm ['pærəspæzəm] *noun* Paraspastik *f*

par|a|ster|nal [ˌpærə'stɜrnl] *adj* neben dem Brustbein/Sternum (liegend), parasternal

par|a|sym|pa|thet|ic [ˌpærəˌsɪmpə'θetɪk] *adj* parasympathisches Nervensystem/Parasympathikus betreffend, parasympathisch

par|a|sym|path|i|co|to|nia [ˌpærəsɪmˌpæθɪkəʊ'təʊnɪə] *noun* Vagotonie *f*

par|a|sym|pa|tho|lyt|ic [ˌpærəˌsɪmpəθəʊ'lɪtɪk] *adj* die Wirkung von Acetylcholin hemmend; das parasympathische System hemmend, parasympatholytisch, anticholinerg, vagolytisch

par|a|sym|pa|tho|mi|met|ic [ˌpærəˌsɪmpəθəʊmɪ'metɪk] *adj* mit aktivierender Wirkung auf das parasympathische Nervensystem, parasympathomimetisch, vagomimetisch

par|a|sym|pa|tho|par|a|lyt|ic [ˌpærəˌsɪmpəθəʊˌpærə'lɪtɪk] *adj* die Wirkung von Acetylcholin hemmend; das parasympathische System hemmend, parasympatholytisch, anticholinerg, vagolytisch

par|a|sym|pa|tho|to|nia [ˌpærəˌsɪmpəθəʊ'təʊnɪə] *noun* Vagotonie *f*

par|a|sys|to|le [ˌpærə'sɪstəlɪ] *noun* Parasystolie *f*

par|a|sys|tol|ic [ˌpærəsɪs'tɑlɪk] *adj* Parasystolie betreffend, parasystolisch

par|a|ten|on [ˌpærə'tenən] *noun* Paratenon *nt*, Paratendineum *nt*

par|a|ten|o|ni|tis [ˌpærətenə'naɪtɪs] *noun* Entzündung des Sehnengleitgewebes, Paratendinitis *f*, Paratenonitis *f*

par|a|thor|mone [ˌpærə'θɔːrməʊn] *noun* Parathormon *nt*, Parathyrin *nt*

par|a|thy|mia [ˌpærə'θaɪmɪə] *noun* Parathymie *f*

par|a|thy|rin [ˌpærə'θaɪrɪn] *noun* Parathormon *nt*, Parathyrin *nt*

par|a|thy|roid [ˌpærə'θaɪrɔɪd] I *noun* Nebenschilddrüse *f*, Epithelkörperchen *nt*, Parathyr(e)oidea *f*, Glandula parathyroidea II *adj* neben der Schilddrüse, parathyr(e)oidal

par|a|thy|roid|ec|to|my [ˌpærəθaɪrɔɪ'dektəmɪ] *noun* Nebenschilddrüsen-, Epithelkörperchenentfernung *f*, Parathyr(e)oidektomie *f*

par|a|thy|roi|do|ma [pærəˌθaɪrɔɪ'dəʊmə] *noun* **1.** Nebenschilddrüsenadenom *nt*, Epithelkörperchenadenom *nt*, Parathyreoidom *nt* **2.** Nebenschilddrüsenkarzinom *nt*, Epithelkörperchenkarzinom *nt*, Karzinom *nt* der Nebenschilddrüse

par|a|thy|rop|a|thy [ˌpærəθaɪ'rɑpəθɪ] *noun* Parathyreopathie *f*

par|a|thy|ro|priv|ic [ˌpærəˌθaɪrə'prɪvɪk] *adj* durch ein Fehlen der Nebenschilddrüse/Epithelkörperchen bedingt, parathyreopriv

par|a|thy|ro|trop|ic [ˌpærəˌθaɪrə'trɑpɪk] *adj* auf die Nebenschilddrüse/Epithelkörperchen wirkend, parathyreotrop

par|a|tope ['pærətəʊp] *noun* Paratop *nt*

par|a|tra|che|al [ˌpærə'treɪkɪəl] *adj* neben der Luftröhre/Trachea (liegend), paratracheal

par|a|tra|cho|ma [ˌpærətrə'kəʊmə] *noun* Paratrachom *nt*

par|a|tu|ber|cu|lo|sis [ˌpærətəˌbɜrkjə'ləʊsɪs] *noun* Pseudotuberkulose *f*

par|a|typh|li|tic [ˌpærətɪf'laɪtɪk] *adj* Paratyphlitis betreffend, paratyphlitisch, epithyphlitisch

par|a|typh|li|tis [ˌpærətɪf'laɪtɪs] *noun* Entzündung des Bindegewebes um den Blinddarm, Paratyphlitis *f*, Epityphlitis *f*

par|a|ty|phoid [pærə'taɪfɔɪd] *noun* **1.** Paratyphus *m* **2.** Salmonellenenteritis *f*; Salmonellose *f*

par|a|um|bil|i|cal [ˌpærəʌm'bɪlɪkl] *adj* um den Nabel/Umbilicus herum (liegend), neben dem Nabel, paraumbilikal, parumbilikal

par|a|u|re|thral [ˌpærəjʊə'riːθrəl] *adj* neben der Harnröhre/Urethra (liegend), paraurethral

par|a|u|re|thri|tis [ˌpærəˌjʊərə'θraɪtɪs] *noun* Entzündung des paraurethralen Bindegewebes, Paraurethritis *f*

par|a|u|ter|ine [ˌpærə'juːtərɪn, -raɪn] *adj* neben der Gebärmutter/dem Uterus (liegend), parauterin

par|a|vac|cin|ia [ˌpærəvæk'sɪnɪə] *noun* Melkerknoten *m*, Nebenpocken *pl*, Melkerpocken *pl*, Paravakzineknoten *pl*, Paravaccinia *f*

par|a|vag|i|nal [ˌpærə'vædʒənl] *adj* neben der Scheide/Vagina (liegend), paravaginal

par|a|vag|i|ni|tis [ˌpærəˌvædʒə'naɪtɪs] *noun* Entzündung des paravaginalen Bindegewebes, Parakolpitis *f*, Paravaginitis *f*

par|a|ve|nous [ˌpærə'viːnəs] *adj* neben einer Vene (liegend), paravenös

par|a|ven|tric|u|lar [ˌpærəven'trɪkjələr] *adj* um einen Ventrikel herum (liegend), paraventrikulär, periventrikulär

par|a|ver|te|bral [ˌpærə'vɜrtəbrəl] *adj* neben der Wirbelsäule oder einem Wirbel/Vertebra (liegend), in der Umgebung eines Wirbels, paravertebral

par|a|ves|i|cal [ˌpærə'vesɪkl] *adj* neben der Harnblase/Vesica urinaria (liegend), paravesikal, parazystisch

par|a|ve|sic|u|lar [ˌpærəvə'sɪkjələr] *adj* neben der Harnblase/Vesica urinaria (liegend), paravesikal, parazystisch

par|a|zo|on [pærə'zəʊɑn] *noun* tierischer Parasit *m*, Parazoon *nt*

pa|ren|chy|ma [pə'reŋkɪmə] *noun* Parenchym *nt*

pa|ren|chy|mal [pə'reŋkɪml] *adj* Parenchym betreffend, parenchymatös

par|ent ['peərənt, 'pær-] I parents *plural* Eltern *pl* II *adj* Stamm-, Mutter; ursprünglich, Ur-

par|ent|age ['peərəntɪdʒ, 'pær-] *noun* Herkunft *f*, Abstammung *f*

pa|ren|tal [pə'rentl] *adj* elterlich, Eltern-

par|en|ter|al [pæ'rentərəl] *adj* unter Umgehung des Magen-Darm-Kanals, parenteral

pa|re|sis [pə'riːsɪs, 'pærəsɪs] *noun, plural* **-ses** [-siːz]

leichte oder unvollständige Paralyse/Lähmung *f*, motorische Schwäche *f*, Parese *f*
adductor paresis Adduktorenlähmung *f*
bilateral paresis Diparese *f*
parlesithelsia [pæres'θiːʒ(ɪ)ə] *noun* Parästhesie *f*
Bernhardt's paresthesia Inguinaltunnelsyndrom *nt*, Meralgia paresthetica
parlesithetlic [pæres'θetɪk] *adj* Parästhesie betreffend, parästhetisch
palretlic [pə'retɪk, -'rɪtɪk] *adj* Parese betreffend, (teilweise oder unvollständig) gelähmt, paretisch
palrileltal [pə'raɪɪtl] *adj* **1.** seitlich, wand-, randständig, parietal, Wand-, Parietal- **2.** Scheitelbein/Os parietale betreffend, parietal
parieto-occipital *adj* Scheitelbein und Hinterhauptsbein/Os occipitale betreffend oder verbindend, parieto-okzipital, okzipitoparietal
palrileltolsphelnoid [pə,raɪətəʊ'sfiːnɔɪd] *adj* Scheitelbein und Keilbein/Os sphenoidale betreffend oder verbindend, parietosphenoidal, sphenoparietal
palrileltolsplanchlnic [pə,raɪətəʊ'splæŋknɪk] *adj* parietoviszeral
palrileltoltemlpolral [pə,raɪətəʊ'temprəl] *adj* Scheitelbein und Schläfenbein/Os temporale betreffend oder verbindend, parietotemporal, temporoparietal
palrileltolvislcerlal [pə,raɪətəʊ'vɪsərəl] *adj* parietoviszeral
parlkinlsonlism ['pɑːrkɪnsənɪzəm] *noun* **1.** Parkinson-Krankheit *f*, Morbus Parkinson *m*, Paralysis agitans **2.** Parkinsonoid *nt*
postencephalitic parkinsonism Parkinson-Syndrom *nt*
parloldontlal ['pærədɑntl] *adj* das Parodontium betreffend, parodontal
parloldonltiltis [,pærədɑn'taɪtɪs] *noun* **1.** Entzündung des Zahnhalteapparates/Parodontium, Parodontitis *f* **2.** Entzündung der Zahnwurzelhaut, Wurzelhautentzündung *f*, Periodontitis *f*
parloldonltilum [,pærə'dɑnʃɪəm] *noun* Zahnbett *nt*, -halteapparat *m*, Parodont *nt*, Parodontium *nt*
parlomlphallolcele [pær'ɑmfələʊsiːl] *noun* Paromphalozele *f*
parlolnychlia [,pærəʊ'nɪkɪə] *noun* Nagelfalzentzündung *f*, Umlauf *m*, Paronychie *f*, Paronychia *f*
parlolophlolriltis [,pærəʊɑfə'raɪtɪs] *noun* Entzündung des Paroophorons oder des Bindegewebes um die Eierstöcke, Paroophoritis *f*, Parophoritis *f*
parlolophlolron [,pærə'ɑfərɑn] *noun* Beieierstock *m*, Paroophoron *nt*
parlorlchis [pær'ɔːrkɪs] *noun* Nebenhoden *m*, Epididymis *f*
parlosmia [pær'ɑzmɪə] *noun* Fehlriechen *nt*, Geruchstäuschung *f*, Parosmie *f*, Parosphresie *f*
parlosltelal [pær'ɑstɪəl] *adj* **1.** Knochenhaut/Periost betreffend, von der Knochenhaut ausgehend, periostal **2.** auf/neben einem Knochen (liegend), parosteal
parlosltelilitis [pær,ɑstɪ'aɪtɪs] *noun* Entzündung der paraossären Weichteile, Parostitis *f*
parlosltiltis [pærɑs'taɪtɪs] *noun* Entzündung der paraossären Weichteile, Parostitis *f*
parlosltolsis [pærɑs'təʊsɪs] *noun* Parostosis *f*
palrotlic [pə'rəʊtɪk] *noun* Ohrspeicheldrüse *f*, Parotis *f*, Glandula parotidea
palrotlid [pə'rɑtɪd] I *noun* Ohrspeicheldrüse *f*, Parotis *f*, Glandula parotidea II *adj* **1.** in der Nähe des Ohres **2.** Ohrspeicheldrüse/Glandula parotidea betreffend, Parotis-, Ohrspeicheldrüsen-
palrotlildecltolmy [pə,rɑtɪ'dektəmɪ] *noun* Parotidektomie *f*
palrotlidliltis [pə,rɑtɪ'daɪtɪs] *noun* Entzündung der Ohrspeicheldrüse(n), Parotitis *f*, Parotisentzündung *f*
epidemic parotiditis Mumps *f*, Ziegenpeter *m*, Parotitis epidemica
parloltiltis [,pærə'taɪtɪs] *noun* Entzündung der Ohrspeicheldrüse(n), Parotitis *f*, Parotisentzündung *f*
epidemic parotitis Mumps *f*, Ziegenpeter *m*, Parotitis epidemica
parlolvarlilan [,pærə'veərɪən] *adj* **1.** Parovarium betreffend, parovarial **2.** neben dem Eierstock, paraovarial
parlolvarlilum [,pærə'veərɪəm] *noun* Nebeneierstock *m*, Rosenmüller-Organ *nt*, Parovarium *nt*, Epoophoron *nt*
parloxlysmal [pærək'sɪzməl] *adj* in Anfällen auftretend, paroxysmal, anfallsartig
pars [pɑːrz] *noun, plural* **parltes** ['pɑːrtiːz] Teil *m*, Abschnitt *m*, Pars *f*
pars flaccida Pars flaccida membranae tympanicae
pars tensa Pars tensa membranae tympanicae
parslley ['pɑːrsliː] *noun* Petersilie *f*, Petroselinum crispum/sativum/hortense
pars-planitis *noun* Pars-planitis *f*, intermediäre Uveitis *f*
part [pɑːrt] *noun* **1.** (An-, Bestand-)Teil *m*, (Bau-, Einzel-)Teil *m*, Abschnitt *m*, Stück *nt* **2.** Körperteil *m/nt*, Glied *nt*
abdominal part of aorta Bauchschlagader *f*, Abdominalaorta *f*, Aorta abdominalis, Pars abdominalis aortae
abdominal part of autonomic nervous system Bauchabschnitt *m* des vegetativen Nervensystems, Pars abdominalis systematis autonomici, Pars abdominalis autonomica
abdominal part of esophagus Bauchabschnitt *m* der Speiseröhre, Pars abdominalis oesophageae
abdominal part of pectoralis major muscle Pars abdominalis musculi pectoralis major
abdominal part of thoracic duct Bauchabschnitt *m* des Ductus thoracicus, Pars abdominalis ductus thoracici
abdominal part of ureter Bauchabschnitt *m* des Harnleiters, Pars abdominalis ureteris
acral parts Akren *pl*
acromial part of deltoid muscle Pars acromialis musculi deltoidei
alveolar part of mandible Pars alveolaris mandibulae
ampullary part of (uterine) tube Tubenampulle *f*, Ampulla tubae uterinae
anterior part of cerebral peduncle (vorderer) Hirnschenkel *m*, Crus cerebri, Pars anterior/ventralis pedunculi cerebri
anterior part of fornix of vagina vorderes Scheidengewölbe *nt*, Pars anterior fornicis vaginae
anterior tibiotalar part Pars tibiotalaris anterior
anterior part of tongue Pars anterior linguae, Pars presulcalis
anterior part of trabecular retinaculum vorderer Abschnitt *m* des Hueck-Bandes, Pars corneoscleralis sclerae
anular part of fibrous sheaths Pars anularis vaginae fibrosae
aryepiglottic part of arytenoideus obliquus muscle Pars aryepiglottica musculi arytenoideus obliquus, Aryepiglottikus *m*, Musculus aryepiglotticus
ascending part of aorta aufsteigende Aorta *f*, aufsteigender Aortenteil *m*, Aorta ascendens, Pars ascendens aortae
ascending part of duodenum aufsteigender Duodenumabschnitt *m*, Pars ascendens duodeni
ascending part of trapezius Pars ascendens musculi trapezii
atlantic part of vertebral artery Atlasabschnitt *m* der Arteria vertebralis, Pars atlantica arteriae vertebralis
basilar part of pons ventraler Brückenteil *m*, Pars basilaris pontis
basolateral part of amygdaloid body untere Kerngruppe *f* des Mandelkerns, Pars basolateralis
blind part of retina Pars caeca retinae
bony part of auditory tube knöcherner Tubenabschnitt *m*, Pars ossea tubae auditivae
bony part of nasal septum knöcherner Abschnitt *m*

P

des Nasenseptums, Pars ossea septi nasi
buccopharyngeal part Pars buccopharyngea
bulboventricular part of heart tube bulboventrikulärer Abschnitt *m* des Herzschlauchs
cardiac part of stomach Cardia *f*, Kardia *f*, Magenmund *m*, Pars cardiaca gastricae
cartilaginous part of auditory tube knorpeliger Tubenabschnitt *m*, Pars cartilaginea tubae auditivae
cartilaginous part of nasal septum knorpeliger Abschnitt *m* der Nasenscheidewand, Pars cartilaginea septi nasi
caudal part of spinal nucleus of trigeminal nerve Pars caudalis nuclei spinalis nervi trigeminalis
cavernous part of internal carotid artery Sinus cavernosus-Abschnitt *m* der Arteria carotis interna, Pars cavernosa arteriae carotidis internae
cavernous part of male urethra spongiöser Urethraabschnitt *m*, Pars spongiosa (urethrae masculinae)
central part of cuneate nucleus Pars centralis nuclei cuneati
central part of lateral ventricle mittlerer/zentraler Seitenhornabschnitt *m*, Pars centralis ventriculi lateralis
ceratopharyngeal part Pars ceratopharyngea
cerebral part of hypophysis Neurohypophyse *f*, Hypophysenhinterlappen *m*, Neurohypophysis *f*, Lobus posterior hypophysis
cerebral part of internal carotid artery intraduraler/zerebraler Abschnitt *m* der Arteria carotis interna, Pars cerebralis arteriae carotidis internae
cerebral part of retina Stratum cerebrale, Pars nervosa
cervical part of esophagus Halsabschnitt *m* der Speiseröhre, Pars cervicalis oesophageae
cervical part of internal carotid artery Halsabschnitt *m* der Arteria carotis interna, Pars cervicalis arteriae carotidis internae
cervical part of spinal cord Hals-, Zervikalsegmente *pl*, Halsmark *nt*, Halsabschnitt *m* des Rückenmarks, Cervicalia *pl*, Pars cervicalis medullae spinalis
cervical part of thoracic duct Halsabschnitt *m* des Ductus thoracicus, Pars cervicalis ductus thoracici
cervical part of trachea Halsabschnitt *m* der Luftröhre, Pars cervicalis tracheae
cervical part of vertebral artery Halsabschnitt *m* der Arteria vertebralis, Pars transversaria arteriae vertebralis
chondropharyngeal part Pars chondropharyngea
ciliary part of retina Ziliarabschnitt *m* der Retina, Pars ciliaris retinae
clavicular part of deltoid muscle Pars clavicularis musculi deltoidei
clavicular part of pectoralis major muscle Pars clavicularis musculi pectoralis major
coccygeal part of spinal cord Steißbein-, Kokzygealsegmente *pl*, Steißbeinabschnitt *m* des Rückenmarks, Coccygea *pl*, Pars coccygea medullae spinalis
compact part of substantia nigra Pars compacta substantiae nigrae
connecting part Verbindungsstück *nt*
convoluted part of renal cortex (*Niere*) Rindenlabyrinth *nt*, Pars convoluta
corneoscleral part Pars corneoscleralis
corneoscleral part of trabecular retinaculum vorderer Abschnitt *m* des Hueck-Bands, Pars corneoscleralis sclerae
cortical part of middle cerebral artery Rindenabschnitt *m* der Arteria cerebri media, Pars terminalis/corticalis arteriae cerebri mediae
cortical part of posterior cerebral artery Rindenabschnitt *m* der Arteria cerebri posterior, Pars terminalis/corticalis arteriae cerebri posterioris
corticomedial part of amygdaloid body kortikomediale Kerngruppe *f* des Mandelkerns, Pars corticomedialis/olfactoria
costal part of diaphragm Pars costalis diaphragmatis
costal part of pleura Pars costalis pleurae parietalis, Rippenfell *nt*, Pleura costalis
cranial part Pars cranialis
craniocervical part Pars craniocervicalis
cricopharngeal part Pars cricopharngea, Musculus cricopharyngeus
crown part of pulp Kronenabschnitt, Cavitas coronae
cruciform part of fibrous sheaths Pars cruciformis vaginae fibrosae
cuneiform part Pars cuneiformis vomeris
deep part of external sphincter muscle of anus Pars profunda musculi sphincteris ani externus
deep part of flexor compartment of forearm Pars profunda compartimenti antebrachii flexorii
deep part of masseter muscle Pars profunda musculi masseterica
deep part of palpebral part Pars profunda partis palpebralis musculi orbicularis oculi
deep part of parotid gland Pars profunda glandulae parotideae
deep part of posterior compartment of leg Pars solealis compartimenti, Pars profunda compartimenti cruris posterioris
descending part of aorta absteigende Aorta *f*, Aorta descendens, Pars descendens aortae
descending part of duodenum absteigender Duodenumabschnitt *m*, Pars descendens duodeni
descending part of trapezius Pars descendens musculi trapezii
diaphragmatic part of pleura Pars diaphragmatica pleurae parietalis, Zwerchfellpleura *f*, Pleura diaphragmatica
distal part of adenohypophysis Prähypophyse *f*, Pars distalis adenohypophysis
distal part of prostate Pars distalis prostatae
distal part of prostatic urethra Pars distalis urethrae prostaticae
dorsal part of cerebral peduncle Pars dorsalis/posterior pedunculi cerebri
dorsal part of lateral geniculate body Kern *m* des lateralen Kniehöckers, Nucleus corporis geniculati lateralis
dorsal part of medial geniculate body Kern *m* des medialen Kniehöckers, Nucleus corporis geniculati medialis
dorsal part of pons Tegmentum pontis, Pars posterior pontis
dorsomedial part of red nucleus Pars dorsomedialis nuclei rubri
dural part of terminal filum Pars duralis fili terminalis
endocrine part of pancreas endokrines Pankreas *nt*, Langerhans-Inseln *pl*, Inselorgan *nt*, Pars endocrina pancreatis
exocrine part of pancreas exokrines Pankreas *nt*, Pars exocrina pancreatis
extraocular part Pars extraocularis venae centralis retinae
extraocular part of central retinal artery Pars extraocularis arteriae centralis retinae
extrapyramidal part of medial longitudinal fasciculus extrapyramidaler Anteil *m* des Fasciculus longitudinalis medialis
fetal part of placenta Pars fetalis placentae
funicular part of deferent duct Pars funicularis ductus deferentis
glandular part of hypophysis Adenohypophyse *f*, Hypophysenvorderlappen *m*, Adenohypophysis *f*, Lobus anterior hypophysis
glossopharyngeal part Pars glossopharyngea
horizontal part Pars horizontalis arteriae cerebri me-

P

diae, Pars sphenoidalis arteriae cerebri mediae
horizontal part of duodenum unterer/horizontaler Duodenumabschnitt *m*, Pars horizontalis duodeni
iliac part Pars iliaca
iliac part of iliac fascia Pars iliaca fasciae iliacae
part in canal Pars canalis nervi optici
inferior part of duodenum unterer/horizontaler Duodenumabschnitt *m*, Pars horizontalis/inferior duodeni
infraclavicular part of brachial plexus infraklavikulärer Teil *m* des Plexus brachialis, Pars infraclavicularis plexus brachialis
infundibular part of adenohypophysis Trichterlappen *m*, Pars infundibularis adenohypophysis, Pars tuberalis adenohypophysis
inguinal part of deferent duct Pars inguinalis ductus deferentis
insular part of middle cerebral artery Inselabschnitt *m* der Arteria cerebri media, Pars insularis arteriae cerebri mediae
intercartilaginous part Pars intercartilaginea
intermediate part of adenohypophysis Hypophysenmittellappen *m*, Pars intermedia adenohypophysis
intermediate part of bulbus of vestibule Pars intermedia bulborum
intermediate part of urethra Pars intermedia urethrae, Pars membranacea urethrae
intermembranous part Pars intermembranacea
interpolar part of spinal nucleus of trigeminal nerve Pars interpolaris nuclei spinalis nervi trigeminalis
intracanalicular part of optic nerve Canalis-opticus-Abschnitt *m* des Nervus opticus, Pars intracanalicularis nervi optici
intracranial part of optic nerve intrakranieller Abschnitt *m* des Nervus opticus, Pars intracranialis nervi optici
intracranial part of vertebral artery intrakranieller Abschnitt *m* der Arteria vertebralis, Pars intracranialis arteriae vertebralis
intralaminar part of optic nerve Lamina-cribrosa-Abschnitt *m* des Nervus opticus, Pars intralaminaris nervi optici
intramural part of female urethra Pars intramuralis urethrae feminiae
intramural part of male urethra Pars intramuralis urethrae masculinae, Pars preprostatica
intramural part of ureter Pars intramuralis ureteris
intramural part of uterine tube intramuraler Tubenabschnitt *m*, Pars intramuralis tubae uterinae
intraocular part of central retinal artery Pars intraocularis arteriae centralis retinae
intraocular part of central retinal vein Pars intraocularis venae centralis retinae
intraocular part of optic nerve Augapfelabschnitt *m* des Nervus opticus, Pars intraocularis nervi optici
iridial part of retina Irisabschnitt *m* der Retina, Pars iridica retinae
labial part Pars labialis musculi orbicularis oris
lacrimal part Pars lacrimalis musculi orbicularis oculi
lateral part of biventral lobule Pars lateralis lobuli biventralis
lateral part of fornix of vagina Seitengewölbe *nt*, Pars lateralis fornicis vaginae
lateral part of globus pallidus lateraler Teil *m* des Globus pallidus, Globus pallidus lateralis
lateral part of left lobe of liver Divisio lateralis sinistra hepatis
lateral part of occipital bone Pars lateralis ossis occipitalis
lateral parvocellular part Pars parvocellularis lateralis
lateral part of right lobe of liver Divisio lateralis dextra hepatis
lateral part of substantia nigra Pars lateralis substantiae nigrae
lateral part of vaginal fornix Seitengewölbe *nt* der Scheide, Pars lateralis fornicis vaginae
left part of liver Pars hepatis sinistra
lenticulothalamic part of internal capsule Pars thalamolenticularis capsulae internae
lumbar part of autonomic nervous system Bauchabschnitt *m* des vegetativen Nervensystems, Pars abdominalis systematis autonomici, Pars abdominalis autonomica
lumbar part of diaphragm Pars lumbalis diaphragmatis
lumbar part of ilocostalis lumborum muscle Pars lumbalis musculi iliocostalis lumborum, Divisio lateralis musculi erectoris spinae lumborum
lumbar part of longissimus thoracis muscle Pars lumbalis musculi longissimus thoracis, Divisio medialis musculi erectoris spinae lumborum
lumbar part of spinal cord Lenden-, Lumbalsegmente *pl*, Lendenmark *nt*, Lendenabschnitt *m* des Rückenmarks, Lumbaria *pl*, Pars lumbaris medullae spinalis
magnocellular part of nucleus ruber großzelliger Abschnitt *m* des Nucleus ruber, Pars magnocellularis nuclei rubri
major part of mandibular nerve Portio major nervi mandibularis
marginal part Pars marginalis musculi orbicularis oris
maternal part of placenta Pars materna placentae, Pars uterina
medial part of biventral lobule Pars medialis lobuli biventralis
medial part of globus pallidus medialer Teil *m* des Globus pallidus, Globus pallidus medialis
medial part of left lobe of liver Divisio medialis sinistra hepatis
medial magnocellular part Pars magnocellularis medialis
medial part of right lobe of liver Divisio medialis dextra hepatis
mediastinal part of pleura Pars mediastinalis pleurae parietalis, Mediastinalpleura *f*, Pleura mediastinalis
membranous part of interventricular septum membranöser Teil *m* des Kammerseptums, Pars membranacea septi interventricularis cordis
membranous part of male urethra membranöser/diaphragmaler Abschnitt *m* der (männlichen) Harnröhre, Pars membranacea urethrae masculinae
membranous part of nasal septum membranöser Abschnitt *m* der Nasenscheidewand, Pars membranacea septi nasi
middle part Mittelstück *nt*
minor part of mandibular nerve Portio minor nervi mandibularis
mobile part of nasal septum Pars mobilis septi nasi
muscular part of interventricular septum muskulärer Teil *m* des Kammerseptums, Pars muscularis septi interventricularis
mylopharyngeal part Pars mylopharyngea
nasal part of pharynx Epipharynx *m*, Nasenrachenraum *m*, Nasopharynx *m*
nervous part of retina Stratum cerebrale, Pars nervosa
neural part of neurohypophysis Pars nervosa neurohypophysi
neural part of retina Stratum cerebrale, Pars nervosa
occluded part of umbilical artery Pars occlusa
opercular part of inferior frontal gyrus Operculum frontale, Pars opercularis
optic part of retina lichtempfindlicher Netzhautteil *m*, Pars optica retinae
oral part of pharynx Pars oralis pharyngis, Mundrachenraum *m*, Mesopharynx *m*, Oropharynx *m*
orbital part Pars orbitalis musculi orbicularis oculi

P

orbital part of inferior frontal gyrus Pars orbitalis gyrus frontalis inferioris
orbital part of lacrimal gland oberer Hauptteil *m* der Tränendrüse, Glandula lacrimalis superior, Pars orbitalis glandulae lacrimalis
orbital part of optic nerve Orbita-Abschnitt *m* des Nervus opticus, Pars orbitalis nervi optici
osseous part of auditory tube knöcherner Tubenabschnitt *m*, Pars ossea tubae auditivae
osseous part of nasal septum knöcherner Abschnitt *m* des Nasenseptums, Pars ossea septi nasi
palpebral part Pars palpebralis musculi orbicularis oculi
palpebral part of lacrimal gland Rosenmüller-Drüse *f*, Glandula lacrimalis inferior, Pars palpebralis glandulae lacrimalis
paralaminar part Pars paralaminaris
parvocellular part of nucleus ruber kleinzelliger Abschnitt *m* des Nucleus ruber, Pars parvocellularis
patent part of umbilical artery Pars patens
pelvic part of autonomic nervous system Beckenabschnitt *m* des vegetativen Nervensystems, Pars pelvica autonomica
pelvic part of defernt duct Pars pelvica ductus deferentis
pelvic part of parasympathetic nervous system Pars pelvica, Beckenabschnitt *m* des parasympathischen Nervensystems
pelvic part of ureter Beckenabschnitt *m* des Harnleiters, Pars pelvina ureteris
petrosal part of internal carotid artery Felsenbeinabschnitt *m* der Arteria carotis interna, Pars petrosa arteriae carotidis internae
petrous part of temporal bone Felsenbein(pyramide *f*) *nt*, Pyramis ossis temporalis, Pars petrosa ossis temporalis
pial part of terminal filum Pars pialis fili terminalis
pigmented part of retina Pigmentepithel *nt* der Netzhaut, Stratum pigmentosum retinae, Pars pigmentosa retinae
postcommunical part of anterior cerebral artery Pars postcommunicalis arteriae cerebri anteriores, Arteria pericallosa
postcommunical part of posterior cerebral artery Pars postcommunicalis arteriae cerebri posterioris
posterior part of cerebral peduncle Mittelhirnhaube *f*, Tegmentum *nt* mesencephali, Pars dorsalis/posterior pedunculi cerebri
posterior part of fornix of vagina Pars posterior fornicis vaginae, hinteres Scheidengewölbe *nt*
posterior part of liver Pars posterior hepatis, Spieghel-Leberlappen *m*, Lobus caudatus hepatis
posterior tibiotalar part Pars tibiotalaris posterior
posterior part of tongue Pars posterior linguae, Pars postsulcalis
posterior part of trabecular retinaculum hinterer Abschnitt des Hueck-Bandes, Pars uvealis sclerae
posteromedial part of nucleus ruber Pars posteromedialis nuclei rubri
postlaminar part of optic nerve postlaminärer Abschnitt *m* des Nervus opticus, Pars postlaminaris nervi optici
postsulcal part of tongue Pars postsulcalis
precommissural part of fornix präkommissuraler Teil *m* des Fornix, Fornix cerebri
precommunical part of anterior cerebral artery Pars precommunicalis arteriae cerebri anterioris
precommunical part of posterior cerebral artery Pars precommunicalis arteriae cerebri posterioris
prelaminar part of optic nerve prälaminärer Abschnitt *m* des Nervus opticus, Pars prelaminaris nervi optici
presulcal part of tongue Pars presulcalis
prevertebral part of vertebral artery prävertebraler Abschnitt *m* der Arteria vertebralis, Pars prevertebralis arteriae vertebralis
prostatic part of urethra Prostataabschnitt *m* der Harnröhre, Pars prostatica
proximal part of prostate Pars proximalis prostatae
proximal part of prostatic urethra Pars proximalis urethrae prostaticae
psoatic part of iliac fascia Pars psoatica fasciae iliacae
pterygopharyngeal part Pars pterygopharyngea
pubic part Pars pubica
radial part of extensor compartment of forearm Pars lateralis compartimenti antebrachii extensorii
radiate part of renal cortex Pars radiata
reticular part of substantia nigra Pars reticularis substantiae nigrae
retrolenticular part of internal capsule retrolentikulärer Kapselabschnitt *m*, Pars retrolentiformis
retrolentiform part of internal capsule →*retrolenticular part of internal capsule*
retrorubral part of substantia nigra Pars retrorubralis substantiae nigrae
right part of liver Pars hepatis dextra
root part of pulp Wurzelabschnitt *m* der (Zahn-)Pulpa, Pulpa radicularis
rostral part of cuneate nucleus Pars rostralis nuclei cuneati
sacral part of spinal cord Sakralabschnitt *m* des Rückenmarks, Sakralmark *nt*, Kreuzbein-, Sakralsegmente *pl*, Pars sacralis medullae spinalis, Sacralia *pl*
scrotal part Pars scrotalis ductus deferentis
soft parts Weichteile *pl*
sphenoidal part of middle cerebral artery Pars sphenoidalis arteriae cerebri medii
spinal part of deltoid muscle Pars spinalis musculi deltoidei
spinal part of terminal filum Pars spinalis fili terminalis
spongy part of (male) urethra spongiöser Urethraabschnitt *m*, Pars spongiosa
sternal part of diaphragm Pars sternalis diaphragmatis
sternocostal part of pectoralis major muscle Pars sternocostalis musculi pectoralis major
subcutaneous part of external sphincter muscle of anus Pars subcutanea musculi sphincteris ani externus
sublenticular part of internal capsule sublentikulärer Kapselabschnitt *m*, Pars sublentiformis capsulae internae
sublentiform part of internal capsule →*sublenticular part of internal capsule*
superficial part of external sphincter muscle of anus Pars superficialis musculi sphincteris ani externus
superficial part of flexor compartment of forearm Pars superficialis compartimenti antebrachii flexorii
superficial part of masseter muscle Pars superficialis musculi masseterica
superficial part of parotid gland Pars superficialis glandulae parotidis
superficial part of posterior compartment of leg Pars tricipitalis compartimenti cruris posterioris, Pars gastrocnemialis compartimenti cruris posterioris
superior part of duodenum oberer horizontaler Duodenumabschnitt *m*, Pars superior duodeni
supraclavicular part of brachial plexus supraklavikulärer Teil *m* des Plexus brachialis, Pars supraclavicularis plexus brachialis
supravaginal part of cervix uteri Portio supravaginalis cervicis
tegmental part of pons Tegmentum pontis, Pars dorsalis pontis
terminal part Pars terminalis

terminal part of middle cerebral artery Rindenabschnitt *m* der Arteria cerebri media, Pars terminalis arteriae cerebri mediae
terminal part of posterior cerebral artery Rindenabschnitt *m* der Arteria cerebri posterior, Pars terminalis arteriae cerebri posterioris
thalamolenticular part of internal capsule Pars thalamolenticularis/thalamolentiformis
thoracic part Pars thoracica, Thorakalabschnitt *m*, Brustabschnitt *m*
thoracic part of aorta Brustschlagader *f*, Aorta thoracica, Pars thoracica aortae
thoracic part of autonomic nervous system Thorakalabschnitt *m* des vegetativen Nervensystems, Pars thoracica autonomica
thoracic part of esophagus Brustabschnitt *m* der Speiseröhre, Pars thoracica oesophageae
thoracic part of spinal cord Brust-, Thorakalsegmente *pl*, Brustmark *nt*, Brustabschnitt *m* des Rückenmarks, Thoracica *pl*, Pars thoracica medullae spinalis
thoracic part of thoracic duct intrathorakaler Teil *m* des Ductus thoracicus, Pars thoracica ductus thoracici
thoracic part of trachea intrathorakaler Abschnitt *m* der Luftröhre, Pars thoracica tracheae
thyroepiglottic part of thyroarytenoideus muscle Pars thyroepiglottica musculi thyroarytenoidei, Thyroepiglottikus *m*, Musculus thyroepiglotticus
thyropharyngeal part Pars thyropharyngea, Musculus thyropharyngeus
tibiocalcaneal part Pars tibiocalcanea
tibionavicular part Pars tibionavicularis
transverse part of nasal muscle Kompressor *m* naris, Musculus compressor naris, Pars transversa musculi nasalis
transverse part of trapezius Pars transversa musculi trapezii
transverse part of vertebral artery Halsabschnitt *m* der Arteria vertebralis, Pars transversaria arteriae vertebralis
triangular part of inferior frontal gyrus Pars triangularis
tubular part of adenohypophysis Trichterlappen *m*, Pars infundibularis/tuberalis adenohypophyseos
umbilical part of left branch of portal vein Pars umbilicalis rami sinistri venae portae hepatis
umbilical part of portal vein Pars umbilicalis
uterine part of placenta Pars uterina placentae, Pars materna
uterine part of uterine tube Uterusabschnitt *m* der Tube, Pars uterina tubariae
uveal part Pars uvealis
uveal part of trabecular retinaculum vorderer Abschnitt *m* des Hueck-Bands, Pars uvealis sclerae
vaginal part of cervix uteri Portio *f*, Portio vaginalis cervicis
vaginal part of uterus → *vaginal part of cervix uteri*
ventral part of cerebral peduncle Hirnschenkel *m*, Basis pedunculi cerebri, Crus cerebri, Pars anterior pedunculi cerebri
ventral part of pons ventraler Brückenteil *m*, Pars basilaris/ventralis pontis
ventral part of substantia nigra Pars reticularis substantiae nigrae
vestibular part of medial longitudinal fasciculus vestibulärer Anteil *m* des Fasciculus longitudinalis medialis

par|the|no|pho|bia [ˌpɑːrθənəʊ'fəʊbɪə] *noun* Parthenophobie *f*

par|tial ['pɑːrʃl] *adj* teilweise, partiell, Teil-, Partial-

par|ti|cle ['pɑːrtɪkl] *noun* (*auch physik.*) Teilchen *nt*, Körperchen *nt*, Partikel *nt*
alpha particle alpha-Teilchen *nt*, α-Teilchen *nt*
beta particle β-Teilchen *nt*, beta-Teilchen *nt*
Dane particle Hepatitis-B-Virus *nt*
elementary particle Elementarteilchen *nt*
fundamental particle Elementarteilchen *nt*
nuclear particles Howell-Jolly-Körperchen *pl*, Jolly-Körperchen *pl*
viral particle Viruspartikel *m*, Virion *nt*

par|tic|u|late [pər'tɪkjəlɪt, -leɪt] *adj* aus Teilchen/Partikeln bestehend, Teilchen-, Partikel-, Korpuskel-

par|ti|tion [pɑːr'tɪʃn, pər-] **I** *noun* **1.** (Auf-, Zer-, Ver-) Teilung *f*, Trennung *f* **2.** Abtrennung *f*, Trenn-, Scheidewand *f*; Septum *nt* **3.** Teil *nt*, Abschnitt *m*, Sektor *m*, Abteilung *f* **II** *v* (auf-, zer-, ver-)teilen, spalten, (ab-) trennen

par|tu|ri|tion [ˌpɑːrt(j)ʊə'rɪʃn] *noun* Geburt *f*, Partus *m*
rapid parturition Sturzgeburt *f*

pa|ru|lis [pə'ruːlɪs] *noun* Parulis *f*

par|um|bil|i|cal [pɑːrʌm'bɪlɪkl] *adj* um den Nabel/Umbilicus herum (liegend), neben dem Nabel, paraumbilikal, parumbilikal

par|vi|cel|lu|lar [ˌpɑːrvɪ'seljələr] *adj* kleinzellig, aus kleinen Zellen bestehend

Par|vo|vir|i|dae [pɑːrvəʊ'vɪrədiː] *plural* Parvoviren *pl*, Parvoviridae *pl*

pasque|flow|er ['pæskˌflaʊər] *noun* **1.** Küchenschelle *f*, Pulsatilla *f* **2.** Pulsatillae herba

pas|sage ['pæsɪdʒ] *noun* **1.** Passage *f*, (Durch-, Verbindungs-)Gang *m* **2.** Gang *m*, Weg *m*; (passages *plural*) Trakt *m*, Wege *pl* **3.** (Darm-)Entleerung *f*, (Urin-)Ausscheidung *f*
lacrimal passages Tränenwege *pl*
respiratory passages Luft-, Atemwege *pl*, Respirationstrakt *m*, Apparatus respiratorius, Systema respiratorium

paste [peɪst] *noun* **1.** (teigartige oder breiige) Masse *f*, Salbe *f*, Paste *f*, Brei *m* **2.** Klebstoff *m*, Kleister *m* **3.** (*pharmakol.*) Paste *f*, Pasta *f*

Pas|teu|rel|la [pæstə'relə] *noun* Pasteurella *f*
Pasteurella pestis Pestbakterium *nt*, Yersinia/Pasteurella pestis

pas|teu|rel|lo|sis [ˌpæstʃərə'ləʊsɪs] *noun* Pasteurellainfektion *f*, Pasteurellose *f*

pas|teur|i|za|tion [ˌpæstʃəraɪ'zeɪʃn] *noun* Pasteurisierung *f*

past|y ['peɪstɪ] *adj* (*Haut*) teigig, gedunsen, aufgeschwemmt, pastös

patch [pætʃ] *noun* **1.** Fleck *m*, Flecken *m*, Flicken *m*, Lappen *m* **2.** (*chirurg.*) Lappen *m*, Gewebelappen *m*, Läppchen *nt* **3.** Pflaster *nt*, Heftpflaster *nt*; Augenklappe *f*, Augenbinde *f*
Bitot's patches Bitot-Flecken *pl*
cotton wool patches Cotton-wool-Herde *pl*
moth patch Chloasma *nt*, Melasma *nt*
Peyer's patches Peyer-Plaques *pl*, Noduli lymphoidei aggregati
salmon patch **1.** (*ophthal.*) Hornhautfleck(en *pl*) *m* bei konnataler Lues **2.** (*dermatol.*) Feuer-, Gefäßmal *nt*, Portwein-, Weinfleck *m*, Naevus flammeus

pa|tel|la [pə'telə] *noun*, *plural* **-lae** [-liː] Kniescheibe *f*, Patella *f*
bipartite patella Patella bipartita
fractured patella Kniescheibenbruch *m*, -fraktur *f*, Patellafraktur *f*
chondropathia patellae Chondropathia patellae

pa|tel|lar [pə'telər] *adj* Kniescheibe/Patella betreffend, patellar

pat|el|lec|to|my [ˌpætə'lektəmɪ] *noun* Patellaresektion *f*, Patellektomie *f*

pa|tel|lo|fem|o|ral [pəˌteləʊ'femərəl] *adj* Kniescheibe und Oberschenkel/Femur betreffend oder verbindend, patellofemoral

pa|tent ['pætnt, 'peɪ-] *adj* (*Gang*) offen, durchgängig, nicht-verschlossen

P

pa|ter|nal [pə'tɜrnl] *adj* väterlich, väterlicherseits
pa|ter|ni|ty [pə'tɜrnətɪ] *noun* Vaterschaft *f*
path [pæθ, pɑːθ] *noun, plural* **paths** [pæðz, pɑːðs] Bahn *f*, Weg *m*; Leitung *f*
path of conduction Leitungsbahn *f*
-pathic *suf.* erkrankt, -pathisch
patho- *präf.* Path(o)-, Krankheits-
path|o|an|a|tom|i|cal [ˌpæθəʊˌænə'tɑmɪkl] *adj* pathologisch-anatomisch
path|o|a|nat|o|my [ˌpæθəʊə'nætəmɪ] *noun* pathologische Anatomie *f*
path|o|gen ['pæθəʊdʒən] *noun* Krankheitserreger *m*, pathogener Organismus *m*, pathogener Mikroorganismus *m*
path|o|gen|e|sis [pæθəʊ'dʒenəsɪs] *noun* Krankheitsentstehung *f*, Krankheitsentwicklung *f*, Pathogenese *f*
path|o|ge|net|ic [ˌpæθəʊdʒə'netɪk] *adj* **1.** Pathogenese betreffend, pathogenetisch **2.** →*pathogenic*
path|o|gen|ic [pæθəʊ'dʒenɪk] *adj* krankheitserregend, krankheitsverursachend, krankmachend, pathogen
path|o|ge|nic|i|ty [ˌpæθəʊdʒə'nɪsətɪ] *noun* Pathogenität *f*
pa|thog|no|mon|ic [pəˌθɑ(g)nə'mɑmɪk] *adj* für eine Krankheit kennzeichnend, krankheitskennzeichnend, pathognomonisch, pathognostisch
path|og|nos|tic [ˌpæθəg'nɑstɪk] *adj* für eine Krankheit kennzeichnend, krankheitskennzeichnend, pathognomonisch, pathognostisch
path|o|log|ic [pæθə'lɑdʒɪk] *adj* Pathologie betreffend; krankhaft, pathologisch; erkrankt, krankhaft, krank, pathologisch, kränklich, morbid
pa|thol|o|gy [pə'θɑlədʒɪ] *noun* **1.** Krankheitslehre *f*, Pathologie *f* **2.** pathologischer Befund *m* **3.** Pathologie *f*, Abteilung *f* für Pathologie
cellular pathology Zellpathologie *f*, Zytopathologie *f*
path|o|pho|bia [ˌpæθəʊ'fəʊbɪə] *noun* pathologische Angst *f* vor Krankheiten, Nosophobie *f*, Pathophobie *f*
path|o|phys|i|ol|o|gy [pæθəʊˌfɪzɪ'ɑlədʒɪ] *noun* Pathophysiologie *f*
path|o|psy|cho|sis [ˌpæθəʊsaɪ'kəʊsɪs] *noun* organische/symptomatische Psychose *f*
path|way ['pæθweɪ, 'pɑːθ-] *noun* Bahn *f*, Weg *m*; Leitung *f*
afferent pathway afferente Bahn *f*
alternative pathway (*Komplement*) alternative Aktivierung *f*
anabolic pathway anabol(isch)er Stoffwechselweg *m*
anaerobic pathway anaerober (Stoffwechsel-)Weg *m*
ascending pathways (*ZNS*) aufsteigende Bahnen *pl*
association pathways Assoziationsbahnen *pl*
auditory pathway Hörbahn *f*
C_4-pathway Hatch-Slack-Zyklus *m*, C_4-Zyklus *m*
catabolic pathway katabolischer Stoffwechselweg *m*
classic pathway (*Komplement*) klassischer Aktivierungsweg *m*
degradative pathway Abbauweg *m*
Embden-Mayerhof pathway Embden-Mayerhof-Weg *m*
Entner-Doudoroff pathway Entner-Doudoroff-Abbau *m*
fermentative pathway glykolytischer/fermentativer Stoffwechselweg *m*
Hatch-Slack pathway Hatch-Slack-Zyklus *m*, C_4-Zyklus *m*
intrinsic pathway intrinsic-System *nt*
α-ketoglutarate pathway α-Ketoglutaratweg *m*
lipoxygenase pathway Lipoxygenaseweg *m*, Lipoxygenasereaktionsweg *m*
metabolic pathway Stoffwechselweg *m*
optic pathway Sehbahn *f*
oxaloacetate pathway Oxalacetatweg *m*
pentose phosphate pathway Pentosephosphatzyklus *m*, Phosphogluconatweg *m*
phosphogluconate pathway →*pentose phosphate pathway*
properdin pathway Properdin-System *nt*, alternativer Weg *m* der Komplementaktivierung
reaction pathway Reaktionsweg *m*
visual pathway Sehbahn *f*
-pathy *suf.* Krankheit, Erkrankung, -pathie, -pathia
pa|tient ['peɪʃənt] **I** *noun* Patient *m*, Kranke *m/f* **II** *adj* **1.** geduldig **2.** zulassend, gestattend
patient in rehabilitation Rehabilitand *m*
pat|ri|lin|e|al [ˌpætrɪ'lɪnɪəl] *adj* in der männlichen Linie vererbt, patrilinear, patrilineal
pat|ro|cli|nous [ˌpætrəʊ'klaɪnəs] *adj* von der väterlichen Seite stammend, patroklin
pa|vor ['peɪvəʊr] *noun* Pavor *m*
pavor nocturnus Nachtangst *f*, Pavor nocturnus
pec|cant ['pekənt] *adj* krankheitserregend, krankheitsverursachend, krankmachend, pathogen
pec|ten ['pektən] *noun, plural* **-tens, -ti|nes** [-təˌniːz] Kamm *m*, kammartiger Fortsatz *m*, Pecten *m*
anal pecten Analkamm *m*, Pecten analis
pecten of pubis Pecten ossis pubis
pec|te|ni|tis [ˌpektɪ'naɪtɪs] *noun* Entzündung des Pecten analis, Pektenitis *f*
pec|ti|nal ['pektɪnəl] *adj* Schambein/Os pubis oder Schamgegend betreffend, pubisch
pec|tin|e|al [pek'tɪnɪəl] *adj* **1.** kammartig, -förmig **2.** Schambein betreffend, pubisch, pektineal, Schambein-
pec|to|ral ['pektərəl] *adj* Brust oder Brustkorb betreffend, zur Brust gehörend, pektoral, thorakal
pec|to|ril|o|quy [ˌpektəʊ'rɪləkwɪ] *noun* Bronchophonie *f*, Bronchialstimme *f*
angina pectoris Herzbräune *f*, Stenokardie *f*, Angina pectoris
variant angina pectoris Prinzmetal-Angina *f*
pec|to|roph|o|ny [ˌpektəʊ'rɑfənɪ] *noun* Bronchophonie *f*
ped- *präf.* Kind-, Kinder-, Päd(o)-; Fuß-, Pedi-
ped|al ['pedl, 'piːdl] *adj* Fuß betreffend, Fuß-
pe|da|tro|phia [pedə'trəʊfɪə] *noun* Pädatrophie *f*
ped|er|as|tic [ˌpedə'ræstɪk, ˌpiː-] *adj* Päderastie betreffend, päderastisch
ped|er|as|ty ['pedəræstɪ, 'piː-] *noun* Päderastie *f*
pe|di|at|ric [piːdɪ'ætrɪk] *adj* Pädiatrie betreffend, pädiatrisch, Kinderheilkunde-
pe|di|at|rics [piːdɪ'ætrɪks] *plural* Kinderheilkunde *f*, Pädiatrie *f*
ped|i|cle ['pedɪkl] *noun* Füßchen *nt*, Stiel *m*, Pediculus *m*
pedicle of lung Lungenwurzel *f*, Radix pulmonis
pedicle of vertebral arch Bogenfuß *m*, Pediculus arcus vertebrae
ped|i|cled ['pedɪkəld] *adj* gestielt
pe|dic|u|la|tion [pɪˌdɪkjə'leɪʃn] *noun* Läusebefall *m*, Verlausung *f*, Pedikulose *f*, Pediculosis *f*
pe|dic|u|li|cide [pɪ'dɪkjələsaɪd] *adj* läuseabtötend, pedikulizid
pe|dic|u|lo|pho|bia [pəˌdɪkjələ'fəʊbɪə] *noun* Pedikulophobie *f*
pe|dic|u|lo|sis [pəˌdɪkjə'ləʊsɪs] *noun* Pedikulose *f*
pediculosis capitis Kopflausbefall *m*, Pediculosis capitis
pediculosis corporis Körper-, Kleiderlausbefall *m*, Pediculosis corporis/vestimentorum
pediculosis pubis Filzlausbefall *m*, Pediculosis pubis, Phthiriase *f*, Phthiriasis *f*
Pe|dic|u|lus [pɪ'dɪkjələs] *noun* Pediculus *m*
Pediculus humanus Menschenlaus *f*, Pediculus humanus
Pediculus humanus capitis Kopflaus *f*, Pediculus (humanus) capitis
Pediculus humanus corporis Kleider-, Körperlaus *f*, Pediculus (humanus) corporis, Pediculus humanus vestimentorum, Pediculus vestimenti
ped|i|gree ['pedəgriː] *noun* Stammbaum *m*
pedo- *präf.* Kind-, Kinder-, Päd(o)-; Fuß-, Pedi-
ped|o|gram ['pedəʊgræm] *noun* Pedigramm *nt*, -graph

m, Pedigraf *m*
pe|do|phil|ia [ˌpiːdəʊˈfɪlɪə] *noun* Pädophilie *f*
pe|do|pho|bia [ˌpiːdəʊˈfəʊbɪə] *noun* Pädophobie *f*
pe|dun|cle [pɪˈdʌŋkl] *noun* Stiel *m*, Stamm *m*, Pedunculus *m*
caudal cerebellar peduncle unterer Kleinhirnstiel *m*, Pedunculus cerebellaris inferior
cerebellar peduncles Pedunculi cerebellares
cerebral peduncle Hirnstiel *m*, Pedunculus cerebri
cranial cerebellar peduncle oberer Kleinhirnstiel *m*, Pedunculus cerebellaris superior
peduncle of flocculus Pedunculus flocculi
inferior cerebellar peduncle unterer Kleinhirnstiel *m*, Pedunculus cerebellaris inferior
peduncle of mamillary body Pedunculus corporis mammillaris
middle cerebellar peduncle mittlerer Kleinhirnstiel *m*, Pedunculus cerebellaris medius
pineal peduncle Zirbeldrüsen-, Epiphysenstiel *m*, Habenula *f*
superior cerebellar peduncle oberer Kleinhirnstiel *m*, Pedunculus cerebellaris superior
pe|dun|cu|lar [pɪˈdʌŋkjələr] *adj* gestielt, stielförmig, Stiel-
peel [piːl] I *noun* Rinde *f*, Schale *f*, Haut *f* II *vt* abschälen, -ziehen, -lösen III *vi* sich (ab-)schälen, sich (ab-)lösen; (*Haut*) (ab-)schilfern, abblättern, sich schuppen
bitter orange peel Pomeranzenschale *f*, Aurantii pericarpium
rose hip peel Hagebuttenschalen *pl*, Cynosbati fructus sine semine, Rosae pseudofructus
pe|jo|ra|tive [pɪˈdʒɔːrətɪv, ˈpedʒəreɪtɪv] *adj* verschlechternd, pejorativ
pe|lade [pəˈlɑːd] *noun* Pelade *f*, kreisrunder Haarausfall *m*, Alopecia areata, Area celsi
pe|li|o|sis [ˌpəlɪˈəʊsɪs] *noun* Purpura *f*
pel|la|gra [pəˈlægrə, -ˈleɪ-] *noun* Pellagra *nt/f*
pel|lag|ra|min [pəˈlægrəmɪn] *noun* Niacin *nt*, Nikotin-, Nicotinsäure *f*
pel|li|cle [ˈpelɪkl, ˈpeliː-] *noun* Film *m*, Häutchen *nt*
pel|lu|cid [pəˈluːsɪd] *adj* (licht-)durchlässig, durchsichtig, transparent
pel|vic [ˈpelvɪk] *adj* Becken/Pelvis betreffend, pelvin
pel|vi|cal|i|ce|al [pelvɪˌkæləˈsɪəl] *adj* Nierenbecken und Kelche betreffend
pel|vi|cel|lu|li|tis [ˌpelvɪˌseljəˈlaɪtɪs] *noun* Parametritis *f*
pel|vi|fem|o|ral [ˌpelvɪˈfemərəl] *adj* Becken und Oberschenkel(knochen)/Femur betreffend oder verbindend, pelvifemoral
pel|vi|li|thot|o|my [ˌpelvɪlɪˈθɑtəmɪ] *noun* Pyelolithotomie *f*
pel|vi|og|ra|phy [ˌpelvɪˈɑgrəfɪ] *noun* Pelvigraphie *f*, Pelvigrafie *f*
pel|vi|o|ne|os|to|my [ˌpelvɪəʊnɪˈɑstəmɪ] *noun* Ureteropyeloneostomie *f*, Uretero(neo)pyelostomie *f*
pel|vi|o|per|i|to|ni|tis [ˌpelvɪəʊˌperɪtəʊˈnaɪtɪs] *noun* Pelvioperitonitis *f*, Beckenbauchfellentzündung *f*, Pelveoperitonitis *f*
pel|vi|o|ra|di|og|ra|phy [ˌpelvɪəʊˌreɪdɪˈɑgrəfɪ] *noun* Pelvigraphie *f*, Pelvigrafie *f*
pel|vi|os|co|py [ˌpelvɪˈɑskəpɪ] *noun* Pelviskopie *f*
pel|vi|os|to|my [ˌpelvɪˈɑstəmɪ] *noun* Pyelostomie *f*
pel|vi|ot|o|my [ˌpelvɪˈɑtəmɪ] *noun* **1.** Pelviotomie *f*, Pubeotomie *f* **2.** (*urolog.*) Pyelotomie *f*
pel|vi|per|i|to|ni|tis [ˌpelvɪˌperɪtəˈnaɪtɪs] *noun* Pelvioperitonitis *f*, Beckenbauchfellentzündung *f*, Pelveoperitonitis *f*
pel|vi|ra|di|og|ra|phy [ˌpelvɪˌreɪdɪˈɑgrəfɪ] *noun* Pelvigraphie *f*, Pelvigrafie *f*
pel|vi|rec|tal [ˌpelvɪˈrektəl] *adj* Becken und Mastdarm/Rektum betreffend oder verbindend, pelvirektal
pel|vis [ˈpelvɪs] *noun, plural* **-ves, -vis|es** [-viːz] Becken *nt*, Pelvis *f*
android pelvis androides Becken *nt*
ankylotic pelvis ankylotisches Becken *nt*
assimilation pelvis Assimilationsbecken *nt*
contracted pelvis verengtes Becken *nt*, enges Becken *nt*
dwarf pelvis Zwergbecken *nt*
flat pelvis plattes Becken *nt*, flaches Becken *nt*
flat rachitic pelvis platt-rachitisches Becken *nt*
functionally contracted pelvis funkionell enges Becken *nt*
funnel-shaped pelvis Trichterbecken *nt*
generally contracted pelvis allgemein verengtes Becken *nt*
giant pelvis allgemein vergrößertes Becken *nt*
greater pelvis Pelvis major, großes Becken *nt*, falsches Becken *nt*
gynecoid pelvis gynäkoides Becken *nt*
high-assimilation pelvis hohes Assimilationsbecken *nt*
infantile pelvis infantiles Becken *nt*, juveniles Becken *nt*
irregular contracted pelvis unregelmäßig verengtes Becken *nt*
kyphoscoliotic pelvis Kyphoskoliosebecken *nt*
kyphotic pelvis Kyphosebecken *nt*
lesser pelvis Pelvis minor, kleines Becken *nt*, echtes Becken *nt*
lordotic pelvis Lordosebecken *nt*
low-assimilation pelvis niedriges Assimilationsbecken *nt*
Naegele's pelvis Naegele-Becken *nt*
oblique contracted pelvis schräg verengtes Becken *nt*
osteomalacic pelvis osteomalazisches Becken *nt*
ostitic-synostotic pelvis ostitisch-synostotisches Becken *nt*
Otto's pelvis Otto-Chrobak-Becken *nt*, Protrusionsbecken *nt*, Protrusio acetabuli
rachitic pelvis rachitisches Becken *nt*
renal pelvis Nierenbecken *nt*, Pelvis renalis, Pyelon *nt*
simple flat pelvis gerad-verengtes Becken *nt*
spondylolisthetic pelvis Spondylolisthesebecken *nt*, Wirbelgleitbecken *nt*, spondylolisthetisches Becken *nt*
transverse contracted pelvis quer verengtes Becken *nt*
true contracted pelvis anatomisch enges Becken *nt*
pel|vi|sa|cral [ˌpelvɪˈsækrəl, -ˈseɪ-] *adj* Becken und Kreuzbein/Sakrum betreffend oder verbindend, pelvisakral
pel|vis|co|py [ˌpelvɪsˈkɑpɪ] *noun* Pelviskopie *f*
pel|vit|o|my [pelˈvɪtəmɪ] *noun* Pelvi(o)tomie *f*
pel|vi|u|re|te|rog|ra|phy [ˌpelvɪjəˌriːtəˈrɑgrəfɪ] *noun* Pyelographie *f*, Pyelografie *f*
pem|phi|goid [ˈpem(p)fɪgɔɪd] I *noun* Pemphigoid *nt* II *adj* pemphigusartig, pemphigoid
benign mucosal pemphigoid → *cicatricial pemphigoid*
bullous pemphigoid bullöses Pemphigoid *nt*, Alterspemphigus *m*, Parapemphigus *m*
cicatricial pemphigoid vernarbendes Pemphigoid *nt*, benignes Schleimhautpemphigoid *nt*, okulärer Pemphigus *m*, Dermatitis pemphigoides mucocutanea chronica
ocular pemphigoid → *cicatricial pemphigoid*
pem|phi|gus [ˈpem(p)fɪgəs, pemˈfaɪgəs] *noun* **1.** Blasensucht *f*, Pemphigus *m* **2.** Pemphigus vulgaris
benign familial pemphigus Hailey-Hailey-Syndrom *nt*, -Krankheit *f*, Morbus Hailey-Hailey, Gougerot-Hailey-Hailey-Krankheit *f*, Pemphigus Gougerot-Hailey-Hailey *m*, familiärer gutartiger Pemphigus *m*, Pemphigus chronicus benignus familiaris (Hailey-Hailey), Dyskeratosis bullosa (hereditaria)
pemphigus foliaceus Pemphigus foliaceus
pemphigus neonatorum Schälblasenausschlag *m*, Pemphigoid *nt* der Neugeborenen, Impetigo bullosa, Pemphigus (acutus) neonatorum
pemphigus vulgaris Pemphigus vulgaris
pe|nec|to|my [pɪˈnektəmɪ] *noun* Penisentfernung *f*, -exstirpation *f*, Penektomie *f*, Phallektomie *f*, Exphallatio *f*

P

pen|e|trance ['penɪtrəns] *noun* Penetranz *f*
pen|e|tra|tion [,penɪ'treɪʃn] *noun* **1.** Ein-, Durchdringen *nt* (*into* in); Penetration *f*, Penetrierung *f* **2.** Schärfe *f*, Auflösungsvermögen *nt*
tissue penetration Gewebe-Eindringtiefe *f*
-penia *suf.* Armut, Mangel, -penie, -penia
pe|nil|al ['piːnɪəl] *adj* männliches Glied/Penis betreffend, penil, phallisch
-penic *suf.* arm an, mangelnd, -penisch
pen|i|cil|la|mine [penə'sɪləmiːn] *noun* Penizillamin *nt*, Penicillamin *nt*
pen|i|cil|lin [penə'sɪlɪn] *noun* Penizillin *nt*, Penicillin *nt*
clemizole penicillin G Clemizol-Penicillin G *nt*, Clemizol-Benzylpenicillin *nt*
depot penicillins Depotpenicilline *pl*
penicillin G Penicillin G *nt*, Benzylpenicillin *nt*
penicillin G benzathine Benzathin-Penicillin G *nt*, Benzathin-Benzylpenicillin *nt*
penicillin II Penicillin G *nt*, Benzylpenicillin *nt*
phenoxymethyl penicillin Phenoxymethylpenicillin *nt*, Penicillin V *nt*
penicillin V Penicillin V *nt*, Phenoxymethylpenicillin *nt*
pen|i|cil|lin|ase [penə'sɪləneɪz] *noun* Penizillinase *f*, Penicillinase *f*, Penicillin-Beta-Lactamase *f*
penicillinase-resistent *adj* penicillinasefest
penicillin-fast *adj* penicillinfest
penicillin-resistant *adj* nicht auf Penicillin ansprechend, penicillinresistent
pen|i|cil|li|o|sis [penə,sɪlɪ'əʊsɪs] *noun* Penicillium-Infektion *f*
Pen|i|cil|li|um [penə'sɪlɪəm] *noun* Pinselschimmel *m*, Penicillium *nt*
pe|nile ['piːnl, 'piːnaɪl] *adj* männliches Glied/Penis betreffend, penil, phallisch
pe|nis ['piːnɪs] *noun* (männliches) Glied *nt*, Penis *m*, Phallus *m*, Membrum virile
pe|nis|chi|sis [pɪ'nɪskəsɪs] *noun* Harnröhren-, Penisspalte *f*
pe|ni|tis [pɪ'naɪtɪs] *noun* Penisentzündung *f*, Penitis *f*
pe|no|scro|tal [,piːnəʊ'skrəʊtl] *adj* Penis und Hodensack/Skrotum betreffend, penoskrotal
pen|tal|o|gy [pen'tælədʒɪ] *noun* Pentalogie *f*
pentalogy of Fallot Fallot-Pentalogie *f*, Fallot V *m*
pen|ta|pep|tide [pentə'peptaɪd] *noun* Pentapeptid *nt*
pen|ta|sac|cha|ride [pentə'sækəraɪd] *noun* Pentasaccharid *nt*
pen|ta|sto|mi|a|sis [,pentəstəʊ'maɪəsɪs] *noun* Zungenwurmbefall *m*, Pentastomiasis *f*
Pen|ta|stom|i|da [,pentə'stɑmɪdə] *plural* Zungenwürmer *pl*, Pentastomida *pl*, Linguatulida *pl*, Pentastomiden *pl*
pen|ta|va|lent [,pentə'veɪlənt] *adj* fünfwertig, pentavalent
2-pen|te|nyl|pen|i|cil|lin [,pentənɪl,penɪ'sɪlɪn] *noun* 2-Pentenylpenicillin *nt*, Penicillin F *nt*, Penicillin I
pen|tose ['pentəʊs] *noun* Pentose *f*, C_5-Zucker *m*
pentose phosphate Pentosephosphat *nt*
pen|to|se|mia [,pentəʊ'siːmɪə] *noun* Pentosämie *f*
pen|to|su|ria [,pentəʊ's(j)ʊərɪə] *noun* Pentosurie *f*
essential/primary pentosuria benigne essenzielle Pentosurie *f*, Xylulosurie *f*
pen|to|su|ric [,pentəʊ'sʊərɪk] *adj* Pentosurie betreffend, pentosurisch
pe|o|ny ['piːəniː] *noun* Pfingstrose *f*, Paeonia *f*
pe|o|til|lo|ma|nia [,pɪə,tɪlə'meɪnɪə] *noun* Peotillomanie *f*, Pseudomasturbation *f*
pep|per ['pepər] *noun* Pfeffer *m*
cayenne chili pepper Cayennepfeffer *m*, Capsici fructus acer *m*
red pepper Capsici fructus
pep|per|mint ['pepərmɪnt] *noun* Pfefferminze *f*, Mentha piperita
Japanese peppermint Ackerminze *f*, Mentha arvensis var. piperscens
-pepsia *suf.* Verdauung, -pepsie, -pepsia
pep|sic ['pepsɪk] *adj* verdauungsfördernd, -anregend, peptisch, Verdauungs-
pep|sin ['pepsɪn] *noun* Pepsin *nt*
pep|sin|o|gen [pep'sɪnədʒən] *noun* Pepsinogen *nt*
pep|si|nu|ria [pepsɪ'n(j)ʊərɪə] *noun* Pepsinurie *f*
pep|tic ['peptɪk] *adj* verdauungsfördernd, -anregend, peptisch, Verdauungs-
-peptic *suf.* verdauend, -peptisch
pep|tid ['peptɪd] *noun* → *peptide*
pep|ti|dase ['peptɪdeɪz] *noun* Peptidase *f*, Peptidhydrolase *f*
pep|tide ['peptaɪd] *noun* Peptid *nt*
atrial natriuretic peptide atrialer natriuretischer Faktor *m*, Atriopeptid *nt*, Atriopeptin *nt*
C peptide C-Peptid *nt*
pep|ti|der|gic [,peptɪ'dɜrdʒɪk] *adj* auf Peptide als Transmitter ansprechend, peptiderg
pep|ti|do|gly|can [,peptɪdəʊ'glaɪkæn] *noun* Peptidoglykan *nt*, Murein *nt*, Mukopeptid *nt*
Pep|to|coc|cus [peptəʊ'kɑkəs] *noun* Peptococcus *m*
pep|to|gen|ic [,peptə'dʒenɪk] *adj* **1.** pepsinbildend, peptogen **2.** peptonbildend, peptogen **3.** die Verdauung fördernd
Pep|to|strep|to|coc|cus [peptəʊ,streptəʊ'kɑkəs] *noun* Peptostreptococcus *m*
per|ac|id [pər'æsɪd] *noun* Peroxisäure *f*, Persäure *f*
per|a|cute [pərə'kjuːt] *adj* (*Verlauf, Reaktion*) extrem akut, hyperakut, perakut
per|cep|ti|ble [pər'septɪbl] *adj* wahrnehmbar, spürbar, fühlbar, merklich, deutlich, perzeptibel
per|cep|tion [pər'sepʃn] *noun* **1.** (Reiz-)Wahrnehmung *f*, Empfindung *f*, Perzeption *f* **2.** Wahrnehmungsvermögen *nt*, Auffassungsgabe *f*, Perzeptibilität *f*
conscious perception bewusste Wahrnehmung *f*, Apperzeption *f*
per|cep|tive [pər'septɪv] *adj* Perzeption betreffend, auf ihr beruhend, durch sie bewirkt, wahrnehmend, perzeptiv, perzeptorisch
per|con|dy|lar [pər'kɑndɪlər] *adj* durch eine Kondyle hindurch, perkondylär
per|cuss [pər'kʌs] *v* mittels Perkussion untersuchen, be-, abklopfen, perkutieren
per|cus|sion [pər'kʌʃn] *adj* mittels Perkussion, perkutorisch, perkussorisch
per|cu|ta|ne|ous [pɜrkjuː'teɪnɪəs] *adj* durch die Haut hindurch (wirkend), perkutan, transdermal, transkutan
per|en|ni|al [pə'renɪəl] *adj* (alljährlich) wiederkehrend, unaufhörlich, ständig, immerwährend; das ganze Jahr über (andauernd), perennial
per|fo|ra|tion [,pɜrfə'reɪʃn] *noun* Perforation *f*
bowel perforation Darmdurchbruch *m*, -perforation *f*
septal perforation Septumperforation *f*
stomach perforation Magenperforation *f*
ulcer perforation Ulkusperforation *f*
per|fu|sion [pər'fjuːʒn] *noun* **1.** Durchspülung *f*, -strömung *f*, Durchblutung *f*, Perfusion *f* **2.** Perfusionsflüssigkeit *f*
impaired perfusion Durchblutungsstörung *f*
peri- *präf.* Peri-
per|i|ac|i|nous [,perɪ'æsɪnəs] *adj* um einen Azinus herum (liegend), periazinär, periazinös
per|i|ad|e|ni|tis [,perɪ,ædɪ'naɪtɪs] *noun* Entzündung des Gewebes um eine Drüse, Periadenitis *f*
per|i|ad|ven|ti|tial [,perɪ,ædven'tɪʃ(ɪ)əl] *adj* um die Adventitia herum, periadventitial
per|i|am|pul|la|ry [,perɪæm'pʌlərɪ] *adj* um eine Ampulle herum, periampullär
per|i|a|nal [,perɪ'eɪnl] *adj* in der Umgebung des Afters/

Anus (liegend), um den After herum, perianal, zirkumanal
peri|a|nas|to|mot|ic [ˌperɪəˌnæstə'mɑtɪk] *adj* um eine Anastomose herum (liegend oder entstehend), perianastomotisch
peri|an|gi|i|tis [ˌperɪændʒɪ'aɪtɪs] *noun* Periangitis *f*, Periangiitis *f*, Perivaskulitis *f*, Perivasculitis *f*
peri|an|gi|o|cho|li|tis [ˌperɪˌændʒɪəʊkəʊ'laɪtɪs] *noun* Entzündung des die Gallengänge umgebenden Lebergewebes, Pericholangitis *f*
peri|an|gi|tis [ˌperɪæn'dʒaɪtɪs] *noun* Periangitis *f*, Periangiitis *f*, Perivaskulitis *f*, Perivasculitis *f*
peri|a|or|tic [ˌperɪeɪ'ɔːrtɪk] *adj* um die Aorta herum (liegend), periaortal
peri|a|or|ti|tis [ˌperɪˌeɪɔːr'taɪtɪs] *noun* Entzündung des periaortalen Gewebes, Periaortitis *f*
peri|ap|i|cal [ˌperɪ'eɪpɪkl] *adj* in der Umgebung einer (Organ-)Spitze/eines Apex (liegend), insbesondere der Zahnwurzelspitze, periapikal
peri|ap|pen|di|ce|al [ˌperɪˌæpən'dɪʃl, perɪəˌpendɪ'siːəl] *adj* um die Appendix vermiformis herum (liegend), periappendikal, periappendizeal
peri|ap|pen|di|cit|ic [ˌperɪəˌpendɪ'saɪtɪk] *adj* **1.** Periappendizitis betreffend, periappendizitisch, paraappendizitisch **2.** Paraappendizitis betreffend, paraappendizitisch, periappendizitisch
peri|ap|pen|di|ci|tis [ˌperɪəˌpendɪ'saɪtɪs] *noun* Entzündung der periappendizealen Gewebe, Periappendizitis *f*, Paraappendizitis *f*; Perityphlitis *f*
peri|ap|pen|dic|u|lar [ˌperɪˌæpən'dɪkjələr] *adj* um die Appendix vermiformis herum (liegend), periappendikal, periappendizeal
peri|aq|ue|duc|tal [ˌperɪˌækwɪ'dʌktl] *adj* um einen Aquädukt herum (liegend), periaquäduktal
peri|a|re|o|lar [ˌperɪə'rɪələr] *adj* um den Warzenvorhof herum (liegend), periareolar
peri|ar|te|ri|al [ˌperɪɑːr'tɪərɪəl] *adj* um eine Arterie herum (liegend), eine Arterie umgebend, periarteriell
peri|ar|te|ri|tis [ˌperɪˌɑːrtə'raɪtɪs] *noun* Entzündung der Arterienadventitia und der umgebenden Gewebe, Periarteriitis *f*
peri|ar|thric [ˌperɪ'ɑːrθrɪk] *adj* um ein Gelenk herum (liegend), in der Umgebung eines Gelenks, periartikulär, zirkumartikulär
peri|ar|thri|tis [ˌperɪɑːr'θraɪtɪs] *noun* Entzündung des periartikulären Gewebes, Periarthritis *f*
periarthritis of shoulder schmerzhafte Schultersteife *f*, Periarthritis/Periarthropathia humeroscapularis
peri|ar|tic|u|lar [ˌperɪɑːr'tɪkjələr] *adj* um ein Gelenk herum (liegend), in der Umgebung eines Gelenks, zirkumartikulär, periartikulär
peri|a|tri|al [ˌperɪ'eɪtrɪəl] *adj* (*Herz*) um den Kammervorhof/das Atrium herum (liegend), periatrial, periaurikulär
peri|au|ric|u|lar [ˌperɪɔː'rɪkjələr] *adj* **1.** →*periatrial* **2.** um die Ohrmuschel herum, periaurikulär
peri|ax|i|al [ˌperɪ'æksɪəl] *adj* um eine Achse herum (liegend), periaxial
peri|ax|il|lar|y [ˌperɪ'æksɪleriː] *adj* in der Umgebung der Achselhöhle/Axilla (liegend oder ablaufend), periaxillär, zirkumaxillär
peri|bron|chi|al [ˌperɪ'brɑŋkɪəl] *adj* in der Umgebung eines Bronchus (liegend), peribronchial
peri|bron|chi|o|lar [ˌperɪˌbrɑŋkɪ'əʊlər] *adj* um die Bronchiolen herum (liegend), peribronchiolar, peribronchiolär
peri|bron|chi|o|li|tis [ˌperɪˌbrɑŋkɪəʊ'laɪtɪs] *noun* Entzündung des Bindegewebes um die Bronchiolen, Peribronchiolitis *f*
peri|bron|chi|tis [ˌperɪbrɑŋ'kaɪtɪs] *noun* Entzündung des Bindegewebes um die Bronchien, Peribronchitis *f*
peri|bul|bar [ˌperɪ'bʌlbər] *adj* um einen Bulbus herum (liegend), insbesondere den Augapfel/Bulbus oculi, peribulbär, zirkumbulbär
peri|can|a|lic|u|lar [ˌperɪˌkænə'lɪkjələr] *adj* um ein Kanälchen/einen Kanalikulus herum (liegend), perikanalikulär
peri|cap|il|lar|y [ˌperɪkə'pɪlərɪ, perɪ'kæpəˌleriː] *adj* um eine Kapillare herum (liegend), perikapillär
peri|cap|su|lar [ˌperɪ'kæpsələr] *adj* um eine Kapsel herum (liegend), perikapsulär
peri|car|dec|to|my [ˌperɪkɑːr'dektəmɪ] *noun* Perikardektomie *f*
peri|car|di|ac [ˌperɪ'kɑːrdɪæk] *adj* **1.** Herzbeutel/Perikard betreffend, in der Umgebung des Herzens, perikardial, Perikard- **2.** in der Umgebung des Magenmundes/der Kardia, perikardial
peri|car|di|cen|te|sis [ˌperɪˌkɑːrdɪsen'tiːsɪs] *noun* Perikardpunktion *f*
peri|car|di|ec|to|my [ˌperɪˌkɑːrdɪ'ektəmɪ] *noun* Perikardektomie *f*
peri|car|di|o|cen|te|sis [ˌperɪˌkɑːrdɪəʊsen'tiːsɪs] *noun* Perikardpunktion *f*
peri|car|di|ol|y|sis [ˌperɪˌkɑːrdɪ'ɑlɪsɪs] *noun* Perikardiolyse *f*
peri|car|di|o|me|di|as|ti|ni|tis [ˌperɪˌkɑːrdɪəʊmɪdɪˌæstɪ'naɪtɪs] *noun* Mediastinoperikarditis *f*, Perikardiomediastinitis *f*
peri|car|di|o|pleu|ral [ˌperɪˌkɑːrdɪəʊ'plʊərəl] *adj* Herzbeutel und Brustfell/Pleura betreffend oder verbindend, perikardiopleural
peri|car|di|or|rha|phy [ˌperɪkɑːrdɪ'ɔrəfɪ] *noun* Herzbeutel-, Perikardnaht *f*, Perikardiorrhaphie *f*
peri|car|di|os|to|my [ˌperɪˌkɑːrdɪ'ɑstəmɪ] *noun* Herzbeutel-, Perikardfensterung *f*, Perikardiostomie *f*
peri|car|di|ot|o|my [ˌperɪˌkɑːrdɪ'ɑtəmɪ] *noun* Perikardiotomie *f*
peri|car|dit|ic [ˌperɪkɑːr'dɪtɪk] *adj* Herzbeutelentzündung/Perikarditis betreffend, perikarditisch
peri|car|di|tis [ˌperɪkɑːr'daɪtɪs] *noun* Herzbeutelentzündung *f*, Perikardentzündung *f*, Perikarditis *f*, Pericarditis *f*
acute benign pericarditis idiopathische Perikarditis *f*
acute fibrinous pericarditis akute fibrinöse Perikarditis *f*
adhesive pericarditis adhäsive/verklebende Perikarditis *f*, Pericarditis adhaesiva
amebic pericarditis Amöbenperikarditis *f*
bacterial pericarditis bakterielle Perikarditis *f*
carcinous pericarditis Perikardkarzinose *f*, Herzbeutelkarzinose *f*
chronic pericarditis chronische Perikarditis *f*
chronic constrictive pericarditis chronisch konstriktive Perikarditis *f*
chronic non-constrictive pericarditis chronisch nichtkonstriktive Perikarditis *f*
constrictive pericarditis konstriktive Perikarditis *f*, Pericarditis constrictiva
dry pericarditis trockene Perikarditis *f*, Pericarditis sicca
fibrinous pericarditis fibrinöse Perikarditis *f*, Pericarditis fibrinosa
fibrous pericarditis fibrinöse Perikarditis *f*, Pericarditis fibrinosa
hemorrhagic pericarditis hämorrhagische Perikarditis *f*, Pericarditis haemorrhagica
idiopathic pericarditis idiopathische Perikarditis *f*
obliterating pericarditis obliterierende Perikarditis *f*, Pericarditis obliterans
purulent pericarditis eitrige Perikarditis *f*, Pericarditis purulenta
rheumatic pericarditis rheumatische Perikarditis *f*, Pericarditis rheumatica
serofibrinous pericarditis serofibrinöse Perikarditis *f*,

P

Pericarditis serofibrinosa
serous pericarditis seröse/exsudative Perikarditis *f*, Pericarditis exsudativa
suppurative pericarditis eitrige Perikarditis *f*, Pericarditis purulenta
tuberculous pericarditis tuberkulöse Perikarditis *f*, Pericarditis tuberculosa
uremic pericarditis urämische Perikarditis *f*, Pericarditis uraemica
per|i|car|di|um [ˌperɪˈkɑːrdɪəm] *noun, plural* **-dia** [-dɪə] Herzbeutel *m*, Perikard *nt*, Pericardium *nt*
adherent pericardium adhäsive/verklebende Perikarditis *f*, Pericarditis adhaesiva
cardiac pericardium Epikard *nt*, viszerales Perikard *nt*, Lamina visceralis pericardii, Epicardium *nt*
fibrous pericardium äußeres fibröses Perikard *nt*
parietal pericardium parietales Perikard *nt*, parietales Blatt *nt* des Perikards, Lamina parietalis pericardii
serous pericardium seröses inneres Perikard *nt*, Pericardium serosum
visceral pericardium Epikard *nt*, viszerales Perikard *nt*, Lamina visceralis pericardii, Epicardium *nt*
per|i|car|dot|o|my [ˌperɪkɑːrˈdɑtəmɪ] *noun* Perikardiotomie *f*
per|i|carp [ˈperɪˌkɑːrp] *noun* Pericarpium *nt*
bean pericarp Phaseoli pericarpium
per|i|ce|cal [ˌperɪˈsiːkəl] *adj* um den Blinddarm/das Zäkum herum (liegend), perizäkal, perizökal
per|i|cel|lu|lar [ˌperɪˈseljələr] *adj* um eine Zelle herum (liegend), in Umgebung einer Zelle, perizellulär
per|i|ce|men|tum [ˌperɪsɪˈmentəm] *noun* Wurzelhaut *f*, Desmodont *nt*, Periodontium *nt*
per|i|cen|tral [ˌperɪˈsentrəl] *adj* um ein Zentrum herum (liegend), perizentral
per|i|chol|an|gi|o|lar [ˌperɪkəʊlænˈdʒɪələr] *adj* um Gallengänge herum (liegend), pericholangiolär
per|i|chol|an|gi|tis [ˌperɪˌkəʊlænˈdʒaɪtɪs] *noun* Entzündung des die Gallengänge umgebenden Lebergewebes, Pericholangitis *f*
per|i|cho|le|cys|tic [ˌperɪˌkəʊləˈsɪstɪk] *adj* um die Gallenblase/Vesica fellea herum (liegend), pericholezystisch, pericholezystitisch
per|i|cho|le|cys|ti|tis [ˌperɪˌkəʊləsɪsˈtaɪtɪs] *noun* Entzündung der Gewebe um die Gallenblase, Pericholezystitis *f*
per|i|chon|dral [ˌperɪˈkɑndrəl] *adj* **1.** Knorpelhaut/Perichondrium betreffend, perichondral **2.** in Knorpelnähe, perichondral
per|i|chon|dri|tis [ˌperɪkɑnˈdraɪtɪs] *noun* Perichondritis *f*, Perichondriumentzündung *f*
peristernal perichondritis Tietze-Syndrom *nt*
relapsing perichondritis Meyenburg-Altherr-Uehlinger-Syndrom *nt*, Panchondritis *f*, rezidivierende Polychondritis *f*, Altherr-Uehlinger-Syndrom *nt*
per|i|chon|dri|um [ˌperɪˈkɑndrɪəm] *noun* Knorpelhaut *f*, Perichondrium *nt*
per|i|chord [ˈperɪkɔːrd] *noun* Chordascheide *f*, Perichord *nt*
per|i|cho|ri|oi|dal [ˌperɪkɔːrɪˈɔɪdl, kəʊr-] *adj* (*Auge*) um die Aderhaut/Chor(i)oidea herum (liegend), perichorioidal, perichoroidal
per|i|cho|roi|dal [ˌperɪkəˈrɔɪdl] *adj* (*Auge*) um die Aderhaut/Chor(i)oidea herum (liegend), perichorioidal, perichoroidal
per|i|co|lic [ˌperɪˈkɑlɪk] *adj* um den Dickdarm/das Kolon herum (liegend), perikolisch
per|i|co|li|tis [ˌperɪkəˈlaɪtɪs] *noun* Entzündung der Dickdarmserosa, Perikolitis *f*
per|i|co|lon|i|tis [ˌperɪˌkəʊləˈnaɪtɪs] *noun* Entzündung der Dickdarmserosa, Perikolitis *f*
per|i|col|pi|tis [ˌperɪkɑlˈpaɪtɪs] *noun* Entzündung der perivaginalen Gewebe, Perivaginitis *f*, Perikolpitis *f*
per|i|cor|ne|al [ˌperɪˈkɔːrnɪəl] *adj* (*Auge*) um die Hornhaut/Kornea herum (liegend), zirkumkorneal, perikorneal
per|i|co|ro|nal [ˌperɪkəˈrəʊnl, perɪˈkɔːrənl] *adj* um die Zahnkrone/Corona dentis herum (liegend), perikoronal
per|i|cox|i|tis [ˌperɪkɑkˈsaɪtɪs] *noun* Entzündung des Bindegewebes um das Hüftgelenk, Pericoxitis *f*, Perikoxitis *f*
per|i|cra|ni|al [ˌperɪˈkreɪnɪəl] *adj* Perikranium betreffend, perikranial
per|i|cra|ni|tis [ˌperɪkreɪˈnaɪtɪs] *noun* Entzündung des Pericraniums, Perikranitis *f*
per|i|cra|ni|um [ˌperɪˈkreɪnɪəm] *noun, plural* **-nia** [-nɪə] Periost *nt* der Schädelaußenfläche, Perikranium *nt*, Pericranium *nt*
per|i|cys|tic [ˌperɪˈsɪstɪk] *adj* in der Umgebung einer Blase (liegend), insbesondere um die Harnblase/Vesica urinaria herum (liegend), perivesikal, perizystisch
per|i|cys|ti|tis [ˌperɪsɪsˈtaɪtɪs] *noun* Entzündung der Harnblasenserosa, Perizystitis *f*
per|i|cyte [ˈperɪsaɪt] *noun* Perizyt *m*, Adventitiazelle *f*
capillary pericytes Rouget-Zellen *pl*
per|i|dec|to|my [ˌperɪˈdektəmɪ] *noun* Peridektomie *f*, Periektomie *f*, Peritomie *f*
per|i|def|er|en|ti|tis [ˌperɪˌdefərənˈtaɪtɪs] *noun* Entzündung der Gewebe um den Samenleiter, Perideferentitis *f*
per|i|den|tal [ˌperɪˈdentl] *adj* um einen Zahn herum (liegend), peridental
per|i|den|ti|um [ˌperɪˈdentʃɪəm, -tɪəm] *noun* Zahnbett *nt*, -halteapparat *m*, Parodont *nt*, Parodontium *nt*
per|i|derm [ˈperɪdɜrm] *noun* Periderm *nt*, Epitrichium *nt*
per|i|der|mic [ˌperɪˈdɜrmɪk] *adj* das Periderm/Epitrichium betreffend, peridermal
per|i|des|mi|um [ˌperɪˈdezmɪəm] *noun* Peridesmium *nt*
per|i|di|as|to|le [ˌperɪdaɪˈæstəlɪ] *noun* Prädiastole *f*
per|i|di|as|to|lic [ˌperɪˌdaɪəˈstɑlɪk] *adj* vor der Diastole (auftretend), prädiastolisch
per|i|did|y|mis [ˌperɪˈdɪdəmɪs] *noun* Perididymis *f*, Tunica vaginalis testis
per|i|did|y|mi|tis [ˌperɪˌdɪdəˈmaɪtɪs] *noun* Perididymitis *f*, Perididymisentzündung *f*, Vaginitis *f* testis
per|i|di|ver|tic|u|lit|ic [ˌperɪˌdaɪvərˌtɪkjəˈlaɪtɪk] *adj* Peridivertikulitis betreffend, peridivertikulitisch
per|i|di|ver|tic|u|li|tis [ˌperɪˌdaɪvərˌtɪkjəˈlaɪtɪs] *noun* Entzündung des Gewebes um ein Divertikel, Peridivertikulitis *f*
per|i|duc|tal [ˌperɪˈdʌktəl] *adj* um einen Gang/Ductus herum (liegend), periduktal
per|i|du|o|de|ni|tis [ˌperɪˌd(j)uːədɪˈnaɪtɪs] *noun* Entzündung der Duodenalserosa, Periduodenitis *f*
per|i|du|ral [ˌperɪˈd(j)ʊərəl] *adj* auf der Dura mater (liegend), epidural, supradural; in der Nähe der Dura mater, außerhalb der Dura mater (liegend), peridural, extradural
per|i|en|ceph|a|li|tis [ˌperɪenˌsefəˈlaɪtɪs] *noun* Perienzephalitis *f*, -encephalitis *f*
per|i|en|ter|ic [ˌperɪenˈterɪk] *adj* um den Darm/das Intestinum herum (liegend), periintestinal, perienteral, zirkumintestinal
per|i|en|ter|i|tis [ˌperɪˌentəˈraɪtɪs] *noun* Entzündung der Darmserosa, Perienteritis *f*, Peritonitis *f* visceralis
per|i|en|ter|on [ˌperɪˈentərɑn] *noun* Perienteron *nt*
per|i|ep|en|dy|mal [ˌperɪəˈpendɪməl] *adj* um das Ependym herum (liegend), periependymal
per|i|ep|i|the|li|o|ma [ˌperɪepɪˌθɪlɪˈəʊmə] *noun* Nebennierenrindenkarzinom *nt*, NNR-Karzinom *nt*
per|i|e|soph|a|ge|al [ˌperɪɪˌsɑfəˈdʒiːəl] *adj* um die Speiseröhre/den Ösophagus herum (liegend), periösophageal
per|i|e|soph|a|gi|tis [ˌperɪɪˌsɑfəˈdʒaɪtɪs] *noun* Entzündung des Bindegewebes um die Speiseröhre, Periösophagitis *f*

peri|fas|cic|u|lar [ˌperɪfəˈsɪkjələr] *adj* um ein Faserbündel/einen Faszikel herum (liegend), perifaszikulär
peri|fo|cal [ˌperɪˈfəʊkl] *adj* um einen Fokus herum, perifokal
peri|fol|lic|u|lar [ˌperɪfəˈlɪkjələr] *adj* um einen Follikel herum (liegend), insbesondere den Haarfollikel/Folliculus pili, perifollikulär
peri|fol|lic|u|li|tis [ˌperɪfəˌlɪkjəˈlaɪtɪs] *noun* Entzündung des perifollikulären Gewebes, Perifolliculitis *f*, Perifollikulitis *f*
superficial pustular perifolliculitis Staphyloderma follicularis, Ostiofollikulitis/Ostiofolliculitis/Impetigo Bockhart, Impetigo follicularis Bockhart, Folliculitis staphylogenes superficialis, Folliculitis pustolosa, Staphylodermia Bockhart
peri|fo|vea [ˌperɪˈfəʊvɪə] *noun* Perifovea *f*
peri|gan|gli|on|ic [ˌperɪgæŋglɪˈɑnɪk] *adj* um ein Ganglion herum (liegend), periganglionär
peri|gas|tric [ˌperɪˈgæstrɪk] *adj* um den Magen/Gaster herum (liegend), perigastral, perigastrisch, periventral
peri|gas|tri|tis [ˌperɪgæsˈtraɪtɪs] *noun* Entzündung der Magenserosa, Perigastritis *f*
peri|gem|mal [ˌperɪˈdʒeml] *adj* in der Umgebung einer Knospe (liegend), insbesondere einer Geschmacksknospe/Gemma gustatoria, perigemmal, zirkumgemmal
peri|glan|du|lar [ˌperɪˈglændʒələr] *adj* in der Umgebung einer Drüse/Glandula (liegend), periglandulär
peri|glan|du|li|tis [ˌperɪˌglændjəˈlaɪtɪs] *noun* Entzündung des periglandulären Gewebes, Periglandulitis *f*
peri|gli|al [ˌperɪˈglaɪəl] *adj* die Neurogliazellen umgebend, periglial
peri|glo|mer|u|lar [perɪgləʊˈmer(j)ələr] *adj* um das Glomerulum herum (liegend), periglomerulär
peri|glot|tic [ˌperɪˈglɑtɪk] *adj* um die Zunge herum (liegend), periglottisch, perilingual
peri|glot|tis [ˌperɪˈglɑtɪs] *noun* Zungenschleimhaut *f*, Periglottis *f*
peri|he|pat|ic [ˌperɪhɪˈpætɪk] *adj* um die Leber herum (liegend), perihepatisch
peri|hep|a|ti|tis [ˌperɪˌhepəˈtaɪtɪs] *noun* Entzündung der Leberkapsel, Perihepatitis *f*
peri|her|ni|al [ˌperɪˈhɜrnɪəl] *adj* um eine Hernie herum (liegend), perihernial
peri|hi|lar [ˌperɪˈhaɪlər] *adj* um einen Hilus herum (liegend), perihilär
peri-islet *adj* (*Pankreas*) periinsulär
peri|je|ju|ni|tis [ˌperɪˌdʒɪdʒuːˈnaɪtɪs] *noun* Entzündung der Jejunalserosa, Perijejunitis *f*
peri|kar|y|on [ˌperɪˈkærɪˌɑn, -ən] *noun, plural* **-kar|ya** [ˌ-ˈkærɪə] Zellkörper/-leib *m* der Nervenzelle, Perikaryon *nt*
peri|ke|rat|ic [ˌperɪkəˈrætɪk] *adj* (*Auge*) um die Hornhaut/Kornea herum (liegend), perikorneal, zirkumkorneal
peri|lab|y|rin|thi|tis [ˌperɪˌlæbərɪnˈθaɪtɪs] *noun* Entzündung der das Innenohrlabyrinth umgebenden Gewebe, Perilabyrinthitis *f*
peri|la|ryn|ge|al [ˌperɪləˈrɪndʒ(ɪ)əl] *adj* um den Kehlkopf/Larynx herum (liegend), perilaryngeal
peri|lar|yn|gi|tis [ˌperɪˌlærɪnˈdʒaɪtɪs] *noun* Entzündung der perilaryngealen Gewebe, Perilaryngitis *f*
peri|len|tic|u|lar [ˌperɪlenˈtɪkjələr] *adj* um die Linse herum (liegend), perilental, perilentikulär, zirkumlental, zirkumlentikulär
peri|lig|a|men|tous [ˌperɪlɪgəˈmentəs] *adj* um ein Band/Ligament herum (liegend), periligamentär
peri|lo|bar [ˌperɪˈləʊbər] *adj* um einen (Organ-)Lappen/Lobus herum (liegend), im Randgebiet eines Organlappens, perilobär, perilobar
peri|lob|u|lar [ˌperɪˈlɑbjələr] *adj* um ein (Organ-)Läppchen/einen Lobulus herum (liegend), im Randgebiet eines Organläppchens, perilobulär, perilobular
peri|lob|u|li|tis [ˌperɪˌlɑbjəˈlaɪtɪs] *noun* Entzündung des perilobulären Lungengewebes, Perilobulitis *f*
peri|lu|nar [ˌperɪˈluːnər] *adj* um das Mondbein/Os lunatum herum (liegend), perilunär
peri|lymph [ˈperɪlɪmf] *noun* Cotunnius-Flüssigkeit *f*, Perilymphe *f*, Perilympha *f*, Liquor cotunnii
peri|lymph|ad|e|ni|tis [ˌperɪlɪmˌfædɪˈnaɪtɪs] *noun* Entzündung des Gewebes um einen Lymphknoten, Perilymphadenitis *f*
peri|lym|phan|gi|tis [perɪˌlɪmfænˈdʒaɪtɪs] *noun* Entzündung des Gewebes um ein Lymphgefäß, Perilymphangitis *f*
peri|lym|phat|ic [ˌperɪlɪmˈfætɪk] *adj* **1.** Perilymphe betreffend, perilymphatisch **2.** um ein Lymphgefäß herum, perilymphatisch
peri|mas|ti|tis [ˌperɪmæsˈtaɪtɪs] *noun* Entzündung des perimammären Gewebes, Perimastitis *f*
peri|ma|trix [ˌperɪˈmeɪtrɪks] *noun* Perimatrix *f*
peri|med|ul|lar|y [ˌperɪˈmedəˌleriː] *adj* um das Mark herum (liegend), perimedullär
peri|men|in|gi|tis [ˌperɪˌmenɪnˈdʒaɪtɪs] *noun* Dura-Entzündung *f*, Dura mater-Entzündung *f*, Pachymeningitis *f*
peri|met|ric [ˌperɪˈmetrɪk] *adj* **1.** in der Umgebung des Uterus **2.** Perimetrium betreffend, Perimetrium-
peri|me|tri|tis [ˌperɪmɪˈtraɪtɪs] *noun* **1.** Entzündung des Perimetriums, Perimetritis *f*, Perimetriumentzündung *f* **2.** Entzündung von Gebärmutter und angrenzendem Bauchfell/Peritoneum, Metroperitonitis *f*
peri|me|tri|um [ˌperɪˈmiːtrɪəm] *noun, plural* **-tria** [-trɪə] Perimetrium *nt*, Tunica serosa uteri
peri|met|ro|sal|pin|gi|tis [ˌperɪˌmetrəʊˌsælpɪnˈdʒaɪtɪs] *noun* Entzündung von Perimetrium und Eileiter/Salpinx, Perimetrosalpingitis *f*
pe|rim|e|try [pəˈrɪmətrɪ] *noun* Perimetrie *f*
peri|my|e|lis [ˌperɪˈmaɪəlɪs] *noun* innere Knochenhaut *f*, Endost *nt*, Endosteum *nt*
peri|my|e|li|tis [ˌperɪmaɪəˈlaɪtɪs] *noun* **1.** Endostentzündung *f*, Endostitis *f* **2.** Rückenmarkshautentzündung *f*, Meningitis spinalis
peri|my|o|car|di|tis [ˌperɪˌmaɪəkɑːrˈdaɪtɪs] *noun* Entzündung von Myokard und Perikard, Myoperikarditis *f*, Perimyokarditis *f*
peri|my|o|en|do|car|di|tis [ˌperɪˌmaɪəˌendəʊkɑrˈdaɪtɪs] *noun* Entzündung aller Herzwandschichten, Pankarditis *f*, Endoperimyokarditis *f*, Endomyoperikarditis *f*, Pancarditis *f*
peri|my|o|si|tis [ˌperɪmaɪəˈsaɪtɪs] *noun* Entzündung des perimuskulären Gewebes, Perimyositis *f*
peri|mys|i|al [ˌperɪˈmɪzɪəl] *adj* Muskelhüllgewebe/Perimysium betreffend; um einen Muskel herum (liegend), perimysial
peri|mys|i|i|tis [ˌperɪˌmɪsɪˈaɪtɪs] *noun* **1.** Entzündung des Perimysiums, Perimysitis *f*, Perimysiumentzündung *f*, Perimysiitis *f* **2.** Entzündung des perimuskulären Gewebes, Perimyositis *f*
peri|mys|i|um [ˌperɪˈmiːzɪəm] *noun, plural* **-sia** [-zɪə] Muskelhüllgewebe *nt*, Perimysium *nt*
external perimysium Muskelhüllgewebe *nt* des Sekundärbündels, Perimysium externum
internal perimysium Muskelhüllgewebe *nt* des Primärbündels, Perimysium internum
peri|na|tal [ˌperɪˈneɪtl] *adj* Perinatalperiode betreffend, um die Zeit der Geburt herum, perinatal
peri|na|tol|o|gy [ˌperɪneɪˈtɑlədʒɪ] *noun* Perinatalmedizin *f*
peri|ne|al [ˌperɪˈniːəl] *adj* Damm/Perineum betreffend, perineal
peri|ne|o|plas|ty [ˌperɪˈniːəplæstɪ] *noun* Perineoplastik *f*
peri|ne|or|rhaphy [ˌperɪnɪˈɔrəfɪ] *noun* Dammnaht *f*, Perineorrhaphie *f*
peri|ne|o|scro|tal [ˌperɪˌniːəˈskrəʊtl] *adj* Damm und

Hodensack/Skrotum betreffend oder verbindend, perineoskrotal
per|i|ne|ot|o|my [ˌperɪnɪ'ɑtəmɪ] *noun* Dammschnitt *m*
per|i|ne|o|vag|i|nal [ˌperɪniːəʊ'vædʒɪnl] *adj* Damm und Scheide/Vagina betreffend oder verbindend, perineovaginal, vaginoperineal
per|i|ne|o|vag|i|no|rec|tal [ˌperɪniːəˌvædʒɪnəʊ'rektəl] *adj* Damm, Scheide/Vagina und Mastdarm/Rektum betreffend, perineovaginorektal
per|i|ne|o|vul|var [ˌperɪˌniːəʊ'vʌlvər] *adj* Damm und Vulva betreffend oder verbindend, perineovulvar, perineovulvär
per|i|neph|ri|al [ˌperɪ'nefrɪəl] *adj* Perinephrium betreffend, perinephrial
per|i|neph|ric [ˌperɪ'nefrɪk] *adj* **1.** →*perinephrial* **2.** um die Niere herum, perirenal
per|i|ne|phrit|ic [ˌperɪnɪ'frɪtɪk] *adj* Nierenkapselentzündung/Perinephritis betreffend, perinephritisch
per|i|ne|phri|tis [ˌperɪnɪ'fraɪtɪs] *noun* Entzündung der Nierenkapsel, Perinephritis *f*, Nierenkapselentzündung *f*
per|i|neph|ri|um [ˌperɪ'nefrɪəm] *noun, plural* **-ria** [-rɪə] Perinephrium *nt*
per|i|ne|um [ˌperɪ'niːəm] *noun* Damm *m*, Perineum *nt*
per|i|neu|ral [ˌperɪ'njʊərəl] *adj* um einen Nerv herum, perineural, Perineural-
per|i|neu|ri|al [ˌperɪ'njʊərɪəl] *adj* **1.** Perineurium betreffend, perineur(i)al **2.** →*perineural*
per|i|neu|ri|tis [ˌperɪnjʊə'raɪtɪs] *noun* Entzündung des Perineuriums, Perineuritis *f*, Perineumentzündung *f*
per|i|neu|ri|um [ˌperɪ'njʊərɪəm] *noun, plural* **-ria** [-rɪə] Perineurium *nt*
per|i|nu|cle|ar [ˌperɪ'n(j)uːklɪər] *adj* um einen Kern/Nukleus herum (liegend), insbesondere den Zellkern, zirkumnukleär, perinukleär
per|i|oc|u|lar ['nɑdʒələr'ɑkjələr] *adj* um das Auge/den Oculus herum (liegend), periokular, periokulär, zirkumokulär, periophthalmisch
pe|ri|od ['pɪərɪəd] *noun* **1.** Periode *f*, Zyklus *m*; Zeitspanne *f*, -dauer *f*, -raum *m* **for the period of** für die Dauer von **2.** Monats-, Regelblutung *f*, Menstruation *f*, Menses *pl*, Periode *f*
effective half-live period effektive Halbwertzeit *f*
ejection period (*Herz*) Austreibungsphase *f*
embryonal period Embryonalperiode *f*
embryonic period Embryonalperiode *f*
fetal period Fötal-, Fetalperiode *f*
filling period Füllungsphase *f*
G_1 period G_1-Phase *f*
G_2 period G_2-Phase *f*
Gap_1 period G_1-Phase *f*
Gap_2 period G_2-Phase *f*
incubation period **1.** (*patholog.*) Inkubationszeit *f* **2.** (*mikrobiol.*) Inkubationszeit *f*, Latenzperiode *f* **3.** (*mikrobiol.*) äußere Inkubationszeit *f*, Inkubationszeit *f* im Vektor
latency period **1.** (*psychol.*) Latenzphase *f* **2.** (*mikrobiol.*) Latenzzeit *f*, Inkubationszeit *f*
latent period **1.** (*mikrobiol.*) Latenzzeit *f*, Inkubationszeit *f* **2.** (*physiolog.*) Latenz *f*, Latenzzeit *f*
M period M-Phase *f*
mitotic period M-Phase *f*
neonatal period Neugeborenenperiode *f*
nursing period Stillzeit *f*
perinatal period Perinatalperiode *f*
postnatal period Nachgeburtsperiode *f*
prepatent period Präpatentperiode *f*, Präpatenz *f*
prodromal period Prodromalstadium *nt*, Prodromalphase *f*, Vorläuferstadium *nt*
refractory period Refraktärphase *f*, -stadium *nt*, -periode *f*
S period S-Phase *f*
synthesis period S-Phase *f*

per|i|o|date [pə'raɪədeɪt] *noun* Perjodat *nt*, Periodat *nt*
pe|ri|od|ic [ˌpɪərɪ'ɑdɪk] *adj* **1.** periodisch, regelmäßig (wiederkehrend), phasenhaft (ablaufend), zyklisch; in Schüben verlaufend **2.** aus Perjodsäure bestehend oder abstammend, perjodsauer
per|i|o|don|tal [ˌperɪəʊ'dɑntl] *adj* **1.** um einen Zahn herum, peridental, periodontal **2.** Wurzelhaut/Periodontium betreffend, periodontal
per|i|o|don|ti|tis [ˌperɪdɑn'taɪtɪs] *noun* **1.** Entzündung des Zahnhalteapparates/Parodontium, Parodontitis *f* **2.** Entzündung der Zahnwurzelhaut, Wurzelhautentzündung *f*, Periodontitis *f*
adult periodontitis Paradontose *f*
apical periodontitis Parodontitis apicalis
marginal periodontitis Parodontitis marginalis, Alveolarpyorrhoe *f*
simple periodontitis Alveolarpyorrhoe *f*, Parodontitis marginalis
per|i|o|don|tium [ˌperɪəʊ'dɑnʃ(ɪ)əm] *noun, plural* **-tia** [-ʃ(ɪ)ə] **1.** Zahnbett *nt*, -halteapparat *m*, Parodont *nt*, Parodontium *nt* **2.** Wurzelhaut *f*, Desmodontium *nt*, Periodontium *nt*
per|i|o|don|to|sis [ˌperɪdɑn'təʊsɪs] *noun* Parodontose *f*
per|i|om|phal|ic [ˌperɪɑm'fælɪk] *adj* um den Nabel/Umbilikus herum (liegend), periumbilikal
per|i|o|nych|ia [ˌperɪəʊ'nɪkɪə] *noun* Nagelfalzentzündung *f*, Umlauf *m*, Paronychie *f*, Paronychia *f*
per|i|o|nych|i|um [ˌperɪəʊ'niːkɪəm] *noun, plural* **-nych|ia** [-'niːkɪə] Nagelhaut *f*, Perionychium *nt*
per|i|o|o|pho|ri|tis [ˌperɪəʊəfə'raɪtɪs] *noun* Entzündung der Gewebe um den Eierstock, Perioophoritis *f*
per|i|o|oph|o|ro|sal|pin|gi|tis [ˌperɪəʊˌɑfərəʊˌsælpɪŋ'dʒaɪtɪs] *noun* Entzündung der Gewebe um Eierstock und Eileiter, Perisalpingoovaritis *f*, Perioophorosalpingitis *f*
per|i|o|o|the|ci|tis [ˌperɪˌəʊəθɪ'saɪtɪs] *noun* Entzündung der Gewebe um den Eierstock, Perioophoritis *f*
per|i|op|er|a|tive [perɪ'ɑp(ə)rətɪv] *adj* um die Zeit einer Operation herum, perioperativ
per|i|oph|thal|mia [ˌperɪɑf'θælmɪə] *noun* Entzündung der periokulären Gewebe, Periophthalmitis *f*
per|i|oph|thal|mic [ˌperɪɑf'θælmɪk] *adj* um das Auge/den Oculus herum (liegend), periokular, periokulär, zirkumokulär, periophthalmisch
per|i|oph|thal|mi|tis [ˌperɪɑfθæl'maɪtɪs] *noun* Entzündung der periokulären Gewebe, Periophthalmitis *f*
per|i|op|tom|e|try [ˌperɪɑp'tɑmətrɪ] *noun* Perimetrie *f*
per|i|o|ral [ˌperɪ'ɔːrəl, perɪ'əʊrəl] *adj* um den Mund herum (liegend), in der Umgebung der Mundöffnung, zirkumoral, perioral
per|i|or|bi|ta [ˌperɪ'ɔːrbɪtə] *noun* Periorbita *f*, Orbitaperiost *nt*
per|i|or|bi|tal [ˌperɪ'ɔːrbɪtl] *adj* um die Augenhöhle/Orbita herum (liegend), zirkumorbital, periorbital
per|i|or|bi|ti|tis [ˌperɪˌɔːrbə'taɪtɪs] *noun* Entzündung der Periobita, Periorbititis *f*
per|i|or|chi|tis [ˌperɪɔːr'kaɪtɪs] *noun* Periorchitis *f*, Hodenhüllenentzündung *f*, Hodenscheidenentzündung *f*; Vaginalitis *f*
pseudofibromatous periorchitis pseudofibromatöse Periorchitis *f*, fibröser Pseudotumor *m*
per|i|or|chi|um [ˌperɪ'ɔːrkɪəm] *noun* Periorchium *nt*, Lamina parietalis tunicae vaginalis testis
per|i|ost ['perɪɑst] *noun* →*periosteum*
per|i|os|te|al [ˌperɪ'ɑstɪəl] *adj* Knochenhaut/Periost betreffend, von der Knochenhaut ausgehend, periostal
per|i|os|te|i|tis [ˌperɪˌɑstɪ'aɪtɪs] *noun* Entzündung der Knochenhaut, Periostitis *f*, Knochenhautentzündung *f*, Periostentzündung *f*
periosteo- *präf.* Knochenhaut-, Periost-
per|i|os|te|o|e|de|ma [ˌperɪˌɑstɪəʊɪ'diːmə] *noun* Periost-, Knochenhautödem *nt*
per|i|os|te|o|ma [ˌperɪɑstɪ'əʊmə] *noun* Periosteom *nt*

per|i|os|te|o|med|ul|li|tis [ˌperɪˌɑstɪəʊmedə'laɪtɪs] *noun* Entzündung von Knochenhaut und Knochenmark, Periosteomyelitis *f*
per|i|os|te|o|my|e|li|tis [ˌperɪˌɑstɪəʊmaɪə'laɪtɪs] *noun* Entzündung von Knochenhaut und Knochenmark, Periosteomyelitis *f*
per|i|os|te|op|a|thy [ˌperɪɑstɪ'ɑpəθɪ] *noun* Periosterkrankung *f*, Periostopathie *f*
per|i|os|te|o|sis [ˌperɪɑstɪ'əʊsɪs] *noun* Periostose *f*
per|i|os|te|ot|o|my [ˌperɪɑstɪ'ɑtəmɪ] *noun* Periosteotomie *f*
per|i|os|te|um [ˌperɪ'ɑstɪəm] *noun, plural* **-tea** [-tɪə] (äußere) Knochenhaut *f*, Periost *nt*, Periosteum *nt*
alveolar periosteum Zahnbett *nt*, -halteapparat *m*, Parodont *nt*, Parodontium *nt*
inner periosteum innere Knochenhaut *f*, Endost(eum) *nt*, Periosteum internum
per|i|os|ti|tis [ˌperɪɑs'taɪtɪs] *noun* Entzündung der Knochenhaut, Periostitis *f*, Knochenhautentzündung *f*, Periostentzündung *f*
alveolodental periostitis Parodontitis *f*
gummous periostitis Periostitis gummosa
onion-skin periostitis Zwiebelschalenperiostitis *f*
orbital periostitis orbitale Periostitis *f*
ossifying periostitis Periostitis ossificans
syphilitic periostitis syphilitische Periostitis *f*, Periostitis syphilitica
per|i|os|to|med|ul|li|tis [ˌperɪˌɑstəʊˌmedə'laɪtɪs] *noun* Entzündung von Knochenhaut und Knochenmark, Periosteomyelitis *f*
per|i|os|to|sis [ˌperɪɑs'təʊsɪs] *noun* Periostose *f*
per|i|os|tos|te|i|tis [ˌperɪɑsˌtɑstɪ'aɪtɪs] *noun* Entzündung von Knochengewebe und Knochenhaut/Periost, Osteoperiostitis *f*
per|i|o|va|ri|tis [ˌperɪˌəʊvə'raɪtɪs] *noun* Entzündung der Gewebe um den Eierstock, Perioophoritis *f*
per|i|o|vu|lar [ˌperɪ'ɑvjələr] *adj* um eine Eizelle/ein Ovum herum (liegend), periovulär
per|i|pan|cre|at|ic [ˌperɪˌpænkrɪ'ætɪk] *adj* um die Bauchspeicheldrüse/das Pankreas herum (liegend), peripankreatisch
per|i|pan|cre|a|ti|tis [ˌperɪˌpænkrɪə'taɪtɪs] *noun* Entzündung der Pankreasserosa, Peripankreatitis *f*
per|i|pap|il|lar|y [ˌperɪ'pæpɪlərɪ] *adj* um eine Papille herum (liegend), peripapillär
per|i|par|tal [ˌperɪ'pɑːrtl] *adj* um die Zeit der Geburt herum (auftretend), peripartal
per|i|par|tum [ˌperɪ'pɑːrtəm] *adj* um die Zeit der Geburt herum (auftretend), peripartal
per|i|pa|tel|lar [ˌperɪpə'telər] *adj* um die Kniescheibe/Patella herum (liegend), peripatellär
per|i|pha|ki|tis [ˌperɪfə'kaɪtɪs] *noun* Entzündung der Gewebe um die Linsenkapsel, Periphakitis *f*
per|i|pha|ryn|ge|al [ˌperɪfə'rɪndʒ(ɪ)əl] *adj* um den Rachen/Pharynx herum (liegend), peripharyngeal
pe|riph|er|al [pə'rɪfərəl] *adj* **1.** am Rand/an der Peripherie, peripher(isch) **2.** im äußeren (Körper-)Bereich, zur Körperoberfläche hin, peripher
per|i|phle|bi|tis [ˌperɪflɪ'baɪtɪs] *noun* Entzündung der Venenadventitia und umgebender Gewebe, Periphlebitis *f*
per|i|phre|ni|tis [ˌperɪfrɪ'naɪtɪs] *noun* Entzündung von Zwerchfellpleura und -peritoneum, Periphrenitis *f*
per|i|plasm ['perɪplæzəm] *noun* Periplasma *nt*
per|i|plas|mic [ˌperɪ'plæzmɪk] *adj* periplasmatisch
per|i|pleu|ral [ˌperɪ'plʊərəl] *adj* um das Brustfell/die Pleura herum (liegend), peripleural
per|i|pleu|ri|tis [ˌperɪplʊə'raɪtɪs] *noun* Peripleuritis *f*
per|i|pneu|mo|nia [ˌperɪn(j)uː'məʊnɪə] *noun* Entzündung des Lungenparenchyms, Lungenentzündung *f*, Pneumonie *f*, Pneumonia *f*
per|i|pneu|mo|ni|tis [ˌperɪˌn(j)uːmə'naɪtɪs] *noun* Entzündung des Lungenparenchyms, Lungenentzündung *f*, Pneumonie *f*, Pneumonia *f*
per|i|po|ri|tis [ˌperɪpə'raɪtɪs] *noun* Periporitis *f*
per|i|por|tal [ˌperɪ'pɔːrtl] *adj* **1.** im Bereich der Leberpforte, periportal **2.** um die Pfortader herum, periportal
per|i|proc|tic [ˌperɪ'prɑktɪk] *adj* in der Umgebung des Afters/Anus (liegend), um den After herum, perianal, zirkumanal
per|i|proc|ti|tis [ˌperɪprɑk'taɪtɪs] *noun* Entzündung der periproktischen Gewebe, Periproktitis *f*
per|i|pros|tat|ic [ˌperɪprɑs'tætɪk] *adj* um die Vorsteherdrüse/Prostata herum (liegend), periprostatisch
per|i|pros|ta|ti|tis [ˌperɪˌprɑstə'taɪtɪs] *noun* Entzündung der periprostatischen Gewebe, Periprostatitis *f*
per|i|py|le|phle|bi|tis [ˌperɪˌpaɪləflɪ'baɪtɪs] *noun* Entzündung der Gewebe um die Pfortader, Peripylephlebitis *f*
per|i|py|lo|ric [ˌperɪ'paɪ'lɔːrɪk] *adj* um den Magenpförtner/Pylorus herum (liegend), peripylorisch
per|i|ra|dic|u|lar [ˌperɪrə'dɪkjələr] *adj* um eine Wurzel/Radix herum (liegend), periradikulär
per|i|rec|tal [ˌperɪ'rektəl] *adj* in der Umgebung des Mastdarms/Rektum (liegend), perirektal
per|i|rec|ti|tis [ˌperɪrek'taɪtɪs] *noun* Entzündung der periproktischen Gewebe, Periproktitis *f*
per|i|re|nal [ˌperɪ'riːnl] *adj* um die Niere/Ren herum (liegend), zirkumrenal, perirenal
per|i|rhi|nal [ˌperɪ'raɪnl] *adj* um die Nase oder Nasenhöhle herum (liegend), perinasal
per|i|sal|pin|gi|tis [ˌperɪˌsælpɪn'dʒaɪtɪs] *noun* Entzündung der Gewebe um die Eileiter, Perisalpingitis *f*
perisalpingo-ovaritis *noun* Entzündung der Gewebe um Eierstock und Eileiter, Perisalpingoovaritis *f*, Perioophorosalpingitis *f*
per|i|sal|pinx [ˌperɪ'sælpɪŋks] *noun* Perisalpinx *f*
per|i|sig|moi|di|tis [ˌperɪsɪgmɔɪ'daɪtɪs] *noun* Entzündung der Gewebe um das Sigma, Perisigmoiditis *f*
per|i|si|nu|i|tis [ˌperɪˌsaɪnə'waɪtɪs] *noun* Entzündung des Gewebes um einen Sinus, Perisinusitis *f*
per|i|sin|u|ous [ˌperɪ'sɪnjəwəs] *adj* in der Umgebung eines Sinus (liegend), perisinuös, perisinös, perisinusoidal
per|i|si|nu|si|tis [ˌperɪˌsaɪnə'saɪtɪs] *noun* Entzündung des Gewebes um einen Sinus, Perisinusitis *f*
per|i|sper|ma|ti|tis [ˌperɪˌspɜrmə'taɪtɪs] *noun* Entzündung der Gewebe um den Samenstrang, Perispermatitis *f*
per|i|splanch|nic [ˌperɪ'splæŋknɪk] *adj* die Eingeweide/Viszera umgebend, in der Umgebung der Eingeweide (liegend), periviszeral
per|i|splanch|ni|tis [ˌperɪsplæŋk'naɪtɪs] *noun* Entzündung der Gewebe um ein Organ, Perisplanchnitis *f*
per|i|sple|nic [ˌperɪ'spliːnɪk] *adj* um die Milz/Splen herum (liegend), perisplenisch, perilienal
per|i|sple|ni|tis [ˌperɪsplɪ'naɪtɪs] *noun* Entzündung der Milzkapsel, Perisplenitis *f*, Milzkapselentzündung *f*, Episplenitis *f*
cartilaginous perisplenitis Perisplenitis pseudocartilaginea
per|i|spon|dyl|ic [ˌperɪspɑn'dɪlɪk] *adj* um einen Wirbel/Vertebra herum (liegend), perivertebral
per|i|spon|dy|li|tis [ˌperɪspɑndə'laɪtɪs] *noun* Entzündung des Gewebes um einen Wirbel, Perispondylitis *f*
per|i|stal|sis [ˌperɪ'stɔːlsɪs] *noun, plural* **-ses** [-siːz] Peristaltik *f*
reversed peristalsis retrograde Peristaltik *f*
slow peristalsis Bradystaltik *f*
per|i|stal|tic [ˌperɪ'stɔːltɪk] *adj* Peristaltik betreffend, in der Art einer Peristaltik, peristaltisch
per|i|staph|y|line [ˌperɪ'stæfəliːn] *adj* um die Uvula herum (liegend), periuvulär
per|i|staph|y|li|tis [ˌperɪˌstæfə'laɪtɪs] *noun* Entzündung

des Gewebes um das Gaumenzäpfchen, Peristaphylitis *f*
pe|ris|ta|sis [pə'rɪstəsɪs] *noun* Peristase *f*, Peristasis *f*
per|i|stal|tic [,perɪ'stætɪk] *adj* Peristaltik betreffend, in der Art einer Peristaltik, peristaltisch
pe|ris|to|le [pə'rɪstəʊlɪ] *noun* Peristole *f*
per|i|sto|lic [,perɪ'stɑlɪk] *adj* Peristole betreffend, peristolisch
per|i|stom|al [,perɪ'stəʊməl] *adj* **1.** um den Mund/Os herum (liegend), in der Umgebung der Mundöffnung, perioral, zirkumoral **2.** um eine künstliche Öffnung/ein Stoma herum (liegend), peristomal
per|i|stru|mi|tis [,perɪstruː'maɪtɪs] *noun* Entzündung der Schilddrüsenkapsel, Perithyreoiditis *f*, Perithyroiditis *f*
per|i|stru|mous [,perɪ'struːməs] *adj* um einen Kropf/eine Struma herum (liegend), peristrumal
per|i|syn|o|vi|al [,perɪsɪ'nəʊvɪəl] *adj* um eine Synovialis herum (liegend), perisynovial
per|i|sy|rin|gi|tis [,perɪ,sɪrɪn'dʒaɪtɪs] *noun* Entzündung des Gewebes um eine Schweißdrüse, Perisyringitis *f*
per|i|sys|to|le [,perɪ'sɪstəlɪ] *noun* Präsystole *f*
per|i|sys|to|lic [,perɪsɪs'tɑlɪk] *adj* Präsystole betreffend, in der Präsystole; vor der Systole (auftretend), präsystolisch
per|i|ten|din|e|um [,perɪten'diːnɪəm] *noun, plural* **-nea** [-nɪə] Sehnengleitgewebe *nt*, Peritendineum *nt*, Peritenonium *nt*
per|i|ten|di|ni|tis [,perɪ,tendə'naɪtɪs] *noun* Sehnenscheidenentzündung *f*, Tendovaginitis *f*, Tendosynovitis *f*, Tenosynovitis *f*
adhesive peritendinitis schmerzhafte Schultersteife *f*, Periarthritis/Periarthropathia humeroscapularis
per|i|ten|di|nous [,perɪ'tendɪnəs] *adj* um eine Sehne/Tendo herum (liegend), peritendinös
per|i|ten|on [,perɪ'tenən] *noun* Sehnengleitgewebe *nt*, Peritendineum *nt*, Peritenonium *nt*
per|i|ten|o|ni|tis [,perɪ,tenə'naɪtɪs] *noun* Sehnenscheidenentzündung *f*, Tendovaginitis *f*, Tendosynovitis *f*, Tenosynovitis *f*
per|i|ten|on|ti|tis [,perɪ,tenən'taɪtɪs] *noun* Sehnenscheidenentzündung *f*, Tendovaginitis *f*, Tendosynovitis *f*, Tenosynovitis *f*
per|i|the|li|o|ma [,perɪ,θɪlɪ'əʊmə] *noun* Peritheliom *nt*
per|i|the|li|um [,perɪ'θiːlɪəm] *noun, plural* **-lia** [-lɪə] Perithelium *nt*
per|i|tho|rac|ic [,perɪθə'ræsɪk] *adj* um den Brustkorb/Thorax herum (liegend), perithorakal
per|i|thy|re|oid|i|tis [,perɪθaɪrɪɔɪ'daɪtɪs] *noun* Entzündung der Schilddrüsenkapsel, Perithyreoiditis *f*, Perithyroiditis *f*
per|i|thy|roid|i|tis [,perɪ,θaɪrɔɪ'daɪtɪs] *noun* Entzündung der Schilddrüsenkapsel, Perithyreoiditis *f*, Perithyroiditis *f*
pe|rit|o|my [pə'rɪtəmɪ] *noun* **1.** (*urolog.*) Beschneidung *f*, Zirkumzision *f* **2.** (*ophthal.*) Peritektomie *f*, Periektomie *f*, Peritomie *f*
peritone- *präf.* Bauchfell-, Peritoneal-, Peritone(o)-
per|i|to|ne|al [,perɪtəʊ'niːəl] *adj* Bauchfell/Peritoneum betreffend, aus Peritoneum bestehend, peritoneal
peritoneo- *präf.* Bauchfell-, Peritoneal-, Peritone(o)-
per|i|to|ne|o|cen|te|sis [perɪtə,nɪəsen'tiːsɪs] *noun* **1.** Bauchhöhlenpunktion *f*, Zöliozentese *f* **2.** Peritoneozentese *f*
per|i|to|ne|oc|ly|sis [,perɪtənɪ'ɑklɪsɪs] *noun* Abdominallavage *f*
per|i|to|ne|op|a|thy [,perɪtənɪ'ɑpəθɪ] *noun* Bauchfellerkrankung *f*, Peritoneopathie *f*
per|i|to|ne|o|per|i|car|di|al [perɪtə,nɪə,perɪ'kɑːrdɪəl] *adj* Bauchfell und Herzbeutel/Perikard betreffend, peritoneoperikardial
per|i|to|ne|o|pex|y [perɪ'təʊnɪəpeksɪ] *noun* Peritoneopexie *f*
per|i|to|ne|o|plas|ty [perɪ'təʊplæstɪ] *noun* Bauchfell-, Peritoneoplastik *f*
per|i|to|ne|os|co|py [perɪ,təʊnɪ'ɑskəpɪ] *noun* Peritoneoskopie *f*
per|i|to|ne|ot|o|my [perɪ,təʊ'ɑtəmɪ] *noun* Peritoneotomie *f*
per|i|to|ne|o|ve|nous [perɪtə,nɪə'viːnəs] *adj* Bauchfell/Peritoneum und Vene verbindend, peritoneovenös
per|i|to|ne|um [,perɪtə'niːəm] *noun, plural* **-neums, -nea** [-'niːə] Bauchfell *nt*, Peritoneum *nt*
abdominal peritoneum Peritoneum *nt* der Bauchwand, parietales Peritoneum *nt*, Peritoneum parietale
intestinal peritoneum Peritoneum *nt* der Baucheingeweide, viszerales Peritoneum *nt*, Peritoneum viscerale
parietal peritoneum Peritoneum *nt* der Bauchwand, parietales Peritoneum *nt*, Peritoneum parietale
urogenital peritoneum Peritoneum urogenitale
visceral peritoneum Peritoneum *nt* der Baucheingeweide, viszerales Peritoneum *nt*, Peritoneum viscerale
per|i|to|nism ['perɪtəʊnɪzəm] *noun* **1.** (*patholog.*) Peritonismus *m* **2.** (*psychiat.*) Pseudoperitonitis *f*
per|i|to|nit|ic [,perɪtə'naɪtɪk] *adj* Bauchfellentzündung/Peritonitis betreffend, peritonitisch
per|i|to|ni|tis [,perɪtə'naɪtɪs] *noun* Peritonitis *f*, Bauchfellentzündung *f*
adhesive peritonitis adhäsive/verklebende Peritonitis *f*
benign paroxysmal peritonitis familiäres Mittelmeerfieber *nt*, familiäre rekurrente Polyserositis *f*
bile peritonitis gallige Peritonitis *f*, Choleperitonitis *f*
chemical peritonitis Reizperitonitis *f*
circumscribed peritonitis örtlich umschriebene Bauchfellentzündung *f*, Peritonitis circumscripta
diffuse peritonitis generalisierte Bauchfellentzündung *f*, Peritonitis diffusa
encysted peritonitis **1.** Peritonitis encapsulans **2.** Bauchfell-, Peritonealabszess *m*
fecal peritonitis kotige/fäkulente Peritonitis *f*
fibrinous peritonitis fibrinöse Peritonitis *f*
general peritonitis generalisierte Bauchfellentzündung *f*, Peritonitis diffusa
localized peritonitis örtlich umschriebene Bauchfellentzündung *f*, Peritonitis circumscripta
meconium peritonitis Mekoniumperitonitis *f*
pelvic peritonitis Pelvioperitonitis *f*, Beckenbauchfellentzündung *f*, Pelveoperitonitis *f*
perforation peritonitis Perforationsperitonitis *f*
periodic peritonitis familiäre rekurrierende Polyserositis *f*
permeation peritonitis Durchwanderungsperitonitis *f*
productive peritonitis Peritonitis productiva
purulent peritonitis eitrige Peritonitis *f*, Peritonitis purulenta
serous peritonitis seröse Peritonitis *f*, Peritonitis serosa
silent peritonitis asymptomatische Peritonitis *f*
traumatic peritonitis traumatische Peritonitis *f*
tuberculous peritonitis Peritonealtuberkulose *f*, Peritonitis tuberculosa
per|i|to|ni|za|tion [,perɪtəʊnaɪ'zeɪʃn] *noun* Bauchfelldeckung *f*, Bauchfell-, Peritoneoplastik *f*
per|i|ton|sil|li|tis [,perɪ,tɑn(t)sə'laɪtɪs] *noun* Entzündung des peritonsillären Gewebes, Peritonsillitis *f*
per|i|tra|che|al [,perɪ'treɪkɪəl] *adj* um die Luftröhre/Trachea herum (liegend), peritracheal
pe|rit|ri|chous [pə'rɪtrɪkəs] *adj* (*biolog.*) völlig begeißelt, peritrich
per|i|tro|chan|ter|ic [,perɪ,trəʊkən'terɪk] *adj* um einen Trochanter herum (liegend), peritrochantär
per|i|tu|ber|cu|lo|sis [,perɪtə,bɜrkjə'ləʊsɪs] *noun* Pseudotuberkulose *f*
per|i|typh|lic [,perɪ'tɪflɪk] *adj* um den Blinddarm/das Zäkum herum (liegend), perizäkal, perizökal
per|i|typh|li|tic [,perɪtɪf'laɪtɪk] *adj* Perityphlitis betref-

P

fend, perityphlitisch
peri|typh|li|tis [,perɪtɪf'laɪtɪs] *noun* Entzündung der periappendizealen Gewebe, Periappendizitis *f*, Paraappendizitis *f*; Entzündung der Blinddarmserosa, Perityphlitis *f*
peri|um|bil|i|cal [,perɪʌm'bɪlɪkl] *adj* um den Nabel/Umbilikus herum (liegend), periumbilikal
peri|un|gual [,perɪ'ʌŋgwəl] *adj* um einen Nagel/Unguis herum (liegend), periungual
peri|u|re|ter|al [,perɪjə'ri:tərəl] *adj* um einen Harnleiter/Ureter herum (liegend), periureteral
peri|u|re|ter|ic [,perɪ,jʊərə'terɪk] *adj* um einen Harnleiter/Ureter herum (liegend), periureteral
peri|u|re|ter|i|tis [,perɪjə,ri:tə'raɪtɪs] *noun* Entzündung des periureteralen Bindegewebes, Periureteritis *f*
peri|u|re|thral [,perɪjə'ri:θrəl] *adj* um die Harnröhre/Urethra herum (liegend), periurethral
peri|u|re|thri|tis [,perɪ,jʊərə'θraɪtɪs] *noun* **1.** Entzündung des periurethralen Bindegewebes, Periurethritis *f* **2.** Entzündung des Penisschwellkörpers, Spongiitis *f*, Schwellkörperentzündung *f*, Spongitis *f*, Spongiositis *f*
peri|u|ter|ine [,perɪ'ju:tərɪn, -raɪn] *adj* in der Umgebung der Gebärmutter/des Uterus, periuterin
peri|vag|i|nal [,perɪ'vædʒənl] *adj* um die Scheide/Vagina herum (liegend), perivaginal
peri|vag|i|ni|tis [,perɪ,vædʒə'naɪtɪs] *noun* Entzündung der perivaginalen Gewebe, Perikolpitis *f*, Perivaginitis *f*
peri|vas|cu|lar [,perɪ'væskjələr] *adj* um ein Gefäß herum (liegend), zirkumvaskulär, perivasal, perivaskulär
peri|vas|cu|lit|ic [,perɪ,væskjə'laɪtɪk] *adj* Perivaskulitis betreffend, perivaskulitisch, periangiitisch
peri|vas|cu|li|tis [,perɪ,væskjə'laɪtɪs] *noun* Perivaskulitis *f*, Periangitis *f*, Periangiitis *f*, Perivasculitis *f*
peri|ve|nous [,perɪ'vi:nəs] *adj* um eine Vene herum (liegend), in Umgebung einer Vene, perivenös
peri|ven|tric|u|lar [,perɪven'trɪkjələr] *adj* um einen Ventrikel herum (liegend), periventrikulär, paraventrikulär
peri|ver|te|bral [,perɪ'vɜrtəbrəl] *adj* um einen Wirbel/Vertebra herum (liegend), perivertebral
peri|ves|i|cal [,perɪ'vesɪkl] *adj* in der Umgebung einer Blase (liegend), insbesondere um die Harnblase/Vesica urinaria herum (liegend), perivesikal, perizystisch
peri|ve|sic|u|lar [,perɪvə'sɪkjələr] *adj* um die Bläschendrüse/Samenblase herum (liegend), perivesikulär
peri|ve|sic|u|li|tis [,perɪvə,sɪkjə'laɪtɪs] *noun* Entzündung der die Samenblase umgebenden Gewebe, Perivesikulitis *f*
peri|vis|cer|al [,perɪ'vɪsərəl] *adj* die Eingeweide/Viszera umgebend, in der Umgebung der Eingeweide (liegend), periviszeral
peri|vis|cer|i|tis [,perɪ,vɪsə'raɪtɪs] *noun* Entzündung der Gewebe um ein Organ, Perisplanchnitis *f*
peri|vi|tel|line [,perɪvaɪ'telɪn, -li:n] *adj* den Dotter/Vitellus umgebend, perivitellin
peri|win|kle ['perɪ,wɪŋkəl] *noun* **1.** Immergrün *nt*, Vinca minor **2.** Vincae minoris herba
per|lèche [per'leʃ, pɜr-] *noun* Perlèche *f*, Faulecken *pl*, Mundwinkelcheilitis *f*, -rhagaden *pl*, Cheilitis/Stomatitis angularis, Angulus infectiosus oris/candidamycetica
per|man|ga|nate [pər'mæŋgəneɪt] *noun* Permanganat *nt*
per|me|a|bil|i|ty [,pɜrmɪə'bɪlətɪ] *noun* Durchlässigkeit *f*, Durchdringlichkeit *f*, Permeabilität *f*
per|me|a|ble ['pɜrmɪəbl] *adj* durchlässig, durchdringbar, permeabel
per|me|ase ['pɜrmɪeɪz] *noun* Permease *f*, Permeasesystem *nt*
per|na|sal [pər'neɪzl] *adj* durch die Nase, pernasal
per|ni|cious [pər'nɪʃəs] *adj* gefährlich, schwer, bösartig, perniziös
per|ni|o|nes [pɜrnɪ'əʊni:z] *plural* Frostbeulen *pl*, Pernionen *pl*, Perniones *pl*, Perniosis *f*
per|ni|o|sis [,pɜrnɪ'əʊsɪs] *noun* Frostbeulen *pl*, Pernionen *pl*, Perniones *pl*, Perniosis *f*
pero- *präf.* Pero-
pe|ro|bra|chi|us [,pɪrəʊ'breɪkɪəs] *noun* Perobrachius *m*
pe|ro|ceph|a|lus [,pɪrəʊ'sefələs] *noun* Perozephalus *m*, -kephalus *m*, -cephalus *m*
pe|ro|chi|rus [,pɪrəʊ'kaɪrəs] *noun* Peroch(e)irus *m*
pe|ro|cor|mus [,pɪrəʊ'kɔ:rməs] *noun* Perosomus *m*
pe|ro|dac|ty|ly [,pɪrəʊ'dæktəlɪ] *noun* Stummelfingrigkeit *f*, Perodaktylie *f*
pe|ro|me|lia [,pɪrəʊ'mi:lɪə] *noun* Stummelgliedrigkeit *f*, Peromelie *f*
per|o|ne|al [,perəʊ'ni:əl] *adj* Wadenbein/Fibula oder Peronäusnerv betreffend, peronäal, peroneal, fibular
pe|ro|ne|o|tib|i|al [perə,nɪə'tɪbɪəl] *adj* Wadenbein und Schienbein/Tibia betreffend oder verbindend, peroneotibial, fibulotibial, tibiofibular
per|o|ral [pɜr'ɔ:rəl, -'rəʊr-] *adj* durch den Mund, durch die Mundhöhle, peroral, per os, oral
per|ox|i|dase [pər'ɑksɪdeɪz] *noun* Peroxidase *f*
iodide peroxidase Iodid-, Jodidperoxidase *f*, Jodinase *f*
per|ox|ide [pər'ɑksaɪd] *noun* Peroxid *nt*
benzoyl peroxide Benzoylperoxid *nt*
hydrogen peroxide Wasserstoff(su)peroxid *nt*
per|ox|i|some [pər'ɑksɪsəʊm] *noun* Peroxisom *nt*, Microbody *m*
per|pen|dic|u|lar [,pɜrpən'dɪkjələr] **I** *noun* Senkrechte *f* **II** *adj* lot-, senkrecht, vertikal, perpendikulär, perpendikular (*to* zu)
per|pet|u|al [pər'petʃəwəl] *adj* fortwährend, immerwährend, unaufhörlich, andauernd, beständig, ständig, perpetuell
per|sev|er|a|tion [pər,sevə'reɪʃn] *noun* Perseveration *f*
visual perseveration Palinopsie *f*
per|sist|en|cy [pər'sɪstənsɪ] *noun* Persistenz *f*
persistency of follicle Follikelpersistenz *f*
per|sist|ent [pər'sɪstənt] *adj* anhaltend, andauernd, fortbestehend, persistent; beharrlich, hartnäckig, ausdauernd, persistierend
per|son|al|i|ty [,pɜrsə'nælətɪ] *noun* **1.** Persönlichkeit *f*, Person *f*; Charakter *m*; persönliche Ausstrahlung *f*; Individualität *f* **2.** (*psychol.*) Persönlichkeit(sstörung *f*) *f*, Psychopathie *f*, Charakterneurose *f*
psychopathic personality Psychopath *m*
per|spi|ra|tion [,pɜrspə'reɪʃn] *noun* **1.** Hautatmung *f*, Perspiration *f*, Perspiratio *f* **2.** Schwitzen *nt*, funktionelle Schweißsekretion *f* **3.** Schweiß *m*, Sudor *m*
extraglandular perspiration → *insensible perspiration*
glandular perspiration → *sensible perspiration*
insensible perspiration extraglanduläre Wasserabgabe *f*, extraglandulärer Wasserverlust *m*, Perspiratio insensibilis
sensible perspiration Schwitzen *nt*, Transpiration *f*, glandulärer Wasserverlust *m*, Wasserverlust *m* durch Schwitzen, Perspiratio sensibilis
per|spir|a|to|ry [pər'spaɪrətɔ:rɪ, -təʊ-, 'pɜrspə-] *adj* **1.** Perspiration betreffend, perspiratorisch **2.** Schweiß oder Schwitzen betreffend, Schwitzen anregend oder verursachend
per|tro|chan|ter|ic [pər,trəʊkən'terɪk] *adj* durch einen Trochanter hindurchgehend, pertrochantär
per|tu|ba|tion [,pɜrtju:'beɪʃn] *noun* Pertubation *f*, Persufflation *f*, Tubenperflation *f*, Insufflation *f*
per|tus|sis [pər'tʌsɪs] *noun* Keuchhusten *m*, Pertussis *f*, Tussis convulsiva
per|tus|soid [pər'tʌsɔɪd] **I** *noun* Pertussoid *m* **II** *adj* keuchhustenartig, pertussisartig, pertussoid
per|ver|sion [pər'vɜrʒn, -ʃn] *noun* Perversion *f*
sexual perversion Perversion *f*
per|vi|gil|i|um [pərvɪ'dʒɪlɪəm] *noun* Schlaflosigkeit *f*, Pervigilium *nt*
per|vi|ous ['pɜrvɪəs] *adj* durchlässig, durchdringbar,

permeabel
pes [piːs, peɪs] *noun, plural* **peldes** ['piːdiːz, 'pediːz] Fuß *m*, fußähnliche Struktur *f*, Pes *m*
pes abductus **1.** Pes abductus **2.** Knickfuß *m*, Pes valgus
pes adductus Sichelfuß *m*, Pes adductus, Metatarsus varus
pes anserinus **1.** Pes anserinus **2.** Plexus nervosus intraparotideus
pes calcaneocavus Hackenhohlfuß *m*, Pes calcaneocavus
pes calcaneus Hackenfuß *m*, Pes calcaneus
pes cavus Hohlfuß *m*, Pes cavus
pes equinus Spitzfuß *m*, Pes equinus
pes hippocampi (eigentliches) Ammonshorn *nt*, Cornu ammonis, Pes hippocampi
pes planovalgus Knickplattfuß *m*, Pes planovalgus
pes planus Plattfuß *m*, Pes planus
pes transversus Pes transversus
pes valgus Knickfuß *m*, Pes valgus
peslsalry ['pesərɪ] *noun* **1.** Pessar *nt* **2.** Vaginalzäpfchen *nt*, -suppositorium *nt*
cup pessary Portiokappe *f*
diaphragm pessary Diaphragmapessar *nt*, Diaphragma *nt*
Hodge's pessary Hodge-Pessar *nt*
pest [pest] *noun* **1.** Pest *f*, Pestis *f*; schwarzer Tod *m* **2.** Seuche *f*, Plage *f*
pesltilcelmia [ˌpestɪ'siːmɪə] *noun* Pestsepsis *f*, -septikämie *f*, septische/septikämische Pest *f*
pesltilcidlal [ˌpestɪ'saɪdl] *adj* schädlingsbekämpfend, Schädlinge abtötend, pestizid
pesltilcide ['pestəsaɪd] *noun* Schädingsbekämpfungsmittel *nt*, Pestizid *nt*, Biozid *nt*
pesltillence ['pestləns] *noun* **1.** Pest *f*, Pestis *f*; schwarzer Tod *m* **2.** Seuche *f*, Plage *f* **3.** Seuche *f*, Plage *f*, Pest *f*, Pestilenz *f*
peltelchia [pɪ'tiːkɪə, pɪ'tekɪə] *noun, plural* **-chiae** [pɪ'tiːkɪˌiː] Punktblutung *f*, Petechie *f*
calcaneal petechiae Black heel *nt*, Tennisferse *f*
peltelchilal [pɪ'tiːkɪəl, pɪ'tekɪəl] *adj* (*Blutung*) punktförmig, fleckförmig, petechienartig, petechial
pethlildine ['peθədiːn] *noun* Pethidin *nt*
petlilollate ['petɪəleɪt] *adj* gestielt
petlilole ['petɪəʊl] *noun* Stiel *m*, Petiolus *m*
epiglottic petiole Epiglottis-, Kehldeckelstiel *m*, Petiolus epiglottidis
petit mal *noun* Absence *f*, Petit mal *nt*
impulsive petit mal Herpin-Janz-Syndrom *nt*, Impulsiv-petit-mal *nt*
retropulsive petit mal Retropulsiv-Petit-mal *nt*
petlrilfaclion [ˌpetrə'fækʃn] *noun* Petrifikation *f*
peltroclcipliltal [pəˌtrɑk'sɪpɪtl] *adj* Felsenbein und Hinterhauptsbein/Os occipitale betreffend oder verbindend, petrookzipital
petlrolmasltoid [ˌpetrəʊ'mæstɔɪd] *adj* Felsenbein und Warzenfortsatz/Processus mastoideus betreffend oder verbindend, petromastoid
petro-occipital *adj* Felsenbein und Hinterhauptsbein/Os occipitale betreffend oder verbindend, petrookzipital
peltrolsal [pɪ'trəʊsl] *adj* Felsenbein betreffend, Felsenbein-
petlrolsiltis [ˌpetrəʊ'saɪtɪs] *noun* Felsenbeinentzündung *f*, Petrositis *f*
petlrolsolmasltoid [pəˌtrəʊsə'mæstɔɪd] *adj* Felsenbein und Warzenfortsatz/Processus mastoideus betreffend oder verbindend, petromastoid
petlrolsphelnoid [ˌpetrəʊ'sfiːnɔɪd] *adj* Felsenbein und Keilbein/Os sphenoidale betreffend oder verbindend, petrosphenoidal
petlrolsphelnoildal [ˌpetrəʊsfiː'nɔɪdl] *adj* Felsenbein und Keilbein/Os sphenoidale betreffend oder verbindend, petrosphenoidal
petlrolsqualmolsal [ˌpetrəʊskwə'məʊzl] *adj* Pars petrosa und squamosa des Schläfenbeins betreffend
petlrolsqualmous [ˌpetrəʊ'skweɪməs] *adj* Pars petrosa und squamosa des Schläfenbeins betreffend
petlroltymlpanlic [ˌpetrəʊtɪm'pænɪk] *adj* Felsenbein und Paukenhöhle betreffend
petlrous ['petrəs, 'piː-] *adj* **1.** felsig, (stein-)hart, steinig **2.** →*petrosal*
petlrouslilitis [ˌpetrə'saɪtɪs] *noun* Felsenbeinentzündung *f*, Petrositis *f*
-pexia *suf.* Befestigen, Fixierung, -pexie
pH *noun* pH (-Wert *m*) *m*
phalciltis [fə'saɪtɪs] *noun* Entzündung der Augenlinse, Lentitis *f*, Linsenentzündung *f*, Phakitis *f*, Phacitis *f*
phaco- *präf.* Augenlinsen-, Linsen-, Phak(o)-, Phac(o)-
phaclolcele ['fækəʊsiːl] *noun* Linsenhernie *f*
phaclolcyst ['fækəʊsɪst] *noun* Linsenkapsel *f*, Capsula lentis
phaclolcysltecltolmy [ˌfækəʊsɪs'tektəmɪ] *noun* Linsenkapselresektion *f*, Phakozystektomie *f*
phaclolcysltiltis [ˌfækəʊsɪs'taɪtɪs] *noun* Entzündung der Linsenkapsel, Phakozystitis *f*, Linsenkapselentzündung *f*
phaclolelmullsilfilcaltion [ˌfækəʊɪˌmʌlsəfɪ'keɪʃn] *noun* Phakoemulsifikation *f*
phaclolerlylsis [ˌfækəʊ'erəsɪs] *noun* Linsenextraktion *f*, Phakoeresis *f*
phaclolhylmelniltis [ˌfækəʊˌhaɪmə'naɪtɪs] *noun* Entzündung der Linsenkapsel, Phakozystitis *f*, Linsenkapselentzündung *f*
phacloid ['fækɔɪd] *adj* linsenförmig, phakoid
phacloildiltis [ˌfækɔɪ'daɪtɪs] *noun* Entzündung der Augenlinse, Phakitis *f*, Linsenentzündung *f*, Phacitis *f*, Lentitis *f*
phalcollylsis [fə'kɑlɪsɪs] *noun* Linsenauflösung *f*, Phakolyse *f*
phaclollytlic [ˌfækə'lɪtɪk] *adj* Phakolyse betreffend, phakolytisch
phaclolmallalcia [ˌfækəʊmə'leɪʃ(ɪ)ə] *noun* Linsenerweichung *f*, Phakomalazie *f*
phaclolmaltolsis [ˌfækəmə'təʊsɪs] *noun* Phakomatose *f*, neurokutanes Syndrom *nt*
phaclolmetlalcholrelsis [ˌfækəʊˌmetəkə'riːsɪs] *noun* Linsenverlagerung *f*, -luxation *f*
phacloltoxlic [ˌfækəʊ'tɑksɪk] *adj* die Augenlinse schädigend, phakotoxisch
phag- *präf.* Fress-, Phage(n)-, Phag(o)-
-phag *suf.* fressend, essend, vertilgend, -phag, -phagisch
phage [feɪdʒ] *noun* Bakteriophage *m*, Phage *m*, bakterienpathogenes Virus *nt*
-phage *suf.* Fressorganismus, Fresszelle, -phage
phagleldelna [ˌfædʒə'diːnə] *noun* Phagedaena *f*
phaglelden lic [ˌfædʒə'denɪk] *adj* fortschreitend, sich ausbreitend, phagedänisch
-phagia *suf.* -phagie, -phagia
phago- *präf.* Fress-, Phage(n)-, Phag(o)-
phaglolcytlable [ˌfægə'saɪtəbl] *adj* durch Phagozytose aufnehmbar oder abbaubar, phagozytierbar
phaglolcyte ['fægəsaɪt] *noun* Fresszelle *f*, Phagozyt *m*
alveolar phagocyte Alveolarmakrophag *m*, -phagozyt *m*, Staub-, Körnchen-, Rußzelle *f*
mononuclear phagocytes Makrophagen *pl*
phaglolcytlic [ˌfægə'sɪtɪk] *adj* Phagozyt oder Phagozytose betreffend, phagozytär, phagozytisch
phaglolcyltollylsis [ˌfægəsaɪ'tɑlɪsɪs] *noun* Phago(zyto)-lyse *f*
phaglolcyltollytlic [fægəʊˌsaɪtə'lɪtɪk] *adj* Phagozytolyse betreffend, phagozytolytisch, phagolytisch
phaglolcyltolsis [ˌfægəʊsaɪ'təʊsɪs] *noun, plural* **-ses** [ˌfægəʊsaɪ'təʊsiːz] Phagozytose *f*
phaglolcyltotlic [ˌfægəsaɪ'tɑtɪk] *adj* Phagozytose betreffend, phagozytisch
phalgollylsis [fə'gɑlɪsɪs] *noun, plural* **-ses** [-siːz] Phago-

(zyto)lyse *f*
pha|go|ly|so|some [ˌfægəˈlaɪsəsəʊm] *noun* Phagolysosom *nt*
pha|go|lyt|ic [fægəʊˈlɪtɪk] *adj* Phagozytolyse betreffend, phagozytolytisch, phagolytisch
pha|go|pho|bia [ˌfædʒəʊˈfəʊbɪə] *noun* Phagophobie *f*
pha|go|some [ˈfægəsəʊm] *noun* Phagosom *nt*
pha|go|type [ˈfægəʊtaɪp] *noun* → *phagovar*
pha|go|var [ˈfægəʊvɑːr] *noun* Lysotyp *m*, Phagovar *m*
phak- *präf.* Augenlinsen-, Linsen-, Phak(o)-, Phac(o)-
pha|ki|tis [fəˈkaɪtɪs] *noun* Entzündung der Augenlinse, Lentitis *f*, Linsenentzündung *f*, Phakitis *f*, Phacitis *f*
phako- *präf.* Augenlinsen-, Linsen-, Phak(o)-, Phac(o)-
phak|o|ma|to|sis [ˌfækəməˈtəʊsɪs] *noun* Phakomatose *f*, neurokutanes Syndrom *nt*
phalang- *präf.* Phalangen-, Phalango-
pha|lange [ˈfælændʒ, ˈfeɪ-, fəˈlændʒ] *noun* → *phalanx*
pha|lan|ge|al [fəˈlændʒɪəl] *adj* Fingerglied bzw. Zehenglied/Phalanx betreffend, phalangeal
pha|lan|gec|to|my [ˌfælənˈdʒektəmɪ] *noun* Phalangenexzision *f*, Phalangektomie *f*
pha|lan|gi|tis [ˌfælənˈdʒaɪtɪs] *noun* Entzündung eines Finger- oder Zehenglieds, Phalangitis *f*, Phalangenentzündung *f*
pha|lanx [ˈfeɪlæŋks, ˈfæ-] *noun, plural* **-lanx|es, -lan|ges** [fəˈlændʒiːz, fæ-] Phalanx *f*, Finger-, Zehenglied *nt*
distal phalanx distales Glied *nt*, Endglied *nt*, -phalanx *f*, Nagelglied *nt*, Phalanx distalis
middle phalanx mittleres Glied *nt*, Mittelglied *nt*, -phalanx *f*, Phalanx media
proximal phalanx proximales Glied *nt*, Grundglied *nt*, -phalanx *f*, Phalanx proximalis
phall- *präf.* Glied-, Penis-, Phallus-, Phall(o)-
phal|lic [ˈfælɪk] *adj* phallisch
phal|li|tis [fæˈlaɪtɪs] *noun* Penisentzündung *f*, Penitis *f*, Phallitis *f*
phallo- *präf.* Glied-, Penis-, Phallus-, Phall(o)-
phal|lo|dyn|ia [ˌfæləˈdiːnɪə] *noun* Penisschmerz *m*, Phallodynie *f*
phal|lo|plas|ty [ˈfæləplæstɪ] *noun* Penis-, Phalloplastik *f*
phal|lot|o|my [fæˈlɑtəmɪ] *noun* Phallotomie *f*
phal|lus [ˈfæləs] *noun, plural* **-lus|es, -li** [-laɪ] (erigiertes) männliches Glied *nt*, Phallus *m*, Phallos *m*
phan|er|o|sis [fænəˈrəʊsɪs] *noun* Phanerose *f*, Phanerosis *f*
fat phanerosis Lipo-, Fettphanerose *f*
phan|tasm [ˈfæntæzəm] *noun* Phantasma *nt*
phan|tas|mic [fænˈtæzmɪk] *adj* eingebildet; erfunden, frei ersonnen, imaginär
phan|tom [ˈfæntəm] *noun* **1.** (anatomisches) Modell *nt*, Phantom *nt* **2.** Sinnestäuschung *f*, Schein-, Trugbild *nt*; Hirngespinst *nt*
phar|ma|ceu|tic [fɑːrməˈsuːtɪk] *adj* Pharmazeutik betreffend, auf ihr beruhend, pharmazeutisch, arzneikundlich
phar|ma|ceu|ti|cal [fɑːrməˈsuːtɪkl] **I** *noun* Arzneimittel *nt*, Pharmazeutikum *nt* **II** *adj* → *pharmaceutic*
phar|ma|ceu|tics [fɑːrməˈsuːtɪks] *plural* Arzneikunde *f*, Arzneilehre *f*, Pharmazeutik *f*, Pharmazie *f*
phar|ma|cist [ˈfɑːrməsɪst] *noun* **1.** Pharmazeut *m*, Apotheker *m* **2.** pharmazeutischer Chemiker *m*
pharmaco- *präf.* Arzneimittel-, Pharma-, Pharmako-
phar|ma|co|chem|is|try [ˌfɑːrməkəʊˈkeməstrɪ] *noun* pharmazeutische Chemie *f*
phar|ma|co|di|ag|no|sis [ˌfɑːrməkəʊˌdaɪəgˈnəʊsɪs] *noun* Pharmakodiagnostik *f*
phar|ma|co|dy|nam|ic [ˌfɑːrməkəʊdaɪˈnæmɪk] *adj* Pharmakodynamik betreffend, pharmakodynamisch
phar|ma|co|dy|nam|ics [ˌfɑːrməkəʊdaɪˈnæmɪks] *plural* Pharmakodynamik *f*
phar|ma|co|ge|net|ics [ˌfɑːrməkəʊdʒɪˈnetɪks] *plural* Pharmakogenetik *f*
phar|ma|cog|nos|tics [ˌfɑːrməkɑgˈnɑstɪks] *plural* Pharmakognosie *f*
phar|ma|cog|no|sy [ˌfɑːrməˈkɑgnəsɪ] *noun* Pharmakognosie *f*
pharm|a|co|ki|net|ic [ˌfɑːrməkəʊkɪˈnetɪk] *adj* Pharmakokinetik betreffend, pharmakokinetisch
phar|ma|co|ki|net|ics [ˌfɑːrməkəʊkɪˈnetɪks] *plural* Pharmakokinetik *f*
phar|ma|co|log|ic [ˌfɑːrməkəʊˈlɑdʒɪk] *adj* Pharmakologie betreffend, pharmakologisch
phar|ma|col|o|gy [fɑːrməˈkɑlədʒɪ] *noun* Arzneimittellehre *f*, Arzneimittelforschung *f*, Pharmakologie *f*
phar|ma|co|ma|nia [ˌfɑːrməkəʊˈmeɪnɪə, -jə] *noun* Arzneimittelsucht *f*
phar|ma|con [ˈfɑːrməkɑn] *noun* Arzneistoff *m*, Arzneimittel *nt*, Wirkstoff *m*, Pharmakon *nt*
phar|ma|co|peia [ˌfɑːrməkəʊˈpeɪ(j)ə] *noun* Arzneibuch *nt*, Pharmakopoe *f*
phar|ma|co|pho|bi|a [ˌfɑːrməkəʊˈfəʊbɪə] *noun* Pharmakophobie *f*
phar|ma|co|psy|cho|sis [ˌfɑːrməkəʊsaɪˈkəʊsɪs] *noun* Pharmakopsychose *f*
phar|ma|co|ra|di|og|ra|phy [ˌfɑːrməkəʊˌreɪdɪˈɑgrəfɪ] *noun* Pharmakoradiographie *f*, Pharmakoradiografie *f*
phar|ma|co|roent|gen|og|ra|phy [ˌfɑːrməkəʊrentgəˈnɑgrəfɪ] *noun* Pharmakoradiographie *f*, Pharmakoradiografie *f*
phar|ma|co|ther|a|py [ˌfɑːrməkəʊˈθerəpɪ] *noun* Pharmakotherapie *f*
phar|ma|cy [ˈfɑːrməsɪ] *noun, plural* **-cies 1.** → *pharmaceutics* **2.** Apotheke *f*
pharyng- *präf.* Rachen-, Schlund-, Pharyng(o)-, Pharynx-
phar|yn|gal|gia [færɪnˈgældʒ(ɪ)ə] *noun* Rachen-, Pharynxschmerz *m*, Pharyngalgie *f*, Pharyngodynie *f*
pha|ryn|ge|al [fəˈrɪndʒ(ɪ)əl, færɪnˈdʒiːəl] *adj* Rachen/Pharynx betreffend, pharyngeal
phar|yn|gec|to|my [færɪnˈdʒektəmɪ] *noun* Pharyngektomie *f*
phar|yn|gis|mus [ˌfærɪnˈdʒɪzməs] *noun* Schlundkrampf *m*, Pharyngismus *m*, Pharyngospasmus *m*
phar|yn|git|ic [ˌfærɪnˈdʒɪtɪk] *adj* Rachenschleimhautentzündung/Pharyngitis betreffend, pharyngitisch
phar|yn|gi|tis [ˌfærɪnˈdʒaɪtɪs] *noun* Rachenkatarrh *m*, Rachenschleimhautentzündung *f*, Pharyngitis *f*
acute pharyngitis Angina catarrhalis
atrophic pharyngitis Pharyngitis chronica atrophicans
catarrhal pharyngitis Angina catarrhalis
chronic pharyngitis Pharyngitis chronica
chronic hyperplastic pharyngitis Pharyngitis chronica hyperplastica, granuläre Pharyngitis *f*, Pharyngitis chronica granulosa
croupous pharyngitis kruppöse/pseudomembranöse Pharyngitis *f*
diphtheritic pharyngitis Rachendiphtherie *f*
febrile pharyngitis akute febrile Pharyngitis *f*
lateral pharyngitis Seitenstrangangina *f*, Pharyngitis lateralis, Angina lateralis
membranous pharyngitis kruppöse/pseudomembranöse Pharyngitis *f*
pharyngo- *präf.* Rachen-, Schlund-, Pharyng(o)-, Pharynx-
pha|ryn|go|cele [fəˌrɪŋgəʊsiːl] *noun* Pharynxdivertikel *nt*
pha|ryn|go|cer|a|to|sis [fəˌrɪŋgəʊˌserəˈtəʊsɪs] *noun* Pharynxkeratose *f*
pha|ryn|go|con|junc|ti|vi|tis [fəˌrɪŋgəʊkənˌdʒʌŋktəˈvaɪtɪs] *noun* Pharyngokonjunktivitis *f*
pha|ryn|go|ep|i|glot|tic [fəˌrɪŋgəʊepɪˈglɑtɪk] *adj* Rachen und Kehldeckel/Epiglottis betreffend oder verbindend, pharyngoepiglottisch
pha|ryn|go|e|soph|a|ge|al [fəˌrɪŋgəʊɪˌsɑfəˈdʒiːəl, -ˌɪsəˈfædʒɪəl] *adj* Rachen und Speiseröhre/Oesophagus betreffend oder verbindend, pharyngoösophageal,

ösophagopharyngeal
pha|ryn|go|glos|sal [fə,rɪŋgəʊ'glɑsl, -'glɔs-] *adj* Zunge und Rachen/Pharynx betreffend oder verbindend, glossopharyngeal
pha|ryn|go|ker|a|to|sis [fə,rɪŋgəʊ,kerə'təʊsɪs] *noun* Pharynxkeratose *f*
pha|ryn|go|la|ryn|ge|al [fə,rɪŋgəʊlə'rɪndʒɪəl, -,lærɪn-'dʒiːəl] *adj* Rachen und Kehlkopf/Larynx betreffend oder verbindend, pharyngolaryngeal, laryngopharyngeal
pha|ryn|go|lar|yn|gi|tis [fə,rɪŋgəʊ,lærɪn'dʒaɪtɪs] *noun* Entzündung von Rachen- und Kehlkopfschleimhaut, Pharyngolaryngitis *f*
pha|ryn|go|max|il|lar|y [fə,rɪŋgəʊ'mæksə,leriː, -mæk-'sɪlərɪ] *adj* Rachen und Oberkiefer/Maxilla betreffend oder verbindend, pharyngomaxillär, pharyngomaxillar, maxillopharyngeal
pha|ryn|go|my|co|sis [fə,rɪŋgəʊmaɪ'kəʊsɪs] *noun* Rachen-, Pharynxmykose *f*, Pharyngomykose *f*
pha|ryn|go|na|sal [fə,rɪŋgəʊ'neɪzl] *adj* Rachen und Nase/Nasus betreffend oder verbindend; Rhinopharynx betreffend, pharyngonasal, epipharyngeal, nasopharyngeal, rhinopharyngeal
pha|ryn|go|oe|soph|a|ge|al [fə,rɪŋgəʊɪ,sɑfə'dʒiːəl, -,ɪsə-'fædʒɪəl] *adj* Rachen und Speiseröhre/Oesophagus betreffend oder verbindend, pharyngoösophageal, ösophagopharyngeal
pha|ryn|go|o|ral [fə,rɪŋgəʊ'ɔːrəl, -'əʊr-] *adj* Mund und Rachen/Pharynx betreffend; Oropharynx betreffend, oropharyngeal, pharyngo-oral, mesopharyngeal
pha|ryn|go|pal|a|tine [fə,rɪŋgəʊ'pælətaɪn, -tɪn] *adj* Rachen und Gaumen/Palatum betreffend oder verbindend, pharyngopalatinal, palatopharyngeal
pha|ryn|go|pa|ral|y|sis [fə,rɪŋgəʊpə'rælɪsɪs] *noun* Pharyngoplegie *f*, Schlund(muskel)lähmung *f*
phar|yn|gop|a|thy [færɪn'gɑpəθɪ] *noun* Rachen-, Pharynxerkrankung *f*, Pharyngopathie *f*
pha|ryn|go|plas|ty [fə'rɪŋgəʊplæstɪ] *noun* Rachen-, Pharynx-, Pharyngoplastik *f*
pha|ryn|go|ple|gia [fə,rɪŋgəʊ'pliːdʒ(ɪ)ə] *noun* Schlundlähmung *f*
pha|ryn|go|rhi|ni|tis [fə,rɪŋgəʊraɪ'naɪtɪs] *noun* Entzündung von Rachen- und Nasenschleimhaut, Pharyngorhinitis *f*
pha|ryn|go|rhi|nos|co|py [fə,rɪŋgəʊraɪ'nɑskəpɪ] *noun* Pharyngorhinoskopie *f*
pha|ryn|gor|rha|gia [fə,rɪŋgəʊ'reɪdʒ(ɪ)ə] *noun* Rachen-, Pharynxblutung *f*, Pharyngorrhagie *f*
pha|ryn|gor|rhea [fə,rɪŋgəʊ'rɪə] *noun* Pharyngorrhoe *f*
pha|ryn|go|sal|pin|gi|tis [fə,rɪŋgəʊ,sælpɪn'dʒaɪtɪs] *noun* Entzündung von Rachen- und Tubenschleimhaut, Pharyngosalpingitis *f*
phar|yn|gos|co|py [færɪn'gɑskəpɪ] *noun* Pharyngoskopie *f*
phar|yn|gos|to|my [færɪn'gɑstəmɪ] *noun* Pharyngostomie *f*
phar|yn|got|o|my [færɪn'gɑtəmɪ] *noun* Pharyngotomie *f*
pha|ryn|go|ton|sil|li|tis [fə,rɪŋgə,tɑnsə'laɪtɪs] *noun* Entzündung von Rachenschleimhaut und Rachenmandel, Pharyngotonsillitis *f*
phar|ynx ['færɪŋks] *noun, plural* **-ynx|es, -ryn|ges** [fə-'rɪndʒiːz] Rachen *m*, Schlund *m*, Pharynx *m*
nasal pharynx Epipharynx *m*, Nasenrachenraum *m*, Nasopharynx *m*
oral pharynx Mundrachen *m*, Oropharynx *m*, Mesopharynx *m*, Pars oralis pharyngis
phase [feɪz] I *noun* Phase *f*, Abschnitt *m*; (Entwicklungs-) Stufe *f*, Stadium *nt* II *v* in Phase bringen
alpha phase → *estrogenic phase*
beta phase → *gestagenic phase*
desquamative phase Desquamationsphase *f*
estrogenic phase östrogene/proliferative Phase *f*, Proliferations-, Follikelreifungsphase *f*
follicle-maturation phase → *estrogenic phase*
follicular phase → *estrogenic phase*
G_1 phase G_1-Phase *f*
G_2 phase G_2-Phase *f*
gestagenic phase gestagene Phase *f*, Sekretions-, Lutealphase *f*
latency phase **1.** (*psychol.*) Latenzphase *f* **2.** (*mikrobiol.*) Latenzzeit *f*, Inkubationszeit *f*
luteal phase → *gestagenic phase*
menstrual phase Menses *pl*, Menstruation *f*, Periode *f*, Regelblutung *f*
phase of mitosis Mitosephase *f*
postmitotic resting phase postmitotische Ruhephase *f*
premitotic rsting phase prämitotische Ruhephase *f*
proliferative phase → *estrogenic phase*
secretory phase → *gestagenic phase*
synthesis phase Synthesephase *f*
pH-dependence *noun* pH-Abhängigkeit *f*, pH-Wert-Abhängigkeit *f*
phen|ac|e|tin [fɪ'næsətɪn] *noun* Phenacetin *nt*
pheno- *präf.* **1.** Phen(o)- **2.** Phän(o)-
phe|no|cop|y ['fiːnəʊkɑpɪ] *noun* Phänokopie *f*
phe|no|ge|net|ics [,fiːnəʊdʒɪ'netɪks] *plural* Phänogenetik *f*
phe|nol ['fiːnɔl, -nɑl] *noun* **1.** Phenol *nt*, Carbolsäure *f*, Monohydroxybenzol *nt* **2. phenols** *plural* Phenole *pl*
phe|no|late ['fiːnəleɪt] I *noun* Phenolat *nt* II *v* mit Phenol behandeln oder sterilisieren
phe|no|le|mia [,fiːnəʊ'liːmɪə] *noun* Phenolämie *f*
phe|no|lic [fɪ'nəʊlɪk] *adj* Phenol betreffend oder enthaltend, phenolisch
phe|nol|u|ria [,fiːnɔl'(j)ʊərɪə] *noun* Phenolurie *f*
phe|nom|e|non [fɪ'nɑmə,nɑn] *noun, plural* **-na** [fɪ'nɑmənə] Erscheinung *f*, Zeichen *nt*, (objektives) Symptom *nt*, Phänomen *nt*
Arthus phenomenon Arthus-Phänomen *nt*, Arthus-Reaktion *f*
Ashley's phenomenon okulokardialer Reflex *m*, Bulbusdruckreflex *m*, Aschner-Dagnigni-Bulbusdruckversuch *m*
Bordet-Gengou phenomenon Bordet-Gengou-Reaktion *f*, Bordet-Gengou-Phänomen *nt*
d'Herelle phenomenon Bakteriophagie *f*, d'Herelle-Phänomen *nt*, Twort-d'Herelle-Phänomen *nt*
Doppler phenomenon Doppler-Effekt *m*
drawer phenomenon Schubladenphänomen *nt*, -zeichen *nt*
facialis phenomenon Chvostek-Zeichen *nt*
fern phenomenon Arborisationsphänomen *nt*, Farnkrautphänomen *nt*
Gerhardt's phenomenon Biermer-Schallwechsel *m*, Gerhardt-Schallwechsel *m*
Holmes' phenomenon → *rebound phenomenon*
Holmes-Stewart phenomenon → *rebound phenomenon*
Hübener-Thomsen-Friedenreich phenomenon Hübener-Thomsen-Friedenreich-Phänomen *nt*, Thomsen-Phänomen *nt*, T-Agglutinationsphänomen *nt*
rebound phenomenon Holmes-Phänomen *nt*, Holmes-Stewart-Phänomen *nt*, Rückstoß-, Rückschlag-, Reboundphänomen *nt*
Sanarelli's phenomenon Sanarelli-Shwartzman-Phänomen *nt*, Sanarelli-Shwartzman-Reaktion *f*
Sanarelli-Shwartzman phenomenon → *Sanarelli's phenomenon*
satellite phenomenon Ammenphänomen *nt*, Ammenwachstum *nt*, Satellitenphänomen *nt*, Satellitenwachstum *nt*
Shwartzman phenomenon → *Sanarelli's phenomenon*
steal phenomenon Anzapfsyndrom *nt*, Steal-Phänomen *nt*
Thomsen phenomenon Hübener-Thomsen-Friedenreich-Phänomen *nt*, Thomsen-Phänomen *nt*, T-Agglu-

tinationsphänomen *nt*
Trousseau's phenomenon Trousseau-Zeichen *nt*
Twort phenomenon → *Twort-d'Herelle phenomenon*
Twort-d'Herelle phenomenon d'Herelle-Phänomen *nt*, Twort-d'Herelle-Phänomen *nt*, Bakteriophagie *f*
Tyndall phenomenon Tyndall-Effekt *m*
phe|no|type ['fiːnətaɪp] *noun* (äußeres) Erscheinungsbild *nt*, Phänotyp *m*, -typus *m*
phe|no|typ|ic [ˌfiːnə'tɪpɪk] *adj* Phänotyp betreffend, phänotypisch
phenoxy- *präf.* Phenoxy-
phe|nox|y|meth|yl|pen|i|cil|lin [fɪˌnɑksɪˌmeθlpenə'sɪlɪn] *noun* Phenoxymethylpenicillin *nt*, Penicillin V *nt*
phen|yl|al|a|nine [ˌfenɪl'æləniːn] *noun* Phenylalanin *nt*
phenylalanine-4-hydroxylase *noun* Phenylalanin-4-hydroxylase *f*, Phenylalanin-4-monooxygenase *f*, Phenylalaninase *f*
phen|yl|al|a|ni|ne|mia [ˌfenɪlˌælənɪ'niːmɪə] *noun* Hyperphenylalaninämie *f*
phenylalanine-4-monooxygenase *noun* Phenylalanin-4-hydroxylase *f*, Phenylalanin-4-monooxygenase *f*, Phenylalaninase *f*
phen|yl|ke|to|nu|ria [ˌfenɪlˌkiːtə'n(j)ʊərɪə] *noun* Fölling-Krankheit *f*, Morbus Fölling *m*, Phenylketonurie *f*, Brenztraubensäureschwachsinn *m*, Oligophrenia phenylpyruvica
phenylketonuria II Dihydropteridinreduktase-Mangel *m*, DHPR-Mangel *m*, maligne Hyperphenylalaninämie *f*, Hyperphenylalaninämie Typ *f* IV
phen|yl|py|ru|vate [ˌfenɪlpaɪ'ruːveɪt, -pɪ-] *noun* Phenylpyruvat *nt*
phen|yl|pyr|u|vic|ac|i|du|ria [ˌfenɪlpaɪ'ruːvɪkæsɪ'd(j)ʊərɪə] *noun* Fölling-Krankheit *f*, Morbus Fölling *m*, Phenylketonurie *f*, Brenztraubensäureschwachsinn *m*, Oligophrenia phenylpyruvica
phen|y|to|in [fenɪ'təʊɪn, fə'nɪtəʊɪn] *noun* Phenytoin *nt*, Diphenylhydantoin *nt*
phe|o|chrome ['fiːəkrəʊm] *adj* leicht mit Chromsalzen färbbar, phäochrom, chromaffin, chromaphil
phe|o|chro|mo|blast [ˌfiːə'krəʊməblæst] *noun* Phäochromoblast *m*
phe|o|chro|mo|blas|to|ma [fiːəˌkrəʊməblæs'təʊmə] *noun* → *pheochromocytoma*
phe|o|chro|mo|cytes [ˌfiːə'krəʊməsaɪts] *plural* phäochrome/chromaffine Zellen *pl*
phe|o|chro|mo|cy|to|ma [fiːəˌkrəʊməsaɪ'təʊmə] *noun* Phäochromozytom *nt*
phe|re|sis [fə'riːsɪs] *noun* Pherese *f*, Apherese *f*
Phi|a|loph|o|ra [faɪə'lɑfərə] *noun* Phialophora *nt*
-phil *suf.* zugeneigt, angezogen, -phil
-phile *suf.* zugeneigt, angezogen, -phil
-philia *suf.* Vorliebe, Neigung, Zuneigung, -philie, -philia
-philic *suf.* zugeneigt, angezogen, -phil
phil|trum ['fɪltrəm] *noun, plural* **-tra** [-trə] Oberlippenrinne *f*, Philtrum *nt*
phi|mo|sis [faɪ'məʊsɪs, fɪ-] *noun* Phimose *f*
phleb- *präf.* Venen-, Phleb(o)-, Ven(o)-
phle|bal|gia [flɪ'bældʒ(ɪ)ə] *noun* Venen-, Varizenschmerz *m*, Phlebalgie *f*, Phlebalgia *f*; phlebogener Schmerz *m*
phleb|ec|ta|sia [ˌflɪbek'teɪʒ(ɪ)ə] *noun* Venenerweiterung *f*, Phlebektasie *f*, Venektasie *f*, Phlebectasia *f*
phle|bec|to|my [flɪ'bektəmɪ] *noun* Phlebektomie *f*
phleb|em|phrax|is [ˌflebem'fræksɪs] *noun* Venenthrombose *f*
phleb|ex|ai|re|sis [ˌflebek'saɪrəsɪs] *noun* Phlebex(h)airese *f*, Venenexhärese *f*, -ex(h)airese *f*
phle|bit|ic [flɪ'bɪtɪk] *adj* Venenentzündung/Phlebitis betreffend, phlebitisch
phle|bi|tis [flɪ'baɪtɪs] *noun* Entzündung der Venenwand, Phlebitis *f*, Venenentzündung *f*
blue phlebitis Pseudoembolie Nicole *f*, Phlegmasia coerulea dolens
productive phlebitis Phlebosklerose *f*
phlebo- *präf.* Venen-, Phleb(o)-, Ven(o)-
phleb|o|fi|bro|sis [ˌflebəʊfaɪ'brəʊsɪs] *noun* Phlebofibrose *f*
phle|bog|e|nous [flə'bɑdʒənəs] *adj* aus einer Vene stammend, von einer Vene ausgehend, phlebogen
phleb|o|gram ['flebəʊgræm] *noun* **1.** (*radiolog.*) Phlebogramm *nt* **2.** (*kardiol.*) Phlebogramm *nt*
phle|bog|ra|phy [flə'bɑgrəfɪ] *noun* **1.** (*radiolog.*) Phlebographie *f*, Phlebografie *f*, Venographie *f*, Venografie *f* **2.** (*kardiol.*) Phlebographie *f*, Phlebografie *f*
phleb|o|lith ['flebəlɪθ] *noun* Venenstein *m*, Phlebolith *m*
phleb|o|li|thi|a|sis [ˌflɪbəʊlɪ'θaɪəsɪs] *noun* Phlebolithiasis *f*
phleb|o|me|tri|tis [ˌflɪbəʊmɪ'traɪtɪs] *noun* Entzündung der Uterusvenen, Phlebometritis *f*, Metrophlebitis *f*
phleb|o|phle|bos|to|my [ˌflɪbəʊflɪ'bɑstəmɪ] *noun* Venen-Venen-Anastomose *f*, Phlebophlebostomie *f*, Venovenostomie *f*
phleb|o|plas|ty ['flɪbəʊplæstɪ] *noun* Venen-, Phleboplastik *f*
phleb|or|rha|gia [ˌflɪbəʊ'reɪdʒ(ɪ)ə] *noun* venöse Blutung *f*
phle|bor|rha|phy [flə'bɔrəfɪ] *noun* Venennaht *f*, Phleborrhaphie *f*
phleb|or|rhex|is [ˌflebə'reksɪs] *noun* Venenruptur *f*, Phleborrhexis *f*
phleb|o|scle|ro|sis [ˌflɪbəʊsklɪ'rəʊsɪs] *noun* Phlebosklerose *f*
phleb|o|throm|bo|sis [ˌflɪbəʊθrɑm'bəʊsɪs] *noun* Phlebothrombose *f*
phlebothrombosis of the leg Beinvenenthrombose *f*
Phle|bot|o|mus [flə'bɑtəməs] *noun* Phlebotomus *m*
phle|bot|o|my [flə'bɑtəmɪ] *noun* **1.** Venenschnitt *m*, Phlebotomie *f*, Venaesectio *f* **2.** Venenpunktion *f* **3.** Veneneröffnung *f*, Venaesectio *f*
phlegm [flem] *noun* Schleim *m*
phleg|ma|sia [fleg'meɪʒ(ɪ)ə] *noun* Entzündung *f*, Fieber *nt*, Phlegmasia *f*, Phlegmasie *f*
thrombotic phlegmasia Milchbein *nt*, Leukophlegmasie *f*, Phlegmasia alba dolens
phleg|mat|ic [fleg'mætɪk] *adj* träge, schwerfällig, phlegmatisch
phleg|mon ['flegmɑn] *noun* Phlegmone *f*, phlegmonöse Entzündung *f*
orbital phlegmone Orbita(l)phlegmone *f*
phleg|mo|no|sis [ˌflegmə'nəʊsɪs] *noun* Entzündung *f*, Fieber *nt*, Phlegmasia *f*, Phlegmasie *f*
phleg|mon|ous ['flegmənəs] *adj* Phlegmone betreffend, in der Art einer Phlegmone, phlegmonös
phlo|gis|tic [fləʊ'dʒɪstɪk] *adj* Entzündung betreffend, entzündlich, phlogistisch
phlogo- *präf.* Entzündung(s)-
phlo|gog|e|nous [fləʊ'gɑdʒənəs] *adj* eine Entzündung verursachend oder hervorrufend, phlogogen
phlyc|te|na [flɪk'tiːnə] *noun, plural* **-nae** [-niː] Phlyktaena *f*
pho|bia ['fəʊbɪə] *noun* Phobie *f*
AIDS phobia AIDS-Phobie *f*
-phobia *suf.* Angst, Furcht, -phobie, -phobia
pho|bic ['fəʊbɪk] *adj* Phobie betreffend, in der Art einer Phobie; ängstlich, phobisch
-phobic *suf.* abgeneigt, abgestoßen, -phob, -phobisch
pho|bo|pho|bia [ˌfəʊbəʊ'fəʊbɪə] *noun* Phobophobie *f*
pho|co|me|lia [ˌfəʊkəʊ'miːlɪə, -ljə] *noun* Robbengliedrigkeit *f*, Phokomelie *f*
pho|co|me|lic [ˌfəʊkəʊ'miːlɪk] *adj* Phokomelie betreffend, robbengliedrig, phokomel
phon [fɑn] *noun* Phon *nt*
phon- *präf.* Stimm-, Schall-, Phon(o)-
phon|as|the|nia [ˌfəʊnæs'θiːnɪə] *noun* Stimmschwäche *f*, Phonasthenie *f*
pho|na|tion [fəʊ'neɪʃn] *noun* Laut-, Stimmbildung *f*,

Phonation *f*
pho|neme ['fəʊniːm] *noun* **1.** Phonem *nt* **2.** (*psychiat.*) akustische Sinnestäuschung *f*, Stimmenhören *nt*, Phonem *nt*
phon|en|do|scope [fəʊ'nendəskəʊp] *noun* Phonendoskop *nt*
pho|net|ics [fə'netɪks] *plural* Laut(bildungs)lehre *f*, Phonetik *f*
-phonia *suf.* Klang, Klingen, Stimme, -phonie, -phonia
pho|ni|at|rics [fəʊnɪ'ætrɪks] *plural* Phoniatrie *f*
phon|ic ['fɑnɪk] *adj* Stimme betreffend, phonisch
phono- *präf.* Stimm-, Schall-, Phon(o)-, Fono-
pho|no|an|gi|og|ra|phy [ˌfəʊnəʊændʒɪ'ɑgrəfɪ] *noun* Phonoangiographie *f*, Phonoangiografie *f*, Fonoangiografie *f*
pho|no|car|di|o|graph|ic [ˌfəʊnəʊˌkɑːrdɪə'græfɪk] *adj* Phonokardiografie betreffend, mittels Phonokardiografie, phonokardiographisch, phonokardiografisch, fonokardiografisch
pho|no|car|di|og|ra|phy [ˌfəʊnəʊˌkɑːrdɪ'ɑgrəfɪ] *noun* Phonokardiographie *f*, Phonokardiografie *f*
pho|nog|ra|phy [ˌfəʊn'ɑgrəfɪ] *noun* Phonographie *f*, Phonografie *f*, Fonografie *f*
pho|no|my|og|ra|phy [ˌfəʊnəʊmaɪ'ɑgrəfɪ] *noun* Phonomyographie *f*, Phonomyografie *f*, Fonomyografie *f*
pho|no|pho|bia [ˌfəʊnəʊ'fəʊbɪə] *noun* Phonophobie *f*, Fonophobie *f*
pho|nos|co|py [fəʊ'nɑskəpɪ] *noun* Phonoskopie *f*, Fonoskopie *f*
-phor *suf.* Träger; tragend, -phor
pho|re|sis [fə'riːsɪs] *noun* Elektrophorese *f*
-phoresis *suf.* Tragen, Transport, -phorese
pho|ria ['fəʊrɪə, 'fɔːr-] *noun* Neigung *f* zum Schielen, Heterophorie *f*
-phoric *suf.* tragend, -phorisch
phor|o|blast ['fɔːrəblæst] *noun* Fibroblast *m*
phor|o|cyte ['fɔːrəsaɪt] *noun* Bindegewebszelle *f*, Fibrozyt *m*
phor|o|plast ['fɔːrəplæst] *noun* Bindegewebe *nt*
phos|gene ['fɑzdʒiːn] *noun* Phosgen *nt*
phos|pha|tase ['fɑsfəteɪz] *noun* Phosphatase *f*
acid phosphatase saure Phosphatase *f*
alkaline phosphatase alkalische Phosphatase *f*
phos|phate ['fɑsfeɪt] *noun* Phosphat *nt*
phos|pha|te|mia [ˌfɑsfə'tiːmɪə] *noun* Phosphatämie *f*
phos|pha|ti|dase [ˌfɑsfə'taɪdeɪz] *noun* Phosphatidase *f*, Phospholipase A_2 *f*
phos|pha|tide ['fɑsfətaɪd, -tɪd] *noun* **1.** →*phospholipid 1.* **2.** →*phosphoglyceride*
phos|pha|ti|do|li|pase [ˌfɑsfətaɪdəʊ'lɪpeɪz] *noun* →*phosphatidase*
phos|pha|ti|do|sis [ˌfɑsfətɪ'dəʊsɪs] *noun* Phosphatidspeicherkrankheit *f*, Phosphatidose *f*
phos|pha|ti|dyl|cho|line [ˌfɑsfəˌtaɪdl'kəʊliːn] *noun* Phosphatidylcholin *nt*, Cholinphosphoglycerid *nt*, Lecithin *nt*
phos|pha|tu|ria [ˌfɑsfət(j)ʊərɪə] *noun* Phosphaturie *f*
phos|phene ['fɑsfiːn] *noun* Phosphen *nt*
pressure phosphene Druckphosphen *nt*
phos|pho|cre|a|tine [ˌfɑsfə'krɪətiːn, -tɪn] *noun* Phosphokreatin *nt*, Kreatin-, Creatinphosphat *nt*
phos|pho|di|es|ter [ˌfɑsfədaɪ'estər] *noun* Phosphodiester *m*
phos|pho|di|es|ter|ase [ˌfɑsfədaɪ'estəreɪz] *noun* Phosphodiesterase *f*
phos|pho|e|nol|pyr|u|vate [ˌfɑsfəˌiːnɑlpaɪ'ruːveɪt] *noun* Phosphoenolpyruvat *nt*
phos|pho|en|zyme [ˌfɑsfə'enzaɪm] *noun* Phosphoenzym *nt*
phos|pho|fruc|to|al|do|lase [ˌfɑsfəˌfrʌktə'ældəleɪz] *noun* Fructosediphosphataldolase *f*, -bisphosphataldolase *f*, Aldolase *f*
6-phos|pho|fruc|to|ki|nase [ˌfɑsfəˌfrʌktə'kaɪneɪz] *noun* (6-)Phosphofructokinase *f*
phos|pho|glu|co|ki|nase [ˌfɑsfəˌgluːkəʊ'kaɪneɪz] *noun* Phosphoglucokinase *f*
phos|pho|glu|co|mu|tase [ˌfɑsfəˌgluːkəʊ'mjuːteɪz] *noun* Phosphoglucomutase *f*
6-phos|pho|glu|co|nate [ˌfɑsfə'gluːkəneɪt] *noun* 6-Phosphogluconat *nt*
6-phos|pho|glu|co|no|lac|tone [ˌfɑsfəˌgluːkənəʊ'læktəʊn] *noun* 6-Phosphogluconolacton *nt*
phos|pho|glu|co|pro|tein [ˌfɑsfəˌgluːkəʊ'prəʊtiːn, -tiːɪn] *noun* Phosphoglykoprotein *nt*
3-phos|pho|glyc|er|al|de|hyde [ˌfɑsfəˌglɪsər'ældəhaɪd] *noun* Glycerinaldehyd-3-phosphat *nt*, 3-Phosphoglycerinaldehyd *m*
phos|pho|glyc|er|ate [ˌfɑsfə'glɪsəreɪt] *noun* Phosphoglycerat *nt*
phos|pho|glyc|er|ide [ˌfɑsfə'glɪsəraɪd, -ɪd] *noun* Phosphoglycerid *nt*, Glycerophosphatid *nt*, Phospholipid *nt*, Phosphatid *nt*
choline phosphoglyceride Phosphatidylcholin *nt*, Cholinphosphoglycerid *nt*, Lecithin *nt*, Lezithin *nt*
3-phosphoglyceroyl phosphate Negelein-Ester *m* 1,3-Diphosphoglycerat *nt*, 3-Phosphoglyceroylphosphat *nt*
phos|pho|guan|i|dine [ˌfɑsfə'gwænɪdiːn] *noun* Phosphoguanidin *nt*, Guanidinphosphat *nt*
phos|pho|hex|o|i|som|er|ase [ˌfɑsfəˌheksəaɪ'sɑməreɪz] *noun* Glucose(-6-)phosphatisomerase *f*, Phosphohexoseisomerase *f*, Phosphoglucoseisomerase *f*
phos|pho|hex|o|ki|nase [ˌfɑsfəˌheksəʊ'kaɪneɪz] *noun* (6-)Phosphofructokinase *f*
phos|pho|in|o|si|tol [ˌfɑsfəɪ'nəʊsɪtɔl, -təʊl] *noun* Phosphoinositol *nt*, Inosittriphosphat *nt*
phos|pho|ke|to|lase [ˌfɑsfə'ketleɪz] *noun* Phosphoketolase *f*
phos|pho|ki|nase [fɑsfəʊ'kaɪneɪz] *noun* Phosphokinase *f*
phos|pho|li|pase [ˌfɑsfə'laɪpeɪz] *noun* Phospholipase *f*, Lezithinase *f*, Lecithinase *f*
phos|pho|lip|id [ˌfɑsfə'lɪpɪd] *noun* **1.** Phospholipid *nt*; Phosphatid *nt* **2.** →*phosphoglyceride*
phos|pho|lip|in [ˌfɑsfə'lɪpɪn] *noun* **1.** Phospholipid *nt*, Phosphatid *nt* **2.** →*phosphoglyceride*
phos|pho|li|po|pro|tein [ˌfɑsfəˌlɪpə'prəʊtiːn, -tiːɪn] *noun* Phospholipoprotein *nt*
phos|pho|mev|a|lon|ate [ˌfɑsfəmevə'lɑneɪt] *noun* Phosphomevalonat *nt*
phos|pho|mon|o|es|ter|ase [ˌfɑsfəˌmɑnə'estəreɪz] *noun* **1.** alkalische Phosphatase *f* **2.** saure Phosphatase *f*
phos|pho|ne|cro|sis [ˌfɑsfənɪ'krəʊsɪs] *noun* Phosphornekrose *f*
phos|pho|pro|tein [ˌfɑsfə'prəʊtiːn, -tiːɪn] *noun* Phosphoprotein *nt*
phos|pho|res|cence [ˌfɑsfə'resəns] *noun* Phosphoreszenz *f*
phos|pho|res|cent [ˌfɑsfə'resənt] *adj* Phosphoreszenz betreffend oder zeigend, phosphoreszierend
phos|pho|ri|bo|i|som|er|ase [ˌfɑsfəˌraɪbəʊaɪ'sɑməreɪz] *noun* Ribosephosphatisomerase *f*, Phosphoriboisomerase *f*
5-phos|pho|ri|bo|syl|a|mine [ˌfɑsfəˌraɪbə'sɪləmiːn] *noun* 5-Phosphoribosylamin *nt*
phos|pho|ri|bo|syl|py|ro|phos|phate [ˌfɑsfəˌraɪbəsɪlˌpaɪrə'fɑsfeɪt] *noun* Phosphoribosylpyrophosphat *nt*
phos|pho|ri|bo|syl|trans|fer|ase [ˌfɑsfəˌraɪbəsɪl'trænsfəreɪz] *noun* Phosphoribosyltransferase *f*
phos|pho|ri|bu|lo|ki|nase [ˌfɑsfəˌraɪbjələʊ'kaɪneɪz] *noun* Phosphoribulokinase *f*
phos|pho|ro|ly|sis [ˌfɑsfə'rɑlɪsɪs] *noun* Phosphorolyse *f*
phos|pho|ro|lyt|ic [ˌfɑsfərəʊ'lɪtɪk] *adj* Phosphorolyse betreffend, mittels Phosphorolyse, phosphorolytisch
phos|pho|rous ['fɑsf(ə)rəs] *adj* Phosphor betreffend oder enthaltend, phosphorhaltig
phos|phor|u|ria [ˌfɑsfə'(j)ʊərɪə] *noun* Phosphaturie *f*

phos|pho|rus ['fɑsf(ə)rəs] *noun* Phosphor *m* labeled phosphorus radioaktiver Phosphor *m*, Radiophosphor *m* radioactive phosphorus Radiophosphor *nt*
phos|pho|ry|lase [fɑs'fɔrəleɪz, 'fɑsfɔrə-] *noun* **1.** Phosphorylase *f* **2.** Glykogen-, Stärkephosphorylase *f*
phos|pho|sug|ar [ˌfɑsfə'ʃʊgər] *noun* Phosphatzucker *m*
phos|pho|trans|fer|ase [ˌfɑsfə'trænsfəreɪz] *noun* Phosphotransferase *f*
phos|phu|re|sis [ˌfɑsfjə'riːsɪs] *noun* Phosphurese *f*
phos|phu|ria [fɑs'fjʊərɪə] *noun* Phosphaturie *f*
photo- *präf.* Licht-, Phot(o)-, Fot(o)-
pho|to|al|ler|gic [ˌfəʊtəʊə'lɜrdʒɪk] *adj* Photoallergie betreffend, photoallergisch, fotoallergisch
pho|to|al|ler|gy [fəʊtəʊ'ælərdʒɪ] *noun* Photoallergie *f*, Fotoallergie *f*, Lichtallergie *f*
pho|to|cep|tor [ˌfəʊtəʊ'septər] *noun* Photorezeptor *m*, Fotorezeptor *m*
pho|to|che|mo|ther|a|py [fəʊtəʊˌkiːmə'θerəpɪ] *noun* Photochemotherapie *f*, Fotochemotherapie *f*
pho|to|co|ag|u|la|tion [ˌfəʊtəʊkəʊˌægjə'leɪʃn] *noun* Lichtkoagulation *f*, Photokoagulation *f*, Fotokoagulation *f*
pho|to|der|ma|ti|tis [ˌfəʊtəʊˌdɜrmə'taɪtɪs] *noun* Photodermatitis *f*
pho|to|der|ma|to|sis [ˌfəʊtəʊˌdɜrmə'təʊsɪs] *noun* Licht-, Photodermatose *f*
pho|to|dys|pho|ria [ˌfəʊtəʊdɪs'fəʊrɪə] *noun* Photodysphorie *f*, (extreme) Photophobie *f*, Fotodysphorie *f*, (extreme) Fotophobie *f*
pho|to|e|lec|tro|nys|tag|mog|ra|phy [ˌfəʊtəʊɪˌlektrəʊnɪ'stæg'mɑgrəfɪ] *noun* Photoelektronystagmographie *f*, Photoelektronystagmografie *f*, Fotoelektronystagmographie *f*, Fotoelektronystagmografie *f*
pho|to|es|thet|ic [ˌfəʊtəʊes'θetɪk] *adj* lichtempfindlich, photästhetisch, photoästhetisch
pho|to|gen|ic [ˌfəʊtəʊ'dʒenɪk] *adj* **1.** durch Licht verursacht, photogen, fotogen **2.** Licht ausstrahlend, photogen, fotogen, Leucht-
pho|tom|e|try [fəʊ'tɑmətrɪ] *noun* Photometrie *f*, Fotometrie *f*
pho|ton ['fəʊtɑn] *noun* Photon *nt*, Licht-, Strahlungsquant *nt*, Quant *nt*
pho|top|a|thy [fəʊ'tɑpəθɪ] *noun* Photopathie *f*, Fotopathie *f*
pho|to|pho|bia [ˌfəʊtəʊ'fəʊbɪə] *noun* Lichtscheu *f*, Photophobie *f*, Fotophobie *f*
pho|to|pia [fəʊ'təʊpɪə] *noun* Tages(licht)sehen *nt*, photopisches Sehen *nt*
pho|top|sia [fəʊ'tɑpsɪə] *noun* Photopsie *f*
pho|to|re|cep|tive [ˌfəʊtəʊrɪ'septɪv] *adj* Lichtreize aufnehmend, photorezeptiv, fotorezeptiv
pho|to|re|cep|tor [ˌfəʊtəʊrɪ'septər] *noun* Photorezeptor *m*, Fotorezeptor *m*
pho|to|ret|i|ni|tis [ˌfəʊtəʊˌretə'naɪtɪs] *noun* aktinische Retinopathie *f*
pho|to|ret|i|nop|a|thy [ˌfəʊtəʊˌretɪ'nɑpəθɪ] *noun* Retinopathia actinica, Retinopathia solaris
pho|tos|co|py [fəʊ'tɑskəpɪ] *noun* Durchleuchtung *f*, Röntgendurchleuchtung *f*, Fluoroskopie *f*
pho|to|sen|si|tive [fəʊtəʊ'sensɪtɪv] *adj* lichtempfindlich
pho|to|sen|si|tiv|i|ty [fəʊtəˌsensə'tɪvətɪ] *noun* Lichtempfindlichkeit *f*
pho|to|sen|so|ry [fəʊtəʊ'sensərɪ] *adj* verstärkt auf Lichtreize ansprechend, lichtsensibel; lichtempfindlich, fotosensibel, photosensibel
pho|to|ther|a|py [ˌfəʊtə'θerəpɪ] *noun* Licht-, Foto-, Phototherapie *f*
pho|to|tox|ic [fəʊtə'tɑksɪk] *adj* durch schädliche Lichteinwirkung hervorgerufen, phototoxisch, fototoxisch
phren- *präf.* Zwerchfell-, Phren(o)-, Phrenik(o)-; Phrenikus-
phre|nal|gia [frɪ'nældʒ(ɪ)ə] *noun* Zwerchfellschmerz *m*, Phrenalgie *f*, Phrenikodynie *f*
phre|nec|to|my [frɪ'nektəmɪ] *noun* Zwerchfellresektion *f*, Phrenektomie *f*
phren|ic ['frenɪk] *adj* **1.** Zwerchfell betreffend, diaphragmal, Zwerchfell-, Phreniko- **2.** Geist oder Seele betreffend, Geistes-, Seelen-, Phren(o)-, Psycho-
phren|i|cec|to|my [frenɪ'sektəmɪ] *noun* Phrenikusexhairese *f*
phrenico- *präf.* Zwerchfell-, Phrenik(o)-, Phren(o)-
phren|i|co|col|ic [ˌfrenɪkəʊ'kɑlɪk] *adj* Zwerchfell und Kolon betreffend oder verbindend, phrenikokolisch
phren|i|co|cos|tal [ˌfrenɪkəʊ'kɑstl] *adj* Zwerchfell und Rippen/Costae betreffend oder verbindend, phrenikokostal, kostodiaphragmal, kostophrenisch
phren|i|co|e|soph|a|ge|al [ˌfrenɪkəʊɪˌsɑfə'dʒiːəl, frenɪkəʊˌɪsə'fædʒɪəl] *adj* Zwerchfell und Speiseröhre/Ösophagus betreffend oder verbindend, phrenikoösophageal
phren|i|co|ex|ai|re|sis [ˌfrenɪkəʊek'saɪriːsɪs] *noun* Phrenikusexhairese *f*
phren|i|co|ex|er|e|sis [ˌfrenɪkəʊek'serəsɪs] *noun* Phrenikusexhairese *f*
phren|i|co|gas|tric [ˌfrenɪkəʊ'gæstrɪk] *adj* Zwerchfell und Magen/Gaster betreffend oder verbindend, phrenikogastral, gastrodiaphragmal, gastrophrenisch
phren|i|co|li|e|nal [ˌfrenɪkəʊlaɪ'iːnl, -'laɪənl] *adj* Zwerchfell und Milz/Lien betreffend oder verbindend, phrenikolienal
phren|i|co|me|di|as|ti|nal [ˌfrenɪkəʊˌmɪdɪə'staɪnl] *adj* Zwerchfell und Mittelfellraum/Mediastinum betreffend oder verbindend, phrenikomediastinal
phren|i|co|neu|rec|to|my [ˌfrenɪkəʊnjʊə'rektəmɪ] *noun* Phrenikusexhairese *f*
phren|i|co|pleu|ral [ˌfrenɪkəʊ'plʊərəl] *adj* Zwerchfell und Brustfell/Pleura betreffend oder verbindend, phrenikopleural; pleurodiaphragmal
phren|i|co|splen|ic [ˌfrenɪkəʊ'spliːnɪk] *adj* Zwerchfell und Milz/Lien betreffend oder verbindend, phrenikolienal
phren|i|cot|o|my [frenɪ'kɑtəmɪ] *noun* Phrenikusdurchtrennung *f*, Phrenikotomie *f*
phren|i|co|trip|sy [ˌfrenɪkəʊ'trɪpsɪ] *noun* Phrenikusquetschung *f*, Phrenikotripsie *f*
phre|ni|tis [frɪ'naɪtɪs] *noun* **1.** Zwerchfellentzündung *f*, Diaphragmitis *f* **2.** Delirium *nt*, Delir *nt*
phreno- *präf.* Zwerchfell-, Phren(o)-, Phrenik(o)-; Phrenikus-
phren|o|car|dia [ˌfrenəʊ'kɑːrdɪə] *noun* DaCosta-Syndrom *nt*, Effort-Syndrom *nt*, Phrenikokardie *f*, neurozirkulatorische Asthenie *f*, Soldatenherz *nt*
phren|o|col|ic [ˌfrenəʊ'kɑlɪk] *adj* Zwerchfell und Kolon betreffend oder verbindend, phrenikokolisch
phren|o|cos|tal [ˌfrenəʊ'kɑstl] *adj* Zwerchfell und Rippen/Costae betreffend oder verbindend, phrenikokostal, kostodiaphragmal, kostophrenisch
phren|o|e|soph|a|ge|al [ˌfrenəʊɪˌsɑfə'dʒiːəl, frenəʊɪsə'fædʒɪəl] *adj* Zwerchfell und Speiseröhre/Ösophagus betreffend oder verbindend, phrenikoösophageal
phren|o|gas|tric [ˌfrenəʊ'gæstrɪk] *adj* Zwerchfell und Magen/Gaster betreffend oder verbindend, phrenikogastral, gastrodiaphragmal, gastrophrenisch
phren|o|glot|tic [ˌfrenəʊ'glɑtɪk] *adj* Zwerchfell und Glottis betreffend, phrenikoglottisch
phren|o|he|pat|ic [ˌfrenəʊhɪ'pætɪk] *adj* Zwerchfell und Leber/Hepar betreffend oder verbindend, phrenikohepatisch, hepatodiaphragmal
phren|o|per|i|car|di|tis [ˌfrenəʊˌperɪkɑːr'daɪtɪs] *noun* Phrenoperikarditis *f*
phren|o|ple|gia [ˌfrenəʊ'pliːdʒ(ɪ)ə] *noun* Zwerchfelllähmung *f*
phren|op|to|sia [ˌfrenɑp'təʊsɪə] *noun* Zwerchfelltief-

P

stand *m*

phre|no|splen|ic [ˌfrenəʊ'spliːnɪk] *adj* Zwerchfell und Milz/Lien betreffend oder verbindend, phrenikolienal

phryn|o|der|ma [ˌfrɪnə'dɜrmə, ˌfraɪ-] *noun* Krötenhaut *f*, Phrynoderm *nt*, -dermie *f*, Hyperkeratosis follicularis (metabolica)

phthi|ri|a|sis [θaɪ'raɪəsɪs] *noun, plural* **-ses** [-siːz] Phthiriasis *f*

Phthi|rus pu|bis ['θaɪrəs] Filzlaus *f*, Phthirus/Pediculus pubis

phthi|sis ['θaɪsɪs, 'taɪ-] *noun, plural* **-ses** [-siːz] **1.** (Parenchym-)Schwund *m*, Schrumpfung *f*, Phthise *f*, Phthisis *f* **2.** Schwindsucht *f*, Auszehrung *f*, Phthise *f*, Phthisis *f* **3.** Lungenschwindsucht *f*, -tuberkulose *f*, Phthisis pulmonum

coal miner's phthisis Kohlenstaublunge *f*

dorsal phthisis Wirbeltuberkulose *f*, Spondylitis tuberculosa

essential phthisis of eye Augapfel-, Bulbuserweichung *f*, Ophthalmomalazie *f*

miner's phthisis Kohlenstaublunge *f*

ocular phthisis Ophthalmophthisis *f*

pulmonary phthisis Lungenschwindsucht *f*, -tuberkulose *f*, Phthisis pulmonum

Phy|co|my|ce|tes [ˌfaɪkəʊmaɪ'siːtiːz] *plural* niedere Pilze *pl*, Algenpilze *pl*, Phykomyzeten *pl*, Phycomycetes *pl*

phy|co|my|co|sis [ˌfaɪkəʊmaɪ'kəʊsɪs] *noun* Phykomykose *f*, Mukormykose *f*

phycomycosis entomophthorae Entomophthorose *f*, Entomophthora-Phykomykose *f*, Rhinophykomykose *f*

phy|lac|tic [fɪ'læktɪk] *adj* Phylaxis betreffend, vor Infekten schützend, phylaktisch, schützend

phyl|lo|qui|none [ˌfɪləʊkwɪ'nəʊn] *noun* Phyllochinon *nt*

phy|lo|ge|net|ic [ˌfaɪlədʒə'netɪk] *adj* Phylogenese betreffend, stammesgeschichtlich, phylogenetisch

phy|log|e|ny [faɪ'lɑdʒənɪ] *noun* Stammesgeschichte *f*, Phylogenie *f*, Phylogenese *f*

phy|lum ['faɪləm] *noun, plural* **phy|la** ['faɪlə] Stamm *m*, Phylum *nt*

phys|i|at|rics [ˌfɪzɪ'ætrɪks] *plural* Naturheilkunde *f*

phys|i|a|try [fɪ'zaɪətrɪ] *noun* **1.** Naturheilkunde *f*, Physiatrie *f* **2.** Bewegungstherapie *f*, Kranken-, Heilgymnastik *f* **3.** physikalische Therapie *f*, Physiotherapie *f*

phys|ic ['fɪzɪk] I *noun* **1.** Abführmittel *nt*, Laxans *nt*, Laxativ(um) *nt* **2.** Arznei(mittel *nt*) *f*, Medikament *nt* II *v* **3.** jdm. ein Abführmittel verabreichen **4.** mit Medikamenten behandeln

phys|i|cal ['fɪzɪkl] *adj* **1.** Körper betreffend, physisch, körperlich, Körper-, Physio- **2.** Physik betreffend, physikalisch; naturwissenschaftlich

phys|ics ['fɪzɪks] *plural* Physik *f*

phys|i|o|chem|i|cal [ˌfɪzɪəʊ'kemɪkl] *adj* Biochemie betreffend, biochemisch

phys|i|o|chem|is|try [ˌfɪzɪəʊ'keməstrɪ] *noun* Biochemie *f*

phys|i|og|no|my [fɪzɪ'ɑgnəmɪ] *noun* Physiognomie *f*

phys|i|o|log|ic [ˌfɪzɪəʊ'lɑdʒɪk] *adj* **1.** normal, natürlich, physiologisch **2.** Physiologie betreffend, physiologisch

phys|i|ol|o|gy [ˌfɪzɪəʊ'ɑlədʒɪ] *noun* Physiologie *f*

cell physiology Zell-, Zytophysiologie *f*

human physiology Humanphysiologie *f*

pathologic physiology Pathophysiologie *f*

phys|i|o|ther|a|py [ˌfɪzɪəʊ'θerəpɪ] *noun* Bewegungstherapie *f*, Kranken-, Heilgymnastik *f*

phy|sique [fɪ'ziːk] *noun* Körperbau *m*, Konstitution *f*, Statur *f*

physo- *präf.* Luft-, Gas-, Physo-

phy|so|he|ma|to|me|tra [ˌfaɪzəʊˌhemətə'miːtrə] *noun* Physohämatometra *f*

phy|so|hy|dro|me|tra [ˌfaɪzəʊhaɪdrə'miːtrə] *noun* Physohydrometra *f*

phy|so|me|tra [ˌfaɪzəʊ'miːtrə] *noun* Physometra *f*, Uterustympanie *f*, Tympania uteri

phy|so|py|o|sal|pinx [ˌfaɪzəʊˌpaɪə'sælpɪŋks] *noun* Physopyosalpinx *f*

phy|so|stig|mine [ˌfaɪzəʊ'stɪgmiːn] *noun* Physostigmin *nt*, Eserin *nt*

phy|so|stig|min|ism [ˌfaɪzəʊ'stɪgmənɪzəm] *noun* Physostigminvergiftung *f*, Physostigminismus *m*, Eserismus *m*

phyt- *präf.* Pflanzen-, Phyt(o)-

phyt|ag|glu|ti|nin [ˌfaɪtə'gluːtnɪn] *noun* Phytagglutinin *nt*

-phyte *suf.* Pflanze, -phyt

-phytic *suf.* pflanzlich, -phytisch

phyto- *präf.* Pflanzen-, Phyt(o)-

phy|to|be|zoar [ˌfaɪtəʊ'biːzɔːr] *noun* Phytobezoar *m*

phy|to|hem|ag|glu|ti|nin [faɪtəʊˌhiːmə'gluːtənɪn] *noun* Phytohämagglutinin *nt*

phy|to|hor|mone [ˌfaɪtəʊ'hɔːrməʊn] *noun* Pflanzenhormon *nt*, Phytohormon *nt*

phy|to|men|a|di|one [faɪtəʊˌmenə'daɪəʊn] *noun* →*phytonadione*

phy|to|na|di|one [ˌfaɪtəʊnə'daɪəʊn] *noun* Phyto(me)nadion *nt*, Vitamin K_1 *nt*

phy|ton|o|sis [faɪ'tɑnəsɪs] *noun* Phytonose *f*

phy|to|par|a|site [ˌfaɪtəʊ'pærəsaɪt] *noun* pflanzlicher Parasit *m*, Phytoparasit *m*

phy|to|pho|to|der|ma|ti|tis [ˌfaɪtəˌfəʊtəʊˌdɜrmə'taɪtɪs] *noun* **1.** Phytophotodermatitis *f* **2.** Wiesengräserdermatitis *f*, Wiesengrasdermatitis *f*, Pflanzendermatitis *f*, Phyto-Photodermatitis *f*, Dermatitis (bullosa) pratensis, Photodermatitis phytogenica

phy|to|sphin|go|sine [ˌfaɪtə'sfɪŋgəsiːn, -sɪn] *noun* Phytosphingosin *nt*, 4-Hydroxysphinganin *nt*

phy|tos|te|rin [faɪ'tɑstərɪn] *noun* Phytosterol *nt*, -sterin *nt*

phy|tos|te|rol [faɪ'tɑstərəl, -rɑl] *noun* Phytosterol *nt*, -sterin *nt*

phy|to|ther|a|py [ˌfaɪtə'θerəpɪ] *noun* Phytotherapie *f*

phy|to|tox|in [ˌfaɪtəʊ'tɑksɪn] *noun* Phytotoxin *nt*

phy|to|trich|o|be|zoar [ˌfaɪtəʊˌtrɪkə'biːzɔːr] *noun* Phytotrichobezoar *m*

pi- *präf.* Fett-, Lip(o)-

pia ['paɪə, 'piːə] I *noun* →*pia mater* II *adj* weich

pia mater Pia *f*, Pia mater

cranial pia mater Pia mater cranialis/encephali

spinal pia mater Pia mater spinalis

pia-arachnitis *noun* Entzündung der weichen Hirnhäute, Leptomeningitis *f*

pia-arachnoid *noun* weiche Hirn- und Rückenmarkshaut *f*, Leptomeninx *f*

pi|al ['paɪəl, 'piː-] *adj* Pia mater betreffend, pial

pi|a|ma|tral [ˌpaɪə'meɪtrəl] *adj* Pia mater betreffend, pial

pi|an [pɪ'ɑːn, 'piːæn] *noun* Frambösie *f*, Pian *f*, Parangi *f*, Yaws *f*, Framboesia tropica

pian bois südamerikanische Hautleishmaniase *f*, kutane Leishmaniase Südamerikas *f*, Chiclero-Ulkus *nt*

hemorrhagic pian Peruwarze *f*, Verruga peruana

pi|a|rach|ni|tis [ˌpaɪəˌræk'naɪtɪs] *noun* Entzündung der weichen Hirnhäute, Leptomeningitis *f*

pi|a|rach|noid [ˌpaɪə'ræknɔɪd] *noun* →*pia-arachnoid*

pi|ca ['paɪkə] *noun* Pica-Syndrom *nt*, Pikazismus *m*

pico- *präf.* Piko-, Pico-

Pi|cor|na|vir|i|dae [paɪˌkɔːrnə'vɪrədiː] *plural* Picornaviren *pl*, Picornaviridae *pl*

pic|ture ['pɪktʃər] *noun* Bild *nt*; fotografische Aufnahme *f*; Illustration *f*; Darstellung *f*

blood picture Blutbild *nt*

clinical picture klinisches (Krankheits-)Bild *nt*, Befund *m*

x-ray picture Röntgenbild *nt*, -aufnahme *f*

pie|bald|ism ['paɪbɔːldɪzəm] *noun* partieller/umschriebener Albinismus *m*, Albinismus circumscriptus, Piebaldismus *m*

main piece Pars principalis

middle piece Pars intermedia

pi|e|dra [pɪ'eɪdrə, 'pjeɪ-] *noun* Haarknötchenkrankheit

P

f, Piedra *f*, Trichosporie *f*, Trichosporose *f*
black piedra schwarze Haarknötchenkrankheit *f*, Piedra nigra
white piedra Beigel-Krankheit *f*, (weiße) Piedra *f*, Piedra alba, Trichomycosis nodosa
pi|e|sis ['paɪəsɪs] *noun* Blutdruck *m*
pig|bel ['pɪgbel] *noun* Darmbrand *m*, Enteritis necroticans
pig|ment ['pɪgmənt] I *noun* Farbe *f*, Farbstoff *m*, farbgebende Substanz *f*, Pigment *nt* II *v* pigmentieren, färben
bile pigments Gallenfarbstoffe *pl*
blood pigment 1. hämoglobinogenes Pigment *nt* 2. Blutfarbstoff *m*, Hämoglobin *nt*
lipochrome pigment Lipochrom *nt*, Lipoidpigment *nt*
melanotic pigment Melanin *nt*
wear and tear pigment Abnutzungspigment *nt*, Lipofuszin *nt*
pig|men|tar|y ['pɪgmən,teri:, -tərɪ] *adj* Pigment betreffend, pigmentär
pig|men|ta|tion [,pɪgmən'teɪʃn] *noun* Färbung *f*, Pigmentierung *f*, Pigmentation *f*
pig|ment|ed ['pɪgmentɪd] *adj* pigmentiert, pigmenthaltig
pig|men|to|gen|e|sis [pɪg,mentəʊ'dʒenəsɪs] *noun* Pigmentbildung *f*
pig|men|tol|y|sis [,pɪgmentɑlɪsɪs] *noun* Pigmentauflösung *f*, -zerstörung *f*, Pigmentolyse *f*
pig|men|to|phages [pɪg'mentəfeɪdʒɪz] *plural* Pigmentophagen *pl*
pil- *präf.* Haar-, Tricho-, Pil(o)-
pi|lar ['paɪlər] *adj* das Haar/Pilus betreffend, pilär, haarig, pilar
piles [paɪlz] *plural* Hämorrhoiden *pl*
pi|lin ['paɪlɪn] *noun* Pilusprotein *nt*
pill [pɪl] *noun* Pille *f*
birth-control pill (Antibaby-)Pille *f*
water pill Wassertablette *f*; harntreibendes Mittel *nt*, Diuretikum *nt*
pil|lar ['pɪlər] *noun* Säule *f*, Pfeiler *m*
anterior pillar of fauces Arcus palatoglossus
anterior pillar of fornix Gewölbe-, Fornixsäule *f*, -pfeiler *m*, Columna fornicis
central pillar of cochlea Schneckenachse *f*, -spindel *f*, Modiolus *f*
Corti's pillars (*Ohr*) Pfeilerzellen *pl*, Corti-Pfeilerzellen *pl*
pillar of fauces Gaumenbogen *m*
posterior pillar of fauces Arcus palatopharyngeus
posterior pillar of fornix Crus fornicis
pilo- *präf.* Haar-, Tricho-, Pil(o)-
pi|lo|be|zoar [,paɪləʊ'bi:zɔ:r, -zəʊr] *noun* Trichobezoar *m*
pi|lo|e|rec|tion [,paɪləʊɪ'rekʃn] *noun* Piloarrektion *f*, -erektion *f*, Pilo(motoren)reaktion *f*
pi|lo|ma|tri|co|ma [paɪlə,mætrɪ'kəʊmə] *noun* → *pilomatrixoma*
pi|lo|ma|trix|o|ma [paɪlə,meɪtrɪk'səʊmə] *noun* Pilomatrixom *nt*, Pilomatricoma *nt*, verkalktes Epitheliom *nt*, Epithelioma calcificans, Epithelioma calcificans Malherbe
pi|lo|mo|tor|func|tion [,paɪləʊ,məʊtər'fʌŋkʃn] *noun* Pilomotorik *f*
pi|lose ['paɪləʊs] *adj* mit Haaren bedeckt, haarig
pi|lo|se|ba|ceous [,paɪləʊsɪ'beɪʃəs] *adj* Haarfollikel und Talgdrüsen betreffend
pimel- *präf.* Fett-, Pimel(o)-, Lip(o)-
pim|e|li|tis [,pɪmə'laɪtɪs] *noun* Entzündung des Unterhautfettgewebes, Panniculitis *f*, Fettgewebsentzündung *f*, Pannikulitis *f*, Pimelitis *f*
pimelo- *präf.* Fett-, Pimel(o)-, Lip(o)-
pim|e|lo|ma [pɪmə'ləʊmə] *noun* Fettgeschwulst *f*, Fettgewebstumor *m*, Lipom *nt*
pim|e|lor|rhea [,pɪmələ'rɪə] *noun* Fettdurchfall *f*
pim|e|lo|sis [,pɪmə'ləʊsɪs] *noun* 1. (*patholog.*) degenerative Verfettung *f*, fettige Degeneration *f*, Degeneratio adiposa 2. Fettleibigkeit *f*, Fettsucht *f*, Adipositas *f*, Obesitas *f*
pim|per|nel ['pɪmpər,nel] *noun* Bibernelle *f*, Pimpinella *f*
pine [paɪn] *noun* Kiefer *f*
dwarf pine Latschenkiefer *f*, Pinus mugo ssp. pumilio
pi|ne|al ['pɪnɪəl, 'paɪ-] I *noun* Zirbel-, Pinealdrüse *f*, Pinea *f*, Corpus pineale, Glandula pinealis, Epiphyse *f*, Epiphysis cerebri II *adj* Zirbeldrüse betreffend, pineal, Pineal(o)-
pi|ne|al|ec|to|my [pɪnɪə'lektəmɪ] *noun* Pinealektomie *f*
pi|ne|a|lo|blas|to|ma [,pɪnɪæləʊblæs'təʊmə] *noun* Pinealoblastom *nt*
pi|ne|a|lo|cyte ['pɪnɪəlesaɪt] *noun* Pinealozyt *m*, Pinealzelle *f*
pi|ne|a|lo|cy|to|ma [,pɪnɪæləʊsaɪ'təʊmə] *noun* → *pinealoma*
pi|ne|a|lo|ma [pɪnɪə'ləʊmə] *noun* Pinealom *nt*, Pinealozytom *nt*
pi|ne|a|lop|a|thy [pɪnɪə'lɑpəθɪ] *noun* Pinealopathie *f*
pin|e|o|blas|to|ma [,pɪnɪəʊblæs'təʊmə] *noun* Pinealoblastom *nt*
pin|e|o|cy|to|ma [,pɪnɪəʊsaɪ'təʊmə] *noun* → *pinealoma*
pink|eye ['pɪŋkaɪ] *noun* Koch-Weeks-Konjunktivitis *f*, akute kontagiöse Konjunktivitis *f*, Konjunktivitis *f* durch Haemophilus aegyptius
pink puffer Pink puffer *m*, PP-Typ *m*
pi|no|cyte ['paɪnəsaɪt, 'pɪnə-] *noun* Pinozyt *m*
pi|no|cyt|ic [,paɪnə'sɪtɪk] *adj* 1. Pinozyt betreffend, pinozytär, Pinozyten- 2. → *pinocytotic*
pi|no|cy|to|sis [,pɪnəsaɪ'təʊsɪs] *noun* Pinozytose *f*
pi|no|cy|tot|ic [,pɪnəsaɪ'tɑtɪk] *adj* Pinozytose betreffend, pinozytotisch
pin|ta ['pɪntə] *noun* Pinta *f*, Mal del Pinto, Carate *f*
pin|worm ['pɪnwɜrm] *noun* Madenwurm *m*, Enterobius vermicularis, Oxyuris vermicularis
pio- *präf.* Fett-, Lip(o)-
pi|o|ne|mia [paɪə'ni:mɪə] *noun* Lipämie *f*, Lipaemia *f*, Hyperlipämie *f*
pir|i|form ['pɪrɪfɔ:rm] *adj* birnenförmig, piriform
pir|o|plas|mo|sis [,pɪrɪplæz'məʊsɪs] *noun* Piroplasmose *f*, Babesiose *f*, Babesiasis *f*
pi|si|form ['pɪsɪfɔ:rm, 'paɪ-] I *noun* Erbsenbein *nt*, Os pisiforme II *adj* erbsenförmig, Erbsen-; pisiform
pi|so|un|ci|nate [,pɪsəʊ'ʌnsənɪt, -neɪt] *adj* Os pisiforme und Os hamatum betreffend oder verbindend
pit [pɪt] *noun* (*auch anatom.*) Grube *f*, Vertiefung *f*, Einsenkung *f*, Loch *nt*
anal pit Aftergrube *f*, Proctodaeum *nt*
arm pit Achselhöhle *f*
articular pit of radial head Fovea articularis capitis radii
auditory pit Ohrgrübchen *nt*
central pit Sehgrube *f*, Fovea centralis
costal pit Fovea costalis inferior
costal pit of transverse process Fovea costalis processus transversi
ear pit Ohrgrübchen *nt*
gastric pits Magengrübchen *pl*, Foveolae gastricae
granular pits Foveolae granulares
pit of head of femur Fovea capitis ossis femoris
lens pit Linsengrübchen *nt*
olfactory pit Riechgrube *f*
optic pit Augentrichter *m*
otic pit Ohrgrübchen *nt*
postanal pit Steißbeingrübchen *nt*, Foveola coccygea
postnatal pit Steißbeingrübchen *nt*, Foveola coccygea
pit of stomach Magengrube *f*
suprameatal pit Foveola suprameatica/suprameatalis
tonsillar pits Tonsillen-, Mandelkrypten *pl*, Cryptae

tonsillares
triangular pit of arytenoid cartilage Fovea triangularis cartilaginis arytenoideae
trochlear pit Fovea trochlearis
pith [pɪθ] *noun* Knochenmark *m*
pi|tu|i|cyte [pɪ't(j)uɪsaɪt] *noun* Pituizyt *m*
pi|tu|i|cy|to|ma [pɪˌt(j)uːəsaɪ'təʊmə] *noun* Pituizytom *nt*
pi|tu|i|ta [pɪ't(j)uːətə] *noun* wäßrig-fadenziehender Schleim *m*, Pituita *f*
pi|tu|i|tar|y [pɪ't(j)uːəˌteriː] **I** *noun* Hirnanhangdrüse *f*, Hypophyse *f*, Pituitaria *f*, Hypophysis *f*, Glandula pituitaria **II** *adj* Hypophyse betreffend, hypophysär, pituitär, Hypophysen-
anterior pituitary Adenohypophyse *f*, Hypophysenvorderlappen *m*, Adenohypophysis *f*, Lobus anterior hypophysis
posterior pituitary Neurohypophyse *f*, Hypophysenhinterlappen *m*, Neurohypophysis *f*, Lobus posterior hypophysis
pi|tu|i|tec|to|my [pɪˌt(j)uːə'tektəmɪ] *noun* Hypophysenentfernung *f*, Hypophysektomie *f*
pi|tu|i|tous [pɪ't(j)uːətəs] *adj* Pituita/Schleim betreffend, schleimig, pituitös
pit|y|ri|a|sis [ˌpɪtɪ'raɪəsɪs] *noun* Pityriasis *f*
acute lichenoid pityriasis Mucha-Habermann-Syndrom *nt*, Pityriasis lichenoides et varioliformis acuta (Mucha-Habermann)
pityriasis alba Pityriasis alba, Pityriasis simplex
chronic lichenoid pityriasis Pityriasis lichenoides chronica
pityriasis rosea Pityriasis rosea
pityriasis rubra pilaris Pityriasis rubra pilaris
pityriasis simplex Pityriasis alba, Pityriasis simplex
pityriasis versicolor Kleienpilzflechte *f*, Eichstedt-Krankheit *f*, Willan-Krankheit *f*, Pityriasis/Tinea versicolor
Pityrosporum orbiculare Malassezia furfur, Pityrosporum ovale
piv|ot ['pɪvət] *noun* (Dreh-)Zapfen *m*; Achse *f*, Spindel *f*; Stift *m*
piv|ot|al ['pɪvətl] *adj* Zapfen-, Angel-
pla|ce|bo [plə'siːbəʊ] *noun* Plazebo *nt*, Placebo *nt*
pla|cen|ta [plə'sentə] *noun, plural* **-tas, -tae** [-tiː] Mutterkuchen *m*, Plazenta *f*, Placenta *f*; Nachgeburt *f*
placenta accreta Placenta accreta
annular placenta Ring-, Gürtelplazenta *f*, Placenta anularis
bilobate placenta zweigeteilte Plazenta *f*, Placenta bilobata/bipartita
fenestrated placenta Placenta fenestrata
furcate placenta gelappte Plazenta *f*, Lappenplazenta *f*, Placenta lobata
incarcerated placenta eingeklemmte Plazenta *f*, Placenta incarcerata
placenta increta Placenta increta
lobed placenta gelappte Plazenta *f*, Lappenplazenta *f*, Placenta lobata
multilobate placenta Placenta multilobata
placenta previa Placenta praevia
retained placenta Plazentaretention *f*, Retentio placentae
succenturiate placenta Nebenplazenta *f*, Placenta succenturiata
supernumerary placenta **1.** akzessorische Planzenta *f*, Placenta accessoria **2.** Nebenplazenta *f*, Placenta succenturiata
trilobate placenta dreigeteilte Plazenta *f*, Placenta trilobata
zonary placenta **1.** Placenta zonaria **2.** Ring-, Gürtelplazenta *f*, Placenta anularis
zonular placenta Placenta anularis
pla|cen|tal [plə'sentəl] *adj* Mutterkuchen/Plazenta betreffend, zur Placenta gehörend, plazentar, plazental
plac|en|ta|tion [plæsən'teɪʃn] *noun* Plazentation *f*
plac|en|ti|tis [ˌplæsən'taɪtɪs] *noun* Plazentaentzündung *f*, Plazentitis *f*, Placentitis *f*
plac|en|tog|ra|phy [ˌplæsən'tɑgrəfɪ] *noun* Plazentographie *f*, Plazentografie *f*
plac|en|to|ma [ˌplæsən'təʊmə] *noun* Plazentom *nt*, Placentoma *nt*
plac|en|top|a|thy [ˌplæsən'tɑpəθɪ] *noun* Plazentaerkrankung *f*, Plazentopathie *f*
plagio- *präf.* Schief-, Plagio-
pla|gi|o|ceph|al|y [ˌpleɪdʒɪəʊ'sefəlɪ] *noun* Schiefköpfigkeit *f*, Plagiozephalie *f*
plague [pleɪg] *noun* **1.** Pest *f*, Pestis *f*; schwarzer Tod *m* **2.** Seuche *f*, Pest *f*, Plage *f*, Pestilenz *f*, Pestis *f*
bubonic plague Beulen-, Bubonenpest *f*, Pestis bubonica/fulminans/major
glandular plague Beulen-, Bubonenpest *f*, Pestis bubonica/fulminans/major
lung plague Lungenpest *f*, Pestpneumonie *f*
meningeal plague Pestmeningitis *f*
Pahvant Valley plague Tularämie *f*, Hasen-, Nagerpest *f*, Lemming-Fieber *nt*, Ohara-, Francis-Krankheit *f*
pneumonic/pulmonic plague Lungenpest *f*, Pestpneumonie *f*
septic/septicemic plague Pestsepsis *f*, Pestseptikämie *f*, Pestikämie *f*, septische/septikämische Pest *f*
plane [pleɪn] *noun* (ebene) Fläche *f*, Ebene *f*; (*anatom.*) Planum *nt*
auricular plane of sacral bone Facies auricularis ossis sacri
auriculo-infraorbital plane Deutsche Horizontale *f*, Frankfurter Horizontale *f*, Ohr-Augen-Ebene *f*
bite plane Biss-, Okklusionsebene *f*
ear plane Deutsche Horizontale *f*, Frankfurter Horizontale *f*, Ohr-Augen-Ebene *f*
Frankfort plane Deutsche Horizontale *f*, Frankfurter Horizontale *f*, Ohr-Augen-Ebene *f*
frontal plane Planum frontale, Frontalebene *f*, Planum coronale
horizontal plane Planum horizontale, Horizontalebene *f*
interparietal plane Planum occipitale
interspinal plane Planum interspinale
intertubercular plane Planum intertuberculare
median plane Planum medianum, Medianebene *f*
occlusal plane Biss-, Okklusionsebene *f*
paramedian plane Planum paramedianum, Paramedianebene *f*
paramediann plane Paramedianebene *f*, Planum paramedianum
plane of pelvic canal Beckenachse *f*, Führungslinie *f* des Beckens, Axis pelvis
pelvic plane of inlet Beckeneingang *m*, Apertura pelvis superior
pelvic plane of outlet Beckenausgang *m*, Apertura pelvis inferior
sagittal plane Planum sagittale, Sagittalebene *f*
subcostal plane Planum subcostale
supracrestal plane Planum supracristale
temporal plane Planum temporale
transpyloric plane Planum transpyloricum
transverse plane Transversalebene *f*, Planum transversale
pla|nig|ra|phy [plə'nɪgrəfɪ] *noun* Schichtaufnahmetechnik *f*, Tomographie *f*, Planigraphie *f*, Tomografie *f*, Planigrafie *f*
pla|no|gram ['pleɪnəgræm] *noun* Schichtaufnahme *f*, Tomogramm *nt*
pla|nog|ra|phy [plə'nɑgrəfɪ] *noun* Planigraphie *f*, Tomographie *f*, Planigrafie *f*, Tomografie *f*
plant [plænt, plɑnt] *noun* Pflanze *f*, Gewächs *nt*
grapple plant südafrikanische Teufelskralle *f*, Harpa-

gophytum procumbens
plantain, broad-leaved Breitwegerich *m*, Plantago major
plantain, English **1.** Spitzwegerich *m*, Plantago lanceolata **2.** Plantaginis lanceolatae herba
planltallgia [plæn'tældʒ(ɪ)ə] *noun* (Fuß-)Sohlenschmerz *m*, Plantalgie *f*
planltar ['plæntər] *adj* Fußsohle betreffend, plantar
plaque [plæk] *noun* **1.** (*patholog.*) Fleck *m*, Plaque *f* **2.** (*mikrobiol.*) Plaque *f*, Phagenloch *nt*
Alzheimer's plaques senile Plaques *pl*
dental plaque Zahnbelag *m*, Plaque *f*
Peyer's plaques Peyer-Plaques *pl*, Noduli lymphoidei aggregati
senile plaques senile Drusen *pl*, Alzheimer-Drusen *pl*, -Plaques *pl*
-plasia *suf.* Bildung, Formung, -plasie, -plasia
plasm- *präf.* Plasma-, Plasm(o)-
-plasm *suf.* Plasma, -plasma
plaslma ['plæzmə] *noun* **1.** Blutplasma *nt*, Plasma *nt* **2.** Zell-, Zytoplasma *nt* **3.** zellfreie Lymphe *f* **4.** (*physik.*) Plasma *nt*
blood plasma Blutplasma *nt*, zellfreie Blutflüssigkeit *f*
cell plasma Zell-, Zytoplasma *nt*
citrated plasma Citratplasma *nt*
germ plasma Keimplasma *nt*, Erb-, Idioplasma *nt*
pool plasma Poolplasma *nt*
plasma- *präf.* Plasma-, Plasm(o)-
plaslmalcellullar [ˌplæzmə'seljələr] *adj* Plasmazelle(n) betreffend, aus Plasmazellen bestehend, plasmazellulär, plasmozytisch
plaslmalcyte ['plæzməsaɪt] *noun* Plasmazelle *f*, Plasmozyt *m*
plaslmalcytlic [ˌplæzmə'sɪtɪk] *adj* Plasmazelle(n) betreffend, aus Plasmazellen bestehend, plasmazellulär, plasmozytisch
plaslmalcyltolma [ˌplæzməsaɪ'təʊmə] *noun* **1.** solitärer Plasmazelltumor *m* **2.** Kahler-Krankheit *f*, Huppert-Krankheit *f*, Morbus Kahler, Plasmozytom *nt*, multiples Myelom *nt*, plasmozytisches Immunozytom *nt*, plasmozytisches Lymphom *nt*
plaslmalcyltolsis [ˌplæzməsaɪ'təʊsɪs] *noun* Plasmazellvermehrung *f*, Plasmozytose *f*
plaslmallemlma [ˌplæzmə'lemə] *noun* Zellmembran *f*, -wand *f*, Plasmalemm *nt*
plaslmallemlmal [ˌplæzmə'leməl] *adj* Plasmalemm betreffend, aus Plasmalemm bestehend
plaslmalpherlelsis [plæzməfə'riːsɪs] *noun* Plasmapherese *f*
plaslmaltherlalpy [plæzmə'θerəpɪ] *noun* Therapie/Behandlung *f* mit Plasma, Therapie/Behandlung *f* mit Blutplasma, Plasmatherapie *f*
plaslmatlic [plæz'mætɪk] *adj* Plasma betreffend, im Plasma, plasmatisch, Plasma-
-plasmatic *suf.* Plasma, -plasmatisch
plaslmaltoglalmy [ˌplæzmə'tɑgəmɪ] *noun* Plasmaverschmelzung *f*, Plasmogamie *f*
plaslmid ['plæzmɪd] *noun* Plasmid *nt*
plaslmin ['plæzmɪn] *noun* Plasmin *nt*, Fibrinolysin *nt*
plaslminlolgen [plæz'mɪnədʒən] *noun* Plasminogen *nt*, Profibrinolysin *nt*
plasmo- *präf.* Plasma-, Plasm(o)-
plaslmolcyte ['plæzməsaɪt] *noun* Plasmazelle *f*, Plasmozyt *m*
plaslmolcyltolma [ˌplæzməsaɪ'təʊmə] *noun* →*plasmacytoma*
plaslmoldilal [plæz'məʊdɪəl] *adj* Plasmodien betreffend, Plasmodien-
plaslmoldilcildal [ˌplæzmədɪ'saɪdl] *adj* plasmodienabtötend, plasmodizid
plaslmoldilcide [plæz'məʊdəsaɪd] *noun* Plasmodizid *nt*
Plaslmoldilum [plæz'məʊdɪəm] *noun* Plasmodium *nt*
Plasmodium falciparum Plasmodium falciparum
Plasmodium malariae Plasmodium malariae
Plasmodium ovale Plasmodium ovale
Plasmodium vivax Plasmodium vivax
plaslmoglalmy [plæz'mɑgəmɪ] *noun* Plasmaverschmelzung *f*, Plasmogamie *f*
plaslmolkilnin [ˌplæzməʊ'kaɪnɪn] *noun* antihämophiles Globulin *nt*, Antihämophiliefaktor *m*, Faktor VIII *m*
plaslmolsome ['plæzməsəʊm] *noun* **1.** Kernkörperchen *nt*, Nukleolus *m*, Nucleolus *m* **2.** Mitochondrie *f*, -chondrion *nt*, -chondrium *nt*, Chondriosom *nt*
-plast *suf.* Bildner, Keimzelle, -plast
plaslter ['plæstər, 'plɑːs-] I *noun* **1.** (Heft-)Pflaster *nt* **2.** Gips *m*, Calciumsulfat(-dihydrat *nt*) *nt* **3.** (*britisch*) Gips(verband *m*) *m* II *v* **4.** (put in plaster) (ein-)gipsen, in Gips legen, einen Gipsverband anlegen **5.** ein (Heft-) Pflaster auflegen **6.** (*Salbe*) dick auftragen
plaster of Paris **1.** Gips *m*, Calciumsulfat(-dihydrat *nt*) *nt* **2.** (*britisch*) Gips(verband *m*) *m*
-plasty *suf.* Bildung, Formung, -plastik
plate [pleɪt] *noun* (Glas-, Metall-)Platte *f*; Platte *f*
agar plate Agarplatte *f*
alar plate Flügelplatte *f*, Lamina alaris
basal plate **1.** Dezidual-, Basalplatte *f* **2.** (*embryolog.*) Basal-, Grundplatte *f*, Lamina basalis
basal plate of neural tube Flügelplatte *f*, Lamina alaris
basal plate of spermatozoon (*Spermium*) Basalplatte *f*
blood plate Blutplättchen *nt*, Thrombozyt *m*
blood agar plate Blutagarplatte *f*
cardiogenic plate kardiogene Platte *f*, Herzanlage *f*
cartilage plate **1.** Epiphysen(fugen)knorpel *m*, epiphysäre Knorpelzone *f*, Cartilago epiphysialis **2.** epiphysäre Wachstumszone *f*, Epiphysenfuge *f*
chorionic plate Zotten-, Chorionplatte *f*, Chorion frondosum
cough plate Hustenplatte *f*
cribriform plate of ethmoid bone Siebbeinplatte *f*, Lamina cribrosa ossis ethmoidalis
culture plate Kulturplatte *f*
dorsolateral plate Flügelplatte *f*, Lamina alaris
epiphyseal plate **1.** epiphysäre Wachstumszone *f*, Epiphysenfuge *f* **2.** Epiphysenfuge, Cartilago epiphysialis
external pterygoid plate Lamina lateralis processus pterygoidei
horizontal plate of palatine bone horizontale Platte *f* des Gaumenbeins, Lamina horizontalis ossis palatini
inner plate of cranial bone inneres Blatt *nt* des knöchernen Schädeldaches, Lamina interna calvariae
Ishihara plates Ishihara-Tafeln *pl*
lateral plate Seitenplatte *f*
left plate of thyroid cartilage Lamina sinistra
plate of modiolus Endplatte *f* der Lamina spiralis ossea, Lamina modioli cochleae
nail plate Nagelplatte *f*, Corpus unguis
object plate (*Mikroskop*) Objektträger *m*, -glas *nt*, Deckglas *nt*
oral plate Mundbucht *f*, -nische *f*, Stoma(to)deum *nt*
orbital plate of ethmoid bone Lamina orbitalis ossis ethmoidalis
orbital plate of frontal bone Pars orbitalis ossis frontalis
outer plate of cranial bone äußeres Blatt *nt* des knöchernen Schädeldaches, Lamina externa calvariae
perpendicular plate of ethmoid bone Lamina perpendicularis ossis ethmoidale
perpendicular plate of palatine bone Lamina perpendicularis ossis palatini
Petri plate Petri-Platte *f*
quadrigeminal plate Vierhügelplatte *f*, Lamina quadrigemina, Lamina tecti
right plate of thyroid cartilage Lamina dextra
sieve plate Sieb(bein)platte *f*, Lamina cribrosa ossis ethmoidalis

tarsal plate Lidknorpel *m*, Lidplatte *f*, Tarsalplatte *f*, Tarsus *m*
tarsal plate of lower lid Unterlidplatte *f*, Tarsus inferior
tarsal plate of upper lid Oberlidplatte *f*, Tarsus superior
tectal plate Vierhügelplatte *f*, Lamina quadrigemina, Lamina tecti
terminal plate of hypothalamus Lamina terminalis hypothalami
wing plate Flügelplatte *f*, Lamina alaris
platellet ['pleɪtlɪt] *noun* **1.** Plättchen *nt* **2.** (Blut-)Plättchen *nt*, Thrombozyt *m*
blood platelet Blutplättchen *nt*, Thrombozyt *m*
platelletpherlelsis [,pleɪtlɪtfə'riːsɪs] *noun* Thrombopherese *f*, Thrombozytopherese *f*
platling ['pleɪtɪŋ] *noun* Plattenosteosynthese *f*
platlilnum ['plætnəm] *noun* Platin *nt*
platy- *präf.* Breit-, Platt-, Platy-
platlylbalsia [,plætɪ'beɪsɪə] *noun* Platybasie *f*, basilare Impression *f*
platlylcephlallous [,plætɪ'sefələs] *adj* mit flachem, niedrigem Schädel, platyzephal, flachköpfig, platykephal, platykranial
platlylcephlally [,plætɪ'sefəlɪ] *noun* Platt-, Breitköpfigkeit *f*, Platt-, Breitkopf *m*, Platyzephalie *f*, -kephalie *f*, -kranie *f*
platlylcnelmia [,plætɪ(k)'niːmɪə] *noun* Platyknemie *f*
platlylcralnia [,plætɪ'kreɪnɪə] *noun* →*platycephaly*
Platlylhellminlthes [,plætɪhel'mɪnθiːz] *plural* Plattwürmer *pl*, Plathelminthes *pl*
platlylmorlphia [,plætɪ'mɔːrfɪə] *noun* Platymorphie *f*
plaltyslma [plə'tɪzmə] *noun* Hautmuskel *m* des Halses, Platysma *nt*
plaltyslmal [plə'tɪzməl] *adj* Platysma betreffend, Platysma-
platlylsponldyllia [,plætɪspɑn'dɪlɪə] *noun* Platyspondylie *f*
platlylsponldyllilsis [,plætɪspɑn'dɪləsɪs] *noun* (kongenitaler) Flachwirbel *m*, (kongenitale) Flachwirbelbildung *f*, Platyspondylie *f*
-plectic *suf.* schlagartig, -plektisch
plecltrum ['plektrəm] *noun, plural* **-trums, tra** [-trə] **1.** Zäpfchen *nt*, zapfenförmige Struktur *f*, Uvula *f* **2.** (Gaumen-)Zäpfchen *nt*, Uvula *f* **3.** Processus styloideus ossis temporalis
-plegia *suf.* Schlag, Lähmung, -plegie, -plegia
-plegic *suf.* gelähmt, lähmend, -pleg, -plegisch
pleio- *präf.* Viel-, Mehr-, Pleo-, Pleio-, Poly-
pleilioltroplic [,plaɪ'trɑpɪk, -'trəʊp-] *adj* Pleiotropie betreffend, auf ihr beruhend, pleiotrop, polyphän
pleilotlrolpy [plaɪə'ɑtrəpɪ] *noun* Pleiotropie *f*, Polyphänie *f*
pleo- *präf.* Viel-, Mehr-, Pleo-, Pleio-, Poly-
plelolchrolmatlic [,pliːəkrə'mætɪk] *adj* pleochrom, pleiochrom
plelolcyltolsis [,pliːəʊsaɪ'təʊsɪs] *noun* erhöhte Zellzahl *f*, Pleozytose *f*
plelolcyltotlic [,pliːəʊsaɪ'tɑtik] *adj* Pleozytose betreffend, von ihr gekennzeichnet, mit erhöhter Zellzahl, pleozytotisch
plelolkarlylolcyte [,pliːəʊ'kærɪəsaɪt] *noun* Pleo-, Polykaryozyt *m*
plelolmaslitia [,pliːəʊ'mæstɪə] *noun* Polymastie *f*
plelolmorlphic [,pliːəʊ'mɔːrfɪk] *adj* in vielen Erscheinungsformen/Gestalten vorkommend, polymorph, multiform, mehrgestaltig, vielförmig, vielgestaltig, multimorph, pleomorph
plelolmorlphism [,pliːəʊ'mɔːrfɪzəm] *noun* Mehrgestaltigkeit *f*, Pleo-, Polymorphismus *m*
plelrolcerlcoid [plɪərə'sɜrkɔɪd] *noun* Plerozerkoid *nt*
plesio- *präf.* Plesio-
pleslsimlelter [ple'sɪmətər] *noun* Plessimeter *nt*
pleslsimetlric [,plesɪ'metrɪk] *adj* Plessimeter betreffend, mittels Plessimeter, plessimetrisch
plethlolra ['pleθərə] *noun* Überfüllung *f*, Blutüberfüllung *f*, Plethora *f*
plethlolric ['pleθərɪk, plə'θɔːrɪk] *adj* Plethora betreffend, Plethora-
plethlyslmoglraphy [pleθɪz'mɑgrəfɪ] *noun* Plethysmographie *f*, Plethysmografie *f*
pleur- *präf.* Brustfell-, Rippenfell-, Pleura-, Pleur(o)-; Rippen-
pleulra ['plʊərə] *noun, plural* **-rae** [-riː] Brustfell *nt*, Pleura *f*
cervical pleura Pleurakuppel *f*, Cupula pleurae
costal pleura Rippenfell *nt*, Pleura costalis
diaphragmatic pleura Zwerchfellpleura *f*, Pleura diaphragmatica
mediastinal pleura Mediastinalpleura *f*, Pleura mediastinalis
parietal pleura parietales Blatt *nt* der Pleura, Parietalpleura *f*, Pleura parietale
pericardial pleura Perikardpleura *f*, Pleura pericardiaca
pulmonary pleura Lungenfell *nt*, Viszeralpleura *f* der Lunge, Pleura visceralis/pulmonalis
visceral pleura Lungenfell *nt*, Viszeralpleura *f* der Lunge, Pleura visceralis/pulmonis
pleulralcenltelsis [,plʊərəsen'tiːsɪs] *noun* Pleurapunktion *f*, Thorakozentese *f*
pleulralcotlolmy [,plʊərə'kɑtəmɪ] *noun* Thorakotomie *f*
pleulral ['plʊərəl] *adj* Brustfell/Pleura betreffend, zur Pleura gehörend, pleural
pleurlallgia [plʊə'rældʒ(ɪ)ə] *noun* Pleuraschmerz *m*, Pleuralgie *f*, Pleurodynie *f*
pleurlallgic [plʊə'rældʒɪk] *adj* Pleuralgie betreffend, pleuralgisch
pleurlecltolmy [plʊə'rektəmɪ] *noun* Rippenfell-, Pleuraresektion *f*, Pleurektomie *f*
pleurlilsy ['plʊərəsɪ] *noun* Entzündung der Pleura parietalis oder visceralis, Pleuritis *f*
adhesive pleurisy verklebende/adhäsive Pleuritis *f*
benign dry pleurisy Bornholmer-Krankheit *f*, epidemische Pleurodynie *f*, Myalgia epidemica
costal pleurisy Rippenfellentzündung *f*
diaphragmatic pleurisy basale Pleuritis *f*, Pleuritis diaphragmatica
dry pleurisy trockene Pleuritis *f*, Pleuritis sicca
epidemic benign dry pleurisy Bornholmer Krankheit *f*, epidemische Pleurodynie *f*, Myalgia acuta epidemica
epidemic diaphragmatic pleurisy Bornholmer Krankheit *f*, epidemische Pleurodynie *f*, Myalgia acuta epidemica
exudative pleurisy exsudative Pleuritis *f*, Pleuritis exsudativa
fibrinous pleurisy fibrinöse Pleuritis *f*, Pleuritis fibrinosa
hemorrhagic pleurisy hämorrhagische Pleuritis *f*, Pleuritis haemorrhagica
mediastinal pleurisy Pleuritis mediastinalis
metapneumonic pleurisy metapneumonische/postpneumonische Pleuritis *f*
parapneumonic pleurisy parapneumonische Pleuritis *f*
pulmonary pleurisy Lungenfellentzündung *f*
purulent pleurisy **1.** eitrige Pleuritis *f*, Pleuritis purulenta **2.** Thoraxempyem *nt*
sacculated pleurisy Pleuritis saccata
serofibrinous pleurisy serofibrinöse Pleuritis *f*
serous pleurisy seröse Pleuritis *f*, Pleuritis serosa
suppurative pleurisy **1.** eitrige Pleuritis *f*, Pleuritis purulenta **2.** Thoraxempyem *nt*
tuberculous pleurisy Pleuritis tuberculosa
visceral pleurisy Lungenfellentzündung *f*
wet pleurisy exsudative Pleuritis *f*, Pleuritis exsudativa
pleulritlic [plʊə'rɪtɪk] *adj* Pleuritis betreffend, pleuritisch

pleu|ri|tis [plʊəˈraɪtɪs] *noun* →*pleurisy*
pleuro- *präf.* Brustfell-, Rippenfell-, Pleura-, Pleur(o)-; Rippen-
pleu|ro|bron|chit|ic [ˌplʊərəʊbrɑŋˈkaɪtɪk] *adj* Pleurobronchitis betreffend, pleurobronchitisch
pleu|ro|bron|chi|tis [ˌplʊərəʊbrɑŋˈkaɪtɪs] *noun* Entzündung von Pleura und Bronchien, Pleurobronchitis *f*
pleu|ro|cen|te|sis [ˌplʊərəʊsenˈtiːsɪs] *noun* Pleurapunktion *f*, Thorakozentese *f*
pleu|rod|e|sis [plʊəˈrɑdəsɪs] *noun* Pleurodese *f*
pleu|ro|dyn|ia [ˌplʊərəʊˈdiːnɪə] *noun* **1.** Pleurodynie *f* **2.** Pleuraschmerz *m*, Pleuralgie *f*, Pleurodynie *f*
epidemic pleurodynia Bornholmer-Krankheit *f*, epidemische Pleurodynie *f*, Myalgia epidemica
pleu|ro|gen|ic [ˌplʊərəʊˈdʒenɪk] *adj* von der Pleura stammend, pleurogen
pleu|rog|ra|phy [plʊəˈrɑgrəfɪ] *noun* Pleurographie *f*, Pleurografie *f*
pleu|ro|hep|a|ti|tis [ˌplʊərəʊhepəˈtaɪtɪs] *noun* Pleurohepatitis *f*
pleu|rol|y|sis [plʊəˈrɑlɪsɪs] *noun* Pleurolyse *f*
pleu|ro|pa|ri|e|to|pex|y [ˌplʊərəʊpəˈraɪətəʊpeksɪ] *noun* Pleuroparietopexie *f*
pleu|ro|per|i|car|di|al [ˌplʊərəʊˌperɪˈkɑːrdɪəl] *adj* Pleura und Herzbeutel/Perikard betreffend oder verbindend, pleuroperikardial
pleu|ro|per|i|car|di|tis [ˌplʊərəʊˌperɪkɑːrˈdaɪtɪs] *noun* Entzündung von Herzbeutel und aufliegendem Brustfell, Pleuroperikarditis *f*, Pericarditis *f* externa
pleu|ro|per|i|to|ne|al [ˌplʊərəʊˌperɪtəʊˈniːəl] *adj* Pleura und Bauchfell/Peritoneum betreffend oder verbindend, pleuroperitoneal
pleu|ro|pneu|mo|nia [ˌplʊərəʊn(j)uːˈməʊnɪə] *noun* Pleuropneumonie *f*
pleu|ro|pneu|mo|nol|y|sis [ˌplʊərəʊˌn(j)uːməˈnɑlɪsɪs] *noun* Pleuropneumonolyse *f*
pleu|ro|pul|mo|nar|y [ˌplʊərəʊˈpʌlməneriː, -nərɪ] *adj* Pleura und Lunge(n)/Pulmo betreffend oder verbindend, pleuropulmonal
pleu|ror|rhea [ˌplʊərəʊˈrɪə] *noun* **1.** Pleuraerguss *m*, Pleurorrhoe *f* **2.** Hydrothorax *m*
pleu|ros|co|py [plʊəˈrɑskəpɪ] *noun* Pleuroskopie *f*
pleu|rot|o|my [plʊəˈrɑtəmɪ] *noun* Thorakotomie *f*
pleu|ro|vis|cer|al [ˌplʊərəʊˈvɪsərəl] *adj* Pleura und Eingeweide/Viszera betreffend oder verbindend, pleuroviszeral, viszeropleural
plex|al [ˈpleksəl] *adj* Plexus betreffend, Plexus-
plex|ec|to|my [plekˈsektəmɪ] *noun* Plexusresektion *f*, Plexektomie *f*
-plexia *suf.* Schlag, -plexie
ple|xi|form [ˈpleksɪfɔːrm] *adj* geflechtartig, plexiform, plexusartig
plex|im|e|ter [plekˈsɪmətər] *noun* Plessimeter *nt*
plex|i|met|ric [ˌpleksɪˈmetrɪk] *adj* Plessimeter betreffend, mittels Plessimeter, plessimetrisch
plex|op|a|thy [plekˈsɑpəθɪ] *noun* Plexuserkrankung *f*, Plexopathie *f*
brachial plexopathy Halswirbelsäulensyndrom *nt*, Thoracic-outlet-Syndrom *nt*, zervikales Vertebralsyndrom *nt*, Zervikobrachialsyndrom *nt*
plex|us [ˈpleksəs] *noun, plural* **-us, -us|es** Plexus *m*, Geflecht *nt*
abdominal aortic plexus vegetativer Plexus *m* der Bauchaorta, Plexus nervosus aorticus abdominalis
anserine plexus Parotisplexus *m* des Nervus facialis, Plexus nervosus intraparotideus
anterior cardiac plexus Plexus nervosus cardiacus superficialis
anterior coronary plexus of heart Plexus coronarius cordis anterior
anterior external vertebral venous plexus Plexus venosus vertebralis externus anterior
anterior internal vertebral venous plexus Plexus venosus vertebralis internus anterior
anterior pulmonary plexus Plexus nervosus pulmonalis anterior
anterior sacral plexus Plexus venosus sacralis
aortic plexus vegetativer Plexus *m* der Aorta, Plexus nervosus aorticus
areolar plexus Venenplexus *m* der Brustwarze, Plexus venosus areolaris
Auerbach's plexus Auerbach-Plexus *m*, Plexus nervosus myentericus
autonomic plexus autonomes/vegetatives Nervengeflecht *nt*, autonomer/vegetativer (Nerven-)Plexus *m*, Plexus nervosus autonomicus
autonomic brachial plexus Plexus autonomicus brachialis
axillary lymphatic plexus axillärer Lymph(gefäß)plexus *m*, Plexus lymphaticus axillaris
basilar plexus Plexus venosus basilaris
Batson's plexus Venenplexus *pl* der Wirbelsäule, Plexus venosi vertebralis externi et interni
brachial plexus Armgeflecht *nt*, -plexus *m*, Plexus nervosus brachialis
cardiac plexus vegetatives Herzgeflecht *nt*, -plexus *m*, Plexus nervosus cardiacus
carotid plexus vegetatives Geflecht *nt* der Arteria carotis interna, Plexus nervosus caroticus internus
cavernous plexus Sinus cavernosus-Plexus *m*, Plexus cavernosus
cavernous plexus of clitoris Plexus venosus cavernosus clitoridis
cavernous plexus of concha Venenplexus *m* der Nasenmuschel, Plexus venosus cavernosi concharum
cavernous plexus of penis Plexus venosus cavernosus penis
celiac plexus **1.** Sonnengeflecht *nt*, Plexus solaris, Plexus nervosus coeliacus **2.** lymphatischer Plexus coeliacus
cervical plexus Halsgeflecht *nt*, -plexus *m*, Plexus nervosus cervicalis
cervicobrachial plexus Plexus brachialis et cervicalis
choroid plexus Plexus venosus choroideus
choroid plexus of fourth ventricle Plexus choroideus des IV. Ventrikels, Plexus venosus choroideus ventriculi quarti
choroid plexus of lateral ventricle Plexus choroideus des Seitenventrikels, Plexus venosus choroideus ventriculi lateralis
choroid plexus of third ventricle Plexus choroideus des III. Ventrikels, Plexus venosus choroideus ventriculi tertii
coccygeal plexus Steißbein-, Kokzygealplexus *m*, Plexus coccygeus
common carotid plexus vegetatives Geflecht *nt* der Arteria carotis communis, Plexus nervosus caroticus communis
crural plexus vegetativer Plexus *m* der Arteria femoralis, Plexus nervosus femoralis
deep cardiac plexus Plexus nervosus cardiacus profundus
deferential plexus Ductus-deferens-Geflecht *nt*, Plexus nervosus deferentialis
diaphragmatic plexus Plexus nervosus phrenicus
dorsal venous plexus of foot Venenplexus *m* des Fußrückens, Rete venosum dorsale pedis
dorsal venous plexus of hand Venenplexus *m* des Handrückens, Rete venosum dorsale manus
enteric plexus enterischer Plexus *m*, Plexus nervosus entericus
epigastric plexus Sonnengeflecht *nt*, Plexus solaris, Plexus nervosus coeliacus
esophageal plexus vegetatives Speiseröhrengeflecht *nt*,

Vagusgeflecht *nt* des Ösophagus, Plexus oesophagealis
external carotid plexus vegetatives Geflecht *nt* der Arteria carotis externa, Plexus nervosus caroticus externus
plexus of facial artery vegetativer Plexus *m* der Arteria facialis
femoral plexus vegetativer Plexus *m* der Arteria femoralis, Plexus nervosus femoralis
gastric plexuses Magenplexus *pl*, Plexus nervosus gastrici
gastric coronary plexus Magenplexus *pl*, Plexus gastrici
Heller's plexus Heller-Plexus *m*
hemorrhoidal plexus rektaler Venenplexus *m*, Hämorrhoidalplexus *m*, Plexus hemorrhoidalis, Plexus venosus rectalis
hepatic plexus Plexus nervosus hepaticus
ileocolic plexus vegetativer Plexus *m* der Arteria ileocolica
iliac plexuses vegetative Plexus *pl* der Arteriae iliacae, Plexus nervosus iliaci
inferior dental plexus Plexus nervosus dentalis inferior
inferior hypogastric plexus Beckengeflecht *nt*, -plexus *m*, Plexus nervosus hypogastricus inferior, Plexus nervosus pelvicus
inferior mesenteric plexus Plexus nervosus mesentericus inferior
inferior rectal plexus Plexus nervosus rectalis inferior
inferior thyroid plexus vegetativer Plexus *m* der Arteria thyroidea inferior, Plexus venosus thyroideus inferior
inguinal plexus lymphatischer Leistenplexus *m*
intermesenteric plexus Plexus intermesentericus
internal carotid plexus Venenplexus *m* im Karotiskanal, Plexus venosus caroticus internus
internal carotid venous plexus Plexus venosus caroticus internus
intramural plexus intramuraler Plexus *m*
intrascleral plexus intraskleraler Venenplexus *m*
ischiadic plexus **1.** Kreuzbein-, Sakralplexus *m*, Plexus nervosus sacralis **2.** Plexus venosus sacralis
Jacobson's plexus Jacobson-Plexus *m*, Plexus tympanicus
jugular plexus lymphatischer Plexus *m* der Vena jugularis interna
left colic plexus Arteria colica sinistra-Abschnitt *m* des Plexus mesentericus inferior
lienal plexus Plexus nervosus lienalis
lingual plexus vegetativer Plexus *m* der Arteria lingualis
lumbar plexus **1.** Lenden-, Lumbalplexus *m*, Plexus nervosus lumbalis **2.** lymphatischer Lendenplexus *m*, Plexus lumbalis
lumbosacral plexus Plexus nervosus lumbosacralis
lymphatic plexus Lymphgefäßnetz *nt*, Plexus lymphaticus
lymphatic axillary plexus Plexus lymphaticus axillaris
Meissner's plexus Meissner-Plexus *m*, Plexus nervosus submucosus
middle colic plexus Arteria colica media-Abschnitt *m* des Plexus mesentericus superior
middle hemorrhoidal plexus Plexus nervosus hemorrhoidalis medius, Plexus rectalis medius
middle rectal plexus Plexus hemorrhoidalis medius, Plexus nervosus rectalis medius
myenteric plexus Auerbach-Plexus *m*, Plexus nervosus myentericus
nerve plexus Nervengeflecht *nt*, -plexus *m*, Plexus nervosus
occipital plexus vegetativer Plexus *m* der Arteria occipitalis
ophthalmic plexus vegetativer Plexus *m* der Arteria ophthalmica
ovarian plexus Plexus nervosus ovaricus
pampiniform plexus Venengeflecht *nt* des Samenstranges, Plexus venosus pampiniformis
pancreatic plexus Pankreasplexus *m*, Plexus nervosus pancreaticus
parotid plexus of facial nerve Parotisplexus *m* des Nervus facialis, Plexus nervosus intraparotideus
pelvic plexus Beckenplexus *m*, Plexus nervosus pelvicus, Plexus nervosus hypogastricus inferior
periarterial plexus vegetatives Adventitiageflecht *nt* der Arterien, Plexus nervosus periarterialis
pharyngeal plexus Venengeflecht *nt* des Pharynx, Plexus nervosus pharyngeus
pharyngeal plexus of vagus nerve Plexus pharyngealis nervi vagi
phrenic plexus Plexus nervosus phrenicus
posterior external vertebral venous plexus Plexus venosus vertebralis externus posterior
posterior internal vertebral venous plexus Plexus venosus vertebralis internus posterior
posterior pulmonary plexus Plexus nervosus pulmonalis posterior
presacral plexus sakraler Venenplexus *m*, Plexus venosus sacralis
prostatic plexus **1.** Prostataplexus *m*, Plexus prostaticus **2.** venöser Prostataplexus *m*, Plexus venosus prostaticus
prostatic venous plexus venöser Prostataplexus *m*, Plexus venosus prostaticus
pterygoid plexus Plexus venosus pterygoideus
pudendal plexus venöser Prostataplexus *m*, Plexus venosus prostaticus
pulmonary plexus vegetatives Lungengeflecht *nt*, Plexus nervosus pulmonalis
rectal venous plexus rektaler Venenplexus *m*, Hämorrhoidalplexus *m*, Plexus hemorrhoidalis, Plexus venosus rectalis
renal plexus Plexus renalis, Plexus nervosus renalis
right colic plexus Arteria colica dextra-Abschnitt *m* des Plexus mesentericus superior
sacral plexus **1.** Kreuzbein-, Sakralplexus *m*, Plexus nervosus sacralis **2.** Plexus venosus sacralis
sacral venous plexus sakraler Venenplexus *m*, Plexus venosus sacralis
Santorini's plexus **1.** Prostataplexus *m*, Plexus prostaticus **2.** venöser Prostataplexus *m*, Plexus venosus prostaticus
Sappey's plexus Sappey-Plexus *m*
solar plexus Sonnengeflecht *nt*, Plexus solaris, Plexus nervosus coeliacus
spermatic plexus **1.** Venengeflecht *nt* des Samenstranges, Plexus venosus pampiniformis **2.** Plexus nervosus testicularis
spinal nerve plexus Plexus spinalium
splenic plexus Plexus nervosus lienalis
subclavian plexus vegetatives Geflecht *nt* der Arteria subclavia, Plexus nervosus subclavius
submucosal plexus Meissner-Plexus *m*, Plexus nervosus submucosus
submucous plexus Meissner-Plexus *m*, Plexus nervosus submucosus
submucous intestinal plexus Meissner-Plexus *m*, Plexus nervosus submucosus
suboccipital venous plexus subokzipitales Venengeflecht *nt*, Plexus venosus suboccipitalis
subserosal plexus seröser Peritonealplexus *m*, Plexus nervosus subserosus
subserous plexus seröser Peritonealplexus *m*, Plexus nervosus subserosus
superficial cardiac plexus Plexus cardiacus superficialis, Plexus nervosus cardiacus superficialis
superior dental plexus Plexus nervosus dentalis supe-

rior
superior hemorrhoidal plexus Plexus nervosus hemorrhoidalis superior, Plexus rectalis superior
superior hypogastric plexus Nervus presacralis, Plexus nervosus hypogastricus superior
superior mesenteric plexus Plexus nervosus mesentericus superior
superior rectal plexus Plexus hemorrhoidalis superior, Plexus nervosus rectalis superior
superior thyroid plexus vegetativer Plexus *m* der Arteria thyroidea superior, Plexus venosus thyroideus superior
suprarenal plexus Nebennierenplexus *m*, Plexus nervosus suprarenalis
testicular plexus Plexus nervosus testicularis
thoracic aortic plexus vegetativer Plexus *m* der Brustaorta, Plexus aorticus thoracicus
Trolard's plexus Venengeflecht *nt* im Hypoglossuskanal, Plexus venosus canalis hypoglossi
tympanic plexus Jacobson-Plexus *m*, Plexus tympanicus
unpaired thyroid plexus Venengeflecht *nt* unter der Schilddrüse, Plexus venosus thyroideus impar
ureteric plexus Harnleitergeflecht *nt*, Plexus nervosus uretericus
uterine plexus 1. uteriner Teil *m* des Plexus uterovaginalis **2.** Plexus venosus uterinus
uterine venous plexus venöser Uterusplexus *m*, Plexus venosus uterinus
uterovaginal plexus 1. Plexus uterovaginalis **2.** Plexus venosus uterinis et vaginalis
vaginal plexus 1. vaginaler Teil *m* des Plexus uterovaginalis **2.** Plexus venosus vaginalis
vaginal venous plexus Plexus venosus vaginalis
vascular plexus Gefäßgeflecht *nt*, -plexus *m*, Plexus nervosus vasculosus
venous plexus venöser Plexus *m*, Plexus venosus
venous plexus of foramen ovale Venengeflecht *nt* im Foramen ovale, Plexus venosus foraminis ovalis
venous plexus of hypoglossal canal Venengeflecht *nt* im Hypoglossuskanal, Plexus venosus canalis hypoglossi
venous prostatic plexus Plexus venosus prostaticus, Plexus prostaticus
vertebral plexus vegetatives Geflecht *nt* der Arteria vertebralis, Plexus vertebralis
vesical plexus 1. Harnblasengeflecht *nt*, Plexus nervosus vesicalis **2.** Plexus venosus vesicalis
vesical venous plexus Venengeflecht *nt* am Blasengrund, Plexus venosus vesicalis
visceral plexus autonomes/vegetatives Nervengeflecht *nt*, autonomer/vegetativer (Nerven-)Plexus *m*, Plexus nervosus autonomicus, Plexus nervosus visceralis

pli|ca ['plaɪkə] *noun, plural* **-cae** [-siː] Falte *f*, Plica *f*
alar plicae Plicae alares, Flügelfalten *pl*
gastric plicae Magenschleimhautfalten *pl*, Plicae gastricae
mediopatellar plica Plica mediopatellaris
sublingual plica Plica sublingualis
synovial plicae Plicae synoviales

pli|ca|my|cin [ˌpliːkə'maɪsiː] *noun* Aureolsäure *f*, Plicamycin *nt*, Mithramycin *nt*

pli|ca|tion [plɪ'keɪʃn] *noun* **1.** Falte *f*; Faltenbildung *f*, Faltung *f* **2.** (*chirurg.*) Plikation *f*, Plicatio *f*

-ploid *suf.* -fach, -ploid

pluri- *präf.* Viel-, Pluri-, Multi-, Poly-

plu|ri|caus|al [ˌplʊərɪ'kɔːzəl] *adj* zwei oder mehr Ursachen habend, plurikausal

plu|ri|glan|du|lar [ˌplʊərɪ'glændʒələr] *adj* mehrere Drüsen/Glandulae betreffend, multiglandulär, pluriglandulär, polyglandulär

plu|ri|grav|i|da [ˌplʊərɪ'grævɪdə] *noun* Pluri-, Multigravida *f*

plu|ri|men|or|rhea [ˌplʊərɪˌmenə'rɪə] *noun* Polymenorrhoe *f*

plu|ri|nu|cle|ar [ˌplʊərɪ'n(j)uːklɪər] *adj* viele Kerne/Nuclei enthaltend, polynukleär, vielkernig, mehrkernig, multinukleär, multinuklear

plu|ri|po|lar [ˌplʊərɪ'pəʊlər] *adj* (*Nervenzelle*) mit mehreren Fortsätzen, pluripolar, multipolar

plu|ri|po|tent [ˌplʊərɪ'pəʊtnt, plʊə'rɪpətənt] *adj* (*Zelle, Gewebe*) über sämtliche Entwicklungsmöglichkeiten verfügend, omnipotent, totipotent

-pnea *suf.* Atmen, Atmung, -pnoe

-pneic *suf.* atmend, -pnoisch

pneuma- *präf.* Luft-, Gas-, Atem-, Atmungs-, Lungen-, Pneumo-, Pulmo-

pneu|mar|thro|gram [n(j)uː'mɑːrθrəgræm] *noun* Pneumarthrogramm *nt*

pneu|mar|throg|ra|phy [ˌn(j)uːmɑːr'θrɑgrəfɪ] *noun* Pneumarthrographie *f*, Pneumarthrografie *f*

pneu|mar|thro|sis [ˌn(j)uːmɑːr'θrəʊsɪs] *noun* Pneumarthrosis *f*

pneu|ma|the|mia [ˌn(j)uːmə'θiːmɪə] *noun* Luftembolie *f*

pneu|mat|ic [njuː'mætɪk, nʊ-] *adj* Pneumatik betreffend; (Druck-)Luft oder Gas oder Atmung betreffend, lufthaltig, pneumatisch

pneu|ma|ti|nu|ria [ˌn(j)uːmətɪ'n(j)ʊərɪə] *noun* Pneumaturie *f*

pneu|ma|ti|za|tion [njuːˌmætɪ'zeɪʃn] *noun* (*Knochen*) Pneumatisation *f*

pneumato- *präf.* Luft-, Gas-, Atem-, Atmungs-, Lungen-, Pneumo-, Pulmo-

pneu|ma|to|car|dia [ˌn(j)uːmətəʊ'kɑːrdɪə] *noun* Pneumatokardie *f*

pneu|ma|to|cele ['n(j)uːmətəʊsiːl] *noun* **1.** Luftgeschwulst *f*, Pneumatozele *f* **2.** Lungenhernie *f*, Pneumatozele *f*, Pneumozele *f* **3.** Aerozele *f*

pneu|ma|to|ceph|al|us [ˌn(j)uːmətəʊ'sefələs] *noun* Pneumatozephalus *m*

pneu|ma|to|graph ['n(j)uːmətəʊgræf] *noun* Spirograph *m*, Spirograf *m*

pneu|ma|to|he|mia [ˌn(j)uːmətəʊ'hiːmɪə] *noun* Luftembolie *f*

pneu|ma|tom|e|ter [ˌn(j)uːmə'tɑmɪtər] *noun* **1.** Spirometer *nt* **2.** Pneumatometer *nt*

pneu|ma|tom|e|try [ˌn(j)uːmətəʊ'tɑmətrɪ] *noun* Spirometrie *f*

pneu|ma|tor|rha|chis [ˌn(j)uːmətəʊ'tɔːrəkɪs] *noun* Pneumorrhachis *f*

pneu|ma|to|sis [ˌn(j)uːmətəʊ'təʊsɪs] *noun* Pneumatose *f*, Pneumatosis *f*
intestinal pneumatosis Darm(wand)emphysem *nt*, Pneumatosis cystoides intestini

pneu|ma|to|tho|rax [ˌn(j)uːmətəʊ'θɔːræks] *noun* Pneumothorax *m*

pneu|ma|tu|ria [ˌn(j)uːmə't(j)ʊərɪə] *noun* Pneumaturie *f*

pneu|mec|to|my [n(j)uː'mektəmɪ] *noun* Lungenresektion *f*, Pneumektomie *f*

pneu|men|ceph|a|log|ra|phy [ˌn(j)uːmenˌsefə'lɑgrəfɪ] *noun* Pneumenzephalographie *f*, Pneumenzephalografie *f*

pneumo- *präf.* Luft-, Gas-, Atem-, Atmungs-, Lungen-, Pneumo-, Pulmo-

pneu|mo|ar|throg|ra|phy [ˌn(j)uːməʊɑːr'θrɑgrəfɪ] *noun* Pneumarthrographie *f*, Pneumarthrografie *f*

pneu|mo|ba|cil|lus [ˌn(j)uːməʊbə'sɪləs] *noun* →*Friedländer's pneumobacillus*
Friedländer's pneumobacillus Friedländer-Bakterium *nt*, Friedländer-Bacillus *m*, Bacterium pneumoniae Friedländer, Klebsiella pneumoniae

pneu|mo|bil|ia [ˌn(j)uːməʊ'bɪlɪə] *noun* Pneumobilie *f*

pneu|mo|car|di|al [ˌn(j)uːmə'kɑːrdɪəl] *adj* Lunge(n) und Herz betreffend oder verbindend, pneumokardial, kar-

diopulmonal
pneu|mo|cele ['n(j)uːməsiːl] *noun* Hernia pulmonalis, Mediastinalhernie *f*, Lungenhernie *f*
pneu|mo|ceph|al|us [ˌn(j)uːməʊ'sefələs] *noun* Pneumatozephalus *m*
pneu|mo|cis|ter|nog|ra|phy [ˌn(j)uːməʊˌsɪstər'nɑɡrəfɪ] *noun* Pneumozisternographie *f*, Pneumozisternografie *f*
pneu|mo|coc|cal [n(j)uːməʊ'kɑkl] *adj* Pneumokokken betreffend, Pneumokokken-
pneu|mo|coc|ce|mia [ˌn(j)uːməʊkɑk'siːmɪə] *noun* Pneumokokkensepsis *f*, Pneumokokkämie *f*
pneu|mo|coc|cic [n(j)uːməʊ'kɑksɪk] *adj* Pneumokokken betreffend, Pneumokokken-
pneu|mo|coc|co|sis [ˌn(j)uːməʊkə'kəʊsɪs] *noun* Pneumokokkeninfektion *f*, Pneumokokkose *f*
pneu|mo|coc|co|su|ria [ˌn(j)uːməʊˌkɑkə's(j)ʊərɪə] *noun* Pneumokokkosurie *f*
pneu|mo|coc|cus [n(j)uːməʊ'kɑkəs] *noun, plural* **-ci** [n(j)uːməʊ'kɑkaɪ, n(j)uːməʊ'kɑsaɪ] Pneumokokkus *m*, Fränkel-Pneumokokkus *m*, Pneumococcus *m*, Streptococcus pneumoniae, Diplococcus pneumoniae
pneu|mo|co|lon [ˌn(j)uːməʊ'kəʊlən] *noun* Pneumokolon *nt*
pneu|mo|co|ni|o|sis [ˌn(j)uːməʊˌkəʊnɪ'əʊsɪs] *noun* Pneumokoniose *f*, Staublungenerkrankung *f*, Staublunge *f*
pneumoconiosis of coal workers Kohlenstaublunge *f*, Lungenanthrakose *f*, Anthracosis pulmonum
pneu|mo|cra|ni|um [ˌn(j)uːməʊ'kreɪnɪəm] *noun* Pneumatozephalus *m*
pneu|mo|cys|tic [n(j)uːməʊ'sɪstɪk] *adj* Pneumocystis betreffend, durch Pneumocystis hervorgerufen, Pneumocystis-
Pneu|mo|cys|tis [n(j)uːməʊ'sɪstɪs] *noun* Pneumocystis *f*
Pneumocystis carinii Pneumocystis carinii *f*
pneu|mo|cys|tog|ra|phy [ˌn(j)uːməʊsɪs'tɑɡrəfɪ] *noun* Pneumozystographie *f*, Pneumozystografie *f*
pneu|mo|cys|to|sis [ˌn(j)uːməʊsɪs'təʊsɪs] *noun* interstitielle plasmazelluläre Pneumonie *f*, Pneumocystis-carinii-Pneumonie *f*
pneu|mo|cytes [ˌn(j)uːməʊ'saɪt] *plural* Pneumozyten *pl*
pneu|mo|der|ma [ˌn(j)uːməʊ'dɜrmə] *noun* Hautemphysem *nt*
pneu|mo|em|py|e|ma [ˌn(j)uːməʊempaɪ'iːmə] *noun* Pyopneumothorax *m*
pneu|mo|en|ceph|a|log|ra|phy [ˌn(j)uːməʊenˌsefə'lɑɡrəfɪ] *noun* Pneumenzephalographie *f*, Pneumenzephalografie *f*
pneu|mo|en|ceph|a|lo|my|e|lo|gram [ˌn(j)uːməʊenˌsefələʊ'maɪələɡræm] *noun* Pneum(o)enzephalomyelogramm *nt*
pneu|mo|en|ceph|a|lo|my|e|log|ra|phy [ˌn(j)uːməʊenˌsefələʊˌmaɪə'lɑɡrəfɪ] *noun* Pneum(o)enzephalomyelographie *f*, Pneum(o)enzephalomyelografie *f*
pneu|mo|en|ter|i|tis [ˌn(j)uːməʊentə'raɪtɪs] *noun* Pneumoenteritis *f*
pneu|mo|gas|trog|ra|phy [ˌn(j)uːməʊɡæs'trɑɡrəfɪ] *noun* Pneumogastrographie *f*, Pneumogastrografie *f*
pneu|mog|ra|phy [n(j)uː'mɑɡrəfɪ] *noun* Pneumographie *f*, Pneumografie *f*
pneu|mo|he|mia [ˌn(j)uːmə'hiːmɪə] *noun* Luftembolie *f*
pneu|mo|he|mo|per|i|car|di|um [ˌhiːməˌperɪ'kɑːrdɪəm] *noun* Pneumohämoperikard *nt*, Hämopneumoperikard *nt*
pneu|mo|he|mo|tho|rax [ˌn(j)uːməʊˌhiːmə'θɔːræks] *noun* Hämatopneumothorax *m*
pneu|mo|hy|dro|me|tra [ˌn(j)uːməʊˌhaɪdrə'miːtrə] *noun* Pneumohydrometra *f*
pneu|mo|hy|dro|per|i|car|di|um [ˌn(j)uːməʊˌhaɪdrəˌperɪ'kɑːrdɪəm] *noun* Pneumohydroperikard *nt*, Hydropneumoperikard *nt*
pneu|mo|hy|dro|per|i|to|ne|um [ˌn(j)uːməʊˌhaɪdrəˌperɪtən'iːəm] *noun* Pneumohydroperitoneum *nt*, Hydropneumoperitoneum *nt*
pneu|mo|hy|dro|tho|rax [ˌn(j)uːməʊˌhaɪdrə'θɔːræks] *noun* Pneumohydrothorax *m*, Hydropneumothorax *m*
pneu|mo|hy|po|der|ma [ˌn(j)uːməʊˌhaɪpə'dɜrmə] *noun* Hautemphysem *nt*
pneu|mo|li|poi|do|sis [ˌn(j)uːməʊlɪpɔɪ'dəʊsɪs] *noun* Lipidpneumonie *f*, Öl-, Fettaspirationspneumonie *f*
pneu|mo|lith ['n(j)uːməʊlɪθ] *noun* Lungenstein *m*, Pneumolith *m*
pneu|mo|li|thi|a|sis [ˌn(j)uːməʊlɪ'θaɪəsɪs] *noun* Pneumolithiasis *f*
pneu|mo|lo|gy [n(j)uː'mɑlədʒɪ] *noun* Pneumologie *f*, Pneumonologie *f*, Pulmonologie *f*, Pulmologie *f*
pneu|mo|ly|sis [n(j)uː'mɑlɪsɪs] *noun* Pleurolyse *f*
pneu|mo|ma|la|cia [ˌn(j)uːməmə'leɪʃ(ɪ)ə] *noun* Lungenerweichung *f*, Pneumomalazie *f*, -malacia *f*
pneu|mo|me|di|as|ti|nog|ra|phy [ˌn(j)uːməʊˌmɪdɪæstaɪ'nɑɡrəfɪ] *noun* Pneumomediastinographie *f*, Pneumomediastinografie *f*
pneu|mo|me|di|as|ti|num [ˌn(j)uːməʊˌmɪdɪə'staɪnəm] *noun* (spontanes) Mediastinalemphysem *nt*, Hamman-Syndrom *nt*, Pneumomediastinum *nt*
pneu|mo|me|la|no|sis [ˌn(j)uːməʊnˌmelə'nəʊsɪs] *noun* Pneumo-, Pneumonomelanose *f*
pneu|mom|e|ter [n(j)uː'mɑmɪtər] *noun* **1.** Pneumatometer *nt* **2.** Spirometer *nt*
pneu|mo|my|co|sis [ˌn(j)uːməmaɪ'kəʊsɪs] *noun* Pilzerkrankung *f* der Lunge, Lungen-, Pneumo-, Pneumonomykose *f*
pneu|mo|my|e|log|ra|phy [ˌn(j)uːməʊmaɪə'lɑɡrəfɪ] *noun* Pneumomyelographie *f*, Pneumomyelografie *f*
pneu|mon|ec|ta|sia [ˌn(j)uːmɑnek'teɪʒ(ɪ)ə] *noun* Lungenemphysem *nt*
pneu|mo|ne|de|ma [ˌn(j)uːmɑnɪ'diːmə] *noun* Lungenödem *nt*
pneu|mo|ne|mia [ˌn(j)uːmə'niːmɪə] *noun* Lungenstauung *f*
pneu|mo|nia [n(j)uː'məʊnɪə] *noun* Entzündung des Lungenparenchyms, Pneumonie *f*, Lungenentzündung *f*, Pneumonia *f*
anthrax pneumonia Lungenmilzbrand *m*, Wollsortierer-, Lumpensortierer-, Hadernkrankheit *f*
aspiration pneumonia Aspirationspneumonie *f*
atypical pneumonia atypische/primär-atypische Pneumonie *f*
bronchial pneumonia Bronchopneumonie *f*, lobuläre Pneumonie *f*
caseating pneumonia käsige/verkäsende Pneumonie *f*
catarrhal pneumonia Bronchopneumonie *f*, lobuläre Pneumonie *f*
cheesy pneumonia käsige/verkäsende Pneumonie *f*
chronic fibrous pneumonia interstitielle Lungenfibrose *f*
croupous pneumonia Lobär-, Lappenpneumonie *f*
deglutition pneumonia Aspirationspneumonie *f*
desquamative pneumonia käsige/verkäsende Pneumonie *f*
Eaton agent pneumonia Mycoplasma-pneumoniae-Pneumonie *f*, Mykoplasmapneumonie *f*
focal pneumonia Herd-, Fokalpneumonie *f*, Bronchopneumonie *f*
Friedländer's pneumonia Friedländer-Pneumonie *f*, Klebsiellenpneumonie *f*
inhalation pneumonia **1.** Aspirationspneumonie *f* **2.** Bronchopneumonie *f* durch Gasinhalation
interstitial pneumonia interstitielle Pneumonie *f*, Pneumonitis *f*
interstitial plasma cell pneumonia Pneumocystis-Pneumonie *f*, interstitielle Plasmazellpneumonie *f*, Pneumocystose *f*
Klebsiella pneumonia Klebsiellenpneumonie *f*, Friedländer-Pneumonie *f*

lipid pneumonia Lipidpneumonie *f*, Öl-, Fettaspirationspneumonie *f*
lipoid pneumonia Lipidpneumonie *f*, Öl-, Fettaspirationspneumonie *f*
lobar pneumonia Lobär-, Lappenpneumonie *f*
lobular pneumonia Bronchopneumonie *f*, lobuläre Pneumonie *f*; Herd-, Fokalpneumonie *f*
manganese pneumonia Manganpneumonie *f*
mycoplasmal pneumonia Mykoplasmapneumonie *f*
oil pneumonia Öl-, Fettaspirationspneumonie *f*, Lipidpneumonie *f*
oil-aspiration pneumonia Öl-, Fettaspirationspneumonie *f*, Lipidpneumonie *f*
plague pneumonia Lungenpest *f*, Pestpneumonie *f*
plasma cell pneumonia Pneumocystis-Pneumonie *f*, interstitielle Plasmazellpneumonie *f*, Pneumocystose *f*
Pneumocystis pneumonia Pneumocystis-Pneumonie
primary atypical pneumonia atypische Pneumonie *f*, primär-atypische Pneumonie *f*
viral pneumonia Viruspneumonie *f*
woolsorter's pneumonia Lungenmilzbrand *m*, Wollsortierer-, Lumpensortierer-, Hadernkrankheit *f*

pneu|mon|ic [n(j)uː'mɑnɪk] *adj* **1.** Lunge betreffend, pulmonal, Lungen- **2.** Lungenentzündung/Pneumonie betreffend, pneumonisch

pneu|mo|nit|ic [ˌn(j)uːmə'naɪtɪk] *adj* Pneumonitis betreffend, pneumonitisch

pneu|mo|ni|tis [ˌn(j)uːmə'naɪtɪs] *noun* Entzündung des Lungenparenchyms, Lungenentzündung *f*, Pneumonie *f*, Pneumonia *f*
radiation pneumonitis Strahlenpneumonitis *f*, -pneumonie *f*

pneumono- *präf.* Luft-, Gas-, Atem-, Atmungs-, Lungen-, Pneumo-, Pulmo-

pneu|mo|no|cele ['n(j)uːməʊnəʊsiːl] *noun* Lungenhernie *f*, Pneumatozele *f*, Pneumozele *f*

pneu|mo|no|cen|te|sis [ˌn(j)uːməʊnəʊsen'tiːsɪs] *noun* Lungenpunktion *f*, Pneumozentese *f*

pneu|mo|no|cir|rho|sis [ˌn(j)uːməʊnəʊsɪ'rəʊsəs] *noun* Lungenfibrose *f*, -zirrhose *f*

pneu|mo|no|coc|cus [ˌn(j)uːməʊnəʊ'kɑkəs] *noun* Fränkel-Weichselbaum-Diplokokkus *m*, Pneumococcus *m*, Streptococcus pneumoniae, Diplococcus pneumoniae

pneu|mo|no|co|ni|o|sis [ˌn(j)uːməʊnəʊˌkəʊnɪ'əʊsɪs] *noun* Staublunge *f*, Staublungenerkrankung *f*, Pneumokoniose *f*

pneu|mon|o|cytes [ˌn(j)uːməʊnəʊ'saɪt] *plural* Pneumozyten *pl*

pneu|mo|no|en|ter|i|tis [ˌn(j)uːmənəʊˌentə'raɪtɪs] *noun* Pneumoenteritis *f*

pneu|mo|nog|ra|phy [ˌn(j)uːmə'nɑgrəfɪ] *noun* Pneumographie *f*, Pneumografie *f*

pneu|mo|no|li|po|i|do|sis [ˌn(j)uːməʊnəʊlɪpɔɪ'dəʊsɪs] *noun* Lipidpneumonie *f*, Öl-, Fettaspirationspneumonie *f*

pneu|mo|nol|y|sis [ˌn(j)uːmə'nɑlɪsɪs] *noun* Pleurolyse *f*

pneu|mo|nop|a|thy [ˌn(j)uːmə'nɑpəθɪ] *noun* Lungenerkrankung *f*, Pneumopathie *f*

pneu|mo|no|pex|y [n(j)uː'mɑnəpeksɪ] *noun* Pneumo-, Pneumonopexie *f*

pneu|mon|oph|thi|sis [ˌn(j)uːmɑnɑf'θaɪsɪs] *noun* Lungentuberkulose *f*

pneu|mo|no|pleu|ri|tis [ˌn(j)uːmənəʊpluə'raɪtɪs] *noun* Pleuropneumonie *f*

pneu|mo|nor|rha|phy [ˌn(j)uːməʊ'nɔrəfɪ] *noun* Lungennaht *f*, Pneumorrhaphie *f*

pneu|mo|no|sis [ˌn(j)uːməʊ'nəʊsɪs] *noun* Pneumonose *f*

pneu|mo|not|o|my [ˌn(j)uːməʊ'nɑtəmɪ] *noun* Lungenschnitt *m*, Pneumotomie *f*

pneu|mop|a|thy [n(j)uː'mɑpəθɪ] *noun* Lungenerkrankung *f*, Pneumopathie *f*

pneu|mo|per|i|car|di|um [ˌn(j)uːməˌperɪ'kɑːrdɪəm] *noun* Pneumoperikard *nt*

pneu|mo|per|i|to|ne|um [ˌn(j)uːməʊˌperɪtə'niːəm] *noun* Pneumoperitoneum *nt*

pneu|mo|per|i|to|ni|tis [ˌn(j)uːməʊˌperɪtə'naɪtɪs] *noun* Pneumoperitonitis *f*

pneu|mo|pha|gia [ˌn(j)uːməʊ'feɪdʒ(ɪ)ə] *noun* (krankhaftes) Luft(ver)schlucken *nt*, Aerophagie *f*

pneu|mo|pleu|ri|tis [ˌn(j)uːməʊpluː'raɪtɪs] *noun* Pleuropneumonie *f*

pneu|mo|py|e|log|ra|phy [ˌpaɪə'lɑgrəfɪ] *noun* Pneumopyelographie *f*, Pneumopyelografie *f*

pneu|mo|py|o|per|i|car|di|um [ˌn(j)uːməʊˌpaɪəˌperɪ'kɑːrdɪəm] *noun* Pneumopyoperikard *nt*

pneu|mo|py|o|tho|rax [ˌn(j)uːməʊˌpaɪə'θɔːræks] *noun* Pneumopyothorax *m*

pneu|mo|ra|di|og|ra|phy [ˌn(j)uːməʊˌreɪdɪ'ɑgrəfɪ] *noun* Pneumographie *f*, Pneumografie *f*

pneu|mo|ret|ro|per|i|to|ne|um [ˌn(j)uːməʊˌretrəʊperɪtə'niːəm] *noun* Pneumoretroperitoneum *nt*

pneu|mo|roent|gen|og|ra|phy [ˌn(j)uːməʊrentgə'nɑgrəfɪ] *noun* Pneumographie *f*, Pneumografie *f*

pneu|mor|rha|chis [n(j)uː'mɔrəkɪs] *noun* Pneumorrhachis *f*

pneu|mor|rha|gia [ˌn(j)uːmə'reɪdʒ(ɪ)ə] *noun* Lungenblutung *f*, Pneumorrhagie *f*

pneu|mo|se|ro|tho|rax [ˌn(j)uːməʊˌsɪərə'θɔːræks] *noun* Pneumoserothorax *m*, Hydropneumothorax *m*

pneu|mo|si|li|co|sis [ˌn(j)uːməʊˌsɪlɪ'kəʊsɪs] *noun* Silikose *f*

pneu|mo|tach|o|graph [ˌn(j)uːməʊ'tækəgræf] *noun* Pneumotachograph *m*, Pneumotachograf *m*

pneu|mo|tach|y|graph [ˌn(j)uːməʊ'tækɪgræf] *noun* Pneumotachograph *m*, Pneumotachograf *m*

pneu|mo|tho|rax [ˌn(j)uːməʊ'θɔːræks] *noun* Pneumothorax *m*
spontaneous pneumothorax Spontanpneu(mothorax *m*) *m*
valvular pneumothorax Ventilpneumothorax *m*

pneu|mo|trop|ic [ˌn(j)uːmə'trɑpɪk] *adj* auf die Lunge einwirkend, mit besonderer Affinität zur Lunge, pneumotrop

pneu|mo|tym|pa|num [ˌn(j)uːmə'tɪmpənəm] *noun* Pneumotympanum *nt*

pneu|mo|u|ria [ˌn(j)uːməʊ'(j)ʊərɪə] *noun* Pneumaturie *f*

pneu|mo|ven|tri|cle [ˌn(j)uːməʊ'ventrɪkl] *noun* Pneumoventrikel *m*

pneu|mo|ven|tric|u|log|ra|phy [ˌn(j)uːməʊvenˌtrɪkjə'lɑgrəfɪ] *noun* Pneumoventrikulographie *f*, Pneumoventrikulografie *f*

pod- *präf.* Fuß-, Pod(o)-

po|dag|ra [pəʊ'dægrə, 'pɑdəgrə] *noun* Podagra *nt/f*

po|dag|ral [pəʊ'dægrəl] *adj* Podagra betreffend, an Podagra leidend, podagrisch

po|dal|gia [pəʊ'dældʒ(ɪ)ə] *noun* Schmerzen *pl* im Fuß, Fußschmerz(en *pl*) *m*, Podalgie *f*, Pododynie *f*

po|dar|thri|tis [ˌpɑdɑːr'θraɪtɪs] *noun* Entzündung der Fußgelenke, Podarthritis *f*, Fußgelenkentzündung *f*

podo- *präf.* Fuß-, Pod(o)-

pod|o|cyte ['pɑdəsaɪt] *noun* Füßchen-, Deckzelle *f*, Epizyt *m*, Podozyt *m*

pod|o|phyl|lin [ˌpɑdə'fɪlɪn] *noun* Podophyllin *nt*, Podophyllinum *nt*, Resina Podophylli, Podophyllumharz *nt*

pod|o|spasm ['pɑdəʊspæzəm] *noun* Fuß(muskel)krampf *m*, Podospasmus *m*

-poiesis *suf.* Bildung, -poese, -poiese

-poietic *suf.* bildend, -poetisch

poikilo- *präf.* Bunt-, Poikil(o)-

poi|kil|o|blast ['pɔɪkɪləʊblæst] *noun* Poikiloblast *m*

poi|kil|o|cyte ['pɔɪkɪləʊsaɪt] *noun* Poikilozyt *m*

poi|kil|o|cy|the|mia [ˌpɔɪkɪləʊsaɪ'θiːmɪə] *noun* → *poikilocytosis*

poi|kil|o|cy|to|sis [ˌpɔɪkɪləʊsaɪ'təʊsɪs] *noun* Poikilozytose *f*, Poikilozythämie *f*

poi|kil|o|cy|tot|ic [ˌpɔɪkɪləʊsaɪ'tɑtik] *adj* Poikilozytose betreffend, von ihr gekennzeichnet, poikilozytotisch, poikilozythämisch

poi|kil|o|der|ma [ˌpɔɪkɪləʊ'dɜrmə] *noun* Poikilodermie *f*
poikiloderma of Civatte Civatte-Krankheit *f*, -Poikilodermie *f*

poi|kil|o|throm|bo|cyte [pɔɪkɪləʊ'θrɑmbəsaɪt] *noun* Poikilothrombozyt *m*

point [pɔɪnt] *noun* (Messer-, Nadel-)Spitze *f*; (Dezimal-) Punkt *m*, Komma *nt*; (geometrischer) Punkt *m*; (*Thermometer*) Grad *m*; (*anatom.*) Punctum *nt*
auscultation point Punctum maximum
Erb's point Erb-Punkt *m*
far point Fernpunkt *m*, Punctum remotum
focal point Brennpunkt *m*
freezing point Gefrierpunkt *m*
isoelectric point isoelektrischer Punkt *m*
isoionic point isoionischer Punkt *m*
lacrimal point Tränenpünktchen *nt*, Punctum lacrimale
Lanz's point Lanz-Punkt *m*
leak point (*Niere*) Glucoseschwelle *f*
McBurney's point McBurney-Punkt *m*
melting point Schmelzpunkt *m*
near point Nahpunkt *m*, Punctum proximum
ossification point Verknöcherungs-, Knochenkern *m*, Centrum ossificationis
pressure points Druckpunkte *pl*
trigger point Triggerpunkt *m*
Valleix's points Valleix-Punkte *pl*

poi|son ['pɔɪzn] I *noun* Gift *nt* II *adj* gift-, Gift- III *v* **1.** vergiften **2.** infizieren
mitotic poison Mitosegift *nt*
nerve poison Nervengift *nt*, Neurotoxin *nt*

poi|son|ing ['pɔɪzənɪŋ] *noun* Vergiftung *f*, Vergiften *nt*
alcoholic poisoning Alkoholvergiftung *f*, -intoxikation *f*
blood poisoning Blutvergiftung *f*; Sepsis *f*, Septikämie *f*
carbon monoxide poisoning Kohlenmonoxidvergiftung *f*, CO-Vergiftung *f*
cheese poisoning Käsevergiftung *f*, Tyrotoxikose *f*
CO poisoning Kohlenmonoxidvergiftung *f*, CO-Vergiftung *f*, CO-Intoxikation *f*
digitalis poisoning Digitalisintoxikation *f*
food poisoning Lebensmittelvergiftung *f*
meat poisoning Fleischvergiftung *f*
mushroom poisoning Pilzvergiftung *f*, Myzetismus *m*
sausage poisoning Wurstvergiftung *f*, Allantiasis *f*

poi|son|ous ['pɔɪzənəs] *adj* als Gift wirkend, Gift(e) enthaltend, giftig, toxisch

po|lar [pəʊlər] *adj* die Pole betreffend, zu den Polen gehörend, polar

pole [pəʊl] *noun* Pol *m*; (*anatom.*) Polus *m*
anterior pole of eyeball vorderer Augenpol *m*, Polus anterior bulbi oculi
anterior pole of the lens Polus anterior lentis
pole of the eyeball Augenpol *m*, Polus bulbi oculi
frontal pole Polus frontalis, Frontalpol *m*
inferior pole of testis Polus inferior testis, unterer Hodenpol *m*
occipital pole Okzipitalpol *m*, Polus occipitalis
posterior pole of eyeball hinterer Augenpol *m*, Polus posterior bulbi oculi
posterior pole of the lens Polus posterior lentis
superior pole of testis Polus superior testis, oberer Hodenpol *m*
temporal pole Polus temporalis, Schläfenpol *m*
tubular pole Harnpol *m*, Polus tubularis
vacular pole Gefäßpol *m*, Polus vascularis
vascular pole Polus vascularis, Gefäßpol *m*

poli- *präf.* Poli(o)-

pol|i|en|ceph|a|li|tis [ˌpəʊlɪenˌsefə'laɪtɪs] *noun* Entzündung der grauen Hirnsubstanz, Polioencephalitis *f*, Polioenzephalitis *f*

pol|i|en|ceph|a|lo|my|e|li|tis [ˌpəʊlɪenˌsefələʊˌmaɪə'laɪtɪs] *noun* Entzündung der grauen Substanz von Hirn und Rückenmark, Polioenzephalomyelitis *f*, Poliomyeloenzephalitis *f*

pol|i|o ['pəʊlɪˌəʊ] *noun* Entzündung der grauen Rückenmarksubstanz, Poliomyelitis *f*

polio- *präf.* Poli(o)-

pol|i|o|dys|tro|phy [ˌpəʊlɪəʊ'dɪstrəfɪ] *noun* Poliodystrophie *f*, -dystrophia *f*
progressive cerebral poliodystrophy Alpers-Syndrom *nt*, Poliodystrophia cerebri progressiva infantilis

pol|i|o|en|ceph|a|li|tis [ˌpəʊlɪəʊenˌsefə'laɪtɪs] *noun* Entzündung der grauen Hirnsubstanz, Polioenzephalitis *f*, Polioencephalitis *f*
superior hemorrhagic polioencephalitis Wernicke-Enzephalopathie *f*, -Syndrom *nt*, Polioencephalitis haemorrhagica superior (Wernicke)

pol|i|o|en|ceph|a|lo|me|nin|go|my|e|li|tis [ˌpəʊlɪəʊenˌsefələʊmɪˌnɪŋgəʊˌmaɪə'laɪtɪs] *noun* Polioenzephalomeningomyelitis *f*

pol|i|o|en|ceph|a|lo|my|e|li|tis [ˌpəʊlɪəʊenˌsefələʊˌmaɪə'laɪtɪs] *noun* Entzündung der grauen Substanz von Hirn und Rückenmark, Polioenzephalomyelitis *f*, Poliomyeloenzephalitis *f*

pol|i|o|en|ceph|a|lop|a|thy [ˌpəʊlɪəʊenˌsefə'lɑpəθɪ] *noun* Polioenzephalopathie *f*, Polioencephalopathia *f*

pol|i|o|my|e|len|ceph|a|li|tis [ˌpəʊlɪəʊˌmaɪəlenˌsefə'laɪtɪs] *noun* Entzündung der grauen Substanz von Hirn und Rückenmark, Poliomyeloenzephalitis *f*, Polioenzephalomyelitis *f*

pol|i|o|my|e|lit|ic [pəʊlɪəʊˌmaɪə'laɪtɪk] *adj* Poliomyelitis betreffend, poliomyelitisch

pol|i|o|my|e|li|tis [pəʊlɪəʊˌmaɪə'laɪtɪs] *noun* Entzündung der grauen Rückenmarksubstanz, Poliomyelitis *f*, Polio *f*
acute anterior poliomyelitis (epidemische/spinale) Kinderlähmung *f*, Heine-Medin-Krankheit *f*, Poliomyelitis (epidemica) anterior acuta
acute lateral poliomyelitis spinale Form *f* der Kinderlähmung
cerebral poliomyelitis Polioenzephalitis *f*, Polioencephalitis *f*
endemic poliomyelitis endemische Poliomyelitis *f*
nonparalytic poliomyelitis aparalytische Poliomyelitis *f*
spinal paralytic poliomyelitis spinale Form *f* der Kinderlähmung

pol|i|o|my|e|lo|en|ceph|a|li|tis [ˌpəʊlɪəʊˌmaɪələʊenˌsefə'laɪtɪs] *noun* Entzündung der grauen Substanz von Hirn und Rückenmark, Poliomyeloenzephalitis *f*, Polioenzephalomyelitis *f*

pol|i|o|my|e|lop|a|thy [ˌpəʊlɪəʊˌmaɪə'lɑpəθɪ] *noun* Poliomyelopathie *f*

pol|i|o|sis [pɑlɪ'əʊsɪs] *noun* Poliose *f*, Poliosis (circumscripta) *f*

pol|i|o|vi|rus [pəʊlɪəʊ'vaɪrəs] *noun* Poliomyelitis-Virus *nt*, Polio-Virus *nt*

pol|la|ki|u|ria [ˌpɑləkɪ'(j)ʊərɪə] *noun* häufige Blasenentleerung *f*, Pollakisurie *f*, Pollakiurie *f*

pol|len ['pɑlən] *noun* Blütenstaub *m*, Pollen *m*

pol|le|no|sis [pɑlɪ'nəʊsɪs] *noun* → *pollinosis*

pol|lex ['pɑleks] *noun*, *plural* **pol|li|ces** ['pɑləsiːz] Daumen *m*, Pollex *m*

pol|li|ci|za|tion [ˌpɑlɪsɪ'zeɪʃn] *noun*plastischer Daumenersatz *m*, Pollizisation *f*

pol|li|no|sis [pɑlɪ'nəʊsɪs] *noun* Pollinose *f*, Pollinosis *f*; Pollenallergie *f*; Heuschnupfen *m*, Heufieber *nt*

poly- *präf.* Viel-, Poly-

pol|y|ad|e|ni|tis [ˌpəʊlɪˌædə'naɪtɪs] *noun* Entzündung mehrerer Drüsen, Polyadenitis *f*

pol|y|ad|e|no|ma [pɑlɪˌædə'nəʊmə] *noun* Polyadenom *nt*

pol|y|ad|e|no|ma|to|sis [ˌpəʊlɪˌædənəʊmə'təʊsɪs] *noun*

Polyadenomatose *f*
pol|y|ad|e|nop|a|thy [ˌpɑʊlɪædəˈnɑpəθɪ] *noun* Polyadenopathie *f*
pol|y|ad|e|no|sis [ˌpɑʊlɪædəˈnəʊsɪs] *noun* Polyadenose *f*, -adenosis *f*
pol|y|ad|e|nous [ˌpɑʊlɪˈædənəs] *adj* mehrere Drüsen/Glandulae betreffend, polyglandulär, multiglandulär, pluriglandulär
pol|y|an|gi|i|tis [ˌpɑʊlɪˌændʒɪˈaɪtɪs] *noun* Entzündung mehrerer Blut- oder Lymphgefäße, Polyvaskulitis *f*, Polyangiitis *f*
pol|y|ar|te|ri|tis [ˌpɑʊlɪˌɑːrtəˈraɪtɪs] *noun* Panarteriitis *f*
pol|y|ar|thric [ˌpɑlɪˈɑːrθrɪk] *adj* mehrere/viele Gelenke betreffend, multiartikulär, polyartikulär
pol|y|ar|thri|tis [ˌpɑlɪɑːrˈθraɪtɪs] *noun* Entzündung mehrerer Gelenke, Polyarthritis *f*
acute rheumatic polyarthritis rheumatisches Fieber *nt*, Febris rheumatica, akuter Gelenkrheumatismus *m*, Polyarthritis rheumatica acuta
pol|y|ar|throp|a|thy [ˌpɑlɪɑːrˈθrɑpəθɪ] *noun* Polyarthrose *f*
pol|y|ar|tic|u|lar [ˌpɑlɪɑːrˈtɪkjələr] *adj* mehrere/viele Gelenke betreffend, multiartikulär, polyartikulär
pol|y|a|vi|ta|min|o|sis [ˌpɑʊlɪeɪˌvaɪtəmɪˈnəʊsɪs] *noun* Polyavitaminose *f*
pol|y|ax|i|al [ˌpɑlɪˈæksɪəl] *adj* multiaxial, mehrachsig, vielachsig
pol|y|ax|on [ˌpɑlɪˈæksɑn] *noun* Polyaxon *nt*
pol|y|car|dia [ˌpɑʊlɪˈkɑːrdɪə] *noun* Herzjagen *nt*, Tachykardie *f*
pol|y|cel|lu|lar [ˌpɑlɪˈseljələr] *adj* aus vielen Zellen bestehend, polyzellulär, vielzellig, multizellulär
pol|y|cen|tric [ˌpɑlɪˈsentrɪk] *adj* mehrere Zentren besitzend, polyzentrisch
pol|y|chei|ria [ˌpɑʊlɪˈkaɪrɪə] *noun* Polych(e)irie *f*
pol|y|che|mo|ther|a|py [pɑlɪˌkiːməˈθerəpɪ] *noun* Polychemotherapie *f*
pol|y|chon|dri|tis [ˌpɑʊlɪkɑnˈdraɪtɪs] *noun* Entzündung mehrerer Knorpel, Polychondritis *f*
relapsing polychondritis rezidivierende Polychondritis *f*, (von) Meyenburg-Altherr-Uehlinger-Syndrom *nt*, systematisierte Chondromalazie *f*
pol|y|chon|drop|a|thy [ˌpɑʊlɪkɑnˈdrɑpəθɪ] *noun* (von) Meyenburg-Altherr-Uehlinger-Syndrom *nt*, rezidivierende Polychondritis *f*, systematisierte Chondromalazie *f*
pol|y|chro|mat|ic [ˌpɑlɪkrəʊˈmætɪk] *adj* vielfarbig, bunt, polychromatisch, polychrom
pol|y|chro|mat|o|cyte [ˌpɑlɪkrəʊˈmætəsaɪt] *noun* polychromatische Zelle *f*
pol|y|chro|ma|to|phil|ia [pɑlɪˌkrəʊmətəʊˈfɪlɪə] *noun* Polychromatophilie *f*, Polychromasie *f*
pol|y|chro|ma|to|sis [ˌpɑʊlɪˌkrəʊməˈtəʊsɪs] *noun* Polychromatophilie *f*, Polychromasie *f*
pol|y|chro|mic [ˌpɑlɪˈkrəʊmɪk] *adj* vielfarbig, bunt, polychromatisch, polychrom
pol|y|clo|nal [ˌpɑlɪˈkləʊnl] *adj* aus vielen Klonen (bestehend), polyklonal
pol|y|co|ria [ˌpɑʊlɪˈkɔːrɪə] *noun* Polykorie *f*
pol|y|crot|ic [ˌpɑʊlɪˈkrɑtɪk] *adj* Polykrotie betreffend, polykrot, mehrgipfelig
pol|y|cys|tic [ˌpɑʊlɪˈsɪstɪk] *adj* aus mehreren Zysten bestehend, polyzystisch
pol|y|cy|the|mia [ˌpɑlɪsaɪˈθiːmɪə] *noun* **1.** Polyzythämie *f*, Polycythaemia *f* **2.** Polyglobulie *f*
benign polycythemia Gaisböck-Syndrom *nt*, Polycythaemia hypertonica, Polycythaemia rubra hypertonica
myelopathic polycythemia Morbus Osler-Vaquez, Vaquez-Osler-Syndrom *nt*, Osler-Vaquez-Krankheit *f*, Osler-Krankheit *f*, Erythrämie *f*, Polycythaemia vera, Polycythaemia rubra vera
primary polycythemia → *myelopathic polycythemia*
secondary polycythemia Reizpolyglobulie *f*, sekundäre Polyzythämie *f*
splenomegalic polycythemia → *myelopathic polycythemia*
pol|y|dac|tyl|ous [ˌpɑʊlɪˈdæktɪləs] *adj* Polydaktylie betreffend, polydaktyl, mehrfingrig
pol|y|dac|tyly [ˌpɑʊlɪˈdæktəlɪ] *noun* Polydaktylie *f*
pol|y|de|oxy|ri|bo|nu|cle|o|tide [ˌpɑlɪdɪˌɑksɪˌraɪbəʊˈn(j)uːklɪətaɪd] *noun* Polydesoxyribonucleotid *nt*
pol|y|dip|sia [ˌpɑʊlɪˈdɪpsɪə] *noun* Polydipsie *f*
pol|y|dys|pla|sia [ˌpɑʊlɪdɪsˈpleɪʒ(ɪ)ə] *noun* Polydysplasie *f*, -dysplasia *f*
hereditary ectodermal polydysplasia anhidrotisch ektodermale Dysplasie *f*, ektodermale (kongenitale) Dysplasie *f*, Christ-Siemens-Syndrom *nt*, Guilford-Syndrom *nt*, Jacquet-Syndrom *nt*, Anhidrosis hypotrichotica/congenita
pol|y|dys|troph|ic [ˌpɑʊlɪdɪsˈtrɑfɪk] *adj* Polydystrophie betreffend, polydystrophisch
pol|y|dys|tro|phy [ˌpɑʊlɪˈdɪstrəfɪ] *noun* Polydystrophie *f*, Polydystrophia *f*
pseudo-Hurler polydystrophy Mukolipidose III *f*, Pseudo-Hurler-Dystrophie *f*
pol|y|em|bry|o|ny [ˌpɑlɪemˈbraɪənɪ] *noun* Polyembryonie *f*
pol|y|en|do|crine [ˌpɑlɪˈendəʊkraɪn, -krɪn] *adj* mehrere endokrine Drüsen betreffend, polyendokrin
pol|y|en|do|cri|no|ma [pɑlɪˌendəkraɪˈnəʊmə] *noun* multiple endokrine Adenopathie *f*, multiple endokrine Neoplasie *f*, pluriglanduläre Adenomatose *f*
pol|y|en|do|cri|nop|a|thy [ˌpɑʊlɪendəʊkrɪˈnɑpəθɪ] *noun* Polyendokrinopathie *f*
pol|y|ene [ˈpɑlɪˌiːn] *noun* Polyen *nt*
pol|y|en|o|ic [ˌpɑlɪɪˈnəʊɪk] *adj* mehrfach ungesättigt
pol|y|ga|lac|tia [ˌpɑʊlɪgəˈlækʃɪə] *noun* übermäßige Milchsekretion *f*, Poly-, Hypergalaktie *f*
pol|y|glan|du|lar [ˌpɑlɪˈglændʒələr] *adj* mehrere Drüsen/Glandulae betreffend, pluriglandulär, multiglandulär, polyglandulär
pol|y|graph [ˈpɑʊlɪgræf] *noun* **1.** Polygraph *m* **2.** Lügendetektor *m*
pol|yg|ra|phy [pəʊˈlɪgræf]ɪ] *noun* Polygraphie *f*, Polygrafie *f*
pol|y|gy|ria [ˌpɑlɪˈdʒaɪrɪə] *noun* Polygyrie *f*
pol|y|hy|dram|ni|os [ˌpɑʊlɪhaɪˈdræmnɪɑs] *noun* Polyhydramnie *f*, Polyhydramnion *nt*, Hydramnion *nt*
pol|y|hy|per|men|or|rhea [ˌpɑʊlɪˌhaɪpərmenəˈrɪə] *noun* Polyhypermenorrhoe *f*
pol|y|hy|po|men|or|rhea [ˌpɑʊlɪˌhaɪpəʊmenəˈrɪə] *noun* Polyhypomenorrhoe *f*
pol|y|id|ro|sis [ˌpɑʊlɪɪdˈrəʊsɪs] *noun* Hyperhidrose *f*
pol|y|kary|o|cyte [ˌpɑʊlɪˈkærɪəsaɪt] *noun* Polykaryozyt *m*
pol|y|mas|tia [ˌpɑlɪˈmæstɪə] *noun* Polymastie *f*, akzessorische Mammae *f*, Mammae accessoriae
pol|y|me|lia [ˌpɑlɪˈmiːlɪə, -ljə] *noun* Polymelie *f*
pol|y|me|nia [ˌpɑlɪˈmiːnɪə] *noun* Polymenorrhoe *f*
pol|y|men|or|rhea [ˌpɑʊlɪmenəˈrɪə] *noun* Polymenorrhoe *f*
pol|y|mer [ˈpɑlɪmər] *noun* Polymer(e) *nt*
po|lym|er|ase [pəˈlɪməreɪz] *noun* Polymerase *f*
DNA polymerase DNS-Polymerase *f*, DNA-Polymerase *f*
DNA-directed DNA polymerase DNA-abhängige DNA-Polymerase *f*, DNS-abhängige DNS-Polymerase *f*, DNS-Nucleotidyltransferase *f*, DNS-Polymerase *f* I, Kornberg-Enzym *nt*
DNA-directed RNA polymerase DNA-abhängige RNA-Polymerase *f*, DNS-abhängige RNS-Polymerase *f*, Transkriptase *f*
DNA polymerase I → *DNA-directed DNA polymerase*
DNA polymerase II → *DNA-directed RNA polymerase*
RNA polymerase RNA-Polymerase *f*, RNS-Polymerase *f*
RNA-directed DNA polymerase RNS-abhängige DNS-Polymerase *f*, RNA-abhängige DNA-Polymerase *f*, re-

verse Transkriptase *f*

pol|y|mi|cro|bi|al [ˌpɑlɪmaɪˈkrəʊbɪəl] *adj* durch mehrere Mikroorganismen hervorgerufen

pol|y|mor|phic [ˌpɑlɪˈmɔːrfɪk] *adj* in vielen Erscheinungsformen/Gestalten vorkommend, pleomorph, multiform, mehrgestaltig, vielförmig, vielgestaltig, multimorph, polymorph

pol|y|mor|phism [ˌpɑlɪˈmɔːrfɪzəm] *noun* Vielförmig-, Vielgestaltigkeit *f*; Polymorphismus *m*, Polymorphie *f*

nuclear polymorphism Kernpolymorphie *f*

pol|y|mor|pho|cel|lu|lar [ˌpɑlɪˌmɔːrfəʊˈseljələr] *adj* aus unterschiedlichen Zellen bestehend, polymorphzellig

pol|y|mor|pho|nu|cle|ar [ˌpɑlɪˌmɔːrfəˈn(j)uːklɪər] **I** *noun* →*polymorphonuclear leukocyte* **II** *adj* polymorphkernig

pol|y|my|al|gia [ˌpəʊlɪmaɪˈældʒ(ɪ)ə] *noun* Polymyalgie *f*, -myalgia *f*

pol|y|my|op|a|thy [ˌpəʊlɪmaɪˈɑpəθɪ] *noun* Polymyopathie *f*

pol|y|my|o|si|tis [ˌpəʊlɪmaɪəˈsaɪtɪs] *noun* Entzündung mehrerer Muskeln oder Muskelgruppen, Polymyositis *f*

trichinous polymyositis Trichinose *f*

pol|y|myx|in [pɑlɪˈmɪksɪn] *noun* Polymyxin *nt*, Polymyxinantibiotikum *nt*

polymyxin E Polymyxin E *nt*, Colistin *nt*

pol|y|neu|ral [ˌpɑlɪˈnjʊərəl] *adj* mehrere Nerven betreffend, von mehreren Nerven versorgt, Polyneuro-

pol|y|neu|ral|gia [ˌpəʊlɪnjʊəˈrældʒ(ɪ)ə] *noun* Polyneuralgie *f*

pol|y|neu|rit|ic [ˌpəʊlɪˌnjʊəˈrɪtɪk] *adj* Polyneuritis betreffend, polyneuritisch

pol|y|neu|ri|tis [pɑlɪˌnjʊəˈraɪtɪs] *noun* Entzündung mehrerer Nerven, Polyneuritis *f*

acute febrile polyneuritis 1. Landry-Lähmung *f*, -Paralyse *f*, -Typ *m*, Paralysis spinalis ascendens acuta **2.** Guillain-Barré-Syndrom *nt*, Neuronitis *f*, (Poly-)Radikuloneuritis *f*

endemic polyneuritis Beriberi *f*

Guillain-Barré polyneuritis Guillain-Barré-Syndrom *nt*, Neuronitis *f*, (Poly-)Radikuloneuritis *f*

idiopathic polyneuritis →*Guillain-Barré polyneuritis*

infective polyneuritis →*Guillain-Barré polyneuritis*

postinfectious polyneuritis →*Guillain-Barré polyneuritis*

pol|y|neu|ro|my|o|si|tis [ˌpəʊlɪˌnjʊərəˌmaɪəˈsaɪtɪs] *noun* Polyneuromyositis *f*

pol|y|neu|ro|ni|tis [ˌpəʊlɪˌnjʊərəˈnaɪtɪs] *noun* Entzündung mehrerer Nervenzellgruppen, Polyneuronitis *f*

pol|y|neu|rop|a|thy [ˌpɑlɪnjʊəˈrɑpəθɪ] *noun* Polyneuropathie *f*

acute postinfectious polyneuropathy Guillain-Barré-Syndrom *nt*, Neuronitis *f*, Radikuloneuritis *f*, Polyradikuloneuritis *f*

erythredema polyneuropathy Akrodynie *f*, Trophodermatoneurose *f*

pol|y|neu|ro|ra|dic|u|li|tis [ˌpəʊlɪˌnjʊərərəˌdɪkjəˈlaɪtɪs] *noun* Polyneuroradikulitis *f*

pol|y|nu|cle|ar [ˌpɑlɪˈn(j)uːklɪər] *adj* viele Kerne/Nuclei enthaltend, polynukleär, vielkernig, mehrkernig, multinukleär, multinuklear, polynukleär

pol|y|nu|cle|o|tide [ˌpɑlɪˈn(j)uːklɪətaɪd] *noun* Polynukleotid *nt*, -nucleotid *nt*

pol|y|o|nych|ia [ˌpəʊləʊˈnɪkɪə] *noun* Polyonychie *f*

pol|y|o|pia [ˌpəʊlɪˈəʊpɪə] *noun* Polyopie *f*

binocular polyopia Doppel-, Doppeltsehen *nt*, Diplopie *f*, Diplopia *f*

pol|y|op|sia [ˌpəʊlɪˈɑpsɪə] *noun* Polyopie *f*

pol|y|or|chi|dism [ˌpəʊlɪˈɔːrkədɪzəm] *noun* Polyorchidie *f*, Polyorchie *f*

pol|y|os|tot|ic [ˌpəʊlɪɑsˈtɑtɪk] *adj* mehrere Knochen betreffend, polyostotisch

pol|y|o|tia [ˌpəʊlɪˈəʊʃɪə] *noun* Polyotie *f*

pol|y|ov|u|lar [ˌpəʊlɪˈɑvjələr] *adj* mehr als ein Ei/Ovum enthaltend, aus mehr als einem Ei entstanden, polyovulär

pol|y|ov|u|la|tion [ˌpəʊlɪˌɑvjəˈleɪʃn] *noun* Polyovulation *f*

pol|yp [ˈpɑlɪp] *noun* Polyp *m*, Polypus *m*

anal polyp hypertrophe Analpapille *f*, Analpolyp *m*

bronchial polyp Bronchialpolyp *m*

cardiac polyp Herzpolyp *m*

cervical polyp Zervixpolyp *m*

choanal polyp Choanalpolyp *m*

colonic polyp Dickdarm-, Kolonpolyp *m*

endometrial polyp Korpusadenom *nt*, Korpuspolyp *m*

gelatinous polyp Myxom(a) *nt*

intestinal polyp Darmpolyp *m*

urethral polyp Harnröhrenpolyp *m*, Urethralpolyp *m*

uterine polyp Gebärmutterpolyp *m*, Uteruspolyp *m*

pol|y|path|ia [ˌpəʊlɪˈpæθɪə] *noun* Mehrfachleiden *nt*, Multimorbidität *f*, Polypathie *f*

pol|y|pec|to|my [ˌpəʊlɪˈpektəmɪ] *noun* Polypenabtragung *f*, Polypektomie *f*

pol|y|pep|ti|dase [ˌpɑlɪˈpeptɪdeɪz] *noun* Peptidase *f*, Peptidhydrolase *f*

pol|y|pep|tide [ˌpɑlɪˈpeptaɪd, -tɪd] *noun* Polypeptid *nt*

pol|y|pep|tid|e|mia [ˌpəʊlɪˌpeptɪˈdiːmɪə] *noun* Polypeptidämie *f*

pol|y|pha|gia [ˌpəʊlɪˈfeɪdʒ(ɪ)ə] *noun* krankhafte Gefräßigkeit *f*, Polyphagie *f*

pol|y|pha|lan|gia [ˌpəʊlɪfəˈlændʒ(ɪ)ə] *noun* Vielgliedrigkeit *f*, Poly-, Hyperphalangie *f*

pol|y|phar|ma|cy [ˌpəʊlɪˈfɑːrməsɪ] *noun* Polypragmasie *f*

pol|y|phe|nol|ox|i|dase [ˌpɑlɪˌfiːnɑlˈɑksɪdeɪz] *noun* o-Diphenoloxidase *f*, Catecholoxidase *f*, Polyphenoloxidase *f*

pol|y|pho|bia [ˌpəʊlɪˈfəʊbɪə] *noun* Polyphobie *f*

pol|yp|i|form [pəʊˈlɪpəfɔːrm] *adj* Polyp(en) betreffend, in Polypenform, polypenartig, polypenähnlich, polypenförmig, polypös, polypoid

pol|y|plas|mia [pɑlɪˈplæzmɪə] *noun* Verdünnungsanämie *f*, Hydrämie *f*, Hydroplasmie *f*

pol|y|ple|gia [ˌpəʊlɪˈpliːdʒ(ɪ)ə] *noun* Polyplegie *f*

pol|y|ploid [ˈpɑlɪplɔɪd] *adj* polyploid

pol|y|ploi|dy [ˈpɑlɪplɔɪdɪ] *noun* Polyploidie *f*, Polyploidisierung *f*

pol|yp|nea [pɑlɪpˈnɪə] *noun* Tachypnoe *f*

pol|y|po|dia [ˌpɑlɪˈpəʊdɪə] *noun* Polypodie *f*

pol|y|poid [ˈpɑlɪpɔɪd] *adj* Polyp(en) betreffend, in Polypenform, polypenartig, polypenähnlich, polypenförmig, polypös, polypoid

pol|yp|o|sis [pɑlɪˈpəʊsɪs] *noun* Polyposis *f*

colonic polyposis Dickdarmpolypose *f*

familial polyposis familiäre Polypose/Polyposis *f*, Polyposis familiaris, Adenomatosis coli

gastric polyposis Magenpolypose *f*, Polyposis gastrici, Polyposis ventriculi

intestinal polyposis gastrointestinale Polypose *f*, Polyposis intestinalis

multiple familial polyposis familiäre Polypose/Polyposis *f*, Polyposis familiaris, Adenomatosis coli

Peutz-Jeghers intestinal polyposis Jeghers-Syndrom *nt*, Peutz-Jeghers-Syndrom *nt*

small bowel polyposis gastrointestinale Polypose *f*, Polyposis intestinalis

pol|y|pous [ˈpɑlɪpəs] *adj* Polyp(en) betreffend, in Polypenform, polypenartig, polypenähnlich, polypenförmig, polypös, polypoid

pol|y|prag|ma|sy [ˌpəʊlɪˈprægməsɪ] *noun* Polypragmasie *f*

pol|y|ra|dic|u|li|tis [ˌpɑlɪrəˌdɪkjəˈlaɪtɪs] *noun* Entzündung mehrerer Spinalnervenwurzeln, Polyradikulitis *f*

pol|y|ra|dic|u|lo|neu|ri|tis [ˌpəʊlɪrəˌdɪkjələʊnjʊəˈraɪtɪs] *noun* Polyradikuloneuritis *f*

pol|y|ra|dic|u|lo|neu|rop|a|thy [ˌpəʊlɪrəˌdɪkjələʊnjʊəˈrɑpəθɪ] *noun* Guillain-Barré-Syndrom *nt*, (Poly-)Radikuloneuritis *f*, Neuronitis *f*

P

pol|y|ri|bo|nu|cle|o|tide [,pɑlɪ,raɪbəʊ'n(j)uːklɪətaɪd] *noun* Polyribonucleotid *nt*
pol|y|ri|bo|some [,pɑlɪ'raɪbəsəʊm] *noun* Poly(ribo)som *nt*, Ergosom *nt*
pol|yr|rhea [,pəʊlɪ'rɪə] *noun* Polyrrhoe *f*
pol|y|sac|cha|ride [,pɑlɪ'sækəraɪd, -rɪd] *noun* Polysaccharid *nt*, hochmolekulares Kohlenhydrat *nt*
pol|y|sac|cha|rose [,pɑlɪ'sækərəʊs] *noun* → *polysaccharide*
pol|y|se|ro|si|tis [,pəʊlɪ,sɪrəʊ'saɪtɪs] *noun* Entzündung mehrerer seröser Häute, Polyserositis *f*, Polyseritis *f*
familial paroxysmal polyserositis familiäres Mittelmeerfieber *nt*, familiäre rekurrente Polyserositis *f*
periodic/recurrent polyserositis → *familial paroxysmal polyserositis*
pol|y|si|a|lia [,pəʊlɪsaɪ'eɪlɪə] *noun* vermehrter Speichelfluss *m*, Polysialie *f*, Ptyalismus *m*
pol|y|sin|u|i|tis [,pəʊlɪ,sɪnjə'waɪtɪs] *noun* Entzündung mehrerer Nasennebenhöhlen, Polysinusitis *f*
pol|y|si|nu|si|tis [,pəʊlɪ,saɪnə'saɪtɪs] *noun* Entzündung mehrerer Nasennebenhöhlen, Polysinusitis *f*
pol|y|some ['pɑlɪsəʊm] *noun* → *polyribosome*
pol|y|so|my [pɑlɪ'səʊmɪ] *noun* Polysomie *f*
pol|y|sper|mia [,pəʊlɪ'spɜrmɪə] *noun* **1.** (*embryolog.*) Polyspermie *f* **2.** Polyspermie *f*, Polysemie *f* **3.** Polyzoospermie *f*, Polyspermie *f* **4.** Spermatorrhoe *f*, Polyspermie *f*
pol|y|sper|my [,pəʊlɪ'spɜrmɪ] *noun* Polyspermie *f*
pol|y|sple|nia [,pəʊlɪ'spliːnɪə] *noun* Polysplenie *f*
pol|y|stich|ia [,pəʊlɪ'stɪkɪə] *noun* Polystichiasis *f*
pol|y|syn|dac|ty|ly [,pəʊlɪsɪn'dæktəlɪ] *noun* Polysyndaktylie *f*
pol|y|syn|o|vi|tis [,pəʊlɪ,sɪnə'vaɪtɪs] *noun* Polysynovitis *f*
pol|y|ten|di|ni|tis [,pəʊlɪ,tendɪ'naɪtɪs] *noun* Polytendinitis *f*
pol|y|ten|o|syn|o|vi|tis [,pəʊlɪ,tenəʊ,sɪnə'vaɪtɪs] *noun* Polytenosynovitis *f*
pol|y|the|lia [,pɑlɪ'θiːlɪə] *noun* Polythelie *f*
pol|y|to|mog|ra|phy [,pəʊlɪtə'mɑgrəfɪ] *noun* Tomographie *f* in mehreren Ebenen, Polytomographie *f*, Polytomografie *f*
pol|y|trich|ia [,pəʊlɪ'trɪkɪə] *noun* übermäßige Behaarung *f*, Polytrichie *f*, Hypertrichie *f*, Hypertrichose *f*
pol|y|un|guia [,pəʊlɪ'ʌŋgwɪə] *noun* Polyonychie *f*
pol|y|un|sat|u|rat|ed [,pɑlɪʌn'sætʃəreɪtɪd] *adj* mehrfach ungesättigt
pol|y|u|ria [,pəʊlɪ'(j)ʊərɪə] *noun* Polyurie *f*
pol|y|u|ric [,pəʊlɪ'(j)ʊərɪk] *adj* Polyurie betreffend, polyurisch
pol|y|va|lence [,pɑlɪ'veɪləns] *noun* Mehr-, Vielwertigkeit *f*, Polyvalenz *f*
pol|y|va|lent [,pɑlɪ'veɪlənt, pə'lɪvələnt] *adj* mit mehreren Valenzen, polyvalent, mehrwertig, multivalent
pol|y|zy|got|ic [,pəʊlɪzaɪ'gɑtɪk] *adj* mehr als ein Ei/Ovum enthaltend, aus mehr als einem Ei entstanden, polyovulär
pom|pho|lyx ['pɑm(p)fəlɪks] *noun* Pompholyx *f*, dyshidrotisches Ekzem *nt*, Dyshidrose *f*, Dyshidrosis *f*, Dyshidrose-Syndrom *nt*
pon|tile ['pɑntaɪl] *adj* Brücke/Pons cerebri betreffend, pontin
pon|tine ['pɑntiːn, -taɪn] *adj* Brücke/Pons cerebri betreffend, pontin
pon|to|bul|bar [,pɑntəʊ'bʌlbər, -bɑːr] *adj* Brücke/Pons und Medulla oblongata betreffend, pontobulbär
pon|to|bul|bia [,pɑntəʊ'bʌlbɪə] *noun* Syringobulbie *f*
pon|to|cer|e|bel|lar [,pɑntəʊserə'belər] *adj* Brücke und Kleinhirn/Zerebellum betreffend oder verbindend, pontozerebellar, pontozerebellär
pon|to|cer|e|bel|lum [,pɑntəʊserə'beləm] *noun* Pontozerebellum *nt*
pon|to|med|ul|lar|y [,pɑntəʊ'medəleriː, -mə'dʌlərɪ] *adj* Brücke und Markhirn/Medulla oblongata betreffend oder verbindend, pontomedullär, pontobulbär
pon|to|mes|en|ce|phal|ic [,pɑntəʊmesənsə'fælɪk] *adj* Brücke und Mittelhirn/Mesenzephalon betreffend oder verbindend, pontomesenzephal
pool [puːl] I *noun* **1.** Pool *m*; (*hämatolog.*) Pool *m*, Mischplasma *nt*, Mischserum *nt* **2.** Ansammlung *f*, Blutansammlung *f*, Flüssigkeitsansammlung *f* II *v* einen Pool bilden oder mischen, poolen
bile acid pool Gallensäurepool *m*
pool|ing ['puːlɪŋ] *noun* Poolen *nt*, Poolung *f*
poorly-myelinated *adj* nur mit einer dünnen Myelinscheide, markarm, markscheidenarm, myelinarm
pop|lar ['pɑplər] *noun* Pappel *f*, Populus *f*
pop|les ['pɑpliːz] *noun* Kniekehle *f*, Fossa poplitea
pop|lit|e|al [pɑp'lɪtɪəl, ,pɑplə'tiː-] *adj* Kniekehle/Fossa poplitea betreffend, popliteal
pop|py ['pɑpɪ] *noun* Mohn *m*, Schlafmohn *m*, Papaver somniferum
California poppy Goldmohn *m*, kalifornischer Mohn *m*, Eschscholtzia *f*, Eschscholzia californica
corn poppy Klatschmohn *m*, Papaver rhoeas
pop|u|la|tion [pɑpjə'leɪʃn] *noun* **1.** Bevölkerung *f* **2.** Bevölkerungszahl *f*, Einwohnerzahl *f*, Gesamtzahl *f*, Bestand *m*, Population *f*
por|ad|e|ni|tis [pɔːr,ædə'naɪtɪs] *noun* Entzündung der Leistenlymphknoten, Poradenitis *f*
poradenitis nostras Nicolas-Durand-Favre-Krankheit *f*, Lymphogranuloma inguinale, Lymphogranuloma venereum, Lymphopathia venerea, Morbus Durand-Nicolas-Favre *m*, klimatischer Bubo *m*, vierte Geschlechtskrankheit *f*, Poradenitis inguinalis
por|ad|e|no|lym|phi|tis [pɔːr,ædnəʊlɪm'faɪtɪs] *noun* Nicolas-Durand-Favre-Krankheit *f*, Lymphogranuloma inguinale, Lymphogranuloma venereum, Lymphopathia venerea, Morbus Durand-Nicolas-Favre *m*, klimatischer Bubo *m*, vierte Geschlechtskrankheit *f*, Poradenitis inguinalis
por|al ['pəʊrəl, 'pɔːr-] *adj* Pore(n) betreffend, Poren-
pore [pɔːr, pəʊr] *noun* kleine Öffnung *f*, Pore *f*; (*anatom.*) Porus *m*
external acoustic pore äußere Öffnung *f* des knöchernen Gehörgangs, Porus acusticus externus
Galen's pore Leistenkanal *m*, Canalis inguinalis
gustatory pore Geschmackspore *f*, Porus gustatorius
internal acoustic pore Eingang *m* des inneren Gehörgangs, Porus acusticus internus
sudoriferous pore Schweißdrüsenpore *f*, Porus sudoriferus
sweat pore Schweißdrüsenpore *f*, Porus sudoriferus
taste pore Geschmackspore *f*, Porus gustatorius
por|en|ce|pha|lia [,pɔːrensɪ'feɪljə] *noun* Porenzephalie *f*
por|en|ceph|a|li|tis [,pɔːren,sefə'laɪtɪs] *noun* Porenzephalitis *f*
po|ri|o|ma|nia [,pəʊrɪəʊ'meɪnɪə, -jə, pɔː-] *noun* krankhafter Wandertrieb *m*, Poriomanie *f*
po|ro|ker|a|to|sis [,pərəʊkerə'təʊsɪs] *noun* Mibelli-Krankheit *f*, Porokeratosis/Parakeratosis Mibelli *f*, Keratoatrophodermie *f*, Hyperkeratosis concentrica, Hyperkeratosis figurata centrifugata atrophicans, Keratodermia excentrica
po|ro|ker|a|tot|ic [,pərəʊkerə'tɑtɪk] *adj* Porokeratose betreffend, porokeratotisch
po|ro|sis [pə'rəʊsɪs] *noun*, *plural* **-ses** [-siːz] Porose *f*
cerebral porosis Porenzephalie *f*
po|ros|i|ty [pɔː'rɑsətɪ, pəʊ-] *noun* **1.** Pore *f*, poröse Stelle *f* **2.** (Luft-, Gas-, Wasser-)Durchlässigkeit *f*, Porosität *f*
po|rot|o|my [pə'rɑtəmɪ] *noun* Meatotomie *f*
por|pho|bil|in|o|gen|u|ria [,pɔːrfəʊbaɪ,lɪnədʒə'n(j)ʊərɪə] *noun* Porphobilinogenurie *f*
por|phyr|ia [pɔːr'fɪərɪə] *noun* Porphyrie *f*
acute intermittent porphyria akute intermittierende Porphyrie *f*, Schwedischer Typ *m* der Porphyrie, Por-

phyria acuta intermittens
congenital erythropoietic porphyria kongenitale erythropoetische Porphyrie *f*, Günther-Krankheit *f*, Porphyria erythropo(i)etica congenita
hepatic porphyria hepatische Porphyrie *f*, Porphyria hepatica
mixed porphyria gemischte (hepatische) Porphyrie *f*, südafrikanische genetische Porphyrie *f*, (hereditäre) Protokoproporphyrie *f*, Porphyria variegata
South African genetic porphyria → *mixed porphyria*
Swedish genetic porphyria → *acute intermittent porphyria*
variegate porphyria → *mixed porphyria*

por|phy|rin|e|mia [ˌpɔːrfɪrɪˈniːmɪə] *noun* Porphyrinämie *f*

por|phy|rin|o|gen [ˌpɔːrfɪˈrɪnədʒən] *noun* Porphyrinogen *nt*

por|phyr|in|op|a|thy [ˌpɔːrfɪrɪˈnɑpəθɪ] *noun* Porphyrinopathie *f*

por|phy|rin|u|ria [ˌpɔːrfɪrɪˈn(j)ʊərɪə] *noun* Porphyrinurie *f*

por|phyr|u|ria [ˌpɔːrfɪˈ(j)ʊərɪə] *noun* Porphyrinurie *f*

por|ta|ca|val [ˌpɔːrtəˈkeɪvl] *adj* Pfortader und Vena cava betreffend, portokaval

por|tal [ˈpɔːrtl, ˈpəʊr-] **I** *noun* **1.** Pforte *f*, Portal *nt*; (*anatom.*) Porta *f* **2.** Pfortader *f*, Vena portae **II** *adj* **3.** Pfortader/Vena portae betreffend, portal, Portal- **4.** Leberpforte/Porta hepatis betreffend, portal, Portal-
hepatic portal Leberpforte *f*, Porta hepatis

por|tion [ˈpɔːrʃn, ˈpəʊ-] *noun* **1.** (An-)Teil *m* (*of* an); Abschnitt *m*, Stück *nt* **2.** Menge *f*, Quantum *nt*; (*Essen*) Portion *f*
alveolar portion of mandible Pars alveolaris mandibulae
deep portion of parotid gland Pars profunda glandulae parotideae
superficial portion of parotid gland Pars superficialis glandulae parotidis

por|to|ca|val [ˌpɔːrtəʊˈkeɪvl] *adj* Pfortader und Hohlvene/Vena cava betreffend oder verbindend, portokaval

por|tog|ra|phy [pɔːrˈtɑgrəfɪ, pəʊr-] *noun* Portographie *f*, Portografie *f*
splenic portography Splenoportographie *f*, Splenoportografie *f*

por|to|sys|tem|ic [ˌpɔːrtəʊsɪsˈtemɪk] *adj* Pfortader und Hohlvene/Vena cava betreffend oder verbindend, portokaval

por|to|ve|nog|ra|phy [ˌpɔːrtəʊvɪˈnɑgrəfɪ] *noun* Portographie *f*, Portografie *f*

po|si|tion [pəˈzɪʃn] *noun* **1.** Lage *f*, Anordnung *f*, Stellung *f*, Haltung *f*, Position *f*; (*anatom.*) Positio *f* **in position** in der richtigen Lage; an der richten Stelle **out of position** nicht in der richtigen Lage; an der falschen Stelle **2.** (*gynäkol.*) Stellung *f*, Positio *f* **3.** (*chirurg.*) Lage *f*, Lagerung *f*, Stellung *f*, Position *f*; (körperliche) Haltung *f*
dorsosacral position Steinschnittlage *f*
erect position aufrechte Körperhaltung *f*, Orthostase *f*
lithotomy position Steinschnittlage *f*
standing position aufrechte Körperhaltung *f*, Orthostase *f*
Trendelenburg's position Trendelenburg-Lage(rung) *f*
position of the uterus Positio uteri

post- *präf.* Nach-, Post-

post|ab|sorp|tive [ˌpəʊstæbˈsɔːrptɪv] *adj* postabsorptiv, -resorptiv

post-acute *adj* nach dem akuten Stadium einer Krankheit (auftretend), postakut

post|a|do|les|cence [ˌpəʊstædəˈlesəns] *noun* Postadoleszenz *f*, Postpubertät *f*

post|an|es|thet|ic [ˌpəʊstænəsˈθetɪk] *adj* nach einer Narkose/Anästhesie (auftretend), postanästhetisch

post|ap|o|plec|tic [ˌpəʊstæpəˈplektɪk] *adj* nach einem apoplektischen Anfall (auftretend), postapoplektisch

post|au|ric|u|lar [ˌpəʊstɔːˈrɪkjələr] *adj* hinter der Ohrmuschel/Aurikel (liegend), retroaurikulär, postaurikulär

post|ax|i|al [ˌpəʊstˈæksɪəl] *adj* hinter einer Achse (liegend), postaxial

post|bra|chi|al [ˌpəʊstˈbreɪkɪəl] *adj* auf der Rückseite des Oberarms (liegend), postbrachial

post|bul|bar [ˌpəʊstˈbʌlbər, -bɑːr] *adj* postbulbär

post|cap|il|lar|y [ˌpəʊstˈkæpəˌleriː] **I** *noun* venöse Kapillare *f* **II** *adj* postkapillär

post|ca|val [ˌpəʊstˈkeɪvl] *adj* hinter der Vena cava inferior (liegend), retrokaval, retrocaval

post|cen|tral [ˌpəʊstˈsentrəl] *adj* hinter einem Zentrum (liegend), postzentral, retrozentral

post|ci|bal [ˌpəʊstˈsaɪbl] *adj* nach dem Essen/der Mahlzeit/Nahrungsaufnahme (auftretend), postzenal, postzönal, postalimentär, postprandial

post|com|mis|su|ral [ˌpəʊstkəˈmɪʃərəl, pəʊstˌkɑməˈʃʊərəl] *adj* hinter einer Kommissur (liegend), postkommissural

post|con|cus|sion|al [ˌpəʊstkənˈkʌʃənl] *adj* nach einer Gehirnerschütterung/Commotio cerebri (auftretend), postkommotionell

post|cor|nu [ˌpəʊstˈkɔːrn(j)uː] *noun* Hinterhorn *nt* des Seitenventrikels, Cornu posterius ventriculi lateralis

post|di|as|tol|ic [ˌpəʊstˌdaɪəˈstɑlɪk] *adj* nach der Diastole (auftretend), postdiastolisch

post|diph|ther|ic [ˌpəʊstdɪfˈθerɪk] *adj* nach einer Diphtherie auftretend, im Anschluss an eine Diphtherie, postdiphtherisch

post|em|bry|on|ic [ˌpəʊstembrɪˈɑnɪk] *adj* nach dem Embryonalstadium (auftretend), postembryonal

post|en|ceph|a|lit|ic [ˌpəʊstenˌsefəˈlɪtɪk] *adj* nach einer Gehirnentzündung/Enzephalitis (auftretend), postenzephalitisch

post|e|pi|lep|tic [ˌpəʊstepɪˈleptɪk] *adj* nach einem (epileptischen) Anfall (auftretend), postiktal, postepileptisch

pos|te|ri|or [pɑˈstɪərɪər, pəʊ-] **I** *noun* Hintern *m*, Hinterteil *nt* **II** *adj* **1.** hinten, hintere(r, s), posterior, Hinter- **2.** hinter, später (*to* als)

postero- *präf.* postero-

pos|ter|o|an|te|ri|or [ˌpɑstərəʊænˈtɪərɪər] *adj* von hinten nach vorne (verlaufend), posterior-anterior, posteroanterior

post|ex|tra|sys|tol|ic [ˌpəʊstˌekstrəsɪˈstɑlɪk] *adj* nach einer Extrasystole auftretend, im Anschluss an eine Extrasystole, postextrasystolisch

post|gan|gli|on|ic [ˌpəʊstˌgæŋglɪˈɑnɪk] *adj* distal eines Ganglions (liegend), postganglionär

post|glo|mer|u|lar [ˌpəʊstgləʊˈmerjələr] *adj* distal eines Nierenglomerulus (auftretend oder liegend), postglomerulär

post|gon|o|coc|cal [ˌpəʊstgɑnəˈkɑkəl] *adj* nach einer Gonorrhoe auftretend, im Anschluss an eine Gonorrhoe, postgonorrhoisch

post|hem|or|rha|gic [ˌpəʊsthemə'rædʒɪk] *adj* nach einer Blutung (auftretend), posthämorrhagisch

post|he|pat|ic [ˌpəʊsthɪˈpætɪk] *adj* nach/hinter der Leber (auftretend oder liegend), posthepatisch

post|he|pa|tit|ic [ˌpəʊsthepəˈtaɪtɪk] *adj* nach einer Leberentzündung/Hepatitis (auftretend), posthepatitisch

pos|thet|o|my [pɑsˈθetəmɪ] *noun* Beschneidung *f*, Zirkumzision *f*

post|hu|mous [ˈpɑstʃəməs] *adj* nach dem Tod erfolgend, posthum

post|hyp|not|ic [ˌpəʊsthɪpˈnɑtɪk] *adj* nach der Hypnose (auftretend), posthypnotisch

post|in|fec|tious [ˌpəʊstɪnˈfekʃəs] *adj* nach einer Infektion(skrankheit) (auftretend), postinfektiös

post|in|fec|tive [ˌpəʊstɪnˈfektɪv] *adj* nach einer Infektion(skrankheit) (auftretend), postinfektiös

post|in|flam|ma|to|ry [ˌpəʊstɪnˈflæmətɔːriː] *adj* nach einer Entzündung (auftretend), postentzündlich

post|ma|ture [ˌpəʊstməˈtʃʊər] *adj* (*Säugling*) viel später als zum errechneten Termin geboren, übertragen, postmatur

post|me|di|as|ti|num [ˌpəʊstmɪdɪæˈstaɪnəm] *noun* hinterer Mediastinalraum *m*, hinteres Mediastinum *nt*, Mediastinum posterius, Cavum mediastinale posterius

post|mei|ot|ic [ˌpəʊstmaɪˈɑtɪk] *adj* nach der Meiose (auftretend), postmeiotisch

post|men|in|git|ic [ˌpəʊstˌmenɪnˈdʒɪtɪk] *adj* nach einer Hirnhautentzündung/Meningitis (auftretend), postmeningitisch

post|men|o|pau|sal [ˌpəʊstˌmenəˈpɔːzl] *adj* nach der Menopause (auftretend), postmenopausal

post|men|o|pause [ˌpəʊstˌmenəˈpɔːz] *noun* Postmenopause *f*

post|men|stru|al [ˌpəʊstˈmenstr(ʊ)əl, -strəwəl] *adj* nach der Monatsblutung/Menstruation, postmenstrual, postmenstruell

post|men|stru|um [ˌpəʊstˈmenstr(ʊ)əm, -strəwəm] *noun, plural* **-stru|ums, -stru|a** [-str(ʊ)ə, -strəwə] Postmenstrualphase *f*, -stadium *nt*, Postmenstruum *nt*

post|mes|en|ter|ic [ˌpəʊstmesənˈterɪk] *adj* hinter dem Mesenterium (liegend), postmesenterial, retromesenterial

post|mi|ot|ic [ˌpəʊstmaɪˈɑtɪk] *adj* nach der Meiose (auftretend), postmeiotisch

post|mi|tot|ic [ˌpəʊstmaɪˈtɑtɪk] *adj* nach der Mitose (auftretend), postmitotisch

post|mor|tal [ˌpəʊstˈmɔːrtl] *adj* nach dem Tode (auf- oder eintretend), postmortal, post mortem

post|mor|tem [ˌpəʊstˈmɔːrtəm] **I** *noun* Leicheneröffnung *f*, Obduktion *f*, Autopsie *f*, Nekropsie *f* **II** *adj* nach dem Tode (eintretend), postmortal, post mortem

post|na|sal [ˌpəʊstˈneɪzl] *adj* hinter der Nase (liegend), postnasal

post|na|tal [ˌpəʊstˈneɪtl] *adj* nach der Geburt (eintretend), postnatal, nachgeburtlich, postpartal

post|ne|crot|ic [ˌpəʊstnəˈkrɑtɪk] *adj* nach der Nekrose (auftretend), postnekrotisch

post|op|er|a|tive [pəʊstˈɑp(ə)rətɪv] *adj* nach einer Operation (eintretend oder auftretend), postoperativ

post|par|tal [ˌpəʊstˈpɑːrtl] *adj* nach der Geburt (eintretend oder auftretend), postpartal, post partum, postpartual, postnatal

post|par|tum [ˌpəʊstˈpɑːrtəm] *adj* nach der Geburt (eintretend oder auftretend), postpartal, post partum, postpartual, postnatal

post|pneu|mon|ic [ˌpəʊstnjuːˈmɑnɪk] *adj* nach einer Lungenentzündung/Pneumonie (auftretend), postpneumonisch, metapneumonisch

post|pran|di|al [ˌpəʊstˈprændɪəl] *adj* nach dem Essen/der Mahlzeit/Nahrungsaufnahme (auftretend), postalimentär, postprandial, postzenal, postzönal

post|pu|ber|al [ˌpəʊstˈpjuːbərəl] *adj* nach der Pubertät (auftretend), postpubertär, postpuberal, postpubertal

post|pu|ber|tal [ˌpəʊstˈpjuːbərtəl] *adj* nach der Pubertät (auftretend), postpubertär, postpuberal, postpubertal

post|pu|ber|ty [ˌpəʊstˈpjuːbərtɪ] *noun* Postpubertät *f*

post|pu|bes|cence [ˌpəʊstpjuːˈbesəns] *noun* Postpubertät *f*

post|pu|bes|cent [ˌpəʊstpjuːˈbesnt] *adj* nach der Pubertät (auftretend), postpubertär, postpuberal, postpubertal

post|re|nal [ˌpəʊstˈriːnl] *adj* hinter der Niere (liegend); nach Passieren der Niere (auftretend), postrenal

post|splen|ic [ˌpəʊstˈspliːnɪk] *adj* hinter der Milz/Splen (liegend), postsplenisch

post|ste|not|ic [ˌpəʊststɪˈnɑtɪk] *adj* hinter einer Stenose (liegend), poststenotisch

post|sur|gi|cal [pəʊstˈsɜrdʒɪkl] *adj* nach einer Operation (eintretend oder auftretend), postoperativ

post|syn|ap|tic [ˌpəʊstsɪˈnæptɪk] *adj* hinter einer Synapse (liegend), postsynaptisch

post-term *adj* postmatur, übertragen

post-thrombotic *adj* nach einer Thrombose (auftretend), postthrombotisch

post-traumatic *adj* nach einem Unfall (auftretend), durch eine Verletzung hervorgerufen, als Folge eines Unfalls, posttraumatisch, traumatisch

pos|tur|al [ˈpɑstʃərəl] *adj* (Körper-)Haltung oder Lage betreffend, postural

pos|ture [ˈpɑstʃər] **I** *noun* (Körper-)Haltung *f*, Stellung *f*; Lage *f*; Pose *f*, Positur *f* **II** *vt* in eine Stellung oder Haltung bringen **III** *vi* eine Haltung einnehmen oder einhalten; posieren

post|vac|ci|nal [ˌpəʊstˈvæksənəl] *adj* nach einer Impfung (auftretend), als Folge einer Impfung, postvakzinal

post|val|var [ˌpəʊstˈvælvər] *adj* hinter einer Klappe/Valva (liegend), postvalvulär

post|val|vu|lar [ˌpəʊstˈvælvjələr] *adj* hinter einer Klappe/Valva (liegend), postvalvulär

pot|ash [ˈpɑtæʃ] *noun* Pottasche *f*, Kaliumcarbonat *nt*

pot|as|se|mia [pɑtəˈsiːmɪə] *noun* Hyperkaliämie *f*

po|tas|sic [pəˈtæsɪk] *adj* kaliumhaltig, Kalium-, Kali-

po|tas|si|um [pəˈtæsɪəm] *noun* Kalium *nt*

potassium chloride Kaliumchlorid *nt*

potassium cyanide Kaliumcyanid *nt*, Cyankali *nt*

potassium iodide Kaliumjodid *nt*, Kaliumiodid *nt*

potassium permanganate Kaliumpermanganat *nt*

po|tence [ˈpəʊtəns] *noun* **1.** Potenz *f*, Potentia coeundi **2.** Wirksamkeit *f*, Stärke *f*, Kraft(entfaltung *f*) *f*; Wirkung *f*

po|ten|cy [ˈpəʊtənsɪ] *noun* → *potence*

po|tent [ˈpəʊtənt] *adj* **1.** potent **2.** wirksam, stark

po|ten|tial [pəˈtenʃəl] **I** *noun* **1.** Potential *nt*, Potenzial *nt*; (*physik.*) Spannung *f* **2.** Reserven *pl*, (Kraft-)Vorrat *m*, Potenzial *nt*; Leistungsfähigkeit *f* **II** *adj* möglich, potentiell, Potenzial-; (*physik.*) potentiell

action potential Aktionspotenzial *nt*

auditory evoked potential akustisch evoziertes Potenzial *nt*

evoked potential evoziertes Potenzial *nt*

oxidation-reduction potential Redoxpotenzial *nt*

readiness potential Bereitschaftspotenzial *nt*

redox potential Redoxpotenzial *nt*

resting potential Ruhepotenzial *nt*

somatic evoked potential somatisch/somatosensorisch evoziertes Potenzial *nt*

visual evoked potential visuell evoziertes Potenzial *nt*

po|to|ma|nia [ˌpəʊtəˈmeɪnɪə] *noun* **1.** Trunksucht *f*, Potomanie *f* **2.** Dilirium tremens

pouch [paʊtʃ] *noun* Beutel *m*, Tasche *f*, (kleiner) Sack *m*

anterior pouch of Tröltsch vordere Schleimhauttasche *f* des Trommelfells, Recessus anterior membranae tympanicae

branchial pouches Schlundtaschen *pl*

craniobuccal/craniopharyngeal pouch Rathke-Tasche *f*

pouch of Douglas Douglas-Raum *m*, Excavatio rectouterina

hepatorenal pouch hepatorenale Peritonealgrube *f*, Recessus hepatorenalis

laryngeal pouch Kehlkopfblindsack *m*, Sacculus laryngis, Appendix ventriculi laryngis

marsupial pouch Hodensack *m*, Scrotum *nt*, Skrotum *nt*

Morison's pouch hepatorenale Peritonealgrube *f*, Recessus hepatorenalis

neurobuccal pouch Rathke-Tasche *f*

pharnygeal pouches Schlundtaschen *pl*

posterior pouch of Tröltsch hintere Schleimhauttasche *f* des Trommelfells, Recessus posterior membranae

P

tympanicae
Prussak's pouch Prussak-Raum *m*, Recessus superior membranae tympanicae
Rathke's pouch Rathke-Tasche *f*
rectouterine pouch Douglas-Raum *m*, Excavatio rectouterina
rectovaginal pouch Douglas-Raum *m*, Excavatio rectouterina
rectovesical pouch Proust-Raum *m*, Excavatio rectovesicalis
uterovesical pouch vorderer Douglas-Raum *m*, Excavatio vesicouterina
vesicouterine pouch vorderer Douglas-Raum *m*, Excavatio vesicouterina
Willis' pouch kleines Netz *nt*, Omentum minus
Zenker's pouch Zenker-Divertikel *nt*

pow|der ['paʊdər] *noun* Pulver *nt*, Puder *m*; (*pharmakol.*) Pulvis *m*; Staub *m*
bleaching powder Bleichpulver *nt*, Chlorkalk *m*, Calciumhypochlorit *nt*

pow|er ['paʊər] *noun* **1.** Kraft *f*, Stärke *f*, Energie *f* **2.** (*mathemat.*) Potenz *f* **3.** Vergrößerung(skraft *f*). *f*, (Brenn-)Stärke *f*
buffering power Puffervermögen *nt*, Pufferkapazität *f*
refractive power Brech(ungs)kraft *f*, -vermögen *nt*, Refraktionskraft *f*, -vermögen *nt*

Pox|vir|i|dae [pɑks'vɪrədiː] *plural* Pockenviren *pl*, Poxviridae *pl*

prag|mat|ag|no|sia [,prægmætæg'nəʊʒ(ɪ)ə] *noun* Pragmatagnosie *f*

pran|di|al ['prændɪəl] *adj* Essen oder Mahlzeit betreffend; während des Essens (auftretend), prandial

pre- *präf.* (*zeitlich, räumlich*) Vor-, Prä-

pre|ad|o|les|cence [,prɪædə'lesəns] *noun* Präadoleszenz *f*, späte Kindheit *f*

pre|ad|o|les|cent [,prɪædə'lesənt] *adj* präadoleszent, Präadoleszenten-, Präadoleszenz-

pre|aor|tic [,prɪeɪ'ɔːrtɪk] *adj* vor der Aorta (liegend), präaortal

pre|ar|thrit|ic [,prɪɑːr'θrɪtɪk] *adj* Präarthrose betreffend, von ihr betroffen, präarthrotisch

pre|au|ric|u|lar [,prɪɔː'rɪkjələr] *adj* vor der Ohrmuschel/Aurikel (liegend), präaurikulär

pre|ax|i|al [prɪ'eɪksɪəl] *adj* vor einer Achse (liegend), präaxial

pre|be|ta|lip|o|pro|tein [prɪ,biːtə,lɪpə,prəʊtɪɪ'n] *noun* Lipoprotein *nt* mit sehr geringer Dichte, prä-β-Lipoprotein *nt*

pre|be|ta|lip|o|pro|tein|e|mia [prɪ,biːtə,lɪpə,prəʊtɪɪ'niːmɪə] *noun* Erhöhung *f* der Präbetalipoproteine im Blut, Hyperpräbetalipoproteinämie *f*

pre-calciferols *plural* Prācalciferole *pl*

pre|can|cer [prɪ'kænsər] *noun* Präkanzerose *f*, prämaligne Läsion *f*

pre|can|cer|o|sis [,prɪkænsə'rəʊsɪs] *noun* →*precancer*

pre|can|cer|ous [prɪ'kænsərəs] *adj* vor einem Malignom auftretend, einem Malignom vorausgehend; (*Geschwulst*) noch nicht bösartig/maligne, prämaligne, präkanzerös, präneoplastisch

pre|cap|il|lar|y [prɪ'kæpə,leriː, -kə'pɪlərɪ] I *noun* Präkapillare *f*, End-, Metarteriole *f* II *adj* präkapillar, präkapillär

pre|car|ci|no|ma|tous [prɪ,kɑːrsɪ'nəʊmətəs] *adj* vor einem Malignom auftretend, einem Malignom vorausgehend; (*Geschwulst*) noch nicht bösartig/maligne, prämaligne, präkanzerös, präneoplastisch

pre|car|di|ac [prɪ'kɑːrdɪæk] *adj* vor dem Herzen (liegend), präkordial, präkardial

pre|car|di|um [prɪ'kɑːrdɪəm] *noun* Precordium *nt*, Präkordialregion *f*

pre|car|ti|lage [prɪ'kɑːrtlɪdʒ] *noun* Vorknorpel *m*

pre|car|ti|lag|i|nous [prɪ,kɑːrtɪ'lædʒənəs] *adj* aus Vorknorpel bestehend, präkartilaginär

pre|ca|val [prɪ'keɪvl] *adj* vor der Vena cava inferior liegend, präkaval

pre|ce|cal [prɪ'siːkl] *adj* vor dem Zäkum (liegend), präzäkal

pre|cen|tral [prɪ'sentrəl] *adj* präzentral

pre|cip|i|tate [prɪ'sɪpɪtət, -teɪt] I *noun* Präzipitat *nt*, Niederschlag *m*, Kondensat *nt* II *v* (aus-)fällen, niederschlagen, präzipitieren

pre|cip|i|ta|tion [prɪ,sɪpɪ'teɪʃn] *noun* (Aus-)Fällung *f*, Ausflockung *f*, Präzipitation *f*; Ausfällen *nt*, Präzipitieren *nt*

pre|cip|i|tin [prɪ'sɪpɪtɪn] *noun* Präzipitin *nt*

pre|clin|i|cal [prɪ'klɪnɪkl] *adj* vor dem Ausbruch einer Krankheit oder dem Auftreten von Symptomen, präklinisch

pre|co|ma [prɪ'kəʊmə] *noun* Präkoma *nt*

pre|cor|di|al [prɪ'kɔːrdɪəl] *adj* **1.** →*precardiac* **2.** Praecordium betreffend, präkordial, Präkordial-

pre|cor|di|al|gia [,prɪkɔːrdɪ'ældʒ(ɪ)ə] *noun* Präkordialschmerz *m*

pre|cor|di|um [prɪ'kɔːrdɪəm] *noun*, *plural* **-dia** [-dɪə] Precordium *nt*, Präkordialregion *f*

pre|cor|nu [prɪ'kɔːrn(j)uː] *noun* Vorderhorn *nt* des Seitenventrikels, Cornu frontale/anterius ventriculi lateralis

pre|cos|tal [prɪ'kɑstl, -'kɔstl] *adj* vor den Rippen/Costae (liegend), präkostal

pre|cu|ne|us [prɪ'kjuːnɪəs] *noun* Präcuneus *m*, Precuneus *m*

pre|cur|sor [prɪ'kɜrsər] *noun* Vorläufer *m*, Vorstufe *f*, Präkursor *m*

pre|den|tin [prɪ'dentn, -tɪn] *noun* unverkalkte Dentinmatrix *f*, Prädentin *nt*, Odontoid *nt*

pre|di|a|be|tes [prɪ,daɪə'biːtəs] *noun* Prädiabetes *m*

pre|di|as|to|le [,prɪdaɪ'æstəlɪ] *noun* Prädiastole *f*

pre|di|a|stol|ic [prɪ,daɪə'stɑlɪk] *adj* vor der Diastole (auftretend), prädiastolisch

pre|dis|po|si|tion [prɪ,dɪspə'zɪʃn] *noun* Veranlagung *f*, Neigung *f*, Empfänglichkeit *f*, Anfälligkeit *f*

pred|nis|o|lone [pred'nɪsələʊn] *noun* Prednisolon *nt*

pred|ni|sone ['prednɪsəʊn] *noun* Prednison *nt*

pre|duc|tal [prɪ'dʌktəl] *adj* vor der Mündung des Ductus Botalli (liegend), präduktal

pre|e|clamp|sia [prɪɪ'klæmpsɪə] *noun* **1.** Präeklampsie *f* **2.** EPH-Gestose *f*
superimposed preeclampsia Pfropfgestose *f*

pre|ep|i|glot|ic [prɪ,epɪ'glɑtɪk] *adj* vor dem Kehldeckel/der Epiglottis (liegend), präepiglottisch

pre|e|rup|tive [prɪɪ'rʌptɪv] *adj* vor dem Ausbruch einer Krankheit, präeruptiv

pre|e|ryth|ro|cyt|ic [prɪɪ,rɪθrə'sɪtɪk] *adj* präerythrozytär

pre|ex|ci|ta|tion [prɪ,eksaɪ'teɪʃn] *noun* Präexzitation *f*
ventricular preexcitation WPW-Syndrom *nt*, Wolff-Parkinson-White-Syndrom *nt*

pre|fron|tal [prɪ'frʌntl] *adj* im vorderen Stirnlappenbereich (liegend), präfrontal

pre|gan|gli|on|ic [prɪ,gæŋglɪ'ɑnɪk] *adj* vor einem Ganglion (liegend), präganglionär

preg|nan|cy ['pregnənsɪ] *noun* Schwangerschaft *f*, Gravidität *f*, Graviditas *f*
abdominal pregnancy Bauchhöhlenschwangerschaft *f*, Abdominalschwangerschaft *f*, -gravidität *f*, abdominale Schwangerschaft *f*, Graviditas abdominalis
ectopic pregnancy ektope Schwangerschaft, Extrauteringravidität, Graviditas extrauterina
eutopic pregnancy eutopische/intrauterine Schwangerschaft *f*
extrauterine pregnancy Extrauterinschwangerschaft *f*, -gravidität *f*, ektopische Schwangerschaft *f*, Graviditas extrauterina
fallopian pregnancy Eileiter-, Tuben-, Tubarschwan-

gerschaft *f*, Tubargravidität *f*, Graviditas tubaria
heterotopic pregnancy 1. →*extrauterine pregnancy* **2.** kombinierte uterine und extrauterine Schwangerschaft *f*
high-risk pregnancy Risikoschwangerschaft *f*
interstitial pregnancy intramurale/interstitielle Schwangerschaft *f*, Graviditas interstitialis
intramural pregnancy →*interstitial pregnancy*
intraperitoneal pregnancy →*abdominal pregnancy*
intrauterine pregnancy eutopische Schwangerschaft *f*, intrauterine Schwangerschaft *f*
mural pregnancy →*interstitial pregnancy*
ovarian pregnancy Eierstockschwangerschaft *f*, -gravidität *f*, Ovarialschwangerschaft *f*, -gravidität *f*, Graviditas ovarica
oviductal pregnancy Eileiter-, Tuben-, Tubarschwangerschaft *f*, Tubargravidität *f*, Graviditas tubaria
parietal pregnancy →*interstitial pregnancy*
phantom pregnancy Scheinschwangerschaft *f*, Pseudokyesis *f*, Pseudogravidität *f*
tubal pregnancy Eileiter-, Tuben-, Tubarschwangerschaft *f*, Tubargravidität *f*, Graviditas tubaria
tubouterine pregnancy →*interstitial pregnancy*
uterine pregnancy eutopische Schwangerschaft *f*, intrauterine Schwangerschaft *f*

pregInaneIdiol [ˌpregneɪn'daɪɔl, -ɑl] *noun* Pregnandiol *nt*
pregInant ['pregnənt] *adj* schwanger, gravid
pregInenIolIone [preg'niːnələʊn] *noun* Pregnenolon *nt*
preIhelpatlic [ˌprɪhɪ'pætɪk] *adj* vor der Leber/Hepar (liegend), prähepatisch, antehepatisch
preIinIvalsive [ˌprɪɪn'veɪzɪv] *adj* präinvasiv
preIkalIliIkreIin [prɪˌkælə'kriːɪn] *noun* Präkallikrein *nt*, Fletscher-Faktor *m*
preIlarIynIgeIal [prɪlə'rɪndʒ(ɪ)əl, ˌlærɪn'dʒiːəl] *adj* vor dem Kehlkopf/Larynx (liegend), prälaryngeal
preIleuIkeImia [ˌprɪluː'kiːmɪə] *noun* Präleukämie *f*, präleukämisches Syndrom *nt*
preIleuIkeImic [ˌprɪluː'kiːmɪk] *adj* Präleukämie betreffend, von Präleukämie betroffen, präleukämisch
preIload ['prɪləʊd] *noun* Last *f*, Vorbelastung *f*, Preload *nt*
preImalIigInant [ˌprɪmə'lɪgnənt] *adj* vor einem Malignom auftretend, einem Malignom vorausgehend; (*Geschwulst*) noch nicht bösartig/maligne, prämaligne, präkanzerös, präneoplastisch
preImaIture [ˌprɪmə't∫ʊər, -'t(j)ʊər] *adj* nicht ausgereift, verfrüht (auftretend), prämatur, vorzeitig, frühzeitig
preImaItuIrIty [ˌprɪmə't∫ʊərətɪ] *noun* **1.** Früh-, Vorzeitigkeit *f* **2.** Frühreife *f*, Prämaturität *f*
preImaxIilIla [ˌprɪmæk'sɪlə] *noun* Prämaxilla *f*
preImaxIilIlarIy [prɪ'mæksəleriː, -mæk'sɪlərɪ] **I** *noun* Zwischenkiefer *m*, Os incisivum **II** *adj* prämaxillär
preImedIiIcaItion [ˌprɪmedɪ'keɪ∫n] *noun* Prämedikation *f*
preImeIoItic [ˌprɪmaɪ'ɑtɪk] *adj* vor der Meiose, prämeiotisch
preImenIoIpauIsal [prɪˌmenə'pɔːzl] *adj* vor der Menopause, prämenopausal, präklimakterisch
preImenIoIpause [prɪˌmenə'pɔːz] *noun* Prämenopause *f*
preImenIstruIal [prɪ'menstr(ʊ)əl, -strəwəl] *adj* vor der Monatsblutung/Menstruation, prämenstrual, prämenstruell
preImenIstruIum [prɪ'menstr(ʊ)əm, -strəwəm] *noun*, *plural* **-struIums, -struIa** [-str(ʊ)ə, -strəwə] Prämenstrualstadium *nt*, -phase *f*, Prämenstruum *nt*
preImiItotIic [ˌprɪmaɪ'tɑtɪk] *adj* vor der Mitose, prämitotisch
preImoIlar [prɪ'məʊlər] **I** *noun* vorderer/kleiner Backenzahn *m*, Prämolar(zahn *m*) *m*, Dens premolaris **II** *adj* prämolar
preImonIiItoIry [prɪ'mɑnɪtɔːriː] *adj* Prodrom betreffend, ankündigend, vorangehend, prodromal; (vor-)warnend, ankündigend, prämonitorisch
preImonIoIcyte [prɪ'mɑnəsaɪt] *noun* →*promonocyte*
preImorIbid [prɪ'mɔːrbɪd] *adj* vor Krankheitsausbruch (auftretend), prämorbid
preImorItal [prɪ'mɔːrtl] *adj* vor dem Tod (eintretend), dem Tod vorausgehend, prämortal, präfinal, präterminal
preImuIcin [prɪ'mjuːsɪn] *noun* Prämuzin *nt*
preImuIniItion [ˌprəmjuː'nɪ∫n] *noun* begleitende Immunität *f*, Prämunität *f*, Präimmunität *f*, Prämunition *f*
preImyIeIloIblast [prɪ'maɪələblæst] *noun* Prämyeloblast *m*
preImyIeIloIcyte [prɪ'maɪələsaɪt] *noun* Promyelozyt *m*
preInarIcoIsis [ˌprɪnɑːr'kəʊsɪs] *noun* Pränarkose *f*
preInarIcotIic [ˌprɪnɑːr'kɑtɪk] *adj* vor einer Narkose/Anästhesie, Pränarkose betreffend, pränarkotisch
preInaItal [prɪ'neɪtl] *adj* vor der Geburt oder während der Schwangerschaft (auftretend oder entstehend), pränatal, antenatal
preIopIerIaItive [prɪ'ɑpərətɪv] *adj* vor einer Operation, präoperativ
preIopItic [prɪ'ɑptɪk] *adj* vor dem Chiasma opticum (liegend), präoptisch, prächiasmal, prächiasmatisch
preIovuIlaItoIry [prɪ'ɑvjələtɔːriː] *adj* vor dem Eisprung/der Ovulation, präovulatorisch
preIparItal [prɪ'pɑːrtəl] *adj* unmittelbar vor der Entbindung/Geburt (auftretend oder entstehend), präpartal, vorgeburtlich, antepartal
preIpaItelIlar [ˌprɪpə'telər] *adj* vor der Kniescheibe/Patella (liegend), präpatellar
preIperIiIcarIdiIal [prɪˌperɪ'kɑːrdɪəl] *adj* präperikardial
preIperIiItoIneIal [ˌprɪperɪtə'niːəl] *adj* zwischen dem parietalem Peritoneum und der Bauchwand (liegend); vor dem Bauchfell/Peritoneum (liegend), präperitoneal
preIpranIdiIal [prɪ'prændɪəl] *adj* vor der Mahlzeit/Nahrungsaufnahme, präprandial
preIproIhorImone [ˌprɪprəʊ'hɔːrməʊn] *noun* Präprohormon *nt*
preIproIproItein [ˌprɪprəʊ'prəʊtiːn, -tiːɪn] *noun* Präproprotein *nt*
preIproItein [prɪ'prəʊtiːn, -tiːɪn] *noun* Präprotein *nt*
hormone preprotein Prohormon *nt*, Hormonogen *nt*, Hormogen *nt*
preIpuIberIal [prɪ'pjuːbərəl] *adj* vor der Pubertät (auftretend), präpubertär, präpuberal, präpubertal
preIpuIberIty [prɪ'pjuːbərtɪ] *noun* Präpubertät *f*
preIpuIbesIcence [ˌprɪpjuː'besəns] *noun* Präpubertät *f*
preIpuIbesIcent [ˌprɪpjuː'besnt] *adj* vor der Pubertät (auftretend), präpubertär, präpuberal, präpubertal
preIpuce ['priːpjuːs] *noun* **1.** bedeckende Hautfalte *f*, Präputium *nt* **2. prepuce of penis** Vorhaut *f*, Präputium *nt*, Preputium penis
preIpuItial [prɪ'pjuː∫l] *adj* Vorhaut/Präputium betreffend, präputial
preIpyIlorIic [ˌprɪpaɪ'lɔrɪk, -'lɑr] *adj* vor dem Magenpförtner/Pylorus (liegend), präpylorisch
preIreInal [prɪ'riːnl] *adj* vor der Niere/Ren (liegend), prärenal
preIsaIcral [prɪ'seɪkrəl] *adj* vor dem Kreuzbein/Sakrum (liegend), präsakral
presby- *präf.* Alters-, Presby-
presIbyIatIrics [ˌprezbɪ'ætrɪks] *plural* Geriatrie *f*
presIbyIcarIdia [ˌprezbɪ'kɑːrdɪə] *noun* Altersherz *nt*, senile Herzkrankheit *f*, Presbykardie *f*
presIbyIcuIsis [ˌprezbɪ'kjuːsɪs] *noun* Altersschwerhörigkeit *f*, Presbyakusis *f*
presIbyIeIsophIaIgus [ˌprezbɪɪ'sɑfəgəs] *noun* Presbyösophagus *m*
presIbyIoIphreInia [ˌprezbɪəʊ'friːnɪə] *noun* senile Demenz *f*, Altersdemenz *f*, Presbyophrenie *f*
presIbyIoIpia [ˌprezbɪ'əʊpɪə] *noun* Alterssichtigkeit *f*, Presbyopie *f*
presIbyIopIic [ˌprezbɪ'ɑpɪk] *adj* Presbyopie betreffend, presbyop, presbyopisch

P

pres|by|phre|nia [ˌprezbɪˈfriːnɪə] *noun* Dementia senilis
pre|scle|rot|ic [ˌprɪsklɪˈrɑtɪk] *adj* Präsklerose betreffend, vor der Sklerose (auftretend), präsklerotisch
pre|se|cre|to|ry [ˌprɪsɪˈkriːtərɪ] *adj* vor der Sekretion/Abgabe, präsekretorisch
pre|se|nile [prɪˈsɪnaɪl, -nɪl] *adj* vor dem Greisenalter/Senium (auftretend), im Präsenium, präsenil
pre|se|nil|ity [ˌprɪsɪˈnɪlətɪ] *noun* vorzeitige Alterung *f*, Präsenilität *f*
pre|sen|ta|tion [preznˈteɪʃn] *noun* Präsentation *f*
acromion presentation Schulterlage *f*
breech presentation Beckenendlage *f*; Steißlage *f*
brow presentation Stirnlage *f*
cephalic presentation Kopf-, Schädellage *f*
complete breech presentation vollkommene Steißfußlage *f*
double breech presentation Steißfußlage *f*
face presentation Gesichtslage *f*
fetal presentation Kindslage *f*
foot/footling presentation Fußlage *f*
funis presentation Nabelschnurvorfall *m*
head presentation Kopf-, Schädellage *f*
knee presentation Knielage *f*
oblique presentation Querlage *f*
pelvic presentation Beckenendlage *f*; Steißlage *f*
placental presentation Placenta praevia
shoulder presentation Schulterlage *f*
transverse presentation Querlage *f*
trunk presentation Querlage *f*
vertex presentation Hinterhauptslage *f*
pres|so|re|cep|tor [ˌpresəʊrɪˈseptər] *noun* Presso(re)zeptor *m*, -sensor *m*
pres|so|sen|si|tive [ˌpresəʊˈsensətɪv] *adj* auf Druckänderung ansprechend, pressorezeptiv, pressozeptiv, pressosensorisch
pres|sure [ˈpreʃər] *noun* **1.** Druck *m* under pressure unter Druck **2.** Drücken *nt*, Pressen *nt*, Druck *m* apply pressure drücken, Druck ausüben
alveolar pressure Alveolardruck *m*
blood pressure Blutdruck *m*
capillary pressure Kapillardruck *m*
carbon dioxide partial pressure Kohlendioxidpartialdruck *m*, CO_2-Partialdruck *m*
central venous pressure zentralvenöser Druck *m*, zentraler Venendruck *m*
colloid osmotic pressure kolloidosmotischer Druck *m*
high-blood pressure Bluthochdruck *m*, (arterielle) Hypertonie *f*, Hypertension *f*, Hypertonus *m*, Hochdruckkrankheit *f*
hydrostatic pressure hydrostatischer Druck *m*
intraabdominal pressure intraabdomineller Druck
intra-alveolar pressure intraalveolärer Druck *m*
intracranial pressure intrakranialer Druck *m*, Hirndruck *m*
intraocular pressure intraokulärer Druck *m*, Augeninnendruck *m*
intrapleural pressure intrapleuraler Druck *m*
intrapulmonary pressure intrapulmonaler Druck
intrathoracic pressure intrathorakaler Druck *m*
intraventricular pressure intraventrikulärer Druck *m*, Ventrikel-, Kammerdruck *m*
intravesical pressure intravesikaler Druck *m*
low blood pressure niedriger Blutdruck *m*, Hypotonie *f*, Hypotonus *m*, Hypotonia *f*, Hypotension *f*
O_2 partial pressure → *oxygen partial pressure*
oncotic pressure kolloidosmotischer/onkotischer Druck *m*
osmotic pressure osmotischer Druck *m*
oxygen partial pressure Sauerstoffpartialdruck *m*, O_2-Partialdruck *m*
partial pressure Partialdruck *m*
pleural surface pressure intrapleuraler Druck *m*
precordial pressure Präkordialangst *f*
pressure of the respiratory system intraalveolärer/intrapulmonaler Druck *m*
venous pressure Venendruck *m*, venöser Blutdruck *m*
pre|sump|tion [prɪˈzʌmpʃn] *noun* **1.** Vermutung *f*, Annahme *f*, Präsumtion *f* **2.** Wahrscheinlichkeit *f*
pre|sump|tive [prɪˈzʌmptɪv] *adj* wahrscheinlich, voraussichtlich, vermutlich, erwartungsgemäß, präsumtiv
pre|sur|gi|cal [prɪˈsɜrdʒɪkl] *adj* vor einer Operation, präoperativ
pre|syn|ap|tic [ˌprɪsɪˈnæptɪk] *adj* vor einer Synapse (liegend), präsynaptisch
pre|sys|to|le [prɪˈsɪstəlɪ] *noun* Präsystole *f*
pre|sys|tol|ic [ˌprɪsɪsˈtɑlɪk] *adj* Präsystole betreffend, in der Präsystole; vor der Systole (auftretend), präsystolisch
pre|thy|roid [prɪˈθaɪrɔɪd] *adj* vor der Schilddrüse/Glandula thyroidea oder dem Schildknorpel/Cartilago thyroidea (liegend), präthyroidal, präthyreoidal
pre|tib|i|al [prɪˈtiːbɪəl] *adj* vor dem Schienbein/der Tibia (liegend), prätibial
pre|tra|che|al [prɪˈtreɪkɪəl] *adj* vor der Luftröhre/Trachea (liegend), prätracheal
pre-transplant *adj* prätransplantär
prev|a|lence [ˈprevələns] *noun* Prävalenz *f*
pre|vent [prɪˈvent] *v* verhindern, verhüten, vorbeugen
pre|ven|tion [prɪˈvenʃn] *noun* **1.** Verhinderung *f*, Verhütung *f* **2.** Vorbeugung *f*, Verhütung *f*, Prävention *f*; Prophylaxe *f*
pre|ven|tive [prɪˈventɪv] I *noun* **1.** Vorbeugungsmittel *nt*, Schutzmittel *nt*, Präventivmittel *nt* **2.** Schutzmaßnahme *f*, Vorsichtsmaßnahme *f* II *adj* verhütend, vorbeugend, präventiv, Vorbeugungs-, Schutz-; prophylaktisch
pre|ver|te|bral [prɪˈvɜrtəbrəl] *adj* vor der Wirbelsäule/Columna vertebralis oder einem Wirbelkörper (liegend), prävertebral
pre|ves|i|cal [prɪˈvesɪkl] *adj* vor der Harnblase/Vesica urinaria (liegend), prävesikal
pre|zy|got|ic [ˌprɪzaɪˈgɑtɪk] *adj* vor der Befruchtung, präzygot
pri|a|pism [ˈpraɪəpɪzəm] *noun* Priapismus *m*
pri|a|pi|tis [ˌpraɪəˈpaɪtɪs] *noun* Penisentzündung *f*, Penitis *f*
prick [prɪk] I *noun* **1.** Stich *m*, Insektenstich *m*, Nadelstich *m* **2.** Stechen *nt*, stechender Schmerz *m* **3.** Dorn *m*, Stachel *m* II *vt* stechen, einstechen, aufstechen, durchstechen; punktieren III *vi* stechen, schmerzen
prick|le [ˈprɪkl] I *noun* **1.** Stachel *m*, Dorn *m* **2.** Stechen *nt*, Jucken *nt*, Kribbeln *nt*, Prickeln *nt* II *v* stechen, jucken, kribbeln
pri|ma|quine [ˈpraɪməkwɪn] *noun* Primaquin *nt*
pri|ma|ry [ˈpraɪˌmeriː, -mərɪ] *adj* **1.** wichtigste(r, s), wesentlich, primär, Haupt-; elementar, Grund- **2.** erste(r, s), ursprünglich, Ur-, Erst-, Anfangs- **3.** (*chem.*) primär, Primär-
prim|er [ˈpraɪmər] *noun* Primer *m*, Starter *m*
pri|mi|grav|i|da [ˌpraɪmɪˈgrævɪdə] *noun, plural* **-das, -dae** [-diː] erstmals Schwangere *f*, Primigravida *f*
pri|mip|a|ra [praɪˈmɪpərə] *noun, plural* **-ras, -rae** [-riː] Erstgebärende *f*, Primipara *f*
pri|mip|a|rous [praɪˈmɪpərəs] *adj* erstgebärend, primipar
prim|i|tive [ˈprɪmətɪv] *adj* erste(r, s), ursprünglich, primitiv, Ur-, Primitiv-
pri|mor|di|al [praɪˈmɔːrdɪəl, -djəl] *adj* **1.** von Anfang an, ursprünglich, primordial, Ur- **2.** im Ansatz vorhanden, im Keim angelegt, primordial, Ur-
pri|mor|di|um [praɪˈmɔːrdɪəm] *noun, plural* **-dia** [-dɪə] Embryonalanlage *f*, Primordium *nt*
prim|rose [ˈprɪmˌrəʊs] *noun* Primel *f*, Schlüsselblume *f*
prin|ci|pal [ˈprɪnsɪpl] *adj* wichtigste(r, s), erste(r, s), hauptsächlich, Haupt-

P

prin|ci|ple ['prɪnsəpl] *noun* **1.** Prinzip *nt*, (Grund-)Satz *m*, (-)Regel *f*, (-)Lehre *f*; Gesetz *nt*, Gesetzmäßigkeit *f* **in/on principle** in/aus Prinzip **2.** (*chem.*) Wirkstoff *m*, wirksamer Bestandteil *m*; Grundbestandteil *m*
follicle-stimulating principle follikelstimulierendes Hormon *nt*, Follitropin *nt*, Follikelreifungshormon *nt*
pri|on ['praɪɑn] *noun* Prion *nt*
pro|ac|cel|er|in [ˌprəʊæk'selərɪn] *noun* Proakzelerin *nt*, Proaccelerin *nt*, Acceleratorglobulin *nt*, labiler Faktor *m*, Faktor V *m*
prob|a|bil|i|ty [prɑbə'bɪlətɪ] *noun* Wahrscheinlichkeit *f* **in all probability** aller Wahrscheinlichkeit nach, höchstwahrscheinlich
prob|a|ble ['prɑbəbl] *adj* wahrscheinlich
pro|band ['prəʊbænd] *noun* Testperson *f*, Versuchsperson *f*, Proband *m*
probe [prəʊb] I *noun* **1.** Sonde *f* **2.** Gensonde *f*, Probe (*f*) **3.** Untersuchung *f* II *v* **4.** sondieren, mit einer Sonde untersuchen **5.** erforschen, untersuchen
pro|cap|sid [prəʊ'kæpsɪd] *noun* Prokapsid *nt*, Procapsid *nt*
pro|car|cin|o|gen [ˌprəʊkɑːr'sɪnədʒən] *noun* Prokarzinogen *nt*
Pro|car|y|o|tae [prəʊˌkærɪ'əʊtiː] *plural* Prokaryoten *pl*, Prokaryonten *pl*, Procaryotae *pl*
proc|ess ['prɑses] I *noun, plural* **-ess|es** ['prɑsesɪz, -əˌsiːz] **1.** (*anatom.*) Fortsatz *m*, Vorsprung *m*, Processus *m* **2.** Prozess *m*, Verfahren *nt*; Vorgang *m*, Verlauf *m* II *v* be-, verarbeiten, behandeln, einem Verfahren unterwerfen
accessory process Processus accessorius
acromial process Akromion *nt*
acromion process Akromion *nt*
acute process of helix Helixhöcker *m*, Spina helicis
alar process Ala cristae galli
alveolar process of maxilla Alveolarfortsatz *m* des Oberkiefers, Processus alveolaris maxillae
anconeal process of ulna Ell(en)bogenfortsatz *m*, -höcker *m*, Olekranon *nt*, Olecranon *nt*
anterior clinoid process Processus clinoideus anterior
anterior process of malleus vorderer Hammerfortsatz *m*, Processus anterior mallei
articular process Gelenkfortsatz *m*, Processus articularis
axillary process of mammary gland Achselfortsatz *m* der Brustdrüse, Processus axillaris, Processus lateralis mammae
Blumenbach's process Processus uncinatus ossis ethmoidalis
calcaneal process of cuboid (bone) Processus calcaneus ossis cuboidei
caudate process Processus caudatus lobi caudati hepatis
ciliary processes Ziliarfortsätze *pl*, Processus ciliares
Civinini's process Processus pterygospinosus
clinoid process Processus clinoideus
cochleariform process Processus cochleariformis
condylar process Unterkieferköpfchen *nt*, Processus condylaris mandibularis
coracoid process Rabenschnabelfortsatz *m*, Processus coracoideus
coronoid process of mandible Kronenfortsatz *m* des Unterkiefers, Processus coronoideus mandibulae
coronoid process of ulna Processus coronoideus ulnae
costal process Lendenwirbelquerfortsatz *m*, Processus costalis
dendritic process dendritischer Fortsatz *m*, Dendrit *m*
dental process Alveolarfortsatz *m* des Oberkiefers, Processus alveolaris maxillae
ethmoidal process Processus ethmoidalis conchae nasalis inferioris
falciform process Processus falciformis
falciform process of cerebellum Kleinhirnsichel *f*, Falx cerebelli
falciform process of cerebrum (Groß-)Hirnsichel *f*, Falx cerebri
folian process vorderer Hammerfortsatz *m*, Processus anterior mallei
process of Folius vorderer Hammerfortsatz *m*, Processus anterior mallei
frontal process of maxilla Stirnfortsatz *m* des Oberkiefers, Processus frontalis maxillae
frontal process of zygomatic bone Stirnfortsatz *m* des Jochbeins, Processus frontalis ossis zygomatici
inferior articular process Processus articularis inferior vertebrae, Zygapophysis inferior
inferior condyloid process of vertebrae unterer Gelenkfortsatz *m* der Wirbelkörper, Processus articularis inferior, Zygapophysis inferior
infundibular process Neurallappen *m* der Neurohypophyse, Lobus nervosus neurohypophysis
Ingrassia's process kleiner Keilbeinflügel *m*, Ala minor ossis sphenoidalis
intercondylar process of tibia Eminentia intercondylaris
intrajugular process Processus intrajugularis
intrajugular process of occipital bone Processus intrajugularis ossis occipitalis
intrajugular process of temporal bone Processus intrajugularis ossis temporalis
jugular process Processus jugularis
lacrimal process of inferior nasal concha Processus lacrimalis conchae nasalis inferioris
lateral process of calcaneal tuberosity Processus lateralis tuberis calcanei
lateral process of cartilage of nasal septum Processus lateralis cartilaginis septi
lateral process of malleus seitlicher Hammerfortsatz *m*, Processus lateralis mallei
lateral process of mammary gland Achselfortsatz *m* der Brustdrüse, Processus axillaris, Processus lateralis mammae
lateral process of talus Processus lateralis tali
lenticular process of incus Processus lenticularis incudis
malar process Jochfortsatz *m* des Oberkiefers, Processus zygomaticus maxillae
mamillary process Processus mammillaris
mamillary process of temporal bone Warzenfortsatz *m*, Mastoid *nt*, Processus mastoideus
mastoid process Warzenfortsatz *m*, Mastoid *nt*, Processus mastoideus
maxillary process of inferior nasal concha Processus maxillaris conchae nasalis inferioris
medial process of calcaneal tuberosity Processus medialis tuberis calcanei
medial clinoid process Processus clinoideus medius
mental process **1.** Denkprozess *m* **2.** (*anatom.*) Protuberantia mentalis
muscular process of arytenoid process Muskelfortsatz *m* des Aryknorpels, Processus muscularis cartilaginis arytenoideae
muscular process of arytenoid cartilage Processus muscularis
nasal process of frontal bone Pars nasalis ossis frontalis
olecranon process of ulna Ell(en)bogenfortsatz *m*, -höcker *m*, Olekranon *nt*, Olecranon *nt*
orbital process of palatine bone Processus orbitalis ossis palatini
palatine process of maxilla Gaumenfortsatz *m* des Oberkieferknochens, Processus palatinus maxillae
papillary process of liver Papillenvorsprung *m* des Lobus caudatus, Processus papillaris lobi caudati hepatis
paramastoid process Processus paramastoideus
posterior process of cartilage of nasal septum Proces-

P

sus posterior/sphenoidalis
posterior clinoid process Processus clinoideus posterior
posterior process of talus Processus posterior tali
pterygoid process Flügelfortsatz *m* des Keilbeins, Processus pterygoideus
pterygospinous process Processus pterygospinosus
pyramidal process of palatine bone Processus pyramidalis ossis palatini
Rau's process vorderer Hammerfortsatz *m*, Processus anterior mallei
ravian process vorderer Hammerfortsatz *m*, Processus anterior mallei
regeneration process Regenerationsprozess *m*
rejection process Abstoßungsprozess *m*
replication process Replikationsprozess *m*
restiform process of Henle unterer Kleinhirnstiel *m*, Pedunculus cerebellaris inferior
process of selection Ausleseprozess *m*
sphenoidal process of cartilage of nasal septum Processus sphenoidalis
sphenoid process of palatine bone Processus sphenoidalis ossis palatini
spinous process Dornfortsatz *m*, Processus spinosus vertebrae
styloid process Griffelfortsatz *m*, Processus styloideus
styloid process of radius Griffelfortsatz *m* des Radius, Processus styloideus radii
styloid process of temporal bone Processus styloideus ossis temporalis
styloid process of third metacarpal bone Processus styloideus ossis metacarpalis tertii
styloid process of ulna Griffelfortsatz *m* der Ulna, Processus styloideus ulnae
superior articular process Processus articularis superior vertebrae, Zygapophysis superior
superior articular process of sacrum Processus articularis superior
superior condyloid process of vertebrae oberer Gelenkfortsatz *m* der Wirbelkörper, Processus articularis superior, Zygapophysis superior
supracondylar process Processus supracondylaris
temporal process of zygomatic bone Processus temporalis ossis zygomatici
transport process Transportprozess *m*
transverse process Querfortsatz *m*, Processus transversus vertebrae
uncinate process Hakenfortsatz *m*, hakenförmiger Fortsatz *m*, Processus uncinatus
uncinate process of cervical vertebra Processus uncinatus vertebrae cervicales, Uncus corporis vertebrae cervicales
uncinate process of ethmoid Hakenfortsatz *m* des Siebbeins, Processus uncinatus ossis ethmoidalis
uncinate process of ethmoid bone Processus uncinatus ossis ethmoidalis
uncinate process of first thoracic vertebrae Processus uncinatus vertebrae thoracicae primae, Uncus corporis vertebrae thoracicae primae
uncinate process of lacrimal bone Hamulus lacrimalis
uncinate process of pancreas Processus uncinatus pancreatis
vaginal process of peritoneum Processus vaginalis peritonei
vaginal process of sphenoid bone Processus vaginalis ossis sphenoidalis
vaginal process of testis Processus vaginalis testis
vocal process of arytenoid cartilage Stimmbandfortsatz *m* des Aryknorpels, Processus vocalis cartilaginis arytaenoideae
xiphoid process Schwertfortsatz *m*, Processus xiphoideus
zygomatic process Jochfortsatz *m*, Processus zygomaticus
zygomatic process of frontal bone Jochfortsatz *m* des Stirnbeins, Processus zygomaticus ossis frontalis
zygomatic process of maxilla Jochfortsatz *m* des Oberkiefers, Processus zygomaticus maxillae
zygomatic process of temporal bone Jochfortsatz *m* des Schläfenbeins, Processus zygomaticus ossis temporalis

pro|chro|mo|some [prəʊ'krəʊməsəʊm] *noun* Prochromosom *nt*

pro|col|la|gen [prəʊ'kɑlədʒən] *noun* Prokollagen *nt*

pro|col|la|gen|ase [prəʊkɑ'lædʒəneɪz] *noun* Prokollagenase *f*

pro|con|ver|tin [,prəʊkən'vɜrtɪn] *noun* Prokonvertin *nt*, -convertin *nt*, Faktor VII *m*, Autothrombin I *nt*, Serum-Prothrombin-Conversion-Accelerator *m*, stabiler Faktor *m*

proct- *präf.* Enddarm-, Mastdarm-, Ano-, Anus-, Prokt(o)-, Rektum-, Rekto-

proc|tag|ra [prɑk'tægrə] *noun* Proktalgie *f*

proc|tal|gia [prɑk'tældʒ(ɪ)ə] *noun* Proktalgie *f*

proc|ta|tre|sia [,prɑktə'triːʒ(ɪ)ə] *noun* Analatresie *f*

proc|tec|to|my [prɑk'tektəmɪ] *noun* Rektumresektion *f*

proc|ten|clei|sis [,prɑktən'klaɪsəs] *noun* Anus-, Rektum-, Mastdarmstenose *f*, Proktostenose *f*

proc|tit|ic [prɑk'taɪtɪk] *adj* Mastdarmentzündung/Proktitis betreffend, proktitisch, rektitisch

proc|ti|tis [prɑk'taɪtɪs] *noun* Proktitis *f*, Rektumentzündung *f*, Mastdarmentzündung *f*, Proctitis *f*, Rektitis *f*
factitial proctitis Strahlenproktitis *f*
gonococcal proctitis Gonokokkenproktitis *f*
radiation proctitis Strahlenproktitis *f*, aktinische Proktitis *f*

procto- *präf.* Enddarm-, Mastdarm-, Ano-, Anus-, Prokt(o)-, Rektum-, Rekto-

proc|to|cele ['prɑktəʊsiːl] *noun* Proktozele *f*, Rektozele *f*

proc|to|coc|cy|pex|y [,prɑktəʊ'kɑksɪpeksɪ] *noun* Proktokokzygopexie *f*

proc|to|col|lec|to|my [,prɑktəʊkə'lektəmɪ] *noun* Proktokolektomie *f*

proc|to|col|it|ic [,prɑktəʊkəʊ'laɪtɪk] *adj* Proktokolitis betreffend, proktokolitisch, koloproktitisch, rektokolitisch

proc|to|col|li|tis [,prɑktəʊkəʊ'laɪtɪs] *noun* Rektokolitis *f*, Proktokolitis *f*, Koloproktitis *f*

proc|to|col|on|os|co|py [,prɑktəʊ,kəʊlən'ɑskəpɪ] *noun* Proktokoloskopie *f*

proc|to|dyn|ia [,prɑktəʊ'diːnɪə] *noun* Proktalgie *f*

proc|to|pex|y ['prɑktəʊpeksɪ] *noun* Rektopexie *f*

proc|to|plas|ty ['prɑktəʊplæstɪ] *noun* Proktoplastik *f*

proc|to|pol|y|pus [,prɑktəʊ'pɑlɪpəs] *noun* Rektumpolyp *m*

proc|tor|rha|gia [,prɑktəʊ'reɪdʒ(ɪ)ə] *noun* Mastdarm-, Enddarm-, Rektumblutung *f*

proc|to|scope ['prɑktəskəʊp] *noun* Proktoskop *nt*, Rektoskop *nt*

proc|tos|co|py [prɑk'tɑskəpɪ] *noun* Mastdarmspiegelung *f*, Proktoskopie *f*, Rektoskopie *f*

proc|to|sig|moid|ec|to|my [,prɑktəʊ,sɪgmɔɪ'dektəmɪ] *noun* Proktosigmoidektomie *f*

proc|to|sig|moi|di|tis [,prɑktəʊ,sɪgmɔɪ'daɪtɪs] *noun* Entzündung von Mastdarm und Sigmoid, Proktosigmoiditis *f*

proc|to|sig|moi|dos|co|py [prɑktə,sɪgmɔɪ'dɑskəpɪ] *noun* Proktosigmoidoskopie *f*, Proktosigmoideoskopie *f*, Rektosigmoidoskopie *f*, Rektosigmoideoskopie *f*

proc|to|spasm ['prɑktəʊspæzəm] *noun* Proktospasmus *m*

proc|tos|to|my [prɑk'tɑstəmɪ] *noun* Rekto-, Proktostomie *f*

proc|tot|o|my [prɑk'tɑtəmɪ] *noun* Rekto-, Proktotomie *f*

pro|dro|mal [prə'drəʊməl, 'prɑdrəməl] *adj* Prodrom betreffend, ankündigend, vorangehend, prodromal

pro|drome ['prəʊdrəʊm] *noun* Prodromalerscheinung *f*,

Prodrom *nt*, Vorzeichen *nt*, Frühsymptom *nt*
pro|drom|ic [prə'drɑmɪk] *adj* Prodrom betreffend, ankündigend, vorangehend, prodromal
prod|uct ['prɑdʌkt] *noun* **1.** Erzeugnis *nt*, Produkt *nt* **2.** Ergebnis *nt*, Resultat *nt*, Werk *nt*, Produkt *nt*
fibrin degradation products →*fibrinolytic split products*
fibrinogen degradation products →*fibrinolytic split products*
fibrinolytic split products Fibrinogen-, Fibrinspaltprodukte *pl*, Fibrin-, Fibrinogendegradationsprodukte *pl*
pro|en|ceph|al|on [ˌprəʊen'sefəlɑn] *noun* →*prosencephalon*
pro|en|zyme [prəʊ'enzaɪm] *noun* Enzymvorstufe *f*, Proenzym *nt*, Zymogen *nt*
pro|e|ryth|ro|blast [ˌprəʊɪ'rɪθrəblæst] *noun* Proerythroblast *m*, Pronormoblast *m*
pro|e|ryth|ro|cyte [ˌprəʊɪ'rɪθrəsaɪt] *noun* Erythrozytenvorläufer *m*, Erythrozytenvorläuferzelle *f*
pro|fer|ment [prəʊ'fɜrment] *noun* →*proenzyme*
pro|fi|bri|no|ly|sin [ˌprəʊfaɪbrə'nɑləsɪn] *noun* Plasminogen *nt*, Profibrinolysin *nt*
pro|fla|vine [prəʊ'fleɪviːn] *noun* Proflavin *nt*, Diaminoacridin *nt*
pro|gas|trin [prəʊ'gæstrɪn] *noun* Progastrin *nt*
pro|gen|e|sis [prəʊ'dʒenəsɪs] *noun* Progenese *f*
pro|gen|i|tive [prəʊ'dʒenətɪv] *adj* zeugungsfähig, Zeugungs-
pro|gen|i|tor [prəʊ'dʒenɪtər] *noun* **1.** Vorläufer *m*; Vorfahr *m* **2.** Vorläuferzelle *f*
prog|e|ny ['prɑdʒənɪ] *noun* Nachkommen(schaft *f*) *pl*, Abkömmlinge *pl*, Kinder *pl*, Progenitur *f*
pro|ge|ria [prəʊ'dʒɪərɪə] *noun* Progerie *f*
progeria with cataract Hallermann-Streiff-Syndrom *nt*, Hallermann-Streiff-Francois-Syndrom *nt*, Dyskephaliesyndrom *nt* von Francois, Dysmorphia mandibulo-oculo-facialis
pro|ges|ta|gen [prəʊ'dʒestədʒən] *noun* →*progestogen*
pro|ges|ta|tion|al [prəʊdʒe'steɪʃənl] *adj* Lutealphase betreffend
pro|ges|ter|one [prəʊ'dʒestərəʊn] *noun* Gelbkörperhormon *nt*, Progesteron *nt*, Corpus-luteum-Hormon *nt*
pro|ges|to|gen [prəʊ'dʒestədʒən] *noun* Progestagen *nt*, Progestogen *nt*
pro|glot|tid [prəʊ'glɑtɪd] *noun* Bandwurmglied *nt*, Proglottid *m*
pro|glu|ca|gon [prəʊ'gluːkəgɑn] *noun* Proglukagon *nt*
prog|na|thism ['prɑgnəθɪzəm] *noun* Prognathie *f*, Progenie *f*
prog|na|thous ['prɑgnəθəs] *adj* Prognathie betreffend, prognath
pro|gran|u|lo|cyte [prəʊ'grænjələsaɪt] *noun* →*promyelocyte*
pro|hor|mone [prəʊ'hɔːrməʊn] *noun* Prohormon *nt*
pro|in|su|lin [prəʊ'ɪnsələn] *noun* Proinsulin *nt*
pro|kal|li|krein [prəʊˌkælə'kriːɪn] *noun* →*prekallikrein*
Pro|kar|y|o|tae [prəʊˌkærɪˌəʊtiː] *plural* Prokaryoten *pl*, Prokaryonten *pl*, Procaryotae *pl*
pro|kar|y|ote [prəʊ'kærɪəʊt, -ɪət] *noun* Prokaryo(n)t *m*
pro|kar|y|ot|ic [prəʊˌkærɪ'ɑtɪk] *adj* Prokaryo(n)ten betreffend, prokaryontisch, prokaryotisch
pro|lac|tin [prəʊ'læktɪn] *noun* Prolaktin *nt*, Prolactin *nt*, laktogenes Hormon *nt*
pro|lac|ti|no|ma [prəʊˌlæktɪ'nəʊmə] *noun* Prolaktinom *nt*, Prolactinom *nt*
pro|la|min [prəʊ'læmɪn, 'prəʊləmɪn] *noun* Prolamin *nt*
pro|la|mine [prəʊ'læmiːn, 'prəʊləmɪn] *noun* Prolamin *nt*
anal prolaps Analprolaps *m*, Prolapsus ani
pro|lapse ['prəʊlæps] I *noun* Vorfall *m*, Prolaps *m*, Prolapsus *m* II *v* vorfallen, hervortreten, prolabieren
prolapse of the anus Analprolaps, Prolapsus ani
prolapse of the arm Armvorfall *m*
bowel prolapse Darmvorfall *m*
cerebral prolapse Hirnprolaps *m*
disk prolapse Bandscheibenvorfall *m*, -prolaps *m*, -hernie *f*
intestinal prolapse Darmvorfall *m*
rectal prolapse Mastdarmprolaps *m*, -vorfall *m*, Rektumprolaps *m*, -vorfall *m*, Prolapsus recti
prolapse of umbilical cord Omphaloproptosis *f*
urethral prolapse Harnröhrenschleimhautprolaps *m*
prolapse of the uterus Gebärmuttervorfall *m*, -prolaps *m*, Uterusprolaps *m*, Prolapsus uteri
pro|leu|ko|cyte [prəʊ'luːkəsaɪt] *noun* Leukozytenvorläufer *m*, Leukozytenvorläuferzelle *f*
pro|line ['prəʊliːn, -lɪn] *noun* Prolin *nt*
pro|li|ne|mia [ˌprəʊlɪ'niːmɪə] *noun* Hyperprolinämie *f*
pro|lym|pho|cyte [prəʊ'lɪmfəsaɪt] *noun* Prolymphozyt *m*
pro|mas|ti|gote [prəʊ'mæstɪgəʊt] *noun* promastigote Form *f*, Leptomonas-Form *f*
pro|meg|a|kar|y|o|cyte [prəʊˌmegə'kærɪəsaɪt] *noun* Promegakaryozyt *m*
pro|meg|a|lo|blast [prəʊ'megələblæst] *noun* Promegaloblast *m*
pro|met|a|phase [prəʊ'metəfeɪz] *noun* Prometaphase *f*
prom|i|nence ['prɑmɪnəns] *noun* Vorsprung *m*, (Vor-)Wölbung *f*, Prominentia *f*
frontal prominence Stirnhöcker *m*, Tuber frontale, Eminentia frontalis
laryngeal prominence Adamsapfel *m*, Prominentia laryngea
mallear prominence of tympanic membrane Prominentia mallearis
spiral prominence Prominentia spiralis
styloid prominence Prominentia styloidea
tubal prominence Torus tubarius
pro|mis|cu|i|ty [ˌprɑmɪ'skjuːətɪ, ˌprəʊ-] *noun* Promiskuität *f*
pro|mis|cu|ous [prə'mɪskjəwəs] *adj* Promiskuität betreffend, häufig den Sexualpartner wechselnd, promiskuitiv, promiskuos, promiskuös
pro|mon|o|cyte [prəʊ'mɑnəsaɪt] *noun* Promonozyt *m*
prom|on|to|ry ['prɑməntɔːriː] *noun* Promontorium *nt*
tympanic promontory Promontorium ossis temporalis
pro|mot|er [prə'məʊtər] *noun* Promotor *m*, Aktivator *m*
pro|my|e|lo|cyte [prəʊ'maɪələsaɪt] *noun* Promyelozyt *m*
pro|my|e|lo|cyt|ic [prəʊˌmaɪələʊ'sɪtɪk] *adj* Promyelozyt(en) betreffend, promyelozytär
pro|na|tion [prəʊ'neɪʃn] *noun* Einwärtsdrehung *f* um die Längsachse, Pronation *f*
pro|na|tor [prə'neɪtər, 'prəʊneɪ-] *noun* Pronator *m*, Musculus pronator
prone [prəʊn] *adj* **1.** proniert, auf dem Bauch liegend, mit dem Gesicht nach unten liegend; (flach) hingestreckt liegend **2.** geneigt, gebeugt **3.** mit nach unten gedrehter Handfläche
pro|neph|ros [prəʊ'nefrəs, -rɑs] *noun, plural* **-ra** [-rə], **-roi** [-rɔɪ] Vorniere *f*, Pronephros *m*
pro|nor|mo|blast [prəʊ'nɔːrməblæst] *noun* Proerythroblast *m*, Pronormoblast *m*
pro|nu|cle|us [prəʊ'n(j)uːklɪəs] *noun, plural* **-clei** [-klɪaɪ] Vorkern *m*, Pronukleus *m*, Pronucleus *m*
pro|o|pi|o|mel|an|o|cor|tin [prəʊˌəʊpɪəʊˌmelənəʊ'kɔːrtɪn] *noun* Proopiomelanocortin *nt*
pro|per|din [prəʊ'pɜrdɪn, 'prəʊpərdɪn] *noun* Properdin *nt*
pro|phage ['prəʊfeɪdʒ] *noun* Prophage *m*
pro|phy|lac|tic [ˌprəʊfɪ'læktɪk] I *noun* **1.** vorbeugendes Mittel *nt*, Prophylaktikum *nt* **2.** vorbeugende Maßnahme *f* **3.** Präservativ *nt*, Kondom *nt* II *adj* vorbeugend, prophylaktisch, Vorbeugungs-, Schutz-
pro|phy|lax|is [ˌprəʊfɪ'læksɪk] *noun* vorbeugende Behandlung *f*, Präventivbehandlung *f*, Vorbeugung *f*, Prophylaxe *f*
antibiotic prophylaxis Antibiotikaprophylaxe *f*

P

anti-D prophylaxis Anti-D-Prophylaxe *f*, Rhesus-Desensibilisierung *f*
chemical prophylaxis Chemoprophylaxe *f*
decubitus prophylaxis Dekubitusprophylaxe *f*
serum prophylaxis Serumprophylaxe *f*
pro|pi|cil|lin [ˌprəʊpɪ'sɪlɪn] *noun* Propicillin *nt*, Phenoxypropylpenicillin *nt*
Pro|pi|on|i|bac|te|ri|um [ˌprəʊpɪɑnɪbæk'tɪərɪəm] *noun* Propionibacterium *nt*
Propionibacterium acnes Corynebacterium acnes
pro|pri|o|cep|tion [ˌprəʊprɪə'sepʃn] *noun* proprio(re)zeptive/kinästhetische Sensibilität *f*, Tiefensensibilität *f*, Proprio(re)zeption *f*
pro|pri|o|cep|tive [ˌprəʊprɪə'septɪv] *adj* Körpereigenempfindungen aufnehmend, proprio(re)zeptiv
prop|to|sis [prɑp'təʊsɪs] *noun* Glotzauge *nt*, Exophthalmus *m*, Exophthalmos *m*, Exophthalmie *f*, Ophthalmoptose *f*, Proptosis/Protrusio bulbi
pro|pul|sion [prə'pʌlʃn] *noun* Antrieb *m*; Antriebskraft *f*; Vorwärts-, Fortbewegung *f*
pro|pul|sive [prə'pʌlsɪv] *adj* vorantreibend, vorwärtsdrängend, vorwärtstreibend, propulsiv
pros|en|ceph|a|lon [ˌprɑsən'sefələn, -lɑn] *noun*, *plural* **-la** [-lə] Vorderhirn *nt*, Prosenzephalon *nt*, Prosencephalon *nt*
prosop- *präf.* Gesichts-, Prosop(o)-
pros|o|pag|no|sia [ˌprɑsɑpæg'nəʊʒ(ɪ)ə, -zɪə] *noun* Prosopagnosie *f*
pros|o|pal|gia [ˌprɑsə'pældʒ(ɪ)ə] *noun* Gesichtsneuralgie *f*, Prosopalgie *f*; Trigeminusneuralgie *f*
prosopo- *präf.* Gesichts-, Prosop(o)-
pros|o|po|a|nos|chi|sis [ˌprɑsəpəʊə'nɑskɪsɪs] *noun* Wangenspalte *f*, Meloschisis *f*
pros|o|po|di|ple|gia [ˌprɑsəpəʊədaɪ'pliːdʒ(ɪ)ə] *noun* beidseitige Gesichtslähmung/Fazialislähmung *f*, Prosopodiplegie *f*
pros|o|po|dys|mor|phia [ˌprɑsəpəʊədɪs'mɔːrfɪə] *noun* Romberg(-Parry)-Syndrom *nt*, Romberg-Trophoneurose *f*, progressive halbseitige Gesichtsatrophie *f*, Hemiatrophia faciei/facialis progressiva, Atrophia (hemi-) facialis
pros|o|po|ple|gia [ˌprɑsəpəʊ'pliːdʒ(ɪ)ə] *noun* Fazialislähmung *f*
pros|o|pos|chi|sis [prɑsə'pɑskəsɪs] *noun* Gesichtsspalte *f*, Prosoposchisis *f*, Fissura facialis
pros|o|po|spasm ['prɑsəpəʊspæzəm] *noun* Bell-Spasmus *m*, Fazialiskrampf *m*, Gesichtszucken *nt*, mimischer Gesichtskrampf *m*, Fazialis-Tic *m*, Tic convulsif/facial
pros|ta|cy|clin [ˌprɑstə'saɪklɪn] *noun* Prostazyklin *nt*, Prostaglandin I_2 *nt*
pros|ta|glan|din [ˌrɑstə'glændɪn] *noun* Prostaglandin *nt*
prostaglandin E_1 Prostaglandin E_1 *nt*, Alprostadil *nt*
prostaglandin E_2 Prostaglandin E_2 *nt*, Dinoproston *nt*
prostaglandin $F_{2\alpha}$ Prostaglandin $F_{2\alpha}$ *nt*, Dinoprost *nt*
prostaglandin I_2 →*prostacyclin*
pros|tate ['prɑsteɪt] I *noun* Vorsteherdrüse *f*, Prostata(drüse *f*) *f*, Glandula prostatica II *adj* →*prostatic*
pros|ta|tec|to|my [ˌprɑstə'tektəmɪ] *noun* Prostataentfernung *f*, Prostatektomie *f*
radical prostatectomy radikale Prostatektomie *f*
pros|tat|ic [prɑs'tætɪk] *adj* Vorsteherdrüse/Prostata betreffend, von der Prostata ausgehend, prostatisch
pros|ta|ti|tis [ˌprɑstə'taɪtɪs] *noun* Prostatitis *f*
pros|ta|to|cys|ti|tis [ˌprɑstətəʊsɪs'taɪtɪs] *noun* Entzündung von Prostata und Harnblase, Prostatozystitis *f*
pros|ta|to|cys|tot|o|my [ˌprɑstətəʊsɪs'tɑtəmɪ] *noun* Prostatozystotomie *f*
pros|ta|to|dyn|ia [ˌprɑstətəʊ'diːnɪə] *noun* Prostataschmerz *m*, Prostatodynie *f*
pros|tat|o|li|thot|o|my [ˌprɑstətəʊlɪ'θɑtəmɪ] *noun* Prostatolithotomie *f*
pros|tat|o|my [prɑs'tætəmɪ] *noun* Prostatotomie *f*
pros|ta|top|a|thy [ˌprɑstə'tɑpəfɪ] *noun* Prostatopathie *f*
pros|ta|tor|rhe|a [ˌprɑstətə'rɪə] *noun* Prostatorrhoe *f*
pros|ta|tot|o|my [prɑstə'tɑtəmɪ] *noun* Prostatotomie *f*
pros|the|sis [prɑs'θiːsɪs, 'prɑsθɪsɪs] *noun*, *plural* **-ses** [-siːz] Prothese *f*, Gliedersatz *m*, Kunstglied *nt*
bifurcated prosthesis Bifurkationsprothese *f*
femoral head prosthesis Hüftkopfprothese *f*
hip prosthesis Hüftgelenkprothese *f*, künstliche Hüfte *f*, Hüftendoprothese *f*
total prosthesis Totalendoprothese *f*
total hip prosthesis Hüfttotalendoprothese *f*, Hüft-TEP *f*
vascular prosthesis Gefäßprothese *f*
pros|thet|ic [prɑs'θetɪk] *adj* Prothese oder Prothetik betreffend, prothetisch
pros|thet|ics [prɑs'θetɪks] *plural* Prothetik *f*, Zahnersatz-, Gliederersatzkunde *f*
dental prosthetics Zahntechnik *f*, Zahnersatzkunde *f*, zahnärztliche Prothetik *f*
denture prosthetics Zahntechnik *f*, Zahnersatzkunde *f*, zahnärztliche Prothetik *f*
pros|tho|don|tics [ˌprɑsθə'dɑntɪks] *plural* Zahntechnik *f*, Zahnersatzkunde *f*, zahnärztliche Prothetik *f*
pros|tra|tion [prəʊ'streɪʃn] *noun* Prostration *f*
nervous prostration Beard-Syndrom *nt*, Nervenschwäche *f*, nervöse Übererregbarkeit *f*, Neurasthenie *f*, Neurasthenia *f*
prot- *präf.* Erst-, Ur-, Prot(o)-
pro|tan ['prəʊtæn] *adj* **1.** Rotblindheit betreffend, von ihr betroffen, protanop, rotblind **2.** Rotschwäche betreffend, von ihr betroffen, protanomal
prot|a|nom|a|lous [ˌprəʊtə'nɑmələs] *adj* Rotschwäche betreffend, von ihr betroffen, protanomal
prot|a|nom|a|ly [ˌprəʊtə'nɑməlɪ] *noun* Protanomalie *f*, Rotschwäche *f*
pro|ta|nop|ic [ˌprəʊtə'nɑpɪk] *adj* Rotblindheit betreffend, von ihr betroffen, protanop, rotblind
pro|ta|nop|sia [ˌprəʊtə'nɑpsɪə] *noun* Anerythropsie *f*, Protanopie *f*, Rotblindheit *f*
pro|te|ase ['prəʊtɪeɪz] *noun* →*proteinase*
pro|teid ['prəʊtiːd, -tiːɪd] *noun* Eiweiß *nt*, Protein *nt*
pro|te|id|ic [prəʊtɪ'ɪdɪk] *adj* Protein(e) betreffend, Protein-
pro|tein ['prəʊtiːn, -tiːɪn] I *noun* Eiweiß *nt*, Protein *nt* II *adj* eiweiß-, proteinartig, eiweiß-, proteinhaltig, Protein-, Eiweiß-
acute-phase proteins Akute-Phase-Proteine *pl*
Bence-Jones protein Bence-Jones-Protein *nt*, Bence-Jones-Eiweiß *nt*
corticosteroid-binding protein Transkortin *nt*, Transcortin *nt*, Cortisol-bindendes Globulin *nt*
C-reactive protein C-reaktives Protein *nt*
gestational proteins Schwangerschaftsproteine *pl*
globular proteins Sphäroproteine *pl*
M protein **1.** monoklonaler Antikörper *m* **2.** M-Protein *nt*
membrane proteins Membranproteine *pl*
monoclonal protein monoklonaler Antikörper *m*
purified placental protein humanes Plazenta-Laktogen *nt*, Chorionsomatotropin *nt*
protein S Protein S *nt*
sheath proteins Hüllproteine *pl*
simple proteins Sphäroproteine *pl*
structural proteins Strukturproteine *pl*
total protein Gesamteiweiß *nt*
total serum protein Gesamteiweiß *nt*
pro|te|in|a|ceous [ˌprəʊtɪ(ɪ)'neɪʃəs] *adj* Protein betreffend, proteinartig, Protein-, Eiweiß-
pro|tein|ase ['prəʊtɪ(ɪ)neɪz] *noun* Proteinase *f*, Protease *f*
pro|tein|e|mia [ˌprəʊtɪ(ɪ)'niːmɪə] *noun* erhöhter Proteingehalt *m* des Blutes, Proteinämie *f*
broad-beta proteinemia Hyperlipoproteinämie Typ III *f*, primäre/essenzielle Hyperlipoproteinämie Typ III *f*,

Hypercholesterinämie *f* mit Hypertriglyceridämie, Broad-Beta-Disease (*nt*), Hyperlipoproteinämie *f* mit breiter Betabande
floating-beta proteinemia → *broad-beta proteinemia*
pro|tein|ic [prəʊ'tiːnɪk, ˌprəʊtɪ'ɪnɪk] *adj* Protein betreffend, Eiweiß-, Protein-
pro|tei|nog|e|nous [ˌprəʊtɪ(ɪ)'nɑdʒənəs] *adj* von Proteinen abstammend, aus Proteinen gebildet, proteinogen
pro|tein|o|sis [prəʊtɪ(ɪ)'nəʊsɪs] *noun* Proteinose *f*
lipid proteinosis Lipidproteinose *f*, Urbach-Wiethe-Syndrom *nt*, Hyalinosis cutis et mucosae
lipoid proteinosis Lipidproteinose *f*, Urbach-Wiethe-Syndrom *nt*, Hyalinosis cutis et mucosae
pulmonary alveolar proteinosis pulmonale alveoläre Proteinose *f*, Lungen-, Alveolarproteinose *f*
protein-polysaccharide *noun* Proteinpolysaccharid *nt*
protein-shell *noun* Proteinhülle *f*
pro|tein|u|ria [prəʊtɪ(ɪ)'n(j)ʊərɪə] *noun* Eiweißausscheidung *f* im Harn, Proteinurie *f*, Albuminurie *f*
accidental proteinuria akzidentelle Albuminurie *f*, akzidentelle Proteinurie *f*
adolescent proteinuria Adoleszenten-, Pubertätsalbuminurie *f*, Adoleszenten-, Pubertätsproteinurie *f*
adventitious proteinuria akzidentelle Albuminurie/Proteinurie *f*
athletic proteinuria Marsch-, Anstrengungsproteinurie *f*, Marsch-, Anstrengungsalbuminurie *f*
Bence-Jones proteinuria Bence-Jones-Proteinurie *f*
benign proteinuria essenzielle Albuminurie/Proteinurie *f*
cardiac proteinuria kardial-bedingte Albuminurie/Proteinurie *f*
dietetic proteinuria diätetische Albuminurie/Proteinurie *f*
effort proteinuria Marschproteinurie *f*, -albuminurie *f*, Anstrengungsproteinurie *f*, -albuminurie *f*
essential proteinuria essenzielle Albuminurie/Proteinurie *f*
false proteinuria akzidentelle Albuminurie/Proteinurie *f*
febrile proteinuria Fieberalbuminurie *f*, Fieberproteinurie *f*, febrile Albuminurie/Proteinurie *f*
functional proteinuria funktionelle/physiologische/intermittierende Proteinurie/Albuminurie *f*
gestational proteinuria Schwangerschaftsproteinurie *f*, -albuminurie *f*
intermittent proteinuria funktionelle/physiologische/intermittierende Proteinurie/Albuminurie *f*
intrinsic proteinuria intrinsische Albuminurie/Proteinurie *f*
lordotic proteinuria lordotische/orthostatische Albuminurie/Proteinurie *f*
nephrogenous proteinuria echte/renale Proteinurie/Albuminurie *f*
orthostatic proteinuria lordotische/orthostatische Albuminurie/Proteinurie *f*
palpatory proteinuria palpatorische Albuminurie/Proteinurie *f*
paroxysmal proteinuria paroxysmale Albuminurie/Proteinurie *f*
postural proteinuria lordotische/orthostatische Albuminurie/Proteinurie *f*
renal proteinuria echte/renale Proteinurie/Albuminurie *f*
serous proteinuria intrinsische Albuminurie/Proteinurie *f*
transitory functional proteinuria paroxysmale Albuminurie/Proteinurie *f*
true proteinuria intrinsische Albuminurie/Proteinurie *f*
pro|tein|u|ric [ˌprəʊtɪ(ɪ)'n(j)ʊərɪk] *adj* Proteinurie betreffend, proteinurisch, albuminurisch
proteo- *präf.* Eiweiß-, Protein-, Prote(o)-
pro|te|o|clas|tic [ˌprəʊtɪəʊ'klæstɪk] *adj* eiweißspaltend, proteoklastisch
pro|te|o|gly|can [ˌprəʊtɪəʊ'glaɪkæn] *noun* Proteoglykan *nt*
pro|te|o|hor|mone [ˌprəʊtɪəʊ'hɔːrməʊn] *noun* Proteo-, Polypeptidhormon *nt*
pro|te|o|lip|id [ˌprəʊtɪəʊ'lɪpɪd, -'laɪ-] *noun* Proteolipid *nt*
pro|te|o|lip|in [prəʊtɪəʊ'lɪpɪn] *noun* Proteolipid *nt*
pro|te|ol|y|sis [prəʊtɪ'ɑlɪsɪs] *noun* Proteinspaltung *f*, Eiweißspaltung *f*, Proteolyse *f*
pro|te|o|lyt|ic [ˌprəʊtɪəʊ'lɪtɪk] **I** *noun* proteolytisches Enzym *nt*; Proteinase *f*, Protease *f* **II** *adj* Proteolyse betreffend, eiweißspaltend, proteolytisch
pro|te|o|met|a|bol|ic [ˌprəʊtɪəʊˌmetə'bɑlɪk] *adj* Eiweißstoffwechsel betreffend
pro|te|o|me|tab|o|lism [ˌprəʊtɪəʊmə'tæbəlɪzəm] *noun* Proteinstoffwechsel *m*, -metabolismus *m*, Eiweißstoffwechsel *m*, -metabolismus *m*
pro|te|o|pep|tic [ˌprəʊtɪəʊ'peptɪk] *adj* Eiweißverdauung betreffend, proteopeptisch, eiweißverdauend
pro|te|ose ['prəʊtɪəʊs] *noun* Proteose *f*
Pro|te|us ['prəʊtɪəs, -tjuːs] *noun* Proteus *m*
Proteus mirabilis Proteus mirabilis
Proteus vulgarius Proteus vulgaris
pro|throm|bin [prəʊ'θrɑmbɪn] *noun* Prothrombin *nt*, Faktor II *m*
pro|throm|bin|ase [prəʊ'θrɑmbɪneɪz] *noun* Thrombokinase *f*, Thromboplastin *nt*, Prothrombinaktivator *m*
pro|throm|bi|no|pe|nia [prəʊˌθrɑmbɪnəʊ'piːnɪə] *noun* Faktor-II-Mangel *m*, Hypoprothrombinämie *f*
pro|throm|bo|ki|nase [prəʊˌθrɑmbəʊ'kaɪneɪz, -'kɪ-] *noun* Prokonvertin *nt*, Proconvertin *nt*, Faktor VII *m*, Autothrombin I *nt*, Serum-Prothrombin-Conversion-Accelerator *m*, stabiler Faktor *m*
pro|tide ['prəʊtaɪd] *noun* Eiweiß *nt*, Protein *nt*
pro|tist ['prəʊtɪst] *noun* Einzeller *m*, Protist *m*
eukaryotic protist höherer Protist *m*, Eukaryot *m*, Eukaryont *m*
higher protist → *eukaryotic protist*
lower protist → *prokaryotic protist*
prokaryotic protist niederer Protist *m*, Prokaryo(n)t *m*
Pro|tis|ta [prəʊ'tɪstə] *plural* Einzeller *pl*, Protisten *pl*, Protista *pl*
proto- *präf.* Erst-, Ur-, Prot(o)-
pro|to|cell ['prəʊtəʊsel] *noun* Proto-, Urzelle *f*
pro|to|di|a|stol|ic [ˌprəʊtəʊˌdaɪə'stɑlɪk] *adj* Protodiastole betreffend, am Anfang der Diastole, protodiastolisch, frühdiastolisch
pro|to|fi|bril [ˌprəʊtəʊ'faɪbrəl, -'fɪb-] *noun* Elementar-, Protofibrille *f*
pro|to|heme ['prəʊtəʊhiːm] *noun* Protohäm *nt*, Häm *nt*
pro|tom|e|ter [prəʊ'tɑmɪtər] *noun* Exophthalmometer *m*
pro|ton ['prəʊtɑn] *noun* Proton *nt*
proto-oncogene *noun* Protoonkogen *nt*
pro|to|path|ic [ˌprəʊtə'pæθɪk] *adj* **1.** ohne erkennbare Ursache (entstanden), selbständig, idiopathisch; essenziell, primär, genuin **2.** gestört, entdifferenziert; protopathisch
pro|to|plasm ['prəʊtəʊplæzəm] *noun* Protoplasma *nt*
pro|to|plas|mat|ic [ˌprəʊtəʊplæz'mætɪk] *adj* Protoplasma betreffend oder enthaltend, aus Protoplasma bestehend, protoplasmatisch
pro|to|plas|mic [ˌprəʊtəʊ'plæzmɪk] *adj* Protoplasma betreffend oder enthaltend, aus Protoplasma bestehend, protoplasmatisch
pro|to|por|phy|rin [ˌprəʊtəʊ'pɔːrfərɪn] *noun* Protoporphyrin *nt*
pro|to|por|phy|rin|u|ria [ˌprəʊtəʊˌpɔːrfərɪ'n(j)ʊərɪə] *noun* Protoporphyrinurie *f*
Pro|to|zoa [prəʊtə'zəʊə] *plural* Urtierchen *pl*, tierische Einzeller *pl*, Protozoen *pl*, Protozoa *pl*
pro|to|zo|o|sis [ˌprəʊtəzəʊ'əʊsɪs] *noun* Protozoeninfektion *f*

P

pro|tract|ed [prəʊ'træktɪd, prə-] *adj* über einen längeren Zeitraum (wirkend oder anhaltend), protrahiert, verzögert, verlängert, aufgeschoben
pro|tru|sion [prə'truːʒn] *noun* Vorsprung *m*, Vorwölbung *f*; Protrusion *f*, Protusio *f*
protrusion of the bulb Glotzauge *nt*, Exophthalmus *m*, Exophthalmos *m*, Exophthalmie *f*, Ophthalmoptose *f*, Proptosis/Protrusio bulbi
intrapelvic protrusion Protrusio acetabuli
pro|tu|ber|ance [prəʊ't(j)uːbərəns, prə-] *noun* **1.** Vorsprung *m*, (her-)vorstehende Stelle *f* **2.** (*anatom.*) Höcker *m*, Beule *f*, Protuberanz *f*, Protuberantia *f*; (*Knochen*) Apophyse *f* **3.** (Her-)Vorstehen *nt*, (Her-)Vortreten *nt*
protuberance of chin Protuberantia mentalis
laryngeal protuberance Adamsapfel *m*, Prominentia laryngea
mental protuberance Kinn *nt*, Kinnvorsprung *m*, Protuberantia mentalis
palatine protuberance Torus palatinus
tubal protuberance Torus tubarius
pro|vi|ral [prəʊ'vaɪrəl] *adj* proviral
pro|vi|rus [prəʊ'vaɪrəs] *noun* Provirus *nt*
pro|vi|ta|min [prəʊ'vaɪtəmɪn] *noun* Provitamin *nt*
prox|i|mal ['prɑksɪməl] *adj* rumpfwärts (liegend), zur Körpermitte hin (liegend), proximal
pru|rig|i|nous [prʊə'rɪdʒənəs] *adj* Prurigo betreffend, durch sie bedingt; juckend, mit Jucken einhergehend, pruriginös
pru|ri|go [prʊə'raɪgəʊ] *noun* Juckblattersucht *f*, Prurigo *f*
Besnier's prurigo Besnier-Prurigo *f*, Prurigo Besnier
Hebra's prurigo Hebra-Krankheit *f*, Kokardenerythem *nt*, Erythema multiforme, Erythema exsudativum multiforme, Hidroa vesiculosa
nodular prurigo nodulöse Prurigo *f*, Prurigo nodularis Hyde
summer prurigo polymorphe Lichtdermatose (Haxthausen) *f*, polymorpher Lichtausschlag *m*, Lichtekzem *nt*, Sommerprurigo *f*, Lupus erythematodes-artige Lichtdermatose *f*, Prurigo aestevalis, Eccema solare, Dermatopathia photoelectrica
summer prurigo of Hutchinson **1.** polymorphe Lichtdermatose (Haxthausen) *f*, polymorpher Lichtausschlag *m*, Lichtekzem *nt*, Sommerprurigo *f*, Lupus erythematodes-artige Lichtdermatose *f*, Prurigo aestevalis, Eccema solare, Dermatopathia photoelectrica **2.** →*summer prurigo*
pru|ri|tus [prʊə'raɪtəs] *noun* (Haut-)Jucken *nt*, Juckreiz *m*, Pruritus *m*
anal pruritus Afterjucken *nt*, Pruritus ani
psal|te|ri|um [sɔːl'tɪəːrɪəm] *noun, plural* **-ria** [-'tɪərɪə] Fornix-, Hippocampuskommissur *f*, Commissura hippocampi/fornicis
psammo- *präf.* Sand-, Psamm(o)-
psam|mo|car|ci|no|ma [sæmə,kɑːrsɪ'nəʊmə] *noun* Psammokarzinom *nt*
psam|mo|ma [sæ'məʊmə] *noun, plural* **-mas, -ma|ta** [sæ'məʊmətə] Sandgeschwulst *f*, Psammom *nt*
psel|lism ['selɪzəm] *noun* Stammeln *nt*, Stottern *nt*, Psellismus *m*
pseud- *präf.* Falsch-, Schein-, Pseud(o)-
pseud|al|bu|min|u|ria [,suːdæl,bjuːmɪ'n(j)ʊərɪə] *noun* zyklische/intermittierende Albuminurie *f*
pseud|an|ky|lo|sis [suː,dæŋkə'ləʊsɪs] *noun* Pseud(o)ankylose *f*
pseud|ar|thro|sis [,suːdɑːr'θrəʊsɪs] *noun* Falsch-, Schein-, Pseudogelenk *nt*, Pseudarthrose *f*
pseudo- *präf.* Falsch-, Schein-, Pseud(o)-
pseu|do|ac|an|tho|sis [,suːdəʊ,ækən'θəʊsɪs] *noun* Pseudoakanthose *f*, Pseudoacanthosis *f*
pseu|do|a|chon|dro|pla|sia [,suːdəʊeɪ,kɑndrəʊ'pleɪʒ(ɪ)ə, -zɪə] *noun* Pseudoachondroplasie *f*
pseu|do|ag|glu|ti|na|tion [,suːdəʊə,gluːtə'neɪʃn] *noun* **1.** Pseudoagglutination *f* **2.** Geldrollenbildung *f*, Pseudoagglutination *f*, Pseudohämagglutination *f*
pseu|do|al|bu|min|u|ri|a [,suːdəʊæl,bjuːmɪ'n(j)ʊərɪə] *noun* zyklische/intermittierende Albuminurie *f*
pseu|do|al|leles [,suːdəʊə'liːlz] *plural* Pseudoallele *pl*
pseu|do|al|ler|gic [,suːdəʊə'lɜrdʒɪk] *adj* scheinbar auf einer allergischen Reaktion beruhend, pseudoallergisch
pseu|do|an|a|phy|lax|is [suːdəʊ,ænəfɪ'læksɪs] *noun* anaphylaktoide Reaktion *f*
pseu|do|a|ne|mia [,suːdəʊə'niːmɪə] *noun* Pseudoanämie *f*
pseu|do|ap|pen|di|ci|tis [,suːdəʊə,pendə'saɪtɪs] *noun* Pseudoappendizitis *f*
pseu|do|a|tax|ia [,suːdəʊə'tæksɪə] *noun* Pseudotabes *f*
pseu|do|cast ['suːdəʊkæst, -kɑːst] *noun* Zylindroid *nt*
pseu|do|chol|e|cys|ti|tis [,suːdəʊ,kəʊləsɪs'taɪtɪs] *noun* Pseudocholezystitis *f*
pseu|do|chol|in|es|ter|ase [,suːdəʊ,kəʊlɪ'nestəreɪz] *noun* unspezifische/unechte Cholinesterase *f*, Pseudocholinesterase *f*, Typ II-Cholinesterase *f*, β-Cholinesterase *f*, Butyrylcholinesterase *f*
pseu|do|chrom|hi|dro|sis [,suːdəʊəkrəʊmhaɪ'drəʊsɪs] *noun* Pseudochrom(h)idrose *f*
pseu|do|chy|lous [,suːdəʊə'kaɪləs] *adj* dem Milchsaft/Chylus ähnelnd, pseudochylös
pseu|do|cir|rho|sis [,suːdəʊəsɪ'rəʊsɪs] *noun* Stauungsinduration *f* der Leber, Cirrhose cardiaque
pericardial pseudocirrhosis of the liver perikarditische Pseudoleberzirrhose *f*
pseu|do|clau|di|ca|tion [,suːdəʊə,klɔːdɪ'keɪʃn] *noun* Claudicatio intermittens *f* des Rückenmarks/der Cauda equina
pseu|do|cow|pox [,suːdəʊə'kaʊpɑks] *noun* Melkerknoten *m*, Nebenpocken *pl*, Paravaccinia *f*, Melkerpocken *pl*, Paravakzineknoten *pl*
pseu|do|cox|al|gia [,suːdəʊəkɑk'sældʒ(ɪ)ə] *noun* Coxa plana
pseu|do|croup ['suːdəkruːp] *noun* falscher Krupp *m*, Pseudokrupp *m*, subglottische Laryngitis *f*, Laryngitis subglottica
pseu|do|cy|e|sis [,suːdəʊəsaɪ'iːsɪs] *noun* Scheinschwangerschaft *f*, Pseudokyesis *f*, Pseudogravidität *f*
pseu|do|cyl|in|droid [,suːdəʊəsɪlɪn'drɔɪd] *noun* (*Harn*) Pseudozylindroid *nt*
pseu|do|cyst ['suːdəʊəsɪst] *noun* Pseudozyste *f*
pseudocysts of lung Zystenlunge *f*
pancreatic pseudocyst Pankreaspseudozyste *f*
pulmonary pseudocysts Zystenlunge *f*
pseu|do|cys|tic [,suːdəʊə'sɪstɪk] *adj* Pseudozyste(n) betreffend, aus Pseudozysten bestehend, pseudozystisch
pseu|do|de|men|tia [,suːdəʊədɪ'menʃ(ɪ)ə] *noun* Pseudodemenz *f*
pseu|do|diph|the|ri|a [,suːdəʊədɪf'θɪərɪə] *noun* diphtheroide Erkrankung *f*, Diphtheroid *nt*
pseu|do|di|ver|tic|u|lum [,suːdəʊədaɪvər'tɪkjələm] *noun* Pseudodivertikel *nt*
pseu|do|dom|i|nant [,suːdəʊ'dɑmɪnənt] *adj* quasidominant
pseu|do|en|do|cri|nop|a|thy [,suːdəʊəendəkrɪ'nɑpəθɪ] *noun* Pseudoendokrinopathie *f*
pseu|do|er|y|sip|e|las [,suːdəʊə,erɪ'sɪpələs] *noun* Schweinerotlauf *m*, Pseudoerysipel *nt*, Erysipeloid *nt*, Rosenbach-Krankheit *f*, Erythema migrans
pseu|do|es|the|sia [,suːdəʊəes'θiːʒ(ɪ)ə] *noun* Phantomschmerz *m*
pseu|do|fol|lic|u|li|tis [,suːdəʊəfə,lɪkjə'laɪtɪs] *noun* Pseudofolliculitis barbae, Pili incarnati/recurvati
pseu|do|frac|ture [,suːdəʊə'fræktʃər] *noun* Schein-, Pseudofraktur *f*
pseu|do|gene ['suːdədʒiːn] *noun* Pseudogen *nt*
pseu|do|ges|ta|tion [,suːdəʊədʒe'steɪʃn] *noun* Schein-

schwangerschaft *f*, Pseudokyese *f*, Pseudogravidität *f*
pseu|do|glan|ders [ˌsuːdəʊə'glændərs] *noun* Pseudomalleus *m*, Whitmore-Krankheit *f*, Pseudorotz *m*, Melioidose *f*, Malleoidose *f*, Melioidosis *f*
pseu|do|gli|o|ma [ˌsuːdəʊglaɪ'əʊmə] *noun* Pseudogliom *nt*
pseu|do|gon|or|rhea [ˌsuːdəʊəˌgɑnə'rɪə] *noun* unspezifische/nicht-gonorrhoische Urethritis *f*
pseu|do|gout ['suːdəʊəgaʊt] *noun* Pseudogicht *f*, Chondrokalzinose *f*, -calcinosis *f*
pseu|do|gyn|e|co|mas|tia [ˌsuːdəʊəˌdʒɪnɪkəʊ'mæstɪə] *noun* Pseudogynäkomastie *f*
pseu|do|he|mag|glu|ti|na|tion [suːdəʊˌhiːməˌgluːtn'eɪʃn] *noun* Geldrollenbildung *f*, Pseudoagglutination *f*, Pseudohämagglutination *f*
pseu|do|he|ma|tu|ria [ˌsuːdəʊəˌhiːmə't(j)ʊərɪə] *noun* Pseudohämaturie *f*
pseu|do|he|mo|phil|ia [suːdəʊˌhiːmə'fɪlɪə] *noun* Willebrand-Jürgens-Syndrom *nt*, von Willebrand-Jürgens-Syndrom *nt*, konstitutionelle Thrombopathie *f*, hereditäre Pseudohämophilie *f*, vaskuläre Pseudohämophilie *f*, Angiohämophilie *f*
pseu|do|he|red|i|tar|y [ˌsuːdəʊhə'redɪtərɪ] *adj* pseudohereditär
pseu|do|her|maph|ro|di|tism [ˌsuːdəʊəhɜr'mæfrədaɪtɪzəm] *noun* Pseudohermaphroditismus *m*
female pseudohermaphroditism Pseudohermaphroditismus feminius
male pseudohermaphroditism Pseudohermaphroditismus masculinus
pseu|do|her|nia [ˌsuːdəʊə'hernɪə] *noun* Pseudohernie *f*, Scheinbruch *m*, Hernia spuria
pseu|do|hy|dro|ne|phro|sis [ˌsuːdəʊəˌhaɪdrənɪ'frəʊsɪs] *noun* Pseudohydronephrose *f*, pararenale/paranephritische Zyste *f*
pseu|do|hy|per|par|a|thy|roid|ism [ˌsuːdəʊəˌhaɪpərˌpærə'θaɪrɔɪdɪzəm] *noun* Pseudohyperparathyreoidismus *m*
pseu|do|hy|per|tro|phic [ˌsuːdəʊəˌhaɪpər'trɑfɪk] *adj* Pseudohypertrophie betreffend, pseudohypertrophisch, pseudohypertroph
pseu|do|hy|per|tro|phy [ˌsuːdəʊəhaɪ'pɜrtrəfɪ] *noun* Pseudohypertrophie *f*
pseu|do|hy|po|par|a|thy|roid|ism [ˌsuːdəʊəˌhaɪpəʊˌpærə'θaɪrɔɪdɪzəm] *noun* Pseudohypoparathyreoidismus *m*
pseu|do|ic|ter|us [ˌsuːdəʊə'ɪktərəs] *noun* Pseudogelbsucht *f*, Pseudoikterus *m*
pseu|do|i|so|chro|mat|ic [ˌsuːdəʊəˌaɪsəkrəʊ'mætɪk] *adj* scheinbar von derselben Farbe, pseudoisochromatisch
pseu|do|jaun|dice [ˌsuːdəʊə'dʒɔːndɪz] *noun* Pseudogelbsucht *f*, Pseudoikterus *m*
pseu|do|leu|ke|mi|a [ˌsuːdəʊluː'kiːmɪə] *noun* Pseudoleukämie *f*
pseu|do|li|po|ma [ˌsuːdəʊlɪ'pəʊmə] *noun* Pseudolipom *nt*
pseu|do|lym|pho|ma [ˌsuːdəʊlɪm'fəʊmə] *noun* Pseudolymphom *nt*
Spiegler-Fendt pseudolymphoma multiples Sarkoid *nt*, Bäfverstedt-Syndrom *nt*, benigne Lymphoplasie *f* der Haut, Lymphozytom *nt*, Lymphocytoma cutis, Lymphadenosis benigna cutis
pseu|do|mas|toi|di|tis [ˌsuːdəʊəˌmæstɔɪ'daɪtɪs] *noun* Pseudomastoiditis *f*
pseu|do|mas|tur|ba|tion [ˌsuːdəʊəmæstər'beɪʃn] *noun* Peotillomanie *f*, Pseudomasturbation *f*
pseu|do|mel|a|no|ma [ˌsuːdəʊmelə'nəʊmə] *noun* Pseudomelanom *nt*
pseu|do|mel|a|no|sis [ˌsuːdəʊəmelə'nəʊsɪs] *noun* Pseudomelanose *f*
pseu|do|mem|brane [ˌsuːdəʊə'membraɪn] *noun* Pseudomembran *f*
pseu|do|mem|bra|nous [ˌsuːdəʊə'membrənəs] *adj* eine Pseudomembran bildend, entzündlich-fibrinös, pseudomembranös
pseu|do|men|in|git|ic [ˌsuːdəʊəˌmenɪn'dʒaɪtɪk] *adj* Pseudomeningitis betreffend, pseudomeningitisch
pseu|do|men|in|gi|tis [ˌsuːdəʊəˌmenɪn'dʒaɪtɪs] *noun* Meningismus *f*
pseu|do|men|stru|a|tion [ˌsuːdəʊəˌmenstrʊ'eɪʃn] *noun* Pseudomenstruation *f*
pseu|do|met|a|pla|sia [ˌsuːdəʊˌmetə'pleɪʒ(ɪ)ə, -zɪə] *noun* histologische Anpassung *f*, Pseudometaplasie *f*
pseu|do|met|he|mo|glo|bin [ˌsuːdəʊmetˌhiːmə'gləʊbɪn] *noun* Methämalbumin *nt*
pseu|dom|ne|sia [ˌsuːdɑm'niːzɪə] *noun* Pseudomnesie *f*
Pseu|do|mo|nas [ˌsuːdə'məʊnəs] *noun* Pseudomonas *f*
Pseudomonas aeruginosa Pseudomonas aeruginosa, Pyozyaneus *m*, Pyozyaneusbakterium *nt*
Pseudomonas mallei Rotzbakterien *pl*, Pseudomonas mallei
Pseudomonas pseudomallei Pseudomonas pseudomallei
Pseudomonas pyocyanea → *Pseudomonas aeruginosa*
pseu|do|mu|cin [ˌsuːdəʊ'mjuːsɪn] *noun* Pseudomuzin *nt*, Metalbumin *nt*
pseu|do|mu|ci|nous [ˌsuːdəʊ'mjuːsənəs] *adj* Pseudomuzin betreffend, pseudomuzinös
pseu|do|my|ce|li|um [ˌsuːdəʊəmaɪ'siːlɪəm] *noun* Pseudomyzel *nt*
pseu|do|my|co|sis [ˌsuːdəʊəmaɪ'kəʊsɪs] *noun* Pseudomykose *f*
pseu|do|my|i|a|sis [ˌsuːdəʊə'maɪ(j)əsɪs] *noun* Pseudomyiasis *f*
pseu|do|my|o|pia [ˌsuːdəʊəmaɪ'əʊpɪə] *noun* Pseudomyopie *f*
pseu|do|myx|o|ma [ˌsuːdəmɪk'səʊmə] *noun* Pseudomyxom *nt*
peritoneal pseudomyxoma Gallertbauch *m*, Pseudomyxoma peritonei
pseu|do|neu|ri|tis [ˌsuːdəʊənjʊə'raɪtɪs] *noun* Pseudoneuritis (optica) *f*
pseu|do|neu|ro|ma [ˌsuːdənjʊə'rəʊmə] *noun* Pseudoneurom *nt*
pseu|do|neu|ro|sis [ˌsuːdəʊənjʊə'rəʊsɪs] *noun* Pseudoneurose *f*
pseu|do|pap|il|le|de|ma [ˌsuːdəʊəˌpæpəlɪ'diːmə] *noun* Pseudostauungspapille *f*, Pseudopapillitis vascularis
pseu|do|par|a|ple|gia [ˌsuːdəʊəˌpærə'pliːdʒ(ɪ)ə] *noun* Pseudoparaplegie *f*
pseu|do|pa|re|sis [ˌsuːdəʊəpə'riːsɪs] *noun* **1.** Scheinlähmung *f*, Pseudoparalyse *f*, -paralysis *f* **2.** psychogene Parese *f*, Pseudoparese *f*
pseu|do|pe|lade [ˌsuːdəʊəpɪ'lɑːd, suːdəʊə'piːleɪd] *noun* Alopecia atrophicans, Pseudopelade *f*, Pseudopelade Brocq *f*
pseu|do|per|i|to|ni|tis [ˌsuːdəʊəˌperɪtə'naɪtɪs] *noun* Pseudoperitonitis *f*, Peritonismus *m*
pseu|do|pol|y|cy|the|mia [suːdəˌpɑlɪsaɪ'θiːmɪə] *noun* Pseudopolyglobulie *f*, relative Polyglobulie *f*
pseu|do|pol|y|po|sis [ˌsuːdəʊəˌpɑlɪ'pəʊsɪs] *noun* entzündliche Polypose *f*, Pseudopolyposis *f*
pseu|do|pte|ryg|i|um [ˌsuːdəʊətə'rɪdʒɪəm] *noun* Pseudopterygium *nt*
pseu|dop|to|sis [ˌsuːdɑp'təʊsɪs] *noun* Pseudoptose *f*
pseu|do|ra|bies [suːdə'reɪbiːz] *noun* Pseudowut *f*, Pseudolyssa *f*, Pseudorabies *f*, Aujeszky-Krankheit *f*
pseu|do|re|duc|tion [ˌsuːdəʊrɪ'dʌkʃn] *noun* Pseudoreduktion *f*
pseu|do|rheu|ma|tism [ˌsuːdəʊə'ruːmətɪzəm] *noun* Pseudorheumatismus *m*
pseu|do|rick|ets [ˌsuːdəʊə'rɪkɪts] *plural* renale Rachitis *f*
pseu|do|ro|sette [ˌsuːdərəʊ'zet] *noun* Pseudorosette *f*
pseu|do|ru|bel|la [ˌsuːdəruː'belə] *noun* Pseudorubella *f*, Dreitagefieber *nt*, sechste Krankheit *f*, Exanthema subitum, Roseola infantum
pseu|do|sar|co|ma [ˌsuːdəsɑːr'kəʊmə] *noun* Pseudosarkom *nt*

P

pseu|do|sar|com|a|tous [ˌsuːdəsɑːr'kɑmətəs] *adj* Pseudosarkom betreffend, in der Art eines Pseudosarkoms, pseudosarkomatös

pseu|do|scle|re|ma [ˌsuːdəʊəsklɪ'riːmə] *noun* Adiponecrosis subcutanea neonatorum

pseu|do|scle|ro|sis [ˌsuːdəʊəsklɪə'rəʊsɪs] *noun* **1.** Pseudosklerose *f*, -sklerosierung *f* **2.** Westphal-Strümpell-Pseudosklerose *f*, -Syndrom *nt*

spastic pseudosclerosis Creutzfeldt-Jakob-Krankheit *f*, Jakob-Creutzfeldt-Erkrankung *f*, subakute präsenile Polioenzephalopathie *f*

Strümpell-Westphal pseudosclerosis Westphal-Strümpell-Syndrom *nt*, Westphal-Strümpell-Pseudosklerose *f*

Westphal-Strümpell pseudosclerosis →*Strümpell-Westphal pseudosclerosis*

pseu|do|small|pox [ˌsuːdə'smɔːlpɑks] *noun* weiße Pocken *pl*, Alastrim *nt*, Variola minor

pseu|dos|mia [suː'dɑzmɪə] *noun* osmische Halluzination *f*, Geruchshalluzination *f*, Pseudosmie *f*

pseu|do|stra|bis|mus [ˌsuːdəstrə'bɪzməs] *noun* Pseudostrabismus *m*

pseu|do|ta|bes [ˌsuːdə'teɪbiːz] *noun* Pseudotabes *f*

pupillotonic pseudotabes Adie-Syndrom *nt*

pseu|do|tu|ber|cle [ˌsuːdəʊə't(j)uːbərkl] *noun* Pseudotuberkel *nt*

pseu|do|tu|ber|cu|lo|sis [ˌsuːdəʊət(j)uːˌbɜrkjə'ləʊsɪs] *noun* Pseudotuberkulose *f*

pseu|do|tu|mor [ˌsuːdə't(j)uːmər] *noun* Scheingeschwulst *f*, falsche Geschwulst *f*, Pseudotumor *m*

fibrous pseudotumor fibröser Pseudotumor *m*, pseudofibromatöse Periorchitis *f*

pseu|do|u|ni|po|lar [ˌsuːdəʊˌjuːnɪ'pəʊlər] *adj* (*Neuron*) mit scheinbar nur einem Fortsatz, pseudounipolar

pseu|do|u|ri|dine [ˌsuːdəʊ'jʊərədiːn, -dɪn] *noun* Pseudouridin *nt*

psi|lo|sis [saɪ'ləʊsɪs] *noun* Psilosis *f*

psilosis of the tongue Psilosis linguae, tropische Aphthen *pl*

pso|as ['səʊəs] *noun* Psoas *m*, Musculus psoas

pso|i|tis [səʊ'aɪtɪs] *noun* Entzündung des Musculus psoas major oder minor, Psoitis *f*

pso|ra ['sɔːrə] *noun* Psoriasis *f*, Schuppenflechte *f*

pso|ra|lens ['sɔːrələnz] *plural* Psoralene *pl*

pso|ri|as|ic [sɔːrɪ'æsɪk] *adj* Schuppenflechte/Psoriasis betreffend, von Psoriasis betroffen, psoriatisch, psoriasiform

pso|ri|a|si|form [səʊ'raɪəsɪfɔːrm, ˌsəʊraɪ'æsɪ-] *adj* psoriasisartig, psoriasisähnlich, psoriasiform, psoriatisch

pso|ri|a|sis [sə'raɪəsɪs] *noun* Schuppenflechte *f*, Psoriasis (vulgaris) *f*

annular psoriasis Psoriasis anularis

arthritic psoriasis Arthritis/Arthropathia psoriatica

Barber's psoriasis Psoriasis pustulosa Typ Königsbeck-Barber, Psoriasis pustulosa palmaris et plantaris

circinate psoriasis Psoriasis anularis

discoid psoriasis Psoriasis discoidea

erythrodermic psoriasis psoriatische Erythrodermie *f*, Erythrodermia psoriatica, Psoriasis erythrodermica

exfoliative psoriasis Psoriasis erythrodermica

flexural psoriasis Psoriasis inversa

generalized psoriasis Psoriasis generalisata/universalis

generalized pustular psoriasis Psoriasis pustulosa vom Typ Zumbusch, Psoriasis pustulosa generalisata, Psoriasis pustulosa gravis Zumbusch

guttate psoriasis Psoriasis guttata

gyrate psoriasis Psoriasis gyrata

inverse psoriasis Psoriasis inversa

localized pustular psoriasis Psoriasis pustulosa Typ Königsbeck-Barber, Psoriasis pustulosa palmaris et plantaris

nummular psoriasis Psoriasis nummularis

ostraceous psoriasis Psoriasis ostracea/rupioides

palmoplantar psoriasis Psoriasis palmaris et plantaris, Psoriasis palmoplantaris

pustular psoriasis **1.** pustulöse Psoriasis vulgaris, Psoriasis pustulosa **2.** Psoriasis pustulosa vom Typ Zumbusch, Psoriasis pustulosa generalisata, Psoriasis pustulosa gravis Zumbusch

seborrheic psoriasis Psoriasis inversa

volar psoriasis **1.** Psoriasis inversa **2.** Psoriasis palmarum

von Zumbusch's psoriasis Psoriasis pustulosa vom Typ Zumbusch, Psoriasis pustulosa generalisata, Psoriasis pustulosa gravis Zumbusch

pso|ri|at|ic [sɔːrɪ'ætɪk] *adj* Schuppenflechte/Psoriasis betreffend, von Psoriasis betroffen, psoriatisch, psoriasiform

psych- *präf.* Psych(o)-, Seele(n)-

psy|chal|gia [saɪ'kældʒ(ɪ)ə] *noun* psychogener Schmerz *m*, Psychalgie *f*

psych|as|the|nia [ˌsaɪkæs'θiːnɪə] *noun* Psychasthenie *f*

psy|che ['saɪkiː] *noun* Psyche *f*

psych|e|del|ic [ˌsaɪkɪ'delɪk] *adj* das Bewusstsein erweiternd oder verändernd; durch Halluzinogene erzeugt, psychedelisch, rauschartig, psychodelisch

psy|chi|at|ric [ˌsaɪkɪ'ætrɪk] *adj* Psychiatrie betreffend, psychiatrisch

psy|chi|at|rics [ˌsaɪkɪ'ætrɪks] *plural* Psychiatrie *f*

psy|chi|a|try [saɪ'kaɪətrɪ] *noun* Psychiatrie *f*

psy|chic ['saɪkɪk] *adj* Psyche betreffend, psychisch, seelisch, geistig; mental, psychogen; psychisch/seelisch bedingt, in der Psyche begründet; oft gleichgesetzt mit hysterisch, psychogen

psycho- *präf.* Psych(o)-, Seele(n)-

psy|cho|an|a|lep|tic [ˌsaɪkəʊˌænə'leptɪk] *adj* die psychische Aktivität erhöhend/steigernde, psychoanaleptisch

psy|cho|a|nal|y|sis [ˌsaɪkəʊ'nælɪsɪs] *noun* Psychoanalyse *f*

psy|cho|an|a|lyt|ic [ˌsaɪkəʊˌænə'lɪtɪk] *adj* Psychoanalyse betreffend, mittels Psychoanalyse, psychoanalytisch

psy|cho|ca|thar|sis [ˌsaɪkəʊkə'θɑːrsɪs] *noun* Katharsis *f*

psy|cho|del|ic [ˌsaɪkəʊ'delɪk] *adj* das Bewusstsein erweiternd oder verändernd; durch Halluzinogene erzeugt, psychedelisch, rauschartig, psychodelisch

psy|cho|di|ag|no|sis [ˌsaɪkəʊˌdaɪəg'nəʊsɪs] *noun* Psychodiagnostik *f*

psy|cho|di|ag|nos|tics [ˌsaɪkəʊˌdaɪəg'nɑstɪks] *plural* Psychodiagnostik *f*

psy|cho|dra|ma [ˌsaɪkəʊ'drɑːmə, -'dræmə] *noun* Psychodrama *nt*

psy|cho|dy|nam|ics [ˌsaɪkəʊdaɪ'næmɪks] *plural* Psychodynamik *f*

psy|cho|dys|lep|tic [ˌsaɪkəʊdɪs'leptɪk] *adj* seelisch enthemmend, halluzinogen, psychodysleptisch die Psyche anregend; oft gleichgesetzt mit halluzinogen, psychomimetisch

psy|cho|gen|e|tic [ˌsaɪkəʊdʒɪ'netɪk] *adj* **1.** →*psychogenic* **2.** die geistige Entwicklung betreffend, psychogenetisch

psy|cho|gen|ic [ˌsaɪkəʊ'dʒenɪk] *adj* Psyche betreffend, psychisch, seelisch, geistig; mental, psychogen; psychisch/seelisch bedingt, in der Psyche begründet; oft gleichgesetzt mit hysterisch, psychogen

psy|cho|ger|i|at|rics [ˌsaɪkəʊˌdʒɪərɪ'ætrɪks] *plural* Psychogeriatrie *f*

psy|cho|log|ic [ˌsaɪkəʊ'lɑdʒɪk] *adj* Psychologie betreffend, auf ihr beruhend, mit den Methoden der Psychologie, psychologisch

psy|chol|o|gy [saɪ'kɑlədʒɪ] *noun* Psychologie *f*

behavioristic psychology behavioristische Psychologie *f*

depth psychology Tiefenpsychologie *f*

psy|cho|met|rics [ˌsaɪkə'metrɪks] *plural* Psychometrie *f*

psy|chom|e|try [saɪ'kɑmətrɪ] *noun* Psychometrie *f*

psy|cho|mo|tor [ˌsaɪkə'məʊtər] *adj* Psychomotorik betreffend, psychomotorisch

psy|cho|neu|ro|sis [ˌsaɪkəʊnjʊəˈrəʊsɪs] *noun* **1.** Psychoneurose *f* **2.** Neurose *f*
psy|cho|neu|rot|ic [ˌsaɪkəʊnjʊəˈrɑtɪk] *adj* Psychoneurose betreffend, psychoneurotisch
psy|cho|path [ˈsaɪkəʊpæθ] *noun* Psychopath *m*
psy|cho|path|ic [ˌsaɪkəʊˈpæθɪk] *adj* Psychopathie betreffend, an Psychopathie leidend, seelisch-charakterlich gestört, psychopathisch
psy|cho|pa|thol|o|gy [ˌsaɪkəʊpəˈθɑlədʒɪ] *noun* Psychopathologie *f*
psy|cho|phar|ma|col|o|gy [ˌsaɪkəˌfɑːrməˈkɑlədʒɪ] *noun* Psychopharmakologie *f*
psy|cho|phys|i|cal [ˌsaɪkəʊˈfɪzɪkl] *adj* Psychosomatik betreffend; Geist/Psyche und Körper/Soma betreffend, seelisch-körperliche Wechselwirkungen betreffend, psychosomatisch, seelisch-leiblich, seelisch-körperlich, psychophysisch; Psychophysik betreffend
psy|cho|phys|i|ol|o|gy [ˌsaɪkəʊˌfɪzɪˈɑlədʒɪ] *noun* physiologische Psychologie *f*, Psychophysiologie *f*
psy|cho|ple|gic [ˌsaɪkəʊˈpliːdʒɪk] *noun* Psychoplegikum *nt*
psy|cho|sed|a|tive [ˌsaɪkəʊˈsedətɪv] *adj* mit beruhigender Wirkung auf das Zentralnervensystem, psychosedativ
psy|cho|sex|u|al [ˌsaɪkəʊˈsekʃəwəl] *adj* die geistigen oder emotionalen Aspekte der Sexualität betreffend, psychosexuell
psy|cho|sis [saɪˈkəʊsɪs] *noun, plural* **-ses** [-siːz] Psychose *f*
affective psychosis affektive Psychose *f*
alcoholic psychosis Alkoholpsychose *f*
amnestic psychosis → *Korsakoff's psychosis*
bipolar psychosis manisch-depressive Psychose *f*
circular psychosis manisch-depressive Psychose *f*
drug psychosis Drogenpsychose *f*
dysmnesic psychosis → *Korsakoff's psychosis*
endogenous psychosis endogene Psychose *f*
exhaustion psychosis Erschöpfungspsychose *f*
exogenous psychosis exogene Psychose *f*
gestational psychosis Schwangerschaftspsychose *f*
involutional psychosis Involutionspsychose *f*
Korsakoff's psychosis Korsakow-Psychose *f*, Korsakow-Syndrom *nt*
organic psychosis organische Psychose *f*
polyneuritic psychosis → *Korsakoff's psychosis*
postconcussional psychosis Kommotionspsychose *f*
postconcussional organic psychosis Kontusionspsychose *f*
postoperative psychosis postoperative Psychose *f*
postpartum psychosis Wochenbett-, Puerperalpsychose *f*
post-traumatic psychosis posttraumatische Psychose *f*
puerperal psychosis Wochenbett-, Puerperalpsychose *f*
senile psychosis senile Psychose *f*
symbiotic psychosis symbiotische Psychose *f*
symbiotic infantile psychosis symbiotische Psychose *f*
toxic psychosis toxische Psychose *f*
transitory psychosis Durchgangssyndrom *nt*
traumatic psychosis posttraumatische Psychose *f*
psy|cho|so|mat|ic [ˌsaɪkəʊsəˈmætɪk, -səʊ-] *adj* Psychosomatik betreffend; Geist/Psyche und Körper/Soma betreffend, seelisch-körperliche Wechselwirkungen betreffend, psychosomatisch, seelisch-leiblich, seelisch-körperlich, psychophysisch
psy|cho|stim|u|lant [ˌsaɪkəʊˈstɪmjələnt] *adj* die Psyche anregend, psychotonisch
psy|cho|ther|a|peu|tic [ˌsaɪkəʊˌθerəˈpjuːtɪk] *adj* Psychotherapeutik oder Psychotherapie betreffend, psychotherapeutisch
psy|cho|ther|a|peu|tics [ˌsaɪkəʊˌθerəˈpjuːtɪks] *plural* Psychotherapie *f*
psy|cho|ther|a|py [ˌsaɪkəʊˈθerəpɪ] *noun* Psychotherapie *f*
psy|chot|ic [saɪˈkɑtɪk] *adj* Psychose betreffend, an einer Psychose leidend, mit den Symptomen einer Psychose, psychotisch
psy|chot|o|mi|met|ic [saɪˌkɑtəʊmɪˈmetɪk] *adj* seelisch enthemmend, halluzinogen, psychodysleptisch
psychro- *präf.* Kälte-, Psychro-, Kry(o)-
psy|chro|al|gia [ˌsaɪkrəʊˈældʒ(ɪ)ə] *noun* schmerzhafte Kälteempfindung *f*, Psychroalgie *f*, Psychrohyperästhesie *f*
psy|chro|phil|ic [ˌsaɪkrəʊˈfɪlɪk] *adj* kälteliebend, psychrophil
psy|chro|ther|a|py [ˌsaɪkrəʊˈθerəpɪ] *noun* Kryotherapie *f*
ptar|mus [ˈtɑːrməs] *noun* Nieskrampf *m*, Ptarmus *m*
pte|ryg|i|um [təˈrɪdʒɪəm] *noun, plural* **-gi|ums, -gia** [-dʒɪə] Nagelhäutchen *nt*, Pterygium *nt*
scar pterygium Pseudopterygium *nt*
pter|y|goid [ˈterɪgɔɪd] *adj* flügelähnlich, -förmig, Flügel-; Processus pterygoideus betreffend
ptil|o|sis [təˈləʊsɪs, taɪ-] *noun, plural* **-ses** [-siːz] Ptilosis *f*
pto|maine [ˈtəʊmeɪn] *noun* Ptomain *nt*, Leichengift *nt*, Leichenalkaloid *nt*
pto|ma|top|sy [ˌtəʊməˈtɑpsɪ] *noun* Autopsie *f*, Obduktion *f*, Nekropsie *f*
ptosed [təʊst] *adj* Ptose betreffend, von Ptose betroffen, herabhängend; nach unten verlagert, ptotisch
pto|sis [ˈtəʊsɪs] *noun* **1.** (Organ-)Senkung *f*, Ptose *f*, Ptosis *f* **2.** palpebral ptosis (Lid-)Ptose *f*, Ptosis (palpebrae) *f*, Blepharoptose *f*
-ptosis *suf.* Senkung, Vorfall, -ptose, -ptosis
ptot|ic [ˈtɑtɪk] *adj* Ptose betreffend, von Ptose betroffen, herabhängend; nach unten verlagert, ptotisch
-ptotic *suf.* gesenkt, herabhängend, vorfallend, -ptotisch
ptyal- *präf.* Speichel-, Ptyal(o)-, Sial(o)-
pty|a|la|gogue [taɪˈæləgɑg] *adj* den Speichelfluss anregend, sialagog
pty|a|lec|ta|sis [taɪəˈlektəsɪs] *noun, plural* **-ses** [-siːz] Sialektasie *f*
pty|a|lin [ˈtaɪəlɪn] *noun* Ptyalin *nt*, Speicheldiastase *f*
pty|a|lism [ˈtaɪəlɪzəm] *noun* übermäßiger Speichelfluss *m*, Ptyalismus *m*, Sialorrhoe *f*, Hypersalivation *f*
ptyalo- *präf.* Speichel-, Ptyal(o)-, Sial(o)-
pty|a|log|ra|phy [taɪəˈlɑgrəfɪ] *noun* Sialographie *f*, Sialografie *f*
pty|a|lo|lith [ˈtaɪələlɪθ] *noun* Speichelstein *m*, Sialolith *m*
pty|a|lo|li|thi|a|sis [ˌtaɪələʊlɪˈθaɪəsɪs] *noun* Sialolithiasis *f*
pty|a|lo|li|thot|o|my [ˌtaɪələʊlɪˈθɑtəmɪ] *noun* Sialolithotomie *f*
-ptysis *suf.* Spucken, -ptyse, -ptoe, -ptysis
pu|bar|che [pjuːˈbɑːrkɪ] *noun* Pubarche *f*
pu|ber|al [ˈpjuːbərəl] *adj* Geschlechtsreife/Pubertät betreffend, während der Pubertät auftretend, pubertär, pubertierend, puberal
pu|ber|tal [ˈpjuːbərtl] *adj* Geschlechtsreife/Pubertät betreffend, während der Pubertät auftretend, pubertär, pubertierend, puberal
pu|ber|ty [ˈpjuːbərtɪ] *noun* Geschlechtsreife *f*, Pubertät *f*, Pubertas *f*
delayed puberty Pubertas tarda
precocious puberty Pubertas praecox
pu|bes|cence [pjuːˈbesəns] *noun* Geschlechtsreifung *f*, Pubeszenz *f*
pu|bes|cent [pjuːˈbesənt] *adj* in der Pubertät befindlich, heranwachsend, pubeszent
pu|bic [ˈpjuːbɪk] *adj* Schambein/Os pubis oder Schamgegend betreffend, pubisch
pu|bi|o|plas|ty [ˈpjuːbɪəʊplæstɪ] *noun* Pubeo-, Pubioplastik *f*
pu|bi|ot|o|my [ˌpjuːbɪˈɑtəmɪ] *noun* Pubeo-, Pubiotomie *f*, Hebetomie *f*, Hebotomie *f*, Beckenringosteotomie *f*
pu|bo|pros|tat|ic [ˌpjuːbəʊprɑˈstætɪk] *adj* Schambein und Vorsteherdrüse/Prostata betreffend oder verbindend, puboprostatisch
pu|bo|rec|tal [ˌpjuːbəʊˈrektl] *adj* Schambein und Mastdarms/Rektums betreffend oder verbindend, puborek-

P

tal

pu|bo|vag|i|nal [ˌpjuːbəʊ'vædʒənl] *adj* Schambein und Scheide/Vagina betreffend oder verbindend, pubovaginal

pu|bo|ves|i|cal [ˌpjuːbəʊ'vesɪkl] *adj* Schambein und Harnblase/Vesica urinaria betreffend oder verbindend, pubovesikal

pu|den|dal [pjuː'dendl] *adj* **1.** Schambein/Os pubis oder Schamgegend betreffend, pubisch **2.** Scham(gegend) betreffend, zur Scham(gegend) gehörend, pudendal

pu|den|dum [pjuː'dendəm] *noun, plural* **-da** [-də] (weibliche) Scham(gegend *f*) *f*, Vulva *f*, äußere weibliche Geschlechtsorgane/Genitalien *pl*, Pudendum *nt*

pu|dic ['pjuːdɪk] *adj* →*pudendal*

pu|er|il|ism ['pjuːərəlɪzəm, 'pjʊər-] *noun* Puerilismus *m*

pu|er|per|a [pjuː'ɜrpərə] *noun, plural* **-perae** [-pəriː] Wöchnerin *f*, Puerpera *f*

pu|er|per|al [pjuː'ɜrpərəl] *adj* Wochenbett/Puerperium betreffend, während des Kindbetts auftretend, puerperal

pu|er|pe|ri|um [pjuːər'pɪərɪəm] *noun* Wochenbett *nt*, Kindbett *nt*, Puerperium *nt*

puff|i|ness ['pʌfɪnɪs] *noun* **1.** Aufgeblähtsein *nt*, Aufgeblasenheit *f*, Gedunsenheit *f*; Schwellung *f* **2.** Kurzatmigkeit *f*

puff|y ['pʌfɪ] *adj* (*Haut*) teigig, gedunsen, aufgeschwemmt, pastös

Pu|lex ['pjuːleks] *noun* Pulex *m*; Floh *m*
Pulex cheopis Pestfloh *m*, Xenopsylla cheopis, Pulex cheopis
Pulex irritans Menschenfloh *m*, Pulex irritans
Pulex penetrans Sandfloh *m*, Tunga/Dermatophilus penetrans

pul|mo ['pʌlməʊ] *noun, plural* **-mo|nes** [-'məʊniːz] Lunge *f*, Lungenflügel *m*; (*anatom.*) Pulmo *m*

pulmo- *präf.* Lungen-, Pulmonal-, Pulmo-

pul|mo|a|or|tic [ˌpʌlməʊeɪ'ɔːrtɪk] *adj* Aorta und Lungenschlagader/Truncus pulmonalis betreffend oder verbindend, aortikopulmonal, aortopulmonal

pul|mo|lith ['pʌlməʊlɪθ] *noun* Lungenstein *m*, Pulmolith *m*, Pneumolith *m*

pulmon- *präf.* Lungen-, Pulmonal-, Pulmo-

pul|mo|nar|y ['pʌlməˌneriː, -nərɪ, 'pʊl-] *adj* Lunge/Pulmo betreffend, pulmonal

pul|mon|ic [pʌl'mɑnɪk, pʊl-] *adj* Lunge/Pulmo betreffend, pulmonal

pul|mo|ni|tis [ˌpʌlmə'naɪtɪs] *noun* Lungenentzündung *f*, Pneumonie *f*, Pneumonia *f*

pulmono- *präf.* Lungen-, Pulmonal-, Pulmo-

pul|mo|no|per|i|to|ne|al [ˌpʌlmənəʊˌperɪtə'niːəl] *adj* Lunge(n) und Bauchfell/Peritoneum betreffend oder verbindend, pulmoperitoneal

pulp [pʌlp] *noun* (*Organ*) Mark *nt*, Parenchym *nt*, Pulpa *f*
coronal pulp Kronenabschnitt *m* der Zahnhöhle, Cavitas coronae
dental pulp (Zahn-)Pulpa *f*, Pulpa dentis
dentinal pulp (Zahn-)Pulpa *f*, Pulpa dentis
finger pulp Fingerkuppe *f*, -beere *f*
radicular pulp Wurzelabschnitt *m* der (Zahn-)Pulpa, Pulpa radicularis
red pulp →*pulp of spleen*
pulp of spleen rote Pulpa *f*, Milzpulpa *f*, Pulpa splenica/lienis
splenic pulp →*pulp of spleen*
tooth pulp (Zahn-)Pulpa *f*, Pulpa dentis
vertebral pulp Nucleus pulposus
white pulp weiße Pulpa *f*, Noduli lymphoidei splenici

pul|pal ['pʌlpəl] *adj* Mark/Pulpa betreffend, Pulpa-, Mark-

pul|pal|gia [pʌl'pældʒ(ɪ)ə] *noun* Pulpalgie *f*

pul|pi|tis [pʌl'paɪtɪs] *noun* Entzündung der Zahnpulpa, Pulpitis *f*, Pulpaentzündung *f*, Zahnmarkentzündung *f*

pulp|y ['pʌlpɪ] *adj* weich, breiig, fleischig, markartig, markig, pulpös; medullar, markähnlich

pul|sa|tile ['pʌlsətɪl, -taɪl] *adj* (rhythmisch) schlagend oder klopfend, pochend, pulsierend, pulsatil

pul|sa|tion [pʌl'seɪʃn] *noun* **1.** Schlagen *nt*, Pochen *nt*, Pulsieren *nt*, Pulsation *f*, Pulsatio *f* **2.** Pulsschlag *m* **3.** Vibrieren *nt*

pulse [pʌls] *noun* **1.** Puls *m*, Pulsschlag *m* **2.** Impuls *m*
alternating pulse Alternans *m*, Pulsus alternans
bigeminal pulse Bigeminus *m*, Bigeminuspuls *m*, Bigeminusrhythmus *m*, Pulsus bigeminus
capillary pulse Kapillarpuls *m*, Quincke-Zeichen *nt*
carotid pulse Karotispuls *m*
coupled pulse →*bigeminal pulse*
dicrotic pulse Dikrotie *f*, dikroter Puls *m*, Pulsus dicrotus
dropped-beat pulse intermittierender Puls *m*, Pulsus intermittens
equal pulse Pulsus aequalis
filiform pulse fadenförmiger/dünner Puls *m*, Pulsus filiformis
frequent pulse schneller/frequenter Puls *m*, Pulsus frequens
hard pulse harter/gespannter Puls *m*, Pulsus durus
infrequent pulse langsamer Puls *m*, Pulsus rarus
intermittent pulse intermittierender Puls *m*, Pulsus intermittens
irregular pulse unregelmäßiger Puls *m*, Pulsus irregularis
long pulse schleichender Puls *m*, Pulsus tardus
nail pulse Nagelpuls *m*
pressure pulse Druckpuls *m*
Quincke's pulse Kapillarpuls *m*, Quincke-Zeichen *nt*
radial pulse Radialispuls *m*
rare pulse langsamer Puls *m*, Pulsus rarus
regular pulse regelmäßiger Puls *m*, Pulsus regularis
short pulse kurzer Puls *m*, Pulsus celer
slow pulse langsamer Puls *m*, Pulsus rarus
soft pulse weicher Puls *m*, Pulsus mollis
strong pulse starker/hoher Puls *m*, Pulsus magnus
thready pulse fadenförmiger/dünner Puls *m*, Pulsus filiformis
trigeminal pulse Trigeminus *m*, Trigeminuspuls *m*, -rhythmus *m*, Pulsus trigeminus
vibrating pulse Pulsus vibrans
weak pulse kleiner Puls *m*, Pulsus parvus

pump [pʌmp] **I** *noun* Pumpe *f* **II** *v* pumpen
calcium pump Calciumpumpe *f*, Ca-Pumpe *f*
Na^+ pump Natriumpumpe *f*
proton pump Protonenpumpe *f*

punc|tu|a|tion [pʌŋktʃə'weɪʃn] *noun* Tüpfelung *f*
Schüffner's punctuation Schüffner-Tüpfelung *f*

punc|ture ['pʌŋktʃər] **I** *noun* **1.** Stich *m*, Einstich *m*, Loch *nt* **2.** Punktion *f*, Punktur *f*, Punctio *f* **II** *v* punktieren, eine Punktion vornehmen oder durchführen
cisternal puncture Subokzipital-, Zisternen-, Hirnzisternenpunktion *f*
iliac crest puncture Beckenkammpunktion *f*
lumbar puncture Lumbalpunktion *f*
Quincke's puncture Lumbalpunktion *f*
spinal puncture Lumbalpunktion *f*
sternal puncture Brustbein-, Sternumpunktion *f*
suboccipital puncture Subokzipital-, Zisternen-, Hirnzisternenpunktion *f*
ventricular puncture Ventrikelpunktion *f*

pu|pil ['pjuːpl, -pɪl] *noun* (*Auge*) Pupille *f*, Pupilla *f*
Adie's pupil Adie-Pupille *f*, Pupillotonie *f*
fixed pupil starre/fixierte Pupille *f*, Pupillenstarre *f*
Robertson pupil Argyl-Robertson-Phänomen *nt*, -Zeichen *nt*, Robertson-Zeichen *nt*
stiff pupil →*Robertson pupil*
tonic pupil **1.** Adie-Pupille *f*, Pupillotonie *f* **2.** Westphal-

Piltz-Phänomen *nt*, Orbikularisphänomen *nt*, Lid-Pupillen-Reflex *m*

pupill- *präf.* Pupillen-, Pupill(o)-, Pupillar-

pu|pil|lar|y ['pju:pə,leri:, -lərɪ] *adj* Pupille betreffend, pupillär, pupillar, okulopupillär

pu|pil|la|to|nia [,pju:pɪlə'təʊnɪə] *noun* Adie-Pupille *f*, Pupillotonie *f*

pupillo- *präf.* Pupillen-, Pupill(o)-, Pupillar-

pu|pil|log|ra|phy [,pju:pɪ'lɑgrəfɪ] *noun* Pupillographie *f*, Pupillografie *f*

pu|pil|lom|e|try [,pju:pɪ'lɑmətrɪ] *noun* Pupillometrie *f*

pu|pil|lo|mo|tor [,pju:pɪləʊ'məʊtər] *adj* die Pupillenbewegung betreffend, pupillomotorisch

pu|pil|lo|ple|gia [,pju:pɪləʊ'pli:dʒ(ɪ)ə] *noun* Pupillotonie *f*

pu|pil|los|co|py [,pju:pɪ'lɑskəpɪ] *noun* Retinoskopie *f*, Skiaskopie *f*

pu|pil|lo|to|nia [,pju:pɪlə'təʊnɪə] *noun* Adie-Pupille *f*, Pupillotonie *f*

pur|ga|tion [pɜr'geɪʃn] *noun* (Darm-)Reinigung *f*, (Darm-) Entleerung *f*

pur|ga|tive ['pɜrgətɪv] I *noun* Abführmittel *nt*, Purgativ *nt*, Purgativum *nt* II *adj* reinigend, abführend, purgierend, Abführ-

purge [pɜrdʒ] I *noun* **1.** Reinigung *f*, Säuberung *f* **2.** Darmentleerung *f*, -reinigung *f* II *v* **3.** reinigen, säubern, befreien (*of, from* von); (*Flüssigkeit*) klären **4.** (*Darm*) entleeren, reinigen, entschlacken; ein Abführmittel geben

pu|ri|form ['pjʊərɪfɔ:rm] *adj* Eiter betreffend, eiterartig, eiterähnlich, eitrig, puriform, pyoid

pu|rine ['pjʊəri:n, -rɪn] *noun* Purin *nt*

purine-5'-nucleotidase *noun* 5-Nukleotidase *f*, 5-Nucleotidase *f*

pur|pu|ra ['pɜrpjʊərə] *noun* Purpura *f*

acute vascular purpura → *Henoch-Schönlein purpura*

allergic purpura **1.** allergische Purpura *f*, Purpura allergica **2.** → *Henoch-Schönlein purpura*

allergic vascular purpura → *Henoch-Schönlein purpura*

anaphylactoid purpura **1.** allergische Purpura *f*, Purpura allergica **2.** → *Henoch-Schönlein purpura*

brain purpura Hirnpurpura *f*, Purpura cerebri

cerebral purpura Hirnpurpura *f*, Purpura cerebri

Henoch's purpura **1.** → *Henoch-Schönlein purpura* **2.** Purpura Henoch, Purpura fulminans

Henoch-Schönlein purpura Schoenlein-Henoch-Syndrom *nt*, Purpura *f* Schoenlein-Henoch, anaphylaktoide Purpura *f* Schoenlein-Henoch, rheumatoide Purpura *f*, athrombopenische Purpura *f*, Immunkomplexpurpura *f*, Immunkomplexvaskulitis *f*, Purpura anaphylactoides (Schoenlein-Henoch), Purpura rheumatica (Schoenlein-Henoch)

hyperglobulinemic purpura Purpura hyperglobulinaemica, Purpura hyperglobulinaemica Waldenström

idiopathic thrombocytopenic purpura idiopathische thrombozytopenische Purpura *f*, essenzielle Thrombozytopenie *f*, idiopathische Thrombozytopenie *f*, Morbus Werlhof

Majocchi's purpura Purpura Majocchi, Majocchi-Krankheit *f*, Purpura anularis teleangiectodes (atrophicans), Teleangiectasia follicularis anulata

malignant purpura Meningokokkenmeningitis *f*

Schönlein's purpura → *Schönlein-Henoch disease*

thrombocytopenic purpura **1.** thrombozytopenische Purpura *f* **2.** idiopathische thrombozytopenische Purpura *f*, essenzielle Thrombozytopenie *f*, idiopathische Thrombozytopenie *f*, Morbus Werlhof

thrombopenic purpura → *thrombocytopenic purpura*

thrombotic thrombocytopenic purpura thrombotische Mikroangiopathie *f*, thrombotisch-thrombozytopenische Purpura *f*, Moschcowitz-Singer-Symmers-Syndrom *nt*, Moschcowitz-Syndrom *nt*, Purpura thrombotica, Purpura thrombotica thrombocytopenica, Purpura Moschcowitz

Waldenström's purpura Purpura hyperglobinaemica (Waldenström)

pur|pu|ric [pɜr'pjʊərɪk] *adj* Purpura betreffend, purpurisch

pu|ru|lent ['pjʊər(j)ələnt] *adj* eiterbildend, mit Eiter gefüllt, aus Eiter bestehend, eitrig, eiternd, purulent, suppurativ

pu|ru|loid ['pjʊər(j)əlɔɪd] *adj* Eiter betreffend, eiterartig, eiterähnlich, eitrig, puriform, pyoid

pus [pʌs] *noun* Eiter *m*

pus-forming *adj* eiterbildend, eitrig, eiternd, suppurativ, purulent, pyogen, pyogenetisch

pus|tu|lar ['pʌstʃələr] *adj* Pustel/Pustula betreffend, mit Pustelbildung einhergehend, pustulös

pus|tule ['pʌstʃʊl] *noun* Eiterbläschen *nt*, Pustel *f*, Pustula *f*

pus|tu|lo|sis [pʌstʃə'ləʊsɪs] *noun* Pustulose *f*, Pustulosis *f*

palmoplantar pustulosis Psoriasis pustulosa palmaris et plantaris, Psoriasis pustulosa Typ Königsbeck-Barber

pu|tre|fac|tion [,pjutre'fækʃn] *noun* **1.** Fäulnis *f*, Verwesung *f*, Zersetzung *f*, Putrefaktion *f*; Faulen *nt*, Putreszieren *nt* **2.** Verfall *m*

pu|tres|cence [pju:'tresəns] *noun* Faulen *nt*, Fäulnis(vorgang *m*) *f*; Putreszenz *f*

pu|tres|cine [pju:'tresi:n, -sɪn] *noun* Putrescin *nt*

pu|trid ['pju:trɪd] *adj* faulig, übelriechend, putrid

py- *präf.* Eiter-, Py(o)-

py|ar|thro|sis [,paɪɑ:r'θrəʊsɪs] *noun* **1.** eitrige Gelenkentzündung *f*, Pyarthrose *f* **2.** Gelenkeiterung *f*, -empyem *nt*, Pyarthrose *f*, Pyarthros *m*

pyel- *präf.* Nierenbecken-, Pyel(o)-; Becken-

py|el|ec|ta|sis [,paɪəl'ektəsɪs] *noun* Nierenbeckenerweiterung *f*, Pyelektasie *f*, Pyelokaliektasie *f*

py|el|ic [paɪ'elɪk] *adj* Nierenbecken betreffend, Nierenbecken-, Pyel(o)-

py|e|lit|ic [,paɪə'lɪtɪk] *adj* Nierenbeckenentzündung/Pyelitis betreffend, pyelitisch

py|e|li|tis [,paɪə'laɪtɪs] *noun* Pyelitis *f*, Nierenbeckenentzündung *f*

pyelo- *präf.* Nierenbecken-, Pyel(o)-; Becken-

py|e|lo|ca|li|ec|ta|sis [,paɪələʊ,kælɪ'ektəsɪs] *noun* **1.** Nierenbeckenerweiterung *f*, Pyelektasie *f*, Pyelokaliektasie *f* **2.** Nierenkelchdilatation *f*, Kalikektasie *f*

py|e|lo|cys|ti|tis [,paɪələʊsɪs'taɪtɪs] *noun* Entzündung von Nierenbecken und Harnblase, Pyelozystitis *f*

py|e|log|ra|phy [paɪə'lɑgrəfɪ] *noun* Pyelographie *f*, Pyelografie *f*

air pyelography Pneumopyelographie *f*, Pneumopyelografie *f*

antegrade pyelography ante(ro)grade Pyelographie *f*, ante(ro)grade Pyelografie *f*

ascending pyelography retrograde Pyelographie *f*, retrograde Pyelografie *f*

pyelography by elimination → *intravenous pyelography*

excretion pyelography → *intravenous pyelography*

intravenous pyelography Ausscheidungspyelographie *f*, intravenöse Pyelographie *f*, Ausscheidungspyelografie *f*, intravenöse Pyelografie *f*

respiratory pyelography Veratmungspyelographie *f*, Veratmungspyelografie *f*

retrograde pyelography retrograde Pyelographie *f*, retrograde Pyelografie *f*

py|e|lo|li|thot|o|my [,paɪələʊlɪ'θɑtəmɪ] *noun* Pyelolithotomie *f*

py|e|lo|neph|rit|ic [,paɪələʊnɪ'frɪtɪk] *adj* Pyelonephritis betreffend, pyelonephritisch

py|e|lo|ne|phri|tis [,paɪələʊnɪ'fraɪtɪs] *noun* Entzündung von Nierenbecken und Nierenparenchym, Pyelonephritis *f*

P

ascending pyelonephritis aufsteigende/aszendierende Pyelonephritis *f*
pyelonephritis of pregnancy Pyelonephritis *f* der Schwangeren, Pyelonephritis gravidarum
xanthogranulomatous pyelonephritis xantho(granulo)matöse Pyelonephritis *f*
xanthomatous pyelonephritis xantho(granulo)matöse Pyelonephritis *f*
pyelloinelphrolsis [ˌpaɪələʊnɪ'frəʊsɪs] *noun* Pyelonephrose *f*
pyellopalthy [paɪə'lɑpəθɪ] *noun* Nierenbeckenerkrankung *f*, Pyelopathie *f*
pyellolphlelbitlic [ˌpaɪələʊflɪ'bɪtɪk] *adj* pyelophlebitisch
pyellolplasty ['paɪələʊplæstɪ] *noun* Nierenbecken-, Pyeloplastik *f*
pyellosicolpy [paɪə'lɑskəpɪ] *noun* Pyeloskopie *f*
pyellositolmy [paɪə'lɑstəmɪ] *noun* Pyelostomie *f*
pyellotlolmy [paɪə'lɑtəmɪ] *noun* Pyelotomie *f*
pyellolulrelterlecltalsis [ˌpaɪələʊjʊəˌriːtər'ektəsɪs] *noun* Pyeloureterektasie *f*
pyellolulreltelroglralphy [ˌpaɪələʊjʊəˌriːtə'rɑgrəfɪ] *noun* Pyelographie *f*, Pyelografie *f*
pyellolulreltelrollylsis [ˌpaɪələʊjʊəˌriːtə'rɑlɪsɪs] *noun* Pyeloureterolyse *f*
pyellolulrelterlolplasty [ˌpaɪələʊjʊə'riːtərəplæstɪ] *noun* Nierenbecken-Ureter-Plastik *f*, Pyeloureteroplastik *f*
pyelmia [paɪ'iːmɪə] *noun* Pyämie *f*
pyelmic [paɪ'iːmɪk] *adj* Pyämie betreffend, pyämisch
pyelsis [paɪ'iːsɪs] *noun* Eiterung *f*, Suppuration *f*
pylgal ['paɪgəl] *adj* Gesäß betreffend, Gesäß-, Pygo-
pygo- *präf.* Gesäß-, Pyg(o)-
pylgolalmorlphus [ˌpaɪgəə'mɔːrfəs] *noun* Pygoamorphus *m*
pylgoldidlylmus [ˌpaɪgə'dɪdəməs] *noun* Pygodidymus *m*
pylgomlellus [paɪ'gɑmələs] *noun* Pygomelus *m*
pylgoplalgus [paɪ'gɑpəgəs] *noun* Pygopagus *m*
pylic ['paɪɪk] *adj* purulent, eitrig
pyklnolcyte ['pɪknəsaɪt] *noun* Pyknozyt *m*
pyklnolcyltolma [ˌpɪknəsaɪ'təʊmə] *noun* Onkozytom *nt*, Hürthle-Tumor *m*, Hürthle-Zelladenom *nt*, Hürthle-Struma *f*, oxyphiles Schilddrüsenadenom *nt*
pyklnolcyltolsis [ˌpɪknəsaɪ'təʊsɪs] *noun* Pyknozytose *f*
pyklnoldysloslatolsis [ˌpɪknədɪsɑs'təʊsɪs] *noun* Pyknodysostose *f*
pyklnolsis [pɪk'nəʊsɪs] *noun* (Kern-)Verdichtung *f*, Verdickung *f*, Pyknose *f*, Karyo-, Kernpyknose *f*
pyklnotlic [pɪk'nɑtɪk] *adj* Pyknose betreffend, pyknotisch, karyopyknotisch
pyle- *präf.* Pfortader-, Pyle-
pyllelphlelbitlic [ˌpaɪləflɪ'baɪtɪk] *adj* Pfortaderentzündung/Pylephlebitis betreffend, pylephlebitisch
pyllelphlelbiltis [ˌpaɪləflɪ'baɪtɪs] *noun* Entzündung der Pfortader, Pylephlebitis *f*, Pfortaderentzündung *f*
pyllelthromlbolphlelbiltis [ˌpaɪləˌθrɑmbəʊflɪ'baɪtɪs] *noun* Pylethrombophlebitis *f*
pyllelthromlbolsis [ˌpaɪləθrɑm'bəʊsɪs] *noun* Pfortaderthrombose *f*
pyllic ['paɪlɪk] *adj* Pfortader betreffend, Pfortader-, Pyle-
pylor- *präf.* Magenausgangs-, Pylorus-, Pylor(o)-
pyllolrecltolmy [ˌpaɪlə'rektəmɪ] *noun* Pylorusresektion *f*, Pylorektomie *f*
pyllolric [paɪ'lɔːrɪk] *adj* Magenpförtner/Pylorus oder Pars pylorica betreffend, pylorisch
pyllolrilstelnolsis [paɪˌlɔːrɪstɪ'nəʊsɪs] *noun* Pylorusstenose *f*
hypertrophic pyloristenosis hypertrophe Pylorusstenose *f*
pyllolriltis [ˌpaɪlə'raɪtɪs] *noun* Entzündung des Pylorus, Pyloritis *f*, Pylorusentzündung *f*
pyloro- *präf.* Magenausgangs-, Pylorus-, Pylor(o)-
pyllolrolduloldelniltis [paɪˌlɔːrəʊˌd(j)uːədɪ'naɪtɪs] *noun* Entzündung von Pylorus und Zwölffingerdarm/Duodenum, Pyloroduodenitis *f*
pyllolrolgasltrecltolmy [paɪˌlɔːrəʊˌgæs'trektəmɪ] *noun* Gastropylorektomie *f*; Pylorektomie *f*
pyllolrolmylotlolmy [paɪˌlɔːrəʊˌmaɪ'ɑtəmɪ] *noun* Weber-Ramstedt-Operation *f*, Pyloro(myo)tomie *f*, Ramstedt-Operation *f*
pyllolrolplasty ['paɪlɔːrəʊˌplæstɪ] *noun* Pyloroplastik *f*
pyllolrolspasm ['paɪlɔːrəʊspæzəm] *noun* Magenpförtnerkrampf *m*, Pylorospasmus *m*
pyllolrolstelnolsis [ˌpaɪlɔːrəʊstɪ'nəʊsɪs] *noun* Pylorusstenose *f*
hypertrophic pylorostenosis hypertrophe Pylorusstenose *f*
pyllolrosltolmy [ˌpaɪlə'rɑstəmɪ] *noun* Pylorostomie *f*
pyllolrus [paɪ'lɔːrəs, -'ləʊr-, pɪ-] *noun, plural* **-rusles, -ri** [-raɪ] (Magen-)Pförtner *m*, Magenausgang *m*, Pylorus *m*
pyo- *präf.* Eiter-, Py(o)-
pylolcele ['paɪəʊsiːl] *noun* Pyozele *f*
pylolcellia [ˌpaɪəʊ'siːlɪə] *noun* Pyoperitoneum *nt*
pylolcephlallus [ˌpaɪəʊ'sefələs] *noun* Pyozephalus *m*
pylolcoclcus [paɪəʊ'kɑkəs] *noun, plural* **-cocici** [paɪəʊ'kɑksaɪ] Eiterkokkus *m*, Pyokokkus *m*
pylolcollpolcele [ˌpaɪəʊ'kɑlpəsiːl] *noun* Pyokolpozele *f*
pylolcollpos [ˌpaɪəʊ'kɑlpɑs] *noun* Pyokolpos *m*
pylolcylalnin [paɪəʊ'saɪənɪn] *noun* Pyozyanin *nt*, Pyocyanin *nt*
pylolcylalnolsis [paɪəʊˌsaɪə'nəʊsɪs] *noun* Pyozyaneus-Infektion *f*, Pseudomonas-aeruginosa-Infektion *f*
pylolcyst ['paɪəʊsɪst] *noun* Eiter-, Pyozyste *f*
pylolderlma [ˌpaɪəʊ'dɜrmə] *noun* Eiter-, Grindausschlag *m*, Pyodermie *f*, -dermitis *f*, -dermia *f*
pylolgenlic [paɪə'dʒenɪk] *adj* eiterbildend, pyogen, pyogenetisch, suppurativ, purulent
pylolhelmia [ˌpaɪəʊ'hiːmɪə] *noun* Pyämie *f*
pylolhelmoltholrax [ˌpaɪəʊˌhiːmə'θɔːræks] *noun* Pyohämothorax *m*
pylolhyldrolnelphrolsis [ˌpaɪəʊˌhaɪdrənɪ'frəʊsɪs] *noun* Pyohydronephrose *f*
pyloid ['paɪɔɪd] *adj* Eiter betreffend, eiterartig, eiterähnlich, eitrig, pyoid, puriform
pylolmeltra [ˌpaɪəʊ'miːtrə] *noun* Pyometra *f*
pylolmeltriltis [ˌpaɪəʊmɪ'traɪtɪs] *noun* eitrige/suppurative Gebärmutterentzündung *f*, Pyometritis *f*
pylolmeltrilum [ˌpaɪəʊ'miːtrɪəm] *noun* Pyometra *f*
pylolmylolsiltis [ˌpaɪəʊˌmaɪə'saɪtɪs] *noun* eitrige/suppurative Myositis *f*, Myositis *f* purulenta
tropical pyomyositis Myositis purulenta tropica
pylolnelphriltis [ˌpaɪəʊnɪ'fraɪtɪs] *noun* Pyonephritis *f*
pylolnephlrollilthilalsis [ˌpaɪəʊˌnefrəʊlɪ'θaɪəsɪs] *noun* Pyonephrolithiasis *f*
pylolnelphrolsis [ˌpaɪəʊnɪ'frəʊsɪs] *noun* Pyonephrose *f*
pylolnelphrotlic [ˌpaɪəʊnɪ'frɑtɪk] *adj* Pyonephrose betreffend, pyonephrotisch
pyo-ovarium *noun* Pyoovar(ium *nt*) *nt*, Pyovar *nt*
pylolperlilcarldiltis [ˌpaɪəʊˌperɪkɑːr'daɪtɪs] *noun* eitrige Perikarditis *f*, Pyoperikarditis *f*
pylolperlilcarldilum [ˌpaɪəʊperɪ'kɑːrdɪəm] *noun* Pyoperikard *nt*
pylolperliltolnelum [ˌpaɪəʊˌperɪtəʊ'niːəm] *noun* Pyoperitoneum *nt*
pylolperliltolniltis [ˌpaɪəʊˌperɪtə'naɪtɪs] *noun* eitrige Peritonitis *f*, Pyoperitonitis *f*
pylophlthallmiltis [ˌpaɪɑfθæl'maɪtɪs] *noun* Pyophthalmie *f*
pylolphylsolmeltra [ˌpaɪəʊˌfaɪsə'miːtrə] *noun* Pyopneumometra *f*
pylolpneulmolcyst [ˌpaɪəʊ'n(j)uːməsɪst] *noun* Pyopneumozyste *f*
pylolpneulmolperlilcarldilum [ˌpaɪəʊˌn(j)uːməˌperɪ'kɑːrdɪəm] *noun* Pyopneumoperikard *nt*
pylolpneulmolperliltolnelum [ˌpaɪəʊˌn(j)uːməˌperɪtəʊ'niːəm] *noun* Pyopneumoperitoneum *nt*

py|o|pneu|mo|per|i|to|ni|tis [ˌpaɪəʊˌn(j)uːməˌperɪtə'naɪtɪs] *noun* Pyopneumoperitonitis *f*
py|o|pneu|mo|tho|rax [ˌpaɪəʊˌn(j)uːmə'θɔːræks] *noun* Pyopneumothorax *m*
py|o|poi|e|sis [ˌpaɪəʊpɔɪ'iːsɪs] *noun* Eiterbildung *f*, Pyogenese *f*; Eiterung *f*, Suppuration *f*
py|o|poi|et|ic [ˌpaɪəʊpɔɪ'etɪk] *adj* eiterbildend, pyogen, pyogenetisch, suppurativ, purulent
py|op|ty|sis [paɪ'ɑptɪsɪs] *noun* Eiterspucken *nt*, Pyoptyse *f*
py|or|rhea [ˌpaɪəʊ'rɪə] *noun* **1.** Eiterfluss *m*, Pyorrhoe *f* **2.** Alveolarpyorrhoe *f*, Parodontitis marginalis
pyorrhea alveolaris Alveolarpyorrhoe *f*, Parodontitis marginalis
py|o|sal|pin|gi|tis [ˌpaɪəʊˌsælpɪn'dʒaɪtɪs] *noun* eitrige Salpingitis *f*, Salpingitis purulenta, Pyosalpingitis *f*
pyosalpingo-oophoritis *noun* Pyosalpingo-Oophoritis *f*
py|o|sal|pinx [ˌpaɪəʊ'sælpɪŋks] *noun* Pyosalpinx *f*
py|o|sep|ti|ce|mia [paɪəˌseptɪ'siːmɪə] *noun* Pyoseptikämie *f*, Pyosepsis *f*
py|o|sis [paɪ'əʊsɪs] *noun* Eiterung *f*, Pyosis *f*
py|o|sper|mia [ˌpaɪəʊ'spɜrmɪə] *noun* Pyospermie *f*
py|o|sto|ma|ti|tis [ˌpaɪəʊˌstəʊmə'taɪtɪs] *noun* eitrige/purulente Stomatitis *f*, Stomatitis *f* purulenta, Pyostomatitis *f*
py|o|tho|rax [ˌpaɪəʊ'θɔːræks] *noun* Pyothorax *m*
py|o|tox|i|ne|mia [ˌpaɪəʊˌtɑksɪ'niːmɪə] *noun* Pyotoxinämie *f*
py|o|u|re|ter [ˌpaɪəʊjʊə'riːtər] *noun* Pyureter *m*
pyr- *präf.* Pyro-; Feuer-, Pyr(o)-
pyr|a|mid ['pɪrəmɪd] *noun* Pyramide *f*, pyramidenähnliche Struktur *f*; (*anatom.*) Pyramis *f*
pyramid of cerebellum →*pyramid of vermis*
pyramids of Ferrein (*Niere*) Markstrahlen *pl*, Radii medullares renis
Lalouette's pyramid Lobus pyramidalis
pyramids of Malpighi Nierenpyramiden *pl*, Pyramides renales
pyramid of medulla oblongata Pyramide *f*, Pyramis medullae oblongatae
petrous pyramid Felsenbein(pyramide *f*) *nt*, Pyramis ossis temporalis, Pars petrosa ossis temporalis
renal pyramids Nierenpyramiden *pl*, Pyramides renales
pyramid of thyroid Pyramidenlappen *m* der Schilddrüse, Lobus pyramidalis glandulae thoroideae
pyramid of vermis Pyramis vermis
pyramid of vestibule oberer Teil *m* der Crista vestibuli, Pyramis vestibuli
py|ram|i|dal [pɪ'ræmɪdl] *adj* pyramidenartig, pyramidenförmig; eine Pyramide betreffend, pyramidal
py|ram|i|dot|o|my [pɪˌræmɪ'dɑtəmɪ] *noun* Pyramidenbahndurchtrennung *f*, Pyramidotomie *f*
py|ra|nose ['paɪrənəʊz] *noun* Pyranose *f*
pyret- *präf.* Fieber-, Pyret(o)-
py|ret|ic [paɪ'retɪk] *adj* **1.** mit Fieber (verbunden), fieberhaft, fiebernd, fiebrig, fieberig, fieberkrank, febril **2.** fiebererzeugend, fieberverursachend, pyretisch, pyrogen
pyreto- *präf.* Fieber-, Pyret(o)-
pyr|e|to|gen|e|sis [ˌpaɪrətəʊ'dʒenəsɪs] *noun* Fieberauslösung *f*, Pyretogenese *f*
pyr|e|to|ge|net|ic [ˌpaɪrətəʊdʒə'netɪk] *adj* fieberauslösend, pyretogen, pyrogen; fiebererzeugend, fieberverursachend, pyrogen, pyretisch
pyr|e|to|gen|ic [ˌpaɪrətəʊ'dʒenɪk] *adj* fieberauslösend, pyrogen, pyretogen
py|re|tog|e|nous [paɪrə'tɑdʒənəs, paɪre-] *adj* fieberauslösend, pyrogen, pyretogen
py|rex|ia [paɪ'reksɪə] *noun* Fieber *nt*, fieberhafte Erkrankung *f*, Pyrexie *f*
Pel-Ebstein pyrexia Pel-Ebstein-Fieber *nt*
py|rex|i|o|gen|ic [paɪˌreksɪəʊ'dʒenɪk] *adj* fieberauslösend, pyrogen, pyretogen
pyr|i|dine ['pɪrɪdiːn, -dɪn] *noun* Pyridin *nt*
pyr|i|dox|al [ˌpɪrə'dɑksəl, -sæl] *noun* Pyridoxal *nt*
pyridoxal phosphate Codecarboxylase *f*, Pyridoxalphosphat *nt*
pyr|i|dox|a|mine [ˌpɪrɪ'dɑksəmiːn] *noun* Pyridoxamin *nt*
pyr|i|dox|ine [ˌpɪrɪ'dɑksiːn, -sɪn] *noun* Pyridoxin *nt*, Vitamin B_6 *nt*
py|rim|i|dine [paɪ'rɪmɪdiːn, 'pɪrəmɪdiːn] *noun* Pyrimidin *nt*
py|ro|gen ['paɪrəʊdʒən] *noun* pyrogene Substanz *f*, Pyrogen *nt*
py|ro|gen|ic [ˌpaɪrəʊ'dʒenɪk] *adj* fieberauslösend, pyrogen, pyretogen
py|ro|glob|u|lin [paɪrəʊ'glɑbjəlɪn] *noun* Pyroglobulin *nt*
py|ro|glu|ta|mate [ˌpaɪrəʊ'gluːtəmeɪt] *noun* 5-Oxoprolin *nt*, Pyroglutaminsäure *f*
py|ro|ma|nia [ˌpaɪrə'meɪnɪə, -jə] *noun* Pyromanie *f*
py|ro|pho|bia [ˌpaɪrəʊ'fəʊbɪə] *noun* Pyrophobie *f*
py|ro|phos|phate [ˌpaɪrəʊ'fɑsfeɪt] *noun* Pyrophosphat *nt*
py|ro|phos|pho|ki|nase [ˌpaɪrəʊˌfɑsfəʊ'kaɪneɪz] *noun* Diphosphotransferase *f*, Pyrophosphokinase *f*, -transferase *f*
py|ro|phos|pho|ryl|ase [ˌpaɪrəʊfɑs'fɔːrəleɪz] *noun* Pyrophosphorylase *f*, Glykosyl-1-phosphatnucleotidyltransferase *f*
py|ro|phos|pho|trans|fer|ase [ˌpaɪrəʊˌfɑsfəʊ'trænsfəreɪz] *noun* Diphosphotransferase *f*, Pyrophosphokinase *f*, -transferase *f*
py|ro|sis [paɪ'rəʊsɪs] *noun* Sodbrennen *nt*, Pyrosis *f*
pyr|ro|lo|por|phyr|ia [ˌpɪərələʊpɔːr'fɪərɪə] *noun* akute intermittierende Porphyrie *f*, Schwedischer Typ *m* der Porphyrie, Porphyria acuta intermittens
pyr|u|vate [paɪ'ruːveɪt, pɪ-] *noun* Pyruvat *nt*
py|u|ria [paɪ'jʊərɪə] *noun* Pyurie *f*

Q

quad|ran|ta|no|pia [ˌkwɑdræntə'nəʊpɪə] *noun* Quadrantenanopsie *f*
quad|ran|ta|nop|sia [ˌkwɑdræntə'nɑpsɪə] *noun* Quadrantenanopsie *f*
quadri- *präf.* Vier-, Quadri-, Tetra-
quad|ri|ceps ['kwɑdrɪseps] **I** *noun, plural* **-ceps, -cepses** [-ˌsepsɪz] Quadrizeps *m*, Musculus quadriceps femoris **II** *adj* vierköpfig
quad|ri|cip|i|tal [ˌkwɑdrɪ'sɪpɪtl] *adj* Quadrizeps betreffend
quad|ri|ple|gia [ˌkwɑdrɪ'pliːdʒ(ɪ)ə] *noun* hohe Querschnittslähmung *f*, Tetra-, Quadriplegie *f*
qua|dri|ple|gic [ˌkwɑdrɪ'pliːdʒɪk] *adj* Quadriplegie betreffend, quadriplegisch, tetraplegisch
qua|si|dom|i|nant [ˌkweɪzɪ'dɑmɪnənt] *adj* quasidominant
quas|sia ['kwɑʃə] *noun* Quassia *f*, Bitterholz *nt*
quat|er|nar|y ['kwɑtərneriː, kwə'tɜrnərɪ] *adj* vier Elemente oder Gruppen enthaltend, quarternär
quick [kwɪk] *noun* **1.** Nagelhäutchen *nt*, Eponychium *nt* **2.** Nagelhaut *f*, Cuticula *f*, Perionychium *nt*, Perionyx *m*
quick|sil|ver ['kwɪksɪlvər] *noun* Quecksilber *nt*; (*chem.*) Hydrargyrum *nt*
qui|na ['kiːnə] *noun* Chinarinde *f*
quin|a|crine ['kwɪnəkriːn, -krɪn] *noun* Quinacrin *nt*, Chinacrin *nt*
qui|na|qui|na [kiːnə'kiːnə] *noun* Chinarinde *f*
quin|i|dine ['kwɪnɪdiːn, -dɪn] *noun* Chinidin *nt*, Quinidine *nt*
qui|nine ['kwɪnɪn, kwɪ'niːn] *noun* Chinin *nt*
qui|nin|ism ['kwaɪnɪnɪzəm, 'kwɪn-] *noun* Chininvergiftung *f*, Chinchonismus *m*, Cinchonismus *m*
quin|o|lines ['kwɪnəliːnz] *plural* Chinoline *pl*
quin|o|lones ['kwɪnələʊnz] *plural* Chinolone *pl*
qui|none ['kwɪnəʊn, 'kwaɪnəʊn] *noun* Chinon *nt*
quin|qui|na [kwɪn'kwaɪnə] *noun* Chinarinde *f*
quin|sy ['kwɪnzɪ] *noun* Peritonsillarabszess *m*
quo|tid|i|an [kwəʊ'tɪdɪən] *adj* täglich
quo|tient ['kwəʊʃnt] *noun* Quotient *m*
blood quotient Färbeindex *m*, Hämoglobinquotient *m*

R

ra|bid ['ræbɪd] *adj* **1.** von Tollwut befallen, tollwütig **2.** rasend, wütend
ra|bies ['reɪbiːz] *noun* Tollwut *f*, Rabies *f*, Lyssa *f*
ra|bi|form ['reɪbɪfɔːrm] *adj* tollwutähnlich, tollwutartig, rabiform
race [reɪs] *noun* Rasse *f*; Gattung *f*, Unterart *f*
ra|ce|mase ['ræsəmeɪz] *noun* Razemase *f*, Racemase *f*
ra|ce|mate ['ræsəmeɪt] *noun* Razemat *nt*, Racemat *nt*
rac|e|mose ['ræsəməʊz] *adj* traubenförmig, Trauben-
rachi- *präf.* Rückgrat-, Wirbelsäulen-, Spinal-, Rachi(o)-, Rhachi(o)-
ra|chi|al ['reɪkɪəl] *adj* → *rachidial*
ra|chi|al|gia [ˌreɪkɪ'ældʒ(ɪ)ə] *noun* Wirbelsäulenschmerz *m*, Rhachi(o)algie *f*, Rhachiodynie *f*
ra|chi|an|al|ge|sia [ˌreɪkɪˌænl'dʒiːzɪə] *noun* Spinalanästhesie *f*; Spinale *f*
ra|chi|an|es|the|sia [ˌreɪkɪˌænəs'θiːʒə] *noun* Spinalanästhesie *f*; Spinale *f*
ra|chi|cen|te|sis [ˌreɪkɪsen'tiːsɪs] *noun* Lumbalpunktion *f*
ra|chid|i|al [rə'kɪdɪəl] *adj* Wirbelsäule betreffend, Wirbelsäulen-, Rückgrat-, Spinal-, Rachi(o)-, Rhachi(o)-
ra|chid|i|an [rə'kɪdɪən] *adj* → *rachidial*
rachio- *präf.* Rückgrat-, Wirbelsäulen-, Spinal-, Rachi(o)-, Rhachi(o)-
ra|chi|o|cen|te|sis [ˌreɪkɪəʊsen'tiːsɪs] *noun* Lumbalpunktion *f*
ra|chi|op|a|gus [ˌreɪkɪ'ɑpəgəs] *noun* R(h)achiopagus *m*
ra|chi|op|a|thy [ˌreɪkɪ'ɑpəθɪ] *noun* Wirbelsäulenerkrankung *f*, Spondylopathie *f*
ra|chi|o|ple|gia [ˌreɪkɪəʊ'pliːdʒ(ɪ)ə] *noun* Spinalparalyse *f*
ra|chi|ot|o|my [ˌreɪkɪ'ɑtəmɪ] *noun* **1.** Kolumnotomie *f*, Rhachi(o)tomie *f* **2.** Laminektomie *f*
ra|chip|a|gus [rə'kɪpəgəs] *noun* R(h)achipagus *m*
ra|chis ['reɪkɪs] *noun, plural* **-es, ra|chi|des** ['rækədiːz] Wirbelsäule *f*, Columna vertebralis
ra|chis|a|gra [ˌreɪkɪs'ægrə] *noun* gichtbedingte Wirbelsäulenschmerzen *pl*, Rhachisagra *f*
ra|chis|chi|sis [rə'kɪskəsɪs] *noun* R(h)achischisis *f*
ra|chit|ic [rə'kɪtɪk] *adj* Rachitis betreffend, rachitisch
ra|chi|tis [rə'kaɪtɪs] *noun* **1.** Rachitis *f* **2.** entzündliche Wirbelsäulenerkrankung *f*
rach|i|to|gen|ic [ˌrækɪtəʊ'dʒenɪk] *adj* Rachitis verursachend oder auslösend, rachitogen
ra|chit|o|my [rə'kɪtəmɪ] *noun* Kolumnotomie *f*, Laminektomie *f*, Rhachiotomie *f*
ra|cial ['reɪʃl] *adj* Rasse betreffend, rassisch, Rassen-
ra|di|al ['reɪdɪəl, -jəl] *adj* **1.** (*anatom.*) Radius betreffend, zur Radialseite hin, radial, Radial-, Radius-, Speichen- **2.** Radius betreffend, radial, strahlenförmig, strahlig, Strahlen-, Radial-
ra|di|ant ['reɪdɪənt] **I** *noun* Strahl *m*, Strahlungspunkt *m* **II** *adj* (aus-)strahlend, aussendend, Strahlungs-
ra|di|a|ther|my [reɪˌdaɪə'θɜrmɪ] *noun* Kurzwellendiathermie *f*
ra|di|a|tion [reɪdɪ'eɪʃn] *noun* **1.** (Aus-)Strahlung *f*, (Aus-)Strahlen *nt*, Radiation *f* **contaminated with radiation** strahlenverseucht **2.** (*anatom.*) Strahlung *f*, Radiatio *f*
acoustic radiation Hörstrahlung *f*, Radiatio acustica
alpha radiation Alphastrahlung *f*, α-Strahlung *f*
anterior thalamic radiation vordere Thalamusstrahlung *f*, Radiatio thalami anterior
auditory radiation Hörstrahlung *f*, Radiatio acustica
beta radiation Betastrahlung *f*, β-Strahlung *f*
castration radiation Kastrationsbestrahlung *f*
central optic radiation zentrale Sehstrahlung *f*
central thalamic radiation zentrale/obere Thalamusstrahlung *f*, Radiatio thalami centralis
cobalt radiation Kobaltbestrahlung *f*
radiation of corpus callosum Balkenstrahlung *f*, Radiatio corporis callosi
corpuscular radiation Teilchen-, Partikel-, Korpuskelstrahlung *f*
electromagnetic radiation elektromagnetische Strahlung *f*
gamma radiation Gammastrahlung *f*, γ-Strahlung *f*
radiation of Gratiolet Gratiolet-Sehstrahlung *f*, Radiatio optica
heat radiation Wärmestrahlung *f*
inferior thalamic radiation Radiatio inferior thalami
ionizing radiation ionisierende Strahlung *f*
megavoltage radiation Megavoltstrahlung *f*
nuclear radiation Radioaktivität *f*, Kernstrahlung *f*
optic radiation Gratiolet-Sehstrahlung *f*, Radiatio optica
radiation of pain Schmerzausstrahlung *f*
particulate radiation Teilchen-, Korpuskel-, Korpuskularstrahlung *f*, korpuskuläre/materielle Strahlung *f*
posterior thalamic radiation hintere Thalamusstrahlung *f*, Radiatio thalamica posterior
postoperative radiation Nachbestrahlung *f*, postoperative Bestrahlung *f*
preoperative radiation Vorbestrahlung *f*, präoperative Bestrahlung *f*
short distance radiation Brachytherapie *f*
thalamic radiation Thalamusstrahlung *f*, Radiatio thalami
thalamotemporal radiation Hörstrahlung *f*, Radiatio acustica
radiation of thalamus Thalamusstrahlung *f*, Radiatio thalami
therapeutic radiation therapeutische Bestrahlung *f*, Strahlentherapie *f*
total body radiation → *whole-body radiation*
ultraviolet radiation Ultraviolettstrahlung *f*, UV-Strahlung *f*
visual radiation Gratiolet-Sehstrahlung *f*, Radiatio optica
whole-body radiation Ganzkörperbestrahlung *f*
whole-brain radiation Ganzhirnbestrahlung *f*
ra|di|a|tion|al [reɪdɪ'eɪʃnl] *adj* Strahlung betreffend, Strahlungs-
rad|i|cle ['rædɪkl] *noun* **1.** (kleine) (Nerven-, Gefäß-) Wurzel *f* **2.** (*chem.*) Radikal *nt*
radicul- *präf.* Wurzel-, Radikul(o)-
ra|dic|u|lar [rə'dɪkjələr] *adj* **1.** Wurzel/Radix betreffend, von einer Wurzel ausgehend, radikulär, Wurzel-, Radikul(o)- **2.** (*chem.*) Radikal betreffend
ra|dic|u|lec|to|my [rəˌdɪkjə'lektəmɪ] *noun* **1.** Wurzelresektion *f*, Radikulektomie *f* **2.** Rhizotomie *f*, Rhizotomia *f*, Radikulotomie *f*
ra|dic|u|li|tis [rəˌdɪkjə'laɪtɪs] *noun* Entzündung der Spinalnervenwurzel, Radikulitis *f*, Wurzelneuritis *f*, Wurzelentzündung *f*
sacral radiculitis Radiculitis sacralis, Elsberg-Syndrom *nt*
radiculo- *präf.* Wurzel-, Radikul(o)-
ra|dic|u|lo|gan|gli|on|i|tis [rəˌdɪkjələʊˌgæŋglɪə'naɪtɪs] *noun* Entzündung von Spinalnervenwurzel und Ganglion, Radikuloganglionitis *f*
ra|dic|u|lo|me|nin|go|my|e|li|tis [rəˌdɪkjələʊmɪˌnɪŋgəʊmaɪə'laɪtɪs] *noun* Radikulomeningomyelitis *f*, Meningomyeloradikulitis *f*

ra|dic|u|lo|my|e|lop|a|thy [rə,dɪkjələʊmaɪə'lɑpəθɪ] *noun* Radikulomyelopathie *f*
ra|dic|u|lo|neu|ri|tis [rə,dɪkjələʊnjʊə'raɪtɪs, -nʊ-] *noun* Entzündung der Spinalnervenwurzel, Radikulitis *f*, Wurzelneuritis *f*, Wurzelentzündung *f*
ra|dic|u|lo|neu|rop|a|thy [rə,dɪkjələʊnjʊə'rɑpəθɪ] *noun* Radikuloneuropathie *f*
ra|dic|u|lop|a|thy [rə,dɪkjə'lɑpəθɪ] *noun* Radikulopathie *f*
radio- *präf.* **1.** Radio-, Radius-, Radial-, Speichen- **2.** (*radiolog.*) Strahl(en)-, Strahlungs-, Radio- **3.** Radioaktivität betreffend, Radium-, Radio-
ra|di|o|ab|la|tion [,reɪdɪəʊæb'leɪʃn] *noun* Radioresektion *f*
ra|di|o|ac|tion [,reɪdɪəʊ'ækʃn] *noun* → *radioactivity*
ra|di|o|ac|tive [,reɪdɪəʊ'æktɪv] *adj* Radioaktivität betreffend oder aufweisend, radioaktiv
ra|di|o|ac|tiv|i|ty [,reɪdɪəʊæk'tɪvətɪ] *noun* Radioaktivität *f*
ra|di|o|au|tog|ra|phy [,reɪdɪəʊɔː'tɑgrəfɪ] *noun* Autoradiographie *f*, Autoradiografie *f*, Autohistoradiographie *f*, Autohistoradiografie *f*
ra|di|o|bi|ol|o|gy [,reɪdɪəʊbaɪ'ɑlədʒɪ] *noun* Strahlen-, Strahlungsbiologie *f*, Radiobiologie *f*, Strahlenforschung *f*
ra|di|o|cal|ci|um [,reɪdɪəʊ'kælsɪəm] *noun* Radiocalcium *nt*
ra|di|o|car|bon [,reɪdɪəʊ'kɑːrbən] *noun* Radiokohlenstoff *m*, Radiocarbon *nt*
ra|di|o|car|di|og|ra|phy [,reɪdɪəʊ,kɑːrdɪ'ɑgrəfɪ] *noun* Radiokardiographie *f*, Radiokardiografie *f*
ra|di|o|car|pal [,reɪdɪəʊ'kɑːrpl] *adj* Speiche/Radius und Handwurzel/Karpus betreffend oder verbindend, radiokarpal
ra|di|o|chem|is|try [,reɪdɪəʊ'keməstrɪ] *noun* Radiochemie *f*, Strahlenchemie *f*
ra|di|o|cur|a|bil|i|ty [,reɪdɪəʊ,kjʊərə'bɪlətɪ] *noun* Heilbarkeit *f* durch Strahlenbehandlung
ra|di|o|cur|a|ble [,reɪdɪəʊ'kjʊərəbl] *adj* durch Strahlentherapie heilbar
ra|di|o|cys|ti|tis [,reɪdɪəʊsɪs'taɪtɪs] *noun* Strahlen-, Radiozystitis *f*
ra|di|o|dense ['reɪdɪəʊdens] *adj* strahlendicht
ra|di|o|den|si|ty [,reɪdɪəʊ'densətɪ] *noun* Strahlendichte *f*, Strahlenundurchlässigkeit *f*
ra|di|o|der|ma|ti|tis [reɪdɪəʊ,dermə'taɪtɪs] *noun* Strahlendermatitis *f*, Radiodermatitis *f*, Radiumdermatitis *f*
ra|di|o|di|ag|no|sis [reɪdɪəʊ,daɪəg'nəʊsɪs] *noun* Radiodiagnose *f*
ra|di|o|di|ag|nos|tics [reɪdɪəʊ,daɪəg'nɑstɪks] *plural* Radiodiagnostik *f*
ra|di|o|dig|it|al [,reɪdɪəʊ'dɪdʒɪtl] *adj* Speiche/Radius und Finger/Digiti betreffend, radiodigital
ra|di|o|e|lec|tro|car|di|og|ra|phy [,reɪdɪəʊɪ,lektrə,kɑːrdɪ'ɑgrəfɪ] *noun* Radioelektrokardiographie *f*, Radioelektrokardiografie *f*
ra|di|o|el|e|ment [,reɪdɪəʊ'eləmənt] *noun* Radioelement *nt*
ra|di|o|en|ceph|a|log|ra|phy [,reɪdɪəʊen,sefə'lɑgrəfɪ] *noun* Radioenzephalographie *f*, Radioenzephalografie *f*
ra|di|o|gen|ic [,reɪdɪəʊ'dʒenɪk] *adj* von radioaktiver Herkunft, radiogen
ra|di|o|gold ['reɪdɪəʊgəʊld] *noun* Radiogold *nt*
ra|di|o|gram ['reɪdɪəʊgræm] *noun* Röntgenbild *nt*, Röntgenaufnahme *f*, Radiogramm *nt*, Röntgenogramm *nt*
ra|di|o|graph ['reɪdɪəʊgræf] I *noun* Röntgenbild *nt*, Röntgenaufnahme *f*, Radiogramm *nt*, Röntgenogramm *nt* II *v* ein Radiogramm machen; röntgen
plain radiograph Leeraufnahme *f*
ra|di|o|graph|ic [,reɪdɪəʊ'græfɪk] *adj* Radiografie betreffend, mittels Radiografie, radiographisch, radiografisch
ra|di|og|ra|phy [reɪdɪ'ɑgrəfɪ] *noun* Röntgen *nt*, Röntgenuntersuchung *f*, Radiographie *f*, Radiografie *f*, Röntgenographie *f*, Röntgenografie *f*
contrast radiography Röntgenkontrastdarstellung *f*
double-contrast radiography Doppelkontrastmethode *f*, Bikontrastmethode *f*
mucosal relief radiography Doppelkontrastmethode *f*, Bikontrastmethode *f*
panoramic radiography Pantomographie *f*, Panorama-(aufnahme)technik *f*, Pantomografie *f*
ra|di|o|hu|mer|al [,reɪdɪəʊ'(h)juːmərəl] *adj* Speiche/Radius und Oberarmknochen/Humerus betreffend oder verbindend, radiohumeral, humeroradial
ra|di|o|im|mu|no|as|say [,reɪdɪəʊ,ɪmjənəʊ'æseɪ] *noun* Radioimmunoassay *m*
ra|di|o|im|mu|no|de|tec|tion [,reɪdɪəʊ,ɪmjənəʊdɪ'tekʃn] *noun* Radioimmundetektion *f*
ra|di|o|im|mu|no|dif|fu|sion [,reɪdɪəʊ,ɪmjənəʊdɪ'fjuːʒn] *noun* Radioimmundiffusion *f*, Radioimmunodiffusion *f*
ra|di|o|im|mu|no|e|lec|tro|pho|re|sis [reɪdɪəʊ,ɪmjənəʊɪ,lektrəʊfə'riːsɪs] *noun* Radioimmunoelektrophorese *f*
ra|di|o|i|o|dine [,reɪdɪəʊ'aɪədaɪn] *noun* Radiojod *nt*, Radioiod *nt*
ra|di|o|i|ron [,reɪdɪəʊ'aɪərn] *noun* radioaktives Eisen *nt*, Radioeisen *nt*
ra|di|o|i|so|tope [,reɪdɪəʊ'aɪsətəʊp] *noun* radioaktives Isotop *nt*, Radioisotop *nt*
ra|di|o|ky|mog|ra|phy [,reɪdɪəʊkaɪ'mɑgrəfɪ] *noun* Flächenkymographie *f*, Röntgenkymographie *f*, Flächenkymografie *f*, Röntgenkymografie *f*
ra|di|o|la|belled [,reɪdɪəʊ'leɪbəlt] *adj* radioaktivmarkiert
ra|di|o|log|ic [,reɪdɪəʊ'lɑdʒɪk] *adj* Radiologie betreffend, radiologisch
ra|di|ol|o|gy [reɪdɪ'ɑlədʒɪ] *noun* Strahlenkunde *f*, Strahlenheilkunde *f*, Radiologie *f*
ra|di|o|lu|cen|cy [,reɪdɪəʊ'luːsnsɪ] *noun* Strahlendurchlässigkeit *f*
ra|di|o|lu|cent [,reɪdɪəʊ'luːsənt] *adj* strahlendurchlässig
ra|di|om|e|ter [,reɪdɪ'ɑmɪtər] *noun* Strahlungsmesser *m*, Radiometer *nt*
ra|di|o|mus|cu|lar [,reɪdɪəʊ'mʌskjələr] *adj* Speiche/Radius und angrenzende Muskeln betreffend, radiomuskulär
ra|di|o|ne|cro|sis [,reɪdɪəʊnɪ'krəʊsɪs] *noun* Strahlen-, Radionekrose *f*
ra|di|o|neu|ri|tis [,reɪdɪəʊnjʊə'raɪtɪs] *noun* Strahlen-, Radioneuritis *f*
ra|di|o|nu|clide [,reɪdɪəʊ'n(j)uːklaɪd] *noun* radioaktives Nuklid *nt*, Radionuklid *nt*
radio-opacity *noun* Strahlendichte *f*, Strahlenundurchlässigkeit *f*
ra|di|o|pac|i|ty [,reɪdɪəʊ'pæsətɪ] *noun* Strahlendichte *f*, Strahlenundurchlässigkeit *f*
ra|di|o|paque [,reɪdɪəʊ'peɪk] *adj* strahlendicht, strahlenundurchlässig; röntgendicht
ra|di|o|par|ent [reɪdɪəʊ'pærənt] *adj* strahlendurchlässig
ra|di|o|pa|thol|o|gy [,reɪdɪəʊpə'θɑlədʒɪ] *noun* Strahlenpathologie *f*
ra|di|o|phar|ma|ceu|ti|cals [,reɪdɪəʊ,fɑːrmə'suːtɪkls] *plural* Radiopharmaka *pl*
ra|di|o|pho|bia [,reɪdɪəʊ'fəʊbɪə] *noun* Radiophobie *f*
ra|di|o|phos|pho|rus [,reɪdɪəʊ'fɑsfərəs] *noun* Radiophosphor *nt*
ra|di|o|phys|ics [,reɪdɪəʊ'fɪzɪks] *plural* Strahlenphysik *f*
ra|di|o|po|tas|si|um [,reɪdɪəʊpə'tæsɪəm] *noun* Radiokalium *nt*
ra|di|o|re|sis|tance [,reɪdɪəʊrɪ'zɪstəns] *noun* Strahlenunempfindlichkeit *f*, Strahlenresistenz *f*
ra|di|o|re|sist|ant [,reɪdɪəʊrɪ'zɪstənt] *adj* strahlenunempfindlich, strahlenresistent
ra|di|o|scop|ic [,reɪdɪəʊ'skɑpɪk] *adj* Radioskopie betreffend, mittels Röntgenuntersuchung, radioskopisch
ra|di|os|co|py [,reɪdɪ'ɑskəpɪ] *noun* Röntgenuntersuchung *f*, Röntgendurchleuchtung *f*, Röntgenoskopie *f*, Radioskopie *f*

ra|di|o|sen|si|bil|i|ty [ˌreɪdɪəʊˌsensəˈbɪlətɪ] *noun* Strahlenempfindlichkeit *f*
ra|di|o|sen|si|tive [ˌreɪdɪəʊˈsensətɪv] *adj* strahlenempfindlich
ra|di|o|sen|si|tive|ness [ˌreɪdɪəʊˈsensətɪvnɪs] *noun* Strahlenempfindlichkeit *f*
ra|di|o|sen|si|tiv|i|ty [ˌreɪdɪəʊsensɪˈtɪvətɪ] *noun* Strahlenempfindlichkeit *f*
ra|di|o|so|di|um [ˌreɪdɪəʊˈsəʊdɪəm] *noun* Radionatrium *nt*
ra|di|o|stron|ti|um [ˌreɪdɪəʊˈstrɑnʃ(ɪ)əm] *noun* Radiostrontium *nt*; Strontium 90 *nt*
ra|di|o|te|lem|e|try [ˌreɪdɪəʊtəˈlemətrɪ] *noun* Radiotelemetrie *f*; Biotelemetrie *f*
ra|di|o|ther|a|peu|tics [ˌreɪdɪəʊˌθerəˈpjuːtɪks] *plural* **1.** → *radiology* **2.** → *radiotherapy*
ra|di|o|ther|a|py [ˌreɪdɪəʊˈθerəpɪ] *noun* Bestrahlung *f*, Strahlentherapie *f*, Strahlenbehandlung *f*, Radiotherapie *f*
short-distance radiotherapy Brachytherapie *f*
supervoltage radiotherapy Supervolttherapie *f*, Hochvolttherapie *f*, Megavolttherapie *f*
ra|di|o|trac|er [ˈreɪdɪəʊtreɪsər] *noun* radioaktiver Tracer *m*, Radiotracer *m*
ra|di|o|trans|par|en|cy [reɪdɪəʊˌtrænsˈpeərənsɪ] *noun* Strahlendurchlässigkeit *f*
ra|di|o|trans|par|ent [reɪdɪəʊˌtrænsˈpærənt] *adj* strahlendurchlässig
ra|di|o|ul|nar [ˌreɪdɪəʊˈʌlnər] *adj* Speiche/Radius und Elle/Ulna betreffend oder verbindend, radioulnar, ulnoradial
rad|ish [ˈrædɪʃ] *noun* Rettich *m*, Raphanus sativus
ra|di|um [ˈreɪdɪəm] *noun* Radium *nt*
ra|di|us [ˈreɪdɪəs] *noun, plural* **-di|us|es, -dii** [-dɪaɪ] **1.** Radius *m* **2.** (*anatom.*) Speiche *f*, Radius *m*
fractured radius Speichenbruch *m*, Radiusfraktur *f*
raf|fi|nose [ˈræfɪnəʊs] *noun* Raffinose *f*, Melitriose *f*, Melitose *f*
rage [reɪdʒ] *noun* Wut *f*, Raserei *f*, Zorn *m*, Rage *f*, Wutanfall *m*
rag|o|cyte [ˈrægəsaɪt] *noun* Ragozyt *m*, Rhagozyt *m*, RA-Zelle *f*
rales [ræls, rɑːlz] *plural* Rasselgeräusche *pl*
bronchial rales Bronchialatmen *nt*
cavernous rales Kavernenjauchzen *nt*, -juchzen *nt*
crackling rales Knisterrasseln *nt*
dry rales trockene Rasselgeräusche *pl*
moist rales feuchte Rasselgeräusche *pl*
pleural rales Pleurareibegeräusche *pl*
ram|i|fi|ca|tion [ˌræmɪfɪˈkeɪʃn] *noun* **1.** Verzweigung *f*, Verästelung *f*, Aufzweigung *f* **2.** Zweig *m*, Spross *m*
ram|i|sec|tion [ˌræmɪˈsekʃn] *noun* Ramikotomie *f*, Ramisektion *f*
ram|son [ˈræmsən] *noun* Bärlauch *m*, Allium ursinum
ra|mus [ˈreɪməs] *noun, plural* **-mi** [-maɪ] Ast *m*, Zweig *m*, Abzweigung *f*, Ramus *m*
ascending ramus of pubis → *superior ramus of pubis*
communicans white ramus Ramus communicans albus
descending ramus of pubis → *inferior ramus of pubis*
inferior pubic ramus → *inferior ramus of pubis*
inferior ramus of pubis unterer Schambeinast *m*, Ramus inferior ossis pubis
ischial ramus Sitzbeinast *m*, Ramus ossis ischii
ramus of ischium Sitzbeinast *m*, Ramus ossis ischii
lower ramus of pubis → *inferior ramus of pubis*
ramus of mandible Unterkieferast *m*, Ramus mandibulae
pubic ramus Schambeinast *m*, Ramus ossis pubis
ramus of pubis Schambeinast *m*, Ramus ossis pubis
superior pubic ramus → *superior ramus of pubis*
superior ramus of pubis oberer Schambeinast *m*, Ramus superior ossis pubis
upper ramus of pubis → *superior ramus of pubis*
white ramus communicans Ramus communicans albus
range [reɪndʒ] *noun* **1.** (Aktions-)Radius *m*; Reichweite *f*; (Mess-, Skalen-)Bereich *m*; (*Gelenk*) Spiel-, Freiraum *m*; (Stimmen-)Umfang *m* **2.** Toleranz-, Streuungsbreite *f*, Bereich *m*
range of accommodation Akkommodationsbreite *f*
range of vision Gesichtsfeld *nt*
ra|phe [ˈreɪfɪ] *noun, plural* **-phae** [-fiː] Naht *f*, Verwachsungsnaht *f*, Raphe *f*, Raphé *f*, Rhaphe *f*
abdominal raphe Linea alba
anococcygeal raphe Ligamentum anococcygeum
lateral palpebral raphe Raphe palpebralis lateralis
longitudinal raphe of tongue Sulcus medianus linguae
median longitudinal raphe of tongue Sulcus medianus linguae
median raphe of medulla oblongata Raphe medullae oblongatae
median perineal raphe Perinealraphe *f*, -naht *f*, Raphe perinealis
median raphe of pons Raphe pontis
raphe of medulla oblongata Raphe medullae oblongatae
palatine raphe Gaumenleiste *f*, Raphe palati
raphe of penis Penisnaht *f*, -raphe *f*, Raphe penis
perineal raphe Perinealraphe *f*, -naht *f*, Raphe perinei
pharyngeal raphe Raphe pharyngis
pontine raphe Raphe pontis
pterygomandibular raphe Raphe pterygomandibularis
scrotal raphe Skrotalnaht *f*, -raphe *f*, Raphe scroti
rap|ture [ˈræptʃər] *noun* Entzückung *nt*, Verzückung *f*, Begeisterung *f*; Begeisterungstaumel *m*, Ekstase *f*
rar|e|fac|tion [reərəˈfækʃn] *noun* **1.** (*physik.*) Verdünnung *f* **2.** (*patholog.*) Rarefizierung *f*, Rarefactio *f*, Rareficatio *f*
rash [ræʃ] *noun* **1.** Ausschlag *m*, Exanthem *nt* **2.** Vorexanthem *nt*, Rash *m/nt*
barber's rash **1.** Bartflechte *f*, Sycosis barbae/simplex/vulgaris, Folliculitis barbae/simplex **2.** (tiefe) Bartflechte *f*, Tinea barbae, Trichophytia (profunda) barbae, Sycosis (barbae) parasitaria **3.** Pseudofollikulitis
butterfly rash Schmetterlingserythem *nt*
crystal rash Sudamina *pl*, Miliaria cristallina
diaper rash Windeldermatitis *f*, Dermatitis ammoniacalis
heat rash Roter Hund *m*, tropische Flechte *f*, Miliaria rubra
influenza rash Grippeexanthem *nt*
measles rash Masernexanthem *nt*
nappy rash Windeldermatitis *f*, Dermatitis ammoniacalis
nettle rash Nesselausschlag *m*, Nesselfieber *nt*, Nesselsucht *f*, Urtikaria *f*, Urticaria *f*
skin rash Hautausschlag *m*, Exanthem *nt*
summer rash Roter Hund *m*, tropische Flechte *f*, Miliaria rubra
wandering rash Landkartenzunge *f*, Wanderplaques *pl*, Lingua geographica, Exfoliatio areata linguae/dolorosa, Glossitis exfoliativa marginata, Glossitis areata exsudativa
wildfire rash Roter Hund *m*, tropische Flechte *f*, Miliaria rubra
ras|pa|to|ry [ˈræspətɔːriː] *noun* Raspatorium *nt*
rasp|ber|ry [ˈræzberɪ, -bərɪ, ˈrɑːz-] *noun* **1.** Himbeere *f*, Rubus idaeus **2.** Himbeere *f*, Rubi idaei fructus
rat [ræt] *noun* Ratte *f*
rate [reɪt] *noun* Quote *f*, Rate *f*; Geschwindkeit *f*, Tempo *nt* at the rate of im Verhältnis von
basal metabolic rate Basal-, Grundumsatz *m*, basal metabolic rate *nt*

R

baseline heart rate Basalfrequenz *f*, Basisfrequenz *f*, Baseline *f*
birth rate Geburtenziffer *f*, Natalität *f*
death rate Sterbe-, Sterblichkeitsziffer *f*, -rate *f*, Mortalität *f*, Zahl *f* der Todesfälle
DMF rate DMF-Index *m*, EKF-Index *m*, DMF-Zahl *f*
dose rate Dosisleistung *f*
erythrocyte sedimentation rate Blutkörperchensenkung *f*, Blutkörperchensenkungsgeschwindigkeit *f*, Blutsenkung *f*
fatality rate Sterbe-, Sterblichkeitsziffer *f*, -rate *f*, Mortalität *f*, Zahl *f* der Todesfälle
heart rate Herzfrequenz *f*
infant mortality rate Säuglingssterblichkeit *f*, Erstjahressterblichkeit *f*
maternal mortality rate maternale Sterblichkeit/Mortalität *f*
mitotic rate Mitoserate *f*
morbidity rate Morbidität *f*
mortality rate Sterberate *f*, -ziffer *f*, Mortalitätsrate *f*, -ziffer *f*
neonatal mortality rate neonatale Sterblichkeit/Mortalität *f*
perinatal mortality rate perinatale Sterblichkeit/Mortalität *f*
puerperal mortality rate maternale Sterblichkeit/Mortalität *f*
pulse rate Pulsfrequenz *f*; Puls *m*
respiration rate Atemfrequenz *f*
sickness rate Krankheitshäufigkeit *f*, Erkrankungsrate *f*, Morbidität *f*

ra|tio ['reɪʃ(ɪ)əʊ] *noun, plural* **-tios** Verhältnis *nt*; Verhältniszahl *f*; Quotient *m* **in inverse ratio** umgekehrt proportional
A-G ratio → *albumin-globulin ratio*
albumin-globulin ratio Albumin-Globulin-Quotient *m*, Eiweißquotient *m*
calcium/phosphorus ratio Calcium/Phosphor-Quotient *m*
energy ratio Energiequotient *m*
lecithin-sphingomyelin ratio L/S-Quotient, Lecithin/Sphingomyelin-Quotient *m*
L/S ratio L/S-Quotient, Lecithin/Sphingomyelin-Quotient *m*
P/S ratio P/S-Quotient *m*

ra|tio|nal|i|za|tion [ˌræʃənəlɪ'zeɪʃn] *noun* Rationalisierung *f*

Rau|wol|fia ser|pen|ti|na [rɔː'wʊlfɪə, raʊ] Schlangenholz *nt*, Rauvolfia serpentina Rauwolfia serpentina

ray [reɪ] **I** *noun* Strahl *m*; Lichtstrahl *m* **II** *v* ausstrahlen
alpha rays α-Strahlen *pl*, Alphastrahlen *pl*
beta rays Betastrahlen *pl*, β-Strahlen *pl*
roentgen rays Röntgenstrahlen *pl*, Röntgenstrahlung *f*
borderline rays Bucky-Strahlen *pl*, Grenzstrahlen *pl*
Bucky's rays Bucky-Strahlen *pl*, Grenzstrahlen *pl*
cathode rays Kathodenstrahlen *pl*, -strahlung *f*
grenz rays Bucky-Strahlen *pl*, Grenzstrahlen *pl*

re|ac|tant [rɪ'æktənt] *noun* Reaktionspartner *m*, Reaktant *m*

re|ac|tion [rɪ'ækʃn] *noun* Reaktion *f* (*to* auf; *against* gegen); Rück-, Gegenwirkung *f* (*on* auf)
acute-phase reaction Akute-Phase-Reaktion *f*
alarm reaction Alarmreaktion *f*
anamnestic reaction anamnestische Reaktion *f*, Anamnesephänomen *nt*
anaphylactoid reaction anaphylaktoide Reaktion *f*
Arthus reaction Arthus-Phänomen *nt*, Arthus-Reaktion *f*
Berlin blue reaction Berliner-Blau-Reaktion *f*, Ferriferrocyanid-Reaktion *f*
Bordet-Gengou reaction Bordet-Gengou-Reaktion *f*, Bordet-Gengou-Phänomen *nt*
Calmette's conjunctival reaction Calmette-Konjunktivaltest *m*
cell-mediated reaction **1.** zellvermittelte Reaktion *f* **2.** T-zellvermittelte Überempfindlichkeitsreaktion *f*, Tuberkulin-Typ *m* der Überempfindlichkeitsreaktion, Spät-Typ *m* der Überempfindlichkeitsreaktion, Typ IV *m* der Überempfindlichkeitsreaktion
complement binding reaction → *complement fixation reaction*
complement fixation reaction Komplementbindungsreaktion *f*
compluetic reaction Wassermann-Test *m*, Wassermann-Reaktion *f*, Komplementbindungsreaktion *f* nach Wassermann
conjunctival reaction Konjunktivalprobe *f*, Konjunktivaltest *m*, Ophthalmoreaktion *f*, Ophthalmotest *m*
conversion reaction Konversionshysterie *f*, Konversionsneurose *f*, Konversionsreaktion *f*
cross reaction Kreuzreaktion *f*
cutaneous reaction Haut-, Kuti-, Dermoreaktion *f*
dermotuberculin reaction Pirquet-Reaktion *f*, Pirquet-Test *m*
Ebbecke's reaction Hautschrift *f*, Dermographie *f*, Dermographia *f*, Dermographismus *m*, Dermografie *f*, Dermografia *f*, Dermografismus *m*
erythrocyte sedimentation reaction Blutkörperchensenkung *f*, Blutkörperchensenkungsgeschwindigkeit *f*, Blutsenkung *f*
FA reaction → *fluorescent antibody reaction*
Felix-Weil reaction Weil-Felix-Reaktion *f*, Weil-Felix-Test *m*
fluorescent antibody reaction Immunfluoreszenz *f*, Immunfluoreszenztest *m*, Fluoreszenz-Antikörper-Reaktion *f*
general-adaptation reaction Adaptationssyndrom *nt*, allgemeines Anpassungssyndrom *nt*
graft-versus-host reaction Transplantat-Wirt-Reaktion *f*, Graft-versus-Host-Reaktion *f*, GvH-Reaktion *f*
Gruber's reaction → *Gruber-Widal reaction*
Gruber-Widal reaction Gruber-Widal-Reaktion *f*, Gruber-Widal-Test *m*, Widal-Reaktion *f*, Widal-Test *m*
GVH reaction → *graft-versus-host reaction*
hemagglutination-inhibition reaction Hämagglutinationshemmtest *m*, Hämagglutinationshemmungsreaktion *f*
hemolytic transfusion reaction hämolytischer Transfusionszwischenfall *m*
host-versus-graft reaction Wirt-anti-Transplantat-Reaktion *f*, Host-versus-Graft-Reaktion *f*
HVG reaction → *host-versus-graft reaction*
immune reaction Immunantwort *f*, Immunreaktion *f*, immunologische Reaktion *f*
immunological reaction → *immune reaction*
incompatible blood transfusion reactions Transfusionszwischenfälle *pl*
late reaction Spätreaktion *f*
leukemic reaction → *leukemoid reaction*
leukemoid reaction leukämoide Reaktion *f*, leukämische Reaktion *f*, Leukämoid *nt*
Mendel's reaction Mendel-Mantoux-Tuberkulinprobe *f*
near reaction Akkommodationstrias *f*, Konvergenzreaktion *f*, Naheinstellungsreaktion *f*
onion-peel reaction Zwiebelschalenstruktur *f*, zwiebelschalenartige Reaktion *f*
oxidation-reduction reaction → *redox reaction*
Pándy's reaction Pandy-Test *m*
Paul-Bunnell reaction Paul-Bunnell-Reaktion *f*
Pirquet's reaction Pirquet-Reaktion *f*, Pirquet-Tuberkulinprobe *f*
polymerase chain reaction Polymerasekettenreaktion *f*
primary reaction Primärreaktion *f*
Prussian-blue reaction Berliner-Blau-Reaktion *f*, Fer-

riferrocyanid-Reaktion
pseudoallergic reaction pseudoallergische Reaktion *f*; Pseudoallergie *f*
pupillary reaction Pupillenreaktion *f*, -reflex *m*
redox reaction Oxidations-Reduktionsreaktion *f*, Redoxreaktion *f*
secondary reaction Sekundärreaktion *f*, Sekundärantwort *f*
sedimentation reaction Blutkörperchensenkung *f*, Blutsenkung *f*, Senkungsreaktion *f*
skin reaction Hautreaktion *f*, Hauttest *m*
sympathetic stress reaction Alarmreaktion *f*
transfusion reactions Transfusionszwischenfälle *pl*
Treponema pallidum immobilization reaction Treponema-Pallidum-Immobilisationstest *m*, TPI-Test *m*, Nelson-Test *m*
tuberculin reaction Tuberkulinreaktion *f*
von Pirquet's reaction Pirquet-Reaktion *f*, -Tuberkulinprobe *f*
Wassermann reaction Wassermann-Test *m*, Wassermann-Reaktion *f*, Komplementbindungsreaktion *f* nach Wassermann
Weil-Felix reaction Weil-Felix-Reaktion *f*, Weil-Felix-Test *m*
Widal's reaction Widal-Reaktion *f*, -Test *m*, Gruber-Widal-Reaktion *f*, -Test *m*

re|ac|tive [rɪˈæktɪv] *adj* rückwirkend, gegenwirkend; empfänglich, reaktiv

re|a|gent [rɪˈeɪdʒənt] *noun* Reagenz *nt*, Reagens *nt*

re|a|gin [riːˈeɪdʒɪn, -gɪn] *noun* Reagin *nt*, IgE-Antikörper *m*
atopic reagin 1. Prausnitz-Küstner-Antikörper *pl*, P-K-Antikörper *pl* **2.** Reagin *nt*, IgE-Antikörper *m*

re|cal|ci|fi|ca|tion [rɪˌkælsəfɪˈkeɪʃn] *noun* Rekalzifizierung *f*, Rekalzifikation *f*

re|can|al|i|za|tion [rɪˌkænəlɪˈzeɪʃn] *noun* Rekanalisierung *f*

re|cep|tive [rɪˈseptɪv] *adj* **1.** aufnahmefähig, empfänglich (*to, of* für) **2.** Rezeptor(en) oder Rezeption betreffend, rezeptiv, sensorisch, Rezeptoren-, Reiz-, Sinnes-

re|cep|tor [rɪˈseptər] *noun* Rezeptor *m*
alpha receptors Alpharezeptoren *pl*
beta receptors Betarezeptoren *pl*
cholinergic receptor Cholino(re)zeptor *m*, cholinerger Rezeptor *m*
estrogen receptors Östrogenrezeptoren *pl*
insulin receptors Insulinrezeptoren *pl*

receptor-mediated *adj* rezeptor-gesteuert, rezeptor-vermittelt

re|cess [rɪˈses, ˈriːses] *noun* kleine Ausbuchtung/Höhlung/Vertiefung *f*, Nische *f*, Recessus *m*
accessory recess of elbow Recessus sacciformis articulationis cubiti
anterior recess of tympanic membrane vordere Schleimhauttasche *f* des Trommelfells, Recessus anterior membranae tympanicae
Arlt's recess Arlt-Sinus *m*, Maier-Sinus *m*
axillary recess Recessus axillaris
cecal recess Retrozäkalgrube *f*, Recessus retrocaecalis
chiasmatic recess Recessus opticus
cochlear recess Recessus cochlearis
cochlear recess (of vestibule) Recessus cochlearis
costodiaphragmatic recess Kostodiaphragmalsinus *m*, -spalte *f*, Sinus phrenicocostalis, Recessus costodiaphragmaticus
costomediastinal recess Kostomediastinalsinus *m*, -spalte *f*, Recessus costomediastinalis
duodenal recess duodenale Bauchfelltasche *f*, Recessus duodenalis
duodenojejunal recess Treitz-Grube *f*, Recessus duodenalis superior
elliptical recess Recessus ellipticus, Recessus utricularis
elliptical recess (of vestibule) Recessus ellipticus
epitympanic recess Kuppelraum *m*, Attikus *m*, Epitympanum *nt*, Epitympanon *nt*, Recessus epitympanicus
hepatorenal recess hepatorenale Peritonealgrube *f*, Recessus hepatorenalis
Hyrtl's recess → *epitympanic recess*
ileocecal recess ileozäkale Bauchfelltasche *f*, Recessus ileocaecalis
inferior duodenal recess Recessus duodenalis inferior
inferior ileocecal recess Recessus ileocaecalis inferior
inferior omental recess Recessus inferior bursae omentalis
infundibular recess Recessus infundibularis/infundibuli
infundibuliform recess Rosenmüller-Grube *f*, Recessus pharyngeus
recess of infundibulum Recessus infundibularis/infundibuli
intersigmoidal recess Recessus intersigmoideus
laryngopharyngeal recess Recessus piriformis
lateral recess of fourth ventricle seitliche Ausstülpung *f* des IV. Ventrikels, Recessus lateralis ventriculi quarti
lateral recess of nasopharynx Rosenmüller-Grube *f*, Recessus pharyngeus
mesentericoparietal recess Broesike-Raum *m*, Fossa parajejunalis
omental recess Recessus omentalis
optic recess Recessus opticus
paracolic recesses parakolische Bauchfellnischen *pl*, Sulci paracolici
paraduodenal recess paraduodenale Bauchfelltasche *f*, Recessus paraduodenalis
pharyngeal recess Rosenmüller-Grube *f*, Recessus pharyngeus
phrenicocostal recess Kostodiaphragmalsinus *m*, -spalte *f*, Sinus phrenicocostalis, Recessus costodiaphragmaticus
phrenicomediastinal recess Phrenikomediastinalsinus *m*, -spalte *f*, Recessus phrenicomediastinalis
pineal recess Recessus pinealis
piriform recess Recessus piriformis
pleural recesses Pleurasinus *pl*, -buchten *pl*, Recessus pleurales
posterior recess of tympanic membrane hintere Schleimhauttasche *f* des Trommelfells, Recessus posterior membranae tympanicae
preoptic recess Recessus preopticus
Reichert's recess Recessus cochlearis
retrocecal recess Retrozäkalgrube *f*, Recessus retrocaecalis
retroduodenal recess retroduodenale Bauchfelltasche *f*, Recessus retroduodenalis
Rosenmüller's recess Rosenmüller-Grube *f*, Recessus pharyngeus
sacciform recess of distal radioulnar joint Recessus sacciformis articulationis radioulnaris distalis
sacciform recess of elbow joint Recessus sacciformis articulationis cubiti
sphenoethmoidal recess Recessus sphenoethmoidalis
spherical recess Recessus sphericus
splenic recess Recessus lienalis bursae omentalis
subhepatic recess Recessus subhepaticus
subphrenic recess Recessus subphrenicus
subpopliteal recess Recessus subpopliteus
superior duodenal recess Treitz-Grube *f*, Recessus duodenalis superior
superior ileocecal recess Recessus ileocaecalis superior
superior omental recess Recessus superior bursae omentalis
superior recess of tympanic membrane Prussak-Raum *m*, Recessus superior membranae tympanicae

supraoptic recess Recessus supraopticus
suprapineal recess Recessus suprapinealis
supratonsillar recess Fossa supratonsillaris
Tarini's recess Recessus anterior fossae interpedunculаris
tubotympanic recess tubotympanale Ausbuchtung *f*, Recessus tubotympanicus
recesses of tympanic membrane Trommelfelltaschen *pl*, Recessus membranae tympanicae
utricular recess Recessus utricularis, Recessus ellipticus
vertebromediastinal recess Recessus vertebromediastinalis

re|ces|sive [rɪ'sesɪv] *adj* (*genet.*) von einem dominanten Gen überdeckt, rezessiv

re|cip|i|ent [rɪ'sɪpɪənt] **I** *noun* Empfänger *m* **II** *adj* empfänglich, aufnahmefähig (*to, of* für); aufnehmend
general recipient Universalempfänger *m*
universal recipient Universalempfänger *m*

re|cir|cu|la|tion [rɪˌsɜrkjə'leɪʃn] *noun* Rezirkulation *f*, Kreislauf *m*

re|con|sti|tu|ent [ˌriːkən'stɪtʃəwənt] *noun* Kräftigungs-, Stärkungsmittel *nt*, Roborans *nt*

re|con|sti|tu|tion [riːˌkɑnstɪ't(j)uːʃn] *noun* Wiederherstellung *f*, Neubildung *f*, Rekonstitution *f*

re|con|struc|tion [riːkən'strʌkʃn] *noun* Umbau *m*; Wiederaufbau *m*, -herstellung *f*; Rekonstruktion *f*

re|con|struc|tive [riːkən'strʌktɪv] *adj* (*Operation*) wiederaufbauend, rekonstruktiv

re|cord|ing [rɪ'kɔːrdɪŋ] *noun* **1.** Aufzeichnung *f*, Registrierung *f*; Protokollierung *f*; (Band-)Aufnahme *f* **2.** (*EKG*) Ableitung *f*
limb recording Extremitätenableitung *f*

re|cov|er [rɪ'kʌvər] **I** *vt* wiederbekommen, wieder finden, zurückgewinnen; (*Bewusstsein*) wiedererlangen **II** *vi* **1.** genesen, gesunden; sich erholen (*from, of* von) **2.** (*Bewusstsein*) wiedererlangen, wieder zu sich kommen

re|cov|er|y [rɪ'kʌvərɪ] *noun* **1.** Zurückgewinnung *f*, Wiederherstellung *f*, Wiedergutmachung *f*; (*Bewusstsein*) Wiedererlangung *f* **2.** Genesung *f*, Gesundung *f*, Rekonvaleszenz *f*; Erholung *f* make a quick recovery sich schnell erholen (*from* von); past/beyond recovery unheilbar
complete recovery vollständige/komplette Wiederherstellung *f*, vollständige/komplette Heilung *f*, vollständige/komplette Erholung *f*; Restitutio ad integrum
full recovery vollständige/komplette Wiederherstellung *f*, vollständige/komplette Heilung *f*, vollständige/komplette Erholung *f*; Restitutio ad integrum

re|cru|des|cence [ˌriːkruː'desəns] *noun* **1.** Wiederverschlimmerung *f*, Rekrudeszenz *f* **2.** Rückfall *m*, Rezidiv *nt*

re|cru|des|cent [ˌriːkruː'desənt] *adj* sich wieder verschlimmernd, rekrudeszent; wiederkehrend, wiederauftretend, rezidivierend

rect- *präf.* Enddarm-, Anus-, Ano-, Prokt(o)-, Mastdarm-, Rekt(o)-, Rektal-, Rektum-

rec|tal ['rektl] *adj* Mastdarm/Rektum betreffend, zum Rektum gehörend, im Rektum befindlich, durch den Mastdarm, rektal

rec|tal|gia [rek'tældʒ(ɪ)ə] *noun* Proktalgie *f*

rec|tec|to|my [rek'tektəmɪ] *noun* Rektumresektion *f*

rec|tit|ic [rek'taɪtɪk] *adj* Mastdarmentzündung/Rektitis betreffend, rektitisch, proktitisch

rec|ti|tis [rek'taɪtɪs] *noun* Proktitis *f*, Rektumentzündung *f*, Mastdarmentzündung *f*, Proctitis *f*, Rektitis *f*
factitial/radiation rectitis Strahlenproktitis *f*, aktinische Proktitis *f*

recto- *präf.* Enddarm-, Anus-, Ano-, Prokt(o)-, Mastdarm-, Rekt(o)-, Rektal-, Rektum-

rec|to|ab|dom|i|nal [ˌrektəʊæb'dɑmɪnl] *adj* Rektum und Bauch/Abdomen betreffend, rektoabdominal

rec|to|a|nal [ˌrektəʊ'eɪnl] *adj* After und Mastdarm/Rektum betreffend oder verbindend, anorektal

rec|to|cele ['rektəʊsiːl] *noun* Rektozele *f*, Hernia rectovaginalis

rec|to|coc|cyg|e|al [ˌrektəʊkɑk'siːdʒɪəl] *adj* Rektum und Steißbein/Os coccygis betreffend oder verbindend, rektokokzygeal

rec|to|coc|cy|pex|y [ˌrektəʊ'kɑksɪpeksɪ] *noun* Proktokokzygopexie *f*

rec|to|co|lit|ic [ˌrektəʊkə'laɪtɪk] *adj* Rektokolitis betreffend, rektokolitisch, koloproktitisch, proktokolitisch

rec|to|co|li|tis [ˌrektəʊkə'laɪtɪs] *noun* Entzündung von Mastdarm und Dickdarm/Kolon, Proktokolitis *f*, Koloproktitis *f*, Rektokolitis *f*

rec|to|per|i|ne|al [ˌrektəʊˌperɪ'niːəl] *adj* Rektum und Damm/Perineum betreffend, rektoperineal

rec|to|pex|y ['rektəʊpeksɪ] *noun* Rektopexie *f*

rec|to|plas|ty ['rektəʊplæstɪ] *noun* Proktoplastik *f*

rec|to|ro|ma|nos|co|py [ˌrektəʊrəʊmə'nɑskəpɪ] *noun* Rektosigmoid(e)oskopie *f*

rec|to|scope ['rektəskəʊp] *noun* Rektoskop *nt*

rec|tos|co|py [rek'tɑskəpɪ] *noun* Mastdarmspiegelung *f*, Rektoskopie *f*

rec|to|sig|moid [ˌrektəʊ'sɪgmɔɪd] **I** *noun* Rektum und Sigma, Rektosigma *nt* **II** *adj* Enddarm/Rektum und Sigma betreffend oder verbindend, rektosigmoidal

rec|to|sig|moi|dec|to|my [rektəˌsɪgmɔɪ'dektəmɪ] *noun* Resektion *f* von Sigma und Rektum, Rektosigmoidektomie *f*

rec|to|ste|no|sis [ˌrektəʊstɪ'nəʊsɪs] *noun* Mastdarm-, Enddarm-, Rektumstenose *f*

rec|tos|to|my [rek'tɑstəmɪ] *noun* Rekto-, Proktostomie *f*

rec|tot|o|my [rek'tɑtəmɪ] *noun* Rekto-, Proktotomie *f*

rec|to|u|re|thral [ˌrektəʊjʊə'riːθrəl] *adj* Rektum und Harnröhre/Urethra betreffend, rektourethral

rec|to|u|ter|ine [ˌrektəʊ'juːtərɪn, -raɪn] *adj* Rektum und Gebärmutter/Uterus betreffend oder verbindend, rektouterin, uterorektal

rec|to|vag|i|nal [ˌrektəʊ'vædʒənl, -və'dʒaɪnl] *adj* Rektum und Scheide/Vagina betreffend oder verbindend, rektovaginal

rec|to|ves|i|cal [ˌrektəʊ'vesɪkl] *adj* Rektum und Harnblase/Vesica urinaria betreffend oder verbindend, rektovesikal, vesikorektal

rec|to|vul|var [ˌrektəʊ'vʌlvər] *adj* Rektum und Scham/Vulva betreffend oder verbindend, rektovulvär, rektovulvar, vulvorektal

rec|tum ['rektəm] *noun, plural* **-tums, -ta** [-tə] End-, Mastdarm *m*, Rektum *nt*, Rectum *nt*, Intestinum rectum

rec|tus ['rektəs] *noun, plural* **-ti** [-taɪ] Rektus *m*, Musculus rectus

re|cu|per|a|tion [rɪˌk(j)uːpə'reɪʃn] *noun* Genesung *f*

re|cur|rence [rɪ'kɜrəns] *noun* Wiederkehr *f*, Wiederauftreten *nt*, Wiederauftauchen *nt*; Rückfall *m*, Rezidiv *nt*
late recurrence Spätrezidiv *nt*
suture line recurrence Anastomosenrezidiv *nt*

re|cur|rent [rɪ'kɜrənt] *adj* (regelmäßig oder ständig) wiederkehrend, sich wiederholend, rezidivierend, rekurrent, phasenhaft (ablaufend); in Schüben verlaufend, periodisch, zyklisch, intermittierend; gewohnheitsmäßig, wiederholt auftretend, rezidivierend, habituell, habitual

re|cur|ring [rɪ'kɜrɪŋ] *adj* wiederauftretend, rezidivierend, palindromisch

red|den|ing ['rednɪŋ] *noun* Rötung *f*

re|dia ['riːdɪə] *noun, plural* **-di|ae** [dɪˌiː] Redia *f*, Redie *f*, Stablarve *f*

red|ness ['rednɪs] *noun* Röte *f*; Rötung *f*
facial redness Rubeosis faciei

re|dox ['riːdɑks] *noun* Oxidation-Reduktion *f*, Redox(-Reaktion *f*)

re|dresse|ment [rɪdres'ment] *noun* Redressement *nt*

re|duce [rɪ'd(j)uːs] *v* **1.** herabsetzen, verringern, vermindern, verkleinern, reduzieren (*by* um; *to* auf); drosseln, senken; (*Schmerz*) lindern; (*Lösung*) schwächen, verdünnen **2.** reduzieren
re|duc|i|ble [rɪ'd(j)uːsɪbl] *adj* (*Fraktur*) einrenkbar, einrichtbar, reponibel, reponierbar
re|duc|tase [rɪ'dʌkteɪz] *noun* Reduktase *f*
Red|u|vi|i|dae [red(j)uː'vaɪədiː] *plural* Raubwanzen *pl*
re|flec|tion [rɪ'flekʃn] *noun* **1.** Reflexion *f*, Reflektierung *f*; (Wieder-)Spiegelung *f*; Spiegelbild *nt* **2.** (*anatom.*) Zurückbiegung *f*, -beugung *f* **3.** (*anatom.*) Umschlagsfalte *f*, Duplikatur *f*
re|flec|tor [rɪ'flektər] *noun* Beleuchtungs-, Reflektorspiegel *m*, Reflektor *m*
re|flex ['riːfleks] I *noun* **1.** Reflex *m* **2.** → *reflection 1.* **II** *adj* **3.** Reflex(e) betreffend, durch einen Reflex bedingt, reflektorisch, Reflex- **4.** (*Licht*) zurückgeworfen, gespiegelt, reflektiert **5.** (*anatom.*) zurückgebogen, reflektiert
accommodation reflex Naheinstellungsreaktion *f*, -reflex *m*, Akkommodationsreflex *m*
Achilles tendon reflex Achillessehnenreflex *m*
adductor reflex Adduktorenreflex *m*
anal reflex Analreflex *m*
ankle reflex Achillessehnenreflex *m*
aortic reflex Depressorreflex *m*
Aschner's reflex Aschner-Dagnigni-Bulbusreflex *m*, okulokardialer Reflex *m*, Bulbusdruckreflex *m*
attitudinal reflexes Stellreflexe *pl*
axon reflex Axonreflex *m*
Bainbridge reflex Bainbridge-Reflex *m*
behavior reflex erworbener/bedingter Reflex *m*
Bezold-Jarisch reflex Bezold-Jarisch-Reflex *m*
biceps reflex Bizeps(sehnen)reflex *m*
blink reflex Korneal-, Blinzel-, Lidreflex *m*
brachioradial reflex Radius-, Radiusperiostreflex *m*
bulbocavernous reflex Bulbocavernosus-Reflex *m*
carotid sinus reflex **1.** Karotissinisreflex *m* **2.** Karotissinussyndrom *nt*, hyperaktiver Karotissinusreflex *m*, Charcot-Weiss-Baker-Syndrom *nt*
carpometacarpal reflex Karpometakarpalreflex *m*
cerebral cortex reflex Haab-Reflex *m*, Rindenreflex *m* der Pupille
cerebropupillary reflex Haab-Reflex *m*, Rindenreflex *m* der Pupille
chin reflex Masseter-, Unterkieferreflex *m*
conditioned reflex erworbener/bedingter Reflex *m*
conjunctival reflex Konjunktivalreflex *m*
corneal reflex **1.** (*neurol.*) Korneal-, Blinzel-, Lidreflex *m* **2.** (*ophthal.*) Hornhautreflex *m*, -reflexion *f*
corticopupillary reflex Haab-Reflex *m*, Rindenreflex *m* der Pupille
cremasteric reflex Hoden-, Kremaster-, Cremasterreflex *m*
defense reflexes Abwehrreflexe *pl*
depressor reflex Depressorreflex *m*
elbow reflex Trizepssehnenreflex *m*
embrace reflex Moro-Reflex *m*
escape reflex Fluchtreflex *m*
Euler-Liljestrand reflex (von) Euler-Liljestrand-Reflex *m*
extrinsic reflex Fremdreflex *m*
eyeball compression reflex → *eyeball-heart reflex*
eyeball-heart reflex okulokardialer Reflex *m*, Bulbusdruckreflex *m*, Aschner-Dagnigni-Bulbusdruckversuch *m*
eyelid closure reflex Korneal-, Blinzel-, Lidreflex *m*
Haab's reflex Haab-Reflex *m*, Rindenreflex *m* der Pupille
inborn reflex angeborener Reflex *m*
innate reflex angeborener Reflex *m*
intrinsic reflex Eigenreflex *m*
iris contraction reflex **1.** Pupillenreflex *m*, -reaktion *f* **2.** (*Pupille*) Lichtreaktion *f*, -reflex *m*
jaw reflex Masseter-, Unterkieferreflex *m*
knee reflex Patellarsehnenreflex *m*, Quadrizepssehnenreflex *m*
laryngospastic reflex Stimmritzenkrampf *m*, Laryngospasmus *m*
learned reflex erlernter Reflex *m*
lid reflex Korneal-, Blinzel-, Lidreflex *m*
light reflex **1.** Trommelfellreflex *m*, Lichtreflex *m* **2.** (*ophthal.*) Lichtreflex *m*, -reaktion *f*
mandibular reflex Masseter-, Unterkieferreflex *m*
masseter reflex Masseter-, Unterkieferreflex *m*
monosynaptic reflex monosynaptischer Reflex *m*
Moro's reflex Moro-Reflex *m*
near reflex Naheinstellungsreaktion *f*, -reflex *m*, Konvergenzreaktion *f*, Akkommodationsreflex *m*
nose-bridge-lid reflex Orbicularis-oculi-Reflex *m*
nose-eye reflex Orbicularis-oculi-Reflex *m*
oculocardiac reflex okulokardialer Reflex *m*, Bulbusdruckreflex *m*, Aschner-Dagnini-Bulbusdruckversuch *m*
opticofacial reflex Blinzelreflex *m*
orbicularis oculi reflex Orbicularis-oculi-Reflex *m*
palatal reflex Gaumenreflex *m*
palatine reflex Gaumenreflex *m*
patellar reflex → *patellar tendon reflex*
patellar tendon reflex Patellarsehnenreflex *m*, Quadrizepssehnenreflex *m*
penile reflex Bulbocavernosus-Reflex *m*
penis reflex Bulbocavernosus-Reflex *m*
perianal reflex Analreflex *m*
pharyngeal reflex **1.** Würg(e)reflex *m* **2.** Schluckreflex *m*
polysynaptic reflex polysynaptischer Reflex *m*, Fremdreflex *m*
pressoreceptor reflex Karotissinussyndrom *nt*, Charcot-Weiss-Baker-Syndrom *nt*, hyperaktiver Karotissinusreflex *m*
proprioceptive reflex propriozeptiver Reflex *m*, Eigenreflex *m*
pupillary reflex **1.** Pupillenreflex *m*, -reaktion *f* **2.** (*Pupille*) Lichtreaktion *f*, -reflex *m*
pupillary accommodation reflex Akkommodationsreaktion *f*, -reflex *m*, Naheinstellungsreaktion *f*, -reflex *m*
quadriceps reflex Patellarsehnenreflex *m*, Quadrizepssehnenreflex *m*
radial reflex → *radioperiostal reflex*
radioperiostal reflex Periostreflex *m*, Radiusperiostreflex *m*
righting reflexes Stellreflexe *pl*
spinator reflex → *radioperiostal reflex*
startle reflex Moro-Reflex *m*
statotonic reflexes Stellreflexe *pl*
stretch reflex Muskeldehnungsreflex *m*
styloradial reflex → *radioperiostal reflex*
sucking reflex Saugreflex *m*
trained reflex erworbener/bedingter Reflex *m*
triceps reflex Trizepssehnenreflex *m*
triceps surae reflex Achillessehnenreflex *m*
unconditioned reflex unbedingter Reflex *m*
wink reflex Blinzelreflex *m*
withdrawal reflex **1.** Wegziehreflex *m*, Fluchtreflex *m* **2.** Beuge-, Flexorreflex *m*
re|flex|o|gen|ic [ˌrɪfleksə'dʒenɪk] *adj* Reflexe auslösend, eine Reflexaktion verstärkend, reflexogen
re|flux ['riːflʌks] *noun* Reflux *m*
duodenogastric reflux duodenogastrischer Reflux *m*
esophageal reflux Speiseröhren-, Ösophagusreflux *m*, gastroösophagealer Reflux *m*
gastroesophageal reflux gastroösophagealer Reflux *m*
intrarenal reflux intrarenaler Reflux *m*
vesicoureteral reflux vesikoureteraler Reflux *m*
vesicoureteric reflux vesikoureteraler Reflux *m*
re|frac|tion [rɪ'frækʃn] *noun* **1.** (*Licht, Wellen*) Brechung

R

f, Refraktion *f* **2.** Brechkraft *f* des Auges, Refraktion(svermögen *nt*) *f*
re|frac|tiv|i|ty [ˌrɪfræk'tɪvətɪ] *noun* Brech(ungs)kraft *f*, -vermögen *nt*, Refraktionskraft *f*, -vermögen *nt*
re|frac|tom|e|try [ˌrɪfræk'tɑmətrɪ] *noun* Bestimmung *f* von Brechungsindizes, Refraktometrie *f*
re|frac|to|ry [rɪ'fræktərɪ] *adj* nicht auf eine Therapie ansprechend, therapierefraktär
re|gen|er|a|tion [rɪˌdʒenə'reɪʃn] *noun* Neubildung *f*, Erneuerung *f*, Regeneration *f*
re|gen|er|a|tive [rɪ'dʒenərətɪv, -ˌreɪtɪv] *adj* Regeneration betreffend, regenerationsfähig, sich regenerierend, sich erneuernd, regenerativ
re|gion ['riːdʒn] *noun* Region *f*, (Körper-)Gegend *f*, Regio *f*
abdominal regions Bauchwandfelder *pl*, -regionen *pl*, Regiones abdominales
anal region Analgegend *f*, -region *f*, Regio analis
antebrachial region Unterarmfläche *f*, -region *f*, Regio antebrachialis
anterior ankle region vordere Knöchelregion *f*, Regio talocruralis anterior
anterior antebrachial region vordere Unterarmfläche *f*, Regio antebrachialis anterior
anterior brachial region Oberarmvorderfläche *f*, vordere Oberarmregion *f*, Regio brachialis anterior
anterior carpal region Vorder-/Beugeseite *f* der Handwurzel, Regio carpalis anterior
anterior cervical region vorderes Halsdreieck *nt*, Regio cervicalis anterior, Trigonum cervicale anterius
anterior crural region Unterschenkelvorderseite *f*, Regio cruris anterior
anterior cubital region vordere Ell(en)bogengegend *f*, Regio cubitalis anterior
anterior elbow region vordere Ell(en)bogenregion *f*, Regio cubitalis anterior
anterior femoral region Oberschenkelvorderfläche *f*, Regio femoris anterior
anterior knee region Knievorderseite *f*, Regio genus anterior
anterior malleolar region vordere Knöchelregion *f*, Regio talocruralis anterior
anterior region of neck vorderes Halsdreieck *nt*, Regio cervicalis anterior, Trigonum cervicale anterius
anterior talocrural region vordere Knöchelregion *f*, Regio talocruralis anterior
auricular region Regio auricularis, Ohrregion *f*, Ohrgegend *f*
axillary region Achselgegend *f*, -region *f*, Regio axillaris
basal cortical region basale Rindenregion *f*
regions of the body Körperregionen *pl*, Regiones corporis
brachial region Regio brachialis, Oberarmregion *f*, Oberarmfläche *f*
Broca's region Broca-Windung *f*, -Gyrus *m*
Broca's motor speech region motorisches Sprachzentrum *nt*, motorische/frontale Broca-(Sprach-)Region *f*, Broca-Feld *nt*
Broca's speech region motorisches Sprachzentrum *nt*, motorische/frontale Broca-(Sprach-)Region *f*, Broca-Feld *nt*
buccal region Wangengegend *f*, -region *f*, Regio buccalis
C region konstante Region *f*, C-Region *f*
calcaneal region Ferse *f*, Fersenregion *f*, Calx *f*, Regio calcanea
cardia region Kardiaregion *f*
cardiac region Herzgegend *f*, -region *f*
carpal region Handwurzel *f*, Handwurzelgegend *f*, -region *f*, Regio carpalis
central region of brain Zentralregion *f*
cervical regions Halsregionen *pl*, Regiones cervicales
cheek region Wangengegend *f*, -region *f*, Regio buccalis
chin region Kinngegend *f*, -region *f*, Regio mentalis
clavicular region Schlüsselbeinregion *f*, Regio clavicularis
constant region C-Region *f*, konstante Region *f*
cortical region (*ZNS*) Rindenbezirk *m*, -region *f*
crural region Unterschenkel(region *f*) *m*, Regio cruris
cubital region Regio cubitalis, Ellenbogengegend *f*, Ellenbogenregon *f*
deltoid region Deltoidgegend *f*, -region *f*, Regio deltoidea
dorsal regions Rückenfelder *pl*, -regionen *pl*, Regiones dorsales
elbow region Ell(en)bogengegend *f*, Regio cubitalis
entorhinal region Regio entorhinalis
epigastric region Oberbauch(gegend *f*) *m*, Epigastrium *nt*, Regio epigastrica
facial regions Gesichtsregionen *pl*, Regiones faciales
femoral region Oberschenkelregion *f*, Regio femoris
foot region Fußregion *f*, Regio pedis
frontal region Stirngegend *f*, Frontalregion *f*, Regio frontalis
frontal speech region motorisches Sprachzentrum *nt*, motorische/frontale Broca-(Sprach-)Region *f*, Broca-Feld *nt*
fundus-corpus region (*Magen*) Fundus-Corpus-Region *f*
genitourinary region Urogenitalregion *f*, Regio urogenitalis
gluteal region Gesäßregion *f*, Regio glutealis
hand region Handregion *f*, Regio manus
head regions Kopfregionen *pl*, Regiones capitis
hilar region Hilumregion *f*, -gegend *f*
hinge region Gelenk-, Scharnierregion *f*
hip region Hüftgegend *f*, Regio coxae, Hüftregion *f*
hypervariable region hypervariable Region *f*
hypochondriac region Hypochondrium *nt*, Regio hypochondriaca
hypogastric region Unterbauch(gegend *f*) *m*, Scham-(beinregion) *f*, Hypogastrium *nt*, Regio pubica
inferior labial region Unterlippenregion *f*, Regio labialis inferior
regions of the inferior limb Regiones membri inferioris
inferior palpebral region Unterlidregion *f*, Regio palpebralis inferior
infraclavicular region Mohrenheim-Grube *f*, Trigonum deltopectorale, Fossa infraclavicularis
inframammary region Regio inframammaria
infraorbital region Infraorbitalregion *f*, Regio infraorbitalis
infrascapular region Unterschulterblattregion *f*, Regio infrascapularis
infratemporal region Unterschläfengrube *f*, Fossa infratemporalis
inguinal region Leiste *f*, Leistengegend *f*, -region *f*, Regio inguinalis
insular region Inselregion *f*
intermediate hypothalamic region intermediäre Hypothalamusregion *f*, Regio hypothalamica intermediae
knee region Kniegegend *f*, -region *f*, Regio genus
lateral region Regio lateralis, Latus *nt*
lateral cervical region hinteres Halsdreieck *nt*, Regio cervicalis lateralis, Trigonum cervicale posterius
lateral neck region seitliches Halsdreieck *nt*, Regio cervicalis lateralis, Trigonum cervicale posterius
lateral pectoral region Regio pectoralis lateralis
lateral retromalleolar region Regio retromalleolaris lateralis
left lateral region linke Seiten-/Lateralregion *f*, Regio lateralis sinistra

R

lower abdominal region Unterbauch *m*, Regio abdominalis inferior, Unterbauchgegend *f*
lumbar region Lende *f*, Lendengegend *f*, -region *f*, Regio lumbalis
mammary region Mammaregion *f*, Regio mammaria
mastoid region Mastoidregion *f*, Regio mastoidea
medial retromalleolar region Regio retromalleolaris medialis
mental region Kinngegend *f*, -region *f*, Regio mentalis
metacarpal region Regio metacarpalis, Metakarpalregion *f*
metatarsal region Regio metatarsalis, Metatarsalregion *f*
middle abdominal region Regio abdominalis media, Mittelbauch *m*
nasal region Nasengegend *f*, -region *f*, Regio nasalis
neck region Nackengegend *f*, -region *f*, Regio cervicalis posterior, Regio nuchalis
nuchal region Nackengegend *f*, -region *f*, Regio cervicalis posterior, Regio nuchalis
occipital region Hinterhauptsgegend *f*, Okzipitalregion *f*, Regio occipitalis
ocular region Orbitaregion *f*, Regio orbitalis
olfactory region Riechschleimhaut *f*, -feld *nt*, Regio olfactoria
oral region Mundgegend *f*, -region *f*, Regio oralis
orbital region Orbitaregion *f*, Regio orbitalis
ovarian cancer cluster region ovarian cancer cluster-Region *f*
parietal region Parietal-, Scheitelregion *f*, Regio parietalis
parotideomasseteric region Regio parotideomasseterica
pectoral region Pektoralisgegend *f*, -region *f*, Regio pectoralis
periamygdaloid region Regio periamygdalaris
perineal region Damm *m*, Dammgegend *f*, -region *f*, Regio perinealis
pleuropulmonary regions Regiones pleuropulmonales
posterior ankle region hintere Knöchelregion *f*, Regio talocruralis posterior
posterior antebrachial region hintere Unterarmfläche *f*, Regio antebrachialis posterior
posterior brachial region Oberarmhinterfläche *f*, hintere Oberarmregion *f*, Regio brachialis posterior
posterior carpal region Rück-/Streckseite *f* der Handwurzel, Regio carpalis posterior
posterior cervical region Nackengegend *f*, -region *f*, Regio cervicalis posterior, Regio nuchalis
posterior crural region Unterschenkelrückseite *f*, Regio cruris posterior
posterior cubital region hintere Ell(en)bogenregion *f*, Regio cubitalis posterior
posterior elbow region hintere Ell(en)bogenregion *f*, Regio cubitalis posterior
posterior femoral region Oberschenkelrückseite *f*, Regio femoris posterior
posterior knee region Knierückseite *f*, Regio genus posterior
posterior malleolar region hintere Knöchelregion *f*, Regio talocruralis posterior
posterior talocrural region hintere Knöchelregion *f*, Regio talocruralis posterior
precentral region Präzentralregion *f*
premotor region prämotorische Rindenregion *f*
premotor cortical region prämotorische Rindenregion *f*
preoptic region Area preoptica
prepiriform region Regio prepiriformis
presternal region Brustbeingegend *f*, -region *f*, Regio presternalis
pretectal region Area pretectalis
pubic region Scham *f*, Schambeinregion *f*, Pubes *f*, Hypogastrium *nt*, Regio pubica
pyloric region Pylorusregion *f*
radial antebrachial region Radialseite *f* des Unterarms, Regio antebrachialis radialis
respiratory region Regio respiratoria
right lateral region rechte Lateralregion *f*, Regio lateralis dextra
rolandic region motorischer Cortex *m*, motorischer Kortex *m*, motorische Rinde(nregion *f*) *f*, Motokortex *m*, -cortex *m*
sacral region Kreuzbeinregion *f*, -gegend *f*, Regio sacralis
scapular region Schulterblattregion *f*, Regio scapularis
sensorimotor region sensorisch-motorische Region *f*
sternocleidomastoid region Regio sternocleidomastoidea
subthalamic region subthalamisches Gebiet *nt*, Regio subthalamica
superior labial region Oberlippenregion *f*, Regio labialis superior
regions of the superior limb Regiones membri superioris
superior palpebral region Oberlidregion *f*, Regio palpebralis superior
supraorbital region Supraorbitalregion *f*, Regio supraorbitalis
suprasternal region Regio suprasternalis
sural region Wade *f*, Wadenregion *f*, Sura *f*, Regio suralis
talocrural region Knöchelgegend *f*, -region *f*, Regio talocruralis
tarsal region Regio tarsalis
temporal region Schläfen-, Temporalregion *f*, Regio temporalis
ulnar antebrachial region Ulnarseite *f* des Unterarms, Regio antebrachialis ulnaris
umbilical region Nabelregion *f*, -gegend *f*, Regio umbilicalis
upper abdominal region Regio abdominalis superior, Oberbauch *m*
urogenital region Urogenitalgegend *f*, -region *f*, Regio urogenitalis
V region → *variable region*
variable region variable Region *f*, V-Region *f*
vertebral region Wirbelsäulengegend *f*, -region *f*, Vertebralregion *f*, Regio vertebralis
Wernicke's speech region Wernicke-Sprachregion *f*, temporale Sprachregion *f*
Wernicke's temporal speech region Wernicke-Sprachregion *f*, temporale Sprachregion *f*
zygomatic region Jochbeingegend *f*, -region *f*, Regio zygomatica

re|gress [rɪ'gres] **I** *noun* → *regression* **II** *v* sich rückläufig entwickeln, sich zurückbilden, sich zurückentwickeln

re|gres|sion [rɪ'greʃn] *noun* **1.** Rückbildung *f*, Rückentwicklung *f*, rückläufige Entwicklung *f*, Regression *f* **2.** Rückwärtsbewegung *f*, Regression *f*

re|gres|sive [rɪ'gresɪv] *adj* **1.** sich zurückbildend, sich zurückentwickelnd, regressiv, Regressions- **2.** zurückgehend, rückläufig

re|gur|gi|ta|tion [rɪ,gɜrdʒɪ'teɪʃn] *noun* Regurgitation *f*; Insuffizienz *f*
aortic regurgitation Aorteninsuffizienz *f*, Aortenklappeninsuffizienz *f*
mitral regurgitation Mitralinsuffizienz *f*
pulmonary regurgitation Pulmonalisinsuffizienz *f*, Pulmonal(klappen)insuffizienz *f*
tricuspid regurgitation Trikuspidalisinsuffizienz *f*, Trikuspidal(klappen)insuffizienz *f*
valvular regurgitation (Herz-)Klappeninsuffizienz *f*

re|ha|bil|i|ta|tion [,rɪ(h)ə,bɪlə'teɪʃn] *noun* Rehabilitation *f*

re|im|plan|ta|tion [,riːɪmplæn'teɪʃn] *noun* Wiedereinpflanzung *f*, Reimplantation *f*; Replantation *f*

tooth reimplantation Zahnreplantation *f*
re|in|farc|tion [riːɪn'fɑːrkʃn] *noun* Reinfarkt *m*
re|in|fec|tion [riːɪn'fekʃn] *noun* **1.** Reinfektion *f* **2.** Reinfekt *m*, Reinfektion *f*
apical reinfection (*Tuberkulose*) apikaler Reinfekt *m*
re|ject [rɪ'dʒekt] *v* **1.** (*Transplantat*) abstoßen **2.** zurückweisen, abschlagen, ablehnen
re|jec|tion [rɪ'dʒekʃn] *noun* Abstoßung *f*, Abstoßungsreaktion *f*
re|lapse ['riːlæps] I *noun* Rückfall *m*, Relaps *m*; Rezidiv *nt* II *v* einen Rückfall erleiden
late relapse Spätrezidiv *nt*
re|laps|ing [rɪ'læpsɪŋ] *adj* wiederkehrend, wiederauftretend, rezidivierend
re|la|tion|ship [rɪ'leɪʃnʃɪp] *noun* Beziehung *f*, Verbindung *f*, Verhältnis *nt* (*to* zu); Verwandtschaft *f* (*to* mit)
blood relationship Blutsverwandtschaft *f*, Konsanguinität *f*
re|la|tive ['relətɪv] I *noun* **1.** Verwandte(r *m*) *f* **2.** (verwandtes) Derivat *nt* II *adj* **3.** vergleichsweise, ziemlich, verhältnismäßig, relativ, Verhältnis- **4.** bezüglich, (sich) beziehend (*to* auf); Bezugs-
re|lax|ant [rɪ'læksənt] *noun* Muskelrelaxanz *nt*
central muscle relaxants zentrale Muskelrelaxanzien *pl*
peripheral muscle relaxants periphere Muskelrelaxanzien *pl*
re|lax|a|tion [ˌrɪlæk'seɪʃn] *noun* Ent-, Ausspannung *f*, Erholung *f*; Lockerung *f*, Erschlaffung *f*, Relaxation *f*
muscle relaxation Muskelerschlaffung *f*, -entspannung *f*, -relaxation *f*
pelvic relaxation Beckenringlockerung *f*
pelvic ring relaxation Beckenringlockerung *f*
re|laxed [rɪ'lækst] *adj* ohne Tonus/Spannung, schlaff, kraftlos, atonisch
re|lease [rɪ'liːs] I *noun* Ausschüttung *f*, Abgabe *f*; Freisetzung *f*, Freigabe *f*; Auslösung *f* II *v* ausschütten, abgeben; freigeben, -setzen; auslösen
re|me|di|a|ble [rɪ'miːdɪəbl] *adj* heilend, auf Heilung ausgerichtet, heilungsfördernd, kurativ
re|me|di|al [rɪ'miːdɪəl] *adj* heilend, auf Heilung ausgerichtet, heilungsfördernd, kurativ
rem|e|dy ['remɪdɪ] I *noun*, *plural* **-dies** Heilmittel *nt*, Arzneimittel *nt*, Arznei *f*, Remedium *nt*, Kur *f* (*for, against* gegen) II *v* heilen, kurieren (*for, against* gegen)
re|min|er|al|i|za|tion [rɪˌmɪn(ə)rəlɪ'zeɪʃn] *noun* Remineralisation *f*
re|mis|sion [rɪ'mɪʃn] *noun* vorübergehende Besserung *f*, Remission *f*
complete remission Vollremission *f*, komplette Remission *f*
partial remission Teilremission *f*, partielle Remission *f*
re|mit|tent [rɪ'mɪtnt] *adj* (vorübergehend) nachlassend, abklingend, in Remission gehend, remittierend
rem|nant ['remnənt] *noun* Residuum *nt*
re|mov|al [rɪ'muːvəl] *noun* Ablösung *f*; Abnahme *f*, Abnehmen *nt*; Ausräumung *f*; Ausscheiden *nt*, Ausscheidung *f*; (*chirurg.*) Ausräumung *f*, Ablatio *f*, Ablation *f*, Abtragung *f*, Abtrennung *f*
disk removal Nukleotomie *f*
ren- *präf.* Nieren-, Nephr(o)-, Ren(o)-
re|nal ['riːnl] *adj* Niere/Ren betreffend, von der Niere ausgehend, durch die Nieren bedingt, renal, nephrogen
ren|i|cap|sule ['renɪˌkæpsəl, -s(j)uːl] *noun* **1.** Nierenkapsel *f* **2.** Nebenniere *f*
ren|i|form ['renɪfɔːrm] *adj* nierenförmig, nierenartig, nephroid, reniform
re|nin ['riːnɪn] *noun* Renin *nt*
ren|i|pel|vic [ˌrenɪ'pelvɪk] *adj* Nierenbecken betreffend, Nierenbecken-
reno- *präf.* Nieren-, Nephr(o)-, Ren(o)-
re|no|cor|ti|cal [ˌriːnəʊ'kɔːrtɪkl] *adj* Nierenrinde betreffend, Nierenrinden-
re|no|gas|tric [ˌriːnəʊ'gæstrɪk] *adj* Niere(n) und Magen-/Gaster betreffend, renogastral, gastrorenal
re|no|gen|ic [ˌriːnəʊ'dʒenɪk] *adj* **1.** Niere/Ren betreffend, von der Niere ausgehend, durch die Nieren bedingt, renal, nephrogen **2.** aus der Niere stammend, von den Nieren ausgehend, durch die Niere bedingt, nephrogen
re|nog|ra|phy [rɪ'nɑgrəfɪ] *noun* Nephrographie *f*, Nephrografie *f*
re|no|in|tes|ti|nal [ˌriːnəʊɪn'testɪnl] *adj* Darm/Intestinum und Niere(n)/Ren(es) betreffend oder verbindend, enterorenal, intestinorenal, renointestinal
re|no|pa|ren|chy|mal [ˌriːnəʊpə'reŋkɪml] *adj* das Nierenparenchym betreffend, vom Nierenparenchym ausgehend, renoparenchymal
re|nop|a|thy [rɪ'nɑpəθɪ] *noun* Nierenerkrankung *f*, Renopathie *f*, Nephropathie *f*
re|no|trop|ic [ˌriːnəʊ'trɑpɪk] *adj* mit besonderer Affinität für Nierengewebe/zur Niere, auf die Niere einwirkend, renotrop, nephrotrop
re|no|vas|cu|lar [ˌriːnəʊ'væskjələr] *adj* die Nierengefäße betreffend, renovaskulär
Re|o|vir|i|dae [ˌriːəʊ'vɪrədiː] *plural* Reoviridae *pl*
re|pair [rɪ'peər] I *noun* **1.** operative Versorgung *f*, Operation *f*; Technik *f*; Naht *f* **2.** Wiederherstellung *f*, Reparatur *f* II *v* **3.** operativ versorgen **4.** reparieren, ausbessern
rep|e|ti|tion [repɪ'tɪʃn] *noun* Wiederholung *f*, Repetition *f*
re|pet|i|tive [rɪ'petɪtɪv] *adj* (sich) wiederholend, repetitiv
re|place|ment [rɪ'pleɪsmənt] *noun* Prothese *f*
hip replacement Hüftendoprothese *f*, Hüftgelenkersatz *f*
total hip replacement Hüfttotalendoprothese *f*, Hüft-TEP *f*
total joint replacement Totalendoprothese *f*
re|plan|ta|tion [ˌriːplæn'teɪʃn] *noun* Replantation *f*; Reimplantation *f*
rep|li|case ['replɪkeɪz] *noun* Replikase *f*, Replicase *f*
rep|li|con ['replɪkɑn] *noun* Replikationseinheit *f*, Replikon *nt*, Replicon *nt*
re|pro|duce [ˌrɪprə'd(j)uːs] *v* sich vermehren, sich fortpflanzen
re|pro|duc|tion [ˌrɪprə'dʌkʃn] *noun* **1.** Fortpflanzung *f*, Vermehrung *f*, Reproduktion *f* **2.** Replikation *f*, Duplikation *f*, Reproduktion *f*; Vervielfältigung *f*; Kopie *f*
sexual reproduction geschlechtliche/generative/sexuelle Fortpflanzung *f*
re|pro|duc|tive [rɪprə'dʌktɪv] *adj* Fortpflanzung betreffend, reproduzierend, (sich) fortpflanzend, (sich) vermehrend, Fortpflanzungs-, Reproduktions-; Regenerations-
rep|ti|lase ['reptɪleɪz] *noun* Reptilase *f*
re|sect [rɪ'sekt] *v* weg-, ausschneiden, operativ entfernen, resezieren
re|sec|tion [rɪ'sekʃn] *noun* Resektion *f*
re|serve [rɪ'zɜrv] *noun* **1.** Reserve *f*, Vorrat *m* in reserve vorrätig, in Reserve **2.** Ersatz *m*
alkali reserve Alkalireserve *f*
breathing reserve Atemreserve *f*
coronary reserve Koronarreserve *f*
re|sid|u|al [rɪ'zɪdʒəwəl, -dʒəl] I *noun* **1.** Rückstand *m*, Rest *m*, Überbleibsel *nt*, Residuum *nt* **2.** Rest(wert *m*) *m*; Abweichung *f*, Variation *f* II *adj* übrig, übriggeblieben, restlich, Residual-, Rest-
res|i|due ['rezɪd(j)uː] *noun* Rest *m*, Überbleibsel *nt*, Rückstand *m*, Residuum *nt*
res|in ['rez(ɪ)n] *noun* **1.** Harz *nt*, Resina *f* **2.** Ionenaustauscher(harz *nt*) *m*, Resin *nt*
ion-exchange resins Resine *pl*
re|sist|ance [rɪ'zɪstəns] *noun* **1.** Widerstand *m* (*to* gegen) **2.** Widerstandskraft *f*, -fähigkeit *f*, Abwehr(kraft *f*) *f* (*to* gegen); Resistenz *f* **3.** Atemwegswiderstand *m*, Re-

R

sistance *f*
airway resistance Atemwegswiderstand *m*, Resistance *f*
antibiotic resistance Antibiotikaresistenz *f*
capillary resistance Kapillarresistenz *f*
erythrocyte resistance Erythrozytenresistenz *f*
insulin resistance Insulinresistenz *f*
re|sist|ant [rɪ'zɪstənt] *adj* widerstandsfähig, nicht anfällig, immun, resistent
res|o|lu|tion [ˌrezə'lu:ʃn] *noun* **1.** Auflösung(svermögen *nt*) *f*, Resolution *f* **2.** (*chem.*) Auflösung *f*, Zerlegung (*into* in)
optical resolution Auflösung(svermögen *nt*) *f*, Resolution *f*
res|o|nance ['rezənəns] *noun* Mitschwingen *nt*, Nach-, Widerhall *m*, Resonanz *f*
amphoric resonance (*Auskultation*) Amphorenatmen *nt*, Amphorengeräusch *nt*, Amphorophonie *f*
bellmetal resonance Münzenklirren *nt*
cavernous resonance (*Auskultation*) Amphorenatmen *nt*, Amphorengeräusch *nt*, Amphorophonie *f*
magnetic resonance Magnetresonanz *f*
nuclear magnetic resonance Kernresonanz *f*, Kernspinresonanz *f*
res|o|nant ['rezənənt] *adj* Resonanz betreffend oder erzeugend, mitschwingend, widerhallend, resonant
re|sorp|tion [rɪ'zɔ:rpʃn] *noun* Resorption *f*, Reabsorption *f*
res|pi|ra|ble ['respɪrəbl, rɪ'spaɪə-] *adj* **1.** zum Einatmen geeignet, atembar, respirabel **2.** atemfähig
res|pi|ra|tion [ˌrespɪ'reɪʃn] *noun* **1.** Lungenatmung *f*, (äußere) Atmung *f*, Atmen *nt*, Respiration *f* **2.** (innere) Atmung *f*, Zell-, Gewebeatmung *f*
abdominal respiration Bauchatmung *f*
amphoric respiration amphorisches Atmen *nt*, Amphorophonie *f*, Krugatmen *nt*
artificial respiration künstliche Beatmung *f*
assisted respiration assistierte Beatmung *f*
auxiliary respiration Auxiliaratmung *f*
Biot's respiration Biot-Atmung *f*
bronchial respiration Bronchialatmen *nt*, bronchiales Atmen *nt*
bronchovesicular respiration bronchovesikuläres/vesikobronchiales Atmen/Atmungsgeräusch *nt*
cell respiration innere Atmung *f*, Zell-, Gewebeatmung *f*
Cheyne-Stokes respiration Cheyne-Stokes-Atmung *f*, periodische Atmung *f*
costal respiration Brustatmung *f*
diaphragmatic respiration Zwerchfellatmung *f*
difficult respiration schwere Atmung *f*
diffusion respiration Diffusionsatmung *f*
easy respiration normale/freie/ungestörte Atmung *f*, normale Ruheatmung *f*, Eupnoe *f*
external respiration äußere Atmung/Respiration *f*, Lungenatmung *f*
harsh respiration bronchovesikuläres/vesikobronchiales Atmen/Atmungsgeräusch *nt*
internal respiration innere Atmung *f*, Zell-, Gewebeatmung *f*
Kussmaul-Kien respiration Azidoseatmung *f*, Kussmaul-Atmung *f*
labored respiration erschwerte Atmung *f*, Atemnot *f*, Dyspnoe *f*
mouth respiration Mundatmung *f*
mouth-to-mouth respiration Mund-zu-Mund-Beatmung *f*
nasal respiration Nasenatmung *f*
normal respiration normale/freie/ungestörte Atmung *f*, normale Ruheatmung *f*, Eupnoe *f*
paradoxical respiration paradoxe Atmung *f*
periodic respiration Cheyne-Stokes-Atmung *f*, periodische Atmung *f*
pulmonary respiration Lungenatmung *f*, (äußere) Atmung *f*, Atmen *nt*, Respiration *f*
rude respiration bronchovesikuläres/vesikobronchiales Atmen/Atmungsgeräusch *nt*
spontaneous respiration Spontanatmung *f*, spontane Ventilation *f*
thoracic respiration Brustatmung *f*
tidal respiration Cheyne-Stokes-Atmung *f*, periodische Atmung *f*
tissue respiration innere Atmung *f*, Zell-, Gewebeatmung *f*
transitional respiration bronchovesikuläres/vesikobronchiales Atmen *nt*
vesicular respiration Vesikuläratmen *nt*, Bläschenatmen *nt*, vesikuläres Atmen *nt*
res|pi|ra|tor ['respəreɪtər] *noun* **1.** Beatmungs-, Atemgerät *nt*, Respirator *m* **2.** Atemfilter *m*
electrophrenic respirator Elektrolunge *f*
res|pi|ra|to|ry ['respɪrətɔ:ri:, rɪ'spaɪərə-] *adj* Atmung/Respiration betreffend, mit der Atmung verbunden, respiratorisch, atmungsbedingt
re|sponse [rɪ'spɑns] *noun* **1.** Antwort *f* (*to* auf) in response to als Antwort auf **2.** Reaktion *f*, Reizantwort *f*, Response *f*, Antwort *f* (*to* auf); Ansprechen *nt*, Reagieren *nt* (*to* auf)
anamnestic response anamnestische Reaktion *f*, Anamnesephänomen *nt*
conditioned response konditionierte Reaktion *f*
convergence response Naheinstellungs-, Konvergenzreaktion *f*
immune response Immunantwort *f*, -reaktion *f*, immunologische Reaktion *f*
immunological response → *immune response*
light response (*Auge*) Lichtreaktion *f*
near-vision response Naheinstellungsreaktion *f*, -reflex *m*, Konvergenzreaktion *f*, Akkommodationsreflex *m*
primary response Primärreaktion *f*, -antwort *f*
primary immune response Primärantwort, -reaktion
rejection response Abstoßung *f*, Abstoßungsreaktion *f*
secondary response → *secondary reaction*
secondary immune response Sekundärantwort *f*, -reaktion *f*
rest|har|row ['restˌhærəʊ] *noun* dornige Hauhechel *f*, Ononis spinosa
res|ti|tu|tion [restɪ't(j)u:ʃn] *noun* Wiederherstellung *f*, Restitution *f*
rest|less|ness ['restlɪsnɪs] *noun* Nervosität *f*, (nervöse) Unruhe *f*, Unrast *f*, Ruhelosigkeit *f*; Schlaflosigkeit *f*
res|to|ra|tion [ˌrestəʊ'reɪʃn] *noun* Wiederherstellung *f*
restoration of health gesundheitliche Wiederherstellung *f*, Genesung *f*
restoration to life Reanimation *f*, Wiederbelebung *f*
restoration from sickness → *restoration of health*
re|sus|ci|tate [rɪ'sʌsɪteɪt] **I** *vt* wieder beleben, reanimieren **II** *vi* das Bewusstsein wiedererlangen
re|sus|ci|ta|tion [rɪˌsʌsɪ'teɪʃn] *noun* **1.** Wiederbelebung *f*, Reanimation *f* **2.** Notfalltherapie *f*, Reanimationstherapie *f*
cardiac resuscitation kardiale Reanimation *f*, Herzwiederbelebung *f*
cardiopulmonary resuscitation kardiopulmonale Reanimation *f*, kardiopulmonale Wiederbelebung *f*
mouth-to-mouth resuscitation Atemspende *f*, Mund-zu-Mund-Beatmung *f*
mouth-to-nose resuscitation Mund-zu-Nase-Beatmung *f*
re|sus|ci|ta|tive [rɪ'sʌsɪteɪtɪv] *adj* wieder belebend, reanimierend, Wiederbelebungs-, Reanimations-
re|sus|ci|ta|tor [rɪ'sʌsɪteɪtər] *noun* Reanimator *m*
re|tar|da|tion [ˌrɪtɑ:r'deɪʃn] *noun* Verlangsamung *f*, (Entwicklungs-)Hemmung *f*, Verzögerung *f*, Retardierung *f*, Retardation *f*
mental retardation Geistesschwäche *f*, -störung *f*

R

moderate mental retardation Debilität *f*
profound mental retardation Idiotie *f*
severe mental retardation Imbezillität *f*

re|tard|ed [rɪ'tɑːrdɪd] *adj* (geistig oder körperlich) zurückgeblieben, verspätet, verzögert, retardiert

re|te ['riːtɪ] *noun, plural* **re|tia** ['riːʃ(ɪ)ə, -tɪə] Netz *nt*, Netzwerk *nt*, Rete *nt*
acromial rete Arteriennetz *nt* des Akromions, Rete acromiale
arterial rete Arteriengeflecht *nt*, Rete arteriosum
arterial rete mirabile Arteriennetz, Rete arteriosum
arterial rete of patella patelläres Arteriengeflecht *f*, Rete patellare
articular rete Gefäßgeflecht *nt* eines Gelenks, Rete vasculosum articulare
articular cubital rete Arteriengeflecht *nt* des Ell(en)bogengelenks, Rete articulare cubiti
articular rete of elbow → *articular cubital rete*
articular rete of knee Arteriengeflecht *nt* des Kniegelenks, Rete articulare genus
calcaneal rete Arteriennetz *nt* am Kalkaneus, Rete calcaneum
dorsal carpal rete Arteriennetz *nt* des Handwurzelrückens, Rete carpale dorsale
dorsal venous rete of foot Venengeflecht *nt* des Fußrückens, Rete venosum dorsale pedis
dorsal venous rete of hand Venengeflecht *nt* des Handrückens, Rete venosum dorsale manus
rete of Haller Haller-Netz *nt*, Rete testis
lateral malleolar rete Rete malleolare laterale
lymphocapillary rete Lymphkapillarennetz *nt*, Rete lymphocapillare
malpighian rete Rete Malpighii
medial malleolar rete Rete malleolare mediale
rete mirabile Wundernetz *nt*, Rete mirabile
venous rete mirabile Venennetz *nt*, Rete venosum
rete of patella patelläres Arteriengeflecht *nt*, Rete patellare
plantar venous rete Rete venosum plantare
rete testis Rete testis, Haller-Netz *nt*
venous rete Venengeflecht *nt*, Rete venosum

re|ten|tion [rɪ'tenʃn] *noun* Retention *f*
fecal retention Retentio alvi
urinary retention Harnstauung *f*, -verhalt *m*, -verhaltung *f*

re|te|the|li|o|ma [ˌrɪtəˌθɪlɪ'əʊmə] *noun* **1.** Hodgkin-Krankheit *f*, Hodgkin-Lymphom *nt*, Morbus Hodgkin, Hodgkin-Paltauf-Steinberg-Krankheit *f*, Paltauf-Steinberg-Krankheit *f*, (maligne) Lymphogranulomatose *f*, Lymphogranulomatosis maligna **2.** non-Hodgkin-Lymphom *nt*

re|ti|al ['riːʃɪəl] *adj* Rete betreffend

reticul- *präf.* Netz-, Retikul(o)-, Retikulum-

re|tic|u|lar [rɪ'tɪkjələr] *adj* das Retikulum betreffend, zum Retikulum gehörend; netzförmig, netzartig, retikulär, retikular

re|tic|u|lin [rɪ'tɪkjəlɪn] *noun* Retikulin *nt*, Reticulin *nt*

reticulo- *präf.* Netz-, Retikul(o)-, Retikulum-

re|tic|u|lo|cyte [rɪˌtɪkjələʊsaɪt] *noun* Retikulozyt *m*

re|tic|u|lo|cy|to|pe|nia [rɪˌtɪkjələʊˌsaɪtə'piːnɪə] *noun* Retikulopenie *f*, Retikulozytopenie *f*

re|tic|u|lo|cy|to|sis [rɪˌtɪkjələʊsaɪ'təʊsɪs] *noun* Retikulozytose *f*

re|tic|u|lo|en|do|the|li|al [rɪˌtɪkjələʊˌendəʊ'θiːlɪəl] *adj* retikuloendotheliales Gewebe oder System betreffend, retikuloendothelial, retikulohistiozytär

re|tic|u|lo|en|do|the|li|o|sis [rɪˌtɪkjələʊˌendəʊˌθiːlɪ'əʊsɪs] *noun* Retikuloendotheliose *f*
leukemic reticuloendotheliosis Haarzellenleukämie *f*, leukämische Retikuloendotheliose *f*

re|tic|u|lo|en|do|the|li|um [rɪˌtɪkjələʊˌendəʊ'θiːlɪəm] *noun* retikuloendotheliales Gewebe *nt*

re|tic|u|lo|his|ti|o|cyt|ic [rɪˌtɪkjələʊˌhɪstɪə'sɪtɪk] *adj* retikulohistiozytär

re|tic|u|lo|his|ti|o|cy|to|ma [rɪˌtɪkjələʊˌhɪstɪəʊsaɪ'təʊmə] *noun* **1.** retikulohistiozytisches Granulom *nt*, Riesenzellhistiozytom *nt*, Retikulohistiozytom (Cak) *nt* **2.** reticulohistiocytomata *plural* multiple Retikulohistiozytome *pl*, multizentrische Retikulohistiozytose *f*, Lipoiddermatoarthritis *f*, Reticulohistiocytosis disseminata

re|tic|u|lo|his|ti|o|cy|to|sis [rɪˌtɪkjələʊˌhɪstɪəʊsaɪ'təʊsɪs] *noun* Retikulohistiozytose *f*
multicentric reticulohistiocytosis multiple Retikulohistiozytome *pl*, multizentrische Retikulohistiozytose *f*, Lipoiddermatoarthritis *f*, Reticulohistiocytosis disseminata

re|tic|u|loid [rɪ'tɪkjələɪd] **I** *noun* Retikuloid *nt* **II** *adj* Retikulose-ähnlich, retikuloid
actinic reticuloid aktinisches Retikuloid *nt*, aktinische retikuläre Hyperplasie *f*, Aktinoretikulose *f*

re|tic|u|lo|pe|nia [rɪˌtɪkjələʊ'piːnɪə] *noun* Retikulopenie *f*, Retikulozytopenie *f*

re|tic|u|lo|sis [rɪˌtɪkjə'ləʊsɪs] *noun* Retikulose *f*
benign inoculation reticulosis Katzenkratzkrankheit *f*, cat-scratch-disease *nt*, benigne Inokulationslymphoretikulose *f*
familial hemophagocytic reticulosis → *histiocytic medullary reticulosis*
histiocytic medullary reticulosis maligne Histiozytose *f*, maligne Retikulohistiozytose *f*, histiozytäre medulläre Retikulose *f*
leukemic reticulosis (akute) Monozytenleukämie *f*
lipomelanotic reticulosis Pautrier-Woringer-Syndrom *nt*, dermatopathische Lymphopathie/Lymphadenitis *f*, lipomelanotische Retikulose *f*
pagetoid reticulosis Morbus Woringer-Kolopp *m*, pagetoide/epidermotrope Retikulose *f*

re|tic|u|lo|the|li|um [rɪˌtɪkjələʊ'θiːlɪəm] *noun* Retothel *nt*

re|tic|u|lum [rɪ'tɪkjələm] *noun, plural* **-la** [-lə] **1.** Retikulum *nt* **2.** retikuläres Bindegewebe *nt*
agranular reticulum → *smooth endoplasmic reticulum*
agranular endoplasmic reticulum → *smooth endoplasmic reticulum*
granular endoplasmic reticulum → *rough endoplasmic reticulum*
rough endoplasmic reticulum raues/granuläres endoplasmatisches Retikulum *nt*, Ergastoplasma *nt*
sarcoplasmic reticulum sarkoplasmatisches Retikulum *nt*
smooth reticulum glattes/agranuläres endoplasmatisches Retikulum *nt*
smooth endoplasmic reticulum → *smooth endoplasmic reticulum*
trabecular reticulum Hueck-Band *nt*, Stenon-Band *nt*, iridokorneales Balkenwerk *nt*, Reticulum trabeculare, Ligamentum pectinatum

re|ti|form ['riːtəfɔːrm, 'retə-] *adj* netzförmig

ret|i|na ['retɪnə] *noun* Netzhaut *f*, Retina *f*
detached retina Netzhautablösung *f*, Ablatio retinae
retinacula of nail Retinacula unguis
retinacula of skin Retinacula cutis

ret|i|nac|u|lum [ˌretə'nækjələm] *noun, plural* **-la** [-lə] Halteband *nt*, Retinakulum *nt*, Retinaculum *nt*
carpal retinaculum Retinaculum flexorum manus, Ligamentum carpi transversum
caudal retinaculum Retinaculum caudale
extensor retinaculum Strecksehnenband *nt* der Hand, Retinaculum extensorum manus
extensor retinaculum of hand Strecksehnenband *nt* der Hand, Retinaculum extensorum manus, Ligamentum carpi dorsale
flexor retinaculum of foot Halteband *nt* der Plantarflexoren, Retinaculum musculorum flexorum pedis
flexor retinaculum of hand Retinaculum flexorum ma-

R

nus, Ligamentum carpi transversum
inferior extensor retinaculum of foot Y-Band *nt*, Retinaculum musculorum extensorum inferius pedis
inferior peroneal retinaculum Retinaculum musculorum peroneorum inferius
lateral patellar retinaculum Retinaculum patellae laterale
medial patellar retinaculum Retinaculum patellae mediale
peroneal retinaculum Halteband *nt* der Peronäussehnen, Retinaculum musculorum peroneorum
superior extensor retinaculum of foot oberes Strecksehnenband *nt*, Retinaculum musculorum extensorum superius pedis
superior peroneal retinaculum Retinaculum musculorum peroneorum superius
suspensory retinaculum of breast Retinaculum cutis mammae, Ligamenta suspensoria mammaria
retlilnal ['retɪnəl] *adj* Netzhaut/Retina betreffend, retinal
retinitic [retɪ'naɪtɪk] *adj* Netzhautentzündung/Retinitis betreffend, retinitisch
retlilniltis [retɪ'naɪtɪs] *noun* Netzhautentzündung *f*, Retinitis *f*
actinic retinitis aktinische Retinitis/Retinopathie *f*
apoplectic retinitis Verschluss *m* der Arteria centralis retinae, Zentralarterienthrombose *f*, Apoplexia retinae
azotemic retinitis azotämische Retinitis/Retinopathie *f*
central angiospastic retinitis Chorioretinopathia centralis serosa, Retinitis centralis serosa, Retinopathia centralis serosa
circinate retinitis Retinitis/Retinopathia circinata
Coats' retinitis Coats-Syndrom *nt*, Morbus Coats *m*, Retinitis exsudative externa
diabetic retinitis Retinopathia diabetica
exudative retinitis Coats-Syndrom *nt*, Retinitis exsudativa
Jacobson's retinitis Retinitis syphilitica
Jensen's retinitis Retinochorioiditis juxtapapillaris Jensen
metastatic retinitis septische Retinitis *f*
retinitis punctata albescens Retinitis punctata albescens
septic retinitis septische Retinitis *f*
serous retinitis seröse Retinitis *f*, Retinitis serosa
simple retinitis seröse Retinitis *f*, Retinitis serosa
syphilitic retinitis Retinitis syphilitica
uremic retinitis urämische Retinitis *f*
retlilnolblasltolma [ˌretɪnəʊblæs'təʊmə] *noun* Retinoblastom *nt*, Glioma retinae
retlilnolcholroid [ˌretɪnəʊ'kɔːrɔɪd, -'kəʊr-] *adj* Aderhaut und Netzhaut/Retina betreffend oder verbindend, chorioretinal
retlilnolcholroidliltis [ˌretɪnəʊˌkɔːrɔɪ'daɪtɪs] *noun* Entzündung von Aderhaut und Netzhaut, Chorioretinitis *f*, Retinochorioiditis *f*
Jensen's retinochoroiditis Retinochorioiditis juxtapapillaris Jensen
retlilnoglralphy [retɪ'nɑgrəfɪ] *noun* Retinographie *f*, Retinografie *f*
retlilnoid ['retɪnɔɪd] I *noun* Retinoid *nt* II *adj* harzartig, Harz-
retlilnol ['retnɔl, -nɑl] *noun* Retinol *nt*, Vitamin A_1 *nt*, Vitamin-A-Alkohol *m*
retinol$_2$ (3-)Dehydroretinol *nt*, Vitamin A_2 *nt*
retlilnolpaplilliltis [ˌretɪnəʊpæpə'laɪtɪs] *noun* Entzündung von Netzhaut und Sehnervenpapille, Retinopapillitis *f*, Papilloretinitis *f*
retlilnoplalthy [retɪ'nɑpəθɪ] *noun* (nicht-entzündliche) Netzhauterkrankung *f*, Retinopathie *f*, Retinopathia *f*, Retinose *f*
AIDS-related retinopathy AIDS-Retinopathie *f*, HIV-Retinopathie *f*
angiospastic retinopathy angiospastische Retinopathie *f*, Retinopathia angiospastica
arteriosclerotic retinopathy arteriosklerotische Retinopathie *f*, Retinopathia arteriosclerotica
central angiospastic retinopathy Retinitis/Chorioretinopathia centralis serosa
central serous retinopathy Chorioretinopathia centralis serosa, Retinitis centralis serosa, Retinopathia centralis serosa
circinate retinopathy Retinitis/Retinopathia circinata
diabetic retinopathy diabetische Retinopathie *f*, Retinopathia diabetica
external exudative retinopathy Coats-Syndrom *nt*, Morbus Coats *m*, Retinitis exsudativa externa
exudative retinopathy Coats-Syndrom *nt*, Retinitis exsudativa
hemorrhagic retinopathy hämorrhagische Retinopathie/Retinitis *f*, Retinitis/Retinopathia haemorrhagica
pigmentary retinopathy Retinitis/Retinopathia pigmentosa
retinopathy of prematurity retrolentale Fibroplasie *f*, Frühgeborenenretinopathie *f*, Terry-Syndrom *nt*, Retinopathia praematurorum
Purtscher's angiopathic retinopathy Purtscher-Netzhautschädigung *f*, Angiopathia retinae traumatica
sickle cell retinopathy Sichelzellenretinopathie *f*
retlilnoslchilsis [ˌretɪ'nɑskəsɪs] *noun* Retinoschisis *f*
retlilnoslcolpy [ˌretɪ'nɑskəpɪ] *noun* Retinoskopie *f*, Skiaskopie *f*
retlilnolsis [ˌretɪnəʊ'nəʊsɪs] *noun* Retinopathia *f*
retlilnoltoxlic [ˌretɪnəʊ'tɑksɪk] *adj* die Netzhaut/Retina schädigend, netzhautschädlich, netzhautschädigend, retinotoxisch
reltolthellilal [ˌriːtəʊ'θiːlɪəl] *adj* das Retothel betreffend, retothelial
retlolthellilum [ˌretəʊ'θiːlɪəm] *noun* Retothel *nt*
reltract [rɪ'trækt] I *vt* zurück-, zusammen-, einziehen, kontrahieren II *vi* sich zurück- oder zusammenziehen, kontrahieren
reltracltion [rɪ'trækʃn] *noun* Zurück-, Zusammen-, Einziehen *nt*, Einziehung *f*, Schrumpfung *f*, Verkürzung *f*, Retraktion *f*
reltranslplanltaltion [rɪˌtrænsplæn'teɪʃn] *noun* Retransplantation *f*
retro- *präf.* Zurück-, Retro-, Rück-, Rückwärts-
retlrolacltive [ˌretrəʊ'æktɪv] *adj* umgekehrt wirkend, retroaktiv
retlrolaulriclullar [ˌretrəʊɔː'rɪkjələr] *adj* hinter der Ohrmuschel/Aurikel (liegend), retroaurikulär, postaurikulär
retlrolbuclcal [ˌretrəʊ'bʌkəl] *adj* hinter der Wange/Bucca (liegend), retrobukkal
retlrolbullbar [ˌretrəʊ'bʌlbər, -bɑːr] *adj* **1.** hinter dem Augapfel/Bulbus oculi, retrobulbär **2.** (*ZNS*) hinter der Brücke, retrobulbär
retlrolcallcalnelolburlsiltis [ˌretrəʊkælˌkeɪnɪəʊbər'saɪtɪs] *noun* Entzündung der Bursa tendinis calcanei, Achillobursitis *f*, Bursitis *f* achillea
retlrolcarldilac [ˌretrəʊ'kɑːrdɪæk] *adj* hinter dem Herzen (liegend), retrokardial
retlrolcelcal [ˌretrəʊ'siːkəl] *adj* hinter dem Blinddarm/Zäkum (liegend), retrozäkal, retrozökal
retlrolcerlvilcal [ˌretrəʊ'sɜrvɪkl, retrəʊsɜr'vaɪkl] *adj* hinter dem Gebärmutterhals/der Zervix (liegend), retrozervikal
retlrolcochllelar [ˌretrəʊ'kɑklɪər] *adj* hinter der Gehörgangsschnecke/Kochlea (liegend), retrokochleär, retrokochlear
retlrolcollic [ˌretrəʊ'kɑlɪk] *adj* hinter dem Kolon (liegend), retrokolisch
retlrolcurlsive [ˌretrəʊ'kɜrsɪv] *adj* rückwärts gehend oder laufend, retrokursiv

R

ret|ro|du|o|de|nal [ˌretrəʊd(j)uːəʊ'diːnl, retrəʊd(j)uː'ɑdnəl] *adj* hinter dem Zwölffingerdarm/Duodenum (liegend), retroduodenal
ret|ro|e|soph|a|ge|al [ˌretrəʊɪˌsɑfə'dʒiːəl] *adj* hinter der Speiseröhre/dem Ösophagus (liegend), retroösophageal
ret|ro|flec|ted ['retrəʊflektɪd] *adj* nach hinten abgeknickt oder gebogen, zurückgebogen, retroflektiert, retroflex
ret|ro|flexed ['retrəʊflekst] *adj* nach hinten abgeknickt oder gebogen, zurückgebogen, retroflektiert, retroflex
ret|ro|flex|ion [ˌretrəʊ'flekʃn] *noun* Rückwärtsbiegung *f*, -beugung *f*, Retroflexion *f*
retroflexion of the gravid uterus Retroflexio uteri gravidi
uterine retroflexion Retroflexio uteri
ret|ro|gnath|ia [ˌretrəʊ'næθɪə] *noun* Retrognathie *f*
ret|ro|gnath|ic [ˌretrəʊ'næθɪk] *adj* Retrognathie betreffend, retrognath
ret|ro|grade ['retrəʊgreɪd] **I** *adj* rückläufig, -gängig, von hinten her, retrograd, Rückwärts-; rückwirkend, zeitlich/örtlich zurückliegend **II** *v* entarten, degenerieren
ret|ro|gress ['retrəʊgres] *v* zurückentwickeln; zurückgehen, -weichen
ret|ro|gres|sion [ˌretrəʊ'greʃn] *noun* rückläufige Entwicklung *f*, Degeneration *f*, Kataplasie *f*, Rückbildung *f*, Regression *f*
ret|ro|gres|sive [ˌretrəʊ'gresɪv] *adj* sich zurückbildend, sich zurückentwickelnd, regressiv, retrogressiv
ret|ro|il|e|al [ˌretrəʊ'ɪlɪəl] *adj* hinter dem Ileum (liegend), retroileal
re|tro|in|fec|tion [ˌretrəʊɪn'fekʃn] *noun* Retroinfektion *f*
ret|ro|in|gui|nal [ˌretrəʊ'ɪŋgwɪnl] *adj* hinter dem Leistenband (liegend), retroinguinal
ret|ro|in|hi|bi|tion [ˌretrəʊˌin(h)ɪ'bɪʃn] *noun* Endprodukt-, Rückkopplungshemmung *f*, Feedback-Hemmung *f*
re|tro|len|tal [ˌretrəʊ'lentl] *adj* hinter der Augenlinse/Lens cristallina (liegend), retrolental, retrokristallin
ret|ro|mam|ma|ry [ˌretrəʊ'mæmərɪ] *adj* hinter der Brust (-drüse)/Mamma (liegend), retromammär
ret|ro|man|dib|u|lar [ˌretrəʊmæn'dɪbjələr] *adj* hinter dem Unterkiefer/der Mandibula (liegend), retromandibular
retro-ocular *adj* hinter dem Augapfel/Bulbus oculi (liegend), retrobulbär
ret|ro|per|i|to|ne|al [retrəʊˌperɪtə'niːəl] *adj* hinter dem Bauchfell/Peritoneum (liegend), im Retroperitonealraum (liegend), retroperitoneal
ret|ro|per|i|to|ne|um [ˌretrəʊˌperɪtə'niːəm] *noun* Retroperitonealraum *m*, Spatium retroperitoneale
ret|ro|per|i|to|ni|tis [ˌretrəʊˌperɪtə'naɪtɪs] *noun* Entzündung des Retroperitonealraums, Retroperitonitis *f*
ret|ro|pha|ryn|ge|al [ˌretrəʊfə'rɪn'dʒ(ɪ)əl, retrəʊˌfærɪn'dʒiːəl] *adj* hinter dem Rachen/Pharynx (liegend), retropharyngeal
ret|ro|phar|yn|gi|tis [ˌretrəʊˌfærɪn'dʒaɪtɪs] *noun* Entzündung im Retropharygealraum, Retropharyngitis *f*
ret|ro|pla|cen|tal [ˌretrəʊplə'sentəl] *adj* hinter dem Mutterkuchen/der Plazenta (liegend), zwischen Plazenta und Uteruswand (ablaufend), retroplazentar
ret|ro|po|si|tion [ˌretrəpə'zɪʃn] *noun* Rückwärtsverlagerung *f*, Retroposition *f*, Retropositio *f*
retroposition of uterus Retroposition *f* des Uterus, Retropositio uteri
ret|ro|pu|bic [ˌretrəʊ'pjuːbɪk] *adj* hinter dem Schambein/Os pubis (liegend), retropubisch
ret|ro|pul|sion [ˌretrəʊ'pʌlʃn] *noun* Retropulsion *f*
ret|ro|py|lo|ric [ˌretrəʊpaɪ'lɔːrɪk] *adj* retropylorisch
ret|ro|spec|tive [ˌretrəʊ'spektɪv] *adj* nach rückwärts gerichtet, zurückschauend, zurückblickend, retrospektiv
ret|ro|spon|dy|lo|lis|the|sis [ˌretrəʊˌspɑndɪləʊlɪs'θiːsɪs] *noun* Retrospondylolisthese *f*
ret|ro|ster|nal [ˌretrəʊ'stɜrnl] *adj* hinter dem Brustbein/Sternum (liegend), retrosternal, substernal
ret|ro|ton|sil|lar [ˌretrəʊ'tɑnsɪlər] *adj* hinter der Gaumenmandel/Tonsilla palatina (liegend), retrotonsillär
ret|ro|u|ter|ine [ˌretrəʊ'juːtərɪn, -raɪn] *adj* hinter der Gebärmutter/dem Uterus (liegend), retrouterin
ret|ro|vas|cu|lar [ˌretrəʊ'væskjələr] *adj* retrovaskulär
ret|ro|ver|sion [ˌretrəʊ'vɜrʒn, -ʃn] *noun* **1.** Rückwärtsneigung *f*, -beugung *f*, Retroversion *f* **2.** retroversion of uterus Retroversion *f* des Uterus, Retroversio uteri
ret|ro|vert|ed [ˌretrəʊ'vɜrtɪd] *adj* nach hinten oder rückwärts geneigt, rückwärtsverlagert, retrovertiert
Ret|ro|vir|i|dae [retrəʊ'vɪrədiː] *plural* Retroviren *pl*, Retroviridae *pl*
ret|ro|vi|rus [retrəʊ'vaɪrəs] *noun* Retrovirus *nt*
AIDS-associated retrovirus human immunodeficiency virus *nt*, humanes T-Zell-Leukämie-Virus III *nt*, Lymphadenopathie-assoziiertes Virus *nt*, Aids-Virus *nt*
re|tru|sion [rɪ'truːʃn, -ʒn] *noun* Zurückverlagerung *f*, Retrusion *f*
re|vac|ci|na|tion [rɪˌvæksə'neɪʃn] *noun* Wiederholungsimpfung *f*, Wiederimpfung *f*, Revakzination *f*
re|vas|cu|lar|i|za|tion [rɪˌvæskjələrɪ'zeɪʃn] *noun* **1.** (*patholog.*) Kapillareinsprossung *f*, Revaskularisierung *f*, Revaskularisation *f* **2.** (*chirurg.*) Revaskularisation *f*, Revaskularisierung *f*
rhabdo- *präf.* Stab-, Rhabd(o)-
rhab|do|cyte ['ræbdəsaɪt] *noun* Metamyelozyt *m*
rhab|do|my|o|blas|to|ma [ræbdəʊˌmaɪəblæs'təʊmə] *noun* Rhabdosarkom *nt*, Rhabdomyosarkom *nt*
rhab|do|my|o|chon|dro|ma [ræbdəʊˌmaɪəkɑn'drəʊmə] *noun* benignes Mesenchymom *nt*
rhab|do|my|ol|y|sis [ˌræbdəʊmaɪ'ɑlɪsɪs] *noun* Rhabdomyolyse *f*
rhab|do|my|o|ma [ˌræbdəʊmaɪ'əʊmə] *noun* Rhabdomyom *nt*
rhab|do|my|o|myx|o|ma [ræbdəʊˌmaɪəmɪk'səʊmə] *noun* benignes Mesenchymom *nt*
rhab|do|my|o|sar|co|ma [ræbdəʊˌmaɪəsɑːr'kəʊmə] *noun* Rhabdosarkom *nt*, Rhabdomyosarkom *nt*
rhab|do|sar|co|ma [ˌræbdəʊsɑːr'kəʊmə] *noun* Rhabdosarkom *nt*, Rhabdomyosarkom *nt*
Rhab|do|vir|i|dae [ˌræbdəʊ'vɪrədiː] *plural* Rhabdoviridae *pl*
rha|phe ['reɪfɪ] *noun* Raphe *f*, Rhaphe *f*
rhat|a|ny ['rætniː] *noun* Ratanhiawurzel *f*, Ratanhiae radix
rheo- *präf.* Fluss-, Rheo-
rhe|os|to|sis [ˌriːəs'təʊsɪs] *noun* Rheostose *f*, Melorheostose *f*
rhe|o|tac|tic [ˌriːəʊ'tæktɪk] *adj* Rheotaxis betreffend, Rheotaxis zeigend, rheotaktisch
rhe|o|tax|is [ˌriːəʊ'tæksɪs] *noun* Bewegung *f* in einem Flüssigkeitsstrom, Rheotaxis *f*
negative rheotaxis Bewegung *f* mit einem Flüssigkeitsstrom, negative Rheotaxis *f*
positive rheotaxis Bewegung *f* gegen einen Flüssigkeitsstrom, positive Rheotaxis *f*
rheu|mat|ic [ruː'mætɪk] **I** *noun* Rheumatiker *m* **II** *adj* rheumatisch, Rheuma-
rheu|ma|tism ['ruːmətɪzəm] *noun* rheumatische Erkrankung *f*, Erkrankung *f* des rheumatischen Formenkreises, Rheumatismus *m*, Rheuma *nt*
acute articular rheumatism → *inflammatory rheumatism*
Heberden's rheumatism Heberden-Polyarthrose *f*
inflammatory rheumatism rheumatisches Fieber *nt*, Febris rheumatica, akuter Gelenkrheumatismus *m*, Polyarthritis rheumatica acuta
lumbar rheumatism Hexenschuss *m*, Lumbago *f*, Lumbalsyndrom *nt*

soft tissue rheumatism extraartikulärer Rheumatismus *m*, Weichteilrheumatismus *m*
rheu|ma|to|ce|lis [ˌruːmətəʊ'siːlɪs] *noun* Schoenlein-Henoch-Syndrom *nt*, (anaphylaktoide) Purpura Schoenlein-Henoch *f*, rheumatoide/athrombopenische Purpura *f*, Immunkomplexpurpura *f*, -vaskulitis *f*, Purpura anaphylactoides (Schoenlein-Henoch), Purpura rheumatica (Schoenlein-Henoch)
rheu|ma|toid ['ruːmətɔɪd] *adj* **1.** rheumaähnlich, rheumatoid, Rheuma- **2.** rheumatisch, Rheuma-
rhin- *präf.* Nasen-, Naso-, Rhin(o)-
rhi|nal ['raɪnl] *adj* Nase/Nasus betreffend, nasal
rhin|al|gia [raɪ'nældʒɪə] *noun* Nasenschmerz(en *pl*) *m*, Rhinalgie *f*, Rhinodynie *f*
rhin|al|ler|go|sis [ˌraɪnælər'gəʊsɪs] *noun* allergische Rhinitis/Rhinopathie *f*, Rhinitis/Rhinopathia allergica, Rhinallergose *f*
rhin|en|ceph|a|lon [ˌraɪnən'sefələn] *noun, plural* **-lons, -la** [-lə] Riechhirn *nt*, Rhinenzephalon *nt*, Rhinencephalon *nt*
rhin|es|the|sia [ˌraɪnes'θiːʒə] *noun* Geruchssinn *m*
rhi|ni|tis [raɪ'naɪtɪs] *noun* Entzündung der Nasenschleimhaut, Rhinitis *f*, Nasenschleimhautentzündung *f*, Rhinitis *f*; Schnupfen, Nasenkatarrh *m*, Koryza, Coryza
acute rhinitis Nasenkatarrh *m*, Koryza *f*, Coryza *f*, Rhinitis acuta
acute catarrhal rhinitis → *acute rhinitis*
allergic rhinitis allergische Rhinitis *f*, Rhinopathia vasomotorica allergica
allergic vasomotor rhinitis → *allergic rhinitis*
anaphylactic rhinitis → *allergic rhinitis*
atopic rhinitis perenniale Rhinitis *f*, perenniale allergische Rhinitis *f*
atrophic rhinitis atrophische Rhinitis *f*, Rhinitis atrophicans
chronic hyperplastic rhinitis chronische hyperplastische Rhinitis/Rhinopathie *f*, Rhinitis hyperplastica/hypertrophicans, Rhinopathia chronica hyperplastica
croupous rhinitis pseudomembranöse/fibrinöse Rhinitis *f*, Rhinitis pseudomembranacea
drug-induced rhinitis arzneimittelinduzierte Rhinopathie *f*, Rhinopathia medicamentosa
hyperplastic rhinitis chronisch-hyperplastische Rhinitis/Rhinopathie *f*, Rhinitis hyperplastica/hypertrophicans, Rhinopathia chronica hyperplastica
hypertrophic rhinitis Rhinitis hypertrophicans
membranous rhinitis pseudomembranöse/fibrinöse Rhinitis *f*, Rhinitis pseudomembranacea
nonseasonal allergic rhinitis → *atopic rhinitis*
perennial rhinitis → *atopic rhinitis*
pseudomembranous rhinitis pseudomembranöse/fibrinöse Rhinitis *f*, Rhinitis pseudomembranacea
purulent rhinitis eitrige Rhinitis *f*, Rhinitis purulenta
seasonal allergic rhinitis allergische saisongebundene Rhinitis *f*; Heuschnupfen *m*, Heufieber *nt*
vasomotor rhinitis vasomotorische Rhinitis *f*, Rhinitis vasomotorica
rhino- *präf.* Nasen-, Naso-, Rhin(o)-
rhi|no|ceph|a|ly [ˌraɪnəʊ'sefəlɪ] *noun* Rhinozephalie *f*, Rhinenzephalie *f*
rhi|no|dyn|ia [ˌraɪnəʊ'diːnɪə] *noun* Nasenschmerz(en *pl*) *m*, Rhinodynie *f*, Rhinalgie *f*
rhi|no|en|to|moph|tho|ro|my|co|sis [ˌraɪnəʊˌentəʊˌmɑfθərəʊmaɪ'kəʊsɪs] *noun* Entomophthoro-Mykose *f*
rhi|no|gen|ic [ˌraɪnə'dʒenɪk] *adj* von der Nase ausgehend, rhinogen
rhi|no|la|lia [ˌraɪnəʊ'leɪlɪə] *noun* näselnde Sprache *f*, Näseln *nt*, Rhinolalie *f*, Rhinolalia *f*
closed rhinolalia geschlossenes Näseln *nt*, Hyporhinolalie *f*, Rhinolalia clausa
open rhinolalia offenes Näseln *nt*, Rhinophasie *f*, Rhinolalia aperta
rhi|no|lar|yn|gi|tis [ˌraɪnəʊˌlærɪn'dʒaɪtɪs] *noun* Entzündung von Nasen- und Rachenschleimhaut, Rhinolaryngitis *f*, Nasen-Rachen-Kntzündung *m*
rhi|no|lith ['raɪnəʊlɪθ] *noun* Nasenstein *m*, Rhinolith *m*
rhi|no|li|thi|a|sis [ˌraɪnəʊlɪ'θaɪəsɪs] *noun* Rhinolithiasis *f*
rhi|nol|o|gy [raɪ'nɑlədʒɪ] *noun* Nasenheilkunde *f*, Rhinologie *f*
rhi|no|ma|nom|e|try [ˌraɪnəʊmə'nɑmətrɪ] *noun* Rhinomanometrie *f*
rhi|no|my|co|sis [ˌraɪnəʊmaɪ'kəʊsɪs] *noun* Pilzerkrankung *f* der Nase(nschleimhaut), Rhinomykose *f*
rhi|nop|a|thy [raɪ'nɑpəθɪ] *noun* Nasenerkrankung *f*, Rhinopathie *f*
allergic rhinopathy → *allergic rhinitis*
rhi|no|pha|ryn|ge|al [ˌraɪnəʊfəˌrɪn'dʒ(ɪ)əl] *adj* Nase und Rachen/Pharynx betreffend oder verbindend; Nasenrachen/Nasopharynx betreffend, nasopharyngeal, epipharyngeal, rhinopharyngeal, pharyngonasal
rhi|no|phar|yn|gi|tis [ˌraɪnəʊˌfærɪn'dʒaɪtɪs] *noun* Entzündung des Nasenrachens/Rhinopharynx, Rhinopharyngitis *f*, Epipharynxentzündung *f*, Nasopharynxentzündung *f*, Nasopharyngitis *f*, Epipharyngitis *f*
rhi|no|pha|ryn|go|cele [ˌraɪnəʊfə'rɪŋgəsiːl] *noun* Rhinopharyngozele *f*
rhi|no|phar|ynx ['raɪnəʊfærɪŋks] *noun* Nasenrachen *m*, Epi-, Naso-, Rhinopharynx *m*, Pars nasalis pharyngis
rhi|no|pho|nia [ˌraɪnəʊ'fəʊnɪə] *noun* **1.** näselnde Sprache *f*, Näseln *nt*, Rhinolalie *f*, Rhinolalia *f* **2.** offenes Näseln *nt*, Rhinophasie *f*, Rhinophasia *f*, Rhinolalia aperta
rhi|no|phy|co|my|co|sis [ˌraɪnəʊˌfaɪkəʊmaɪ'kəʊsɪs] *noun* Entomophthorose *f*, Entomophthora-Phykomykose *f*, Rhinophykomykose *f*
rhi|no|phy|ma [ˌraɪnəʊ'faɪmə] *noun* Kartoffel-, Säufer-, Pfund-, Knollennase *f*, Rhinophym *nt*, Rhinophyma *nt*
rhi|no|plas|tic [ˌraɪnəʊ'plæstɪk] *adj* Rhinoplastik betreffend, rhinoplastisch
rhi|no|plas|ty ['raɪnəʊplæstɪ] *noun* Nasen-, Rhinoplastik *f*
rhi|nor|rha|gia [ˌraɪnəʊ'reɪdʒ(ɪ)ə] *noun* (starkes) Nasenbluten *nt*, Rhinorrhagie *f*, Epistaxis *f*
rhi|nor|rhea [ˌraɪnə'rɪə] *noun* Nasen(aus)fluss *m*, Rhinorrhoe *f*
cerebrospinal rhinorrhea nasale Liquorrhoe *f*, Liquorrhoe *f* aus der Nase
rhi|no|sal|pin|gi|tis [ˌraɪnəʊˌsælpɪn'dʒaɪtɪs] *noun* Entzündung der Schleimhaut von Nase und Ohrtrompete, Rhinosalpingitis *f*
rhi|no|scle|ro|ma [ˌraɪnəʊsklɪ'rəʊmə] *noun* Rhinosklerom *nt*
rhi|no|scope ['raɪnəʊskəʊp] *noun* Nasenspekulum *nt*
rhi|no|scop|ic [ˌraɪnəʊ'skɑpɪk] *adj* Rhinoskopie betreffend, mittels Rhinoskopie, rhinoskopisch
rhi|nos|co|py [raɪ'nɑskəpɪ] *noun* Nasen(höhlen)spiegelung *f*, Rhinoskopie *f*, -scopia *f*
anterior rhinoscopy vordere Rhinoskopie *f*, Rhinoscopia anterior
posterior rhinoscopy Postrhinoskopie *f*, Epipharyngoskopie *f*, Rhinoscopia posterior
rhi|no|spo|rid|i|o|sis [ˌraɪnəʊspəˌrɪdɪ'əʊsɪs] *noun* Rhinosporidiose *f*
rhi|no|ste|no|sis [ˌraɪnəʊstɪ'nəʊsɪs] *noun* Rhinostenose *f*
rhi|not|o|my [raɪ'nɑtəmɪ] *noun* Rhinotomie *f*
rhi|no|tra|che|i|tis [ˌraɪnəʊˌtreɪkɪ'aɪtɪs] *noun* Entzündung der Schleimhaut von Nase und Luftröhre/Trachea, Rhinotracheitis *f*
rhi|no|vi|rus [ˌraɪnəʊ'vaɪrəs] *noun* Rhinovirus *nt*
Rhi|pi|ceph|a|lus [ˌraɪpɪ'sefələs] *noun* Rhipicephalus *m*
rhizo- *präf.* Wurzel-, Rhiz(o)-
rhi|zol|y|sis [raɪ'zɑlɪsɪs] *noun* Rhizolyse *f*
rhi|zome ['raɪzəʊm] *noun* Wurzelstock *m*, Rhizoma *nt*, Rhizom *nt*

R

butcher's-broom rhizome Rusci aculeati rhizoma
herb bennet rhizome Gei urbani rhizoma, Caryophyllatae rhizoma
scopolia rhizome Scopoliae carniolicae rhizoma
zedoary rhizome Zitwerwurzel *f*, Zedoariae rhizoma

rhi|zo|me|nin|go|my|e|li|tis [ˌraɪzəʊmɪˌnɪŋgəʊmaɪəˈlaɪtɪs] *noun* Radikulomeningomyelitis *f*, Meningomyeloradikulitis *f*

Rhi|zop|o|da [raɪˈzɑpədə] *plural* Wurzelfüßler *pl*, Rhizopoden *pl*, Rhizopoda *pl*

rhi|zot|o|my [raɪˈzɑtəmɪ] *noun* Rhizotomie *f*, Rhizotomia *f*, Radikulotomie *f*
posterior rhizotomy Dana-Operation *f*, Rhizotomia posterior
retrogasserian rhizotomy retroganglionäre Neurotomie *f*
trigeminal rhizotomy retroganglionäre Neurotomie *f*

rhodo- *präf.* Rot-, Rhod(o)-

rho|dop|sin [rəʊˈdɑpsɪn] *noun* Sehpurpur *nt*, Rhodopsin *nt*

rhom|ben|ce|phal|ic [ˌrɑmbənsəˈfælɪk] *adj* Rautenhirn/Rhombencephalon betreffend, rhombenzephalisch

rhom|ben|ceph|a|lon [ˌrɑmbənˈsefəlɑn] *noun, plural* **-lons, -la** [-lə] Rautenhirn *nt*, Rhombenzephalon *nt*, Rhombencephalon *nt*

rhom|boid [ˈrɑmbɔɪd] I *noun* Rhomboid *nt* II *adj* Rhombus oder Rhomboid betreffend, rauten-, rhombenförmig, rhombisch, rhomboidisch, Rauten-

rhon|chi [ˈrɑŋkaɪ] *plural* Rasselgeräusche *pl*

rhu|barb [ˈruːbɑːrb] *noun* Rhabarber *m*

rhythm [ˈrɪðəm] *noun* Rhythmus *m*
alpha rhythm α-Rhythmus *m*, Alpha-, Berger-Rhythmus *m*
atrioventricular rhythm →*AV rhythm*
atrioventricular nodal rhythm →*AV rhythm*
AV rhythm Atrioventrikularrhythmus *m*, AV-Knotenrhythmus *m*, AV-Rhythmus *m*, Knotenrhythmus *m*
A-V nodal rhythm →*AV rhythm*
Berger's rhythm α-Rhythmus *m*, Alpha-, Berger-Rhythmus *m*
biological rhythm biologischer Rhythmus *m*, Biorhythmus *m*
body rhythm biologischer Rhythmus *m*, Biorhythmus *m*
cantering rhythm Galopp *m*, Galopprhythmus *m*
circadian rhythm zirkadianer Rhythmus *m*, 24-Stunden-Rhythmus *m*, Tagesrhythmus *m*
coupled rhythm Bigeminus *m*, Bigeminuspuls *m*, -rhythmus *m*, Pulsus bigeminus
defective rhythm Dysrhythmie *f*
diurnal rhythm Tagesrythmus *m*, tageszyklischer/tagesperiodischer Rhythmus *m*
escape rhythm Ersatzrhythmus *m*
gallop rhythm Galopp *m*, Galopprhythmus *m*
idioventricular rhythm idioventrikuläre Erregungsbildung *f*, Kammerautomatie *f*, -automatismus *m*
nodal rhythm →*AV rhythm*
normal cardiac rhythm Herzautomatismus *m*
parasystolic rhythm Parasystolie *f*
SA rhythm Sinusrhythmus *m*
sinus rhythm Sinusrhythmus *m*

rhythm|less [ˈrɪðəmlɪs] *adj* ohne Rhythmus, arrhythmisch, arhythmisch

rhyth|mo|gen|e|sis [ˌrɪðməˈdʒenəsɪs] *noun* Rhythmusbildung *f*, -entstehung *f*, Rhythmogenese *f*

rhyt|i|dec|to|my [rɪtɪˈdektəmɪ] *noun* Face-Lifting *f*, Rhytidektomie *f*

rib [rɪb] *noun* Rippe *f*; (*anatom.*) Costa *f*
abdominal ribs falsche Rippen *pl*, Costae spuriae
asternal ribs falsche Rippen *pl*, Costae spuriae
bony rib Rippenknochen *m*, knöcherne Rippe *f*
bruised ribs Brustkorbprellung *f*, Contusio thoracis
cervical rib Halsrippe *f*, Costa cervicalis
false ribs falsche Rippen *pl*, Costae spuriae
fetal rickets Achondroplasie *f*
first rib Costa prima, erste Rippe *f*
floating ribs Costae fluitantes
lumbar rib Lendenrippe *f*
second rib zweite Rippe *f*, Costa secunda
spurious ribs falsche Rippen *pl*, Costae spuriae
sternal ribs echte Rippen *pl*, Costae verae
true ribs echte Rippen *pl*, Costae verae
vertebral ribs Costae fluctuantes
vertebrosternal ribs echte Rippen *pl*, Costae verae

ri|ba|vi|rin [ˌraɪbəˈvaɪrɪn] *noun* Ribavirin *nt*, Virazol *nt*

ri|bo|fla|vin [ˌraɪbəʊˈfleɪvɪn, ˌrɪb-] *noun* Ribo-, Laktoflavin *nt*, Vitamin B_2 *nt*

riboflavin-5'-phosphate *noun* Flavinmononucleotid *nt*, Riboflavin(-5-)phosphat *nt*

ri|bo|nu|cle|o|pro|tein [ˌraɪbəʊˌn(j)uːklɪəʊˈprəʊtiːn, -tiːɪn] *noun* Ribonucleoprotein *nt*

ri|bo|nu|cle|o|side [ˌraɪbəʊˈn(j)uːklɪəsaɪd] *noun* Ribonukleosid *nt*, -nucleosid *nt*

ribonucleoside-2'-phosphate *noun* Ribonucleosid-2-phosphat *nt*

ribonucleoside-3'-phosphate *noun* Ribonucleosid-3-phosphat *nt*

ri|bo|nu|cle|o|tide [ˌraɪbəʊˈn(j)uːklɪətaɪd] *noun* Ribonukleotid *nt*, -nucleotid *nt*

ri|bose [ˈraɪbəʊs] *noun* Ribose *f*

ribose-5-phosphate *noun* Ribose-5-phosphat *nt*

ri|bo|so|mal [ˌraɪbəˈsəʊml] *adj* Ribosomen betreffend, ribosomal

ri|bo|some [ˈraɪbəʊsəʊm] *noun* Ribosom *nt*, Palade-Granula *pl*

ri|bo|su|ria [rɪbəʊˈs(j)ʊərɪə] *noun* erhöhte Riboseausscheidung *f* im Harn, Ribosurie *f*

ri|bo|vi|rus [rɪbəʊˈvaɪrəs] *noun* RNA-Virus *nt*

rick|ets [ˈrɪkɪts] *plural* Rachitis *f*
acute rickets rachitischer Säuglingsskorbut *m*, Möller-Barlow-Krankheit *f*
adult rickets Osteomalazie *f*, -malacia *f*, Knochenerweichung *f*
hemorrhagic rickets rachitischer Säuglingsskorbut *m*, Möller-Barlow-Krankheit *f*
pseudodeficiency rickets familiäre Hypophosphatämie *f*, Vitamin D-resistente Rachitis *f*, (Vitamin D-)refraktäre Rachitis *f*
refractory rickets familiäre Hypophosphatämie *f*, Vitamin D-resistente Rachitis *f*, Vitamin D-refraktäre Rachitis *f*, refraktäre Rachitis *f*
renal rickets renale Rachitis *f*
scurvy rickets rachitischer Säuglingsskorbut *m*, Möller-Barlow-Krankheit *f*
vitamin D deficiency rickets Vitamin-D-Mangel-Rachitis *f*, Englische Krankheit *f*, Glisson-Krankheit *f*
vitamin D resistant rickets familiäre Hypophosphatämie *f*, Vitamin D-resistente Rachitis *f*, refraktäre Rachitis *f*, Vitamin D-refraktäre Rachitis *f*
pseudodeficiency ricketts Pseudomangelrachitis *f*

rick|ett|sia [rɪˈketsɪə] *noun, plural* **-si|ae** [rɪˈketsɪˌiː] Rickettsie *f*, Rickettsia *f*
Rickettsia akamushi Rickettsia tsutsugamushi
Rickettsia akari Rickettsia akari
Rickettsia australis Rickettsia australis
Rickettsia burnetii Rickettsia burneti
Rickettsia conorii Rickettsia conorii
Rickettsia mooseri Rickettsia mooseri
Rickettsia prowazekii Rickettsia prowazekii
Rickettsia quintana Rickettsia quintana
Rickettsia rickettsii Rickettsia rickettsii
Rickettsia tsutsugamushi Rickettsia tsutsugamushi

Rick|ett|si|a|ce|ae [rɪˌketsɪˈeɪsɪˌiː] *plural* Rickettsiaceae *pl*

rick|ett|si|al [rɪˈketsɪəl] *adj* Rickettsien betreffend, durch Rickettsien hervorgerufen, Rickettsien-

rick|ett|si|al|pox [rɪˈketsɪəlpɑks] *plural* Rickettsienpo-

cken *pl*
ricklettlsilcildal [rɪˌketsɪ'saɪdl] *adj* rickettsienabtötend, rickettsizid
ricklettlsilolsis [rɪˌketsɪ'əʊsɪs] *noun* Rickettsienerkrankung *f*, Rickettsieninfektion *f*, Rickettsiose *f*
vesicular rickettsiosis Pockenfleckfieber *nt*, Rickettsienpocken *pl*
ricklettlsilolstatlic [rɪˌketsɪə'stætɪk] *adj* das Rickettsienwachstum hemmend, rickettsiostatisch
rickletly ['rɪkətɪ] *adj* Rachitis betreffend, rachitisch
ridge [rɪdʒ] *noun* Kamm *m*, Grat *m*, Kante *f*, Rücken *m*; Leiste *f*, Wulst *m*
alveolar ridge Alveolarfortsatz, Processus alveolaris maxillae
basal ridge Cingulum *nt*
deltoid ridge Tuberositas deltoidea
dermal ridges Hautleisten *pl*, Cristae cutis
epidermal ridges Hautleisten *pl*, Cristae cutis
interureteric ridge interureterische Schleimhautfalte *f*, Plica interureterica
linguocervical ridge Cingulum *nt*
linguogingival ridge Cingulum *nt*
mammary ridge Milchleiste *f*
marginal ridge Crista marginalis
rough ridge of femur Linea aspera femoris
skin ridges Hautleisten *pl*, Cristae cutis
sublingual ridge Zungenbändchen *nt*, Frenulum linguae
riflamlpilcin ['rɪfæmpəsɪn] *noun* Rifampizin *nt*, Rifampicin *nt*
riflalmylcin [rɪfə'maɪsɪn] *noun* Rifamycin *nt*
rilgidlility [rɪ'dʒɪdətɪ] *noun* **1.** Starre *f*, Starrheit *f*, Steifheit *f*, Unbiegsamkeit *f*, Rigidität *f* **2.** (*neurol.*) Rigor *m*, Rigidität *f*
bowel rigidity Darmsteifung *f*
cadaveric rigidity Leichen-, Totenstarre *f*, Rigor mortis
decerebration rigidity Enthirnungs-, Dezerebrierungsstarre *f*
postmortem rigidity Leichen-, Totenstarre *f*, Rigor mortis
riglor ['rɪgər] *noun* Rigor *m*
death rigor Leichen-, Totenstarre *f*, Rigor mortis
rilmose ['raɪməʊs, raɪ'məʊs] *adj* rissig, zerklüftet, furchig
rilmous ['raɪməs] *adj* rissig, zerklüftet, furchig
ring [rɪŋ] *noun* **1.** Ring *m*, Kreis *m*; (*anatom.*) Anulus *m* **2.** Ring *m*, geschlossene oder kontinuierliche Kette *f*
abdominal inguinal ring innerer Leistenring *m*, Anulus inguinalis profundus
anterior limiting ring vorderer Schwalbe-Grenzring *m*
aromatic ring aromatischer Ring *m*, aromatische Ringstruktur *f*
Bandl's ring Bandl-Kontraktionsring *m*
benzene ring Benzolring *m*
Bickel's ring lymphatischer Rachenring *m*, Waldeyer-Rachenring *m*
Braun's ring Bandl-Kontraktionsring *m*
cardiac lymphatic ring Lymphknotenring *m* der Kardia, Anulus lymphaticus cardiae
common tendinous ring Zinn-Sehnenring *m*, Anulus tendineus communis
conjunctival ring Anulus conjunctivae
crural ring Anulus femoralis
deep abdominal ring innerer Leistenring *m*, Anulus inguinalis profundus
deep inguinal ring innerer Leistenring *m*, Anulus inguinalis profundus
esophageal ring Schatzki-Ring *m*
external abdominal ring äußerer Leistenring *m*, Anulus inguinalis superficialis
external inguinal ring innerer Leistenring *m*, Anulus inguinalis profundus
femoral ring Eingang *m* des Canalis femoralis, Anulus femoralis
fibrocartilaginous ring of tympanic membrane fibrokartilaginärer Trommelfellring *m*, Anulus fibrocartilagineus membranae tympani
fibrous ring of heart Faserring *m* der Herzostien, Anulus fibrosus cordis
greater ring of iris Ziliarabschnitt *m* der Iris, Anulus iridis major
inguinal ring Leistenring *m*, Anulus inguinalis
internal abdominal ring innerer Leistenring *m*, Anulus inguinalis profundus
internal inguinal ring innerer Leistenring *m*, Anulus inguinalis profundus
Kayser-Fleischer ring Kayser-Fleischer-Ring *m*
lesser ring of iris Pupillarabschnitt *m* der Iris, Anulus iridis minor
Lower's ring Anulus fibrosus cordis
lymphatic ring of the cardia Anulus lymphaticus cardiae
lymphoid ring Waldeyer-Rachenring *m*, lymphatischer Rachenring *m*
pathologic retraction ring Bandl-Kontraktionsring *m*
pelvic ring Beckenring *m*
pharyngeal lymphoid ring Anulus lymphoideus pharyngis, Waldeyer-Rachenring *m*, lymphatischer Rachenring *m*
posterior limiting ring hinterer Schwalbe-Grenzring *m*
Schwalbe's ring Schwalbe-Grenzring *m*
subcutaneous inguinal ring äußerer Leistenring *m*, Anulus inguinalis superficialis
superficial abdominal ring äußerer Leistenring *m*, Anulus inguinalis superficialis
superficial inguinal ring äußerer Leistenring *m*, Anulus inguinalis superficialis
terminal ring of spermatozoon Schlussring *m* des Spermiums
tonsillar ring Waldeyer-Rachenring *m*, lymphatischer Rachenring *m*
tracheal rings Knorpelspangen *pl* der Luftröhre, Trachealknorpel *pl*, Cartilagines tracheales
tympanic ring Trommelfellring *m*, Anulus tympanicus
umbilical ring Nabelring *m*, Anulus umbilicalis
Vieussens ring Limbus fossae ovalis
Waldeyer's ring Waldeyer-Rachenring *m*, lymphatischer Rachenring *m*
Waldeyer's tonsillar ring → *Waldeyer's ring*
Zinn's ring Zinn-Sehnenring *m*, Anulus tendineus communis
ring-shaped *adj* ringförmig, zirkulär, anulär; cricoid, krikoid
ringlworm ['rɪŋwɜrm] *noun* Tinea *f*; Trichophytie *f*, Trichophytia *f*
ringworm of the beard (tiefe) Bartflechte *f*, Tinea barbae, Trichophytia (profunda) barbae
crusted ringworm Erb-, Flechten-, Kopf-, Pilzgrind *m*, Favus *m*, Tinea (capitis) favosa, Dermatomycosis favosa
ringworm of the face oberflächliche Tinea *f* des Gesichts, Tinea faciei
ringworm of the feet Athleten-, Sportlerfuß *m*, Fußpilz *m*, Fußpilzerkrankung *f*, Fußmykose *f*, Tinea *f* der Füße, Tinea/Epidermophytia pedis/pedum
honeycomb ringworm Favus *m*, Erb-, Flechten-, Kopf-, Pilzgrind *m*, Tinea (capitis) favosa, Dermatomycosis favosa
ringworm of the nail Tinea *f* des Nagels, Nagel-, Onychomykose *f*, Onychomycosis *f*, Tinea unguium
Oriental ringworm orientalische/indische/chinesische Flechte *f*, Tinea imbricata (Tokelau), Trichophytia corporis superficialis
scaly ringworm → *Oriental ringworm*
Tokelau ringworm → *Oriental ringworm*

R

rob|o|rant ['rɑbərənt] I *noun* Stärkungsmittel *nt*, Roborans *nt*, Roborantium *nt* II *adj* stärkend
ro|bo|vi|ru|ses [rəʊbəʊ'vaɪrəsəs] *plural* durch Nager/Rodentia übertragene Viren *pl*, rodent-borne viruses *pl*
Ro|cha|li|maea [ˌrəʊkəlaɪ'mɪə] *noun* Rochalimaea *f*
Rochalimaea quintana Rickettsia quintana
rod [rɑd] *noun* Zapfen *m*; Stab *m*, Stange *f*
retinal rods (*Auge*) Stäbchen(zellen *pl*) *pl*
ro|dent ['rəʊdnt] I *noun* Nager *m*, Nagetier *nt* II *adj* (*Ulcus*) fressend, exulzerierend
Ro|den|tia [rəʊ'denʃ(ɪ)ə, -tɪə] *plural* Nager *pl*, Nagetiere *pl*, Rodentia *pl*
ro|den|ti|cide [rəʊ'dentɪzaɪd] *adj* Nagetiere abtötend, rodentizid
ro|do|nal|gia [rəʊdɑn'ældʒɪə] *noun* (Mitchell-)Gerhardt-Syndrom *nt*, Weir-Mitchell-Krankheit *f*, Erythromelalgie *f*, Erythralgie *f*, Erythermalgie *f*, Akromelalgie *f*
roent|gen ['rentgən] I *noun* Röntgen *nt*, Röntgeneinheit *f* II *adj* Röntgen-
roent|gen|ky|mog|ra|phy [ˌrentgənkaɪ'mɑgrəfɪ] *noun* Röntgenkymographie *f*, Röntgenkymografie *f*
roent|gen|o|gram ['rentgənəʊgræm] *noun* Röntgenaufnahme *f*, Röntgenbild *nt*
plain roentgenogram Leeraufnahme *f*
roent|gen|o|graph ['rentgənəʊgræf] *noun* Röntgenbild *nt*
roent|gen|o|graph|ic [ˌrentgənəʊ'græfɪk] *adj* Radiografie betreffend, mittels Radiografie, radiographisch, radiografisch
roent|gen|og|ra|phy [ˌrentgə'nɑgrəfɪ] *noun* **1.** Röntgenfotografie *f* **2.** Röntgenuntersuchung *f*, Röntgen *nt*
roent|gen|o|paque [ˌrentgənə'peɪk] *adj* strahlendicht, strahlenundurchlässig; röntgendicht
roent|gen|o|par|ent [ˌrentgənəʊ'peərənt] *adj* strahlendurchlässig
roent|gen|os|co|py [ˌrentgə'nɑskəpɪ] *noun* Röntgenuntersuchung *f*, Röntgendurchleuchtung *f*, Röntgenoskopie *f*, Fluoroskopie *f*
roent|gen|o|ther|a|py [ˌrentgənəʊ'θerəpɪ] *noun* Röntgentherapie *f*; Strahlentherapie *f*
roet|eln ['retəln] *plural* Röteln, Rubella, Rubeola
roof [ruːf] *noun* Dach *nt*, Gewölbe *nt*
roof of fourth ventricle Dach *nt* des IV. Ventrikels, Tegmen ventriculi quarti
roof of mesencephalon Tectum mesencephali
roof of mouth Gaumen *m*, Palatum *nt*
roof of orbit Orbitadach *nt*, Paries superior orbitae
roof of skull knöchernes Schädeldach *nt*, Kalotte *f*, Calvaria *f*
root [ruːt] *noun* Wurzel *f*, Radix *f*
accessory root Radix accessoria, akzessorische Zahnwurzel *f*
alkanet root Alkannae radix
anatomical root (of tooth) anatomische (Zahn-)Wurzel *f*, Radix dentis
angelica root Angelicae radix
anterior root vordere/motorische Spinalnervenwurzel *f*, Vorderwurzel *f*, Radix anterior
asparagus root Spargelwurzel *f*, Asparagi rhizoma
aspidium root Farnwurzel *f*
barberry root Berberitzenwurzel *f*, Berberidis radix
belladonna root Belladonnawurzel *f*, Belladonnae radix
blackberry root Rubi fruticosi radix
black cohosh root Cimicifugae racemosae rhizoma
bryony root Bryoniae radix
buccal root Radix buccalis
burdock root Klettenwurzel *f*, Arctii radix, Bardanae radix
butterbur root Petasitidis rhizoma
carline thistle root Eberwurzwurzel *f*, Carlinae radix
celery root Apii radix
chicory root Cichorii radix
clinical root (of tooth) klinische Zahnwurzel *f*, Radix (dentis) clinica
cochlear root of vestibulocochlear nerve Pars inferior nervi vestibulocochlearis
comfrey root Beinwellwurzel *f*, Symphyti radix
common broom root Besenginsterwurzel *f*, Cytisi scoparii radix
couch grass root Agropyri repentis rhizoma, Graminis rhizoma
cranial roots of accessory nerve obere Akzessoriuswurzeln *pl*, Radices craniales nervi accessorii, Pars vagalis nervi accessorii
dandelion root Löwenzahnwurzel *f*, Taraxaci radix
dandelion root with herb Taraxaci radix cum herba
dental root (Zahn-)Wurzel *f*, Radix dentis
distal root Radix distalis
dorsal root hintere/sensible Spinal(nerven)wurzel *f*, Radix sensoria nervi spinalis
Echinacea angustifolia root Echinaceae angustifoliae radix
Echinacea pallida root Echinaceae pallidae radix
Echinacea purpurea root Echinaceae purpureae radix
elecampane root Helenkrautwurzel *f*, Helenii rhizoma
facial root Fazialiswurzel *f*, Radix nervi facialis
galingale root Galangae rhizoma
ginger root Ingwerwurzel *f*, Zingiberis rhizoma
ginseng root Ginsengwurzel *f*, Ginseng radix
grapple plant root Harpagophyti radix
hair root Haarwurzel *f*, Radix pili
herb bennet root Gei urbani rhizoma, Caryophyllatae rhizoma
horseradish root Meerrettichwurzel *f*, Armoraciae rusticanae radix
hound's-tongue root Cynoglossi radix
inferior root of ansa cervicalis untere/vordere Wurzel *f* der Ansa cervicalis, Radix inferior ansae cervicalis
inferior root of cervical loop →*inferior root of ansa cervicalis*
inferior root of vestibulocochlear nerve Radix cochlearis/inferior nervi vestibulocochlearis
insane root Bilsenkraut *nt*, Hyoscyamus niger
iris root Iriswurzel *f*, Schwertlilienwurzelstock *m*, Veilchenwurzel *f*, Iridis rhizoma
Javanese Turmeric root Curcumae xanthorrhizae rhizoma
lateral root of median nerve laterale Medianuswurzel *f*, Radix lateralis nervi mediani
lateral root of optic tract Radix lateralis tractus optici
licorice root Süßholzwurzel *f*, Liquiritiae radix
long root of ciliary ganglion Radix nasociliaris ganglii ciliaris
lovage root Levistici radix
root of lung Lungenwurzel *f*, Radix pulmonis
madder root Krappwurzel *f*, Rubiae tinctorum radix
marsh mallow root Eibischwurzel *f* Althaeae radix
medial root of median nerve mediale Medianuswurzel *f*, Radix medialis nervi mediani
medial root of optic tract Radix medialis tractus optici
root of mesentery Mesenterial-, Gekrösewurzel *f*, Radix mesenterii
mesial root Radix mesialis
mesiobuccal root Radix mesiobuccalis
mesiolingual root Radix mesiolingualis
motor root Radix motoria, motorische Wurzel *f*
motor root of ciliary ganglion Radix oculomotoria ganglii ciliaris
motor root of mandibular nerve Radix motoria nervi mandibularis, Portio minor nervi mandibularis
motor root of spinal nerves vordere/motorische Spinalnervenwurzel *f*, Radix motoria nervorum spinalium
motor root of trigeminal nerve motorische Trigemi-

nuswurzel *f*, Portio minor nervi trigemini, Radix motoria nervi trigemini
mugwort root Beifußwurzel *f*, Artemisiae vulgaris radix
nail root Nagelwurzel *f*, Radix unguis
nasal root Nasenwurzel *f*, Radix nasi
nasociliary root of ciliary ganglion sensorische Wurzel *f* des Ganglion ciliare, Ramus communicans ganglii ciliaris cum nervi nasociliaris, Radix sensoria/nasociliaris ganglii ciliaris
nerve root Nervenwurzel *f*
nettle root Brennesselwurzel *f*, Urticae radix
root of nose Nasenwurzel, Radix nasi
oculomotor root of ciliary ganglion Radix oculomotoria ganglii ciliaris, Ramus ad ganglion
palatine root Radix palatinalis
parasympathetic root of ciliary ganglion Radix oculomotoria/parasympathetica ganglii ciliaris
parasympathetic root of otic ganglion Radix parasympathica ganglii otici, Nervus petrosus minor
parasympathetic root of pterygopalatine ganglion Radix parasympathica ganglii pterygopalatini
parasympathetic root of sublingual ganglion Radix parasympathica ganglii sublingualis
parasympathetic root of submandibular ganglion Radix parasympathica ganglii submandibularis
root of penis Peniswurzel *f*, Radix penis
peony root Paeoniae radix
Pimpinella root Pimpinellae radix
posterior root hintere/sensible Spinal(nerven)wurzel *f*, Radix sensoria nervi spinalis
primrose root Primulae radix
rauwolfia root Rauwolfiawurzel *f*, Rauwolfiae radix
red soapwort root Saponariae rubrae radix, rote Seifenwurzel *f*
restharrow root Ononidis radix
rhubarb root Rhei radix
sand sedge root Caricis rhizoma
sarsaparilla root Sarsaparillae radix
senega root Senegawurzel *f*, Polygalae radix, Senegae radix
sensory root sensorische Wurzel *f*, Radix sensoria
sensory root of ciliary ganglion sensorische Wurzel *f* des Ganglion ciliare, Ramus communicans ganglii ciliaris cum nervi nasociliaris, Radix sensoria/nasociliaris ganglii ciliaris
sensory root of mandibular nerve Radix sensoria nervi mandibularis, Portio major nervi mandibularis
sensory root of otic ganglion Radix sensoria ganglii otici, Rami ganglionares ad ganglion oticum
sensory root of pelvic ganglia Radix sensoria gangliorum pelvicorum
sensory root of pterygopalatine ganglion Radix sensoria
sensory root of spinal nerves hintere/sensible Spinal(nerven)wurzel *f*, Radix sensoria nervi spinalis
sensory root of sublingual ganglion Radix sensoria ganglii sublingualis, Rami ganglionares nervi mandibularis
sensory root of submandibular ganglion Radix sensoria ganglii submandibularis, Rami ganglionares nervi mandibularis
sensory root of trigeminal nerve sensible Trigeminuswurzel *f*, Portio major nervi trigemini, Radix sensoria nervi trigemini
Siberian ginseng root Taigawurzel *f*, Eleutherococci radix
spinal roots of accessory nerve untere/spinale Akzessoriuswurzeln *pl*, Radices spinales nervi accessorii, Pars spinalis nervi accessorii
spinal nerve roots Spinalnervenwurzeln *pl*, Radices spinales
superior root of ansa cervicalis obere/hintere Wurzel *f* der Ansa cervicalis, Radix superior ansae cervicalis
superior root of cervial loop →*superior root of ansa cervicalis*
superior root of vestibulocochlear nerve Pars superior nervi vestibulocochlearis
sympathetic root of ciliary ganglion Radix sympathica ganglii ciliaris
sympathetic root of otic ganglion Radix sympathica ganglii otici
sympathetic root of pterygopalatine ganglion Radix sympathica ganglii pterygopalatini
sympathetic root of sublingual ganglion Radix sympathica ganglii sublingualis
sympathetic root of submandibular ganglion Radix sympathica ganglii submandibularis
tip of root Wurzelspitze, Apex radicis dentis
root of tongue Zungenwurzel *f*, Radix linguae
tormentil root Tormentillae rhizoma
turmeric root Kurkumawurzel *f*, Curcumae domesticae rhizoma
uzara root Uzarawurzel *f*, Uzarae radix
valerian root Baldrianwurzel *f*, Valerianae radix
ventral root (of spinal nerves) vordere/motorische (Spinal-)Nervenwurzel *f*, Vorderwurzel *f*, Radix motoria nervorum spinalium
vestibular root of vestibulocochlear nerve oberer vestibulärer Anteil *m* des Nervus vestibulocochlearis, Radix superior/vestibularis nervi vestibulocochlearis
violet root echte Veilchenwurzel *f*, Violae odoratae rhizoma
white soapwort root Gypsophilae radix, weiße Seifenwurzel *f*
yellow jasmine root gelbe Jasminwurzel *f*, Gelsemii rhizoma
Yellow Jessamine root Gelsemii rhizoma, gelbe Jasminwurzel *f*, Rhizoma Gelsemii

ro|sa|cea [rəʊ'zeɪʃɪə, -zɪə] *noun* Kupferfinnen *pl*, Rosacea *f*, Rotfinnen *pl*

rose [rəʊz] *noun* **1.** Wundrose *f*, Rose *f*, Erysipel *nt*, Erysipelas *nt*, Streptodermia cutanea lymphatica **2.** Rose *f*
Alpine rose Alpenrose *f*, Almrausch *m*, Rhododendron ferrugineum

rose|mar|y ['rəʊz,meəriː] *noun* Rosmarin *m*, Rosmarinus officinalis

ro|se|o|la [rəʊ'zɪələ] *noun* **1.** Roseola *f* **2.** →*roseola infantum*
roseola infantum Dreitagefieber *nt*, sechste Krankheit *f*, Exanthema subitum, Roseola infantum
syphilitic roseola makulöses Syphilid *nt*, Roseola syphilitica

ro|set [rəʊ'zet] *noun* Rosette *f*

ro|set|ting [rəʊ'zetɪŋ] *noun* Rosettenmethode *f*

ros|tral ['rɑstrəl] *adj* **1.** kopfwärts, zum Körperende oder Kopf hin, rostral **2.** (*ZNS*) Rostrum betreffend, rostral

ros|trum ['rɑstrəm] *noun, plural* **-trums, -tra** [-trə] Rostrum sphenoidale
rostrum of corpus callosum Balkenvorderende *m*, -schnabel, Rostrum corporis callosi

Ro|ta|vi|rus ['rəʊtəvaɪrəs] *noun* Rotavirus *nt*

rot|lauf ['rɑtlaʊf] *noun* Rosenbach-Krankheit *f*, Rotlauf *m*, Erysipeloid *nt*, Pseudoerysipel *nt*, Erythema migrans

rot|ten ['rɑtn] *adj* faulig, übelriechend, putrid

rough|age ['rʌfɪdʒ] *noun* Ballaststoffe *pl*

round|worm ['raʊndwɜrm] *noun* Rund-, Fadenwurm *m*, Nematode *f*
common roundworm Spulwurm *m*, Ascaris lumbricoides

row|an ['rəʊən] *noun* Eberesche *f*, Vogelbeerbaum *m*, Sorbus aucuparia

-rrhagia *suf.* Blutung, -rrhagie, -rrhagia
-rrhagic *suf.* blutend, -rrhagisch
-rrhaphy *suf.* Naht, -rrhaphie, -rrhaphia
-rrhea *suf.* Fließen, Fluss, -rrhö, -rrhoe, -rrhöe, -rrhoea
-rrheic *suf.* fließend, -rrhoisch
-rrhexis *suf.* Reißen, Riss, Ruptur, -rrhexis
rub [rʌb] *noun* Reibegeräusch *nt*
pleural rub Pleurareiben *nt*
pleuritic rub Pleurareiben *nt*
ru|be|fa|cient [ruːbəˈfeɪʃənt] *adj* eine Hyperämie herbeiführend, hyperämisierend
ru|bel|la [ruːˈbelə] *noun* Röteln *pl*, Rubella *f*, Rubeola *f*
ru|be|o|la [ruːˈbɪələ, ˌruːbɪˈəʊlə] *noun* Masern *pl*, Morbilli *pl*
ru|be|o|sis [ˌruːbɪˈəʊsɪs] *noun* Rötung *f*, Rubeosis *f*, Rubeose *f*
ru|big|i|nose [ruːˈbɪdʒənəʊs] *adj* (*Sputum*) rostfarben, rubiginös
ru|di|men|tal [ˌruːdɪˈmentl] *adj* zurückgebildet, verkümmert, rudimentär
rue [ruː] *noun* Raute *f*, Gartenraute *f*, Weinraute *f*, Ruta graveolens ssp. vulgaris
goat's rue Geißraute *f*, Galega officinalis
ru|ga [ˈrugə] *noun, plural* **-gae** [-dʒiː] Runzel *f*, Falte *f*, Ruga *f*
rugae of stomach Magenfalten *pl*, -runzeln *pl*, Rugae gastricae
rugae of vagina Querfalten *pl* der Vaginalschleimhaut, Rugae vaginales
ru|gose [ˈruːgəʊs] *adj* faltig, runz(e)lig
ru|gos|i|ty [ruːˈgɑsətɪ] *noun* **1.** Faltigkeit *f*, Runz(e)ligkeit *f* **2.** →*ruga*
rule [ruːl] *noun* Regel *f*, Gesetz *nt*
delivery date rule Naegele-Regel *f*
Naegele's rule Naegele-Regel *f*
rule of nines Neunerregel *f*
Ogino-Knaus rule Knaus-Ogino-Methode *f*
ru|mi|na|tion [ruːmɪˈneɪʃn] *noun* Rumination *f*
run|ning [ˈrʌnɪŋ] *adj* purulent, eiternd
rup|ture [ˈrʌptʃər] **I** *noun* **1.** Bruch *m*, Riss *m*, Ruptur *f* **2.** Brechen *nt*, Zerplatzen *nt*, Zerreißen *nt* **3.** Bruch *m*, Hernie *f*, Hernia *f* **II** *v* zerspringen, zerreißen, einen Riss bekommen, bersten, rupturieren
aortic rupture Aortenruptur *f*
bladder rupture Blasenruptur *f*
bronchial rupture Bronchusriss *m*
chorda tendinae rupture Chordafadenabriss *m*, Sehnenfädenabriss *m*
rupture of diaphragm Zwerchfellruptur *f*
rupture of the extensor tendon Fingerstrecksehnenabriss *m*
follicular rupture Ei-, Follikelsprung *m*, Ovulation *f*
gallbladder rupture Gallenblasenruptur *f*, -riss *m*
liver rupture Leberruptur *f*, -riss *m*
rupture of the myocardial wall Herz(wand)ruptur *f*
postemetic esophageal rupture Boerhaave-Syndrom *nt*, spontane/postemetische/emetogene Ösophagusruptur *f*
splenic rupture Milzriss *m*, -ruptur *f*
spontaneous esophageal rupture →*postemetic esophageal rupture*
spontaneous rupture of esophagus →*postemetic esophageal rupture*
tubal rupture Tubar-, Tubenruptur *f*
rup|ture|wort [ˈrʌpdʒər,wɜrt] *noun* **1.** Bruchkraut *nt*, Herniaria *f* **2.** Bruchkraut *nt*, Herniariae herba

S

sa|bal ['seɪbəl] *noun* Sägepalmenfrüchte *pl*, Sabal fructus

sac [sæk] *noun* Sack *m*, Aussackung *f*, Beutel *m*, Saccus *m*
abdominal sac Abdominalsack *m*
air sacs Alveolar-, Alveolensäckchen *pl*, Sacculi alveolares
allantoic sac Allantoissack *m*
alveolar sacs Alveolar-, Alveolensäckchen *pl*, Sacculi alveolares
amniotic sac Amnionsack *m*, Fruchtblase *f*
chorion sac Zottenhaut *f*, mittlere Eihaut *f*, Chorion *nt*
conjunctival sac Bindehautsack *m*, Saccus conjunctivalis
sacculations of colon Kolon-, Dickdarmhaustren *pl*, Haustra coli
endolymphatic sac Saccus endolymphaticus
epiploic sac Netzbeutel *m*, Bauchfelltasche *f*, Bursa omentalis
heart sac Herzbeutel *m*, Perikard *nt*, Pericardium *nt*
hernia sac Bruchsack *m*
hernial sac Bruchsack *m*
Hilton's sac Kehlkopfblindsack *m*, Sacculus laryngis, Appendix ventriculi laryngis
lacrimal sac Tränensack *m*, Saccus lacrimalis
omental sac Netzbeutel *m*, Bauchfelltasche *f*, Bursa omentalis
pericardial sac Herzbeutel *m*, Perikard *nt*, Pericardium *nt*
pleural sac Pleurahöhle *f*, -spalt *m*, -raum *m*, Cavitas pleuralis
tear sac Tränensack *m*, Saccus lacrimalis
vitelline sac Nabelbläschen *nt*, Dottersack *m*
yolk sac Nabelbläschen *nt*, Dottersack *m*

sac|cade [sæ'kɑːd, sə-] *noun* Sakkade *f*

sac|cad|ic [sæ'kɑːdɪk, sə-] *adj* ruckartig, stoßartig, ruckartig unterbrochen, sakkadisch, sakkadiert

sacchar- *präf.* Sa(c)char(o)-, Zucker-

sac|cha|rase ['sækəreɪz] *noun* Saccharase *f*, β-Fructofuranosidase *f*

sac|cha|rate ['sækəreɪt] *noun* Sa(c)charat *nt*

sac|cha|ride ['sækəraɪd, -rɪd] *noun* Kohlenhydrat *nt*, Saccharid *nt*; Zucker *m*

sac|cha|rin ['sækərɪn] *noun* Saccharin *nt*, o-Benzoesäuresulfimid *nt*, Glusidum *nt*, o-Sulfobenzoesäureimid *nt*

sac|cha|rine ['sækərɪn, -riːn, -raɪn] *adj* süß, zuck(e)rig, Zucker-

saccharo- *präf.* Sa(c)char(o)-, Zucker-

sac|cha|ro|lyt|ic [ˌækərəʊ'lɪtɪk] *adj* zuckerspaltend, saccharolytisch

sac|cha|ro|met|a|bol|ic [ˌækərəʊˌmetə'bɑlɪk] *adj* Zuckerstoffwechsel betreffend

sac|cha|ro|me|tab|o|lism [ˌækərəʊmə'tæbəlɪzəm] *noun* Zuckerstoffwechsel *m*, -metabolismus *m*

Sac|cha|ro|my|ces [ˌsækərəʊ'maɪziːz] *noun* Saccharomyces *m*
Busse's saccharomyces Cryptococcus neoformans

sac|cha|ro|pine ['ækərəʊpiːn] *noun* Saccharopin *nt*

sac|cha|ror|rhea [ˌsækərəʊ'rɪə] *noun* (Trauben-)Zuckerausscheidung *f* im Harn, Glukosurie *f*, Glucosurie *f*, Glykosurie *f*, Glykurie *f*, Glukurese *f*, Glucurese *f*

sac|cha|rose ['sækərəʊz] *noun* Rüben-, Rohrzucker *m*, Saccharose *f*

sac|cha|ro|su|ria [ˌsækərəʊ's(j)ʊərɪə] *noun* übermäßige Saccharoseausscheidung *f* im Harn, Saccharosurie *f*, Sucrosuria *f*

sac|cha|rum ['sækərəm] *noun* **1.** Zucker *m*, Saccharum *nt* **2.** Rüben-, Rohrzucker *m*, Saccharose *f*

sac|ci|form ['sæk(s)ɪfɔːrm] *adj* sackförmig, -artig

sac|cu|lar ['sækjələr] *adj* sackförmig, -artig

sac|cu|la|tion [ˌsækjə'leɪʃn] *noun* Aussackung *f*, Sacculation *f*, Sacculatio *f*

sac|cule ['sækjuːl] *noun* **1.** kleine Aussackung *f*, Säckchen *nt*, Sacculus *m* **2.** (*Ohr*) Sakkulus *m*, Sacculus *m*
alveolar/air saccules Alveolar-, Alveolensäckchen *pl*, Sacculi alveolares

sac|cu|lo|coch|le|ar [ˌsækjələʊ'kɑklɪər] *adj* Sacculus und Cochlea betreffend, sacculokochlear

sac|cu|lot|o|my [ˌsækju'lɑtəmɪ] *noun* Saccotomie *f*

sac|cu|lus ['sækjələs] *noun, plural* **-li** [-laɪ] kleiner Sack *m*, Säckchen *nt*, Sacculus *m*
laryngeal sacculus Kehlkopfblindsack *m*, Sacculus laryngis, Appendix ventriculi laryngis

sacr- *präf.* Sakral-, Sakr(o)-, Kreuzbein-

sa|cral ['sækrəl, 'seɪ-] *adj* Kreuzbein/Sakrum oder die Kreuzbeinregion betreffend, sakral

sa|cral|gia [seɪ'krældʒ(ɪ)ə] *noun* Kreuzbeinschmerz *m*, Sakralgie *f*, Sakrodynie *f*

sa|cral|i|za|tion [ˌseɪkrəlɪ'zeɪʃn] *noun* Sakralisation *f*

sa|crec|to|my [seɪ'krektəmɪ] *noun* Kreuzbeinresektion *f*, Sakrektomie *f*

sacro- *präf.* Sakral-, Sakr(o)-, Kreuzbein-

sa|cro|coc|cyg|e|al [ˌseɪkrəʊkɑk'sɪdʒ(ɪ)əl] *adj* Kreuzbein und Steißbein/Os coccygis betreffend oder verbindend, sakrokokzygeal

sa|cro|coc|cyx [ˌseɪkrəʊ'kɑksɪks] *noun* Kreuzbein und Steißbein *nt*, Sacrococcyx *f*

sa|cro|cox|al|gia [ˌseɪkrəʊkɑk'sældʒ(ɪ)ə] *noun* Sakrokoxalgie *f*

sa|cro|cox|i|tis [ˌseɪkrəʊkɑk'saɪtɪs] *noun* Entzündung des Iliosakralgelenks, Sakrokoxitis *f*, Sakrocoxitis *f*

sa|cro|il|i|ac [ˌseɪkrəʊ'ɪlɪæk] *adj* Kreuzbein und Darmbein/Ilium betreffend oder verbindend, sakroiliakal, iliosakral

sa|cro|il|i|i|tis [ˌseɪkrəʊˌɪlɪ'aɪtɪs] *noun* Entzündung des Iliosakralgelenks, Sakrokoxitis *f*, Sakrocoxitis *f*

sa|cro|lis|the|sis [ˌseɪkrəʊlɪs'θiːsɪs] *noun* Wirbelgleiten *nt*

sa|cro|lum|bar [ˌseɪkrəʊ'lʌmbər] *adj* Kreuzbein/Os sacrum und Lendenregion oder Lendenwirbel betreffend, sakrolumbal, lumbosakral

sa|cro|per|i|ne|al [ˌseɪkrəʊperɪ'niːəl] *adj* Kreuzbein und Damm/Perineum betreffend oder verbindend, sakroperineal, perineosakral

sa|cro|sci|at|ic [ˌseɪkrəʊsaɪ'ætɪk] *adj* Sitzbein und Kreuzbein/Os sacrale betreffend oder verbindend, ischiosakral

sa|cro|spi|nal [ˌseɪkrəʊ'spaɪnl] *adj* Kreuzbein und Wirbelsäule/Columna vertebralis betreffend oder verbindend, sakrospinal, spinosakral

sa|cro|spi|nous [ˌseɪkrəʊ'spaɪnəs] *adj* Kreuzbein und Wirbelsäule/Columna vertebralis betreffend oder verbindend, sakrospinal, spinosakral

sa|crot|o|my [seɪ'krɑtəmɪ] *noun* Sakrotomie *f*

sa|cro|ver|te|bral [ˌseɪkrəʊ'vɜrtəbrəl] *adj* Kreuzbein und Wirbel/Vertebra betreffend oder verbindend, sakrovertebral, vertebrosakral

sa|crum ['seɪkrəm, 'sæk-] *noun, plural* **sa|cra** [-krə] Kreuzbein *nt*, Sakrum *nt*, Sacrum *nt*, Os sacrum

sac|to|sal|pinx [ˌsæktəʊ'sælpɪŋks] *noun* Saktosalpinx *f*

sa|dism ['seɪdɪzəm, 'sæd-] *noun* Sadismus *m*

sa|dis|tic [seɪ'dɪstɪk] *adj* Sadismus betreffend, durch Sadismus oder sadistische Handlungen gekennzeichnet, sadistisch

sa|do|mas|o|chism [ˌseɪdəʊ'mæsəkɪzəm, ˌsæd-] *noun*

Sadomasochismus *m*
sad|o|mas|o|chis|tic [ˌseɪdəʊˌmæsə'kɪstɪk] *adj* Sadomasochismus betreffend, sadomasochistisch
saf|fron ['sæfrən] *noun* Safran *m*, Krokus *m*, Crocus sativus
sage [seɪdʒ] *noun* Salbei *m*, echter dalmatinischer Salbei *m*, Salvia officinalis
Greek sage dreilappiger griechischer Salbei *m*, Salvia triloba
sa|lic|y|late [sə'lɪsəleɪt] *noun* Salizylat *nt*, Salicylat *nt*
sa|lic|y|la|zo|sul|fa|pyr|i|dine [ˌsæləsɪlˌeɪzəʊˌsʌlfə'pɪriːdiːn] *noun* Salazosulfapyridin *nt*
sa|lic|y|le|mia [ˌsæləsɪliːmɪə] *noun* Salizylämie *f*
sa|lic|y|lism ['sæləsɪlɪzəm] *noun* Salicyl(säure)vergiftung *f*, Salizylismus *m*, Salicylismus *m*
sa|line ['seɪliːn, -laɪn] **I** *noun* Salzlösung *f*; physiologische Kochsalzlösung *f* **II** *adj* salzig, salzhaltig, -artig, salinisch, Salz-
sa|li|va [sə'laɪvə] *noun* Speichel(flüssigkeit *f*) *m*, Saliva *f*
sal|i|var|y ['sæləˌveriː, -vərɪ] *adj* **1.** Speichel/Saliva betreffend, Speichel-, Sial(o)- **2.** Speichel produzierend
sal|i|va|tion [ˌsælɪ'veɪʃn] *noun* **1.** Speichelbildung *f*, -absonderung *f*, Salivation *f* **2.** übermäßiger Speichelfluss *m*, Hypersalivation *f*, Sialorrhoe *f*
sal|i|vo|li|thi|a|sis [ˌsælɪvəʊlɪ'θaɪəsɪs] *noun* Sialolithiasis *f*
Sal|mo|nel|la [sælmə'nelə] *noun* Salmonella *f*
Salmonella enteritidis Gärtner-Bazillus *m*, Salmonella enteritidis
Salmonella typhi Typhusbazillus *m*, Typhusbacillus *m*, Salmonella typhi
Salmonella typhosa →*Salmonella typhi*
sal|mo|nel|lal [sælmə'neləl] *adj* Salmonellen betreffend, durch Salmonellen verusacht, Salmonellen-
sal|mo|nel|lo|sis [ˌsælmənə'ləʊsɪs] *noun* Salmonellose *f*
salping- *präf.* Salping(o)-, Syring(o)-; Eileiter-, Tuben-, Salping(o)-
sal|pin|gec|to|my [ˌsælpɪŋ'dʒektəmɪ] *noun* Salpingektomie *f*
abdominal salpingectomy transabdominelle Salpingektomie *f*, Zölio-, Laparosalpingektomie *f*
sal|pin|gi|an [sæl'pɪndʒɪən] *adj* **1.** Ohrtrompete betreffend, Salping(o)-, Syring(o)- **2.** (*gynäkol.*) Eileiter betreffend, Eileiter-, Salping(o)-, Tuben-
sal|pin|git|ic [ˌsælpɪn'dʒɪtɪk] *adj* Salpingitis betreffend, salpingitisch
sal|pin|gi|tis [ˌsælpɪn'dʒaɪtɪs] *noun* **1.** (*gynäkol.*) Eileiterentzündung *f*, Salpingitis *f* **2.** Entzündung *f* der Ohrtrompete, Syringitis *f*, Salpingitis *f*
chronic interstitial salpingitis chronisch interstitielle Eileiterentzündung/Salpingitis *f*
eustachian salpingitis Entzündung der Ohrtrompete/Tuba auditiva, Syringitis *f*, Salpingitis *f*
follicular salpingitis follikuläre Eileiterentzündung/Salpingitis *f*, Salpingitis follicularis
gonococcal salpingitis Gonokokkensalpingitis *f*
salpingitis isthmica nodosa Tubenwandendometriose *f*, Salpingitis isthmica nodosa
purulent salpingitis eitrige Eileiterentzündung/Salpingitis *f*, Salpingitis purulenta, Pyosalpingitis *f*
tuberculous salpingitis tuberkulöse Eileiterentzündung/Salpingitis *f*, Salpingitis tuberculosa
salpingo- *präf.* **1.** (*HNO*) Salping(o)-, Syring(o)- **2.** (*gynäkol.*) Eileiter-, Tuben-, Salping(o)-
sal|pin|go|cele [sæl'pɪŋgəʊsiːl] *noun* Salpingozele *f*
sal|pin|go|cy|e|sis [sælˌpɪŋgəʊsaɪ'iːsɪs] *noun* Eileiter-, Tuben-, Tubarschwangerschaft *f*, Tubargravidität *f*, Graviditas tubaria
sal|pin|gog|ra|phy [ˌsælpɪŋ'gɑgrəfɪ] *noun* Salpingographie *f*, Salpingografie *f*
sal|pin|go|li|thi|a|sis [sælˌpɪŋgəʊlɪ'θaɪəsɪs] *noun* Salpingolithiasis *f*
sal|pin|gol|y|sis [ˌsælpɪŋ'gɑlɪsɪs] *noun* Salpingolyse *f*
salpingo-oophorectomy *noun* Salpingoophorektomie *f*
salpingo-oophoritis *noun* Entzündung von Eierstock und Eileiter, Salpingo-Oophoritis *f*, Ovariosalpingitis *f*, Oophorosalpingitis *f*
salpingo-oophorocele *noun* Salpingo-Oophorozele *f*
salpingo-oothecitis *noun* Entzündung von Eierstock und Eileiter, Salpingo-Oophoritis *f*, Ovariosalpingitis *f*, Oophorosalpingitis *f*
salpingo-ovariectomy *noun* Salpingoophorektomie *f*
sal|pin|go|pal|a|tine [sælˌpɪŋgəʊ'pælətaɪn] *adj* Ohrtrompete/Tuba auditiva und Gaumen/Palatum betreffend oder verbindend
sal|pin|go|per|i|to|ni|tis [sælˌpɪŋgəʊˌperɪtə'naɪtɪs] *noun* Salpingoperitonitis *f*
sal|pin|go|pex|y [sæl'pɪŋgəʊpeksɪ] *noun* Eileiterfixation *f*, Salpingopexie *f*
sal|pin|go|pha|ryn|ge|al [sælˌpɪŋgəʊfə'rɪn'dʒ(ɪ)əl] *adj* Ohrtrompete/Tuba auditiva und Rachen/Pharynx betreffend oder verbindend
sal|pin|go|plas|ty [sæl'pɪŋgəʊplæstɪ] *noun* Eileiter-, Tuben-, Salpingoplastik *f*
sal|pin|gor|rha|gia [sælˌpɪŋgəʊ'reɪdʒ(ɪ)ə] *noun* Eileiterblutung *f*, Salpingorrhagie *f*
sal|pin|gor|rha|phy [ˌsælpɪŋ'gɔrəfɪ] *noun* Eileiter-, Tubennaht *f*, Salpingorrhaphie *f*
sal|pin|gos|co|py [ˌsælpɪŋ'gɑskəpɪ] *noun* **1.** (*gynäkol.*) Salpingoskopie *f* **2.** (*HNO*) Salpingoskopie *f*
sal|pin|go|sto|mat|o|my [sælˌpɪŋgəʊstəʊ'mætəmɪ] *noun* Salpingostoma(to)tomie *f*, Salpingostomatoplastik *f*
sal|pin|go|sto|mat|o|plas|ty [sælˌpɪŋgəʊstəʊ'mætəplæstɪ] *noun* Salpingostomatoplastik *f*
sal|pin|gos|to|my [ˌsælpɪŋ'gɑstəmɪ] *noun* **1.** (*gynäkol.*) Salpingostoma(to)tomie *f*, Salpingostomatoplastik *f* **2.** Salpingostomie *f*
sal|pin|got|o|my [ˌsælpɪŋ'gɑtəmɪ] *noun* Salpingotomie *f*
abdominal salpingotomy transabdominelle Salpingotomie *f*, Zölio-, Laparosalpingotomie *f*
sal|pinx ['sælpɪŋks] *noun* **1.** Salpinx *f* **2.** Eileiter *m*, Salpinx *f*, Tube *f*, Tuba uterina **3.** Ohrtrompete *f*, Tuba auditiva/auditoria, Salpinx *f*
salt [sɔːlt] **I** *noun* **1.** Salz *nt* **2.** Koch-, Tafelsalz *nt*, Natriumchlorid *nt* **II** *adj* salzig, Salz-
Epsom salt Bittersalz *nt*, Magnesiumsulfat *nt*
salt-losing *adj* Bezeichnung für Mittel, die zu einer erhöhten Ausscheidung von Elektrolyten im Harn führen, salzverlierend
salt|y ['sɔːltɪ] *adj* salzig, salzhaltig, salzartig, salinisch
sa|lu|bri|ous [sə'luːbrɪəs] *adj* gesund, bekömmlich, heilsam, saluber
sa|lu|re|sis [ˌsæljə'riːsɪs] *noun* Salurese *f*, Salidiurese *f*
sa|lu|ret|ic [ˌsæljə'retɪk] *adj* Salurese betreffend oder fördernd, saluretisch
salve [sæv, sɑːv] *noun* Salbe *f*, Unguentum *nt*
sam|ple ['sæmpəl, 'sɑːm-] **I** *noun* **1.** Probe *f* **2.** Stichprobe *f*, Probeerhebung *f*, Sample *nt* **II** *adj* Muster-, Probe-
sam|pling ['sæmplɪŋ] *noun* **1.** Stichprobenerhebung *f* **2.** Muster *nt*, Probe *f*
san|a|tive ['sænətɪv] *adj* heilend, auf Heilung ausgerichtet, heilungsfördernd, kurativ
san|a|to|ry ['sænətɔːriː, -təʊ-] *adj* heilend, auf Heilung ausgerichtet, heilungsfördernd, kurativ
sand [sænd] *noun* Sand *m*
brain sand Hirnsand *m*, Sandkörner *pl*, Psammomkörner *pl*, Acervulus, Corpora arenacea
sand|fly ['sændflaɪ] *noun* Sandfliege *f*, Stechfliege *f*; Sandmücke *f*; Kriebelmücke *f*, Phlebotomus *f*
sangui- *präf.* Blut-, Sangui-, Häma-, Hämat(o)-, Häm(o)-
san|gui|fa|cient [ˌsæŋgwə'feɪʃnt] *adj* Blutbildung/Hämopoese betreffend, die Hämopoese anregend, blutbildend, hämopoetisch, hämatopoetisch, hämatopoietisch, hämopoietisch
san|guif|er|ous [sæŋ'gwɪfərəs] *adj* bluthaltig, -führend,

S

blutig

san|gui|fi|ca|tion [ˌsæŋgwəfɪ'keɪʃn] *noun* Blutbildung *f*, Hämatopo(i)ese *f*, Hämopo(i)ese *f*

san|guin|e|ous [sæŋ'gwɪnɪəs] *adj* Blut betreffend, blutig, Blut-

san|guin|o|lent [sæŋ'gwɪnələnt] *adj* Blut enthaltend, mit Blut vermischt, blutig, sanguinolent

san|gui|no|poi|et|ic [ˌsæŋgwɪnəʊpɔɪ'etɪk] *adj* Blutbildung/Hämopoese betreffend, die Hämopoese anregend, blutbildend, hämopoetisch, hämatopoetisch, hämatopoietisch, hämopoietisch

san|gui|nous ['sæŋgwɪnəs] *adj* Blut betreffend, blutig, Blut-

san|i|cle ['sænɪkəl] *noun* Sanikel *f*, Sanicula europaea

san|i|tar|y ['sænɪterɪ] *adj* Hygiene betreffend, auf Hygiene beruhend, der Gesundheit dienend; sauber, frei von Verschmutzung, hygienisch

san|i|ti|za|tion [ˌsænətɪ'zeɪʃn] *noun* Sanitizing *nt*, Sanitization *f*, Sanitation *f*

san|i|tize ['sænətaɪz] *v* keimfrei machen, sterilisieren

saph|e|nec|to|my [sæfɪ'nektəmɪ] *noun* Saphenaexzision *f*, -resektion *f*, Saphenektomie *f*

sa|phe|nous [sə'fiːnəs] I *noun* Vena saphena II *adj* Vena saphena betreffend

sap|phism ['sæfɪzəm] *noun* weibliche Homosexualität *f*, Lesbianismus *m*, Sapphismus *m*

sapro- *präf.* Faul-, Fäulnis-, Sapr(o)-

sarco- *präf.* Fleisch-, Sark(o)-, Sarc(o)-

sar|co|blast ['sɑːrkəʊblæst] *noun* Sarkoblast *m*

sar|co|car|ci|no|ma [sɑːrkəʊˌkɑːrsɪ'nəʊmə] *noun* Sarcocarcinoma *nt*, Carcinosarcoma *nt*

sar|co|cele ['sɑːrkəʊsiːl] *noun* Sarkozele *f*

sar|co|cyst ['sɑːrkəʊsɪst] *noun* **1.** Sarcocystis *f* **2.** Rainey-Körperchen *pl*, Miescher-Schläuche *pl*

Sar|co|cys|tis [ˌsɑːrkəʊ'sɪstɪs] *noun* Sarcocystis *f*

sar|co|cys|to|sis [ˌsɑːrkəʊsɪs'təʊsɪs] *noun* Sarcocystis-Infektion *f*, Sarkozystose *f*, Sarcocystosis *f*, Sarkosporidiose *f*

sar|co|gen|ic [ˌsɑːrkəʊ'dʒenɪk] *adj* sarkogen

sar|cog|lia [sɑːr'kɑglɪə, ˌsɑːrkəʊ'glaɪə] *noun* Sarkoglia *f*, Sarcoglia *f*

sar|co|hy|dro|cele [ˌsɑːrkəʊ'haɪdrəsiːl] *noun* Sarkohydrozele *f*

sar|coid ['sɑːrkɔɪd] I *noun* **1.** → *sarcoidosis* **2.** sarkomähnlicher Tumor *m*, Sarkoid *nt* II *adj* sarkoid

Boeck's sarcoid → *Schaumann's sarcoid*

Schaumann's sarcoid Sarkoidose *f*, Morbus Boeck, Boeck-Sarkoid *nt*, Besnier-Boeck-Schaumann-Krankheit *f*, Lymphogranulomatosa benigna

Spiegler-Fendt sarcoid multiples Sarkoid *nt*, Bäfverstedt-Syndrom *nt*, benigne Lymphoplasie *f* der Haut, Lymphozytom *nt*, Lymphocytoma cutis, Lymphadenosis benigna cutis

sar|coi|do|sis [ˌsɑːrkɔɪ'dəʊsɪs] *noun* Sarkoidose *f*, Morbus Boeck, Boeck-Sarkoid *nt*, Besnier-Boeck-Schaumann-Krankheit *f*, Lymphogranulomatosa benigna

sar|co|lem|ma [ˌsɑːrkəʊ'lemə] *noun* Plasmalemm *nt* der Muskelfaser, Sarkolemm *nt*

sar|co|lem|mal [ˌsɑːrkəʊ'leməl] *adj* Sarkolemm betreffend, sarkolemmal

sar|col|y|sis [sɑːr'kɑlɪsɪs] *noun* Sarkolyse *f*, Sarcolysis *f*

sar|co|ma [sɑːr'kəʊmə] *noun, plural* **-mas, -mata** [sɑːr'kəʊmətə] Sarkom *nt*, Sarcoma *nt*

adipose sarcoma Liposarkom *nt*, Liposarcoma *nt*

ameloblastic sarcoma Ameloblastosarkom *nt*, Sarcoma ameloblasticum

avian sarcoma Rous-Sarkom *nt*

chloromatous sarcoma Chlorom *nt*, Chloroleukämie *f*, Chlorosarkom *nt*

embryonal sarcoma Wilms-Tumor *m*, embryonales Adenosarkom *nt*, embryonales Adenomyosarkom *nt*, Nephroblastom *nt*, Adenomyorhabdosarkom *nt* der Niere

endometrial sarcoma Endometriumsarkom *nt*

Ewing's sarcoma Ewing-Sarkom *nt*, Ewing-Knochensarkom *nt*, endotheliales Myelom *nt*

fascicular sarcoma spindelzelliges Sarkom *nt*, Spindelzellsarkom *nt*

gastric sarcoma Magensarkom *m*

granulocytic sarcoma Chlorosarkom *nt*, Chlorom *nt*, Chloroleukämie *f*

idiopathic multiple pigmented hemorrhagic sarcoma → *Kaposi's sarcoma*

Kaposi's sarcoma Kaposi-Sarkom *nt*, Morbus Kaposi, Retikuloangiomatose *f*, Angioretikulomatose *f*, idiopathisches multiples Pigmentsarkom *nt* Kaposi, Sarcoma idiopathicum multiplex haemorrhagicum

leukocytic sarcoma **1.** Leukosarkom *nt*, Leukolymphosarkom *nt* **2.** Leukämie *f*, Leukose *f*

lymphatic sarcoma Lymphosarkom *nt*

melanotic sarcoma malignes Melanom *nt*, Melanoblastom *nt*, Melanozytoblastom *nt*, Nävokarzinom *nt*, Melanokarzinom *nt*, Melanomalignom *nt*, malignes Nävoblastom *nt*

multiple idiopathic hemorrhagic sarcoma → *Kaposi's sarcoma*

osteoblastic sarcoma → *osteoid sarcoma*

osteogenic sarcoma → *osteoid sarcoma*

osteoid sarcoma Knochensarkom *nt*, Osteosarkom *nt*, Osteosarcoma *nt*, osteogenes Sarkom *nt*, osteoplastisches Sarkom *nt*

osteolytic sarcoma → *osteoid sarcoma*

parosteal sarcoma **1.** parosteales Sarkom *nt*, juxtakortikales Sarkom *nt* **2.** periostales Osteosarkom *nt*, perossales Sarkom *nt*, periostales Sarkom *nt*, periostales osteogenes Sarkom *nt*

pseudo-Kaposi sarcoma Pseudo-Kaposi-Syndrom *nt*, Akroangiodermatitis *f*, Pseudosarcoma Kaposi

reticular sarcoma of bone Ewing-Sarkom *nt*, Ewing-Knochensarkom *nt*, endotheliales Myelom *nt*

reticulocytic sarcoma → *reticulum cell sarcoma*

reticuloendothelial sarcoma → *reticulum cell sarcoma*

reticulum cell sarcoma Retikulosarkom *nt*, Retikulumzellsarkom *nt*, Retikulumzellensarkom *nt*, Retothelsarkom *nt*

retothelial sarcoma → *reticulum cell sarcoma*

round cell sarcoma rundzelliges Sarkom *nt*, Rundzellensarkom *nt*

Rous sarcoma Rous-Sarkom *nt*

spindle cell sarcoma spindelzelliges Sarkom *nt*, Spindelzellsarkom *nt*

stromal sarcoma Stromasarkom *nt*

synovial sarcoma malignes Synoviom *nt*, malignes Synovialom *nt*, Synovialsarkom *nt*

synovial cell sarcoma → *synovial sarcoma*

sar|co|ma|toid [sɑːr'kəʊmətɔɪd] *adj* Sarkom betreffend, in der Art eines Sarkoms, sarkomatös

sar|co|ma|to|sis [sɑːrˌkəʊmə'təʊsɪs] *noun* Sarkomatose *f*, Sarcomatosis *f*

sar|com|a|tous [sɑːr'kɑmətəs] *adj* Sarkom betreffend, sarkomatös, Sarkom-

sar|co|plasm ['sɑːrkəplæzəm] *noun* Protoplasma *nt* der Muskelzelle, Sarkoplasma *nt*

sar|co|plas|mic [ˌsɑːrkəʊ'plæzmɪk] *adj* Sarkoplasma betreffend, im Sarkoplasma (liegend), sarkoplasmatisch

sar|co|plast ['sɑːrkəʊplæst] *noun* interstitielle Muskelzelle *f*, Sarkoplast *m*

Sar|cop|tes [sɑːr'kɑptiːz] *noun* Sarcoptes *f*

Sarcoptes scabiei Krätzmilbe *f*, Sarcoptes/Acarus scabiei

sar|co|sine ['sɑːrkəsiːn, -sɪn] *noun* Sarkosin *nt*, Methylglykokoll *nt*, -glycin *nt*

sar|sa|pa|ril|la [ˌsæspə'rɪlə] *noun* Sarsaparille *f*, Smilax *f*

sas|sa|fras ['sæsəˌfræs] *noun* Sassafras (albidum) *nt*

S

sat|el|lite ['sætlaɪt] *noun* **1.** (*genet.*) Satellit *m* **2.** Begleitvene *f*
sat|el|lit|osis [ˌsætlɪ'təʊsɪs] *noun* Satellitose *f*
sat|u|rat|ed ['sætʃəreɪtɪd] *adj* **1.** (ab-)gesättigt, saturiert **2.** durchtränkt
sat|u|ra|tion [ˌsætʃə'reɪʃn] *noun* **1.** (Ab-, Auf-)Sättigung *f*, Saturation *f* **2.** (Ab-, Auf-)Sättigen *nt*, Saturieren *nt*
sat|urn|ism [sætər'nɪzəm] *noun* (chronische) Bleivergiftung *f*, Saturnismus *m*, Saturnialismus *m*
sa|ty|ri|a|sis [seɪtə'raɪəsɪs] *noun* Satyriasis *f*, Satyrismus *m*
sau|ri|a|sis [sɔː'raɪəsɪs] *noun* Ichthyose *f*
sau|ri|der|ma [ˌsɔːrɪ'dɜrmə] *noun* **1.** Fischschuppenkrankheit *f*, Ichthyosis vulgaris **2.** Saurier-, Krokodil-, Alligatorhaut *f*, Sauriasis *f*
scab [skæb] *noun* (Wund-)Schorf *m*, Grind *m*, Kruste *f*
sca|bet|ic [skə'betɪk] *adj* Krätze/Skabies betreffend, von Skabies betroffen, krätzig, skabiös
sca|bi|cide ['skeɪbɪsaɪd] *noun* Antiskabiosum *nt*, gegen Krätzmilben wirkendes Mittel *nt*
sca|bies ['skeɪbiːz] *noun* Krätze *f*, Skabies *f*, Scabies *f*, Akariasis *f*, Acariasis *f*
crusted/norwegian scabies Borkenkrätze *f*, norwegische Skabies *f*, Scabies crustosa/norvegica
sca|bi|et|ic [ˌskeɪbɪ'etɪk] *adj* Krätze/Skabies betreffend, von Skabies betroffen, krätzig, skabiös
sca|bi|ous ['skeɪbɪəs] *adj* Krätze/Skabies betreffend, von Skabies betroffen, krätzig, skabiös
sca|la ['skeɪlə] *noun, plural* **-lae** [-liː] Treppe *f*, Stufe *f*, Scala *f*
scala of Löwenberg (häutiger) Schneckengang *m*, Ductus cochlearis
tympanic scala Scala tympani
vestibular scala Scala vestibuli
sca|lar ['skeɪlər] I *noun* Skalar *m*, skalare Größe *f* II *adj* ungerichtet, skalar
scald [skɔːld] *noun* Verbrühung *f*
scale [skeɪl] *noun* Skala *f*, Grad-, Maßeinteilung *f*
Apgar scale Apgar-Index *m*, -Schema *nt*
centigrade scale **1.** hundertteilige Skala *f* **2.** Celsius-Skala *f*
Karnofsky performance scale Karnofsky-Index *m*, -Skala *f*
sca|lene [skeɪ'liːn] *adj* **1.** ungleichseitig; schief **2.** Skalenusmuskel betreffend, Skalenus-
sca|le|nec|to|my [ˌskeɪlɪ'nektəmɪ] *noun* Skalenusresektion *f*, Skalenektomie *f*
sca|le|not|o|my [ˌskeɪlɪ'nɑtəmɪ] *noun* Skalenusdurchtrennung *f*, Skalenotomie *f*
scall [skɔːl] *noun* (Kopf-)Grind *m*, Schorf *m*
milk scall Milchschorf *m*
scalp [skælp] I *noun* Skalp *m*, Kopfschwarte/Galea aponeurotica und Kopfhaut II *v* skalpieren, die Kopfhaut abziehen
scal|pel ['skælpəl] *noun* Skalpell *nt*
scal|y ['skeɪlɪ] *adj* **1.** schuppig, geschuppt, Schuppen-; schuppenartig; squamös **2.** sich (ab-)schuppend, abschilfernd, abblätternd
scan [skæn] I *noun* **1.** Abtastung *f*, Scan *m*, Scanning *nt* **2.** Szintigramm *nt*, Scan *m* II *v* abtasten, scannen
bone scan Knochenszintigraphie *f*, Knochenszintigrafie *f*, Knochenscan *m*; Skelettszintigraphie *f*, Skelettszintigrafie *f*
liver scan Leberszintigraphie *f*, Leberszintigrafie *f*
perfusion lung scan Perfusionsszintigraphie *f*, Perfusionsszintigrafie *f*
thyroid scan Schilddrüsenszintigraphie *f*, Schilddrüsenszintigrafie *f*
ventilation lung scan Lungenventilationsszintigraphie *f*, Ventilationsszintigraphie *f*, Lungenventilationsszintigrafie *f*, Ventilationsszintigrafie *f*
scan|ner ['skænər] *noun* Abtastgerät *nt*, Abtaster *m*, Scanner *m*; Szintiscanner *m*
scan|ning ['skænɪŋ] *noun* Abtasten *nt*, Abtastung *f*, Scanning *nt*, Szintigraphie *f*, Szintigrafie *f*, Scan *m*
bone scanning Knochenszintigraphie *f*, Knochenszintigrafie *f*, Knochenscan *m*; Skelettszintigraphie *f*, Skelettszintigrafie *f*
nuclear resonance scanning Kernspinresonanztomographie *f*, Kernspinresonanztomografie *f*, NMR-Tomographie *f*, NMR-Tomografie *f*, MR-Tomographie *f*, MR-Tomografie *f*
radioisotope scanning Szintigraphie *f*, Szintigrafie *f*
scapho- *präf.* Kahn-, Skaph(o)-, Scaph(o)-
scaph|o|ceph|al|ous [ˌskæfə'sefələs] *adj* Skaphozephalie betreffend, von Skaphozephalie gekennzeichnet, skaphozephal, skaphokephal
scaph|o|ceph|al|y [ˌskæfə'sefəlɪ] *noun* Kahn-, Leistenschädel *m*, Skaphokephalie *f*, -zephalie *f*
scaph|oid ['skæfɔɪd] I *noun* Kahnbein *nt*, Os scaphoideum II *adj* boot-, kahnförmig, navikular
scap|u|la ['skæpjələ] *noun, plural* **-las, -lae** [-liː] Schulterblatt *nt*, Skapula *f*, Scapula *f*
scap|u|lal|gia [skæpjə'lældʒ(ɪ)ə] *noun* Skapulodynie *f*, Skapulalgie *f*
scap|u|lar ['skæpjələr] *adj* Schulterblatt/Skapula betreffend, skapular
scap|u|lec|to|my [skæpjə'lektəmɪ] *noun* Schulterblattentfernung *f*, Skapulektomie *f*
scap|u|lo|cla|vic|u|lar [ˌskæpjələʊklə'vɪkjələr] *adj* Schulterblatt/Scapula und Schlüsselbein/Clavicula betreffend
scap|u|lo|cos|tal [ˌskæpjələʊ'kɑstl, skæpjələʊ'kɔstl] *adj* Schulterblatt und Rippen/Costae betreffend, skapulokostal, kostoskapular
scap|u|lo|dyn|ia [ˌskæpjələʊ'diːnɪə] *noun* Schmerzen *pl* in der Schulterblattgegend, Skapulodynie *f*, Skapulalgie *f*
scap|u|lo|hu|mer|al [ˌskæpjələʊ'(h)juːmərəl] *adj* Schulterblatt und Oberarmknochen/Humerus betreffend oder verbindend, skapulohumeral, humeroskapular
scap|u|lo|pex|y ['skæpjələʊpeksɪ] *noun* Schulterblattruptur *f*, Skapulopexie *f*
scar [skɑːr] *noun* Narbe *f*, Cicatrix *f*
cardiac/myocardial scar Herzmuskelschwiele *f*, -narbe *f*, Myokardschwiele *f*, -narbe *f*
scar|i|fi|ca|tion [skærəfɪ'keɪʃn] *noun* Hautritzung *f*, Skarifikation *f*
scar|i|fy ['skærəfaɪ] *v* (*Haut*) ritzen, skarifizieren
scar|la|ti|ni|form [ˌskɑːrlə'tɪnəfɔːrm] *adj* dem Scharlach(exanthem) ähnlich, skarlatiniform, skarlatinös, skarlatinoid
scar|la|ti|noid [ˌskɑːrlə'tɪnɔɪd, skɑːr'lætnɔɪd] *adj* dem Scharlach(exanthem) ähnlich, skarlatiniform, skarlatinös, skarlatinoid
scar|let ['skɑːrlət] I *noun* Scharlach *m*, Scharlachrot *nt* II *adj* scharlachrot, scharlachfarben
scat- *präf.* Stuhl-, Skat(o)-
scat|a|cra|tia [skætə'kreɪʃ(ɪ)ə] *noun* Skat(o)akratie *f*, Stuhl-, Darminkontinenz, Incontinentia alvi
scato- *präf.* Stuhl-, Skat(o)-
sca|tol ['skætɔl, -əʊl] *noun* Skatol *nt*
sca|to|ma [skə'təʊmə] *noun* Kotgeschwulst *f*, Sterkorom *nt*, Koprom *nt*, Fäkalom *nt*
sca|toph|a|gy [skə'tɑfədʒɪ] *noun* Koprophagie *f*
scent [sent] *noun* **1.** Geruch *m*; Duft *m* **2.** Geruchsinn *m*
-schisis *suf.* Spalte, Spaltung, -schisis
schisto- *präf.* Spalt-, Schist(o)-, Schiz(o)-
schis|to|cel|ia [ˌskɪstəʊ'siːlɪə] *noun* Bauchspalte *f*, Schistocoelia *f*
schis|to|ceph|al|us [ˌskɪstəʊ'sefələs] *noun* Schisto-, Schizozephalus *m*
schis|to|coel|ia [ˌskɪstəʊ'siːlɪə] *noun* Bauchspalte *f*, Schistocoelia *f*
schis|to|cor|mia [ˌskɪstəʊ'kɔːrmɪə] *noun* Schistokormie

f, -somie *f*
schis|to|cys|tis [ˌskɪstəʊ'sɪstɪs] *noun* Blasenspalte *f*, Schistozystis *f*; Spaltblase *f*
schis|to|cyte ['skɪstəʊsaɪt] *noun* Schistozyt *m*
schis|to|cy|to|sis [ˌskɪstəʊsaɪ'təʊsɪs] *noun* Schistozytose *f*
schis|to|glos|sia [ˌskɪstəʊ'glɔsɪə] *noun* Zungenspalte *f*, Schistoglossia *f*
schis|to|me|lia [ˌskɪstəʊ'miːlɪə] *noun* Schistomelie *f*, -melia *f*
schis|to|pro|so|pia [ˌskɪstəprəʊ'səʊpɪə] *noun* Gesichtsspalte *f*, Schistoprosopie *f*, Schizoprosopie *f*
schis|tor|a|chis [skɪs'tɔrəkɪs] *noun* R(h)achischisis *f*
Schis|to|so|ma [ˌskɪstə'səʊmə] *noun* Pärchenegel *m*, Schistosoma *nt*, Bilharzia *f*
Schistosoma haematobium Blasenpärchenegel *m*, Schistosoma haematobium
Schistosoma intercalatum Darmpärchenegel *m*, Schistosoma intercalatum
Schistosoma japonicum japanischer Pärchenegel *m*, Schistosoma japonicum
schis|to|so|ma|ci|dal [ˌskɪstəʊˌsəʊmə'saɪdl] *adj* schistosomenabtötend, schistosomizid
schis|to|so|ma|cide [ˌskɪstəʊ'səʊməsaɪd] *noun* Schistosomenmittel *nt*, Schistosomizid *nt*
schis|to|so|mal [skɪstəʊ'səʊməl] *adj* Schistosomen betreffend, durch Schistosomen verursacht, Schistosomen-
schis|to|so|mi|a|sis [ˌskɪstəʊsəʊ'maɪəsɪs] *noun* Schistosomiasis *f*, Bilharziose *f*
Asiatic schistosomiasis japanische Bilharziose/Schistosomiasis *f*, Schistosomiasis japonica
cutaneous schistosomiasis Schwimmbadkrätze *f*, Weiherhippel *m*, Bade-, Schistosomen-, Zerkariendermatitis *f*
Eastern schistosomiasis japanische Schistosomiasis/Bilharziose *f*, Schistosomiasis japonica
genitourinary schistosomiasis Urogenitalbilharziose *f*, (Harn-)Blasenbilharziose *f*, Schistosomiasis urogenitalis
hepatic schistosomiasis hepatolienale Schistosomiasis *f*
intestinal schistosomiasis → *Manson's schistosomiasis*
Japanese schistosomiasis japanische Schistosomiasis/Bilharziose *f*, Schistosomiasis japonica
Manson's schistosomiasis Manson-Krankheit *f*, Manson-Bilharziose *f*, Schistosomiasis mansoni
Oriental schistosomiasis japanische Schistosomiasis/Bilharziose *f*, Schistosomiasis japonica
pulmonary schistosomiasis Lungenbilharziose *f*, Schistosomiasis pulmonalis
urinary schistosomiasis Urogenital-, Blasen-, Harnblasenbilharziose *f*, Schistosomiasis urogenitalis
vesical schistosomiasis → *urinary schistosomiasis*
visceral schistosomiasis viszerale Schistosomiasis *f*, Schistosomiasis visceralis
schis|to|so|mi|ci|dal [ˌskɪstəʊˌsəʊmɪ'saɪdl] *adj* schistosomenabtötend, schistosomizid
schis|to|so|mi|cide [ˌskɪstəʊ'səʊmɪsaɪd] *noun* Schistosomenmittel *nt*, Schistosomizid *nt*
schis|to|ster|nia [ˌskɪstəʊ'stɜrnɪə] *noun* Schisto-, Schizosternia *f*
schis|to|tho|rax [ˌskɪstəʊ'θɔːræks] *noun* Schisto-, Schizothorax *m*
schiz- *präf.* Spalt-, Schiz(o)-, Schist(o)-
schiz|am|ni|on [skɪz'æmnɪən] *noun* Schizamnion *nt*
schiz|en|ceph|a|ly [skɪzən'sefəlɪ] *noun* Schizenzephalie *f*
schizo- *präf.* Spalt-, Schiz(o)-, Schist(o)-
schiz|o|cyte ['skɪzəʊsaɪt] *noun* → *schistocyte*
schiz|o|cy|to|sis [ˌskɪzəʊsaɪ'təʊsɪs] *noun* → *schistocytosis*
schi|zog|o|ny [skɪ'zɑgənɪ] *noun* Zerfallsteilung *f*, Schizogonie *f*
schiz|o|gy|ria [ˌskɪzə'dʒaɪrɪə] *noun* Schizogyrie *f*
schiz|oid ['skɪtsɔɪd] *adj* schizophrenieähnlich, schizoid
Schiz|o|my|ce|tes [ˌskɪzəʊmaɪ'siːtiːz] *plural* Spaltpilze *pl*, Schizomyzeten *pl*, Schizomycetes *pl*
schiz|ont ['skɪzɑnt] *noun* Schizont *m*
schiz|o|nych|ia [ˌskɪzə'nɪkɪə] *noun* Schizoonychie *f*
schiz|o|phre|nia [ˌskɪzə'friːnɪə, -jə] *noun* Schizophrenie *f*, -phrenia *f*, Spaltungsirresein *nt*, Dementia praecox
borderline schizophrenia latente Schizophrenie *f*, Borderline-Psychose *f*, Borderline-Schizophrenie *f*
catatonic schizophrenia katatone Schizophrenie *f*, Katatonie *f*
disorganized schizophrenia hebephrene Schizophrenie *f*, Hebephrenie *f*
hebephrenic schizophrenia hebephrene Schizophrenie *f*, Hebephrenie *f*
latent schizophrenia → *borderline schizophrenia*
prepsychotic schizophrenia → *borderline schizophrenia*
pseudoneurotic schizophrenia pseudoneurotische Schizophrenie *f*
schizoaffective schizophrenia schizoaffektive Psychose *f*
schiz|o|phren|ic [ˌskɪzə'frenɪk] *adj* Schizophrenie betreffend, schizophren
schiz|o|pro|so|pia [ˌskɪzəprə'səʊpɪə] *noun* → *schistoprosopia*
schiz|o|trich|ia [ˌskɪzə'trɪkɪə] *noun* Schizotrichie *f*
schiz|o|tryp|a|no|so|mi|a|sis [ˌskɪzəˌtrɪpənəʊsəʊ'maɪəsɪs] *noun* Chagas-Krankheit *f*, amerikanische Trypanosomiasis *f*
schwan|no|gli|o|ma [ˌʃwɑnəglaɪ'əʊmə] *noun* → *schwannoma*
schwan|no|ma [ʃwɑ'nəʊmə] *noun* Schwannom *nt*, Neurinom *nt*, Neurilemom *nt*, Neurilemmom *nt*
acoustic schwannoma Akustikusneurinom *nt*
granular-cell schwannoma Abrikossoff-Geschwulst *f*, Abrikossoff-Tumor *m*, Myoblastenmyom *nt*, Myoblastom *nt*, Granularzelltumor *m*
sci|at|ic [saɪ'ætɪk] *adj* **1.** Ischiasnerv betreffend, ischiatisch, Ischias- **2.** Sitzbein betreffend, zum Sitzbein gehörend, Ischias-, Sitzbein-
sci|at|i|ca [saɪ'ætɪkə] *noun* **1.** Ischiassyndrom *nt*, Cotunnius-Syndrom *nt* **2.** Ischias *f*, Ischiasbeschwerden *pl*, Ischialgie *f*
sci|ence ['saɪəns] *noun* Wissenschaft *f*; Naturwissenschaft *f*
medical science Medizin *f*, Heilkunst *f*, -kunde *f*, ärztliche Wissenschaft *f*
sci|en|tif|ic [saɪən'tɪfɪk] *adj* **1.** (natur-)wissenschaftlich **2.** systematisch, exakt
sci|en|tist ['saɪəntɪst] *noun* Wissenschaftler(in *f*) *m*, Forscher(in *f*) *m*
scin|ti|graph|ic [sɪntɪ'græfɪk] *adj* Szintigrafie betreffend, mittels Szintigrafie, szintigraphisch, szintigrafisch
scin|tig|ra|phy [sɪn'tɪgrəfɪ] *noun* Szintigraphie *f*, Szintigrafie *f*; Scanning *nt*
lung perfusion scintigraphy Lungenperfusionsszintigraphie *f*, Lungenperfusionsszintigrafie *f*
myocardial scintigraphy Myokardszintigraphie *f*, Myokardszintigrafie *f*
myocardial perfusion scintigraphy Myokardszintigraphie *f*, Myokardszintigrafie *f*
pulmonary scintigraphy Lungenszintigraphie *f*, Lungenszintigrafie *f*
renal scintigraphy Nierenszintigraphie *f*, Nierenszintigrafie *f*, Renoszintigraphie *f*, Renoszintigrafie *f*
total body scintigraphy Ganzkörperszintigraphie *f*, Ganzkörperszintigrafie *f*
scin|til|la|scope [sɪn'tɪləskəʊp] *noun* Szintillationszähler *m*, Szintillationsdetektor *m*, Szintillator *m*
scin|til|la|tor ['sɪntleɪtər] *noun* Szintillationszähler *m*, Szintillationsdetektor *m*, Szintillator *m*
scin|ti|scan ['sɪntɪskæn] *noun* Szintigramm *nt*, Scan *m*
scin|ti|scan|ner [sɪntɪ'skænər] *noun* Szintiscanner *m*

S

scin|ti|scan|ning [sɪntɪ'skænɪŋ] *noun* Szintigraphie *f*, Szintigrafie *f*, Scanning *nt*

scir|rho|ma [skɪə'rəʊmə] *noun* szirrhöses Karzinom *nt*, Faserkrebs *m*, Szirrhus *m*, Skirrhus *m*, Carcinoma scirrhosum

scir|rhous ['skɪrəs] *adj* Szirrhus betreffend, derb, verhärtet, szirrhös

scir|rhus ['skɪrəs] *noun* → *scirrhoma*

scler- *präf.* Lederhaut-, Sklera-, Skler(o)-; Skler(o)-

scle|ra ['sklɪərə] *noun, plural* **-ras, -rae** [-riː, -raɪ] (*Auge*) Lederhaut *f*, Sklera *f*, Sclera *f*

scler|ad|e|nit|ic [ˌsklɪrædɪ'naɪtɪk] *adj* Skleradenitis betreffend, skleradenitisch

scler|ad|e|ni|tis [ˌsklɪrædɪ'naɪtɪs] *noun* Skleradenitis *f*

scle|ral ['sklɪərəl, 'skle-] *adj* Lederhaut/Sklera betreffend, skleral

scle|ra|ti|tis [ˌsklɪərə'taɪtɪs] *noun* Entzündung der Lederhaut des Auges, Lederhautentzündung *f*, Skleraentzündung *f*, Skleritis *f*, Scleritis *f*

scle|ra|tog|e|nous [ˌsklɪərə'tɑdʒənəs] *adj* Sklerose verursachend, sklerogen

scler|ec|ta|sia [sklɪrek'teɪʒ(ɪ)ə] *noun* Sklerektasie *f*

scle|rec|to|ir|i|dec|to|my [sklɪ'rektəʊˌɪrɪ'dektəmɪ] *noun* Lagrange-Operation *f*, Sklerektoiridektomie *f*

scle|rec|to|my [sklɪ'rektəmɪ] *noun* Sklerektomie *f*

scler|e|de|ma [ˌsklɪərə'diːmə] *noun* Buschke-Sklerödem *nt*, Scleroedema adultorum (Buschke), Scleroedema Buschke

scle|re|ma [sklɪ'riːmə] *noun* **1.** Sklerem *nt*, Sklerema *nt*, Sclerema *nt* **2.** Underwood-Krankheit *f*, Fettsklerem *nt* der Neugeborenen, Sclerema adiposum neonatorum

scler|en|ce|pha|lia [ˌsklɪərensɪ'feɪljə] *noun* Sklerenzephalie *f*, Sclerencephalia *f*

scle|ri|a|sis [sklɪ'raɪəsɪs] *noun* Skleriasis *f*, Scleriasis *f*

scle|ri|rit|o|my [ˌsklɪərɪ'rɪtəmɪ] *noun* Skleriritomie *f*

scle|rit|ic [sklɪ'raɪtɪk] *adj* Lederhautentzündung/Skleritis betreffend, skleritisch

scle|ri|tis [sklɪ'raɪtɪs] *noun* Entzündung der Lederhaut des Auges, Lederhautentzündung *f*, Skleraentzündung *f*, Skleritis *f*, Scleritis *f*
anterior scleritis Scleritis anterior
anular scleritis Skleritis anularis
necrotizing scleritis nekrotisierende Skleritis *f*, Scleritis necroticans
nodular scleritis noduläre Skleritis *f*
posterior scleritis Scleritis posterior

sclero- *präf.* **1.** (*ophthal.*) Lederhaut-, Sklera-, Skler(o)- **2.** (*patholog.*) Skler(o)-

scle|ro|cho|roid|i|tis [ˌsklɪrəʊkɔːrɔɪ'daɪtɪs, -ˌkəʊ-] *noun* Entzündung von Lederhaut und Aderhaut/Choroidea, Sklerochorioiditis *f*

scle|ro|con|junc|ti|val [ˌsklɪrəʊˌkəndʒʌŋk'taɪvl] *adj* Lederhaut/Sklera und Bindehaut/Konjunktiva betreffend, sklerokonjunktival

scle|ro|con|junc|ti|vi|tis [ˌsklɪrəʊkənˌdʒʌŋktə'vaɪtɪs] *noun* Entzündung von Lederhaut und Bindehaut/Konjunktiva, Sklerokonjunktivitis *f*

scle|ro|cor|nea [ˌsklɪrəʊ'kɔːrnɪə] *noun* Sklerokornea *f*

scle|ro|cor|ne|al [ˌsklɪrəʊ'kɔːrnɪəl] *adj* Lederhaut/Sklera und Hornhaut/Kornea betreffend, sklerokorneal, korneoskleral

scle|ro|dac|tyl|y [ˌsklɪrəʊ'dæktəlɪ] *noun* Sklerodaktylie *f*

scler|o|der|ma [ˌsklɪrəʊ'dɜrmə] *noun* Sclerodermia *f*
circumscribed scleroderma zirkumskripte Sklerodermie *f*, lokalisierte Sklerodermie *f*, Sclerodermia circumscripta, Morphoea *f*, Morphaea *f*
diffuse scleroderma diffuse/progressive/systemische Sklerodermie *f*, systemische Sklerose *f*, Systemsklerose *f*, Sclerodermia diffusa/progressiva
generalized scleroderma → *diffuse scleroderma*
localized scleroderma → *circumscribed scleroderma*
systemic scleroderma progressive systemische Sklerodermie *f*, Sclerodermia diffusa seu progressiva

scle|rog|e|nous [sklɪ'rɑdʒənəs] *adj* Sklerose verursachend, sklerogen

scler|oid ['sklɪərɔɪd] *adj* Sklerose betreffend, von ihr betroffen, durch sie bedingt; verhärtet, hart, sklerotisch

scler|o|i|ri|tis [ˌsklɪrəʊaɪ'raɪtɪs, ˌskle-] *noun* Entzündung von Regenbogenhaut/Iris und Lederhaut/Sklera, Iridoskleritis *f*, Skleroiritis *f*

scle|ro|ker|a|ti|tis [ˌsklɪrəʊˌkerə'taɪtɪs] *noun* Entzündung von Hornhaut/Kornea und Lederhaut/Sklera, Korneoskleritis *f*, Sklerokeratitis *f*

scle|ro|ker|a|to|i|ri|tis [ˌsklɪrəʊˌkerətəʊaɪ'raɪtɪs] *noun* Entzündung von Lederhaut, Hornhaut/Kornea und Regenbogenhaut/Iris, Sklerokeratoiritis *f*

scle|ro|ker|a|to|sis [ˌsklɪrəʊkerə'təʊsɪs] *noun* Entzündung von Hornhaut/Kornea und Lederhaut/Sklera, Korneoskleritis *f*, Sklerokeratitis *f*

scle|ro|ma [sklɪ'rəʊmə] *noun* Sklerom *nt*

scle|ro|ma|la|cia [ˌsklɪrəʊmə'leɪʃ(ɪ)ə, ˌskle-] *noun* Skleromalazie *f*

scle|ro|myx|e|de|ma [ˌsklɪrəʊmɪksə'diːmə] *noun* **1.** Arndt-Gottron-Syndrom *nt*, Skleromyxödem *nt* **2.** Lichen myxoedematosus/fibromucinoidosus, Mucinosis papulosa/lichenoides, Myxodermia papulosa

scle|ro|nych|ia [ˌsklɪrəʊ'nɪkɪə] *noun* Skleronychie *f*

scle|ro|nyx|is [ˌsklɪrəʊ'nɪksɪs] *noun* Sklerapunktion *f*, Skleronyxis *f*

scle|roph|thal|mia [ˌsklɪrɑf'θælmɪə] *noun* Sklerophthalmie *f*

scle|ro|pro|tein [ˌsklɪərə'prəʊtiːn, -tiːɪn, ˌskle-] *noun* Gerüsteiweiß *nt*, Skleroprotein *nt*

scle|rosed [sklɪ'rəʊst, 'sklɪərəʊzd] *adj* Sklerose betreffend, von ihr betroffen, durch sie bedingt; verhärtet, hart, sklerotisch

scle|ro|sis [sklɪə'rəʊsɪs] *noun, plural* **-ses** [sklɪə'rəʊsiːz] Sklerose *f*, Sclerosis *f*
Alzheimer's sclerosis Alzheimer-Krankheit *f*
amyotrophic lateral sclerosis amyotrophische/amyotrophe/myatrophische Lateralsklerose *f*
arterial sclerosis Arterienverkalkung *f*, Arteriosklerose *f*
arteriocapillary sclerosis Arterienverkalkung *f*, Arteriosklerose *f*
arteriolar sclerosis Arteriolosklerose *f*
bladder neck sclerosis Blasenhalssklerose *f*
bone sclerosis Knochensklerosierung *f*, -sklerose *f*, Osteosklerose *f*
Canavan's sclerosis Canavan-Syndrom *nt*, Canavan-van Bogaert-Bertrand-Syndrom *nt*, van Bogaert-Bertrand-Syndrom *nt*, frühinfantile spongiöse Dystrophie *f*
Charcot's sclerosis Charcot-Krankheit *f*, myatrophische/amyotroph(isch)e Lateralsklerose *f*
choroidal sclerosis Chorioideasklerose *f*
combined sclerosis Dana-Lichtheim-Krankheit *f*, funikuläre Myelose *f*, funikuläre Spinalerkrankung *f*
concentric sclerosis of Baló Baló-Krankheit *f*, konzentrische Sklerose *f*, Leucoencephalitis periaxialis concentrica
coronary sclerosis Koronar(arterien)sklerose *f*
coronary artery sclerosis Koronar(arterien)sklerose *f*
diaphyseal sclerosis (Camurati-)Engelmann-Erkrankung *f*, (Camurati-)Engelmann-Syndrom *nt*, Osteopathia hyperostotica multiplex infantilis
diffuse sclerosis **1.** Schilder-Krankheit *f*, Encephalitis periaxialis diffusa **2.** systemische Sklerose *f*, Systemsklerose *f*, progressive/diffuse/systemische Sklerodermie *f*, Sclerodermia diffusa/progressiva
diffuse infantile familial sclerosis Krabbe-Syndrom *nt*, Globoidzellen-Leukodystrophie *f*, Galaktozerebrosidlipidose *f*, Galaktozerebrosidose *f*, Angiomatosis encephalo-cutanea, Leukodystrophia cerebri progressiva hereditaria
diffuse inflammatory sclerosis of Schilder Schilder-

S

Krankheit *f*, Encephalitis periaxialis diffusa
diffuse systemic sclerosis systemische Sklerose *f*, Systemsklerose *f*, progressive/diffuse/systemische Sklerodermie *f*, Sclerodermia diffusa/progressiva
disseminated sclerosis multiple Sklerose *f*, Polysklerose *f*, Sclerosis multiplex, Encephalomyelitis disseminata
emphysematous sclerosis emphysematöse Lungensklerose *f*
emphysematous pulmonary sclerosis emphysematöse Lungensklerose *f*
endocardial sclerosis Endokardfibroelastose *f*, Fibroelastosis endocardii
Erb's sclerosis Erb-Charcot-Krankheit *f*, spastische Spinalparalyse *f*, Paralysis spinalis spastica, Diplegia spinalis progressiva
fat tissue sclerosis Fettsklerose *f*
focal sclerosis multiple Sklerose *f*, Polysklerose *f*, Sclerosis multiplex, Encephalomyelitis disseminata
gastric sclerosis Schrumpfmagen *m*, Linitis plastica
hippocampal sclerosis Ammonshornsklerose *f*
insular sclerosis multiple Sklerose *f*, Polysklerose *f*, Sclerosis multiplex, Encephalomyelitis disseminata
Mönckeberg's sclerosis Mönckeberg-Sklerose *f*, Mediakalzinose *f*
multiple sclerosis multiple Sklerose *f*, Polysklerose *f*, Sclerosis multiplex, Encephalomyelitis disseminata
nodular sclerosis Atherosklerose *f*
posterior sclerosis Rückenmark(s)schwindsucht *f*, Rückenmarksdarre *f*, Ducchenne-Syndrom *nt*, Tabes dorsalis
posterior spinal sclerosis Rückenmark(s)schwindsucht *f*, Rückenmarksdarre *f*, Ducchenne-Syndrom *nt*, Tabes dorsalis
posterolateral sclerosis Lichtheim-Syndrom *nt*, Dana-Lichtheim-Krankheit *f*, Dana-Syndrom *nt*, Dana-Lichtheim-Putnam-Syndrom *nt*, funikuläre Spinalerkrankung/Myelose *f*
primary lateral spinal sclerosis Erb-Charcot-Krankheit *f*, Paralysis spinalis spastica, spastische Spinalparalyse *f*, Diplegia spinalis progressiva
progressive systemic sclerosis systemische Sklerose *f*, Systemsklerose *f*, progressive/diffuse/systemische Sklerodermie *f*, Sclerodermia diffusa/progressiva
pulmonary sclerosis Lungensklerose *f*
sclerosis of the pulmonary artery Pulmonalsklerose *f*
sphincteral sclerosis Sphinktersklerose *f*
systemic sclerosis systemische Sklerose *f*, Systemsklerose *f*, progressive/diffuse/systemische Sklerodermie *f*, Sclerodermia diffusa/progressiva
tuberous sclerosis Bourneville-Syndrom *nt*, Morbus Bourneville *m*, tuberöse (Hirn-)Sklerose *f*, Epiloia *f*
valvular sclerosis (Herz-)Klappensklerose *f*
vascular sclerosis Arterienverkalkung *f*, Arteriosklerose *f*

scle|ro|ste|no|sis [ˌsklɪrəʊstɪ'nəʊsɪs] *noun* Sklerostenose *f*

scle|ros|to|my [sklɪ'rɑstəmɪ] *noun* Sklerostomie *f*

scle|ro|ther|a|py [ˌsklɪərəʊ'θerəpɪ, ˌskle-] *noun* Verödung *f*, Sklerosierung *f*, Sklerotherapie *f*

scle|rot|ic [sklɪ'rɑtɪk] *adj* **1.** Lederhaut/Sklera betreffend, skleral **2.** Sklerose betreffend, von ihr betroffen, durch sie bedingt; verhärtet, hart, sklerotisch

scle|rot|i|co|cho|roid|i|tis [sklɪˌrɑtɪkəʊˌkɔːrɔɪ'daɪtɪs, -ˌkəʊ-] *noun* Entzündung von Lederhaut und Aderhaut/Choroidea, Sklerochorioiditis *f*

scle|ro|ti|tis [ˌsklɪə'taɪtɪs] *noun* Entzündung der Lederhaut des Auges, Lederhautentzündung *f*, Skleraentzündung *f*, Skleritis *f*, Scleritis *f*

scle|ro|tome ['sklerətəʊm, 'sklɪr-] *noun* Sklerotom *nt*

scle|rot|o|my [sklɪ'rɑtəmɪ] *noun* Sklerotomie *f*

scle|rous ['sklɪərəs] *adj* Sklerose betreffend, von ihr betroffen, durch sie bedingt; verhärtet, hart, sklerotisch

scoleco- *präf.* Wurm-

scol|e|col|o|gy [ˌskəʊlɪ'kɑlədʒɪ] *noun* Helminthologie *f*

sco|lex ['skəʊleks] *noun, plural* **-le|ces, -li|ces** [skəʊ'liːsiːz] Bandwurmkopf *m*, Skolex *m*, Scolex *m*

scolio- *präf.* Skolio-, Scolio-

sco|li|o|ky|pho|sis [ˌskəʊlɪəʊkaɪ'fəʊsɪs] *noun* Skoliokyphose *f*

sco|li|o|sis [ˌskəʊlɪ'əʊsɪs, ˌskɑ-] *noun, plural* **-ses** [-siːz] Skoliose *f*, Scoliosis *f*
adolescent scoliosis Adoleszentenskoliose *f*
cicatricial scoliosis Narbenskoliose *f*
compensatory scoliosis kompensatorische Skoliose *f*
congenital scoliosis kongenitale/angeborene Skoliose *f*
C-shaped scoliosis C-förmige Skoliose *f*
idiopathic scoliosis idiopathische Skoliose *f*
infantile scoliosis Säuglingsskoliose *f*
inflammatory scoliosis infektiös-bedingte Skoliose *f*
lumbar scoliosis Lendenskoliose *f*
myopathic scoliosis myopathische Skoliose *f*
neuromuscular scoliosis neuromuskuläre Skoliose *f*
osteopathic scoliosis osteopathische Skoliose *f*
post-traumatic scoliosis posttraumatische Skoliose *f*
rachitic scoliosis rachitische Skoliose *f*
S-shaped scoliosis S-förmige Skoliose *f*
static scoliosis statische Skoliose *f*
thoracic scoliosis thorakale Skoliose *f*
thoracolumbar scoliosis thorakolumbale Skoliose *f*

sco|li|ot|ic [ˌskəʊlɪ'ɑtɪk] *adj* Skoliosebetreffend, durch Skoliose gekennzeichnet, skoliotisch

-scope *suf.* Messgerät, Instrument, -skop

-scopic *suf.* betrachtend, untersuchend, -skopisch

sco|pol|a|mine [skə'pɑləmiːn, ˌskəʊpə'læmɪn] *noun* Scopolamin *nt*

scop|u|lar|i|op|sо|sis [ˌskɑpjəˌleərɪɑp'səʊsɪs] *noun* Scopulariopsidosis *f*, Scopulariopsosis *f*

-scopy *suf.* Untersuchung, Erforschung, -skopie

scor|bu|tic [skɔːr'bjuːtɪk] *adj* Skorbut betreffend, von Skorbut gekennzeichnet, skorbutisch

score [skɔːr] *noun* Score *m*
Apgar score Apgar-Index *m*, -Schema *nt*

scoto- *präf.* Dunkel-, Skot(o)-

sco|to|chro|mo|gens [ˌskəʊtə'krəʊmədʒəns] *plural* **1.** skotochromogene Mykobakterien *pl*, Mykobakterien der Runyon-Gruppe II **2.** skotochromogene Mikroorganismen *pl*

sco|to|ma [skə'təʊmə] *noun, plural* **-mas, -ma|ta** [-mətə] Gesichtsfeldausfall *m*, Skotom *nt*, Scotoma *nt*
Bjerrum's scotoma Bjerrum-Zeichen *nt*, -Skotom *nt*
central scotoma Zentralskotom *nt*, zentrales Skotom *nt*
color scotoma Farbskotom *nt*
flittering scotoma Flimmerskotom *nt*, Scotoma scintillans
scintillating scotoma Flimmerskotom *nt*, Scotoma scintillans
sickle scotoma Bjerrum-Zeichen *nt*, -Skotom *nt*

sco|to|pho|bia [ˌskəʊtəʊ'fəʊbɪə] *noun* Nyktophobie *f*, Nachtangst *f*, Skotophobie *f*

sco|to|pho|bic [ˌskəʊtəʊ'fɑbɪk] *adj* Nachtangst/Skotophobie betreffend, skotophob, nyktalophob, nyktophob

sco|to|pia [skə'təʊpɪə] *noun* Dämmerungs-, Nachtsehen *nt*, skotopes Sehen *nt*, Skotop(s)ie *f*

sco|top|ic [skə'tɑpɪk] *adj* Skotop(s)ie betreffend, Dunkel-

scra|pie [skreɪ'pɪ] *noun* Scrapie *f*

screen [skriːn] *noun* **1.** Schutzschirm *m*, Schirm *m* **2.** Filter *m/nt*, Blende *f* **3.** (*radiolog.*) Schirm *m*, Screen *nt*

screen|ing ['skriːnɪŋ] *noun* **1.** Screening *nt* **2.** Vortest *m*, Suchtest *m*, Siebtest *m*, Screeningtest *m*

scrib|o|ma|nia [ˌskrɪbə'meɪnɪə] *noun* Kritzelsucht *f*, Graphorrhoe *f*

scrof|u|lar ['skrɑfjələr] *adj* Tuberkulose betreffend, tuberkulös

S

scrof|u|lo|der|ma [ˌskrɑfjələ'dɜrmə] *noun* Skrofuloderm *nt*

scrof|u|lous ['skrɑfjələs] *adj* Tuberkulose betreffend, tuberkulös

scro|tal ['skrəʊtəl] *adj* Hodensack/Skrotum betreffend, skrotal

scro|tec|to|my [skrəʊ'tektəmɪ] *noun* Hodensack-, Skrotumexzision *f*, Skrotektomie *f*

scro|ti|tis [skrəʊ'taɪtɪs] *noun* Skrotitis *f*, Hodensackentzündung *f*, Skrotumentzündung *f*, Scrotitis *f*

scro|tum ['skrəʊtəm] *noun, plural* **-tums, -ta** [-tə] Hodensack *m*, Skrotum *nt*, Scrotum *nt*

scur|vy ['skɜrvɪ] *noun* Scharbock *m*, Skorbut *m*
Alpine scurvy Pellagra *f*, Vitamin-B_2-Mangelsyndrom *nt*, Niacinmangelsyndrom *nt*
hemorrhagic scurvy Möller-Barlow-Krankheit *f*, Säuglingsskorbut *m*, Osteopathia haemorrhagica infantum
infantile scurvy rachitischer Säuglingsskorbut *m*, Möller-Barlow-Krankheit *f*
land scurvy idiopathische thrombozytopenische Purpura *f*, essenzielle/idiopathische Thrombozytopenie *f*, Morbus Werlhof *m*
sea scurvy Scharbock *m*, Skorbut *m*
true scurvy Scharbock *m*, Skorbut *m*

scu|ti|form ['sk(j)uːtɪfɔːrm] *adj* schildförmig

scyb|a|lum ['sɪbələm] *noun, plural* **-la** [-lə] harter Kotballen *m*, Skybalum *nt*, Scybalum *nt*

seam [siːm] *noun* Saum *m*, Naht *f*

search|er ['sɜrtʃər] *noun* Sonde *f*

sea|sick|ness ['siːˌsɪknɪs] *noun* Seekrankheit *f*, Naupathie *f*, Nausea marina

seat|worm ['siːtwɜrm] *noun* Madenwurm *m*, Enterobius vermicularis, Oxyuris vermicularis

se|ba|ceous [sɪ'beɪʃəs] *adj* **1.** talgartig, talgig, Talg- **2.** talgbildend, -absondernd

sebo- *präf.* Talg-, Seb(o)-

seb|or|rhea [ˌsebəʊ'rɪə] *noun* **1.** Seborrhoe *f*, Seborrhö *f*, Seborrhoea *f* **2.** Unna-Krankheit *f*, seborrhoisches Ekzem *nt*, seborrhoische/dysseborrhoische Dermatitis *f*, Morbus Unna *m*, Dermatitis seborrhoides

seb|or|rhe|al [ˌsebəʊ'rɪəl] *adj* Seborrhoe betreffend, seborrhoisch

seb|or|rhe|ic [ˌsebəʊ'rɪɪk] *adj* Seborrhoe betreffend, seborrhoisch

seb|or|rhi|a|sis [ˌsebəʊ'raɪəsɪs] *noun* **1.** Seborrhiasis *f* **2.** Psoriasis inversa

se|bum ['siːbəm] *noun* (Haut-)Talg *m*, Sebum *nt*

se|cre|ta|gogue [sɪ'kriːtəgɑg] *adj* die Sekretion anregend, sekretorisch, sekretagog

se|cre|tion [sɪ'kriːʃn] *noun* **1.** Absondern *nt*, Sezernieren *nt* **2.** Absonderung *f*, Sekretion *f* **3.** Absonderung *f*, Sekret *nt*, Secretum *nt*
endocrine secretion endokrine Sekretion *f*, innere Sekretion *f*
exocrine secretion exokrine Sekretion *f*, äußere Sekretion *f*
gastric secretion Magensekret *nt*

se|cre|to|gogue [sɪ'kriːtəgɑg] *adj* die Sekretion anregend, sekretorisch, sekretagog

se|cre|to|in|hib|i|to|ry [sɪˌkriːtəʊɪn'hɪbətɔːriː] *adj* sekretionshemmend, antisekretorisch

se|cre|to|mo|tor [ˌsiːkrɪtəʊ'məʊtər] *adj* die Sekretion stimulierend, sekretomotorisch

se|cre|tor [sɪ'kriːtər] *noun* Sekretor *m*, Ausscheider *m*

se|cre|to|ry [sɪ'kriːtərɪ] *adj* Sekret oder Sekretion betreffend, auf Sekretion beruhend, sekretorisch

sec|tion ['sekʃn] I *noun* **1.** Schnitt *m*, Einschnitt *m*, Inzision *f* **2.** (mikroskopischer) Schnitt *m* II *v* einen Schnitt machen, durch Inzision eröffnen, inzidieren
abdominal section 1. operative Eröffnung *f* der Bauchhöhle, Zölio-, Laparotomie *f* **2.** Bauch(decken)schnitt *m*
cesarean section Kaiserschnitt *m*, Schnittentbindung *f*, Sectio *f*, Sectio caesarea
frozen section Gefrierschnitt *m*

se|cun|di|na [ˌsekən'daɪnə] *noun, plural* **-nae** [-niː] Nachgeburt *f*

se|cun|dines ['sekəndaɪnz] *plural* Nachgeburt *f*

se|cun|dip|a|rous [ˌsekən'dɪpərəs] *adj* zweitgebärend, sekundipar

sed|a|tive ['sedətɪv] *adj* beruhigend, sedierend, sedativ

sed|a|tives ['sedətɪvz] *plural* Sedativa

sed|i|ment ['sedɪmənt] *noun* Niederschlag *m*, (Boden-)Satz *m*, Sediment *nt*
urine sediment Harnsediment *nt*

seed [siːd] *noun* **1.** Same(n *pl*) *m* **2.** männliche Keimzelle *f*, Spermium *nt*, Spermie *f*, Samenfaden *m*, Spermatozoon *nt* **3.** Seed *nt*
angelica seed Angelicae fructus
anise seed Anisi fructus
black mustard seed Sinapis nigrae semen
caraway seed Kümmelkörner *pl*, Carvi fructus
cardamon seed Cardamomi fructus
celery seed Apii fructus
cocoa seeds Kakaosamen *pl*, Cacao semen
coriander seed Coriandri fructus
dill seed Anethi fructus
fennel seed Foeniculi fructus
fenugreek seed Bockshornsamen *pl*, Foenugraeci semen
fleawort seed Flohsamen *pl*, Psyllii semen
gold seeds Goldseeds *pl*
Indian fleawort seed indische Flohsamen *pl*, Plantaginis ovatae semen
jambool seed Syzygii cumini semen
jimson weed seed Stramonii semen
papaya seed Caricae papayae fructus, Papayafrucht *f*
peony seed Paeoniae semen
pumpkin seeds Kürbissamen *pl*, Cucurbitae peponis semen
quaker button seed Strychni semen, Nux vomica
saint-mary's-thistle seed Cardui mariae fructus
star anise seed Anisi stellati fructus
white mustard seed weiße Senfsamen *pl*, Sinapis albae semen

seg|ment ['segmənt] *noun* Teil *m*, Abschnitt *m*, Segment *nt*; (*anatom.*) Segmentum *nt*
segment A1 Segmentum A1 *nt*
segment A2 Segmentum A2 *nt*
anterior segment Vordersegment *nt*, Segmentum anterius pulmonis
anterior basal segment vorderes Basalsegment *nt*, Segmentum basale anterius pulmonis
anterior basal segment of lung Segmentum basale anterius pulmonis, vorderes Basalsegment *nt*
anterior segment of eyeball Segmentum anterius bulbi oculi
anterior segment of lung Vordersegment *nt*, Segmentum anterius pulmonis
apical segment Spitzen-, Apikalsegment *nt*, Segmentum apicale pulmonis
apical segment of lung Segmentum apicale pulmonis dextri, Spitzensegment *nt*, Apikalsegment *nt*
apicoposterior segment Spitzen- und Hintersegment *nt*, apikoposteriores Segment *nt*, Segmentum apicoposterius pulmonis
apicoposterior segment of lung Segmentum apicoposterius pulmonis sinistri, apikoposteriores Segment *nt*
basal segment Basalsegment *nt*, Segmentum basale pulmonis
basal segment of lung Basalsegment *nt*, Segmentum basale pulmonis
bronchopulmonary segments Lungensegmente *pl*, Segmenta bronchopulmonalia
cardiac segment of inferior pulmonary lobe medial-

basales Segment *nt* des Lungenunterlappens, Segmentum cardiacum, Segmentum basale mediale pulmonis
cervical segments of spinal cord Hals-, Zervikalsegmente *pl*, Halsmark *nt*, Halsabschnitt *m* des Rückenmarks, Cervicalia *pl*, Pars cervicalis medullae spinalis
coccygeal segments of spinal cord Steißbein-, Kokzygealsegmente *pl*, Steißbeinabschnitt *m* des Rückenmarks, Coccygea *pl*, Pars coccygea medullae spinalis
hepatic segments Lebersegmente *pl*, Segmenta hepatis
inferior anterior segment of kidney Segmentum anterius inferius renis
inferior segment of kidney Segmentum inferius renis
inferior lingular segment of (left) lung unteres Lingularsegment *nt*, Segmentum lingulare inferius pulmonis
inferior lingular segment of lung Segmentum lingulare inferius pulmonis, unteres Lingularsegment *nt*
internodal segment internodales/interanuläres Segment *nt*, Internodium *nt*
segments of kidney Nierensegmente *pl*, Segmenta renalia
lateral segment Lateralsegment *nt*
lateral basal segment seitliches Basalsegment *nt*, Segmentum basale laterale pulmonis
lateral basal segment of lung seitliches Basalsegment *nt*, Segmentum basale laterale pulmonis
lateral segment of left lobe of liver Segmentum laterale
lateral segment of lung Segmentum laterale pulmonis dextri
lateral segment of right lung Lateralsegment *nt* des Mittellappens, Segmentum laterale pulmonis
segments of liver Lebersegmente *pl*, Segmenta hepatis
lower uterine segment unteres Uterussegment *nt*, Uterusenge *f*, Isthmus uteri
lumbar segments of spinal cord Lenden-, Lumbalsegmente *pl*, Lendenmark *nt*, Lendenabschnitt *m* des Rückenmarks, Lumbaria *pl*, Pars lumbalis medullae spinalis
segment M1 Segmentum M1 *nt*
segment M2 Segmentum M2 *nt*
medial segment Medialsegment *nt*, Segmentum mediale pulmonis
medial basal segment of lung mediales Basalsegment *nt*, medial-basales Segment *nt*, Segmentum basale mediale pulmonis, Segmentum cardiacum
medial segment of left lobe of liver Segmentum mediale sinistrum hepatis
medial segment of right lung mediales Segment *nt* des Mittellappens, Segmentum mediale pulmonis
segment P1 Segmentum P1 *nt*
segment P2 Segmentum P2 *nt*
segment P3 Segmentum P3 *nt*
segment P4 Segmentum P4 *nt*
posterior basal segment of lung hinteres Basalsegment *nt*, Segmentum basale posterius pulmonis
posterior segment of eyeball Segmentum posterius bulbi oculi
posterior segment of kidney Segmentum posterius renis
posterior segment of right lobe of liver Segmentum posterius hepatis
posterior segment of right lung Dorsalsegment *nt* des rechten Oberlappens, Segmentum posterius pulmonis
PQ segment PQ-Strecke *f*, PQ-Segment *nt*
renal segments Nierensegmente *pl*, Segmenta renalia
rivinian segment Incisura tympanica
segment of Rivinus Incisura tympanica
sacral segments of spinal cord Sakralabschnitt *m* des Rückenmarks, Sakralmark *nt*, Kreuzbein-, Sakralsegmente *pl*, Pars sacralis medullae spinalis, Sacralia *pl*
superior segment Spitzensegment *nt* des Unterlappens, Segmentum apicale/superius pulmonis
superior anterior segment of kidney Segmentum anterius superius renis
superior segment of kidney Segmentum superius renis
superior lingular segment of (left) lung oberes Lingularsegment *nt*, Segmentum lingulare superius pulmonis
superior segment of lung Spitzensegment *nt* des Unterlappens, Segmentum apicale/superius pulmonis
T segment (*EKG*) ST-Strecke *f*, ST-Segment *nt*
thoracic segments of spinal cord Brust-, Thorakalsegmente *pl*, Brustmark *nt*, Brustabschnitt *m* des Rückenmarks, Thoracica *pl*, Pars thoracica medullae spinalis

sei|zure ['siːʒər] *noun* **1.** (plötzlicher) Anfall *m*, Iktus *m*, Ictus *m* **2.** epileptischer Anfall *m*
absence seizure Absence *f*
petit mal seizures Petit-mal(-Epilepsie) *f*
salaam seizures Blitz-Nick-Salaam-Krämpfe *pl*, BNS-Krämpfe *pl*, Nickkrämpfe *pl*, Propulsiv-petit-mal *nt*, Spasmus nutans, Salaam-Krämpfe *pl*, West-Syndrom *nt*

se|lec|tin [sɪ'lektɪn] *noun* Selektin *nt*

se|lec|tion [sɪ'lekʃn] *noun* Auslese *f*, Selektion *f*

se|lec|tive [sɪ'lektɪv] *adj* auswählend, abgetrennt, selektiv

self [self] *noun, plural* **selves** Selbst *nt*, Ich *nt*

self-abuse *noun* **1.** Missbrauch *m* mit der eigenen Gesundheit **2.** Masturbation *f*, Onanie *f*

self-analysis *noun* Selbstanalyse *f*

self-destruction *noun* Autodestruktion *f*, Selbstzerstörung *f*; Selbstmord *m*

self-destructive *adj* Selbstmord/Suizid betreffend; selbstmordgefährdet, suizidal, suicidal

self-digestion *noun* Selbstverdauung *f*, Autodigestion *f*

self-hypnosis *noun* Autohypnose *f*

self-infection *noun* Selbstansteckung *f*, Selbstinfizierung *f*, Autoinfektion *f*

self-mutilation *noun* Selbstverstümmelung *f*

self-treatment *noun* Eigen-, Selbstbehandlung *f*, Autotherapie *f*

se|mei|ol|o|gy [ˌsemaɪ'ɑlədʒɪ] *noun* **1.** Symptomatologie *f*, Semiologie *f* **2.** Gesamtheit *f* der (Krankheits-)Symptome, Symptomatik *f*, Symptomatologie *f*

se|men ['siːmən, -men] *noun, plural* **-mens, se|mi|na** ['semɪnə, 'siː-] Samen *m*, Sperma *nt*, Semen *m*

se|me|nu|ria [ˌsiːmə'n(j)ʊərɪə] *noun* Spermaturie *f*

semi- *präf.* Halb-, Semi-

sem|i|al|de|hyde [semɪ'ældəhaɪd] *noun* Semialdehyd *m*

sem|i|ca|nal [ˌsemɪkə'næl] *noun* Halbkanal *m*, Rinne *f*; (*anatom.*) Semicanalis *m*

sem|i|cir|cu|lar [ˌsemɪ'sɜrkjələr] *adj* halbbogenförmig, halbkreisförmig, semizirkulär

sem|i|dom|i|nance [ˌsemɪ'dɑmɪnəns] *noun* Semidominanz *f*, unvollständige Dominanz *f*

sem|i|flu|id [ˌsemɪ'fluːɪd] **I** *noun* halb-/zähflüssige Substanz *f* **II** *adj* halb-, zähflüssig

sem|i|liq|uid [ˌsemɪ'lɪkwɪd] **I** *noun* halb-/zähflüssige Substanz *f* **II** *adj* halb-, zähflüssig

sem|i|lu|nar [ˌsemɪ'luːnər] *adj* halbmondförmig, mondsichelförmig, semilunar, lunular

sem|i|lux|a|tion [ˌsemɪlʌk'seɪʃn] *noun* Subluxation *f*

sem|i|ma|lig|nant [ˌsemɪmə'lɪgnənt] *adj* semimaligne

sem|i|mem|bra|nous [ˌsemɪ'membrənəs] *adj* semimembranös

sem|i|nal ['semɪnl] *adj* Samen/Sperma oder Samenflüssigkeit betreffend, seminal, spermatisch

sem|i|na|tion [ˌsemɪ'neɪʃn] *noun* Befruchtung *f*, Insemination *f*

sem|i|nif|er|ous [ˌsemɪ'nɪfərəs] *adj* Samen produzierend oder ableitend, samenführend, seminifer

sem|i|no|ma [semɪ'nəʊmə] *noun* Seminom *nt*
ovarian seminoma Seminom *nt* des Ovars, Dysgerminom *nt*

sem|i|nu|ria [ˌsiːmɪ'n(j)ʊərɪə, ˌsemɪ-] *noun* Spermatu-

rie *f*
semilperlmelable [ˌsemɪˈpɜrmɪəbl] *adj* halbdurchlässig, semipermeabel
semilplelgia [ˌsemɪˈpliːdʒ(ɪ)ə] *noun* (vollständige) Halbseitenlähmung *f*, Hemiplegie *f*, Hemiplegia *f*
semilitenldilnous [ˌsemɪˈtendɪnəs] *adj* semitendinös
semiltranslparlent [ˌsemɪtrænsˈpeərənt] *adj* halbdurchsichtig, halbtransparent
senlelga [ˈsenɪgə] *noun* Senega *f*, Polygala senega
selnile [ˈsɪnaɪl, ˈsenaɪl] *adj* **1.** altersschwach, greisenhaft, senil, Alters- **2.** Senilität betreffend, durch Senilität bedingt, altersschwach, senil
selnillism [ˈsiːnɪlɪzəm] *noun* Senilismus *m*
selnillity [sɪˈnɪlətɪ] *noun* **1.** →*senium* **2.** Altern *nt*, Älterwerden *nt*, Vergreisung *f*, Altersschwäche *f*, Senilität *f*, Senilitas *f*
precocious senility Senilitas praecox
premature senility Senilismus *m*
selnilum [ˈsɪnɪəm] *noun* (Greisen-)Alter *nt*, Senium *nt*, Senilitas *f*
senlna [ˈsenə] *noun* Sennesblätter *pl*, Sennae folium
Alexandrian senna Alexandriner-Senna *f*, Khartum-Senna *f*, Cassia senna
Cassia senna Cassia senna, Khartum-Senna *f*, Alexandriner-Senna *f*
Khartoum senna Alexandriner-Senna *f*, Khartum-Senna *f*, Cassia senna
Tinnevelly senna Tinnevelly-Senna *f*, Cassia angustifolia
sense [sens] **I** *noun* **1.** Sinn *m*, Sinnesorgan *nt* **2.** senses *plural* (klarer) Verstand *m*; Vernunft *f* **3.** Sinnes-, Empfindungsfähigkeit *f*; Empfindung *f*; Gefühl *nt* (*of* für); Gespür *nt*
pressure sense Druck-, Gewichtssinn *m*, Barästhesie *f*
proprioceptive sense Propriozeption *f*, Tiefensensibilität *f*
sense of sight Gesichtssinn *m*, Sehen *nt*, Sehvermögen *nt*
tactile sense Tast-, Berührungssinn *m*
temperature sense Temperatursinn *m*, Thermorezeption *f*
sense of touch Tastsinn *m*, Tactus *m*
sensellless [ˈsenslɪs] *adj* ohne Bewusstsein, besinnungslos; ohnmächtig, bewusstlos
senlsilbillilty [ˌsensɪˈbɪlətɪ] *noun* Empfindung(svermögen *nt*, -fähigkeit *f*) *f*, Sensibilität *f*
articular sensibility Gelenkempfindung *f*, -sensibilität *f*, Arthrästhesie *f*
bone sensibility Vibrationsempfindung *f*, Pallästhesie *f*
deep sensibility Tiefensensibilität *f*, Bathyästhesie *f*
joint sensibility Gelenkempfindung *f*, -sensibilität *f*, Arthrästhesie *f*
kinesthetic sensibility Proprio(re)zeption *f*, Tiefensensibilität *f*, kinästhetische Sensibilität *f*
pallesthetic sensibility Vibrationsempfindung *f*, Pallästhesie *f*
palmesthetic sensibility Vibrationsempfindung *f*, Pallästhesie *f*
proprioceptive sensibility →*somesthetic sensibility*
somesthetic sensibility proprio(re)zeptive/kinästhetische Sensibilität *f*, Tiefensensibilität *f*, Proprio(re)zeption *f*
vibratory sensibility Vibrationsempfindung *f*, Pallästhesie *f*
senlsilbillilzaltion [ˌsensɪˌbɪlɪˈzeɪʃn] *noun* Sensibilisierung *f*
senlsilble [ˈsensɪbl] *adj* empfänglich, (reiz-)empfindlich, sensibel (*to* für); sensuell, sensual
senlsiltive [ˈsensɪtɪv] *adj* **1.** Sensibilität betreffend, empfänglich, (reiz-)empfindlich, sensibel **2.** Sensorium betreffend, mit den Sinnesorganen/Sinnen wahrnehmend, sensorisch, sensoriell **3.** (über-)empfindlich, sensitiv
senlsiltivlilty [ˌsensɪˈtɪvətɪ] *noun* **1.** Sensibilität *f* (*to*); Empfindsamkeit *f*, Feinfühligkeit *f*, Feingefühl *nt* **2.** Sensitivität *f*, (Über-)Empfindlichkeit *f* (*to* gegen) **3.** Empfindlichkeit *f* (*to*); Lichtempfindlichkeit *f*, Sensibilität *f*
acquired/induced sensitivity Allergie *f*
senlsiltilzaltion [ˌsensətɪˈzeɪʃn] *noun* Sensibilisierung *f*
senlsiltizler [ˈsensɪtaɪzər] *noun* Allergen *nt*
senlsolmoltor [ˌsensəʊ ˈməʊtər] *adj* sowohl sensorisch als auch motorisch, sensomotorisch, sensorisch-motorisch
senlsor [ˈsensər] *noun* **1.** sensorischer/sinnesphysiologischer Rezeptor *m*, Sensor *m* **2.** (Mess-)Fühler *m*, Sensor *m*
senlsolrilal [senˈsɔːrɪəl] *adj* Sensorium betreffend, mit den Sinnesorganen/Sinnen wahrnehmend, sensorisch, sensoriell
senlsolrilmoltor [ˌsensərɪˈməʊtər] *adj* sowohl sensorisch als auch motorisch, sensomotorisch, sensorisch-motorisch
senlsolrilum [senˈsɔːrɪəm] *noun, plural* **-rilums, -ria** [-rɪə] **1.** Bewusstsein *nt*, Sensorium *nt* **2.** sensorisches Nervenzentrum *nt*, Sensorium *nt*
senlsolry [ˈsensərɪ] *adj* **1.** mit den Sinnesorganen/Sinnen wahrnehmend, sensorisch, sensoriell, Sinnes- **2.** (*Nerv*) sensibel
seplalraltion [ˌsepəˈreɪʃn] *noun* Trennung *f*, Absonderung *f*; (*chem.*) Abscheidung *f*, Spaltung *f*; Separation *f*
plasma separation Plasmaseparation *f*
seplsis [ˈsepsɪs] *noun* Blutvergiftung *f*, Sepsis *f*; Septikämie *f*, septikämisches Syndrom *nt*
catheter sepsis Kathetersepsis *f*
fulminating tuberculous sepsis Landouzy-Sepsis *f*, Landouzy-Typhobazillose *f*, Sepsis tuberculosa acutissima
sepsis lenta Lentasepsis *f*, Sepsis lenta
overwhelming post-splenectomy sepsis Post-Splenektomiesepsis *f*, Post-Splenektomiesepsissyndrom *nt*, Overwhelming-post-splenectomy-Sepsis *f*, Overwhelming-post-splenectomy-Sepsis-Syndrom *nt*
staphylococcal sepsis Staphylokokkensepsis *f*, Staphylokokkämie
tuberculous sepsis Tuberkulosesepsis *f*, Sepsis tuberculosa
sept- *präf.* Septum-, Sept(o)-, Septal-
sepltal [ˈseptl] *adj* Scheidewand/Septum betreffend, septal
sepltate [ˈsepteɪt] *adj* durch ein Septum abgetrennt, septiert
sepltecltolmy [sepˈtektəmɪ] *noun* Septumexzision *f*, -resektion *f*, Septektomie *f*
sepltelmia [sepˈtiːmɪə] *noun* →*septicemia*
sepltic [ˈseptɪk] *adj* **1.** Sepsis betreffend, eine Sepsis verursachend, septisch **2.** nicht-keimfrei, septisch
sepltilcelmia [septəˈsiːmɪə] *noun* Septikämie *f*, Septikhämie *f*, Blutvergiftung *f*; Sepsis *f*
plague septicemia septische/septikämische Pest *f*, Pestsepsis *f*, Pestseptikämie *f*, Pestikämie *f*
puerperal septicemia Kindbettfieber *nt*, Puerperalfieber *nt*, Puerperalsepsis *f*, Wochenbettfieber *nt*, Febris puerperalis
tonsillogenic septicemia tonsillogene Sepsis *f*
sepltilcelmic [septəˈsiːmɪk] *adj* Septikämie betreffend, septikämisch
sepltilcolpylelmia [ˌseptɪkəʊpaɪˈiːmɪə] *noun* Septikopyämie *f*
sepltilcolpylelmic [ˌseptɪkəʊpaɪˈiːmɪk] *adj* Septikopyämie betreffend, septikopyämisch
sepltile [ˈseptaɪl] *adj* Scheidewand/Septum betreffend, septal
sepltilmeltriltis [ˌseptɪmɪˈtraɪtɪs] *noun* septische Uterusentzündung/Metritis *f*, Septimetritis *f*
septo- *präf.* Septum-, Sept(o)-, Septal-
sepltolnalsal [ˌseptəʊˈneɪzl] *adj* Nasenseptum betref-

fend, Septum-

sep|to|plas|ty ['septəʊplæstɪs] *noun* Septumplastik *f*

sep|to|rhi|no|plas|ty [,septəʊraɪnəʊ'plæstɪ] *noun* Septorhinoplastik *f*

sep|tos|to|my [sep'tɑstəmɪ] *noun* Septostomie *f*

sep|tot|o|my [sep'tɑtəmɪ] *noun* Septotomie *f*

sep|tum ['septəm] *noun, plural* **-ta** [-tə] Trennwand *f*, (Scheide-)Wand *f*, Septum *nt*

alveolar septa Alveolarsepten *pl*, Interalveolarsepten *pl*

anterior crural intermuscular septum Septum intermusculare cruris anterius

anterior intermuscular septum of (lower) leg Septum intermusculare cruris anterius

anterior peroneal septum Septum intermusculare cruris anterius

anteromedial intermuscular septum of thigh Septum intermusculare vastoadductorium

atrioventricular septum (of heart) (*Herz*) Vorhofkammerseptum *nt*, Septum atrioventriculare

Bigelow's septum Bigelow-Septum *nt*, Schenkelsporn *m*, Calcar femorale

bony septum of nose knöcherner Abschnitt *m* des Nasensepetums, Pars ossea septi nasi

cartilaginous nasal septum knorpeliger Abschnitt *m* des Nasenseptums, Pars cartilaginea septi nasi

septum of cavernous body of clitoris Trennwand der Klitorisschwellkörper, Septum corporum cavernosorum

Cloquet's septum Cloquet-Septum *nt*, Septum femorale

crural septum Cloquet-Septum *nt*, Septum femorale

crural intermuscular septum Septum intermusculare cruris

dorsal median septum hinteres Rückenmarksseptum *nt*, Septum medianum posterius

esophagotracheal septum ösophagotracheale Scheidewand *f*, Septum oesophagotracheale

external intermuscular septum of thigh Septum intermusculare femoris laterale

femoral septum Cloquet-Septum *nt*, Septum femorale

fibrous nasal septum bindegewebiger Abschnitt *m* des Nasenseptums, Pars fibrosa septi nasi

fibrous septum of nose bindegewebiger Abschnitt *m* der Nasenscheidewand, Pars fibrosa septi nasi

septum of frontal sinuses Sinus frontalis-Trennwand *f*, Septum sinuum frontalium

septum of glans penis Eichelseptum *nt*, Septum glandis penis

interalveolar septa **1.** interalveolare Trennwände *pl*, Septa interalveolaria **2.** (*Lunge*) (Inter-)Alveolarsepten *pl*

interatrial septum (of heart) Vorhofseptum *nt*, Septum interatriale

interdental septa interalveolare Trennwände *pl*, Septa interalveolaria

interlobular septa (of lung) Läppchengrenzmembranen *pl*, Septa interlobularia

intermediate cervical septum Septum cervicale intermedium

intermuscular septum Septum intermusculare

intermuscular septum of arm Septum intermusculare brachii

intermuscular septum of (lower) leg Septum intermusculare cruris

intermuscular septum of thigh Septum intermusculare femoris

interventricular septum Kammer-, Interventrikular-, Ventrikelseptum *nt*, Septum interventriculare

lateral intermuscular septum of arm Septum intermusculare brachii laterale

lateral intermuscular septum of thigh Septum intermusculare femoris laterale

lingual septum Zungenseptum *nt*, Septum linguale

medial intermuscular septum of arm Septum intermusculare brachii mediale

medial intermuscular septum of thigh Septum intermusculare femoris mediale

membranous nasal septum membranöser Abschnitt *m* des Nasenseptums, Pars membranacea septi nasi

membranous septum of nose membranöser Abschnitt *m* des Nasenseptums, Pars membranacea septi nasi

nasal septum Nasenscheidewand *f*, Nasenseptum *nt*, Septum nasi

orbital septum Orbitaseptum *nt*, Septum orbitale

osseous nasal septum knöcherner Abschnitt *m* des Nasenseptums, Pars ossea septi nasi

osseous septum of nose knöcherner Abschnitt *m* des Nasenseptums, Pars ossea septi nasi

pellucid septum Septum pellucidum

septum of penis Penistrennwand *f*, -septum *nt*, Septum pectiniforme corporis callosi, Septum penis

posterior crural intermuscular septum Septum intermusculare cruris posterius

posterior intermuscular septum of (lower) leg Septum intermusculare cruris posterius

posterior peroneal septum Septum intermusculare cruris posterius

precommissural septum Septum precommissurale

rectovaginal septum rektovaginale Scheidewand *f*, rektovaginales Septum *nt*, Septum rectovaginale

rectovesical septum Harnblasen-Rektum-Scheidewand *f*, rektovesikales Septum *nt*, Septum rectovesicale

scrotal septum Medianseptum *nt* des Skrotums, Skrotal-, Skrotumseptum *nt*, Septum scroti

sphenoidal septum Trennwand *f* der Keilbeinhöhlen, Septum sinuum sphenoidalium

septum of sphenoidal sinuses Trennwand *f* der Keilbeinhöhlen, Septum sinuum sphenoidalium

spurious septum Septum spurium

testicular septa Hodenscheidewände *pl*, -septen *pl*, Septula testis

septum of testis Mediastinum testis, Corpus Highmori

septa of testis Hodenscheidewände *pl*, -septen *pl*, Septula testis

tracheoesophageal septum ösophagotracheale Scheidewand *f*, Septum oesophagotracheale

urorectal septum Urorektalseptum *nt*, Septum urorectale

uterine septum Uterusseptum *nt*

ventricular septum Kammer-, Interventrikular-, Ventrikelseptum *nt*, Septum interventriculare

se|quence ['siːkwəns] *noun* Reihe *f*, Folge *f*, Aufeinander-, Reihenfolge *f*, Sequenz *f*

base sequence Basensequenz *f*

se|ques|tral [sɪ'kwestrəl] *adj* Sequester betreffend, Sequester-

se|ques|tra|tion [,sɪkwəs'treɪʃn] *noun* Sequesterbildung *f*, Sequestrierung *f*, Sequestration *f*, Dissektion *f*, Demarkation *f*

se|ques|trec|to|my [,sɪkwəs'trektəmɪ] *noun* Sequesterentfernung *f*, Sequestrektomie *f*

se|ques|trot|o|my [,sɪkwəs'trɑtəmɪ] *noun* →*sequestrectomy*

se|ques|trum [sɪ'kwestrəm] *noun, plural* **-tra** [sɪ'kwestrə] **1.** Sequester *nt* **2.** Knochensequester *nt*

ser|al|bu|min [,sɪəræl'bjuːmɪn] *noun* Serumalbumin *nt*

ser|an|gi|tis [,sɪəræn'dʒaɪtɪs] *noun* Entzündung der Penisschwellkörper, Cavernitis *f*, Kavernitis *f*

se|ri|al ['sɪərɪəl] **I** *noun* (Veröffentlichungs-)Reihe *f*, Serie *f* **II** *adj* Serien-, Reihen-

se|ries ['sɪəriːz, -rɪz] *noun, plural* **-ries** Serie *f*, Reihe *f*, Folge *f*; homologe Reihe *f*

ser|ine ['seriːn, -ɪn, 'sɪər-] *noun* Serin *nt*

sero- *präf.* Serum-, Sero-

se|ro|al|bu|mi|nous [,sɪərəʊæl'bjuːmɪnəs] *adj* seroalbuminös

se|ro|co|li|tis [ˌsɪərəʊkə'laɪtɪs] *noun* Entzündung der Dickdarmserosa, Perikolitis *f*

se|ro|con|ver|sion [ˌsɪərəʊkən'vɜrʒn] *noun* Serokonversion *f*

se|ro|cul|ture ['sɪərəʊkʌltʃər] *noun* Serumkultur *f*

se|ro|di|ag|no|sis [sɪərəʊˌdaɪəg'nəʊsɪs] *noun* Serodiagnostik *f*, Serumdiagnostik *f*

se|ro|di|ag|nos|tic [sɪərəʊˌdaɪəg'nɑstɪk] *adj* Serodiagnostik betreffend, serodiagnostisch

se|ro|en|ter|i|tis [ˌsɪərəʊentə'raɪtɪs] *noun* Entzündung der Darmserosa, Perienteritis *f*, Peritonitis *f* visceralis

se|ro|epi|de|mi|ol|o|gy [ˌsɪərəʊepɪˌdiːmɪ'ɑlədʒɪ] *noun* Seroepidemiologie *f*

se|ro|fast ['sɪərəʊfæst] *adj* serum-fest

se|ro|fi|brin|ous [ˌsɪərəʊ'faɪbrɪnəs] *adj* aus Serum und Fibrin bestehend, sowohl serös als auch fibrinös, serofibrinös, serös-fibrinös

se|ro|fi|brous [sɪərəʊ'faɪbrəs] *adj* sowohl serös als auch faserig/fibrös, serofibrös, fibroserös, fibrös-serös

se|ro|group ['sɪərəʊgruːp] *noun* Serogruppe *f*

se|ro|log|ic [sɪərəʊ'lɑdʒɪk] *adj* Serologie betreffend, serologisch

se|rol|o|gy [sɪ'rɑlədʒɪ] *noun* Serumkunde *f*, Serologie *f*
diagnostic serology Serodiagnostik *f*, Serumdiagnostik *f*

se|ro|ma [sɪ'rəʊmə] *noun* Serom *nt*

se|ro|mem|bra|nous [sɪərəʊ'membrənəs] *adj* eine seröse Haut/Serosa betreffend; sowohl serös als auch membranös, seromembranös, serös-membranös

se|ro|mu|cous [ˌsɪərəʊ'mjuːkəs] *adj* aus Serum und Schleim/Mukus bestehend, gemischt serös und mukös, seromukös, mukoserös, mukös-serös

se|ro|neg|a|tive [sɪərəʊ'negətɪv] *adj* mit negativer Seroreaktion, nichtreaktiv, seronegativ

se|ro|neg|a|tiv|i|ty [sɪərəʊˌnegə'tɪvətɪ] *noun* Seronegativität *f*

se|ro|phil|ic [sɪərəʊ'fɪlɪk] *adj* serophil

se|ro|plas|tic [sɪərəʊ'plæstɪk] *adj* aus Serum und Fibrin bestehend, sowohl serös als auch fibrinös, serofibrinös, serös-fibrinös

se|ro|pneu|mo|tho|rax [ˌsɪərəʊˌn(j)uːmə'θɔːræks] *noun* Seropneumothorax *m*

se|ro|pos|i|tive [sɪərəʊ'pɑsətɪv] *adj* mit positiver Seroreaktion, reaktiv, seropositiv

se|ro|pos|i|tiv|i|ty [sɪərəʊˌpɑsə'tɪvətɪ] *noun* Seropositivität *f*

se|ro|pu|ru|lent [sɪərəʊ'pjʊər(j)ələnt] *adj* sowohl serös als auch eitrig, seropurulent, eitrig-serös, serös-eitrig

se|ro|pus ['sɪərəʊpʌs] *noun* eitriges Serum *nt*, seröser Eiter *m*

se|ro|re|ac|tion [ˌsɪərəʊrɪ'ækʃn] *noun* Seroreaktion *f*

se|ro|re|sist|ance [ˌsɪərəʊrɪ'zɪstəns] *noun* Seroresistenz *f*

se|ro|re|sist|ant [ˌsɪərəʊrɪ'zɪstənt] *adj* seroresistent

se|ro|sa [sɪə'rəʊsə, -zə] *noun, plural* **-sas, -sae** [-siː] seröse Haut *f*, Serosa *f*, Tunica serosa

se|ro|sal [sɪə'rəʊsl] *adj* Serosa betreffend, Serosa-

se|ro|sa|mu|cin [sɪˌrəʊsə'mjuːsɪn] *noun* Serosamuzin *nt*

se|ro|san|guin|e|ous [ˌsɪərəʊsæŋ'gwɪnɪəs] *adj* sowohl serös als auch blutig, serosanguinös, blutig-serös

se|ro|se|rous [ˌsɪərəʊ'sɪərəs] *adj* seroserös

se|ro|si|tis [ˌsɪərəʊ'saɪtɪs] *noun* Entzündung einer serösen Haut, Serositis *f*, Serosaentzündung *f*
multiple serositis Entzündung mehrerer seröser Häute, Polyserositis *f*, Polyseritis *f*

se|ro|syn|o|vi|al [ˌsɪərəʊsɪn'əʊvɪəl] *adj* Serum und Gelenkschmiere/Synovia betreffend, serosynovial

se|ro|ther|a|py [sɪərəʊ'θerəpɪ] *noun* Serotherapie *f*, Serumtherapie *f*

se|ro|tho|rax [ˌsɪərəʊ'θɔːræks] *noun* Sero-, Hydrothorax *m*

se|ro|to|ner|gic [ˌserətə'nɜrdʒɪk, ˌsɪər-] *adj* auf Serotonin als Transmitter ansprechend, serotoninerg, serotonerg

se|ro|to|nin [ˌserə'təʊnɪn, ˌsɪər-] *noun* Serotonin *nt*, 5-Hydroxytryptamin *nt*

se|ro|to|ni|ner|gic [serəˌtəʊnɪ'nɜrdʒɪk] *adj* auf Serotonin als Transmitter ansprechend, serotoninerg, serotonerg

se|ro|type ['sɪərəʊtaɪp] *noun* → *serovar*

se|rous ['sɪərəs] *adj* **1.** (Blut-)Serum betreffend, aus Serum bestehend, serumhaltig, serös, Sero-, Serum- **2.** serumartige Flüssigkeit enthaltend oder absondernd, serös

se|ro|vac|ci|na|tion [sɪərəʊˌvæksə'neɪʃn] *noun* Serovakzination *f*, Simultanimpfung *f*

se|ro|var ['sɪərəʊvær] *noun* Serotyp *m*, Serovar *m*

se|ro|zyme ['sɪərəʊzaɪm] *noun* Prothrombin *nt*, Faktor II *m*

ser|pig|i|nous [sər'pɪdʒɪnəs] *adj* schlangenförmig, girlandenförmig, serpiginös

Ser|ra|tia [sə'reɪʃ(ɪ)ə, -tɪə] *noun* Serratia *f*

se|rum ['sɪərəm, 'serəm] *noun, plural* **-rums, -ra** [-rə] **1.** Serum *nt* **2.** (Blut-)Serum *nt*
antilymphocyte serum Antilymphozytenserum *nt*
anti-RH immune serum Anti-Rh-Serum *nt*
antitoxic serum 1. (*pharmakol.*) Gegengift *nt*, Antitoxin *nt* **2.** (*immunolog.*) Antitoxinantikörper *m*, Toxinantikörper *m*, Antitoxin *nt*
blood serum (Blut-)Serum *nt*
convalescence serum → *convalescent human serum*
convalescent serum → *convalescent human serum*
convalescent human serum Rekonvaleszentenserum *nt*
convalescents' serum → *convalescent human serum*
diphtheria immune serum Diphtherieserum *nt*
heterologous serum heterologes Serum *nt*
immune serum Immunserum *nt*, Antiserum *nt*
monovalent serum monovalentes Serum *nt*, spezifisches Serum *nt*
polyvalent serum polyvalentes Serum *nt*
specific serum monovalentes Serum *nt*, spezifisches Serum *nt*

se|rum|al ['sɪərəməl, 'ser-] *adj* Serum betreffend, aus Serum gewonnen, Serum-

serum-fast *adj* serum-fest

ses|sile ['sesəl, -aɪl] *adj* (*Polyp*) festsitzend, breit aufsitzend, sessil

se|vere [sə'vɪər] *adj* (*Krankheit*) schlimm, schwer; (*Schmerz*) heftig, stark

sex [seks] I *noun* **1.** Geschlecht *nt* **2.** Geschlechtstrieb *m*, Sexualität *f* **3.** Sex *m*, Gechlechtsverkehr *m*, Koitus *m* **4.** Geschlecht *nt*, Geschlechtsteile *pl* II *adj* Sex-, Sexual-
chromosomal sex chromosomales/genetisches Geschlecht *nt*
genetic sex chromosomales/genetisches Geschlecht *nt*

sex|u|al ['sekʃəwəl] *adj* die Sexualität betreffend, auf ihr beruhend, sexuell, geschlechtlich, sexual

sex|u|al|i|ty [seksʃə'wælətɪ] *noun* Sexualität *f*
abnormal/perverted sexuality Parasexualität *f*

shad|ow ['ʃædəʊ] *noun* **1.** Schatten *m*, Schattenbild *nt* **2.** → *shadow cell*
Gumprecht's shadows Gumprecht-Kernschatten *pl*, -Schatten *pl*
Ponfick's shadow Halbmondkörper *m*

shaft [ʃæft, ʃɑːft] *noun* **1.** Schaft *m*, Stiel *m*, Stamm *m* **2.** Knochenschaft *m*, Diaphyse *f* **3.** (Licht-)Strahl *m*
shaft of bone Knochenschaft *m*, Diaphyse *f*
shaft of femur Femurschaft *m*, -diaphyse *f*, Corpus femoris
shaft of fibula Fibulaschaft *m*, -diaphyse *f*, Corpus fibulae
hair shaft Haarschaft *m*, Scapus pili
shaft of humerus Humerusschaft *m*, -diaphyse *f*, Corpus humeri
shaft of penis Penisschaft *m*, Corpus penis
shaft of radius Radiusschaft *m*, -diaphyse *f*, Corpus

radii
shaft of tibia Tibiaschaft *m*, -diaphyse *f*, Corpus tibiae
shaft of ulna Ulnaschaft *m*, -diaphyse *f*, Corpus ulnae
shag|gy [ˈʃægɪ] *adj* mit Zotten/Villi besetzt, zottig, zottenförmig, villös
shakes [ʃeɪks] *plural* Schüttelfrost *m*
shank [ʃæŋk] *noun* Unterschenkel *m*; Schienbein *nt*, Tibia *f*; Bein *nt*
shape [ʃeɪp] *noun* **1.** Form *f*, Gestalt *f*; Figur *f* **2.** (körperliche oder geistige) Verfassung *f*, Form *f* be in (good) shape in (guter) Form sein, in gutem Zustand sein be in bad shape in schlechter Verfassung/Form sein, in schlechtem Zustand sein **3.** (Guss-)Form *f*, Formstück *nt*, Modell *nt*
sharp [ʃɑːrp] *adj* scharf; (*Messer*) scharf; (*Nadel*) spitz; (*Geruch, Geschmack*) scharf, beißend; (*Schmerz*) heftig, stechend
sheath [ʃiːθ] *noun, plural* **sheaths** [ʃiːðz] Scheide *f*; Hülle *f*, Mantel *m*, Ummantelung *f*
anterior tarsal tendinous sheaths Vaginae tendinum tarsales anteriores
axon sheath Axonscheide *f*
bulbar sheath Tenon-Kapsel, Vagina bulbi
carotid sheath Karotisscheide *f*, Vagina carotica
carpal tendinous sheaths Vaginae tendinum carpales
common tendinous sheath of flexor muscles Vagina communis tendinum musculorum flexorum
common tendinous sheath of peroneal muscles gemeinsame Sehnenscheide *f* der Peronäussehnen, Vagina communis tendinum musculorum peroneorum, Vagina communis tendinum musculorum fibularium
common sheath of tendons of peroneal muscle gemeinsame Sehnenscheide *f* der Peronäussehnen, Vagina tendinum musculorum peroneorum/fibularium communis
common sheath of testis and spermatic cord Fascia spermatica interna
connective tissue sheath bindegewebige Scheide/Umhüllung *f*, Bindegewebsscheide *f*, -umhüllung *f*
dorsal carpal tendinous sheaths Vaginae tendinum carpales dorsales
endoneural sheath Endoneuralscheide *f*
external sheath of optic nerve äußere Durahülle *f* des Nervus opticus, Vagina externa nervi optici
sheath of eyeball Tenon-Kapsel *f*, Vagina bulbi
fibrous sheath of optic nerve äußere Durahülle *f* des Nervus opticus, Vagina externa nervi optici
fibrous tendon sheath fibröse Sehnenscheide, Vagina fibrosa tendinis
fibrous tendon sheaths of foot Vaginae fibrosae tendinum digitorum pedis
fibrous tendon sheaths of hand Vaginae fibrosae digitorum manus
fibrous tendon sheaths of toes Vaginae fibrosae digitorum pedis
fibular tarsal tendinous sheaths Vaginae tendinum tarsales fibulares
gliding sheath Gleithülle *f*, -scheide *f*
hair sheath (Haar-)Wurzelscheide *f*
Henle's sheath Endoneurium *nt*
Huxley's sheath Huxley-Schicht *f*, -Membran *f*
inner sheath of optic nerve innere Meningealscheide *f* des Nervus opticus, Vagina interna nervi optici
internal sheath of optic nerve innere Meningealscheide *f* des Nervus opticus, Vagina interna nervi optici
sheath of Key and Retzius Endoneurium *nt*
lymphoid sheath (*Milz*) periarterielle Lymphscheide *f*
Mauthner's sheath Axolemm *nt*
medullary sheath Mark-, Myelinscheide *f*
mucous sheath of tendon Sehnenscheide *f*, Vagina synovialis tendinis
mucous sheaths of tendons of fingers **1.** Sehnenscheiden *pl* der Beugersehnen, Vaginae synoviales tendinum digitorum pedis **2.** Vaginae tendinum digitorum pedis
myelin sheath Mark-, Myelinscheide *f*
nerve sheath Nervenscheide *f*, Epineurium *nt*
sheaths of optic nerve Meningealhüllen *pl* des Nervus opticus, Vaginae nervi optici
palmar carpal tendinous sheaths Vaginae tendinum carpales palmares
periarterial lymphatic sheath (*Milz*) periarterielle Lymphscheide *f*
periarterial lymphoid sheath → *periarterial lymphatic sheath*
plantar tendinous sheath of peroneus longus muscle Vagina plantaris tendinis musculi peronei longi, Vagina plantaris tendinis musculi fibularis longi
rectus sheath Rektusscheide *f*, Vagina musculi recti abdominis
sheath of rectus abdominis muscle Rektusscheide *f*, Vagina musculi recti abdominis
root sheath (*Haar*) Wurzelscheide *f*
Scarpa's sheath Fascia cremasterica
Schwann's sheath Schwann-Scheide *f*, Neuri-, Neurolemm *nt*, Neurilemma *nt*
Schweigger-Seidel sheath Schweigger-Seidel-Hülse *f*, Ellipsoid *nt*
synovial sheath Sehnenscheide *f*, Vagina synovialis tendinis
synovial sheaths of foot Vaginae synoviales digitorum pedis
synovial sheaths of hand Vaginae synoviales digitorum manus
synovial sheath of intertubercular groove Vagina tendinis intertubercularis
synovial sheath of tendon Sehnenscheide *f*, Vagina synovialis tendinis
tendinous sheaths of tendons of toes Vaginae tendinum digitorum pedis
tendon sheath Sehnenscheide *f*, Vagina tendinis
tibial tarsal tendinous sheaths Vaginae tendinum tarsales tibiales
sheet [ʃiːt] *noun* Bogen *m*, Blatt *nt*; (dünne) Platte *f*
shell [ʃel] *noun* **1.** Schale *f*; Hülse *f*, Rinde *f*; Muschel *f* **2.** Gerüst *nt*, Gerippe *nt*
electron shell Elektronenschale *f*
shield [ʃiːld] I *noun* **1.** Schild *m* **2.** Schutzschild *m*, -schirm *m* II *v* (be-)schützen, (be-)schirmen (*from* vor); (*physik.*) abschirmen
gonadal shield Gonadenschutz *m*
shift [ʃɪft] I *noun* Verlagerung *f*, Verschiebung *f*; Wechsel *m*, Veränderung *f* II *vt* verlagern, verschieben; umstellen (*to* auf); verändern; (aus-)wechseln, (aus-)tauschen III *vi* sich verlagern, sich verschieben; wechseln
antigenic shift Antigenshift *f*
shift to the left Linksverschiebung *f*
leftward shift Linksverschiebung *f*
shift to the right Rechtsverschiebung *f*
rightward shift Rechtsverschiebung *f*
Shi|gel|la [ʃɪˈgelə] *noun* Shigella *f*
Shigella ambigua → *Shigella dysenteriae type 2*
Shigella boydii Shigella boydii
Shigella ceylonsis → *Shigella sonnei*
Shigella dysenteriae Shigella dysenteriae
Shigella dysenteriae type 1 Shiga-Kruse-Ruhrbakterium *nt*, Shigella dysenteriae Typ 1
Shigella dysenteriae type 2 Shigella schmitzii, Shigella ambigua, Shigella dysenteriae Typ 2
Shigella flexneri Flexner-Bazillus *m*, Shigella flexneri
Shigella schmitzii → *Shigella dysenteriae type 2*
Shigella sonnei Kruse-Sonne-Ruhrbakterium *nt*, E-Ruhrbakterium *nt*, Shigella sonnei
shig|el|lo|sis [ʃɪgəˈləʊsɪs] *noun* Shigellainfektion *f*, Shi-

gellose *f*; Bakterienruhr *f*
shin [ʃɪn] *noun* Schienbein *nt*, Schienbeinregion *f*
saber shin Säbelscheidentibia *f*
toasted shins Erythema caloricum
shin|bone ['ʃɪnbəʊn] *noun* Schienbein *nt*, Tibia *f*
shin|gles ['ʃɪŋgəls] *plural* Gürtelrose *f*, Zoster *m*, Zona *f*, Herpes zoster
shock [ʃɑk] *noun* **1.** Schock *m*, Schockzustand *m*, Schockreaktion *f* be in (a state of) shock einen Schock haben, unter Schock stehen **2.** elektrischer Schlag *m*; Elektroschock *m*, Schock *m*
allergic shock allergischer Schock *m*, anaphylaktischer Schock *m*, Anaphylaxie *f*
anaphylactic shock allergischer Schock *m*, anaphylaktischer Schock *m*, Anaphylaxie *f*
anaphylactoid shock anaphylaktoide Reaktion *f*
cardiac shock kardialer/kardiogener/kardiovaskulärer Schock *m*, Kreislaufschock *m*
cardiogenic shock → *cardiac shock*
cardiovascular shock → *cardiac shock*
electric shock **1.** elektrischer Schlag *m*, Stromschlag *m* **2.** (*physiolog.*) Elektroschock *m*
endotoxic shock Endotoxinschock *m*
hematogenic shock Volumenmangelschock *m*, hypovolämischer Schock *m*
hemorrhagic shock hämorrhagischer Schock *m*, Blutungsschock *m*
hypoglycemic shock hypoglykämischer Schock *m*, hypoglykämisches Koma *nt*, Coma hypoglycaemicum
hypovolemic shock Volumenmangelschock *m*, hypovolämischer Schock *m*
insulin shock Insulinschock *m*
neurogenic shock neurogener Schock *m*
oligemic shock Volumenmangelschock *m*, hypovolämischer Schock *m*
oliguric shock hypovolämischer Schock *m*, Volumenmangelschock *m*
osmotic shock osmotischer Schock *m*
septic shock septischer Schock *m*
serum shock Serumschock *m*
toxic shock toxischer Schock
wet shock Insulinschock *m*
short|age ['ʃɔːrtɪdʒ] *noun* Knappheit *f*, Mangel *m* (*of* an)
shortness of breath Kurzatmigkeit *f*; Dyspnoe *f*
shortness of sight Kurzsichtigkeit *f*, Myopie *f*
short|sight|ed ['ʃɔːrtsaɪtɪd] *adj* Kurzsichtigkeit/Myopie betreffend, von ihr betroffen, myop, kurzsichtig
short|sight|ed|ness ['ʃɔːrtsaɪtɪdnɪs] *noun* Kurzsichtigkeit *f*, Myopie *f*
short-winded *adj* dyspnoisch, kurzatmig
shot [ʃɑt] *noun* Impfung *f*, Injektion *f*
shoul|der ['ʃəʊldər] *noun* Schulter *f*; Schultergelenk *nt*
frozen shoulder schmerzhafte Schultersteife *f*, Periarthritis/Periarthropathia humeroscapularis
shunt [ʃʌnt] I *noun* **1.** Nebenschluss *m*, Shunt *m*; Bypass *m* **2.** (*physik.*) Nebenschluss *m*, Nebenwiderstand *m*, Shunt *m* II *v* **3.** (*chirurg.*) einen Shunt anlegen, shunten **4.** (*physik.*) nebenschließen, shunten
arteriovenous shunt arteriovenöser Shunt/Bypass *m*
A-V shunt arteriovenöser Shunt/Bypass *m*
Dickens shunt Pentosephosphatzyklus *m*, Phosphogluconatweg *m*
distal splenorenal shunt distale splenorenale Anastomose *f*
hexose monophosphate shunt Pentosephosphatzyklus *m*, Phosphogluconatweg *m*
ileal shunt Ileumausschaltung *f*
jejunal shunt Ileumausschaltung *f*
jejunolileal shunt Ileumausschaltung *f*
left-to-right shunt Links-Rechts-Shunt *m*
mesoatrial shunt mesoatriale Anastomose *f*, mesoatrialer Shunt *m*
mesocaval shunt mesokavale Anastomose *f*, mesokavaler Shunt *m*
pentose shunt Pentosephosphatzyklus *m*, Phosphogluconatweg *m*
portacaval shunt portokavaler Shunt *m*, portokavale Anastomose *f*
portosystemic shunt → *portacaval shunt*
postcaval shunt → *portacaval shunt*
reversed shunt Rechts-Links-Shunt *m*
right-to-left shunt Rechts-Links-Shunt *m*
splenorenal shunt splenorenale Anastomose *f*, splenorenaler Shunt *m*
ventriculoatrial shunt ventrikuloatrialer Shunt *m*
ventriculovenous shunt Ventrikulovenostomie *f*, ventrikulovenöser Shunt *m*
Warburg-Lipmann-Dickens shunt Pentosephosphatzyklus *m*, Phosphogluconatweg *m*
sial- *präf.* Speichel-, Sial(o)-, Ptyal(o)-
si|al|ad|e|nit|ic [ˌsaɪəlˌædə'naɪtɪk] *adj* Speicheldrüsenentzündung/Sialadenitis betreffend, sialadenitisch, sialoadenitisch
si|al|ad|e|ni|tis [ˌsaɪəlˌædə'naɪtɪs] *noun* Sialadenitis *f*
si|al|ad|e|no|sis [ˌsaɪəlˌædə'nəʊsɪs] *noun* **1.** Speicheldrüsenentzündung *f*, Sial(o)adenitis *f* **2.** Speicheldrüsenerkrankung *f*, Sialadenose *f*
si|al|a|gogue [saɪ'æləgɔg, -gɑg] *adj* den Speichelfluss anregend, sialagog
si|al|ec|ta|sia [ˌsaɪəlek'teɪʒ(ɪ)ə] *noun* Sialektasie *f*
si|al|em|e|sis [ˌsaɪə'eməsɪs] *noun* Speichelerbrechen *nt*, Sialemesis *f*
si|al|ic [saɪ'ælɪk] *adj* **1.** Speichel betreffend, Speichel-, Sial(o)-, Ptyal(o)- **2.** Sialinsäure betreffend
si|al|i|dase [saɪ'ælɪdeɪz] *noun* Sialidase *f*, Neuraminidase *f*
si|al|ine ['saɪəlaɪn, -liːn] *adj* **1.** Speichel/Saliva betreffend, Speichel-, Sial(o)- **2.** Speichel produzierend
si|al|ism ['saɪəlɪzəm] *noun* (übermäßiger) Speichelfluss *m*, Sialorrhoe *f*, Ptyalismus *m*, Hypersalivation *f*
sialo- *präf.* Speichel-, Sial(o)-, Ptyal(o)-
si|al|o|ad|e|nec|to|my [ˌsaɪələʊˌædə'nektəmɪ] *noun* Speicheldrüsenexzision *f*, Sial(o)adenektomie *f*
si|al|o|ad|e|nit|ic [ˌsaɪələʊædə'naɪtɪk] *adj* Speicheldrüsenentzündung/Sialadenitis betreffend, sialoadenitisch, sialadenitisch
si|al|o|ad|e|ni|tis [ˌsaɪələʊædə'naɪtɪs] *noun* Sialadenitis *f*, Speicheldrüsenentzündung *f*
si|al|o|ad|e|no|to|my [ˌsaɪələʊædə'nɑtəmɪ] *noun* Sial(o)adenotomie *f*
si|al|o|aer|o|pha|gia [ˌsaɪələʊˌeərə'feɪdʒ(ɪ)ə] *noun* Sialoaerophagie *f*
si|al|o|aer|oph|a|gy [ˌsaɪələʊeə'rɑfədʒɪ] *noun* Sialoaerophagie *f*
si|al|o|an|gi|ec|ta|sis [ˌsaɪələʊˌændʒɪ'ektəsɪs] *noun* Sial(o)angiektasie *f*
si|al|o|an|gi|i|tis [ˌsaɪələʊændʒɪ'aɪtɪs] *noun* Sialangitis *f*, Sialoangitis *f*, Sialdochitis *f*, Sialductitis *f*, Sialodochitis *f*, Sialoductitis *f*
si|al|o|an|gi|og|ra|phy [ˌsaɪələʊændʒɪ'ɑgrəfɪ] *noun* Sial(o)angiographie *f*, Sial(o)angiografie *f*
si|al|o|an|gi|tis [ˌsaɪələʊæn'dʒaɪtɪs] *noun* Sialangitis *f*, Sialoangitis *f*, Sialdochitis *f*, Sialductitis *f*, Sialodochitis *f*, Sialoductitis *f*
si|al|o|cele ['saɪələʊsiːl] *noun* Sialozele *f*
si|al|o|do|chi|tis [ˌsaɪələʊdəʊ'kaɪtɪs] *noun* Sialangitis *f*, Sialoangitis *f*, Sialdochitis *f*, Sialductitis *f*, Sialodochitis *f*, Sialoductitis *f*
si|al|o|duc|ti|tis [ˌsaɪələʊdʌk'taɪtɪs] *noun* Sialangitis *f*, Sialoangitis *f*, Sialdochitis *f*, Sialductitis *f*, Sialodochitis *f*, Sialoductitis *f*
si|al|og|e|nous [saɪə'lɑdʒənəs] *adj* speichelbildend, sialogen
si|al|o|gogue [saɪ'æləgɔg, -gɑg] *adj* den Speichelfluss anregend, sialagog

si|a|log|ra|phy [saɪə'lɑgrəfɪ] *noun* Sialographie *f*, Sialografie *f*
si|a|lo|lith ['saɪələʊlɪθ] *noun* Speichelstein *m*, Sialolith *m*
si|a|lo|li|thi|a|sis [ˌsaɪələʊlɪ'θaɪəsɪs] *noun* Sialolithiasis *f*
si|a|lo|li|thot|o|my [ˌsaɪələʊlɪ'θɑtəmɪ] *noun* Sialolithotomie *f*
si|a|lo|ma [saɪə'ləʊmə] *noun* Speicheldrüsengeschwulst *f*, -tumor *m*, Sialom(a) *nt*
si|a|lo|pha|gia [ˌsaɪələʊ'feɪdʒ(ɪ)ə] *noun* (übermäßiges) Speichelverschlucken *nt*, Sialophagie *f*
si|a|lo|pro|tein [ˌsaɪələʊ'prəʊtiːn, -tiːɪn] *noun* Sialoprotein *nt*
si|a|lo|sis [saɪə'ləʊsɪs] *noun* **1.** Speichelfluss *m* **2.** (übermäßiger) Speichelfluss *m*, Sialorrhoe *f*, Ptyalismus *m*, Hypersalivation *f*
si|a|lo|ste|no|sis [ˌsaɪələʊstɪ'nəʊsɪs] *noun* Sialostenose *f*
si|a|lo|sy|rinx [ˌsaɪələʊ'sɪrɪŋks] *noun* Speichelfistel *f*
sic|cha|sia [sɪ'keɪzɪə] *noun* Übelkeit *f*, Brechreiz *m*, Nausea *f*
sick [sɪk] **I** *noun* **1.** the sick *plural* die Kranken **2.** Übelkeit *f* **II** *adj* **3.** krank (*of* an); fall sick krank werden, erkranken **4.** schlecht, übel; feel sick einen Brechreiz verspüren **5.** Kranken-, Krankheits-
sick|en|ing ['sɪkənɪŋ] *adj* Übelkeit erregend
sick|le|mia [sɪk'liːmɪə] *noun* Sichelzellanämie *f*, Sichelzellenanämie *f*, Herrick-Syndrom *nt*
sickle-shaped *adj* sichelförmig, falciform
sick|ling ['sɪklɪŋ] *noun* Sichelzellbildung *f*
sick|ness ['sɪknɪs] *noun* **1.** Krankheit *f*, Erkrankung *f*; Leiden *nt* **2.** Übelkeit *f*, Erbrechen *nt*
acute mountain sickness d'Acosta-Syndrom *nt*, akute Bergkrankheit *f*, Mal di Puna
acute sleeping sickness ostafrikanische Schlafkrankheit/Trypano(so)miasis *f*
African sleeping sickness afrikanische Schlafkrankheit/Trypano(so)miasis *f*
altitude sickness **1.** Höhenkrankheit *f* **2.** d'Acosta-Syndrom *nt*, akute Bergkrankheit *f*, Mal di Puna
caisson sickness Druckluft-, Caissonkrankheit *f*
chronic mountain sickness Monge-Krankheit *f*, chronische Höhenkrankheit *f*
chronic sleeping sickness westafrikanische Schlafkrankheit/Trypano(so)miasis *f*
compressed-air sickness Druckluftkrankheit *f*, Caissonkrankheit *f*
decompression sickness Druckluft-, Caissonkrankheit *f*
falling sickness Epilepsie *f*, Epilepsia *f*
Gambian sleeping sickness westafrikanische Schlafkrankheit/Trypano(so)miasis *f*
green sickness Chlorose *f*, Chlorosis *f*
high-altitude sickness (akute) Höhenkrankheit *f*
laughing sickness Pseudobulbärparalyse *f*
morning sickness morgendliche Übelkeit *f* der Schwangeren, Nausea gravidarum
motion sickness Bewegungs-, Reisekrankheit *f*, Kinetose *f*
mountain sickness **1.** Berg-, Höhenkrankheit *f* **2.** (akute) Bergkrankheit *f*, d'Acosta-Syndrom *nt*, Mal di Puna **3.** Monge-Krankheit *f*, chronische Höhenkrankheit *f*
radiation sickness Strahlenkrankheit *f*
Rhodesian sleeping sickness ostafrikanische Schlafkrankheit/Trypano(so)miasis *f*
sea sickness Seekrankheit *f*, Vomitus marinus
serum sickness Serumkrankheit *f*
sleeping sickness Schlafkrankheit *f*, Hypnosie *f*
spotted sickness Pinta *f*, Mal del Pinto, Carate *f*
sidero- *präf.* Eisen-, Sider(o)-
sid|er|o|blast ['sɪdərəʊblæst] *noun* Sideroblast *m*
sid|er|o|cyte ['sɪdərəʊsaɪt] *noun* Siderozyt *m*
sid|er|o|fi|bro|sis [ˌsɪdərəʊfaɪ'brəʊsɪs] *noun* Siderofibrose *f*
sid|er|o|pe|nia [sɪdərəʊ'piːnɪə] *noun* (systemischer) Eisenmangel *m*, Sideropenie *f*
sid|er|o|pe|nic [sɪdərəʊ'piːnɪk] *adj* Eisenmangel/Sideropenie betreffend, von ihm betroffen oder ihn bedingt, sideropenisch
sid|er|o|phages ['sɪdərəʊfeɪdʒɪs] *plural* Siderophagen *pl*
sid|er|o|phil ['sɪdərəʊfɪl] *adj* mit Affinität für Eisen, mit eisenhaltigen Farbstoffen färbend, eisenliebend, siderophil
si|de|roph|i|lin [ˌsɪdə'rɑfəlɪn] *noun* Transferrin *nt*, Siderophilin *nt*
sid|e|roph|i|lous [sɪdə'rɑfɪləs] *adj* mit Affinität für Eisen, mit eisenhaltigen Farbstoffen färbend, eisenliebend, siderophil
sid|er|o|phores ['sɪdərəfɔːrz] *plural* Siderophagen *pl*
sid|er|o|si|li|co|sis [ˌsɪdərəʊsɪlɪ'kəʊsɪs] *noun* Siderosilikose *f*, Silikosiderose *f*
sid|er|o|sis [sɪdə'rəʊsɪs] *noun* Siderose *f*, Siderosis *f*
hepatic siderosis Lebersiderose *f*, Siderose *f* der Leber
myocardial siderosis Herzmuskel-, Myokardsiderose *f*
pulmonary siderosis Eisen(staub)lunge *f*, Lungensiderose *f*, Siderosis pulmonum
sid|er|ot|ic [sɪdə'rɑtɪk] *adj* Siderose betreffend, siderotisch
sid|er|ous ['sɪdərəs] *adj* eisenhaltig, Eisen-
sie|vert ['siːvərt] *noun* Sievert *nt*
sight [saɪt] *noun* **1.** Sehvermögen *nt*; Sehkraft *f*, Sehen *nt*, Augenlicht *nt* **2.** (An-)Blick *m*, Sicht *f*
day sight Nachtblindheit *f*, Hemeralopie *f*
far sight Weitsichtigkeit *f*, Hyperopie *f*, Hypermetropie *f*
long sight Weitsichtigkeit *f*, Hyperopie *f*, Hypermetropie *f*
near sight Kurzsichtigkeit *f*, Myopie *f*
night sight Tagblindheit *f*, Nykteralopie *f*, Nyktalopie *f*
old sight Alterssichtigkeit *f*, Presbyopie *f*
short sight Kurzsichtigkeit *f*, Myopie *f*
sig|ma|tism ['sɪgmətɪzəm] *noun* Lispeln *nt*, Sigmatismus *m*
sig|moid ['sɪgmɔɪd] **I** *noun* Sigma *nt*, Sigmoid *nt*, Colon sigmoideum **II** *adj* **1.** Σ-förmig, s-förmig, sigmaförmig **2.** Sigmoid betreffend, sigmoid, Sigma-, Sigmoid-
sigmoid- *präf.* Sigma-, Sigmoid(o)-, Sigmoideo-
sig|moid|ec|to|my [ˌsɪgmɔɪ'dektəmɪ] *noun* Sigmaresektion *f*, Sigmoidektomie *f*
sig|moi|di|tis [ˌsɪgmɔɪ'daɪtɪs] *noun* Entzündung der Schleimhaut des Sigmas/Colon sigmoideum, Sigmoiditis *f*, Sigmaentzündung *f*
sigmoido- *präf.* Sigma-, Sigmoid(o)-, Sigmoideo-
sig|moi|do|pex|y [sɪg'mɔɪdəʊpeksɪ] *noun* Sigmaanheftung *f*, Sigmoidopexie *f*
sig|moi|do|proc|tos|to|my [ˌsɪgmɔɪdəʊprɑk'tɑstəmɪ] *noun* Sigma-Rektum-Anastomose *f*, Sigmoid(e)oproktostomie *f*, -rektostomie *f*
sig|moi|dos|co|py [sɪgmɔɪ'dɑskəpɪ] *noun* Sigmoidoskopie *f*
sig|moi|do|sig|moi|dos|to|my [sɪgˌmɔɪdəˌsɪgmɔɪ'dɑstəmɪ] *noun* Sigmoidosigmoid(e)ostomie *f*
sig|moi|dos|to|my [sɪgmɔɪ'dɑstəmɪ] *noun* **1.** Sigmoid(e)ostomie *f* **2.** Sigmaafter *m*, Sigmoid(e)ostomie *f*
sig|moi|dot|o|my [sɪgmɔɪ'dɑtəmɪ] *noun* Sigmaeröffnung *f*, Sigmoid(e)otomie *f*
sig|moi|do|ves|i|cal [sɪgˌmɔɪdə'vesɪkl] *adj* Sigma und Harnblase/Vesica urinaria betreffend oder verbindend, sigmoidovesikal, sigmoideovesikal, vesikosigmoid
sig|mo|scope ['sɪgməskəʊp] *noun* Sigmoid(e)oskop *nt*
sign [saɪn] *noun* **1.** Zeichen *nt*, Symptom *nt* **2.** Zeichen *nt*, Symbol *nt*, Kennzeichen *nt*
antecedent sign Prodromalsymptom *nt*
Argyll Robertson sign Argyll Robertson-Phänomen *nt*, -Zeichen *nt*, -Pupille *f*
Arroyo's sign Arroyo-Zeichen *nt*, Asthenokorie *f*
Aschner's sign Aschner-Dagnigni-Versuch *m*, okulo-

kardialer Reflex *m*
Auspitz' sign Auspitz-Phänomen *nt*
Biermer's sign Biermer-Schallwechsel *m*, Gerhardt-Schallwechsel *m*
Bjerrum's sign Bjerrum-Zeichen *nt*
Blumberg's sign Loslassschmerz *m*, Blumberg-Zeichen *nt*, -Symptom *nt*
Chvostek's sign Chvostek-Zeichen *nt*, Fazialiszeichen *nt*
Chvostek-Weiss sign Chvostek-Zeichen *nt*, Fazialiszeichen *nt*
Cruveilhier's sign Medusenhaupt *nt*, Cirsomphalus *m*, Caput medusae
Cullen's sign Cullen(-Hellendall)-Zeichen *nt*, -Syndrom *nt*
death signs Leichenerscheinungen *pl*, Todeszeichen *pl*, Signa mortis
drawer sign Schubladenphänomen *nt*
facial sign Chvostek-Zeichen *nt*, Fazialiszeichen *nt*
Gerhardt's sign Biermer-Schallwechsel *m*, Gerhardt-Schallwechsel *m*
Hellendall's sign Cullen-Zeichen *nt*, -Syndrom *nt*, Cullen-Hellendall-Zeichen *nt*, -Syndrom *nt*
Hill's sign Hill-Zeichen *nt*
Howship-Romberg sign Romberg-Zeichen *nt*, -Phänomen *nt*, Howship-von Romberg-Zeichen *nt*, -Phänomen *nt*
Jaccoud's sign Jaccoud-Zeichen *nt*
Jellinek's sign Jellinek-Zeichen *nt*
Koplik's sign Koplik-Flecken *pl*
Lasègue's sign Lasègue-Zeichen *nt*
Marinesco's sign Tatzenhand *f*
signs of maturity Reifezeichen *pl*
Ortolani's sign Ortolani-Zeichen *nt*, -Click *m*
pyramid signs Pyramidenbahnzeichen *nt*
Quincke's sign Kapillarpuls *m*, Quincke-Kapillarpuls *m*
Rasin's sign Jellinek-Zeichen *nt*
Raynaud's sign Akroasphyxia *f*, Akroasphyxie *f*, Akrozyanose *f*
Rocher's sign Schubladenphänomen *nt*
Romberg's sign Romberg-Zeichen *nt*
Rovsing's sign Rovsing-Zeichen *nt*, -Symptom *nt*
Schroeder's sign Schröder-Zeichen *nt*
Stewart-Holmes sign Holmes-Phänomen *nt*, Holmes-Stewart-Phänomen *nt*, Rückstoß-, Rückschlag-, Reboundphänomen *nt*
Traube's sign Traube-Doppelton *m*
trepidation sign Patellarklonus *m*
Trousseau's sign Trousseau-Zeichen *nt*
Vanzetti's sign Vanzetti-Zeichen *nt*
Westphal-Piltz sign Westphal-Piltz-Phänomen *nt*, Orbikularisphänomen *nt*, Lid-Pupillen-Reflex *m*

sillilca ['sɪlɪkə] *noun* Siliziumdioxid *nt*

sillilcaltolsis [ˌsɪlɪkə'təʊsɪs] *noun* Silikatose *f*

sillilcolanlthralcolsis [ˌsɪlɪkəʊˌænθrə'kəʊsɪs] *noun* Anthrakosilikose *f*

sillilcon ['sɪlɪkən, -kɑn] *noun* Silizium *nt*, Silicium *nt*

sillilcone ['sɪlɪkəʊn] *noun* Silikon *nt*

sillilcolsidlerlolsis [ˌsɪlɪkəʊˌsɪdə'rəʊsɪs] *noun* Silikosiderose *f*, Siderosilikose *f*

sillilcolsis [sɪlə'kəʊsɪs] *noun* Quarz-, Kiesel-, Steinstaublunge *f*, Silikose *f*, Silicosis *f*
infective silicosis Silikotuberkulose *f*

sillilcotlic [sɪlə'kɑtɪk] *adj* Silikose betreffend, silikotisch

sillilcoltulberlcullolsis [ˌsɪlɪkəʊtəˌbɜrkjə'ləʊsɪs] *noun* Silikotuberkulose *f*

sillver ['sɪlvər] I *noun* Silber *nt*, (*chem.*) Argentum *nt* II *adj* silbern, Silber-

sillverlweed ['sɪlvərˌwiːd] *noun* **1.** Gänsefingerkraut *nt*, Potentilla anserina **2.** Gänsefingerkraut *nt*, Potentillae anserinae herba

simlullate ['sɪmjəleɪt] *v* **1.** vortäuschen, vorspiegeln, simulieren **2.** nachahmen, imitieren, simulieren; nachbilden

Silmullilidae [ˌsɪmjə'laɪəˌdiː] *plural* Kriebelmücken *pl*, Simuliidae *pl*

silnal ['saɪnl] *adj* Sinus betreffend, Sinus-, Sin(o)-

sinlcilput ['sɪnsɪpət] *noun*, *plural* **-puts, sinlciplilta** [sɪn'sɪpɪtə] Vorderkopf *m*, Sinciput *nt*

sinlew ['sɪnjuː] *noun* (Muskel-)Sehne *f*

sinlgle ['sɪŋgəl] *adj* einzige(r, s), einzel(n), einfach, Einzel-, Einfach-; ledig

sinistr- *präf.* Links-, Sinistr(o)-

sinlislIral ['sɪnəstrəl] I *noun* Linkshänder(in *f*) *m* II *adj* **1.** linkshändig **2.** linke Seite betreffend, linksseitig, Links-

sinlislrallilty [sɪnə'strælətɪ] *noun* Linkshändigkeit *f*

sinistro- *präf.* Links-, Sinistr(o)-

silnolaltrilal [ˌsaɪnəʊ'eɪtrɪəl] *adj* Sinusknoten und Vorhof/Atrium betreffend oder verbindend, sinuatrial, sinuaurikulär

silnolaulriclullar [ˌsaɪnəʊɔː'rɪkjələr] *adj* Sinusknoten und Vorhof/Atrium betreffend oder verbindend, sinuatrial, sinuaurikulär

silnolbronlchilal [ˌsaɪnəʊ'brɑŋkɪəl] *adj* Nasennebenhöhlen/Sinus paranasales und Lunge(n)/Pulmo betreffend, sinupulmonal, sinubronchial

silnolbronlchiltis [ˌsaɪnəʊbrɑŋ'kaɪtɪs] *noun* Sino-, Sinubronchitis *f*, sinubronchiales/sinupulmonales Syndrom *nt*

silnolgram ['saɪnəʊgræm] *noun* **1.** Röntgenaufnahme *f* der Nasennebenhöhlen, Sinogramm *nt* **2.** Röntgenaufnahme *f* eines Fistelgangs, Sinogramm *nt*

silnoglralphy [saɪ'nɑgrəfɪ] *noun* Sinographie *f*, Sinografie *f*

silnolpullmolnarly [ˌsaɪnə'pʌlmə'neriː] *adj* Nasennebenhöhlen/Sinus paranasales und Lunge(n)/Pulmo betreffend, sinupulmonal, sinubronchial

silnoslcolpy [saɪ'nɑskəpɪ] *noun* Sinuskopie *f*

silnolvenltricluIar [ˌsaɪnəven'trɪkjələr] *adj* Sinusknoten und Herzkammer/Ventrikel betreffend oder verbindend, sinuventrikulär

silnulaltrilal [ˌsaɪn(j)uː'eɪtrɪəl] *adj* Sinusknoten und Vorhof/Atrium betreffend oder verbindend, sinuatrial, sinuaurikulär

sinlulaulriclullar [ˌsaɪn(j)uɔː'rɪkjələr] *adj* Sinusknoten und Vorhof/Atrium betreffend oder verbindend, sinuatrial, sinuaurikulär

silnus ['saɪnəs] *noun*, *plural* **silnus, -nusles 1.** Höhle *f*, Höhlung *f*, Bucht *f*, Tasche *f*, Sinus *m* **2.** Knochenhöhle *f*, Markhöhle *f*, Sinus *m*; (*Nase*) Nebenhöhle *f*; (*Gehirn*) venöser Sinus *m*
accessory sinuses of nose (Nasen-)Nebenhöhlen *pl*, Sinus paranasales
air sinuses (Nasen-)Nebenhöhlen *pl*, Sinus paranasales
anal sinuses Morgagni-Krypten *pl*, Analkrypten *pl*, Sinus anales
anterior sinuses vordere Siebbeinzellen *pl*, Cellulae ethmoidales anteriores
aortic sinus Aortensinus *m*, Sinus aortae
bony frontal sinus knöcherne Stirnhöhle *f*, Sinus frontalis osseus
bony maxillary sinus Sinus maxillaris osseus
bony sphenoidal sinus knöcherne Keilbeinhöhle *f*, Sinus sphenoidalis osseus
Breschet's sinus Sinus sphenoparietalis
carotid sinus Karotis-, Carotissinus *m*, Sinus caroticus
cavernous sinus Sinus cavernosus
cervical sinus Sinus cervicalis
coronary sinus Sinus coronarius
costodiaphragmatic sinus Kostodiaphragmalsinus *m*, -spalte *f*, Sinus phrenicocostalis, Recessus costodiaphragmaticus
cranial sinuses Durasinus *pl*, Hirnsinus *pl*, Sinus *pl* der Dura mater encephali, Sinus venosi durales, Sinus du-

rae matris
sinuses of dura mater → *cranial sinuses*
Englisch's sinus Sinus petrosus inferior
sinus of epididymis Nebenhodenspalt *m*, -sinus, Sinus epididymidis
ethmoidal sinuses Sinus ethmoidales
frontal sinus Stirnhöhle *f*, Sinus frontalis
inferior longitudinal sinus Sinus sagittalis inferior
inferior petrosal sinus Sinus petrosus inferior
inferior sagittal sinus Sinus sagittalis inferior
intercavernous sinuses Sinus intercavernosi
intermediate sinuses Intermediärsinus *pl*
intervavernous sinus Sinus intercavernosus
lacteal sinuses Milchsäckchen *pl*, Sinus lactiferi
lactiferous sinuses Milchsäckchen *pl*, Sinus lactiferi
laryngeal sinus Morgagni-Ventrikel *m*, -Tasche *f*, Galen-Ventrikel *m*, -Tasche *f*, Kehlkopf-Tasche *f*, Ventriculus laryngis
lymph sinus → *lymphatic sinus*
lymphatic sinus Lymph(knoten)sinus *m*
sinus of Maier Maier-, Arlt-Sinus
marginal sinus **1.** Rand-, Marginalsinus *m* **2.** Sinus marginalis
mastoid sinuses Warzenfortsatzzellen *pl*, Cellulae mastoideae
maxillary sinus (Ober-)Kieferhöhle *f*, Sinus maxillaris
medullary sinus Marksinus *m*
middle sinuses mittlere Siebbeinzellen *pl*, Cellulae ethmoidales mediae, Sinus medii
sinus of Morgagni **1.** Aortensinus *m*, Sinus aortae **2.** → *laryngeal sinus*
nail sinus Nageltasche *f*, Sinus unguis
nasal sinuses (Nasen-)Nebenhöhlen *pl*, Sinus paranasales
oblique sinus of pericardium Sinus obliquus pericardii
occipital sinus Sinus occipitalis
osseous frontal sinus knöcherne Stirnhöhle *f*, Sinus frontalis osseus
osseous maxillary sinus Sinus maxillaris osseus
osseous sphenoidal sinus knöcherne Keilbeinhöhle *f*, Sinus sphenoidalis osseus
paranasal sinuses (Nasen-)Nebenhöhlen *pl*, Sinus paranasales
sinus of pericardium Perikardnische *f*, -sinus *m*, Sinus pericardii
Petit's sinus Aortensinus *m*, Sinus aortae
petrosquamous sinus Sinus petrosquamosus
phrenicocostal sinus Kostodiaphragmalsinus *m*, -spalte *f*, Sinus phrenicocostalis, Recessus costodiaphragmaticus
pilonidal sinus Pilonidalsinus *m*, Sinus pilonidalis
pleural sinuses Pleurasinus *pl*, -buchten *pl*, Recessus pleurales
posterior sinuses hintere Siebbeinzellen *pl*, Sinus posteriores, Cellulae ethmoidales posteriores
posterior sinus of tympanic cavity Sinus posterior cavi tympani
prostatic sinus Prostatasinus *m*, -rinne *f*, Sinus prostaticus
sinuses of pulmonary trunk Sinus trunci pulmonalis
rectal sinuses Morgagni-Krypten *pl*, Analkrypten *pl*, Sinus anales
renal sinus Nierensinus *m*, Sinus renalis
Ridley's sinuses Sinus intercavernosi
sacrococcygeal sinus Pilonidalsinus *m*, -fistel *f*, Fistula pilonidalis
sigmoid sinus Sinus sigmoideus
sphenoidal sinus Keilbeinhöhle *f*, Sinus sphenoidalis
splenic sinus Milzsinus *m*, Sinus lienalis
straight sinus Sinus rectus
subarachnoidal sinuses Subarachnoidalzisternen *pl*, -liquorräume *pl*, Cisternae subarachnoideae
subcapsular sinus Rand-, Marginalsinus *m*
superior longitudinal sinus Sinus sagittalis superior
superior petrosal sinus Sinus petrosus superior
superior sagittal sinus Sinus sagittalis superior
tarsal sinus Tarsalkanal *m*, Sinus tarsi
tonsillar sinus Gaumenmandel-, Tonsillennische *f*, Fossa tonsillaris
Tourtual's sinus Fossa supratonsillaris
transverse sinus Sinus transversus
transverse sinus of dura mater Sinus transversus
transverse sinus of pericardium Sinus transversus pericardii
tympanic sinus Sinus tympani
umbilical sinus Nabelfistel *f*, Fistula umbilicalis
urachal sinus Urachussinus *m*
urogenital sinus Urogenitalsinus *m*, Sinus urogenitalis
sinus of Valsalva Aortensinus *m*, Sinus aortae
sinus of venae cavae Venensinus *m* des rechten Vorhofs, Sinus venarum cavarum
venous sinus venöser Sinus *m*, Sinus venosus
venous sinuses of dura mater Dura-Hirn-Sinus *pl*, Sinus der Dura mater encephali, Sinus venosi durales, Sinus durae matris
venous sinus of sclera Schlemm-Kanal *m*, Sinus venosus sclerae

si|nus|al ['saɪnəsəl] *adj* Sinus betreffend, Sinus-, Sino-

si|nus|it|ic [saɪnə'saɪtɪk] *adj* Sinusitis betreffend, sinusitisch, sinuitisch

si|nus|i|tis [saɪnə'saɪtɪs] *noun* Nebenhöhlenentzündung *f*, Nasennebenhöhlenentzündung *f*, Sinusitis *f*, Sinuitis *f*
allergic sinusitis allergische Nebenhöhlenentzündung *f*, allergische Sinusitis *f*
ethmoidal sinusitis Entzündung *f* der Siebbeinzellen, Ethmoiditis *f*, Sinusitis ethmoidalis
frontal sinusitis Stirnhöhlenentzündung *f*, Sinusitis frontalis
latent sinusitis okkulte/latente Nebenhöhlenentzündung/Sinusitis *f*
maxillary sinusitis Kieferhöhlenentzündung *f*, Sinusitis maxillaris
occult sinusitis okkulte/latente Nebenhöhlenentzündung/Sinusitis *f*
paranasal sinusitis (Nasen-)Nebenhöhlenentzündung *f*, Sinusitis *f*
purulent sinusitis eitrige Sinusitis *f*, Sinusitis purulenta
sphenoidal sinusitis Entzündung der Keilbeinhöhle, Sphenoiditis *f*, Keilbeinhöhlenentzündung *f*, Sinusitis sphenoidalis

si|nus|oid ['saɪnəsɔɪd] **I** *noun* **1.** sinusartige Struktur *f*, Sinusoid *m* **2.** → *sinusoidal capillary* **II** *adj* Sinusoid betreffend, sinusartig, sinusoid, sinusoidal, Sinus-

si|nus|ot|o|my [saɪnə'sɑtəmɪ] *noun* Sinusotomie *f*

si|nu|ven|tric|u|lar [ˌsaɪnəven'trɪkjələr] *adj* Sinusknoten und Herzkammer/Ventrikel betreffend oder verbindend, sinuventrikulär

si|re|no|mel|ia [ˌsaɪrənəʊ'miːlɪə] *noun* Sirenenbildung *f*, Sirene *f*, Sirenomelie *f*, Sympodie *f*

sit|i|ol|o|gy [sɪtɪ'ɑlədʒɪ] *noun* Sit(i)ologie *f*

sito- *präf.* Nahrungs-, Sit(i)o-

si|tol|o|gy [saɪ'tɑlədʒɪ] *noun* Sitologie *f*, Sitiologie *f*

si|to|pho|bia [ˌsaɪtəʊ'fəʊbɪə] *noun* krankhafte Nahrungsverweigerung *f*, Sit(i)ophobia *f*

si|tus ['saɪtəs] *noun, plural* **-tus** Lage *f*, Situs *m*
situs transversus Situs inversus viscerum, Transpositio viscerum

skel|e|tal ['skelɪtl] *adj* das Skelett betreffend, skelettal

skel|e|tog|e|nous [skelɪ'tɑdʒənəs] *adj* Skeletogenese betreffend, skelettbildend, skeletogen

skel|e|to|mo|tor [ˌskelɪtəʊ'məʊtər] *adj* skeletomotorisch

skel|e|ton ['skelɪtn] *noun* Skelett *nt*, Skelet *nt*, Knochengerüst *nt*, Gerippe *nt*

ske|ne|i|tis [skɪnɪ'aɪtɪs] *noun* Entzündung der Skene-

Gänge, Skenitis *f*, Skeneitis *f*
ske|o|cy|to|sis [ˌskɪəʊsaɪˈtəʊsɪs] *noun* Linksverschiebung *f*
skia- *präf.* Schatten-, Skia-; Radio-
ski|as|co|py [skaɪˈɑskəpɪ] *noun* **1.** (*ophthal.*) Retinoskopie *f*, Skiaskopie *f* **2.** (*radiolog.*) Röntgendurchleuchtung *f*, Fluoroskopie *f*
skin [skɪn] *noun* **1.** Haut *f*; (*anatom.*) Integumentum commune **2.** äußere Haut *f*; (*anatom.*) Kutis *f*, Cutis *f*
alligator skin **1.** Fischschuppenkrankheit *f*, Ichthyosis vulgaris **2.** Saurier-, Krokodil-, Alligatorhaut *f*, Sauriasis *f*
bone skin Knochenhaut *f*, Periost *nt*
crocodile skin **1.** Fischschuppenkrankheit *f*, Ichthyosis vulgaris **2.** Saurier-, Krokodil-, Alligatorhaut *f*, Sauriasis *f*
elastic skin Danlos-Syndrom *nt*, Ehlers-Danlos-Syndrom *nt*, Fibrodysplasia elastica generalisata congenita
farmer's skin Farmer-, Landmanns-, Seemannshaut *f*
fish skin **1.** Fischschuppenkrankheit *f*, Ichthyosis vulgaris **2.** Saurier-, Krokodil-, Alligatorhaut *f*, Sauriasis *f*
glossy skin Glanzhaut *f*, Atrophoderma neuriticum
lax skin Schlaff-, Fallhaut *f*, Dermatochalasis *f*, Dermatolysis *f*, Dermatomegalie *f*, Chalodermie *f*, Chalazodermie *f*, Cutis laxa-Syndrom *nt*, Zuviel-Haut-Syndrom *nt*
leopard skin Leopardenhaut *f*
loose skin → *lax skin*
marble skin Cutis marmorata, Livedo reticularis
orange skin Orangen(schalen)haut *f*, Apfelsinen(schalen)haut *f*, Peau d'orange
outer skin Oberhaut *f*, Epidermis *f*
piebald skin Weißfleckenkrankheit *f*, Scheckhaut *f*, Vitiligo *f*
sailor's skin Farmer-, Landmanns-, Seemannshaut *f*
stippled skin Cutis linearis punctata colli, Erythrosis interfollicularis colli
toad skin Phrynodermie *f*
skull [skʌl] *noun* Schädel *m*; Schädeldach *nt*, -decke *f*, Hirnschale *f*
caoutchouc skull Kautschukschädel *m*, Caput membranaceum
fractured skull Schädel(dach)bruch *m*, -fraktur *f*
steeple skull Spitz-, Turmschädel *m*, Akrozephalie *f*, -cephalie *f*, Oxyzephalie *f*, -cephalie *f*, Hypsizephalie *f*, -cephalie *f*, Turrizephalie *f*, -cephalie *f*
tower skull → *steeple skull*
skull|cap [skʌlˈkæp] *noun* Calvaria *f*, Kalotte *f*
sleep [sliːp] I *noun* Schlaf *m* II *v* schlafen
active sleep → *REM sleep*
desynchronized sleep → *REM sleep*
dreaming sleep → *REM sleep*
fast wave sleep → *REM sleep*
paradoxical sleep → *REM sleep*
paroxysmal sleep Narkolepsie *f*
REM sleep paradoxer/desynchronisierter Schlaf *m*, Traumschlaf *m*, REM-Schlaf *m*
sleep|i|ness [ˈsliːpɪnɪs] *noun* (krankhafte) Schläfrigkeit *f*, Verschlafenheit *f*, Müdigkeit *f*, Somnolenz *f*
sleep|less|ness [ˈsliːplɪsnɪs] *noun* Schlaflosigkeit *f*, Wachheit *f*, Insomnie *f*
sleep|talk|ing [ˈsliːptɔːkɪŋ] *noun* Somniloquie *f*
sleep|walk|ing [ˈsliːpwɔːkɪŋ] *noun* Schlaf-, Nachtwandeln *nt*, Somnambulismus *m*, Noktambulismus *m*
slide [slaɪd] *noun* Objektträger *m*
microscopic/object slide Objektträger *m*, Objektglas *nt*, Deckglas *nt*
slit [slɪt] *noun* Schlitz *m*, Ritz(e *f*) *m*
pudendal/vulvar slit Schamspalte *f*, Rima pudendi
sloe [sləʊ] *noun* Pruni spinosae fructus
slough [slʌf] I *noun* Schorf *m*, abgeschilferte Haut *f*, tote Haut *f* II *v* (*Haut*) abstreifen, abwerfen
sludge [slʌdʒ] *noun* Schlamm *m*, Bodensatz *m*; Sludge *m*
sludg|ing [slʌdʒɪŋ] *noun* Sludge-Phänomen *nt*, Sludging *nt*; Geldrollenbildung *f*
small|pox [ˈsmɔːlpɑks] *noun* Pocken *pl*, Blattern *pl*, Variola *pl*
smear [smɪər] *noun* (Zell-)Ausstrich *m*; Abstrich *m*
Papanicolaou's smear Papanicolaou-Abstrich *m*
vaginal smear Vaginalabstrich *m*, Scheidenabstrich *m*, Vaginalsmear *m*
smeg|ma [ˈsmegmə] *noun* Vorhauttalg *m*, Smegma *nt* (preputii)
smeg|mat|ic [smegˈmætɪk] *adj* Smegma betreffend, Smegma-
smell [smel] I *noun* **1.** Geruchsinn *m* **2.** Geruch *m*; Duft *m*; Gestank *m* **3.** Riechen *nt* II *vt* riechen an III *vi* riechen (*at* an); duften; riechen (*of* nach)
snow|ball [ˈsnəʊˌbɔːl] *noun* gemeiner Schneeball *m*, Viburnum opulus
American snowball amerikanischer Schneeball *m*, Viburnum prunifolium
soap [səʊp] *noun* **1.** Seife *f* **2.** (*chem.*) Seife *f*, Alkalisalze *pl* der Fettsäuren
soap|bark [ˈsəʊpˌbɑːrk] *noun* Quillajarinde *f*, Seifenrinde *f*, Panamarinde *f*, Quillajae cortex
soaproot, red rote Seifenwurzel *f*, Saponariae rubrae radix
white soaproot weiße Seifenwurzel *f*, Gypsophilae radix
soap|wort [ˈsəʊpˌwɜrt] *noun* gemeines Seifenkraut *nt*, Saponaria officinalis
socio- *präf.* Gesellschafts-, Sozio-
sock|et [ˈsɑkɪt] *noun* **1.** Höhle *f*, Aushöhlung *f*; (Gelenk-)Pfanne *f*; Zahnhöhle *f* **2.** Steckdose *f*; Sockel *m*, Fassung *f*
eye socket Augenhöhle *f*, Orbita *f*, Cavitas orbitalis
socket of hip (joint) Hüftgelenkspfanne *f*, Azetabulum *nt*, Acetabulum *nt*
so|da [ˈsəʊdə] *noun* **1.** Soda *f*, Natriumcarbonat *nt* **2.** Natriumbicarbonat *nt* **3.** caustic soda Ätznatron *nt*, kaustische Soda *f*, Natriumhydroxid *nt*
so|di|um [ˈsəʊdɪəm] *noun* Natrium *nt*
sodium alginate Algin *nt*
sodium borate Borax *nt*, Natriumtetraborat *nt*
sodium chloride Kochsalz *nt*, Natriumclorid *nt*
dextrothyroxine sodium Dextrothyroxin-Natrium *nt*
sodium hydrate Natriumhydroxid *nt*
sodium hydroxide Natriumhydroxid *nt*
sodium-potassium-ATPase *noun* Natrium-Kalium-ATPase *f*, Na^+-K^+-ATPase *f*
so|do|ku [ˈsəʊdəkuː, səˈdəʊkəʊ] *noun* Sodoku *nt*
sod|o|my [ˈsɑdəmɪ] *noun* **1.** Sexualverkehr *m* mit Tieren, Sodomie *f*, Zoophilie *f* **2.** Analverkehr *m*, Sodomie *f*
soft [sɔːft, sɑft] *adj* weich; (*Geräusch*) leise; (*Haut*) zart; (*Material*) weich; (*Oberfläche*) glatt; (*Klima*) mild; (*Wasser*) enthärtet; (*Metall*) ungehärtet; (*Farben, Licht*) gedämpft; (*Kontraste*) verschwommen
soft|en|er [ˈsɔːfənər] *noun* Weichmacher; (Wasser-)Enthärter *m*; Enthärtungsmittel *nt*, Enthärter *m*
fecal softener Stuhlerweichungsmittel *nt*, Laxans *nt*
soft|en|ing [ˈsɔːfənɪŋ] *noun* Erweichen *nt*, Erweichung *f*; (*patholog.*) Malazie *f*
softening of the brain Gehirnerweichung *f*, Enzephalomalazie *f*, Encephalomalacia *f*
Sol|a|na|ce|ae [ˌsəʊləˈneɪsɪˌiː] *plural* Nachtschattengewächse *pl*, Solanaceae *pl*
sol|a|nine [ˈsəʊləniːn, -nɪn] *noun* Solanin *nt*
Sol|a|num [səˈleɪnəm] *noun* Solanum *nt*, Nachtschatten *m*
so|lar [ˈsəʊlər] *adj* die Sonne betreffend, durch Sonnenstrahlen hervorgerufen, solar
so|lar|i|za|tion [ˌsəʊlərɪˈzeɪʃn] *noun* Lichtbehandlung *f*, -therapie *f*
sole [səʊl] I *noun* **1.** (Fuß-)Sohle *f*; (*anatom.*) Planta pedis, Regio plantaris **2.** (Schuh-)Sohle *f* II *adj* einzig,

S

allein, Allein-
sol|id ['sɑlɪd] I *noun* **1.** solids *plural* feste Bestandteile *pl* (*in Flüssigkeiten*) **2.** solids *plural* feste Nahrung *f* **3.** Festkörper *m* II *adj* **4.** fest, hart, kompakt; dicht **5.** stabil (gebaut), massiv; (*Körperbau*) kräftig; (*Essen*) kräftig
sol|i|tar|y ['sɑlə,teriː, -tərɪ] *adj* allein, abgesondert, vereinzelt, einzeln, solitär
sol|u|bil|i|ty [,sɑljə'bɪlətɪ] *noun* Löslichkeit *f*, Solubilität *f*
sol|u|ble ['sɑljəbl] *adj* löslich, (auf-)lösbar, solubel
soluble-RNA *noun* Transfer-RNS *f*, Transfer-RNA *f*
sol|u|tion [sə'luːʃn] *noun* **1.** Lösung *f*, Solution *f* **2.** Auflösen *nt* **3.** (Auf-)Lösung *f* (*to, of*)
ammonia solution Salmiakgeist *m*, wässrige Ammoniaklösung *f*
formaldehyde solution Formalin *nt*
GIK solution Glucose-Insulin-Kalium-Lösung *f*
glucose-insulin-kalium solution Glucose-Insulin-Kalium-Lösung *f*
glucose-insulin-potassium solution Glucose-Insulin-Kalium-Lösung *f*
Lugol's solution Lugol-Lösung *f*
Ringer's solution Ringer-Lösung *f*
Ringer's glucose solution Ringer-Glucose(lösung) *f*
salt solution **1.** Salzlösung *f* **2.** Kochsalzlösung *f*
sodium hydroxide solution Natronlauge *f*
so|ma ['səʊmə] *noun*, *plural* **-mas, -ma|ta** [-mətə] **1.** Körper *m*, Soma *nt* **2.** Zellkörper *m*, Soma *nt*
so|mal ['səʊməl] *adj* den Körper/das Soma betreffend, zum Körper gehörend, somatisch, körperlich
somat- *präf.* Körper-, Somat(o)-
so|mat|al|gia [,səʊmə'tældʒ(ɪ)ə] *noun* **1.** Körperschmerz *m*, somatischer Schmerz *m*, Somatalgie *f* **2.** somatischer Schmerz *m*
so|mat|es|the|sia [,səʊmətes'θiːʒ(ɪ)ə] *noun* Somat(o)ästhesie *f*
so|mat|es|thet|ic [,səʊmətes'θetɪk] *adj* Somat(o)ästhesie betreffend, somat(o)ästhetisch
so|mat|ic [səʊ'mætɪk, sə-] *adj* den Körper/das Soma betreffend, zum Körper gehörend, somatisch, körperlich
-somatic *suf.* -wüchsig, -som
so|mat|i|co|splanch|nic [səʊ,mætɪkəʊ'splæŋknɪk] *adj* Körper/Soma und Eingeweide/Viszera betreffend, somatoviszeral
so|mat|i|co|vis|cer|al [,səʊ,mætɪkəʊ'vɪsərəl] *adj* Körper/Soma und Eingeweide/Viszera betreffend, somatoviszeral
somato- *präf.* Körper-, Somat(o)-
so|ma|to|did|y|mus [,səʊmətəʊ'dɪdəməs] *noun* Somatodidymus *m*
so|ma|to|dym|ia [,səʊmətəʊ'diːmɪə] *noun* Somatodymie *f*
so|ma|to|gen|e|sis [,səʊmətə'dʒenəsɪs] *noun* Somatogenese *f*
so|mat|o|ge|net|ic [sə,mætədʒɪ'netɪk] *adj* **1.** Somatogenese betreffend, somatogenetisch **2.** →*somatogenic*
so|ma|to|gen|ic [,səʊmətə'dʒenɪk] *adj* vom Körper verursacht, körperlich bedingt, somatogen
so|ma|to|mam|mo|tro|pine [,səʊmətəʊ,mæmə'trəʊpiːn, -pɪn] *noun* **1.** Somatomammotropin *nt* **2.** chorionic somatomammotropine Chorionsomatomammotropin *nt*, humanes Chorionsomatotropin *nt*, humanes Plazentalaktogen *nt*, Plazentalaktogen *nt*
so|ma|to|me|din [,səʊmətəʊ'miːdn] *noun* Somatomedin *nt*, sulfation factor *m*
so|ma|to|meg|a|ly [,səʊmətəʊ'megəlɪ] *noun* Riesenwuchs *m*, Gigantismus *m*, Somatomegalie *f*
so|ma|to|mo|tor [,səʊmətəʊ'məʊtər] *adj* somatomotorisch
so|ma|to|psy|chic [,səʊmətəʊ'saɪkɪk] *adj* Psychosomatik betreffend; Geist/Psyche und Körper/Soma betreffend, seelisch-körperliche Wechselwirkungen betreffend, psychosomatisch, seelisch-leiblich, seelisch-körperlich, psychophysisch
so|ma|to|stat|in [,səʊmətəʊ'stætɪn] *noun* Somatostatin *nt*, growth hormone release inhibiting hormone *nt*, somatotropin inhibiting hormone *nt*
so|ma|to|stat|i|no|ma [səʊmətəʊ,stætɪ'nəʊmə] *noun* Somatostatinom *nt*, D-Zell-Tumor *m*, D-Zellen-Tumor *m*
so|ma|to|top|ic [,səʊmətəʊ'tɑpɪk] *adj* somatotopisch
so|ma|tot|o|py [,səʊmə'tɑtəpɪ] *noun* Somatotopie *f*
so|mat|o|troph [səʊ'mætətrəʊf] *noun* (*Adenohypophyse*) somatotrophe Zelle *f*
so|ma|to|troph|ic [,səʊmətəʊ'trəʊfɪk] *adj* auf Körperzellen wirkend, somatotrop
so|ma|to|tro|phin [,səʊmətəʊ'trəʊfɪn] *noun* →*somatotropin*
so|ma|to|trop|ic [,səʊmətəʊ'trɑpɪk] *adj* auf Körperzellen wirkend, somatotrop
so|ma|to|tro|pin [,səʊmətəʊ'trəʊpɪn] *noun* Somatotropin *nt*, somatotropes Hormon *nt*, Wachstumshormon *nt*
so|ma|to|vis|cer|al [,səʊmətəʊ'vɪsərəl] *adj* Körper/Soma und Eingeweide/Viszera betreffend, somatoviszeral
so|mat|ro|pin [səʊ'mætrəpɪn] *noun* →*somatotropin*
som|es|the|sia [,səʊmes'θiːʒ(ɪ)ə] *noun* Somat(o)ästhesie *f*
som|es|thet|ic [,səʊmes'θetɪk] *adj* Somat(o)ästhesie betreffend, somat(o)ästhetisch
-somia *suf.* Körperbau, Beschaffenheit, -somie
-somic *suf.* -wüchsig, -som
so|mite ['səʊmaɪt] *noun* Ursegment *nt*, Somit *m*
som|nam|bu|lism [sɑm'næmbjəlɪzəm] *noun* Nacht-, Schlafwandeln *nt*, Somnambulismus *m*, Noktambulismus *m*
somni- *präf.* Schlaf-, Nacht-, Somn(o)-, Somni-
som|ni|fa|cient [,sɑmnɪ'feɪʃənt] I *noun* Schlafmittel *nt*, Somniferum *nt*, Hypnotikum *nt* II *adj* einschläfernd, hypnotisch
som|nif|er|ous [sɑm'nɪfərəs] *adj* Hypnose betreffend, auf ihr beruhend, hypnotisch
som|nil|o|quism [sɑm'nɪləkwɪzəm] *noun* Somniloquie *f*
som|no|lence ['sɑmnələns] *noun* **1.** Schlaftrunkenheit *f* **2.** (krankhafte) Schläfrigkeit *f*, Benommenheit *f*, Somnolenz *f*
som|no|lent ['sɑmnələnt] *adj* schläfrig; bewusstseinseingetrübt, bewusstseinsbeeinträchtigt, somnolent
-somy *suf.* Körperbau, Beschaffenheit, -somie
son|ic ['sɑnɪk] *adj* Schall-
son|o|gram ['sɑnəgræf] *noun* Sonogramm *nt*
abdominal sonogram Bauchsonogramm *nt*
son|o|graph ['sɑnəʊgræf] *noun* Ultraschallgerät *nt*, Sonograph *m*, Sonograf *m*
so|no|graph|ic [,sɑnəʊ'græfɪk] *adj* Sonografie betreffend, mittels Sonografie, sonographisch, sonografisch
so|nog|ra|phy [sɑ'nɑgrəfɪ] *noun* Ultraschalldiagnostik *f*, Sonographie *f*, Sonografie *f*
hip joint sonography Hüftgelenksonographie *f*, Hüftgelenksonografie *f*
pelvic sonography Beckensonographie *f*, Beckensonografie *f*
so|no|rous [sə'nəʊrəs, 'sɑnə-] *adj* tönend, resonant, klangvoll, sonor
so|por ['səʊpər, -pɔːr] *noun* Sopor *m*
so|po|rif|ic [,səʊpə'rɪfɪk] I *noun* Schlafmittel *nt*, Somniferum *nt*, Hypnotikum *nt* II *adj* einschläfernd, hypnotisch
sor|be|fa|cient [sɔːrbə'feɪʃnt] I *noun* absorptionsförderndes Mittel *nt* II *adj* absorptionsfördernd, absorbierend
sor|bent ['sɔːrbənt] *noun* Sorptionsmittel *nt*, Sorbens *nt*
sor|bi|tol ['sɔːrbɪtɪl, -təʊl] *noun* Sorbit *nt*, Sorbitol *nt*, Glucit *nt*, Glucitol *nt*
sore [səʊr; sɔːr] I *noun* Wunde *f*, Entzündung *f*, wunde Stelle *f* II *adj* weh, wund, schmerzhaft; entzündet
cold sores Herpes simplex (febrilis), Fieberbläschen *pl*
Delhi sore →*Oriental sore*
hard sore Ulcus durum

Kandahar sore → *Oriental sore*
Lahore sore → *Oriental sore*
Natal sore → *Oriental sore*
Oriental sore Hautleishmaniose *f*, kutane Leishmaniose *f*, Orientbeule *f*, Leishmaniasis cutis
Penjedeh sore → *Oriental sore*
pressure sore Wundliegen *nt*, Dekubitus *m*, Decubitus *m*, Dekubitalulkus *nt*, -geschwür *nt*
soft sore Ulcus molle
venereal sore weicher Schanker *m*, Chankroid *nt*, Ulcus molle

sound [saʊnd] *noun* Ton *m*, Klang *m*, Laut *m*, Schall *m*; Geräusch *nt* without a sound geräuschlos
abnormal heart sounds Herzgeräusche *pl*
additional heart sounds Extratöne *pl*
anvil sound Münzenklirren *nt*
bell sound Münzenklirren *nt*
bottle sound Amphorenatmen *nt*, Amphorengeräusch *nt*, Amphorophonie *f*
bowel sounds Darmgeräusche *pl*
bronchial breath sounds Bronchialatmen *nt*, bronchiale Atemgeräusche *pl*
bronchovesicular breath sounds bronchivesikuläres Atmen *nt*, bronchivesikuläre Atemgeräusche *pl*
cardiac sounds Herztöne *pl*
ejection sounds Austreibungsgeräusche, -töne *pl*
friction sound Reibegeräusch *nt*, Reiben *nt*
heart sounds Herztöne *pl*
pistol-shot sound Traube-Doppelton *m*
respiratory sound respiratorisches Geräusch *nt*, Atemgeräusch *nt*
vesicular breath sounds Vesikulär-, Bläschenatmen *nt*, vesikuläre Atemgeräusche *pl*

source [ˈsəʊərs, ˈsɔːrs] *noun* Quelle *f*; Ursprung *m*, Ursache *f*
source of infection Infektionsquelle, Herd *m*, Fokus *m*

soybean [ˈsɔɪbiːn] *noun* Soja *f*, Glycine max, Soja hispida

space [speɪs] *noun* Raum *m*, Platz *m*; Zwischenraum *m*, Abstand *m*, Lücke *f*, Spalt *m*; Zeitraum *m*
anatomical dead space anatomischer Totraum *m*
axillary space Achselhöhle *f*, Achselhöhlengrube *f*, Axilla *f*, Fossa axillaris
Bogros's space Bogros-Raum *m*, Retroinguinalraum *m*
Bowman's space Bowman-Raum *m*
cupular space oberer Teil *m* des Kuppelraums, Pars cupularis recessi epitympanici
Czermak's spaces Czermak-Räume *pl*, Interglobularräume *pl*, Spatia interglobularia
dead space Totraum *m*
deep perineal space Spatium profundum perinei
Disse's space Disse-Raum *m*, perisinusoidaler Raum *m*
Douglas's space Douglas-Raum *m*, Excavatio rectouterina
endolymphatic space Spatium endolymphaticum
epidural space Epiduralraum *m*, -spalt *m*, Spatium epidurale
episcleral space Tenon-Raum *m*, Spatium episclerale
extracellular space extrazellulärer Raum *m*, Extrazellularraum *m*
extradural space → *epidural space*
extraperitoneal space Extraperitonealraum *m*, Spatium extraperitoneale
spaces of Fontana Fontana-Räume *pl*, Spatia anguli iridocornealis
functional dead space funktioneller Totraum *m*
globular spaces of Czermak Czermak-Räume *pl*, Interglobularräume *pl*, Spatia interglobularia
H space Holzknecht-Raum *m*, Retrokardialraum *m*
His' perivascular space His-Raum *m*
Holzknecht's space Holzknecht-Raum *m*, Retrokardialraum *m*
infraglottic space infraglottischer Raum *m*, Cavitas infraglottica
inner space innerer Stoffwechselraum *m*, Matrixraum *m*
intercellular space Interzellularraum *m*
intercostal space Zwischenrippen-, Interkostalraum *m*, Spatium intercostale
interfascial space Tenon-Raum *m*, Spatium episclerale
interglobular spaces of Owen Czermak-Räume *pl*, Interglobularräume *pl*, Spatia interglobularia
interosseous spaces of metacarpus Spatia interossea metacarpi, Metakarpalräume *pl*
interosseous spaces of metatarsus Spatia interossea metatarsi, Metatarsalräume *pl*
interstitial space (Gewebs-)Zwischenraum *m*, Interstitium *nt*
intervaginal space Tenon-Raum *m*, Spatium episclerale
intervaginal space of optic nerve Spatium intervaginale nervi optici
intervillous space intervillöser Raum/Spalt *m*
intracellular space intrazellulärer Raum *m*, Intrazellularraum *m*
intraretinal space Sehventrikel *m*
joint space Gelenkhöhle *f*, -raum *m*, -spalt *m*, Cavitas articularis
lacunar space intervillöser Raum/Spalt *m*
Larrey's space Larrey-Spalte *f*
lateropharyngeal space Lateropharyngealraum *m*, Spatium lateropharyngeum
Lesgaft's space Grynfelt-Dreieck *nt*, Trigonum lumbale superior
Magendie's spaces Magendie-Räume *pl*
marrow space Markhöhle *f*, Cavitas medullaris
matrix space Matrixraum *m*, innerer Stoffwechselraum *m*
Meckel's space Meckel-Raum *m*, Cavum trigeminale
mediastinal space Mittelfell-, Mediastinalraum *m*, Mediastinum *nt*, Cavum mediastinale
medullary space Markraum *m*, -höhle *f*, Cavitas medullaris
Mohrenheim's space Mohrenheim-Grube *f*, Trigonum deltopectorale, Fossa infraclavicularis
nasopharyngeal space Nasenrachenraum *m*, Naso-, Rhino-, Epipharynx *m*, Pars nasalis pharyngis
Nuël's space Nuël-Raum *m*
Obersteiner-Redlich space Redlich-Obersteiner-Zone *f*
outer space äußerer Stoffwechselraum *m*
parapharyngeal space parapharyngealer Raum *m*, Spatium parapharyngeum
parotid space Parotisloge *f*
perichoroidal space perichoroidaler Spaltraum *m*, Spatium perichoroideum
peridural space Periduralraum *m*
perilymphatic space perilymphatischer Raum *m*, Spatium perilymphaticum
perinuclear space perinukleäre Zisterne *f*, perinukleärer Spaltraum *m*, Cisterna caryothecae/nucleolemmae
peripharyngeal space peripharyngealer Raum *m*, Spatium peripharyngeum
perisinusoidal space Disse-Raum *m*, perisinusoidaler Raum *m*
perivascular space Perivaskulärraum *m*
physiological dead space physiologischer/funktioneller Totraum
pleural space Pleurahöhle *f*, -spalt *m*, -raum *m*, Cavitas pleuralis
popliteal space Kniekehle *f*, Fossa poplitea
prevertebral space Holzknecht-Raum *m*, Retrokardialraum *m*
prevesical space Retzius-Raum *m*, Spatium retropubicum
Proust's space Proust-Raum *m*, Excavatio rectovesica-

S

lis
Prussak's space Prussak-Raum *m*, Recessus superior membranae tympanicae
retrobulbar space Retrobulbärraum *m*
retrocardiac space Holzknecht-Raum *m*, Retrokardialraum *m*
retrocardial space Retrokardialraum *m*, Holzknecht-Raum *m*
retroinguinal space Bogros-Raum *m*, Retroinguinalraum *m*
retroperitoneal space Retroperitonealraum *m*, Spatium retroperitoneale
retropharyngeal space retropharyngealer Raum *m*, Retropharyngealraum *m*, Spatium retropharyngeum
retropubic space Retzius-Raum *m*, Spatium retropubicum
retrosternal space Retrosternalraum *m*
retrozonular space Spatium retrozonulare
Retzius' space Retzius-Raum *m*, Spatium retropubicum
Schwalbe's space Spatium intervaginale nervi optici
subarachnoid space Spatium subarachnoideum, Cavum subarachnoideale, Subarachnoidalraum *m*, -spalt *m*
subarachnoidal space Subarachnoidalraum *m*, -spalt *m*, Spatium subarachnoideum
subarachnoid space of optic nerve Spatium intervaginale subarachnoidale nervi optici, Spatium leptomeningeum
subchorionic space subchorialer Raum *m*
subdural space Subduralraum *m*, -spalt *m*, Spatium subdurale
subphrenic space subphrenischer Raum *m*
superficial perineal space Spatium superficiale perinei
suprasternal space Spatium suprasternale
Tarin's space Cisterna interpeduncularis
Tenon's space Tenon-Raum *m*, Spatium intervaginale/episclerale
third space dritter/transzellulärer Raum *m*, third space *nt*
transcellular space Transzellulärraum *m*, Third space *nt*, transzellulärer Raum *m*
Traube's space Traube-Raum *m*
Virchow-Robin's space Virchow-Robin-Raum *m*, -Spalt *m*
web space Interdigitalraum *m*
Zang's space Fossa supraclavicularis minor
zonular spaces Petit-Kanal *m*, Spatia zonularia

spasm ['spæzəm] *noun* **1.** Krampf *m*, Verkrampfung *f*, Spasmus *m*; Konvulsion *f* **2.** Muskelkrampf *m*
accommodation spasm Akkommodationskrampf *m*
Bell's spasm Bell-Spasmus *m*, Fazialiskrampf *m*, Fazialis-Tic *m*, Gesichtszucken *nt*, mimischer Gesichtskrampf *m*, Tic convulsif/facial
bronchial spasm Bronchospasmus *m*
canine spasm sardonisches Lachen *nt*, Risus sardonicus
carpopedal spasms Karpopedalspasmen *pl*
clonic spasm Klonus *m*, Clonus *m*
colonic spasms Kolonspasmen *pl*
coronary spasm Koronarspasmus *m*
cynic spasm sardonisches Lachen *nt*, Risus sardonicus
dancing spasm Bamberger-Krankheit *f*, saltatorischer Reflexkrampf *m*
epidemic transient diaphragmatic spasm Bornholmer-Krankheit *f*, epidemische Pleurodynie *f*, Myalgia epidemica
esophageal spasm Speiseröhrenkrampf *m*, Ösophagusspasmus *m*, Ösophagospasmus *m*
facial spasm Bell-Spasmus *m*, Fazialiskrampf *m*, Fazialis-Tic *m*, Gesichtszucken *nt*, mimischer Gesichtskrampf *m*, Tic convulsif/facial
gastric spasm Magenkrampf *m*, Gastrospasmus *m*
glottic spasm Stimmritzenkrampf *m*, Laryngospasmus *m*
habit spasm Tic *m*, Tick *m*, (nervöses) Zucken *nt*
histrionic spasm mimischer Gesichtskrampf *m*, Bell-Spasmus *m*, Fazialiskrampf *m*, Gesichtszucken *nt*, Fazialis-Tic *m*, Tic convulsif/facial
laryngeal spasm Glottiskrampf *m*, Laryngospasmus *m*, Stimmritzenkrampf *m*, Spasmus glottidis
mimic spasm mimischer Gesichtskrampf *m*, Bell-Spasmus *m*, Fazialiskrampf *m*, Gesichtszucken *nt*, Fazialis-Tic *m*, Tic convulsif/facial
mobile spasm Athetose *f*
muscle spasm Muskelkrampf *m*
muscular spasm Myospasmus *m*
progressive torsion spasm of childhood Ziehen-Oppenheim-Krankheit *f*, -Syndrom *nt*, Torsionsneurose *f*, -dystonie *f*, Dysbasia lordotica
rotatory spasm Drehkrampf *m*, Spasmus rotatorius
saltatory spasm Bamberger-Krankheit *f*, saltatorischer Reflexkrampf *m*
tetanic spasm Tetanus *m*, Tetanie *f*
vaginal spasm Scheiden-, Vaginalkrampf *m*
writer's spasm Schreibkrampf *m*, Graphospasmus *m*, Mogigraphie *f*, Mogigrafie *f*

spasmo- *präf.* Krampf-, Spasm(o)-
spas|mod|ic [spæz'mɑdɪk] *adj* krampfartig, spasmisch, spasmodisch
spas|mo|gen|ic [,spæzmə'dʒenɪk] *adj* krampfauslösend, krampferzeugend, spasmogen
spas|mo|lyg|mus [,spæzmə'lɪgməs] *noun* krampfartiger Schluckauf *m*, Spasmolygmus *m*
spas|mo|ly|sant [spæz'mɑlɪsənt] **I** *noun* krampflösende oder krampfmildernde Substanz *f*; Antispasmodikum *nt*; Spasmolytikum *nt* **II** *v* krampflösend, -mildernd
spas|mol|y|sis [spæz'mɑlɪsɪs] *noun* Krampflösung *f*, Spasmolyse *f*
spas|mo|lyt|ic [,spæzmə'lɪtɪk] *adj* krampflösend, krampfmildernd, spasmolytisch
spas|mo|phil|ia [,spæzmə'fɪlɪə] *noun* Spasmophilie *f*
spas|mo|phil|ic [,spæzmə'fɪlɪk] *adj* zu Krämpfen neigend, spasmophil
spas|tic ['spæstɪk] *adj* Spastik oder Spasmen betreffend, krampfend, krampfartig, spastisch
spas|tic|i|ty [spæs'tɪsətɪ] *noun* Spastik *f*
spa|tial ['speɪʃl] *adj* räumlich, Raum-
spear|mint ['spɪə,mɪnt] *noun* Krauseminze *f*, Mentha spicata var. crispa
spe|cies ['spiːʃiːz, -siːz] *noun*, *plural* **-cies** **1.** Art *f*, Spezies *f*, Species *f*; Gattung *f* **2.** the species die Menschheit, die menschliche Rasse
species-specific *adj* spezies-, artspezifisch
spe|cif|ic [spɪ'sɪfɪk] *adj* **1.** Spezies betreffend, artspezifisch, Arten- **2.** spezifisch (wirkend), gezielt
spec|i|men ['spesɪmən] *noun* **1.** (Gewebs-, Blut-, Urin-) Probe *f*, Untersuchungsmaterial *nt* **2.** Exemplar *nt*, Muster *nt*, Probe(stück *nt*) *f*
spec|tral ['spektrəl] *adj* Spektrum betreffend, spektral
spec|trog|ra|phy [spek'tɑgrəfɪ] *noun* Spektrographie *f*, Spektrografie *f*
spec|trom|e|try [spek'trɑmətrɪ] *noun* Spektrometrie *f*
spec|tro|pho|tom|e|try [,spektrəfəʊ'tɑmətrɪ] *noun* Spektrophotometrie *f*, Spektrofotometrie *f*
spec|tro|po|la|rim|e|ter [spektrəʊ,pəʊlə'rɪmətər] *noun* Spektralpolarimeter *nt*, Spektropolarimeter *nt*
spec|tro|scope ['spektrəskəʊp] *noun* Spektroskop *nt*
spec|tro|scop|ic [,spektrə'skɑpɪk] *adj* Spektroskop betreffend, mittels Spektroskop, spektroskopisch
spec|tros|co|py [spek'trɑskəpɪ] *noun* Spektroskopie *f*
electron paramagnetic resonance spectroscopy → *electron spin resonance spectroscopy*
electron spin resonance spectroscopy Elektronenspinresonanzspektroskopie *f*, ESR-Spektroskopie *f*, paramagnetische Resonanzspektroskopie *f*
EPR spectroscopy → *electron spin resonance spectroscopy*

S

ESR spectroscopy →*electron spin resonance spectroscopy*
NMR spectroscopy →*nuclear magnetic resonance spectroscopy*
nuclear magnetic resonance spectroscopy Kernresonanzspektroskopie *f*, Kernspinresonanzspektroskopie *f*, NMR-Spektroskopie *f*
speclrum ['spektrəm] *noun, plural* **-trums, -tra** [-trə] **1.** (*physik.*) Spektrum *nt* **2.** Spektrum *nt*, Skala *f*, Bandbreite *f*
fortification spectrum Teichopsie *f*, Teichoskopie *f*, Zackensehen *nt*
speclullum ['spekjələn] *noun, plural* **-lums, -la** [-lə] Spiegel *m*, Spekulum *nt*, Speculum *nt*
ear speculum Ohrtrichter *m*, -spekulum *nt*
eye speculum Lidhalter *m*, Blepharostat *m*
nasal speculum Nasenspekulum *nt*, -spiegel *m*, Rhinoskop *nt*
Siegle's speculum Siegle-Ohrtrichter *m*, -Otoskop *nt*
vaginal speculum Scheidenspekulum *nt*, Vaginoskop *nt*
speech [spiːtʃ] *noun* **1.** Sprache *f*; Sprachvermögen *nt*
lose one's speech die Sprache verlieren **2.** Sprechen *nt*; Sprechweise *f*; Rede *f*
speedlwell ['spɪə,wel] *noun* Ehrenpreis *m*, Veronica officinalis
sperm [spɜrm] *noun, plural* **sperm, sperms 1.** Samen(flüssigkeit *f*) *m*, Sperma *nt*, Semen *m* **2.** →*spermatozoon*
sperm- *präf.* Samen-, Sperma-, Spermato-, Spermio-
sperlmalcralsia [,spɜrmə'kreɪʒə] *noun* verminderte Spermienzahl *f*, Oligo-, Hypozoospermie *f*
spermat- *präf.* Samen-, Sperma-, Spermato-, Spermio-
sperlmaltellilolsis [,spɜrmə,tiːlɪ'əʊsɪs] *noun* Spermiogenese *f*
sperlmatlic [spɜr'mætɪk] *adj* Samen/Sperma oder Samenflüssigkeit betreffend, seminal, spermatisch
sperlmaltid ['spɜrmətɪd] *noun* Spermatide *f*, Spermide *f*, Spermatidium *nt*
sperlmaltiltis [,spɜrmə'taɪtɪs] *noun* Funikulitis *f*
spermato- *präf.* Samen-, Sperma-, Spermato-, Spermio-
sperlmaltolcele ['spɜrmətəʊsiːl] *noun* Spermatozele *f*
sperlmaltolcellecltolmy [,spɜrmətəʊsɪ'lektəmɪ] *noun* Spermatozelenexzision *f*, Spermatozelektomie *f*
sperlmaltolcildal [,spɜrmətəʊ'saɪdl] *adj* spermienabtötend, spermizid
sperlmaltolcide ['spɜrmətəʊsaɪd] *noun* spermizides Mittel *nt*, Spermizid *nt*
sperlmaltolcyst ['spɜrmətəʊsɪst] *noun* Bläschendrüse *f*, Samenblase *f*, Samenbläschen *nt*, Gonozystis *f*, Spermatozystis *f*, Vesicula seminalis
sperlmaltolcyslteclolmy [,spɜrmətəʊsɪs'tektəmɪ] *noun* Spermatozystektomie *f*
sperlmaltolcysltiltis [,spɜrmətəʊsɪs'taɪtɪs] *noun* Spermatozystitis *f*, Samenblasenentzündung *f*, Spermatozystitis *f*, Vesikulitis *f*, Vesiculitis *f*
sperlmaltolcysltotlolmy [,spɜrmətəʊsɪs'tektəmɪ] *noun* Spermatozystotomie *f*
sperlmaltolcyte ['spɜrmətəsaɪt] *noun* Samenmutterzelle *f*, Spermatozyt *m*
sperlmaltolcytlic [,spɜrmətəʊ'sɪtɪk] *adj* Spermatozyt betreffend, spermatozytisch
sperlmaltolcyltolgenlelsis [,spɜrmətə,saɪtəʊ'dʒenəsɪs] *noun* Spermatozytogenese *f*
sperlmaltolgenlelsis [,spɜrmətə'dʒenəsɪs] *noun* Samen(zell)bildung *f*, Spermatogenese *f*
sperlmaltolgone ['spɜrmətəʊgəʊn] *noun* Ursamenzelle *f*, Spermatogonie *f*, Spermatogonium *nt*
sperlmaltoid ['spɜrmətɔɪd] *adj* samenähnlich, spermaähnlich, spermatoid
sperlmaltollylsis [,spɜrmə'tɑlɪsɪs] *noun* Spermatolyse *f*
sperlmaltollytlic [,spɜrmətə'lɪtɪk] *adj* spermatolytisch
sperlmaltololvum [,spɜrmətə'gəʊnɪəm] *noun, plural* **-olva** [-,əʊvə] Zygote *f*, Spermov(i)um *nt*
sperlmaltoplalthy [,spɜrmə'tɑpəθɪ] *noun* Spermatopathie *f*
sperlmaltolpoiletlic [,spɜrmətəpɔɪ'etɪk] *adj* Spermabildung oder Spermasekretion fördernd, spermatopoetisch, spermatopoietisch
sperlmaltorlrhea [,spɜrmətəʊ'rɪə] *noun* Samenfluss *m*, Spermatorrhoe *f*
sperlmatlolsome [spɜr'mætəsəʊm] *noun* →*spermatozoon*
sperlmatlolspore ['spɜrmətəspɔːr, -spəʊr] *noun* Ursamenzelle *f*, Spermatogonie *f*, Spermatogonium *nt*
sperlmatlolvum [,spɜrmæt'əʊvəm] *noun* Spermov(i)um *nt*, Zygote *f*
sperlmaltolzolal [,spɜrmətə'zəʊəl] *adj* Spermatozoen betreffend, Spermatozoen-
sperlmaltolzolon [,spɜrmətə'zəʊən, -ɑn] *noun, plural* **-zoa** [-'zəʊə] männliche Keimzelle *f*, Spermium *nt*, Spermie *f*, Samenfaden *m*, Spermatozoon *nt*
sperlmaltulria [,spɜrmə't(j)ʊərɪə] *noun* Spermaturie *f*
sperlmilcildal [,spɜrmɪ'saɪdl] *adj* spermienabtötend, spermizid
sperlmilcide ['spɜrmɪsaɪd] *noun* spermizides Mittel *nt*, Spermizid *nt*
sperlmid ['spɜrmɪd] *noun* Spermatide *f*, Spermide *f*, Spermatidium *nt*
sperlmidine ['spɜrmədiːn] *noun* Spermidin *nt*
sperlmine ['spɜrmiːn] *noun* Spermin *nt*
sperlmilolcyte ['spɜrmɪəʊsaɪt] *noun* primäre Spermatogonie *f*, primäres Spermatogonium *nt*, Spermiozyt *m*
sperlmilolgenlelsis [,spɜrmɪəʊ'dʒenəsɪs] *noun* Spermio(histo)genese *f*
sperlmilolgolnilum [,spɜrmɪəʊ'gəʊnɪəm] *noun, plural* **-nia** [-nɪə] Ursamenzelle *f*, Spermatogonie *f*, Spermatogonium *nt*
sperlmilolgram ['spɜrmɪəʊgræm] *noun* Spermiogramm *nt*
sperlmilotellelolsis [,spɜrmɪəʊ,tiːlɪ'əʊsɪs] *noun* Spermio(histo)genese *f*
sperlmilum ['spɜrmɪəm] *noun* →*spermatozoon*
spermo- *präf.* Samen-, Sperma-, Spermato-, Spermio-
sperlmolblast ['spɜrməʊblæst] *noun* Spermatide *f*, Spermide *f*, Spermatidium *nt*
sperlmolcyltolma [,spɜrməʊsaɪ'təʊmə] *noun* Seminom *nt*
sperlmollylsin [spɜr'mɑləsɪn] *noun* Spermatolysin *nt*
sperlmollylsis [spɜr'mɑlɪsɪs] *noun* Spermatolyse *f*
sperlmollytlic [,spɜrmə'lɪtɪk] *adj* spermatolytisch
sperlmolplasm ['spɜrməplæzəm] *noun* Spermatidenplasma *nt*
sperlmolspore ['spɜrməspɔːr, -spəʊr] *noun* Ursamenzelle *f*, Spermatogonie *f*, Spermatogonium *nt*
sphaclellatled ['sfæsəleɪtɪd] *adj* Gangrän betreffend, mit einer Gangrän, in Form einer Gangrän, gangränös; Nekrose betreffend, (*Gewebe*) in Nekrose übergegangen, nekrotisch, brandig, abgestorben
sphaclellaltion [sfæsə'leɪʃn] *noun* **1.** Gangrän-, Sphakelusbildung *f* **2.** Sphakelus *m*, feuchter Brand *m*, Gangrän *f* **3.** lokaler Zell-/Gewebstod *m*, Nekrose *f*, Necrosis *f*
sphaclellous ['sfæsələs] *adj* Gangrän betreffend, mit einer Gangrän, in Form einer Gangrän, gangränös
sphaclellus ['sfæsələs] *noun* Sphakelus *m*, feuchter Brand *m*, Gangrän *f*
sphaero- *präf.* Kugel-, Sphär(o)-
sphalgilaslmus [sfeɪdʒɪ'æzməs] *noun* **1.** Sphagiasmus *m* **2.** Petit-mal(-Epilepsie *f*) *nt*
spheno- *präf.* Keil-; Keilbein-, Spheno-
sphelnolcephlally [,sfiːnəʊ'sefələs] *noun* Sphenokephalie *f*, -zephalie *f*
sphelnolethlmoildal [,sfiːnəʊeθ'mɔɪdl] *adj* Keilbein und Siebbein/Os ethmoidale betreffend oder verbindend, sphenoethmoidal
sphelnolfronltal [,sfiːnəʊ'frʌntl] *adj* Keilbein und Stirnbein/Os frontale betreffend oder verbindend, sphenofrontal

sphe|noid ['sfi:nɔɪd] I *noun* Keilbein *nt*, Flügelbein *nt*, Os sphenoidale II *adj* keilförmig; Keilbein betreffend, sphenoid
sphe|noid|i|tis [,sfi:nɔɪ'daɪtɪs] *noun* Sphenoiditis *f*, Keilbeinhöhlenentzündung *f*, Sinusitis *f* sphenoidalis
sphe|noid|os|to|my [,sfi:nɔɪ'dɑstəmɪ] *noun* Sphenoidostomie *f*
sphe|noid|ot|o|my [,sfi:nɔɪ'dɑtəmɪ] *noun* Sphenoidotomie *f*
sphe|no|man|dib|u|lar [,sfi:nəʊmæn'dɪbjələr] *adj* Keilbein und Unterkiefer/Mandibula betreffend, sphenomandibular
sphe|no|max|il|lar|y [,sfi:nəʊ'mæksə,leri:, -mæk'sɪlərɪ] *adj* Keilbein und Oberkiefer/Maxilla betreffend oder verbindend, sphenomaxillär
sphe|no|oc|cip|i|tal [,sfi:nəʊɔk'sɪpɪtl] *adj* Keilbein und Hinterhauptsbein/Os occipitale betreffend, sphenookzipital
sphe|no|pal|a|tine [,sfi:nəʊ'pælətaɪn, -tɪn] *adj* Keilbein und Gaumenbein/Palatum betreffend oder verbindend, sphenopalatinal
sphe|no|pa|ri|e|tal [,sfi:nəʊpə'raɪɪtl] *adj* Keilbein und Scheitelbein/Os parietale betreffend, sphenoparietal, parietosphenoidal
sphe|no|pe|tro|sal [,sfi:nəʊpɪ'trəʊsəl] *adj* Keilbein und Felsenbein betreffend, sphenopetrosal
sphe|nor|bi|tal [sfɪ'nɔ:rbɪtl] *adj* Keilbein und Augenhöhle/Orbita betreffend oder verbindend, sphenoorbital, sphenorbital
sphe|no|squa|mo|sal [,sfi:nəʊskwə'məʊzl] *adj* Keilbein und Schläfenbeinschuppe betreffend, sphenosquamös, squamosphenoidal
sphe|no|tem|po|ral [,sfi:nəʊ'temp(ə)rəl] *adj* Keilbein und Schläfenbein/Os temporale betreffend oder verbindend, sphenotemporal
sphe|no|zy|go|mat|ic [,sfi:nəʊzaɪgə'mætɪk] *adj* Keilbein und Jochbein/Os zygomaticum betreffend, sphenozygomatisch
sphero- *präf.* Kugel-, Sphär(o)-
sphe|ro|cyte ['sfɪərəsaɪt] *noun* Kugelzelle *f*, Sphärozyt *m*
sphe|ro|cyt|ic [sfɪərə'sɪtɪk] *adj* Sphärozyten betreffend, Sphärozyten-
sphe|ro|cy|to|sis [,sfɪərəsaɪ'təʊsɪs] *noun* Sphärozytose *f*
hereditary spherocytosis Minkowski-Chauffard-Syndrom *nt*, Minkowski-Chauffard-Gänsslen-Syndrom *nt*, hereditäre Sphärozytose *f*, konstitutionelle hämolytische Kugelzellanämie *f*, familiärer hämolytischer Ikterus *m*, Morbus Minkowski-Chauffard
sphe|ro|pha|kia [,sfɪərə'feɪkɪə] *noun* Sphärophakie *f*
sphinc|ter ['sfɪŋktər] *noun* Schließmuskel *m*, Sphinkter *m*, Musculus sphincter
sphincter ampullae hepatopancreaticae Oddi-Sphinkter *m*, Musculus sphincter ampullae hepatopancreaticae
Boyden's sphincter Musculus sphincter ductus choledochi
esophageal sphincter Speiseröhren-, Ösophagussphinkter *m*
esophagogastric sphincter unterer Ösopahagussphinkter *m*
Giordano's sphincter Musculus sphincter ductus choledochi
sphincter of hepatopancreatic ampulla →*sphincter ampullae hepatopancreaticae*
hypertonic sphincter Sphinkterhypertonie *f*
Hyrtl's sphincter Hyrtl-Sphinkter *m*
involuntary vesical sphincter unwillkürlicher Blasenschließmuskel *m*
lower esophageal sphincter unterer Ösopahagussphinkter *m*
Oddi's sphincter →*sphincter ampullae hepatopancreaticae*
precapillary sphincter präkapillärer Sphincter *m*
upper esophageal sphincter oberer Ösophagussphinkter *m*, Ösophagusmund *m*
voluntary urethral sphincter Harnröhren-, Urethralsphinkter *m*, Sphinkter *m* urethrae, Musculus sphincter urethrae
sphinc|ter|al ['sfɪŋktərəl] *adj* Sphinkter betreffend, Sphinkter-
sphinc|ter|al|gia [sfɪŋktə'rældʒ(ɪ)ə] *noun* Sphinkteralgie *f*
sphinc|ter|ec|to|my [sfɪŋktə'rektəmɪ] *noun* Sphinkterektomie *f*
sphinc|ter|i|tis [,sfɪŋk'raɪtɪs] *noun* Entzündung eines Schließmuskels, Sphinkteritis *f*, Sphinkterentzündung *f*
sphinc|ter|ol|y|sis [,sfɪŋk'rɑlɪsɪs] *noun* Sphinkterolyse *f*
sphinc|ter|o|plas|ty ['sfɪŋktərəplæstɪ] *noun* Sphinkterplastik *f*
sphinc|ter|os|co|py [,sfɪŋktə'rɑskəpɪ] *noun* Sphinkteroskopie *f*
sphinc|ter|ot|o|my [,sfɪŋktə'rɑtəmɪ] *noun* Sphinkterotomie *f*
sphin|go|ga|lac|to|side [,sfɪŋgəʊgə'læktəsaɪd, -sɪd] *noun* Sphingogalaktosid *nt*
sphin|go|gly|co|lip|id [,sfɪŋgəʊ,glaɪkə'lɪpɪd] *noun* Sphingoglykolipid *nt*
sphin|go|lip|id [,sfɪŋgəʊ'lɪpɪd] *noun* Sphingolipid *nt*
sphin|go|lip|i|do|sis [,sfɪŋgəʊ,lɪpɪ'dəʊsɪs] *noun* **1.** Sphingolipidspeicherkrankheit *f*, Sphingolipidose *f* **2.** Sphingomyelinose *f*, Niemann-Pick-Krankheit *f*, Sphingomyelinlipidose *f*
cerebral sphingolipidosis zerebrale Lipidose/Sphingolipidose *f*
early juvenile type of cerebral sphingolipidosis Jansky-Bielschowsky-Krankheit *f*, Bielschowsky-Syndrom *nt*, spätinfantile Form *f* der amaurotischen Idiotie
late juvenile type of cerebral sphingolipidosis juvenile Form *f* der amaurotischen Idiotie, neuronale/juvenile Ceroidlipofuscinose *f*, Batten-Spielmeyer-Vogt-Syndrom *nt*, Stock-Vogt-Spielmeyer-Syndrom *nt*, neuronale/juvenile Zeroidlipofuszinose *f*
sphin|go|lip|o|dys|tro|phy [,sfɪŋgəʊ,lɪpɪ'dɪstrəfɪ] *noun* lipoidzellige Hepatosplenomegalie *f*, Niemann-Pick-Krankheit *f*, Sphingolipidose *f*, Sphingomyelinose *f*
sphin|go|my|e|lin [,sfɪŋgəʊ'maɪəlɪn] *noun* Sphingomyelin *nt*
sphin|go|my|e|li|nase [,sfɪŋgəʊ'maɪəlɪneɪz] *noun* Sphingomyelinase *f*, Sphingomyelinphosphodiesterase *f*
sphin|go|my|e|li|no|sis [,sfɪŋgəʊmaɪəlɪ'nəʊsɪs] *noun* lipoidzellige Hepatosplenomegalie *f*, Niemann-Pick-Krankheit *f*, Sphingomyelinose *f*, Sphingolipidose *f*
sphin|go|phos|pho|lip|id [sfɪŋgəʊ,fɑsfəʊ'lɪpɪd] *noun* Sphingophospholipid *nt*
sphin|go|sine ['sfɪŋgəsi:n, -sɪn] *noun* Sphingosin *nt*, 4-Sphingenin *nt*
sphygm- *präf.* Puls-, Sphygm(o)-
sphyg|mic ['sfɪgmɪk] *adj* Puls betreffend, Puls-, Sphygm(o)-
sphygmo- *präf.* Puls-, Sphygm(o)-
sphyg|mo|gram ['sfɪgməʊgræm] *noun* Sphygmogramm *nt*
sphyg|mo|graph ['sfɪgməʊgræf] *noun* Pulsschreiber *m*, Sphygmograph *m*, Sphygmograf *m*
sphyg|mog|ra|phy [sfɪg'mɑgrəfɪ] *noun* Pulsschreibung *f*, -registrierung *f*, Sphygmographie *f*, Sphygmografie *f*
Riva-Rocci sphygmomanometer Riva-Rocci-Apparat *m*
sphyg|mo|scope ['sfɪgməʊskəʊp] *noun* Sphygmoskop *nt*
sphyg|mos|co|py [sfɪg'mɑskəpɪ] *noun* Pulsuntersuchung *f*, Sphygmoskopie *f*
spi|ca ['spaɪkə] *noun, plural* **-cas, -cae** [-si:] Kornährenverband *m*, Spica *f*
spi|der ['spaɪdər] *noun* (*biolog.*) Spinne *f*
vascular spider Sternnävus *m*, Spider naevus, Naevus araneus
spider-burst *noun* Besenreiservarizen *pl*

spin [spɪn] *noun* Drehimpuls *m*, Spin *m*
spin- *präf.* Rückenmark(s)-, Wirbelsäulen-, Spin(o)-
spin|ach ['spɪnɪdʒ] *noun* Spinat *m*, Spinacia oleracea
spi|nal ['spaɪnl] *adj* Wirbelsäule/Columna vertebralis betreffend; das Rückenmark/die Medulla spinalis betreffend, spinal
spin|dle ['spɪndl] *noun* **1.** Spindel *f* **2.** Spindel(form *f*) *f* **3.** Muskelspindel *f* **4.** Kern-, Mitosespindel *f*
central spindle Zentralspindel *f*
mitotic spindle Mitosespindel *f*, Kernspindel *f*
muscle spindle Muskelspindel *f*
spine [spaɪn] *noun* **1.** Dorn *m*, Fortsatz *m*, Stachel *m*, Spina *f* **2.** Wirbelsäule *f*, Rückgrat *nt*, Columna vertebralis
angular spine Spina ossis sphenoidalis
anterior inferior iliac spine Spina iliaca anterior inferior
anterior nasal spine Spina nasalis anterior
anterior superior iliac spine Spina iliaca anterior superior
anterior tympanic spine Spina tympanica major
bamboo spine Bambusstabwirbelsäule *f*, Bambusform *f*
basilar spine Tuberculum pharyngeum
cervical spine Halswirbelsäule *f*
cleft spine Spondyloschisis *f*, R(h)achischisis posterior
dorsal spine Wirbelsäule *f*, Rückgrat *nt*, Columna vertebralis
ethmoidal spine of Macalister Crista sphenoidalis
greater tympanic spine Spina tympanica major
spine of helix Helixhöcker *m*, Spina helicis
spine of Henle Spina suprameatica/suprameatalis
iliac spine Spina iliaca
inferior mental spine Spina mentalis inferior, Spina geni inferior
ischial spine Spina ischiadica
spine of ischium Spina ischiadica
kissing spine Baastrup-Zeichen *nt*, -Syndrom *nt*, -Krankheit *f*, Arthrosis interspinosa
lesser tympanic spine Spina tympanica minor
lumbar spine Lendenwirbelsäule *f*
mental spine Spina mentalis
nasal spine of frontal bone Spina nasalis ossis frontalis
nasal spine of palatine bone Spina nasalis posterior
palatine spines Spinae palatinae
posterior inferior iliac spine Spina iliaca posterior inferior
posterior nasal spine Spina nasalis posterior
posterior superior iliac spine Spina iliaca posterior superior
posterior tympanic spine Spina tympanica minor
spine of scapula Schulterblattgräte *f*, Spina scapulae
scapular spine Schulterblattgräte *f*, Spina scapulae
sciatic spine Spina ischiadica
spine of sphenoid bone Spina ossis sphenoidalis
superior mental spine Spina mentalis superior, Spina geni superior
suprameatal spine Spina suprameatica/suprameatalis
thoracic spine Brustwirbelsäule *f*
trochlear spine Spina trochlearis
spine of vertebra Dornfortsatz *m*, Processus spinosus vertebrae
spino- *präf.* Rückenmark(s)-, Wirbelsäulen-, Spin(o)-
spi|no|bul|bar [,spaɪnəʊ'bʌlbər] *adj* **1.** Markhirn und Rückenmark/Medulla spinalis betreffend oder verbindend, bulbospinal, spinobulbär **2.** Rückenmark und Bulbus medullae spinalis betreffend oder verbindend, spinobulbär, bulbospinal
spi|no|cer|e|bel|lar [,spaɪnəʊ,serə'belər] *adj* Rückenmark/Medulla spinalis und Kleinhirn/Zerebellum betreffend oder verbindend, spinozerebellar, spinozerebellär
spi|no|cer|e|bel|lum [,spaɪnəʊ,serə'beləm] *noun, plura* **-lums, -la** [-lə] Spinocerebellum *nt*
spi|no|cor|ti|cal [,spaɪnəʊ'kɔːrtɪkl] *adj* Hirnrinde und Rückenmark/Medulla spinalis betreffend oder verbindend, kortikospinal
spi|no|sa|cral [,spaɪnəʊ'sækrəl] *adj* Wirbelsäule und Kreuzbein/Os sacrum betreffend oder verbindend, spinosakral, sakrospinal
spi|nose ['spaɪnəʊs] *adj* dornig, stach(e)lig, dorn-, stachelförmig
spi|nous ['spaɪnəs] *adj* dornig, stach(e)lig, dorn-, stachelförmig
spin|ther|ism ['spɪnθərɪzəm] *noun* Funkensehen *nt*, Spintherismus *m*, Spintheropie *f*, Glaskörperglitzern *nt*, Synchisis scintillans
spir- *präf.* Spiral-, Spir(o)-; Atem-, Spir(o)-
spi|rad|e|ni|tis [spaɪ,rædɪ'naɪtɪs] *noun* Schweißdrüsenabszess *m*
spi|rad|e|no|ma [spaɪ,rædɪ'nəʊmə] *noun* Schweißdrüsenadenom *nt*, Spiradenom *nt*, Adenoma sudoriparum
spi|ral ['spaɪrəl] **I** *noun* Spirale *f*; Windung *f* **II** *adj* gewunden, schneckenförmig, spiral(förmig), spiralig, in Spiralen, Spiral-
Curschmann's spirals Curschmann-Spiralen *pl*
spi|ril|li|ci|dal [spaɪ,rɪlə'saɪdl] *adj* spirillenabtötend, spirillizid
spi|ril|li|cide [spaɪ'rɪləsaɪd] *adj* spirillenabtötend, spirillizid
spi|ril|lo|sis [,spaɪrə'ləʊsɪs] *noun* Spirillenkrankheit *f*, Spirillose *f*
Spi|ril|lum [spaɪ'rɪləm] *noun, plural* **-la** [-lə] Spirillum *nt*
Spirillum minus Spirillum minus
spir|it ['spɪrɪt] *noun* **1.** Spiritus *m*, Destillat *nt*; Geist *m*, Spiritus *m* **2.** Äthylalkohol *m*, Äthanol *nt*, Ethanol *nt*, Spiritus (aethylicus) *m*
spir|it|u|ous ['spɪrɪtʃ(ə)wəs] *adj* Alkohol betreffend, alkoholartig, alkoholhaltig, alkoholisch
spiro- *präf.* **1.** Spiral-, Spir(o)- **2.** Atem-, Spir(o)-
Spi|ro|chae|ta [,spaɪrə'kiːtə] *noun* Spirochaeta *f*
spi|ro|chet|al [spaɪrə'kiːtl] *adj* Spirochäten betreffend, durch Spirochäten verursacht, Spirochäten-
spi|ro|chete ['spaɪrəkiːt] *noun* **1.** Spirochäte *f* **2.** schraubenförmiges Bakterium *nt*
Dutton's spirochete Borrelia/Spirochaeta duttoni
spi|ro|che|ti|ci|dal [,spaɪrə,kiːtə'saɪdl] *adj* spirochätenabtötend, spirochätizid
spi|ro|che|ti|cide [,spaɪrə'kiːtəsaɪd] *noun* spirochätenabtötendes Mittel *nt*, Spirochätizid *nt*
spi|ro|che|to|sis [,spaɪrəkɪ'təʊsɪs] *noun* Spirochäteninfektion *f*, Spirochätose *f*
bronchopulmonary spirochetosis hämorrhagische Bronchitis *f*, Bronchitis haemorrhagica, Bronchospirochaetosis Castellani *f*
icterogenic spirochetosis Weil-Krankheit *f*, Leptospirosis icterohaemorrhagica
spi|ro|chet|u|ria [,spaɪrəkɪ't(j)ʊərɪə] *noun* Spirochäturie *f*
spi|rog|ra|phy [spaɪ'rɑgrəfɪ] *noun* Spirographie *f*, Spirografie *f*
spi|ro|ma [spaɪ'rəʊmə] *noun* Schweißdrüsenadenom *nt*
Spi|ro|met|ra [,spaɪrə'metrə] *noun* Spirometra *f*
spi|ro|met|ric [,spaɪrə'metrɪk] *adj* Spirometrie oder Spirometer betreffend, mittels Spirometrie oder Spirometer, spirometrisch
spi|rom|e|try [spaɪ'rɑmətrɪ] *noun* Spirometrie *f*
bronchoscopic spirometry Bronchospirometrie *f*
spit|tle [spɪtl] *noun* Speichel *m*
splanchn- *präf.* Splanchn(o)-, Eingeweide-
splanch|nem|phrax|is [,splæŋknem'fræksɪs] *noun* Darmobstruktion *f*
splanch|nes|the|sia [,splæŋknes'θiːʒ(ɪ)ə] *noun* Eingeweidesensibilität *f*
splanch|nic [splæŋknɪk] *adj* Eingeweide/Viszera betreffend, Splanchno-, Eingeweide-

splanch|ni|cec|to|my [ˌsplæŋknɪˈsektəmɪ] *noun* Splanchnikusresektion *f*, Splanchnikektomie *f*
splanch|ni|cot|o|my [ˌsplæŋknɪˈkɑtəmɪ] *noun* Splanchnikusdurchtrennung *f*, Splanchnikotomie *f*
splanchno- *präf.* Splanchn(o)-, Eingeweide-
splanch|no|cele [ˈsplæŋknəsiːl] *noun* Eingeweidebruch *m*, Splanchnozele *f*
splanch|no|coele [ˈsplæŋknəsiːl] *noun* Splanchnozöl *nt*, Pleuroperitonealhöhle *f*
splanch|no|cra|ni|um [ˌsplæŋknəˈkreɪnɪəm] *noun* Eingeweideschädel *m*, Viszerokranium *nt*, -cranium *nt*, Splanchnokranium *nt*, -cranium *nt*, Cranium viscerale
splanch|no|derm [ˈsplæŋknədɜrm] *noun* Splanchnopleura *f*
splanch|no|lith [ˈsplæŋknəlɪθ] *noun* Darmstein *m*
splanch|no|meg|a|ly [ˌsplæŋknəˈmegəlɪ] *noun* Eingeweidevergrößerung *f*, Splanchno-, Viszeromegalie *f*
splanch|nop|a|thy [splæŋkˈnɑpəθɪ] *noun* Eingeweideerkrankung *f*, Splanchnopathie *f*
splanch|no|pleu|ral [ˌsplæŋknəˈplʊərəl] *adj* Splanchnopleura betreffend, splanchnopleural
splanch|no|pleure [ˈsplæŋknəplʊər] *noun* Splanchnopleura *f*
splanch|nop|to|sis [ˌsplæŋknɑpˈtəʊsɪs] *noun* Eingeweidesenkung *f*, Splanchno-, Entero-, Viszeroptose *f*
splanch|no|scle|ro|sis [ˌsplæŋknəʊsklɪˈrəʊsɪs] *noun* Eingeweide-, Splanchnosklerose *f*
splanch|no|skel|e|ton [ˌsplæŋknəˈskelɪtn] *noun* Viszeralskelett *nt*
splanch|no|so|matic [ˌsplæŋknəsəʊˈmætɪk] *adj* Eingeweide/Viszera und Körper betreffend, splanchnosomatisch, viszerosomatisch
spleen [spliːn] *noun* Milz *f*, (*anatom.*) Splen *m*, Lien *m*
accessory spleen Nebenmilz *f*, Lien accessorius
bacon spleen Schinkenmilz *f*
congested spleen Stauungsmilz *f*
enlarged spleen Milzvergrößerung *f*, Milzschwellung *f*, Milztumor *m*, Splenomegalie *f*, Splenomegalia *f*
floating spleen Wandermilz *f*, Lien migrans/mobilis
Gandy-Gamna spleen siderotische Splenomegalie *f*
lardaceous spleen Wachsmilz *f*
malpighian bodies (of spleen) Malpighi-Körperchen *pl*, Milzknötchen *pl*, weiße Pulpa *f*, Noduli lymphoidei splenici, Lymphonoduli splenici
movable spleen Wandermilz *f*, Lien migrans/mobilis
wandering spleen Wandermilz *f*, Lien migrans/mobilis
waxy spleen Wachsmilz *f*
splen [spliːn] *noun* → *spleen*
splen- *präf.* Milz-, Lienal-, Splen(o)-, Lien(o)-
splen|ad|e|no|ma [ˌspliːnædɪˈnəʊmə] *noun* Pulpahyperplasie *f*, Splenadenom *nt*
splen|at|ro|phy [splenˈætrəfɪ] *noun* Milzatrophie *f*, Splenatrophie *f*
sple|nauxe [splɪˈnɔːksɪ] *noun* Splenomegalie *f*
sple|nec|ta|sis [splɪˈnektəsɪs] *noun* Splenomegalie *f*
sple|nec|to|mize [splɪˈnektəmaɪz] *v* eine Splenektomie durchführen, splenektomieren
sple|nec|to|my [splɪˈnektəmɪ] *noun* Milzentfernung *f*, -exstirpation *f*, Splenektomie *f*
splen|ec|to|pia [splɪnekˈtəʊpɪə] *noun* **1.** Milzverlagerung *f*, Splenektopie *f* **2.** Wandermilz *f*, Lien migrans/mobilis
sple|ne|mi|a [splɪˈniːmɪə] *noun* Stauungsmilz *f*
sple|ne|o|lus [splɪˈnɪələs] *noun* Nebenmilz *f*, Splen/Lien accessorius
sple|ni|al [ˈspliːnɪəl] *adj* **1.** Musculus splenius betreffend **2.** Splenium betreffend
splen|ic [ˈspliːnɪk, ˈsplen-] *adj* Milz/Lien betreffend, von der Milz ausgehend, lienal, splenisch
sple|ni|tis [splɪˈnaɪtɪs] *noun* Splenitis *f*
sple|ni|um [ˈspliːnɪəm] *noun, plural* **-nia** [-nɪə] Wulst *m*, Splenium *nt*
sple|ni|us [ˈspliːnɪəs] *noun, plural* **-nii** [-nɪaɪ] Splenius *m*, Musculus splenius
spleno- *präf.* Milz-, Lienal-, Splen(o)-, Lien(o)-
sple|no|cele [ˈspliːnəsiːl] *noun* Splenom *nt*
sple|no|col|ic [ˌspliːnəʊˈkɑlɪk] *adj* Milz und Kolon betreffend oder verbindend, splenokolisch
sple|no|dyn|ia [ˌspliːnəʊˈdiːnɪə] *noun* Milzschmerzen *pl*, Splenodynie *f*, Splenalgie *f*
sple|nog|e|nous [splɪˈnɑdʒənəs] *adj* durch die Milz bedingt oder verursacht, von der Milz ausgehend, aus der Milz stammend, in der Milz gebildet, splenogen
sple|nog|ra|phy [splɪˈnɑgrəfɪ] *noun* Kontrastdarstellung *f* der Milz, Splenographie *f*, Splenografie *f*
sple|no|he|pa|to|meg|a|ly [ˌspliːnəʊˌhepətəʊˈmegəlɪ] *noun* Milz- und Lebervergrößerung *f*, Splenohepatomegalie *f*, Hepatosplenomegalie *f*
sple|no|lap|a|rot|o|my [ˌspliːnəʊlæpəˈrɑtəmɪ] *noun* Laparosplenotomie *f*
sple|no|ma [splɪˈnəʊmə] *noun* Milztumor *m*, Splenom *nt*
sple|no|med|ul|lar|y [ˌspliːnəʊˈmedleriː] *adj* Milz und Knochenmark/Medulla ossium betreffend, splenomedullär
sple|no|me|gal|ic [ˌspliːnəʊmɪˈgælɪk] *adj* Splenomegalie betreffend, splenomegal
sple|no|meg|a|ly [spliːnəˈmegəlɪ] *noun* Milzvergrößerung *f*, Milzschwellung *f*, Milztumor *m*, Splenomegalie *f*, Splenomegalia *f*
congestive splenomegaly Banti-Syndrom *nt*
Gaucher's splenomegaly Gaucher-Krankheit
Niemann splenomegaly lipoidzellige Hepatosplenomegalie *f*, Niemann-Pick-Krankheit *f*, Sphingomyelinose
siderotic splenomegaly siderotische Splenomegalie *f*
sple|no|my|e|log|e|nous [ˌspliːnəˌmaɪəˈlɑdʒənəs] *adj* Milz und Knochenmark/Medulla ossium betreffend, splenomedullär
sple|non|cus [splɪˈnɑŋkəs] *noun* **1.** Milztumor *m*, Splenom(a) *nt* **2.** Milzvergrößerung *f*, -schwellung *f*, -tumor *m*, Splenomegalie *f*, -megalia *f*
sple|no|nephr|ic [ˌspliːnəˈnefrɪk] *adj* Milz und Niere/Ren betreffend, splenorenal, lienorenal
sple|no|nephr|op|to|sis [ˌspliːnəʊˌnefrɑpˈtəʊsɪs] *noun* Splenonephroptose *f*
sple|no|pan|cre|at|ic [ˌspliːnəʊpæŋkrɪˈætɪk] *adj* Milz und Bauchspeicheldrüse/Pankreas betreffend, lienopankreatisch, splenopankreatisch
sple|nop|a|thy [splɪˈnɑpəθɪ] *noun* Milzerkrankung *f*, Splenopathie *f*
sple|no|pex|ia [ˌspliːnəʊˈpeksɪə] *noun* Splenopexie *f*
sple|no|pex|y [ˈspliːnəʊpeksɪ] *noun* Splenopexie *f*
sple|no|por|tal [ˌspliːnəʊˈpɔːrtl] *adj* Milz und Pfortader/Vena portae hepatis betreffend, splenoportal
sple|no|por|tog|ra|phy [ˌspliːnəʊpɔːrˈtɑgrəfɪ] *noun* Splenoportographie *f*, Splenoportografie *f*
sple|nop|to|sis [ˌsplɪnɑpˈtəʊsɪs] *noun* Milzsenkung *f*, Splenoptose *f*
sple|no|re|nal [ˌspliːnəʊˈriːnl] *adj* Milz und Niere/Ren betreffend, lienorenal, splenorenal
sple|nor|rha|gia [ˌspliːnəʊˈreɪdʒ(ɪ)ə] *noun* Milzblutung *f*, Splenorrhagie *f*
sple|nor|rha|phy [splɪˈnɔrəfɪ] *noun* Milznaht *f*, Splenorrhaphie *f*
sple|no|sis [splɪˈnəʊsɪs] *noun* peritoneale Splenose *f*
sple|not|o|my [splɪˈnɑtəmɪ] *noun* Splenotomie *f*
splen|ule [ˈsplenjuːl] *noun* Nebenmilz *f*, Lien/Splen accessorius
splint [splɪnt] **I** *noun* Schiene *f* **II** *vt* schienen **put on a splint** (*Bruch*) schienen
Braun's splint Braun-Schiene *f*
dynamic splint Bewegungsschiene *f*, Motorschiene *f*
spo|di|o|my|e|li|tis [ˌspəʊdɪəʊˈmaɪəlaɪtɪs] *noun* (epidemische/spinale) Kinderlähmung *f*, Heine-Medin-Krankheit *f*, Poliomyelitis (epidemica) anterior acuta

spondyl- *präf.* Wirbel-, Spondyl(o)-
spon|dyl|al|gia [ˌspɑndɪ'ældʒ(ɪ)ə] *noun* Wirbelschmerz(en *pl*) *m*, Spondylalgie *f*, Spondylodynie *f*
spon|dyl|ar|thrit|ic [ˌspɑndɪlɑːr'θraɪtɪk] *adj* Spondylarthritis betreffend, spondylarthritisch
spon|dyl|ar|thri|tis [ˌspɑndɪlɑːr'θraɪtɪs] *noun* Entzündung der Wirbelgelenke, Spondylarthritis *f*
degenerative spondylarthritis Spondylarthrose *f*
spon|dyl|ar|throp|a|thy [ˌspɑndɪlɑːr'θrɑpəθɪ] *noun* Spondylarthropathie *f*
spon|dy|lit|ic [ˌspɑndɪ'lɪtɪk] *adj* Wirbelentzündung/Spondylitis betreffend, spondylitisch
spon|dy|li|tis [ˌspɑndɪ'laɪtɪs] *noun* Wirbelentzündung *f*, Spondylitis *f*
ankylosing spondylitis Bechterew-Krankheit *f*, Morbus Bechterew *m*, Bechterew-Strümpell-Marie-Krankheit *f*, Marie-Strümpell-Krankheit *f*, Spondylarthritis/Spondylitis ankylopoetica/ankylosans
infectious spondylitis infektiöse Spondylitis *f*, Spondylitis infectiosa
Marie-Strümpell spondylitis →*ankylosing spondylitis*
rheumatoid spondylitis →*ankylosing spondylitis*
tuberculous spondylitis Wirbeltuberkulose *f*, Spondylitis tuberculosa
spondylo- *präf.* Wirbel-, Spondyl(o)-
spon|dy|loc|a|ce [ˌspɑndɪ'lɑkəsiː] *noun* Wirbeltuberkulose *f*, Spondylitis tuberculosa
spon|dy|lo|lis|the|sis [ˌspɑndɪləʊlɪs'θiːsɪs] *noun* Wirbelgleiten *nt*, Spondylolisthese *f*, -listhesis *f*
spon|dy|lo|lis|thet|ic [ˌspɑndɪləʊlɪs'θetɪk] *adj* Spondylolisthese betreffend, spondylolisthetisch
spon|dy|lol|y|sis [spɑndɪ'lɑlɪsɪs] *noun* Spondylolyse *f*
spon|dy|lo|ma|la|cia [ˌspɑndɪləʊmə'leɪʃ(ɪ)ə] *noun* Spondylomalazie *f*
spon|dy|lop|a|thy [ˌspɑndɪ'lɑpəθɪ] *noun* Wirbelerkrankung *f*, Spondylopathie *f*
traumatic spondylopathy Kümmel-Verneuil-Krankheit *f*, -Syndrom *nt*, traumatische Kyphose *f*, Spondylopathia traumatica
spon|dy|lop|to|sis [ˌspɑndɪlɑp'təʊsɪs] *noun* Spondyloptose *f*
spon|dy|los|chi|sis [ˌspɑndɪ'lɑskəsɪs] *noun* Spondyloschisis *f*, R(h)achischisis posterior
spon|dy|lo|sis [ˌspɑndɪ'ləʊsɪs] *noun* **1.** Wirbelsäulenversteifung *f*, Spondylose *f*, Spondylosis *f* **2.** degenerative Spondylopathie *f*
hyperostotic spondylosis Spondylosis hyperostotica
intervertebral spondylosis →*uncovertebral spondylosis*
lateral spondylosis of the vertebral body →*uncovertebral spondylosis*
uncovertebral spondylosis Unkovertebralarthrose *f*, Spondylosis intervertebralis/uncovertebralis
spon|dy|lo|syn|de|sis [ˌspɑndɪləʊsɪn'diːsɪs] *noun* Spondylodese *f*
spon|dy|lot|ic [ˌspɑndɪ'lɑtɪk] *adj* Spondylose betreffend, spondylotisch
spon|dy|lot|o|my [ˌspɑndɪ'lɑtəmɪ] *noun* **1.** Kolumnotomie *f*, Rhachi(o)tomie *f* **2.** Laminektomie *f*
spon|dy|lous ['spɑndɪləs] *adj* Wirbel(säule) betreffend, vertebral
spon|ge|i|i|tis [ˌspʌndʒɪ'aɪtɪs] *noun* Spongiitis *f*, Schwellkörperentzündung *f*, Spongitis *f*, Spongiositis *f*
spongi- *präf.* Schwamm-, Spongi(o)-
spon|gi|form ['spʌndʒɪfɔːrm] *adj* schwammartig, spongiform, schwammförmig
spon|gi|i|tis [ˌspʌndʒɪ'aɪtɪs] *noun* Spongiitis *f*, Schwellkörperentzündung *f*, Spongitis *f*, Spongiositis *f*
spongio- *präf.* Schwamm-, Spongi(o)-
spon|gi|o|blast ['spʌndʒɪəʊblæst, 'spɑn-] *noun* Spongioblast *m*
spon|gi|o|blas|to|ma [ˌspʌndʒɪəʊblæs'təʊmə] *noun* Spongioblastom *nt*
spon|gi|o|cyte ['spʌndʒɪəʊsaɪt] *noun* **1.** (*ZNS*) Gliazelle *f*, Spongiozyt *m* **2.** (*NNR*) Spongiozyt *m*
spon|gi|o|cy|to|ma [ˌspʌndʒɪəʊsaɪ'təʊmə] *noun* Spongioblastom *nt*
spon|gi|oid ['spʌndʒɪɔɪd] *adj* schwammartig, spongiform, schwammförmig
spon|gi|o|sa [ˌspɑndʒɪ'əʊsə, ˌspɑn-] *noun* **1.** Spongiosa *f*, Lamina/Pars spongiosa, Stratum spongiosum endometrii **2.** Spongiosa *f*, Substantia spongiosa/trabecularis
spon|gi|o|si|tis [ˌspʌndʒɪə'saɪtɪs] *noun* Spongiitis *f*, Schwellkörperentzündung *f*, Spongitis *f*, Spongiositis *f*
spon|gy ['spʌndʒɪ] *adj* schwammartig, schwammförmig, spongiös
spon|ta|ne|ous [spɑn'teɪnɪəs] *adj* spontan, unwillkürlich, zwangsläufig; selbsttätig, selbstgesteuert, automatisch; von selbst (entstanden), von innen heraus (kommend), selbsttätig, unwillkürlich, spontan
spor- *präf.* Sporen-, Spor(o)-
spo|ran|gi|um [spə'rændʒɪəm] *noun, plural* **-gia** [-dʒɪə] Sporen-, Fruchtbehälter *m*, Sporangium *nt*
spo|ra|tion [spə'reɪʃn] *noun* Sporulation *f*
spore [spəʊər, spɔːr] *noun* Spore *f*, Spora *f*
spo|ri|ci|dal [ˌspəʊrɪ'saɪdl] *adj* sporenzerstörend, sporenabtötend, sporizid
spo|ri|cide ['spəʊrɪsaɪd] *noun* sporizides Mittel *nt*, Sporizid *nt*
spo|rip|a|rous [spə'rɪpərəs] *adj* sporenbildend, sporogen
sporo- *präf.* Sporen-, Spor(o)-
spor|o|gen|e|sis [ˌspəʊrə'dʒenəsɪs] *noun* Sporenbildung *f*, Sporogenese *f*, Sporogenie *f*
spo|rog|e|nous [spə'rɑdʒənəs] *adj* sporenbildend, sporogen
spo|rog|e|ny [spə'rɑdʒənɪ] *noun* Sporenbildung *f*, Sporogenese *f*, Sporogenie *f*
spo|ro|tri|cho|sis [ˌspəʊərəʊtraɪ'kəʊsɪs, ˌspɔːrə-] *noun* Sporothrix-Mykose *f*
Spo|ro|zoa [ˌspəʊərə'zəʊə, ˌspɔːrə-] *plural* Sporentierchen *pl*, Sporozoen *pl*, Sporozoa *pl*
spor|u|la|tion [ˌspəʊrə'leɪʃn] *noun* Sporulation *f*
spot [spɑt] *noun* **1.** Fleck(en *m*) *m* **2.** (Leber-)Fleck *m*, Hautmal *nt*; Pickel *m*, Pustel *f*
Bitot's spots Bitot-Flecken *pl*
blind spot blinder Fleck *m*, Discus nervi optici
blue spots Maculae coeruleae, Tâches bleues
Brushfield's spots Brushfield-Flecken *pl*
café au lait spots Milchkaffeeflecken *pl*, Café au lait-Flecken *pl*
cotton wool spots Cotton-wool-Herde *pl*
Filatov's spots Koplik-Flecken *pl*
Fordyce's spots Fordyce-Krankheit *f*, -Drüsen *pl*, -Zustand *m*, freie/ektopische Talgdrüsen *pl*
heat spots Schweißfrieseln *pl*, -bläschen *pl*, Hitzepickel *pl*, -blattern *pl*, Schwitzbläschen *pl*, Miliaria *pl*, Dermatitis hidrotica
Koplik spots Koplik-Flecke *pl*
liver spot Leberfleck *m*
Mariotte's spot blinder Fleck *m*, Discus nervi optici
psoriatic oil spots Ölfleckphänomen *nt*
saccular spot Macula sacculi
Soemmering's spot gelber Fleck *m*, Makula *f*, Macula lutea
utricular spot Macula utriculi
yellow spot gelber Fleck *m*, Makula *f*, Macula lutea
spot|ting ['spɑtɪŋ] *noun* Schmierblutung *f*
spous|al ['spaʊzl] *adj* Hochzeits-, Ehe-, Gatten-
spouse [spaʊz] *noun* (Ehe-)Gatte *m*, (Ehe-)Gattin *f*
sprain [spreɪn] *noun* Verstauchung *f*, Zerrung *f*
Schlatter's sprain Osgood-Krankheit *f*, Schlatter-Osgood-Krankheit *f*
spread [spred] *noun* Streuung *f*
bronchogenic spread bronchogene Aussaat *f*

S

hematogenous spread hämatogene Aussaat *f*
lymphatic spread lymphogene Aussaat *f*, lymphogene Streuung *f*

spree-drinking *noun* Dipsomanie *f*

S-protein *noun* S-Protein *nt*, Vitronektin *nt*

spruce [spruːs] *noun* Fichte *f*, Abies, Picea

spu|tum ['spjuːtəm] *noun, plural* **-ta** [-tə] Auswurf *m*, Sputum *nt*, Expektoration *f*

squa|ma ['skweɪmə] *noun, plural* **-mae** [-miː] Schuppe *f*, Squama *f*

squa|mate ['skeɪmeɪt] *adj* mit Schuppen bedeckt, schuppig

squa|ma|ti|za|tion [ˌskweɪmətɪ'zeɪʃn] *noun* Squamatisation *f*; squamöse Metaplasie *f*, Plattenepithelmetaplasie *f*

squa|mo|cel|lu|lar [ˌskweɪməʊ'seljələr] *adj* Plattenepithel betreffend, Plattenepithel-

squa|mo|fron|tal [ˌskweɪməʊ'frʌntl] *adj* Stirnbeinschuppe/Squama frontalis betreffend, squamofrontal

squa|mo|mas|toid [ˌskweɪməʊ'mæstɔɪd] *adj* Schläfenbeinschuppe/Squama ossis temporalis und Warzenfortsatz/Mastoid betreffend oder verbindend, squamomastoid

squamo-occipital *adj* die Hinterhauptsschuppe/Squama occipitalis betreffend, squamookzipital

squa|mo|pa|ri|e|tal [ˌskweɪməʊpə'raɪɪtl] *adj* Schläfenbeinschuppe/Squama ossis temporalis und Scheitelbein/Os parietalis betreffend oder verbindend, squamoparietal

squa|mo|sal [skwə'məʊsl] *adj* schuppig, schuppenförmig, schuppenähnlich; mit Schuppen bedeckt, squamös

squa|mose ['skeɪməʊs, skə'məʊs] *adj* schuppenförmig, schuppig, schuppenähnlich; mit Schuppen bedeckt, squamös

squa|mo|so|pa|ri|e|tal [ˌskweɪməʊpə'raɪɪtl] *adj* Schläfenbeinschuppe/Squama ossis temporalis und Scheitelbein/Os parietalis betreffend oder verbindend, squamoparietal

squa|mo|sphe|noid [ˌskeɪməʊ'sfɪnɔɪd] *adj* Schläfenbeinschuppe und Keilbein/Os sphenoidale betreffend, squamosphenoidal, sphenosquamös

squa|mo|tem|po|ral [ˌskweɪməʊ'temp(ə)rəl] *adj* zur Schläfenbeinschuppe/Squama ossis temporalis gehörend, squamotemporal

squa|mous ['skweɪməs] *adj* **1.** schuppig, schuppenförmig, -ähnlich, squamös **2.** mit Schuppen bedeckt, schuppig

squat|ting ['skwɑtɪŋ] *noun* Hockerstellung *f*, Squatting *nt*

squill [skwɪl] *noun* Meerzwiebel *f*, Urginea maritima, Scilla maritima

squint [skwɪnt] **I** *noun* Schielen *nt*, Strabismus *m* **II** *v* schielen
convergent squint Esotropie *f*
divergent squint Exotropie *f*

sta|bile ['steɪbɪl] *adj* beständig, unveränderlich, konstant, gleichbleibend; dauerhaft, fest; widerstandsfähig, stabil

sta|ble ['steɪbl] *adj* → *stabile*

stage [steɪdʒ] *noun* **1.** Stadium *nt*, Phase *f*, Stufe *f*, Grad *m*; Abschnitt *m* by/in stages schritt-, stufenweise **2.** (*Mikroskop*) Objekttisch *m*
defervescent stage Stadium *nt* des Fieberabfalls, Stadium decrementi/defervescentiale
stage of dilatation Eröffnungsphase, -periode *f*
stage of expulsion Austreibungsphase, -periode *f*
expulsive stage Austreibungsperiode *f*, Austreibungsphase *f*
stage of fervescence Stadium des Fieberanstiegs, Stadium incrementi
first stage Eröffnungsphase *f*, -periode *f*
first stage of labor Eröffnungsphase *f*, -periode *f*
follicular stage Proliferations-, Follikel(reifungs)phase *f*, östrogene Phase *f*
incubative stage **1.** Inkubationszeit *f* **2.** Inkubationszeit *f*, Latenzperiode *f* **3.** äußere Inkubationszeit *f*, Inkubationszeit *f* im Vektor
intermenstrual stage Intermenstrualphase *f*, -stadium *nt*, -intervall *nt*, Intermenstruum *nt*
latency stage Latenzperiode *f*
menstrual stage Menses *pl*, Menstruation *f*, Periode *f*, Regelblutung *f*
postmenstrual stage Postmenstrualphase *f*, -stadium *nt*, Postmenstruum *nt*
premenstrual stage Prämenstrualstadium *nt*, -phase *f*, Prämenstruum *nt*
primary stage Primärstadium *nt*
prodromal stage Prodromalstadium *nt*, Prodromalphase *f*, Vorläuferstadium *nt*
progestational stage gestagene/sekretorische Phase *f*, Sekretions-, Lutealphase *f*
proliferative stage östrogene/proliferative Phase *f*, Proliferations-, Follikelreifungsphase *f*
pyretogenic stage Stadium *nt* des Fieberanstiegs, Stadium incrementi
second stage Austreibungsphase *f*, -periode *f*
second stage of labor Austreibungsphase *f*, -periode *f*

stag|ing ['steɪdʒɪŋ] *noun* Staging *nt*

stag|nant ['stægnənt] *adj* stockend, stillstehend, stagnierend

stag|na|tion [stæg'neɪʃn] *noun* Stockung *f*, Stillstand *m*, Stagnation *f*; Stauung *f*

stain [steɪn] **I** *noun* **1.** Mal *nt*, Fleck *m* **2.** Farbe *f*, Farbstoff *m*, Färbemittel *nt* **3.** Färbung *f* **II** *vt* (an-)färben **III** *vi* sich (an-, ver-)färben; Flecken bekommen
Giemsa stain Giemsa-Färbung *f*
Papanicolaou's stain Pap-Färbung *f*, Papanicolaou-Färbung *f*
Pappenheim's stain Pappenheim-Färbung *f*, panoptische Färbung *f* nach Pappenheim

stain|ing ['steɪnɪŋ] *noun* Färben *nt*, Färbung *f*
intravital staining Intravital-, Vitalfärbung *f*
supravital staining Supravitalfärbung *f*
vital staining Intravital-, Vitalfärbung *f*

stalk [stɔːk] *noun* Stengel *m*, Stiel *m*, Stamm *m*
hypophysial stalk Hypophysenstiel *m*, Infundibulum hypophysis
infundibular stalk Hypophysenstiel *m*, Infundibulum hypophysis
neural stalk Hypophysenstiel *m*, Infundibulum hypophysis
pituitary stalk Hypophysenstiel *m*, Infundibulum hypophysis
yolk stalk Darmstiel *m*, Dotter(sack)gang *m*, Ductus omphaloentericus/omphalomesentericus

stal|tic ['stɔːltɪk] *adj* blutstillend, styptisch, hämostyptisch, adstringierend

stam|mer ['stæmər] **I** *noun* Stammeln *nt*, Dyslalie *f* **II** *v* stammeln; stottern

sta|pe|dec|to|my [ˌstæpə'dektəmɪ] *noun* Stapedektomie *f*

sta|pe|di|al [stə'piːdɪəl] *adj* Steigbügel/Stapes betreffend, Steigbügel-

sta|pe|di|o|ly|sis [stəˌpiːdɪ'ɑlɪsɪs] *noun* Stapediolyse *f*

sta|pe|dio|plas|ty [stəˌpiːdɪəʊ'plæstɪ] *noun* Stapesplastik *f*

sta|pe|dio|te|no|to|my [stəˌpiːdɪəʊtɪ'nɑtəmɪ] *noun* Stapediotenotomie *f*

sta|pes ['steɪpiːz] *noun, plural* **-pes, -pe|des** [stæ'piːdiːz, 'steɪpə-] Steigbügel *m*, Stapes *m*

staphyl- *präf.* Zäpfchen-, Staphyl(o)-

staph|y|lec|to|my [ˌstæfɪ'lektəmɪ] *noun* Zäpfchenentfernung *f*, Uvulektomie *f*

staph|y|line ['stæfɪlaɪn, -liːn] *adj* **1.** Zäpfchen/Uvula betreffend, zum Zäpfchen/zur Uvula gehörend, uvulär, Zäpfchen-, Uvulo-, Uvula(r)-, Staphyl(o)- **2.** trauben-

S

förmig

staph|y|li|tis [ˌstæfɪˈlaɪtɪs] *noun* Entzündung des Gaumenzäpfchens, Staphylitis *f*, Zäpfchenentzündung *f*, Uvulitis *f*, Kionitis *f*, Cionitis *f*

staphylo- *präf.* **1.** Zäpfchen-, Staphyl(o)- **2.** Trauben-, Staphyl(o)-

staph|y|lo|coc|cal [ˌstæfɪləʊˈkɑkəl] *adj* Staphylokokken betreffend, durch Staphylokokken verursacht, Staphylokokken-

staph|y|lo|coc|ce|mia [ˌstæfɪləʊkɑkˈsiːmɪə] *noun* Staphylokokkensepsis *f*, Staphylokokkämie *f*

staph|y|lo|coc|cin [ˌstæfɪləʊˈkɑksɪn] *noun* Staphylokokkin *nt*, Staphylococcin *nt*

staph|y|lo|coc|co|ly|sin [ˌstæfɪləʊkəˈkɑləsɪn] *noun* Staphylolysin *nt*, Staphylokokkenhämolysin *nt*

staph|y|lo|coc|co|sis [ˌstæfɪləʊkəˈkəʊsɪs] *noun* Staphylokokkeninfektion *f*, Staphylokokkose *f*

staph|y|lo|coc|cus [ˌstæfɪləʊˈkɑkəs] *noun, plural* **-coc|ci** [stæfɪləʊˈkɑksaɪ] Traubenkokkus *m*, Staphylokokkus *m*, Staphylococcus *m*

Staphylococcus albus Staphylococcus epidermidis

Staphylococcus aureus Staphylococcus aureus

Staphylococcus epidermidis Staphylococcus epidermidis

Staphylococcus saprophyticus Staphylococcus saprophyticus

staph|y|lo|der|ma [ˌstæfɪləʊˈdɜrmə] *noun* Staphylodermie *f*

staph|y|lo|di|al|y|sis [ˌstæfɪləʊdaɪˈælɪsɪs] *noun* Zäpfchensenkung *f*, -tiefstand *m*, Uvuloptose *f*, Staphyloptose *f*

staph|y|lo|he|mia [ˌstæfɪləʊˈhiːmɪə] *noun* Staphylokokkensepsis *f*, Staphylokokkämie *f*

staph|y|lo|he|mol|y|sin [ˌstæfɪləʊhɪˈmɑləsɪn] *noun* Staphylohämolysin *nt*

staph|y|lo|ki|nase [ˌstæfɪləʊˈkaɪneɪs] *noun* Staphylokinase *f*

staph|y|lol|y|sin [ˌstæfɪˈlɑləsɪn] *noun* Staphylolysin *nt*, Staphylokokkenhämolysin *nt*

staph|y|lo|ma [ˌstæfɪˈləʊmə] *noun* Staphyloma *nt*

anterior staphyloma → *corneal staphyloma*

corneal staphyloma Hornhautstaphylom *nt*, Staphyloma corneae

projecting staphyloma → *corneal staphyloma*

uveal staphyloma Uvealstaphylom *nt*

staph|y|lom|a|tous [ˌstæfɪləʊˈlɑmətəs] *adj* Staphylom betreffend, staphylomartig, staphylomatös

staph|y|lo|pha|ryn|gor|rha|phy [ˌstæfɪləˌfærɪnˈgɔrəfɪ] *noun* Staphylopharyngorrhaphie *f*, Palatopharyngorrhaphie *f*

staph|y|lo|plas|ty [ˈstæfɪləʊplæstɪ] *noun* Staphyloplastik *f*

staph|y|lor|rha|phy [ˌstæfɪˈlɔrəfɪ] *noun* Gaumennaht *f*, Urano-, Staphylorrhaphie *f*

staph|y|los|chi|sis [ˌstæfɪˈlɑskəsɪs] *noun* Staphyloschisis *f*

staph|y|lo|tome [ˈstæfɪlətəʊm] *noun* Uvulotom *nt*, Staphylotom *nt*

staph|y|lot|o|my [stæfɪˈlɑtəmɪ] *noun* **1.** (*HNO*) Uvulotomie *f*, Staphylotomie *f* **2.** (*ophthal.*) Staphylotomie *f*

staph|y|lo|tox|ins [ˌstæfɪləˈtɑksɪnz] *plural* Staphylotoxine *pl*

starch [stɑːrtʃ] *noun* Stärke *f*, Amylum *nt*

sta|sis [ˈsteɪsɪs] *noun, plural* **-ses** [ˈsteɪsiːz] Stauung *f*, Stockung *f*, Stillstand *f*, Stase *f*, Stasis *f*

-stasis *suf.* Stauung, -stase, -stasie, -stasis

state [steɪt] *noun* **1.** Zustand *m*; Status *m* in a solid/liquid state im festen/flüssigen Zustand in a good/bad state in gutem/schlechtem Zustand **2.** Lage *f*, Stand *m*, Situation *f*

acute confusional state Delirium *nt*, Delir *nt*

epileptic state Status epilepticus

refractory state Refraktärstadium *nt*, -phase *f*

steady state Fließgleichgewicht *nt*, dynamisches Gleichgewicht *nt*

twilight state Dämmerzustand *m*

stat|ic [ˈstætɪk] *adj* (still-, fest-)stehend, ruhend, unbewegt; gleichbleibend, statisch

-static *suf.* gestaut, -statisch

sta|tion|ar|y [ˈsteɪʃəˌneriː] *adj* **1.** ortsfest, (fest-, still-)stehend, stationär **2.** gleichbleibend, unverändert bleibend, stagnierend, stationär

stat|o|a|cous|tic [ˌstætəʊəˈkuːstɪk] *adj* Gleichgewichtssinn und Gehör betreffend, statoakustisch, vestibulokochleär

stat|o|co|nia [ˈstætəʊkəʊnɪə] *plural, sing* **-ni|um** [-nɪəm] Ohrkristalle *pl*, Otokonien *pl*, -lithen *pl*, Statokonien *pl*, -lithen *pl*, -conia *pl*, Otoconia *pl*

stat|o|lith|ic [ˌstætəʊˈlɪθɪk] *adj* Statolith(en) betreffend, Statolithen-

stat|o|liths [ˈstætəʊlɪθs] *plural* Ohrkristalle *pl*, Otokonien *pl*, Otolithen *pl*, Statokonien *pl*, Statolithen *pl*, Statoconia *pl*, Otoconia *pl*

sta|tus [ˈsteɪtəs, ˈstætəs] *noun* Zustand *m*, Lage *f*, Situation *f*, Stand *m* (der Dinge), Status *m*

clinical status klinischer Status *m*

physical status Allgemeinzustand *m*, Status *m*

present status Status praesens

trophic status Trophik *f*

stax|is [ˈstæksɪs] *noun* Sickerblutung *f*, Blutung *f*, Staxis *f*

stead|y [ˈstedɪ] *adj* **1.** unveränderlich, gleichmäßig, -bleibend, stet(ig), beständig **2.** (stand-)fest, stabil

steal [stiːl] *noun* Anzapf-, Entzugseffekt *m*, -syndrom *nt*, Steal-Effekt *m*, -Phänomen *nt*

subclavian steal Subclavian-Steal-Syndrom *nt*

steam [stiːm] **I** *noun* (Wasser-)Dampf *m* **II** *v* dampfen; verdampfen

stear- *präf.* Fett-, Stear(o)-, Steat(o)-, Lip(o)-

ste|a|rate [ˈstɪəreɪt] *noun* Stearat *nt*

ste|a|rin [ˈstɪərɪn] *noun* Stearin *nt*

ste|a|ti|tis [stɪəˈtaɪtɪs] *noun* Fettgewebsentzündung *f*, Steatitis *f*

steato- *präf.* Fett-, Stear(o)-, Steat(o)-, Lip(o)-

ste|at|o|cele [stɪˈætəsiːl] *noun* Steatozele *f*

ste|a|to|cys|to|ma [ˌstɪətəsɪsˈtəʊmə] *noun* **1.** Steatocystoma *nt* **2.** falsches Atherom *nt*, Follikelzyste *f*, Ölzyste *f*, Talgretentionszyste *f*, Sebozystom *nt*, Steatom *nt*

steatocystoma multiplex Talgzysten *pl*, Talgretentionszysten *pl*, Steatocystoma multiplex

ste|a|tog|e|nous [stɪəˈtɑdʒənəs] *adj* Lipogenese betreffend, fettbildend, lipogen

ste|a|tol|y|sis [stɪəˈtɑlɪsɪs] *noun* Steatolyse *f*

ste|a|to|lyt|ic [ˌstɪətəˈlɪtɪk] *adj* fettspaltend, steatolytisch

ste|a|to|ma [stɪəˈtəʊmə] *noun, plural* **-mas, -ma|ta** [stɪəˈtəʊmətə] **1.** Fettgeschwulst *f*, Fettgewebsgeschwulst *f*, Fetttumor *m*, Fettgewebstumor *m*, Lipom *nt* **2.** falsches Atherom *nt*, Follikelzyste *f*, Ölzyste *f*, Talgretentionszyste *f*, Sebozystom *nt*, Steatom *nt*

ste|a|to|ma|to|sis [ˌstɪətəʊməˈtəʊsɪs] *noun* Sebozystomatose *f*

ste|a|to|ne|cro|sis [ˌstɪətəʊnɪˈkrəʊsɪs] *noun* Steatonekrose *f*

ste|a|tor|rhea [ˌstɪətəʊˈrɪə] *noun* Fettdurchfall *m*, Steatorrhoe *f*, Steatorrhö *f*, Stearrhoe *f*

ste|a|to|sis [stɪəˈtəʊsɪs] *noun, plural* **-ses** [-siːz] **1.** Verfettung *f*, Fettsucht *f*, Adipositas *f*, Steatosis *f* **2.** degenerative Verfettung *f*, fettige Degeneration *f*, Degeneratio adiposa

stem [stem] *noun* Stamm *m*, Stengel *m*, Stiel *m*

brain stem Hirnstamm *m*, Truncus encephali

infundibular stem Hypophysenstiel *m*, Infundibulum hypophysis

sten|o|car|di|a [ˌstenəˈkɑːrdɪə] *noun* Herzbräune *f*, Stenokardie *f*, Angina pectoris

sten|o|ceph|a|lous [ˌstenəˈsefələs] *adj* Stenozephalie betreffend, von ihr gekennzeichnet, stenozephal, stenoke-

S

phal
ste|no|ce|pha|ly [ˌstenə'sefəlɪ] *noun* Stenokephalie *f*, -cephalie *f*, Kraniostenose *f*
ste|no|cho|ria [ˌstenə'kəʊrɪə] *noun* Verengung *f*, Verengerung *f*, Stenochorie *f*, Stenose *f*
ste|no|pe|ic [ˌstenə'piːɪk] *adj* (*Brille*) mit einem Loch versehen, engsichtig, stenopäisch
ste|no|sal [stɪ'nəʊsl] *adj* Stenose betreffend, durch Stenose gekennzeichnet, stenotisch
ste|no|sing [stɪ'nəʊsɪŋ] *adj* zur Stenose führend, verengend, einengend, stenosierend
ste|no|sis [stɪ'nəʊsɪs] *noun* Einengung *f*, Verengung *f*, Enge *f*, Stenose *f*, Stenosis *f*
ampullary stenosis Stenose *f* der Ampulla hepaticopancreatica, Ampullenstenose *f*
stenosis of the anterior interventricular branch RIVA-Stenose *f*
aortic stenosis **1.** Aortenstenose *f* **2.** Aortenklappenstenose *f*, valvuläre Aortenstenose *f*
aortic isthmus stenosis Aortenisthmusstenose *f*, Isthmusstenose *f*, Aortenkoarktation *f*, Coarctatio aortae
aqueductal stenosis Aquäduktstenose *f*
bladder neck stenosis Blasenhalsstenose *f*
bronchial stenosis Bronchusstenose *f*
buttonhole mitral stenosis Knopflochstenose *f*, Fischmaulstenose *f*
carotid stenosis Karotisstenose *f*
cicatricial stenosis narbige Stenose *f*
congenital mitral stenosis Duroziez-Syndrom *nt*, -Erkrankung *f*, angeborene Mitral(klappen)stenose *f*
coronary stenosis Koronarstenose *f*
Dittrich's stenosis infundibuläre Pulmonal(is)stenose *f*
duodenal stenosis Duodenalstenose *f*
esophageal stenosis Speiseröhrenverengerung *f*, Ösophagusstenose *f*
external carotid artery stenosis Arteria-carotis-externa-Stenose *f*
fishmouth mitral stenosis Knopflochstenose *f*, Fischmaulstenose *f*
hypertrophic pyloric stenosis hypertrophe Pylorusstenose *f*
infundibular pulmonary stenosis Infundibulumstenose *f*, subvalvuläre/infundibuläre Pulmonalstenose *f*
internal carotid artery stenosis Arteria-carotis-interna-Stenose *f*
intestinal stenosis Darmstenose *f*
isthmus stenosis → *aortic isthmus stenosis*
laryngeal stenosis Kehlkopfstenose *f*
meatal stenosis Meatusstenose *f*
mitral stenosis Mitral(klappen)stenose *f*
muscular subaortic stenosis idiopathische hypertrophische subaortale Stenose *f*, Subaortenstenose *f*
stenosis of the papilla of Vater Papillenstenose *f*, Sphinktersklerose *f*, -fibrose *f*, Sklerose *f* des Sphincter Oddi, Papillitis stenosans, Odditis *f*
pulmonary stenosis Pulmonalis-, Pulmonal(klappen)-stenose *f*
pyloric stenosis Magenausgangs-, Pylorusstenose *f*
renal artery stenosis Nierenarterienstenose *f*
respiratory tracheobronchial stenosis respiratorische Ventilstenose *f*
subaortic stenosis infravalvuläre/subvalvuläre Aortenstenose *f*
subvalvular stenosis infravalvuläre/subvalvuläre Aortenstenose *f*
supravalvular aortic stenosis supravalvuläre Aortenstenose *f*
supravalvular pulmonary stenosis supravalvuläre Pulmonalisstenose *f*
tricuspid stenosis Trikuspidal(klappen)stenose *f*
ureteral stenosis Ureterstenose *f*
valvular stenosis (Herz-)Klappenstenose *f*
valvular pulmonary stenosis valvuläre Pulmonalisstenose *f*
ventilatory stenosis Ventilstenose *f*
ste|not|ic [stɪ'nɑtɪk] *adj* Stenose betreffend, durch Stenose gekennzeichnet, stenotisch
stent [stent] *noun* Stent *m*
sterco- *präf.* Kot-, Sterk(o)-, Sterc(o)-, Fäkal-, Sterkoral-
ster|co|bi|lin [ˌstɜrkəʊ'baɪlɪn] *noun* Sterko-, Stercobilin *nt*
ster|co|bi|lin|o|gen [ˌstɜrkəbaɪ'lɪnədʒən] *noun* Sterko-, Stercobilinogen *nt*
ster|co|lith ['stɜrkəʊlɪθ] *noun* Kotstein *m*, Koprolith *m*
ster|co|ral ['stɜrkərəl] *adj* Kot/Fäzes betreffend, aus Fäkalien bestehend, von Fäkalien stammend, kotig, fäkal, fäkulent, sterkoral
ster|co|rin ['stɜrkərɪn] *noun* Koprostanol *nt*, -sterin *nt*
ster|co|ro|ma [ˌstɜrkə'rəʊmə] *noun* Kotgeschwulst *f*, Fäkalom *nt*, Koprom *nt*, Sterkorom *nt*
ster|co|rous ['stɜrkərəs] *adj* Kot/Fäzes betreffend, aus Fäkalien bestehend, von Fäkalien stammend, kotig, fäkal, fäkulent, sterkoral
stereo- *präf.* **1.** starr, fest, stereo- **2.** räumlich, körperlich, Raum-, Körper-, Stereo-
ster|e|o|ag|no|sis [ˌsterɪəʊæg'nəʊsɪs] *noun* Stereoagnosie *f*
ster|e|o|cil|i|um [ˌsterɪəʊ'sɪlɪəm] *noun, plural* **-cil|ia** [-'siːlɪə] Stereozilie *f*, Stereocilium *nt*
ster|e|o|cog|no|sy [ˌsterɪəʊ'kɑgnəsɪ] *noun* Stereognosie *f*
ster|e|og|no|sis [ˌsterɪɑg'nəʊsɪs] *noun* Stereognosie *f*
stereo-ophthalmoscope *noun* binokuläres Ophthalmoskop *nt*, Stereophthalmoskop *nt*
ster|e|o|ra|di|og|ra|phy [ˌsterɪəʊˌreɪdɪ'ɑgrəfɪ] *noun* Stereoradiographie *f*, Röntgenstereographie *f*, Stereoradiografie *f*, Röntgenstereografie *f*
ster|e|o|scop|ic [ˌsterɪə'skɑpɪk] *adj* **1.** räumlich wirkend oder sehend, stereoskopisch **2.** Stereoskop oder Stereoskopie betreffend, stereoskopisch
ster|e|os|co|py [ˌsterɪ'ɑskəpɪ] *noun* Stereoskopie *f*
ster|ic ['sterɪk, 'stɪər-] *adj* räumlich, sterisch
Ste|rig|ma|to|cys|tis [stəˌrɪgmətə'sɪstɪs] *noun* Kolben-, Gießkannenschimmel *m*, Aspergillus *m*
ster|ile ['sterɪl] *adj* **1.** keimfrei, steril; aseptisch **2.** unfruchtbar, steril, infertil
ste|ril|i|ty [stə'rɪlətɪ] *noun* **1.** Keimfreiheit *f*, Sterilität *f*; Asepsis *f* **2.** Unfruchtbarkeit *f*, Sterilität *f*
ster|i|li|za|tion [ˌsterɪlə'zeɪʃn] *noun* **1.** Entkeimung *f*, Sterilisierung *f*, Sterilisation *f* **2.** (*gynäkol., urolog.*) Sterilisation *f*, Sterilisierung *f*
formaldehyde sterilization Formaldehydgassterilisation *f*
steam sterilization Dampfsterilisation *f*
tubal sterilization Tubensterilisation *f*
ster|i|lize ['sterɪlaɪz] *v* **1.** entkeimen, keimfrei machen, sterilisieren **2.** (*gynäkol., urolog.*) unfruchtbar machen, sterilisieren
ster|i|liz|er ['sterɪlaɪzər] *noun* Sterilisator *m*, Sterilisierapparat *m*
ster|nal ['stɜrnl] *adj* das Brustbein/Sternum betreffend, sternal
ster|nal|gia [stɜr'nældʒ(ɪ)ə] *noun* **1.** Brustbeinschmerz *m*, Sternalgie *f* **2.** (*kardiol.*) Herzbräune *f*, Stenokardie *f*, Angina pectoris
sterno- *präf.* Brust-, Brustbein-, Sterno-, Sternal-
ster|no|cla|vic|u|lar [ˌstɜrnəʊklə'vɪkjələr] *adj* Sternum und Schlüsselbein/Klavikel betreffend oder verbindend, sternoklavikulär
ster|no|clei|dal [ˌstɜrnəʊ'klaɪdəl] *adj* Sternum und Schlüsselbein/Klavikel betreffend oder verbindend, sternoklavikulär
ster|no|cos|tal [ˌstɜrnəʊ'kɑstl, -'kɔstl] *adj* Sternum und Rippen/Costae betreffend oder verbindend, sternokostal, kostosternal
ster|nod|y|mus [stɜr'nɑdɪməs] *noun* Sternodymus *m*,

S

-pagus *m*
ster|no|dyn|ia [ˌstɜrnə'diːnɪə] *noun* **1.** Brustbeinschmerz *m*, Sternodynie *f*, Sternalgie *f* **2.** (*kardiol.*) Herzbräune *f*, Stenokardie *f*, Angina pectoris
ster|no|hy|oid [ˌstɜrnəʊ'haɪɔɪd] *adj* Sternum und Zungenbein/Os hyoideum betreffend, sternohyoid
ster|nop|a|gus [stɜr'nɑpəgəs] *noun* Sternodymus *m*, -pagus *m*
ster|no|per|i|car|di|al [ˌstɜrnəʊperɪ'kɑːrdɪəl] *adj* Sternum und Herzbeutel/Perikard betreffend oder verbindend, sternoperikardial
ster|no|scap|u|lar [ˌstɜrnəʊ'skæpjələr] *adj* Sternum und Schulterblatt/Skapula betreffend, sternoskapular, skapulosternal
ster|nos|chi|sis [stɜr'nɑskəsɪs] *noun* Brustbein-, Sternumspalte *f*, Sternoschisis *f*
ster|no|thy|roid [ˌstɜrnəʊ'θaɪrɔɪd] *adj* Sternum und Schilddrüse/Thyroidea oder Schildknorpel/Cartilago thyroidea betreffend, sternothyroid, sternothyreoid
ster|not|o|my [stɜr'nɑtəmɪ] *noun* Sternotomie *f*
ster|no|tra|che|al [ˌstɜrnə'treɪkɪəl] *adj* Sternum und Luftröhre/Trachea betreffend, sternotracheal
ster|no|ver|te|bral [ˌstɜrnəʊ'vɜrtəbrəl] *adj* Sternum und Wirbel/Vertebrae betreffend, sternovertebral, vertebrosternal
ster|no|xi|phop|a|gus [ˌstɜrnəʊzaɪ'fɑpəgəs] *noun* Sternoxiphopagus *m*
ster|num ['stɜrnəm] *noun, plural* **-nums, -na** [-nə] Brustbein *nt*, Sternum *nt*
ster|nu|ta|tion [ˌstɜrnjə'teɪʃn] *noun* Sternutatio *f*
ste|roid ['stɪərɔɪd, 'ster-] *noun* Steroid *nt*
steroid-induced *adj* steroidinduziert, Steroid-
ste|roi|do|gen|ic [ˌsterɔɪdəʊ'dʒenɪk] *adj* Steroide bildend, steroidogen
ster|tor ['stɜrtər] *noun* röchelnde/stertoröse Atmung *f*, Stertor *m*; Schnarchen *nt*
ster|to|rous ['stɜrtərəs] *adj* röchelnd, stertorös
stetho- *präf.* Brust-, Brustkorb-, Steth(o)-
steth|og|ra|phy [steθ'ɑgrəfɪ] *noun* **1.** Stethographie *f*, Stethografie *f* **2.** Phonokardiographie *f*, Phonokardiografie *f*
steth|o|my|i|tis [ˌsteθəʊmaɪ'aɪtɪs] *noun* Entzündung der Brustwandmuskeln, Stethomyositis *f*
steth|o|my|o|si|tis [ˌsteθəʊmaɪə'saɪtɪs] *noun* Entzündung der Brustwandmuskeln, Stethomyositis *f*
steth|o|scope ['steθəskəʊp] *noun* Stethoskop *nt*
steth|o|scop|ic [ˌsteθə'skɑpɪk] *adj* Stethoskop betreffend, mittels Stethoskop, stethoskopisch
ste|thos|co|py [ste'θɑskəpɪ] *noun* Stethoskopie *f*, stethoskopische Untersuchung *f*
stim|u|lant ['stɪmjələnt] *noun* **1.** Anregungs-, Reiz-, Aufputschmittel *nt*, Stimulans *nt* **2.** Anreiz *m*, Antrieb *m*, Anregung *f*, Stimulanz *f*
stim|u|lat|ing ['stɪmjəleɪtɪŋ] *adj* belebend, anregend, stärkend; mit analeptischer Wirkung, analeptisch
stim|u|la|tion [ˌstɪmjə'leɪʃn] *noun* **1.** Anregung *f*, Belebung *f*, Anreiz *m*, Antrieb *m*, Stimulation *f* **2.** Reiz *m*, Reizung *f*, Stimulation *f*
electrical nerve stimulation Elektrostimulationsanalgesie *f*
transcutaneous electrical nerve stimulation transkutane elektrische Nervenstimulation *f*
stim|u|lus ['stɪmjələs] *noun, plural* **-li** [-laɪ, -liː] **1.** Reiz *m*, Stimulus *m* **2.** Anreiz *m*, Ansporn *m*
sting [stɪŋ] I *noun* **1.** Stachel *m* **2.** Stich *m*, Biss *m* **II** *v* stechen; brennen, beißen; schmerzen, wehtun
stip|pling ['stɪplɪŋ] *noun* Tüpfelung *f*, Punktierung *f*
Maurer's stippling Maurer-Körnelung *f*, Maurer-Tüpfelung *f*
Schüffner's stippling Schüffner-Tüpfelung *f*
stir|rup ['stɜrəp, 'stɪr-] *noun* Steigbügel *m*, Stapes *m*
St. John's-wort [ˌʃeɪnt 'dʒɑnz ˌwɜrt] *noun* **1.** Johanniskraut *nt*, Hypericum perforatum **2.** Johanniskraut *nt*, Hyperici herba
sto|chas|tic [stə'kæstɪk] *adj* dem Zufall unterworfen, stochastisch
stom- *präf.* Mund-, Stomat(o)-
sto|ma [stəʊmə] *noun, plural* **-mas, -ma|ta** ['stəʊmətə, stəʊ'mɑtə] Öffnung *f*, Mund *m*, Stoma *nt*
ileal stoma Ileostoma *nt*
stom|ach ['stʌmək] *noun* **1.** Magen *m*; (*anatom.*) Gaster *f*, Ventriculus *m* **on an empty stomach** auf leeren/nüchternen Magen **on a full stomach** mit vollem Magen **2.** Bauch *m*
bilocular stomach Sanduhrmagen *m*
cascade stomach Kaskadenmagen *m*
hourglass stomach Sanduhrmagen *m*
leather bottle stomach entzündlicher Schrumpfmagen *m*, Brinton-Krankheit *f*, Magenszirrhus *m*, Linitis plastica
sclerotic stomach → *leather bottle stomach*
waterfall stomach Kaskadenmagen *m*
sto|mach|ic [stəʊ'mækɪk] *adj* Magen betreffend, gastrisch, Magen-, Gastro-
sto|mal ['stəʊməl] *adj* Stoma betreffend, Mund-, Stoma-
stomat- *präf.* Mund-, Stomat(o)-
stom|a|tal ['stɑmətəl, 'stəʊm-] *adj* Stoma betreffend, Mund-, Stoma-
sto|ma|tal|gia [ˌstəʊmə'tældʒ(ɪ)ə] *noun* Schmerzen *pl* im Mund, Stomatalgie *f*, Stomatodynie *f*
sto|mat|ic [stə'mætɪk] *adj* Mund betreffend, oral, Mund-, Stomat(o)-
sto|ma|tit|ic [ˌstəʊmə'taɪtɪk] *adj* Mundschleimhautentzündung/Stomatitis betreffend, stomatitisch
sto|ma|ti|tis [ˌstəʊmə'taɪtɪs] *noun* Entzündung der Mundschleimhaut, Stomatitis *f*, Mundschleimhautentzündung *f*
angular stomatitis Perlèche *f*, Faulecken *pl*, Mundwinkelcheilitis *f*, -rhagaden *pl*, Angulus infectiosus oris/candidamycetica, Cheilitis/Stomatitis angularis
aphthobulbous stomatitis → *epidemic stomatitis*
aphthous stomatitis **1.** aphthöse Stomatitis *f*, Mundfäule *f*, Gingivostomatitis/Stomatitis herpetica **2.** rezidivierende aphthöse Stomatitis *f*
bismuth stomatitis Wismutstomatitis *f*, Stomatitis bismutica
catarrhal stomatitis katarrhalische Stomatitis *f*, Stomatitis catarrhalis/simplex
epidemic stomatitis (echte) Maul- und Klauenseuche *f*, Febris aphthosa, Stomatitis epidemica, Aphthosis epizootica
epizootic stomatitis → *epidemic stomatitis*
fusospirillary stomatitis → *fusospirochetal stomatitis*
fusospirochetal stomatitis Plaut-Vincent-Angina *f*, Vincent-Angina *f*, Fusospirillose *f*, Fusospirochätose *f*, Angina ulcerosa/ulceromembranacea
gangrenous stomatitis Noma *f*, Wangenbrand *m*, Wasserkrebs *m*, infektiöse Gangrän *f* des Mundes, Cancer aquaticus, Chancrum oris, Stomatitis gangraenosa
gonococcal stomatitis Gonokokkenstomatitis *f*
gonorrheal stomatitis Gonokokkenstomatitis *f*
herpetic stomatitis Gingivostomatitis herpetica
lead stomatitis Stomatitis saturnina
mercurial stomatitis Stomatitis mercurialis
mycotic stomatitis Mundsoor *m*, Candidose *f* der Mundschleimhaut
ulcerative stomatitis ulzerative Stomatitis *f*, Stomatitis ulcerosa, Stomakake *f*
vesicular stomatitis aphthöse Stomatitis *f*, Gingivostomatitis/Stomatitis herpetica
Vincent's stomatitis → *fusospirochetal stomatitis*
stomato- *präf.* Mund-, Stomat(o)-
sto|ma|toc|a|ce [ˌstəʊmə'tɑkəsɪ] *noun* Stomakake *f*, Stomatitis ulcerosa

sto|ma|to|cytes ['stəʊmətəsaɪtz] *plural* Stomatozyten *pl*
sto|ma|to|cy|to|sis [ˌstəʊmətəsaɪ'təʊsɪs] *noun* Stomatozytose *f*
sto|ma|to|dys|o|dia [ˌstəʊmətədɪs'əʊdɪə] *noun* Mundgeruch *m*, Atemgeruch *m*, Kakostomie *f*, Halitosis *f*, Halitose *f*, Foetor ex ore
sto|ma|to|glos|si|tis [ˌstəʊmətəglɑ'saɪtɪs] *noun* Entzündung von Mundschleimhaut und Zunge, Stomatoglossitis *f*
sto|mat|o|my [stəʊ'mætəmɪ] *noun* Stomatotomie *f*, Stomatomie *f*
sto|ma|to|my|co|sis [ˌstəʊmətəmaɪ'kəʊsɪs] *noun* Stomatomykose *f*
sto|ma|to|no|ma [ˌstəʊmətə'nəʊmə] *noun* Noma *f*, Wangenbrand *m*, Wasserkrebs *m*, infektiöse Gangrän *f* des Mundes, Cancer aquaticus, Chancrum oris, Stomatitis gangraenosa
sto|ma|to|pa|thy [ˌstəʊmə'tɑpəθɪ] *noun* Munderkrankung *f*, Stomatopathie *f*
sto|ma|to|plas|ty ['stəʊmətəplæstɪ] *noun* Stomatoplastik *f*
sto|ma|tor|rha|gia [ˌstəʊmətə'reɪdʒ(ɪ)ə] *noun* Stomatorrhagie *f*
sto|ma|tos|chi|sis [ˌstəʊmə'tɑskəsɪs] *noun* Stomatoschisis *f*
sto|ma|tot|o|my [ˌstəʊmə'tɑtəmɪ] *noun* Stomatotomie *f*, Stomatomie *f*
stomo- *präf.* Mund-, Stomat(o)-
sto|mos|chi|sis [stəʊ'mɑskəsɪs] *noun* Stomatoschisis *f*
-stomy *suf.* Mund, Mündung, -stomie, -stomia
stone [stəʊn] *noun* Stein *m*, Calculus *m*
bezoar stone Bezoarstein *m*
biliary stone Gallenstein *m*, Cholelith *m*, Calculus biliaris/felleus
bladder stone Blasenstein *m*, Harnblasenstein *m*, Calculus vesicae
bronchial stone Broncholith *m*
choledochal stone Choledochusstein *m*, Choledocholith
cholesterol stone Cholesterinstein *m*
cholesterol-pigment-calcium stone Cholesterinpigmentkalkstein *m*
common duct stones Choledocholithiasis *f*
cystic duct stone Zystikusstein *m*, Stein *m* im Ductus cysticus
dental stone Zahnstein *m*, Odontolith *m*, Calculus dentalis, Calculus dentis
intestinal stone Darmstein *m*
kidney stone Nierenstein *m*, Nephrolith *m*, Calculus renalis
lung stone Broncholith *m*, Pneumolith *m*
oxalate stones Oxalatsteine *pl*
papillary stone Papillenstein *m*
parenchymal stone Parenchymstein *m*
pulp stone Dentikel *m*
renal stone Nierenstein *m*, Nephrolith *m*, Calculus renalis
salivary stone Speichelstein *m*, Sialolith *m*
tear stone Tränenstein *m*, Dakryolith *m*
urinary stone Harnstein *m*, Urolith *m*
vein stone Venenstein *m*, Phlebolith *m*
skin stones Hautkalzinose *f*, Calcinosis cutis
stool [stuːl] *noun* Kot *m*, Fäkalien *pl*, Faeces *pl*
bloody stool Blutstuhl *m*, blutiger Stuhl *m*; Hämatochezie *f*
fatty stool Fettstuhl *m*
putty stool Kalkseifenstuhl, Seifenstuhl
ribbon stool Bleistiftkot *m*
rice-water stools Reiswasserstühle *pl*
tarry stool Teerstuhl *m*, Meläna *f*, Melaena *f*
stra|bis|mus [strə'bɪzməs] *noun* Schielen *nt*, Strabismus *m*
comitant strabismus Begleitschielen *nt*, Strabismus comitans
concomitant strabismus Begleitschielen *nt*, Strabismus concomitans
convergent strabismus Einwärtsschielen *nt*, Isotropie *f*, Strabismus convergens/internus
divergent strabismus Auswärtsschielen *nt*, Exotropie *f*, Strabismus divergens
external strabismus Auswärtsschielen *nt*, Exotropie *f*, Strabismus divergens
incomitant strabismus Lähmungsschielen *nt*, Strabismus paralyticus
internal strabismus Einwärtsschielen *nt*, Esotropie *f*, Strabismus convergens/internus
latent strabismus latentes Schielen *nt*, Heterophorie *f*, Strabismus latens
manifest strabismus manifestes Schielen *nt*, manifester Strabismus *m*, Heterotropie *f*
monocular strabismus einseitiges/unilaterales Schielen *nt*, Strabismus unilateralis
monolateral strabismus einseitiges/unilaterales Schielen *nt*, Strabismus unilateralis
muscular strabismus **1.** Begleitschielen *nt*, Strabismus concomitans **2.** Lähmungsschielen *nt*, Strabismus paralyticus
nonconcomitant strabismus Lähmungsschielen *nt*, Strabismus paralyticus
paralytic strabismus Lähmungsschielen *nt*, Strabismus paralyticus
unilateral strabismus einseitiges/unilaterales Schielen *nt*, Strabismus unilateralis
stra|bot|o|my [strə'bɑtəmɪ] *noun* Schieloperation *f*, Strabotomie *f*, Strabismotomie *f*
strain [streɪn] *noun* **1.** Rasse *f*, Art *f*; Stamm *m* **2.** (Erb-) Anlage *f*, Veranlagung *f*; Charakterzug *m*, Merkmal *nt*
R strain R-Form *f*, R-Stamm *m*
rough strain R-Form, R-Stamm
smooth strain S-Form *f*, S-Stamm *m*
TWAR strains TWAR-Chlamydien *pl*, TWAR-Stämme *pl*, Chlamydia pneumoniae
strand [strænd] *noun* Strang *m*, Faser *f*
Billroth's strands Milztrabekel *pl*, -stränge *pl*, Trabeculae splenicae
stran|gal|ges|the|sia [ˌstræŋgæles'θiːʒ(ɪ)ə] *noun* Gürtelgefühl *nt*, Zonästhesie *f*
stran|gu|la|tion [ˌstræŋgjə'leɪʃn] *noun* Strangulation *f*
adhesive strangulation of intestines Adhäsions-, Brideniléus *m*
stran|gu|ry ['stræŋgjərɪ] *noun* (schmerzhafter) Harnzwang *m*, Strangurie *f*
strat|i|gram ['strætɪgræm] *noun* Schichtaufnahme *f*, Tomogramm *nt*
stra|tig|ra|phy [strə'tɪgrəfɪ] *noun* Tomographie *f*, Tomografie *f*
stra|tum ['streɪtəm, 'stræ-, 'strɑ-] *noun, plural* **-tums, -ta** [-tə] Lage *f*, Schicht *f*, Stratum *nt*
cerebral stratum of retina Stratum cerebrale, Pars nervosa
ganglionic stratum of optic nerve Stratum ganglionare nervi optici
ganglionic stratum of retina Stratum ganglionicum retinae
nervous stratum of retina Stratum cerebrale, Pars nervosa
neural stratum of retina Stratum cerebrale, Pars nervosa
neuroepithelial stratum of retina Schicht *f* der Stäbchen und Zapfen, Stratum neuroepitheliale retinae
pigmented stratum of ciliary body Pigmentepithel *nt* des Ziliarkörpers, Stratum pigmenti coporis ciliaris
pigmented stratum of retina Pigmentepithel *nt* der Netzhaut, Stratum pigmentosum retinae, Pars pigmentosa retinae

S

pyramidal stratum Stratum pyramidale
straw|flow|er ['strɔ.ˌflaʊər] *noun* Strohblume *f*, gelbes Katzenpfötchen *nt*, Ruhrkraut *nt*, Helichrysum arenarium
strawflower florets Stoechados flos
stream [stri:m] I *noun* Strom *m*, Strömung *f* II *v* strömen, fließen
blood stream Blutstrom *m*, Blutkreislauf *m*
cytoplasmic streaming (Zyto-)Plasmazirkulation *f*, Zyklosis *f*
streb|lo|dac|ty|ly [ˌstrebləʊ'dæktəlɪ] *noun* Streblodaktylie *f*
strength [streŋθ, -ŋkθ] *noun* **1.** Kraft *f*, Stärke *f*; Festigkeit *f*, Stabilität *f* **2.** (Strom-)Stärke *f*; Wirkungsgrad *m* **3.** (Säure-)Stärke *f*; (*Lösung*) Konzentration *f*
strength|en ['streŋθn, -ŋkθn] I *vt* stark machen, (ver-)stärken; verbessern; Kraft geben, kräftigen; festigen II *vi* sich verstärken, stark oder stärker werden, erstarken
streph|e|no|po|dia [ˌstrefənəʊ'pəʊdɪə] *noun* Sichelfuß *m*, Pes adductus, Metatarsus varus
streph|o|po|dia [ˌstrefə'pəʊdɪə] *noun* Spitzfuß *m*, Pes equinus
strepto- *präf.* Strept(o)-
strep|to|ba|cil|lus [ˌstreptəʊbə'sɪləs] *noun*, *plural* **-cil|li** [ˌstreptəʊbə'sɪlaɪ] Streptobacillus *m*
strep|to|coc|cal [streptəʊ'kɑkl] *adj* Streptokokken betreffend, durch Streptokokken verursacht, Streptokokken-
strep|to|coc|ce|mia [ˌstreptəʊkɑk'si:mɪə] *noun* Streptokokkensepsis *f*, Streptokokkämie *f*
strep|to|coc|cic [streptəʊ'kɑk(s)ɪk] *adj* Streptokokken betreffend, durch Streptokokken verursacht, Streptokokken-
strep|to|coc|co|ly|sin [ˌstreptəʊkɑ'kɑləsɪn] *noun* Streptolysin *nt*
strep|to|coc|co|sis [ˌstreptəʊkɑ'kəʊsɪs] *noun* Streptokokkeninfektion *f*, Streptokokkose *f*
strep|to|coc|cus [streptəʊ'kɑkəs] *noun*, *plural* **-oc|ci** [streptəʊ'kɑkaɪ, streptəʊ'kɑsaɪ] Streptokokke *f*, Streptokokkus *m*, Streptococcus *m*
viridans streptococci vergrünende Streptokokken *pl*, viridans Streptokokken *pl*, Streptococcus viridans
Strep|to|coc|cus [streptəʊ'kɑkəs] *noun* Streptococcus *m*
Streptococcus agalactiae B-Streptokokken *pl*, Streptococcus agalactiae
Streptococcus anginosus Streptococcus anginosus
Streptococcus equisimilis Streptococcus equisimilis
group A streptococci A-Streptokokken *pl*, Streptokokken *pl* der Gruppe A, Streptococcus pyogenes, Streptococcus haemolyticus, Streptococcus erysipelatis
Streptococcus mastitidis B-Streptokokken *pl*, Streptococcus agalactiae
Streptococcus pneumoniae Fränkel-Pneumokokkus *m*, Pneumokokkus *m*, Pneumococcus *m*, Streptococcus pneumoniae, Diplococcus pneumoniae
Streptococcus pyogenes Streptococcus pyogenes, Streptococcus haemolyticus, Streptococcus erysipelatis, A-Streptokokken *pl*, Streptokokken *pl* der Gruppe A
Streptococcus scarlatinae A-Streptokokken *pl*, Scharlachstreptokokken *pl*
Streptococcus viridans Streptococcus viridans, vergrünende Streptokokken *pl*, viridans Streptokokken *pl*
strep|to|der|ma [ˌstreptəʊ'dɜrmə] *noun* Streptodermie *f*, -dermia *f*
strep|to|dor|nase [streptəʊ'dɔ:rneɪs] *noun* Streptodornase *f*, Streptokokken-Desoxyribonuclease *f*
streptodornase-streptokinase *noun* Streptokinase-Streptodornase *f*
strep|to|gen|in [streptəʊ'dʒenɪn] *noun* Streptogenin *nt*
strep|to|he|mo|ly|sin [ˌstreptəʊhɪ'mɑləsɪn] *noun* Streptolysin *nt*
strep|to|ki|nase [streptəʊ'kaɪneɪz] *noun* Streptokinase *f*
streptokinase-streptodornase *noun* Streptokinase-Streptodornase *f*
strep|to|ly|sin [strep'tɑləsɪn] *noun* Streptolysin *nt*
Strep|to|my|ces [streptə'maɪsi:z] *noun* Streptomyces *m*
strep|to|my|cin [streptəʊ'maɪsn] *noun* Streptomycin *nt*
strep|to|my|co|sis [ˌstreptəʊmaɪ'kəʊsɪs] *noun* Streptomyces-Infektion *f*, Streptomykose *f*
strep|to|sep|ti|ce|mia [streptəʊˌseptɪ'si:mɪə] *noun* Streptokokkensepsis *f*
strep|to|tri|cho|sis [ˌstreptəʊtraɪ'kəʊsɪs] *noun* **1.** Streptotrichose *f* **2.** Strahlenpilzkrankheit *f*, Aktinomykose *f*, Actinomycosis *f*
stri|a ['straɪə] *noun*, *plural* **stri|ae** ['straɪˌi:] **1.** Streifen *m*, schmale bandförmige Struktur *f*, Stria *f* **2.** Streifen *m*, Linie *f*, Furche *f*
acoustic striae Striae medullares ventriculi quarti
auditory striae Striae medullares ventriculi quarti
striae distensae of puberty Pubertätsstreifen *pl*, Striae adolescentium, Striae pubertalis
external stria of Baillarger äußere Baillarger-Schicht *f*, äußerer Baillarger-Streifen *m*, Stria laminae granularis interna
inner stria of Baillarger innere Baillarger-Schicht *f*, innerer Baillarger-Streifen *m*, Stria laminae pyramidalis interna
internal stria of Baillarger innere Baillarger-Schicht *f*, innerer Baillarger-Streifen *m*, Stria laminae pyramidalis interna
lateral Lancisi's stria lateraler Längsstreifen *m* des Balkens, Stria longitudinalis lateralis corporis callosi
lateral longitudinal stria of corpus callosum lateraler Längsstreifen *m* des Balkens, Stria longitudinalis lateralis corporis callosi
lateral olfactory stria Stria olfactoria lateralis
mallear stria of tympanic membrane Stria mallearis
medial Lancisi's stria medialer Längsstreifen *m* des Balkens, Stria longitudinalis medialis corporis callosi
medial longitudinal stria of corpus callosum medialer Längsstreifen *m* des Balkens, Stria longitudinalis medialis corporis callosi
medial olfactory stria Stria olfactoria medialis
medullary striae of fourth ventricle Striae medullares ventriculi quarti
medullary striae of thalamus Markstreifen *pl* des Thalamus, Striae medullares thalami
Nitabuch's stria Nitabuch-Fibrinstreifen *m*
olfactory striae Striae olfactoriae
Rohr's stria Rohr-Fibrinoidstreifen *m*, Rohr-Fibrinoid *nt*
Schreger's striae Schreger-Hunter-Linien *pl*
semicircular stria Stria terminalis
terminal stria Stria terminalis
vascular stria of cochlear duct Stria vascularis ductus cochlearis
stri|ate ['straɪɪt, -eɪt] I *adj* → *striated* II *vt* streifen, furchen
stri|at|ed ['straɪeɪtɪd] *adj* gestreift, streifig, streifenförmig, striär
stri|a|tion [straɪ'eɪʃn] *noun* **1.** Streifen *m*, Furche *f*; Streifenbildung *f*, Furchung *f* **2.** (Quer-)Streifung *f*
stric|ture ['strɪktʃər] *noun* (hochgradige) Verengung *f*, Striktur *f*, Strictum *f*
anastomotic stricture Anastomosenstriktur *f*
urethral stricture Harnröhren-, Urethrastriktur *f*
stric|tur|ot|o|my [strɪktʃə'rɑtəmɪ] *noun* Strikturotomie *f*
stri|dor ['straɪdər] *noun* Stridor *m*
strid|u|lous ['strɪdʒələs] *adj* in Form eines Stridors, stridorös, stridulös
stri|o|mus|cu|lar [ˌstraɪə'mʌskjələr] *adj* quergestreifte Muskulatur betreffend
strip [strɪp] I *noun* schmaler Streifen *m*, Strip *m* II *v* (*Vene*) strippen
stripe [straɪp] *noun* Streifen *m*, Strich *m*, Strieme(n *m*) *f*

external stripe of Baillarger äußere Baillarger-Schicht *f*, äußerer Baillarger-Streifen *m*, Stria laminae granularis interna
inner stripe of Baillarger innere Baillarger-Schicht *f*, innerer Baillarger-Streifen *m*, Stria laminae pyramidalis interna
internal stripe of Baillarger innere Baillarger-Schicht *f*, innerer Baillarger-Streifen *m*, Stria laminae pyramidalis interna
stripes of Retzius Retzius-Streifung *f*
strip|per ['strɪpər] *noun* (Venen-)Stripper *m*
vein stripper Venenstripper *m*
strip|ping ['strɪpɪŋ] *noun* (Venen-)Stripping *nt*
subcutaneous stripping Babcock-Methode *f*
vein stripping Venenstripping *nt*
stro|bo|scope ['strəʊbəskəʊp] *noun* Stroboskop *nt*
stro|bos|co|py [strə'bɑskəpɪ] *noun* Stroboskopie *f*
stroke [strəʊk] *noun* **1.** Schlag *m*, Stoß *m*, Hieb *m* **2.** (Herz-)Schlag *m*
apoplectic stroke Schlaganfall *m*, Gehirnschlag *m*, apoplektischer Insult *m*, Apoplexie *f*, Apoplexia (cerebri) *f*
chronic stroke Monge-Krankheit *f*, chronische Höhenkrankheit *f*
heart stroke **1.** Herzschlag *m* **2.** Herzbräune *f*, Stenokardie *f*, Angina pectoris
heat stroke Hitzschlag *m*, Sonnenstich *m*
stro|ma ['strəʊmə] *noun, plural* **-ma|ta** [-mətə] (Stütz-)Gerüst *nt* eines Organs, Stroma *nt*
stroma of iris Irisgrundgerüst *nt*, -stroma *nt*, Stroma iridis
stroma of ovary Eierstock-, Ovarialstroma *nt*, Stroma ovarii
stroma of thyroid (gland) Schilddrüsenstroma *nt*, Stroma glandulae thyroideae
vitreous stroma Glaskörperfaserwerk *nt*, -stroma *nt*, Stroma vitreum
stro|mal ['strəʊməl] *adj* Stroma betreffend, stromal
stron|ti|um ['strɑnʃ(ɪ)əm] *noun* Strontium *nt*
radioactive strontium Radiostrontium *nt*; Strontium 90 *nt*
stro|phan|thin [strəʊ'fænθɪn] *noun* Strophanthin *nt*
stru|ma ['struːmə] *noun* Kropf *m*, Struma *f*
Hashimoto struma Hashimoto-Thyreoiditis *f*, Struma lymphomatosa
Langhans' struma organoide Struma *f*, wuchernde Struma *f* Langhans, Langhans-Struma *f*
ligneous struma Riedel-Struma *f*
struma maligna Struma maligna
Riedel's struma Riedel-Struma *f*
stru|mec|to|my [struː'mektəmɪ] *noun* Strumektomie *f*
stru|mi|form ['struːməfɔːrm] *adj* kropfartig, strumaartig, strumaähnlich, strumös
stru|mi|tis [struː'maɪtɪs] *noun* Entzündung einer Struma, Strumitis *f*, Kropfentzündung *f*
stu|por ['st(j)uːpər] *noun* Stupor *m*
stu|por|ous ['st(j)uːpərəs] *adj* Stupor betreffend, von ihm gekennzeichnet, stuporös
stut|ter ['stʌtər] I *noun* Stottern *nt*, Balbuties *f*, Dysphemie *f*, Dysarthria/Anarthria syllabaris, Psellismus *m*, Ichnophonie *f* II *v* stottern
stut|ter|ing ['stʌtərɪŋ] *adj* stotternd; stammelnd
stye [staɪ] *noun* **1.** Gerstenkorn *nt*, Zilienabszess *m*, Hordeolum *nt* **2.** Hordeolum externum
sty|lo|hy|oid [ˌstaɪləʊ'haɪɔɪd] *adj* Processus styloideus und Zungenbein/Os hyoideum betreffend, stylohyoid
sty|loid ['staɪlɔɪd] *adj* griffelförmig, griffelähnlich, styloid
sty|loi|di|tis [ˌstaɪlɔɪ'daɪtɪs] *noun* Entzündung des Processus styloideus radii oder ulnae, Styloiditis *f*
stype [staɪp] *noun* Tampon *m*
styp|sis ['stɪpsɪs] *noun* **1.** Blutstillung *f*, Stypsis *f* **2.** Behandlung *f* mit einem Styptikum
styp|tic ['stɪptɪk] I *noun* **1.** blutstillendes Mittel *nt*, Hämostyptikum *nt*, Styptikum *nt* **2.** Adstringens *nt* II *adj* **3.** blutstillend, hämostyptisch, styptisch **4.** zusammenziehend, adstringierend
sty|rene ['staɪriːn] *noun* Styrol *nt*, Vinylbenzol *nt*
sty|rol ['staɪrɔl] *noun* Styrol *nt*, Vinylbenzol *nt*
sub- *präf.* Unter-, Sub-; Infra-
sub|ab|dom|i|nal [ˌsʌbæb'dɑmɪnl] *adj* unterhalb des Bauch(raums)/Abdomens (liegend), subabdominal
sub|ab|dom|i|no|per|i|to|ne|al [ˌsʌbæbˌdɑmɪnəʊˌperɪtəʊ'nɪəl] *adj* unter dem Bauchfell/Peritoneum (liegend), subperitoneal
sub|ac|e|tab|u|lar [sʌbˌæsɪ'tæbjələr] *adj* unterhalb der Hüftgelenkspfanne/des Azetabulums (liegend), subazetabulär, subazetabular
sub|ac|id [sʌb'æsɪd] *adj* schwach sauer, vermindert säurehaltig, subazid
sub|a|cid|i|ty [ˌsʌbə'sɪdətɪ] *noun* verminderter Säuregehalt *m*, Subazidität *f*
sub|a|cro|mi|al [ˌsʌbə'krəʊmɪəl] *adj* unter dem Akromion (liegend), subakromial
sub|a|cute [ˌsʌbə'kjuːt] *adj* mäßig akut, nicht akut verlaufend, subakut
sub|a|nal [sʌb'eɪnl] *adj* unterhalb des Afters/Anus (liegend), subanal
sub|ap|i|cal [sʌb'æpɪkl] *adj* unterhalb eines Apex (liegend), subapikal
sub|ap|o|neu|rot|ic [sʌbˌæpənjʊə'rɑtɪk] *adj* unterhalb einer Aponeurose (liegend), subaponeurotisch
sub|a|rach|noi|dal [sʌbˌæræk'nɔɪdl] *adj* unter der Arachnoidea (liegend), subarachnoidal
sub|a|re|o|lar [ˌsʌbə'rɪələr] *adj* unter dem Warzenvorhof/der Areola mammae (liegend), subareolär, subareolar
sub|as|trag|a|lar [ˌsʌbæ'strægələr] *adj* unterhalb des Sprungbeins/Talus (liegend), subtalar
sub|au|ric|u|lar [ˌsʌbɔː'rɪkjələr] *adj* unter der Ohrmuschel/Aurikel (liegend), subaurikulär
sub|ax|i|al [sʌb'æksɪəl] *adj* unterhalb einer Achse (liegend), subaxial
sub|ax|il|la|ry [sʌb'æksəˌleriː, -æk'sɪlərɪ] *adj* unterhalb der Achselhöhle/Axilla (liegend), subaxillär, infraaxillär, subaxillar
sub|ba|sal [sʌb'beɪsl] *adj* unterhalb einer Basis (liegend), subbasal
sub|cal|ca|ne|al [ˌsʌbkæl'keɪnɪəl] *adj* unterhalb des Fersenbeins/Kalkaneus (liegend), subkalkaneal
sub|cap|i|tal [sʌb'kæpɪtl] *adj* unterhalb eines Gelenkkopfes (liegend), subkapital
sub|cap|su|lar [sʌb'kæpsələr] *adj* unter einer Kapsel (liegend), subkapsulär
sub|car|ti|lag|i|nous [sʌbˌkɑːrtə'lædʒɪnəs] *adj* **1.** unterhalb eines Knorpels, subchondral, subkartilaginär **2.** teilweise aus Knorpel bestehend
sub|chon|dral [sʌb'kɑndrl] *adj* unterhalb eines Knorpels (liegend); unter Knorpel (liegend), subchondral, subkartilaginär
sub|chron|ic [sʌb'krɑnɪk] *adj* (*Krankheit*) nicht ausgeprägt chronisch verlaufend, subchronisch
sub|cla|vi|an [sʌb'kleɪvɪən] *adj* unterhalb des Schlüsselbeins/der Klavikula (liegend), subklavikulär, infraklavikulär
sub|clin|i|cal [sʌb'klɪnɪkl] *adj* ohne klinische Symptome (verlaufend), subklinisch
sub|con|junc|ti|val [sʌbˌkɑndʒʌŋk'taɪvl] *adj* unterhalb der Bindehaut/Konjunktiva (liegend), subkonjunktival
sub|con|scious [sʌb'kɑnʃəs] I *noun* Unterbewusstsein *nt*, das Unterbewusste II *adj* unterbewusst; halbbewusst
sub|con|scious|ness [sʌb'kɑnʃəsnɪs] *noun* Unterbewusstsein *nt*
sub|cor|a|coid [sʌb'kɔːrəkɔɪd] *adj* unterhalb des Proces-

S

sus coracoideus (liegend), subkorakoid
sub|cor|ne|al [sʌb'kɔːrnɪəl] *adj* unter der Kornea, subkorneal
sub|cor|tex [sʌb'kɔːrteks] *noun* Subkortex *m*
sub|cor|ti|cal [sʌb'kɔːrtɪkl] *adj* unterhalb der Rinde/des Kortex (liegend), subkortikal, infrakortikal
sub|cos|tal [sʌb'kɑstəl] *adj* unterhalb einer Rippe oder der Rippen (liegend), infrakostal, subkostal
sub|cul|ture ['sʌbkʌltʃər] *noun* **1.** Unterkultur *f*, Nachkultur *f*, Subkultur *f*, Abimpfung *f* **2.** Abimpfen *nt*
sub|cu|ta|ne|ous [ˌsʌbkjuː'teɪnɪəs] *adj* unter der Haut (liegend), in der Unterhaut/Subkutis (liegend), hypodermal, subkutan, subdermal
sub|cu|tic|u|lar [ˌsʌbkjuː'tɪkjələr] *adj* unter der Oberhaut/Epidermis (liegend), subepidermal
sub|cu|tis [sʌb'kjuːtɪs] *noun* Unterhaut *f*, Subkutis *f*, Tela subcutanea
sub|del|toid [sʌb'deltɔɪd] *adj* unter dem Deltamuskel/Musculus deltoideus (liegend), subdeltoid
sub|den|tal [sʌb'dentl] *adj* unter einem Zahn (liegend); unterhalb der Dens axis (liegend), subdental
sub|di|a|phrag|mat|ic [sʌbˌdaɪəfræg'mætɪk] *adj* unterhalb des Zwerchfells/Diaphragma (liegend), subdiaphragmal, subdiaphragmatisch, subphrenisch, hypophrenisch, infradiaphragmal, infradiaphragmatisch
sub|du|ral [sʌb'djʊərəl] *adj* unter der Dura mater (liegend); im Subduralraum (liegend), subdural
sub|en|do|car|di|al [sʌbˌendəʊ'kɑːrdɪəl] *adj* unter dem Endokard (liegend), subendokardial
sub|en|do|the|li|al [sʌbˌendəʊ'θiːlɪəl] *adj* unter dem Endothel (liegend), subendothelial
sub|ep|en|dy|mal [ˌsʌbə'pedɪməl] *adj* unter dem Ependym (liegend), subependymal, subependymär
sub|ep|i|car|di|al [sʌbˌepɪ'kɑːrdɪəl] *adj* unter dem Epikard (liegend), subepikardial
sub|ep|i|der|mic [sʌbˌepɪ'dɜrmɪk] *adj* unter der Oberhaut/Epidermis (liegend), subepidermal
sub|ep|i|glot|tic [sʌbˌepɪ'glɑtɪk] *adj* unterhalb des Kehldeckels/der Epiglottis (liegend), subepiglottisch
sub|ep|i|the|li|al [sʌbˌepɪ'θiːlɪəl, -jəl] *adj* unter dem Deckgewebe/Epithel (liegend), subepithelial
su|ber|o|sis [suːbə'rəʊsɪs] *noun* Korkstaublunge *f*, Suberosis *f*
sub|fas|cial [sʌb'fæʃ(ɪ)əl] *adj* unter einer Faszie (liegend), subfaszial
sub|feb|rile [sʌb'febrɪl] *adj* leicht fieberhaft; (*Temperatur*) leicht erhöht, subfebril
sub|fer|tile [sʌb'fɜrtl, -taɪl] *adj* vermindert fruchtbar, subfertil
sub|ga|le|al [sʌb'geɪlɪəl] *adj* unter der Galea aponeurotica
sub|ge|nus [sʌb'dʒiːnəs] *noun, plural* **-gen|er|a, -ge|nus|es** [-'dʒenərə] Untergattung *f*
sub|gin|gi|val [sʌb'dʒɪndʒəvəl] *adj* unter dem Zahnfleisch/der Gingiva (liegend), subgingival
sub|gle|noid [sʌb'glenɔɪd] *adj* unterhalb der Cavitas glenoidalis (liegend), subglenoidal, infraglenoidal
sub|glos|sal [sʌb'glɑsəl] *adj* unter der Zunge/Lingua (liegend), sublingual
sub|glos|si|tis [ˌsʌbglə'saɪtɪs] *noun* Entzündung der Zungenunterseite, Subglossitis *f*
sub|glot|tic [sʌb'glɑtɪk] *adj* unterhalb der Glottis (liegend), infraglottisch, subglottisch
sub|gran|u|lar [sʌb'grænjələr] *adj* fein-granuliert, feinkörnig, subgranulär
sub|he|pat|ic [ˌsʌbhɪ'pætɪk] *adj* unterhalb der Leber (liegend), subhepatisch
sub|hy|oid [sʌb'haɪɔɪd] *adj* unterhalb des Zungenbeins/Os hyoideum (liegend), infrahyoidal, subhyoid, subhyoidal
sub|ic|ter|ic [ˌsʌbɪk'terɪk] *adj* leicht gelbsüchtig, leicht ikterisch, subikterisch
sub|il|i|ac [sʌb'ɪlɪæk] *adj* unterhalb des Darmbeins/Iliums (liegend), subiliakal, subilisch
sub|in|ti|mal [sʌb'ɪntɪməl] *adj* unter der Intima (liegend), subintimal
sub|in|vo|lu|tion [sʌbˌɪnvə'luːʃn] *noun* **1.** unvollständige Rückbildung/Involution *f*, Subinvolution *f*, Subinvolutio *f* **2.** (*gynäkol.*) Subinvolutio uteri
sub|jec|tive [səb'dʒektɪv] *adj* nur für das Subjekt vorhanden, nichtsachlich, voreingenommen, persönlich, subjektiv
sub|le|thal [sʌb'liːθəl] *adj* nicht tödlich, beinahe tödlich, sublethal
sub|leu|ke|mic [ˌsʌbluː'kiːmɪk] *adj* (*Leukämie*) mit nicht oder nur mäßig erhöhter Leukozytenzahl, subleukämisch
sub|li|mate ['sʌbləmɪt, -meɪt] **I** *noun* Sublimat *nt* **II** *adj* sublimiert **III** *v* sublimieren
sub|lim|i|nal [sʌb'lɪmɪnl] *adj* unterschwellig, subliminal
sub|lin|gual [sʌb'lɪŋgwəl] *adj* unter der Zunge/Lingua (liegend), sublingual
sub|lin|gui|tis [ˌsʌblɪŋ'gwaɪtɪs] *noun* Entzündung der Unterzungendrüse/Glandula sublingualis, Sublinguitis *f*
sub|lux|a|tion [ˌsʌblʌk'seɪʃn] *noun* Subluxation *f*
sub|lym|phe|mia [ˌsʌblɪm'fiːmɪə] *noun* Lymphozytenmangel *m*, Lymphopenie *f*, Lymphozytopenie *f*
sub|mam|ma|ry [sʌb'mæmərɪ] *adj* **1.** unter der Brustdrüse, submammär **2.** unterhalb der Brust(drüse), inframammär
sub|man|dib|u|lar [ˌsʌbmæn'dɪbjələr] *adj* unterhalb des Unterkiefers/Mandibula (liegend), inframandibulär, submandibulär, submandibular, inframandibular
sub|mar|gin|al [sʌb'mɑːrdʒɪnl] *adj* unterhalb einer Grenze/eines Randes (liegend), submarginal, inframarginal
sub|max|il|lar|i|tis [sʌbˌmæksɪlə'raɪtɪs] *noun* Entzündung der Unterkieferspeicheldrüse/Glandula submandibularis, Submaxillaritis *f*, Submaxillitis *f*
sub|max|il|lar|y [sʌb'mæksəˌleriː, -mæk'sɪlərɪ] *adj* **1.** unterhalb des Oberkiefers/der Maxilla (liegend), submaxillär, inframaxillar, inframaxillär, submaxillar **2.** Unterkiefer(knochen)/Mandibula betreffend, mandibular
sub|max|il|li|tis [sʌbˌmæksə'laɪtɪs] *noun* Entzündung der Unterkieferspeicheldrüse/Glandula submandibularis, Submaxillaritis *f*, Submaxillitis *f*
sub|men|tal [sʌb'mentl] *adj* unterhalb des Kinns/Mentum (liegend), submental
sub|mi|cro|scop|ic [sʌbˌmaɪkrə'skɑpɪk] *adj* nicht mit dem (Licht-)Mikroskop sichtbar, submikroskopisch, ultravisibel, ultramikroskopisch
sub|mu|co|sa [ˌsʌbmjuː'kəʊzə] *noun* Submukosa *f*, Tela *f* submucosa
sub|mu|co|sal [ˌsʌbmjuː'kəʊzl] *adj* unter der Schleimhaut/Mukosa (liegend); die Submukosa betreffend, in der Submukosa (liegend), submukös
sub|mus|cu|lar [sʌb'mʌskjələr] *adj* unter einem Muskel (liegend), submuskulär
sub|nar|cot|ic [ˌsʌbnɑːr'kɑtɪk] *adj* leicht narkotisch, subnarkotisch
sub|na|sal [sʌb'neɪzl] *adj* unterhalb der Nase (liegend), subnasal
sub|neu|ral [sʌb'nʊrəl] *adj* unterhalb eines Nervs (liegend), subneural
sub|nor|mal [sʌb'nɔːrml] *adj* unter der Norm, unterdurchschnittlich, subnormal
sub|nu|cle|us [sʌb'nˌjuːklɪəs] *noun* Unterkern *m*, Subnucleus *m*
gelatinous subnucleus Subnucleus gelatinosus
magnocellular subnucleus Subnucleus magnocellularis
zonal subnucleus Subnucleus zonalis
sub|oc|cip|i|tal [ˌsʌbɑk'sɪpɪtl] *adj* unter dem Hinter-

haupt/Okziput oder dem Hinterhauptbein/Os occipitale (liegend), subokzipital
sub|op|ti|mal [sʌb'ɑptɪməl] *adj* nicht optimal, unteroptimal, suboptimal
sub|or|bit|al [sʌb'ɔːrbɪtl] *adj* unterhalb der Augenhöhle/Orbita (liegend), auf dem Orbitaboden liegend, infraorbital, suborbital
sub|pap|il|lar|y [sʌb'pæpəˌleriː] *adj* unter einer Papille (liegend), subpapillär
sub|pa|tel|lar [ˌsʌbpə'telər] *adj* unterhalb der Kniescheibe/Patella (liegend), infrapatellar, infrapatellär, subpatellar
sub|pec|tor|al [sʌb'pektərəl] *adj* unter(halb) der Pektoralisgegend/Regio pectoralis oder den Pektoralismuskeln, subpektoral
sub|per|i|car|di|al [sʌbˌperɪ'kɑːrdɪəl] *adj* unter dem Herzbeutel/Perikard (liegend), subperikardial
sub|per|i|os|te|al [sʌbˌperɪ'ɑstɪəl] *adj* unter der Knochenhaut/dem Periost (liegend), subperiostal
sub|per|i|to|ne|al [sʌbˌperɪtə'niːəl] *adj* unter dem Bauchfell/Peritoneum (liegend), subperitoneal
sub|per|i|to|ne|o|ab|dom|i|nal [ˌsʌbperɪtəˌniːəʊæb'dɑmɪnl] *adj* unter dem Bauchfell/Peritoneum (liegend), subperitoneal
sub|pha|ryn|ge|al [ˌsʌbfə'rɪndʒɪəl] *adj* unterhalb des Rachens/Pharynx (liegend), subpharyngeal
sub|phren|ic [sʌb'frenɪk] *adj* unterhalb des Zwerchfells/Diaphragma (liegend), subdiaphragmal, subdiaphragmatisch, subphrenisch, hypophrenisch, infradiaphragmal, infradiaphragmatisch
sub|pla|cen|tal [ˌsʌbplə'sentl] *adj* unter dem Mutterkuchen/der Plazenta (liegend); die Decidua basalis betreffend, subplazentar
sub|pleu|ral [sʌb'plʊərəl] *adj* unter der Pleura (liegend), subpleural
sub|pre|pu|tial [ˌsʌbprɪ'pjuːʃl] *adj* unterhalb der Vorhaut
sub|pu|bic [sʌb'pjuːbɪk] *adj* unterhalb des Schambeins (liegend), subpubisch
sub|pul|mo|nar|y [sʌb'pʌlməˌneriː, -nərɪ] *adj* unterhalb der Lunge(n)/Pulmo (liegend), subpulmonal, infrapulmonal
sub|pul|pal [sʌb'pʌlpəl] *adj* unter der Zahnpulpa (liegend), subpulpal
sub|rec|tal [sʌb'rektl] *adj* unterhalb des Mastdarms/Rektum (liegend), infrarektal, subrektal
sub|ret|i|nal [sʌb'retɪnl] *adj* unter der Netzhaut/Retina (liegend), subretinal
sub|scap|u|lar [sʌb'skæpjələr] *adj* unterhalb des Schulterblattes/der Skapula (liegend), infraskapulär, subskapular, subskapulär, infraskapular
sub|scle|ral [sʌb'sklɪərəl] *adj* unter der Sklera (liegend), subskleral, hyposkleral
sub|se|ro|sa [ˌsʌbsɪə'rəʊzə] *noun* subseröse Bindegewebsschicht *f*, Subserosa *f*, Tela subserosa
sub|se|rous [sʌb'sɪərəs] *adj* unter einer serösen Haut/Serosa (liegend), subserös
sub|spe|cies ['sʌbspiːʃiːz] *noun, plural* **-cies** Unterart *f*, Subspezies *f*
sub|spi|nous [sʌb'spaɪnəs] *adj* unter einem Dornfortsatz/Processus spinosus (liegend), subspinal, infraspinal
sub|stance ['sʌbstəns] *noun* Substanz *f*, Stoff *m*, Materie *f*, Masse *f*; (*anatom.*) Substantia *f*
adamantine substance of tooth (Zahn-)Schmelz *m*, Adamantin *nt*, Substantia adamantina, Enamelum *nt*
alpha substance Substantia reticulo-granulo-filamentosa
amorphous ground substance amorphe Grund-, Kitt-, Interzellularsubstanz *f*
anterior perforated substance basale Riechrinde *f*, Area olfactoria, Substantia perforata anterior
anterior pituitary-like substance Choriongonadotropin *nt*
arborescent white substance of cerebellum (*Kleinhirn*) Markkörper *m*, Arbor vitae
attractive substance Lockstoff *m*, Attraktant *m*
basophil substance Nissl-Schollen *pl*, -Substanz *f*, -Granula *pl*, Tigroidschollen *pl*
beta substance Heinz-Innenkörperchen *pl*, Heinz-Ehrlich-Körperchen *pl*
black substance schwarzer Kern *m*, Substantia nigra
blood group substance Blutgruppenantigen *nt*
bone ground substance Knochengrundsubstanz *f*
cancer-causing substance kanzerogene Substanz *f*, Kanzerogen *nt*, Karzinogen *nt*
cartilage ground substance Knorpelgrundsubstanz *f*, Chondroid *nt*
cement substance Kittsubstanz *f*, Zwischenzellsubstanz *f*, Grundsubstanz *f*, Interzellulärsubstanz *f*, Interzellularsubstanz *f*
central gelatinous substance Substantia gelatinosa centralis
central gray substance Substantia grisea centralis, zentrales Höhlengrau *nt*
central intermediate gray substance of spinal cord Substantia intermedia centralis medullae spinalis
central intermediate substance of spinal cord Substantia intermedia centralis medullae spinalis
central white substance of cerebellum Kleinhirnmark *nt*, Corpus medullare cerebelli
chromidial substance raues/granuläres endoplasmatisches Retikulum *nt*
chromophil substance ↦ *tigroid substance*
compact substance of bone Kompakta *f*, Substantia compacta
cortical substance of bone Kortikalis *f*, Substantia corticalis
cortical substance of cerebellum Kleinhirnrinde *f*, Cortex cerebelli
cortical substance of kidney Nierenrinde *f*, Cortex renalis
cortical substance of lens Linsenrinde *f*, Cortex lentis
cortical substance of lymph node Lymphknotenrinde *f*, Cortex nodi lymphoidei
cortical substance of suprarenal gland Nebennierenrinde *f*, Cortex glandulae suprarenalis
diamagnetic substance diamagnetischer Stoff *m*
exophthalmos-producing substance Exophthalmusproduzierender Faktor *m*, Exophthalmus-produzierende Substanz
external substance of suprarenal gland Nebennierenrinde *f*, Cortex glandulae suprarenalis
ferredoxin-reducing substance ferredoxin-reduzierende Substanz *f*
foreign substance körperfremde Substanz *f*, Fremdsubstanz *f*; Fremdkörper *m*
gelatinous substance of dorsal horn of spinal cord Substantia gelatinosa cornu posterioris medullae spinalis, Lamina spinalis II *f*
gelatinous substance of spinal cord Substantia gelatinosa
glandular substance of prostate Drüsensubstanz *f* der Prostata, Substantia prostatae
gray substance graue Gehirn- und Rückenmarkssubstanz *f*, graue Substanz *f*, Substantia grisea
gray substance of spinal cord graue Rückenmarkssubstanz *f*, Substantia grisea medullae spinalis
ground substance Grund-, Kitt-, Interzellular-, Zwischenzellsubstanz *f*
intercellular substance Zwischenzell-, Interzellular-, Grund-, Kittsubstanz *f*
interfibrillar substance of Flemming Hyaloplasma *nt*, Grundzytoplasma *nt*, zytoplasmatische Matrix *f*

S

intermediolateral substance of spinal cord Substantia intermediolateralis, Substantia intermedia lateralis medullae spinalis
interpeduncular perforated substance Substantia perforata interpeduncularis
interstitial substance Grund-, Kitt-, Interzellular-, Zwischenzellsubstanz *f*
interterritorial substance Interterritorialsubstanz *f*
lateral intermediate gray substance of spinal cord Substantia intermedia lateralis medullae spinalis
lateral intermediate substance of spinal cord Substantia intermedia lateralis medullae spinalis
substance of lens Linsensubstanz *f*, Substantia lentis
medullary substance Marksubstanz *f*
medullary substance of bone Knochenmark *nt*, Medulla ossium
medullary substance of kidney Nierenmark *nt*, Medulla renalis
medullary substance of suprarenal gland Nebennierenmark *nt*, Medulla glandulae suprarenalis *f*
messenger substance Botensubstanz *f*, -stoff *m*
molecular substance Nervenfilz *m*, Neuropil *nt*
müllerian inhibiting substance Anti-Müller-Hormon *nt*
muscular substance of prostate glatte Prostatamuskulatur *f*, Substantia muscularis prostatae
myelinated substance weiße Hirn- und Rückenmarkssubstanz *f*, Substantia alba
myelinated substance of spinal cord weiße Rückenmarkssubstanz *f*, Substantia alba medullae spinalis
Nissl substance Nissl-Schollen *pl*, Nissl-Substanz *f*, Nissl-Granula *pl*, Tigroidschollen *pl*
noxious substance Noxe *f*, Schadstoff *m*
substance P Substanz P
paramagnetic substance paramagnetischer Stoff *m*
posterior perforated substance Substantia perforata posterior
proper substance of cornea Grund-/Hauptschicht *f* der Hornhaut, Substantia propria corneae
proper substance of sclera Hauptschicht *f* der Sklera, Substantia propria sclerae
psychoactive substances Psychopharmaka *pl*
red substance of spleen rote Pulpa *f*, Milzpulpa *f*, Pulpa splenica/lienis
reticular substance Substantia reticulo-granulofilamentosa
Rolando's substance Substantia gelatinosa
slow-reacting substance of anaphylaxis slow-reacting substance of anaphylaxis *nt*
spongy bone substance Spongiosa *f*, Substantia spongiosa/trabecularis
taste substance Schmeckstoff *m*
threshold substance Schwellensubstanz *f*
tigroid substance Nissl-Schollen *pl*, Nissl-Substanz *f*, Nissl-Granula *pl*, Tigroidschollen *pl*
trabecular substance of bone Spongiosa *f*, Substantia spongiosa/trabecularis
trace substance Spurensubstanz *f*
transmitter substance Transmittersubstanz *f*
white substance weiße Hirn- und Rückenmarkssubstanz *f*, Substantia alba
white substance of spinal cord weiße Rückenmarkssubstanz, Substantia alba medullae spinalis
substantia innominata Meynert-Ganglion *nt*, Substantia innominata
substantia innominata of Reil Meynert-Ganglion *nt*, Substantia innominata
sub|ster|nal [sʌb'stɜrnl] *adj* **1.** unterhalb des Sternums, sub-, infrasternal **2.** hinter dem Sternum, retrosternal
sub|sti|tute ['sʌbstɪt(j)uːt] *noun* Ersatz *m*, Ersatzstoff *m*, -mittel *nt*, Surrogat *nt*
blood substitute Blutersatz *m*; Plasmaersatz *m*, Plasmaexpander *m*
plasma substitute Plasmaersatz *m*, Plasmaexpander *m*
sub|sti|tu|tion [ˌsʌbstɪ't(j)uːʃn] *noun* **1.** Ersatz *m*, Austausch *m*, Substitution *f*, Substituierung *f*, Substituieren *nt* **2.** (*chem.*) Substitution *f*
sub|strate ['sʌbstreɪt] *noun* Substrat *nt*
sub|syn|ap|tic [ˌsʌbsɪ'næptɪk] *adj* unterhalb einer Synapse (liegend), subsynaptisch
sub|syn|o|vi|al [ˌsʌbsɪ'nəʊvɪəl] *adj* unter der Membrana synovialis (liegend), subsynovial
sub|ta|lar [sʌb'teɪlər] *adj* unterhalb des Sprungbeins/Talus (liegend), subtalar
sub|tar|sal [sʌb'tɑːrsl] *adj* unterhalb des Tarsus, subtarsal
sub|tem|po|ral [sʌb'temp(ə)rəl] *adj* unter(halb) der Schläfe (liegend), subtemporal
sub|ten|di|nous [sʌb'tendɪnəs] *adj* unter einer Sehne (liegend), subtendinös
sub|ten|to|ri|al [ˌsʌbten'tɔːrɪəl] *adj* unterhalb des Tentorium cerebelli (liegend), subtentorial, infratentorial
sub|thal|am|ic [ˌsʌbθə'læmɪk] *adj* **1.** unterhalb des Thalamus, subthalamisch **2.** Subthalamus betreffend, subthalamisch
sub|thal|a|mus [sʌb'θæləməs] *noun* ventraler Thalamus *m*, Thalamus ventralis, Subthalamus *m*
sub|thres|hold [sʌb'θreʃ(h)əʊld] *adj* unterschwellig
sub|tro|chan|ter|ic [sʌbˌtrəʊkən'terɪk] *adj* unter dem Trochanter (liegend), subtrochantär
sub|um|bil|i|cal [ˌsʌbʌm'bɪlɪkl] *adj* unterhalb des Nabels/Umbilikus (liegend), infraumbilikal, subumbilikal
sub|un|gual [sʌb'ʌŋgwəl] *adj* unter dem Nagel (liegend), subungual, hyponychial
sub|u|nit ['sʌbjuːnɪt] *noun* Untereinheit *f*
sub|u|re|thral [ˌsʌbjʊə'riːθrəl] *adj* unter der Harnröhre/Urethra (liegend), suburethral
sub|vag|i|nal [sʌb'vædʒɪnl] *adj* unter(halb) der Scheide/Vagina (liegend), subvaginal
sub|val|vu|lar [sʌb'vælvjələr] *adj* unterhalb einer Klappe/Valva, subvalvulär
suc|ci|nate ['sʌksɪneɪt] *noun* Succinat *nt*
succinyl-CoA *noun* succinylcoenzyme A *nt*
suc|ci|nyl|trans|fer|ase [ˌsʌksɪnɪl'trænsfəreɪz] *noun* Succinyltransferase *f*
suc|cor|rhea [sʌkə'rɪə] *noun* Sukorrhoe *f*
suck|ling ['sʌklɪŋ] *noun* Säugling *m*
su|crase ['suːkreɪz] *noun* Sucrase *f*, Saccharose-α-glucosidase *f*
su|crose ['suːkrəʊs] *noun* Rüben-, Rohrzucker *m*, Saccharose *f*
su|cro|se|mia [ˌsuːkrəʊ'siːmɪə] *noun* Saccharosämie *f*
su|cro|su|ria [ˌsuːkrəʊ's(j)ʊərɪə] *noun* Saccharosurie *f*, Sucrosuria *f*
su|dam|i|na [suː'dæmɪnə] *plural* Sudamina *pl*
su|dan|o|phil|ic [suː'dænə'fɪlɪk] *adj* mit Sudanfarbstoffen färbend, sudanophil
su|da|tion [suː'deɪʃn] *noun* Schwitzen *nt*, Schweißsekretion *f*, Perspiration *f*
su|do|mo|tor [ˌs(j)uːdə'məʊtər] *adj* sudomotorisch
su|do|re|sis [ˌs(j)uːdə'riːsɪs] *noun* Schweißsekretion *f*, Schwitzen *nt*, Diaphorese *f*
su|do|rif|er|ous [ˌs(j)uːdə'rɪfərəs] *adj* **1.** schweißbildend **2.** schweiß(ab)leitend, Schweiß-
su|do|rif|ic [ˌs(j)uːdə'rɪfɪk] *adj* die Schweißsekretion fördernd oder anregend, schweißtreibend, diaphoretisch, sudorifer
su|do|rip|a|rous [ˌs(j)uːdə'rɪpərəs] *adj* schweißbildend
su|dor|rhea [ˌs(j)uːdə'rɪə] *noun* übermäßiges Schwitzen *nt*, Hyperhidrose *f*, Hyper(h)idrosis *f*, Polyhidrose *f*, Poly(h)idrosis *f*
suf|fo|ca|tion [ˌsʌfə'keɪʃn] *noun* Erstickung *f*, Ersticken *nt*, Suffokation *f*, Suffocatio *f*
suf|fu|sion [sə'fjuːʒn] *noun* Suffusion *f*
sug|ar ['ʃʊgər] *noun* Zucker *m*

S

blood sugar Blutzucker *m*, Glucose *f*
cane sugar Rüben-, Rohrzucker *m*, Saccharose *f*
deoxy sugar Desoxyzucker *m*
fruit sugar Fruchtzucker *m*, Fruktose *f*, Fructose *f*, Levulose *f*
milk sugar Milchzucker *m*, Laktose *f*, Lactose *f*, Laktobiose *f*
sug|gil|la|tion [sʌ(g)jə'leɪʃn, sʌdʒə'leɪʃn] *noun* **1.** Suggillation *f* **2.** Livedo *f*
postmortem suggillation Totenflecke *pl*, Livor mortis, Livores *pl*
su|i|ci|dal [suːə'saɪdl] *adj* Selbstmord/Suizid betreffend; selbstmordgefährdet, suizidal, suicidal
su|i|cide ['suːəsaɪd] *noun* Selbstmord *m*, Freitod *m*, Suizid *m/nt*, Suicid *m/nt*
attempted suicide Suizidversuch *m*
sul|ci|form ['sʌlsəfɔːrm] *adj* furchenartig, -ähnlich, faltenartig, -ähnlich
sul|cus ['sʌlkəs] *noun, plural* **-ci** [-saɪ] Furche *f*, Rinne *f*; Sulkus *m*, Sulcus *m*
ampullary sulcus Ampullenrinne *f*, Sulcus ampullaris
angular sulcus Magenknieeinschnitt *m*, Incisura angularis gastricae
anterior interventricular sulcus vordere Interventrikularfurche *f*, Sulcus interventricularis anterior
anterior lateral sulcus of medulla oblongata Vorderseitenfurche *f* der Medulla oblongata, Sulcus anterolateralis medullae oblongatae
anterior lateral sulcus of spinal cord Vorderseitenfurche *f* des Rückenmarks, Sulcus anterolateralis medullae spinalis
anterior occipital sulcus Sulcus occipitalis anterior
anterolateral sulcus of medulla oblongata Vorderseitenfurche *f* der Medulla oblongata, Sulcus anterolateralis medullae oblongatae
anterolateral sulcus of spinal cord Vorderseitenfurche *f* des Rückenmarks, Sulcus anterolateralis medullae spinalis
arterial sulci Schädelwandfurchen *pl* für Meningealarterien, Sulci arteriosi
atrioventricular sulcus (Herz-)Kranzfurche *f*, Sulcus coronarius
sulcus of auditory tube Sulcus tubae auditivae/auditoriae
basilar sulcus of pons Brückenfurche *f* für Arteria basilaris, Sulcus basilaris
bicipital sulcus Bizepsrinne *f*, Sulcus bicipitalis
bulbopontine sulcus Sulcus bulbopontinus
bulboventricular sulcus bulboventrikuläre Furche *f*, Sulcus bulboventricularis
calcaneal sulcus Sulcus calcanei
calcarine sulcus Spornfurche *f*, Kalkarina *f*, Fissura calcarina, Sulcus calcarinus
callosal sulcus Sulcus corporis callosi
callosomarginal sulcus Sulcus cinguli
carotid sulcus Sulcus caroticus
carpal sulcus Sulcus carpi
central sulcus of cerebrum Rolando-Fissur *f*, Zentralfurche *f* des Großhirns, Sulcus centralis cerebri
central sulcus of insula Sulcus centralis insulae
sulci of cerebrum Großhirnfurchen *pl*, Sulci cerebri
chiasmatic sulcus Chiasma opticum-Rinne *f*, Sulcus prechiasmaticus
cingulate sulcus Sulcus cinguli
sulcus of cingulum Sulcus cinguli
circular sulcus of insula Ringfurche *f* der Insel, Sulcus circularis insulae
collateral sulcus Sulcus collateralis
coronary sulcus of heart (Herz-)Kranzfurche *f*, Sulcus coronarius
sulcus of corpus callosum Sulcus corporis callosi
costal sulcus Rippenfurche *f*, Sulcus costae
dorsolateral sulcus of medulla oblongata Hinterseitenfurche *f* der Medulla oblongata, Sulcus posterolateralis medullae oblongatae
dorsolateral sulcus of spinal cord Hinterseitenfurche *f* des Rückenmarks, Sulcus posterolateralis medullae spinalis
external spiral sulcus äußere Spiralfurche *f*, Sulcus spiralis externus
fimbriodentate sulcus Sulcus fimbriodentatus
sulcus for subclavian muscle Sulcus musculi subclavii
gingival sulcus Zahnfleischtasche *f*, Sulcus gingivalis
gluteal sulcus Gesäßfurche *f*, -falte *f*, Sulcus glutealis
greater palatine sulcus of maxilla Sulcus palatinus major maxillae
greater palatine sulcus of palatine bone Sulcus palatinus major ossis palatini
sulcus of greater petrosal nerve Sulcus nervi petrosi majoris
sulcus of habenula Sulcus habenularis
habenular sulcus Sulcus habenularis
hippocampal sulcus Sulcus hippocampalis
sulcus of hippocampus Fissura hippocampi, Sulcus hippocampalis
hypothalamic sulcus Hypothalamusrinne *f*, Sulcus hypothalamicus
inferior frontal sulcus Sulcus frontalis inferior
inferior interventricular sulcus hintere Interventrikularfurche *f*, Sulcus interventricularis posterior
sulcus of inferior petrosal sinus of occipital bone Sulcus sinus petrosi inferioris ossis occipitalis
sulcus of inferior petrosal sinus of temporal bone Sulcus sinus petrosi inferioris ossis temporalis
inferior temporal sulcus **1.** Sulcus temporalis inferior **2.** → *occipitotemporal sulcus*
infraorbital sulcus of maxilla Infraorbitalfurche *f*, Sulcus infraorbitalis
infrapalpebral sulcus Unterlidfurche *f*, Sulcus infrapalpebralis
interarticular sulcus of talus Sulcus tali
interlobar sulci of cerebrum Interlobarfurchen *pl* des Großhirns, Sulci interlobares cerebri
internal spiral sulcus innere Spiralfurche *f*, Sulcus spiralis internus
interparietal sulcus Sulcus intraparietalis
intertubercular sulcus Bizepsrinne *f* des Humerus, Sulcus intertubercularis
interventricular sulcus Interventrikularfurche *f*, Sulcus interventricularis
intraparietal sulcus Sulcus intraparietalis
Jacobson's sulcus **1.** Sulcus promontorii tympani **2.** Sulcus tympanicus
lacrimal sulcus of lacrimal bone Tränenfurche *f* des Tränenbeins, Sulcus lacrimalis ossis lacrimalis
lacrimal sulcus of maxilla Tränenkanalfurche *f* der Maxilla, Sulcus lacrimalis ossis maxillae
lateral bicipital sulcus Sulcus bicipitalis lateralis, Sulcus bicipitalis radialis
lateral cerebral sulcus Sylvius-Furche *f*, Sulcus lateralis cerebri
sulcus of lesser petrosal nerve Sulcus nervi petrosi minoris
limiting sulcus of brain Seitenfurche *f* des Großhirns, Sulcus limitans
limiting sulcus of Reil Sulcus circularis insulae
limiting sulcus of rhomboid fossa Seitenfurche *f* der Rautengrube, Sulcus limitans fossae rhomboideae
longitudinal sulcus of heart Interventrikularfurche *f*, Sulcus interventricularis
lunate sulcus Affenspalte *f*, Sulcus lunatus
malleolar sulcus of fibula Sulcus malleolaris fibulae
malleolar sulcus of tibia Sulcus malleolaris tibiae
medial bicipital sulcus Sulcus bicipitalis medialis, Sul-

cus bicipitalis ulnaris
medial sulcus of crus cerebri Sulcus nervi oculomotorii, Sulcus oculomotorius
median sulcus of fourth ventricle Medianfurche *f* des IV. Ventrikels, Sulcus medianus ventriculi quarti
median sulcus of rhomboid fossa Medianfurche *f* des IV. Ventrikels, Sulcus medianus ventriculi quarti
median sulcus of tongue mediane Zungenlängsfurche *f*, Sulcus medianus linguae
meningeal sulci Schädelwandfurchen *pl* für Meningealarterien, Sulci arteriosi
mentolabial sulcus Lippenkinnfurche *f*, Sulcus mentolabialis
sulcus of middle temporal artery Sulcus arteriae temporalis mediae
Monro's sulcus Hypothalamusrinne *f*, Sulcus hypothalamicus
muscular sulcus of tympanic cavity Semicanalis musculi tensoris tympani
mylohyoid sulcus of mandible Sulcus mylohyoideus
sulcus of nail matrix Nagelfalz *m*, Sulcus matricis unguis
nasolabial sulcus Nasolabialfurche *f*, Sulcus nasolabialis
sulcus of occipital artery Sulcus arteriae occipitalis
occipitotemporal sulcus Sulcus occipitotemporalis
olfactory sulcus of frontal lobe Olfaktoriusrinne *f* des Frontallappens, Sulcus olfactorius lobi frontalis
olfactory sulcus of nose Sulcus olfactorius nasi
optic sulcus Chiasma opticum-Rinne *f*, Sulcus prechiasmaticus
orbital sulci of frontal lobe Sulci orbitales
palatine sulcus Sulcus palatinus
palatine sulcusi of maxilla Sulci palatini maxillae
palatovaginal sulcus Sulcus palatovaginalis
paracentral sulcus Sulcus paracentralis
paracolic sulci parakolische Bauchfellnischen *pl*, Sulci paracolici
paraolfactory sulci Sulci paraolfactorii
parieto-occipital sulcus **1.** Sulcus parietooccipitalis **2.** Sulcus intraparietalis
popliteal sulcus Sulcus popliteus
postcentral sulcus Sulcus postcentralis
posterior sulcus of auricle Sulcus auricularis posterior
posterior intermediate sulcus of spinal cord Sulcus intermedius posterior
posterior interventricular sulcus hintere Interventrikularfurche *f*, Sulcus interventricularis posterior
posterior lateral sulcus of medulla oblongata Hinterseitenfurche *f* der Medulla oblongata, Sulcus posterolateralis medullae oblongatae
posterior lateral sulcus of spinal cord Hinterseitenfurche *f* des Rückenmarks, Sulcus posterolateralis medullae spinalis
posterior median sulcus of medulla oblongata Sulcus medianus posterior medullae oblongatae
posterior median sulcus of spinal cord hintere Rückenmarksfurche *f*, Sulcus medianus posterior medullae spinalis
posterointermediate sulcus of spinal cord Sulcus intermedius posterior medullae spinalis
posterolateral sulcus of medulla oblongata Hinterseitenfurche *f* der Medulla, Sulcus posterolateralis medullae oblongatae
posterolateral sulcus of spinal cord Hinterseitenfurche *f* des Rückenmarks, Sulcus posterolateralis medullae spinalis
precentral sulcus Sulcus precentralis
prechiasmatic sulcus Chiasma opticum-Rinne *f*, Sulcus prechiasmaticus
pre-olivary sulcus Sulcus preolivaris
prerolandic sulcus Sulcus precentralis
primary sulcus Primärfurche *f*, -sulcus *m*
promontory sulcus of tympanic cavity Sulcus promontorii tympani
sulcus of pterygoid hamulus Sulcus hamuli pterygoidei
pterygopalatine sulcus of palatine bone **1.** Sulcus palatinus major ossis palatini **2.** Sulcus pterygopalatinus ossis palatini
pterygopalatine sulcus of pterygoid process Sulcus pterygopalatinus processus pterygoidei
pulmonary sulcus Sulcus pulmonalis
radial sulcus Radialisrinne *f*, Sulcus nervi radialis, Sulcus spiralis
Reil's sulcus Sulcus circularis insulae
retrocentral sulcus Sulcus postcentralis
retro-olivary sulcus Sulcus retroolivaris
rhinal sulcus Sulcus rhinalis
sagittal sulcus Sinus sagittalis superior-Rinne *f*, Sulcus sinus sagittalis superioris
scleral sulcus sklerokorneale Furche *f*, Sulcus sclerae
sclerocorneal sulcus sklerokorneale Furche *f*, Sulcus sclerae
secondary sulci Sekundärfurchen *pl*
sulcus of sigmoid sinus Sinus-sigmoideus-Rinne *f*, Sulcus sinus sigmoidei
sulcus of sigmoid sinus of occipital bone Sulcus sinus sigmoidei ossis occipitalis
sulcus of sigmoid sinus of parietal bone Sulcus sinus sigmoidei ossis parietalis
sulcus of sigmoid sinus of temporal bone Sulcus sinus sigmoidei ossis temporalis
sulci of skin Hautfurchen *pl*, Sulci cutis
spinal nerve sulcus Sulcus nervi spinalis
spiral sulcus Radialisrinne *f*, Sulcus nervi radialis, Sulcus spiralis
spiral sulcus of humerus Radialisrinne *f*, Sulcus nervi radialis, Sulcus spiralis
subclavian sulcus Sulcus arteriae subclaviae
sulcus of subclavian artery Sulcus arteriae subclaviae
sulcus of subclavian vein Sulcus venae subclaviae
subparietal sulcus Sulcus subparietalis
superior frontal sulcus Sulcus frontalis superior
superior temporal sulcus Sulcus temporalis superior
supra-acetabular sulcus Sulcus supraacetabularis
supraorbital sulcus Incisura supraorbitalis, Foramen supraorbitale
talar sulcus Sulcus tali
sulcus of talus Talusrinne *f*, Sulcus tali
telodiencephalic sulcus Sulcus telodiencephalicus
sulcus of tendon of flexor hallucis longus of calcaneus Sulcus tendinis musculi flexoris hallucis longi calcanei
sulcus of tendon of flexor hallucis longus of talus Sulcus tendinis musculi flexoris hallucis longi tali
sulcus of tendon of peroneus longus muscle of calcaneus Sulcus tendinis musculi peronei longi calcanei, Sulcus tendinis musculi fibularis longi calcanei
sulcus of tendon of peroneus longus muscle of cuboid bone Sulcus tendinis musculi peronei longi ossis cuboidei, Sulcus tendinis musculi fibularis longi ossis cuboidei
terminal sulcus of right atrium Sulcus terminalis cordis, Sulcus terminalis atrii dextri
terminal sulcus of tongue Terminalsulkus *m*, V-Linguae *nt*, Sulcus terminalis linguae
tertiary sulcus Tertiärfurche *f*, -sulcus *m*
transverse sulcus of anthelix Sulcus anthelicis transversus
transverse occipital sulcus Sulcus occipitalis transversus
sulcus of transverse sinus Sulcus sinus transversi
transverse temporal sulcus Sulcus temporalis transversus

tympanic sulcus Sulcus tympanicus
sulcus of ulnar nerve Sulcus nervi ulnaris
sulcus of umbilical vein Sulcus venae umbilicalis
sulcus of vena cava Sulcus venae cavae
venous sulci Sulci venosi
sulcus of vertebral artery Sulcus arteriae vertebralis
vomeral sulcus Sulcus vomeris
vomerovaginal sulcus Sulcus vomerovaginalis

sulf- *präf.* Schwefel-, Sulfon-, Sulf(o)-

sul|fa|tase ['sʌlfəteɪz] *noun* Sulfatase *f*

sul|fate ['sʌlfeɪt] *noun* Sulfat *nt*
barium sulfate Bariumsulfat *nt*
bilirubin sulfate Bilirubinsulfat *nt*
copper sulfate Kupfersulfat *nt*, Kupfervitriol *nt*

sul|fat|e|mia [ˌsʌlfeɪ'tiːmɪə] *noun* Sulfatämie *f*

sul|fa|tides ['sʌlfətaɪdz] *plural* Sulfatide *pl*

sul|fat|i|do|sis [sʌlˌfætɪ'dəʊsɪs] *noun* metachromatische Leukodystrophie/Leukoenzephalopathie *f*, Sulfatidlipidose *f*

sulf|he|mo|glo|bin [sʌlf'hiːməgləʊbɪn] *noun* Sulfhämoglobin *nt*

sulf|he|mo|glo|bin|e|mia [sʌlfˌhiːməgləʊbɪ'niːmɪə] *noun* Sulfhämoglobinämie *f*

sul|fide ['sʌlfaɪd] *noun* Sulfid *nt*
hydrogen sulfide Schwefelwasserstoff *m*

sulf|met|he|mo|glo|bin [sʌlfˌmet'hiːməgləʊbɪn] *noun* → *sulfhemoglobin*

sulfo- *präf.* Schwefel-, Sulfon-, Sulf(o)-

sul|fo|bro|mo|phthal|ein [ˌsʌlfəˌbrəʊməʊ'(f)θæliːn] *noun* Bromosulfalein *nt*, Bromosulphthalein *nt*, Bromthalein *nt*, Bromosulfophthalein *nt*

sul|fo|lip|id [ˌsʌlfə'lɪpɪd] *noun* Sulfolipid *nt*

sul|fon|a|mide [sʌl'fɑnəmaɪd] *noun* Sulfonamid *nt*

sulf|ox|ide [sʌlf'ɑksaɪd] *noun* Sulfoxid *nt*
dimethyl sulfoxide Dimethylsulfoxid *nt*

sul|fur ['sʌlfər] *noun* Schwefel *m*, Sulfur *nt*
sulfur dioxide Schwefeldioxid *nt*

sun|burn ['sʌnbɜrn] *noun* Sonnenbrand *m*, Dermatitis solaris

sun|dew ['sʌnˌdjuː] *noun* Sonnentau *m*, Drosera rotundifolia
African sundew afrikanischer Sonnentau*m*, Droserae herba

sun|stroke ['sʌnstrəʊk] *noun* Sonnenstich *m*, Heliosis *f*

super- *präf.* Über-, Super-, Hyper-

su|per|ac|id [ˌsuːpər'æsɪd] *adj* übermäßig sauer, hyperazid, superazid

su|per|a|cid|i|ty [ˌsuːpərə'sɪdətɪ] *noun* Hyperazidität *f*, Hyperchlorhydrie *f*

su|per|ac|tiv|i|ty [ˌsuːpəræk'tɪvətɪ] *noun* übermäßige Aktivität *f*, Hyperaktivität *f*

su|per|a|cute [ˌsuːpərə'kjuːt] *adj* (*Verlauf, Reaktion*) extrem akut, hyperakut, perakut

su|per|al|i|men|ta|tion [ˌsuːpərˌælɪmen'teɪʃn] *noun* Hyperalimentation *f*

su|per|an|ti|gen [suːpər'æntɪdʒən] *noun* Superantigen *nt*

su|per|cil|i|ar|y [ˌsuːpər'sɪlɪˌeriː] *adj* Augenbraue/Supercilium betreffend, superziliär

su|per|cil|i|um [ˌsuːpər'sɪlɪəm] *noun, plural* **-cil|ia** [-'sɪlɪə] **1.** Augenbraue *f*, Supercilium *nt* **2. supercilia** *plural* Augenbrauenhaare *pl*, Superzilien *pl*

su|per|fam|i|ly ['suːpərfæməlɪ] *noun* Überfamilie *f*, Superfamilie *f*

su|per|fe|cun|da|tion [ˌsuːpərˌfiːkən'deɪʃn] *noun* Superfecundatio *f*

su|per|fe|male [ˌsuːpər'fiːmeɪl] *noun* Überweibchen *nt*, Superfemale *f*

su|per|fe|ta|tion [ˌsuːpərfɪ'teɪʃn] *noun* Überbefruchtung *f*, Superfetation *f*, Superfetatio *f*

su|per|fi|cial [ˌsuːpər'fɪʃl] *adj* oberflächlich, oben oder außen (liegend), äußerlich, äußere(r, s), superfiziell

su|per|gene ['suːpərdʒiːn] *noun* Supergen *nt*

su|per|im|preg|na|tion [ˌsuːpərˌɪmpreg'neɪʃn] *noun* Überbefruchtung *f*, Superfetatio *f*

su|per|in|fect|ed [ˌsuːpərɪn'fektɪd] *adj* Superinfektion betreffend, von Superinfektion betroffen, superinfiziert

su|per|in|fec|tion [ˌsuːpərɪn'fekʃn] *noun* Superinfektion *f*

su|per|in|vo|lu|tion [ˌsuːpərˌɪnvə'luːʃn] *noun* **1.** übermäßige Rückbildung/Involution *f*, Superinvolution *f* **2.** (*gynäkol.*) Superinvolutio uteri

su|pe|ri|or [suː'pɪərɪər] *adj* **1.** höhere(r, s), obere(r, s), höher- oder weiter oben liegend, superior, Ober- **2.** (*Qualität*) überragend; überlegen, besser (*to* als); hervoragend

su|per|nu|mer|ar|y [ˌsuːpər'n(j)uːməˌreriː, -rərɪ] *adj* zusätzlich, überzählig, extra

su|per|nu|tri|tion [ˌsuːpərn(j)uː'trɪʃn] *noun* Überernährung *f*, Hyperalimentation *f*

su|per|ox|ide [ˌsuːpər'ɑksaɪd, -sɪd] *noun* Super-, Hyper-, Peroxid *nt*

su|per|par|a|site [suːpər'pærəsaɪt] *noun* **1.** Superparasit *m* **2.** Überparasit *m*, Sekundärparasit *m*, Hyperparasit *m*

su|per|pig|men|ta|tion [ˌsuːpərˌpɪgmən'teɪʃn] *noun* vermehrte Pigmentierung *f*, Hyperpigmentierung *f*

su|per|se|cre|tion [ˌsuːpərsɪ'kriːʃn] *noun* übermäßige Sekretion *f*, Super-, Hypersekretion *f*

su|per|sen|si|tive [suːpər'sensɪtɪv] *adj* überempfindlich; allergisch

su|per|sen|si|tiv|i|ty [suːpərˌsensə'tɪvətɪ] *noun* Überempfindlichkeit *f*, Hypersensitivität *f*, Supersensitivität *f*

su|pi|nate ['s(j)uːpɪneɪt] *v* supinieren, auswärtsdrehen (*um die Längsachse*)

su|pi|na|tion [ˌs(j)uːpɪ'neɪʃn] *noun* Auswärtsdrehung *f* (*um die Längsachse*), Supination *f*

su|pi|na|tor ['s(j)uːpɪneɪtər] *noun* Supinator *m*, Musculus supinator

su|pine [suː'paɪn, sə-] *adj* nach außen gedreht; auf dem Rücken liegend, supiniert

sup|pos|i|to|ry [sə'pɑzɪtɔːriː] *noun* Suppositorium *nt*

sup|pres|sant [sə'presənt] **I** *noun* Hemmer *m*, Suppressor *m* **II** *adj* hemmend
appetite suppressant Appetitzügler *m*

sup|pres|sion [sə'preʃn] *noun* Unterdrückung *f*, Hemmung *f*, Suppression *f*

sup|pres|sive [sə'presɪv] *adj* unterdrückend, repressiv, Unterdrückungs-; hemmend; verstopfend

sup|pres|sor [sə'presər] *noun* Hemmer *m*, Suppressor *m*

sup|pu|ra|tion [sʌpjə'reɪʃn] *noun* Eiterbildung *f*, Vereiterung *f*, Eiterung *f*, Suppuration *f*, Suppuratio *f*

sup|pu|ra|tive ['sʌpjəreɪtɪv] *adj* eiterbildend, mit Eiter gefüllt, aus Eiter bestehend, eitrig, eiternd, purulent, suppurativ

supra- *präf.* Über-, Ober-, Supra-

supra-acetabular *adj* über/oberhalb der Hüftpfanne/des Azetabulums (liegend), supraazetabulär

supra-acromial *adj* über dem Akromion (liegend), supraakromial

supra-anal *adj* über dem After/Anus (liegend), supraanal

su|pra|an|co|ne|al [ˌsuːpræŋ'kəʊnɪəl] *adj* oberhalb des Ell(en)bogens, suprakubital

supra-auricular *adj* über dem Ohr (liegend), supraaurikulär

supra-axillary *adj* oberhalb der Achselhöhle (liegend), supraaxillär

su|pra|car|di|ac [ˌsuːprə'kɑːrdɪæk] *adj* oberhalb des Herzens (liegend), suprakardial

su|pra|cho|roi|dea [ˌsuːprəkə'rɔɪdɪə] *noun* Lamina suprachoroidea

su|pra|cla|vic|u|lar [ˌsuːprəklə'vɪkjələr] *adj* oberhalb des Schlüsselbeins/der Klavikula (liegend), supraklavikulär

su|pra|con|dy|lar [ˌsuːprə'kɑndɪlə(r)] *adj* oberhalb einer Kondyle (liegend), suprakondylär

su|pra|cos|tal [ˌsuːprəˈkɑstl] *adj* über oder auf einer Rippe (liegend), suprakostal
su|pra|cot|y|loid [ˌsuːprəˈkɑtlɔɪd] *adj* über/oberhalb der Hüftpfanne/des Azetabulums (liegend), supraazetabulär
su|pra|ep|i|con|dy|lar [ˌsuːprəepɪˈkɑndlər] *adj* oberhalb einer Epikondyle (liegend), supraepikondylär
su|pra|gin|gi|val [ˌsuːprədʒɪnˈdʒaɪvl] *adj* oberhalb des Zahnfleischs (liegend), supragingival
su|pra|gle|noid [ˌsuːprəˈgliːnɔɪd] *adj* oberhalb der Cavitas glenoidalis, supraglenoidal
su|pra|glot|tic [ˌsuːprəˈglɑtɪk] *adj* oberhalb der Glottis (liegend), supraglottisch
su|pra|he|pat|ic [ˌsuːprəhɪˈpætɪk] *adj* oberhalb der Leber (liegend), suprahepatisch
su|pra|hy|oid [ˌsuːprəˈhaɪɔɪd] *adj* oberhalb des Zungenbeins/Os hyoideum (liegend), suprahyoidal
su|pra|in|gui|nal [ˌsuːprəˈɪŋgwɪnl] *adj* oberhalb der Leiste (liegend), suprainguinal
su|pra|in|tes|ti|nal [ˌsuːprəɪnˈtestɪnl] *adj* supraintestinal
su|pra|lim|i|nal [ˌsuːprəˈlɪmɪnl] *adj* überschwellig
su|pra|lum|bar [ˌsuːprəˈlʌmbər] *adj* über der Lende(nregion) (liegend), supralumbal
su|pra|mal|le|o|lar [ˌsuːprəməˈlɪələr] *adj* oberhalb des (Fuß-)Knöchels (liegend), supramalleolär
su|pra|mam|ma|ry [ˌsuːprəˈmæmərɪ] *adj* oberhalb der Brustdrüse (liegend), supramammär
su|pra|man|dib|u|lar [ˌsuːprəmænˈdɪbjələr] *adj* über dem Unterkiefer (liegend), supramandibulär
su|pra|men|tal [ˌsuːprəˈmentl] *adj* supramental
su|pra|na|sal [ˌsuːprəˈneɪzl] *adj* oberhalb der Nase (liegend), supranasal
su|pra|nu|cle|ar [ˌsuːprəˈn(j)uːklɪər] *adj* oberhalb eines Kerns/Nucleus (liegend), supranukleär
su|pra|oc|cip|i|tal [ˌsuːprəɑkˈsɪpɪtl] *adj* supraokzipital
su|pra|oc|u|lar [ˌsuːprəˈɑkjələr] *adj* oberhalb des Auges (liegend), supraokulär
su|pra|op|ti|mal [ˌsuːprəˈɑptɪməl] *adj* über dem Optimum, über das Optimum hinaus, supraoptimal
su|pra|or|bit|al [ˌsuːprəˈɔːrbɪtl] *adj* über/oberhalb der Augenhöhle/Orbita (liegend), supraorbital
su|pra|pa|tel|lar [ˌsuːprəpəˈtelər] *adj* oberhalb der Kniescheibe/Patella (liegend), suprapatellar
su|pra|pel|vic [ˌsuːprəˈpelvɪk] *adj* oberhalb des Beckens (liegend), suprapelvin
su|pra|pu|bic [ˌsuːprəˈpjuːbɪk] *adj* oberhalb des Schambeins (liegend), suprapubisch
su|pra|re|nal [ˌsuːprəˈriːnl] I *noun* Nebenniere *f*, Glandula suprarenalis II *adj* oberhalb der Niere/Ren, suprarenal
su|pra|re|nal|ec|to|my [ˌsuːprəˌriːnəˈlektəmɪ] *noun* Adrenalektomie *f*
su|pra|scap|u|lar [ˌsuːprəˈskæpjələr] *adj* oberhalb der Spina scapulae (liegend), supraskapular
su|pra|scle|ral [ˌsuːprəˈsklɪərəl] *adj* auf der Sklera (liegend), supraskleral
su|pra|sel|lar [ˌsuːprəˈselər] *adj* oberhalb der Sella turcica, suprasellär
su|pra|sep|tal [ˌsuːprəˈseptəl] *adj* oberhalb eines Septums (liegend), supraseptal
su|pra|spi|nal [ˌsuːprəˈspaɪnl] *adj* über oder oberhalb der Wirbelsäule (liegend), supraspinal
su|pra|spi|nous [ˌsuːprəˈspaɪnəs] *adj* über oder oberhalb der Wirbelsäule (liegend), supraspinal
su|pra|ster|nal [ˌsuːprəˈstɜrnl] *adj* auf oder über dem Brustbein/Sternum (liegend), suprasternal, episternal
su|pra|ten|to|ri|al [ˌsuːprətenˈtɔːrɪəl] *adj* oberhalb des Tentoriums (liegend), supratentorial
su|pra|tho|rac|ic [ˌsuːprəθəˈræsɪk] *adj* oberhalb des Brustkorbs/Thorax (liegend), suprathorakal
su|pra|thresh|old [ˌsuːprəˈθreʃ(h)əʊld] *adj* überschwellig
su|pra|ton|sil|lar [ˌsuːprəˈtɑnsɪlər] *adj* oberhalb einer Mandel/Tonsille (liegend), supratonsillär
su|pra|tur|bi|nate [ˌsuːprəˈtɜrbɪneɪt, -nɪt] *noun* oberste Nasenmuschel *f*, Concha nasalis suprema
su|pra|tym|pan|ic [ˌsuːprətɪmˈpænɪk] *adj* oberhalb der Paukenhöhle/des Tympanons (liegend), supratympanal, supratympanisch
su|pra|um|bil|i|cal [ˌsuːprəʌmˈbɪlɪkl] *adj* oberhalb des Nabels (liegend), supraumbilikal
su|pra|vag|i|nal [ˌsuːprəˈvædʒɪnl] *adj* oberhalb der Scheide/Vagina (liegend), supravaginal
su|pra|val|var [ˌsuːprəˈvælvər] *adj* oberhalb einer Klappe/Valva (liegend), supravalvulär
su|pra|val|vu|lar [ˌsuːprəˈvælvjələr] *adj* oberhalb einer Klappe/Valva (liegend), supravalvulär
su|pra|vas|cu|lar [ˌsuːprəˈvæskjələr] *adj* über einem Gefäß (liegend), supravaskulär
su|pra|ven|tric|u|lar [ˌsuːprəvenˈtrɪkjələr] *adj* oberhalb eines Ventrikels (liegend), supraventrikulär
su|pra|vi|tal [ˌsuːprəˈvaɪtl] *adj* überlebend, über den Tod hinaus, supravital
su|preme [səˈpriːm, sʊ-] *adj* **1.** höchste(r, s), größte(r, s), oberste(r, s), äußerste(r, s), Ober- **2.** kritisch, entscheidend
su|ral [ˈsʊrəl, ˈsjʊə-] *adj* Wade betreffend, sural
sur|al|i|men|ta|tion [sɜrˌælɪmenˈteɪʃn] *noun* Hyperalimentation *f*
sur|di|mu|tism [ˌsɜrdɪˈmjuːtɪzəm] *noun* Taubstummheit *f*, Surdomutitas *f*
sur|di|ty [ˈsɜrdətɪ] *noun* Taubheit *f*, Surditas *f*
sur|face [ˈsɜrfɪs] I *noun* Oberfläche *f*, Außenfläche *f*, Außenseite *f* II *adj* Oberflächen- III *v* an die Oberfläche oder zum Vorschein kommen; ans Tageslicht kommen
anterior articular surface of dens Facies articularis anterior dentis
anterior brachial surface Oberarmvorderfläche *f*, vordere Oberarmregion *f*, Regio brachialis anterior
anterior calcaneal articular surface of talus Facies articularis calcanea anterior tali
anterior surface of cornea Hornhautvorderfläche *f*, Facies anterior corneae
anterior crural surface Unterschenkelvorderseite *f*, Regio cruris anterior
anterior surface of eyelid äußere/vordere Lidfläche *f*, Facies anterior palpebraris
anterior surface of iris Irisvorderfläche *f*, Facies anterior iridis
anterior surface of kidney Facies anterior renis
anterior surface of lens Linsenvorderfläche *f*, Facies anterior lentis
anterior surface of maxilla Facies anterior corporis maxillae
anterior surface of patella Facies anterior patellae
anterior surface of radius Facies anterior radii
anterior surface of sacral bone Facies pelvica ossis sacri
anterior surface of scapula Facies costalis/anterior scapulae
anterior surface of suprarenal gland Facies anterior glandulae suprarenalis
anterior talar articular surface of calcaneus Facies articularis talaris anterior calcanei
anterior surface of ulna Facies anterior ulnae
anterior surface of uterus Blasenfläche *f* des Uterus, Facies vesicalis uteri
anterolateral surface of arytenoid cartilage Facies anterolateralis cartilaginis arytenoideae
anterolateral surface of humerus Facies anterolateralis humeri
anteromedial surface of humerus Facies anteromedialis humeri
approximal surface Approximalfläche *f*, Facies appro-

S

ximalis dentis, Facies contactus dentis
articular surface Gelenkfläche *f* von Knorpel oder Knochen, Facies articularis
articular surface of acetabulum Facies lunata acetabuli
articular surface of arytenoid cartilage Facies articularis cartilaginis arytenoidea
articular surface of head of fibula Facies articularis capitis fibulae
articular surface of head of rib Facies articularis capitis costae
articular surface of mandibular fossa Facies articularis fossa mandibularis
articular surface of of patella Facies articularis patellae
articular surface of tubercle of rib Facies articularis tuberculi costae, Gelenkfläche des Rippenhöckers
arytenoid articular surface of crocoid cartilage Facies articularis arytenoidea
auricular surface of ilium Facies auricularis ossis ilii
auricular surface of sacrum Facies auricularis ossis sacri
body surface Körperoberfläche *f*
brachial surface Regio brachialis
buccal surface Facies buccalis dentis
carpal articular surface Facies articularis carpi
chewing surface (of tooth) (*Zahn*) Kaufläche *f*, Facies occlusalis dentis
colic surface of spleen Facies colica splenica
condyloid surface of tibia obere Gelenkfläche *f* des Schienbeins, Facies articularis superior tibiae
contact surface Kontaktfläche *f*
costal surface of lung Facies costalis pulmonis
costal surface of scapula Rippenfläche *f* der Skapula, Facies costalis scapulae
cuboidal articular surface of calcaneus Facies articularis cuboidea calcanei
diaphragmatic surface of heart Zwerchfellfläche *f* des Herzens, Facies diaphragmatica/splenica
diaphragmatic surface of liver Facies diaphragmatica hepatis
diaphragmatic surface of lung Facies diaphragmatica pulmonis
diaphragmatic surface of spleen Facies diaphragmatica splenica
distal surface of tooth Facies distalis dentis
dorsal surface of fingers/toes Facies dorsales digitorum; Fingerrücken *m*; Zehenrücken *m*
dorsal surface of scapula Skapularückfläche *f*, Facies posterior scapulae
exchange surface Austauschfläche *f*
external surface of eyelid äußere/vordere Lidfläche *f*, Facies anterior palpebrarum
external surface of frontal bone Facies externa ossis frontalis
femoral surface Oberschenkelregion *f*, Regio femoris
fibular articular surface of tibia Facies articularis fibularis tibiae
gastric surface of spleen Facies gastrica
gluteal surface of ilium Facies glutea ossis iliii
grinding surface (of tooth) (*Zahn*) Kaufläche *f*, Facies occlusalis dentis
inferior articular surface of tibia Facies articularis inferior tibiae
inferior surface of tongue Zungenunterfläche *f*, Facies inferior linguae
infratemporal surface of maxilla Facies infratemporalis corporis maxillae
inner surface Innenfläche *f*, -seite *f*
inner surface of eyelid innere/hintere Lidfläche *f*, Facies posterior palpebrae
interlobar surface of lung Facies interlobaris pulmonis
internal surface of eyelid innere/hintere Lidfläche *f*, Facies posterior palpebrae
internal surface of frontal bone Facies interna ossis frontalis
intervertebral surface of vertebra Facies intervertebralis
intestinal surface of uterus (*Uterus*) Darmfläche *f*, Facies intestinalis (uteri)
labial surface of tooth Facies labialis dentis
lateral surface Facies lateralis
lateral surface of fibula Facies lateralis fibulae, seitliche Fibulafläche *f*
lateral surface of ovary Facies lateralis ovarii
lateral surface of radius Facies lateralis radii
lateral surface of testis Facies lateralis testis
lateral surface of tibia Facies lateralis tibiae
lingual surface of tooth Facies lingualis dentis, Facies oralis dentis
lunate surface of acetabulum Facies lunata acetabuli
malleolar articular surface of fibula Facies articularis malleoli fibulae
malleolar articular surface of tibia Facies articularis malleoli tibiae
masticatory surface (*Zahn*) Kaufläche *f*, Facies occlusalis dentis
medial surface of arytenoid cartilage Facies medialis cartilaginis arytenoideae
medial surface of fibula Facies medialis fibulae, mittlere Fibulafläche *f*
medial surface of ovary Facies medialis ovarii
medial surface of testis Facies medialis testis
medial surface of tibia Facies medialis tibiae
medial surface of ulna Facies medialis ulnae
mediastinal surface of lung Facies mediastinalis pulmonis
mesial surface of tooth Facies mesialis dentis
middle calcaneal articular surface of talus Facies articularis calcanea media tali
middle talar articular surface of calcaneus Facies articularis talaris media calcanei
nasal surface of maxilla Facies nasalis corporis maxillae
navicular articular surface of talus Facies articularis navicularis tali
occlusal surface (*Zahn*) Kaufläche *f*, Facies occlusalis dentis
orbital surface of maxilla Facies orbitalis corporis maxillae
outer surface Außenseite *f*, -fläche *f*, Oberfläche *f*
palatal surface of tooth Facies palatinalis dentis
palmar surface Facies palmaris digitorum
pancreatic surface of spleen Facies pancreatica splenica
patellar surface of femur Facies patellaris femoris
pelvic surface of sacrum Facies pelvica ossis sacri
plantar surface Facies plantaris digitorum
popliteal surface of femur Facies poplitea femoris
posterior surface Facies posterior
posterior articular surface of dens Facies articularis posterior dentis
posterior surface of arytenoid cartilage Facies posterior cartilaginis arytenoideae
posterior brachial surface Oberarmhinterfläche *f*, hintere Oberarmregion *f*, Regio brachialis posterior
posterior surface of cornea Hornhauthinterfläche *f*, Facies posterior corneae
posterior crural surface Unterschenkelrückseite *f*, Regio cruris posterior
posterior surface of eyelid innere/hintere Lidfläche *f*, Facies posterior palpebrarum
posterior surface of fibula Facies posterior fibulae
posterior surface of humerus Facies posterior humeri
posterior surface of iris Irisrückfläche *f*, Facies poste-

S

rior iridis
posterior surface of kidney Facies posterior renis
posterior surface of lens Linsenrückfläche *f*, Facies posterior lentis
posterior surface of radius Facies posterior radii
posterior surface of sacral bone Facies dorsalis ossis sacri
posterior surface of scapula Rückfläche *f* des Schulterblattes, Facies posterior scapulae
posterior surface of suprarenal gland Facies posterior glandulae suprarenalis
posterior talar articular surface Facies articularis calcanea posterior
posterior talar articular surface of calcaneus Facies articularis talaris posterior calcanei
posterior surface of tibia Facies posterior tibiae
posterior surface of ulna Facies posterior ulnae
posterior surface of uterus Darmfläche *f* des Uterus, Facies intestinalis uteri
pulmonary surface of heart (*Herz*) Seiten-, Lungenfläche *f*, Facies pulmonalis cordis
renal surface of spleen Facies renalis splenica
renal surface of suprarenal gland Facies renalis glandulae suprarenalis
sacropelvic surface of ilium Facies sacropelvica ossis ilii
sternocostal surface of heart Herzvorderfläche *f*, Sternokostalfläche *f*, Facies anterior cordis
superior articular surface of atlas Facies articularis superior atlantis
superior articular surface of tibia Facies articularis superior tibiae
superior surface of talus Facies superior tali
symphysial surface Symphysenfläche *f* des Schambeins, Facies symphysialis
temporal surface of frontal bone Facies temporalis ossis frontalis
thyroid articular surface of crocoid cartilage Facies articularis thyroidea
urethral surface of penis Penisunterseite *f*, Facies urethralis
vesical surface of uterus Blasenfläche *f* des Uterus, Facies vesicalis uteri
vestibular surface of tooth Facies vestibularis dentis
visceral surface of liver Facies visceralis hepatis
visceral surface of spleen Facies visceralis splenica

sur|fac|tant [sər'fæktənt] *noun* **1.** oberflächenaktive/grenzflächenaktive Substanz *f*, Detergens *nt* **2.** (*Lunge*) Surfactant *nt*, Surfactant-Faktor *m*, Antiatelektasefaktor *m*

sur|geon ['sɜrdʒən] *noun* Chirurg *m*

sur|ger|y ['sɜrdʒərɪ] *noun, plural* **-ies** **1.** Chirurgie *f* **2.** chirurgischer Eingriff *m*, operativer Eingriff *m*, chirurgische Behandlung *f*, Operation *f* **3.** Operationssaal *m* **4.** Sprechzimmer *nt*, Praxis *f* **5.** (*britisch*) Sprechstunde *f*
ablative surgery amputierende Chirurgie *f*, ablative Chirurgie *f*, Amputation *f*
antireflux surgery Antirefluxoperation *f*, -plastik *f*
coronary surgery Koronarchirurgie *f*
cosmetic surgery kosmetische Chirurgie *f*, Schönheitschirurgie *f*
esthetic surgery kosmetische Chirurgie *f*, Schönheitschirurgie *f*
minimal invasive surgery minimal-invasive Chirurgie *f*
plastic surgeryplastische Chirurgie *f*
reconstructive surgery rekonstruktive Chirurgie *f*; plastische Chirurgie *f*
reflux surgery Refluxplastik *f*

sur|gi|cal ['sɜrdʒɪkl] *adj* **1.** Chirurgie betreffend, chirurgisch **2.** operativ, Operations-

sus|cep|ti|bil|i|ty [sə,septə'bɪlətɪ] *noun* Empfindlichkeit *f* (*to* gegen); Anfälligkeit *f*, Empfänglichkeit *f*, Reizbarkeit *f*, Suszeptibilität *f* (*to* für)

sus|cep|ti|ble [sə'septɪbl] *adj* empfindlich; anfällig, empfänglich, suszeptibel; verwundbar, verletzbar, verletzlich, anfällig, vulnerabel

sus|pen|so|ry [sə'spensərɪ] **I** *noun, plural* **-ries** Stütze *f*; Suspensorium *nt* **II** *adj* (ab-)stützend, hängend, Hänge-, Stütz-, Halte-

sus|ten|tac|u|lar [,sʌstən'tækjələr] *adj* Sustentaculum betreffend, stützend, Stütz-

sus|ten|tac|u|lum [,sʌstən'tækjələm] *noun, plural* **-la** [-lə] Stütze *f*, Sustentaculum *nt*

su|tur|al ['suːtʃərəl] *adj* Naht betreffend, mit einer Naht versehen, Naht-

su|ture ['suːtʃər] *noun* **1.** Naht *f*, Knochennaht *f*, Verwachsungslinie *f*, Sutura *f* **2.** Naht *f*
arcuate suture Kranznaht *f*, Sutura coronalis
biparietal suture Pfeilnaht *f*, Sutura sagittalis
bony suture Naht *f*, Knochennaht *f*, Verwachsungslinie *f*, Sutura *f*
bronchial suture Bronchusnaht *f*, Bronchorrhaphie *f*
catgut suture Catgut *nt*
coronal suture Kranznaht *f*, Sutura coronalis
cranial sutures Schädelnähte *pl*, Suturae cranii
dentate suture Zackennaht *f*, Sutura serrata
ethmoidolacrimal suture Sutura ethmoidolacrimalis
ethmoidomaxillary suture Sutura ethmoidomaxillaris
ethmolacrimal suture Sutura ethmoidolacrimalis
ethmomaxillary suture Sutura ethmoidomaxillaris
flat suture Sutura plana
frontal suture Sutura frontalis/metopica
frontoethmoidal suture Sutura frontoethmoidalis
frontolacrimal suture Sutura frontolacrimalis
frontomaxillary suture Sutura frontomaxillaris
frontonasal suture Sutura frontonasalis
frontozygomatic suture Sutura frontozygomatica
harmonic suture Sutura plana
incisive suture Sutura incisiva
infraorbital suture Sutura infraorbitalis
intermaxillary suture Sutura intermaxillaris
internasal suture Sutura internasalis
jugal suture Pfeilnaht *f*, Sutura sagittalis
lacrimoconchal suture Sutura lacrimoconchalis
lacrimomaxillary suture Sutura lacrimomaxillaris
lambdoid suture Lambdanaht *f*, Sutura lambdoidea
longitudinal suture Pfeilnaht *f*, Sutura sagittalis
median palatine suture mediane Gaumennaht *f*, Sutura palatina mediana
metopic suture Sutura frontalis/metopica
nasomaxillary suture Sutura nasomaxillaris
nerve suture Nervennaht *f*
occipitomastoid suture Sutura occipitomastoidea
palatoethmoidal suture Sutura palatoethmoidalis
palatomaxillary suture Sutura palatomaxillaris
parietomastoid suture Sutura parietomastoidea
plane suture Knochennaht *f* mit ebenen Flächen, Sutura plana
sagittal suture Pfeilnaht *f*, Sutura sagittalis
serrated suture Zackennaht *f*, Sutura serrata
skull suture Schädelnaht *f*, Suturae cranii
sphenoethmoidal suture Sutura sphenoethmoidalis
sphenofrontal suture Sutura sphenofrontalis
sphenomaxillary suture Sutura sphenomaxillaris
sphenoparietal suture Sutura sphenoparietalis
sphenosquamosal suture Sutura sphenosquamosa
sphenovomerian suture Sutura sphenovomeralis
sphenovomerine suture Sutura sphenovomeralis
sphenozygomatic suture Sutura sphenozygomatica
squamosal suture Schuppennaht *f*, Sutura squamosa
squamosomastoid suture Sutura squamosomastoidea
squamous suture Schuppennaht *f*, Sutura squamosa
temporozygomatic suture Sutura temporozygomatica
tendon suture Sehnennaht *f*

transverse palatine suture quere Gaumennaht *f*, Sutura palatina transversa
zygomaticomaxillary suture Sutura zygomaticomaxillaris
swab [swɑb] I *noun* **1.** Tupfer *m*, Wattebausch *m* **2.** Abstrichtupfer *m* **3.** Abstrich *m* take a swab einen Abstrich machen II *v* abtupfen, betupfen
swal|low ['swɑləʊ] I *noun* Schluck *m*; Schlucken *nt* II *vt* (ver-, hinunter-)schlucken III *vi* schlucken
sweat [swet] I *noun* **1.** Schweiß *m*, Sudor *m* **2.** Schwitzen *nt*, Schweißausbruch *m*, Perspiration *f* II *vt* **3.** (aus-)schwitzen **4.** schwitzen lassen, in Schweiß bringen III *vi* schwitzen
sweat|ing ['swetɪŋ] I *noun* Schwitzen *nt*; Schweißsekretion *f*, -absonderung *f*, Perspiration *f* II *adj* schwitzend, Schwitz-
excessive sweating Hyperhidrose *f*
swell [swel] I *noun* (An-)Schwellen *nt*; Schwellung *f*, Geschwulst *f*; Vorwölbung *f*, Ausbuchtung *f* II *v* (an-)schwellen (*into, to* zu); sich (auf-)blähen
swel|ling ['swelɪŋ] *noun* **1.** Anschwellen *nt*, Anwachsen *nt*; Aufquellen *nt*, Quellen *nt* **2.** Schwellung *f*, Verdickung *f*; Geschwulst *f*, Beule *f*
Calabar swelling Calabar-Beule *f*, -Schwellung *f*, Kamerun-Schwellung *f*, Loiasis *f*, Loiase *f*
Kamerun swelling → *Calabar swelling*
levator swelling Torus levatorius
pre-edematous swelling Präödem *nt*
tropical swelling → *Calabar swelling*
swol|len ['swəʊlən] *adj* (*Haut*) teigig, gedunsen, aufgeschwemmt, pastös
sych|nu|ria [sɪk'n(j)ʊərɪə] *noun* häufige Blasenentleerung *f*, Pollakisurie *f*, Pollakiurie *f*
sy|co|sis [saɪ'kəʊsɪs] *noun* Sycosis *f*
sym|bi|on|ic [ˌsɪmbɪ'ɑnɪk] *adj* Symbiose betreffend, in der Art einer Symbiose, symbiotisch, symbiontisch
sym|bi|ont ['sɪmbɪɑnt] *noun* Symbiont *m*
sym|bi|o|sis [sɪmbɪ'əʊsɪs] *noun, plural* **-ses** [-siːz] Symbiose *f*
sym|bi|ote ['sɪmbɪəʊt] *noun* Symbiont *m*
sym|bi|ot|ic [ˌsɪmbɪ'ɑtɪk] *adj* Symbiose betreffend, in der Art einer Symbiose, symbiotisch, symbiontisch
sym|bleph|a|ron [sɪm'blefərɑn] *noun* Symblepharon *nt*
sym|brach|y|dac|ty|ly [sɪmˌbrækə'dæktəlɪ] *noun* Symbrachydaktylie *f*
sym|me|lia [sɪ'miːlɪə] *noun* Symmelie *f*
sympath- *präf.* Sympathikus-, Sympathik(o)-, Sympath(o)-
sym|pa|thec|to|my [ˌsɪmpæ'θektəmɪ] *noun* Grenzstrangresektion *f*, Sympathektomie *f*
sym|pa|thet|ic [ˌsɪmpə'θetɪk] *adj* **1.** sympathisches Nervensystem/Symphatikus betreffend, orthosympathisch, sympathisch **2.** auf ein nichterkranktes Organ übergreifend, sympathetisch, sympathisch, miterkrankend
sympathetico- *präf.* Sympathikus-, Sympathik(o)-, Sympath(o)-
sym|pa|thet|i|co|mi|met|ic [ˌsɪmpæˌθetɪkəʊmɪ'metɪk] *adj* das sympathische System anregend, mit stimulierender Wirkung auf das sympathische System, adrenomimetisch, sympathomimetisch
sym|pa|thet|i|co|to|nia [ˌsɪmpæˌθetɪkəʊ'təʊnɪə] *noun* Sympathikotonie *f*
sym|pa|thet|o|blas|to|ma [ˌsɪmpæˌθetəblæs'təʊmə] *noun* Sympathoblastom *nt*
sym|path|ic [sɪm'pæθɪk] *adj* **1.** sympathisches Nervensystem/Symphatikus betreffend, orthosympathisch, sympathisch **2.** auf ein nichterkranktes Organ übergreifend, sympathetisch, sympathisch, miterkrankend
sympathico- *präf.* Sympathikus-, Sympathik(o)-, Sympath(o)-
sym|path|i|co|blas|to|ma [sɪmˌpæθɪkəʊblæs'təʊmə] *noun* → *sympathoblastoma*
sym|path|i|co|lyt|ic [ˌsɪmˌpæθɪkəʊ'lɪtɪk] *adj* die Wirkung von Adrenalin aufhebend; das sympathische System hemmend, sympatholytisch, antiadrenerg, adrenolytisch
sym|path|i|co|mi|met|ic [sɪmˌpæθɪkəʊmɪ'metɪk] *adj* das sympathische System anregend, mit stimulierender Wirkung auf das sympathische System, sympathomimetisch, adrenomimetisch
sym|path|i|cop|a|thy [sɪmˌpæθɪ'kɑpəθɪ] *noun* Erkrankung *f* des sympathischen Nervensystems, Sympathiko-, Sympathopathie *f*
sym|path|i|co|to|nia [sɪmˌpæθɪkəʊ'təʊnɪə] *noun* Sympathikotonie *f*
sym|path|i|co|trop|ic [sɪmˌpæθɪkəʊ'trɑpɪk] *adj* sympathotrop, sympathikotrop
sym|path|i|cus [sɪm'pæθɪkəs] *noun* sympathisches Nervensystem *nt*, (Ortho-)Sympathikus *m*, sympathischer Teil *m* des autonomen Nervensystems, Nervus sympathicus, Pars sympathica divisionis autonomici systematis nervosi
sympatho- *präf.* Sympathikus-, Sympathik(o)-, Sympath(o)-
sym|pa|tho|ad|re|nal [ˌsɪmpəθəʊə'driːnl] *adj* sympatho-, sympathikoadrenal
sym|path|o|blast [sɪm'pæθəblæst] *noun* Sympathoblast *m*
sym|pa|tho|blas|to|ma [ˌsɪmpəθəʊblæs'təʊmə] *noun* Sympathikoblastom *nt*, Sympathikogoniom *nt*, Sympathoblastom *nt*, Sympathogoniom *nt*
sym|pa|tho|go|ni|o|ma [sɪmˌpæθɪkəʊˌgəʊnɪ'əʊmə] *noun* Sympathikoblastom *nt*, Sympathikogoniom *nt*, Sympathoblastom *nt*, Sympathogoniom *nt*
sym|pa|tho|lyt|ic [sɪmˌpæθɪkəʊ'lɪtɪk] *adj* die Wirkung von Adrenalin aufhebend; das sympathische System hemmend, sympatholytisch, antiadrenerg, adrenolytisch
sym|pa|tho|mi|met|ic [sɪmˌpæθɪkəʊmɪ'metɪk] *adj* das sympathische System anregend, mit stimulierender Wirkung auf das sympathische System, sympathomimetisch, adrenomimetisch
sym|pa|tho|par|a|lyt|ic [sɪmˌpæθɪkəʊˌpærə'lɪtɪk] *adj* die Wirkung von Adrenalin aufhebend; das sympathische System hemmend, sympatholytisch, antiadrenerg, adrenolytisch
sym|pa|thy ['sɪmpəθɪ] *noun* **1.** Sympathie *f*, Zuneigung *f* (*for* für) **2. sympathies** *plural* (An-)Teilnahme *f*, Beileid *nt* **3.** Mitleidenschaft *f*
sym|phys|e|al [sɪm'fiːzɪəl] *adj* Symphyse betreffend, Symphysen-
sym|phys|i|al [sɪm'fiːzɪəl] *adj* Symphyse betreffend, Symphysen-
sym|phys|i|ol|y|sis [sɪmˌfiːzɪ'ɑlɪsɪs] *noun* Symphysenlösung *f*, Symphisiolyse *f*
sym|phys|i|or|rha|phy [sɪmˌfiːzɪ'ɔrəfɪ] *noun* Symphysennaht *f*, Symphysiorrhaphie *f*
sym|phys|i|ot|o|my [sɪmˌfiːzɪ'ɑtəmɪ] *noun* Symphysensprengung *f*
sym|phy|sis ['sɪmfəsɪs] *noun, plural* **-ses** [-siːz] Knorpelfuge *f*, Symphyse *f*
intervertebral symphysis Intervertebralverbindung *f*, Symphysis intervertebralis
mandibular symphysis Symphysis mandibulae/mentalis
manubriosternal symphysis Manubriosternalgelenk *nt*, Synchondrosis/Symphysis manubriosternalis
mental symphysis Symphysis mandibulae/mentalis
pubic symphysis Scham(bein)fuge *f*, Symphysis pubica
sacrococcygeal symphysis Kreuzbein-Steißbein-Gelenk *nt*, Sakrokokzygealgelenk *nt*, Articulatio sacrococcygea
sacroiliac symphysis Kreuzbein-Darmbein-Gelenk *nt*, Iliosakralgelenk *nt*, Articulatio sacroiliaca
sym|po|dia [sɪm'pəʊdɪə] *noun* Sirenenbildung *f*, Sirene *f*,

S

Sympodie *f*, Sirenomelie *f*
sym|port [sɪm'pɔːrt] *noun* gekoppelter Transport *m*, Cotransport *m*, Symport *m*
symp|tom ['sɪmptəm] *noun* Zeichen *nt*, Anzeichen *nt*, Krankheitszeichen *nt*, Symptom *nt* (*of* für, von)
Bárány's symptom **1.** Bárány-Drehstarkreizprüfung *f* **2.** Bárány-Kalorisation *f*
Brauch-Romberg symptom Romberg-Zeichen *nt*, -Phänomen *nt*
Chvostek's symptom Chvostek-Zeichen *nt*, Fazialiszeichen *nt*
early symptom Prodrom *nt*
Jellinek's symptom Jellinek-Zeichen *nt*
Pel-Ebstein symptom Pel-Ebstein-Fieber *nt*
premonitory symptom Frühsymptom *nt*
reversible ischemic neurologic symptoms reversible ischämische neurologische Symptomatik *f*
Wartenberg's symptom **1.** Wartenberg-Reflex *m*, Daumenzeichen **2.** idiopathische Akroparästhesie *f*, Wartenberg-Syndrom *nt*, Brachialgia statica paraesthetica
withdrawal symptoms Entzugserscheinungen *pl*, -syndrom *nt*, Entziehungserscheinungen *pl*, -syndrom *nt*, Abstinenzerscheinungen *pl*, -syndrom *nt*
symp|to|mat|ic [ˌsɪmptə'mætɪk] *adj* Symptom(e) betreffend, auf Symptomen beruhend, kennzeichnend, bezeichnend, symptomatisch
syn|a|del|phus [ˌsɪnə'delfəs] *noun* Synadelphus *m*
syn|al|gia [sɪ'nældʒ(ɪ)ə] *noun* Synalgie *f*
syn|aph|y|men|i|tis [sɪˌnæfɪme'naɪtɪs] *noun* Entzündung der Augenbindehaut, Conjunctivitis *f*, Bindehautentzündung *f*, Konjunktivitis *f*
syn|apse ['sɪnæps, sɪ'næps] **I** *noun, plural* **-aps|es** [-siːz] Synapse *f* **II** *v* eine Synapse bilden
syn|ap|sis [sɪ'næpsɪs] *noun, plural* **-ses** [-siːz] Chromosomenpaarung *f*, Synapsis *f*
syn|ap|tic [sɪ'næptɪk] *adj* Synapse betreffend, mittels Synapse, synaptisch
syn|ar|thro|sis [ˌsɪnɑːr'θrəʊsɪs] *noun, plural* **-ses** [-siːz] kontinuierliche Knochenverbindung *f*, Knochenfuge *f*, Synarthrose *f*, Synarthrosis *f*, Articulatio/Junctura fibrosa
radioulnar synarthrosis Syndesmosis radioulnaris
syn|chei|lia [sɪn'kaɪlɪə] *noun* Synchilia *f*
syn|che|sis ['sɪnkəsɪs] *noun* Synchisis corporis vitrei
syn|chon|drec|to|my [ˌsɪnkɑn'drektəmɪ] *noun* Synchondrektomie *f*
syn|chon|dro|sis [ˌsɪnkɑn'drəʊsɪs] *noun, plural* **-ses** [-siːz] Knorpelfuge *f*, -haft *f*, Synchondrose *f*, Synchondrosis *f*
cranial synchondroses kraniale Synchondrosen *pl*, Synchondrosen der Schädelknochen, Synchondroses cranii
intraoccipital synchondrosis Synchondrosis intraoccipitalis
manubriosternal synchondrosis Manubriosternalgelenk *nt*, Synchondrosis/Symphysis manubriosternalis
petro-occipital synchondrosis Synchondrosis petrooccipitalis
pubic synchondrosis Schamfuge *f*, Symphysis pubica
sphenoethmoidal synchondrosis Synchondrosis sphenoethmoidalis
spheno-occipital synchondrosis Synchondrosis sphenooccipitalis
sphenopetrosal synchondrosis Synchondrosis sphenopetrosa
sternal synchondroses Synchondroses sternales
xiphosternal synchondrosis Synchondrosis xiphosternalis
syn|chon|drot|o|my [ˌsɪnkɑn'drɑtəmɪ] *noun* Synchondrotomie *f*
syn|chro|nous ['sɪŋkrənəs] *adj* gleichzeitig, gleichlaufend, synchron
syn|chy|sis ['sɪnkəsɪs] *noun* **1.** (*patholog.*) Verflüssigung *f*, Synchisis *f* **2.** (*ophthal.*) Glaskörperverflüssigung *f*, Synchisis corporis vitrei
synchysis albescens nivea Synchisis albescens nivea
syn|clit|ic [sɪn'klɪtɪk] *adj* Synklitismus betreffend, achsengerecht, synklitisch
syn|clit|ism ['sɪnklɪtɪzəm] *noun* Synklitismus *m*
syn|co|pal ['sɪŋkəpəl] *adj* Synkope betreffend, synkopisch
syn|co|pe ['sɪŋkəpɪ] *noun* Synkope *f*
carotid sinus syncope Karotissinussyndrom *nt*, hyperaktiver Karotissinusreflex *m*, Charcot-Weiss-Baker-Syndrom *nt*
cough syncope Hustenschlag *m*, -synkope *f*
laryngeal syncope **1.** Larynx-, Kehlkopfschwindel *m*, Vertigo laryngica **2.** Hustenschlag *m*, -synkope *f*
postural syncope Orthostasesyndrom *nt*
Stokes-Adams syncope Adams-Stokes-Anfall *m*, Adams-Stokes-Synkope *f*, Adams-Stokes-Syndrom *nt*
tussive syncope Hustenschlag *m*, -synkope *f*
vasovagal syncope vasovagale Synkope *f*, Reflexsynkope *f*, autonom-nervale Synkope *f*
syn|cop|ic [sɪŋ'kɑpɪk] *adj* Synkope betreffend, synkopisch
syn|cre|tio [sɪn'krɪʃɪəʊ] *noun* Zusammenwachsen *nt*, Verwachsen *nt*, Syncretio *f*
syn|cy|tial [sɪn'sɪtɪəl, -'sɪʃ(ɪ)əl] *adj* Synzytium betreffend, synzytial
syn|cy|tio|troph|o|blast [sɪnˌsɪtɪəʊ'trɑfəˌblæst, -ˌsɪʃ(ɪ)əʊ-] *noun* Synzytiotrophoblast *m*
syn|cy|tium [sɪn'sɪtɪəm, -'sɪʃ(ɪ)əm] *noun, plural* **-tia** [-tɪə,-ʃ(ɪ)ə] Synzytium *nt*, Syncytium *nt*
syn|dac|tyl|ous [sɪn'dæktɪləs] *adj* Syndaktylie betreffend, syndaktyl
syn|dac|tyl|y [sɪn'dæktəlɪ] *noun* Syndaktylie *f*
syn|de|sis ['sɪndəsɪs] *noun* **1.** operative Gelenkversteifung *f*, Arthrodese *f* **2.** (*genet.*) Chromosomenpaarung *f*, Synapsis *f*
syndesm- *präf.* Band-, Bänder-, Ligament-, Syndesm(o)-
syn|des|mec|to|my [ˌsɪndez'mektəmɪ] *noun* Banddurchtrennung *f*, -exzision *f*, -resektion *f*, Ligamentdurchtrennung *f*, -exzision *f*, -resektion *f*, Syndesmektomie *f*
syn|des|mi|tis [ˌsɪndez'maɪtɪs] *noun* Entzündung der Augenbindehaut, Conjunctivitis *f*, Bindehautentzündung *f*, Konjunktivitis *f*
syndesmo- *präf.* Band-, Bänder-, Ligament-, Syndesm(o)-
syn|des|mo|pex|y [sɪn'dezməpeksɪ] *noun* Syndesmopexie *f*
syn|des|mo|phytes [sɪn'dezməfaɪtz] *plural* Syndesmophyten *pl*
syn|des|mo|plas|ty [sɪn'dezməplæstɪ] *noun* Bänder-, Syndesmoplastik *f*
syn|des|mor|rha|phy [ˌsɪndez'mɔrəfɪ] *noun* Band-, Bändernaht *f*, Syndesmorrhaphie *f*
syn|des|mo|sis [ˌsɪndez'məʊsɪs] *noun, plural* **-ses** [-siːz] Bandhaft *f*, Syndesmose *f*, Syndesmosis *f*
dento-alveolar syndesmosis Syndesmosis dentoalveolaris, Gomphosis *f*
radioulnar syndesmosis Syndesmosis radioulnaris
tibiofibular syndesmosis unteres Tibiofibulargelenk *nt*, Syndesmosis tibiofibularis
tympanostapedial syndesmosis Syndesmosis tympanostapedialis
syn|des|mot|o|my [ˌsɪndez'mɑtəmɪ] *noun* Band-, Bänder-, Ligamentdurchtrennung *f*, Syndesmotomie *f*
syn|drome ['sɪndrəʊm] *noun* Syndrom *nt*, Symptomenkomplex *m*
Aarskog's syndrome Aarskog-Syndrom *nt*
Aarskog-Scott syndrome Aarskog-Syndrom *nt*
Aase syndrome Aase-Syndrom *nt*
abdominal muscle deficiency syndrome ventrales Defektsyndrom *nt*, Bauchdeckenaplasie *f*, Pflaumen-

bauchsyndrom *nt*, prune-belly syndrome *nt*
Achard's syndrome Achard-Syndrom *nt*
Achard-Thiers syndrome Achard-Thiers-Syndrom *nt*
Achenbach's syndrome Achenbach-Syndrom *nt*, paroxysmales Handhämatom *nt*, paroxysmales Fingerhämatom *nt*, Fingerapoplexie *f*
acquired immune deficiency syndrome → *acquired immunodeficiency syndrome*
acquired immunodeficiency syndrome erworbenes Immundefektsyndrom *nt*, acquired immunodeficiency syndrome *nt*
acrocephalopolysyndactyly syndrome Akrozephalopolysyndaktylie-Syndrom *nt*
acrocephalosyndactyly syndrome Akrozephalosyndaktylie-Syndrom *nt*
acrofacial syndrome Weyers-Syndrom *nt*, Dysostosis acrofacialis
acute brain syndrome Delirium *nt*, Delir *nt*
acute organic mental syndrome akutes organisches Psychosyndrom *nt*
acute radiation syndrome akutes Strahlensyndrom *nt*
acute retroviral syndrome akutes retrovirales Syndrom *nt*, akute HIV-Infektion *f*
Adams-Stokes syndrome Adams-Stokes-Anfall *m*, Adams-Stokes-Synkope *f*, -Syndrom *nt*
adaptation syndrome Anpassungs-, Adaptationssyndrom *nt*
Adie's syndrome Adie-Syndrom *nt*
adiposity-hypothermia-oligomenorrhea-parotid syndrome Adipositas-Hypothermie-Oligomenorrhoe-Parotis-Syndrom *nt*, AHOP-Syndrom *nt*
adiposity-oligomenorrhea-parotid syndrome Adipositas-Oligomenorrhoe-Parotis-Syndrom *nt*, AOP-Syndrom *nt*
adiposogenital syndrome Babinsky-Fröhlich-Syndrom *nt*, Morbus Fröhlich *m*, Dystrophia adiposogenitalis (Fröhlich)
adrenal Cushing's syndrome adrenales Cushing-Syndrom *nt*
adrenogenital syndrome kongenitale Nebennierenrindenhyperplasie *f*, adrenogenitales Syndrom *nt*
adrenogenital salt-depletion syndrome adrenogenitales Salzverlustsyndrom *nt*
adult respiratory distress syndrome Schocklunge *f*, adult respiratory distress syndrome *nt*
afferent loop syndrome Syndrom *nt* der zuführenden Schlinge, Afferent-loop-Syndrom *nt*
aglossia-adactylia syndrome Aglossie-Adaktylie-Syndrom *nt*, Hypoglossie-Hypodaktylie-Syndrom *nt*
AHOP syndrome AHOP-Syndrom *nt*, Adipositas-Hypothermie-Oligomenorrhoe-Parotis-Syndrom *nt*
Ahumada-Del Castillo syndrome Argonz-Del Castillo(-Ahumada)-Syndrom *nt*
Aicardi's syndrome Aicardi-Syndrom *nt*
Alagille's syndrome Alagille-Syndrom *nt*
Albright's syndrome **1.** Albright(-McCune)-Syndrom *nt*, McCune-Albright-Syndrom *nt*, polyostotische fibröse Dysplasie *f* **2.** Martin-Albright-Syndrom *nt*
Albright-McCune-Sternberg syndrome Albright(-McCune)-Syndrom *nt*, McCune-Albright-Syndrom *nt*, polyostotische fibröse Dysplasie *f*
Aldrich's syndrome Wiskott-Aldrich-Syndrom *nt*
Alice-in-Wonderland syndrome Alice-in-Wonderland-Syndrom *nt*
Allen-Masters syndrome Masters-Allen-Syndrom *nt*, Allen-Masters-Syndrom *nt*
Alpers' syndrome Alpers-Syndrom *nt*, Poliodystrophia cerebri progressiva infantilis
Alport's syndrome Alport-Syndrom *nt*
Alström's syndrome Alström(-Hallgren)-Syndrom *nt*
amenorrhea-galactorrhea syndrome Amenorrhoe-Galaktorrhoe-Syndrom *nt*, Galaktorrhoe-Amenorrhoe-Syndrom *nt*
amential syndrome amentielles Syndrom *nt*
amnestic syndrome amnestisches Syndrom *nt*, Korsakow-Syndrom *nt*, -Psychose *f*
amniotic fluid syndrome Fruchtwasserembolie *f*
amniotic infection syndrome Amnioninfektionssyndrom *nt*, Fruchtwasserinfektion *f*
amyostatic syndrome Wilson-Krankheit *f*, -Syndrom *nt*, Morbus Wilson *m*, hepatolentikuläre/hepatozerebrale Degeneration *f*
Angelmann's syndrome Angelman-Syndrom *nt*, Happy-puppet-Syndrom *nt*
angio-osteohypertrophy syndrome Klippel-Trénaunay-Syndrom *nt*, Osteoangiohypertrophie-Syndrom *nt*, Klippel-Trénaunay-Weber-Syndrom *nt*, angio-osteo-hypertrophisches Syndrom *nt*, Haemangiectasia hypertrophicans
ankyloglossia superior syndrome Ankyloglossum-superius-Syndrom *nt*, oroakrales Fehlbildungssyndrom *nt*
anorexia-boulimia syndrome Anorexie-Bulimie-Syndrom *nt*
Antabuse syndrome Antabus-Syndrom *nt*
anterior chamber cleavage syndrome Peters-Anomalie *f*, -Syndrom *nt*
anterior tibial compartment syndrome Tibialis-anterior-Syndrom *nt*
antibody deficiency syndrome Antikörpermangelsyndrom *nt*
anti-phospholipid syndrome Anti-Phospholipidsyndrom *nt*, Anti-Cardiolipinsyndrom *nt*
Anton's syndrome **1.** Anton-Zeichen *nt* **2.** Anton-Babinski-Syndrom *nt*, Hemiasomatognosie *f*
aortic arch syndrome Aortenbogensyndrom *nt*
aortic steal syndrome diastolisches Aortenanzapfsyndrom *nt*
Apert's syndrome Apert-Syndrom *nt*
aplastic syndrome aplastisches Syndrom *nt*, Panmyelopathie *f*, Panmyelophthise
syndrome of approximate relevant answers Ganser-Syndrom *nt*, Pseudodemenz *f*, Scheinblödsinn *m*, Zweckpsychose *f*
argentaffinoma syndrome Flushsyndrom *nt*, Karzinoidsyndrom *nt*, Biörck-Thorson-Syndrom *nt*
Arndt-Gottron syndrome Arndt-Gottron-Syndrom *nt*, Skleromyxödem *nt*
Arnold-Chiari syndrome Arnold-Chiari-Hemmungsfehlbildung *f*, -Syndrom *nt*
arteritis cranialis-polymyalgia syndrome Arteriitis-cranialis-Polymyalgie-Syndrom *nt*
Ascher's syndrome Ascher-Syndrom *nt*
Asherman's syndrome Asherman-Fritsch-Syndrom *nt*
Asperger's syndrome Asperger-Syndrom *nt*, Asperger-Störung *f*
asplenia syndrome Ivemark-Syndrom *nt*
ataxia-teleangiectasia syndrome progressive zerebelläre Ataxie *f*, Louis-Bar-Syndrom *nt*, Ataxia-Teleangiectasia *f*, Teleangiektasie-Ataxie-Syndrom *nt*, Ataxia teleangiectatica
atypical Zellweger syndrome atypisches Zellweger-Syndrom *nt*, Pseudozellweger-Syndrom *nt*
auriculotemporal syndrome aurikulotemporales Syndrom *nt*, Frey-Syndrom *nt*
autoerythrocyte sensitization syndrome Erythrozytenautosensibilisierung *f*, schmerzhaftes Ekchymosen-Syndrom *nt*, painful bruising syndrome *nt*
autoimmune polyendocrine-candidiasis syndrome Autoimmun-Polyendokrinopathie *f*, polyglanduläres Autoimmunsyndrom *nt*, PGA-Syndrom *nt*, pluriglanduläre Insuffizienz *f*
Avellis' syndrome Avellis-Syndrom *nt*, Avellis-Longhi-Syndrom *nt*, Longhi-Avellis-Syndrom *nt*
Axenfeld's syndrome Axenfeld-Schürenberg-Syndrom *nt*

S

Ayerza's syndrome Ayerza-Syndrom *nt*
Baastrup's syndrome Baastrup-Zeichen *nt*, -Syndrom *nt*, -Krankheit *f*, Arthrosis interspinosa
Babinski's syndrome Babinski-Vaquez-Syndrom *nt*
Babinski-Fröhlich syndrome Babinski-Fröhlich-Syndrom *nt*, Morbus Fröhlich *m*, Dystrophia adiposogenitalis (Fröhlich)
Babinski-Nageotte syndrome Babinski-Nageotte-Syndrom *nt*
Babinski-Vaquez syndrome Babinski-Vaquez-Syndrom *nt*
Bäfverstedt's syndrome Bäfverstedt-Syndrom *nt*, multiples Sarkoid *nt*, benigne Lymphoplasie *f* der Haut, Lymphozytom *nt*, Lymphadenosis benigna cutis, Lymphozytoma cutis
Balint's syndrome Balint-Syndrom *nt*
Ballantyne-Runge syndrome Ballantyne-Runge-Syndrom *nt*, Clifford-Syndrom *nt*
Bamberger-Marie syndrome Marie-Bamberger-Syndrom *nt*, Bamberger-Marie-Syndrom *nt*, Akropachie *f*, hypertrophische pulmonale Osteoarthropathie *f*
Bannayan-Riley-Ruvalcava syndrome Bannayan-Riley-Ruvalcava-Syndrom *nt*
Bannwarth's syndrome Bannwarth-Syndrom *nt*
Banti's syndrome Banti-Krankheit *f*, -Syndrom *nt*
Bárány's syndrome Bárány-Syndrom *nt*, Hemicrania cerebellaris
Bardet-Biedl syndrome Bardet-Biedl-Syndrom *nt*, Laurence-Moon-Syndrom *nt*, Laurence-Moon-Bardet-Biedl-Syndrom *nt*, Laurence-Moon-Biedl-Syndrom *nt*, Laurence-Moon-Biedl-Bardet-Syndrom *nt*, dienzephaloretinale Degeneration *f*
Bard-Pic syndrome Bard-Pic-Syndrom *nt*
Barlow syndrome Barlow-Syndrom *nt*, Mitralklappenprolaps-Syndrom *nt*, Klick-Syndrom *nt*, Floppy-Valve-Syndrom *nt*
Barré-Guillain syndrome Guillain-Barré-Syndrom *nt*, Polyradikuloneuritis *f*, Radikuloneuritis *f*, Neuronitis *f*
Barré-Liéou syndrome Barré-Liéou-Syndrom *nt*, Migraine cervicale
Barrett's syndrome Barrett-Syndrom *nt*
Bartter's syndrome Bartter-Syndrom *nt*
basal cell nevus syndrome Gorlin-Goltz-Syndrom *nt*, Basalzellnävus-Syndrom *nt*, nävoides Basalzellkarzinom-Syndrom *nt*, nävoides Basalzellenkarzinom-Syndrom *nt*, nävoide Basaliome *pl*, Naevobasaliome *pl*, Naevobasaliomatose *f*
Bassen-Kornzweig syndrome Bassen-Kornzweig-Syndrom *nt*, Abetalipoproteinämie *f*, A-Beta-Lipoproteinämie *f*
battered child syndrome Syndrom *nt* des geschlagenen Kindes, Battered-child-Syndrom *nt*
battered parents syndrome Syndrom *nt* der geschlagenen Eltern, Battered-parents-Syndrom *nt*
Bazex's syndrome Bazex-Syndrom *nt*, Akrokeratose *f* Bazex, paraneoplastische Akrokeratose *f*, Acrokeratosis paraneoplastica
Beals' syndrome Beals-Syndrom *nt*
Bean's syndrome Blaue-Gummiblasen-Nävus-Syndrom *nt*, Bean-Syndrom *nt*, blue rubber bleb nevus syndrome *nt*
Bearn-Kunkel syndrome → *Bearn-Kunkel-Slater syndrome*
Bearn-Kunkel-Slater syndrome Bearn-Kunkel-Syndrom *nt*, Bearn-Kunkel-Slater-Syndrom *nt*, lupoide Hepatitis *f*
Beau's syndrome Herzstillstand *m*, Asystolie *f*
Beckwith's syndrome Beckwith-Syndrom *nt*
Beckwith-Wiedemann syndrome Beckwith-Wiedemann-Syndrom *nt*, Exomphalos-Makroglossie-Gigantismus-Syndrom *nt*, EMG-Syndrom *nt*
Behçet's syndrome Behçet-Krankheit *f*, -Syndrom *nt*, bipolare/große/maligne Aphthose *f*, Gilbert-Syndrom *nt*, Aphthose Touraine/Behçet
Behr's syndrome Behr-Syndrom II *nt*
Benedikt's syndrome Benedikt-Syndrom *nt*, unteres Ruber-Syndrom *nt*, unteres Nuclues ruber-Syndrom *nt*, Hirnschenkelhaubensyndrom *nt*
Bernard-Soulier syndrome Bernard-Soulier-Syndrom *nt*
Bernhardt-Roth syndrome Bernhardt-Roth-Syndrom *nt*, Meralgia paraesthetica
Besnier-Boeck-Schaumann syndrome Sarkoidose *f*, Morbus Boeck, Boeck-Sarkoid *nt*, Besnier-Boeck-Schaumann-Krankheit *f*, Lymphogranulomatosa benigna
biceps tendon syndrome Bizepssehnensyndrom *nt*
Biedl's syndrome **1.** Laurence-Moon-Syndrom *nt* **2.** Laurence-Moon-Bardet-Biedl-Syndrom *nt*, Laurence-Moon-Biedl-Syndrom *nt*, Laurence-Moon-Biedl-Bardet-Syndrom *nt*, dienzephalo-retinale Degeneration *f*
Biemond's syndrome Biemond(-van Bogaert)-Syndrom *nt*
Bieti's syndrome Bietti-Syndrom *nt*
bile acid malabsorption syndrome enterales Gallensäureverlustsyndrom *nt*
Bing-Neel syndrome Bing-Neel-Syndrom *nt*, Bichel-Bing-Harboe-Syndrom *nt*
B-K mole syndrome BK-mole-Syndrom *nt*, BK-Naevussyndrom *nt*, hereditäres dysplastisches Naevuszellnaevussyndrom *nt*, FAMM-Syndrom *nt*
Blackfan-Diamond syndrome Blackfan-Diamond-Anämie *f*, chronische kongenitale aregenerative Anämie *f*, pure red cell aplasia
Bland-White-Garland syndrome Bland-White-Garland-Syndrom *nt*
blind-loop syndrome Blindsack-Syndrom *nt*, Blind-loop-Syndrom *nt*, Syndrom *nt* der blinden Schlinge
Bloch-Sulzberger syndrome Bloch-Sulzberger-Syndrom *nt*, -Krankheit *f*, Melanoblastosis Bloch-Sulzberger *f*, Incontinentia pigmenti Typ Bloch-Sulzberger *f*, Pigmentdermatose Siemens-Bloch *f*
Bloom's syndrome Bloom-Syndrom *nt*
blue rubber bleb nevus syndrome Bean-Syndrom *nt*, Blaue-Gummiblasen-Nävus-Syndrom *nt*, blue rubber bleb nevus syndrome *nt*
Boenninghaus syndrome Boenninghaus-Syndrom *nt*
Boerhaave's syndrome Boerhaave-Syndrom *nt*, spontane/postemitische/emetogene Ösophagusruptur *m*
Bonnet-Dechaume-Blanc syndrome Bonnet-Dechaume-Blanc-Syndrom *nt*
Bonnevie-Ullrich syndrome Bonnevie-Ullrich-Syndrom *nt*, Pterygium-Syndrom *nt*
borderline syndrome Borderline-Syndrom *nt*
Börjeson-Forssman-Lehmann syndrome Börjeson-Forssman-Lehmann-Syndrom *nt*
Bouillaud's syndrome rheumatische Endo- und Perikarditis *f*, Bouillaud-Syndrom *nt*
Bourneville-Pringle syndrome Bourneville-Pringle-Syndrom *nt*, Pringle-Bournville-Syndrom *nt*, -Phakomatose *f*
Bouveret's syndrome Bouveret-Syndrom *nt*, paroxysmale Tachykardie *f*
brachial syndrome Thoracic-outlet-Syndrom *nt*, Engpass-Syndrom *nt*
Brachmann-de Lange syndrome Lange-Syndrom *nt*, Cornelia de Lange-Syndrom *nt*, Brachmann-de-Lange-Syndrom *nt*, Amsterdamer Degenerationstyp *m*
bradycardia-tachycardia syndrome Bradykardie-Tachykardie-Syndrom *nt*
BRCA1-associated syndromes BRCA1-assoziierte Syndrome *pl*
BRCA2-associated syndromes BRCA2-assoziierte Syndrome *pl*
Brenneman's syndrome Brenneman-Syndrom *nt*

Brissaud-Marie syndrome Brissaud-Syndrom *nt*
bronze baby syndrome Bronze-Baby-Syndrom *nt*
Brown-Séquard's syndrome Brown-Séquard-Syndrom *nt*, Halbseitensyndrom *nt* des Rückenmarks
Buckley's syndrome Buckley-Syndrom *nt*, Hyperimmunglobulinämie E *f*
Buday's syndrome Buday-Krankheit *f*, Sphaerophorus-funduliformis-Krankheit *f*
Budd's syndrome Budd-Chiari-Syndrom *nt*
Budd-Chiari syndrome Budd-Chiari-Syndrom *nt*, Endophlebitis hepatica obliterans
Bureau-Barrière syndrome Bureau-Barrière-Syndrom *nt*
Bürger-Grütz syndrome Bürger-Grütz-Syndrom *nt*, (primäre/essenzielle) Hyperlipoproteinämie Typ I *f*, fettinduzierte/exogene Hypertriglyceridämie *f*, fettinduzierte/exogene Hyperlipämie *f*, Hyperchylomikronämie *f*, familiärer C-II-Apoproteinmangel *m*
Burnett's syndrome Milchalkalisyndrom *nt*, Burnett-Syndrom *nt*
burning feet syndrome Gopalan-Syndrom *nt*, Syndrom *nt* der brennenden Füße, heiße Greisenfüße *pl*, Burning-feet-Syndrom *nt*
Buschke-Ollendorff syndrome Buschke-Ollendorff-Syndrom *nt*, Dermatofibrosis lenticularis disseminata mit Osteopoikilie
BWG syndrome Bland-White-Garland-Syndrom *nt*, BWG-Syndrom *nt*, Koronararterienanomalie *f*
Bywaters' syndrome Crush-, Bywaters-Syndrom *nt*
C_5 syndrome C_5-Syndrom *nt*
C_6 syndrome C_6-Syndrom *nt*
C_7 syndrome C_7-Syndrom *nt*
C_8 syndrome C_8-Syndrom *nt*
Caffey's syndrome Caffey-Silverman-Syndrom *nt*, Caffey-de Toni-Syndrom *nt*, Caffey-Smith-Syndrom *nt*, Hyperostosis corticalis infantilis
Caffey-Silverman syndrome Caffey-Silverman-Syndrom *nt*, Hyperostosis corticalis infantilis
Calvé's syndrome Calvé-Wirbel *m*, Calvé-Syndrom *nt*, Calvé-Krankheit *f*
Canada-Cronkhite syndrome Cronkhite-Canada-Syndrom *nt*
Capgras' syndrome Capgras-Syndrom *nt*
Caplan's syndrome Caplan-Syndrom *nt*, Caplan-Colinet-Petry-Syndrom *nt*, Silikoarthritis *f*
carcinoid syndrome Flushsyndrom *nt*, Karzinoidsyndrom *nt*, Biörck-Thorson-Syndrom *nt*
cardiophobia syndrome Herzangstsyndrom *nt*
Caroli's syndrome Caroli-Syndrom *nt*
carotid sinus syndrome Karotissinussyndrom *nt*, hyperaktiver Karotissinusreflex *m*, Charcot-Weiss-Baker-Syndrom *nt*
carpal tunnel syndrome Karpaltunnelsyndrom *nt*
Carpenter syndrome Carpenter-Syndrom *nt*, Akrozephalo(poly)syndaktylie II *f*
cat's-eye syndrome Cat's-eye-Syndrom *nt*, Kolobom-Analatresie-Syndrom *nt*, Katzenaugensyndrom *nt*
cat's cry syndrome cri-du-chat-Syndrom *nt*, Katzenschrei-Syndrom *nt*, Lejeune-Syndrom *nt*
cauda-conus syndrome Kaudakonussyndrom *nt*
cauda equina syndrome Kauda-Syndrom *nt*, Cauda-equina-Syndrom *nt*
caudal dysplasia syndrome →*caudal regression syndrome*
caudal regression syndrome kaudale Dysplasie *f*, kaudale Regression *f*, sakrokokzygeale Agenesie *f*, Syndrom *nt* der kaudalen Regression
Ceelen-Gellerstedt syndrome Ceelen-Gellerstedt-Syndrom *nt*, primäre/idiopathische Lungenhämosiderose *f*
cerebellomedullary malformation syndrome Arnold-Chiari-Hemmungsmissbildung *f*, -Syndrom *nt*
cerebellopontine angle syndrome Kleinhirnbrückenwinkel-Syndrom *nt*, Cushing-Syndrom II *nt*
cerebral salt-losing syndrome zentrales Salzverlustsyndrom *nt*, zerebrales Salzverlustsyndrom *nt*
cerebral salt-retention syndrome zentrales Salzspeichersyndrom *nt*, zerebrales Salzspeichersyndrom *nt*
cervical syndrome Zervikalsyndrom *nt*
cervical fusion syndrome Klippel-Feil-Syndrom *nt*
cervical rib syndrome Skalenus-Syndrom *nt*, Scalenus-anterior-Syndrom *nt*, Naffziger-Syndrom *nt*
cervicobrachial syndrome Halsrippensyndrom *nt*, Halswirbelsäulensyndrom *nt*, kostozervikales Syndrom *nt*, Naffziger-Syndrom *nt*, zervikales Vertebralsyndrom *nt*, Zervikobrachialsyndrom *nt*
cervicocephalic syndrome zervikozephales Syndrom *nt*
cervicomedullary syndrome zervikomedulläres Syndrom *nt*
cesarean section syndrome Sektiosyndrom *nt*
Cestan-Chenais syndrome Cestan-Chenais-Syndrom *nt*
Cestan-Raymond syndrome Cestan-Raymond-Syndrom *nt*, Raymond-Cestan-Syndrom *nt*
Charcot's syndrome **1.** (*neurol.*) Charcot-Krankheit *f*, myatrophische/amyotroph(isch)e Lateralsklerose *f* **2.** (*chirurg.*) intermittierendes Fieber *nt* bei Cholelithiasis **3.** (*kardiol.*) Charcot-Syndrom *nt*, intermittierendes Hinken *nt*, Angina cruris, Claudicatio intermittens, Dysbasia intermittens/angiospastica
Charcot-Weiss-Baker syndrome Charcot-Weiss-Baker-Syndrom *nt*, Karotissinussyndrom *nt*, hyperaktiver Karotissinusreflex *m*
Charlin's syndrome Charlin-Syndrom *nt*, Nasoziliarneuralgie *f*
Chauffard's syndrome Chauffard-Ramon-Still-Syndrom *nt*, Still-Syndrom *nt*, juvenile Form *f* der chronischen Polyarthritis
Chédiak-Higashi syndrome Béguez César-Anomalie *f*, Chédiak-Higashi-Syndrom *nt*, Chédiak-Steinbrinck-Higashi-Syndrom *nt*
Chédiak-Steinbrinck-Higashi syndrome Béguez César-Anomalie *f*, Chédiak-Higashi-Syndrom *nt*, Chédiak-Steinbrinck-Higashi-Syndrom *nt*
Chiari's syndrome Budd-Chiari-Syndrom *nt*, Endophlebitis hepatica obliterns
Chiari-Arnold syndrome Arnold-Chiari-Hemmungsmissbildung *f*, -Syndrom *nt*
Chiari-Budd syndrome Budd-Chiari-Syndrom *nt*, Endophlebitis hepatica obliterns
Chiari-Frommel syndrome Chiari-Frommel-Syndrom *nt*, Laktationsatrophie *f* des Genitals
Chilaiditi's syndrome Chilaiditi-Syndrom *nt*, Interpositio coli/hepatodiaphragmatica
Chinese restaurant syndrome Chinarestaurant-Syndrom *nt*
chondrodysplasia punctata syndromes Chondrodysplasia-punctata-Syndrome *pl*, Chondrodysplasia punctata
Chotzen syndrome Chotzen-(Saethre-)Syndrom *nt*, Akrozephalosyndaktylie Typ III *f*
Christian's syndrome **1.** Hand-Schüller-Christian-Krankheit *f*, Schüller-Hand-Christian-Krankheit *f*, Schüller-Krankheit *f* **2.** (Pfeiffer-)Weber-Christian-Syndrom *nt*, rezidivierende fieberhafte nicht-eitrige Pannikulitis *f*, Panniculitis nodularis nonsuppurativa febrilis et recidivans
Christ-Siemens syndrome Christ-Siemens-Syndrom *nt*, Guilford-Syndrom *nt*, Jacquet-Syndrom *nt*, (anhidrotisch) ektodermale Dysplasie *f*, ektodermale kongenitale Dysplasie *f*, Anhidrosis hypotrichotica/congenita
Christ-Siemens-Touraine syndrome Christ-Siemens-Syndrom *nt*, Guilford-Syndrom *nt*, Jacquet-Syndrom *nt*, (anhidrotisch) ektodermale Dysplasie *f*, ektodermale kongenitale Dysplasie *f*, Anhidrosis hypotrichotica/congenita

chronic fatigue syndrome chronisches Erschöpfungssyndrom *nt*, chronisches Müdigkeitssyndrom *nt*
Churg-Strauss syndrome Churg-Strauss-Syndrom *nt*, allergische granulomatöse Angiitis *f*
Citelli's syndrome Citelli-Syndrom *nt*, Aprosexia nasalis
Clarke-Hadefield syndrome Fibrose *f* des Pankreas, zystische Fibrose *f*, Mukoviszidose *f*, zystische Pankreasfibrose *f*
Claude's syndrome Claude-Syndrom *nt*, unteres Ruber-Syndrom *nt*, unteres Syndrom *nt* des Nucleus ruber
click syndrome Click-Syndrom *nt*, Klick-Syndrom *nt*
Clifford's syndrome Ballantyne-Runge-Syndrom *nt*, Clifford-Syndrom *nt*
climacteric syndrome Menopausensyndrom *nt*
clivus syndrome Klivuskantensyndrom *nt*
Clough-Richter's syndrome Clough-Syndrom *nt*, Clough-Richter-Syndrom *nt*, Kältehämagglutinationskrankheit *f*
Clouston's syndrome Clouston-Syndrom *nt*, hydrotisch ektodermale Dysplasie *f*
Cockayne's syndrome Cockayne-Syndrom *nt*
Cockayne-Touraine syndrome Cockayne-Touraine-Syndrom *nt*, Epidermolysis bullosa (hereditaria) dystrophica dominans, Epidermolysis bullosa hyperplastica
cold agglutinin syndrome Kälteagglutininkrankheit *f*
colloid syndrome Kolloidsyndrom *nt*
combined immunodeficiency syndrome kombinierter Immundefekt *m*
compartment syndrome Kompartmentsyndrom *nt*
compression syndrome Crush-Syndrom *nt*, -Niere *f*, Bywaters-Krankheit *f*, Quetschungs-, Verschüttungs-, Muskelzerfallssyndrom *nt*, myorenales/tubulovaskuläres Syndrom *nt*
concussion syndrome Kommotions-Syndrom *nt*
Conn's syndrome primärer Hyperaldosteronismus *m*, Conn-Syndrom *nt*
Conradi's syndrome Conradi-Syndrom *nt*, Conradi-Hünermann-(Raap-)Syndrom *nt*, Chondrodysplasia/Chondrodystrophia calcificans congenita
Conradi-Hünermann syndrome Conradi-Hünermann-Syndrom *nt*, Conradi-Hünermann-Raap-Syndrom *nt*, Conradi-Syndrom *nt*, Chondrodysplasia/Chondrodystrophia calcificans congenita
conus-cauda syndrome Konuskaudasyndrom *nt*
Cornelia de Lange syndrome Cornelia de Lange-Syndrom *nt*, Brachmann-de-Lange-Syndrom *nt*, Lange-Syndrom *nt*, Amsterdamer Degenerationstyp *m*
corpus luteum deficiency syndrome Corpus-luteum-Insuffizienz *f*
Costen's syndrome Costen-Syndrom *nt*, temporomandibuläres Syndrom *nt*
costoclavicular syndrome Kostoklavikularsyndrom *nt*, Kostobrachialsyndrom *nt*
Couvelaire syndrome Couvelaire-Uterus *m*, -Syndrom *nt*, Uterusapoplexie *f*, uteroplazentare Apoplexie *f*, Apoplexia uteroplacentaris
Cowden's syndrome Cowden-Syndrom *nt*, multiples Hamartom-Syndrom *nt*
CREST syndrome CREST-Syndrom *nt*
Creutzfeldt-Jakob syndrome Creutzfeldt-Jakob-Erkrankung *f*, Creutzfeldt-Jakob-Syndrom *nt*, Jakob-Creutzfeldt-Erkrankung *f*, Jakob-Creutzfeldt-Syndrom *nt*
cri-du-chat syndrome Katzenschreisyndrom *nt*, Cri-du-chat-Syndrom *nt*
Crigler-Najjar syndrome Crigler-Najjar-Syndrom *nt*, familiärer Ikterus Crigler-Najjar *m*, Najjar-Crigler-Ikterus *m*
Cronkhite-Canada syndrome Cronkhite-Canada-Syndrom *nt*
Crouzon's syndrome Crouzon-Syndrom *nt*, Dysostosis cranio-facialis
CRST syndrome CRST-Syndrom *nt*
crush syndrome Crush-Syndrom *nt*
Cruveilhier-Baumgarten syndrome Cruveilhier-Baumgarten-Syndrom *nt*
crying face syndrome Crying-face-Syndrom *nt*
cryptic Wolff-Parkinson-White syndrome verborgenes Wolff-Parkinson-White-Syndrom *nt*
cryptophthalmus syndrome Fraser-Syndrom *nt*, Kryptophthalmus-Syndrom *nt*
Curtius' syndrome Curtius-Syndrom *nt*, Hemihypertrophie *f*
Curtius' syndrome II vegetativ-endokrines Syndrom *nt* der Frau, Curtius-Syndrom *nt*
Cushing's syndrome Cushing-Syndrom *nt*
cutaneomucouveal syndrome Behçet-Krankheit *f*, -Syndrom *nt*, bipolare/große/maligne Aphthose *f*, Gilbert-Syndrom *nt*, Aphthose Touraine/Behçet
DaCosta's syndrome Effort-Syndrom *nt*, DaCosta-Syndrom *nt*, neurozirkulatorische Asthenie *f*, Soldatenherz *nt*, Phrenikokardie *f*
Danbolt-Closs syndrome Danbolt-Syndrom *nt*, Danbolt-Closs-Syndrom *nt*, Akrodermatitis/Acrodermatitis enteropathica
Dandy-Walker syndrome Dandy-Walker-Krankheit *f*
Danlos' syndrome Ehlers-Danlos-Syndrom *nt*
dead fetus syndrome Dead-fetus-Syndrom *nt*
defibrination syndrome Defibrinationssyndrom *nt*, Defibrinisierungssyndrom *nt*
Degos' syndrome Köhlmeier-Degos-Syndrom *nt*, Degos-Delort-Tricot-Syndrom *nt*, tödliches kutaneointestinales Syndrom *nt*, Papulosis maligna atrophicans (Degos), Papulosis atrophicans maligna, Thrombangitis cutaneaintestinalis disseminata
Déjérine-Klumpke syndrome untere Armplexuslähmung *f*, Klumpke-Lähmung *f*, Klumpke-Déjérine-Lähmung *f*
Déjerine-Thomas syndrome Déjerine-Thomas-Syndrom *nt*, sporadische olivopontozerebelläre Atrophie *f*
de Lange syndrome Lange-Syndrom *nt*, Cornelia de Lange-Syndrom *nt*, Brachmann-de-Lange-Syndrom *nt*, Amsterdamer Degenerationstyp *m*
Del Castillo syndrome del Castillo-Syndrom *nt*, Castillo-Syndrom *nt*, Sertoli-Zell-Syndrom *nt*, Sertoli-cell-only-Syndrom *nt*, Germinal(zell)aplasie *f*
delirious syndromes delirante Syndrome *pl*
dementia syndromes dementielle Syndrome *pl*
depersonalization syndrome (neurotisches) Depersonalisationssyndrom *nt*
depressive syndrome depressives Syndrom *nt*
deprivation syndrome Deprivationssyndrom *nt*
Desbuquois syndrome Desbuquois-Syndrom *nt*
Determann's syndrome Determann-Syndrom *nt*, Dyskinesia intermittens angiosclerotica
de Toni-Fanconi syndrome Debré-de Toni-Fanconi-Syndrom *nt*, renales Fanconi-Syndrom *nt*, renotubuläres Syndrom *nt* Fanconi
dialysis disequilibrium syndrome Dysäquilibriumsyndrom *nt*, zerebrales Dialysesyndrom *nt*
Diamond-Blackfan syndrome Blackfan-Diamond-Anämie *f*, chronische kongenitale aregenerative Anämie *f*, pure red cell aplasia
DIDMOAD syndrome DIDMOAD-Syndrom *nt*, Wolfram-Syndrom *nt*
DiGeorge syndrome DiGeorge-Syndrom *nt*, Schlundtaschensyndrom *nt*, Thymusaplasie *f*
Di Guglielmo syndrome Di Guglielmo-Krankheit *f*, Di Guglielmo-Syndrom *nt*, akute Erythrämie *f*, akute erythrämische Myelose *f*, Erythroblastose *f* des Erwachsenen, akute Erythromyelose *f*

S

disconnection syndromes Disconnection syndromes *pl*
disk syndrome Bandscheibensyndrom *nt*
disseminated intravascular coagulation syndrome disseminierte intravasale Koagulation *f*, disseminierte intravasale Gerinnung *f*
distal intestinal obstruction syndrome distales intestinales Obstruktionssyndrom *nt*
Donohue's syndrome Leprechaunismus(-Syndrom *nt*) *m*
Down's syndrome Down-Syndrom *nt*, Trisomie 21 (-Syndrom *nt*) *f*, Mongolismus *m*, Mongoloidismus *m*
Dresbach's syndrome Dresbach-Syndrom *nt*, hereditäre Elliptozytose *f*, Ovalozytose *f*, Kamelozytose *f*, Elliptozytenanämie *f*
Dressler's syndrome Dressler-Myokarditis *f*, -Syndrom *nt*, Postmyokardinfarktsyndrom *nt*
Dubin-Sprinz syndrome Dubin-Johnson-Syndrom *nt*, Sprinz-Nelson-Syndrom *nt*, MRP2-Mangel *m*
Duchenne's syndrome Duchenne-Syndrom *nt*, progressive Bulbärparalyse *f*
Duchenne-Erb syndrome Erb-Duchenne-Lähmung *f*, Erb-Lähmung *f*, obere Armplexuslähmung *f*
dumping syndrome Dumpingsyndrom *nt*
Dupré's syndrome Meningismus *m*
Dyggve-Melchior-Clausen syndrome Dyggve-Melchior-Clausen-Syndrom *nt*
dysmaturity syndrome Dysmaturitätssyndrom *nt*, Runge-Syndrom *nt*, Übertragungssyndrom *nt*, Überreifesyndrom *nt*
dysmelia syndrome Dysmelie-Syndrom *nt*, Thalidomid-Embryopathie *f*, Contergan-Syndrom *nt*
dysmnesic syndrome amnestisches Syndrom *nt*, Korsakow-Syndrom *nt*, -Psychose *f*
dysplastic nevus syndrome Nävusdysplasie-Syndrom *nt*, atypisches Nävussyndrom *nt*, dysplastisches Naevuszellnaevussyndrom *nt*, hereditäres Naevuszellnaevussyndrom *nt*
dysraphia syndromes Dysrhaphiesyndrome *nt*
early dumping syndrome Früh-Dumping *nt*, Frühdumpingsyndrom *nt*, postalimentäres Frühsymptom *nt*
Eaton-Lambert syndrome Lambert-Eaton-Rooke-Syndrom *nt*, pseudomyasthenisches Syndrom *nt*
economy class syndrome Economy-class-Syndrom *nt*, Thrombose *f* des ersten Ferientages
ectodermal dysplasia syndromes Ektodermaldysplasie-Syndrome *pl*, ektodermale Dysplasie-Syndrome *pl*
Edwards' syndrome Edwards-Syndrom *nt*, Trisomie 18-Syndrom *nt*
EEC syndrome EEC-Syndrom *nt*, EECUT-Syndrom *nt*
efferent loop syndrome Efferent-loop-Syndrom *nt*, Syndrom *nt* der abführenden Schlinge
effort syndrome Effort-Syndrom *nt*, DaCosta-Syndrom *nt*, neurozirkulatorische Asthenie *f*, Soldatenherz *nt*, Phrenikokardie *f*
Ehlers-Danlos syndrome Ehlers-Danlos-Syndrom *nt*
Eisenmenger's syndrome Eisenmenger-Komplex *m*, -Syndrom *nt*, -Tetralogie *f*
Ekbom syndrome Wittmaack-Ekbom-Syndrom *nt*, Restless-legs-Syndrom *nt*, Syndrom *nt* der unruhigen Beine
Ellis-van Creveld syndrome Ellis-van Creveld-Syndrom *nt*, Chondroektodermaldysplasie *f*, chondroektodermale Dysplasie *f*, Chondrodysplasia ectodermica
Elsberg's syndrome Elsberg-Syndrom *nt*, Radiculitis sacralis
EMC syndrome Enzephalomyokarditis *f*, Encephalomyocarditis *f*, EMC-Syndrom *nt*
EMG syndrome EMG-Syndrom *nt*, Exomphalos-Makroglossie-Gigantismus-Syndrom *nt*, Wiedemann-Beckwith-Syndrom *nt*
endocrine polyglandular syndrome multiple endokrine Adenopathie *f*, multiple endokrine Neoplasie *f*, pluriglanduläre Adenomatose *f*
eosinophilia-myalgia syndrome Eosinophilie-Myalgie-Syndrom *nt*
Epstein's syndrome nephrotisches Syndrom *nt*, Nephrose *f*
Erb's syndrome Erb-Goldflam-Syndrom *nt*, -Krankheit *f*, Erb-Oppenheim-Goldflam-Syndrom *nt*, -Krankheit *f*, Hoppe-Goldflam-Syndrom *nt*, Myasthenia gravis pseudoparalytica
erythrocyte autosensitization syndrome Erythrozytenautosensibilisierung *f*, schmerzhaftes Ekchymosen-Syndrom *nt*, painful bruising syndrome *nt*
Evans's syndrome Evans-Syndrom *nt*, Evans-Fisher-Syndrom *nt*
exomphalos-macroglossia-gigantism syndrome Exomphalos-Makroglossie-Gigantismus-Syndrom *nt*, EMG-Syndrom *nt*, Beckwith-Wiedemann-Syndrom *nt*
extensor compartment syndrome Supinatorlogensyndrom *nt*
Faber's syndrome Faber-Anämie *f*, Chloranämie *f*
faciodigitogenital syndrome Aarskog-Syndrom *nt*
Fahr's syndrome Fahr-Krankheit *f*, -Syndrom *nt*
Fairbank's syndrome Fairbank-Syndrom *nt*
Fallot's syndrome Fallot-Tetralogie *f*, Fallot-Tetrade *f*
familial polyposis syndrome familiäre adenomatöse Polypose *f*, Adenomatosis coli
FAMMM syndrome FAMMM-Syndrom *nt*, Nävusdysplasie-Syndrom *nt*
Fanconi's syndrome Fanconi-Anämie *f*, Fanconi-Syndrom *nt*, konstitutionelle infantile Panmyelopathie *f*
Fanconi-Schlesinger syndrome Fanconi-Schlesinger-Syndrom *nt*, Schlesinger-Syndrom *nt*
Farber's syndrome Farber-Krankheit *f*, disseminierte Lipogranulomatose *f*
Farber-Uzman syndrome Ceramidasemangel *m*, disseminierte Lipogranulomatose *f*, Farber-Krankheit *f*
Favre-Racouchot syndrome Favre-Racouchot-Krankheit *f*, Elastoidosis cutanea nodularis et cystica
Fegler's syndrome Fegler-Syndrom *nt*
Felty's syndrome Felty-Syndrom *nt*
fertile eunuch syndrome fertiler Eunuchoidismus *m*, Pasqualini-Syndrom *nt*
fetal alcohol syndrome Alkoholembryopathie(syndrom *nt*) *f*
Feuerstein-Mims syndrome Schimmelpenning-Feuerstein-Mims-Syndrom *nt*, Schimmelpenning-Syndrom *nt*, epidermales Nävussyndrom *nt*
Fèvre-Languepin syndrome Fèvre-Languepin-Syndrom *nt*, popliteales Pterygiumsyndrom *nt*, Kniepterygium-Syndrom *nt*
Fiessinger-Leroy-Reiter syndrome Reiter-Krankheit *f*, -Syndrom *nt*, Fiessinger-Leroy-Reiter-Syndrom *nt*, venerische Arthritis *f*, Okulourethrosynovitis *f*, urethro-okulo-synoviales Syndrom *nt*
Fitz-Hugh and Curtis syndrome Fitz-Hugh-Curtis-Syndrom *nt*, Perihepatitis acuta gonorrhoica
floppy mitral valve syndrome Barlow-Syndrom *nt*, Mitralklappenprolaps-Syndrom *nt*
Forbes-Albright syndrome Forbes-Albright-Syndrom *nt*
Foster Kennedy syndrome Foster-Kennedy-Syndrom *nt*, Kennedy-Syndrom *nt*
fragile X syndrome fragile-X-Syndrom *nt*, Marker-X-Syndrom *nt*, Martin-Bell-Syndrom *nt*
Franceschetti syndrome Franceschetti-Syndrom *nt*, Treacher-Collins-Syndrom *nt*, Dysostosis mandibulofacialis
Franceschetti-Jadassohn syndrome Franceschetti-Jadassohn-Syndrom *nt*, Melanophorennävus *m*, Incontinentia pigmenti Typ Franceschetti-Jadassohn, Naegeli-Syndrom *nt*, Naegeli-Bloch-Sulzberger-Syndrom *nt*, familiärer Chromatophorennävus *m*, Dermatitis pigmentosa reticularis
Francois' syndrome François-Syndrom *nt*, Haller-

mann-Streiff-Syndrom *nt*
Fraser syndrome Fraser-Syndrom *nt*, Kryptophthalmus-Syndrom *nt*
Freeman-Sheldon syndrome Freeman-Sheldon-Syndrom *nt*, kranio-karpo-tarsales Dysplasie-Syndrom *nt*, Dysplasia cranio-carpo-tarsalis
Friderichsen-Waterhouse syndrome Waterhouse-Friderichsen-Syndrom *nt*
Fröhlich's syndrome Babinski-Fröhlich-Syndrom *nt*, Morbus Fröhlich *m*, Dystrophia adiposogenitalis (Fröhlich)
Frommel-Chiari syndrome Chiari-Frommel-Syndrom *nt*, Laktationsatrophie *f* des Genitals
Gaisböck's syndrome Gaisböck-Syndrom *nt*, Polycythaemia (rubra) hypertonica
galactorrhea-amenorrhea syndrome Galaktorrhö-Amenorrhö-Syndrom *nt*, Amenorrhö-Galaktorrhö-Syndrom *nt*
Ganser's syndrome Ganser-Syndrom *nt*, Pseudodemenz *f*, Scheinblödsinn *m*, Zweckpsychose *f*
Garcin's syndrome Garcin-Syndrom *nt*, Garcin-Guilain-Syndrom *nt*, Halbbasissyndrom *nt*
Gardner's syndrome Gardner-Syndrom *nt*
Gardner-Diamond syndrome Erythrozytenautosensibilisierung *f*, schmerzhafte Ekchymosen-Syndrom *nt*, painful bruising syndrome *nt*
Gasser's syndrome Gasser-Syndrom *nt*, hämolytisch-urämisches Syndrom *nt*
gastrocardiac syndrome gastrokardialer Symptomenkomplex *m*, Roemheld-Symptomenkomplex *m*, -Syndrom *nt*
gastrojejunal loop obstruction syndrome Syndrom *nt* der zuführenden Schlinge, Afferent-loop-Syndrom *nt*
Gee-Herter-Heubner syndrome Herter-Heubner-Syndrom *nt*, Gee-Herter-Heubner-Syndrom *nt*, Heubner-Herter-Krankheit *f*, Zöliakie *f*, glutenbedingte Enteropathie *f*
Gélineau's syndrome Narkolepsie *f*
general-adaptation syndrome Adaptationssyndrom *nt*, allgemeines Anpassungssyndrom *nt*
Gerstmann's syndrome Gerstmann-Syndrom *nt*, Gerstmann-Sträussler-Scheinker-Syndrom *nt*
Gianotti-Crosti syndrome Gianotti-Crosti-Syndrom *nt*, infantile papulöse Akrodermatitis *f*, Acrodermatitis papulosa eruptiva infantilis
giant platelet syndrome Bernard-Soulier-Syndrom *nt*
Gilbert's syndrome intermittierende Hyperbilirubinämie Meulengracht *f*, Meulengracht-Krankheit *f*, -Syndrom *nt*, Meulengracht-Gilbert-Krankheit *f*, -Syndrom *nt*, Icterus juvenilis intermittens Meulengracht
Gilles de la Tourette's syndrome Tourette-Syndrom *nt*, Gilles-de-la-Tourette-Syndrom *nt*
Gitelman's syndrome Gitelman-Syndrom *nt*
glioma-polyposis syndrome Turcot-Syndrom *nt*
glucagonoma syndrome Glukagonom-Syndrom *nt*
Goldenhar's syndrome Goldenhar-Syndrom *nt*, okuloaurikulo-vertebrale Dysplasie *f*
Goltz' syndrome fokale dermale Hypoplasie *f*, Goltz-Gorlin-Syndrom *nt*
Goltz-Gorlin syndrome fokale dermale Hypoplasie *f*, Goltz-Gorlin-Syndrom *nt*
Goodpasture's syndrome Goodpasture-Syndrom *nt*
Gopalan's syndrome **1.** Gopalan-Syndrom *nt* **2.** Gopalan-Syndrom *nt*, Syndrom *nt* der brennenden Füße, heiße Greisenfüße *pl*, Burning-feet-Syndrom *nt*
Gorlin's syndrome **1.** Gorlin-Chaudhry-Moss-Syndrom *nt* **2.** Gorlin-Goltz-Syndrom *nt*, Basalzellnävus-Syndrom *nt*, nävoides Basalzell(en)karzinom-Syndrom *nt*, nävoide Basaliome *pl*, Naevobasaliome *pl*, Naevobasaliomatose *f*
Gorlin-Goltz syndrome Gorlin-Goltz-Syndrom *nt*, Basalzellnävus-Syndrom *nt*, nävoides Basalzell(en)karzinom-Syndrom *nt*, nävoide Basaliome *pl*, Naevobasaliome *pl*, Naevobasaliomatose *f*
Gougerot-Blum syndrome Gougerot-Blum-Krankheit *f*, Gougerot-Krankheit *f*, Blum-Krankheit *f*
Gougerot-Carteaud syndrome Gougerot-Carteaud-Syndrom *nt*, Papillomatosis confluens et reticularis
Gradenigo's syndrome Gradenigo-Syndrom *nt*
Graham Little syndrome Graham-Little-Syndrom *nt*, Lasseur-Graham-Little-Syndrom *nt*, Lichen ruber acuminatus, Lichen acuminatus, Lichen planopilaris, Lichen ruber follicularis
gray syndrome Gray-Syndrom *nt*
Grebe-Weyers syndrome Grebe-Weyers-Syndrom *nt*, Oligodaktyliesyndrom *nt*
Greig syndrome Zephalopolysyndaktylie *f*, Greig-Polysyndaktylie-Syndrom *nt*, Greig-Syndrom I *nt*
Greither syndrome Greither-Syndrom *nt*, Keratosis palmoplantaris transgrediens Typ Greither, Keratosis extremitatum hereditaria transgrediens et progrediens, Keratodermia palmoplantaris progressiva
Grönblad-Strandberg syndrome (Darier-)Grönblad-Strandberg-Syndrom *nt*, systematische Elastorrhexis *f*, Pseudoxanthoma elasticum
Gubler's syndrome Gubler-Lähmung *f*, Millard-Gubler-Syndrom *nt*, Brücken-Mittelhirn-Syndrom *nt*, Hemiplegia alternans inferior
Guillain-Barré syndrome Guillain-Barré-Syndrom *nt*, (Poly-)Radikuloneuritis *f*, Neuronitis *f*
Hadefield-Clarke syndrome Mukoviszidose *f*, zystische Fibrose *f*, zystische Pankreasfibrose *f*
Hageman syndrome Hageman-Syndrom *nt*, Faktor XII-Mangel *m*, Faktor XII-Mangelkrankheit *f*
HAHH syndrome HAHH-Syndrom *nt*, Haut-Auge-Hirn-Herz-Syndrom *nt*
Hallermann-Streiff syndrome Hallermann-Streiff-François-Syndrom *nt*, Hallermann-Streiff-Syndrom *nt*, Dyskephaliesyndrom von François *nt*, Dysmorphia mandibulo-oculo-facialis
Hallermann-Streiff-Francois syndrome Hallermann-Streiff-François-Syndrom *nt*, Hallermann-Streiff-Syndrom *nt*, Dyskephaliesyndrom von François *nt*, Dysmorphia mandibulo-oculo-facialis
Hamman's syndrome Hamman-Syndrom *nt*, (spontanes) Mediastinalemphysem *nt*, Pneumomediastinum *nt*
Hamman-Rich syndrome Hamman-Rich-Syndrom *nt*, diffuse progressive interstitielle Lungenfibrose *f*
Hand's syndrome Christian-Schüller-Krankheit *f*, Hand-Schüller-Christian-Krankheit *f*, Lipidgranulomatose *f*, Schüller-Christian-Hand-Krankheit *f*
hand-and-foot syndrome Hand-Fuß-Syndrom *nt*, Sichelzellendaktylitis *f*
Hand-Schüller-Christian syndrome →*Hand's syndrome*
hand-shoulder syndrome Schulter-Arm-Syndrom *nt*
Hanot's syndrome biliäre Leberzirrhose *f*, Hanot-Krankheit *f*
Hantavirus pulmonary syndrome Hantavirus-Pulmonary-Syndrom *nt*, Hantavirus-Lungen-Syndrom *nt*
Hayem-Widal syndrome Widal-Abrami-Anämie *f*, Widal-Abrami-Ikterus *m*, Widal-Anämie *f*, Widal-Ikterus *m*
heart-hand syndrome Holt-Oram-Syndrom *nt*
Heerfordt's syndrome Heerfordt-Syndrom *nt*, Febris uveoparotidea
Hegglin's syndrome May-Hegglin-Anomalie *f*, Hegglin-Syndrom *nt*
Heller's syndrome Heller-Syndrom *nt*, Dementia infantilis
HELLP syndrome HELLP-Syndrom *nt*
hemangioma-thrombocytopenia syndrome Kasabach-Merritt-Syndrom *nt*, Thrombopenie-Hämangiom-Syndrom *nt*, Thrombozytopenie-Hämangiom-Syndrom *nt*
hemohistioblastic syndrome Retikuloendotheliose *f*

S

hemolytic-uremic syndrome Gasser-Syndrom *nt*, hämolytisch-urämisches Syndrom *nt*
hemorrhagic fever with renal syndrome hämorrhagisches Fieber *nt* mit renalem Syndrom, koreanisches hämorrhagisches Fieber *nt*, akute hämorrhagische Nephrosonephritis *f*, Nephropathia epidemica
Henderson-Jones syndrome Henderson-Jones-Syndrom *nt*, Reichel-Syndrom *nt*, polytope Gelenkchondromatose *f*
Henoch-Schönlein syndrome Schoenlein-Henoch-Syndrom *nt*, Purpura *f* Schoenlein-Henoch, anaphylaktoide Purpura *f* Schoenlein-Henoch, rheumatoide Purpura *f*, athrombopenische Purpura *f*, Immunkomplexpurpura *f*, Immunkomplexvaskulitis *f*, Purpura anaphylactoides (Schoenlein-Henoch), Purpura rheumatica (Schoenlein-Henoch)
hereditary breast/ovarian cancer syndromes erbliche Brust/Ovarialkrebs-Syndrome *pl*
hereditary large intestinal cancer syndrome erbliche Dickdarmkrebs-Syndrome *pl*
hereditary tumor syndrome hereditäres Tumorsyndrom *nt*
Herlitz syndrome Herlitz-Syndrom *nt*, Herlitz-Typ *m* der Epidermolysis bullosa junctionalis, kongenitaler nicht-syphilitischer Pemphigus *m*
Hermansky-Pudlak syndromes Hermansky-Pudlak-Syndrom *nt*
Hers' syndrome Hers-Erkrankung *f*, Hepatophosphorylasemangel *m*, Hers-Syndrom *nt*, Hers-Glykogenose *f*
HHH syndrome Hyperornithinämie-Hyperammonämie-Homocitrullinurie-Syndrom *nt*, HHH-Syndrom *nt*
hidden preexcitation syndrome verborgenes Präexzitationssyndrom *nt*
HIV-associated wasting syndrome HIV-Auszehrungssyndrom *nt*
HIV-associate wasting syndrome HIV-assoziiertes Auszehrungssyndrom *nt*, wasting syndrome *nt*, HIV-Auszehrungssyndrom *nt*
Hoffmann-Werdnig syndrome Hoffmann-Krankheit *f*, Werdnig-Hoffmann-Krankheit *f*
Hoigné's syndrome Hoigné-Syndrom *nt*, Hoigné-Reaktion *f*
Holmes-Adie syndrome Adie-Syndrom *nt*
Holt-Oram syndrome Holt-Oram-Syndrom *nt*
Hopf syndrome Hopf-Keratose *f*, Hopf-Syndrom *nt*
Horner's syndrome Horner-Trias *f*, Horner-Syndom *nt*, Horner-Komplex *m*
Horton's syndrome **1.** Bing-Horton-Syndrom *nt*, Erythroprosopalgie *f*, Histaminkopfschmerz *m*, Horton-Syndrom *nt* **2.** Horton-Magath-Brown-Syndrom *nt*, Horton-Syndrom *nt*, Riesenzellarteriitis *f*, Arteriitis temporalis
Hunt's syndrome **1.** Genikulatumneuralgie *f*, Ramsay Hunt-Syndrom *nt*, Zoster oticus, Herpes zoster oticus, Neuralgia geniculata **2.** Pallidumsyndrom *nt*, progressive Pallidumatrophie Hunt *f*, Paralysis agitans juveniles **3.** Hunt-Syndrom *nt*, Dyssynergia cerebellaris myoclonica
Hunter's syndrome Hunter-Krankheit *f*
Hunter-Hurler syndrome Morbus Hunter *m*, Hunter-Syndrom *nt*, Mukopolysaccharidose II *f*
Hurler's syndrome Pfaundler-Hurler-Krankheit *f*, Hurler-Pfaundler-Krankheit *f*, Dysostosis multiplex
Hurler-Scheie syndrome Hurler-Scheie-Variante *f*, Mukopolysaccharidose I-H/S *f*
Hutchinson's syndrome Angioma serpiginosum
Hutchinson-Gilford syndrome Hutchinson-Gilford-Syndrom *nt*, Gilford-Syndrom *nt*, Progerie *f*, greisenhafter Zwergwuchs *m*, Progeria Hutchinson-Gilford *f*, Progeria infantilis
hyperabduction syndrome Hyperabduktionssyndrom *nt*, Pectoralis-minor-Syndrom *nt*
hypercalcemia syndrome **1.** Hyperkalzämiesyndrom *nt* **2.** alimentäre Hyperkalzämie *f*, Milch-Alkali-Syndrom *nt*, Burnett-Syndrom *nt*
hyperexcitability syndrome Hyperexzitabilitätssyndrom *nt*
hyperimmunoglobulinemia E syndrome Buckley-Syndrom *nt*, Hyperimmunglobulinämie E *f*
hyperkalemia syndrome Hyperkaliämiesyndrom *nt*
hyperkinetic syndrome erethisches Syndrom *nt*, erethisch-hyperkinetisches Syndrom *nt*
hyperkinetic-hypotonic syndrome hyperkinetisch-hypotonisches Syndrom *nt*
hyperornithinemia-hyperammonemia-homocitrullinuria syndrome Hyperornithinämie-Hyperammonämie-Homocitrullinurie-Syndrom *nt*, HHH-Syndrom *nt*
hyperosmolar hyperglycemic nonketotic syndrome hyperglykämisches hyperosmolares nicht-ketoazidotisches Dehydratationssyndrom *nt*, hyperosmolares Koma *nt*
hyperpyrexia syndrome Hyperpyrexiesyndrom *nt*
hypersenssitivity syndrome Hypersensitivitätssyndrom *nt*
hypertelorism-hypospadias syndrome Hypertelorismus-Hypospadie-Syndrom *nt*, Opitz-Syndrom *nt*
hyperventilation syndrome Hyperventilationssyndrom *nt*
hyperviscosity syndrome Hyperviskositätssyndrom *nt*
hypoglossia-hypodactyly syndrome Hypoglossie-Hypodaktylie-Syndrom *nt*, Aglossie-Adaktylie-Syndrom *nt*
hypokalemia syndrome Hypokaliämiesyndrom *nt*
hypomagnesemia syndrome Magnesiummangelsyndrom *nt*
hypoplastic left-heart syndrome Linkshypoplasie-Syndrom *nt*
iatrogenic Cushing's syndrome iatrogenes Cushing-Syndrom *nt*, exogenes Cushing-Syndrom *nt*
iliopsoas syndrome Iliopsoassyndrom *nt*
Imerslund syndrome Imerslund-Gräsbeck-Syndrom *nt*
Imerslund-Graesbeck syndrome Imerslund-Gräsbeck-Syndrom *nt*
immunodeficiency syndrome Immundefekt *m*, Immunmangelkrankheit *f*, Defektimmunopathie *f*
immunological deficiency syndrome Immundefekt *m*, Immunmangelkrankheit *f*, Defektimmunopathie *f*
syndrome of inappropriate secretion of antidiuretic hormone Syndrom *nt* der inadäquaten ADH-Sekretion, Schwartz-Bartter-Syndrom *nt*, Bartter-Schwartz-Syndrom *nt*, inadäquate ADH-Sekretion *f*
inferior syndrome of red nucleus Claude-Syndrom *nt*, unteres Ruber-Syndrom *nt*, unteres Syndrom *nt* des Nucleus ruber
inferior vena cava syndrome Vena-cava-Kompressionssyndrom *nt*, Vena-cava-inferior-Syndrom *nt*
inguinal tunnel syndrome Inguinaltunnelsyndrom *nt*
intermittend preexcitation syndrome intermittierendes Präexzitationssyndrom *nt*
intermittend Wolff-Parkinson-White syndrome intermittierendes Wolff-Parkinson-White-Syndrom *nt*
intrauterine parabiotic syndrome fetofetale Transfusion *f*
irritable bowel syndrome irritables Kolon *nt*, spastisches Kolon *nt*, Reizkolon *nt*, Colon irritabile, Colon spasticum
irritable colon syndrome irritables Kolon *nt*, spastisches Kolon *nt*, Reizkolon *nt*, Colon irritabile, Colon spasticum
ischemic syndrome Ischämiesyndrom *nt*
Ivemark's syndrome Ivemark-Syndrom *nt*
Jaccoud's syndrome Jaccoud-Zeichen *nt*
Jackson's syndrome Jackson-Syndrom *nt*, -Lähmung *f*
Jacod's syndrome Jacod-Syndrom *nt*, Jacod-Negri-Syndrom *nt*, petrosphenoidales Syndrom *nt*

S

Jadassohn-Lewandowsky syndrome Jadassohn-Lewandowsky-Syndrom *nt*, Pachyonychie-Syndrom *nt*, Pachyonychia congenita
Jaffé-Lichtenstein syndrome Jaffé-Lichtenstein-Krankheit *f*, Jaffé-Lichtenstein-Uehlinger-Syndrom *nt*, fibröse (Knochen-)Dysplasie *f*, nicht-ossifizierendes juveniles Osteofibrom *nt*, halbseitige von Recklinghausen-Krankheit *f*, Osteodystrophia fibrosa unilateralis
jejunal syndrome Dumpingsyndrom *nt*
Jervell and Lange-Nielsen syndrome Jervell-Lange-Nielsen-Syndrom *nt*
Kallmann's syndrome Kallmann-Syndrom *nt*
Kanner's syndrome Kanner-Syndrom *nt*, frühkindlicher Autismus *m*
Kaplan's syndrome Kaplan-Syndrom *nt*
Karsch-Neugebauer syndrome Karsch-Neugebauer-Syndrom *nt*
Kartagener's syndrome Kartagener-Syndrom *nt*
Kasabach-Merritt syndrome Kasabach-Merritt-Syndrom *nt*, Thrombopenie-Hämangiom-Syndrom *nt*, Thrombozytopenie-Hämangiom-Syndrom *nt*
Katayama syndrome Katayama-Krankheit *f*, -Fieber *nt*, -Syndrom *nt*
Kawasaki syndrome Kawasaki-Syndrom *nt*, Morbus Kawasaki *m*, mukokutanes Lymphknotensyndrom *nt*, akutes febriles mukokutanes Lymphadenopathiesyndrom *nt*
Kearns-Sayre syndrome Kearns-Sayre-Syndrom *nt*
Kimmelstiel-Wilson syndrome Kimmelstiel-Wilson-Syndrom *nt*, diabetische Glomerulosklerose *f*
Kinsbourne syndrome Kinsbourne-Syndrom *nt*, Encephalopathia myoclonica infantilis
Kleine-Levin syndrome Kleine-Levin-Syndrom *nt*
Klein-Waardenburg syndrome Waardenburg-Syndrom *nt*, Klein-Waardenburg-Syndrom *nt*
Klinefelter's syndrome Klinefelter-Syndrom *nt*
Klippel-Feil syndrome Klippel-Feil-Syndrom *nt*
Klippel-Trénaunay syndrome Klippel-Trénaunay-Syndrom *nt*, Klippel-Trénaunay-Weber-Syndrom *nt*, Osteoangiohypertrophie-Syndrom *nt*, angio-osteo-hypertrophisches Syndrom *nt*, Haemangiectasia hypertrophicans
Klippel-Trénaunay-Weber syndrome Klippel-Trénaunay-Weber-Syndrom *nt*, Klippel-Trénaunay-Syndrom *nt*, Trénaunay-Weber-Syndrom *nt*, Osteoangiohypertrophie-Syndrom *nt*, angio-osteo-hypertrophisches Syndrom *nt*
Klüver-Bucy syndrome Klüver-Bucy-Syndrom *nt*
Kniest's syndrome Kniest-Dysplasie *f*, Kniest-Dysplasiesyndrom *nt*
Kofferath's syndrome Kofferath-Syndrom *nt*
König's syndrome König-Syndrom *nt*
Korsakoff's syndrome Korsakow-Psychose *f*, -Syndrom *nt*
Kostmann's syndrome infantile hereditäre Agranulozytose *f*, Kostmann-Syndrom *nt*
Krabbe's syndrome Galaktozerebrosidlipidose *f*, Globoidzellen-Leukodystrophie *f*, Krabbe-Krankheit *f*
Kramer-Pollnow syndrome Kramer-Pollnow-Syndrom *nt*, erethisch-hyperkinetisches Syndrom *nt*, erethisches Syndrom *nt*
Krause's syndrome Krause-Reese-Syndrom *nt*, Reese-Blodi-Krause-Syndrom *nt*, Reese-Syndrom *nt*
Kunkel's syndrome lupoide Hepatitis *f*, Bearn-Kunkel-Syndrom *nt*, Bearn-Kunkel-Slater-Syndrom *nt*
LAD syndrome LAD-Syndrom *nt*, Leukozytenadhäsionsdefizienz-Syndrom *nt*, Leukocyte-adhesion-deficiency-Syndrom *nt*
Lambert-Eaton syndrome Lambert-Eaton-Rooke-Syndrom *nt*, pseudomyasthenisches Syndrom *nt*
Lamy-Maroteaux syndrome Lamy-Maroteaux-Syndrom *nt*, diastrophische Dysplasie *f*
Landry's syndrome Landry-Paralyse *f*, Paralysis spinalis ascendens acuta
Larsen's syndrome Osteopathia patellae juvenilis, Larsen-Syndrom *nt*
late-onset adrenogenital syndromes nicht-klassische adrenogenitale Syndrome *pl*
late postprandial dumping syndrome postalimentäres Spätsyndrom *nt*, Spät-Dumping *nt*, reaktive Hypoglykämie *f*
Launois-Cléret syndrome Morbus Fröhlich *m*, Babinski-Fröhlich-Syndrom *nt*, Dystrophia adiposogenitalis (Fröhlich)
Laurence-Moon syndrome Laurence-Moon-Syndrom *nt*
Lawrence-Seip syndrome Lawrence-Syndrom *nt*, lipatrophischer Diabetes *m*
lazy leukocyte syndrome Lazy-Leukocyte-Syndrom *nt*
Legg-Calvé-Perthes syndrome Osteochondropathia deformans coxae juvenilis, Osteochondrosis deformans juvenilis, Perthes-Calvé-Legg-Krankheit *f*
Lennox-Gastaut syndrome Lennox-Gastaut-Syndrom *nt*, myoklonisch-astatische Epilepsie *f*, Lennox-Syndrom *nt*
Lenz's syndrome Lenz-Syndrom *nt*
Lenz-Majewski syndrome hyperostotischer Minderwuchs *m*, Lenz-Majewski-Syndrom *nt*
leopard syndrome LEOPARD-Syndrom *nt*, Lentiginosis-Syndrom *nt*
Leriche's syndrome Leriche-Syndrom *nt*, Aortenbifurkationssyndrom *nt*
Léri-Weill syndrome Léri-Layani-Weill-Syndrom *nt*
Lermoyez's syndrome Lermoyez-Syndrom *nt*
Leschke's syndrome Leschke-Syndrom *nt*, kongenitale Pigmentdystrophie *f*, Dystrophia pigmentosa
Lesch-Nyhan syndrome Lesch-Nyhan-Syndrom *nt*, Automutilationssyndrom *nt*
leukocyte adhesion deficiency syndrome LAD-Syndrom *nt*, Leukozytenadhäsionsdefizienz-Syndrom *nt*, Leukocyte-adhesion-deficiency-Syndrom *nt*
Libman-Sacks syndrome Libman-Sacks-Syndrom *nt*, Sacks-Krankheit *f*
Lichtheim's syndrome Dana-Lichtheim-Krankheit *f*, funikuläre Myelose *f*, funikuläre Spinalerkrankung *f*
Li-Fraumeni syndrome Li-Fraumeni-Syndrom *nt*
Lightwood's syndrome Lightwood-Albright-Syndrom *nt*
Lightwood-Albright syndrome Lightwood-Albright-Syndrom *nt*
Lignac's syndrome Lignac-Fanconi-Erkrankung *f*, Lignac-Fanconi-Krankheit *f*, Lignac-Syndrom *f*, Abderhalden-Fanconi(-Lignac)-Syndrom *f*, Zystinspeicherkrankheit *f*, Zystinose *f*
Lignac-Fanconi syndrome → *Lignac's syndrome*
lipodystrophy syndrome Lipodystrophiesyndrom *nt*
Lobstein's syndrome Lobstein-Krankheit *f*, -Syndrom *nt*, Lobstein-Typ *m* der Osteogenesis imperfecta, Osteogenesis imperfecta tarda, Osteogenesis imperfecta Typ Lobstein
local cervical syndrome lokales Zervikalsyndrom *nt*
locked-in syndrome Locked-in-Syndrom *nt*, deefferentierter Zustand *m*
Löffler's syndrome Löffler-Syndrom *nt*, eosinophiles Lungeninfiltrat *nt*
Löfgren's syndrome Löfgren-Syndrom *nt*
Looser-Milkman syndrome Looser-Syndrom *nt*, Milkman-Syndrom *nt*, Looser-Milkman-Syndrom *nt*
Louis-Bar syndrome Louis-Bar-Syndrom *nt*, Ataxia-Teleangiectasia *f*, Teleangiektasie-Ataxie-Syndrom *nt*, Ataxia teleangiectatica, progressive zerebelläre Ataxie *f*
Lowe's syndrome Lowe-Syndrom *nt*, Lowe-Terrey-MacLachlan-Syndrom *nt*, okulo-zerebro-renales Syndrom *nt*
lower radicular syndrome Klumpke-Lähmung *f*
Lowe-Terrey-MacLachlan syndrome Lowe-Syndrom

S

nt, Lowe-Terrey-MacLachlan-Syndrom *nt*, okulo-zerebro-renales Syndrom *nt*
Lown-Ganong-Levine syndrome Lown-Ganong-Levine-Syndrom *nt*, LGL-Syndrom *nt*
low output syndrome Low-output-Syndrom *nt*, Syndrom *nt* des verminderten Herzzeitvolumens
low salt syndrome Salzmangelsyndrom *nt*
low sodium syndrome Salzmangelsyndrom *nt*
Lucey-Driscoll syndrome Lucey-Driscoll-Syndrom *nt*, Muttermilchikterus *m*
lumbar spine syndrome Putti-Syndrom *nt*, lumbales Vertebralsyndrom *nt*
Lutembacher's syndrome Lutembacher-Komplex *m*, -Syndrom *nt*
Lyell's syndrome (medikamentöses) Lyell-Syndrom *nt*, Syndrom *nt* der verbrühten Haut, Epidermolysis acuta toxica, Epidermolysis necroticans combustiformis
lymphadenopathy syndrome Lymphadenopathiesyndrom *nt*
lymphoproliferative syndrome lymphoproliferative Erkrankung *f*
lymphoreticular syndromes lymphoretikuläre Erkrankungen *pl*, Erkrankungen *pl* des lymphoretikulären Systems
Maffucci's syndrome Maffucci-Syndrom *nt*, Maffucci-Kast-Syndrom *nt*, Chondrodysplasie-Hämangiom-Syndrom *nt*, Dyschondroplasia haemangiomatosa
malassimilation syndrome Malassimilationssyndrom *nt*
Malatesta's syndrome Malatesta-Syndrom *nt*, Orbitaspitzensyndrom *nt*, Apex-orbitae-Syndrom *nt*
malformation syndrome Missbildungssyndrom *nt*, Fehlbildungssyndrom *nt*
Mali syndrome Mali-Syndrom *nt*, Akroangiodermatitis *f*, Kaposi-forme Akroangiodermatitis *f*, Akroangiodermatitis Mali
malignant carcinoid syndrome Flushsyndrom *nt*, Karzinoidsyndrom *nt*, Biörck-Thorson-Syndrom *nt*
Mallory-Weiss syndrome Mallory-Weiss-Syndrom *nt*
mandibulofacial syndrome Treacher-Collins-Syndrom *nt*, Franceschetti-Syndrom *nt*, Dysostosis mandibulofacialis
mandibulo-oculofacial syndrome Dyskephaliesyndrom *nt* von Francois, Hallermann-Streiff(-Francois)-Syndrom *nt*, Dysmorphia mandibulo-oculo-facialis
Marchiafava-Bignami syndrome Marchiafava-Bignami-Krankheit *f*, Corpus-callosum-Demyelinisierung *f*, progressive alkoholische Demenz *f*
Marchiafava-Micheli syndrome Marchiafava-Micheli-Anämie *f*, paroxysmale nächtliche Hämoglobinurie *f*
Marfan's syndrome Achard-Marfan-Syndrom *nt*, Marfan-Syndrom *nt*
Marie-Bamberger syndrome Marie-Bamberger-Syndrom *nt*, Bamberger-Marie-Syndrom *nt*, hypertrophische pulmonale Osteoarthropathie *f*, Akropachie *f*
Marie-Sée syndrome Marie-Sée-Syndrom *nt*
Marie-Strümpell syndrome Bechterew-Krankheit *f*, Morbus Bechterew *m*, Bechterew-Strümpell-Marie-Krankheit *f*, Marie-Strümpell-Krankheit *f*, Spondylarthritis/Spondylitis ankylopoetica/ankylosans
Marinesco-Sjögren syndrome Marinescu-Sjögren-Syndrom *nt*
Maroteaux-Lamy syndrome Maroteaux-Lamy-Syndrom *nt*, Morbus Maroteaux-Lamy *m*, Mukopolysaccharidose VI *f*
Martorell's syndrome Pulslos-Krankheit *f*, Martorell-Krankheit *f*, Martorell-Syndrom *nt*, Takayasu-Krankheit *f*, Takayasu-Syndrom *nt*, Arteriitis brachiocephalica
mastocytosis syndrome Mastozytose-Syndrom *nt*
Mauriac's syndrome Mauriac-Syndrom *nt*
Mayer-Rokitansky-Küster-Hauser syndrome MRK-Syndrom *nt*, Mayer-Rokitansky-Küster-Syndrom *nt*, Rokitansky-Küster-Syndrom *nt*
McArdle's syndrome McArdle-Krankheit *f*, -Syndrom *nt*, muskuläre Glykogenose *f*, Muskelphosphorylasemangel *m*, Myophosphorylaseinsuffizienz *f*, Glykogenose *f* Typ V
McCune-Albright syndrome Albright-Syndrom *nt*, McCune-Albright-Syndrom *nt*, McCune-Syndrom *nt*, polyostotische fibröse Dysplasie *f*
Meckel-Gruber syndrome Meckel-Gruber-Syndrom *nt*
medicamentous Cushing's syndrome medikamentöses Cushing-Syndrom *nt*
medullary conus syndrome Konussyndrom *nt*, Conusmedullaris-Syndrom *nt*
megacystis-megaureter syndrome Megaureter-Megazystis-Syndrom *nt*
Meigs' syndrome Meigs-Syndrom *nt*
MELAS syndrome MELAS-Syndrom *nt*
Melkersson's syndrome Melkersson-Rosenthal-Syndrom *nt*
Melkersson-Rosenthal syndrome Melkersson-Rosenthal-Syndrom *nt*
Mendelson's syndrome Mendelson-Syndrom *nt*
Mendes DaCosta syndrome Mendes-DaCosta-Syndrom *nt*, Erythrokeratodermia figurata variabilis, Keratitis rubra figurata
Ménétrier's syndrome Ménétrier-Syndrom *nt*, Morbus Ménétrier *m*, Riesenfaltengastritis *f*, Gastropathia hypertrophica gigantea
Ménière's syndrome Ménière-Krankheit *f*, Morbus Ménière *m*
Menkes' syndrome Menkes-Syndrom *nt*, Kraushaarsyndrom *nt*, kinky hair disease *nt*, Menkes-Stahlhaarkrankheit *f*, Pili torti mit Kupfermangel
menopausal syndrome Menopausensyndrom *nt*
metastatic carcinoid syndrome Flushsyndrom *nt*, Karzinoidsyndrom *nt*, Biörck-Thorson-Syndrom *nt*
methionine malabsorption syndrome Methioninmalabsorptionssyndrom *nt*
Meyenburg-Altherr-Uehlinger syndrome Altherr-Uehlinger-Syndrom *nt*, Meyenburg-Altherr-Uehlinger-Syndrom *nt*, Panchondritis *f*, rezidivierende Polychondritis *f*
microdeletion syndromes Mikrodeletionssyndrome *pl*
middle lobe syndrome Mittellappensyndrom *nt*
Mikulicz syndrome Mikulicz-Syndrom *nt*, Mikulicz-Krankheit I *f*
milk-alkali syndrome Burnett-Syndrom *nt*, Milch-Alkali-Syndrom *nt*
Milkman's syndrome Milkman-Syndrom *nt*, Looser-Syndrom *nt*, Looser-Milkman-Syndrom *nt*
Millard-Gubler syndrome Millard-Gubler-Syndrom *nt*, Gubler-Lähmung *f*, Brücken-Mittelhirn-Syndrom *nt*, Hemiplegia alternans inferior
Minkowski-Chauffard syndrome Minkowski-Chauffard-Syndrom *nt*, Minkowski-Chauffard-Gänsslen-Syndrom *nt*, hereditäre Sphärozytose *f*, konstitutionelle hämolytische Kugelzellanämie *f*, familiärer hämolytischer Ikterus *m*, Morbus Minkowski-Chauffard
Minot-von Willebrand syndrome Willebrand-Jürgens-Syndrom *nt*, von Willebrand-Jürgens-Syndrom *nt*, konstitutionelle Thrombopathie *f*, hereditäre Pseudohämophilie *f*, vaskuläre Pseudohämophilie *f*, Angiohämophilie *f*
Mirizzi's syndrome Mirizzi-Syndrom *nt*
mitral valve prolapse syndrome Barlow-Syndrom *nt*, Klick-Syndrom *nt*, Mitralklappenprolapssyndrom *nt*, Floppy-valve-Syndrom *nt*
Möbius' syndrome Moebius-Kernaplasie *f*, Moebius-Syndrom *nt*
Mohr syndrome Mohr-Syndrom *nt*
Morel's syndrome Morgagni-Syndrom *nt*, Morgagni-Morel-Stewart-Syndrom *nt*, Hyperostosis frontalis in-

S

terna
Morgagni's syndrome → *Morel's syndrome*
Morgagni-Adams-Stokes syndrome Adams-Stokes-Syndrom *nt*, -Synkope *f*, -Anfall *m*
Morgagni-Stewart-Morel syndrome Morgagni-Syndrom *nt*, Morgagni-Morel-Stewart-Syndrom *nt*, Hyperostosis frontalis interna
Morquio's syndrome Morquio-Brailsford-Syndrom *nt*
Morquio-Ullrich syndrome Morquio-Syndrom *nt*, Morquio-Ullrich-Syndrom *nt*, Morquio-Brailsford-Syndrom *nt*, spondyloepiphysäre Dysplasie *f*, Mukopolysaccharidose *f* Typ IV
Morvan's syndrome **1.** Syringomyelie *f* **2.** Morvan-Syndrom *nt*, Panaritium analgicum
Mosse's syndrome Mosse-Syndrom *nt*
Mounier-Kuhn syndrome Tracheobronchomegalie *f*, Mounier-Kuhn-Syndrom *nt*
moya-moya syndrome Moya-Moya-Syndrom *nt*
Muckle-Wells syndrome Muckle-Wells-Syndrom *nt*, Urtikaria-Taubheits-Syndrom *nt*
mucocutaneous lymph node syndrome Kawasaki-Syndrom *nt*, Morbus Kawasaki *m*, mukokutanes Lymphknotensyndrom *nt*, akutes febriles mukokutanes Lymphadenopathiesyndrom *nt*
multifidus syndrome Multifidusdreieck-Syndrom *nt*
multiple hamartoma syndrome Cowden-Krankheit *f*, Cowden-Syndrom *nt*, multiple Hamartome-Syndrom *nt*
multiple lentigines syndrome Lentiginosis-Syndrom *nt*, LEOPARD-Syndrom *nt*
Munchausen syndrome Münchhausen-Syndrom *nt*
Munchausen syndrome by proxy Münchhausen-Syndrom der Angehörigen
Murchison-Sanderson syndrome Hodgkin-Krankheit *f*, Hodgkin-Lymphom *nt*, Morbus Hodgkin, Hodgkin-Paltauf-Steinberg-Krankheit *f*, Lymphogranulomatose *f*, Paltauf-Steinberg-Krankheit *f*, maligne Lymphogranulomatose *f*, Lymphogranulomatosis maligna
myasthenia gravis syndrome Erb-Goldflam-Syndrom *nt*, -Krankheit *f*, Erb-Oppenheim-Goldflam-Syndrom *nt*, -Krankheit *f*, Hoppe-Goldflam-Syndrom *nt*, Myasthenia gravis pseudoparalytica
myasthenic syndrome Lambert-Eaton-Rooke-Syndrom *nt*, pseudomyasthenisches Syndrom *nt*
myeloproliferative syndrome myeloproliferative Erkrankung *f*, myeloproliferatives Syndrom *nt*
myofacial pain dysfunction syndrome Costen-Syndrom *nt*, myofasziales Schmerzsyndrom *nt*, Mandibulargelenksyndrom *nt*
myofibrosis-osteosclerosis syndrome Knochenmarkfibrose *f*, Myelofibrose *f*, -sklerose *f*, Osteomyelofibrose *f*, Osteomyelosklerose *f*
Naegeli syndrome Naegeli-Syndrom *nt*, Naegeli-Bloch-Sulzberger-Syndrom *nt*
Naffziger's syndrome Naffziger-Syndrom *nt*, Skalenus-anterior-Syndrom *nt*, Scalenus-anterior-Syndrom *nt*
Nager's syndrome Nager-Syndrom *nt*
Nager-De Reynier syndrome Nager-Syndrom *nt*
nail-patella syndrome Nagel-Patella-Syndrom *nt*, Osteoonychodysplasie *f*, Osteoonychodysostose *f*, Onycho-osteodysplasie *f*
narcolepsy-cataplexy syndrome Narkolepsie-Kataplexie-Syndrom *nt*
nephritic syndrome nephritisches Syndrom *nt*
nephrotic syndrome nephrotisches Syndrom *nt*; Nephrose *f*
Netherton's syndrome Netherton-Syndrom *nt*, Erythroderma ichthyosiforme congenitum
neurocutaneous syndrome Phakomatose *f*, neurokutanes Syndrom *nt*
neuroleptic malignant syndrome malignes neuroleptisches Syndrom *nt*
nevoid basal cell carcinoma syndrome → *nevoid basalioma syndrome*
nevoid basalioma syndrome Gorlin-Goltz-Syndrom *nt*, Basalzellnävus-Syndrom *nt*, nävoides Basalzellkarzinom-Syndrom *nt*, nävoides Basalzellenkarzinom-Syndrom *nt*, nävoide Basaliome *pl*, Naevobasaliome *pl*, Naevobasaliomatose *f*
Nezelof syndrome Nézelof-Krankheit *f*, Nézelof-Syndrom *nt*, Immundefekt *m* vom Nézelof-Typ
Nonne-Froin syndrome Nonne-Froin-Syndrom *nt*, Froin-Syndrom *nt*
Nonne-Milroy syndrome Nonne-Milroy-Syndrom *nt*, Lymphödem Typ Nonne-Milroy, Trophödem Typ Nonne-Milroy
Nonne-Milroy-Meige syndrome Nonne-Milroy-Meige-Syndrom *nt*, chronisch hereditäres Trophödem *nt*, chronisch kongenitales Lymphödem *nt*, Elephantiasis congenita hereditaria
nonsense syndrome Ganser-Syndrom *nt*, Pseudodemenz *f*, Scheinblödsinn *m*, Zweckpsychose *f*
non-staphylococcal scalded skin syndrome (medikamentöses) Lyell-Syndrom *nt*, Syndrom *nt* der verbrühten Haut, Epidermolysis acuta toxica, Epidermolysis necroticans combustiformis
Noonan's syndrome Noonan-Syndrom *nt*, XX-Turner-Phänotypus *m*, XY-Turner-Phänotypus *m*
Nothnagel's syndrome oberes Nucleus ruber-Syndrom *nt*, Nothnagel-Syndrom *nt*, oberes Ruber-Syndrom *nt*
Nygaard-Brown syndrome Nygaard-Brown-Syndrom *nt*, essenzielle Thrombophilie *f*
OAT syndrome OAT-Syndrom *nt*, Oligo-Astheno-Teratozoospermie-Syndrom *nt*
oculobuccogenital syndrome Behçet-Krankheit *f*, -Syndrom *nt*, bipolare/große/maligne Aphthose *f*, Gilbert-Syndrom *nt*, Aphthose Touraine/Behçet
oculocerebrorenal syndrome Lowe-Syndrom *nt*, Lowe-Terrey-MacLachlan-Syndrom *nt*, okulo-zerebro-renales Syndrom *nt*
oculomandibulofacial syndrome Hallermann-Streiff-Syndrom *nt*
Ogilvie's syndrome Ogilvie-Syndrom *nt*, Kolonileus *m*, Pseudoobstruktion *f*
olidodactyly syndrome Oligodaktyliesyndrom *nt*, Grebe-Weyers-Syndrom *nt*
orbital apex syndrome Orbitaspitzensyndrom *nt*, Malatesta-Syndrom *nt*, Apex-orbitae-Syndrom *nt*
organic brain syndrome psychoorganisches Syndrom *nt*, (hirn-)organisches Psychosyndrom *nt*
organic mental syndrome diffuses organisches Psychosyndrom *nt*, organisches Psychosyndrom *nt*, psychoorganisches Syndrom *nt*, hirnorganisches Psychosyndrom *nt*, hirndiffuses Psychosyndrom *nt*
Ormond's syndrome (idiopathische) retroperitoneale Fibrose *f*, Ormond-Syndrom *nt*
oroacral syndrome oroakrales Fehlbildungssyndrom *nt*, Ankyloglossum-superius-Syndrom *nt*
orodigitofacial syndrome OFD-Syndrom *nt*, orofaziodigitales Syndrom *nt*
Ortner's syndrome Ortner-Syndrom I *nt*
osteomyelofibrotic syndrome Knochenmarkfibrose *f*, Knochenmarksfibrose *f*, Myelofibrose *f*, Osteomyelofibrose *f*; Osteomyelosklerose *f*, Myelosklerose *f*
overwhelming post-splenectomy sepsis syndrome Post-Splenektomiesepsis *f*, Post-Splenektomiesepsis-syndrom *nt*, Overwhelming-post-splenectomy-Sepsis *f*, Overwhelming-post-splenectomy-Sepsis-Syndrom *nt*
pacemaker-twiddler syndrome Pacemaker-Twiddler-Syndrom *nt*, Twiddler-Syndrom *nt*
pachydermoperiostosis syndrome Pachydermoperiostose *f*, Touraine-Solente-Golé-Syndrom *nt*, familiäre Pachydermoperiostose *f*, idiopathische hypertrophische Osteoarthropathie *f*, Akropachydermie *f* mit Pachydermoperiostose, Hyperostosis generalisata mit

S

Pachydermie
Paget-von Schroetter syndrome Paget-Schroetter-Syndrom *nt*, Achselvenenthrombose *f*, Effortthrombose *f*, Armvenenthrombose *f*, Paget-von Schroetter-Syndrom *nt*, Schroetter-Syndrom *nt*
pain dysfunction syndrome Costen-Syndrom *nt*, temporomandibuläres Syndrom *nt*
painful bruising syndrome Erythrozytenautosensibilisierung *f*, schmerzhafte Ekchymosen-Syndrom *nt*, painful bruising syndrome *nt*
pancytopenia-dysmelia syndrome Fanconi-Anämie *f*, konstitutionelle infantile Panmyelopathie *f*
Papillon-Léage and Psaume syndrome Papillon-Léage-Psaume-Syndrom *nt*, orodigitofaziale Dysostose *f*, orofaziodigitales Syndrom *nt*, OFD-Syndrom *nt*
Papillon-Lefèvre syndrome Papillon-Lefèvre-Syndrom *nt*, Keratosis palmoplantaris mit Paradontose/Periodontose, Keratosis palmoplantaris diffusa non circumscripta
paraneoplastic syndrome paraneoplastisches Syndrom *nt*
paraneoplastic Cushing's syndrome paraneoplastisches Cushing-Syndrom *nt*
paraplegic syndrome Querschnittssyndrom *nt*
parasagittal cortical syndrome Mantelkantensyndrom *nt*
Parinaud's syndrome Parinaud-Syndrom *nt*, vertikale Blicklähmung *f*
Parinaud's oculoglandular syndrome okuloglanduläres Syndrom *nt*, Parinaud-Konjunktivitis *f*
parkinsonian syndrome Parkinson-Syndrom *nt*
Parry-Romberg syndrome Romberg-Syndrom *nt*, -Trophoneurose *f*, Romberg-Parry-Syndrom *nt*, -Trophoneurose *f*, progressive halbseitige Gesichtsatrophie *f*, Hemiatrophia progressiva faciei/facialis
partial malassimilation syndrome partielles Malassimilationssyndrom *nt*
Pasqualini's syndrome Pasqualini-Syndrom *nt*, fertiler Eunuchoidismus *m*
Passow's syndrome Passow-Symptomenkomplex *m*
Patau's syndrome Patau-Syndrom *nt*, Trisomie 13-Syndrom *nt*, D_1-Trisomiesyndrom *nt*
Paterson's syndrome Plummer-Vinson-Syndrom *nt*, Paterson-Brown-Syndrom *nt*, Kelly-Paterson-Syndrom *nt*, sideropenische Dysphagie *f*
Paterson-Brown-Kelly syndrome → *Paterson's syndrome*
Paterson-Kelly syndrome → *Paterson's syndrome*
Pearson's syndrome Pearson-Syndrom *nt*
Pellegrini-Stieda syndrome Stieda-Pellegrini-Schatten *m*, Pellegrini-Schatten *m*
Pendred's syndrome Pendred-Syndrom *nt*
Penfield's syndrome Penfield-Syndrom *nt*
Peutz-Jeghers syndrome Peutz-Jeghers-Syndrom *nt*, Polyposis intestini Peutz-Jeghers
Pfaundler-Hurler syndrome von Pfaundler-Hurler-Syndrom *nt*, -Krankheit *f*, Hurler-Syndrom *nt*, -Krankheit *f*, Dysostosis multiplex, Lipochondrodystrophie *f*, Mukopolysaccharidose I-H *f*
Pfeiffer's syndrome Pfeiffer-Syndrom *nt*, Akrozephalosyndaktylie V *f*
pharyngeal pouch syndrome DiGeorge-Syndrom *nt*, Schlundtaschensyndrom *nt*, Thymusaplasie *f*
Pick's syndrome Pick-(Hirn-)Atrophie *f*, -Krankheit *f*, -Syndrom *nt*
pickwickian syndrome Pickwick-Syndrom *nt*, Pickwickier-Syndrom *nt*, kardiopulmonales Syndrom *nt* der Adipösen
Pierre Robin syndrome Pierre Robin-Syndrom *nt*, Robin-Syndrom *nt*
placental transfusion syndrome fetofetale Transfusion *f*
plica syndrome Plikasyndrom *nt*
Plummer-Vinson syndrome Plummer-Vinson-Syndrom *nt*, Paterson-Brown-Syndrom *nt*, Kelly-Paterson-Syndrom *nt*, sideropenische Dysphagie *f*
POEMS syndrome POEMS-Komplex *m*, PEP-Syndrom *nt*, Crow-Fukase-Syndrom *nt*, Schimpo-Syndrom *nt*, Takatsuti-Syndrom *nt*
Poland's syndrome Poland-Symptomenkomplex *m*
Polhemus-Schafer-Ivemark syndrome Ivemark-Syndrom *nt*
polycystic ovary syndrome Stein-Leventhal-Syndrom *nt*, Syndrom *nt* der polyzystischen Ovarien
popliteal pterygium syndrome Kniepterygium-Syndrom *nt*, popliteales Pterygiumsyndrom *nt*
postcholecystectomy syndrome Postcholezystektomie-Syndrom *nt*
post-diskectomy syndrome Postdiskotomiesyndrom *nt*, Postnukleotomiesyndrom *nt*
postgastrectomy syndrome 1. Postgastrektomiesyndrom *nt* **2.** Dumpingsyndrom *nt*
post-lumbar puncture syndrome postpunktionelles Liquorunterdrucksyndrom *nt*
postmyocardial infarction syndrome Dressler-Myokarditis *f*, -Syndrom *nt*, Postmyokardinfarktsyndrom *nt*
postpartum pituitary necrosis syndrome Sheehan-Syndrom *nt*, postpartale Hypophysenvorderlappeninsuffizienz *f*
postperfusion syndrome Postperfusionssyndrom *nt*, Posttransfusionssyndrom *nt*
postpericardiotomy syndrome Postperikardiotomie-Syndrom *nt*
postphlebitic syndrome postthrombotisches Syndrom *nt*, postthrombotischer Symptomenkomplex *m*
post-polio syndrome Postpoliosyndrom *nt*, Postpoliomyelitis-Syndrom *nt*
posttachycardia syndrome Posttachykardiesyndrom *nt*
post-thrombotic syndrome postthrombotisches Syndrom *nt*, postthrombotischer Symptomenkomplex *m*
post-transfusion syndrome Postperfusionssyndrom *nt*, Posttransfusionssyndrom *nt*
post-traumatic cervical syndrome posttraumatischen Zervikalsyndrom *nt*
post-traumatic cervicocephalic syndrome posttraumatisches zervikozephales Syndrom *nt*
post-traumatic respiratory insufficiency syndrome Schocklunge *f*, adult respiratory distress syndrome *nt*
Potter syndrome Potter-Sequenz *f*, Oligohydramnion-Syndrom *nt*
Prader-Willi syndrome Prader-Willi-Syndrom *nt*, Prader-Labhart-Willi-Syndrom *nt*
preexcitation syndrome WPW-Syndrom *nt*, Wolff-Parkinson-White-Syndrom *nt*
preinfarction syndrome Präinfarkt(-Syndrom *nt*) *m*
premature senility syndrome Gilford-Syndrom *nt*, Hutchinson-Gilford-Syndrom *nt*, Progeria infantilis
Pringle-Bourneville syndrome Pringle-Bourneville-Syndrom *nt*, Bourneville-Pringle-Syndrom *nt*, Pringle-Bourneville-Phakomatose *f*
Profichet's syndrome Profichet-Krankheit *f*, -Syndrom *nt*, Kalkgicht *f*, Calcinosis circumscripta
progeria syndrome Gilford-Syndrom *nt*, Hutchinson-Gilford-Syndrom *nt*, Progeria infantilis
protein deficiency syndrome Proteinmangelsyndrom *nt*, Eiweißmangelsyndrom *nt*
protein-losing syndrome Eiweißverlustsyndrom *nt*
Proteus syndrome Proteus-Syndrom *nt*
prune-belly syndrome ventrales Defektsyndrom *nt*, Bauchdeckenaplasie *f*, Pflaumenbauchsyndrom *nt*, prune-belly syndrome *nt*
pseudo-Bartter syndrome Pseudo-Bartter-Syndrom *nt*
pseudo-Turner's syndrome Bonnevie-Ullrich-Syndrom *nt*, Pterygium-Syndrom *nt*
pseudo-Zellweger syndrome Pseudozellweger-Syndrom *nt*

S

psoas syndrome Iliopsoassyndrom *nt*
pterygium colli syndrome Bonnevie-Ullrich-Syndrom *nt*, Pterygium-Syndrom *nt*
pulmonary dysmaturity syndrome Wilson-Mikity-Syndrom *nt*, bronchopulmonale Dysplasie *f*
pulmonary fat embolism syndrome Schocklunge *f*, adult respiratory distress syndrome *nt*
punch-drunk syndrome Boxerenzephalopathie *f*, Encephalopathia traumatica
Purtilo's syndrome Purtilo-Syndrom *nt*, X-chromosomales lymphoproliferatives Syndrom *nt*, X-gekoppelte lymphoproliferative Erkrankung *f*
Purtscher's syndrome Purtscher-Syndrom *nt*, -Netzhautschädigung *f*
Putnam-Dana syndrome Lichtheim-Syndrom *nt*, Dana-Syndrom *nt*, Dana-Lichtheim-Krankheit *f*, Dana-Lichtheim-Putnam-Syndrom *nt*, funikuläre Spinalerkrankung/Myelose *f*
pyramidal-tract syndrome Pyramidenbahnsyndrom *nt*
QT syndrome QT-Syndrom *nt*, Jervell-Lange-Nielsen-Syndrom *nt*
radial aplasia-thrombocytopenia syndrome Radiusaplasie-Thrombozytopenie-Syndrom *nt*
radiation syndrome Strahlenkrankheit *f*
Ramsey Hunt syndrome **1.** Genikulatumneuralgie *f*, Ramsey Hunt-Syndrom *nt*, Zoster oticus, Herpes zoster oticus, Neuralgia geniculata **2.** Hunt-Syndrom *nt*, Dyssynergia cerebellaris myoclonica **3.** Hunt-Syndrom *nt*, Dyssynergia cerebellaris progressiva
Raymond-Cestan syndrome Raymond-Cestan-Syndrom *nt*, Cestan-Raymond-Syndrom *nt*
Raynaud's syndrome Raynaud-Syndrom *nt*, sekundäre Raynaud-Krankheit *f*
Reese's syndrome Reese-Blodi-Krause-Syndrom *nt*, Reese-Syndrom *nt*
Refsum syndrome Refsum-Syndrom *nt*, Heredopathia atactica polyneuritiformis
Reifenstein's syndrome Reifenstein-Syndrom *nt*, testikuläre Feminisierung *f*
Reiter's syndrome Fiessinger-Leroy-Syndrom *nt*, Reiter-Krankheit *f*, urethro-okulo-synoviales Syndrom *nt*, Arthritis dysenterica
Rendu-Osler-Weber syndrome hereditäre Teleangiektasie *f*, Morbus Osler *m*, Osler-Rendu-Weber-Krankheit *f*, -Syndrom *nt*, Rendu-Osler-Weber-Krankheit *f*, -Syndrom *nt*, Teleangiectasia hereditaria haemorrhagica
reperfusion syndrome Reperfusionssyndrom *nt*, Tourniquet-Syndrom *nt*
respiratory distress syndrome Atemnotsyndrom *nt* des Neugeborenen, Respiratory-distress-Syndrom *nt* des Neugeborenen
respiratory distress syndrome of the newborn Atemnotsyndrom *nt* des Neugeborenen, Respiratory-distress-Syndrom *nt* des Neugeborenen
restless legs syndrome Syndrom *nt* der unruhigen Beine, nächtliche Bewegungsstörungen *pl*, Restless-legs-Syndrom *nt*
Rett syndrome Rett-Syndrom *nt*
Reye's syndrome Reye-Syndrom *nt*
Richner-Hanhart syndrome Richner-Hanhart-Syndrom *nt*, Tyrosinaminotransferasemangel *m*, TAT-Mangel *m*
Rieger's syndrome Rieger-Syndrom *nt*
rigid spine syndrome Rigid-spine-Syndrom *nt*
Riley-Day syndrome Riley-Day-Syndrom *nt*, Dysautonomie *f*
Roberts' syndrome Roberts-Syndrom *nt*, Pseudothalidomidsyndrom *nt*, SC-Pseudothalidomidsyndrom *nt*
Robin's syndrome Robin-Syndrom *nt*, Pierre Robin-Syndrom *nt*
Robinow's syndrome Robinow-Syndrom *nt*
Rokitansky-Küster-Hauser syndrome Mayer-Rokitansky-Küster-Syndrom *nt*, MRK-Syndrom *nt*, Rokitansky-Küster-Syndrom *nt*
Romano-Ward syndrome Romano-Ward-Syndrom *nt*, Pseudohypokaliämie-Syndrom *nt*, familiäres QT-Syndrom *nt*
Romberg's syndrome Romberg-Syndrom *nt*
root compression syndrome Wurzelkompressionssyndrom *nt*
Rosenfeld's syndrome Rosenfeld-Syndrom *nt*
Rosenthal syndrome Rosenthal-Krankheit *f*
Rot's syndrome Bernhardt-Roth-Syndrom *nt*, Myalgia paraesthetica
rotator tendon syndrome Rotatorensehnensyndrom *nt*
Rot-Bernhardt syndrome Bernhardt-Roth-Syndrom *nt*, Myalgia paraesthetica
Roth's syndrome Bernhardt-Roth-Syndrom *nt*, Myalgia paraesthetica
Roth-Bernhardt syndrome Bernhardt-Roth-Syndrom *nt*, Myalgia paraesthetica
Rothmann-Makai syndrome Rothmann-Makai-Syndrom *nt*, Lipogranulomatosis subcutanea, Spontanpannikulitis *f* Rothmann-Makai
Rothmund-Thomson syndrome Rothmund-Thomson-Syndrom *nt*
Rotor's syndrome Rotor-Syndrom *nt*
Roussy-Lévy syndrome Roussy-Levy-Syndrom *nt*
Roviralta syndrome Roviralta-Syndrom *nt*
rubella syndrome kongenitale Röteln *pl*, kongenitales Rötelnsyndrom *nt*
Rubinstein-Taybi syndrome Rubinstein-Taybi-Syndrom *nt*
rubrospinal cerebellar peduncle syndrome Claude-Syndrom *nt*, unteres Ruber-Syndrom *nt*, unteres Syndrom *nt* des Nucleus ruber
Rud's syndrome Rud-Syndrom *nt*
Saethre-Chotzen syndrome Chotzen(-Saethre)-Syndrom *nt*, Akrozephalosyndaktylie *f* Typ III
salt-depletion syndrome Salzmangelsyndrom *nt*
Sanfilippo's syndrome Sanfilippo-Syndrom *nt*, Morbus Sanfilippo *m*, polydystrophische Oligophrenie *f*, Mukopolysaccharidose *f* III
Santavuori-Haltia syndrome Morbus Santavuori-Haltia, infantile Zeroidlipofuszinose *f*, infantile Ceroidlipofuscinose *f*
SAPHO syndrome SAPHO-Syndrom *nt*
scalded skin syndrome (medikamentöses) Lyell-Syndrom *nt*, Syndrom *nt* der verbrühten Haut, Epidermolysis acuta toxica, Epidermolysis necroticans combustiformis
scalenus syndrome Halsrippensyndrom *nt*, kostozervikales Syndrom *nt*, Scalenus-anterior-Syndrom *nt*, Skalenussyndrom *nt*, Naffziger-Syndrom *nt*
scalenus anticus syndrome Skalenus-Syndrom *nt*, Scalenus-anterior-Syndrom *nt*, Naffziger-Syndrom *nt*
Schaumann's syndrome Sarkoidose *f*, Morbus Boeck, Boeck-Sarkoid *nt*, Besnier-Boeck-Schaumann-Krankheit *f*, Lymphogranulomatosa benigna
Scheie's syndrome Morbus Scheie *m*, Scheie-Krankheit *f*, -Syndrom *nt*, Ullrich-Scheie-Krankheit *f*, -Syndrom *nt*, Mukopolysaccharidose *f* I-S
Schmidt's syndrome Schmidt-Syndrom *nt*
Schnitzler syndrome Schnitzler-Syndrom *nt*
Schüller's syndrome Hand-Schüller-Christian-Krankheit *f*, Schüller-Hand-Christian-Krankheit *f*, Schüller-Krankheit *f*
Schüller-Christian syndrome Hand-Schüller-Christian-Krankheit *f*, Schüller-Hand-Christian-Krankheit *f*, Schüller-Krankheit *f*
Schultz's syndrome Agranulozytose *f*, maligne Neutropenie *f*, perniziöse Neutropenie *f*
Schwartz-Jampel syndrome Schwartz-Jampel-Syn-

drom *nt*, Chondrodystrophia myotonica
scimitar syndrome Scimitar-Syndrom *nt*
sea-blue histiocyte syndrome seeblaue Histiozytose *f*
Seabright bantam syndrome Seabright-bantam-Syndrom *nt*, Pseudohypoparathyreoidismus *m*
Seckel's syndrome Seckel-Syndrom *nt*, Seckel-Vogelkopf-Zwerg *m*
secondary vasospastic syndrome sekundäres vasospastisches Syndrom *nt*, sekundäre Raynaud-Krankheit *f*
Selye syndrome Selye-Syndrom *nt*, Adaptationssyndrom *nt*
Senear-Usher syndrome Senear-Usher-Syndrom *nt*, Pemphigus erythematosus, Pemphigus seborrhoicus, Lupus erythematosus pemphigoides
Sertoli-cell-only syndrome del Castillo-Syndrom *nt*, Castillo-Syndrom *nt*, Sertoli-Zell-Syndrom *nt*, Sertoli-cell-only-Syndrom *nt*, Germinalaplasie *f*, Germinalzellaplasie *f*
serum sickness-like syndrome Reaktion *f* vom Serumkrankheittyp
severe acute respiratory syndrome schweres akutes respiratorisches Syndrom *nt*, severe acute respiratory syndrome *nt*
Sézary syndrome Sézary-Syndrom *nt*
Sheehan syndrome Sheehan-Syndrom *nt*, postpartale Hypophysenvorderlappeninsuffizienz *f*
short-bowel syndrome Kurzdarmsyndrom *nt*, Short-bowel-Syndrom *nt*
short ribs-polydactyly syndromes Kurzripp-Polydaktylie-Syndrome *pl*
shoulder hand syndrome Schulter-Arm-Syndrom *nt*
Shulman's syndrome Shulman-Syndrom *nt*, eosinophile Fasciitis *f*
Shwachman syndrome Shwachman-Blackfan-Diamond-Oski-Khaw-Syndrom *nt*, Shwachman-Syndrom
Shwachman-Diamond syndrome Shwachman-Syndrom *nt*, Shwachman-Blackfan-Diamond-Oski-Khaw-Syndrom *nt*
Shy-Drager syndrome Shy-Drager-Syndrom *nt*, primäre orthostatische Hypotenson *nt*
sickle cell syndrome Sichelzellerkrankung *f*
sick sinus syndrome Sick-Sinus-Syndrom *nt*, Sinusknotensyndrom *nt*
Silver's syndrome Silver-Russell-Syndrom *nt*, Russell-Syndrom *nt*
Silverman's syndrome Silverman-Syndrom *nt*
Silvestrini-Corda syndrome Silvestrini-Corda-Syndrom *nt*
Simmonds' syndrome Simmonds-Syndrom *nt*, Hypophysenvorderlappeninsuffizienz *f*, HVL-Insuffizienz *f*, Hypopituitarismus *m*
sinobronchial syndrome sinubronchiales Syndrom *nt*, sinupulmonales Syndrom *nt*
sinopulmonary syndrome Bronchosinusitis *f*, Sinubronchitis *f*
Sippel's syndrome Sipple-Syndrom *nt*, multiple endokrine Neoplasie Typ 2 a *f*
Sipple's syndrome Sipple-Syndrom *nt*, MEN-Typ *m* IIa, MEA-Typ *m* IIa
Sjögren's syndrome Sjögren-Syndrom *nt*, Sicca-Syndrom *nt*
Sjögren-Larsson syndrome Sjögren-Larsson-Syndrom *nt*, Larsson-Syndrom *nt*
sleep apnea syndrome Schlafapnoesyndrom *nt*, schlafbezogene Atemstörungen *pl*, Undine-Syndrom *nt*, Schlafapnoe *f*
sleep-induced apnea syndrome Schlafapnoesyndrom *nt*, Undine-Syndrom *nt*
SLE-like syndrome systemischer Lupus erythematodes *m*, Systemerythematodes *m*, Lupus erythematodes visceralis, Lupus erythematodes integumentalis et visceralis
Sluder's syndrome Sluder-Neuralgie *f*, -Syndrom *nt*, Neuralgia sphenopalatina
Sly syndrome Sly-Syndrom *nt*, Mukopolysaccharidose *f* VII
Smith-Lemli-Opitz syndrome Smith-Lemli-Opitz-Syndrom *nt*
Smith-Magenis syndrome Smith-Magenis-Syndrom *f*
Sneddon's syndrome Sneddon-Syndrom *nt*
sodium retention syndrome Natriumspeichersyndrom *nt*, zerebrales/zentrales Salzspeichersyndrom *nt*
Sotos' syndrome Sotos-Syndrom *nt*, zerebraler Gigantismus *m*
staphylococcal scalded skin syndrome Ritter-Krankheit *f*, -Dermatitis *f*, Morbus Ritter von Rittershain *m*, Pemphigoid *nt* der Säuglinge, Syndrom *nt* der verbrühten Haut, staphylogenes Lyell-Syndrom *nt*, Dermatitis exfoliativa neonatorum, Epidermolysis toxica acuta
Starlinger syndrome vegetativ-endokrines Starlinger-Syndrom *nt*
Stauffer's syndrome hepatische paraneoplastische Dysfunktion *f*, Stauffer-Syndrom *nt*
Steele-Richardson-Olszewski syndrome Steele-Richardson-Olszewski-Syndrom *nt*, progressive supranukleäre Ophthalmoplegie *f*
steely hair syndrome Trichopoliodystrophie *f*, Menkes-Syndrom *nt*, Menkes-Stahlhaarkrankheit *f*, Kraushaarsyndrom *nt*, kinky hair disease *nt*, Pili torti mit Kupfermangel
Steinbrocker's syndrome Schulter-Arm-Syndrom *nt*
Steiner's syndrome Curtius-Syndrom *nt*, Hemihypertrophie *f*
Stein-Leventhal syndrome Stein-Leventhal-Syndrom *nt*, Syndrom *nt* der polyzystischen Ovarien
Stevens-Johnson syndrome Stevens-Johnson-Syndrom *nt*, Stevens-Johnson-Fuchs-Syndrom *nt*, Dermatostomatitis Baader *f*, Fiessinger-Rendue-Syndrom *nt*, Ectodermose érosive pluriorificielle, Erythema exsudativum multiforme majus
Stewart-Morel syndrome Morgagni-Syndrom *nt*, Morgagni-Morel-Stewart-Syndrom *nt*, Hyperostosis frontalis interna
Stewart-Treves syndrome Stewart-Treves-Syndrom *nt*, Lymphangiosarkom *nt*, Postmastektomie-Lymphangiosarkom *nt*
Stickler's syndrome Stickler-Syndrom *nt*, hereditäre progressive Arthroophthalmopathie *f*
stiff-man syndrome Stiff-man-Syndrom *nt*
Still-Chauffard syndrome Still-Syndrom *nt*
Stilling-Türk-Duane syndrome Stilling-Türk-Duane-Syndrom *nt*, Retraktionssyndrom *nt*, Duane-Syndrom *nt*
stippled epiphysis syndromes Chondrodysplasia-punctata-Syndrome *pl*
Stokes-Adams syndrome Adams-Stokes-Anfall *m*, Adams-Stokes-Synkope *f*, Adams-Stokes-Syndrom *nt*
Stokvis-Talma syndrome Stokvis-Talma-Syndrom *nt*, autotoxische Zyanose *f*
stroke syndrome Gehirn-, Hirnschlag *m*, Schlaganfall *m*, apoplektischer Insult *m*, Apoplexie *f*, Apoplexia cerebri
Stuart-Prower syndrome Stuart-Prower-Syndrom *m*, Faktor-X-Mangel *m*
Sturge's syndrome Sturge-Weber-Krabbe-Syndrom *nt*, Angiomatosis encephalofacialis
Sturge-Kalischer-Weber syndrome Sturge-Weber(-Krabbe)-Krankheit *f*, Sturge-Weber(-Krabbe)-Syndrom *nt*, enzephalofaziale Angiomatose *f*, Neuroangiomatosis encephalofacialis, Angiomatosis encephalo-oculo-cutanea, Angiomatosis encephalotrigeminalis
Sturge-Weber syndrome → *Sturge-Kalischer-Weber syndrome*
subclavian steal syndrome Subklavia-Anzapfsyndrom

S

nt, Subclavian-Steal-Syndrom nt
sudden infant death syndrome plötzlicher Kindstod m, Krippentod m, sudden infant death syndrome nt, Mors subita infantum
Sudeck's syndrome Sudeck-Syndrom nt, -Dystrophie f
Summerskill syndrome Summerskill-Syndrom nt, Summerskill-Tygstrup-Syndrom nt
superior mesenteric artery syndrome Arteria-mesenterica-superior-Kompressionssyndrom nt, arteriomesenterialer Duodenalverschluss m
superior oblique tendon sheath syndrome Obliquus-superior-Klick-Syndrom f
superior orbital fissure syndrome Fissura-orbitalis-superior-Syndrom nt, Keilbeinflügel-Syndrom nt
superior sulcus tumor syndrome Pancoast-Syndrom nt
superior vena cava syndrome Vena-cava-superior-Syndrom nt, Kava-superior-Syndrom nt
supraspinatus syndrome Supraspinatussyndrom nt, Supraspinatussehnensyndrom nt
surdocardiac syndrome Jervell-Lange-Nielsen-Syndrom nt
sweat retention syndrome **1.** thermogene/tropische Anhidrose f, Anhidrosis tropica **2.** Schweißretentionssyndrom nt
Sweet's syndrome Sweet-Syndrom nt, akute febrile neutrophile Dermatose f
Swyer's syndrome Swyer-Syndrom nt, XY-Gonadendysgenesie f
Swyer-James syndrome Swyer-James-Syndrom nt, McLeod-Syndrom nt, Syndrom nt der einseitig hellen Lunge
sylvian aqueduct syndrome Aquäduktsyndrom nt
syringomyelic syndrome Syringomyelie f
systemic inflammatory response syndrome systemisches Entzündungssyndrom nt, systemic inflammatory response syndrome nt
Takayasu's syndrome Pulslos-Krankheit f, Martorell-Krankheit f, Martorell-Syndrom nt, Takayasu-Krankheit f, Takayasu-Syndrom nt, Arteriitis brachiocephalica
Tapia's syndrome Tapia-Syndrom nt
TAR syndrome Radiusaplasie-Thrombozytopenie-Syndrom nt
tarsal tunnel syndrome Tarsaltunnel-Syndrom nt
Taussig-Bing syndrome Taussig-Bing-Syndrom nt
temporomandibular dysfunction syndrome Costen-Syndrom nt, temporomandibuläres Syndrom nt
temporomandibular joint syndrome temporomandibuläres Syndrom nt, Costen-Syndrom nt
Terry's syndrome retrolentale Fibroplasie f, Frühgeborenenretinopathie f, Terry-Syndrom nt, Retinopathia praematurorum
testicular feminization syndrome testikuläre Feminisierung f, Reifenstein-Syndrom nt
Thévenard syndrome Thévenard-Syndrom nt
Thibierge-Weissenbach syndrome Thibièrge-Weißenbach-Syndrom nt
Thiemann's syndrome Thiemann-Krankheit f
third and fourth pharyngeal pouch syndrome DiGeorge-Syndrom nt, Schlundtaschensyndrom nt, Thymusaplasie f
thoracic outlet syndrome Thoracic-outlet-Syndrom nt, Thorax-Auslass-Syndrom nt
Thorn's syndrome Thorn-Syndrom nt, Salzverlustnephritis f
thrombocytopenia-absent radius syndrome Radiusaplasie-Thrombozytopenie-Syndrom nt, Thrombozytopenie mit Radiusaplasie, TAR-Syndrom nt
thrombophlebitis syndromes Thrombophlebitis-Syndrome pl
thyrohypophyseal syndrome Sheehan-Syndrom nt
Tietze's syndrome Tietze-Syndrom nt
Tolosa-Hunt syndrome Tolosa-Hunt-Syndrom nt
TORCH syndrome TORCH-Komplex m
Torre's syndrome Torre-Muir-Syndrom nt, Torre-Syndrom nt
total malassimilation syndrome globales Malassimilationssyndrom nt
Touraine-Solente-Golé syndrome Pachydermoperiostose f, Touraine-Solente-Golé-Syndrom nt, familiäre Pachydermoperiostose f, idiopathische hypertrophische Osteoarthropathie f, Akropachydermie f mit Pachydermoperiostose, Hyperostosis generalisata mit Pachydermie
toxic embolism syndrome toxisch-embolisches Syndrom nt, Hoigné-Syndrom nt, Hoigné-Reaktion f
toxic shock syndrome toxisches Schocksyndrom nt, Syndrom nt des toxischen Schocks
transfusion syndrome fetofetale Transfusion f
transitory syndrome Durchgangssyndrom nt
translocation Down syndrome Translokationstrisomie 21 f
Treacher-Collins syndrome Treacher-Collins-Syndrom nt, Franceschetti-Syndrom nt, Dysostosis mandibulo-facialis
triple-X syndrome XXX-Syndrom nt, Drei-X-Syndrom nt
trisomy syndrome Trisomie-Syndrom nt
trisomy 13 syndrome → *trisomy D syndrome*
trisomy 18 syndrome → *trisomy E syndrome*
trisomy 21 syndrome Down-Syndrom nt, Trisomie 21 (-Syndrom nt) f, Mongoloidismus m, Mongolismus m
trisomy D syndrome Trisomie 13(-Syndrom nt) f, Patau-Syndrom nt, D_1-Trisomie-Syndrom nt
trisomy E syndrome Edwards-Syndrom nt, Trisomie 18(-Syndrom nt) f
Troell-Junet syndrome Troell-Junet-Syndrom nt
Trousseau's syndrome Trousseau-Syndrom nt
tumor lysis syndrome Tumorzerfallssyndrom nt
Turcot syndrome Turcot-Syndrom nt
Turner's syndrome Ullrich-Turner-Syndrom nt
twiddler's syndrome Twiddler-Syndrom nt, Pacemaker-Twiddler-Syndrom nt
twin transfusion syndrome Zwillingstransfusionssyndrom nt, fetofetales Transfusionssyndrom nt, Zwillings-Zwillings-Transfusionssyndrom nt, fetofetale Transfusion f
Tygstrup syndrome Tygstrup-Syndrom nt, Summerskill-Syndrom nt, Summerskill-Tygstrup-Syndrom nt, benigne rekurrierende intrahepatische Cholestase f
ulnar nerve compression syndrome Ulnarislogensyndrom nt
ulnar nerve entrapment syndrome Sulcus-ulnaris-Syndrom nt
uncombable hair syndrome Pili canaliculi, Glaswollhaare pl, Pili trianguli et canaliculi, Syndrom nt der unkämmbaren Haare
Unna-Thost syndrome Morbus Unna-Thost m, Keratosis palmoplantaris diffusa circumscripta, Keratoma palmare et plantare hereditaria, Ichthyosis palmaris et plantaris (Thost)
Unverricht's syndrome Lafora-Syndrom nt, Unverricht-Syndrom nt, Myoklonusepilepsie f, myoklonische Epilepsie f
Usher's syndrome Usher-Syndrom nt
uveo-encephalitic syndrome Behçet-Krankheit f, -Syndrom nt, bipolare/große/maligne Aphthose f, Gilbert-Syndrom nt, Aphthose Touraine/Behçet
van Buchem's syndrome van Buchem-Syndrom nt, Hyperostosis corticalis generalisata
vasospastic syndrome idiopathisches/primäres vasospastisches Syndrom nt, echte Raynaud-Krankheit f
Verner-Morrison syndrome Verner-Morrison-Syndrom nt, pankreatische Cholera f

Vernet's syndrome Vernet-Syndrom *nt*
Vinson's syndrome Plummer-Vinson-Syndrom *nt*, Paterson-Brown-Syndrom *nt*, Kelly-Paterson-Syndrom *nt*, sideropenische Dysphagie *f*
Vogt-Koyanagi syndrome Vogt-Koyanagi-Harada-Syndrom *nt*, Harada-Syndrom *nt*, Koyanagi-Krankheit *f*, Vogt-Koyanagi-Syndrom *nt*, uveomeningoenzephales Syndrom *nt*
Vohwinkel's syndrome Vohwinkel-Syndrom *nt*, Pseudoainhum-artige Dermatose *f*, Keratoma hereditarium mutilans, Keratosis palmoplantaris mutilans
Volkmann's syndrome Volkmann-Kontraktur *f*
von Willebrand's syndrome Willebrand-Jürgens-Syndrom *nt*, von Willebrand-Jürgens-Syndrom *nt*, konstitutionelle Thrombopathie *f*, hereditäre Pseudohämophilie *f*, vaskuläre Pseudohämophilie *f*, Angiohämophilie *f*
Waardenburg's syndrome **1.** (Vogt-)Waardenburg-Syndrom *nt*, Dyszephalosyndaktylie *f* **2.** (Klein-)Waardenburg-Syndrom *nt*
WAGR syndrome WAGR-Syndrom *nt*
Waldenström's syndrome Waldenström-Krankheit *f*, Morbus Waldenström *m*, Makroglobulinämie *f* (Waldenström)
Wallenberg's syndrome Wallenberg-Syndrom *nt*
Waring-Blendor syndrome Waring-Blendor-Syndrom *nt*
Waterhouse-Friderichsen syndrome Waterhouse-Friderichsen-Syndrom *nt*
WDHA syndrome pankreatische Cholera *f*, Verner-Morrison-Syndrom *nt*
WDHH syndrome WDHH-Syndrom *nt*
Weber-Christian syndrome Weber-Christian-Syndrom *nt*, Pfeiffer-Weber-Christian-Syndrom *nt*, rezidivierende fieberhafte nicht-eitrige Pannikulitis *f*, Panniculitis nodularis nonsuppurativa febrilis et recidivans
Wegener's syndrome Wegener-Granulomatose *f*, Wegener-Klinger-Granulomatose *f*
Weil's syndrome **1.** Weil-Krankheit *f*, Leptospirosis icterohaemorrhagica **2.** Weil-ähnliche-Erkrankung *f*
Weill-Marchesani syndrome Weill-Marchesani-Syndrom *nt*, Marchesani-Syndrom *nt*
Wermer's syndrome Wermer-Syndrom *nt*, MEN-Typ I *m*, MEA-Typ I *m*
Werner syndrome Werner-Syndrom *nt*, Progeria adultorum, Pangerie *f*
Wernicke's syndrome Wernicke-Enzephalopathie *f*, Wernicke-Syndrom *nt*, Polioencephalitis haemorrhagica superior (Wernicke)
West's syndrome West-Syndrom *nt*
whistling face syndrome Freeman-Sheldon-Syndrom *nt*, kranio-karpo-tarsales Dysplasie-Syndrom *nt*, Dysplasia cranio-carpo-tarsalis
Widal's syndrome Widal-Abrami-Anämie *f*, Widal-Abrami-Ikterus *m*, Widal-Anämie *f*, Widal-Ikterus *m*
Wiedemann-Rautenstrauch syndrome Wiedemann-Rautenstrauch-Syndrom *nt*, neonatales pseudohydrozephales Syndrom *nt*
Wiedemann-Spranger syndrome Wiedemann-Spranger-Syndrom *nt*
Wilkie's syndrome Wilkie-Syndrom *nt*, Arteria-mesenterica-superior-Kompressionssyndrom *nt*, arteriomesenteriale Duodenalkompression *f*, oberes Mesenterialarterien-Syndrom *nt*, Duodenalverschluss *m*
Willebrand's syndrome Willebrand-Jürgens-Syndrom *nt*, von Willebrand-Jürgens-Syndrom *nt*, konstitutionelle Thrombopathie *f*, hereditäre Pseudohämophilie *f*, vaskuläre Pseudohämophilie *f*, Angiohämophilie *f*
Williams' syndrome Williams-Beuren-Syndrom *nt*, idiopathische infantile Hyperkalzämie *f*, infantile idiopathische Hyperkalzämie *f*
Williams-Campbell syndrome Williams-Campbell-Syndrom *nt*
Wilson's syndrome Wilson-Krankheit *f*, -Syndrom *nt*, Morbus Wilson *m*, hepatolentikuläre/hepatozerebrale Degeneration *f*
Wilson-Mikity syndrome Wilson-Mikity-Syndrom *nt*, bronchopulmonale Dysplasie *f*
Wiskott-Aldrich syndrome Wiskott-Aldrich-Syndrom *nt*
Wissler's syndrome Wissler-Fanconi-Syndrom *nt*, Subsepsis hyperergica, Subsepsis allergica Wissler
withdrawal syndrome Abstinenzerscheinungen *pl*, Entzugsdelir *nt*, Entzugssyndrom *nt*
Woakes' syndrome Woakes-Syndrom *nt*, Polyposis nasi
Wolff-Parkinson-White syndrome Wolff-Parkinson-White-Syndrom *nt*, WPW-Syndrom *nt*
Wolf-Hirschhorn syndrome Wolf-Hirschhorn-Syndrom *nt*, Chromosom-4p-Syndrom *nt*, Wolf-Syndrom *nt*
Wolfram's syndrome DIDMOAD-Syndrom *nt*, Wolfram-Syndrom *nt*
Woringer-Kolopp syndrome Morbus Woringer-Kolopp *m*, pagetoide/epidermotrope Retikulose *f*
syndrome X metabolisches Syndrom *nt*
X-linked immunoproliferative syndrome X-gekoppelte lymphoproliferative Erkrankung *f*, X-chromosomales lymphoproliferatives Syndrom *nt*, Purtilo-Syndrom *nt*
X-linked lymphoproliferative syndrome Duncan-Syndrom *nt*
XO syndrome Ullrich-Turner-Syndrom *nt*
XXY syndrome Klinefelter Syndrom *nt*
XYY syndrome XYY-Syndrom *nt*, YY-Syndrom *nt*
Youssef's syndrome Youssef-Syndrom *nt*
Yvin's syndrome Yvin-Syndrom *nt*
Z.-E. syndrome Ellison-Syndrom *nt*, Zollinger-Ellison-Syndrom *nt*
Zellweger syndrome Zellweger-Syndrom *nt*, zerebro-hepato-renales Syndrom *nt*
Zieve syndrome Zieve-Syndrom *nt*
Zinsser-Cole-Engman syndrome Zinsser-Cole-Engman-Syndrom *nt*, kongenitale Dyskeratose *f*, Dyskeratosis congenita, Polydysplasia ectodermica Typ Cole-Rauschkolb-Toomey
Zollinger-Ellison syndrome Ellison-Syndrom *nt*, Zollinger-Ellison-Syndrom *nt*

syn|dromic [sɪn'drɑmɪk, sɪn'drəʊmɪk] *adj* Syndrom betreffend, als Syndrom auftretend
syn|ech|ia [sɪ'nekɪə] *noun, plural* **-ech|iae** [-kɪiː, -kɪaɪ] Synechie *f*
syn|e|chi|lot|o|my [sɪ,nekɪ'ɑtəmɪ] *noun* Synech(i)otomie *f*
syn|e|chot|o|my [,sɪnə'kɑtəmɪ] *noun* Synech(i)otomie *f*
syn|en|ceph|a|ly [,sɪnen'sefəlɪ] *noun* Synenzephalie *f*
syn|er|get|ic [,sɪnər'dʒetɪk] *adj* zusammenwirkend, synergetisch
syn|er|gism ['sɪnərdʒɪzəm] *noun* Synergismus *m*
syn|er|gist ['sɪnərdʒɪst] *noun* **1.** synergistische Substanz *f*, Synergist *m* **2.** synergistisches Organ *nt*, Synergist *m*
syn|er|gis|tic [,sɪnər'dʒɪstɪk] *adj* Synergismus betreffend, auf Synergismus beruhend, zusammenwirkend, synergistisch
syn|er|gy ['sɪnərdʒɪ] *noun* Zusammenwirken *nt*, Zusammenspiel *nt*, Synergie *f*
syn|es|the|sia [,sɪnəs'θiːʒ(ɪ)ə] *noun* Synästhesie *f*
syn|ga|my ['sɪŋgəmɪ] *noun* Gametenverschmelzung *f*, Syngamie *f*
syn|ge|ne|ic [,sɪndʒə'niːɪk] *adj* artgleich und genetisch identisch, syngen, isogen, isogenetisch, syngenetisch; genetisch-identisch, artgleich, isolog, homolog
syn|gen|e|sis [sɪn'dʒenəsɪs] *noun* Syngenese *f*
syn|ge|net|ic [,sɪndʒə'netɪk] *adj* **1.** Syngenese betreffend, syngenetisch **2.** → *syngeneic*
syn|graft ['sɪngræft] *noun* syngenes Transplantat *nt*, syngenetisches Transplantat *nt*, isogenes Transplantat

S

nt, isogenetisches Transplantat *nt*, isologes Transplantat *nt*, Isotransplantat *nt*
syn|ki|ne|sis [ˌsɪnkɪˈniːsɪs] *noun* Mitbewegung *f*, Synkinese *f*
syn|oph|rys [sɪnˈɑfrɪs] *noun* Synophrys *f*
syn|oph|thal|mia [ˌsɪnɑfˈθælmɪə] *noun* Synophthalmie *f*
syn|oph|thal|mus [ˌsɪnɑfˈθælməs] *noun* Zyklop *m*, Zyklozephalus *m*, Synophthalmus *m*
syn|or|chism [ˈsɪnɔːrkɪzəm] *noun* Hodenverschmelzung *f*, Synorchidie *f*
syn|os|che|os [sɪnˈɑskɪəs] *noun* Synoscheos *m*
syn|os|to|sis [ˌsɪnɑsˈtəʊsɪs] *noun, plural* **-ses** [-siːz] knöcherne Vereinigung/Verbindung *f*, Synostose *f*, Synostosis *f*
sagittal synostosis Kahnschädel *m*, Skaphozephalus *m*
syn|os|tot|ic [ˌsɪnɑsˈtɑtɪk] *adj* Synostose betreffend, in der Art einer Synostose, synostotisch
syn|o|vec|to|my [ˌsɪnəˈvektəmɪ] *noun* Synovektomie *f*
joint synovectomy Gelenk(s)synovektomie *f*
tendon synovectomy Sehnenscheidenexzision *f*, Sehnenresektion *f*, Tenosynovialektomie *f*, Tenosynovektomie *f*
synovi- *präf.* Synovia-, Synovialis-, Synovial(o)-, Synovi(o)-
syn|o|via [sɪˈnəʊvɪə] *noun* Gelenkschmiere *f*, Synovia *f*
syn|o|vi|al [sɪˈnəʊvɪəl] *adj* Synovia oder Membrana synovialis betreffend, synovial
sy|no|vi|a|lo|ma [sɪˌnəʊvɪəˈləʊmə] *noun* → *synovioma*
syn|o|vin [ˈsɪnəvɪn] *noun* Synovin *nt*
synovio- *präf.* Synovia-, Synovialis-, Synovial(o)-, Synovi(o)-
syn|o|vi|o|blast [sɪˈnəʊvɪəblæst] *noun* Synovioblast *m*
syn|o|vi|o|cyte [sɪˈnəʊvɪəsaɪt] *noun* Synoviozyt *m*
syn|o|vi|o|ma [sɪˌnəʊvɪˈəʊmə] *noun* Synoviom *nt*, Synovialom *nt*
benign synovioma pigmentierte villonoduläre Synovitis *f*, benignes Synovialom *nt*, Riesenzelltumor *m* der Sehnenscheide, Tendosynovitis nodosa
malignant synovioma malignes Synovialom *nt*, malignes Synoviom *nt*, Synovialsarkom *nt*
syn|o|vi|or|the|sis [sɪˌnəʊvɪɔːrˈθiːsɪs] *noun* Synoviorthese *f*
syn|o|vi|o|sar|co|ma [sɪˌnəʊvɪəʊsɑːrˈkəʊmə] *noun* malignes Synoviom *nt*, malignes Synovialom *nt*, Synovialsarkom *nt*
syn|o|vit|ic [sɪnəˈvaɪtɪk] *adj* Synovitis betreffend, synovitisch, synovialitisch, synoviitisch
syn|o|vi|tis [sɪnəˈvaɪtɪs] *noun* Entzündung der Membrana synovialis, Synovitis *f*, Synoviitis *f*, Synovialitis *f*
bursal synovitis Bursitis *f*, Schleimbeutelentzündung *f*
chronic hemorrhagic villous synovitis pigmentierte villonoduläre Synovitis *f*, benignes Synovialom *nt*, Riesenzelltumor *m* der Sehnenscheide, Tendosynovitis nodosa, Arthritis villonodularis pigmentosa
dendritic synovitis Synovitis/Synovialitis villosa
dry synovitis Synovitis/Synovialitis sicca
fungous synovitis Gelenkschwamm *m*, Fungus articuli
gouty synovitis Gichtsynovitis *f*
synovitis of the knee Kniegelenkssynovitis *f*
pigmented villonodular synovitis pigmentierte villonoduläre Synovitis *f*, benignes Synovialom *nt*, Riesenzelltumor *m* der Sehnenscheide, Tendosynovitis nodosa, Arthritis villonodularis pigmentosa
proliferative synovitis proliferative Synovitis *f*
purulent synovitis akut-eitrige Arthritis *f*, Gelenkeiterung *f*, -empyem *nt*, Pyarthrose *f*, Arthritis purulenta
rheumatoid synovitis rheumatoide Synovitis *f*
suppurative synovitis Gelenkempyem *nt*, Pyarthrose *f*
tendinous synovitis Sehnenscheidenentzündung *f*, Tendovaginitis *f*, Tenosynovitis *f*
vaginal synovitis Sehnenscheidenentzündung *f*, Teno-, Tendosynovitis *f*, Tendovaginitis *f*
villonodular synovitis villöse/villonoduläre Synovitis *f*, Synovitis villosa
villous synovitis villöse/villonoduläre Synovitis *f*, Synovitis villosa
syn|o|vi|um [sɪˈnəʊvɪəm] *noun* Synovialis *f*, Membrana synovialis, Stratum synoviale
syn|te|re|sis [ˌsɪntəˈriːsɪs] *noun* prophylaktische/präventive Behandlung *f*, Prophylaxe *f*
syn|te|ret|ic [ˌsɪntəˈretɪk] *adj* vorbeugend, prophylaktisch
syn|thase [ˈsɪnθeɪz] *noun* Synthase *f*
citrate synthase Citratsynthase *f*
fatty acid synthase Fettsäuresynthase *f*, Fettsäuresynthasekomplex *m*
syn|the|tase [ˈsɪnθəteɪz] *noun* Ligase *f*, Synthetase *f*
carbamoyl-phosphate synthetase Carbam(o)ylphosphatsynthetase *f*
heme synthetase Hämsynthetase *f*, Goldberg-Enzym *nt*, Ferrochelatase *f*
phosphoribosylpyrophosphate synthetase Ribosephosphatpyrophosphokinase *f*, Phosphoribosylpyrophosphatsynthetase *f*
syn|thet|ic [sɪnˈθetɪk] **I** *noun* Kunststoff *m* **II** *adj* **1.** Synthese betreffend, synthetisch **2.** künstlich, artifiziell, synthetisch, Kunst-
syn|tho|rax [sɪnˈθɔːræks] *noun* Synthorax *m*, Thorakopagus *m*
syn|ton|ic [sɪnˈtɑnɪk] *adj* in gefühlsmäßiger Harmonie mit der Umwelt, synton
syn|trop|ic [sɪnˈtrɑpɪk] *adj* Syntropie betreffend, syntrop, syntropisch
syn|tro|py [ˈsɪntrəpɪ] *noun* Syntropie *f*
syn|u|lo|sis [ˌsɪnjəˈləʊsɪs] *noun* Narbenbildung *f*, Synulosis *f*
syphil- *präf.* Syphilis-, Syphil(o)-
syph|i|lid [ˈsɪfəlɪd] *noun* Syphilid *nt*
erythrematous syphilid makulöses Syphilid *nt*, Roseola syphilitica
gummatous syphilid → *nodular syphilid*
macular syphilid makulöses Syphilid *nt*, Roseola syphilitica
nodular syphilid Gummiknoten *m*, Syphilom *nt*, Gumme *f*, Gumma (syphiliticum) *nt*
tuberculous syphilid → *nodular syphilid*
syph|i|lis [ˈsɪf(ə)lɪs] *noun* harter Schanker *m*, Morbus Schaudinn *m*, Schaudinn-Krankheit *f*, Syphilis *f*, Lues *f*, Lues *f* venerea
congenital syphilis of bone kongenitale Knochensyphilis *f*, Osteochondritis syphylitica, Wegner-Krankheit *f*
early syphilis Frühsyphilis *f*
endemic syphilis Bejel *f*, endemische Syphilis *f*
late syphilis Spätsyphilis *f*, Tertiärstadium *nt*, Lues III *f*
nonvenereal syphilis Bejel *f*, endemische Syphilis *f*
primary syphilis Primärstadium *nt*
secondary syphilis Sekundärstadium *nt*, Lues *f* II
tertiary syphilis Spätsyphilis *f*, Tertiärstadium *nt*, Lues III *f*
syph|i|lit|ic [ˌsɪfɪˈlɪtɪk] *adj* Syphilis betreffend, luetisch, syphilitisch
syphilo- *präf.* Syphilis-, Syphil(o)-
syph|i|lo|derm [ˈsɪfɪləʊdɜrm] *noun* → *syphilid*
syph|i|loid [ˈsɪfɪlɔɪd] *adj* syphilisähnlich, syphilisartig, syphiloid
syph|i|lo|ma [ˌsɪfɪˈləʊmə] *noun, plural* **-mas, -ma|ta** [ˌsɪfəˈləʊmətə] Gummiknoten *m*, Syphilom *nt*, Gumme *f*, Gumma *nt* syphiliticum
syphiloma of Fournier Fournier-Gangrän *f*, Fournier-Krankheit *f*, Skrotalgangrän *f*
syph|i|lo|pho|bia [ˌsɪfɪləʊˈfəʊbɪə] *noun* Syphilo-, Syphilidophobie *f*
sy|rig|mus [səˈrɪgməs] *noun* Ohrenklingen *nt*, -sausen

S

nt, Ohrgeräusche pl, Tinnitus (aurium) m
syring- präf. Tuben-, Fistel-, Syring(o)-
sylringladlelnolma [ˌsɪrɪŋ(g)ædɪˈnəʊmə] noun →syringoadenoma
sylringe [səˈrɪndʒ, ˈsɪrɪndʒ] I noun Spritze f II v spritzen, einspritzen
sylrinlgecltolmy [ˌsɪrɪŋˈdʒektəmɪ] noun Syringektomie f
sylrinlgiltis [ˌsɪrɪŋˈdʒaɪtɪs] noun Entzündung der Ohrtrompete/Tuba auditiva, Syringitis f, Salpingitis f
syringo- präf. Tuben-, Fistel-, Syring(o)-
sylrinlgoladlelnolma [səˌrɪŋgəʊædɪˈnəʊmə] noun Syringoadenom nt, Syringadenom nt, Hidradenom nt, Syringozystadenom nt
sylrinlgolbullbia [səˌrɪŋgəʊˈbʌlbɪə] noun Syringobulbie f
sylrinlgolcarlcilnolma [səˌrɪŋgəʊˌkɑːrsəˈnəʊmə] noun Schweißdrüsenkarzinom nt
sylrinlgolcystladlelnolma [səˌrɪŋgəʊˌsɪstædɪˈnəʊmə] noun →syringoadenoma
sylrinlgolcysltolma [səˌrɪŋgəʊsɪsˈtəʊmə] noun Syringozystom nt, Syringocystoma nt, Hidrozystom nt, Hidrocystoma nt
sylrinlgolenlcelphallia [səˌrɪŋgəʊensɪˈfeɪljə] noun Syringoenzephalie f, -encephalia f
sylrinlgolenlcephlallolmylellia [səˌrɪŋgəʊenˌsefələʊmaɪˈiːlɪə] noun Syringoenzephalomyelie f
sylrinlgolma [ˌsɪrɪŋˈgəʊmə] noun Schweißdrüsenadenom nt, Syringom nt
sylrinlgolmylellia [səˌrɪŋgəʊmaɪˈiːlɪə] noun Syringomyelie f
traumatic syringomyelia (post-)traumatische Syringomyelie f
sylrinlgosltolmy [səˌrɪŋˈgɑstəmɪ] noun Syringostomie f, Fistulostomie f
sylrinlgotlomy [ˌsɪrɪŋˈgɑtəmɪ] noun Syringotomie f
syrlinx [ˈsɪrɪŋks] noun, plural **sylrinlges** [səˈrɪndʒiːz] **1.** Tube f, Syrinx f **2.** Ohrtrompete f, Tuba auditoria/auditiva
sysltalltic [sɪsˈtɔltɪk] adj sich rhythmisch zusammenziehend, rhythmisch pulsierend, systaltisch
sysltem [ˈsɪstəm] noun **1.** System nt; Aufbau m, Gefüge nt; Einheit f; Anordnung f **2.** (Organ-)System nt, Systema f **3.** System nt, Ordnung f
ABO system ABO-System nt
ADH system ADH-System nt, Adiuretinsystem nt, Vasopressinsystem nt
alimentary system Verdauungsapparat m, Digestitionssystem nt, Apparatus digestorius, Systema alimentarium
APUD system Helle-Zellen-System nt, APUD-, Apud-System nt
arterial system arterielles (Hochdruck-)System nt
articular system Systema articulare, Juncturae pl
ascending reticular activating system aufsteigendes retikuläres aktivierendes System nt
autonomic nervous system autonomes/vegetatives Nervensystem nt, Pars autonomica systematis nervosi, Systema nervosum autonomicum
B-cell system B-Zellsystem nt
bicarbonate buffer system Bicarbonatpuffersystem nt
biological system biologisches System nt, Biosystem nt
blood group system Blutgruppensystem nt
bronchial system Bronchialbaum m, -system nt, Arbor bronchialis
buffer system Puffersystem nt
capillary system Kapillarbett nt, -stromgebiet nt, -netz nt
cardiac conducting system Erregungsleitungssystem nt des Herzens, kardiales Erregungsleitungssystem nt, Systema conducente cordis
cardiovascular system (Blut-)Kreislauf m, kardiovaskuläres System nt, Herz-Kreislauf-System nt, Systema cardiovasculare
cellular defense system zelluläre Abwehr f, zelluläres Abwehrsystem nt
central nervous system Zentralnervensystem nt, Gehirn und Rückenmark nt, Systema nervosum centrale, Pars centralis systemae nervosi
cerebrospinal nervous system →central nervous system
circulatory system (Blut-)Kreislauf m
closed system geschlossenes System nt
complement system Komplementsystem nt
conducting system of heart Erregungsleitungssystem nt des Herzens, kardiales Erregungsleitungssystem nt, Systema conducente cordis
conduction system of heart Erregungsleitungssystem nt des Herzens, kardiales Erregungsleitungssystem nt, Systema conducente cordis
countercurrent system Gegenstromsystem nt
craniosacral system parasympathisches Nervensystem nt, Parasympathikus m, parasympathischer Teil m des vegetativen Nervensystems, Pars parasympathica divisionis autonomici systematis nervosi
cytochrome system Atmungskette f
defense system Immunabwehr f
defensive system Abwehrsystem nt
digestive system Verdauungsapparat m, Digestitionssystem nt, Apparatus digestorius, Systema alimentarium
Duffy blood group system Duffy-Blutgruppe f, Duffy-Blutgruppensystem nt
electron-transport system Elektronentransportsystem nt
endocrine system endokrines System nt, Endokrin(i)um nt
enteric nervous system Darmnervensystem nt
extrapyramidal system extrapyramidal-motorisches System nt
extrapyramidal motor system extrapyramidal-motorisches System nt
extrinsic system Extrinsic-System nt
feedback system Rückkopplungssystem nt, Feed-back-system nt
genitourinary system Urogenitalsystem nt, -trakt m, Harn- und Geschlechtsapparat m, Apparatus urogenitalis, Systema urogenitalis
haversian system Havers-System nt, Havers-Ringlamellensystem nt
hematopoetic system hämopoetisches System nt
high-pressure system Hochdrucksystem nt
HLA system HLA-System nt
humoral defensive system humorale Abwehr f, humorales Abwehrsystem
hypophysioportal system hypophysärer Pfortader-/Portalkreislauf m, hypophysäres Pfortader-/Portalsystem nt
hypothalamic-pituitary system Hypothalamus-Hypophysen-System nt, Hypophysenzwischenhirnsystem nt
hypothalamic-posterior pituitary system Hypothalamus-Neurohypophysen-System nt, hypothalamisch-neurohypophysäres System nt
immune system Immunsystem nt
intrinsic system intrinsic-System nt
involuntary nervous system autonomes/vegetatives Nervensystem nt, Pars autonomica systematis nervosi peripherici, Systema nervosum autonomicum
kallikrein system →kallikrein-kinin system
kallikrein-kinin system Kallikrein-Kinin-System nt
kinin system →kallikrein-kinin system
L system (Muskel) Longitudinalsystem nt, L-System nt
lens system Linsensystem nt
limbic system limbisches System nt
longitudinal system (Muskel) Longitudinalsystem nt, L-System nt
low-pressure system Niederdrucksystem nt

S

Lutheran blood group system Lutheran-Blutgruppe *f*, Lutheran-Blutgruppensystem *nt*
lymphatic system lymphatisches System *nt*, Lymphsystem *nt*, Systema lymphoideum
lymphoproliferative system lymphoproliferatives System *nt*
lymphoreticular system lymphoretikuläres System *nt*
lymph-vascular system Lymphgefäßsystem *nt*
macrophage system Makrophagensystem *nt*
system of macrophages retikuloendotheliales System *nt*, retikulohistiozytäres System *nt*
membrane system Membransystem *nt*
membrane transport system Membrantransportsystem *nt*
MN blood group system MNSs-Blutgruppe *f*, MNSs-Blutgruppensystem *nt*
MNSs blood group system MNSs-Blutgruppe *f*, MNSs-Blutgruppensystem *nt*
mononuclear phagocyte system Monozyten-Makrophagen-System *nt*, mononukleäres Phagozytensystem *nt*
musculoskeletal system (Stütz- und) Bewegungsapparat *m*
nervous system Nervensystem *nt*, Systema nervosum
neuroendocrine system neuroendokrines System *nt*, Neuroendokrinium *nt*
non-pyramidal system extrapyramidal-motorisches System *nt*
nonspecific defensive system unspezifisches Abwehrsystem *nt*
open system offenes System *nt*, steady-state-System *nt*
O-R system Redoxsystem *nt*
oxidation-reduction system Redoxsystem *nt*
pacemaker system Erregungsbildungs-, Schrittmachersystem *nt*
parasympathetic nervous system parasympathischer Teil *m* des vegetativen Nervensystems, Parasympathikus *m*, parasympathisches System *nt*, Pars parasympathica divisionis autonomici systematis nervosi
P blood group system P-Blutgruppe *f*, P-Blutgruppensystem *nt*
periodic system Periodensystem *nt* (der Elemente)
peripheral nervous system peripheres Nervensystem *nt*, Systema nervosum peripherium, Pars peripherica
phosphate buffer system Phosphatpuffer(system *nt*) *m*
pituitary-adrenocortical system Hypophysen-Nebennierenrindensystem *nt*
pituitary portal system hypophysärer Pfortader-/Portalkreislauf *m*, hypophysäres Pfortader-/Portalsystem *nt*
portal system Pfortader-/Portalkreislauf *m*, Pfortader-/Portalsystem *nt*
properdin system Properdin-System *nt*, alternativer Weg *m* der Komplementaktivierung
protein buffer system Proteinpuffer *m*, Proteinatpuffer *m*, Proteinpuffersystem *nt*, Proteinatpuffersystem *nt*
pyramidal system pyramidales/pyramidal-motorisches System *nt*
redox system Redoxsystem *nt*
renin-angiotensin system Renin-Angiotensin-System *nt*
renin-angiotensin-aldosterone system Renin-Angiotensin-Aldosteron-System *nt*
respiratory system Luft-, Atemwege *pl*, Respirationstrakt *m*, Apparatus respiratorius, Systema respiratorium
reticular activating system aufsteigendes retikuläres aktivierendes System *nt*
reticuloendothelial system retikuloendotheliales System *nt*, retikulohistiozytäres System *nt*
reticulohistiocytic system → *reticuloendothelial system*
Rh system Rhesussystem *nt*, Rh-System *nt*
rhesus system Rhesussystem *nt*, Rh-System *nt*
sensory system sensorisches System *nt*, Sinnessystem *nt*
SI system internationales Einheitensystem *nt*, Système International d'Unites, SI-System *nt*
somatomotor system somatomotorisches System *nt*, Somatomotorik *f*
somatosensory system somatosensorisches System *nt*, Somatosensorik *f*
specific defensive system spezifisches Abwehrsystem
steady state system offenes System *nt*, Steady-state-System *nt*
sympathetic nervous system **1.** → *autonomic nervous system* **2.** sympathischer Teil *m* des vegetativen Nervensystems, Sympathikus *m*, sympathisches System, Pars sympathica divisionis autonomici systematis nervosi
thoracolumbar system sympathisches Nervensystem *nt*, Sympathikus *m*, sympathischer Teil *m* des autonomen Nervensystems, Nervus sympathicus, Pars sympathica divisionis autonomici systematis nervosi
TNM system TNM-System *nt*
TNM staging system → *TNM system*
transverse system T-System *nt*, transversales Röhrensystem *nt*, System *nt* der transversalen Tubuli
system of transverse tubules transversales Röhrensystem *nt*, System *nt* der transversalen Tubuli, T-System *nt*
transversospinal (muscular) system Spinotransversalsystem *nt* des Musculus erector spinae
urinary system harnproduzierende und -ausscheidende Organe *pl*, uropoetisches System *nt*, Harnorgane *pl*, Organa urinaria
urogenital system Urogenitalsystem *nt*, -trakt *m*, Harn- und Geschlechtsorgane *pl*, Apparatus urogenitalis, Systema urogenitale
uropoietic system harnproduzierende und -ausscheidende Organe *pl*, uropoetisches System *nt*, Harnorgane *pl*, Organa urinaria
vascular system Gefäßsystem *nt*
vasomotor system vasomotorisches System *nt*, Vasomotorensystem *nt*
vasopressin system Vasopressinsystem *nt*, Adiuretinsystem *nt*, ADH-System *nt*
vegetative nervous system autonomes/vegetatives Nervensystem *nt*, Pars autonomica systematis nervosi, Systema nervosum autonomicum
venous capacitance system venöses Kapazitätssystem *nt*
vestibular-semicircular canal system (*Ohr*) Vorhof-Bogengangssystem *nt*
villous capillary system villöses Kapillarbett, -system *nt*
visceral nervous system autonomes/vegetatives Nervensystem *nt*, Pars autonomica systematis nervosi, Systema nervosum autonomicum
visceromotor system Viszeromotorik *f*, viszeromotorisches System *nt*

sysltemlatlic [sɪstə'mætɪk] *adj* systematisch, methodisch; plan-, zweckmäßig, -voll

sysltemlic [sɪs'temɪk] *adj* den Gesamtorganismus oder ein Organsystem betreffend, generalisiert, systemisch

sysltolle ['sɪstəlɪ] *noun* Systole *f*
late systole Prädiastole *f*
premature systole vorzeitige Herz(muskel)kontraktion *f*, Extraschlag *f*, Extrasystole *f*
premature atrial systole Vorhofextrasystole *f*, atriale Extrasystole *f*

sysltollic [sɪs'tɑlɪk] *adj* Systole betreffend, während der Systole, systolisch

S

T

Ta|ban|i|dae [tə'bænədiː] *plural* Bremsen *pl*, Tabaniden *pl*, Tabanidae *pl*
ta|bes ['teɪbiːz] *noun* **1.** Auszehrung *f*, Schwindsucht *f*, Tabes *f* **2.** tabes dorsalis Rückenmark(s)schwindsucht *f*, -darre *f*, Duchenne-Syndrom *nt*, Tabes dorsalis
Friedreich's tabes Friedreich-Ataxie *f*, Heredoataxia spinalis
peripheral tabes Pseudotabes *f*
ta|bet|ic [tə'betɪk] *adj* Tabes (dorsalis) betreffend, tabisch
tab|ic ['tæbɪk] *adj* Tabes (dorsalis) betreffend, tabisch
tache [tæʃ] *noun* Fleck(en *m*) *m*, Mal *nt*, Tache *f*
tachy- *präf.* Schnell-, Tachy-
tach|y|ar|rhyth|mia [ˌtækɪə'rɪðmɪə] *noun* Tachyarrhythmie *f*
cardiac tachyarrhythmia Tachyarrhythmie *f*
tach|y|car|dia [ˌtækɪ'kɑːrdɪə] *noun* Herzjagen *nt*, Tachykardie *f*
atrial tachycardia Vorhoftachykardie *f*, atriale Tachykardie *f*
auricular tachycardia Vorhoftachykardie *f*, atriale Tachykardie *f*
A-V nodal tachycardia AV-Knoten-Tachykardie *f*
nodal tachycardia AV-Knoten-Tachykardie *f*
paroxysmal tachycardia Bouveret-Syndrom *nt*, paroxysmale Tachykardie *f*
sinus tachycardia Sinustachykardie *f*
ventricular tachycardia ventrikuläre Tachykardie *f*
tach|y|car|di|ac [ˌtækɪ'kɑːrdɪæk] *adj* Tachykardie betreffend, tachykard
tach|y|ki|nin [tækɪ'kaɪnɪn] *noun* Tachykinin *nt*
tach|y|la|lia [ˌtækɪ'leɪlɪə] *noun* Tachylalie *f*
tach|y|lo|gia [ˌtækɪ'lɑdʒɪə] *noun* Tachylalie *f*
tach|y|me|tab|o|lism [ˌtækɪmə'tæbəlɪzəm] *noun* Tachymetabolismus *m*
tach|y|pha|gia [ˌtækɪ'feɪdʒɪə] *noun* hastiges/überstürztes Essen *nt*, Tachyphagie *f*
tach|y|pha|sia [ˌtækɪ'feɪzɪə] *noun* Tachylalie *f*
tach|y|phy|lax|is [ˌtækɪfɪ'læksɪs] *noun* Tachyphylaxie *f*
tach|yp|ne|a [ˌtækɪ(p)'niːə] *noun* Tachypnoe *f*
tach|y|tro|phism [ˌtækɪ'trəʊfɪzəm] *noun* Tachymetabolismus *m*
tac|tile ['tæktɪl, -taɪl] *adj* **1.** Tastsinn betreffend, taktil, Tast- **2.** fühl-, tast-, greifbar
tae|nia ['tiːnɪə] *noun, plural* **-ni|as, -ni|ae** [-nɪˌiː, -nɪaɪ] bandartige Formation *f*, Tänie *f*, Taenia *f*
choroidal taenia Taenia choroidea
colic taeniae Kolontänien *pl*, Taeniae coli
taenia of fourth ventricle Taenia ventriculi quarti
free taenia of colon freie Kolontänie *f*, Taenia libera coli
mesocolic taenia mesokolische Tänie *f*, Taenia mesocolica
omental taenia omentale Tänie *f*, Taenia omentalis
thalamic taenia Taenia thalami
taenia of third ventricle Taenia thalami
taeniae of Valsalva Kolontänien *pl*, Taeniae coli
Tae|nia ['tiːnɪə] *noun* Taenia *f*
Taenia africana Rinderbandwurm *m*, Taenia saginata
Taenia echinococcus Blasenbandwurm *m*, Hundebandwurm *m*, Echinococcus granulosus, Taenia echinococcus
Taenia lata (breiter) Fischbandwurm *m*, Grubenkopfbandwurm *m*, Diphyllobothrium latum, Bothriocephalus latus
Taenia nana Zwergbandwurm *m*, Hymenolepis nana
Taenia saginata Rinderbandwurm *m*, Rinderfinnenbandwurm *m*, Taenia saginata, Taeniarhynchus saginatus
Taenia solium Schweinebandwurm *m*, Schweinefinnenbandwurm *m*, Taenia solium
tae|ni|a|cide ['tiːnɪəsaɪd] **I** *noun* Bandwurmmittel *nt*, Taenizid *nt*, Taenicidum *nt* **II** *adj* taenizid, taeniatötend, taeniaabtötend
tae|ni|a|fuge [ˌtiːnɪə'fjuːdʒ] *noun* Taeniafugum *nt*
tae|ni|a|sis [tɪ'naɪəsɪs] *noun* Taeniasis *f*
tag [tæg] *noun* Zipfel *m*, Fetzen *m*, Lappen *m*
anal tags hypertrophe Analfalten *pl*, Marisken *pl*
cutaneous tag Stielwarze *f*, Akrochordon *nt*, Acrochordom *nt*
skin tag Stielwarze *f*, Akrochordon *nt*, Acrochordom *nt*
tail [teɪl] *noun* **1.** Schwanz *m*, (*anatom.*) Cauda *f* **2.** Hinterteil *nt*, hinteres/unteres Ende *nt*
axillary tail of mammary gland Achselfortsatz *m* der Brustdrüse, Processus axillaris, Processus lateralis mammae
tail of epididymis Nebenhodenschwanz *m*, Cauda epididymidis
tail of pancreas Pankreasschwanz *m*, Cauda pancreatis
tail|bone ['teɪlbəʊn] *noun* Steißbein *nt*, Coccyx *f*, Os coccygis
tal|al|gia [tə'lældʒ(ɪ)ə] *noun* Fersenschmerz *m*, Talalgie *f*
tal|ar ['teɪlər] *adj* Sprungbein/Talus betreffend, talar
talc [tælk] *noun* Talkum *nt*, Talcum *nt*
tal|co|sis [tæl'kəʊsɪs] *noun* Talkumlunge *f*, -pneumokoniose *f*, -staublunge *f*, Talkose *f*
tal|i|pes ['tælpiːz] *noun* **1.** angeborene Fußdeformität *f* **2.** Klumpfuß *m*, Pes equinovarus (excavatus et adductus)
talipes calcaneocavus Hackenhohlfuß *m*, Pes calcaneocavus
talipes calcaneovalgus Knick-Hackenfuß *m*, Pes calcaneovalgus
talipes calcaneus Hackenfuß *m*, Pes calcaneus
talipes cavus Hohlfuß *m*, Pes cavus
talipes equinovarus Klumpfuß *m*, Pes equinovarus (excavatus et adductus)
talipes equinus Spitzfuß *m*, Pes equinus
talipes planovalgus Knickplattfuß *m*, Pes planovalgus
talipes planus Plattfuß *m*, Pes planus
talipes transversoplanus Platt-Spreizfuß *m*, Pes transversoplanus
talipes valgus Knickfuß *m*, Pes valgus
talipes varus Sichelfuß *m*, Pes adductus, Metatarsus varus
tal|i|pom|a|nus [ˌtæl'pɑmənəs] *noun* Klumphand *f*
ta|lo|cal|ca|ne|al [ˌteɪləʊkæl'keɪnɪəl] *adj* Sprungbein/Talus und Fersenbein/Kalkaneus betreffend oder verbindend, talokalkaneal
ta|lo|cru|ral [ˌteɪləʊ'krʊərəl] *adj* Sprungbein/Talus und Unterschenkel(knochen) betreffend oder verbindend, talokrural
ta|lo|fib|u|lar [ˌteɪləʊ'fɪbjələr] *adj* Sprungbein/Talus und Wadenbein/Fibula betreffend oder verbindend, talofibular
ta|lo|met|a|tar|sal [ˌteɪləʊˌmetə'tɑːrsl] *adj* Sprungbein/Talus und Mittelfuß/Metatarsus betreffend oder verbindend, talometatarsal
ta|lo|na|vic|u|lar [ˌteɪləʊnə'vɪkjələr] *adj* Sprungbein/Talus und Kahnbein/Os naviculare betreffend oder verbindend, talonavikular
ta|lo|scaph|oid [ˌteɪləʊ'skæfɔɪd] *adj* Sprungbein/Talus

und Kahnbein/Os naviculare betreffend oder verbindend, talonavikular
ta|lo|tib|i|al [ˌteɪləʊ'tɪbɪəl] *adj* Sprungbein/Talus und Schienbein/Tibia betreffend oder verbindend, talotibial
ta|lus ['teɪləs] *noun, plural* **-li** [-laɪ] Sprungbein *nt*, Talus *m*
fractured talus Sprungbein-, Talusfraktur *f*
vertical talus Plattfuß *m*, Pes planus
ta|mox|i|fen [tə'mɑksɪfen] *noun* Tamoxifen *nt*
tam|pon ['tæmpɑn] *noun* Tampon *m*
tam|pon|ade [ˌtæmpə'neɪd] *noun* Tamponade *f*
bladder tamponade Blasentamponade *f*
cardiac tamponade Perikard-, Herz(beutel)tamponade *f*
pericardial tamponade Herz(beutel-), Perikardtamponade *f*
tam|pon|age ['tæmpənɪdʒ] *noun* Tamponade *f*
tan|sy [tænziː] *noun* **1.** Rainfarn *m*, Tanacetum vulgare, Chrysanthemum vulgare **2.** Tanaceti vulgaris herba
tan|y|cyte ['tænɪsaɪt] *noun* Tanyzyt *m*
tape|worm ['teɪpwɜrm] *noun* **1.** Bandwurm *m* **2.** tapeworms *plural* Bandwürmer *pl*, Zestoden *pl*, Cestoda *pl*, Cestodes *pl*
African tapeworm Rinderbandwurm *m*, Rinderfinnenbandwurm *m*, Taenia saginata, Taeniarhynchus saginatus
armed tapeworm Schweinebandwurm *m*, Schweinefinnenbandwurm *m*, Taenia solium
beef tapeworm Rinderbandwurm *m*, Rinderfinnenbandwurm *m*, Taenia saginata, Taeniarhynchus saginatus
broad tapeworm → *broad fish tapeworm*
broad fish tapeworm (breiter) Fischbandwurm *m*, Grubenkopfbandwurm *m*, Diphyllobothrium latum, Bothriocephalus latus
dog tapeworm Blasenbandwurm *m*, Hundebandwurm *m*, Echinococcus granulosus, Taenia echinococcus
double-pored dog tapeworm Gurkenkernbandwurm *m*, Dipylidium caninum
dwarf tapeworm Zwergbandwurm *m*, Hymenolepis nana
fish tapeworm (breiter) Fischbandwurm *m*, Grubenkopfbandwurm *m*, Diphyllobothrium latum, Bothriocephalus latus
hookless tapeworm Rinderbandwurm *m*, Rinderfinnenbandwurm *m*, Taenia saginata, Taeniarhynchus saginatus
hydatid tapeworm Blasenbandwurm *m*, Hundebandwurm *m*, Echinococcus granulosus, Taenia echinococcus
measly tapeworm Schweinebandwurm *m*, Schweinefinnenbandwurm *m*, Taenia solium
pork tapeworm Schweine(finnen)bandwurm *m*, Taenia solium
rat tapeworm Ratten-, Mäusebandwurm *m*, Hymenolepis diminuta
solitary tapeworm Schweine(finnen)bandwurm *m*, Taenia solium
Swiss tapeworm (breiter) Fischbandwurm *m*, Grubenkopfbandwurm *m*, Diphyllobothrium latum, Bothriocephalus latus
true tapeworms Cestodes *pl*
unarmed tapeworm Rinderbandwurm *m*, Rinderfinnenbandwurm *m*, Taenia saginata, Taeniarhynchus saginatus
taph|o|pho|bia [ˌtæfə'fəʊbɪə] *noun* Taphophobie *f*
tar|ba|dil|lo [ˌtɑːrbə'dɪ(l)jəʊ] *noun* Flohfleckfieber *nt*, Rattenfleckfieber *nt*, Tabardillofieber *nt*
tar|get ['tɑːrgɪt] *noun* **1.** Ziel *nt*; Zielscheibe *f* **2.** Ziel *nt*, Soll *nt* **3.** (*physik.*) Ziel *nt*, Messobjekt *nt*; Fangelektrode *f*; Auffänger *m*; Zielkern *m*
tars- *präf.* Tarso-, Fußwurzel(knochen)-, Tarsal-; Tarso-, Lidknorpel-
tars|ad|e|ni|tis [tɑːrˌsædɪ'naɪtɪs] *noun* Tarsadenitis *f*
tar|sal ['tɑːrsl] *adj* **1.** Fußwurzel(knochen) betreffend, tarsal, Fußwurzel-, Tarsus- **2.** Lidknorpel betreffend, tarsal, Lidknorpel-
tar|sal|gia [tɑːr'sældʒ(ɪ)ə] *noun* Schmerzen *pl* in der Fußwurzel, Tarsalgie *f*; Fersenschmerz *m*
tar|sal|ia [tɑːr'seɪlɪə] *plural* Fußwurzel-, Tarsalknochen *pl*, Tarsalia *pl*, Ossa tarsi
tar|sec|to|my [tɑːr'sektəmɪ] *noun* **1.** Tarsektomie *f* **2.** (*ophthal.*) Tarsusexzision *f*, Tarsektomie *f*
tar|si|tis [tɑːr'saɪtɪs] *noun* Tarsitis *f*, Lidknorpelentzündung *f*, Tarsusentzündung *f*
tarso- *präf.* **1.** Tarso-, Fußwurzel(knochen)-, Tarsal- **2.** Tarso-, Lidknorpel-
tar|so|meg|a|ly [ˌtɑːrsəʊ'megəlɪ] *noun* Tarsomegalie *f*
tar|so|met|a|tar|sal [ˌtɑːrsəʊˌmetə'tɑːrsl] *adj* Fußwurzel/Tarsus und Mittelfuß/Metatarsus betreffend oder verbindend, tarsometatarsal
tarso-orbital *adj* Lidknorpel/Tarsus und Augenhöhle/Orbita betreffend, tarsoorbital
tar|so|pha|lan|ge|al [ˌtɑːrsəʊfə'lændʒɪəl] *adj* Fußwurzel/Tarsus und Phalangen betreffend oder verbindend, tarsophalangeal
tar|so|plas|ty ['tɑːrsəplæstɪ] *noun* Blepharoplastik *f*
tar|sor|rha|phy [tɑːr'sɔrəfɪ] *noun* Tarso-, Blepharorrhaphie *f*
tar|so|tar|sal [ˌtɑːrsə'tɑːrsl] *adj* zwischen Fußwurzelknochen/Tarsalknochen (liegend), Tarsalknochen verbindend, tarsotarsal
tar|so|tib|i|al [ˌtɑːrsəʊ'tɪbɪəl] *adj* Fußwurzel/Tarsus und Schienbein/Tibia betreffend oder verbindend, tarsotibial
tar|sot|o|my [tɑːr'sɑtəmɪ] *noun* Lidknorpel-, Tarsusdurchtrennung *f*, Tarsotomie *f*
tar|sus ['tɑːrsəs] *noun, plural* **-si** [-saɪ] **1.** Fußwurzel *f*, Tarsus *m* **2.** Lidknorpel *m*, Lidplatte *f*, Tarsalplatte *f*, Tarsus *m*
tar|tar ['tɑːrtər] *noun* Zahnstein *m*
tas|tant ['teɪstənt] *noun* Geschmacks-, Schmeckstoff *m*
taste [teɪst] **I** *noun* Geschmack *m*; Geschmackssinn *m*, Schmecken *nt* **II** *v* schmecken (*of* nach); kosten, probieren (*of* von)
tau|ro|che|no|de|ox|y|cho|late [ˌtɔːrəʊˌkiːnəʊdɪˌɑksɪ'kəʊleɪt] *noun* Taurochenodesoxycholat *nt*
tau|ro|cho|late [ˌtɔːrəʊ'kəʊleɪt] *noun* Taurocholat *nt*
tax|ine ['tæksiːn] *noun* Taxin *nt*
tax|is ['tæksɪs] *noun, plural* **tax|es** ['tæksiːz] **1.** (*biolog.*) Taxis *f* **2.** (*chirurg.*) Reposition *f*, Taxis *f*
T-cell *noun* T-Zelle *f*, T-Lymphozyt *m*
T-dependent *adj* T-abhängig, T-Zell-abhängig, T-Zellenabhängig
tea [tiː] *noun* schwarzer Tee *m*, Camellia sinensis, Thea sinensis
Java tea Orthosiphonis folium
marsh tea **1.** Sumpfporst *m*, Porst *m*, Ledum palustre **2.** Sumpfporst *m*, Ledi palustri herba
tear [tɪər] *noun* Träne *f*; Tropfen *m*
tear [teər] *noun* Riss *m*
bucket-handle tear Korbhenkelriss *m*
cervical tear Zervixriss *m*
meniscal tear Meniskusriss *m*
tech|nique [tek'niːk] *noun* Technik *f*, Verfahren *nt*, Arbeitsverfahren *nt*; Methode *f*; Operation *f*, Operationsmethode *f*
air-block technique Air-bloc-Technik *f*
augmentation technique Augmentationsplastik *f*
Bellocq's technique Bellocq-Tamponade *f*, Choanaltamponade *f*
double-contrast barium technique Bariumdoppelkontrastmethode *f*, Bikonstrastmethode *f*
fluorescent antibody technique Immunfluoreszenz *f*, Immunfluoreszenz-Technik *f*, Immunofluoreszenz *f*, Immunofluoreszenz-Technik *f*

Hibbs' technique Skoliosekorrektur *f* nach Hibbs, Hibbs-Operation *f*
Jerne technique Jerne-Technik *f*, Hämolyseplaquetechnik *f*, Plaquetechnik *f*
Kristeller's technique Kristeller-Handgriff *m*, Kristellern *nt*
Ouchterlony technique Ouchterlony-Technik *f*, zweidimensionale Immunodiffusion *f* nach Ouchterlony
push-back technique Gaumenrückverlagerung *f*, Push-back-Operation *f*

tec|tal ['tektəl] *adj* Tectum betreffend, tektal
tec|to|ceph|a|ly [ˌtektəʊ'sefəlɪ] *noun* Kahn-, Leistenschädel *m*, Skaphokephalie *f*, -zephalie *f*
tec|tum ['tektəm] *noun, plural* **-tums, -ta** [-tə] Dach *nt*, Tectum *nt*
tectum of mesencephalon Mittelhirndach *nt*, Tectum mesencephali
teeth [tiːθ] *plural* → *tooth*
teethe [tiːð] *v* Zähne bekommen, zahnen
teeth|ing ['tiːðɪŋ] *noun* Zahnen *nt*
teg|men ['tegmən] *noun, plural* **-mi|na** [-mɪnə] **1.** Decke *f*, Dach *nt*, Tegmen *nt* **2.** Hülle *f*, Decke *f*
teg|men|tal [teg'mentl] *adj* Tegmen oder Tegmentum betreffend, tegmental
teg|men|tum [teg'mentəm] *noun, plural* **-ta** [-tə] Decke *f*, Tegmentum *nt*
mesencephalic/midbrain tegmentum Mittelhirnhaube *f*, Tegmentum mesencephali
pontine tegmentum Tegmentum pontis, Brückenhaube *f*
tei|chop|sia [taɪ'kɑpsɪə] *noun* Teichopsie *f*
tel- *präf.* End-, Tel(o)-
tel|a ['tiːlə] *noun, plural* **-lae** [-liː] (Binde-)Gewebe *nt*, Gewebsschicht *f*, Tela *f*
tela choroidea Telae choroideae
tela choroidea of fourth ventricle Tela choroidea ventriculi quarti
tela choroidea of third ventricle Tela choroidea ventriculi tertii
tel|an|gi|ec|ta|sia [tel,ændʒɪek'teɪʒ(ɪ)ə] *noun* Telangiektasie *f*, Teleangiektasie *f*, Telangiectasia *f*
hereditary hemorrhagic telangiectasia hereditäre Teleangiektasie *f*, Morbus Osler *m*, Rendu-Osler-Weber-Krankheit *f*, -Syndrom *nt*, Osler-Rendu-Weber-Krankheit *f*, -Syndrom *nt*, Teleangiectasia hereditaria haemorrhagica
spider telangiectasia Gefäßspinne *f*, Spinnennävus *m*, Sternnävus *m*, Spider naevus, Naevus araneus
tel|an|gi|ec|ta|sis [tel,ændʒɪ'ektəsɪs] *noun* → *telangiectasia*
tel|an|gi|ec|tat|ic [tel,ændʒɪek'tætɪk] *adj* Teleangiektasie betreffend, teleangiektatisch
tel|ar|che [te'lɑːrkɪ] *noun* → *thelarche*
tele- *präf.* **1.** End-, Tel(e)- **2.** Fern-, Tele-
tel|e|car|di|og|ra|phy [ˌtelə,kɑːrdɪ'ɑgrəfɪ] *noun* Tele(elektro)kardiographie *f*, Tele(elektro)kardiografie *f*
tel|e|co|balt [telə'kəʊbɔːlt] *noun* Telekobalt *nt*
tel|e|cu|rie|ther|a|py [telə,kjʊərɪ'θerəpɪ] *noun* Telecurietherapie *f*, Telegammatherapie *f*
tel|e|di|ag|no|sis [telə,daɪəg'nəʊsɪs] *noun* Ferndiagnose *f*
tel|e|di|as|tol|ic [ˌteladaɪ'stɑlɪk] *adj* am Ende der Diastole (auftretend), enddiastolisch
tel|e|lec|tro|car|di|og|ra|phy [ˌtelɪ,lektrəkɑːrdɪ'ɑgrəfɪ] *noun* Telekardiographie *f*, Teleelektrokardiographie *f*, Telekardiografie *f*, Teleelektrokardiographie *f*
tel|em|e|try [tə'lemətrɪ] *noun* Telemetrie *f*
tel|en|ce|phal|ic [ˌtelənsɪ'fælɪk] *adj* Telenzephalon betreffend, telenzephal
tel|en|ceph|a|li|za|tion [ˌtelən,səfælɪ'zeɪʃn] *noun* Telenzephalisation *f*
tel|en|ceph|a|lon [ˌtelən'sefəlɑn, -lən] *noun* Endhirn *nt*, Telenzephalon *nt*, Telencephalon *nt*
tel|e|neu|ron [ˌtelə'njʊərɑn, -'nʊ-] *noun* Nervenendigung *f*
tel|e|o|mi|to|sis [ˌtelɪəmaɪ'təʊsɪs] *noun* abgeschlossene Mitose *f*, Teleomitose *f*
tel|e|op|sia [ˌtelɪ'ɑpsɪə] *noun* Teleopsie *f*
tel|e|o|roent|gen|og|ra|phy [ˌtelɪə,rentgə'nɑgrəfɪ] *noun* Teleröntgengraphie *f*, Teleröntgengrafie *f*
tel|e|ra|di|og|ra|phy [telə,reɪdɪ'ɑgrəfɪ] *noun* → *teleroentgenography*
tel|e|ra|di|um [telə'reɪdɪəm] *noun* Teleradium *nt*
tel|er|gy ['telərdʒɪ] *noun* automatische/unwillkürliche Handlung *f*, Automatismus *m*
tel|e|roent|gen|og|ra|phy [telə,rentgə'nɑgrəfɪ] *noun* Teleröntgengraphie *f*, Teleröntgengrafie *f*
tel|e|roent|gen|ther|a|py [telə,rentgən'θerəpɪ] *noun* Teleröntgentherapie *f*
tel|es|thet|o|scope [ˌteles'θetəskəʊp] *noun* Telesthetoskop *nt*
tel|e|sys|tol|ic [ˌteləsɪs'tɑlɪk] *adj* am Ende der Systole (auftretend), endsystolisch
tel|e|ther|a|py [telə'θerəpɪ] *noun* Teletherapie *f*, Telestrahlentherapie *f*
telo- *präf.* End-, Tel(o)-
tel|o|den|dri|on [ˌtelə'dendrɪən] *noun* → *telodendron*
tel|o|den|dron [ˌtelə'dendrɑn] *noun* Endbäumchen *nt*, Telodendrion *nt*, Telodendron *nt*
tel|o|gen ['telədʒən] **I** *noun* (*Haar*) Ruhe-, Telogenphase *f* **II** *adj* telogen
tel|o|ki|ne|sis [ˌteləkɪ'niːsɪs] *noun* Telophase *f*
tel|o|mere ['teləmɪər] *noun* Telomer *nt*
tel|o|phase ['teləfeɪz] *noun* Telophase *f*
tel|o|phrag|ma [ˌtelə'frægmə] *noun* Z-Linie *f*, Z-Streifen *m*, Zwischenscheibe *f*, Telophragma *nt*
tel|o|syn|ap|sis [ˌteləsɪ'næpsɪs] *noun* Telosynapsis *f*, Telosyndese *f*
tel|o|syn|de|sis [ˌtelə'sɪndəsɪs] *noun* Telosynapsis *f*, Telosyndese *f*
tem|per|an|tia [ˌtempə'rænʃɪə] *plural* Beruhigungsmittel *pl*, Sedativa *pl*, Temperantia *pl*
tem|per|ate ['temp(ə)rɪt] *adj* gemäßigt, maßvoll, temperent
tem|per|a|ture ['temprətʃər, 'tempər,tʃʊər] *noun* **1.** Temperatur *f* **2.** Körpertemperatur *f*, -wärme *f*
basal body temperature basale Körpertemperatur *f*, Basaltemperatur *f*
core temperature Körperkerntemperatur *f*
rectal temperature Rektaltemperatur *f*
temperature-insensitive *adj* temperaturunempfindlich
temperature-sensitive *adj* temperaturempfindlich, temperatursensitiv
tem|ple [templ] *noun* Schläfe *f*, Schläfenregion *f*
tem|po|ral ['temp(ə)rəl] **I** *noun* Schläfenbein *nt*, Os temporale **II** *adj* **1.** zeitlich, vorübergehend, temporär, Zeit- **2.** Schläfe oder Schläfenbein betreffend, temporal, Schläfenbein-, Schläfen-
tem|po|rar|y ['tempərerɪ] *adj* **1.** vorübergehend, vorläufig, zeitweilig, temporär **2.** provisorisch, Hilfs-, Aushilfs-
tem|po|ro|fa|cial [ˌtempərəʊ'feɪʃl] *adj* Schläfe und Gesicht betreffend oder verbindend, temporofazial
tem|po|ro|fron|tal [ˌtempərəʊ'frʌntl] *adj* Schläfe und Stirn betreffend oder verbindend, temporofrontal
tem|po|ro|man|dib|u|lar [ˌtempərəʊmæn'dɪbjələr] *adj* Schläfenbein und Unterkiefer/Mandibula betreffend oder verbindend, temporomandibular, mandibulotemporal
tem|po|ro|max|il|lar|y [ˌtempərəʊ'mæksə,leriː, -mæk'sɪlərɪ] *adj* Schläfe und Oberkiefer/Maxilla betreffend oder verbindend, temporomaxillär
temporo-occipital *adj* Schläfe und Hinterhaupt betreffend oder verbindend, temporookzipital
tem|po|ro|pa|ri|e|tal [ˌtempərəʊpə'raɪɪtl] *adj* Schläfen-

T

bein und Scheitelbein/Os parietale betreffend oder verbindend, temporoparietal, parietotemporal
tem|po|ro|pon|tine [,tempərəʊ'pɑntaɪn, -tiːn] *adj* Schläfenlappen und Brücke/Pons betreffend oder verbindend, temporopontin
tem|po|ro|sphe|noid [,tempərəʊ'sfɪnɔɪd] *adj* Schläfenbein/Os temporale und Keilbein/Os sphenoidale betreffend oder verbindend, temporosphenoidal
tem|po|ro|zy|go|mat|ic [,tempərəʊ,zaɪgəʊ'mætɪk] *adj* Jochbein/Os zygomaticum und Schläfenbein/Os temporale betreffend, zygomatikotemporal
ten- *präf.* Sehnen-, Tendo-, Ten(o)-, Tenont(o)-
te|nac|i|ty [tə'næsətɪ] *noun* **1.** Zähigkeit *f*, Tenazität *f* **2.** Klebrigkeit *f*, Zähigkeit *f*, Tenazität *f* **3.** (*psychol.*) Hartnäckigkeit *f*, Zähigkeit *f*, Tenazität *f* **4.** (*physik.*) Zähigkeit *f*, Zug-, Reißfestigkeit *f*, Tenazität *f* **5.** Widerstandsfähigkeit *f*, Tenazität *f*
te|nal|gia [tə'nældʒ(ɪ)ə] *noun* Sehnenschmerz *m*, Tenalgie *f*, Tenodynie *f*, Tendodynie *f*, Tenalgia *f*
ten|den|cy ['tendnsɪ] *noun, plural* **-cies** Neigung *f* (*to* für); Hang *m* (*to* zu); Anlage *f*
suicidal tendency Suizidalität *f*
thrombotic tendency Thromboseneigung *f*, Thrombophilie *f*
ten|der ['tendər] *adj* schmerzhaft, schmerzend, dolorös, doloros
ten|di|ni|tis [,tendɪ'naɪtɪs] *noun* Tendinitis *f*
ten|di|no|su|ture [,tendɪnəʊ'suːtʃər] *noun* Sehnennaht *f*, Tenorrhaphie *f*
ten|di|nous ['tendɪnəs] *adj* Sehne betreffend, sehnenartig, -förmig, sehnig, Sehnen-
ten|do ['tendəʊ] *noun, plural* **-di|nes** ['tendɪniːz] Sehne *f*, Tendo *m*
tendo Achillis Achillessehne *f*, Tendo calcaneus
ten|do|my|o|gen|ic [,tendəʊ,maɪə'dʒenɪk] *adj* von der Muskelsehne ausgehend, tendomyogen
ten|don ['tendən] *noun* Sehne *f*, Tendo *m*
Achilles tendon Achillessehne *f*, Tendo calcaneus
calcaneal tendon Achillessehne *f*, Tendo calcaneus
central tendon of diaphragm Zentralfläche *f* des Zwerchfells, Centrum tendineum diaphragmatis
central tendon of perineum Sehnenplatte *f* des Damms, Centrum perinei
conjoined tendon Falx inguinalis
conjoint tendon Leistensichel *f*, Falx inguinalis, Tendo conjunctivus
coronary tendon Anulus fibrosus
cricoesophageal tendon Tendo cricooesophageus
extensor tendon Extensor-, Extensoren-, Streckersehne *f*
flexor tendon Beugersehne *f*
tendon of Hector Achillessehne *f*, Tendo calcaneus
heel tendon Achillessehne *f*, Tendo calcaneus
tendon of infundibulum Tendo infundibuli
intermediate tendon Tendo intermedius, Zwischensehne *f*
muscle tendon (Muskel-)Sehne *f*
tendon of origin Ursprungssehne *f*
patellar tendon Kniescheibenband *nt*, Ligamentum patellae
trefoil tendon →*central tendon of diaphragm*
ten|do|ni|tis [tendəʊ'naɪtɪs] *noun* Tendinitis *f*
ten|do|plas|ty ['tendəʊplæstɪ] *noun* Sehnen-, Tendoplastik *f*
ten|dot|o|my [ten'dɑtəmɪ] *noun* Tenotomie *f*
ten|do|vag|i|nal [,tendəʊ'vædʒɪnl] *adj* Sehnenscheide betreffend, Sehnenscheiden-
ten|do|vag|i|nit|ic [,tendəʊ,vædʒɪ'naɪtɪk] *adj* Sehnenscheidenentzündung/Tendovaginitis betreffend, tendovaginitisch, tendosynovitisch, tenosynovitisch, tenovaginitisch
ten|do|vag|i|ni|tis [,tendəʊ,vædʒɪ'naɪtɪs] *noun* Sehnenscheidenentzündung *f*, Tendovaginitis *f*, Tenosynovitis *f*
radial styloid tendovaginitis de Quervain-Krankheit *f*, Tendovaginitis sclerosans de Quervain
te|nec|to|my [tə'nektəmɪ] *noun* Sehnenexzision *f*, -resektion *f*, Tenonektomie *f*
te|nes|mus [tə'nezməs] *noun* Tenesmus *m*
te|nia ['tɪnɪə] *noun* →*Taenia*
te|ni|a|cide ['tiːnɪəsaɪd] *adj* Bandwümer abtötend, taeniaabtötend, taenizid
te|ni|a|fuge [,tiːnɪə'fjuːdʒ] *noun* Taeniafugum *nt*
te|ni|cide ['tenɪsaɪd] *adj* Bandwümer abtötend, taeniaabtötend, taenizid
ten|i|fuge ['tenɪfjuːdʒ] *noun* Taeniafugum *nt*
teno- *präf.* Sehnen-, Tendo-, Ten(o)-, Tenont(o)-
ten|o|de|sis [,tenə'diːsɪs, te'nɑdəsɪs] *noun* Tenodese *f*
ten|o|fi|bril [,tenə'faɪbrɪl] *noun* Tonofibrille *f*
ten|ol|y|sis [te'nɑlɪsɪs] *noun* Tendolyse *f*
ten|o|my|o|plas|ty [,tenə'maɪəplæstɪ] *noun* Sehnen-Muskel-Plastik *f*, Tenomyoplastik *f*
ten|o|my|ot|o|my [,tenəmaɪ'ɑtəmɪ] *noun* Tenomyotomie *f*
ten|o|ni|tis [,tenə'naɪtɪs] *noun* Entzündung der Tenon-Kapsel, Tenonitis *f*
ten|o|nom|e|ter [,tenə'nɑmɪtər] *noun* Tonometer *nt*
ten|on|ti|tis [,tenəntaɪtɪs] *noun* Tendinitis *f*
tenonto- *präf.* Sehnen-, Tendo-, Ten(o)-, Tenont(o)-
te|non|to|my|ot|o|my [te,nɑntəmaɪ'ɑtəmɪ] *noun* Tenomyotomie *f*
te|non|to|the|ci|tis [te,nɑntəθɪ'saɪtɪs] *noun* Sehnenscheidenentzündung *f*, Tendovaginitis *f*, Tenosynovitis *f*
ten|on|tot|o|my [,tenən'tɑtəmɪ] *noun* Tenotomie *f*
ten|o|plas|tic [,tenə'plæstɪk] *adj* Tenoplastik betreffend, mittels Tenoplastik, tenoplastisch
ten|o|plas|ty ['tenəplæstɪ] *noun* Sehnen-, Teno-, Tendoplastik *f*
ten|o|re|cep|tor [,tenərɪ'septər] *noun* Sehnenrezeptor *m*
te|nor|rha|phy [te'nɔrəfɪ] *noun* Sehnennaht *f*, Tenorrhaphie *f*
ten|o|si|tis [,tenə'saɪtɪs] *noun* Tendinitis *f*
ten|o|syn|o|vec|to|my [,tenə,sɪnə'vektəmɪ] *noun* Sehnenscheidenexzision *f*, -resektion *f*, Tenosynov(ial)ektomie *f*
ten|o|syn|o|vi|tis [,tenə,sɪnə'vaɪtɪs] *noun* Sehnenscheidenentzündung *f*, Teno-, Tendosynovitis *f*, Tendovaginitis *f*
acute suppurative tenosynovitis akute eitrige Tenotendovaginitis *f*, Sehnen(scheiden)phlegmone *f*, Tendosynovitis acuta purulenta
tenosynovitis crepitans Tendovaginitis crepitans
nodular tenosynovitis pigmentierte villonoduläre Synovitis *f*, benignes Synovialom *nt*, Riesenzelltumor *m* der Sehnenscheide, Tendosynovitis nodosa
stenosing tenosynovitis De Quervain-Krankheit *f*, Tendovaginitis stenosans
suppuratve tenosynovitis Tendovaginitis purulenta
te|not|o|my [te'nɑtəmɪ] *noun* Tenotomie *f*
ten|o|vag|i|ni|tis [,tenə,vædʒə'naɪtɪs] *noun* Sehnenscheidenentzündung *f*, Tendovaginitis *f*, Tenosynovitis *f*
ten|si|bil|i|ty [,tensə'bɪlətɪ] *noun* Dehnbarkeit *f*
ten|sile ['tensɪl] *adj* dehn-, streckbar, Dehnungs-, Spannungs-, Zug-
ten|sion ['tenʃn] *noun* **1.** Tension *f*, Spannung *f*; Dehnung *f*, Zug *m*; Druck *m*; (Muskel-)Anspannung *f* **2.** (elektrische) Spannung *f* **3.** (*Gas*) Partialdruck *m*, Spannung *f*
intraocular tension intraokulärer Druck *m*
reduced tension Hypotension *f*, Hypotonie *f*
ten|sor ['tensər] *noun* **1.** Spannmuskel *m*, Tensor *m*, Musculus tensor **2.** (*mathemat.*) Tensor *m*
ten|to|ri|al [ten'tɔːrɪəl] *adj* Tentorium cerebelli betreffend, tentorial, tentoriell
ten|to|ri|um [ten'tɔːrɪəm] *noun, plural* **-ria** [-rɪə] Zelt *nt*, Tentorium *nt*
tentorium of cerebellum Kleinhirnzelt *nt*, Tentorium

cerebelli
tera- *präf.* tera-
te|ras ['terəs] *noun, plural* **ter|a|ta** [tə'rætə] Missbildung *f*, Teras *nt*
terato- *präf.* Missbildungs-, Terat(o)-
ter|a|to|blas|to|ma [ˌterətəʊblæs'təʊmə] *noun* Teratoblastom *nt*
ter|a|to|car|ci|no|gen|e|sis [ˌterətəʊˌkɑːrsɪnə'dʒenəsɪs] *noun* Teratokarzinogenese *f*
ter|a|to|car|ci|no|ma [terətəʊˌkɑːrsɪ'nəʊmə] *noun* Teratokarzinom *nt*, Teratocarcinoma *nt*
te|rat|o|gen [tə'rætədʒən, 'terətə-] *noun* Teratogen *nt*
ter|a|to|gen|e|sis [ˌterətəʊ'dʒenəsɪs] *noun* Miss-/Fehlbildungsentstehung *f*, Teratogenese *f*
ter|a|to|ge|net|ic [ˌterətəʊdʒə'netɪk] *adj* Teratogenese betreffend, teratogenetisch
ter|a|to|gen|ic [ˌterətəʊ'dʒenɪk] *adj* Miss-/Fehlbildungen verursachend oder auslösend, teratogen
ter|a|toid ['terətɔɪd] *adj* teratoid
ter|a|tol|o|gy [ˌterə'tɑlədʒɪ] *noun* Lehre *f* von den Miss-/Fehlbildungen, Teratologie *f*
ter|a|to|ma [terə'təʊmə] *noun, plural* **-mas, -ma|ta** [terə'təʊmətə] teratoide Geschwulst *f*, teratogene Geschwulst *f*, Teratom *nt*
benign cystic teratoma zystisches Teratom *nt*, Dermoidzyste *f* des Ovars, Dermoid *nt*, Teratoma coaetaneum
cystic teratoma → *benign cystic teratoma*
embryonal teratoma embryonales Teratom *nt*, solides Teratom *nt*, malignes Teratom *nt*, Teratoma embryonale
immature teratoma unreifes Teratom *nt*, malignes Teratom *nt*, Teratoma inguinale
malignant teratoma malignes Teratom *nt*, embryonales Teratom *nt*, unreifes Teratom *nt*, Teratoma embryonale
mature teratoma **1.** reifes Teratom *nt*, adultes Teratom *nt*, Dermoidzyste *f* **2.** → *benign cystic teratoma*
solid teratoma embryonales Teratom *nt*, unreifes Teratom *nt*, malignes Teratom *nt*, Teratoma embryonale
ter|a|to|ma|tous [ˌterətəʊ'təʊmətəs] *adj* in der Art eines Teratoms, teratomartig, teratomatös
ter|a|to|pho|bia [ˌterətəʊ'fəʊbɪə] *noun* Teratophobie *f*
ter|a|to|sper|mia [ˌterətəʊ'spɜrmɪə] *noun* Teratozoospermie *f*
ter|mi|nal ['tɜrmɪnl] I *noun* Ende *nt*, Endstück *nt*, -glied *nt*, Spitze *f* II *adj* **1.** endständig, End-; abschließend, begrenzend, terminal, Grenz- **2.** letzte(r, s); unheilbar, terminal, im Endstadium, im Sterben, Sterbe-, Terminal-
ter|mi|na|tion [ˌtɜrmɪ'neɪʃn] *noun* **1.** Ende *nt*; Aufhören *nt*, Einstellung *f*; Abschluss *m*, Abbruch *m*, Beendigung *f*, Termination *f* **2.** Endung *f*, Endigung *f*
termination of pregnancy Schwangerschaftsabbruch *m*, -unterbrechung *f*
ter|mi|no|lat|er|al [ˌtɜrmɪnəʊ'lætərəl] *adj* terminolateral, End-zu-Seit-
ter|mi|no|ter|mi|nal [ˌtɜrmɪnəʊ'tɜrmɪnl] *adj* terminoterminal, End-zu-End-
ter|tian ['tɜrʃn] *adj* jeden dritten Tag auftretend, tertian
ter|ti|ary ['tɜrʃərɪ, -ʃɪˌeriː] *adj* dritten Grades, drittgradig, an dritter Stelle, tertiär
test [test] I *noun* **1.** Test *m*, Probe *f*, Versuch *m* **2.** Prüfung *f*, (Stich-)Probe *f*, Kontrolle *f*; Analyse *f*, Nachweis *m*, Untersuchung *f*, Test *m*, Probe *f*, Reaktion *f* **3.** (Leistungs-, Eignungs-)Prüfung *f*, (-)Test *m* II *vt* **4.** prüfen, untersuchen, einer Prüfung unterziehen; analysieren, testen (*for* auf) III *vi* einen Test machen, untersuchen (*for* auf)
ACTH test → *ACTH stimulation test*
ACTH stimulation test ACTH-Test *m*
Addis test Addis-Count *m*, Addis-Hamburger-Count *m*, Addis-Test *m*
agar diffusion test Agardiffusionsmethode *f*, Agardiffusionstest *m*
agglutination test Agglutinationsprobe *f*, Agglutinationstest *m*, Agglutinationsreaktion *f*
Almén's test for blood Almen-Probe *f*, Guajak-Probe *f*
antibody screening test Antikörpersuchtest *m*
antiglobulin test Antiglobulintest *m*, Coombs-Test *m*
anti-human globulin test → *antiglobulin test*
antihyaluronidase test Antihyaluronidase-Test *m*
Aschner-Dagnini test Bulbusdruckversuch *m*
Bárány's test Bárány-Versuch *m*, -Kalorisation *f*
Bárány's pointing test Bárány-Zeigeversuch *m*
Benedict's test **1.** (*for glucose*) Benedict-Glukoseprobe *f* **2.** (*for urea*) Benedict-Harnstoffprobe *f*
Berlin blue test Berliner-Blau-Reaktion *f*, Ferriferrocyanid-Reaktion *f*
Bial's test Bial-Probe *f*, Bial-Pentoseprobe *f*
Binet's test Binet-Simon-Test *m*, -Methode *f*
Calmette's test Calmette-Konjunktivaltest *m*
caloric test Bárány-Versuch *m*, -Kalorisation *f*
CAMP test CAMP-Test *m*
candida precipitin test Candida-Hämagglutinationstest *m*
Castellani's test Castellani-Agglutinin-Absättigung *f*
Chvostek's test Chvostek-Zeichen *nt*, Fazialiszeichen *nt*
coin test Münzenklirren *nt*
cold pressure test Hines-Brown-Test *m*, Cold-pressure-Test *m*, CP-Test *m*
complement fixation test Komplementbindungsreaktion *f*
conjunctival test Konjunktivalprobe *f*, Konjunktivaltest *m*, Ophthalmoreaktion *f*, Ophthalmotest *m*
Coombs test Antiglobulintest *m*, Coombs-Test *m*
cutaneous test Hauttest *m*
dexamethasone suppression test Dexamethason-Kurztest *m*, Dexamethason-Test *m*
Donath-Landsteiner test Donath-Landsteiner-Reaktion *f*
double-blind test Doppelblindversuch *m*
drawer test Schubladentest *m*
Duke's test Duke-Methode *f*, Bestimmung *f* der Blutungszeit nach Duke
Ehrlich's test **1.** Ehrlich-Reaktion *f*, Ehrlich-Aldehydprobe *f* **2.** Ehrlich-Reaktion *f*, Ehrlich-Diazoreaktion *f*
Elek-Ouchterlony test Elek-Ouchterlony-Test *m*
FA test → *fluorescent antibody test*
fern test Farnkrautphänomen *nt*, Farntest *m*
finger-nose test Finger-Nase-Versuch *m*
finger-to-finger test Finger-Finger-Versuch *nt*
flocculation test Flockungstest *m*
fluorescent antibody test Immunfluoreszenz *f*, Immunfluoreszenztest *m*, Fluoreszenz-Antikörper-Reaktion *f*
fluorescent treponemal antibody absorption test Fluoreszenz-Treponemen-Antikörper-Absorptionstest *m*, FTA-Abs-Test *m*
Frenkel's intracutaneous test Frenkel-Intrakutantest *m*
FTA-Abs test → *fluorescent treponemal antibody absorption test*
galactose elimination test Galaktosetoleranztest *m*, Bauer-Probe *f*
galactose tolerance test Galaktosetoleranztest *m*, Bauer-Probe *f*
glucose tolerance test Glukosetoleranztest *m*
Gruber's test Gruber-Widal-Reaktion *f*, Gruber-Widal-Test *m*, Widal-Reaktion *f*, Widal-Test *m*
Gruber-Widal test Gruber-Widal-Reaktion *f*, Gruber-Widal-Test *m*, Widal-Reaktion *f*, Widal-Test *m*
guaiac test Guajaktest *m*, Guajakprobe *f*
Guthrie test Guthrie-Hemmtest *m*
hemagglutination-inhibition test Hämagglutinationshemmtest *m*, Hämagglutinationshemmungsreaktion *f*

Hess' test Rumpel-Leede-Test *m*
heterophil agglutination test 1. Paul-Bunnel Test *m* **2.** modifizierter Paul-Bunnel Test *m* mit Pferdeerythrozyten
heterophil antibody test 1. Paul-Bunnell-Test *m* **2.** modifizierter Paul-Bunnell-Test *m* mit Pferdeerythrozyten
Hines and Brown test Hines-Brown-Test *m*, Cold-pressure-Test *m*, CP-Test *m*
Huhner test Huhner-Test *m*, Huhner-Sims-Test *m*, postkoitaler Spermakompatibilitätstest *m*
intracutaneous test Intrakutantest *m*, Intrakutanprobe *f*, Intradermaltest *m*
intradermal test Intrakutantest *m*, Intrakutanprobe *f*, Intradermaltest *m*
Kurzrok-Miller test Kurzrok-Miller-Test *m*, Invasionstest *m*
Kveim test Kveim-Hauttest *m*, Kveim-Nickerson-Test *m*
Landsteiner-Donath test Donath-Landsteiner-Reaktion *f*, Landsteiner-Reaktion *f*
latex agglutination test Latextest *m*, Latexagglutinationstest *m*
latex fixation test → *latex agglutination test*
lepromin test Lepromintest *m*
major test Majortest *m*, Majorprobe *f*
Mantoux test Mendel-Mantoux-Probe *f*, Mendel-Mantoux-Test *m*
Mendel's test Mendel-Mantoux-Test *m*, Mendel-Mantoux-Probe *f*
Miller-Kurzrok test Kurzrok-Miller-Test *m*, Invasionstest *m*
minor test Minortest *m*, Minorprobe *f*
Mitsuda test Lepromintest *m*
Nickerson-Kveim test Kveim-Hauttest *m*, Kveim-Nickerson-Test *m*
nystagmus test Bárány-Versuch *m*, -Kalorisation *f*
ophthalmic test Konjunktivalprobe *f*, -test *m*, Ophthalmoreaktion *f*, -test *m*
Ouchterlony test Ouchterlony-Technik *f*, zweidimensionale Immunodiffusion *f* nach Ouchterlony
Pándy's test Pandy-Test *m*
Pap test → *Papanicolaou's test*
Papanicolaou's test Papanicolaou-Test *m*, Pap-Test *m*
patch test Pflasterprobe *f*, Patch-Test *m*
Pirquet's test Pirquet-Reaktion *f*, Pirquet-Tuberkulinprobe *f*
plaque test Plaque-Test *m*
porphobilinogen test Watson-Schwartz-Test *m*
prothrombin test Thromboplastinzeit *f*, Quickwert *m*, Quickzeit *f*, Quick *m*, Prothrombinzeit *f*
prothrombin-consumption test Prothrombin-Konsumptionstest *m*
provocative test Provokation *f*, Provokationstest *m*, Provokationsprobe *f*
Prussian blue test Berliner-Blau-Reaktion *f*, Ferriferrocyanid-Reaktion *f*
Quick test Thromboplastinzeit *f*, Quickwert *m*, Quick *m*, Prothrombinzeit *f*
radioallergosorbent test Radio-Allergen-Sorbent-Test *m*
radioimmunosorbent test Radioimmunosorbenttest *m*
radioiodine uptake test Radioiodtest *m*, Radiojodtest *m*
rheumatoid factor latex agglutination test Latex-Rheumafaktor-Test *m*
Rinne's test Rinne-Test *m*, -Versuch *m*
Rorschach test Rorschach-Test *m*
Rose-Waaler test Rose-Waaler-Test *m*, Waaler-Rose-Test *m*
Rumpel-Leede test Rumpel-Leede-Test *m*
Sabin-Feldman dye test Sabin-Feldman-Test *m*
scarification test Scratchtest *m*, Kratztest *m*, Skarifikationstest *m*
Schellong test Schellong-Test *m*
Schick's test Schick-Test *m*
Schirmer's test Schirmer-Test *m*
scratch test Scratchtest *m*, Kratztest *m*, Skarifikationstest *m*
screening test Vortest *m*, Suchtest *m*, Siebtest *m*, Screeningtest *m*
shadow test Retinoskopie *f*, Skiaskopie *f*
Sims' test (Sims-)Huhner-Test *m*, postkoitaler Spermakompatibilitätstest *m*
skin test Hauttest *m*
Snellen's test 1. Snellen-Sehschärfentest *m* **2.** Snellen-Farbentest *m*
Staub-Traugott test Staub-Traugott-Versuch *m*, Glucose-Doppelbelastung *f*
three-glass test Dreigläserprobe *f*
Tiffeneau's test (Ein-)Sekundenkapazität *f*, Atemstoßtest *m*, Tiffeneau-Test *m*
tine test Tine-Test *m*, Nadeltest *m*, Stempeltest *m*, Multipunkturtest *m*
tine tuberculin test → *tine test*
TPHA test → *Treponema pallidum hemagglutination test*
TPI test → *Treponema pallidum immobilization test*
Trendelenburg's test Trendelenburg-Test *m*
Treponema pallidum hemagglutination test Treponema-Pallidum-Hämagglutinationstest *m*, TPHA-Test *m*
Treponema pallidum immobilization test Treponema-Pallidum-Immobilisationstest *m*, TPI-Test *m*, Nelson-Test *m*
tuberculin test Tuberkulintest *m*
tuberculin skin test Tuberkulintest *m*
Valentine's test Dreigläserprobe *f*
Valsalva's test Pressdruckversuch *m*, Valsalva-Versuch *m*
von Pirquet's test Pirquet-Reaktion *f*, -Tuberkulinprobe *f*
Waaler-Rose test Rose-Waaler-Test *m*, Waaler-Rose-Test *m*
Wassermann test Wassermann-Test *m*, Wassermann-Reaktion *f*, Komplementbindungsreaktion *f* nach Wassermann
Watson-Schwartz test Watson-Schwartz-Test *m*
Weil-Felix test Weil-Felix-Reaktion *f*, Weil-Felix-Test *m*
Widal's test Widal-Reaktion *f*, Widal-Test *m*, Gruber-Widal-Reaktion *f*, Gruber-Widal-Test *m*

tes|tal|gia [tes'tældʒ(ɪ)ə] *noun* Hodenschmerz(en *pl*) *m*, -neuralgie *f*, Orchialgie *f*

tes|tec|to|my [tes'tektəmɪ] *noun* Orchiektomie *f*

tes|ti|cle ['testɪkl] *noun* → *testis*
retained/undescended testicle Hodenretention *f*, Kryptorchismus *m*, Retentio/Maldescensus testis

tes|ti|cu|lar [te'stɪkjələr] *adj* Hoden/Testis betreffend, von den Hoden ausgehend, testikulär

tes|tis ['testɪs] *noun, plural* **-tes** [-tiːz] männliche Geschlechts-/Keimdrüse *f*, Hode(n) *m*, Testikel *m*, Testis *m*, Orchis *m*
abdominal testis Bauch-, Abdominalhoden *m*
Cooper's irritable testis Cooper-Hodenneuralgie *f*
inguinal testis Leisten-, Inguinalhoden *m*
retained testis → *undescended testis*
retractile testis Gleithoden *m*, Pendelhoden *m*, Wanderhoden *m*, Testis mobilis
undescended testis Hodendystopie *f*, Hodenhochstand *m*, Hodenretention *f*, Kryptorchismus *m*, Kryptorchismus *m*, Maldescensus testis

tes|ti|tis [tes'taɪtɪs] *noun* Orchitis *f*, Hodenentzündung *f*, Didymitis *f*

tes|top|a|thy [tes'tɑpəθɪ] *noun* Hodenerkrankung *f*, Orchio-, Orchidopathie *f*

tes|tos|ter|one [tes'tɑstərəʊn] *noun* Testosteron *nt*

te|tan|ic [tə'tænɪk] *adj* Tetanus oder Tetanie betreffend oder auslösend, tetanisch, Tetanus-

te|tan|i|form [te'tænɪfɔːrm] *adj* tetanieartig, tetanusar-

tig, tetaniform, tetanoid
tet|a|nig|e|nous [tetə'nɪdʒənəs] *adj* Tetanus oder Tetanie hervorrufend, tetanigen
tet|a|noid ['tetənɔɪd] *adj* tetanieartig, tetanusartig, tetaniform, tetanoid
tet|a|nol|y|sin [ˌtetə'nɑləsɪn] *noun* Tetanolysin *nt*
tet|a|no|spas|min [ˌtetənəʊ'spæzmɪn] *noun* Tetanospasmin *nt*
tet|a|nus ['tetənəs] *noun* Tetanus *m*, Tetanie *f*
apyretic tetanus neuromuskuläre Übererregbarkeit *f*, Tetanie *f*
benign tetanus neuromuskuläre Übererregbarkeit *f*, Tetanie *f*
delayed tetanus Spättetanus *m*
intermittent tetanus Tetanie *f*
neonatal tetanus Neugeborenentetanus *m*, Tetanus neonatorum
uterine tetanus Tetanus uteri
tet|a|ny ['tetənɪ] *noun* **1.** (*physiolog.*) Tetanus *m*, Tetanie *f* **2.** neuromuskuläre Übererregbarkeit *f*, Tetanie *f*
hyperventilation tetany Hyperventilationstetanie *f*
te|tar|ta|no|pia [təˌtɑːrtə'nəʊpɪə] *noun* Quadrantenanopsie *f*
te|tar|ta|nop|sia [təˌtɑːrtə'nɑpsɪə] *noun* Quadrantenanopsie *f*
tetra- *präf.* Tetr(a)-, Vier-
tet|ra|cy|cline [tetrə'saɪkliːn] *noun* Tetracyclin *nt*, Tetrazyklin *nt*, Tetrazyklin-Antibiotikum *nt*
tet|rad ['tetræd] *noun* **1.** (*genet.*) Tetrade *f* **2.** (*chem.*) vierwertiges Element *nt*
Fallot's tetrad Fallot-Tetralogie *f*
tet|ra|dac|tyl|ous [ˌtetrə'dæktɪləs] *adj* Tetradaktylie betreffend, vierfingrig, vierzehig, tetradaktyl
tet|ra|dac|tyl|y [ˌtetrə'dæktəlɪ] *noun* Vierfingrigkeit *f*, Vierzehigkeit *f*, Tetradaktylie *f*
tet|ra|hy|dro|bi|op|ter|in [ˌtetrəˌhaɪdrəbaɪ'ɑptərɪn] *noun* Tetrahydrobiopterin *nt*
tet|ra|hy|dro|cor|ti|sol [tetrəˌhaɪdrə'kɔːrtɪsɔl] *noun* Tetrahydrokortisol *nt*, Tetrahydrocortisol *nt*
tet|ra|hy|dro|fol|ate [ˌtetrəˌhaɪdrə'fəʊleɪt] *noun* Tetrahydrofolat *nt*
tet|ra|i|o|do|thy|ro|nine [ˌtetrəaɪˌəʊdə'θaɪrəniːn, -nɪn] *noun* Thyroxin *nt*, (3,5,3',5'-)Tetrajodthyronin *nt*
te|tral|o|gy [te'trælədʒɪ] *noun* Tetralogie *f*
Eisenmenger's tetralogy Eisenmenger-Komplex *m*, -Syndrom *nt*, -Tetralogie *f*
tetralogy of Fallot Fallot-Tetralogie *f*, -Tetrade *f*
tet|ra|mas|tia [ˌtetrə'mæstɪə] *noun* Tetramastie *f*
tet|ra|ma|zia [ˌtetrə'meɪzɪə] *noun* Tetramastie *f*
tet|ra|nop|sia [ˌtetrə'nɑpsɪə] *noun* Quadrantenanopsie *f*
tet|ra|nu|cle|o|tide [ˌtetrə'n(j)uːklɪətaɪd] *noun* Tetranucleotid *nt*
tet|ra|pep|tide [ˌtetrə'peptaɪd] *noun* Tetrapeptid *nt*
tet|ra|ple|gia [ˌtetrə'pliːdʒ(ɪ)ə] *noun* hohe Querschnittslähmung *f*, Tetra-, Quadriplegie *f*
tet|ra|ple|gic [ˌtetrə'pliːdʒɪk] *adj* Tetraplegie betreffend, tetraplegisch, quadriplegisch
tet|ra|ploid ['tetrəplɔɪd] *adj* tetraploid
tet|ra|ploi|dy ['tetrəplɔɪdɪ] *noun* Tetraploidie *f*
tet|ra|sac|cha|ride [ˌtetrə'sækəraɪd] *noun* Tetrasaccharid *nt*
tet|ra|so|mic [ˌtetrə'səʊmɪk] *adj* Tetrasomie betreffend, tetrasom
tet|ra|so|my ['tetrəsəʊmɪ] *noun* Tetrasomie *f*
tet|ra|va|lent [ˌtetrə'veɪlənt] *adj* vierwertig, tetravalent
tet|rose ['tetrəʊz] *noun* Tetrose *f*, C_4-Zucker *m*
te|trox|ide [te'trɑksaɪd] *noun* Tetroxid *nt*
tet|ter ['tetər] *noun* Flechte *f*; Ekzem *nt*; Tinea *f*
branny tetter (Kopf-)Schuppen *pl*, Pityriasis simplex capitis
crusted tetter Eiter-, Grind-, Krusten-, Pustelflechte *f*, feuchter Grind *m*, Impetigo contagiosa/vulgaris
milk tetter Milchschorf *m*, frühexsudatives Ekzematoid *nt*, konstitutionelles Säuglingsekzem *nt*, Crusta lactea, Eccema infantum
tex|tur|al ['tekstʃərəl] *adj* strukturell, Gewebe-, Struktur-
tex|ture ['tekstʃər] *noun* **1.** Gewebe *nt* **2.** Struktur *f*, Aufbau *m*, Beschaffenheit *f*, Konsistenz *f*, Textur *f*
thalam- *präf.* Thalam(o)-, Thalamus-
thal|a|mec|to|my [θælə'mektəmɪ] *noun* Thalamotomie *f*
thal|a|men|ceph|a|lon [ˌθæləmen'sefəlɑn] *noun* Thalamushirn *nt*, Thalamenzephalon *nt*, -encephalon *nt*
tha|lam|ic [θə'læmɪk] *adj* Thalamus betreffend, thalamisch
thalamo- *präf.* Thalam(o)-, Thalamus-
thal|a|mo|cele ['θæləməʊsiːl] *noun* dritter (Hirn-)Ventrikel *m*, Ventriculus tertius
thal|a|mo|cor|ti|cal [ˌθæləməʊ'kɔːrtɪkl] *adj* Thalamus und Hirnrinde/Cortex betreffend oder verbindend, thalamokortikal
thal|a|mo|teg|men|tal [ˌθæləməʊteg'mentl] *adj* Thalamus und Tegmentum betreffend, thalamotegmental
thal|a|mot|o|my [θælə'mɑtəmɪ] *noun* Thalamotomie *f*
thal|a|mus ['θæləməs] *noun, plural* **-mi** [-maɪ] Sehhügel *m*, Thalamus *m*
thal|as|sa|ne|mia [θəˌlæsə'niːmɪə] *noun* → *thalassemia*
thal|as|se|mia [θælə'siːmɪə] *noun* Mittelmeeranämie *f*, Thalassämie *f*, Thalassaemia *f*
β-thalassemia β-Thalassämie *f*
heterozygous β-thalassemia → *thalassemia minor*
heterozygous form of β-thalassemia → *thalassemia minor*
homozygous β-thalassemia → *thalassemia major*
homozygous form of β-thalassemia → *thalassemia major*
hemoglobin C-thalassemia Hämoglobin-C-Thalassämie *f*, HbC-Thalassämie *f*
hemoglobin E-thalassemia Hämoglobin-E-Thalassämie *f*, HbE-Thalassämie *f*
thalassemia major Cooley-Anämie *f*, homozygote β-Thalassämie *f*, Thalassaemia major
thalassemia minor heterozygote β-Thalassämie *f*, Thalassaemia minor
sickle-cell thalassemia Hämoglobin-S-Betathalassämie *f*, Sichelzellen-Betathalassämie *f*
thal|as|so|pho|bia [θəˌlæsəʊ'fəʊbɪə] *noun* Thalassophobie *f*
thal|as|so|ther|a|py [θəˌlæsəʊ'θerəpɪ] *noun* Thalassotherapie *f*
thal|id|o|mide [θə'lɪdəmaɪd] *noun* Thalidomid *nt*
thanato- *präf.* Tod-, Thanat(o)-
than|a|to|bi|o|log|ic [ˌθænətəʊbaɪə'lɑdʒɪk] *adj* thanatobiologisch
than|a|to|gno|mon|ic [ˌθænətəʊnəʊ'mɑnɪk] *adj* auf den nahenden Tod hinweisend, thanatognomonisch, thanatognostisch
than|a|to|lo|gy [θænə'tɑlədʒɪ] *noun* Thanatologie *f*
than|a|to|pho|bia [ˌθænətəʊnəʊ'fəʊbɪə] *noun* Thanatophobie *f*
than|a|to|pho|bic [ˌθænətəʊnəʊ'fɑbɪk] *adj* Thanatophobie betreffend, thanatophob
than|a|to|phor|ic [θænətəʊ'fəʊrɪk] *adj* tödlich, letal, thanatophor
than|a|top|sia [θænə'tɑpsɪə] *noun* → *thanatopsy*
than|a|top|sy ['θænətɑpsɪ] *noun* Autopsie *f*, Obduktion *f*, Nekropsie *f*
than|a|to|sis [θænə'təʊsɪs] *noun* Gangrän *f*, Nekrose *f*
the|ca ['θiːkə] *noun, plural* **-cae** [-siː] Hülle *f*, Kapsel *f*, Theka *f*, Theca *f*
the|cal ['θiːkl] *adj* Theka betreffend, von der Theka stammend, thekal
the|ci|tis [θɪ'saɪtɪs] *noun* Sehnenscheidenentzündung *f*
the|co|ma [θɪ'kəʊmə] *noun* → *theca cell tumor*

T

the|co|ma|to|sis [ˌθɪkəʊmə'təʊsɪs] *noun* Thekomatose *f*
thei|le|ri|a|sis [ˌθaɪlɪ'raɪəsɪs] *noun* Theileriainfektion *f*, Theileriasis *f*, Theileriose *f*
bovine theileriasis East-Coast-Fieber *nt*, bovine Piroplasmose/Theileriose *f*
thel- *präf.* Brustwarzen-, Thel(o)-, Mamill(o)-, Thele-
the|lal|gia [θɪ'lædʒ(ɪ)ə] *noun* Thelalgie *f*
the|lar|che [θɪ'lɑːrkɪ] *noun* Thelarche *f*
the|la|zi|a|sis [ˌθelə'zaɪəsɪs] *noun* Thelaziainfektion *f*, Thelaziasis *f*
thele- *präf.* Brustwarzen-, Thel(o)-, Mamill(o)-, Thele-
the|le|plas|ty ['θiːlɪplæstɪ] *noun* Brustwarzenplastik *f*, Mamillenplastik *f*
the|li|tis [θɪ'laɪtɪs] *noun* Mamillitis *f*, Brustwarzenentzündung *f*, Thelitis *f*
the|li|um ['θiːlɪəm] *noun*, *plural* **-lia** [-lɪə] **1.** Papille *f* **2.** Brustwarze *f*, Mamille *f*, Mamilla *f*, Papilla mammae
thelo- *präf.* Brustwarzen-, Thel(o)-, Mamill(o)-, Thele-
the|lor|rha|gia [ˌθiːləʊ'reɪdʒ(ɪ)ə] *noun* Thelorrhagie *f*
the|ly|blast ['θelɪblæst] *noun* weiblicher Vorkern *m*
the|ly|to|cia [ˌθelɪ'təʊʃɪə] *noun* Thelytokie *f*
the|nar ['θiːnɑːr, -nər] **I** *noun* Daumenballen *m*, Thenar *nt*, Eminentia thenaris **II** *adj* Handfläche oder Daumenballen betreffend, Handflächen-, Daumenballen-, Thenar-
the|o|ry ['θɪərɪ] *noun* **1.** Theorie *f*, Lehre *f* **2.** Hypothese *f*
in theory in der Theorie, theoretisch
darwinian theory Darwinismus *m*
Young-Helmholtz theory Dreifarbentheorie *f*, Young-Helmholtz-Theorie *f*
ther|a|peu|tic [θerə'pjuːtɪk] *adj* **1.** Therapie/Behandlung betreffend, therapeutisch, Behandlungs-, Therapie- **2.** heilend, kurativ, therapeutisch
ther|a|peu|tics [ˌθerə'pjuːtɪks] *plural* Therapie(lehre *f*) *f*, Therapeutik *f*
ther|a|peu|tist [θerə'pjuːtɪst] *noun* Therapeut *m*, Therapeutin *f*
ther|a|pist ['θerəpɪst] *noun* Therapeut *m*, Therapeutin *f*
ther|a|py ['θerəpɪ] *noun* Behandlung *f*, Therapie *f*; Heilverfahren *nt*
aerosol therapy Aerosoltherapie *f*
autoserum therapy Eigenserumbehandlung *f*, Autoserotherapie *f*
behavior therapy Verhaltenstherapie *f*
combination therapy Kombinationsbehandlung *f*, Kombinationstherapie *f*
conditioning therapy Verhaltenstherapie *f*
digitalis therapy Digitalistherapie *f*, Digitalisierung *f*
embolic therapy (therapeutische) Embolisation *f*; Katheterembolisation *f*
eradication therapy Eradikationstherapie *f*
exercise therapy Bewegungstherapie *f*
gene therapy Gentherapie *f*
hyperbaric oxygen therapy Sauerstoffüberdrucktherapie *f*, hyperbare (Sauerstoff-)Therapie/Oxygenation *f*
immunosuppressive therapy Immunsuppression *f*
insulin therapy Insulintherapie *f*
light therapy Licht-, Phototherapie *f*
megavoltage therapy Megavoltstrahlentherapie *f*, Hochenergiestrahlentherapie *f*
motion therapy Bewegungstherapie *f*
occupational therapy Beschäftigungstherapie *f*
oxygen therapy Sauerstofftherapie *f*
particle beam radiation therapy Korpuskulartherapie *f*
physical therapy **1.** Bewegungstherapie *f*, Kranken-, Heilgymnastik *f* **2.** physikalische Therapie *f*, Physiotherapie *f*
radiation therapy Bestrahlung *f*, Strahlentherapie *f*, Strahlenbehandlung *f*, Radiotherapie *f*
radioactive iodine therapy Radiojod-, Radioiodtherapie *f*
radioiodine therapy Radiojod-, Radioiodtherapie *f*
roentgen therapy Röntgentherapie *f*; Strahlentherapie *f*
sclerosing therapy Sklerosierung *f*, Sklerotherapie *f*, Verödung *f*
serum therapy Serotherapie *f*, Serumtherapie *f*
speech therapy Logopädie *f*
x-ray therapy Röntgentherapie *f*, Röntgenbehandlung *f*
therm- *präf.* Hitze-, Wärme-, Therm(o)-
ther|mal ['θɜrml] *adj* Wärme oder Hitze betreffend, warm, heiß, thermal, thermisch
ther|mal|gia [θɜr'mældʒ(ɪ)ə] *noun* brennender Schmerz *m*, Thermalgie *f*
therm|an|es|the|sia [ˌθɜrmænəs'θiːʒə] *noun* Thermanästhesie *f*
therm|es|the|sia [ˌθɜrmes'θiːʒ(ɪ)ə] *noun* Temperatursinn *m*, Therm(o)ästhesie *f*
therm|hyp|es|the|sia [ˌθɜrmhaɪpes'θiːʒ(ɪ)ə] *noun* Verminderung *f* der Temperaturempfindung, Therm(o)hypästhesie *f*
ther|mic ['θɜrmɪk] *adj* Wärme oder Hitze betreffend, warm, heiß, thermal, thermisch
thermo- *präf.* Hitze-, Wärme-, Therm(o)-
ther|mo|aes|the|sia [ˌθɜrməʊes'θiːʒ(ɪ)ə] *noun* → *thermesthesia*
ther|mo|an|es|the|sia [ˌθɜrməʊænəs'θiːʒə] *noun* Thermanästhesie *f*
ther|mo|co|ag|u|la|tion [ˌθɜrməʊkəʊˌægjə'leɪʃn] *noun* Thermokoagulation *f*
ther|mo|dif|fu|sion [ˌθɜrməʊdɪ'fjuːʒn] *noun* Thermodiffusion *f*
ther|mo|es|the|sia [ˌθɜrməʊes'θiːʒ(ɪ)ə] *noun* → *thermesthesia*
ther|mo|gen|e|sis [ˌθɜrməʊ'dʒenəsɪs] *noun* Wärmebildung *f*, Thermogenese *f*
ther|mo|ge|net|ic [ˌθɜrməʊdʒə'netɪk] *adj* Thermogenese betreffend, wärmebildend, thermogenetisch
ther|mo|gen|ic [ˌθɜrməʊ'dʒenɪk] *adj* **1.** Thermogenese betreffend, wärmebildend, thermogenetisch **2.** durch Wärme hervorgerufen, thermogen
ther|mog|e|nous [θɜr'mɑdʒənəs] *adj* Thermogenese betreffend, wärmebildend, thermogenetisch
ther|mo|gram ['θɜrməgræm] *noun* **1.** (*radiolog.*) Wärmebild *nt*, Thermogramm *nt* **2.** (*physik.*) Thermogramm *nt*
ther|mo|graph ['θɜrməgræf] *noun* **1.** (*radiolog.*) Thermograph *m*, Thermograf *m* **2.** (*physik.*) Temperaturschreiber *m*, Thermograph *m*, Thermograf *m* **3.** (*radiolog.*) Wärmebild *nt*, Thermogramm *nt*
ther|mo|graph|ic [ˌθɜrmə'græfɪk] *adj* Thermografie betreffend, mittels Thermografie, thermographisch, thermografisch
ther|mog|ra|phy [θɜr'mɑgrəfɪ] *noun* Thermographie *f*, Thermografie *f*
ther|mo|hyp|es|the|sia [ˌθɜrməʊˌhaɪpes'θiːʒ(ɪ)ə] *noun* Thermohypästhesie *f*, Thermhypästhesie *f*
ther|mo|hy|po|es|the|sia [ˌθɜrməʊˌhaɪpəʊes'θiːʒ(ɪ)ə] *noun* Thermohypästhesie *f*, Thermhypästhesie *f*
ther|mo|in|ac|ti|va|tion [ˌθɜrməʊɪnˌæktə'veɪʃn] *noun* Wärmeinaktivierung *f*, Hitzeinaktivierung *f*
ther|mo|in|sen|si|tive [ˌθɜrməʊɪn'sensɪtɪv] *adj* nicht auf Wärme ansprechend, thermoinsensitiv
ther|mo|in|sta|bil|i|ty [θɜrməʊˌɪnstə'bɪlətɪ] *noun* → *thermolability*
ther|mo|la|bile [ˌθɜrməʊ'leɪbɪl, -baɪl] *adj* hitzeunbeständig, wärmeunbeständig, wärmeempfindlich, thermolabil
ther|mo|la|bil|i|ty [ˌθɜrməʊlə'bɪlətɪ] *noun* Wärme-, Hitzeunbeständigkeit *f*, Thermolabilität *f*
ther|mo|ly|sin [θɜr'mɑləsɪn] *noun* Thermolysin *nt*
ther|mo|ly|sis [θɜr'mɑlɪsɪs] *noun* **1.** thermische Dissoziation *f*, Thermolyse *f* **2.** Abgabe *f* von Körperwärme
ther|mo|lyt|ic [ˌθɜrmə'lɪtɪk] *adj* Thermolyse betreffend, thermolytisch

ther|mo|mas|tog|ra|phy [ˌθɜrməʊmæsˈtɑgrəfɪ] *noun* Thermomammographie *f*, Thermomammografie *f*
ther|mom|e|ter [θərˈmɑmɪtər] *noun* Thermometer *nt*
ther|mo|met|ric [ˌθɜrməˈmetrɪk] *adj* Thermometer betreffend, mittels Thermometer, thermometrisch
ther|mom|e|try [θərˈmɑmətrɪ] *noun* Temperaturmessung *f*, Thermometrie *f*
ther|mo|pen|e|tra|tion [ˌθɜrməʊˌpenəˈtreɪʃn] *noun* Thermopenetration *f*; Diathermie *f*
ther|mo|ple|gia [ˌθɜrməʊˈpliːdʒ(ɪ)ə] *noun* Hitzschlag *m*
ther|mo|pre|cip|i|ta|tion [ˌθɜrməʊprɪˌsɪpɪˈteɪʃn] *noun* Thermopräzipitation *f*
ther|mo|ra|di|o|ther|a|py [θɜrməʊˌreɪdɪəʊˈθerəpɪ] *noun* Thermoradiotherapie *f*
ther|mo|re|cep|tion [ˌθɜrməʊrɪˈsepʃn] *noun* Temperatursinn *m*, Thermorezeption *f*
ther|mo|re|cep|tor [ˌθɜrməʊrɪˈseptər] *noun* Thermorezeptor *m*
ther|mo|reg|u|la|tion [ˌθɜrməʊˌregjəˈleɪʃn] *noun* Wärme-, Temperaturregelung *f*, Thermoregulation *f*
ther|mo|reg|u|la|tor [ˌθɜrməʊˈregjəleɪtər] **I** *noun* Thermostat *nt* **II** *adj* → *thermoregulatory*
ther|mo|reg|u|la|to|ry [ˌθɜrməʊˈregjələtɔːriː] *adj* Thermoregulation betreffend, thermoregulatorisch
ther|mo|re|sist|ance [ˌθɜrməʊrɪˈzɪstəns] *noun* Widerstandsfähigkeit *f* gegen Wärme/Hitze, Wärme-, Hitzebeständigkeit *f*, Thermoresistenz *f*
ther|mo|re|sist|ant [ˌθɜrməʊrɪˈzɪstənt] *adj* resistent gegen Wärme/Hitze, thermoresistent
ther|mo|re|spon|sive [ˌθɜrməʊrɪˈspɑnsɪv] *adj* auf Wärme ansprechend, thermoresponsiv
ther|mo|sen|si|tive [ˌθɜrməʊˈsensɪtɪv] *adj* temperaturempfindlich, thermosensitiv
ther|mo|sen|si|tiv|i|ty [ˌθɜrməʊsensəˈtɪvətɪ] *noun* Temperaturempfindlichkeit *f*, Thermosensibilität *f*
ther|mo|sen|sor [ˌθɜrməʊˈsensər, -sɔr] *noun* Thermosensor *m*
ther|mo|sta|bil|i|ty [ˌθɜrməʊstəˈbɪlətɪ] *noun* Wärme-, Hitzebeständigkeit *f*, Thermostabilität *f*
ther|mo|sta|ble [ˌθɜrməʊˈsteɪbl] *adj* wärmebeständig, hitzebeständig, thermostabil
ther|mo|sta|sis [ˌθɜrməʊˈsteɪsɪs] *noun* Thermostase *f*
ther|mo|stat [ˈθɜrməʊstæt] *noun* Temperaturregler *m*, Thermostat *m*
ther|mo|stat|ic [ˌθɜrməʊˈstætɪk] *adj* Thermostase betreffend, thermostatisch
ther|mo|tac|tic [θɜrməʊˈtæktɪk] *adj* Thermotaxis betreffend, thermotaktisch
ther|mo|tax|is [θɜrməʊˈtæksɪs] *noun* Thermotaxis *f*
ther|mo|ther|a|py [θɜrməʊˈθerəpɪ] *noun* Wärmebehandlung *f*, Wärmetherapie *f*, Wärmeanwendung *f*, Thermotherapie *f*
ther|mo|tol|er|ant [θɜrməʊˈtɑlərənt] *adj* thermotolerant
the|sau|ris|mo|sis [θəˌsɔːrɪzˈməʊsɪs] *noun* Speicherkrankheit *f*, Thesaurismose *f*
the|sau|ro|sis [θəsɔːˈrəʊsɪs] *noun* übermäßige Speicherung *f*, pathologische Speicherung *f*, Thesaurose *f*; Speicherkrankheit *f*, Thesaurismose *f*
thi- *präf.* Thi(o)-, Schwefel-
thi|a|di|a|zides [ˌθaɪəˈdaɪəzaɪdz] *plural* Thiaziddiuretika *pl*, Thiazide *pl*
thi|a|min [ˈθaɪəmɪn] *noun* → *thiamine*
thi|am|i|nase [θaɪˈæmɪneɪz] *noun* Thiaminase *f*
thi|a|mine [ˈθaɪəmiːn, -mɪn] *noun* Thiamin *nt*, Vitamin B_1 *nt*
thi|a|zides [ˈθaɪəzaɪdz] *plural* Thiaziddiuretika *pl*, Thiazide *pl*
thigh [θaɪ] *noun* (Ober-)Schenkel *m*, Oberschenkelregion *f*; (*anatom.*) Regio femoris
thigm- *präf.* Berührungs-, Thigm(o)-
thig|mes|the|sia [ˌθɪgmesˈθiːʒ(ɪ)ə] *noun* Berührungsempfindlichkeit *f*
thigmo- *präf.* Berührungs-, Thigm(o)-
thio- *präf.* Thi(o)-, Schwefel-
thi|o|cy|a|nate [ˌθaɪəʊˈsaɪəneɪt] *noun* **1.** Thiocyanat *nt*, Rhodanid *nt* **2.** Thiocyansäureester *m*, Thiocyanat *nt*
thi|o|es|ter [ˌθaɪəˈestər] *noun* Thioester *m*
thi|o|gal|ac|to|side [ˌθaɪəʊgəˈlæktəsaɪd, -sɪd] *noun* Thiogalaktosid *nt*, Thiogalactosid *nt*
thi|o|glu|cose [ˌθaɪəʊˈgluːkəʊs] *noun* Thioglucose *f*
gold thioglucose Aurothioglucose *f*
thi|o|ki|nase [ˌθaɪəʊˈkaɪneɪz] *noun* Thiokinase *f*
thi|o|lase [ˈθaɪəleɪz] *noun* **1.** Thiolase *f* **2.** Acetyl-CoA-Acetyltransferase *f*, (Acetoacetyl-)Thiolase *f*
thirst [θɜrst] **I** *noun* Durst *m*, Durstempfindung *f* **II** *v* Durst haben, durstig sein, dürsten
diminished thirst (pathologisch) verminderter Durst *m*, Hypodipsie *f*
insensible thirst → *diminished thirst*
subliminal thirst → *diminished thirst*
twilight thirst → *diminished thirst*
thirst|y [ˈθɜrstɪ] *adj* durstig
thorac- *präf.* Brust-, Brustkorb-, Thorax-, Thorak(o)-
tho|ra|cal [ˈθɔːrəkl] *adj* Brustkorb/Thorax oder Brustraum betreffend, thorakal
tho|rac|ic [θɔːˈræsɪk, θə-] *adj* Brustkorb/Thorax oder Brustraum betreffend, thorakal
tho|rac|i|co|ab|dom|i|nal [θəˌræsɪkəʊæbˈdɑmɪnl, θəʊ-] *adj* Thorax und Bauch/Abdomen betreffend oder verbindend, thorakoabdominal, abdominothorakal
tho|rac|i|co|lum|bar [θəˌræsɪkəʊˈlʌmbər] *adj* Thorax und Lendenwirbelsäule betreffend, thorakolumbal, lumbothorakal
thoraco- *präf.* Brust-, Brustkorb-, Thorax-, Thorak(o)-
tho|ra|co|ab|dom|i|nal [ˌθɔːrəkəʊæbˈdɑmɪnl] *adj* Thorax und Bauch/Abdomen betreffend oder verbindend, thorakoabdominal, abdominothorakal
tho|ra|co|a|cro|mi|al [ˌθɔːrəkəʊəˈkrəʊmɪəl] *adj* Thorax und Akromion betreffend oder verbindend, thorakoakromial
tho|ra|co|ce|los|chi|sis [ˌθɔːrəkəʊsɪˈlɑskəsɪs] *noun* angeborene Brust- und Bauchspalte *f*, Thorakogastroschisis *f*
tho|ra|co|cen|te|sis [ˌθɔːrəkəʊsenˈtiːsɪs] *noun* Pleurapunktion *f*, Thorakozentese *f*
tho|ra|co|del|phus [ˌθɔːrəkəʊˈdelfəs] *noun* Thora(ko)delphus *m*
tho|ra|co|did|y|mus [ˌθɔːrəkəʊˈdɪdəməs] *noun* Thorakodidymus *m*
tho|ra|co|dyn|ia [ˌθɔːrəkəʊˈdiːnɪə] *noun* Schmerzen *pl* im Brustkorb, Thorakodynie *f*, Thorakalgie *f*
tho|ra|co|gas|tro|did|y|mus [ˌθɔːrəkəʊˌgæstrəˈdɪdəməs] *noun* Thorakogastrodidymus *m*
tho|ra|co|gas|tros|chi|sis [ˌθɔːrəkəʊgæsˈtrɑskəsɪs] *noun* angeborene Brust- und Bauchspalte *f*, Thorakogastroschisis *f*
tho|rac|o|graph [θɔːˈrækəgræf] *noun* Thorako(pneumo)graph *m*, Thorako(pneumo)graf *m*
tho|ra|co|lap|a|rot|o|my [ˌθɔːrəkəʊˌlæpəˈrɑtəmɪ] *noun* Thorakolaparotomie *f*
tho|ra|co|lum|bar [ˌθɔːrəkəʊˈlʌmbər, -bɑːr] *adj* Thorax und Lendenwirbelsäule betreffend, thorakolumbal, lumbothorakal
tho|ra|col|y|sis [ˌθɔːrəˈkɑlɪsɪs] *noun* Thorakolyse *f*
tho|ra|com|e|lus [ˌθɔːrəkəʊˈkɑmələs] *noun* Thorakomelus *m*
tho|ra|co|my|o|dyn|ia [ˌθɔːrəkəʊˌmaɪəˈdiːnɪə] *noun* Brustmuskelschmerzen *pl*, Thorakomyodynie *f*
tho|ra|cop|a|gus [ˌθɔːrəˈkɑpəgəs] *noun* Thorakopagus *m*, Synthorax *m*
tho|ra|co|par|a|ceph|a|lus [ˌθɔːrəkəʊˌpærəˈsefələs] *noun* Thorakoparazephalus *m*
tho|ra|cop|a|thy [ˌθɔːrəˈkɑpəθɪ] *noun* Brustkorberkrankung *f*, Thorakopathie *f*
tho|ra|co|plas|ty [ˈθɔːrəkəʊplæstɪ] *noun* Thorakoplastik *f*

tho|ra|co|pneu|mo|graph [ˌθɔːrəkəʊ'n(j)uːməgræf] *noun* Thorako(pneumo)graph *m*, Thorako(pneumo)graf *m*
tho|ra|cos|chi|sis [ˌθɔːrə'kɑskəsɪs] *noun* angeborene Brustspalte *f*, Thorakoschisis *f*
tho|ra|cos|co|py [ˌθɔːrə'kɑskəpɪ] *noun* Thorakoskopie *f*
tho|ra|cos|to|my [ˌθɔːrəkəʊ'kɑstəmɪ] *noun* Thorakostomie *f*
tho|ra|cot|o|my [ˌθɔːrəkəʊ'kɑtəmɪ] *noun* Thorakotomie *f*
exploratory thoracotomy explorative Thorakotomie *f*, Probethorakotomie *f*
tho|ra|del|phus [ˌθɔːrəkəʊ'delfəs] *noun* →*thoracodelphus*
tho|rax ['θɔːræks, 'θəʊər-] *noun, plural* **-rax|es, -ra|ces** [-rəsiːz] Brust(korb *m*) *f*, Thorax *m*
thread [θred] *noun* Faden *m*, fadenförmige Struktur *f*, Faser *f*, Fiber *f*
Simonart's threads Simonart-Bänder *pl*, amniotische Stränge *pl*
terminal meningeal thread Filum terminale
thread|worm ['θredwɜrm] *noun* **1.** Fadenwurm *m*, Strongyloides *m* **2.** Madenwurm *m*, Enterobius vermicularis, Oxyuris vermicularis
thread|y ['θredɪ] *adj* fadenförmig, faserig, faserartig, filiform
thre|o|nine ['θriːəniːn] *noun* Threonin *nt*, α-Amino-β-hydroxybuttersäure *f*
thre|ose ['θriːəʊs] *noun* Threose *f*
thresh|old ['θreʃəʊld, 'θreʃh-] **I** *noun* Grenze *f*, Schwelle *f*, Limen *nt* **II** *adj* Schwellen-
absolute threshold Absolutschwelle *f*, Reizschwelle *f*, Reizlimen *nt*
glucose threshold (*Niere*) Glucoseschwelle *f*
renal threshold Nierenschwelle *f*, renale Schwelle *f*
sensitivity threshold Absolutschwelle *f*, Reizschwelle *f*, Reizlimen *nt*
-thrix *suf.* Haar, -thrix
throat [θrəʊt] **I** *noun* **1.** Rachen *m*, Schlund *m*, Pharynx *m* **2.** Rachenenge *f*, Schlund *m*, Fauces *f*, Isthmus faucium **3.** Kehle *f*; Gurgel *f* **II** *adj* Hals-, Rachen-
sore throat Halsentzündung *f*; Angina *f*
spotted sore throat Kryptentonsillitis *f*, Angina follicularis
heart throb Herzschlag *m*
throb|bing ['θrɑbɪŋ] *adj* (rhythmisch) schlagend oder klopfend, pochend, pulsierend, pulsatil
thromb- *präf.* Plättchen-, Thrombus-, Thromb(o)-
throm|ba|phe|re|sis [ˌθrɑmbəfə'riːsɪs] *noun* →*thrombocytapheresis*
throm|bas|the|nia [ˌθrɑmbæs'θiːnɪə] *noun* Thrombasthenie *f*, Glanzmann-Naegeli-Syndrom *nt*
Glanzmann's thrombasthenia Glanzmann-Naegeli-Syndrom *nt*, Thrombasthenie *f*
hereditary hemorrhagic thrombasthenia Glanzmann-Naegeli-Syndrom *nt*, Thrombasthenie *f*
throm|bec|to|my [θrɑm'bektəmɪ] *noun* Thrombusentfernung *f*, Thrombektomie *f*
thromb|e|las|tog|ra|phy [θrɑmbˌɪlæs'tɑgrəfɪ] *noun* → *thromboelastography*
thromb|em|bo|lia [ˌθrɑmbem'bəʊlɪə] *noun* →*thromboembolism*
throm|bin ['θrɑmbɪn] *noun* Thrombin *nt*, Faktor IIa *m*
throm|bin|o|gen [θrɑm'bɪnədʒən] *noun* Thrombin *nt*, Faktor IIa *m*
throm|bin|o|gen|e|sis [ˌθrɑmbɪnə'dʒenəsɪs] *noun* Thrombinbildung *f*
thrombo- *präf.* Plättchen-, Thrombus-, Thromb(o)-
throm|bo|ag|glu|ti|na|tion [ˌθrɑmbəʊəˌgluːtə'neɪʃn] *noun* Thrombagglutination *f*, Thrombozytenagglutination *f*
throm|bo|ag|glu|ti|nin [ˌθrɑmbəʊə'gluːtənɪn] *noun* Plättchenagglutinin *nt*, Thromboagglutinin *nt*, Thrombozytenagglutinin *nt*
throm|bo|an|git|ic [θrɑmbəʊˌæn'dʒaɪtɪk] *adj* Gefäßwandentzündung/Thrombangiitis betreffend, thrombangiitisch, thrombangitisch, thrombendangiitisch, thromboangiitisch
throm|bo|an|gi|tis [θrɑmbəʊˌæn'dʒaɪtɪs] *noun* Gefäßwandentzündung *f*, Thrombangiitis *f*, Thrombangitis *f*, Thromboangiitis *f*; Thrombendangiitis *f*
throm|bo|ar|ter|i|tis [ˌθrɑmbəʊˌɑːrtə'raɪtɪs] *noun* Entzündung der Arterienwand, Thrombarteriitis *f*, Thromboarteriitis *f*
throm|bo|as|the|nia [ˌθrɑmbəʊæs'θiːnɪə] *noun* →*thrombasthenia*
throm|bo|blast ['θrɑmbəʊblæst] *noun* Knochenmarksriesenzelle *f*, Megakaryozyt *m*
throm|bo|clas|tic [θrɑmbəʊ'klæstɪk] *adj* Thrombolyse betreffend oder fördernd, thrombolytisch
throm|bo|cyt|a|phe|re|sis [θrɑmbəʊˌsaɪtəfə'riːsɪs] *noun* Thrombopherese *f*, Thrombozytopherese *f*
throm|bo|cyte ['θrɑmbəʊsaɪt] *noun* (Blut-)Plättchen *nt*, Thrombozyt *m*, -cyt *m*
throm|bo|cy|the|mia [ˌθrɑmbəʊsaɪ'θiːmɪə] *noun* permanente Erhöhung *f* der Thrombozytenzahl, Thrombozythämie *f*
essential thrombocythemia →*hemorrhagic thrombocythemia*
hemorrhagic thrombocythemia essenzielle Thrombozythämie *f*, hämorrhagische Thrombozythämie *f*, Megakaryozytenleukämie *f*, megakaryozytäre Myelose *f*
idiopathic thrombocythemia →*hemorrhagic thrombocythemia*
primary thrombocythemia →*hemorrhagic thrombocythemia*
throm|bo|cyt|ic [ˌθrɑmbəʊ'sɪtɪk] *adj* Thrombozyten betreffend, thrombozytär
throm|bo|cy|tol|y|sis [ˌθrɑmbəʊsaɪ'tɑlɪsɪs] *noun* Plättchenauflösung *f*, Thrombozytenauflösung *f*, Thrombozytolyse *f*
throm|bo|cy|to|path|ia [θrɑmbəʊˌsaɪtə'pæθɪə] *noun* Thrombopathie *f*, Thrombozytopathie *f*
throm|bo|cy|to|path|ic [θrɑmbəʊˌsaɪtə'pæθɪk] *adj* Thrombopathie betreffend, thrombopathisch, thrombozytopathisch
throm|bo|cy|top|a|thy [ˌθrɑmbəʊsaɪ'tɑpəθɪ] *noun* →*thrombocytopathia*
throm|bo|cy|to|pe|nia [θrɑmbəʊˌsaɪtə'piːnɪə] *noun* verminderte Thrombozytenzahl *f*, Blutplättchenmangel *m*, Plättchenmangel *m*, Thrombopenie *f*, Thrombozytopenie *f*
essential thrombocytopenia idiopathische thrombozytopenische Purpura *f*, essenzielle Thrombozytopenie *f*, idiopathische Thrombozytopenie *f*, Morbus Werlhof
immune thrombocytopenia Immunthrombozytopenie *f*
throm|bo|cy|to|pe|nic [ˌθrɑmbəʊˌsaɪtə'piːnɪk] *adj* Thrombozytopenie betreffend, thrombozytopenisch, thrombopenisch
throm|bo|cy|to|poi|e|sis [ˌθrɑmbəʊˌsaɪtəpɔɪ'iːsɪs] *noun* Thrombozytenbildung *f*, Thrombo(zyto)poese *f*
throm|bo|cy|to|poi|et|ic [ˌθrɑmbəʊˌsaɪtəpɔɪ'etɪk] *adj* Thrombopoese betreffend oder stimulierend, thrombopoetisch, thrombozytopoetisch
throm|bo|cy|tor|rhex|is [θrɑmbəʊˌsaɪtə'reksɪs] *noun* Thrombozytorrhexis *f*
throm|bo|cy|to|sis [ˌθrɑmbəʊsaɪ'təʊsɪs] *noun* temporäre Erhöhung *f* der Thrombozytenzahl, Thrombozytose *f*
throm|bo|e|las|to|gram [ˌθrɑmbəʊɪ'læstəgræm] *noun* Thrombelastogramm *nt*
throm|bo|e|las|tog|ra|phy [θrɑmbəʊˌɪlæs'tɑgrəfɪ] *noun* Thrombelastographie *f*, Thrombelastografie *f*
throm|bo|em|bo|lec|to|my [θrɑmbəʊˌembə'lektəmɪ] *noun* Thrombembolektomie *f*, Thromboembolektomie *f*
throm|bo|em|bo|lism [θrɑmbəʊ'embəlɪzəm] *noun* Thrombembolie *f*, Thrombembolie *f*
throm|bo|en|dar|ter|ec|to|my [ˌθrɑmbəʊenˌdɑːrtə'rektəmɪ]

noun Thrombendarteriektomie *f*, Thromboendarteriektomie *f*

throm|bo|en|do|car|dit|ic [θrɑmbəʊˌendəʊkɑːr'daɪtɪk] *adj* Thrombendokarditis betreffend, thrombendokarditisch, thromboendokarditisch

throm|bo|en|do|car|di|tis [θrɑmbəʊˌendəʊkɑːr'daɪtɪs] *noun* Thrombendokarditis *f*, Thromboendokarditis *f*

throm|bo|gen ['θrɑmbəʊdʒən] *noun* Prothrombin *nt*, Faktor II *m*

throm|bo|gene ['θrɑmbəʊdʒiːn] *noun* Proakzelerin *nt*, Proaccelerin *nt*, Acceleratorglobulin *nt*, labiler Faktor *m*, Faktor V *m*

throm|bo|gen|e|sis [θrɑmbəʊ'dʒenəsɪs] *noun* Thrombusbildung *f*, Thrombogenese *f*

throm|bo|gen|ic [θrɑmbəʊ'dʒenɪk] *adj* die Thrombusbildung fördernd, thrombogen

β-throm|bo|glob|u|lin [ˌθrɑmbəʊ'glɑbjəlɪn] *noun* β-Thromboglobulin *nt*

throm|boid ['θrɑmbɔɪd] *adj* thrombusartig, thromboid

throm|bo|kin|ase [ˌθrɑmbəʊ'kaɪneɪz] *noun* Thrombokinase *f*, -plastin *nt*, Prothrombinaktivator *m*

throm|bo|ki|net|ics [ˌθrɑmbəʊkaɪ'netɪks] *plural* Thrombokinetik *f*

throm|bo|lym|phan|gi|tis [θrɑmbəʊˌlɪmfæn'dʒaɪtɪs] *noun* Thrombolymphangitis *f*

throm|bol|y|sis [θrɑm'bɑlɪsɪs] *noun* Thrombusauflösung *f*, Thrombolyse *f*

throm|bo|lyt|ic [θrɑmbəʊ'lɪtɪk] **I** *noun* thrombolytische Substanz *f*, Thrombolytikum *nt* **II** *adj* Thrombolyse betreffend oder fördernd, thrombolytisch

throm|bop|a|thy [θrɑm'bɑpəθɪ] *noun* → *thrombocytopathia*

constitutional thrombopathy **1.** Willebrand-Jürgens-Syndrom *nt*, von Willebrand-Jürgens-Syndrom *nt*, konstitutionelle Thrombopathie *f*, hereditäre Pseudohämophilie *f*, vaskuläre Pseudohämophilie *f*, Angiohämophilie *f* **2.** Glanzmann-Naegeli-Syndrom *nt*, Thrombasthenie *f*

throm|bo|pe|nic [ˌθrɑmbəʊ'piːnɪk] *adj* Thrombozytopenie betreffend, thrombozytopenisch, thrombopenisch

throm|bo|pe|ny ['θrɑmbəʊpiːnɪ] *noun* → *thrombocytopenia*

throm|bo|phil|ia [θrɑmbəʊ'fɪlɪə] *noun* Thromboseneigung *f*, Thrombophilie *f*

throm|bo|phil|ic [θrɑmbəʊ'fɪlɪk] *adj* Thrombophilie betreffend, zur Thrombose neigend, thrombophil

throm|bo|phle|bit|ic [ˌθrɑmbəʊflə'bɪtɪk] *adj* Thrombophlebitis betreffend, thrombophlebitisch

throm|bo|phle|bi|tis [ˌθrɑmbəʊflə'baɪtɪs] *noun* **1.** Thrombophlebitis *f* **2.** blande nicht-eitrige Venenthrombose *f*, nicht-eitrige Thrombose *f*

spinal thrombophlebitis spinale Varikose *f*, Varicosis spinalis

throm|bo|plas|tic [θrɑmbəʊ'plæstɪk] *adj* eine Thrombusbildung auslösend oder fördernd, thromboplastisch

throm|bo|plas|tid [ˌθrɑmbəʊ'plæstɪd] *noun* → *thrombocyte*

throm|bo|plas|tin [ˌθrɑmbəʊ'plæstɪn] *noun* → *thrombokinase*

tissue thromboplastin Gewebsfaktor *m*, -thromboplastin *nt*, Faktor III *m*

throm|bo|plas|tin|o|gen [ˌθrɑmbəʊplæs'tɪnədʒən] *noun* antihämophiles Globulin *nt*, Antihämophiliefaktor *m*, Faktor VIII *m*

throm|bo|poi|e|sis [ˌθrɑmbəʊpɔɪ'iːsɪs] *noun* **1.** → *thrombogenesis* **2.** → *thrombocytopoiesis*

throm|bo|poi|et|in [ˌθrɑmbəʊpɔɪ'etɪn] *noun* Thrombopo(i)etin *nt*

throm|bosed ['θrɑmbəʊst] *adj* **1.** geronnen, koaguliert **2.** von Thrombose betroffen, thrombosiert

throm|bo|sin ['θrɑmbəsɪn] *noun* → *thrombin*

throm|bo|si|nu|si|tis [ˌθrɑmbəʊˌsaɪnə'saɪtɪs] *noun* Hirnsinusthrombose *f*, Thrombosinusitis *f*

throm|bo|sis [θrɑm'bəʊsɪs] *noun, plural* **-ses** [θrɑm'bəʊsiːz] Blutpfropfbildung *f*, Thrombusbildung *f*, Thrombose *f*

basilar artery thrombosis Arteria-basilaris-Thrombose *f*, Basilaristhrombose *f*

cardiac thrombosis Herzthrombose *f*

cavernous sinus thrombosis Sinus-cavernosus-Thrombose *f*

coronary thrombosis Koronar(arterien)thrombose *f*

deep vein thrombosis tiefe Venenthrombose *f*

mesenteric arterial thrombosis Mesenterialarterienthrombose *f*

mesenteric vascular thrombosis Mesenterialgefäßthrombose *f*

pelvic venous thrombosis Beckenvenenthrombose *f*

portal vein thrombosis Pfortaderthrombose *f*

renal vein thrombosis Nierenvenenthrombose *f*

sinus thrombosis Sinusthrombose *f*

stagnant thrombosis Stagnationsthrombose *f*

superior sagittal sinus thrombosis Sinus-sagittalis-superior-Thrombose *f*

transverse sinus thrombosis Sinus-transversus-Thrombose *f*

ulnar artery thrombosis Ulnaristhrombose *f*

venous thrombosis Venenthrombose *f*, Phlebothrombose *f*

throm|bo|spon|din [θrɑmbəʊ'spɑndɪn] *noun* Thrombospondin *nt*

throm|bos|ta|sis [θrɑm'bɑstəsɪs] *noun* Thrombostase *f*

throm|bo|sthe|nin [ˌθrɑmbəʊ'sθiːnɪn] *noun* Thrombosthenin *nt*

throm|bot|ic [θrɑm'bɑtɪk] *adj* Thrombose betreffend, thrombotisch

throm|box|ane [θrɑm'bɑkseɪn] *noun* Thromboxan *nt*

throm|bo|zyme ['θrɑmbəzaɪm] *noun* → *thrombokinase*

throm|bus ['θrɑmbəs] *noun, plural* **-bi** ['θrɑmbaɪ] Blutpfropf *m*, Thrombus *m*

atrial thrombus Vorhofthrombus *m*

ball thrombus Kugelthrombus *m*

bile thrombi Galle(n)zylinder *pl*, -thromben *pl*

blood platelet thrombus Plättchenthrombus *m*, Thrombozytenthrombus *m*

calcified thrombus Phlebolith *m*

chicken fat thrombus Speckhautgerinnsel *nt*

coagulation thrombus Gerinnungsthrombus *m*, roter Thrombus *m*, Schwanzthrombus *m*

conglutination-agglutination thrombus Konglutinationsthrombus *m*, Abscheidungsthrombus *m*, weißer Thrombus *m*, grauer Thrombus *m*

pale thrombus → *plain thrombus*

plain thrombus Abscheidungsthrombus *m*, Konglutinationsthrombus *m*, weißer Thrombus *m*, grauer Thrombus *m*

plate thrombus Plättchenthrombus *m*, Thrombozytenthrombus *m*

platelet thrombus → *plate thrombus*

red thrombus roter Thrombus *m*, Gerinnungsthrombus *m*, Schwanzthrombus *m*

white thrombus Abscheidungsthrombus *m*, Konglutinationsthrombus *m*, weißer Thrombus *m*, grauer Thrombus *m*

thrush [θrʌʃ] *noun* **1.** Mundsoor *m*, Candidose *f* der Mundschleimhaut **2.** vaginaler Soor *m*, Soorkolpitis *f*

vaginal thrush vaginaler Soor *m*, Soorkolpitis *f*

thu|ja ['θuːdʒə] *noun* abendländischer Lebensbaum *m*, Thuja (occidentalis) *f*

thumb [θʌm] *noun* Daumen *m*; (*anatom.*) Pollex *m*

gamekeeper's thumb Skidaumen *m*

skier's thumb Skidaumen *m*

T

thym- *präf.* Thymus-, Thym(o)-; Gemüts-, Thym(o)-
thyme [taɪm] *noun* **1.** Thymian *nt*, Thymus vulgaris **2.** Thymi herba
wild thyme 1. Quendel *m*, Feldthymian *m*, Thymus serpyllum **2.** Quendelkraut *nt*, Serpylli herba
thy|mec|to|my [θaɪ'mektəmɪ] *noun* Thymusentfernung *f*, Thymektomie *f*
thy|mic [θaɪmɪk] *adj* Thymus betreffend, Thym(o)-, Thymus-
thy|mi|co|lym|pha|tic [ˌθaɪmɪkəʊlɪm'fætɪk] *adj* Thymus und lymphatisches System betreffend, thymikolymphatisch
thy|mi|dine ['θaɪmədiːn, -dɪn] *noun* **1.** Thymidin *nt* **2.** Desoxythymidin *nt*
thy|mi|dy|late [ˌθaɪmə'dɪleɪt] *noun* Thymidylat *nt*
thy|min ['θaɪmɪn] *noun* → *thymopoietin*
thy|mine ['θaɪmiːn, -mɪn] *noun* Thymin *nt*, 5-Methyluracil *nt*
thy|mi|o|sis [θaɪmɪ'əʊsɪs] *noun* Frambösie *f*, Pian *f*, Parangi *f*, Yaws *f*, Framboesia tropica
thy|mi|tis [θaɪ'maɪtɪs] *noun* Thymusentzündung *f*, Thymitis *f*
thymo- *präf.* **1.** Thymus-, Thym(o)- **2.** Gemüts-, Thym(o)-
thy|mo|cyte ['θaɪməsaɪt] *noun* Thymozyt *m*
thy|mo|gen|ic [ˌθaɪmə'dʒenɪk] *adj* psychisch/seelisch bedingt, in der Psyche begründet; oft gleichgesetzt mit hysterisch, psychogen
thy|mo|ki|net|ic [ˌθaɪməkɪ'netɪk] *adj* den Thymus anregend, thymokinetisch
thy|mo|lep|tic [ˌθaɪmə'leptɪk] *adj* (*Mittel*) stimmungshebend, stimmungsaufhellend, thymoleptisch
thy|mo|ma [θaɪ'məʊmə] *noun* Thymusgeschwulst *f*, Thymustumor *m*, Thymom *nt*
thy|mop|a|thy [θaɪ'mɑpəθɪ] *noun* Thymuserkrankung *f*, Thymopathie *f*
thy|mo|poi|e|tin [ˌθaɪmə'pɔɪətɪn] *noun* Thymopo(i)etin *nt*, Thymin *nt*
thy|mo|priv|ic [θaɪmə'prɪvɪk] *adj* durch Thymusatrophie oder Thymusresektion bedingt, thymopriv
thy|mo|sin ['θaɪməsɪn] *noun* Thymosin *nt*
thy|mo|tox|in [θaɪmə'tɑksɪn] *noun* Thymotoxin *nt*
thy|mo|troph|ic [θaɪmə'trɑfɪk] *adj* den Thymus beeinflussend, thymotroph
thy|mus ['θaɪməs] *noun, plural* **-mus|es, -mi** [-maɪ] Thymus *m*
thy|mus|ec|to|my [ˌθaɪməs'ektəmɪ] *noun* → *thymectomy*
thyro- *präf.* Schilddrüsen-, Thyre(o)-, Thyr(o)-
thy|ro|ad|e|ni|tis [ˌθaɪrəʊˌædɪ'naɪtɪs] *noun* Thyreoiditis *f*
thy|ro|a|pla|sia [ˌθaɪrəʊə'pleɪʒ(ɪ)ə] *noun* Schilddrüsenaplasie *f*, Thyreoaplasia *f*, Athyrie *f*
thy|ro|ar|y|te|noid [ˌθaɪrəʊˌærɪ'tiːnɔɪd] *adj* Schilddrüse und Aryknorpel betreffend, thyreoarytänoid
thy|ro|cal|ci|to|nin [ˌθaɪrəʊˌkælsɪ'təʊnɪn] *noun* (Thyreo-) Calcitonin *nt*, Kalzitonin *nt*
thy|ro|car|di|ac [ˌθaɪrəʊ'kɑːrdɪæk] *adj* Herz und Schilddrüse betreffend, thyreokardial
thy|ro|cele ['θaɪrəʊsiːl] *noun* **1.** Schilddrüsentumor *m*, Schilddrüsenvergrößerung *f*, Thyrozele *f* **2.** Kropf *m*, Struma *f*
thy|ro|chon|drot|o|my [ˌθaɪrəʊkɑn'drɑtəmɪ] *noun* Thyreochondrotomie *f*, Thyreotomie *f*, Schildknorpelspaltung *f*
thy|ro|col|loid [ˌθaɪrəʊ'kɑlɔɪd] *noun* Schilddrüsenkolloid *nt*
thy|ro|cri|cot|o|my [ˌθaɪrəʊkraɪ'kɑtəmɪ] *noun* Thyreokrikotomie *f*
thy|ro|ep|i|glot|tic [ˌθaɪrəʊepɪ'glɑtɪk] *adj* Schilddrüse und Kehldeckel betreffend, thyreoepiglottisch, thyroepiglottisch
thy|ro|fis|sure [ˌθaɪrəʊ'fɪʃər] *noun* Laryngofissur *f*
thy|ro|gen|ic [θaɪrəʊ'dʒenɪk] *adj* von der Schilddrüse ausgehend, durch Schilddrüsenhormone verursacht, thyreogen
thy|rog|e|nous [θaɪ'rɑdʒənəs] *adj* von der Schilddrüse ausgehend, durch Schilddrüsenhormone verursacht, thyreogen
thy|ro|glob|u|lin [ˌθaɪrəʊ'glɑbjəlɪn] *noun* Thyreoglobulin *nt*
thy|ro|hy|oid [ˌθaɪrəʊ'haɪɔɪd] *adj* Schilddrüse oder Schildknorpel und Zungenbein betreffend, thyreohyoid, thyrohyoid
thy|roid ['θaɪrɔɪd] **I** *noun* Schilddrüse *f*, Thyr(e)oidea *f*, Glandula thyroidea **II** *adj* **1.** schildförmig, Schild- **2.** Schilddrüse oder Schildknorpel betreffend, Schilddrüsen-, Thyro-
accessory thyroid akzessorische Schilddrüse *f*, Glandula thyroidea accessoria
thy|roid|ec|to|my [ˌθaɪrɔɪ'dektəmɪ] *noun* Thyreoidektomie *f*
thy|roid|i|tis [θaɪrɔɪ'daɪtɪs] *noun* Schilddrüsenentzündung *f*, Thyroiditis *f*, Thyreoiditis *f*
autoimmune thyroiditis 1. Autoimmunthyroiditis *f*, Immunthyroiditis *f*, Autoimmunthyreoiditis *f*, Immunthyreoiditis *f* **2.** Hashimoto-Thyreoiditis *f*, Struma lymphomatosa
chronic thyroiditis eisenharte Struma Riedel *f*, Riedel-Struma *f*, chronische hypertrophische Thyreoiditis *f*
chronic fibrous thyroiditis → *chronic thyroiditis*
chronic lymphadenoid thyroiditis → *Hashimoto thyroiditis*
chronic lymphocytic thyroiditis → *Hashimoto thyroiditis*
de Quervain's thyroiditis de Quervain-Thyreoiditis *f*, subakute nicht-eitrige Thyreoiditis *f*, granulomatöse Thyreoiditis *f*, Riesenzellthyreoiditis *f*
giant cell thyroiditis → *de Quervain's thyroiditis*
granulomatous thyroiditis → *de Quervain's thyroiditis*
Hashimoto thyroiditis Hashimoto-Thyreoiditis *f*, Struma lymphomatosa
immune thyroiditis → *Hashimoto thyroiditis*
invasive thyroiditis → *chronic thyroiditis*
iron-hard thyroiditis → *chronic thyroiditis*
ligneous thyroiditis → *chronic thyroiditis*
lymphocytic thyroiditis → *Hashimoto thyroiditis*
lymphoid thyroiditis → *Hashimoto thyroiditis*
pseudotuberculous thyroiditis → *de Quervain's thyroiditis*
subacute granulomatous thyroiditis → *de Quervain's thyroiditis*
woody thyroiditis → *chronic thyroiditis*
thy|roid|ot|o|my [ˌθaɪrɔɪ'dɑtəmɪ] *noun* Laryngofissur *f*, Thyreochondrotomie *f*, Thyreotomie *f*
thy|ro|in|tox|i|ca|tion [ˌθaɪrəʊɪnˌtɑksə'keɪʃn] *noun* Hyperthyreose *f*, Thyreotoxikose *f*
thy|ro|lib|e|rin [ˌθaɪrəʊ'lɪbərɪn] *noun* Thyroliberin *nt*, Thyreotropin-releasing-Faktor *m*, Thyreotropin-releasing-Hormon *nt*
thy|ro|lyt|ic [ˌθaɪrəʊ'lɪtɪk] *adj* Schilddrüsengewebe zerstörend, thyreolytisch
thy|ro|nine ['θaɪrəʊniːn, -nɪn] *noun* Thyronin *nt*
thy|ro|par|a|thy|roid|ec|to|my [ˌθaɪrəʊˌpærəˌθaɪrɔɪ'dektəmɪ] *noun* Entfernung *f* von Schilddrüse und Nebenschilddrüsen, Thyr(e)oparathyr(e)oidektomie *f*
thy|ro|par|a|thy|ro|priv|ic [ˌθaɪrəʊˌpærəˌθaɪrə'prɪvɪk] *adj* durch ein Fehlen von Schilddrüse und Nebenschilddrüsen bedingt, thyreoparathyreopriv
thy|rop|a|thy [θaɪ'rɑpəθɪ] *noun* Schilddrüsenerkrankung *f*, Thyreopathie *f*
thy|ro|priv|ic [ˌθaɪrəʊ'prɪvɪk] *adj* durch Schilddrüsenausfall oder -entfernung bedingt, thyreopriv
thy|ro|pro|tein [ˌθaɪrə'prəʊtiːn, -tiːɪn] *noun* → *thyroglobulin*
thy|rop|to|sis [θaɪrɑp'təʊsɪs] *noun* Schilddrüsensen-

kung *f*, Thyr(e)optose *f*

thy|rot|o|my [θaɪˈrɑtəmɪ] *noun* **1.** Schildknorpelspaltung *f*, Thyreochondrotomie *f*, Thyreotomie *f* **2.** Laryngofissur *f* **3.** Schilddrüsenbiopsie *f*

thy|ro|tox|ic [θaɪrəʊˈtɑksɪk] *adj* durch eine Schilddrüsenüberfunktion bedingt, thyreotoxisch

thy|ro|tox|i|co|sis [θaɪrəʊˌtɑksɪˈkəʊsɪs] *noun* Schilddrüsenüberfunktion *f*, Thyreotoxikose *f*; Hyperthyreose *f*

thy|ro|troph|ic [ˌθaɪrəʊˈtrɑfɪk] *adj* die Schilddrüse(n-funktion) beeinflussend, thyreotrop, thyrotrop

thy|ro|tro|phin [ˌθaɪrəʊˈtrəʊfɪn, θaɪˈrɑtrəfɪn] *noun* → *thyrotropin*

thy|ro|trop|ic [ˌθaɪrəʊˈtrɑpɪk] *adj* die Schilddrüse(n-funktion) beeinflussend, thyreotrop, thyrotrop

thy|ro|tro|pin [ˌθaɪrəʊˈtrəʊpɪn, θaɪˈrɑtrəpɪn] *noun* Thyr(e)otropin *nt*, thyreotropes Hormon *nt*

thy|rox|in [θaɪˈrɑksɪn] *noun* → *thyroxine*

thy|rox|ine [θaɪˈrɑksiːn, -sɪn] *noun* Thyroxin *nt*, (3,5,3',5-)Tetrajodthyronin *nt*

thyr|sus [ˈθɪrsəs] *noun* (männliches) Glied *nt*, Penis *m*, Phallus *m*, Membrum virile

tib|ia [ˈtɪbɪə] *noun, plural* **-as, -ae** [-bɪˌiː] Schienbein *nt*, Tibia *f*

fractured tibia Schienbeinbruch *m*, -fraktur *f*, Tibiafraktur *f*

tib|i|al [ˈtɪbɪəl] *adj* Schienbein/Tibia betreffend, tibial

tibio- *präf.* Schienbein-, Tibia-, Tibio-

tib|i|o|cal|ca|ne|al [ˌtɪbɪəʊkælˈkeɪnɪəl] *adj* Tibia und Fersenbein/Kalkaneus betreffend oder verbindend, tibiokalkanear, kalkaneotibial

tib|i|o|fem|o|ral [ˌtɪbɪəʊˈfemərəl] *adj* Schienbein/Tibia und Femur betreffend oder verbindend, tibiofemoral, femorotibial

tib|i|o|fib|u|lar [ˌtɪbɪəʊˈfɪbjələr] *adj* Schienbein/Tibia und Wadenbein/Fibula betreffend oder verbindend, tibiofibular, fibulotibial, peroneotibial

tib|i|o|na|vic|u|lar [ˌtɪbɪəʊnəˈvɪkjələr] *adj* Schienbein/Tibia und Kahnbein/Os naviculare betreffend oder verbindend, tibionavikular

tib|i|o|per|o|ne|al [ˌtɪbɪəʊperəˈniːəl] *adj* Schienbein/Tibia und Wadenbein/Fibula betreffend oder verbindend, tibiofibular, fibulotibial, peroneotibial

tib|i|o|scaph|oid [ˌtɪbɪəʊˈskæfɔɪd] *adj* Schienbein/Tibia und Kahnbein/Os naviculare betreffend oder verbindend, tibionavikular

tib|i|o|tar|sal [ˌtɪbɪəʊˈtɑːrsl] *adj* Schienbein/Tibia und Fußwurzel/Tarsus betreffend oder verbindend, tibiotarsal

tic [tɪk] *noun* Tic *m*

convulsive tic → *facial tic*

tic douloureux Trigeminusneuralgie *f*

facial tic Bell-Spasmus *m*, Fazialiskrampf *m*, Fazialis-Tic *m*, Gesichtszucken *nt*, mimischer Gesichtskrampf *m*, Tic convulsif/facial

mimic tic → *facial tic*

rotatory tic Drehkrampf *m*, Spasmus rotatorius

saltatory tic Bamberger-Krankheit *f*, saltatorischer Reflexkrampf *m*

castor bean tick Holzbock *m*, Ixodes ricinus

tick-borne *adj* durch Zecken übertragen, Zecken-

ticks [tɪkz] *plural* Zecken *pl*

hard ticks Schild-, Haftzecken *pl*, Holzböcke *pl*, Ixodidae *pl*

hard-bodied ticks → *hard ticks*

soft ticks Lederzecken *pl*, Argasidae *pl*

soft-bodied ticks → *soft ticks*

tid|al [ˈtaɪdl] *adj* Tide betreffend, Tiden-, Tidal-

ti|grol|y|sis [taɪˈgrɑlɪsɪs] *noun* Chromotinauflösung *f*, Chromatolyse *f*, Chromatinolyse *f*, Tigrolyse *f*

tilt [tɪlt] *v* sich neigen, (um-)kippen; umfallen

time [taɪm] **I** *noun* **1.** Zeit *f* all the time die ganze Zeit from time to time dann und wann, von Zeit zu Zeit **2.** Uhrzeit *f* **3.** Zeit(dauer *f*) *f*; Zeitabschnitt *m* for a time eine Zeitlang for a long/short time lang/kurz for the time being vorläufig; vorübergehend **4.** Zeit(punkt *m*) *m* at one time früher, einmal at the present time zur Zeit, gegenwärtig at the same time gleichzeitig, zur selben Zeit in time rechtzeitig **5.** Mal *nt* time and again; time after time immer wieder many times viele Male the first time das erste Mal this time diesmal (the) last time letztes Mal **II** *v* **6.** (*Zeit*) messen, stoppen **7.** timen, den (richtigen) Zeitpunkt bestimmen oder abwarten; die Zeit festsetzen für

bleeding time Blutungszeit *f*

clotting time (Blut-)Gerinnungszeit *f*

coagulation time (Blut-)Gerinnungszeit *f*

prothrombin time Thromboplastinzeit *f*, Quickwert *m*, -zeit *f*, Quick *m*, Prothrombinzeit *f*

recalcification time Rekalzifizierungszeit *f*

reptilase clotting time Reptilase-Zeit *f*

sedimentation time Blutkörperchensenkung *f*, Blutkörperchensenkungsgeschwindigkeit *f*, Blutsenkung *f*

thrombin time → *thrombin clotting time*

thrombin clotting time Plasmathrombinzeit *f*, Antithrombinzeit *f*, Thrombinzeit *f*

thromboplastin time → *prothrombin time*

tin [tɪn] **I** *noun* Zinn *nt*, (*chem.*) Stannum *nt* **II** *adj* zinnern, Zinn-

tinc|ta|ble [ˈtɪŋkteɪbl] *adj* (an-)färbbar, tingibel

T-independent *adj* T-unabhängig, T-Zell-unabhängig

tin|ea [ˈtɪnɪə] *noun* Tinea *f*; Trichophytie *f*, Trichophytia *f*

tinea amiantacea Asbestgrind *m*, Tinea amiantacea (Alibert), Tinea asbestina, Pityriasis amiantacea, Teigne amiantacé, Keratosis follicularis amiantacea, Impetigo scapida

asbestos-like tinea → *tinea amiantacea*

tinea barbae (tiefe) Bartflechte *f*, Tinea barbae, Trichophytia (profunda) barbae

tinea circinata **1.** Tinea circinata **2.** oberflächliche Trichophytie *f* des Körpers, Tinea/Trichophytia/Epidermophytia corporis

tinea corporis oberflächliche Trichophytie *f* des Körpers, Tinea/Trichophytia/Epidermophytia corporis

tinea faciale oberflächliche Tinea *f* des Gesichts, Tinea faciei

tinea favosa Erb-, Flechten-, Kopf-, Pilzgrind *m*, Favus *m*, Tinea favosa, Tinea capitis favosa, Dermatomycosis favosa

tinea furfuracea → *tinea versicolor*

tinea imbricata orientalische/indische/chinesische Flechte *f*, Tinea imbricata (Tokelau), Trichophytia corporis superficialis

tinea nodosa **1.** Tinea inguinalis, Epidermophytia inguinalis, Eccema marginatum, Ekzema marginatum Hebra **2.** Haarknötchenkrankheit *f*, Piedra *f*, Trichosporie *f*, Trichosporose *f*

tinea pedis Athleten-, Sportlerfuß *m*, Fußpilz *m*, Fußpilzerkrankung *f*, Fußmykose *f*, Tinea *f* der Füße, Tinea pedis/pedum, Epidermophytia pedis/pedum

tinea unguium Tinea *f* des Nagels, Nagel-, Onychomykose *f*, Onychomycosis *f*, Tinea unguium

tinea versicolor Kleienpilzflechte *f*, Willan-Krankheit *f*, Eichstedt-Krankheit *f*, Tinea/Pityriasis versicolor

tin|gi|ble [ˈtɪndʒəbl] *adj* (an-)färbbar, tingibel

tin|ni|tus [tɪˈnaɪtəs] *noun* Ohrenklingen *nt*, -sausen *nt*, Ohrgeräusche *pl*, Tinnitus (aurium) *m*

tinnitus aurium Ohrenklingen *nt*, -sausen *nt*, Ohrgeräusche *pl*, Tinnitus (aurium) *m*

tip [tɪp] *noun* Spitze *f*, (äußerstes) Ende *nt*, Zipfel *m*

tip of cusp Zahnhöckerspitze *f*, Apex cuspicis dentis

tip of ear Ohrläppchen *nt*, Lobulus auriculae

tip of nose Nasenspitze *f*, Apex nasi

root tip Apex radicis dentis

tip of tongue Zungenspitze *f*, Apex linguae

tip|toe ['tɪptəʊ] I *noun* Zehenspitze *f* II *adj* on tiptoe(s) auf Zehenspitzen III *v* auf Zehenspitzen gehen

tis|sue ['tɪʃuː] *noun* Gewebe *nt*
adenoid tissue lymphatisches Gewebe *nt*
adipose tissue Fettgewebe *nt*
bone tissue Knochengewebe *nt*
brown adipose tissue braunes Fettgewebe *nt*
cancellous tissue Spongiosa *f*, Substantia spongiosa/trabecularis
cartilaginous tissue Knorpelgewebe *nt*, Knorpel *m*
compact tissue Kompakta *f*, Substantia compacta
connective tissue Bindegewebe *nt*, Binde- und Stützgewebe *nt*
dense connective tissue dichtes Bindegewebe *nt*, straffes Bindegewebe *nt*
endothelial tissue Endothel *nt*, Endothelium *nt*
epithelial tissue Deckgewebe *nt*, Epithel-, Epithelialgewebe *nt*, Epithel *nt*, Epithelium *nt*
fat tissue Fettgewebe *nt*
fatty tissue →*fat tissue*
foreign tissue Fremdgewebe *nt*
formed connective tissues geformte Bindegewebe *pl*
gelatinous connective tissue gallertiges Bindegewebe *nt*
germ tissue Keimgewebe *nt*
glandular tissue Drüsengewebe *nt*, drüsenbildendes Gewebe *nt*
granulation tissue Granulationsgewebe *nt*, Granulation *f*
gut-associated lymphoid tissue darmassoziiertes lymphatisches System *nt*, gut-associated lymphoid tissue *nt*
hematopoietic tissue hämopoetisches/blutbildendes Gewebe *nt*
hemopoietic tissue →*hematopoietic tissue*
interstitial tissue Zwischenzell-, Interstitialgewebe *nt*
islet tissue Inselorgan *nt*, endokrines Pankreas *nt*, Pars endocrina pancreatis
loose connective tissue lockeres Bindegewebe *nt*, Textus connectivus laxus
lymphatic tissue lymphatisches Gewebe *nt*
lymphoid tissue lymphatisches Gewebe *nt*
mesenchymal tissue Mesenchym *nt*, embryonales Bindegewebe *nt*
muscle tissue Muskelgewebe *nt*
muscular tissue Muskelgewebe *nt*
nerve tissue Nervengewebe *nt*
nervous tissue Nervengewebe *nt*
nutritive tissue Nährgewebe *nt*
tissue of origin Herkunfts-, Ausgangsgewebe *nt*
pacemaker tissue Schrittmachergewebe *nt*
parent tissue Muttergewebe *nt*
peribronchial tissue Peribronchium *nt*
reticular connective tissue retikuläres Bindegewebe *nt*
soft tissue Weichteile *pl*
spinocellular connective tissue spinozelluläres Bindegewebe *nt*
subcutaneous tissue Unterhautbindegewebe *nt*, Subkutangewebe *nt*
subcutaneous tissue of abdominal wall Tela subcutanea abdominis
subcutaneous tissue of penis Tela subcutanea penis
supporting tissue Stützgewebe *nt*
target tissue Erfolgsgewebe *nt*, Zielgewebe *nt*
unformed connective tissues ungeformte Bindegewebe *pl*
white adipose tissue →*yellow adipose tissue*
yellow adipose tissue weißes/gelbes Fettgewebe

ti|ter ['taɪtər] *noun* Titer *m*

ti|tre ['taɪtər] *noun* Titer *m*

T-lymphocytes *plural* T-Lymphozyten, T-Zellen, Thymuslymphozyten

T-mycoplasma *noun* Ureaplasma *nt*

toad|skin ['təʊdskɪn] *noun* Krötenhaut *f*, Phrynoderm *nt*, -dermie *f*, Hyperkeratosis follicularis metabolica

toco- *präf.* Geburts-, Wehen-, Tok(o)-

toc|o|graph ['təʊkəʊgræf] *noun* Kardiotokograph *m*, Cardiotokograph *m*, Kardiotokograf *m*, Cardiotokograf *m*

to|col|y|sis [təʊ'kɑlɪsɪs] *noun* Tokolyse *f*, Wehenhemmung *f*

to|co|lyt|ic [təʊkə'lɪtɪk] *noun* Tokolytikum *nt*

to|coph|er|ols [təʊ'kɑfərɔlz] *plural* Tocopherole *pl*

to|co|pho|bia [ˌtəʊkə'fəʊbɪə] *noun* Tokophobie *f*

toe [təʊ] *noun* Zeh *m*, Zehe *f*
big toe Großzehe *f*, Hallux *m*
claw toe Krallenzeh(e *f*) *m*
great toe Großzehe *f*, Hallux *m*
hammer toe Hammerzehe *f*, Digitus malleus
hammer toe of the hallux Hallux malleus
Hong Kong toe Athleten-, Sportlerfuß *m*, Fußpilz *m*, Fußpilzerkrankung *f*, Fußmykose *f*, Tinea *f* der Füße, Tinea pedis/pedum, Epidermophytia pedis/pedum
little toe Kleinzehe *f*, Digitus minimus pedis, Digitus quintus pedis
mallet toe Hammerzehe *f*, Digitus malleus
stiff toe Hallux rigidus

toe|nail ['təʊˌneɪl] *noun* Zehennagel *m*, Unguis pedis

To|ga|vir|i|dae [ˌtəʊgə'vɪrədiː, -'vaɪr-] *plural* Togaviridae *pl*

toko- *präf.* Geburts-, Wehen-, Tok(o)-

to|ko|dy|na|graph [ˌtəʊkəʊ'daɪnəgræf] *noun* Tokogramm *nt*

to|ko|dy|na|mom|e|ter [ˌtəʊkəʊˌdaɪnə'mɑmɪtər] *noun* Tokodynamometer *nt*, Tokometer *nt*, Wehenmesser *m*

tok|o|graph ['təʊkɑgræf] *noun* Kardio-, Cardiotokograph *m*, Kardio-, Cardiotokograf *m*

to|kog|ra|phy [təʊ'kɑgrəfɪ] *noun* Tokographie *f*, Tokografie *f*

tol|er|ance ['tɑlərəns] *noun* Widerstandsfähigkeit *f*, Toleranz *f* (*of* gegen); Verträglichkeit *f*, Toleranz *f*
glucose tolerance Glukosetoleranz *f*
immune tolerance **1.** Immuntoleranz *f* **2.** Immunparalyse *f*
immunologic tolerance **1.** Immuntoleranz *f* **2.** Immunparalyse *f*
impaired glucose tolerance pathologische Glukosetoleranz *f*
ischemic tolerance Ischämietoleranz *f*
tissue tolerance Gewebeverträglichkeit *f*

tol|er|o|gen ['tɑlərədʒən] *noun* Toleranz-induzierende Substanz *f*, Tolerogen *nt*

tol|er|o|gen|e|sis [ˌtɑlərəʊ'dʒenəsɪs] *noun* Toleranzinduktion *f*, Tolerogenese *f*, Toleranzentstehung *f*

tol|er|o|gen|ic [tɑlərəʊ'dʒenɪk] *adj* toleranzinduzierend, tolerogen

-tome *suf.* Schnitt, Schneideinstrument, -tom

tomo- *präf.* Schicht-, Tom(o)-

to|mo|gram ['təʊməgræm] *noun* Schichtaufnahme *f*, Tomogramm *nt*

to|mo|graph ['təʊməgræf] *noun* Tomograph *m*, Tomograf *m*

to|mog|ra|phy [tə'mɑgrəfɪ] *noun* Schichtröntgen *nt*, Schichtaufnahmeverfahren *nt*, Tomographie *f*, Tomografie *f*
computed tomography →*computerized axial tomography*
computer-assisted tomography →*computerized axial tomography*
computerized tomography →*computerized axial tomography*
computerized axial tomography Computertomographie *f*, Computertomografie *f*
emission computed tomography Emissionscomputertomographie *f*, Emissionscomputertomografie *f*
positron-emission tomography Positronemissions-

tomographie *f*, Positronemissionstomografie *f*
whole body tomography Ganzkörpertomographie *f*, Ganzkörpertomografie *f*
-tomy *suf.* Schneiden, Schnitt, Zerlegung, -tomie, -tomia
ton- *präf.* Spannungs-, Ton(o)-, Tonus-
tone [təʊn] I *noun* **1.** Ton *m*, Laut *m*, Klang *m*; Stimme *f* **2.** (Farb-)Ton *m*, Tönung *f* **3.** Spannung(szustand *m*) *f*, Spannkraft *f*, Tonus *m* II *v* **4.** einfärben, (ab-)tönen, abstufen; kolorieren **5.** Spannkraft verleihen, stärken
basal tone Basistonus *m*, basaler Tonus *m*
heart tones Herztöne *pl*
sphincter tone Sphinktertonus *m*
Traube's double tone Traube-Doppelton *m*
ton|ga ['tɑŋgə] *noun* Frambösie *f*, Pian *f*, Parangi *f*, Yaws *f*, Framboesia tropica
tongue [tʌŋ] *noun* **1.** Zunge *f*; (*anatom.*) Lingua *f*, Glossa *f* bite one's tongue sich auf die Zunge beißen stick one's tongue out die Zunge herausstrecken **2.** zungenförmige Struktur *f*, Lingula *f*
adherent tongue Zungenverwachsung *f*, Ankyloglossie *f*, -glosson *nt*
bald tongue Möller-Glossitis *f*, Glossodynia exfoliativa
bifid tongue gespaltene Zunge *f*, Lingua bifida
black tongue → *black hairy tongue*
black hairy tongue schwarze Haarzunge *f*, Glossophytie *f*, Melanoglossie *f*, Lingua pilosa/villosa nigra
burning tongue Zungenbrennen *nt*, Glossopyrosis *f*, -pyrie *f*
cerebriform tongue → *plicated tongue*
cleft tongue gespaltene Zunge *f*, Lingua bifida
crocodile tongue → *plicated tongue*
double tongue gespaltene Zunge *f*, Lingua bifida
fissured tongue → *plicated tongue*
furrowed tongue → *plicated tongue*
geographic tongue Landkartenzunge *f*, Wanderplaques *pl*, Lingua geographica, Exfoliatio areata linguae/dolorosa, Glossitis exfoliativa marginata, Glossitis areata exsudativa
grooved tongue → *plicated tongue*
hairy tongue Haarzunge *f*, Glossotrichie *f*, Trichoglossie *f*, Lingua pilosa/villosa
lobulated tongue Lappenzunge *f*, Lingua lobata
mappy tongue → *geographic tongue*
plicated tongue Faltenzunge *f*, Lingua plicata/scrotalis
raspberry tongue Himbeerzunge *f*, rote Zunge *f*
scrotal tongue → *plicated tongue*
split tongue gespaltene Zunge *f*, Lingua bifida
strawberry tongue Erdbeerzunge *f*, hypertrophische Zunge *f*
sulcated tongue → *plicated tongue*
wrinkled tongue → *plicated tongue*
tongue-tie *noun* Ankyloglosson *nt*
-tonia *suf.* Spannung, Tonus, -tonie, -tonia
ton|ic ['tɑnɪk] *adj* Tonus betreffend, durch Tonus gekennzeichnet, tonisch
-tonic *suf.* Spannung, Tonus, -tonisch, -ton
to|nic|i|ty [təʊ'nɪsətɪ] *noun* **1.** Spannung(szustand *m*) *f*, Tonus *m* **2.** Spannkraft *f*
tono- *präf.* Spannungs-, Ton(o)-, Tonus-
ton|o|fi|bril [ˌtɑnə'faɪbrəl, -'fɪb-] *noun* Tonofibrille *f*
ton|o|fil|a|ment [ˌtɑnə'fɪləmənt] *noun* Tonofilament *nt*
to|nog|ra|phy [təʊ'nɑgrəfɪ] *noun* Tonographie *f*, Tonografie *f*
to|nom|e|ter [təʊ'nɑmɪtər] *noun* Tonometer *nt*
applanation tonometer Applanationstonometer *nt*
impression tonometer Impressionstonometer *nt*
Schiötz tonometer Schiötz-Tonometer *nt*
to|nom|e|try [təʊ'nɑmətrɪ] *noun* Tonometrie *f*
ton|sil ['tɑnsəl] *noun* **1.** mandelförmiges Organ *nt*, Mandel *f*, Tonsille *f*, Tonsilla *f* **2.** Gaumenmandel *f*, Tonsilla palatina
adenoid tonsil Rachenmandel *f*, Tonsilla pharyngea/pharyngealis
cerebellar tonsil Kleinhirnmandel *f*, Tonsilla *f*, Tonsilla cerebelli
eustachian tonsil Tubenmandel *f*, Tonsilla tubaria
faucial tonsil Gaumenmandel *f*, Tonsilla palatina
Gerlach's tonsil Tubenmandel *f*, Tonsilla tubaria
intestinal tonsil Peyer-Plaques *pl*, Noduli lymphoidei aggregati
lingual tonsil Zungen(grund)mandel *f*, Tonsilla lingualis
Luschka's tonsil Rachenmandel *f*, Tonsilla pharyngealis/pharyngea
palatine tonsil Gaumenmandel *f*, Tonsilla palatina
pharyngeal tonsil Rachenmandel *f*, Tonsilla pharyngealis/pharyngea
third tonsil Rachenmandel *f*, Tonsilla pharyngealis/pharyngea
tonsil of torus tubarius Tubenmandel, Tonsilla tubaria
tubal tonsil Tubenmandel *f*, Tonsilla tubaria
tonsill- *präf.* Mandel-, Tonsill(o)-
ton|sil|lar ['tɑnsɪlər] *adj* Mandel/Tonsille betreffend, mandelförmig, tonsillär, tonsillar
ton|sil|lar|y ['tɑnsɪleriː] *adj* Mandel/Tonsille betreffend, mandelförmig, tonsillär, tonsillar
ton|sil|lec|to|my [ˌtɑnsə'lektəmɪ] *noun* Tonsillektomie *f*
ton|sil|lit|ic [ˌtɑnsɪ'lɪtɪk] *adj* Mandelentzündung/Tonsillitis betreffend, tonsillitisch
ton|sil|li|tis [ˌtɑnsɪ'laɪtɪs] *noun* Mandelentzündung *f*, Tonsillitis *f*, Angina *f*
acute tonsillitis Tonsillitis acuta, akute Tonsillitis *f*, Angina tonsillaris
caseous tonsillitis Angina/Tonsillitis lacunaris
catarrhal tonsillitis katarrhalische Tonsillitis *f*, Tonsillitis/Angina catarrhalis
follicular tonsillitis Kryptentonsillitis *f*, Angina follicularis
lacunar tonsillitis Angina/Tonsillitis lacunaris
tonsillo- *präf.* Mandel-, Tonsill(o)-
ton|sil|lo|ad|e|noid|ec|to|my [ˌtɑnsɪləʊˌædənɔɪ'dektəmɪ] *noun* Tonsilloadenoidektomie *f*
ton|sil|lo|my|co|sis [tɑnˌsɪləʊmaɪ'kəʊsɪs] *noun* Mandel-, Tonsillenmykose *f*
ton|sil|lop|a|thy [ˌtɑnsɪ'lɑpəθɪ] *noun* Mandel-, Tonsillenerkrankung *f*, Tonsillopathie *f*
ton|sil|lot|o|my [ˌtɑnsɪ'lɑtəmɪ] *noun* Tonsillotomie *f*
to|nus ['təʊnəs] *noun* kontinuierliche (An-)Spannung *f*, Spannungszustand *m*, Tonus *m*
tooth [tuːθ] *noun, plural* **teeth** [tiːθ] Zahn *m*; (*anatom.*) Dens *m*
anterior teeth Frontzähne *f*
auditory teeth Dentes acustici
auditory teeth of Huschke Dentes acustici
baby teeth Milchzähne *pl*, Milchgebiss *nt*, Dentes decidui, Dentes lactales
bicuspid tooth Dens bicuspidatus
buccal teeth Backenzähne *pl*
canine tooth → *cuspidate tooth*
cheek teeth Backenzähne *pl*
cuspid tooth → *cuspidate tooth*
cuspidate tooth Eckzahn *m*, Caninus *m*, Reißzahn *m*, Dens caninus
deciduous tooth Milchzahn *m*, Dens deciduus
deciduous teeth Milchzähne *pl*, Milchgebiss *nt*, Dentes decidui, Dentes lactales
eye tooth → *cuspidate tooth*
first molar tooth erster Molar *m*, erster bleibender Molar *m*, Sechsjahrmolar *m*
green teeth Chlorodontie *f*
hair teeth Dentes acustici
incisive tooth Schneidezahn *m*, Incisivus *m*, Dens incisivus
incisor tooth Schneidezahn *m*, Incisivus *m*, Dens inci-

T

sivus
labial teeth Frontzähne *f*
lower teeth Zähne *pl* des Unterkiefers
mandibular teeth Zähne *pl* des Unterkiefers
maxillary teeth Zähne *pl* des Oberkiefers
milk tooth Milchzahn *m*, Dens deciduus
milk teeth Milchzähne *pl*, Milchgebiss *nt*, Dentes decidui, Dentes lactales
molar teeth Mahlzähne *pl*, Molaren *pl*, Dentes molares
multicuspid tooth mehrhöckeriger Zahn *m*, Dens multicuspidatus
neonatal teeth Dentes neonatales
peg tooth Griffelzahn *m*, Kegelzahn *m*, Dens emboliformis, Zapfenzahn *m*
peg-shaped tooth Dens emboliformis, Zapfenzahn *m*, Griffelzahn *m*, Kegelzahn *m*
permanent tooth bleibender Zahn *m*, Dauerzahn *m*, Dens permanens
permanent teeth bleibende Zähne *pl*, bleibendes Gebiss *m*, Dauergebiss *nt*, Dentes permanentes
pivot tooth Stiftzahn *m*
premature teeth Dentitio praecox
premolar tooth vorderer/kleiner Backenzahn *m*, Prämolar(zahn *m*) *m*, Dens premolaris
primary teeth Milchzähne *pl*, Milchgebiss *nt*, Dentes decidui, Dentes lactales
screwdriver teeth Fournier-Zähne *pl*
second teeth bleibende/zweite Zähne *pl*, Dauergebiss *nt*, Dentes permanentes
succedaneous teeth bleibende/zweite Zähne *pl*, Dauergebiss *nt*, Dentes permanentes
successional teeth Ersatzzähne *pl*, Zähne *f* der II. Dentition
supplemental teeth Supplementärzähne *pl*, Dentes supplementarii
third molar tooth Weisheitszahn *m*, dritter Molar *m*, Dens serotinus
upper teeth Zähne *pl* des Oberkiefers
wisdom tooth Weisheitszahn *m*, dritter Molar *m*, Dens serotinus

tooth|ache ['tuːθˌeɪk] *noun* Dentalgie *f*

to|phus ['təʊfəs] *noun, plural* **to|phi** ['təʊfaɪ] **1.** Knoten *m*, Tophus *m* **2.** Gichtknoten *m*, Tophus *m*, Tophus *m* arthriticus
dental tophus Zahnstein *m*, Calculus dentalis

top|ic ['tɑpɪk] *adj* örtlich, lokal; äußerlich (wirkend), topisch

topo- *präf.* Orts-, Top(o)-

top|o|nar|co|sis [ˌtɑpənɑːr'kəʊsɪs] *noun* Lokalanästhesie *f*

to|po|pho|bia [ˌtəpəʊ'fəʊbɪə] *noun* Topophobie *f*; Situationsangst *f*

tor|men|til ['tɔːrmentɪl] *noun* Tormentilla *f*, Blutwurz *f*, Potentilla erecta

tor|pid ['tɔːrpɪd] *adj* träge, schlaff, ohne Aktivität, langsam, apathisch, stumpf, starr, erstarrt, betäubt, torpid

tor|pid|i|ty [tɔːr'pɪdətɪ] *noun* Trägheit *f*, Schlaffheit *f*, Apathie *f*, Stumpfheit *f*, Erstarrung *f*, Betäubung *f*, Torpidität *f*, Torpor *m*

tor|por ['tɔːrpər] *noun* Trägheit *f*, Schlaffheit *f*, Apathie *f*, Stumpfheit *f*, Erstarrung *f*, Betäubung *f*, Torpidität *f*, Torpor *m*

torque [tɔːrk] *noun* Drehmoment *nt*

tor|sion ['tɔːrʃn] *noun* **1.** (Ver-)Drehung *f*; Drehen *nt* **2.** Drehung *f*, Torsion *f*
testicular torsion Hodentorsion *f*

tor|ti|col|lis [ˌtɔːrtɪ'kɑlɪs] *noun* Schiefhals *m*, Torticollis *m*, Caput obstipum
acute torticollis Torticollis acuta, akuter Schiefhals *m*
dermatogenic torticollis Narbenschiefhals *m*, Torticollis cutaneus
fixed torticollis fixierter Schiefhals *m*
intermittent torticollis intermittierender Schiefhals *m*
ocular torticollis okulärer Schiefhals *m*
osseous torticollis Torticollis osseus, ossärer Schiefhals *m*
otogenic torticollis Torticollis acusticus, otogener Schiefhals *m*
spasmodic torticollis intermittierender Schiefhals *m*

tor|tu|os|i|ty [ˌtɔːrtʃə'wɑsətɪ] *noun* Krümmung *f*, Windung *f*; Gewundenheit *f*, Schlängelung *f*, Tortuositas *f*
tortuosity of retinal vessels Tortuositas vasorum

tor|tu|ous ['tɔːrtʃəwəs] *adj* gewunden, gekrümmt, verkrümmt, ver-, gedreht, geschlängelt

Tor|u|lop|sis [ˌtɔr(j)ə'lɑpsɪs] *noun* Torulopsis *f*

tor|u|lop|so|sis [ˌtɔːr(j)ə'lɑpsəsɪs] *noun* Torulopsis-Infektion *f*, Torulopsosis *f*, Torulopsidose *f*

tor|u|lo|sis [ˌtɔːr(j)ə'ləʊsɪs] *noun* europäische Blastomykose *f*, Kryptokokkose *f*, Cryptococcose *f*, Torulose *f*, Cryptococcus-Mykose *f*, Busse-Buschke-Krankheit *f*

tor|u|lus ['tɔːrʌləs] *noun, plural* **-li** [-laɪ, -liː] Torulus *m*

to|rus ['tɔːrəs, 'təʊr-] *noun, plural* **-ri** [-raɪ] runde Erhebung *f*, Wulst *m*, Torus *m*
torus levatorius Levatorwulst *m*, Torus levatorius
mandibular torus Torus mandibularis
palatal torus Gaumenwulst *m*, Torus palatinus
palatine torus Gaumenwulst *m*, Torus palatinus
torus tubarius Tubenwulst *m*, Torus tubarius

to|tip|o|tence [təʊ'tɪpətəns] *noun* Toti-, Omnipotenz *f*

to|tip|o|tent [təʊ'tɪpətənt] *adj* allmächtig; (*Zelle, Gewebe*) über sämtliche Entwicklungsmöglichkeiten verfügend, totipotent, omnipotent

touch [tʌtʃ] **I** *noun* **1.** Berührung *f*; Berühren *nt* **at a touch** beim Berühren **2.** Tastsinn *m*, Tastgefühl *nt*, Gefühl *nt* **II** *v* anfassen, berühren, angreifen, betasten

tour|ni|quet ['tɜrnɪkɪt, 'tʊər-] *noun* (Abschnür-)Binde *f*, Tourniquet *nt*, Torniquet *nt*; Manschette *f*

tox- *präf.* Gift-, Toxik(o)-, Tox(o)-, Toxi-

tox|a|ne|mia [tɑksə'niːmɪə] *noun* hämotoxische Anämie *f*, toxische Anämie *f*

tox|e|mia [tɑk'siːmɪə] *noun* **1.** Blutvergiftung *f*, Toxikämie *f*, Toxämie *f* **2.** Toxinämie *f*, Toxemia
eclamptic toxemia Schwangerschaftstoxikose *f*, Gestose *f*
preeclamptic toxemia EPH-Gestose *f*, Präeklampsie *f*, Spätgestose *f*
toxemia of pregnancy Schwangerschaftstoxikose *f*, Gestose *f*

tox|e|mic [tɑk'siːmɪk] *adj* Toxikämie betreffend, toxikämisch

tox|ic ['tɑksɪk] **I** *noun* Gift *nt*, Giftstoff *m*, Toxikum *nt*, Toxikon *nt* **II** *adj* als Gift wirkend, Gift/Gifte enthaltend, giftig, toxisch, Gift-

toxic- *präf.* Gift-, Toxik(o)-, Tox(o)-, Toxi-

tox|i|cant ['tɑksɪkənt] *adj* als Gift wirkend, Gift(e) enthaltend, giftig, toxisch

tox|i|ca|tion [tɑksɪ'keɪʃn] *noun* Vergiftung *f*; Intoxikation *f*; Vergiften *nt*

tox|i|ce|mia [tɑksə'siːmɪə] *noun* → *toxemia*

tox|ic|i|ty [tɑk'sɪsətɪ] *noun* Giftigkeit *f*, Toxizität *f*
hepatic toxicity Lebergiftigkeit *f*, Leberschädlichkeit *f*, Hepatotoxizität *f*
organ toxicity Organtoxizität *f*
renal toxicity Nierengiftigkeit *f*, -schädlichkeit *f*, Nephrotoxizität *f*

toxico- *präf.* Gift-, Toxik(o)-, Tox(o)-, Toxi-

tox|i|co|gen|ic [tɑksɪkəʊ'dʒenɪk] *adj* giftbildend, toxinbildend, toxigen, toxogen

tox|i|co|he|mia [tɑksɪkəʊ'hiːmɪə] *noun* → *toxemia*

tox|i|coid ['tɑksɪkɔɪd] *adj* giftartig, giftähnlich, toxoid

tox|i|col|o|gy [ˌtɑksɪ'kɑlədʒɪ] *noun* Toxikologie *f*

tox|i|co|path|ic [ˌtɑksɪkəʊ'pæθɪk] *adj* Toxikopathie betreffend, toxikopathisch

tox|i|cop|a|thy [tɑksɪ'kɑpəθɪ] *noun* Vergiftung *f*, Toxikopathie *f*

tox|i|co|pho|bia [ˌtɑksɪkəʊ'fəʊbɪə] *noun* Toxi(ko)phobie *f*
tox|i|co|sis [tɑksɪ'kəʊsɪs] *noun* Toxikose *f*, Toxicosis *f*
endogenic toxicosis Selbstvergiftung *f*, Autointoxikation *f*
gestational toxicosis Gestose *f*, hypertensive Schwangerschaftserkrankung *f*, Schwangerschaftstoxikose *f*
retention toxicosis Retentionstoxikose *f*
t_3 toxicosis Thyreotoxikose *f*
thyroid toxicosis Thyreotoxikose *f*
triiodothyronine toxicosis Thyreotoxikose *f*
tox|i|gen|ic [tɑksɪ'dʒenɪk] *adj* giftbildend, toxinbildend, toxigen, toxogen
tox|i|ge|nic|i|ty [ˌtɑksɪdʒə'nɪsətɪ] *noun* Toxigenität *f*
tox|in ['tɑksɪn] *noun* Gift *nt*, Giftstoff *m*, Toxin *nt*
Amanita toxin Amanitatoxin *nt*
bacterial toxin Bakteriengift *nt*, Bakterientoxin *nt*, Bakteriotoxin *nt*
botulinus toxin Botulinustoxin *nt*
diagnostic diphtheria toxin → *diphtheria toxin for Schick test*
Dick toxin → *Dick test toxin*
Dick test toxin Scharlachtoxin *nt*, erythrogenes Toxin *nt*
diphtheria toxin Diphtherietoxin *nt*
diphtheria toxin for Schick test Schick-Test-Toxin *nt*
erythrogenic toxin Scharlachtoxin *nt*, erythrogenes Toxin *nt*
extracellular toxin Ektotoxin *nt*, Exotoxin *nt*
intracellular toxin Endotoxin *nt*
plant toxin Pflanzentoxin *nt*, Phytotoxin *nt*
Schick test toxin Schick-Test-Toxin *nt*
Shiga toxin Shigatoxin *nt*
streptococcal erythrogenic toxin Scharlachtoxin *nt*, erythrogenes Toxin *nt*
toxic shock-syndrome toxin-1 toxisches Schocksyndrom-Toxin-1 *nt*, toxic shock-syndrome toxin-1 *nt*
tox|i|ne|mia [tɑksɪ'niːmɪə] *noun* Blutvergiftung *f*, Toxinämie *f*, Toxämie *f*
tox|i|no|gen|ic [ˌtɑksɪnəʊ'dʒenɪk] *adj* giftbildend, toxinbildend, toxigen, toxogen
tox|i|no|sis [tɑksɪ'nəʊsɪs] *noun* Toxinose *f*
tox|i|path|ic [tɑksɪ'pəθɪk] *adj* Toxikopathie betreffend, toxikopathisch
tox|ip|a|thy [tɑk'sɪpəθɪ] *noun* → *toxicopathy*
tox|i|pho|bia [ˌtɑksɪ'fəʊbɪə] *noun* Toxiphobie *f*, Toxikophobie *f*
toxo- *präf.* Gift-, Toxik(o)-, Tox(o)-, Toxi-
Tox|o|ca|ra [ˌtɑksə'kærə] *noun* Toxocara *f*
Toxocara canis Hundespulwurm *m*, Toxocara canis
Toxocara cati Katzenspulwurm *m*, Toxocara cati/mystax
tox|o|ca|ri|a|sis [ˌtɑksəʊkə'raɪəsɪs] *noun* Toxocariasis *f*
tox|oid ['tɑksɔɪd] *noun* Toxoid *nt*, Anatoxin *nt*
diphtheria toxoid Diphtherie-Anatoxin *nt*, Diphtherietoxoid *nt*, Diphtherieformoltoxoid *nt*
formol toxoid Formoltoxoid *nt*
tox|on ['tɑksɑn] *noun* Toxon *nt*
tox|one ['tɑksəʊn] *noun* Toxon *nt*
tox|o|no|sis [tɑksə'nəʊsɪs] *noun* → *toxicosis*
tox|o|phore ['tɑksəfəʊər] *noun* toxophore Gruppe *f*
tox|oph|o|rous [tɑk'sɑfərəs] *adj* gifttragend, gifthaltig, toxophor
Tox|o|plas|ma [tɑksə'plæzmə] *noun* Toxoplasma *nt*
Toxoplasma gondii Toxoplasma gondii *f*
tox|o|plas|mic [tɑksə'plæzmɪk] *adj* Toxoplasmose betreffend, toxoplasmotisch
tox|o|plas|min [tɑksə'plæzmɪn] *noun* Toxoplasmin *nt*
tox|o|plas|mo|sis [ˌtɑksəplæz'məʊsɪs] *noun* Toxoplasmainfektion *f*, Toxoplasmose *f*
congenital toxoplasmosis konnatale Toxoplasmose *f*
fetal toxoplasmosis Fetopathia toxoplasmotica
ocular toxoplasmosis Toxoplasmose-Chorioretinitis *f*
postnatal toxoplasmosis postnatale Toxoplasmose *f*

tox|u|ria [tɑk's(j)ʊərɪə] *noun* Harnvergiftung *f*, Urämie *f*
tra|bec|u|la [trə'bekjələ] *noun, plural* **-lae** [-liː] Bälkchen *nt*, Trabekel *f*, Trabecula *f*
arachnoid trabeculae Arachnoidaltrabekel *pl*, Trabeculae arachnoideae
bone trabeculae Knochenbälkchen *pl*, -trabekel *pl*
trabeculae of cavernous bodies Bindegewebstrabekel *pl* der Schwellkörper, Trabeculae corporum cavernosum
fleshy trabeculae of heart Herztrabekel *pl*, Herzmuskelbälkchen *pl*, Trabeculae carneae cordis
muscular trabeculae of heart Herztrabekel *pl*, Herzmuskelbälkchen *pl*, Trabeculae carneae cordis
septomarginal trabecula Trabecula septomarginalis
splenic trabeculae Milzbalken *pl*, -trabekel *pl*, Trabeculae lienis/splenicae
trabeculae of spongy body Trabekel *pl* des Harnröhrenschwellkörpers, Trabeculae corporis spongiosi
tra|bec|u|lar [trə'bekjələr] *adj* Trabekel betreffend oder bildend, trabekulär
tra|bec|u|lec|to|my [trəˌbekjə'lektəmɪ] *noun* Trabekulektomie *f*, Trabekulotomie *f*, Goniotomie *f*, Goniotrabekulotomie *f*
tra|bec|u|lo|plas|ty [trə'bekjələʊplæstɪ] *noun* Gonio-, Trabekuloplastik *f*
trache- *präf.* Luftröhren-, Tracheal-, Tracheo-
tra|chea ['treɪkiːə trə'kiːə] *noun, plural* **-che|as, -che|ae** [-kɪiː] Luftröhre *f*, Trachea *f*
scabbard trachea Säbelscheidentrachea *f*
tra|che|al ['treɪkɪəl] *adj* Luftröhre/Trachea betreffend, tracheal
tra|che|al|gia [ˌtreɪkɪ'ældʒ(ɪ)ə] *noun* Luftröhren-, Tracheaschmerz *m*, Trachealgie *f*, Tracheodynie *f*
tra|che|it|ic [ˌtreɪkɪ'aɪtɪk] *adj* Luftröhrenentzündung/Tracheitis betreffend, tracheitisch
tra|che|i|tis [ˌtreɪkɪ'aɪtɪs] *noun* Entzündung der Luftröhrenschleimhaut, Tracheitis *f*, Luftröhrenentzündung *f*, Tracheaentzündung *f*
trachel- *präf.* Hals-, Zervix-, Trachel(o)-
tra|chel|i|an [trə'kiːlɪən] *adj* **1.** Hals/Cervix betreffend, zervikal, Hals-, Zervikal-, Nacken- **2.** Gebärmutterhals/Cervix uteri betreffend, zervikal, Gebärmutterhals-, Zervix-, Cervix-
tra|chel|i|tis [ˌtrəkiː'laɪtɪs] *noun* Entzündung (der Schleimhaut) der Cervix uteri, Zervizitis *f*, Zervixentzündung *f*, Cervicitis *f*, Endometritis *f* cervicis uteri
trachelo- *präf.* Hals-, Zervix-, Trachel(o)-
trach|e|lo|cele ['trækələʊsiːl] *noun* Tracheozele *f*
trach|e|lo|cyr|to|sis [ˌtrækələʊsɜr'təʊsɪs] *noun* **1.** Kyphose *f* der Halswirbelsäule, Halswirbelsäulenkyphose *f*, HWS-Kyphose *f*, Trachelokyphose *f* **2.** Wirbeltuberkulose *f*, Spondylitis tuberculosa
trach|e|lo|cys|ti|tis [ˌtrækələʊsɪs'taɪtɪs] *noun* Blasenhalsentzündung *f*, Trachelozystitis *f*, -cystitis *f*
trach|e|lo|dyn|ia [ˌtrækələʊ'diːnɪə] *noun* Nackenschmerzen *pl*, Zervikodynie *f*
trach|e|lo|my|i|tis [ˌtrækələʊmaɪ'aɪtɪs] *noun* Halsmuskelentzündung *f*, Trachelomyitis *f*
trach|e|lo|pex|y ['trækələʊpeksɪ] *noun* Trachelo-, Zervikopexie *f*
trach|e|lo|phy|ma [ˌtrækələʊ'faɪmə] *noun* Halsschwellung *f*, Halstumor *m*, Trachelophym *nt*
trach|e|lo|plas|ty ['trækələʊplæstɪ] *noun* Zervixplastik *f*
tra|chel|or|rha|phy [ˌtreɪkɪ'lɔrəfɪ] *noun* Zervixnaht *f*, Zervikorrhaphie *f*, Emmet-Operation *f*
tra|che|los|chi|sis [ˌtrækələʊ'lɑskəsɪs] *noun* kongenitale Halsspalte *f*, Tracheloschisis *f*
tracheo- *präf.* Luftröhren-, Tracheal-, Tracheo-
tra|che|o|bron|chi|al [ˌtreɪkɪəʊ'brɑŋkɪəl] *adj* Luftröhre und Bronchien betreffend oder verbindend, tracheobronchial, bronchotracheal
tra|che|o|bron|chit|ic [ˌtreɪkɪəʊ'brɑŋ'kaɪtɪk] *adj* Trache-

obronchitis betreffend, tracheobronchitisch
tra|che|o|bron|chi|tis [ˌtreɪkɪəʊ'brɑŋ'kaɪtɪs] *noun* Entzündung von Luftröhre und Bronchien, Tracheobronchitis *f*
tra|che|o|bron|cho|meg|a|ly [ˌtreɪkɪəʊˌbrɑŋkəʊ'megəlɪ] *noun* Tracheobronchomegalie *f*, Mounier-Kuhn-Syndrom *nt*
tra|che|o|bron|chos|co|py [ˌtreɪkɪəʊbrɑŋ'kɑskəpɪ] *noun* Tracheobronchoskopie *f*
tra|che|o|cele ['treɪkɪəʊsiːl] *noun* Tracheozele *f*
tra|che|o|e|soph|a|ge|al [ˌtreɪkɪəʊɪˌsɑfə'dʒiːəl, -ˌɪsə'fædʒɪəl] *adj* Speiseröhre und Luftröhre/Trachea betreffend oder verbindend, ösophagotracheal, tracheoösophageal
tra|che|o|fis|tu|li|za|tion [ˌtreɪkɪəʊfɪstʃəlɪ'zeɪʃn] *noun* Luftröhrenfistelung *f*
tra|che|o|gen|ic [ˌtreɪkɪəʊ'dʒenɪk] *adj* aus der Luftröhre stammend, tracheogen
tra|che|o|la|ryn|ge|al [ˌtreɪkɪəʊlə'rɪndʒ(ɪ)əl] *adj* Luftröhre und Kehlkopf/Larynx betreffend, tracheolaryngeal
tra|che|o|ma|la|cia [ˌtreɪkɪəʊmə'leɪʃ(ɪ)ə] *noun* Tracheomalazie *f*
tra|che|op|a|thy [ˌtreɪkɪ'ɑpəθɪ] *noun* Luftröhrenerkrankung *f*, Tracheaerkrankung *f*, Tracheopathie *f*
tra|che|o|pha|ryn|ge|al [ˌtreɪkɪəʊfə'rɪndʒ(ɪ)əl] *adj* Luftröhre und Rachen/Pharynx betreffend oder verbindend, tracheopharyngeal, pharyngotracheal
tra|che|o|plas|ty ['treɪkɪəʊplæstɪ] *noun* Luftröhren-, Trachea-, Tracheoplastik *f*
tra|che|or|rha|gia [ˌtreɪkɪəʊ'reɪdʒ(ɪ)ə] *noun* Luftröhren-, Trachea(l)blutung *f*, Tracheorrhagie *f*
tra|che|or|rha|phy [ˌtreɪkɪ'ɔrəfɪ] *noun* Luftröhren-, Tracheanaht *f*, Tracheorrhaphie *f*
tra|che|os|chi|sis [ˌtreɪkɪəʊ'ɑskəsɪs] *noun* kongenitale Luftröhrenspalte *f*, Tracheoschisis *f*
tra|che|o|scope ['treɪkɪəskəʊp] *noun* Tracheoskop *nt*
tra|che|o|scop|ic [ˌtreɪkɪəʊ'skɑpɪk] *adj* Tracheoskopie betreffend, mittels Tracheoskopie, tracheoskopisch
tra|che|os|co|py [ˌtreɪkɪ'ɑskəpɪ] *noun* Tracheoskopie *f*
tra|che|o|ste|no|sis [ˌtreɪkɪəstɪ'nəʊsɪs] *noun* Trachealstenose *f*
tra|che|os|to|ma [ˌtreɪkɪɑs'təʊmə] *noun* Tracheostoma *nt*
tra|che|os|to|my [ˌtreɪkɪəʊ'ɑstəmɪ] *noun* **1.** Tracheostomie *f* **2.** Tracheostoma *nt*
tra|che|ot|o|my [ˌtreɪkɪəʊ'ɑtəmɪ] *noun* Luftröhrenschnitt *m*, Tracheotomie *f*, -tomia *f*
inferior tracheotomy unterer Luftröhrenschnitt *m*, untere Tracheotomie *f*
median tracheotomy transisthmische Tracheotomie *f*, Tracheotomia media
superior tracheotomy obere Tracheotomie *f*
tra|chi|tis [trə'kaɪtɪs] *noun* Entzündung der Luftröhrenschleimhaut, Tracheitis *f*, Luftröhrenentzündung *f*, Tracheaentzündung *f*
tra|cho|ma [trə'kəʊmə] *noun, plural* **-ma|ta** [-mətə] Trachom(a) *nt*, ägyptische Körnerkrankheit *f*, trachomatöse Einschlusskonjunktivitis *f*, Conjunctivitis (granulosa) trachomatosa
tra|chom|a|tous [trə'kɑmətəs] *adj* Trachom betreffend, trachomartig, trachomatös
tract [trækt] *noun* **1.** Trakt *m*, System *nt*, Traktus *m*, Tractus *m* **2.** Zug *m*, Strang *m*, Bahn *f*, Traktus *m*, Tractus *m*
alimentary tract Verdauungskanal *m*, -trakt *m*, Canalis alimentarius/digestivus, Tractus alimentarius
anterior corticospinal tract Pyramidenvorderstrangbahn *f*, direkte/vordere Pyramidenbahn *f*, Tractus corticospinalis anterior
tracts of anterior funiculus Vorderstrangbahnen *pl*
anterior intersegmental tracts of spinal cord Fasciculi proprii anteriores
anterior pyramidal tract Pyramidenvorderstrangbahn *f*, direkte/vordere Pyramidenbahn *f*, Tractus corticospinalis anterior
anterior reticulospinal tract Tractus reticulospinalis anterior
anterior spinocerebellar tract Gowers-Bündel *nt*, Tractus spinocerebellaris anterior
anterior spinothalamic tract Tractus spinothalamicus anterior
tracts of anterolateral funiculus Vorderseitenstrangbahnen *pl*
ascending tract (*ZNS*) aufsteigende Bahn *f*
Bekhterev's tract zentrale Haubenbahn *f*, Tractus tegmentalis centralis
Bruce's tract Bruce-Faserbündel *nt*, Fasciculus septomarginalis
tract of Bruce and Muir Bruce-Faserbündel *nt*, Fasciculus septomarginalis
bulboreticulospinal tract Tractus bulboreticulospinalis
bulbothalamic tract Tractus bulbothalamicus
Burdach's tract Burdach-Strang *m*, Fasciculus cuneatus medullae spinalis
central tegmental tract zentrale Haubenbahn *f*, Tractus tegmentalis centralis
central tract of thymus zentraler Thymusstrang *m*, Tractus centralis thymis
cerebellar tracts Kleinhirnbahnen *pl*
cerebellar tracts of lateral funiculus Kleinhirnseitenstrangbahnen *pl*
cerebellorubral tract zerebellorubrale Bahn *f*, Tractus cerebellorubralis
cerebellospinal tract zerebellospinale Bahn *f*, Tractus cerebellospinalis
cerebral tracts (Groß-)Hirnbahnen *pl*
cerulospinal tract Tractus caerulospinalis
comma tract of Schultze Schultze-Komma *nt*, Fasciculus interfascicularis/semilunaris
corticobulbar tract kortikobulbäre Bahn *f*, Tractus corticonuclearis
corticohypothalamic tract Tractus corticohypothalamicus
corticonuclear tract kortikobulbäre Bahn *f*, Tractus corticonuclearis
corticopontine tract Tractus corticopontinus
corticospinal tract Pyramidenbahn *f*, Tractus corticospinalis
corticotectal tract Tractus corticotectalis
crossed corticospinal tract seitliche/gekreuzte Pyramidenbahn *f*, Tractus corticospinalis lateralis
crossed pyramidal tract seitliche/gekreuzte Pyramidenbahn *f*, Tractus corticospinalis lateralis
cuneocerebellar tract Tractus cuneocerebellaris
Deiters' tract Held-Bündel *nt*, Tractus vestibulospinalis
dentatothalamic tract Kleinhirn-Thalamus-Trakt *m*, Tractus cerebellothalamicus, Tractus dentatothalamicus
dentorubral tract Tractus dentorubralis
descending tract absteigende Bahn *f*
digestive tract Verdauungskanal *m*, -trakt *m*, Canalis alimentarius/digestivus, Tractus alimentarius
direct corticospinal tract Pyramidenvorderstrangbahn *f*, direkte/vordere Pyramidenbahn *f*, Tractus corticospinalis anterior
direct pyramidal tract Pyramidenvorderstrangbahn *f*, direkte/vordere Pyramidenbahn *f*, Tractus corticospinalis anterior
direct spinocerebellar tract Flechsig-Bündel *nt*, Tractus spinocerebellaris posterior
tracts of dorsal funiculus Hinterstrangbahnen *pl*
dorsal intersegmental tracts of spinal cord Fasciculi proprii posteriores
dorsal marginal tract Lissauer-Randbündel *nt*, Fasci-

culus dorsolateralis
dorsolateral tract Lissauer-Randbündel *nt*, Fasciculus dorsolateralis
extracorticospinal tract extrapyramidal-motorisches System *nt*
extrapyramidal tract extrapyramidal-motorisches System *nt*
fiber tract Faserbahn *f*
Flechsig's tract Flechsig-Bündel *nt*, Tractus spinocerebellaris posterior
frontopontine tract Arnold-Bündel *nt*, Tractus frontopontinus
gastrointestinal tract Magen-Darm-Trakt *m*, -Kanal *m*, Gastrointestinaltrakt *m*
geniculocalcarine tract Gratiolet-Sehstrahlung *f*, Radiatio optica
genitourinary tract Urogenitalsystem *nt*, -trakt *m*, Harn- und Geschlechtsapparat *m*, Apparatus urogenitalis, Systema urogenitalis
habenulointerpeduncular tract Meynert-Bündel *nt*, Fasciculus reflexus, Tractus habenulointerpeduncularis
habenulotectal tract habenulotektale Bahn *f*, Tractus habenulotectalis
habenulotegmental tract habenulotegmentale Bahn *f*, Tractus habenulotegmentalis
Helweg's tract Helweg-Dreikantenbahn *f*, Tractus olivospinalis
hypothalamohypophysial tract hypothalamo-hypophysäres System *nt*, Tractus hypothalamohypophysialis
iliopubic tract Tractus iliopubicus
iliotibial tract Maissiat-Streifen *m*, -Band *nt*, Tractus iliotibialis
intermediolateral tract Seitensäule *f* (des Rückenmarks), Columna lateralis medullae spinalis
lateral corticospinal tract seitliche/gekreuzte Pyramidenbahn *f*, Tractus corticospinalis lateralis
tracts of lateral funiculus Seitenstrangbahnen *pl*
lateral intersegmental tracts of spinal cord Fasciculi proprii laterales
lateral pyramidal tract seitliche/gekreuzte Pyramidenbahn *f*, Tractus corticospinalis lateralis
lateral spinothalamic tract Tractus spinothalamicus lateralis
lateral vestibulospinal tract Tractus vestibulospinalis lateralis
Lissauer's tract Lissauer-Randbündel *nt*, Fasciculus dorsolateralis
Lissauer's marginal tract seitliche/gekreuzte Pyramidenbahn *f*, Tractus corticospinalis lateralis
Löwenthal's tract Löwenthal-Bahn *f*, Tractus tectospinalis
lower urinary tract ableitende Harnwege *pl*
Maissiat's tract Maissiat-Streifen *m*, -Band *nt*, Tractus iliotibialis
mamillotegmental tract Gudden-Haubenbündel *nt*, Fasciculus mammillotegmentalis
mamillothalamic tract Vicq d'Azyr-Bündel *nt*, Fasciculus mammillothalamicus
Marchi's tract Löwenthal-Bahn *f*, Tractus tectospinalis
medial vestibulospinal tract Tractus vestibulospinalis medialis
mesencephalic tract of trigeminal nerve Mittelhirnabschnitt *m* des Nervus trigeminus, Tractus mesencephalicus nervi trigemini
Meynert's tract Meynert-Bündel *nt*, Fasciculus reflexus, Tractus habenulointerpeduncularis
tract of Münzer and Wiener Tractus tectopontinus
nucleocerebellar tract Tractus nucleocerebellaris
olfactory tract Riechbahn *f*, Tractus olfactorius
olivocerebellar tract Oliven-Kleinhirn-Bahn *f*, Tractus olivocerebellaris
olivocochlear tract Tractus olivocochlearis
olivospinal tract Helweg-Dreikantenbahn *f*, Tractus olivospinalis
optic tract Tractus opticus
pallidorubral tract Tractus pallidorubralis
paraventriculohypophysial tract Tractus paraventriculohypophysialis
parependymal tract Tractus parependymalis
parietopontine tract Tractus parietopontinus
perforating tract Tractus perforans
Philippe-Gombault tract Philippe-Gombault-Triangel *f*, Gombault-Philippe-Triangel *f*
tract of Philippe-Gombault Gombault-Philippe-Triangel *f*, Philippe-Gombault-Triangel *f*
pontoreticulospinal tract Tractus pontoreticulospinalis
portal tract (*Leber*) Periportalfeld *nt*, Glisson-Dreieck *nt*
projection tracts Projektionsbahnen *pl*
pyramidal tract Großhirnbrückenbahn *f*, Pyramidenbahn *f*
reflex tract Reflexbahn *f*
respiratory tract Luft-, Atemwege *pl*, Respirationstrakt *m*, Apparatus respiratorius, Systema respiratorium
reticulocerebellar tract Tractus reticulocerebellaris
reticulospinal tract Tractus reticulospinalis
rubroreticulospinal tract Tractus rubroreticulospinalis
rubrospinal tract Monakow-Bündel *nt*, Tractus rubrospinalis
Schultze's tract Schultze-Komma *nt*, Fasciculus interfascicularis/semilunaris
semilunar tract Schultze-Komma *nt*, Fasciculus interfascicularis/semilunaris
sensory tract sensible/sensorische Bahn *f*
septomarginal tract Fasciculus septomarginalis
solitary tract Solitärbündel *nt*, Tractus solitarius
solitary tract of medulla oblongata Tractus solitarius
spinal tract of trigeminal nerve Rückenmarksabschnitt *m* des Nervus trigeminus, Tractus spinalis nervi trigemini
spinocervicothalamic tract Tractus spinocervicothalamicus
spinoolivary tract Tractus spinoolivaris
spinoreticular tract Tractus spinoreticularis
spinotectal tract Tractus spinotectalis
spinothalamic tract Tractus spinothalamicus
spinovestibular tract Tractus spinovestibularis
tract of spiral foramen Tractus spiralis foraminosus
spiral foraminous tract Tractus spiralis foraminosus
Spitzka's tract Lissauer-Randbündel *nt*, Tractus dorsolateralis
Spitzka-Lissauer tract Lissauer-Randbündel *nt*, Tractus dorsolateralis
Spitzka's marginal tract Lissauer-Randbündel *nt*, Tractus dorsolateralis
strionigral tract Tractus strionigrales
sulcomarginal tract Fasciculus sulcomarginalis
supraopticohypophysial tract Tractus supraopticohypophysialis
tectobulbar tract tektobulbärer Trakt *m*, Tractus tectobulbaris
tectocerebellar tract Tractus tectocerebellaris
tectopontine tract Tractus tectopontinus
tectorubral tract Tractus tectorubralis
tectospinal tract Löwenthal-Bahn *f*, Tractus tectospinalis
tegmentospinal tract Tractus reticulospinalis
temporopontine tract Türck-Bündel *nt*, Tractus temporopontinus
thalamooccipital tract Gratiolet-Sehstrahlung *f*, Radiatio optica

T

thalamoolivary tract Tractus thalamoolivaris
triangular tract Helweg-Dreikantenbahn *f*, Tractus olivospinalis
trigeminospinal tract Tractus trigeminospinalis
trigeminothalamic tract Tractus trigeminothalamicus, Lemniscus trigeminalis
tuberoinfundibular tract tuberinfundibuläres System *nt*, Tractus tuberoinfundibularis
Türck's tract Türck-Bündel *nt*, Tractus temporopontinus
urinary tract harnproduzierende und -ausscheidende Organe *pl*, uropoetisches System *nt*, Harnorgane *pl*, Organa urinaria
urogenital tract Urogenitalsystem *nt*, -trakt *m*, Harn- und Geschlechtsorgane *pl*, Apparatus urogenitalis, Systema urogenitale
uveal tract mittlere Augenhaut *f*, Uvea *f*, Tunica vasculosa bulbis
ventral corticospinal tract Pyramidenvorderstrangbahn *f*, direkte/vordere Pyramidenbahn *f*, Tractus corticospinalis anterior
vestibular tracts vestibuläre Bahnen *pl*
vestibulocerebellar tract Tractus vestibulocerebellaris
vestibulospinal tract Held-Bündel *nt*, Tractus vestibulospinalis
Waldeyer's tract Lissauer-Randbündel *nt*, Tractus dorsolateralis

trac|tion ['trækʃn] *noun* **1.** Ziehen *nt* **2.** (*physik.*) Zug *m* **3.** (*physiolog.*) Zug *m*, Zusammenziehen *nt*, Traktion *f* **4.** Zug *m*, Extension *f*, Traktion *f*

trac|tot|o|my [træk'tɑtəmɪ] *noun* Traktotomie *f*

tra|gi ['treɪdʒaɪ] *plural* Haare *pl* des äußeren Gehörgangs, Büschelhaare *pl*, Tragi *pl*

trag|o|po|dia [ˌtrægə'pəʊdɪə] *noun* X-Bein *nt*, Genu valgum

tra|gus ['treɪgəs] *noun, plural* **-gi** [-dʒaɪ] Tragus *m*

trait [treɪt] *noun* Merkmal *nt*, Eigenschaft *f*

tran|quil|iz|er ['træŋkwəlaɪzər] *noun* Tranquilizer *m*, Tranquillantium *nt*
major tranquilizer Antipsychotikum *nt*, Neuroleptikum *nt*

trans- *präf.* trans-

trans|ab|dom|i|nal [ˌtrænsæb'dɑmɪnl, ˌtrænz-] *adj* durch die Bauchwand, transabdominal, transabdominell

trans|am|i|nase [ˌtræns'æmɪneɪz] *noun* Aminotransferase *f*, Transaminase *f*
alanine transaminase Alaninaminotransferase *f*, Alanintransaminase *f*, Glutamatpyruvattransaminase *f*
aspartate transaminase Aspartataminotransferase *f*, Aspartattransaminase *f*, Glutamatoxalacetattransaminase *f*
glutamic-oxaloacetic transaminase Glutamatoxalacetattransaminase *f*, Aspartataminotransferase *f*, Aspartattransaminase *f*
glutamic-pyruvic transaminase Glutamatpyruvattransaminase *f*, Alaninaminotransferase *f*, Alanintransaminase *f*
serum glutamic oxaloacetic transaminase Aspartataminotransferase *f*, Aspartattransaminase *f*, Glutamatoxalacetattransaminase *f*
serum glutamic pyruvate transaminase Alaninaminotransferase *f*, Alanintransaminase *f*, Glutamatpyruvattransaminase *f*

trans|am|i|na|tion [ˌtrænsæmɪ'neɪʃn] *noun* Transaminierung *f*

trans|an|i|ma|tion [ˌtrænsænɪ'meɪʃn] *noun* **1.** Mund-zu-Mund-Beatmung *f* **2.** (*pädiat.*) Reanimation *f* eines totgeborenen Säuglings

trans|aor|tic [ˌtrænseɪ'ɔːrtɪk] *adj* durch die Aorta, transaortal

trans|a|tri|al [ˌtræns'eɪtrɪəl] *adj* durch den Vorhof, transatrial

trans|ba|sal [ˌtræns'beɪsl] *adj* durch die Basis, transbasal

trans|cap|il|lar|y [ˌtræns'kæpəˌleriː, -kə'pɪlərɪ] *adj* durch eine Kapillare, transkapillär

trans|car|bam|o|y|lase [ˌtrænzkɑːr'bæməwɪleɪz] *noun* Carbamyltransferase *f*, Carbamoyltransferase *f*
ornithine transcarbamoylase Ornithincarbamyltransferase *f*, Ornithintranscarbamylase *f*

trans|car|box|y|lase [ˌtrænskɑːr'bɑksɪleɪz] *noun* Carboxyltransferase *f*, Transcarboxylase *f*

trans|cel|lu|lar [ˌtræns'seljələr] *adj* durch die Zelle, transzellulär

trans|cer|vi|cal [ˌtræns'sɜrvɪkl] *adj* durch die Zervix, transzervikal

trans|co|bal|a|min [ˌtrænskəʊ'bæləmɪn] *noun* Transcobalamin *nt*, Vitamin-B_{12}-bindendes Globulin *nt*

trans|con|dy|lar [ˌtræns'kɑndɪlər] *adj* durch die Kondylen, transkondylär

trans|cor|ti|cal [ˌtræns'kɔːrtɪkl] *adj* durch die Rinde, transkortikal

trans|cor|tin [ˌtræns'kɔːrtɪn] *noun* Transkortin *nt*, -cortin *nt*, Cortisol-bindendes Globulin *nt*

tran|scrip|tase [træn'skrɪpteɪz] *noun* Transkriptase *f*, DNA-abhängige RNApolymerase *f*
reverse transcriptase RNS-abhängige DNS-Polymerase *f*, RNA-abhängige DNA-Polymerase *f*, reverse Transkriptase *f*

trans|cu|ta|ne|ous [ˌtrænskjuː'teɪnɪəs] *adj* durch die Haut hindurch (wirkend), perkutan, transdermal, transkutan

trans|der|mic [ˌtræns'dɜrmɪk] *adj* durch die Haut hindurch (wirkend), transkutan, transdermal, perkutan

trans|duc|i|ble [ˌtræns'd(j)uːsɪbl] *adj* durch Transduktion übertragbar, transduzierbar

trans|du|o|de|nal [ˌtrænsd(j)uːəʊ'diːnl] *adj* durch das Duodenum, transduodenal

trans|du|ral [ˌtræns'd(j)ʊərəl] *adj* durch die Dura mater, transdural

trans|ep|i|der|mal [ˌtrænsepɪ'dɜrml, ˌtrænz-] *adj* durch die Epidermis, transepidermal

trans|eth|moi|dal [ˌtrænseθ'mɔɪdl] *adj* durch das Siebbein/Os ethmoidale, transethmoidal

trans|fer [*noun* 'trænsfər; *v* træns'fɜr] **I** *noun* Übertragung *f*, Verlagerung *f*, Transfer *m* (*to* auf) **II** *v* übertragen, verlagern, transferieren (*to* auf)
embryo transfer Embryo(nen)transfer *m*, Embryonenübertragung *f*, Embryonenimplantation *f*

trans|fer|ase ['trænsfəreɪz] *noun* Transferase *f*
deoxynucleotidyl transferase (terminal) DNS-Nucleotidylexotransferase *f*, DNA-Nucleotidylexotransferase *f*, terminale Desoxynucleotidyltransferase *f*
oxygen transferase Sauerstofftransferase *f*, Dioxygenase *f*
peptidyl transferase Peptidyltransferase *f*
terminal deoxynucleotidyl transferase → *terminal deoxyribonucleotidyl transferase*
terminal deoxyribonucleotidyl transferase DNS-Nucleotidylexotransferase *f*, DNA-Nucleotidylexotransferase *f*, terminale Desoxynucleotidyltransferase *f*

trans|fer|ence [træns'fɜrəns, 'trænsfər-] *noun* **1.** Übertragung *f*, Verlagerung *f*, Transfer *m* (*to* auf) **2.** (*Patient*) Verlegung *f* (*to* nach, zu; *in, into* in) **3.** (*psychol.*) Übertragung *f*

trans|fer|rin [træns'ferɪn] *noun* Transferrin *nt*, Siderophilin *nt*

transfer-RNA *noun* Transfer-RNS *f*, Transfer-RNA *f*

trans|fuse [trænz'fjuːz] *v* (*Blut*) übertragen, transfundieren, eine Transfusion vornehmen

trans|fu|sion [trænz'fjuːʒn] *noun* Bluttransfusion *f*, Transfusion *f*, Blutübertragung *f*
autologous transfusion Eigenbluttransfusion *f*, Autotransfusion *f*

blood transfusion Bluttransfusion *f*, Blutübertragung *f*
exchange transfusion Blutaustauschtransfusion *f*, Austauschtransfusion *f*, Blutaustausch *m*, Exsanguinationstransfusion *f*
exsanguination transfusion →*exchange transfusion*
fetomaternale transfusion fetomaternale Transfusion *f*
granulocyte transfusion Granulozytentransfusion *f*
replacement transfusion →*exchange transfusion*
substitution transfusion →*exchange transfusion*
total transfusion →*exchange transfusion*

trans|gene ['trænsdʒiːn] *noun* Transgen *nt*

trans|gen|ic [træns'dʒenɪk] *adj* transgen

trans|gen|ics [træns'dʒenɪks] *plural* transgene Organismen *pl*, transgene Tiere *pl*

trans|glu|tam|in|ase [ˌtrænsgluː'tæmɪneɪz] *noun* Transglutaminase *f*

trans|gly|co|syl|ase [ˌtræns'glaɪkəʊsɪleɪz] *noun* Glykosyltransferase *f*

trans|he|pat|ic [ˌtrænshɪ'pætɪk] *adj* durch die Leber, transhepatisch

trans|hi|a|tal [ˌtrænshaɪ'eɪtl] *adj* durch einen Hiatus, transhiatal

trans|hy|dro|gen|ase [ˌtræns'haɪdrədʒəneɪz, -haɪ'drɑdʒəneɪz] *noun* Transhydrogenase *f*

tran|sient ['trænʃənt, -zɪənt] *adj* vergänglich, flüchtig, kurz(dauernd), unbeständig, vorübergehend, transient, transitorisch

trans|il|i|ac [ˌtræns'ɪlɪæk, ˌtrænz-] *adj* durch den Beckenkamm, transiliakal

trans|il|lu|mi|na|tion [ˌtrænsɪˌluːmə'neɪʃn] *noun* Durchleuchten *nt*, Transillumination *f*, Diaphanie *f*, Diaphanoskopie *f*

trans|in|su|lar [ˌtræns'ɪns(j)ələr] *adj* transinsulär

tran|si|tion [træn'zɪʃn] *noun* **1.** Übertragung *f* (*from, to* von, zu; *into* in); Übergangszeit *f*, -stadium *nt*, Wechsel *m* **2.** (*genet.*) Transition *f*

tran|si|tion|al [træn'sɪʒnl] *adj* vorübergehend, Übergangs-, Überleitungs-, Zwischen-

tran|si|tion|a|ry [træn'zɪʃəˌneriː, -ʃnərɪ] *adj* vorübergehend, Übergangs-, Überleitungs-, Zwischen-

tran|si|to|ry ['trænsɪtɔːriː] *adj* vergänglich, flüchtig, kurz(dauernd), unbeständig, vorübergehend, transient, transitorisch

trans|ke|to|lase [ˌtræns'kiːtəleɪz, ˌtrænz-] *noun* Transketolase *f*

trans|lab|y|rin|thine [ˌtrænsˌlæbə'rɪnθɪn, -θiːn, ˌtrænz-] *adj* translabyrinthär

trans|lu|cent [ˌtræns'luːsnt] *adj* durchscheinend, durchsichtig, (licht-)durchlässig, transluzent, transluzent

trans|max|il|lar|y [ˌtræns'mæksəˌleriː, -mæk'sɪlərɪ] *adj* durch den Oberkiefer/die Maxilla, transmaxillär

trans|mem|brane [ˌtræns'membreɪn] *adj* durch eine Membran, transmembranös

trans|mi|gra|tion [ˌtrænsmaɪ'greɪʃn] *noun* Transmigration *f*

trans|mis|sion [ˌtræns'mɪʃn] *noun* **1.** (*genet.*) Übertragung *f*, Transmission *f* **2.** (*physiolog.*) Über-, Weiterleitung *f*, Fortpflanzung *f*; (*physik.*) Übertragung *f*, Transmisssion *f*
hereditary transmission **1.** Vererbung *f*, Erbgang *m* **2.** Erblichkeit *f*, Heredität *f*

trans|mit|ter [ˌtræns'mɪtər] *noun* Überträgersubstanz *f*, Transmitter *m*

trans|mu|ral [ˌtræns'mjʊərəl] *adj* durch die Organwand, transmural

trans|na|sal [ˌtræns'neɪzl] *adj* durch die Nase/Nasenhöhle, transnasal

trans|neu|ron|al [ˌtræns'njʊərənl] *adj* transneuronal

trans|oc|u|lar [ˌtræns'ɑkjələr] *adj* transokulär

trans|or|bit|al [ˌtræns'ɔːrbɪtl, ˌtrænz-] *adj* durch die Augenhöhle/Orbita, transorbital

trans|o|var|i|an [ˌtrænsəʊ'veərɪən] *adj* durch den Eierstock, transovarial

trans|par|ent [ˌtræns'peərənt] *adj* (licht-)durchlässig, durchsichtig, transparent

trans|pa|ri|e|tal [ˌtrænspə'raɪɪtl] *adj* transparietal

trans|pep|ti|dase [ˌtræns'peptɪdeɪz] *noun* Transpeptidase *f*

trans|per|i|ne|al [ˌtrænsperɪ'niːəl] *adj* durch den Damm, transperineal

trans|per|i|to|ne|al [ˌtrænsˌperɪtəʊ'niːəl] *adj* durch das Bauchfell/Peritoneum, transperitoneal

trans|phos|pho|ryl|ase [ˌtrænsfɑs'fɔːrəleɪz, -'fɑrə-] *noun* **1.** Phosphotransferase *f* **2.** Phosphorylase *f*

trans|phos|pho|ryl|a|tion [ˌtrænsfɑsˌfɔːrə'leɪʃn] *noun* Transphosphorylierung *f*

tran|spi|ra|tion [ˌtrænspɪ'reɪʃn] *noun* Ausdünstung *f*, Diaphorese *f*, Transpiration *f*; Schwitzen *nt*; Schweiß *m*

tran|spire [træn'spaɪər] *v* schwitzen, transpirieren

trans|pla|cen|tal [ˌtrænsplə'sentl, ˌtrænz-] *adj* durch die Plazenta, transplazentar, diaplazentar

trans|plant [*noun* 'trænsplænt; *v* træns'plænt] **I** *noun* **1.** Transplantat *nt* **2.** →*transplantation* **II** *v* umpflanzen, verpflanzen, übertragen, transplantieren
cadaveric transplant Leichentransplantat *nt*, Kadavertransplantat *nt*
embryo transplant Embryonentransfer *m*

trans|plant|a|bil|i|ty [trænsˌplæntə'bɪlətɪ] *noun* Transplantierbarkeit *f*

trans|plant|a|ble [trænz'plæntəbl] *adj* transplantierbar, transplantabel

trans|plan|ta|tion [ˌtrænzplæn'teɪʃn] *noun* Verpflanzung *f*, Transplantation *f*, Übertragung *f*
allogeneic transplantation allogene/allogenetische/homologe Transplantation *f*, Allotransplantation *f*, Homotransplantation *f*
autochthonous transplantation →*autologous transplantation*
autologous transplantation Autotransplantation *f*, autogene Transplantation *f*, autologe Transplantation *f*
bone marrow transplantation Knochenmarktransplantation *f*
cadaveric transplantation Kadavertransplantation *f*, Transplantation *f* von Leichenorganen
heart transplantation Herztransplantation *f*, Herzverpflanzung *f*
heterologous transplantation heterogene Transplantation *f*, heterologe Transplantation *f*, xenogene Transplantation *f*, xenogenetische Transplantation *f*, Xenotransplantation *f*, Heterotransplantation *f*, Xenoplastik *f*, Heteroplastik *f*
heteroplastic transplantation →*heterologous transplantation*
homologous transplantation homologe Transplantation *f*, allogene Transplantation *f*, allogenetische Transplantation *f*, Homotransplantation *f*, Allotransplantation *f*
islet-cell transplantation Inselzelltransplantation *f*
isogeneic transplantation →*isologous transplantation*
isologous transplantation isologe Transplantation *f*, isogene Transplantation *f*, isogenetische Transplantation *f*, syngene Transplantation *f*, syngenetische Transplantation *f*, Isotransplantation *f*
lung transplantation Lungenverpflanzung *f*, -transplantation *f*
organ transplantation Organtransplantation *f*, Organverpflanzung *f*, Organübertragung *f*
pulmonary transplantation Lungenverpflanzung *f*, Lungentransplantation *f*
syngeneic transplantation syngene Transplantation *f*, syngenetische Transplantation *f*, isologe Transplantation *f*, isogene Transplantation *f*, isogenetische Transplantation *f*, Isotransplantation *f*
xenogeneic transplantation →*heterologous transplan-*

T

tation
trans|pleu|ral [ˌtræns'plʊərəl, ˌtrænz-] *adj* durch das Lungenfell/die Pleura, transpleural
trans|port ['trænspɔːrt, træns,pəʊrt] I *noun* Transport *m*, Beförderung *f* II *v* transportieren, befördern
coupled transport gekoppelter Transport *m*, Cotransport *m*, Symport *m*
exchange transport Austauschtransport *m*, Gegentransport *m*, Countertransport *m*, Antiport *m*
trans|po|si|tion [ˌtrænspə'zɪʃn] *noun* **1.** (*genet.*) Umstellung *f*, Transposition *f* **2.** (*chem.*) Umlagerung *f*, Transposition *f* **3.** (Gewebe-, Organ-)Verlagerung *f*, Transposition *f*, Translokation *f*
transposition of great arteries/vessels Transposition *f* der großen Arterien/Gefäße
partial transposition of great vessels Taussig-Bing-Syndrom *nt*
transposition of pulmonary veins Lungenvenenfehlmündung *f*, Pulmonalvenentransposition *f*
trans|pu|bic [ˌtræns'pjuːbɪk] *adj* durch das Schambein, transpubisch
trans|pul|mo|nar|y [ˌtræns'pʌlmə,neriː] *adj* transpulmonal
trans|sa|cral [ˌtræns'seɪkrəl] *adj* durch das Kreuzbein, transsakral
trans|scro|tal [ˌtræns'skrəʊtəl] *adj* durch den Hodensack/das Skrotum, transskrotal
trans|sep|tal [ˌtræns'septl] *adj* durch ein Septum, transseptal
trans|sex|u|al [ˌtræns'sekʃəwəl] *adj* Transsexualismus betreffend, von ihm betroffen, transsexuell
trans|sex|u|al|ism [ˌtræns'seksʃəwælɪzəm] *noun* Transsexualität *f*
trans|sphe|noi|dal [ˌtrænssfiː'nɔɪdl] *adj* durch das Keilbein/Os sphenoidale, transsphenoidal
trans|ster|nal [ˌtræns'stɜrnl] *adj* durch das Brustbein/Sternum, transsternal
trans|syn|ap|tic [ˌtrænssɪ'næptɪk] *adj* über eine Synapse, transsynaptisch
trans|tem|po|ral [ˌtræns'temp(ə)rəl] *adj* transtemporal
trans|tho|rac|ic [ˌtrænsθə'ræsɪk] *adj* durch den Brustkorb/Thorax oder die Brusthöhle, transthorakal
trans|tra|che|al [ˌtræns'treɪkɪəl] *adj* durch die Luftröhre/Trachea, transtracheal
trans|tym|pan|ic [ˌtrænstɪm'pænɪk] *adj* durch die Paukenhöhle, transtympanal
tran|su|date ['trænsʊdeɪt] *noun* Transsudat *nt*
tran|su|da|tion [ˌtrænsʊ'deɪʃn] *noun* **1.** Transsudat *nt* **2.** Transsudation *f*
trans|u|re|thral [ˌtrænsjʊə'riːθrəl] *adj* durch die Harnröhre/Urethra, transurethral
trans|vag|i|nal [ˌtræns'vædʒɪnl] *adj* durch die Scheide/Vagina, transvaginal
trans|vec|tor [trænz'vektər] *noun* Transvektor *m*
trans|ven|tric|u|lar [ˌtrænsven'trɪkjələr] *adj* durch die Kammer/den Ventrikel, transventrikulär
trans|ver|sec|to|my [ˌtrænsvər'sektəmɪ] *noun* Transversektomie *f*
trans|ver|so|cos|tal [træns,vɜrsəʊ'kɑstl] *adj* zwischen Rippen und Querfortsatz liegend, kostotransversal
trans|ver|sot|o|my [ˌtrænsvɜr'sɑtəmɪ] *noun* Transversotomie *f*
trans|ves|i|cal [ˌtræns'vesɪkl] *adj* durch die Harnblase, transvesikal
trap|e|zoid ['træpɪzɔɪd] I *noun* kleines Vieleckbein *nt*, Os trapezoideum, Os multangulum minus II *adj* trapezförmig, trapezoid
trau|ma ['traʊmə, 'trɔː-] *noun, plural* **-mas, -ma|ta** [-mətə] **1.** (körperliche) Verletzung *f*, Wunde *f*, Trauma *nt* **2.** (seelisches) Trauma *nt*, seelische Erschütterung *f*, Schock *m*
trauma to the abdomen Bauchverletzung *f*, -trauma *nt*, Abdominalverletzung *f*, -trauma *nt*
abdominal trauma → *trauma to the abdomen*
blast trauma Explosions-, Detonation-, Knalltrauma *nt*
chemical trauma Verätzung *f*
corrosive trauma Verätzung *f*
deceleration trauma Dezelerationstrauma *nt*
explosion trauma Explosionstrauma *nt*
multiple traumas Polytrauma *nt*
pressure trauma Barotrauma *nt*
birth traumas Geburtsschäden *pl*, Geburtstrauma *nt*
traumat- *präf.* Wund-, Trauma-, Traumat(o)-, Verletzungs-
trau|mat|ic [trɔː'mætɪk, traʊ-] *adj* Trauma betreffend, traumatisch; nach einem Unfall (auftretend), durch eine Verletzung hervorgerufen, als Folge eines Unfalls, posttraumatisch, traumatisch
traumato- *präf.* Wund-, Trauma-, Traumat(o)-, Verletzungs-
trau|ma|to|gen|ic [ˌtrɔːmətəʊ'dʒenɪk] *adj* **1.** durch eine Verletzung/ein Trauma hervorgerufen, traumatogen **2.** ein Trauma verursachend, traumatogen
trau|ma|to|pho|bia [ˌtrɔːmətəʊ'fəʊbɪə] *noun* Traumatophobie *f*
trau|ma|to|py|ra [ˌtrɔːmətə'paɪrə, ˌtraʊ-] *noun* Wundfieber *nt*, Febris traumatica
tra|vail [trə'veɪl, 'træveɪl] *noun* (Geburts-)Wehen *pl*, Kreißen *nt*
treat|ment ['triːmənt] *noun* **1.** Behandlung *f*, Behandlungsmethode *f*, Behandlungstechnik *f*, Therapie *f* **2.** Heilmittel *nt*, Arzneimittel *nt*
causal treatment Kausalbehandlung *f*
high-frequency treatment Diathermie *f*
light treatment Lichtbehandlung *f*, Lichttherapie *f*, Phototherapie *f*
physical treatment physikalische Behandlung/Therapie *f*
preventive treatment Präventivbehandlung *f*, vorbeugende Behandlung *f*, Prophylaxe *f*
radiation treatment Bestrahlung *f*, Strahlentherapie *f*, Strahlenbehandlung *f*, Radiotherapie *f*
ray treatment → *radiation treatment*
solar treatment Behandlung *f* mit Sonnenlicht, Heliotherapie *f*
tree [triː] *noun* baumartige Struktur *f*, Baum *m*
bronchial tree Bronchialbaum *m*, -system *nt*, Arbor bronchialis
fig tree Feige *f*, Ficus carica
guaiacum tree Guajak *nt*
maidenhair tree Fächerblattbaum *m*, Ginkgo biloba
monk's pepper tree Mönchspfeffer *m*, Vitex agnus castus, Keuschlamm *nt*
olive tree Olivenbaum *m*, Ölbaum *m*
cinchona bark trees Chinarindenbäume *pl*
tree-shaped *adj* Dendriten betreffend, verästelt, verzweigt, dendritisch
tre|hal|ose ['triːhələʊs] *noun* Trehalose *f*, Mykose *f*
tre|ma ['triːmə] *noun* **1.** Öffnung *f*, Loch *nt*, Foramen *nt* **2.** (weibliche) Scham oder Schamgegend *f*, äußere (weibliche) Geschlechtsorgane *pl*, Vulva *f*
Trem|a|to|da [ˌtremə'təʊdə, ˌtriːmə-] *plural* Saugwürmer *pl*, Trematoden *pl*, Trematoda *pl*, Trematodes *pl*
trem|or ['tremər, 'treməʊr] *noun* (unwillkürliches) Zittern *nt*, Tremor *m*
action tremor Intentionstremor *m*
flapping tremor Flattertremor *m*, Flapping-tremor *m*, Asterixis *f*
intention tremor Intentionstremor *m*
passive tremor Ruhetremor *m*
rest tremor Ruhetremor *m*
volitional tremor Intentionstremor *m*
tre|pan [trɪ'pæn] *noun* Trepan *m*
trep|a|na|tion [trepə'neɪʃn] *noun* Trepanation *f*

dental trepanation Wurzeltrepanation *f*, Wurzelspitzentrepanation *f*
trelphilnaltion [trefɪ'neɪʃn] *noun* Trepanation *f*
dental trephination Wurzeltrepanation *f*, Wurzelspitzentrepanation *f*
trelphine [trɪ'faɪn, -'fiːn] *noun* Trepan *m*
Treplolnelma [trepə'niːmə] *noun* Treponeme *f*, Treponema *nt*
Treponema carateum Treponema carateum
Treponema pallidum Syphilisspirochäte *f*, Treponema pallidum, Spirochaeta pallida
Treponema pallidum subspecies pertenue → *Treponema pertenue*
Treponema pertenue Frambösie-Spirochäte *f*, Treponema pertenue, Treponema pallidum subspecies pertenue, Spirochaeta pertenuis
Treponema vincentii Plaut-Vincent-Spirochäte *f*
treplolnelmal [trepə'niːml] *adj* Treponemen betreffend, durch Treponemen hervorgerufen, Treponema-, Treponemen-
treplolnelmaltolsis [trepə,niːmə'təʊsɪs] *noun* Treponemainfektion *f*, Treponematose *f*
treplolnelmilalsis [,trepənɪ'maɪəsɪs] *noun* **1.** → *treponematosis* **2.** harter Schanker *m*, Morbus Schaudinn, Schaudinn-Krankheit *f*, Syphilis *f*, Lues *f*, Lues *f* venerea
treplolnelmilcidal [trepə,nɪmə'saɪdl] *adj* treponemenabtötend, treponemazid, treponemizid
treplolnelmilcide [trepə,nɪmə'saɪd] *noun* Treponemazid *f*, Treponemizid *f*
treltinloin [trɪ'tɪnjəwɪn] *noun* Retinsäure *f*, Vitamin A_1-Säure *f*, Tretinoin *nt*
tri- *präf.* Drei-, Tri-
trilacleltate [traɪ'æsɪteɪt] *noun* Triacetat *nt*
trilaclylIglyclerlol [,traɪ,æsɪl'glɪsərɑl, -rɔl] *noun* Triacylglycerin *nt*, Triglycerid *nt*
trilad ['traɪəd, -æd] *noun* **1.** Dreiergruppe *f*, Trias *f*, Triade *f* **2.** dreiwertiges Element *nt*, Triade *f*
acute compression triad Beck-Trias *f*
Basedow's triad Merseburger Trias *f*
Beck's triad Beck-Trias *f*
Kartagener's triad Kartagener-Syndrom *nt*
Merseburg triad Merseburger Trias *f*
trilal ['traɪəl, traɪl] I *noun* Versuch *m* (*of* mit); Probe *f*, Prüfung *f*, Test *m*, Erprobung *f* on trial auf/zur Probe, probeweise by way of trial versuchsweise II *adj* Versuchs-, Probe-
double-blind trial Doppelblindstudie *f*, -experiment *nt*; Doppelblindversuch *m*
trilanlgle ['traɪæŋgl] *noun* Dreieck *nt*, dreieckige Fläche *f*; (*anatom.*) Trigonum *nt*
anal triangle Analgegend *f*, -region *f*, Regio analis
anterior triangle vorderes Halsdreieck *nt*, Regio cervicalis anterior, Trigonum cervicale anterius
anterior cervical triangle → *anterior triangle*
auditory triangle Area vestibularis
auscultatory triangle Trigonum auscultationis
axillary triangle Achseldreieck *nt*
Bochdalek's triangle Bochdalek-Dreieck *nt*, Trigonum lumbocostale
brachial triangle Achseldreieck *nt*
cardiohepatic triangle Ebstein-Winkel *m*, Herz-Leber-Winkel *m*
carotid triangle Karotisdreieck *nt*, Trigonum caroticum
clavipectoral triangle Trigonum clavipectorale
Codman's triangle Codman-Dreieck *nt*
digastric triangle Unterkieferdreieck *nt*, Trigonum submandibulare
Grynfeltt's triangle Grynfeltt-Dreieck *nt*, Trigonum lumbale superior
triangle of Grynfeltt and Lesgaft → *Grynfeltt's triangle*
Hesselbach's triangle Trigonum inguinale
hypoglossohyoid triangle Pirogoff-Dreieck *nt*
inferior carotid triangle Trigonum musculare/omotracheale
infraclavicular triangle Mohrenheim-Grube *f*, Trigonum deltopectorale, Fossa infraclavicularis
inguinal triangle Trigonum inguinale
Labbé's triangle Labbé-Dreieck *nt*
Lieutaud's triangle Lieutaud-Dreieck *nt*, Blasendreieck *nt*, Trigonum vesicae
lumbar triangle Lumbaldreieck *nt*, Petit-Dreieck *nt*, Trigonum lumbale, Trigonum Petiti
Mohrenheim's triangle Mohrenheim-Grube *f*, Trigonum deltopectorale, Fossa infraclavicularis
muscular triangle Trigonum musculare/omotracheale
occipital triangle seitliches Halsdreieck *nt*, Regio cervicalis lateralis, Trigonum cervicale posterius
omoclavicular triangle große Schlüsselbeingrube *f*, Fossa supraclavicularis major, Trigonum omoclaviculare
omotracheal triangle Trigonum musculare/omotracheale
Petit's triangle Lenden-, Lumbaldreieck *nt*, Petit-Dreieck *nt*, Trigonum lumbale, Trigonum Petiti
Philippe-Gombault triangle Philippe-Gombault-Triangel *f*, Gombault-Philippe-Triangel *f*
Pirogoff's triangle Pirogoff-Dreieck *nt*
posterior cervical triangle seitliches Halsdreieck *nt*, Regio cervicalis lateralis, Trigonum cervicale posterius
posterior triangle of neck seitliches Halsdreieck *nt*, Regio cervicalis lateralis, Trigonum cervicale posterius
Reil's triangle Reil-Dreieck *nt*, Trigonum lemnisci
retromolar triangle Trigonum retromolare
Scarpa's triangle Scarpa-Dreieck *nt*, Trigonum femorale
standard Einthoven's triangle Standardableitung *f* nach Einthoven, Einthoven-Dreieck *nt*
sternocostal triangle Trigonum sternocostale, Larrey-Spalte *m*
subclavian triangle große Schlüsselbeingrube *f*, Fossa supraclavicularis major, Trigonum omoclaviculare
subinguinal triangle Schenkeldreieck *nt*, Scarpa-Dreieck *nt*, Trigonum femorale
submandibular triangle Unterkieferdreieck *nt*, Trigonum submandibulare
submaxillary triangle Unterkieferdreieck *nt*, Trigonum submandibulare
submental triangle Trigonum submentale
superior lumbar triangle Grynfeltt-Dreieck *nt*, Trigonum lumbale superior
vesical triangle (Harn-)Blasendreieck *nt*, Lieutaud-Dreieck *nt*, Trigonum vesicae
trilanlgullar [traɪ'æŋgjələr] *adj* dreieckig, dreiwink(e)lig, dreiseitig, triangulär
triblaldism ['trɪbədɪzəm] *noun* Tribadie *f*, Tribadismus *m*
trilbalsic [traɪ'beɪsɪk] *adj* drei-, tribasisch
tribe [traɪb] *noun* Tribus *m*
trilceps ['traɪseps] *noun*, *plural* **-ceps, -cepsles** dreiköpfiger Muskel *m*; Musculus triceps brachii
triceps of arm Trizeps *m* (brachii), Musculus triceps brachii
triceps of calf Trizeps *m* surae, Musculus triceps surae
trich- *präf.* Haar-, Trich(o)-
trichlallgia [trɪk'ældʒ(ɪ)ə] *noun* Trichalgie *f*
trilcheilria [traɪ'kaɪrɪə] *noun* Trich(e)irie *f*
trichi- *präf.* Haar-, Trich(o)-
-trichia *suf.* Haar, -trichia, -trichie
trilchilalsis [trɪ'kaɪəsɪs] *noun* Trichiasis *f*
Trichlilnella [,trɪkɪ'nelə] *noun* Trichinella *f*
Trichinella spiralis Trichine *f*, Trichinella spiralis
trichlilnellilalsis [,trɪkaɪne'laɪəsɪs] *noun* Trichinose *f*
trichlilnellolsis [,trɪkaɪne'ləʊsɪs] *noun* Trichinose *f*
trichlilnilalsis [,trɪkaɪ'naɪəsɪs] *noun* Trichinose *f*

trich|i|no|pho|bia [ˌtrɪkɪnəʊ'fəʊbɪə] *noun* Trichinophobie *f*
trich|i|no|sis [ˌtrɪkɪ'nəʊsɪs] *noun* Trichinose *f*
tri|chi|tis [trɪ'kaɪtɪs] *noun* Haarbalgentzündung *f*, Trichitis *f*
tri|chlo|ro|meth|ane [traɪˌklɔːrəʊ'meθeɪn] *noun* Chloroform *nt*, Trichlormethan *nt*
tricho- *präf.* Haar-, Trich(o)-
trich|o|be|zoar [ˌtrɪkəʊ'biːzɔːr, -zəʊr] *noun* Trichobezoar *m*
trich|o|car|dia [ˌtrɪkəʊ'kɑːrdɪə] *noun* Zottenherz *m*, Cor villosum
trich|oc|la|sis [trɪk'ɑkləsɪs] *noun* Haarknötchenkrankheit *f*, Nodositas crinium, Trichonodose *f*, Trichorrhexis nodosa
trich|o|dyn|ia [ˌtrɪkəʊ'diːnɪə] *noun* Trichalgie *f*
trich|o|ep|i|the|li|o|ma [ˌtrɪkəʊepɪˌθɪlɪ'əʊmə] *noun* Trichoepitheliom *nt*, Brooke-Krankheit *f*, multiple Trichoepitheliome *pl*, Trichoepithelioma papulosum multiplex, Epithelioma adenoides cysticum
trich|o|es|the|sia [ˌtrɪkəʊes'θiːʒ(ɪ)ə] *noun* Trich(o)ästhesie *f*
trich|o|glos|sia [ˌtrɪkəʊ'glɑsɪə] *noun* Haarzunge *f*, Glossotrichie *f*, Trichoglossie *f*, Lingua pilosa/villosa
trich|oid ['trɪkɔɪd] *adj* haarartig, haarähnlich, haarförmig, trichoid
trich|o|leu|ko|cyte [trɪkəʊ'luːkəsaɪt] *noun* Haarzelle *f*
trich|o|lo|gia [ˌtrɪkə'ləʊdʒ(ɪ)ə] *noun* Trichotillomanie *f*
tri|cho|ma [trɪ'kəʊmə] *noun* **1.** Trichiasis *f* **2.** Trichom *nt*, Trichoadenom *nt*
trich|o|ma|nia [ˌtrɪkə'meɪnɪə, -jə] *noun* Trichotillomanie *f*
tri|chom|a|tous [trɪ'kɑmətəs] *adj* Trichom betreffend, trichomartig, trichomatös
trich|o|meg|a|ly [ˌtrɪkəʊ'megəlɪ] *noun* Trichomegalie *f*
trich|o|mo|na|ci|dal [ˌtrɪkəʊˌmɑnə'saɪdl, -ˌməʊ-] *adj* trichomonadenabtötend, trichomonazid
trich|o|mo|na|cide [ˌtrɪkəʊ'mɑnəsaɪd] *noun* Trichomonazid *nt*, -monadizid *nt*
trich|o|mon|ad [trɪkəʊ'mɑnæd] *noun* Trichomonade *f*, Trichomonas *f*
Trich|o|mon|as [ˌtrɪkəʊ'mɑnəs, '-məʊ-] *noun* Trichomonas *f*
Trichomonas vaginalis Trichomonas vaginalis
trich|o|mo|ni|a|sis [ˌtrɪkəʊmə'naɪəsɪs] *noun* Trichomoniasis *f*
trich|o|my|ce|to|sis [ˌtrɪkəʊmaɪsə'təʊsɪs] *noun* → *trichomycosis*
trich|o|my|co|sis [ˌtrɪkəʊmaɪ'kəʊsɪs] *noun* Pilzerkrankung *f* der Haare, Trichomykose *f*, -mycosis *f*
trich|o|no|car|di|o|sis [ˌtrɪkəʊnəʊˌkɑːrdɪ'əʊsɪs] *noun* Trichonokardiose *f*, -cardiosis *f*
trich|o|no|do|sis [ˌtrɪkəʊnəʊ'dəʊsɪs] *noun* **1.** Trichonodose *f*, Trichonodosis *f* **2.** Haarknötchenkrankheit *f*, Trichorrhexis nodosa, Nodositas crinium
trich|o|no|sis [ˌtrɪkəʊ'nəʊsɪs] *noun* Trichose *f*
tri|choph|y|tid [trɪ'kɑfətɪd] *noun* Trichophytid *nt*
trich|o|phy|to|be|zoar [ˌtrɪkəˌfaɪtə'biːzɔːr] *noun* Trichophytobezoar *m*
Tri|choph|y|ton [trɪ'kɑfətɑn] *noun* Trichophyton *nt*
trich|o|phy|to|sis [ˌtrɪkəfaɪ'təʊsɪs] *noun* Trichophytie *f*
trich|o|ptil|o|sis [ˌtrɪkəʊtɪ'ləʊsɪs, trɪˌkɑptɪ'ləʊsɪs] *noun* Haarspaltung *f*, Trichoptilose *f*, Trichoptilosis *f*, Trichoschisis *f*
trich|or|rhex|is [ˌtrɪkəʊ'reksɪs] *noun* Brüchigkeit *f* der Haare, Trichorrhexis *f*
trichorrhexis invaginata Trichorrhexis invaginata
trichorrhexis nodosa Haarknötchenkrankheit *f*, Trichorrhexis nodosa, Nodositas crinium
trich|os|chi|sis [trɪk'ɑskəsɪs] *noun* **1.** Haarspaltung *f*, Trichoptilose *f*, Trichoptilosis *f*, Trichoschisis *f* **2.** Brüchigkeit *f* der Haare, Trichorrhexis *f*
tri|chos|co|py [trɪ'kɑskəpɪ] *noun* Haaruntersuchung *f*, Trichoskopie *f*
tri|cho|sis [trɪ'kəʊsɪs] *noun* Trichose *f*
Tri|cho|spo|ron [ˌtrɪkəʊ'spəʊrɑn, trɪ'kɑspərɑn] *noun* Trichosporon *nt*
trich|o|spo|ro|sis [ˌtrɪkəʊspə'rəʊsɪs] *noun* **1.** Trichosporoninfektion *f*, Trichosporose *f* **2.** Haarknötchenkrankheit *f*, Piedra *f*, Trichosporose *f*
Tri|cho|spo|rum [ˌtrɪkəʊ'spəʊrəm] *noun* Trichosporon *nt*
trich|o|stron|gy|li|a|sis [ˌtrɪkəʊˌstrɑndʒə'laɪəsɪs] *noun* Trichostrongyliasis *f*
trich|o|stron|gy|lo|sis [ˌtrɪkəʊˌstrɑndʒɪ'ləʊsɪs] *noun* Trichostrongyliasis *f*
Trich|o|stron|gy|lus [ˌtrɪkəʊ'strɑndʒɪləs] *noun* Trichostrongylus *m*
trich|o|til|lo|ma|nia [ˌtrɪkəʊtɪlə'meɪnɪə, -jə] *noun* Trichotillomanie *f*
-trichous *suf.* -haarig, -trich
tri|chro|ma|sy [traɪ'krəʊməsɪ] *noun* normales Farbensehen *nt*, trichromatisches Sehen *nt*, Trichromasie *f*, Euchromasie *f*
tri|chro|mat ['traɪkrəmæt] *noun* Trichromater *m*, Euchromater *m*
tri|chro|mat|ic [ˌtraɪkrəʊ'mætɪk] *adj* normalsichtig, euchrom, trichrom
tri|chro|ma|tism [traɪ'krəʊmətɪzəm] *noun* → *trichromasy*
tri|chro|mic [traɪ'krəʊmɪk] *adj* (*Farbensehen*) normalsichtig, euchrom, trichrom
trich|u|ri|a|sis [ˌtrɪkjə'raɪəsɪs] *noun* Peitschenwurmbefall *m*, -infektion *f*, Trichurisbefall *m*, -infektion *f*, Trichuriasis *f*, Trichuriose *f*
Trichuris trichiura Peitschenwurm *m*, Trichuris trichiura, Trichocephalus dispar
tri|cip|i|tal [traɪ'sɪpɪtl] *adj* **1.** dreiköpfig **2.** Musculus triceps betreffend, Trizeps-, Triceps-
-trics *suf.* Behandlung, Heilverfahren, -iatrie
tri|cus|pid [traɪ'kʌspɪd] *adj* **1.** dreizipfelig, trikuspidal **2.** Trikuspidalklappe betreffend, Trikuspidalis-, Trikuspidalklappen-
tri|dac|tyl|ism [traɪ'dæktəlɪzəm] *noun* Tridaktylie *f*
tri|dac|tyl|ous [traɪ'dæktɪləs] *adj* Tridaktylie betreffend, dreifingrig, dreizehig, tridaktyl
tri|fa|cial [traɪ'feɪʃl] *adj* dreifach; Nervus trigeminus betreffend, trigeminal
tri|fur|ca|tion [ˌtraɪfər'keɪʃn] *noun* Dreiteilung *f*, Trifurkation *f*, Trifurcatio *f*
tri|gem|i|nal [traɪ'dʒemɪnl] **I** *noun* Trigeminus *m*, V. Hirnnerv *m*, Nervus trigeminus **II** *adj* dreifach; Nervus trigeminus betreffend, trigeminal, Trigeminus-
tri|gem|i|nus [traɪ'dʒemɪnəs] *noun* Trigeminus *m*
tri|gem|i|ny [traɪ'dʒemənɪ] *noun* Trigeminie *f*
trig|ger ['trɪgər] *noun* Auslöser *m*, Trigger *m*
tri|glyc|er|ide [traɪ'glɪsəraɪd, -ɪd] *noun* → *triacylglycerol*
trig|o|nal ['trɪgənl] *adj* **1.** dreieckig **2.** Trigonum betreffend
tri|gone ['traɪgəʊn] *noun* Dreieck *nt*, dreieckige Struktur oder Fläche *f*, Trigonum *nt*
trigone of bladder (Harn-)Blasendreieck *nt*, Lieutaud-Dreieck *nt*, Trigonum vesicae
carotid trigone Karotisdreieck *nt*, Trigonum caroticum
clavipectoral trigone Trigonum clavipectorale
collateral trigone of lateral ventricle Trigonum collaterale
trigone of fellet Trigonum lemnisci
femoral trigone Schenkeldreieck *nt*, Scarpa-Dreieck *nt*, Trigonum femorale
fibrous trigones of heart fibröse Bindegewebszwickel *pl* des Herzens, Trigona fibrosa cordis
habenular trigone Trigonum habenulare
hypoglossal trigone Trigonum hypoglossale, Trigonum nervi hypoglossi
trigone of hypoglossal nerve Trigonum hypoglossale,

Trigonum nervi hypoglossi
left fibrous trigone of heart Trigonum fibrosum sinistrum
trigone of lemniscus Trigonum lemnisci
Lieutaud's trigone Lieutaud-Dreieck *nt*, Blasendreieck *nt*, Trigonum vesicae
lumbar trigone Lumbaldreieck *nt*, Petit-Dreieck *nt*, Trigonum lumbale, Trigonum Petiti
muscular trigone Trigonum musculare/omotracheale
occipital trigone seitliches Halsdreieck *nt*, Regio cervicalis lateralis, Trigonum cervicale posterius
olfactory trigone Trigonum olfactorium
omoclavicular trigone große Schlüsselbeingrube *f*, Fossa supraclavicularis major, Trigonum omoclaviculare
omotracheal trigone Trigonum musculare/omotracheale
pontocerebellar trigone Kleinhirnbrückenwinkel *m*, Trigonum pontocerebellare
right fibrous trigone of heart Trigonum fibrosum dextrum
Scarpa's trigone Scarpa-Dreieck *nt*, Trigonum femorale
subclavian trigone große Schlüsselbeingrube *f*, Fossa supraclavicularis major, Trigonum omoclaviculare
submandibular trigone Unterkieferdreieck *nt*, Trigonum submandibulare
submental trigone Trigonum submentale
vagal trigone Trigonum vagale, Trigonum nervi vagi
trigone of vagus nerve Trigonum vagale, Trigonum nervi vagi
vesical trigone Lieutaud-Dreieck *nt*, Blasendreieck *nt*, Trigonum vesicae

tri|gon|ec|to|my [ˌtraɪgəʊ'nektəmɪ] *noun* Trigonektomie *f*
tri|go|ni|tis [ˌtraɪgə'naɪtɪs] *noun* Entzündung des Blasendreiecks/Trigonum vesicae, Trigonitis *f*
trig|o|no|ce|phal|ic [ˌtraɪgənəʊsɪ'fælɪk] *adj* Trigonozephalie betreffend, trigonozephal
trig|o|no|ceph|a|ly [ˌtraɪgənəʊ'sefəlɪ] *noun* Trigonozephalie *f*
tri|i|o|do|thy|ro|nine [traɪˌaɪədə'θaɪrəniːn, -nɪn] *noun* (L-3,5-3-)Trijodthyronin *nt*, Triiodthyronin *nt*
tri|ke|to|pu|rine [traɪˌkiːtəʊ'pjʊəriːn] *noun* Harnsäure *f*
tri|lam|i|nate [traɪ'læmɪneɪt, -nɪt] *adj* dreischichtig, aus drei Schichten/Lagen bestehend, trilaminär
tril|o|gy ['trɪlədʒɪ] *noun* Trilogie *f*, Trias *f*, Triade *f*
trilogy of Fallot Fallot-Trilogie *f*, -Triade *f*
tri|me|non [traɪ'miːnɑn] *noun* Trimenon *nt*
tri|men|su|al [traɪ'menʃəwəl] *adj* alle drei Monate auftretend, trimensual, trimensuell
tri|mer ['traɪmər] *noun* Trimer *nt*
tri|mer|ic [traɪ'merɪk] *adj* aus drei Einzelmolekülen bestehend, trimer
tri|mes|ter [traɪ'mestər] *noun* Trimenon *nt*
tri|meth|yl|xan|thine [traɪˌmeθəl'zænθiːn, -θɪn] *noun* Koffein *nt*, Coffein *nt*, Methyltheobromin *nt*, 1,3,7-Trimethylxanthin *nt*
tri|ni|trate [traɪ'naɪtreɪt, -trɪt] *noun* Trinitrat *nt*
tri|ni|tro|glyc|er|ol [traɪˌnaɪtrəʊ'glɪsərəl] *noun* Glyceroltrinitrat *nt*, Nitroglycerin *nt*
tri|nu|cle|ate [traɪ'n(j)uːklɪeɪt] *adj* dreikernig, drei Kerne besitzend
tri|nu|cle|o|tide [traɪ'n(j)uːklɪətaɪd] *noun* Trinucleotid *nt*
tri|oph|thal|mos [ˌtraɪɑf'θælməs] *noun* Triophthalmos *m*, Triophthalmus *m*
tri|o|pod|y|mus [traɪə'pɑdɪməs] *noun* Triopodymus *m*
tri|or|chi|dism [traɪ'ɔːrkədɪzəm] *noun* Triorchidie *f*, Triorchidismus *m*, Triorchismus *m*
tri|ose ['traɪəʊs] *noun* Triose *f*, C_3-Zucker *m*
tri|ox|y|pu|rine [traɪˌɑksɪ'pjʊəriːn] *noun* Harnsäure *f*
tri|pa|re|sis [ˌtraɪpə'riːsɪs] *noun* Triparese *f*
tri|par|tite [traɪ'pɑːrtaɪt] *adj* aus drei Teilen bestehend, dreiteilig, dreigeteilt
tri|pep|tide [traɪ'peptaɪd] *noun* Tripeptid *nt*
tri|pha|lan|ge|al [ˌtraɪfə'lændʒɪəl] *adj* aus drei Gliedern/Phalangen aufgebaut, dreigliedrig, triphalangeal
tri|pha|lan|gism [traɪ'fælændʒɪzəm] *noun* Triphalangie *f*
tri|phos|pha|tase [traɪ'fɑsfəteɪz] *noun* Triphosphatase *f*
adenosine triphosphatase Adenosintriphosphatase *f*, ATPase *f*
tri|phos|phate [traɪ'fɑsfeɪt] *noun* Triphosphat *nt*
tri|ple ['trɪpl] I *noun* das Dreifache II *adj* dreifach, -malig, drei-, tripel, Drei-, Tripel-
tri|ple|gia [traɪ'pliːdʒ(ɪ)ə] *noun* Triplegie *f*
tri|plet ['trɪplɪt] *noun* **1.** Dreiergruppe *f*, Triplett *nt* **2.** Drilling *m*
triple-X *noun* **1.** Metafemale *f*, Patientin *f* mit Drei-X-Syndrom **2.** Drei-X-Syndrom *nt*, Triplo-X-Syndrom *nt*, XXX-Syndrom *nt*
trip|loid ['trɪplɔɪd] *adj* triploid
trip|loi|dy ['trɪplɔɪdɪ] *noun* Triploidie *f*
trip|lo|pia [trɪp'ləʊpɪə] *noun* Dreifachsehen *nt*, Triplopie *f*
tri|pro|so|pus [ˌtraɪprə'səʊpəs, traɪ'prɑs-] *noun* Triprosopus *m*
tri|que|trum [traɪ'kwiːtrəm] *noun* Dreiecksbein *nt*, Os triquetrum
tri|sac|cha|ride [traɪ'sækəraɪd, -rɪd] *noun* Dreifachzucker *m*, Trisaccharid *nt*
tris|mus ['trɪzməs] *noun* Kieferklemme *f*, Trismus *m*
tri|so|mia [traɪ'səʊmɪə] *noun* → *trisomy*
tri|so|mic [traɪ'səʊmɪk] *adj* Trisomie betreffend, trisom
tri|so|my ['traɪsəʊmɪ] *noun* Trisomie *f*
-trist *suf.* Arzt, -iater
tri|stich|ia [traɪ'stɪkɪə] *noun* Tristichiasis *f*
tri|ta|nom|a|lous [ˌtraɪtə'nɑmələs] *adj* Tritanomalie betreffend, von ihr betroffen, tritanomal
tri|ta|nom|a|ly [ˌtraɪtə'nɑməlɪ] *noun* Tritanomalie *f*
tri|ta|no|pia [ˌtraɪtə'nəʊpɪə] *noun* Tritanopie *f*, Blaublindheit *f*
tri|ta|nop|ic [ˌtraɪtə'nɑpɪk] *adj* Blaublindheit betreffend, von ihr betroffen, tritanop, blaublind
tri|ti|ce|um [trə'tiːʃ(ɪ)əm] *noun, plural* **-cei** [-ʃɪaɪ] Weizenknorpel *m*, Cartilago triticea
trit|i|um ['trɪtɪəm, 'trɪʃ-] *noun* Tritium *nt*
tri|va|lent [traɪ'veɪlənt] *adj* dreiwertig, trivalent
tro|car ['trəʊkɑːr] *noun* Trokar *m*
tro|chan|ter [trəʊ'kæntər] *noun* Trochanter *m*
greater trochanter Trochanter major
lesser trochanter Trochanter minor
tro|chan|ter|ic [trəʊkən'terɪk] *adj* Trochanter betreffend, trochantär
troch|lea ['trɑklɪə] *noun, plural* **-le|as, -le|ae** [-lɪiː] Walze *f*, Rolle *f*, Trochlea *f*
fibular trochlea Trochlea fibularis, Trochlea peronealis
trochlea of humerus Gelenkwalze *f* des Humerus, Trochlea humeri
muscular trochlea Trochlea muscularis
trochlea of talus Talusrolle *f*, Trochlea tali
troch|le|ar ['trɑklɪər] *adj* **1.** walzen-, rollenförmig **2.** Trochlea betreffend
troch|o|ce|pha|lia [ˌtrɑkəsɪ'feɪljə] *noun* → *trochocephaly*
troch|o|ceph|a|ly [ˌtrɑkə'sefəlɪ] *noun* Trochozephalie *f*, -kephalie *f*
tro|choid ['trəʊkɔɪd] *adj* **1.** rad-, zapfenförmig **2.** sich um eine Achse drehend
trol|a|mine ['trəʊləmiːn] *noun* Triäthanolamin *nt*, Triethanolamin *nt*
Trom|bic|u|la [trɑm'bɪkjələ] *noun* Trombicula *f*
Trombicula autumnalis Erntemilbe *f*, Trombicula autumnalis
trom|bic|u|li|a|sis [trɑmˌbɪkjə'laɪəsɪs] *noun* Erntekrätze *f*, Heukrätze *f*, Sendlinger Beiß *m*, Giesinger Beiß *m*, Herbstbeiße *f*, Herbstkrätze *f*, Gardnerbeiß *m*, Trombidiose *f*, Trombidiosis *f*, Erythema autumnale

trom|bi|cu|li|dae [ˌtrɑmbə'kjulədiː] *plural* Trombiculidae *pl*
tro|meth|a|mine [trəʊ'meθəmiːn] *noun* Tromethanol *nt*, TRIS(-Puffer *m*) *nt*
trom|o|ma|nia [ˌtrɑmə'meɪnɪə, -jə] *noun* Entzugsdelir *nt*
troph- *präf.* Ernährungs-, Nahrungs-, Troph(o)-, Nährstoff-
troph|ec|to|derm [trɑf'ektədɜrm] *noun* Trophektoderm *nt*
troph|e|de|ma [trɑfɪ'diːmə] *noun* Trophödem *nt*
congenital trophedema (hereditäres) Trophödem *nt*, Milroy-Syndrom *nt*, Meige-Syndrom *nt*, Nonne-Milroy-Meige-Syndrom *nt*
troph|ic ['trɑfɪk, 'trəʊ-] *adj* Nahrung/Ernährung betreffend, trophisch
-trophic *suf.* ernährend, -troph
tropho- *präf.* Ernährungs-, Nahrungs-, Troph(o)-, Nährstoff-
troph|o|blast ['trɑfəblæst, 'trəʊ-] *noun* Trophoblast *m*
troph|o|blas|tic [ˌtrɑfə'blæstɪk] *adj* Trophoblast betreffend, Trophoblasten-
troph|o|blas|to|ma [ˌtrɑfəblæs'təʊmə] *noun* Chorioblastom *nt*, (malignes) Chorioepitheliom *nt*, (malignes) Chorionepitheliom *nt*, Chorionkarzinom *nt*, fetaler Zottenkrebs *m*
troph|o|chro|ma|tin [ˌtrɑfə'krəʊmətɪn] *noun* Trophochromatin *nt*
troph|o|cyte ['trɑfəsaɪt] *noun* Nährzelle *f*, Trophozyt *m*
troph|o|derm ['trɑfədɜrm] *noun* → *trophoblast*
troph|o|der|ma|to|neu|ro|sis [ˌtrɑfəˌdɜrmətənjʊə'rəʊsɪs, -nʊ-] *noun* Feer-Krankheit *f*, Rosakrankheit *f*, vegetative Neurose *f* der Kleinkinder, Swift-Syndrom *nt*, Selter-Swift-Feer-Krankheit *f*, Feer-Selter-Swift-Krankheit *f*, Akrodynie *f*, Acrodynia *f*
troph|o|dy|nam|ics [ˌtrɑfədaɪ'næmɪks] *plural* Ernährungs-, Trophodynamik *f*
troph|o|e|de|ma [ˌtrɑfəɪ'diːmə] *noun* Trophödem *nt*
tro|phol|o|gy [trəʊ'fɑlədʒɪ] *noun* Ernährungslehre *f*, Trophologie *f*
troph|o|neu|ro|sis [ˌtrɑfənjʊə'rəʊsɪs, -nʊ-, ˌtrəʊfə-] *noun* Trophoneurose *f*
facial trophoneurosis Romberg-Syndrom *nt*
lingual trophoneurosis halbseitiger Zungenschwund *m*, Hemiatrophia linguae
Romberg's trophoneurosis Romberg-Syndrom *nt*
troph|o|neu|rot|ic [ˌtrɑfənjʊə'rɑtɪk] *adj* Trophoneurose betreffend, trophoneurotisch
tro|phop|a|thy [trəʊ'fɑpəθɪ] *noun* Ernährungsfehler *m*, -mangel *m*, Trophopathie *f*
troph|o|plasm ['trɑfəplæzəm, 'trəʊfə-] *noun* Trophoplasma *nt*, Nährplasma *nt*
tro|pho|trop|ic [ˌtrɑfə'trɑpɪk] *adj* die Ernährung/Trophik betreffend, auf die Ernährung gerichtet, trophotrop
troph|o|zo|ite [ˌtrɑfə'zəʊaɪt] *noun* Trophozoit *m*
-trophy *suf.* Nahrung, Ernährung, -trophie, -trophia
-tropic *suf.* zu etwas neigend, -trop, -tropisch
tro|pine ['trəʊpiːn] *noun* Tropin *nt*
tro|pism ['trəʊpɪzəm] *noun* Tropismus *m*, tropistische Bewegung *f*
tro|po|col|la|gen [ˌtrəʊpə'kɑlədʒən] *noun* Tropokollagen *nt*
tro|po|my|o|sin [ˌtrəʊpə'maɪəsɪn] *noun* Tropomyosin *nt*
tro|po|nin ['trɑpənɪn, 'trəʊ-] *noun* Troponin *nt*
-tropy *suf.* Neigung, Wendung, -tropie
trun|cal ['trʌŋkl] *adj* Rumpf/Truncus betreffend, trunkulär
trun|co|thal|a|mus [ˌtrʌŋkəʊ'θæləməs] *noun, plural* -**mi** [-maɪ] trunkothalamische Kerne *pl*, Trunkothalamus *m*, unspezifische Thalamuskerne *pl*
trun|cus ['trʌŋkəs] *noun, plural* -**ci** [-saɪ] **1.** Stamm *m*, Rumpf, Leib *m*, Torso *m*, Trunkus *m*; (*anatom.*) Truncus *m* **2.** Gefäßstamm *m*, -strang *m*, Nervenstamm *m*, -strang *m*
truncus arteriosus Truncus arteriosus
trunk [trʌŋk] *noun* **1.** Stamm *m*, Rumpf *m*, Leib *m*, Torso *m*; (*anatom.*) Truncus *m* **2.** Gefäßstamm *m*, -strang *m*, Nervenstamm *m*, -strang *m*
trunk of accessory nerve Akzessoriusstamm *m*, Truncus nervi accessorii
anterior vagal trunk vorderer Vagusstamm *m*, Truncus vagalis anterior
atrioventricular trunk His-Bündel *nt*, Fasciculus atrioventricularis
trunk of atrioventricular bundle Stamm *m* des His-Bündels, Truncus fasciculi atrioventricularis
basilar trunk Arteria basilaris
trunks of brachial plexus Primärstämme/-stränge/-faszikel *pl* des Plexus brachialis, Trunci plexus brachialis
brachiocephalic trunk Truncus brachiocephalicus
bronchomediastinal trunk Truncus bronchomediastinalis
celiac trunk Truncus coeliacus
costocervical trunk Truncus costocervicalis
encephalic trunk Hirnstamm *m*, Truncus encephali
inferior trunk of brachial plexus unterer Primärfaszikel *m* des Plexus brachialis, Truncus inferior plexus brachialis
intestinal trunks intestinale Lymphstämme *pl*, Trunci intestinales
left jugular trunk Truncus jugularis sinister
left lumbar trunk Truncus lumbalis sinister
left subclavian trunk Truncus subclavius sinister
linguofacial trunk Truncus linguofacialis
lumbosacral trunk Truncus lumbosacralis
lymphatic trunks Lymphstämme *pl*, Hauptlymphgefäße *pl*, Trunci lymphatici
middle trunk of brachial plexus mittlerer Primärfaszikel *m* des Plexus brachialis, Truncus medius plexus brachialis
posterior vagal trunk hinterer Vagusstamm *m*, Truncus vagalis posterior
pulmonary trunk Tuncus pulmonalis
right jugular trunk Truncus jugularis dexter
right lumbar trunk Truncus lumbalis dexter
right subclavian trunk Truncus subclavius dexter
trunk of spinal nerve Spinalnervenstamm *m*, Truncus nervi spinalis
superior trunk of brachial plexus oberer Primärfaszikel *m* des Plexus brachialis, Truncus superior plexus brachialis
sympathetic trunk Grenzstrang *m*, Truncus sympathicus
thyrocervical trunk Truncus thyrocervicalis
try|pan|o|ci|dal [trɪˌpænə'saɪdl] *adj* trypanosomenabtötend, trypanosomizid, trypanozid
try|pa|nol|y|sis [trɪpə'nɑlɪsɪs] *noun* Trypanosomenauflösung *f*, Trypanolyse *f*
try|pan|o|lyt|ic [ˌtrɪpənəʊ'lɪtɪk, trɪˌpænə-] *adj* trypanosomenauflösend, trypanolytisch
Try|pan|o|so|ma [trɪˌpænə'səʊmə] *noun* Trypanosoma *nt*
Trypanosoma brucei gambiense Trypanosoma brucei gambiense
Trypanosoma brucei rhodesiense Trypanosoma brucei rhodesiense
Trypanosoma cruzi Schizotrypanum cruzi, Trypanosoma cruzi
try|pan|o|so|mal [trɪˌpænə'səʊməl] *adj* Trypanosomen betreffend, durch Trypanosomen verursacht, Trypanosomen-
Try|pan|o|so|mat|i|dae [trɪˌpænəsəʊ'mætədiː] *plural* Trypanosomatidae *pl*
try|pan|o|some [trɪ'pænəsəʊm, 'trɪpənəsəʊm] *noun* Trypanosome *f*, Trypanosoma *nt*

American trypanosome Trypanosoma cruzi, Schizotrypanum cruzi
try|pan|o|so|mi|a|sis [trɪˌpænəsəʊ'maɪəsɪs] *noun* Trypanosomainfektion *f*, Trypanosomeninfektion *f*, Trypanosomiasis *f*, Trypanomiasis *f*
African trypanosomiasis afrikanische Schlafkrankheit *f*, afrikanische Trypanosomiasis *f*
American trypanosomiasis Chagas-Krankheit *f*, südamerikanische Trypanosomiasis *f*
Cruz's trypanosomiasis Chagas-Krankheit *m*, südamerikanische Trypanosomiasis *m*
Gambian trypanosomiasis westafrikanische Schlafkrankheit/Trypanosomiasis *f*
Rhodesian trypanosomiasis ostafrikanische Schlafkrankheit/Trypanosomiasis *f*
South American trypanosomiasis Chagas-Krankheit *f*, amerikanische Trypanosomiasis *f*
West African trypanosomiasis westafrikanische Schlafkrankheit/Trypanosomiasis *f*
try|pan|o|so|mi|ci|dal [trɪˌpænəˌsəʊmə'saɪdl] *adj* trypanosomenabtötend, trypanosomizid, trypanozid
try|pan|o|so|mi|cide [trɪˌpænə'səʊməsaɪd] I *noun* Trypanozid *nt*, Trypanosomizid *nt* II *adj* trypanosomentötend, trypanosomenabtötend, trypanozid, trypanosomizid
try|pan|o|so|mid [trɪ'pænəsəʊmɪd] *noun* Trypanosomid *nt*, Trypanid *nt*
tryp|sin ['trɪpsɪn] *noun* Trypsin *nt*
tryp|sin|o|gen [trɪp'sɪnədʒən] *noun* Trypsinogen *nt*
trypt|a|mine ['trɪptəmiːn, trɪp'tæmɪn] *noun* Tryptamin *nt*
trypt|ase ['trɪpteɪz] *noun* Tryptase *f*
tryp|tic ['trɪptɪk] *adj* (tryptische) Verdauung betreffend, tryptisch
tryp|to|phan ['trɪptəfæn] *noun* Tryptophan *nt*
tryp|topha|nase [trɪp'tɑfəneɪz, 'trɪptəfə-] *noun* Tryptophanpyrrolase *f*, Tryptophan-2,3-dioxigenase *f*
tryptophan-2,3-dioxygenase *noun* Tryptophanpyrrolase *f*, Tryptophan-2,3-dioxigenase *f*
tset|se ['tsetsiː, 'tsiːtsiː] *noun* Zungenfliege *f*, Tsetsefliege *f*, Glossina *f*
T-system *noun* T-System *nt*, transversales Röhrensystem *nt*, System *nt* der transversalen Tubuli
tu|bal ['t(j)uːbəl] *adj* Tuba (auditiva oder uterina) betreffend, in einer Tube liegend oder ablaufend, tubal, tubar, tubär
tube [t(j)uːb] *noun* **1.** Röhre *f*, Röhrchen *nt*, Kanal *m* **2.** Sonde *f*, Tubus *m* **3.** Eileiter *m*, Tube *f*, Ovidukt *m*, Salpinx *f*, Tuba uterina
auditory tube Ohrtrompete *f*, Eustach-Kanal *m*, -Röhre *f*, Tuba auditiva/auditoria
cathode-ray tube Kathodenstrahlröhre *f*
collecting tubes (*Niere*) Sammelröhrchen *pl*
culture tube Kulturröhrchen *nt*
digestive tube Verdauungskanal *m*, -trakt *m*, Canalis alimentarius/digestivus, Tractus alimentarius
double balloon-tipped tube Doppelballonsonde *f*
double-lumen tube Doppellumentubus *m*
drainage tube Drainagerohr *nt*
duodenal tube D-Sonde, Duodenalsonde
endobronchial tube Endobronchialtubus *m*
endotracheal tube Endotrachealtubus *m*
eustachian tube Ohrtrompete *f*, Eustach-Kanal *m*, -Röhre *f*, Tuba auditiva/auditoria
fallopian tube Eileiter *m*, Tube *f*, Ovidukt *m*, Salpinx *f*, Tuba uterina
nasopharyngeal tube Nasopharyngealtubus *m*
nasotracheal tube Nasotrachealtubus *m*
neural tube Neuralrohr *nt*
oral tube Orotubus *m*
oropharyngeal tube Oropharyngealtubus *m*
orotracheal tube Orotrachealtubus *m*
otopharyngeal tube Ohrtrompete *f*, Eustach-Kanal *m*, -Röhre *f*, Tuba auditiva/auditoria
pharyngotympanic tube Ohrtrompete *f*, Eustach-Kanal *m*, -Röhre *f*, Tuba auditiva/auditoria
pus tube Pyosalpinx *f*
rectal tube Rektumsonde *f*
Schachowa's spiral tube (*Niere*) proximales Konvolut *nt*
Sengstaken-Blakemore tube Sengstaken-Blakemore-Sonde *f*
test tube Reagenzglas *nt*, -röhrchen *nt*
tracheal tube Trachealtubus *m*
uterine tube Eileiter *m*, Tube *f*, Ovidukt *m*, Salpinx *f*, Tuba uterina
Westergren tube Westergren-Röhrchen *nt*
x-ray tube Röntgenröhre *f*
tu|bec|to|my [t(j)uː'bektəmɪ] *noun* Salpingektomie *f*
tu|ber ['t(j)uːbə(r)] *noun, plural* **-bers, -be|ra** [-berə] Höcker *m*, Wulst *m*, Vorsprung *m*, Schwellung *f*, Tuber *nt*
ashen tuber Tuber cinereum
calcaneal tuber Fersenbeinhöcker *m*, Tuber calcanei
external tuber of Henle Tuberculum mentale
frontal tuber Stirnhöcker *m*, Tuber frontale, Eminentia frontalis
gray tuber Tuber cinereum
tuber of ischium Tuber ischiadicium
maxillary tuber Tuber maxillare, Eminentia maxillae
omental tuber of liver Leberhöcker *m*, Tuber omentale hepatis
omental tuber of pancreas Tuber omentale pancreatis
parietal tuber Tuber parietale
sciatic tuber Tuber ischiadicium
tu|ber|cle ['t(j)uːbərkl] *noun* Höcker *m*, Schwellung *f*, Knoten *m*, Knötchen *nt*, Tuberculum *nt*
acoustic tubercle Tuberculum acusticum
adductor tubercle of femur Tuberculum adductorium femoris
anatomical tubercle Wilk-Krankheit *f*, warzige Tuberkulose *f* der Haut, Leichentuberkel *m*, Schlachtertuberkulose *f*, Tuberculosis cutis verrucosa, Verruca necrogenica, Tuberculum anatomicum
anomal tubercle Tuberculum anomale dentis
anterior tubercle of atlas Tuberculum anterius atlantis
anterior tubercle of cervical vertebrae Tuberculum anterius vertebrae cervicalis
anterior tubercle of humerus Tuberculum minus
anterior obturator tubercle Tuberculum obturatorium anterius
tubercle of anterior scalene muscle Tuberculum musculi scaleni anterioris
anterior tubercle of thalamus Tuberculum anterius thalami
areolar tubercles Tubercula areolae, Montgomery-Knötchen *pl*
articular tubercle of temporal bone Tuberculum articulare ossis temporalis
ashen tubercle Tuber cinereum
auditory tubercle Tuberculum acusticum
auricular tubercle Darwin-Höcker *m*, Tuberculum auriculare
Babès' tubercles Babès-Knötchen *pl*, Wutknötchen *pl*
calcaneal tubercle Tuberculum calcanei
tubercle of calcaneus Tuberculum calcanei
carotid tubercle Tuberculum caroticum
Chassaignac's tubercle Tuberculum caroticum/anterius vertebra cervicalis VI
conoid tubercle Tuberculum conoideum
corniculate tubercle Tuberculum corniculatum
cuneate tubercle Tuberculum cuneatum
tubercle of cuneate nucleus Tuberculum cuneatum
cuneiform tubercle Wrisberg-Höckerchen *nt*, -knötchen *nt*, Tuberculum cuneiforme
Darwin's tubercle Darwin-Höcker *m*, Tuberculum auriculare

darwinian tubercle Darwin-Höcker *m*, Tuberculum auriculare
deltoid tubercle Tuberositas deltoidea
dental tubercle Tuberculum dentis
dorsal tubercle of radius Tuberculum dorsale
epiglottic tubercle Epiglottishöckerchen *nt*, Tuberculum epiglotticum
external tubercle of humerus Tuberculum majus humeri
gracile tubercle Tuberculum gracile
gray tubercle **1.** Tuber cinerum **2.** Tuberculum trigeminale
greater tubercle of humerus Tuberculum majus
iliac tubercle Tuberculum iliacum
iliopectineal tubercle Eminentia iliopubica
iliopubic tubercle Eminentia iliopubica
inferior thyroid tubercle unterer Schildknorpelhöcker *m*, Tuberculum thyroideum inferius
infraglenoid tubercle Tuberculum infraglenoidale
intercolumnar tubercle Subfornikalorgan *nt*, Organum subfornicale
intercondylar tubercle Eminentia intercondylaris
internal tubercle of humerus Tuberculum minus humeri
intervenous tubercle Tuberculum intervenosum
jugular tubercle Tuberculum jugulare
jugular tubercle of occipital bone Tuberculum jugulare
lateral intercondylar tubercle Tuberculum intercondylare laterale
lateral tubercle of posterior process of talus Tuberculum laterale tali
lesser tubercle of humerus Tuberculum minus humeri
Lisfranc's tubercle Tuberculum musculi scaleni anterioris
Lister's tubercle Tuberculum dorsale
Lower's tubercle Tuberculum intervenosum
Luschka's tubercle Carina urethralis vaginae
mamillary tubercle Processus mammillaris
mamillary tubercle of hypothalamus Corpus mammillare
marginal tubercle of zygomatic bone Tuberculum marginale
tubercle of Meckel Tuberculum majus humeri
medial intercondylar tubercle Tuberculum intercondylare mediale
medial tubercle of posterior process of talus Tuberculum mediale tali
mental tubercle Tuberculum mentale
miliary tubercle Miliartuberkel *nt*
nuchal tubercle Vertebra prominens
tubercle of nucleus gracilis Tuberculum gracile
olfactory tubercle Riechkolben *m*, -kegel *m*, Bulbus olfactorius
orbital tubercle Tuberculum orbitale
paramesonephric tubercle Müller-Hügel *m*
pearly tubercle Hautgrieß *m*, Milium *nt*, Milie *f*
pharyngeal tubercle Tuberculum pharyngeum
posterior tubercle of atlas Tuberculum posterius atlantis
posterior tubercle of cervical vertebrae Tuberculum posterius vertebrae cervicalis
posterior tubercle of humerus Tuberculum major humeri
posterior obturator tubercle Tuberculum obturatorium posterius
pubic tubercle Tuberculum pubicum
quadrate tubercle of femur Tuberculum quadratum
tubercle of rib Rippenhöcker *m*, Tuberculum costae
tubercle of Rolando Tuberculum trigeminale
Santorini's tubercle Tuberculum corniculatum
scalene tubercle Tuberculum musculi scaleni anterioris
scaphoid tubercle Tuberculum ossis scaphoidei
tubercle of scaphoid bone Tuberculum ossis scaphoidei
sebaceous tubercle Hautgrieß *m*, Milium *nt*, Milie *f*
tubercle of sella turcica Sattelknopf *m*, Tuberculum sellae
superior tubercle of Henle Tuberculum obturatorium posterius
superior thyroid tubercle oberer Schildknorpelhöcker *m*, Tuberculum thyroideum superius
supraglenoid tubercle Tuberculum supraglenoidale
supratragic tubercle Tuberculum supratragicum
tubercle of trapezium Tuberculum ossis trapezii
trigeminal tubercle Tuberculum trigeminale
trochlear tubercle Spina trochlearis
tubercle of Weber Tuberculum minus
Wrisberg's tubercle Wrisberg-Höckerchen *nt*, -Knötchen *nt*, Tuberculum cuneiforme
zygomatic tubercle Tuberculum articulare

tu|ber|cu|lar [t(j)uː'bɜrkjələr] *adj* Tuberkel betreffend, tuberkelähnlich, tuberkular

tu|ber|cu|late [t(j)uː'bɜrkjəleɪt] *adj* Tuberkel betreffend, tuberkelähnlich, tuberkular

tu|ber|cu|la|tion [,t(j)uːbɜrkjə'leɪʃn] *noun* Tuberkelbildung *f*

tu|ber|cu|lid [t(j)uː'bɜrkjəlɪd] *noun* Tuberkulid *nt*
lichenoid tuberculids lichenoide Tuberkulide *pl*, Lichen scrophulosorum, Tuberculosis cutis lichenoides
nodular tuberculid Knotenrose *f*, nodöses Tuberkulid *nt*, Erythema nodosum
papulonecrotic tuberculid papulonekrotisches Tuberkulid *nt*, Tuberculosis cutis papulonecrotica

tu|ber|cu|lin [t(j)uː'bɜrkjəlɪn] *noun* Tuberkulin *nt*, Tuberculin *nt*

tu|ber|cu|li|tis [,t(j)uːbɜrkjə'laɪtɪs] *noun* Tuberkulitis *f*

tu|ber|cu|lo|cele [t(j)uː'bɜrkjələsiːl] *noun* Hodentuberkulose *f*

tu|ber|cu|lo|ci|dal [t(j)uː,bɜrkjələ'saɪdl] *adj* Tuberkelbakterien-abtötend, tuberkulozid

tu|ber|cu|lo|der|ma [,t(j)uː,bɜrkjələ'dɜrmə] *noun* **1.** tuberkulöse Hauterkrankung *f*, Tuberkuloderm *nt* **2.** Hauttuberbukose *f*, Tuberculosis cutis

tu|ber|cu|loid [t(j)uː'bɜrkjəlɔɪd] *adj* **1.** tuberkelähnlich, tuberkelartig, tuberkuloid **2.** tuberkuloseartig, tuberkuloid

tu|ber|cu|lo|ma [t(j)uː,bɜrkjə'ləʊmə] *noun* Tuberkulom *nt*, Tuberculoma *nt*

tu|ber|cu|lo|pro|tein [t(j)uː,bɜrkjələ'prəʊtiːn] *noun* Tuberkuloprotein *nt*

tu|ber|cu|lo|sil|i|co|sis [t(j)uː,bɜrkjələsɪlɪ'kəʊsɪs] *noun* Tuberkulosilikose *f*

tu|ber|cu|lo|sis [t(j)uː,bɜrkjə'ləʊsɪs] *noun* Tuberkulose *f*, Tuberculosis *f*
acinonodular tuberculosis azino-noduläre Lungentuberkulose *f*
acinonodular pulmonary tuberculosis azino-noduläre Lungentuberkulose *f*
acute tuberculosis akute Miliartuberkulose *f*, Tuberculosis acuta miliaris
acute miliary tuberculosis akute Miliartuberkulose *f*, Tuberculosis acuta miliaris
adrenal tuberculosis Nebennierentuberkulose *f*
adult tuberculosis postprimäre Tuberkulose *f*
aerogenic tuberculosis Inhalationstuberkulose *f*
anthracotic tuberculosis Staublunge *f*, Staublungenerkrankung *f*, Pneumokoniose *f*
apical tuberculosis (Lungen-)Spitzentuberkulose *f*
apical pulmonary tuberculosis (Lungen-)Spitzentuberkulose
arrested tuberculosis inaktive/vernarbte/verheilte Tuberkulose *f*

T

atypical tuberculosis Mykobakteriose *f*
bladder tuberculosis (Harn-)Blasentuberkulose *f*
bone tuberculosis Knochentuberkulose *f*, Knochen-Tb *f*
bovine tuberculosis Rindertuberkulose *f*
bronchial tuberculosis Bronchustuberkulose *f*
cavitary tuberculosis kavernöse Tuberkulose *f*
cerebral tuberculosis **1.** tuberkulöse Meningitis *f*, Meningitis tuberculosa **2.** zerebrales Tuberkulom *nt*
childhood tuberculosis Primärtuberkulose *f*
childhood type tuberculosis Primärtuberkulose *f*
cutaneous tuberculosis Hauttuberkulose *f*, Tuberculosis cutis
tuberculosis cutis lichenoides Tuberculosis cutis lichenoides, lichenoide Tuberkulide *pl*, Lichen scrophulosorum
tuberculosis cutis luposa Tuberculosis cutis luposa, Tuberculosis luposa cutis et mucosae, Lupus vulgaris
tuberculosis cutis miliaris Tuberculosis cutis miliaris
dermal tuberculosis Hauttuberbukose *f*, Tuberculosis cutis
disseminated tuberculosis **1.** disseminierte Tuberkulose *f* **2.** Miliartuberkulose *f*, miliare Tuberkulose *f*, Tuberculosis miliaris
exudative tuberculosis exsudative Form/Phase *f* der Lungentuberkulose
general tuberculosis Miliartuberkulose *f*, miliare Tuberkulose *f*, Tuberculosis miliaris
genital tuberculosis Genitaltuberkulose *f*
genitourinary tuberculosis Urogenitaltuberkulose *f*
healed tuberculosis inaktive/vernarbte/verheilte Tuberkulose *f*
hematogenous tuberculosis hämatogene postprimäre Tuberkulose *f*
hilar tuberculosis Bronchiallymphknotentuberkulose *f*
iliocecal tuberculosis Ileozökaltuberkulose *f*
inactive tuberculosis inaktive/vernarbte/verheilte Tuberkulose *f*
inhalation tuberculosis Inhalationstuberkulose *f*
inoculation tuberculosis Inokulationstuberkulose *f*, Impftuberkulose *f*
intestinal tuberculosis Darm-, Intestinaltuberkulose *f*
tuberculosis of the intestines Darm-, Intestinaltuberkulose *f*
joint tuberculosis Gelenktuberkulose *f*
tuberculosis of the knee joint tuberkulöse Knie(gelenk)entzündung/Gonitis *f*, Gonitis tuberculosa
laryngeal tuberculosis Larynx-, Kehlkopftuberkulose *f*, Laryngophthise *f*
tuberculosis of the larynx Larynx-, Kehlkopftuberkulose *f*, Laryngophthise *f*
tuberculosis of the lung Lungentuberkulose *f*, Lungen-Tb *f*
miliary tuberculosis Miliartuberkulose *f*, miliare Tuberkulose *f*, Tuberculosis miliaris
open tuberculosis offene (Lungen-)Tuberkulose *f*
orificial tuberculosis Tuberculosis cutis orificialis, Tuberculosis miliaris ulcerosa cutis
osseous tuberculosis Knochentuberkulose *f*, Knochen-Tb *f*
peritoneal tuberculosis Peritonealtuberkulose *f*, Peritonitis tuberculosa
pleural tuberculosis Pleuratuberkulose *f*
postprimary tuberculosis postprimäre Tuberkulose *f*
primary tuberculosis Primärtuberkulose *f*
productive tuberculosis produktive Lungentuberkulose *f*
productive pulmonary tuberculosis produktive Lungentuberkulose *f*
prostate tuberculosis Prostatatuberkulose *f*, Prostatitis tuberculosa
pulmonary tuberculosis Lungentuberkulose *f*, Lungen-Tb *f*
reinfection tuberculosis **1.** postprimäre Tuberkulose *f* **2.** Reinfektionstuberkulose *f*
renal tuberculosis Nierentuberkulose *f*
rodent tuberculosis Nagertuberkulose *f*
secondary tuberculosis postprimäre Tuberkulose *f*
septic tuberculosis Landouzy-Sepsis *f*, -Typhobazillose *f*, Sepsis tuberculosa acutissima
tuberculosis of the skin Hauttuberbukose *f*, Tuberculosis cutis
spinal tuberculosis Wirbelsäulentuberkulose *f*, Spondylitis tuberculosa
synovial tuberculosis synoviale Tuberkulose *f*
warty tuberculosis Wilk-Krankheit *f*, warzige Tuberkulose *f* der Haut, Leichentuberkel *m*, Schlachtertuberkulose *f*, Tuberculosis cutis verrucosa, Verruca necrogenica, Tuberculum anatomicum

tu|ber|cu|los|tat [t(j)uːˈbɜrkjələstæt] *noun* Tuberkulostatikum *nt*

tu|ber|cu|lo|stat|ic [t(j)uːˌbɜrkjələʊˈstætɪk] **I** *noun* Tuberkulostatikum *nt* **II** *adj* tuberkulostatisch

tu|ber|cu|lot|ic [t(j)uːˌbɜrkjəˈlɑtɪk] *adj* Tuberkulose betreffend, tuberkulös

tu|ber|cu|lous [t(j)uːˈbɜrkjələs] *adj* Tuberkulose betreffend, tuberkulös

tu|ber|ose [ˈt(j)uːbərəʊs] *adj* knotig, in Knotenform, tuberös

tu|ber|os|i|ty [ˌt(j)uːbəˈrɑsətɪ] *noun, plural* **-ties** Vorsprung *m*, Protuberanz *f*, Vorbuchtung *f*, Schwellung *f*, Tuberositas *f*
bicipital tuberosity Tuberositas radii
calcaneal tuberosity Fersenbeinhöcker *m*, Tuber calcanei
tuberosity of calcaneus Fersenbeinhöcker *m*, Tuber calcanei
costal tuberosity of clavicle Impressio ligamenti costoclavicularis
tuberosity of cuboid bone Tuberositas ossis cuboidei
deltoid tuberosity of humerus Tuberositas deltoidea
tuberosity of distal phalanx Tuberositas phalangis distalis
external tuberosity of femur Epicondylus lateralis femoris
tuberosity of fifth metatarsal Tuberositas ossis metatarsalis quinti
tuberosity of first metatarsal Tuberositas ossis metatarsalis primi
tuberosity for anterior serratus muscle Tuberositas musculi serrati anterioris
gluteal tuberosity of femur Tuberositas glutea
greater tuberosity of humerus Tuberculum majus
iliac tuberosity Tuberositas iliaca
infraglenoid tuberosity Tuberculum infraglenoidale
internal tuberosity of femur Epicondylus medialis femoris
ischial tuberosity Sitzbeinhöcker *m*, Tuber ischiadicum
tuberosity of ischium Sitzbeinhöcker *m*, Tuber ischiadicum
lateral tuberosity of femur Epicondylus lateralis femoris
lesser tuberosity of humerus Tuberculum minus humeri
masseteric tuberosity Tuberositas masseterica
tuberosity of maxilla Tuber maxillare, Eminentia maxillae
medial tuberosity of femur Epicondylus medialis femoris
tuberosity of navicular bone Tuberositas ossis navicularis
pronator tuberosity Tuberositas pronatoria
pterygoid tuberosity Tuberositas pterygoidea
pterygoid tuberosity of mandible Tuberositas ptery-

goidea mandibulae
tuberosity of pubic bone Tuberculum pubicum
radial tuberosity Tuberositas radii
tuberosity of radius Tuberositas radii
sacral tuberosity Tuberositas ossis sacralis
scaphoid tuberosity **1.** Tuberculum ossis scaphoidei **2.** Tuberositas ossis navicularis
scapular tuberosity of Henle Processus coracoideus
supraglenoid tuberosity Tuberculum supraglenoidale
tuberosity of tibia Tuberositas tibiae
tuberosity of ulna Tuberositas ulnae
ungual tuberosity Tuberositas phalangis distalis

tu|ber|ous ['t(j)uːbərəs] *adj* knotig, in Knotenform, tuberös

tu|bo|ab|dom|i|nal [ˌt(j)uːbəʊæb'dɑmɪnl] *adj* Eileiter und Bauchhöhle/Abdomen betreffend oder verbindend, tuboabdominal, tuboabdominell

tubo-ovarian *adj* Eileiter und Eierstock betreffend, Tuboovarial-

tubo-ovariotomy *noun* Salpingoophorektomie *f*

tubo-ovaritis *noun* Entzündung von Eierstock und Eileiter, Salpingo-Oophoritis *f*, Ovariosalpingitis *f*, Oophorosalpingitis *f*

tu|bo|per|i|to|ne|al [ˌt(j)uːbəʊperɪtəʊ'niːəl] *adj* Eileiter und Bauchfell/Peritoneum betreffend oder verbindend, tuboperitoneal

tu|bo|plas|ty ['t(j)uːbəplæstɪ] *noun* Eileiter-, Tuben-, Salpingoplastik *f*

tu|bor|rhea [ˌt(j)uːbə'rɪə] *noun* Tuborrhoe *f*

tu|bo|tym|pa|nal [ˌt(j)uːbəʊ'tɪmpənl] *adj* Tuba auditiva und Paukenhöhle betreffend oder verbindend, tubotympanal

tu|bo|tym|pa|num [ˌt(j)uːbəʊ'tɪmpənəm] *noun* Tubotympanum *nt*

tu|bo|u|ter|ine [ˌt(j)uːbəʊ'juːtərɪn, -raɪn] *adj* Eileiter und Gebärmutter/Uterus betreffend oder verbindend, tubouterin

tu|bo|vag|i|nal [ˌt(j)uːbəʊ'vædʒɪnl] *adj* Eileiter und Scheide/Vagina betreffend oder verbindend, tubovaginal

tu|bu|lar ['t(j)uːbjələr] *adj* röhrenförmig, tubulös, tubulär

tu|bule ['t(j)uːbjuːl] *noun* Röhrchen *nt*, Kanälchen *nt*, Tubulus *m*
Bellini's tubules Tubuli renales recti
collecting tubules Sammelrohre *pl*
connecting tubule Tubulus reuniens, Verbindungstubulus *m*
convoluted renal tubules gewundene Nierentubuli *pl*, (Nieren-)Konvolut *nt*, Tubuli renales contorti
convoluted seminiferous tubules gewundene Hodenkanälchen *pl*, Tubuli seminiferi contorti
dentinal tubules Dentinkanälchen *pl*, Tubuli dentinales
distal tubule Tubulus distalis, distaler Tubulus *m*
distal convolute tubules Pars convoluta distalis, distales Konvolut *nt*
distal straight tubule Pars recta distalis
galactophorous tubules Milchgänge *pl*, Ductus lactiferi
intermediate tubule Tubulus intermedius, intermediärer Tubulus *m*
lactiferous tubules Milchgänge *pl*, Ductus lactiferi
mitochondrial tubules Tubuli mitochondriales
proximal tubule Tubulus proximalis, proximaler Tubulus *m*
proximal convolute tubules Pars convoluta proximalis, proximales Konvolut *nt*
proximal straight tubule Pars recta proximalis
renal tubules Nierenkanälchen *pl*, -tubuli *pl*, Tubuli renales
seminiferous tubules Hodenkanälchen *pl*, Tubuli seminiferi
straight renal tubules gerade Abschnitte *pl* der Nierentubuli, Tubuli renales recti
straight seminiferous tubules gerade Hodenkanälchen *pl*, Tubuli seminiferi recti
uriniferous tubules Nierenkanälchen *pl*, -tubuli *pl*, Tubuli renales
uriniparous tubules Nierenkanälchen *pl*, -tubuli *pl*, Tubuli renales

tu|bu|li|form ['t(j)uːbjəlɪfɔːrm] *adj* röhrenförmig, tubulär, tubulös

tu|bu|lin ['t(j)uːbjəlɪn] *noun* Tubulin *nt*

tu|bu|lo|ac|i|nar [ˌt(j)uːbjələʊ'æsɪnər] *adj* tubuloazinär, tubuloazinös

tu|bu|lop|a|thy [t(j)uːbjə'lɑpəθɪ] *noun* Tubulopathie *f*

tu|la|re|mia [ˌtuːlə'riːmɪə] *noun* Tularämie *f*, Hasen-, Nagerpest *f*, Lemming-Fieber *nt*, Ohara-, Francis-krankheit *f*

tu|me|fac|tion [ˌt(j)uːmə'fækʃn] *noun* **1.** (An-)Schwellung *f* **2.** (diffuse) Anschwellung/Schwellung *f*, Tumeszenz *f*

tu|mes|cence [tjuː'mesəns] *noun* (diffuse) Anschwellung/Schwellung *f*, Tumeszenz *f*

tu|mid ['t(j)uːmɪd] *adj* Ödem betreffend, von ihm gekennzeichnet, ödematös

tu|mor ['t(j)uːmər] *noun* **1.** Schwellung *f*, Anschwellung *f*, Tumor *m* **2.** Geschwulst *f*, Neubildung *f*, Gewächs *nt*, Neoplasma *nt*, Tumor *m*
Abrikosov's tumor Myoblastenmyom *nt*, Myoblastom *nt*, Abrikossoff-Geschwulst *f*, Abrikossoff-Tumor *m*, Granularzelltumor *m*
A cell tumor (*Pankreas*) Glukagonom *nt*, Glucagonom *nt*, A-Zell-Tumor *m*, A-Zellen-Tumor *m*
adenoid tumor Adenom *nt*, Adenoma *nt*
adenomatoid tumor Adenomatoidtumor *m*
adipose tumor Fettgeschwulst *f*, Fettgewebsgeschwulst *f*, Fetttumor *m*, Fettgewebstumor *m*, Lipom *nt*
alpha cell tumor → *A cell tumor*
alveolar cell tumor bronchiolo-alveoläres Lungenkarzinom *nt*, Alveolarzellenkarzinom *nt*, Lungenadenomatose *f*, Carcinoma alveolocellulare, Carcinoma alveolare
aneurysmal giant cell tumor aneurysmatische Knochenzyste *f*, hämorrhagische Knochenzyste *f*, hämangiomatöse Knochenzyste *f*, aneurysmatischer Riesenzelltumor *m*, benignes Knochenaneurysma *nt*
angiomatoid tumor → *adenomatoid tumor*
B cell tumor (*Pankreas*) B-Zelltumor *m*, Beta-Zelltumor *m*, Insulinom *nt*
beta cell tumor → *B cell tumor*
blood tumor **1.** Aneurysma *nt* **2.** Bluterguss *m*, Hämatom *nt*, Haematoma *nt*
borderline tumor Borderline-Tumor *m*
Brenner's tumor Brenner-Tumor *m*
Brooke's tumor Brooke-Krankheit *f*, Trichoepitheliom *nt*, multiple Trichoepitheliome *pl*, Trichoepithelioma papulosum multiplex, Epithelioma adenoides cysticum
Burkitt's tumor Burkitt-Lymphom *nt*, Burkitt-Tumor *m*, epidemisches Lymphom *nt*, B-lymphoblastisches Lymphom *nt*
Buschke-Löwenstein tumor Buschke-Löwenstein-Tumor *m*, -Kondylom *nt*, Condylomata gigantea
carcinoid tumor Karzinoid *nt*
cavernous tumor kavernöses Hämangiom *nt*, Kavernom *nt*
cerebellopontine angle tumor Akustikusneurinom *nt*
chemoreceptor tumor Chemodektom *nt*
chromaffin tumor Paragangliom *nt*
chromaffin-cell tumor Phäochromozytom *nt*
Codman's tumor Chondroblastom *nt*, Codman-Tumor *m*
collision tumor Kollisionstumor *m*
colloid tumor Myxom *nt*

craniopharyngeal duct tumor Erdheim-Tumor *m*, Kraniopharyngiom *nt*
cystic tumor zystischer Tumor *m*
D_1 tumor Vipom *nt*, VIPom *nt*, VIP-produzierendes Inselzelladenom *nt*, D_1-Tumor *m*
D-cell tumor → *delta cell tumor*
delta cell tumor D-Zell-Tumor *m*, D-Zellen-Tumor *m*, Somatostatinom *nt*
dermoid tumor **1.** Dermoid *nt*, Dermoidzyste *f* **2.** (*Ovar*) Dermoid *nt*, Dermoidzyste *f*, Teratom *nt*
epithelial tumor **1.** epithelialer Tumor *m*, epitheliale Geschwulst *f*, Epitheliom *nt*, Epithelioma *nt* **2.** Karzinom *nt*, Krebs *m*, Carcinoma *nt*
Erdheim tumor Erdheim-Tumor *m*, Kraniopharyngiom *nt*
erectile tumor kavernöses Hämangiom *nt*, Kavernom *nt*, Haemangioma tuberonodosum
Ewing's tumor Ewing-Sarkom *nt*, Ewing-Knochensarkom *nt*, endotheliales Myelom *nt*
false tumor Pseudotumor *m*
fatty tumor Fettgeschwulst *f*, Lipom *nt*
fecal tumor Koprom *nt*, Kotgeschwulst *f*
fibroid tumor Bindegewebsgeschwulst *f*, Fibrom *nt*, Fibroma *nt*
fibroplastic tumor **1.** → *fibroidtumor* **2.** Fibrosarkom *nt*, Fibrosarcoma *nt*
giant cell tumor Riesenzelltumor *m*
glomus tumor Glomustumor *m*, Glomangiom *nt*, Angiomyoneurom *nt*
granular-cell tumor Abrikossoff-Geschwulst *f*, Abrikossoff-Tumor *m*, Myoblastenmyom *nt*, Myoblastom *nt*, Granularzelltumor *m*
granulation tumor Granulationsgeschwulst *f*, Granulom *nt*, Granuloma *nt*
granulosa tumor Granulosatumor *m*, Granulosazelltumor *m*, Folliculoma *nt*, Carcinoma granulosocellulare
Grawitz's tumor Grawitz-Tumor *m*, Hypernephrom *nt*, hypernephroides Karzinom *nt*, klarzelliges Nierenkarzinom *nt*
hilar cell tumor Hiluszelltumor *m*, Berger-Zelltumor *m*, Berger-Zellentumor *m*
hilus cell tumor → *hilar cell tumor*
Hürthle cell tumor Hürthle-Tumor *m*, Hürthle-Zelladenom *nt*, Hürthle-Struma *f*, oxyphiles Schilddrüsenadenom *nt*
incidental tumor Inzidentom *nt*
Krompecher's tumor Ulcus rodens
Krukenberg's tumor Krukenberg-Tumor *m*
lacteal tumor **1.** Brustabszess *m*, Brustdrüsenabszess *m* **2.** Milchzyste *f*, Galaktozele *f*
Leydig cell tumor Leydig-Zelltumor *m*, Leydig-Zellentumor *m*
Lindau's tumor Lindau-Tumor *m*, Hämangioblastom *nt*, Angioblastom *nt*
luteinized granulosa-theca cell tumor Luteom *nt*, Luteinom *nt*
lymphoepithelial tumor Lymphoepitheliom *nt*, lymphoepitheliales Karzinom *nt*, Schmincke-Tumor *m*
malignant tumor Krebs *m*, maligner Tumor *m*, Malignom *nt*
mast cell tumor Mastzelltumor *m*, Mastozytom *nt*
metastatic liver tumor Lebermetastasen *pl*, sekundärer Lebertumor *m*
mixed tumor Mischtumor *m*
mixed hepatic tumor Lebermischtumor *m*, Hepatoblastom *nt*
mucoepidermoid tumor Mukoepidermoidtumor *m*
mucous tumor Myxom *nt*
oil tumor Lipogranulom *nt*, Oleogranulom *nt*
organoid tumor teratoide Geschwulst *f*, teratogene Geschwulst *f*, Teratom *nt*
oxyphil cell tumor Hürthle-Tumor *m*, Hürthle-Zelladenom *nt*, Hürthle-Struma *f*, oxyphiles Schilddrüsenadenom *nt*
Pancoast's tumor Pancoast-Tumor *m*, apikaler Sulkustumor *m*
papillary tumor Papillom *nt*
pearl tumor Perlgeschwulst *f*, Cholesteatom *nt*
phantom tumor Scheingeschwulst *f*, Phantomtumor *m*
Pinkus tumor Pinkus-Tumor *m*, prämalignes Fibroepitheliom *nt*, fibroepithelialer Tumor *m* (Pinkus), Fibroepithelioma Pinkus
plasma cell tumor **1.** solitärer Plasmazelltumor *m* **2.** Kahler-Krankheit *f*, Huppert-Krankheit *f*, Morbus Kahler, Plasmozytom *nt*, multiples Myelom *nt*, plasmozytisches Immunozytom *nt*, plasmozytisches Lymphom *nt*
premalignant fibroepithelial tumor Pinkus-Tumor *m*, prämalignes Fibroepitheliom *nt*, fibroepithelialer Tumor *m*, fibroepithelialer Tumor *m* Pinkus, Fibroepithelioma Pinkus
Priesel tumor Priesel-Tumor *m*, Loeffler-Priesel-Tumor *m*, Thekom *nt*, Thekazelltumor *m*, Fibroma thecacellulare xanthomatodes
primary tumor Primärtumor *m*, -geschwulst *f*
prolactin-producing tumor Prolaktinom *nt*, Prolactinom *nt*
pulmonary sulcus tumor Pancoast-Tumor *m*, apikaler Sulkustumor *m*
Rathke's tumor → *Rathke's pouch tumor*
Rathke's pouch tumor Erdheim-Tumor *m*, Kraniopharyngeom *nt*
recurring digital fibrous tumors of childhood infantile digitale Fibromatose *f*, juvenile Fibromatose *f*
Regaud's tumor Schmincke-Tumor *m*, Lymphoepitheliom *nt*, lymphoephitheliales Karzinom *nt*
rete tumor Rete-Tumor *m*
Rous tumor Rous-Sarkom *nt*
sand tumor Sandgeschwulst *f*, Psammom *nt*
Schmincke tumor lymphoepitheliales Karzinom *nt*, Schmincke-Tumor *m*, Lymphoepitheliom *nt*
Schwann-cell tumor Schwannom *nt*, Neurinom *nt*, Neurilemom *nt*, Neurilemmom *nt*
Sertoli cell tumor Sertoli-Zell-Tumor *m*
spleen tumor **1.** Milzgeschwulst *f*, Milztumor *m* **2.** Milzvergrößerung *f*, Milzschwellung *f*, Milztumor *m*, Splenomegalie *f*, Splenomegalia *f*
splenic tumor → *spleen tumor*
superior pulmonary sulcus tumor Pancoast-Tumor *m*, apikaler Sulkustumor *m*
superior sulcus tumor Pancoast-Tumor *m*, apikaler Sulkustumor *m*
theca tumor → *theca cell tumor*
theca cell tumor Thekazelltumor *m*, Thekom *nt*, Priesel-Tumor *m*, Loeffler-Priesel-Tumor *m*, Fibroma thecacellulare xanthomatodes
turban tumor Turbantumor *m*; Zylindrom *nt*, Cylindroma *nt*
vascular tumor Gefäßgeschwulst *f*, -tumor *m*; Angiom *nt*
villous tumor Papillom *nt*
Warthin's tumor Warthin-Tumor *m*, Warthin-Albrecht-Arzt-Tumor *m*, Adenolymphom *nt*, Cystadenoma lymphomatosum, Cystadenolymphoma papilliferum
Wilms' tumor Wilms-Tumor *m*, embryonales Adenosarkom *nt*, embryonales Adenomyosarkom *nt*, Nephroblastom *nt*, Adenomyorhabdosarkom *nt* der Niere
Zollinger-Ellison tumor Zollinger-Ellison-Tumor *m*

tu|mor|af|fin [ˌt(j)uːmər'æfɪn] *adj* mit besonderer Affinität zu Tumoren, tumoraffin, onkotrop

tu|mor|i|ci|dal [ˌt(j)uːmərɪ'saɪdl] *adj* krebszellenzerstörend, krebszellenabtötend, tumorizid

tu|mor|i|gen|e|sis [ˌt(j)uːmərɪ'dʒenəsɪs] *noun* Tumorentstehung *f*, Tumorbildung *f*, Tumorgenese *f*

tu|mor|ous ['t(j)uːmərəs] *adj* tumorartig, tumorös

Tun|ga ['tʌŋgə] *noun* Tunga *f*

Tunga penetrans Sandfloh *m*, Tunga penetrans, Dermatophilus penetrans
tun|gi|a|sis [tʌŋ'gaɪəsɪs] *noun* Sandflohbefall *m*, Tungiasis *f*
tu|nic ['t(j)uːnɪk] *noun* Hüllschicht *f*, Hülle *f*, Haut *f*, Häutchen *nt*, Tunica *f*
tunica albuginea of cavernous body Bindegewebshülle *f* der Corpora cavernosa, Tunica albuginea corporum cavernosum
tunica albuginea of spongy body Bindegewebshülle *f* des Corpus spongiosum, Tunica albuginea corporis spongiosi
albugineous tunic Tunica albuginea
Bichat's tunic Intima *f*, Tunica intima
connective tissue tunic Bindegewebshülle *f*
elastic tunic Elastika *f*, Tunica elastica
fibrous tunic faserig-bindegewebige Organkapsel *f*, Tunica fibrosa
fibrous tunic of eyeball äußere Augenhaut *f*, Tunica fibrosa bulbi
fibrous tunic of liver Bindegewebskapsel *f* der Leber, Tunica fibrosa hepatis
internal nervous tunic of eye innere Augenhaut *f*, Tunica interna bulbi
mucous tunic Schleimhaut *f*, Mukosa *f*, Tunica mucosa
muscular tunic Muskularis *f*, Tunica muscularis
nervous tunic of eyeball Netzhaut *f*, Retina *f*
proper tunic Propria *f*, Tunica propria
serous tunic seröse Haut *f*, Serosa *f*, Tunica serosa
spongy tunic of female urethra Schwellgewebe *nt* der weiblichen Harnröhre, Tunica spongiosa urethrae femininae
vaginal tunic of testis seröse Hodenhülle *f*, Tunica vaginalis testis
vascular tunic of eyeball mittlere Augenhaut *f*, Uvea *f*, Tunica vasculosa bulbis, Tractus uvealis
tun|nel ['tʌnl] *noun* Gang *m*, Kanal *m*, Tunnel *m*
carpal tunnel Handwurzelkanal *m*, -tunnel *m*, Karpalkanal *m*, -tunnel *m*, Canalis carpi
flexor tunnel Handwurzelkanal *m*, -tunnel *m*, Karpalkanal *m*, -tunnel *m*, Canalis carpi
outer tunnel **1.** (*Ohr*) äußerer Tunnel *m* **2.** Nuel-Raum *m*
tarsal tunnel Tarsaltunnel *m*
tur|bid ['tɜrbɪd] *adj* (*Flüssigkeit*) wolkig; undurchsichtig, milchig, unklar, trüb(e)
tur|bi|dim|e|try [tɜrbɪ'dɪmətrɪ] *noun* Trübungsmessung *f*, Turbidimetrie *f*
tur|bid|i|ty [tɜr'bɪdətɪ] *noun* (*Lösung*) Trübung *f*, Trübheit *f*
tur|bi|nate ['tɜrbənɪt, -neɪt] I *noun* Nasenmuschel *f*, Concha nasalis II *adj* gewunden, schnecken-, muschelförmig
tur|bi|nec|to|my [ˌtɜrbɪ'nektəmɪ] *noun* Nasenmuschelresektion *f*, Turbinektomie *f*, Konchektomie *f*
tur|bi|not|o|my [ˌtɜrbɪ'nɑtəmɪ] *noun* Turbinotomie *f*
tur|ges|cence [tɜr'dʒesns] *noun* (An-)Schwellung *f*, Geschwulst *f*, Turgeszenz *f*
tur|gor ['tɜrgər] *noun* Spannungs-, Quellungszustand *m*, Turgor *m*
skin turgor Hautturgor *m*
tu|ris|ta [tʊə'rɪstə] *noun* Reisediarrhoe *f*
tur|mer|ic ['tɜrmərɪk] *noun* Gelbwurz *f*, Kurkuma *f*, Curcuma domestica, Curcuma longa
East Indian turmeric javanische Gelbwurz *f*, javanische Kurkuma *f*, Curcuma xanthorrhiza
turn|o|ver ['tɜrnəʊvər] *noun* Umsatz *m*, Umsatzrate *f*, Fluktuation *f*, Fluktuationsrate *f*
energy turnover Energieumsatz *m*
tur|pen|tine ['tɜrpəntaɪn] *noun* Terpentin *nt*, Terebinthina *f*
tur|ri|ceph|a|ly [tɜrə'sefəlɪ] *noun* Spitz-, Turmschädel *m*, Akrozephalie *f*, -cephalie *f*, Oxyzephalie *f*, -cephalie *f*, Hypsizephalie *f*, -cephalie *f*, Turrizephalie *f*, -cephalie *f*
tus|si|gen|ic [ˌtʌsə'dʒenɪk] *adj* hustenerregend, tussigen, tussipar
twin [twɪn] I *noun* Zwilling *m*, Geminus *m* II *adj* Zwillings-; doppelt, Doppel-
conjoined twins Doppelfehlbildung *f*
dichorial twins → *dizygotic twins*
dissimilar twins → *dizygotic twins*
dizygotic twins binovuläre/dissimiläre/dizygote/erbungleiche/heteroovuläre/zweieiige Zwillinge *pl*
enzygotic twins eineiige/erbgleiche/identische/monozygote/monovuläre Zwillinge *pl*
false twins → *dizygotic twins*
fraternal twins → *dizygotic twins*
heterologous twins → *dizygotic twins*
hetero-ovular twins → *dizygotic twins*
monochorial twins → *enzygotic twins*
monochorionic twins → *enzygotic twins*
mono-ovular twins → *enzygotic twins*
monovular twins → *enzygotic twins*
monozygotic twins → *enzygotic twins*
nonidentical twins → *dizygotic twins*
uniovular twins → *enzygotic twins*
ty|lec|to|my [taɪ'lektəmɪ] *noun* Lumpektomie *f*, Quadrantenresektion *f*, Tylektomie *f*
ty|lo|ma [taɪ'ləʊmə] *noun* Schwiele *f*, Tyloma *nt*; Kallus *m*, Callus *m*, Callositas *f*
tympan- *präf.* Trommelfell-, Pauken-, Paukenhöhlen-, Tympano-
tym|pa|nal ['tɪmpənəl] *adj* Trommelfell oder Paukenhöhle betreffend, tympanal
tym|pa|nec|to|my [tɪmpə'nektəmɪ] *noun* Trommelfellentfernung *f*, Tympanektomie *f*
tym|pan|ic [tɪm'pænɪk] *adj* **1.** Trommelfell oder Paukenhöhle betreffend, tympanal, Trommelfell-, Paukenhöhlen-, Tympano- **2.** (*Schall*) tympanitisch, tympanisch
tym|pan|i|chord [tɪm'pænɪkɔːrd] *noun* Chorda tympani
uterine tympanites Physometra *f*, Uterustympanie *f*, Tympania uteri
tym|pa|ni|tes [ˌtɪmpə'naɪtiːz] *noun* Tympanie *f*, Tympania *f*
tym|pa|nit|ic [tɪmpə'nɪtɪk] *adj* **1.** Trommelfellentzündung/Myringitis betreffend, myringitisch, tympanitisch **2.** (*Schall*) paukenartig, tympanisch, tympanitisch
tym|pa|ni|tis [ˌtɪmpə'naɪtɪs] *noun* Mittelohrentzündung *f*, Otitis media
tympano- *präf.* Trommelfell-, Pauken-, Paukenhöhlen-, Tympano-
tym|pa|no|cen|te|sis [ˌtɪmpənəʊsen'tiːsɪs] *noun* Myringotomie *f*, Parazentese *f*
tym|pa|no|eu|sta|chi|an [ˌtɪmpənəʊjuː'steɪʃɪən, -kɪən] *adj* Paukenhöhle und Eustach-Röhre betreffend
tym|pa|no|gen|ic [ˌtɪmpənəʊ'dʒenɪk] *adj* aus der Paukenhöhle stammend, tympanogen
tym|pan|o|gram [tɪm'pænəgræm] *noun* Tympanogramm *nt*
tym|pa|no|mal|le|al [ˌtɪmpənəʊ'mælɪəl] *adj* Paukenhöhle und Hammer/Malleus, tympanomalleal
tym|pa|no|man|dib|u|lar [ˌtɪmpənəʊmæn'dɪbjələr] *adj* Paukenhöhle und Unterkiefer/Mandibula betreffend
tym|pa|no|mas|toi|di|tis [ˌtɪmpənəʊmæstɔɪ'daɪtɪs] *noun* Entzündung von Paukenhöhle und Warzenfortsatzzellen/Cellulae mastoideae, Tympanomastoiditis *f*
tym|pa|no|me|a|to|mas|toid|ec|to|my [ˌtɪmpənəʊmɪˌeɪtəʊˌmæstɔɪ'dektəmɪ] *noun* radikale Mastoidektomie *f*
tym|pa|no|pho|nia [ˌtɪmpənəʊ'fəʊnɪə] *noun* **1.** Tympanophonie *f*, Autophonie *f* **2.** Ohrenklingen *nt*, -sausen *nt*, Ohrgeräusche *pl*, Tinnitus (aurium) *m*
tym|pa|noph|o|ny [tɪmpə'nɑfənɪ] *noun* **1.** Tympanophonie *f*, Autophonie *f* **2.** Ohrenklingen *nt*, -sausen *nt*,

T

Ohrgeräusche *pl*, Tinnitus (aurium) *m*
tym|pa|no|plas|tic [ˌtɪmpənəʊ'plæstɪk] *adj* Tympanoplastik betreffend, mittels Tympanoplastik, tympanoplastisch
tym|pa|no|plas|ty ['tɪmpənəʊplæstɪ] *noun* Tympanoplastik *f*
tym|pa|no|scle|ro|sis [ˌtɪmpənəʊsklɪ'rəʊsɪs] *noun* Pauken(höhlen)sklerose *f*, Tympanosklerose *f*
tym|pa|no|sta|pe|di|al [ˌtɪmpənəʊstə'piːdɪəl] *adj* Paukenhöhle und Steigbügel/Stapes betreffend, tympanostapedial
tym|pa|no|tem|po|ral [ˌtɪmpənəʊ'temp(ə)rəl] *adj* tympanotemporal
tym|pa|not|o|my [tɪmpə'nɑtəmɪ] *noun* Paracentese *f*, Parazentese *f*
tym|pa|nous ['tɪmpənəs] *adj* Tympanie betreffend, tympanisch, tympanitisch; gebläht
tym|pa|ny ['tɪmpənɪ] *noun* Tympanie *f*, Tympania *f*
type [taɪp] **I** *noun* Typ *m*, Typus *m* **II** *v* (*Gentyp*) bestimmen
Aran-Duchenne type Aran-Duchenne-Krankheit *f*, -Syndrom *nt*, Duchenne-Aran-Krankheit *f*, -Syndrom *nt*, adult-distale Form *f* der spinalen Muskelatrophie, spinale progressive Muskelatrophie *f*
blood type Blutgruppe *f*
Charcot-Marie type Charcot-Marie-Krankheit *f*, -Syndrom *nt*, Charcot-Marie-Tooth-Hoffmann-Krankheit *f*, -Syndrom *nt*
Charcot-Marie-Tooth type →*Charcot-Marie type*
conversion type Konversionshysterie *f*, Konversionsneurose *f*, Konversionsreaktion *f*
Déjérine's type amyotrophische/amyotrophe/myatrophische Lateralsklerose *f*
Duchenne's type Duchenne-Krankheit *f*, -Muskeldystrophie *f*, Duchenne-Typ *m* der progressiven Muskeldystrophie, pseudohypertrophe pelvifemorale Form *f*, Dystrophia musculorum progressiva Duchenne
Duchenne-Aran type Aran-Duchenne-Krankheit *f*, -Syndrom *nt*, Duchenne-Aran-Krankheit *f*, -Syndrom *nt*, adult-distale Form *f* der spinalen Muskelatrophie, spinale progressive Muskelatrophie *f*
Duchenne-Landouzy type fazioskapulohumerale Form *f* der Dystrophia musculorum progressiva, Duchenne-Landouzy-Atrophie *f*
Hurler's type Hurler-Krankheit *f*, Hurler-Syndrom *nt*, Lipochondrodystrophie *f*, von Pfaundler-Hurler-Krankheit *f*, von Pfaundler-Hurler-Syndrom *nt*, Dysostosis multiplex, Mukopolysaccharidose I-H *f*
Hurler-Scheie type Hurler-Scheie-Variante *f*, Mukopolysaccharidose I-H/S *f*
Kalmuck type Down-Syndrom *nt*, Trisomie 21(-Syndrom *nt*) *f*, Mongolismus *m*, Mongoloidismus *m*
Leichtenstern's type hämorrhagische Enzephalitis *f*, Encephalitis haemorrhagica
phage type Lysotyp *m*, Phagovar *m*
Putnam's type Dana-Lichtheim-Krankheit *f*, funikuläre Myelose *f*, funikuläre Spinalerkrankung *f*
Scheie's type Morbus Scheie *m*, Scheie-Krankheit *f*, -Syndrom *nt*, Ullrich-Scheie-Krankheit *f*, -Syndrom *nt*, Mukopolysaccharidose *f* I-S
Snellen's test types Snellen-Haken *pl*, -Sehproben *pl*
test type Optotype *f*, Sehzeichen *nt*, -probe *f*
Tooth type Charcot-Marie-Krankheit *f*, -Syndrom *nt*, Charcot-Marie-Tooth-Hoffmann-Krankheit *f*, -Syndrom *nt*
Werdnig-Hoffmann type Werdnig-Hoffmann-Krankheit *f*, Werdnig-Hoffmann-Syndrom *nt*, infantile spinale Muskelatrophie (Werdnig-Hoffmann) *f*
Wernicke-Mann type Hemiplegie *f* Typ Wernicke-Mann, Wernicke-Prädilektionsparese *f*
wild type Wildtyp *m*, -form *f*
ty|phic ['taɪfɪk] *adj* Typhus betreffend, Typhus-
typhl- *präf.* Blinddarm-, Zäko-, Zäkum-, Typhl(o)-; Blind-, Typhl(o)-
typh|lec|to|my [tɪf'lektəmɪ] *noun* Blinddarm-, Zäkumresektion *f*, Typhlektomie *f*
typh|len|ter|i|tis [tɪfˌlentə'raɪtɪs] *noun* Typhlitis *f*, Zäkumentzündung *f*, Blinddarmentzündung *f*
typh|lit|ic [tɪf'laɪtɪk] *adj* Blinddarmentzündung/Typhlitis betreffend, typhlitisch
typh|li|tis [tɪf'laɪtɪs] *noun* **1.** Typhlitis *f*, Zäkumentzündung *f*, Blinddarmentzündung *f* **2.** Entzündung der Appendix vermiformis, Wurmfortsatzentzündung *f*, Blinddarmentzündung *f*, Appendizitis *f*, Appendicitis *f*
typhlo- *präf.* **1.** Blinddarm-, Zäko-, Zäkum-, Typhl(o)- **2.** Blind-, Typhl(o)-
typh|lo|co|lit|ic [ˌtɪfləkə'laɪtɪk] *adj* Typhlokolitis betreffend, typhlokolitisch
typh|lo|co|li|tis [ˌtɪfləkə'laɪtɪs] *noun* Entzündung von Blinddarm/Zäkum und Kolon, Typhlokolitis *f*
typh|lo|em|py|e|ma [ˌtɪfləempaɪ'iːmə] *noun* appendizitischer Abszess *m*
typh|lo|en|ter|i|tis [ˌtɪfləentə'raɪtɪs] *noun* Typhlitis *f*, Zäkumentzündung *f*, Blinddarmentzündung *f*
typh|lo|lex|ia [ˌtɪflə'leksɪə] *noun* Leseunfähigkeit *f*, -unvermögen *nt*, Alexie *f*
typh|lo|meg|a|ly [ˌtɪflə'megəlɪ] *noun* Zäkumvergrößerung *f*, Zäko-, Typhlomegalie *f*
typh|lon ['tɪflɑn] *noun* Blinddarm *m*, Zäkum *nt*, Zökum *nt*, Caecum *nt*, Intestinum caecum
typh|lop|to|sis [ˌtɪflɑp'təʊsɪs] *noun* Zäkumsenkung *f*, Typhloptose *f*
typh|lor|rha|phy [tɪf'lɔrəfɪ] *noun* Zäkumnaht *f*, Zäkorrhaphie *f*
typh|lo|sis [tɪf'ləʊsɪs] *noun* Erblindung *f*, Blindheit *f*
typh|los|to|my [tɪf'lɑstəmɪ] *noun* Zäkumfistel *f*, -fistelung *f*, Zäko-, Typhlostomie *f*
typh|lo|ter|i|tis [ˌtɪfləte'raɪtɪs] *noun* Entzündung des Blinddarms/Zäkums, Typhlitis *f*, Zäkumentzündung *f*, Blinddarmentzündung *f*
typh|lot|o|my [tɪf'lɑtəmɪ] *noun* Zäkumeröffnung *f*, Zäko-, Typhlotomie *f*
ty|phoid ['taɪfɔɪd] **I** *noun* Bauchtyphus *m*, Typhus *m*, Typhus *m* abdominalis, Febris typhoides **II** *adj* **1.** Fleckfieber betreffend, Fleckfieber- **2.** typhusartig, benommen, suporös, typhös
abdominal typhoid Bauchtyphus *m*, Typhus (abdominalis) *m*, Febris typhoides
ambulatory typhoid Typhus ambulatorius/levissimus
latent typhoid Typhus ambulatorius/levissimus
lower abdominal typhoid Kolotyphus *nt*
walking typhoid Typhus ambulatorius/levissimus
ty|phoi|dal [taɪ'fɔɪdl] *adj* Typhus betreffend, typhusartig, typhusähnlich, typhös
ty|phous ['taɪfəs] *adj* Typhus betreffend, typhusartig, typhusähnlich, typhös
ty|phus ['taɪfəs] *noun* Fleckfieber *nt*, Typhus *m*
Australian tick typhus Queenslandzeckenbissfieber *nt*
canine typhus Canicolakrankheit *f*, Kanikolafieber *nt*, Stuttgarter Hundeseuche *f*
classic typhus epidemisches/klassisches Fleckfieber *nt*, Läusefleckfieber *nt*, Fleck-, Hunger-, Kriegstyphus *m*, Typhus exanthematicus
endemic typhus endemisches/murines Fleckfieber *nt*, Ratten-, Flohfleckfieber *nt*
epidemic typhus →*classic typhus*
European typhus →*classic typhus*
exanthematous typhus →*classic typhus*
flea-borne typhus →*endemic typhus*
Indian tick typhus Boutonneuse-Fieber *nt*, Fièvre boutonneuse
Kenyan tick typhus Boutonneuse-Fieber *nt*, Fièvre boutonneuse
louse-borne typhus →*classic typhus*

T

Mexican typhus → *endemic typhus*
mite typhus japanisches Fleckfieber *nt*, Milbenfleckfieber *nt*, Scrub-Typhus *m*, Tsutsugamushi-Fieber *nt*
murine typhus → *endemic typhus*
North Queensland tick typhus Queensland-, Nordqueensland-Zeckenfieber *nt*
Queensland tick typhus Queensland-, Nordqueensland-Zeckenfieber *nt*
recrudescent typhus Brill-Krankheit *f*, Brill-Zinsser-Krankheit *f*
scrub typhus japanisches Fleckfieber *nt*, Scrub-Typhus *m*, Milbenfleckfieber *nt*, Tsutsugamushi-Fieber *nt*
tick typhus Zeckenbissfieber *nt*
tick-borne typhus Zeckenbissfieber *nt*, Zeckenfleckfieber *nt*
tropical typhus japanisches Fleckfieber *nt*, Scrub-Typhus *m*, Milbenfleckfieber *nt*, Tsutsugamushi-Fieber *nt*

typ|ing ['taɪpɪŋ] *noun* Blutgruppenbestimmung *f*, Gentypenbestimmung *f*, Typing *nt*, Typisierung *f*
DNA typing DNA-Fingerprint-Methode *f*
phage typing Lysotypie *f*

tyr- *präf.* Käse-, Tyr(o)-

ty|ra|mine ['taɪrəmiːn] *noun* Tyramin *nt*, Tyrosamin *nt*

tyro- *präf.* Käse-, Tyr(o)-

ty|rog|e|nous [taɪ'rɑdʒənəs] *adj* aus Käse stammend, durch Käse hervorgerufen, tyrogen

ty|ro|ma [taɪ'rəʊmə] *noun* käsiger Tumor *m*, Tyrom *nt*

ty|ros|a|mine [taɪ'rɑsəmiːn] *noun* → *tyramine*

ty|ro|sin|ase ['taɪrəsɪneɪz, 'tɪr-] *noun* Tyrosinase *f*

ty|ro|sine ['taɪrəsiːn, -sɪn] *noun* Tyrosin *nt*

ty|ro|sin|e|mia [,taɪrəsɪ'niːmɪə] *noun* Tyrosinämie *f*
type I tyrosinemia hereditäre/hepatorenale Tyrosinämie *f*, Tyrosinose *f*
type II tyrosinemia Richner-Hanhart-Syndrom *nt*, TAT-Mangel *m*, Tyrosinaminotransferasemangel *m*

ty|ro|si|no|sis [,taɪrəsɪ'nəʊsɪs] *noun* Tyrosinose *f*

ty|ro|si|nu|ria [,taɪrəsɪ'n(j)ʊərɪə] *noun* Tyrosinurie *f*

ty|ro|sis [taɪ'rəʊsɪs] *noun* Verkäsung *f*, Tyrosis *f*

ty|ro|tox|i|co|sis [,taɪrə,tɑksɪ'kəʊsɪs] *noun* Käsevergiftung *f*, Tyrotoxikose *f*

tzet|ze ['tsetsiː, 'tsiːtsiː] *noun* → *tsetse*

U

u|bi|qui|nol [juː'bɪkwɪnɑl, -nɔl] *noun* Ubihydrochinon *nt*
u|bi|qui|none [juː'bɪkwɪnəʊn, ˌjuːbɪkwɪ'nəʊn] *noun* Ubichinon *nt*
u|biq|ui|tous [juː'bɪkwɪtəs] *adj* überall vorkommend, allgegenwärtig, ubiquitär
UDPgalactose *noun* Uridindiphosphat-D-Galaktose *f*, UDP-Galaktose *f*, aktive Galaktose *f*
UDPgalactose-4-epimerase *noun* UDP-Glucose-4-epimerase *f*, UDP-Galaktose-4-epimerase *f*, Galaktowaldenase *f*
UDPglucose *noun* Uridindiphosphat-D-Glucose *f*, UDP-Glucose *f*, aktive Glucose *f*
UDPglucose-4-epimerase *noun* UDP-Glucose-4-epimerase *f*, UDP-Galaktose-4-epimerase *f*, Galaktowaldenase *f*
UDPglucuronate *noun* UDP-glucuronat *nt*
ul|cer ['ʌlsər] *noun* Geschwür *nt*, Ulkus *nt*, Ulcus *nt*
Aden ulcer kutane Leishmaniose *f*, Hautleishmaniose *f*, Orientbeule *f*, Leishmaniasis cutis
anastomotic ulcer Anastomosenulkus *nt*
arterial leg ulcer Ulcus cruris arteriosum
Barrett's ulcer Barrett-Ulkus *nt*
Buruli ulcer Buruli-Ulkus *nt*
callus ulcer Ulcus callosum
chancroid ulcer Chankroid *nt*, weicher Schanker *m*, Ulcus molle
chiclero ulcer südamerikanische Hautleishmaniase *f*, kutane Leishmaniase *f* Südamerikas, Chiclero-Ulkus *nt*
chronic leg ulcer Ulcus cruris
Clarke's ulcer 1. knotiges/solides/noduläres/nodulo-ulzeröses Basaliom *nt*, Basalioma exulcerans, Ulcus rodens **2.** (*gynäkol.*) Zervikalulkus *nt*
corneal ulcer Hornhautgeschwür *nt*, -ulkus *nt*, Ulcus corneae
corrosive ulcer Noma *f*, Wangenbrand *m*, Wasserkrebs *m*, infektiöse Gangrän *f* des Mundes, Cancer aquaticus, Chancrum oris, Stomatitis gangraenosa
decubital ulcer Wundliegen *nt*, Dekubitalulkus *nt*, -geschwür *nt*, Dekubitus *m*, Decubitus *m*
dentition ulcer Dentitionsgeschwür *nt*
Dieulafoy's ulcer Dieulafoy-Ulkus *nt*, Exulceratio simplex, Ulcus Dieulafoy *m*
duodenal ulcer Zwölffingerdarmgeschwür *nt*, Duodenalulkus *nt*, Ulcus duodeni
elusive ulcer Fenwick-Ulkus *nt*, Hunner-Ulkus *nt*, Hunner-Fenwick-Ulkus *nt*, Fenwick-Hunner-Ulkus *nt*
eruption ulcer Dentitionsgeschwür *nt*
esophageal ulcer Speiseröhren-, Ösophagusulkus *nt*
Fenwick-Hunner ulcer Fenwick-Ulkus *nt*, Hunner-Ulkus *nt*, Hunner-Fenwick-Ulkus *nt*, Fenwick-Hunner-Ulkus *nt*
gastric ulcer Magengeschwür *nt*, -ulkus *nt*, Ulcus ventriculi
gravitational ulcer Stauungsulkus *nt*, Ulcus (cruris) venosum
groin ulcer Granuloma inguinale/venereum, Granuloma pudendum chronicum, Donovaniosis *f*
hard ulcer Ulcus durum
Hunner's ulcer Fenwick-Ulkus *nt*, Hunner-Ulkus *nt*, Hunner-Fenwick-Ulkus *nt*, Fenwick-Hunner-Ulkus *nt*
neurotrophic ulcer neurotrophische Ulzeration *f*, trophoneurotisches Ulkus *nt*, Ulcus trophoneuroticum
peptic ulcer peptisches Ulkus *nt*, Ulcus pepticum
perforated ulcer perforiertes Ulkus *nt*, Ulcus perforans
pudendal ulcer Lymphogranuloma inguinale/venereum *nt*, Lymphopathia venerea, klimatischer Bubo *m*, Morbus Durand-Nicolas-Favre *m*, vierte Geschlechtskrankheit *f*, Poradenitis inguinalis
pyloric ulcer Ulcus pyloricum, Ulcus ad pylorum
rodent ulcer knotiges Basaliom *nt*, solides Basaliom *nt*, noduläres Basaliom *nt*, nodulo-ulzeröses Basaliom *nt*, Basalioma exulcerans, Ulcus rodens
senile gastric ulcer Altersulkus des Magens *m*
serpiginous ulcer 1. Ulcus serpens **2.** Hypopyonkeratitis *f*, Ulcus corneae serpens **3.** Ulcus molle serpiginosum
soft ulcer weicher Schanker *m*, Chankroid *nt*, Ulcus molle
stasis ulcer Stauungsulkus *nt*, Ulcus (cruris) venosum; Ulcus (cruris) varicosum
ulcer of the stomach Magengeschwür *nt*, -ulkus *nt*, Ulcus ventriculi
syphilitic ulcer harter Schanker *m*, Hunter-Schanker *m*, syphilitischer Primäraffekt *m*, Ulcus durum
trophoneurotic ulcer neurotrophische Ulzeration *f*, trophoneurotisches Ulkus *nt*, Ulcus trophoneuroticum
varicose ulcer Ulcus (cruris) varicosum
venereal ulcer Ulcus molle
ventricular ulcer Magengeschwür *nt*, -ulkus *nt*, Ulcus ventriculi
ul|cer|ate ['ʌlsəreɪt] *v* geschwürig werden, schwären, eitern, eitrig werden; ulzerieren; exulzerieren
ul|cer|at|ed ['ʌlsəreɪtɪd] *adj* eitrig, eiternd, vereitert; ulzeriert; exulzeriert
ul|cer|a|tion [ʌlsə'reɪʃn] *noun* **1.** Eiterung *f*, Geschwür *nt*, Geschwürsbildung *f*, Ulzeration *f*; Exulzeration *f* **2.** → *ulcer*
bladder ulceration Blasengeschwür *nt*, Ulcus vesicae
ul|cer|a|tive ['ʌlsəreɪtɪv] *adj* **1.** geschwürig, ulzerativ, ulzerös, eitrig, eiternd, Eiter-, Geschwür(s)- **2.** Geschwüre hervorrufend oder verursachend, ulzerogen
ul|cer|o|car|ci|no|ma [ˌʌlsərəʊˌkɑːrsɪ'nəʊmə] *noun* Ulkuskarzinom *nt*, Carcinoma ex ulcere
ul|cer|o|gan|gre|nous [ˌʌlsərəʊ'gæŋgrənəs] *adj* ulzerös-gangrenös
ul|cer|o|ge|ne|sis [ˌʌlsərəʊ'dʒenəsɪs] *noun* Ulkusentstehung *f*, Ulzerogenese *f*
ul|cer|o|gen|ic [ˌʌlsərəʊ'dʒenɪk] *adj* Geschwüre hervorrufend, ulzerogen
ul|cer|o|mem|bra|nous [ˌʌlsərəʊ'membrənəs] *adj* ulzerös-membranös, ulzeromembranös
ul|cer|o|phleg|mon|ous [ˌʌlsərəʊ'flegmənəs] *adj* ulzerophlegmonös
ul|cer|ous ['ʌlsərəs] *adj* Geschwüre hervorrufend, ulzerogen; ulzerativ, ulzerös, ulzerativ
ule- *präf.* Narben-, Ul(o)-; Zahnfleisch-, Ul(o)-, Gingiva-
ul|ec|to|my [juː'lektəmɪ] *noun* Gingivektomie *f*
ul|e|gy|ria [juːlɪ'dʒaɪrɪə] *noun* Ulegyrie *f*
ul|er|y|the|ma [juːˌlerɪ'θiːmə] *noun* Ulerythema *nt*
ulerythema ophryogenes Ulerythema ophryogenes, Keratosis pilaris (rubra) faciei
ul|na ['ʌlnə] *noun, plural* **-nas, -nae** [-niː] Ulna *f*, Elle *f*
fractured ulna Ellenbruch *m*, Ulnafraktur *f*
ul|nar ['ʌlnər] *adj* Elle/Ulna betreffend, auf der Ulnarseite liegend, ulnar
ul|no|car|pal [ˌʌlnə'kɑːrpəl] *adj* Elle/Ulna und Handwurzel/Karpus betreffend oder verbindend, ulnokarpal, karpoulnar
ul|no|ra|di|al [ˌʌlnə'reɪdɪəl] *adj* Speiche/Radius und Elle/Ulna betreffend oder verbindend, radioulnar, ulnoradial
ulo- *präf.* **1.** Narben-, Ul(o)- **2.** Zahnfleisch-, Ul(o)-, Gingiva-

ultra- *präf.* jenseits (von), (dar-)über ... hinaus, äußerst, ultra-

ul|tra|brach|y|ce|phal|ic [ˌʌltrəˌbrækɪsə'fælɪk] *adj* ultrabrachyzephal

ul|tra|cen|tri|fu|ga|tion [ˌʌltrəsenˌtrɪfjə'geɪʃn] *noun* Ultrazentrifugation *f*

ul|tra|cen|tri|fuge [ˌʌltrə'sentrɪfjuːdʒ] *noun* Ultrazentrifuge *f*

ul|tra|fil|ter [ʌltrə'fɪltər] *noun* Ultrafilter *m*; semipermeable Membran *f*

ul|tra|fil|trate [ʌltrə'fɪltreɪt] *noun* Ultrafiltrat *nt*
glomerular ultrafiltrate Primärharn *m*

ul|tra|fil|tra|tion [ˌʌltrəfɪl'treɪʃn] *noun* Ultrafiltration *f*

ul|tra|mi|cro|a|nal|y|sis [ʌltrəˌmaɪkrəʊə'nælɪsɪs] *noun* Ultramikroanalyse *f*

ul|tra|mi|cro|scope [ˌʌltrə'maɪkrəskəʊp] *noun* Ultramikroskop *nt*

ul|tra|mi|cro|scop|ic [ˌʌltrəˌmaɪkrə'skɑpɪk] *adj* **1.** Ultramikroskop betreffend, ultramikroskopisch **2.** (*Größe*) ultramikroskopisch, submikroskopisch, ultravisibel

ul|tra|mi|cros|co|py [ˌʌltrəmaɪ'krɑskəpɪ] *noun* Ultramikroskopie *f*

ul|tra|mi|cro|tome [ʌltrə'maɪkrətəʊm] *noun* Ultramikrotom *nt*

ul|tra|red [ˌʌltrə'red] I *noun* Ultrarot *nt*, Infrarot *nt*, Ultrarot-, Infrarotlicht *nt*, IR-Licht *nt*, UR-Licht *nt* II *adj* infrarot, ultrarot

ul|tra|son|ic [ˌʌltrə'sɑnɪk] *adj* Ultraschall-, Ultrasono-

ul|tra|son|o|gram [ʌltrə'sɑnəgræm] *noun* Sonogramm *nt*

ul|tra|son|o|graph|ic [ʌltrəˌsɑnə'græfɪk] *adj* Sonografie betreffend, mittels Sonografie, sonographisch, sonografisch

ul|tra|so|nog|ra|phy [ˌʌltrəsə'nɑgrəfɪ] *noun* Ultraschalldiagnostik *f*, Sonographie *f*, Sonografie *f*
Doppler ultrasonography Doppler-Sonographie *f*, Doppler-Sonografie *f*
pelvic ultrasonography Beckensonographie *f*, Beckensonografie *f*

ul|tra|sound ['ʌltrəsaʊnd] *noun* Ultraschall *m*, Ultraschallstrahlen *pl*, -wellen *pl*

ul|tra|struc|tur|al [ˌʌltrə'strʌktʃərəl] *adj* ultra-, feinstrukturell

ul|tra|struc|ture ['ʌltrəstrʌktʃər] *noun* Fein-, Ultrastruktur *f*

ul|tra|vi|o|let [ˌʌltrə'vaɪəlɪt] I *noun* Ultraviolett *nt*, Ultraviolettlicht *nt*, -strahlung *f*, UV-Licht *nt*, -Strahlung *f* II *adj* ultraviolett, Ultraviolett-, UV-

ul|tra|vis|i|ble [ˌʌltrə'vɪzəbl] *adj* nicht mit dem (Licht-) Mikroskop sichtbar, ultravisibel, submikroskopisch, ultramikroskopisch

um|bil|i|cal [ʌm'bɪlɪkl] I *noun* Nabelstrang *m*, -schnur *f*, Chorda/Funiculus umbilicalis II *adj* Nabel betreffend, zum Nabel gehörend, umbilikal, Nabel-, Umbilikal-

um|bil|i|cus [ʌm'bɪlɪkəs, ˌʌmbɪ'laɪkəs] *noun, plural* **-cuses, -ci** [-kaɪ, -saɪ] Nabel *m*, Umbilikus *m*, Umbilicus *m*, Omphalos *m*, Umbo *m*

um|bo ['ʌmbəʊ] *noun* Nabel *m*, Umbilikus *m*, Umbilicus *m*, Omphalos *m*, Umbo *m*
umbo of tympanic membrane Trommelfellnabel *m*, Umbo membranae tympani

um|bras|co|py [ʌm'bræskəpɪ] *noun* Retinoskopie *f*, Skiaskopie *f*

un|a|dul|ter|at|ed [ʌnə'dʌltəreɪtɪd] *adj* rein, pur, echt, unverfälscht, unverdünnt

un|cal ['ʌŋkəl] *adj* Uncus betreffend, Unkus-

unc|ar|thro|sis [ʌŋkɑːr'θrəʊsɪs] *noun* Unkarthrose *f*

un|ci|form|e [ʌnsɪ'fɔːrmɪ] *noun* Hakenbein *nt*, Hamatum *nt*, Os hamatum

un|ci|nal ['ʌnsənl] *adj* **1.** hakenförmig, gekrümmt; mit Haken versehen **2.** Uncus betreffend

Un|ci|nar|ia [ˌʌnsə'neərɪə] *noun* Uncinaria *f*
Uncinaria americana Todeswurm *m*, Necator americanus
Uncinaria duodenalis (europäischer) Hakenwurm *m*, Grubenwurm *m*, Ancylostoma duodenale

un|ci|na|ri|a|sis [ˌʌnsɪnə'raɪəsɪs] *noun* Uncinariasis *f*

un|ci|nate ['ʌnsɪnɪt, -neɪt] *adj* **1.** hakenförmig, gekrümmt; mit Haken versehen **2.** Uncus betreffend

un|ci|na|tum [ˌʌnsɪ'neɪtəm] *noun* Hakenbein *nt*, Hamatum *nt*, Os hamatum

un|com|mu|ni|ca|ble [ʌnkə'mjuːnɪkəbl] *adj* (*Krankheit*) nicht ansteckend oder übertragbar

un|con|di|tioned [ˌʌnkən'dɪʃənd] *adj* angeboren, unbedingt

un|con|scious [ʌn'kɑnʃəs] I *noun* the unconscious das Unbewusste II *adj* **1.** unbewusst, unwillkürlich **2.** bewusstlos, besinnungslos, ohnmächtig

un|con|scious|ness [ʌn'kɑnʃəsnɪs] *noun* **1.** Unbewusstheit *f* **2.** Bewusstlosigkeit *f*, Besinnungslosigkeit *f*, Ohnmacht *f*

un|con|tam|i|nat|ed [ʌnkən'tæmɪneɪtɪd] *adj* nicht verunreinigt oder verseucht oder infiziert oder vergiftet

un|cou|pler [ʌn'kʌplər] *noun* Entkoppler *m*, entkoppelnde Substanz *f*

un|co|ver|te|bral [ˌʌnkəʊ'vɜrtəbrəl] *adj* unkovertebral

un|crossed [ʌn'krɔst, -'krɑst] *adj* nicht gekreuzt, ungekreuzt

unc|tion ['ʌŋkʃn] *noun* **1.** Einreibung *f*, (Ein-)Salbung *f*, Unktion *f* **2.** (*pharmakol.*) Salbe *f* **3.** Trost *m*, Balsam *m* (*to* für)

un|cus ['ʌŋkəs] *noun, plural* **un|ci** ['ʌnsaɪ] **1.** Haken *m*, Häkchen *nt*, hakenförmiger Vorsprung *m*, Uncus *m* **2.** (*ZNS*) Uncus *m*

un|der|arm ['ʌndərɑːrm] I *noun* Achselhöhle *f* II *adj* Unterarm-

un|der|de|vel|oped [ˌʌndərdɪ'veləpt] *adj* **1.** (*radiolog.*) unterentwickelt **2.** zurückgeblieben, unterentwickelt, mangelhaft entwickelt

un|der|de|vel|op|ment [ˌʌndərdɪ'veləpmənt] *noun* Unterentwicklung *f*, Unreife *f*

un|der|dose ['ʌndərdəʊs] I *noun* zu geringe Dosis *f*, Unterdosierung *f* II *v* zu gering dosieren, unterdosieren; jdm. eine zu geringe Dosis verabreichen

un|der|ex|pose [ˌʌndərɪk'spəʊz] *v* unterbelichten

un|der|ex|po|sure [ˌʌndərɪk'spəʊʒər] *noun* Unterbelichtung *f*

un|der|horn ['ʌndərhɔːrn] *noun* Unterhorn *nt* des Seitenventrikels, Cornu temporale ventriculi lateralis

un|der|lip ['ʌndərlɪp] *noun* Unterlippe *f*

un|der|nour|ished [ʌndər'nɜrɪʃt] *adj* unterernährt, mangelernährt, fehlernährt

un|der|nour|ish|ment [ʌndər'nɜrɪʃmənt] *noun* Unterernährung *f*, Mangelernährung *f*, Fehlernährung *f*

un|der|nu|tri|tion [ˌʌndərn(j)uː'trɪʃn] *noun* Unterernährung *f*, Mangelernährung *f*, Fehlernährung *f*

un|der|per|fused [ˌʌndərpər'fjuːzd] *adj* minderdurchblutet, hypoperfundiert

un|der|ven|ti|la|tion [ˌʌndərventə'leɪʃn] *noun* Hypoventilation *f*

un|der|weight ['ʌndərweɪt] I *noun* Untergewicht *nt* II *adj* untergewichtig

un|de|vel|oped [ˌʌndɪ'veləpd] *adj* unentwickelt, schlecht entwickelt, nicht ausgebildet

un|dif|fer|en|ti|at|ed [ʌnˌdɪfə'renʃɪeɪtɪd] *adj* gleichartig, homogen, undifferenziert

un|di|lut|ed [ˌʌndaɪ'luːtɪd] *adj* unverdünnt; rein, pur

un|du|lant ['ʌndʒələnt, 'ʌnd(j)ə-] *adj* wellig, wellenförmig (verlaufend), gewellt, undulierend

un|du|lat|ing ['ʌndərleɪtɪŋ] *adj* wellig, wellenförmig (verlaufend), gewellt, undulierend

un|es|ter|i|fied [ʌne'sterəfaɪd] *adj* unverestert

un|gual ['ʌŋgwəl] *adj* Nagel betreffend, Nagel-

un|guent ['ʌŋgwənt] *noun* Salbe *f*, Unguentum *nt*

un|guis ['ʌŋgwɪs] *noun, plural* **-gues** [-gwiːz] Nagel *m*,

U

Unguis *m*
uni- *präf.* Ein-, Uni-, Mon(o)-
u|ni|ar|tic|u|lar [ˌjuːnɪɑːr'tɪkjələr] *adj* nur ein Gelenk betreffend, auf ein Gelenk beschränkt, monartikulär, monoartikulär
u|ni|au|ral [ˌjuːnɪ'ɔːrəl] *adj* nur ein Ohr oder das Gehör auf einer Seite betreffend, monaural, monoaural
u|ni|cam|er|al [juːnɪ'kæm(ə)rəl] *adj* (*Zyste*) einkammerig, unikameral, unilokulär, unilokular
u|ni|cel|lu|lar [ˌjuːnɪ'seljələr] *adj* aus einer Zelle bestehend, unizellulär, einzellig, monozellulär
u|ni|cen|tral [ˌjuːnɪ'sentrəl] *adj* nur ein Zentrum betreffend oder besitzend, monozentral, monozentrisch, unizentral, unizentrisch
u|ni|cen|tric [ˌjuːnɪ'sentrɪk] *adj* nur ein Zentrum betreffend oder besitzend, monozentral, monozentrisch, unizentral, unizentrisch
u|ni|con|dy|lar [ˌjuːnɪ'kɑndɪlər] *adj* nur eine Kondyle betreffend, monokondylär
u|ni|fo|cal [ˌjuːnɪ'fəʊkl] *adj* einen Fokus betreffend, von einem Herd ausgehend, unifokal
u|ni|form ['juːnɪfɔːrm] *adj* einheitlich; gleichförmig; gleichbleibend, konstant, uniform
u|ni|glan|du|lar [ˌjuːnɪ'glændʒələr] *adj* nur eine Drüse/Glandula betreffend, monoglandulär
u|ni|gra|vi|da [ˌjuːnɪ'grævɪdə] *noun* Primigravida *f*
u|ni|lo|bar [ˌjuːnɪ'ləʊbər] *adj* aus einem Lappen bestehend, unilobar
u|ni|loc|u|lar [ˌjuːnɪ'lɑkjələr] *adj* (*Zyste*) einkammerig, unikameral, unilokulär, unilokular
un|im|paired [ʌnɪm'peərd] *adj* **1.** unvermindert, unbeeinträchtigt **2.** unbeschädigt, intakt, nicht befallen
un|in|hib|it|ed [ʌnɪn'hɪbətɪd] *adj* ungehemmt, nicht gehemmt
u|ni|nu|cle|ar [ˌjuːnɪ'n(j)uːklɪər] *adj* (*Blutzelle*) nur einen Kern/Nukleus besitzend, mononukleär
u|ni|oc|u|lar [ˌjuːnɪ'ɑkjələr] *adj* nur ein Auge betreffend, nur für ein Auge, uniokulär, einäugig, monokular, monokulär
u|ni|ov|u|lar [ˌjuːnɪ'ɑvjələr] *adj* (*Zwillinge*) aus einer Eizelle/einem Ovum entstanden, monovulär, eineiig
u|nip|a|ra [juː'nɪpərə] *noun, plural* **-ras, -rae** [-riː] Erstgebärende *f*, Primipara *f*
u|nip|a|rous [juː'nɪpərəs] *adj* erstgebärend, primipar
u|ni|po|lar [ˌjuːnɪ'pəʊlər] *adj* (*Nervenzelle*) mit nur einem Pol versehen, monopolar, einpolig, unipolar
u|ni|port ['juːnɪpɔːrt] *noun* Uniport *m*, Uniportsystem *nt*
u|nit ['juːnɪt] *noun* (Grund-, Maß-)Einheit *f*
bread exchange unit Broteinheit *f*
enzyme unit Enzymeinheit *f*
hemolytic unit **1.** Hämolysineinheit *f* **2.** Komplementeinheit *f*
insulin unit Insulineinheit *f*
international unit of enzyme activity internationale Einheit der Enzymaktivität, Enzymeinheit
SI units SI-Einheiten *pl*
u|ni|vac|u|o|lar [ˌjuːnɪˌvækjuː'əʊlər] *adj* univakuolär
u|ni|va|lence [ˌjuːnɪ'veɪləns] *noun* Einwertigkeit *f*, Univalenz *f*
u|ni|va|lent [ˌjuːnɪ'veɪlənt, juː'nɪvə-] *adj* mit nur einer Valenz, monovalent, einwertig, univalent
un|med|ul|lat|ed [ʌn'medʒəleɪtɪd] *adj* ohne eine Myelinscheide, markfrei, markscheidenfrei, myelinlos, myelinfrei
un|my|e|li|nat|ed [ʌn'maɪəlɪˌneɪtɪd] *adj* ohne eine Myelinscheide, markfrei, markscheidenfrei, myelinlos, myelinfrei
un|phys|i|o|log|ic [ʌnˌfɪzɪə'lɑdʒɪk] *adj* nicht physiologisch; pathologisch, unphysiologisch
un|re|spon|sive [ˌʌnrɪ'spɑnsɪv] *adj* unempfänglich (*to* für); nicht ansprechend oder reagierend (*to* auf)
un|re|spon|sive|ness [ʌnrɪ'spɑnsɪvnɪs] *noun* Nichtreaktivität *f*
un|rest [ʌn'rest] *noun* (innere) Unruhe *f*, Nervosität *f*; Ruhelosigkeit *f*
un|sat|u|rat|ed [ʌn'sætʃəreɪtɪd] *adj* ungesättigt
un|spe|cif|ic [ˌʌnspɪ'sɪfɪk] *adj* nicht charakteristisch, nicht kennzeichnend, nicht spezifisch, unspezifisch
un|sta|ble [ʌn'steɪbl] *adj* **1.** (*chem.*) instabil **2.** schwankend, wechselnd; unbeständig **3.** nicht stabil, nicht fest
un|stead|y [ʌn'stedɪ] *adj* schwankend, unsicher, unbeständig; (*chem.*) zersetzlich, labil
ur- *präf.* Harn-, Urin-, Uri-, Uro-
u|ra|chal ['jʊərəkəl] *adj* Urachus betreffend, Urachus-
u|ra|chus ['jʊərəkəs] *noun* Harngang *m*, Urachus *m*
u|ra|cil ['jʊərəsɪl] *noun* Uracil *nt*
uranisco- *präf.* Gaumen-, Uran(o)-, Palat(o)-, Staphyl(o)-
u|ra|nis|co|chasm [jʊərə'nɪskəkæzəm] *noun* → *uranoschisis*
u|ra|nis|co|ni|tis [jʊərəˌnɪskə'naɪtɪs] *noun* Gaumenentzündung *f*, Uranitis *f*
u|ra|nis|co|plas|ty [jʊərəˌnɪskəplæstɪ] *noun* Staphyloplastik *f*, Uranoplastik *f*
u|ra|nis|cor|rha|phy [ˌjʊərənɪs'kɔrəfɪ] *noun* Gaumennaht *f*, Urano-, Staphylorrhaphie *f*
u|ra|nis|cus [jʊərə'nɪskəs] *noun* Gaumen *m*; (*anatom.*) Palatum *nt*
urano- *präf.* Gaumen-, Uran(o)-, Palat(o)-, Staphyl(o)-
u|ra|no|plas|ty ['jʊərənəʊplæstɪ] *noun* Gaumenplastik *f*, Urano-, Staphyloplastik *f*
u|ra|nor|rha|phy [ˌjʊərə'nɔrəfɪ] *noun* Gaumennaht *f*, Urano-, Staphylorrhaphie *f*
u|ra|nos|chi|sis [ˌjʊəræ'nɑkəsɪs] *noun* Gaumenspalte *f*, Uranoschisis *f*, Palatoschisis *f*, Palatum fissum
u|ran|o|schism [jʊə'rænəskɪzəm] *noun* → *uranoschisis*
u|ra|no|staph|y|lo|plas|ty [ˌjʊərənəʊˌstæfɪləʊplæstɪ] *noun* Uranostaphyloplastik *f*
u|ra|no|staph|y|lor|rha|phy [ˌjʊərənəʊstæfɪ'lɔrəfɪ] *noun* Uranostaphyloplastik *f*
u|ra|no|staph|y|los|chi|sis [ˌjʊərənəʊstæfɪ'lɑskəsɪs] *noun* Uranostaphyloschisis *f*
u|ra|no|ve|los|chi|sis [ˌjʊərənəʊvɪ'lɑskəsɪs] *noun* → *uranostaphyloschisis*
u|rar|thri|tis [ˌjʊərɑːr'θraɪtɪs] *noun* Arthritis urica, Arthropathia urica
u|rate ['jʊəreɪt] *noun* Urat *nt*
calcium urate Calciumurat *nt*
u|ra|te|mia [ˌjʊərə'tiːmɪə] *noun* Uratämie *f*
u|rat|ic [jə'rætɪk] *adj* Urat betreffend, uratisch
u|ra|to|ly|sis [ˌjʊərə'tɑlɪsɪs] *noun* Urataufösung *f*, Uratolyse *f*
u|ra|to|lyt|ic [ˌjʊərətəʊ'lɪtɪk] *adj* urataufösend, uratolytisch
u|ra|to|ma [ˌjʊərə'təʊmə] *noun* (Urat-, Gicht-)Tophus *m*
u|ra|tu|ria [ˌjʊərə't(j)ʊərɪə] *noun* Uraturie *f*
u|rea [jʊ'riːə, 'jʊərɪə] *noun* Harnstoff *m*, Karbamid *nt*, Carbamid *nt*, Urea *f*
urea- *präf.* Harn(stoff)-, Urea-, Ure(o)-, Uro-
u|re|al [jʊ'riːəl, 'jʊərɪəl] *adj* Harnstoff-
U|re|a|plas|ma [jə'rɪəplæzmə] *noun* Ureaplasma *nt*
u|re|a|poi|e|sis [jəˌrɪəpɔɪ'iːsɪs] *noun* Harnstoffbildung *f*
u|re|ase ['jʊərɪeɪz] *noun* Urease *f*
u|rel|co|sis [ˌjʊərel'kəʊsɪs] *noun* Harnwegsgeschwür *nt*, Urelkosis *f*
u|re|mia [jə'riːmɪə] *noun* Harnvergiftung *f*, Urämie *f*
u|re|mic [jə'riːmɪk] *adj* Urämie betreffend, urämisch
u|re|mi|gen|ic [jəˌriːmɪ'dʒenɪk] *adj* **1.** Urämie betreffend, urämisch **2.** eine Urämie auslösend, urämigen
ureo- *präf.* Harn(stoff)-, Urea-, Ure(o)-, Uro-
u|re|o|ly|sis [jʊərɪ'ɑlɪsɪs] *noun* Harnstoffspaltung *f*, Ureolyse *f*
u|re|o|lyt|ic [ˌjʊərɪəʊ'lɪtɪk] *adj* Ureolyse betreffend, harnstoffspaltend, ureolytisch
u|re|sis [jə'riːsɪs] *noun* **1.** Harnen *nt*, Urese *f* **2.** → *urina-*

tion
u|re|tal [jə'riːtl] *adj* Harnleiter/Ureter betreffend, ureterisch
u|re|ter ['jʊrətər, jʊə'riːtər] *noun* Harnleiter *m*, Ureter *m*
ureter- *präf.* Harnleiter-, Ureter(o)-
u|re|ter|al [jʊə'riːtərəl, jə-] *adj* Harnleiter/Ureter betreffend, ureterisch
u|re|ter|al|gia [jʊ,riːtə'rældʒ(ɪ)ə] *noun* Harnleiterschmerz *m*, -neuralgie *f*, Ureteralgie *f*
u|re|ter|ec|ta|sia [jʊ,riːtərek'teɪʒ(ɪ)ə] *noun* Ureterektasie *f*
u|re|ter|ec|ta|sis [,jʊ,riːtər'ektəsɪs] *noun* Harnleitererweiterung *f*, Ureterektasie *f*
u|re|ter|ec|to|my [,jʊ,riːtər'ektəmɪ] *noun* Ureterektomie *f*
u|re|ter|ic [,jʊərə'terɪk] *adj* Harnleiter/Ureter betreffend, ureterisch
u|re|ter|i|tis [jʊ,riːtə'raɪtɪs] *noun* Harnleiterentzündung *f*, Ureteritis *f*
cystic ureteritis zystische Ureteritis *f*, Ureteritis cystica
follicular ureteritis follikuläre Ureteritis *f*, Ureteritis follicularis
uretero- *präf.* Harnleiter-, Ureter(o)-
u|re|ter|o|cele [jə'riːtərəʊsiːl] *noun* Ureterozele *f*
u|re|ter|o|cer|vi|cal [jʊə,riːtərəʊ'sɜrvɪkl] *adj* Harnleiter/Ureter und Gebärmutterhals/Cervix uteri betreffend oder verbindend, ureterozervikal
u|re|ter|o|col|ic [jʊə,riːtərəʊ'kɑlɪk] *adj* Harnleiter/Ureter und Kolon betreffend oder verbindend, ureterokolisch
u|re|ter|o|co|los|to|my [jʊə,riːtərəʊkə'lɑstəmɪ] *noun* Harnleiter-Kolon-Anastomose *f*, Ureterokolostomie *f*
u|re|ter|o|cu|ta|ne|os|to|my [jʊə,riːtərəʊkjuː,teɪnɪ'ɑstəmɪ] *noun* Ureterokutaneostomie *f*
u|re|ter|o|cu|ta|ne|ous [jʊə,riːtərəʊkjuː'teɪnɪəs] *adj* Harnleiter/Ureter und Haut betreffend oder verbindend, ureterokutan
u|re|ter|o|cys|ta|nas|to|mo|sis [jʊə,riːtərəʊ,sɪstə,næstə'məʊsɪs] *noun* Ureterozystostomie *f*
u|re|ter|o|cys|to|scope [jʊə,riːtərəʊ'sɪstəskəʊp] *noun* Ureterozystoskop *nt*
u|re|ter|o|cys|tos|to|my [jʊə,riːtərəʊsɪs'tɑstəmɪ] *noun* Ureterozystostomie *f*
u|re|ter|o|du|o|de|nal [jʊə,riːtərəʊd(j)uːəʊ'diːnl] *adj* Harnleiter/Ureter und Zwölffingerdarm/Duodenum betreffend oder verbindend, ureteroduodenal
u|re|ter|o|en|ter|ic [jʊə,riːtərəʊen'terɪk] *adj* Harnleiter/Ureter und Darm/Intestinum betreffend oder verbindend, ureterointestinal
u|re|ter|o|en|ter|o|a|nas|to|mo|sis [jʊə,riːtərəʊentərəʊə,næstə'məʊsɪs] *noun* Ureteroenteroanastomose *f*
u|re|ter|o|en|ter|os|to|my [jʊə,riːtərəʊ,entə'rɑstəmɪ] *noun* Ureteroenteroanastomose *f*
u|re|ter|og|ra|phy [jə,riːtə'rɑgrəfɪ] *noun* Ureterographie *f*, Ureterografie *f*
u|re|ter|o|hy|dro|ne|phro|sis [jə,riːtərəʊ,haɪdrənɪ'frəʊsɪs] *noun* Ureterohydronephrose *f*
u|re|ter|o|il|e|o|ne|o|cys|tos|to|my [jʊə,riːtərəʊɪlɪəʊ,niːəʊsɪs'tɑstəmɪ] *noun* Ureteroileoneozystostomie *f*
u|re|ter|o|il|e|os|to|my [jʊə,riːtərəʊɪlɪ'ɑstəmɪ] *noun* Harnleiter-Ileum-Anastomose *f*, Ureteroileostomie *f*
Bricker's ureteroileostomy Bricker-Blase *f*, Dünndarmblase *f*, Ileum-Conduit *m*, Ileumblase *f*
u|re|ter|o|in|tes|ti|nal [jʊə,riːtərəʊɪn'testənl] *adj* Harnleiter/Ureter und Darm/Intestinum betreffend oder verbindend, ureterointestinal
u|re|ter|o|lith [jʊə'riːtərəʊ lɪθ] *noun* Harnleiterstein *m*
u|re|ter|o|li|thi|a|sis [jʊə,riːtərəʊlɪ'θaɪəsɪs] *noun* Ureterolithiasis *f*
u|re|ter|o|li|thot|o|my [jʊə,riːtərəʊlɪ'θɑtəmɪ] *noun* Ureterolithotomie *f*
u|re|ter|o|ly|sis [jə,riːtə'rɑlɪsɪs] *noun* Ureterolyse *f*
u|re|ter|o|me|a|tot|o|my [jə,riːtərə,mɪeɪ'tɑtəmɪ] *noun* Ureteromeatotomie *f*
u|re|ter|o|ne|o|cys|tos|to|my [jʊə,riːtərəʊniːəʊsɪs'tɑstəmɪ] *noun* Ureterozystostomie *f*
u|re|ter|o|ne|o|py|e|los|to|my [jʊə,riːtərəʊniːəʊ,paɪə'lɑstəmɪ] *noun* Ureteropyeloneostomie *f*, Ureteropyelostomie *f*
u|re|ter|o|ne|phrec|to|my [jʊə,riːtərəʊnɪ'frektəmɪ] *noun* Entfernung *f* von Niere und Harnleiter, Ureteronephrektomie *f*, Nephroureterektomie *f*
u|re|ter|op|a|thy [jə,riːtə'rɑpəθɪ] *noun* Harnleiter-, Uretererkrankung *f*, Ureteropathie *f*
u|re|ter|o|pel|vic [jʊə,riːtərəʊ'pelvɪk] *adj* Harnleiter/Ureter und Nierenbecken betreffend oder verbindend, ureteropelvin
u|re|ter|o|pel|vi|o|ne|os|to|my [jʊə,riːtərəʊ,pelvɪəʊnɪ'ɑstəmɪ] *noun* Ureteropyeloneostomie *f*, Ureteropyelostomie *f*
u|re|ter|o|plas|ty [jʊə'riːtərəʊplæstɪ] *noun* Harnleiter-, Ureter-, Ureteroplastik *f*
u|re|ter|o|proc|tos|to|my [jʊə,riːtərəʊprɑk'tɑstəmɪ] *noun* Ureteroproktostomie *f*, Ureterorekto(neo)stomie *f*
u|re|ter|o|py|e|lit|ic [jʊə,riːtərəʊpaɪə'laɪtɪk] *adj* Ureteropyelitis betreffend, ureteropyelitisch, ureteropyelonephritisch
u|re|ter|o|py|e|li|tis [jʊə,riːtərəʊpaɪə'laɪtɪs] *noun* Entzündung von Harnleiter und Nierenbecken, Ureteropyelitis *f*, Ureteropyelonephritis *f*
u|re|ter|o|py|e|log|ra|phy [jʊə,riːtərəʊpaɪə'lɑgrəfɪ] *noun* Pyelographie *f*, Pyelografie *f*
u|re|ter|o|py|e|lo|ne|os|to|my [jʊə,riːtərəʊpaɪələʊnɪ'ɑstəmɪ] *noun* Ureteropyeloneostomie *f*, Uretero(neo)pyelostomie *f*
u|re|ter|o|py|e|lo|ne|phrit|ic [jʊə,riːtərəʊpaɪələʊnɪ'fraɪtɪk] *adj* Ureteropyelitis betreffend, ureteropyelitisch, ureteropyelonephritisch
u|re|ter|o|py|e|lo|ne|phri|tis [jʊə,riːtərəʊpaɪələʊnɪ'fraɪtɪs] *noun* Entzündung von Harnleiter und Nierenbecken, Ureteropyelitis *f*, Ureteropyelonephritis *f*
u|re|ter|o|py|e|lo|ne|phros|to|my [jʊə,riːtərəʊpaɪələʊnɪ'frɑstəmɪ] *noun* Ureteropyelonephrostomie *f*
u|re|ter|o|rec|tal [jʊə,riːtərəʊ'rektl] *adj* Harnleiter/Ureter und Enddarm/Rektum betreffend oder verbindend, ureterorektal
u|re|ter|o|rec|to|ne|os|to|my [jʊə,riːtərəʊrektəʊnɪ'ɑstəmɪ] *noun* Ureteroproktostomie *f*, Ureterorektostomie *f*, Ureterorektoneostomie *f*
u|re|ter|o|rec|tos|to|my [jʊə,riːtərəʊrek'tɑstəmɪ] *noun* Ureteroproktostomie *f*, Ureterorektostomie *f*, Ureterorektoneostomie *f*
u|re|ter|or|rha|gia [jʊə,riːtərəʊ'reɪdʒ(ɪ)ə] *noun* Harnleiterblutung *f*, Ureterorrhagie *f*
u|re|ter|or|rha|phy [jə,riːtə'rɔrəfɪ] *noun* Harnleiternaht *f*, Ureterorrhaphie *f*
u|re|ter|o|sig|moid|os|to|my [jə,riːtərə,sɪgmɔɪ'dɑstəmɪ] *noun* Harnleiter-Sigma-Fistel *f*, Ureterosigmoid(e)ostomie *f*
u|re|ter|o|steg|no|sis [jə,riːtərəʊsteg'nəʊsɪs] *noun* Harnleiterstenose *f*
u|re|ter|o|ste|no|sis [jə,riːtərəʊstɪ'nəʊsɪs] *noun* Harnleiterstenose *f*
u|re|ter|os|to|ma [jə,riːtər'ɑstəmə] *noun* Ureterfistel *f*
u|re|ter|os|to|my [jə,riːtər'ɑstəmɪ] *noun* Ureterostomie *f*
cutaneous ureterostomy Harnleiter-Haut-Fistel *f*, Ureterokutaneostomie *f*
u|re|ter|ot|o|my [jə,riːtər'ɑtəmɪ] *noun* Ureterotomie *f*
u|re|ter|o|tri|go|no|en|ter|os|to|my [jə,riːtərəʊtraɪ,gəʊnəʊ,entə'rɑstəmɪ] *noun* Ureterotrigonoenterostomie *f*
u|re|ter|o|tri|go|no|sig|moid|os|to|my [jə,riːtərəʊtraɪ,gəʊnəʊsɪgmɔɪ'dɑstəmɪ] *noun* Ureterotrigonosigmoid(e)ostomie *f*
u|re|ter|o|u|re|ter|al [jʊə,riːtərəʊjə'riːtərəl] *adj* zwei Harnleiterabschnitte verbindend, ureteroureteral

u|re|ter|o|u|re|ter|os|to|my [jə,riːtərəʊjə,riːtə'rɑstəmɪ] *noun* Ureteroureterostomie *f*
u|re|ter|o|u|ter|ine [jə,riːtərəʊ'juːtərɪn, -raɪn] *adj* Harnleiter/Ureter und Gebärmutter/Uterus betreffend oder verbindend, ureterouterin
u|re|ter|o|vag|i|nal [jə,riːtərəʊ'vædʒɪnl] *adj* Harnleiter/Ureter und Scheide/Vagina betreffend oder verbindend, ureterovaginal
u|re|ter|o|ves|i|cal [jʊə,riːtərəʊ'vesɪkl] *adj* Harnleiter/Ureter und Harnblase betreffend oder verbindend, ureterovesikal
u|re|ter|o|ves|i|co|plas|ty [jə,riːtərəʊ'vesɪkəʊplæstɪ] *noun* Ureterovesikoplastik *f*
u|re|ter|o|ves|i|cos|to|my [jə,riːtərəʊvesɪ'kɑstəmɪ] *noun* Ureterovesikostomie *f*
urethr- *präf.* Harnröhren-, Urethral-, Urethr(o)-
u|re|thra [jʊə'riːθrə] *noun, plural* **-thras, -thrae** [-θriː] Harnröhre *f*, Urethra *f*
female urethra Urethra feminina
male urethra Urethra masculina
u|re|thral [jʊə'riːθrəl] *adj* Harnröhre/Urethra betreffend, urethral
u|re|thral|gia [jʊərə'θrældʒ(ɪ)ə] *noun* Harnröhrenschmerz *m*, Urethralgie *f*, Urethrodynie *f*
u|re|thra|scope [jʊə'riːθrəskəʊp] *noun* Urethroskop *nt*
u|re|thra|tre|sia [jʊə,riːθrə'triːʒ(ɪ)ə] *noun* Harnröhren-, Urethraatresie *f*
u|re|threm|or|rha|gia [jʊə,rɪθremə'reɪdʒ(ɪ)ə] *noun* Harnröhrenblutung *f*, Urethrorrhagie *f*
u|re|thrit|ic [,jʊərə'θraɪtɪk] *adj* Harnröhrenentzündung/Urethritis betreffend, urethritisch
u|re|thri|tis [,jʊərə'θraɪtɪs] *noun* Entzündung der Harnröhrenschleimhaut, Urethritis *f*, Harnröhrenentzündung *f*
anterior urethritis Urethritis anterior
gonococcal urethritis gonorrhoische Urethritis *f*, Urethritis gonorrhoica
gonorrheal urethritis gonorrhoische Urethritis *f*, Urethritis gonorrhoica
gouty urethritis Gichturethritis *f*
nongonococcal urethritis unspezifische/nicht-gonorrhoische Urethritis *f*
posterior urethritis Urethritis posterior
postgonococcal urethritis postgonorrhoische Urethritis *f*
simple urethritis unspezifische/nicht-gonorrhoische Urethritis *f*
specific urethritis gonorrhoische Urethritis *f*, Urethritis gonorrhoica
urethro- *präf.* Harnröhren-, Urethral-, Urethr(o)-
u|re|thro|blen|nor|rhea [jə,riːθrəʊ,blenə'rɪə] *noun* Urethroblennorrhoe *f*
u|re|thro|bul|bar [jə,riːθrəʊ'bʌlbər] *adj* Harnröhre und Bulbus penis betreffend, urethrobulbär, bulbourethral
u|re|thro|cele [jə'riːθrəʊsiːl] *noun* **1.** Harnröhrendivertikel *nt*, Urethrozele *f* **2.** (*gynäkol.*) Harnröhrenprolaps *m*, Urethrozele *f*
u|re|thro|cys|tit|ic [jə,riːθrəʊsɪs'taɪtɪk] *adj* Urethrozystitis betreffend, urethrozystitisch
u|re|thro|cys|ti|tis [jə,riːθrəʊsɪs'taɪtɪs] *noun* Entzündung von Harnröhre und Harnblase, Urethrozystitis *f*
u|re|thro|cys|to|gram [jə,riːθrəʊ'sɪstəgræm] *noun* Urethrozystogramm *nt*
u|re|thro|cys|tog|ra|phy [,jə,riːθrəʊsɪs'tɑgrəfɪ] *noun* Urethrozystographie *f*, Urethrozystografie *f*
u|re|thro|dyn|ia [,jə,riːθrəʊ'diːnɪə] *noun* Harnröhrenschmerz *f*, Urethralgie *f*, Urethrodynie *f*
u|re|throg|ra|phy [,jʊərə'θrɑgrəfɪ] *noun* Kontrastdarstellung *f* der Harnröhre, Urethrographie *f*, Urethrografie *f*
u|re|thro|pe|nile [jə,riːθrə'piːnl, -naɪl] *adj* Harnröhre/Urethra und Penis betreffend
u|re|thro|per|i|ne|al [jə,riːθrəperɪ'niːəl] *adj* Harnröhre/Urethra und Damm/Perineum betreffend oder verbindend, urethroperineal
u|re|thro|per|i|ne|o|scro|tal [,jə,riːθrəʊperɪ,niːə'skrəʊtl] *adj* Harnröhre/Urethra, Damm/Perineum und Hodensack/Skrotum betreffend oder verbindend, urethroperineoskrotal
u|re|thro|plas|ty ['jə,riːθrəʊplæstɪ] *noun* Urethroplastik *f*
u|re|thro|pros|tat|ic [jə,riːθrəprɑs'tætɪk] *adj* Harnröhre/Urethra und Vorsteherdrüse/Prostata betreffend oder verbindend, urethroprostatisch
u|re|thro|rec|tal [jə,riːθrəʊ'rektl] *adj* Harnröhre/Urethra und Enddarm/Rektum betreffend oder verbindend, urethrorektal
u|re|thror|rha|gia [jə,riːθrə'reɪdʒ(ɪ)ə] *noun* Harnröhrenblutung *f*, Urethrorrhagie *f*
u|re|thror|rha|phy [,jʊərɪ'θrɔrəfɪ] *noun* Harnröhrennaht *f*, Urethrorrhaphie *f*
u|re|thror|rhea [jə,riːθrə'rɪə] *noun* Harnröhrenausfluss *m*, Urethrorrhoe *f*
u|re|thro|scope [jə'riːθrəskəʊp] *noun* Urethroskop *nt*
u|re|thro|scop|ic [jə,riːθrə'skɑpɪk] *adj* Urethroskopie betreffend, mittels Urethroskopie, urethroskopisch
u|re|thros|co|py [,jʊərɪ'θrɑskəpɪ] *noun* Harnröhrenspiegelung *f*, Urethroskopie *f*
u|re|thro|scro|tal [jə,riːθrə'skrəʊtl] *adj* Harnröhre/Urethra und Hodensack/Skrotum betreffend oder verbindend, urethroskrotal
u|re|thro|ste|no|sis [jə,riːθrəʊstɪ'nəʊsɪs] *noun* Harnröhrenverengung *f*
u|re|thros|to|my [jʊərɪ'θrɑstəmɪ] *noun* Urethrostomie *f*
u|re|throt|o|my [jʊərɪ'θrɑtəmɪ] *noun* Harnröhreneröffnung *f*, -schnitt *m*, Urethrotomie *f*, -tomia *f*
internal urethrotomy endourethrale Urethrotomie *f*, Urethrotomia interna
u|re|thro|vag|i|nal [jə,riːθrə'vædʒɪnl] *adj* Harnröhre/Urethra und Scheide/Vagina betreffend oder verbindend, urethrovaginal
u|re|thro|ves|i|cal [jə,riːθrə'vesɪkl] *adj* Harnröhre/Urethra und Harnblase betreffend, urethrovesikal
ur|hi|dro|sis [,jʊərhɪ'drəʊsɪs] *noun* Urhidrosis *f*
-uria *suf.* Harnen, -urie, -uria
u|ric ['jʊərɪk] *adj* Urin betreffend, Urin-, Harn-
uric- *präf.* Harnsäure-, Urik(o)-, Harn-, Urin-, Uro-, Uri-
-uric *suf.* (mit dem Harn) ausscheidend, -urisch
u|ric|ac|i|de|mia [,(j)ʊərɪk,æsɪ'diːmɪə] *noun* Hyperurikämie *f*
u|ric|ac|i|du|ria [,(j)ʊərɪkæsɪ'd(j)ʊərɪə] *noun* vermehrte Harnsäureausscheidung *f*, Hyperurikurie *f*, Hyperurikosurie *f*
u|ri|case ['jʊərɪkeɪz] *noun* Uratoxidase *f*, Urikase *f*, Uricase *f*
u|ri|ce|mia [,jʊərɪ'siːmɪə] *noun* Hyperurikämie *f*
urico- *präf.* Harnsäure-, Urik(o)-, Harn-, Urin-, Uro-, Uri-
u|ri|co|cho|lia [,jʊərɪkəʊ'kəʊlɪə] *noun* Urikocholie *f*
u|ri|col|y|sis [,jʊərɪ'kɑlɪsɪs] *noun* Harnsäure-, Uratspaltung *f*, Urikolyse *f*
u|ri|co|lyt|ic [,jʊrɪkəʊ'lɪtɪk] *adj* Urikolyse betreffend oder fördernd, urikolytisch
u|ri|co|poi|e|sis [,jʊrɪkəʊpɔɪ'iːsɪs] *noun* Harnsäurebildung *f*, Urikopo(i)ese *f*
u|ri|co|su|ria [,jʊrɪkəʊ's(j)ʊərɪə] *noun* **1.** Harnsäureausscheidung *f*, Urikosurie *f* **2.** vermehrte Harnsäureausscheidung *f*, Hyperurikosurie *f*, Hyperurikurie *f*
u|ri|co|su|ric [,jʊrɪkəʊ's(j)ʊərɪk] *adj* die Harnsäureausscheidung betreffend, die Harnsäureausscheidung fördernd, urikosurisch
u|ri|dine ['jʊərɪdiːn, -dɪn] *noun* Uridin *nt*
uridine diphosphate Uridin(-5-)diphosphat *nt*
uridine monophosphate Uridinmonophosphat *nt*, Uridylsäure *f*
uridine triphosphate Uridin(-5-)triphosphat *nt*

U

u|ri|dro|sis [ˌjʊərɪ'drəʊsɪs] *noun* Ur(h)idrosis *f*

u|ri|dy|late [ˌjʊərɪ'dɪleɪt] *noun* Uridylat *nt*

u|ri|dy|lyl|trans|fer|ase [jʊərədɪl'trænsfəreɪz] *noun* Uridylyltransferase *f*

glucose-1-phosphate uridylyltransferase Glucose-1-phosphat-uridylyltransferase *f*

urin- *präf.* Harn-, Urin-, Uri-, Uro-

u|ri|nal ['jʊərɪnl] *noun* Urinal *nt*

u|ri|nar|y ['jʊərɪˌneriː, -nərɪ] *adj* Harn(organe) betreffend, Harn produzierend oder ausscheidend, Harn-, Urin-

u|ri|nate ['jʊərɪneɪt] *v* die Blase entleeren, Harn oder Wasser lassen, harnen, urinieren

u|ri|na|tion [ˌjʊərɪ'neɪʃn] *noun* Harn-, Wasserlassen *nt*, Urinieren *nt*, Blasenentleerung *f*, Miktion *f*

painful urination Alguria *f*, Algurie *f*

precipitant urination imperative Miktion *f*

stuttering urination Blasenstottern *nt*, Harnstottern *nt*

u|ri|na|tive ['jʊərɪneɪtɪv] *adj* die Diurese betreffend oder anregend, harntreibend, diuresefördernd, diureseanregend, diuretisch

u|rine ['jʊərɪn] *noun* Harn *m*, Urin *m*, Urina *f*

catheter urine Katheterurin *m*, K-Urin *m*

chylous urine chylöser Urin *m*; Chylurie *f*

milky urine chylöser Urin *m*; Chylurie *f*

residual urine Restharn *m*

u|ri|ne|mia [ˌjʊərɪ'niːmɪə] *noun* Harnvergiftung *f*, Urämie *f*

u|ri|ni|dro|sis [ˌjʊərɪnɪ'drəʊsɪs] *noun* Ur(h)idrosis *f*

u|ri|nif|er|ous [ˌjʊərə'nɪfərəs] *adj* Harn transportierend oder ableitend, harnführend, urinifer

u|ri|nif|ic [ˌjʊərənɪ'nɪfɪk] *adj* harnproduzierend, -bildend, -ausscheidend

u|ri|nip|a|rous [ˌjʊərənɪ'nɪpərəs] *adj* harnproduzierend, -bildend, -ausscheidend

urino- *präf.* Harn-, Urin-, Uri-, Uro-

u|ri|no|gen|i|tal [ˌjʊərɪnəʊ'dʒenɪtl] *adj* Harn- und Geschlechtsorgane betreffend, urogenital

u|ri|nog|e|nous [ˌjʊərɪ'nɑdʒənəs] *adj* **1.** harnbildend, urinbildend, urogen **2.** aus dem Harn stammend, vom Harn ausgehend, urinogen

u|ri|nol|o|gy [ˌjʊərɪ'nɑlədʒɪ] *noun* Urologie *f*

u|ri|nom|e|ter [ˌjʊərɪ'nɑmɪtər] *noun* Urometer *m*

u|ri|nos|co|py [ˌjʊərɪ'nɑskəpɪ] *noun* Harnuntersuchung *f*, Uroskopie *f*

u|ri|no|sex|u|al [ˌjʊərɪnəʊ'sekʃəwəl] *adj* Harn- und Geschlechtsorgane betreffend, urogenital

u|ri|nous ['jʊərɪnəs] *adj* Urin betreffend, harnartig, urinös

uro- *präf.* Harn-, Urin-, Uri-, Uro-

u|ro|bi|lin [ˌjʊərəʊ'baɪlɪn, -'bɪlɪn] *noun* Urobilin *nt*

u|ro|bi|lin|e|mia [ˌjʊərəʊbɪlə'niːmɪə] *noun* Urobilinämie *f*

u|ro|bi|lin|o|gen [ˌjʊərəʊbaɪ'lɪnədʒən] *noun* Urobilinogen *nt*

u|ro|bi|lin|o|gen|e|mia [ˌjʊərəʊbaɪˌlɪnədʒə'niːmɪə] *noun* Urobilinogenämie *f*

u|ro|bi|lin|o|gen|u|ria [ˌjʊərəʊbaɪˌlɪnədʒə'n(j)ʊərɪə] *noun* Urobilinogenurie *f*

u|ro|bi|li|noid [ˌjʊərəʊ'bɪlənɔɪd, -'baɪlɪ-] *adj* urobilinartig, urobilinoid

u|ro|bi|lin|u|ria [ˌjʊərəʊbɪlə'n(j)ʊərɪə, -'baɪlɪ-] *noun* Urobilinurie *f*

u|ro|ca|nate [ˌjʊərəʊ'kæneɪt] *noun* Urocanat *nt*

u|ro|cele ['jʊərəʊsiːl] *noun* Urozele *f*, Uroscheozele *f*

u|ro|chrome ['jʊərəʊkrəʊm] *noun* Urochrom *nt*

u|ro|chro|mo|gen [ˌjʊərəʊ'krəʊmədʒən] *noun* Urochromogen *nt*

u|ro|cop|ro|por|phyr|ia [ˌjʊərəʊkɑprəpɔːr'fɪərɪə] *noun* Porphyria cutanea tarda symptomatica

u|ro|cyst ['jʊərəʊsɪst] *noun* Harnblase *f*, Blase *f*, Vesica urinaria

u|ro|cys|tic [ˌjʊərəʊ'sɪstɪk] *adj* Harnblase betreffend, Harnblasen-, Blasen-

u|ro|cys|tis [ˌjʊərəʊ'sɪstɪs] *noun* Harnblase *f*, Blase *f*, Vesica urinaria

u|ro|cys|ti|tis [ˌjʊərəʊsɪs'taɪtɪs] *noun* Cystitis *f*, Harnblasenentzündung *f*, Blasenentzündung *f*, Zystitis *f*

u|ro|do|chi|um [ˌjʊərəʊ'dəʊkɪəm] *noun* Urinflasche *f*, Harnglas *nt*, Urinal *nt*, Urodochium *nt*

u|ro|dyn|ia [ˌjʊərəʊ'diːnɪə] *noun* schmerzhaftes Wasserlassen *nt*, Schmerzen *pl* beim Wasserlassen, Urodynie *f*

u|ro|gen|i|tal [ˌjʊərəʊ'dʒenɪtl] *adj* Harn- und Geschlechtsorgane betreffend, urogenital

u|rog|e|nous [jʊə'rɑdʒənəs] *adj* **1.** urinbildend **2.** aus dem Harn stammend, vom Harn ausgehend, urogen

u|ro|gram ['jʊərəʊgræm] *noun* Urogramm *nt*

u|rog|ra|phy [jʊə'rɑgrəfɪ] *noun* Urographie *f*, Urografie *f*

antegrade urography antegrade Urographie *f*, antegrade Urografie *f*

ascending urography retrograde Urographie *f*, retrograde Urografie *f*

descending urography → *excretion urography*

excretion urography Ausscheidungsurographie *f*, Ausscheidungsurografie *f*

excretory urography → *excretion urography*

infusion urography Infusionsurographie *f*, Infusionsurografie *f*

intravenous urography → *excretion urography*

retrograde urography retrograde Urographie *f*, retrograde Urografie *f*

u|ro|hem|a|tin [ˌjʊərəʊ'hemətɪn] *noun* Urobilin *nt*

u|ro|he|ma|to|ne|phro|sis [ˌjʊərəʊhemətəʊnɪ'frəʊsɪs] *noun* Urohämatonephrose *f*

u|ro|he|ma|to|por|phy|rin [ˌjʊərəʊhemətəʊ'pɔːrfərɪn] *noun* Urobilin *nt*

u|ro|ki|nase [ˌjʊərəʊ'kaɪneɪz, -'kɪ-] *noun* Urokinase *f*

u|ro|ki|net|ic [ˌjʊərəʊkɪ'netɪk] *adj* urokinetisch

u|ro|lith ['jʊərəʊlɪθ] *noun* Harnstein *m*, -konkrement *nt*, Urolith *m*

u|ro|li|thi|a|sis [ˌjʊərəʊlɪ'θaɪəsɪs] *noun* Urolithiasis *f*

u|ro|log|ic [ˌjʊərəʊ'lɑdʒɪk] *adj* Urologie betreffend, urologisch

u|rol|o|gy [jə'rɑlədʒɪ] *noun* Urologie *f*

u|rom|e|lus [jə'rɑmələs] *noun* Uromelus *m*, Sirenomelus *m*

uron- *präf.* Harn-, Urin-, Uri-, Uro-

u|ro|ne|phro|sis [ˌjʊərənɪ'frəʊsɪs] *noun* Harnstauungs-, Wassersackniere *f*, Hydro-, Uronephrose *f*

urono- *präf.* Harn-, Urin-, Uri-, Uro-

u|ro|nos|co|py [ˌjʊərə'nɑskəpɪ] *noun* Harnuntersuchung *f*, Uroskopie *f*

u|rop|a|thy [jə'rɑpəθɪ] *noun* Harnwegserkrankung *f*, Uropathie *f*

u|ro|pe|nia [ˌjʊərə'piːnɪə] *noun* Uropenie *f*

u|ro|pep|sin [ˌjʊərəʊ'pepsɪn] *noun* Urokinase *f*

u|ro|pho|bia [ˌjʊərəʊ'fəʊbɪə] *noun* Urophobie *f*

u|ro|poi|e|sis [ˌjʊərəʊpɔɪ'iːsɪs] *noun* Harnbereitung *f*, -produktion *f*, -bildung *f*, Uropoese *f*

u|ro|poi|et|ic [ˌjʊərəʊpɔɪ'etɪk] *adj* Harnbildung/Uropoese betreffend, harnbildend, uropoetisch

u|ro|por|phy|rin [ˌjʊərəʊ'pɔːrfərɪn] *noun* Uroporphyrin *nt*

u|ro|por|phy|rin|o|gen [ˌjʊərəʊpɔːrfə'rɪnədʒən] *noun* Uroporphyrinogen *nt*

u|ro|psam|mus [ˌjʊərəʊ'sæməs] *noun* Harnsediment *nt*

u|ro|py|o|ne|phro|sis [ˌjʊərəʊpaɪənɪ'frəʊsɪs] *noun* Uropyonephrose *f*

u|ro|py|o|ne|phrot|ic [ˌjʊərəʊpaɪənɪ'frɑtɪk] *adj* Uropyonephrose betreffend, uropyonephrotisch, hydropyonephrotisch

u|ro|rec|tal [ˌjʊərəʊ'rektl] *adj* Harnwege und Rektum betreffend oder verbindend, urorektal

u|ror|rhea [ˌjʊərəʊ'rɪə] *noun* unwillkürlicher Harnabgang *m*; Enuresis *f*

u|ros|che|o|cele [jʊə'rɑskɪəsiːl] *noun* Urozele *f*, Uroscheozele *f*

u|ros|che|sis [jʊə'rɑskəsɪs] *noun* Harnverhalt *m*, -verhaltung *f*, -retention *f*

u|ro|scop|ic [ˌjʊərə'skɑpɪk] *adj* Uroskopie betreffend, uroskopisch

u|ros|co|py [jə'rɑskəpɪ] *noun* (diagnostische) Harnuntersuchung *f*, Uroskopie *f*

u|ro|sep|sis [ˌjʊərə'sepsɪs] *noun* Urosepsis *f*, Harnsepsis *f*

u|ro|sep|tic [ˌjʊərə'septɪk] *adj* Urosepsis betreffend, uroseptisch

u|ro|the|li|um [ˌjʊərə'θiːlɪəm] *noun* Urothel *nt*

u|ro|u|re|ter [ˌjʊərəʊjə'riːtər] *noun* Hydroureter *m*, Hydrureter *m*

u|ro|xan|thin [ˌjʊərəʊ'zænθɪn] *noun* Uroxanthin *nt*

ur|so|de|ox|y|cho|late [ˌɜrsəʊdɪˌɑksɪ'kəʊleɪt] *noun* Ursodesoxycholat *nt*

ur|ti|ca ['ɜrtɪkə] *noun* Quaddel *f*, Urtika *f*, Urtica *f*

ur|ti|car|ia [ɜrtɪ'keərɪə] *noun* Nesselausschlag *m*, Nesselfieber *nt*, Nesselsucht *f*, Urtikaria *f*, Urticaria *f*
cholinergic urticaria Anstrengungs-, Schwitzurtikaria *f*, cholinergische Urtikaria *f*, Urticaire par effort
cold urticaria Kälteurtikaria *f*, Urticaria e frigore
congelation urticaria Kälteurtikaria *f*, Urticaria e frigore
contact urticaria Kontakturtikaria *f*
factitious urticaria **1.** Hautschrift *f*, Dermographie *f*, Dermographia *f*, Dermographismus *m* **2.** dermographische Urtikaria *f*, Urticaria factitia
giant urticaria Quincke-Ödem *nt*, angioneurotisches Ödem *nt*
heat urticaria Wärmeurtikaria *f*, Urticaria e calore
light urticaria Sonnenurtikaria *f*, Sommerurtikaria *f*, Lichturtikaria *f*, fotoallergische Urtikaria *f*, Urticaria solaris, Urticaria photogenica
papular urticaria Urticaria papulosa chronica, Prurigo simplex subacuta, Prurigo simplex acuta et subacuta adultorum, Strophulos adultorum, Lichen urticatus
pressure urticaria Druckurtikaria *f*, Urticaria mechanica
solar urticaria Sonnen-, Sommer-, Lichturtikaria *f*, photoallergische Urtikaria *f*, Urticaria solaris/photogenica
subacute papular urticaria Prurigo simplex subacuta

ur|ti|car|i|al [ɜrtɪ'keərɪəl] *adj* Urtikaria betreffend, urtikariell

ur|ti|car|i|ous [ˌɜrtɪ'keərɪəs] *adj* Urtikaria betreffend, urtikariell

ur|ti|ca|tion [ˌɜrtɪ'keɪʃn] *noun* **1.** Nesselbildung *f*, Quaddelbildung *f* **2.** Brennen *nt*

u|ta ['uːtə] *noun* südamerikanische Hautleishmaniase *f*, kutane Leishmaniase *f* Südamerikas, Chiclero-Ulkus *nt*

u|ter|al|gia [ˌjuːtə'rældʒ(ɪ)ə] *noun* Gebärmutterschmerz(en *pl*) *m*, Hysteralgie *f*, Hysterodynie *f*, Metralgie *f*, Metrodynie *f*

u|ter|ec|to|my [ˌjuːtə'rektəmɪ] *noun* Gebärmutterentfernung *f*, Hysterektomie *f*, Hysterectomia *f*, Uterusexstirpation *f*

u|ter|ine ['juːtərɪn, -raɪn] *adj* Gebärmutter/Uterus betreffend, uterin

u|ter|o|ab|dom|i|nal [ˌjuːtərəʊæb'dɑmɪnl] *adj* Gebärmutter/Uterus und Bauchhöhle/Abdomen betreffend oder verbindend, uteroabdominal, uteroabdominell

u|ter|o|cer|vi|cal [ˌjuːtərəʊ'sɜrvɪkəl] *adj* Gebärmutter/Uterus und Gebärmutterhals/Cervix uteri betreffend oder verbindend, uterozervikal

u|ter|o|dyn|ia [ˌjuːtərəʊ'diːnɪə] *noun* Gebärmutterschmerz *m*, Hysteralgie *f*, Hysterodynie *f*, Metralgie *f*, Metrodynie *f*

u|ter|o|fix|a|tion [ˌjuːtərəʊfɪk'seɪʃn] *noun* Gebärmutterruptur *f*, -anheftung *f*, Hysteropexie *f*, Uteropexie *f*

u|ter|o|gen|ic [ˌjuːtərəʊ'dʒenɪk] *adj* in der Gebärmutter gebildet, aus der Gebärmutter stammend, uterogen

u|ter|o|ges|ta|tion [ˌjuːtərəʊdʒes'teɪʃn] *noun* (intra-) *f* uterine/eutopische Schwangerschaft/Gravidität *f*

u|ter|og|ra|phy [ˌjuːtə'rɑgrəfɪ] *noun* **1.** (*radiolog.*) Kontrastdarstellung *f* der Gebärmutterhöhle, Hysterographie *f*, Uterographie *f*, Hysterografie *f*, Uterografie *f* **2.** (*gynäkol.*) Hysterographie *f*, Hysterografie *f*

u|ter|o|o|var|i|an [ˌjuːtərəəʊ'veərɪən] *adj* Gebärmutter/Uterus und Eierstock/Ovar betreffend

u|ter|o|per|i|to|ne|al [ˌjuːtərəʊˌperɪtəʊ'niːəl] *adj* Gebärmutter und Bauchfell/Peritoneum betreffend oder verbindend, metroperitoneal, uteroperitoneal

u|ter|o|pex|y ['juːtərəʊpeksɪ] *noun* Gebärmutterruptur *f*, Gebärmutteranheftung *f*, Hysteropexie *f*, Uteropexie *f*

u|ter|o|pla|cen|tal [ˌjuːtərəʊplə'sentl] *adj* Gebärmutter/Uterus und Mutterkuchen/Plazenta betreffend oder verbindend, uteroplazentar, uteroplazentär

u|ter|o|rec|tal [ˌjuːtərəʊ'rektl] *adj* Gebärmutter und Enddarm/Rektum betreffend oder verbindend, uterorektal, rektouterin

u|ter|o|sac|ral [ˌjuːtərəʊ'seɪkrəl] *adj* Gebärmutter und Kreuzbein/Os sacrum betreffend oder verbindend, uterosakral, sakrouterin

u|ter|o|sal|pin|gog|ra|phy [ˌjuːtərəʊsælpɪŋ'gɑgrəfɪ] *noun* Hysterosalpingographie *f*, Hysterosalpingografie *f*

u|ter|o|scle|ro|sis [ˌjuːtərəʊsklɪ'rəʊsɪs] *noun* Gebärmuttersklerose *f*

u|ter|o|scope ['juːtərəʊskəʊp] *noun* Hysteroskop *nt*

u|te|ros|co|py [ˌjuːtə'rɑskəpɪ] *noun* Hysteroskopie *f*

u|te|rot|o|my [ˌjuːtə'rɑtəmɪ] *noun* Hysterotomie *f*

u|ter|o|trop|ic [ˌjuːtərəʊ'trɑpɪk] *adj* mit besonderer Affinität zur Gebärmutter, uterotrop

u|ter|o|tu|bal [ˌjuːtərəʊ't juːbl] *adj* Gebärmutter/Uterus und Eileiter/Tuba betreffend, uterotubal

u|ter|o|tu|bog|ra|phy [ˌjuːtərəʊtjuː'bɑgrəfɪ] *noun* Hysterosalpingographie *f*, Hysterosalpingografie *f*

u|ter|o|vag|i|nal [ˌjuːtərəʊ'vædʒɪnl] *adj* Gebärmutter/Uterus und Scheide/Vagina betreffend oder verbindend, uterovaginal

u|ter|o|ves|i|cal [ˌjuːtərəʊ'vesɪkl] *adj* Gebärmutter/Uterus und Harnblase betreffend oder verbindend, uterovesikal, vesikouterin

u|ter|us ['juːtərəs] *noun, plural* **u|ter|us|es, u|teri** ['juːtəraɪ] Gebärmutter *f*, Uterus *m*
Couvelaire uterus Couvelaire-Uterus *m*, -Syndrom *nt*, Uterusapoplexie *f*, uteroplazentare Apoplexie *f*, Apoplexia uteroplacentaris

u|tri|cle ['juːtrɪkl] *noun* (*Ohr*) Vorhofbläschen *nt*, Utriculus vestibularis
prostatic utricle Prostatablindsack *m*, Utrikulus *m*, Utriculus prostaticus
urethral utricle Prostatablindsack *m*, Utrikulus *m*, Utriculus prostaticus

u|tric|u|lar [juː'trɪkjələr] *adj* **1.** schlauch-, beutelförmig **2.** Utriculus betreffend, Utrikulus-

u|tric|u|lit|ic [juːˌtrɪkjə'laɪtɪk] *adj* Utrikulitis betreffend, utrikulitisch

u|tric|u|li|tis [juːˌtrɪkjə'laɪtɪs] *noun* Entzündung des Utriculus prostaticus, Utrikulitis *f*, Utriculitis *f*

u|tric|u|lus [juː'trɪkjələs] *noun, plural* **-li** [-laɪ] Utriculus *m*

u|vea ['juːvɪə] *noun* mittlere Augenhaut *f*, Uvea *f*, Tunica vasculosa bulbis

u|ve|al ['juːvɪəl] *adj* Uvea betreffend, uveal

u|ve|it|ic [ˌjuːvɪ'ɪtɪk] *adj* Uveaentzündung/Uveitis betreffend, uveitisch

u|ve|i|tis [ˌjuːvɪ'aɪtɪs] *noun* Entzündung der mittleren Augenhaut/Uvea, Uveitis *f*, Uveaentzündung *f*
anterior uveitis Uveitis anterior
intermediary uveitis intermediäre Uveitis *f*
juvenile uveitis jugendliche Uveitis *f*
phacoantigenic uveitis phakoantigene Uveitis *f*
posterior uveitis hintere Uveitis *f*, Uveitis posterior

u|ve|o|par|o|ti|tis [ˌjuːvɪəʊpærə'taɪtɪs] *noun* Uveoparotitis *f*

u|ve|o|scle|ri|tis [ˌjuːvɪəʊsklɪ'raɪtɪs] *noun* Entzündung von Uvea und Lederhaut/Sklera, Uveoskleritis *f*

u|ve|ous ['juːvɪəs] *adj* Uvea betreffend, uveal

u|vi|o|fast ['juːvɪəʊfæst] *adj* widerstandsfähig gegen UV-Strahlen, UV-resistent

u|vi|om|e|ter [ˌjuːvɪ'ɑmɪtər] *noun* UV-Strahlenmesser *m*

u|vi|o|re|sist|ant [ˌjuːvɪəʊrɪ'zɪstənt] *adj* widerstandsfähig gegen UV-Strahlen, UV-resistent

u|vi|o|sen|si|tive [juːvɪəʊ'sensɪtɪv] *adj* empfindlich/sensibel gegen UV-Strahlen, UV-empfindlich

u|vu|la ['juːvjələ] *noun, plural* **-las, -lae** [-liː] **1.** Zäpfchen *nt*, Uvula *f* **2.** (Gaumen-)Zäpfchen *nt*, Uvula palatina

bifid uvula Zäpfchen-, Uvulaspalte *f*, Uvula bifida

uvula of bladder Blasenzäpfchen *nt*, Uvula vesicae

uvula of cerebellum Kleinhirnzäpfchen *nt*, Uvula vermis

forked uvula Zäpfchen-, Uvulaspalte *f*, Uvula bifida

Lieutaud's uvula Blasenzäpfchen *nt*, Uvula vesicae

palatine uvula (Gaumen-)Zäpfchen *nt*, Uvula *f* palatina

split uvula Zäpfchen-, Uvulaspalte *f*, Uvula bifida

u|vu|lar ['juːvjələr] *adj* Zäpfchen/Uvula betreffend, zum Zäpfchen/zur Uvula gehörend, uvulär

u|vu|lec|to|my [ˌjuːvjə'lektəmɪ] *noun* Zäpfchenentfernung *f*, Uvulektomie *f*

u|vu|lit|ic [ˌjuːvjə'laɪtɪk] *adj* Zäpfchenentzündung/Uvulitis betreffend, uvulitisch, staphylitisch

u|vu|li|tis [ˌjuːvjə'laɪtɪs] *noun* Entzündung des Gaumenzäpfchens, Kionitis *f*, Zäpfchenentzündung *f*, Uvulitis *f*, Staphylitis *f*, Cionitis *f*

u|vu|lop|to|sis [ˌjuːvəlɑp'təʊsɪs] *noun* Zäpfchensenkung *f*, -tiefstand *m*, Uvuloptose *f*, Staphyloptose *f*

u|vu|lo|tome ['juːvələtəʊm] *noun* Uvulotom *nt*, Staphylotom *nt*

u|vu|lot|o|my [ˌjuːvə'lɑtəmɪ] *noun* Uvulotomie *f*, Staphylotomie *f*

U

V

vac|ci|na [væk'sɪnə] *noun* Impfpocken *pl*, Vaccinia *f*
vac|ci|nal ['væksɪnl] *adj* Impfung/Vakzination oder Impfstoff/Vakzine betreffend, vakzinal
vac|ci|nate ['væksɪneɪt] *v* impfen, vakzinieren (*against* gegen)
vac|ci|na|tion [,væksɪ'neɪʃn] *noun* **1.** Schutzimpfung *f*, Impfung *f*, Vakzination *f* **2.** Pockenschutzimpfung *f*, Vakzination *f*
BCG vaccination BCG-Impfung *f*
live oral poliovirus vaccination Sabin-Impfung *f*
measles-mumps-rubella vaccination MMR-Impfung *f*
MMR vaccination MMR-Impfung *f*
oral vaccination Schluckimpfung *f*
Sabin's vaccination Sabin-Impfung *f*
Salks vaccination Salk-Impfung *f*
triple vaccination Tripelimpfung *f*
vac|ci|na|tor ['væksɪneɪtər] *noun* **1.** Impfarzt *m* **2.** Impfmesser *nt*, Impfnadel *f*
vac|cine [væk'siːn, 'væksiːn] **I** *noun* Impfstoff *m*, Vakzine *f*, Vakzin *nt* **II** *adj* → *vaccinal*
autogenous vaccine Eigenimpfstoff *m*, Autovakzine *f*
combination vaccine Kombinationsimpfstoff *m*
inactivated vaccine Totimpfstoff *m*, Totvakzine *f*, inaktivierter Impfstoff *m*
poliovirus vaccine inactivated Salk-Impfstoff *m*, Salk-Vakzine *f*
killed vaccine Todimpfstoff *m*, Totvakzine *f*, inaktivierter Impfstoff *m*
live vaccine Lebendimpfstoff *m*, Lebendvakzine *f*
Sabin's vaccine Sabin-Impfstoff *m*, Sabin-Vakzine *f*, oraler Lebendpolioimpfstoff *m*
Salk vaccine Salk-Impfstoff *m*, Salk-Vakzine *f*
SP vaccine Spaltimpfstoff *m*, Spaltvakzine *f*
split-protein vaccine → *subvirion vaccine*
split-virus vaccine → *subvirion vaccine*
subunit vaccine → *subvirion vaccine*
subvirion vaccine Spaltimpfstoff *m*, Spaltvakzine *f*
vac|ci|nee [væksə'niː] *noun* Geimpfter *m*, Impfling *m*
vac|ci|nia [væk'sɪnɪə] *noun* Impfpocken *pl*, Vaccinia *f*
vac|ci|ni|al [væk'sɪnɪəl] *adj* Vaccinia betreffend, Vaccinia-, Vakzine-
vac|cin|i|form [væk'sɪnəfɔːrm] *adj* vacciniaähnlich, vacciniaartig, vaccinoid
vac|ci|nog|e|nous [væksɪ'nɑdʒənəs] *adj* vakzine-bildend
vac|ci|noid ['væksɪnɔɪd] *adj* vacciniaähnlich, vacciniaartig, vaccinoid
vac|ci|no|pho|bia [,væksɪnəʊ'fəʊbɪə] *noun* Vakzinophobie *f*
vac|ci|num ['væksɪnəm] *noun* Impfstoff *m*, Vakzine *f*, Vakzin *nt*
vac|u|o|lar ['vækjə,əʊlər, 'vækjələr] *adj* vakuolenartig; vakuolenhaltig, vakuolär
vac|u|o|late ['vækjə(wə)lɪt, -leɪt] *adj* vakuolenartig; vakuolenhaltig, vakuolär
vac|u|o|la|tion [,vækjʊə'leɪʃn, ,vækjə-] *noun* Vakuolenbildung *f*, Vakuolisierung *f*
vac|u|ole ['vækjʊəʊl] *noun* Vakuole *f*, Vakuolenhöhle *f*, -raum *m*
vac|u|um ['vækj(əw)əm] **I** *noun, plural* **-ums, -ua** [-jəwə] (luft-)leerer Raum *m*, Vakuum *nt* **II** *adj* Vakuum-

va|gal ['veɪgl] *adj* Vagusnerv/Nervus vagus betreffend, vagal
va|gec|to|my [veɪ'dʒektəmɪ] *noun* Vagusresektion *f*, Vagektomie *f*
vagin- *präf.* Scheiden-, Vagin(o)-, Kolp(o)-
va|gi|na [və'dʒaɪnə] *noun, plural* **-nas, -nae** [-niː] **1.** Scheide *f*, Hülle *f*, Umscheidung *f*, Vagina *f* **2.** Scheide *f*, Vagina *f*
vag|i|nal ['vædʒənl; və'dʒaɪnl] *adj* Scheide/Vagina betreffend, vaginal
vag|i|nal|ec|to|my [,vædʒɪnə'lektəmɪ] *noun* Kolpektomie *f*
vag|i|nal|i|tis [,vædʒɪnə'laɪtɪs] *noun* Vaginalitis *f*, Perididymisentzündung *f*, Perididymitis *f*; Hodenhüllenentzündung *f*, Hodenscheidenentzündung *f*
vag|i|nec|to|my [,vædʒɪn'nektəmɪ] *noun* Kolpektomie *f*
vag|i|nism ['vædʒɪnɪzəm] *noun* Scheidenkrampf *m*, Vaginismus *m*
vag|i|nis|mus [,vædʒɪ'nɪzməs] *noun* Scheidenkrampf *m*, Vaginismus *m*
vag|i|nit|ic [,vædʒɪ'naɪtɪk] *adj* Scheidenentzündung/Vaginitis betreffend, vaginitisch, kolpitisch
vag|i|ni|tis [,vædʒɪ'naɪtɪs] *noun* Entzündung der Scheide/Vagina, Colpitis *f*, Scheidenentzündung *f*, Kolpitis *f*, Vaginitis *f*
vagino- *präf.* Scheiden-, Vagin(o)-, Kolp(o)-
vag|i|no|ab|dom|i|nal [,vædʒɪnəʊæb'dɑmɪnl] *adj* Scheide/Vagina und Bauchhöhle/Abdomen betreffend oder verbindend, vaginoabdominal
vag|i|no|cele ['vædʒɪnəʊsiːl] *noun* Scheidenbruch *m*, Kolpozele *f*, Hernia vaginalis
vag|i|no|cu|ta|ne|ous [,vædʒɪnəʊkjuː'teɪnɪəs] *adj* Scheide/Vagina und Haut betreffend oder verbindend, vaginokutan
vag|i|no|dyn|ia [,vædʒɪnəʊ'diːnɪə] *noun* Scheidenschmerz *m*, Kolpalgie *f*, Vaginodynie *f*
vag|i|no|fix|a|tion [,vædʒɪnəʊfɪk'seɪʃn] *noun* Scheidenanheftung *f*, Kolpo-, Vaginofixation *f*, -pexie *f*
vag|i|nog|ra|phy [,vædʒɪ'nɑgrəfɪ] *noun* Kolpographie *f*, Kolpografie *f*
vag|i|no|la|bi|al [,vædʒɪnəʊ'leɪbɪəl] *adj* Scheide/Vagina und Schamlippen betreffend, vaginolabial
vag|i|no|my|co|sis [,vædʒɪnəʊmaɪ'kəʊsɪs] *noun* Pilzerkrankung *f* der Scheide, Kolpo-, Vaginomykose *f*
vag|i|nop|a|thy [,vædʒɪ'nɑpəθɪ] *noun* Vaginal-, Scheidenerkrankung *f*, Vaginopathie *f*, Kolpopathie *f*
vag|i|no|per|i|ne|al [,vædʒɪnəʊperɪ'niːəl] *adj* Scheide und Damm/Perineum betreffend oder verbindend, vaginoperineal, perineovaginal
vag|i|no|per|i|ne|o|plas|ty [,vædʒɪnəʊperɪ'niːəplæstɪ] *noun* Kolpoperineoplastik *f*
vag|i|no|per|i|ne|or|rha|phy [,vædʒɪnəʊperɪnɪ'ɔrəfɪ] *noun* Scheiden-Damm-Naht *f*, Kolpo-, Vaginoperineorrhaphie *f*
vag|i|no|per|i|to|ne|al [,vædʒɪnəʊperɪtəʊ'niːəl] *adj* Scheide/Vagina und Bauchfell/Peritoneum betreffend, vaginoperitoneal
vag|i|no|pex|y ['vædʒɪnəʊpeksɪ] *noun* Scheidenanheftung *f*, Kolpofixation *f*, Vaginofixation *f*, Vaginopexie *f*
vag|i|no|plas|ty ['vædʒɪnəʊplæstɪ] *noun* Scheiden-, Vaginal-, Kolpo-, Vaginoplastik *f*
vag|i|no|scope ['vædʒɪnəʊskəʊp] *noun* Scheidenspekulum *nt*
vag|i|nos|co|py [,vædʒɪ'nɑskəpɪ] *noun* Kolposkopie *f*
vag|i|no|sis [,vædʒɪ'nəʊsɪs] *noun* Scheiden-, Vaginaerkrankung *f*, Vaginose *f*, unspezifische Vulvovaginitis *f*
bacterial vaginosis bakterielle Vaginose *f*
vag|i|not|o|my [,vædʒɪ'nɑtəmɪ] *noun* Scheiden-, Vaginalschnitt *m*, Kolpo-, Vaginotomie *f*
vag|i|no|ves|i|cal [,vædʒɪnəʊ'vesɪkl] *adj* Scheide/Vagina und Harnblase betreffend oder verbindend, vaginovesikal, vesikovaginal

va|gi|no|vul|var [ˌvædʒɪnəʊ'vʌlvəl] *adj* Scham/Vulva und Scheide/Vagina betreffend, vulvovaginal
va|go|gram ['veɪgəʊgræm] *noun* (Elektro-)Vagogramm *nt*
va|gol|y|sis [veɪ'gɑlɪsɪs] *noun* Vagolyse *f*
va|go|lyt|ic [ˌveɪgəʊ'lɪtɪk] *adj* die Wirkung von Acetylcholin hemmend; das parasympathische System hemmend, vagolytisch, parasympatholytisch, anticholinerg
va|go|mi|met|ic [ˌveɪgəʊmaɪ'metɪk] *adj* mit aktivierender Wirkung auf das parasympathische Nervensystem, vagomimetisch, parasympathomimetisch
va|go|splanch|nic [ˌvædʒɪnəʊ'splæŋknɪk] *adj* vagosympathisch
va|go|sym|pa|thet|ic [ˌvædʒɪnəʊsɪmpə'θetɪk] *adj* vagosympathisch
va|got|o|my [veɪ'gɑtəmɪ] *noun* Vagotomie *f*
parietal cell vagotomy selektive proximale Vagotomie *f*
selective vagotomy selektiv gastrale Vagotomie *f*
truncal vagotomy trunkuläre Vagotomie *f*
va|go|to|nia [ˌveɪgə'təʊnɪə] *noun* Vagotonie *f*, Parasympathikotonie *f*
va|go|ton|ic [ˌveɪgəʊ'tɑnɪk] *adj* Vagotonie betreffend, vagoton
va|got|o|ny [veɪ'gɑtəmɪ] *noun* Vagotonie *f*
va|go|trop|ic [ˌveɪgəʊ'trɑpɪk] *adj* auf den Nervus vagus einwirkend, vagotrop
va|go|va|gal [ˌveɪgəʊ'veɪgl] *adj* vagovagal
va|gus ['veɪgəs] *noun, plural* **-gi** [-dʒaɪ, -gaɪ] Vagus *m*, X. Hirnnerv *m*, Nervus vagus
va|lence ['veɪləns] *noun* Wertigkeit *f*, Valenz *f*
va|len|cy ['veɪlənsɪ] *noun* → *valence*
va|le|ri|an [və'lɪərɪən] *noun* Baldrian *m*, Valeriana officinalis
va|l|gus ['vælgəs] *adj* krumm, nach innen gewölbt, valgus
va|lid|i|ty [və'lɪdətɪ] *noun* Gültigkeit *f*, Validität *f*
va|line ['væliːn, 'veɪl-, -ɪn] *noun* Valin *nt*, α-Aminoisovaleriansäure *f*
va|li|ne|mia [vælɪ'niːmɪə] *noun* erhöhter Valingehalt *m* des Blutes, Hypervalinämie *f*, Valinämie *f*
val|lec|u|la [və'lekjələ] *noun, plural* **-lae** [-liː] **1.** kleine Ritze *f*, Spalt(e *f*) *m*, Furche *f*, Vallecula *f* **2.** Vallecula epiglottica
vallecula cerebelli mediane Kleinhirnfurche *f*, Vallecula cerebelli
epiglottic vallecula Vallecula epiglottica
val|ley ['vælɪ] *noun* Tal *nt*
valley of cerebellum mediane Kleinhirnfurche *f*, Vallecula cerebelli
val|lis ['vælɪs] *noun* mediane Kleinhirnfurche *f*, Vallecula cerebelli
val|ue ['væljuː] *noun* Gehalt *m*, Grad *m*; (Zahlen-)Wert *m*
blood glucose value Blutzuckerspiegel *m*, Blutzuckerwert *m*, Glucosespiegel *m*
caloric value Kalorienwert *m*
fasting value Nüchternwert *m*
fuel value Brennwert *m*
globular value Färbeindex *m*, Hämoglobinquotient *m*
glucose value Blutzuckerspiegel *m*, (Blut-)Zuckerwert *m*, Glucosespiegel *m*
Quick value Thromboplastinzeit *f*, Quickwert *m*, Quickzeit *f*, Quick *m*, Prothrombinzeit *f*
val|val ['vælvl] *adj* Klappe(n) betreffend, mit Klappen versehen, klappenförmig, valvulär
val|var ['vælvər] *adj* Klappe(n) betreffend, mit Klappen versehen, klappenförmig, valvulär
valve [vælv] *noun* Klappe *f*, Valva *f*, Valvula *f*
allogeneic heart valve allogene Herzklappenprothese *f*
Amussat's valve Plica spiralis
anal valves Valvulae anales
anterior semilunar valve Valvula semilunaris anterior
aortic valve Aortenklappe *f*, Valva aortae
artificial heart valve Herzklappenprothese *f*, Herzklappenersatz *m*
atrioventricular valve Atrioventrikular-, Segelklappe *f*, Vorhof-Kammerklappe *f*, Valva atrioventricularis
auriculoventricular valve → *atrioventricular valve*
Ball's valves Valvulae anales
Bauhin's valve Bauhin-Klappe *f*, Ileozäkal-, Ileozökalklappe *f*, Valva ileocaecalis/ilealis
Béraud's valve Krause-Klappe *f*, Valvula sacci lacrimalis inferior
Bianchi's valve Plica lacrimalis
bicuspid valve Mitralklappe, Mitralis *f*, Bicuspidalis *f*, Valva mitralis, Valvula bicuspidalis, Valva atrioventricularis sinistra
bileaflet valve Doppelflügelprothese *f*
biologic heart valve biologische Herzklappenprothese *f*
Björk-Schiley valve Björk-Schiley-Prothese *f*
cardiac valves Herzklappen *pl*
caval valve Eustachio-, Sylvius-Klappe *f*, Valvula venae cavae inferioris
coronary valve Thebesius-Klappe *f*, Sinusklappe *f*, Valvula sinus coronarii
valve of coronary sinus Sinusklappe, Thebesius-Klappe, Valvula sinus coronarii
eustachian valve Eustachio-Klappe *f*, Sylvius-Klappe *f*, Heister-Klappe *f*, Valvula Eustachii, Valvula venae cavae inferioris
fallopian valve Bauhin-Klappe *f*, Ileozäkal-, Ileozökalklappe *f*, Valva ileocaecalis/ilealis
valve of foramen ovale **1.** Valvula foraminis ovalis, Falx septi **2.** Septum primum
Hasner's valve Hasner-Klappe *f*, Plica lacrimalis
heart valves Herzklappen *pl*
Heister's valve Heister-Klappe *f*
Houston's valves zirkuläre Mastdarmfalten *pl*, Plicae transversae recti
ileocecal valve Bauhin-Klappe *f*, Ileozäkal-, Ileozökalklappe *f*, Valva ileocaecalis/ilealis
valve of inferior vena cava Eustachio-Klappe, Sylvius-Klappe, Valvula venae cavae inferioris
Kohlrausch's valve Kohlrausch-Falte *f*
Krause's valve Krause-Klappe *f*, Valvula sacci lacrimalis inferior
left atrioventricular valve Mitralklappe, Mitralis *f*, Bicuspidalis *f*, Valva mitralis, Valvula bicuspidalis, Valva atrioventricularis sinistra
left semilunar valve of aortic valve Valvula semilunaris sinistra valvae aortae, Valvula coronaria sinistra
left semilunar valve of pulmonary valve Valvula semilunaris sinistra valvae trunci pulmonalis
left venous valve linke Venenklappe
lymphatic valve Lymph(gefäß)klappe *f*, Valvula lymphatica
valve of Macalister Bauhin-Klappe, Ileozökal-, Ileozäkalklappe, Valva ileocaecalis/ilealis
mechanical heart valve mechanische Herzklappenprothese *f*
mitral valve Mitralklappe *f*, Mitralis *f*, Valvula bicuspidalis/mitralis, Valva atrioventricularis sinistra
Morgagni's valves Valvulae anales
posterior semilunar valve Valvula semilunaris posterior valvae aortae, Valvula non coronaria
prosthetic valve Herzklappenprothese *f*, -ersatz *m*, künstliche Herzklappe *f*
prosthetic heart valve künstliche Herzklappe, Herzklappenersatz *m*, -prothese *f*
Pudenz-Heyer valve Pudenz-Heyer-Ventil *nt*
pulmonary valve Pulmonal(is)klappe *f*, Valva trunci pulmonalis
pulmonary trunk valve Pulmonal(is)klappe *f*, Valva trunci pulmonalis
valve of pulmonary trunk Pulmonal(is)klappe *f*, Valva

trunci pulmonalis
right atrioventricular valve Trikuspidalklappe *f*, Tricuspidalis *f*, Valva tricuspidalis, Valva atrioventricularis dextra
right semilunar valve of aortic valve Valvula semilunaris dextra valvae aortae, Valvula coronaria dextra
right semilunar valve of pulmonary valve Valvula semilunaris dextra valvae trunci pulmonalis
right venous valve rechte Venenklappe *f*
Rosenmüller's valve Hasner-Klappe *f*, Plica lacrimalis
semilunar valve Valvula semilunaris, Taschenklappe *f*, Semilunarklappe *f*
spiral valve Heister-Klappe *f*, Plica spiralis
valve of Sylvius Eustachio-Klappe *f*, Sylvius-Klappe *f*, Heister-Klappe *f*, Valvula Eustachii, Valvula venae cavae inferioris
Tarin's valve Velum medulare inferius
thebesian valve Sinusklappe *f*, Thebesius-Klappe *f*, Valvula sinus coronarii
Tiegel's valve Tiegel-Ventil *nt*
tilting-disk valve Kippscheibenprothese *f*
tricuspid valve Trikuspidalklappe *f*, Tricuspidalis *f*, Valva tricuspidalis, Valva atrioventricularis dextra
Tulp's valve Bauhin-Klappe *f*, Ileozäkal-, Ileozökalklappe *f*, Valva ileocaecalis/ilealis
ureteral valve Harnleiter-, Ureterklappe *f*
urethral valve Harnröhren-, Urethra(l)klappe *f*
venous valve Venenklappe *f*, Valvula venosa
Vieussens valve Velum medulare superius
Willis' valve Velum medulare superius
xenogeneic heart valve xenogene Herzklappenprothese *f*

val|vi|form ['vælvɪfɔːrm] *adj* klappenförmig, -artig
val|vo|plas|ty ['vælvəʊplæstɪ] *noun* Valvuloplastik *f*
val|vot|o|my [væl'vɑtəmɪ] *noun* Valvulotomie *f*
val|vu|la ['vælvjələ] *noun, plural* **-lae** [-liː] kleine Klappe *f*, Valvula *f*
val|vu|lar ['vælvjələr] *adj* Klappe(n) betreffend, mit Klappen versehen, klappenförmig, valvulär
val|vule ['vælvjuːl] *noun* kleine Klappe *f*, Valvula *f*
val|vu|li|tis [ˌvælvjə'laɪtɪs] *noun* **1.** Klappenentzündung *f*, Valvulitis *f* **2.** Herzklappenentzündung *f*; Endokarditis *f*
val|vu|lo|plas|ty ['vælvjələʊplæstɪ] *noun* Valvuloplastie *f*, Valvuloplastik *f*
balloon valvuloplasty Ballonvalvuloplastie *f*
val|vu|lot|o|my [ˌvælvjə'lɑtəmɪ] *noun* Valvulotomie *f*
van|co|my|cin [vænkəʊ'maɪsɪn] *noun* Vancomycin *nt*
va|por ['veɪpər] *noun* **1.** Dampf *m*, Dunst *m*, Nebel *m*; Vapor *m* **2.** Gas(gemisch *nt*) *nt*
va|por|iz|er ['veɪpəraɪzər] *noun* Zerstäuber *m*; Verdampfer *m*, Verdampfungsgerät *nt*; Vaporizer *m*
va|por|ous ['veɪpərəs] *adj* dunstig, dampfig, neblig
va|por|y ['veɪpərɪ] *adj* dunstig, dampfig, neblig
var|i|a|tion [ˌveərɪ'eɪʃn] *noun* **1.** Veränderung *f*, Abwandlung *f*, Schwankung *f*, Schwankungen *pl*, Wechsel *m*, Abweichung *f*, Variation *f* **2.** Variation *f*, Variante *f*
antigenic variation Antigenwechsel *m*, Antigenvariation *f*
smooth-rough variation S-R-Formenwechsel *m*
S-R variation S-R-Formenwechsel *m*
varic- *präf.* Krampfader-, Varizen-, Varik(o)-
var|i|ca|tion [værɪ'keɪʃn] *noun* **1.** Varixbildung *f* **2.** Varikosität *f* **3.** → *varix*
var|i|ce|al [værɪ'siːəl, və'rɪsɪəl] *adj* Varix betreffend, Varizen-, Varik(o)-
var|i|cel|la [værɪ'selə] *noun* Windpocken *pl*, Wasserpocken *pl*, Varizellen *pl*, Varicella *f*
var|i|cel|li|form [værɪ'selɪfɔːrm] *adj* Windpocken-ähnlich, an Windpocken erinnernd, varicelliform
var|i|cel|loid [værɪ'selɔɪd] *adj* Windpocken-ähnlich, an Windpocken erinnernd, varicelliform
var|i|ces ['veərəsiːz] *plural* → *varix*
va|ric|i|form [və'rɪsəfɔːrm] *adj* Varize oder Varikose betreffend, varizenähnlich, varikös
varico- *präf.* Krampfader-, Varizen-, Varik(o)-
var|i|co|cele [væ'rɪkəʊsiːl] *noun* Krampfaderbruch *m*, Varikozele *f*, Hernia varicosa
var|i|cog|ra|phy [ˌværɪ'kɑgrəfɪ] *noun* Varikographie *f*, Varikografie *f*
var|i|coid ['værɪkɔɪd] *adj* Varize oder Varikose betreffend, varizenähnlich, varikös
var|i|cole ['værɪkəʊl] *noun* Krampfaderbruch *m*, Varikozele *f*
var|i|co|phle|bit|ic [ˌværɪkəʊflɪ'baɪtɪk] *adj* Krampfaderentzündung/Varikophlebitis betreffend, varikophlebitisch
var|i|co|phle|bi|tis [ˌværɪkəʊflɪ'baɪtɪs] *noun* Entzündung einer (oberflächlichen) Krampfader, Varikophlebitis *f*, Krampfaderentzündung *f*, Varizenentzündung *f*
var|i|cose ['værɪkəʊs] *adj* Varize oder Varikose betreffend, varizenähnlich, varikös
var|i|co|sis [værɪ'kəʊsɪs] *noun* ausgedehnte Krampfaderbildung *f*, Varikose *f*, Varicosis *f*
var|i|cos|i|ty [værɪ'kɑsətɪ] *noun* **1.** Varikosität *f* **2.** → *varix*
var|i|cot|o|my [ˌværɪ'kɑtəmɪ] *noun* Varikotomie *f*
va|ri|e|ty [və'raɪətɪ] *noun, plural* **-ties** Varietät *f*, Varietas *f*, Typ *m*, Stamm *m*, Rasse *f*, Variante *f*, Spielart *f*
va|ri|o|la [və'raɪələ] *plural* Pocken *pl*, Blattern *pl*, Variola *f*
var|i|o|li|form [værɪ'ɑlɪfɔːrm] *adj* pockenähnlich, pockenartig, varioliform
var|i|o|loid ['veərɪələɪd] **I** *noun* Variola benigna **II** *adj* pockenähnlich, pockenartig, varioliform
var|ix ['veərɪks] *noun, plural* **var|i|ces** ['veərəsiːz] Varix *f*, Varixknoten *m*, Varize *f*, Krampfader *f*, Krampfaderknoten *m*
esophageal varices Ösophagusvarizen *pl*
var|us ['veərəs] *adj* varus, nach außen gekrümmt, Varus-, O-
vas ['væs] *noun, plural* **va|sa** ['veɪsə, -zə] Gefäß *nt*, Vas *nt*
vas deferens Samenleiter *m*, Ductus deferens
vasa nervorum Vasa nervorum
vasa vasorum Vasa vasorum
vas- *präf.* Gefäß-, Vas(o)-, Vaskulo-; Samenleiter-, Vas(o)-
va|sal ['veɪzl] *adj* Gefäß betreffend, Gefäß-, Vas(o)-
va|sal|gia [və'sældʒ(ɪ)ə] *noun* Gefäßschmerz *m*, Vasalgie *f*, Vasodynie *f*
vas|cu|lar ['væskjələr] *adj* Gefäß(e) betreffend, vaskulär, vaskular
vas|cu|lar|i|ty [ˌvæskjə'lærətɪ] *noun* Gefäßreichtum *m*, Vaskularität *f*
vas|cu|lar|i|za|tion [ˌvæskjələrɪ'zeɪʃn] *noun* Gefäßbildung *f*, Gefäßneubildung *f*, Vaskularisation *f*, Vaskularisierung *f*
vas|cu|lar|ize ['væskjələraɪz] **I** *vt* mit Blutgefäßen versorgen, vaskularisieren **II** *vi* Blutgefäße (aus-)bilden
vas|cu|la|ture ['væskjələtʃʊər] *noun* Gefäßsystem *nt*, Gefäßversorgung *f*
vas|cu|lit|ic [ˌvæskjə'lɪtɪk] *adj* Gefäßentzündung/Vaskulitis betreffend, vaskulitisch, angiitisch
vas|cu|li|tis [væskjə'laɪtɪs] *noun* Entzündung der Gefäßwand, Angiitis *f*, Gefäßwandentzündung *f*, Gefäßentzündung *f*, Vaskulitis *f*, Vasculitis *f*
allergic vasculitis → *hypersensitivity vasculitis*
hypersensitivity vasculitis Immunkomplexvaskulitis *f*, leukozytoklastische Vaskulitis *f*, Vasculitis allergica, Vasculitis hyperergica cutis, Arteriitis allergica cutis
leukocytoclastic vasculitis → *hypersensitivity vasculitis*
necrotizing vasculitis nekrotisierende Angiitis/Vaskulitis *f*
nodular vasculitis noduläre Vaskulitis *f*, Vasculitis nodularis, Phlebitis nodularis
vasculo- *präf.* Blutgefäß-, Gefäß-, Angi(o)-, Vas(o)-, Vas-

V

kulo-
vas|cu|lo|car|di|ac [ˌvæskjələʊ'kɑːrdɪæk] *adj* Herz und Kreislauf oder Herz und Gefäße betreffend, kardiovaskulär
vas|cu|lo|gen|e|sis [ˌvæskjələʊ'dʒenəsɪs] *noun* Vaskulogenese *f*
vas|cu|lo|gen|ic [ˌvæskjələʊ'dʒenɪk] *adj* Blutgefäße ausbildend
vas|cu|lo|mo|tor [ˌvæskjələʊ'məʊtər] *adj* Vasomotorik betreffend, vasomotorisch
vas|cu|lop|a|thy [ˌvæskjə'lɑpəθɪ] *noun* (Blut-)Gefäßerkrankung *f*, Vaskulopathie *f*
vas|cu|lo|tox|ic [ˌvæskjələʊ'tɑksɪk] *adj* Blutgefäße schädigend, vaskulotoxisch
va|sec|to|my [væ'sektəmɪ] *noun* Vasektomie *f*, Vasoresektion *f*
vas|i|fac|tive ['væzɪfæktɪv] *adj* Angiopoese betreffend oder auslösend, angiopoetisch
vas|i|form ['væsɪfɔːrm] *adj* gefäßförmig, gefäßartig, vasiform
va|si|tis [və'saɪtɪs] *noun* Entzündung des Samenleiters/Ductus deferens, Deferentitis *f*, Samenleiterentzündung *f*, Spermatitis *f*, Funiculitis *f*
vaso- *präf.* Gefäß-, Vas(o)-, Vaskulo-; Samenleiter-, Vas(o)-
va|so|ac|tive [ˌvæsəʊ'æktɪv, ˌveɪzəʊ-] *adj* den Gefäßtonus beeinflussend, vasoaktiv
va|so|con|ges|tion [ˌveɪzəʊkən'dʒestʃn] *noun* Vasokongestion *f*
va|so|con|stric|tion [ˌveɪzəʊkən'strɪkʃn] *noun* Engstellung *f* von Blutgefäßen, Vasokonstriktion *f*
va|so|con|stric|tive [ˌvæsəʊkən'strɪktɪv] *adj* Vasokonstriktion bewirkend, Gefäße engstellend, vasokonstriktorisch
va|so|con|stric|tor [ˌvæsəʊkən'strɪktər] I *noun* Vasokonstriktor *m* II *adj* vasokonstriktorisch
va|so|de|pres|sion [ˌvæsəʊdɪ'preʃn] *noun* Vasodepression *f*
va|so|de|pres|sor [ˌvæsəʊdɪ'presər] *adj* den Gefäßwiderstand senkend, vasodepressiv, vasodepressorisch
va|so|di|la|ta|tion [ˌvæsəʊdɪlə'teɪʃn] *noun* →*vasodilation*
va|so|di|la|tion [ˌvæsəʊdaɪ'leɪʃn] *noun* Gefäßerweiterung *f*, Vasodilatation *f*
va|so|di|la|tive [ˌvæsəʊdaɪ'leɪtɪv] *adj* Vasodilatation betreffend oder hervorrufend, gefäßerweiternd, vasodilatatorisch
va|so|di|la|tor [ˌvæsəʊdaɪ'leɪtər] I *noun* Vasodilatator *m*, Vasodilatans *nt* II *adj* gefäßerweiternd, vasodilatatorisch
coronary vasodilator Koronardilatator *m*
va|so|ep|i|di|dy|mos|to|my [ˌvæsəʊepɪˌdɪdə'mɑstəmɪ] *noun* Vasoepididymostomie *f*
va|so|fac|tive [ˌvæsəʊ'fæktɪv] *adj* Angiopoese betreffend oder auslösend, angiopoetisch
va|so|for|ma|tion [ˌvæsəʊfɔːr'meɪʃn] *noun* Angiopoese *f*, Angiopoiese *f*
va|so|for|ma|tive [ˌvæsəʊ'fɔːrmətɪv] *adj* Angiopoese betreffend oder auslösend, angiopoetisch
va|so|gan|gli|on [ˌvæsəʊ'gæŋglɪən] *noun* Gefäßknäuel *nt*, -ganglion *nt*
va|so|gen|ic [ˌvæsəʊ'dʒenɪk] *adj* von einem Gefäß ausgehend, vasogen
va|sog|ra|phy [væ'sɑgrəfɪ, veɪ-] *noun* **1.** (*radiolog.*) Kontrastdarstellung *f* von Gefäßen, Vasographie *f*, Angiographie *f*, Vasografie *f*; Angiografie *f* **2.** (*urolog.*) Vasographie *f*, Vasovesikulographie *f*, Vasografie *f*, Vasovesikulografie *f*
va|so|hy|per|ton|ic [ˌvæzəʊˌhaɪpər'tɑnɪk, ˌveɪz-] *adj* Vasokonstriktion bewirkend, Gefäße engstellend, vasokonstriktorisch
va|so|hy|po|ton|ic [ˌvæsəʊhaɪpəʊ'tɑnɪk] *adj* Vasodilatation betreffend oder hervorrufend, gefäßerweiternd, vasodilatatorisch
va|so|li|ga|tion [ˌvæsəʊlaɪ'geɪʃn] *noun* Vasoligatur *f*
va|so|mo|tion [væsəʊ'məʊʃn] *noun* Vasomotion *f*
va|so|mo|tor [ˌvæsəʊ'məʊtər] I *noun* Vasomotor *m* II *adj* vasomotorisch
va|so|mo|to|ri|um [ˌvæsəʊməʊ'təʊrɪəm] *noun* vasomotorisches System *nt*, Vasomotorium *nt*
va|so|mo|to|ry [ˌvæsəʊ'məʊtərɪ] *adj* Vasomotorik betreffend, vasomotorisch
va|so|neu|rop|a|thy [ˌvæsəʊnjʊə'rɑpəθɪ] *noun* Vasoneuropathie *f*
va|so|neu|ro|sis [ˌvæsəʊnjʊə'rəʊsɪs] *noun* Gefäßneurose *f*, Angio-, Vasoneurose *f*
va|so|neu|rot|ic [ˌvæsəʊnjʊə'rɑtik] *adj* Vasoneurose betreffend, vasoneurotisch
vaso-orchidostomy *noun* Vasoorchidostomie *f*
va|so|pa|ral|y|sis [ˌvæsəʊpə'rælɪsɪs] *noun* Gefäßlähmung *f*, Vaso-, Angioparalyse *f*
va|so|pa|re|sis [ˌvæsəʊpə'riːsɪs] *noun* vasomotorische Lähmung *f*, Angio-, Vasoparese *f*
va|so|pres|sin [ˌvæsəʊ'presɪn] *noun* Vasopressin *nt*, Antidiuretin *nt*, antidiuretisches Hormon *nt*
va|so|pres|si|ner|gic [ˌvæsəʊˌpresɪ'nɜrdʒɪk] *adj* vasopressinerg
va|so|pres|sor [ˌvæsəʊ'presər] *adj* den Gefäßtonus oder Gefäßdruck steigernd, vasopressorisch
va|so|punc|ture [ˌvæsəʊ'pʌŋktʃər] *noun* **1.** Gefäßpunktion *f* **2.** (*urolog.*) Punktion *f* des Samenleiters, Vasopunktur *f*
va|so|re|lax|a|tion [ˌvæsəʊrɪlæk'seɪʃn] *noun* Vasorelaxation *f*
va|so|re|sec|tion [ˌvæsəʊrɪ'sekʃn] *noun* Vasektomie *f*, Vasoresektion *f*
va|sor|rha|phy [væ'sɔrəfɪ] *noun* Vasorrhaphie *f*
va|so|sec|tion [ˌvæzəʊ'sekʃn, ˌveɪz-] *noun* Vasotomie *f*
va|so|sen|so|ry [ˌvæsəʊ'sensərɪ] *adj* vasosensorisch
va|so|spasm ['væsəʊspæzəm] *noun* Gefäß-, Vaso-, Angiospasmus *m*
va|so|spas|tic [ˌvæsəʊ'spæstɪk] *adj* Vasospasmus betreffend oder auslösend, vasospastisch, angiospastisch
va|sot|o|my [væ'sɑtəmɪ] *noun* Vasotomie *f*
va|so|to|nia [ˌvæzəʊ'təʊnɪə] *noun* Gefäßtonus *m*, Angio-, Vasotonus *m*
va|so|ton|ic [ˌvæsəʊ'tɑnɪk] *adj* den Gefäßtonus erhöhend, vasotonisch
va|so|troph|ic [ˌvæsəʊ'trɑfɪk] *adj* gefäßernährend, vasotrophisch, angiotrophisch
va|so|va|gal [ˌvæsəʊ'veɪgl] *adj* Gefäße und Nervus vagus betreffend, vasovagal
va|so|va|sos|to|my [ˌvæsəʊvæ'sɑstəmɪ] *noun* Vasovasostomie *f*
va|so|ve|sic|u|lec|to|my [ˌvæsəʊvəˌsɪkjə'lektəmɪ] *noun* Vasovesikulektomie *f*
va|so|ve|sic|u|li|tis [ˌvæsəʊvəˌsɪkjə'laɪtɪs] *noun* Entzündung von Samenleiter und Samenbläschen, Vasovesikulitis *f*
vault [vɔːlt] *noun* Gewölbe *nt*, Wölbung *f*; Dach *nt*, Kuppel *f*
cranial vault Schädeldach *nt*, Kalotte *f*
vault of pharynx Pharynxkuppel *f*, Fornix pharyngis
vec|tion ['vekʃn] *noun* Krankheitsübertragung *f*, Übertragung *f*, Vektion *f*
vec|tor ['vektər] *noun* **1.** (*mikrobiol.*) Überträger *m*, Träger *m*, Vektor *m*; Carrier *m* **2.** (*genet.*) Vektor *m*, Carrier *m*
vec|tor|car|di|og|ra|phy [ˌvektərkɑːrdɪ'ɑgrəfɪ] *noun* Vektorkardiographie *f*, Vektorkardiografie *f*
vec|to|ri|al [vek'tɔːrɪəl] *adj* Vektor/Vektoren betreffend, vektoriell, Vektor-
ve|gan|ism ['vedʒənɪzəm] *noun* streng vegetarische Lebensweise *f*
veg|e|ta|ble ['vedʒ(ɪ)təbl] *adj* Pflanzen betreffend, von

Pflanzen stammen, pflanzlich, vegetabil, vegetabilisch
veg|e|tal ['vedʒɪtl] *adj* Pflanzen betreffend, von Pflanzen stammen, pflanzlich, vegetabil, vegetabilisch
veg|e|tar|i|an [ˌvedʒɪ'teərɪən] *adj* Vegetarismus betreffend, vegetarisch
veg|e|tar|i|an|ism [ˌvedʒɪ'teərɪənɪzəm] *noun* vegetarische Lebensweise *f*, Vegetarianismus *m*, Vegetarismus *m*
veg|e|tate ['vedʒɪteɪt] *v* wuchern
veg|e|ta|tion [ˌvedʒɪ'teɪʃn] *noun* Wucherung *f*, Gewächs *nt*
adenoid vegetation Adenoide *pl*, adenoide Vegetationen *pl*, Rachenmandelhyperplasie *f*
veg|e|ta|tive ['vedʒɪteɪtɪv] *adj* unabhängig, selbständig (funktionierend); selbstgesteuert; vegetativ, autonom
ve|hi|cle ['viːɪkl] *noun* **1.** Vehikel *nt*, Vehiculum *nt*, Träger *m*; Transportprotein *nt* **2.** (Hilfs-)Mittel *nt*, Vehikel *nt*, Vermittler *m*
Veil|lon|el|la [ˌveɪjə'nelə] *noun* Veillonella *f*
vein [veɪn] *noun* (Blut-)Ader *f*, Blutgefäß *nt*, Vene *f*, Vena *f*
anteromedian pontine vein Vena pontis anteromediana
accessory cephalic vein Vena cephalica accessoria
accessory hemiazygos vein Vena hemiazygos accessoria
accessory hemiazygous vein Vena hemiazygos accessoria
accessory saphenous vein Vena saphena accessoria
accessory vertebral vein Vena vertebralis accessoria
accompanying vein Begleitvene *f*, Vena comitans
accompanying vein of hypoglossal nerve Vena comitans nervi hypoglossi
adrenal vein Nebennierenvene *f*, Vena suprarenalis
allantoic vein Allantoisvene *f*
angular vein Augenwinkelvene *f*, Vena angularis
anonymous veins Venae brachiocephalicae
anterior auricular veins vordere Ohrvenen *pl*, Venae auriculares anteriores
anterior basal vein Vena basalis anterior
anterior cardiac veins vordere Herzvenen *pl*, Venae cordis anteriores
anterior cardinal veins vordere Kardinalvenen *pl*, Venae cardinales anteriores
anterior cerebral veins Venae anteriores cerebri
anterior ciliary veins vordere Ziliarvenen *pl*, Venae ciliares anteriores
anterior circumflex vein of humerus Vena circumflexa humeri anterior
anterior intercostal veins vordere Interkostalvenen *pl*, Venae intercostales anteriores
anterior interosseous veins Venae interosseae anteriores
anterior interventricular vein Vena interventricularis anterior
anterior jugular vein Vena jugularis anterior
anterior labial veins vordere Schamlippenvenen *pl*, Venae labiales anteriores
anterior parotid veins Rami parotidei venae facialis
anterior pontomesencephalic vein Brücken-Mittelhirnvene *f*, Vena pontomesencephalica anterior
anterior vein of right ventricle Vena ventriculi dextri anterior
anterior scrotal veins vordere Skrotalvenen *pl*, Venae scrotales anteriores
anterior vein of septum pellucidum Vena anterior septi pellucidi
anterior spinal veins vordere Rückenmarksvenen *pl*, Venae spinales anteriores
anterior vein of superior lobe Vena anterior lobi superioris
anterior temporal diploic vein Vena diploica temporalis anterior
anterior tibial veins vordere Schienbeinvenen *pl*, Venae tibiales anteriores
anterior vertebral vein Vena vertebralis anterior
anterior vestibular vein Vena vestibularis anterior
anterolateral medullary vein Vena medullaris anterolateralis
anterolateral pontine vein Vena pontis anterolateralis
anteromedian medullary vein Vena medullaris anteromediana
apical vein Vena apicalis
apicoposterior vein Vena apicoposterior
appendicular vein Appendixvene *f*, Vena appendicularis
vein of aqueduct of cochlea Vena aqueductus cochleae
vein of aqueduct of vestibule → *vein of aqueduct of cochlea*
arciform veins of kidney → *arcuate veins of kidney*
arcuate veins of kidney Bogenvenen *pl*, Venae arcuatae renis
arterial vein Truncus pulmonalis
articular veins Venen *pl* des Kiefergelenks, Venae articulares
ascending lumbar vein aufsteigende Lendenvene *f*, Vena lumbalis ascendens
atrial veins Vorhofvenen *pl*, Venenäste *pl* der Vorhofwand, Venae atriales
atrioventricular veins Atrioventrikularvenen *pl*, Venae atrioventriculares
axillary vein Achselvene *f*, Vena axillaris
azygos vein Vena azygos
basal vein Rosenthal-Vene *f*, Basalis *f*, Vena basalis
basilic vein Vena basilica
basilic vein of forearm Vena basilica antebrachii
basivertebral veins Wirbelkörpervenen *pl*, Venae basivertebrales
Boyd's veins Boyd-Venen *pl*
Boyd's communicating perforating veins Boyd-Venen *pl*
brachial veins Oberarmvenen *pl*, Venae brachiales
brachiocephalic vein Vena brachiocephalica
Breschet's veins Breschet-Venen *pl*, Diploevenen *pl*, Venae diploicae
bronchial veins Bronchialvenen *pl*, Venae bronchiales
vein of bulb of penis Bulbusvene *f*, Vena bulbi penis
vein of bulb of vestibule Bulbusvene *f*, Vena bulbi vestibuli
vein of canalicus of cochlea Vena aqueductus vestibuli
capsular veins Venae capsulares
capsular veins of kidney Venae capsulares
cardiac veins Herzvenen *pl*, Venen *pl* des Herzens, Venae cordis
veins of caudate nucleus Kaudatusvenen *pl*, Venae nuclei caudati
cavernous veins Schwellkörpervenen *pl*, Venae cavernosae
central vein Zentralvene *f*
central veins of liver Zentralvenen *pl*, Venae centrales hepatis
central vein of retina Zentralvene *f* der Netzhaut, Vena centralis retinae
central vein of suprarenal gland Zentralvene *f* der Nebenniere, Vena centralis glandulae suprarenalis
cephalic vein Vena cephalica
cephalic vein of forearm Vena cephalica antebrachii
cerebellar veins Kleinhirnvenen *pl*, Venae cerebelli
veins of cerebellum Kleinhirnvenen *pl*, Venae cerebelli
cerebral veins Großhirnvenen *pl*, Venae cerebri
ciliary veins Ziliarvenen *pl*, Venae ciliares
circumflex vein of scapula Vena circumflexa scapulae
vein of cochlear canaliculus Vene im Canaliculus cochleae, Vena aqueductus vestibuli
Cockett's veins Cockett-Venen *pl*
colic veins Venae colicae, Kolonvenen *pl*
common basal vein Vena basalis communis
common cardinal vein Kardinalvenenstamm *m*, Vena cardinalis communis

V

common digital veins of foot Venae digitales communes pedis
common iliac vein gemeinsame Hüftvene *f*, Vena iliaca communis
communicating veins Verbindungs-, Perforansvenen *pl*, Venae perforantes
conjunctival veins Bindehautvenen *pl*, Venae conjunctivales
contractile vein Drosselvene *f*
cutaneous vein Hautvene *f*, Vena cutanea
cystic vein Gallenblasenvene *f*, Vena cystica
deep vein Vena profunda
deep cerebral veins tiefe Hirnvenen *pl*, Venae profundae cerebri
deep cervical vein tiefe Halsvene *f*, Vena cervicalis profunda
deep circumflex iliac vein Vena circumflexa ilium profunda
deep veins of clitoris tiefe Klitorisvenen *pl*, Venae profundae clitoridis
deep dorsal vein of clitoris Vena dorsalis profunda clitoridis
deep dorsal vein of penis tiefe Penisrückenvene *f*, Vena dorsalis profunda penis
deep facial vein tiefe Gesichtsvene *f*, Vena profunda faciei
deep femoral vein tiefe Oberschenkelvene, Vena profunda femoris
deep veins of head tiefe Kopfvenen *pl*
deep veins of inferior limbs Venae profundae membri inferioris
deep lingual vein tiefe Zungenvene *f*, Vena profunda linguae
deep middle cerebral vein Vena media profunda cerebri
deep veins of penis tiefe Penisvenen *pl*, Venae profundae penis
deep veins of superior limbs Venae profundae membri superioris
deep temporal veins tiefe Schläfenvenen *pl*, Venae temporales profundae
digital vein Finger- oder Zehenvene *f*
diploic vein Diploëvene *f*, Breschet-Vene *f*, Vena diploica
Dodd's perforating veins Dodd-Venen *pl*
dorsal vein of corpus callosum dorsale Balkenvene *f*, Vena dorsalis corporis callosi
dorsal digital veins of foot Venae digitales dorsales pedis, Venae digitales pedis dorsales
dorsal interosseous veins of foot dorsale Mittelfußvenen *pl*, Venae metatarsales dorsales
dorsal interosseous metacarpal veins dorsale Mittelhandvenen *pl*, Venae metacarpales dorsales
dorsal lingual veins Zungenrückenvenen *pl*, Venae dorsales linguae
dorsal medullary veins Venae medullares dorsales
dorsal metacarpal veins dorsale Mittelhandvenen *pl*, Venae metacarpales dorsales
dorsal metatarsal veins dorsale Mittelfußvenen *pl*, Venae metatarsales dorsales
dorsal vein of penis Penisrückenvene *f*, Vena dorsalis profunda penis
dorsal scapular vein Vena scapularis dorsalis
duodenal veins Duodenumvenen *pl*, Venae duodenales
emissary vein Emissarium *nt*, Vena emissaria
episcleral veins Episkleralvenen *pl*, Venae episclerales
esophageal veins Speiseröhrenvenen *pl*, Venae oesophageales
ethmoidal veins Siebbein-, Ethmoidalvenen *pl*, Venae ethmoidales
external iliac vein äußere Hüftvene *f*, Vena ilium externa
external jugular vein äußere Jugularvene *f*, Jugularis externa *f*, Vena jugularis externa
external nasal veins äußere Nasenvenen *pl*, Venae nasales externae
external palatine vein (seitliche) Gaumenvene *f*, Vena palatina externa
external pudendal veins äußere Schamvenen *pl*, Venae pudendae externae
facial vein Gesichtsvene *f*, Vena facialis
femoral vein Oberschenkelvene *f*, Vena femoralis
fibular veins Wadenbeinvenen *pl*, Venae fibulares
frontal veins **1.** Stirn-, Frontallappenvenen *pl*, Venae frontales **2.** mediale Stirnvenen *pl*, Supratrochlearvenen *pl*, Venae frontales
frontal diploic vein Vena diploica frontalis
Galen's vein Galen-Vene *f*, Cerebri *f* magna, Vena magna cerebri
genicular veins Knie(gelenks)venen *pl*, Venae geniculares
great cardiac vein große Herzvene *f*, Vena cordis magna
great cerebral vein Galen-Vene *f*, Vena magna cerebri
great saphenous vein Saphena *f* magna, Magna *f*, Vena saphena magna
hemiazygos vein Vena hemiazygos, Hemiazygos *f*
hemiazygous vein Hemiazygos *f*, Vena hemiazygos
hepatic veins Leber(binnen)venen *pl*, Venae hepaticae
highest intercostal vein oberste Interkostalvene *f*, Vena intercostalis suprema
hypogastric vein innere Hüftvene *f*, Vena hypogastrica, Vena iliaca interna
veins of hypophyseoportal circulation Venae portales hypophysiales
ileal veins Ileumvenen *pl*, Venae ileales
ileocolic vein Ileozäkalvene *f*, Vena ileocolica
iliolumbar vein Vena iliolumbalis
inferior anastomotic vein Labbé-Vene *f*, Vena anastomotica inferior
inferior basal vein untere Basalvene *f*, Vena basalis inferior
inferior cerebellar veins untere Kleinhirnvenen *pl*, Venae inferiores cerebelli
inferior veins of cerebellar hemisphere Venae hemispherii cerebelli inferiores, Venae inferiores cerebelli
inferior cerebral veins Hirnbasisvenen *pl*, Venae inferiores cerebri
inferior choroid vein untere Choroidalvene *f*, Choroidea *f* inferior, Vena choroidea inferior
inferior epigastric vein untere Bauchwandvene *f*, Vena epigastrica inferior
inferior gluteal veins Venae gluteae inferiores
inferior hemorrhoidal veins untere Rektumvenen *pl*, Venae rectales inferiores
inferior labial veins Unterlippenvenen *pl*, Venae labiales inferiores
inferior laryngeal vein untere Kehlkopfvene *f*, Vena laryngea inferior
inferior left pulmonary vein untere linke Lungenvene *f*, Vena pulmonalis sinistra inferior
veins of inferior limbs Venae membri inferioris
inferior mesenteric vein untere Mesenterialvene *f*, Vena mesenterica inferior
inferior ophthalmic vein untere Augen(höhlen)vene *f*, Vena ophthalmica inferior
inferior palpebral veins Unterlidvenen *pl*, Venae palpebrales inferiores
inferior phrenic veins untere Zwerchfellvenen *pl*, Venae phrenicae inferiores
inferior rectal veins untere Rektumvenen *pl*, Venae rectales inferiores
inferior right pulmonary vein untere rechte Lungenvene *f*, Vena pulmonalis dextra inferior
inferior thalamostriate veins Venae thalamostriatae inferiores

inferior thyroid veins untere Schilddrüsenvenen *pl*, Vena thyroideae inferiores
inferior ventricular vein Vena ventricularis inferior
inferior vein of vermis Vena vermis inferior, Vena inferior vermis
infraorbital vein Vena infraorbitalis
insular veins Inselvenen *pl*, Venae insulares
intercapitular veins of foot Venae intercapitulares pedis
intercapitular veins of hand Venae intercapitulares manus
intercostal vein Zwischenrippen-, Interkostalvene *f*
interlobar veins of kidney Zwischenlappen-, Interlobarvenen *pl*, Venae interlobares renis
interlobular veins of kidney Interlobularvenen *pl*, Venae interlobulares renis
interlobular veins of liver Interlobularvenen *pl*, Venae interlobulares hepatis
intermedian antebrachial vein Vena mediana antebrachii
intermedian basilic vein Vena mediana basilica
intermedian cephalic vein Vena mediana cephalica
intermedian cubital vein Vena mediana cubiti
intermediate vein mittlere Kolonvene *f*, Vena colica media
intermediate colic vein mittlere Kolonvene *f*, Vena colica media
intermediate hepatic veins Venae hepaticae intermediae
internal auditory veins **1.** Labyrinthvenen *pl*, Venae labyrinthi **2.** Venae labyrinthinae
internal cerebral veins innere Hirnvenen *pl*, Venae internae cerebri
internal iliac vein innere Hüftvene *f*, Vena hypogastrica, Vena ilium interna
internal jugular vein innere Jugularvene *f*, Jugularis interna *f*, Vena jugularis interna
internal pudendal vein innere Scham(bein)vene *f*, Vena pudenda interna
internal thoracic veins innere Brust(wand)venen *pl*, Venae thoracicae internae
interosseous metacarpal veins Venae metacarpales dorsales
intervertebral vein Intervertebralvene *f*, Vena intervertebralis
intrarenal veins Venae intrarenales, Binnenvenen *pl* der Niere
jejunal veins Jejunumvenen *pl*, Venae jejunales
jugular vein Drosselvene *f*, Jugularvene *f*, Jugularis *f*, Vena jugularis
veins of kidney Nierenvenen *pl*, Venae renales
Kohlrausch veins Kohlrausch-Venen *pl*
Krukenberg's veins Zentralvenen *pl*, Venae centrales hepatis
Labbé's vein Labbé-Vene *f*, Vena anastomotica inferior
labial vein Lippenvene *f*, Vena labialis
veins of labyrinth **1.** Labyrinthvenen *pl*, Venae labyrinthi **2.** Venae labyrinthinae
labyrinthine veins **1.** Labyrinthvenen *pl*, Venae labyrinthi **2.** Venae labyrinthinae
lacrimal vein Tränendrüsenvene *f*, Vena lacrimalis
lateral atrial vein Vena ateralis ventriculi lateralis
lateral circumflex femoral veins Venae circumflexae femoris laterales
lateral direct veins direkte Seitenvenen *pl*, Venae directae laterales
lateral marginal vein Vena marginalis lateralis
lateral pontine vein Vena pontis lateralis
vein of lateral recess of fourth ventricle Vena recessus lateralis ventriculi quarti
lateral sacral veins seitliche Kreuzbeinvenen *pl*, Venae sacrales laterales
lateral thoracic vein Vena thoracica lateralis
left adrenal vein linke Nebennierenvene *f*, Vena suprarenalis sinistra
left atrial veins Venae atriales sinistrae
left azygos vein Hemiazygos *f*, Vena hemiazygos
left brachiocephalic vein Vena brachiocephalica sinistra
left colic vein linke Kolonvene *f*, Vena colica sinistra
left coronary vein Vena coronaria sinistra
left epiploic vein Vena gastroomentalis sinistra
left gastric vein linke Magenkranzvene *f*, Vena gastrica sinistra
left gastroepiploic vein Vena gastroomentalis sinistra
left gastroomental vein Vena gastroomentalis sinistra
left hepatic veins Venae hepaticae sinistrae
left marginal vein Vena marginalis sinistra
left ovarian vein linke Eierstockvene *f*, Vena ovarica sinistra
left pulmonary veins linke Lungenvenen *pl*, Venae pulmonales sinistrae
left spermatic vein linke Hodenvene *f*, Vena testicularis sinistra
left superior intercostal vein Vena intercostalis superior sinistra
left suprarenal vein linke Nebennierenvene *f*, Vena suprarenalis sinistra
left testicular vein linke Hodenvene *f*, Vena testicularis sinistra
left umbilical vein Vena umbilicalis sinistra
left ventricular veins Venae ventriculares sinistrae
lienal vein Milzvene *f*, Lienalis *f*, Vena lienalis/splenica
lingual vein Zungenvene *f*, Vena lingualis
lingular vein Vena lingularis
lumbar veins Lumbalvenen *pl*, Venae lumbales
Marshall's oblique vein Marshall-Vene *f*, Vena obliqua atrii sinistri
masseteric veins Venae massetericae
maxillary veins Oberkiefervenen *pl*, Venae maxillares
Mayo's vein Pylorusvene *f*, Vena prepylorica
medial atrial vein Vena medialis ventriculi lateralis
medial circumflex femoral veins Venae circumflexae femoris mediales
medial marginal vein Vena marginalis medialis
median antebrachial vein Vena mediana antebrachii
median cephalic vein Vena mediana cephalica
median cubital vein Vena mediana cubiti
median vein of elbow Vena mediana cubiti
median vein of forearm Vena mediana antebrachii
mediastinal veins Mediastinumvenen *pl*, Venae mediastinales
veins of medulla oblongata Medulla (oblongata)-Venen *pl*, Venae medullae oblongatae
meningeal veins Hirnhaut-, Duravenen *pl*, Venae meningeae
mesencephalic veins Mittelhirn-, Hirnstammvenen *pl*, Venae mesencephalicae, Venae trunci encephalici
veins of midbrain Mittelhirn-, Hirnstammvenen *pl*, Venae mesencephalicae, Venae trunci encephalici
middle cardiac vein mittlere Herzvene *f*, Cordis *f* media, Vena cordis media
middle colic vein Vena colica media, mittlere Kolonvene *f*
middle hemorrhoidal veins mittlere Rektumvenen *pl*, Venae rectales mediae
middle meningeal veins mittlere Duravenen *pl*, Venae meningeae mediae
middle rectal veins mittlere Rektumvenen *pl*, Venae rectales mediae
middle sacral vein mittlere Kreuzbeinvene *f*, Vena sacralis mediana
middle temporal vein mittlere Schläfenvene *f*, Vena temporalis media
middle thyroid veins mittlere Schilddrüsenvenen *pl*,

V

Venae thyroideae mediae
mother vein Muttervarize *f*
musculophrenic veins Venae musculophrenicae
nasofrontal vein Vena nasofrontalis
nutrient vein Nährvene *f*
oblique vein of left atrium Marshall-Vene *f*, Vena obliqua atrii sinistri
obturator veins Obturatorvenen *pl*, Venae obturatoriae
occipital vein Hinterhauptsvene *f*, Vena occipitalis
occipital veins Hinterhauptslappenvenen *pl*, Venae occipitales
occipital diploic vein Vena diploica occipitalis
vein of olfactory gyrus Vena gyri olfactorii
ophthalmomeningeal vein Vena ophthalmomeningea
orbital veins Venae orbitae
palatine vein (seitliche) Gaumenvene *f*, Vena palatina externa
palmar digital veins palmare Fingervenen *pl*, Venae digitales palmares
palmar metacarpal veins palmare Mittelhandvenen *pl*, Venae metacarpales palmares
palpebral veins (Augen-)Lidvenen *pl*, Venae palpebrales
pancreatic veins Pankreasvenen *pl*, Venae pancreaticae
pancreaticoduodenal veins Venae pancreaticoduodenales
paraplantar varicose veins Corona phlebectatica paraplantaris, Cockpit-Varizen *pl*
paraumbilical veins Sappey-Venen *pl*, Venae paraumbilicales
parietal veins Scheitellappenvenen *pl*, Venae parietales
parotid veins Parotisvenen *pl*, Venae parotideae
parumbilical veins Sappey-Venen *pl*, Venae paraumbilicales
pectoral veins Pektoralisvenen *pl*, Venae pectorales
peduncular veins Hirnschenkelvenen *pl*, Venae pedunculares
pelvic veins Beckenvenen *pl*
perforating veins Verbindungs-, Perforansvenen *pl*, Venae perforantes
pericardiac veins Perikardvenen *pl*, Venae pericardiacae
pericardicophrenic veins Venae pericardicophrenicae
peroneal veins Wadenbeinvenen *pl*, Venae fibulares/peroneae
petrosal vein Felsenbeinvene *f*, Vena petrosa
pharyngeal veins Pharynxvenen *pl*, Venae pharyngeae
plantar digital veins Venen *pl* der Zehenbeugeseite, Venae digitales plantares
plantar metatarsal veins plantare Mittelfußvenen *pl*, Venae metatarsales plantares
veins of pons Brückenvenen *pl*, Venae pontis
pontine veins Venae pontis, Brückenvenen *pl*
pontomesencephalic vein Vena pontomesencephalica
popliteal vein Kniekehlenvene *f*, Vena poplitea
portal vein Pfortader *f*, Porta *f*, Vena portae hepatis
portal veins of hypophysis Portalsystem *nt* der Hypophyse
portal vein (of liver) Pfortader *f*, Porta *f*, Vena portae hepatis
posterior auricular vein hintere Ohrvene *f*, Vena auricularis posterior
posterior cardinal veins hintere Kardinalvenen *pl*, Venae cardinales posteriores
posterior ciliary veins hintere Ziliarvenen *pl*, Venae vorticosae, Venae choroideae oculi
posterior circumflex vein of humerus Vena circumflexa humeri posterior
posterior vein of corpus callosum hintere Balkenvene *f*, Vena posterior corporis callosi
posterior facial vein Vena retromandibularis
posterior intercostal veins hintere Interkostalvenen *pl*, Venae intercostales posteriores
posterior interosseous veins Venae interosseae posteriores
posterior interventricular vein Vena interventricularis posterior
posterior labial veins hintere Schamlippenvenen *pl*, Venae labiales posteriores
posterior vein of left ventricle Vena ventriculi sinistri posterior
posterior scrotal veins hintere Skrotalvenen *pl*, Venae scrotales posteriores
posterior vein of septum pellucidum Vena posterior septi pellucidi
posterior spinal veins hintere Rückenmarksvenen *pl*, Venae spinales posteriores
posterior vein of superior lobe Vena posterior lobi superioris
posterior temporal diploic vein Vena diploica temporalis posterior
posterior tibial veins hintere Schienbeinvenen *pl*, Venae tibiales posteriores
posterior vestibular vein Vena vestibularis posterior
posteromedian medullary vein Vena medullaris posteromediana
precentral vein Präzentralvene *f*, Vena precentralis cerebelli
precentral vein (of cerebellum) Präzentralvene *f*, Vena precentralis cerebelli
prefrontal veins Stirnpolvenen *pl*, Venae prefrontales
prepyloric vein Pylorusvene *f*, Vena prepylorica
vein of pterygoid canal Vena pterygoidea
pubic vein Ramus pubicus venae epigastricae inferioris, Vena pubica, Vena obturatoria accessoria
pulmonary vein Lungenvene *f*, Vena pulmonalis
pulmonary veins Venae pulmonales
pulp veins Pulpavenen *pl*
pyloric vein rechte Magenkranzvene *f*, Vena gastrica dextra
radial veins Venae radiales
radiate cortical veins Venae corticales radiatae, Venae interlobulares renis
rectal vein Mastdarm-, Rektumvene *f*
renal vein Nierenvene *f*, Vena renalis
renal veins (intrarenale) Nierenvenen *pl*, Venae renales
retromandibular vein Vena retromandibularis
Retzius' veins Retzius-Venen *pl*
right adrenal vein rechte Nebennierenvene *f*, Vena suprarenalis dextra
right atrial veins Venae atriales dextrae
right brachiocephalic vein Vena brachiocephalica dextra
right colic vein rechte Kolonvene *f*, Vena colica dextra
right coronary vein Vena coronaria dextra
right epiploic vein Vena gastroomentalis dextra
right gastric vein rechte Magenkranzvene *f*, Vena gastrica dextra
right gastroepiploic vein Vena gastroomentalis dextra
right gastroomental vein Vena gastroomentalis dextra
right hepatic veins Venae hepaticae dextrae
right marginal vein Vena marginalis dextra
right ovarian vein rechte Eierstockvene *f*, Vena ovarica dextra
right pulmonary veins rechte Lungenvenen *pl*, Venae pulmonales dextrae
right spermatic vein rechte Hodenvene *f*, Vena testicularis dextra
right superior intercostal vein Vena intercostalis superior dextra
right suprarenal vein rechte Nebennierenvene *f*, Vena suprarenalis dextra
right testicular vein rechte Hodenvene *f*, Vena testicularis dextra

right ventricular veins Venae ventriculares dextrae
Rosenthal's vein Rosenthal-Vene *f*, Basalis *f*, Vena basalis
Ruysch's veins hintere Ziliarvenen *pl*, Venae vorticosae, Venae choroideae oculi
Santorini's vein Vena emissaria parietalis
saphenous vein Vena saphena
veins of Sappey Sappey-Venen *pl*, Venae paraumbilicales
scleral veins Skleravenen *pl*, Venae sclerales
scrotal veins Skrotal-, Skrotumvenen *pl*, Venae scrotales
short gastric veins kurze Magenvenen *pl*, Venae gastricae breves
sigmoid veins Sigmavenen *pl*, Venae sigmoideae
small cardiac vein kleine Herzvene *f*, Vena cordis parva
smallest cardiac veins Thebesi-Venen *pl*, kleinste Herzvenen *pl*, Venae cordis minimae
small saphenous vein Saphena *f* parva, Parva *f*, Vena saphena parva
spinal vein Vena spinalis, Rückenmarksvene *f*
veins of spinal cord Rückenmarksvenen *pl*, Venae medullae spinalis
splenic vein Milzvene *f*, Lienalis *f*, Vena lienalis/splenica
stellate veins Venae stellatae renis, Stellatavenen *pl*
stellate veins of kidney Stellatavenen *pl*, Venulae stellatae renis
Stensen's veins hintere Ziliarvenen *pl*, Venae vorticosae, Venae choroideae oculi
sternocleidomastoid vein Vena sternocleidomastoidea
striate veins Venae thalamostriatae inferiores
stylomastoid vein Vena stylomastoidea
subcardinal veins Subkardinalvenen *pl*
subclavian vein Subklavia *f*, Vena subclavia
subcostal vein Vena subcostalis
subcutaneous abdominal veins subkutane Bauchdeckenvenen *pl*, Venae subcutaneae abdominis
sublingual vein Unterzungenvene *f*, Sublingualis *f*, Vena sublingualis
sublobular veins of liver Sammelvenen *pl* der Leber
submental vein Unterkinnvene *f*, Vena submentalis
subscapular vein Vena subscapularis
superficial vein oberflächliche Vene *f*, Vena superficialis
superficial cerebral veins oberflächliche Hirnvenen *pl*, Venae superficiales cerebri
superficial circumflex iliac vein Vena circumflexa ilium superficialis
superficial dorsal veins of clitoris oberflächliche hintere Klitorisvenen *pl*, Venae dorsales superficiales clitoridis
superficial dorsal veins of penis oberflächliche Penisrückenvenen *pl*, Venae dorsales superficiales penis
superficial epigastric vein oberflächliche Bauchwandvene *f*, Vena epigastrica superficialis
superficial veins of head oberflächliche Kopfvenen *pl*
superficial veins of inferior limbs Venae superficiales membri inferioris
superficial middle cerebral veins Venae mediae superficiales cerebri
superficial veins of superior limbs Venae superficiales membri superioris
superficial temporal veins oberflächliche Schläfenvenen *pl*, Venae temporales superficiales
superior anastomotic vein Trolard-Vene *f*, Vena anastomotica superior
superior basal vein obere Basalvene *f*, Vena basalis superior
superior cerebellar veins obere Kleinhirnvenen *pl*, Venae superiores cerebelli
superior veins of cerebellar hemisphere Venae hemispherii cerebelli superiores, Venae superiores cerebelli
superior cerebral veins obere Hirnmantelvenen *pl*, Venae superiores cerebri
superior choroid vein obere Choroidalvene *f*, Vena choroidea superior
superior epigastric veins obere Bauchwandvenen *pl*, Venae epigastricae superiores
superior gluteal veins Venae gluteae superiores
superior hemorrhoidal vein obere Rektumvene *f*, Vena rectalis superior
superior vein of inferior lobe Vena superior lobi inferioris
superior labial vein Oberlippenvene *f*, Vena labialis superior
superior laryngeal vein obere Kehlkopfvene *f*, Vena laryngea superior
superior left pulmonary vein obere linke Lungenvene *f*, Vena pulmonalis sinistra superior
veins of superior limbs Venae membri superioris
superior mesenteric vein obere Mesenterialvene *f*, Vena mesenterica superior
superior ophthalmic vein obere Augen(höhlen)vene *f*, Vena ophthalmica superior
superior palpebral veins Oberlidvenen *pl*, Venae palpebrales superiores
superior phrenic veins obere Zwerchfellvenen *pl*, Venae phrenicae superiores
superior posterior pancreaticoduodenal vein Vena pancreaticoduodenalis superior posterior
superior rectal vein obere Rektumvene *f*, Vena rectalis superior
superior right pulmonary vein obere rechte Lungenvene *f*, Vena pulmonalis dextra superior
superior thalamostriate vein Terminalvene *f*, Vena thalamostriata superior, Vena terminalis
superior thyroid vein obere Schilddrüsenvene *f*, Vena thyroidea superior
superior vein of vermis Vena vermis superior, Vena superior vermis
supracardinal veins Suprakardinalvenen *pl*
supraorbital vein Supraorbitalvene *f*, Vena supraorbitalis
suprarenal vein Nebennierenvene *f*, Vena suprarenalis
suprascapular vein Vena suprascapularis
supratrochlear veins mediale Stirnvenen *pl*, Supratrochlearvenen *pl*, Venae frontales
supreme intercostal vein oberste Interkostalvene *f*, Vena intercostalis suprema
sural veins Venae surales
sylvian veins Venae mediae superficiales cerebri
veins of sylvian fossa Venae mediae superficiales cerebri
temporomandibular articular veins Venae articulares
terminal vein Terminalvene *f*, Vena thalamostriata superior, Vena terminalis
thebesian veins Thebesi-Venen *pl*, kleinste Herzvenen *pl*, Venae cordis minimae
veins of Thebesius kleinste Herzvenen *pl*, Thebesi-Venen *pl*, Venaecordis minimae
thoracoacromial vein Vena thoracoacromialis
thoracodorsal vein Vena thoracodorsalis
thoracoepigastric veins seitliche Rumpfwandvenen *pl*, Venae thoracoepigastricae
thymic veins Thymusvenen *pl*, Venae thymicae
trabecular vein (*Milz*) Balkenvene *f*
tracheal veins Luftröhren-, Tracheavenen *pl*, Venae tracheales
transverse cervical veins Venae transversae cervicis/colli
transverse facial vein quere Gesichtsvene *f*, Vena transversa faciei
transverse medullary veins Venae medullares transversae

V

transverse pontine veins Venae pontis transversae
Trolard's vein Trolard-Vene *f*, Vena anastomotica superior
tympanic veins Paukenhöhlenvenen *pl*, Venae tympanicae
ulnar veins Venae ulnares
ulnar cutaneous vein Basilika *f*, Vena basilica
umbilical vein Nabel-, Umbilikalvene *f*, Vena umbilicalis
vein of uncus Vena uncalis
uterine veins Gebärmutter-, Uterusvenen *pl*, Venae uterinae
varicose veins Krampfadern *pl*, Varizen *pl*, Varixknoten *pl*
ventricular veins Ventrikelvenen *pl*, Venae ventriculares
vertebral vein Vena vertebralis
veins of vertebral column Venae columnae vertebralis
vesical veins Blasenvenen *pl*, Venae vesicales
vestibular veins Bogengangsvenen *pl*, Venae vestibulares
vidian vein Vena pterygoidea
veins of Vieussens vordere Herzvenen *pl*, Venae cordis anteriores
vorticose veins hintere Ziliarvenen *pl*, Venae vorticosae, Venae choroideae oculi

vein|let ['veɪnlɪt] *noun* Äderchen *nt*, kleine Vene *f*, Venole *f*, Venule *f*, Venula *f*

vein|ous ['veɪnəs] *adj* **1.** ad(e)rig, geädert **2.** → *venous*

vein|ule ['veɪnjuːl] *noun* → *veinlet*

vein|u|let ['veɪnjəlɪt] *noun* → *veinlet*

vel|a|men [və'leɪmən] *noun, plural* **-lam|i|na** [-'læmɪnə] Membran *f*, Haut *f*, Velamen *nt*

vel|a|men|tum [ˌvəle'mentəm] *noun, plural* **-ta** [-tə] Hülle *f*, Velamentum *nt*

vellar ['viːlər] *adj* Velum betreffend, Velum-

vel|lus ['veləs] *noun* Vellushaar *nt*

ve|loc|i|ty [və'lɑsətɪ] *noun, plural* **-ties** Geschwindigkeit *f*

vel|o|pha|ryn|ge|al [ˌveləʊfə'rɪndʒɪəl] *adj* weichen Gaumen und Pharynx betreffend, velopharyngeal

vellum ['viːləm] *noun, plural* **-la** [-lə] Segel *nt*, segelähnliche Struktur *f*, Velum *nt*
inferior medullary velum Velum medullare inferius, unteres Marksegel *nt*
superior medullary velum Velum medullare superius, oberes Marksegel *nt*

ven- *präf.* Venen-, Ven(o)-, Phleb(o)-

ve|na|ca|vo|gram [ˌviːnə'keɪvəgræm] *noun* Kavogramm *nt*

ve|na|ca|vog|ra|phy [ˌviːnəkeɪ'vɑgrəfɪ] *noun* Kavographie *f*, Kavografie *f*

ve|nec|ta|sia [ˌvɪnek'teɪʒ(ɪ)ə] *noun* Venenerweiterung *f*, Venektasie *f*, Phlebektasie *f*, Phlebectasia *f*

ve|nec|to|my [vɪ'nektəmɪ] *noun* Phlebektomie *f*

ven|e|nous ['venənəs] *adj* giftig, venenös

ve|ne|num [və'niːnəm] *noun* Gift *nt*, Venenum *nt*

ve|ne|re|al [və'nɪərɪəl] *adj* **1.** geschlechtlich, sexuell, Geschlechts-, Sexual **2.** Geschlechtskrankheit betreffend, venerisch, Geschlechts-; geschlechtskrank

ve|ne|re|ol|o|gy [vəˌnɪərɪ'ɑlədʒɪ] *noun* Venerologie *f*

ven|er|y ['venərɪ] *noun* Geschlechtsverkehr *m*, Koitus *m*, Coitus *m*

ven|e|sec|tion [ˌvenə'sekʃn] *noun* **1.** Venenschnitt *m*, Phlebotomie *f*, Venaesectio *f* **2.** Venenpunktion *f* **3.** Veneneröffnung *f*, Venaesectio *f*

ven|e|su|ture [ˌvenɪ'suːtʃər] *noun* Venennaht *f*, Phleborrhaphie *f*

veni- *präf.* Venen-, Ven(o)-, Phleb(o)-

ven|i|su|ture [ˌvenɪ'suːtʃər] *noun* Venennaht *f*, Phleborrhaphie *f*

veno- *präf.* Venen-, Ven(o)-, Phleb(o)-

ve|no|a|tri|al [ˌviːnə'eɪtrɪəl] *adj* Vena cava und rechten Vorhof betreffend, venoatrial

ve|no|au|ric|u|lar [ˌviːnəɔː'rɪkjələr] *adj* Vena cava und rechten Vorhof betreffend, venoatrial

ve|noc|ly|sis [vɪ'nɑklɪsɪs] *noun* intravenöse Infusion/Injektion *f*

ve|no|gram ['viːnəgræm] *noun* Veno-, Phlebogramm *nt*

ve|nog|ra|phy [vɪ'nɑgrəfɪ] *noun* Kontrastdarstellung *f* von Venen, Venographie *f*, Phlebographie *f*, Venografie *f*, Phlebografie *f*
portal venography Portographie *f*, Portografie *f*
splenic venography Splenoportographie *f*, Splenoportografie *f*

ven|om ['venəm] *noun* (tierisches) Gift *nt*

ve|no|per|i|to|ne|os|to|my [ˌviːnəˌperɪˌtəʊnɪ'ɑstəmɪ] *noun* Venoperitoneostomie *f*

ve|no|scle|ro|sis [ˌviːnəsklɪ'rəʊsɪs] *noun* Phlebosklerose *f*

ve|no|si|nal [ˌviːnə'saɪnl] *adj* Vena cava und rechten Vorhof betreffend, venoatrial

ve|nos|ta|sis [vɪ'nɑstəsɪs] *noun* venöse Stauung *f*, Venostase *f*
ductus venosus Arantius-Kanal *m*, Ductus venosus

ve|not|o|my [vɪ'nɑtəmɪ] *noun* Phlebotomie *f*, Venae sectio

ve|nous ['viːnəs] *adj* Venen oder venöses System betreffend, venös

ve|no|ve|nos|to|my [ˌviːnəvɪ'nɑstəmɪ] *noun* Venovenostomie *f*, Phlebophlebostomie *f*

ve|no|ve|nous [viːnə'viːnəs] *adj* zwei Venen verbindend, venovenös

vent [vent] *noun* **1.** (Abzugs-)Öffnung *f*, (Luft-)Loch *nt*, Schlitz *m*, Entlüftungsloch *nt*, Entlüfter *m* **2.** After *m*, Kloake *f*

ven|ti|la|tion [ˌventə'leɪʃn] *noun* Ventilation *f*, Beatmung *f*
controlled ventilation kontrollierte Beatmung *f*
dead space ventilation Totraumventilation *f*
long-term ventilation Dauerbeatmung *f*
maximum voluntary ventilation Atemgrenzwert *m*
minute ventilation Atemzeitvolumen *nt*, Atemminutenvolumen *nt*
positive-negative pressure ventilation Wechseldruckbeatmung *f*, positive-negative Druckbeatmung *f*
positive pressure ventilation Überdruckbeatmung *f*

ven|tral ['ventrəl] *adj* vorne liegend; nach vorne gelegen, vorderer; ventral, anterior; Bauch oder Vorderseite betreffend, bauchwärts (liegend oder gerichtet), ventral

ventri- *präf.* Ventri-, Ventr(o)-, Vorder-

ven|tri|cle ['ventrɪkl] *noun* **1.** Kammer *f*, Ventrikel *m*, Ventriculus *m* **2.** Magen *m*, Ventriculus *m*, Gaster *m* **3.** (Hirn-)Kammer *f*, Ventrikel *m*, Ventriculus cerebri **4.** (Herz-)Kammer *f*, Ventrikel *m*, Ventriculus cordis
aortic ventricle of heart linke Herzkammer *f*, linker Ventrikel *m*, Ventriculus cordis sinister, Ventriculus sinister
ventricle of Arantius **1.** Cavum septi pellucidi **2.** Rautengrube *f*, Fossa rhomboidea
ventricle of brain Hirnventrikel *m*, Ventriculus cerebri
embryonic ventricle of heart embryonale Herzkammer *f*, embryonaler Ventrikel *m*
fifth ventricle Cavum septi pellucidi
fourth ventricle vierter Ventrikel *m*, Ventriculus quartus
laryngeal ventricle Morgagni-Ventrikel *m*, -Tasche *f*, Galen-Ventrikel *m*, -Tasche *f*, Kehlkopf-Tasche *f*, Ventriculus laryngis
lateral ventricle Seitenventrikel *m*, Ventriculus lateralis
left ventricle of heart linke Herzkammer *f*, linker Ventrikel *m*, Ventriculus cordis sinister, Ventriculus sinister
Morgagni's ventricle → *laryngeal ventricle*
optic ventricle Ventriculus opticus
right ventricle of heart rechte Herzkammer *f*, rechter Ventrikel *m*, Ventriculus cordis dexter, Ventriculus dexter
ventricle of Sylvius Cavum septi pellucidi

V

terminal ventricle of spinal cord Ventriculus terminalis
third ventricle dritter Ventrikel *m*, Ventriculus tertius
Vieussens ventricle Cavum septi pellucidi
ven|tri|cor|nu [ˌventrɪ'kɔːrn(j)uː] *noun* (*Rückenmark*) Vorderhorn *nt*, Cornu anterius medullae spinalis
ven|tri|cor|nu|al [ˌventrɪ'kɔːrn(j)əwəl] *adj* Vorderhorn betreffend, Vorderhorn-
ventricul- *präf.* Ventrikel-, Kammer-, Ventrikul(o)-
ven|tric|u|lar [ven'trɪkjələr] *adj* Kammer/Ventrikel betreffend, ventrikulär, ventrikular
ven|tric|u|li|tis [venˌtrɪkjə'laɪtɪs] *noun* Entzündung eines Hirnventrikels, Ventrikulitis *f*, Ventrikelentzündung *f*
ventriculo- *präf.* Ventrikel-, Kammer-, Ventrikul(o)-
ven|tric|u|lo|a|tri|al [venˌtrɪkjələʊ'eɪtrɪəl] *adj* Kammer/Ventrikel und Vorhof/Atrium betreffend, ventrikuloatrial, atrioventrikular, ventrikuloaurikulär
ven|tric|u|lo|a|tri|os|to|my [venˌtrɪkjələʊeɪtrɪ'ɑstəmɪ] *noun* Ventrikel-Vorhof-Shunt *m*, Ventrikuloaurikulostomie *f*
ven|tric|u|lo|cis|ter|nos|to|my [venˌtrɪkjələʊsɪstər'nɑstəmɪ] *noun* Ventrikulozisternostomie *f*
ven|tric|u|lo|gram [ven'trɪkjələʊgræm] *noun* Ventrikulogramm *nt*
ven|tric|u|log|ra|phy [venˌtrɪkjə'lɑgrəfɪ] *noun* Ventrikulographie *f*, Ventrikulografie *f*
radionuclide ventriculography Herzbinnenraumszintigraphie *f*, Radionuklidventrikulographie *f*, Herzbinnenraumszintigrafie *f*, Radionuklidventrikulografie *f*
ven|tric|u|lo|my|ot|o|my [venˌtrɪkjələʊmaɪ'ɑtəmɪ] *noun* Ventrikulomyotomie *f*
ven|tric|u|lo|nec|tor [venˌtrɪkjələʊ'nektər] *noun* His-Bündel *nt*, Fasciculus atrioventricularis
ven|tric|u|lo|punc|ture [ven'trɪkjələʊ'pʌŋktʃər] *noun* Ventrikelpunktion *f*
ven|tric|u|lo|scope [venˌtrɪkjələʊskəʊp] *noun* Ventrikuloskop *nt*
ven|tric|u|los|co|py [venˌtrɪkjə'lɑskəpɪ] *noun* Ventrikuloskopie *f*
ven|tric|u|los|to|my [venˌtrɪkjələʊ'lɑstəmɪ] *noun* Ventrikulostomie *f*
ven|tric|u|lot|o|my [venˌtrɪkjələʊ'lɑtəmɪ] *noun* Ventrikulotomie *f*
ven|tric|u|lo|ve|nos|to|my [venˌtrɪkjələʊvɪ'nɑstəmɪ] *noun* Ventrikulovenostomie *f*, ventrikulovenöser Shunt *m*
ventro- *präf.* Ventri-, Ventr(o)-, Vorder-
ven|trop|to|sis [ˌventrɑp'təʊsɪs] *noun* Magensenkung *f*, -tiefstand *m*, Gastroptose *f*
ven|trot|o|my [ven'trɑtəmɪ] *noun* **1.** operative Eröffnung *f* der Bauchhöhle, Zölio-, Laparotomie *f* **2.** Bauch(decken)schnitt *m*
ven|u|lar ['venjələr] *adj* Venule betreffend, Venulen-
ven|ule ['venjuːl] *noun* Venole *f*, Venule *f*, Venula *f*
inferior macular venule untere Makulavene *f*, Venula macularis inferior
inferior nasal venule of retina untere mediale/nasale Netzhautvene *f*, Venula nasalis retinae inferior
inferior temporal venule of retina untere temporale Netzhautvene *f*, Venula temporalis retinae inferior
medial venule of retina mediale Netzhautvene *f*, Venula retinae medialis, Venula medialis retinae
straight venules of kidney gestreckte Venen *pl* der Markssubstanz, Venulae rectae
superior macular venule obere Makulavene *f*, Venula macularis superior
superior nasal venule of retina obere mediale/nasale Netzhautvene *f*, Venula nasalis retinae superior
superior temporal venule of retina obere temporale Netzhautvene *f*, Venula temporalis retinae superior
ven|u|lous ['venjələs] *adj* Venule betreffend, Venulen-
ver|bal ['vɜrbl] *adj* mit Worten, wörtlich; mündlich, verbal
ver|big|er|a|tion [vərˌbɪdʒə'reɪʃn] *noun* Verbigeration *f*
ver|di|he|mo|glo|bin [ˌvɜrdɪ'hiːməgləʊbɪn] *noun* Verdiglobin *nt*
ver|dine ['vɜrdɪn] *noun* Biliverdin *nt*
ver|do|glo|bin [ˌvɜrdəʊ'gləʊbɪn] *noun* Verdoglobin *nt*
ver|do|he|mo|glo|bin [ˌvɜrdəʊ'hiːməgləʊbɪn] *noun* Choleglobin *nt*, Verdohämoglobin *nt*
ver|i|fi|ca|tion [ˌverəfɪ'keɪʃn] *noun* Verifikation *f*
vermi- *präf.* Wurm-, Vermi-
ver|mi|ci|dal [ˌvɜrmɪ'saɪdl] *adj* wurmabtötend, Würmer abtötend, vermizid
ver|mi|cide ['vɜrmɪsaɪd] *noun* Vermizid *nt*, Vermicidum *nt*
ver|mic|u|lar [vɜr'mɪkjələr] *adj* wurmartig, wurmähnlich, wurmförmig, vermiform
ver|mi|form ['vɜrmɪfɔːrm] *adj* wurmartig, wurmähnlich, wurmförmig, vermiform
ver|mif|u|gal [vɜr'mɪfjəgəl] *adj* wurmabtreibend, vermifug
ver|mi|fuge ['vɜrmɪfjuːdʒ] *noun* wurmabtreibendes Mittel *nt*, Vermifugum *nt*
ver|mi|nal ['vɜrmɪnl] *adj* Würmer betreffend, durch Würmer hervorgerufen, Wurm-
ver|mi|no|sis [ˌvɜrmɪ'nəʊsɪs] *noun* **1.** Wurmbefall *m* **2.** Ektoparasitenbefall *m*
ver|mi|nous ['vɜrmɪnəs] *adj* Würmer betreffend, durch Würmer hervorgerufen, Wurm-
ver|mis ['vɜrmɪs] *noun* **1.** (*biolog.*) Wurm *m*, Vermis *m* **2.** vermis cerebelli (Kleinhirn-)Wurm *m*, Vermis cerebelli
ver|mix ['vɜrmɪks] *noun* Wurmfortsatz *m* des Blinddarms, Appendix vermiformis
ver|ru|ca [və'ruːkə] *noun, plural* **-cae** [-siː] **1.** (virusbedingte) Warze *f*, Verruca *f* **2.** warzenähnliche Hautveränderung *f*
verrucae filiformes Verrucae filiformes
verruca peruana Peruwarze *f*, Verruca peruana
plantar verruca Sohlen-, Dornwarze *f*, Verruca plantaris
seborrheic verruca seborrhoische Keratose *f*, Verrucae seborrhoicae, Verrucae seniles
common verrucae Verrucae vulgares
flat verrucae Verrucae planae juveniles
plane verrucae Verrucae planae juveniles
ver|ru|cose ['verəkəʊs, və'ruːkəʊs] *adj* Verruca betreffend, warzenartig, warzig, verrukös
ver|ru|co|sis [ˌverə'kəʊsɪs] *noun* Verrucosis *f*
ver|ru|cous [və'ruːkəs] *adj* Verruca betreffend, warzenartig, warzig, verrukös
ver|ru|ga [və'ruːgə] *noun* Warze *f*, Verruca *f*
ver|sion ['vɜrʒn] *noun* **1.** (*gynäkol.*) Gebärmutterneigung *f*, Versio uteri **2.** (*gynäkol.*) Wendung *f*, Drehung *f*, Versio *f* **3.** (*ophthal.*) Version *f*
Denman's version Denman-Spontanentwicklung *f*
spontaneous version Selbstwendung *f*, Versio spontaneus
vertebr- *präf.* Wirbel-, Wirbelsäulen-, Vertebral-, Vertebro-
ver|te|bra ['vɜrtəbrə] *noun, plural* **-bras, -brae** [-briː] Wirbel *m*, Vertebra *f*
abdominal vertebrae Lenden-, Lumbalwirbel *pl*, Vertebrae lumbales
butterfly-shaped vertebra Schmetterlingswirbel *m*
caudal vertebrae → *coccygeal vertebrae*
caudate vertebrae → *coccygeal vertebrae*
cervical vertebrae Halswirbel *pl*, Vertebrae cervicales
cleft vertebra Spaltwirbel *m*, Wirbelspalt *m*, Spina bifida
coccygeal vertebrae Steiß(bein)wirbel *pl*, Vertebrae coccygeae
cod fish vertebra Fischwirbel *m*
dorsal vertebrae Thorakal-, Brustwirbel *pl*, Vertebrae thoracicae
eburnated vertebra Elfenbeinwirbel *m*

false vertebrae Vertebrae spuriae
flat vertebra Plattwirbel *m*
ivory vertebra Elfenbeinwirbel *m*
lumbar vertebrae Lenden-, Lumbalwirbel *pl*, Vertebrae lumbales
prominent vertebra VII. Halswirbel *m*, Prominens *m*, Vertebra prominens
sacral vertebrae Kreuz(bein)-, Sakralwirbel *pl*, Vertebrae sacrales
thoracic vertebrae Thorakal-, Brustwirbel *pl*, Vertebrae thoracicae
transitional vertebra Übergangswirbel *m*, Assimilationswirbel *m*
true vertebra Vertebra vera
wedge shaped vertebra Keilwirbel *m*
block vertebrae Blockwirbel *pl*
fused vertebrae Blockwirbel *pl*

ver|te|bral ['vɜrtəbrəl] *adj* Wirbel(säule) betreffend, vertebral

ver|te|bral|te|ri|al [ˌvɜrtəbrɑːr'tɪərɪəl] *adj* Arteria vertebralis betreffend, Vertebralis-

vertebro- *präf.* Wirbel-, Wirbelsäulen-, Vertebral-, Vertebro-

ver|te|bro|ar|te|ri|al [ˌvɜrtəbrəʊɑːr'tɪərɪəl] *adj* Arteria vertebralis betreffend, Vertebralis-

ver|te|bro|chon|dral [ˌvɜrtəbrəʊ'kɑndrəl] *adj* Wirbel und Rippenknorpel betreffend, vertebrochondral

ver|te|bro|cos|tal [ˌvɜrtəbrəʊ'kɑstl] *adj* Wirbel und Rippe(n)/Costa(e) betreffend oder verbindend, vertebrokostal, kostovertebral, kostozentral

ver|te|bro|did|y|mus [ˌvɜrtəbrəʊ'dɪdəməs] *noun* Vertebro(di)dymus *m*

ver|te|brod|y|mus [ˌvɜrtə'brɑdɪməs] *noun* Vertebro(di)dymus *m*

ver|te|bro|il|i|ac [ˌvɜrtəbrəʊ'ɪlɪæk] *adj* Wirbel und Darmbein/Os ilium betreffend, vertebroiliakal

ver|te|bro|sa|cral [ˌvɜrtəbrəʊ'seɪkrəl] *adj* Wirbel und Kreuzbein/Os sacrum betreffend oder verbindend, vertebrosakral, sakrovertebral

ver|te|bro|ster|nal [ˌvɜrtəbrəʊ'stɜrnl] *adj* Wirbel und Brustbein/Sternum betreffend oder verbindend, vertebrosternal, sternovertebral

ver|tex ['vɜrteks] *noun, plural* **-tex|es, -ti|ces** [-tɪsiːz] Scheitel *m*, Vertex *m*
vertex of urinary bladder (Harn-)Blasenspitze *f*, Apex vesicae

ver|ti|cal ['vɜrtɪkl] **I** *noun* Senkrechte *f* **II** *adj* **1.** senkrecht, vertikal **2.** Scheitel/Vertex betreffend, Scheitel-

ver|tig|i|nous [vər'tɪdʒənəs] *adj* schwind(e)lig, vertiginös

ver|ti|go ['vɜrtɪgəʊ] *noun* Schwindel *m*, Vertigo *f*
arteriosclerotic vertigo arteriosklerotischer Schwindel *m*
auditory vertigo → *labyrinthine vertigo*
aural vertigo → *labyrinthine vertigo*
labyrinthine vertigo Ménière-Krankheit *f*, Morbus Ménière *m*, Vertigo auralis
ocular vertigo Augen-, Gesichtsschwindel *m*, Vertigo ocularis
otogenic vertigo → *labyrinthine vertigo*
riders' vertigo Bewegungs-, Reisekrankheit *f*, Kinetose *f*
rotary vertigo Drehschwindel *m*, Vertigo rotatoria
systematic vertigo Drehschwindel *m*, Vertigo rotatoria

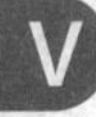

ver|u|mon|ta|ni|tis [ˌverjuːˌmɑntə'naɪtɪs] *noun* Entzündung des Samenhügels/Colliculus seminalis, Kollikulitis *f*, Samenhügelentzündung *f*, Colliculitis *f*

ver|u|mon|ta|num [ˌverjuːmɑn'teɪnəm] *noun* Samenhügel *m*, Colliculus seminalis

vesic- *präf.* Blasen-, Vesik(o)-

ves|i|cal ['vesɪkl] *adj* **1.** Blase/Vesica betreffend, vesikal, Vesiko-, Blasen- **2.** Bläschen/Vesicula betreffend, mit Bläschenbildung einhergehend, vesikulär, bläschenartig, Vesikular-, Vesikulo-

ves|i|cant ['vesɪkənt] **I** *noun* blasenziehendes/blasentreibendes Mittel *nt*, Vesikans *nt*, Vesikatorium *nt* **II** *adj* blasenziehend, blsentreibend

ves|i|ca|tion [ˌvesɪ'keɪʃn] *noun* **1.** Blasenbildung *f*, Vesikation *f* **2.** Blase *f*

ves|i|cle ['vesɪkl] *noun* kleine Blase *f*, Bläschen *nt*, Vesikel *nt*, Vesicula *f*
autophagic vesicle autophagische Vakuole *f*, Autophagosom *nt*
Baer's vesicles Tertiärfollikel *pl*, Folliculi ovarici vesiculosi
germinal vesicle Keimbläschen *nt*
graafian vesicles Graaf-Follikel *pl*, Tertiärfollikel *pl*, reife Follikel *pl*, Folliculi ovarici vesiculosi
hindbrain vesicle Rautenhirnbläschen *nt*
Naboth's vesicles Naboth-Eier *pl*, Ovula Nabothi
nabothian vesicles Naboth-Eier *pl*, Ovula nabothi
olfactory vesicle Riechkolben *m*, -kegel *m*, Bulbus olfactorius
pinocytic vesicle Pinozytosebläschen *nt*, pinozytäres Bläschen *nt*
pulmonary vesicles Lungenalveolen *pl*, -bläschen *pl*, Alveoli pulmonis
Purkinje's vesicle Keimbläschen *nt*
rhombencephalon vesicle Rautenhirnbläschen *nt*
seminal vesicle Bläschendrüse *f*, Samenblase *f*, -bläschen *nt*, Gonecystis *f*, Spermatozystis *f*, Vesicula seminalis
air vesicles Lungenalveolen *pl*, -bläschen *pl*, Alveoli pulmonis
Malpighi's vesicles Lungenalveolen *pl*, -bläschen *pl*, Alveoli pulmonis

vesico- *präf.* Blasen-, Vesik(o)-

ves|i|co|ab|dom|i|nal [ˌvesɪkəʊæb'dɑmɪnl] *adj* Harnblase und Bauch/Abdomen betreffend oder verbindend, vesikoabdominal, abdominovesikal

ves|i|co|cele ['vesɪkəʊsiːl] *noun* Blasenbruch *m*, -vorfall *m*, -hernie *f*, Zystozele *f*, Cystocele *f*

ves|i|co|cer|vi|cal [ˌvesɪkəʊ'sɜrvɪkl] *adj* Harnblase und Gebärmutterhal/Cervix uteri betreffend oder verbindend, vesikozervikal

ves|i|co|col|ic [ˌvesɪkəʊ'kɑlɪk] *adj* Harnblase und Kolon betreffend oder verbindend, vesikokolisch

ves|i|co|co|lon|ic [ˌvesɪkəʊkəʊ'lɑnɪk] *adj* Harnblase und Kolon betreffend oder verbindend, vesikokolisch

ves|i|co|cu|ta|ne|ous [ˌvesɪkəʊkjuː'teɪnɪəs] *adj* Harnblase und Haut betreffend oder verbindend, vesikokutan

ves|i|co|en|ter|ic [ˌvesɪkəʊen'terɪk] *adj* Harnblase und Darm/Intestinum betreffend oder verbindend, vesikointestinal

ves|i|co|fix|a|tion [ˌvesɪkəʊfɪk'seɪʃn] *noun* (Harn-)Blasenanheftung *f*, Zystopexie *f*

ves|i|co|in|tes|ti|nal [ˌvesɪkəʊɪn'testənl] *adj* Harnblase und Darm/Intestinum betreffend oder verbindend, vesikointestinal

ves|i|co|li|thi|a|sis [ˌvesɪkəʊlɪ'θaɪəsɪs] *noun* Blasensteinleiden *nt*, Zystolithiasis *f*

ves|i|co|per|i|ne|al [ˌvesɪkəʊperɪ'niːəl] *adj* Harnblase und Damm/Perineum betreffend oder verbindend, vesikoperineal

ves|i|co|pros|tat|ic [ˌvesɪkəʊprɑs'tætɪk] *adj* Harnblase und Vorsteherdrüse/Prostata betreffend oder verbindend, vesikoprostatisch

ves|i|co|pu|bic [ˌvesɪkəʊ'pjuːbɪk] *adj* Harnblase und Scham(gegend)/Pubes betreffend oder verbindend, vesikopubisch

ves|i|co|rec|tal [ˌvesɪkəʊ'rektl] *adj* Harnblase und Enddarm/Rektum betreffend oder verbindend, vesikorektal, rektovesikal

ves|i|co|rec|tos|to|my [ˌvesɪkəʊrek'tɑstəmɪ] *noun* (Harn-) Blasen-Rektum-Fistel *f*, Vesikorektostomie *f*

ves|i|co|re|nal [ˌvesɪkəʊ'riːnl] *adj* Harnblase und Niere/Ren betreffend oder verbindend, vesikorenal

ves|i|co|sig|moid [ˌvesɪkəʊ'sɪgmɔɪd] *adj* Harnblase und

Sigmoid/Colon sigmoideum betreffend oder verbindend, vesikosigmoid, sigmoidovesikal, sigmoideovesikal
ve|si|co|sig|moid|os|to|my [ˌvesɪkəʊsɪgmɔɪ'dɑstəmɪ] *noun* (Harn-)Blasen-Sigma-Fistel *f*, Vesikosigmoid(e)ostomie *f*
ve|si|co|spi|nal [ˌvesɪkəʊ'spaɪnl] *adj* Harnblase und Wirbelsäule oder Rückenmark betreffend, vesikospinal
ve|si|cos|to|my [vesɪ'kɑstəmɪ] *noun* äußere Blasenfistel *f*, Vesikostomie *f*
ve|si|cot|o|my [vesɪ'kɑtəmɪ] *noun* (Harn-)Blasenschnitt *m*, Zystotomie *f*
ve|si|co|um|bil|i|cal [ˌvesɪkəʊʌm'bɪlɪkl] *adj* Harnblase und Nabel betreffend oder verbindend, vesikoumbilikal
ve|si|co|u|re|ter|al [ˌvesɪkəʊjʊə'riːtərəl] *adj* Harnblase und Harnleiter/Ureter betreffend oder verbindend, vesikoureterisch
ve|si|co|u|re|ter|ic [ˌvesɪkəʊˌjʊərɪ'terɪk] *adj* Harnblase und Harnleiter/Ureter betreffend oder verbindend, vesikoureterisch
ve|si|co|u|re|thral [ˌvesɪkəʊjʊə'riːθrəl] *adj* Harnblase und Harnröhre/Urethra betreffend oder verbindend, vesikourethral
ve|si|co|u|ter|ine [ˌvesɪkəʊ'juːtərɪn, -raɪn] *adj* Harnblase und Gebärmutter/Uterus betreffend oder verbindend, vesikouterin
ve|si|co|u|ter|o|vag|i|nal [ˌvesɪkəʊˌjuːtərəʊ'vædʒɪnl] *adj* Harnblase, Gebärmutter/Uterus und Scheide/Vagina betreffend oder verbindend, vesikouterovaginal
ve|si|co|vag|i|nal [ˌvesɪkəʊ'vædʒənl] *adj* Harnblase und Scheide/Vagina betreffend oder verbindend, vesikovaginal
ve|si|co|vag|i|no|rec|tal [ˌvesɪkəʊˌvædʒɪnəʊ'rektl] *adj* Harnblase, Scheide/Vagina und Enddarm/Rektum betreffend oder verbindend, vesikovaginorektal
ve|sic|u|lar [və'sɪkjələr] *adj* (Haut-)Bläschen/Vesicula betreffend, aus Bläschen bestehend, blasig, bläschenförmig, bläschenartig, vesikulär
ve|sic|u|late [və'sɪkjəleɪt, -lɪt] *adj* (Haut-)Bläschen/Vesicula betreffend, aus Bläschen bestehend, blasig, bläschenförmig, bläschenartig, vesikulär
ve|sic|u|la|tion [vəˌsɪkjə'leɪʃn] *noun* Bläschenbildung *f*, Vesikulation *f*
ve|sic|u|lec|to|my [vəˌsɪkjə'lektəmɪ] *noun* Samenblasenresektion *f*, -exzision *f*, Vesikulektomie *f*
ve|sic|u|lit|ic [vəˌsɪkjə'laɪtɪk] *adj* Samenblasenentzündung/Vesikulitis betreffend, vesikulitisch
ve|sic|u|li|tis [vəˌsɪkjə'laɪtɪs] *noun* Vesikulitis *f*, Samenblasenentzündung *f*, Spermatozystitis *f*, Vesiculitis *f*
ve|sic|u|lo|bron|chi|al [vəˌsɪkjələʊ'brɑŋkɪəl] *adj* Bronchiole(n) und Lungenbläschen/Alveolen betreffend oder verbindend, bronchoalveolär, bronchiolo-alveolär, bronchovesikulär
ve|sic|u|log|ra|phy [vəˌsɪkjə'lɑgrəfɪ] *noun* Vesikulographie *f*, Vesikulografie *f*
ve|sic|u|lot|o|my [vəˌsɪkjə'lɑtəmɪ] *noun* Vesikulotomie *f*
ves|sel ['vesl] *noun* Gefäß *nt*; Ader *f*
vessels of vessels Vasa vasorum
afferent vessel afferentes/zuführendes Gefäß *nt*
afferent lymph vessel zuführendes/afferentes Lymphgefäß *nt*, Vas afferens lymphaticum
afferent vessels of lymph node Vasa afferentia nodi lymphatici
anastomotic vessel Vas anastomoticum
blood vessels Blutgefäße *pl*, Vasa sanguinea
blood vessels of choroid Blutgefäße der Aderhaut *pl*, Vasa sanguinea choroideae
blood vessels of retina Netzhautgefäße *pl*, Vasa sanguinea retinae
capacitance vessel Kapazitätsgefäß *nt*
capillary vessel Kapillargefäß *nt*, Vas capillare
chyliferous vessel (*Darm*) Lymphkapillare *f*
collateral vessel Kollateralgefäß *nt*, Vas collaterale
culture vessel Kulturgefäß *nt*
deep lymph vessel tiefes Lymphgefäß *nt*, Vas lymphaticum profundum
efferent vessel ableitendes/efferentes Gefäß *nt*
efferent lymph vessel ableitendes/efferentes Lymphgefäß *nt*, Vas efferens lymphaticum
efferent vessel of lymph node Vas efferens nodi lymphatici
elastic vessel Arterie *f* vom elastischen Typ
haversian vessel Zentralgefäß *nt* des Osteons, Havers-Gefäß *nt*
vessels of internal ear Innenohrgefäße *pl*, Vasa sanguinea auris internae
intrapulmonary blood vessels Vasa sanguinea intrapulmonalia
lymph vessel Lymphgefäß *nt*, Vas lymphaticum
lymphatic vessel Lymphgefäß *nt*, Vas lymphaticum
lymphocapillary vessel Lymphkapillare *f*, Vas lymphocapillare
mesenteric vessels Mesenterialgefäße *pl*
omphalomesenteric vessels Dottergefäße *pl*, Vasa omphalomesentericae
pancreatic vessels Pankreasgefäße *pl*
pulmonary vessels Lungengefäße *pl*
renal vessels Nierengefäße *pl*
resistance vessel Widerstandsgefäß *nt*
silver-wire vessels Silberdrahtarterien *pl*
sinusoidal vessel Sinusoid *nt*, Sinusoidgefäß *nt*, Vas sinusoideum
sphincter vessel Sphinktergefäß *nt*
splenic vessel Milzgefäße *pl*
superficial lymph vessel oberflächliches Lymphgefäß *nt*, Vas lymphaticum superficiale
umbilical vessels Nabel(schnur)gefäße *pl*
villous blood vessel Zottengefäß *nt*
vitelline vessels Dottergefäße *pl*, Vasa omphalomesentericae
Volkmann's perforating vessels (perforierende) Volkmann-Gefäße *pl*
ves|tib|u|lar [və'stɪbjələr] *adj* Vorhof/Vestibulum betreffend, vestibulär, Vestibular-, Vestibulo-
ves|ti|bule ['vestɪbjuːl] *noun* Vorhof *m*, Eingang *m*, Vestibulum *nt*
aortic vestibule Vestibulum aortae
vestibule of ear Innenohrvorhof *m*, Vestibulum auris
laryngeal vestibule Kehlkopfvorhof *m*, oberer Kehlkopfinnenraum *m*, Vestibulum laryngis
nasal vestibule Nasenvorhof *m*, -eingang *m*, Vestibulum nasi
vestibule of nose Nasenvorhof *m*, -eingang *m*, Vestibulum nasi
vestibule of omental bursa Vorhof *m* des Netzbeutels, Vestibulum bursae omentalis
oral vestibule Mundvorhof *m*, Vestibulum oris
vestibule of vagina Scheidenvorhof *m*, Vestibulum vaginae
ves|tib|u|lo|cer|e|bel|lum [vəˌstɪbjələʊˌserə'beləm] *noun* Archeocerebellum *nt*, Archicerebellum *nt*
ves|tib|u|lo|coch|le|ar [vəˌstɪbjələʊ'kɑklɪər] *adj* Gleichgewichtssinn und Gehör betreffend, statoakustisch, vestibulokochleär
ves|tib|u|lo|cor|ti|cal [vəˌstɪbjələʊ'kɔːrtɪkl] *adj* vestibulokortikal
ves|tib|u|lot|o|my [vəˌstɪbjə'lɑtəmɪ] *noun* Vestibulotomie *f*
ves|tib|u|lo|u|re|thral [vəˌstɪbjələʊjʊə'riːθrəl] *adj* Scheidenvorhof/Vestibulum vaginae und Harnröhre/Urethra betreffend oder verbindend, vestibulourethral
ves|tib|u|lum [və'stɪbjələm] *noun* Vorhof *m*, Eingang *m*, Vestibulum *nt*

vestibulum of larynx Kehlkopfvorhof *m*, oberer Kehlkopfinnenraum *m*, Vestibulum laryngis
vestibulum of mouth Mundvorhof *m*, Vestibulum oris
vestibulum of omental bursa Vorhof *m* des Netzbeutels, Vestibulum bursae omentalis
vestibulum of vulva Scheidenvorhof *m*, Vestibulum vaginae
ves|tige ['vestɪdʒ] *noun* Überbleibsel *nt*, -rest *m*, Spur *f*; Rudiment *nt*
ves|tig|i|al [ve'stɪdʒ(ɪ)əl] *adj* zurückgebildet, verkümmert, rudimentär
vi|bex ['vaɪbeks] *noun, plural* **vi|bi|ces** ['vaɪbəsiːz] streifenförmiger Bluterguss *m*, Striemen *m*, Strieme *f*, Vibex *f*
vib|rio ['vɪbrɪəʊ] *noun, plural* **vib|ri|os** Vibrio *m*
Celebes vibrio Vibrio El-Tor *nt*, Vibrio cholerae biovar eltor
cholera vibrio Komma-Bazillus *m*, Vibrio cholerae, Vibrio comma
El Tor vibrio Vibrio El-Tor *nt*, Vibrio cholerae biovar eltor
NAG vibrios nicht-agglutinable Vibrionen *pl*, NAG-Vibrionen *pl*, Vibrio cholerae non-01
non-agglutinating vibrios nicht-agglutinable Vibrionen *pl*, NAG-Vibrionen *pl*, Vibrio cholerae non-01
Vib|rio ['vɪbrɪəʊ] *noun* Vibrio *m*
Vibrio cholerae Komma-Bazillus *m*, Vibrio cholerae, Vibrio comma
Vibrio cholerae biotype cholerae Vibrio cholerae Biovar cholerae
Vibrio cholerae biotype eltor Vibrio El-tor, Vibrio cholerae biovar eltor
Vibrio cholerae non-01 nicht-agglutinable Vibrionen *pl*, NAG-Vibrionen *pl*, Vibrio cholerae non-01
Vibrio cholerae serogroup non-01 nicht-agglutinable Vibrionen *pl*, NAG-Vibrionen *pl*, Vibrio cholerae non-01
Vibrio cholerae 01 Vibrio cholerae 0:1
Vibrio comma → *Vibrio cholerae*
Vibrio eltor → *Vibrio cholerae biotype eltor*
Vibrio fetus Vibrio fetus
Vibrio septicus Pararauschbrandbazillus *m*, Clostridium septicum
vib|ri|o|ci|dal [ˌvɪbrɪəʊ'saɪdl] *adj* vibrionenabtötend, vibrioabtötend, vibriozid
vi|bris|sae [vaɪ'brɪsiː] *plural* Nasenhaare *pl*, Vibrissae *pl*
vi|car|i|ous [vaɪ'keərɪəs] *adj* stellvertretend, ersatzweise, vikariierend
vi|dar|a|bine [vaɪ'dærəbiːn] *noun* Vidarabin *nt*, Adenin-Arabinosid *nt*, Ara-A *nt*
vig|i|lance ['vɪdʒələns] *noun* **1.** Aufmerksamkeit *f*, Reaktionsbereitschaft *f*, Vigilanz *f*, Vigilität *f* **2.** Schlaflosigkeit *f*, Wachheit *f*, Insomnie *f*
vig|i|lant ['vɪdʒələnt] *adj* aufmerksam, wachsam, vigilant
vig|or ['vɪgər] *noun* Vitalität *f*
vig|or|ous ['vɪgərəs] *adj* tätig; rege, lebhaft; wirksam, wirkend, aktiv
vil|li ['vɪal] *plural* → *villus*
intestinal villi Darmzotten *pl*, Villi intestinales
lingual villi fadenförmige Papillen *pl*, Papillae filiformes
vil|li|ki|nin [vɪlə'kaɪnɪn] *noun* Villikinin *nt*
vil|lo|ma [vɪ'ləʊmə] *noun* Papillom *nt*
vil|lose ['vɪləʊs] *adj* mit Zotten/Villi besetzt, zottig, zottenförmig, villös
vil|lo|si|tis [vɪləʊ'saɪtɪs] *noun* Entzündung der Plazentazotten, Villositis *f*, Zottenentzündung *f*
vil|lous ['vɪləs] *adj* mit Zotten/Villi besetzt, zottig, zottenförmig, villös
vil|lus ['vɪləs] *noun, plural* **-li** [-laɪ] Zotte *f*, Villus *m*
arachnoidal villi Arachnoidalzotten *pl*
villi of small intestine Darmzotten *pl*, Villi intestinales
synovial villi Synovialzotten *pl*, Villi synoviales
vil|lus|ec|to|my [vɪlə'sektəmɪ] *noun* Synovektomie *f*
vin|blas|tine [vɪn'blæstiːn] *noun* Vinblastin *nt*, Vincaleukoblastin *nt*
vin|ca|leu|ko|blas|tine [ˌvɪŋkəˌluːkə'blæstiːn] *noun* → *vinblastine*
vin|ca|mine ['vɪŋkəmiːn] *noun* Vincamin *nt*
vin|co|fos ['vɪnkəʊfɑs] *noun* Vincofos *nt*
vin|cris|tine [vɪn'krɪstiːn] *noun* Vincristin *nt*
vin|cu|lum ['vɪŋkjələm] *noun, plural* **-la** [-lə] Band *nt*, Fessel *f*, Vinculum *nt*
long vinculum Vinculum longum
short vinculum Vinculum breve
vincula of tendons of fingers Vincula tendinum digitorum manus
vincula of tendons of toes Vincula tendinum digitorum pedis
vin|de|sine ['vɪndəsiːn] *noun* Vindesin *nt*, VP-16 *nt*
vin|e|gar ['vɪnəgər] *noun* **1.** Essig *m*, Acetum *nt* **2.** Essig(säure)lösung *f*
vi|o|let ['vaɪəlɪt] *noun* Veilchen *nt*, Viola odorata
vi|o|my|cin ['vaɪəmaɪsɪn] *noun* Viomycin *nt*
vi|po|ma [vɪ'pəʊmə] *noun* Vipom *nt*, VIPom *nt*, VIP-produzierendes Inselzelladenom *nt*, D_1-Tumor *m*
vi|ral ['vaɪrəl] *adj* Virus/Viren betreffend, durch Viren verursacht, viral
vi|ra|zole ['vaɪrəzəʊl] *noun* Virazol *nt*, Ribavirin *nt*
vi|re|mia [vaɪ'riːmɪə] *noun* Virämie *f*
vir|gin ['vɜrdʒɪn] **I** *noun* Jungfrau *f* **II** *adj* → *virginal*
vir|gin|al ['vɜrdʒɪnl] *adj* jungfräulich, Jungfern-
vir|gin|i|ty [vər'dʒɪnətɪ] *noun* Unschuld *f*; Jungfräulichkeit *f*, Jungfernschaft *f*, Virginität *f*
vi|ri|ci|dal [vaɪrɪ'saɪdl] *adj* virenabtötend, vireninaktivierend, viruzid
vi|ri|cide ['vaɪrɪsaɪd] *noun* → *virucide*
vir|ile ['vɪraɪl] *adj* männlich, maskulin, viril; männlich; vital, robust; kräftig, stark, maskulin
vir|i|les|cence [vɪrə'lesəns] *noun* Maskulinisierung *f*, Vermännlichung *f*, Virilisierung *f*
vi|ril|ia [vaɪ'rɪlɪə] *plural* männliche Geschlechtsorgane *pl*, Organa genitalia masculina
vi|ril|i|ty [və'rɪlətɪ] *noun* Potenz *f*
vir|il|i|za|tion [ˌvɪrələ'zeɪʃn] *noun* Vermännlichung *f*, Virilisierung *f*, Maskulinisierung *f*
vi|ri|on ['vaɪrɪɑn, 'vɪrɪɑn] *noun* Viruspartikel *m*, Virion *nt*
vi|ro|ge|net|ic [ˌvaɪrədʒɪ'netɪk] *adj* durch Viren verursacht, von Viren abstammend, virogen
vi|roid ['vaɪrɔɪd] *noun* nacktes Minivirus *nt*, Viroid *nt*
vi|rol|o|gy [vaɪ'rɑlədʒɪ] *noun* Virologie *f*
vi|ro|pex|is [vaɪrə'peksɪs] *noun* Viropexis *f*
vi|ro|sis [vaɪ'rəʊsɪs] *noun* Viruserkrankung *f*, Virose *f*
vi|ro|stat|ic [vaɪrə'stætɪk] **I** *noun* Virostatikum *nt*, Virustatikum *nt* **II** *adj* virostatisch
vir|tu|al ['vɜrtʃəwəl] *adj* scheinbar, virtuell, virtual
vi|ru|ci|dal [ˌvaɪrə'saɪdl] *adj* virenabtötend, vireninaktivierend, viruzid
vi|ru|cide ['vaɪrəsaɪd] *noun* Viruzid *nt*
vi|ru|co|pria [ˌvaɪrə'kəʊprɪə] *noun* Virukoprie *f*
vir|u|lence ['vɪr(j)ələns] *noun* Virulenz *f*
vir|u|lent ['vɪr(j)ələnt] *adj* Virulenz betreffend, infektionsfähig, virulent; ansteckungsfähig, ansteckend; übertragbar, infektiös
vir|u|ria [vaɪ'r(j)ʊərɪə] *noun* Virurie *f*
vi|rus ['vaɪrəs] *noun, plural* **-rus|es** Virus *nt*
AIDS virus human immunodeficiency virus *nt*, Aids-Virus *nt*
Aids-associated virus → *AIDS virus*
alastrim virus Alastrimvirus *nt*
arbor viruses Arboviren *pl*
Argentinean hemorrhagic fever virus Juninfiebervirus *nt*
arthropod-borne viruses Arboviren *pl*
Aujeszky's disease virus Pseudowut-Virus *nt*
bacterial virus Bakteriophage *m*, Phage *m*, bakteri-

enpathogenes Virus *nt*
Bolivian hemorrhagic fever virus Madungofiebervirus *nt*
Brunhilde virus Brunhilde-Stamm *m*, Brunhilde-Virus *nt*, Poliovirus Typ I *nt*
C virus Coxsackievirus *nt*
California encephalitis virus California(-Enzephalitis)-Virus *nt*
CCA virus RS-Virus *nt*, Respiratory-Syncytial-Virus *nt*
CEE virus CEE-Virus *nt*, FSME-Virus *nt*
Central European encephalitis virus CEE-Virus *nt*, FSME-Virus *nt*
chickenpox virus Varicella-Zoster-Virus *nt*
chikungunya virus Chikungunya-Virus *nt*
cold viruses → *common cold viruses*
Colorado tick fever virus Colorado tick fever-Virus *nt*, Colorado-Zeckenfiebervirus *nt*, CTF-Virus *nt*
common cold viruses Schnupfenviren *pl*
coryza virus Rhinovirus *nt*
cowpox virus Kuhpockenvirus *nt*
Coxsackie virus Coxsackievirus *nt*
Crimean hemorrhagic fever virus Krimfieber-Virus *nt*, C-CHF-Virus *nt*
CTF virus Colorado tick fever-Virus *nt*, Colorado-Zeckenfiebervirus *nt*, CTF-Virus *nt*
cytomegalic inclusion disease virus Zytomegalievirus *nt*, Cytomegalievirus *nt*
delta virus Deltaagens *nt*, Hepatitis-Delta-Virus *nt*
dengue virus Dengue-Virus *nt*
DNA viruses DNA-Viren *pl*, DNS-Viren *pl*
DNA-containing viruses DNA-Viren *pl*, DNS-Viren *pl*
EB virus → *Epstein-Barr virus*
Ebola virus Ebola-Virus *nt*, Sudan-Zaire-Virus *nt*
ECHO viruses ECHO-Viren *nt*
enteric virus Enterovirus *nt*
Epstein-Barr virus Epstein-Barr-Virus *nt*, EB-Virus *nt*
German measles virus Rötelnvirus *nt*
green monkey virus Marburg-Virus *nt*
hepatitis A virus Hepatitis-A-Virus *nt*
hepatitis B virus Hepatitis-B-Virus *nt*
hepatitis C virus Hepatitis-C-Virus *nt*
hepatitis delta virus Deltaagens *nt*, Hepatitis-Delta-Virus *nt*
herpes simplex virus Herpes-simplex-Virus *nt*, Herpesvirus hominis
herpes simplex virus type I Herpes-simplex-Virus Typ I *nt*, HSV-Typ I *m*
herpes simplex virus type II Herpes-simplex-Virus Typ II *nt*, HSV-Typ II *m*
human immunodeficiency virus human immunodeficiency virus *nt*, Aids-Virus *nt*
inclusion conjunctivitis virus Chlamydia trachomatis
influenza virus Grippevirus *nt*, Influenzavirus *nt*
influenzal virus → *influenza virus*
Junin fever virus Juninfiebervirus *nt*
Kyasanur Forest disease virus KFD-Virus *nt*, Kyasanur-Waldfieber-Virus *nt*
La Crosse virus La Crosse-Virus *nt*
Lansing virus Lansing-Stamm *m*, Lansing-Virus *nt*, Poliovirus Typ II *nt*
LCM virus LCM-Virus *nt*
Leon virus Leon-Stamm *m*, Leon-Virus *nt*, Poliovirus Typ III *nt*
lymphocytic choriomeningitis virus LCM-Virus *nt*
Madungo virus Madungo(fieber)virus *nt*
Marburg virus Marburg-Virus *nt*
measles virus Masernvirus *nt*, Morbillivirus *nt*
milker's node virus Melkerknotenvirus *nt*, Paravacciniavirus *nt*, Paravakzinevirus *nt*
mumps virus Mumpsvirus *nt*
Newcastle disease virus Newcastle-disease-Virus *nt*
orf virus Orfvirus *nt*
ornithosis virus Chlamydia psittaci/ornithosis
papilloma virus Papillomavirus *nt*, Warzenvirus *nt*
parainfluenza viruses Parainfluenzaviren *pl*
paravaccinia virus Melkerknotenvirus *nt*, Paravacciniavirus *nt*, Paravakzine-Virus *nt*
poliomyelitis virus Poliomyelitis-Virus *nt*, Polio-Virus *nt*
pox viruses Pocken-Viren *pl*, Poxviridae *pl*
pseudocowpox virus Melkernotenvirus *nt*, Paravakzinevirus *nt*, Paravacciniavirus *nt*
pseudorabies virus Pseudowut-Virus *nt*
rabies virus Tollwutvirus *nt*, Rabiesvirus *nt*, Lyssavirus *nt*
respiratory syncytial virus RS-Virus *nt*, Respiratory-Syncytial-Virus *nt*
Rift Valley fever virus Rift-Valley-Fieber-Virus *nt*
RNA viruses RNA-Viren *pl*
RNA-containing viruses RNA-Viren *pl*
RS virus RS-Virus *nt*, Respiratory-syncitial-Virus *nt*
RSSE virus RFSE-Virus *nt*, RSSE-Virus *nt*, russische Frühsommerenzephalitis-Virus *nt*
rubella virus Rötelnvirus *nt*
Russian spring-summer encephalitis virus RSSE-Virus *nt*, RFSE-Virus *nt*, russische Frühsommerenzephalitis-Virus *nt*
salivary gland virus Zytomegalievirus *nt*, Cytomegalievirus *nt*
satellite virus Satellitenvirus *nt*
Sindbis virus Sindbisvirus *nt*
slow virus Slow-Virus *nt*
smallpox virus Pockenvirus *nt*, Variolavirus *nt*
St. Louis encephalitis virus St. Louis-Enzephalitis-Virus *nt*
tumor viruses Tumorviren *pl*, onkogene Viren *pl*
vaccinia virus Vacciniavirus *nt*, Vakzinevirus *nt*
varicella-zoster virus Varicella-Zoster-Virus *nt*
variola virus Pockenvirus *nt*, Variolavirus *nt*
VEE virus → *Venezuelan equine encephalitis virus*
Venezuelan equine encephalitis virus Venezuelan-Equine-Encephalitis-Virus *nt*, VEE-Virus *nt*
Venezuelan equine encephalomyelitis virus → *Venezuelan equine encephalitis virus*
visceral disease virus Zytomegalievirus *nt*, Cytomegalievirus *nt*
WEE virus → *Western equine encephalitis virus*
Western equine encephalitis virus Western-Equine-Enzephalitis-Virus *nt*, WEE-Virus *nt*
Western equine encephalomyelitis virus → *Western equine encephalitis virus*
yellow fever virus Gelbfiebervirus *nt*

vilruslelmia [ˌvaɪrə'siːmɪə] *noun* → *viremia*

virus-induced *adj* virusinduziert

virus-infected *adj* virusinfiziert, virusbefallen

virlulstatlic [vɪrə'stætɪk] *adj* das Viruswachstum hemmend, virostatisch, virustatisch

viscer- *präf.* Eingeweide-, Viszer(o)-, Viszeral-

vislcerla ['vɪsərə] *plural, sing* **vislcus** ['vɪskəs] Eingeweide *pl*, innere Organe *pl* der Körperhöhlen, Viszera *pl*, Viscera *pl*

vislcerlal ['vɪsərəl] *adj* Eingeweide/Viscera betreffend, viszeral

vislcerlallgia [vɪsə'rældʒ(ɪ)ə] *noun* Eingeweideschmerz *m*, Viszeralgie *f*; Viszeralneuralgie *f*

vislcerlilmoltor [ˌvɪsərɪ'məʊtər] *adj* viszeromotorisch

viscero- *präf.* Eingeweide-, Viszer(o)-, Viszeral-

vislcerlolcarldilac [ˌvɪsərəʊ'kɑːrdɪæk] *adj* Eingeweide/Viscera und Herz betreffend, viszerokardial

vislcerlolcepltion [ˌvɪsərəʊ'sepʃn] *noun* Viszero-, Interozeption *f*

vislcerlolcralnilum [ˌvɪsərəʊ'kreɪnɪəm] *noun* Eingeweideschädel *m*, Viszerokranium *nt*, Splanchnokranium *nt*, Cranium viscerale

vislcerlolgenlic [ˌvɪsərəʊ'dʒenɪk] *adj* von den Eingeweiden abstammend, viszerogen

vislcerlolmeglally [ˌvɪsərəʊ'megəlɪ] *noun* Eingeweide-

V

vergrößerung *f*, Splanchno-, Viszeromegalie *f*
vis|cer|o|mo|tor [ˌvɪsərəʊ'məʊtər] *adj* viszeromotorisch
vis|cer|o|pa|ri|e|tal [ˌvɪsərəʊpə'raɪɪtl] *adj* Eingeweide/Viscera und Bauchwand betreffend, viszeroparietal
vis|cer|o|per|i|to|ne|al [ˌvɪsərəʊperɪtəʊ'niːəl] *adj* Eingeweide/Viscera und Bauchfell/Peritoneum betreffend, viszeroperitoneal
vis|cer|o|pleur|al [ˌvɪsərəʊ'plʊərəl] *adj* Pleura und Eingeweide/Viszera betreffend oder verbindend, pleuroviszeral, viszeropleural
vis|cer|op|to|sis [ˌvɪsərɑp'təʊsɪs] *noun* Eingeweidesenkung *f*, Splanchno-, Entero-, Viszeroptose *f*
vis|cer|o|re|cep|tor [ˌvɪsərəʊrɪ'septər] *noun* Viszerorezeptor *m*
vis|cer|o|sen|so|ry [ˌvɪsərəʊ'sensərɪ] *adj* die Eingeweidesensibilität betreffend, viszerosensorisch
vis|cer|o|skel|e|tal [ˌvɪsərəʊ'skelɪtl] *adj* viszeroskelettal
vis|cer|o|skel|e|ton [ˌvɪsərəʊ'skelɪtn] *noun* Viszeralskelett *nt*
vis|cer|o|so|mat|ic [ˌvɪsərəʊsəʊ'mætɪk] *adj* Eingeweide/Viszera und Körper betreffend, splanchnosomatisch, viszerosomatisch
vis|cer|o|trop|ic [ˌvɪsərəʊ'trɑpɪk] *adj* mit besonderer Affinität zu den Eingeweiden/Viszera, viszerotrop, splanchnotrop
vis|cid ['vɪsɪd] *adj* zäh, zähflüssig, zähfließend, viskös, viskos
vis|cid|i|ty [vɪ'sɪdətɪ] *noun* Zähflüssigkeit *f*, Zähigkeit *f*, Klebrigkeit *f*
vis|ci|do|sis [vɪsə'dəʊsɪs] *noun* zystische (Pankreas-)Fibrose *f*, Mukoviszidose *f*, Fibrosis pancreatica cystica
vis|com|e|try [vɪs'kɑmətrɪ] *noun* Viskositätsmessung *f*, Viskosimetrie *f*
vis|cose ['vɪskəʊs] *adj* zäh, zähflüssig, zähfließend, viskös, viskos
vis|co|si|met|ric [ˌvɪskəʊsɪ'metrɪk] *adj* Viskosimetrie betreffend, mittels Viskosimetrie, viskosimetrisch
vis|co|sim|e|try [ˌvɪskəʊ'sɪmətrɪ] *noun* Viskositätsmessung *f*, Viskosimetrie *f*
vis|cos|i|ty [vɪs'kɑsətɪ] *noun* Zähigkeit *f*, innere Reibung *f*, Viskosität *f*
vis|cous ['vɪskəs] *adj* **1.** zäh, zähflüssig, -fließend, viskös, viskos **2.** klebrig, leimartig
vis|i|ble ['vɪzəbl] *adj* sichtbar; Sicht-
vis|ile ['vɪzaɪl] *adj* das Sehen betreffend, mit den Augen; optisch, visuell
vi|sion ['vɪʒn] *noun* **1.** Sehen *nt*, Vision *f*; Sehvermögen *nt*, Sehkraft *f* **2.** Sehschärfe *f*, Visus *m*
achromatic vision Achromatopsie *f*, Achromasie *f*, Farbenblindheit *f*, Monochromasie *f*
binocular vision binokulares/binokuläres Sehen *nt*
blue vision Blausehen *nt*, Zyanop(s)ie *f*
chromatic vision Chromatopsie *f*, Chromopsie *f*, Farbensehen *nt*
cloudy vision Nebelsehen *nt*, Nephelopsie *f*
color vision Farbensehen *nt*, Chromatop(s)ie *f*, Chromopsie *f*
day vision Tages(licht)sehen *nt*, photopisches Sehen *nt*
daylight vision → *day vision*
dichromatic vision Dichromasie *f*, Dichromatopsie *f*
double vision Doppel-, Doppeltsehen *nt*, Diplopie *f*, Diplopia *f*
green vision Grünsehen *nt*, Chlorop(s)ie *f*
multiple vision Mehrfachsehen *nt*, Polyopie *f*, Polyopsie *f*
night vision skotopes Sehen *nt*, Dämmerungs-, Nachtsehen *nt*, Skotop(s)ie *f*
oscillating vision Brückner-Phänomen *nt*, Oszillopsie *f*
photopic vision Tages(licht)sehen *nt*, photopisches Sehen *nt*
red vision Rotsehen *nt*, Erythrop(s)ie *f*
rod vision Dämmerungs-, Nachtsehen *nt*, skotopes Sehen *nt*, Skotop(s)ie *f*
scotopic vision skotopes Sehen *nt*, Dämmerungs-, Nachtsehen *nt*, Skotop(s)ie *f*
stereoscopic vision stereoskopisches Sehen *nt*
trichromatic vision normales Farbensehen *nt*, trichromatisches Sehen *nt*, Trichromasie *f*, Euchromasie *f*
triple vision Dreifachsehen *nt*, Triplopie *f*
twilight vision Dämmerungssehen *nt*, skotopes Sehen *nt*, Skotop(s)ie *f*
yellow vision Gelbsehen *nt*, Xanthop(s)ie *f*
vis|u|al ['vɪʒəwəl, -ʒəl] *adj* das Sehen betreffend, mit den Augen; optisch, visuell
vis|u|o|au|di|to|ry [ˌvɪʒəwəʊ'ɔːdɪt(ə)rɪ] *adj* Hören und Sehen betreffend, audiovisuell
vi|tag|o|nist [vaɪ'tægənɪst] *noun* Vitaminantagonist *m*
vi|tal ['vaɪtl] **I** **vitals** *plural* lebenswichtige Organe *pl*; Vitalfunktionen *pl* **II** *adj* vital, (lebens-)wichtig (*to* für); wesentlich, grundlegend, Lebens-, Vital-
vi|tal|i|ty [vaɪ'tælətɪ] *noun* Vitalität *f*
vi|tals ['vaɪtls] *plural* lebenswichtige Organe *pl*; Vitalfunktionen *pl*
vi|ta|min ['vaɪtəmɪn, 'vɪtə-] *noun* Vitamin *nt*
vitamin A **1.** Vitamin A *nt* **2.** → *vitamin A_1*
vitamin A_1 Retinol *nt*, Vitamin A_1 *nt*, Vitamin A-Alkohol *m*
vitamin A_2 (3-)Dehydroretinol *nt*, Vitamin A_2 *nt*
antihemorrhagic vitamin Phyllochinone *pl*, Vitamin K *nt*
antineuritic vitamin Thiamin *nt*, Vitamin B_1 *nt*
antiscorbutic vitamin Askorbinsäure *f*, Ascorbinsäure *f*, Vitamin C *nt*
vitamin B_1 Thiamin *nt*, Vitamin B_1 *nt*
vitamin B_{12} Cyanocobalamin *nt*, Vitamin B_{12} *nt*
vitamin B_{12b} Hydroxocobalamin *nt*, Aquocobalamin *nt*, Vitamin B_{12b} *nt*
vitamin B_2 Riboflavin *nt*, Lactoflavin *nt*, Vitamin B_2 *nt*
vitamin B_3 Vitamin B_3 *nt*, Pantothensäure *f*
vitamin B_6 Vitamin B_6 *nt*
vitamin C Askorbin-, Ascorbinsäure *f*, Vitamin C *nt*
vitamin D Calciferol *nt*, Vitamin D *nt*
vitamin D_2 Ergocalciferol *nt*, Vitamin D_2 *nt*
vitamin D_3 Cholecalciferol *nt*, Vitamin D_3 *nt*
vitamin D_4 Dihydrocalciferol *nt*, Vitamin D_4 *nt*
vitamin E α-Tocopherol *nt*, Vitamin E *nt*
fat-soluble vitamins fettlösliche Vitamine *pl*
vitamin H Biotin *nt*, Vitamin H *nt*
vitamin K Phyllochinone *pl*, Vitamin K *nt*
vitamin K_1 Phytomenadion *nt*, Vitamin K_1 *nt*
vitamin K_2 Menachinon *nt*, Vitamin K_2 *nt*
vitamin K_3 Menadion *nt*, Vitamin K_3 *nt*
vitamin K_4 Vitamin K_4 *nt*, Menadiol *nt*
water-soluble vitamins wasserlösliche Vitamine *pl*
vi|ta|min|ize ['vaɪtəmɪnaɪz] *v* (*Lebensmittel*) mit Vitaminen anreichern, vitaminisieren, vitaminieren
vi|tam|i|no|gen|ic [vaɪˌtæmɪnəʊ'dʒenɪk] *adj* durch ein Vitamin hervorgerufen, durch Vitamine verursacht, vitaminogen
vi|tel|lary ['vaɪtəleriː, vaɪ'telərɪ] *adj* Eidotter betreffend, vitellin
vi|tel|line [vaɪ'telɪn, vɪ-, -liːn] *adj* Eidotter betreffend, vitellin
vi|tel|lo|gen|e|sis [vɪˌteləʊ'dʒenəsɪs] *noun* Dotterbildung *f*
vi|tel|lus [vaɪ'teləs, vɪ-] *noun, plural* **-lus|es** (Ei-)Dotter *m*, Vitellus *m*
vit|i|lig|i|nous [vɪtə'lɪdʒənəs] *adj* Vitiligo betreffend, in der Art einer Vitiligo, vitiliginös
vit|i|li|go [vɪtə'laɪgəʊ] *noun* Weißfleckenkrankheit *f*, Scheckhaut *f*, Vitiligo *f*
Cazenave's vitiligo Pelade *f*, kreisrunder Haarausfall *m*, Alopecia areata, Area Celsi
Celsus' vitiligo Pelade *f*, kreisrunder Haarausfall *m*, Alopecia areata, Area Celsi

vi|ti|um ['vɪʃɪəm] *noun, plural* **-tia** [-ʃɪə] **1.** Fehler *m*, Vitium *nt* **2.** Herzfehler *m*, (Herz-)Vitium *nt*, Vitium cordis

vitre- *präf.* Glaskörper-, Vitre(o)-

vi|trec|to|my [vɪ'trektəmɪ] *noun* Vitrektomie *f*

vitreo- *präf.* Glaskörper-, Vitre(o)-

vit|re|o|cap|su|li|tis [ˌvɪtrɪəʊˌkæpsə'laɪtɪs] *noun* Entzündung der Glaskörperkapsel, Vitreokapsulitis *f*

vit|re|o|ret|i|nal [ˌvɪtrɪəʊ'retɪnl] *adj* Glaskörper und Netzhaut/Retina betreffend, vitreoretinal

vit|re|ous ['vɪtrɪəs] I *noun* → *vitreum* II *adj* gläsern, glasig, glasartig, hyalin, Glas-

vit|re|um ['vɪtɪrəm] *noun* Glaskörper *m*, Corpus vitreum

viv|i|di|al|y|sis [ˌvɪvɪdaɪ'ælɪsɪs] *noun* Vividialyse *f*

viv|i|sec|tion [ˌvɪvɪ'sekʃn] *noun* Vivisektion *f*

viv|i|sec|tion|al [ˌvɪvɪ'sekʃnl] *adj* Vivisektion betreffend, vivisektorisch

vo|cal ['vəʊkl] *adj* Stimme betreffend, stimmlich; Vokale betreffend, vokal

voice [vɔɪs] *noun* Stimme *f*
 bronchial voice Bronchophonie *f*

vo|lar ['vəʊlər] *adj* Handinnenfläche/Hohlhand betreffend, auf der Hohlhandseite (liegend), zur Hohlhand gehörend, volar, palmar

vo|lar|dor|sal [ˌvəʊlər'dɔːrsl] *adj* volardorsal

vol|a|tile ['vɑlətaɪl] *adj* (leicht) flüchtig, verdunstend, verdampfend, ätherisch, volatil

volt [vəʊlt] *noun* Volt *nt*

volt|age ['vəʊltɪdʒ] *noun* elektrische Spannung *f* (*in Volt*)

volt|am|e|ter [vəʊl'tæmɪtər] *noun* Voltamperemeter *nt*

volt|am|me|ter [vəʊlt'æmɪtər] *noun* Voltamperemeter *nt*

volt|am|pere [vəʊlt'æmpɪər, -æm'pɪər] *noun* Voltampere *nt*

volt|me|ter ['vəʊltmiːtər] *noun* Spannungsmesser *m*, Voltmeter *nt*

vol|ume ['vɑljuːm, -jəm] *noun* **1.** (Raum-)Inhalt *m*, Gesamtmenge *f*, Volumen *nt* **2.** Lautstärke *f*
 blood volume Blutvolumen *nt*
 expiratory reserve volume exspiratorisches Reservevolumen *nt*
 forced expiratory volume (Ein-)Sekundenkapazität *f*, Atemstoßtest *m*, Tiffeneau-Test *m*
 inspiratory reserve volume inspiratorisches Reservevolumen *nt*
 minute volume 1. (*Lunge*) Atemzeitvolumen *nt*, Atemminutenvolumen *nt* **2.** Minutenvolumen *nt*, Herzminutenvolumen *nt*
 red cell volume totales Erythrozytenvolumen *nt*
 reserve volume 1. (*Herz*) Reserve-, Restvolumen *nt* **2.** (*Lunge*) Reserve-, Residualvolumen *nt*, Residualluft *f*
 residual volume (*Lunge*) Reserve-, Residualvolumen *nt*, Residualluft *f*
 stroke volume Herzschlagvolumen *nt*, Schlagvolumen *nt*
 tidal volume (*Lunge*) Atem(zug)volumen *nt*, Atemhubvolumen *nt*

vo|lu|mi|nal [və'luːmɪnl] *adj* Volumen-, Umfangs-

vol|un|tar|y ['vɑlənˌteriː, -trɪ] *adj* **1.** freiwillig, aus eigenem Antrieb, frei, spontan **2.** willkürlich, willentlich

vol|u|tin ['vɑljətɪn] *noun* Volutin *nt*

vol|vu|lo|sis [ˌvɑlvjə'ləʊsɪs] *noun* Knotenfiliarose *f*, Onchocerca-volvulus-Infektion *f*, Onchozerkose *f*, -cercose *f*, -cerciasis *f*

vol|vu|lus ['vɑlvjələs] *noun* **1.** Stiel-, Achsendrehung *f*, Verschlingung *f*, Volvulus *m* **2.** Darmverschlingung *f*, Volvulus intestini
 gastric volvulus Magenvolvulus *m*, -torsion *f*, Volvulus ventriculi
 ileocecal volvulus Ileozökalvolvulus *m*
 intestinal volvulus Darmverschlingung *f*, Volvulus intestini

vo|mer ['vəʊmər] *noun* Flugscharbein *nt*, Vomer *m*

vo|mer|al ['vəʊmərəl] *adj* Vomer betreffend, Vomer-, Vomero-

vom|it ['vɑmɪt] I *noun* **1.** Erbrechen *nt*, Emesis *f*, Vomitus *m* **2.** Erbrochene(s) *nt* II *v* sich erbrechen, brechen, sich übergeben
 coffee-ground vomit kaffeesatzartiges Erbrechen *nt*, Kaffeesatzerbrechen *nt*

vom|it|ing ['vɑmətɪŋ] *noun* (Er-)Brechen *nt*, Vomitus *m*, Emesis *f*, Vomitio *f*
 bilious vomiting galliges Erbrechen *nt*, Galleerbrechen *nt*, Vomitus biliosus
 blood vomiting Bluterbrechen *nt*, Hämatemesis *f*, Vomitus cruentus
 excessive vomiting Hyperemesis *f*
 fecal vomiting Koterbrechen *nt*, Kopremesis *f*
 pernicious vomiting of pregnancy Hyperemesis gravidarum
 vomiting of pregnancy Schwangerschaftserbrechen *nt*, Erbrechen *nt* in der Schwangerschaft

vom|i|tive ['vɑmətɪv] *adj* Brechreiz oder Erbrechen auslösend, emetisch

vom|i|to|ry ['vɑmətɔːrɪ] *adj* Brechreiz oder Erbrechen auslösend, emetisch

vom|i|tous ['vɑmɪtəs] *adj* Brechreiz oder Erbrechen auslösend, emetisch

vor|tex ['vɔːrteks] *noun, plural* **-tex|es, -ti|ces** [-tɪsiːz] Wirbel *m*, Vortex *m*
 vortex of heart Herzwirbel *m*, Vortex cordis
 vortex of urinary bladder 1. (Harn-)Blasengrund *m*, Fundus vesicae **2.** (Harn-)Blasenspitze *f*, Apex vesicae

vor|ti|cose ['vɔːrtɪkəʊs] *adj* wirbel-, strudelartig, wirbelig, wirbelbildend, Wirbel-

vo|yeur|ism [vwɑː'jɜrɪzəm] *noun* Voyeurismus *m*, Voyeurtum *nt*

vul|ner|a|ble ['vʌlnərəbl] *adj* verwundbar, verletzbar, verletzlich, anfällig, vulnerabel

vul|va ['vʌlvə] *noun, plural* **-vas, -vae** [-viː] (weibliche) Scham *f*, Schamgegend *f*, äußere (weibliche) Geschlechtsorgane/Genitalien *pl*, Vulva *f*

vul|var ['vʌlvər] *adj* Vulva betreffend, Scham(lippen)-, Vulvo-, Vulva-

vul|vec|to|my [vʌl'vektəmɪ] *noun* Vulvektomie *f*

vul|vis|mus [vʌl'vɪzməs] *noun* Scheidenkrampf *m*, Vaginismus *m*

vul|vit|ic [vʌl'vaɪtɪk] *adj* Vulvaentzündung/Vulvitis betreffend, vulvitisch

vul|vi|tis [vʌl'vaɪtɪs] *noun* Entzündung der weiblichen Scham/Vulva, Vulvitis *f*, Vulvaentzündung *f*
 diabetic vulvitis diabetische Vulvitis/Vulvovaginitis *f*, Vulvitis/Vulvovaginitis diabetica
 leukoplakic vulvitis leukoplakische Vulvitis *f*
 plasma cell vulvitis Vulvitis chronica plasmacellularis, Vulvitis circumscripta chronica plasmacellularis (Zoon)

vulvo- *präf.* Scham-, Schamlippen-, Vulvo-, Vulva-

vul|vo|cru|ral [ˌvʌlvə'krʊərəl] *adj* Scham/Vulva und Oberschenkel betreffend, vulvokrural

vul|vop|a|thy [vʌl'vɑpəθɪ] *noun* Vulvaerkrankung *f*, Vulvopathie *f*

vul|vo|rec|tal [ˌvʌlvə'rektl] *adj* Scham(gegend)/Vulva und Enddarm/Rektum betreffend oder verbindend, vulvorektal, rektovulvär

vul|vo|u|ter|ine [ˌvʌlvə'juːtərɪn, -raɪn] *adj* Scham/Vulva und Gebärmutter/Uterus betreffend, vulvouterin

vul|vo|vag|i|nal [ˌvʌlvə'vædʒɪnl] *adj* Scham/Vulva und Scheide/Vagina betreffend, vulvovaginal

vul|vo|vag|i|nit|ic [ˌvʌlvəˌvædʒə'naɪtɪk] *adj* Vulvovaginitis betreffend, vulvovaginitisch

vul|vo|vag|i|ni|tis [ˌvʌlvəˌvædʒə'naɪtɪs] *noun* Vulvovaginitis *f*
 candidal vulvovaginitis Candida-Vulvovaginitis *f*
 gonococcal vulvovaginitis Vulvovaginitis gonorrhoica
 herpetic vulvovaginitis Vulvovaginitis herpetica

W

wake|ful|ness ['weɪkfəlnɪs] *noun* **1.** Wachen *nt* **2.** Schlaf-, Ruhelosigkeit *f* **3.** Wachsamkeit *f*
wall [wɔːl] *noun* Wand *f*, Innenwand *f*, Wall *m*; (*anatom.*) Paries *m*
anterior wall of stomach Vorderwand *f* des Magens, Paries anterior gastricae
anterior wall of tympanic cavity vordere Paukenhöhlenwand *f*, Paries caroticus cavi tympani
anterior wall of vagina Paries anterior vaginae
carotid wall of tympanic cavity vordere Paukenhöhlenwand *f*, Paries caroticus cavi tympani
cell wall Zellwand *f*
chest wall Brust-, Thoraxwand *f*
external wall of cochlear duct äußere Ductus cochlearis-Wand *f*, Paries externus ductus cochlearis
jugular wall of tympanic cavity Boden *m* der Paukenhöhle, Paries jugularis cavi tympani
labyrinthine wall of tympanic cavity mediale Wand *f* der Paukenhöhle, Paries labyrinthicus cavi tympani
lateral wall of orbit Paries lateralis orbitae
lymphocyte wall Lymphozytenwall *m*, -mantel *m*
mastoid wall of tympanic cavity Hinterwand *f* der Paukenhöhle, Paries mastoideus cavi tympani, Adnexa mastoidea
medial wall of orbit Paries medialis orbitae
medial wall of tympanic cavity mediale Wand *f* der Paukenhöhle, Paries labyrinthicus cavi tympani
membranous wall of trachea membranöse Trachearückwand *f*, Paries membranaceus tracheae
nail wall Nagelwall *m*, Vallum unguis
orbital wall Augenhöhlen-, Orbitawand *f*
pharyngeal wall Rachenwand *f*
posterior wall of stomach Hinterwand *f* des Magens, Paries posterior ventriculi
posterior wall of tympanic cavity Hinterwand *f* der Paukenhöhle, Paries mastoideus cavitatis tympanicae
posterior wall of vagina Paries posterior vaginae
stomach wall Magenwand *f*
tegmental wall of tympanic cavity Dach *nt* der Paukenhöhle, Tegmen tympani, Pars tegmentalis cavi tympani
tympanic wall of cochlear duct untere Wand *f* des Ductus cochlearis, Membrana spiralis, Paries tympanicus ductus cochlearis
vestibular wall of cochlear duct Reissner-Membran *f*, Membrana vestibularis, Paries vestibularis ductus cochlearis
wall|eye ['wɔːlaɪ] *noun* Exotropie *f*
war|fa|rin ['wɔːrfərɪn] *noun* Warfarin *nt*
wart [wɔːrt] *noun* **1.** (virusbedingte) Warze *f*, Verruca *f* **2.** warzenähnliche Hautveränderung *f*
acuminate wart Feigwarze *f*, Feuchtwarze *f*, spitzes Kondylom *nt*, Condyloma acuminatum, Papilloma acuminatum, Papilloma venereum
anatomical wart → *necrogenic wart*
common warts Verrucae vulgares
fig wart Feigwarze *f*, Feuchtwarze *f*, spitzes Kondylom *nt*, Condyloma acuminatum, Papilloma acuminatum, Papilloma venereum
filiform warts Verrucae filiformes
flat warts Verrucae planae juveniles
fugitive warts Verrucae planae juveniles
genital wart → *fig wart*
infectious warts Verrucae vulgares
juvenile warts Verrucae planae juveniles
moist wart → *fig wart*
mosaic warts Mosaikwarzen *pl*
necrogenic wart Wilk-Krankheit *f*, warzige Tuberkulose *f* der Haut, Leichentuberkel *m*, Schlachtertuberkulose *f*, Tuberculosis cutis verrucosa, Verruca necrogenica, Tuberculum anatomicum
Peruvian wart Peruwarze *f*, Verruca peruana
plane warts Verrucae planae juveniles
plantar wart Sohlen-, Dornwarze *f*, Verruca plantaris
pointed wart → *fig wart*
postmortem wart → *necrogenic wart*
prosector's wart → *necrogenic wart*
seed warts Verrucae vulgares
senile wart seberrhoische Alterswarze/Keratose *f*, Verruca seborrhoica/senilis
telangiectatic wart Blutwarze *f*, Angiokeratom(a) *nt*
tuberculous wart → *necrogenic wart*
venereal wart → *fig wart*
wast|ing ['weɪstɪŋ] *noun* **1.** Verschwendung *f*, -geudung *f* **2.** Verfall *m*, Verschleiß *m*, Schwund *m*, Verlust *m* **3.** Auszehrung *f*, Kräftezerfall *m*; Schwund *m*
muscular wasting Amyotrophie *f*
watch|ful|ness ['wɑtʃfəlnɪs] *noun* Wachsamkeit *f*
wat|er ['wɔːtər] **I** *noun* **1.** Wasser *nt* **2.** Wasserlösung *f* **3.** Wasser *nt*, Sekret *nt* **II** *v* (*Mund*) wässrig werden (*for* nach); (*Auge*) tränen
water on the brain Wasserkopf *m*, Hydrozephalus *m*, Hydrocephalus *m*
chlorine water Chlorwasser *nt*, Aqua chlorata
distilled water destilliertes Wasser *nt*, Aqua destillata
heavy water schweres Wasser *nt*, Deuteriumoxid *nt*
water of metabolism Oxidations-, Verbrennungswasser *nt*
water of oxidation Oxidations-, Verbrennungswasser *nt*
total body water Gesamtkörperwasser *nt*
wa|ter|cress ['wɔːtər,kres] *noun* **1.** Brunnenkresse *f*, Wasserkresse *f*, Nasturtium officinale **2.** Brunnenkresse *f*, Wasserkresse *f*, Nasturtii herba
wat|er|pox ['wɔːtərpɑks] *noun* Varicella *pl*, Varizellen *pl*, Windpocken *pl*
watt [wɑt] *noun* Watt *nt*
watt|age ['wɑtɪdʒ] *noun* Wattleistung *f*
watt-hour *noun* Wattstunde *f*
watt|me|ter ['wɑtmiːtər] *noun* Leistungsmesser *m*, Wattmeter *nt*
watt-second *noun* Wattsekunde *f*
wave [weɪv] *noun* Welle *f*
alpha waves α-Wellen *pl*, alpha-Wellen *pl*
beta waves β-Wellen *pl*, beta-Wellen *pl*
brain waves Hirnströme *pl*
delta waves Deltawellen *pl*, delta-Wellen *pl*, δ-Wellen *pl*
f waves F-Wellen *pl*
fibrillary waves F-Wellen *pl*
P wave P-Welle *f*, P-Zacke *f*
Q wave Q-Zacke *f*, Q-Welle *f*
R wave R-Zacke *f*
T wave T-Welle *f*, -Zacke *f*
ultrashort waves Ultrakurzwellen *pl*
wave|length ['weɪv,leŋ(k)θ] *noun* Wellenlänge *f*
wax [wæks] **I** *noun* **1.** (Bienen-, Pflanzen-)Wachs *nt*, Cera *f* **2.** Ohr(en)schmalz *nt*, Zerumen *nt*, Cerumen *nt* **3.** (*chem.*) Wachs *nt* **II** *adj* wächsern, Wachs- **III** *v* (ein-)wachsen
weak [wiːk] *adj* schwach, geschwächt, hyposthenisch
weak|en ['wiːkən] *v* (*Gesundheit*) angreifen; (*Wirkung*) abschwächen; attenuieren; schwach/schwächer werden, nachlassen; (*Kraft*) erlahmen

weak|ness ['wi:knɪs] *noun* **1.** Schwäche *f* **2.** Kränklichkeit *f*, Schwächlichkeit *f* **3.** (Charakter-)Schwäche *f*
muscle weakness unvollständige Muskellähmung *f*, Muskelschwäche *f*, Myoparese *f*
weakness of the voice Hypophonie *f*, Phonasthenie *f*
weak-sighted *adj* amblyop, schwachsichtig
weak-sightedness *noun* Schwachsichtigkeit *f*
wean|ing ['wi:nɪŋ] *noun* Entwöhnung *f*; Abstillen *nt*
wear [weər] I *noun* **1.** Tragen *nt* **2.** Abnutzung *f*, Verschleiß *m* II *vt* abtragen, abnutzen III *vi* sich abnutzen oder verbrauchen
web [web] *noun* Gewebe *nt*, Netz *nt*, Gespinst *nt*
weed [wi:d] *noun* Kraut *nt*; Unkraut *nt*,
dill weed Dillkraut *nt*, Anethi herba
fumitory weed Fumariae herba
jimson weed weißer Stechapfel *m*, Datura stramonium
sweet woodruff weed Galii odorati herba
weight [weɪt] *noun* **1.** Gewicht *nt*, Last *f* **2.** (Körper-)Gewicht *nt* **3.** Schwere *f*, (Massen-)Anziehungskraft *f*
gram-molecular weight Grammmolekül *nt*, Mol *nt*, Grammmol *nt*, Grammmolekulargewicht *nt*
well-being *noun* Wohlbefinden *nt*, Gesundheit *f*, Wohl *nt*
wen [wen] *noun* **1.** piläre Hautzyste *f* **2.** Epidermoid *nt*, Epidermalzyste *f*, Epidermiszyste *f*, Epidermoidzyste *f*, (echtes) Atherom *nt*, Talgretentionszyste *f*
wet [wet] I *noun* Nässe *f*, Feuchtigkeit *f* II *adj* nass, feucht, durchnäßt (*with* von); Nass- III *v* anfeuchten, nassmachen, benetzen
wheal [(h)wi:l] *noun* Quaddel *f*
whip|lash ['(h)wɪplæʃ] *noun* Schleudertrauma *nt* (der Halswirbelsäule), whiplash injury *nt*
whip|worm ['(h)wɪpwɜrm] *noun* Peitschenwurm *m*, Trichuris trichiura, Trichocephalus dispar
white [(h)waɪt] I *noun* (*Farbe*) Weiß *nt*; (*Rasse*) Weiße(r *m*) *f* II *adj* weiß, Weiß-; hell(farbig), licht; blass, bleich
egg white Eiklar *nt*, Eiweiß *nt*
white of the eye Sklera *f*
white|head ['(h)waɪthed] *noun* Hautgrieß *m*, Milium *nt*, Milie *f*
white|leg ['(h)waɪtleg] *noun* Milchbein *nt*, Leukophlegmasie *f*, Phlegmasia alba dolens
white|ness ['(h)waɪtnɪs] *noun* **1.** Weiße *f* **2.** Blässe *f*
white|pox ['(h)waɪtpɑks] *noun* weiße Pocken *pl*, Alastrim *nt*, Variola minor
whor|tle|ber|ry ['hwɜrtl,beri:] *noun* **1.** Heidelbeere *f*, Vaccinium myrtillus **2.** Heidelbeere *f*, Myrtilli fructus
wil|low ['wɪləʊ] *noun* Weide *f*, Salix *f*
wil|low|herb ['wɪlɔ:,(h)ɜrb] *noun* Weidenröschen *nt*, Epilobium *nt*
win|dow ['wɪndəʊ] *noun* Fenster(öffnung *f*) *nt*; (*anatom.*) Fenestra *f*
cochlear window rundes Fenster *nt*, Fenestra cochleae/rotunda
oval window → *vestibular window*
round window → *cochlear window*
vestibular window ovales Fenster *nt*, Vorhoffenster *nt*, Fenestra ovalis/vestibuli
wind|pipe ['wɪndpaɪp] *noun* Luftröhre *f*; (*anatom.*) Trachea *f*
wing [wɪŋ] *noun* Flügel *m*, flügelähnliche Struktur *f*; (*anatom.*) Ala *f*
wing of crista galli Ala cristae galli
great wing of sphenoid bone großer Keilbeinflügel *m*, Ala major ossis sphenoidalis
wing of ilium Becken-, Darmschaufel *f*, Ala ossis ilii
lateral wing of sphenoid bone → *great wing of sphenoid bone*
lesser wing of sphenoid bone → *small wing of sphenoid bone*
major wing of sphenoid bone → *great wing of sphenoid bone*
minor wing of sphenoid bone → *small wing of sphenoid bone*
nasal wing Nasenflügel *m*, Ala nasi
wing of nose Nasenflügel, Ala nasi
orbital wing of sphenoid bone → *small wing of sphenoid bone*
wing of sacrum Ala sacri
small wing of sphenoid bone → *small wing of sphenoid bone*
superior wing of sphenoid bone → *small wing of sphenoid bone*
temporal wing of sphenoid bone → *great wing of sphenoid bone*
wing of vomer Ala vomeris
wink|ing ['wɪŋkɪŋ] *noun* Blinzeln *nt*; Zwinkern *nt*
with|draw|al [wɪð'drɔ:əl, wɪθ-] *noun* **1.** Zurückziehen *nt*, -nehmen *nt*; Zurückziehung *f*, -nahme *f* (*from*); (Blut-)Entnahme *f* **2.** Koitus/Coitus interruptus **3.** (*Drogen*) Entzug *m*, Entziehung *f* (*from*)
woad|wax|en ['wəʊd,wæksən] *noun* Färberginster *m*, Genista tinctoria
Wohl|fahr|tia [vəʊl'fɑ:rtɪə] *noun* Wohlfahrtia *pl*
wom|an ['wʊmən] *noun, plural* **wom|en** ['wɪmɪn] Frau *f*
nulliparous woman Nullipara *f*
primiparous woman Erstgebärende *f*, Primipara *f*
womb [wu:m] *noun* Gebärmutter *f*, Uterus *m*, Metra *f*
wood [wʊd] *noun* Holz *nt*, Lignum *nt*
potent wood Potenzholz *nt*; Ptychopetali lignum
sweet woodruff Waldmeister *m*, Galium odoratum
work [wɜrk] I *noun* Arbeit *f*, Beschäftigung *f*, Tätigkeit *f*; Aufgabe *f*; Leistung *f*; (*physik.*) Arbeit *f* II *v* arbeiten (*at*, *on* an); sich beschäftigen (*at*, *on* mit)
respiratory work Atemarbeit *f*
worm [wɜrm] *noun* Wurm *m*, Vermis *m*
bilharzia worm Pärchenegel *m*, Schistosoma *nt*, Bilharzia *f*
bladder worm Blasenwurm *m*, Zystizerkus *m*, Cysticercus *m*
blinding worm Knäuelfilarie *f*, Onchocerca volvulus
worm of cerebellum Kleinhirnwurm *m*, Vermis cerebelli
dragon worm Medinawurm *m*, Guineawurm *m*, Dracunculus medinensis, Filaria medinensis
eye worm Augenwurm *m*, Wanderfilarie *f*, Taglarvenfilarie *f*, Loa loa *f*
Guinea worm Medinawurm *m*, Guineawurm *m*, Dracunculus medinensis, Filaria medinensis
maw worm Spulwurm *m*, Askaris *f*, Ascaris *f*
Medina worm Medinawurm *m*, Guineawurm *m*, Dracunculus medinensis, Filaria medinensis
nodular worm **1.** Knäuelfilarie *f*, Onchocerca volvulus **2.** Oesophagostomum columbianum
parasitic worms parasitäre Würmer *pl*, parasitische Würmer *pl*, Helminthen *pl*, Helminthes *pl*
pork worm Trichine *f*, Trichina/Trichinella spiralis
serpent worm Medina-, Guineawurm *m*, Dracunculus medinensis, Filaria medinensis
spiny-headed worms Kratzer *pl*, Kratzwürmer *pl*, Acanthocephala *pl*
thorny-headed worms Kratzer *pl*, Kratzwürmer *pl*, Acanthocephala *pl*
tongue worms Zungenwürmer *pl*, Pentastomida
trichina worm Muskeltrichine *f*, Trichinella spiralis
worm|seed ['wɜrm,si:d] *noun* Wurmkraut *nt*, Artemisia cina
Levant wormseed Zitwerblüten *pl*, Wurmsamen *pl*, Cinae flos
worm|wood ['wɜrm,wʊd] *noun* Wermut *m*, Absinth *m*, Artemisia absinthium
wound [wu:nd] I *noun* **1.** the wounded die Verwundeten **2.** (*patholog.*) Wunde *f*, Vulnus *nt*; Verletzung *f* **3.** (*chirurg.*) (Operations-)Wunde *f* II *v* verwunden, verletzen
burn wound Brandwunde *f*, Verbrennung *f*

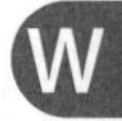

wrin|kle [ˈrɪŋkl] *noun* (*Haut*) Fältchen *nt*, Runzel *f*, Falte *f*
wrist [rɪst] *noun* **1.** Handwurzel *f*, Karpus *m*, Carpus *m* **2.** (proximales) Handgelenk *nt*, Articulatio radiocarpalis
wrist|drop [ˈrɪstdrɑp] *noun* Fallhand *nt*
wry|neck [ˈraɪnek] *noun* Schiefhals *m*, Torticollis *m*, Caput obstipum
Wuch|er|e|ria [vʊkəˈrɪrɪə] *noun* Wuchereria *f*
Wuchereria bancrofti Bancroft-Filarie *f*, Wuchereria bancrofti
Wuchereria brugi → *Wuchereria malayi*
Wuchereria malayi Malayenfilarie *f*, Brugia malayi, Wuchereria malayi
wuch|er|e|ri|a|sis [ˌvʊkərɪˈraɪəsɪs] *noun* Wuchereria-Infektion *f*, Wuchereriose *f*, Wuchereriasis *f*

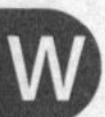

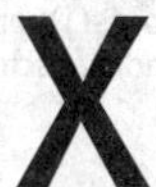

xan|chro|mat|ic [ˌzænkrəʊ'mætɪk] *adj* gelb, xanthochrom
xanth- *präf.* Gelb-, Xanth(o)-
xan|the|las|ma [ˌzænθe'læzmə] *noun* Gelbknoten *m*, Xanthelasma *nt*, Xanthom *nt*
xan|the|las|ma|to|sis [ˌzænθeˌlæzmə'təʊsɪs] *noun* Xanthomatose *f*
xan|the|mia [zæn'θiːmɪə] *noun* Karotinämie *f*, Carotinämie *f*
xan|thene ['zænθiːn] *noun* Xanthen *nt*
xan|thic ['zænθɪk] *adj* **1.** gelb **2.** Xanthin betreffend, Xanthin-
xan|thine ['zænθiːn, -θɪn] *noun* 2,6-Dihydroxypurin *nt*, Xanthin *nt*
xan|thin|u|ria [ˌzænθɪ'n(j)ʊərɪə] *noun* Xanthinurie *f*
xan|thin|u|ric [ˌzænθɪ'n(j)ʊərɪk] *adj* Xanthinurie betreffend, xanthinurisch
xan|thi|u|ria [ˌzænθɪ'(j)ʊərɪə] *noun* Xanthinurie *f*
xantho- *präf.* Gelb-, Xanth(o)-
xan|tho|chro|mat|ic [ˌzænθəʊkrəʊ'mætɪk] *adj* gelb, xanthochrom
xan|tho|chro|mia [ˌzænθəʊ'krəʊmɪə] *noun* Xanthochromie *f*
xan|tho|chro|mic [ˌzænθəʊ'krəʊmɪk] *adj* gelb, xanthochrom
xan|tho|der|ma [ˌzænθəʊ'dɜrmə] *noun* Gelbfärbung *f* der Haut, Xanthodermie *f*, Xanthosis *f*
xan|tho|fi|bro|ma [ˌzænθəʊfaɪ'brəʊmə] *noun* Xanthofibrom *nt*
xan|tho|gran|u|lo|ma [zænθəʊˌgrænjə'ləʊmə] *noun* Xanthogranulom *nt*
xan|tho|ma [zæn'θəʊmə] *noun* Xanthom *nt*
tendinous xanthoma **1.** pigmentierte villonoduläre Synovitis *f*, benignes Synovialom *nt*, Riesenzelltumor *m* der Sehnenscheide, Tendosynovitis nodosa, Arthritis villonodularis pigmentosa **2.** Sehnenxanthom *nt*, tendinöses Xanthom *nt*
xan|tho|ma|to|sis [ˌzænθəmə'təʊsɪs] *noun* Xanthomatose *f*
xanthomatosis of bone Chester-Erkrankung *f*, -Syndrom *nt*, Chester-Erdheim-Erkrankung *f*, -Syndrom *nt*, Knochenxanthomatose *f*
xan|thom|a|tous [zæn'θɑmətəs] *adj* Xanthom betreffend, xanthomatös
xan|thop|a|thy [zæn'θɑpəθɪ] *noun* Xanthochromie *f*
xan|tho|pro|te|in [ˌzænθəʊ'prəʊtiːn, -tiːɪn] *noun* Xanthoprotein *nt*
xan|thop|sia [zæn'θɑpsɪə] *noun* Gelbsehen *nt*, Xanthop(s)ie *f*
xan|thop|sin [zæn'θɑpsɪn] *noun* Sehgelb *nt*, Xanthopsin *nt*, all-trans Retinal *nt*
xan|tho|sar|co|ma [ˌzænθəʊsɑːr'kəʊmə] *noun* Riesenzelltumor *m* der Sehnenscheide, pigmentierte villonoduläre Synovitis *f*, benignes Synovialom *nt*, Tendosynovitis nodosa
xan|tho|sine ['zænθəsiːn, -sɪn] *noun* Xanthosin *nt*
xan|tho|sis [zæn'θəʊsɪs] *noun* Gelbfärbung *f*, Xanthose *f*, Xanthosis *f*
xan|thu|ria [zæn'θ(j)ʊərɪə] *noun* Xanthinurie *f*
xeno- *präf.* Fremd-, Xen(o)-
xen|o|an|ti|gen [ˌzenə'æntɪdʒən] *noun* Xenoantigen *nt*
xen|o|di|ag|no|sis [zenəˌdaɪəg'nəʊsɪs] *noun* Xenodiagnose *f*, Xenodiagnostik *f*
xen|o|di|ag|nos|tic [zenəˌdaɪəg'nɑstɪk] *adj* Xenodiagnose betreffend, xenodiagnostisch
xen|o|ge|ne|ic [ˌzenədʒə'niːɪk] *adj* von verschiedener Herkunft, von einer anderen Art (stammend), xenogenetisch, heterogenetisch, heterogen, xenogen
xen|o|gen|e|sis [ˌzenə'dʒenəsɪs] *noun* Xenogenese *f*; Heterogenese *f*
xen|o|gen|ic [ˌzenə'dʒenɪk] *adj* **1.** →*xenogeneic* **2.** →*xenogenous*
xe|nog|e|nous [zə'nɑdʒənəs] *adj* von verschiedener Herkunft, von einer anderen Art (stammend), xenogenetisch, heterogenetisch, heterogen, xenogen
xen|o|graft ['zenəgræft] *noun* heterogenes Transplantat *nt*, heterologes Transplantat *nt*, xenogenes Transplantat *nt*, xenogenetisches Transplantat *nt*, Xenotransplantat *nt*, Heterotransplantat *nt*
xen|o|pho|bia [ˌzenəʊ'fəʊbɪə] *noun* Xenophobie *f*
xen|o|phob|ic [ˌzenəʊ'fɑbɪk] *adj* Xenophobie betreffend, xenophob
xen|o|trans|plan|ta|tion [zenəˌtrænsplæn'teɪʃn] *noun* heterogene Transplantation *f*, heterologe Transplantation *f*, xenogene Transplantation *f*, xenogenetische Transplantation *f*, Xenotransplantation *f*, Heterotransplantation *f*, Xenoplastik *f*, Heteroplastik *f*
xero- *präf.* Trocken-, Xer(o)-
xe|ro|chi|lia [ˌzɪərə'kaɪlɪə] *noun* Trockenheit *f* der Lippen, Xeroch(e)ilie *f*
xe|ro|der|ma [ˌzɪərə'dɜrmə] *noun* Xerodermie *f*
xe|rog|ra|phy [zɪ'rɑgrəfɪ] *noun* Xerographie *f*, Xeroradiographie *f*, Xerografie *f*, Xeroradiografie *f*
xe|ro|ma [zɪ'rəʊmə] *noun* Xerophthalmie *f*
xe|ro|mam|mog|ra|phy [ˌzɪərəmə'mɑgrəfɪ] *noun* Xeromammographie *f*, Xeromammografie *f*
xe|roph|thal|mia [ˌzɪərɑf'θælmɪə] *noun* Xerophthalmie *f*
xe|roph|thal|mus [ˌzɪərɑf'θælməs] *noun* Xerophthalmie *f*
xe|ro|ra|di|og|ra|phy [ˌzɪərəˌreɪdɪ'ɑgrəfɪ] *noun* Xero(radio)graphie *f*, Röntgenphotographie *f*, Xero(radio)grafie *f*, Röntgenphotografie *f*
xe|ro|sis [zɪ'rəʊsɪs] *noun, plural* **-ses** [-siːz] Xerosis *f*
conjunctival xerosis Xerosis conjunctivae
xe|ro|sto|mia [ˌzɪərə'stəʊmɪə] *noun* Xerostomie *f*
xe|rot|ic [zɪ'rɑtɪk] *adj* Xerose betreffend, xerotisch
xiph|i|ster|nal [ˌzɪfɪ'stɜrnl] *adj* Schwertfortsatz/Processus xiphoideus und Corpus sterni betreffend, xiphosternal
xiph|i|ster|num [ˌzɪfɪ'stɜrnəm] *noun* Schwertfortsatz *m*, Processus xiphoideus
xiph|o|cos|tal [ˌzɪfəʊ'kɑstl] *adj* Schwertfortsatz/Processus xiphoideus und Rippen betreffend oder verbindend, xiphokostal
xiph|o|did|y|mus [ˌzɪfəʊ'dɪdəməs] *noun* Xiphopagus *m*
xi|phod|y|mus [zɪ'fɑdɪməs] *noun* Xiphopagus *m*
xiph|o|dyn|ia [ˌzɪfə'diːnɪə] *noun* Xiphalgie *f*, Xiphoidalgie *f*
xiph|oid ['zɪfɔɪd, 'zaɪ-] **I** *noun* Schwertfortsatz *m*, Processus xiphoideus **II** *adj* schwertförmig, Schwertfortsatz-
xiph|oid|i|tis [ˌzɪfɔɪ'daɪtɪs] *noun* Entzündung des Schwertfortsatzes/Processus xiphoideus, Xiphoiditis *f*
xi|phop|a|gus [zɪ'fɑpəgəs, zaɪ-] *noun* Xiphopagus *m*
xiph|o|ster|nal [ˌzɪfə'stɜrnl, ˌzaɪ-] *adj* Schwertfortsatz/Processus xiphoideus und Corpus sterni betreffend, xiphosternal
X-linked *adj* an das X-Chromosm gebunden, mit dem X-Chromosom vererbt, X-chromosomal, X-gebunden
x-radiation *noun* Röntgenstrahlen *pl*, Röntgenstrahlung *f*
x-ray ['eksraɪ] **I** *noun* **1.** Röntgenstrahl *m* **2.** Röntgenaufnahme *f*, -bild *nt* **II** *adj* Röntgen- **III** *v* **3.** röntgen, ein Röntgenbild machen (*of* von); durchleuchten **4.** mit

X

Röntgenstrahlen behandeln, bestrahlen
check x-ray Kontroll(röntgen)aufnahme *f*
plain x-ray Leeraufnahme *f*, Nativaufnahme *f*, Röntgennativaufnahme *f*
xylo- *präf.* Holz-, Xyl(o)-
xy|lose [ˈzaɪləʊs] *noun* Holzzucker *m*, Xylose *f*
xy|lo|su|ria [ˌzaɪləˈs(j)ʊərɪə] *noun* Xylosurie *f*
xy|lu|lose [ˈzaɪl(j)ələʊz] *noun* Xylulose *f*
xylulose-5-phosphate *noun* Xylulose-5-Phosphat *nt*
L-xylulosuria [ˌzaɪl(j)ələʊˈs(j)ʊərɪə] *noun* Xylulosurie *f*
xys|ter [ˈzɪstər] *noun* Knochenschaber *m*, Raspatorium *nt*

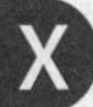

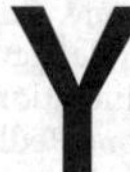

yar|row [ˈjærəʊ] *noun* **1.** Schafgarbe *f*, Achillea millefolium **2.** Millefolii herba

yaws [jɔːz] *noun* Frambösie *f*, Pian *f*, Parangi *f*, Yaws *f*, Framboesia tropica

bush/forest yaws südamerikanische Hautleishmaniase *f*, kutane Leishmaniase *f* Südamerikas, Chiclero-Ulkus *nt*

yeast [jiːst] *noun* Hefe *f*, Sprosspilz *m*

imperfect yeasts unechte Hefen *pl*, imperfekte Hefen *pl*

medicinal yeast Faex medicinalis

perfect yeasts echte Hefen *pl*, perfekte Hefen *pl*

Yer|sin|ia [jerˈsɪnɪə] *noun* Yersinia *f*

Yersinia enterocolitica Yersinia enterocolitica

Yersinia pestis Pestbakterium *nt*, Yersinia/Pasteurella pestis

yer|sin|i|o|sis [jersɪnɪˈəʊsɪs] *noun* Yersinia-Infektion *f*, Yersiniose *f*

yo|him|bé [jəʊˈhimbeɪ] *noun* Yohimbe *f*, Pausinystalia yohimbe, Corynanthe yohimbe

yoke [jəʊk] *noun* Jugum *nt*

alveolar yokes of mandible Juga alveolaria mandibulae

alveolar yokes of maxilla Juga alveolaria maxillae

sphenoidal yoke Jugum sphenoidale

yolk [jəʊk] *noun* (Ei-)Dotter *m*, Eigelb *nt*, Vitellus *m*

young [jʌŋ] *adj* jugendlich, jung; unreif, juvenil

Y

Z

zi|do|vu|dine [zaɪ'dəʊvjuːdiːn] *noun* Azidothymidin *nt*
zinc [zɪŋk] *noun* Zink *nt*, (*chem.*) Zincum *nt*
zo- *präf.* Tier-, Zo(o)-
zo|e|scope ['zəʊɪskəʊp] *noun* Stroboskop *nt*
zo|na ['zəʊnə] *noun* **1.** (*anatom.*) (Körper-)Gegend *f*, Bereich *m*, Zona *f* **2.** Gürtelrose *f*, Zoster *m*, Zona *f*, Herpes zoster
zona incerta Zona incerta
zona pellucida Zona pellucida
zon|al ['zəʊnl] *adj* zonen-, gürtelförmig, Zonen-, Zonular-
zo|na|ry ['zəʊnərɪ] *adj* zonen-, gürtelförmig, Zonen-, Zonular-
zone [zəʊn] *noun* **1.** (Körper-)Gegend *f*, Bereich *m*, Zona *f* **2.** Zone *f*, Bereich *m*, Bezirk *m*, Gürtel *m*
anelectrotonic zone Polarzone *f*
zone of antibody excess Präzone *f*, Zone *f* des Antikörperüberschusses
zone of antigen excess Postzone *f*, Zone *f* des Antigenüberschusses
cartilage breakdown zone Eröffnungszone *f*
columnar zone Zona columnaris, Zona transitionalis analis
cutaneous zone Zona cutanea
disturbance zones Störzonen *pl*
dolorogenic zone Triggerzone *f*
equivalence zone Äquivalenzzone *f*
fascicular zone Bündelschicht *f*, Zona fasciculata
glomerular zone Zona glomerulosa
Gräfenberg zone Gräfenberg-Zone *f*, G-Spot *m*, G-Zone *f*
H zone H-Bande *f*, H-Streifen *m*, H-Zone *f*, helle Zone *f*, Hensen-Zone *f*
Head's zones Head-Zonen *pl*
hemorrhoidal zone Hämorrhoidalzone *f*, -ring *m*, Zona hemorrhoidalis
zones of hyperalgesia Head-Zonen *pl*
inhibition zone Hemmhof *m*, Hemmzone *f*
inner zone of renal medulla Zona interna medullae renalis
internodal zone internodale Zone *f*
isoelectric zone isoelektrische Zone *f*
lateral parvocellular zone laterale parvozelluäre Zone *f*
Liley's zones Liley-Zonen *pl*
Lissauer's zone Zona terminalis medullae spinalis, Lissauer-Zone *f*
Lissauer's marginal zone Lissauer-Zone *f*, Zona terminalis medullae spinalis
Looser's transformation zone Looser-Umbauzone *f*
marginal zone **1.** Randzone *f* **2.** Grenzzone *f*, -schicht *f*
medial magnocellular zone mediale magnozelluläre Zone *f*
median zone mediane Zone *f*
Nitabuch's zone Nitabuch-Fibrinstreifen *m*
nuclear zone **1.** (*ZNS*) Kerngebiet *nt* **2.** Vortex lentis
Obersteiner-Redlich zone Redlich-Obersteiner-Zone *f*
orbicular zone of hip joint Zona orbicularis
ossification zone Verknöcherungszone *f*
outer zone of renal medulla Zona externa medullae renalis
paracortical zone parakortikale Zone *f*
paranodal zone paranodale Zone *f*
pellucid zone Eihülle *f*, Oolemma *nt*, Zona/Membrana pellucida
peri-urethral gland zone Zona glandularum periurethralium, periurethrale Mantelzone *f*
proliferation zone Proliferationszone *f*
Redlich-Obersteiner zone Redlich-Obersteiner-Zone *f*
resorption zone Resorptionszone *f*
respiratory zone Respirationszone *f*
reticular zone (*NNR*) Zona reticularis
root entry zone (*ZNS*) Wurzeleintrittszone *f*
zones of Schreger Schreger-Hunter-Linien *pl*
sudanophobic zone (*NNR*) sudanophobe Zone *f*
thymus-dependent zone (*Lymphknoten*) thymusabhängiges Areal *nt*, T-Areal *nt*, thymusabhängige Zone *f*, parakortikale Zone *f*
transformation zone Umwandlungs-, Transformationszone *f*
transitional zone Übergangszone *f*
transitional zone of anus Zona transitionalis analis, Zona columnaris
trigger zone Triggerzone *f*
umbau zone Looser-Umbauzone *f*
vesicular cartilage zone Zone *f* des Blasenknorpels
zone of Zinn Zinn-(Strahlen-)Zone *f*, Zonula ciliaris
zo|nes|the|sia [ˌzəʊnes'θiːʒ(ɪ)ə] *noun* Gürtelgefühl *nt*, Zonästhesie *f*
zon|u|la ['zəʊnjələ] *noun, plural* **-las, -lae** [-liː, -laɪ] kleine Zone *f*, Zonula *f*
zonula adherens Haftzone *f*, Zonula adherens
zonula occludens Verschlusskontakt *m*, Zonula occludens
zo|nu|lar ['zəʊnjʊlər] *adj* zonen-, gürtelförmig, Zonen-, Zonular-
zon|ule ['zəʊnjuːl, 'zɑn-] *noun* → *zonula*
ciliary zonule Zinn-Zone *f*, Zinn-Strahlenzone *f*, Zonula ciliaris
lens zonule → *ciliary zonule*
zonule of Zinn → *ciliary zonule*
zo|nu|li|tis [ˌzəʊnjə'laɪtɪs, ˌzɑn-] *noun* Entzündung der Strahlenzone/Zonula ciliaris der Augenlinse, Zonulitis *f*
zon|u|lot|o|my [ˌzəʊnjə'lɑtəmɪ] *noun* Zonulotomie *f*
zon|u|ly|sis [ˌzəʊnjə'laɪsɪs] *noun* Zonulolyse *f*
zoo- *präf.* Tier-, Zo(o)-
zoo-agglutinin *noun* Zooagglutinin *nt*
zo|o|an|thro|po|no|sis [zəʊəˌænθrəpə'nəʊsɪs] *noun* Anthropozoonose *f*, Zooanthroponose *f*
zo|o|e|ras|tia [ˌzəʊəɪ'ræstɪə] *noun* Zooerastie *f*, Sodomie *f*
zo|o|ma|nia [ˌzəʊə'meɪnɪə] *noun* krankhafte Tierliebe *f*, Zoomanie *f*
zo|o|no|sis [zəʊə'nəʊsɪs] *noun, plural* **-ses** [-nəʊsiːz] Zoonose *f*
zo|o|not|ic [zəʊə'nɑtɪk] *adj* Zoonose betreffend
zo|o|par|a|site [zəʊə'pærəsaɪt] *noun* tierischer Parasit *m*, Zooparasit *m*
zo|o|par|a|sit|ic [zəʊəˌpærə'sɪtɪk] *adj* Zooparasiten betreffend
zo|o|phil|ia [ˌzəʊə'fɪlɪə] *noun* **1.** krankhaft übertriebene Tierliebe *f*, Zoophilie *f* **2.** Zoophilia erotica; Zoophilie *f*; Sodomie *f*
zo|o|pho|bia [ˌzəʊə'fəʊbɪə] *noun* krankhafte Angst *f* vor Tieren, Zoophobie *f*
zo|o|pre|cip|i|tin [ˌzəʊəprɪ'sɪpətɪn] *noun* Zoopräzipitin *nt*
zo|o|sperm ['zəʊəspɜrm] *noun* männliche Keimzelle *f*, Spermium *nt*, Spermie *f*, Samenfaden *m*, Spermatozoon *nt*
zo|o|tox|in [zəʊə'tɑksɪn] *noun* Tiergift *nt*, Zootoxin *nt*
zos|ter ['zɑstər] *noun* Gürtelrose *f*, Zoster *m*, Zona *f*, Herpes zoster
ophthalmic zoster Zoster ophthalmicus, Herpes zoster ophthalmicus
zos|ter|i|form [zɑs'terɪfɔːrm] *adj* in der Art eines Herper

zoster, zosterähnlich, zosterartig
zos|ter|oid ['zɑstərɔɪd] *adj* in der Art eines Herper zoster, zosterähnlich, zosterartig
zyg- *präf.* Zyg(o)-
zyg|a|po|phys|i|al [ˌzaɪgəpəʊ'fɪzɪəl, ˌzɪg-] *adj* Zygapophysis betreffend
zyg|a|poph|y|sis [ˌzaɪgə'pɑfəsɪs] *noun, plural* **-ses** [-siːz] Zygapophysis *f*, Processus articularis vertebrarum
inferior zygapophysis Zygapophysis inferior, Processus articularis inferior vertebrae
superior zygapophysis Zygapophysis superior, Processus articularis superior vertebrae
zyg|i|on ['zɪgɪɑn, 'zɪdʒ-] *noun, plural* **-gia** [-gɪə, -dʒɪə] Zygion *nt*
zygo- *präf.* Zyg(o)-
zy|go|dac|ty|ly [ˌzaɪgəʊ'dæktəlɪ] *noun* Syndaktylie *f*
zy|go|mat|ic [ˌzaɪgəʊ'mætɪk] *adj* Jochbogen/Arcus zygomaticus betreffend, zum Jochbogen gehörend, zygomatisch
zy|go|mat|i|co|fa|cial [zaɪgəˌmætɪkəʊ'feɪʃl] *adj* Jochbein/Os zygomaticum und Gesicht betreffend, zygomatikofazial
zy|go|mat|i|co|fron|tal [zaɪgəˌmætɪkəʊ'frʌntl] *adj* Jochbein/Os zygomaticum und Stirnbein/Os frontale betreffend, zygomatikofrontal
zy|go|mat|i|co|max|il|lary [zaɪgəˌmætɪkəʊ'mæksɪleriː] *adj* Jochbein/Os zygomaticum und Oberkiefer/Maxilla betreffend, zygomatikomaxillär
zygomatico-orbital *adj* Jochbein/Os zygomaticum und Augenhöhle/Orbita betreffend, zygomatikoorbital
zy|go|mat|i|co|sphe|noid [zaɪgəˌmætɪkəʊ'sfɪnɔɪd] *adj* Jochbein/Os zygomaticum und Keilbein/Os sphenoidale betreffend, zygomatikosphenoidal
zy|go|mat|i|co|tem|por|al [zaɪgəˌmætɪkəʊ'temp(ə)rəl] *adj* Jochbein/Os zygomaticum und Schläfenbein/Os temporale betreffend, zygomatikotemporal
zy|go|max|il|lar|y [ˌzaɪgəʊ'mæksəˌleriː] *adj* Jochbein/Os zygomaticum und Oberkiefer/Maxilla betreffend, zygomatikomaxillär
Zy|go|my|ce|tes [ˌzaɪgəʊmaɪ'siːtiːz] *plural* Zygomycetes *pl*
zy|go|my|co|sis [ˌzaɪgəʊmaɪ'kəʊsɪs] *noun* Zygomyzeteninfektion *f*, Zygomykose *f*
zy|go|sis [zaɪ'gəʊsɪs] *noun* Zygose *f*, Zygosis *f*
zy|gote ['zaɪgəʊt] *noun* befruchtete Eizelle *f*, Zygote *f*
zy|got|ic [zaɪ'gɑtɪk] *adj* Zygote betreffend, zygotisch
zym- *präf.* Enzym-, Zym(o)-
zy|mase ['zaɪmeɪz] *noun* Zymase *f*
zyme [zaɪm] *noun* Enzym *nt*
zy|min ['zaɪmɪn] *noun* Enzym *nt*
zymo- *präf.* Enzym-, Zym(o)-
zy|mo|gen ['zaɪmədʒən] *noun* Enzymvorstufe *f*, Zymogen *nt*, Enzymogen *nt*, Proenzym *nt*
zy|mo|gram ['zaɪməgræm] *noun* Zymogramm *nt*
zy|moid ['zaɪmɔɪd] I *noun* Zymoid *nt* II *adj* enzymartig, zymoid

Anhang
Appendix

Wichtige Heilpflanzen und -kräuter
Common Medicinal Plants and Herbs

A

A|bi|es *f*: → *Fichte*
Ab|sinth *m*: → *Artemisia absinthium*
A|can|tho|pa|nax sen|ti|co|sus *m*: → *Eleutherococcus senticosus*
A|chil|lea mil|le|fo|li|um *f*: → *Schafgarbe*
A|cker|min|ze *f*: Mentha arvensis var. piperscens; *s.u. japanisches Pfefferminzöl*; Ⓔ *Japanese peppermint*
A|co|ni|tum na|pel|lus *nt*: → *Eisenhut, blauer*
A|co|rus ca|la|mus *m*: → *Kalmus*
A|do|ni|dis her|ba *f*: *s.u. Adonisröschen*; Ⓔ *Adonis herb*
A|do|nis|rös|chen *nt*: ***Syn:*** *Frühlingsadonisröschen, Adonis vernalis*; Pflanze aus der Familie der Hahnenfußgewächse; verwendet werden die oberirdischen blühenden Pflanzenteile [**Adonidis herba**]; **Anw.**: bei leichter Herzinsuffizienz, traditionell auch bei Ödemen; in der Homöopathie Verwendung der frischen, ganzen, blühenden Pflanze, z.B. bei nervösen Herz-Kreislauf-Störungen; Ⓔ *Adonis vernalis*
A|do|nis ver|na|lis *f*: → *Adonisröschen*
Aes|cu|lus hip|po|cas|ta|num *f*: → *Rosskastanie*
A|gni cas|ti fruc|tus *m*: Steinbeeren von Mönchspfeffer*; Ⓔ *chaste tree fruit*
A|gri|mo|ni|ae her|ba *f*: Kraut von Odermennig*; Ⓔ *agrimony*
A|gri|mo|nia eu|pa|to|ria *f*: → *Odermennig*
A|gri|mo|nia pro|ce|ra *f*: → *Odermennig*
A|gro|py|ri re|pen|tis rhi|zo|ma *nt*: ***Syn:*** *Graminis rhizoma*; Wurzelstock der Quecke*; Ⓔ *couch grass root*
A|gro|py|ron re|pens *nt*: → *Quecke*
A|lant *m*: ***Syn:*** *Inula helenium, echter Alant*; Pflanze aus der Familie der Korbblütler; **Anw.**: traditionell bei Erkrankungen der Atemwege, des Magen-Darm-Traktes, der Nieren und ableitenden Harnwege; in der Homöopathie bei chronischem Husten, Magengeschwür und Scheidenausfluss; Ⓔ *elecampane*
Al|cea ro|sea *f*: → *Stockmalve*
Al|che|mil|la al|pi|na *f*: → *Alpenfrauenmantel*
Al|che|mil|la con|junc|ta *f*: → *Alpenfrauenmantel*
Al|che|mil|lae al|pi|nae her|ba *f*: *s.u. Alpenfrauenmantel*; Ⓔ *Alpine lady's-mantle herb*
Al|che|mil|lae her|ba *f*: Kraut von Frauenmantel*; Ⓔ *lady's-mantle*
Al|che|mil|la vul|ga|ris *f*: → *Frauenmantel*
Al|che|mil|la xan|tho|chlo|ra *f*: → *Frauenmantel*
Al|kan|na (tinc|to|ria) *f*: Staude aus der Familie der Rauhblattgewächse; **Anw.**: als Farbstoff [**Alkannarot**] in Kosmetika und in der Mikroskopie zum Nachweis von fetten Ölen; traditionell innerlich bei Durchfall und äußerlich bei Hauterkrankungen und -wunden; Ⓔ *alkanet*
Al|lii ur|si|ni her|ba *f*: oberirdische Pflanzenteile des Bärlauchs*; Ⓔ *ramson herb*
Al|li|um *nt*: Pflanzengattung der Familie der Liliengewächse; dazu gehören u.a. **Zwiebel*** [Allium cepa], **Knoblauch*** [Allium sativum] und **Bärlauch*** [Allium ursinum]; Ⓔ *Allium*
Alm|rausch *m*: → *Alpenrose*
Al|pen|frau|en|man|tel *m*: ***Syn:*** *Alchemilla alpina/conjuncta*; Pflanze aus der Familie der Rosengewächse; verwendet werden die getrockneten oberirdischen Teile [**Alchemillae alpinae herba**]; **Anw.**: traditionell als harntreibendes und krampfstillendes Mittel sowie bei Menstruationsbeschwerden; Ⓔ *Alpine lady's-mantle*
Al|pen|ro|se *f*: ***Syn:*** *Rhododendron ferrugineum, Almrausch*; Strauch aus der Familie der Heidekrautgewächse; verwendet werden die Laubblätter [**Rhododendri ferruginei folium**]; **Anw.**: traditionell bei rheumatischen Erkrankungen, Arthrose, Ischialgie, Trigeminusneuralgie, Migräne und Hypertonie; in der Homöopathie bei rheumatischen Erkrankungen, Neuralgien und Hodenentzündung; Ⓔ *Alpine rose*
Al|pi|nia of|fi|ci|na|rum *f*: → *Galgant*
Al|thae|ae fo|li|um *nt*: *s.u. Eibisch*; Ⓔ *marsh mallow leaf*
Al|thae|ae ra|dix *f*: Wurzel von Eibisch*; Ⓔ *marsh mallow root*
Al|thaea of|fi|ci|na|lis *f*: → *Eibisch*
Al|thaea ro|sea *f*: → *Stockmalve*
Am|mei *nt*: ***Syn:*** *Ammi visnaga, Zahnstocherammei*; Pflanze aus der Familie der Doldengewächse; verwendet werden die Früchte [**Doppelachänen, Khellafrüchte, Ammeos visnagae fructus**]; **Anw.**: bei leichten stenokardischen Beschwerden, obstruktiv bedingten Atemwegbeschwerden und zur postoperativen Behandlung nach Nierensteinentfernung; Ⓔ *khella*
Am|me|os vis|na|gae fruc|tus *m*: Doppelachänen, Khellafrüchte; *s.u. Ammei*; Ⓔ *Bishop's weed fruit*
Am|mi vis|na|ga *nt*: → *Ammei*
An|dorn *m*: ***Syn:*** *Marrubium vulgare*; Pflanze aus der Familie der Lippenblütler; verwendet werden die getrockneten Blätter und oberen Pflanzenteile [**Marrubii herba**]; **Anw.**: Appetitlosigkeit, Verdauungsbeschwerden, Bronchitis, Keuchhusten, Asthma bronchiale, als Gurgelwasser bei Mund- und Rachenentzündungen, äußerlich bei Hautverletzungen; in der Homöopathie bei Entzündungen der Atemwege; Ⓔ *horehound*
A|ne|thi fruc|tus *m*: *s.u. Dill*; Ⓔ *dill seed*
A|ne|thi her|ba *f*: Dillkraut; *s.u. Dill*; Ⓔ *dill weed*
A|ne|thum gra|ve|o|lens *nt*: → *Dill*
An|ge|li|ca arch|an|ge|li|ca *f*: → *Angelika*
An|ge|li|cae fruc|tus *m*: *s.u. Angelika*; Ⓔ *angelica seed*
An|ge|li|cae her|ba *f*: *s.u. Angelika*; Ⓔ *angelica herb*
An|ge|li|cae ra|dix *f*: Wurzel von Angelika*; Ⓔ *angelica root*
An|ge|li|ca of|fi|ci|na|lis *f*: → *Angelika*
An|ge|li|ka *f*: ***Syn:*** *Angelica archangelica, Angelica officinalis*; Pflanze aus der Familie der Doldengewächse; verwendet werden die getrockneten Früchte [**Angelicae fructus**], das Kraut [**Angelicae herba**] und die Wurzeln [**Angelicae radix**]; **Anw.**: Appetitlosigkeit, Gastritis, Enteritis, Ulcus ventriculi/duodeni; traditionell auch als harntreibendes Mittel [Diuretikum],

menstruationsförderndes Mittel [Emmenagogum] und bei nervösen Schlafstörungen; Ⓔ *European angelica*

A|nis *m*: ***Syn:*** *Pimpinella anisum*; Pflanze aus der Familie der Doldengewächse; die Früchte [**Anisi fructus**] enthalten 2–6 % Anisöl*; **Anw.**: bei Verdauungsbeschwerden, leichten Magen-Darm-Krämpfen und Entzündungen der Atemwege [v.a. Bronchitis]; traditionell auch als Aphrodisiakum, menstruationsförderndes Mittel [Emmenagogum] und den Milchfluss förderndes Mittel [Laktagogum]; Ⓔ *anise*

A|ni|si ae|the|ro|le|um *nt*: Anisi oleum; *s.u. Anisöl*; Ⓔ *anise oil*

A|ni|si fruc|tus *m*: Spaltfrüchte von Anis*; Ⓔ *anise seed*

A|ni|si o|le|um *nt*: Anisi aetheroleum; *s.u. Anisöl*; Ⓔ *anise oil*

A|ni|si stel|la|ti ae|the|ro|le|um *nt*: *s.u. Anisöl*; Ⓔ *star anise oil*

A|ni|si stel|la|ti fruc|tus *m*: Früchte von Sternanis*; Ⓔ *star anise seed*

A|nis|öl *nt*: ätherisches Öl aus Anis [**Anisi oleum, Anisi aetheroleum**] oder Sternanis [**Anisi stellati aetheroleum**]; **Anw.**: in Hustensäften, -tropfen, -pastillen; als Aromamittel in Tees oder Getränken; Ⓔ *anise oil*

An|ten|na|ri|a di|o|i|ca *f*: →*Katzenpfötchen, gemeines*

An|ten|na|ri|ae di|o|i|cae flos *m*: Blüten des gemeinen Katzenpfötchens*; Ⓔ *cat's-foot flower*

An|the|mi|dis flos *m*: ***Syn:*** *Chamomillae romanae flos*; Blütenköpfchen der römischen Kamille*; Ⓔ *Roman chamomile flower*

An|the|mis no|bi|lis *f*: →*römische Kamille*

A|pi|i ae|the|ro|le|um *nt*: Sellerieöl; *s.u. Sellerie*; Ⓔ *celery oil*

A|pi|i fruc|tus *m*: Früchte von Sellerie*; Ⓔ *celery seed*

A|pi|i her|ba *f*: oberirdische Pflanzenteile von Sellerie*; Ⓔ *celery*

A|pi|i ra|dix *f*: Wurzeln von Sellerie*; Ⓔ *celery root*

A|pi|um gra|ve|o|lens *nt*: →*Sellerie*

Arc|ti|i ra|dix *f*: ***Syn:*** *Bardanae radix*; Wurzel der Klette*; Ⓔ *burdock root*

Arc|to|sta|phy|los u|va ur|si *m*: →*Bärentraube*

Ar|mo|ra|ci|ae rus|ti|ca|nae ra|dix *f*: Wurzel des Meerrettichs*; Ⓔ *horseradish root*

Ar|mo|ra|ci|a rus|ti|ca|na *f*: →*Meerrettich*

Ar|ni|cae flos *m*: Arnikablüten; *s.u. Arnika*; Ⓔ *arnica flower*

Ar|ni|ca mon|ta|na *f*: →*Arnika*

Ar|ni|ka *f*: ***Syn:*** *Arnica montana, Bergwohlverleih*; Pflanze aus der Familie der Korbblütler; **Anw.**: alkoholische Auszüge [**Arnikatinktur**] und Galenika aus den Blütenköpfen [**Arnicae flos**] äußerlich bei Entzündungen von Haut und [Mund-, Rachen-]Schleimhaut, Prellungen, Quetschungen, rheumatischen Muskel- und Gelenkbeschwerden sowie Thrombophlebitis; traditionell auch bei Erschöpfungszuständen, Menstruationsbeschwerden, Herzinsuffizienz, Asthma bronchiale und Gicht; in der Homöopathie v.a. bei Erkrankungen des Herz-Kreislauf-Systems, Magen- und Darmbeschwerden; Ⓔ *arnica*

Ar|ni|ka|blü|ten *pl*: Arnicae flos; *s.u. Arnika*; Ⓔ *arnica flower*

Ar|te|mi|si|a vul|ga|ris *f*: →*Beifuß*

Ar|te|mi|si|a ab|sin|thi|um *f*: ***Syn:*** *Wermut, Absinth*; Bitter- und Gerbstoffe enthaltendes Kraut aus der Familie der Korbblütler; **Anw.**: als Teeaufguss aus getrocknetem Kraut [**Absinthii herba**], Tinktur oder Fertigarzneimittel bei Appetitlosigkeit, Verdauungsbeschwerden und Gallenblasendyskinesie; traditionell auch bei Wurmerkrankungen und in der Homöopathie bei Meteorismus und tetanischen Krämpfen; Ⓔ *wormwood, Artemisia absinthium*

Ar|te|mi|si|a ci|na *f*: Wurmkraut; *s.u. Zitwerblüten*; Ⓔ *Artemisia cina, wormseed*

Ar|te|mi|si|ae vul|ga|ris her|ba *f*: oberirdische Pflanzenteile von Beifuß*; Ⓔ *mugwort*

Ar|te|mi|si|ae vul|ga|ris ra|dix *f*: unterirdische Pflanzenteile von Beifuß*; Ⓔ *mugwort root*

Ar|ti|scho|cke *f*: ***Syn:*** *Cynara scolymus*; Pflanze aus der Familie der Korbblütler; **Anw.**: die Blätter [**Cynarae folium**] bei Verdauungsbeschwerden; traditionell auch als Stärkungsmittel [Roborans]; Ⓔ *artichoke*

As|pa|ra|gi her|ba *f*: oberirdische Pflanzenteile des Spargels*; Ⓔ *asparagus herb*

As|pa|ra|gi rhi|zo|ma *nt*: Wurzelstock des Spargels*; Ⓔ *asparagus root*

As|pa|ra|gus of|fi|ci|na|lis *m*: →*Spargel*

As|pi|di|nol fi|li|ci|num o|le|o so|lu|tum *nt*: Filmaronöl; *s.u. Wurmfarn*; Ⓔ *aspidium oleoresin*

Aspidium filix-mas *nt*: →*Wurmfarn*

At|ro|pa bel|la|don|na *f*: ***Syn:*** *Tollkirsche, Belladonna*; zu den Nachtschattengewächsen gehörende Pflanze; enthält zahlreiche Alkaloide [z.B. Atropin]; wird nur selten als Extrakt oder Tinktur bei Krämpfen und Koliken im Magen-Darm-Trakt verwendet; in der Homöopathie Verwendung als Konstitutionsmittel bei Fieber mit Hyperämie, trockenem Krampfhusten, Koliken usw.; Ⓔ *Atropa belladonna*

Au|gen|trost *m*: ***Syn:*** *Euphrasia officinalis*; Pflanze aus der Familie der Rachenblütler; verwendet werden die oberirdischen Pflanzenteile [**Euphrasiae herba**]; **Anw.**: äußerlich bei entzündlichen Augenerkrankungen, Husten, Schnupfen, Hauterkrankungen und innerlich als Magenmittel; in der Homöopathie innerlich und äußerlich bei Blepharokonjunktivitis, Keratokonjunktivitis, Keratitis und Dakryozystitis; Ⓔ *eyebright*

Au|ran|tii pe|ri|car|pi|um *nt*: →*Pomeranzenschale*

A|ve|nae fruc|tus *m*: Haferkörner; *s.u. Hafer*; Ⓔ *oats*

A|ve|nae fruc|tus ex|cor|ti|ca|tus *m*: Haferkörner; *s.u. Hafer*; Ⓔ *oats*

A|ve|nae her|ba *f*: oberirdische Pflanzenteile des Hafers*; Ⓔ *oat herb*

A|ve|na sa|ti|va *f*: →*Hafer*

B

Bal|dri|an *m*: ***Syn:*** *Valeriana officinalis*; Pflanze aus der Familie der Baldriangewächse [Valerianaceae]; verwendet wird die Wurzel [**Valerianae radix**]; **Anw.**: innerlich und äußerlich [Bad] bei Unruhezuständen, Einschlafstörungen sowie traditionell auch bei nervösen Herzbeschwerden und Krämpfen im Magen-Darm-Trakt; in der Homöopathie v.a. bei Schlafstörungen und Nervosität; Ⓔ *valerian*

Bar|da|nae ra|dix *f*: ***Syn:*** *Arctii radix*; Wurzel der Klette*; Ⓔ *burdock root*

Bä|ren|trau|be *f*: ***Syn:*** *Arctostaphylos uva ursi*; Pflanze aus der Familie der Heidekrautgewächse; verwendet werden die Laubblätter [**Bärentraubenblätter, Uvae ursi folium**]; **Anw.**: als Aufguss [**Bärentraubenblättertee**] bei Harnwegsinfekten; in der Homöopathie Verwendung bei Nieren- und Blasenleiden; Ⓔ *bearberry*

Bär|lapp *m*: ***Syn:*** *Lycopodium clavatum*; Pflanze aus der Familie der Bärlappgewächse; verwendet wird das im späten Frühjahr/Frühsommer gesammelte Kraut [**Lycopodii herba**]; **Anw.**: traditionell bei Nieren- und Blasenleiden sowie als menstruationsförderndes [Emmenagogum] und krampflösendes Mittel [Spasmolytikum]; Ⓔ *club moss*

Bär|lauch *m*: ***Syn:*** *Allium ursinum*; Pflanze aus der Familie der Liliengewächse; verwendet werden die oberirdischen Pflanzenteile [**Allii ursini herba**] und die Zwiebel [**Allii ursini bulbus**]; **Anw.**: wie Knoblauch bei Störungen im Magen-Darm-Trakt, Verdauungsbeschwerden und Blähungen; ebenfalls bei Bluthochdruck [Hypertonie] und Arteriosklerose; in der Homöopathie bei Verdauungsschwäche; Ⓔ *ramson*

Bar|os|ma be|tu|li|na *f*: → *Bucco*

Barosma-betulina-Blätteröl *nt*: *s.u. Bucco*; Ⓔ *buchu oil*

Ba|ros|mae fo|li|um *nt*: getrocknete Blätter von Bucco*; Ⓔ *buchu leaf*

Ba|si|li|ci ae|the|ro|le|um *nt*: *s.u. Basilikum*; Ⓔ *basil oil*

Ba|si|li|ci her|ba *f*: *s.u. Basilikum*; Ⓔ *basil herb*

Ba|si|li|kum *nt*: *Syn: Ocimum basilicum*; Pflanze aus der Familie der Lippenblütler; verwendet werden die zur Blütezeit gesammelten oberirdischen Teile [**Basilici herba**] sowie das aus dem Kraut gewonnene ätherische Öl [**Basilici aetheroleum**]; **Anw.**: traditionell bei Völlegefühl und Flatulenz sowie zur Förderung von Appetit und Verdauung, als den Milchfluss förderndes Mittel [Laktagogum], bei Erkältungskrankheiten und Harnwegsinfekten; äußerlich v.a. als Gurgelmittel und Adstringens bei Entzündungen des Rachenraums und zur Behandlung schlecht heilender Wunden; Ⓔ *basil*

Bei|fuß *m*: *Syn: Artemisia vulgaris*; Pflanze aus der Familie der Korbblütler; verwendet werden die getrockneten oberirdischen [**Artemisiae vulgaris herba**] und unterirdischen [**Artemisiae vulgaris radix**] Pflanzenteile; **Anw.**: das Kraut traditionell bei Verdauungsbeschwerden, Amenorrhoe und Dysmenorrhoe sowie als Choleretikum; die Wurzel bei Schwächezuständen, psychovegetativem Syndrom, Depression, Hypochondrie, allgemeiner Reizbarkeit und Unruhe, Schlafstörungen und Angstzuständen; Ⓔ *mugwort*

Bein|well *m*: *Syn: Symphytum officinale*; Pflanze aus der Familie der Rauhblattgewächse; verwendet werden Wurzel [**Symphyti radix, Radix consolidae**], Blätter [**Symphyti folium**] und Kraut [**Symphyti herba**]; **Anw.**: äußerlich bei Prellung, Zerrung, Verstauchung; traditionell auch bei Schleimbeutel-, Knochenhaut-, Sehnenscheiden- und Venenentzündung; in der Homöopathie bei Knochenbrüchen, stumpfen Verletzungen und Thrombophlebitis; Ⓔ *comfrey*

Bel|la|don|na *f*: *Syn: Tollkirsche, Atropa belladonna*; zu den Nachtschattengewächsen gehörende Pflanze; enthält zahlreiche Alkaloide [z.B. Atropin]; wird nur selten als Extrakt oder Tinktur bei Krämpfen und Koliken im Magen-Darm-Trakt verwendet; in der Homöopathie Verwendung als Konstitutionsmittel bei Fieber mit Hyperämie, trockenem Krampfhusten, Koliken usw.; Ⓔ *belladonna*

Bel|la|don|nae ra|dix *f*: Wurzel von Belladonna*; Ⓔ *belladonna root*

Be|ne|dik|ten|kraut *nt*: Cnici benedicti herba; *s.u. Kardobenedikte*; Ⓔ *bennet*

Ben|zyl|senf|öl *nt*: *s.u. Kapuzinerkresse*; Ⓔ *benzyl mustard oil*

Ber|be|ri|dis cor|tex *m*: Stammrinde der Berberitze*; Ⓔ *barberry bark*

Ber|be|ri|dis fo|li|um *nt*: Blätter der Berberitze*; Ⓔ *barberry leaf*

Ber|be|ri|dis fruc|tus *m*: getrocknete Früchte der Berberitze*; Ⓔ *barberry*

Ber|be|ri|dis ra|di|cis cor|tex *m*: Wurzelrinde der Berberitze*; Ⓔ *barberry root bark*

Ber|be|ri|dis ra|dix *f*: Wurzeln der Berberitze*; Ⓔ *barberry root*

Ber|be|ris vul|ga|ris *f*: → *Berberitze*

Ber|be|rit|ze *f*: *Syn: Berberis vulgaris*; Pflanze aus der Familie der Sauerdorngewächse; verwendet werden getrocknete Früchte [**Berberidis fructus**], Stammrinde [**Berberidis cortex**], Wurzelrinde [**Berberidis radicis cortex**], Wurzeln [**Berberidis radix**] und Blätter [**Berberidis folium**]; **Anw.**: die Früchte bei Erkrankungen der Niere und ableitenden Harnwege sowie des Magen-Darm-Trakts; ebenfalls bei Lungen-, Milz- und Leberleiden und zur Anregung des Kreislaufs; Wurzel, Rinde und Wurzelrinde werden auch zur Fiebersenkung und zur Blutreinigung empfohlen; in der Homöopathie Zubereitungen aus getrockneter Wurzelrinde, Rinde und frischen, reifen Beeren bei Nieren- und Harnwegserkrankungen, rheumatischen Erkrankungen, Gicht, Leber- und Gallenblasenleiden sowie [trockenen] Hauterkrankungen; Ⓔ *barberry*

Berg|wohl|ver|leih *m*: → *Arnika*

Be|sen|gins|ter *m*: *Syn: Cytisus scoparius, Sarothamnus scoparius*; Pflanze aus der Familie der Schmetterlingsblütler; verwendet werden getrocknete, abgestreifte Blüten [**Cytisi scoparii flos**], getrocknete, oberirdische Teile [**Cytisi scoparii herba**] und getrocknete Pfahlwurzel mit Nebenwurzeln [**Cytisi scoparii radix**]; **Anw.**: bei Kreislaufstörungen und Hypotonie; traditionell als Aufguss oder Fluidextrakt bei Ödem, rheumatischen Erkrankungen, Gallen- und Nierensteinleiden; Ⓔ *common broom*

Be|tu|lae fo|li|um *nt*: Birkenblätter; *s.u. Birke*; Ⓔ *birch leaf*

Bi|ber|nel|le *f*: Staude aus der Familie der Doldengewächse; umfasst **große Bibernelle** [Pimpinella major] und **kleine Bibernelle** [Pimpinella saxifraga]; verwendet werden oberirdische Teile [**Pimpinellae herba**], Wurzelstöcke und Wurzeln [**Pimpinellae radix**]; **Anw.**: traditionell als Magenmittel [Stomachikum] in Bitterschnäpsen und Gewürzextrakten, das Kraut bei Lungenleiden, zur Förderung der Magen-Darm-Tätigkeit und äußerlich bei Krampfadern; Ⓔ *pimpernel*

Bir|ke *f*: Bezeichnung für **Hängebirke** [**Betula pendula**] oder **Moorbirke** [**Betula pubescens**] aus der Familie der Birkengewächse; verwendet werden die **Birkenblätter** [**Betulae folium**]; **Anw.**: bei Entzündungen der ableitenden Harnwege, Nierensteinen und rheumatischen Erkrankungen; traditionell u.a. bei Gicht, Ödemen, Hauterkrankungen; Ⓔ *birch*

Bit|ter|fen|chel *m*: → *Fenchel*

Bit|ter|holz *nt*: → *Quassia*

Bit|ter|klee *m*: *Syn: Fieberklee, Menyanthes trifoliata*; Sumpfpflanze der Familie der Menyanthaceae; verwendet werden die Laubblätter [**Menyanthis folium**]; **Anw.**: bei Appetitlosigkeit, Verdauungsbeschwerden; traditionell auch bei Fieber, Leberleiden, Gicht, Migräne und zur Blutreinigung; in der Homöopathie bei Neuralgien und Muskelzucken; Ⓔ *buckbean*

Bit|ter|süß *m*: *Syn: Solanum dulcamara*; Pflanze aus der Familie der Nachtschattengewächse; verwendet werden die getrockneten, im Frühjahr oder Spätherbst gesammelten **Bittersüßstengel** [**Dulcamarae stipites**]; **Anw.**: äußerlich bei chronischem Ekzem; traditionell bei Asthma bronchiale, rheumatischen Erkrankungen, Gicht sowie verschiedenen Hauterkrankungen; in der Homöopathie bei Muskel- und Gelenkschmerzen, Blasenentzündung [Zystitis], akuter Gastroenteritis und Nesselsucht; Ⓔ *bittersweet*

Blut|wurz *f*: → *Tormentilla*

Bocks|horn|klee *m*: *Syn: Trigonella foenum-graecum*; Pflanze aus der Familie der Schmetterlingsblütler; verwendet werden die reifen, getrockneten **Bockshornsamen** [**Foenugraeci semen**]; **Anw.**: innerlich bei Appetitlosigkeit und als Stärkungsmittel [Roborans], äußerlich als Breiumschlag bei [lokaler] Entzündung, Furunkel, Geschwüren; traditionell bei Erkrankungen der oberen Atemwege und Magenbeschwerden sowie als schmerz- und hustenlinderndes Mittel; Ⓔ *fenugreek*

Bol|do *f*: *Syn: Peumus boldus*; Strauch aus der Familie der Monimiaceae; verwendet werden die getrockneten

Laubblätter [**Boldo folium**]; **Anw.**: bei leichten Magen-Darm-Störungen und Verdauungsbeschwerden; traditionell als harntreibendes Mittel [Diuretikum] und Beruhigungsmittel [Sedativum]; Ⓔ *boldo*

Bol|do fo|li|um *nt*: *s.u. Boldo*; Ⓔ *boldo leaf*

Bo|ra|gi|nis flos *m*: getrocknete Blüten von Boretsch*; Ⓔ *borage flower*

Bo|ra|gi|nis her|ba *f*: Gurkenkraut; *s.u. Boretsch*; Ⓔ *borage*

Bo|ra|go of|fi|ci|na|lis *m*: →*Boretsch*

Bo|retsch *m*: *Syn: Borago officinalis*; Pflanze aus der Familie der Rauhblattgewächse; verwendet werden die getrockneten Blüten [**Boraginis flos**] und die blühenden, oberirdischen Pflanzenteile [**Gurkenkraut, Boraginis herba**]; **Anw.**: traditionell als harntreibendes Mittel [Diuretikum], bei Atemwegsinfekten, Gelenkrheumatismus und zur Blutreinigung; Ⓔ *borage*

Brech|nuss *f*: *Syn: Strychnos nux-vomica*; Baum aus der Familie der Loganiaceae; die reifen, getrockneten Samen [**Strychni semen, Nux vomica**] enthalten u.a. Strychnin; **Anw.**: traditionell als Stärkungsmittel bei Erkrankungen des Magen-Darm-Traktes, Herz- und Kreislaufbeschwerden, Atemwegserkrankungen sowie als appetitanregendes Mittel; in der Homöopathie u.a. bei Magen-Darm-Beschwerden, rheumatischen Erkrankungen und psychischen Störungen; Ⓔ *quaker button*

Brech|wurz *m*: *Syn: Ipecacuanha, Radix Ipecacuanhae, Ipecacuanhawurzel*; Wurzel von Caphaelis ipecacuanha [**Rio-Ipecacuanha**] oder Caphaelis acuminata [**Cartagena-, Nicaragua-, Panama-Ipecacuanha**]; **Anw.**: sekretolytisches und sekretomotorisches auswurfförderndes Mittel [Expektorans], Brechmittel [Emetikum]; Ⓔ *ipecac*

Breit|we|ge|rich *m*: *Syn: Plantago major*; Pflanze aus der Familie der Wegerichgewächse; verwendet wird das während der Blüte gesammelte Kraut [**Plantaginis majoris herba**]; **Anw.**: traditionell bei Erkrankungen der oberen Atemwege und Durchfallerkrankungen; äußerlich bei Entzündungen im Mund- und Rachenbereich, Akne vulgaris, Exanthemen, Wunden und Furunkeln; in der Homöopathie bei Kopfschmerzen, Bettnässen, Durchfallerkrankungen und Exanthemen; Ⓔ *broad-leaved plantain*

Brennes|sel *f*: *Syn: Brennnessel*; Oberbegriff für **große** [Urtica dioica] und **kleine Brennessel** [Urtica urens] sowie deren Hybride; Pflanzen aus der Familie der Brennesselgewächse; verwendet werden **Brennesselkraut** [Urticae herba], **Brennesselblätter** [Urticae folium] und **Brennesselwurzel** [Urticae radix]; **Anw.**: Kraut und Blätter bei Entzündungen der ableitenden Harnwege und zu Prophylaxe und Therapie von Nierensteinen; traditionell bei Leber- und Gallenbeschwerden, Rheuma, Gicht und Hautkrankheiten; die Wurzel bei benigner Prostatahyperplasie; in der Homöopathie Verwendung der frischen blühenden Pflanze bei Exanthemen, Gicht, Rheuma, Verbrennungen usw.; Ⓔ *stinging nettle*

Brom|bee|re *f*: *Syn: Rubus fruticosus*; Strauch aus der Familie der Rosengewächse; verwendet werden getrocknete, fermentierte oder nicht-fermentierte Blätter [**Rubi fruticosi folium**], die getrocknete Rinde der Rhizome und Wurzeln [**Rubi fruticosi radix**] und die frischen Früchte [**Rubi fruticosi fructus**], die u.a. Vitamin A, B und C enthalten; **Anw.**: Entzündungen der Mund- und Rachenschleimhaut und akute Durchfallerkrankungen; die Blätter traditionell als Wundheilungsmittel und zur Blutreinigung; Ⓔ *blackberry*

Bruch|kraut *nt*: Bezeichnung für **Herniaria glabra** und **Herniaria hirsuta**, Pflanzen aus der Familie der Nelkengewächse; verwendet werden die während der Blüte gesammelten und getrockneten oberirdischen Teile [**Herniariae herba**]; **Anw.**: traditionell bei Nieren-, Harnwegs- und Atemwegserkrankungen, Nervenentzündung [Neuritis], Gicht und rheumatischen Erkrankungen sowie zur Blutreinigung; Ⓔ *rupturewort*

Brun|nen|kres|se *f*: *Syn: Wasserkresse, Nasturtium officinale*; Pflanze aus der Familie der Kreuzblütler; verwendet werden die während der Blüte gesammelten und getrockneten oberirdischen Teile [**Nasturtii herba**]; **Anw.**: Entzündungen der Atemwege; traditionell bei Appetitlosigkeit und Verdauungsbeschwerden; äußerlich bei Arthritis und rheumatischen Erkrankungen; als Spülung zur Stimulation des Haarwachstums; in der Homöopathie bei Reizzuständen der ableitenden Harnwege; Ⓔ *watercress*

Bry|o|nia *f*: →*Zaunrübe*

Bry|o|niae ra|dix *f*: getrocknete Pfahlwurzeln der Zaunrübe*; Ⓔ *bryony root*

Buc|co *f*: *Syn: Barosma betulina, Diosma betulinum*; Strauch aus der Familie der Rautengewächse; verwendet werden die getrockneten Blätter [**Bucco folium, Barosmae folium, Diosmae folium**]; **Anw.**: traditionell bei Nieren- und Harnwegsentzündungen, Nierensteinen; in der Homöopathie bei Harnwegserkrankungen; Ⓔ *buchu*

Buc|co fo|li|um *nt*: Barosmae folium, Diosmae folium; *s.u. Bucco*; Ⓔ *buchu leaf*

C

Cac|tus gran|di|flo|rus *m*: →*Königin der Nacht*

Ca|je|put *m*: Oberbegriff für **Melaleuca cajeputi, Melaleuca leucadendra** und **Melaleuca quinquenervia**, Bäume aus der Familie der Myrtengewächse; verwendet wird das aus den Blättern gewonnene ätherische Öl [**Cajeputi aetheroleum**]; **Anw.**: traditionell als auswurfförderndes [Expektorans], schweißtreibendes [Diaphoretikum] und hyperämisierendes Mittel [Rubefaciens]; Ⓔ *cajeput*

Ca|la|mi rhi|zo|ma *nt*: Kalmuswurzelstock; *s.u. Kalmus*; Ⓔ *calamus*

Cal|ca|trip|pae flos *m*: *Syn: Delphinii flos*; getrocknete Blüten von Rittersporn*; Ⓔ *larkspur flower*

Ca|len|du|la (of|fi|ci|na|lis) *f*: *Syn: Ringelblume*; Pflanze aus der Familie der Korbblütler; verwendet werden die Zungenblüten und Blütenköpfe [**Calendulae flos**]; **Anw.**: in Salben und öligen Zubereitungen [**Calendulaöl**] zur Behandlung von schlecht heilenden Wunden, Ulcus cruris und Entzündungen im Mund- und Rachenraum; traditionell bei Leber- und Gallebeschwerden, Menstruationsstörungen und Unterleibskrämpfen; in der Homöopathie als entzündungshemmendes, blutstillendes und granulationsförderndes Mittel; Ⓔ *calendula*

Ca|len|du|la|öl *nt*: *s.u. Calendula (officinalis)*; Ⓔ *calendula oil*

Cal|lu|nae flos *m*: Blüten von Heidekraut*; Ⓔ *heather flower*

Cal|lu|nae her|ba *f*: oberirdische Teile von Heidekraut*; Ⓔ *heather*

Cal|lu|na vul|ga|ris *f*: →*Heidekraut*

Ca|mel|li|a si|nen|sis *f*: →*Tee, schwarzer*

Capsella bursa-pastoris *f*: →*Hirtentäschel*

Cap|si|ci fruc|tus *m*: *s.u. Capsicum*; Ⓔ *red pepper*

Cap|si|ci fruc|tus a|cer *m*: *s.u. Capsicum*; Ⓔ *cayenne chili pepper*

Cap|si|cum *nt*: Oberbegriff für **Paprika** [Capsicum annuum] und **Cayennepfeffer** [Capsicum frutescens],

Pflanzen aus der Familie der Nachtschattengewächse; die Früchte [**Capsici fructus, Capsici fructus acer**] enthalten Capsaicin und andere Capsaicinoide, die eine hyperämisierende Wirkung haben und Thermo- und Schmerzrezeptoren reizen; **Anw.**: in Salben und Pflastern bei Muskelverspannungen oder -schmerzen im Schulter-Arm- und Wirbelsäulenbereich; traditionell auch bei Gelenkschmerzen, Pleuritis, Frostschäden und Minderdurchblutung der Extremitäten; in der Homöopathie als Konstitutionsmittel; Ⓔ *Capsicum*

Car|da|mo|mi ae|the|ro|le|um *nt*: ätherisches Öl aus den Samen von Kardamom*; Ⓔ *cardamon oil*

Car|da|mo|mi fruc|tus *m*: *s.u. Kardamom*; Ⓔ *cardamon seed*

Car|du|i ma|ri|ae fruc|tus *m*: Früchte der Mariendistel*; Ⓔ *saint-mary's-thistle seed*

Car|du|us be|ne|dic|tus *m*: → *Kardobenedikte*

Car|du|us ma|ri|a|nus *m*: → *Mariendistel*

Ca|rex a|re|na|ri|a *f*: → *Sandriedgras*

Ca|ri|cae fruc|tus *m*: *s.u. Feige*; Ⓔ *figs*

Ca|ri|cae pa|pa|y|ae fruc|tus *m*: Papayafrucht; *s.u. Papaya*; Ⓔ *papaya seed*

Ca|ri|ca pa|pa|y|a *f*: → *Papaya*

Ca|ri|cis rhi|zo|ma *nt*: Wurzelstock von Sandriedgras*; Ⓔ *sand sedge root*

Car|li|na a|cau|lis *f*: → *Eberwurz*

Car|li|nae ra|dix *f*: Wurzel von Eberwurz*; Ⓔ *carline thistle root*

Ca|rum car|vi *nt*: → *Kümmel*

Car|vi ae|the|ro|le|um *nt*: *Syn: Kümmelöl*; ätherisches Öl aus den Spaltfrüchten des Kümmels*; Ⓔ *caraway oil*

Car|vi fruc|tus *m*: Spaltfrüchte von Kümmel*; Ⓔ *caraway seed*

Ca|ry|o|phyl|la|tae her|ba *f*: blühendes Kraut von Nelkenwurz*; Ⓔ *herb bennet*

Ca|ry|o|phyl|la|tae rhi|zo|ma *nt*: Wurzelstock von Nelkenwurz*; Ⓔ *herb bennet root*

Ca|ry|o|phyl|la|ta of|fi|ci|na|lis *f*: → *Nelkenwurz*

Ca|ry|o|phyl|li ae|the|ro|le|um *nt*: → *Nelkenöl*

Cas|si|ae flos *m*: Zimtblüten, Kassiablüten; *s.u. chinesischer Zimt*; Ⓔ *cinnamon flower*

Cas|ta|ne|ae fo|li|um *nt*: Laubblätter der Edelkastanie*; Ⓔ *chestnut leaf*

Cas|ta|ne|a sa|ti|va *f*: → *Edelkastanie*

Cas|ta|ne|a ves|ca *f*: → *Edelkastanie*

Cas|ta|ne|a vul|ga|ris *f*: → *Edelkastanie*

Cen|tau|rii her|ba *pl*: *s.u. Centaurium erythraea*; Ⓔ *Centaurii herb*

Cen|tau|ri|um e|ry|thraea *nt*: *Syn: Tausendgüldenkraut*; zu den Enziangewächsen gehörende Pflanze; verwendet werden die blühenden oberirdischen Teile [**Centaurii herba**]; **Anw.**: v.a. als Aufguss zur Behandlung von Appetitlosigkeit, dyspeptischen Beschwerden und traditionell auch zur Fieber- und Wundbehandlung; Ⓔ *Centaurium erythraea*

Ceylon-Zimt *m*: *Syn: Cinnamomum verum, Cinnamomum ceylanicum*; Baum aus der Familie der Lorbeergewächse; verwendet werden die getrocknete Rinde junger Zweige und Schösslinge [**Zimtrinde, Cinnamomi cortex, Cinnamomi ceylanici cortex**] und das aus der Rinde gewonnene ätherische **Zimtöl** [**Cinnamomi aetheroleum**]; **Anw.**: bei Appetitlosigkeit, Verdauungsbeschwerden, leichten Krämpfen im Magen-Darm-Trakt, Völlegefühl, Flatulenz; traditionell auch bei Durchfallerkrankungen [v.a. bei Kindern], Erbrechen, Erkältung und Grippe; äußerlich zur Wundreinigung; in der Homöopathie bei nervösen Störungen; *s.a. chinesischer Zimt*; Ⓔ *Ceylon cinnamon*

Cha|mo|mil|la *f*: → *Kamille*

Cha|mo|mil|lae ro|ma|nae ae|the|ro|le|um *nt*: ätherisches Öl der römischen Kamille*; Ⓔ *Roman chamomile oil*

Cha|mo|mil|lae ro|ma|nae flos *m*: Blütenköpfchen der römischen Kamille*; Ⓔ *Roman chamomile flower*

Che|li|do|ni|i her|ba *f*: oberirdische Pflanzenteile von Schöllkraut*; Ⓔ *celandine herb*

Che|li|do|ni|um ma|jus *nt*: → *Schöllkraut*

Chi|na|rin|de *f*: *Syn: Fieberrinde*; getrocknete Rinde von Cinchona-Arten [Chinarindenbäume]; enthält zahlreiche Chinaalkaloide [z.B. Chinin, Chinidin]; Ⓔ *cinchona bark*

Chris|tus|palm|öl *nt*: → *Rizinusöl*

Chry|san|the|mum vul|ga|re *nt*: → *Rainfarn*

Ci|cho|ri|i her|ba *f*: oberirdische Pflanzenteilen der Wegwarte*; Ⓔ *chicory*

Ci|cho|ri|i ra|dix *f*: Wurzel der Wegwarte*; Ⓔ *chicory root*

Ci|mi|ci|fu|gae ra|ce|mo|sae rhi|zo|ma *nt*: Wurzelstock der Traubensilberkerze*; Ⓔ *black cohosh root*

Ci|mi|ci|fu|ga ra|ce|mo|sa *f*: → *Traubensilberkerze*

Ci|nae flos *m*: → *Zitwerblüten*

Cin|na|mo|mi ae|the|ro|le|um *nt*: *Syn: Zimtöl*; ätherisches Öl aus der Rinde von Ceylon-Zimt*; Ⓔ *cinnamon oil*

Cin|na|mo|mi cas|si|ae ae|the|ro|le|um *nt*: *Syn: Kassiaöl, chinesisches Zimtöl*; ätherisches Öl von chinesischem Zimt*; Ⓔ *cassia oil*

Cin|na|mo|mi chi|nen|sis cor|tex *m*: chinesische Zimtrinde, Kassiarinde; *s.u. chinesischer Zimt*; Ⓔ *cassia bark*

Cin|na|mo|mi cor|tex *m*: Zimtrinde, Cinnamomi ceylanici cortex; *s.u. Ceylon-Zimt*; Ⓔ *cinnamon bark*

Cin|na|mo|mum *nt*: → *Zimt*

Cinnamomum aromaticum/cassia: → *chinesischer Zimt*

Cinnamomum ceylanicum/verum: → *Ceylon-Zimt*

Ci|tri ae|the|ro|le|um *nt*: → *Zitronenöl*

Ci|tro|nel|lae ae|the|ro|le|um *nt*: Citronellöl, indisches Melissenöl, Cymbopogonis winteriani aetheroleum; *s.u. Citronellgras*; Ⓔ *citronella oil*

Ci|tro|nell|gras *nt*: *Syn: Cymbopogon winterianus*; Pflanze aus der Familie der Süßgräser; verwendet werden die getrockneten oberirdischen Pflanzenteile [**Cymbopogonis winteriani herba**] und das durch Wasserdampfdestillation aus ihnen gewonnene ätherische **Citronellöl** [**indisches Melissenöl, Cymbopogonis winteriani aetheroleum, Citronellae aetheroleum**]; **Anw.**: das Öl v.a. als Insektenabwehrmittel; traditionell bei innerer Unruhe, nervösen Störungen, Erschöpfungszuständen, Magen-Darm-Beschwerden, Muskel- und Nervenschmerzen, Erkältungskrankheiten; Ⓔ *citronella*

Ci|tro|nell|öl *nt*: indisches Melissenöl, Cymbopogonis winteriani aetheroleum, Citronellae aetheroleum; *s.u. Citronellgras*; Ⓔ *citronella oil*

Ci|tro|nen|öl *nt*: → *Zitronenöl*

Ci|trul|lus col|o|cyn|this *m*: → *Koloquinthe*

Cni|ci be|ne|dic|ti her|ba *f*: Benediktenkraut; *s.u. Kardobenedikte*; Ⓔ *blessed thistle herb*

Cni|cus be|ne|dic|tus *m*: → *Kardobenedikte*

Coch|le|a|ri|a ar|mo|ra|ci|a *f*: → *Meerrettich*

Col|chi|cum au|tum|na|le *nt*: *Syn: Herbstzeitlose*; zu den Liliengewächsen gehörende Pflanze; verwendet werden die Samen [**Colchici semen**], Blüten [**Colchici flos**] und Knollen [**Colchici tuber, Bulbus Colchici**]; **Anw.**: Gicht, Gastroenteritis, Krampfneigung und rheumatische Erkrankungen; Ⓔ *autumn crocus*

Col|o|cyn|thi|dis fruc|tus *m*: reife Frucht der Koloquinthe*; Ⓔ *colocynth*

Com|mi|pho|ra mol|mol *f*: → *Myrrhe*

Con|du|ran|go cor|tex *m*: → *Condurangorinde*

Con|du|ran|go|rin|de *f*: *Syn: Condurango cortex*; Rinde der Zweige und Stämme einer Liane [**Marsdenia condurango**]; **Anw.**: als Bittermittel bei Appetitlosigkeit; traditionell bei Dyspepsie und Gastritis; in der Homöopathie u.a. bei Appetitlosigkeit, Mundwinkelrhagaden, Gastritis; Ⓔ *condurango*

Con|val|la|ri|ae her|ba *f*: *s.u. Maiglöckchen*; Ⓔ *lily of the valley herb*

Con|val|la|ri|a ma|ja|lis *f*: → *Maiglöckchen*
Co|ri|an|dri ae|the|ro|le|um *nt*: Korianderöl; *s.u. Koriander*; Ⓔ *coriander oil*
Co|ri|an|dri fruc|tus *m*: Früchte von Koriander*; Ⓔ *coriander seed*
Co|ri|an|drum sa|ti|vum *nt*: → *Koriander*
Co|ry|nan|the yo|him|be *f*: → *Yohimbe*
Cra|tae|gi fo|li|um cum flo|re *nt*: *s.u. Weißdorn, gemeiner*; Ⓔ *hawthorn leaf with flower*
Cra|tae|gus lae|vi|ga|ta *f*: → *Weißdorn, gemeiner*
Cra|tae|gus o|xy|a|can|tha *f*: → *Weißdorn, gemeiner*
Cro|cus sa|ti|vus *m*: → *Safran*
Cur|cu|ma do|mes|ti|ca *f*: → *Gelbwurz*
Cur|cu|mae do|mes|ti|cae rhi|zo|ma *nt*: Wurzelstock der Gelbwurz*; Ⓔ *turmeric root*
Cur|cu|mae xan|thor|rhi|zae rhi|zo|ma *nt*: Wurzelstock der javanischen Gelbwurz*; Ⓔ *Javanese Turmeric root*
Cur|cu|ma lon|ga *f*: → *Gelbwurz*
Cur|cu|ma ze|do|a|ri|a *f*: → *Zitwer*
Cy|a|ni flos *m*: Blütenstand der Kornblume*; Ⓔ *cornflower florets*
Cym|bo|po|gon ci|tra|tus *m*: → *Lemongras*
Cym|bo|po|go|nis ci|tra|ti ae|the|ro|le|um *nt*: ätherisches Öl von Lemongras*; Ⓔ *lemongrass oil*
Cym|bo|po|go|nis ci|tra|ti her|ba *f*: oberirdische Pflanzenteile von Lemongras*; Ⓔ *lemongrass*
Cym|bo|po|go|nis win|te|ri|a|ni ae|the|ro|le|um *nt*: Citronellöl, indisches Melissenöl, Citronellae aetheroleum; *s.u. Citronellgras*; Ⓔ *citronella oil*
Cym|bo|po|go|nis win|te|ri|a|ni her|ba *f*: oberirdische Pflanzenteile von Citronellgras*; Ⓔ *citronella grass*
Cym|bo|po|gon win|te|ri|a|nus *m*: → *Citronellgras*
Cy|na|rae fo|li|um *nt*: *s.u. Artischocke*; Ⓔ *artichoke leaf*
Cy|na|ra sco|ly|mus *f*: → *Artischocke*
Cy|no|glos|si her|ba *f*: *s.u. Hundszunge*; Ⓔ *hound's-tongue leaf*
Cy|no|glos|si ra|dix *f*: *s.u. Hundszunge*; Ⓔ *hound's-tongue root*
Cy|no|glos|sum clan|des|ti|num *nt*: → *Hundszunge*
Cy|no|glos|sum of|fi|ci|na|le *nt*: → *Hundszunge*
Cy|nos|ba|ti fruc|tus *m*: *Syn: Rosae pseudofructus cum fructibus, Hagebutten*; Scheinfrüchte der Hagebutte*; Ⓔ *rose hip*
Cy|nos|ba|ti fruc|tus si|ne se|mi|ne *m*: Hagebuttenschalen; *s.u. Hagebutte*; Ⓔ *rose hip peel*
Cy|ti|si sco|pa|ri|i flos *m*: Blüten des Besenginsters*; Ⓔ *common broom flower*
Cy|ti|si sco|pa|ri|i her|ba *f*: oberirdische Pflanzenteile des Besenginsters*; Ⓔ *Scotch Broom herb*
Cy|ti|si sco|pa|ri|i ra|dix *f*: getrocknete Pfahlwurzel des Besenginsters*; Ⓔ *common broom root*
Cy|ti|sus sco|pa|ri|us *m*: → *Besenginster*

D

Da|tu|ra stra|mo|ni|um *f*: → *Stechapfel, weißer*
Del|phi|ni|i flos *m*: *Syn: Calcatrippae flos*; getrocknete Blüten von Rittersporn*; Ⓔ *larkspur flower*
Del|phi|ni|um con|so|li|da *nt*: → *Rittersporn*
Di|gi|ta|lis *f*: *Syn: Fingerhut*; Pflanzengattung, deren Arten [wolliger Fingerhut, **Digitalis lanata**; purpurroter Fingerhut, **Digitalis purpurea**; gelber Fingerhut, **Digitalis lutea**] z.T. herzwirksame Digitalisglykoside enthalten; Ⓔ *digitalis*
Dill *m*: *Syn: Anethum graveolens*; Pflanze aus der Familie der Doldengewächse; verwendet werden die getrockneten Früchte [**Anethi fructus**] und das Kraut [**Dillkraut, Anethi herba**]; **Anw.**: traditionell bei Verdauungsbeschwerden sowie bei Beschwerden von Magen-Darm-Trakt, Niere und ableitenden Harnwegen; ebenfalls bei Schlafstörungen, Krämpfen und Koliken; Ⓔ *dill*
Di|os|ma be|tu|li|num *f*: → *Bucco*
Di|os|mae fo|li|um *nt*: getrocknete Blätter von Bucco*; Ⓔ *buchu leaf*
Dop|pel|a|chä|nen *pl*: Khellafrüchte, Ammeos visnagae fructus; *s.u. Ammei*; Ⓔ *Bishop's weed fruit*
Dost *m*: → *Oregano*
Dro|ge *f*: **1.** ursprünglich Bezeichnung für getrocknete Pflanzen oder Pflanzenteile, aus denen Arzneimittel gewonnen oder hergestellt werden **2.** heute meist für zu Abhängigkeit führende Suchtmittel und Alkohol gebraucht; Ⓔ **1.–2.** *drug*
Dro|se|ra ro|tun|di|fo|li|a *f*: *s.u. Sonnentau*; Ⓔ *Drosera rotundifolia*
Dro|se|rae her|ba *f*: *s.u. Sonnentau*; Ⓔ *African sundew*
Dryopteris filix-mas *f*: → *Wurmfarn*

E

E|ber|e|sche *f*: *Syn: Sorbus aucuparia, Vogelbeerbaum*; Baum aus der Familie der Rosengewächse; verwendet werden frische und getrocknete Früchte [**Sorbi aucupariae fructus**]; **Anw.**: traditionell als Abführmittel; seltener bei rheumatischen Erkrankungen; Ⓔ *rowan*
E|ber|wurz *f*: *Syn: Carlina acaulis*; distelartige Staude aus der Familie der Korbblütler; verwendet wird die im Herbst gesammelte Wurzel [**Carlinae radix**]; **Anw.**: traditionell bei Verdauungs- und Gallenblasenbeschwerden, als harntreibendes [Diuretikum], schweißtreibendes Mittel [Diaphoretikum], Magenmittel [Stomachikum]; äußerlich auch bei bakteriellen Hauterkrankungen und Wunden; Ⓔ *carline thistle*
E|chi|na|cea *f*: *Syn: Sonnenhut, Igelkopf*; zu den Korbblütlern gehörende Pflanze; Echinaceapräparate werden äußerlich zur Wundbehandlung und innerlich zur Steigerung der Immunabwehr bei akuten oder chronischen Infekten verwendet; Ⓔ *Echinacea*
Echinacea angustifolia: *Syn: schmalblättriger Sonnenhut, schmalblättriger Igelkopf*; verwendet werden die getrockneten Wurzeln [**Echinaceae angustifoliae radix**] zur Bereitung von Teeaufgüssen; **Anw.**: v.a. bei Erkältungskrankheiten und Grippe zur Förderung der natürlichen Abwehrkräfte; Ⓔ *Echinacea angustifolia*
Echinacea pallida: *Syn: blasser Sonnenhut, blasser Igelkopf, blasse Kegelblume*; i.d.R. werden frische oder getrocknete Wurzeln [**Echinaceae pallidae radix**] in Tinkturform verwendet; fördert die Phagozytose und wirkt antibakteriell; Ⓔ *Echinacea pallida*
Echinacea purpurea: *Syn: roter Sonnenhut, purpurfarbener Igelkopf, purpurfarbene Kegelblume, Purpursonnenhut*; verwendet werden das frisch geerntete Kraut [**Echinaceae purpureae herba**] und frische oder getrocknete Wurzeln [**Echinaceae purpureae radix**]; Anwendung wie Echinacea* angustifolia; Ⓔ *Echinacea purpurea*
E|chi|na|ce|ae an|gus|ti|fo|li|ae ra|dix *f*: Wurzel von Echinacea* angustifolia; Ⓔ *Echinacea angustifolia root*
E|chi|na|ce|ae pal|li|dae ra|dix *f*: *s.u. Echinacea pallida*; Ⓔ *Echinacea pallida root*
E|chi|na|ce|ae pur|pu|re|ae her|ba *f*: *s.u. Echinacea purpurea*; Ⓔ *Echinacea purpurea herb*
E|chi|na|ce|ae pur|pu|re|ae ra|dix *f*: Wurzel von Echinacea* purpurea; Ⓔ *Echinacea purpurea root*

E|del|kas|ta|nie *f.*: *Syn:* *Castanea sativa, Castanea vesca, Castanea vulgaris*; Baum aus der Familie der Buchengewächse; verwendet werden die im Herbst gesammelten und getrockneten Laubblätter [**Castaneae folium**]; **Anw.**: traditionell bei Atemwegserkrankungen, Durchblutungsstörungen und Durchfällen; auch als Gurgelmittel; Ⓔ *chestnut*

E|feu *m*: *Syn:* *Hedera helix*; Kletterpflanze aus der Familie der Efeugewächse; verwendet werden die Blätter [**Hederae helicis folium**]; **Anw.**: akute und chronische Bronchitis; traditionell bei Keuchhusten, Rheuma, Gicht und Leber- und Gallenleiden; in der Homöopathie bei Asthma bronchiale, rheumatischen Erkrankungen sowie Leber- und Gallenleiden; Ⓔ *ivy*

Eh|ren|preis *m*: *Syn:* *Veronica officinalis*; Pflanze aus der Familie der Rachenblütler; verwendet wird das während der Blüte gesammelte und getrocknete Kraut [**Veronicae herba**]; **Anw.**: traditionell bei Atemwegserkrankungen und Erkrankungen von Magen-Darm-Trakt, Niere und ableitenden Harnwegen; auch bei Gicht und Rheuma; äußerlich bei chronischen Hautleiden mit Hautjucken und zur Wundheilung; in der Homöopathie u.a. bei chronischer Bronchitis, Blasenentzündung und chronischen Hautleiden; Ⓔ *speedwell*

Ei|bisch *m*: *Syn:* *Althaea officinalis*; Pflanze aus der Familie der Malvengewächse; verwendet werden Blätter [**Althaeae folium**] und Wurzeln [**Althaeae radix**]; **Anw.**: als Mucilaginosum bei Reizhusten sowie bei Reizung der Rachen- und Magenschleimhaut; traditionell bei Keuchhusten, Blasenleiden und Durchfall; Ⓔ *marsh mallow*

Ei|chen|rin|de *f.*: *Syn:* *Quercus cortex*; Rinde von **Stieleiche** [Quercus robur] oder **Traubeneiche** [Quercus petraea], die beide zur Familie der Buchengewächse gehören; **Anw.**: bei entzündlichen Hauterkrankungen, Schleimhautentzündungen im Mund- und Rachenraum und Anogenitalbereich; innerlich bei Durchfall; traditionell bei Frostbeulen, Schweißfüßen, Gicht und Durchfall; Ⓔ *oak bark*

Ei|sen|hut, blau|er *m*: *Syn:* *Aconitum napellus*; zu den Hahnenfußgewächsen gehörende Pflanze; verwendet werden die frische Pflanze und die Wurzelknollen [**Aconitum e radice**]; **Anw.**: in der Homöopathie zur Behandlung von akuten Fieberzuständen, Neuralgien und Myalgien; Ⓔ *monksbane*

Ei|sen|kraut *nt*: *Syn:* *Verbena officinalis*; Pflanze aus der Familie der Eisenkrautgewächse; verwendet werden die während der Blüte gesammelten und getrockneten Blätter und oberen Stengelabschnitte [**Verbenae herba**]; **Anw.**: innerlich traditionell als harntreibendes Mittel [Diuretikum], Adstringens, bei Atemwegserkrankungen und rheumatischen Erkrankungen; in der Homöopathie bei Nieren- und Blasensteinen und als harntreibendes [Diuretikum] und menstruationsförderndes Mittel [Emmenagogum]; Ⓔ *European vervain*

E|lec|tu|a|ri|um *nt*: → *Latwerge*

E|let|ta|ri|a car|da|mo|mum *f.*: → *Kardamom*

E|leu|the|ro|coc|ci ra|dix *f.*: *Syn:* *Taigawurzel*; Wurzel von Eleutherococcus* senticosus; Ⓔ *Eleutherococci radix*

E|leu|the|ro|coc|cus sen|ti|co|sus *m*: *Syn:* *Acanthopanax senticosus*; Strauch aus der Familie der Araliaceae; verwendet werden die getrocknete Wurzel bzw. der Wurzelstock [**Eleutherococci radix**]; **Anw.**: traditionell als stärkendes Mittel [Tonikum] bei Müdigkeit und Erschöpfung, in der Rekonvaleszenz und bei nachlassender Leistungs- und Konzentrationsfähigkeit; ebenfalls bei psychovegetativem Syndrom; Ⓔ *Acanthopanax senticosus*

E|phe|drae her|ba *f.*: *s.u.* *Meerträubchen*; Ⓔ *ephedra*

E|phed|ra si|ni|ca *f.*: → *Meerträubchen*

E|pi|lo|bi|i her|ba *f.*: oberirdische Pflanzenteile des Weidenröschens*; Ⓔ *willow herb*

E|pi|lo|bi|um *nt*: → *Weidenröschen*

E|qui|se|ti her|ba *f.*: Sprosse des Schachtelhalms*; Ⓔ *horsetail herb*

E|qui|se|tum ar|ven|se *nt*: → *Schachtelhalm*

Erd|rauch *m*: *Syn:* *Fumaria officinalis*; Kraut aus der Familie der Mohngewächse; verwendet werden die getrockneten oberirdischen Pflanzenteile [**Fumariae herba**]; **Anw.**: bei Magen-Darm- und Gallenblasenbeschwerden; traditionell auch bei Verstopfung, Blasen- und Leberleiden, rheumatischen Erkrankungen, Arthritis und als stärkendes Mittel [Tonikum]; in der Homöopathie bei Leberleiden und juckenden Ekzemen; Ⓔ *fumitory*

E|ri|ca vul|ga|ris *f.*: → *Heidekraut*

E|sche *f.*: *Syn:* *Fraxinus excelsior*; Baum aus der Familie der Ölbaumgewächse; verwendet werden die im Frühjahr gesammelten und getrockneten **Eschenblätter** [**Fraxini folium**] und die Rinde jüngerer Zweige [**Eschenrinde, Fraxini cortex**]; **Anw.**: Zubereitungen aus der Rinde als fiebersenkendes [Antipyretikum] und stärkendes Mittel [Tonikum]; die Blätter als Aufguss oder Galenikum traditionell als Abführmittel, harntreibendes Mittel [Diuretikum], bei rheumatischen Erkrankungen, Gicht und Blasenleiden; äußerlich bei Wunden und Ulcus cruris; Ⓔ *ash*

Esch|scholt|zia *f.*: → *Goldmohn*

Esch|schol|zi|a ca|li|for|ni|ca *f.*: → *Goldmohn*

Esch|schol|zi|ae her|ba *f.*: *s.u.* *Goldmohn*; Ⓔ *California poppy*

Eu|ca|lyp|ti ae|the|ro|le|um *nt*: Eukalyptusöl; *s.u.* *Eukalyptus*; Ⓔ *eucalyptus oil*

Eu|ca|lyp|ti fo|li|um *nt*: *s.u.* *Eukalyptus*; Ⓔ *eucalyptus leaf*

Eu|ca|lyp|tus glo|bu|lus *m*: → *Eukalyptus*

Eu|ge|ni|a jam|bo|la|na *f.*: → *Jambulbaum*

Eu|ka|lyp|tus *m*: *Syn:* *Eucalyptus globulus*; Baum aus der Familie der Myrtengewächse; verwendet werden die Laubblätter älterer Bäume [**Eucalypti folium**] sowie das ätherische **Eukalyptusöl** [Eucalypti aetheroleum], das mehr als 70 % Eukalyptol enthält; **Anw.**: traditionell bei Erkältungskrankheiten, rheumatischen Erkrankungen; in der Homöopathie v.a. bei Bronchitis und Nierenbeckenentzündung; Ⓔ *eucalyptus*

Eu|phra|si|ae her|ba *f.*: oberirdische Pflanzenteile von Augentrost*; Ⓔ *eyebright*

Eu|phra|si|a of|fi|ci|na|lis *f.*: → *Augentrost*

F

Fä|cher|blatt|baum *m*: → *Ginkgo biloba*

Fär|ber|gins|ter *m*: *Syn:* *Genista tinctoria*; Halbstrauch aus der Familie der Schmetterlingsblütler; verwendet werden die während der Blütezeit gesammelten und getrockneten oberirdischen Pflanzenteile [**Genistae herba**]; **Anw.**: traditionell als harntreibendes Mittel [Diuretikum] und zur Behandlung und Vorbeugung von Nierensteinen; auch als Abführmittel, bei Gicht und rheumatischen Beschwerden; Ⓔ *woadwaxen*

Fär|ber|röte *f.*: → *Krapp*

Far|fa|rae fo|li|um *nt*: Huflattichblätter; *s.u.* *Huflattich*; Ⓔ *coltsfoot leaf*

Farn|wur|zel *f.*: Wurzel von Wurmfarn*; Ⓔ *aspidium root*

Faul|baum *m*: *Syn:* *Rhamnus frangula, Frangula alnus*; Strauch aus der Familie der Kreuzdorngewächse; verwendet wird die gelagerte oder künstlich gealterte Rinde [**Faulbaumrinde, Frangulae cortex**]; **Anw.**: als Abführmittel bei Verstopfung; traditionell bei Hämorrhoiden, Gallenkoliken und Wurmbefall; selten auch als Abortivum; in der Homöopathie Verwendung bei Durchfall; Ⓔ *buckthorn*

Feilge *f*: *Syn: Ficus carica*; Baum aus der Familie der Maulbeergewächse; verwendet werden die reifen, getrockneten Fruchtstände [**Caricae fructus**]; **Anw.**: Abführmittel [alleine oder zusammen mit Manna*, Sennesblättern*, Rizinusöl*]; Ⓔ *fig tree*

Feldlthylmilan *m*: → *Quendel*

Fenlchel *m*: *Syn: Bitterfenchel, Foeniculum vulgare*; Pflanze aus der Familie der Doldengewächse, die in verschiedenen Varietäten verkommt; i.d.R. werden die Spaltfrüchte [**Foeniculi fructus**] von **Bitterfenchel** verwendet; **Anw.**: auswurfförderndes Mittel [Expektorans], Magenmittel [Stomachikum] und Mittel gegen Blähungen [Karminativum] [v.a. bei Kleinkindern]; traditionell auch als harntreibendes Mittel [Diuretikum], den Milchfluss förderndes Mittel [**Laktagogum**] und bei Menstruationsbeschwerden und Mastitis; Ⓔ *fennel*

Fichlte *f*: *Syn: Abies, Picea*; Oberbegriff für Bäume aus der Familie der Kieferngewächse [Pinaceae], wie z.B. **Picea abies/excelsa, Abies alba/pectinata, Abies sachalinensis** und **Abies sibirica**; Verwendung finden frische **Fichtennadeln** [**Piceae folium**], frische Triebe [**Piceae turiones recentes**] und das aus frischen Nadeln, Zweigspitzen oder Ästen gewonnene ätherische **Fichtenöl** [**Piceae aetheroleum**]; **Anw.**: als Badeextrakt; innerlich bei Entzündungen der oberen Atemwege; das Öl zu Einreibungen und zur Inhalation bei Rheuma und Neuralgien; Ⓔ *spruce*

Filcus calrilca *f*: → *Feige*

Fielberlklee *m*: → *Bitterklee*

Fielberlrinlde *f*: → *Chinarinde*

Fililcis malris folilum *nt*: Blätter des Wurmfarns*; Ⓔ *male fern leaf*

Fililcis malris herlba *f*: oberirdische Pflanzenteile des Wurmfarns*; Ⓔ *male fern herb*

Fililcis malris rhilzolma *nt*: Wurzelstock des Wurmfarns*; Ⓔ *male fern*

Fililpenldulla ullmalrila *f*: → *Mädesüß*

Fillmalronöl *nt*: Aspidinol filicinum oleo solutum; *s.u. Wurmfarn*; Ⓔ *aspidium oleoresin*

Finlgerlhut *m*: → *Digitalis*

Flohlsalmen *pl*: Oberbegriff für **Plantago afra/psyllium** und **Plantago arenaria/indica**, Pflanzen aus der Familie der Wegerichgewächse; verwendet werden die reifen Samen [eigentliche Flohsamen, **Psyllii semen**] und die Schalen [**Flohsamenschalen, Psyllii testae**]; **Anw.**: mildes Abführmittel; traditionell als Mucilaginosum bei Bronchitis; Ⓔ *fleawort*

indische Flohsamen: *Syn: Plantago ovata, Plantago ispaghula*; Pflanze aus der Familie der Wegerichgewächse; verwendet werden die reifen Samen [**Plantaginis ovatae semen**] und die Schalen [**Plantaginis ovatae testae**]; **Anw.**: habituelle Verstopfung und zur unterstützenden Therapie bei Durchfallerkrankungen und Reizdarm; Ⓔ *Indian fleawort*

Flolres *pl*: Blüten, Blütenstände; wurde früher in der Pharmazie bei der Bezeichnung der verwendeten Pflanzenteile vor den Pflanzennamen gestellt; heute durch Flos* ersetzt; Ⓔ *flowers*

Flores Arnicae: Arnicae flos; *s.u. Arnika*; Ⓔ *arnica flower*

Flores Calendulae: Calendulae flos; *s.u. Calendula (officinalis)*; Ⓔ *calendula flower*

Flores Caryophylli: Gewürznelken; *s.u. Nelkenöl*; Ⓔ *clove*

Flores Chamomillae: Matricariae flos; *s.u. Kamille*; Ⓔ *Matricariae flos*

Flores Graminis: Graminis flos; *s.u. Heublumen*; Ⓔ *couch grass flower*

Flores Hibisci: Hibisci flos; *s.u. Hibiskus*; Ⓔ *hibiscus flower*

Flores Lamii albi: Lamii albi flos; *s.u. Taubnessel, weiße*; Ⓔ *white dead nettle flower*

Flores Lavandulae: Lavandulae flos; *s.u. Lavendel*; Ⓔ *lavender flower*

Flores Malvae: Malvae flos; *s.u. wilde Malve*; Ⓔ *common mallow flower*

Flores Millefolii: Millefolii flos; *s.u. Schafgarbe*; Ⓔ *yarrow flower tops*

Flores Primulae: Primulae flos; *s.u. Primel*; Ⓔ *primrose flower*

Flores Sambuci: Sambuci flos; *s.u. Holunder, schwarzer*; Ⓔ *elderflower*

Flores Spiraeae: Spiraeae flos; *s.u. Mädesüß*; Ⓔ *flower tops of meadowsweet*

Flores Tiliae: Tiliae flos; *s.u. Linde*; Ⓔ *linden flower*

Flores Verbasci: Verbasci flos; *s.u. Königskerze*; Ⓔ *mullein flower*

Flos *m*: Blüte; wird heute in der Pharmazie anstatt Flores* hinter den Pflanzennamen gestellt; bezeichnet Blüten, Blütenstände oder -teile, die als Droge* verwendet werden; Ⓔ *flower*

Foelnilculli fruclus *m*: Spaltfrüchte von Fenchel*; Ⓔ *fennel seed*

Foelnilcullum vullgalre *nt*: → *Fenchel*

Follilum *nt, pl* **-lia**: Blatt; wird heute in der Pharmazie anstatt Folia hinter den Pflanzennamen gestellt; bezeichnet Blätter, die als Droge* verwendet werden; Ⓔ *folium*

Folia Althaeae: Althaeae folium; *s.u. Eibisch*; Ⓔ *marsh mallow leaf*

Folia Betulae: Betulae folium; *s.u. Birke*; Ⓔ *birch leaf*

Folia Crataegi: Crataegi folium; *s.u. Weißdorn, gemeiner*; Ⓔ *hawthorn leaf*

Folia Cynarae: Cynarae folium; *s.u. Artischocke*; Ⓔ *artichoke leaf*

Folia Eucalypti globuli: Eucalypti folium; *s.u. Eukalyptus*; Ⓔ *eucalyptus leaf*

Folia Farfarae: Farfarae folium; *s.u. Huflattich*; Ⓔ *coltsfoot leaf*

Folia Hamamelidis: Hamamelidis folium; *s.u. Hamamelis*; Ⓔ *witch hazel leaf*

Folia Harongae: Harunganae madagascariensis folium; *s.u. Haronga*; Ⓔ *haroonga leaf*

Folia Juglandis: Juglandis folium; *s.u. Walnuss, echte*; Ⓔ *walnut leaf*

Folia Malvae: Malvae folium; *s.u. Malve, wilde*; Ⓔ *common mallow leaf*

Folia Mate: Mate folium; *s.u. Mate*; Ⓔ *maté leaf*

Folia Melissae: Melissae folium; *s.u. Melisse*; Ⓔ *lemon balm leaf*

Folia Menthae crispae: Menthae crispae folium; *s.u. Krauseminze*; Ⓔ *spearmint leaf*

Folia Menthae piperitae: Menthae piperitae folium; *s.u. Pfefferminze*; Ⓔ *peppermint leaf*

Folia Orthosiphonis: Orthosiphonis folium; *s.u. Katzenbart*; Ⓔ *Java tea*

Folia Piceae: Piceae folium; *s.u. Fichte*; Ⓔ *spruce needles*

Folia Plantaginis lanceolatae: Plantaginis lanceolatae folium; *s.u. Spitzwegerich*; Ⓔ *English plantain leaf*

Folia Rosmarini: *s.u. Rosmarin*; Ⓔ *rosmary leaves*

Folia Rubi fruticosi: Rubi fruticosi folium; *s.u. Brombeere*; Ⓔ *blackberry leaf*

Folia Salviae: Salviae folium; *s.u. Salbei*; Ⓔ *sage leaf*

Folia Salviae trilobae: Salviae trilobae folium; *s.u. dreilappiger griechischer Salbei*; Ⓔ *Greek sage leaf*

Folia Scopoliae: Scopoliae carniolicae folium; *s.u. Glockenbilsenkraut*; Ⓔ *scopolia leaf*

Folia Sennae: Sennae folium; *s.u. Sennesblätter*; Ⓔ *senna leaves*

Folia Theae: Theae folium; *s.u. Tee, schwarzer*; Ⓔ *tea leaf*
Folia Urticae: Urticae folium; *s.u. Brennessel*; Ⓔ *nettle leaf*
Folia Uvae ursi: Uvae ursi folium; *s.u. Bärentraube*; Ⓔ *bearberry leaf*

Fran|gu|la al|nus *f*: → *Faulbaum*

Fran|gu|lae cor|tex *m*: Faulbaumrinde; *s.u. Faulbaum*; Ⓔ *buckthorn bark*

Frau|en|man|tel *m*: *Syn: Alchemilla vulgaris, Alchemilla xanthochlora*; Pflanze aus der Familie der Rosengewächse; verwendet wird das getrocknete Kraut [**Alchemillae herba**]; **Anw.**: bei Durchfallerkrankungen und Magen-Darm-Störungen; traditionell als Gurgelwasser; äußerlich bei Geschwüren und Ekzemen, innerlich bei Menstruations- und klimakterischen Beschwerden; in der Homöopathie bei chronischen Durchfallerkrankungen und Leberleiden sowie Genitalfluor; Ⓔ *lady's-mantle*

Fra|xi|ni cor|tex *m*: Rinde jüngerer Zweige der Esche*; Ⓔ *ash bark*

Fra|xi|ni fo|li|um *nt*: getrocknete Blätter der Esche*; Ⓔ *ash leaf*

Fra|xi|nus ex|cel|si|or *m*: → *Esche*

Fra|xi|nus or|nus *m*: → *Manna*

Fra|xi|nus ro|tun|di|fo|li|a *m*: → *Manna*

Fruc|tus *m, pl* **Fruc|tus**: Frucht, Früchte; wird heute in der Pharmazie hinter den Pflanzennamen gestellt und bezeichnet Früchte, die als Droge* verwendet werden; Ⓔ *fruit*
Fructus Agni casti: Agni casti fructus; *s.u. Mönchspfeffer*; Ⓔ *chaste tree fruit*
Fructus Ammi visnagae: Ammeos visnagae fructus; *s.u. Ammei*; Ⓔ *Bishop's weed fruit*
Fructus Angelicae: Angelicae fructus; *s.u. Angelika*; Ⓔ *angelica seed*
Fructus Anisi: Anisi fructus; *s.u. Anis*; Ⓔ *anise seed*
Fructus Anisi stellati: Anisi stellati fructus; *s.u. Sternanis*; Ⓔ *star anise seed*
Fructus Capsici: Capsici fructus und Capsici fructus acer; *s.u. Capsicum*; Ⓔ *red pepper; cayenne chili pepper*
Fructus Carvi: Carvi fructus; *s.u. Kümmel*; Ⓔ *caraway seed*
Fructus Coriandri: Coriandri fructus; *s.u. Koriander*; Ⓔ *coriander seed*
Fructus Cynosbati: Rosae pseudofructus cum fructibus; *s.u. Hagebutte*; Ⓔ *rose hip and seed*
Fructus Foeniculi: Foeniculi fructus; *s.u. Fenchel*; Ⓔ *fennel seed*
Fructus Juniperi: Juniperi fructus; *s.u. Wacholder*; Ⓔ *juniper berry*
Fructus Myrtilli: Myrtilli fructus; *s.u. Heidelbeere*; Ⓔ *whortleberry fruit*
Fructus Rhamni cathartici: Rhamni cathartici fructus; *s.u. Kreuzdorn*; Ⓔ *purging buckthorn berry*

Früh|lings|a|do|nis|rös|chen *nt*: → *Adonisröschen*

Fuchs|kreuz|kraut *m*: *Syn: Senecio nemorensis ssp. fuchsii, Senecio fuchsii, Senecio ovatus*; Pflanze aus der Familie der Korbblütler; verwendet werden die oberirdischen Pflanzenteile [**Senecionis herba**]; **Anw.**: traditionell bei Diabetes mellitus, Krämpfen, klimakterischen Beschwerden, Blutungen und Bluthochdruck [Hypertonie]; Ⓔ *fox ragwort*

Fu|ma|ri|ae her|ba *f*: *s.u. Erdrauch*; Ⓔ *fumitory weed*

Fu|ma|ri|a of|fi|ci|na|lis *f*: → *Erdrauch*

G

Ga|lan|gae rhi|zo|ma *nt*: Wurzelstock von Galgant*; Ⓔ *galingale root*

Ga|le|gae of|fi|ci|na|lis her|ba *f*: oberirdische Pflanzenteile der Geißraute*; Ⓔ *goat's rue herb*

Ga|le|ga of|fi|ci|na|lis *f*: → *Geißraute*

Ga|le|op|si|dis her|ba *f*: Lieber-Kräuter; *s.u. Hohlzahn*; Ⓔ *hemp nettle herb*

Ga|le|op|sis se|ge|tum *f*: → *Hohlzahn*

Gal|gant *m*: *Syn: Alpinia officinarum*; Staude aus der Familie der Ingwergewächse; verwendet wird der getrocknete Wurzelstock [**Galangae rhizoma**]; **Anw.**: Verdauungsbeschwerden; traditionell bei Magen-Darm-Beschwerden, Anorexie, Hypochondrie; Ⓔ *galingale*

Ga|li|i o|do|ra|ti her|ba *f*: oberirdische Pflanzenteile des Waldmeisters*; Ⓔ *sweet woodruff weed*

Ga|li|um o|do|ra|tum *nt*: → *Waldmeister*

Gän|se|fin|ger|kraut *nt*: *Syn: Potentilla anserina*; Kraut aus der Familie der Rosengewächse; verwendet werden frische oder getrocknete Blätter und Blüten [**Potentillae anserinae herba**]; **Anw.**: Aufgüsse und Galenika innerlich bei Dysmenorrhoe, akuten Durchfallerkrankungen und Entzündungen im Mund- und Rachenbereich; traditionell bei Darmkoliken, Blähungen, Meteorismus; auch als Blutstillungsmittel [Hämostyptikum]; in der Homöopathie bei Magen-Darm-Krämpfen, Gastritis und Dysmenorrhoe; Ⓔ *silverweed*

Gar|ten|boh|ne *f*: *Syn: Phaseolus vulgaris*; einjährige Pflanze aus der Familie der Schmetterlingsblütler; verwendet werden die getrockneten Bohnen [**Phaseoli semen**] sowie die getrockneten Fruchtwände [**Phaseoli fructus sine semine, Phaseoli pericarpium**]; **Anw.**: traditionell bei Gicht, Rheuma, Nierenleiden, Harnsteinen, Herzerkrankungen; in der Homöopathie v.a. als harntreibendes Mittel [Diuretikum], bei Nieren- und Blasenleiden, Gicht, Rheuma und Hexenschuss oder Ischias; Ⓔ *bean*

Gar|ten|rau|te *f*: → *Raute*

Geiß|rau|te *f*: *Syn: Galega officinalis*; Staude aus der Familie der Schmetterlingsblütler; verwendet werden die getrockneten oberirdischen Pflanzenteile [**Galegae officinalis herba**]; **Anw.**: traditionell als harntreibendes Mittel [Diuretikum]; Ⓔ *goat's rue*

Ge|i ur|ba|ni her|ba *f*: blühendes Kraut der Nelkenwurz*; Ⓔ *herb bennet*

Ge|i ur|ba|ni rhi|zo|ma *nt*: Wurzelstock der Nelkenwurz*; Ⓔ *herb bennet rhizome*

Gelb|wurz *f*: *Syn: Curcuma domestica, Curcuma longa, Kurkuma*; Pflanze aus der Familie der Ingwergewächse; verwendet wird der Wurzelstock [**Curcumae domesticae rhizoma**]; **Anw.**: innerlich bei Verdauungsbeschwerden, Völlegefühl, Blähungen, Meteorismus, Arthritis; traditionell bei Durchfall, Gelbsucht, Bronchitis und Wurmbefall; äußerlich bei Entzündungen von Haut und Auge; Ⓔ *turmeric*
javanische Gelbwurz: *Syn: Curcuma xanthorrhiza, javanische Kurkuma*; Pflanze aus der Familie der Ingwergewächse; verwendet wird der Wurzelstock [**Curcumae xanthorrhizae rhizoma**]; **Anw.**: traditionell bei Verdauungsbeschwerden, Leber- und Gallenleiden; Ⓔ *East Indian turmeric*

Gel|se|mi|um sem|per|vi|rens *nt*: → *Jasmin, falscher*

Ge|nis|tae her|ba *f*: *s.u. Färberginster*; Ⓔ *woadwaxen*

Ge|nis|ta tinc|to|ri|a *f*: → *Färberginster*

Ge|um ur|ba|num *nt*: → *Nelkenwurz*

Gift|jas|min *m*: → *Jasmin, falscher*

Gink|go bi|lo|ba *m*: *Syn: Fächerblattbaum*; Baum der

Familie Ginkgoaceae; verwendet werden die Blätter [**Gingko bilobae folium**], aus denen **Ginkgo-biloba-Extrakt** gewonnen wird; **Anw.**: periphere und zentrale arterielle Durchblutungsstörungen, Claudicatio intermittens, Hirnleistungsschwäche; Ⓔ *maidenhair tree*

Ginlseng *m*: *Syn: Panax ginseng, Panax pseudoginseng*; Staude aus der Familie der Efeugewächse; verwendet werden die Haupt-, Neben- und Haarwurzeln [**Ginsengwurzel, Ginseng radix**]; **Anw.**: stärkendes Mittel [Tonikum], v.a. bei Müdigkeits- und Erschöpfungszuständen, Nachlassen der [geistigen, körperlichen] Leistungsfähigkeit, Konzentrationsschwäche und in der Rekonvaleszenz; in Asien traditionell als Mittel gegen Impotenz; Ⓔ *ginseng*

Gipslkraut *nt*: Bezeichnung für **Gypsophila**-Arten [v.a. **Gypsophila paniculata**], Stauden aus der Familie der Nelkengewächse; verwendet wird die Wurzel mit kurzen Wurzelstöcken [**weiße Seifenwurzel, Gypsophilae radix**]; **Anw.**: Entzündungen der oberen Atemwege; traditionell bei Husten und äußerlich bei Ekzemen; Ⓔ *baby's-breath*

Glolckenlbillsenlkraut *nt*: *Syn: Tollkraut, Scopolia carniolica*; Pflanze aus der Familie der Nachtschattengewächse; verwendet werden die getrockneten Blätter [**Scopoliae carniolicae folium**] und Wurzelstöcke [**Scopoliae carniolicae rhizoma**]; **Anw.**: Krämpfe von Magen-Darm-Trakt, Gallengängen und ableitenden Harnwegen; traditionell bei Koliken, Gicht und als Schlafmittel; Ⓔ *scopolia*

Glylcilne max *f*: → *Soja*

Glylcyrlrhilza glalbra *f*: → *Süßholz*

Goldlmohn *m*: *Syn: Eschscholzia californica, Eschscholtzia, kalifornischer Mohn*; Pflanze aus der Familie der Mohngewächse; verwendet werden die während der Blüte gesammelten und getrockneten oberirdischen Teile [**Eschscholziae herba**]; **Anw.**: traditionell bei Schlafstörungen, nervöser Übererregbarkeit und Bettnässen; in der Homöopathie zur Behandlung von Schlafstörungen verwendet; Ⓔ *California poppy*

Goldlrulte *f*: Bezeichnung für **Solidago**-Arten [z.B. Solidago virgaurea, Solidago serotina, Solidago gigantea], Pflanzen aus der Familie der Korbblütler; verwendet werden die oberirdischen Pflanzenteile [**Solidaginis virgaureae herba, Solidaginis herba**]; **Anw.**: traditionell bei Gicht, Rheuma, Entzündung der ableitenden Harnwege und Nierengrieß; Solidago virgaurea bei Hauterkrankungen; in der Homöopathie Verwendung der frischer Blüten von Solidago virgaurea zur Behandlung von Gicht, Nierenentzündung und Prostatahyperplasie; Ⓔ *goldenrod*

Gralmilnis flos *m*: → *Heublumen*

Gralmilnis rhilzolma *nt*: *Syn: Agropyri repentis rhizoma*; Wurzelstock der Quecke*; Ⓔ *couch grass root*

Grinldellila *f*: Bezeichnung für **Grindelia robusta** und **Grindelia squarrosa**, Pflanzen aus der Familie der Korbblütler; verwendet werden die getrockneten Stengelspitzen und Blätter [**Grindeliae herba**]; **Anw.**: traditionell bei Asthma bronchiale, Bronchitis, Entzündungen der oberen Atemwege, Nierenleiden und Rheuma; in der Homöopathie bei Asthma bronchiale und Bronchitis; Ⓔ *Grindelia*

Gualjak *nt*: Bezeichnung für **Guaiacum officinale** und **Guaiacum sanctum**, Bäume aus der Familie der Jochbeingewächse; verwendet werden **Guajakholz** [Pockholz, Guaiaci lignum], **Guajakrinde** [Guaiaci cortex], ätherisches **Guajaköl** [Guaiaci aetheroleum] und **Guajakharz** [Guaiaci resina]; **Anw.**: traditionell als harntreibendes Mittel [Diuretikum] sowie bei Gicht, rheumatischen Erkrankungen und Atemwegserkrankungen; früher auch bei Syphilis; in der Homöopathie bei Bronchitis, Pleuritis und rheumatischen Erkrankungen; Ⓔ *guaiacum tree*

Gumlmi *nt/m*: Bezeichnung für luftgetrocknete Säfte oder Harze verschiedener Pflanzen; Ⓔ *gum*

Gummi arabicum: getrocknetes Sekret des Stamms von **Acacia senegal** und anderen Akazien-Arten; **Anw.**: Emulgator, Stabilisator, Mucilaginosum; Ⓔ *gum arabic*

Gurlkenlkraut *nt*: Boraginis herba; *s.u. Boretsch*; Ⓔ *borage*

Gyplsolphillae raldix *f*: weiße Seifenwurzel; *s.u. Gipskraut*; Ⓔ *white soapwort root*

Gyplsolphilla palnilcullalta *f*: → *Gipskraut*

H

Halfer *m*: *Syn: Avena sativa*; Pflanze aus der Familie der Süßgräser; verwendet werden die reifen, getrockneten **Haferkörner** [**Avenae fructus, Avenae fructus excorticatus**], die grünen, kurz vor der Vollblüte geernteten oberirdischen Pflanzenteile [**Avenae herba**] und die getrockneten Blätter und Stengel [**Haferstroh, Avenae stramentum**]; **Anw.**: traditionell bei Magen-Darm-Beschwerden, nervösen Erschöpfungszuständen, rheumatischen Erkrankungen, Gicht und als harntreibendes Mittel [Diuretikum]; in Bädern zur äußerlichen Behandlung von entzündlichen oder seborrhoischen Hauterkrankungen und Hauterkrankungen mit Juckreiz [Pruritus]; in der Homöopathie bei Schlafstörungen und Erschöpfungszuständen; Ⓔ *oat*

Halgelbutlte *f*: Bezeichnung für **Rosa canina, Rosa pendulina** und andere Sträucher aus der Familie der Rosengewächse; verwendet werden die Scheinfrüchte [**Hagebutten, Rosae pseudofructus cum fructibus, Cynosbati fructus**] sowie die **Hagebuttenschalen** [Rosae pseudofructus, Cynosbati fructus sine semine]; sie enthalten bis zu 1,7 % Vitamin C; **Anw.**: traditionell zur Prophylaxe und Therapie von Vitamin-C-Mangel; auch bei grippalen Infekten, Erkältungen, Verdauungs- und Gallenbeschwerden und bei Beschwerden der ableitenden Harnwege; Ⓔ *rose*

Halmalmellis *f*: *Syn: Hamamelis virginiana, virginische Zaubernuss*; Strauch aus der Familie der Hamamelidaceae; verwendet werden die getrockneten Blätter [**Hamamelidis folium**], die getrocknete Rinde der Stämme und Zweige [**Hamamelidis cortex**] und ein Wasserdampfdestillat der frischen Zweige bzw. Blätter [**Hamamelidis aqua, Hamamelidis corticis aqua**]; **Anw.**: äußerlich und innerlich bei z.B. lokalen Entzündungen der Haut und Schleimhaut, Hämorrhoiden, Krampfadern; die Blätter traditionell innerlich bei akutem Durchfall; in der Homöopathie bei Krampfadern, Hämorrhoiden und Haut- und Schleimhautblutungen; Ⓔ *witch hazel*

Halronlga *f*: *Syn: Harungana madagascariensis*; immergrünes Holzgewächs aus der Familie der Guttiferae; verwendet werden Rinde [**Harunganae madagascariensis cortex**] und Blätter [**Harunganae madagascariensis folium**]; **Anw.**: Verdauungsbeschwerden, exokrine Pankreasinsuffizienz; Ⓔ *haroonga*

Harlpalgolphylti raldix *f*: sekundäre Speicherwurzel der südafrikanischen Teufelskralle*; Ⓔ *grapple plant root*

Harlpalgolphyltum prolcumlbens *nt*: → *Teufelskralle, südafrikanische*

Halrunlgalnae maldalgaslcalrilenlsis follilum *nt*: *s.u. Haronga*; Ⓔ *haronga leaf*

Halrunlgalna maldalgaslcalrilenlsis *f*: → *Haronga*

Haulhelchel, dornlilge *f*: *Syn: Ononis spinosa*; Pflanze aus der Familie der Schmetterlingsblütler; verwendet wird die Wurzel [**Ononidis radix**]; **Anw.**: harntreibendes Mittel [Diuretikum], v.a. bei Nierensteinen und Entzündungen der ableitenden Harnwege; traditionell bei Nieren- und Blasensteinen, rheumatischen Erkrankungen, Gicht und Ekzem; in der Homöopathie bei Erkrankungen der Niere und ableitenden Harnwege; Ⓔ *restharrow*

He|de|rae he|li|cis fo|li|um *nt*: *s.u. Efeu*; Ⓔ *ivy leaf*

He|de|rae he|li|cis her|ba *f*: oberirdische Teile des Efeus*; Ⓔ *ivy herb*

He|de|ra he|lix *f*: → *Efeu*

Hei|de|kraut *nt*: *Syn: Calluna vulgaris, Erica vulgaris*; Pflanze aus der Familie der Heidekrautgewächse; verwendet werden die oberirdischen Pflanzenteile einschließlich Blüten [**Callunae herba**] sowie die Blüten [**Callunae flos**] alleine; **Anw.**: traditionell innerlich bei Erkrankungen der Niere und ableitenden Harnwege, Prophylaxe und Therapie von Nierensteinen, Gicht, rheumatische und Magen-Darm-Erkrankungen; äußerlich zur Wundbehandlung; Ⓔ *heather*

Hei|del|bee|re *f*: *Syn: Vaccinium myrtillus*; Pflanze aus der Familie der Heidekrautgewächse; verwendet werden die Früchte [**Heidelbeeren, Myrtilli fructus**] und die Blätter [**Myrtilli folium**]; **Anw.**: bei Durchfallerkrankungen, Entzündungen im Bereich der Mund- und Rachenschleimhaut; traditionell bei Ekzemen; die Blätter traditionell als Adstringens; Ⓔ *whortleberry*

He|le|nii rhi|zo|ma *nt*: getrockneter Wurzelstock von Alant*; Ⓔ *elecampane root*

He|le|nin *nt*: *Syn: Alantkampfer*; im ätherischen Öl der **Helenkrautwurzel** vorkommende Substanz; wird als auswurfförderndes Mittel [Expektorans] und Antiseptikum verwendet; Ⓔ *helenine*

He|li|chry|si flos *m*: getrocknete Blütenstände der Strohblume*; Ⓔ *strawflower floret*

He|li|chry|sum a|re|na|ri|um *nt*: → *Strohblume*

Hen|na *f/nt*: *Syn: Lawsonia inermis*; Strauch aus der Familie der Blutweiderichgewächse; verwendet werden die getrockneten Blätter [**Lawsoniae folium**]; **Anw.**: traditionell bei Magen- und Dünndarmgeschwür sowie Amöbenruhr; äußerlich bei Ekzemen und Hautpilzerkrankungen; in Gesichts-, Haarwässern und Haarfärbemittel; Ⓔ *henna*

He|pa|ti|cae no|bi|lis her|ba *f*: oberirdische Pflanzenteile des Leberblümchens*; Ⓔ *hepatica*

He|pa|ti|ca no|bi|lis *f*: → *Leberblümchen*

Her|ba *f*: (Heil-)Kraut; meist Bezeichnung für die getrockneten oberirdischen Teile [Blätter, Blüten, Früchte, Stengel] von Heilkräutern, die als Droge* verwendet werden; wurde früher in der Pharmazie bei der Bezeichnung der verwendeten Pflanzenteile vor den Pflanzennamen gestellt, steht heute aber hinter dem Pflanzennamen; Ⓔ *herb*

Herba Absinthii: Absinthii herba; *s.u. Artemisia absinthium*; Ⓔ *wormwood*

Herba Adonidis: Adonidis herba; *s.u. Adonisröschen*; Ⓔ *Adonis herb*

Herba Agrimoniae: Agrimoniae herba; *s.u. Odermennig*; Ⓔ *agrimony*

Herba Alchemillae: Alchemillae herba; *s.u. Frauenmantel*; Ⓔ *lady's-mantle*

Herba Anserinae: Potentillae anserinae herba; *s.u. Gänsefingerkraut*; Ⓔ *silverweed*

Herba Bursae pastoris: Bursae-pastoris herba; *s.u. Hirtentäschel*; Ⓔ *shepherd's purse*

Herba Cardui benedicti: Cnici benedicti herba; *s.u. Kardobenedikte*; Ⓔ *blessed thistle herb*

Herba Centaurii: Centaurii herba; *s.u. Centaurium erythraea*; Ⓔ *Centaurii herb*

Herba Chelidonii: Chelidonii herba; *s.u. Schöllkraut*; Ⓔ *celandine herb*

Herba Convallariae: Convallariae herba; *s.u. Maiglöckchen*; Ⓔ *lily of the valley herb*

Herba Droserae: Droserae herba; *s.u. Sonnentau*; Ⓔ *African sundew*

Herba Echinaceae purpureae: Echinaceae purpureae herba; *s.u. Echinacea purpurea*; Ⓔ *Echinaceae purpureae herb*

Herba Equiseti: Equiseti herba; *s.u. Schachtelhalm*; Ⓔ *horsetail*

Herba Fumariae: Fumariae herba; *s.u. Erdrauch*; Ⓔ *fumitory weed*

Herba Galeopsidis: Galeopsidis herba; *s.u. Hohlzahn*; Ⓔ *hemp nettle herb*

Herba Grindeliae: Grindeliae herba; *s.u. Grindelia*; Ⓔ *gumweed*

Herba Hederae helicis: Hederae helicis herba; *s.u. Efeu*; Ⓔ *ivy herb*

Herba Hyperici: Hyperici herba; *s.u. Johanniskraut*; Ⓔ *St. John's-wort*

Herba Leonuri cardiacae: Leonuri cardiacae herba; *s.u. Herzgespann*; Ⓔ *motherwort herb*

Herba Lycopi: Lycopi herba; *s.u. Wolfstrapp*; Ⓔ *bugleweed*

Herba Marrubii albi: Marrubii herba; *s.u. Andorn*; Ⓔ *horehound herb*

Herba Meliloti: Meliloti herba; *s.u. Steinklee*; Ⓔ *melilot*

Herba Millefolii: Millefolii herba; *s.u. Schafgarbe*; Ⓔ *yarrow*

Herba Nasturtii: Nasturtii herba; *s.u. Brunnenkresse*; Ⓔ *watercress*

Herba Passiflorae: Passiflorae herba; *s.u. Passionsblume*; Ⓔ *passion flower herb*

Herba Plantaginis lanceolatae: Plantaginis lanceolatae herba; *s.u. Spitzwegerich*; Ⓔ *English plantain*

Herba Polygoni avicularis: Polygoni avicularis herba; *s.u. Vogelknöterich*; Ⓔ *knotgrass herb*

Herba Saniculae: Saniculae herba; *s.u. Sanikel*; Ⓔ *sanicle herb*

Herba Serpylli: Serpylli herba; *s.u. Quendel*; Ⓔ *wild thyme*

Herba Solidaginis: Solidaginis herba; *s.u. Goldrute*; Ⓔ *goldenrod*

Herba Spiraeae: Spiraeae herba; *s.u. Mädesüß*; Ⓔ *meadowsweet*

Herba Symphyti: Symphyti herba; *s.u. Beinwell*; Ⓔ *comfrey herb*

Herba Taraxaci: Taraxaci herba; *s.u. Löwenzahn*; Ⓔ *dandelion herb*

Herba Thymi: Thymi herba; *s.u. Thymian*; Ⓔ *thyme*

Herba Tropaeoli: Tropaeoli herba; *s.u. Kapuzinerkresse*; Ⓔ *nasturtium*

Herba Urticae: Urticae herba; *s.u. Brennessel*; Ⓔ *nettle herb*

Herba Violae tricoloris: Violae tricoloris herba; *s.u. Stiefmütterchen*; Ⓔ *pansy*

Herba Visci albi: Visci albi herba; *s.u. Mistel*; Ⓔ *mistletoe herb*

Herbst|zeit|lo|se *f*: *Syn: Colchicum autumnale*; zu den Liliengewächsen gehörende Pflanze; verwendet werden die Samen [**Colchici semen**], Blüten [**Colchici flos**] und Knollen [**Colchici tuber, Bulbus Colchici**]; **Anw.**: Gicht, Gastroenteritis, Krampfneigung und rheumatische Erkrankungen; Ⓔ *autumn crocus*

Her|ni|a|ri|ae her|ba *f*: oberirdische Teile von Bruchkraut*; Ⓔ *rupturewort*

Her|ni|a|ri|a gla|bra *f*: *s.u. Bruchkraut*; Ⓔ *Herniaria glabra*

Her|ni|a|ri|a hir|su|ta *f*: *s.u. Bruchkraut*; Ⓔ *Herniaria hirsuta*

Herz|ge|spann *nt*: *Syn: Leonurus cardiaca, Leonurus quinquelobatus*; Pflanze aus der Familie der Lippenblütler; verwendet werden die getrockneten oberirdischen

Pflanzenteile [**Leonuri cardiacae herba**]; **Anw.**: traditionell bei Asthma bronchiale, klimakterischen Beschwerden, nervöser Reizbarkeit, nervösen Herzbeschwerden, Hyperthyreose und Bluthochdruck [Hypertonie]; Ⓔ *motherwort*

Heu|blu|men *pl*: *Syn: Graminis flos*; Bezeichnung für die Blüten, Früchte und sonstigen oberirdische Pflanzenteile von Gräsern; **Anw.**: als **Heublumensack** zur lokalen Wärmetherapie bei z.B. rheumatischen Beschwerden, Leber- und Gallenleiden, Magen-Darm-Störungen, Verspannungen der Rückenmuskulatur, Ischialgie, Lumbago; als **Heublumenbad** bei rheumatischen Beschwerden und zur Förderung des Stoffwechsels; Ⓔ *hayseed*

Hi|bis|kus *m*: ***Syn:*** *Hibiscus sabdariffa*; Pflanze aus der Familie der Malvengewächse; verwendet die getrockneten Kelche und Außenkelche [**Malventee, Hibisci flos**]; **Anw.**: traditionell bei Erkältungen, Entzündungen von oberen Atemwegen und Magen; auch als appetitanregendes Mittel und Aromatikum; Ⓔ *hibiscus*

Him|bee|re *f*: ***Syn:*** *Rubus idaeus*; Strauch aus der Familie der Rosengewächse; verwendet werden die Früchte [**Himbeeren, Rubi idaei fructus**] sowie die Laubblätter [**Rubi idaei folium**]; enthalten u.a. Vitamin A und C; **Anw.**: die Früchte zur Saftgewinnung [**Rubi idaei succus**] oder getrocknet in Teemischungen; die Blätter in Tees zur Abführung oder Blutreinigung; Aufgüsse auch bei Magen-Darm-Beschwerden, Durchfall, Exanthemen und bei Entzündungen im Mund- und Rachenraum; Ⓔ *raspberry*

Hir|ten|tä|schel *nt*: ***Syn:*** *Capsella bursa-pastoris*; Pflanze aus der Familie der Kreuzblütler; verwendet werden die getrockneten oberirdischen Pflanzenteile [**Bursae-pastoris herba**]; **Anw.**: traditionell als blutstillendes Mittel, sowohl lokal [Nasenbluten] als auch systemisch [z.B. bei Regelstörungen]; in der Homöopathie bei Gebärmutter- und Schleimhautblutungen sowie bei Nierensteinen; Ⓔ *shepherd's purse*

Hohl|zahn *m*: ***Syn:*** *Galeopsis segetum*; Pflanze aus der Familie der Lippenblütler; verwendet werden die getrockneten oberirdischen Pflanzenteile [**Lieber-Kräuter, Galeopsidis herba**]; **Anw.**: bei Atemwegsentzündungen; Ⓔ *hemp nettle*

Hol|lun|der, schwar|zer *m*: ***Syn:*** *Sambucus nigra*; Strauch aus der Familie der Geißblattgewächse; verwendet werden die Blüten [**Sambuci flos**]; sie fördern die Schweiß- und Bronchialsekretion; **Anw.**: der Tee [**Fliedertee**] als schweißtreibendes Mittel [Diaphoretikum] bei Erkältungen; traditionell auch bei rheumatischen Erkrankungen und Ödemen; die Rinde als Abführ- und Brechmittel; in der Homöopathie bei Atemwegsentzündungen [v.a. Bronchitis] und Nachtschweiß bei grippalen Infekten; Ⓔ *elder*

Hop|fen *m*: Pflanze aus der Familie der Hanfgewächse; verwendet werden die Fruchtstände [**Hopfenzapfen, Lupuli strobulus**]; **Anw.**: bei Schlafstörungen, Angst und Unruhe; traditionell auch bei nervösen Magen- und Gallebeschwerden sowie bei depressiven Verstimmungen; in der Homöopathie bei Schlaflosigkeit und Hautentzündungen mit Bläschenbildung; Ⓔ *hop*

Huf|lat|tich *m*: ***Syn:*** *Tussilago farfara*; Pflanze aus der Familie der Korbblütler; verwendet werden die Blätter [**Farfarae folium**]; **Anw.**: bei Heiserkeit und Husten; traditionell bei Asthma bronchiale, Fieber, Harnwegsentzündungen und -krämpfen; in der Homöopathie Verwendung der frischen Blätter v.a. bei Atemwegsinfekten; Ⓔ *coltsfoot*

Hunds|zun|ge *f*: ***Syn:*** *Cynoglossum officinale, Cynoglossum clandestinum*; Pflanze aus der Familie der Rauhblattgewächse; verwendet werden die getrocknete Wurzel [**Cynoglossi radix**] und das blühende, getrocknete Kraut [**Cynoglossi herba**]; **Anw.**: traditionell innerlich bei Magen-Darm-Beschwerden, Bronchitis; äußerlich bei Rheuma, Muskelschmerzen, Neuralgien, Venenerkrankungen, Thrombophlebitis und zur Behandlung von schlecht heilenden Wunden und Narben; Ⓔ *hound's-tongue*

Hy|pe|ri|ci her|ba *f*: oberirdische Pflanzenteile von Johanniskraut*; Ⓔ *St. John's-wort*

Hy|pe|ri|cum per|fo|ra|tum *nt*: →*Johanniskraut*

Hys|so|pi ae|the|ro|le|um *nt*: Ysopöl; *s.u. Ysop*; Ⓔ *hyssop oil*

Hys|so|pi her|ba *f*: Ysopkraut, Ispenkraut, Josefskraut; *s.u. Ysop*; Ⓔ *hyssop*

Hys|so|pus of|fi|ci|na|lis *m*: →*Ysop*

I

I|gel|kopf *m*: →*Echinacea*

blasser Igelkopf: →*Echinacea pallida*

I|lex pa|ra|gua|ri|en|sis *f*: →*Mate*

Il|li|ci|um stel|la|tum *nt*: →*Sternanis*

Il|li|ci|um ve|rum *nt*: →*Sternanis*

Im|mer|grün *nt*: ***Syn:*** *Vinca minor*; Pflanze aus der Familie der Immergrüngewächse; verwendet werden die oberirdischen Pflanzenteile [**Vincae minoris herba**]; **Anw.**: traditionell zur Unterstützung oder Verbesserung der geistigen Leistungskraft und bei zerebralen Durchblutungsstörungen, als Geriatrikum, Beruhigungsmittel [Sedativum], Mittel gegen Bluthochdruck [Antihypertensivum] und zur Blutstillung; in der Homöopathie bei Ekzemen, Haut- und Schleimhautentzündungen sowie Blutungen; Ⓔ *periwinkle*

Ing|wer *m*: ***Syn:*** *Zingiber officinale*; Pflanze aus der Familie der Ingwergewächse; verwendet wird der Wurzelstock [**Zingiberis rhizoma**]; **Anw.**: bei Verdauungsbeschwerden, als Gewürz; Ⓔ *ginger*

I|nu|la he|le|ni|um *f*: →*Alant*

I|pe|ca|cu|an|ha *f*: ***Syn:*** *Brechwurz, Radix Ipecacuanhae, Ipecacuanhawurzel*; Wurzel von Cephaelis ipecacuanha [**Rio-Ipecacuanha**] oder Cephaelis acuminata [**Cartagena-, Nicaragua-, Panama-Ipecacuanha**]; **Anw.**: sekretolytisches und sekretomotorisches auswurfförderndes Mittel [Expektorans], Brechmittel [Emetikum]; Ⓔ *ipecac*

I|ri|dis rhi|zo|ma *nt*: Schwertlilienwurzelstock, Veilchenwurzel, Iriswurzel; *s.u. Schwertlilie*; Ⓔ *iris root*

I|ris|wur|zel *f*: Iridis rhizoma, Schwertlilienwurzelstock, Veilchenwurzel; *s.u. Schwertlilie*; Ⓔ *iris root*

Is|pen|kraut *nt*: →*Ysopkraut*

J

Ja|co|bae|a vul|ga|ris *f*: →*Jakobskreuzkraut*

Ja|kobs|greis|kraut *nt*: →*Jakobskreuzkraut*

Ja|kobs|kreuz|kraut *nt*: ***Syn:*** *Jakobsgreiskraut, Jacobaea vulgaris, Senecio jacobaea*; Pflanze aus der Familie der Korbblütler; verwendet werden die oberirdischen Pflanzenteile [**Senecionis jacobaeae herba**]; **Anw.**: traditionell bei Menstruationsbeschwerden [Amenorrhoe, Dysmenorrhoe], Blasenentzündung [Zystitis] und Magenschmerzen; Ⓔ *tansy ragwort*

Jam|bul|baum *m*: ***Syn:*** *Syzygium cuminii, Eugenia jambolana, Syzygium jambolana*; Pflanze aus der Familie der

Myrtengewächse; verwendet werden die getrockneten Samen [**Syzygii cumini semen**] und die getrocknete Stammrinde [**Syzygii cumini cortex**]; **Anw.**: lokal bei Entzündungen der Mund- und Rachenschleimhaut, äußerlich bei oberflächlichen Entzündungen der Haut und innerlich bei akuten Durchfallerkrankungen; traditionell bei Diabetes mellitus, Magen- und Pankreasbeschwerden, Depressionen; auch als Mittel gegen Blähungen [Karminativum], krampflösendes Mittel [Spasmolytikum], Magenmittel [Stomachikum] und Stärkungsmittel [Roborans]; in der Homöopathie bei Diabetes mellitus; Ⓔ *jambool*

Jas|min, fal|scher *nt*: *Syn: gelber Jasmin, Gelsemium sempervirens*; Strauch aus der Familie der Loganiaceae; verwendet wird der getrocknete Wurzelstock mit Wurzeln [**Gelsemii rhizoma**]; **Anw.**: traditionell bei Neuralgie, Migräne, Asthma bronchiale und nervöser Übererregung; in der Homöopathie bei Grippe, Migräne, Neuralgie, Myokarditis und Regelstörungen; Ⓔ *yellow jasmine*

Jas|min, gel|ber *nt*: → *Jasmin, falscher*

Jas|min|wur|zel, gel|be *f*: Gelsemii rhizoma, Rhizoma Gelsemii; *s.u. Jasmin, falscher*; Ⓔ *yellow jasmine root*

Jo|han|nis|bee|re, ro|te *f*: *Syn: Ribes rubrum*; Strauch aus der Familie der Stachelbeergewächse; verwendet werden die reifen roten Johannisbeeren [**Ribis rubri fructus**]; **Anw.**: als Saft bei fieberhaften Erkrankungen; Ⓔ *red currant*

Jo|han|nis|bee|re, schwar|ze *f*: *Syn: Ribes nigrum*; Strauch aus der Familie der Stachelbeergewächse; verwendet werden die reifen schwarzen Johannisbeeren [**Ribis nigri fructus**] sowie die getrockneten Blätter [**Ribis nigri folium**]; die Beeren sind reich an Vitamin C [bis zu 0,3 %]; **Anw.**: die Beeren traditionell bei Keuchhusten, Erkältungskrankheiten und Magenschmerzen; getrocknet als harntreibendes Mittel [Diuretikum]; die zerkleinerten Blätter traditionell als harntreibendes Mittel; ebenfalls bei Gicht, Rheuma, Keuchhusten und Migräne; äußerlich zur Wundbehandlung; Ⓔ *black currant*

Jo|han|nis|kraut *nt*: *Syn: Hypericum perforatum*; Pflanze aus der Familie der Johanniskrautgewächse; verwendet wird das aus den oberirdischen Pflanzenteilen [**Hyperici herba**] gewonnene **Johanniskrautöl**; **Anw.**: äußerlich bei Verletzungen, Verbrennungen und Muskelschmerzen; innerlich bei psychovegetativem Syndrom, depressiven Verstimmungszuständen, Angst und Unruhe; traditionell auch als Wurmmittel und bei Verdauungsbeschwerden; in der Homöopathie bei depressiven Zuständen, Nervenverletzungen und -schmerzen und als Wundheilmittel; Ⓔ *St. John's-wort*

Jo|sefs|kraut *nt*: → *Ysopkraut*

Ju|glan|dis fo|li|um *nt*: Walnussblätter; *s.u. Walnuss, echte*; Ⓔ *walnut leaf*

Ju|glans re|gi|a *f*: → *Walnuss, echte*

Ju|ni|pe|ri ae|the|ro|le|um *nt*: Wacholderöl, Wacholderbeerenöl; *s.u. Wacholder*; Ⓔ *juniper oil*

Ju|ni|pe|ri fruc|tus *m*: Wacholderbeeren; *s.u. Wacholder*; Ⓔ *juniper berry*

Ju|ni|pe|rus com|mu|nis *m*: → *Wacholder*

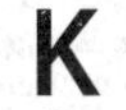

Ka|l|mus *m*: *Syn: Acorus calamus*; Pflanze aus der Familie der Aronstabgewächse; verwendet wird der Wurzelstock [**Calami rhizoma**]; **Anw.**: traditionell als Bittermittel; innerlich bei Magen-Darm-Beschwerden, Blähungen und Verdauungsbeschwerden; äußerlich in Mund- und Gurgelwässern sowie bei rheumatischen Erkrankungen; Ⓔ *calamus*

Ka|mil|le *f*: *Syn: Matricaria chamomilla/officinalis/recutita, Chamomilla recutita, echte Kamille, Chamomilla*; zu den Korbblütlern gehörende Heilpflanze; verwendet werden die Blütenköpfe [**Matricariae flos**] und das aus ihnen gewonnene ätherische Öl [**Matricariae aetheroleum**]; **Anw.**: Teeaufgüsse und standardisierte Auszüge äußerlich bei Haut- und Schleimhautentzündungen, Erkrankungen der Atemwege und im Anal- und Genitalbereich; innerlich bei Spasmen, Magen-Darm-Entzündungen, Unruhe, Reizbarkeit, Schlafstörungen und Menstruationsbeschwerden; Ⓔ *chamomile*

römische Kamille: *Syn: Chamaemelum nobile, Anthemis nobilis*; Staude aus der Familie der Korbblütler; verwendet werden die getrockneten Blütenköpfchen [**Chamomillae romanae flos, Anthemidis flos**] und das aus ihnen gewonnene ätherische Öl [**Chamomillae romanae aetheroleum**]; **Anw.**: traditionell innerlich bei Völlegefühl, Blähungen, Entzündungen im Mund- und Rachenraum, Magenbeschwerden, Magenschleimhautentzündung, Schnupfen und Nasennebenhöhlenentzündung; äußerlich bei chronischer Dermatitis, Ekzemen, Wunden und zur Hautpflege; in der Homöopathie bei nervösen Störungen sowie Magen-Darm-Beschwerden; Ⓔ *Roman chamomile*

Ka|pu|zi|ner|kres|se *f*: *Syn: Tropaeolum majus*; Pflanze aus der Familie der Kapuzinerkressengewächse; verwendet werden die oberirdischen Pflanzenteile [**Tropaeoli herba**]; **Anw.**: Infektionen/Entzündungen der Atemwege und der ableitenden Harnwege; traditionell auch bei rheumatischen Erkrankungen, Arthrose, Tonsillitis, Nasennebenhöhlenentzündung und zur Stärkung des Immunsystems; Ⓔ *nasturtium*

Kar|da|mom *nt*: *Syn: Elettaria cardamomum*; Pflanze aus der Familie der Ingwergewächse; verwendet werden die Samen [**Cardamomi fructus**] und das aus ihnen destillierte ätherische Öl [**Cardamomi aetheroleum**]; **Anw.**: traditionell bei Appetitlosigkeit und Verdauungsbeschwerden; Aromamittel, Gewürz; Ⓔ *cardamon*

Kar|do|ben|e|dik|te *f*: *Syn: Cnicus benedictus, Carduus benedictus*; Pflanze aus der Familie der Korbblütler; verwendet werden getrocknete Blätter, obere Stengelteile und Blütenstauden [**Benediktenkraut, Cnici benedicti herba**]; **Anw.**: traditionell bei Appetitlosigkeit, Dyspepsie, Ulcus ventriculi/duodeni, Durchfallerkrankungen, Gallenbeschwerden, Erkältungskrankheiten und Asthma bronchiale; Ⓔ *blessed thistle*

Kä|se|pap|pel *f*: → *Malve, wilde*

Kas|si|a|blü|ten *pl*: Zimtblüten, Cassiae flos; *s.u. chinesischer Zimt*; Ⓔ *cassia flower*

Kas|si|a|öl *nt*: chinesisches Zimtöl, Cinnamomi cassiae aetheroleum; *s.u. chinesischer Zimt*; Ⓔ *cassia oil*

Kat|zen|bart *m*: *Syn: Orthosiphon aristatus, Orthosiphon stamineus, Orthosiphon spicatus*; Pflanze aus der Familie der Lippenblütler; verwendet werden die getrockneten Laubblätter und Stengelspitzen [**Orthosiphonis folium**]; **Anw.**: traditionell bei Blasen- und Nierenleiden [Steine, Albuminurie, Hämaturie], Gallensteinen, Gicht und rheumatischen Beschwerden; Ⓔ *cat's whisker*

Kat|zen|pföt|chen, gel|bes *nt*: → *Strohblume*

Kat|zen|pföt|chen, ge|mei|nes *nt*: *Syn: Antennaria dioica*; Pflanze aus der Familie der Korbblütler; verwendet werden die Blüten [**Antennariae dioicae flos**]; **Anw.**: traditionell bei Erkrankungen von Darm [v.a. Durchfall], Gallen- und Atemwegen; Ⓔ *cat's-foot*

Kava-Kava *f*: *Syn: Piperis methystici rhizoma*; Wurzelstock von **Rauschpfeffer** [Piper methysticum], einer Pflanze aus der Familie der Pfeffergewächse; **Anw.**: bei nervöser Angst, Anspannung, Unruhe; in der Homöopathie bei geistiger und körperlicher Erschöpfung, nervöser Angst und Unruhe; Ⓔ *kava*

Ke|gel|blu|me, blas|se *f*: → *Echinacea pallida*

Ke|gel|blu|me, pur|pur|far|be|ne *f*: → *Echinacea purpurea*

Keusch|lamm *nt*: → *Mönchspfeffer*

Khel|la|früch|te *pl*: *s.u. Ammei*; Ⓔ *Bishop's weed fruit*

Kie|fer *f*: Oberbegriff für **Pinus sylvestris** und andere Pinus-Arten der Familie der Kieferngewächse; verwendet werden Triebe [**Pini turiones**] und das aus frischen Nadeln, Zweigspitzen oder jüngeren Ästen gewonnene ätherische **Pinienöl** [Pini aetheroleum]; **Anw.**: äußerlich für Einreibungen [**Fichtennadelfranzbranntwein**]; in Ölen oder Salben bei leichten Muskel- und Nervenschmerzen oder Entzündungen der Atemwege; Ⓔ *pine*

Klatsch|mohn *m*: *Syn: Papaver rhoeas*; Pflanze aus der Familie der Mohngewächse; verwendet werden die getrockneten Kronblätter [**Rhoeados flos**]; **Anw.**: traditionell bei Atemwegsbeschwerden und Schlafstörungen; ebenfalls als beruhigendes und schmerzstillendes Mittel; Ⓔ *corn poppy*

Klet|te *f*: Bezeichnung für **Arctium lappa** und andere Arctium-Arten aus der Familie der Korbblütler; verwendet werden die unterirdischen Pflanzenteile [**Bardanae radix, Arctii radix**]; **Anw.**: traditionell als harntreibendes [Diuretikum] und schweißtreibendes Mittel [Diaphoretikum] sowie als Abführmittel und zur Blutreinigung; bei Gicht, Gallen- und Nierensteinen und rheumatischen Erkrankungen; äußerlich und in der Homöopathie Anwendung bei Hautleiden [Ekzem, Lichen, Ichthyosis, Psoriasis]; Ⓔ *burdock*

Knob|lauch *m*: *Syn: Allium sativum*; Pflanze aus der Familie der Liliaceae; verwendet werden die Zwiebeln oder Knollen [**Allii sativi bulbus**]; **Anw.**: traditionell bei erhöhten Blutlipidspiegeln und zur Arterioskleroseprophylaxe sowie zur Förderung der Durchblutung und Verdauung; in der Homöopathie bei Verdauungsstörungen, Entzündungen des Magen-Darm-Traktes und Bluthochdruck; Ⓔ *garlic*

Ko|la *f*: Bezeichnung für **Cola acuminata, Cola nitida** und andere Cola-Arten aus der Familie der Sterculiaceae; verwendet werden die getrockneten Samenkerne [**Colae semen**]; **Anw.**: traditionell zur Dämpfung des Hunger- und Durstgefühls, bei Durchfall und geistiger und körperlicher Ermüdung; auch zur Anregung der Magensaftsekretion; Ⓔ *kola*

Ko|lo|quin|the *f*: *Syn: Citrullus colocynthis*; Pflanze aus der Familie der Kürbisgewächse; verwendet werden die reifen Früchte [**Colocynthidis fructus**]; **Anw.**: als drastisches Abführmittel bei akuter und chronischer Verstopfung; in der Homöopathie bei Neuralgie, Neuritis, Ischialgie, Migräne, Magen-Darm-Krämpfen, Koliken sowie Menstruationsbeschwerden; Ⓔ *colocynth*

Königin der Nacht *f*: *Syn: Selenicereus grandiflorus, Cactus grandiflorus*; Pflanze aus der Familie der Kaktusgewächse; verwendet werden die Blüten [**Selenicerei grandiflori flos**] und oberirdischen Pflanzenteile [**Selenicerei grandiflori herba**]; **Anw.**: traditionell bei nervösen Herzbeschwerden und Angina pectoris, Harnleiden; in der Homöopathie bei Angina pectoris, Myokarditis und Perikarditis; Ⓔ *queen of the night*

Kö|nigs|ker|ze *f*: Bezeichnung für **Verbascum densiflorum** und **Verbascum phlomoides**, Pflanzen aus der Familie der Braunwurzgewächse; verwendet werden die Blumenkronen [**Wollblumen, Verbasci flos**]; **Anw.**: bei Atemwegserkrankungen und Heiserkeit; Ⓔ *mullein*

Ko|ri|an|der *m*: *Syn: Coriandrum sativum*; Pflanze aus der Familie der Doldengewächse; verwendet werden die reifen, getrockneten Früchte [**Coriandri fructus**] und das durch Wasserdampfdestillation aus ihnen gewonnene ätherische **Korianderöl** [Coriandri aetheroleum]; **Anw.**: bei Appetitlosigkeit, Verdauungs- oder Oberbauchbeschwerden [Völlegefühl, Blähungen, krampfartige Schmerzen]; das Öl traditionell innerlich bei Wurmerkrankungen und äußerlich bei Gelenkschmerzen, rheumatischen Erkrankungen und schlecht heilenden Wunden; Ⓔ *coriander*

Korn|blu|me *f*: Pflanze aus der Familie der Korbblütler; verwendet werden die getrockneten Röhrenblüten oder der gesamte Blütenstand [**Cyani flos**]; **Anw.**: traditionell als Abführmittel, stärkendes Mittel [Tonikum], harntreibendes und schleimlösendes Mittel; bei Fieber, Menstruationsstörungen und Genitalfluor; Ⓔ *cornflower*

Kra|me|ri|a tri|an|dra *f*: *s.u. Ratanhiawurzel*; Ⓔ *Krameria triandra*

Krapp *m*: *Syn: Färberröte, Rubia tinctorum*; Staude aus der Familie der Rötegewächse; verwendet wird die Wurzel [**Rubiae tinctorum radix**]; **Anw.**: traditionell bei Blasen- und Nierenkrankheiten [v.a. Steinleiden]; auch bei Durchfallerkrankungen, offenen Wunden und Geschwüren; in der Homöopathie bei Nierensteinen; Ⓔ *madder*

Krau|se|min|ze *f*: *Syn: Mentha spicata var. crispa*; Pflanze aus der Familie der Lippenblütler; verwendet werden die getrockneten Laubblätter [**Menthae crispae folium**] und das durch Wasserdampfdestillation der frischen, blühenden, oberirdischen Teile gewonnene Öl [**Menthae crispae aetheroleum**]; **Anw.**: bei Magen-Darm-Beschwerden und Blähungen sowie zur Inhalation bei Erkältungskrankheiten; Bestandteil [Aromamittel] von Mundwässern, Zahnpasten und Kaugummi; Ⓔ *spearmint*

Kreuz|dorn *m*: *Syn: Rhamnus catharticus*; Strauch aus der Familie der Kreuzdorngewächse; verwendet werden die Früchte [**Rhamni cathartici fructus**]; **Anw.**: als Abführmittel bei habitueller Verstopfung; traditionell bei Leber- und Gallenleiden, rheumatischen Erkrankungen, Gicht und Hautkrankheiten; Ⓔ *purging buckthorn*

Kreuz|kraut *nt*: *Syn: gemeines Kreuzkraut, Senecio vulgaris*; Pflanze aus der Familie der Korbblütler; verwendet werden die getrockneten oberirdischen Pflanzenteile [**Senecionis vulgaris herba**]; **Anw.**: traditionell bei Menstruationsstörungen; auch als Wurmmittel [Anthelmintikum] oder Hämostyptikum; Ⓔ *groundsel*

Kro|kus *m*: → *Safran*

Kü|chen|schel|le *f*: Oberbegriff für die **gemeine Küchenschelle** [Pulsatilla vulgaris, Anemone pulsatilla] und die **Wiesenküchenschelle** [Pulsatilla pratensis, Anemone pratensis], Pflanzen aus der Familie der Hahnenfußgewächse; verwendet werden die getrockneten oberirdischen Pflanzenteile [**Pulsatillae herba**]; **Anw.**: traditionell als Beruhigungsmittel [v.a. bei Neuralgie, Migräne], harntreibendes [Diuretikum] und schweißtreibendes Mittel [Diaphoretikum]; bei Gicht, Rheuma, Grippe, funktionellen Störungen des Magen-Darm-Trakts und Menstruationsbeschwerden; in der Homöopathie Zubereitungen aus Pulsatilla pratensis bei Menstruations-, Magen-, Darm-, Leberbeschwerden, Konjunktivitis, Mittelohrentzündung, Nasenschleimhautentzündung und Krampfadern; Ⓔ *pasqueflower*

Küm|mel *m*: *Syn: Carum carvi*; Pflanze aus der Familie der Doldengewächse; verwendet werden die Spaltfrüchte [**Kümmelkörner**, Carvi fructus] und das aus ihnen gewonnene ätherische **Kümmelöl** [Carvi aetheroleum]; **Anw.**: bei Verdauungsbeschwerden [leichte Krämpfe, Blähungen, Völlegefühl]; traditionell auch als den Milchfluss förderndes Mittel [Laktagogum] und appetitanregendes Mittel; Ⓔ *caraway*

Kür|bis|sa|men *pl*: *Syn: Cucurbitae peponis semen*; die

Samen von **Ölkürbis** [Cucurbita pepo] und Kulturvarianten; **Anw.**: Miktionsbeschwerden bei benigner Prostatahyperplasie; Reizblase; traditionell auch gegen Band- und Spulwürmer; in der Homöopathie als Antiemetikum; Ⓔ *pumpkin seeds*

Kur|ku|ma *f.*: → *Gelbwurz*

javanische Kurkuma: → *javanische Gelbwurz*

L

La|mi|i al|bi her|ba *f.*: oberirdische Pflanzenteile der weißen Taubnessel*; Ⓔ *white dead nettle herb*

La|mi|um al|bum *nt*: → *Taubnessel, weiße*

Lär|che *f.*: *Syn: Larix decidua*; Baum aus der Familie der Kieferngewächse; verwendet wird der aus den Stämmen gewonnene Balsam [**Lärchenterpentin, venezianisches Terpentin, Terebinthina laricina, Terebinthina veneta**]; **Anw.**: äußerlich bei rheumatischen und neuralgischen Beschwerden sowie Furunkeln; traditionell bei Entzündungen und Eiterungen und als lokales Antiseptikum; innerlich als harntreibendes Mittel [Diuretikum]; Ⓔ *European larch*

La|rix de|ci|du|a *f.*: → *Lärche*

Lat|schen|kie|fer *f.*: *Syn: Pinus mugo ssp. pumilio*; Baum aus der Familie der Kieferngewächse; verwendet wird das aus den frischen Nadeln, Zweigspitzen und jungen Ästen gewonnene ätherische **Latschenkieferöl** [Pini pumilionis aetheroleum]; **Anw.**: äußerlich [Einreibemittel, Badezusatz] und in Inhalationslösungen bei Erkältungskrankheiten, rheumatischen und neuralgischen Beschwerden; Ⓔ *dwarf pine*

Lat|wer|ge *f.*: *Syn: Electuarium*; Brei aus pulverförmigem Arzneimittel mit Honig, Sirup, Öl oder Dickextrakten; Ⓔ *electuary*

La|van|du|la an|gus|ti|fo|li|a *f.*: → *Lavendel*

La|van|du|lae ae|the|ro|le|um *nt*: Lavendelöl; *s.u. Lavendel*; Ⓔ *lavender oil*

La|ven|del *m*: *Syn: Lavandula angustifolia*; Pflanze aus der Familie der Lippenblütler; verwendet werden die Blüten [**Lavandulae flos**] und das aus ihnen gewonnene ätherische **Lavendelöl** [Lavandulae aetheroleum]; **Anw.**: traditionell bei Kopfschmerz und Schwindel; innerlich zur Behandlung funktioneller Kreislaufstörungen, Oberbauchbeschwerden, Unruhezuständen und Einschlafstörungen; Ⓔ *lavender*

Law|so|ni|ae fo|li|um *nt*: *s.u. Henna*; Ⓔ *henna leaf*

Law|so|ni|a i|ner|mis *f.*: → *Henna*

Le|bens|baum, a|bend|län|di|scher *m*: → *Thuja (occidentalis)*

Le|bens|baum|spit|zen *pl*: Lebenskraut, Thujae occidentalis herba, Summitates Thujae; *s.u. Thuja (occidentalis)*; Ⓔ *thuja buds*

Le|bens|kraut *nt*: Thujae occidentalis herba, Summitates Thujae, Lebensbaumspitzen; *s.u. Thuja (occidentalis)*; Ⓔ *thuja buds*

Le|ber|blüm|chen *nt*: *Syn: Hepatica nobilis*; Pflanze aus der Familie der Hahnenfußgewächse; verwendet werden die oberirdischen Pflanzenteile [**Hepaticae nobilis herba**]; **Anw.**: traditionell bei Leber- und Gallenbeschwerden; in der Homöopathie bei Rachenentzündung [Pharyngitis]; Ⓔ *hepatica*

Le|di pa|lus|tri her|ba *f.*: blühendes Kraut von Sumpfporst*; Ⓔ *marsh tea*

Le|dum pa|lus|tre *nt*: → *Sumpfporst*

Lein|sa|men *pl*: *Syn: Lini semen*; die Samen von Lein [Flachs, Linum usitatissimum], einer Pflanze aus der Familie der Leingewächse; enthält u.a. **Leinöl**; **Anw.**: bei habitueller Verstopfung, Entzündungen im Magen-Darm-Trakt; äußerlich als Breiumschlag bei lokaler Entzündung; Ⓔ *linseed*

Le|mon|gras *nt*: *Syn: Zitronengras, Cymbopogon citratus*; Pflanze aus der Familie der Süßgräser; verwendet werden die oberirdischen Pflanzenteile [**Cymbopogonis citrati herba**] und das aus ihnen gewonnene ätherische Öl [**Cymbopogonis citrati aetheroleum**]; **Anw.**: traditionell innerlich bei Appetitlosigkeit, Magen-Darm-Beschwerden, Durchfall, nervöser Unruhe und fieberhaften Erkrankungen; äußerlich bei Lumbago, Rheuma und neuralgischen Schmerzen; Ⓔ *lemongrass*

Le|o|nu|ri car|di|a|cae her|ba *f.*: oberirdische Pflanzenteile von Herzgespann*; Ⓔ *motherwort herb*

Le|o|nu|rus car|di|a|ca *m*: → *Herzgespann*

Le|o|nu|rus quin|que|lo|ba|tus *m*: → *Herzgespann*

Le|vis|ti|ci ra|dix *f.*: Wurzel und Wurzelstock von Liebstöckel*; Ⓔ *lovage root*

Le|vis|ti|cum of|fi|ci|na|le *nt*: → *Liebstöckel*

Lieber-Kräuter *pl*: Galeopsidis herba; *s.u. Hohlzahn*; Ⓔ *hemp nettle herb*

Lieb|stö|ckel *m*: *Syn: Levisticum officinale*; Pflanze aus der Familie der Doldengewächse; verwendet werden Wurzel und Wurzelstock [**Levistici radix**]; **Anw.**: harntreibendes Mittel [Diuretikum]; traditionell als Mittel gegen Blähungen [Karminativum], Magenmittel [Stomachikum]; in der Homöopathie bei Mittelohrentzündung; Ⓔ *lovage*

Lig|num *nt, pl* **-na**: Holz; wird heute in der Pharmazie hinter den Pflanzennamen gestellt; Ⓔ *wood*

Li|mo|nis ae|the|ro|le|um *nt*: → *Zitronenöl*

Lin|de *f.*: *Syn: Tilia*; Oberbegriff für **Sommerlinde** [Tilia platyphyllos] und **Winterlinde** [Tilia cordata], Bäume aus der Familie der Lindengewächse; verwendet werden die Blütenstände [**Tiliae flos**]; **Anw.**: traditionell bei Erkältungskrankheiten mit Reizhusten sowie als harntreibendes Mittel [Diuretikum], Magenmittel [Stomachikum], krampflösendes Mittel [Spasmolytikum] und Beruhigungsmittel [Sedativum]; Ⓔ *linden*

Li|ni se|men *nt*: → *Leinsamen*

Li|qui|ri|ti|ae ra|dix *f.*: Wurzel und Ausläufer von Süßholz*; Ⓔ *licorice root*

Lö|wen|zahn *nt*: *Syn: Taraxacum officinale*; Pflanze aus der Familie der Korbblütler; verwendet werden die oberirdischen Pflanzenteile [**Taraxaci herba**], die Wurzeln [**Taraxaci radix**] sowie vor der Blütezeit gesammelte und getrocknete ganze Pflanzen [**Taraxaci radix cum herba**]; **Anw.**: bei Appetitlosigkeit, Verdauungsbeschwerden, zur Anregung der Diurese und des Gallenflusses; traditionell bei Gicht, Rheuma, chronischen Ekzemen und zur Blutreinigung; in der Homöopathie Zubereitungen aus der ganzen frischen Pflanze bei u.a. Leber- und Gallenleiden, Magenbeschwerden und -entzündung, Reizblase; Ⓔ *dandelion*

Luf|fa *f.*: *s.u. Schwammgurke*; Ⓔ *loofah*

Luffa aegyptiaca: → *Schwammgurke*

Luffa cylindrica: → *Schwammgurke*

Luffa operculata: *Syn: Luffa purgans, Momordica operculata*; Kletterpflanze aus der Familie der Kürbisgewächse; verwendet werden die getrockneten Früchte; **Anw.**: traditionell als Abführmittel und harntreibendes Mittel [Diuretikum]; in der Homöopathie bei Rhinitis und Heuschnupfen; Ⓔ *loofah*

Luffa purgans: → *Luffa operculata*

Lun|gen|kraut *nt*: *Syn: Pulmonaria officinalis, Pulmonaria maculosa*; Pflanze aus der Familie der Rauhblattgewächse; verwendet werden die getrockneten oberirdischen Pflanzenteile [**Pulmonariae herba**]; **Anw.**: traditionell bei Erkrankungen von Atemwegen, Magen-Darm-Trakt, Niere und ableitenden Harnwegen; auch als Adstringens und zur Wundbehandlung; in der Homöopathie bei Entzündungen der oberen Atemwege;

Ⓔ *lungwort*
Ly|co|pi her|ba *f*: *Syn: Wolfstrappkraut*; oberirdische Pflanzenteile von Wolfstrapp*; Ⓔ *bugleweed*
Ly|co|po|dii her|ba *f*: *s.u. Bärlapp*; Ⓔ *club moss*
Ly|co|po|di|um cla|va|tum *nt*: → *Bärlapp*

M

Ma|cis *m*: Muskatblüte, Myristicae arillus; *s.u. Muskat*; Ⓔ *mace*
Mä|de|süß *m*: *Syn: Filipendula ulmaria, Spiraea ulmaria*; Pflanze aus der Familie der Rosengewächse; verwendet werden die getrockneten Blüten [**Spiraeae flos**] und die oberirdischen Teile blühender Pflanzen [**Spiraeae herba**]; **Anw.**: als harntreibendes Mittel [Diuretikum]; traditionell bei Rheuma, Gicht, Blasen- und Nierenleiden; in der Homöopathie bei rheumatischen Beschwerden und Schleimhautentzündungen; Ⓔ *meadowsweet*
Mai|glöck|chen *nt*: *Syn: Convallaria majalis*; Pflanze aus der Familie der Liliengewächse; verwendet werden die oberirdischen Pflanzenteile [**Convallariae herba**]; **Anw.**: bei leichter Herzinsuffizienz [Belastungsinsuffizienz] und chronischem Cor pulmonale; in der Homöopathie bei Herzkrankheiten und Sehstörungen; Ⓔ *lily of the valley*
Ma|jo|ran *m*: *Syn: Origanum majorana, Majorana hortensis*; Pflanze aus der Familie der Lippenblütler; verwendet werden die getrockneten Blätter und Blüten [**Majoranae herba**] und das aus ihnen gewonnene ätherische Öl [**Majoranae aetheroleum**]; **Anw.**: traditionell bei Magen-Darm-Beschwerden und -Krämpfen, Krampfhusten und Entzündungen der Nasenschleimhaut; Ⓔ *marjoram*
wilder Majoran: → *Oregano*
Ma|jo|ra|nae ae|the|ro|le|um *nt*: *s.u. Majoran*; Ⓔ *marjoram oil*
Ma|jo|ra|nae her|ba *f*: *s.u. Majoran*; Ⓔ *marjoram*
Ma|jo|ra|na hor|ten|sis *f*: → *Majoran*
Ma|vae flos *m*: Blüten der wilden Malve*; Ⓔ *common mallow flower*
Ma|vae fo|li|um *nt*: Laubblätter der wilden Malve*; Ⓔ *common mallow leaf*
Ma|ve, wil|de *f*: *Syn: Käsepappel*; Pflanze aus der Familie der Malvengewächse; verwendet werden die Blüten [**Malvae flos**] und Blätter [**Malvae folium**]; **Anw.**: Mucilaginosum, v.a. bei Schleimhautentzündungen im Mund- und Rachenraum sowie Reizhusten; traditionell bei Magen-Darm-Entzündungen und äußerlich bei Exanthemen, Insektenstichen und Hämorrhoiden; Ⓔ *common mallow*
Man|na *nt*: *Syn: Fraxinus ornus, Fraxinus rotundifolia*; Baum aus der Familie der Ölbaumgewächse; verwendet wird der aus Stamm- und Astrinde gewonnene und getrocknete Saft; **Anw.**: als Abführmittel bei Verstopfung und als Stuhlerweichungsmittel; Ⓔ *manna*
Ma|ri|en|dis|tel *f*: *Syn: Silybum marianum, Carduus marianus*; Pflanze aus der Familie der Korbblütler; verwendet werden die Früchte [**Cardui mariae fructus**]; **Anw.**: traditionell als Leber- und Gallentherapeutikum; Ⓔ *saint-mary's-thistle*
Ma|ri|hu|a|na *nt*: getrocknete Pflanzenteile des indischen Hanfs; wird v.a. in den USA als Rauschgift verwendet; in den letzten Jahren gibt es in einigen Ländern Bemühungen Marihuana für medizinische Zwecke zu legalisieren, weil es bei chronischen Schmerzzuständen [v.a. bei multipler Sklerose] eine ausgezeichnete analgetische Wirkung haben soll; Ⓔ *marihuana*
Mar|ru|bii her|ba *f*: getrocknete Blätter und obere Pflanzenteile von Andorn*; Ⓔ *horehound herb*
Mar|ru|bi|um vul|ga|re *nt*: → *Andorn*
Ma|te *f*: *Syn: Ilex paraguariensis*; immergrüner Baum aus der Familie der Stechpalmengewächse; verwendet werden die vorgerösteten oder getrockneten Blätter [**Mate folium**]; **Anw.**: traditionell als Tee bei geistiger und körperlicher Ermüdung; auch als harntreibendes Mittel [Diuretikum] sowie zur Magenstärkung und bei Depressionen; Breiumschläge bei Entzündungen und Geschwüren; in der Homöopathie bei Verdauungsschwäche; Ⓔ *maté*
Ma|te fo|li|um *nt*: *s.u. Mate*; Ⓔ *maté leaf*
Ma|tri|ca|ri|ae ae|the|ro|le|um *nt*: ätherisches Öl aus den Blütenköpfen von Kamille*; Ⓔ *Matricariae aetheroleum*
Ma|tri|ca|ri|ae flos *m*: Blütenköpfe der Kamille*; Ⓔ *Matricariae flos*
Mäu|se|dorn *m*: *Syn: Ruscus aculeatus*; Pflanze aus der Familie der Liliaceae; verwendet wird der Wurzelstock mit Wurzeln [**Rusci aculeati rhizoma**]; **Anw.**: chronische Veneninsuffizienz, Hämorrhoiden; Ⓔ *butcher's-broom*
Meer|ret|tich *m*: *Syn: Armoracia rusticana, Cochlearia armoracia*; Pflanze aus der Familie der Kreuzblütler; verwendet werden frische oder getrocknete Wurzeln [**Armoraciae rusticanae radix**]; **Anw.**: innerlich bei Infektionen der Atemwege und der ableitenden Harnwege; äußerlich als hyperämisierendes Mittel bei Muskelschmerzen; traditionell bei Atemwegerkrankungen, Leber- und Gallenleiden, Gicht und rheumatischen Beschwerden; in der Homöopathie bei Entzündungen der Augen und der oberen Atemwege; Ⓔ *horseradish*
Meer|träub|chen *nt*: *Syn: Ephedra sinica*; Pflanze aus der Familie der Ephedraceae; verwendet werden junge Rutenzweige [**Ephedrae herba**]; **Anw.**: Bronchospasmolytikum; Ⓔ *ephedra*
Meer|zwie|bel *f*: *Syn: Urginea maritima, Scilla maritima*; Pflanze aus der Familie der Hyacinthaceae; die Zwiebel [**Scillae bulbus**] kommt als rote und weiße Varietät vor; **Anw.**: leichte Herzinsuffizienz; traditionell als harntreibendes [Diuretikum] und auswurfförderndes Mittel [Expektorans]; in der Homöopathie bei Kreislaufschwäche, Harninkontinenz und Bronchitis; Ⓔ *squill*
Me|li|lo|ti her|ba *f*: Blätter und blühende Zweige von Steinklee*; Ⓔ *melilot*
Me|lis|sae fo|li|um *nt*: Laubblätter der Melisse*; Ⓔ *lemon balm leaf*
Me|lis|sa of|fi|ci|na|lis *f*: → *Melisse*
Me|lis|se *f*: *Syn: Zitronenmelisse, Melissa officinalis*; Pflanze aus der Familie der Lippenblütler; verwendet werden die Laubblätter [**Melissae folium**]; **Anw.**: Einschlafstörungen, funktionelle Magen-Darm-Beschwerden; traditionell bei nervösen Herzbeschwerden; Ⓔ *lemon balm*
Me|lis|sen|öl, in|di|sches *nt*: Citronellöl, Cymbopogonis winteriani aetheroleum, Citronellae aetheroleum; *s.u. Citronellgras*; Ⓔ *citronella oil*
Me|lo|nen|baum *m*: → *Papaya*
Men|tha *f*: Minze; Ⓔ *Mentha*
Mentha arvensis var. piperscens: Ackerminze; *s.u. japanisches Pfefferminzöl*; Ⓔ *Mentha arvensis var. piperscens*
Mentha piperita: → *Pfefferminze*
Mentha spicata var. crispa: → *Krauseminze*
Men|thae ar|ven|sis ae|the|ro|le|um *nt*: → *japanisches Pfefferminzöl*
Men|thae cris|pae ae|the|ro|le|um *nt*: ätherisches Öl der Krauseminze*; Ⓔ *spearmint oil*
Men|thae cris|pae fo|li|um *nt*: Blätter der Krauseminze*; Ⓔ *spearmint leaf*

Men|thae pi|pe|ri|tae ae|the|ro|le|um *nt*: → *Pfefferminzöl*
Men|thae pi|pe|ri|tae fo|li|um *nt*: Blätter der Pfefferminze*; Ⓔ *peppermint leaf*
Me|ny|an|thes tri|fo|li|a|ta *f*: → *Bitterklee*
Me|ny|an|this fo|li|um *nt*: Laubblätter von Bitterklee*; Ⓔ *buckbean leaf*
Mil|le|fo|li|i flos *m*: Blütenstand der Schafgarbe*; Ⓔ *yarrow flower tops*
Mil|le|fo|li|i her|ba *f*: Kraut der Schafgarbe*; Ⓔ *yarrow*
Minz|öl *nt*: → *japanisches Pfefferminzöl*
Mis|tel *f*: *Syn: Viscum album*; parasitär wachsende Pflanze aus der Familie der Mistelgewächse; verwendet werden die Zweige mit Blättern, Blüten und Früchten [**Mistelkraut, Visci albi herba**]; **Anw.**: palliative Behandlung von malignen Tumoren; traditionell bei Krämpfen, Blutungen und Bluthochdruck; in der Homöopathie die frischen Beeren und Blätter v.a. bei Hypertonie, peripheren Durchblutungsstörungen und Arteriosklerose; Ⓔ *European mistletoe*
Mohn *m*: *Syn: Schlafmohn, Papaver somniferum*; v.a. in Kleinasien und dem fernen Osten wachsendes Staudengewächs; der aus den unreifen Fruchtkapseln gewonnene Milchsaft enthält Rohopium; Ⓔ *poppy*
kalifornischer Mohn: → *Goldmohn*
Mo|mor|di|ca cy|lin|dri|ca *f*: → *Schwammgurke*
Mo|mor|di|ca o|per|cu|la|ta *f*: → *Luffa operculata*
Mönchs|pfef|fer *m*: *Syn: Vitex agnus castus, Keuschlamm*; Strauch aus der Familie der Verbenengewächse; verwendet werden die Steinbeeren [**Agni casti fructus**]; **Anw.**: Menstruationsstörungen, prämenstruelle Beschwerden, Schmerzen in der Brustdrüse; Ⓔ *monk's pepper tree*
Mus|kat *m*: *Syn: Myristica fragrans*; immergrüner Baum aus der Familie der Myristicaceae; verwendet werden das ätherische **Muskatnussöl** [Myristicae aetheroleum] der Samen oder des Samenmantels, der getrocknete Samenmantel [**Muskatblüte**, Macis, Myristicae arillus], die durch Auspressen aus den Samen gewonnene **Muskatbutter** [Myristicae oleum expressum] und die Samenkerne [**Muskatnuss**, Myristicae semen]; **Anw.**: Nuss und Blüte traditionell bei Magen-Darm-Beschwerden, Durchfall, Krämpfen und Blähungen; in der Homöopathie Zubereitungen aus den getrockneten Samenkernen bei Verdauungsstörungen und nervösen Beschwerden; Ⓔ *nutmeg*
My|ris|ti|cae ae|the|ro|le|um *nt*: Muskatnussöl; *s.u. Muskat*; Ⓔ *nutmeg oil*
My|ris|ti|cae a|ril|lus *m*: Muskatblüte, Macis; *s.u. Muskat*; Ⓔ *mace*
My|ris|ti|cae o|le|um expressum *nt*: Muskatbutter; *s.u. Muskat*; Ⓔ *nutmeg butter*
My|ris|ti|ca fra|grans *f*: → *Muskat*
Myr|rhe *f*: *Syn: Commiphora molmol*; Baum aus der Familie der Burseraceae; auch Bezeichnung für das aus der Rinde ausgetretene und an der Luft getrocknete Gummiharz [**Myrrha, Gummi Myrrha**]; **Anw.**: lokale Behandlung leichter Entzündungen der Mund- und Rachenschleimhaut; traditionell innerlich als Mittel gegen Blähungen [Karminativum] und auswurfförderndes Mittel [Expektorans] sowie zur Behandlung von Wunden und Geschwüren; auch als Aromamittel in Seifen, Mundwässern, Zahnpasten usw.; Ⓔ *myrrh*
Myr|til|li fo|li|um *nt*: Blätter der Heidelbeere*; Ⓔ *whortleberry leaf*
Myr|til|li fruc|tus *m*: Heidelbeeren; *s.u. Heidelbeere*; Ⓔ *whortleberry fruit*

N

Nacht|ker|zen|öl *nt*: aus den Samen der **Nachtkerze** [Oenothera biennis] gewonnenes Öl; **Anw.**: prämenstruelles Syndrom, endogenes Ekzem; Ⓔ *evening primrose oil*
Nas|tur|ti|i her|ba *f*: oberirdische Teile der Brunnenkresse*; Ⓔ *watercress*
Nas|tur|ti|um of|fi|ci|na|le *nt*: → *Brunnenkresse*
Nel|ken|öl *nt*: *Syn: Caryophylli aetheroleum*; ätherisches Öl aus den Blütenknospen des **Gewürznelkenbaums** [Syzygium aromaticum] aus der Familie der Myrtengewächse; **Anw.**: in der Zahnheilkunde Bestandteil von Einlagen und provisorischen Füllungen; Antiseptikum, Desinfektionsmittel und Aromamittel in Mund- und Zahnwässern, Insektenrepellent; Ⓔ *clove oil*
Nel|ken|wurz *f*: *Syn: Geum urbanum, Caryophyllata officinalis*; Staude aus der Familie der Rosengewächse; verwendet werden das getrocknete, blühende Kraut [**Gei urbani herba, Caryophyllatae herba**] und der Wurzelstock [**Gei urbani rhizoma, Caryophyllatae rhizoma**]; **Anw.**: traditionell bei Appetitlosigkeit, Verdauungsbeschwerden und Durchfall; äußerlich bei Schleimhaut- und Zahnfleischentzündungen, Frostbeulen und Hämorrhoiden; in der Homöopathie bei Entzündungen von Harnblase und Harnröhre; Ⓔ *herb bennet*
Ne|ri|um O|le|an|der *nt*: → *Oleander*
Ni|au|li *f*: Oberbegriff für **Melaleuca viridiflora, Melaleuca quinquenervia** und **Melaleuca leucadendra**, Bäume aus der Familie der Myrtengewächse; verwendet wird das aus den Blättern gewonnene ätherische Öl [**Niauli aetheroleum**]; **Anw.**: traditionell als auswurfförderndes [Expektorans], schweißtreibendes [Diaphoretikum] und hyperämisierendes Mittel [Rubefaciens]; Ⓔ *niaouli*
Ni|au|li ae|the|ro|le|um *nt*: *s.u. Niauli*; Ⓔ *niaouli oil*

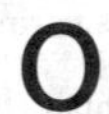

O|ci|mum ba|si|li|cum *nt*: → *Basilikum*
O|der|men|nig *m*: *Syn: Agrimonia eupatoria, Agrimonia procera*; Pflanze aus der Familie der Rosengewächse; verwendet wird das vor oder während der Blüte geerntete Kraut [**Agrimoniae herba**]; **Anw.**: innerlich bei akuten Durchfallerkrankungen, Entzündungen im Magen-Darm-Trakt sowie der Mund- und Rachenschleimhaut; äußerlich bei oberflächlichen Hautentzündungen; traditionell bei Magen-, Leber- und Gallenleiden, Gallen- und Nierensteinen, Verdauungsbeschwerden mit Durchfall; Gurgelmittel; Ⓔ *agrimony*
Öl|baum *m*: → *Olivenbaum*
O|le|ae fo|li|um *nt*: *s.u. Olivenbaum*; Ⓔ *olive leaf*
O|le|ae o|le|um *nt*: Olivenöl; *s.u. Olivenbaum*; Ⓔ *olive oil*
O|le|an|der *m*: *Syn: Nerium Oleander*; kleiner Baum/Strauch aus der Familie der Immergrüngewächse; verwendet werden die getrockneten Laubblätter [**Oleandri folium**]; **Anw.**: traditionell bei leichter bis mittelschwerer Herzinsuffizienz; äußerlich bei Hauterkrankungen; in der Homöopathie v.a. bei Herzerkrankungen [Myokarditis, Angina pectoris]; Ⓔ *oleander*
O|le|an|dri fo|li|um *nt*: *s.u. Oleander*; Ⓔ *oleander leaf*
O|le|um *nt*: Öl; wurde früher in der Pharmazie vor den Pflanzennamen gestellt [z.B. Oleum Carvi]; steht heute

hinter dem Namen und wird bei ätherischen Ölen durch *„aetheroleum"* ersetzt [z.B. Carvi aetheroleum]; Ⓔ *oil*

Oleum Anisi: Anisi oleum [Anisöl*]; Ⓔ *anise oil*

Oleum Cajeputi: Cajeputi aetheroleum; *s.u. Cajeput*; Ⓔ *cajeput oil*

Oleum Cardamomi: Cardamomi aetheroleum; *s.u. Kardamom*; Ⓔ *cardamon oil*

Oleum Carvi: Carvi aetheroleum; *s.u. Kümmel*; Ⓔ *caraway oil*

Oleum Caryophylli: Caryophylli aetheroleum [Nelkenöl*]; Ⓔ *clove oil*

Oleum Chamomillae: Matricariae aetheroleum; *s.u. Kamille*; Ⓔ *Matricariae aetheroleum*

Oleum Chamomillae romanae: Chamomillae romanae aetheroleum; *s.u. Kamille*; Ⓔ *Roman chamomile oil*

Oleum Cinnamomi: Cinnamomi aetheroleum; *s.u. Ceylon-Zimt*; Ⓔ *cinnamon oil*

Oleum Cinnamomi cassiae: Cinnamomi cassiae aetheroleum; *s.u. chinesischer Zimt*; Ⓔ *cassia oil*

Oleum Citri: Citri aetheroleum [Zitronenöl*]; Ⓔ *lemon oil*

Oleum Eycalypti: Eucalypti aetheroleum; *s.u. Eukalyptus*; Ⓔ *eucalyptus oil*

Oleum Lavandulae: Lavandulae aetheroleum; *s.u. Lavendel*; Ⓔ *lavender oil*

Oleum Menthae arvensis: Menthae arvensis aetheroleum [japanisches Pfefferminzöl*]; Ⓔ *Japanese peppermint oil*

Oleum Menthae crispae: Menthae crispae aetheroleum; *s.u. Krauseminze*; Ⓔ *spearmint oil*

Oleum Menthae piperitae: Menthae piperitae aetheroleum [Pfefferminzöl*]; Ⓔ *peppermint oil*

Oleum Olivarum: Oleae oleum; *s.u. Olivenbaum*; Ⓔ *olive oil*

Oleum Piceae: Piceae aetheroleum; *s.u. Fichte*; Ⓔ *spruce oil*

Oleum Pini pumilionis: Pini pumilionis aetheroleum; *s.u. Latschenkiefer*; Ⓔ *dwarf pine needle oil*

Oleum Pini silvestris: Pini aetheroleum; *s.u. Kiefer*; Ⓔ *pine needle oil*

Oleum Ricini: Ricini oleum [Rizinusöl*]; Ⓔ *castor oil*

Oleum Rosmarini: Rosmarini aetheroleum; *s.u. Rosmarin*; Ⓔ *rosemary oil*

Oleum Santali albi: Santali albi aetheroleum; *s.u. Sandelbaum, weißer*; Ⓔ *sandalwood oil*

Oleum Serpylli: Serpylli aetheroleum; *s.u. Quendel*; Ⓔ *wild thyme oil*

Oleum Terebinthinae: Terebinthinae aetheroleum rectificatum; *s.u. Terpentin*; Ⓔ *purified turpentine oil*

Oleum Thymi: Thymi aetheroleum; *s.u. Thymian*; Ⓔ *thyme oil*

Ollilvenlbaum *m*: *Syn: Ölbaum*; Baum aus der Familie der Ölbaumgewächse; verwendet werden die getrockneten Blätter [**Oleae folium**] und das aus den reifen Steinfrüchten gewonnene **Olivenöl** [Oleae oleum]; **Anw.**: die Blätter traditionell bei Blutdochdruck, das Öl innerlich bei Gallensteinen und Gallenblasenentzündung, Gelbsucht, Verstopfung, Blähungen und Meterorismus; äußerlich zur Wundpflege und bei Psoriasis; Bestandteil von Linimenten, Salben, Pflastern und Seifen; Ⓔ *olive tree*

Olnolnildis raldix *f*: Wurzel und Wurzelstock der dornigen Hauhechel*; Ⓔ *restharrow root*

Olnolnis spilnolsa *f*: → *Hauhechel, dornige*

Olrelgalno *m*: *Syn: wilder Majoran, Dost, Origanum vulgare*; Pflanze aus der Familie der Lippenblütler; verwendet werden das getrocknete Kraut [**Origani herba**] und das durch Wasserdampfdestillation gewonnene ätherische Öl [**Origani aetheroleum**]; **Anw.**: sowohl Kraut als auch Öl traditionell bei Atemwegserkrankungen, Magen-Darm-Beschwerden sowie zur Förderung von Appetit, Gallensekretion und Verdauung; das Öl äußerlich bei Wunden sowie in aromatischen Bädern und Gurgelmitteln; Ⓔ *oregano*

Orilgalni aelthelrollelum *nt*: *s.u. Oregano*; Ⓔ *oregano oil*

Orilgalni herlba *f*: *s.u. Oregano*; Ⓔ *oregano*

Orilgalnum maljolralna *nt*: → *Majoran*

Orilgalnum vullgalre *nt*: → *Oregano*

Orlthosilphon alrisltaltus *m*: → *Katzenbart*

Orltholsilpholnis follilum *nt*: Laubblätter von Katzenbart*; Ⓔ *Java tea*

Orltholsilphon spilcaltus *m*: → *Katzenbart*

Orltholsilphon stalmilnelus *m*: → *Katzenbart*

P

Paelolnilae flos *m*: Blüten der Pfingstrose*; Ⓔ *peony flower*

Paelolnilae raldix *f*: Nebenwurzeln der Pfingstrose*; Ⓔ *peony root*

Palnalmalrinlde *f*: → *Quillajarinde*

Palnax ginlseng *m*: → *Ginseng*

Palnax pseuldolginlseng *m*: → *Ginseng*

Palpalver rholelas *nt*: → *Klatschmohn*

Palpalya *f*: *Syn: Melonenbaum, Carica papaya*; Staude aus der Familie der Caricaceae; verwendet werden frische oder getrocknete Laubblätter [**Caricae papayae folium**] und die frischen Früchte [**Caricae papayae fructus**]; **Anw.**: traditionell bei Magen-Darm-Erkrankungen und als harntreibendes Mittel [Diuretikum], Beruhigungsmittel [Sedativum] und Wurmmittel [Anthelmintikum]; Ⓔ *papaya*

Paplpel *f*: *Syn: Populus*; Bezeichnung für **Populus nigra**, **Populus balsamifera** und andere Populus-Arten, Bäume aus der Familie der Weidengewächse; verwendet werden die Rinde [**Populi cortex**], Laubblätter [**Populi folium**] sowie die getrockneten Blattknospen [**Populi gemmae**]; **Anw.**: die Blattknospen traditionell bei Hautverletzungen, Hämorrhoiden, Frostbeulen und Sonnenbrand, Rinde und Blätter bei Prostatabeschwerden und rheumatischen Erkrankungen; in der Homöopathie bei Verdauungsbeschwerden, Leber- und Gallenleiden, Prostatahypertrophie und Harnröhrenentzündung; Ⓔ *poplar*

Paslsilflolrae herlba *f*: *s.u. Passionsblume*; Ⓔ *passion flower herb*

Paslsilflolra inlcarlnalta *f*: → *Passionsblume*

Paslsilonslbullme *f*: *Syn: Passiflora incarnata*; Schlingpflanze aus der Familie der Passionsblumengewächse; verwendet werden die Triebe mit Blättern und Blüten [**Passiflorae herba**]; **Anw.**: traditionell als Beruhigungs- und Einschlafmittel, bei Konzentrationsschwierigkeiten, Kreislaufschwäche und Asthma bronchiale; in der Homöopathie als Beruhigungs- und Einschlafmittel; Ⓔ *passion flower*

Paulsilnysltallila yolhimlbe *f*: → *Yohimbe*

Pelrilcarlpilum *nt*: in der Pharmazie heute hinter den Pflanzennamen gestellte Bezeichnung für die Fruchtwand oder Fruchtschale; Ⓔ *pericarp*

Pericarpium Aurantii: Aurantii pericarpium [Pomeranzenschale*]; Ⓔ *bitter orange peel*

Pericarpium Phaseoli: Phaseoli pericarpium; *s.u. Gartenbohne*; Ⓔ *bean pericarp*

Pestlwurz *f*: Bezeichnung für **Petasites hybridus** und andere Petasites-Arten, Pflanzen aus der Familie der Korbblütler; verwendet werden die Laubblätter [**Petasitidis folium**] und die im Herbst ausgegrabenen Wurzelstöcke [**Petasitidis rhizoma**]; **Anw.**: traditionell bei

Kopfschmerzen, nervösen Magen-Darm-Krämpfen und Atemwegserkrankungen; die Blätter äußerlich zur Behandlung von Wunden und Hauterkrankungen [v.a. Ekzem], der Wurzelstock als auswurfförderndes [Expektorans] und schweißtreibendes Mittel [Diaphoretikum]; in der Homöopathie bei Kopf- und Halsschmerzen sowie Harnröhrenentzündung; Ⓔ *butterbur*

Pe|ta|si|ti|dis fo|li|um *nt*: Laubblätter der Pestwurz*; Ⓔ *butterbur leaf*

Pe|ta|si|ti|dis rhi|zo|ma *f*: Wurzelstock der Pestwurz*; Ⓔ *butterbur root*

Pe|ter|si|lie *f*: *Syn: Petroselinum crispum/sativum/hortense*; zu den Doldengewächsen gehörende Gemüsepflanze; kommt in zwei Formen vor [**Knollenpetersilie, Blattpetersilie**]; **Anw.**: Magenmittel [Stomachikum], harntreibendes Mittel [Diuretikum], Milz- und Leberleiden, Menstruationsbeschwerden, Mittel gegen Blähungen [Karminativum], Aphrodisiakum; in der Homöopathie werden Zubereitungen aus frischen Pflanzen bei Reizblase, Urethritis und Leberleiden verwendet; Ⓔ *parsley*

Peu|mus bol|dus *f*: → *Boldo*

Pfef|fer|min|ze *f*: *Syn: Mentha piperita*; Pflanze aus der Familie der Lippenblütler; verwendet werden die Blätter [**Menthae piperitae folium**] und das aus den Zweigspitzen gewonnene Pfefferminzöl*; **Anw.**: Krämpfe im Magen-Darm-Trakt und in den Gallenwegen; traditionell bei Übelkeit und Erbrechen; in der Homöopathie bei Erkältungskrankheiten; Ⓔ *peppermint*

Pfef|fer|minz|öl *nt*: *Syn: Menthae piperitae aetheroleum*; ätherisches Öl aus den Zweigspitzen der Pfefferminze, das u.a. Menthol enthält; **Anw.**: äußerlich bei Juckreiz, Muskel-, Nerven- und Kopfschmerzen; innerlich bei Krämpfen im Magen-Darm-Trakt und in den Gallenwegen sowie bei Entzündungen der Mundschleimhaut und der oberen Atemwege; Ⓔ *peppermint oil*
japanisches Pfefferminzöl: *Syn: Minzöl, Menthae arvensis aetheroleum*; ätherisches Öl der **Ackerminze** [Mentha arvensis var. piperscens]; **Anw.**: äußerlich bei Juckreiz, Muskel-, Nerven- und Kopfschmerzen; innerlich bei Krämpfen im Magen-Darm-Trakt und in den Gallenwegen sowie bei Entzündungen der Mundschleimhaut und der oberen Atemwege; Ⓔ *Japanese peppermint oil*

Pfingst|ro|se *f*: Bezeichnung für **Paeonia officinalis** und **Paeonia mascula**, Pflanzen aus der Familie der Pfingstrosengewächse; verwendet werden die Blüten [**Paeoniae flos**], die im Frühjahr gesammelten Nebenwurzeln [**Paeoniae radix**] und die reifen Samen [**Paeoniae semen**]; **Anw.**: die Blüten traditionell bei Haut- und Schleimhauterkrankungen, Atemwegserkrankungen, Gicht und rheumatischen Beschwerden; die Wurzeln und Samen bei Krämpfen und Epilepsie; Ⓔ *peony*

Pha|se|o|li fruc|tus si|ne se|mi|ne *m*: *s.u. Gartenbohne*; Ⓔ *bean pods without seeds*

Pha|se|o|lus vul|ga|ris *m*: → *Gartenbohne*

Pi|ce|ae ae|the|ro|le|um *nt*: *Syn: Fichtenöl*; ätherisches Öl der Fichte*; Ⓔ *spruce oil*

Pi|ce|ae fo|li|um *nt*: Fichtennadeln; *s.u. Fichte*; Ⓔ *spruce needles*

Pim|pi|nel|la a|ni|sum *f*: → *Anis*

Pim|pi|nel|lae her|ba *f*: oberirdische Teile der Bibernelle*; Ⓔ *Pimpinella herb*

Pim|pi|nel|lae ra|dix *f*: Wurzelstock und Wurzel der Bibernelle*; Ⓔ *Pimpinella root*

Pi|ni ae|the|ro|le|um *nt*: *Syn: Pinienöl*; ätherisches Öl der Kiefer*; Ⓔ *pine needle oil*

Pi|ni|en|öl *nt*: *Syn:* **Pini aetheroleum**; ätherisches Öl der Kiefer*; Ⓔ *pine needle oil*

Pi|ni pu|mi|li|o|nis ae|the|ro|le|um *nt*: Latschenkieferöl; *s.u. Latschenkiefer*; Ⓔ *dwarf pine needle oil*

Pi|nus mu|go ssp. pu|mi|li|o *f*: → *Latschenkiefer*

Pi|pe|ris me|thys|ti|ci rhi|zo|ma *f*: → *Kava-Kava*

Plan|ta|gi|nis la|nce|o|la|tae fo|li|um *nt*: *s.u. Spitzwegerich*; Ⓔ *English plantain leaf*

Plan|ta|gi|nis la|nce|o|la|tae her|ba *f*: *s.u. Spitzwegerich*; Ⓔ *English plantain*

Plan|ta|gi|nis ma|jo|ris her|ba *f*: Kraut des Breitwegerichs*; Ⓔ *broad-leaved plantain*

Plan|ta|go is|pa|ghu|la *f*: → *indische Flohsamen*

Plan|ta|go lan|ce|o|la|ta *f*: → *Spitzwegerich*

Po|do|phyl|lin *nt*: *Syn: Podophyllinum, Resina Podophylli, Podophyllumharz*; Harz aus dem Wurzelstock von **Podophyllum peltatum**; **Anw.**: Lokalbehandlung von Feigwarzen; Ⓔ *podophyllin*

Po|do|phyl|li|num *nt*: → *Podophyllin*

Po|do|phyl|lum|harz *nt*: → *Podophyllin*

Po|ly|ga|lae ra|dix *f*: *s.u. Senega*; Ⓔ *senega root*

Po|ly|ga|la se|ne|ga *f*: → *Senega*

Po|ly|go|ni a|vi|cu|la|ris her|ba *f*: Kraut des Vogelknöterichs*; Ⓔ *knotgrass herb*

Po|ly|go|num a|vi|cu|la|re *nt*: → *Vogelknöterich*

Po|me|ran|zen|scha|le *f*: *Syn: Aurantii pericarpium*; Schale der **Bitterorange** [Citrus aurantium ssp. aurantium] aus der Familie der Rautengewächse; **Anw.**: bei Appetitlosigkeit und Verdauungsbeschwerden; Ⓔ *bitter orange peel*

Po|pu|li fo|li|um *nt*: *s.u. Pappel*; Ⓔ *poplar leaf*

Po|pu|lus *m*: → *Pappel*

Porst *m*: → *Sumpfporst*

Po|ten|til|la an|se|ri|na *f*: → *Gänsefingerkraut*

Po|ten|til|lae an|se|ri|nae her|ba *f*: Blätter und Blüten von Gänsefingerkraut*; Ⓔ *silverweed*

Po|ten|til|la e|rec|ta *f*: → *Tormentilla*

Po|tenz|holz *nt*: Bezeichnung für **Ptychopetalum olacoides**, **Ptychopetalum uncinatum** und **Muira puama**, Bäume aus der Familie der Olacaceae; verwendet werden Holz und Wurzeln [**Ptychopetali lignum**]; **Anw.**: traditionell zur Vorbeugung und Behandlung sexueller Funktionsstörungen, als Aphrodisiakum und Antirheumatikum; Ⓔ *potent wood*

Pri|mel *f*: *Syn: Schlüsselblume*; Bezeichnung für **Frühlingsschlüsselblume** [Primula veris] und **hohe Schlüsselblume** [Primula elatior], Pflanzen aus der Familie der Primelgewächse; verwendet werden die Blüten [**Primulae flos**] und Wurzeln [**Primulae radix**]; **Anw.**: traditionell als auswurfförderndes Mittel [v.a. bei Keuchhusten, Asthma bronchiale], harntreibendes Mittel [Diuretikum] sowie bei Gicht und Rheuma; in der Homöopathie bei Urtikaria und Ekzem; Ⓔ *primrose*

Pri|mu|lae ra|dix *f*: *s.u. Primel*; Ⓔ *primrose root*

Pru|ni spi|no|sae flos *m*: getrocknete Blütenblätter der Schlehe*; Ⓔ *blackthorn leaf*

Pru|ni spi|no|sae fruc|tus *m*: reife Früchte der Schlehe*; Ⓔ *sloe*

Pte|ro|car|pus san|ta|li|nus *m*: → *Sandelbaum, roter*

Pty|cho|pe|ta|li li|gnum *nt*: Holz und Wurzeln von Potenzholz*; Ⓔ *potent wood*

Pul|mo|na|ri|ae her|ba *f*: oberirdische Pflanzenteile von Lungenkraut*; Ⓔ *lungwort*

Pul|mo|na|ri|a ma|cu|lo|sa *f*: → *Lungenkraut*

Pul|mo|na|ri|a of|fi|ci|na|lis *f*: → *Lungenkraut*

Pul|sa|til|lae her|ba *f*: oberirdische Pflanzenteile der Küchenschelle*; Ⓔ *pasqueflower*

Pur|pur|son|nen|hut *m*: → *Echinacea purpurea*

Q

Quas|sia *f*: *Syn:* *Bitterholz*; Bezeichnung für **Surinam-Bitterholz** [Quassia amara] und **Jamaika-Bitterholz** [Picrasma excelsa], Bäume oder Sträucher aus der Familie der Bittereschengewächse; verwendet werden das getrocknete Holz [**Quassiae lignum**] und die getrocknete Rinde [**Quassiae cortex**]; **Anw.**: traditionell als Bittermittel, stärkendes Mittel [Tonikum], Wurmmittel [Anthelmintikum] und Insektizid; in der Homöopathie Zubereitungen aus dem getrockneten Holz bei Leberleiden und Fieber sowie als Magenmittel [Stomachikum] und Wurmmittel [Anthelmintikum]; Ⓔ *quassia*

Que|cke *f*: *Syn:* *Agropyron repens*; Kraut aus der Familie der Süßgräser; verwendet wird der getrocknete Wurzelstock [**Graminis rhizoma, Agropyri repentis rhizoma**]; **Anw.**: traditionell bei Nieren- und Blasenleiden [v.a. Nierensteine], Gicht, Rheuma und chronischen Hauterkrankungen; als Diätetikum bei Diabetes mellitus; in der Homöopathie bei Entzündungen der ableitenden Harnwege; Ⓔ *couch grass*

Quen|del *m*: *Syn:* *Feldthymian, Thymus serpyllum*; Pflanze aus der Familie der Lippenblütler; verwendet werden die während der Blüte gesammelten oberirdischen Pflanzenteile [**Quendelkraut**, Serpylli herba] und das durch Wasserdampfdestillation aus ihnen gewonnene ätherische **Quendelöl** [Serpylli aetheroleum]; **Anw.**: traditionell als Hustenmittel [Antitussivum], Magenmittel [Stomachikum], schweißtreibendes [Diaphoretikum] und auswurfförderndes Mittel [Expektorans]; innerlich bei Entzündungen der oberen Atemwege, äußerlich bei Rheuma und Juckreiz [Pruritus]; Ⓔ *wild thyme*

Quen|del|kraut *nt*: Serpylli herba; *s.u. Quendel*; Ⓔ *wild thyme*

Quen|del|öl *nt*: Serpylli aetheroleum; *s.u. Quendel*; Ⓔ *wild thyme oil*

Quer|cus cor|tex *m*: →*Eichenrinde*

Quil|la|jae cor|tex *m*: →*Quillajarinde*

Quil|la|ja|rin|de *f*: *Syn:* *Seifenrinde, Panamarinde, Quillajae cortex*; die von der Borke befreite Rinde von **Quillaja saponaria**, einem immergrünen Baum aus der Familie der Rosengewächse; **Anw.**: traditionell zur Herstellung von Haarwaschmitteln, Zahnreinigungsmitteln, Kopf- und Mundwässern; seltener bei Atemwegserkrankungen; Ⓔ *soapbark*

R

Ra|dix *f, pl* **-di|ces**: Wurzel; wird heute in der Pharmazie hinter den Pflanzennamen gestellt; bezeichnet Wurzeln, die als Droge* verwendet werden; Ⓔ *root*

Radix Althaeae: Althaeae radix; *s.u. Eibisch*; Ⓔ *marsh mallow root*

Radix Angelicae: Angelicae radix; *s.u. Angelika*; Ⓔ *angelica root*

Radix Armoraciae: Armoraciae rusticanae radix; *s.u. Meerrettich*; Ⓔ *horseradish root*

Radix Belladonnae: Belladonnae radix; *s.u. Atropa belladonna*; Ⓔ *belladonna root*

Radix Cichorii: Cichorii radix; *s.u. Wegwarte*; Ⓔ *chicory root*

Radix consolidae: Symphyti radix; *s.u. Beinwell*; Ⓔ *comfrey root*

Radix Echinaceae angustifoliae: Echinaceae angustifoliae radix; *s.u. Echinacea angustifolia*; Ⓔ *Echinacea angustifolia root*

Radix Echinaceae purpureae: Echinaceae purpureae radix; *s.u. Echinacea purpurea*; Ⓔ *Echinacea purpurea root*

Radix Eleutherococci: Eleutherococci radix; *s.u. Eleutherococcus senticosus*; Ⓔ *Eleutherococci radix*

Radix Ginseng: Ginseng radix; *s.u. Ginseng*; Ⓔ *ginseng root*

Radix Harpagophyti: Harpagophyti radix; *s.u. Teufelskralle, südafrikanische*; Ⓔ *grapple plant root*

Radix Ipecacuanhae: →*Ipecacuanha*

Radix Levistici: Levistici radix; *s.u. Liebstöckel*; Ⓔ *lovage root*

Radix Liquiritiae: Liquiritiae radix; *s.u. Süßholz*; Ⓔ *licorice root*

Radix Ononidis: Ononidis radix; *s.u. Hauhechel, dornige*; Ⓔ *restharrow root*

Radix Pimpinellae: Pimpinellae radix; *s.u. Bibernelle*; Ⓔ *Pimpinella root*

Radix Raphani: Raphani sativi radix; *s.u. Rettich*; Ⓔ *radish*

Radix Ratanhiae: Ratanhiae radix [Ratanhiawurzel*]; Ⓔ *rhatany*

Radix Rauwolfiae: Rauwolfiae radix; *s.u. Rauwolfia serpentina*; Ⓔ *rauwolfia root*

Radix Rhei: Rhei radix; *s.u. Rhabarber*; Ⓔ *rhubarb root*

Radix Saponariae rubrae: Saponariae rubrae radix; *s.u. Seifenkraut, gemeines*; Ⓔ *red soapwort root*

Radix Senegae: Senegae radix; *s.u. Senega*; Ⓔ *senega root*

Radix Symphyti: Symphyti radix; *s.u. Beinwell*; Ⓔ *comfrey root*

Radix Taraxaci: Taraxaci radix; *s.u. Löwenzahn*; Ⓔ *dandelion root*

Radix Urticae: Urticae radix; *s.u. Brennessel*; Ⓔ *nettle root*

Radix Uzarae: Uzarae radix; *s.u. Uzara*; Ⓔ *uzara root*

Radix Valerianae: Valerianae radix; *s.u. Baldrian*; Ⓔ *valerian root*

Rain|farn *m*: *Syn:* *Tanacetum vulgare, Chrysanthemum vulgare*; Pflanze aus der Familie der Korbblütler; verwendet werden die Blütenstände [**Tanaceti vulgaris flos**] und oberirdischen Pflanzenteile [**Tanaceti vulgaris herba**]; **Anw.**: traditionell als Wurmmittel [v.a. Madenwurm, Spulwurm] und bei Migräne, Meteorismus, Appetitmangel und Rheuma; Ⓔ *tansy*

Ra|pha|ni sa|ti|vi ra|dix *f*: Rettichwurzel; *s.u. Rettich*; Ⓔ *radish*

Ra|pha|nus sa|ti|vus *m*: →*Rettich*

Ra|tan|hi|ae ra|dix *f*: →*Ratanhiawurzel*

Ra|tan|hi|a|wur|zel *f*: *Syn:* *Ratanhiae radix*; Wurzel von **Krameria triandra**, einem Strauch aus der Familie der Krameriaceae; **Anw.**: lokal bei Entzündungen der Mund- und Rachenschleimhaut; Gurgelmittel; Ⓔ *rhatany*

Rau|te *f*: *Syn:* *Gartenraute, Weinraute, Ruta graveolens ssp. vulgaris*; Staude aus der Familie der Rautengewächse; verwendet werden die getrockneten Laubblätter [**Rutae folium**] und oberirdischen Pflanzenteile [**Rutae herba**]; **Anw.**: traditionell innerlich bei Menstruationsbeschwerden, Verdauungsbeschwerden und Appetitlosigkeit, als Abortivum sowie krampflösendes Mittel; in der Homöopathie bei stumpfen Verletzungen [Quetschung, Verstauchung], Krampfadern und venöser Insuffizienz; Ⓔ *rue*

Rau|vol|fia ser|pen|ti|na *f*: →*Rauwolfia serpentina*

Rau|wol|fi|ae ra|dix *f*: Rauwolfiawurzel; *s.u. Rauwolfia ser-*

pentina; Ⓔ *rauwolfia root*

Rau|wol|fia ser|pen|ti|na *f*: *Syn: Schlangenholz, Rauvolfia serpentina*; Pflanze aus der Familie der Apocynaceae; verwendet wird die **Rauwolfiawurzel** [Rauwolfiae radix]; **Anw.**: essentielle Hypertonie, psychomotorische Unruhe, Angst- und Spannungszustände; in der Homöopathie Verwendung bei Hypertonie; Ⓔ *Rauwolfia serpentina*

Re|si|na Po|do|phyl|li *f*: → *Podophyllin*

Ret|tich *m*: *Syn: Raphanus sativus*; Bezeichnung für **schwarzer Rettich** [Raphanus sativus var. niger] und **weißer Rettich** [Raphanus sativus ssp. niger var. albus], Pflanzen aus der Familie der Kreuzblütler; verwendet werden die frischen **Rettichwurzeln** [Raphani sativi radix]; **Anw.**: Cholagogum, Choleretikum, krampflösendes Mittel bei Verdauungsbeschwerden, Dyskinesien und Entzündungen der Gallenwege; traditionell bei Bronchitis, Gallenblasenbeschwerden, Verstopfung und Hämorrhoiden; in der Homöopathie bei Schlafstörungen, chronischer Diarrhö, Leberleiden und Meteorismus; Ⓔ *radish*

Ret|tich|wur|zel *f*: Raphani sativi radix; *s.u. Rettich*; Ⓔ *radish*

Rha|bar|ber *m*: Bezeichnung für **Medizinalrhabarber** [Rheum officinale], **Rheum palmatum** und andere Rheum-Arten; Stauden aus der Familie der Knöterichgewächse; verwendet werden die unterirdischen Pflanzenteile [**Rhei radix**]; **Anw.**: mildes Abführmittel bei habitueller Verstopfung; traditionell auch als Adstringens und Magenmittel [Stomachikum]; in der Homöopathie bei Durchfall; Ⓔ *rhubarb*

Rham|ni ca|thar|ti|ci fruc|tus *m*: Beeren des Kreuzdorns*; Ⓔ *purging buckthorn berry*

Rham|nus ca|thar|ti|cus *m*: → *Kreuzdorn*

Rham|nus fran|gu|la *m*: → *Faulbaum*

Rhe|i ra|dix *f*: unterirdische Pflanzenteile von Rhabarber*; Ⓔ *rhubarb root*

Rhi|zo|ma *nt*: *Syn: Rhizom*; Wurzelstock einer Pflanze mit Speicherfunktion; wird heute in der Pharmazie hinter den Pflanzennamen gestellt; Ⓔ *rhizome*

Rhizoma Asparagi: Asparagi rhizoma; *s.u. Spargel*; Ⓔ *asparagus root*

Rhizoma Calami: Calami rhizoma; *s.u. Kalmus*; Ⓔ *calamus*

Rhizoma Cimicifugae: Cimicifugae racemosae rhizoma; *s.u. Traubensilberkerze*; Ⓔ *black cohosh root*

Rhizoma Curcumae domesticae: Curcumae domesticae rhizoma; *s.u. Gelbwurz*; Ⓔ *turmeric root*

Rhizoma Curcumae xanthorrhizae: Curcumae xanthorrhizae rhizoma; *s.u. javanische Gelbwurz*; Ⓔ *Javanese Turmeric root*

Rhizoma Galangae: Galangae rhizoma; *s.u. Galgant*; Ⓔ *galingale root*

Rhizoma Gelsemii: Gelsemii rhizoma; *s.u. Jasmin, falscher*; Ⓔ *yellow jasmine root*

Rhizoma Graminis: Graminis rhizoma; *s.u. Quecke*; Ⓔ *couch grass root*

Rhizoma Piperis methystici: Piperis methystici rhizoma [Kava-Kava*]; Ⓔ *kava*

Rhizoma Rusci aculeati: Rusci aculeati rhizoma; *s.u. Mäusedorn*; Ⓔ *butcher's-broom rhizome*

Rhizoma Scopoliae carniolicae: Scopoliae carniolicae rhizoma; *s.u. Glockenbilsenkraut*; Ⓔ *scopolia rhizome*

Rhizoma Tormentillae: Tormentillae rhizoma; *s.u. Tormentilla*; Ⓔ *tormentil root*

Rhizoma Zingiberis: Zingiberis rhizoma; *s.u. Ingwer*; Ⓔ *ginger root*

Rho|do|den|dri fer|ru|gi|ne|i fo|li|um *nt*: Laubblätter der Alpenrose*; Ⓔ *Rusty-leaved Rhododendron leaves*

Rho|do|den|dron fer|ru|gi|ne|um *nt*: → *Alpenrose*

Ri|bes ni|grum *nt*: → *Johannisbeere, schwarze*

Ri|bes ru|brum *nt*: → *Johannisbeere, rote*

Ri|bis ni|gri fo|li|um *nt*: getrocknete Blätter der schwarzen Johannisbeere*; Ⓔ *black currant leaf*

Ri|bis ni|gri fruc|tus *m*: schwarze Johannisbeeren*; Ⓔ *black currant*

Ri|bis ru|bri fruc|tus *m*: rote Johannisbeeren*; Ⓔ *red currant*

Ri|ci|ni o|le|um *nt*: → *Rizinusöl*

Rin|gel|blu|me *f*: → *Calendula (officinalis)*

Rit|ter|sporn *m*: *Syn: Delphinium consolida*; Pflanze aus der Familie der Hahnenfußgewächse; verwendet werden die getrockneten Blüten [**Delphinii flos, Calcatrippae flos**]; **Anw.**: traditionell als harntreibendes Mittel [Diuretikum], appetitanregendes Mittel und Wurmmittel [Anthelmintikum]; Ⓔ *larkspur*

Ri|zi|nus|öl *nt*: *Syn: Ricini oleum, Christuspalmöl*; aus den geschälten Samen der **Christuspalme** [Ricinus communis] gewonnenes Öl; **Anw.**: Abführmittel; Ⓔ *castor oil*

Ro|sae pseu|do|fruc|tus *m*: Hagebuttenschalen; *s.u. Hagebutte*; Ⓔ *rose hip peel*

Ro|sae pseu|do|fruc|tus cum fruc|ti|bus *m*: *Syn: Cynosbati fructus, Hagebutten*; Scheinfrüchte der Hagebutte*; Ⓔ *rose hip and seed*

Ros|ma|rin *m*: *Syn: Rosmarinus officinalis*; in Europa und Nordamerika heimische Pflanze aus der Familie der Lippenblütler; verwendet werden **Rosmarinblätter** [Rosmarini folium] und das aus den Blättern und Stengeln gewonnene **Rosmarinöl** [Rosmarini aetheroleum]; **Anw.**: die Blätter traditionell als harntreibendes Mittel [Diuretikum], Antiseptikum, Aromatikum, bei Störungen des Magen-Darm-Traktes und Nervensystems; das Öl innerlich als Mittel gegen Blähungen [Karminativum] und Choleretikum, äußerlich für schmerzstillende und hautreizende Einreibungen; früher auch als Potenzmittel; Ⓔ *rosemary*

Ros|ma|ri|ni ae|the|ro|le|um *pl*: Rosmarinöl; *s.u. Rosmarin*; Ⓔ *rosemary oil*

Ros|ma|ri|ni fo|li|um *pl*: Rosmarinblätter; *s.u. Rosmarin*; Ⓔ *rosemary leaf*

Ros|ma|ri|nus of|fi|ci|na|lis *m*: → *Rosmarin*

Ross|kas|ta|nie *f*: *Syn: Aesculus hippocastanum*; Baum aus der Familie der Rosskastaniengewächse; verwendet werden die Samen [**Rosskastanien, Hippocastani semen**]; **Anw.**: innerlich und äußerlich bei krampfartigen Menstruationsbeschwerden, chronischer Veneninsuffizienz, Ulcus cruris, Ödemen und Hämorrhoiden; in der Homöopathie bei chronischer Veneninsuffizienz und Magen-Darm-Störungen; Ⓔ *horse chestnut*

Rot|öl *nt*: Johanniskrautöl; *s.u. Johanniskraut*; Ⓔ *red oil*

Ru|bi|ae tinc|to|rum ra|dix *f*: Wurzel von Krapp*; Ⓔ *madder root*

Ru|bi|a tinc|to|rum *f*: → *Krapp*

Ru|bi fru|ti|co|si fo|li|um *nt*: Blätter der Brombeere*; Ⓔ *blackberry leaf*

Ru|bi fru|ti|co|si fruc|tus *m*: *s.u. Brombeere*; Ⓔ *blackberry*

Ru|bi fru|ti|co|si ra|dix *f*: *s.u. Brombeere*; Ⓔ *blackberry root*

Ru|bi i|dae|i fo|li|um *nt*: *s.u. Himbeere*; Ⓔ *raspberry leaf*

Ru|bi i|dae|i fruc|tus *m*: Himbeeren; *s.u. Himbeere*; Ⓔ *raspberry*

Ru|bus fru|ti|co|sus *m*: → *Brombeere*

Ru|bus i|dae|us *m*: → *Himbeere*

Ruhr|kraut *nt*: → *Strohblume*

Rus|ci a|cu|le|a|ti rhi|zo|ma *nt*: Wurzelstock von Mäusedorn*; Ⓔ *butcher's-broom rhizome*

Rus|cus a|cu|le|a|tus *m*: → *Mäusedorn*

Ru|tae fo|li|um *nt*: getrocknete Laubblätter der Raute*; Ⓔ *rue leaf*

Ru|tae her|ba *f*: getrocknete oberirdische Pflanzenteile der Raute*; Ⓔ *rue*

S

Sa|bal fruc|tus *m*: Sägepalmenfrüchte; *s.u. Sabal serrulata*; Ⓔ *sabal palm berry*
Sa|bal ser|ru|la|ta *f*: *Syn: Zwergsägepalme, Serenoa repens*; Pflanze aus der Familie der Palmengewächse; verwendet werden die **Sägepalmenfrüchte** [Sabal fructus]; **Anw.**: Miktionsbeschwerden bei benigner Prostatahyperplasie; Ⓔ *saw palmetto*
Sa|fran *m*: *Syn: Krokus, Crocus sativus*; Pflanze aus der Familie der Schwertliliengewächse; verwendet werden die Narbenschenkel [**Croci stigma**]; **Anw.**: traditionell bei Krämpfen, Asthma bronchiale, als Magenmittel [Stomachikum] und Gewürz; in der Homöopathie bei Menstruationsbeschwerden und Hysterie; Ⓔ *saffron*
Sä|ge|pal|men|früch|te *pl*: Sabal fructus; *s.u. Sabal serrulata*; Ⓔ *sabal*
Sal|bei *m*: *Syn: echter dalmatinischer Salbei, Salvia officinalis*; Pflanze aus der Familie der Lippenblütler; verwendet werden die Laubblätter [**Salviae folium**] und das aus ihnen gewonnene ätherische Öl [**Salviae aetheroleum**]; **Anw.**: Entzündungen der Mund- und Rachenschleimhaut, Verdauungsbeschwerden, Hyperhidrose; in der Homöopathie bei starkem Nachtschweiß; Ⓔ *sage*
dreilappiger griechischer Salbei: *Syn: Salvia triloba*; Pflanze aus der Familie der Lippenblütler; verwendet werden die Laubblätter [**Salviae trilobae folium**]; **Anw.**: Entzündungen der Mund- und Rachenschleimhaut; Ⓔ *Greek sage*
Sa|lix *f*: → *Weide*
Sal|vi|ae ae|the|ro|le|um *nt*: ätherisches Öl des Salbeis*; Ⓔ *sage oil*
Sal|vi|ae fo|li|um *nt*: Laubblätter von Salbei*; Ⓔ *sage leaf*
Sal|vi|ae tri|lo|bae fo|li|um *nt*: Blätter von dreilappigem griechischem Salbei*; Ⓔ *Greek sage leaf*
Sal|vi|a of|fi|ci|na|lis *f*: → *Salbei*
Sam|bu|ci flos *m*: Blüten des schwarzen Holunders*; Ⓔ *elderflower*
Sam|bu|cus ni|gra *f*: → *Holunder, schwarzer*
San|del|baum, ro|ter *m*: *Syn: Pterocarpus santalinus*; Baum aus der Familie der Schmetterlingsblütler; verwendet wird das Kernholz [**Santali lignum rubrum**]; **Anw.**: traditionell als Schmerzmittel bei Kopfschmerzen und Magen-Darm-Beschwerden, harntreibendes Mittel [Diuretikum] und Adstringens; Ⓔ *red sandalwood*
San|del|baum, wei|ßer *m*: *Syn: Santalum album*; Baum aus der Familie der Santalaceae; verwendet werden das Kernholz [**Santali albi lignum**] sowie das durch Wasserdampfdestillation aus ihm gewonnene ätherische Öl [**Santali albi aetheroleum**]; **Anw.**: krampflösendes Antiseptikum [v.a. bei Harnwegsinfekten], Magenmittel [Stomachikum]; Ⓔ *white sandalwood*
Sand|ried|gras *nt*: *Syn: Carex arenaria*; Pflanze aus der Familie der Riedgräser; verwendet wird der im Frühjahr gesammelte und getrocknete Wurzelstock [**Caricis rhizoma**]; **Anw.**: traditionell bei Gicht, Rheuma, Arthritis und Hauterkrankungen sowie als harn- und schweißtreibendes Mittel; Ⓔ *sand sedge*
Sa|ni|cu|lae her|ba *f*: oberirdische Pflanzenteile von Sanikel*; Ⓔ *sanicle herb*
Sa|ni|cu|la eu|ro|pae|a *f*: → *Sanikel*
Sa|ni|kel *f*: *Syn: Sanicula europaea*; Pflanze aus der Familie der Doldengewächse; verwendet werden die während der Blüte gesammelten oberirdischen Pflanzenteile [**Saniculae herba**]; **Anw.**: traditionell bei Atemwegsentzündungen [v.a. Bronchitis], Hauterkrankungen und Magengeschwür; Ⓔ *sanicle*
San|ta|li al|bi ae|the|ro|le|um *nt*: ätherisches Öl aus dem Kernholz des weißen Sandelbaums*; Ⓔ *sandalwood oil*
San|ta|lum al|bum *nt*: → *Sandelbaum, weißer*
Sa|po|na|ri|ae ru|brae ra|dix *f*: rote Seifenwurzel; *s.u. Seifenkraut, gemeines*; Ⓔ *red soapwort root*
Sa|po|na|ri|a of|fi|ci|na|lis *f*: → *Seifenkraut, gemeines*
Sa|ro|tham|nus sco|pa|ri|us *m*: → *Besenginster*
Sar|sa|pa|ril|lae ra|dix *f*: *s.u. Sarsaparille*; Ⓔ *sarsaparilla root*
Sar|sa|pa|ril|le *f*: *Syn: Smilax*; Bezeichnung für **Smilax aristolochiaefolii, Smilax regelii, Smilax febrifuga, Smilax utilis** und andere Smilax-Arten aus der Familie der Smilacaceae; verwendet werden die getrockneten Wurzeln [**Sarsaparillae radix**]; **Anw.**: traditionell bei Syphilis, chronischen Hautleiden [Psoriasis] sowie als harntreibendes [Diuretikum] und schweißtreibendes Mittel [Diaphoretikum]; in der Homöopathie bei Exanthemen mit Juckreiz, Nierenerkrankungen, Muskel- und Gelenkrheumatismus; Ⓔ *sarsaparilla*
Sas|sa|fras (al|bi|dum) *nt*: Baum aus der Familie der Lorbeergewächse [Lauraceae]; verwendet werden das Wurzelholz [**Sassafras lignum**] und die getrocknete Wurzelrinde [**Sassafrasrinde, Sassafras radicis cortex**]; **Anw.**: traditionell als harntreibendes Mittel [Diuretikum] und zur Blutreinigung; auch bei Hautleiden, rheumatischen Erkrankungen und Gicht; Ⓔ *sassafras*
Schach|tel|halm *m*: *Syn: Equisetum arvense*; Pflanze aus der Familie der Schachtelhalmgewächse; verwendet werden die getrockneten Sprossen [**Equiseti herba**]; **Anw.**: als harntreibendes Mittel [Diuretikum] bei Ödemen, Erkrankungen der Harnwege und Nierensteinen; traditionell auch bei Haarausfall, rheumatischen Erkrankungen, Gicht und Geschwüren; in der Homöopathie bei Nieren- und Harnwegserkrankungen; Ⓔ *horsetail*
Schaf|gar|be *f*: *Syn: Achillea millefolium*; Pflanze aus der Familie der Korbblütler; verwendet werden Blütenstand [**Millefolii flos**] und Kraut [**Millefolii herba**]; **Anw.**: traditionell bei Appetitlosigkeit, Verdauungsbeschwerden, Leber-Galle-Leiden, Blasen- und Nierenerkrankungen, Menstruationsstörungen, Durchfall, Fieber und Schmerzen; in der Homöopathie bei Blutungen, Krampfadern und Krämpfen; Ⓔ *yarrow*
Schlaf|mohn *m*: → *Mohn*
Schlan|gen|holz *nt*: → *Rauwolfia serpentina*
Schleh|dorn *m*: → *Schlehe*
Schle|he *f*: *Syn: Schlehdorn*; Strauch aus der Familie der Rosengewächse; verwendet werden die getrockneten Blütenblätter [**Pruni spinosae flos**] und die reifen Früchte [**Pruni spinosae fructus**]; **Anw.**: die Blütenblätter traditionell als Abführmittel und bei Magen-Darm-Beschwerden, Nieren- und Blasenleiden, Erkältungskrankheiten sowie äußerlich bei Exanthemen; der Fruchtsaft als Gurgelmittel bei Mund-, Rachen- und Zahnfleischentzündungen; **Schlehensirup** oder -**wein** als harntreibendes Mittel [Diuretikum]; in der Homöopathie bei leichter Herzinsuffizienz und Ödemen; Ⓔ *blackthorn*
Schlüs|sel|blu|me *f*: → *Primel*
Schnee|ball, a|me|ri|ka|ni|scher *m*: *Syn: Viburnum prunifolium*; Strauch aus der Familie der Geißblattgewächse; verwendet wird die getrocknete Rinde von Stamm und Zweigen [**Viburni prunifolii cortex**]; **Anw.**: traditionell bei Menstruationsbeschwerden [Dys-, Amenorrhoe] und klimakterischen Beschwerden; auch als Verhütungsmittel; Ⓔ *American snowball*
Schnee|ball, ge|mei|ner *m*: *Syn: Viburnum opulus*; Strauch aus der Familie der Geißblattgewächse; verwendet wird die getrocknete Rinde von Stamm und Zweigen [**Viburni opuli cortex**]; **Anw.**: traditionell bei Abdominal- und Menstruationsbeschwerden; in der Homöo-

pathie bei Menstruationsbeschwerden; Ⓔ *snowball*

Schöll|kraut *nt*: *Syn: Chelidonium majus*; Pflanze aus der Familie der Mohngewächse; verwendet werden die oberirdischen Pflanzenteile [**Chelidonii herba**]; **Anw.**: innerlich bei Krämpfen der Gallenwege und des oberen Magen-Darm-Traktes, Gicht und Rheuma; in der Homöopathie bei Leber- und Gallenleiden; Ⓔ *celandine*

Schwamm|gur|ke *f*: *Syn: Schwammkürbis, Luffa, Luffa aegyptiaca, Luffa cylindrica, Momordica cylindrica*; Kletterpflanze aus der Familie der Kürbisgewächse; werden die gurkenartigen Früchte getrocknet, erhält man den sog. **Luffaschwamm**, der v.a. zur Hautreinigung und als Badeschwamm verwendet wird; Ⓔ *sponge gourd*

Schwamm|kür|bis *m*: → *Schwammgurke*

Schwert|li|lie *f*: Bezeichnung für **Iris germanica**, **Iris pallida** und **Iris florentina**, Stauden aus der Familie der Schwertliliengewächse; verwendet wird der geschälte und getrocknete Wurzelstock, der als **Iriswurzel** [Schwertlilienwurzelstock, Veilchenwurzel, Iridis rhizoma] bezeichnet wird; **Anw.**: traditionell als auswurfförderndes Mittel [Expektorans] und Mucilaginosum bei Erkältungskrankheiten, Bronchitis, Asthma bronchiale sowie zur Anregung der Nierentätigkeit; Ⓔ *iris*

Schwert|li|li|en|wur|zel|stock *m*: Veilchenwurzel, Iriswurzel, Iridis rhizoma; *s.u. Schwertlilie*; Ⓔ *iris root*

Scil|la ma|ri|ti|ma *f*: → *Meerzwiebel*

Sco|po|li|a car|ni|o|li|ca *f*: → *Glockenbilsenkraut*

Sco|po|li|ae car|ni|o|li|cae fo|li|um *nt*: getrocknete Blätter von Glockenbilsenkraut*; Ⓔ *scopolia leaf*

Sco|po|li|ae car|ni|o|li|cae rhi|zo|ma *nt*: Wurzelstock von Glockenbilsenkraut*; Ⓔ *scopolia rhizome*

Sei|fen|kraut, ge|mei|nes *nt*: *Syn: Saponaria officinalis*; Pflanze aus der Familie der Nelkengewächse; verwendet wird die **rote Seifenwurzel** [Saponariae rubrae radix], die aus Wurzel, Wurzelstock und Ausläufern besteht; **Anw.**: traditionell als auswurfförderndes Mittel [Expektorans], bei chronischen Hautkrankheiten und Rheuma; Ⓔ *soapwort*

Sei|fen|rin|de *f*: → *Quillajarinde*

Sei|fen|wur|zel, ro|te *f*: Saponariae rubrae radix; *s.u. Seifenkraut, gemeines*; Ⓔ *red soaproot*

Sei|fen|wur|zel, wei|ße *f*: Gypsophilae radix; *s.u. Gipskraut*; Ⓔ *white soaproot*

Se|le|ni|ce|re|i gran|di|flo|ri her|ba *f*: *s.u. Königin der Nacht*; Ⓔ *queen of the night*

Se|le|ni|ce|re|us gran|di|flo|rus *m*: → *Königin der Nacht*

Sel|le|rie *m*: *Syn: Apium graveolens*; Pflanze aus der Familie der Doldengewächse; verwendet werden der frische Presssaft, Wurzeln [**Apii radix**], oberirdische Pflanzenteile [**Apii herba**], Früchte [**Apii fructus**] und ätherisches Öl [**Sellerieöl, Apii aetheroleum**]; **Anw.**: traditionell als harntreibendes Mittel [Diuretikum] und zur Blutreinigung; auch bei Gicht, Rheuma, nervöser Unruhe, Appetitlosigkeit und Erschöpfung; Ⓔ *celery*

Se|men *nt*: Samen; in der Pharmazie heute hinter den Pflanzennamen gestellt; bezeichnet Samen, die als Droge* verwendet werden; Ⓔ *semen*

Semen Colae: Colae semen; *s.u. Kola*; Ⓔ *cola nut*

Semen Cucurbitae: Cucurbitae peponis semen; *s.u. Kürbissamen*; Ⓔ *pumpkin seed*

Semen Foenugraeci: Foenugraeci semen; *s.u. Bockshornklee*; Ⓔ *fenugreek seed*

Semen Hippocastani: Hippocastani semen; *s.u. Rosskastanie*; Ⓔ *horse chestnut*

Semen Lini: Lini semen; *s.u. Leinsamen*; Ⓔ *linseed*

Semen Plantaginis ovatae: Plantaginis ovatae semen; *s.u. indische Flohsamen*; Ⓔ *Indian fleawort seed*

Semen Psyllii: Psyllii semen; *s.u. Flohsamen*; Ⓔ *fleawort seed*

Semen Sinapis albae: Sinapis albae semen; *s.u. Senfsamen, weiße*; Ⓔ *white mustard seed*

Semen Sinapis nigrae: Sinapis nigrae semen; *s.u. Senfmehl*; Ⓔ *black mustard seed*

Se|ne|cio fuch|sii *m*: → *Fuchskreuzkraut*

Se|ne|cio ja|co|bae|a *m*: → *Jakobskreuzkraut*

Se|ne|cio ne|mo|ren|sis ssp. fuchsii *m*: → *Fuchskreuzkraut*

Se|ne|ci|o|nis her|ba *f*: *s.u. Fuchskreuzkraut*; Ⓔ *Senecio herb*

Se|ne|ci|o|nis ja|co|bae|ae her|ba *f*: *s.u. Jakobskreuzkraut*; Ⓔ *tansy ragwort*

Se|ne|ci|o|nis vul|ga|ris her|ba *f*: *s.u. Kreuzkraut*; Ⓔ *groundsel*

Se|ne|cio o|va|tus *m*: → *Fuchskreuzkraut*

Se|ne|cio vul|ga|ris *m*: → *Kreuzkraut*

Se|ne|ga *f*: *Syn: Polygala senega*; Pflanze aus der Familie der Kreuzblumengewächse; verwendet werden die getrockneten Wurzeln mit Wurzelkopf [**Polygalae radix, Senegae radix**]; **Anw.**: traditionell bei Entzündungen der oberen Atemwege, v.a. chronischer Bronchitis mit zähem Auswurf; in der Homöopathie bei Entzündungen der oberen Atemwege, chronischer Bronchitis, Reizhusten und Asthma bronchiale; Ⓔ *senega*

Se|ne|gae ra|dix *f*: *s.u. Senega*; Ⓔ *senega root*

Senf|mehl *nt*: wird durch Mahlen von entölten **schwarzen Senfsamen** [Sinapis nigrae semen] von schwarzem Senf [Brassica nigra], einer Pflanze aus der Familie der Kreuzblütler hergestellt; **Anw.**: als starkes Hautreizmittel [Senfwickel, Senfbad]; Ⓔ *mustard flour*

Senf|sa|men, wei|ße *pl*: *Syn: Sinapis albae semen*; die Samen von weißem Senf [Sinapis alba] einer Pflanze aus der Familie der Kreuzblütler; **Anw.**: traditionell äußerlich [Breiumschläge, Senfwickel] bei Erkrankungen der Atemwege und Rheuma; innerlich bei Verdauungsstörungen; Gewürz; in der Homöopathie bei Verdauungsstörungen; Ⓔ *white mustard seed*

Sen|nae fo|li|um *nt*: → *Sennesblätter*

Sen|nes|blät|ter *pl*: *Syn: Sennae folium*; die getrockneten Fiederblättchen verschiedener Cassia-Arten, wie z.B. **Cassia senna** [Alexandriner-Senna, Khartum-Senna] oder **Cassia angustifolia** [Tinnevelly-Senna]; Pflanzen aus der Familie der Caesalpiniaceae; **Anw.**: bei habitueller Verstopfung oder zur Erleichterung des Stuhlgangs bei z.B. Analfissuren oder Hämorrhoiden; Ⓔ *senna*

Se|re|no|a re|pens *f*: → *Sabal serrulata*

Ser|pyl|li ae|the|ro|le|um *nt*: *Syn: Quendelöl*; ätherisches Öl von Quendel*; Ⓔ *wild thyme oil*

Ser|pyl|li her|ba *f*: Quendelkraut; *s.u. Quendel*; Ⓔ *wild thyme*

Si|ly|bum ma|ri|a|num *nt*: → *Mariendistel*

Si|na|pis al|bae se|men *nt*: → *Senfsamen, weiße*

Smi|lax *f*: → *Sarsaparille*

Sol|ja *f*: *Syn: Glycine max, Soja hispida*; Kraut aus der Familie der Schmetterlingsblütler; verwendet wird das aus den **Sojabohnen** gewonnene **Sojalecithin** [Lecithinum ex soja]; **Anw.**: Fettstoffwechselstörungen, v.a. Hypercholesterinämie; traditionell auch bei Konzentrationsmangel, Gehirn- und Nervenerkrankungen, Altersbeschwerden, Leber- und Gallenleiden; Ⓔ *soybean*

So|la|num *nt*: *Syn: Nachtschatten*; größte Gattung der Nachtschattengewächse; enthält u.a. **Kartoffel** [Solanum tuberosum], **Aubergine** [Solanum melongena] und **Bittersüß*** [Solanum dulcamara]; alle Nachtschatten enthalten sog. **Solanum-Alkaloide**, die z.T. sehr giftig sind [Solanin]; Ⓔ *Solanum*

So|la|num dul|ca|ma|ra *nt*: → *Bittersüß*

So|li|da|gi|nis her|ba *f*: oberirdische Teile verschiedener Solidago-Arten; *s.u. Goldrute*; Ⓔ *goldenrod*

So|li|da|gi|nis vir|gau|re|ae her|ba *f*: oberirdische Teile von

Solidago virgaurea; *s.u. Goldrute*; Ⓔ *goldenrod*

Son|nen|hut *m*: →*Echinacea*

Son|nen|tau *m*: *Syn: Drosera rotundifolia*; Pflanze aus der Familie der Sonnentaugewächse; verwendet werden heute ober- und unterirdische Pflanzenteile [**Droserae herba**] des **afrikanischen Sonnentaus** [Drosera ramentacea]; **Anw.**: traditionell bei Reiz- und Krampfhusten, Keuchhusten, Asthma bronchiale und auch bei Tuberkulose; äußerlich zur Beseitigung von Warzen und Sommersprossen; in der Homöopathie bei Krampfhusten und Heiserkeit; Ⓔ *sundew*

Sor|bi au|cu|pa|ri|ae fruc|tus *m*: Früchte der Eberesche*; Ⓔ *rowan*

Sor|bus au|cu|pa|ri|a *f*: →*Eberesche*

Spar|gel *m*: *Syn: Asparagus officinalis*; Pflanze aus der Familie der Asparagaceae; verwendet werden Wurzelstock [**Asparagi rhizoma**] und oberirdische Pflanzenteile [**Asparagi herba**]; **Anw.**: traditionell als harntreibendes Mittel [Diuretikum], bei Entzündungen der ableitenden Harnwege, Ödemen, Arthritis, Rheuma, Gicht, Leber- und Milzleiden; in der Homöopathie bei Nierensteinen und Herzinsuffizienz; Ⓔ *asparagus*

Spi|na|ci|ae fo|li|um *nt*: *s.u. Spinat*; Ⓔ *spinach leaf*

Spi|na|ci|a o|le|ra|ce|a *f*: →*Spinat*

Spi|nat *m*: *Syn: Spinacia oleracea*; Pflanze aus der Familie der Gänsefußgewächse; verwendet werden die Blätter [**Spinaciae folium**], die u.a. Eisen und die Vitamine A, B und C enthalten; **Anw.**: traditionell bei Magen-Darm-Beschwerden, Anämie, Wachstumsstörungen und zur Appetitanregung; Ⓔ *spinach*

Spi|rae|ae flos *m*: getrocknete Blüten von Mädesüß*; Ⓔ *flower tops of meadowsweet*

Spi|rae|ae her|ba *f*: oberirdische Pflanzenteile von Mädesüß*; Ⓔ *meadowsweet*

Spi|rae|a ul|ma|ri|a *f*: →*Mädesüß*

Spitz|we|ge|rich *m*: *Syn: Plantago lanceolata*; Pflanze aus der Familie der Wegerichgewächse; verwendet werden das während der Blüte gesammelte Kraut [**Plantaginis lanceolatae herba**] und die Blattspreiten [**Plantaginis lanceolatae folium**]; **Anw.**: traditionell bei Entzündungen der Atemwege und der Mund- und Rachenschleimhaut, Magenkrämpfen, Durchfall und Leberleiden; ebenfalls als harntreibendes Mittel [Diuretikum] und Hämostyptikum [frischer Presssaft]; in der Homöopathie bei Hauterkrankungen und Zahn- und Ohrenschmerzen; Ⓔ *English plantain*

Stech|ap|fel, wei|ßer *m*: *Syn: Datura stramonium*; Pflanze aus der Familie der Nachtschattengewächse; verwendet werden die Blätter [**Stramonii folium**] und Samen [**Stramonii semen**]; **Anw.**: traditionell als krampflösendes Mittel [Spasmolytikum], v.a. bei Asthma bronchiale und Keuchhusten, seltener auch als Expektorans; in der Homöopathie bei manischen Psychosen und Schlafstörungen bei Kindern; Ⓔ *jimson weed*

Stein|klee *m*: Bezeichnung für **Melilotus officinalis** und **Melilotus altissimus**, Pflanzen aus der Familie der Schmetterlingsblütler; verwendet werden die Blätter und blühenden Zweige [**Meliloti herba**]; **Anw.**: innerlich bei chronischer Veneninsuffizienz, Thrombophlebitis, postthrombotischem Syndrom und Hämorrhoiden; traditionell auch als Antispasmodikum und Mittel gegen Blähungen [Karminativum]; äußerlich bei Prellungen, Verstauchungen, oberflächlichen Hämatomen, Geschwüren und Rheuma; in der Homöopathie bei Migräne; Ⓔ *melilot*

Stern|a|nis *nt*: *Syn: Illicium verum, Illicium stellatum*; Baum aus der Familie der Illiciaceae; verwendet werden die getrockneten Früchte [**Anisi stellati fructus**] und das daraus gewonnene ätherische Öl [**Anisi stellati aetheroleum**]; **Anw.**: traditionell bei Atemwegsentzündungen, Verdauungsbeschwerden und Erkrankungen des Magen-Darm-Traktes; Ⓔ *star anise*

Stief|müt|ter|chen *nt*: *Syn: Viola tricolor*; Pflanze aus der Familie der Veilchengewächse; verwendet werden die während der Blüte gesammelten und getrockneten oberirdischen Pflanzenteile [**Violae tricoloris herba**]; **Anw.**: äußerlich bei seborrhoischen Hauterkrankungen, Ekzem [auch Milchschorf], Impetigo, Akne und Juckreiz; traditionell auch bei Atemwegsentzündungen, Keuchhusten, Pharyngitis, Rheuma, Gicht, Verstopfung und zur Blutreinigung; in der Homöopathie bei Ekzem und Harnwegsentzündungen; Ⓔ *pansy*

Stock|mal|ve *f*: *Syn: Alcea rosea, Althaea rosea*; Pflanze aus der Familie der Malvengewächse; verwendet werden die getrockneten Blüten von Alcea rosea var. nigra [**Alceae flos, Malvae arboreae flos**]; **Anw.**: traditionell bei Entzündungen der Atem- und Harnwege und im Magen-Darm-Trakt; auch bei Menstruationsbeschwerden und äußerlich bei Entzündungen und Geschwüren; Ⓔ *hollyhock*

Stoe|cha|dos flos *m*: getrocknete Blütenstände der Strohblume*; Ⓔ *strawflower florets*

Stra|mo|nii fo|li|um *nt*: Blätter des weißen Stechapfels*; Ⓔ *jimson weed leaf*

Stroh|blu|me *f*: *Syn: gelbes Katzenpfötchen, Ruhrkraut, Helichrysum arenarium*; Pflanze aus der Familie der Korbblütler; verwendet werden die getrockneten Blütenstände [**Helichrysi flos, Stoechados flos**]; **Anw.**: Verdauungsbeschwerden, Gelbsucht und Gallenblasenleiden, Durchfallerkrankungen, harntreibendes Mittel [Diuretikum]; Ⓔ *strawflower*

Strychnos nux-vomica *f*: →*Brechnuss*

Sum|mi|ta|tes Thu|jae *pl*: Lebenskraut, Thujae occidentalis herba, Lebensbaumspitzen; *s.u. Thuja (occidentalis)*; Ⓔ *thuja buds*

Sumpf|porst *m*: *Syn: Porst, Ledum palustre*; immergrüner Strauch aus der Familie der Heidekrautgewächse; verwendet wird das blühende Kraut [**Ledi palustri herba**]; **Anw.**: traditionell als harntreibendes [Diuretikum], schweißtreibendes [Diaphoretikum], auswurfförderndes Mittel [Expektorans], Brechmittel [Emetikum] und Hustenmittel [Antitussivum]; in der Homöopathie bei Rheuma, Gicht und Hexenschuss; Ⓔ *marsh tea*

Süß|holz *nt*: *Syn: Glycyrrhiza glabra*; Strauch aus der Familie der Schmetterlingsblütler; verwendet werden Wurzel und Ausläufer [**Liquiritiae radix**]; **Anw.**: als auswurfförderndes Mittel [Expektorans] und Geschmackskorrigens; bei Magengeschwür; Herstellung von Lakritze; Ⓔ *licorice*

Sym|phy|ti fo|li|um *nt*: Blätter von Beinwell*; Ⓔ *comfrey leaf*

Sym|phy|ti her|ba *f*: Kraut von Beinwell*; Ⓔ *comfrey herb*

Sym|phy|ti ra|dix *f*: Wurzel von Beinwell*; Ⓔ *comfrey root*

Sym|phy|tum of|fi|ci|na|le *nt*: →*Beinwell*

Sy|zy|gi|um cu|mi|ni|i *nt*: →*Jambulbaum*

Sy|zy|gi|um jam|bo|la|na *nt*: →*Jambulbaum*

T

Tai|ga|wur|zel *f*: *Syn: Eleutherococci radix*; Wurzel von Eleutherococcus* senticosus; Ⓔ *Siberian ginseng root*

Ta|na|ce|ti vul|ga|ris flos *m*: Blütenstände von Rainfarn*; Ⓔ *tansy flower*

Ta|na|ce|ti vul|ga|ris her|ba *f*: oberirdische Pflanzenteile von Rainfarn*; Ⓔ *tansy*

Ta|na|ce|tum vul|ga|re *nt*: →*Rainfarn*

Ta|ra|xa|ci her|ba *f*: oberirdische Pflanzenteile von Löwenzahn*; Ⓔ *dandelion herb*
Ta|ra|xa|ci ra|dix *f*: Wurzel des Löwenzahns*; Ⓔ *dandelion root*
Ta|ra|xa|ci ra|dix cum her|ba *f*: *s.u. Löwenzahn*; Ⓔ *dandelion root with herb*
Ta|ra|xa|cum of|fi|ci|na|le *nt*: →*Löwenzahn*
Taub|nes|sel, wei|ße *f*: ***Syn:*** *Lamium album*; Kraut aus der Familie der Lippenblütler; verwendet werden die getrockneten Kronblätter mit anhaftenden Staubblättern [**Lamii albi flos**] und die während der Blüte gesammelten und getrockneten oberirdischen Pflanzenteile [**Lamii albi herba**]; **Anw.**: traditionell bei Entzündungen der Mund- und Rachenschleimhaut und der oberen Atemwege; auch bei Durchfall, Verstopfung, klimakterischen Störungen, Menstruationsbeschwerden und zur Blutreinigung; in der Homöopathie bei Entzündungen von Niere und ableitenden Harnwegen; Ⓔ *white dead nettle*
Tau|send|gül|den|kraut *nt*: →*Centaurium erythraea*
Tee, schwar|zer *m*: ***Syn:*** *Thea sinensis, Camellia sinensis*; Strauch aus der Familie der Theaceae; verwendet werden die fermentierten und getrockneten jüngeren Blätter und Blattknospen [**Theae folium**]; **Anw.**: harntreibendes Mittel [Diuretikum], v.a. aber als Genuss- und Anregungsmittel; Ⓔ *tea*
Te|re|bin|thi|na *f*: →*Terpentin*
Terebinthina laricina/veneta: Lärchenterpentin, venezianisches Terpentin; *s.u. Lärche*; Ⓔ *venice turpentine*
Te|re|bin|thi|nae ae|the|ro|le|um rec|ti|fi|ca|tum *nt*: *s.u. Terpentin*; Ⓔ *purified turpentine oil*
Ter|pen|tin *nt*: ***Syn:*** *Terebinthina*; aus den Stämmen verschiedener Pinus-Arten gewonnener Balsam, aus dem ein ätherisches Öl [**Terebinthinae aetheroleum rectificatum**] und ein Harz [**Terebinthinae resina, Colophonium**] gewonnen werden; **Anw.**: innerlich und äußerlich bei chronischer Atemwegserkrankung mit starker Sekretion; äußerlich bei rheumatischen und neuralgischen Beschwerden; das Harz traditionell in hautreizenden Salben, Pflastern und blutstillenden Mitteln; Zusatz zu Desinfektions- und Insektenvernichtungsmitteln; in der Homöopathie bei Bronchitis, Lungentuberkulose, Entzündungen von Niere und ableitenden Harnwegen, Nierensteinleiden und Gallenbeschwerden; Ⓔ *turpentine*
Teu|fels|kral|le, süd|af|ri|ka|ni|sche *f*: ***Syn:*** *Harpagophytum procumbens*; Pflanze aus der Familie der Sesamgewächse; verwendet wird die sekundäre Speicherwurzel [**Harpagophyti radix**]; **Anw.**: Appetitlosigkeit und Verdauungsbeschwerden; selten auch bei rheumatischen oder degenerativen Erkrankungen des Bewegungsapparates; in der Homöopathie Verwendung bei Gelenkerkrankungen, Gicht und Rheuma; Ⓔ *grapple plant*
The|ae fo|li|um *nt*: *s.u. Tee, schwarzer*; Ⓔ *tea leaf*
The|a si|nen|sis *f*: →*Tee, schwarzer*
Thu|jae oc|ci|den|ta|lis her|ba *f*: Lebenskraut, Summitates Thujae, Lebensbaumspitzen; *s.u. Thuja (occidentalis)*; Ⓔ *thuja buds*
Thu|ja (oc|ci|den|ta|lis) *f*: ***Syn:*** *abendländischer Lebensbaum*; Baum aus der Familie der Zypressengewächse; verwendet werden die beblätterten Zweigspitzen [**Lebensbaumspitzen**, Lebenskraut, Thujae occidentalis herba, Summitates Thujae]; **Anw.**: traditionell als Wurmmittel [Anthelmintikum]; äußerlich zu Einreibungen bei Rheuma und Gicht; in der Homöopathie bei Haut- und Schleimhauterkrankungen, Rheuma und Verdauungsschwäche; Ⓔ *thuja*
Thy|mi ae|the|ro|le|um *nt*: ***Syn:*** *Thymianöl*; ätherisches Öl von Thymian*; Ⓔ *thyme oil*
Thy|mi|an *nt*: ***Syn:*** *Thymus vulgaris*; Pflanze aus der Familie der Lippenblütler; verwendet werden Laubblätter und Blüten [**Thymi herba**] und das daraus gewonnene ätherische **Thymianöl** [Thymi aetheroleum]; **Anw.**: traditionell bei chronischer Bronchitis, Keuchhusten, Asthma bronchiale, Unterleibs- und Kopfschmerzen; Ⓔ *thyme*
Thy|mi her|ba *f*: *s.u. Thymian*; Ⓔ *thyme*
Thy|mus ser|pyl|lum *m*: →*Quendel*
Thy|mus vul|ga|ris *m*: →*Thymian*
Ti|lia *f*: →*Linde*
Ti|li|ae flos *m*: Blütenstände der Linde*; Ⓔ *linden flower*
Toll|kir|sche *f*: ***Syn:*** *Belladonna, Atropa belladonna*; zu den Nachtschattengewächsen gehörende Pflanze; enthält zahlreiche Alkaloide [z.B. Atropin]; wird nur selten als Extrakt oder Tinktur bei Krämpfen und Koliken im Magen-Darm-Trakt verwendet; in der Homöopathie Verwendung als Konstitutionsmittel bei Fieber mit Hyperämie, trockenem Krampfhusten, Koliken usw.; Ⓔ *banewort*
Toll|kraut *nt*: →*Glockenbilsenkraut*
Tor|men|til|la *f*: ***Syn:*** *Blutwurz, Potentilla erecta*; Pflanze aus der Familie der Rosengewächse; verwendet wird der Wurzelstock [**Tormentillae rhizoma**]; **Anw.**: traditionell bei akuten Durchfallerkrankungen und Entzündungen der Mund- und Rachenschleimhaut; Ⓔ *tormentil*
Tor|men|til|lae rhi|zo|ma *nt*: Wurzelstock von Tormentilla*; Ⓔ *tormentil root*
Trau|ben|sil|ber|ker|ze *f*: ***Syn:*** *Wanzenkraut, Cimicifuga racemosa*; Pflanze aus der Familie der Hahnenfußgewächse; verwendet wird der Wurzelstock mit den Wurzeln [**Cimicifugae racemosae rhizoma**]; **Anw.**: bei prämenstruellen, dysmenorrhoischen und klimakterischen Beschwerden; traditionell auch als Beruhigungsmittel [Sedativum], fiebersenkendes Mittel [Antipyretikum], Antirheumatikum und Antineuralgikum; in der Homöopathie bei klimakterischen Beschwerden, Menstruationsstörungen, Muskel- und Gelenkschmerzen; Ⓔ *black cohosh*
Trigonella foenum-graecum *f*: →*Bockshornklee*
Tro|pae|o|li her|ba *f*: oberirdische Pflanzenteile der Kapuzinerkresse*; Ⓔ *nasturtium*
Tro|pae|o|lum ma|jus *nt*: →*Kapuzinerkresse*
Tus|si|la|go far|fa|ra *f*: →*Huflattich*

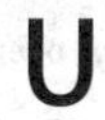

Ur|gi|ne|a ma|ri|ti|ma *f*: →*Meerzwiebel*
Ur|ti|cae fo|li|um *nt*: Brennesselblätter; *s.u. Brennessel*; Ⓔ *nettle leaf*
Ur|ti|cae her|ba *f*: Brennesselkraut; *s.u. Brennessel*; Ⓔ *nettle herb*
Ur|ti|cae ra|dix *f*: ***Syn:*** *Brennesselwurzel*; Wurzel der Brennessel*; Ⓔ *nettle root*
U|vae ur|si fo|li|um *nt*: Bärentraubenblätter; *s.u. Bärentraube*; Ⓔ *bearberry leaf*
U|za|ra *f*: ***Syn:*** *Xysmalobium undulatum*; Pflanze aus der Familie der Schwalbenwurzgewächse; verwendet werden die unterirdischen Pflanzenteile [**Uzarae radix**]; **Anw.**: traditionell bei akuten Durchfallerkrankungen, Menstruationsstörungen und Bettnässen; Ⓔ *uzara*
U|za|rae ra|dix *f*: *s.u. Uzara*; Ⓔ *uzara root*

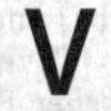

Vac|ci|ni|um myr|til|lus *nt*: →*Heidelbeere*

Va|le|ri|a|nae ra|dix *f*: Wurzel von Baldrian*; Ⓔ *valerian root*

Va|le|ri|a|na of|fi|ci|na|lis *f*: →*Baldrian*

Veil|chen *nt*: ***Syn:*** *Viola odorata*; Pflanze aus der Familie der Veilchengewächse; verwendet werden Blüten [**Violae odoratae flos**], Wurzelstock [**echte Veilchenwurzel**, Violae odoratae rhizoma], oberirdische Teile [**Violae odoratae herba**] und Blätter [**Violae odoratae folium**]; **Anw.**: traditionell als auswurfförderndes Mittel [Expektorans], Brechmittel [Emetikum], leichtes Abführmittel, Beruhigungsmittel [Sedativum] und Antiseptikum; in der Homöopathie bei Atemwegsentzündungen; Ⓔ *violet*

Veil|chen|wur|zel *f*: Schwertlilienwurzelstock, Iriswurzel, Iridis rhizoma; *s.u. Schwertlilie*; Ⓔ *iris root*
echte Veilchenwurzel: ***Syn:*** *Violae odoratae rhizoma*; Wurzelstock des Veilchens*; Ⓔ *violet root*

Ver|be|nae her|ba *f*: *s.u. Eisenkraut*; Ⓔ *vervain herb*

Ver|be|na of|fi|ci|na|lis *f*: →*Eisenkraut*

Ve|ro|ni|cae her|ba *f*: Kraut von Ehrenpreis*; Ⓔ *veronica herb*

Ve|ro|ni|ca of|fi|ci|na|lis *f*: →*Ehrenpreis*

Vi|bur|ni o|pu|li cor|tex *m*: getrocknete Rinde von Stamm und Zweigen des gemeinen Schneeballs*; Ⓔ *snowball bark*

Vi|bur|ni pru|ni|fo|lii cor|tex *m*: getrocknete Rinde von Stamm und Zweigen des amerikanischen Schneeballs*; Ⓔ *American snowball bark*

Vi|bur|num o|pu|lus *nt*: →*Schneeball, gemeiner*

Vi|bur|num pru|ni|fo|li|um *nt*: →*Schneeball, amerikanischer*

Vin|cae mi|no|ris her|ba *f*: oberirdische Pflanzenteile von Immergrün*; Ⓔ *periwinkle*

Vin|ca mi|nor *f*: →*Immergrün*

Vi|o|lae o|do|ra|tae rhi|zo|ma *f*: ***Syn:*** *echte Veilchenwurzel*; Wurzelstock des Veilchens*; Ⓔ *violet root*

Vi|o|lae o|do|ra|tae flos *m*: Blüten des Veilchens*; Ⓔ *violet flower*

Vi|o|lae o|do|ra|tae fo|li|um *nt*: Blätter des Veilchens*; Ⓔ *violet leaf*

Vi|o|lae o|do|ra|tae her|ba *f*: oberirdische Teile des Veilchens*; Ⓔ *violet herb*

Vi|o|lae tri|co|lo|ris her|ba *f*: Pflanzenteile des Stiefmütterchens*; Ⓔ *pansy*

Vi|o|la o|do|ra|ta *f*: →*Veilchen*

Vi|o|la tri|co|lor *f*: →*Stiefmütterchen*

Vis|ci al|bi her|ba *f*: Mistelkraut; *s.u. Mistel*; Ⓔ *mistletoe herb*

Vis|cum al|bum *nt*: →*Mistel*

Vi|tex ag|nus cas|tus *f*: →*Mönchspfeffer*

Vo|gel|beer|baum *m*: →*Eberesche*

Vo|gel|knö|te|rich *m*: ***Syn:*** *Polygonum aviculare*; Pflanze aus der Familie der Knöterichgewächse; verwendet wird das während der Blüte gesammelte und getrocknete Kraut [**Polygoni avicularis herba**]; **Anw.**: traditionell bei Entzündungen der Atemwege und der Mund- und Rachenschleimhaut; auch bei Blasen- und Nierenleiden, Magengeschwür, Durchfall und schlecht heilenden Wunden; Ⓔ *knotgrass*

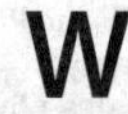

Wa|chol|der *m*: ***Syn:*** *Juniperus communis*; immergrüner Strauch aus der Familie der Zypressengewächse; verwendet werden die **Wacholderbeeren** [Juniperi fructus] und das aus ihnen gewonnene ätherische **Wacholderöl** [Juniperi aetheroleum]; **Anw.**: traditionell innerlich als Aquaretikum [v.a. bei Zystitis, Pyelitis] und Mittel gegen Blähungen [Karminativum]; auch bei Gicht und Rheuma; **Wacholderbeermus** als Stärkungsmittel [Roborans] und zur Blutreinigung; äußerlich in durchblutungsfördernden Einreibungen [**Spiritus Juniperi**]; in der Homöopathie bei Verdauungsbeschwerden und Harnleiden; Ⓔ *juniper*

Wald|meis|ter *m*: ***Syn:*** *Galium odoratum*; Staude aus der Familie der Rötegewächse; verwendet werden die kurz vor oder während der Blüte gesammelten oberirdischen Pflanzenteile [**Galii odorati herba**]; **Anw.**: traditionell bei Erkrankungen von Leber und Gallenblase, Niere und ableitenden Harnwegen, sowie Atemwegs- und Magen-Darm-Beschwerden und Durchblutungsstörungen; Ⓔ *sweet woodruff*

Wal|nuss, ech|te *f*: ***Syn:*** *Juglans regia*; Baum aus der Familie der Walnussgewächse [Juglandaceae]; verwendet werden die **Walnussblätter** [Juglandis folium]; **Anw.**: traditionell äußerlich bei leichten Entzündungen der Haut und Hyperhidrose; innerlich als Wurmmittel [Anthelmintikum] und Blutreinigungsmittel; in der Homöopathie Verwendung der frischen **Walnussschalen** [Juglandis regiae cortex] und Blätter bei Akne und nässenden Ekzemen; Ⓔ *English walnut*

Wan|zen|kraut *nt*: →*Traubensilberkerze*

Was|ser|kres|se *f*: →*Brunnenkresse*

Weg|war|te *f*: ***Syn:*** *Zichorie, Cichorium intybus var. intybus*; Pflanze aus der Familie der Korbblütler; verwendet werden die oberirdischen Pflanzenteile [**Cichorii herba**] und die getrockneten Wurzeln [**Cichorii radix**]; **Anw.**: Magenmittel [Stomachikum], Cholagogum und Blutreinigungsmittel; traditionell bei Appetitlosigkeit, Verdauungsbeschwerden, Gelbsucht und als mildes Abführmittel; Kaffee-Ersatz; Ⓔ *chicory*

Wei|de *f*: ***Syn:*** *Salix*; Bezeichnung für **Silberweide** [Salix alba], **Purpurweide** [Salix purpurea], **Kopfweide** [Salix fragilis] und andere Holzpflanzen aus der Familie der Weidengewächse; verwendet wird die Rinde der Zweige [**Weidenrinde**, Salicis cortex]; **Anw.**: bei Fieber, Kopfschmerzen, rheumatischen Erkrankungen und Gicht; Ⓔ *willow*

Wei|den|rös|chen *nt*: ***Syn:*** *Epilobium*; Bezeichnung für **kleinblütiges Weidenröschen** [Epilobium parviflorum], **Bergweidenröschen** [Epilobium montanum], **rosarotes Weidenröschen** [Epilobium roseum], **Hügelweidenröschen** [Epilobium collinum] und andere Stauden aus der Familie der Nachtkerzengewächse; verwendet werden kurz vor oder während der Blüte gesammelte und getrocknete oberirdische Pflanzenteile [**Epilobii herba**]; **Anw.**: traditionell bei benigner Prostatahyperplasie; Ⓔ *willowherb*

Wein|rau|te *f*: →*Raute*

Weiß|dorn, ge|mei|ner *m*: ***Syn:*** *Crataegus oxyacantha, Crataegus laevigata*; Strauch aus der Familie der Rosengewächse; verwendet werden Blätter, Blüten und Früchte [**Crataegi folium cum flore**]; **Anw.**: beginnende Herzinsuffizienz, leichte bradykarde Herzrhythmusstörungen; traditionell auch bei Nieren- und Blasenbeschwerden; in der Homöopathie bei Hypotonie und Herzbeschwerden; Ⓔ *hawthorn*

Wer|mut *m*: →*Artemisia absinthium*

Wolfs|trapp *m*: Bezeichnung für **gemeiner Wolfstrapp**

[Lycopus europaeus] und **virginischer Wolfsfuß** [Lycopus virginicus], Stauden aus der Familie der Lippenblütler; verwendet werden die oberirdischen Pflanzenteile [**Wolfstrappkraut**, Lycopi herba]; **Anw.**: Hyperthyreose, prämenstruelles Syndrom, Schmerzen in der Brustdrüse; in der Homöopathie bei Hyperthyreose und Morbus Basedow; Ⓔ *gipsywort*

Wolfs|trapp|kraut *nt*: Lycopi herba; *s.u. Wolfstrapp*; Ⓔ *bugleweed*

Wurm|farn *m*: ***Syn:*** *Dryopteris filix-mas, Aspidium filix-mas*; Pflanze aus der Familie der Schildfarngewächse [Aspidiaceae]; verwendet werden die Blätter [**Filicis maris folium**], die oberirdischen Pflanzenteile [**Filicis maris herba**] und der Wurzelstock [**Filicis maris rhizoma**]; **Anw.**: als Extrakt [**Extractum Filicis maris**] oder **Filmaronöl** [Aspidinol filicinum oleo solutum] traditionell innerlich als Bandwurm- und Plattwurmmittel; äußerlich bei Rheuma, Ischialgie, [Muskel-, Nerven-, Ohren- und Zahn-]Schmerzen und Krampfadern; Ⓔ *male fern*

Wurm|kraut *nt*: Artemisia cina; *s.u. Zitwerblüten*; Ⓔ *wormseed, Artemisia cina*

Wurm|sa|men *pl*: → *Zitwerblüten*

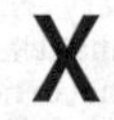

Xys|mal|lo|bi|um un|du|la|tum *nt*: → *Uzara*

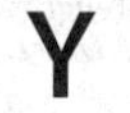

Yo|him|be *f*: ***Syn:*** *Pausinystalia yohimbe, Corynanthe yohimbe*; Baum aus der Familie der Rötegewächse; verwendet wird die Rinde von Stamm und Zweigen [**Potenzrinde, Yohimbehe cortex**]; **Anw.**: traditionell als Aphrodisiakum sowie als Mittel gegen Bluthochdruck [Antihypertensivum]; Ⓔ *yohimbé*

Y|sop *m*: ***Syn:*** *Hyssopus officinalis*; Halbstrauch aus der Familie der Lippenblütler; verwendet werden die oberirdischen Pflanzenteile [**Ysopkraut, Hyssopi herba**] und das durch Wasserdampfdestillation aus ihnen gewonnene ätherische **Ysopöl** [Hyssopi aetheroleum]; **Anw.**: traditionell in Gurgel- und Augenwässern, innerlich bei Verdauungsstörungen, Bronchitis, Asthma bronchiale und Husten; Ⓔ *hyssop*

Y|sop|kraut *nt*: Ispenkraut, Josefskraut, Hyssopi herba; *s.u. Ysop*; Ⓔ *hyssop*

Y|sop|öl *nt*: ***Syn:*** *Hyssopi aetheroleum*; *s.u. Ysop*; Ⓔ *hyssop oil*

Z

Zahn|sto|cher|am|mei *nt*: → *Ammei*

Zau|ber|nuss, vir|gi|ni|sche *nt*: → *Hamamelis*

Zaun|rü|be *f*: ***Syn:*** *Bryonia*; Bezeichnung für **weiße Zaunrübe** [Bryonia alba] und **rotbeerige Zaunrübe** [Bryonia cretica ssp. dioica], Pflanzen aus der Familie der Kürbisgewächse; verwendet werden die getrockneten Pfahlwurzeln [**Bryoniae radix**]; **Anw.**: traditionell als starkes Abführmittel, Brechmittel [Emetikum] und harntreibendes Mittel [Diuretikum]; auch bei Gicht, Rheuma, Leberleiden sowie akuten und chronischen Atemwegsinfekten; in der Homöopathie bei Pharyngolaryngitis, Bronchitis, Pleuritis, Pneumonie, Leberleiden und Verstopfung; Ⓔ *bryony*

Ze|do|a|ri|ae rhi|zo|ma *nt*: Zitwerwurzel; *s.u. Zitwer*; Ⓔ *Zedoariae rhizoma*

Ze|o|da|ri|ae o|le|um *nt*: Zitwerwurzelöl; *s.u. Zitwer*; Ⓔ *Zeodariae oleum*

Zi|cho|rie *f*: → *Wegwarte*

Zimt *m*: ***Syn:*** *Cinnamomum*; **1.** → *Ceylon-Zimt* **2.** → *chinesischer Zimt*; Ⓔ **1.–2.** *cinnamon*

chinesischer Zimt: ***Syn:*** *Cinnamomum aromaticum, Cinnamomum cassia*; Baum aus der Familie der Lorbeergewächse; verwendet werden die getrockneten **Zimtblüten** [Kassiablüten, Cassiae flos], die getrocknete Rinde dünner Zweige [**chinesische Zimtrinde**, Kassiarinde, Cinnamomi chinensis cortex], getrocknete junge Zweige [**Cinnamomi ramulus**] und das aus Blättern und jungen Zweigen gewonnene ätherische **Kassiaöl** [chinesisches Zimtöl, Cinnamomi cassiae aetheroleum]; **Anw.**: bei Appetitlosigkeit, Verdauungsbeschwerden, Völlegefühl und Blähungen; Ⓔ *cassia*

Zimt|blü|ten *pl*: Kassiablüten, Cassiae flos; *s.u. chinesischer Zimt*; Ⓔ *cassia flower*

Zimt|öl *nt*: Cinnamomi aetheroleum; *s.u. Ceylon-Zimt*; Ⓔ *cinnamon oil*

chinesisches Zimtöl: Kassiaöl, Cinnamomi cassiae aetheroleum; *s.u. chinesischer Zimt*; Ⓔ *cassia oil*

Zimt|rin|de *f*: Cinnamomi cortex; *s.u. Ceylon-Zimt*; Ⓔ *cinnamon bark*

Zin|gi|be|ris rhi|zo|ma *nt*: Wurzelstock von Ingwer*; Ⓔ *ginger root*

Zin|gi|ber of|fi|ci|na|le *nt*: → *Ingwer*

Zi|tro|nen|gras *nt*: → *Lemongras*

Zi|tro|nen|me|lis|se *f*: → *Melisse*

Zi|tro|nen|öl *nt*: ***Syn:*** *Citri aetheroleum, Citronenöl, Limonis aetheroleum*; aus der Fruchtschale der **Zitrone** [Fructus citri] gewonnenes ätherisches Öl; **Anw.**: als Aromatikum und Geschmackskorrigens; Gewürz; Ⓔ *lemon oil*

Zit|wer *m*: ***Syn:*** *Curcuma zedoaria*; Pflanze aus der Familie der Ingwergewächse; verwendet werden die getrockneten knolligen Teile des Wurzelstocks [**Zitwerwurzel**, Zedoariae rhizoma], die ätherisches Öl [**Zitwerwurzelöl**, Zeodariae oleum] enthalten; **Anw.**: Magenmittel [v.a. bei Verdauungsschwäche, Koliken, Krämpfen], Choleretikum und Aromatikum; traditionell auch bei Asthma bronchiale und Bronchitis; Ⓔ *Curcuma zedoaria*

Zit|wer|blü|ten *pl*: ***Syn:*** *Wurmsamen, Cinae flos*; Blüten von **Wurmkraut** [Artemisia cina], einer Pflanze aus der Familie der Korbblütler; **Anw.**: früher als Wurmmittel gegen Spulwürmer; Ⓔ *Levant wormseed*

Zit|wer|wur|zel *f*: Zedoariae rhizoma; *s.u. Zitwer*; Ⓔ *zedoary rhizome*

Zit|wer|wur|zel|öl *nt*: Zeodariae oleum; *s.u. Zitwer*; Ⓔ *zedoary oil*

Zwerg|sä|ge|pal|me *f*: → *Sabal serrulata*

Zwie|bel *f*: ***Syn:*** *Allium cepa*; Pflanze aus der Familie der Liliengewächse; verwendet werden die Blattscheiden und die Zwiebel [**Allii cepae bulbus**]; **Anw.**: bei Appetitlosigkeit, als harntreibendes Mittel [Diuretikum] und Antidiabetikum; traditionell zur Blutreinigung; Ⓔ *onion*

Abkürzungen und Akronyme
Abbreviations and Acronyms

A

A 1. acceleration (*engl.*) **2.** acceptor (*engl.*) **3.** accommodation (*engl.*) **4.** Acetum (*ger.*) **5.** acid (*engl.*) **6.** Acidum (*ger.*) **7.** Adenin (*ger.*) **8.** adenine (*engl.*) **9.** Adenosin (*ger.*) **10.** adenosine (*engl.*) **11.** adenylic acid (*engl.*) **12.** admittance (*engl.*) **13.** Adrenalin (*ger.*) **14.** adrenaline (*engl.*) **15.** Akkommodation (*ger.*) **16.** Akzeleration (*ger.*) **17.** Akzeptor (*ger.*) **18.** Alanin (*ger.*) **19.** alanine (*engl.*) **20.** albumin (*engl.*) **21.** Albumin (*ger.*) **22.** ampere (*engl.*) **23.** Ampere (*ger.*) **24.** Amphetamin (*ger.*) **25.** ampicillin (*engl.*) **26.** Ampicillin (*ger.*) **27.** anaphylaxis (*engl.*) **28.** Androsteron (*ger.*) **29.** androsterone (*engl.*) **30.** anode (*engl.*) **31.** Anode (*ger.*) **32.** anterior (*ger.*) **33.** apex (*engl.*) **34.** Arbeit (*ger.*) **35.** area (*engl.*) **36.** argon (*engl.*) **37.** Argon (*ger.*) **38.** Arterie (*ger.*) **39.** artery (*engl.*) **40.** atrium (*engl.*) **41.** axis (*engl.*)

a 1. accommodation (*engl.*) **2.** acid (*engl.*) **3.** acidity (*engl.*) **4.** ampere (*engl.*) **5.** anode (*engl.*) **6.** anterior (*ger.*) **7.** Aqua (*ger.*) **8.** area (*engl.*) **9.** Arteria (*ger.*) **10.** artery (*engl.*) **11.** asymmetrisch (*ger.*) **12.** axial (*engl.*)

A^- 1. Anion (*ger.*) **2.** anion (*engl.*)

A. 1. Aqua (*ger.*) **2.** Arteria (*ger.*)

AA 1. acetic acid (*engl.*) **2.** Aortenaneurysma (*ger.*) **3.** aplastic anemia (*engl.*) **4.** aplastische Anämie (*ger.*) **5.** arachidonic acid (*engl.*) **6.** ascending aorta (*engl.*)

AÄ Atemäquivalent (*ger.*)

ÄA Äthylalkohol (*ger.*)

A.a. Alopecia areata (*ger.*)

aaa amalgam (*engl.*)

AAC 1. Antibiotika-assoziierte Colitis (*ger.*) **2.** Antibiotika-assoziierte Kolitis (*ger.*) **3.** antigen-antibody complex (*engl.*)

AAF 1. acetylaminofluorene (*engl.*) **2.** Antiatelektasefaktor (*ger.*)

AAK 1. Anti-Antikörper (*ger.*) **2.** Antigen-Antikörper-Komplex (*ger.*) **3.** Autoantikörper (*ger.*)

AAL anterior axillary line (*engl.*)

AAO amino acid oxidase (*engl.*)

AAR Antigen-Antikörper-Reaktion (*ger.*)

AAS aortic arch syndrome (*engl.*)

AAT 1. alanine aminotransferase (*engl.*) **2.** Aspartataminotransferase (*ger.*) **3.** aspartate aminotransferase (*engl.*)

AB 1. abortion (*engl.*) **2.** Akkommodationsbreite (*ger.*) **3.** Antibiotikum (*ger.*) **4.** antibody (*engl.*) **5.** apex beat (*engl.*) **6.** Atembeutel (*ger.*)

ab 1. abortion (*engl.*) **2.** antibody (*engl.*)

Ab. Abortus (*ger.*)

abd 1. abdomen (*engl.*) **2.** abdominal (*engl.*) **3.** abduction (*engl.*) **4.** abductor (*engl.*)

Abd. 1. Abdomen (*ger.*) **2.** Abduktion (*ger.*) **3.** Abduktor (*ger.*)

abdom 1. abdomen (*engl.*) **2.** abdominal (*engl.*)

ABPA allergische bronchopulmonale Aspergillose (*ger.*)

A.br. Asthma bronchiale (*ger.*)

ABS 1. acute brain syndrome (*engl.*) **2.** Aortenbogensyndrom (*ger.*)

abs. 1. absolut (*ger.*) **2.** absolute (*engl.*)

AC 1. Acetylcholin (*ger.*) **2.** acetylcholine (*engl.*) **3.** acromioclavicular (*engl.*) **4.** adrenal cortex (*engl.*) **5.** amniocentesis (*engl.*) **6.** Amniozentese (*ger.*)

Ac accelerator (*engl.*)

aC arabinosylcytosine (*engl.*)

Ac. Acidum (*ger.*)

ACA anterior cerebral artery (*engl.*)

ACC 1. acinic cell carcinoma (*engl.*) **2.** adenoid cystic carcinoma (*engl.*) **3.** adrenocortical carcinoma (*engl.*) **4.** alveolar cell carcinoma (*engl.*)

Acc 1. accommodation (*engl.*) **2.** Akkommodation (*ger.*)

A.c.c. Arteria carotis communis (*ger.*)

AcCh 1. Acetylcholin (*ger.*) **2.** acetylcholine (*engl.*)

AcCoA 1. acetyl coenzyme A (*engl.*) **2.** Acetyl-Coenzym A (*ger.*)

accom accommodation (*engl.*)

ACD 1. actinomycin D (*engl.*) **2.** Arteria coronaria dextra (*ger.*)

A.c.d. Arteria coronaria dextra (*ger.*)

ACE 1. Acetylcholinesterase (*ger.*) **2.** Angiotensin-Converting-Enzym (*ger.*)

A.c.e. Arteria carotis externa (*ger.*)

ACG 1. acycloguanosine (*engl.*) **2.** angiocardiography (*engl.*) **3.** apex cardiography (*engl.*)

AcG accelerator globulin (*engl.*)

ACH 1. Acetylcholin (*ger.*) **2.** acetylcholine (*engl.*)

ACh 1. acetylcholine (*engl.*) **2.** Acetylcholin (*ger.*)

ACHE 1. acetylcholinesterase (*engl.*) **2.** Acetylcholinesterase (*ger.*)

AChE 1. acetylcholinesterase (*engl.*) **2.** Acetylcholinesterase (*ger.*)

A.c.i. Arteria carotis interna (*ger.*)

ACP acid phosphatase (*engl.*)

AcPh acid phosphatase (*engl.*)

ACPS acrocephalopolysyndactyly (*engl.*)

ACS acute confusional state (*engl.*)

Act-D actinomycin D (*engl.*)

ACTH 1. adrenocorticotropes Hormon (*ger.*) **2.** adrenocorticotropic hormone (*engl.*)

ACTH-RF adrenocorticotropic hormone releasing factor (*engl.*)

ACTN 1. adrenocorticotrophin (*engl.*) **2.** Adrenokortikotropin (*ger.*)

ACV acyclovir (*engl.*)

AD 1. alcohol dehydrogenase (*engl.*) **2.** Alkoholdehydrogenase (*ger.*) **3.** Alzheimer's disease (*engl.*) **4.** antigenic determinant (*engl.*) **5.** atopic dermatitis (*engl.*)

ADA 1. Adenosindesaminase (*ger.*) **2.** adenosine deaminase (*engl.*)

AdC adrenal cortex (*engl.*)

Add. 1. Adduktion (*ger.*) **2.** Adduktor (*ger.*)

ADE 1. acute disseminated encephalitis (*engl.*) **2.** acute disseminated encephalomyelitis (*engl.*)

Ade 1. Adenin (*ger.*) 2. adenine (*engl.*)
ADH 1. alcohol dehydrogenase (*engl.*) 2. Alkoholdehydrogenase (*ger.*) 3. antidiuretic hormone (*engl.*) 4. antidiuretisches Hormon (*ger.*)
ADM Adriamycin (*ger.*)
AdM adrenal medulla (*engl.*)
Ado adenosine (*engl.*)
ADP 1. Adenosindiphosphat (*ger.*) 2. adenosine diphosphate (*engl.*)
Adr. 1. Adrenalin (*ger.*) 2. adrenaline (*engl.*)
ADS anatomical dead space (*engl.*)
ADT 1. adenosine triphosphate (*engl.*) 2. Adenosintriphosphat (*ger.*)
ÄDTE Äthylendiamintetraessigsäure (*ger.*)
ADV 1. Adenoviridae (*ger.*) 2. adenovirus (*engl.*)
AE 1. akute Erythrämie (*ger.*) 2. Arzneimittelexanthem (*ger.*)
AeDTE Äthylendiamintetraessigsäure (*ger.*)
AES atriale Extrasystole (*ger.*)
AF 1. acid-fast (*engl.*) 2. Amaurosis fugax (*ger.*) 3. amniotic fluid (*engl.*) 4. Atemfrequenz (*ger.*) 5. atrial fibrillation (*engl.*) 6. atrial flutter (*engl.*) 7. Auswurffraktion (*ger.*)
A.f. Arteria femoralis (*ger.*)
AFB aortofemoral bypass (*engl.*)
aff. afferent (*ger.*)
AFL 1. antifibrinolysin (*engl.*) 2. Antifibrinolysin (*ger.*)
AFP 1. alpha-fetoprotein (*engl.*) 2. $alpha_1$-Fetoprotein (*ger.*) 3. Alphafetoprotein (*ger.*)
AG 1. allergen (*engl.*) 2. Allergen (*ger.*) 3. Angiografie (*ger.*) 4. antigen (*engl.*) 5. Antigen (*ger.*) 6. antiglobulin (*engl.*) 7. Antiglobulin (*ger.*) 8. Arteriografie (*ger.*) 9. Atemgeräusch (*ger.*) 10. atrial gallop (*engl.*)
Ag 1. Allergen (*ger.*) 2. antigen (*engl.*) 3. Antigen (*ger.*) 4. argentum (*engl.*) 5. Argentum (*ger.*) 6. Silber (*ger.*) 7. silver (*engl.*)
ag 1. allergen (*engl.*) 2. antigen (*engl.*)
A/G albumin-globulin ratio (*engl.*)
AGG 1. Agammaglobulinämie (*ger.*) 2. agammaglobulinemia (*engl.*)
Aggl. Agglutination (*ger.*)
AGS adrenogenital syndrome (*engl.*)
AGT 1. antiglobulin test (*engl.*) 2. Antiglobulintest (*ger.*)
AGW Atemgrenzwert (*ger.*)
AH 1. abdominale Hysterektomie (*ger.*) 2. akute Hepatitis (*ger.*) 3. Antihistamin (*ger.*) 4. arterial hypertension (*engl.*) 5. arterielle Hypertonie (*ger.*)
AHC 1. antihämophiler Faktor C (*ger.*) 2. antihemophilic factor C (*engl.*)
AHD 1. antihyaluronidase (*engl.*) 2. Antihyaluronidase (*ger.*)
AHF 1. Antihämophiliefaktor (*ger.*) 2. argentinisches hämorrhagisches Fieber (*ger.*)
AHG 1. antihämophiles Globulin (*ger.*) 2. antihemophilic globulin (*engl.*) 3. Antihumanglobulin (*ger.*)
AHP acute hemorrhagic pancreatitis (*engl.*)
AHT 1. antihyaluronidase test (*engl.*) 2. Antihyaluronidasetest (*ger.*) 3. arterial hypertension (*engl.*) 4. arterielle Hypertonie (*ger.*)
AI 1. Aorteninsuffizienz (*ger.*) 2. aortic incompetence (*engl.*) 3. aortic insufficiency (*engl.*) 4. apical impulse (*engl.*)
A.I. 1. apex impulse (*engl.*) 2. artificial insemination (*engl.*)
AICA anterior inferior cerebellar artery (*engl.*)
AIHA autoimmune hemolytic anemia (*engl.*)
AIL angioimmunoblastische Lymphadenopathie (*ger.*)
AIP 1. acute intermittent porphyria (*engl.*) 2. akute intermittierende Porphyrie (*ger.*)
AIS Aortenisthmusstenose (*ger.*)
AK 1. Adenylatkinase (*ger.*) 2. Antikörper (*ger.*) 3. Aortenklappe (*ger.*)
Ak 1. Adenylatkinase (*ger.*) 2. Antikörper (*ger.*)
AKB aortokoronarer Bypass (*ger.*)
AKE allergisches Kontaktekzem (*ger.*)
AKG 1. Angiokardiografie (*ger.*) 2. Apexkardiografie (*ger.*)
AL 1. acute leukemia (*engl.*) 2. akute Leukämie (*ger.*)
Al 1. aluminium (*engl.*) 2. Aluminium (*ger.*) 3. aluminum (*engl.*)
A.l. Arteria lienalis (*ger.*)
Ala 1. Alanin (*ger.*) 2. alanine (*engl.*)
ALAT 1. Alaninaminotransferase (*ger.*) 2. alanine aminotransferase (*engl.*)
Alb. 1. albumin (*engl.*) 2. Albumin (*ger.*)
ALD 1. adrenoleukodystrophy (*engl.*) 2. aldolase (*engl.*) 3. Aldolase (*ger.*)
ALDH Aldehyddehydrogenase (*ger.*)
Aldol Aldehydalkohol (*ger.*)
ALG 1. antilymphocyte globulin (*engl.*) 2. Antilymphozytenglobulin (*ger.*)
Alk. 1. Alkalose (*ger.*) 2. Alkohol (*ger.*)
alk. alkalisch (*ger.*)
ALL 1. acute lymphocytic leukemia (*engl.*) 2. akute lymphatische Leukämie (*ger.*) 3. allorhythmia (*engl.*) 4. Allorhythmie (*ger.*)
All. Allergie (*ger.*)
ALP Alveolarproteinose (*ger.*)
ALS 1. amyotrophic lateral sclerosis (*engl.*) 2. antilymphocyte serum (*engl.*) 3. Antilymphozytenserum (*ger.*)
ALSK Abt-Letterer-Siwe-Krankheit (*ger.*)
ALT 1. Alaninaminotransferase (*ger.*) 2. alanine aminotransferase (*engl.*) 3. alanine transaminase (*engl.*)
Alu Aluminium (*ger.*)
alv. alveolär (*ger.*)
AM 1. actinomycosis (*engl.*) 2. actomyosin (*engl.*) 3. adrenal marrow (*engl.*) 4. Aktinomykose (*ger.*) 5. Aktomyosin (*ger.*)
Am 1. ametropia (*engl.*) 2. Ametropie (*ger.*)
AMA 1. antimitochondrial antibodies (*engl.*) 2. antimitochondriale Antikörper (*ger.*)
AMAK antimitochondriale Antikörper (*ger.*)
AMC 1. amoxicillin (*engl.*) 2. Amoxicillin (*ger.*)
AME Atommasseneinheit (*ger.*)
AMI anterior myocardial infarction (*engl.*)
A.m.i. Arteria mesenterica inferior (*ger.*)
AML 1. acute myelocytic leukemia (*engl.*) 2. akute myeloische Leukämie (*ger.*)
AMM amelanotisches malignes Melanom (*ger.*)
AMML akute myelomonozytäre Leukämie (*ger.*)
AMOL akute monozytäre Leukämie (*ger.*)
AMP 1. adenosine monophosphate (*engl.*) 2. Adenosinmonophosphat (*ger.*) 3. Amphetamin (*ger.*) 4. ampicillin (*engl.*) 5. Ampicillin (*ger.*)
Amp. 1. Ampere (*ger.*) 2. Ampulle (*ger.*) 3. Amputation (*ger.*)
amp. 1. ampere (*engl.*) 2. amputation (*engl.*)
Ampl. Amplitude (*ger.*)
AMS Antikörpermangelsyndrom (*ger.*)
A.m.s. Arteria mesenterica superior (*ger.*)
AMV Atemminutenvolumen (*ger.*)
AN Akustikusneurinom (*ger.*)
A.n. Anorexia nervosa (*ger.*)
ANA 1. antinuclear antibodies (*engl.*) 2. antinukleäre Antikörper (*ger.*)
ANF 1. antinuclear factor (*engl.*) 2. antinukleäre Faktoren (*ger.*) 3. atrial natriuretic factor (*engl.*) 4. atrialer natriuretischer Faktor (*ger.*)
ANLL 1. acute nonlymphocytic leukemia (*engl.*) 2. akute nicht-lymphatische Leukämie (*ger.*)
ANP 1. atrial natriuretic peptide (*engl.*) 2. atriales natriuretisches Peptid (*ger.*)
ANS 1. Atemnotsyndrom des Neugeborenen (*ger.*) 2. autonomes Nervensystem (*ger.*) 3. autonomic nervous

system (*engl.*)
ANUG acute necrotizing ulcerative gingivitis (*engl.*)
AO 1. aorta (*engl.*) **2.** aortic opening (*engl.*)
ÄO Äthylenoxid (*ger.*)
AOC 1. amoxicillin (*engl.*) **2.** Amoxicillin (*ger.*)
AOG 1. Aortografie (*ger.*) **2.** aortography (*engl.*)
AoG 1. Aortografie (*ger.*) **2.** aortography (*engl.*)
AOL 1. acro-osteolysis (*engl.*) **2.** Akroosteolyse (*ger.*)
AOV aortic valve (*engl.*)
AoV aortic valve (*engl.*)
AP 1. action potential (*engl.*) **2.** Aktionspotential (*ger.*) **3.** alkaline phosphatase (*engl.*) **4.** alkalische Phosphatase (*ger.*) **5.** 2-aminopurine (*engl.*) **6.** angina pectoris (*engl.*) **7.** appendectomy (*engl.*) **8.** Appendektomie (*ger.*) **9.** Arthritis psoriatica (*ger.*)
A.p. 1. Angina pectoris (*ger.*) **2.** angina pectoris (*engl.*)
APA anti-pernicious anemia factor (*engl.*)
APAF anti-pernicious anemia factor (*engl.*)
APC 1. ampicillin (*engl.*) **2.** Ampicillin (*ger.*) **3.** Apexkardiogramm (*ger.*) **4.** atrial premature contraction (*engl.*)
APh 1. acid phosphatase (*engl.*) **2.** alkaline phosphatase (*engl.*) **1.** alkalische Phosphatase (*ger.*)
APK Apexkardiogramm (*ger.*)
APL acute promyelocytic leukemia (*engl.*)
APN akute Pyelonephritis (*ger.*)
apo 1. apoenzyme (*engl.*) **2.** apolipoprotein (*engl.*)
Apo-Lp Apolipoproteine (*ger.*)
App. 1. Apparatus (*ger.*) **2.** Appendektomie (*ger.*) **3.** Appendix (*ger.*) **4.** Appendix vermiformis (*ger.*) **5.** Appendizitis (*ger.*)
Appl. Applikation (*ger.*)
Aq. Aqua (*ger.*)
Aq. dest. Aqua destillata (*ger.*)
AR 1. airway resistance (*engl.*) **2.** alarm reaction (*engl.*) **3.** Alarmreaktion (*ger.*) **4.** alkali reserve (*engl.*) **5.** Alkalireserve (*ger.*) **6.** antirheumatic (*engl.*) **7.** Antirheumatikum (*ger.*) **8.** aortic regurgitation (*engl.*) **9.** artificial respiration (*engl.*) **10.** Atemreserve (*ger.*) **11.** atrophic rhinitis (*engl.*) **12.** atrophische Rhinitis (*ger.*)
Ar 1. argon (*engl.*) **2.** Argon (*ger.*)
Ara arabinose (*engl.*)
ARA-A adenine arabinoside (*engl.*)
ARA-C cytosine arabinoside (*engl.*)
ARAS ascending reticular activating system (*engl.*)
Arg 1. Arginin (*ger.*) **2.** arginine (*engl.*)
ARG 1. Autoradiografie (*ger.*) **2.** autoradiography (*engl.*)
ARP Antirefluxplastik (*ger.*)
Arrh. Arrhythmie (*ger.*)
art. 1. arterial (*engl.*) **2.** arteriell (*ger.*)
ARV AIDS-associated retrovirus (*engl.*)
AS 1. Aktionsstrom (*ger.*) **2.** Aminoessigsäure (*ger.*) **3.** Aminosäuren (*ger.*) **4.** anaphylactic shock (*engl.*) **5.** anaphylaktischer Schock (*ger.*) **6.** ankylosing spondylitis (*engl.*) **7.** antiserum (*engl.*) **8.** Antiserum (*ger.*) **9.** Aortenstenose (*ger.*) **10.** aortic stenosis (*engl.*) **11.** arterial system (*engl.*) **12.** arteriosclerosis (*engl.*) **13.** Arteriosklerose (*ger.*) **14.** Ascorbinsäure (*ger.*) **15.** Asystolie (*ger.*) **16.** atherosclerosis (*engl.*) **17.** Atherosklerose (*ger.*)
As 1. Arsen (*ger.*) **2.** arsenic (*engl.*) **3.** astigmatism (*engl.*) **4.** Astigmatismus (*ger.*)
ASA 1. acetylsalicylic acid (*engl.*) **2.** Adams-Stokes-Anfall (*ger.*)
ASAT 1. Aspartataminotransferase (*ger.*) **2.** aspartate aminotransferase (*engl.*)
ASD 1. atrial septal defect (*engl.*) **2.** Atriumseptumdefekt (*ger.*)
ASK Antistreptokinase (*ger.*)
Asn Asparagin (*ger.*)
ASP Asparaginase (*ger.*)
Asp 1. asparaginic acid (*engl.*) **2.** Asparaginsäure (*ger.*) **3.** aspartic acid (*engl.*)
Asp. Aspergillus (*ger.*)
ASPAT 1. Aspartataminotransferase (*ger.*) **2.** aspartate aminotransferase (*engl.*)
Asph. Asphyxie (*ger.*)
Asp-NH_2 Asparagin (*ger.*)
ASR Achillessehnenreflex (*ger.*)
ASS 1. Acetylsalicylsäure (*ger.*) **2.** Adams-Stokes syndrome (*engl.*) **3.** Adams-Stokes-Syndrom (*ger.*)
ASt Antistaphylolysin (*ger.*)
AST 1. Aspartataminotransferase (*ger.*) **2.** aspartate aminotransferase (*engl.*) **3.** aspartate transaminase (*engl.*) **4.** Atemstoßtest (*ger.*)
Ast. 1. astigmatism (*engl.*) **2.** Astigmatismus (*ger.*)
Asth. Asthenopie (*ger.*)
AStL Antistaphylolysin (*ger.*)
AT 1. Adenotomie (*ger.*) **2.** adenotomy (*engl.*) **3.** anaphylatoxin (*engl.*) **4.** Anaphylatoxin (*ger.*) **5.** angiotensin (*engl.*) **6.** Antitrypsin (*ger.*) **7.** Austauschtransfusion (*ger.*)
AT 10 antitetanic factor 10 (*engl.*)
AT III 1. antithrombin III (*engl.*) **2.** Antithrombin III (*ger.*)
ATE 1. adenotonsillectomy (*engl.*) **2.** Adenotonsillektomie (*ger.*)
at. fib. atrial fibrillation (*engl.*)
ATG antithymocyte globulin (*engl.*)
ATh azathioprine (*engl.*)
atm atmosphere (*engl.*)
ATN acute tubular necrosis (*engl.*)
at. no. atomic number (*engl.*)
ATP 1. adenosine triphosphate (*engl.*) **2.** Adenosintriphosphat (*ger.*)
ATPase 1. adenosine triphosphatase (*engl.*) **2.** Adenosintriphosphatase (*ger.*)
ATR Achilles tendon reflex (*engl.*)
ATr Antitrypsin (*ger.*)
Atr. 1. Atrium (*ger.*) **2.** Atrophie (*ger.*)
ATZ Antithrombinzeit (*ger.*)
Au 1. Aurum (*ger.*) **2.** Australia antigen (*engl.*) **3.** gold (*engl.*) **4.** Gold (*ger.*)
A.u. Arthritis urica (*ger.*)
AUG Ausscheidungsurografie (*ger.*)
AUL akute undifferenzierte Leukämie (*ger.*)
aur Auris (*ger.*)
aur. fib. auricular fibrillation (*engl.*)
AV 1. aortic valve (*engl.*) **2.** Atemvolumen (*ger.*) **3.** atrioventricular (*engl.*) **4.** atrioventrikulär (*ger.*) **5.** audiovisual (*engl.*)
av 1. arteriovenös (*ger.*) **2.** arteriovenous (*engl.*) **3.** atrioventricular (*engl.*)
AVA 1. arteriovenöse Anastomose (*ger.*) **2.** arteriovenous anastomosis (*engl.*)
avA arteriovenous anastomosis (*engl.*)
AVC atrioventricular canal (*engl.*)
AVD 1. atrioventricular dissociation (*engl.*) **2.** atrioventrikuläre Dissoziation (*ger.*)
AVK Atrioventrikularknoten (*ger.*)
AVN atrioventricular node (*engl.*)
AVR AV-Knotenrhythmus (*ger.*)
AVS arteriovenöser Shunt (*ger.*)
ax axis (*engl.*)
AXD Australian X disease (*engl.*)
AZ Atemzentrum (*ger.*)
AZK Alveolarzellkarzinom (*ger.*)
AZT 1. Azidothymidin (*ger.*) **2.** azidothymidine (*engl.*)
AZV 1. Atemzeitvolumen (*ger.*) **2.** Atemzugvolumen (*ger.*)

B

B 1. base (*engl.*) **2.** Basis (*ger.*) **3.** Bor (*ger.*) **4.** boron (*engl.*)
b bar (*engl.*)
B. 1. Bacillus (*engl.*) **2.** Bacillus (*ger.*)
β^+ Positron (*ger.*)
BA 1. basilar artery (*engl.*) **2.** Beckenausgang (*ger.*) **3.** blood agar (*engl.*) **4.** Blutagar (*ger.*) **5.** brachial artery (*engl.*) **6.** bronchial asthma (*engl.*) **7.** Bronchialasthma (*ger.*)
Ba 1. barium (*engl.*) **2.** Barium (*ger.*)
BAC 1. bacitracin (*engl.*) **2.** Bacitracin (*ger.*)
Bac. 1. Bacillus (*engl.*) **2.** Bacillus (*ger.*)
Bact. 1. Bacterium (*engl.*) **2.** Bacterium (*ger.*)
bact. bacterial (*engl.*)
bakt. bakteriell (*ger.*)
Bals. Balsamum (*ger.*)
BaM barium meal (*engl.*)
BAP blood agar plate (*engl.*)
Bas. basophiler Granulozyt (*ger.*)
baso basophilic leukocyte (*engl.*)
BB 1. Beckenboden (*ger.*) **2.** blue bloater (*engl.*) **3.** Blutbild (*ger.*)
BBB 1. blood-brain barrier (*engl.*) **2.** bundle-branch block (*engl.*)
BBR 1. Berlin blue reaction (*engl.*) **2.** Berliner-Blau-Reaktion (*ger.*)
BBS Morbus Besnier-Boeck-Schaumann (*ger.*)
BBT basal body temperature (*engl.*)
BC 1. birth control (*engl.*) **2.** bronchial carcinoma (*engl.*) **3.** Bronchialkarzinom (*ger.*)
BCC basal cell carcinoma (*engl.*)
BCDF B-cell differentiation factors (*engl.*)
BCE 1. basal cell epithelioma (*engl.*) **2.** Butyrylcholinesterase (*ger.*)
BCF basophil chemotactic factor (*engl.*)
BCG 1. Bacille-Calmette-Guérin (*ger.*) **2.** Bacillus Calmette-Guérin (*engl.*)
BChE Butyrylcholinesterase (*ger.*)
BCS Budd-Chiari-Syndrom (*ger.*)
BD 1. base deficit (*engl.*) **2.** Basendefizit (*ger.*) **3.** Blutdruck (*ger.*)
BE 1. bacterial endocarditis (*engl.*) **2.** Basenexzess (*ger.*) **3.** Beckeneingang (*ger.*) **4.** Beckenendlage (*ger.*) **5.** Bohr-Effekt (*ger.*) **6.** Broteinheit (*ger.*)
Be 1. beryllium (*engl.*) **2.** Beryllium (*ger.*)
BEKG Belastungselektrokardiografie (*ger.*)
BEL Beckenendlage (*ger.*)
BF 1. blastogenic factor (*engl.*) **2.** blood flow (*engl.*)
BG 1. Bindegewebe (*ger.*) **2.** blood glucose (*engl.*) **3.** Blutglukose (*ger.*) **4.** Blutgruppe (*ger.*)
BGA 1. blood gas analysis (*engl.*) **2.** Blutgasanalyse (*ger.*)
BGF Blutgerinnungsfaktor (*ger.*)
BGZ Blutgerinnungszeit (*ger.*)
BH 1. Bindehaut (*ger.*) **2.** borderline hypertension (*engl.*)
BH_2 dihydrobiopterin (*engl.*)
BHA Blasenhalsadenom (*ger.*)
BHC Benzolhexachlorid (*ger.*)
BHF 1. Bolivian hemorrhagic fever (*engl.*) **2.** bolivianisches hämorrhagisches Fieber (*ger.*)
BHWZ biologische Halbwertzeit (*ger.*)
Bi 1. Bismut (*ger.*) **2.** bismuth (*engl.*)
BIL 1. bilirubin (*engl.*) **2.** Bilirubin (*ger.*)
bil. bilirubin (*engl.*)
bilat. bilateral (*ger.*)
BJ biceps jerk (*engl.*)
BJP 1. Bence-Jones protein (*engl.*) **2.** Bence-Jones-Protein (*ger.*) **3.** Bence-Jones-Proteinurie (*ger.*)
BJR Bezold-Jarisch-Reflex (*ger.*)
BK 1. bradykinin (*engl.*) **2.** Bradykinin (*ger.*)
BKE Brechkrafteinheit (*ger.*)
BKG Ballistokardiogramm (*ger.*)
BKS 1. Blutkörperchensenkung (*ger.*) **2.** Blutkörperchensenkungsgeschwindigkeit (*ger.*)
Bkt. Bakterium (*ger.*)
BL 1. Borderline-Lepra (*ger.*) **2.** Burkitt's lymphoma (*engl.*) **3.** Burkitt-Lymphom (*ger.*)
BlC blood culture (*engl.*)
Blk. Blutkörperchen (*ger.*)
BlS 1. blood sugar (*engl.*) **2.** Blut-Liquor-Schranke (*ger.*)
BlT blood type (*engl.*)
BM 1. basal membrane (*engl.*) **2.** basal metabolism (*engl.*) **3.** Basalmembran (*ger.*) **4.** bowel movement (*engl.*)
BMD Becker-Muskeldystrophie (*ger.*)
BME benign myalgic encephalomyelitis (*engl.*)
Bol. Bolus (*ger.*)
bol. bolus (*engl.*)
BP 1. Benzpyren (*ger.*) **2.** blood pressure (*engl.*) **3.** Blutplasma (*ger.*) **4.** Bulbärparalyse (*ger.*) **5.** bullöses Pemphigoid (*ger.*) **6.** bypass (*engl.*) **7.** Bypass (*ger.*)
BPD 1. bronchopulmonale Dysplasie (*ger.*) **2.** bronchopulmonary dysplasia (*engl.*)
BPG Benzathin-Penicillin G (*ger.*)
BPH benign prostatic hypertrophy (*engl.*)
Bq 1. becquerel (*engl.*) **2.** Becquerel (*ger.*)
Br 1. Brom (*ger.*) **2.** bromine (*engl.*)
Br. 1. Brucella (*engl.*) **2.** Brucella (*ger.*)
BRO Bronchoskopie (*ger.*)
BRR brachioradial reflex (*engl.*)
BS 1. Bandscheibe (*ger.*) **2.** blood sugar (*engl.*) **3.** Blutserum (*ger.*) **4.** bowel sounds (*engl.*)
BSA body surface area (*engl.*)
BSE bovine spongiforme Enzephalopathie (*ger.*)
BSG 1. Blutkörperchensenkung (*ger.*) **2.** Blutkörperchensenkungsgeschwindigkeit (*ger.*)
BSP 1. Bandscheibenprolaps (*ger.*) **2.** Blepharospasmus (*ger.*)
Bsp 1. bronchospasm (*engl.*) **2.** Bronchospasmus (*ger.*)
BSR 1. Bizepssehnenreflex (*ger.*) **2.** Blutkörperchensenkung (*ger.*)
BSV Bandscheibenvorfall (*ger.*)
BT 1. Basaltemperatur (*ger.*) **2.** Beschäftigungstherapie (*ger.*) **3.** bleeding time (*engl.*)
BTA Blalock-Taussig-Anastomose (*ger.*)
BTS 1. bradycardia-tachycardia syndrome (*engl.*) **2.** Bradykardie-Tachykardie-Syndrom (*ger.*) **3.** Brenztraubensäure (*ger.*)
BuChE Butyrylcholinesterase (*ger.*)
BV 1. Bleivergiftung (*ger.*) **2.** blood volume (*engl.*) **3.** Blutvolumen (*ger.*)
BW Brustwirbel (*ger.*)
BWA Brustwandableitungen (*ger.*)
BWT Bewegungstherapie (*ger.*)
BX biopsy (*engl.*)
BZ 1. Belegzellen (*ger.*) **2.** Blutungszeit (*ger.*) **3.** Blutzucker (*ger.*)
BZL Benzol (*ger.*)

C

C 1. calorie (*engl.*) **2.** canine (*engl.*) **3.** capacity (*engl.*) **4.** carbon (*engl.*) **5.** Carboneum (*ger.*) **6.** carrier (*engl.*) **7.** cathodal (*engl.*) **8.** cathode (*engl.*) **9.** Chloramphenicol (*ger.*) **10.** clearance (*engl.*) **11.** Clearance (*ger.*) **12.** closure (*engl.*) **13.** coefficient (*engl.*) **14.** compliance (*engl.*) **15.** Compliance (*ger.*) **16.** concentration (*engl.*) **17.** con-

stant (*engl.*) **18.** contraction (*engl.*) **19.** cortex (*engl.*) **20.** Cortex (*ger.*) **21.** Costa (*ger.*) **22.** coulomb (*engl.*) **23.** Coulomb (*ger.*) **24.** curie (*engl.*) **25.** Curie (*ger.*) **26.** cylinder (*engl.*) **27.** Cystein (*ger.*) **28.** cysteine (*engl.*) **29.** Cystin (*ger.*) **30.** Cytidin (*ger.*) **31.** cytidine (*engl.*) **32.** Cytosin (*ger.*) **33.** cytosine (*engl.*) **34.** Kapazität (*ger.*) **35.** Kohlenstoff (*ger.*) **36.** Komplement (*ger.*) **37.** Konstante (*ger.*) **38.** Konzentration (*ger.*) **39.** large calorie (*engl.*) **40.** Zytosin (*ger.*)
c 1. calorie (*engl.*) **2.** candle (*engl.*) **3.** concentration (*engl.*) **4.** small calorie (*engl.*)
C. 1. Clostridium (*engl.*) **2.** Clostridium (*ger.*) **3.** Coxiella (*ger.*)
CA 1. cancer (*engl.*) **2.** carbenicillin (*engl.*) **3.** Carboanhydrase (*ger.*) **4.** carbonic anhydrase (*engl.*) **5.** carcinoma (*engl.*) **6.** Carcinoma (*ger.*) **7.** cardiac arrest (*engl.*) **8.** catecholamine (*engl.*) **9.** cold agglutination (*engl.*) **10.** coronary artery (*engl.*) **11.** Cytarabin (*ger.*) **12.** cytarabine (*engl.*) **13.** cytosine arabinoside (*engl.*)
Ca 1. calcium (*engl.*) **2.** Calcium (*ger.*) **3.** cancer (*engl.*) **4.** carcinoma (*engl.*) **5.** Carcinoma (*ger.*) **6.** cathodal (*engl.*) **7.** cathode (*engl.*)
Ca. 1. carcinoma (*engl.*) **2.** Carcinoma (*ger.*)
C.a. 1. Candida albicans (*engl.*) **2.** Candida albicans (*ger.*) **3.** Conus arteriosus (*ger.*)
CAB coronary artery bypass (*engl.*)
CAG 1. chronic atrophic gastritis (*engl.*) **2.** coronary angiography (*engl.*)
CAH 1. Carboanhydrase (*ger.*) **2.** carbonic anhydrase (*engl.*) **3.** chronic active hepatitis (*engl.*) **4.** chronisch-aggressive Hepatitis (*ger.*) **5.** chronisch-aktive Hepatitis (*ger.*)
Cal 1. calorie (*engl.*) **2.** Kilokalorie (*ger.*) **3.** large calorie (*engl.*)
cal 1. calorie (*engl.*) **2.** Grammkalorie (*ger.*) **3.** Kalorie (*ger.*) **4.** small calorie (*engl.*)
CAM 1. Chlorambucil (*ger.*) **2.** Chloramphenicol (*ger.*)
cAMP 1. zyklisches Adenosinmonophosphat (*ger.*) **2.** Cyclo-AMP (*ger.*)
CAP 1. Carbamylphosphat (*ger.*) **2.** chloramphenicol (*engl.*) **3.** Chloramphenicol (*ger.*) **4.** choline acetyltransferase (*engl.*)
cap capsule (*engl.*)
Caps. Capsula (*ger.*)
CAR cytosine arabinoside (*engl.*)
CAT 1. computerized axial tomography (*engl.*) **2.** Computertomografie (*ger.*)
caud. caudal (*engl.*)
CAVB complete atrioventricular block (*engl.*)
Cb Cerebellum (*ger.*)
CBC 1. carbenicillin (*engl.*) **2.** complete blood count (*engl.*)
CBD common bile duct (*engl.*)
CBG 1. Cortisol-bindendes Globulin (*ger.*) **2.** cortisol-binding globulin (*engl.*)
Cbl 1. cobalamin (*engl.*) **2.** Zitratblut (*ger.*)
CC 1. cardiac cycle (*engl.*) **2.** cholecalciferol (*engl.*) **3.** Cholecalciferol (*ger.*) **4.** cloxacillin (*engl.*) **5.** Cloxacillin (*ger.*) **6.** common cold (*engl.*) **7.** Commotio cerebri (*ger.*) **8.** corpus callosum (*engl.*) **9.** Corpus callosum (*ger.*) **10.** Cortex cerebri (*ger.*)
Cc concave (*engl.*)
CCIE countercurrent immunoelectrophoresis (*engl.*)
CCK 1. cholecystokinin (*engl.*) **2.** Cholecystokinin (*ger.*) **3.** Cholezystokinin (*ger.*)
CCM kongestive Kardiomyopathie (*ger.*)
C_{cr} creatinine clearance (*engl.*)
CD 1. celiac disease (*engl.*) **2.** communicable disease (*engl.*) **3.** contact dermatitis (*engl.*) **4.** contagious disease (*engl.*) **5.** Crohn's disease (*engl.*) **6.** cystic duct (*engl.*)
Cd 1. cadmium (*engl.*) **2.** Cadmium (*ger.*) **3.** Kadmium (*ger.*)
cd 1. candela (*engl.*) **2.** Candela (*ger.*)
C.D. curative dose (*engl.*)
CDC chenodeoxycholic acid (*engl.*)
CDDP cisplatin (*engl.*)
CDLE chronischer diskoider Lupus erythematodes (*ger.*)
CDP 1. Cytidindiphosphat (*ger.*) **2.** cytidine diphosphate (*engl.*)
CE 1. California encephalitis (*engl.*) **2.** California-Enzephalitis (*ger.*) **3.** Cholesterinester (*ger.*)
Ce Cer (*ger.*)
cent. centigrade (*engl.*)
CEP 1. congenital erythropoietic porphyria (*engl.*) **2.** kongenitale erythropoetische Porphyrie (*ger.*)
CEV 1. California encephalitis virus (*engl.*) **2.** California-Enzephalitis-Virus (*ger.*)
CF 1. cardiac failure (*engl.*) **2.** chemotactic factor (*engl.*) **3.** chemotaktischer Faktor (*ger.*) **4.** Christmas factor (*engl.*) **5.** Christmas-Faktor (*ger.*) **6.** citrovorum factor (*engl.*) **7.** zystische Fibrose (*ger.*)
CFR complement fixation reaction (*engl.*)
CFT complement fixation test (*engl.*)
CG 1. Choriongonadotropin (*ger.*) **2.** chorionic gonadotropin (*engl.*)
cg centigram (*engl.*)
CGL chronische granulozytäre Leukämie (*ger.*)
cGMP Cyclo-GMP (*ger.*)
CGN chronische Glomerulonephritis (*ger.*)
CGS catgut suture (*engl.*)
CGT 1. Choriongonadotropin (*ger.*) **2.** chorionic gonadotropin (*engl.*)
cGy centigray (*engl.*)
CH 1. Chédiak-Higashi syndrome (*engl.*) **2.** Chorea Huntington (*ger.*)
Ch 1. Charrière (*ger.*) **2.** Cholin (*ger.*) **3.** choline (*engl.*)
CH_4 1. Methan (*ger.*) **2.** methane (*engl.*)
CHA 1. Chlorambucil (*ger.*) **2.** kongenitale hypoplastische Anämie (*ger.*)
ChAT choline acetyltransferase (*engl.*)
CHD 1. Chédiak-Higashi disease (*engl.*) **2.** constitutional hepatic dysfunction (*engl.*) **3.** coronary heart disease (*engl.*)
CHE 1. Cholesterinesterase (*ger.*) **2.** Cholesterinesterhydrolase (*ger.*) **3.** cholesterol esterase (*engl.*) **4.** cholinesterase (*engl.*)
ChE 1. cholinesterase (*engl.*) **2.** Cholinesterase (*ger.*)
ChEH Cholinesterasehemmer (*ger.*)
CHEI cholinesterase inhibitor (*engl.*)
CHEM chemotherapy (*engl.*)
CHF 1. chemotactic factor (*engl.*) **2.** chemotaktischer Faktor (*ger.*)
ChG 1. chymotrypsinogen (*engl.*) **2.** Chymotrypsinogen (*ger.*)
CHI 1. chemotherapeutic index (*engl.*) **2.** chemotherapeutischer Index (*ger.*)
CHL 1. chloroform (*engl.*) **2.** Chloroform (*ger.*)
Chl. 1. Chloramphenicol (*ger.*) **2.** Chloroform (*ger.*)
Chlf. 1. chloroform (*engl.*) **2.** Chloroform (*ger.*)
CHO carbohydrate (*engl.*)
Chol. Cholesterin (*ger.*)
CHP chronische hepatische Porphyrie (*ger.*)
CHR Chromobacterium (*ger.*)
Chr Chromobacterium (*ger.*)
Chr. Chromosom (*ger.*)
chromat. chromatographisch (*ger.*)
CHS 1. Chédiak-Higashi syndrome (*engl.*) **2.** cholinesterase (*engl.*)
CHT 1. Chemotherapie (*ger.*) **2.** chemotherapy (*engl.*)
ChTr 1. chymotrypsin (*engl.*) **2.** Chymotrypsin (*ger.*)
CI 1. cardiac index (*engl.*) **2.** cardiac infarction (*engl.*) **3.** cardiac insufficiency (*engl.*) **4.** chemotherapeutic index (*engl.*) **5.** chemotherapeutischer Index (*ger.*) **6.** Claudi-

catio intermittens (*ger.*) **7.** color index (*engl.*) **8.** coronary insufficiency (*engl.*)
Ci 1. curie (*engl.*) **2.** Curie (*ger.*)
C.I. color index (*engl.*)
CID cytomegalic inclusion disease (*engl.*)
CIE counterimmunoelectrophoresis (*engl.*)
C1-INH 1. C1 inhibitor (*engl.*) **2.** C1-Inaktivator (*ger.*)
CIS 1. carcinoma in situ (*engl.*) **2.** Carcinoma in situ (*ger.*)
CJE Creutzfeldt-Jakob-Erkrankung (*ger.*)
CK 1. creatine kinase (*engl.*) **2.** Creatinkinase (*ger.*)
CKG 1. cardiokymography (*engl.*) **2.** Kardiokymografie (*ger.*)
CL 1. Chemilumineszenz (*ger.*) **2.** chronic leukemia (*engl.*) **3.** chronische Lymphadenose (*ger.*) **4.** Citratlyase (*ger.*) **5.** citrate lyase (*engl.*) **6.** corpus luteum (*engl.*) **7.** Corpus luteum (*ger.*)
Cl 1. Chlor (*ger.*) **2.** chlorine (*engl.*) **3.** clearance (*engl.*) **4.** Clearance (*ger.*)
cl centiliter (*engl.*)
class. classification (*engl.*)
CLH 1. corpus luteum hormone (*engl.*) **2.** Corpus-luteum-Hormon (*ger.*)
CLI Corpus-luteum-Insuffizienz (*ger.*)
clin. clinical (*engl.*)
CLL chronic lymphocytic leukemia (*engl.*)
Clon. Clonorchis (*ger.*)
CM 1. capreomycin (*engl.*) **2.** Capreomycin (*ger.*) **3.** cardiomegaly (*engl.*) **4.** Cardiomyopathie (*ger.*) **5.** cardiomyopathy (*engl.*) **6.** carpometacarpal (*engl.*) **7.** contrast medium (*engl.*) **8.** Kardiomegalie (*ger.*) **9.** Kardiomyopathie (*ger.*) **10.** karpometakarpal (*ger.*)
CMC 1. carpometacarpal (*engl.*) **2.** karpometakarpal (*ger.*)
CMCJ carpometacarpal joint (*engl.*)
CMF chondromyxoid fibroma (*engl.*)
CMI cell-mediated immunity (*engl.*)
CML chronic myelocytic leukemia (*engl.*)
CMN cystic medial necrosis (*engl.*)
CMP 1. cardiomyopathy (*engl.*) **2.** cytidine monophosphate (*engl.*) **3.** Cytidinmonophosphat (*ger.*)
CMV cytomegalovirus (*engl.*)
CN caudate nucleus (*engl.*)
CNS central nervous system (*engl.*)
CO 1. carbon monoxide (*engl.*) **2.** crossing-over (*engl.*) **3.** Kohlenmonoxid (*ger.*)
Co 1. cobalt (*engl.*) **2.** Cobalt (*ger.*) **3.** Kobalt (*ger.*)
CO_2 1. carbon dioxide (*engl.*) **2.** Kohlendioxid (*ger.*)
CoA 1. Coenzym A (*ger.*) **2.** coenzyme A (*engl.*)
CoA-SH 1. Coenzym A (*ger.*) **2.** coenzyme A (*engl.*)
COCM congestive cardiomyopathy (*engl.*)
COH carbohydrate (*engl.*)
CO-Hb 1. carbon monoxide hemoglobin (*engl.*) **2.** Carboxyhämoglobin (*ger.*) **3.** carboxyhemoglobin (*engl.*)
Cont. Contusio (*ger.*)
COP colloid osmotic pressure (*engl.*)
CoQ Coenzym Q (*ger.*)
Cort. Cortex (*ger.*)
cort. 1. cortex (*engl.*) **2.** cortical (*engl.*)
CP 1. Caeruloplasmin (*ger.*) **2.** capillary pressure (*engl.*) **3.** central pit (*engl.*) **4.** cerebellopontine (*engl.*) **5.** ceruloplasmin (*engl.*) **6.** chronische Pankreatitis (*ger.*) **7.** cleft palate (*engl.*) **8.** coproporphyrin (*engl.*) **9.** cor pulmonale (*engl.*) **10.** Cor pulmonale (*ger.*) **11.** creatine phosphate (*engl.*) **12.** Creatinphosphat (*ger.*)
cP chronische Polyarthritis (*ger.*)
CPC carotid pulse curve (*engl.*)
CPD contagious pustular dermatitis (*engl.*)
CPH 1. chronic persistent hepatitis (*engl.*) **2.** chronisch-persistierende Hepatitis (*ger.*)
CPK 1. creatine phosphokinase (*engl.*) **2.** Creatinphosphokinase (*ger.*) **3.** Karotispulskurve (*ger.*) **4.** Kreatinphosphokinase (*ger.*)
CPM 1. capreomycin (*engl.*) **2.** Capreomycin (*ger.*) **3.** Cyclophosphamid (*ger.*)
CPN chronische Pyelonephritis (*ger.*)
CPR cardiopulmonary resuscitation (*engl.*)
CPS Carbamylphosphatsynthetase (*ger.*)
CPT 1. cold pressure test (*engl.*) **2.** Cold-pressure-Test (*ger.*)
CR 1. complete remission (*engl.*) **2.** conditioned reflex (*engl.*) **3.** corneal reflex (*engl.*) **4.** coronary reserve (*engl.*) **5.** cremasteric reflex (*engl.*) **6.** Cremasterreflex (*ger.*) **7.** crown (*engl.*) **8.** komplette Remission (*ger.*) **9.** Koronarreserve (*ger.*)
Cr 1. Chrom (*ger.*) **2.** chromium (*engl.*) **3.** creatine (*engl.*) **4.** creatinine (*engl.*) **5.** Kreatinin (*ger.*)
cran. cranial (*engl.*)
CRF corticotropin releasing factor (*engl.*)
CRP 1. C-reactive protein (*engl.*) **2.** C-reaktives Protein (*ger.*)
CrP 1. creatine phosphate (*engl.*) **2.** Kreatinphosphat (*ger.*)
CrR 1. cremasteric reflex (*engl.*) **2.** Cremasterreflex (*ger.*)
CRS Chinese restaurant syndrome (*engl.*)
CS 1. cerebrospinal (*engl.*) **2.** cesarean section (*engl.*) **3.** coronary sclerosis (*engl.*) **4.** corticosteroid (*engl.*) **5.** Corticosteroid (*ger.*) **6.** Cushing-Syndrom (*ger.*) **7.** Koronarsklerose (*ger.*) **8.** zerebrospinal (*ger.*)
C-4-S Chondroitin-4-Sulfat (*ger.*)
C-6-S Chondroitin-6-Sulfat (*ger.*)
CSA cross-sectional area (*engl.*)
CSF 1. cerebrospinal fluid (*engl.*) **2.** Colony-stimulating-Faktor (*ger.*)
CSM cerebrospinal meningitis (*engl.*)
CSR Cheyne-Stokes respiration (*engl.*)
CSS carotid sinus syndrome (*engl.*)
CT 1. calcitonin (*engl.*) **2.** Calcitonin (*ger.*) **3.** carboxyltransferase (*engl.*) **4.** carpal tunnel (*engl.*) **5.** Chemotherapie (*ger.*) **6.** chemotherapy (*engl.*) **7.** clotting time (*engl.*) **8.** coagulation time (*engl.*) **9.** computed tomography (*engl.*) **10.** computerized tomography (*engl.*) **11.** Computertomografie (*ger.*) **12.** connective tissue (*engl.*) **13.** Coombs test (*engl.*) **14.** Coombs-Test (*ger.*) **15.** coronary thrombosis (*engl.*) **16.** Kalzitonin (*ger.*)
CTF 1. chemotactic factor (*engl.*) **2.** chemotaktischer Faktor (*ger.*) **3.** Colorado tick fever (*engl.*)
CTG Kardiotokogramm (*ger.*)
CTL 1. Clotrimazol (*ger.*) **2.** clotrimazole (*engl.*)
CTM 1. computerized tomography (*engl.*) **2.** Computertomografie (*ger.*)
CTP 1. Cytidin-5'-triphosphat (*ger.*) **2.** cytidine triphosphate (*engl.*) **3.** Cytidintriphosphat (*ger.*)
CTS 1. carpal tunnel syndrome (*engl.*) **2.** Karpaltunnelsyndrom (*ger.*)
CTX Cyclophosphamid (*ger.*)
CU 1. Colitis ulcerosa (*ger.*) **2.** cusp (*engl.*)
Cu 1. copper (*engl.*) **2.** Cuprum (*ger.*) **3.** Kupfer (*ger.*)
C.u. Colitis ulcerosa (*ger.*)
CV 1. cardiovascular (*engl.*) **2.** cardioversion (*engl.*) **3.** cerebrovascular (*engl.*) **4.** color vision (*engl.*) **5.** Kardioversion (*ger.*)
cv cardiovascular (*engl.*)
CVA cerebrovascular accident (*engl.*)
CVI cerebrovascular insufficiency (*engl.*)
CVP central venous pressure (*engl.*)
CVS cardiovascular system (*engl.*)
CW chest wall (*engl.*)
CX Cortex (*ger.*)
Cx cervix (*engl.*)
CYC Cyclophosphamid (*ger.*)
Cyd 1. Cytidin (*ger.*) **2.** cytidine (*engl.*) **3.** Zytidin (*ger.*)
CYS 1. cystoscopy (*engl.*) **2.** Zystoskopie (*ger.*)
Cys 1. Cystein (*ger.*) **2.** cysteine (*engl.*)

Cys-Cys cystine (*engl.*)
Cys-S Cystin (*ger.*)
Cys-SH 1. Cystein (*ger.*) **2.** cysteine (*engl.*)
Cyt 1. cytochrome (*engl.*) **2.** cytosine (*engl.*)
Cyx-S cystine (*engl.*)
CZB Chorionzottenbiopsie (*ger.*)

D

D 1. Brechkraft (*ger.*) **2.** Dalton (*ger.*) **3.** dead space (*engl.*) **4.** density (*engl.*) **5.** dentin (*engl.*) **6.** dentine (*engl.*) **7.** deoxy- (*engl.*) **8.** deuterium (*engl.*) **9.** Deuterium (*ger.*) **10.** deviation (*engl.*) **11.** dexter (*ger.*) **12.** diameter (*engl.*) **13.** Diameter (*ger.*) **14.** diastole (*engl.*) **15.** Diastole (*ger.*) **16.** Dichte (*ger.*) **17.** dihydrouridine (*engl.*) **18.** diopter (*engl.*) **19.** Dioptrie (*ger.*) **20.** distal (*engl.*) **21.** donor (*engl.*) **22.** Dopamin (*ger.*) **23.** dopamine (*engl.*) **24.** dose (*engl.*) **25.** Dosis (*ger.*) **26.** Durchmesser (*ger.*)
d 1. deci- (*engl.*) **2.** density (*engl.*) **3.** deoxy- (*engl.*) **4.** dexter (*ger.*) **5.** diameter (*engl.*) **6.** Dichte (*ger.*)
D. 1. diopter (*engl.*) **2.** Ductus (*ger.*)
d. Dichte (*ger.*)
DA 1. degenerative arthritis (*engl.*) **2.** deoxyadenosine (*engl.*) **3.** Desoxyadenosin (*ger.*) **4.** Dopamin (*ger.*) **5.** dopamine (*engl.*)
dA 1. deoxyadenosine (*engl.*) **2.** Desoxyadenosin (*ger.*)
D.a. Discus articularis (*ger.*)
Da dalton (*engl.*)
DAA Ductus arteriosus apertus (*ger.*)
DAB 1. Deutsches Arzneibuch (*ger.*) **2.** Ductus arteriosus Botalli (*ger.*)
DACT actinomycin D (*engl.*)
dAdo 1. deoxyadenosine (*engl.*) **2.** Desoxyadenosin (*ger.*)
DADP 1. deoxyadenosine diphosphate (*engl.*) **2.** Desoxyadenosindiphosphat (*ger.*)
dADP 1. deoxyadenosine diphosphate (*engl.*) **2.** Desoxyadenosindiphosphat (*ger.*)
DAG 1. diacylglycerin (*engl.*) **2.** diacylglycerol (*engl.*)
DAL Deltaaminolävulinsäure (*ger.*)
DALA Deltaaminolävulinsäure (*ger.*)
DAM 1. Diacetylmorphin (*ger.*) **2.** diacetylmorphine (*engl.*)
DAMP 1. deoxyadenosine monophosphate (*engl.*) **2.** deoxyadenylic acid (*engl.*) **3.** Desoxyadenosinmonophosphat (*ger.*)
dAMP 1. deoxyadenosine monophosphate (*engl.*) **2.** deoxyadenylic acid (*engl.*) **3.** Desoxyadenosinmonophosphat (*ger.*)
DAO Diaminoxidase (*ger.*)
DÄS Diäthylstilböstrol (*ger.*)
DAT Demenz vom Alzheimer-Typ (*ger.*)
DATP 1. deoxyadenosine triphosphate (*engl.*) **2.** Desoxyadenosintriphosphat (*ger.*)
dATP 1. deoxyadenosine triphosphate (*engl.*) **2.** Desoxyadenosintriphosphat (*ger.*)
DAUN Daunorubicin (*ger.*)
dB 1. decibel (*engl.*) **2.** Dezibel (*ger.*)
db 1. decibel (*engl.*) **2.** Dezibel (*ger.*)
DBB Differentialblutbild (*ger.*)
DBC differential blood count (*engl.*)
DBT double-blind trial (*engl.*)
DBV Doppelblindversuch (*ger.*)
DC 1. decarboxylase (*engl.*) **2.** Decarboxylase (*ger.*) **3.** donor cell (*engl.*) **4.** Dünnschichtchromatografie (*ger.*)
dC 1. deoxycytidine (*engl.*) **2.** Desoxycytidin (*ger.*)
D.C. Dosis curativa (*ger.*)
DCC 1. dicloxacillin (*engl.*) **2.** Dicloxacillin (*ger.*)
DCDP 1. deoxycytidine diphosphate (*engl.*) **2.** Desoxycytidindiphosphat (*ger.*)
dCDP 1. deoxycytidine diphosphate (*engl.*) **2.** Desoxycytidindiphosphat (*ger.*)
DCG 1. dacryocystography (*engl.*) **2.** Dakryozystografie (*ger.*)
DCM dilatative Kardiomyopathie (*ger.*)
DCMP 1. deoxycytidine monophosphate (*engl.*) **2.** Desoxycytidinmonophosphat (*ger.*)
dCMP 1. deoxycytidine monophosphate (*engl.*) **2.** Desoxycytidinmonophosphat (*ger.*)
DCR dacryocystorhinostomy (*engl.*)
DCS decompression sickness (*engl.*)
Dct. Ductus (*ger.*)
DCTP 1. deoxycytidine triphosphate (*engl.*) **2.** Desoxycytidintriphosphat (*ger.*)
dCTP 1. deoxycytidine triphosphate (*engl.*) **2.** Desoxycytidintriphosphat (*ger.*)
D_{cur} Dosis curativa (*ger.*)
DCX 1. dicloxacillin (*engl.*) **2.** Dicloxacillin (*ger.*)
dCyd deoxycytidine (*engl.*)
DD 1. differential diagnosis (*engl.*) **2.** Differentialdiagnose (*ger.*) **3.** Differentialdiagnostik (*ger.*) **4.** duodenal diverticulum (*engl.*) **5.** Duodenaldivertikel (*ger.*)
D.D. Differentialdiagnose (*ger.*)
DDC Dideoxycytidin (*ger.*)
ddC Dideoxycytidin (*ger.*)
ddCyd Dideoxycytidin (*ger.*)
DDI Dideoxyinosin (*ger.*)
ddI Dideoxyinosin (*ger.*)
DDS 1. dialysis disequilibrium syndrome (*engl.*) **2.** Diaminodiphenylsulfon (*ger.*)
DE 1. Dosis effectiva (*ger.*) **2.** Dosis efficax (*ger.*)
DE_{50} Dosis effectiva media (*ger.*)
DEA 1. Dehydroepiandrosteron (*ger.*) **2.** dehydroepiandrosterone (*engl.*)
deA 1. deoxyadenosine (*engl.*) **2.** Desoxyadenosin (*ger.*)
deADO 1. deoxyadenosine (*engl.*) **2.** Desoxyadenosin (*ger.*)
deCDP 1. deoxycytidine diphosphate (*engl.*) **2.** Desoxycytidindiphosphat (*ger.*)
deCMP 1. deoxycytidine monophosphate (*engl.*) **2.** Desoxycytidinmonophosphat (*ger.*)
deCTP 1. deoxycytidine triphosphate (*engl.*) **2.** Desoxycytidintriphosphat (*ger.*)
DEG Diethylenglykol (*ger.*)
deGDP 1. deoxyguanosine diphosphate (*engl.*) **2.** Desoxyguanosindiphosphat (*ger.*)
DeGMP 1. deoxyguanosine monophosphate (*engl.*) **2.** Desoxyguanosinmonophosphat (*ger.*)
DES Diethylstilbestrol (*ger.*)
DETM 1. Dihydroergotamin (*ger.*) **2.** dihydroergotamine (*engl.*)
Dex 1. Dexamethason (*ger.*) **2.** dexamethasone (*engl.*)
DF 1. Dornfortsatz (*ger.*) **2.** Dorsalflexion (*ger.*) **3.** dorsiflexion (*engl.*)
D.f. 1. Dientamoeba fragilis (*engl.*) **2.** Dientamoeba fragilis (*ger.*)
DFA Deferoxamin (*ger.*)
DFO 1. Deferoxamin (*ger.*) **2.** Desferrioxamin (*ger.*)
DFS Dornfortsatz (*ger.*)
DG 1. diacylglycerin (*engl.*) **2.** Diacylglycerin (*ger.*) **3.** diglyceride (*engl.*) **4.** Diglycerid (*ger.*)
dG 1. deoxyguanosine (*engl.*) **2.** Desoxyguanosin (*ger.*)
dg decigram (*engl.*)
dGDP 1. deoxyguanosine diphosphate (*engl.*) **2.** Desoxyguanosindiphosphat (*ger.*)
DGMP 1. deoxyguanosine monophosphate (*engl.*) **2.** Desoxyguanosinmonophosphat (*ger.*)
dGMP 1. deoxyguanosine monophosphate (*engl.*) **2.** Desoxyguanosinmonophosphat (*ger.*)

Dgn. **1.** Diagnose (*ger.*) **2.** Diagnostik (*ger.*)
DGR duodenogastric reflux (*engl.*)
DGS DiGeorge-Syndrom (*ger.*)
DGTP **1.** deoxyguanosine triphosphate (*engl.*) **2.** Desoxyguanosintriphosphat (*ger.*)
dGTP **1.** deoxyguanosine triphosphate (*engl.*) **2.** Desoxyguanosintriphosphat (*ger.*)
dGUO **1.** deoxyguanosine (*engl.*) **2.** Desoxyguanosin (*ger.*)
DH **1.** dehydrocholic acid (*engl.*) **2.** Dehydrocholsäure (*ger.*) **3.** dehydrogenase (*engl.*) **4.** Deutsche Horizontale (*ger.*)
DHA **1.** Dehydroepiandrosteron (*ger.*) **2.** dehydroepiandrosterone (*engl.*)
DHC Dihydrocodein (*ger.*)
DHCC **1.** 1,25-dihydroxycholecalciferol (*engl.*) **2.** 1,25-Dihydroxycholecalciferol (*ger.*)
DHD Dermatitis herpetiformis Duhring (*ger.*)
DHE **1.** Dehydroepiandrosteron (*ger.*) **2.** dehydroepiandrosterone (*engl.*) **3.** Dihydroergotamin (*ger.*) **4.** dihydroergotamine (*engl.*)
DHEA **1.** Dehydroepiandrosteron (*ger.*) **2.** dehydroepiandrosterone (*engl.*)
DHF dihydrofolic acid (*engl.*)
DHFR Dihydrofolatreduktase (*ger.*)
DHIA Dehydroisoandrosteron (*ger.*)
DHL diffuse histiocytic lymphoma (*engl.*)
DHS Dehydrocholsäure (*ger.*)
DHT **1.** dihydrotachysterol (*engl.*) **2.** Dihydrotachysterol (*ger.*) **3.** dihydrotestosterone (*engl.*) **4.** Dihydrothymin (*ger.*)
DHU dihydrouridine (*engl.*)
DI **1.** diabetes insipidus (*engl.*) **2.** Diabetes insipidus (*ger.*) **3.** donor insemination (*engl.*) **4.** Dosis infectiosa (*ger.*) **5.** initial dose (*engl.*) **6.** Initialdosis (*ger.*)
Di **1.** diphtheria (*engl.*) **2.** Diphtherie (*ger.*)
DIC **1.** disseminated intravascular coagulation (*engl.*) **2.** disseminierte intravasale Koagulation (*ger.*)
Diff.D. Differentialdiagnose (*ger.*)
DIG disseminierte intravasale Gerinnung (*ger.*)
DILF diffuse interstitielle Lungenfibrose (*ger.*)
DIM Dosis infectiosa media (*ger.*)
DIP distales Interphalangealgelenk (*ger.*)
1,3-DIPG 1,3-Diphosphoglycerat (*ger.*)
2,3-DIPG 2,3-Diphosphoglycerat (*ger.*)
DIPJ distal interphalangeal joint (*engl.*)
DIS disorientation (*engl.*)
Diss. Dissektion (*ger.*)
DIT Diiodtyrosin (*ger.*)
DJD degenerative joint disease (*engl.*)
DJT Dijodtyrosin (*ger.*)
DK **1.** Dauerkatheter (*ger.*) **2.** Dupuytren-Kontraktur (*ger.*)
DKA diabetic ketoacidosis (*engl.*)
DL Dosis letalis (*ger.*)
dl deciliter (*engl.*)
d.l. Dosis letalis (*ger.*)
DL_{50} Dosis letalis media (*ger.*)
DL-Ak Donath-Landsteiner-Antikörper (*ger.*)
DLE **1.** discoid lupus erythematosus (*engl.*) **2.** Discoid-Lupus erythematosus (*ger.*) **3.** disseminated lupus erythematosus (*engl.*)
DLM Dosis letalis minima (*ger.*)
Dlm Dosis letalis minima (*ger.*)
DLR Donath-Landsteiner-Reaktion (*ger.*)
DM **1.** Dermatomyositis (*ger.*) **2.** Dexamethason (*ger.*) **3.** dexamethasone (*engl.*) **4.** diabetes mellitus (*engl.*) **5.** Diabetes mellitus (*ger.*) **6.** diastolic murmur (*engl.*) **7.** Dopamin (*ger.*) **8.** dopamine (*engl.*)
dm decimeter (*engl.*)
D.m. Diabetes mellitus (*ger.*)
DMD **1.** Duchenne muscular dystrophy (*engl.*) **2.** Duchenne-Muskeldystrophie (*ger.*)
DMP Dystrophia musculorum progressiva (*ger.*)
DMPE 3,4-Dimethyloxyphenylessigsäure (*ger.*)
DMPS Dimercaptopropansulfonsäure (*ger.*)
DMS **1.** Dermatomyositis (*ger.*) **2.** Dexamethason (*ger.*) **3.** dexamethasone (*engl.*)
DMSO Dimethylsulfoxid (*ger.*)
DNAase **1.** deoxyribonuclease (*engl.*) **2.** Desoxyribonuclease (*ger.*)
DNAse **1.** deoxyribonuclease (*engl.*) **2.** Desoxyribonuclease (*ger.*)
DNP deoxyribonucleoprotein (*engl.*)
Dnp deoxyribonucleoprotein (*engl.*)
DNR Daunorubicin (*ger.*)
DNS Desoxyribonucleinsäure (*ger.*)
DO **1.** Desobliteration (*ger.*) **2.** diamine oxidase (*engl.*) **3.** Diaminoxidase (*ger.*)
D_2O Deuteriumoxid (*ger.*)
DOC **1.** deoxycholate (*engl.*) **2.** deoxycorticosterone (*engl.*) **3.** Desoxycholat (*ger.*) **4.** Desoxycorticosteron (*ger.*) **5.** Desoxycorton (*ger.*)
DOPA 3,4-dihydroxyphenylalanine (*engl.*)
Dos. Dosis (*ger.*)
dos. **1.** dosage (*engl.*) **2.** dose (*engl.*)
Dos.tol. Dosis tolerata (*ger.*)
Dos.tox. Dosis toxica (*ger.*)
DOX **1.** digoxin (*engl.*) **2.** Digoxin (*ger.*) **3.** Doxorubicin (*ger.*)
DP diphosphate (*engl.*)
DPH **1.** diphenylhydantoin (*engl.*) **2.** Diphenylhydantoin (*ger.*)
Dpl. Diplococcus (*ger.*)
DPN Diphosphopyridinnucleotid (*ger.*)
dpt **1.** diopter (*engl.*) **2.** Dioptrie (*ger.*)
dptr Dioptrie (*ger.*)
Dq **1.** Äquivalentdosis (*ger.*) **2.** equivalent dose (*engl.*)
DR **1.** Dammriss (*ger.*) **2.** deoxyribose (*engl.*) **3.** diabetic retinopathy (*engl.*) **4.** diabetische Retinopathie (*ger.*)
dR Desoxyribose (*ger.*)
DRB Daunorubicin (*ger.*)
dRDP **1.** deoxyribonucleoside diphosphate (*engl.*) **2.** Desoxyribonucleosiddiphosphat (*ger.*)
dRIB **1.** deoxyribose (*engl.*) **2.** Desoxyribose (*ger.*)
dRMP **1.** deoxyribonucleoside monophosphate (*engl.*) **2.** Desoxyribonucleosidmonophosphat (*ger.*)
DRNA deoxyribonucleic acid (*engl.*)
dRTP **1.** deoxyribonucleoside triphosphate (*engl.*) **2.** Desoxyribonucleosidtriphosphat (*ger.*)
DS **1.** dead space (*engl.*) **2.** Dermatansulfat (*ger.*) **3.** Desmosom (*ger.*) **4.** desmosome (*engl.*) **5.** disseminated sclerosis (*engl.*) **6.** Doppler-Sonografie (*ger.*) **7.** double-stranded (*engl.*) **8.** Down-Syndrom (*ger.*) **9.** dumping syndrome (*engl.*) **10.** Duodenalsonde (*ger.*) **11.** Durchblutungsstörung (*ger.*) **12.** Durchgangssyndrom (*ger.*)
ds **1.** doppelsträngig (*ger.*) **2.** double-stranded (*engl.*)
DSA digital subtraction angiography (*engl.*)
dsDNA **1.** Doppelstrang-DNA (*ger.*) **2.** double-stranded deoxyribonucleic acid (*engl.*)
dsDNS Doppelstrang-DNS (*ger.*)
DSTE Diäthylstilböstrol (*ger.*)
DSTÖ Diäthylstilböstrol (*ger.*)
DT **1.** delirium tremens (*engl.*) **2.** Delirium tremens (*ger.*) **3.** digitoxin (*engl.*) **4.** Digitoxin (*ger.*)
dT **1.** deoxythymidine (*engl.*) **2.** Desoxythymidin (*ger.*)
DTDP **1.** deoxythymidine diphosphate (*engl.*) **2.** Desoxythymidindiphosphat (*ger.*)
dTDP **1.** deoxythymidine diphosphate (*engl.*) **2.** Desoxythymidindiphosphat (*ger.*)
dThd **1.** deoxythymidine (*engl.*) **2.** Desoxythymidin (*ger.*)
DTI Dauertropfinfusion (*ger.*)
DTMP **1.** deoxythymidine monophosphate (*engl.*) **2.** Desoxythymidinmonophosphat (*ger.*)
dTMP **1.** deoxythymidine monophosphate (*engl.*) **2.** Des-

oxythymidinmonophosphat (*ger.*)
Dtox Dosis toxica (*ger.*)
DTTP **1.** deoxythymidine triphosphate (*engl.*) **2.** Desoxythymidintriphosphat (*ger.*)
dTTP **1.** deoxythymidine triphosphate (*engl.*) **2.** Desoxythymidintriphosphat (*ger.*)
DTX **1.** digitoxin (*engl.*) **2.** Digitoxin (*ger.*)
DU **1.** duodenal ulcer (*engl.*) **2.** Duodenalulkus (*ger.*)
DVT deep vein thrombosis (*engl.*)
DW distilled water (*engl.*)
Dx diagnosis (*engl.*)
DXM **1.** Dexamethason (*ger.*) **2.** dexamethasone (*engl.*)
DZ **1.** Dämmerzustand (*ger.*) **2.** dizygot (*ger.*) **3.** dizygotic (*engl.*)

E

E **1.** ectropion (*engl.*) **2.** Ektopie (*ger.*) **3.** Ektropion (*ger.*) **4.** Elastance (*ger.*) **5.** electron (*engl.*) **6.** Elektron (*ger.*) **7.** emmetropia (*engl.*) **8.** Emmetropie (*ger.*) **9.** enamel (*engl.*) **10.** Energie (*ger.*) **11.** energy (*engl.*) **12.** enzyme (*engl.*) **13.** Epinephrin (*ger.*) **14.** epinephrine (*engl.*) **15.** Erythem (*ger.*) **16.** erythema (*engl.*) **17.** erythrocyte (*engl.*) **18.** Escherichia (*engl.*) **19.** Escherichia (*ger.*) **20.** ester (*engl.*) **21.** Ester (*ger.*) **22.** Extinktion (*ger.*)
E. **1.** Echinococcus (*ger.*) **2.** Entamoeba (*ger.*)
e^+ Positron (*ger.*)
e^- **1.** electron (*engl.*) **2.** Elektron (*ger.*)
E_1 estrone (*engl.*)
E_2 estradiol (*engl.*)
EA **1.** enteral alimentation (*engl.*) **2.** Enteroanastomose (*ger.*) **3.** enteroanastomosis (*engl.*) **4.** ethyl alcohol (*engl.*)
EAC external auditory canal (*engl.*)
EAG **1.** electroatriogram (*engl.*) **2.** Elektroatriogramm (*ger.*)
Eag electroatriogram (*engl.*)
EAM external auditory meatus (*engl.*)
EAP Elektroakupunktur (*ger.*)
EaR Entartungsreaktion (*ger.*)
EAT Epidermolysis acuta toxica (*ger.*)
EB **1.** erythroblast (*engl.*) **2.** Erythroblast (*ger.*)
EBF Erythroblastosis fetalis (*ger.*)
EBK Eisenbindungskapazität (*ger.*)
EBV **1.** EB-Virus (*ger.*) **2.** Epstein-Barr virus (*engl.*) **3.** Epstein-Barr-Virus (*ger.*)
EC **1.** enterochromaffin (*engl.*) **2.** Escherichia coli (*ger.*) **3.** extracellular (*engl.*) **4.** extrazellulär (*ger.*)
ECF **1.** eosinophil chemotactic factor (*engl.*) **2.** electrocardiography (*engl.*)
ECF-A eosinophil chemotactic factor of anaphylaxis (*engl.*)
ECG **1.** electrocardiogram (*engl.*) **2.** Elektrokortikogramm (*ger.*) **3.** Elektrokortikografie (*ger.*)
ECHO **1.** echoencephalogram (*engl.*) **2.** Echoenzephalogramm (*ger.*)
ECM Erythema chronicum migrans (*ger.*)
ECochG **1.** electrocochleography (*engl.*) **2.** Elektrokochleogramm (*ger.*) **3.** Elektrokochleografie (*ger.*)
ECoG **1.** electrocochleography (*engl.*) **2.** electrocorticography (*engl.*) **3.** Elektrokortikogramm (*ger.*) **4.** Elektrokortikografie (*ger.*)
ECS extracellular space (*engl.*)
ECT Emissionscomputertomografie (*ger.*)
ED **1.** effective dose (*engl.*) **2.** Effektivdosis (*ger.*) **3.** Einfalldosis (*ger.*) **4.** Einzeldosis (*ger.*) **5.** electrodiagnosis (*engl.*) **6.** Elektrodiagnostik (*ger.*) **7.** epidural (*engl.*) **8.** epidural (*ger.*) **9.** Erhaltungsdosis (*ger.*)
E.d. Encephalomyelitis disseminata (*ger.*)
ED_{50} **1.** median effective dose (*engl.*) **2.** mittlere effektive Dosis (*ger.*)
EDH **1.** epidural hematoma (*engl.*) **2.** epidurales Hämatom (*ger.*)
ED_{max} Einzelmaximaldosis (*ger.*)
EDS **1.** Ehlers-Danlos-Syndrom (*ger.*) **2.** Ehlers-Danlos syndrome (*engl.*)
EDTA **1.** Ethylendiamintetraessigsäure (*ger.*) **2.** ethylenediaminetetraacetic acid (*engl.*)
EDx electrodiagnosis (*engl.*)
EE **1.** endogenes Ekzem (*ger.*) **2.** endogenous eczema (*engl.*) **3.** Enzymeinheit (*ger.*) **4.** equine encephalitis (*engl.*) **5.** exoerythrozytär (*ger.*) **6.** exsudative Enteropathie (*ger.*) **7.** exudative enteropathy (*engl.*)
EEE **1.** Eastern equine encephalitis (*engl.*) **2.** Eastern equine encephalitis (*ger.*) **3.** Eastern equine encephalomyelitis (*engl.*) **4.** Eastern equine encephalomyelitis (*ger.*)
EEG **1.** electroencephalogram (*engl.*) **2.** electroencephalography (*engl.*) **3.** Elektroenzephalogramm (*ger.*) **4.** Elektroenzephalografie (*ger.*)
EEM Erythema exsudativum multiforme (*ger.*)
EF **1.** ejection fraction (*engl.*) **2.** Ejektionsfraktion (*ger.*) **3.** elongation factor (*engl.*) **4.** extrinsic factor (*engl.*)
eF **1.** elastic fiber (*engl.*) **2.** elastische Faser (*ger.*)
EFA essential fatty acids (*engl.*)
EfD Einfalldosis (*ger.*)
EFE **1.** endocardial fibroelastosis (*engl.*) **2.** Endokardfibroelastose (*ger.*)
EFS essentielle Fettsäuren (*ger.*)
EG **1.** Echinococcus granulosus (*engl.*) **2.** Echinococcus granulosus (*ger.*)
EGA Elephantiasis genitoanorectalis (*ger.*)
EGG **1.** Elektrogastrogramm (*ger.*) **2.** Elektrogastrografie (*ger.*)
EH **1.** Entamoeba histolytica (*ger.*) **2.** essential hypertension (*engl.*) **3.** essentielle Hypertonie (*ger.*)
E_h **1.** redox potential (*engl.*) **2.** Redoxpotential (*ger.*)
EHF epidemic hemorrhagic fever (*engl.*)
EIA **1.** Enzym-Immunassay (*ger.*) **2.** enzyme immunoassay (*engl.*) **3.** exercise-induced asthma (*engl.*)
EID electroimmunodiffusion (*engl.*)
EK **1.** Einschwemmkatheter (*ger.*) **2.** Elektrokoagulation (*ger.*) **3.** Elementarkörperchen (*ger.*) **4.** Endokarditis (*ger.*) **5.** Erythrozytenkonzentrat (*ger.*)
EKC **1.** epidemic keratoconjunctivitis (*engl.*) **2.** epidemische Keratokonjunktivitis (*ger.*)
EKG **1.** electrocardiogram (*engl.*) **2.** Elektrokardiogramm (*ger.*)
EKK epidemische Keratokonjunktivitis (*ger.*)
EKoG **1.** Elektrokortikogramm (*ger.*) **2.** Elektrokortikografie (*ger.*)
EKS Elektrokardioskop (*ger.*)
EKY **1.** Elektrokymogramm (*ger.*) **2.** Elektrokymografie (*ger.*)
EKyG Elektrokymogramm (*ger.*)
EL **1.** Erythroleukämie (*ger.*) **2.** erythroleukemia (*engl.*)
ELC electrocoagulation (*engl.*)
El.K. Elementarkörperchen (*ger.*)
Elmi Elektronenmikroskop (*ger.*)
ELP Elektrophorese (*ger.*)
Elphor electrophoresis (*engl.*)
ELS Erregungsleitungssystem (*ger.*)
EM **1.** Elektronenmikroskop (*ger.*) **2.** Erythema multiforme (*ger.*) **3.** erythromycin (*engl.*) **4.** Erythromycin (*ger.*)
Em Emanation (*ger.*)
Em. **1.** emmetropia (*engl.*) **2.** Emmetropie (*ger.*)
EMB Ethambutol (*ger.*)
EMC **1.** encephalomyocarditis (*engl.*) **2.** Encephalomyocarditis (*ger.*) **3.** Enzephalomyokarditis (*ger.*) **4.** erythromycin (*engl.*) **5.** Erythromycin (*ger.*)

EMD Einzelmaximaldosis (*ger.*)
EMF **1.** endomyocardial fibrosis (*engl.*) **2.** Endomyokardfibrose (*ger.*)
EMG **1.** electromyography (*engl.*) **2.** Elektromyogramm (*ger.*) **3.** Elektromyografie (*ger.*)
EMK Erythema-migrans-Krankheit (*ger.*)
Empl. Emplastrum (*ger.*)
EMS Eosinophilie-Myalgie-Syndrom (*ger.*)
EMW Embden-Meyerhof-Weg (*ger.*)
EN **1.** Endotrachealnarkose (*ger.*) **2.** Enolase (*ger.*) **3.** erythema nodosum (*engl.*) **4.** Erythema nodosum (*ger.*)
ENG **1.** electronystagmography (*engl.*) **2.** Elektroneurografie (*ger.*) **3.** Elektronystagmografie (*ger.*)
ENO Enolase (*ger.*)
ENoG **1.** electroneuronography (*engl.*) **2.** electroneurography (*engl.*) **3.** Elektroneurografie (*ger.*)
ENOL Enolase (*ger.*)
EO Ethylenoxid (*ger.*)
E_0 oxidation-reduction potential (*engl.*)
$E_0{}^+$ oxidation-reduction potential (*engl.*)
EOG **1.** Elektrookulogramm (*ger.*) **2.** Elektrookulografie (*ger.*) **3.** Elektroolfaktogramm (*ger.*)
Eos eosinophiler Granulozyt (*ger.*)
EP **1.** ectopic pregnancy (*engl.*) **2.** electrophoresis (*engl.*) **3.** Elektrophorese (*ger.*) **4.** Erythropoetin (*ger.*) **5.** erythropoietin (*engl.*) **6.** evoked potential (*engl.*) **7.** exsudative Perikarditis (*ger.*)
EPF Endocarditis parietalis fibroplastica (*ger.*)
EPG Elektropherogramm (*ger.*)
EPMS extrapyramidal motor system (*engl.*)
EPO **1.** Erythropoetin (*ger.*) **2.** erythropoietin (*engl.*)
EPS **1.** endocrine polyglandular syndrome (*engl.*) **2.** exophthalmos-producing substance (*engl.*) **3.** extrapyramidal system (*engl.*)
EQ **1.** Eiweißquotient (*ger.*) **2.** Energiequotient (*ger.*)
eq equivalent (*engl.*)
Eq **1.** Äquivalent (*ger.*) **2.** equivalent (*engl.*)
ER **1.** Eigenreflex (*ger.*) **2.** electroresection (*engl.*) **3.** Elektroresektion (*ger.*) **4.** Enteritis regionalis (*ger.*) **5.** epigastric region (*engl.*)
ERC **1.** endoscopic retrograde cholangiography (*engl.*) **2.** endoskopische retrograde Cholangiografie (*ger.*) **3.** Enteritis regionalis Crohn (*ger.*)
ERCP endoscopic retrograde cholangiopancreatography (*engl.*)
ERG **1.** Elektroretinogramm (*ger.*) **2.** Elektroretinografie (*ger.*) **3.** Ergastoplasma (*ger.*)
ERP endoscopic retrograde pancreatography (*engl.*)
ERV **1.** expiratory reserve volume (*engl.*) **2.** exspiratorisches Reservevolumen (*ger.*)
ERY **1.** Erysipelothrix (*engl.*) **2.** Erysipelothrix (*ger.*)
Ery erythrocyte (*engl.*)
ES **1.** Elektroschock (*ger.*) **2.** extracellular space (*engl.*) **3.** extrasystole (*engl.*) **4.** Extrasystole (*ger.*)
ESA Elektrostimulationsanalgesie (*ger.*)
ESR **1.** erythrocyte sedimentation rate (*engl.*) **2.** erythrocyte sedimentation reaction (*engl.*)
ESWL extrakorporale Stoßwellenlithotripsie (*ger.*)
ET **1.** Elektrotherapie (*ger.*) **2.** embryo transfer (*engl.*) **3.** Embryonentransfer (*ger.*) **4.** endotracheal (*engl.*) **5.** endotracheal tube (*engl.*) **6.** Endotrachealnarkose (*ger.*) **7.** Endotrachealtubus (*ger.*) **8.** Epikutantest (*ger.*) **9.** Ergotherapie (*ger.*) **10.** ergotherapy (*engl.*) **11.** esotropia (*engl.*)
ETN Endotrachealnarkose (*ger.*)
ETT Endotrachealtubus (*ger.*)
EU **1.** Energieumsatz (*ger.*) **2.** enzyme unit (*engl.*) **3.** extrauterine (*engl.*) **4.** Extrauteringravidität (*ger.*)
EUG Extrauteringravidität (*ger.*)
EUP extrauterine pregnancy (*engl.*)
EV **1.** Erythrozytenvolumen (*ger.*) **2.** extravasal (*ger.*) **3.** extravascular (*engl.*)
EVG Elektroventrikulogramm (*ger.*)
Exp. Exposition (*ger.*)
Ext. **1.** Extinktion (*ger.*) **2.** extract (*engl.*) **3.** Extraktion (*ger.*)
ext. extract (*engl.*)
Extr. **1.** Extractum (*ger.*) **2.** Extrakt (*ger.*)
EZ **1.** eineiige Zwillinge (*ger.*) **2.** extrazellulär (*ger.*)
Ez eczema (*engl.*)
EZF Extrazellulärflüssigkeit (*ger.*)
EZR Extrazellulärraum (*ger.*)

F

F **1.** Farad (*ger.*) **2.** Fertilität (*ger.*) **3.** Fett (*ger.*) **4.** filial generation (*engl.*) **5.** flow (*engl.*) **6.** Fluor (*ger.*) **7.** fluorine (*engl.*) **8.** flush (*engl.*) **9.** Flush (*ger.*) **10.** focus (*engl.*) **11.** Fokus (*ger.*) **12.** Foramen (*ger.*) **13.** force (*engl.*) **14.** French (*ger.*) **15.** Phenylalanin (*ger.*) **16.** phenylalanine (*engl.*)
f **1.** Brennweite (*ger.*) **2.** feminin (*ger.*) **3.** femto- (*engl.*) **4.** Fokaldistanz (*ger.*) **5.** foot (*engl.*)
f. **1.** female (*engl.*) **2.** feminine (*engl.*)
F_1 **1.** F_1-Generation (*ger.*) **2.** filial generation 1 (*engl.*)
F_2 **1.** F_2-Generation (*ger.*) **2.** filial generation 2 (*engl.*)
F I **1.** factor I (*engl.*) **2.** Faktor I (*ger.*)
F II **1.** factor II (*engl.*) **2.** Faktor II (*ger.*)
F III **1.** factor III (*engl.*) **2.** Faktor III (*ger.*)
F V **1.** factor V (*engl.*) **2.** Faktor V (*ger.*)
F VI **1.** factor VI (*engl.*) **2.** Faktor VI (*ger.*)
F VII **1.** factor VII (*engl.*) **2.** Faktor VII (*ger.*)
F VIII **1.** factor VIII (*engl.*) **2.** Faktor VIII (*ger.*)
F IX **1.** factor IX (*engl.*) **2.** Faktor IX (*ger.*)
F X **1.** factor X (*engl.*) **2.** Faktor X (*ger.*)
F XI **1.** factor XI (*engl.*) **2.** Faktor XI (*ger.*)
F XII **1.** factor XII (*engl.*) **2.** Faktor XII (*ger.*)
F XIII **1.** factor XIII (*engl.*) **2.** Faktor XIII (*ger.*)
FA **1.** folic acid (*engl.*) **2.** Formaldehyd (*ger.*) **3.** formaldehyde (*engl.*)
FAA folic acid antagonists (*engl.*)
Fab **1.** antigen-binding fragment (*engl.*) **2.** Fab fragment (*engl.*) **3.** Fab-Fragment (*ger.*)
FAD **1.** flavin adenine dinucleotide (*engl.*) **2.** Flavinadenindinukleotid (*ger.*)
FADN **1.** flavin adenine dinucleotide (*engl.*) **2.** Flavinadenindinukleotid (*ger.*)
FAR fluorescent antibody reaction (*engl.*)
FAS fetal alcohol syndrome (*engl.*)
Fasc. Fasciculus (*ger.*)
FAT **1.** fluorescent antibody technique (*engl.*) **2.** fluorescent antibody test (*engl.*)
FB foreign body (*engl.*)
Fb **1.** fibroblast (*engl.*) **2.** Fibroblast (*ger.*)
FBA Fetalblutanalyse (*ger.*)
FBC full blood count (*engl.*)
Fbg. Fibrinogen (*ger.*)
FBS feedback system (*engl.*)
FC frontal cortex (*engl.*)
Fc **1.** Fc fragment (*engl.*) **2.** Fc-Fragment (*ger.*)
FCC **1.** flucloxacillin (*engl.*) **2.** Flucloxacillin (*ger.*)
FD **1.** fatal dose (*engl.*) **2.** fibröse Dysplasie (*ger.*) **3.** focal distance (*engl.*) **4.** forceps delivery (*engl.*)
FDH **1.** focal dermal hypoplasia (*engl.*) **2.** fokale dermale Hypoplasie (*ger.*)
FDP **1.** fibrin degradation products (*engl.*) **2.** Fibrindegradationsprodukte (*ger.*) **3.** fibrinogen degradation products (*engl.*) **4.** Fibrinogendegradationsprodukte (*ger.*) **5.** fructose-1,6-diphosphate (*engl.*) **6.** Fructose-

1,6-diphosphat (*ger.*)
FDP-ALD Fructosediphosphataldolase (*ger.*)
FDPase 1. fructose-1,6-diphosphatase (*engl.*) **2.** Fructose-1,6-diphosphatase (*ger.*)
FE 1. fetal erythroblastosis (*engl.*) **2.** fetale Erythroblastose (*ger.*) **3.** Fettembolie (*ger.*)
Fe 1. Eisen (*ger.*) **2.** Ferrum (*ger.*) **3.** iron (*engl.*)
FEBK freie Eisenbindungskapazität (*ger.*)
fem. 1. female (*engl.*) **2.** feminine (*engl.*)
Fet. Fetus (*ger.*)
FEV forced expiratory volume (*engl.*)
FF 1. Femurfraktur (*ger.*) **2.** Fleckfieber (*ger.*)
FFA freie Fettsäuren (*ger.*)
FFS freie Fettsäuren (*ger.*)
FFV Finger-Finger-Versuch (*ger.*)
FG 1. Frühgeborenes (*ger.*) **2.** Frühgeburt (*ger.*)
FGG Fließgleichgewicht (*ger.*)
FH 1. familiäre Hypercholesterinämie (*ger.*) **2.** Frankfurter Horizontale (*ger.*)
FH_2 1. dihydrofolic acid (*engl.*) **2.** Dihydrofolsäure (*ger.*)
FH_4 1. tetrahydrofolic acid (*engl.*) **2.** Tetrahydrofolsäure (*ger.*)
FHCH familiäre Hypercholesterinämie (*ger.*)
FI 1. Färbeindex (*ger.*) **2.** Foramen intervertebrale (*ger.*)
FIA fluoroimmunoassay (*engl.*)
FK 1. Femurkopf (*ger.*) **2.** Fremdkörper (*ger.*) **3.** Fruktokinase (*ger.*)
FKE Fremdkörperembolie (*ger.*)
FL Fettleber (*ger.*)
fl. fluid (*engl.*)
fld. fluid (*engl.*)
flu influenza (*engl.*)
FM 1. flavin mononucleotide (*engl.*) **2.** Flavinmononucleotid (*ger.*)
FMD foot-and-mouth disease (*engl.*)
FMF familial Mediterranean fever (*engl.*)
FMN 1. flavin mononucleotide (*engl.*) **2.** Flavinmononucleotid (*ger.*)
FN 1. fibronectin (*engl.*) **2.** Fibronektin (*ger.*)
fn fibronectin (*engl.*)
FNV Finger-Nase-Versuch (*ger.*)
FO 1. foramen ovale (*engl.*) **2.** frontookzipital (*ger.*)
Fol. Folium (*ger.*)
For. Foramen (*ger.*)
FP 1. facial paralysis (*engl.*) **2.** Fallot-Pentalogie (*ger.*) **3.** Fazialisparese (*ger.*) **4.** Fernpunkt (*ger.*) **5.** Flavoproteine (*ger.*) **6.** freezing point (*engl.*)
fp freezing point (*engl.*)
F-1-P 1. Fructose-1-phosphat (*ger.*) **2.** fructose-1-phosphate (*engl.*)
F-1,6-P 1. Fructose-1,6-diphosphat (*ger.*) **2.** fructose-1,6-diphosphate (*engl.*)
F-6-P 1. Fructose-6-phosphat (*ger.*) **2.** fructose-6-phosphate (*engl.*)
FPE First-pass-Effekt (*ger.*)
Fr frequency (*engl.*)
FRC functional residual capacity (*engl.*)
FRS 1. ferredoxin-reducing substance (*engl.*) **2.** frusemide (*engl.*) **3.** Furosemid (*ger.*) **4.** furosemide (*engl.*)
Fru 1. fructose (*engl.*) **2.** Fructose (*ger.*)
fru fructose (*engl.*)
Fruc Fructose (*ger.*)
fruc fructose (*engl.*)
FS 1. Fettsäuren (*ger.*) **2.** Fettsucht (*ger.*) **3.** frozen section (*engl.*)
FSE Frühsommer-Enzephalitis (*ger.*)
FSF fibrinstabilisierender Faktor (*ger.*)
FSG fokal-segmentale Glomerulosklerose (*ger.*)
FSGS fokal-segmentale Glomerulosklerose (*ger.*)
FSH follikelstimulierendes Hormon (*ger.*)
FSH-RF follicle stimulating hormone releasing factor (*engl.*)
FSME Frühsommer-Meningoenzephalitis (*ger.*)
FSP 1. fibrinolytic split products (*engl.*) **2.** Fibrinspaltprodukte (*ger.*)
FT 1. Fallot-Tetralogie (*ger.*) **2.** formol toxoid (*engl.*) **3.** Formoltoxoid (*ger.*)
FTA-Abs fluorescent treponemal antibody absorption test (*engl.*)
FU 5-fluorouracil (*engl.*)
5-FU 5-fluorouracil (*engl.*)
FUC 1. fucose (*engl.*) **2.** Fukose (*ger.*)
FW Fruchtwasser (*ger.*)
FWA Fruchtwasseraspiration (*ger.*)
FWE Fruchtwasserembolie (*ger.*)
Fx fracture (*engl.*)

G

G 1. Ganglioside (*ger.*) **2.** gastrin (*engl.*) **3.** Gastrin (*ger.*) **4.** generation (*engl.*) **5.** gingiva (*engl.*) **6.** gingival (*engl.*) **7.** globulin (*engl.*) **8.** glucose (*engl.*) **9.** glucose (*engl.*) **10.** Glucose (*ger.*) **11.** Glycin (*ger.*) **12.** glycine (*engl.*) **13.** Guanin (*ger.*) **14.** guanine (*engl.*) **15.** Guanosin (*ger.*) **16.** guanosine (*engl.*)
g 1. gingival (*engl.*) **2.** gingival (*ger.*) **3.** gram (*engl.*) **4.** gravity (*engl.*)
G. 1. ganglion (*engl.*) **2.** Ganglion (*ger.*) **3.** Glandula (*ger.*) **4.** Gnathostoma (*ger.*)
γ photon (*engl.*)
GA 1. general anesthesia (*engl.*) **2.** glucuronic acid (*engl.*) **3.** glutaric aciduria (*engl.*) **4.** glyceraldehyde (*engl.*) **5.** Golgi apparatus (*engl.*) **6.** Golgi-Apparat (*ger.*)
GAG Glykosaminoglykane (*ger.*)
Gal 1. galactose (*engl.*) **2.** Galaktose (*ger.*)
GalN galactosamine (*engl.*)
Gal-1-P Galaktose-1-phosphat (*ger.*)
GalTT 1. galactose tolerance test (*engl.*) **2.** Galaktosetoleranztest (*ger.*)
GAP glyceraldehyde-3-phosphate (*engl.*)
GAS 1. Gastroenterologie (*ger.*) **2.** gastroenterology (*engl.*) **3.** group A streptococci (*engl.*)
GB 1. gallbladder (*engl.*) **2.** Gallenblase (*ger.*) **3.** Gasbrand (*ger.*) **4.** Glukosebelastung (*ger.*) **5.** Guillain-Barré-Syndrom (*ger.*) **6.** Guillain-Barré syndrome (*engl.*)
GBM glomerular basement membrane (*engl.*)
GBS 1. Guillain-Barré-Syndrom (*ger.*) **2.** Guillain-Barré syndrome (*engl.*)
GC 1. ganglion cell (*engl.*) **2.** Gaschromatografie (*ger.*) **3.** glucocorticoid (*engl.*)
gC granulomatous colitis (*engl.*)
gcal 1. gram calorie (*engl.*) **2.** Grammkalorie (*ger.*)
GCDA Glykochenodesoxycholsäure (*ger.*)
GCDS Glykochenodesoxycholsäure (*ger.*)
GD 1. Gastroduodenostomie (*ger.*) **2.** gastroduodenostomy (*engl.*) **3.** Gesamtdosis (*ger.*)
GDH 1. Glutamatdehydrogenase (*ger.*) **2.** glutamate dehydrogenase (*engl.*)
GDP 1. Guanosindiphosphat (*ger.*) **2.** guanosine diphosphate (*engl.*)
GE 1. gastroenteritis (*engl.*) **2.** Gastroenteritis (*ger.*) **3.** Gastroenterologie (*ger.*) **4.** gastroenterology (*engl.*) **5.** Gastroenterostomie (*ger.*) **6.** gastroenterostomy (*engl.*) **7.** Gesamteiweiß (*ger.*)
GER 1. gastroesophageal reflux (*engl.*) **2.** granular endoplasmic reticulum (*engl.*) **3.** granuläres endoplasmatisches Retikulum (*ger.*)
GF 1. Gesichtsfeld (*ger.*) **2.** glass factor (*engl.*) **3.** glomerular filtrate (*engl.*) **4.** griseofulvin (*engl.*) **5.** Griseofulvin

(*ger.*)
GG Gammaglobuline (*ger.*)
Ggl. 1. ganglion (*engl.*) **2.** Ganglion (*ger.*)
GGT 1. Gammaglutamyltransferase (*ger.*) **2.** Gammaglutamyltranspeptidase (*ger.*) **3.** gestörte Glukosetoleranz (*ger.*)
γ-GT Gammaglutamyltransferase (*ger.*)
GGTP Gammaglutamyltranspeptidase (*ger.*)
GH 1. Gingivahyperplasie (*ger.*) **2.** gingival hyperplasia (*engl.*) **3.** growth hormone inhibiting hormone (*engl.*)
GHD Gesamtherddosis (*ger.*)
GH-IF growth hormone inhibiting factor (*engl.*)
GH-IH growth hormone inhibiting hormone (*engl.*)
GH-RF growth hormone releasing factor (*engl.*)
GH-RH growth hormone releasing hormone (*engl.*)
GH-RIH growth hormone release inhibiting hormone (*engl.*)
GI 1. gastrointestinal (*engl.*) **2.** gastrointestinal (*ger.*) **3.** Granuloma inguinale (*ger.*)
GIB gastrointestinale Blutung (*ger.*)
GIF growth hormone inhibiting factor (*engl.*)
GIH 1. gastrointestinal hemorrhage (*engl.*) **2.** gastrointestinale Hormone (*ger.*) **3.** growth hormone inhibiting hormone (*engl.*)
GIK 1. glucose-insulin-potassium solution (*engl.*) **2.** Glucose-Insulin-Kalium-Lösung (*ger.*)
GIT 1. gastrointestinal tract (*engl.*) **2.** Gastrointestinaltrakt (*ger.*)
GK 1. Geschlechtskrankheit (*ger.*) **2.** Gewebekultur (*ger.*) **3.** Glaskörper (*ger.*) **4.** glucokinase (*engl.*) **5.** Glucokinase (*ger.*)
GKW Gesamtkörperwasser (*ger.*)
GL Gesichtslage (*ger.*)
Gl. Glandula (*ger.*)
Glc 1. glucose (*engl.*) **2.** Glucose (*ger.*)
glc glaucoma (*engl.*)
Glc-N 1. glucosamine (*engl.*) **2.** Glukosamin (*ger.*)
Glc-6-P 1. Glucose-6-phosphat (*ger.*) **2.** glucose-6-phosphate (*engl.*)
GLDH 1. Glutamatdehydrogenase (*ger.*) **2.** glutamate dehydrogenase (*engl.*)
Gln 1. Glutamin (*ger.*) **2.** glutamine (*engl.*)
Glu 1. Glutamat (*ger.*) **2.** glutamic acid (*engl.*) **3.** Glutaminsäure (*ger.*)
GluDH 1. Glutamatdehydrogenase (*ger.*) **2.** glutamate dehydrogenase (*engl.*)
Gly 1. Glycin (*ger.*) **2.** glycine (*engl.*) **3.** glycocoll (*engl.*) **4.** Glykogen (*ger.*) **5.** Glykokoll (*ger.*)
GM Grand mal (*ger.*)
gm gram (*engl.*)
GMP Guanosinmonophosphat (*ger.*)
3',5'-GMP guanosine 3',5'-cyclic phosphate (*engl.*)
GMW gram-molecular weight (*engl.*)
GN 1. glomerulonephritis (*engl.*) **2.** Glomerulonephritis (*ger.*) **3.** gramnegativ (*ger.*) **4.** Gram-negative (*engl.*)
Gn-RF 1. gonadotropin releasing factor (*engl.*) **2.** Gonadotropin-releasing-Faktor (*ger.*)
Gn-RH 1. Gonadotropin-releasing-Hormon (*ger.*) **2.** gonadotropin releasing hormone (*engl.*)
GO 1. gonorrhea (*engl.*) **2.** Gonorrhö (*ger.*)
Go 1. gonorrhea (*engl.*) **2.** Gonorrhoe (*ger.*)
GOD 1. glucose oxidase (*engl.*) **2.** Glucoseoxidase (*ger.*)
GÖR gastroösophagealer Reflux (*ger.*)
GOT glutamic-oxaloacetic transaminase (*engl.*)
GP 1. Glykoproteine (*ger.*) **2.** grampositiv (*ger.*) **3.** Gram-positive (*engl.*)
G-1-P 1. Glucose-1-phosphat (*ger.*) **2.** glucose-1-phosphate (*engl.*)
G-1,6-P 1. Glucose-1,6-diphosphat (*ger.*) **2.** glucose-1,6-diphosphate (*engl.*)
G-6-P 1. Glucose-6-phosphat (*ger.*) **2.** glucose-6-phosphate (*engl.*)
G-6-Pase 1. Glucose-6-phosphatase (*ger.*) **2.** glucose-6-phosphatase (*engl.*)
GPD glucose-6-phosphate dehydrogenase (*engl.*)
G-6-PD glucose-6-phosphate dehydrogenase (*engl.*)
GPDH glucose-6-phosphate dehydrogenase (*engl.*)
G-6-PDH glucose-6-phosphate dehydrogenase (*engl.*)
GPI Glucosephosphatisomerase (*ger.*)
GPP 1. generalized pustular psoriasis (*engl.*) **2.** glucose-6-phosphate dehydrogenase (*engl.*)
GPS Goodpasture-Syndrom (*ger.*)
Gr. Gravida (*ger.*)
grav. gravid (*engl.*)
GRF Gonadotropin-releasing-Faktor (*ger.*)
GRH Gonadotropin-releasing-Hormon (*ger.*)
GR-IF growth hormone inhibiting factor (*engl.*)
GR-IH growth hormone inhibiting hormone (*engl.*)
GS 1. Gallensäuren (*ger.*) **2.** glomerulosclerosis (*engl.*) **3.** Goodpasture-Syndrom (*ger.*)
GSD glycogen storage disease (*engl.*)
GSDH Glutaminsäuredehydrogenase (*ger.*)
GT 1. Geburtstermin (*ger.*) **2.** glucose tolerance (*engl.*) **3.** Glukosetoleranz (*ger.*)
gt granulation tissue (*engl.*)
GTH 1. Glutathion (*ger.*) **2.** glutathione (*engl.*)
GTP 1. Guanosin-5'-triphosphat (*ger.*) **2.** guanosine triphosphate (*engl.*) **3.** Guanosintriphosphat (*ger.*)
GTT glucose tolerance test (*engl.*)
GU 1. gastric ulcer (*engl.*) **2.** genitourinary (*engl.*) **3.** gonococcal urethritis (*engl.*) **4.** gravitational ulcer (*engl.*) **5.** Grundumsatz (*ger.*)
Gua guanine (*engl.*)
Guo 1. Guanosin (*ger.*) **2.** guanosine (*engl.*)
GUS genitourinary system (*engl.*)
GV Gentianaviolett (*ger.*)
GVHD graft-versus-host disease (*engl.*)
GVHR 1. graft-versus-host reaction (*engl.*) **2.** Graft-versus-Host-Reaktion (*ger.*)
GW Generationswechsel (*ger.*)
GWH Grenzwerthypertonie (*ger.*)
Gy 1. gray (*engl.*) **2.** Gray (*ger.*)
GYN 1. Gynäkologie (*ger.*) **2.** gynecology (*engl.*)

H

H 1. Helium (*ger.*) **2.** Heparin (*ger.*) **3.** heroin (*engl.*) **4.** Heroin (*ger.*) **5.** Histamin (*ger.*) **6.** histamine (*engl.*) **7.** Histidin (*ger.*) **8.** histidine (*engl.*) **9.** human (*engl.*) **10.** human (*ger.*) **11.** hydrogen (*engl.*) **12.** Hydrogenium (*ger.*) **13.** hypermetropia (*engl.*) **14.** Hypermetropie (*ger.*) **15.** hyperopia (*engl.*) **16.** hyperopic (*engl.*) **17.** Hyperopie (*ger.*) **18.** Wasserstoff (*ger.*)
^{2}H 1. deuterium (*engl.*) **2.** Deuterium (*ger.*) **3.** heavy hydrogen (*engl.*)
^{3}H 1. hydrogen-3 (*engl.*) **2.** tritium (*engl.*) **3.** Tritium (*ger.*)
η viscosity (*engl.*)
HA 1. Hämadsorption (*ger.*) **2.** Hämagglutination (*ger.*) **3.** hämolytische Anämie (*ger.*) **4.** Hämophilie A (*ger.*) **5.** hemadsorption (*engl.*) **6.** hemagglutination (*engl.*) **7.** hemagglutinin (*engl.*) **8.** hemolytic anemia (*engl.*) **9.** hemophilia A (*engl.*) **10.** hepatitis A (*engl.*) **11.** Hepatitis A (*ger.*) **12.** hyaluronic acid (*engl.*) **13.** Hydroxyapatit (*ger.*) **14.** hydroxyapatite (*engl.*)
HACC Hexachlorcyclohexan (*ger.*)
HAd 1. Hämadsorption (*ger.*) **2.** hemadsorption (*engl.*)
HAI 1. hemagglutination-inhibition test (*engl.*) **2.** hospital-acquired infection (*engl.*)
HAP 1. Heredopathia atactica polyneuritiformis (*ger.*) **2.**

Hydroxyapatit (*ger.*) **3.** hydroxyapatite (*engl.*)
HAS hypertensive Arteriosklerose (*ger.*)
HAV 1. hepatitis A virus (*engl.*) **2.** Hepatitis-A-Virus (*ger.*)
HB 1. heart block (*engl.*) **2.** hepatitis B (*engl.*) **3.** Hepatitis B (*ger.*) **4.** Herzblock (*ger.*) **5.** His-Bündel (*ger.*)
Hb 1. Hämoglobin (*ger.*) **2.** hemoglobin (*engl.*)
Hb. 1. herb (*engl.*) **2.** Herba (*ger.*)
HB III Hämiglobin (*ger.*)
HbA 1. Hämoglobin A (*ger.*) **2.** hemoglobin A (*engl.*)
HbA_{1c} 1. glycosylated hemoglobin (*engl.*) **2.** glykosyliertes Hämoglobin (*ger.*)
HbCN 1. cyanmethemoglobin (*engl.*) **2.** Methämoglobincyanid (*ger.*)
HbCO carboxyhemoglobin (*engl.*)
Hb_E Färbekoeffizient (*ger.*)
Hb_F 1. fetal hemoglobin (*engl.*) **2.** fetales Hämoglobin (*ger.*) **3.** Hämoglobin F (*ger.*) **4.** hemoglobin F (*engl.*)
HBL Hypobetalipoproteinämie (*ger.*)
Hbl Hemiblock (*ger.*)
HbM Methämoglobin (*ger.*)
HbO_2 1. Oxyhämoglobin (*ger.*) **2.** oxyhemoglobin (*engl.*)
HbS 1. hemoglobin S (*engl.*) **2.** Sichelzellenhämoglobin (*ger.*)
HBsAg 1. hepatitis B surface antigen (*engl.*) **2.** Hepatitis B surface-Antigen (*ger.*)
HBV 1. hepatitis B virus (*engl.*) **2.** Hepatitis-B-Virus (*ger.*)
HC 1. Hepatitis C (*ger.*) **2.** Histokompatibilität (*ger.*) **3.** hydrocarbon (*engl.*) **4.** Hydrocortison (*ger.*) **5.** hydrocortisone (*engl.*) **6.** hypertrophic cardiomyopathy (*engl.*) **7.** hypertrophische Kardiomyopathie (*ger.*)
HCA hepatocellular adenoma (*engl.*)
HCC 1. hepatocellular carcinoma (*engl.*) **2.** hepatozelluläres Karzinom (*ger.*)
25-HCC 1. 25-hydroxycholecalciferol (*engl.*) **2.** 25-Hydroxycholecalciferol (*ger.*)
HCCH Hexachlorcyclohexan (*ger.*)
HCH 1. Hexachlorcyclohexan (*ger.*) **2.** Hypercholesterinämie (*ger.*)
HCl 1. hydrochloric acid (*engl.*) **2.** Salzsäure (*ger.*)
HCM 1. hypertrophic cardiomyopathy (*engl.*) **2.** hypertrophische Kardiomyopathie (*ger.*)
HCT 1. Hämatokrit (*ger.*) **2.** hematocrit (*engl.*)
Hct hematocrit (*engl.*)
HCV 1. hepatitis C virus (*engl.*) **2.** Hepatitis-C-Virus (*ger.*)
HCX Histiocytosis X (*ger.*)
HCy hemocyanin (*engl.*)
Hcy homocysteine (*engl.*)
HD 1. Hämodialyse (*ger.*) **2.** hämorrhagische Diathese (*ger.*) **3.** Hansen's disease (*engl.*) **4.** Hautdosis (*ger.*) **5.** heart disease (*engl.*) **6.** hemodialysis (*engl.*) **7.** Herddosis (*ger.*) **8.** Hodgkin's disease (*engl.*) **9.** Huntington's disease (*engl.*)
HDC 1. Hydrocortison (*ger.*) **2.** hydrocortisone (*engl.*)
HDF Hämodiafiltration (*ger.*)
HDK Hochdruckkrankheit (*ger.*)
HDL high-density lipoprotein (*ger.*)
HDN hemolytic disease of the newborn (*engl.*)
HDV 1. hepatitis delta virus (*engl.*) **2.** Hepatitis-Delta-Virus (*ger.*)
HE 1. hematoxylin-eosin (*engl.*) **2.** hypophysectomy (*engl.*) **3.** Hypophysektomie (*ger.*)
He 1. helium (*engl.*) **2.** Helium (*ger.*) **3.** heparin (*engl.*) **4.** Heparin (*ger.*)
Herb. Herba (*ger.*)
HF 1. Hageman factor (*engl.*) **2.** Hageman-Faktor (*ger.*) **3.** Hämofiltration (*ger.*) **4.** hämorrhagisches Fieber (*ger.*) **5.** hay fever (*engl.*) **6.** heart failure (*engl.*) **7.** hemofiltration (*engl.*) **8.** hemorrhagic fever (*engl.*) **9.** Herzfehler (*ger.*) **10.** Herzfrequenz (*ger.*) **11.** Heufieber (*ger.*) **12.** Hydrops fetalis (*ger.*)
HFRS 1. hämorrhagisches Fieber mit renalem Syndrom (*ger.*) **2.** hemorrhagic fever with renal syndrome (*engl.*)
HG 1. Herzgeräusche (*ger.*) **2.** Hüftgelenk (*ger.*) **3.** Hypoglykämie (*ger.*)
Hg 1. hydrargyrum (*engl.*) **2.** Hydrargyrum (*ger.*) **3.** mercury (*engl.*) **4.** Quecksilber (*ger.*)
HGA homogentisic acid (*engl.*)
Hgb 1. Hämoglobin (*ger.*) **2.** hemoglobin (*engl.*)
HGF hyperglycemic-glycogenolytic factor (*engl.*)
HH 1. Hiatushernie (*ger.*) **2.** Hornhaut (*ger.*)
HHA heterohemagglutinin (*engl.*)
HHL Hypophysenhinterlappen (*ger.*)
HI 1. Harninkontinenz (*ger.*) **2.** hemagglutination-inhibition test (*engl.*) **3.** Herzindex (*ger.*) **4.** Herzinfarkt (*ger.*) **5.** Herzinsuffizienz (*ger.*)
5-HIAA 5-hydroxyindoleacetic acid (*engl.*)
5-HIE 5-Hydroxyindolessigsäure (*ger.*)
5-HIES 5-Hydroxyindolessigsäure (*ger.*)
HIM hexosephosphate isomerase (*engl.*)
His 1. Histidin (*ger.*) **2.** histidine (*engl.*)
HIV human immunodeficiency virus (*engl.*)
HK 1. Hämatokrit (*ger.*) **2.** hexokinase (*engl.*) **3.** Hexokinase (*ger.*)
HKN Hüftkopfnekrose (*ger.*)
HKR Holzknecht-Raum (*ger.*)
HKS Herz-Kreislauf-Stillstand (*ger.*)
Hkt Hämatokrit (*ger.*)
HL 1. Harnleiter (*ger.*) **2.** hearing loss (*engl.*) **3.** Hodgkin-Lymphom (*ger.*) **4.** Hodgkin's lymphoma (*engl.*)
HLP hyperlipoproteinemia (*engl.*)
HLS Hippel-Lindau-Syndrom (*ger.*)
HLW Herz-Lungen-Wiederbelebung (*ger.*)
HM Herzmassage (*ger.*)
HML Hypophysenmittellappen (*ger.*)
HMP 1. hexose monophosphate (*engl.*) **2.** Hexosemonophosphat (*ger.*)
HMS hexose monophosphate shunt (*engl.*)
HMV Herzminutenvolumen (*ger.*)
HNCM hypertrophic non-obstructive cardiomyopathy (*engl.*)
HNKC hyperosmolar nonketotic coma (*engl.*)
HNOCM hypertrophic non-obstructive cardiomyopathy (*engl.*)
H_2O_2 1. hydrogen peroxide (*engl.*) **2.** Wasserstoffperoxid (*ger.*) **3.** Wasserstoffsuperoxid (*ger.*)
HOCM hypertrophic obstructive cardiomyopathy (*engl.*)
17-HOCS 17-hydroxycorticosteroid (*engl.*)
HOK hypertrophische obstruktive Kardiomyopathie (*ger.*)
HOKM hypertrophische obstruktive Kardiomyopathie (*ger.*)
Hom. Homöopathie (*ger.*)
HOP 1. Hydroxyprolin (*ger.*) **2.** hydroxyproline (*engl.*)
HOPS hirnorganisches Psychosyndrom (*ger.*)
5-HOT 1. 5-Hydroxytryptamin (*ger.*) **2.** 5-hydroxytryptamine (*engl.*)
HP 1. Hämatoporphyrin (*ger.*) **2.** Hämoperfusion (*ger.*) **3.** heparin (*engl.*) **4.** Heparin (*ger.*) **5.** hepatic porphyria (*engl.*) **6.** hepatische Porphyrie (*ger.*) **7.** hydrostatic pressure (*engl.*) **8.** Hydroxyprolin (*ger.*) **9.** hydroxyproline (*engl.*) **10.** Hyperphorie (*ger.*)
Hp 1. haptoglobin (*engl.*) **2.** Haptoglobin (*ger.*) **3.** Helicobacter pylori (*ger.*)
HPL human placental lactogen (*engl.*)
HPN 1. hypertension (*engl.*) **2.** Hypertension (*ger.*)
HPO 1. hypertrophic pulmonary osteoarthropathy (*engl.*) **2.** hypertrophische pulmonale Osteoarthropathie (*ger.*)
HPOA 1. hypertrophic pulmonary osteoarthropathy (*engl.*) **2.** hypertrophische pulmonale Osteoarthropathie (*ger.*)
HPT 1. Hyperparathyreoidismus (*ger.*) **2.** hyperparathyroidism (*engl.*)
HR heart rate (*engl.*)

HS 1. Harnsäure (*ger.*) **2.** heart sounds (*engl.*) **3.** herpes simplex (*engl.*) **4.** Herpes simplex (*ger.*) **5.** Hyposensibilisierung (*ger.*) **6.** hyposensitization (*engl.*)
HSE 1. herpes simplex encephalitis (*engl.*) **2.** Herpes-simplex-Enzephalitis (*ger.*)
HSF Herzschlagfrequenz (*ger.*)
HSG 1. Hysterosalpingografie (*ger.*) **2.** hysterosalpingography (*engl.*)
HSM Herzschrittmacher (*ger.*)
HSP Henoch-Schönlein purpura (*engl.*)
HSS Herzspitzenstoß (*ger.*)
Hst. Harnstoff (*ger.*)
HSV 1. herpes simplex virus (*engl.*) **2.** Herpes-simplex-Virus (*ger.*)
HSV-I Herpes-simplex-Virus Typ I (*ger.*)
HSV-II Herpes-simplex-Virus Typ II (*ger.*)
HT 1. Herztöne (*ger.*) **2.** Hydrotherapie (*ger.*) **3.** hydrotherapy (*engl.*) **4.** hyperthermia (*engl.*) **5.** Hyperthermie (*ger.*) **6.** Hyperthyreose (*ger.*) **7.** hyperthyroidism (*engl.*) **8.** hypothalamus (*engl.*) **9.** Hypothalamus (*ger.*)
5-HT 1. 5-Hydroxytryptamin (*ger.*) **2.** 5-hydroxytryptamine (*engl.*)
HTG 1. hypertriglyceridemia (*engl.*) **2.** Hypertriglyceridämie (*ger.*)
5-HTP 5-hydroxytryptophan (*engl.*)
HTR hemolytic transfusion reaction (*engl.*)
HUS hämolytisch-urämisches Syndrom (*ger.*)
HV 1. Herpesviridae (*ger.*) **2.** hyperventilation (*engl.*) **3.** Hyperventilation (*ger.*)
HVA homovanillic acid (*engl.*)
HVG Host-versus-Graft-Reaktion (*ger.*)
HVGR Host-versus-Graft-Reaktion (*ger.*)
HVH Herpesvirus hominis (*ger.*)
HVL 1. half-value layer (*engl.*) **2.** Hypophysenvorderlappen (*ger.*)
HVS 1. Homovanillinsäure (*ger.*) **2.** hyperventilation syndrome (*engl.*) **3.** Hyperventilationssyndrom (*ger.*)
HW Halswirbel (*ger.*)
HWI Hinterwandinfarkt (*ger.*)
HWZ Halbwertzeit (*ger.*)
HX 1. Hypoxanthin (*ger.*) **2.** hypoxanthine (*engl.*)
Hy 1. hypermetropia (*engl.*) **2.** Hyperopie (*ger.*) **3.** hysteria (*engl.*) **4.** Hysterie (*ger.*)
Hy-Sa 1. Hysterosalpingografie (*ger.*) **2.** hysterosalpingography (*engl.*)
Hyl Hydroxylysin (*ger.*)
Hylys Hydroxylysin (*ger.*)
Hyp 1. Hydroxyprolin (*ger.*) **2.** hydroxyproline (*engl.*) **3.** hydroxyproline (*engl.*) **4.** Hypertonie (*ger.*) **5.** Hypertrophie (*ger.*) **6.** hypoxanthine (*engl.*)
Hypro 1. Hydroxyprolin (*ger.*) **2.** hydroxyproline (*engl.*)
HZ 1. Hauptzellen (*ger.*) **2.** herpes zoster (*engl.*)
Hz 1. hertz (*engl.*) **2.** Hertz (*ger.*)
HZV 1. Herpes-zoster-Virus (*ger.*) **2.** Herzzeitvolumen (*ger.*)

I

I 1. incisor (*engl.*) **2.** index (*engl.*) **3.** Index (*ger.*) **4.** indicator (*engl.*) **5.** Indikator (*ger.*) **6.** induction (*engl.*) **7.** Induktion (*ger.*) **8.** Inertia (*ger.*) **9.** Infiltrationsanästhesie (*ger.*) **10.** inhibition (*engl.*) **11.** Inhibition (*ger.*) **12.** inhibitor (*engl.*) **13.** Inhibitor (*ger.*) **14.** Inosin (*ger.*) **15.** inosine (*engl.*) **16.** Insertio (*ger.*) **17.** intestinal (*engl.*) **18.** intestinal (*ger.*) **19.** Iod (*ger.*) **20.** iodine (*engl.*) **21.** Isoleucin (*ger.*) **22.** isoleucine (*engl.*) **23.** isotop (*ger.*) **24.** isotope (*engl.*)
i 1. inactive (*engl.*) **2.** inaktiv (*ger.*)
i- iso- (*engl.*)
IA 1. Immunadhärenz (*ger.*) **2.** infiltration anesthesia (*engl.*) **3.** Infiltrationsanästhesie (*ger.*)
i.a. 1. intra-arterial (*engl.*) **2.** intra-articular (*engl.*) **3.** intra-atrial (*engl.*) **4.** intraarteriell (*ger.*) **5.** intraartikulär (*ger.*) **6.** intraatrial (*ger.*)
IAB 1. intra-atrial block (*engl.*) **2.** intraatrialer Block (*ger.*)
IAC internal auditory canal (*engl.*)
i.art. intraartikulär (*ger.*)
IAT Ionenaustauscher (*ger.*)
I.B. inclusion body (*engl.*)
IBC iron-binding capacity (*engl.*)
IBS irritable bowel syndrome (*engl.*)
IC 1. immune complex (*engl.*) **2.** Immunkomplex (*ger.*) **3.** inspiratorische Kapazität (*ger.*) **4.** inspiratory capacity (*engl.*) **5.** intercellular (*engl.*) **6.** interkostal (*ger.*) **7.** interstitial cells (*engl.*) **8.** intrazellulär (*ger.*) **9.** irritable colon (*engl.*)
i.c. 1. intracerebral (*engl.*) **2.** intracranial (*engl.*) **3.** intracutaneous (*engl.*) **4.** intrakardial (*ger.*) **5.** intrakranial (*ger.*) **6.** intrazerebral (*ger.*)
ICA internal carotid artery (*engl.*)
ICD intrauterine contraceptive device (*engl.*)
ICF 1. intracellular fluid (*engl.*) **2.** Intrazellularflüssigkeit (*ger.*)
ICH 1. infantile cortical hyperostosis (*engl.*) **2.** intracerebral hematoma (*engl.*) **3.** intracranial hematoma (*engl.*) **4.** intrazerebrales Hämatom (*ger.*)
ICR iliac crest (*engl.*)
ICS 1. intercellular space (*engl.*) **2.** intercostal space (*engl.*) **3.** intracellular space (*engl.*)
ID 1. immunodeficiency (*engl.*) **2.** immunodiffusion (*engl.*) **3.** infectious disease (*engl.*) **4.** infective dose (*engl.*) **5.** Infektionsdosis (*ger.*) **6.** initial dose (*engl.*) **7.** Initialdosis (*ger.*) **8.** Ionendosis (*ger.*)
Id Idiotyp (*ger.*)
i.d. 1. intradermal (*engl.*) **2.** intradermal (*ger.*)
ID_{50} 1. median infective dose (*engl.*) **2.** mittlere Infektionsdosis (*ger.*)
IDD 1. immunodeficiency disease (*engl.*) **2.** insulin-dependent diabetes (*engl.*)
IDT intradermal test (*engl.*)
IDU idoxuridine (*engl.*)
IE 1. Immunelektrophorese (*ger.*) **2.** immunoelectrophoresis (*engl.*) **3.** Insulineinheit (*ger.*)
IEC 1. intraepithelial carcinoma (*engl.*) **2.** intraepitheliales Karzinom (*ger.*)
IEP 1. Immunelektrophorese (*ger.*) **2.** immunoelectrophoresis (*engl.*) **3.** isoelectric point (*engl.*)
IF 1. Immunfluoreszenz (*ger.*) **2.** immunofluorescence (*engl.*) **3.** inhibiting factor (*engl.*) **4.** initiation factor (*engl.*) **5.** interferon (*engl.*) **6.** Intrinsic-Faktor (*ger.*)
IFN interferon (*engl.*)
IG 1. Immunglobuline (*ger.*) **2.** immunoglobulin (*engl.*)
Ig 1. Immunglobuline (*ger.*) **2.** immunoglobulin (*engl.*)
i.g. intraglutäal (*ger.*)
IgA 1. Immunglobulin A (*ger.*) **2.** immunoglobulin A (*engl.*)
IgD 1. Immunglobulin D (*ger.*) **2.** immunoglobulin D (*engl.*)
IgE 1. Immunglobulin E (*ger.*) **2.** immunoglobulin E (*engl.*)
IGF insulin-like growth factors (*engl.*)
IgG 1. Immunglobulin G (*ger.*) **2.** immunoglobulin G (*engl.*)
IgM 1. Immunglobulin M (*ger.*) **2.** immunoglobulin M (*engl.*)
IGT impaired glucose tolerance (*engl.*)
IH 1. infectious hepatitis (*engl.*) **2.** inguinal hernia (*engl.*) **3.** Inguinalhernie (*ger.*) **4.** intracerebral hematoma

(*engl.*) **5.** intracranial hematoma (*engl.*) **6.** intrazerebrales Hämatom (*ger.*)
IHSS idiopathische hypertrophische subaortale Stenose (*ger.*)
IK **1.** Immunkomplex (*ger.*) **2.** inspiratorische Kapazität (*ger.*) **3.** interstitial keratitis (*engl.*) **4.** interstitielle Keratitis (*ger.*)
IKH infantile kortikale Hyperostose (*ger.*)
IKN Immunkomplexnephritis (*ger.*)
IKR Interkostalraum (*ger.*)
IKT Intrakutantest (*ger.*)
IKZ Inkubationszeit (*ger.*)
IL **1.** indeterminierte Lepra (*ger.*) **2.** interleukin (*engl.*) **3.** Interleukine (*ger.*) **4.** intermediate lobe of hypophysis (*engl.*)
i.l. intralumbal (*ger.*)
Ile **1.** Isoleucin (*ger.*) **2.** isoleucine (*engl.*)
Ileu **1.** Isoleucin (*ger.*) **2.** isoleucine (*engl.*)
ILF idiopathische Lungenfibrose (*ger.*)
ILN intermediolateral nucleus (*engl.*)
IM **1.** infectious mononucleosis (*engl.*) **2.** infektiöse Mononukleose (*ger.*)
i.m. **1.** intramuscular (*engl.*) **2.** intramuskulär (*ger.*)
IMA internal mammary artery (*engl.*)
IMP **1.** inosine monophosphate (*engl.*) **2.** Inosinmonophosphat (*ger.*)
IN **1.** Icterus neonatorum (*ger.*) **2.** interstitial nephritis (*engl.*)
i.n. **1.** intranasal (*engl.*) **2.** intranasal (*ger.*)
IncB inclusion body (*engl.*)
Ind. **1.** indication (*engl.*) **2.** Indikation (*ger.*)
INF interferon (*engl.*)
Inf. **1.** infection (*engl.*) **2.** Infektion (*ger.*) **3.** infusion (*engl.*) **4.** Infusion (*ger.*)
inf. inferior (*ger.*)
INH **1.** isoniazid (*engl.*) **2.** Isonicotinsäurehydrazid (*ger.*)
Inh. **1.** inhalation (*engl.*) **2.** Inhalation (*ger.*)
INI intranuclear inclusion (*engl.*)
Inj. **1.** injection (*engl.*) **2.** Injektion (*ger.*)
Ino **1.** Inosin (*ger.*) **2.** inosine (*engl.*)
IO **1.** intestinal obstruction (*engl.*) **2.** intraocular (*engl.*) **3.** intraokulär (*ger.*)
IOL intraokulare Linse (*ger.*)
IOP intraocular pressure (*engl.*)
IOS Innenohrschwerhörigkeit (*ger.*)
IP **1.** immunoperoxidase (*engl.*) **2.** incubation period (*engl.*) **3.** interphalangeal (*engl.*) **4.** interphalangeal (*ger.*) **5.** isoelectric point (*engl.*)
i.p. **1.** intraperitoneal (*engl.*) **2.** intraperitoneal (*ger.*)
IPA **1.** isopropyl alcohol (*engl.*) **2.** Isopropylalkohol (*ger.*)
IPF idiopathic pulmonary fibrosis (*engl.*)
i.pl. **1.** intrapleural (*engl.*) **2.** intrapleural (*ger.*)
IPP **1.** Induratio penis plastica (*ger.*) **2.** interstitial plasma cell pneumonia (*engl.*)
IR **1.** immunoreactivity (*engl.*) **2.** infrared (*engl.*) **3.** Infrarot (*ger.*) **4.** insulin resistance (*engl.*) **5.** Insulinresistenz (*ger.*)
Ir Iridium (*ger.*)
IS **1.** immune serum (*engl.*) **2.** immunosuppressive (*engl.*) **3.** Immunserum (*ger.*) **4.** Immunsuppression (*ger.*) **5.** intercostal space (*engl.*) **6.** intracellular space (*engl.*) **7.** intraspinal (*engl.*) **8.** intraspinal (*ger.*)
ISC **1.** interstitial cells (*engl.*) **2.** Interstitialzellen (*ger.*)
ISG Iliosakralgelenk (*ger.*)
ISN **1.** Inosin (*ger.*) **2.** inosine (*engl.*)
IT **1.** immunotoxin (*engl.*) **2.** Immuntherapie (*ger.*) **3.** Immuntoleranz (*ger.*) **4.** intrathoracic (*engl.*) **5.** intrathorakal (*ger.*) **6.** Intubation (*ger.*)
ITF interferon (*engl.*)
i.th. **1.** intrathecal (*engl.*) **2.** intrathekal (*ger.*)
ITP **1.** idiopathic thrombocytopenic purpura (*engl.*) **2.** idiopathische thrombozytopenische Purpura (*ger.*)
ITr **1.** intratracheal (*engl.*) **2.** intratracheal (*ger.*)
i.u. **1.** intrauterin (*ger.*) **2.** intrauterine (*engl.*)
IUCD intrauterine contraceptive device (*engl.*)
IUD **1.** intrauterine contraceptive device (*engl.*) **2.** intrauterine device (*engl.*)
IUG infusion urography (*engl.*)
IUP **1.** intrauterine pregnancy (*engl.*) **2.** Intrauterinpessar (*ger.*)
IV **1.** interventrikulär (*ger.*) **2.** intervertebral (*ger.*) **3.** intraventricular (*engl.*) **4.** intraventrikulär (*ger.*)
i.v. **1.** intravenös (*ger.*) **2.** intravenous (*engl.*)
IVB intraventricular block (*engl.*)
IVF **1.** In-vitro-Fertilisation (*ger.*) **2.** in vitro fertilization (*engl.*)
IVP intravenous pyelography (*engl.*)
IVS interventricular septum (*engl.*)
i.vt. **1.** intraventricular (*engl.*) **2.** intraventrikulär (*ger.*)
IVU intravenous urography (*engl.*)
IZ Interzellularsubstanz (*ger.*)
IZSH Interstitialzellen-stimulierendes Hormon (*ger.*)

J

J **1.** Ionendosis (*ger.*) **2.** Jod (*ger.*) **3.** joint (*engl.*) **4.** joule (*engl.*) **5.** Joule (*ger.*)
Jt joint (*engl.*)
JV **1.** jugular vein (*engl.*) **2.** Jugularvene (*ger.*)
JBE Japanese B encephalitis (*engl.*)
JCD Jakob-Creutzfeldt disease (*engl.*)
jct. junction (*engl.*)
JJ jaw jerk (*engl.*)
JLNS Jervell-Lange-Nielsen-Syndrom (*ger.*)
JRA juvenile rheumatoid arthritis (*engl.*)
juv. juvenile (*engl.*)

K

K **1.** dissociation constant (*engl.*) **2.** Dissoziationskonstante (*ger.*) **3.** kalium (*engl.*) **4.** Kalium (*ger.*) **5.** Kathode (*ger.*) **6.** Kell-Blutgruppen (*ger.*) **7.** Kelvin (*ger.*) **8.** potassium (*engl.*)
k kilo- (*engl.*)
KA **1.** Kälteagglutination (*ger.*) **2.** Kälteagglutinin (*ger.*) **3.** ketoacidosis (*engl.*) **4.** Ketoazidose (*ger.*) **5.** Knochenalter (*ger.*) **6.** Kontaktallergie (*ger.*)
KAG **1.** Karotisangiografie (*ger.*) **2.** Karotisarteriografie (*ger.*) **3.** Koronarangiografie (*ger.*)
kat Katal (*ger.*)
KAVB kompletter AV-Block (*ger.*)
KB ketone bodies (*engl.*)
KBR Komplementbindungsreaktion (*ger.*)
kcal **1.** kilocalorie (*engl.*) **2.** Kilokalorie (*ger.*)
KCl **1.** Kaliumchlorid (*ger.*) **2.** potassium chloride (*engl.*)
KCN **1.** Kaliumcyanid (*ger.*) **2.** Zyankali (*ger.*)
KCS Keratoconjunctivitis sicca (*ger.*)
K_d dissociation constant (*engl.*)
KE **1.** Kontaktekzem (*ger.*) **2.** Kontrasteinlauf (*ger.*)
Kfo Kieferorthopädie (*ger.*)
KFU Krebsfrüherkennungsuntersuchungen (*ger.*)
KG **1.** Kiefergelenk (*ger.*) **2.** Kryoglobulin (*ger.*)
KH **1.** Kieferhöhle (*ger.*) **2.** Kohlenhydrate (*ger.*)
KHF **1.** Korean hemorrhagic fever (*engl.*) **2.** koreanisches

hämorrhagisches Fieber (*ger.*)
kHz kilohertz (*engl.*)
KI **1.** Karnofsky-Index (*ger.*) **2.** Koronarinsuffizienz (*ger.*)
KJ **1.** Kaliumjodid (*ger.*) **2.** knee jerk (*engl.*)
KKK Katzenkratzkrankheit (*ger.*)
KKM kongestive Kardiomyopathie (*ger.*)
KKS **1.** kallikrein-kinin system (*engl.*) **2.** Kallikrein-Kinin-System (*ger.*)
KKT Körperkerntemperatur (*ger.*)
KM **1.** Kanamycin (*ger.*) **2.** Kernmembran (*ger.*) **3.** Knochenmark (*ger.*) **4.** Kontrastmittel (*ger.*)
K_m Michaelis-Konstante (*ger.*)
KMP Kardiomyopathie (*ger.*)
KOD kolloidosmotischer Druck (*ger.*)
KOH Kalilauge (*ger.*)
KP **1.** Karotispuls (*ger.*) **2.** Kreatinphosphat (*ger.*)
KPK **1.** Karotispulskurve (*ger.*) **2.** Kreatinphosphokinase (*ger.*)
KPR kardiopulmonale Reanimation (*ger.*)
KR **1.** Kolonresektion (*ger.*) **2.** Koronarreserve (*ger.*)
Kr Krypton (*ger.*)
KRK kolorektales Karzinom (*ger.*)
Krkh. Krankheit (*ger.*)
KS **1.** Kaposi's sarcoma (*engl.*) **2.** Kaposi-Sarkom (*ger.*) **3.** kardiogener Schock (*ger.*) **4.** Kawasaki-Syndrom (*ger.*) **5.** Keratansulfat (*ger.*) **6.** Kreislaufstillstand (*ger.*)
KSD Kammerseptumdefekt (*ger.*)
KT **1.** Kammertachykardie (*ger.*) **2.** Kerntemperatur (*ger.*) **3.** konnatale Toxoplasmose (*ger.*)
KTG **1.** Kardiotokogramm (*ger.*) **2.** Kardiotokografie (*ger.*)
KTS Karpaltunnelsyndrom (*ger.*)
kV kilovolt (*engl.*)
KW Kammerwinkel (*ger.*)
kWh kilowatt-hour (*engl.*)
KWS **1.** Kimmelstiel-Wilson syndrome (*engl.*) **2.** Kimmelstiel-Wilson-Syndrom (*ger.*)
KZ kryptogene Zirrhose (*ger.*)

L

L **1.** Avogadro's number (*engl.*) **2.** Leitungsanästhesie (*ger.*) **3.** Leucin (*ger.*) **4.** leucine (*engl.*) **5.** light (*engl.*) **6.** lingual (*engl.*) **7.** lingual (*ger.*) **8.** liquor (*engl.*) **9.** Liquor (*ger.*) **10.** lues (*engl.*) **11.** Lues (*ger.*) **12.** lumbar (*engl.*)
l liter (*engl.*)
L. **1.** Lactobacillus (*engl.*) **2.** Lactobacillus (*ger.*) **3.** Ligamentum (*ger.*)
λ wavelength (*engl.*)
LA **1.** Laktatazidose (*ger.*) **2.** Leeraufnahme (*ger.*) **3.** left atrium (*engl.*) **4.** Leitungsanästhesie (*ger.*) **5.** Leucinaminopeptidase (*ger.*) **6.** leucine aminopeptidase (*engl.*) **7.** local anesthesia (*engl.*) **8.** Lokalanästhesie (*ger.*)
La labial (*engl.*)
LAK **1.** Leukozytenantikörper (*ger.*) **2.** lymphokine-activated killer cell (*engl.*)
LAP **1.** Leucinaminopeptidase (*ger.*) **2.** leucine aminopeptidase (*engl.*)
Lap. **1.** laparoscopy (*engl.*) **2.** Laparoskopie (*ger.*) **3.** Laparotomie (*ger.*) **4.** laparotomy (*engl.*)
LAS lymphadenopathy syndrome (*engl.*)
lat. **1.** lateral (*ger.*) **2.** lateral (*engl.*)
LAV Lymphadenopathie-assoziiertes Virus (*ger.*)
LBBB left bundle-branch block (*engl.*)
LBC Lymphadenosis benigna cutis (*ger.*)
LBL **1.** Lymphoblastenleukämie (*ger.*) **2.** lymphoblastic leukemia (*engl.*)
LBP low blood pressure (*engl.*)
LC Leberzirrhose (*ger.*)
LCAT **1.** Lecithin-Cholesterin-Acyltransferase (*ger.*) **2.** Lecithin-Cholesterin-Acyltransferase (*ger.*)
LCM **1.** lymphocytic choriomeningitis (*engl.*) **2.** lymphozytäre Choriomeningitis (*ger.*)
LCS Liquor cerebrospinalis (*ger.*)
LCTA lymphozytotoxischer Antikörper (*ger.*)
LD **1.** Dosis letalis (*ger.*) **2.** Laktatdehydrogenase (*ger.*) **3.** larvierte Depression (*ger.*) **4.** Letaldosis (*ger.*) **5.** lethal dose (*engl.*) **6.** Lipodystrophie (*ger.*) **7.** lipodystrophy (*engl.*) **8.** liver disease (*engl.*)
LD_{50} **1.** median lethal dose (*engl.*) **2.** mittlere letale Dosis (*ger.*)
LDH **1.** lactate dehydrogenase (*engl.*) **2.** Lactatdehydrogenase (*ger.*)
LE **1.** lower extremity (*engl.*) **2.** Lungenembolie (*ger.*) **3.** lupus erythematodes (*engl.*) **4.** lupus erythematosus (*engl.*)
Le Lewis-Blutgruppen (*ger.*)
LEBK latente Eisenbindungskapazität (*ger.*)
LEC Lupus erythematodes chronicus (*ger.*)
L-EKG Langzeitelektrokardiografie (*ger.*)
LES **1.** Lambert-Eaton syndrome (*engl.*) **2.** lower esophageal sphincter (*engl.*)
Leu **1.** Leucin (*ger.*) **2.** leucine (*engl.*) **3.** Leuzin (*ger.*)
LEV Lupus erythematodes visceralis (*ger.*)
LF **1.** Laktoferrin (*ger.*) **2.** Ligamenta flava (*ger.*) **3.** Lungenfibrose (*ger.*)
LFT latex fixation test (*engl.*)
LG **1.** lipophagic granuloma (*engl.*) **2.** Lymphangiogramm (*ger.*) **3.** lymphogram (*engl.*) **4.** Lymphogramm (*ger.*) **5.** Lymphogranulomatose (*ger.*) **6.** lymphogranulomatosis (*engl.*) **7.** Lymphografie (*ger.*)
LGB lateral geniculate body (*engl.*)
LGG lactogenic hormone (*engl.*)
LGH laktogenes Hormon (*ger.*)
LGV Lymphogranuloma venereum (*ger.*)
LH **1.** Lungenhämosiderose (*ger.*) **2.** luteinisierendes Hormon (*ger.*) **3.** luteinizing hormone (*engl.*)
LHH Linksherzhypertrophie (*ger.*)
LHI Linksherzinsuffizienz (*ger.*)
LHK Linksherzkatheter (*ger.*)
LH-RF luteinizing hormone releasing factor (*engl.*)
LH-RH luteinisierendes Hormon-releasing-Hormon (*ger.*)
LI Lateralinfarkt (*ger.*)
Li **1.** lithium (*engl.*) **2.** Lithium (*ger.*)
L.i. Lamblia intestinalis (*ger.*)
LIBC latent iron-binding capacity (*engl.*)
LIF leukocyte inhibitory factor (*engl.*)
Lig. **1.** ligament (*engl.*) **2.** Ligamentum (*ger.*)
Lin. **1.** liniment (*engl.*) **2.** Linimentum (*ger.*)
Liq. **1.** liquor (*engl.*) **2.** Liquor (*ger.*)
liq. liquid (*engl.*)
LK Lymphknoten (*ger.*)
LL **1.** lepromatöse Lepra (*ger.*) **2.** lower lid (*engl.*) **3.** lymphatische Leukämie (*ger.*)
LLF **1.** Laki-Lorand factor (*engl.*) **2.** Laki-Lorand-Faktor (*ger.*)
LM **1.** legal medicine (*engl.*) **2.** Lichtmikroskop (*ger.*) **3.** light microscope (*engl.*) **4.** Lincomycin (*ger.*) **5.** Listeria monocytogenes (*engl.*) **6.** Listeria monocytogenes (*ger.*) **7.** Lunarmonat (*ger.*)
lm Lumen (*ger.*)
LMF lymphocyte mitogenic factor (*engl.*)
LMM Lentigo-maligna-Melanom (*ger.*)
LMP lumbar puncture (*engl.*)
LMW low-molecular-weight (*engl.*)
LN lymph node (*engl.*)
Ln. Lymphonodus (*ger.*)
LNPF lymph node permeability factor (*engl.*)

LNS **1.** Lesch-Nyhan syndrome (*engl.*) **2.** Lesch-Nyhan-Syndrom (*ger.*)
Lny Lagenystagmus (*ger.*)
long. longitudinal (*ger.*)
Lot. Lotio (*ger.*)
LP **1.** latent period (*engl.*) **2.** Latenzperiode (*ger.*) **3.** Lumbalpunktion (*ger.*) **4.** lumbar puncture (*engl.*) **5.** lymphocytopoiesis (*engl.*) **6.** Lymphopoese (*ger.*) **7.** lymphopoiesis (*engl.*) **8.** Lymphozytopoese (*ger.*)
LPA left pulmonary artery (*engl.*)
LPL **1.** lipoprotein lipase (*engl.*) **2.** Lipoproteinlipase (*ger.*)
LPS **1.** Lipopolysaccharid (*ger.*) **2.** lipopolysaccharide (*engl.*)
LPV Lymphopathia venerea (*ger.*)
LR Lichtreaktion (*ger.*)
LRF luteinizing hormone releasing factor (*engl.*)
LRS Links-Rechts-Shunt (*ger.*)
LRSh Links-Rechts-Shunt (*ger.*)
LS **1.** laparoscopy (*engl.*) **2.** Laparoskopie (*ger.*) **3.** limbic system (*engl.*) **4.** lumbosacral (*engl.*) **5.** lumbosakral (*ger.*) **6.** Lymphosarkom (*ger.*) **7.** Lymphoszintigrafie (*ger.*)
L/S Lezithin/Sphingomyelin-Quotient (*ger.*)
LSA Lichen sclerosus et atrophicus (*ger.*)
LSB Linksschenkelblock (*ger.*)
LSD Lysergsäurediäthylamid (*ger.*)
Lsg. Lösung (*ger.*)
L-Sp. Lippenspalte (*ger.*)
LST lateral spinothalamic tract (*engl.*)
LT **1.** Lichttherapie (*ger.*) **2.** lymphotoxin (*engl.*) **3.** Lymphotoxin (*ger.*)
LTB **1.** laryngotracheobronchitis (*engl.*) **2.** Laryngotracheobronchitis (*ger.*)
LTF lymphocyte transforming factor (*engl.*)
Lu Lutheran-Blutgruppen (*ger.*)
LV **1.** linker Ventrikel (*ger.*) **2.** linksventrikulär (*ger.*) **3.** live vaccine (*engl.*)
LVH linksventrikuläre Hypertrophie (*ger.*)
LW Lendenwirbel (*ger.*)
lx Lux (*ger.*)
Ly **1.** Lymphozyten (*ger.*) **2.** Lysin (*ger.*)
Lys Lysin (*ger.*)
LZ Leberzirrhose (*ger.*)
LZH Langerhans-Zellhistiozytose (*ger.*)
LZM **1.** Lysozym (*ger.*) **2.** lysozyme (*engl.*)

M

M **1.** Fernmetastasen (*ger.*) **2.** male (*engl.*) **3.** malignant (*engl.*) **4.** maligne (*ger.*) **5.** mass (*engl.*) **6.** mega- (*engl.*) **7.** memory (*engl.*) **8.** Metabolit (*ger.*) **9.** metabolite (*engl.*) **10.** metaphase (*engl.*) **11.** Metaphase (*ger.*) **12.** Methionin (*ger.*) **13.** Mitose (*ger.*) **14.** mitosis (*engl.*) **15.** Mol (*ger.*) **16.** molar (*engl.*) **17.** molar (*ger.*) **18.** Molarität (*ger.*) **19.** molarity (*engl.*) **20.** Morphin (*ger.*) **21.** murmur (*engl.*) **22.** myopia (*engl.*) **23.** myopic (*engl.*) **24.** Myopie (*ger.*) **25.** myosin (*engl.*) **26.** Myosin (*ger.*)
m **1.** masculine (*engl.*) **2.** maskulin (*ger.*) **3.** mass (*engl.*) **4.** meter (*engl.*) **5.** milli- (*engl.*) **6.** molal (*engl.*) **7.** molal (*ger.*) **8.** molality (*engl.*) **9.** molar (*engl.*) **10.** molar (*ger.*)
µ micro- (*engl.*)
m- meta- (*engl.*)
M. **1.** micrococcus (*engl.*) **2.** Micrococcus (*ger.*) **3.** Morbus (*ger.*) **4.** Morphium (*ger.*) **5.** Musculus (*ger.*)
MAC **1.** Membranangriffskomplex (*ger.*) **2.** membrane attack complex (*engl.*)
Mac. maceration (*engl.*)
MAF macrophage-activating factor (*engl.*)
Mag magnesium (*engl.*)
magn. **1.** magnetic (*engl.*) **2.** magnification (*engl.*)
maj. major (*engl.*)
Mal. **1.** Malat (*ger.*) **2.** malate (*engl.*)
Man **1.** mannose (*engl.*) **2.** Mannose (*ger.*)
MAO **1.** monoamine oxidase (*engl.*) **2.** Monoaminooxidase (*ger.*) **3.** Monoaminoxidase (*ger.*)
MAOH MAO-Hemmer (*ger.*)
MASA Morgagni-Adams-Stokes-Anfall (*ger.*)
MB **1.** Methylenblau (*ger.*) **2.** methylene blue (*engl.*) **3.** myeloblast (*engl.*)
Mb **1.** melanoblast (*engl.*) **2.** myoglobin (*engl.*) **3.** Myoglobin (*ger.*)
mb Druck (*ger.*)
MBC maximal breathing capacity (*engl.*)
MBL **1.** Myeloblastenleukämie (*ger.*) **2.** myeloblastic leukemia (*engl.*)
Mbl myeloblast (*engl.*)
MbO_2 oxymyoglobin (*engl.*)
MC **1.** metacarpal (*engl.*) **2.** mitomycin (*engl.*) **3.** motor cortex (*engl.*) **4.** myocarditis (*engl.*) **5.** Myocarditis (*ger.*)
M-C mineralocorticoid (*engl.*)
MCA mesokavale Anastomose (*ger.*)
McB **1.** McBurney's point (*engl.*) **2.** McBurney-Punkt (*ger.*)
MCF macrophage chemotactic factor (*engl.*)
MCG **1.** magnetocardiography (*engl.*) **2.** Magnetokardiografie (*ger.*) **3.** mechanocardiography (*engl.*) **4.** Mechanokardiografie (*ger.*)
mcg microgram (*engl.*)
MCIF macrophage cytotoxicity-inducing factor (*engl.*)
MCL midclavicular line (*engl.*)
MCLS mucocutaneous lymph node syndrome (*engl.*)
MCP **1.** metacarpophalangeal (*engl.*) **2.** myocardiopathy (*engl.*)
MCPH metacarpophalangeal (*engl.*)
MCPJ metacarpophalangeal joint (*engl.*)
MD **1.** Malatdehydrogenase (*ger.*) **2.** Maximaldosis (*ger.*) **3.** maximum dose (*engl.*) **4.** Meckel's diverticulum (*engl.*) **5.** Meckel-Divertikel (*ger.*) **6.** muscular dystrophy (*engl.*) **7.** Muskeldystrophie (*ger.*) **8.** myotonische Dystrophie (*ger.*)
MDB Magen-Darm-Blutung (*ger.*)
MDBl Magen-Darm-Blutung (*ger.*)
MDF **1.** macrophage deactivating factor (*engl.*) **2.** macrophage disappearance factor (*engl.*)
MDH Malatdehydrogenase (*ger.*)
MDP manisch-depressive Psychose (*ger.*)
MDT Magen-Darm-Trakt (*ger.*)
ME **1.** Meningoenzephalitis (*ger.*) **2.** middle ear (*engl.*)
MEA **1.** multiple endocrine adenomatosis (*engl.*) **2.** multiple endokrine Adenomatose (*ger.*) **3.** multiple endokrine Adenopathie (*ger.*)
MEB **1.** Methylenblau (*ger.*) **2.** methylene blue (*engl.*)
med. medizinisch (*ger.*)
MEG **1.** magnetoencephalography (*engl.*) **2.** Magnetoenzephalografie (*ger.*)
MEN **1.** multiple endocrine neoplasia (*engl.*) **2.** multiple endokrine Neoplasie (*ger.*)
MeOH **1.** methyl alcohol (*engl.*) **2.** Methylalkohol (*ger.*)
MER Muskeleigenreflex (*ger.*)
MESGN mesangioproliferative Glomerulonephritis (*ger.*)
Met Methionin (*ger.*)
Meta metaldehyde (*engl.*)
metab. **1.** metabolic (*engl.*) **2.** metabolism (*engl.*)
Met-Hb **1.** Methämoglobin (*ger.*) **2.** methemoglobin (*engl.*)
metMb metmyoglobin (*engl.*)
MF **1.** mitogenic factor (*engl.*) **2.** mycosis fungoides (*engl.*) **3.** Mycosis fungoides (*ger.*) **4.** Myelofibrose (*ger.*)

5. myelofibrosis (*engl.*) **6.** myocardial fibrosis (*engl.*) **7.** myofilament (*engl.*) **8.** Myokardfibrose (*ger.*)
Mf microfibril (*engl.*)
Mf. microfilaria (*engl.*)
Mg 1. magnesium (*engl.*) **2.** Magnesium (*ger.*)
mg milligram (*engl.*)
µg microgram (*engl.*)
MGB medial geniculate body (*engl.*)
MGF macrophage growth factor (*engl.*)
MGN 1. membranöse Glomerulonephritis (*ger.*) **2.** membranous glomerulonephritis (*engl.*)
MH 1. maligne Hypertonie (*ger.*) **2.** Morbus Hodgkin (*ger.*)
MHb myohemoglobin (*engl.*)
MHC major Histokompatibilitätskomplex (*ger.*)
MHF Morbus haemolyticus fetalis (*ger.*)
MHN Morbus haemolyticus neonatorum (*ger.*)
MI 1. mitral incompetence (*engl.*) **2.** mitral insufficiency (*engl.*) **3.** Mitralinsuffizienz (*ger.*) **4.** myocardial infarction (*engl.*) **5.** Myokardinfarkt (*ger.*)
M.i. Mononucleosis infectiosa (*ger.*)
MID Multiinfarktdemenz (*ger.*)
MIF 1. macrophage inhibitory factor (*engl.*) **2.** melanocyte stimulating hormone inhibiting factor (*engl.*)
mil. milliliter (*engl.*)
min. 1. minor (*engl.*) **2.** minor (*ger.*)
MIRF macrophage Ia recruting factor (*engl.*)
MIS müllerian inhibiting substance (*engl.*)
Mixt. Mixtura (*ger.*)
MK 1. Mammakarzinom (*ger.*) **2.** menaquinone (*engl.*) **3.** myokinase (*engl.*) **4.** Myokinase (*ger.*)
MKG Mechanokardiografie (*ger.*)
MKL Medioklavikularlinie (*ger.*)
MKP Myokardiopathie (*ger.*)
MKS Maul- und Klauenseuche (*ger.*)
ML 1. malignes Lymphom (*ger.*) **2.** myeloische Leukämie (*ger.*)
mL milliliter (*engl.*)
ml milliliter (*engl.*)
µl microliter (*engl.*)
MLD 1. metachromatic leukodystrophy (*engl.*) **2.** metachromatische Leukodystrophie (*ger.*) **3.** minimal lethal dose (*engl.*)
MLD_{50} median lethal dose (*engl.*)
MLM malignant lentigo melanoma (*engl.*)
MLS Mikrolaryngoskopie (*ger.*)
MM 1. malignant melanoma (*engl.*) **2.** malignes Melanom (*ger.*) **3.** mumps meningitis (*engl.*) **4.** Muttermund (*ger.*)
mM millimolar (*engl.*)
mm millimeter (*engl.*)
µm micrometer (*engl.*)
MMb metmyoglobin (*engl.*)
MMC 1. metamyelocyte (*engl.*) **2.** Metamyelozyt (*ger.*)
MML 1. myelomonocytic leukemia (*engl.*) **2.** myelomonozytäre Leukämie (*ger.*)
MMoL myelomonozytäre Leukämie (*ger.*)
mmol millimole (*engl.*)
MMR maternal mortality rate (*engl.*)
MMS Methylmalonsäure (*ger.*)
MN 1. Maskennarkose (*ger.*) **2.** mononuclear (*engl.*) **3.** mononucleosis (*engl.*) **4.** mononukleär (*ger.*) **5.** Mononukleose (*ger.*) **6.** multinodulär (*ger.*) **7.** myoneural (*engl.*) **8.** myoneural (*ger.*)
Mn 1. Mangan (*ger.*) **2.** manganese (*engl.*)
MNA 1. Metronidazol (*ger.*) **2.** metronidazole (*engl.*)
MNJ myoneural junction (*engl.*)
MNZ Miconazol (*ger.*)
MO minute output (*engl.*)
mol 1. Mol (*ger.*) **2.** mole (*engl.*)
Mol. Molekül (*ger.*)
mol. 1. molar (*engl.*) **2.** molar (*ger.*) **3.** molecular (*engl.*) **4.** molecule (*engl.*)
Mono 1. mononucleosis (*engl.*) **2.** Mononukleose (*ger.*) **3.** Monozyten (*ger.*)
MOP Myositis ossificans progressiva (*ger.*)
MOSH Mittelohrschwerhörigkeit (*ger.*)
mOsm milliosmol (*engl.*)
mosm milliosmol (*engl.*)
MP 1. Meningitis purulenta (*ger.*) **2.** metacarpophalangeal (*engl.*) **3.** metakarpophalangeal (*ger.*) **4.** metatarsophalangeal (*engl.*) **5.** metatarsophalangeal (*ger.*) **6.** mucopeptide (*engl.*) **7.** mucopolysaccharide (*engl.*) **8.** Mukopeptid (*ger.*) **9.** multipara (*engl.*) **10.** Multipara (*ger.*) **11.** Myelopathie (*ger.*) **12.** myelopathy (*engl.*)
6-MP 6-mercaptopurine (*engl.*)
m.p. melting point (*engl.*)
MPB male pattern baldness (*engl.*)
MPD myofacial pain dysfunction (*engl.*)
MPGN 1. membranoproliferative glomerulonephritis (*engl.*) **2.** membranoproliferative Glomerulonephritis (*ger.*)
MPO myeloperoxidase (*engl.*)
MPS 1. mitral valve prolapse syndrome (*engl.*) **2.** mononuclear phagocyte system (*engl.*) **3.** mucopolysaccharidosis (*engl.*) **4.** Mukopolysaccharide (*ger.*) **5.** Mukopolysaccharidose (*ger.*) **6.** myeloproliferative syndrome (*engl.*)
MPS I-H 1. mucopolysaccharidosis I H (*engl.*) **2.** Mukopolysaccharidose I-H (*ger.*)
MPS I-H/S 1. mucopolysaccharidosis I H/S (*engl.*) **2.** Mukopolysaccharidose I-H/S (*ger.*)
MPS I-S 1. mucopolysaccharidosis I-S (*engl.*) **2.** Mukopolysaccharidose I-S (*ger.*)
MPS II 1. mucopolysaccharidosis II (*engl.*) **2.** Mukopolysaccharidose II (*ger.*)
MPS III 1. mucopolysaccharidosis III (*engl.*) **2.** Mukopolysaccharidose III (*ger.*)
MPS IV 1. mucopolysaccharidosis IV (*engl.*) **2.** Mukopolysaccharidose IV (*ger.*)
MPS V 1. mucopolysaccharidosis V (*engl.*) **2.** Mukopolysaccharidose V (*ger.*)
MPS VI 1. mucopolysaccharidosis VI (*engl.*) **2.** Mukopolysaccharidose VI (*ger.*)
MQ menaquinone (*engl.*)
MR 1. Magnetresonanz (*ger.*) **2.** mitral regurgitation (*engl.*) **3.** Morbus Reiter (*ger.*)
mrad millirad (*engl.*)
MRF melanocyte stimulating hormone releasing factor (*engl.*)
MRI magnet resonance imaging (*engl.*)
mRNA 1. Matrizen-RNA (*ger.*) **2.** messenger ribonucleic acid (*engl.*) **3.** Messenger-RNA (*ger.*)
mRNS 1. Matrizen-RNS (*ger.*) **2.** Messenger-RNS (*ger.*)
MRT 1. Magnetresonanztomografie (*ger.*) **2.** MR-Tomografie (*ger.*)
MS 1. Milchsäure (*ger.*) **2.** mitral stenosis (*engl.*) **3.** Mitralstenose (*ger.*) **4.** multiple sclerosis (*engl.*) **5.** multiple Sklerose (*ger.*) **6.** musculoskeletal (*engl.*) **7.** Muskelspindel (*ger.*) **8.** myasthenic syndrome (*engl.*) **9.** myocardial scintigraphy (*engl.*) **10.** Myokardszintigrafie (*ger.*)
ms millisecond (*engl.*)
msec millisecond (*engl.*)
MSG 1. myeloscintigraphy (*engl.*) **2.** Myeloszintigrafie (*ger.*)
MSH melanozytenstimulierendes Hormon (*ger.*)
MSH-RF melanocyte stimulating hormone releasing factor (*engl.*)
MSIF macrophage spreading inhibitory factor (*engl.*)
MSK Mediastinoskopie (*ger.*)
MSS 1. muscular subaortic stenosis (*engl.*) **2.** musculoskeletal system (*engl.*)
MST 1. mitral stenosis (*engl.*) **2.** Mitralstenose (*ger.*)
MSU Mittelstrahlurin (*ger.*)
MSUD maple syrup urine disease (*engl.*)

MSZ Myokardszintigrafie (*ger.*)
MT 1. Meningitis tuberculosa (*ger.*) **2.** metatarsal (*engl.*) **3.** metatarsal (*ger.*) **4.** Mycobacterium tuberculosis (*ger.*)
MTP 1. metatarsophalangeal (*engl.*) **2.** metatarsophalangeal (*ger.*)
MTPJ metatarsophalangeal joint (*engl.*)
mtr. meter (*engl.*)
MTX 1. Methotrexat (*ger.*) **2.** methotrexate (*engl.*)
Muc. 1. mucilage (*engl.*) **2.** Mucilago (*ger.*)
MÜS Münchhausen-Syndrom (*ger.*)
MV 1. megavolt (*engl.*) **2.** minute volume (*engl.*) **3.** Minutenvolumen (*ger.*) **4.** mitral valve (*engl.*) **5.** mucoviscidosis (*engl.*) **6.** Mukoviszidose (*ger.*)
mV millivolt (*engl.*)
µV microvolt (*engl.*)
MVE 1. Murray Valley encephalitis (*engl.*) **2.** Murray-Valley-Enzephalitis (*ger.*)
MVV maximum voluntary ventilation (*engl.*)
MW 1. Makroglobulinämie Waldenström (*ger.*) **2.** Morbus Wilson (*ger.*)
µW microwatt (*engl.*)
MWS 1. Mallory-Weiss syndrome (*engl.*) **2.** Mallory-Weiss-Syndrom (*ger.*)
My 1. Mydriasis (*ger.*) **2.** myopia (*engl.*) **3.** Myopie (*ger.*)
MZ 1. monozygot (*ger.*) **2.** monozygotic (*engl.*)
MZL Mastzellenleukämie (*ger.*)
MZU Miktionszystourethrografie (*ger.*)

N

N 1. nausea (*engl.*) **2.** Nausea (*ger.*) **3.** Neuraminidase (*ger.*) **4.** Newton (*ger.*) **5.** nitrogen (*engl.*) **6.** Nitrogenium (*ger.*) **7.** Noradrenalin (*ger.*) **8.** nucleoside (*engl.*) **9.** Stickstoff (*ger.*)
n 1. nano- (*engl.*) **2.** nasal (*engl.*) **3.** nasal (*ger.*) **4.** neutron (*engl.*) **5.** number (*engl.*)
N. Nervus (*ger.*)
n. neutral (*ger.*)
ν frequency (*engl.*)
n number (*engl.*)
NA 1. Neuraminidase (*ger.*) **2.** nicotinic acid (*engl.*) **3.** Noradrenalin (*ger.*) **4.** nucleic acid (*engl.*)
Na 1. Avogadro's number (*engl.*) **2.** Avogadro-Zahl (*ger.*) **3.** natrium (*engl.*) **4.** Natrium (*ger.*) **5.** sodium (*engl.*)
NaCl 1. Natriumchlorid (*ger.*) **2.** sodium chloride (*engl.*)
NAD Nicotinsäureamid-adenin-dinukleotid (*ger.*)
NAG non-agglutinating (*engl.*)
NANB 1. non-A,non-B hepatitis (*engl.*) **2.** Non-A-Non-B-Hepatitis (*ger.*)
NANBH Non-A-Non-B-Hepatitis (*ger.*)
NaOH 1. Natriumhydroxid (*ger.*) **2.** sodium hydroxide (*engl.*)
NAS Nierenarterienstenose (*ger.*)
NAST Nierenarterienstenose (*ger.*)
NB 1. Neuroblastom (*ger.*) **2.** neuroblastoma (*engl.*)
Nc. 1. nucleus (*engl.*) **2.** Nucleus (*ger.*)
NCA neurocirculatory asthenia (*engl.*)
NCF neutrophil chemotactic factor (*engl.*)
NCh Neurochirurgie (*ger.*)
Ncl. nucleolus (*engl.*)
ND neoplastic disease (*engl.*)
NDP nucleoside diphosphate (*engl.*)
NDV Newcastle disease virus (*engl.*)
NE 1. Nephropathia epidemica (*ger.*) **2.** Norepinephrin (*ger.*) **3.** norepinephrine (*engl.*)
NEC necrotizing enterocolitis (*engl.*)
NF Neutralfette (*ger.*)
NG new growth (*engl.*)
N.g. 1. Neisseria gonorrhoeae (*engl.*) **2.** Neisseria gonorrhoeae (*ger.*)
NGU nicht-gonorrhoische Urethritis (*ger.*)
NH 1. Nasenhöhle (*ger.*) **2.** neonatal hepatitis (*engl.*)
NHK Naturheilkunde (*ger.*)
NI Niereninsuffizienz (*ger.*)
Ni 1. nickel (*engl.*) **2.** Nickel (*ger.*)
NK 1. natural killer cells (*engl.*) **2.** natürliche Killerzellen (*ger.*)
NL Neuroleptanalgesie (*ger.*)
NLA 1. Neuroleptanalgesie (*ger.*) **2.** Neuroleptanästhesie (*ger.*)
NM 1. neuromuscular (*engl.*) **2.** neuromuskulär (*ger.*) **3.** nodular melanoma (*engl.*) **4.** noduläres Melanom (*ger.*) **5.** nuclear medicine (*engl.*) **6.** Nuklearmedizin (*ger.*)
NMP nucleoside monophosphate (*engl.*)
NN Nebenniere (*ger.*)
NNH Nasennebenhöhlen (*ger.*)
NNR Nebennierenrinde (*ger.*)
NO Stickoxid (*ger.*)
N_2O 1. Distickstoffoxid (*ger.*) **2.** Lachgas (*ger.*)
NOR Noradrenalin (*ger.*)
NP 1. nasopharyngeal (*engl.*) **2.** nasopharynx (*engl.*) **3.** Nasopharynx (*ger.*) **4.** Neuropsychiatrie (*ger.*) **5.** neuropsychiatry (*engl.*) **6.** nucleoprotein (*engl.*)
NPC nasopharyngeal carcinoma (*engl.*)
NPH normal pressure hydrocephalus (*engl.*)
NPL neoplasm (*engl.*)
NR 1. nodal rhythm (*engl.*) **2.** Nucleus ruber (*ger.*)
NRN Nierenrindennekrose (*ger.*)
NS 1. nephrotic syndrome (*engl.*) **2.** nephrotisches Syndrom (*ger.*) **3.** Nervensystem (*ger.*) **4.** nervous system (*engl.*) **5.** neurosurgery (*engl.*) **6.** Nierenszintigrafie (*ger.*) **7.** nodular sclerosis (*engl.*)
NSD Nebenschilddrüse (*ger.*)
NSO Nucleus supraopticus (*ger.*)
NT 1. nasotracheal (*engl.*) **2.** nasotracheal (*ger.*) **3.** Nelson-Test (*ger.*) **4.** normotensiv (*ger.*) **5.** normotensive (*engl.*) **6.** Normotonie (*ger.*) **7.** nystatin (*engl.*) **8.** Nystatin (*ger.*)
NTP nucleoside triphosphate (*engl.*)
Nuc nucleoside (*engl.*)
Nucl. 1. nucleus (*engl.*) **2.** Nucleus (*ger.*)
NUG necrotizing ulcerative gingivitis (*engl.*)
NVT Nierenvenenthrombose (*ger.*)
NW 1. Nebenwirkung (*ger.*) **2.** Nüchternwert (*ger.*)
NZN 1. Nävuszellennävus (*ger.*) **2.** Nävuszellnävus (*ger.*)

O

O 1. Oberflächenanästhesie (*ger.*) **2.** Oberflächendosis (*ger.*) **3.** occlusal (*engl.*) **4.** okklusal (*ger.*) **5.** opium (*engl.*) **6.** Opium (*ger.*) **7.** Ordnungszahl (*ger.*) **8.** Osmose (*ger.*) **9.** oxygen (*engl.*) **10.** Oxygenium (*ger.*) **11.** Sauerstoff (*ger.*)
o oral (*ger.*)
O_3 1. Ozon (*ger.*) **2.** ozone (*engl.*)
o- ortho- (*engl.*)
OA 1. orotic acid (*engl.*) **2.** osteoarthritis (*engl.*) **3.** Osteoarthritis (*ger.*) **4.** oxaloacetate (*engl.*)
OAA oxaloacetic acid (*engl.*)
OAE Ohr-Augen-Ebene (*ger.*)
OAF osteoclast activating factor (*engl.*)
O-Ag O-Antigen (*ger.*)
Obd. Obduktion (*ger.*)
OBS organic brain syndrome (*engl.*)

obs. obsolet (*ger.*)
OC 1. oxacillin (*engl.*) **2.** Oxacillin (*ger.*)
OCA oculocutaneous albinism (*engl.*)
occ. occipital (*engl.*)
OCG 1. oral cholecystogram (*engl.*) **2.** orales Cholezystogramm (*ger.*)
OCT 1. Ornithincarbamyltransferase (*ger.*) **2.** ornithine carbamoyltransferase (*engl.*)
OD 1. Oberflächendosis (*ger.*) **2.** Osteochondrosis dissecans (*ger.*) **3.** overdose (*engl.*)
ODC oxygen dissociation curve (*engl.*)
OE otitis externa (*engl.*)
Oe östrogen (*ger.*)
OES Oxalessigsäure (*ger.*)
OF okzipitofrontal (*ger.*)
O_2-Hb Oxyhämoglobin (*ger.*)
OHC outer hair cells (*engl.*)
OI Osteogenesis imperfecta (*ger.*)
Oic Osteogenesis imperfecta congenita (*ger.*)
Oit Osteogenesis imperfecta tarda (*ger.*)
OK Oberkiefer (*ger.*)
OKN 1. optokinetic nystagmus (*engl.*) **2.** optokinetischer Nystagmus (*ger.*)
Ol. Oleum (*ger.*)
OM 1. osteomyelitis (*engl.*) **2.** Osteomyelitis (*ger.*) **3.** otitis media (*engl.*) **4.** Otitis media (*ger.*)
OMF 1. Osteomyelofibrose (*ger.*) **2.** osteomyelofibrosis (*engl.*)
OMS 1. osteomyelosclerosis (*engl.*) **2.** Osteomyelosklerose (*ger.*)
onc onkogen (*ger.*)
OOR 1. orbicularis oculi reflex (*engl.*) **2.** Orbicularis-oculi-Reflex (*ger.*)
OP 1. Operation (*ger.*) **2.** osmotic pressure (*engl.*)
Op. Operation (*ger.*)
OPD 1. ostium primum defect (*engl.*) **2.** Ostium-primum-Defekt (*ger.*)
OPS organisches Psychosyndrom (*ger.*)
OPSI overwhelming post-splenectomy infection (*engl.*)
OPSS overwhelming post-splenectomy sepsis syndrome (*engl.*)
opt. 1. optical (*engl.*) **2.** optisch (*ger.*)
OPTG Orthopantomografie (*ger.*)
org. 1. organic (*engl.*) **2.** organisch (*ger.*)
ORL 1. Otorhinolaryngologie (*ger.*) **2.** otorhinolaryngology (*engl.*)
ORN 1. osteoradionecrosis (*engl.*) **2.** Osteoradionekrose (*ger.*)
Orn 1. Ornithin (*ger.*) **2.** ornithine (*engl.*)
Oro 1. orotate (*engl.*) **2.** orotic acid (*engl.*)
OS 1. Oberschenkel (*ger.*) **2.** Orotsäure (*ger.*) **3.** osteogenic sarcoma (*engl.*) **4.** Osteosarkom (*ger.*) **5.** Otosklerose (*ger.*)
Os 1. osmium (*engl.*) **2.** Osmium (*ger.*)
OSG oberes Sprunggelenk (*ger.*)
OSH Oberschenkelhals (*ger.*)
Osm 1. osmole (*engl.*) **2.** osmotischer Druck (*ger.*)
osm osmol (*engl.*)
OT 1. occupational therapy (*engl.*) **2.** Organtoleranzdosis (*ger.*) **3.** orotracheal (*engl.*) **4.** orotracheal (*ger.*)
OTC 1. ornithine transcarbamoylase (*engl.*) **2.** Ornithintranscarbamylase (*ger.*) **3.** Oxytetracyclin (*ger.*) **4.** oxytetracycline (*engl.*)
OTD 1. organ tolerance dose (*engl.*) **2.** Organtoleranzdosis (*ger.*)
OV 1. ovalbumin (*engl.*) **2.** overventilation (*engl.*) **3.** Ovulationshemmer (*ger.*)
OXC 1. oxacillin (*engl.*) **2.** Oxacillin (*ger.*)
OXT oxytocin (*engl.*)
Oxy-Hb Oxyhämoglobin (*ger.*)
OZ Ordnungszahl (*ger.*)
oz. ounce (*engl.*)

P

P 1. Paralyse (*ger.*) **2.** paralysis (*engl.*) **3.** Parese (*ger.*) **4.** partial pressure (*engl.*) **5.** Partialdruck (*ger.*) **6.** percussion (*engl.*) **7.** Perkussion (*ger.*) **8.** Permeabilität (*ger.*) **9.** permeability (*engl.*) **10.** pharmacopeia (*engl.*) **11.** Phenolphthalein (*ger.*) **12.** Phosphor (*ger.*) **13.** phosphorus (*engl.*) **14.** pico- (*engl.*) **15.** Pilula (*ger.*) **16.** plasma (*engl.*) **17.** Plasma (*ger.*) **18.** pole (*engl.*) **19.** position (*engl.*) **20.** power (*engl.*) **21.** presbyopia (*engl.*) **22.** Presbyopie (*ger.*) **23.** pressure (*engl.*) **24.** probability (*engl.*) **25.** Prolaktin (*ger.*) **26.** proline (*engl.*) **27.** protein (*engl.*) **28.** Protein (*ger.*) **29.** Puls (*ger.*) **30.** pulse (*engl.*) **31.** Pulvis (*ger.*) **32.** pupil (*engl.*) **33.** Pupille (*ger.*)
p 1. Druck (*ger.*) **2.** phosphate (*engl.*) **3.** pico- (*engl.*) **4.** protein (*engl.*)
P. 1. Pars (*ger.*) **2.** Pasteurella (*engl.*) **3.** Pasteurella (*ger.*) **4.** plexus (*engl.*) **5.** Plexus (*ger.*)
p^+ proton (*engl.*)
PA 1. Paralysis agitans (*ger.*) **2.** peridural anesthesia (*engl.*) **3.** Periduralanästhesie (*ger.*) **4.** pernicious anemia (*engl.*) **5.** perniziöse Anämie (*ger.*) **6.** plasminogen activator (*engl.*) **7.** posteroanterior (*engl.*) **8.** posteroanterior (*ger.*) **9.** Präalbumin (*ger.*) **10.** Primäraffekt (*ger.*) **11.** Pseudomonas aeruginosa (*ger.*) **12.** Psychoanalyse (*ger.*) **13.** psychoanalysis (*engl.*) **14.** Psychoanalytiker (*ger.*) **15.** pulmonary artery (*engl.*)
Pa Pascal (*ger.*)
p-a posterior-anterior (*ger.*)
p.a. 1. posteroanterior (*engl.*) **2.** posteroanterior (*ger.*)
P_A alveolar pressure (*engl.*)
PAA Poliomyelitis anterior acuta (*ger.*)
PAC premature atrial contraction (*engl.*)
PAG Phonoangiografie (*ger.*)
PAI Porphyria acuta intermittens (*ger.*)
PAL posterior axillary line (*engl.*)
PALS periarterial lymphatic sheath (*engl.*)
PAM primary amebic meningoencephalitis (*engl.*)
PAP 1. primär-atypische Pneumonie (*ger.*) **2.** primary atypical pneumonia (*engl.*) **3.** pulmonale alveoläre Proteinose (*ger.*) **4.** pulmonary alveolar proteinosis (*engl.*)
Pap 1. Papanicolaou's stain (*engl.*) **2.** Papanicolaou-Färbung (*ger.*)
pap. papilla (*engl.*)
pat. patient (*engl.*)
PB 1. Platzbauch (*ger.*) **2.** Pufferbasen (*ger.*)
Pb 1. Blei (*ger.*) **2.** lead (*engl.*) **3.** Plumbum (*ger.*) **4.** presbyopia (*engl.*) **5.** Presbyopie (*ger.*)
PBC primary biliary cirrhosis (*engl.*)
PBG Porphobilinogen (*ger.*)
PBR 1. Paul-Bunnell reaction (*engl.*) **2.** Paul-Bunnell-Reaktion (*ger.*)
PC 1. Papierchromatografie (*ger.*) **2.** Pedunculus cerebri (*ger.*) **3.** penicillin (*engl.*) **4.** Penicillin (*ger.*) **5.** pericyte (*engl.*) **6.** Phosphatidylcholin (*ger.*) **7.** phosphatidylcholine (*engl.*) **8.** phosphocreatine (*engl.*) **9.** Phosphokreatin (*ger.*) **10.** plasmocyte (*engl.*) **11.** Plasmozyt (*ger.*) **12.** platelet concentrate (*engl.*) **13.** portocaval (*engl.*) **14.** portokaval (*ger.*) **15.** precordium (*engl.*) **16.** propicillin (*engl.*) **17.** Propicillin (*ger.*) **18.** pulp canal (*engl.*) **19.** Pyruvatcarboxylase (*ger.*) **20.** pyruvate carboxylase (*engl.*)
P.c. 1. Pneumocystis carinii (*engl.*) **2.** Pneumocystis carinii (*ger.*)
PCA 1. portokavale Anastomose (*ger.*) **2.** posterior cerebral artery (*engl.*)
PCB 1. paracervical block (*engl.*) **2.** Parazervikalblockade (*ger.*)
PCC 1. Phäochromozytom (*ger.*) **2.** pheochromocytoma

(*engl.*)
PCE Pseudocholinesterase (*ger.*)
PCF Pharyngokonjunktivalfieber (*ger.*)
PCG 1. penicillin G (*engl.*) **2.** Penicillin G (*ger.*) **3.** phonocardiography (*engl.*) **4.** Phonokardiogramm (*ger.*)
PCH 1. Phäochromozytom (*ger.*) **2.** pheochromocytoma (*engl.*)
PCh Phosphatidylcholin (*ger.*)
PCHE Pseudocholinesterase (*ger.*)
PCM paracetamol (*engl.*)
PCN 1. penicillin (*engl.*) **2.** Penicillin (*ger.*)
pCO_2 1. carbon dioxide partial pressure (*engl.*) **2.** Karbondioxidpartialdruck (*ger.*)
pcpn. precipitation (*engl.*)
pcpt. perception (*engl.*)
PCT Porphyria cutanea tarda (*ger.*)
PCV 1. penicillin V (*engl.*) **2.** Penicillin V (*ger.*) **3.** Polycythaemia vera (*ger.*)
PD 1. Parkinson's disease (*engl.*) **2.** Partialdruck (*ger.*) **3.** peridural (*engl.*) **4.** peridural (*ger.*) **5.** peritoneal dialysis (*engl.*) **6.** Peritonealdialyse (*ger.*) **7.** Prädiabetes (*ger.*) **8.** prediabetes (*engl.*) **9.** primary disease (*engl.*) **10.** proliferative disease (*engl.*)
Pd Palladium (*ger.*)
PDA 1. patent ductus arteriosus (*engl.*) **2.** peridural anesthesia (*engl.*) **3.** Periduralanästhesie (*ger.*) **4.** persistierender Ductus arteriosus (*ger.*)
PDE phosphodiesterase (*engl.*)
PDH 1. Pyruvatdehydrogenase (*ger.*) **2.** pyruvate dehydrogenase (*engl.*)
P-diol 1. Pregnandiol (*ger.*) **2.** pregnanediol (*engl.*)
PDM 1. progressive muscular dystrophy (*engl.*) **2.** progressive Muskeldystrophie (*ger.*)
PDP papular dermatitis of pregnancy (*engl.*)
pdr. powder (*engl.*)
PDS 1. Prednison (*ger.*) **2.** prednisone (*engl.*)
PDWA proliferative disease without atypia (*engl.*)
PE 1. palmar erythema (*engl.*) **2.** Palmarerythem (*ger.*) **3.** paper electrophoresis (*engl.*) **4.** Papierelektrophorese (*ger.*) **5.** pericardial effusion (*engl.*) **6.** Perikarderguss (*ger.*) **7.** pharyngoesophageal (*engl.*) **8.** Probeexzision (*ger.*) **9.** psychomotor epilepsy (*engl.*) **10.** psychomotorische Epilepsie (*ger.*) **11.** pulmonary embolism (*engl.*) **12.** pulmonary embolus (*engl.*)
PEC pyrogenic exotoxin C (*engl.*)
PEG 1. pneumencephalography (*engl.*) **2.** Pneumenzephalografie (*ger.*) **3.** pneumoencephalography (*engl.*)
PENG 1. photoelectronystagmography (*engl.*) **2.** Photoelektronystagmografie (*ger.*)
PEP phosphoenolpyruvate (*engl.*)
Per Perchloräthylen (*ger.*)
PET positron-emission tomography (*engl.*)
PF 1. plantar flexion (*engl.*) **2.** Plantarflexion (*ger.*) **3.** Pulsfrequenz (*ger.*) **4.** Purkinje-Fasern (*ger.*)
PF_4 1. platelet factor 4 (*engl.*) **2.** Plättchenfaktor 4 (*ger.*)
PFK 6-phosphofructokinase (*engl.*)
PG 1. Peptidoglykan (*ger.*) **2.** Phlebografie (*ger.*) **3.** phosphoglycerate (*engl.*) **4.** Pneumografie (*ger.*) **5.** pneumography (*engl.*) **6.** Progesteron (*ger.*) **7.** progesterone (*engl.*) **8.** prostaglandin (*engl.*) **9.** Proteoglykan (*ger.*) **10.** pyogenic granuloma (*engl.*)
6-PG 6-phosphogluconate (*engl.*)
PGA pteroylglutamic acid (*engl.*)
PGE_1 1. prostaglandin E_1 (*engl.*) **2.** Prostaglandin E_1 (*ger.*)
PGE_2 1. prostaglandin E_2 (*engl.*) **2.** Prostaglandin E_2 (*ger.*)
PGI 1. phosphoglucose isomerase (*engl.*) **2.** Phosphoglucoseisomerase (*ger.*)
PGI_2 1. prostaglandin I_2 (*engl.*) **2.** Prostaglandin I_2 (*ger.*)
PGK 1. phosphoglycerate kinase (*engl.*) **2.** Phosphoglyceratkinase (*ger.*)
PGLUM 1. phosphoglucomutase (*engl.*) **2.** Phosphoglucomutase (*ger.*)
PGM 1. phosphoglucomutase (*engl.*) **2.** Phosphoglucomutase (*ger.*)
PGU 1. postgonococcal urethritis (*engl.*) **2.** postgonorrhoische Urethritis (*ger.*)
PGX 1. prostacyclin (*engl.*) **2.** Prostazyklin (*ger.*)
PH portal hypertension (*engl.*)
pH hydrogen ion concentration (*engl.*)
Ph^1 1. Philadelphia chromosome (*engl.*) **2.** Philadelphia-Chromosom (*ger.*)
PHA 1. Phenylalanin (*ger.*) **2.** phenylalanine (*engl.*) **3.** Phythämagglutinine (*ger.*) **4.** Phytohämagglutinine (*ger.*)
Ph^1-C 1. Philadelphia chromosome (*engl.*) **2.** Philadelphia-Chromosom (*ger.*)
Phe 1. Phenylalanin (*ger.*) **2.** phenylalanine (*engl.*)
PhHA phytohemagglutinin (*engl.*)
PHI Phosphohexoseisomerase (*ger.*)
PHP 1. Pseudohypoparathyreoidismus (*ger.*) **2.** pseudohypoparathyroidism (*engl.*)
PHS 1. Periarthritis humeroscapularis (*ger.*) **2.** Periarthropathia humeroscapularis (*ger.*)
PHT 1. phenytoin (*engl.*) **2.** Phenytoin (*ger.*)
PI 1. pancreatic insufficiency (*engl.*) **2.** Pankreasinsuffizienz (*ger.*) **3.** Pearl-Index (*ger.*) **4.** prostacyclin (*engl.*) **5.** Prostazyklin (*ger.*) **6.** protease inhibitor (*engl.*) **7.** Proteaseinhibitoren (*ger.*) **8.** Pulmonalinsuffizienz (*ger.*) **9.** pulmonary insufficiency (*engl.*)
PICA posterior inferior cerebellar artery (*engl.*)
Pil. Pilula (*ger.*)
PJS 1. Peutz-Jeghers syndrome (*engl.*) **2.** Peutz-Jeghers-Syndrom (*ger.*)
PK 1. pyruvate kinase (*engl.*) **2.** Pyruvatkinase (*ger.*)
pK Dissoziationskonstante (*ger.*)
PKA portokavale Anastomose (*ger.*)
PKG 1. Phonokardiogramm (*ger.*) **2.** Phonokardiografie (*ger.*)
PKR Phosphokreatin (*ger.*)
PKU 1. phenylketonuria (*engl.*) **2.** Phenylketonurie (*ger.*)
PL 1. Phospholipide (*ger.*) **2.** Probelaparotomie (*ger.*)
PLAP Pyridoxalphosphat (*ger.*)
PLH posterior lobe of hypophysis (*engl.*)
PLI Posterolateralinfarkt (*ger.*)
PLMI posterolateral myocardial infarction (*engl.*)
PLP 1. pyridoxal phosphate (*engl.*) **2.** Pyridoxalphosphat (*ger.*)
Plv. Pulvis (*ger.*)
PM 1. pacemaker (*engl.*) **2.** Panmyelopathie (*ger.*) **3.** panmyelopathy (*engl.*) **4.** papillary muscle (*engl.*) **5.** perinatale Mortalität **6.** perinatal mortality (*engl.*) (*ger.*) **7.** Photometer (*ger.*) **8.** physical medicine (*engl.*) **9.** poliomyelitis (*engl.*) **10.** Poliomyelitis (*ger.*) **11.** polymyositis (*engl.*) **12.** Polymyositis (*ger.*) **13.** Prämolar (*ger.*) **14.** Präventivmedizin (*ger.*) **15.** premolar (*engl.*) **16.** presystolic murmur (*engl.*)
p.m. 1. post mortem (*ger.*) **2.** postmortal (*engl.*) **3.** Punctum maximum (*ger.*)
PMC 1. premotor cortex (*engl.*) **2.** promyelocyte (*engl.*) **3.** Promyelozyt (*ger.*) **4.** pseudomembranous colitis (*engl.*)
PMD 1. progressive muscular dystrophy (*engl.*) **2.** progressive Muskeldystrophie (*ger.*)
PMI 1. posterior myocardial infarction (*engl.*) **2.** Postmyokardinfarktsyndrom (*ger.*)
PMLE polymorphic light eruption (*engl.*)
PMNR Periadenitis mucosa necrotica recurrens (*ger.*)
PMR 1. perinatal mortality rate (*engl.*) **2.** Polymyalgia rheumatica (*ger.*)
PMS Postmyokardinfarktsyndrom (*ger.*)
PN 1. Panarteriitis nodosa (*ger.*) **2.** Periarteriitis nodosa (*ger.*) **3.** peripheral nerve (*engl.*) **4.** postnatal (*engl.*) **5.** postnatal (*ger.*) **6.** Psychoneurose (*ger.*) **7.** psychoneurotic (*engl.*) **8.** pyelonephritis (*engl.*) **9.** Pyelonephritis

(*ger.*)
Pn **1.** pneumonia (*engl.*) **2.** Pneumonie (*ger.*)
p.n. **1.** postnatal (*engl.*) **2.** postnatal (*ger.*)
PNA pentose nucleic acid (*engl.*)
PNC **1.** penicillin (*engl.*) **2.** Penicillin (*ger.*)
Pneu **1.** pneumothorax (*engl.*) **2.** Pneumothorax (*ger.*)
PNH **1.** paroxysmal nocturnal hemoglobinuria (*engl.*) **2.** paroxysmale nächtliche Hämoglobinurie (*ger.*)
PNP **1.** Polyneuropathie (*ger.*) **2.** polyneuropathy (*engl.*)
PnP **1.** pneumoperitoneum (*engl.*) **2.** Pneumoperitoneum (*ger.*)
PNPB positive-negative pressure breathing (*engl.*)
PNS **1.** paraneoplastic syndrome (*engl.*) **2.** paraneoplastisches Syndrom (*ger.*) **3.** parasympathetic nervous system (*engl.*) **4.** parasympathisches Nervensystem (*ger.*) **5.** peripheral nervous system (*engl.*)
Pnx **1.** pneumothorax (*engl.*) **2.** Pneumothorax (*ger.*)
p.o. per os (*ger.*)
pO_2 **1.** oxygen partial pressure (*engl.*) **2.** Sauerstoffpartialdruck (*ger.*)
POD peroxidase (*engl.*)
POF pyruvate oxidation factor (*engl.*)
pol polymerase (*engl.*)
POM Polymyxine (*ger.*)
POMC proopiomelanocortin (*engl.*)
POME **1.** polymyxin E (*engl.*) **2.** Polymyxin E (*ger.*)
POP plaster of Paris (*engl.*)
post. **1.** posterior (*engl.*) **2.** posterior (*ger.*)
PP **1.** partial pressure (*engl.*) **2.** Pluripara (*ger.*) **3.** Polypeptid (*ger.*) **4.** polypeptide (*engl.*) **5.** posterior pituitary (*engl.*) **6.** primipara (*engl.*) **7.** Primipara (*ger.*) **8.** Punctum proximum (*ger.*) **9.** Pyrophosphat (*ger.*) **10.** pyrophosphate (*engl.*)
pp postprandial (*ger.*)
p.p. post partum (*ger.*)
PPA phenylpyruvic acid (*engl.*)
PPase Pyrophosphatase (*ger.*)
PPC Pentosephosphatzyklus (*ger.*)
PPS **1.** postperfusion syndrome (*engl.*) **2.** Proteinpolysaccharid (*ger.*)
Ppt. precipitate (*engl.*)
PPV positive pressure ventilation (*engl.*)
PR **1.** partial remission (*engl.*) **2.** partielle Remission (*ger.*) **3.** pityriasis rosea (*engl.*) **4.** Pityriasis rosea (*ger.*) **5.** pressoreceptor (*engl.*) **6.** Pressorezeptor (*ger.*) **7.** pulse rate (*engl.*)
Pr **1.** presbyopia (*engl.*) **2.** Presbyopie (*ger.*) **3.** Prisma (*ger.*) **4.** prolactin (*engl.*) **5.** Prolactin (*ger.*) **6.** Propan (*ger.*)
P.r. Punctum remotum (*ger.*)
PRC polymerase chain reaction (*engl.*)
prim. primary (*engl.*)
PRL **1.** prolactin (*engl.*) **2.** Prolactin (*ger.*)
Pro **1.** Prolin (*ger.*) **2.** proline (*engl.*)
Proc. **1.** process (*engl.*) **2.** Processus (*ger.*)
prox. proximal (*engl.*)
PRP progressive rubella panencephalitis (*engl.*)
PRS **1.** Pierre-Robin-Syndrom (*ger.*) **2.** Proktorektosigmoidoskopie (*ger.*)
prt **1.** protease (*engl.*) **2.** Protease (*ger.*)
PS **1.** Parkinson-Syndrom (*ger.*) **2.** physical status (*engl.*) **3.** plastic surgery (*engl.*) **4.** Polysaccharid (*ger.*) **5.** Pulmonalstenose (*ger.*) **6.** pulmonary stenosis (*engl.*)
Ps. **1.** Pseudomonas (*engl.*) **2.** Pseudomonas (*ger.*)
PSAn **1.** Psychoanalyse (*ger.*) **2.** psychoanalysis (*engl.*) **3.** Psychoanalytiker (*ger.*)
PSL prednisolone (*engl.*)
PSMA progressive spinal muscular atrophy (*engl.*)
PSR Patellarsehnenreflex (*ger.*)
PSS progressive systemic sclerosis (*engl.*)
PST Pulmonalstenose (*ger.*)
PT **1.** Parathyreoidea (*ger.*) **2.** parathyroid (*engl.*) **3.** paroxysmal tachycardia (*engl.*) **4.** paroxysmale Tachykardie (*ger.*) **5.** Phototoxizität (*ger.*) **6.** physical therapy (*engl.*) **7.** physikalische Therapie (*ger.*) **8.** pneumotachograph (*engl.*) **9.** Pneumotachograph (*ger.*) **10.** Primärtumor (*ger.*) **11.** primary tumor (*engl.*) **12.** prothrombin time (*engl.*) **13.** Psychotherapie (*ger.*) **14.** psychotherapy (*engl.*) **15.** pulmonary trunk (*engl.*) **16.** pulmonary tuberculosis (*engl.*)
Pt **1.** Platin (*ger.*) **2.** platinum (*engl.*)
pt. **1.** part (*engl.*) **2.** patient (*engl.*) **3.** point (*engl.*)
PTA **1.** peritonsillar abscess (*engl.*) **2.** Peritonsillarabszess (*ger.*) **3.** Plasmathromboplastinantecedent (*ger.*)
Ptase **1.** phosphatase (*engl.*) **2.** Phosphatase (*ger.*)
PTB **1.** prothrombin (*engl.*) **2.** Prothrombin (*ger.*) **3.** pulmonary tuberculosis (*engl.*)
PTC **1.** percutaneous transhepatic cholangiography (*engl.*) **2.** perkutane transhepatische Cholangiografie (*ger.*)
PtdCho phosphatidylcholine (*engl.*)
PTF plasma thromboplastin factor (*engl.*)
PTH **1.** Parathormon (*ger.*) **2.** parathormone (*engl.*) **3.** Parathyreoidea (*ger.*) **4.** parathyroid hormone (*engl.*) **5.** Posttransfusionshepatitis (*ger.*)
PTHC percutaneous transhepatic cholangiography (*engl.*)
PTJC percutaneous transjugular cholangiography (*engl.*)
PTS postthrombotisches Syndrom (*ger.*)
PTx **1.** Parathyreoidektomie (*ger.*) **2.** parathyroidectomy (*engl.*)
PTZ **1.** Plasmathrombinzeit (*ger.*) **2.** Prothrombinzeit (*ger.*)
PU peptic ulcer (*engl.*)
Pu Plutonium (*ger.*)
PUD peptic ulcer disease (*engl.*)
PUFA polyunsaturated fatty acid (*engl.*)
pulm. pulmonary (*engl.*)
Pulv. Pulvis (*ger.*)
Pur purine (*engl.*)
PV **1.** paraventricular (*engl.*) **2.** paraventrikulär (*ger.*) **3.** pemphigus vulgaris (*engl.*) **4.** Pemphigus vulgaris (*ger.*) **5.** Polycythaemia vera (*ger.*) **6.** Polyomavirus (*ger.*) **7.** Porphyria variegata (*ger.*) **8.** pulmonary vein (*engl.*)
PVE postvaccinal encephalitis (*engl.*)
PVNS **1.** pigmented villonodular synovitis (*engl.*) **2.** pigmentierte villonoduläre Synovitis (*ger.*)
PWS **1.** Pickwick-Syndrom (*ger.*) **2.** pickwickian syndrome (*engl.*)
PX **1.** Pyridoxin (*ger.*) **2.** pyridoxine (*engl.*)
Px **1.** pneumothorax (*engl.*) **2.** Pneumothorax (*ger.*)
PXE Pseudoxanthoma elasticum (*ger.*)
Py Polyomavirus (*ger.*)
PYA **1.** Psychoanalyse (*ger.*) **2.** psychoanalysis (*engl.*)
PyK Pyruvatkinase (*ger.*)
PYP Pyrophosphat (*ger.*)
Pyr **1.** Pyridin (*ger.*) **2.** pyridine (*engl.*) **3.** pyrimidine (*engl.*)
PZ **1.** pancreozymin (*engl.*) **2.** Pankreozymin (*ger.*)
PZA Parazervikalanästhesie (*ger.*)

Q

Q **1.** coulomb (*engl.*) **2.** quotient (*engl.*) **3.** quinacrine (*engl.*) **4.** quaternary (*engl.*) **5.** pseudouridine (*engl.*) **6.** Quarantäne (*ger.*)
Q-H_2 ubiquinol (*engl.*)
QL **1.** Querlage (*ger.*) **2.** Querschnittslähmung (*ger.*)
QSR Quadrizepssehnenreflex (*ger.*)
QuL Querlage (*ger.*)

R

R 1. Radikal (*ger.*) **2.** respiration (*engl.*) **3.** ribose (*engl.*) **4.** Ribose (*ger.*) **5.** roentgen (*engl.*) **6.** root (*engl.*)
r 1. radius (*engl.*) **2.** Radius (*ger.*) **3.** roentgen (*engl.*) **4.** Rotation (*ger.*)
R. 1. Radix (*ger.*) **2.** Ramus (*ger.*) **3.** Rickettsia (*engl.*) **4.** Rickettsia (*ger.*)
RA 1. radioactive (*engl.*) **2.** radioaktiv (*ger.*) **3.** Ragozyt (*ger.*) **4.** residual air (*engl.*) **5.** Rhagozyt (*ger.*) **6.** rheumatoide Arthritis (*ger.*) **7.** right atrium (*engl.*)
Ra 1. radium (*engl.*) **2.** Radium (*ger.*)
RAAS 1. Renin-Angiotensin-Aldosteron-System (*ger.*) **2.** renin-angiotensin-aldosterone system (*engl.*)
rac- 1. Racemat (*ger.*) **2.** racemate (*engl.*)
rad radiant (*engl.*)
Rad. Radix (*ger.*)
rad. radial (*engl.*)
RAI radioactive iodine (*engl.*)
RAID radioimmunodetection (*engl.*)
RAS 1. renin-angiotensin system (*engl.*) **2.** reticular activating system (*engl.*)
RAST 1. Radio-Allergen-Sorbent-Test (*ger.*) **2.** radioallergosorbent test (*engl.*)
RAtx radiation therapy (*engl.*)
R_{aw} airway resistance (*engl.*)
Rb ribosome (*engl.*)
RBA recurrent benign aphthosis (*engl.*)
RBBB right bundle-branch block (*engl.*)
RBC red blood count (*engl.*)
RC respiratory center (*engl.*)
RCC red cell count (*engl.*)
RCM restrictive cardiomyopathy (*engl.*)
Rcor 1. coronary reserve (*engl.*) **2.** Koronarreserve (*ger.*)
RCR Retrokardialraum (*ger.*)
RCS 1. reticulum cell sarcoma (*engl.*) **2.** Retikulumzellensarkom (*ger.*)
RD 1. retinal detachment (*engl.*) **2.** Retinopathia diabetica (*ger.*)
rd radiant (*engl.*)
RDS Respiratory-distress-Syndrom des Neugeborenen (*ger.*)
RE 1. Radiumemanation (*ger.*) **2.** reticuloendothelium (*engl.*)
rec. recurrent (*engl.*)
RECG Radioelektrokardiografie (*ger.*)
REM 1. rapid eye movement (*engl.*) **2.** Rasterelektronenmikroskop (*ger.*)
Rem. Remedium (*ger.*)
rem Rem (*ger.*)
rem. remedy (*engl.*)
R-ER 1. raues endoplasmatisches Retikulum (*ger.*) **2.** rough endoplasmic reticulum (*engl.*)
RES retikuloendotheliales System (*ger.*)
ret. retarded (*engl.*)
RF 1. Releasingfaktor (*ger.*) **2.** residual fraction (*engl.*) **3.** Residualfraktion (*ger.*) **4.** resistance factor (*engl.*) **5.** reticular formation (*engl.*) **6.** Rheumafaktor (*ger.*) **7.** rheumatic fever (*engl.*) **8.** rheumatisches Fieber (*ger.*) **9.** rheumatoid factor (*engl.*) **10.** riboflavin (*engl.*) **11.** Riboflavin (*ger.*)
RG Rasselgeräusche (*ger.*)
RH 1. reactive hyperemia (*engl.*) **2.** reaktive Hyperämie (*ger.*) **3.** Rechtshypertrophie (*ger.*) **4.** Releasinghormon (*ger.*)
Rh 1. rhesus factor (*engl.*) **2.** Rhesus-Blutgruppen (*ger.*)
Rh. 1. Rhipicephalus (*engl.*) **2.** Rhipicephalus (*ger.*)
rH Redoxpotential (*ger.*)
RhA rheumatoide Arthritis (*ger.*)
RHH Rechtsherzhypertrophie (*ger.*)
rho density (*engl.*)
RHS 1. reticulohistiocytic system (*engl.*) **2.** retikulohistiozytäres System (*ger.*)
RI 1. respiratorische Insuffizienz (*ger.*) **2.** respiratory insufficiency (*engl.*)
RIA radioimmunoassay (*engl.*)
Rib 1. ribose (*engl.*) **2.** Ribose (*ger.*) **3.** ribosome (*engl.*)
Ribu Ribulose (*ger.*)
RID radioimmunodiffusion (*engl.*)
RIEP Radioimmunelektrophorese (*ger.*)
RIF rifampicin (*engl.*)
RIFA rifampicin (*engl.*)
RIN Radioisotopennephrografie (*ger.*)
RIST radioimmunosorbent test (*engl.*)
RKG Radiokardiografie (*ger.*)
RKM Röntgenkontrastmittel (*ger.*)
RKR Retrokardialraum (*ger.*)
RKY 1. roentgenkymography (*engl.*) **2.** Röntgenkymografie (*ger.*)
RKZ Rekalzifizierungszeit (*ger.*)
RL Residualluft (*ger.*)
Rl rales (*engl.*)
RLF retrolental fibroplasia (*engl.*)
RLS 1. Reizleitungsstörungen (*ger.*) **2.** Reizleitungssystem (*ger.*)
RLSh Rechts-Links-Shunt (*ger.*)
RM 1. Rachenmandel (*ger.*) **2.** radical mastectomy (*engl.*) **3.** radikale Mastektomie (*ger.*) **4.** Rückenmark (*ger.*)
RMP 1. rifampicin (*engl.*) **2.** Ruhemembranpotential (*ger.*)
RN 1. red nucleus (*engl.*) **2.** Rest-N (*ger.*) **3.** Reststickstoff (*ger.*)
Rn 1. Radiumemanation (*ger.*) **2.** Radon (*ger.*)
RNA 1. radionuclide angiography (*engl.*) **2.** Radionuklidangiografie (*ger.*) **3.** ribonucleic acid (*engl.*)
RNase Ribonuklease (*ger.*)
RNG Radionephrografie (*ger.*)
RNP 1. ribonucleoprotein (*engl.*) **2.** Ribonucleoprotein (*ger.*)
RNS Ribonukleinsäure (*ger.*)
RNV radionuclide ventriculography (*engl.*)
RNVG radionuclide ventriculography (*engl.*)
ROP retinopathy of prematurity (*engl.*)
RP 1. radial pulse (*engl.*) **2.** Radialispuls (*ger.*) **3.** refractory period (*engl.*) **4.** Refraktärphase (*ger.*) **5.** Rektumprolaps (*ger.*) **6.** Retinitis pigmentosa (*ger.*) **7.** rhinopharyngitis (*engl.*) **8.** Rhinopharyngitis (*ger.*)
R-5-P 1. Ribose-5-phosphat (*ger.*) **2.** ribose-5-phosphate (*engl.*)
RPA right pulmonary artery (*engl.*)
RPF 1. retroperitoneal fibrosis (*engl.*) **2.** retroperitoneale Fibrose (*ger.*)
RPGN rapid-progressive Glomerulonephritis (*ger.*)
RPh Refraktärphase (*ger.*)
RPM 1. Retropulsiv-Petit-mal (*ger.*) **2.** retropulsive petit mal (*engl.*)
RPP Retropneumoperitoneum (*ger.*)
RPR Radiusperiostreflex (*ger.*)
RS 1. respiratory system (*engl.*) **2.** Reststickstoff (*ger.*) **3.** Reye's syndrome (*engl.*) **4.** Reye-Syndrom (*ger.*) **5.** Ringer's solution (*engl.*)
RSB Rechtsschenkelblock (*ger.*)
RSD reflex sympathetic dystrophy (*engl.*)
RSR Retrosternalraum (*ger.*)
RST reticulospinal tract (*engl.*)
RSV 1. respiratory syncytial virus (*engl.*) **2.** Rous-Sarkom-Virus (*ger.*)
RT 1. Radiotherapie (*ger.*) **2.** radiotherapy (*engl.*) **3.** rectal temperature (*engl.*) **4.** Reduktionsteilung (*ger.*) **5.** Rektaltemperatur (*ger.*) **6.** Retransfusion (*ger.*) **7.** reverse

transcriptase (*engl.*) **8.** reverse Transkriptase (*ger.*)
RTA renal tubular acidosis (*engl.*)
RTF resistance transfer factor (*engl.*)
Ru Ribulose (*ger.*)
Ru-5-P Ribulose-5-phosphat (*ger.*)
RV 1. rechter Ventrikel (*ger.*) **2.** reserve volume (*engl.*) **3.** Reservevolumen (*ger.*) **4.** residual volume (*engl.*) **5.** Residualvolumen (*ger.*) **6.** Restvolumen (*ger.*)
RVF 1. Rift Valley fever (*engl.*) **2.** Rift-Valley-Fieber (*ger.*)
RVG 1. radionuclide ventriculography (*engl.*) **2.** Radionuklidventrikulografie (*ger.*) **3.** Renovasografie (*ger.*)
RVH rechtsventrikuläre Hypertrophie (*ger.*)
RZ 1. Rekalzifizierungszeit (*ger.*) **2.** Reptilasezeit (*ger.*)
RZT Riesenzelltumor (*ger.*)

S

S 1. sacral (*engl.*) **2.** saline (*engl.*) **3.** saturation (*engl.*) **4.** scale (*engl.*) **5.** Schwefel (*ger.*) **6.** Sehschärfe (*ger.*) **7.** septum (*engl.*) **8.** Septum (*ger.*) **9.** serine (*engl.*) **10.** serum (*engl.*) **11.** Serum (*ger.*) **12.** Siemens (*ger.*) **13.** single (*engl.*) **14.** sinus (*engl.*) **15.** Sinus (*ger.*) **16.** soluble (*engl.*) **17.** sound (*engl.*) **18.** Substrat (*ger.*) **19.** substrate (*engl.*) **20.** sulfur (*engl.*) **21.** Sulfur (*ger.*) **22.** Syndrom (*ger.*) **23.** syndrome (*engl.*) **24.** Synthese (*ger.*) **25.** Systole (*ger.*)
S. Sutura (*ger.*)
SA 1. Salicylamid (*ger.*) **2.** salicylic acid (*engl.*) **3.** sarcoma (*engl.*) **4.** Sarkom (*ger.*) **5.** sinoatrial (*engl.*) **6.** sinuatrial (*ger.*) **7.** sinuaurikulär (*ger.*) **8.** sinus arrhythmia (*engl.*) **9.** Sinusarrhythmie (*ger.*)
Sa. 1. Sarcoma (*ger.*) **2.** Sarkom (*ger.*)
SAB Subarachnoidalblutung (*ger.*)
Salm. 1. Salmonella (*engl.*) **2.** Salmonella (*ger.*)
SAN sinoatrial node (*engl.*)
SAR Subarachnoidalraum (*ger.*)
Sar sarcosine (*engl.*)
SAS 1. Schlafapnoesyndrom (*ger.*) **2.** Subaortenstenose (*ger.*) **3.** subaortic stenosis (*engl.*) **4.** subarachnoidal space (*engl.*)
SAST Subaortenstenose (*ger.*)
SAVS supravalvular aortic stenosis (*engl.*)
SB 1. sinus bradycardia (*engl.*) **2.** Sinusbradykardie (*ger.*) **3.** spontaneous breathing (*engl.*)
Sb 1. Antimon (*ger.*) **2.** antimony (*engl.*) **3.** Stibium (*ger.*)
SBE subacute bacterial endocarditis (*engl.*)
SBH Säure-Basen-Haushalt (*ger.*)
SC 1. Sectio caesarea (*ger.*) **2.** sex chromatin (*engl.*) **3.** Sexchromatin (*ger.*) **4.** sickle cell (*engl.*) **5.** Subclavia (*ger.*) **6.** subclavian artery (*engl.*)
Sc 1. scanner (*engl.*) **2.** Scanner (*ger.*)
S.c. Sinus coronarius (*ger.*)
s.c. 1. subcutaneous (*engl.*) **2.** subkutan (*ger.*)
SCA sickle cell anemia (*engl.*)
SCC squamous cell carcinoma (*engl.*)
SCG Sternoklavikulargelenk (*ger.*)
SChE serum cholinesterase (*engl.*)
SCID severe combined immunodeficiency disease (*engl.*)
Scop. scopolamine (*engl.*)
Scot. 1. scotoma (*engl.*) **2.** Skotom (*ger.*)
SD 1. Schilddrüse (*ger.*) **2.** scleroderma (*engl.*) **3.** senile dementia (*engl.*) **4.** senile Demenz (*ger.*) **5.** septal defect (*engl.*) **6.** Septumdefekt (*ger.*) **7.** skin dose (*engl.*) **8.** Sklerodermie (*ger.*) **9.** spontaneous delivery (*engl.*) **10.** streptodornase (*engl.*) **11.** Streptodornase (*ger.*) **12.** systolic discharge (*engl.*)
SDH 1. subdural hematoma (*engl.*) **2.** subdurales Hämatom (*ger.*) **3.** Succinatdehydrogenase (*ger.*)
SE systemic lupus erythematosus (*engl.*)
Se Selen (*ger.*)
sec. sekundär (*ger.*)
sek. sekundär (*ger.*)
SEM scanning electron microscope (*engl.*)
SEP 1. somatic evoked potential (*engl.*) **2.** somatisch evoziertes Potential (*ger.*)
S-ER 1. glattes endoplasmatisches Retikulum (*ger.*) **2.** smooth endoplasmic reticulum (*engl.*)
Ser 1. Serin (*ger.*) **2.** serine (*engl.*)
SF 1. scarlet fever (*engl.*) **2.** seminal fluid (*engl.*) **3.** synovial fluid (*engl.*)
SFl synovial fluid (*engl.*)
SFO subfornical organ (*engl.*)
SFT Sabin-Feldman-Test (*ger.*)
SG 1. Sonogramm (*ger.*) **2.** sphygmogram (*engl.*) **3.** Sphygmogramm (*ger.*)
SGOT serum glutamic oxaloacetic transaminase (*engl.*)
SGPT serum glutamic pyruvate transaminase (*engl.*)
SGV salivary gland virus (*engl.*)
SH 1. serum hepatitis (*engl.*) **2.** Serumhepatitis (*ger.*) **3.** somatotropes Hormon (*ger.*) **4.** somatotropic hormone (*engl.*)
Sh. 1. Shigella (*engl.*) **2.** Shigella (*ger.*)
SH-Ag serum hepatitis antigen (*engl.*)
SH-IF 1. somatotropin inhibiting factor (*engl.*) **2.** Somatotropin-inhibiting-Faktor (*ger.*)
Shig. Shigella (*engl.*)
SHT 1. Schädelhirntrauma (*ger.*) **2.** Sims-Huhner-Test (*ger.*)
SI 1. sacroiliac (*engl.*) **2.** sakroiliakal (*ger.*) **3.** Septum interventriculare (*ger.*)
Si 1. Silicium (*ger.*) **2.** silicon (*engl.*)
Sia sialic acids (*engl.*)
SIG Sakroiliakalgelenk (*ger.*)
SIV Septum interventriculare (*ger.*)
SK 1. Sinusknoten (*ger.*) **2.** streptokinase (*engl.*) **3.** Streptokinase (*ger.*)
Sk Skotom (*ger.*)
SKS Sinusknotensyndrom (*ger.*)
SKSD streptokinase-streptodornase (*engl.*)
SL 1. streptolysin (*engl.*) **2.** Sympathikolytikum (*ger.*) **3.** sympatholytic (*engl.*)
s.l. 1. sublingual (*engl.*) **2.** sublingual (*ger.*)
SLE 1. St. Louis encephalitis (*engl.*) **2.** systemic lupus erythematosus (*engl.*) **3.** systemischer Lupus erythematodes (*ger.*)
SLS 1. Stein-Leventhal syndrome (*engl.*) **2.** Stein-Leventhal-Syndrom (*ger.*)
SM 1. Schrittmacher (*ger.*) **2.** somatomedin (*engl.*) **3.** spectrometry (*engl.*) **4.** Stereomikroskop (*ger.*) **5.** streptomycin (*engl.*) **6.** Streptomycin (*ger.*) **7.** Sympathikomimetikum (*ger.*) **8.** sympathomimetic (*engl.*) **9.** systolic murmur (*engl.*)
s.m. submukös (*ger.*)
SMAF specific macrophage arming factor (*engl.*)
SMC smooth muscle cell (*engl.*)
SN 1. sinus node (*engl.*) **2.** subnormal (*engl.*) **3.** subnormal (*ger.*) **4.** Substantia nigra (*ger.*)
Sn 1. tin (*engl.*) **2.** Zinn (*ger.*)
SNS 1. sympathetic nervous system (*engl.*) **2.** sympathisches Nervensystem (*ger.*)
SO 1. salpingo-oophorectomy (*engl.*) **2.** Salpingo-Oophorektomie (*ger.*) **3.** sphenookzipital (*ger.*)
SO_2 1. Schwefeldioxid (*ger.*) **2.** sulfur dioxide (*engl.*)
SOB shortness of breath (*engl.*)
SOD 1. Superoxiddismutase (*ger.*) **2.** superoxide dismutase (*engl.*)
SOH Schmelzoberhäutchen (*ger.*)
Sol. Solutio (*ger.*)
sol. solution (*engl.*)

SON superior olivary nucleus (*engl.*)
SOP 1. suboccipital puncture (*engl.*) **2.** Subokzipitalpunktion (*ger.*)
SP 1. saure Phosphatase (*ger.*) **2.** sphingomyelin (*engl.*) **3.** suprapubic (*engl.*) **4.** suprapubisch (*ger.*)
Sp. 1. Species (*ger.*) **2.** Spina (*ger.*) **3.** Spirillum (*engl.*) **4.** Spirillum (*ger.*)
sp. 1. spinal (*engl.*) **2.** spinal (*ger.*) **3.** spirit (*engl.*)
SPA Spondylitis ankylosans (*ger.*)
SPCA Serum-Prothrombin-Conversion-Accelerator (*ger.*)
Spec. 1. Species (*ger.*) **2.** specimen (*engl.*)
spec. specific (*engl.*)
SPECT Single-Photon-Emissionscomputertomografie (*ger.*)
SPG 1. Splenoportografie (*ger.*) **2.** splenoportography (*engl.*)
Spir. spirit (*engl.*)
spl. simplex (*ger.*)
Spp. Species (*ger.*)
SpPn 1. spontaneous pneumothorax (*engl.*) **2.** Spontanpneumothorax (*ger.*)
spt. spirit (*engl.*)
SPV selektive proximale Vagotomie (*ger.*)
sq 1. subcutaneous (*engl.*) **2.** subkutan (*ger.*)
SR 1. sarcoplasmic reticulum (*engl.*) **2.** sarkoplasmatisches Retikulum (*ger.*) **3.** Sinusrhythmus (*ger.*) **4.** startle reflex (*engl.*)
Sr 1. strontium (*engl.*) **2.** Strontium (*ger.*)
SRA splenorenale Anastomose (*ger.*)
SRF 1. skin reactive factor (*engl.*) **2.** Somatotropin-releasing-Faktor (*ger.*)
SR-IF Somatotropin-release-inhibiting-Faktor (*ger.*)
SS 1. Salicylsäure (*ger.*) **2.** Schwangerschaft (*ger.*) **3.** serum sickness (*engl.*) **4.** Sézary syndrome (*engl.*)
ss steady state (*engl.*)
SSEP somatosensorisch evoziertes Potential (*ger.*)
SSLE subacute sclerosing leukoencephalitis (*engl.*)
SSM superfiziell spreitendes Melanom (*ger.*)
SSP Shwartzman-Sanarelli-Phänomen (*ger.*)
ssp. subspecies (*engl.*)
SSPE subakute sklerosierende Panenzephalitis (*ger.*)
SSS 1. sick sinus syndrome (*engl.*) **2.** Sick-Sinus-Syndrom (*ger.*) **3.** subclavian steal syndrome (*engl.*)
SST 1. somatostatin (*engl.*) **2.** Somatostatin (*ger.*)
SSt Säuglingssterblichkeit (*ger.*)
ST 1. sedimentation time (*engl.*) **2.** skin test (*engl.*)
STA superficial temporal artery (*engl.*)
Staph. 1. staphylococcus (*engl.*) **2.** Staphylococcus (*ger.*)
stat. static (*engl.*)
STBG 1. stercobilinogen (*engl.*) **2.** Sterkobilinogen (*ger.*)
STH 1. somatotropes Hormon (*ger.*) **2.** somatotropic hormone (*engl.*)
STP 1. Stauungspapille (*ger.*) **2.** sternal puncture (*engl.*) **3.** Sternalpunktion (*ger.*)
Str. Streptokokken (*ger.*)
str. stroke (*engl.*)
Strept. Streptokokken (*ger.*)
SUDH Succinatdehydrogenase (*ger.*)
sup. 1. superior (*engl.*) **2.** superior (*ger.*)
Supp. 1. Suppositorium (*ger.*) **2.** suppository (*engl.*)
Susp. Suspension (*ger.*)
SV 1. satellite virus (*engl.*) **2.** Satellitenvirus (*ger.*) **3.** Schlagvolumen (*ger.*) **4.** selective vagotomy (*engl.*) **5.** Sinus venosus (*ger.*) **6.** stroke volume (*engl.*)
Sv 1. sievert (*engl.*) **2.** Sievert (*ger.*)
SVAS 1. supravalvular aortic stenosis (*engl.*) **2.** supravalvuläre Aortenstenose (*ger.*)
SVI 1. slow virus infection (*engl.*) **2.** Slow-Virus-Infektion (*ger.*)
SW Sakralwirbel (*ger.*)
Sympt. 1. Symptom (*ger.*) **2.** Symptomatik (*ger.*)
syst. 1. systemic (*engl.*) **2.** systolic (*engl.*)
Sz seizure (*engl.*)
SZI Szintigrafie (*ger.*)

T

T 1. Primärtumor (*ger.*) **2.** tension (*engl.*) **3.** tera- (*engl.*) **4.** Testosteron (*ger.*) **5.** testosterone (*engl.*) **6.** tetracycline (*engl.*) **7.** thoracic (*engl.*) **8.** thorakal (*ger.*) **9.** Threonin (*ger.*) **10.** threonine (*engl.*) **11.** Thymidin (*ger.*) **12.** thymidine (*engl.*) **13.** Thymin (*ger.*) **14.** thymine (*engl.*) **15.** thyroid (*engl.*) **16.** torque (*engl.*) **17.** Torr (*ger.*) **18.** toxicity (*engl.*) **19.** Toxizität (*ger.*) **20.** Translokation (*ger.*) **21.** transplantation (*engl.*) **22.** Transplantation (*ger.*) **23.** tritium (*engl.*) **24.** Tritium (*ger.*) **25.** tropine (*engl.*) **26.** Tubulus (*ger.*) **27.** tumor (*engl.*) **28.** Tumor (*ger.*) **29.** type (*engl.*)
t 1. temperature (*engl.*) **2.** temporal (*engl.*) **3.** temporal (*ger.*) **4.** time (*engl.*) **5.** transfer (*engl.*) **6.** Transfer (*ger.*)
T. 1. Taenia (*engl.*) **2.** Taenia (*ger.*) **3.** Tuberculum (*ger.*)
T½ Halbwertzeit (*ger.*)
t½ Halbwertzeit (*ger.*)
T½$_{biol}$ biologische Halbwertzeit (*ger.*)
T½$_{eff}$ effektive Halbwertzeit (*ger.*)
T½$_{live}$ biologische Halbwertzeit (*ger.*)
T_3 **1.** triiodothyronine (*engl.*) **2.** Triiodthyronin (*ger.*)
T_4 **1.** Tetraiodthyronin (*ger.*) **2.** Thyroxin (*ger.*) **3.** thyroxine (*engl.*)
t temperature (*engl.*)
TA 1. terminal arteriole (*engl.*) **2.** Transaldolase (*ger.*)
TAVB totaler AV-Block (*ger.*)
TB 1. tracheobronchial (*engl.*) **2.** tracheobronchial (*ger.*) **3.** tracheobronchitis (*engl.*) **4.** Tracheobronchitis (*ger.*) **5.** tubercle bacillus (*engl.*) **6.** tuberculosis (*engl.*) **7.** Tuberkelbazillus (*ger.*)
Tb. Tuberkulose (*ger.*)
Tb 1. tuberculosis (*engl.*) **2.** Tuberkulose (*ger.*)
TBa 1. tubercle bacillus (*engl.*) **2.** Tuberkelbazillus (*ger.*)
TbB 1. tubercle bacillus (*engl.*) **2.** Tuberkelbazillus (*ger.*)
Tbc 1. tuberculosis (*engl.*) **2.** Tuberculosis (*ger.*) **3.** Tuberkulose (*ger.*)
Tbk Tuberkulose (*ger.*)
TBM 1. tuberculous meningitis (*engl.*) **2.** tuberkulöse Meningitis (*ger.*)
TBS 1. tuberculostatic (*engl.*) **2.** Tuberkulostatikum (*ger.*)
TBSA total body surface area (*engl.*)
TBW total body water (*engl.*)
TC 1. Taurocholsäure (*ger.*) **2.** tetracycline (*engl.*) **3.** Thyreocalcitonin (*ger.*) **4.** thyrocalcitonin (*engl.*) **5.** tissue culture (*engl.*) **6.** total capacity (*engl.*) **7.** transcobalamin (*engl.*) **8.** Transcobalamin (*ger.*)
TCC 1. transitional cell carcinoma (*engl.*) **2.** Truncus costocervicalis (*ger.*)
TCDC Taurochenodesoxycholsäure (*ger.*)
TCM 1. Trichlormethan (*ger.*) **2.** trichloromethane (*engl.*)
TCMI T cell-mediated immunity (*engl.*)
TCP thrombocytopenia (*engl.*)
TCT 1. thrombin clotting time (*engl.*) **2.** Thyreocalcitonin (*ger.*) **3.** thyrocalcitonin (*engl.*)
TD 1. tabes dorsalis (*engl.*) **2.** Tagesdosis (*ger.*) **3.** thoracic duct (*engl.*) **4.** Tiefendosis (*ger.*) **5.** torsion dystonia (*engl.*) **6.** Torsionsdystonie (*ger.*) **7.** toxische Dosis (*ger.*)
TDT terminal deoxynucleotidyl transferase (*engl.*)
TDZ thymus-dependent zone (*engl.*)
TE 1. Tetanus (*ger.*) **2.** tonsillectomy (*engl.*) **3.** Tonsillektomie (*ger.*) **4.** Totalexstirpation (*ger.*)
Te 1. Tellur (*ger.*) **2.** tetanus (*engl.*) **3.** Tetanus (*ger.*)
TEA Thrombendarteriektomie (*ger.*)
TEBK totale Eisenbindungskapazität (*ger.*)
TEF Tracheoösophagealfistel (*ger.*)
TEG 1. Thrombelastografie (*ger.*) **2.** Thrombelastogramm (*ger.*) **3.** thromboelastogram (*engl.*)

Temp. temperature (*engl.*)
TEN toxic epidermal necrolysis (*engl.*)
TEP 1. total endoprosthesis (*engl.*) **2.** Totalendoprothese (*ger.*)
tert. 1. tertiär (*ger.*) **2.** tertiary (*engl.*)
TEV talipes equinovarus (*engl.*)
TF 1. Thomsen-Friedenreich-Antigen (*ger.*) **2.** tonofilament (*engl.*) **3.** transfer factor (*engl.*)
Tf Transferrin (*ger.*)
TG 1. Thyreoglobulin (*ger.*) **2.** thyroglobulin (*engl.*) **3.** Tokogramm (*ger.*) **4.** Tokografie (*ger.*)
TGA Transposition der großen Arterien (*ger.*)
TGG Transposition der großen Gefäße (*ger.*)
Th Thorium (*ger.*)
Th. 1. Therapie (*ger.*) **2.** therapy (*engl.*)
THAM tromethamine (*engl.*)
Thd 1. Thymidin (*ger.*) **2.** thymidine (*engl.*)
ThE 1. Thromboembolie (*ger.*) **2.** thromboembolism (*engl.*)
Ther. 1. Therapie (*ger.*) **2.** therapy (*engl.*)
THF 1. tetrahydrofolate (*engl.*) **2.** Tetrahydrofolsäure (*ger.*)
THFA tetrahydrofolic acid (*engl.*)
THFS Tetrahydrofolsäure (*ger.*)
Thi 1. Thiamin (*ger.*) **2.** thiamine (*engl.*)
Thor. Thorax (*ger.*)
thor. 1. thoracic (*engl.*) **2.** thorakal (*ger.*) **3.** thorax (*engl.*)
THR total hip replacement (*engl.*)
Thr 1. Threonin (*ger.*) **2.** threonine (*engl.*)
THRF thyrotropin releasing factor (*engl.*)
THTH 1. thyreotropes Hormon (*ger.*) **2.** thyrotropic hormone (*engl.*)
Thx 1. Thyroxin (*ger.*) **2.** thyroxine (*engl.*)
Thy 1. Thymin (*ger.*) **2.** thymine (*engl.*)
Thz Thrombozyten (*ger.*)
TI 1. therapeutic index (*engl.*) **2.** therapeutischer Index (*ger.*) **3.** tricuspid incompetence (*engl.*) **4.** tricuspid insufficiency (*engl.*) **5.** Trikuspidalinsuffizienz (*ger.*)
TIA transient ischemic attack (*engl.*)
TIBC total iron-binding capacity (*engl.*)
TIM Triosephosphatisomerase (*ger.*)
TIT 1. Treponema pallidum immobilization test (*engl.*) **2.** Treponema-Pallidum-Immobilisationstest (*ger.*) **3.** triiodothyronine (*engl.*) **4.** Triiodthyronin (*ger.*)
TITH 1. triiodothyronine (*engl.*) **2.** Triiodthyronin (*ger.*)
TK 1. thiokinase (*engl.*) **2.** Totalkapazität (*ger.*) **3.** transketolase (*engl.*) **4.** Transketolase (*ger.*)
TKD tokodynamometer (*engl.*)
TKG tokodynagraph (*engl.*)
TL tuberkuloide Lepra (*ger.*)
Tl Thallium (*ger.*)
TLC total lung capacity (*engl.*)
TLE 1. Temporallappenepilepsie (*ger.*) **2.** thin-layer electrophoresis (*engl.*)
TM 1. Tropenmedizin (*ger.*) **2.** tropical medicine (*engl.*) **3.** tympanic membrane (*engl.*)
Tm 1. tumor (*engl.*) **2.** Tumor (*ger.*)
T_m melting point (*engl.*)
TMJ temporomandibular joint (*engl.*)
TN 1. trigeminal neuralgia (*engl.*) **2.** Trigeminusneuralgie (*ger.*)
TNF 1. tumor necrosis factor (*engl.*) **2.** Tumor-Nekrose-Faktor (*ger.*)
TNG trinitroglycerol (*engl.*)
TO 1. target organ (*engl.*) **2.** tracheoösophageal (*ger.*)
TOE tracheoösophageal (*ger.*)
ToE 1. tonsillectomy (*engl.*) **2.** Tonsillektomie (*ger.*)
TOF tetralogy of Fallot (*engl.*)
TÖT Trikuspidalöffnungston (*ger.*)
tox. toxic (*engl.*)
TP 1. Thrombopoetin (*ger.*) **2.** thrombopoietin (*engl.*) **3.** total protein (*engl.*) **4.** Treponema pallidum (*engl.*) **5.** Treponema pallidum (*ger.*) **6.** Triosephosphat (*ger.*) **7.** triphosphate (*engl.*)
TPC thromboplastic plasma component (*engl.*)
TPHA 1. Treponema pallidum hemagglutination assay (*engl.*) **2.** Treponema-Pallidum-Hämagglutinationsassay (*ger.*)
TPI Triosephosphatisomerase (*ger.*)
TPT thromboplastin time (*engl.*)
TPZ Thromboplastinzeit (*ger.*)
TR 1. Teilremission (*ger.*) **2.** Totraum (*ger.*) **3.** Trübungsreaktion (*ger.*)
Tr transferrin (*engl.*)
Tr. 1. tract (*engl.*) **2.** Tractus (*ger.*) **3.** tremor (*engl.*) **4.** Tremor (*ger.*)
TRF thyrotropin releasing factor (*engl.*)
TRIT 1. triiodothyronine (*engl.*) **2.** Triiodthyronin (*ger.*)
tRNA 1. transfer ribonucleic acid (*engl.*) **2.** Transfer-RNA (*ger.*)
tRNS Transfer-RNS (*ger.*)
Troch. Trochanter (*ger.*)
Trp 1. tryptophan (*engl.*) **2.** Tryptophan (*ger.*)
Try 1. tryptophan (*engl.*) **2.** Tryptophan (*ger.*)
TS 1. Takayasu's syndrome (*engl.*) **2.** Takayasu-Syndrom (*ger.*) **3.** tricuspid stenosis (*engl.*) **4.** Trikuspidalstenose (*ger.*)
TSD Tay-Sachs disease (*engl.*)
TSF Trommelschlegelfinger (*ger.*)
TSH thyroid-stimulating hormone (*engl.*)
TSP total serum protein (*engl.*)
TSR Trizepssehnenreflex (*ger.*)
TSS Toxinschocksyndrom (*ger.*)
TSST-1 toxic shock-syndrome toxin-1 (*engl.*)
TT 1. thrombin clotting time (*engl.*) **2.** thrombin time (*engl.*) **3.** Thrombinzeit (*ger.*)
TTC 1. tetracycline (*engl.*) **2.** Truncus thyrocervicalis (*ger.*)
TTH 1. thyreotropes Hormon (*ger.*) **2.** thyrotropic hormone (*engl.*)
TTP 1. thrombotic thrombocytopenic purpura (*engl.*) **2.** thrombotisch-thrombozytopenische Purpura (*ger.*)
TTS 1. tarsal tunnel syndrome (*engl.*) **2.** Tarsaltunnelsyndrom (*ger.*)
Tu 1. tumor (*engl.*) **2.** Tumor (*ger.*)
TV 1. tidal volume (*engl.*) **2.** Trichomonas vaginalis (*engl.*) **3.** trunkuläre Vagotomie (*ger.*)
TVT tiefe Venenthrombose (*ger.*)
TW 1. total body water (*engl.*) **2.** Tränenwege (*ger.*)
TX thromboxane (*engl.*)
Tx treatment (*engl.*)
Ty type (*engl.*)
tymp. 1. tympanic (*engl.*) **2.** tympanitisch (*ger.*)
Tyr 1. Tyrosin (*ger.*) **2.** tyrosine (*engl.*)
TZ Thrombinzeit (*ger.*)

U

U 1. unit (*engl.*) **2.** uracil (*engl.*) **3.** Uracil (*ger.*) **4.** Uran (*ger.*) **5.** urea (*engl.*) **6.** Urea (*ger.*) **7.** Uridin (*ger.*) **8.** uridine (*engl.*) **9.** Urtikaria (*ger.*)
UA uric acid (*engl.*)
Ub Urobilin (*ger.*)
Ubg 1. urobilinogen (*engl.*) **2.** Urobilinogen (*ger.*)
Ubn 1. urobilin (*engl.*) **2.** Urobilin (*ger.*)
UC 1. ulcerative colitis (*engl.*) **2.** urinary catheter (*engl.*) **3.** uterine contractions (*engl.*)
UCB 1. unconjugated bilirubin (*engl.*) **2.** unkonjugiertes Bilirubin (*ger.*)

UCG 1. ultrasound cardiography (*engl.*) **2.** urethrocystogram (*engl.*) **3.** Urethrozystogramm (*ger.*)
Ucs unconscious (*engl.*)
UD Ulcus duodeni (*ger.*)
U.d. Ulcus duodeni (*ger.*)
UDCA ursodeoxycholic acid (*engl.*)
UDP 1. Uridindiphosphat (*ger.*) **2.** uridine diphosphate (*engl.*)
UDPG UDPglucose (*engl.*)
UE upper extremity (*engl.*)
ÜE Überwanderungselektrophorese (*ger.*)
ÜEP Überwanderungselektrophorese (*ger.*)
UES upper esophageal sphincter (*engl.*)
UG 1. urogenital (*engl.*) **2.** urogenital (*ger.*)
UGT 1. urogenital tract (*engl.*) **2.** Urogenitaltuberkulose (*ger.*)
UK 1. Unterkiefer (*ger.*) **2.** Ureterkatheter (*ger.*) **3.** urokinase (*engl.*) **4.** Urokinase (*ger.*)
Uk 1. urokinase (*engl.*) **2.** Urokinase (*ger.*)
UKG Ultraschallkardiografie (*ger.*)
UKW Ultrakurzwellen (*ger.*)
UMP 1. uridine monophosphate (*engl.*) **2.** Uridinmonophosphat (*ger.*)
Ung Unguentum (*ger.*)
Ungt. Unguentum (*ger.*)
UPG uroporphyrinogen (*engl.*)
UPJ ureteropelvic junction (*engl.*)
UQ ubiquinone (*engl.*)
UR 1. ultrared (*engl.*) **2.** Ultrarot (*ger.*) **3.** unbedingter Reflex (*ger.*) **4.** unconditioned reflex (*engl.*)
Ur 1. Urin (*ger.*) **2.** urine (*engl.*)
Ura uracil (*engl.*)
Urd 1. Uridin (*ger.*) **2.** uridine (*engl.*)
US 1. Ultraschall (*ger.*) **2.** ultrasound (*engl.*)
USCG 1. Ultraschallkardiografie (*ger.*) **2.** ultrasound cardiography (*engl.*)
UT urinary tract (*engl.*)
UTP 1. uridine triphosphate (*engl.*) **2.** Uridintriphosphat (*ger.*)
UV 1. Ulcus ventriculi (*ger.*) **2.** ultraviolet (*engl.*) **3.** Ultraviolett (*ger.*)
uv ultraviolet (*engl.*)
UVFS unveresterte Fettsäuren (*ger.*)
UVR ultraviolet radiation (*engl.*)

V

V 1. Atemvolumen (*ger.*) **2.** Sehschärfe (*ger.*) **3.** valine (*engl.*) **4.** Vanadium (*ger.*) **5.** ventilation (*engl.*) **6.** Ventilation (*ger.*) **7.** venule (*engl.*) **8.** vertex (*engl.*) **9.** Vertex (*ger.*) **10.** virulence (*engl.*) **11.** Virulenz (*ger.*) **12.** virus (*engl.*) **13.** Virus (*ger.*) **14.** vision (*engl.*) **15.** visual acuity (*engl.*) **16.** volt (*engl.*) **17.** Volt (*ger.*) **18.** volume (*engl.*) **19.** Volumen (*ger.*) **20.** Vomitus (*ger.*)
v 1. velocity (*engl.*) **2.** ventricular (*engl.*) **3.** ventrikulär (*ger.*)
V. 1. Vena (*ger.*) **2.** Vibrio (*engl.*) **3.** Vibrio (*ger.*)
VA 1. ventrikuloatrial (*ger.*) **2.** Vesikuläratmen (*ger.*) **3.** visual acuity (*engl.*) **4.** voltampere (*engl.*)
V-A ventriculoatrial (*engl.*)
vacc. 1. vaccination (*engl.*) **2.** vaccine (*engl.*)
VAG Vertebralisangiografie (*ger.*)
Val 1. Valin (*ger.*) **2.** valine (*engl.*)
Var. 1. Variable (*ger.*) **2.** Variante (*ger.*) **3.** Varietas (*ger.*)
var. variety (*engl.*)
VB 1. blood volume (*engl.*) **2.** Blutvolumen (*ger.*) **3.** Vinblastin (*ger.*) **4.** vinblastine (*engl.*)
VBI vertebrobasilar insufficiency (*engl.*)
VBL Vinblastin (*ger.*)
VC 1. Vernix caseosa (*ger.*) **2.** Vinylchlorid (*ger.*) **3.** visual cortex (*engl.*) **4.** vital capacity (*engl.*) **5.** Vitalkapazität (*ger.*)
VCC vasoconstrictor center (*engl.*)
VCG 1. vectorcardiography (*engl.*) **2.** Vektorkardiogramm (*ger.*)
VCI Vena cava inferior (*ger.*)
VCM 1. vancomycin (*engl.*) **2.** Vancomycin (*ger.*)
VCR 1. Vincristin (*ger.*) **2.** vincristine (*engl.*)
VCS Vena cava superior (*ger.*)
VD venereal disease (*engl.*)
VDC vasodilator center (*engl.*)
VE 1. vacuum extraction (*engl.*) **2.** Vakuumextraktion (*ger.*)
VEE 1. Venezuelan equine encephalitis (*engl.*) **2.** Venezuelan equine encephalomyelitis (*engl.*)
VEEV Venezuelan equine encephalomyelitis virus (*engl.*)
ventr. ventral (*engl.*)
Ves. Vesica (*ger.*)
vet. veterinär (*ger.*)
VF 1. ventricular fibrillation (*engl.*) **2.** visual field (*engl.*) **3.** vocal fremitus (*engl.*) **4.** Vorhofflattern (*ger.*)
VG 1. ventriculography (*engl.*) **2.** Ventrikulografie (*ger.*)
VH 1. viral hepatitis (*engl.*) **2.** Virushepatitis (*ger.*)
VI vaginal irrigation (*engl.*)
VIN vincamine (*engl.*)
visc. visceral (*engl.*)
Vit. 1. vitamin (*engl.*) **2.** Vitamin (*ger.*)
VK 1. Verbrauchskoagulopathie (*ger.*) **2.** Vitalkapazität (*ger.*)
VKG 1. Vektorkardiogramm (*ger.*) **2.** Vektorkardiografie (*ger.*)
VKP Verbrauchskoagulopathie (*ger.*)
VLB Vincaleukoblastin (*ger.*)
VM 1. vasomotor (*engl.*) **2.** vasomotorisch (*ger.*) **3.** voltmeter (*engl.*)
VMA 1. Vanillinmandelsäure (*ger.*) **2.** vanillylmandelic acid (*engl.*)
VMC vasomotor center (*engl.*)
VMR 1. vasomotor rhinitis (*engl.*) **2.** vasomotorische Rhinitis (*ger.*)
VMS Vanillinmandelsäure (*ger.*)
V.N. vegetatives Nervensystem (*ger.*)
VNS 1. vegetatives Nervensystem (*ger.*) **2.** villonodular synovitis (*engl.*)
Vol. 1. volume (*engl.*) **2.** Volumen (*ger.*)
VP 1. variegate porphyria (*engl.*) **2.** vasopressin (*engl.*) **3.** venous pressure (*engl.*) **4.** Ventrikelpunktion (*ger.*)
VR Vollremission (*ger.*)
VS 1. Venae sectio (*ger.*) **2.** ventricular septum (*engl.*) **3.** Ventrikelseptum (*ger.*) **4.** vesicular stomatitis (*engl.*)
VSD 1. ventricular septal defect (*engl.*) **2.** Ventrikelseptumdefekt (*ger.*) **3.** Vorhofseptumdefekt (*ger.*)
VSM Vena saphena magna (*ger.*)
VSP Vena saphena parva (*ger.*)
VT 1. Vagotomie (*ger.*) **2.** vagotomy (*engl.*) **3.** ventricular tachycardia (*engl.*) **4.** ventrikuläre Tachykardie (*ger.*) **5.** Verhaltenstherapie (*ger.*)
V_T tidal volume (*engl.*)
VUR vesikoureteraler Reflux (*ger.*)
VV 1. vulvovaginal (*engl.*) **2.** vulvovaginal (*ger.*)
VVG Vasovesikulografie (*ger.*)
vWF 1. von Willebrand factor (*engl.*) **2.** von Willebrand-Faktor (*ger.*)
VWI Vorderwandinfarkt (*ger.*)
vWJS von Willebrand-Jürgens-Syndrom (*ger.*)
Vx 1. vertex (*engl.*) **2.** Vertex (*ger.*)
VZIG 1. varicella-zoster immune globulin (*engl.*) **2.** Varicella-Zoster-Immunglobulin (*ger.*)
VZV 1. varicella-zoster virus (*engl.*) **2.** Varicella-Zoster-Virus (*ger.*)

W

W 1. water (*engl.*) **2.** watt (*engl.*) **3.** Watt (*ger.*) **4.** weight (*engl.*) **5.** Wolfram (*ger.*)
Ω Ohm (*ger.*)
WaR 1. Wassermann reaction (*engl.*) **2.** Wassermann-Reaktion (*ger.*)
WAS 1. Wiskott-Aldrich syndrome (*engl.*) **2.** Wiskott-Aldrich-Syndrom (*ger.*)
WB whole blood (*engl.*)
WBC 1. white blood cell (*engl.*) **2.** white blood count (*engl.*)
WBS Wirbelsäule (*ger.*)
WC whooping cough (*engl.*)
WCC white cell count (*engl.*)
WCD Weber-Christian disease (*engl.*)
WChS Weber-Christian-Syndrom (*ger.*)
WD 1. Waller-Degeneration (*ger.*) **2.** Wirkdosis (*ger.*)
WD_{50} mittlere wirksame Dosis (*ger.*)
WDB Wechseldruckbeatmung (*ger.*)
WEE 1. Western equine encephalitis (*engl.*) **2.** Western equine encephalomyelitis (*engl.*) **3.** Western-Equine-Enzephalitis (*ger.*) **4.** Western-Equine-Enzephalomyelitis (*ger.*)
WFR 1. Weil-Felix reaction (*engl.*) **2.** Weil-Felix-Reaktion (*ger.*)
WFS 1. Waterhouse-Friderichsen syndrome (*engl.*) **2.** Waterhouse-Friderichsen-Syndrom (*ger.*)
WG 1. Wegener's granulomatosis (*engl.*) **2.** Wegener-Granulomatose (*ger.*)
Wg. Weingeist (*ger.*)
WH Wachstumshormon (*ger.*)
Wh watt-hour (*engl.*)
WPO Wasserstoffperoxid (*ger.*)
WPW 1. Wolff-Parkinson-White syndrome (*engl.*) **2.** Wolff-Parkinson-White-Syndrom (*ger.*)
WR 1. Wassermann reaction (*engl.*) **2.** Wassermann-Reaktion (*ger.*) **3.** Widal-Reaktion (*ger.*)
WRT 1. Waaler-Rose test (*engl.*) **2.** Waaler-Rose-Test (*ger.*)
WS Wirbelsäule (*ger.*)
Ws watt-second (*engl.*)
WSR Wurzelspitzenresektion (*ger.*)
wt weight (*engl.*)

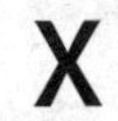

X 1. Xanthin (*ger.*) **2.** xanthine (*engl.*) **3.** xanthosine (*engl.*)
Xa 1. chiasma (*engl.*) **2.** Chiasma (*ger.*)
Xan 1. Xanthin (*ger.*) **2.** xanthine (*engl.*)
Xanth. 1. Xanthomatose (*ger.*) **2.** xanthomatosis (*engl.*)
Xao xanthosine (*engl.*)
Xe Xenon (*ger.*)
XMM xeromammography (*engl.*)
XO 1. xanthine oxidase (*engl.*) **2.** Xanthinoxidase (*ger.*)
XOD 1. xanthine oxidase (*engl.*) **2.** Xanthinoxidase (*ger.*)
XOX 1. xanthine oxidase (*engl.*) **2.** Xanthinoxidase (*ger.*)
XP Xeroderma pigmentosum (*ger.*)
XR 1. Xeroradiografie (*ger.*) **2.** xeroradiography (*engl.*)
XT Exotropie (*ger.*)
Xu 1. xylulose (*engl.*) **2.** Xylulose (*ger.*)
Xul 1. xylulose (*engl.*) **2.** Xylulose (*ger.*)
Xu-5-P xylulose-5-phosphate (*engl.*)
Xy xylose (*engl.*)
Xyl xylose (*engl.*)

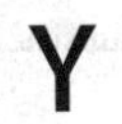

Y Yersinia (*engl.*)
Y. Yersinia (*ger.*)
YF yellow fever (*engl.*)

Z

Z 1. atomic number (*engl.*) **2.** impedance (*engl.*) **3.** Kernladungszahl (*ger.*) **4.** Ordnungszahl (*ger.*) **5.** Zahn (*ger.*) **6.** Zona (*ger.*)
ZAE Zentralarterienembolie (*ger.*)
zAMP zyklisches Adenosinmonophosphat (*ger.*)
ZE 1. Zeckenenzephalitis (*ger.*) **2.** Zollinger-Ellison syndrome (*engl.*) **3.** Zollinger-Ellison-Syndrom (*ger.*)
Z_E Erythrozytenzahl (*ger.*)
ZES 1. Zollinger-Ellison syndrome (*engl.*) **2.** Zollinger-Ellison-Syndrom (*ger.*)
ZF Zwischenferment (*ger.*)
ZH Zwischenhirn (*ger.*)
ZIG Zosterimmunglobulin (*ger.*)
ZK Zellkern (*ger.*)
ZN Zentralnervensystem (*ger.*)
Zn 1. zinc (*engl.*) **2.** Zink (*ger.*)
ZNS Zentralnervensystem (*ger.*)
ZS Zieve-Syndrom (*ger.*)
ZSZ Zitronensäurezyklus (*ger.*)
ZVD 1. zentraler Venendruck (*ger.*) **2.** zentralvenöser Druck (*ger.*)
ZVI zerebrovaskuläre Insuffizienz (*ger.*)
ZVK zentraler Venenkatheter (*ger.*)
ZZ zweieiige Zwillinge (*ger.*)

Maße und Gewichte
Weights and Measures

I. Längenmaße / I. Linear Measures

1. Amerikanische Längenmaße / 1. American Linear Measure

1 yard = 3 feet = 0,9144 m = 91,44 cm
1 foot = 12 inches = 0,3048 m = 30,48 cm
1 inch = 2,54 cm = 25,4 mm

2. Deutsche Längenmaße / 2. German Linear Measure

1 m = 100 cm = 1.0936 yards = 3.2808 feet
1 cm = 10 mm = 0.3937 inch

3. Umrechnungstabelle / 3. Conversion Table

Zentimeter/centimeters	in/to	inches	0.394
		feet	0.0328
		Millimeter/millimeters	10
		Meter/meter	0.01
Meter/meters	in/to	Millimeter/millimeters	1000
		Zentimeter/centimeters	100
		inches	39.37
		feet	3.281
		yards	1.093
inches	in/to	Zentimeter/centimeters	2.54
		Meter/meters	0.0254
		feet	0.0833
		yards	0.0278
yards	in/to	inches	36
		feet	3
		Zentimeter/centimeters	91.44
		Meter/meters	0.914

II. Hohlmaße

II. Measures of Capacity

1. Amerikanische Flüssigkeitsmaße

1. American Liquid Measures

1 gallon = 4 quarts = 8 pints = 3,7853 l
1 quart = 2 pints = 0,9464 l = 946,4 ml
1 pint = 4 gills = 0,4732 l = 473,2 ml
1 cup = 8 fluid ounces = 236,8 ml
1 fluid ounce = 29,6 ml

2. Britische Flüssigkeitsmaße

2. British Liquid Measures

1 (imperial) gallon = 4 quarts = 8 pints = 4,5459 l
1 quart = 2 pints = 1,136 l = 1136 ml
1 pint = 4 gills = 20 fluid ounces = 0,568 l = 568 ml
1 fluid ounce = 28,4 ml

3. Deutsche Flüssigkeitsmaße

3. German Liquid Measures

1 l = 10 dl = 1.056 quarts (US) = 1.76 pints (British)
1 dl = 10 cl = 100 ml = 3.38 fluid ounces (US) = 3.52 fluid ounces (British)
1 cl = 10 ml = 0.338 fluid ounce (US) = 0.352 fluid ounce (British)

III. Gewichte

III. Weights

1. Amerikanische Handelsgewichte

1. American Avoirdupois Weight

1 pound = 16 ounces = 453,59 g
1 ounce = 16 drams = 28,35 g
1 dram = 1,772 g

2. German Weight

2. Deutsche Handelsgewichte

1 kg = 1000 g = 2.205 pounds
100 g = 3.5273 ounces
1 g = 0.564 dram

3. Umrechnungstabelle
amerikanische Pfund in Kilogramm

3. Conversion Table
Pounds into Kilograms

pounds	0	1	2	3	4	5	6	7	8	9
0		0,45	0,91	1,36	1,81	2,27	2,72	3,18	3,63	4,08
10	4,54	4,99	5,44	5,90	6,35	6,80	7,26	7,71	8,16	8,62
20	9,07	9,53	9,98	10,43	10,89	11,34	11,79	12,25	12,70	13,15
30	13,61	14,06	14,51	14,97	15,42	15,88	16,33	16,78	17,24	17,69
40	18,14	18,60	19,05	19,50	19,96	20,41	20,87	21,32	21,77	22,23
50	22,68	23,13	23,59	24,04	24,49	24,95	25,40	25,85	26,31	26,76
60	27,22	27,67	28,12	28,58	29,03	29,48	29,94	30,39	30,84	31,30
70	31,75	32,21	32,66	33,11	33,57	34,02	34,47	34,93	35,38	35,83
80	36,29	36,74	37,19	37,65	38,10	38,56	39,01	39,46	39,92	40,37
90	40,82	41,28	41,73	42,18	42,64	43,09	43,54	44,00	44,45	44,91
100	45,36	45,81	46,27	46,72	47,17	47,63	48,08	48,53	48,99	49,44
110	49,90	50,35	50,80	51,26	51,71	52,16	52,62	53,07	53,52	53,98
120	54,43	54,88	55,34	55,79	56,25	56,70	57,15	57,61	58,06	58,51
130	58,97	59,42	59,87	60,33	60,78	61,23	61,69	62,14	62,60	63,05
140	63,50	63,96	64,41	64,86	65,32	65,77	66,22	66,68	67,13	67,59
150	68,04	68,49	68,95	69,40	69,85	70,31	70,76	71,21	71,67	72,12
160	72,57	73,03	73,48	73,94	74,39	74,84	75,30	75,75	76,20	76,66
170	77,11	77,56	78,02	78,47	78,93	79,38	79,83	80,29	80,74	81,19
180	81,65	82,10	82,55	83,01	83,46	83,91	84,37	84,82	85,28	85,37
190	86,18	86,64	87,09	87,54	88,00	88,45	88,90	89,36	89,81	90,26
200	90,72	91,17	91,63	92,08	92,53	92,99	93,44	93,89	94,35	94,80
210	95,25	95,71	96,16	96,62	97,07	97,52	97,98	98,43	98,88	99,34
220	99,79	100,24	100,70	101,15	101,60	102,06	102,51	102,97	103,42	103,87
230	104,33	104,78	105,23	105,69	106,14	106,59	107,05	107,50	107,96	108,41
240	108,86	109,32	109,77	110,22	110,68	111,13	111,58	112,04	112,49	112,94
250	113,40	113,85	114,31	114,76	115,21	115,67	116,12	116,57	117,03	117,48
260	117,93	118,39	118,84	119,29	119,75	120,20	120,66	121,66	121,56	122,02
270	122,47	122,92	123,38	123,83	124,28	124,74	125,19	125,65	126,10	126,55
280	127,01	127,46	127,91	128,37	128,82	129,27	129,73	130,18	130,63	131,09
290	131,54	132,00	132,45	132,90	133,36	133,81	134,26	134,72	135,17	135,62
300	136,08	136,53	136,98	137,44	137,89	138,35	138,80	139,25	139,71	140,16

Umrechnungstabellen für Temperaturen
Conversion Tables for Temperatures

Grad Fahrenheit in Grad Celsius

Degrees Fahrenheit into Degrees Celsius

Fahrenheit	Celsius
110	43,3
109	42,8
108	42,2
107	41,7
106	41,1
105	40,6
104	40,0
103	39,4
102	38,9
101	38,3
100	37,8
99	37,2
98	36,7
97	36,1
96	35,6
95	35,0
94	34,4
93	33,9
92	33,3
91	32,8
90	33,2
85	29,4
80	26,7
70	21,1
60	15,6
50	10,0
40	4,4
32	0
20	- 6,7
10	- 12,2
0	- 17,8

Grad Celsius in Grad Fahrenheit

Degrees Celsius into Degrees Fahrenheit

Celsius	Fahrenheit
50	122.0
45	113.0
44	111.2
43	109.4
42	107.6
41	105.8
40	104.0
39	102.2
38	100.4
37	98.6
36	96.8
35	95.0
34	93.2
33	91.4
32	89.6
31	87.8
30	86.0
29	84.2
28	82.4
27	80.6
26	78.8
25	77
20	68
15	59
10	50
5	41
0	32
- 5	23
- 10	14
- 15	5
- 20	- 4

Normalwerte wichtiger Laborparameter
Laboratory Reference Range Values

Normalwerte sind methoden- und laborabhängig, d.h., die Referenzbereiche für Parameter können je nach verwendeter Labormethode verschieden sein. Die hier aufgeführten Werte beziehen sich auf Standardmethoden, die in den meisten Labors verwendet werden.

Blut/Plasma/Serum

Parameter	Material		Wert
ALAT [Alaninaminotransferase]	→ GPT		
Albumin	Serum		35–55 g/l
alkalische Phosphatase [AP]	Serum	Jugendliche	110–700 U/l
		Erwachsene	65–220 U/l
Ammoniak	Plasma		45–65 µmol/l
Antithrombin III	Plasma		85–125%
α_1-Antitrypsin	Serum		1,9–3,5 g/l
ASAT [Aspartataminotransferase]	→ GOT		
Basenexzess [BE]	Blut		-3–+3 mmol/l
Basenüberschuss	→ Basenexzess		
Bicarbonat	→ Standardbicarbonat		
Bilirubin	Serum	gesamt	3,4–17 µmol/l
		direkt	0,9–5,1 µmol/l
Blutungszeit	Blut		2–9 min
Blutzucker	Plasma	nüchtern	3,1–6,4 mmol/l
	kapillar	nüchtern	3,3–5,6 mmol/l
Calcium	Serum	gesamt	2,1–2,8 mmol/l
		ionisiert	1,2–1,3 mmol/l
Chlorid	Serum		98–112 mmol/l
Cholesterin	Serum	< 20 Jahre	< 4,7 mmol/l
		20–30 Jahre	< 5,4 mmol/l
		30–40 Jahre	< 6,0 mmol/l
		> 40 Jahre	< 6,5 mmol/l
Cholinesterase [CHE]	Serum		2.300–8.500 U/l
CK [Creatinkinase]	Serum	Frauen	10–70 U/l
		Männer	10–80 U/l
Coeruloplasmin	Serum		0,20–0,45 g/l
CRP [C-reaktives Protein]	Serum		< 10 mg/l
Eisen	Serum	Frauen	11–25 µmol/l
		Männer	12–30 µmol/l
Eisenbindungskapazität [EKB]	Serum		45–73 µmol/l
Eiweiß, gesamt	Serum		6–8,5 g/dl
			60–85 g/l
Erythrozyten	Blut	Frauen	4,2–5,4 × 10^{12}/l
		Männer	4,5–6,2 × 10^{12}/l
Ferritin	Serum		20–300 nmol/l
Fibrinogen	Plasma		1,8–4,5 g/l
Gesamtcholesterin	→ Cholesterin		
Gesamteiweiß	Serum		6–8,5 g/dl
			60–85 g/l
GLDH [Glutamatdehydrogenase]	Serum		< 5 U/l

α_1-Globuline	Serum		1–4 g/l
α_2-Globuline	Serum		5–9 g/l
β-Globuline	Serum		6–11 g/l
γ-Globuline	Serum		8–15 g/l
GOT [Glutamatoxalacetattransaminase]	Serum	Frauen	3–15 U/l
		Männer	3–18 U/l
GPT [Glutamatpyruvattransaminase]	Serum	Frauen	3–17 U/l
		Männer	3–22 U/l
Hämatokrit [Hkt]	Blut	Frauen	0,37–0,47
		Männer	0,45–0,52
Hämoglobin [Hb]	Blut	Frauen	7,5–10,2 mmol/l
		Männer	8,7–11,2 mmol/l
Haptoglobin	Serum		0,5–2,2 g/l
Harnsäure	Serum		155–400 μmol/l
Harnstoff	Serum		2–8 mmol/l
HBDH [α-Hydroxybutyratdehydrogenase]	Serum		55–140 U/l
HbE		→MCH	
HDL-Cholesterin	Serum		< 1 mmol/l
HGH [human growth hormone]		→STH	
Immunglobulin A	Serum		0,7–4 g/l
Immunglobulin G	Serum		7–16 g/l
Immunglobulin M	Serum		0,4–2,4 g/l
Insulin	Serum	nüchtern	60–175 pmol/l
Kalium	Serum		3,5–5,0 mmol/l
Kreatinin	Serum		40–100 μmol/l
Kupfer	Serum		12–24 μmol/l
LAP [Leucinaminopeptidase]	Serum		11–35 U/l
LDH [Lactatdehydrogenase]	Serum		40–240 U/l
LDL-Cholesterin	Serum		< 3,5 mmol/l
Leukozyten	Blut		$4–11 \times 10^9$/l
Lipase	Serum		< 190 U/l
Lymphozyten	Blut		1.000–4.800/μl
Magnesium	Serum		0,7–1,1 mmol/l
MCH [mittleres korpuskuläres Hämoglobin]	Blut		1,7–2 mmol/l
MCHC [mittlere Hämoglobinkonzentration der Erythrozyten]	Blut		20–22 mmol/l
MCV [mittleres Erythrozytenvolumen]	Blut		80–98 $μm^3$
Natrium	Serum		135–145 mmol/l
O_2-Sättigung	Blut		95–98%
Osmolalität	Serum		275–300 mOsm/l
pCO_2	Blut		4,7–5,9 kPa
pH	Blut		7,35–7,45
Phosphat	Serum		0,8–1,5 mmol/l
pO_2	Blut		9,3–13,3 kPa
PTT [partielle Thromboplastinzeit]	Plasma		< 40 s
Quick		→TPZ	
Standardbicarbonat	Blut		22–26 mmol/l
STH [somatotropes Hormon]	Serum		< 5 μg/l
Thrombozyten	Blut		150.000–450.000/μl
Thyroxin [T_4]	Serum	gesamt [TT_4]	65–155 nmol/l
		freies [FT_4]	10–30 pmol/l
TPZ [Tromboplastinzeit]	Plasma		> 70%
Transferrin	Serum		2–3,6 g/l
Triglyceride	Serum		< 2 mmol/l
Triiodthyronin [T_3]	Serum		1,1–2,9 nmol/l
TSH	Serum		0,4–4 mU/l
TZ [Thrombinzeit]	Plasma		17–21 s
Wachstumshormon		→STH	

Urin

Albumin		< 40 mg/24 h
Calcium		< 6 mmol/24 h
Chlorid		110–260 mmol/24 h
Erythrozyten		< 5/µl
Harnsäure		0,6–6,0 mmol/24 h
Harnstoff		330–580 mmol/24 h
Kreatinin	Frauen	7–13 mmol/24 h
	Männer	13–22 mmol/24 h
Natrium		120–220 mmol/24 h
Osmolalität		750–1.400 mOsm/l
pH		4,8–7,4
spezifisches Gewicht		1.002–1.040 g/l

Liquor

Eiweiß	0,2–0,5 g/l
Glucose	2,2–3, 9 mmol/l
Lactat	1–2 mmol/l
pH	7,31–7,34
Zellen	3/µl

Anatomische Tafeln
Anatomical Plates

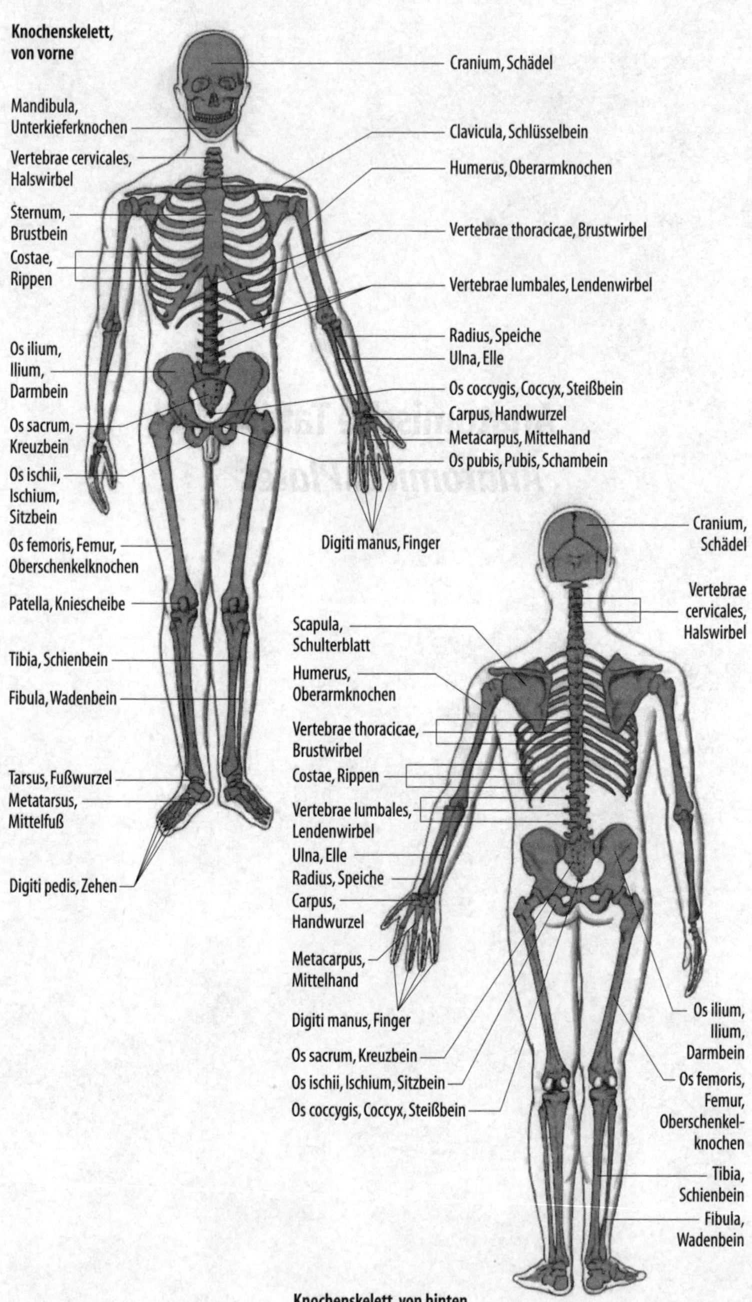

Knochenskelett, von hinten

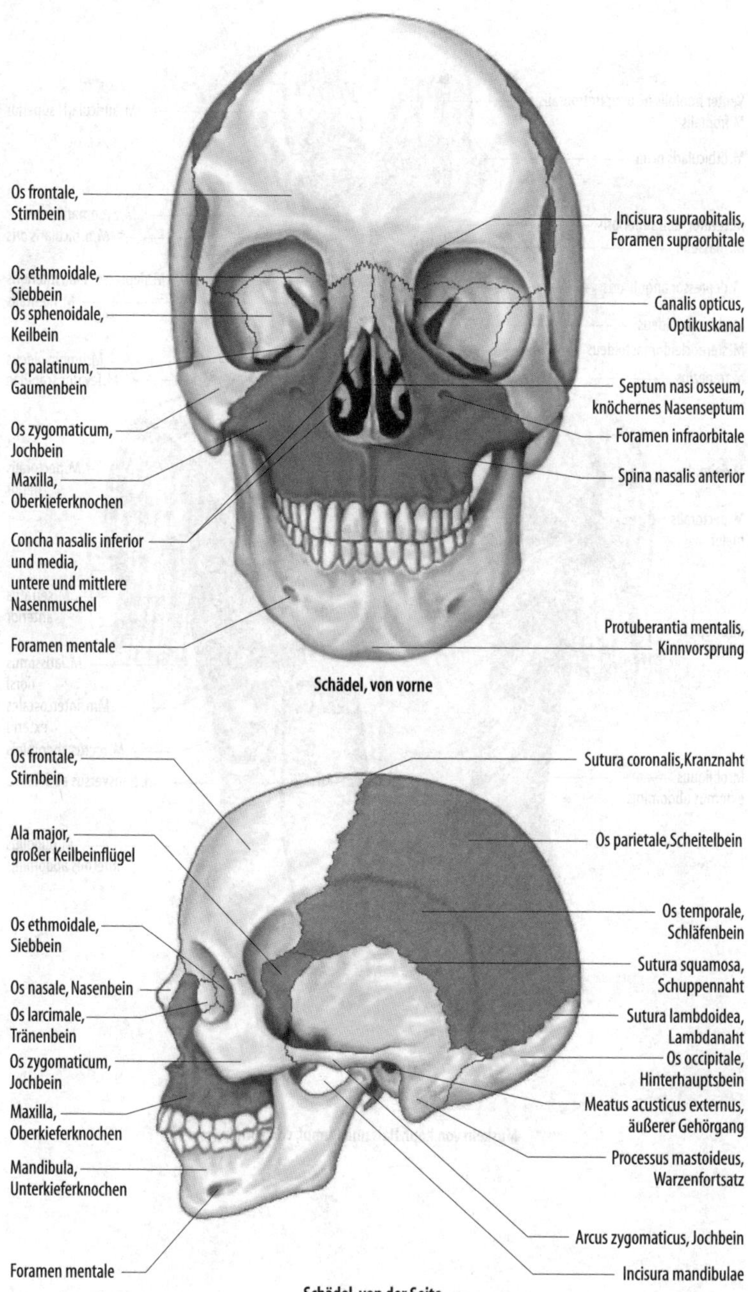

Schädel, von vorne

Schädel, von der Seite

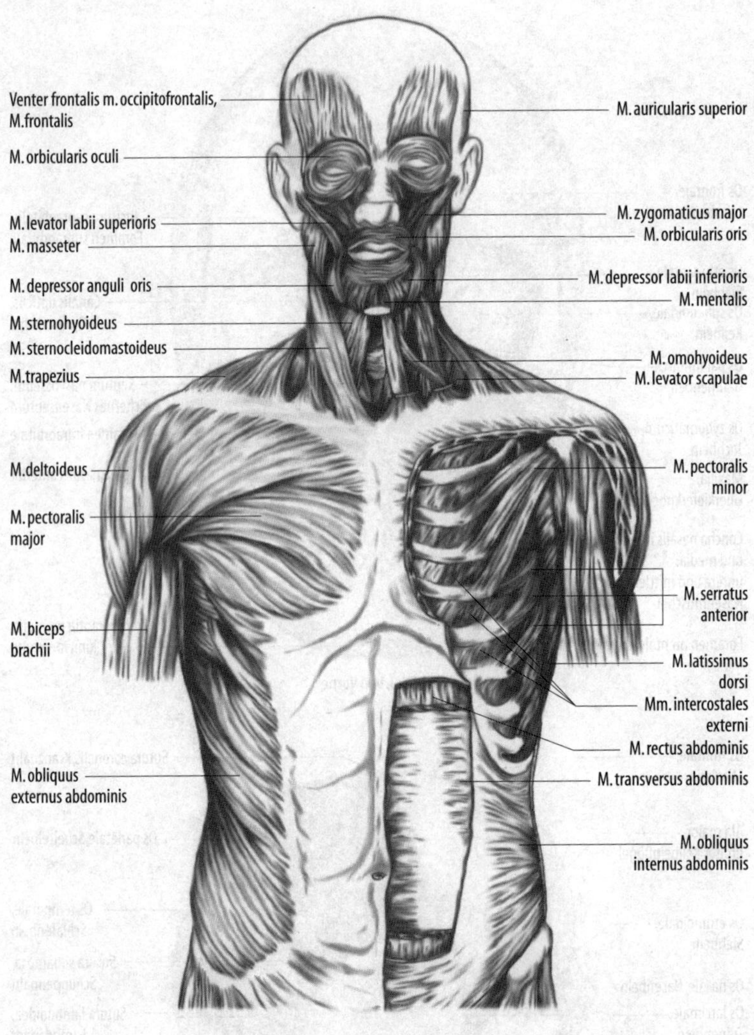

Muskeln von Kopf, Hals und Rumpf, von vorne

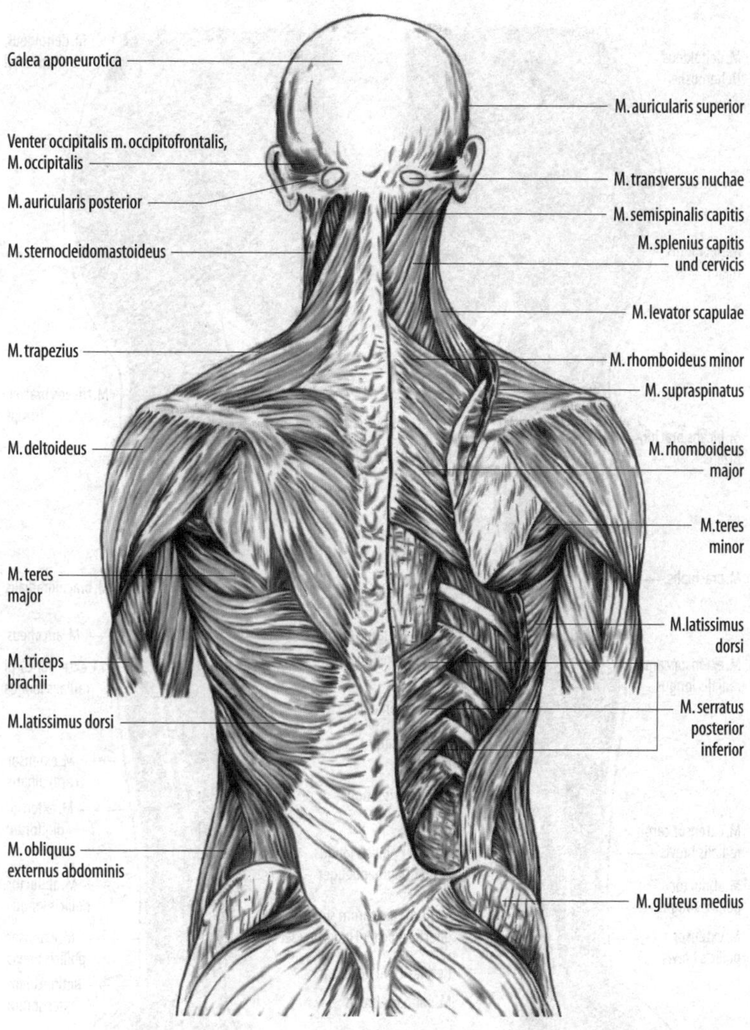

Muskeln von Kopf, Hals und Rumpf, von hinten

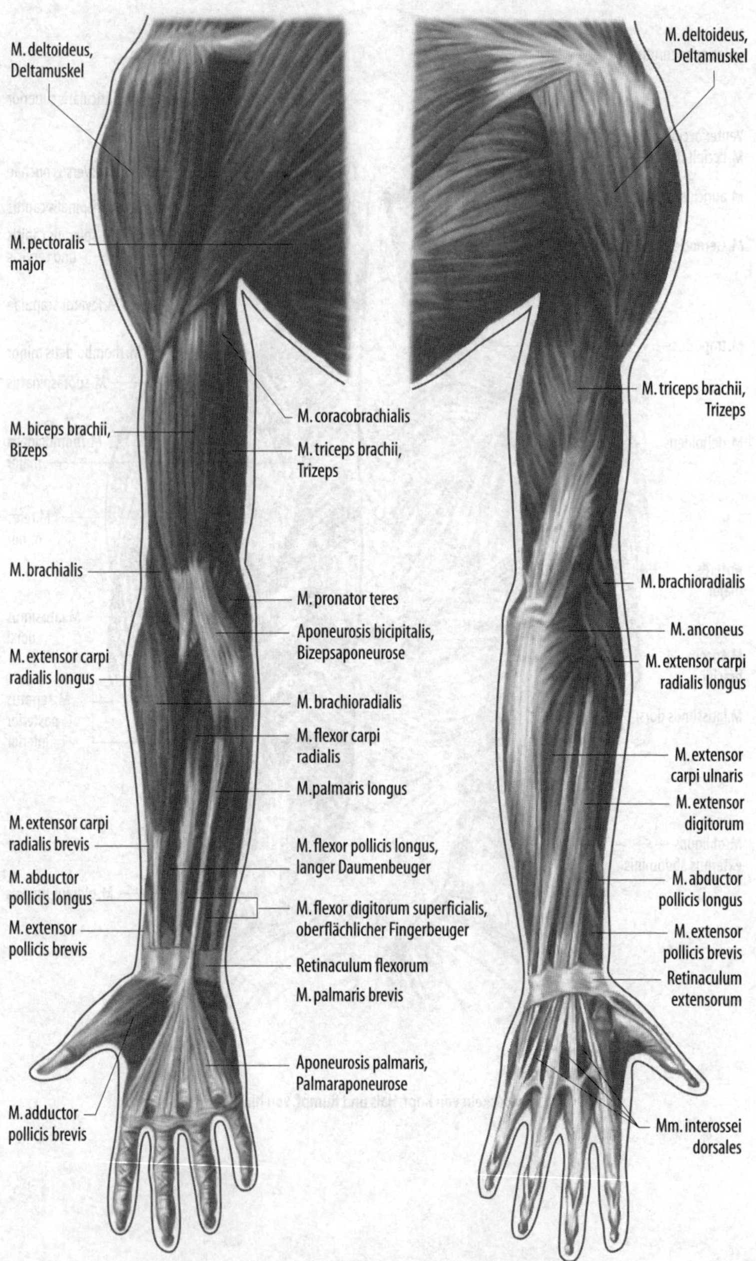

oberflächliche Muskeln von Schulter und Arm, von vorne und hinten

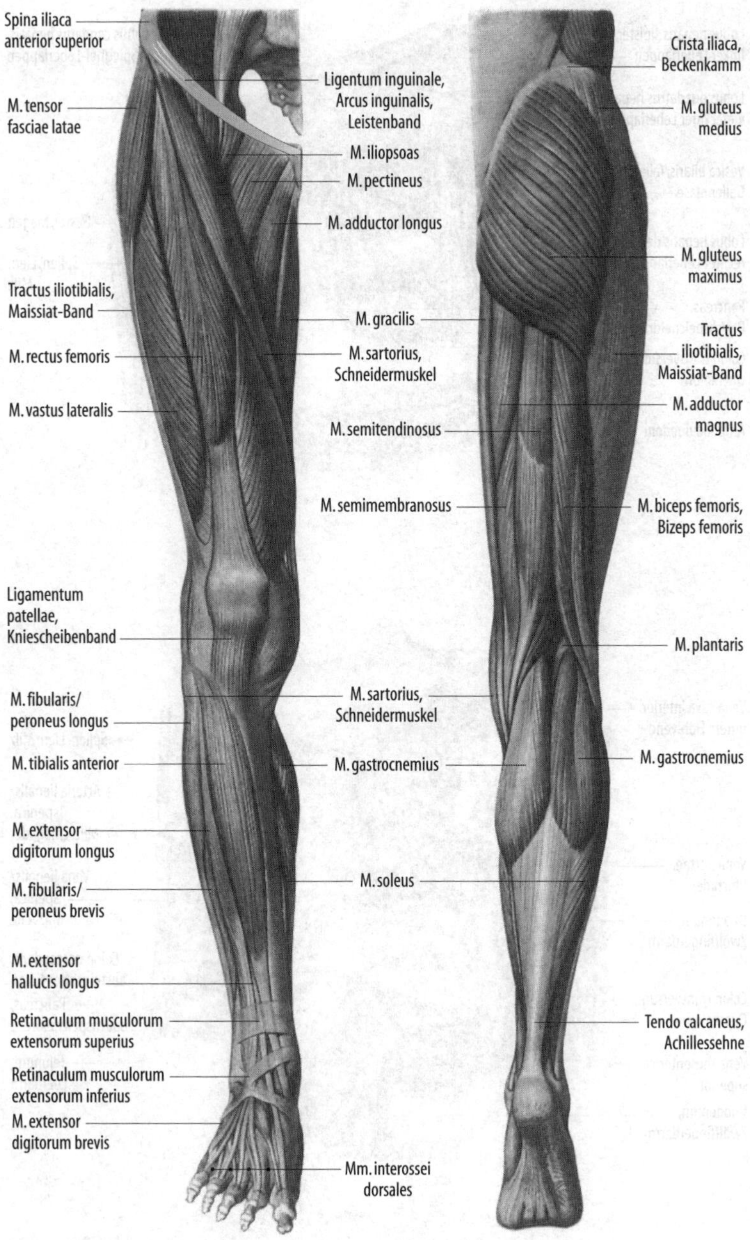

oberflächliche Muskeln des Beines, von vorne und von hinten

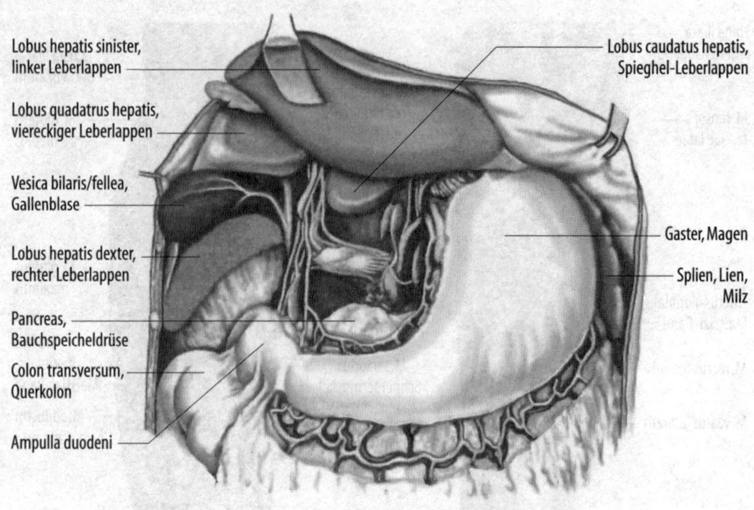

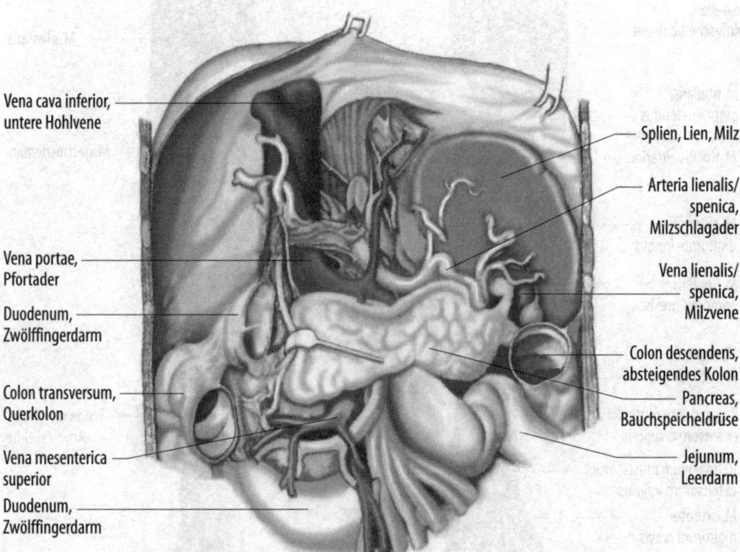

Oberbauchorgane

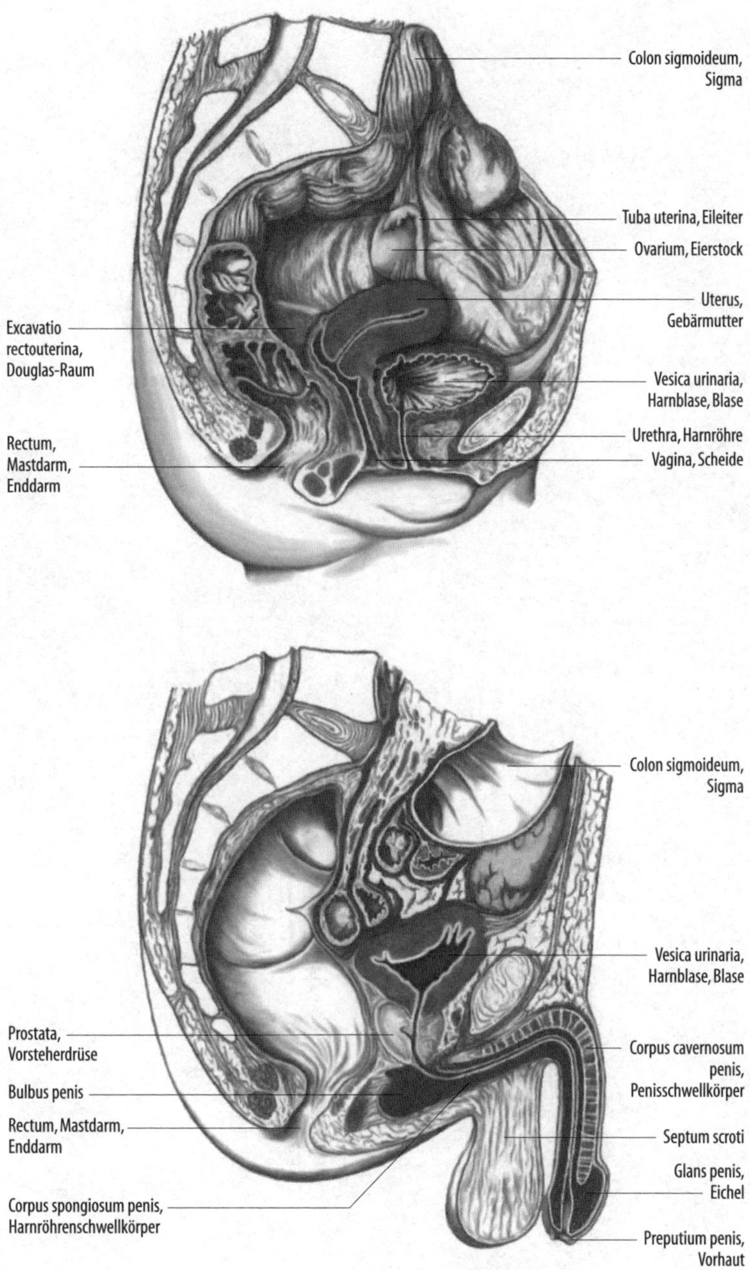

weibliches und männliches Becken im Medianschnitt

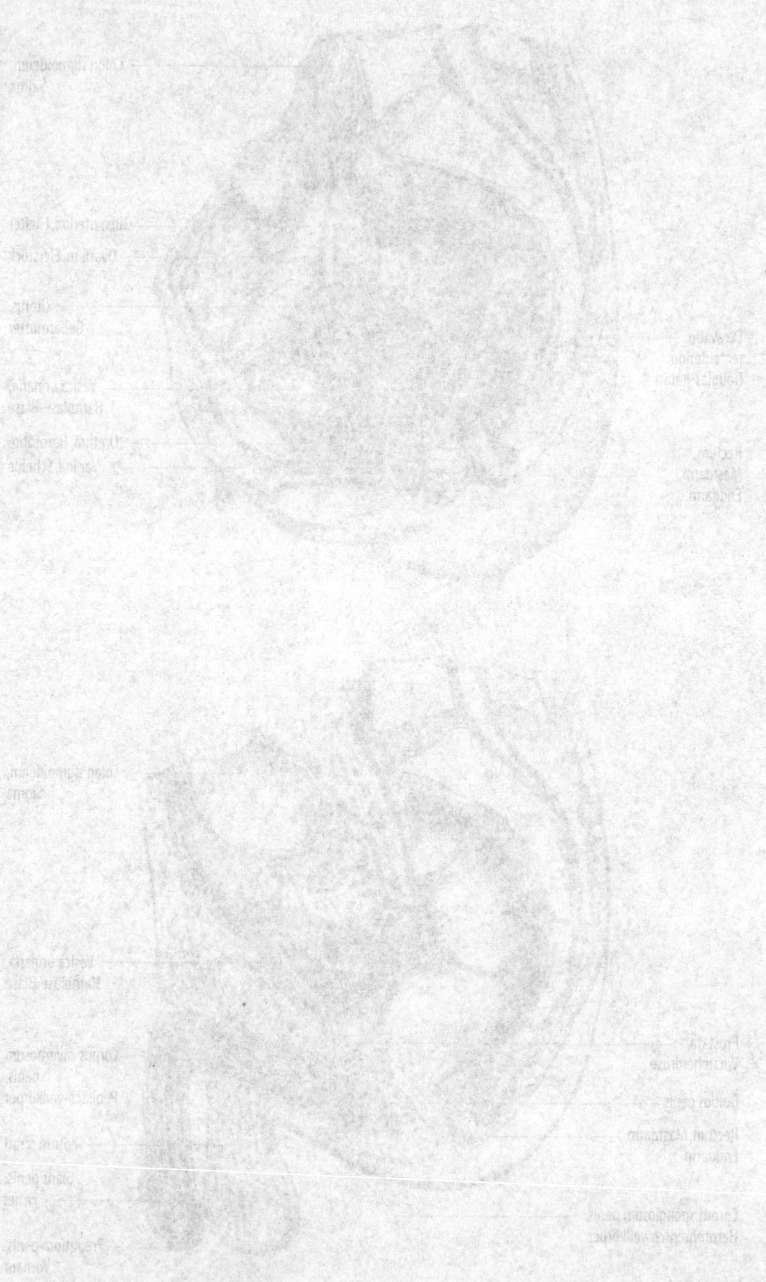

Druck- und Bindearbeiten: Legoprint, Italien